C. Keller, N. Menche (Hrsg.)

PFLEGEN

Gesundheits- und Krankheitslehre

Christine Keller, Nicole Menche (Hrsg.)

PFLEGEN

Gesundheits- und Krankheitslehre

3. Auflage

Mit Beiträgen von: Andreas Bender, Burgau; Giulio Calia, Drensteinfurt; Andreas Ficklscherer, München; Ira Fröhlich, Lübeck; Kai Gold, Ibbenbüren; Robert Gürkov, München; Christa Junginger, Kusterdingen; Christine Keller, Glonn; Bettina Julia Mehne, Schwäbisch Gmünd; Nicole Menche, Langen; Sieglinde Müller, Homburg; Matthias Naegele, Zürich (CH); Martina Pfob, München; Walter Schädle, München; Jörg Schmal, Waldburg; Pia Steinfartz, Mainz; Dietmar Trautz, Chemnitz; Stefanie Weber, Diedorf

Pflegesituationen von: Christina Eikel, Werne; Christoph Lambertz, Unna; Myrese Larkamp, Dortmund

ELSEVIER

Elsevier GmbH, Bernhard-Wicki-Str. 5, 80636 München, Deutschland
Wir freuen uns über Ihr Feedback und Ihre Anregungen an kundendienst@elsevier.com

ISBN 978-3-437-25155-9
eISBN 978-3-437-05688-8

Aus Gründen der Barrierefreiheit sind die Bilder in elektronischen Ausgaben dieses Buches mit Alt-Text-Beschreibungen (Alternativ-Text) versehen, die von Elsevier bereitgestellt werden. Mehr Informationen erhalten Sie unter https://www.elsevier.com/about/accessibility.

Elsevier nimmt eine neutrale Position in Bezug auf territoriale Meinungsverschiedenheiten oder Zuständigkeitsansprüche in seinen veröffentlichten Inhalten ein, einschließlich Landkarten und institutionellen Zugehörigkeiten.

3. Auflage 2025

Wichtiger Hinweis
Die medizinischen Wissenschaften unterliegen einem sehr schnellen Wissenszuwachs. Der stetige Wandel von Methoden, Wirkstoffen und Erkenntnissen ist allen an diesem Werk Beteiligten bewusst. Sowohl der Verlag als auch die Autorinnen und Autoren und alle, die an der Entstehung dieses Werkes beteiligt waren, haben große Sorgfalt darauf verwandt, dass die Angaben zu Methoden, Anweisungen, Produkten, Anwendungen oder Konzepten dem aktuellen Wissensstand zum Zeitpunkt der Fertigstellung des Werkes entsprechen.
Der Verlag kann jedoch keine Gewähr für Angaben zu Dosierung und Applikationsformen übernehmen. Es sollte stets eine unabhängige und sorgfältige Überprüfung von Diagnosen und Arzneimitteldosierungen sowie möglicher Kontraindikationen erfolgen. Jede Dosierung oder Applikation liegt in der Verantwortung der Anwenderin oder des Anwenders. Die Elsevier GmbH, die Autorinnen und Autoren und alle, die an der Entstehung des Werkes mitgewirkt haben, können keinerlei Haftung in Bezug auf jegliche Verletzung und/oder Schäden an Personen oder Eigentum, im Rahmen von Produkthaftung, Fahrlässigkeit oder anderweitig übernehmen.

Für die Vollständigkeit und Auswahl der aufgeführten Medikamente übernimmt der Verlag keine Gewähr.
Geschützte Warennamen (Warenzeichen) werden in der Regel besonders kenntlich gemacht (®). Aus dem Fehlen eines solchen Hinweises kann jedoch nicht automatisch geschlossen werden, dass es sich um einen freien Warennamen handelt.

Bibliografische Information der Deutschen Nationalbibliothek
Die Deutsche Nationalbibliothek verzeichnet diese Publikation in der Deutschen Nationalbibliografie; detaillierte bibliografische Daten sind im Internet über https://www.dnb.de abrufbar.

25 26 27 28 29 5 4 3 2 1

In ihren Veröffentlichungen verfolgt die Elsevier GmbH das Ziel, genderneutrale Formulierungen für Personengruppen zu verwenden. Um jedoch den Textfluss nicht zu stören sowie die gestalterische Freiheit nicht einzuschränken, wurden bisweilen Kompromisse eingegangen. Selbstverständlich sind **immer alle Geschlechter** gemeint.

Planung: Martina Lauster, München
Projektmanagement: Karin Kühnel und Nicole Kopp, München
Redaktion: Doris Tiu, Bonn
Rechteklärung: Lisa Neulinger, Ottobrunn
Herstellung: Dietmar Radünz, Leipzig
Satz: Thomson Digital, Noida/Indien
Druck und Bindung: Printer Trento S. r. l., Trento/Italien
Umschlaggestaltung: Favoritbuero, München
Umschlagherstellung: SpieszDesign, Neu-Ulm
Titelgrafiken: © shutterstock.com

Aktuelle Informationen finden Sie im Internet unter **www.elsevier.de**

Vorwort

Liebe Leserinnen, liebe Leser,

Sie halten ein Buch der dreibändigen Reihe PFLEGEN für die Ausbildungen in den Pflegeberufen in Händen: PFLEGEN – *Gesundheits- und Krankheitslehre.* Neben den Bänden *Biologie Anatomie Physiologie* und *Grundlagen und Interventionen* finden Sie in dem vorliegenden Band detaillierte Informationen rund um die Pflege bei verschiedenen Erkrankungen und zu einzelnen Krankheitsbildern selbst.

Aufbauend auf Ihrem Wissen zu allgemeinen pflegerischen Handlungen, hilft Ihnen dieser Band, sich das umfangreiche Wissen zur speziellen Pflege bei Erkrankungen anzueignen und so im Berufsalltag kompetent und professionell zu handeln. Mit den Kenntnissen über Ursachen und pathologische Zusammenhänge werden Ihnen Krankheitsverläufe, Therapien und pflegerische Maßnahmen deutlich und nachvollziehbar.

Natürlich kann in diesem Buch nicht jede Krankheit erwähnt werden. Bei der Auswahl legten wir Wert darauf, die wichtigsten Krankheitsbilder eines Fachgebiets kompakt und dennoch ausführlich darzustellen. Weitere Krankheiten und Symptome sind kurz in Tabellen oder Kästen beschrieben. Dabei werden Krankheitsbilder aller Altersstufen berücksichtigt, z. B. Krankheiten beim Neugeborenen, Infektionskrankheiten bei Kindern, chirurgische Eingriffe bei Erwachsenen bis hin zu Erkrankungen älterer Menschen. Besondere Beachtung finden dabei Krankheitssituationen, bei denen pflegerische Maßnahmen sowie pflegetherapeutische Konzepte von hoher Bedeutung sind. Abschließend finden Sie ein separates Laborkapitel.

Dem Lektorat Pflege des Elsevier Urban und Fischer Verlags und den Herausgeberinnen war es wichtig, Medizin und Pflege „auf Augenhöhe" darzustellen. Wo hört Medizin auf und wo fängt Pflege an? Diese Frage lässt sich weder theoretisch noch praktisch klar beantworten und ist unserer Ansicht nach auch nicht sinnvoll. Ärztliches und pflegerisches Personal arbeiten im Berufsalltag Hand in Hand wenn es um Prävention, Diagnostik, Therapie und Rehabilitation von Patientinnen und Patienten, Bewohnern und Bewohnerinnen geht. Diese Gedanken sind in der Konzeption des Buchs berücksichtigt. So werden z. B. unter einer Überschrift pflegerische und medizinische Maßnahmen gemeinsam und gleichwertig besprochen.

Im Einzelnen finden Sie in jedem Kapitel folgende Aufteilung:

- Unmittelbar nach dem Inhaltsverzeichnis des Kapitels veranschaulicht eine **anatomische Abbildung** knapp die wichtigsten anatomischen und physiologischen Grundlagen und schafft somit einen Anknüpfungspunkt an das bereits erlernte anatomische Wissen.
- Der Teil **Pflegerische und medizinische Diagnostik** beginnt mit den typischen Leitbeschwerden und deren Ursachen, denn eine gründliche und differenzierte Patientenbeobachtung liefert wertvolle Hinweise für die Diagnosestellung. Daran schließen sich Untersuchungen an, beginnend mit einfachen Untersuchungen bis hin zu technisch aufwendigen oder invasiven Untersuchungsmethoden, die typisch für das Fachgebiet sind.
- Im Teil **Spezielle pflegerische und medizinische Maßnahmen** werden typische und häufige (Behandlungs-)Maßnahmen in den jeweiligen Fachgebieten besprochen, beginnend mit speziellen pflegerischen Maßnahmen, häufig eingesetzten Medikamentengruppen und pflegerischen Maßnahmen bei der Medikamentenverabreichung über spezielle konservative Maßnahmen bis hin zu den wichtigen Operationen mit den speziellen perioperativen Pflegemaßnahmen. In diesem Teil wird das Nebeneinander von Pflege und Medizin in den Fachdisziplinen besonders deutlich, denn beide Professionen sind mit ihren jeweiligen Maßnahmen an der Behandlung von Krankheiten beteiligt.
- In den anschließenden Unterkapiteln werden die wichtigsten **Krankheitsbilder** beschrieben. Jedes Unterkapitel beginnt mit einem Definitionskasten. Dann folgen Krankheitsursachen und -entwicklung, Komplikationen, klinische Zeichen, die Maßnahmen der Diagnostik und die Behandlung. Auch hier stehen pflegerische und medizinische Behandlungsmaßnahmen nebeneinander. Eventuell schließen sich noch spezifische Pflegemaßnahmen an, Möglichkeiten der Prävention und Beratung – ganz gemäß dem Buchtitel Gesundheits- und Krankheitslehre.
- Am Anfang jedes Kapitels finden Sie eine **Pflegesituation,** die direkt mit dem Inhalt des Kapitels korreliert. Am Ende des Kapitels wird diese Situation wieder aufgegriffen und erweitert. Mit den zugehörigen Fragen können Sie das Erlernte überprüfen.
- Und zum Schluss liefert eine Abbildung eine stichpunktartige **Zusammenfassung** der wichtigsten Krankheitsbilder.

Das Arbeiten mit einem Buch fällt leichter und macht mehr Spaß, wenn es ansprechend und abwechslungsreich gestaltet ist. Unterschiedlich farbige Kästen, eine Vielzahl von Abbildungen – grafische Zeichnungen, aber auch Fotos – unterbrechen den Text und stellen die beschriebenen Inhalte auf ansprechende Weise dar.

Diese dritte Auflage ist komplett überarbeitet und aktualisiert. Außerdem wurden Kästen zu Klima- und Umweltaspekten in Medizin und Pflege sowie unter anderem Abschnitte zu Nahrungsmittelunverträglichkeiten, Fast-Track-Chirurgie, Lidrandhygiene und Augenspülung neu aufgenommen oder deutlich erweitert.

Wir wünschen Ihnen viel Erfolg für die Ausbildung und den weiteren beruflichen Lebensweg und hoffen, dass unser Buch Sie dabei gut begleitet. Möge Sie der Pflegeberuf auf lange Zeit ausfüllen und glücklich machen.

Glonn und Langen, Mai 2025

Im Namen aller Autorinnen und Autoren,
Christine Keller und Nicole Menche

Autorinnen und Autoren

Prof. Dr. Andreas Bender: Lehrstuhl für Neurorehabilitation, Medizinische Fakultät der Universität Augsburg, Chefarzt Therapiezentrum Burgau

Giulio Calia: Facharzt für Kinder- und Jugendpsychiatrie und -psychotherapie, Psychotherapie Erwachsene, Kinder- und Jugendsuchtmedizin, Spezielle Psychotraumatherapie (DeGPT), Suchtmedizin. Chefarzt Tagesklinik Walstedde. Drensteinfurt

Christina Eikel, M.A.: Gesundheits- und Krankenpflegerin, Berufspädagogin für Pflege und Gesundheit (M.A.), pädagogische Mitarbeiterin des Canisius Campus Dortmund gGmbH - Katholische Akademie für Gesundheitsberufe. Dortmund

Priv.-Doz. Dr. med. Andreas Ficklscherer: Facharzt für Orthopädie und Unfallchirurgie. München

Ira Fröhlich: Gesundheits- und Krankenpflegerin, Augenklinik am Uniklinikum Schleswig-Holstein, Campus Lübeck

Kai Gold: Gesundheits- und Krankenpfleger. Fachweiterbildung zum Stationsleiter und Praxisanleiter. Über 25 Jahre tätig in der Psychiatrie in verschiedenen Fachabteilungen und Settings, Unterrichtstätigkeit, Deeskalationstrainer. Ibbenbüren

Prof. Dr. habil. Robert Gürkov: Facharzt für HNO-Heilkunde, HNO am Rotkreuzplatz, München

Christa Junginger, B.A.: Pflegefachfrau, Lehrerin für Pflegeberufe, Social Bachelor of Business Administration, Pflegepädagogin (B.A.). Kusterdingen

Christine Keller, M.A.: Lehrerin für Pflegeberufe, Qualitätsberaterin für Einrichtungen im Gesundheitswesen, Geschäftsführerin Institut für System-Pflege-Management. Glonn

Christoph Lambertz, M.A.: Gesundheits- und Krankenpfleger, Fachkrankenpfleger für Intensivpflege und Anästhesie, Lehrer Pflege und Gesundheit (M.A.), Pädagogischer Mitarbeiter am Canisius Campus Dortmund gGmbH – Katholische Akademie für Gesundheitsberufe. Dortmund

Myrèse Larkamp, M.A.: Gesundheits- und Krankenpflegerin, Berufspädagogin im Gesundheitswesen M.A., Schulleitungsmanagement M.A., Schulleitung des Franziskus-Campus für Gesundheitsberufe Ahlen I Beckum I Hamm I Sendenhorst I Warendorf und Leitung des Institus für Bildung im Gesundheitswesen (I.Bi.G.) der St. Barbara-Klinik Hamm-Heessen

Dr. Bettina Julia Mehne: Fachärztin für Augenheilkunde. Schwäbisch Gmünd

Dr. Nicole Menche: Ärztin. Freiberufliche wissenschaftliche Autorin. Langen (Hessen)

Dr. Sieglinde Müller: Ärztin, Dozentin, Medizinische Technologin für Laboratoriumsanalytik. Bildungszentrum am Universitätsklinikum des Saarlandes. Homburg

Matthias Naegele: MSc, Diplom Pflegepädagoge (FH), Gesundheits- und Krankenpfleger Onkologie, Pflegeexperte APN. Kantonsspital St. Gallen

Dr. Martina Pfob, MHBA: Fachärztin für Humangenetik, Fachärztin für Öffentliches Gesundheitswesen, Ärztliches Qualitätsmanagement. München

Walter Schädle: Gesundheits- und Krankenpfleger, Stationsleiter im Klinikum der Universität München, Großhadern. Babenhausen

Jörg Schmal, M.A.: Gesundheits- und Krankenpfleger, Pflegepädagoge (B.A.), Gesundheitswissenschaftler (M.A.). Waldburg

Pia Steinfartz, M.A.: Gesundheits- und Kinderkrankenschwester. Fachkinderkrankenschwester, Pflegepädagogin (FH), Master of Arts in Erwachsenenbildung. Mainz

Dr. Dietmar Trautz: Facharzt für Urologie. Chemnitz

Stefanie Weber: Fachärztin für Gynäkologie, Diedorf

Verfasserinnen und Verfasser der Pflegesituationen

Christoph Lambertz hat die Pflegesituationen samt zugehöriger Aufgaben für die Kapitel 2, 3, 4, 9, 10, 17 und 18 verfasst.
Myrèse Larkamp hat die Pflegesituationen samt zugehöriger Aufgaben für die Kapitel 5, 7, 8, 11, 12, 13, 19 und 22 verfasst.
Christina Eikel hat die Pflegesituationen samt zugehöriger Aufgaben für die Kapitel 6, 14, 15, 16, 20 und 21 verfasst.

Hinweis zu den Pflegesituationen

Die Namen der Patientinnen und Patienten, die Beschreibungen ihrer Erkrankungen, die Orte und Situationen sind alle realitätsnah, aber frei erfunden. Jegliche Ähnlichkeiten mit echten Personen und Geschehnissen sowie Orten und Institutionen sind daher rein zufällig und nicht beabsichtigt.

Glossar

Fachausdruck	Bedeutung/Übersetzung
a-, ab-	ohne, weg, ab
Abdomen	Bauch, Unterleib
Ablation	Abtragung, Entfernung
Abrasio	Ausschabung
absorbieren	aufnehmen
Abszess	abgegrenzte Eiteransammlung in einem Hohlraum, die durch Einschmelzung von Gewebe entstanden ist
Adenom	gutartiger Tumor des Drüsenepithels
Adenotomie	chirurgische Abtragung von vergrößerten Rachenmandeln
Adipositas	Fettsucht, starkes Übergewicht
Adhäsion	(An)Haftung; Verklebung, Verwachsung
adjuvant	unterstützend, bei Krebserkrankungen Behandlung nach der lokalen Tumorbehandlung (ohne feststellbaren Resttumor) zur Verbesserung der Heilungschancen
adult	erwachsen, im Erwachsenenalter auftretend
aer-, aero-	luft-, gas-
aerob	mit Sauerstoff, Sauerstoff benötigend
Affekt	Stimmungs-, Gefühlslage
afferent	zum Zentrum hinführend
Agenesie	fehlende Organanlage
Aggregation	Zusammenlagerung; Anhäufung
Agonist	bei Muskeln: Spieler, der eine bestimmte Bewegung ausführt. An Rezeptoren: Substanz, die am Rezeptor angreift und dabei zu einer Wirkung führt
Agranulozytose	(fast) völliges Fehlen der Granulozyten (einer Art weißer Blutkörperchen) im Blut
Akinese	hochgradige Bewegungsarmut/Bewegungslosigkeit
akut	schnell auftretend, heftig
-algesie	Schmerz, -empfindlichkeit
Alkalose	Anstieg des Blut-pH-Werts über 7,45
Allergen	Allergie hervorrufendes Antigen
Allergie	erworbene Überempfindlichkeit gegen körperfremde, an sich harmlose Substanzen
allogen	bei Transplantationen: von einem Fremdspender
ambulant	ohne Krankenhausaufenthalt
Aminosäure	Grundmolekül der Eiweiße
Amnesie	Erinnerungslücke
Amputation	Abtrennung eines Körperteils
anaerob	ohne Sauerstoff (auskommend)
anal	den Anus (Darmausgang) betreffend
Analgetikum	Schmerzmittel
Analgosedierung	medikamentöse Schmerzausschaltung und Beruhigung

Fachausdruck	Bedeutung/Übersetzung
analog	ähnlich, entsprechend, vergleichbar; stufenlos, kontinuierlich (z. B. Analogskala)
Analogon	in der Medizin künstlich hergestellte Substanz, welche die gleiche Wirkung hervorruft wie eine körpereigene Substanz
Anämie	„Blutarmut"
Anamnese	Kranken(vor)geschichte
Anaphylaxie	schwere, den ganzen Körper betreffende Typ-I-Allergie
Anastomose	natürliche Verbindung zwischen Gefäßen oder Nerven untereinander; operativ hergestellte Verbindung zwischen Gefäßen oder Hohlorganen
anatomisch	den Bau des menschlichen Körpers betreffend
Aneurysma	umschriebene Gefäßerweiterung
Angina	Engegefühl, Beklemmung; z. B. Angina tonsillaris = Mandelentzündung
Angiografie	(Kontrastmittel-)Gefäßdarstellung
angiologisch	die Gefäße/Gefäßerkrankungen betreffend
Angiopathie	(nicht-entzündliche) Schädigung der (arteriellen) Blutgefäße
Anion	negativ geladenes Atom/Molekül
Antagonist	Gegenspieler (bei Muskeln, an Rezeptoren)
anterior	(nach) vorne, vorderer
Anthelminthikum	Medikament gegen Wurminfektionen
anti-	gegen, dagegen, entgegen, nicht
Antiarrhythmikum	Medikament gegen (tachykarde) Herzrhythmusstörungen
Antibiogramm	Ergebnis der Empfindlichkeitsprüfung von Bakterien auf Antibiotika
Antibiotikum	Medikament gegen bakterielle Infektionen
Anticholinergikum	Medikament, das die Wirkung des Parasympathikus hemmt, Parasympatholytikum
Antiemetikum	Medikament gegen Übelkeit/Erbrechen
Antigen	jedes Molekül, das vom Immunsystem über dessen Rezeptoren erkannt wird
Antihistaminikum	Medikament, das die Histaminwirkungen und damit z. B. Allergiebeschwerden vermindert
Antihypertensivum	blutdrucksenkendes Medikament
Antikoagulans	Gerinnungshemmer
Antikörper	vom Abwehrsystem als Antwort auf ein Antigen produzierter, strukturell passender Abwehrstoff (Eiweiß), Immunglobulin
Antimykotikum	Medikament gegen pilzbedingte Infektionen
Antitussivum	Hustenstiller
antiphlogistisch	entzündungshemmend
antipyretisch	fiebersenkend

Fachausdruck	Bedeutung/Übersetzung
Antirheumatikum	Medikament gegen rheumatische Erkrankungen
Antiseptika	chemische Substanzen mit antimikrobieller (gegen Mikroorganismen) Wirkung
Anurie	(fast) fehlende Urinausscheidung
Aorta	Hauptschlagader/größte Arterie des Körpers
Aphasie	erworbene Sprachstörung (Sprache, Sprachverständnis) infolge einer Hirnschädigung
Apherese	maschinelle Abtrennung von Blutbestandteilen (z. B. roten Blutkörperchen) außerhalb des Körpers
Aplasie	Fehlen eines Organs/Gewebes trotz vorhandener Anlage durch mangelnde Entwicklung
Apnoe	Atemstillstand
Appendizitis	Entzündung des Wurmfortsatzes, „Blinddarmentzündung"
arrhythmisch	unregelmäßig
Arterie	vom Herzen wegführendes Blutgefäß
Arteriosklerose	i. d. R. Bezeichnung für Arterienerkrankungen mit Gefäßwandveränderungen (z. B. Fetteinlagerung) und Gefäßverengung/-verschluss, „Gefäßverkalkung"
Arthritis	Gelenkentzündung
Arthrose	degenerative Gelenkerkrankung, „Gelenkverschleiß"
Arthroskopie	Gelenkspiegelung, -endoskopie
Asepsis	Keimfreiheit
Aspiration	Eindringen von festem Material (z. B. Nahrung) oder Flüssigkeit in die unteren Atemwege
Assessment	in Medizin/Pflege systematische Einschätzung eines Zustands/Gesundheitsproblems mithilfe spezieller Instrumente, z. B. Fragebögen, Skalen
assoziiert	mit etwas verbunden, verknüpft
-ästhesie	(Sinnes-)Wahrnehmung
asymptomatisch	ohne Beschwerden
Aszites	Flüssigkeit in der Bauchhöhle
Ätiologie	(Lehre von der) Ursache einer Erkrankung
Atopie	genetisch bedingte Veranlagung eines Menschen, auf Fremdstoffe mit einer gesteigerten IgE-Bildung zu reagieren
Atresie	i. d. R. angeborenes Fehlen einer Körperöffnung, Verschluss eines Hohlorgans
Atrophie	Rückbildung eines Gewebes/Organs
auditiv	das Hören/den Gehörsinn betreffend
Auskultation	Abhören des Körpers, typischerweise mit dem Stethoskop
auto-	selbst-, eigen-
autogen	selbsterzeugend, aus eigener Kraft; bei Transplantationen: vom Patienten selbst
Autoimmunität	Abwehrreaktion gegen körpereigene Strukturen
autolog	bei Transplantationen: vom Patienten selbst
autonom	selbstständig, unabhängig
Azidose	Abfall des Blut-pH-Werts unter 7,37
bakteriostatisch	das Bakterienwachstum/die Bakterienvermehrung hemmend

Fachausdruck	Bedeutung/Übersetzung
Bakterium	Einzeller ohne Zellkern
bakterizid	Bakterien abtötend
benigne	gutartig
bi-	zwei-, mit zwei, zweifach, doppelt
Biografie	Lebensgeschichte eines Menschen
Biopsie	Entnahme einer Gewebeprobe aus dem lebenden Körper mit nachfolgender Untersuchung
Body-Mass-Index	Maßzahl für die Gewichtsbeurteilung
brachy-	kurz
brady-	verlangsamt, (zu) langsam
Bradykardie	verlangsamte Herzfrequenz
Bradypnoe	verlangsamte Atmung
Bronchodilatator	Medikament, das die Bronchien erweitert
Bronchoskopie	Spiegelung/Endoskopie der unteren Atemwege
Bypass	Überbrückung eines Hindernisses/einer Engstelle durch körpereigenes oder körperfremdes Material, wobei das erkrankte Gewebe im Körper bleibt
Carcinoma in situ	Karzinom, das die Basalmembran noch nicht durchbrochen hat
Cave	Vorsicht! Achtung!
Chemotherapie	heute i. d. R. gleichbedeutend mit Behandlung (von Krebserkrankungen) mit Zytostatika
Cholestase	Gallenstau
Cholelithiasis	Gallensteine
Cholezystitis	Gallenblasenentzündung
Chromosom	x-förmige, v. a. aus DNA und Proteinen bestehende Strukturen im Zellkern, welche die Träger der genetischen Information sind
chronisch	sich langsam entwickelnd, lang dauernd
Computertomografie	computergestütztes radiologisches Verfahren zur Erstellung von zwei- oder dreidimensionalen Bildern des Körpers
Defibrillation	notfallmäßige Verabreichung von Gleichstromstößen über ein spezielles Gerät (Defibrillator, „Defi") auf den Brustkorb zur Beendigung lebensbedrohlicher Herzrhythmusstörungen
degenerativ	durch Verschleiß/Abnutzung bedingt
Dehydratation	Flüssigkeitsmangel, Verminderung des Körperwassers
Dekompensation	Entgleisung, Unvermögen des Körpers, einen krankhaften Zustand/verminderte Funktionsfähigkeit durch Gegenregulationsmechanismen auszugleichen, sodass es zu Krankheitszeichen kommt
Dekubitus	Druckgeschwür der Haut, „Wundliegen", „Aufliegen"
Depression	psychische Erkrankung mit krankhaft niedergedrückter Stimmung, Interesse-, Antriebslosigkeit
dermatologisch	die Haut/Hauterkrankungen betreffend
Descensus	Abstieg, Senkung eines Organs (z. B. Hoden, Gebärmutter)
dexter, dextra	rechts
Dezibel	Schalldruckpegel, Maß für die Lautstärke
di-	zwei-, doppel-; durch; auseinander; zwischen

Fachausdruck	Bedeutung/Übersetzung
Diabetes	i. d. R. kurz für Diabetes mellitus (Zuckerkrankheit)
Diagnose	Erkennen und Benennen einer Erkrankung
Dialyse	„Blutwäsche" zum Ersatz der Ausscheidungsfunktion der Nieren
diaplazentar	durch die Plazenta (den Mutterkuchen) hindurch, über die Plazenta
Diarrhö	Durchfall
Diastole	Erschlaffungsphase, im weiteren Sinne eines Hohlorgans, im engeren Sinne des Herzens
Diathese	erhöhte Neigung/Anfälligkeit, z. B. hämorrhagische Diathese = erhöhte Blutungsneigung
Differenzialdiagnose	(Abzugrenzende) Erkrankung mit ähnlichen Krankheitszeichen
diffus	ausgebreitet, ohne feste Grenze
digital	mit dem Finger; in Stufen (z. B. Uhrzeitanzeige)
dilatieren, Dilatation	erweitern, Erweiterung/Weitstellung
Disposition	Veranlagung, Neigung, Anfälligkeit zu einer/für eine Erkrankung
disseminiert	verstreut, über ein größeres Gebiet verteilt
distal	weiter vom Rumpfansatz der Gliedmaßen/von der Körpermitte entfernt
Diurese	Harnausscheidung
Diuretika	harntreibende, die Harnausscheidung fördernde Medikamente
dorsal	rückenwärts, am Rücken, zu Hand-/Fußrücken hin (nur an Hand bzw. Fuß)
Downstaging	Verkleinerung des Tumors z. B. durch Chemotherapie, um dann operieren zu können
Drainage	Ableitung von Körperflüssigkeit (nach außen)
dys-	abweichend von der Norm, krankhaft, erschwert
Dysarthrie	Sprechstörung, Beeinträchtigung der Sprechmotorik durch Erkrankung/Schädigung von Gehirn, Nerven oder Muskeln
Dysfunktion	Funktionsstörung
Dysphagie	Schluckstörung
Dysplasie	Fehlbildung, Fehlentwicklung von Organen/Zellen
Dyspnoe	erschwerte Atmung, Atemnot
Dystrophie	(kindliche) Ernährungsstörung; unzureichende Nährstoffversorgung eines Organs; degenerative Veränderungen von Geweben, Organen, Körperteilen oder ganzem Organismus
Dysurie	erschwertes oder unangenehmes Wasserlassen
Echokardiografie (Echo)	Ultraschalluntersuchung des Herzens
efferent	vom Zentrum wegführend
-ekto	außen, außerhalb
-ektomie	Entfernung
Ekzem	nicht-infektiöse, entzündliche Hauterkrankungen
Elektroenzephalografie (EEG)	Aufzeichnung der elektrischen Aktivität des Gehirns

Fachausdruck	Bedeutung/Übersetzung
Elektrokardiografie (EKG)	Aufzeichnung der elektrischen Aktivität des Herzmuskels
Elektrolyt	i. d. R. Bezeichnung für in Flüssigkeit gelöste, als Ionen vorliegende Körpermineralien, z. B. Natrium (Na^+), Chlorid (Cl^-)
Elektromyografie (EMG)	Aufzeichnung der elektrischen Aktivität eines Muskels
Elektroneurografie (ENG)	Untersuchung der Leitfähigkeit eines Nerven
Embolektomie	Entfernung eines Embolus
Embolus	in ein Gefäß eingeschwemmtes körpereigenes oder -fremdes Material, welches sich im Gefäß „festsetzt" und es (teilweise) verschließt
Embryo	Ungeborenes bis zur vollendeten achten Schwangerschaftswoche nach der Befruchtung (= zehnte Schwangerschaftswoche nach dem ersten Tag der letzten Menstruation)
Embryopathie	angeborene Schädigungen, die während der Embryonalzeit entstanden sind
Emesis	Erbrechen
Empyem	Eiteransammlung in einem natürlicherweise vorhandenen Hohlraum
Endemie	ständiges Vorkommen einer Krankheit oder eines Erregers in einer bestimmten Region oder Bevölkerungsgruppe
endo-	(nach) innen, innerhalb
endogen	im Körper selbst entstehend
endokrin	mit innerer Sekretion, d. h. Sekretabgabe ins Blut
endokrinologisch	das Hormonsystem betreffend
Endoprothese	in den Körper eingebrachtes künstliches Material zum Ersatz einer Körperstruktur, das auf Dauer im Körper verbleibt, z. B. künstliches Gelenk, Gefäßendoprothese
Endoskopie	Spiegelung, Untersuchung von Körperhöhlen/Hohlorganen mittels eines röhren- oder schlauchförmiges Instruments mit Lichtquelle (Endoskops)
enteral, entero-	den Darm betreffend
Enterostoma	künstlicher Darmausgang
Entzündung	Abwehrreaktion des Organismus
Enukleation	„Herausschälen" eines abgegrenzten Tumors/Organs
Enzephalopathie	nicht-entzündliche und nicht-verletzungsbedingte Schädigung des ganzen Gehirns
Enzephalitis	Gehirnentzündung
Epidemie	Erkrankungswelle, d. h. zeitlich und örtlich begrenzte massive Häufung einer Krankheit mit einheitlicher Ursache (meist einer Infektionskrankheit)
epikutan	auf der Haut
Epithel	flächige, gefäßlose Gewebeart, die v. a. die Körperoberflächen bedeckt und Drüsengewebe bildet
Epiglottitis	Kehldeckelentzündung
Ergotherapie	Behandlungsform, die Menschen für sie wesentliche Handlungen und Aktivitäten v. a. durch gezielte Übungen und/oder Hilfsmittel (wieder) ermöglichen soll

Fachausdruck	Bedeutung/Übersetzung
Erguss	verstärkte Flüssigkeitsansammlung
Erosion	oberflächlicher Haut- oder Schleimhautdefekt
Erysipel	Entzündung der Haut und Lymphwege durch Streptokokken
Erythem	Hautrötung infolge Durchblutungssteigerung
Erythrozyt	rotes Blutkörperchen
essenziell	lebensnotwendig; wichtig; selbstständig, ohne erkennbare Ursache
Exanthem	Hautausschlag
Exazerbation	akute Verschlechterung einer Lungenerkrankung
exo-	(nach) außen, außerhalb
exogen	von außen kommend
exokrin	mit äußerer Sekretion, d. h. Sekretabgabe an eine (innere oder äußere) Körperoberfläche
Exposition	Ausgesetztsein gegenüber einem äußeren Einfluss
Expositions-prophylaxe	Vorbeugung vor erregerbedingten Erkrankungen durch Verhinderung des Erregerkontakts, etwa durch Tragen von Schutzkleidung
Exsikkose	„Austrocknung". Uneinheitlich benutzter Begriff, z. B. für die Folgen, klinischen Zeichen oder allgemein die Dehydratation oder nur die hypertone Dehydratation
Exstirpation	(operative) Entfernung
Exsudat	Blutplasmaaustritt in Gewebe bei Entzündungen
extra	außerhalb
exulzerierend	durch die Haut durchbrechend
fakultativ	möglich, bei Möglichkeit
Fatigue	krankhafte Müdigkeit/Erschöpfung, z. B. bei Krebserkrankung
fazial	das Gesicht betreffend
fetal	den Fetus betreffend
Fetopathie	angeborene Schädigungen, die während der Fetalzeit entstanden sind
Fetus	ungeborenes Kind ab der neunten Schwangerschaftswoche nach der Befruchtung (= elfte Schwangerschaftswoche ab dem ersten Tag der letzten Menstruation) bis zur Geburt
Fibrinolyse	(physiologischer oder medikamentöser) Fibrinabbau
Fibrose	krankhafte Bindegewebsvermehrung
Filtration	Trennverfahren, bei dem ein Gemisch durch Druck durch eine poröse Membran/eine Filtermasse hindurchtritt, wobei Teilchen zurückgehalten werden
fixieren	festhalten, befestigen
Fluktuation, fluktuierend	Veränderung, Schwankung; tastbare Flüssigkeitsbewegung unter der Körperoberfläche; sich ändernd, schwankend
fokal	herdförmig
Fraktur	Knochenbruch
funktionell	die Funktion betreffend; ohne organische Ursache
Furunkel	eitrige Haarbalgentzündung
Gangrän	(scharf abgegrenzter) Gewebeuntergang infolge (arterieller) Durchblutungsstörung

Fachausdruck	Bedeutung/Übersetzung
gastral	den Magen betreffend
Gastritis	Magenschleimhautentzündung
gastroentero-logisch, gastro-intestinal	den Magen-Darm-Trakt/Magen-Darm-Erkrankungen betreffend
Gastroskopie	Magenspiegelung, -endoskopie
Gen	Erbanlage, genetische Informationseinheit
generalisiert	den ganzen Körper betreffend
genetisch	erblich bedingt, zur Vererbungslehre gehörend
genital	die Geschlechtsorgane betreffend
Gestations-	Schwangerschafts-
Glaukom	grüner Star, Erkrankungen mit typischer Sehnervenschädigung und meist Augeninnendruckerhöhung
Glukokortikoide	Gruppe von Nebennierenrindenhormonen
Glukose (Glucose)	Traubenzucker, Dextrose, wichtiger Einfachzucker
-grafie	Aufzeichnung, Darstellung
gynäkologisch	die Frauenheilkunde betreffend
Halluzinationen	Wahrnehmungsstörung, Wahrnehmen von Sinneseindrücken, die nicht da sind
häm-, hämo-	Blut-, das Blut betreffend
Hämangiom	Blutschwamm (gutartiger Tumor aus Blutgefäßen)
Hämatemesis	Bluterbrechen
hämatologisch	das Blut/die Bluterkrankungen betreffend
Hämatom	Bluterguss
hämatopoetisch	die Blutzellbildung betreffend
Hämaturie	zu viele rote Blutkörperchen/Blut im Urin
Hämoglobin	roter Blutfarbstoff
Hämolyse	Erythrozytenauflösung durch Defekte der Zellmembran
hämolytisch	zur Auflösung der roten Blutkörperchen führend
Hämoptyse	Husten mit blutigem Sputum
hämorrhagisch	blutend, zu einer Blutung führend
haptisch	den Tastsinn betreffend
hemi-	halb-, halbseitig
Hemiparese	unvollständige Lähmung einer Körperhälfte
Hemiplegie	vollständige Lähmung einer Körperhälfte
Hernie	Bruch
histologisch	die Gewebelehre betreffend, feingeweblich
hormonal	das innersekretorische System betreffend
human	menschlich, den Menschen betreffend
Hybrid-	gemischt, kombiniert
hydr-, hydro-	wasser-
hydrophil	wasserliebend, -anziehend, -löslich
Hydrops	im engeren Sinne Erguss (Ansammlung von Flüssigkeit in einem natürlicherweise vorhandenen Hohlraum, z. B. Pleura-, Gelenkerguss). Im weiteren Sinne auch das Ödem umfassend
hyp-	(zu) niedrig, unter
Hypakusis	Schwerhörigkeit

Fachausdruck	Bedeutung/Übersetzung
Hypästhesie	herabgesetzte Berührungs- und Druckempfindung der Haut
hyper-	(zu) hoch, übermäßig
Hyperglykämie	zu hoher Blutzucker
Hyperhydratation	Erhöhung des Körperwassers
Hyperkapnie	erhöhter Kohlendioxidgehalt des Bluts
Hyperkoagulabilität	erhöhte Gerinnungsneigung des Bluts
Hyperlipoproteinämie	erhöhte Blutfette
Hyperplasie	Organ-/Gewebevergrößerung durch Vermehrung der Zellzahl
Hyperthyreose	Schilddrüsenüberfunktion
Hypertonie	zu hoher Druck, erhöhte Spannung. Meist zu hoher Blutdruck, zu hohe Muskelgrundspannung
Hypertrophie	Organ-/Gewebevergrößerung durch Zellvergrößerung
Hyperventilation	über den Bedarf gesteigerte Lungenbelüftung
Hypervolämie	zu viel Flüssigkeit in den Blutgefäßen
hypo-	(zu) niedrig, unter
Hypoglykämie	zu niedriger Blutzucker
Hypophyse	Hirnanhangsdrüse
Hypoplasie	Unterentwicklung eines Organs/Gewebes
Hypothalamus	lebenswichtiger Abschnitt des Zwischenhirns, Regulationszentrum für vegetative Vorgänge und Hormonhaushalt
Hypothyreose	Schilddrüsenunterfunktion
Hypotonie	zu niedriger Druck, zu niedrige Spannung. Meist zu niedriger Blutdruck, zu niedrige Muskelgrundspannung
Hypovolämie	Flüssigkeitsmangel in den Blutgefäßen
Hypoxämie	verminderter Sauerstoffgehalt des Bluts
Hysterektomie	Entfernung der Gebärmutter
Hysteroskopie	Spiegelung der Gebärmutter
idiopathisch	selbstständig, primär, ohne fassbare Ursache
Ikterus	Gelbsucht, Gelbfärbung der Haut, Schleimhäute
Ileus	unterbrochene Darmpassage, Darmverschluss
Immundefizienz	(krankhafte) Abwehrschwäche
Immunität	erworbene Unempfänglichkeit gegen Krankheitserreger oder deren Toxine
immunologisch	das Abwehrsystem betreffend
Immunsuppressivum	Medikament zur Unterdrückung des Abwehrsystems
Implantat	in den Körper eingebrachtes künstliches Material, das für längere Zeit bis lebenslang im Körper verbleiben soll
Indikation	Heilanzeige. Kriterium, bei dessen Vorliegen ein bestimmtes Verfahren angezeigt ist
infantil	kindlich, im Kindesalter auftretend
Infarkt	Gewebeuntergang infolge Sauerstoffmangels bei Durchblutungsstörung

Fachausdruck	Bedeutung/Übersetzung
Infektion	Übertragung, Haften, Eindringen und anschließende Vermehrung von Erregern (z. B. Bakterien, Viren) in einem Organismus
Infektionskrankheit	Kranksein, typische Symptome als Folge einer Infektion
infektiös	erregerbedingt. Oft, aber nicht korrekt auch: ansteckend
infra-	unter, unterhalb
Inhibitor	Hemmer
Injizieren, Injektion	(eine Flüssigkeit in den Körper) einspritzen, „Spritze"
Inkontinenz	Unvermögen, Stuhl oder Harn willkürlich zurückzuhalten
Inkubationszeit	Zeit zwischen Ansteckung und Ausbruch einer Infektionskrankheit
Inspektion	Betrachtung
Insuffizienz	unzureichende Funktionstüchtigkeit
inter-	zwischen, dazwischen
intermittierend	zeitweilig, mit Unterbrechungen
Interponat	künstlich eingesetztes, körpereigenes oder -fremdes Material zur Überbrückung von Gewebedefekten bzw. zur Beseitigung von Engstellen/Verschlüssen, wobei das erkrankte Gewebe entfernt wird
Interstitium	Zwischenzellraum, auch: Raum zwischen Geweben und Organen
Intertrigo	„Hautwolf", Hautentzündung/Wundsein in Hautfalten
interventionell	gezielt eingreifend. Meist: minimal-invasive Behandlung durch Angiologen, Kardiologen, Radiologen
Intoxikation	Vergiftung
intra-	in, innerhalb
intraarteriell	in der/die Arterie
intrakutan	in der/die Haut
intramuskulär	in der/den Muskel
intravenös	in der/die Vene
invasiv	(in den Körper) eindringend, die körperliche Unversehrtheit verletzend
Inzidenz	Anzahl der Neuerkrankungen an einer Erkrankung innerhalb eines bestimmten Zeitraums
Ion	(elektrisch) geladenes Atom/Molekül
irreversibel	unumkehrbar, nicht rückgängig zu machen
Ischämie	unzureichende Durchblutung eines Organs, Körperteils oder Körperbereichs
-itis	meist: Entzündung
Joule	(SI-)Einheit der Energie
juvenil	jugendlich, im Jugendalter auftretend
Kachexie	bedrohliches Untergewicht, Auszehrung
Kalorie	(veraltetes) Maß für die Energie, in der Medizin insbesondere des Energiehalts von Nahrungsmitteln
kanzerogen	Krebs erzeugend
Kapillare	kleinstes Gefäß, z. B. Blutkapillare
kardial	das Herz betreffend

Fachausdruck	Bedeutung/Übersetzung
kardiologisch	das Herz/die Herzerkrankungen betreffend
kardiovaskulär	das Herz-Kreislauf-System betreffend
Karzinom	bösartiger epithelialer Tumor (Krebserkrankung)
Katarakt	grauer Star, Trübung der Augenlinse
Katheter	starre „Röhre" oder flexibler Schlauch, der zu Diagnostik oder Therapie in eine Körperhöhle oder einen Körperhohlraum eingeführt wird
Kation	positiv geladenes Atom/Molekül
kaudal	nur am Stamm: steißwärts, nach unten
kausal	ursächlich
-kinese	Bewegung, v. a. Veränderungen der Bewegung, z. B. Bradykinese (verlangsamte Bewegungen)
Klimakterium	Wechseljahre
Koagulopathie	Störung der Blutgerinnung
Koloskopie	Dickdarmspiegelung, -endoskopie
Koma	tiefe, länger dauernde Bewusstlosigkeit
Kompensation	Ausgleich eines krankhaften Zustands/verminderter Funktionsfähigkeit durch Gegenregulationsmechanismen
Komplikation	unerwünschte, an sich nicht dazugehörende Verschlimmerung/Folge einer Erkrankung oder eines Eingriffs
Kompression	Ausübung von Druck
komprimieren	zusammenpressen
kon-	zusammen, mit
kongenital	angeboren
Konjunktivitis	Augenbindehautentzündung
konservativ	ohne Operation; erhaltend
Konstitution	Summe der überwiegend genetisch bedingten, vergleichsweise stabilen Eigenschaften eines Menschen, insbesondere im Hinblick auf Belastbarkeit, Gesundheit, Krankheit
Konstriktion	Engstellung eines Hohlorgans, z. B. eines Gefäßes
kontagiös	ansteckend
Kontamination	Verunreinigung eines Gegenstandes, z. B. mit Bakterien
Kontinenz	Fähigkeit, Harn und Stuhl willkürlich zurückzuhalten
kontinuierlich	ununterbrochen, zusammenhängend
Kontraktur	dauerhafte Verkürzung/Schrumpfung von Weichteilen mit der Folge einer eingeschränkten Gelenkbeweglichkeit oder Gelenkfehlstellung
Kontusion	Prellung
kranial	kopfwärts, nach oben
kurativ	heilend, mit dem Zweck der Heilung
kutan	die Haut betreffend
Lähmung	teilweiser oder vollständiger Verlust der Muskelkraft
Laparoskopie	Spiegelung/Endoskopie der Bauchhöhle
Laparotomie	Bauchschnitt, chirurgische Eröffnung der Bauchhöhle
Laryngitis	Kehlkopfentzündung
Laryngoskopie	Kehlkopfspiegelung, -endoskopie

Fachausdruck	Bedeutung/Übersetzung
latent	verborgen, ohne Symptome
lateral	seitlich, seitwärts (liegend)
Laxans, Laxanzien	Abführmittel
Letalität	Tödlichkeit einer Erkrankung. Zahl der an einer Krankheit Verstorbenen geteilt durch die Zahl der Erkrankten
leuk-	weiß
Leukämie	„Blutkrebs", bösartige Erkrankung des blutbildenden Systems
Leukozyt	weißes Blutkörperchen
Leukozytose	Erhöhung der weißen Blutkörperchen im Blut
Ligatur	Unterbindung
Lipid	Fette und fettähnliche Stoffe. Genauer Gruppe von Substanzen mit schlechter Wasserlöslichkeit, aber guter Löslichkeit in unpolaren (apolaren) Lösungsmitteln wie Chloroform
lipo-	fett-
lipophil	in Fett löslich
-lithiasis	Steinleiden (Harn-, Gallensteinleiden)
lokal, lokalisiert	örtlich begrenzt, umschrieben
Lokalanästhetikum	Medikament zur lokalen (örtlichen) Betäubung
Lokaltherapeutikum	Medikament zur lokalen (örtlichen) Anwendung auf Haut oder Schleimhaut
lumbal	die Lenden (oft: Lendenwirbelsäule) betreffend
Luxation	Verrenkung, Verschiebung von Gelenkflächen
lymphatisch	die Lymphe/Lymphorgane betreffend
Lymphödem	durch Lymphstau bedingte Flüssigkeitseinlagerungen im Gewebe mit nachfolgenden Gewebeveränderungen
Lymphom	im weiteren Sinne jede Lymphknotenvergrößerung, im engeren Sinne Lymphknotenvergrößerung durch eine bösartige Erkrankung
Lyse	Auflösung/Zerfall von Zellen oder anderem organischem Materials; kurz für Thrombolyse
Magnetresonanztomografie	computergestütztes, mit Magnetfeldern und Radiowellen (und damit ohne Strahlenbelastung) arbeitendes Verfahren zur Erstellung von zwei- oder dreidimensionalen Bildern des Körpers
makro-	(zu) groß
makroskopisch	in der Medizin: mit dem bloßen Auge sichtbar
Makula	Macula lutea, gelber Fleck, Stelle des schärfsten Sehens an der Augennetzhaut
mal-	schlecht, unzureichend
Malabsorption	gestörte Nährstoffaufnahme aus dem Darm
Malassimilationssyndrom	durch Maldigestion oder Malabsorption verursachter Symptomkomplex
Maldigestion	gestörte Verdauung
maligne	bösartig
Malnutrition	teils zusammenfassende Bezeichnung für Unter- und qualitative Mangelernährung, teils Synonym zu Unterernährung

Fachausdruck	Bedeutung/Übersetzung
Mammakarzinom	Brustkrebs
Mammografie	spezielles Röntgenverfahren zur Darstellung der weiblichen Brust
manifest	offenbar, erkennbar; Gegenteil von latent
Manometrie	Druckmessung
medial	in der Mitte gelegen, mittelwärts
Mediastinoskopie	Spiegelung/Endoskopie des Mittelfellraums zwischen beiden Lungen
mega-	(zu) groß
Mekonium	erster Stuhlgang eines Neugeborenen
meningeal-, meningo-	die Hirnhäute betreffend
Meningitis	Hirnhautentzündung
Menopause	Zeitpunkt der letzten Regelblutung einer Frau
Menstruation	Regel-, Monatsblutung, Periode
metabolisch	den Stoffwechsel betreffend
Metastase	Tochtergeschwulst, Absiedelung (eines bösartigen Tumors, eines Infektionserregers bei Sepsis)
-metrie	Messung
mikro-	(zu) klein
mikrobiologisch	die (Lehre von den) Kleinstlebewesen betreffend
Mikroorganismus	nicht mit dem bloßen Auge sichtbares Kleinstlebewesen, z. B. Bakterium, Protozoon
mikroskopisch	in der Medizin: mit Hilfe eines Mikroskops sichtbar; sehr klein
Miktion	Wasserlassen
Miosis	Engstellung der Pupille
Mobilisation	in der Pflege alle Maßnahmen, welche die Bewegungsfähigkeit fördern
modifizierend	(ab)ändernd
Monitoring	systematische Patientenüberwachung, oft unterstützt durch Geräte, z. B. Pulsoximeter, EKG-Ableitung
mono-	einzig, einzeln, allein
monoklonal	genetisch identisch, von einer einzigen Zelle abstammend
Mononukleose, infektiöse	Pfeiffer-Drüsenfieber, Mandelentzündung durch Epstein-Barr-Virus
Morbidität	Häufigkeit einer bestimmten Erkrankung in einer bestimmten Bevölkerung. Oft angegeben pro 100.000 Einwohner
Morbus	Krankheit (Abkürzung M.)
morphologisch	die Gestalt betreffend
Mortalität	Zahl der Todesfälle in einem bestimmten Zeitraum in einer bestimmten Bevölkerung. Oft Zahl der Todesfälle pro 1.000 Einwohner und Jahr
motorisch	die Bewegung/den Bewegungsablauf betreffend; im Zusammenhang mit Nervenzellen solche Nervenzellen, die Bewegungen steuern
Motorik	Gesamtheit der bewussten Bewegungen
muko-	den Schleim betreffend
multi-	viel, viel-, mehrfach

Fachausdruck	Bedeutung/Übersetzung
multifaktoriell	durch viele (innere/genetische und äußere) Faktoren bedingt
multifokal	mit mehreren Herden; mit mehreren Brennweiten
multimodale Therapie	Therapie mit verschiedenen Behandlungsformen/-ansätzen
multizentrischer Tumor	von mehreren Herden ausgehender Tumor
Mutation	Erbgutveränderung; Stimmbruch (in der Pubertät)
Mydriasis	Weitstellung der Pupille
myelo-	das Knochenmark betreffend; das Rückenmark betreffend
myeloisch	das Knochenmark betreffend; die nicht-lymphatischen Blutzellen betreffend
mykotisch	die Pilze betreffend, durch Pilze verursacht
myo-	Muskel-
Myokard	Muskelschicht der Herzwand
Myoklonie	sichtbare Zuckung einzelner Muskeln, Muskelgruppen
Nekrose	Zelltod durch Zellschädigung
neoadjuvant	bei Krebserkrankungen Chemo- oder Strahlentherapie vor einer Operation, zur Verbesserung der Operabilität
neonatal	das Neugeborene betreffend, in den ersten vier Wochen nach der Geburt
Neoplasie	Geschwulst, Neubildung von Gewebe; im engeren Sinne für bösartige Tumoren verwendet
nephrologisch	die Nieren/Nierenerkrankungen betreffend
Nephropathie	nicht-entzündliche und nicht-verletzungsbedingte Schädigung der Nieren
nerval	die Nerven betreffend, durch das Nervensystem vermittelt
neurogen	durch das Nervensystem bedingt
neurologisch	das Nervensystem/die Krankheiten des Nervensystems betreffend
Neuron	Nervenzelle
Neuropathie	nicht-entzündliche und nicht-verletzungsbedingte Nervenschädigung
nichtsteroidal	nicht zu den Steroiden gehörend
nosokomial	zum Krankenhaus gehörend. Im Zusammenhang mit Infektionen solche Infektionen, die im Rahmen einer medizinischen Maßnahme erworben werden
nuklearmedizinisch	die medizinische Anwendung radioaktiver Medikamente betreffend
Nykturie	vermehrtes nächtliches Wasserlassen
Nystagmus	unwillkürliche, rhythmische Augenbewegungen
obligat	regelmäßig dazugehörend, unvermeidlich, unerlässlich
Obstipation	Verstopfung
Obstruktion	teilweise oder vollständige Verlegung der Lichtung eines Hohlorgans
Ödem	krankhafte Flüssigkeitsansammlung im Raum zwischen den Zellen

Fachausdruck	Bedeutung/Übersetzung
Ösophagogastro-duodenoskopie	Spiegelung/Endoskopie von Speiseröhre, Magen und Zwölffingerdarm
Okklusion	Verschluss eines Hohlorgans; Abdecken (von Haut, eines Auges)
okkult	verborgen, nicht sichtbar
olfaktorisch	den Geruchssinn betreffend
oligo-	wenig, gering
Oligurie	krankhaft erniedrigte Urinausscheidung
Onkogen	„Krebsgen"
onkologisch	Krebserkrankungen betreffend
Ophthalmologie	Augenheilkunde
ophthalmologisch	das Auge/die Augenerkrankungen betreffend
Ophthalmoskopie, indirekte	indirekte Augenhintergrundspiegelung
opportunistisch	in der Medizin: unter günstigen Umständen/bei günstiger Gelegenheit eine Krankheit verursachend
oral	den Mund betreffend, durch den Mund
Orthese	Gruppe stabiler orthopädischer Hilfsmittel
orthopädisch	die Erkrankungen des Bewegungsapparats betreffend
Orthopnoe	schwerste Form der Atemnot
orthostatisch	in aufrechter Körperhaltung
Ösophagus	Speiseröhre
oste-, osteo-	Knochen-
Osteoporose	Knochenschwund
Osteosynthese	operative Verbindung von Knochenteilen z. B. durch Schrauben, Platten
Otalgie	Ohrenschmerzen
Otitis media	Mittelohrentzündung
Otorrhö	Ohrausfluss
Otosklerose	Verknöcherung/Umbauprozesse im knöchernen Labyrinth im Innenohr
Oxygenierung	Sauerstoffbildung an Hämoglobin, Sauerstoffsättigung im Blut
palliativ	die Beschwerden lindernd, auf Beschwerdelinderung ausgerichtet
palmar	die Hohlhand betreffend
Palpation	Abtasten
Pandemie	sich über mehrere Kontinente ausbreitende Epidemie
Pankreas	Bauspeicheldrüse
Pankreatitis	Bauchspeicheldrüsenentzündung
para	entlang, neben, bei, abweichend, gegen; im Zusammenhang mit Lähmungen (Paraparese) Lähmung beider Beine
Parasympathikus	„entspannungs-" und regenerationsorientierter Teil des vegetativen Nervensystems
Parazentese	Schnitt in das Trommelfell
Parenchym	Organfunktionsgewebe
parenteral	unter Umgehung des Magen-Darm-Trakts
Parese	unvollständige Lähmung, oft als „Schwäche" bezeichnet
partial	teilweise
-pathie	Krankheit; Heilmethode; Gefühl
pathogen	krankheitsverursachend
Pathogenese	Krankheitsentstehung und -entwicklung (Weg von der Krankheitsursache bis zur Erkrankung)
Pathogenität	Fähigkeit, krank zu machen
Pathologie	Lehre von den Krankheiten
pathologisch	die Lehre von den Krankheiten betreffend; krankhaft
Pathophysiologie	Lehre von den krankhaften Vorgängen und Funktionsstörungen im Körper
-penie	Verminderung einer Blutzellreihe, z. B. Leukozytopenie = zu wenige weiße Blutkörperchen
Perforation	Durchbruch, Durchstoßen
peri-	um … herum, in der Nähe
perinatal	um den Zeitpunkt der Geburt herum (28. Schwangerschaftswoche bis siebter Lebenstag)
perineal	den Damm betreffend
peripher	in den äußeren Körperzonen, weg vom Körperzentrum; beim Nervensystem: außerhalb von Gehirn und Rückenmark
peritoneal	das Bauchfell betreffend
Peritonitis	Bauchfellentzündung
perkutan	durch die Haut hindurch
Persistenz	Weiterbestehen. Bei Infektionen (unbemerktes) Überdauern des Erregers im Körper
Pharyngitis	Rachenentzündung
phlebologisch	die Venen/Venenerkrankungen betreffend
Phlegmone	Entzündung im interstitiellen Raum des Bindegewebes durch Bakterien
Physiologie	Lehre von den normalen Vorgängen im Körper
physiologisch	die Lehre von den normalen Lebensvorgängen betreffend; normal, beim gesunden Menschen auftretend
Physiotherapie	meist Oberbegriff für (aktive und passive) Bewegungstherapie und physikalische Therapie
plantar	die Fußsohle betreffend
Plaque	abgegrenzter, flächiger/fleckförmiger Herd
Plasmapherese	Entnahme von Blutplasma/Plasmabestanteilen zu Spende oder Therapie
Plastik	im Zusammenhang mit Operationen: Wiederherstellung
Plegie	vollständige Lähmung
Pneumonie	Lungenentzündung
pneumologisch	die Lungen/Lungenerkrankungen betreffend
Pollakisurie	häufiger Harndrang mit immer nur kleinen Urinmengen beim Wasserlassen
poly-	viel, viel-, zahlreich
polyklonal	von vielen Zelllinien gebildet/Zellen abstammend
Polytrauma	(schwere) Mehrfachverletzung
Polyurie	krankhaft erhöhte Urinausscheidung
portal	die Pfortader/das Pfortadersystem betreffend

Fachausdruck	Bedeutung/Übersetzung
post-	hinter, nach, nachher
postnatal	nach der Geburt/Entbindung (bezogen auf das Kind)
postpartal	nach der Geburt/Entbindung (bezogen auf die Mutter)
posterior	nach hinten, hinterer
potenziell	möglicherweise
Pouch	Gewebetasche. Meist: künstlich geschaffenes Reservoir als Ersatz für ein Hohlorgan (z. B. Harnblase)
prae-, prä-	vor, vorher
Präbiotika	unverdauliche Nahrungsbestandteile, Ballaststoffe
Präkanzerose	Vorstadium eines Karzinoms
pränatal	vorgeburtlich
Prävalenz	Häufigkeit einer Erkrankung in einer bestimmten Bevölkerung in einem bestimmten Zeitraum/zu einem bestimmten Zeitpunkt
Prävention	Vorbeugung
Presbyakusis	Altersschwerhörigkeit
Presbyopie	Altersweitsichtigkeit
primär	erstrangig, ursprünglich, ohne andere Ursachen
Probiotika	Präparate mit lebenden Bakterien und Hefen der physiologischen Darmflora
Prodromalstadium	uncharakteristisches Vorstadium einer Erkrankung
Prognose	zu erwartender Krankheitsverlauf
Proktoskopie	Spiegelung/Endoskopie des Analkanals und des unteren Mastdarms
Prolaps	Vorfall eines Organ oder Organteils
prophylaktisch	(einer Erkrankung) vorbeugend
Prophylaxe	vorbeugende medizinische/pflegerische Maßnahme
Protein	Eiweiß
Proteinurin	Eiweiß in Urin
Prothese	künstliches Ersatzstück für ein fehlendes Körperteil
proximal	auf den Rumpfansatz der Gliedmaßen/auf die Körpermitte zu
Pruritus	Jucken, Juckempfindung
pseudo-	(nur) scheinbar, unecht
Pseudokrupp	subglottische Laryngitis, stenosierende Kehlkopfentzündung
Psoriasis	Schuppenflechte
psychiatrisch	die psychischen/seelischen Störungen/Erkrankungen betreffend
psychisch	die Seele betreffend
psychogen	seelisch bedingt, ohne körperliche Ursache
Psychose	schwere psychische Erkrankung mit gestörtem Bezug zur Realität und oft auch zur eigenen Person
pulmonal	die Lunge betreffend
Pulsoximetrie	nicht-invasive Messung der Sauerstoffsättigung im Blut
Punktion	Einstechen
Pyelonephritis	Nierenbeckenentzündung
pyrogen	Fieber erzeugend

Fachausdruck	Bedeutung/Übersetzung
Radionuklid	instabile Atomsorte, d. h. die Atomkerne zerfallen von selbst unter Abgabe energiereicher Strahlung
Radiotherapie	Strahlentherapie, Behandlung mittels ionisierender (sehr energiereicher) Strahlung
re-	zurück, wieder, entgegengerichtet
Reaktivierung	Wiederaufflackern einer Infektion; Wiederherstellung der Funktionsfähigkeit
Reanimation	Wiederbelebung
redressieren	geraderichten
reflektorisch	auf dem Reflexweg
Reflex	unwillkürliche, rasche Antwort des Körpers auf einen Reiz
Reflux	Rückfluss
Regeneration	Erholung, Erneuerung
regionär, regional	auf eine Körperregion bezogen
Rehabilitation	Wiederherstellung der Fähigkeiten einer erkrankten/verletzten Person
rektal	den Mastdarm betreffend
Rektoskopie	Mastdarmspiegelung, -endoskopie
renal	die Nieren betreffend
Resektion	Entfernung von Gewebe
Residual-	Rest-
Resilienz	psychische „Widerstandsfähigkeit"
Resistenz	Widerstandsfähigkeit gegenüber Umwelteinflüssen, z. B. Antibiotikaresistenz von Bakterien
respiratorisch	die Atmung betreffend
Retention	Zurückhaltung, Verhalt, Anstau
Retina	Netzhaut des Auges
Retinopathie	nicht-entzündliche und nicht-verletzungsbedingte Netzhautschädigung
retrograd	rückläufig (zeitlich oder örtlich); entgegen der normalen Flussrichtung; rückwirkend
reversibel	umkehrbar
Rezeptor	„Empfänger"molekül auf der Zelloberfläche für bestimmte Stoffe; Sinneszelle; Empfänger
Rezidiv	Rückfall
Rhinitis	Schnupfen
Ruptur	Riss, Zerreißung
Sarkom	bösartiger mesenchymaler Tumor (Krebserkrankung)
-schisis	Spaltung
Screening	Reihenuntersuchung, d. h. systematische Untersuchung Beschwerdefreier auf eine Erkrankung
Sekretion	Substanzabgabe durch Drüsen/-zellen
sekundär	an zweiter Stelle, nachfolgend, als Folge einer (anderen) Erkrankung
semi-	halb, teilweise
senil	das hohe Lebensalter betreffend, im hohen Lebensalter auftretend
Sensibilisierung	die zur Allergie führende Reaktion des Abwehrsystems auf ein Antigen (hier Allergen genannt)

Fachausdruck	Bedeutung/Übersetzung
Sensibilität	alle Wahrnehmungen, die nicht von spezialisierten Sinnesorganen kommen, Fühlen
Sensitivität	Richtig-positiv-Rate eines Tests. Fähigkeit eines Tests, ein bestimmtes Merkmal/eine bestimmte Erkrankung zu erkennen. Zahl der positiven = auffälligen Testbefunde geteilt durch die Gesamtzahl der Merkmalsträger/Erkrankten
Sensor	Sinnesrezeptor/-zelle, spezialisierte Zelle zur Aufnahme und Weiterleitung von Reizen
sensorisch	die Sinne/Wahrnehmung betreffend
Sentinel Node	Wächterlymphknoten, erster Lymphknoten in einem Lymphabflussgebiet
Sepsis	„Blutvergiftung". Lebensbedrohliche Organfunktionsstörungen durch fehlregulierte Antwort des Körpers auf eine Infektion
Serologie	Lehre von den Antigen-Antikörper-Reaktionen im Blutserum, insbesondere deren Nachweis im Labor
serös	wässrig, serumähnlich; die dünnen, glatten Häute betreffend, welche u. a. die Bauchorgane überziehen
Shunt	„Kurzschluss"verbindung zwischen zwei normalerweise getrennten Blutgefäßen oder Körperhöhlen
simultan	gleichzeitig
sinister, sinistra	links
Sinusitis	Nasennebenhöhlenentzündung
Sklerose	krankhafte Verhärtung
-skopie	Spiegelung, optische Betrachtung/Untersuchung
somatisch	körperlich
Sonografie	Ultraschalluntersuchung
spasmolytisch	krampflösend
Spastik	Form der Muskeltonuserhöhung
spezifisch	kennzeichnend
Spezifität	richtig-negativ-Rate eines Tests. Fähigkeit eines Tests, Menschen ohne ein bestimmtes Merkmal/Gesunde auch als Nicht-Merkmalsträger/Gesunde zu erkennen. Zahl der negativen = unauffälligen Testbefunde von Nichtmerkmalsträgern/Gesunden geteilt durch die Gesamtzahl aller Nichtmerkmalsträger/Gesunden
spinal	das Rückenmark betreffend
Sputum	Auswurf
Staging	Diagnostik zur Feststellung der Ausbreitung eines Tumors
stationär	gleich/unverändert bleibend; mit Krankenhausaufenthalt
Status	Zustand, Verfassung; in der Medizin ist im Zusammenhang mit Erkrankungen i. d. R. ein besonders lang anhaltender Anfall gemeint, z. B. bei der Epilepsie (Status epilepticus)
Stenose	Verengung eines Hohlorgans
Stent	röhrenförmiges Drahtgeflecht zum Offenhalten eines verengten Gefäßes/Hohlorgans
Sterilisation	keimfrei machen (Abtöten aller Mikroorganismen einschließlich ihrer Sporen); Unfruchtbarmachung (Aufhebung der Fortpflanzungsfähigkeit)
Steroide	chemische Substanzen mit einem Sterangerüst, z. B. Cholesterin, Gallensäuren, einige Hormone wie etwa Glukokortikoide, Aldosteron, Geschlechtshormone
Stimulation	Anregung (von Zellen, Geweben oder Organen, aber auch psychosozial)
Stoma	künstlich geschaffene Körperöffnung, also Verbindung zwischen einem Hohlorgan (etwa Darm) und der Hautoberfläche
-stomie	Schaffen einer künstlichen Körperöffnung; Veränderung im Mund
Strabismus	Schielen
sub-	unter, unterhalb, niedriger
subkutan	unter der/die Haut (z. B. Injektion)
sublingual	unter der/die Zunge
subtotal	nicht vollständig (z. B. subtotale Resektion: weitgehende, aber nicht vollständige Entfernung)
Suizid	Selbsttötung, Freitod
superfizial, superfiziell	oberflächlich, zur Körperoberfläche hin
superior	oberer, oben liegend
supportiv	unterstützend
Suppression	Unterdrückung, Hemmung
supra	über, oberhalb
suprapubisch	oberhalb des Schambeins
Sympathikus	Teil des vegetativen Nervensystems, der die Aktionsfähigkeit erhöht
Symptom	Krankheitszeichen
symptomatisch	die Symptome betreffend, auf die Symptome zielend, Symptome verursachend; bezeichnend
Syndrom	zusammengehörender Symptomenkomplex
Synkope	kurz dauernder Bewusstseinsverlust
Synthese	Vorgang, bei dem mehrere Einzelbestandteile zusammengesetzt werden; in der Chemie Reaktion, bei der aus Atomen Moleküle bzw. aus einfachen Molekülen komplexere Moleküle hergestellt werden
systemisch	den ganzen Organismus betreffend
Systole	Kontraktionsphase, im weiteren Sinne eines Hohlorgans, im engeren Sinne des Herzens
Szintigrafie	mit radioaktiven Substanzen arbeitendes bildgebendes Verfahren
tachy-	beschleunigt, (zu) schnell
Tachykardie	beschleunigter Herzschlag, erhöhte Herzfrequenz
Tachypnoe	beschleunigte Atmung, erhöhte Atemfrequenz
taktil	den Tastsinn betreffend
teratogen	Fehbildungen beim Embryo hervorrufend
Therapie	Behandlung
Thorakoskopie	Spiegelung/Endoskopie der Brusthöhle
Thorakotomie	chirurgische Eröffnung des Brustkorbs
Thorax	Brustkorb
Thrombolyse	medikamentöse Auflösung eines Blutgerinnsels

Fachausdruck	Bedeutung/Übersetzung
Thrombose	Bildung eines Gerinnsels (Thrombus) in einem Blutgefäß beim lebenden Menschen
Thrombozyt	Blutplättchen
Thrombozytopenie	zu wenige Blutplättchen
Thrombus	Blutgerinnsel in Blutgefäß oder Herz beim Lebenden
Tinnitus	Wahrnehmung von Ohrgeräuschen ohne äußere Schallquelle
Tonus	Spannung, v. a. Muskel-, Gefäßspannung
Toxin	Gift
toxisch	giftig, durch Gift bedingt
Tracheostoma	durch Tracheotomie entstandene Verbindung von außen in die Luftröhre
Tracheotomie	Luftröhrenschnitt, Eröffnung der Trachealvorderwand
trans-	(hin)durch, über
Transfer	Übergang, in der Pflege insbesondere Bewegungsübergang bei der Mobilisation; Übertragung, z. B. von chemischen Gruppen, eines Embryos aus dem Reagenzglas in die Gebärmutter; Anwendung einer erlernten Lösungsstrategie bei einer anderen Fragestellung
Transfusion	(i. v.) Gabe von Blut oder Blutbestandteilen des Patienten selbst oder eines anderen Spenders
transkutan	durch die Haut hindurch
Transplantation	Übertragung/Verpflanzung lebender Zellen, Gewebe oder Organe
transurethral	durch/über die Harnröhre
Trauma	(körperliche oder seelische) Verletzung, Wunde
traumatisch	ein Trauma betreffend, durch ein Trauma bedingt, durch Gewalteinwirkung
traumatologisch	die Unfallheilkunde betreffend
Tremor	(Muskel-)Zittern
Trisomie	dreifaches Vorhandensein eines Chromosoms
Tumor	Schwellung, Geschwulst
Ulcus, Ulkus	Geschwür, d. h. tiefer Haut- oder Schleimhautdefekt
uni-	ein, einmal, einheitlich
unifokal	mit einem Herd
Urämie	Harnvergiftung, Anreicherung harnpflichtiger Substanzen im Blut bei Nierenversagen (mit daraus resultierendem komplexem Beschwerdebild)
Urethritis	Harnröhrenentzündung
-urie	im Urin, Ausscheidung mit dem Urin
Urolithiasis	Harnsteine
urologisch	die harnbildenden/harnableitenden Organe und ihre Erkrankungen betreffend
Urtikaria	Nesselsucht, Rötung der Haut mit Quaddeln, Juckreiz
vaginal	die Scheide betreffend
Vakuole	flüssigkeitsgefüllter Hohlraum in Zellen
Varikosis	Krampfadern, Krampfaderleiden
Varize	erweiterte oberflächliche Vene
vaskulär	die (Blut-)Gefäße betreffend

Fachausdruck	Bedeutung/Übersetzung
vegetativ	das autonome (vegetative) Nervensystem betreffend
Vene	zum Herzen hinführendes Blutgefäß
Ventilation	Lungenbelüftung
ventral	bauchwärts (nur am Rumpf), vorn
Ventrikel	Hohlraum, Ausbuchtung von Organen; oft kurz für Herz-, Gehirnkammer
Vertigo	Schwindel
vestibulär	das Gleichgewichtsorgan betreffend; den Mundhöhlenvorhof betreffend
Virostatikum	Medikament gegen Virusinfektionen
Virus	winzig kleiner Krankheitserreger ohne zelluläre Struktur und eigenen Stoffwechsel
viruzid	Viren inaktivierend
visuell	den Sehsinn betreffend, über das Sehen
viszeral	die Eingeweide betreffend
Vulnerabilität	Anfälligkeit, Verletzlichkeit
Weaning	Entwöhnung von der Beatmung
-zele	meist: Bruch, Vorfall
zentral	zur Körpermitte hin; beim Nervensystem: in Gehirn und Rückenmark
-zephal	den Kopf/Schädel betreffend
zerebral	das Gehirn/Großhirn betreffend
zervikal	den Hals betreffend; den Gebärmutterhals betreffend
zirkulär	kreisförmig
Zirrhose	Bindegewebsvermehrung mit Verhärtung und narbiger Schrumpfung eines Organs
Zyanose	bläuliche Verfärbung der Haut infolge von Sauerstoffmangel im Blut
Zystitis	Harnblasenentzündung
Zystoskopie	Spiegelung/Endoskopie der Harnblase
Zytologie	Zelllehre
-zytopenie	Verminderung einer Blutzellreihe, z. B. Leukozytopenie = zu wenige weiße Blutkörperchen
-zytose	Vermehrung einer Blutzellreihe, z. B. Leukozytose = zu viele weiße Blutkörperchen
Zytostatikum	Medikament, welches die Zellteilung hemmt

Abkürzungen

-	bei Tests: negativ, nicht reaktiv
%	Prozent
➢	vergleiche mit, siehe, Querverweis
(+)	bei Tests: fraglich/schwach positiv
+	bei Tests: positiv
++	bei Tests: doppelt positiv
+++	bei Tests: dreifach positiv
<, ≤	kleiner, kleiner gleich
>, ≥	größer, größer gleich
↑	Werte ansteigend bzw. oberhalb der Norm
→	Werte gleichbleibend; führt zu
↓	Werte abfallend bzw. unterhalb der Norm
©	copyright, urheberrechtlich geschützt
®	registered name, registrierte Marke, Handelsname
°C	Grad Celsius
3D	dreidimensional
A. Aa.	arteria, arteriae, deutsch Arterie, Arterien
A. D.	Außendurchmesser
Abb.	Abbildung
ABI	ankle brachial index, deutsch Knöchel-Arm-Index
ABT	Armbasistraining
AHB	Anschlussheilbehandlung
ACE	angiotensin converting enzyme, deutsch Angiotensin konvertierendes Enzym
ACS	akutes Koronarsyndrom
ACTH	adrenocorticotropes Hormon
AD	Alzheimer-Demenz
ADH	antidiuretisches Hormon
ADHS	Aufmerksamkeitsdefizit-Hyperaktivitäts-Syndrom
AFP	Alpha-Fetoprotein
AFT	Armfunktionstraining
Ag	Antigen
AGS	adrenogenitales Syndrom
AHA	American Heart Association
AHB	Anschlussheilbehandlung
AICD	automatic implantable cardioverter defibrillator, deutsch automatischer implantierbarer Kardioverter/Defibrillator
AIDS	acquired immune deficiency syndrome, deutsch erworbenes Immunschwächesyndrom
Ak, AK	Antikörper
ALL	akute lymphatische Leukämie
ALS	amyotrophe Lateralsklerose
ALT	Alanin-Aminotransferase (auch ALAT)
AMA	antimitochondriale Antikörper
AMD	altersabhängige Makuladegeneration
AML	akute myeloische Leukämie
ANA	antinukleäre Antikörper
ANCA	Anti-Neutrophilen-Z(C)ytoplasma-Antikörper
Anti-CCP	Autoantikörper gegen citrullinierte Peptide (ACPA)
AP	(1) Angina pectoris; (2) alkalische Phosphatase (auch ALP)
aPTT	aktivierte partielle Thromboplastinzeit
ARB	Angiotensin-Rezeptorblocker
ARDS	acute respiratory distress syndrome, deutsch akutes Lungenversagen
ARNI	Angiotensin-Rezeptor-Neprilysin-Inhibitor
ART	antiretrovirale Therapie (gegen das HIV)
ASD	Vorhof[Atrium]septum-Defekt
ASMA	Autoantikörper gegen glatte Muskulatur
ASR	Achillessehnenreflex
ASS	Azetylsalizylsäure
AST	Aspartat-Aminotransferase (auch ASAT)
AT	Antithrombin
ATLS	Advanced Trauma Live Support
AVK	arterielle Verschlusskrankheit
AZV	Atemzugvolumen
BB	Blutbild
BE	(1) base excess, deutsch Basenüberschuss; (2) Broteinheit
BGA	Blutgasanalyse
BIC	Bik(c)arbonat
BMI	Body-Mass-Index
BMS	bare metal stent (reiner Metall-Stent)
BNP	brain natriuretic peptide (ein natriuretisches Peptid)
BPS	benignes Prostatasyndrom
BPH	benigne Prostatahyperplasie
BRCA	Brustkrebsgen (breast cancer)
BSG	Blut(körperchen)senkungsgeschwindigkeit
BSR	Bizepssehnenreflex
BtMV	Betäubungsmittel
BtMVV	Betäubungsmittelverschreibungsverordnung
BWS	Brustwirbelsäule
BZ	Blutzucker (korrekt: Blutglukosekonzentration)
C	(1) Elementsymbol für Kohlenstoff; (2) Cytosin; (3) Z(C)ervical-, Halssegment
C.	Clostridioides, Clostridium (Bakterien)
CA	Carbohydrat-Antigen (gefolgt von einer Nummer)
Ca	Elementsymbol für K(C)alzium; Karzinom
Ca^{+}	Kalzium-Ionen
cal	Kalorie
CAR	chymärer Antigenrezeptor
CCB	Kalziumkanalblocker
CCS	chronisches Koronarsyndrom
CD	cluster of differentiation (Gruppen von Oberflächenmerkmalen auf Blut-/Abwehrzellen)
CDAD	Clostridium-difficile-assoziierte Diarrhö
CEA	carcinoembryonales Antigen
CED	chronisch entzündliche Darmerkrankung
CF	cystic fibrosis, deutsch zystische Fibrose (Mukoviszidose)
CGM	kontinuierliches Glukosemonitoring
Ch	Charrière (1 Ch = ⅓ mm Durchmesser)
chron.	chronisch, lang dauernd
CK	K(C)reatinkinase
Cl^{-}	Chlorid-Ionen
CLI	critical limb ischemia, deutsch kritische Extremitätenischämie

CLL	chronische lymphatische Leukämie
CML	chronische myeloische Leukämie
CMT	constrained induced movement therapy
CMV	Z(C)ytomegalie-Virus
CO_2	Kohlendioxid
COPD	chronic obstructive pulmonary disease, deutsch chronisch obstruktive Lungenerkrankung
COVID	corona virus disease, deutsch Coronaviruserkrankung
COX	Z(C)yclooxygenase
CPAP	continious positive airway pressure (Beatmungsform mit kontinuierlich positivem Druck in den Atemwegen)
CRF	cancer-related fatigue, deutsch tumorbedingte Fatigue
CRP	C-reaktives Protein
CRPS	komplexes regionales Schmerzsyndrom
CRT	kardiale Resynchronisationstherapie
CT	Computertomogramm/-tomografie
CTA, CT-Angio	CT-Angiografie
CTG	Kardiotokografie
cTn	kardiales Troponin-T
CU	Colitis ulcerosa
CVI	chronisch venöse Insuffizienz
d	dezi, deutsch Zehntel
DA	Dosieraerosol
dB	Dezibel
DES	drug eluting stent (Medikamente-abgebender Stent
DFS	fiabetisches Fußsyndrom
DIC	disseminated intravascular coagulation, deutsch disseminierte intravasale Gerinnung, Verbrauchskoagulopathie
DIN	Deutsches Institut für Normierung
dl	Deziliter
DMARD	disease modifying antirheumatic drug, deutsch krankheitsmodifizierendes Antirheumatikum
DMP	Disease-Management-Programm (strukturierte Patientenschulung)
DMS	Durchblutung – Motorik – Sensibilität
DNA, DNS	deoxyribonucleic acid bzw. Desoxyribonukleinsäure
DOAK	direkte orale Antikoagulanzien
DNOAP	diabetisch-neuropathische Osteoarthropathie
dpt	Dioptrie
DRU	digitale rektale Untersuchung
DSM-5	diagnostic and statistical manual of mental disorders, deutsch diagnostisches und statistisches Manual für psychische Krankheiten, 5. Aufl.
DTP	Diphtherie, Tetanus, Pertussis (Keuchhusten)
DXA	Dual-X-Ray-Absorptiometrie (Knochendichtemessung)
E.	Escherichia (Bakterien)
EBV	Epstein-Barr-Virus
ECMO	extrakorporale Membranoxygenierung
EEG	Elektroenzephalografie, -gramm
EGFR	epidermal growth factor receptor, deutsch epidermaler Wachstumsfaktor-Rezeptor
EHEC	enterohämorrhagische Escherichia coli
EK	Erythrozytenkonzentrat
EKT	Elektrokrampftherapie
EKG	Elektrokardiogramm
EM	Erythema migrans
EMG	Elektromyografie, -gramm
ENG	(1) Elektroneurografie, - gramm; (2) Elektronystagmografie, -gramm
engl.	englisch
EP	evozierte Potenziale
EPU	elektrophysiologische Untersuchung des Herzens
ERA	elektrische Reaktionsaudiometrie
ERAS	enhanced recovery after surgery, deutsch schnelle Genesung nach einer Operation
ERC	(1) European Resuscitation Council; (2) endoskopische retrograde Cholangiografie
ERCP	endoskopische retrograde Cholangiopankreatikografie
Ery	Erythrozyt (rotes Blutkörperchen)
ES	Extrasystole
ESC	European Society of Cardiology
ESWL	extrakorporale Stoßwellenlithotripsie
EUG	Extrauteringravidität
FAG, FLA	Fluoreszenzangiografie
FAS	fetales Alkoholsyndrom
FDT	funktionelle Dysphagietherapie
FEV_1	forced expiratory pressure in 1 second, deutsch Einsekundenkapazität
FFP	(1) fresh frozen plasma, deutsch gefrorenes Frischplasma (GFP); (2) filtering face piece, deutsch partikelfiltrierende Halbmaske
FFR	fraktionelle Flussreserve
FNKJ	Feinnadelkatheterjejunostomie
FOBT	fäkaler Okkultbluttest
F. O. T. T.	facio-orale Trakttherapie
FRC	functional reserve capacity, deutsch funktionelle Reservekapazität
FSH	follikelstimulierendes Hormon
FSME	Frühsommer-Meningoenzephalitis
FTD	frontotemporale Demenz
g	Gramm
G	Guanin; Gauge
G-CFS	granulocyte colony-stimulating factor, deutsch Granulozytenkolonie-stimulierender Faktor
GBS	Guillain-Barré-Syndrom
GCS	Glasgow Coma Scale, deutsch Glasgow-Koma-Skala (GKS)
GERD	gastroesophageal reflux disease, deutsch gastroösophageale Refluxkrankheit
GFP	gefrorenes Frischplasma
GFR	glomeruläre Filtrationsrate
GGT	Gamma-Glutamyl-Transferase
GI	(1) glykämischer Index, (2) Gastrointestinal(trakt)
GK	Granulozytenkonzentrat
GKV	gesetzliche Krankenversicherung
GnRH	Gonadotropin-Releasing-Hormon
GRE	Glykopeptid-resistente Enterokokken
griech.	griechisch
GvHD	Graft-versus-Host-Disease
h	Stunde
H^+	Wasserstoff-Ionen, Protonen
H_2O	Wasser
HA	(1) Hämagglutinin; (2) Hepatitis A; (3) hypoallergen (bei Säuglingsmilchen); (4) Humanalbumin
HAV–HEV	Hepatitis-A- bis -E-Virus
Hb	Hämoglobin (roter Blutfarbstoff)
HbA_{1c}	klinisch bedeutsamstes Glykohämoglobin
hCG	humanes Choriongonadotropin
HDL	high density lipoproteins, Lipoproteine hoher Dichte,

	„gutes Cholesterin“
HEP	Hemiendoprothese
HER	human epidermal growth receptor, menschlicher epidermaler Wachstumsfaktor-Rezeptor
HET, HRT	Hormonersatztherapie
HFOT	high flow oxygen therapy, deutsch Sauerstofftherapie mit hohem Atemfluss
Hg	Hydrargyrum, deutsch Quecksilber
Hib	Haemophilus influenzae Typ b
HIT	heparininduzierte Thrombozytopenie
HIV	humanes Immundefizienz-Virus
Hkt	Hämatokrit
HLA	human leucocyte antigen, deutsch menschliches Leukozytenantigen, auch Hauptgewebeverträglichkeitskomplex (engl. major histocompatibility complex, MHC)
HLM	Herz-Lungen-Maschine
HME	Heat and Moisture Exchanger (Beatmungsfilter)
HMV	Herzminutenvolumen
Hp	Helicobacter pylori
HPV	humane Papillomviren
HR-CT	high resolution CT, deutsch hoch auflösende CT
HSV	Herpes-simplex-Virus
HSZT	hämatopoetische Stammzelltransplantation
HUS	hämolytisch-urämisches Syndrom
HWS	Halswirbelsäule
HZV	Herzzeitvolumen
i. a.	intraarteriell, intraartikulär
i. c.	intrakutan
i. m.	intramuskulär
i. o.	intraossär
i. v.	intravenös
I. D.	Innendurchmesser
ICD	international statistical classification of diseases and related health problems, deutsch internationale Klassifikation von Krankheiten und verwandter Gesundheitsprobleme; implantable cardioverter defibrillator, deutsch implantierbarer Kardioverter/Defibrillator
ICP	infantile Zerebralparese
ICR	(1) Interk(c)ostalraum, deutsch Zwischenrippenraum
ICS	inhalierbares Corticosteroid
ICSI	intrazytoplasmatische Spermieninjektion
IE	Internationale Einheit
iFOBT	immunologischer fäkaler Okkultbluttest
IfSG	Infektionsschutzgesetz
Ig	Immunglobulin (mit Zusatz A, E, G oder M)
IGRA	Interferon-Gamma-Release-Assay
IMC	intermediate care (Station zwischen Intensiv- und allgemeiner Pflegestation)
IMST	Interdisziplinär-multimodale Schmerztherapie
INR	international normalized Ratio (standardisierter Quick-Wert)
IOD	intraokulärer Druck (Augeninnendruck)
IPK	intermittierende pneumatische Kompression
IQ	Intelligenzquotient
IRP	infectious respiratory particles, deutsch infektiöse Atempartikel
IRT	immunreaktives Trypsin
ISTA	Isthmusstenose der Aorta
ITP	Immunthrombozytopenie
ITS	Intensivstation
IUP	Intrauterinpessar
IVF	In-vitro-Fertilisation
IVUS	intravaskulärer Ultraschall
J	Joule
JIA	juvenile idiopathische Arthritis
J1/2	erste/zweite Jugendgesundheitsuntersuchung
K^+	Kalium-Ionen
kcal	Kilokalorie
KE	Kohlenhydrateinheit
kg	Kilogramm
KG	Körpergewicht
KHK	koronare Herzkrankheit
kJ	Kilojoule
KMSZ	Knochenmarkstammzellen
KPE	komplexe physikalische Entstauungstherapie
Krea	Kreatinin
KRINKO	Kommission für Krankenhaushygiene und Infektionsprävention am Robert Koch-Institut
l	Liter
L	Lumbal-, Lendensegment
lat.	lateinisch
LDL	low density lipoproteins, Lipoproteine niedriger Dichte, „schlechtes Cholesterin“
LH	luteinisierendes Hormon
LiN	Lagerung in Neutralstellung
LIS	Locked-in-Syndrom
LKMA	liver kidney microsome antibodies, deutsch Leber-Nieren-Mikrosom-Antikörper
LTOT	long term oxygen therapy, deutsch Langzeit-Sauerstofftherapie
LUTS	lower urinary tract symptoms, deutsch Symptome des unteren Harntakts
LWK	Lendenwirbelkörper
LWS	Lendenwirbelsäule
M	Metastase im TNM-System
m	(1) Meter; (2) milli (10–3), deutsch ein Tausendstel
M.	(1) Morbus; (2) Mykobakterium
M., Mm.	musculus, musculi, deutsch Muskel, Muskeln
m^2	Quadratmeter ($1\ m^2 = 1\ m \times 1\ m$)
MAK	medizinisches adaptives Kompressionssystem
max.	maximal
MC	Morbus Crohn
MCH	mittleres k(c)orpuskuläres Hämoglobin
MCHC	mittlere k(c)orpuskuläre Hämoglobinkonzentration
MCU	Miktionszystourethrografie
MCV	mittleres k(c)orpuskuläres Volumen
MEN	(1)multiple endokrine Neoplasie; (2) monosymptomatische Enuresis nocturna
MESA	mikrochirurgische epididymale Spermienaspiration
mg	Milligramm
Mg^+	Magnesium-Ionen
MHC	major histocompatibility complex, deutsch Hauptgewebeverträglichkeitskomplex
MI	Myokardinfarkt
Mill., Mio.	Million
Min., min	Minute
mind.	mindestens
MJ	Megajoule
MKC	mikrografisch kontrollierte Chirurgie
MKS	medizinische Kompressionsstrümpfe
ml	Milliliter

MLD manuelle Lymphdrainage
mm Millimeter
mmHg Millimeter Quecksilbersäule
MMR Masern, Mumps, Röteln
MNA Mini Nutritional Assessment
mol Mol
MOV Multiorganversagen
Mpox monkey pocks, deutsch Affenpocken
MRA/MR-Angio Magnetresonanzangiografie
MRCP Magnetresonanzcholangiopankreatikografie
MRE multiresistente Erreger
MRGN multiresistente gramnegative Stäbchen
MRSA Methicillin-/multiresistenter Staphylococcus aureus
MRT Magnetresonanztomogramm/-tomografie, Kernspintomogramm/-tomografie
mTOR mammalian target of rapamycin, ein durch Rapamycin reguliertes Enzym für Zellwachstum und Proliferation
MS (1) Magensonde; (2) Mitralstenose; (3) Multiple Sklerose
ms Millisekunde(n)
N Elementsymbol für Stickstoff; Lymphknoten (Nodus lymphoides) im TNM-System
n nano (10–9, deutsch Milliardstel)N., Nn.nervus, nervi, deutsch Nerv, Nerven
N. Nn. Nervus, Nervi
Na^+ Natrium-Ionen
$Na^+HCO_3^-$ Natriumbikarbonat
NaCl Natriumchlorid, deutsch Kochsalz
NEC nekrotisierende Enterokolitis
NIPT nichtinvasiver Pränataltest
NHL Non-Hodgkin-Lymphom
NLG Nervenleitgeschwindigkeit
NMH niedermolekulares Heparin
NRS Nutritional Risk Screening
NSAR nichtsteroidale Antirheumatika
NSBZ Nabelschnurblutstammzellen
NSCLC non small cell lung carcinoma, deutsch nichtkleinzelliges Lungenkarzinom
NSTEMI Non-ST-Elevations-Myokardinfarkt
NT-proBNP N-terminales proBNP (inaktives Bruchstück des Vorläuferhormons von BNP)
NW Nebenwirkung(en)
NYHA New York Heart Association
O. D. Außendurchmesser
O/W Öl-in-Wasser-Emulsion
O_2 Sauerstoff
OAE otoakustische Emissionen
OCT optische Kohärenztomografie
ÖGD Ösophagogastroduodenoskopie
OGTT oraler Glukosetoleranztest
OIT orale Immuntherapie
OP (1) Operation; (2) Operationssaal; (3) Originalpackung
OPSI overwhelming postsplenectomy infection (Postsplenektomiesepsis)
p (1) Partialdruck; piko (10^{-12}, deutsch Billionstel)
$p(a)CO_2$ (arterieller) Kohlenstoffdioxidpartialdruck
$p(a)O_2$ (arterieller) Sauerstoffpartialdruck
p. c. post conceptionem (nach der Befruchtung)
p. m. post menstruationem (nach der Menstruation)
p. p. post partum (nach der Geburt)
PAP Papanicolaou (Klassifikation von Zellen des Gebärmutterhalses/-mundes nach G. N. Papanicolaou); positive airway pressure, deutsch positiver Atemwegsdruck; pulmonary artery pressure, deutsch Pulmonal- = Lungenarteriendruck
PaV Pulmonalarterienverschluss
pAVK periphere arterielle Verschlusskrankheit
PBSZ periphere Blutstammzellen
PCA patient- controlled analgesia, deutsch patientenkontrollierte Analgesie (Schmerzmittelgabe)
PCI perkutane k[c]oronare Intervention
PCNL perkutane Nephrolitholapaxie
PCP (1) Pneumocystis-carinii-Pneumonie (heute Pneumocystis-jirovecii-Pneumonie = PjP); (2) primär chronische Polyarthritis (= rheumatoide Arthritis); (3) Pentachlorphenol
PCR Polymerase-Kettenreaktion (polymerase chain reaction), molekularbiologisches Verfahren zur DNA-Vervielfältigung)
PDA (1) Periduralanästhesie; (2) persistierender Ductus arteriosus
PDK Periduralkatheter
PEEP peak end-expiratory pressure, deutsch positiver endexspiratorischer (Beatmungs-)Druck
PEF peak expiratory flow, deutsch exspiratorischer Spitzenfluss
PEG perkutane endoskopische Gastrostomie
PEJ perkutane endoskopische Jejunostomie
PEP (1) positve endexpiratory pressure, deutsch endexspiratorischer Positivdruck; (2) Postexpositionsprophylaxe
PET Positronenemissionstomografie
PflBG Pflegeberufegesetz
pH potentia hydrogenii, Maß für die Wasserstoffionenkonzentration/sauren bzw. basischen Eigenschaften einer wässrigen Lösung
PID primärer Immundefekt
PjP Pneumocystis-jirovecii-Pneumonie
PKU Phenylketonurie
PKV phlebologischer Kompressionsverband
PMC pseudomembranöse Kolitis
PND Pränataldiagnostik
PNP Polyneuropathie
PPI Protonenpumpeninhibitoren
PPS Postsplenektomie-Sepsis
PPSB Prothrombinkomplex-Konzentrat
PrEP Präexpositionsprophylaxe
PSA prostataspezifisches Antigen
PSR Patellarsehenenreflex
PTA perkutane transluminale Angioplastie
PTBS posttraumatische Belastungsstörung
PTCA perkutane transluminale k(c)oronare Angioplastie
PTH Parathormon
PTRA perkutane transluminale renale Angioplastie
PTT partial thromboplastin time, deutsch partielle Thromboplastinzeit
PTZ Plasmathrombinzeit
PUVA Psoralen + UV-A-Bestrahlung (Fotochemotherapie bei Psoriasis)
QS Querschnittsyndrom
RA rheumatoide Arthritis
RAAS Renin-Angiotensin-Aldosteron-System
RATS roboterassistierte thorakoskopische Chirurgie

RDW	red cell distribution width, deutsch Erythrozytenverteilungsbreite
Reti	Retikulozyt
RFA	Radiofrequenzablation
rh, Rh-neg.	Rhesus-negativ
Rh, Rh-pos.	Rhesus-positiv
RKI	Robert Koch-Institut
RNA, RNS	ribonucleic acid, deutsch Ribonukleinsäure
Rö	Röntgen, Röntgenaufnahme
RPGN	rasch progressive Glomerulonephritis
RR	Blutdruck nach Riva-Rocci
RS-Virus	respiratorisches Synzytial-Virus
S	Elementsymbol für Schwefel; Sakral-, Kreuzbeinsegment
s	Sekunde
s. c.	subkutan (unter die Haut)
SAB	Subarachnoidalblutung
SaO_2	arteriell gemessene Sauerstoffsättigung
SAPV	spezialisierte ambulante Palliativversorgung
SARS	schweres akutes respiratorisches Syndrom
SAS	Schlafapnoesyndrom
SBIC	Standardbikarbonat
SCLC	small cell lung carcinoma, deutsch kleinzelliges Lungenkarzinom
SCID	severe combined immundeficiency, deutsch schwerer kombinierter Immundefekt
SCIT	subkutane spezifische Immuntherapie
Sek.	Sekunde
SERM	selektiver Östrogenrezeptor-Modulator (Medikament gegen Osteoporose)
SES	Schallempfindungsschwerhörigkeit
SGB	Sozialgesetzbuch
SHT	Schädel-Hirn-Trauma
SIDS	sudden infant death syndrome, deutsch plötzlicher Kindstod
SIRS	systemic inflammatory response syndrome, deutsch systemische Entzündungsreaktion
SIT	spezifische Immuntherapie
SLE	systemischer Lupus erythematodes
SLIT	sublinguale spezifische Immuntherapie
SLS	Schallleitungsschwerhörigkeit
SMA	spinale Muskelatrophie
SMB	Syndrom des minimalen Bewusstseins
SO_2	Sauerstoffsättigung
SpO_2	pulsoxymetrisch gemessene Sauerstofsättigung
SPECT	single photon emission computed tomography, deutsch Einzelphotonen-Emissionscomputertomografie
SRW	Syndrom der reaktionslosen Wachheit (Wachkoma)
SNRI	selektive Serotonin-Noradrenalin-Wiederaufnahmehemmer
SSRI	selektive Serotonin-Wiederaufnahmehemmer
SSS	Sick-Sinus-Syndrom (Sinusknotensyndrom)
SSW	Schwangerschaftswoche
STD	sexually transmitted diseases, deutsch sexuell übertragbare Krankheiten
Std.	Stunde
STEMI	ST-Elevations-Myokardinfarkt
StGB	Strafgesetzbuch
STH	somatotropes Hormon
STIKO	Ständige Impfkommission (am Robert Koch-Institut)
SVES	supraventrikuläre Extrasystole
T	Tumor im TNM-System
T_3	Trijodthyronin
T_4	Thyroxin
Tab.	Tabelle
TAVI	transcatheter aortic valve implantation, deutsch Transkatheter-Aortenklappenimplantation)
TCD	transkranielle Doppleruntersuchung
TEA	Thrombendarteriektomie
TEE	transösophageale Echokardiografie
TENS	transkutane elektrische Nervenstimulation
TEP	Totalendoprothese
TESE	Testikuläre Spermienextraktion
TFS	Transferrin-Sättigung
tgl.	täglich
Th	Thorakal-, Brustsegment
Thrombo	Thrombozyt
THT	Tuberkulin-Hauttest
TIA	transitorische ischämische Attacke
TK	Thrombozytenkonzentrat
TMS	transkranielle Magnetstimulation
TNF	Tumornekrosefaktor
TNM	Tumor, Lymphknoten (Nodus lymphoides), Metastasen im TNM-System (Tumorklassifikationssystem)
ToF	tetralogy of Fallot (Fallot-Tetralogie
TPZ	Thromboplastinzeit
Tr.	Tropfen
TRBA	Technische Regeln für biologische Arbeitsstoffe
TRAK	TSH-Rezeptor-Antikörper
TRUS	transrektaler Ultraschall
TSH	Thyroidea stimulierendes Hormon
TSR	Trizepssehnenreflex
TUR	transurethrale Resektion (TUR-B = der Blase, TUR-P = der Prostata)
TVT	tiefe Venenthrombose
TZ	Thrombinzeit
™	trade mark, nicht registrierte Marke
U	Unit, deutsch Einheit; Uracil; Untersuchung
U1–11	erste bis elfte Kindervorsorgeuntersuchung
UAGS	Unterarmgehstütze
UFH	unfraktioniertes Heparin
UK	Unterstützte Kommunikation
UN	United Nations, deutsch Vereinte Nationen
UV	Ultraviolett(-licht, -strahlung)
V. a.	Verdacht auf
V., Vv.	vena, venae, deutsch Vene, Venen
VAS	visuelle Analogskala
VATS	videoassistierte thorakoskopische Chirurgie
VC	Vitalkapazität (vital capacity)
VES	ventrikuläre Extrasystole
VGEF	vascular endothelial growth factor, deutsch vaskulärer endothelialer Wachstumsfaktor
Vit.	Vitamin(e)
VRE	Vancomycin-resistente Enterokokken
VSD	Ventrikelseptumdefekt
VTE	venöse Thrombembolie
VUR	vesikoureterorenaler Reflux
VZV	Varizella-Zoster-Virus
W/O	Wasser-in-Öl-Emulsion
WHO	World Health Organisation, deutsch Weltgesundheitsorganisation
WHR	waist-to-hip ratio, deutsch Taille-Hüft-Verhältnis

ZNS zentrales Nervensystem (Gehirn und Rückenmark)
ZVD zentraler Venendruck
ZVK zentraler Venenkatheter
γ-GT Gamma-Glutamyl-Transferase
μ mü, mikro (10^{-6}, Millionstel)
μg Mikrogramm (10^{-6} g)
μl Mikroliter (10^{-6} l)

Fehler gefunden?

An unsere Inhalte haben wir sehr hohe Ansprüche. Trotz aller Sorgfalt kann es jedoch passieren, dass sich ein Fehler einschleicht oder fachlich-inhaltliche Aktualisierungen notwendig geworden sind.
Sobald ein relevanter Fehler entdeckt wird, stellen wir eine Korrektur zur Verfügung. Mit diesem QR-Code gelingt der schnelle Zugriff.

https://else4.de/978-3-437-25155-9

Wir sind dankbar für jeden Hinweis, der uns hilft, dieses Werk zu verbessern. Bitte richten Sie Ihre Anregungen, Lob und Kritik an folgende E-Mail-Adresse: kundendienst@elsevier.com

Inhaltsverzeichnis

KAPITEL

1

Christine Keller

Pflege von Menschen mit speziellen Erkrankungen

1.1 Krankheit und Krankheitslehre im Pflegeberufegesetz

Seit dem 1. Januar 2020 ist das *Pflegeberufegesetz (PflBG)* in Kraft. Das Gesetz stellt einen Paradigmenwechsel in der Pflege dar: [1]

- Es löst das Krankenpflege- und Altenpflegegesetz ab und damit die Berufe Gesundheits- und Krankenpflege, Gesundheits- und Kinderkrankenpflege und Altenpflege (Vertiefung bzw. besondere Berufsabschlüsse in der Gesundheits- und Kinderkrankenpflege und Altenpflege sind noch möglich).
- Am Ende der Ausbildung (oft auch generalistische Ausbildung genannt) darf die Berufsbezeichnung „Pflegefachfrau" bzw. „Pflegefachmann", ggf. mit einem akademischen Grad, geführt werden.
- Ein akademischer Zugang in den Pflegeberuf ist erstmals im Pflegeberufegesetz Teil 3 fest verankert.
- Erstmals sind sog. **vorbehaltene Tätigkeiten** (§ 4 PflBG) festgelegt, Tätigkeiten, die nur von Pflegefachfrauen und -männern selbstständig und eigenverantwortlich ausgeführt werden dürfen.
- Ausbildungsziel und didaktisch-pädagogische Grundsätze in der theoretischen und praktischen Ausbildung folgen dem Konzept der Kompetenzorientierung (➤ 1.1.1). [2]

1.1.1 Ausbildungsziel und berufliche Handlungskompetenz

DEFINITION

Kompetenz: zu etwas fähig sein, die Fähigkeit haben, etwas tun zu können *und* die Zuständigkeit, Befugnis, etwas tun zu dürfen.

Berufliche Handlungskompetenz: Summe der Erfahrungen, des Wissens und der Fertigkeiten eines Menschen, die ihn befähigen, seine beruflichen Aufgaben zielgerichtet (hier: pflegerische Aufgaben) und Anforderungen verantwortlich und eigenständig zu bewältigen und zu reflektieren.

Das *Pflegeberufegesetz (PflBG)* formuliert als Ausbildungsziel für den Erwerb der Berufsbezeichnung Pflegefachfrau, -mann in § 5 Abs. 1:

„Die Ausbildung zur Pflegefachfrau oder zum Pflegefachmann vermittelt die für die selbstständige, umfassende und prozessorientierte Pflege von Menschen aller Altersstufen in akut und dauerhaft stationären sowie ambulanten Pflegesituationen erforderlichen fachlichen und personalen Kompetenzen einschließlich der zugrunde liegenden methodischen, sozialen, interkulturellen und kommunikativen Kompetenzen und der zugrunde liegenden Lernkompetenzen sowie der Fähigkeit zum Wissenstransfer und zur Selbstreflexion. […]." [1]

Diese **kompetenzorientierte Ausrichtung** – weg von einer fächer- bzw. fachspezifischen Ausrichtung – zieht sich wie ein roter Faden durch die theoretische und praktische Ausbildung. Der Gesetzgeber orientiert sich damit an „modernen berufspädagogischen Konzepten", die eng mit einer beruflichen Handlungsorientierung verknüpft sind. In der Ausbildung zur Pflegefachfrau, zum Pflegefachmann sollen die Grundlagen für berufliches Handeln in der Pflege geschaffen werden. § 5 PflBG (Ausbildungsziel) führt diese berufliche Handlungskompetenz konkret auf. [2]

Struktur und Dauer der Pflegeausbildung

Für das Erreichen des Ausbildungsziels und den Erwerb der Berufsbezeichnung Pflegefachfrau bzw. Pflegefachmann absolvieren Auszubildende eine dreijährige Ausbildung, die mit der staatlichen Prüfung (schriftlich, mündlicher, praktischer Teil) abschließt.

Die **Gesamtdauer der Ausbildung** beträgt wie bisher 3 Jahre in Vollzeit. Sie hat folgende **Struktur:**

- Theoretischer und praktischer Unterricht an einer Pflegeschule
- Praktische Ausbildung beim Träger der praktischen Ausbildung und in festgelegten Pflichteinsätzen

Der Theorieanteil liegt bei mindestens 2.100 Unterrichtsstunden, die praktische Ausbildung muss mindestens 2.500 Stunden umfassen.

Die Gesamtverantwortung für die Ausbildung trägt die Pflegeschule. Sie prüft u. a. auch, ob der Ausbildungsträger der praktischen Ausbildung den Ausbildungsplan einhält.

Die von einer Fachkommission entwickelten **Rahmenpläne für die Pflegeausbildung** umfassen:

- In Teil II die Rahmenlehrpläne für den theoretischen Unterricht, der in der Regel an Pflegeschulen stattfindet
- In Teil III die Rahmenausbildungspläne für die praktische Ausbildung, die überwiegend beim Träger der praktischen Ausbildung (mind. 1300 Std.) und weiteren verbindlichen Praxisorten stattfindet [2]

Praktische Ausbildung

Während der praktischen Ausbildung sind die Kompetenzen zu vermitteln, die zur Erreichung des Ausbildungsziels nach § 5 des PflBG erforderlich sind. Die Auszubildenden werden befähigt, die im Unterricht und in der praktischen Ausbildung erworbenen Kompetenzen aufeinander zu beziehen, miteinander zu verbinden und weiterzuentwickeln. [3]

In den verschiedenen Praxisorten treffen die Auszubildenden auf Menschen unterschiedlichen Alters und mit verschiedensten akuten oder chronischen Erkrankungen. Sie sollen durch gezielte Praxisanleitung befähigt werden, die in der Theorie erworbenen Inhalte und Kompetenzen in konkreten Pflegesituationen aufeinander zu beziehen, miteinander zu verknüpfen und weiterzuentwickeln.

1.1.2 Krankheit und Krankheitslehre im Kontext von Pflege

Gesundheit und Krankheit ➤ Kap. 2.1

DEFINITION

Krankheit *(Erkrankung):* Störung der normalen Funktion eines Organs, der Psyche oder des ganzen Körpers, die einen Grad erreicht hat, der das Wohlbefinden und die Leistungsfähigkeit eines Menschen subjektiv oder objektiv beobachtbar beeinflusst (➤ Abb. 1.1).

Krankheitslehre: Lehre von den Erscheinungsformen einer Krankheit. Dazu zählen Ursachen (Ätiologie), Häufigkeit (Epidemiologie), pathologisch-anatomische Befunde (Pathologie) und gestörte Funktionen (Pathophysiologie), Erkennung und Bewertung von Symptomen (Symptomatologie), Erkennen der Krankheit (Diagnose), Beobachtung des Krankheitsverlaufs und Voraussage über den möglichen Ausgang der Krankheit (Prognose) sowie die Möglichkeiten der Behandlung (Therapie).

Um Krankheit zu definieren, muss auch der Begriff der Gesundheit bestimmt werden. Es gab und gibt immer wieder Versuche, Gesundheit und Krankheit zu beschreiben, gegeneinander abzugrenzen und objektivierbare Parameter für den einen oder anderen Zustand zu finden (➤ Abb. 1.1).

Auch der Gesetzgeber ist an einer Definition von **Krankheit** interessiert, z. B. wenn es um die Notwendigkeit von Behandlung und

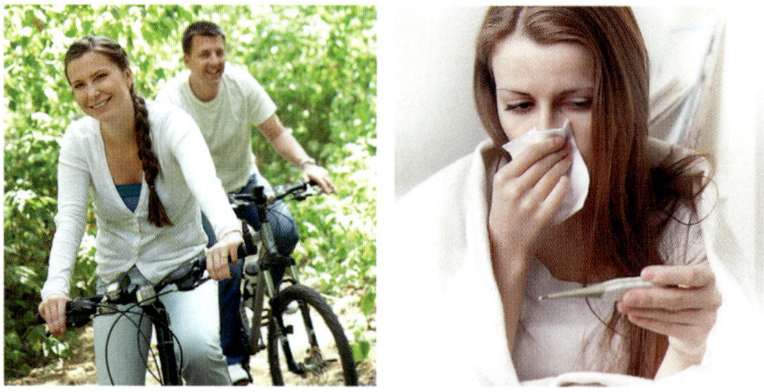

Abb. 1.1 Gesundsein oder Kranksein ist nicht immer objektivierbar. [J787]

die Übernahme von Behandlungskosten geht (SGB V §27ff). Das 5. Sozialgesetzbuch verzichtet aber auf eine Definition von Krankheit. Die Sozialgerichte definieren Krankheit im Sinne der Gesetzlichen Krankenversicherung als einen regelwidrigen körperlichen und geistigen Zustand, der Behandlungsbedürftigkeit und/oder Arbeitsunfähigkeit zur Folge hat. [4], [5]

Der Begriff der Krankheit bleibt wichtig, der Blick auf die Gesundheit auch

Krankheiten sind der Schwerpunkt in der Medizin. Menschen gehen zum Arzt, weil sie krank sind bzw. sich krank fühlen. Sie erwarten vom Arzt eine zügige Diagnose und die Behandlung der Beschwerden bzw. der Krankheit, nach Möglichkeit mit dem Ziel der vollständigen Heilung *(kuratives Ziel* ➤ 2.1.1*).*

Gesundheit ist ebenfalls ein Schwerpunkt in Medizin und Pflege. Gesundheit erhalten und fördern bzw. wiederherstellen, Gesundheitsrisiken bestmöglich ausschalten und drohende Krankheit verhindern, ist der Blick von der anderen Seite auf das dynamische *Gesundheits-Krankheits-Kontinuum* und beinhaltet Maßnahmen zur Stärkung der Gesundheit und zur Vermeidung von Krankheit (➤ Abb. 1.2). Maßnahmen der Gesundheitsförderung und -erhaltung gehen vom gesunden Menschen aus. Staat und Gesellschaft, Betriebe und Krankenkassen, Medizin und Pflege wie auch jede und jeder Einzelne können viele Maßnahmen durchführen, um bestmöglich gesund zu bleiben (➤ 2.1.4).

Seit einigen Jahrzehnten geht in Medizin, Pflege und anderen Sozialwissenschaften der Blick verstärkt in Richtung Gesundheit und wie diese zu erhalten bzw. zu fördern ist (➤ 2.1.4):

- **Public Health** (Gesundheitswissenschaft) beschäftigt sich mit der Gesundheit der Bevölkerung oder bestimmter Bevölkerungsgruppen und formuliert konkrete Maßnahmen zur Volksgesundheit.
- **Resilienzforschung** fragt nach Faktoren, die Menschen auch in Krisen gesundbleiben lassen und wie Widerstandsfähigkeit und Bewältigungshandeln unterstützt werden kann.
- **Patientenedukation** in der Pflege will Patienten zur Eigenständigkeit und Selbstpflege befähigen und auch bei bestehender (chronischer) Krankheit oder Behinderung durch Informieren, Schulen und Beraten die Krankheitssituation verbessern oder wenigstens eine Verschlechterung und Komplikationen verhindern.

Diese Entwicklung wird auch in der Gesetzgebung für die Ausbildungen in der Pflege deutlich:

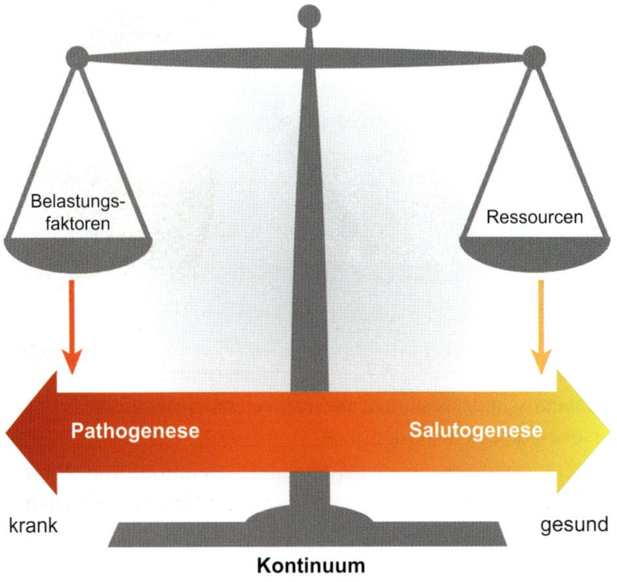

Abb. 1.2 Gesundheits- und Krankheits-Kontinuum. [L255]

Die Weiterentwicklung des Pflegeberufs

Pflegefachpersonen sehen ihre Aufgaben schon lange nicht mehr alleinig in der Arztassistenz bei der Behandlung von Erkrankungen und in der Pflege kranker Menschen. Das zeigt auch die gesetzliche Entwicklung:

- **Krankenpflegegesetz von 1985.** Die pflegerische Ausbildung orientierte sich stark an der Krankheitslehre und Vermittlung von Krankheiten in den medizinischen Fächern (Innere Medizin und medizinische Fachgebiete, Chirurgie und chirurgische Fachgebiete, Gynäkologie und Geburtshilfe, Psychiatrie, Pädiatrie). Auch im *Fach Krankenpflege* orientierte sich die Pflege stark an den Krankheitsbildern, z. B. „Pflege eines Menschen mit Herzinsuffizienz". Die Berufsbezeichnung „Krankenschwester" und „Krankenpfleger" machte den Bezug zum Begriff der Krankheit deutlich.
- **Krankenpflegegesetz von 2004.** Im Ausbildungsziel § 3 KrPflG war die *„verantwortliche Mitwirkung insbesondere bei der Heilung, Erkennung und Verhütung von Krankheiten"* formuliert. Das traditionelle medizinisch-krankheitsorientierte Pflegeverständnis wurde jetzt durch ein Pflegehandeln ersetzt, das schon mit der Gesundheitsvorsorge und Krankheitsprävention beginnt. Mit dem Grundsatz *„ambulant vor stationär"* im SGB XI (Soziale Pflegeversicherung) wurde zunehmend eigenständiges und selbstständiges Pflegehandeln außerhalb des Krankenhauses notwendig. Die Pflege, die sich lange Zeit hauptsächlich auf die akute, vorrangig somatische Behandlung von Krankheiten im Krankenhaus konzentriert hatte, gehörte jetzt der Vergangenheit an. Auch die Berufsbezeichnung „Gesundheits- und (Kinder-)Krankenschwester" und „Gesundheits- und (Kinder-)Krankenpfleger" machte den Blick auf die Erhaltung und Förderung der Gesundheit deutlich.
- **Pflegeberufegesetz von 2020.** Im § 4 PflBG sind erstmals den Pflegefachpersonen vorbehaltene Aufgaben formuliert. Es handelt sich um die Erhebung und Feststellung des individuellen Pflegebedarfs bei Menschen aller Altersgruppen, die entsprechende Planung, Steuerung und Evaluierung des Pflegeprozesses einschl. der Entwicklung und Sicherung der Pflegequalität. In § 5 (Ausbildungsziel) sind weitere Aufgaben von Pflegefachpersonen formuliert, u. a. die Durchführung präventiver und gesundheitsfördernder Maßnahmen und die Erhaltung, Wiederherstellung und Förderung individueller Fähigkeiten der zu pflegenden Menschen. Für die Erfüllung dieser Aufgaben müssen Pflegefachpersonen neben einer Fachkompetenz weitere Kompetenzen entwickeln, u. a. Methodenkompetenz, persönliche und kommunikative Kompetenzen, und diese beständig aktuell halten. [1]

Das **Pflegeberufegesetz von 2020** berücksichtigt den demografischen Wandel und die epidemiologischen Veränderungen: beruflich Pflegende betreuen und pflegen immer mehr alte und sehr alte multimorbide Menschen und solche mit chronischen Erkrankungen, auch Kinder. Diese Menschen und ihre Angehörigen brauchen vorrangig Unterstützung und Begleitung bei der Lebensbewältigung, Förderung und Beratung. Neben den traditionellen „Pflegeorten" Krankenhaus, Langzeitpflegeeinrichtungen und ambulante Pflege hat sich eine Vielzahl weiterer Pflege- und Versorgungsorte für Menschen mit Unterstützungsbedarf etabliert (➤ 1.2). Die Trennung der Ausbildung mit der Orientierung am Lebensalter der zu pflegenden Menschen als Strukturmerkmal für die Ausbildungen in der Pflege ist nun aufgehoben, weil sie auch nicht mehr den tatsächlichen Pflegesituationen entspricht.

Wissen um Krankheiten ist Teil der Fachkompetenz

Das Wissen zu Krankheiten, ihre Behandlung und Rehabilitation ist Teil der Fachkompetenz.
Es ist kein Ziel des theoretischen Unterrichts (mehr), möglichst viele Krankheitsbilder mit Ursachen, Pathophysiologie, Symptomen, Diagnostik, möglichen Therapien und Komplikationen zu lehren. Vielmehr wird anhand exemplarischer Lernsituationen Wissen zu Erkrankungen vermittelt, aus denen sich pflegerische Handlungsanlässe und Kontextbedingungen ergeben. [2]
Durch die Entwicklung einer beruflichen Handlungskompetenz (➤ 1.1.1) kann notwendiges pflegerisches Handeln auf alle pflegerischen Situationen bei Kindern, Erwachsenen und alten Menschen in allen pflegerischen Kontexten übertragen werden.

1.1.3 Pflege im Kontext von Diagnostik und Therapie

Diagnose und Therapie ➤ 2.1.1

Zu den eigenständigen Aufgaben von Pflegefachpersonen gehört die Durchführung ärztlich angeordneter Maßnahmen, insbesondere Maßnahmen der Diagnostik, Therapie oder Rehabilitation.

Pflegerische und medizinische Diagnostik

(Kranke) Menschen gehen mit mehr oder weniger auffälligen Krankheitszeichen zum Arzt, zur Ärztin (im Folgenden „Arzt" genannt). Vor jeder Behandlung steht die Diagnostik, die bestmögliche Objektivierung von Symptomen und meist auch die Festlegung auf eine bestimmte Erkrankung (➤ Abb. 1.3).

Pflegerische und medizinische Diagnostik gehen Hand in Hand (➤ Abb. 2.2), dieser Gedanke ist in den weiteren Kapiteln dieses Buchs umgesetzt. Wichtige Informationen, die Pflegende im Rahmen der Pflegeanamnese vom Patienten, der Patientin (im Folgenden „Patient" genannt) erhalten haben, unterstützen den Arzt bei der Diagnosefindung.

Darüber hinaus führen sie einfache diagnostische Maßnahmen durch, bereiten aufwändigere Maßnahmen vor und nach, assistieren dem Arzt und sammeln diagnostische Ergebnisse.

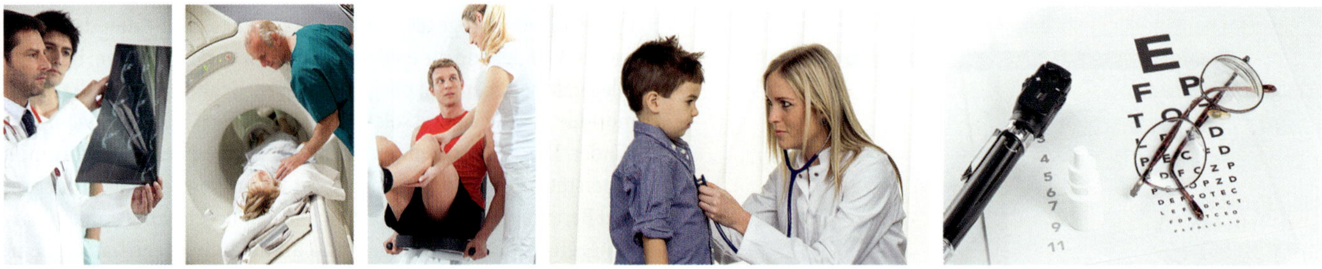

Abb. 1.3 Eine gründliche Diagnostik ist die Basis der anschließenden Therapie. [J787]

Pflegerische Aufgaben im Diagnoseprozess

- Patienten beobachten z. B. Hautfarbe, Bewusstsein
- Einfache Untersuchungen durchführen, z. B. Gewicht bestimmen, Blutzucker und Blutdruck messen, EKG schreiben
- Untersuchungsmaterial gewinnen, z. B. Urin, Blut, Abstriche
- Untersuchungen organisieren und Patienten dafür vorbereiten
- Patienten zu Untersuchungen begleiten und dem Arzt ggf. bei der Untersuchung assistieren
- Überwachung und Nachsorgemaßnahmen durchführen
- Patienten und seine Angehörigen vor und während des Diagnoseprozesses unterstützen, z. B. Mut zusprechen, Ablauf erklären
- Untersuchungsergebnisse sammeln und dokumentieren

Pflegende verwenden ergänzend **Assessmentinstrumente,** um klinische Beobachtungen und Gefährdungen zielgerichtet und strukturiert zu erfassen. Beispiele sind z. B. Schmerzassessments, Instrumente zur Einschätzung der Ernährungssituation oder der Dekubitusgefährdung. Die Ergebnisse unterstützen die medizinische und pflegerische Diagnostik. Sie beurteilen auch den Erfolg von prophylaktischen und/oder therapeutischen Maßnahmen.

Pflegende im Diagnoseprozess

Pflegende sind unmittelbar am Diagnoseprozess beteiligt und tragen mit ihren Beobachtungen oft entscheidend zu einer Diagnosefindung bei.

Pflegerische und medizinische Therapie

Krankheitsverläufe ➤ 2.1.3

Spätestens mit der Diagnosestellung können **pflegerische und medizinische Therapien** zielgerichtet beginnen (➤ Abb. 2.2). Die Ziele sind unterschiedlich, abhängig von der Krankheit und Krankheitsprognose. Nicht immer ist eine Heilung möglich, zumindest sollen Beschwerden gelindert und die Lebensqualität verbessert werden.

Die Anordnung einer Therapie obliegt in Deutschland nur Ärzten und Heilpraktikern. Die Entscheidung für eine therapeutische Maßnahme trifft immer der Patient, denn er muss in eine Behandlung einwilligen (➤ 2.1.1). Einige wenige Ausnahmen, z. B. bei Kindern, bewusstlosen Patienten, sind ebenfalls gesetzlich geregelt. Die Aufklärung über Behandlungsoptionen und Nebenwirkungen ist eine gesetzliche Verpflichtung des Arztes, sie kann nicht an Pflegefachpersonen delegiert werden (➤ 2.1.1).

Pflegefachpersonen führen in allen Versorgungskontexten ärztlich verordnete Therapien durch. Bis auf wenige Ausnahmen, z. B. Operationen, Bluttransfusionen, intraarterielle Injektionen, dürfen therapeutische Maßnahmen an entsprechend qualifizierte Pflegefachpersonen delegiert werden.

Pflegerische Aufgaben bei der Therapie

Pflegerische Aufgaben bei der Therapie sind beispielsweise:
- Arzneimittel und Injektionen verabreichen
- Ernährungstherapie durchführen, z. B. als Sondenernährung oder Infusionstherapie
- Wundversorgungen durchführen

Neben der Durchführung der ärztlich verordneten Maßnahmen beobachten Pflegefachpersonen auch deren Wirkung bzw. den Erfolg und achten auf Nebenwirkungen und Komplikationen. Sie dokumentieren die Durchführung der Maßnahmen, ihre Beobachtungen und informieren den Arzt über den Behandlungsverlauf. Dazu müssen Pflegende Ziel und Wirkungsweise der verordneten Therapie kennen und in Bezug zur individuellen Krankheitssituation und den Symptomen des Patienten beurteilen.

Pflegende führen aber nicht nur ärztlich angeordnete Therapien durch. Vielmehr sind sie im **Aufgabenbereich der Pflege** (vorbehaltene Aufgaben § 4 PflBG) selbstständig und eigenverantwortlich tätig. Sie versuchen nicht Krankheiten zu heilen oder isolierte Beeinträchtigungen zu verbessern. Vielmehr unterstützen Pflegefachpersonen Menschen bei der individuellen Bewältigung von Krankheit, Behinderung und Pflegebedürftigkeit. Dafür brauchen sie die in der Ausbildung erworbenen Kompetenzen, um in jeder Situation ihr Handeln begründen zu können. [6]

Übertragung ärztlicher Tätigkeiten an Pflegefachpersonen

Die Übertragung von ärztlichen (heilkundlichen) Tätigkeiten auf spezialisierte Pflegefachpersonen wird schon lange diskutiert.

Um die Heilkundeübertragung auf Pflegefachpersonen zügig erproben zu können, wurden 2021 mit dem **Gesetz zur Weiterentwicklung der Gesundheitsversorgung (Gesundheitsversorgungsweiterentwicklungsgesetz - GVWG)** verpflichtende Modellvorhaben zur Übertragung ärztlicher Tätigkeiten auf Pflegefachpersonen nach § 64d Fünftes Buch Sozialgesetzbuch (SGB V) geschaffen.

Pflegefachpersonen brauchen hierfür eine erweiterte Kompetenz, die im § 14 PflBG geregelt sind. Das Bundesinstitut für Berufsbildung (BIBB) hat standardisierte Module entwickelt: neben dem verpflichtenden Grundlagenmodul können in acht Wahlmodulen Kompetenzen für Pflege- und Therapieprozesse mit Menschen in komplexen Pflege- und Therapiesituationen erworben werden. [7], [8]

1.2 Berufsfelder der Pflege

Nach erfolgreich bestandener staatlicher Abschlussprüfung und der Erteilung der Erlaubnis zur Führung der Berufsbezeichnung Pflegefachfrau bzw. Pflegefachmann (ggf. alte Berufsbezeichnungen Altenpfleger/in oder Gesundheits- und Kinderkrankenpfleger/in) steht den Pflegefachpersonen eine Vielzahl von **Berufsfeldern in der Pflege** offen.

Pflege im Krankenhaus

Ein **Krankenhaus** *(Klinik, Klinikum, Hospital, Spital)* ist eine medizinische Einrichtung, in der durch ärztliche und pflegerische Hilfestellung Erkrankungen, Leiden oder Körperschäden festgestellt, geheilt oder gelindert werden sollen oder Geburtshilfe geleistet wird und in der die zu versorgenden Personen untergebracht und verpflegt werden.

Pflege im Krankenhaus findet in unterschiedlichen Krankenhaustypen (z. B. Allgemeinkrankenhaus, Kinderklinik, Fachklinik) und Versorgungsstufen (z. B. Grund- und Regelversorgung, Maximalversorgung) statt.

Allgemeinkrankenhäuser sind typischerweise in ihrer organisationsinternen Struktur nach medizinischen Fachdisziplinen bzw. -abteilungen aufgebaut (➤ Abb. 1.4). Die Hauptfachgebiete sind Innere Medizin und Chirurgie, häufig weiter spezialisiert z. B. in Kardiologie, Gastroenterologie, Traumatologie oder Abdominalchirurgie. Innerhalb dieser Abteilungen werden Patienten mit entsprechenden Erkrankungen behandelt und gepflegt (➤ Abb. 1.5). Pflegerische Berufsfelder sind auch Funktionsbereiche wie Ambulanzen, Endoskopie, Operationsabteilung, Intensivstationen.

Pflege in stationäre Pflegeeinrichtungen

Pflege in stationären Pflegeeinrichtungen findet in selbstständig wirtschaftenden Einrichtungen und Wohnformen statt, in denen Pflegebedürftige

1. unter Anleitung einer ausgebildeten Pflegefachperson gepflegt werden,
2. ganztägig (vollstationär) oder tagsüber oder nachts (teilstationär) untergebracht und verpflegt werden.

Dieses pflegerische Setting wird auch als stationäre Langzeitpflege bezeichnet.

Weitere Differenzierungen sind möglich, z. B. Altenwohnheime, Einrichtungen für Kurzzeit- und Verhinderungspflege oder spezialisierte Wohnformen, beispielsweise für Demenz- und psychisch Kranke, für Menschen mit Intensivpflegebedarf.

Pflegende in stationären Pflegeeinrichtungen unterstützen die Bewohner umfassend bei den täglichen Lebensaktivitäten. Spezifische Pflegemaßnahmen werden durch alters- und krankheitsbedingte Einschränkungen und im Rahmen ärztlich verordneter Therapien not-

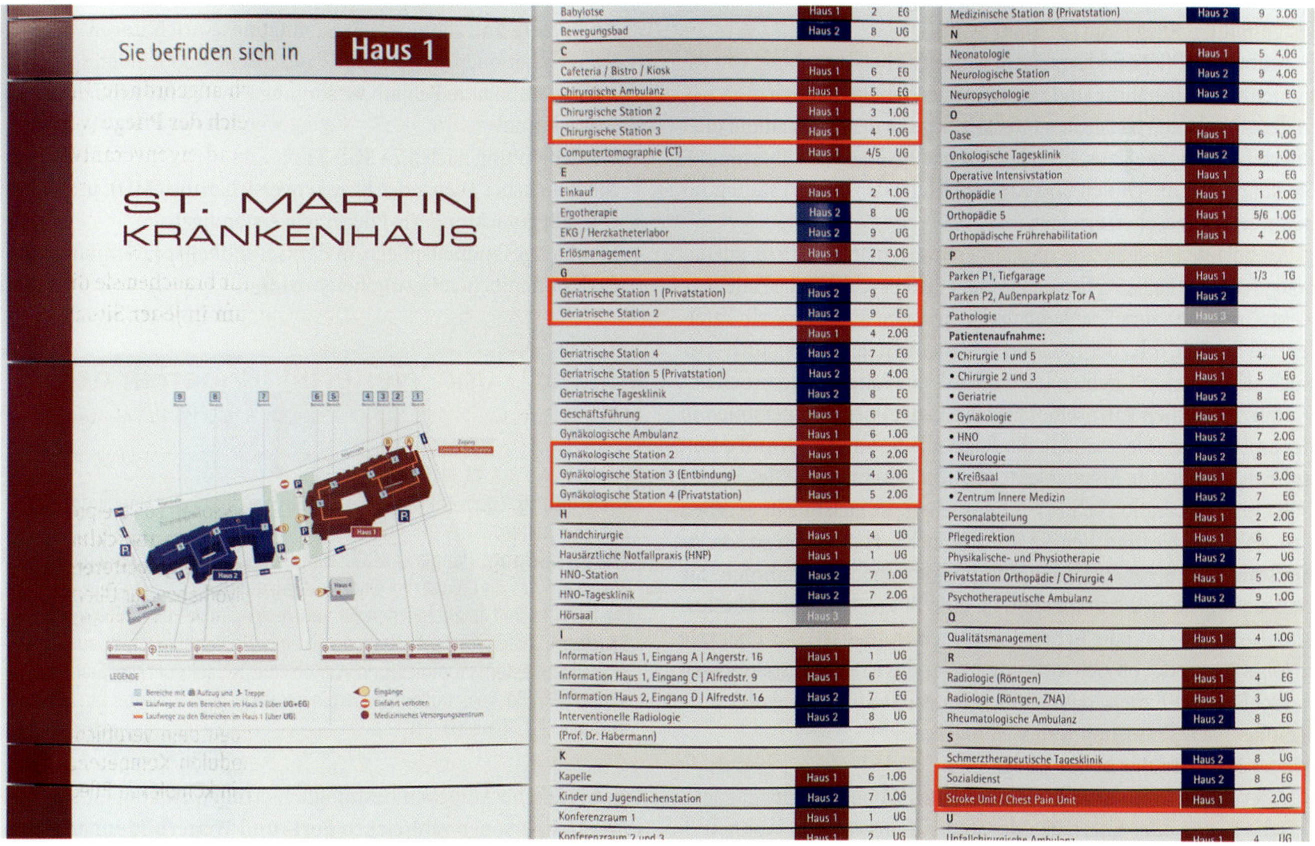

Abb. 1.4 Fachdisziplinen in einem Krankenhaus. [K115]

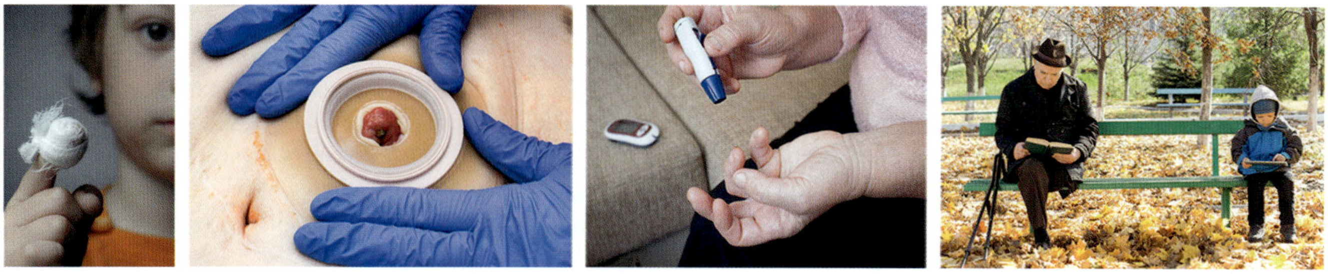

Abb. 1.5 Patienten mit unterschiedlichen Krankheiten brauchen unterschiedlichste pflegerische Unterstützung und Maßnahmen. [J787, K115]

wendig. Zudem unterstützen Pflegende die Bewohner in persönlichen und sozialen Angelegenheiten. Ziel ist der Erhalt bzw. die Wiederherstellung einer größtmöglichen selbstständigen Lebensführung.

Ein besonderer Schwerpunkt liegt – abhängig von der Ausrichtung der Einrichtung – auf der Erhaltung und Förderung von geistigen und sozialen Kompetenzen. Pflegende benötigen ein umfangreiches Wissen zu Gesundheitsvorsorge und geriatrischen und gerontopsychiatrischen Konzepten.

Ambulante Pflege

Ambulante Pflege wird durch ambulante (mobile, häusliche) Pflegedienste (auch Tourenpflege genannt) erbracht. Sie unterstützen Pflegebedürftige und ggf. pflegende Angehörigen bei der Grund- und Behandlungspflege zuhause und bieten den Familien ggf. auch hauswirtschaftliche Versorgung an.

Krankenbehandlung ist im SGB V § 37 geregelt, Grundpflege bei festgestelltem Pflegegrad (2–5) im SGB VI

Ambulante Pflege findet meist in der häuslichen Umgebung von Patienten statt. Ausnahme sind spezialisierte Wohngemeinschaften z. B. in der ambulanten häuslichen Intensivpflege, in denen ein ambulanter Pflegedienst die medizinisch-pflegerischen Maßnahmen übernimmt. Sie kann auch in Schulen und Kindergärten oder in Werkstätten für behinderte Menschen erfolgen.

Ambulante Pflegedienste spezialisieren sich manchmal z. B. auf onkologische und Palliativpflege, auf Kinder oder psychiatrische Patienten.

Im Gegensatz zum Krankenhaus ist die ambulante Pflege ein „arztferner" Bereich, d. h., der Hausarzt kommt meist nur wöchentlich oder noch seltener zum Klienten (selten wird von Patienten gesprochen), Fachärzte machen ganz selten Hausbesuche. Pflegefachpersonen in der ambulanten Pflege sind in der Regel alleine unterwegs und damit auf sich gestellt. Die Möglichkeit, eine Kollegin in einer Pflege- oder Behandlungssituation schnell zurate ziehen, ist meist nicht gegeben (➤ Abb. 1.6). Sie brauchen ein umfangreiches Fachwissen zu Krankheitsbildern, therapeutischen und pflegerischen Maßnahmen. Sie müssen täglich neu entscheiden, ob eine Pflege- und Behandlungssituation noch im häuslichen Umfeld vertretbar ist, die Therapie Erfolge zeigt, oder ob sich Symptome oder das Krankheitsbild soweit verschlechtert haben, dass sie den Hausarzt anfordern oder eine Krankenhauseinweisung verlassen müssen.

Weiter **Berufsfelder in der Pflege** sind:

- Alternative Wohnformen, z. B. Betreutes Wohnen, heilpädagogische Heime oder Internate, Mehrgenerationswohnen, Wohnen für Menschen mit Behinderung

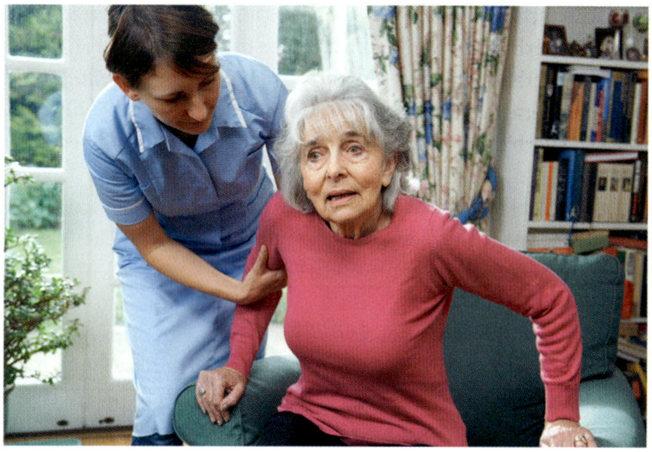

Abb. 1.6 In der ambulanten Pflege arbeiten Pflegefachkräfte alleine. [J787]

- Ambulante und stationäre Rehabilitationseinrichtungen
- Palliativstationen, Hospize für Erwachsene und Kinder, spezialisierte ambulante Palliativversorgung (SAPV) für Kinder und Erwachsene
- Pflegeberatung nach § 7a SGB XI
- Medizinischer Dienst der Krankenversicherung (MD), u. a. für Pflegebegutachtung, als Pflegesachverständiger
- Familiengesundheitspflege, in der Gesundheitsprävention, z. B. in der öffentlichen Gesundheitsvorsorge

1.3 Fort- und Weiterbildungen in der Pflege

DEFINITION

Fortbildung: (kürzere) Maßnahmen, um die berufliche Handlungsfähigkeit zu erhalten.
Weiterbildung: (längere) Maßnahme, die zu einer zusätzlichen Qualifikation führt und meist mit einer Prüfung abschließt.
Die Begriffe sind im alltäglichen Gebrauch nicht immer eindeutig getrennt.
Studium: akademische Ausbildung an einer Hochschule, meist aufgebaut in zwei Semestern (Sommer- und Wintersemester, seltener drei Semestern) pro Jahr. Ein Bachelorstudium dauert in der Regel 6–8 Semester, ein Masterstudium 2–4 Semester. [9]

Um berufliche Aufgaben bestmöglich erfüllen zu können, können Pflegefachpersonen zahlreichen **Fort- und Weiterbildungen** absolvieren. Teilweise werden Weiterbildungen für einen beruflichen

Aufstieg benötigt bzw. zur Übernahme einer Position, z. B. als verantwortliche Pflegefachkraft, Heimleitung, Praxisanleitung.

Es gibt eine Vielzahl von Fort- und Weiterbildungen in der Pflege, von denen momentan nur ein Teil staatlich bzw. gesetzlich geregelt ist (u. a. Praxisanleitung, verantwortliche Pflegefachkraft). Ein Großteil wird durch Fachgesellschaften (z. B. Deutsche Krankenhausgesellschaft, Deutsche Schmerzgesellschaft, Deutsche Diabetes Gesellschaft, Industrie- und Handelskammer) mittels Curriculum geregelt.

Nachfolgend eine Auswahl an Fort- und Weiterbildung für Pflegefachpersonen: [10]

- Fachweiterbildung Intensiv- und Anästhesiepflege oder pädiatrische Intensiv- und Anästhesiepflege
- Fachweiterbildung Nephrologie
- Fachweiterbildung Pflege in der Psychiatrie, Psychosomatik und Psychotherapie oder Schwerpunkt Gerontopsychiatrie
- Fachweiterbildung Notfallpflege
- Weiterbildung Hygienefachkraft
- Weiterbildung Praxisanleitung
- Weiterbildung Wundexperte, Pflegetherapeut Wunde, Fachtherapeut Wunde
- Modularisierte Weiterbildung Diabetesassistent, Diabetesberater, Diabetescoach
- Weiterbildung spezielle Schmerztherapie
- Weiterbildung Palliative Care
- Weiterbildung zur Stationsleitung, verantwortlichen Pflegefachkraft, Einrichtungs- bzw. Heimleitung
- Weiterbildung Fachwirt im Gesundheits- und Sozialwesen
- Weiterbildung Case Management
- Weiterbildung Pflegeberater
- Weiterbildung Qualitätsmanagement in der Pflege
- Modularisierte Weiterbildung Ethikberater im Gesundheitswesen

Die Zahl der **Studiengänge** hat in den letzten Jahren ständig zugenommen. Neben staatlichen Universitäten und (Fach-)Hochschulen gibt es eine Vielzahl von privaten (Fach-)Hochschulen mit staatlicher Anerkennung und Berufsakademien.

Nachfolgend eine Auswahl an Studiengängen: [11]

- Pflege
- Advanced Nursing Practice
- Pflegemanagement, Pflegemanagement und Organisationswissen
- Pflegepädagogik, Berufspädagogik, Medizinpädagogik, Pädagogik und digitales Lernen, Gesundheits- und Pflegepädagogik
- Pflegewissenschaft
- Notfallpflege
- Health Care Studies, Healthcare-Management
- Psychosomatische und psychiatrische Pflege

Angebote vergleichen

Interessierte an Fort- und Weiterbildungen und Studiengängen in der Pflege sollten genau schauen und Anbieter insbesondere in Bezug auf Stundenanzahl und Inhalte vergleichen. Daneben spielen sicher auch die Kosten eine Rolle. Sie sollten sicherstellen, dass sie mit der Weiterbildung bzw. dem Studium die berufliche Stelle ausüben können, die sie anstreben.

1.4 Interdisziplinäre Zusammenarbeit

Eine **interdisziplinäre Zusammenarbeit** verschiedener Berufsgruppen trägt wesentlich zum positiven Behandlungsverlauf und zur Erhaltung und Förderung der Gesundheit von Patienten bei. Die ärztlich angeordneten Maßnahmen werden von Pflegenden umgesetzt und ggf. durch pflegerische Behandlungskonzepte und prophylaktische Maßnahmen ergänzt. Häufig werden weitere Berufsgruppen hinzugezogen, z. B. Physiotherapeut, Logopäde, Ernährungsberater, Psychologe oder Seelsorger. In einer konstruktiven Zusammenarbeit werden:

- fächerübergreifendes Wissen und Sichtweisen für eine konkrete Patientensituation gebündelt, jeder profitiert von den Ansichten des anderen,
- medizinische, pflegerische und therapeutische Kompetenzen zielgerichtet für die Genesung des Patienten zusammengeführt und organisiert,
- Arbeitsklima, Wirtschaftlichkeit und Ruf der Einrichtung gestärkt.

Pflegenden kommt in der interdisziplinären Zusammenarbeit eine besondere Rolle zu. Zum einen repräsentieren sie die größte Berufsgruppe im Gesundheitswesen, zum anderen arbeiten sie intensiv und dauerhaft am Patienten, während Arzt und Therapeuten die Patienten oft nur einige Minuten am Tag sehen.

Pflegende sind häufig auch für die Organisation der unterschiedlichen Berufsgruppen verantwortlich, z. B. bestellen sie den Physiotherapeuten zu einer Zeit, in der keine Visite stattfindet, oder sie veranlassen und organisieren Untersuchungen.

Interdisziplinäre Zusammenarbeit setzt diese Kompetenzen voraus:

- Fachliches Wissen im eigenen Berufsfeld und Darstellung der eigenen beruflichen Kernkompetenzen
- Achtung und Wertschätzung für die andere Berufsgruppe und die einzelnen Berufsangehörigen
- Angemessene Kommunikationskultur und Entwicklung einer gemeinsamen Sprache
- Bereitschaft, mit anderen zusammenzuarbeiten, Toleranz für andere Meinungen und Kritik- und Lösungsfähigkeit im interdisziplinären Team
- Schaffung von gemeinsamen strukturellen Voraussetzungen, z. B. Abstimmung von Terminen, Schaffen von interdisziplinärem Austausch, Erarbeitung von geeigneten schriftlichen und mündlichen Kommunikationsmöglichkeiten

KAPITEL

2

Christine Keller, Nicole Menche, Matthias Naegele

Allgemeine Krankheitslehre

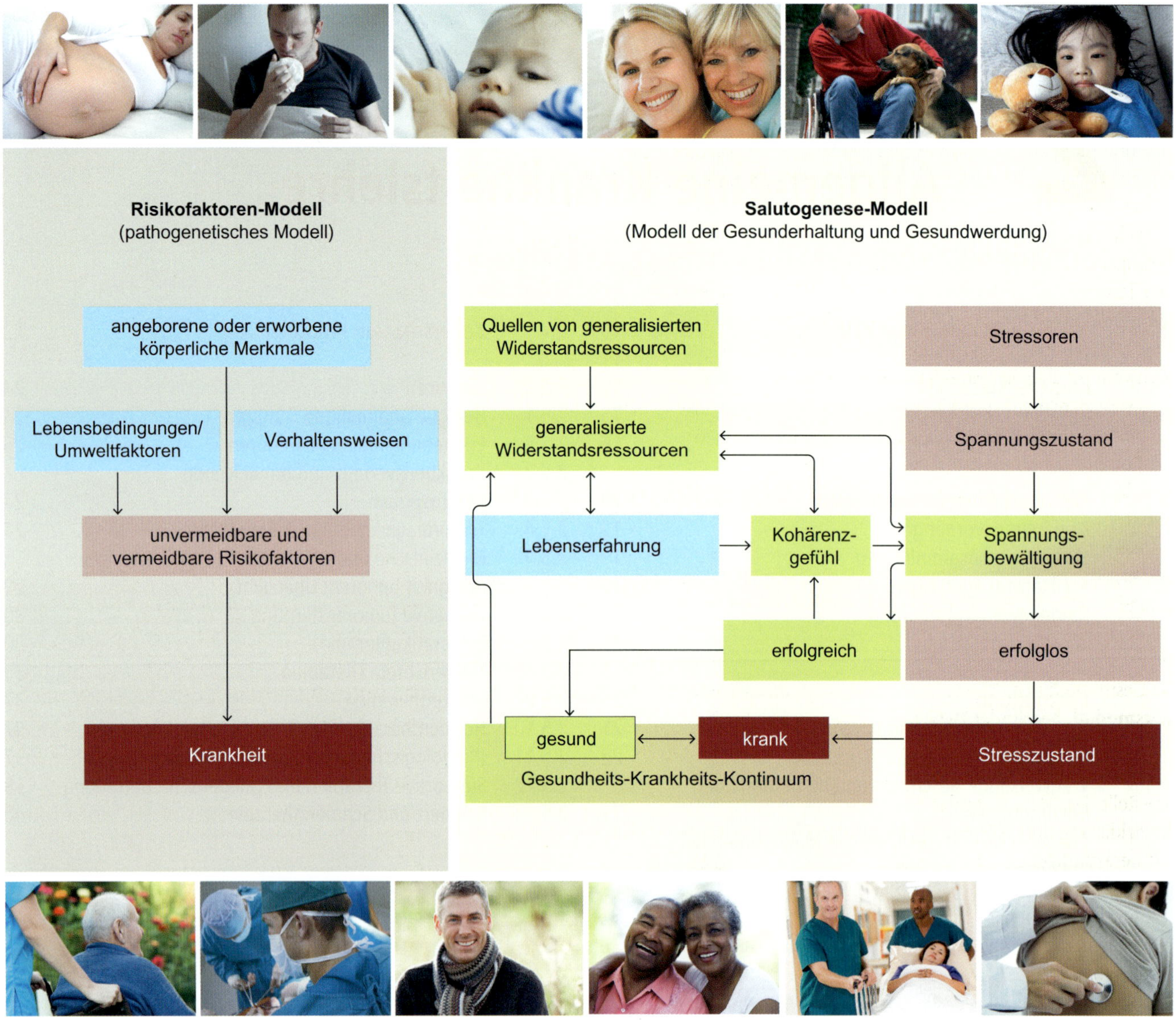

Abb. 2.1 Risikofaktoren-Modell und Salutogenese-Modell [L275, J787]

Pflegesituation

Bei dem 59-jährigen Joachim Krüger wurde heute aufgrund eines Karzinoms im Colon descendens eine linksseitige Hemikolektomie durchgeführt. Das Karzinom war eine Woche zuvor bei einer Darmspiegelung, die Herr Krüger lange aufgeschobenen hatte, entdeckt worden. Seit einigen Monaten hatte Herr Krüger bereits Beschwerden gehabt und sich ständig erschöpft gefühlt. Er hatte an Gewicht verloren und häufig morgens nach dem Aufwachen festgestellt, dass er nachts stark geschwitzt hatte. Als auch noch rektale Blutabgänge und abdominale Schmerzen hinzukamen, suchte Herr Krüger schließlich seine Hausärztin auf, die eine Darmspiegelung veranlasste.

Mensch-Sein ist untrennbar mit Gesund-Sein und Krank-Sein verknüpft, und das Bemühen, Krankheiten zu erkennen und zu bekämpfen, ist wohl so alt wie die Menschheit selbst. Die Vorstellungen, wie Krankheiten entstehen, und entsprechend auch, wie sie zu verhindern oder zu heilen sind, haben sich über die Jahrtausende immer wieder gewandelt und verändern sich auch heute noch. Es besteht noch nicht einmal Einigkeit darüber, wie Gesundheit und Krankheit überhaupt zu definieren sind.

2.1 Gesundheit und Krankheit

DEFINITION

Gesundheit: „Zustand des vollständigen körperlichen, geistigen und sozialen Wohlergehens und nicht nur das Fehlen von Krankheit oder Gebrechen." (Definition der *Weltgesundheitsorganisation WHO* von 1946, [1])

An der Definition von **Gesundheit** und **Krankheit** haben sich Vertreter der verschiedensten Berufsgruppen versucht – nicht nur Mediziner und Pflegende, sondern z. B. auch Juristen, Philosophen und Soziologen. Ist Gesundheit nur die Fähigkeit, im Alltag zu „funktionieren", oder gehört auch die Freude am Leben dazu? Wo endet „Laborauffälligkeit", wo fängt Krankheit an? Kann man trotz medizinischer Diagnosen gesund sein oder sich gesund fühlen? Und wie kann Gesundheit gefördert und Krankheit beseitigt werden?

Bis heute gibt es keine Definition von Gesundheit, die alle Anforderungen erfüllt, die z. B. gleichzeitig allgemeingültig und umfassend und dabei präzise und realistisch ist. Eine nach wie vor gebräuchliche Definition ist die der *Weltgesundheitsorganisation* **WHO,** die bereits vor ca. 80 Jahren Gesundheit nicht nur vom körperlichen, sondern auch vom psychosozialen Blickwinkel her betrachtet hat.

In vergleichbarer Weise gibt es auch verschiedene Modelle zur *Entstehung* von Gesundheit und Krankheit. Zwei weit verbreitete sind das **Risikofaktoren-Modell** *(pathogenetisches Modell)* und das **Salutogenese-Modell** *(Modell der Gesunderhaltung und Gesundwerdung)* nach *Aaron Antonovsky.* Während das Risikofaktoren-Modell die ungünstigen, krankmachenden Einflüsse (und ihre Beseitigung) in den Vordergrund stellt, betrachtet das Salutogenese-Modell vor allem die gesundheitsfördernden Faktoren und deren Stärkung (➤ Abb. 2.1).

Lange dominierte das **biomedizinische Krankheitsmodell** mit klaren, messbaren Ursache-Wirkung-Beziehungen das Denken und die Gesundheitsversorgung. Nach dem **biopsychosozialen Krankheitsmodell,** begründet 1977 von *George L. Engel,* spielen auch psychische und soziale Ursachen sowie Wechselwirkungen der drei Ebenen bei der Entstehung und Aufrechterhaltung von Krankheiten eine Rolle. Das Modell wurde seitdem weiterentwickelt und ist z. B. bei der Erklärung und entsprechend auch der Behandlung chronischer Schmerzsyndrome sehr verbreitet. Es kann sowohl ungünstige als auch gesundheitsfördernde Faktoren betrachten.

Immer mehr Menschen, professionell Helfende wie auch Betroffene, sehen die verschiedenen Modelle nicht als konkurrierende, sondern als sich ergänzende Vorstellungen: positive Einflüsse und Ressourcen zu stärken *und* Risiko- und Störfaktoren zu vermeiden oder zu behandeln, und das auf der körperlichen, psychischen und sozialen Ebene – der Mensch profitiert von allem.

KLIMA UND UMWELT

Der Gesundheitssektor ist in puncto Klima und Umwelt doppelt gefordert:
- Der Klimawandel ist ein Gesundheitsrisiko. In Arztpraxen, Krankenhäusern und Pflegeeinrichtungen sind viele besonders Gefährdete anzutreffen, die z. B. vor der zunehmenden Hitze zu schützen sind. [2]
- Gleichzeitig macht der Gesundheitssektor weltweit z. B. über 4 % und in Deutschland über 5 % der CO_2-Emissionen aus und ist somit ein nicht zu vernachlässigendes Klimarisiko. Alle Bereiche können unter dem Aspekt von Nachhaltigkeit und Umweltschutz betrachtet werden, von Abfallentsorgung/-recyling über bauliche Gegebenheiten, Diagnostik, Energie, Ernährung, IT/Kommunikation, Therapie (inkl. Hilfsmitteln, Medikamenten, Medizinprodukten usw.), Transport bis zur Wasserwirtschaft. Ein Teil dieser Bereiche ist kurzfristig und auch vom Einzelnen zu beeinflussen, andere nur mittelfristig und/oder vom Träger der Einrichtung. [3], [4]

Unmittelbarer Gesundheitsschutz und Klimaschutz (und damit mittel- bis langfristiger Gesundheitsschutz) können sich widersprechen. So kann z. B. das Anstellen der Klimaanlage nach Ausschöpfung anderer Maßnahmen zum Schutz vor Hitze sinnvoll sein, aber die Umwelt belasten.

2.1.1 Diagnose und Therapie

DEFINITION

(Medizinische) Diagnose: Erkennen und Benennen einer Krankheit.
Pflegediagnose: durch pflegerische klinische Beurteilung erhobene Ist-Situation, die durch Pflegemaßnahmen verbessert oder behoben werden kann.
Diagnostik: Maßnahmen zur Diagnosefindung, z. B. körperliche Untersuchung, Blutuntersuchung, Röntgenaufnahme.
Assessment: Objektivierung von Beobachtungen, des Zustands oder medizinisch-pflegerischer Probleme eines Menschen mithilfe spezieller, möglichst standardisierter Assessmentinstrumente (z. B. Scores, Skalen).
Therapie: Maßnahmen zur Wiederherstellung von körperlicher und psychischer Gesundheit und zur Linderung von Krankheitssymptomen, Behinderung und Leiden. Häufig die gemeinsame Aufgabe von verschiedenen Berufsgruppen.

Medizinische und pflegerische Diagnostik

(Kranke) Menschen gehen mit mehr oder weniger auffälligen Krankheitszeichen zu Arzt bzw. Ärztin (im Folgenden „Ärztin" genannt) oder sprechen Pflegende darauf an.
- Am Anfang der **medizinischen Diagnostik** (➤ Abb. 2.2) steht die Erhebung der **Anamnese,** der *Krankenvorgeschichte.* Je nach Alter und Zustand des Patienten bzw. der Patientin (im Folgenden als „Patientin" bezeichnet) werden die Patientin selbst und/oder andere befragt (*Eigen-* bzw. *Fremdanamnese*). Es folgt die **körperliche Untersuchung,** ebenfalls an die Situation angepasst und ggf. ergänzt durch fachärztliche Untersuchungen oder Einschätzungen durch andere Berufsgruppen. Alle Befunde werden schriftlich oder elektronisch dokumentiert. Häufig reichen Anamnese und körperliche Untersuchung aus, um eine **Diagnose** oder zumindest Verdachtsdiagnose zu stellen. Ansonsten erfolgen beispielsweise Labor- oder technische Untersuchungen zur Abgrenzung von **Differenzialdiagnosen,** also Erkrankungen mit ähnlichen Krankheitszeichen.
- Die **pflegerische Diagnostik** (➤ Abb. 2.2) beginnt mit der Erhebung der **Pflegeanamnese,** die den Pflegenden gleichzeitig die Möglichkeit zur **Patientenbeobachtung** bietet. Ggf. verwenden Pflegende ergänzend **Assessmentinstrumente** zur Objektivierung von Beobachtungen oder zur strukturierten Erfassung eines Problems. Beispiele sind z. B. Schmerzskalen oder Instrumente zur Einschätzung der Ernährungssituation. Schließlich halten Pflegende ihre Ergebnisse in der **Pflegedokumentation** fest. Im Abschluss werden Pflegediagnosen (z. B. *NANDA-Pflegediagnosen*) gestellt oder Pflegeprobleme formuliert. Beide sind die Grundlage für die Auswahl von Pflegeinterventionen.

Pflegerische und medizinische Diagnostik gehen Hand in Hand. Beispielsweise können Informationen, die Pflegende im Rahmen der Pflegeanamnese erhalten haben, die Ärztin bei der Diagnosefindung unterstützen.

Pflegerische Aufgaben bei der medizinischen Diagnostik

Neben der pflegerischen Diagnostik sind Pflegefachpersonen am medizinischen Diagnoseprozess beteiligt, indem sie:
- ggf. bei ärztlicher Anamnese und Untersuchung assistieren,
- Untersuchungen organisieren und die Patientin dafür vorbereiten,

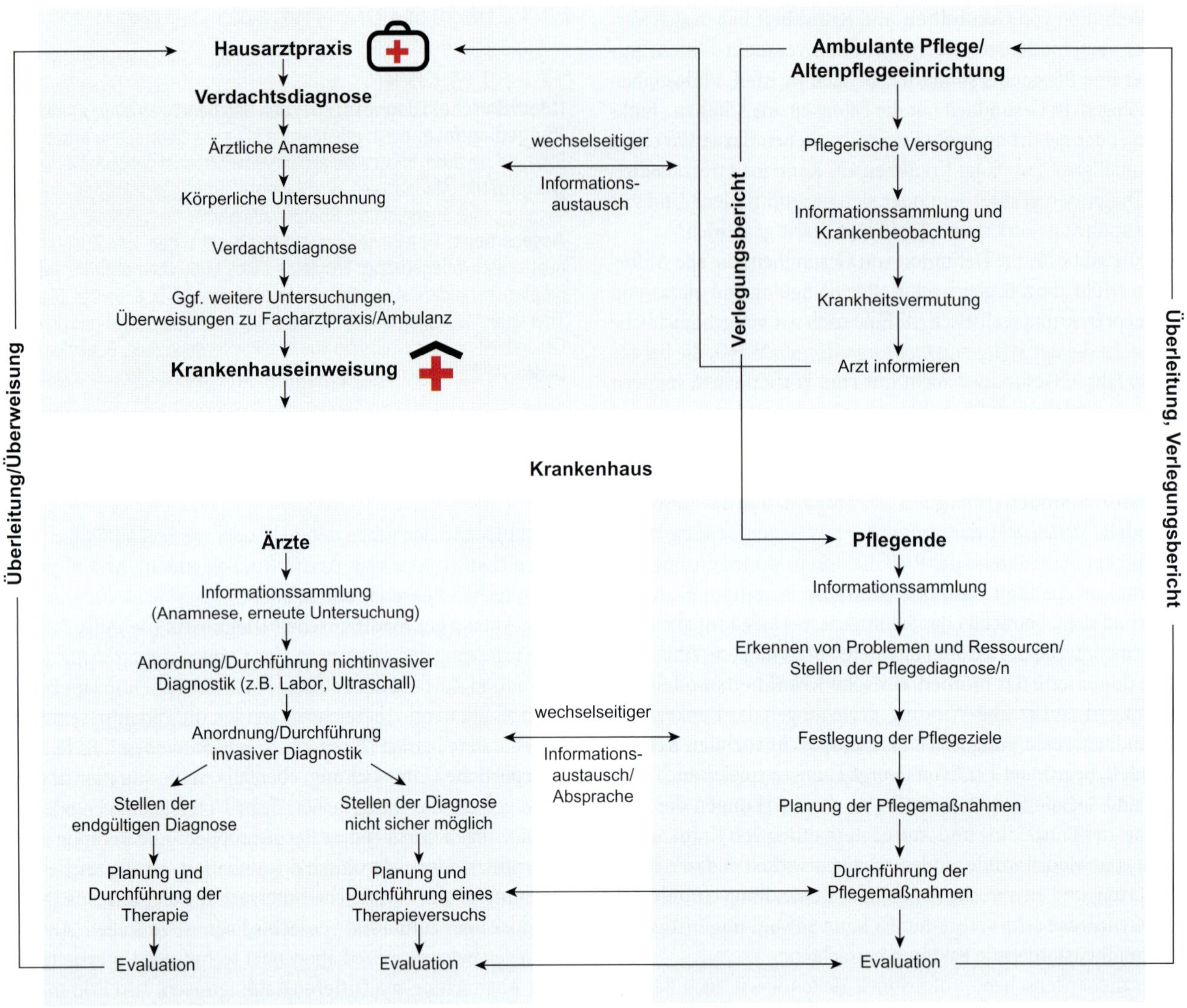

Abb. 2.2 Diagnose- und Therapieprozess. [L264]

- Untersuchungsmaterial gewinnen, z. B. Blut, bzw. die Patientin zur korrekten Gewinnung anleiten, z. B. Mittelstrahlurin,
- einfache Untersuchungen durchführen, z. B. Blutzuckermessung, Urinuntersuchung mittels Teststreifen, EKG-Aufzeichnung,
- die Patientin zu Untersuchungen begleiten,
- die Patientin und ihre Angehörigen vor und während des Diagnoseprozesses unterstützen, z. B. den Ablauf (nochmals) erklären,
- Untersuchungsergebnisse in der Patientenakte dokumentieren bzw. sammeln.

Therapien

Abhängig davon, wie die Erkrankung ohne **Therapie** *(Behandlung)* verlaufen würde und ob und welche unterschiedlichen Behandlungsmöglichkeiten es gibt, planen und besprechen Ärztin und Patientin die Therapie.

Ärztliche Informations- und Aufklärungspflichten

Die Ärztin muss die Patientin über Diagnose, (wahrscheinlichen) Verlauf der Erkrankung und Behandlungsmöglichkeiten informieren und über mögliche Behandlungskomplikationen aufklären. Dies ist nicht an andere Berufsgruppen delegierbar. Die Entscheidungsbefugnis bezüglich der Behandlung liegt bei der Patientin, nicht bei der Ärztin. Von dieser Regel gibt es nur wenige Ausnahmen: Selbst- oder Fremdgefährdung, Bewusstlose in Akutsituationen, Kinder und Menschen unter Betreuung. Für die Einwilligung nach vorheriger Aufklärung wurde der Begriff *informed consent* oder **informierte Einwilligung** geprägt.

Im Idealfall treffen Ärztin und Patientin die Entscheidung gemeinsam (**partizipative Entscheidungsfindung,** *shared decision making, SDM*). Die Ärztin informiert die Patientin über Erkrankung und Behandlungsmöglichkeiten, die Patientin die Ärztin z. B. über ihre beruflichen Anforderungen und Erwartungen an die Behandlung. Dann besprechen sie die verschiedenen Optionen.

Auch Entscheidungen über pflegerische Maßnahmen können und sollen nach diesem Modell getroffen werden. Dass die Patientin „hinter der Therapie steht", ist wesentlich für die **Therapieadhärenz,** die aktive Mitarbeit der Patientin zur Erreichung eines gemeinsam gesetzten Behandlungsziels. Demgegenüber meint der Begriff **Therapiecompliance** *(Therapietreue)* meist die Einhaltung ärztlicher Behandlungsvorgaben durch die Patientin.

Der **Therapieerfolg** wird regelmäßig überprüft. Ausbleibender Therapieerfolg kann viele Ursachen haben – ggf. muss auch die anfängliche Diagnose kritisch hinterfragt werden.

Bei vielen Krankheiten sind noch weitere Berufsgruppen an der Therapie beteiligt, etwa Physio- oder Ergotherapeutinnen.

Pflegerische Vorbehaltsaufgaben und Mitwirkung bei der Therapie

Vergleichbar dem Vorgehen bei der medizinischen Therapie stellen Pflegefachpersonen den individuellen Pflegebedarf fest und planen, organisieren, steuern und evaluieren den sich daraus ergebenden Pflegeprozess. Diese Tätigkeiten sind nur Pflegefachpersonen vorbehalten (§ 4 Pflegeberufegesetz, PflBG). [5] Pflegebedarf ergibt sich durch Krankheitssituation, Alter, ggf. psychische und soziale Probleme der Patientin sowie die durchgeführten therapeutischen Maßnahmen, aber auch im Rahmen von Gesundheitsförderung und Prävention (z. B. durch Beratung ➤ 2.1.4).

Außerdem wirken Pflegende an den verschiedensten anderen Therapien mit, beispielsweise der Atem-, Bewegungs-, Ernährungs- oder Arzneimitteltherapie.

Die fortwährende Patientenbeobachtung und Informationssammlung durch Pflegefachpersonen trägt wesentlich dazu bei, Zustandsveränderungen durch Erkrankung oder Behandlung zu erkennen und die Therapie ggf. anzupassen. Durch ihren engen Kontakt zur Patientin und ihren Angehörigen können Pflegende Ängste und Befürchtungen wahrnehmen, auf sie eingehen und Wissenslücken bezüglich der Erkrankung oder der Therapie nach der ärztlichen Aufklärung schließen oder ein erneutes Gespräch vermitteln. Insbesondere bei bedrohlichen oder chronischen Erkrankungen unterstützen Pflegende die Patientin und ihre Angehörigen bei der Entwicklung günstiger **Coping-Strategien** *(Bewältigungsstrategien).*

KLIMA UND UMWELT

Maßnahmen im Einflussbereich jeder Einzelnen sind z. B.:
- Geringerer Papierverbrauch durch Nutzung elektronischer Medien
- Vermeiden von mehrfachen Blutentnahmen und Doppeluntersuchungen durch gute Planung und Kommunikation, elektronische Patientenakte – Doppeluntersuchungen belasten Patientin, Personal und Umwelt
- Bewusste Verwendung von Einmalmaterialien, Bevorzugung von Mehrwegprodukten/wiederaufbereitbaren Produkten wo möglich

2.1.2 Krankheitsursachen

DEFINITION

Ätiologie: Lehre von den Krankheitsursachen.
Pathogenese: Krankheitsentstehung und -entwicklung (Weg von der Krankheitsursache bis zur Erkrankung).

Innere Krankheitsursachen

Innere *(endogene)* **Krankheitsursachen** liegen *im Körper* und können in zwei Gruppen gegliedert werden: Veränderungen des Erbguts (DNA) und Altersveränderungen des Organismus. Innere Krankheitsursachen sind nicht vermeidbar.

Tab. 2.1 Chromosomenaberrationen (Auswahl).

Störung Häufigkeit*	Kurzcharakterisierung
Störungen der Autosomen	
Trisomie 13 *(Pätau-Syndrom)* 1 : 5.000	• Mikrozephalie, meist multiple Fehlbildungen (typisch: Augenfehlbildungen, Lippen-Kiefer-Gaumen-Spalte) • Schwerste Entwicklungsstörung, Letalität ca. 85 % im ersten Lebensjahr
Trisomie 18 *(Edwards-Syndrom)* 1 : 3.000	• Mikrozephalie, meist multiple Fehlbildungen (typisch: Fingerbeugekontraktur mit Überkreuzen der Finger) • Schwerste Entwicklungsstörung, Letalität ca. 90 % im ersten Lebensjahr
Trisomie 21 *(Down-Syndrom)* 1 : 700	• Häufigste Chromosomenstörung (Details ➤ 21.4.6) • Kurzer Kopf, flaches Gesicht, zur Seite hin ansteigende Lidachsen, Lücke zwischen 1. und 2. Zehe u. a. äußere Auffälligkeiten • Muskelhypotonie, später Kleinwuchs • Infektneigung, häufig Sehfehler, gehäuft Fehlbildungen (v. a. Herz, Magen-Darm), erhöhtes Leukämierisiko • Verzögerte psychomotorische Entwicklung, intellektuelle Beeinträchtigung variablen Ausmaßes • Mit guter Förderung z. B. Grundfertigkeiten im Lesen, Schreiben, Rechnen, berufliche Tätigkeit und begrenzt selbstständiges Leben möglich • Im Erwachsenenalter erhöhtes Risiko u. a. für Adipositas, Schilddrüsenfunktionsstörung, Demenz • Lebenserwartung steigend, aber nach wie vor verkürzt
Störungen der Geschlechtschromosomen	
Klinefelter-Syndrom *(47, XXY)* 1 : 750 Jungen	• Häufigste Geschlechtschromosomenstörung • Ausbleibende Pubertät, Hochwuchs, evtl. Gynäkomastie (Brustwachstum) • Nicht selten erst Diagnose im Erwachsenenalter wegen Unfruchtbarkeit • Geschlechtshormonersatz, Vaterschaft evtl. durch Reproduktionsmedizin möglich
Ullrich-Turner-Syndrom *(45, X)* 1 : 2.500 Mädchen	• Bei Geburt oft Hand- und Fußrückenödem, evtl. flügelförmige Hautfalten am Hals, tiefer Haaransatz im Nacken, schildförmiger Brustkorb, weit auseinanderstehende Brustwarzen • Kleinwuchs, ausbleibende Pubertät (bindegewebig veränderte Ovarien → Unfruchtbarkeit) • Ggf. Korrektur von Fehlbildungen, Geschlechtshormonersatz, ggf. Wachstumshormongabe, kardiologische Kontrollen wegen erhöhten Risikos eines Aortenaneurysmas

* bezogen auf Lebendgeburten

Veränderungen des Erbguts führen zu **genetisch bedingten Erkrankungen.** Können diese von einer Generation zur nächsten weitergegeben werden, spricht man auch von **Erbkrankheiten** oder *erblich bedingten Erkrankungen.* Genetisch bedingte Erkrankungen können sich beim Neugeborenen, aber auch erst später zeigen.

- Bei **Chromosomenaberrationen** (*Chromosomenstörungen,* ➤ Tab. 2.1) sind Stücke von Chromosomen oder ganze Chromosomen verloren gegangen oder zu viel. Bei Verlust eines Chromosomenstücks spricht man von **Deletion,** bei Verlust

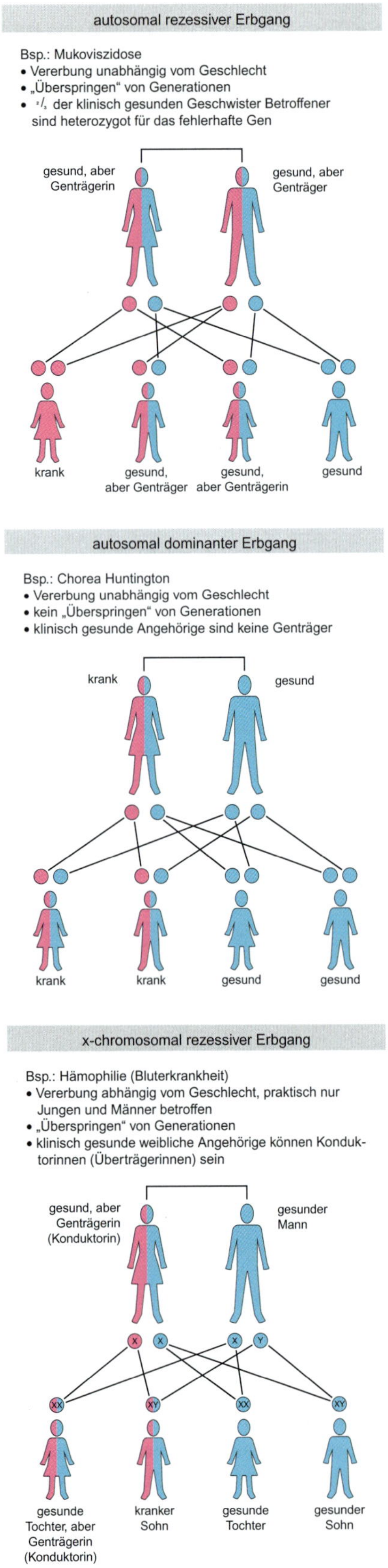

Abb. 2.3 Autosomal rezessiver, autosomal dominanter und x-chromosomal rezessiver Erbgang. [L264]

eines ganzen Chromosoms von **Monosomie.** Ist ein Chromosomenstück hinzugekommen, heißt dies **Duplikation,** bei einem zusätzlichen Chromosom liegt eine **Trisomie** vor. Die Folgen bei Verlust oder Hinzukommen eines Chromosomenstücks hängen von den darauf liegenden Genen ab. Bei den Fehlverteilungen ganzer Autosomen sind nur Kinder mit *Trisomie 13, 18 und 21* lebensfähig. Fehlverteilungen der Geschlechtschromosomen sind weit weniger folgenschwer.
- **Monogen bedingte Erkrankungen** sind auf **Einzelgenmutationen** zurückzuführen, also Veränderungen einzelner Gene. Hierzulande am häufigsten sind die *primäre Hämochromatose* (*Eisenspeicherkrankheit,* ➤ Tab. 9.3) und die *Mukoviszidose* (➤ 3.3). Monogen bedingte Erkrankungen werden oft autosomal rezessiv, autosomal dominant oder x-chromosomal rezessiv vererbt (➤ Abb. 2.3).
- Bei **polygen bedingten Erkrankungen** spielen viele Gene eine Rolle. Sie treten zwar familiär gehäuft auf, folgen aber nicht den „klassischen“ (Mendel-)Erbgängen.
- Die Mitochondrien des Menschen besitzen eigene DNA, deren Veränderung ebenfalls Krankheitsursache sein kann. Da die Mitochondrien eines Menschen nur von der Eizelle, also der Mutter stammen, werden **mitochondrial erbliche Erkrankungen** nur über die mütterliche Linie weitergegeben. Sie sind insgesamt selten und weisen etliche Besonderheiten auf. Beispiel ist das **MERRF-Syndrom** mit zunehmenden Störungen von Nervensystem und Muskeln ab dem frühen Erwachsenenalter (u. a. Epilepsie, Demenz, Muskelschwäche).

Altersveränderungen des Organismus bilden die zweite Gruppe innerer Krankheitsursachen. Denn auch wenn Altern durch Umweltfaktoren und Lebensstil beeinflusst wird, so ist Altern als solches genetisch festgelegt und somit nicht zu verhindern.

Äußere Krankheitsursachen

Äußere *(exogene)* **Krankheitsursachen** kommen von außerhalb des Körpers. Sie sind prinzipiell vermeidbar. Hierzu zählen u. a:
- Zu wenig, zu viel oder falsche Nahrung
- Infektionserreger wie Bakterien, Viren oder Würmer (➤ Kap. 13)
- Physikalische Ursachen, z. B. Strom, radioaktive Strahlung, starke Hitze oder Kälte
- Chemische Ursachen, beispielsweise Säuren, Laugen, Pestizide oder Schwermetalle in Lebensmitteln oder Trinkwasser, Schadstoffbelastung der Luft (durch Verkehrsabgase, aber auch Zigarettenrauch)
- Toxine (Giftstoffe), z. B. Alkohol, Pilzgifte, u. U. auch Arzneimittel
- Lärm, sei es in der Wohnung, am Arbeitsplatz oder durch zu lautes Musikhören
- Gewalteinwirkung
- Psychische Verletzungen, z. B. (psychische) Vernachlässigung von Kindern, Mobbing in der Schule oder am Arbeitsplatz, emotionale Erpressung des Partners
- Soziale Ursachen wie Arbeitslosigkeit oder umgekehrt Arbeitsüberlastung, unzureichende Wohnverhältnisse, Einsamkeit, Krieg

KLIMA UND UMWELT

Der Klimawandel bedroht die menschliche Gesundheit auf vielerlei Weise, etwa durch eine Zunahme der Hitzetoten, der Opfer von Naturkatastrophen und Hungersnöten, aber auch durch einen Anstieg von Infektionen, Nierenerkrankungen oder Allergien.

Multifaktoriell bedingte Erkrankungen

Bei **multifaktoriell bedingten Erkrankungen** greifen mehrere innere und äußere Krankheitsursachen untrennbar ineinander.

Klassisches Beispiel ist der *Diabetes mellitus Typ 2* (➤ 7.5): Trifft eine durch viele Gene bedingte erhöhte Neigung zur Störung des Glukosestoffwechsels mit ungünstigen Lebensstilfaktoren zusammen (v. a. Übergewicht, Fehlernährung, Bewegungsmangel), so manifestiert sich die Erkrankung.

Weitere Beispiele sind die *angeborene Hüftdysplasie* (➤ 14.3), die primäre arterielle Hypertonie (*Bluthochdruck* ➤ 4.9) und *Neuralrohrdefekte* (➤ 15.3.1).

Polygen und multifaktoriell bedingte Erkrankungen sind kaum voneinander zu trennen.

2.1.3 Krankheitsverläufe

Krankheitsverläufe

Krankheiten können ganz unterschiedlich verlaufen – von unbemerkt bis innerhalb weniger Stunden tödlich. Die **Krankheitsverläufe** können nach verschiedenen Kriterien eingeteilt werden (jeweils Auswahl ➤ Abb. 2.4).

- Nach der Dauer:
  - **Perakut** (Beginn sehr rasch in Stunden, Dauer bis etwa zwei Tage)
  - **Akut** (Beginn schnell in Stunden bis einem Tag, Dauer bis ungefähr zwei Wochen)
  - **Subakut** (zwischen akut und chronisch, meist Beginn über Tage, Dauer bis ungefähr einen Monat)
  - **Chronisch** (schleichender Beginn über Monate bis Jahre, Dauer Jahre bis lebenslang)

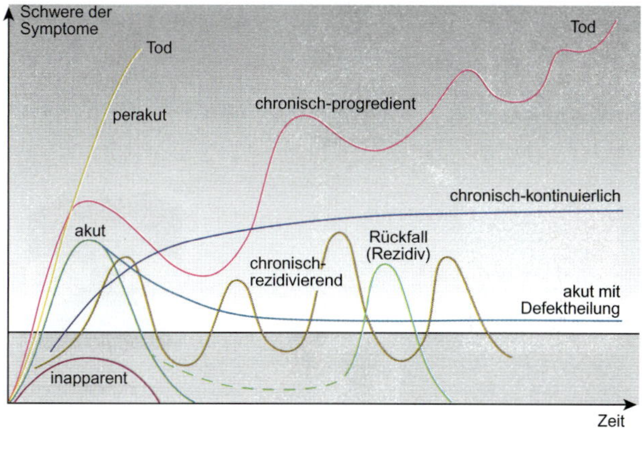

Abb. 2.4 Übersicht über die Krankheitsverläufe. Die horizontale Linie gibt die Latenzschwelle an, oberhalb derer die Erkrankung von Betroffenen bemerkt wird. [L264]

- Nach der Schwere der Erkrankung:
  - **Inapparent** (asymptomatisch, unbemerkt)
  - **Manifest** (in Erscheinung tretend, mit sicht-/spürbaren Symptomen einhergehend)
- Nach der Rhythmik:
  - **Rezidivierend** (mit Rückfällen)
  - **Schubweise** (stabile Phasen im Wechsel mit akuten Symptomen/Verschlechterungen)
  - **Progredient** (fortschreitend)
- Nach dem Ausgang der Erkrankung:
  - Mit **Heilung** (völliger Wiederherstellung)
  - Mit **Defektheilung** (bleibenden Beeinträchtigungen)
  - **Letal** (tödlich)

Multimorbidität

Multimorbidität *(Mehrfacherkrankung)* bezeichnet das gleichzeitige Bestehen mehrerer chronischer Erkrankungen. Multimorbidität ist in jedem Alter möglich, nimmt aber mit steigendem Alter deutlich zu: Von den 18- bis 29-Jährigen in Deutschland leiden ca. 10 % an mindestens zwei Erkrankungen oder Beschwerden gleichzeitig, von den 30- bis 49-Jährigen gut 20 %.
Dieser Anteil steigt bei den 65- bis 74-Jährigen auf mehr als 70 % und bei den über 75-Jährigen auf fast 80 %. [6]
Wegen der gegenseitigen Beeinflussung und Wechselwirkungen der Krankheiten und Medikamente bedeutet Multimorbidität dabei mehr als eine bloße Aufsummierung der Probleme.

Tod

Es gab und gibt verschiedene „Todesdefinitionen".

- Beim **klinischen Tod** sind die Herz-Kreislauf- und die Atemfunktion erloschen. Es liegen **unsichere Todeszeichen** vor (v. a. kein Bewusstsein, keine Reflexe, weite Pupillen, schlaffe Muskeln, fehlende Herzaktion, fehlender Puls). In den ersten Minuten kann der Mensch jedoch durch Reanimationsmaßnahmen ins Leben „zurückgeholt" werden.
- Ansonsten sterben nach und nach alle Zellen des Körpers ab und es kommt zum **biologischen Tod** mit den **sicheren Todeszeichen** *(Leichenflecke, Leichenstarre, Zersetzungsprozesse)*. Erst jetzt darf eine Ärztin den Leichenschauschein ausstellen.
- Es kann sein, dass durch Reanimation die Herz-Kreislauf-Funktionen „wiederkommen", das empfindlich auf Sauerstoffmangel reagierende Gehirn jedoch nicht wiederzubeleben ist. Beim **Hirntod** sind alle Hirnfunktionen irreversibel ausgefallen, durch Beatmung kann jedoch die Herz-Kreislauf-Funktion aufrechterhalten werden.

Der Hirntod, also der Organtod des Gehirns, entspricht in Deutschland dem **Individualtod** des Menschen und ist Vorbedingung für eine Organspende. Zwei besonders qualifizierte Ärztinnen müssen unabhängig voneinander den Hirntod klinisch feststellen.

Voraussetzungen zur Feststellung des Hirntods sind: [7]

- Eine akute schwere Hirnschädigung, Ausschluss reversibler Ursachen wie z. B. Medikamente
- Vorhandensein folgender klinischer Zeichen einer ausgefallen Hirnfunktion:

  - Bewusstlosigkeit (Koma)
  - Lichtstarre, weite Pupille
  - Ausfall aller Hirnnervenreflexe (z. B. Lichtreaktion der Pupillen, Husten-, Hornhautreflex), keine Reaktion auf Schmerzreize auch außerhalb des Hirnnervengebiets
  - Keine Spontanatmung (*Apnoe-Test,* auch das Atemzentrum ist irreversibel ausgefallen!)
- Irreversibilität der Ausfälle, festgestellt durch Wiederholung der Untersuchungen nach vorgegebener Zeit (je nach Art der Hirnschädigung!) oder durch technische Zusatzuntersuchungen (z. B. *Nulllinien-EEG*); bei Kindern bis zum dritten Geburtstag nach modifizierten Richtlinien

2.1.4 Gesundheitsförderung und Prävention

DEFINITION

Gesundheitsförderung: alle Maßnahmen zur Stärkung gesundheitsfördernder Ressourcen.
Prävention: Vorbeugung. Alle Maßnahmen zur Verhinderung oder Minimierung gesundheitlicher Schädigungen.

„Vorbeugen ist besser als heilen" – dieser Satz geht auf den griechischen Arzt *Hippokrates von Kos* zurück, der um 400 v. Chr. gelebt hat. Allzu lange jedoch wurde er vernachlässigt, und Medizin und Pflege setzten ihren Schwerpunkt in der Betreuung bereits Kranker. Erst in den letzten Jahren rücken **Gesundheitsförderung und Prävention** angesichts des demografischen Wandels und der Zunahme chronischer Erkrankungen verstärkt ins Bewusstsein, seit 2004 sind sie als pflegerische Tätigkeitsfelder gesetzlich verankert.

Gesundheitsförderung – Prävention

Gesundheitsförderung und **Prävention** haben beide die Verbesserung der menschlichen Gesundheit zum Ziel, allerdings aus verschiedenen Blickwinkeln (➤ 2.1, ➤ Abb. 2.5):

- Gesundheitsförderung zielt darauf ab, die (gesundheitlichen) Ressourcen eines Menschen zu stärken („Was erhält gesund?", *salutogenetischer Ansatz*).
- Prävention geht eher von der Frage aus „Was macht krank?" *(pathogenetischer Ansatz)* und versucht, die krankmachenden Faktoren zu beseitigen und dadurch die Gesundheit zu verbessern.

Gesundheitsförderung und Prävention können in die gleichen Maßnahmen münden, z. B. eine regelmäßige Teilnahme am Walking-Treff.

Pflegerische Kontakte nutzen

Jeder pflegerische Kontakt bietet immer auch die Chance, gesundheitsfördernd und präventiv tätig zu sein (➤ Abb. 2.5). Pflegende beraten z. B. zu Maßnahmen der Gesundheitsförderung und Primärprävention und weisen auf Vorsorgeuntersuchungen hin. Gemeinsam mit dem Sozialdienst informieren sie über rehabilitative Möglichkeiten. Beratung darf nicht moralisierend, lehrmeisterlich und mit erhobenem Zeigefinger stattfinden, sondern muss sich an den Bedürfnissen und der individuellen Situation der Patientin und ihrer Angehörigen orientieren.

Primär-, Sekundär- und Tertiärprävention

Ziel der **Primärprävention** ist, dass Krankheiten erst gar nicht entstehen. Beispiele sind Beratung zu gesunder Ernährung und Bewegung, Impfungen gegen Infektionskrankheiten, Aufklärungskampagnen zur Suchtprävention, Programme zur Stressreduktion, Schutzmaßnahmen im Umgang mit biologischen Arbeitsstoffen, aber auch die Gurtpflicht im Auto.

Sekundärprävention bezeichnet die Früherkennung von Krankheiten, bevor sie (nennenswerte) Beschwerden bereiten. Dies ist besonders aussichtsreich bei Erkrankungen, welche:

- zunächst lange symptomlos bleiben, dann aber zu schweren Folgeerkrankungen führen,
- im symptomlosen Stadium wenig aufwendig und wenig invasiv, aber mit hoher Sensitivität und Spezifität zu diagnostizieren sind,
- (in frühen Stadien) gut behandelbar sind.

Zur Sekundärprävention gehören die verschiedenen Früherkennungs- und Vorsorgeuntersuchungen für Kinder und Erwachsene, die (gesetzlich) Krankenversicherte in Anspruch nehmen können (➤ Tab. 2.2).

Tertiärprävention umfasst die Behandlung, Pflege und Beratung bereits Erkrankter, um einen bestmöglichen Krankheitsverlauf und eine Minimierung von Folgeschäden und Rückfällen zu erreichen. Hierzu gehören Maßnahmen der medizinischen, beruflichen und sozialen Rehabilitation.

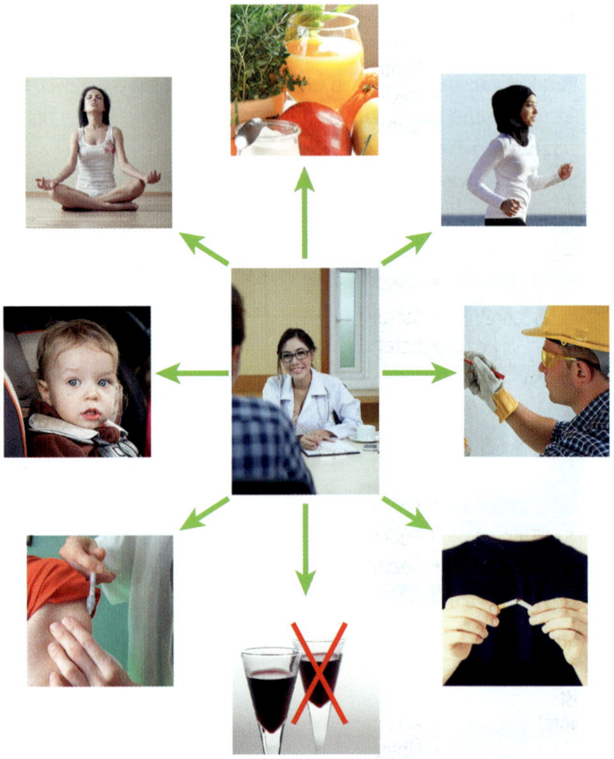

Abb. 2.5 Prävention und Gesundheitsförderung. Pflegenden bietet sich im Alltag immer wieder die Möglichkeit, zu Gesundheitsförderung und Prävention zu beraten. [J787]

Tab. 2.2 Übersicht über die Früherkennungsuntersuchungen in Deutschland.

Bezeichnung Zeitraum/Anspruchsberechtigte	Schwerpunkte/Besonderheiten der Untersuchung/Beratung
Vorsorgeuntersuchungen für Kinder und Jugendliche*	
U1 (direkt nach der Geburt, ➤ 21.2.9)	• APGAR-Test • Geburtsverletzungen, sofort behandlungsbedürftige Fehlbildungen • Vitamin-K-Gabe • Separat: Pulsoximetrie als Screening auf kritische angeborene Herzfehler (zweiter Lebenstag)
U2 (3.–10. Tag, ➤ 21.4.2)	• Erweitertes Neugeborenenscreening (36.–72. Lebensstunde) • Beurteilung der Stuhlfarbe mittels Stuhlfarbkarte zur Früherkennung einer Gallengangatresie • Vitamin-K-Gabe • Beratung zur Rachitis-/Fluoridprophylaxe • Separat: Neugeborenen-Hörscreening (bis 72. Lebensstunde, ➤ 18.1.5)
U3 (4.–5. Woche)	• Sonografiescreening auf Hüftgelenkdysplasie/-luxation (➤ 14.3)
U4 (3.–4. Monat)	• Kopfkontrolle? Verfolgen von Gegenständen mit den Augen? • Beginn der Impfungen (Ausnahme RSV-, evtl. Rota-Impfung, ➤ 13.2.10, ➤ Tab. 13.3) • Besondere Warnzeichen: kein reaktives Lächeln, keine Kopfwendung zur Schallquelle, kein Zusammenführen der Hände in der Mittellinie
U5 (6.–7. Monat)	• Kopfkontrolle? Abstützen auf den Armen? Greifen? Hochziehen bei Festhalten? • Besondere Warnzeichen: kein Blickkontakt, kein stimmhaftes Lachen, keine Reaktion auf Telefon o. Ä., kein Interesse an angebotenem Spielzeug, kein aktives Drehen von Rücken- in Seiten- oder Bauchlage
U6 (10.–12. Monat)	• Sitzen? Hochziehen? Stehen? • Besondere Warnzeichen: kein Blickkontakt, verzögerte Sprachentwicklung (keine Silbenverdoppelung), keine Reaktion auf leise Geräusche, Stereotypien (z. B. rhythmisches Kopfwackeln)
U7 (21.–24. Monat)	• Zahnkontrolle • Nachholen von Impfungen • Besondere Warnzeichen: verzögerte Sprachentwicklung (z. B. keine Zweiwortsätze), unzureichendes Sprachverständnis (z. B. kein Befolgen einfacher Aufforderungen), kein freies Laufen nach dem 15. Lebensmonat, kein Treppensteigen (mit Festhalten)
U7a (34.–36. Monat)	• Zahn-/Mundkontrolle • Allergien? Übergewicht? • Sehtest • Besondere Warnzeichen: verzögerte Sprachentwicklung (z. B. keine Sätze ≥ 3 Wörter), unzureichendes Sprachverständnis (z. B. kein Zeigen auf Körperteile)
U8 (46.–48. Monat)	• Hör- und Sehtest • Besondere Warnzeichen: gestörte Sprachentwicklung (kein Sprechen in der Ich-Form, unverständliche Sprache, Stottern), Verhaltensauffälligkeiten (z. B. Einnässen, unkonzentriertes Spielen), Ungeschicklichkeit
U9 (60.–64. Monat)	• Sehtest • Motorische und sprachliche Fähigkeiten, Sozialverhalten, Schulreife
U10** (7–8 Jahre)	• Störungen, die i. d. R. erst in der Schule auffallen, z. B. Lese-Rechtschreib-Störungen, ADHS (➤ 16.3.3) • Beratung z. B. zu Medienverhalten
U11** (9–10 Jahre)	• Schulleistungs-, Sozialisations-, Verhaltensstörungen • Beratung z. B. zu Medienverhalten, Suchtmitteln
J1 (12–14 Jahre)	• Wachstum, Gewicht, Pubertätsentwicklung • Skelettsystem • Blutdruck
J2** (16–17 Jahre)	• Pubertätsentwicklung, Sexualitätsstörungen • Sozialisations-, Verhaltensstörungen
Vorsorgeuntersuchungen für Erwachsene	
Gesundheits-Vorsorgeuntersuchung (≥ 18 Jahre)	Zwischen 18 und 34 Jahren einmalige Gesundheitsuntersuchung mit Anamnese, Untersuchung, Blutdruckmessung, Überprüfung des Impfpasses, Blutuntersuchung bei besonderen Verdachtsmomenten Ab 35 Jahren alle drei Jahre: • Anamnese, Untersuchung, Blutdruckmessung • Überprüfung des Impfpasses • Urinuntersuchung mittels Teststreifen • Blutuntersuchung (Blutzucker, Gesamt-, HDL-, LDL-Cholesterin, Triglyzeride). Einmalig Screening auf Hepatitis-B-/-C Männer ab 65 Jahre außerdem einmalige (Abdomen-)Sonografie auf Bauchaortenaneurysma

Tab. 2.2 Übersicht über die Früherkennungsuntersuchungen in Deutschland. (*Forts.*)

Bezeichnung Zeitraum/Anspruchsberechtigte	Schwerpunkte/Besonderheiten der Untersuchung/Beratung
Darmkrebs-Früherkennung (≥ 50 Jahre)	• Männer und Frauen ab 50 Jahren zwei Koloskopien im Abstand von zehn Jahren • Alternativ zur Koloskopie Stuhluntersuchung auf okkultes (mit dem bloßen Auge nicht sichtbares) Blut alle zwei Jahre
Hautkrebs-Früherkennung (≥ 35 Jahre)	Alle zwei Jahre Ganzkörperuntersuchung der Haut auf Hautkrebs
Zusätzliche Vorsorgeuntersuchungen für Frauen	
Schwangerschaftsvorsorge (alle Schwangeren, ➤ 21.1.2)	• Regelmäßige Beratung und Untersuchung der Schwangeren (gynäkologische Untersuchung, Gewicht, Blutdruckmessung, Urinuntersuchung, im Verlauf kindliche Herztöne) zunächst alle vier Wochen, dann in kürzer werdenden Abständen • Zusätzlich u. a. Blutuntersuchungen (z. B. Hämoglobin, Antikörper-Suchtests, Röteln-Antikörper, Hepatitis B), drei Ultraschalluntersuchungen, Urinuntersuchung auf Chlamydien • Weitere Untersuchungen bei besonderen Risiken/auffälligen Befunden
Chlamydien-Screening (Frauen ≤ 25 Jahre)	Jährlich Urinuntersuchung auf Chlamydien
Gebärmutterhalskrebs-Früherkennung (Frauen ≥ 20 Jahre)	• Von 20–34 Jahren jährlich gynäkologische Untersuchung, zytologische Abstriche (PAP-Abstriche) von Muttermund und Zervikalkanal • Ab 35 Jahren jährlich gynäkologische Untersuchung und alle drei Jahre Kombination aus HPV-Test (Test auf humane Papillomviren) und PAP-Abstrich
Brustkrebs-Früherkennung (Frauen ≥ 30 Jahre)	• Jährlich Inspektion und Abtasten der Brüste, Abtasten der Achsellymphknoten • Von 50–75 Jahren zusätzlich Mammografie alle zwei Jahre
Zusätzliche Vorsorgeuntersuchungen für Männer	
Genital-/Prostatakrebs-Früherkennung (Männer ab 45 Jahre)	Untersuchung der äußeren Geschlechtsorgane, Tastuntersuchung der Prostata
Zahnvorsorgeuntersuchungen für	
Kinder/Jugendliche	• 6.–34. Monat drei zahnärztliche Untersuchungen, Mindestabstand vier Monate, Behandlung mit Fluoridlack • 30.–72. Monat drei zahnärztliche Untersuchungen, Mindestabstand ein Jahr, Behandlung mit Fluoridlack bei hohem Kariesrisiko • Ab sechs Jahre zwei zahnärztliche Untersuchungen jährlich, Fissurenversiegelung der Molaren
Erwachsene (ab 18 Jahre)	Zwei zahnärztliche Untersuchungen jährlich, einmal davon mit Zahnsteinentfernung

* Immer: Anamnese, Erfassung der Körpermaße und des Körpergewichts, körperliche Untersuchung
** Noch nicht von allen Krankenkassen erstattet

Disease-Management-Programme

Zur Tertiärprävention gehören auch die *Disease-Management-Programme*, kurz **DMP.** Diese strukturierten Behandlungsprogramme für chronische Erkrankungen sollen eine koordinierte, leitlinienbasierte Behandlung sicherstellen und dadurch Krankenhausaufenthalte, akute und chronische Verschlechterungen vermeiden helfen. DMP sind bisher für knapp ein Dutzend chronische Erkrankungen umgesetzt oder in der Umsetzung, darunter Asthma bronchiale, Diabetes mellitus Typ 1 und koronare Herzkrankheit. Die Teilnahme ist freiwillig. Ende 2021 waren fast 8 Mio. Menschen in Deutschland in einem oder mehreren DMP eingeschrieben. [8]

Verhaltens- und Verhältnisprävention

- **Verhältnisprävention** setzt an den Rahmenbedingungen (den Verhältnissen) an. Gurtpflicht, Verkehrsberuhigung, sichere Arbeitsplatzgestaltung und Rauchverbot in öffentlichen Räumen gehören beispielsweise zur Verhältnisprävention.
- **Verhaltensprävention** fordert von jedem einzelnen Menschen, sein Verhalten zu ändern (z. B. Aufklärungskampagnen zu Safer Sex, Bonusprogramme zu Früherkennungsuntersuchungen).

Aufsuchende Prävention

Viele gesundheitsfördernde und präventive Maßnahmen erreichen nicht die Menschen, die sie am nötigsten hätten. Sportkurse werden vor allem von denen besucht, die ohnehin schon etwas aktiver sind, Informationsveranstaltungen von Menschen, die bereits einiges wissen. Unabdingbar ist deshalb auch **aufsuchende Prävention,** d. h. die Menschen dort aufzusuchen, wo sie sind (etwa in Kindergarten, Schule), und nicht zu warten, bis sie von sich aus kommen. So ist die Schulgesundheitspflege auch in Deutschland zunehmend im Kommen und ein Betätigungsfeld für Pflegende. [9]

Family Health Nursing ist ein von der WHO entwickelter Ansatz zur Stärkung der Gesundheit in der Bevölkerung. **Familiengesundheitspflegerinnen** suchen gesundheitlich, sozial und/oder wirtschaftlich benachteiligte Familien und Einzelpersonen zu Hause auf und unterstützen sie in Alltags- und Gesundheitsfragen.

2.2 Zell- und Gewebereaktionen

Die Strukturen des menschlichen Körpers bleiben nicht gleich, sondern verändern sich ständig. Viele dieser **Zell- und Gewebereaktionen** sind weder von außen sichtbar noch von Betroffenen spürbar.

2.2.1 Anpassungsvorgänge

DEFINITION

Hypertrophie: Vergrößerung eines Gewebes oder Organs durch Zellvergrößerung.
Hyperplasie *(numerische Hypertrophie):* Vergrößerung eines Gewebes oder Organs durch Zellvermehrung.
Einfache Atrophie: Rückbildung eines Gewebes oder Organs durch Zellverkleinerung.
Numerische Atrophie: Rückbildung eines Gewebes oder Organs durch Verminderung der Zellzahl.
Metaplasie: Änderung der Zelldifferenzierung.

Der menschliche Körper kann sich an veränderte Belastungen anpassen. Die Ausrichtung der Knochenbälkchen an den Hauptbelastungsachsen verbessert die Skelettstabilität, eine Schwangerschaft wäre ohne enorme Größenzunahme der Gebärmutter nicht möglich. Umgekehrt kann es für den Körper sinnvoll sein, Ressourcen einzusparen, wenn eine Leistung weniger benötigt wird. **Anpassungsvorgänge** sind prinzipiell **reversibel** *(umkehrbar)* und können physiologisch oder krankhaft sein.

Hypertrophie und Hyperplasie

Erhöhte Beanspruchung oder verstärkte hormonelle oder nervale Stimulation kann Gewebe und Organe wachsen lassen. Bei der **Hypertrophie** werden die Zellen größer und leistungsfähiger, bei der **Hyperplasie** nimmt die Zellzahl zu (➤ Abb. 2.6). Hypertrophie und Hyperplasie können physiologisch sein (etwa Skelettmuskelhypertrophie des Sportlers, Knochenmarkhyperplasie bei längerem Aufenthalt im Hochgebirge), aber auch krankheitsbedingt (Herzmuskelhypertrophie bei Bluthochdruck, Prostatahyperplasie).

Atrophie

Geringere Beanspruchung oder verminderte Stimulation, aber auch Durchblutungsstörungen führen umgekehrt zu Gewebe- bzw. Organverkleinerung durch Zellverkleinerung **(einfache Atrophie)** oder Abnahme der Zellzahl (**numerische Atrophie,** ➤ Abb. 2.6). Beispiele sind die Thymusrückbildung ab der Pubertät oder der Muskelschwund im Gipsverband.

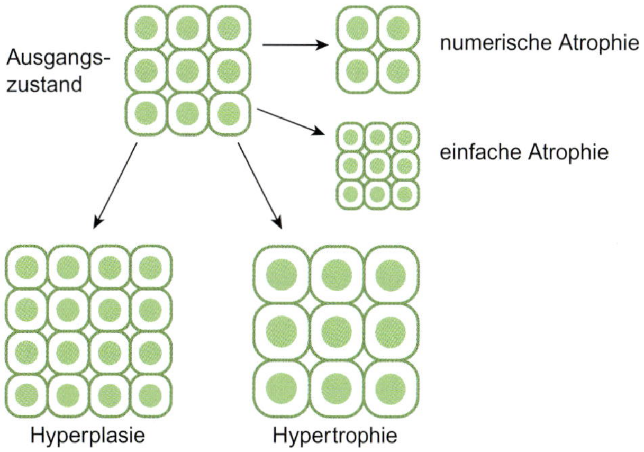

Abb. 2.6 Anpassungsvorgänge von Geweben und Organen. [L264]

Metaplasie

Metaplasie bezeichnet eine Änderung der Zelldifferenzierung, ganz überwiegend als Folge länger dauernder Reizeinwirkung. So kommt es beispielsweise bei Rauchern in den Bronchien zur Umwandlung des Flimmerepithels in Plattenepithel. Letzteres ist widerstandsfähiger, die Reinigung der Atemwege verschlechtert sich aber.

2.2.2 Flüssigkeitsansammlungen

Flüssigkeitsansammlung innerhalb von Zellen

DEFINITION

Zellhydrops *(zelluläres Ödem):* vermehrte Flüssigkeitsansammlung innerhalb von Zellen.

Energie-(ATP-)Mangel, veränderte Elektrolytkonzentrationen oder Schäden der Zellmembran können zu verstärktem Wassereinstrom in die Zelle mit Zellschwellung führen. Die Zellen sehen unter dem Mikroskop betrachtet trüber aus als normal, bei stärkerer Ausprägung bilden sich **Vakuolen** *(flüssigkeitsgefüllte Hohlräume)* in den Zellen. Ein solcher **Zellhydrops** *(zelluläres Ödem)* ist (noch) rückbildungsfähig.

Flüssigkeitsansammlung außerhalb von Zellen

Ödem

DEFINITION

Ödem: krankhafte Flüssigkeitsansammlung im Interstitium (Zwischenraum zwischen Zellen, Geweben oder Organen).

Normalerweise findet im Kapillargebiet ein reger, aber geregelter Flüssigkeitsaustausch zwischen Kapillarinnerem und Interstitium statt. Die im arteriellen Kapillarschenkel abfiltrierte Flüssigkeitsmenge entspricht dabei der im venösen Kapillargebiet wiederaufgenommenen Flüssigkeitsmenge plus der durch die Lymphgefäße abtransportierten Lymphe.

Übersteigt die abfiltrierte Flüssigkeitsmenge die Summe aus wiederaufgenommener Flüssigkeit und Lymphe, so lagert sich vermehrt Flüssigkeit im Interstitium ein. Man spricht von einem **Ödem.** Hauptursachen (➤ Abb. 2.7):

- Zu hoher *hydrostatischer Druck* im Kapillargebiet (= „Schweredruck") durch behinderten venösen oder Lymphabfluss
- Zu niedriger *kolloidosmotischer Druck* im Blut (= Druck, der durch die gelösten Teilchen im Blut entsteht, v. a. durch die Eiweiße), bedingt z. B. durch Eiweißmangel
- Erhöhte Durchlässigkeit der Kapillaren

Ödeme können lokal begrenzt oder generalisiert am ganzen Körper auftreten.

Leitsymptom von Ödemen ist die Schwellung. Begleitsymptome hängen von der Ödemursache ab, z. B. bläulich verfärbte Haut bei einer Venenthrombose oder Hautrötung nach Insektenstich oder bei Entzündung. Auch die Lokalisation der Ödeme ist ursachenabhängig.

Therapeutisch steht die Ursachenbeseitigung im Vordergrund. Sind Extremitäten betroffen, kann eine Hochlagerung der betroffenen Extremität hilfreich sein.

Erguss

DEFINITION

Erguss: verstärkte Flüssigkeitsansammlung in einer vorgebildeten Körperhöhle wie Gelenkhöhle (→ **Gelenkerguss** ➤ 14.1.5), Pleurahöhle (→ **Pleuraerguss** ➤ 3.2.7) oder Bauchhöhle (→ **Aszites** ➤ 9.1).

Die Beschwerden hängen von der Art des **Ergusses** ab (z. B. Gelenkerguss → Gelenkschmerzen, -schwellung, eingeschränkte Beweglichkeit; Pleuraerguss → Luftnot, ➤ 3.2.7).

Oft empfiehlt sich die Punktion und nachfolgende Untersuchung eines Ergusses, da die Zusammensetzung Hinweise auf die Ursache gibt. Außerdem werden die Beschwerden der Betroffenen durch Verminderung der Ergussflüssigkeit gelindert. Auch hier ist aber die Ursachenbeseitigung vorrangig, da der Erguss sonst schnell wieder „nachläuft".

Pflegerische Betreuung

Ödem oder Erguss können die Betroffenen in ihrer Bewegung einschränken, das Allgemeinbefinden beeinträchtigen und sogar vital bedrohlich sein. Pflegende überwachen Flüssigkeitshaushalt und Ödemverlauf, z. B. durch Beobachtung, Gewichts- und Umfangsmessungen und Messung der Urinausscheidung. Sie unterstützen die Patientin bedarfsabhängig bei den täglichen Aktivitäten. Je nach Ursache führen sie Maßnahmen durch, die einer Ödementwicklung entgegenwirken bzw. eine Rückbildung fördern, z. B. Schonung, Ruhigstellung/Hochlagern der Extremität, Kompressionstherapie (➤ 5.2), Kühlung.

2.2.3 Substanzablagerungen

Nicht nur Flüssigkeit, auch feste körpereigene oder körperfremde Substanzen können sich innerhalb oder außerhalb von Zellen krankhaft stark ablagern. Je nach Art der abgelagerten Substanz und Ausmaß

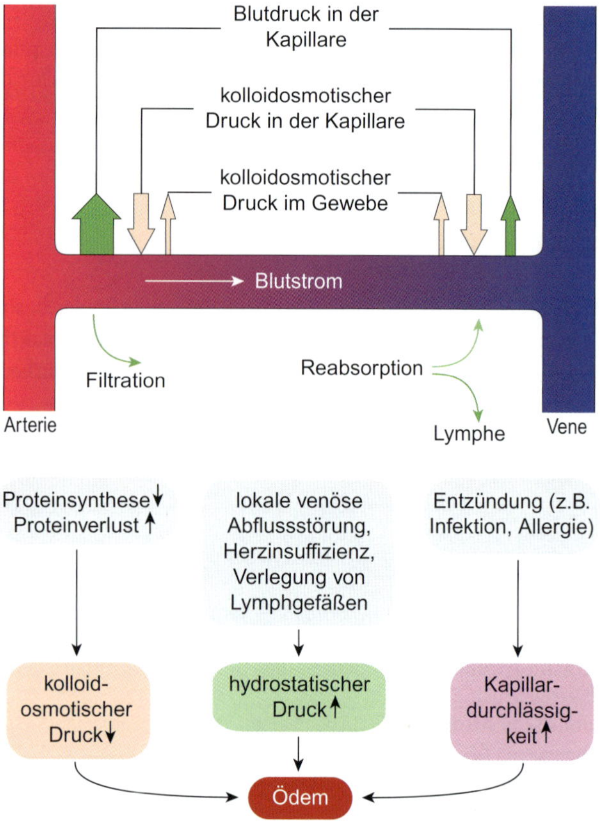

Abb. 2.7 Normaler Flüssigkeitsaustausch im Kapillargebiet (oben) und Mechanismen der Ödementstehung (unten). [L264]

können **Substanzablagerungen** zeitlebens unbemerkt bleiben oder zu schweren Organschäden führen.

Beispiele für Substanzablagerungen:

- Ablagerung von Fett, etwa bei der **Leberverfettung** (*Fettleber,* ➤ Tab. 9.3)
- Ablagerung von anorganischen Stäuben in den Lungen, etwa **Anthrakose** (*Kohlenstaublunge,* ➤ Abb. 2.8), **Asbestose** (*Asbestlunge*), **Silikose** (*Quarzstaublunge*)

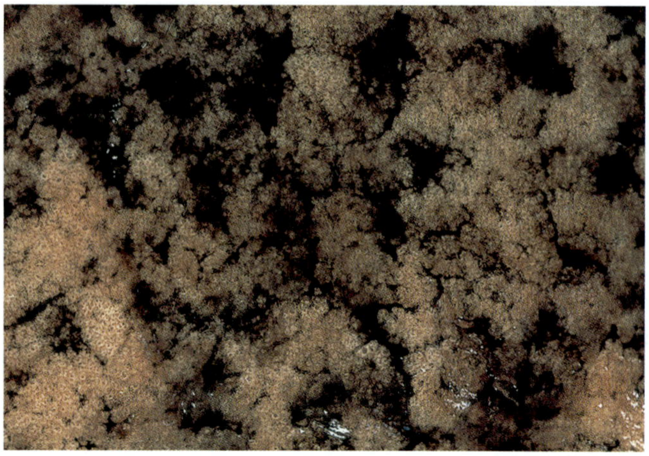

Abb. 2.8 Anthrakose. Eingeatmeter Kohlenstaub hat sich in Alveolarmakrophagen und Lungeninterstitium angesammelt. [R285]

- Ablagerung des Gallenfarbstoffs Bilirubin beim **Ikterus** (➤ 9.1.1)
- Verkalkung, z. B. bei (kalziumhaltigen) **Nieren-/Gallensteinen** (➤ 10.7, ➤ 9.5), in Arterienwänden bei **Arteriosklerose** (➤ 5.3)

2.2.4 Bindegewebsvermehrung

DEFINITION
Fibrose: krankhafte Bindegewebsvermehrung.
Sklerose: Verhärtung von Organen oder Geweben durch Bindegewebsvermehrung.

Entzündungen, länger dauernde Ödeme oder Nekrosen können zu einer krankhaften Bindegewebsvermehrung führen, der **Fibrose** (z. B. Lungenfibrose). Folge ist zum einen eine Verhärtung der fibrosierten Gewebe bzw. Organe **(Sklerose),** zum anderen eine Funktionseinschränkung, beispielsweise eine beeinträchtigte Atmung, wenn sich die Lungen nicht mehr richtig entfalten und zusammenziehen können.

2.2.5 Zelltod

DEFINITION
Zelltod: Absterben von Zellen im lebenden Organismus. Unterteilt in **Nekrose** *(provozierter Zelltod)* infolge starker Zellschädigung und **Apoptose,** einer Form des von der Zelle selbst eingeleiteten *programmierten Zelltods.*

Zelltod ist im lebenden Organismus nicht die Ausnahme, sondern die Regel und nicht zwangsläufig mit Schaden verknüpft.

Apoptose

Die **Apoptose,** eine Form des *programmierten Zelltods,* ist ein aktiver Vorgang einzelner Zellen. Sie erfolgt physiologischerweise z. B. während der Embryonalentwicklung, bei der Zellerneuerung oder Abwehrvorgängen. Nach fast-tödlicher Zellschädigung kann die Apoptose den Organismus vor größerem Schaden bewahren, indem sich die infizierte oder bösartige Zelle nicht weiter vermehrt, sondern sich „umbringt".

Die betroffene Zelle löst ihre Verbindungen zu Nachbarzellen. Zytoplasma und Zellkern schrumpfen, der Zellkern zerfällt, die Zelle wird kleiner und schnürt Zytoplasmastücke ab. Der Abbau durch Abwehrzellen erfolgt schnell und ohne Entzündungsreaktion (➤ Abb. 2.9).

Nekrose

Die **Nekrose** betrifft nicht einzelne, sondern mehrere Zellen, evtl. sogar ganze Körperteile. Ursache sind schwerste Zellschädigungen, etwa infolge von Durchblutungsstörungen oder Bakterien.

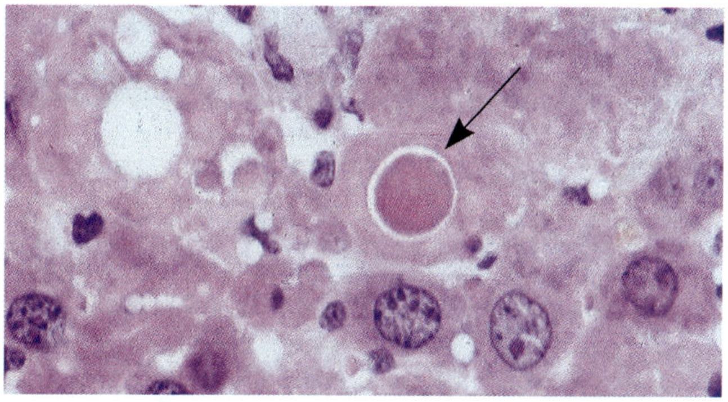

Abb. 2.9 Apoptose. Die abgestorbene Zelle ist nicht von einem entzündlichen Saum umgeben. [R285]

Die Zelle schwillt an, die Zellmembran verliert ihre Funktion, Kern, Organellen und schließlich die gesamte Zelle zerfallen. Auch Nekrosen werden von Abwehrzellen beseitigt, wobei es aber im Gegensatz zur Apoptose zu einer Entzündungsreaktion kommt. Je nach Ursache der Nekrose und betroffenem Organ gibt es verschiedene Arten der Nekrose, z. B. die trocken-bröckelige **Koagulationsnekrose** (z. B. Nekrose infolge einer peripheren arteriellen Durchblutungsstörung, ➤ 5.4) oder die weich-feuchte **Kolliquationsnekrose** (z. B. nach einem ischämischen Schlaganfall, ➤ 15.4.1). Nekrosen können unter vollständiger Wiederherstellung der Gewebestruktur oder Defektheilung abgeräumt werden.

2.3 Entzündung

DEFINITION
Entzündung: Abwehrreaktion des lebenden Organismus auf verschiedenste, zumindest anfänglich begrenzte Schädigungen mit dem Ziel, den Schaden zu beseitigen.

2.3.1 Einteilung von Entzündungen

Entzündungen können nach verschiedenen Kriterien eingeteilt werden, z. B.:

- Nach zeitlichem Verlauf in **perakute, akute, subakute** und **chronische Entzündung** (➤ 2.1.3)
- Nach Ursachen:
  - Entzündungen durch physikalische Schädigungsfaktoren, z. B. Hitze, Kälte, radioaktive Strahlung, Fremdkörper
  - Entzündungen infolge chemischer Noxen, etwa Säuren
  - Infektiös verursachte Entzündungen, also durch Bakterien, Viren, Pilze, Parasiten (➤ Kap. 13)
  - Entzündungen durch Nekrosen
  - Allergische Entzündungen (➤ 12.3)
  - Autoimmun bedingte Entzündungen (Autoimmunerkrankungen ➤ 12.4)
- Nach Ausbreitung in **lokale** und **generalisierte** *(den ganzen Organismus betreffende)* **Entzündungen**
- Nach vorherrschenden morphologischen Merkmalen (➤ Tab. 2.3), z. B. seröse, eitrige Entzündung

Tab. 2.3 Übersicht über die verschiedenen Entzündungsformen. Die Grenzen sind dabei fließend und die verschiedenen Formen können im Verlauf einer Entzündung ineinander übergehen.

Entzündungsform	Charakterisierung	Beispiel
Abszedierende Entzündung	Eitrige Entzündung mit **Abszess** (= Eiteransammlung in einem durch Gewebszerfall entstandenen Gewebehohlraum)	**Furunkel** (= tiefe, abszedierende Entzündung eines Haarbalgs und seiner Umgebung), oft durch Staphylokokken (➤ 13.4.2, ➤ Abb. 2.10)
Eitrige Entzündung	Entzündung mit Bildung von **Eiter** (= Mischung aus abgestorbenen Granulozyten und Gewebezellen, Erregern und Exsudat)	Entzündungen durch best. Bakterien, z. B. eitrige Meningitis (➤ 15.6)
Fibrinöse Entzündung	Entzündung mit fibrinhaltiger Flüssigkeit im entzündeten Gewebe → Fibrinnetz als Barriere, später evtl. Verwachsungen	Bestimmte Entzündungen in Atemwegen und Magen-Darm-Trakt
Granulomatöse Entzündung	Entzündung mit Bildung von **Granulomen** (Knötchen)	Rheumatoide Arthritis (➤ 14.6.1)
Hämorrhagische Entzündung	Entzündung mit Blutaustritt ins Gewebe	Schwere Pankreatitis (➤ 9.6)
Nekrotisierende Entzündung	Entzündung mit (ausgeprägtem) Gewebeuntergang	Virushepatitis (➤ 9.3), Morbus Crohn/Colitis ulcerosa (➤ 8.11)
Phlegmonöse Entzündung (Phlegmone)	Eitrige Entzündung mit flächenhafter Ausbreitung im Gewebe	**Erysipel** (durch Streptokokken ➤ 13.4.2)
Seröse Entzündung	Entzündung mit eiweißreicher, fibrinfreier Flüssigkeit und wenig Leukozyten im entzündeten Gewebe	Typ-I-Allergie (➤ 12.3)

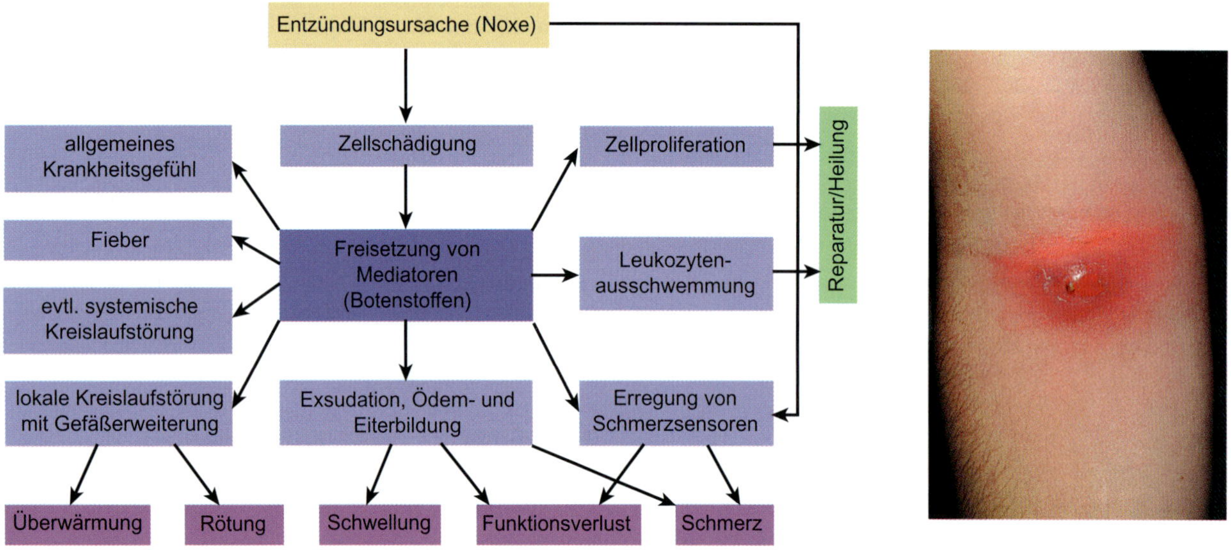

Abb. 2.10 Links Ablauf einer Entzündung und typische Krankheitszeichen. Rechts Furunkel als Beispiel einer eitrigen Entzündung. [L264, E939-002]

2.3.2 Phasen einer (akuten) Entzündung

Eine **akute Entzündung** läuft in mehreren Phasen ab (➤ Abb. 2.10). Ziel ist es, die Schädigung zu beseitigen oder zu begrenzen.

- Praktisch unmittelbar nach Einwirken des Schädigungsfaktors werden **Entzündungsmediatoren** *(entzündungsvermittelnde Botenstoffe)* wie etwa **Histamin, Prostaglandine** und **Zytokine** (Botenstoffe des Immunsystems, z. B. Interleukine, Interferon) freigesetzt. Dadurch weiten sich die Blutgefäße (→ vermehrte Durchblutung) und die Kapillaren werden durchlässiger.
- Blutplasma tritt aus den Kapillaren ins Gewebe und bildet ein entzündliches **Exsudat** und damit ein Ödem (➤ 2.2.2). Das Exsudat hat mehrere Wirkungen, u. a. fördert es die Entzündungsreaktion durch in ihm enthaltene Mediatoren, bildet eine Barriere durch ein Fibrinnetz und verdünnt ggf. schädigende Substanzen.
- **Leukozyten,** insbesondere neutrophile Granulozyten, wandern durch die geschädigte Kapillarwand zum Entzündungsherd und versuchen, die Schädigungsursache zu beseitigen, beispielsweise Bakterien zu phagozytieren (durch Einstülpen der Zellmembran aufzunehmen). Sowohl die Phagozytose als auch z. B. die Aktivierung des Komplementsystems (Teil des unspezifischen Immunsystems) fördern die Entzündung und damit die Abwehrprozesse weiter.

Im günstigsten Fall kann die Ursache schnell eliminiert werden. Das Exsudat wird resorbiert, kleine Nekrosen abgeräumt und das Gewebe vollständig wiederhergestellt. Bei größeren Nekrosen bzw. Exsudatmengen oder wenig regenerationsfähigen Geweben erfolgt die Abheilung unter Narbenbildung (➤ 2.4). In weniger günstigen Fällen schmilzt z. B. Gewebe ein und es bildet sich ein Abszess (Eiteransammlung), der im weiteren Verlauf abgekapselt und chronisch wird, aber auch zu einer Fistel in Körperhohlräume oder an die Körperoberfläche führen kann. Bei schlechter Abwehrlage oder sehr starken Schädigungsfaktoren kann sich die Entzündung ausbreiten und sogar lebensbedrohlich werden (➤ 13.3).

2.3.3 Wegweisende Beschwerden und Befunde bei Entzündungen

Lokale Krankheitszeichen

Die schon in der Antike bekannten **lokalen Krankheitszeichen** bei Entzündungen erklären sich durch die Vorgänge am Entzündungsort (➤ Abb. 2.10):

- **Rötung** *(Rubor)* und **Überwärmung** *(Calor)* durch die vermehrte Durchblutung infolge Gefäßweitstellung
- **Schwellung** *(Tumor)* durch Exsudat- und Ödembildung (➤ 2.3.2)
- **Schmerz** *(Dolor)* durch die Entzündungsmediatoren, aber z. B. auch infolge Kompression durch das Ödem
- **Gestörte Funktion** *(Functio laesa)* durch Schmerz und Ödem

Allgemeinreaktionen und -beschwerden

Ausgeprägte Entzündungen führen außerdem durch die Freisetzung von Botenstoffen in den Blutkreislauf zu **Allgemeinreaktionen und -beschwerden,** insbesondere:

- Allgemeines Krankheitsgefühl mit Schlappheit, Appetitlosigkeit
- Fieber (das aber auch durch exogene Substanzen ausgelöst werden kann, ➤ 13.1.1)
- Leukozytose (➤ Tab. 11.1, ➤ 13.1.3), Anstieg der Akute-Phase-Proteine im Blut, beschleunigte BSG (➤ 13.1.3), bei chronischen Entzündungen Anämie der chronischen Erkrankung (➤ 11.3)
- Bei ausgedehnten Entzündungen evtl. Kreislaufreaktionen, v. a. Blutdruckabfall

DEFINITION

Akute-Phase-Proteine: Eiweiße, die im Blut bei Gewebeschädigung (einschließlich Entzündung) ansteigen. Diagnostische Nutzung v. a. des **CRP** *(C-reaktiven Proteins),* das sehr schnell reagiert (➤ 13.1.3).

Insbesondere bei Säuglingen, alten und abwehrgeschwächten Menschen können die Beschwerden und Befunde atypisch sein. So haben alte Menschen möglicherweise kaum Fieber, und bei hochgradigem Granulozytenmangel kann die sonst für eine Erkrankung typische Eiterbildung fehlen, da neutrophile Granulozyten wesentlicher Eiterbestandteil sind.

2.3.4 Pflegerische und medizinische Maßnahmen bei Entzündungen

Als Erstes ist es wichtig, die Ursache der Entzündung herauszufinden:

- Anamnese (z. B. Verletzung? Gelenkbeschwerden?)
- Patientenbeobachtung (z. B. Husten? Diarrhö? Fieberverlauf?)
- Körperliche Untersuchung (z. B. Hauterscheinungen? Lymphknotenschwellung?)
- Ggf. Labor- und technische Untersuchungen (z. B. Differenzialblutbild, CRP im Blut, Blut-/Urinkultur, Röntgen Thorax)

Leichte Entzündungen, z. B. eine leichte virusbedingte Halsentzündung, gehen auch ohne jegliche Maßnahmen wieder vorüber. Ansonsten ist die Behandlung zweigleisig:

- Beseitigung oder bestmögliche Behandlung der Ursache, z. B. Fremdkörperentfernung, Wundtherapie (etwa bei Dekubitus), Antibiotikagabe (etwa bei bakterieller Pneumonie), Abszessdrainage, Gabe von Immunsuppressiva (bei Autoimmunerkrankungen)
- Symptomatische Behandlung der Beschwerden, z. B. Wadenwickel gegen Fieber, Analgetika gegen Schmerzen und Fieber bis hin zu intensivpflegerischer Betreuung, medikamentöser Kreislaufunterstützung und Beatmung

2.4 Zellersatz und Wundheilung

Physiologische Regeneration

Leben ist auch ohne „Störfaktoren" mit ständigem **Zellersatz** verbunden. So leben etwa Darmepithelzellen nur wenige Tage, Hautepithelzellen wenige Wochen und Erythrozyten wenige Monate. Diese „normale" Zellerneuerung heißt **physiologische Regeneration.**

DEFINITION

Wechselgewebe *(Erneuerungs-, labile Gewebe):* Gewebe mit kurzer Lebensdauer ihrer Zellen (Tage bis wenige Monate), rasche Erneuerung. Beispiele Darm-, Hautepithel, Leuko-, Erythrozyten.
Stabile Gewebe: Gewebe mit Lebensdauer ihrer Zellen von Monaten bis Jahren, geringe Erneuerung, die aber bei Bedarf (z. B. Verletzung) gesteigert werden kann. Beispiele Leberparenchym, Drüsen-, Bindegewebe.
Ruhegewebe *(Dauer-, permanente Gewebe):* Gewebe, deren Zellen nicht mehr teilungsfähig sind. Beispiele Nerven-, Herzmuskelgewebe.

Wundheilung

Bei Entzündungen, Verletzungen und Nekrosen anderer Ursache kommt es ebenfalls zum Zell- und Gewebeersatz, entweder mit vollständiger Wiederherstellung *(Restitutio ad integrum)* oder, falls dies nicht möglich ist, mit Defektheilung und Narbenbildung.

Exemplarisch dargestellt sei an dieser Stelle die **Wundheilung** einer Hautverletzung mit Gewebeverlust (sekundäre Wundheilung, ➤ Abb. 2.11). Bei größeren Wunden überlappen sich die Phasen. Bei stagnierender Wundheilung können die Phasen auch deutlich länger dauern:

- **Exsudationsphase** *(Reinigungsphase,* 1. – ca. 3. Tag). Auffüllen des Defekts durch Blut, Thrombosierung kleiner Blutgefäße, Stabilisie-

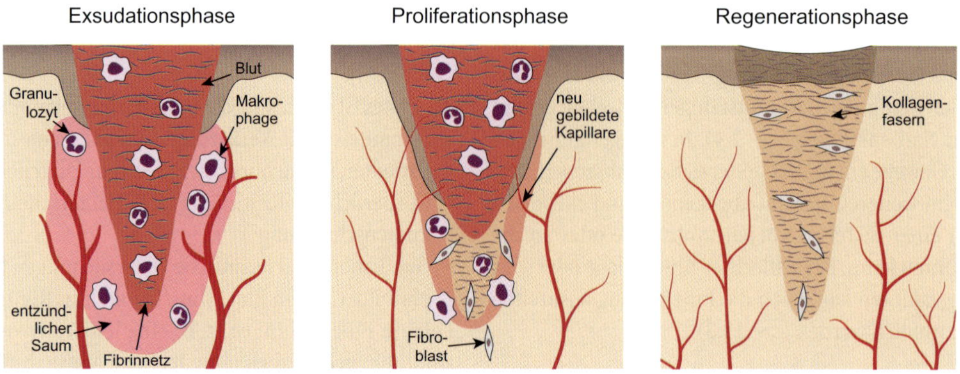

Abb. 2.11 Phasen der sekundären Wundheilung in der Schemazeichnung. Bei größeren oder tiefen Wunden können gegebenenfalls alle drei Phasen beobachtet werden, die Wundheilung kann deutlich länger dauern. [L264]

rung der Wunde durch Blutgerinnung (Bildung eines Fibrinnetzes) → provisorischer Wundverschluss. Dann Einwandern zuerst von Granulozyten, wenig später auch von Makrophagen → Abräumen von Exsudat und Gewebetrümmern, entzündliche Reaktion

- **Proliferationsphase** (*Granulationsphase,* ca. 3.–6. Tag). Einsprossen von Kapillaren, Aktivierung von Fibroblasten → Bildung von Granulationsgewebe, das die Wunde nach und nach auffüllt. Außerdem vom Wundrand her Reepithelialisierung, wobei die neu gebildete Epidermis (Oberhaut) aber weder Hautanhangsgebilde noch Melanozyten enthält
- **Regenerationsphase** (*Epithelsierungsphase,* ab 7. Tag). Umwandlung des Granulationsgewebes in stabiles kollagenes Bindegewebe

Teilweise werden auch vier Phasen differenziert.

Pflegerische Betreuung

Akute und chirurgisch entstandene Wunden heilen meist problemlos, besonders wenn sie primär mit einer Naht oder Klammern verschlossen werden können.

Die Behandlung von sekundär heilenden und chronischen Wunden setzt dagegen spezielles Wissen zur wundheilungsphasengerechten Behandlung voraus.

Vor jeder **Wundbehandlung** steht die Wundbeurteilung mit einem spezifischen Assessmentinstrument **(Wundanamnese),** das danach auch zur Verlaufskontrolle der Wundtherapie dient.

Pflegende führen dann in der Regel die Wundbehandlung und Verbandwechsel durch. In der ambulanten Pflege und der stationären Altenpflege sind Pflegende aufgrund der nur unregelmäßigen Arztkontakte besonders fachlich gefordert. Sie müssen den Wundverlauf sicher beurteilen, Stagnation und Komplikationen erkennen und gezielte Maßnahmen und Wundbehandlungsmittel einsetzen bzw. vorschlagen können. Gemäß Rahmenempfehlung nach § 132a Absatz 1 Satz 1 SGB V dürfen Leistungserbringer in der häuslichen Krankenpflege (HKP-Richtlinie) chronische und schwer heilende Wunden nur noch von Pflegefachpersonen versorgen lassen, die eine spezifischer Zusatzqualifikation haben. [10]

Es gibt für Pflegefachpersonen im Bereich der Wundheilung verschiedene Möglichkeiten der Weiterbildung, die jedoch bezüglich Umfang, Träger und Zertifizierung unterschiedlich sind.

Bei jeder Wunde müssen lokale Störfaktoren (z. B. Keimbesiedelung, Nekrosen, traumatische Verbandwechsel) und systemische Störfaktoren der Wundheilung (beispielsweise unzureichende Ernährung, Durchblutungsstörungen) bestmöglich ausgeschaltet werden.

Chronische Wunden können nur heilen, wenn die Ursache, die zur Entstehung geführt hat, nach Möglichkeit beseitigt wird. Deshalb führen Pflegenden neben der Wundbehandlung begleitende Maßnahmen durch, z. B. Druckentlastung bei einem Dekubitus, Kompressionsverband, -strümpfe bei einem venösen Ulkus (➤ 5.1.3), Beintieflagerung bei arteriellem Ulkus (➤ 5.1.3), vollständige Druckentlastung bei diabetischem Fußsyndrom (➤ 7.5.8).

2.5 Tumoren

DEFINITION

Tumor: im weiteren Sinne jede, z. B. auch entzündlich bedingte Schwellung. Im engeren Sinne **Geschwulst** *(Neoplasie)* durch ungehemmtes Wachstum körpereigener Zellen unabhängig von den Bedürfnissen des Gesamtorganismus.

2.5.1 Benigne und maligne Tumoren

Aufgrund ihres völlig unterschiedlichen klinischen Verhaltens werden **benigne** *(gutartige)* und **maligne** *(bösartige)* **Tumoren** unterschieden (➤ Tab. 2.4). Nur bösartige Tumoren werden mit dem Begriff „Krebs“ belegt und sind ganz überwiegend lebensbedrohlich.

Bösartige Tumoren sind vornehmlich eine Erkrankung des älteren Menschen: Das mittlere Erkrankungsalter liegt bei 69–70 Jahren, und von den jährlich fast 500.000 Neuerkrankten in Deutschland sind nur etwa 2.250 Kinder und Jugendliche unter 18 Jahren. Einzelne Tumoren treten aber bevorzugt bei jungen Menschen auf: So zeigen sich embryonale Tumoren bei Säuglingen, Klein- und Kindergartenkindern und bösartige Hodentumoren treten v. a. bei Männern von 25–45 Jahren auf. [11] Allein die drei häufigsten Tumoren machen dabei bei Männern bzw. Frauen etwa die Hälfte, bei Kindern und Jugendlichen sogar gut zwei Drittel aller bösartigen Erkrankungen aus (➤ Abb. 2.12).

Tab. 2.4 Benigne (gutartige) und maligne (bösartige) Tumoren im Vergleich. [R285]

	Benigner (gutartiger) Tumor	Maligner (bösartiger) Tumor
	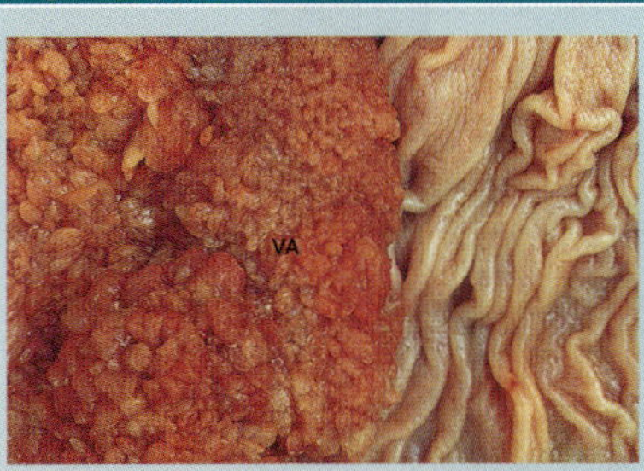 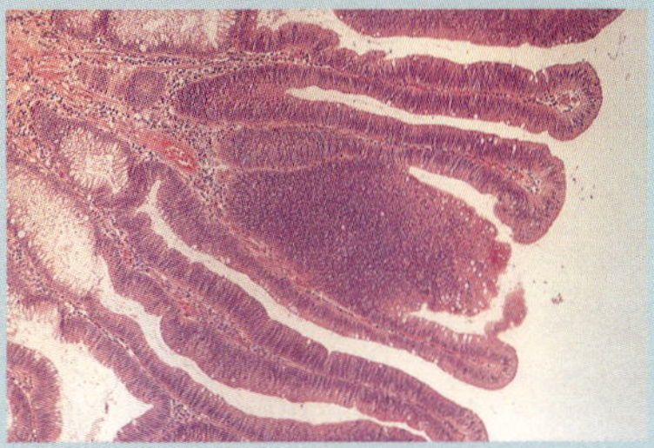 Villöses Adenom	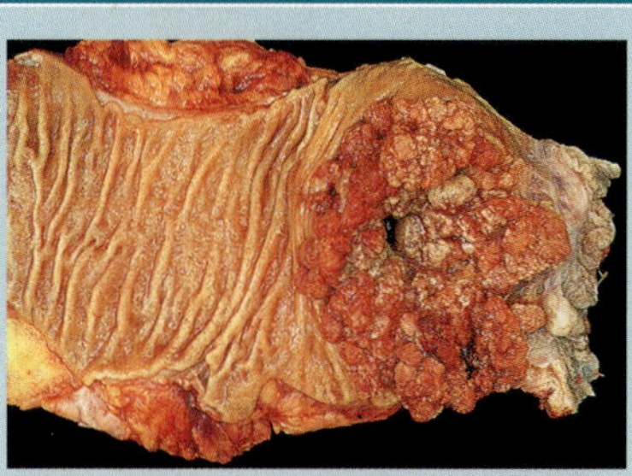 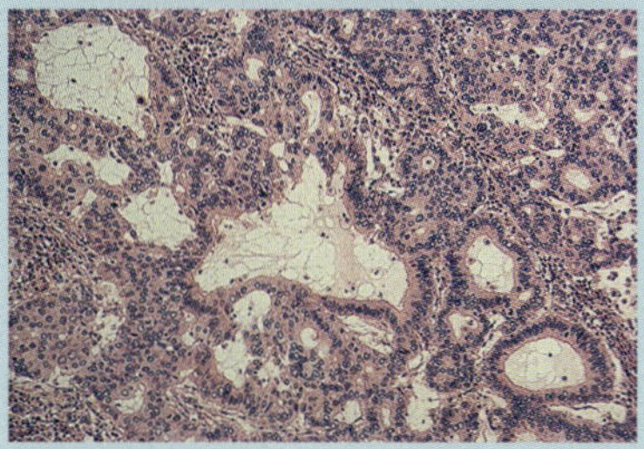 Adenokarzinom
Größenzunahme	Meist langsam	Meist schnell
Lokale Ausbreitung, Abgrenzung	• Expansives, verdrängendes Wachstum • Scharf abgegrenzt zur Umgebung („Pseudokapsel"), gut verschieblich	• Invasives, zerstörendes Wachstum • Unscharf oder nicht zur Umgebung abgegrenzt, schlecht verschieblich („verbacken")
Zelldifferenzierung/-funktion	• Zellen gut differenziert • Funktion i. d. R. erhalten	• Zellen unterschiedlich stark entdifferenziert • Funktionsverlust
Zellteilungsrate	Niedrig	Erhöht/hoch
Metastasierung	Nein	Ja (auf unterschiedlichen Wegen)
Allgemeinzustand	Nicht oder wenig beeinträchtigt	Im Verlauf immer stärker beeinträchtigt
Gefährlichkeit	Gefährdung bei Kompression lebenswichtiger Umgebungsstrukturen (z. B. im Gehirn, bei extremer Größe)	Tumorabhängig und individuell unterschiedlicher Verlauf, aber ohne Behandlung fast immer tödlich
Therapie	Meist operative Entfernung	Oft multimodal (mit mehreren Therapieverfahren)
Rezidive	Nein	Möglich/häufig
Ausgangszellen	Tumorbezeichnung	
Epithelzellen	Adenom, Papillom	Karzinom, z. B. Adeno-, Plattenepithelkarzinom
Bindegewebszellen (Fibrozyten)	Fibrom	Fibrosarkom
Fettzellen (Lipozyten)	Lipom	Liposarkom
Muskelzellen (Myozyten)	Myom	Myosarkom
Knorpelzellen (Chondrozyten)	Chondrom	Chondrosarkom
Knochenzellen (Osteozyten)	Osteom	Osteosarkom

2.5.2 Entstehung maligner Tumoren

Die Entstehung maligner (bösartiger) Tumoren verläuft in mehreren Phasen (➤ Abb. 2.13):

- In der ersten Phase wird eine Körperzelle unwiderruflich in eine maligne Zelle umgewandelt. Dies erfordert **mehrere Mutationen** *(Erbgutveränderungen)* in Genen, die Zellwachstum, -differenzierung und -tod regulieren. Diese Mutationen können spontan erfolgen und werden mit zunehmendem Alter wahrscheinlicher. Sie werden aber durch **Kanzerogene** *(krebserzeugende Substanzen)* wie etwa bestimmte chemische Substanzen, Strahlung oder Infektion mit **Onkoviren** *(Tumorviren)* häufiger. Ein Teil der Mutationen kann auch ererbt und somit bei Geburt schon vorhanden sein. Dann sind weniger Mutationen für einen Tumor erforderlich. Träger solcher **Krebsgene** erkranken viel häufiger und durchschnittlich früher als andere an diesen Tumoren. Auch **epigenetische Veränderungen** können beteiligt sein. Sie verändern nicht die Basenfolge der DNA, beeinflussen aber durch molekulare Veränderungen von DNA oder Histonen die Genaktivität.

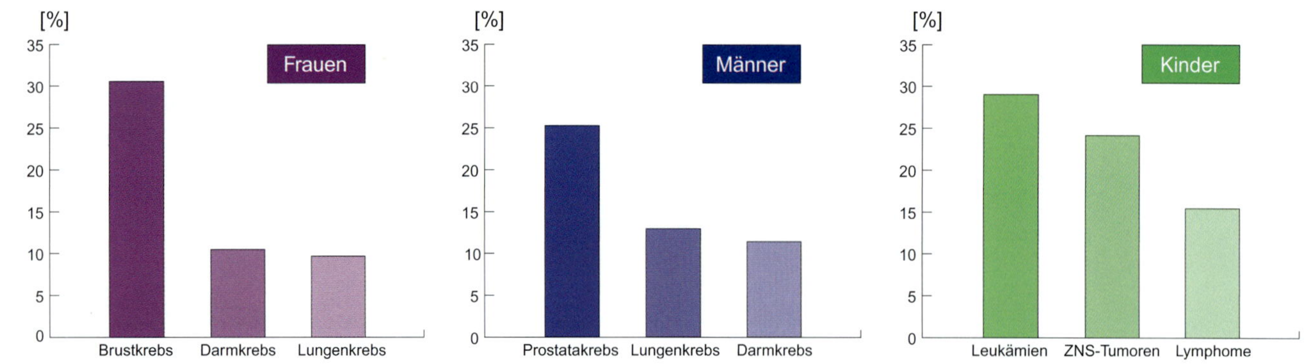

Abb. 2.12 Häufigkeitsverteilung bösartiger Tumoren. [11] [L143]

Lebensstilfaktoren

An der Tumorentstehung sind genetische und Umweltfaktoren einschließlich Lebensstilfaktoren beteiligt.
Viele kindliche Tumoren (etwa Neuroblastom, Wilms-Tumor) sind **embryonale Tumoren** aus entarteten *unreifen* Zellen der Organentwicklung. Lebensstilfaktoren spielen hier keine Rolle.
Hingegen werden derzeit ca. 40 % der bösartigen Tumoren bei Erwachsenen auf (vermeidbare) Lebensstilfaktoren zurückgeführt, v. a. Rauchen, falsche Ernährung, Alkoholkonsum, Bewegungsmangel, Sonnenlicht und Infektionen. Die Schwankungsbreite ist aber groß: Während 85–90 % der Lungenkarzinome wohl durch Rauchen verursacht werden, ist z. B. bei Gehirntumoren kein Einfluss von Lebensstilfaktoren feststellbar.

- In der nächsten Phase gewinnen die Nachkommen der malignen Zelle durch schnellere Vermehrung und/oder verminderte Apoptose (➤ 2.2.5) einen Wachstumsvorteil gegenüber den gesunden Zellen. Die Tumorzellen beginnen, sich lichtmikroskopisch von gesunden Zellen zu unterscheiden.

Viele Zellen

Wenn der Tumor 1 cm groß und 1 g schwer ist, besteht er schon aus ca. 10^9 Zellen!

- Ein Teil der malignen Zellen ist in der Lage, sich aus dem Gewebeverband zu lösen und natürliche Gewebeschranken wie etwa die Basalmembran von Epithelien, aber auch Gefäßwände zu durchbrechen und sich so weiter auszubreiten. Heute steht fest, dass die Tumorzellen nicht einheitlich sind. Insbesondere scheint es in vielen Tumoren „normale" Tumorzellen und **Tumorstammzellen** zu geben. Letztere sind es wohl, die zum einen für den steten „Nachschub" bösartiger Zellen und zum anderen für die Metastasenbildung verantwortlich sind. Gleichzeitig sind sie besonders schwer abzutöten. Außerdem können die Tumorzellen die Bildung neuer Blutgefäße anregen **(Angiogenese)** und so die Ernährung des größer werdenden Tumors sicherstellen.

DEFINITION

Präkanzerose: Vorstadium eines Karzinoms. Bei **fakultativen** Präkanzerosen erhöhtes Karzinomrisiko, bei **obligaten** Präkanzerosen hohes Risiko schon innerhalb weniger Jahre, bei genügend langer Beobachtungzeit immer Karzinomentwicklung.
Carcinoma in situ: Karzinom, das die Basalmembran noch nicht durchbrochen hat.
Invasiver Tumor: maligner Tumor, der bereits in die Umgebung hineingewachsen ist, z. B. die Basalmembran überschritten oder Gefäße infiltriert hat.

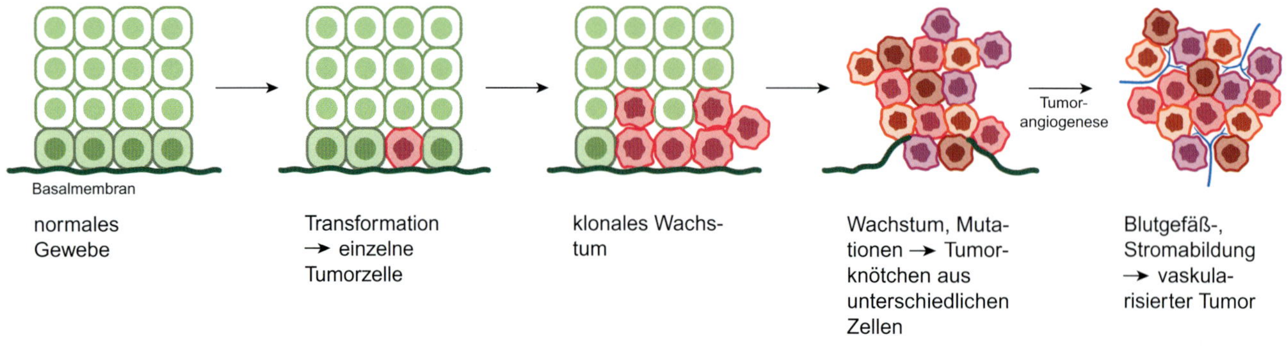

Abb. 2.13 Entwicklung eines malignen Tumors. [L264]

2.5.3 Krankheitsverlauf und hinweisende Beschwerden

Lange ohne Beschwerden

Ein wesentliches Problem bei malignen Tumoren ist, dass sie lange Zeit keine oder uncharakteristische Beschwerden verursachen, die genauso gut von einer anderen Erkrankung herrühren können. Die Erstsymptome können durch lokale Tumorausdehnung, paraneoplastisch oder durch Metastasen bedingt sein.
Nichtsdestotrotz gibt es Warnzeichen, die bei längerem Bestehen abgeklärt werden sollten: Müdigkeit, Leistungsknick, Gewichtsabnahme, Hautveränderungen, Fieber, Nachtschweiß, Lymphknotenvergrößerung, Schmerzen, Blut in Ausscheidungen sowie neu aufgetretene Organsymptome, die nicht wieder völlig verschwinden, etwa Husten, Heiserkeit, Magenbeschwerden.

Lokale Tumorausdehnung

Der Tumor wächst zunächst am Ort seiner Entstehung. Wann infolge der lokalen Tumorausdehnung Beschwerden entstehen, ist sehr unterschiedlich. So kann im Gehirn bereits ein kleiner (auch gutartiger) Tumor durch Kompression eines Nervs oder lebenswichtiger Zentren Beschwerden verursachen, andererseits aber z. B. ein Ovarialkarzinom bei Auftreten der ersten Symptome schon sehr groß sein, da im Bauchraum „viel Platz" ist.

Auswirkungen auf den Gesamtorganismus

Maligne Tumoren können darüber hinaus Auswirkungen auf den Gesamtorganismus haben:

- Zum einen können bestimmte Tumoren, etwa kleinzellige Lungenkarzinome (➤ 3.10), zu **speziellen paraneoplastischen** *(tumorfernen)* **Symptomen** führen. Sie werden z. B. durch die Sekretion hormonähnlicher Substanzen oder Antikörperbildung verursacht, oft bleibt die Ursache aber unklar. Beispiele sind ein paraneoplastisch verursachtes Cushing-Syndrom (➤ 6.7), Muskelschwäche, Hautveränderungen oder Thrombosen.
- Fortgeschrittene maligne Tumoren haben häufig Auswirkungen auf den Gesamtorganismus, etwa Appetitlosigkeit, Schwäche, Anämie (➤ 11.3) und Gewichtsabnahme bis zur **Tumorkachexie.** Diese Symptome werden gelegentlich auch als **allgemeine paraneoplastische Symptome** bezeichnet und u. a. auf gesteigerten Energiebedarf durch den Tumor, Zytokinproduktion und Störungen im Eisenhaushalt zurückgeführt.

Metastasenbildung

Ein Teil der Tumorzellen kann sich aus dem Tumorzellverband lösen und in Blut- oder Lymphgefäße oder Körperhöhlen/-hohlräume eindringen. Diese Zellen werden mit dem Blut- oder Lymphstrom oder innerhalb des Hohlraums verschleppt und bleiben im nächsten Blutkapillarnetz, Lymphknoten oder an anderer Stelle des Hohlraums „hängen". Gelingt es ihnen dort, sich festzusetzen und zu vermehren, bildet sich eine *Tochtergeschwulst,* eine **Metastase.** Man spricht je nach Ausbreitungsweg von **lymphogener, hämatogener oder kavitärer Metastasierung.** Bei der hämatogenen Metastasierung werden nochmals mehrere Typen unterschieden, je nachdem, in welche Venen das Blut aus dem Tumor als Erstes gelangt (➤ Abb. 2.14).

Die Beschwerden durch Metastasen hängen von deren Lokalisation ab, z. B. Schmerzen und pathologische Knochenbrüche bei Skelettmetastasen, Kopfschmerzen, epileptische Anfälle und neurologische Ausfälle bei Gehirnmetastasen oder gelbe Hautverfärbung (Ikterus ➤ 9.1.1), Gerinnungs- und Konzentrationsstörungen bei weitgehender Zerstörung der Leber durch Lebermetastasen.

2.5.4 Tumordiagnostik und Staging

Tumordiagnostik

Besteht aufgrund von Patientenbeobachtung, Anamnese und körperlicher Untersuchung der Verdacht auf einen (malignen) Tumor, sind bildgebende Verfahren, Endoskopien und Punktionen/Biopsien die zentralen Untersuchungsverfahren.

- Zwar haben auch konventionelle Röntgenaufnahmen (z. B. Rö-Thorax) nach wie vor einen Stellenwert, eine Vorrangstellung nehmen jedoch CT und MRT ein.
- Endoskopien sind insbesondere im Bereich von Magen-Darm-Trakt, Lunge und Harnblase Verfahren der Wahl.
- Punktionen und Biopsien dienen der Diagnosesicherung und Therapieplanung. Sie erfolgen heute vielfach präoperativ. Bei Endoskopien wird immer eine Gewebeprobe aus verdächtigen Läsionen entnommen, und mittlerweile sind Punktionen und Biopsien nicht nur aus oberflächennahen (z. B. Schilddrüse, weibliche Brust), sondern auch aus tiefer gelegenen Organen (z. B. Pankreas) möglich. Das entnommene Gewebe wird nicht mehr nur lichtmikroskopisch untersucht, sondern je nach Tumor z. B. auch auf Hormonrezeptoren oder bei der **molekularen Tumordiagnostik** auf bestimmte Mutationen.

Blutuntersuchungen

Blutuntersuchungen waren bisher wenig hilfreich in der Tumordiagnostik. Veränderungen wie z. B. eine erhöhte BSG oder eine Anämie treten erst bei (weit) fortgeschrittenen Tumoren auf, Leber- oder bestimmte Knochenwerte sind in aller Regel erst bei (größeren) Metastasen erhöht.

Tumormarker

DEFINITION

Tumormarker: Substanzen in Geweben *(zelluläre Tumormarker)* oder Körperflüssigkeiten (*humorale Tumormarker,* z. B. in Urin, Blut), die normalerweise nicht oder nur in geringen Konzentrationen vorhanden sind und deren Erhöhung auf einen (bösartigen) Tumor hinweist.

Tumormarker (➤ Abb. 2.15) haben in der (Erst-)Diagnostik maligner Tumoren einen insgesamt geringen Stellenwert. Zum einen gibt es nur für einige Tumoren überhaupt Tumormarker. Zum ande-

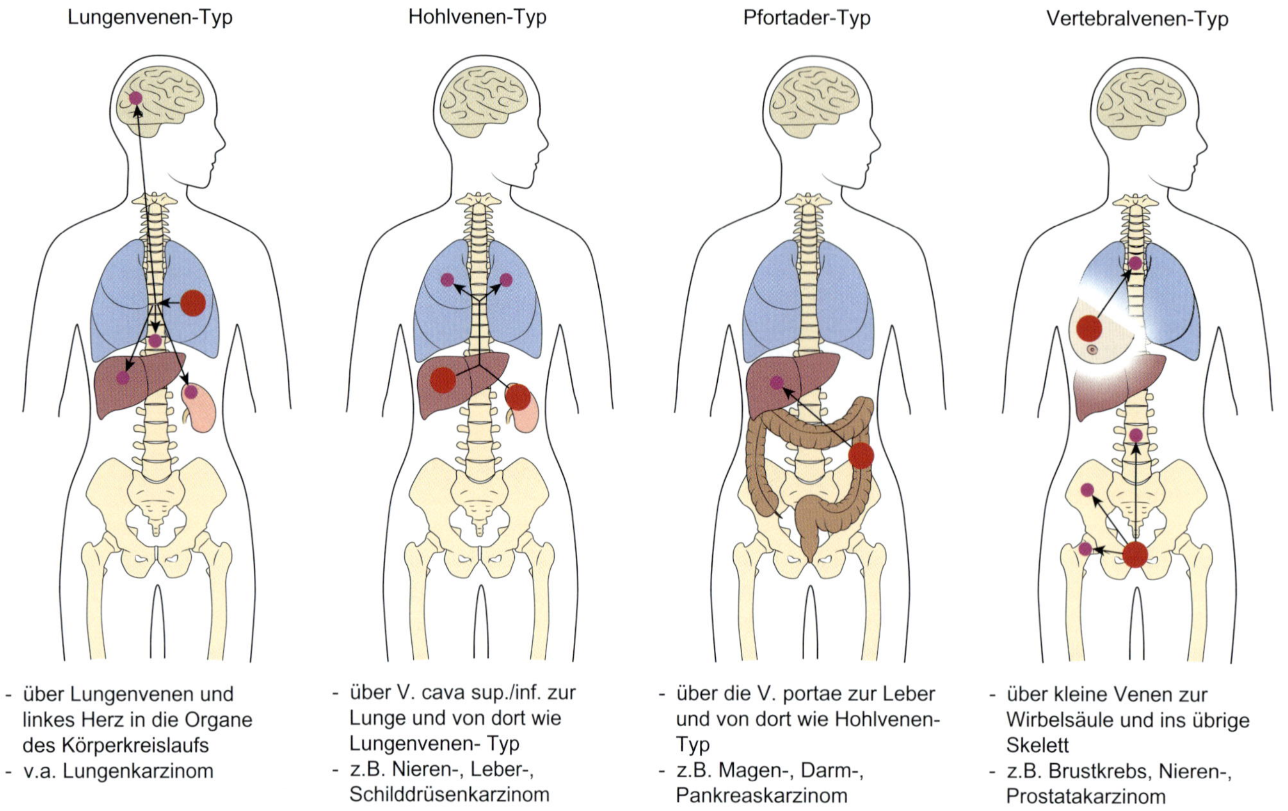

Abb. 2.14 Grundtypen der hämatogenen Metastasierung. Allerdings ist „Überspringen von Stationen" durchaus möglich, z. B. Lungenmetastasen bei einem Kolonkarzinom ohne bekannte Lebermetastasen. [L264]

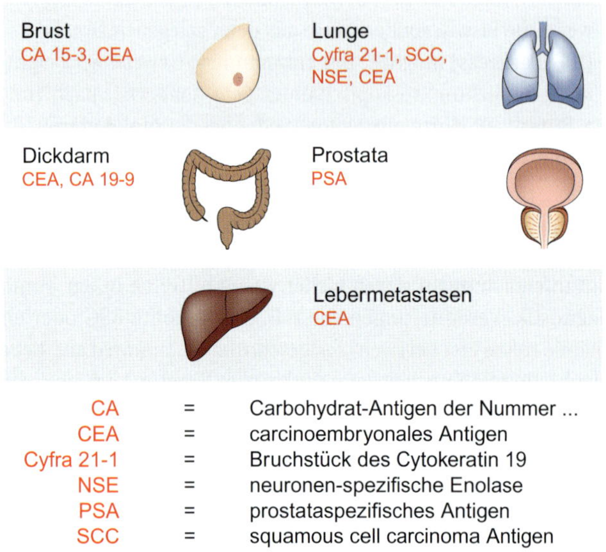

Abb. 2.15 Tumormarker der drei häufigsten Tumoren bei Männern und Frauen. [L264]

ren reicht deren Sensitivität (Empfindlichkeit, Richtig-positiv-Rate, Trefferquote) und/oder Spezifität (Richtig-negativ-Rate) in der Diagnostik kaum jemals aus: Die Tests übersehen zu viele Tumorkranke (und wiegen diese evtl. in falscher Sicherheit) oder es ist bei einem pathologischen Wert nur selten ein Tumor vorhanden, sodass viele Menschen unnötigerweise psychisch und durch Untersuchungen belastet oder sogar gefährdet werden.

Anders hingegen bei Verlaufskontrollen z. B. nach (scheinbar) erfolgreicher Erstbehandlung: Ansteigen eines zum Zeitpunkt der Erstdiagnostik erhöhten und nach der Behandlung abgesunkenen Tumormarkers weist auf ein Tumorrezidiv hin!

Differenzierter Einsatz

Tumormarker im Blut sind:
- praktisch nicht geeignet zum Screening (evtl. PSA als Tumormarker des Prostatakarzinoms, jedoch umstritten ➤ 22.6),
- gelegentlich nützlich in der Kontrolle beschwerdefreier Menschen mit hohem Tumorrisiko oder in der Erstdiagnostik (z. B. AFP bei Menschen mit Leberzirrhose ➤ 9.4, Thyreoglobulin bei Schilddrüsenkarzinom ➤ 6.6),
- oft wertvoll in der Verlaufskontrolle (z. B. CEA, CA 19-9 bei Darmkrebs ➤ 8.13).

Liquid Biopsy

Ein relativ neues, vielversprechendes Verfahren ist die **Liquid Biopsy** *(Flüssigbiopsie)*. Ziel ist es, im Blut **zirkulierende Tumorzellen** *(CTC, engl. circulating tumor cells)*, **zirkulierende freie DNA** *(cfDNA)* oder **zirkulierende RNA** *(cfRNA)* zu isolieren und zu untersuchen. Das Verfahren ist zu Diagnostik, Therapieplanung und -kontrolle einsetzbar und nicht nur aus Blut, sondern auch anderen Körperflüssigkeiten möglich. Einige Untersuchungen werden bereits eingesetzt, ein Screening auf viele Tumoren gleichzeitig ermöglicht aber auch die Liquid Biopsy derzeit (noch?) nicht.

Staging und Grading

DEFINITION

Staging: Ausbreitungsdiagnostik eines malignen Tumors und seine Einordnung in ein Tumorklassifikationssystem.
Grading: Einschätzung der Tumordifferenzierung.

Für fast alle soliden Tumoren hat sich zum **Staging** das **TNM-System** der **Union internationale contre le cancer (UICC)** etabliert. Lediglich für einige maligne Bluterkrankungen und Lymphome sowie ZNS-Tumoren gibt es gesonderte Klassifikationen.

Das TNM-System hat drei Kernkategorien: **T** für *Tumor*, **N** für Lymphknoten *(Nodus lymphoideus)* und **M** für (Fern-)*Metastasen* (➤ Tab. 2.5).

Darüber hinaus gibt es eine Reihe **weiterer Kriterien,** u. a.:

- **R** für *Residualtumor* (Resttumor, ➤ Tab. 2.5)
- **G** für *Grading* (histologischer Differenzierungsgrad)
- **C** für *Certainty* (Sicherheit des Befundes, z. B. ist der klinische Befund = C1 viel unzuverlässiger als der durch Autopsie = C5)
- **c, p** für *klinische* bzw. *postoperative* Klassifikation
- **y** für Klassifikation nach *Vorbehandlung* mit anderen Therapien, z. B. nach präoperativer Chemotherapie
- **r** für *Rezidivtumoren*

Je nach Tumor können außerdem bestimmte TNM-Kombinationen zu **Stadien** (I–IV mit zunehmender Tumorausbreitung und schlechter werdender Prognose) zusammengefasst werden.

Tab. 2.5 TNM-System. Zusätzlich gibt es bei vielen Kriterien noch das Kürzel X (TX, NX etc.). Es bedeutet, dass die Mindesterfordernisse zur Beurteilung nicht gegeben sind.

Klassifikation	Kurzcharakterisierung
T Primärtumor	
T0	Kein Anhalt für Primärtumor
Tis	Carcinoma/Tumor in situ
T1–T4	Zunehmende Größe des Primärtumors (genaue Größe lokalisationsabhängig)
N Lymphknoten	
N0	Kein Anhalt für Lymphknotenmetastasen
N1–N3	Zunehmender Lymphknotenbefall
M Metastasen	
M0	Kein Nachweis von Fernmetastasen
M1	Nachweis von Fernmetastasen (Lokalisationsangabe durch Kürzel möglich)
R Residualtumor (Resttumor postoperativ)	
R0	Kein Residualtumor
R1	Mikroskopischer Residualtumor
R2	Makroskopischer Residualtumor

Beim **Grading** wird der Differenzierungsgrad des Tumors histologisch beurteilt. G1–G3 bedeuten gute, mäßige und schlechte Differenzierung des Tumors, G4 einen undifferenzierten Tumor. Je weniger differenziert ein Tumor ist, desto bösartiger verhält er sich.

Pflegerische Betreuung

Die Phase der Tumordiagnostik ist für die Patientinnen äußerst belastend. Es steht eine Vielzahl teils invasiver Untersuchungen an. Hinzu kommt das Warten auf Befunde, denn manche Untersuchungsergebnisse stehen erst nach Tagen, wenige sogar erst nach Wochen fest. Die Patientinnen befinden sich in einer extremen Ausnahmesituation zwischen Hoffen und Bangen: Hoffen, dass die Beschwerden sich doch als harmlos herausstellen, und Bangen, dass ein evtl. schon fortgeschrittener Tumor festgestellt wird.

Die Patientinnen brauchen in dieser Zeit neben einer fach- und patientengerechten Aufklärung über die Untersuchungen insbesondere Verständnis und Begleitung. „Worte schaffen Wirklichkeit“: Pflegefachpersonen bieten Gespräche an, fragen nach dem Befinden, zeigen Verständnis für Ängste und die Wirklichkeit der Patientin und hören aktiv zu.

Pflegefachpersonen in der Onkologie benötigen neben Fachkompetenz ein hohes Maß an Einfühlungsvermögen und Kommunikationsfähigkeit.

2.5.5 Medizinische und pflegerische Maßnahmen bei malignen Tumoren: Übersicht

Heute werden die meisten Erkrankten tumor- und stadienabhängig von Anfang an mit **multimodalen Therapiekonzepten** aus mehreren Therapiebausteinen behandelt. Dabei werden die **antineoplastischen Therapien** zur Entfernung/Vernichtung von Tumorzellen von den **supportiven** *(unterstützenden)* **Therapien** (➤ 2.5.12) unterschieden. Bei bestimmten Tumoren sind zudem die Befunde der molekularen Tumordiagnostik maßgeblich für die Wahl der (medikamentösen) Therapie. Dies wird als **personalisierte Krebsmedizin** bezeichnet.

NOTFALL

Komplikationen und Notfallsituationen sind bei onkologisch Erkrankten jederzeit im Krankheitsverlauf möglich, manchmal ist der Tumor noch gar nicht bekannt.

- Solide Tumoren können durch Raumforderung zu lebensbedrohlichen Komplikationen führen, z. B.:
  - Hirntumoren zu Krampfanfällen (➤ 15.5) und Hirndrucksteigerung (➤ 15.2.5),
  - Lungenkarzinome und Lymphome im Bereich der herznahen Gefäße durch Behinderung des venösen Rückflusses zu **oberer Einflussstauung** mit Dyspnoe (➤ 3.1.1) oder Herzversagen,
  - Tumoren im Bauch durch Behinderung der Magen-Darm-Passage zum (Sub-)Ileus (➤ 8.1.7).
- Leukämien und Lymphome, aber auch Zytostatikatherapie können durch Knochenmarksuppression einen hochgradigen Granulozytenabfall verursachen; eine bakterielle Infektion kann dann in kürzester Zeit in eine Sepsis (➤ 13.3) münden. Schleimhautblutungen z. B. in Mund, Magen oder Darm können Folge einer Thrombozytopenie sein.

2

- Tumorblutungen oder Einwachsen des Tumors in eine Arterie können innerhalb kurzer Zeit zu großen Blutverlusten bis hin zum Schock oder Verbluten führen.
- Tumorbedingte Pleuraergüsse (➤ 3.2.7) können die Atmung behindern.
- Besonders Lungen- und Mammakarzinome verursachen durch botenstoff- oder metastasenbedingten Knochenabbau eine Hyperkalzämie (➤ 10.11.2).
- Bei Knochenmetastasen sind pathologische Frakturen (Knochenbrüche) und Querschnittssyndrom (➤ 15.13) mit Schmerzen und neurologischen Ausfällen möglich.

2.5.6 Operative Tumorentfernung

Bei fast allen soliden Tumoren ist eine **operative Tumorentfernung** sinnvoll. Ziel ist die vollständige Entfernung des Tumors im Gesunden. Außerdem werden nahezu immer die tumornahen Lymphknoten zumindest teilweise entfernt, da ein Befall oder Nichtbefall der Lymphknoten die weitere Therapie beeinflussen kann.

Ist eine komplette Entfernung des Tumors nicht möglich, so verbessert eine weitestmögliche Tumorreduktion die Erfolgschancen nachfolgender Therapien und verhindert lokale Komplikationen (z. B. durch Kompression von Nachbarorganen).

Im Zusammenhang mit der operativen Tumortherapie (selten auch mit einer Strahlentherapie) werden häufig die Begriffe „adjuvant" und „neoadjuvant" benutzt:

- **Adjuvante Therapien** (*lat.* ergänzend, unterstützend) erfolgen nach der Operation, um ein späteres Rezidiv durch kleinste, diagnostisch nicht fassbare Metastasen zu vermeiden (z. B. adjuvante Strahlentherapie der Restbrust und Tamoxifengabe nach Brustkrebsoperation).
- **Neoadjuvante Therapien** sollen den Tumor präoperativ verkleinern, um bessere Bedingungen für die Operation zu schaffen *(downstaging)*, etwa eine neoadjuvante Chemotherapie, um überhaupt kurativ operieren zu können.

2.5.7 Zytostatikatherapie

DEFINITION

Zytostatika: natürliche oder synthetisch hergestellte Substanzen, welche die Zellteilung stören bzw. verhindern. Eingesetzt v. a. zur Behandlung maligner Erkrankungen (dann auch als **Chemotherapie** bezeichnet), einige Substanzen außerdem zur Immunsuppression (Unterdrückung der körpereigenen Abwehr ➤ 12.2.4) nach Transplantation oder bei Autoimmunerkrankungen. Bei den in der Krebstherapie erforderlichen Dosierungen nebenwirkungsreich und mit geringer therapeutischer Breite.

Zytostatika sind Zellgifte, die über unterschiedliche Angriffspunkte Zellwachstum und -vermehrung hemmen. Maligne Zellen vermehren sich in aller Regel schneller und verfügen über weniger Reparaturmechanismen als gesunde Zellen, sodass Zytostatika Tumorzellen stärker schädigen als gesunde Zellen.

Substanzgruppen

Die Einteilung der Zytostatika ist nicht einheitlich. Häufig ist z. B. folgende Einteilung:

- **Antimetabolite:**
  - Werden als „falsche Bausteine" in den Nukleotidstoffwechsel eingeschleust, funktionieren dort aber nicht wie die „richtigen Bausteine" und bringen dadurch den Stoffwechsel zum Erliegen
  - Beispiele: Methotrexat (z. B. Methotrexat Lederle®), 5-Fluorouracil (5FU, z. B. Fluorouracil Hexal®), Azathioprin (z. B. Imurek®)
- **Alkylanzien/Interkalanzien:**
  - Lagern sich an die DNA an oder vernetzen diese, sodass die DNA nicht mehr verdoppelt und/oder abgelesen werden kann
  - Beispiele: Cisplatin (z. B. NeoCorp®), Cyclophosphamid (z. B. Endoxan®), Oxaliplatin (z. Oxaliplatin-GRY®)
- **Topoisomerasehemmer:**
  - Führen zu DNA-Strangbrüchen und -Vernetzungen
  - Beispiele: Doxorubicin (z. B. Doxorubicin Accord®), Epirubicin (z. B. EPI-cell®), Etoposid (z. B. Eto GRY®), Irinotecan (z. B. Irinomedac®)
- **Mitosehemmer:**
  - Verhindern die Ausbildung der Teilungsspindel
  - Beispiele: Vincristin (z. B. Cellcristin®), Paclitaxel (z. B. NeoTaxan®)
- Andere:
  - Beispiel Bleomycin (z. B. Bleomedac®)

Anwendung

Chemotherapien sind heute sowohl stationär als auch ambulant möglich (➤ Abb. 2.16). Dies hängt mit den besseren supportiven Therapien (➤ 2.5.12) und mit den modernen Verabreichungsmöglichkeiten zusammen (die Infusion kann sogar zu Hause z. B. über eine Elastomerpumpe weiterlaufen).

Dadurch begegnen Pflegende Patientinnen unter Chemotherapie im stationären Bereich, in Pflegeeinrichtungen, aber auch in der häuslichen Umgebung, wenn z. B. eine Verschlechterung des Allgemeinzustands zu (vorübergehender) Pflegebedürftigkeit geführt hat.

- Zytostatika werden überwiegend mehrfach in regelmäßigen Abständen **(Chemotherapiezyklen)** gegeben, seltener als Dauertherapie.
- **Monochemotherapien** mit nur einer Substanz sind selten. Die Regel sind **Kombinationschemotherapien.**
- Fast alle Chemotherapien sind **systemische Chemotherapien,** bei denen das Zytostatikum in den ganzen Körper gelangt. Hierzu müssen die meisten Zytostatika i. v. infundiert werden, nur wenige können oral verabreicht werden. Im Gegensatz dazu soll bei einer **regionalen Chemotherapie** eine möglichst hohe Konzentration im Tumorbereich bei geringer Belastung des übrigen Körpers erreicht werden. Beispiel ist die **intrakavitäre Chemotherapie** mit Einbringen des Zytostatikums in eine Körperhöhle, z. B. die Pleurahöhle.

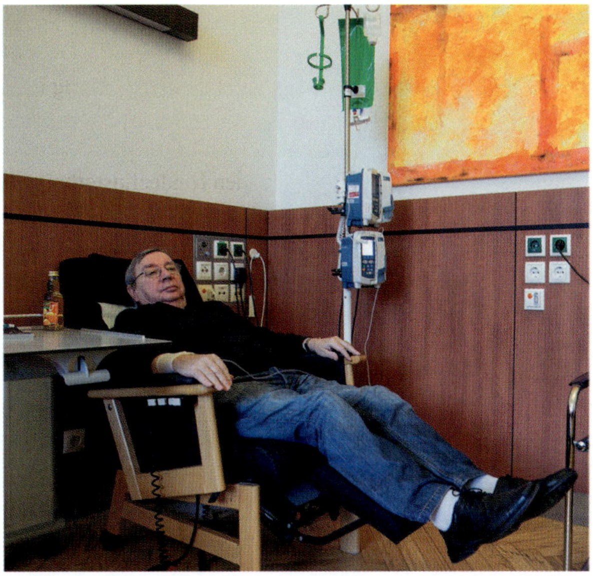

Abb. 2.16 Ambulante Chemotherapie. Viele Betroffene empfinden die „wohnlichere" Atmosphäre in einer onkologischen Praxis und die Möglichkeit, zu Hause bleiben zu können, als angenehm. [K115]

Da es sich um Zellgifte handelt, ist bei i. v. Therapien ein „sicherer" venöser Zugang wichtig. Heute wird bei Kindern und Erwachsenen praktisch immer ein **(teil-)implantierter zentralvenöser Zugang** gelegt, überwiegend ein **Portsystem.** Dieses minimiert Schmerzen und Risiken durch die Punktionen und stört zwischen zwei Zyklen nicht.

Umgang mit Zytostatika

VORSICHT

Schwangere und Stillende dürfen nicht mit Zytostatika umgehen, **Jugendliche** nur unter Aufsicht und wenn dies für ihre Ausbildung erforderlich ist!

Zytostatikalösungen werden in separaten, gekennzeichneten Räumen einer Apotheke mit speziellen Schutzeinrichtungen (z. B. Sicherheitswerkbänken) zubereitet. Danach werden sie gebrauchsfertig in speziellen Behältnissen auf die Station bzw. in die Praxis geliefert, getrennt von anderen Arzneimitteln.

Auch dort ist aber besondere Sorgfalt erforderlich, um eine Gefährdung für das Personal zu vermeiden. Bei Infusionen:

- Zytostatika werden an einem gesonderten, definierten Ort gelagert.
- Bei der Verabreichung sind spezielle Schutzhandschuhe zu tragen, ggf. auch weitergehende Schutzkleidung. Zytostatikabeutel nur mit Schutzhandschuhen berühren.
- Falls noch erforderlich, Infusionssysteme abseits des normalen Stationsbetriebs mit zytostatikafreier Trägerlösung über leicht abwaschbarer Oberfläche oder Einmal-Arbeitsunterlage befüllen und entlüften. Etabliert sind mittlerweile nadelfreie Zytostatika-Infusionssysteme (➤ Abb. 2.17). Eine vergleichsweise neue Entwicklung sind *geschlossene Arzneimitteltransfersysteme* (*Closed System Transfer Devices,* **CSTDs**), die das Entweichen von Zytostatika mechanisch verhindern. Aufgrund ihres Preises werden sie (noch) selten eingesetzt.
- Infusionen, Injektionen, Instillationen sind über einer saugfähigen und flüssigkeitsdichten Unterlagen anzuhängen oder zu applizieren.
- Nach Einlaufen der Infusion wird das Infusionssystem (➤ Abb. 2.17) komplett mit Spüllösung durchgespült, damit keine Zytostatikareste im System verbleiben, dann erst über einer saugfähigen, nach unten wasserundurchlässigen Unterlage mithilfe zweier Tupfer diskonnektieren und Infusionsbehälter/-system zusammen entsorgen.
- Muss eine laufende Chemotherapie abgebrochen werden, unbedingt Ruhe bewahren und die Entfernung unter Beachtung aller Regeln durchführen.
- Infusionssystem mit Restmengen, aber auch zerbrochene Tabletten oder stark kontaminierte Unterlagen in speziellen, fest verschlossenen Behälter als Sonderabfall entsorgen. Gering kontaminierte Materialien sollen ebenfalls z. B. mit einem Kunststoffbeutel umschlossen werden, können aber im Krankenhausmüll entsorgt werden (regionale Vorschriften beachten). [12]

Bei Tabletten, Kapseln *(onkologische Oralia, Zytoralia):*

- Immer getrennt von anderen Arzneimitteln bereitstellen
- Falls möglich, Tablette von der Patientin selbst unmittelbar vor der Einnahme aus der Blisterpackung entnehmen und danach die Hände waschen lassen. Ansonsten Tabletten unmittelbar vor der Verabreichung selbst mit Handschuhen in einem Einmalbecher richten, aus dem die Tablette ohne Anfassen eingenommen werden kann
- Tabletten möglichst nicht teilen. Ist ausnahmsweise Teilen, Mörsern oder Öffnen einer Kapsel erforderlich, Durchführung (nur durch erfahrene Pflegefachkräfte oder die Zytostatika her-

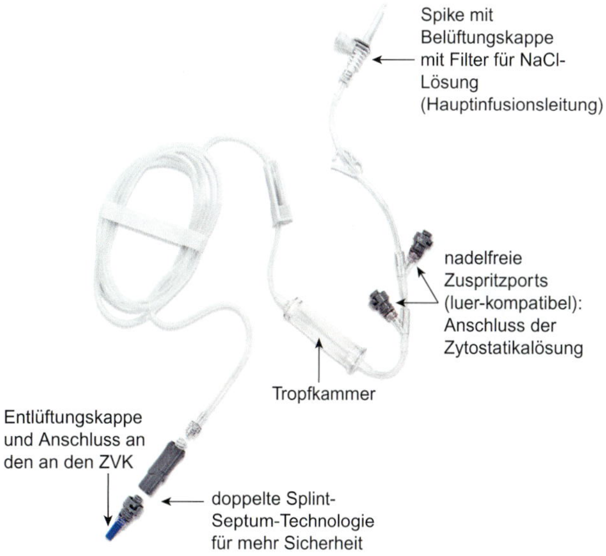

Abb. 2.17 Zytostatika-Infusionssystem. Spezielle Sicherheitseinrichtungen mindern das Risiko sowohl für die Patientin als auch die verabreichende Person. [V157]

stellende Apotheke!) nur in einem Druckverschlussbeutel zulässig. [12]

VORSICHT

Falls doch einmal **Zytostatika verspritzt** oder verschüttet worden sind:

- Kontaminierte Flächen nur mit persönlicher Schutzausrüstung reinigen. Zytostatikalösung mit Einmaltüchern aufsaugen (➤ Abb. 2.18), bei Trockensubstanzen Tuch vorher anfeuchten, scharfe Gegenstände nur mit Hilfsmitteln aufnehmen. Fläche danach mit Reinigungsmittel mehrfach reinigen, größere Flächen bis dahin kennzeichnen und absperren. Am besten **Spill-Kit** benutzen
- Bei Hautkontakt mit Zytostatika Hautbezirke sofort mit Wasser und Seife waschen, ausgiebig unter fließendem kaltem Wasser spülen, nach Spritzer in die Augen sofort mit viel Wasser gründlich spülen; danach Betriebsärztin bzw. Augen- und Betriebsärztin aufsuchen [12]

KLIMA UND UMWELT

Der Verbrauch von Zytostatika und zielgerichteten Medikamenten steigt und wird voraussichtlich weiter zunehmen. Entsprechend nimmt auch die durch sie bedingte Umwelt- und Gesundheitsbelastung zu.
Ein Teil davon ist nicht zu verhindern, etwa dass Substanzen und deren Stoffwechsel-/Abbauprodukte mit den Ausscheidungen ins Abwasser gelangen. Um die Gefahren für sich und andere möglichst gering zu halten, soll aber darauf geachtet werden, dass möglichst keine Zytostatika unkontrolliert entweichen und Abfälle korrekt entsorgt werden. Leider werden diesbezüglich nicht alle Möglichkeiten ausgeschöpft, z. B. aus unzureichendem Gefahrenbewusstsein, Bequemlichkeits- oder Kostengründen.

Zytostatikaparavasate

Ein **Paravasat** ist eine unbeabsichtigte Injektion oder Leckage von Medikamenten aus einer Vene in das umgebende Gewebe während der i. v.-Applikation. [13]

Je nach Substanz können **Zytostatikaparavasate** (➤ Abb. 2.19) ernste Schäden bis zu flächigen Nekrosen nach sich ziehen. Periphere Venenkatheter am Handrücken, Handgelenk oder in der Ellenbeuge sind besonders anfällig für ein Paravasat und dürfen deshalb für die Zytostatika-Applikation nicht verwendet werden. Aber selbst (teil-)implantierte ZVKs bzw. Ports schützen nicht zu 100 % vor Paravasaten.

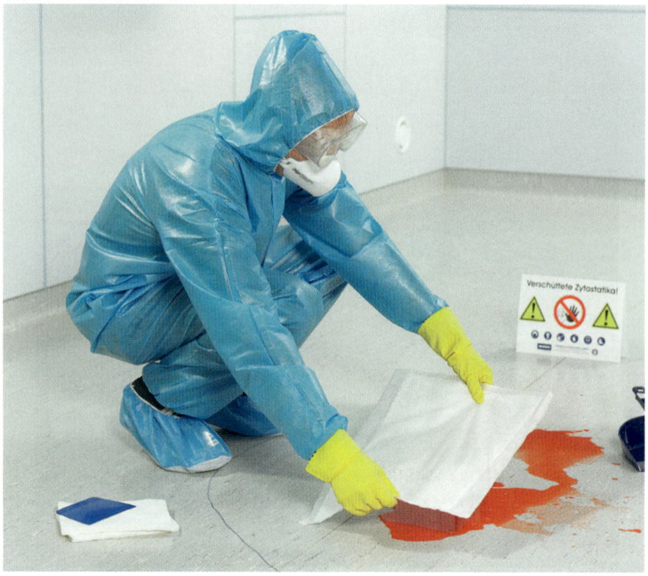

Abb. 2.18 Aufnehmen von Zytostatikalösung. Spill-Kits enthalten die notwendige Ausrüstung zur Beseitigung verschütteter Zytostatika. [V714]

Ein Zytostatikaparavasat ist immer ein Notfall, bei dem unverzüglich gehandelt werden muss: [13], [14]

- Infusion sofort stoppen
- Venösen Zugang zunächst belassen
- Sofort erfahrene Onkologin hinzuziehen
- Paravasatnotfallset (➤ Abb. 2.19) holen. Dieses muss auf Station/in der Praxis vorhanden sein, wenn Zytostatika appliziert werden, und u. a. eine Anweisung der Apotheke zur substanzspezifischen Behandlung von Paravasaten enthalten
- Auf Eigenschutz achten, Handschuhe anziehen
- Einmalspritze auf Zugang aufsetzen und langsam so viel Paravasat wie möglich aspirieren
- Keinen Druck auf das Paravasatgebiet ausüben
- Venösen Zugang dann unter Aspiration entfernen
- Mit einer Subkutannadel durch Einstechen in das Paravasatgebiet weitere Zytostatikalösung bei Bedarf aspirieren
- Betroffene Extremität, wenn möglich und indiziert, unabhängig von der Substanz ruhigstellen und/oder hochlagern, weitere sub-

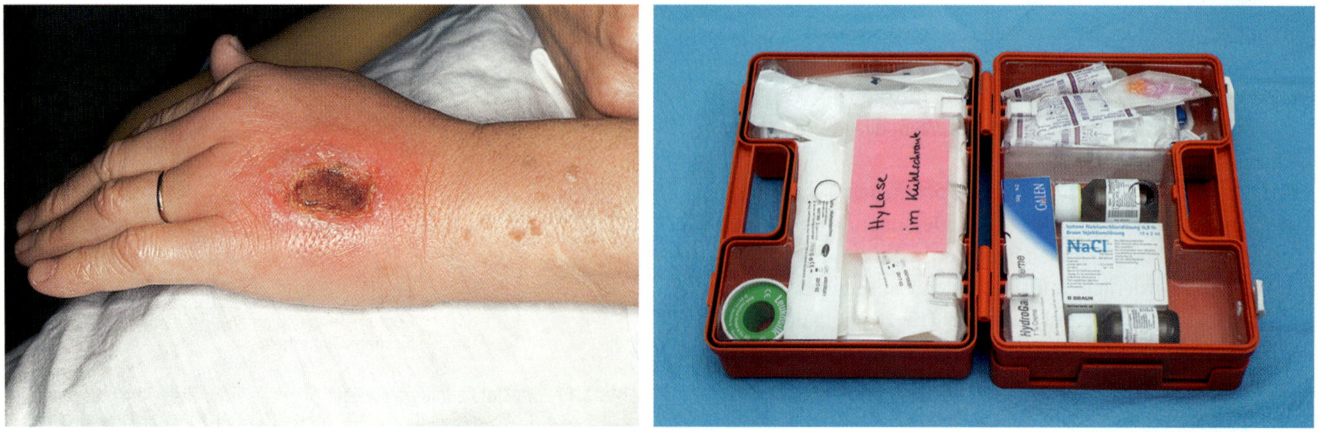

Abb. 2.19 Links Paravasat [E538], rechts Paravasatnotfallset. [K115]

stanzspezifische Maßnahmen nach Anordnung/hausinternem Standard durchführen
- Ereignis dokumentieren, ggf. fotografieren
- Patientin über den Vorfall informieren und weiter beobachten
- Bei stark gewebetoxischen Verbindungen innerhalb von 24 Std. plastische Chirurgin konsultieren.

Mögliche weitere Maßnahmen (z. B. Anwendung von Kälte, Wärme, Einsatz spezifischer Antidote, Operation) hängen vom Zytostatikum ab.

Akute Nebenwirkungen

Zytostatika schädigen nicht nur Tumorzellen, sondern alle Zellen, und zwar umso stärker, je schneller diese sich teilen. Entsprechend ist ein Großteil der **akuten Zytostatikanebenwirkungen** auf die Schädigung der Wechselgewebe zurückzuführen.

Übelkeit und Erbrechen

Die meisten Zytostatika führen durch Aktivierung des Brechzentrums im Gehirn ohne Behandlung zu **Übelkeit und Erbrechen,** allerdings in sehr unterschiedlichem Ausmaß. Differenziert werden **akutes Erbrechen** innerhalb der ersten 24 Std. nach Zytostatikagabe, **verzögertes Erbrechen** nach mehr als 24 Std. (in der Regel Tag 2–5) und **antizipatorisches Erbrechen** vor oder während der Zytostatikagabe infolge der Erwartungsangst und schlechter Vorerfahrungen. Übelkeit und Erbrechen durch Zytostatika werden auch als **CINE** *(chemotherapieinduzierte Nausea und Erbrechen)* bezeichnet.

Während Übelkeit von den meisten Patientinnen noch als erträglich empfunden wird, belastet Erbrechen sehr. Liegt das Risiko von Erbrechen über 10 %, erfolgt deshalb routinemäßig eine medikamentöse Prophylaxe, deren Intensität vom sog. emetogenen Potenzial des Zytostatikums abhängt. Bei schlechten Erfahrungen wird bei weiteren Zyklen die Medikation angepasst (➤ Tab. 2.6, ➤ 8.1.3). [15]

Tab. 2.6 Übersicht über die supportiven Maßnahmen zum Abfangen der Nebenwirkungen durch die Tumortherapie (Schmerztherapie ➤ 2.5.13). MASCC = *Multinational Association of Supportive Care in Cancer*

Betroffene Patientengruppen	Maßnahmen
Prophylaxe und Therapie von Übelkeit und Erbrechen (falls durch Zytostatika hervorgerufen, auch chemotherapieinduzierte Nausea und Erbrechen = CINE genannt)	
• Patientinnen mit Zytostatikatherapie • Patientinnen mit zielgerichteter Therapie • Patientinnen mit Strahlentherapie v. a. des Bauchraums	• Medikamentöse Prophylaxe gemäß der MASCC-Leitlinie [15], [16] je nach emetogenem Potenzial der Therapie Gabe von Dopamin-Antagonisten (z. B. Metoclopramid ➤ 8.2.3, möglichst nicht bei Kindern), 5-HT_3-Antagonisten (z. B. Granisetron, Palonosetron ➤ 8.2.3), Glukokortikoiden (➤ 12.2.3), Neurokinin-(Rezeptor-)Antagonisten (z. B. Aprepitant), Olanzapin • Ggf. Optimierung der Prophylaxe mit Hilfe eines CINE-Tagebuchs • Ernährungsberatung: – Mehrere kleine Mahlzeiten, Wunschkost – Verträglichkeit kalter und „trockener" Speisen wie Reis, Kartoffeln, Nudeln, Brot oft besser, süßer, fetter, stark gebratener/gesalzener Speisen oft schlechter – Ausreichende Flüssigkeitszufuhr (Lieblingsgetränke anbieten) • Unterstützend, v. a. bei antizipatorischem Erbrechen, z. B. Entspannung (etwa durch Fantasiereisen, progressive Muskelentspannung, Musik, Malen), Hypnose, Patienteninformation und Beratung zur CINE-Entstehung
Prophylaxe und Therapie von Infektionen	
Alle Patientinnen mit krankheits- oder therapiebedingtem Leukozyten-, v. a. Granulozytenmangel; besonders häufig unter Zytostatikatherapie	Meist Risikogruppe 1 = mittelschwere Abwehrschwäche, jedoch auch abhängig von weiteren Risiken wie z. B. Mundulzera (Risikogruppen 2/3 sowie weitere Details ➤ 12.2.1). Infektionsprophylaxe (➤ 12.2.1): • Im Krankenhaus Schutzisolierung • Patientenedukation zu möglichen Ansteckungsrisiken und Präventionsmöglichkeiten zu Hause Früherkennung von Infektionen (Sepsisentwicklung aus Symptomfreiheit innerhalb von Stunden möglich ➤ 12.2.1): • Mehrmals tägliche Temperaturkontrollen • Tägliche Körperinspektion auf Entzündungszeichen • Beratung ambulanter Patientinnen, dass sie bei > 38 °C Fieber unverzüglich eine Ärztin aufsuchen müssen (→ Notaufnahme, stationäre Behandlung) • Evtl. Gabe von Wachstumsfaktoren der Blutbildung, z. B. G-CSF bei Agranulozytose
Hautpflege bei Bestrahlung	
Patientinnen mit Strahlentherapie und (Gefahr von) Dermatitis der Hautregion im Bestrahlungsgebiet	• Verwendung von Haut-pH-neutralen Waschlotionen und Cremes ohne Duftstoffe, Benutzung von Deos möglich • Ggf. prophylaktisches Auftragen von Lokaltherapeutika, z. B. Calendula-Creme, 1 % Silbersulfadiazin • Kurzes Duschen und Haarewaschen erlaubt • Bei Juckreiz und Rötung feuchte Umschläge, desinfizierende Lösungen 2- bis 3-mal täglich) und kortikoidhaltige Cremes nach Anweisung des Strahlentherapeuten bzw. Onkologen • Luftdurchlässige, lockere Kleidung im Bestrahlungsgebiet; Auflegen dünner Seidentücher auf erwärmte und gerötete Haut • Im bestrahlten Gebiet kein Kratzen, „Rubbeln", Pflaster, keine Einschnürungen, Nähte, Gummibänder, keine direkte Sonnenstrahlung, Injektionen, Schwimmen, Sauna [17], [18]

Tab. 2.6 Übersicht über die supportiven Maßnahmen zum Abfangen der Nebenwirkungen durch die Tumortherapie (Schmerztherapie ➤ 2.5.13). MASCC = *Multinational Association of Supportive Care in Cancer (Forts.)*

Betroffene Patientengruppen	Maßnahmen
Hautpflege bei Chemotherapie und zielgerichteten Therapien	
Patientinnen mit trockener Haut, Juckreiz und Exanthem (Rötung, Schuppung, teilweise akneähnliche Pusteln, oft großflächig)	• Schutz der Haut vor Hitze, Sonnenstrahlung, Tragen von lichtundurchlässiger Kleidung • Kurzes, warmes (nicht heißes) Duschen und Haarewaschen möglich, Haut nur vorsichtig trocken tupfen • Keine Nassrasur (Verletzungsgefahr) • Verwendung von Haut-pH-neutralen Waschlotionen und Cremes ohne Duftstoffe, Deobenutzung erlaubt • Mind. 2-mal täglich Hautpflege mit ureahaltigen Cremes oder anderen feuchtigkeitsspenden Lotionen • Tragen von luftdurchlässiger, lockerer Kleidung, die nicht reibt, kratzt oder einschnürt • Ggf. Antibiotikagabe nach Arztanordnung, um die Schwere der Hautreaktion abzumildern
Mundschleimhautpflege	
• Patientinnen mit Zytostatikatherapie/zielgerichteten Therapien • Patientinnen mit Strahlentherapie (Dermatitis der Hautregion im Bestrahlungsgebiet, orale Mukositis v. a. bei Bestrahlung des Kopf-Rachen-Raums)	Zähne/Mundschleimhaut vor der Therapie: • Zahnärztliche Untersuchung, ggf. Sanierung möglicher Infektionsherde • Spezielle Prophylaxe: orale Kryotherapie bei Bolusgabe von 5-Fluorouracil oder Hochdosis-Melphalan, z. B. durch Lutschen von Eiswürfeln während der Chemotherapiegabe [19], [20] Zahn-, Mundpflege während der Therapie: • Zahn- und Zungenreinigung mit weicher Zahnbürste (mind. 90 Sek.), Benutzung von Zahnseide wenn möglich (Vorsicht, Blutungsgefahr bei Thrombopenie ➤ 11.2.1) • Alternativ, z. B. wenn Putzen nicht möglich, Schaumstoffstäbchen zum Plaquelösen verwenden • Bei Mundtrockenheit zuckerfreie Kaugummis, Speichelersatz • 4- bis 6-mal täglich Basismundspülungen z. B. mit Mineralwasser, NaCl 0,9 %. In der Neutropenie (➤ Tab. 11.1) zusätzlich 2-mal täglich chlorhexidin- oder octenidinhaltige Mundspüllösungen ohne Alkohol • Candidiasis-Prophylaxe nach hausinternem Standard • Ggf. Antibiotikaprophylaxe
Ernährungstherapie	
Patientinnen mit krankheitsbedingter Gewichtsabnahme, Appetitlosigkeit, Zytostatika-/Strahlentherapie	• Erhebung von Ernährungszustand und Gewicht bei allen Patientinnen (➤ 7.1.1, ein unbeabsichtigter Gewichtsverlust > 10 % in den letzten sechs Monaten bedeutet auch bei Übergewicht Mangelernährung), ggf. Ernährungsprotokoll/-anamnese • Bestmöglichste Kontrolle von Symptomen, welche die Ernährung beeinträchtigen, z. B. Übelkeit, Erbrechen, Mukositis • Bei Mangelernährung: – Schritt 1: Ernährungsberatung, Wunschkost oder leichte Vollkost – Schritt 2: Ergänzung mit oraler Trinknahrung als Zwischenmahlzeit – Schritt 3: Ernährung über enterale Sonde – Schritt 4: parenterale Ernährung • Keine einseitigen Diäten, keine „Krebsdiäten" zum „Aushungern" des Tumors! • Postoperative Ernährung nach Operationen an Magen-Darm-Trakt und Pankreas ➤ Kap. 8, ➤ Kap. 9
Bewegungstherapie	
Alle Patientinnen	Ermutigung zu Bewegung im Alltag und zu Sport, angepasst an die Erkrankung und unter Beachtung von Kontraindikationen, z. B. nicht in den ersten 1–2 Tagen nach Zytostatikagabe, bei Fieber. (Zusätzlich) Bewegungstherapie unter fachkundiger Aufsicht, z. B. im Rahmen von Sportangeboten an Tumorzentren [21]

Blutbildveränderungen

Zytostatika schädigen die blutbildenden Zellen im Knochenmark. Diese **Knochenmarksuppression** ist nicht selten dosisbegrenzend.

- Der Abfall der Leukozyten, insbesondere der Granulozyten *(Granulozytopenie)*, bedingt eine erhöhte Infektionsgefahr. Je niedriger die Granulozyten sind und je länger der Abfall dauert, desto höher ist die Infektionsgefahr. Entsprechend werden die Maßnahmen gestuft (➤ Tab. 2.6, ➤ 12.2.1).
- Auch die Thrombozyten fallen ab *(Thrombozytopenie)*. Ein erhöhtes Blutungsrisiko bei Verletzungen/Eingriffen besteht meist unterhalb 50.000–100.000 Thrombozyten/μl Blut, das Risiko von Spontanblutungen unterhalb 20.000–30.000 Thrombozyten/μl Blut. Entsprechend ist der Schutz vor Verletzungen wichtig (➤ 11.2.1), zumal Verletzungen gleichzeitig Eintrittspforten für Keime sind. Unter 10.000 Thrombozyten/μl Blut werden Thrombozytenkonzentrate erforderlich (➤ 11.2.5).
- Die **Anämie** tritt schleichend ein (➤ 11.3). Ggf. ist die Gabe von Erythrozytenkonzentraten nötig (➤ 11.2.5).

Blutbildkontrollen

Auch zwischen den Chemotherapiezyklen sind 1- bis 2-mal wöchentlich Blutbildkontrollen erforderlich, um v. a. bei einem Granulozyten- und/oder Thrombozytenabfall schnell entsprechende Schutzmaßnahmen einleiten zu können.

Nebenwirkungen an den Schleimhäuten

Häufige **Nebenwirkung an den Schleimhäuten** ist eine **Mukositis** *(Schleimhautentzündung).*

Am häufigsten ist eine **orale Mukositis** *(Mundschleimhautentzündung).* In leichten Fällen ist die Mundschleimhaut gerötet, in schweren kann die Patientin wegen zahlreicher schmerzhafter Ulzera nicht mehr essen. Sorgfältige Mundhygiene wirkt vorbeugend und lindernd und sollte frühzeitig beginnen (➤ Tab. 2.6).

Leitsymptome einer **Ösophagitis** *(Speiseröhrenentzündung)* sind Schluckbeschwerden und retrosternale Schmerzen im Zusammenhang mit dem Essen. Hauptbeschwerden bei **gastrointestinaler Mukositis** *(Magen-Darm-Schleimhautentzündung)* sind Bauchschmerzen und Diarrhö (Ernährung ➤ Tab. 2.6).

Haarausfall

Eine der bekanntesten Nebenwirkungen von Zytostatika ist der **Haarausfall** *(Alopezie).* Er hängt stark vom eingesetzten Zytostatikum ab und kann bis zum völligen Verlust nicht nur des Kopfhaars, sondern auch von Augenbrauen, Wimpern und übriger Körperbehaarung führen.

Medizinisch ist der Haarausfall nicht bedeutsam, sofern die Kopfhaut gepflegt und vor Sonne und Kälte geschützt wird. Der Haarverlust wird aber nach außen sichtbar, beeinträchtigt das Körperbild und belastet viele Betroffenen psychisch stark.

Patientinnen, bei denen mit starkem Haarausfall zu rechnen ist, sollten deshalb frühzeitig über die Möglichkeiten beraten werden, den Haarverlust zu kaschieren, v. a. durch Tücher/Turbans und Perücken (➤ Abb. 2.20). Dann können sie sich später frei entscheiden, womit sie sich am wohlsten fühlen. Es gibt auch Seminare, in denen Frauen u. a. spezielle Techniken zum Nachschminken von Brauen und Wimpern erhalten.

Bald nach Ende der Chemotherapie beginnen die Haare wieder nachzuwachsen. Nach etwa einem Vierteljahr ist meist kein Tuch oder Perücke mehr nötig.

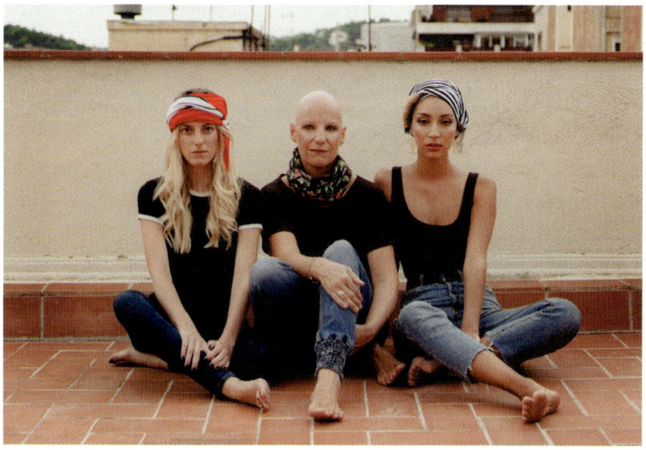

Abb. 2.20 Haarausfall bei Chemotherapie – so unterschiedlich wie die Menschen ist auch der Umgang damit. [J812-013]

Nebenwirkungen an den Keimdrüsen

Die Zytostatika ziehen auch Hoden und Eierstöcke und die Samen- bzw. Eizellen darin in Mitleidenschaft. Daraus resultieren eine Fruchtbarkeitsminderung bis zur **Sterilität** sowie v. a. bei Frauen **Hormonmangelerscheinungen.** Beide können vorübergehend oder dauerhaft sein. Außerdem sind Zytostatika mutationsauslösend und teratogen, d. h., sie rufen Fehlbildungen beim Ungeborenen hervor.

Deshalb müssen Frauen und Männer während und bis zwei Jahre nach der Chemotherapie auf eine zuverlässige Empfängnisverhütung achten. Männern mit noch nicht abgeschlossener Familienplanung wird Tiefkühllagerung einer Samenspende empfohlen. Frauen können befruchtete oder unbefruchtete Eizellen oder Eierstockgewebe einfrieren lassen. Außerdem kann versucht werden, die Eierstöcke medikamentös „stillzulegen".

Weitere Nebenwirkungen

Weitere Nebenwirkungen sind z. B. periphere Polyneuropathien, Fatigue (➤ 2.5.12), Allergien, Kreislaufreaktionen und Wachstumsstörungen bei Kindern.

Spätschäden

Nach Zytostatika ist das Risiko späterer Zweitmalignome erhöht, v. a. von Leukämien und Lymphomen. Das genaue Risiko hängt u. a. von der Grunderkrankung und zusätzlichen Therapien ab (bei zusätzlicher Strahlentherapie ist das Risiko nochmals höher).

Substanzspezifische Nebenwirkungen

Einige Zytostatika haben darüber hinaus **substanzspezifische Nebenwirkungen,** z. B. auf Herz, Lungen, Nervensystem, Nieren oder Haut. Sie können akut oder verzögert auftreten, Vorbeugung ist nur teilweise möglich.

2.5.8 Zielgerichtete Therapien

DEFINITION

Zielgerichtete Therapien *(molekularbiologische Therapien, molekulare Therapien, targeted therapies):* Arzneimittel, die durch Blockade von Botenstoffen, deren Rezeptoren auf den Zellen oder Signalwegen innerhalb der Zellen das Wachstum von Tumorzellen hemmen sollen.

Zellwachstum wird durch Botenstoffe gesteuert. Die Botenstoffe heften sich außen an Zellrezeptoren und setzen dann in der Zelle eine Reaktion in Gang, an deren Ende Zellteilung und damit Zellwachstum stehen. Vergleichbares gilt für die Blutgefäßbildung *(Angiogenese)* im Tumor. **Zielgerichtete Therapien** blockieren durch Angriff an den Botenstoffen, deren Rezeptoren oder der Signalübertragung innerhalb der Zelle diese Informationsübermittlung (➤ Abb. 2.21).

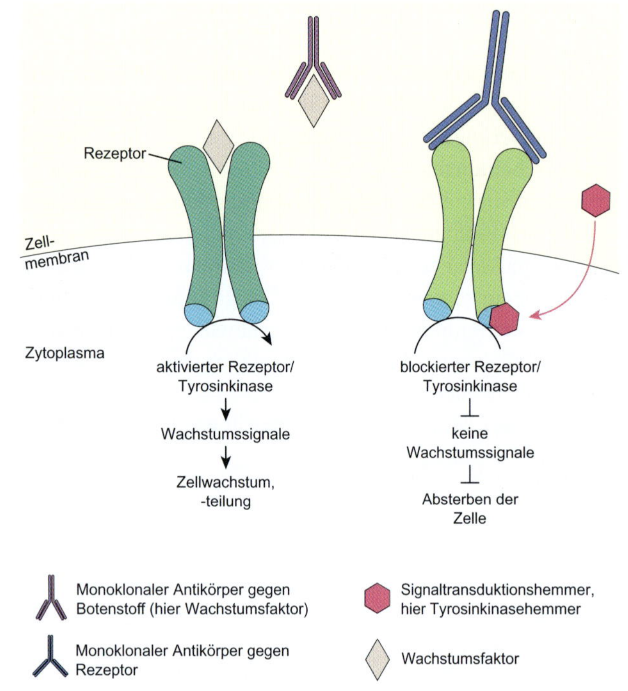

Abb. 2.21 Links normale Signalkette in der Zelle, rechts Wirkmechanismen zielgerichteter Therapien (Auswahl, stark vereinfacht). [L264]

Besonders wichtig in diesem Zusammenhang sind:

- Mehrere **epidermale Wachstumsfaktorrezeptoren** *(EGFR, epidermal growth factor receptor, auch ErbB, HER)*
- Der **vaskuläre endotheliale Wachstumsfaktor** *(VEGF, vascular endothelial growth factor)*
- Verschiedene **Kinasen,** z. B. **Tyrosinkinasen,** die Bestandteil des Wachstumsfaktorrezeptors an der Zellinnenseite sein oder frei in der Zelle vorkommen können
- Diverse **CD-Moleküle** (z. B. CD20, CD52) außen an Lymphozyten
- Der **mTor-Signalweg,** der an der Proteinsynthese beteiligt ist

Substanzgruppen

Die Einteilung der zielgerichteten Therapien (nach Substanz, nach blockiertem Signalweg) ist nicht einheitlich, was auch mit der raschen Weiterentwicklung dieser Therapien zusammenhängt. Außerdem überschneiden sich einige mit den Immuntherapien und werden teilweise zu diesen gezählt (➤ 2.5.9).

- **Monoklonale Antikörper** (Endung „mab") sind große Moleküle, die nicht in Zellen eindringen können. Entsprechend richten sie sich gegen die Botenstoffe oder deren Rezeptoren außen an den Zellen. Beispiele sind Bevacizumab (z. B. Avastin®) gegen VEGF, Cetuximab (z. B. Erbitux®) gegen EGFR1 und Rituximab (z. B. Mabthera®) gegen CD20.
  Antikörper werden auch genutzt, um Zytostatika zielgerichtet an Tumorzellen zu bringen. Der erste Namensteil solcher **Antikörper-Wirkstoff-Konjugate** bezeichnet den Antikörper, der zweite den angehängten Wirkstoff (etwa Brentuximab-Vedotin, z. B. Adcetris®, Trastuzumab-Emtansin, z. B. Kadcycla®). **Bispezifische Antikörper** (etwa Mosunetuzumab, z. B. Lunsumio®) haben mehrere Bindungsstellen und binden einerseits an der Tumorzelle und andererseits an der T-Zelle. Dadurch wird die T-Zell-vermittelte Bekämpfung der Tumorzellen verbessert.
- **Signaltransduktionshemmer** (Endungen „mib", „nib") bezeichnet üblicherweise kleine Substanzen *(small molecules),* die in die Zellen eindringen und dort die Signalübertragung hemmen.
  - **Tyrosin-, Janus-, Multikinasehemmer** hemmen rezeptorgebundene oder freie Kinasen in der Zelle. Beispiele sind Bosutinib (z. B. Bosulif®), Dasatinib (z. B. Sprycel®), Erlotinib (z. B. Tarceva®), Nilotinib (z. B. Tasigna®) und Sorafenib (z. B. Nexavar®). Auch **mTor-Hemmer** wie etwa Temsirolimus (z. B. Torisel®) sowie **CDK4/6-Inhibitoren** wie etwa Palbociclib (z. B. Ibrance®) sind Kinasehemmer.
  - **Proteasominhibitor** (Beispiel Bortezomib, z. B. Bortezomib STADA®) hemmen den Abbau nicht mehr benötigter Eiweiße, die sich dann in der Zelle anhäufen.
  - **PARP-Inhibitoren** (etwa Olaparib, z. B. Lynparza®) beeinträchtigen die Fähigkeit der Tumorzelle, DNA-Schäden zu reparieren.

Anwendung

Monoklonale Antikörper werden in präparatabhängigen Abständen i. v. infundiert, Signaltransduktionshemmer sind meist eine orale Dauertherapie.

Nebenwirkungen

Zwar sind die genannten Rezeptoren und Signalwege bei Tumorzellen besonders stark vorhanden bzw. aktiv, aber auch gesunde Zellen funktionieren hierüber. Daher treten auch bei zielgerichteten Therapien Nebenwirkungen auf und sind regelmäßige ärztliche Kontrollen sowie eine zuverlässige Empfängnisverhütung nötig.
Hauptnebenwirkungen sind:

- Infusionsreaktionen bei Antikörpern, etwa Unruhe, Übelkeit, Kreislaufreaktionen
- Blutbildveränderungen
- Müdigkeit, Kopfschmerzen
- Übelkeit, Erbrechen und Diarrhö
- Infektionen
- Hautnebenwirkungen, v. a. ein akneähnlicher Hautausschlag (➤ Abb. 2.22), trockene, rissige Haut, Juckreiz, ein **Hand-Fuß-Syndrom** (Hauterscheinungen bis zu Hautulzera, Sensibilitätsstörungen an Händen und Füßen), Wundheilungsstörungen, Nagelbettentzündungen, Haarausfall

2.5.9 Immuntherapien

Immuntherapien sollen die körpereigene Abwehr bei ihrem Kampf gegen den Tumor unterstützen. Zu den eingesetzten Substanzen gehören z. B.:

- Botenstoffe wie etwa Interferon oder Interleukine.
- **Immunmodulierende** (das Immunsystem verändernden) **Substanzen** wie etwa Lenalidomid (z. B. Revlimid®). Sie hemmen z. B. die Bildung von Zytokinen oder die Gefäßneubildung oder stimulieren Abwehrzellen.
- **Checkpoint-Inhibitoren** (etwa Nivolumab, z. B. Opdivo®, Pembrolizumab, z. B. Keytruda®). **Immun-Checkpoints** sind Rezeptoren auf T-Zellen, welche die T-Zellen hemmen oder aktivieren. Tumorzellen können hemmende Checkpoints „besetzen" und so der Vernichtung durch T-Zellen entgehen. Checkpoint-Inhibitoren heben diese „T-Zell-Blockade" auf und aktivieren dadurch die T-Zellen zur Tumorbekämpfung. Sehr häufige Nebenwirkung sind teils schwere Autoimmunreaktionen, die auch noch längere Zeit nach Therapiebeginn einsetzen können.
- Bispezifische (monoklonale) Antikörper (➤ 2.5.8).
- Körpereigene, im Labor veränderten Lymphozyten. T-Lymphozyten werden der Patientin entnommen, gentechnisch so verändert, dass sie an Tumorzellen bindende Antigenrezeptoren (**CAR,** kurz für *chimärer Antigenrezeptor*) auf ihrer Oberfläche zeigen, und der Patientin infundiert. Nach Bindung an Tumorzellen differenzieren die CAR-T-Zellen zu zytotoxischen T-Zellen, welche den Tumor bekämpfen. Diese **CAR-T-Zell-Therapie** zählt zu den *Gentherapien.* Indikationen sind bestimmte Leukämien und Lymphome, Beispiele u. a. Kymriah® und Yescarta®. Nebenwirkungen umfassen u. a. ein teils lebensbedrohliches **Zytokin-Freisetzungssyndrom** mit massiver Entzündungsreaktion durch einen *Zytokinsturm.*
- **mRNA-basierten Krebstherapien** (derzeit in Studien getestet). Im Labor wird mRNA hergestellt, welche bestimmte *Tumorantigene* codiert. Diese wird der Patientin als „Tumorimpfung" verabreicht und soll zu einer Immunreaktion gegen den Tumor führen, welche die Tumorzellen dann zerstört.

2.5.10 Hormontherapie

Insbesondere Tumoren der Geschlechtsorgane können hormonabhängig wachsen. Eine **Hormontherapie** (genauer, **Hormonentzugstherapie**) soll die Bildung oder Wirkung des wachstumsfördernden Hormons unterdrücken (➤ 20.2.3, ➤ 22.2.1). Beispiele:

- Verminderung der Geschlechtshormonbildung, indirekt z. B. durch GnRH-Analoga wie etwa Buserelin (z. B. Suprefact®) oder direkt durch Aromatasehemmer wie Anastrozol (z. B. Anastro-HEXAL®)
- Verminderung der Hormonwirkung infolge Rezeptorblockade durch **Antihormone** wie z. B. Tamoxifen (z. B. Tamoxifen AL®) oder Gabe gegensätzlich wirkender Hormone

Die Nebenwirkungen sind abhängig von der Substanz und dem blockierten Hormon, insgesamt aber verhältnismäßig gering.

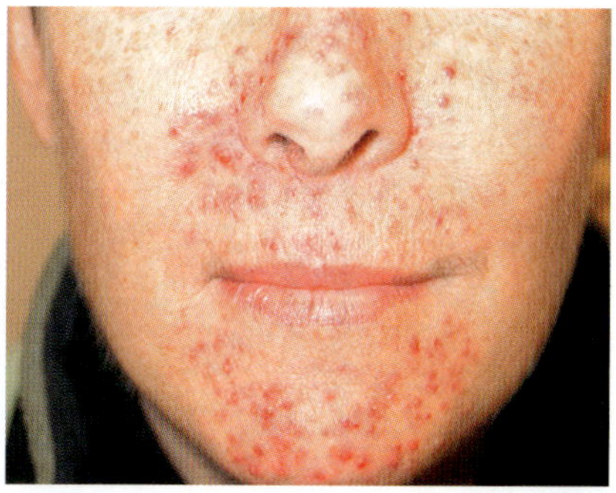

Abb. 2.22 Akneähnlicher Hautausschlag im Gesicht nach einer Behandlung gegen den epidermalen Wachstumsfaktorrezeptor (EGFR). [F385]

2.5.11 (Radiologische) Strahlentherapie

DEFINITION

(Radiologische) Strahlentherapie *(Radiotherapie):* Bestrahlung mit ionisierender Strahlung.

Gut die Hälfte der Krebspatientinnen erhält im Laufe der Erkrankung eine **Strahlentherapie.** Sie kann mit kurativer oder palliativer Zielsetzung erfolgen. Tumor, Tumorbett oder Metastasen werden mit sehr energiereicher ionisierender Strahlung bestrahlt. Hauptwirkmechanismus sind DNA-Schäden im bestrahlten Gebiet, die von Tumorzellen schlechter repariert werden können als von gesunden Zellen und deshalb v. a. Tumorzellen absterben lassen.

Am häufigsten ist die **perkutane Bestrahlung** durch die Haut hindurch. Sie heißt auch **Teletherapie** *(Strahlenteletherapie),* weil der Tumor aus der Ferne bestrahlt wird. Im Gegensatz dazu haben Strahlenquelle und Tumor bei der **Brachytherapie** *(Kurzdistanztherapie)* Kontakt zueinander. Hierzu zählen z. B. **interstitielle** und **intrakavitäre Bestrahlungen** (z. B. „Spicken" des Tumors mit radioaktiven Kügelchen, Einlegen radioaktiver Substanzen in Körperhöhlen). Sie sind seltener und werden hier nicht weiter dargestellt (Radiojodtherapie als nuklearmedizinische Strahlentherapie ➤ 6.2.2).

Der Strahlentherapie geht immer eine exakte Bildgebung (v. a. CT, MRT) und sorgfältige Bestrahlungsplanung voraus (➤ Abb. 2.23). Anzahl und Form der Bestrahlungsfelder und Einstrahlrichtungen der Strahlenquellen werden so optimiert, dass möglichst viel Strahlung den Tumor und möglichst wenig die umliegenden Gewebe trifft. Außerdem wird die Gesamtdosis auf viele Einzeldosen (meist 20 Sitzungen in vier Wochen) verteilt, wodurch sich die gesunden, nicht aber die Tumorzellen wieder erholen.

Nebenwirkungen

Die akuten **Nebenwirkungen** entsprechen v. a. einer entzündlichen Reaktion im bestrahlten Gebiet.

- Haut: sonnnenbrandähnliche Dermatitis (➤ Abb. 2.24) → supportive Therapie ➤ Tab. 2.6
- Behaarte Haut: evtl. Haarausfall → ggf. Perücke, Mütze, Tuch
- Schädel: Kopfschmerz, Konzentrations-, Gleichgewichtsstörungen, Übelkeit, Erbrechen → symptomatische Beschwerdelinderung, ggf. Sturzprophylaxe

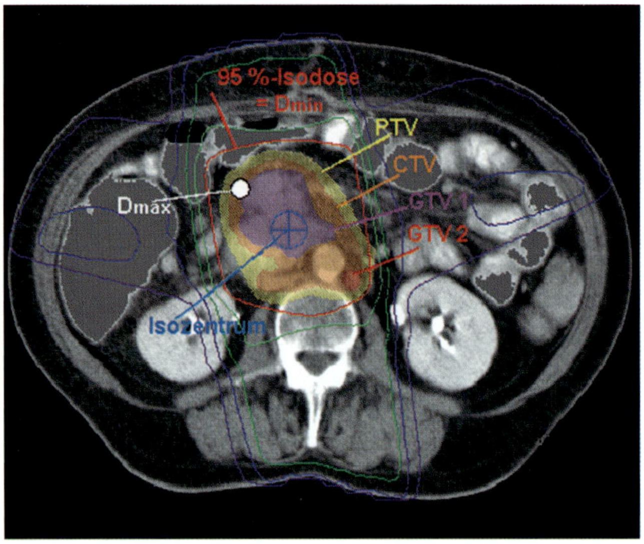

Abb. 2.23 Bestrahlungsplanung. Jeder Strahlentherapie geht eine sorgfältige Bestrahlungsplanung voraus, um den Tumor mit einer hohen Strahlendosis zu bestrahlen und die Nachbargewebe weitestmöglich zu schonen. [S008–4]

- Mundschleimhaut: orale Mukositis bis hin zu Ulzera, Parodontose, Geschmacksverlust, Mundtrockenheit (oft irreversibel) → supportive Therapie ➤ Tab. 2.6
- Knochenmark: Leuko-, Thrombozytopenie, Anämie → supportive Therapie ➤ Tab. 2.6
- Lungen: Dyspnoe → kein Rauchen, Atemübungen, Inhalationen
- Magen, Dünndarm: Übelkeit, Erbrechen, Diarrhö, Bauchschmerzen, blutiger Stuhl → supportive Therapie ➤ Tab. 2.6
- Rektum: schmerzhafter Stuhldrang, Obstipation, Blutbeimengungen → entzündungshemmende Zäpfchen, Obstipationsprophylaxe
- Harnblase: zystitisähnliche Beschwerden, Hämaturie → reichliches Trinken, möglichst kein Blasendauerkatheter

Allgemeinsymptome (Müdigkeit Schwäche, allgemeines Krankheitsgefühl) treten besonders bei großen Bestrahlungsfeldern auf.

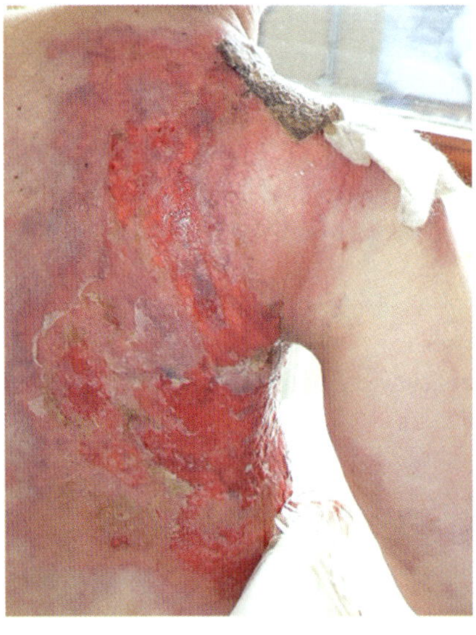

Abb. 2.24 Patientin mit bestrahlungsbedingter Dermatitis am Rücken nach Strahlentherapie wegen Brustkrebs. [M845]

Nikotinkarenz

Patientinnen mit Strahlentherapie sollten nicht rauchen. Der Tumor wird durch das Nikotin schlechter mit Sauerstoff versorgt und weniger strahlenempfindlich, die Nebenwirkungen steigen eher an.

Die wichtigsten Spätfolgen einer Strahlentherapie sind Fibrosen im bestrahlten Gebiet und Zweitmalignome, v. a. Leukämien.

2.5.12 Supportive Therapien und pflegerische Betreuung

Supportive *(unterstützende)* **Therapien** sollen die Nebenwirkungen der antineoplastischen Therapien weitestmöglich abfangen, belastende Symptome lindern und die Patientin in ihrer Ganzheit unterstützen. Die supportiven Therapien haben die Lebensqualität Betroffener erheblich verbessert und viele antineoplastische Therapien erst möglich gemacht.

Zu den supportiven Therapien zählen u. a.:

- Prophylaxe/Therapie von Übelkeit/Erbrechen (*Antiemese,* ➤ Tab. 2.6, ➤ 8.2.3)
- Prophylaxe/Therapie von Infektionen (➤ Tab. 2.6, ➤ 12.2.1, ➤ 13.2)
- Prophylaxe/Therapie von Blutungen (➤ 11.2.1)
- Prophylaxe/Therapie von Fatigue (siehe unten) und Anämie (➤ 11.3)
- Haut- und Schleimhautpflege (➤ Tab. 2.6)
- Ernährungstherapie (➤ Tab. 2.6)
- Bewegungstherapie (➤ Tab. 2.6)
- Schmerztherapie (➤ 2.5.13)
- Psychosoziale Begleitung und psychoonkologische Betreuung
- Rehabilitationsmaßnahmen

Psychosoziale Begleitung und psychoonkologische Betreuung

DEFINITION

Psychosoziale Betreuung: uneinheitlich benutzter Begriff, der meist die Begleitung von Menschen in einer großen Belastungssituation, Lebensveränderung oder persönlichen Entwicklung bezeichnet. „Praktische Lebenshilfe", die die Betroffenen in all ihren psychischen und sozialen Bedürfnissen unterstützt und z. B. auch die Beratung über/Einleitung von sozialen Hilfen umfasst. Psychosoziale Begleitung ist auch eine Aufgabe von Pflegenden in der Onkologie, gemeinsam mit anderen Berufsgruppen.

Psychoonkologie *(psychosoziale Onkologie):* wissenschaftliche Untersuchung der verschiedenen psychosozialen Aspekte im Verlauf einer malignen Erkrankung sowie psychische und soziale Begleitung und Behandlung von Krebspatientinnen und deren Angehörigen. Interdisziplinäres Aufgabengebiet, das besonders von speziell geschulten Medizinerinnen, Psychologinnen oder Sozialpädagoginnen übernommen wird.

Maligne Tumoren und deren Behandlung belasten nicht nur den Körper, sondern stellen auch eine fundamentale Lebenskrise dar. Die Patientinnen und ihre Angehörigen haben Angst vor dem, was auf sie zukommt, von der Angst, den Alltag nicht zu schaffen, über Angst vor Schmerzen und belastenden Therapien bis zur Angst vor dem Tod. Möglicherweise entwickeln sich Partnerschafts- und Familienkonflikte, auch Schuldgefühle sind möglich. Krebskranke und ihre Angehörigen bedürfen nicht nur medizinisch-pflegerischer, sondern auch (niedrigschwelliger) **psychosozialer Unterstützung.**

Die **Psychoonkologie** bewegt sich v. a. an der Schnittstelle von Psychologie, Psychotherapie, Seelsorge, Pflege und Sozialarbeit. Ziel ist es, die Lebensqualität der Patientin zu verbessern. Schwerpunkte sind die allgemeine Krankheitsverarbeitung sowie die Minderung des Gefühls von Hilflosigkeit und Ausgeliefertsein bei Angst und Depression.

Die (psychosozialen) Belastungen sollten bei allen Betroffenen durch entsprechende Screening-Instrumente ermittelt und die Patientinnen über psychoonkologische Angebote informiert werden. Psychoonkologische Aspekte fließen auch immer bei medizinisch-pflegerischen Kontakten ein, weshalb Grundkenntnisse für alle Tätigen auf onkologischen Stationen sinnvoll sind. Etwa 40 % der Betroffenen benötigen spezielle psychoonkologische Unterstützung, z. B. mit Entspannungstechniken, Psychoedukation, bestimmten kognitiven Verhaltenstherapien (➤ 16.2.2), Kunsttherapie, Einzel-/Paar-/Gruppentherapien.

Pflegerische Aspekte der psychosozialen Betreuung

Pflegende sind die meiste Zeit mit Tumorpatientinnen zusammen und erleben deren Ängste im pflegerischen Alltag. Sie müssen dann unmittelbar auf Äußerungen und Verhalten reagieren:

- Pflegefachpersonen wissen, dass der Umgang mit der Erkrankung bzw. deren Annahme phasenhaft abläuft und sich nach außen zeigen kann, z. B. als Wut, Verzweiflung, Depression, Nicht-wahrhaben-Wollen, Isolation.
- Sie akzeptieren das individuelle Bewältigungshandeln jeder Patientin und signalisieren Respekt und Wertschätzung, indem sie die jeweilige Emotion annehmen und begleiten.
- Sie vermeiden Phrasen wie „Sie müssen positiv denken“ oder „Sie müssen kämpfen“.
- Sie unterstützen eine aktive Haltung der Patientin durch Fragen nach den Bewältigungsstrategien in früheren Lebenskrisen, nach Ressourcen und nach Dingen, die die Patientin ganz konkret tun möchte oder könnte.
- Sie ermutigen die Patientin, sich aktiv Hilfe zu suchen, auch für ganz alltägliche Dinge.
- Sie fragen immer wieder nach, was die Patientin gerade braucht.

Auch Selbsthilfegruppen können die Betroffenen und ihre Familien unterstützen.

Kinder nicht vergessen

Nach wie vor oft unterschätzt wird die Belastung mitbetroffener Kinder, also Kinder mit einem an Krebs erkrankten Elternteil oder Geschwisterkind. Je nach Alter des Kindes kann der Umgang mit der Erkrankung des Elternteils recht unterschiedlich sein. So kann sich das Kind beispielsweise die Schuld an der Erkrankung des Elternteils geben. [22]
In Spezialambulanzen wie z. B. **Tigerherz** am *Comprehensive Cancer Center Freiburg (CCCF)* können Kinder, Jugendliche und Eltern sich unterstützen lassen. Zudem bieten Psychologinnen Betreuungsangebote für Kinder an.

Sterbende Kinder

Onkologische Erkrankungen im Kindesalter sind selten und mehr als 85 % der Betroffenen überlegen mindestens fünf Jahre. Onkologische Erkrankungen sind jedoch die zweithäufigste Todesursache im Kindesalter jenseits des Neugeborenalters. [11]

Eltern und Kind brauchen eine realistische Einschätzung der Krankheitssituation und die gemeinsame Formulierung von individuellen Therapiezielen. Dabei ist es nicht notwendig, auch bei infauster Prognose, Eltern und Kind die Hoffnung zu nehmen. Kinder werden altersgerecht und auf Wunsch der Eltern aufgeklärt. Es darf nicht außer Acht gelassen werden, dass Kinder vermutlich sehr deutlich spüren, wenn Erwachsene ihnen etwas vormachen oder verheimlichen wollen.

Die Betroffenen brauchen ein empathisches Betreuungsteam, dass ihnen jederzeit Handlungssicherheit vermittelt. Auch das Thema Palliativversorgung muss offen und ehrlich angesprochen werden. Die Palliativbegleitung von an einer Krebserkrankung sterbenden Kindern folgt den Leitlinien der pädiatrischen Palliativmedizin. [23]

(Krebsassoziierte) Fatigue

DEFINITION

(Krebsassoziierte) Fatigue *(tumorbedingte Fatigue, Tumorerschöpfung, cancer related fatigue, CRF)*: „Belastendes, andauerndes subjektives Empfinden physischer, emotionaler und/oder kognitiver Müdigkeit oder Erschöpfung in Zusammenhang mit einer Krebserkrankung oder -behandlung, das nicht proportional zu vorangegangener Aktivität ist und die Alltagsfunktionen beeinträchtigt“ (Def. des National Comprehensive Cancer Network, [24]). Häufiges und sehr belastendes Beschwerdebild bei und nach Tumorerkrankungen.

(Krebsassoziierte) Fatigue ist durch ein Zusammenspiel vieler und teilweise noch unbekannter Faktoren bedingt, die psychosozial, krankheits- und therapiebedingt sein können: Anämie (➤ 11.3), Gewichtsverlust/Mangelernährung, Entzündungen, hormonelle Veränderungen, Medikamentennebenwirkung, Muskelabbau/Bewegungsmangel, psychische Reaktionen auf die Erkrankung, Schlafstörungen, vom Tumor freigesetzte Zytokine, Schmerz und andere mehr.

Fatigue beeinträchtigt die Betroffenen auf mehreren Ebenen:

- Physisch, z. B. Kraftlosigkeit, Schwäche, Erschöpfung, vermehrtes Schlafbedürfnis
- Kognitiv, z. B. Denk-, Konzentrationsschwierigkeiten, Gedächtnisstörungen
- Emotional, z. B. Antriebs-, Interesselosigkeit, Energieverlust, Traurigkeit

Ruhe und Schlaf helfen nicht. Die Lebensqualität der Patientinnen ist stark beeinträchtigt.

Die Beschwerden können akut auftreten oder erst später entstehen. Dann stoßen sie oft im Umfeld auf Unverständnis, weil doch „jetzt das Schlimmste vorbei ist“.

Es gibt mittlerweile verschiedene Instrumente zur Erfassung von Fatigue (z. B das *Brief Fatigue Inventory, BFI*), meist mittels Fragebögen, die die Patientin selbst ausfüllt. Teilweise ist es schwierig

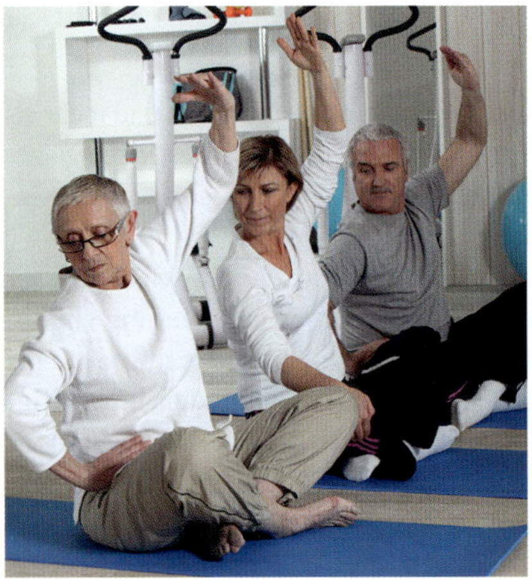

Abb. 2.25 Bewegungstherapie bei Krebs. Menschen mit Krebs profitieren von individuell angepasster körperlicher Aktivität, sei es Ergometer-Training, Walken oder Gruppengymnastik. [J787]

zu sagen, ob es sich eher um Fatigue (mit depressiver Verstimmung als Folge) oder Depression (mit Müdigkeit und Antriebslosigkeit als Symptomen) handelt.

Die Behandlung ist schwierig und sollte immer mehrere Ansätze verfolgen: [24], [25], [26], [27]

- Information der Patientin und ihrer Angehörigen
- Behandlung fassbarer körperlicher Ursachen, bestmögliche Kontrolle von Symptomen (beispielsweise Übelkeit und Erbrechen)
- Ggf. (v. a. in palliativen Behandlungssituationen) Amphetamine/-abkömmlinge; Antidepressivum bei depressionsbedingter Fatigue; Ginseng (traditionelles Mittel gegen Erschöpfung)
- Ausgewogene Ernährung entsprechend den Vorlieben der Patientin
- Körperliche Aktivität, angepasst an den körperlichen Zustand der Patientin (➤ Abb. 2.25); die Patientin wird beraten, dass sie sich nicht an der früheren Leitungsfähigkeit orientieren soll
- „Haushalten" mit der vorhandenen Kraft und Energie, keine Unter-, aber auch keine Überforderung, Prioritäten setzen, Aufgaben delegieren, Ruhepausen und Zeit für „kleine schöne Dinge" über Tag, Führen eines Energietagebuchs
- Body-Mind-Verfahren zur Verbesserung der Selbstwahrnehmung, z. B. Meditation, Atemübungen, Autogenes Training, Yoga
- Psychoonkologische/psychotherapeutische Betreuung

Positive Effekte von Bewegung

Wurde Krebserkrankten früher zu absoluter Schonung geraten, um „Kräfte zu sparen", so wird heute regelmäßige Aktivität/Training ab der akuten Krankheitsphase befürwortet. Schonung führt eher in einen Teufelskreis: Schonung → Muskelabbau, Kraftverlust → noch mehr Schonung → Verstärkung der Schwäche usw. Es gibt Hinweise, dass körperliche Aktivität der Fatigue vorbeugt. Training kann auch das Vertrauen in den eigenen Körper stärken und das psychische Befinden bessern. Gruppenaktivitäten ermöglichen soziale Kontakte in einer schwierigen Zeit, in der andere Kontakte vielleicht wegbrechen. Allerdings muss die Aktivität an den Zustand des Betroffenen angepasst werden – Überforderung schadet ebenso wie Unterforderung. [28]

2.5.13 Schmerz und Schmerztherapie

DEFINITION

Schmerz: „Schmerz ist ein unangenehmes Sinnes- und Gefühlserlebnis, das mit aktueller oder potenzieller Gewebeschädigung verknüpft ist oder mit Begriffen einer solchen Schädigung beschrieben wird. (Definition der Internationalen Gesellschaft zum Studium des Schmerzes, [29])

Total Pain (*engl.* total = völlig, total; pain = Schmerz, Qual): Begriff, der von *Cicely Saunders*, der Gründerin der Hospizbewegung, geprägt wurde. Bezeichnet den allumfassenden, absoluten Schmerz, den unheilbar Kranke individuell und unterschiedlich ausgeprägt auf körperlicher, psychischer, sozialer und spiritueller Ebene verspüren.

Schmerzen, insbesondere chronische Schmerzen, gehören zu den belastendsten und am meisten gefürchteten Symptomen (nicht nur) in der Onkologie. Mehr als die Hälfte der Krebspatientinnen hat chronische Schmerzen, bei den meisten ist aber durch angemessene **Schmerztherapie** Schmerzfreiheit oder -armut zu erzielen.

Total Pain (➤ Abb. 2.26) also ein umfassender („totaler") Schmerz, ist ein Begriff und Konzept vorrangig der Palliative Care. Cicely Saunders hat durch unzählige Gespräche mit an Tumoren erkrankten Menschen erkannt, dass Schmerz immer mehrere Dimensionen hat. Jeder körperliche Schmerz als Reaktion auf mechanische, thermische oder andere Reize hat in diesem Konzept auch eine psychische, soziale und spirituelle Dimension, wobei sich Spiritualität auf Sinnfindung und nicht auf Religiosität bezieht.

Schmerzursachen

Schmerzen bei Tumorpatientinnen können zahlreiche **Ursachen** haben:

- Tumorunabhängige Schmerzursachen, z. B. eine (vorbestehende) Migräne, Bandscheibenvorfall
- Ursachen, die zwar in Verbindung mit der Tumorerkrankung stehen, aber nicht unmittelbar krankheits- oder therapiebedingt sind, z. B. Schmerzen durch immobilitätsbedingte Verspannungen oder Dekubitus, Schmerzen durch Herpes zoster
- Therapiebedingte Ursachen, z. B. postoperative Schmerzen, polyneuropathische Schmerzen oder Schmerzen durch Mundulzera bei Chemotherapie
- Tumor-/metastasenbedingte Ursachen, z. B. Kompression von Nerven, Knochenschmerzen durch Metastasen, Kopfschmerzen durch tumorbedingtes Hirnödem

Diagnostik

Die Diagnostik ist zweigleisig:

- Differenziertes **Schmerzassessment** einschließlich Einschätzung der Schmerzintensität mittels entsprechender Instrumente (➤ Abb. 2.27), wobei für unterschiedliche Patientengruppen verschiedene Assessment-Instrumente zur Verfügung stehen [30]. **Eindimensionale Schmerzskalen** sind die **numerische Rangskala** (für Schulkinder und Erwachsene), die **visuelle Analogskala** (ab Vorschulalter) und die **Gesichtsskala** (ab

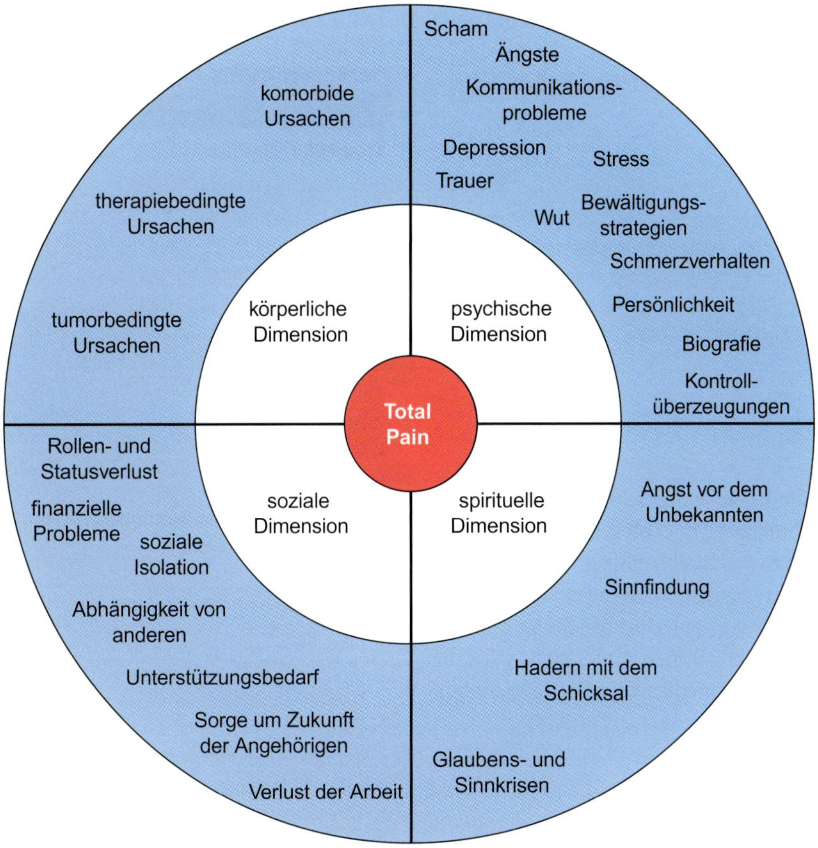

Abb. 2.26 Total Pain. Menschen mit einer unheilbaren Erkrankung und am Ende des Lebens erleben Schmerzen in unterschiedlichen Dimensionen. [L143]

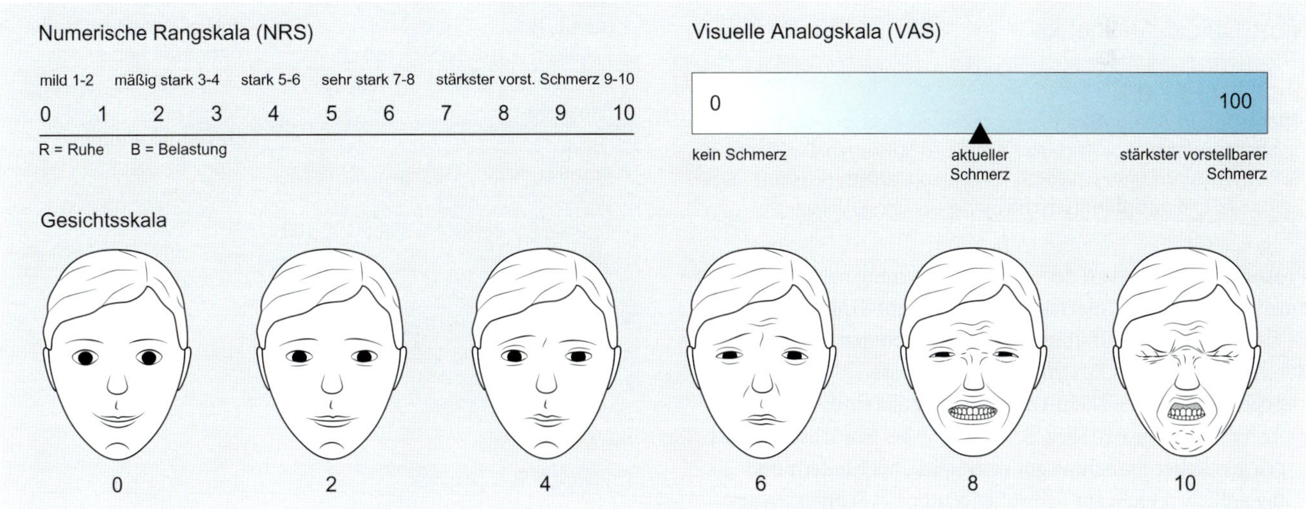

Abb. 2.27 Schmerzskalen. Oben numerische Rang- und visuelle Analogskala, unten Gesichtsskala. [L264]

etwa vier Jahren). Bei Säuglingen und Kleinkindern, die ihre Schmerzen noch nicht verbal oder durch Zeigen zum Ausdruck bringen können, beobachten Pflegende u. a. Gesichtsausdruck, Weinen, Atemmuster, Arm- und Beinbewegungen und Erregungszustand. Schmerzassessment-Instrumente sind z. B. **KUSS** *(Kindliche Unbehagens- und Schmerzskala)*, **NIPS** *(Neonatal Infant Pain Scale)* und **BSN** *(Berner-Schmerzscore für Neugeborene)*. Auch für kognitiv eingeschränkte/demenzkranke Menschen gibt es spezielle Instrumente, etwa **BESD** *(Beurteilung von Schmerzen bei Demenz)*, **BISAD** *(Beobachtungsinstrument*

für das Schmerzassessment bei alten Menschen mit Demenz) und **ZOPA** *(Zurich Observation Pain Assessment).*
- Klärung der Schmerzursache, ggf. auch mittels technischer Untersuchungen.

Schmerzassessment

Jede Patientin/Bewohnerin mit akuten und/oder chronischen Schmerzen erhält ein individuell angepasstes Schmerzassessment, dass zur Schmerzlinderung, zu Erhalt und Erreichung einer bestmöglichen Lebensqualität und Funktionsfähigkeit sowie zu einer stabilen und akzeptablen Schmerzsituation beiträgt und schmerzbedingten Krisen vorbeugt [30].

Therapie

Falls irgend möglich wird die Ursache der Schmerzen behandelt. Auch bei tumorbedingten Schmerzen gibt es oft gezielte und erfolgsversprechende Maßnahmen, z. B. eine Strahlentherapie bei Knochenmetastasen. Ist dies jedoch nicht möglich, wird eine medikamentöse Schmerztherapie eingeleitet, ebenso zur Überbrückung bis zum Wirkungseintritt der gezielten Maßnahmen. Unterstützt wird die medikamentöse Therapie durch nichtmedikamentöse Maßnahmen.

Medikamentöse Schmerztherapie

Die **medikamentöse Therapie** chronischer Schmerzen bei Tumorerkrankungen stützt sich vor allem auf die Gabe von **Analgetika** *(Schmerzmittel).* Sie werden eingeteilt in **Nicht-Opioid-Analgetika** und **Opioid-Analgetika.**

Nicht-Opioid-Analgetika

DEFINITION

Nicht-Opioid-Analgetika: Schmerzmittel, die nicht an Opioidrezeptoren angreifen. Angezeigt bei leichten bis mäßigen Schmerzen. Darüber hinaus je nach Substanz unterschiedlich ausgeprägte **antipyretische** *(fiebersenkende)* und **antiphlogistische** *(antientzündliche)* Wirkungen.

Prostaglandine sind an der Schmerzentstehung beteiligte Gewebshormone. Hauptwirkmechanismus der **Nicht-Opioid-Analgetika** ist eine verminderte Bildung von Prostaglandinen in den Geweben durch Hemmung des Enzyms **Zyklooxygenase.**
Die gebräuchlichsten Nicht-Opioid-Analgetika sind:
- Azetylsalizylsäure (ASS, z. B. Aspirin®): bei Erwachsenen und gelegentlicher Einnahme gut verträglich, bei Kindern und Jugendlichen nicht zur Selbstmedikation bei Schmerzen geeignet wegen der Gefahr eines **Reye-Syndroms** (akute Leber- und Gehirnschäden, v. a. bei gleichzeitigem Infekt). Zusätzlich Thrombozytenaggregationshemmung (➤ 11.2.2), daher Kontraindikation Blutgerinnungsstörungen. *Hauptnebenwirkungen:* Magen-Darm-Beschwerden bis hin zur oberen gastrointestinalen Blutung bei Schleimhautentzündung oder Geschwür (➤ 8.6), bei empfindlichen Menschen schon nach wenigen Tagen. Sog. **Analgetika-Asthma,** besonders bei bestehendem Asthma

Tab. 2.7 Übersicht über die Opioid-Analgetika und ihre Nebenwirkungen.

Substanz (Bsp. Handelsname)	Nebenwirkungen/Kontraindikationen
Schwache Opioide	**Nebenwirkungen:** • Obstipation (keine Gewöhnung!) → immer Obstipationsprophylaxe auf Dauer, z. B. mit Movicol® • Übelkeit, Erbrechen (für knapp eine Woche, nicht bei allen Pat.) → ggf. Antiemetika ➤ 8.2.3 • Sedierung (meist nur für wenige Tage) → Pat. informieren, dass sie kein Fahrzeug lenken soll, ggf. beim Aufstehen begleiten • Juckreiz (vorübergehend) • Dämpfung des Hustenreflexes, Atemdepression (v. a. bei Überdosierung, bei schmerzorientierter Gabe i. d. R. nicht bedeutsam) → Atmung beobachten • Tonuserhöhung im Magen-Darm-Trakt und in den Harnwegen, Kontraktion des Sphinkter oddi (geringer bei Pethidin) → Blasenentleerung überwachen • Mundtrockenheit → Flüssigkeitszufuhr erhöhen, Mundpflege intensivieren • Stimmungsänderungen • Toleranzentwicklung → bei nicht mehr notwendiger Medikation langsam ausschleichen **Kontraindikationen:** • Störungen der Atmung • Strengste Indikationsstellung in Schwangerschaft und Stillzeit und bei Alkoholkranken
Dihydrocodein retard (z. B. DHC 60/90/120 mg Mundipharma®)	
Tilidin-Naloxon: • Nichtretardiert (z. B. Tilidin comp. STADA® Tr.), Betäubungsmittelrezept erforderlich • Retardiert (z. B Tilicomp beta® Retardtabl.)	
Tramadol: • Nichtretardiert (z. B. Tramal® Lsg.) • Retardiert (z. B. Tramal® long)	
Starke Opioide (Betäubungsmittelrezept erforderlich)	
Buprenorphin: • Nichtretardiert (z. B. Temgesic® Sublingualtabl.) • Als transdermales therapeutisches System (z. B. Transtec®)	
Fentanyl: • Nichtretardiert (z. B. Actiq® Lutschtabl., Instanyl® Nasenspray) • Als transdermales therapeutisches System (z. B. Durogesic® SMAT) • Als iontophoretisches patienten-aktivierbares transdermales System (post-op.)	
Hydromorphon: • Nichtretardiert (z. B. Hydromorphon Hexal®, Palladon®) • Retardiert (z. B. Palladon® retard) • Als orales osmotisches System (z. B. Jurnista®)	
Morphin: • Nichtretardiert (z. B. Morphin Merck® Tr., Sevredol® 10/20) • Retardiert (z. B. MST 10/30/60/100/200 Mundipharma®)	
Oxycodon: • Nichtretardiert (z. B. Oxygesic®) • Retardiert (z. B. Oxycodon Hexal® ret., mit Naloxon in Targin®)	
Pethidin (z. B. Dolantin®), nur für Kurzzeittherapie	
Piritramid (z. B. Dipidolor®)	

- **Nichtsteroidale Antirheumatika** (*nichtsteroidale Antiphlogistika* ➤ 14.2.2), z. B. Diclofenac, (etwa Voltaren®), Ibuprofen (etwa Ibubeta®): gut bei Schmerzen am Bewegungsapparat, v. a. Ibuprofen auch gegen andere leichte Schmerzen. *Hauptnebenwirkungen:* Magen-Darm-Geschwüre, Analgetika-Asthma, Nierenfunktionsstörung (v. a. bei vorbestehender Einschränkung, ➤ 10.2.2), erhöhtes Herz-Kreislauf-Risiko

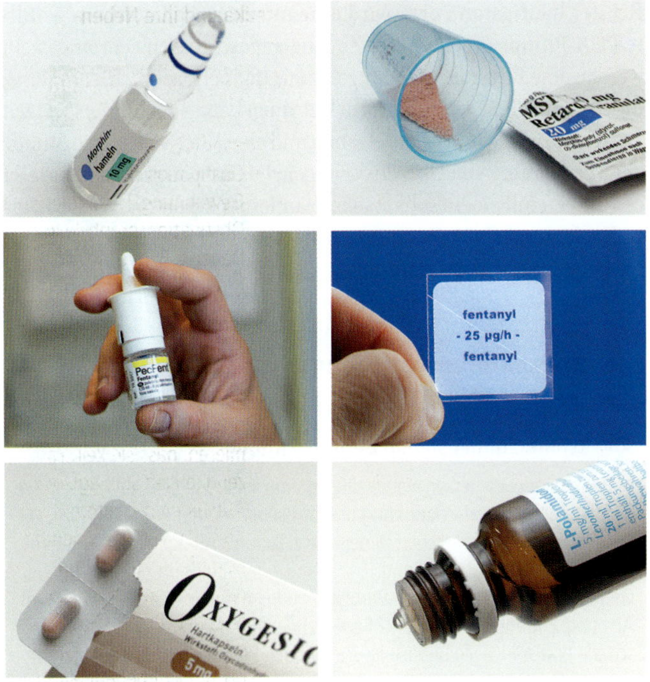

Abb. 2.28 Darreichungsformen von Opioid-Analgetika. Oben Lösung zur Injektion und Granulat zur Einnahme, Mitte Nasenspray und transdermales therapeutisches System (TTS), unten Kapseln und Tropfen zur Einnahme. [K115]

- Paracetamol (z. B. Ben-u-ron®): zusätzlicher Angriffspunkt im ZNS. Keine antientzündliche Wirkung, keine Thrombozytenaggregationshemmung. Prinzipiell gut geeignet bei leichten bis mäßigen Schmerzen sowie Fieber, auch bei Kindern, jedoch bereits bei verhältnismäßig geringer Überdosierung lebertoxisch
- Metamizol (z. B. Novalgin®): gut wirksam, auch zur Fiebersenkung, zusätzlich krampflösende Wirkung. Wegen des (geringen) Risikos einer Agranulozytose (Granulozyten < 500/µl Blut, ➤ 11.1.2) nur bei unzureichender Wirkung anderer Nicht-Opioid-Analgetika. Intravenöse Gabe möglichst als Kurzinfusion (Blutdruckabfall möglich, v. a. bei zu schneller i. v.-Gabe)

Auch wenn Nicht-Opioid-Analgetika teilweise nicht rezeptpflichtig sind – harmlos sind sie nicht. Sie sollten deshalb nicht bei jeder Befindlichkeitsstörung und unkritisch genommen werden. Bei lang dauernder Einnahme, z. B. Selbstmedikation wegen chronischer Kopf- oder Rückenschmerzen, besteht außerdem das Risiko eines **Kopfschmerzes durch Übergebrauch von Schmerz- oder Migränemitteln** (➤ 15.1.9) und einer **Analgetika-Nephropathie** (Nierenschäden ➤ 10.6.2).

Opioid-Analgetika

DEFINITION

Opioid-Analgetika: Schmerzmittel, die an Opioidrezeptoren angreifen. Angezeigt bei starken Schmerzen. Unterliegen dem **Betäubungsmittelgesetz** und der **Betäubungsmittelverschreibungsverordnung.**

Opioid-Analgetika, oft kurz **Opioide,** greifen an Opioidrezeptoren an, die überwiegend im zentralen Nervensystem, aber auch an schmerzleitenden Fasern in den Geweben vorkommen. Sie wirken sehr stark analgetisch *(schmerzstillend)* und sind deshalb bei starken akuten Schmerzen indiziert, etwa bei einem Herzinfarkt, sowie bei chronischen tumorbedingten Schmerzen. Bei chronischen nichttumorbedingten Schmerzen wird ihre Anwendung kritisch gesehen.

Wohl bekannteste und oft gefürchtete Nebenwirkung der Opioid-Analgetika ist die Abhängigkeit (weitere ➤ Tab. 2.7):

- Es kommt zur Toleranzentwicklung gegenüber der analgetischen Wirkung (jedoch auch gegenüber vielen Nebenwirkungen). Die daraus resultierende **physische Abhängigkeit** zeigt sich bei plötzlichem Absetzen von Opioid-Analgetika, kann aber durch langsames Ausschleichen umgangen werden.
- Eine **psychische Abhängigkeit** („Sucht“ ➤ 16.11) entwickelt sich bei korrekter Schmerztherapie mit ihren konstanten Blutkonzentrationen kaum jemals.

Die Möglichkeit eines Missbrauchs und einer psychischen Abhängigkeit sind die Gründe dafür, dass Opioid-Analgetika dem **Betäubungsmittelgesetz** und der **Betäubungsmittelverschreibungsverordnung** unterliegen, d. h., dass bei ihrer Verschreibung und Anwendung strenge Vorschriften gelten.

Referenzsubstanz ist **Morphin.** Es gibt aber mittlerweile eine Reihe von weiteren Substanzen in den verschiedensten Darreichungsformen (Auswahl ➤ Abb. 2.28), sodass für jede Patientin eine individuelle Lösung gefunden werden kann.

NOTFALL

Zeichen der **Opiatüberdosierung** sind Bewusstseinsstörungen (bis zur Bewusstlosigkeit), Atemstörungen (durch zentrale Atemlähmung) und enge Pupillen (Miosis).

WHO-Stufenschema

Für die symptomatische Therapie chronischer Tumorschmerzen gibt es mit dem **WHO-Stufenschema zur Schmerztherapie** eine etablierte Richtlinie (➤ Abb. 2.29):

- **Stufe 1** (bei leichten Schmerzen): Nicht-Opioid-Analgetika und evtl. Co-Analgetika
- **Stufe 2** (bei mäßigen bis starken Schmerzen oder Erfolglosigkeit der Stufe 1): schwache Opioide, evtl. in Kombination mit Arzneimitteln der Stufe 1 und Co-Analgetika
- **Stufe 3** (bei starken Schmerzen oder Erfolglosigkeit der Stufe 2): starke Opioide, evtl. in Kombination mit Arzneimitteln der Stufe 1 und evtl. Co-Analgetika [31]

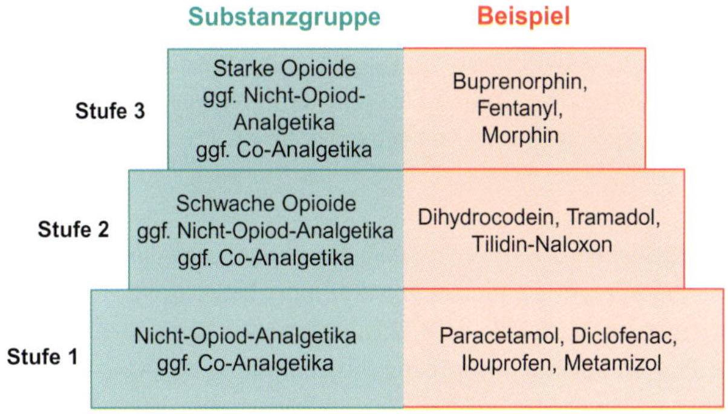

Abb. 2.29 WHO-Stufenschema zur Schmerztherapie. [143]

Die Patientin erhält ein lang wirksames Opioid, das sie möglichst selbstständig anwenden kann (etwa Retardtabletten, transdermales therapeutisches System). Die lange Wirksamkeit gewährleistet zum einen z. B. eine bessere Nachtruhe, zum anderen beugen konstante Wirkspiegel einer psychischen Abhängigkeitsentwicklung vor, weil das für eine euphorisierende Wirkung notwendige schnelle Anfluten fehlt. Wichtig ist eine *regelmäßige* Gabe, bevor der Schmerz wiederkehrt.

Zusätzlich bekommt die Patientin für Schmerzdurchbrüche ein kurz wirksames Präparat, z. B. Tropfen zum Einnehmen, Nasenspray oder Stick zum Einlegen in die Wangentasche.

Co-Analgetika sind je nach Bedarf eingesetzte Substanzen, welche indirekt die Schmerzen lindern oder die schmerzstillende Wirkung der Analgetika verstärken, vor allem:

- Bestimmte Antidepressiva (z. B. Amitriptylin) und Antiepileptika (z. B. Carbamazepin) gegen neuropathische (durch Schädigung von Nerven bedingte) Schmerzen
- Glukokortikoide bei schmerzverstärkenden Ödemen um den Tumor
- Bisphosphonate bei tumorbedingten Knochenschmerzen

Davon abgegrenzt werden **Begleitmedikamente** *(Adjuvanzien)* gegen schmerzmittelbedingte Nebenwirkungen, etwa Protonenpumpenhemmer (➤ 8.2.4) zum Magenschutz bei längerer Gabe von Nicht-Opioid-Analgetika oder Laxanzien gegen die opioidbedingte Obstipation.

Patientenvorbehalte

Patientenseits bestehen häufig Vorbehalte gegenüber der medikamentösen Schmerztherapie, besonders mit Opioid-Analgetika. Vor allem die Angst vor Abhängigkeit führt zu zurückhaltender Medikamenteneinnahme und zum Absetzen einzelner oder aller Schmerzmedikamente. Pflegerische Beratungsangebote und die kontinuierliche Begleitung durch eine Schmerzexpertin (z. B. Pain Nurse) können helfen, Ängste abzubauen und zu einer regelmäßigen Schmerzmitteleinnahme zu ermutigen. Zudem können Nebenwirkungen frühzeitig erkannt und entsprechend behandelt werden.

Weitere medikamentöse Schmerztherapien

Rückenmarksnahe Regionalanästhesien

An weiteren medikamentösen Schmerztherapien erwähnenswert sind v. a. die verschiedenen Regionalanästhesieverfahren einschließlich der **kontinuierlichen rückenmarksnahen Regionalanästhesieverfahren** (häufiger *Epidural-*, seltener *Spinalanästhesie*). Der in Epidural- bzw. Liquorraum liegende Katheter wird nach außen geführt und mit einem implantierten Portsystem, einer implantierten Pumpe oder einer kleinen PCA-Pumpe außerhalb des Körpers verbunden. Über Pumpe bzw. gefüllten Port und Katheter werden dann Lokalanästhetika oder Opioid-Analgetika verabreicht.

PCA

PCA *(patientenkontrollierte Analgesie, patient controlled analgesia)*, umgangssprachlich auch *Schmerzpumpe*, bezeichnet Systeme zur parenteralen Analgetikagabe, die die Patientin selbst steuern kann. Die PCA ist zur Kurz- und Langzeitbehandlung, für Kinder ab dem sechsten Lebensjahr, Jugendliche und Erwachsene geeignet.

Bei der häufigsten Form wird eine mit dem Analgetikum gefüllte PCA-Pumpe an einen i. v.-Zugang angeschlossen. Voreingestellt werden eine Basisrate des Analgetikums (falls erforderlich), die Dosis, die die Betroffene auf Knopfdruck abrufen kann sowie eine Sperrzeit zwischen zwei Schmerzmittelgaben und eine Höchstdosis pro Stunde zur Vermeidung von Überdosierungen. Für die Langzeittherapie gibt es Pumpen mit einem subkutan implantierten Reservoir. Wie oben erwähnt kann die PCA-Pumpe auch an einen periduralen (epiduralen) Katheter angeschlossen werden.

Nichtmedikamentöse Schmerztherapie

Alle Schmerzdimensionen berücksichtigen

Menschen mit Schmerzen werden immer ganzheitlich gesehen, insbesondere aber bei unheilbarer Erkrankung und am Lebensende (➤ Abb. 2.26). Die Behandlung der körperlichen Dimension z. B. durch Analgetika ist zwingend, alleine aber nicht ausreichend.
Gemeinsam mit den anderen Berufsgruppen im multiprofessionellen Team, An- und Zugehörigen finden Pflegefachpersonen körperliche, psychische, soziale und spirituelle Bedürfnisse, aber auch Belastungen der Patientinnen heraus. Das ist die Grundlage, um diese auf allen Ebenen bestmöglich begleiten zu können.

Nichtmedikamentöse Schmerztherapien werden bei chronischen tumorbedingten Schmerzen unterstützend eingesetzt. Zu ihnen zählen u. a. folgende Maßnahmen (➤ Abb. 2.30):

- Patientenedukation (Verstehen von Tumorschmerz und Schmerzmanagement, Kenntnisse über Analgetika, Abbau von Vorbehalten gegen Opioide u. a.)
- Zuwendung, psychosoziale und psychoonkologische Begleitung (➤ 2.5.12)
- Schmerzerleichternde Lagerungen und schmerzarmes Bewegen
- Sanfte Bewegungstherapien, z. B. Feldenkrais, Yoga, Tai-Chi, Pilates
- Wärmeanwendungen, Massagen
- Therapeutische Berührungen, z. B. Basale Stimulation
- Entspannungstechniken, z. B. autogenes Training, Meditation, Imagination und geführte Fantasiereisen
- Psycho-sozial-spirituelle Interventionen, z. B. Lebensrückblick
- Freizeitbeschäftigung und Ablenkung, soziale Interaktionen

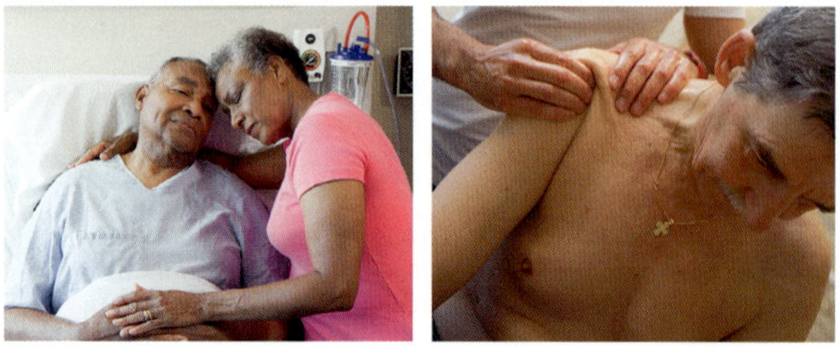

Abb. 2.30 Nichtmedikamentöse Maßnahmen bei Schmerz. Zuwendung und Berührungen, sowohl Zuwendung durch einen geliebten Menschen als auch eine Massage durch die Therapeutin, fördern Entspannung und Wohlbefinden und können zur Schmerzlinderung beitragen. [J787]

- Elektro- und Stimulationstherapien, z. B. die **transkutane elektrische Nervenstimulation** *(TENS),* bei der über aufgeklebte Elektroden schmerzlose Stromimpulse gegeben werden, welche die Schmerzweiterleitung hemmen und den Schmerz „überdecken“ sollen
- Akupunktur [30]

Pflegerische Betreuung

Nach dem *Expertenstandard Schmerzmanagement in der Pflege bei chronischen Schmerzen* haben Pflegefachpersonen folgende Aufgaben: [30]

- Einschätzung der Schmerzsituation (z. B. akute oder chronische Schmerzen, stabile oder instabile Schmerzsituation?)
- Koordinierung des multiprofessionellen Teams, Koordinierung, Sicherstellung und Durchführung der angeordneten Maßnahmen, Erstellung eines individuellen Behandlungsplans unter Berücksichtigung der individuellen Ziele und Selbstmanagementkompetenzen der Patientin
- Patienten- und Angehörigenedukation, z. B. zum Medikamenten-Selbstmanagement
- Durchführung von nichtmedikamentösen Maßnahmen
- Beobachtung auf Wirkung und Nebenwirkungen der Schmerztherapie, ggf. Einleitung entsprechender Maßnahmen
- Verlaufskontrolle und Wirkungsüberprüfung des Schmerzmanagements

2

Aufgaben zur Pflegesituation

Zurück auf der abdominalchirurgischen Station, gibt Herr Krüger gegenüber der betreuenden Pflegefachperson Daniel Göke starke Schmerzen an. Er nennt den Wert 8 auf der numerischen Rangskala. Zur Schmerztherapie erhält Herr Krüger alle sechs Stunden 1 g Metamizol als Kurzinfusion. Zusätzlich erhält er nach Bedarf intravenös das Opioid Piritramid. Darunter sind die Schmerzen aktuell erträglich. Als Herr Krüger sich von der Narkose erholt hat, teilt ihm die Operateurin mit, dass die Operation erfolgreich gewesen sei, im weiteren Verlauf jedoch eine Chemotherapie erforderlich sei. Herr Krüger erwidert, er habe gehört, dass diese starken Nebenwirkungen haben könne. Er wolle den Therapieempfehlungen natürlich folgen, jedoch unbedingt wissen, worauf er sich einlasse. Die Operateurin antwortet, sie werde das weitere Vorgehen am Folgetag bei der gemeinsamen Visite mit den Kollegeninnen aus der Onkologie detailliert mit ihm besprechen. Er könne sicher sein, dass er über alle Vor- und Nachteile sämtlicher Behandlungsoptionen vollumfänglich informiert werde und seine Einwilligung unbedingte Grundvoraussetzung für jeden Behandlungsschritt sei. Beruhigt bitte Herr Krüger Daniel Göke darum, das Licht im Raum zu dimmen. Er wolle sich nun ein wenig ausruhen.

1. Herr Krüger wurde aufgrund eines malignen Tumors operiert. Wie unterscheiden sich benigne und maligne Tumoren?
2. Was ist das sogenannte „Staging“ und wozu dient es?
3. Erläutern Sie das WHO-Stufenschema zur Schmerztherapie und ordnen Sie die Herrn Krüger verordneten Medikamente den jeweiligen Stufen zu.
4. Herr Krüger soll eine Chemotherapie erhalten. Wieso ist es wichtig, ihn umfassend über diese Therapieform einschließlich aller Vor- und Nachteile zu informieren? Was ist in diesem Zusammenhang unter den Begriffen „informed consent“, „partizipative Entscheidungsfindung“ und „Therapieadhärenz“ zu verstehen?
5. Welche Nebenwirkungen und speziellen Erfordernisse von Pflegefachpersonen kann eine Zytostatikatherapie nach sich ziehen?
6. Welche besonderen Vorsichtsmaßnahmen sind im Umgang mit Zytostatika zu beachten?
7. Was ist zu tun, wenn es im Rahmen der Zytostatikatherapie zu einem Paravasat kommt?

KAPITEL

3

Christine Keller, Nicole Menche

Pflege von Menschen mit Erkrankungen der unteren Atemwege und der Lungen

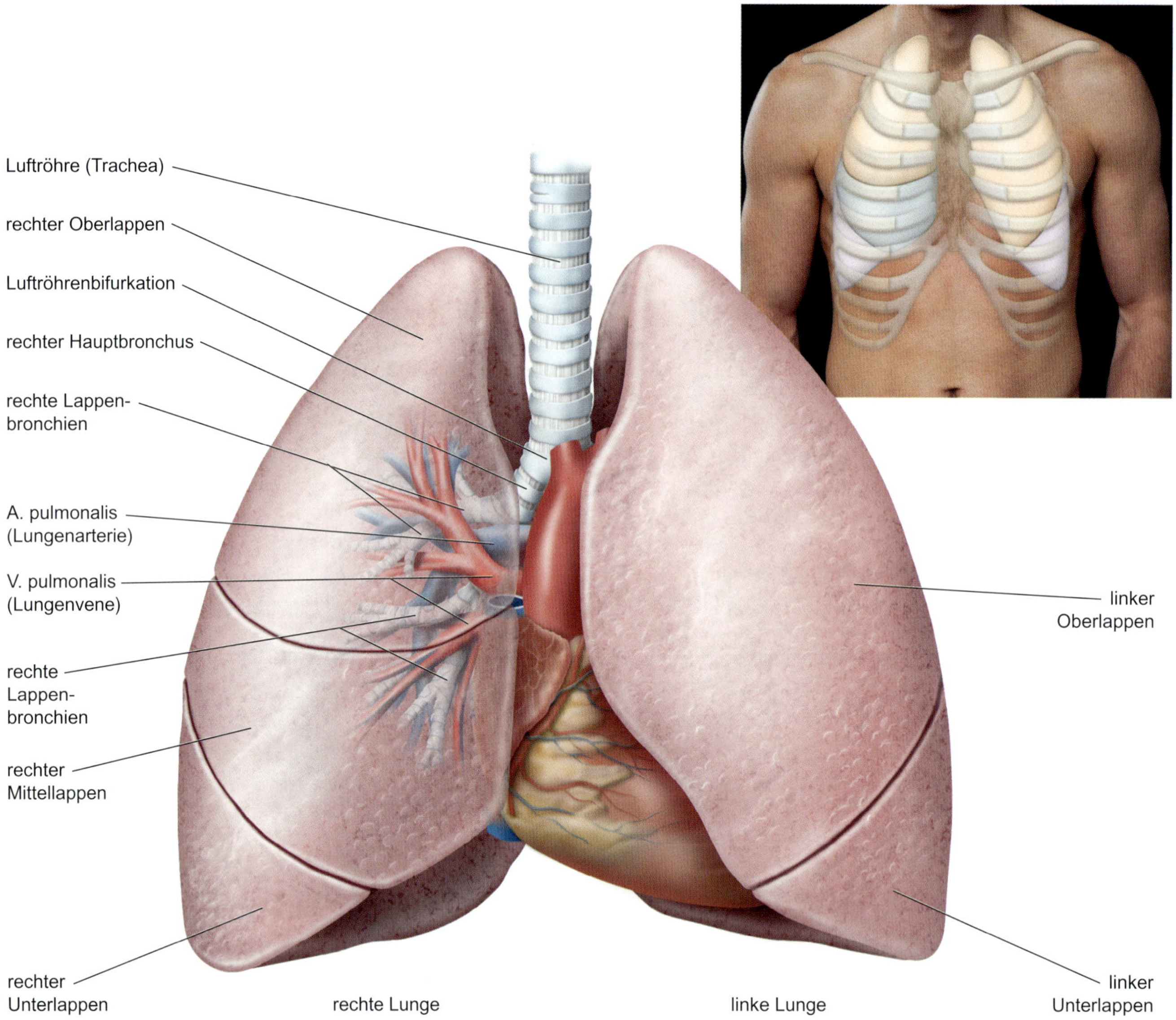

Abb. 3.1 [L275, J787]

Pflegesituation

Der 78-jährige Herr Kassab wurde vor fünf Tagen mit einer linksseitigen Schenkelhalsfraktur ins Krankenhaus eingeliefert. Die Fraktur wurde operativ versorgt und Herr Kassab erhielt eine Hüft-Totalendoprothese. Die Operation hat er gut überstanden. Allerdings ist die Mobilisation erschwert, da Herr Kassab stark übergewichtig ist und zudem seit Jahren unter starken Rückenschmerzen leidet. Pflegefachfrau Lydia Wolters übernimmt die morgendliche Versorgung von Herrn Kassab und stellt bei der Ermittlung der Vitalzeichen fest, dass die Körpertemperatur auf 39,1 C erhöht ist. Die Herzfrequenz ist mit 112 Schlägen pro Minute beschleunigt. Herr Kassab klagt darüber, dass er seit der Nacht unter starkem Husten mit Auswurf leide. Der Stationsarzt äußert den Verdacht, Herr Kassab könne sich eine Lungenentzündung zugezogen haben. Nach dem Röntgen der Lunge bestätigt sich sein Verdacht.

Erkrankungen der oberen Atemwege ➤ Kap. 18

Erkrankungen der unteren Atemwege und der Lungen *(pneumologische Erkrankungen)* sind sehr häufig. Zahlenmäßig überwiegen bei weitem die akuten Infektionserkrankungen, allen voran die **akute Bronchitis,** die wohl jeder Mensch mehrfach im Leben bekommt und die meist ohne Komplikationen und oft ohne Kontakt zum Gesundheitssystem ausheilt. Pflegerisch bedeutsam sind diese Erkrankungen v. a. bei Säuglingen und Kleinkindern, bei alten Menschen und bei Menschen mit Vorerkrankungen wegen des erhöhten Komplikationsrisikos.

Häufigste chronische Erkrankung bei Kindern ist das **Asthma bronchiale** (➤ 3.8), an dem etwa 10–15 % aller Kinder leiden, bei Erwachsenen die **chronisch-obstruktive Lungenerkrankung** (COPD ➤ 3.9) mit einer geschätzten Häufigkeit von 10 %. Ein Schwerpunkt ist die altersentsprechende Beratung zum Umgang mit der Erkrankung. Akute Verschlechterungen können in jedem Alter Krankenhauspflege erfordern. Das ab etwa 50 Jahren zunehmende **Lungenkarzinom** (➤ 3.10) ist nicht nur die häufigste Krebserkrankung der Atemwege, sondern sowohl bei Männern als auch bei Frauen eine der häufigsten Krebserkrankungen überhaupt.

KLIMA UND UMWELT

Der Klimawandel gefährdet Menschen mit Atemwegs- und Lungenerkrankungen v. a. durch eine Zunahme von Extremwetterereignissen, erhöhte Ozonbelastung sowie eine längere „Allergiesaison" durch verlängerten und verstärkten Pollenflug. [1]

Pflegefachpersonen betreuen Patientinnen und Patienten (im Folgenden als „Patienten" bezeichnet) mit Erkrankungen der unteren Atemwege und Lungen im ambulanten Bereich, in Pflegeeinrichtungen, Akutkrankenhäusern und Reha-Kliniken. Sie sind hier zum einen aufgrund der unterschiedlichsten Erkrankungen und Therapien in ihrer Fachkompetenz gefordert, insbesondere, wenn die Atmung als Vitalfunktion stark eingeschränkt ist. Dann spielt auch die psychische Begleitung eine wichtige Rolle. Zum anderen gibt es zahlreiche pflegerische Maßnahmen, mit denen Pflegende die Atemsituation verbessern können. Bei unheilbar Kranken tritt die palliative Begleitung des Betroffenen als wesentlicher Bestandteil der Pflege hinzu.

Das Teilgebiet der Inneren Medizin, das sich mit den Lungenerkrankungen befasst, ist die **Pneumologie.** Notwendige Operationen erfolgen in der **Thoraxchirurgie.**

3.1 Pflegerische und medizinische Diagnostik

Die pflegerische und medizinische Diagnostik beginnt mit der Patientenbeobachtung. Die häufigsten Beschwerden bei Erkrankungen der unteren Atemwege und der Lungen sind **Dyspnoe, Husten** und **Zyanose.** Weitere Leitbeschwerden sind:

- **Atemgeräusche,** z. B. der pfeifende **in- oder exspiratorische Stridor** als Hinweis auf eine Verengung der oberen bzw. unteren Atemwege
- Die meist nur mit dem Stethoskop hörbaren **Rasselgeräusche,** z. B. **Pfeifen** oder **Giemen** durch Sekrete in den Atemwegen, die durch die Luftströmung in Schwingung geraten
- **Veränderungen der Atemfrequenz,** insbesondere eine **Tachypnoe** (zu schnelle Atmung). Normale Atemfrequenz ➤ Tab. 3.1
- **Veränderungen der Atemintensität,** d. h. **Hypoventilation** (zu geringes Atemminutenvolumen) oder **Hyperventilation** (gesteigertes Atemminutenvolumen)
- **Veränderungen des Atemrhythmus,** z. B. unregelmäßige Atemzüge oder Atempausen
- **Veränderungen von Sekretmenge oder -aussehen,** z. B. bei infektiösen Atemwegserkrankungen

Tab. 3.1 Normale Atemfrequenz (in Ruhe).

Alter	Normale Atemfrequenz
Neugeborenes	35–50 Atemzüge/Min.
Säugling	30–40 Atemzüge/Min.
Kleinkind	25–30 Atemzüge/Min.
Schulkind	20–25 Atemzüge/Min.
Jugendlicher	15–20 Atemzüge/Min.
Erwachsener	12–18 Atemzüge/Min.

3.1.1 Dyspnoe

DEFINITION

Dyspnoe: erschwerte Atmung.
Atemnot: subjektives Gefühl, zu wenig Luft zu bekommen.
Meist (auch hier) werden beide Begriffe synonym benutzt.
Orthopnoe: schwerste Form der Dyspnoe mit Atemnot schon in Ruhe.

Ältere Kinder und Erwachsene beschreiben **Dyspnoe** oft als Atemnot, Kurzatmigkeit oder das Gefühl, schwer und zu wenig Luft zu bekommen. In aller Regel schränken sie ihre körperliche Aktivität ein, um die Dyspnoe zu mildern. Bei stärkerer Ausprägung setzen sie zudem unbewusst oder bewusst ihre Atemhilfsmuskulatur ein, indem sie sich aufrecht hinsetzen und mit den Armen abstützen. Bei der **Orthopnoe,** einer schwersten Ruhedyspnoe, können die Patienten nicht mehr im Liegen, sondern nur noch im Sitzen atmen, sind unfähig zu sprechen und haben Todesangst.

(Jüngere) Kinder bewegen sich insgesamt weniger und sind sehr anhänglich. Bei Orthopnoe möchten sie nicht liegen und sprechen bzw. weinen nicht mehr.

Bei Säuglingen ist eine Dyspnoe schwerer zu erkennen. Wegweisend sind Tachypnoe, **Nasenflügeln** (Mitbewegung der Nasenflügel bei jedem Atemzug), Anspannung der Halsmuskulatur (Einsatz der Atemhilfsmuskulatur), Einziehungen an Drosselgrube, Brustkorb und oberem Abdomen, ein Stöhnen bei der Ausatmung (v. a. bei deren Beginn) und Blässe oder bläuliche Verfärbung der Haut. Unspezifische Zeichen sind starke, anhaltende Unruhe, aber auch Teilnahmslosigkeit.

NOTFALL

Jede **ausgeprägte oder neu aufgetretene Dyspnoe** ist ein Notfall, da sie binnen kürzester Zeit lebensbedrohlich werden kann.

- Hilfe rufen
- Patienten beruhigen und nicht allein lassen
- Oberkörper des Patienten hochlagern oder Patienten hinsetzen lassen, ggf. atemerleichternde Stellung einnehmen lassen, etwa Arme etwas vom Körper weg und abgestützt lagern (bei zusätzlicher Beintieflage als Herzbettlagerung bezeichnet, ➤ Abb. 4.24), Kutschersitz (➤ Abb. 3.27). Säuglinge und Kleinkinder sitzend auf dem Schoß eines Elternteils oder einer Pflegefachperson positionieren
- Beengende Kleidung öffnen, für Frischluft sorgen
- Falls vorhanden, Bedarfsmedikamente verabreichen (z. B. β_2- Sympathomimetikum, ➤ Tab. 3.4)
- Vitalzeichen engmaschig kontrollieren und falls möglich Sauerstoffsättigung (➤ 3.1.4) bestimmen
- Bei erniedrigter Sauerstoffsättigung und/oder Zyanose (➤ 3.1.3) Sauerstoff nach Arztanordnung geben

Einteilung

Dyspnoe kann nach mehreren Kriterien eingeteilt werden:

- Nach zeitlichem Aspekt in **akute, chronisch-rezidivierende** *(immer wiederkehrende)* und **chronische Dyspnoe**
- Nach ihrem Schweregrad:
  - In **Belastungsdyspnoe** (nur bei Belastung) oder **Ruhedyspnoe** (auch in Ruhe) mit der Schwerstform **Orthopnoe**
  - Detaillierter mithilfe von Skalen, etwa der **Dyspnoe-Skala der ATS** (*American Thoracic Society* ➤ Tab. 3.2)
- Nach ihrer Ursache

Ursachen

Die Ursachen einer Dyspnoe (➤ Abb. 3.2) sind zahlreich und liegen häufig, aber nicht immer innerhalb des Thorax. Hinweise auf die Ursache geben u. a. zeitlicher Verlauf, vorangegangene Ereignisse oder Erkrankungen (z. B. Insektenstich, Bettlägerigkeit, bekannte Lungen- oder Herzerkrankung) sowie Begleitsymptome wie etwa Fieber (Hinweis auf schwere Bronchitis, Pneumonie) oder Schmerzen (Hinweis auf Pneumothorax, Lungenembolie).

Mögliche Ursachen außerhalb des Thorax sind z. B. Einschränkungen der Atemmuskulatur infolge von Muskelerkrankungen oder Erkrankungen des Nervensystems.

Bei Kindern liegt die Ursache überwiegend in den Atemwegen oder Lungen, z. B. einer Fremdkörperaspiration, obstruktiven Bronchitis (➤ 3.4), Pneumonie (➤ 3.6) oder einem Asthma (➤ 3.8). Seltener sind neuromuskuläre, kardiale oder psychogene Ursachen.

Bei Erwachsenen dominieren als Ursache Erkrankungen der Atemwege, der Lungen und des Herz-Kreislauf-Systems, allen voran Atemwegsinfekte einschließlich Pneumonie (➤ 3.4, ➤ 3.6), chronisch-obstruktive Lungenerkrankung (➤ 3.9), Asthma (➤ 3.8) und Herzinsuffizienz (➤ 4.5).

Bei jüngeren Erwachsenen ist außerdem das meist harmlose **Hyperventilationssyndrom** häufig: Gesteigerte Atmung, etwa infolge Aufregung, führt zu einer respiratorischen Alkalose (➤ 10.12) mit Verminderung der Kalziumionenkonzentration im Blut (➤ 10.11.2) und dadurch zu Hautkribbeln, Muskelkrämpfen (*Hyperventilationstetanie* mit „Pfötchenstellung" der Hände) und Atemnotgefühl trotz ausreichender Sauerstoffversorgung. Die Behandlung besteht in Beruhigung, Anleitung zum ruhigen Atmen und Rückatmung in eine (Papier-)Tüte, sodass die Kohlendioxidkonzentration des Bluts wieder steigt (➤ Tab. 10.12).

Tab. 3.2 Dyspnoe-Skala der ATS (American Thorax Society).

Schweregrad	Kennzeichen
0 = keine	Keine Dyspnoe außer bei erheblicher körperlicher Anstrengung
1 = mild	Dyspnoe bei raschem Gehen in der Ebene oder leichtem Anstieg
2 = mäßig	Dyspnoe bei normalem Gehen in der Ebene, Pausen zum Atemholen auch bei eigenem Tempo nötig
3 = schwer	Pausen beim Gehen nach einigen Minuten oder nach etwa 100 m im Schritttempo nötig
4 = sehr schwer	Dyspnoe zu stark, um das Haus zu verlassen. Dyspnoe beim Reden und/oder beim Anziehen

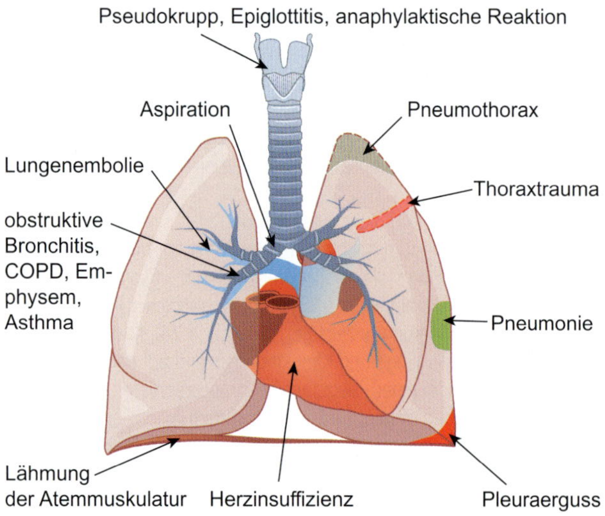

Abb. 3.2 Häufige Ursachen der Dyspnoe (ohne Hyperventilationssyndrom). [L255]

Schulung von Patienten mit rezidivierender Dyspnoe

Patienten mit chronischen Atemwegserkrankungen leiden oft unter rezidivierender Dyspnoe. Pflegefachpersonen leiten sie an, wie sie Atemnotsituationen bestmöglich vermeiden und Dyspnoe durch geeignete Positionierungen oder Atemtechniken verbessern können. Die Patienten nehmen nach Möglichkeit an standardisierten Schulungsprogrammen teil, die es z. B. für Asthma bronchiale, Mukoviszidose und COPD gibt. Kinder nehmen gemeinsam mit den Eltern teil.

3.1.2 Husten

Schutzmaßnahmen bei durch Tröpfchen und aerogen übertragbaren Infektionen ➤ 13.2.1

DEFINITION

Husten *(Tussis):* heftige und geräuschvolle Ausatmung gegen die zunächst geschlossene und dann plötzlich geöffnete Stimmritze.

Husten ist zum einen ein physiologischer Schutzreflex zur Reinigung der unteren Atemwege, denn durch den Hustenstoß werden eingeatmete Fremdkörper und Bronchialsekret aus den Atemwegen entfernt. Zum anderen ist Husten ein häufiges Krankheitssymptom bei Kindern und Erwachsenen.

- Nach der Zeitdauer unterscheidet man **akuten Husten** (Dauer unter drei Wochen), **subakuten Husten** (Dauer 3–8 Wochen, teilweise auch noch zum akuten Husten gerechnet) und **chronischen Husten** (Dauer über acht Wochen).
- Beim **unproduktiven Husten** *(trockenen Husten, Reizhusten)* wird kein oder wenig Sekret nach außen befördert, beim **produktiven Husten** werden größere Sekretmengen ausgehustet, das **Sputum.**

Husten-/Niesetikette

Beim Husten und Niesen werden potenziell infektiöse Tröpfchen freigesetzt. Das Einhalten der **Husten-/Niesetikette** mindert das Ansteckungsrisiko für andere:

- Abstand zu anderen Menschen einhalten und sich von ihnen wegdrehen
- In ein (Papier-)Taschentuch husten/niesen, Taschentuch sofort verwerfen, falls kein Taschentuch vorhanden, in die Armbeuge husten/niesen
- Immer danach gründlich die Hände waschen

Der Husten selbst gefährdet den Betroffenen in aller Regel nicht. Wichtig ist, die Patienten mit ernsthafter Grunderkrankung herauszufinden.

- **Akuter und subakuter Husten** sind am häufigsten durch Atemwegsinfektionen bedingt und verschwinden von selbst, teils aber erst nach Wochen. Bei akutem Husten muss (je nach aktueller Inzidenz) auch an COVID-19, bei subakutem Husten an Keuchhusten gedacht werden. Akuter und subakuter Husten erfordern nur bei Warnsignalen weitergehende Untersuchungen, z. B. bei blutigem Sputum *(Hämoptyse)*, Ruhedyspnoe, Zyanose, Thoraxschmerzen. [2]
- **Chronischer Husten** kann eine Vielzahl von Ursachen haben und soll immer abgeklärt werden. Ausnahme ist Husten bei Einnahme von ACE-Hemmern (➤ 4.2.2). Hier werden zuerst die ACE-Hemmer abgesetzt und drei Wochen gewartet. [2]

3.1.3 Zyanose

DEFINITION

Zyanose: bläuliche Haut- bzw. Schleimhautverfärbung. Zeichen einer unzureichenden Sauerstoffversorgung.

Zyanose bezeichnet eine mit dem bloßen Auge sichtbare Blauverfärbung der Haut und Schleimhäute (➤ Abb. 3.3).

- Bei der **zentralen Zyanose** oder *Mischungszyanose* ist die Sauerstoffsättigung (➤ 3.1.4) des arteriellen Bluts unzureichend. Ursachen sind Lungenfunktionsstörungen oder Herzfehler, bei denen sich arterielles und venöses Blut mischen (*zyanotische Herzfehler* ➤ 4.3). Die zentrale Zyanose betrifft immer den ganzen Körper. Sie ist daran zu erkennen, dass auch gut durchblutete Körperbereiche wie etwa die Zunge zyanotisch sind.
- Hingegen ist bei der **peripheren Zyanose** oder *Ausschöpfungszyanose* die Sauerstoffausnutzung der Gewebe gesteigert. Zugrunde liegt eine verminderte Durchblutung oder ein erhöhter Sauerstoffbedarf der Gewebe. Die periphere Zyanose kann den ganzen Körper (z. B. bei Herzinsuffizienz) betreffen und ist dann v. a. an den Akren („Körperspitzen", also Nase, Lippen, Finger, Zehen) besonders deutlich, wohingegen die Zunge weiter rosig ist. Es können aber auch nur einzelne Körperteile zyanotisch sein, z. B. bei einer Beinvenenthrombose. Bei Menschen mit dunkler Haut ist eine periphere Zyanose am besten am Nagelbett zu sehen.

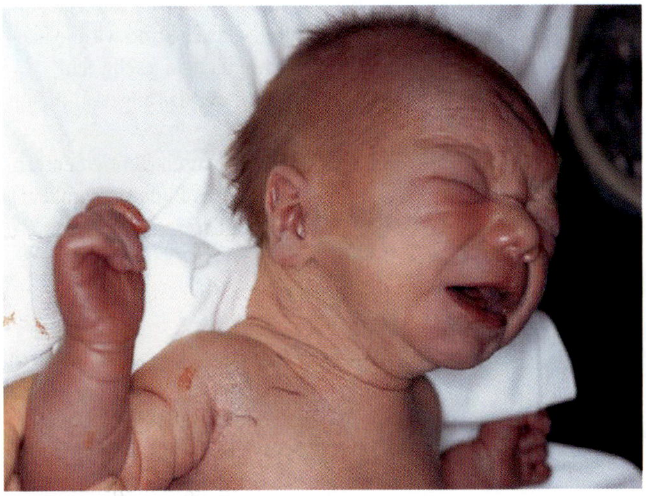

Abb. 3.3 Säugling mit Zyanose. [G550-001]

Bei neu aufgetretener oder sich verstärkender Zyanose informieren Pflegende unverzüglich den Arzt bzw. die Ärztin (im Folgenden als „Arzt" zusammengefasst).

3.1.4 Untersuchungen zur Einschätzung von Lungenfunktion und Sauerstoffversorgung

Eine mangelhafte Lungenfunktion mit der Folge einer unzureichenden Sauerstoffversorgung der Organe ist unmittelbar lebensbedrohlich. Entsprechend wichtig ist ihre möglichst genaue und objektive Einschätzung.

Lungenfunktionsprüfung

Lungenfunktionsprüfungen testen die **Lungenbelüftung** *(Ventilation)*.

Spirometrie

DEFINITION

Spirometrie: Messung von Lungen- und Atemvolumina sowie Atemstromstärken zur Lungenfunktionsprüfung.

Mithilfe der **Spirometrie** ist eine schnelle Messung wichtiger Lungenvolumina und -kapazitäten sowie Atemstromstärken möglich. Sie wird zur Überprüfung der Lungenfunktion v. a. bei Lungenerkrankungen, anderen Erkrankungen mit Einfluss auf die Lungenfunktion (z. B. Lähmungen) oder vor Operationen eingesetzt, außerdem zur Medikamententestung und Behandlungskontrolle.

Bei Kindern ist eine Spirometrie erst ab etwa dem fünften Lebensjahr möglich, da die Kinder auf Aufforderungen atmen müssen.

Wichtig sind v. a. Einsekundenkapazität (FEV_1), funktionelle Residualkapaziät (FRC) und Vitalkapazität (VC, ➤ Abb. 3.4, ➤ Tab. 3.3).

Pflegerische Betreuung

Pflegefachpersonen leiten den Patienten an: der Patient sitzt und atmet durch den Mund über einen Schlauch mit Mundstück ins Gerät, seine Nase ist mit einer Klemme verschlossen. Nach einigen normalen Atemzügen soll er auf Kommando möglichst schnell oder möglichst tief ein- oder ausatmen. Die Pflegenden geben Geschlecht, Alter, Körpergröße und Körpergewicht des Patienten ein. Diese Angaben benötigt das Gerät, um aus den Lungenvolumina zu errechnen, wieviel Prozent des Sollwerts erreicht wurden. Heutige Geräte berechnen außerdem den Luftfluss.

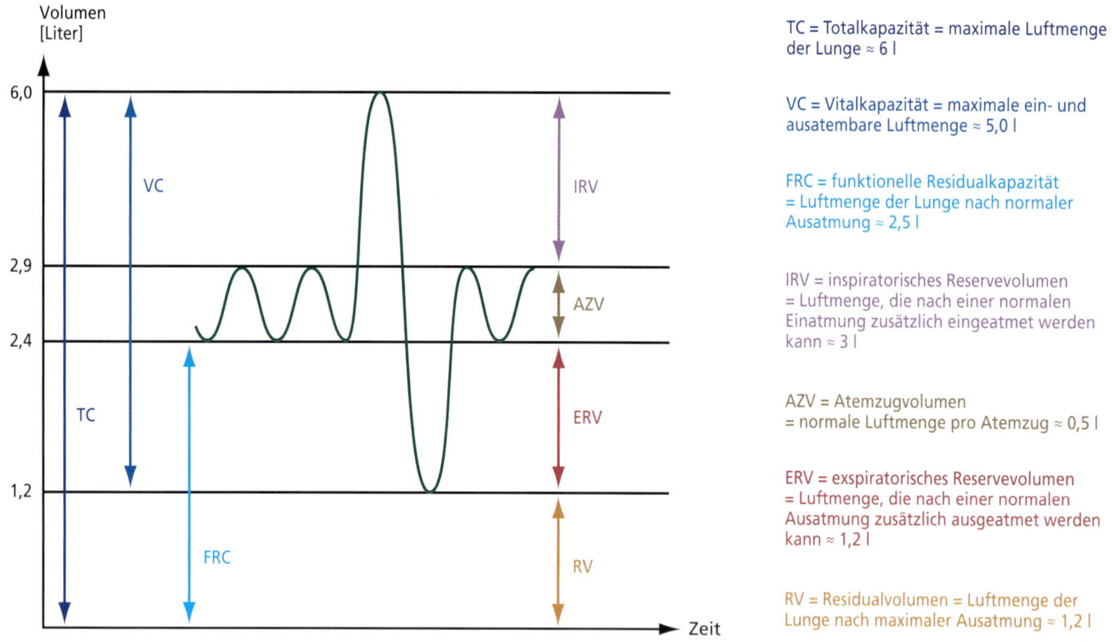

Abb. 3.4 Lungen- und Atemvolumina bei Ruheatmung und bei vertiefter Ein- und Ausatmung (ungefähre Werte für einen gesunden jungen Mann. Werte für Frauen, kleine und alte Menschen niedriger). [L190]

Peak-Flow-Meter

Der **Peak-Flow-Meter** (➤ Abb. 3.5) ist ein leicht bedienbares Handgerät zur Messung des maximalen Luftstroms bei forcierter Ausatmung (**PEF** = peak expiratory flow = maximaler exspiratorischer Fluss = maximale Atemstromstärke bei forcierter Ausatmung). Dieser ist eine wichtige Größe bei obstruktiven (mit Atemwegsverengung einhergehenden) Lungenerkrankungen wie etwa dem Asthma.

Pflegerische Betreuung

Die Kontrolle der Lungenfunktion mit dem Peak-Flow-Meter gehört für Menschen mit Asthma und COPD zum Alltag. So kann eine Verschlechterung der Atemsituation, z. B. im Rahmen eines Infekts, frühzeitig erkannt werden. Die Selbstkontrolle durch den Patienten stärkt die Eigenverantwortung für den Krankheitsverlauf.

Der Betroffene ermittelt zunächst einen persönlichen Bestwert (➤ Abb. 3.5). Die Messungen erfolgen dann 1- bis 2-mal täglich, bei Atembeschwerden, Infekten oder Medikamentenumstellung häufiger. Die Werte werden in einem speziellen Tagebuch festgehalten (Ampelschema bei Asthma ➤ 3.8).

Pulsoximetrie

DEFINITION

Pulsoximetrie: nichtinvasive Messung der (arteriellen) **Sauerstoffsättigung** (*SO_2*, bei pulsoximetrischer Messung *SpO_2*, bei arterieller Messung *SaO_2*) sowie der Pulsfrequenz durch einen an Finger, Zeh oder Ohrläppchen angebrachten Sensor.

Die **Pulsoximetrie** misst die **Sauerstoffsättigung** (prozentuale „Beladung" des Hämoglobins mit Sauerstoff = *oxygeniertes Hämoglobin*) sowie den Puls durch die Haut hindurch (➤ Abb. 3.6). Sie ist heute nicht nur bei Lungenerkrankungen und in der Intensivmedizin, sondern auch zum Monitoring beispielsweise bei Endoskopien unverzichtbar. Der Sensor besteht aus zwei Teilen:

- Der eine Teil enthält eine Lichtquelle, die infrarotes und rotes Licht abgibt. Das Licht durchdringt die Gewebe und wird je nach Sauerstoffsättigung des Bluts unterschiedlich abgeschwächt.
- Im anderen Teil befindet sich ein Sensor, der das angekommene Licht registriert.

Aus der Lichtabsorption im infraroten und roten Bereich errechnet das Gerät dann die Sauerstoffsättigung des Bluts (normal $SaO_2 \geq 95\,\%$). Eingabe von Alarmgrenzen ist möglich.

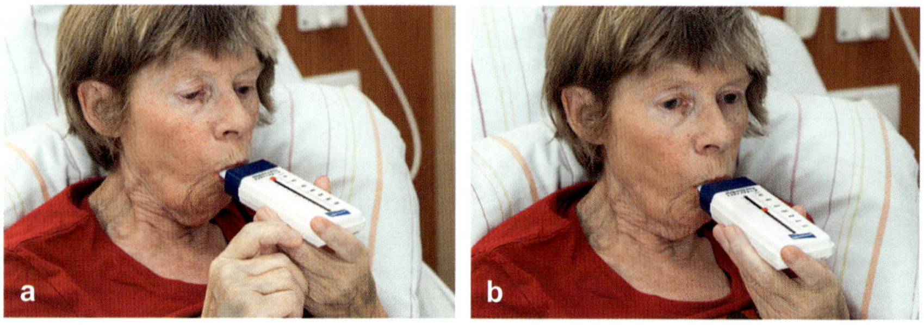

Abb. 3.5 Peak-Flow-Meter. Wichtig: Gerät waagerecht halten, Zeiger auf 0 stellen (a). Nach tiefer Einatmung schnell und kräftig in das Gerät ausatmen, der Zeiger bewegt sich dann entsprechend der Atemstromstärke (b). Deshalb während der Messung den roten Zeiger nicht berühren. [K115]

Tab. 3.3 Spirometriebefunde bei obstruktiver und restriktiver Ventilationsstörung (Belüftungsstörung der Lunge). [T466]

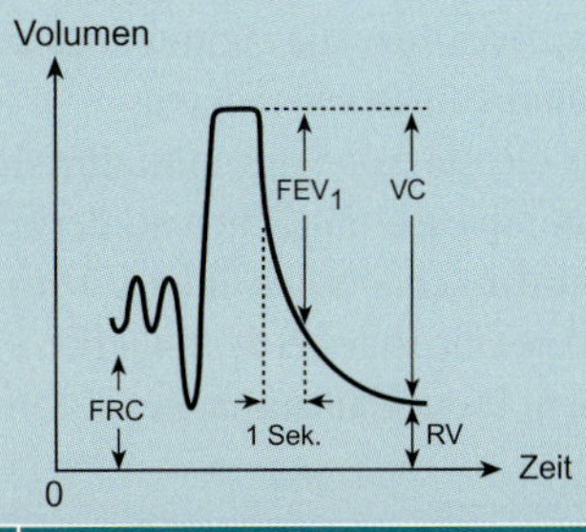

Spirometrie, Normalbefund

Obstruktive Ventilationsstörung	**Restriktive Ventilationsstörung**
Charakterisierung	
Belüftungsstörung durch Atemwegsverengung → Lungenüberblähung	Belüftungsstörung durch veränderte Dehnbarkeit von Lungen und Thorax
Beispiele	
• Asthma bronchiale (➤ 3.8) • Chronisch-obstruktive Lungenerkrankung (➤ 3.9)	• **Lungenfibrose:** Bindegewebsvermehrung im Lungeninterstitium unterschiedlicher, teils unklarer Ursache • Eingeschränkte Thoraxbeweglichkeit, z. B. bei Morbus. Bechterew (➤ 14.6.2)
VC = Vitalkapazität	
Normal oder erniedrigt	Erniedrigt
FEV_1 = Einsekundenkapazität = forciertes exspiratorisches Volumen der ersten Sekunde = Luftvolumen, das nach tiefer Einatmung in einer Sekunde maximal ausgeatmet werden kann	
Erniedrigt	Erniedrigt
FEV_1/VC = relative Einsekundenkapazität = Tiffeneau-Wert = FEV_1 bezogen auf die Vitalkapazität (normal > 75 %, bei Älteren > 70 %)	
Erniedrigt	Normal

Pflegerische Betreuung

Die Pflegenden befestigen den Clip oder Klebesensor nach Herstellerangaben an Finger, Zeh oder Ohrläppchen des Patienten (bei Säuglingen auch an Hand oder Fuß). Bei länger dauernder Überwachung positionieren sie den Sensor spätestens nach 3–4 Std. an einer anderen Stelle, um Druckstellen zu vermeiden. Sie beachten Störfaktoren wie z. B. schwachen Puls, Bewegung, Lichteinfall von außen auf den Sensor oder „Farbverfälschungen" durch Ikterus, Nagellack oder Schmutz. Auch bei schlechter peripherer Durchblutung (Schock, Herzinsuffizienz oder pAVK) sind die Ergebnisse nicht verlässlich.

Blutgasanalyse

DEFINITION

Blutgasanalyse *(BGA):* Messung der Partialdrücke *(Teilkonzentrationen)* von Sauerstoff *(O_2)* und Kohlendioxid *(CO_2)* sowie des pH-Werts im Blut mit Berechnung weiterer Größen von Lungenfunktion und Säure-Basen-Haushalt (➤ 10.12).

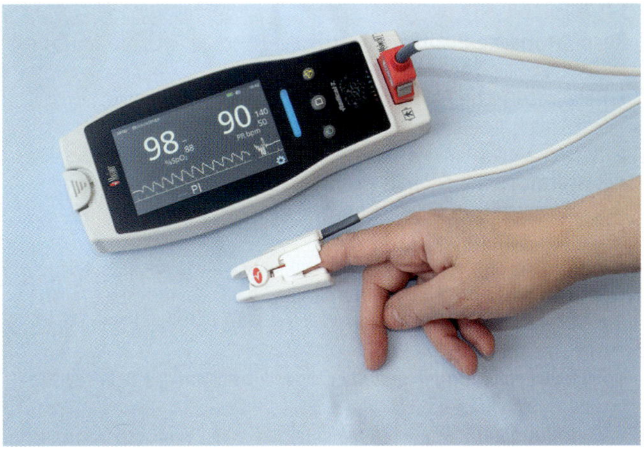

Abb. 3.6 Pulsoximeter mit Fingersensor. [K115]

Die **Blutgasanalyse** ermöglicht die zuverlässigste Kontrolle der **Atemgase** und durch Bestimmung von pH-Wert und Standardbikarbonat auch des **Säuren-Basen-Haushalts** (➤ 10.12). Sie erfordert allerdings immer eine Blutentnahme, am besten arteriell (handgelenksnah aus der A. radialis, in der Leiste aus der A. femoralis). Evtl. reicht arterialisiertes, d. h. besonders gut durchblutetes Kapillarblut. Je kleiner ein Kind ist, desto eher wird versucht, mit Kapillarblut auszukommen.

Unterschiedliche Aussagen

Die Spirometrie macht eine Aussage über die Atemmechanik, die Blutgasanalyse über den Gasaustausch in den Lungen.

Pflegerische Betreuung

Die Punktion der Arterie ist Aufgabe des Arztes. Nach der Punktion komprimiert die Pflegefachperson oder der Patient die Punktionsstelle mindestens fünf Minuten, um eine Nachblutung zu verhindern.

Die **kapilläre Blutentnahme,** bei Erwachsenen am Ohrläppchen oder seitlich am Finger, bei Kindern am Finger und bei Säuglingen an den Fersenseiten, kann von Pflegenden durchgeführt werden. Sie achten darauf, dass die Punktionsstelle gut durchblutet und warm ist. Ggf. wird die Stelle vorher erwärmt oder z. B. mit Finalgon®Salbe eingerieben (nicht bei Säuglingen). Nach der Punktion wird das Blut luftblasenfrei und ohne das Gewebe zu quetschen in eine Kapillare aufgezogen. BGA-Röhrchen oder Kapillare werden sofort zur Analyse ins Labor gebracht.

Normwerte sind: [3]

- pH-Wert 7,37–7,45
- Arterieller Sauerstoffpartialdruck (paO_2) > 70 mmHg (9,5 kPa), bei Kindern altersabhängig etwas höher
- Arterieller Kohlendioxidpartialdruck ($paCO_2$) 35–46 mmHg (4,7–6,1 kPa)
- Standardbikarbonat 21–26 mmol/l
- Basenüberschuss (BE) –3 bis +3 mmol/l
- Arterielle Sauerstoffsättigung (SaO_2) 95–98,5 %

DEFINITION

Respiratorische Insuffizienz: stark beeinträchtigter Gasaustausch mit Veränderung der Blutgase. Unterteilt in:

- **Respiratorische Partialinsuffizienz** mit erniedrigtem paO_2 (≤ 70 mmHg) bei normalem oder erniedrigtem $paCO_2$ (durch vermehrtes Atmen, um den Sauerstoffpartialdruck hoch zu halten)
- **Respiratorische Globalinsuffizienz** mit erniedrigtem paO_2 und erhöhtem $paCO_2$ (> 46 mmHg)

Mögliche Ursachen sind:

- **Ventilationsstörung** = gestörte Lungenbelüftung, ➤ Tab. 3.3
- **Diffusionsstörung** = gestörter Austausch von Sauerstoff (O_2) und/oder Kohlendioxid (CO_2) in den Alveolen, etwa bei einer Pneumonie (Lungenentzündung ➤ 3.6).
- **Perfusionsstörung** = gestörte Lungendurchblutung, z. B. bei einer Lungenembolie (➤ 3.11).
- **Verteilungsstörung** = Missverhältnis zwischen Belüftung und Durchblutung in einzelnen Lungenbezirken

3.1.5 Bildgebende Verfahren

Am wichtigsten ist nach wie vor die **Röntgennativaufnahme des Thorax in zwei Ebenen,** kurz **Rö Thorax,** in der z. B. eine Pneumonie, Tumoren, ein Pleuraerguss oder Pneumothorax sichtbar sind.

Von großer Bedeutung ist außerdem die CT (Computertomografie) in ihren verschiedenen Varianten. So stellt z. B. die **HR-CT** *(high resolution = hochauflösende CT)* feine Gewebeveränderungen bei Lungenemphysem oder -fibrose dar. Die **CT-Angiografie** ist eine spezielle CT zur Gefäßdarstellung, etwa bei Verdacht auf Lungenembolie. Die MRT spielt besonders bei Erkrankungen des Lungenkreislaufs, Tumoren und der funktionellen Bildgebung der Lungen eine Rolle.

Die **Sonografie** ist nur bei brustwandnahen Prozessen nützlich, etwa zur genauen Lokalisation eines Pleuraergusses vor Punktion, außerdem zur Erstdiagnostik bei bestimmten Notfällen, etwa ausgeprägter Dyspnoe.

3.1.6 Bronchoskopie

Thorakoskopie ➤ 3.2.8

Häufigste Endoskopie ist die **Bronchoskopie** (➤ Abb. 3.7), die *Spiegelung der Luftwege* bis in die Bronchien.

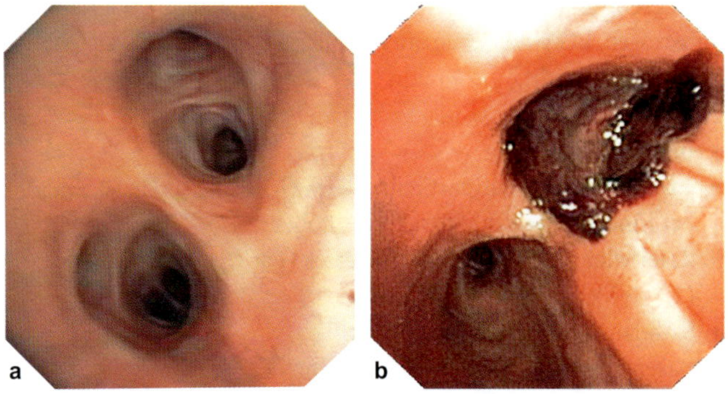

Abb. 3.7 Bronchoskopie, links Normalbefund (Blick auf Segmentbronchien) mit zarter, glatter Schleimhaut, rechts Blick auf einen bösartigen neuroendokrinen Tumor. [S700, M529]

Diagnostisch wird die Bronchoskopie u. a. bei Verdacht auf Tumoren und bestimmte Entzündungen eingesetzt. Therapeutische Möglichkeiten sind z. B. die Fremdkörperentfernung, die Tumorabtragung mittels Laser oder die Stenteinlage zum Offenhalten der Luftwege bei tumorbedingter Verengung.

Spezialendoskope mit miniaturisiertem Ultraschallkopf an der Endoskopspitze ermöglichen mittlerweile sogar eine **endobronchiale Sonografie** (*endobronchialer Ultraschall,* kurz *EBUS*). Sie ist insbesondere eine Hilfe bei der Punktion krankheitsverdächtiger Lymphknoten in Bronchialbaumnähe.

3.2 Spezielle pflegerische und medizinische Maßnahmen

Tabakentwöhnung ➤ 3.9

3.2.1 Langzeit-Sauerstofftherapie

DEFINITION

Langzeit-Sauerstofftherapie (*Sauerstoff-Langzeittherapie;* engl. *Long Term Oxygen Therapy, LTOT*): über einen längeren Zeitraum Sauerstoffgabe ≥ 15 Std. täglich bei Menschen mit chronisch verminderter Sauerstoffsättigung.

Sinkt der pO_2 trotz Ausschöpfung anderer Therapien unter 55–60 mmHg, so ist die Indikation zur **Langzeit-Sauerstofftherapie** gegeben. Häufigste Indikationen sind die chronisch-obstruktive Lungenerkrankung und das Lungenemphysem (➤ 3.9). Bei jüngeren Menschen ist die Mukoviszidose (➤ 3.3) eine wesentliche Indikation. [4]

Bei der Langzeit-Sauerstofftherapie erhält der Patient Sauerstoff über eine Sauerstoffbrille, -sonde oder -maske. Er atmet dabei selbst. Sauerstoffquelle bei immobilen Patienten ist im Krankenhaus der zentrale **Sauerstoffanschluss** im Patientenzimmer, in Pflegeeinrichtungen oder der Patientenwohnung ein **Sauerstoffkonzentrator** oder bei **Flüssigsauerstoff** spezielle **Tanks** (➤ Abb. 3.8). Kleine, tragbare Sauerstoffkonzentratoren, Flüssigsauerstofftanks und **Sauerstoffflaschen** mit gasförmigem Sauerstoff ermöglichen mobilen Patienten ein Verlassen der Wohnung bzw. des Krankenzimmers (➤ Abb. 3.8).

Pflegerische Betreuung

Da Sauerstoff Verbrennungsvorgänge fördert, sind Vorsichtsmaßnahmen zu beachten: [5]

- Sauerstoffflaschen dürfen nur liegend oder sicher stehend, mit geschlossenem Ventil und Schutzkappe transportiert werden.
- Manipulationen am Ventil oder Einfetten/Einölen sind nicht erlaubt.
- Sauerstoffflaschen dürfen nicht in warmen Räumen oder an der Heizung gelagert werden.
- Es dürfen nur Schläuche benutzt werden, die für die Durchleitung von Sauerstoff geeignet sind. Andere Schläuche können

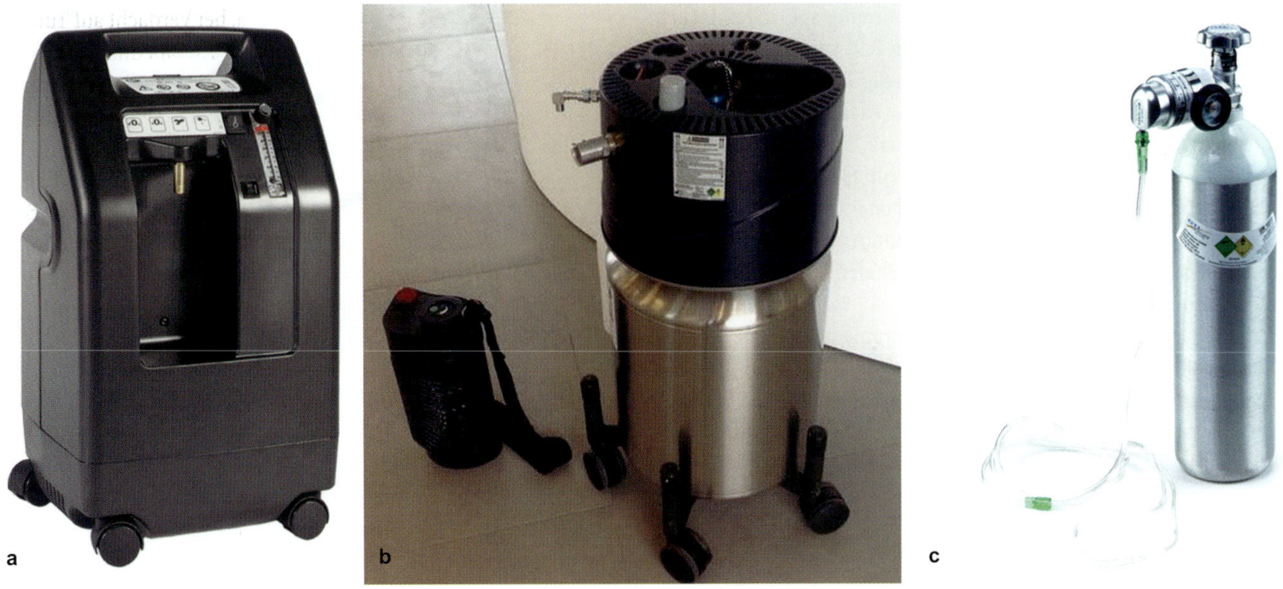

Abb. 3.8 Sauerstoffquellen. Links Sauerstoffkonzentrator, Mitte Flüssigsauerstofftank mit kleinem transportablen Tank, rechts tragbare Sauerstoffflasche. [V725, P243, V637]

schnell porös werden und so durch Leckagen Sauerstoffseen auf dem Boden entstehen. Die vom Hersteller angegebene Schlauchlänge darf nicht verlängert werden, weil sonst die eingestellte Flussrate nicht erreicht wird.

- Bei Flüssigsauerstofftanks besteht direkt nach der Auffüllung bei Berührung die Gefahr lokaler Erfrierung, da der flüssige Sauerstoff bei –183 °C eingefüllt wird.
- In der Nähe von Sauerstoffquellen gilt ein absolutes Feuerverbot (z. B. Kerzen, Rauchen). Gerade Patienten, deren Lungenerkrankung durch langjährigen Nikotinabusus bedingt ist und denen eine Nikotinkarenz trotz Lungenerkrankung nicht gelingt, ist es oft nur sehr schwer zu vermitteln, dass sie nicht rauchen dürfen, wenn sie sich gleichzeitig Sauerstoff verabreichen. Es drohen schwere Verbrennungen und Brände mit evtl. tödlichem Ausgang!

Bei der **Verabreichung von Sauerstoff** beachten Pflegefachpersonen folgende Grundsätze:

- Die ärztliche Anordnung liegt vollständig vor: Art der Verabreichung (z. B. mittels Sauerstoffbrille), Menge (z. B. 2 l/Min.), Dauer (z. B. bei Bedarf, der dann genau festgelegt sein muss).
- Die Pflegenden achten auf sorgfältige Hygiene im Umgang mit dem Sauerstoffapplikationssystem und bei der Aufbereitung.
- Bei der Verabreichung von Sauerstoff < 5 l/Min. oder nur kurzfristiger Verabreichung von > 5 l/Min. ist keine Anfeuchtung mit sterilem destilliertem Wasser mehr empfohlen, da sich das Risiko für Atemwegsinfektionen durch bakterielle Kontamination erhöht [6].
- Mindestens einmal täglich ist Nasenpflege sinnvoll, entweder durch die Pflegenden oder durch den Patienten selbst. Pflegende achten auf Druckstellen durch das Applikationssystem.
- Pflegefachpersonen beobachten mehrmals täglich Atmung und Allgemeinbefinden des Patienten, messen die Sauerstoffsättigung für mindestens 5 Min. oder kontinuierlich. Sie führen nach Arztanordnung Blutgasanalysen durch. [6]

Atemlähmung durch Sauerstoffgabe

Bei Patienten mit chronisch obstruktiven Atemwegserkrankungen (➤ 3.9) hat sich der Körper an den ständig erhöhten pCO_2 gewöhnt, der Atemantrieb durch zu viel CO_2 im Blut *(Hyperkapnie)* funktioniert nicht mehr. Einziger Atemantrieb ist der *verminderte Sauerstoffgehalt des Blutes (Hypoxämie)*. Wird dieser nun durch die Sauerstoffgabe behoben, entfällt auch dieser Atemanreiz. In der Folge wird die Atmung oberflächlicher bis hin zum Atemstillstand. Trübt ein Patient im Verlauf einer Sauerstofftherapie ein und verändert sich die Atmung, muss die Sauerstoffgabe sofort unterbrochen und der Arzt informiert werden. Vorbeugend ist bei Langzeit-Sauerstofftherapie in der Regel eine mäßige Hypoxämie angestrebt.

3.2.2 (Nasale) High-Flow-Sauerstofftherapie

DEFINITION

(Nasale) High-Flow-Sauerstofftherapie (*NHF*, engl. *High Flow Oxygene Therapy, HFOT*): Verabreichung eines Luft-Sauerstoff-Gemischs mit einem hohen Atemgasfluss *(Flow)*.

Bei der **High-Flow-Sauerstofftherapie** erhält der Patient ein angewärmtes und angefeuchtetes Luft-Sauerstoff-Gemisch mit einer Konzentration von 21–100 % Sauerstoff und einer Flussrate von 30–70 l/Min.

Indikationen sind das Atemnotsyndrom u. a. Atemprobleme bei Früh- und Neugeborenen, Lungenerkrankungen mit einem verminderten Sauerstoffgehalt des Bluts (z. B. Pneumonie, Lungenödem, postoperativ, COPD), die Sauerstoffversorgung während einer Bronchoskopie sowie die Atemtherapie zur Entwöhnung vom Beatmungsgerät.

Im Krankenhaus mischt ein **Gasmischer** Druckluft und Sauerstoff, in der ambulanten Pflege werden **Flow-Generatoren** (➤ Abb. 3.9) eingesetzt. Ein aktives Befeuchtungssystem erwärmt und befeuchtet das Atemgas, das dem Patienten dann über eine spezielle Maske, Nasenbrille oder -kanülen (*Prongs,* ➤ Abb. 3.9) verabreicht wird.

Durch den hohen Fluss wird der funktionelle Totraum vermindert, der Atemwegsdruck gering positiv und die Atemarbeit erleichtert. Kohlendioxid wird förmlich „ausgewaschen", Belüftung und Oxygenierung *(Anreicherung des Bluts mit Sauerstoff)* werden verbessert. [7] Dies beugt **Atelektasen** *(unzureichend oder gar nicht belüfteten Lungenabschnitten)* vor. Die Befeuchtung und Anwärmung des Gasgemischs erhält die Reinigungsmechanismen der Atemwege *(mukoziliäre Clearance).*

Die Pflege bei High-Flow-Sauerstofftherapie entspricht der bei niedrig dosierter Sauerstoffgabe. Pflegende beobachten die Atmung und die Sauerstoffsättigung mittels Pulsoximetrie (➤ 3.1.4) und führen nach Arztanordnung Blutgasanalysen (➤ 3.1.4) durch. Sie achten auf Druckstellen durch die Nasenbrille.

3.2.3 (Heim-)Beatmung

DEFINITION

(Maschinelle) Beatmung: Beatmung eines Patienten.
Heimbeatmung: Beatmung eines Patienten außerhalb der Klinik.

Eine **Beatmung** ist dann indiziert, Eine Beatmung ist dann indiziert, wenn der Patient nicht (ausreichend) selbst atmet und das Blutgas Kohlendioxid (CO_2) deutlich außerhalb der Norm ist und/oder klinische Zeichen wie Unruhe, Einsatz der Atemhilfsmuskulatur und das subjektive Empfindung von Atemnot (➤ 3.1.1), Tagesmüdigkeit und Kopfschmerzen bestehen. Bis vor wenigen Jahren konnten Patienten ausschließlich auf Intensivstationen beatmet werden. Heute ist eine Beatmung auch außerhalb des Krankenhauses möglich und wird als *außerklinische Beatmung* oder **Heimbeatmung** bezeichnet (➤ Abb. 3.10).
Die **maschinelle Beatmung** kann auf verschiedene Arten erfolgen:

- **Nichtinvasive Beatmung** *(NIV, noninvasive Ventilation)* über eine Nasen-, Mund- oder Gesichtsmaske, Mundstück
- **Invasive Beatmung** über einen Endotrachealtubus (nur im Krankenhaus) oder eine Trachealkanüle

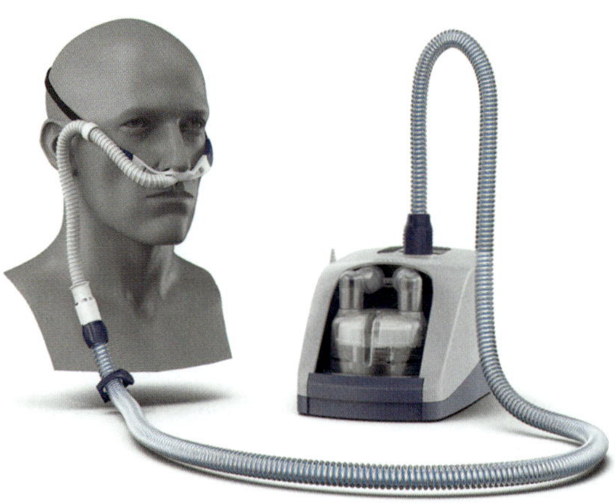

Abb. 3.9 Nasale High-Flow-Sauerstofftherapie. Rechts Flow-Generator, links spezielle Nasenbrille (Prongs). [V088]

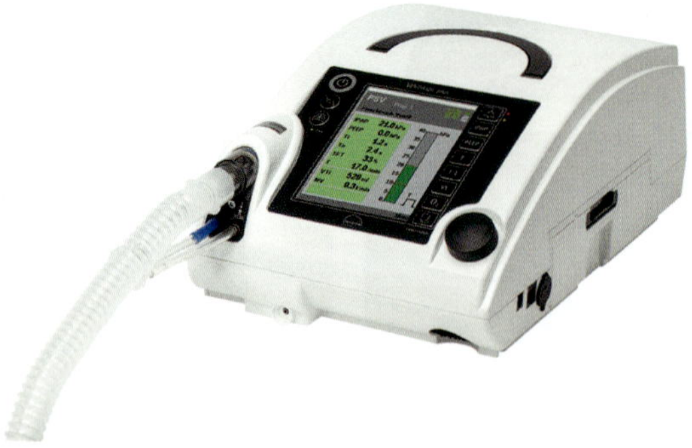

Abb. 3.10 Heimbeatmungsgerät mit Einschlauchsystem. [V084]

Nach der täglichen Beatmungsdauer werden unterschieden:

- **Kontinuierliche Beatmung** über 24 Std. am Tag, z. B. bei Patienten mit hohem Querschnittssyndrom, im Endstadium einer COPD oder einer neuromuskulären Erkrankung
- **Intermittierende Beatmung** mit nur stundenweiser Beatmung, z. B. in der Nacht, damit sich die Atemmuskulatur erholen kann, oder während der Entwöhnung von der Beatmung langzeitbeatmeter Patienten *(Weaning)*

Die wohl häufigste Indikation zur nichtinvasiven Heimbeatmung ist das **Schlafapnoesyndrom** *(SAS),* das v. a. übergewichtige Männer über 40 Jahren betrifft. Kennzeichnende Symptome sind lautes Schnarchen während des Schlafs, das von häufigen Atempausen über 10 Sek. Dauer (infolge Atemwegskompression durch die erschlaffte Rachenmuskulatur) unterbrochen wird. Folgen sind Müdigkeit tagsüber und Herz-Kreislauf-Erkrankungen. Diese Patienten bedienen das Beatmungsgerät nach entsprechender Schulung in aller Regel selbst.

Weitere Indikationen der nichtinvasiven Heimbeatmung sind z. B. fortgeschrittene COPD (➤ 3.9) sowie neuromuskuläre Erkrankungen mit Beteiligung der Atemmuskulatur wie etwa Muskeldystrophien (➤ 15.11.1) und amyotrophe Lateralsklerose (➤ Tab. 15.12) [8]. Bei diesen Patienten steht im weiteren Verlauf oft die Entscheidung für oder gegen eine invasive Beatmung an, etwa wenn der Patient die Maske nicht mehr toleriert, seine Schutzreflexe erlöschen (z. B. Husten- und Schluckreflex) oder Dyspnoe und respiratorische Insuffizienz zunehmen. Hier sind Patient und Angehörige stark gefordert und auch überfordert und benötigen häufig Unterstützung. Spezialisierte Pflegedienste und Pflegeeinrichtungen übernehmen dann teilweise rund um die Uhr die medizinische und pflegerische Versorgung.

3.2.4 Bronchodilatatoren

DEFINITION

Bronchodilatatoren *(Bronchospasmolytika):* Medikamente, die die Bronchien erweitern.

Der Kontraktionszustand der Bronchialwandmuskulatur bestimmt ganz wesentlich die Weite der Bronchien und damit den Strömungswiderstand, den die Atemluft bei ihrem Weg in die Lungen überwinden muss *(Resistance).* Er steht unter Kontrolle des vegetativen

Nervensystems: Unter Sympathikuseinfluss weiten sich die Bronchien, wohingegen der Parasympathikus sie verengt.

Bronchodilatatoren weiten die Bronchien und verbessern dadurch die Lungenbelüftung. Hauptindikationen sind Asthma bronchiale (➤ 3.8) und chronisch-obstruktive Lungenerkrankung (➤ 3.9), daneben z. B. anaphylaktische Reaktionen (allergische Typ-I-Reaktionen ➤ 12.3, ➤ Tab. 12.1) mit Atemwegsverengung.

Bevorzugt eingesetzt werden inhalierbare Präparate, da die Nebenwirkungen geringer sind als bei systemischer Gabe:

- Am stärksten wirken **β_2-Sympathomimetika.** Kurz wirksame β_2-Sympathomimetika (*short-acting beta$_2$-agonists* = **SABA,** Wirkdauer 4–6 Std.) sind Fenoterol (z. B. Berotec®), Reproterol (z. B. Bronchospasmin®), Salbutamol (z. B. Sultanol®) und Terbutalin (z. B. Bricanyl®). Sie werden als Bedarfsmedikation beim Asthmaanfall eingesetzt. Lang wirksame β_2-Sympathomimetika (*long-acting beta$_2$-agonists* = **LABA,** Wirkdauer bis 12 Std.) wie etwa Formoterol (z. B. Foradil®) und Salmeterol (z. B. Serevent®) eignen sich gut zur Dauermedikation. Sie sind auch in Fixkombination mit einem Glukokortikoid verfügbar (z. B. Flutiform® bzw. Salflutin®). Besonderheit von Formoterol ist ein gleichzeitig rascher Wirkungseintritt. Nebenwirkungen der β_2-Sympathomimetika bei höherer Dosierung sind Zittern *(Tremor)* und Herzfrequenzanstieg (Vorsicht bei Patienten mit Herzerkrankungen).
- Schwächer wirksam sind **Parasympatholytika** *(Anticholinergika).* Ein kurz wirksames Parasympatholytikum (*kurz wirksamer Muskarinrezeptor-Antagonist* = **SAMA**) ist Ipratropium (z. B. Atrovent®), ein lang wirksames (*lang wirksamer Muskarinrezeptor-Antagonist* = **LAMA**) Tiotropium (z. B. Spiriva®). Nebenwirkungen umfassen u. a. Mundtrockenheit und verminderte Bronchialsekretbildung.

Sind allerdings die Atemwege krankheitsbedingt z. B. durch Schleim so verlegt, dass die Substanzen beim Inhalieren nicht ihren Wirkort erreichen, müssen die Bronchodilatatoren systemisch gegeben werden.

3.2.5 Inhalationssysteme

Inhalierbare Bronchodilatatoren und Glukokortikoide sind heute unverzichtbar in der Behandlung von Asthma (➤ 3.8) und chronisch-obstruktiver Lungenerkrankung (➤ 3.9).

Damit die Substanzen tief in die Bronchien gelangen und dort wirken können, wird ein für den Patienten geeignetes **Inhalationssystem** (➤ Tab. 3.4) ausgewählt und der Patient in der Anwendung geschult (Beispiel ➤ Abb. 3.11).

Soll ein Patient mehrere Arzneimittel inhalieren, ist es meist sinnvoll, bei allen das gleiche System zu nehmen, um Bedienungsfehler zu minimieren.

KLIMA UND UMWELT

Pulverinhalatoren sind klimafreundlicher als Dosieraerosole mit Treibgas und daher zu bevorzugen. Sind Pulverinhalatoren nicht einsetzbar (z. B. bei schwerer Lungenfunktionseinschränkung) und stehen mehrere Dosieraerosole zur Verfügung, soll eines mit einem möglichst wenig umweltschädlichen Treibmittel verordnet werden.

Systeme mit Zählwerk vermindern durch vollständige Nutzung unnötigen Müll. [9]

Inhalation von Glukokortikoiden

Bei Glukokortikoidinhalation besteht die Gefahr einer Candida-Infektion des Mund-Rachen-Raums. Zur Risikoverminderung werden Glukokortikoide immer vor der Mahlzeit mit Spacer (➤ Abb. 3.11)

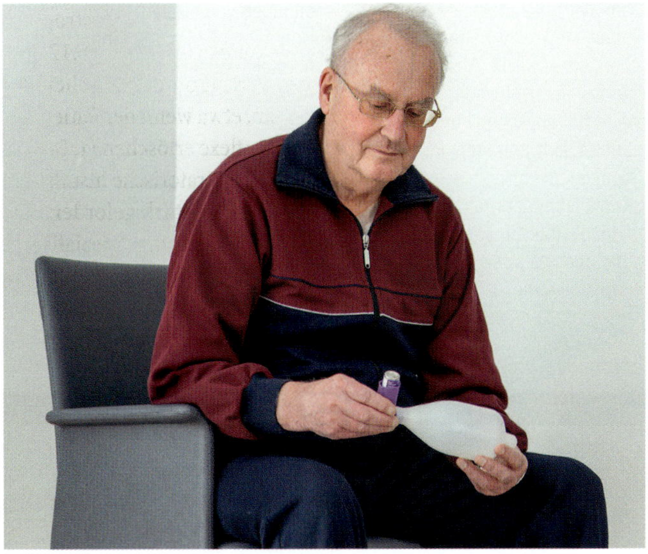

Dosieraerosol schütteln, Verschlusskappe abnehmen und Dosieraerosol auf den Spacer aufsetzen.

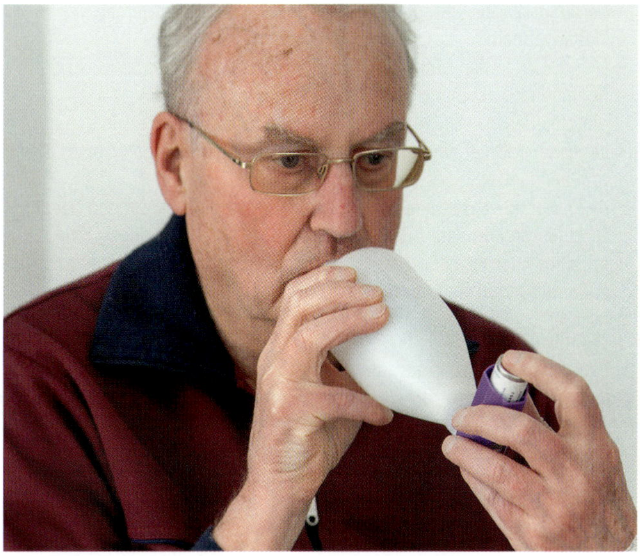

Ggf. Verschlusskappe entfernen. Mundstück mit den Lippen umschließen, Sprühstoß auslösen und dadurch Spacer füllen. Langsam und tief einatmen und Atem für 5–10 Sek. anhalten.

Abb. 3.11 Anwendung eines Dosieraerosols mit Spacer. [K115]

Tab. 3.4 Übersicht über die verschiedenen Inhalationssysteme. [U106, U111, V067]

Dosieraerosol (DA)	Dosieraerosol (DA) mit Spacer	Trockenpulverinhalator	Vernebler
Kurzcharakterisierung			
Kleine, döschenförmige Behälter, die die Wirkstofflösung mithilfe eines Treibgases vernebeln („Asthmaspray")	Dosieraerosol, auf das eine Inhalationshilfe aus Plastik (der Spacer) aufgesetzt wird (➤ Abb. 3.11)	Kleine Geräte (z. B. scheiben-, deostiftförmig), die das Wirkstoffpulver fein verteilen, das dann allein durch die Einatmung inhaliert wird. Einzel- oder Mehrdosissysteme	Geräte, die mittels Druckluft (z. B. Pari Boy®SX) oder Ultraschall (USV, z. B. Multisonic InfraControl®) ein Aerosol erzeugen, das über Maske oder Mundstück eingeatmet wird
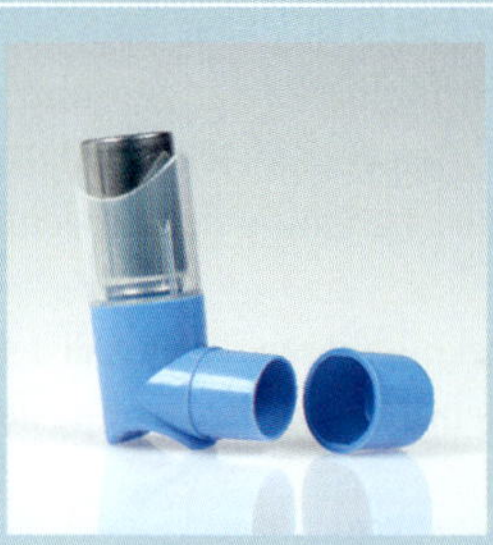	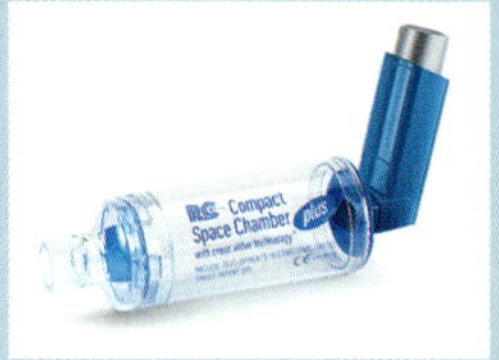	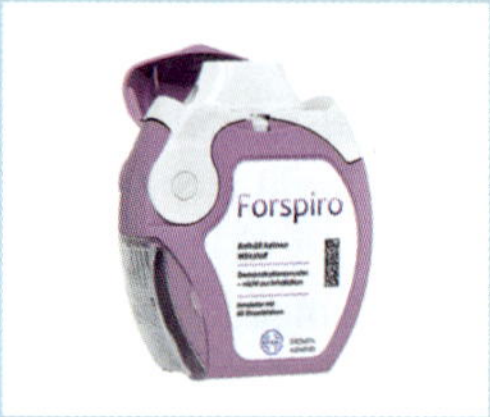	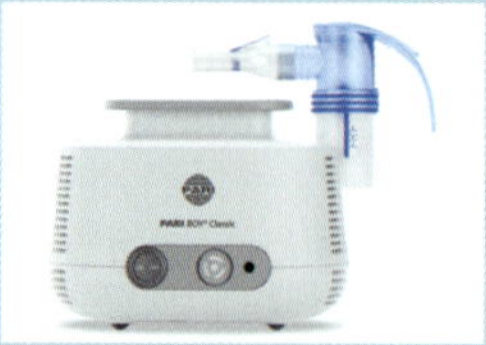
Vorteile			
Klein, handlich, dadurch von den Patienten gut akzeptiert und überall schnell verfügbar	• Weniger Arzneimittelablagerung in Mund und Rachen als bei Dosieraerosol • Auch für Patienten mit eingeschränkter Koordinationsfähigkeit	• Klein, überall schnell verfügbar • Oft mit Zählwerk für Restdosen • Auch für Patienten mit eingeschränkter Koordinationsfähigkeit	• Für Arzneimittelkombinationen • Für Sekretverflüssigung mit physiologischer Kochsalzlösung • Auch für Patienten, die nicht bewusst atmen können
Nachteile			
• Hohe Anforderungen an Koordinationsfähigkeit, da während der Hubauslösung gleichzeitig eingeatmet werden muss • „Hängenbleiben" von relativ viel Arzneimittel in Mund/Rachen	• Größer, dadurch etwas schlechtere Patientenakzeptanz • Zum Dosieraerosol passender Spacer bzw. Adapter erforderlich (liegt vielen Aerosolen bei)	• Feuchtigkeitsempfindlicher, v. a. Mehrdosissysteme • Schnelle, kräftige Einatmung nötig, die nicht immer erbracht werden kann	• Aufwendig (Energiequelle, Reinigung, Zubehör etc.) • Lange Inhalationsdauer • Anwendung unterwegs schwieriger • Kompressor des Druckluftverneblers relativ laut
Anwendung (stets Gebrauchsanweisung beachten)			
• Behälter schütteln • Verschlusskappe entfernen • Tief ausatmen • Mundstück in den Mund nehmen und mit den Lippen umschließen • Langsam und tief einatmen und bei handausgelösten Aerosolen gleichzeitig auf das Döschen drücken (zur Arzneimittelfreisetzung, bei atemzuggetriggerten Geräten nicht nötig) • Luft 5 Sek. anhalten • Langsam ausatmen	• Behälter schütteln • Verschlusskappe entfernen • Spacer aufsetzen • Verschlusskappe des Spacers ggf. entfernen • Mundstück des Spacers in den Mund nehmen, mit den Lippen umschließen • Spacer durch Druck auf den Behälter mit einer Arzneimitteldosis füllen • Langsam und tief einatmen, ggf. mehrfach • Atem anhalten • Langsam ausatmen	• Geräteabhängig • Turbohaler®: Schutzkappe abnehmen, senkrecht halten. Dosierrad drehen, bis es klickt. Ausatmen (nicht ins Gerät). Turbohaler® waagerecht halten, schnell und tief einatmen, Luft anhalten, langsam ausatmen • Diskus®: Öffnen, durch Wegschieben des Hebels (bis ein Klicken zu hören ist) die nächste Dosis anfordern, weiteres Vorgehen wie oben	• Lösung und Gerät nach Herstellerangaben vorbereiten • Ungefähr 10 Min. mit langsamen, normalen oder etwas vertieften Atemzügen inhalieren
Geeignet für			
Kooperationsfähige ältere Kinder und Erwachsene	Kinder ab 2–3 Jahren, Erwachsene mit geringer Koordinationsfähigkeit. Spezielle Modelle für Säuglinge	Ab ca. sechs Jahren	Jedes Alter, auch Säuglinge, auch kooperationsunfähige Menschen

oder Trockenpulverinhalator inhaliert. Danach spült der Patient den Mund aus oder putzt sich die Zähne.

Bei getrennter Inhalation von Bronchodilatatoren und Glukokortikoiden zum gleichen Zeitpunkt wird zuerst der Bronchodilatator und ein paar Minuten später das Glukokortikoid inhaliert: Der Bronchodilatator weitet die Atemwege, sodass mehr Glukokortikoid seinen Wirkort erreicht.

3.2.6 Hustenmittel

DEFINITION

Hustenmittel: im allgemeinen Sprachgebrauch übliche, zusammenfassende Bezeichnung für **Expektoranzien** *(Hustenlöser)* und **Antitussiva** *(Hustendämpfer)*.

Expektoranzien

Expektoranzien sollen das Abhusten von Bronchialsekret erleichtern:

- **Mukolytika** sollen bereits gebildetes Bronchialsekret verflüssigen (z. B. N-Acetylcystein, etwa Fluimucil®).
- **Sekretolytika** sollen die Sekretion eines dünnflüssigen Bronchialsekrets steigern (z. B. Ambroxol, etwa Mucosolvan®).

Expektoranzien werden oral gegeben, teilweise können auch Inhalate zubereitet werden. Ihr Nutzen ist zweifelhaft. Viel wichtiger (und auch bei Gabe von Expektoranzien immer erforderlich) ist eine ausreichende Flüssigkeitszufuhr.

Antitussiva

Antitussiva dämpfen den Hustenreflex. Sinnvoll sind sie bei trockenem Husten (v. a. zur Nacht) oder wenn ein Patient nicht husten darf. Eingesetzt werden u. a.:

- Dihydrocodein (z. B. Paracodin®)
- Dextromethorphan (z. B. Silomat® DMP)
- Levodropropizin (z. B. Quimbo®)
- Noscapin (z. B. Capval®)
- Pentoxyverin (z. B. Sedotussin®)

Die meisten Präparate wirken über Rezeptoren im Gehirn und haben daher zentralnervöse Nebenwirkungen, teilweise auch Abhängigkeitspotenzial.

Antitussiva dürfen nicht bei vermehrter Bronchialsekretion angewendet werden, damit es nicht zu einem Sekretverhalt in den Atemwegen kommt.

3.2.7 Pleurapunktion und -drainage

DEFINITION

Pleuraerguss: Flüssigkeitsansammlung in der Pleurahöhle.
Pneumothorax: Luftansammlung in der Pleurahöhle.

Beim Gesunden ist die Pleura(höhle) spaltförmig und mit einer minimalen Flüssigkeitsmenge gefüllt. Der leichte Unterdruck in der

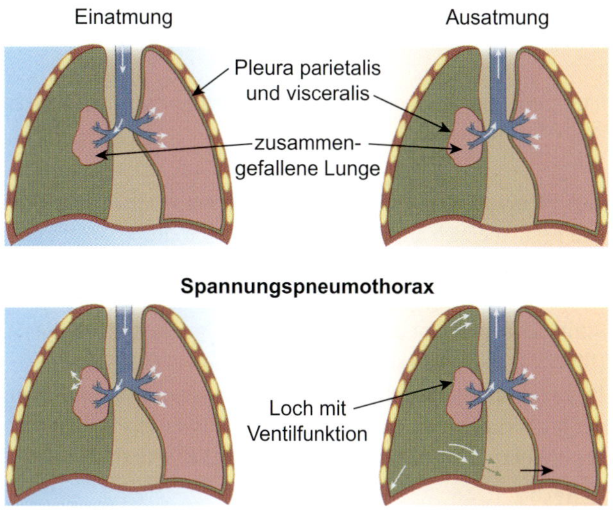

Abb. 3.12 Pneumothorax der rechten Lunge. Die rechte Lunge ist kollabiert und nimmt nicht mehr an der Atmung teil (oben). Beim Spannungspneumothorax füllt sich die betroffene Pleurahöhle außerdem bei jedem Atemzug mehr mit Luft, sodass auch die Funktion der gesunden Lunge zunehmend beeinträchtigt wird (unten). [L255]

Pleurahöhle sorgt dafür, dass die Lungen der inneren Brustkorbwand anliegen und all ihren Bewegungen folgen. In zwei Fällen jedoch geht diese enge Verbindung verloren:

- Beim **Pleuraerguss.** Hierunter versteht man eine Flüssigkeitsansammlung in der Pleurahöhle. Bei Kindern, Jugendlichen und jungen Erwachsenen sind Infektionen (z. B. Pneumonie, Tuberkulose) wesentliche Ursache. Bei älteren Erwachsenen liegen in über 90 % Herzinsuffizienz, bösartige Lungen- und Pleuratumoren, bakterielle Pneumonien und Lungenembolie zugrunde [10]. Die Flüssigkeit drückt die Lunge zusammen und führt dadurch zu Dyspnoe (je schneller die Entstehung, desto stärker die Dyspnoe).
- Beim **Pneumothorax** (> Abb. 3.12). Dabei ist Luft in die Pleurahöhle eingedrungen. Der Unterdruck in der Pleurahöhle wird aufgehoben, die betroffene Lunge „fällt" in sich zusammen. Wegweisende Beschwerden sind plötzlicher Schmerz und Dyspnoe.
  - Beim **Spontanpneumothorax** kommt es ohne besonderen Auslöser zu einem Pneumothorax, v. a. bei jungen Männern *(primärer Spontanpneumothorax)* oder bei vorbestehenden Lungenerkrankungen wie Mukoviszidose oder Emphysem *(sekundärer Spontanpneumothorax)*.
  - Ein **traumatischer Pneumothorax** ist Folge einer Verletzung, etwa eines Messerstiches. Sonderfall ist der **iatrogene Pneumothorax** durch eine ärztliche Maßnahme, z. B. ZVK-Anlage.

Pleuraerguss und Pneumothorax lassen sich durch Röntgenaufnahme des Thorax und Sonografie feststellen. Bei unklarer Ursache ist beim Pleuraerguss eine Pleurapunktion angezeigt. [10]

Therapeutisch erfolgt neben der Ursachenbehandlung häufig eine **Pleurapunktion oder -drainage.** Beim ersten Pneumothorax junger Menschen in stabilem Zustand kann auch abgewartet werden [11]. Bei Erfolglosigkeit der Behandlung oder Rezidiv kann die Ursache oft **thorakoskopisch** (VATS > 3.2.8, > Abb. 3.15) beseitigt werden.

Pleurapunktion

DEFINITION

Pleurapunktion: Punktion der Pleurahöhle zu diagnostischen und/oder therapeutischen Zwecken.

Bei der **Pleurapunktion** sticht der Arzt nach sonografischer Kontrolle in den Ergussbereich am Oberrand einer Rippe ein.

- Bei der **diagnostischen Pleurapunktion** punktiert der Arzt eine kleine Ergussmenge mit einer Spritze ab. Der Erguss wird anschließend im Labor untersucht, um die Ursache festzustellen (Blutig? Leukozytenzahl? Bakterien? Tumorzellen?).
- Bei einer **therapeutischen Pleurapunktion** wird zur Entlastung der komprimierten Lunge eine größere Flüssigkeitsmenge abpunktiert und evtl. ein Arzneimittel in die Pleurahöhle eingebracht.

Komplikationen sind Blutungen, Pneumothorax oder Infektionen.

NOTFALL

Bei einem **Spannungspneumothorax** (➤ Abb. 3.12) dringt bei jedem Atemzug Luft in die Pleurahöhle ein, kann jedoch durch einen Ventilmechanismus nicht mehr austreten. Infolgedessen verschlechtert sich die Herz-Kreislauf-Funktion mit jedem Atemzug durch Verdrängung des Herzens. Lebensrettend ist die sofortige Druckentlastung durch Punktion im 2.–3. ICR *(Zwischenrippen-, Interkostalraum)* der betroffenen Seite. Steht kein spezielles Punktionsbesteck zur Verfügung, kann eine große Kanüle genommen werden.
Beachte: Die erste tastbare Rippe ist bereits die zweite Rippe, da die erste unter dem Schlüsselbein liegt!

Pleuradrainage

DEFINITION

Pleuradrainage: Einlage einer Drainage in die Pleurahöhle, um Luft und/oder Flüssigkeit abzuleiten.

Eine **Pleuradrainage** wird gelegt, um bei einem (größeren) Pneumothorax die Luft abzusaugen, bis sich die Lunge wieder entfaltet hat, oder um die Flüssigkeit bei einem Pleuraerguss abzuleiten. Auch nach vielen thoraxchirurgischen Eingriffen liegt in den ersten postoperativen Tagen eine Pleuradrainage.

Eine Pleuradrainage besteht aus einem **Kunststoffkatheter,** der in die Pleurahöhle geschoben wird, und einem **Ableitsystem.** Eine Pleuradrainage bei Pneumothorax wird im 2.–3. ICR (ICR = Interkostalraum) in der mittleren Klavikularlinie gelegt *(Monaldi-Drainage),* eine Pleuradrainage zur Ableitung von Flüssigkeit meist im 3.–5. ICR in der mittleren Axillarlinie *(Bülau-Drainage).* Das Legen erfolgt in der chirurgischen Ambulanz, auf der Intensivstation oder im OP.

Es gibt mehrfach verwendbare (resterilisierbare) und Einmal-Pleuradrainagesysteme, solche, die mittels Schwerkraft und solche, die mittels Sog arbeiten. Heute werden am häufigsten **Einmal-Pleuradrainagesysteme nach dem Dreiflaschensystem mit Sog** verwendet.

Beim Dreiflaschensystem mit Sog sind drei Flaschen miteinander verbunden (➤ Abb. 3.13):

- In die erste Flasche mündet der vom Patienten kommende Drainageschlauch. Dies ist die **Sekretsammelflasche,** sie ist bei Einmalsystemen in der Regel in mehrere **Sammelkammern** geteilt.
- Die Sekretsammelflasche ist verbunden mit der mittleren Flasche, die Wasser enthält. Das von der Sekretsammelflasche

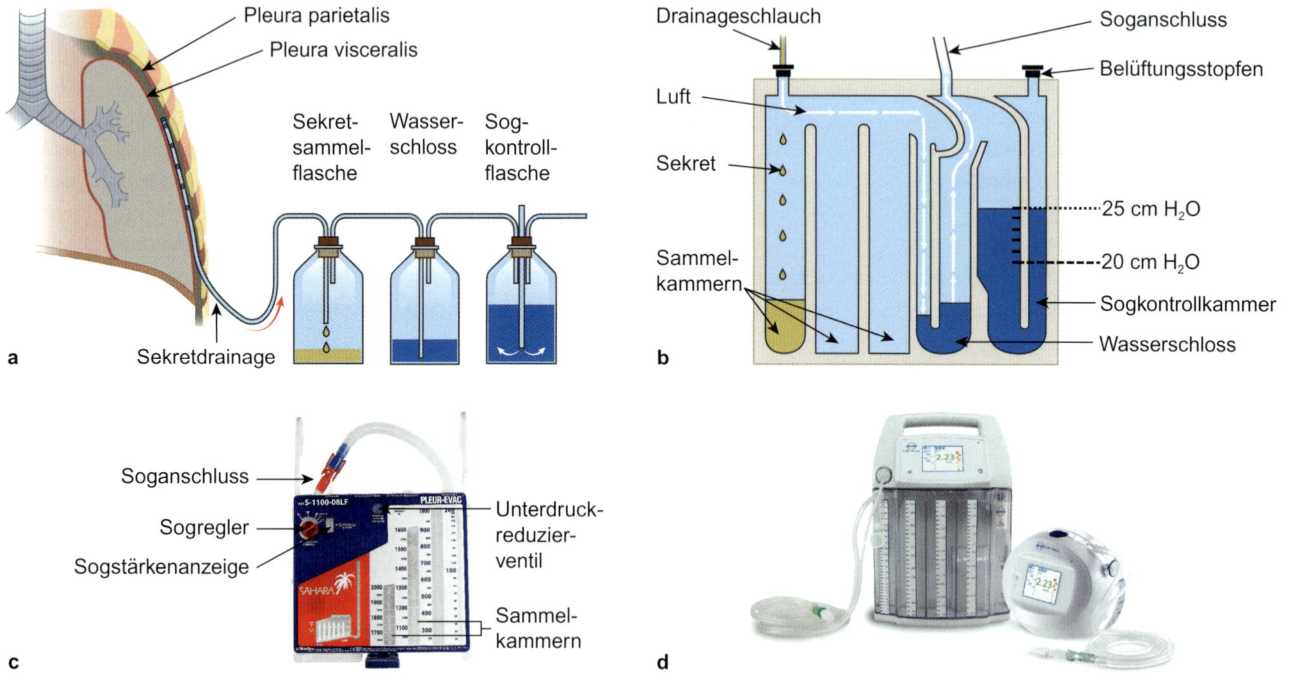

Abb. 3.13 Pleuradrainage. a) Prinzip des Dreiflaschensystems. b) Einmal-Pleuradrainagesystem nach dem Dreiflaschensystem. c) Pleur-Evac® Sahara S-1100–08LF Einmal-Thoraxdrainagesystem als klassisches Einmal-Pleuradrainagesystem nach dem Dreiflaschensystem mit Sog. d) Elektrische digitale Atmos®-Drainagesysteme, die ein vollelektronisches Therapiemonitoring sowie durch einen Akku (zur Erzeugung des Sogs) Transport bzw. Mobilität des Patienten erlauben. [L255, V420, V105]

kommende Rohr mündet unterhalb der Wasseroberfläche. Dadurch entsteht das **Wasserschloss:** Die Luft aus dem Pleuraspalt gelangt durch den Sog in die Wasserschlossflasche, steigt auf, kann aber gegen das Wasser in der Flasche nicht mehr patientenwärts zurück (auch nicht, wenn nicht mit Sog drainiert wird). In Einmalsystemen kann ein **Anti-Reflux-Ventil** die Ventilfunktion des Wasserschlosses übernehmen.
- Dritte, patientenferne Flasche ist die **Sogkontrollflasche/-kammer.** Hier wird über die Tiefe des im Wasser endendenden Rohrs der angeordnete Sog eingestellt. Bei Einmalsystemen wird die Stärke des Sogs über einen Sogregler eingestellt.

Stets sind die Herstellerangaben bzw. hausinternen Anweisungen zu beachten – die Details unterscheiden sich je nach genauer Bauart des (Einmal-)Systems!

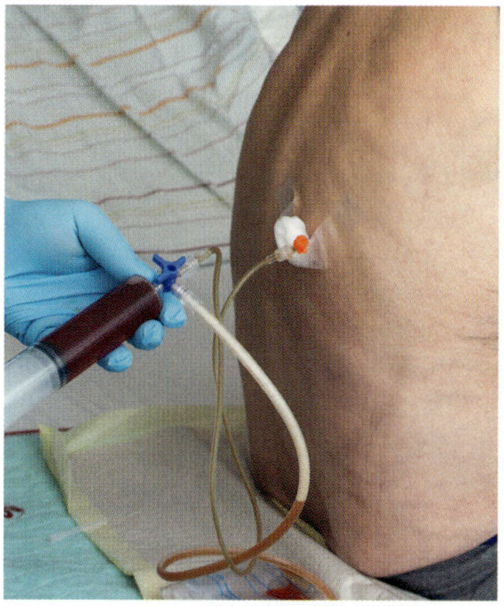
Abb. 3.14 Pleurapunktion im Sitzen. [K115]

Pflegerische Betreuung bei Pleurapunktion/Legen einer Pleuradrainage

Die Pflegefachperson richtet das Material (nach klinikinternem Standard):
- Ggf. Prämedikation
- Lokalanästhetikum mit Spritze und Kanüle
- Hände- und Hautdesinfektionsmittel
- Sterile Tupfer, Kompressen, Verbandmaterial
- Für die **diagnostische Pleurapunktion:**
  - Pleurapunktionsset, alternativ großlumige Kanüle, Dreiwegehahn und 50-ml-Spritze
  - Sterile Handschuhe, steriles Tuch für eine evtl. Ablage steriler Materialien, Mund-Nasen-Schutz (für den Arzt)
  - Untersuchungsröhrchen für angeordnete Untersuchungen, Laborscheine
- Für die **therapeutische Pleurapunktion** ggf. weitere Materialien, z. B. Ablaufschlauch (abgeschnittenes Infusionssystem) und Auffanggefäß, falls kein Pleurapunktionsset benutzt wird, Arzneimittel nach Arztanordnung
- Für die **Anlage einer Pleuradrainage:**
  - Sterile Handschuhe, steriler Kittel, steriles Lochtuch
  - Mund-Nasen-Schutz (für Arzt und Pflegende), Haube [12].
  - Skalpell
  - Pleuradrainageschlauch mit Trokar, Pleuradrainagesystem, z. B. Mehrwegsystem mit Vakuumanschluss, Einmalsystem, elektrisches digitales Pleuradrainagesystem je nach Indikation und hausinterner Situation
  - Nahtmaterial
  - Zwei Klemmen

Die Pflegefachperson bereitet den Patienten vor. Vor der Punktion sollte er nochmal auf die Toilette gehen. Dann unterstützt sie den Patienten bei der Lagerung. Für die Pleurapunktion sitzt der Patient meist am Bettrand oder auf einem Stuhl (➤ Abb. 3.14), der Arm der zu punktierenden Seite wird über den Kopf angehoben. Alternativ liegt der Patient in Seitenlage und legt den Arm nach oben. Die Anlage einer Pleuradrainage erfolgt immer im Liegen, in Rücken- oder Seitenlage. Die Pflegefachperson unterstützt den Arzt bei der Punktion und reicht die Materialien an, beruhigt und beobachtet den Patienten.

Nach Punktion und Anlage der Drainage verbindet die Pflegefachperson die Einstichstelle mit einem sterilen Verband. Bei liegender Drainage wird diese angenäht und mit Pflasterzügel zusätzlich gegen Zug gesichert. Verbindungsstellen zwischen Drainage und Schlauch werden mit Pflaster gesichert.

Als Nachbereitung entsorgt die Pflegefachperson die Materialien, bringt die Untersuchungsröhrchen ins Labor und organisiert die Röntgenaufnahme des Thorax. Sie kontrolliert engmaschig Atmung, Blutdruck, Puls und Schmerzen und beobachtet die Einstichstelle auf Nachblutung und Entzündungszeichen.

Pflegerische Betreuung bei liegender Pleuradrainage

Die **Pflege eines Patienten mit liegender Pleuradrainage** erfordert größte Sorgfalt und Fachwissen.
Die Beobachtung umfasst mehrmals täglich:
- Atmung, Blutdruck, Puls, Temperatur und Allgemeinbefinden
- Frage nach Schmerzen im Bereich der Einstichstelle und bei der Atmung
- Einstichstelle auf Entzündungszeichen, Hautemphysem, Nachblutung
- Menge und Aussehen des abgesaugten Sekretes
- Durchgängigkeit des Systems, angeordneter Sog
- Wasserstand im Wasserschloss und in der Sogkontrollkammer (➤ Abb. 3.13)
- Sichere Befestigung der Drainage und des Absaugsystems. Der Drainageschlauch darf nicht abknicken oder in großen Schleifen durchhängen.

Nachfolgende Pflegemaßnahmen werden durchgeführt:
- Unterstützung bei der Lagerung. Atemunterstützende Lagerungen sind die Oberkörperhochlagerung, die Herzbettlagerung, aber auch Dehnlagerungen (z. B. VATI-Lagerungen, Halbmondlagerung). Ggf. erfolgen Lagerungen zur Dekubitusprophylaxe.
- Unterstützung bei der Mobilisation. Falls sich der Patient nicht selbst mobilisieren kann, wird er regelmäßig an die Bettkante gesetzt, vor das Bett gestellt oder in einen Sessel mobilisiert. Ggf.

darf der Sog nach Arztanordnung kurzzeitig abgestellt werden, dann ist ein Umhergehen im Zimmer oder auf dem Gang möglich. Elektrische Systeme verschaffen dem Patienten aufgrund ihres Akkus einen größeren Bewegungsfreiraum (➤ Abb. 3.13d).

- Atemübungen und Atemtherapie, häufig unterstützt durch einen Physiotherapeuten:
  - Maßnahmen, die die Atmung fördern und vertiefen, z. B. einfache Atemübungen, Kontaktatmung, Ausatmen gegen Widerstand, Atemtraining mit **SMI-Trainern** (engl. *sustained maximal inspiration = anhaltende maximale Einatmung*)
  - Maßnahmen, die Sekrete verflüssigen, z. B. Flüssigkeitszufuhr, Expektoranzien (➤ 3.2.6), Inhalation (➤ 3.2.5)
  - Maßnahmen zur Sekretlockerung, z. B. Vibrationen, soweit es der Patient toleriert. Eine weitere Möglichkeit sind **VRP-Geräte** (engl. *vario resistance pressure = variierender Widerstandsdruck*), die beim Ausatmen Schwingungen erzeugen, die sich auf die Bronchien übertragen und die Sekrete lösen sollen
  - Maßnahmen zur Unterstützung der Sekretentleerung, z. B. Anleiten zum produktiven Abhusten, ggf. auch endotracheales Absaugen (wenn ein Tubus oder eine Trachealkanüle liegt)
- Der Verbandwechsel erfolgt täglich bis zweitägig, bei Durchblutung sofort, immer unter aseptischen Bedingungen.

Beratung

Pflegefachpersonen beraten den Patienten über die Wichtigkeit einer ausreichend tiefen Atmung, die Atemtherapie und das Abhusten von Sekreten. Dadurch werden Komplikationen wie schlecht belüftete und mit Sekret verlegte Lungenbezirke vermieden, die z. B. das Pneumonierisiko erhöhen. Sie informieren den Patienten, sich bei atemabhängigen Schmerzen zu melden, damit er ein Schmerzmittel erhält.

NOTFALL

Nach **versehentlichem Herausrutschen/-ziehen der Drainage** muss die Eintrittsstelle unverzüglich luftdicht mit Kompressen und dicken Pflasterstreifen oder Folie abgeklebt werden. Danach wird sofort der Arzt informiert.

3.2.8 Spezielle perioperative Pflege bei Lungenoperationen

DEFINITION

Lungenresektion: Entfernung von Lungengewebe.
Thorakotomie: Eröffnung des Brustkorbs.
Thorakoskopie: Endoskopie der Pleurahöhle.

Bei **Lungenoperationen** handelt es sich meist um **Lungenresektionen,** d. h. um die Entfernung von erkranktem Lungengewebe. Wesentliche Indikationen sind bösartige Tumoren (➤ 3.10), konservativ nicht beherrschbare Entzündungen und entzündungsbedingte Zerstörung von Lungengewebe, aber auch eine Lungenvolumenreduktion bei Emphysem (➤ 3.9). Auch bei Lungenverletzungen kann eine Operation nötig werden.

Lungenresektionen

Anatomische Lungenresektionen erfolgen entlang anatomischer Grenzen:

- **Segmentresektion** (Entfernung eines Lungensegments)
- **Lobektomie** (Entfernung eines Lungenlappens)
- **Bilobektomie** (Entfernung zweier benachbarter Lappen der rechten Lunge)
- **Pneumektomie** (Entfernung einer Lunge)

Atypische Resektionen halten sich nicht an anatomische Grenzen, z. B. die **Keilresektion** (Entfernung eines keilförmigen Stücks der Lunge).

Lungentransplantation

Für einige Patienten mit schwersten Lungenerkrankungen kommt nach Ausschöpfung aller anderen Therapien eine **Lungentransplantation** in Betracht. Lungentransplantationen werden als **einseitige Lungentransplantation** *(single lung transplantation),* **doppelseitige Lungentransplantation** *(double lung transplantation)* und **Herz-Lungen-Transplantation** durchgeführt.

2023 erfolgten in Deutschland 266 Lungentransplantationen. Die beiden häufigsten Indikationen waren nicht näher bezeichnete Lungenfibrosen (➤ Tab. 3.3) und chronisch-obstruktive Lungenerkrankung (➤ 3.9) [13]. Die 5-Jahres-Überlebensrate liegt bei 50–60 %. Wie nach allen Transplantationen sind zeitlebens Nachuntersuchungen und Immunsuppression (➤ 12.2.4) erforderlich, dennoch sind chronische Abstoßungsreaktionen die wichtigste Langzeitkomplikation.

Operativer Zugang

Operativer Zugang bei **offenen Lungenoperationen** ist ganz überwiegend eine **anterolaterale Thorakotomie** vorne seitlich oder eine **posterolaterale Thorakotomie** hinten seitlich am Brustkorb (➤ Abb. 3.15).

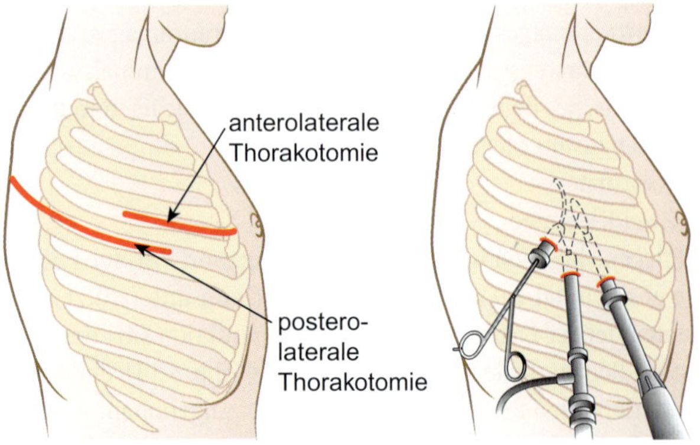

Abb. 3.15 Links antero- und posterolaterale Thorakotomie, rechts Zugänge bei VATS (Beispiel). [L255]

Minimalinvasive Verfahren in der Thoraxchirurgie sind die **VATS (videoassistierte thorakoskopische Chirurgie)** und **RATS (roboterassistierte thorakoskopische Chirurgie).** Minimalinvasive Lobektomien einschließlich Lymphknotenresektion sind mittlerweile bei Lungenkarzinomen Standard. Vorteile sind eine schnellere Mobilisation und weniger Komplikationen als nach offenen Operationen.

Präoperative pflegerische Betreuung

Neben den allgemeinen präoperativen Vorbereitungen ist die Lungenfunktionsprüfung (➤ 3.1.4) besonders hervorzuheben, um sicherzugehen, dass das Restlungengewebe nach der Operation einen ausreichenden Gasaustausch gewährleisten kann.

Der Patient erlernt präoperativ atemtherapeutische Übungen, durch die das Leistungsvermögen der gesunden Lunge trainiert wird. Nach Anleitung durch einen Physiotherapeuten oder eine Pflegefachperson wird der Patient motiviert, die Atemübungen mehrmals am Tag durchzuführen. Motivationsfördernd ist z. B. das Wissen, dass die Mitarbeit bei den Atemübungen den Erfolg der Operation entscheidend mitbestimmt.

Postoperative pflegerische Betreuung

Abhängig von Allgemeinzustand des Patienten und Größe des Eingriffs kann der Patient postoperativ in den Aufwachraum und danach auf eine Normalstation verlegt werden oder wird mindestens einen Tag lang intensivmedizinisch betreut.

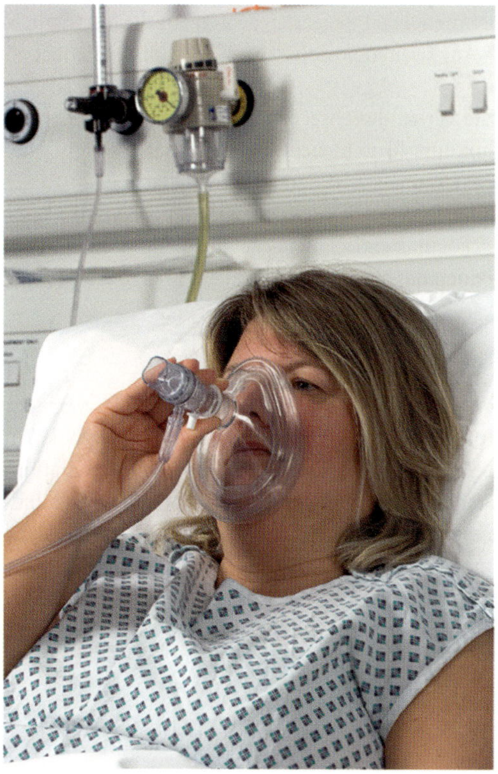

Abb. 3.16 EzPAP® (Easy Positive Airway Pressure) als einfache apparative Atemtherapie. Mittels Sauerstoff oder Druckluft kann ein Gasfluss von 5–15 l/Min. erzeugt werden. Dadurch entsteht ein dynamischer positiver Atemwegsdruck (während der Einatmung niedriger als während der Ausatmung). Die Atemarbeit sinkt, die Oxygenierung wird verbessert und Atelektasen vorgebeugt. Die Benutzung ist mit Mundstück, Mund-Nasen-Maske oder Trachealkanüle/Tubus möglich. [14] [V090]

Beobachtungen

Im Mittelpunkt steht die Beobachtung der Atmung mit allen Beobachtungskriterien einschließlich Bronchialsekretion und Husten/Abhusten. Pflegende achten auf Anzeichen einer Zyanose (➤ 3.1.3) und Dyspnoe (➤ 3.1.1). Die Beobachtung wird durch Pulsoximetrie, Blutgasanalysen, Spirometrie (➤ 3.1.4) und Röntgenaufnahmen des Thorax ergänzt.

Auch die weiteren Vitalzeichen, die Wunde und ggf. eine liegende Pleuradrainage (➤ 3.2.7) werden in den ersten Tagen dreimal täglich kontrolliert.

Schmerzbeobachtung, Schmerzmittelgabe

Der Patient erhält ausreichend Schmerzmittel (Basis- und Bedarfsmedikation), um eine Schonatmung aufgrund von Schmerzen zu vermeiden. Pflegefachpersonen erfragen mindestens dreimal täglich die Schmerzsituation.

Lagerung und Mobilisation

Die Lagerung erfolgt postoperativ atemerleichternd in halbsitzender Rückenlage im Wechsel:

- Nach Pneumektomie mit der Lagerung auf der operierten Seite, um die Belüftung der gesunden Seite zu gewährleisten
- Nach Lobektomie/Segmentresektion mit der Lagerung auf der nicht operierten Seite, um die Belüftung der Restlunge auf der operierten Seite zu verbessern

Die Mobilisation beginnt am OP-Tag mit dem Sitzen an der Bettkante und wird schrittweise gesteigert. Da die Gasaustauschfläche verkleinert ist, darf die Belastung nur langsam gesteigert werden.

Atemtherapie

Sobald der Patient wach und ansprechbar ist, beginnt die Atemtherapie. Der Patient führt allein und mit Unterstützung durch die Pflegefachperson mehrmals täglich einfache Atemübungen durch. Ergänzt werden diese durch therapeutische Maßnahmen mit dem Physiotherapeuten, z. B. Vibration, Lagerungsdrainagen, Unterstützung beim Abhusten, und durch die Anwendung einfacher Atemtherapiegeräte (➤ Abb. 3.16).

Weitere postoperative Maßnahmen

Umgang mit Pleuradrainagen ➤ 3.2.7

Flüssigkeitsgabe und Ernährungsaufbau erfolgen nach klinikinternem Standard. In der Regel darf der Patient am OP-Tag abends schluckweise Tee trinken und ab dem ersten postoperativen Tag leichte Kost zu sich nehmen. Die Pflegenden achten auf die Verträglichkeit der Nahrung. Am zweiten postoperativen Tag soll der Patient abgeführt haben.

Der erste Verbandwechsel erfolgt 24–48 Std. nach der Operation, bei Durchblutung/Durchfeuchtung sofort, danach täglich bis zweitägig unter aseptischen Bedingungen. Pflegefachpersonen achten auf Nachblutung, Entzündungszeichen und Nahtdehiszenz *(Auseinanderweichen der Wundränder)*. Bei liegender Wunddrainage beobachten die Pflegenden das ablaufende Sekret auf Menge und Aussehen.

Beratung

Der Patient nach einer Lungenoperation soll alles vermeiden, was seine Lunge schädigt. An erster Stelle steht die Nikotinkarenz (➤ 3.9). Atemübungen und ggf. angeordnete Inhalationen oder medikamentöse Therapien sollen zu Hause weiter fortgeführt werden. Physiotherapeuten und Pflegefachpersonen beraten den Patienten zu Atemübungen. Bei einer Verschlechterung der Atemsituation soll der Patient frühzeitig einen Arzt aufsuchen.

3.3 Mukoviszidose

DEFINITION

Mukoviszidose *(zystische Fibrose, CF):* genetisch bedingte, angeborene Stoffwechselerkrankung mit Lungen und Bauchspeicheldrüse als hauptsächlich betroffenen Organen. Mit einer Häufigkeit von ungefähr 3 auf 10.000 Neugeborene eine der häufigsten angeborenen Stoffwechselstörungen, ca. 4 % der Bevölkerung sind heterozygote Anlageträger (➤ Abb. 3.17). Bis heute unheilbar, durchschnittliche Lebenserwartung derzeit 60 Jahre [15].

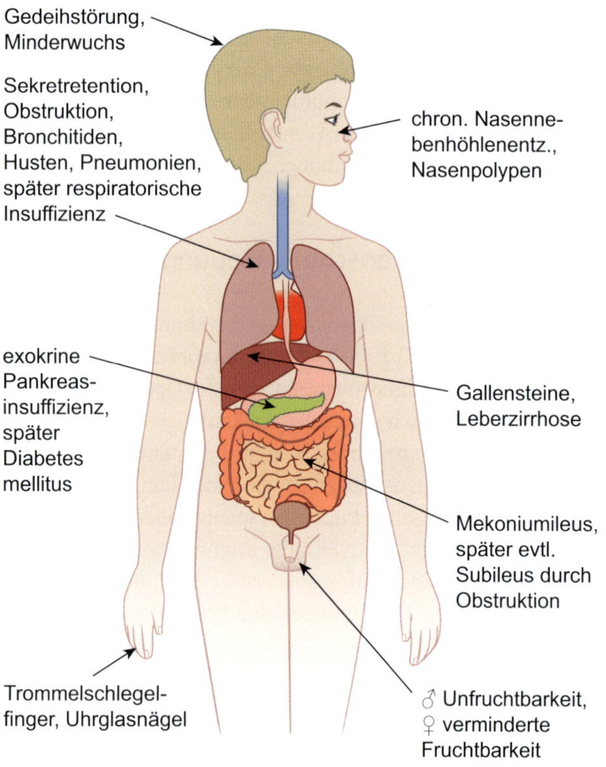

Abb. 3.17 Manifestationen der Mukoviszidose. [L255]

Krankheitsursachen und -entwicklung

Der **Mukoviszidose** liegen verschiedene autosomal rezessiv vererbte Genmutationen auf Chromosom 7 zugrunde. Folge ist ein Defekt im **CFTR-Protein,** einem Chloridkanal in der Zellmembran, sodass zu wenig Chlorid und damit auch zu wenig Wasser in die Ausführungsgänge exokriner Drüsen (z. B. der exokrinen Bauchspeicheldrüsenanteile) abgegeben wird. Das zähe Sekret verstopft die Drüsenausführungsgänge und führt letztlich zu Infektionen, Fibrose und Insuffizienz der betroffenen Organe.

Klinische Zeichen und Diagnostik

Typischerweise beginnt die Erkrankung bereits im Säuglingsalter mit Husten, Dyspnoe, Atemwegsinfekten und Gedeihstörungen, bei etwa 15 % schon kurz nach der Geburt mit einem **Mekoniumileus** (Ileus durch den sehr zähen ersten Stuhl des Kindes, der die Darmlichtung verlegt). Auch im weiteren Verlauf sind hauptsächlich Verdauungssystem, Atemwege und Lungen betroffen (➤ Abb. 3.17). Männer sind fast immer unfruchtbar (Vaterschaft ist aber mithilfe der modernen Reproduktionsmedizin möglich), bei Frauen ist die Fruchtbarkeit reduziert.

Bei Verdacht sichert ein **Schweißtest** die Diagnose: An Oberarm oder Oberschenkel (bei Säuglingen) wird die Schweißsekretion lokal angeregt und der Schweiß dann mithilfe eines armbanduhrähnlichen Geräts gesammelt. Bei Mukoviszidose ist der Chloridgehalt des Schweißes erhöht.

Zunehmende Bedeutung erlangen Gentests. Falsch negative Ergebnisse sind aber möglich, weil nur auf einen Teil der fast 2.000 Mutationen getestet wird.

Neugeborenen-Screening

Das Neugeborenen-Screening (➤ 21.4.2) erfasst auch die Mukoviszidose mit Bestimmung des **immunreaktiven Trypsins** *(IRT)* im Blut als erste Stufe.

Ab Diagnosestellung wird nicht nur die Atemfunktion, sondern z. B. auch die Pankreasfunktion regelmäßig überprüft.

Behandlung

Die äußerst komplexe Behandlung wird durch spezialisierte Zentren mit interdisziplinären Teams koordiniert. Sie beginnt zeitnah nach Diagnosestellung, auch wenn noch keine Beschwerden vorliegen.

Atemtherapie

Der Lungenbefall ist derzeit meist prognoseentscheidend. Entsprechend stehen Maßnahmen zur Aufrechterhaltung der Lungenfunktion an erster Stelle. Mehrmals täglich sind **Inhalationen** und **Atemtherapien** erforderlich (➤ Abb. 3.23):

- Zur Sekretverflüssigung, z. B. Inhalationen mit physiologischer (0,9 %) oder hypertoner Kochsalzlösung (3 %, 6 %, verflüssigen das Bronchialsekret durch „Anziehen" von Wasser), mit Expektoranzien, evtl. mit gentechnisch hergestellter DNase (z. B. Pulmozyme®)
- Zur Bronchienerweiterung, z. B. Gabe von Bronchodilatatoren (➤ 3.2.4) als Dosieraerosol oder durch Inhalation
- Zur medikamentösen Infektionsprophylaxe bzw. -behandlung Inhalation von Antibiotika
- Zur Sekretlockerung, z. B. mittels VRP-Geräten, Vibration
- Zum Sekrettransport und zur Sekretentfernung, z. B. Lagerungsdrainagen, **autogene Drainage** (eine spezielle Atemtechnik zum besseren Lösen und Aushusten von Sekret, erlernbar ab dem Kindergartenalter)
- Zur Erhaltung von Thoraxbeweglichkeit und Lungen-Compliance, z. B. Dehnlagerungen, Bewegungsübungen
- Zur Erhaltung der Lungenkapazität, z. B. einfache Atemübungen, Atemübungen mit Atemtherapiegeräten, z. B. SMI-Trainern (Vertiefung der Atmung) oder EzPAP® (➤ Abb. 3.16)

Pflegende gestalten die Atemtherapien für kleine Kinder möglichst spielerisch, z. B. mit Fantasiegeschichten, Vergleich mit einer Lokomotive, einfachen und witzigen Geräten, denen man einen Namen geben kann.

Die Atemtherapien dauern auch ohne Komplikationen 2–3 Stunden täglich und erfordern enorme Disziplin vom Patienten bzw. Kind und Eltern. Entsprechend sind immer wieder Motivation, Beratung und Anleitung durch Pflegefachpersonen und spezialisierte Physiotherapeuten nötig.

Mutationsspezifische medikamentöse Behandlung

CFTR-Modulatoren verbessern abhängig von der vorliegenden Mutation die Funktion des defekten Chloridkanals. CFTR-Modulatoren können als Tabletten geschluckt werden. Sie sind teilweise ab dem Säuglingsalter zugelassen. Die Dreierkombination Elexacaftor/Ivacaftor/Tezacaftor (z. B. Kaftrio®) ist in Deutschland seit 2020 verfügbar. Mittlerweile erhalten gut ¾ aller Betroffenen einen CFTR-Modulator [15].

Antibiotika

Die häufigen Infektionen werden frühestmöglich mit inhalativen, oralen oder intravenösen Antibiotika behandelt.

Infektionsprophylaxe

Das zähe Bronchialsekret bildet einen guten Nährboden für Mikroorganismen, Infektionen der Bronchien und Lungen verschlechtern die Atemsituation aber deutlich. Deshalb ist eine Verminderung des Infektionsrisikos bei Menschen mit Mukoviszidose wesentlich.

Kinder erlernen frühzeitig eine gute persönliche und häusliche Hygiene. Wichtig ist auch der sorgfältige hygienische Umgang mit Inhalationsgerät und anderen Atemhilfen.

Betroffene sollen in der nasskalten Jahreszeit Menschenansammlungen und kranke Menschen meiden, ggf. einen Mund-Nasen-Schutz tragen und Unterkühlung vermeiden.

Impfungen sollen entsprechend den Empfehlungen der STIKO erfolgen (➤ 13.2.10).

Ernährungstherapie

Menschen mit Mukoviszidose haben eine Verdauungsstörung durch die Beeinträchtigung der Bauchspeicheldrüse und gleichzeitig einen erhöhten Kalorienverbrauch. Die Ernährungssituation wird verbessert durch:

- Ersatz der fehlenden Pankreasenzyme (z. B. Kreon®, Einnahme zu den Mahlzeiten)
- Ggf. Ersatz unzureichend resorbierter fettlöslichen Vitamine
- Hochkalorische Ernährung, z. B. durch Auswahl von Lebensmitteln mit einem hohen Fett- und Kohlenhydratgehalt und Zusatz von Butter, Sahne und hochwertigen Ölen
- Ggf. zusätzlich Gabe hochkalorischer Trinknahrung
- Ggf. erhöhte Salzzufuhr
- In Phasen großer Appetitlosigkeit oder bei akuten Infekten evtl. vorübergehende enterale Ernährung

Bei Kindern kontrollieren Eltern bzw. Pflegende regelmäßig, ob sich das Gewicht altersgerecht entwickelt.

Bewegung

Gezielte Bewegungsübungen, Ausdauer- und Krafttraining sollen die Thoraxbeweglichkeit und Muskelkraft erhalten. Zusätzlich ist „normaler" Sport sinnvoll, ggf. angepasst an die körperlichen Möglichkeiten, z. B. Aerobic, Badminton, Inline-Skating, Jogging, Radfahren, Schwimmen, Tischtennis, Trampolinspringen, Walking (➤ Abb. 3.18).

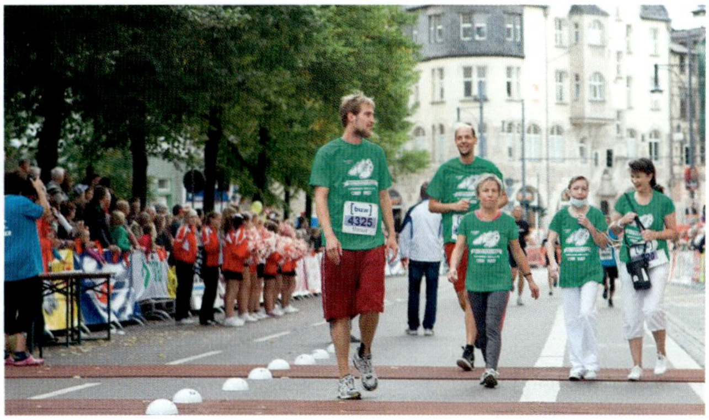

Abb. 3.18 Mukoviszidose und Sport – kein Widerspruch. Auch Mukoviszidosebetroffene, hier beim Walken bzw. Joggen, profitieren körperlich und psychisch von richtig dosiertem Sport. [W985]

Weitere Behandlungen

In fortgeschrittenen Stadien kann die Sauerstoffversorgung durch Langzeit-Sauerstofftherapie (➤ 3.2.1) und nichtinvasive Beatmung (➤ 3.2.3) verbessert werden. Ggf. wird eine Lungentransplantation (➤ 3.2.8) erwogen.

Weitere pflegerische Betreuung

Phasen akuter Verschlechterung oder Fortschreiten der Erkrankung schränken viele Lebensaktivitäten ein. Pflegende geben dem Betroffenen die notwendige Unterstützung, fördern und achten aber seine Selbstständigkeit.

Psychosoziale Unterstützung

Pflegefachpersonen ermutigen Betroffene jeden Alters zur Teilnahme am sozialen Leben auch während langer Krankenhausaufenthalte und Rehabilitationsmaßnahmen.

Ganz besonders gilt dies bei Kindern: Schulkinder erhalten Klinikunterricht und werden angeregt, den Kontakt zu Freunden beizubehalten, z. B. durch Besuche, Telefonate, Internet. Wann immer möglich erfolgen Therapien ambulant.

Beratung

Eltern betroffener Kinder werden vom Arzt frühzeitig über den Verlauf der Erkrankung aufgeklärt. Eine Aufklärung des Kindes beginnt, wenn es gezielt Fragen stellt. Sie erfolgt altersgerecht und in Schritten und wird durch die Fragen des Kindes bestimmt. Ab der Pubertät beginnen viele Betroffene sich damit auseinanderzusetzen, dass ihre Lebenserwartung verkürzt ist.

Der Beratungsbedarf ist in allen Altersgruppen hoch. Bei Kindern sind z. B. die Betreuung in Kindertagesstätte oder Schule und die Teilhabe an Aktivitäten von Freunden (etwa Sportverein, Schulsport, Schwimmen) ein wichtiges Thema, für Jugendliche die Berufswahl, für junge Erwachsene ggf. die Frage nach einer eigenen Familie, v. a. für Frauen die nach Schwangerschaft.

Ethische Fragen spielen ebenfalls eine große Rolle, z. B. die Frage nach pränataler Diagnostik, wenn die Erkrankung schon in der Familie bekannt ist.

Selbsthilfegruppen unterstützen den Betroffenen und seine Familie psychisch, aber auch mit ganz konkreten Beratungen, z. B. zu Klimakuren oder versicherungsrechtlichen Fragen.

3.4 Akute Bronchitis

DEFINITION

Akute Bronchitis: akute Entzündung der unteren Atemwege, die bei ansonsten Gesunden nach 1–2 Wochen ganz überwiegend folgenlos ausheilt.

Krankheitsursachen und -entwicklung

Ursache der **akuten Bronchitis** sind in ca. 90 % Viren, z. B. **Adeno-, Corona-, Coxsackie-, Influenza-, Rhino- oder RS-Viren** (Letztere besonders bei Säuglingen und jüngeren Kindern). Folge ist eine Entzündung der Bronchialschleimhaut.

Gelegentlich werden akute Bronchitiden durch Bakterien oder toxisch (z. B. Reizgasinhalation) verursacht oder treten im Rahmen einer Allgemeininfektion (etwa Keuchhusten, Masern) auf.

Klinische Zeichen und Diagnostik

Ganz im Vordergrund der Beschwerden steht ein zunächst trockener Husten, der sich im Verlauf der Erkrankung „löst" und produktiv wird. Allgemeinbeschwerden (etwa Fieber, Kopfschmerzen) oder weitere Erkältungszeichen (z. B. Schnupfen, Halsschmerzen) sind möglich. Bei der Auskultation hört der Arzt evtl. Rasselgeräusche über den Lungen.

Sonderformen unterer Atemwegsinfektionen bei Säuglingen und Kleinkindern sind:

- **Obstruktive Bronchitis.** Bei Säuglingen und Kleinkindern sind die Atemwege im Verhältnis viel enger als bei Erwachsenen. Eine Schleimhautschwellung führt daher viel schneller zu einer bedeutsamen Atemwegsverengung mit Giemen bei der Ausatmung

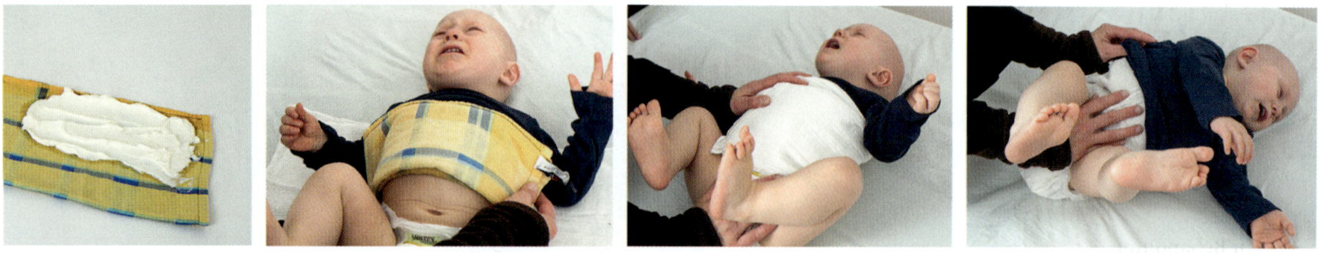

Auflage, hier Quarkauflage, auf ein Handtuch streichen | Tuch so auflegen, dass der Quark auf der Brust des Kindes liegt | Weiteres Handtuch/Stoffwindel (Außentuch) darüber wickeln | Kind normal anziehen. Wickel 4-10 Stunden belassen oder bis er trocken ist

Abb. 3.19 Anlegen eines Quarkwickels bei einem Säugling. Er wirkt schleim- und krampflösend bei Husten. [K115]

und evtl. Dyspnoe – etwa 40 % der Säuglinge und Kleinkinder haben einmal eine obstruktive Bronchitis. Bei wiederholten obstruktiven Bronchitiden ist das Asthmarisiko erhöht.
- **Bronchiolitis.** Bei der überwiegend durch RS-Viren verursachten Bronchiolitis des Säuglings sind die kleinsten Aufzweigungen der Bronchien entzündet. Nach Erkältungszeichen über 1–2 Tage bekommen die Säuglinge Dyspnoe (Warnzeichen Tachypnoe, Einziehungen) und müssen evtl. stationär aufgenommen werden. Die Übergänge zur obstruktiven Bronchitis sind fließend.

Komplikationen

Besonders komplikationsgefährdet sind alte Menschen und Menschen mit Vorerkrankungen. Hauptkomplikationen sind:
- **Bakterielle Folgeinfektion** der geschädigten Schleimhaut, erkennbar daran, dass der Allgemeinzustand nicht besser, sondern (wieder) schlechter wird
- Ausbreitung der Entzündung auf die Umgebung mit fließenden Grenzen zur **Bronchopneumonie**
- **Verschlechterung** *(Exazerbation)* bereits vorhandener Lungenerkrankungen, z. B. eines Asthmas oder einer chronisch-obstruktiven Lungenerkrankung

Behandlung

Medizinische und pflegerische Behandlung bei akuter Bronchitis sind rein symptomatisch.
- Schonung. Bettruhe nur bei hohem Fieber und schlechtem Allgemeinzustand nötig
- Abschwellende Nasentropfen bei behinderter Nasenatmung, besonders bei Säuglingen
- Reichlich Trinken, sog. Husten- und Bronchialtees wirken schleimlösend und hustenlindernd
- Ggf. fiebersenkende Maßnahmen, z. B. Gabe von Paracetamol, Wadenwickel
- Ggf. Inhalationen (➤ 3.2.5)
- Ggf. temperierte Brustwickel oder Quarkauflagen auf die Brust (➤ Abb. 3.19)

VORSICHT

Bei **Säuglingen und Kleinkindern** dürfen keine ätherischen Öle wie Kampfer-, Eukalyptus-, Thymian- und Pfefferminzöl (u. a. in sog. Erkältungssalben) z. B. zum Einreiben der Brust verwendet werden. Sie können durch Reizung und Verkrampfung der Atemwege zu Atemnot führen!

Leichte, vitaminreiche Kost wird in der Regel gerne gegessen, Kinder können Wunschkost bekommen.

Die Sonderformen und Komplikationen bedürfen einer weitergehenden Behandlung:
- Antibiotika bei bakterieller Bronchitis bzw. bakterieller Folgeinfektion, Bronchopneumonie
- Bronchodilatatoren (➤ 3.2.4), v. a. bei obstruktiver Bronchitis
- Sauerstoffgabe bei unzureichender Sauerstoffversorgung

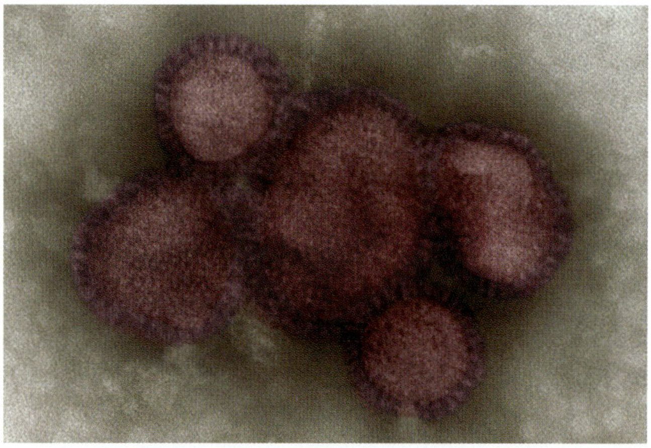

Abb. 3.20 Influenza-A-Viren im elektronenmikroskopischen Bild. Die „Stacheln" sind die Oberflächenmoleküle **Neuraminidase** und **Hämagglutinin.** Nach ihnen wird die Influenza A in verschiedene Subtypen eingeteilt, z. B. Influenza A(H1N1). [X221-024]

Bei vorbestehenden Lungenerkrankungen oder Zustandsverschlechterung ist eine Überwachung der Vitalzeichen notwendig, besonders der Atmung (bei Säuglingen evtl. Monitorüberwachung). Pflegende unterstützen schwer Erkrankte bei der Körperpflege, Lagerung und Mobilisation und überwachen eine evtl. Infusionstherapie.

3.5 Influenza

DEFINITION

Influenza *(Virusgrippe, echte Grippe):* akute Atemwegsinfektion durch **Influenza-Viren.** Bei nicht Vorerkrankten meist Abklingen der Beschwerden nach etwa einer Woche, jedoch längere Erholungsdauer bis zum völligen Wohlbefinden. Weltweit verbreitet mit einem Erkrankungsgipfel in der kalten Jahreszeit.

Aviäre Influenza *(Vogelgrippe, Geflügelpest):* bisher seltene Erkrankung durch **aviäre Influenza-A-Viren.** Hohe Letalität. Bereits bei Verdacht meldepflichtig.

Krankheitsursachen und -entwicklung

Erreger der Influenza sind am häufigsten **Influenza-Viren** des Typs **A** (➤ Abb. 3.20), gelegentlich des Typs **B** und nur selten des Typs **C.** Übertragen durch Tröpfchen- und Kontaktinfektion, schädigen sie die Atemwegsepithelien, die sich nach 1–2 Wochen wieder erholen.

Influenza-A-Viren

Zwei besondere Eigenschaften von Influenza-A-Viren sind medizinisch bedeutsam:
- Als Folge von Mutationen kommt es zu raschen und teils erheblichen Änderungen der Viren, sodass nur wenige Jahre alte Antikörper evtl. schon nicht mehr „greifen".
- Influenza-A-Viren kommen nicht nur in Menschen vor, sondern auch in anderen Säugetieren wie etwa Schweinen und in Vögeln, v. a. Wasservögeln. **Aviäre Influenza-A-Viren** befallen in erster Linie Vögel und sind bisher nur schlecht auf den Menschen übertragbar. Dies kann sich aber durch Mutationen ändern.

Klinische Zeichen und Diagnostik

Die Inkubationszeit der Influenza liegt bei ungefähr zwei Tagen. Der Verlauf variiert stark von asymptomatischen Verläufen über erkältungsähnliche Bilder bis zum typischen Bild aus:

- Akuter Beginn mit Fieberanstieg binnen weniger Stunden > 38,5 °C
- Ausgeprägtes Krankheitsgefühl mit Kopf- und Muskelschmerzen
- Trockener Husten

Bei Kleinkindern zeigt sich eine Influenza oft als Bronchitis, obstruktive Bronchitis, Bronchiolitis (➤ 3.4) oder Pseudokrupp (➤ 18.4.1), teilweise haben die Kinder auch Magen-Darm-Beschwerden.

Die Diagnose erfolgt v. a. klinisch. Schnelltests oder der direkte Nachweis von Virusbestandteilen sind z. B. bei besonders Komplikationsgefährdeten sinnvoll. Mittlerweile gibt es auch kombinierte Schnelltests auf Influenza und COVID-19.

Komplikationen

Komplikationen betreffen insbesondere Säuglinge, alte und vorerkrankte Menschen. Sie umfassen u. a.:

- Eine perakute, oft schwere **Influenzapneumonie**
- Bakterielle Folgeinfektionen, oft nach 3–10 Tagen, v. a.:
  - Bakterielle Mittelohrentzündung
  - Nasennebenhöhlenentzündung
  - Pneumonie
- Verschlechterung bereits bestehender Herz-Lungen-Erkrankungen

Behandlung

Die Behandlung ist bei komplikationslosem Verlauf rein symptomatisch und entspricht der der akuten Bronchitis (➤ 3.4). Pflegerische Schwerpunkte sind die Beratung zur Bettruhe bzw. Schonung je nach Befinden und Atemtherapie (Pneumonieprophylaxe). Wichtig ist, dass Kinder und Jugendliche gegen Fieber und Kopfschmerzen wegen der Gefahr eines Reye-Syndroms keine Azetylsalizylsäure bekommen (➤ 2.5.13).

Die Wirkung von Neuraminidasehemmern wie etwa Oseltamivir (z. B. Tamiflu®) ist begrenzt. Die häufigen bakteriellen Folgeinfektionen werden antibiotisch behandelt.

Schwer Erkrankte werden stationär aufgenommen.

Schutzmaßnahmen

Patienten, die wegen einer Influenza stationär aufgenommen werden, werden in der ersten Woche isoliert. Pflegefachpersonen beachten die übertragungsabhängigen Schutzmaßnahmen: Die Influenza wird hauptsächlich durch Kontakt- und Tröpfcheninfektion übertragen, aerogene Übertragung ist jedoch auch möglich (➤ 13.2.1). [16]

Weitere pflegerische Betreuung

Die Vitalzeichen einschließlich Temperatur, Husten und Sekretion werden dreimal täglich überwacht.

Pflegende führen die notwendigen Maßnahmen in den unterschiedlichen Fieberphasen durch, unterstützen den Patienten bei den Lebensaktivitäten und führen bei Bedarf Maßnahmen der Dekubitus-, Thrombose- und Obstipationsprophylaxe durch.

Prävention

Alle paar Jahre kommt es zu größeren Grippeepidemien, seltener zu Grippepandemien (➤ Tab. 13.1). Grippeepidemien führen zu einer teils erheblichen sog. Übersterblichkeit besonders älterer und vorerkrankter Menschen. Auch in der (Spät-)Schwangerschaft ist das Risiko schwerer Verläufe erhöht.

Die jährliche Grippeimpfung wird deshalb vorbeugend empfohlen für: [16]

- Menschen über 60 Jahren
- Menschen mit erhöhter Gefährdung, z. B. wegen Herz-Lungen-Erkrankungen, neurologischer Erkrankungen oder Abwehrschwäche
- Schwangere ab dem zweiten Schwangerschaftsdrittel, bei einer chronischen Erkrankung auch früher
- Bewohner von Pflegeeinrichtungen
- Menschen, die besonders komplikationsgefährdete Personen betreuen
- Menschen mit erhöhtem Ansteckungsrisiko (z. B. Gesundheits-, Publikumsberufe)
- Menschen mit direktem Kontakt zu Geflügel oder Wildvögeln, um eine Doppelinfektion „normale“ und aviäre Influenza zu vermeiden

3.6 Pneumonie

DEFINITION

Pneumonie *(Lungenentzündung):* akute oder chronische, infektiös oder nichtinfektiös bedingte Entzündung der Lungenbläschen *(alveoläre Pneumonie)* und/oder des Lungenbindegewebes *(interstitielle Pneumonie).* Risikogruppen Säuglinge, alte und vorerkrankte Menschen. Letalität bei **ambulant erworbenen Pneumonien** *(AEP, communitiy-acquired pneumonia, CAP)* Erwachsener ohne Risikofaktoren < 1 %, bei **nosokomialen Pneumonien** (in medizinischen Einrichtungen erworben, *hospital-acquired pneumonia, HAP*) bis 50 %. Nach wie vor eine der häufigsten zum Tode führenden Infektionskrankheiten in Deutschland, genaue Zahlen zur Häufigkeit liegen nicht vor. Infektiös bedingte Pneumonien bis zur COVID-19-Pandemie ganz überwiegend bakteriell verursacht.

Teilweise wird nur die infektiös bedingte Lungenentzündung als **Pneumonie** bezeichnet. Eine physikalisch-chemisch verursachte Entzündung des Lungengewebes heißt dann meist **Pneumonitis,** eine allergisch-toxische **Alveolitis.**

Krankheitsursachen und -entwicklung

Einteilung der Pneumonie ➤ Abb. 3.21

Die Erreger gelangen ganz überwiegend nach Tröpfcheninfektion oder aus dem Nasen-Rachen-Raum über die Atemwege in die Lungen, selten hämatogen über den Blutstrom. Sie überwinden die (nicht selten geschwächten) physiologischen Abwehrbarrieren, dringen in das Lungengewebe ein und führen dort zu einer Entzündung. Die Entzündung geht mit einer Ansammlung von Zellen und Flüssigkeit im Lungengewebe einher, die den Gasaustausch beeinträchtigen.

Welche Erreger am häufigsten sind, hängt von Alter und evtl. Vorerkrankungen des Patienten ab.

Nosokomiale Pneumonie

Nosokomiale Infektionen der unteren Atemwege und Pneumonien sind die häufigsten Krankenhausinfektionen in Deutschland [17]. Ihre Behandlung ist sowohl wegen der teils schweren Grunderkrankungen der Patienten als auch wegen des erhöhten Risikos **multiresistenter Erreger** schwierig.

Klinische Zeichen und Diagnostik

Beim klassischen, sog. **typischen Verlauf** bekommt der Patient plötzlich hohes Fieber, Dyspnoe, Husten (möglicherweise mit eitrigem oder blutigem Sputum) und eine Tachykardie. Sog. **atypische Pneumonien** beginnen langsam und grippeähnlich, das Fieber ist niedrig bis mäßig, der Husten trocken.

Bei Säuglingen bestehen oft wenig spezifische Symptome, z. B. Nahrungsverweigerung, Erbrechen oder Teilnahmslosigkeit. Kleinkinder können über Bauchschmerzen klagen, vor allem bei einer Unterlappenpneumonie.

Auch bei alten Menschen ist das Bild häufiger atypisch mit wenig oder keinem Fieber, Appetitlosigkeit, Dehydratation oder Verwirrtheit.

Zwar sind für eine Pneumonie v. a. ein gedämpfter Klopfschall über dem entzündeten Bereich sowie sog. Bronchialatmen und „klingende" Rasselgeräusche bei der Auskultation kennzeichnend, doch kann der Befund auch (fast) normal sein.

Bei Verdacht ist daher immer eine Röntgenuntersuchung des Thorax angezeigt, welche die Entzündung als fleckige, netzförmige oder flächige Verschattung (= heller Bereich) darstellt (➤ Abb. 3.22). Die Sonografie kann ergänzend eingesetzt werden, v. a. bei Kindern teilweise auch anstelle der Röntgenuntersuchung. Es folgen Blutuntersuchungen (u. a. BSG, CRP, Blutbild) und ggf. weitere Untersuchungen wie etwa Pulsoximetrie.

Auf einen Erregernachweis kann bei ambulant erworbenen Pneumonien oft verzichtet werden, er gelingt selbst bei Materialgewinnung durch invasive Untersuchungen wie etwa Bronchoskopie nicht immer.

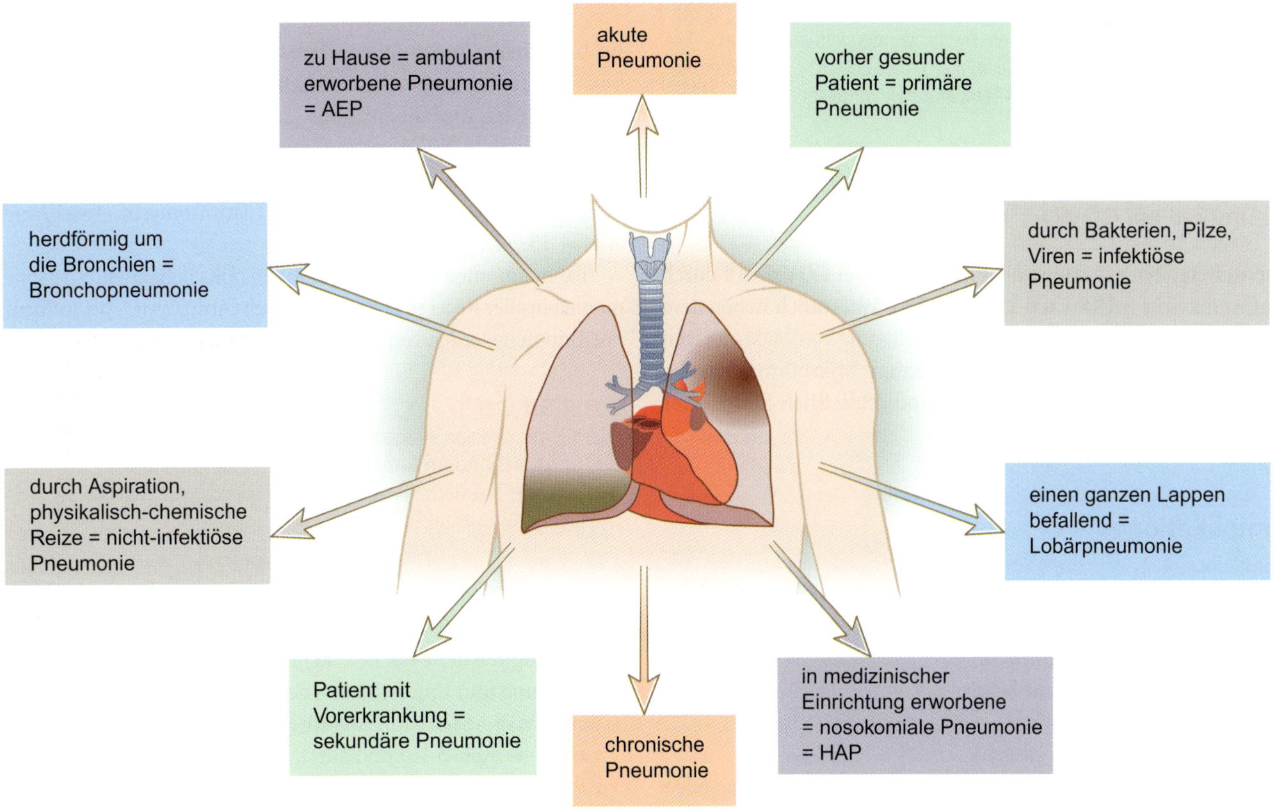

Abb. 3.21 Einteilung der Pneumonie nach verschiedenen Kriterien. [L255]

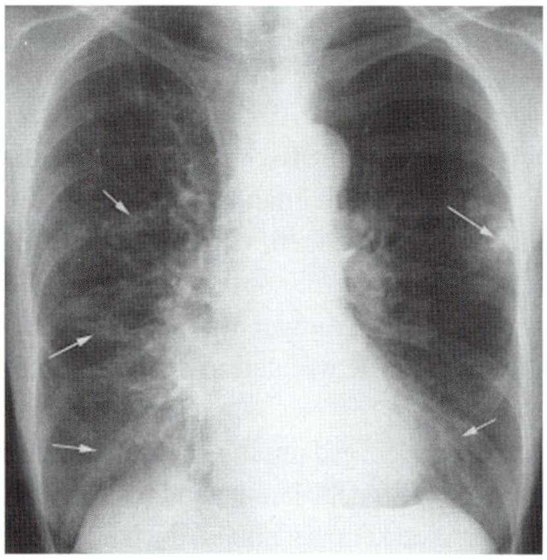

Abb. 3.22 Röntgenbefund bei Bronchopneumonie. Die Pfeile zeigen auf die kleinen fleckförmigen Verschattungen. [S008–4]

3

Legionellen-Pneumonie

Eine Sonderform der bakteriellen Pneumonie ist die **Legionellen-Pneumonie** oder *Legionärskrankheit.* **Legionellen** leben in mäßig warmem, stehendem Wasser, z. B. in Wasserrohren mit Ablagerungen. Der Mensch infiziert sich durch Inhalation legionellenhaltiger Aerosole, z. B. beim Duschen. Gesunde erkranken nur selten und meist bleibt es dann bei grippeähnlichen Beschwerden. An einer Pneumonie, oft begleitet von Magen-Darm-Beschwerden, erkranken in erster Linie alte und/oder abwehrgeschwächte Menschen.

KLIMA UND UMWELT

In den Sommern 2021 und 2023 kam es (bundesweit) zum sprunghaften Anstieg der Legionellen-Infektionen. Hierfür wurden klimatische Faktoren als mitursächlich angesehen, da beide Male hohe Luftfeuchtigkeit aufgrund von Regenfällen und sommerliche Temperaturen vorgelegen hatten. [18]

Pneumonie bei COVID-19

Eine weitere Sonderform ist die **Pneumonie bei COVID-19** durch das Coronavirus **SARS-CoV-2** (➤ 13.5.4). Wesentlich neben dem Befall der Alveolarepithelien und der Beteiligung von Makrophagen ist eine Schädigung der Lungenkapillaren mit Mikrothromben, die u. a. zu Membranen in den Alveolen und schließlich Fibrose der Alveolarsepten führen.

Komplikationen

Eine Pneumonie kann zahlreiche Komplikationen nach sich ziehen:

- Beteiligung der Pleura **(Pleuropneumonie),** evtl. mit Pleuraerguss (➤ 3.2.7), Pleuraempyem
- Erregerausbreitung bis zur Sepsis
- Lungenabszess
- **ARDS** (akutes Lungenversagen)
- Verschlechterung einer vorbestehenden Lungenerkrankung oder Herzinsuffizienz
- Herz-Kreislauf-, Nierenversagen

DEFINITION

ARDS *(acute respiratory distress syndrome, akutes Lungenversagen):* akute respiratorische Insuffizienz bei vorher Lungengesunden als Folge einer direkten oder indirekten Lungenschädigung (z. B. Pneumonie, Reizgasinhalation bzw. Sepsis, Polytrauma). Kriterien **Hypoxämie** *(zu niedriger Sauerstoffgehalt des Blutes),* beidseitige Lungeninfiltrate, innerhalb einer Woche entstanden, kein herzbedingtes Lungenödem.

Behandlung

Patienten mit ambulant erworbener Pneumonie, auf die *alle* folgenden Kriterien zutreffen, können (zunächst) ambulant behandelt werden: [19]

- Keine Risikofaktoren nach dem **CRB-65-Score** (Alter > 65 Jahre, pneumoniebedingte Bewusstseinstrübung, Atemfrequenz > 30/Min., Blutdruck < 90/60 mmHg)
- Keine neu aufgetretene Minderung der Sauerstoffsättigung bzw. Sauerstoffsättigung > 92 % (➤ 3.1.4), keine instabilen Begleiterkrankungen, keine Komplikationen, keine sozialen Faktoren, die eine stationäre Behandlung notwendig machen

Auch über 65-Jährige können ambulant behandelt werden, sofern außerdem ärztliche, pflegerische und häusliche Versorgung sichergestellt sind. [19]

Kinder u. a. mit Dyspnoe, Nahrungsverweigerung, Dehydratation werden stationär behandelt, ebenso im Zweifel Säuglinge unter sechs Monaten. [20]

Medikamentöse Therapie

Bei bakteriellen Pneumonien werden Antibiotika gegeben. Die Antibiotikatherapie erfolgt zunächst **kalkuliert** (➤ 12.2.4). Häufig eingesetzt werden Aminopenicilline (z. B. Amoxicillin, etwa Amoxi®), Cefalosporine (z. B. Ceftriaxon, etwa Rocephin®), Fluorchinolone (z. B. Levofloxacin, etwa Tavanic®, nicht bei Kindern) und Makrolide (z. B. Azithromycin, etwa Zithromax®, Clarithromycin, etwa Klacid®, alle ➤ 13.2.4). [17] [19] [20]

Pilzpneumonien werden mit Antimykotika behandelt, Viruspneumonien in aller Regel rein symptomatisch (Ausnahme – bei Influenzapneumonien werden Neuraminidase-Hemmer gegeben). [19]

VORSICHT

Nach 2- bis 3-tägiger Antibiotikagabe wird der Behandlungserfolg beurteilt. Bei **unzureichendem Ansprechen** werden die Antibiotikawahl und auch die Diagnose überdacht (Pneumonie durch unerkannten Fremdkörper in den Atemwegen? Lungenkarzinom?).

Atemtherapie

Unabhängig von der Ursache sind immer Atemtherapien erforderlich:

- Förderung und Unterstützung der Atmung durch einfache Atemübungen ohne oder mit Atemtherapiegeräten (z. B. SMI-Trainer, EzPAP ➤ Abb. 3.16) und durch atemerleichternde Positionierungen, beispielsweise Dehnlagerung, Oberkörperhochlagerung
- Sekretverflüssigung, z. B. durch ausreichende Flüssigkeitszufuhr, Inhalation (➤ Abb. 3.23), Expektoranzien (➤ 3.2.6)

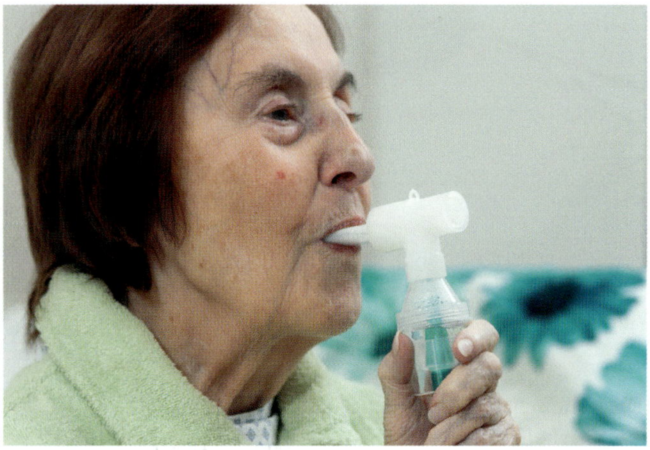

Abb. 3.23 Atemtherapie bei Pneumonie, hier Patientin bei der Inhalation mit einem Druckluftvernebler. [K115]

- Sekretlockerung durch Abklopfen, Vibrationsmassage und VRP-Atemtrainer (erzeugen einen wechselnden Atemwegswiderstand und Oszillationen)
- Förderung der Sekretentleerung durch regelmäßiges Umlagern, Lagerungsdrainagen, Anleitung zum produktiven Abhusten.

Behandlung von Komplikationen

Hinzu kommt die Behandlung evtl. Komplikationen, etwa eine Pleurapunktion bei (großem) Pleuraerguss oder Sauerstoffgabe bei Verschlechterung der Atemsituation.

Schutzmaßnahmen

Schutzmaßnahmen sind nur bei einer infektiösen Pneumonie erforderlich und dann erregerabhängig (➤ 13.2.1).

Weitere pflegerische Betreuung

Die Patientenbeobachtung umfasst die Atmung, Sputum und Husten/Abhusten, Blutdruck, Puls, Temperatur, Allgemeinzustand, Appetit, Nahrungs- und v. a. auch Flüssigkeitsaufnahme.

Häufig sind fiebersenkende Maßnahmen erforderlich. Abhängig von seiner Situation unterstützen die Pflegenden den Patienten bei den Lebensaktivitäten, besonders bei Körperpflege und Bewegung. Die Mobilisation beginnt erst, wenn der Kreislauf stabil und das Fieber gesunken ist, und dann langsam und schrittweise. Bis dahin sind Bewegungsübungen im Bett geeignet.

Weitere Prophylaxen werden patienten- und situationsabhängig durchgeführt.

Prävention

Gegen einige Pneumonieerreger stehen **Impfungen** zur Verfügung:
- Impfung gegen *Haemophilus influenzae* Typ B für Säuglinge und Kleinkinder sowie besonders Gefährdete
- Pneumokokkenimpfung für Säuglinge und Kleinkinder, besonders Gefährdete und über 60-Jährige
- Masernimpfung für Kleinkinder
- Impfung gegen Influenza (jährlich) für Schwangere ab 2. Schwangerschaftsdrittel, über 60-Jährige, besonders Gefährdete
- Impfung gegen SARS-CoV-2

In einer Studie konnten Atemtherapie, (Früh-)Mobilisierung, regelmäßige Mundpflege, Diagnose und Therapie von Schluckstörungen (Aspirationsprophylaxe) und Absetzen von magensäureblockierenden Medikamenten (falls möglich) die Zahl der nosokomialen Pneumonien erheblich reduzieren. [21]

Beratung

Pneumonieprophylaxe

Bestimmte Patientengruppen sind besonders pneumoniegefährdet, z. B. Kinder mit Mukoviszidose (➤ 3.3), alte und chronisch kranke Menschen, Menschen mit bestehenden Atemwegserkrankungen, Raucher, bewegungseingeschränkte und bettlägerige Menschen, Menschen mit Immunschwäche und mit Tracheostoma. Pflegefachpersonen ergreifen bei besonders Gefährdeten Maßnahmen zur **Pneumonieprophylaxe** und leiten insbesondere in der ambulanten Pflege den Patienten und/oder seine Angehörigen dazu an. Im Vordergrund stehen einfache Atemübungen und die Infektionsprävention. Pflegende betonen dabei auch die Wichtigkeit einer regelmäßigen und konsequenten Durchführung.

3.7 Lungentuberkulose

DEFINITION

Tuberkulose: weltweit verbreitete, chronische Infektionskrankheit durch das sehr widerstandsfähige Bakterium *Mycobacterium tuberculosis.* In Deutschland bei Behandlungsbedürftigkeit meldepflichtig, 2023 4.552 gemeldete Fälle [22].
Lungentuberkulose: häufigste Manifestationsform der Tuberkulose, in Deutschland ca. 70 % der Fälle.
Offene Tuberkulose: Tuberkulose, bei der Erreger an die Außenwelt abgegeben, z. B. ausgehustet werden. Ansteckend!

Krankheitsursachen und -entwicklung

Der Hauptübertragungsweg für *Mycobacterium tuberculosis* (➤ Abb. 3.24) ist die aerogene Infektion, wobei Erkrankte die Erreger v. a. beim Husten oder Niesen freisetzen.

Es kommt zu einer ausgeprägten zellulären Immunantwort und es bilden sich entzündliche Granulome (Knötchen) mit einer zentralen Nekrose *(Verkäsung).* Je nach Abwehrlage können sich diese unterschiedlich entwickeln:
- Die Granulome können zu einer Narbe ohne lebende Bakterien ausheilen.
- Überall im Körper können abgekapselte Herde mit lebenden Bakterien zurückbleiben (die später evtl. reaktiviert werden).

- Die Herde können sich vergrößern und die Bakterien massiv im Körper verteilt werden und zu einer manifesten Erkrankung führen.

Stadien

- **Tuberkulöse Erstinfektion:**
  - Granulombildung am Ort der Infektion *(Primäraffekt)* unter Mitreaktion der regionalen Lymphknoten, beide zusammen bilden den **Primärkomplex**
  - Evtl. **Frühgeneralisation,** d. h. Streuung von Bakterien
  - Verlauf meist unbemerkt, bei Manifestation als **Primärtuberkulose** bezeichnet (v. a. Lungentuberkulose)
- **Latente tuberkulöse Infektion** *(LTBI):* beschwerdefreie Phase mit Eindämmung, jedoch Überleben der Erreger in abgekapselten Herden
- **Postprimärtuberkulose** (evtl. erst nach Jahrzehnten):
  - Reaktivierung der Erreger, Organmanifestation (am häufigsten Lungentuberkulose)
  - Bei schlechter Abwehrlage **Spätgeneralisation**

Klinische Zeichen und Diagnostik

Entscheidend: Abwehrlage

Zeitlebens erkranken nur etwa 5–10 % der Infizierten, v. a. Abwehrgeschwächte. Prinzipiell kann jedes Organ betroffen sein, am häufigsten ist die **Lungentuberkulose.**

Gerade zu Beginn einer Lungentuberkulose können nur uncharakteristische Allgemeinbeschwerden wie Abgeschlagenheit, Appetitlosigkeit und Nachtschweiß bestehen. Leitsymptom ist Husten, der im Verlauf produktiv wird (evtl. blutiges Sputum), möglicherweise mit Schmerzen beim Atmen (durch Pleurabeteiligung) und Dyspnoe.

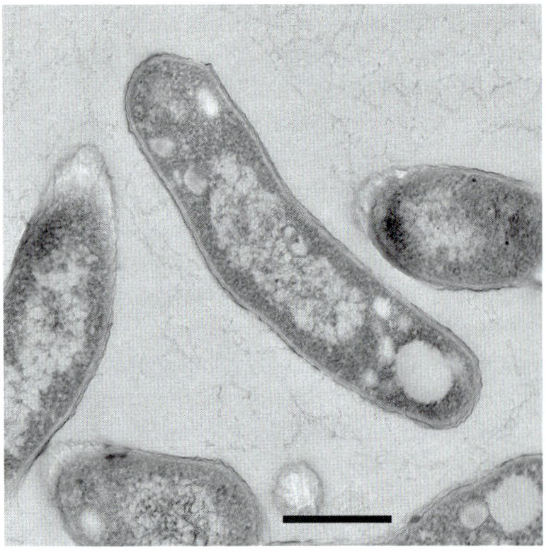

Abb. 3.24 *Mycobacterium tuberculosis* (elektronenmikroskopische Aufnahme). – = 500 nm. [X221-025]

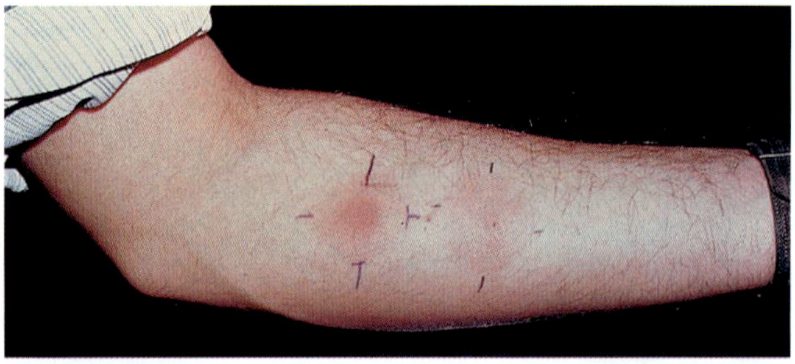

Abb. 3.25 Positiver Tuberkulin-Hauttest. [E437]

Die technischen Untersuchungen umfassen: [23], [24]

- **Tuberkulin-Hauttest** *(THT)* oder **Interferon-γ-Test** *(IGRA)* um festzustellen, ob der Patient eine zelluläre Immunantwort als Zeichen einer Tuberkuloseinfektion entwickelt hat. Ein positiver Test ist nicht gleichbedeutend mit einer behandlungsbedürftigen Erkrankung, muss aber weiter abgeklärt werden. Da es nach der Infektion ca. 6–8 Wochen bis zur Ausbildung einer zellulären Immunität dauert, sind die Tests anfangs trotz Infektion negativ. Auch bei Abwehrschwäche sind die Tests falsch negativ.
  - Beim Tuberkulin-Hauttest wird Tuberkulin an der Innenseite des Unterarms intrakutan gespritzt. Als positiv gilt eine tastbare Verhärtung nach 2–3 Tagen, wobei die genaue „Grenze" von der Risikokonstellation des Betroffenen abhängt (➤ Abb. 3.25).
  - Der heute bevorzugte IGRA weist im Blut Interferon-γ nach, das von sensibilisierten T-Lymphozyten nach Zugabe von Tuberkuloseantigenen zur Blutprobe ausgeschüttet wird.
- Röntgenaufnahme des Thorax und evtl. CT zur Darstellung tuberkulöser Infiltrate, Kavernen, andere bildgebende Verfahren je nach (mutmaßlichem) Organbefall.
- Erregernachweise in Sputum, Bronchialsekret oder Magensaft mit mikroskopischer Untersuchung (wichtig zur Beurteilung der Infektiosität), Kultur, molekularbiologischem Nachweis (etwa PCR = Polymerase-Kettenreaktion) und Resistenztestung.

Umgebungsuntersuchungen sind zum Aufdecken bzw. zum Ausschluss weiterer Erkrankungen nötig.

Behandlung

Antituberkulöse Therapie

Die antituberkulöse Therapie besteht immer in der mehrmonatigen Gabe von mehreren **Antituberkulotika.** Die Standardtherapie in Deutschland beinhaltet Isoniazid (z. B. Isozid®), Rifampicin (z. B. Eremfat®), Pyrazinamid (z. B. Pyrafat®) und Ethambutol (z. B. EMB-Fatol®) über zwei Monate, danach Isoniazid und Rifampicin über weitere vier Monate, jeweils in morgendlicher Einmalgabe. [23] [24]

Pflegende beobachten den Patienten auf Nebenwirkungen wie Magen-Darm-Beschwerden, ZNS-Nebenwirkungen (etwa Kopfschmerzen), Polyneuropathie und bei Ethambutol Sehstörungen bzw. organisieren die entsprechenden Kontrollen (z. B. Leberwerte, augenärztliche Untersuchung).

Resistenzen

2022 waren 5,7 % der Erreger *multiresistent* **(MDR-Tuberkulose),** also resistent gegen Isoniazid und Rifampicin [25]. Konsequentes Durchhalten der Therapie (ggf. Medikamentengabe unter Aufsicht) ist wesentlich für die Eindämmung von Resistenzen!

Schutzmaßnahmen

Unabdingbar sind Schutzmaßnahmen, die eine Ansteckung von Personal, Mitpatienten und Angehörigen verhindern sollen (➤ 13.2.1).

- Der Patient wird isoliert, in aller Regel bis der Erregernachweis im Sputum dreimal negativ war.
- Alle Pflegeutensilien werden nur patientenbezogen verwendet.
- Beim Betreten des Zimmers tragen Personal und Besucher FFP3-Atemschutzmasken, Schutzkittel und Handschuhe.
- Der Patient verlässt sein Zimmer nach Möglichkeit nicht. Wenn es notwendig ist, trägt er einen Mund-Nasen-Schutz.
- Er wird angeleitet, sich beim Husten/Niesen ein Papiertaschentuch vorzuhalten und anschließend die Hände zu desinfizieren. Abfall und Wäsche gelten als infektiös und werden in entsprechenden Säcken entsorgt (nach hausinternem Hygienestandard).
- Täglich erfolgt die laufende Desinfektion aller patientennahen Flächen mit einem für Tbc geeigneten Desinfektionsmittel. Nach Entlassung wird das Zimmer entsprechend dem Hygienestandard grundgereinigt und desinfiziert.

Weitere pflegerische Betreuung

Die weiteren pflegerischen Maßnahmen (z. B. Atemtherapie, Unterstützung bei den täglichen Aktivitäten) hängen von der Erkrankungsschwere ab.

Prävention

Die Tuberkuloseprävention in Deutschland beruht v. a. auf der schnellen Erkennung, Isolierung und Behandlung Erkrankter sowie auf Umgebungsuntersuchungen im Umfeld Erkrankter. Bei infizierten, aber (noch) nicht erkrankten Kontaktpersonen kann eine vorbeugende Medikamentengabe sinnvoll sein.

Beratung

Schwerpunkte der pflegerischen Beratung sind die Beratung zur Medikamenteneinnahme (Notwendigkeit der konsequenten Einnahme, damit die Erkrankung ausheilt), zu den ärztlichen Kontrolluntersuchungen und zur gesundheitsfördernden Lebensweise, insbesondere zur Vermeidung aller lungenschädigender Faktoren (Rauchen!).

3.8 Asthma bronchiale

DEFINITION

Asthma bronchiale (*Bronchialasthma*, oft kurz *Asthma*): heterogene, multifaktorielle, in der Regel chronisch-entzündliche Atemwegserkrankung mit dem Leitsymptom rezidivierender Atemnotanfälle. Mit einer Häufigkeit von 10–15 % der Kinder und 5–10 % der Erwachsenen häufigste chronische pneumologische Erkrankung bei Kindern und zweithäufigste bei Erwachsenen. Erstmanifestation in jedem Alter möglich. Bei guter Behandlung normale Lebenserwartung.

Gegenüberstellung Asthma bronchiale – COPD ➤ Tab. 3.6

Krankheitsursachen und -entwicklung

Beim **Asthma bronchiale** besteht üblicherweise eine chronische Entzündung der Atemwege, die zu einer *Überempfindlichkeit des Bronchialsystems* **(bronchiale Hyperreaktivität)** und/oder Bronchialverengung unterschiedlicher Ausprägung führt: Die glatte Bronchialwandmuskulatur kontrahiert sich auf die verschiedensten Auslöser viel zu stark, gleichzeitig schwillt die Bronchialschleimhaut an und die Schleimhautdrüsen produzieren zu viel und zu zähes Bronchialsekret (➤ Abb. 3.26). Es kommt zu einer *obstruktiven Ventilationsstörung* (➤ 3.1.4), die sich als Atemnotanfall zeigt.

Die Atemwegsverengung ist zunächst reversibel. Im Verlauf entwickelt sich bei einigen Patienten auch zwischen den Anfällen eine gewisse Atemwegsverengung, die durch Umbauprozesse in den Atemwegen erklärt wird *(airway remodeling).*

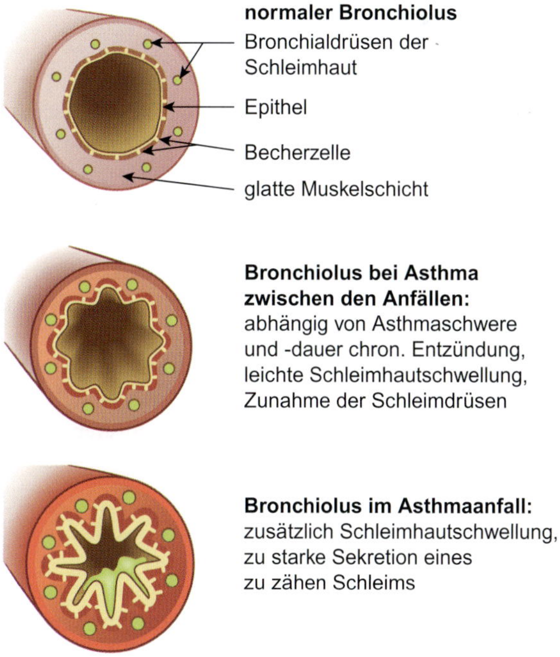

Abb. 3.26 Oben Bronchiolus eines Gesunden, Mitte und unten bei Asthma bronchiale. [L255]

Tab. 3.5 Allergisches und nichtallergisches Asthma.

	Exogen-allergisches Asthma	Nichtallergisches Asthma
Anfallsauslöser	Allergene, z. B. Hausstaubmilben, Pollen	Unspezifische Reize, z. B. Infekte, Anstrengung, Kälte
Genetische Disposition	Hoch (atopische Erkrankung ➤ 11.3)	Geringer
Allergietest	Positiv (Typ-I-Allergie)	Negativ
Erstmanifestation	Häufiger Kinder	Häufiger Erwachsene

Die Mechanismen, die diesen Vorgängen zugrunde liegen, sind nicht einheitlich und nach wie vor nicht im Detail geklärt.

Asthmaformen

Asthma wird (nicht einheitlich) in verschiedene **Asthma-Phänotypen** unterteilt, u. a. in: [26], [27]

- **Allergisches** *(extrinsisches)* **Asthma** (➤ Tab. 3.5)
- **Nichtallergisches** *(intrinsisches)* **Asthma** (➤ Tab. 3.5)
- Mischformen aus allergischem und nichtallergischem Asthma
- **Late-onset-Asthma** mit Beginn im Erwachsenenalter
- **Cough-Variant-Asthma** mit chronischem trockenem Husten und bronchialer Hyperreaktivität bei normaler Lungenfunktion
- Asthma mit Adipositas
- **Eosinophiles Asthma** mit hoher Zahl eosinphiler Granulozyten im Blut
- **„Typ-2"-Asthma** mit bestimmten Entzündungsmarkern

Klinische Zeichen und Diagnostik

Klinische Zeichen

Leitsymptom sind wiederkehrende Atemnotanfälle mit erschwerter, verlängerter Ausatmung und evtl. exspiratorischem (während der Ausatmung hörbarem) Stridor. Je ausgeprägter der Anfall, desto schwerer fällt dem Patienten jegliche Anstrengung (bis hin zum Sprechen). Typischerweise sitzen die Patienten mit aufgestützten Armen, da sie dann die Atemhilfsmuskulatur besser einsetzen können. Bei der Auskultation sind trockene Rasselgeräusche hörbar, die als **Pfeifen, Giemen** und **Brummen** bezeichnet werden.

Zu Beginn des Anfalls kann Hustenreiz bestehen. Bei Kleinkindern werden die Anfälle oft durch Atemwegsinfekte ausgelöst, bei Schulkindern durch Allergien, bei Erwachsenen durch Anstrengung, Kälte und andere Reize.

Diagnostik

Erstdiagnostik

Wichtiges Asthmakriterium ist die reversible obstruktive Ventilationsstörung. Deshalb ist die Lungenfunktionsprüfung unverzichtbar: FEV_1/VC und PEF (➤ 3.1.4) sind vermindert und bessern sich auf Inhalation eines Bronchodilatators **(Bronchospasmolysetest).** Ist die Lungenfunktion zwischen zwei Anfällen normal, kann medikamentös eine Verschlechterung provoziert **(bronchialer Provokationstest)** und so die kennzeichnende Hyperreaktivität nachgewiesen werden. Bei mehrfacher Peak-Flow-Messung (➤ Abb. 3.5) täglich schwanken die Werte stärker als beim Gesunden. [26], [27]

Die Erstdiagnostik umfasst außerdem: [26], [27]

- Allergiediagnostik (➤ 11.3)
- Bestimmung verschiedener Biomarker, z. B. der eosinophilen Granulozyten im Blut, des Stickstoffmonoxids in der Atemluft
- Bei Erwachsenen Röntgenübersichtsaufnahme des Thorax zum Ausschluss anderer Erkrankungen

Diagnostik im weiteren Verlauf

Auch im weiteren Verlauf ist die Lungenfunktionsprüfung bzw. die Peak-Flow-(Selbst-)Messung zentral (➤ 3.1.4, ➤ Abb. 3.5). Hinzu kommen weitere Untersuchungen nach Bedarf, z. B. Blutuntersuchungen bei der Frage nach Infektionen oder Pulsoximetrie und Blutgasanalyse (BGA) zur Einschätzung der akuten Gefährdung.

Komplikationen

- Respiratorische Insuffizienz (➤ 3.1.4)
- **Status asthmaticus:** nicht auf die Therapie ansprechender Asthmaanfall ≥ 24 Std.

Behandlung

Für Asthma gibt es ein Disease-Management-Programm (DMP, ➤ 2.1.4).

Behandlung des Asthmaanfalls

Erstmaßnahmen im akuten Asthmaanfall sind:

- Ruhe bewahren
- Betroffenen beruhigen und nicht allein lassen
- Bedarfsmedikation (β_2-Sympathomimetikum-Dosieraerosol ➤ 3.2.3, ➤ Tab. 3.4) verabreichen, ggf. inhalieren lassen
- Dosierte Lippenbremse anwenden (lassen)
- Betroffenen in eine atemerleichternde Position bringen, z. B. Kutschersitz, Anlehnen an die Wand, Torwartstellung, Oberkörperhochlagerung mit unterstützten Armen/Schultergürtel (➤ Abb. 4.24). Säuglinge und Kleinkinder aufrecht auf den Schoß nehmen (➤ Abb. 3.27)
- Ggf. Sauerstoff geben

NOTFALL

In der **ambulanten Pflege** bei Patienten mit Sprechdyspnoe, Herzfrequenz ≥ 110/Min. (bei Erwachsenen), Atemfrequenz ≥ 25/Min. (bei Erwachsenen), PEF < 50 % des Bestwerts (PEF ➤ 3.1.4), Schläfrigkeit oder Verwirrtheit Notarzt anfordern!

Bei einem schweren Asthmaanfall oder Erfolglosigkeit der Bedarfsmedikation wird die Behandlung im Krankenhaus intensiviert: [27]

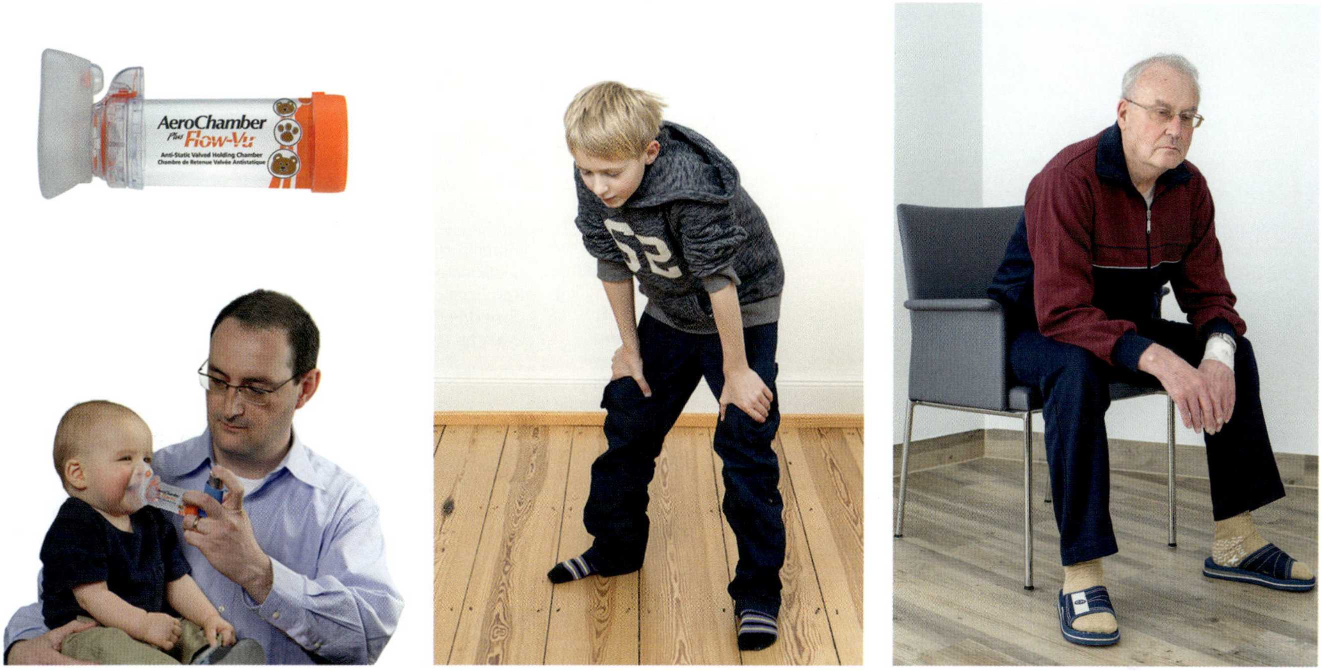

Abb. 3.27 Atemerleichternde Maßnahmen im Asthmaanfall. Links unten älterer Säugling im Sitzen beim Inhalieren eines Dosieraerosols mit Spacer und Maske (hier ein AeroChamber Plus® Flow-Vu® Chamber), links oben Spacer und Maske im Detail. Mitte Junge in Torwartstellung. Rechts Patient im Kutschersitz. [U355, K115]

- 2–4 l Sauerstoff/Min.
- β_2-Sympathomimetika inhalativ je nach Vormedikation, evtl. auch langsam i. v./als Infusion, Ipratropium inhalativ (z. B. Atrovent®) (➤ 3.2.3)
- Glukokortikoide oral oder i. v.
- Magnesiumsulfat i. v. als Kurzinfusion
- Atemtherapien, z. B. atemunterstützende Lagerungen (etwa Dehnlagerungen)
- Ggf. Ausgleich einer Azidose durch Gabe von Bikarbonat
- Ggf. High-Flow-Sauerstofftherapie, nichtinvasive/invasive Beatmung
- Antibiotika nur bei Infektion

Diese Patienten sind in ihren Lebensaktivitäten stark eingeschränkt. Bis zur Zustandsstabilisierung unterstützen Pflegefachpersonen sie soweit erforderlich und führen alle entsprechenden Prophylaxen durch.

Nach Behandlung des Asthmaanfalls gilt es, mögliche Auslöser zu identifizieren und wirkungsvolle Maßnahmen zu finden. Pflegefachpersonen fragen nach:

- Art, Häufigkeit und Zeitpunkt, z. B. abhängig von der Jahreszeit
- Auslöser bzw. Verstärker, z. B. körperliche Anstrengung, Infekt, Umweltschadstoffe
- Verlauf des Anfalls: Beginn, Dauer, durchgeführte Maßnahmen und Wirkung

Medikamentöse Stufentherapie

Die medikamentöse Dauerbehandlung umfasst zwei große Medikamentengruppen:

- **Reliever** *(Erleichterungsmedikamente)* zur (raschen) Beschwerdelinderung. Wirksamste Bronchodilatatoren bei Asthma sind β_2-Sympathomimetika. Es gibt kurz- und langwirkende Substanzen (➤ 3.2.4), die entsprechend als Bedarfs- oder Dauermedikation eingesetzt werden.
- **Controller** *(Kontrollmedikamente),* um die zugrundeliegende Entzündung zu dämpfen. Sie sind nicht zur Beschwerdelinderung im Anfall geeignet.
  - Eine Vorrangstellung haben **inhalierbare Glukokortikoide** *(ICS),* z. B. Beclometason (etwa Beclometason-ratiopharm DA®, Cyclocaps Beclometason®), Ciclesonid (etwa Alvesco DA®), Fluticason (etwa Flutide Diskus/DA®), Mometason (etwa Asmanex Twisthaler®). Wichtigste Nebenwirkung ist Candida-Befall der Mundschleimhaut, das Risiko lässt sich aber durch Inhalieren vor dem Essen und Mundspülen/Zähneputzen nach dem Inhalieren minimieren. Systemische Nebenwirkungen (➤ 6.7) sind dosisabhängig und insgesamt gering.
  - **Leukotrien-Rezeptor-Antagonisten** (Montelukast, z. B. Singulair®) können ebenfalls als Dauertherapie eingesetzt werden, ab Stufe 3 zusätzlich zu ICS. Leukotriene vermitteln Entzündungsreaktionen; wird ihr Rezeptor besetzt, wird die Entzündung unterdrückt. Hauptnebenwirkungen sind Magen-Darm-Beschwerden und Kopfschmerzen.
  - In Stufe 5 kommen als zusätzliche Medikation Biologika als Dauertherapie in Betracht, die individuell ausgewählt werden. Zugelassen sind Antikörper gegen IgE (etwa Omalizumab, z. B. Xolair®), Antikörper gegen verschiedene Interleukine bzw. deren Rezeptoren (etwa Dupilumab, z. B. Dupixent®, Mepolizumab, z. B. Nucala®) sowie Antikörper gegen das epitheliale Zytokin **TSLP,** welches Entzündungen fördert (etwa Tezepelumab, z. B. Tezspire®).

Diese Medikamente werden nach einem Stufenschema gegeben (➤ Abb. 3.28). Ziel ist die Prävention von Asthmaanfällen. Der Therapieerfolg wird regelmäßig kontrolliert und die Medikation ggf.

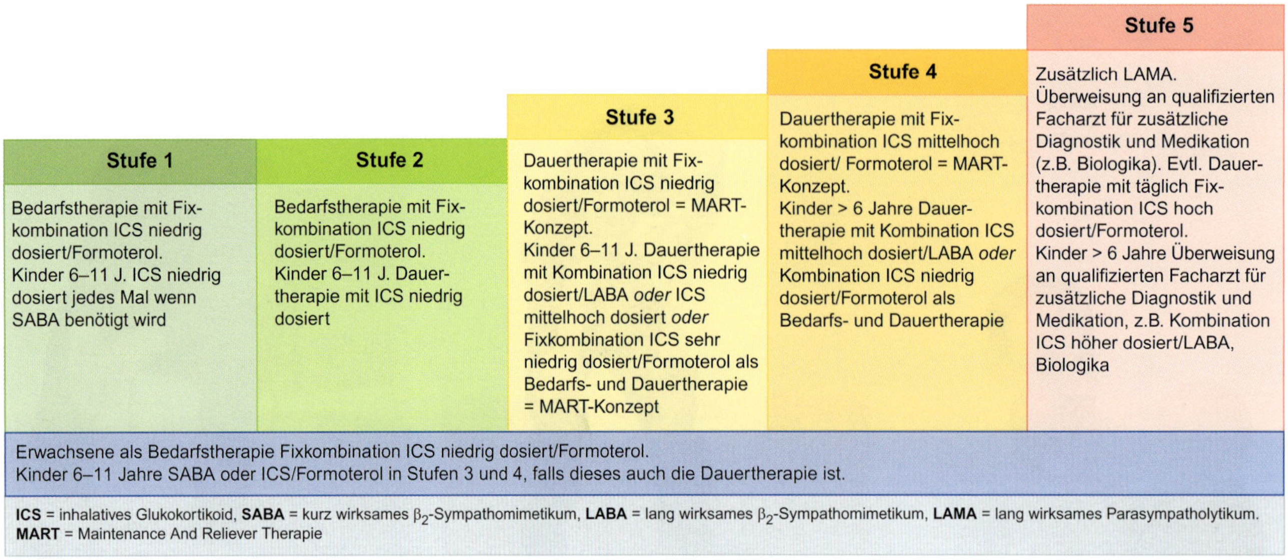

Abb. 3.28 Stufentherapie erster Wahl der medikamentösen Asthmabehandlung, leicht verändert nach [26]. [L143]

angepasst. Pflegende motivieren die Betroffenen immer wieder zum konsequenten Durchhalten der Medikation.

Weitere Behandlungen

Bei allergischem Asthma wird die Allergie nach den üblichen Richtlinien behandelt (➤ 12.3). Außerdem werden weitere Risikofaktoren einer schlechten Prognose, wie etwa Rauchen, möglichst angegangen (siehe Beratung).

Beratung

Strukturierte Asthmaschulungen wirken sich erwiesenermaßen günstig auf Lebensqualität und Prognose der Betroffenen aus. Sie erfolgen in der Regel im interdisziplinären Team. Bei kleinen Kindern werden die Eltern geschult, die Kinder selbst können ab 4–5 Jahren an speziellen Schulungen teilnehmen. Inhalte sind v. a.:

- Entstehung und Behandlung von Asthma
- Selbstwahrnehmung der Atmung, Einschätzung der Atemsituation
- Umgang mit dem Peak-Flow-Meter (➤ 3.1.4), regelmäßige Selbstkontrolle der Lungenfunktion, Beurteilung der gemessenen Werte nach dem „Ampelschema“ und ihre Dokumentation in einem Tagebuch:
  - **Grün** = 80–100 % des persönlichen Bestwertes, normale Leistungsfähigkeit, ggf. geringe Symptome → das Asthma ist unter Kontrolle, Medikamente so weiternehmen
  - **Gelb** = 50–80 % des Bestwertes, zeitweise Beschwerden, Aktivitäten und Schlaf sind beeinträchtigt → vorübergehende Erhöhung der Medikamente oder Zusatzmedikament nach Rücksprache mit dem Arzt
  - **Rot** = < 50 % des Bestwertes, deutliche und andauernde Symptome, stark eingeschränkte Leistungsfähigkeit → Gefahr, ein Arzt soll unverzüglich aufgesucht werden
- Anleitung zur Aerosol- und Inhalationstherapie (z. B. welches Spray ist für die Bedarfs-, welches für die Dauermedikation, wie wird es richtig angewendet, ➤ 3.2.4, ➤ 3.2.5, ➤ Tab. 3.4)
- Vermittlung von atemtherapeutischen Übungen (mit und ohne Atemtherapiegeräte) und Entspannungstechniken zur täglichen Durchführung sowie von speziellen Atemtechniken und Positionierungen für den akuten Asthmaanfall (➤ Abb. 3.27)
- **Warnzeichen eines Asthmaanfalls:** „Umschalten“ des Peak-Flow-Meters von grün auf gelb, Zunahme von Atemnot und Husten, Abnahme der körperlichen Belastung, häufigere Nutzung des Bedarfsmedikaments, Anzeichen für eine Atemwegsinfektion (z. B. Husten, Temperaturanstieg, grün-gelbes Sekret)
- Verhalten im Asthmaanfall, Bedeutung von Notfallausweis und Notfallset (der Patient soll beides immer bei sich haben)
- Beratung zu einer gesundheitsfördernden Lebensweise, z. B.:
  - Rauchfreies Zuhause
  - Tägliche körperliche Betätigung, geeignet sind Ausdauersportarten wie Fahrrad fahren, Wandern oder Schwimmen
  - Ggf. Abbau von Übergewicht
  - Im Winter Schutz der Atemwege vor kalter Luft
  - Vermeidung von Infekten: Nässe, Kälte, Unterkühlung, Menschenansammlungen in der Erkältungszeit sowie Kontakt mit kranken Menschen vermeiden, ggf. Mund-Nasen-Schutz tragen, auf vitaminreiche Ernährung und ausreichend Schlaf achten, Stressbewältigungstechniken erlernen, Impfungen gemäß den Impfempfehlungen der STIKO für asthmakranke Kinder und Erwachsene durchführen lassen, gute persönliche und häusliche Hygiene einhalten
  - Bei allergischem Asthma bestmögliche Vermeidung der individuellen Allergene bzw. Anfallsauslöser
- Psychosoziale Aspekte, z. B.:
  - Urlaub. Zum Urlauben besonders geeignet ist das Meer oder das Hochgebirge, wo die Luft sauber und allergenarm ist.

- Beruf. Die Berufswahl bzw. der Verbleib im Beruf erfolgen mit Bedacht. Ungeeignet sind z. B. Berufe mit Staubbelastung (z. B. Bäcker, Schreiner) oder vielen Allergenen (z. B. Frisör).
- Psychischen Faktoren. Psychisches Gleichgewicht wirkt sich günstig aus. Unbearbeitete Konflikte können sich ungünstig auf die Erkrankung auswirken. Auch Überbehütung/starke Reglementierung durch die Eltern kann ein Kind/einen Jugendlichen belasten. Oft ist das Erlernen von Entspannungstechniken eine Hilfe.

Auch für Menschen mit Asthma ist die Anbindung an eine Selbsthilfegruppe meist sinnvoll.

3.9 Chronisch-obstruktive Lungenerkrankung und Lungenemphysem

DEFINITION

Chronisch-obstruktive Lungenerkrankung *(chronic obstructive pulmonary disease, COPD, chronic obstructive lung disease, COLD):* heterogene, multifaktorielle Erkrankung mit nur teilweise reversibler oder dauernd bestehender und über die Jahre meist fortschreitenden Atemflussbehinderung. Im fortgeschrittenen Stadium Lungenemphysem unterschiedlicher Ausprägung. Leitsymptome chronische Bronchitis und Dyspnoe bei Belastung. In Deutschland mit ca. 10–12 % der über 40-Jährigen häufigste chronische Lungenerkrankung, Hauptursache Rauchen (➤ Abb. 3.29).

Lungenemphysem: irreversible Erweiterung der am Gasaustausch teilnehmenden Lufträume.

Chronische Bronchitis: Husten und Auswurf an den meisten Tagen der Woche über mindestens drei Monate/Jahr in mindestens zwei aufeinander folgenden Jahren (Definition nach WHO).

Gegenüberstellung Asthma bronchiale – COPD ➤ Tab. 3.6

Tab. 3.6 Typisches Bild von Asthma bronchiale und COPD

	Asthma bronchiale	Chronisch-obstruktive Lungenerkrankung
Alter bei Erstmanifestation	Jedes Alter	Meist ab ca. 50 Jahren
Beginn	Überwiegend schnell	Überwiegend schleichend
Leitsymptome	Atemnotanfälle, wenn, dann mit eher trockenem Husten	(Morgens) Husten mit Sputumproduktion, Dyspnoe zunächst v. a. bei Belastung
Verlauf	Variabler Verlauf, symptomfreie Intervalle	Chronisch-progredienter Verlauf, keine zwischenzeitliche Symptomfreiheit
Allergien	Häufiger und Asthmaform bestimmend	Seltener und nicht ursächlich
Rauchen	Gelegentlich, nicht ursächlich, aber verschlimmernd	Häufig und ursächlich
Bronchiale Hyperreaktivität	Üblicherweise vorhanden	Seltener
Atemwegsverengung	Im Anfall, (zunächst) reversibel	Ja, dauernd (teilweise/nicht reversibel)
Ansprechen auf Glukokortikoide	Ja	Selten
Prognose	Prognose günstiger. Bei guter Asthmatherapie/-kontrolle normale Lebenserwartung	Abhängig z. B. von weiteren Risikofaktoren, i. d. R. fortschreitend mit Beeinträchtigung des Gesamtzustands in fortgeschrittenen Stadien, Lebenserwartung verkürzt

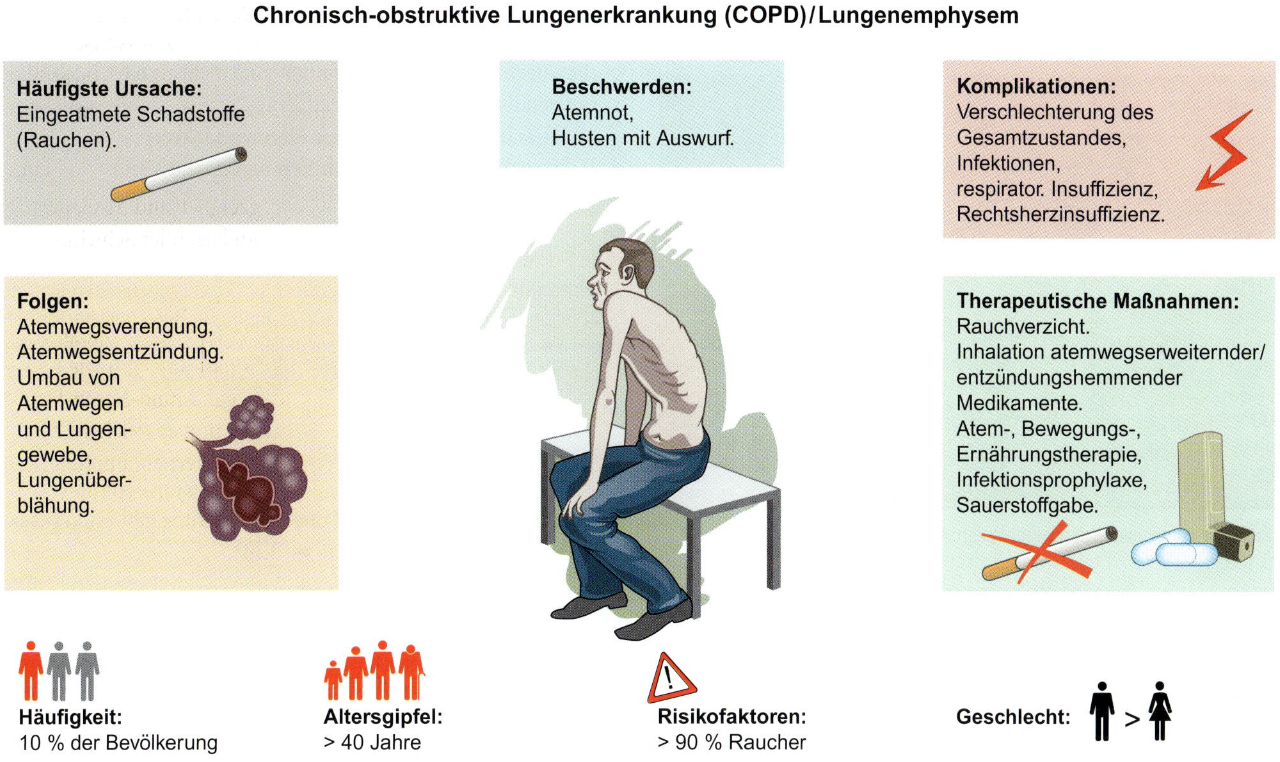

Abb. 3.29 Übersicht chronisch-obstruktive Lungenerkrankung (COPD). [L255]

Krankheitsursachen und -entwicklung

Die **chronisch-obstruktive Lungenerkrankung** ist multifaktoriell bedingt, d. h., es greifen genetische und Umweltfaktoren ineinander.

- Hauptsächlicher exogener Faktor hierzulande ist das Zigarettenrauchen, das wohl für 80–90 % der Fälle verantwortlich ist.
- Wichtigster, aber insgesamt seltener endogener Faktor ist ein genetisch bedingter **α1-Antitrypsinmangel** *(Alpha-1-Antitrypsin-Mangel).*

Es kommt zu einer chronischen Atemwegsentzündung mit übermäßiger Schleimproduktion und Strukturveränderung der kleinen Atemwege, die die Atemwege verengen. Die Einzelheiten und besonderen Charakteristika dieses Entzündungsprozesses sind noch unklar. Im Verlauf wird die Verengung infolge von Umbauvorgängen immer weniger reversibel. Durch ein entzündungsbedingtes Enzymungleichgewicht wird zudem Lungengewebe zerstört – ein **Lungenemphysem** bildet sich aus (➤ Abb. 3.30). Auch die Lungengefäße können schon früh verändert sein. Obstruktive und Emphysemkomponente sind bei den verschiedenen Patienten unterschiedlich stark ausgeprägt.

Klinische Zeichen und Diagnostik

Vorbote ist meist eine **chronische Bronchitis** mit Husten und schleimigem, vor allem morgendlichem Sputum (sog. Raucherhusten). Bei der **chronisch-obstruktiven Bronchitis** treten eine zunehmende Belastungsdyspnoe und Verschlechterung des Allgemeinbefindens hinzu, im Spätstadium oft eine Zyanose. Husten, Sputum und Dyspnoe sind in unterschiedlicher Ausprägung auch Leitsymptome des Emphysems.

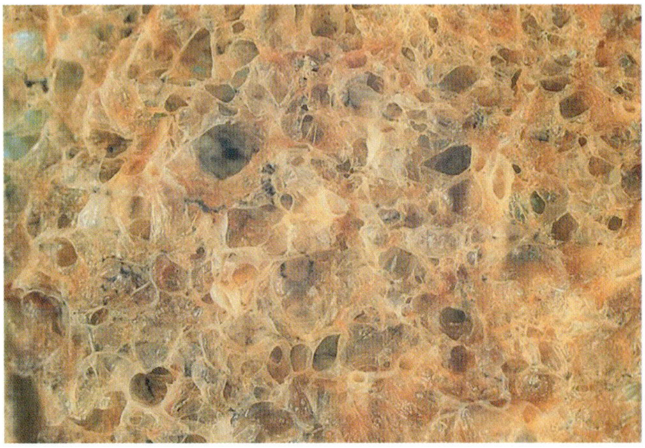

Abb. 3.30 Lungengewebe bei Emphysem mit „blasigem", unregelmäßigem Bild. [G930]

LERNHILFE

AHA-Symptome
Leitsymptome der COPD sind **A**temnot, **H**usten, **A**uswurf.

Bei der Auskultation sind trockene Rasselgeräusche zu hören. Typisch für das Emphysem ist der **Fassthorax,** bei dem der Thorax aufgrund der Lungenüberblähung praktisch in Einatmungsstellung verharrt (➤ Abb. 3.31).

In der Lungenfunktionsprüfung (➤ 3.1.4) zeigt sich eine obstruktive Ventilationsstörung, die durch Gabe von Bronchodilatatoren allenfalls teilweise zu beheben ist. Mit Fortschreiten der Erkrankung wird außerdem das Residualvolumen immer größer. Immer empfiehlt sich eine Röntgenaufnahme des Thorax (➤ Abb. 3.31) zum Ausschluss anderer Lungenerkrankungen.

Empfindlichstes Verfahren zur Emphysemdiagnostik ist die CT. Bei jungen Emphysempatienten soll ein α1-Antitrypsinmangel ausgeschlossen werden.

Weitere Untersuchungen wie etwa Infektionsdiagnostik oder Pulsoximetrie/Blutgasanalyse sind z. B. bei Komplikationen erforderlich.

Begleiterkrankungen und Komplikationen

90 % der Patienten haben Begleiterkrankungen *(Komorbiditäten),* fast 50 % sogar mehr als drei [28]: z. B. Herz-Kreislauf-Erkrankungen, Gewichtsabnahme, Diabetes mellitus, Muskelschwund, Osteoporose, Lungenkarzinom. Sie sind teilweise durch gemeinsame Risikofaktoren, teilweise z. B. durch freigesetzte Entzündungsbotenstoffe bedingt. Auf Dauer bleiben Komplikationen nicht aus, v. a.:

- Sich häufende akute Verschlechterungen **(Exazerbationen),** oft ausgelöst durch Infekte und nicht selten mit diesen verwechselt. Sie können unmittelbar bedrohlich sein und erhöhen das Risiko zukünftiger Verschlechterungen.
- Respiratorische Insuffizienz, Hyperkapnie (erhöhter Kohlendioxidgehalt im Blut). Sie können eine nichtinvasive Beatmung notwendig machen, später evtl. eine Tracheostomie, auch zum endotrachealen Absaugen der Atemwegssekrete.
- Pulmonale Hypertonie durch Verengung und Verlust von Lungenkapillaren.

DEFINITION

Pulmonale Hypertonie *(Lungenhochdruck):* chronische Erhöhung des mittleren Pulmonalarteriendrucks > 25 mmHg in Ruhe unklarer Ursache oder z. B. durch Lungen-, Herzerkrankungen, Hypoxie oder Lungenembolien. Führt zu Rechtsherzbelastung und später -insuffizienz, ➤ 4.5).

Behandlung

Für die chronisch-obstruktive Lungenerkrankung gibt es ein Disease-Management-Programm (DMP ➤ 2.14).

Rauchstopp

Entscheidend ist der Verzicht aufs Rauchen, der aber vielen Betroffenen nicht gelingt. Auch andere inhalative Schadstoffe sollen gemieden werden.

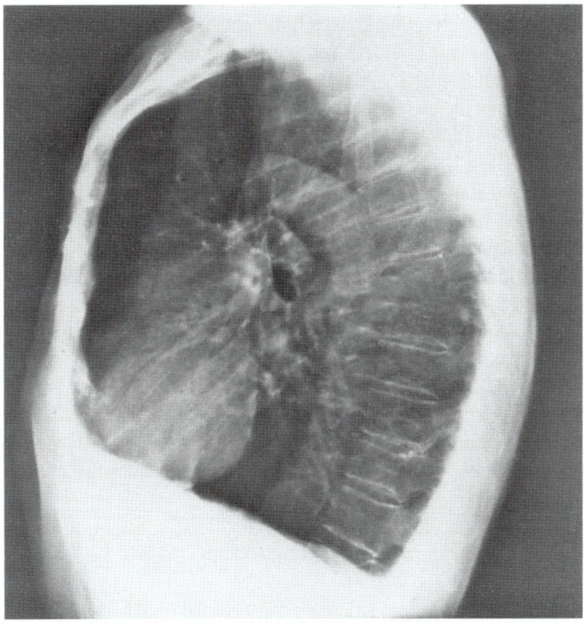

Abb. 3.31 Röntgenaufnahme des Thorax bei Emphysem. Charakteristisch sind das tief stehende Zwerchfell, der vergrößerte anterior-posteriore Durchmesser (Fassthorax) und der vergrößerte Luftraum vor dem Herz und den großen Gefäßen. [G931]

Die weitere Behandlung umfasst: [28], [29]

- Medikamentöse antiobstruktive Therapie (➤ Tab. 3.7), die vom Risiko für Exazerbationen und den Beschwerden abhängt. Bei hohem Risiko für Exazerbationen kann eine ergänzende antientzündliche Therapie mit inhalativen Glukokortikoiden versucht werden. Als Biomarker kann die Zahl der eosinophilen Granulozyten im Blut genutzt werden. Die Beschwerdeeinschätzung erfolgt möglichst mittels Fragebögen, die mehrere Symptome standardisiert abfragen, z. B. den **COPD-Assessment-Test** *(CAT)* mit acht Fragen zu Husten, Verschleimung/Auswurf, Engegefühl in der Brust, Atemnot beim Treppensteigen, Aktivitäten, Möglichkeit außer Haus zu gehen, Schlaf, allg. Energie
- Bei Patienten mit ausgeprägten Beschwerden trotz Kombinationstherapie evtl. **Phosphodiesterase-4-Hemmer** (etwa Roflumilast, z. B. Daxas®), die entzündungsmindernd wirken
- Prophylaxe von Infektionen, u. a. durch Keuchhusten-, Pneumokokken-, Influenzaimpfung
- Behandlung von Infektionen, ggf. antibiotisch
- Körperliches Training, angepasst an den Zustand des Patienten (Inaktivität setzt eine Abwärtsspirale in Gang), Physiotherapie
- In fortgeschrittenen Stadien Sauerstofftherapie (➤ 3.2.1, ➤ 3.2.2), nichtinvasive oder invasive (Heim-)Beatmung (➤ 3.2.3)
- Bei Patienten mit α1-Antitrypsinmangel Ersatz des Antitrypsins (z. B. Prolastin®)
- Bei ausgewählten Patienten mit Emphysem evtl. endoskopische/chirurgische Lungenvolumenreduktion, Lungentransplantation

Atemtherapien

Atemtherapien sollen bei der chronisch-obstruktiven Lungenerkrankung besonders die Ausatmung verbessern und das vermehrt produzierte Sekret verflüssigen und zur Entfernung bringen. Beispiele sind:

- Atemtherapie ohne und mit Atemtherapiegeräten: einfache Atemübungen, Kontaktatmung, PEP-Geräte/Ausatmen gegen Widerstand, SMI-Trainer, EzPAP®, CPAP-Beatmung (i. d. R. zunächst nur nächtliche Beatmung über Maske mit einem kontinuierlichen Atemwegsüberdruck ➤ 3.2.3)
- Atemunterstützende und -erleichternde Positionierungen: z. B. Dehnlagerungen, Kutschersitz (➤ Abb. 3.27), Sitzen mit abgestützten Armen (➤ Abb. 3.32)
- Sekretmanagement: ausreichende Flüssigkeitszufuhr, Inhalationen, Abklopfen/Vibration, oszillierende PEP-Geräte, produktive Abhustetechnik, evtl. endotracheales Absaugen (bei liegender Trachealkanüle)
- Verbesserung der Oxygenierung durch Sauerstoffgabe oder Langzeit-Sauerstofftherapie (➤ 3.2.1)

Weitere pflegerische Betreuung

- Patientenbeobachtung: Vitalzeichen, besonders Atmung, Husten und Sekretion, Bewusstsein, Hautfarbe
- Unterstützung des Patienten bei den Lebensaktivitäten unter Berücksichtigung des Erhalts von Ressourcen (COPD-Patienten neigen dazu, immer inaktiver zu werden)

Tab. 3.7 Medikamentöse Anfangstherapie der chronisch-obstruktiven Lungenerkrankung, die im weiteren Verlauf je nach Erfolg und Beschwerden des Patienten modifiziert wird. [28], [29]

Exazerbationen pro Jahr	Symptome	
	Wenig (mMRC ≤ 1; CAT < 10)	Stärker (mMRC ≥ 2; CAT ≥ 10)
0–1, keine Krankenhauseinweisung	Gruppe A: Bronchodilatator (vorzugsweise lang wirksam)	Gruppe B: LABA + LAMA
≥ 2 oder ≥ 1 mit Krankenhauseinweisung	Gruppe E: LABA + LAMA, evtl. + ICS (bei vielen eosinophilen Granulozyten im Blut)	

CAT = COPD-Assessment-Test, **mMRC** = modifizierte Dyspnoe-Skala des Medical Research Council, **SABA** = kurz wirksames β_2-Sympathomimetikum, **LABA** = lang wirksames β_2-Sympathomimetikum, **SAMA** = kurz wirksames Parasympatholytikum, **LAMA** = lang wirksames Parasympatholytikum, **ICS** = inhalatives Glukokortikoid, alle ➤ 3.2.4

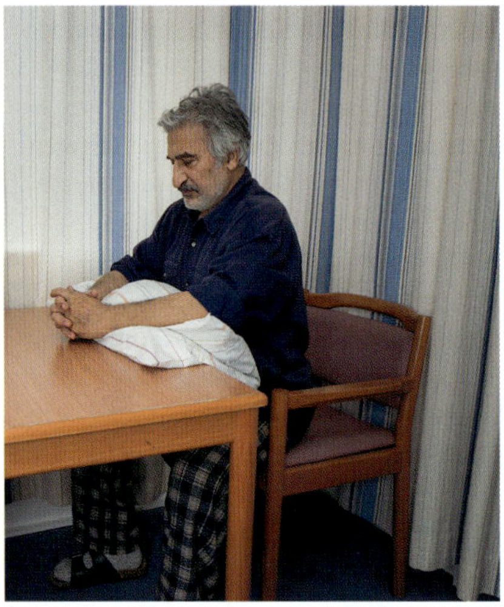

Abb. 3.32 Atemunterstützendes Sitzen mit aufgestützten Armen. Durch die Gewichtsentlastung von Armen und Schultergürtel wird die Atemmuskulatur beim Anheben des Thorax entlastet. [K115]

- Anleitung zum korrekten und konsequenten Umgang mit Inhalationssystemen (➤ Tab. 3.4) und zu Atemtherapien
- Maßnahmen zur Vermeidung einer infektbedingten Exazerbation wie beim Asthma (➤ 3.8)
- Ernährung: Reduktion von Übergewicht, jedoch auch Vermeiden von Untergewicht
- Motivation zur regelmäßigen Bewegung, Physiotherapie, Teilnahme an einer Lungensportgruppe

Prävention

Hauptsäule der Prävention ist die Minimierung eingeatmeter Schadstoffe, hierzulande v. a. das Rauchen bzw. die Tabakentwöhnung.

Beratung

Auch für die chronisch-obstruktive Lungenerkrankung gibt es standardisierte Patientenschulungen, deren Aufbau denen der Asthmaschulungen vergleichbar ist. Raucht der Betroffene noch, sollte er unbedingt an einem **Tabakentwöhnungsprogramm** *(Raucherentwöhnungsprogramm)* teilnehmen.

Tabakentwöhnung

Nicht zu rauchen ist die wichtigste Einzelmaßnahme in der Prävention nicht nur von Lungenerkrankungen – Rauchen ist in Deutschland nach wie vor die häufigste Ursache eines vorzeitigen Todes überhaupt! Jährlich sterben in Deutschland mehr als 125.000 Menschen an den Folgen des Rauchens.

Nach rückläufigen Zahlen ist die Zahl der Raucher während der COVID-19-Pandemie angestiegen, seitdem aber wieder gesunken: Mitte 2024 rauchten knapp 30 % der mindestens 14-Jährigen in Deutschland. Im Vergleich zu 2023 ist die Raucherquote bei den Jugendlichen und jungen Erwachsenen stärker gesunken als die bei den mindestens 25-Jährigen. [30] Nicht wenige davon möchten gerne aufhören, schaffen es aber nicht. Nikotin als ein Hauptbestandteil des Rauchens macht abhängig und ist so Türöffner für die anderen im Tabak enthaltenen schädlichen Substanzen.

Im Gesundheitswesen Tätige sollen Rauchenden Kurzberatungen anbieten und darin auf weitere Hilfen zur **Tabakentwöhnung** aufmerksam machen. Empfohlen werden: [31]

- Verhaltenstherapien (einzeln oder in Gruppen) u. a. mit Motivationsstärkung, Beratung zu konkreten Strategien im Alltag und zur Rückfallprophylaxe. Hypnose- und achtsamkeitsbasierte Verfahren können unterstützend angeboten werden.
- Bei starker Tabakabhängigkeit Kombination mit medikamentöser Unterstützung, deren Wirksamkeit belegt ist:
  - **Nikotinersatztherapie** mit Nikotinkaugummi, -pflaster, -inhaler, -mundspray, -lutschtablette zur Dämpfung der Entzugserscheinungen. Die Anfangsdosierung hängt von der Stärke der Abhängigkeit ab und wird langsam gesenkt. Kombination der verschiedenen Formen ist möglich.
  - Bei Erfolglosigkeit zeitlich begrenzt (rezeptpflichtige) Medikamente, v. a. das Antidepressivum **Bupropion** (z. B. Zyban®) und **Vareniclin** (z. B. Champix®), das als partieller Nikotinrezeptor-Agonist im ZNS wirkt.

Das Schadenspotenzial von E-Zigaretten und Tabakerhitzern ist nach wie vor unklar und ihr Nutzen zur Tabakentwöhnung fraglich. Sie sollen nicht empfohlen werden.

Wesentlich ist, dass Hilfsangebote niedrigschwellig sind. Auch Nachfragen/Rückmeldungen sind oft hilfreich.

3.10 Lungenkarzinom

DEFINITION

Lungenkarzinom *(Bronchialkarzinom, Lungenkrebs):* primäre Krebserkrankung der Lungen mit insgesamt schlechter Prognose. Hauptrisikofaktor Rauchen. Nicht nur häufigster bösartiger Tumor der Atemwege, sondern mit gut 22 % aller Krebstodesfälle häufigste zum Tode führende Krebserkrankung bei Männern und mit gut 16 % zweithäufigste zum Tode führende Krebserkrankung bei Frauen [32].

Krankheitsursachen und -entwicklung

Hauptrisikofaktor des **Lungenkarzinoms** ist das Rauchen, schätzungsweise 85 % der Lungenkarzinome werden hierauf zurückgeführt. An zweiter Stelle steht bei Menschen ohne berufliche Schadstoffbelastung wohl die Strahlenbelastung durch *Radon.* Radon ist ein regional sehr unterschiedlich in den Böden vorkommendes radioaktives Edelgas, die Belastung ist in Kellern und Erdgeschossräumen am höchsten. Bei der beruflichen Schadstoffbelastung ist z. B. Asbest zu nennen.

Adeno- und **Plattenepithelkarzinome** als häufigste Formen der **nichtkleinzelligen Lungenkarzinome** (NSCLC, ca. 85 %) gehen vom Bronchialepithel aus. Die **kleinzelligen Lungenkarzinome** (SCLC, ca. 15 %) haben ihren Ursprung in hormonell aktiven neuroendokrinen Zellen.

Klinische Zeichen und Diagnostik

Häufigste, aber spät auftretende Symptome sind Husten, Sputum (evtl. blutig), Dyspnoe, Thoraxschmerzen (bei Pleurabeteiligung) und Gewichtsverlust. Kleinzellige Karzinome können durch Hormon-

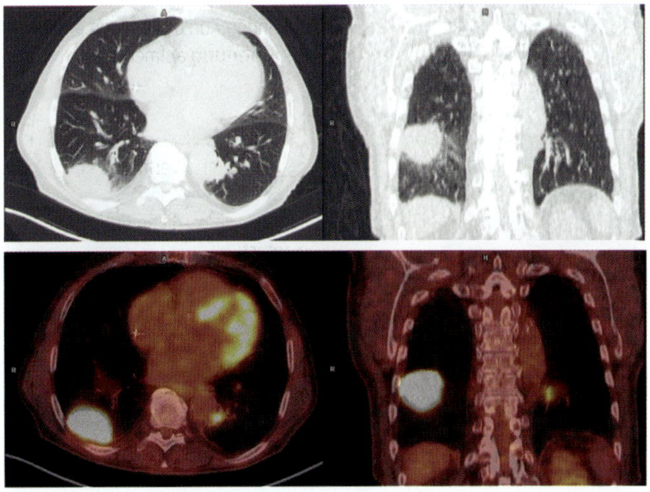

Abb. 3.33 Lungenkarzinom. Im CT (oben) ist deutlich ein Tumor im rechten Unterlappen erkennbar, es besteht der Verdacht auf eine Metastase in der linken Lunge. In der PET-CT (unten) stellt sich nicht nur der Primärtumor, sondern auch die Metastase auf der Gegenseite deutlich dar. [R499]

produktion **paraneoplastische Syndrome** (➤ 2.5.3) hervorrufen, etwa ein Cushing-Syndrom (➤ 6.7) oder Muskelschwäche. Bei nicht wenigen Patienten rufen die bei der Diagnose oft schon vorhandenen Metastasen die ersten Beschwerden hervor.

Wichtigste bildgebende Verfahren sind Röntgenaufnahmen des Thorax und CT (einschließlich hochauflösender, Spiral-, 3D-CT ➤ Abb. 3.33). Ggf. folgen z. B. MRT des Gehirns, Ganzkörper-CT oder -PET/CT. [33]

Durch **Bronchoskopie** (ggf. Autofluoreszenz-Bronchoskopie mit veränderter Farbe bösartiger Schleimhaut, endobronchialer Ultraschall) und evtl. **transthorakale Lungenbiopsie** gelingt überwiegend eine Biopsiegewinnung für die Diagnosesicherung.

Behandlung

Die Behandlung hängt von Art und Stadium des Tumors und Allgemeinzustand des Patienten (z. B. postoperativ ausreichende Lungenfunktion?) ab.

Kurative Therapien

Nichtkleinzellige Karzinome werden bei kurativer Zielsetzung überwiegend operiert, wobei die häufigste Operation die Lobektomie (unter Mitnahme der regionären Lymphknoten, ➤ 3.2.8) ist. Diese erfolgt bevorzugt minimalinvasiv. Alternative bei allgemeiner Inoperabilität ist eine Strahlentherapie (➤ 2.5.11). Oft folgen eine adjuvante (postoperative) Chemotherapie (➤ 2.5.7) und je nach molekularen Tumormarkern zielgerichtete Therapien (einschließlich Immuntherapien, ➤ 2.5.9). Bei größeren Tumoren erfolgen Strahlen-, Chemo- und zielgerichtete Therapien als definitive, neoadjuvante (präoperative) oder adjuvante (postoperative) Behandlung. [33]

Kleinzellige Karzinome metastasieren sehr früh mit dem Blut. Die Behandlung beinhaltet entsprechend immer eine Chemotherapie, in fortgeschrittenen Stadien auch zielgerichtete bzw. Immuntherapien. Lokale Therapien (Operation, Bestrahlung) erfolgen je nach Tumorstadium und Patientenzustand. Oft ist eine vorbeugende Schädelbestrahlung sinnvoll. [33]

Weitere pflegerische Betreuung
Prä- und postoperative Pflege bei Lungenoperationen ➤ 3.2.8
Pflegerische Betreuung bei Chemotherapie ➤ 2.5.7
Pflegerische Betreuung bei Strahlentherapie ➤ 2.5.11
Supportive Therapie und pflegerische Betreuung ➤ 2.5.12
Da die Therapien den Patienten stark belasten, ist zumindest vorübergehend eine Unterstützung bei den Lebensaktivitäten durch die Pflegenden nötig.

Palliative Therapien

Palliative Therapien umfassen:
- Chemotherapie, zielgerichtete Therapien
- Bestrahlungen
- Laser-, Kryotherapie (Kältetherapie) und Stenteinlage zum Offenhalten der Atemwege
- Dauer-Thoraxdrainage oder **Pleurodese** *(Verödung des Pleuraspalts)* bei ständig nachlaufendem tumorbedingtem Pleuraerguss

Belastende Symptome und Metastasen werden nach den üblichen Richtlinien behandelt.

Die pflegerischen Maßnahmen richten sich nach den Beschwerden des Betroffenen und den durchgeführten Therapien. Vorrangig sind die Behandlung von Schmerzen, die Verbesserung von Atemnot und Angstsituationen, die Verbesserung der Lebensqualität, die individuelle Unterstützung bei den Lebensaktivitäten sowie das Respektieren von Patientenwünschen, auch bezüglich der Lebensaktivitäten.

Psychoonkologische Betreuung

Die Patienten und ihre Angehörige brauchen das Gefühl, dass ihre Ausnahmesituation erkannt und jegliches Bewältigungsverhalten richtig ist. Pflegefachpersonen benötigen dafür Empathie, aber auch erlernte Gesprächsführungskompetenzen. Auf Wunsch und bei Bedarf ziehen sie z. B. einen Seelsorger, Psychologen/Psychoonkologen oder Hospizdienst hinzu (➤ 2.5.12).

Prävention

Entscheidend für die Minimierung des Lungenkarzinomrisikos ist, nicht zu rauchen und auch Passivrauchen weitestmöglich zu vermeiden.

Ein jährliches Screening mittels Low-Dose-CT konnte bei langjährig Rauchenden von 50 bis 75 Jahren die Lungenkrebssterblichkeit senken. Früherkennungsprogramme gibt es aber bisher noch nicht.

3.11 Lungenembolie

DEFINITION

Lungenembolie: Verlegung von Lungenarterien durch einen Embolus. Leitsymptome plötzliche Dyspnoe, Husten, Thoraxschmerz, Kreislaufstörungen. Dritthäufigste akute kardiovaskuläre Erkrankung in Deutschland, Letalität knapp 10 %.
Embolus: nicht lösliches Gebilde (z. B. Blutgerinnsel, Fremdkörper, Luft), das mit dem Blut verschleppt wird und dann ein Gefäß verlegt.

Krankheitsursachen und -entwicklung

Ursache der **Lungenembolie** ist in über 90 % eine tiefe Bein- oder Beckenvenenthrombose (➤ 5.7), aus der sich Gerinnselteile lösen, mit dem Blut in den Lungenkreislauf verschleppt werden und dort eine Lungenarterie unterschiedlichen Kalibers verlegen.

LERNHILFE

Unterschied Thrombus – Embolus

Der Thrombus wird zum Embolus, wenn er auf die Reise muss. [34]

Die Verlegung bewirkt zum einen eine Widerstandserhöhung im Lungenkreislauf, zum anderen eine Verschlechterung des Gasaustauschs.

Klinische Zeichen und Diagnostik

Leitsymptome von Lungenembolien sind:

- Plötzliche Dyspnoe, Tachypnoe
- Husten, evtl. blutiges Sputum
- Thoraxschmerzen
- Tachykardie, Blutdruckabfall bis hin zur Synkope (➤ 4.1.2)
- Unruhe, Beklemmungsgefühl, Angst

Je größer das verlegte Gefäß ist, desto stärker sind die Beschwerden: Eine einmalige Verlegung eines kleinen Astes kann unbemerkt bleiben, die eines Hauptstamms binnen Minuten zum Herz-Kreislauf-Stillstand führen.

Bei kreislaufinstabilen Patienten und Lungenembolieverdacht ist die Echokardiografie (➤ 4.1.3) die erste technische Untersuchung. Sie zeigt zwar nicht die Lungenembolie selbst, aber die daraus resultierende Rechtsherzbelastung. Bei weiter bestehendem Verdacht erfolgt eine **CT-Pulmonalisangiografie** (➤ Abb. 3.34) zur Gefäß- und Embolusdarstellung, falls nicht verfügbar eine Beinvenen- und Thoraxsonografie. [35]

Bei kreislaufstabilen Patienten wird zuerst aufgrund von Anamnese und Untersuchung die klinische Wahrscheinlichkeit einer Lungenembolie geschätzt. Bei klinischem Verdacht und niedriger bis mittlerer Wahrscheinlichkeit werden die **D-Dimere** (Fibrinbruckstücke, ➤ 5.7) im Blut bestimmt. Ein normaler Wert macht eine Lungenembolie sehr unwahrscheinlich. [35]

Bei erhöhten D-Dimeren oder von Beginn an hoher Wahrscheinlichkeit wird eine CT-Pulmonalisangiografie durchgeführt. Alternative bei speziellen Patientengruppen (v. a. Schwangeren) ist eine **Lungenperfusions- und -ventilationsszintigrafie,** also die Darstellung von Lungendurchblutung und -belüftung mittels radioaktiver Substanzen. Eine Echokardiografie dient der Therapieplanung und Verlaufskontrolle. [35]

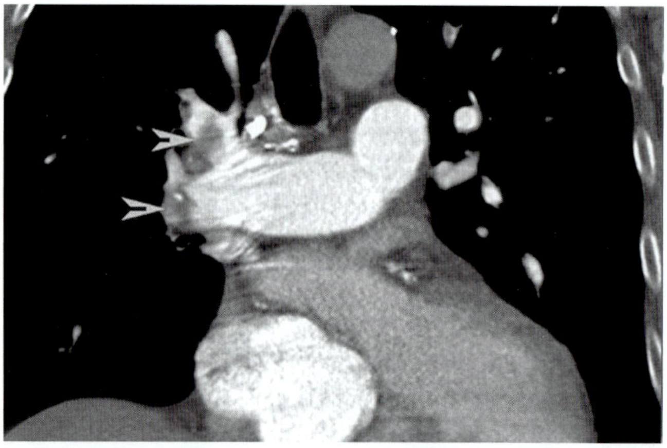

Abb. 3.34 CT-Pulmonalisangiografie bei Lungenembolie. Die Pfeilspitzen zeigen auf Kontrastmittelaussparungen durch die Emboli. [S008–4]

Die Beinvenensonografie kann die ursächliche tiefe Beinvenenthrombose sichern, allerdings schließt der fehlende Nachweis eine Thrombose nicht aus.

Die Sonografie der Lungen kann ebenfalls eine Lungenembolie nachweisen. Sie ist derzeit v. a. als Triple-Ultraschall mit Echokardiografie und Beinvenensonografie in speziellen Situationen (Nicht-Verfügbarkeit/Kontraindikationen einer CT-Pulmonalisangiografie) von Bedeutung. [35]

Komplikationen

Wichtigste Komplikationen sind die Verschlechterung der Atemsituation bis zur respiratorischen Insuffizienz und das akute Cor pulmonale.

DEFINITION

Cor pulmonale: Rechtsherzbelastung mit Rechtsherzhypertrophie infolge einer Druckerhöhung im Lungenkreislauf. Häufigste Ursache des **akuten Cor pulmonale** ist die Lungenembolie, beim **chronischen Cor pulmonale** stehen die chronisch obstruktive Lungenerkrankung (➤ 3.9) und die Linksherzinsuffizienz (➤ 4.5) zahlenmäßig im Vordergrund.

Behandlung

Erstmaßnahmen

Erstmaßnahmen sind:

- Notruf absetzen bzw. Notarzt bei Verdacht verständigen
- Oberkörperhoch- oder Herzbettlagerung, keinerlei Anstrengung/Mobilisation
- Beruhigen des Patienten, Öffnen von beengender Kleidung und Fenstern
- Sauerstoffgabe

- Vitalzeichenkontrolle, baldmöglichst Monitoring (kontinuierliche Überwaschung von Blutdruck und Puls) einschließlich Pulsoximetrie (➤ 3.1.4)
- Legen eines i. v. Zugangs, dabei Blutabnahme für Notfalllabor
- Blutgasanalyse (➤ 3.1.4)
- Gabe von Opioid-Analgetika (➤ 2.5.13), ggf. Sedativa i. v.
- Gabe von Heparin (unfraktioniert oder niedermolekular ➤ 11.2.3)
- Ggf. Schockbekämpfung (➤ 4.10), Reanimation, Intubation und Beatmung, Verlegung auf Intensivstation

Antikoagulation und rekanalisierende Therapien

Behandlung der Wahl ist die sofortige Antikoagulation durch therapeutische Heparinisierung, Fondaparinux oder bei stabilen Patienten direkte orale Antikoagulanzien (➤ 11.2.3). Patienten mit niedrigem Komplikationsrisiko können nach 1–2 Tagen entlassen oder sogar ambulant behandelt werden. [35]

Eine orale Antikoagulation, heute überwiegend mit direkten oralen Antikoagulanzien, erfolgt je nach Wiederholungsrisiko mehrere Monate bis lebenslang (Pflege und Beratung ➤ 11.2.3).

Eine Auflösung des Thrombus durch Lysetherapie (➤ 11.2.4), katheterinterventionelle (➤ 5.2.3) oder chirurgische Entfernung wird nur bei (drohender) Instabilität des Patienten versucht. [35]

Weitere pflegerische Betreuung

Die Pflege im weiteren Verlauf ist abhängig vom Schweregrad der Lungenembolie, der durchgeführten Behandlung und der Patientensituation:

- Engmaschige Vitalzeichenkontrollen, um Komplikationen frühzeitig zu erkennen
- Bettruhe nach Arztanordnung, dann schrittweise Mobilisation unter sorgfältige Beobachtung des Patienten
- Atemerleichternde Positionierungen und Maßnahmen der Pneumonieprophylaxe
- Unterstützung bei der Körperpflege
- Ggf. Unterstützung bei Nahrungsaufnahme, Flüssigkeitsbilanzierung
- Ggf. Unterstützung bei der Ausscheidung, Obstipationsprophylaxe

Prävention

Vorbeugung möglich

Thromboseprophylaxe (➤ 4.5) ist Lungenembolieprophylaxe!

Beratung

Zur Entlassung beraten Arzt und Pflegende den Patienten über die Wichtigkeit der Antikoagulanzientherapie und die dadurch notwendigen Gerinnungskontrollen und Vorsichtsmaßnahmen (➤ 11.2.3).

3.12 Thoraxtrauma

DEFINITION

Thoraxtrauma: Verletzung des Brustkorbs und/oder der darin gelegenen Organe durch mechanische Gewalt. Kann prinzipiell alle Thoraxorgane betreffen, am häufigsten sind aber Rippen, Lungen, Herz oder große Gefäße verletzt. Häufiger **geschlossene,** seltener **offene Thoraxtraumen** (z. B. nach Messerstich). Oft im Rahmen eines Polytraumas (➤ 14.13) auftretend.

Rippenfrakturen

Die wohl häufigste Verletzung im Bereich des Brustkorbs ist die **Rippenfraktur.** Insbesondere beim alten Menschen kann ein unglücklicher Sturz z. B. auf die Bordsteinkante bereits ausreichen. Wegweisend sind Schmerzen (Druckschmerz) und Prellmarken. Meist lässt sich die Fraktur durch Röntgen einschließlich Zielaufnahmen darstellen.

Behandlung und pflegerische Betreuung

- Bei Frakturen von 1–2 Rippen reicht in aller Regel konsequente Schmerzbehandlung, um schmerzfreies Atmen zu erzielen. Auch Atemgymnastik ist zur Pneumonieprophylaxe sinnvoll.
- Bei mehreren Rippenfrakturen (Rippenstück-, Rippenserienfraktur ➤ Abb. 3.35) kann die Atmung durch den instabilen Thorax beeinträchtigt sein, weshalb die Patienten zur Überwachung von Atmung und Herz-Kreislauf-Funktion und zum Ausschluss von Komplikationen stationär aufgenommen werden. Evtl. sind Sauerstoffgabe, eine Pleuradrainage, eine Operation oder Beatmung erforderlich.

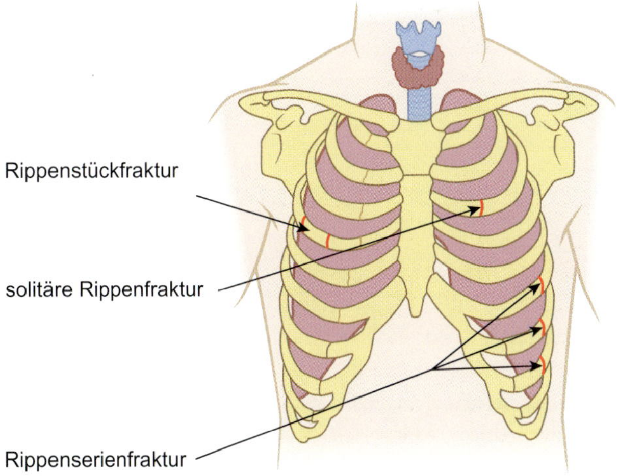

Abb. 3.35 Übersicht über die Rippenfrakturen. [L255]

3

Weitere Thoraxverletzungen

Weitere Verletzungen sind:

- **Lungenkontusion** *(Lungenquetschung),* **Lungenruptur** *(Lungenriss)* mit den Leitsymptomen Atemnot, Atem-, Herz-Kreislauf-Störungen
- **Herzkontusion** *(Herzprellung),* wegweisend sind Schmerzen hinter dem Brustbein, Dyspnoe, Angst, Herzinsuffizienz, Herzrhythmusstörungen
- Gefäßverletzungen, z. B. **Aortenruptur,** mit Schmerzen im Rücken, Dyspnoe und oftmals Schock und Herz-Kreislauf-Stillstand in Minuten

Behandlung und pflegerische Betreuung

Therapie und Pflege hängen von Art und Schwere der Verletzung ab. Bei leichter Lungen- oder Herzkontusion reichen stationäre Überwachung und symptomorientierte konservative Maßnahmen. Bei stärkerer Ausprägung sind Intensivüberwachung und -pflege, ggf. mit Pleuradrainage, Intubation und Beatmung nötig. Gefäßverletzungen erfordern eine sofortige Operation.

Aufgaben zur Pflegesituation

Kurz vor dem Mittagessen meldet sich Herr Kassab über die Rufanlage. Als Pflegefachfrau Lydia Wolters sein Zimmer betritt, findet sie Herrn Kassab zyanotisch und mit nach vorne gebeugtem Oberkörper im Bett sitzend vor. Herr Kassab hustet stark und auch ohne Stethoskop sind deutlich brodelnde Atemgeräusche zu hören. Die Atemfrequenz liegt bei 30 Atemzügen pro Minute. Herr Kassab kann aufgrund der Luftnot kaum sprechen. Panisch bittet er Frau Wolters darum, ihn schnellstmöglich auf die Bettkante zu setzen.

1. Herr Kassab ist an einer Lungenentzündung erkrankt. Um welche Form der Pneumonie handelt es sich in diesem Fall? Bitte begründen Sie Ihre Aussage.
2. Wie unterscheidet sich eine typische von einer atypischen Pneumonie?
3. Welche Aspekte umfasst die Patientenbeobachtung im Zusammenhang mit Erkrankungen der Atemwege und Lungen?
4. Welche diagnostischen Verfahren kommen zur Beurteilung der Lungenfunktion und Sauerstoffversorgung zum Einsatz?
5. Herr Kassab leidet unter akuter Atemnot, die ihn in eine aufrechte Körperposition zwingt. Wie nennt man diese Form der Dyspnoe?
6. Welche Erstmaßnahmen sind in dieser Notfallsituation zu treffen?
7. Differenzieren Sie die wichtigen Symptome bei Erkrankungen der Atemwege und Lungen: Dyspnoe, Husten, Auswurf, Atemgeräusche, Zyanose, Veränderung der Atemfrequenz und -tiefe.
8. Welche atemtherapeutischen Maßnahmen können beim Vorliegen einer Pneumonie und zu deren Prophylaxe angewendet werden?

PNEUMONIE (LUNGENENTZÜNDUNG)
In den Industriestaaten eine der häufigsten zum Tode führenden Infektionskrankheiten

Ursache: meist Bakterien und Viren
Leitsymptome: Fieber, Husten, Dyspnoe. Geschwindigkeit der Beschwerdeentstehung und Beschwerdeausprägung variabel
Behandlung:
- Atemtherapie
- Bei bakterieller Pneumonie Antibiotika
- In schweren Fällen stationäre Aufnahme
- Vorbeugend: Pneumonieprophylaxe, ggf. Impfung gegen Pneumokokken, Influenza

CHRONISCH-OBSTRUKTIVE LUNGENERKRANKUNG (COPD), LUNGENEMPHYSEM
Atemwegsentzündung und -verengung, die nur teilweise reversibel ist

Lungenemphysem: irreversible Überblähung der Lungenbläschen

Ursache: multifaktoriell. Hauptursache Rauchen
Leitsymptome:
- Zunächst chronische Bronchitis, v.a. morgendlicher Husten
- Dann zunehmende (Belastungs-) Dyspnoe, Verschlechterung von Atemsituation und Allgemeinzustand

Behandlung:
- Nikotinverzicht
- Medikamentös: Bronchodilatatoren als Basis
- Atem-, Physiotherapie

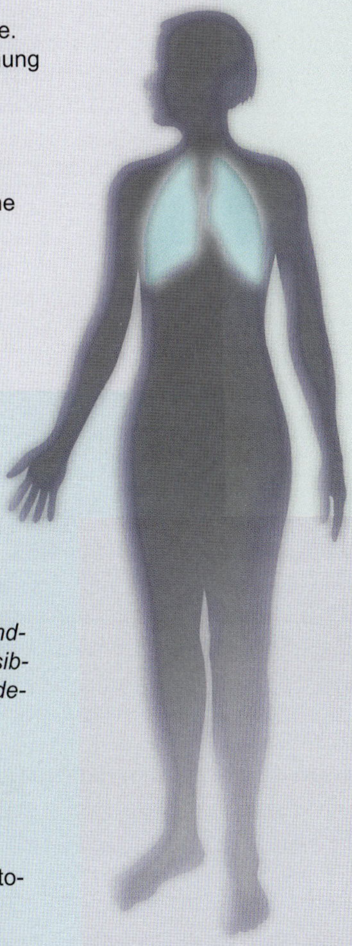

ASTHMA BRONCHIALE
Chronische Entzündung und Überempfindlichkeit der Atemwege mit starker, reversibler Atemwegsverengung durch verschiedene Auslöser, z.B. Allergene, Infekte

Ursache: multifaktoriell
Leitsymptom: Atemnotanfälle mit erschwerter Ausatmung
Behandlung:
- Akuter Anfall: Gabe von Bronchodilatatoren, atemerleichternde Maßnahmen
- Dauerbehandlung medikamentöse Stufentherapie mit inhalativen Glukokortikoiden als Basis, umfassende Patientenschulung

LUNGENKARZINOM
Bei Männern häufigste, bei Frauen zweithäufigste tödliche Krebserkrankung

Unterteilt v.a. in kleinzellige und nichtkleinzellige Karzinome, z.B. Plattenepithel-, Adenokarzinom

Ursache: multifaktoriell. Hauptursache Rauchen
Leitsymptome: Husten, Dyspnoe, Allgemeinbeschwerden, Schmerzen
Behandlung:
- Bei nichtkleinzelligen Karzinomen möglichst OP
- Bei kleinzelligen Karzinomen Chemotherapie (Gefahr der frühen Metastasierung!), evtl. OP. Insgesamt schlechte Prognose

Abb. 3.36 Übersicht über die wichtigsten Erkrankungen von unteren Atemwegen und Lungen. [L275]

KAPITEL

4

Christine Keller, Nicole Menche

Pflege von Menschen mit Herz-Kreislauf-Erkrankungen

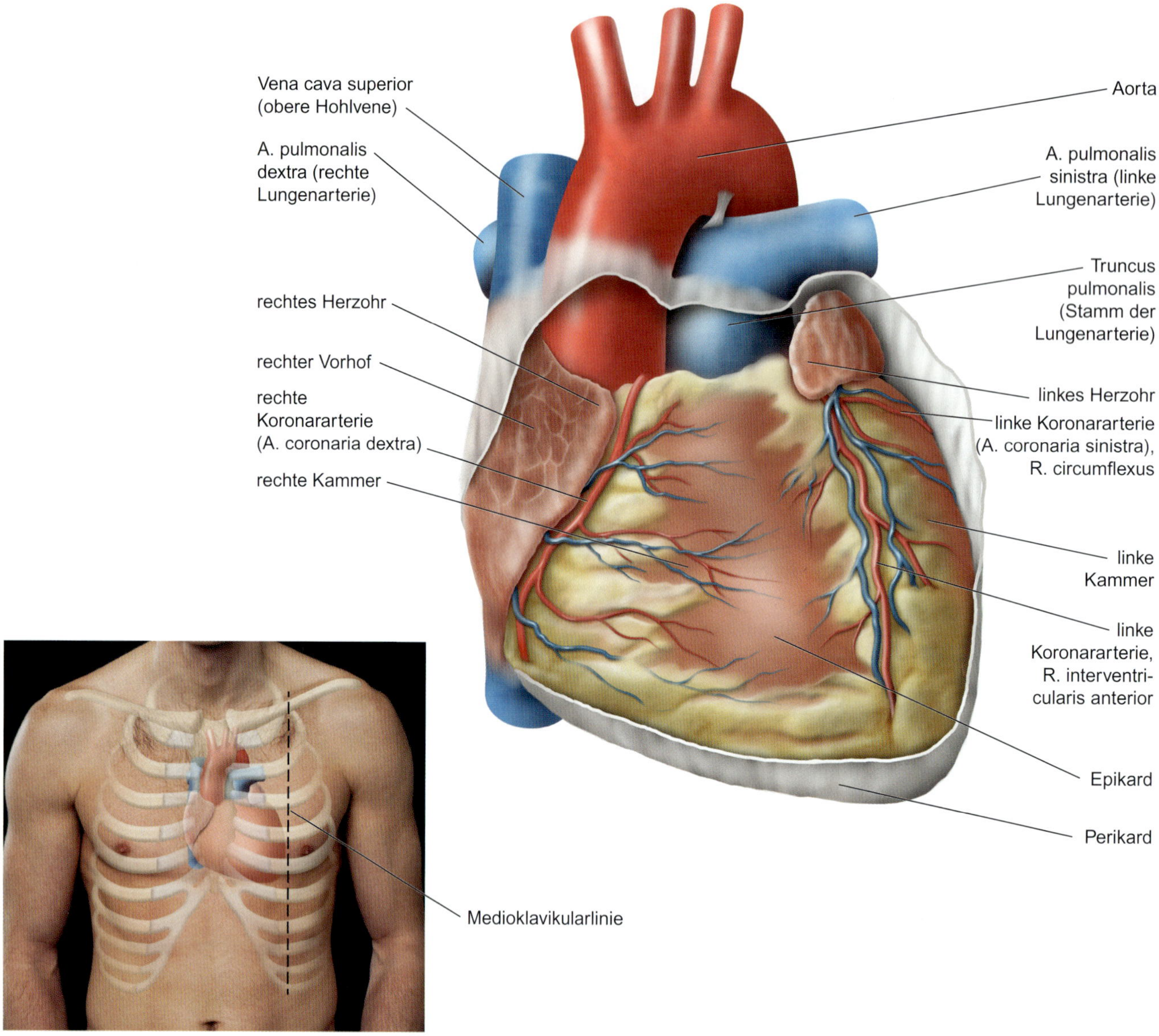

Abb. 4.1 [L275, J787]

Pflegesituation

Der 63-jährige Herr Bohrer wurde soeben aufgrund einer dekompensierten Herzinsuffizienz auf die kardiologische Station, auf der die Pflegefachfrau Carina Hein Dienst hat, aufgenommen. Schon seit Wochen fühlte sich der Frührentner nicht wohl und in seiner Leistungsfähigkeit eingeschränkt. Schon mäßige Anstrengungen führten zur Atemnot. Auch bemerkte er, dass seine Beine abends stark geschwollen waren, so dass ihm selbst das Tragen von Hausschuhen unangenehm war. Obwohl seine Frau mehrfach darum bat, lehnte Herr Bohrer es ab, seine Hausärztin aufzusuchen. Herr Bohrer leidet seit über 20 Jahren an Bluthochdruck. Daher wurden ihm ein ACE-Hemmer, ein Betablocker und ein Diuretikum verordnet. Seit der Umstellung seiner Medikamente auf Generika mit anderen Handelsnamen nimmt Herr Bohrer diese aus Misstrauen allerdings nur sehr unregelmäßig oder gar nicht ein. Zudem hat ihm seine Hausärztin wiederholt dazu geraten, das Rauchen aufzugeben, auf Alkohol zu verzichten und seine Ernährung umzustellen, was Herrn Bohrer, der die Freuden eines guten Essens und einiger abendlicher Biere vor dem Fernseher sehr schätzt, von Anfang an ein Dorn im Auge war. Aufgrund seines Lebensstils wiegt Herr Bohrer derzeit 118 kg bei einer Körpergröße von 1,80. Seit einer Woche hat sich Herr Bohrers Gesundheitszustand rapide verschlechtert. Die Atemnot trat seitdem auch bei kleinsten Anstrengungen auf. Die Nacht vor der Einweisung ins Krankenhaus hatte Herr Bohrer sitzend im Ohrensessel verbracht, da die Atemnot zu stark war, um sich hinzulegen. Schließlich rief seine Frau die Notärztin, die die Krankenhauseinweisung veranlasste.

Herz-Kreislauf-Erkrankungen *(kardiovaskuläre Erkrankungen)* sind bei Kindern insgesamt selten. Es dominieren **angeborene Fehlbildungen** des Herzens und der großen Gefäße, an denen etwa 1 % der Neugeborenen leidet (➤ 4.3). Pflegefachpersonen betreuen diese Kinder v. a. im Krankenhaus bei schwerer Herzinsuffizienz (Herzschwäche ➤ 4.5), zur diagnostischen Abklärung oder vor und nach Operation.

Etwa im mittleren Erwachsenenalter nehmen Herz-Kreislauf-Erkrankungen deutlich zu, zuerst der **Bluthochdruck** (*arterielle Hypertonie* ➤ 4.9), später die **koronare Herzkrankheit** (➤ 4.6) und die **Herzinsuffizienz.** Diese Erkrankungen sind chronisch und an ihrer Entstehung sind Lebensstilfaktoren (Rauchen, Bewegungsmangel, Über- und Fehlernährung) wesentlich beteiligt. Sie verlaufen anfangs oft ohne Beschwerden, führen dann aber zu schweren Komplikationen: Herz-Kreislauf-Erkrankungen waren 2023 mit ⅓ aller Todesfälle die häufigste Todesursache überhaupt [1].

KLIMA UND UMWELT

Der Klimawandel bedroht Herz und Kreislauf kurz- und langfristig: Während Hitzeperioden steigt die Zahl der Herzinfarkte. Hitzeperioden gehen zudem einher mit erhöhter Ozon- und Feinstaubbelastung. Dies fördert eine chronische, leichte Entzündungsreaktion *(stille Entzündung, Low-Grade-Inflammation)*, die keinerlei Beschwerden verursacht, aber die Arteriosklerose (➤ 5.3) begünstigt. [2]

Stationär ins Krankenhaus aufgenommene Patientinnen und Patienten (im Folgenden „Patientinnen" genannt) sind oft schwer krank und benötigen entsprechend weitreichende Überwachung, Pflege und Unterstützung. Pflegende in Reha-Kliniken hingegen begegnen meist kreislaufstabilen Patientinnen, hier stehen häufig Anleitung, Beratung und Wiedereingliederung in den Alltag im Vordergrund. Herzkranke in der ambulanten Pflege und in Pflegeeinrichtungen haben oft noch weitere Erkrankungen und sind insgesamt stärker eingeschränkt, sodass viele gesundheitsfördernde Lebensstiländerungen nur noch teilweise möglich sind. Pflegende unterstützen Betroffene soweit nötig und motivieren sie zur Mitarbeit bei der Behandlung.

Teilgebiet der Inneren Medizin für Herzerkrankungen ist die **Kardiologie.** Das entsprechende chirurgische Fachgebiet ist die **Herzchirurgie** *(Kardiochirurgie).*

4.1 Pflegerische und medizinische Diagnostik

Gerade die in unserer Gesellschaft häufigen Herz-Kreislauf-Erkrankungen entwickeln sich lange unbemerkt; spür- oder sichtbare Krankheitszeichen, die zu weiterer Diagnostik führen, treten erst spät auf. Leitbeschwerden und auffällige Beobachtungen sind v. a.:

- **Verminderte körperliche Belastbarkeit, schnellere Erschöpfung** im Vergleich zu Gleichaltrigen
- **Dyspnoe** (➤ 3.1.1, ➤ 4.1.2), zunächst meist bei Belastung
- **Thoraxschmerz** (Schmerzen in der Brust, ➤ 4.1.1)
- **Ödeme** (➤ 2.2.2), insbesondere Beinödeme bei Herzinsuffizienz (➤ 4.5)
- **Zyanose** (➤ 3.1.3), d. h. bläulich verfärbte Haut/Schleimhäute, v. a. bei zyanotischen Herzfehlern und schwerer Herzinsuffizienz
- **Abnorme Blutdruckwerte** – zu hoch beim Bluthochdruck (➤ 4.9), zu niedrig z. B. bei schwerer Herzinsuffizienz (➤ 4.5) und beim Schock (➤ 4.10)
- **„Herzstolpern", „Herzrasen", zu schneller, zu langsamer oder unregelmäßiger** *(arrhythmischer)* **Puls,** möglicherweise einhergehend mit Schwindel oder sogar kurzen Bewusstlosigkeiten (*Synkopen* ➤ 4.1.2)
- Mit dem Stethoskop hörbare **zusätzliche Herztöne** oder **Herzgeräusche**
- Bei Kindern zusätzlich Appetitlosigkeit/Trinkschwäche und Gedeihstörung, Bewegungsunlust, außerdem thorakale Einziehungen und Nasenflügelatmung als Zeichen der Dyspnoe

Herztöne und Herzgeräusche

Normalerweise hört man mit dem Stethoskop zwei Herztöne, den **ersten Herzton** zu Beginn der Systole und den **zweiten Herzton** am Übergang von Systole zu Diastole. Bei Kindern ist außerdem ein dritter und evtl. sogar vierter Herzton während der Diastole möglich.

Herzgeräusche liegen zwischen den Herztönen und dauern länger. Ein Geräusch während der Systole heißt **Systolikum,** eines während der Diastole entsprechend **Diastolikum.** Es gibt auch **systolisch-diastolische Herzgeräusche.**

Bei Kindern sind Herzgeräusche auch bei Gesunden möglich und sogar verhältnismäßig häufig. Sie sollten aber einmalig durch EKG und Echokardiografie (Sonografie des Herzens) abgeklärt werden, da sie auf eine Erkrankung innerhalb oder außerhalb des Herzens (z. B. Herzfehler, Blutarmut) hinweisen können. Bei Erwachsenen sind Herzgeräusche praktisch immer Ausdruck einer Erkrankung.

4.1.1 Thoraxschmerz

DEFINITION

Thoraxschmerz: übliche zusammenfassende Bezeichnung für Schmerzen, Brennen, Stechen, Druck, Beklemmung u. Ä. im Brustkorb. Bei vielen Erkrankungen möglich und bei stärkerer Ausprägung als sehr beängstigend und bedrohlich empfunden.

Thoraxschmerzen sind ein häufiges und vieldeutiges Symptom. Da sie von Laien gedanklich meist mit Herzerkrankungen verbunden werden, ängstigen sie die Betroffenen bzw. bei Kindern die Eltern oft sehr.

NOTFALL

Bei folgenden **Alarmzeichen** rufen Pflegende sofort Kolleginnen sowie Arzt bzw. Ärztin (im Folgenden als „Ärztin" bezeichnet) oder fordern in der ambulanten Pflege eine Notärztin an:

- Anhaltende, wiederkehrende oder zunehmende Schmerzen, ausstrahlend und/oder mit Engegefühl
- Kreislaufbeeinträchtigung (zu langsamer/zu schneller Puls, zu niedriger/zu hoher Blutdruck, ➤ Tab. 4.9)
- (Ruhe-)Dyspnoe, Tachypnoe, Rasselgeräusche oder „Brodeln" beim Atmen, einseitig fehlendes Atemgeräusch
- Bewusstlosigkeit (auch kurzzeitig), Verwirrtheit
- Übelkeit, Erbrechen, (kalter) Schweißausbruch, kalte Finger
- Neurologische Ausfälle
- Starke Angst

Bis zum Eintreffen der (Not-)Ärztin führen Pflegefachpersonen folgende **(Erst-)Maßnahmen** durch:
- Patientin beruhigen, in Oberkörperhochlage bringen, beengende Kleidung öffnen und auf Wunsch auch das Fenster (jedoch Kälte vermeiden)
- Ruhe einhalten lassen
- Engmaschig Vitalzeichen messen und dokumentieren
- Ggf. Bedarfsmedikamente verabreichen, z. B. Nitrate (➤ 4.2.2), Sauerstoff verabreichen

Betroffene werden zur schnellstmöglichen Abklärung am besten in eine **Brustschmerz-Ambulanz** *(Chest-Pain-Unit)*, ansonsten eine internistische Notaufnahme gebracht.

Ursachen

Thoraxschmerzen können zahlreiche harmlose und ernsthafte Ursachen zugrunde liegen (➤ Abb. 4.2).
Anamnesefragen als weitere Richtungsgeber der Diagnostik umfassen:
- **Dauer** (akut, chronisch, rezidivierend, Sekundenschmerz, anhaltender Schmerz)
- **Auslöser,** z. B.:
  - Vorangegangene Verletzung (Hinweis auf Prellung, Rippenfraktur)
  - Körperliche Belastung allgemein (Hinweis auf Herzerkrankung)
  - Bestimmte Bewegungen (Hinweis auf Ursache im Bewegungsapparat)
  - Nahrungsaufnahme (Hinweis auf Refluxösophagitis, ➤ 8.3, oder gastroduodenales Ulkus, ➤ 8.6)
  - Atemabhängigkeit (Hinweis auf Lungenerkrankung mit Pleurabeteiligung)
- **Lokalisation,** z. B. bei Ursache im Bewegungsapparat eher außen an der Thoraxwand, bei kardialer Ursache tief innen

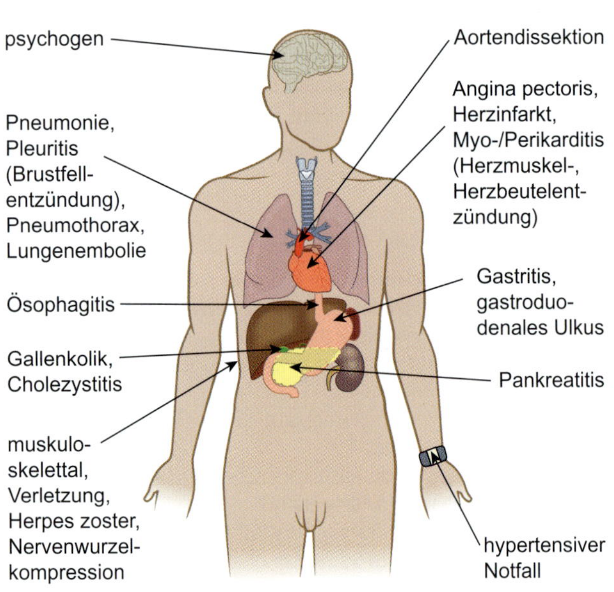

Abb. 4.2 Übersicht über die Ursachen von Thoraxschmerzen. [L255]

- **Schmerzausstrahlung,** z. B. in den linken Arm bei Angina pectoris und Herzinfarkt, in den Rücken bei **Aortendissektion** (➤ 5.2.4)
- **Schmerzintensität,** z. B. leicht, erträglich, vernichtend, Einstufung auf einer Skala von 1 bis 10
- **Schmerzcharakter,** z. B. dumpf-drückend bei Angina pectoris (➤ 4.6), brennend bei Refluxösophagitis
- **Begleitsymptome,** z. B. Fieber bei Pneumonie mit Pleurabeteiligung, Ausbruch kalten Schweißes und Übelkeit bei Herzinfarkt (➤ 4.7)

Ernsthafte Ursachen sind bei Kindern weit seltener als bei Erwachsenen. Überwiegend liegt die Ursache bei bis dahin gesunden Kindern nicht im Herzen, sondern in Bewegungsapparat, Lungen (v. a. Infektionen mit Pleurabeteiligung ➤ 3.6) oder Speiseröhre (Refluxösophagitis ➤ 8.2), auch psychische Ursachen sind nicht selten.

Alle diese Ursachen sind genau wie bei Kindern ebenfalls bei Erwachsenen möglich. Bei Erwachsenen, die wegen Brustschmerzen die Hausärztin aufsuchen, sind diese zu über 40 % muskuloskelettal bedingt (in Notfallzentralen und Krankenhausambulanzen sind es weit weniger). Mit zunehmendem Alter werden aber Herzerkrankungen und dabei die „klassische" koronare Herzkrankheit (KHK ➤ 4.6) wahrscheinlicher.

4.1.2 Synkope

DEFINITION

Synkope: plötzlicher, kurzzeitiger Bewusstseinsverlust infolge vorübergehender, globaler Minderdurchblutung des Gehirns. Auch ohne Behandlung vollständige Erholung in höchstens wenigen Minuten. [3]

Kurzzeitiger Bewusstseinsverlust kann viele Ursachen haben. Von einer **Synkope** spricht man jedoch nur, wenn es sich um eine globale Minderdurchblutung des Gehirns handelt.

Bewusstlosigkeit im Rahmen eines epileptischen Anfalls (➤ 15.5), einer Hypoglykämie (➤ 7.5.7) oder psychogen bedingte Bewusstlosigkeit, wie sie in jedem Alter auftreten können, sehen teilweise ähnlich aus und müssen abgegrenzt werden. Auch Bewusstlosigkeit durch Hals- oder Gehirnarterienverengung ist keine Synkope, weil die Minderdurchblutung hier nicht das ganze Gehirn betrifft.

NOTFALL

Für die **Erstmaßnahmen** sind Form und Ursache einer Bewusstlosigkeit egal:
- Patientin ansprechen, an der Schulter anfassen, um das Bewusstsein zu prüfen
- Betroffene hinlegen (falls sie nicht schon zu Boden gesunken ist)
- Bei Bewusstlosigkeit Hilfe rufen, Atmung und Puls prüfen
- Bei Atemstillstand bei Erwachsenen Notruf tätigen, kardiopulmonale Reanimation beginnen. Bei Kindern erst kurzzeitig reanimieren, dann Notruf tätigen und Reanimation fortsetzen
- Bei normaler Atmung Bewusstlose in stabile Seitenlage bringen, möglichst mit Beinhochlagerung

Diese Maßnahmen benötigen auch bei zügiger Durchführung etwas Zeit. Bei Synkopen dauert die Bewusstlosigkeit oft nur 15–30 Sek. Die meisten Betroffenen klaren somit bereits während der Erstmaßnahmen auf und sind

wieder orientiert. Sie sollten erst ein paar Minuten liegen bleiben, dann sitzen und danach erst aufstehen.
Bei einem typischen Auslöser (beispielsweise langes Stehen), ansonsten gesunder Patientin und völliger Wiederherstellung in Minuten kann auf eine Notarztanforderung verzichtet werden. Die Betroffene sollte aber zeitnah die Kinder- bzw. Hausärztin aufsuchen.
Klart die Patientin nicht sofort auf oder hat sie nach dem Aufwachen Warnsignale, z. B. einen zu langsamen Puls, neurologische Auffälligkeiten oder sturzbedingte Verletzungen, wird die Notärztin gerufen. Bis dahin bleibt die Pflegefachperson bei der Patientin, kontrolliert ihre Vitalzeichen und dokumentiert das Geschehen und ihre Beobachtungen.
Im Krankenhaus wird im Rahmen der Erstmaßnahmen auch der Blutdruck und ggf. der Blutzucker gemessen und immer Arztrücksprache genommen.

Ursachen und Formen

Es werden drei Formen mit jeweils mehreren Unterformen unterschieden: die Reflexsynkope, die kardiogene Synkope und die Synkope infolge orthostatischer Hypotonie. [3]

Jede Synkope erfordert eine Basisdiagnostik aus Anamnese, Untersuchung, EKG (➤ 4.1.3) und Stehtest (verkürzter Schellong-Test mit 3 Min. Stehen (➤ 4.1.5). Ist die Diagnose danach noch unklar, folgen weitergehende Untersuchungen.

Vasovagale Synkope (Reflexsynkope)

- Alle Synkopen, bei denen es durch eine viel zu starke Reaktion auf einen bestimmten Auslöser zu Gefäßweitstellung durch Sympathikushemmung und/oder Bradykardie/Asystolie durch Parasympathikusaktivierung gekommen ist. Häufigste Synkopenform
- Unterformen:
  - **Blut-/verletzungsassoziierte vasovagale Synkope**
  - **Orthostatische vasovagale Synkope** nach längerem Stehen, v. a. bei jungen Menschen. Häufig; spezifische Behandlung i. d. R. nicht nötig
  - **Karotissinus-Synkope** durch Kopfdrehung, enge Kleidung am Hals mit Druck auf den Karotissinus, v. a. bei älteren Menschen mit Veränderungen der Halsarterien
  - **Sonstige situative vasovagale Synkope**
- Typischerweise „Zusammensacken" nach Vorboten wie Schwindel, Schwarzwerden vor Augen, Blässe, Schweißausbruch, Übelkeit

Kardiale Synkope (kardiovaskulär)

- Infolge Herzrhythmusstörungen, struktureller Herzerkrankung oder Erkrankung der großen Gefäße (z. B. Lungenembolie). Zweithäufigste Ursache, v. a. bei älteren Menschen
- Charakteristischerweise keine Vorboten, unabhängig von der Ausgangsposition der Patientin

Synkope infolge orthostatischer Hypotonie

- Am dritthäufigsten, insbesondere bei sehr alten Menschen vorkommend
- Beispielsweise durch Medikamente, Volumenmangel, bei Beeinträchtigung des vegetativen Nervensystems
- Typischerweise nach dem Aufstehen, besonders vom Liegen ins Stehen oder Sitzen

4.1.3 EKG

DEFINITION

EKG *(Elektrokardiogramm):* Kurvenbild, das sich durch Registrierung und Aufzeichnung der elektrischen Aktivitäten der Herzmuskelzellen bei der Herztätigkeit ergibt.

Das **EKG** ist unverzichtbarer Bestandteil der kardiologischen Diagnostik. Es gibt Auskunft über den Herzrhythmus, die Erregungsleitung im Herzen und in begrenztem Maße über die Arbeitsmuskulatur (z. B. über Durchblutungsstörungen). Deshalb erfolgt es nicht nur zur Diagnostik und Therapiekontrolle bei Herzerkrankungen, sondern auch zum Screening, als Sportuntersuchung oder zum Monitoring (➤ 4.2.1) gefährdeter Patientinnen oder bei Eingriffen. Eine Beurteilung der Herzleistung ist mittels EKG nicht möglich.

Welche EKG-Form durchgeführt wird, hängt von der Fragestellung ab (➤ Tab. 4.1). Am häufigsten ist das **Ruhe-EKG** (Durchführung ➤ Abb. 4.3, Normalbefund ➤ Abb. 4.4). Die EKG-Auswertung erfolgt nach einem festen Schema.

Pflegerische Betreuung

Pflegerische Maßnahmen und Betreuung:
- Bei Verwendung eine PC-EKG-Systems Patientendokumentation öffnen, Patientendaten eingeben/übernehmen
- EKG-Elektroden (Klammern, Saug- oder Klebeelektroden) korrekt anbringen, ggf. nach Brusthaarentfernung und unter Verwendung von Elektrodengel/-papier. Bei Langzeit- und Belastungs-EKG Elektroden/-kabel zusätzlich festkleben
- Patientin auffordern, während des Schreibens eines Ruhe-EKGs ruhig liegenzubleiben. Bei Kindern ist es gut, wenn ein Elternteil zur Beruhigung dabei ist
- Nach der Aufzeichnung Qualität des EKGs beurteilen, ggf. erneut schreiben
- Elektroden und ggf. Gel entfernen, Patientin ggf. beim Anziehen behilflich sein
- Bei Papier-EKG Ausdruck beschriften (Datum, Name und Geburtsdatum der Patientin, Ableitungsmodus, Besonderheiten) und der Ärztin zur Befundung zuleiten. Bei PC-EKG-System korrekte Erfassung/Speicherung des EKGs überprüfen
- EKG-Elektroden und Kabel nach Hygienestandard aufbereiten

4.1.4 Bildgebende Verfahren

Bedeutendstes bildgebendes Verfahren in der Kardiologie ist die Sonografie des Herzens, die **Echokardiografie.**

Am häufigsten ist die **transthorakale 2-D-Echokardiografie** mit einem zweidimensionalen Schnittbild zur Beurteilung der Herzkammern (Größe?), ihrer Beweglichkeit (Herzinfarkt?) und Auswurfleistung (Herzinsuffizienz?). **Standard heute ist die Farb-**

Tab. 4.1 Häufige EKG-Formen.

EKG-Form	Kurzcharakteristik	Indikation/bei Verdacht auf	Besonderheit
Ruhe-EKG	„Routine-EKG" an der ruhenden, liegenden Patientin. Sonderformen: • **Mobiles EKG** mittels tragbarer Geräte z. B. für Hausbesuche • **Telemetrie-EKG** zur Überwachung mobiler Patientinnen	• Screening, Sportuntersuchung • Monitoring z. B. bei Endoskopie, während der Operation, in der Intensivpflege • Herzerkrankungen	Keine (pflegerische Betreuung, siehe Text)
Langzeit-EKG	EKG über ≥ 24 Std., meist unter normaler Alltagsbelastung. Sonderform: **Loop-Rekorder,** die ständig aufzeichnen, aber nur bei auffälligem EKG oder Tastendruck länger speichern. Miniaturisiert als **implantierbarer Loop-Rekorder** zur subkutanen Implantation an der vorderen Brustwand verfügbar (Verbleib für 1–2 Jahre)	Zeitweilige Herzrhythmus-/Durchblutungsstörungen, z. B. zur Synkopenabklärung (➤ 4.1.2)	• Funktionsprüfung, dann „bewegungssichere" Befestigung der Ableitungskabel am Rumpf durch Schlaufenbildung • Anleitung der Patientin zum Notieren von Beschwerden/Setzen von Markierungen im EKG
Belastungs-EKG	EKG und Blutdruckmessung während ansteigender, standardisierter körperlicher Belastung **(Laufband-, Fahrradergometrie)**	• Sportuntersuchung • Kontrolle der Belastbarkeit bei bekannter Herzerkrankung • Provokation belastungsabhängiger Rhythmusstörungen (➤ 4.8)/Bluthochdruck (➤ 4.9)	• Voraussetzungen: Arztpräsenz, Notfallkoffer (wegen Komplikationsrisikos) • „Bewegungssichere" Befestigung der Ableitungskabel am Rumpf • Regelmäßig Fragen nach Beschwerden, Blutdruckkontrollen, ggf. EKG-Ausdrucke. Vorzeitiger Abbruch bei bestimmten Beschwerden/EKG-Veränderungen
Intrakardiales EKG	Ableitung eines EKGs während einer Herzkatheteruntersuchung	Lokalisation des „Störherdes" im Herzen bei bestimmten Herzrhythmusstörungen *(Mapping)*	Pflegerische Betreuung ➤ 4.1.6

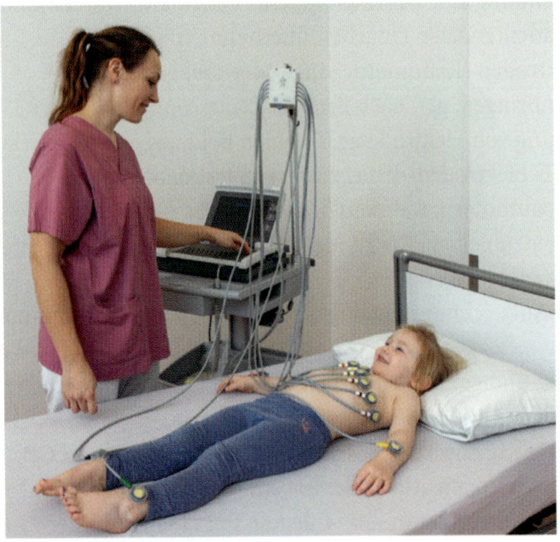

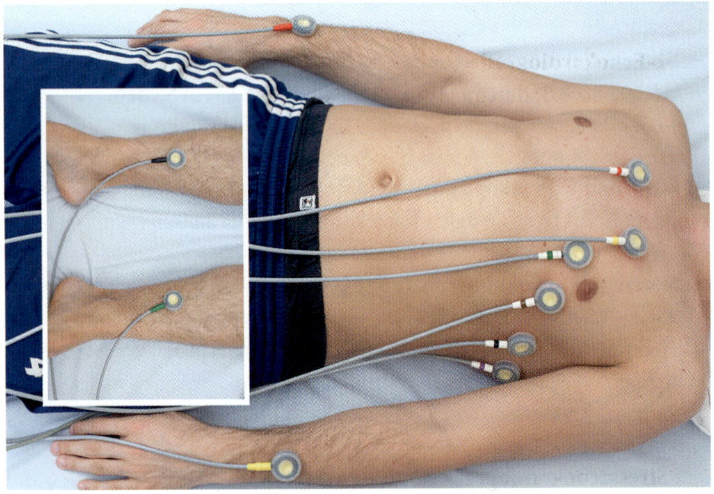

Elektrode	Abteilungsort
rot	rechter Arm
gelb	linker Arm
grün	linkes Bein
schwarz	rechtes Bein

Merkregel für 1.–3. Elektrode:
Ampelfarben im Uhrzeigersinn, beginnend mit rot beim rechten Arm

V_1: rechts parasternal im 4. ICR
V_2: links parasternal im 4. ICR
V_3: auf der 5. Rippe zwischen V_2 und V_4
V_4: in der linken Medioklavikularlinie im 5. ICR links (bei Frauen ggf. unter der Brustfalte)
V_5: vordere Axillarlinie (am vorderen Rand der Achsel) links in Höhe V_4
V_6: mittlere Axillarlinie links in Höhe V_4

Abb. 4.3 Durchführung eines Ruhe-EKGs (links mittels eines PC-EKG-Systems) mit Extremitäten- und Brustwandableitungen (V_1 bis V_6). ICR = Interkostalraum = Zwischenrippenraum. [K115]

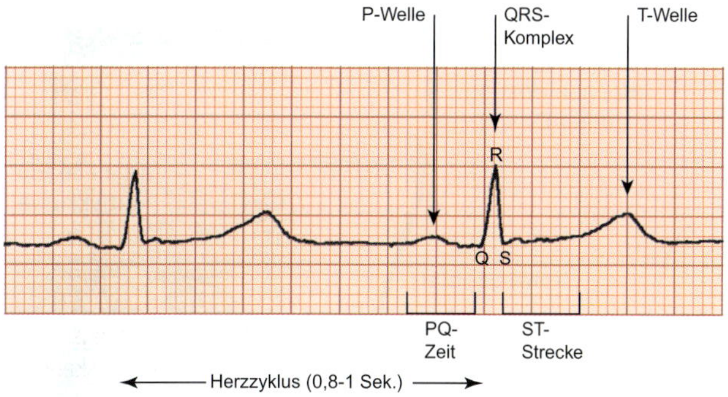

Abb. 4.4 Normalbefund eines EKGs mit Kennzeichnung der diagnostisch wichtigsten Zacken, Wellen, Strecken und Komplexe. [L106]

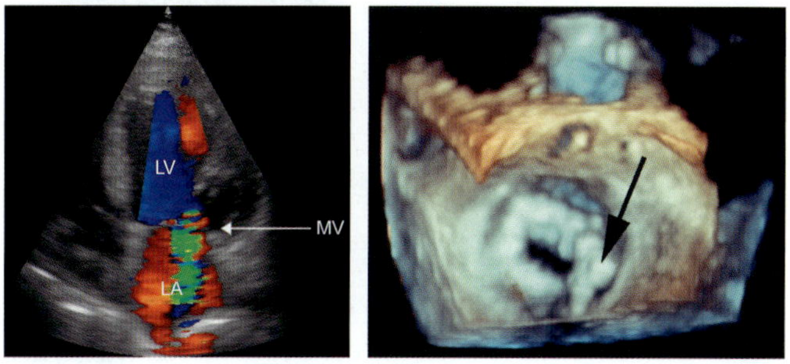

Abb. 4.5 Links Farb-Duplex-Echokardiografie bei Mitralinsuffizienz. LV = linke Kammer, LA = linker Vorhof, MV = Mitralklappe. Das grüne Farbfeld entspricht dem in der Systole von der Kammer in den Vorhof zurückfließenden Blut. Rechts Mitralklappenstenose in der 3-D-Echokardiografie (der Pfeil zeigt auf Klappenverkalkungen). [T828, G1268]

Duplex-Echokardiografie mit zusätzlicher Darstellung des Blutstroms (➤ Abb. 4.5) durch Zuschalten eines Farb-Dopplers, wichtig z. B. bei der Frage nach Herzfehlern.
Weitere Formen und Varianten sind:

- Die **transösophageale Echokardiografie** *(TEE, Schluckecho)* von der Speiseröhre aus zur besseren Darstellung v. a. von Vorhöfen und Klappen
- **(Echtzeit-)3-D-Echokardiografie** (➤ Abb. 4.5) mit Verrechnung der Daten zu einem dreidimensionalen, räumlichen Bild, wichtig z. B. bei Herz- und Herzklappenfehlern
- **Kontrastmittel-Echokardiografie** mit i. v.-Gabe eines speziellen Ultraschallkontrastmittels, eingesetzt v. a. bei bestimmten Herzfehlern
- Die **Stressechokardiografie** unter (körperlicher oder medikamentöser) Belastung

Die **Myokardszintigrafie,** meist als **SPECT-Myokardszintigrafie** mit computergestützter Verrechnung der Daten, dient der Suche nach minderdurchblutetem oder abgestorbenem Myokard. Überwiegend erfolgt zuerst eine Ruhe- und danach eine Belastungsuntersuchung.

Das **Cardio-CT** ohne Kontrastmittel wird insbesondere zur Suche nach Koronarkalk als Zeichen einer koronaren Herzkrankheit eingesetzt, die **koronare CT-Angiografie** mit Kontrastmittel *(koronare CTA, virtuelle Koronarangiografie)* zur Beurteilung der Koronararterien.

Das **Cardio-MRT** dient zur Beurteilung von Myokard (z. B. Entzündung?), Herz- und Herzklappenfehlern sowie Blutstrom.

4.1.5 Untersuchungen zur Einschätzung der Herz-Kreislauf-Situation

Puls- und Blutdruckmessung

Die einfachsten Untersuchungen zur Einschätzung der Herz-Kreislauf-Situation sind die **Puls- und Blutdruckmessung.**

In beiden Fällen wird beim ersten Patientenkontakt und bei festgestellten Differenzen zwischen rechts und links immer auf beiden Seiten gemessen, da Seitenunterschiede Hinweis auf eine Erkrankung (z. B. eine Arterienverengung) sein können. Bei Kindern, aber auch sehr schlanken oder adipösen Erwachsenen, ist eine zum Oberarmumfang passende Blutdruckmanschette zu wählen. Die Normwerte für Puls und Blutdruck sind altersabhängig (➤ Tab. 4.2).
Langzeitblutdruckmessung ➤ 4.9

Blutdruck und Puls sorgfältig messen

Das Messen von Puls und Blutdruck gehört zu den häufigsten Tätigkeiten in der Pflege. Es besteht die Gefahr, dass die Sorgfalt in Technik und Beurteilung (Pulskriterien: Frequenz, Rhythmus, Qualität, Füllung) unter Routine und Zeitdruck leidet. Korrekte Werte liefern wichtige diagnostische Hinweise und sind bedeutsam für die Verlaufsbeurteilung. Die Werte werden immer sofort in der Patientendokumentation notiert.

Schellong-Test und Kipptischuntersuchung

Normalerweise sinkt der Blutdruck beim Übergang vom Liegen zum Stehen infolge einer reaktiven Gefäßengstellung in den Beinen und eines Herzfrequenzanstiegs kaum. Bei gestörter Regulation kann es zur **orthostatischen Hypotonie** bis zur Synkope (➤ 4.1.2) kommen, auch bei der vasovagalen Synkope kann eine Stehbelastung der Auslöser sein.

DEFINITION

Orthostatische Hypotonie: Blutdruckregulationsstörung mit zu starkem Blutdruckabfall im Stehen mit Schwindel, Schwarzwerden vor Augen und anderen Beschwerden bis zur Synkope (➤ 4.1.2). Der Blutdruck in Ruhe kann zu niedrig, normal oder erhöht sein.
Hypotonie: dauerhafte Blutdruckerniedrigung unter die altersentsprechenden Normwerte. Selten Krankheitswert, v. a. bei bestimmten Grunderkrankungen und alten Menschen.

Das Prinzip ist bei **Schellong-Test** *(aktiver Stehtest)* und **Kipptischuntersuchung** gleich. Zunächst liegt die Patientin, danach soll sie aufstehen bzw. wird in die Vertikale gekippt, nach 10–45 Min. je

Tab. 4.2 Altersabhängige Normwerte für Puls und Blutdruck (wach, in Ruhe).

Altersgruppe	Puls	Blutdruck
Neugeborenes	ca. 140/Min.	75/50 mmHg
Säugling	ca. 130/Min.	85/65 mmHg
Klein-/Kindergartenkind	ca. 95–110/Min.	95/60 mmHg
Schulkind	ca. 85/Min.	100/60 mmHg
Jugendlicher	ca. 75/Min.	110/70 mmHg
Erwachsener	ca. 70/Min.	120/80 mmHg
Alter Mensch	ca. 80/Min.	120/80 mmHg

nach Untersuchungsschema soll sie sich wieder hinlegen bzw. wird ins Liegen zurückgekippt. Während der gesamten Zeit werden die Vitalzeichen kontrolliert.

Pflegerische Betreuung

Schellong-Test und Kipptischuntersuchung werden häufig von einer spezialisierten Pflegefachperson durchgeführt. Wichtig sind die engmaschige Puls- und Blutdruckkontrolle, insbesondere bei der Kipptischuntersuchung evtl. mittels EKG-Monitor und elektronischem Blutdruckmessgerät, sowie bei der Kipptischuntersuchung die Sicherung der Patientin durch Gurte.

- Zuerst im Liegen Puls und Blutdruck bestimmen
- Danach in der Stehphase Puls und Blutdruck und Puls kontinuierlich oder alle zwei Minuten messen
- Nachdem sich die Patientin wieder hingelegt hat, Puls und Blutdruck so lange kontrollieren, bis die Ruhewerte wieder erreicht sind

Die Pflegefachperson erfragt außerdem das Befinden der Patientin, besonders während des Stehens (Erstmaßnahmen bei Bewusstlosigkeit ➤ 4.1.2).

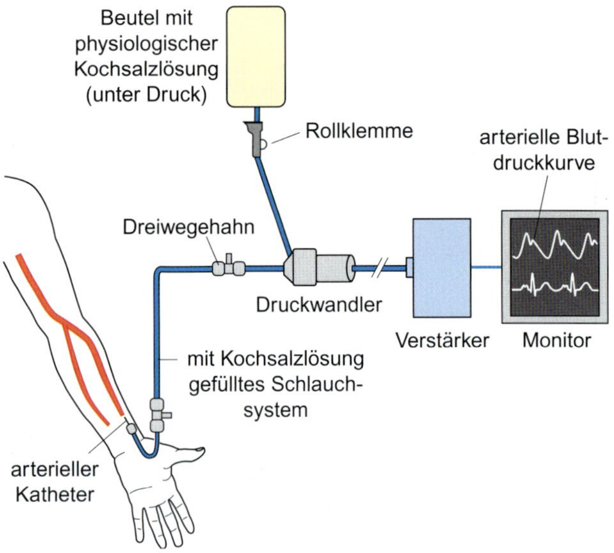

Abb. 4.6 Arterielle Blutdruckmessung. Ein arterieller Katheter in der A. radialis wird mit einem Druckaufnehmer verbunden. Die Blutdruckwellen werden als elektrische Signale an einem Monitor angezeigt, in der Regel zusätzlich auch als Zahlenwerte. [L143]

Invasive Verfahren

Nichtinvasive (palpatorische, auskultatorische) Herzfrequenz- bzw. Puls- sowie Blutdruckmessung reichen bei kritisch Kranken oder großen Operationen meist nicht zur zuverlässigen Einschätzung und somit auch Optimierung der Herz-Kreislauf-Situation. Auf Intensiv- und Intermediate-Care-Stationen werden folgende invasive Verfahren eingesetzt.

Arterielle Blutdruckmessung

Über einen Katheter vorzugsweise in der A. radialis ist eine kontinuierliche, **direkte Blutdruckmessung** möglich. Die arterielle Druckwelle wird durch einen Druckwandler *(Transducer)* in ein elektrisches Signal umgewandelt und auf einem Monitor dargestellt (➤ Abb. 4.6). Die Druckkurve ermöglicht außerdem Rückschlüsse auf den Volumenhaushalt und die Berechnung des Herzzeitvolumens, und der arterielle Katheter kann zur Entnahme von Blutproben für die Blutgasanalyse (➤ 3.1.4) genutzt werden. Risiken sind Blutungen einschließlich Hämatomen, Infektionen und Durchblutungsstörungen.

Pflegerische Betreuung

- Aseptischer Verbandwechsel alle 1–2 Tage, Beobachtung der Eintrittsstelle auf Entzündungszeichen, Beobachtung auf Durchblutungsstörungen und Hämatome im Verlauf der Arterie. Bei Auffälligkeiten sofortige Arztinformation
- Kalibrierung des Systems nach Herstellervorgaben
- Sicherstellen, dass der arterielle Katheter kontinuierlich gespült wird und sicher fixiert ist

ZVD-Messung

Über einen korrekt liegenden **ZVK** *(zentralen Venenkatheter)* kann der **ZVD** *(zentraler Venendruck),* also der Druck in der oberen Hohlvene gemessen werden; Prinzip und *manuelle Messung* ➤ Abb. 4.7.

Der ZVD ist ungefähr so hoch wie der Druck im rechten Vorhof: normal 2–12 cm H_2O = 1,5–9 mmHg. Außerdem ist eine Messung der zentralvenösen Sauerstoffsättigung möglich.

Die früher auf Normalstationen praktizierte **manuelle ZVD-Messung** (mit Angabe der Werte in cm Wassersäule) erfolgt kaum mehr, da der ZVD alleine nicht zur Beurteilung des Flüssigkeitshaushalts und der optimalen Flüssigkeitszufuhr reicht. Der ZVD wird heute fast nur noch auf Intermediate-Care- und Intensivstationen mittels **kontinuierlicher elektronischer ZVD-Messung** über einen an den ZVK angeschlossenen Transducer (Druckaufnehmer) gemessen und in mmHg auf einem Monitor angezeigt. Die kontinuierliche Messung bietet Verläufe und nicht nur Einzelwerte. Der ZVD wird stets im Zusammenhang mit anderen erhobenen Werten gesehen. Das Grundprinzip beider ZVD-Messungen ist aber das gleiche (➤ Abb. 4.7).

Weitere Methoden

- **FloTrac®-, ProAQT®-System,** zur Überwachung gefährdeter Patientinnen mit vorhandener arterieller Kanüle. An diese wird ein spezieller Drucksensor angeschlossen. Berechnet werden u. a. Herzzeitvolumen, Volumen pro Herzschlag, extravaskuläres Lungenwasser.
- **PiCCO®-System,** eine Kombination aus **transpulmonaler Thermodilutionsmethode** und **Pulskonturanalyse.** Ein arterieller Spezialkatheter (PiCCO®-Katheter), z. B. in der A. radialis, registriert nach Injektion von 10 °C kalter, 0,9 % iger NaCl-Lösung in einen ZVK die Temperaturveränderung, außerdem kontinuierlich den arteriellen Blutdruckverlauf. Auch hier werden u. a. Herzzeitvolumen, Volumen pro Herzschlag, extravaskuläres Lungenwasser errechnet.
- **Pulmonalarterienkatheter** (*Pulmonaliskatheter,* bis zur A. pulmonalis vorgeschobener Rechtsherzkatheter ➤ 4.1.6) plus

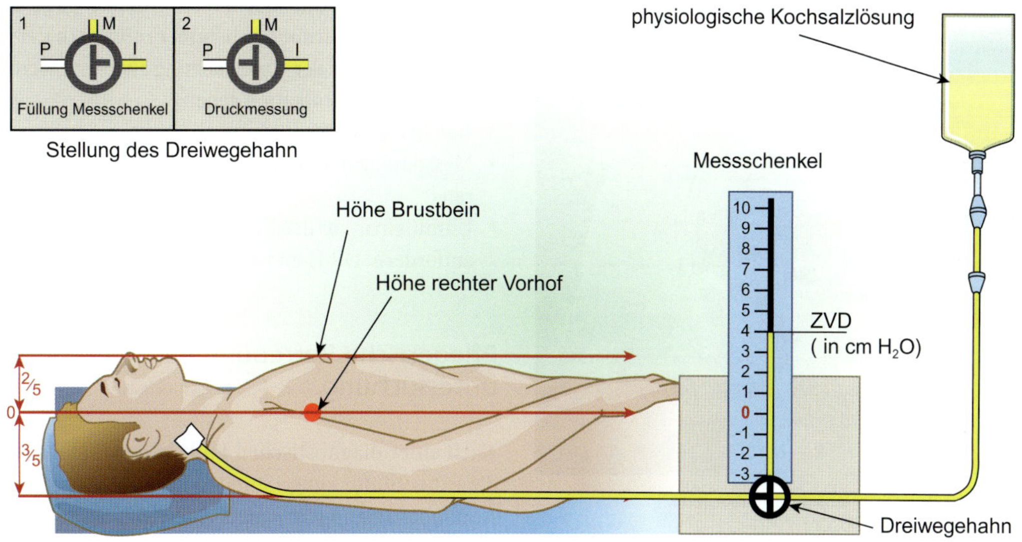

Abb. 4.7 Prinzip der ZVD-Messung, hier manuelle Messung mittels Infusionssystem und Messschenkel, die über einen Dreiwegehahn an das Infusionssystem des ZVK angeschlossen werden. Höhe rechter Vorhof = äußerer Nullpunkt/in etwa Lage der Katheterspitze = Höhe des positionierten Transducers (elektronische Messung). P = Patient, I = Infusion, M = Messschenkel = zum Transducer (elektronische Messung). [L255]

arterieller Zugang. Durch die beiden oben genannten Verfahren hat der Pulmonalarterienkatheter insgesamt an Bedeutung verloren, kann aber zur Beurteilung der Funktion des rechten Herzens sinnvoll sein.

4.1.6 Herzkatheteruntersuchungen

DEFINITION

Herzkatheteruntersuchung: minimalinvasive kardiologische Untersuchung mit Vorschieben eines Katheters zum Herzen, oft gekoppelt mit einer katheterinterventionellen kardiologischen Therapie (➤ 4.2.5).

- Bei der **Rechtsherzkatheteruntersuchung** Punktion einer großen Vene und Vorschieben des Katheters zum rechten Herzen (➤ Abb. 4.8). Möglichkeit v. a. von Druckmessungen, z. B. des Pulmonalarteriendrucks
- Bei der **Linksherzkatheteruntersuchung** Punktion einer großen Arterie und Vorschieben des Katheters zum linken Herzen (➤ Abb. 4.8). Ermöglicht u. a.
  - Druckmessungen
  - **Koronarangiografie** *(Kontrastmitteldarstellung der Koronararterien)* durch Kontrastmittelinjektion in die Koronararterien
  - **Bestimmung der fraktionellen Flussreserve** *(FFR)*, also Druckmessung vor und hinter einer Verengung unter definierten Bedingungen zur Klärung der Frage, ob die Verengung tatsächlich zu Durchblutungsstörungen führt
  - **Intravaskulären Ultraschall** *(IVUS)*

Herzkatheteruntersuchungen erfolgen unter aseptischen Bedingungen im Herzkatheterlabor (➤ Abb. 4.9), Rechtsherzkatheteruntersuchungen auch auf Intensivstationen. Das grundsätzliche Vorgehen ist gleich: Nach Lokalanästhesie (bei Kindern auch Vollnarkose), Hautdesinfektion und Punktion des Gefäßes (ganz überwiegend in der Leiste oder am Arm) wird ein spezielles Plastikröhrchen eingelegt, die sog. **Schleuse,** und der Katheter über einen Führungsdraht unter Röntgenkontrolle vorgeschoben. Nach Beendigung der Untersuchung/Therapie wird der Katheter entfernt. Bleibt die Schleuse zunächst liegen, wird sie fixiert und verbunden. Wird sie entfernt, wird das Gefäß ggf. mithilfe einer Naht oder eines Verschlusssystems verschlossen und/oder komprimiert und ein Verband angelegt.

Rechtsherzkatheteruntersuchungen sind ambulant möglich, auch rein diagnostische Linksherzkatheteruntersuchungen erfolgen teilweise ambulant. Nach katheterinterventionellen Therapien bleibt die Patientin mindestens eine Nacht im Krankenhaus.

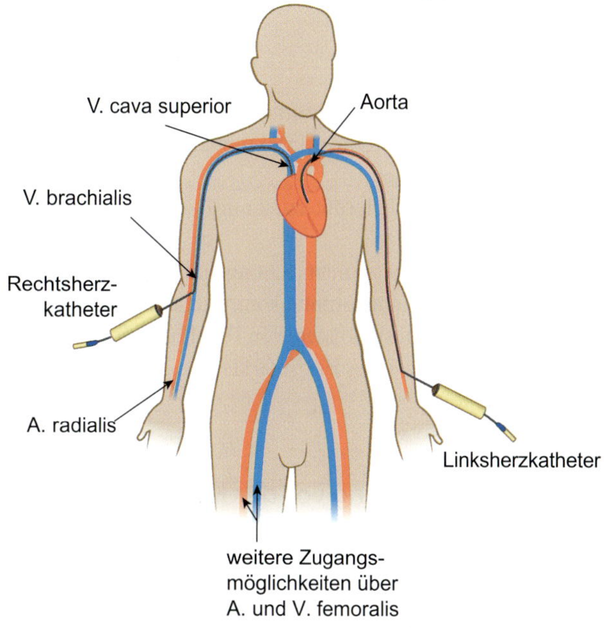

Abb. 4.8 Rechts- und Linksherzkatheteruntersuchung. [L255]

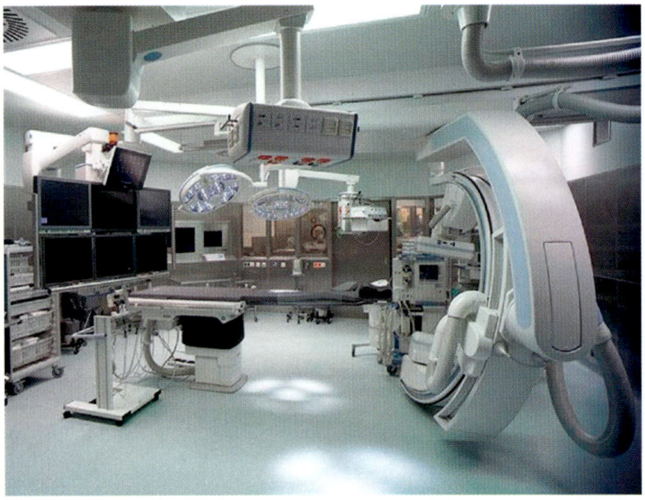

Abb. 4.9 Pflegerischer Arbeitsplatz im Herzkatheterlabor. [F882]

Indikationen

Rein diagnostische Rechtsherzkatheteruntersuchungen sind aufgrund der Verfügbarkeit anderer Diagnoseverfahren eher selten.

Häufigste Indikation der Linksherzkatheteruntersuchung (mit Koronarangiografie) ist die koronare Herzkrankheit (➤ 4.6).

Für eine **elektrophysiologische Untersuchung des Herzens** *(EPU)* bei bestimmten (tachykarden) Herzrhythmusstörungen wird der Katheter meist über eine Vene, gelegentlich über eine Arterie vorgeschoben. Es werden mehrere intrakardiale EKGs abgeleitet und ggf. durch elektrische Reize die Rhythmusstörungen provoziert. Ist der Entstehungsort der Rhythmusstörung gefunden, erfolgt möglichst eine katheterinterventionelle Abtragung.

Komplikationen

Komplikationen von Herzkatheteruntersuchungen sind v. a. Blutungen einschließlich Hämatomen, Infektionen und Herzrhythmusstörungen. Hinzu kommen:

- Bei der Rechtsherzkatheteruntersuchung das Risiko einer venösen Thrombose
- Bei der Linksherzkatheteruntersuchung und Koronarangiografie v. a. die Gefahr von Kontrastmittelkomplikationen und Durchblutungsstörungen, insbesondere von Durchblutungsstörungen am punktierten Bein, eines Herzinfarkts oder Schlaganfalls (durch Embolie)

Pflegerische Betreuung vor der Herzkatheteruntersuchung

- EKG veranlassen, wenn noch nicht durchgeführt
- Benötigte Unterlagen zusammenstellen: Einverständniserklärung, Gerinnungswerte, Vorbefunde, Patientendokumentation
- Patientin nüchtern lassen, Medikamentengabe mit der Ärztin absprechen (Gerinnungshemmer müssen in der Regel schon einige Tage vor der Untersuchung abgesetzt werden), nach Anordnung Prämedikation geben
- Ggf. beide Leisten rasieren
- Messpunkte der Fußpulse (➤ Abb. 5.4) aufsuchen und markieren
- Unmittelbar vor der Untersuchung Patientin zum Wasserlassen auffordern, OP-Hemd anziehen lassen

Pflegerische Betreuung nach der Herzkatheteruntersuchung

Nach einer diagnostischen Linksherzkatheteruntersuchung muss die Patientin für einige Stunden Bettruhe einhalten (Zeitdauer nach Arztanordnung). Viele Patientinnen können nach wenigen Stunden nach Hause gehen. Patientinnen nach Stenteinlage bleiben einen Tag im Krankenhaus.

Die Kontrollen erfolgen nach hausinternem Standard und werden in einem speziellen Überwachungsbogen dokumentiert.

- Der Patientin Notwendigkeit und Dauer der Bettruhe erklären. Bei Kindern sollte ein Elternteil anwesend sein, um das Kind zu beruhigen, denn in der Aufwachphase sind Unruhe, gestörte Sinneswahrnehmungen und schlechte Träume möglich
- Bei angelegtem Druckverband Punktionsstelle halbstündlich bis stündlich auf Nachblutung und korrekten Sitz des Druckverbands kontrollieren
- Pulse der punktierten Extremität (Fußpulse ➤ Abb. 5.4), Hautfarbe und -temperatur regelmäßig überprüfen, um eine akute arterielle Durchblutungsstörung schnell zu erkennen. Patientin auffordern, sich bei Schmerzen und Missempfindungen sofort zu melden
- Blutdruck und Puls in den ersten Stunden engmaschig messen
- Bei kleinen Kindern Temperatur und Haut kontrollieren, da trotz entsprechender Vorkehrungen ein Auskühlen möglich ist

In der Regel darf die Patientin sofort nach der Untersuchung essen und trinken. Sie soll viel trinken (Ausnahme: Flüssigkeitsbeschränkung bei Herz- oder Niereninsuffizienz), damit das verabreichte Kontrastmittel schnell ausgeschieden wird.

Die Patientin soll die Punktionsstelle in den ersten Tagen nicht übermäßig belasten.

4.2 Spezielle pflegerische und medizinische Maßnahmen

4.2.1 Spezielle Pflege bei konservativ behandelten Herzerkrankungen

Herzerkrankungen werden meist konservativ mit Medikamenten und mit veränderter Lebensführung behandelt. Bei guter Therapieeinstellung und Lebensführung können Betroffene oft lange Zeit gut leben.

Monitoring

DEFINITION

Monitoring: im weiteren Sinne jede *systematische klinische* Patientenüberwachung und Messung von Parametern, i. d. R. Vitalzeichen, aber auch Urinausscheidung, Schmerzen, Verlauf von Ödemen u. a. Häufig apparativ unterstützt, z. B. durch EKG-Ableitung, Pulsoximetrie. Im engeren Sinne die *lückenlose* Patientenüberwachung.

Die Häufigkeit des **Monitorings** hängt von der individuellen Patientensituation ab. Bei stabilen Herzkranken reichen i. d. R. Kontrollen 2- bis 3-mal täglich. Bei Patientinnen mit akuten oder dekompensierten Herz- oder Kreislauferkrankungen sind häufigere Kontrollen erforderlich, ggf. auch ein kontinuierliches Monitoring.

- Messung von Blutdruck und Puls
- Kontrolle der Atmung, besonders auf Atemnot (Belastungs- oder Ruhedyspnoe ➤ 3.1.1), Atemfrequenz, Atemgeräusche (z. B. bei Lungenödem), sowie der Hautfarbe (Blässe, Zyanose ➤ 3.1.3), Messung der Sauerstoffsättigung (Pulsoximetrie ➤ 3.1.4)
- Überprüfen der Körpertemperatur, v. a. bei entzündlichen Herzerkrankungen. Fieber belastet außerdem das Herz durch den beschleunigten Puls
- Beobachtung und Umfangsmessung von Ödemen, v. a. von Unterschenkelödemen. Die tägliche Gewichtskontrolle dient ebenfalls zur Verlaufskontrolle bei Ödemen
- Kontrolle der Urinausscheidung, ggf. auch stündlich mittels Blasenkatheter und Urimeter (Urinbeutel mit integrierter spezieller Messkammer)
- Ggf. Flüssigkeitsbilanzierung
- Kontrolle der Stuhlausscheidung, da es durch die häufig angeordnete Flüssigkeitsbeschränkung oft zu Obstipation kommt
- Ggf. Überwachung der Medikamenteneinnahme, Beobachtung auf mögliche Medikamentennebenwirkungen (➤ 4.2.2)

Pflegerische Betreuung

Belastungssteuerung bei Kindern

Herzkranke Kinder sind nur eingeschränkt körperlich leistungsfähig. Bei kleinen Kindern liegt die Verantwortung bei den Eltern und Pflegenden, die Leistungsfähigkeit einzuschätzen und sie nur entsprechend ihrer Möglichkeiten zu fordern. Größere Kinder und Jugendliche kennen meist selbst ihre Grenzen. Bewegung, Physiotherapie, Hobbys und Spiele müssen, in Rücksprache mit dem Kinderkardiologen, überlegt ausgewählt werden.

Akute und fortgeschrittene Herzerkrankungen schränken die Patientin in ihrer Unabhängigkeit ein und machen pflegerische Unterstützung notwendig:

- Ggf. Bettruhe nach Arztanordnung einhalten lassen
- Patientin je nach individueller Situation bei den Lebensaktivitäten unterstützen. Sie dabei körperlich nicht überfordern, ggf. immer wieder Ruhephasen einplanen
- Alle Prophylaxen durchführen, die sich durch eine eingeschränkte Mobilität ergeben, z. B. Thrombose-, Obstipations- und Pneumonieprophylaxe

Psychische Begleitung

Herzpatientinnen erleben ihre Krankheit oft als vital bedrohlich, besonders, wenn sie bereits akute Verschlechterungen erlebt haben. Sie sind häufig ängstlich und neigen dazu, körperliche Bewegung zu vermeiden. Ständige Ängste (z. B. im Schlaf zu sterben), Schlafstörungen, Gereiztheit und eine passive Grundhaltung in den Lebensaktivitäten sind recht typisch. Pflegende nehmen die Patientin ernst, motivieren sie aber auch, mit der Herzerkrankung ein möglichst selbstständiges Leben zu führen. Die Teilnahme an einer ambulanten oder stationären Rehabilitationsmaßnahme oder einer Herzsportgruppe kann Vertrauen in die körperliche Leistungsfähigkeit zurückbringen.

Für Eltern herzkranker Kinder ist die Diagnose meist ein Schock, gefolgt von großer Angst um ihr Kind. Auch Trauer, dass das Kind nicht gesund ist und nicht wie gesunde Kinder aufwachsen kann, ist typisch. In der Phase von Diagnostik und Therapie steht für die Eltern „funktionieren und stark sein müssen" im Vordergrund. Erst später kommen sie dazu, sich mit ihrer Betroffenheit auseinanderzusetzen. Sie müssen auch einen Weg finden, wie die Familie auf Dauer mit der chronischen Herzkrankheit des Kindes umgehen kann. Sorge und Überbehütung sind häufig und schränken das herzkranke Kind nicht selten in der Entwicklung ein. Eltern brauchen professionelle Begleitung, die neben fachlichem Rat auch psychische Begleitung umfasst.

Beratung

Herzerkrankungen, besonders die koronare Herzerkrankung (➤ 4.6), sind häufig durch ungesunde Lebensgewohnheiten mitbedingt. Entsprechend kann die Patientin durch Änderung ihres Lebensstils wesentlich dazu beitragen, die Krankheit zu stabilisieren und eine Verschlechterung zu vermeiden. Auch bei anderen Herzerkrankungen sollten alle herzschädigenden Einflüsse vermieden werden. Pflegefachpersonen beraten die Patientin und ggf. ihre Angehörigen:

- Zu den klassischen Risikofaktoren und zu Maßnahmen, mit denen diese verringert bzw. ausgeschaltet werden können, z. B. Rauchen einstellen, Gewicht reduzieren, sich fettarm ernähren, sich mehr bewegen, Blutdruck- und Blutzuckerwerte im Normbereich halten, Stress reduzieren. Ggf. weitere Berufsgruppen einbeziehen, z. B. Ernährungsberaterin
- Über die Notwendigkeit, angeordnete Medikamente konsequent einzunehmen
- Über die Notwendigkeit von Selbstkontrollen (Puls, Blutdruck, Gewicht) und ärztlichen Kontrollen. Ggf. leiten Pflegende zu Puls- und Blutdruckkontrollen an
- Zu typischen Symptomen, die auf eine Verschlechterung hindeuten und einen Arztbesuch erforderlich machen

4.2.2 Antihypertensiva, Medikamente gegen Herzinsuffizienz und koronare Herzkrankheit

DEFINITION

Antihypertensiva *(Antihypertonika):* blutdrucksenkende Medikamente.

Antihypertensiva, Medikamente gegen Herzinsuffizienz und koronare Herzkrankheit sind die am häufigsten eingesetzten kardiovaskulären Medikamente. Wegen zahlreicher Überschneidungen, etwa Wirksamkeit einer Substanz sowohl gegen Bluthochdruck als auch Herzinsuffizienz, werden die gebräuchlichsten Substanzen hier zusammenfassend behandelt. Die ebenfalls verwendeten *Diuretika* (harntreibende Medikamente) werden aufgrund ihrer Hauptwirkung an der Niere in ➢ Kap. 10 dargestellt.

In der Dauermedikation werden lang wirksame Medikamente bevorzugt, um die Zahl der Tabletten bzw. Kapseln zu minimieren und dadurch Einnahmefehler zu vermeiden und die Patientenadhärenz zu erhöhen. Kurz wirksame Präparate werden z. B. bei Bluthochdruckkrisen oder im Angina-pectoris-Anfall eingesetzt, beispielsweise als Lösung, Zerbeißkapsel oder bei Nitraten als Dosieraerosol („Spray").

Pflegerische Betreuung

Medikamente, die auf das Herz-Kreislauf-System wirken, sind hochwirksam und haben oft nur eine geringe **therapeutische Breite,** d. h. die Spanne zwischen Unter- und Überdosierung ist eng. Pflegefachpersonen sollen die Medikamentengruppen, Wirkungsweisen und wichtigsten Nebenwirkungen kennen. Weiter ist wichtig:

- Auf regelmäßige Medikamenteneinnahme achten, ggf. Medikamente richten und eingeben. Bei Kindern die Eltern auf die konsequente Einnahme hinweisen, größere Kinder sollen lernen, selbst Verantwortung dafür zu übernehmen
- Blutdruck und Puls regelmäßig kontrollieren, insbesondere nach Behandlungsbeginn/-änderungen
- Patientin auf Nebenwirkungen beobachten bzw. nach Beschwerden fragen, Patientin bzw. bei Kindern die Eltern müssen die typischen Nebenwirkungen kennen
- Patientin informieren, dass sie sich bei Unwohlsein, Beschwerden und Veränderungen jeder Art melden bzw. eine Ärztin aufsuchen sollen
- Erklären, welches Medikament für einen Notfall geeignet ist
- Bei kleinen Kindern Medikamente nicht ins Trinkfläschchen geben, da sie es ggf. nicht leer trinken. Aufgelöste Tabletten/Tropfen über eine Spritze direkt in den Mund geben (➢ Abb. 4.10).

RAAS-Hemmer

RAAS-Hemmer blockieren das blutdrucksteigernde **Renin-Angiotensin-Aldosteron-System** (*RAAS*, ➢ Abb. 4.11). Sie sind nicht nur Antihypertensiva erster Wahl, sondern haben auch in der Behandlung der Herzinsuffizienz einen festen Stellenwert.

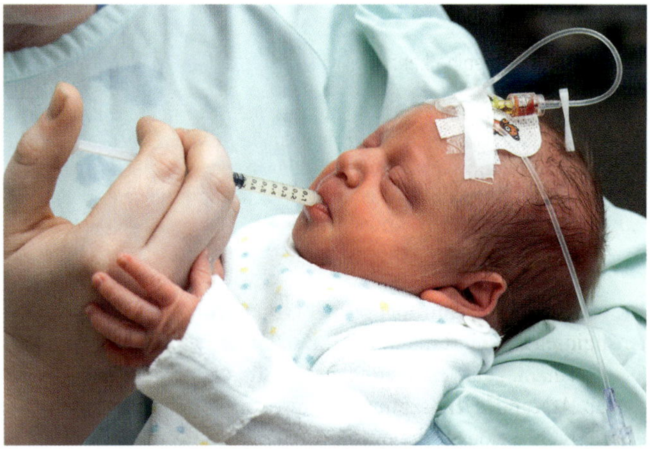

Abb. 4.10 Medikamentengabe bei einem Säugling. [K115]

- Die lange bekannten **ACE-Hemmer** *(Prilate)* wie Enalapril (z. B. Benalapril®), Lisinopril (z. B. Lisi Lich®) oder Ramipril (z. B. Delix®) senken den Blutdruck, weil die Bildung des blutdrucksteigernden Angiotensin II aus Angiotensin I und als Folge auch die Aldosteronproduktion verringert wird. Dadurch erweitern sich die Gefäße und die Natrium- und Wasserrückresorption in den Nieren sinkt. Darüber hinaus wirken ACE-Hemmer günstig auf Nieren und Herz (Prognoseverbesserung bei Herzinsuffizienz, Verminderung ungünstiger Umbauprozesse nach Herzinfarkt). Deshalb werden sie bei Herzinsuffizienz und nach Herzinfarkt gegeben. Hyperkaliämie und eine Verschlechterung der Nierenfunktion treten als Nebenwirkungen v. a. bei Menschen mit Vorschädigung der Nieren auf. Bei einem *angioneurotischen Ödem* mit Gesichts-, Rachen- und Kehlkopfschwellung sind ACE-Hemmer sofort abzusetzen.

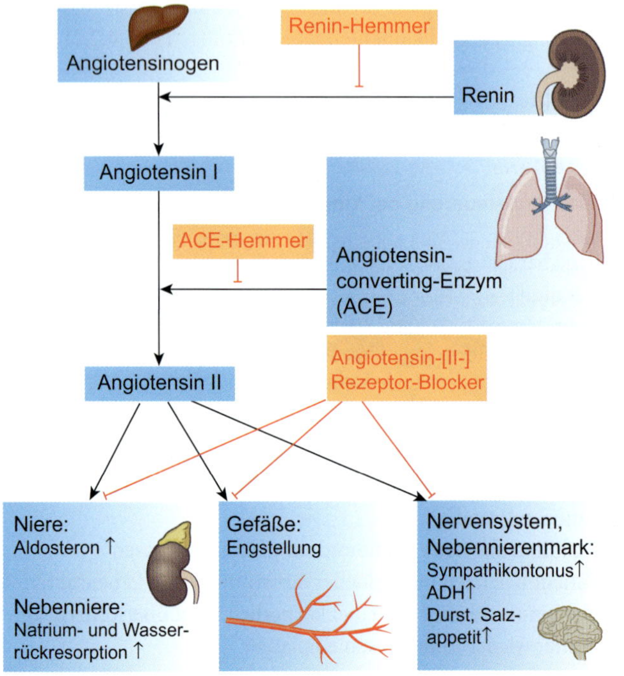

Abb. 4.11 Übersicht über die blutdrucksenkenden Wirkungen der RAAS-Hemmer. [L255]

Beobachtung

Bei Behandlungsbeginn kann die Blutdrucksenkung durch ACE-Hemmer sehr stark sein. Deshalb fängt die Behandlung mit einer niedrigen Dosis an, die dann gesteigert wird. Pflegende kontrollieren nach Behandlungsbeginn besonders engmaschig Puls und Blutdruck. Häufige Nebenwirkung ist außerdem ein trockener Reizhusten. Pflegende beobachten die Patientin hierauf und informieren bei längerem Bestehen eines Reizhustens die Ärztin. Viele Patientinnen sprechen diesen nicht von selbst an, weil sie den Reizhusten als erkältungsbedingt fehldeuten.

- **Angiotensin-[II-]Rezeptor-Blocker** *(ARB, Sartane, Angiotensin-II-Antagonisten, AT1-Blocker)* wie etwa Candesartan (z. B. Atacand®), Losartan (z. B. Lorzaar®) oder Valsartan (z. B. Provas®) blockieren die AT_1-Rezeptoren des Angiotensin II. Sie werden bei Unverträglichkeit von ACE-Hemmern eingesetzt und haben die gleichen Wirkungen und Indikationen wie ACE-Hemmer.
- Selten und nur als Blutdrucksenker eingesetzt wird der **Renin-Hemmer** Aliskiren (z. B. Rasilez®). Häufigste Nebenwirkung ist Diarrhö. Ein herz- und nierenschützender Effekt wird vermutet.

Neprilysin-Inhibitoren

Der **Angiotensin-Rezeptor-Neprilysin-Inhibitor** *(ARNI)* Valsartan/Sacubitril (z. B. Entresto®) ist gegen Herzinsuffizienz zugelassen.

- Valsartan hemmt als Angiotensin-[II-]Rezeptor-Blocker das RAAS.
- Der **Neprilysin-Inhibitor** Sacubitril hemmt den Abbau der natriuretischen Peptide. Diese werden bei Herzinsuffizienz vermehrt ausgeschüttet, fördern die Natrium- und Wasserausscheidung und schützen das Herz.

β-Blocker

β-Rezeptoren vermitteln die Sympathikuswirkung an Herz und Gefäßen:

- Über Angriff an β_1-Rezeptoren steigen Frequenz, Schlagkraft, Erregbarkeit und Erregungsleitungsgeschwindigkeit am Herz. Dadurch wird das Herz stimuliert.
- Über Angriff an β_2-Rezeptoren erweitern sich Blutgefäße und Bronchien.

Hieraus ergeben sich entsprechende Indikationen:

- β-Blocker senken den Blutdruck → Einsatz als Antihypertensiva
- β-Blocker entlasten das Herz direkt und indirekt (durch Blutdrucksenkung) → Einsatz bei Herzinsuffizienz, allerdings nur vorsichtig und wenn der Zustand der Patientin stabil ist, weil β-Blocker die Herzkraft schwächen
- β-Blocker verringern den Sauerstoffbedarf des Herzens → Einsatz bei koronarer Herzkrankheit (allerdings nicht im Angina-pectoris-Anfall), nach Herzinfarkt
- β-Blocker wirken gegen bestimmte Herzrhythmusstörungen → Einsatz als Antiarrhythmika

Hauptnebenwirkungen der β-Blocker sind:

- Bradykardie (➤ 4.8), Verschlimmerung einer Herzinsuffizienz
- Verengung der Bronchien, → Vorsicht bei Menschen mit Asthma
- Verstärkte Hypoglykämiegefahr bei Patientinnen mit Diabetes
- Bei einem Teil der Präparate Verschlechterung von Durchblutungsstörungen

β_1-selektive β-Blocker wirken mehr auf β_1- als auf β_2-Rezeptoren. Sie werden bei Herz-Kreislauf-Erkrankungen bevorzugt. Beispiele sind Bisoprolol (z. B. Concor®) und Metoprolol (z. B. Beloc-Zok®). Außerdem gibt es β-Blocker, die durch zusätzliche Wirkmechanismen die Blutgefäße nicht verengen, sondern erweitern, etwa Carvedilol (z. B. Dilatrend®) und Nebivolol (z. B. Nebilet®).

Kalziumantagonisten

Kalziumantagonisten *(Kalziumkanalblocker, CCB)* hemmen den Einstrom von Kalziumionen (Ca^{2+}) in glatte Muskelzellen und Herzmuskelzellen. Dies bewirkt:

- Erweiterung v. a. der Arterien (→ Blutdrucksenkung) und der Koronararterien (→ größeres Sauerstoffangebot an die Herzmuskelzellen)
- Verminderung der Herzkraft und damit des Sauerstoffverbrauchs des Herzens
- Verlangsamung der Erregungsbildung und -leitung im Herzen, da es sich bei den erregungsbildenden und -leitenden Zellen ebenfalls um (spezialisierte) Herzmuskelzellen handelt

Allerdings sind diese Effekte bei den verschiedenen Kalziumantagonisten sehr unterschiedlich gewichtet:

- Amlodipin (z. B. Norvasc®), Nifedipin (z. B. Adalat®), Nitrendipin (z. B. Bayotensin®) u. a. wirken auf die Gefäße. Lang wirksame Präparate werden gegen Bluthochdruck und in der Kombinationstherapie der koronaren Herzkrankheit eingesetzt, jedoch nicht bei instabiler Angina pectoris und im ersten Monat nach einem Herzinfarkt. Wichtige Nebenwirkungen sind Kopfschmerzen und Beinödeme, bei den im Rahmen von Bluthochdruckkrisen verabreichten kurz wirksamen Präparaten außerdem ein Anstieg der Herzfrequenz.
- Verapamil (z. B. Isoptin®) entfaltet seine Hauptwirkung am Herz. Es wird gelegentlich gegen bestimmte Herzrhythmusstörungen eingesetzt. Sehr belastende Nebenwirkung ist eine oft schwere Obstipation, sodass von Therapiebeginn an eine Obstipationsprophylaxe nötig ist.
- Diltiazem (z. B. Dilzem®) wirkt auf Herz und Gefäße.

Nitrate

Nitrate erweitern die Blutgefäße, vor allem die Venen und die Koronararterien. Sie entlasten dadurch das Herz und verbessern dessen Durchblutung.

- Kurz wirksame Nitrate sublingual oder i. v. sind Medikamente erster Wahl im Angina-pectoris-Anfall, beim akuten Koronarsyndrom und beim akuten Lungenödem durch Linksherzinsuffizienz.

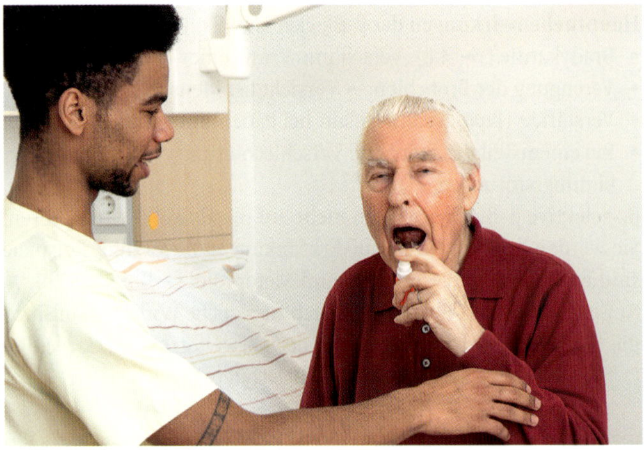

Abb. 4.12 Nitratspray. Der Pflegende leitet den Patienten zur richtigen Einnahme von Nitratspray an: möglichst unter die Zunge sprühen und den Mund schließen, nicht nachtrinken oder essen. [K115]

4

Nitrate korrekt verabreichen

Voraussetzung für eine rasche Wirkung ist die richtige Anwendung:
- Nitratkapseln (z. B. Nitronal®) sind Zerbeißkapseln. Sie werden zerbissen, aber die Flüssigkeit nicht geschluckt, sondern im Mund behalten.
- Nitratsprays (z. B. Nitrolingual®) werden in den Mund gesprüht, am besten unter die Zunge (nicht inhalieren ➤ Abb. 4.12).

- Lang wirksame Nitrate als Tablette oder Pflaster werden gelegentlich zur Vorbeugung vor Angina-pectoris-Anfällen gegeben. Es muss eine Nitratpause von 12 Std. täglich eingehalten werden, da Nitrate schnell an Wirkung verlieren **(Nitrattoleranz).**

Am gebräuchlichsten sind Glyceroltrinitrat (z. B. Nitrolingual®), Isosorbiddinitrat (ISDN, z. B. Isoket®) und Isosorbid-5-mononitrat (ISMN, z. B. Ismo®, nur länger wirksame Präparate).

Hauptnebenwirkungen bestehen in Herzfrequenzanstieg, Blutdruckabfall und dem sog. **Nitratkopfschmerz,** der aber trotz Weiterführung der Medikation oft von selbst weggeht.

Nur symptomatisch wirksam

Nitrate lindern bei koronarer Herzkrankheit (➤ 4.6) zwar gut die Beschwerden, verbessern die Prognose aber nicht.

Herzglykoside

Als **Herzglykoside** werden Digitoxin (z. B. Digimerck®) sowie Digoxin und dessen Abkömmlinge (z. B. Lanicor®, Lanitop®) bezeichnet. Sie verbessern die Herzkraft, haben aber eine Reihe von Nebenwirkungen. Sie werden nur noch bei bestimmten Herzrhythmusstörungen (ggf. mit gleichzeitiger Herzinsuffizienz) gegeben.

Bei Hypokaliämie, -kalzämie oder -magnesiämie verstärkt sich die Wirkung von Digitalispräparaten.

VORSICHT

Aufgrund der engen therapeutischen Breite ist eine sorgfältige Patientenbeobachtung wichtig. **Digitalisnebenwirkungen** bzw. mögliche Symptome einer Intoxikation sind Übelkeit, Erbrechen, Durchfälle, lebensgefährliche Herzrhythmusstörungen, Sehstörungen in Form eines Grün-Gelb-Sehens, Unruhe, Alpträume, Verwirrtheit und Halluzinationen.

4.2.3 Antiarrhythmika

DEFINITION

Antiarrhythmika: Medikamente gegen (tachykarde) Herzrhythmusstörungen.

Tachykarde, also mit einer zu hohen Herzfrequenz einhergehende Herzrhythmusstörungen, können akut lebensbedrohlich sein. **Antiarrhythmika** sollen den Herzrhythmus normalisieren und die Gefährdung beseitigen.

Mittlerweile hat sich aber gezeigt, dass die meisten Antiarrhythmika die Prognose nur selten verbessern, u. a., weil sie selbst Herzrhythmusstörungen hervorrufen können. Deshalb werden Antiarrhythmika häufig in Akutsituationen, in der Dauertherapie jedoch nur bei ganz bestimmten Indikationen eingesetzt. Beispiele sind Adenosin (etwa Adrekar®, nur i. v. Gabe), Ajmalin (etwa Gilurytmal®), Amiodaron (etwa Cordarex®) und Propafenon (etwa Rytmonorm®).

Ausnahme von dieser Regel sind β-Blocker, die ebenfalls zu den Antiarrhythmika zählen und heute in der Dauertherapie die am häufigsten verwendeten Antiarrhythmika sind.

4.2.4 Spezielle Pflege bei Herzschrittmacher-/ICD-Implantation

Temporäre Herzschrittmacher ➤ 4.8

Herzschrittmacherimplantation

DEFINITION

(Permanenter) Herzschrittmacher: kleines, implantiertes Gerät, welches das Myokard zu regelmäßigen Kontraktionen stimuliert.

Eine Bradykardie (➤ 4.8) aufgrund von Erregungsbildungs- oder -leitungsstörungen vermindert die körperliche und geistige Leistungsfähigkeit, eine ausgeprägte Bradykardie oder **Asystolie** (ausbleibender Herzschlag) ist akut lebensbedrohlich.

Ein implantierter **permanenter Herzschrittmacher** soll davor schützen, indem er die elektrischen Eigenaktionen des Herzens registriert und das Herz bei deren Ausbleiben durch Abgabe eines elektrischen Impulses zur Kontraktion bringt. Jährlich erfolgen in Deutschland etwa 100.000 Schrittmacheroperationen. [4] Wohl häufigste Indikation zur Schrittmacherimplantation ist ein höhergradiger AV-Block, d. h. eine Überleitungsstörung von den Vorhöfen zu den Kammern mit zu niedriger Kammerfrequenz (➤ 4.8).

Der Herzschrittmacher besteht aus zwei Teilen:
- **Herzschrittmacheraggregat** als „eigentlicher" Schrittmacher (➤ Abb. 4.13, ➤ Abb. 4.14). Es wird bei Säuglingen und Kleinkindern im Bauchbereich, ansonsten in der Regel subkutan an der Brust unterhalb des Schlüsselbeins implantiert.
- Eine oder mehrere **Elektroden** (➤ Abb. 4.13), die vom Schrittmacheraggregat ausgehend fast immer über V. subclavia und V. cava superior ins Herz vorgeschoben und dort verankert werden. Bei Kindern werden die Elektroden als „Wachstumsreserve" in eine Schlaufe gelegt.

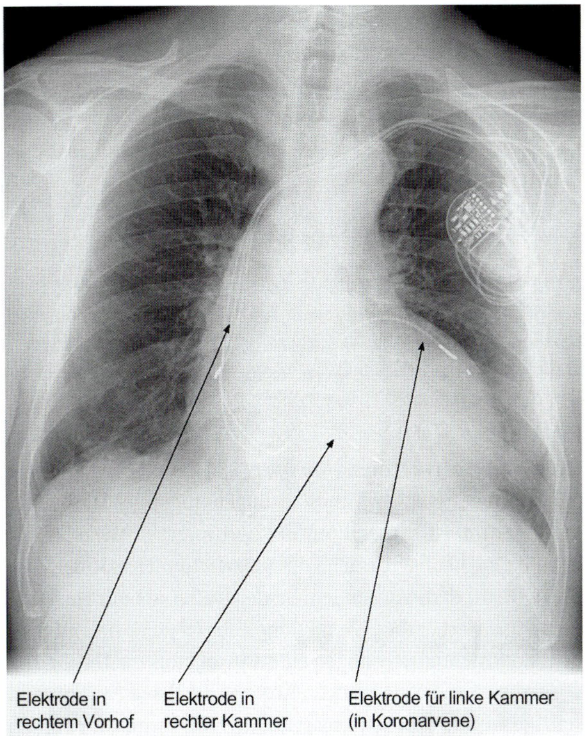

Abb. 4.13 Röntgenaufnahme des Thorax bei einem Patienten mit Dreikammerschrittmacher. [O683]

Einkammerschrittmacher haben nur eine Elektrode im rechten Vorhof oder in der rechten Kammer. **Zweikammerschrittmacher** besitzen eine Elektrode im rechten Vorhof und eine in der rechten Kammer. Durch Erregung von Vorhof und Kammer kurz nacheinander soll das Schlagvolumen optimiert werden. **Dreikammerschrittmacher** haben zusätzlich eine dritte Elektrode in der linken Kammer.

Auf jedem Schrittmacher steht ein Code aus vier oder fünf Buchstaben (➤ Abb. 4.14), der angibt, wo die Impulsabgabe erfolgt, wo die Eigenaktionen des Herzens registriert werden, wie der Schrittmacher genau arbeitet (z. B. ob er durch Eigenaktionen gehemmt = inhibiert oder ausgelöst = getriggert wird), ob die Schrittmacherfrequenz bei körperlicher Belastung steigt und ob der Schrittmacher das Herz an einer oder mehreren Stellen stimuliert.

Der Herzschrittmacher wird operativ implantiert, bei Kindern in Vollnarkose, bei Erwachsenen in Lokalanästhesie. Noch im Operationssaal programmiert ein Internist den Schrittmacher (von außen) und überprüft seine Funktion.

Wichtigste Frühkomplikationen sind Herzrhythmusstörungen, Blutungen, Pneumothorax (➤ 3.2.7) und Infektionen. Schrittmacherfehlfunktionen im weiteren Verlauf sind häufig durch Elektrodenbruch/-verlagerung bedingt und gefährlich. Bei Kindern kommt hinzu, dass die Elektroden nicht mitwachsen.

Nach ca. 5–10 Jahren ist die Batterie erschöpft, das Aggregat muss gewechselt werden. Beim Aggregatwechsel wird der neue Schrittmacher an die alte Position eingebracht.

Präoperative pflegerische Betreuung

- Präoperative Vorbereitung nach hausinternem Standard
- Ggf. Haarkürzung/-entfernung, i. d. R. Hals, oberer Thorax, Schultern und Oberarme

Postoperative pflegerische Betreuung

Die Patientin ist in der Regel nach der Herzschrittmacherimplantation wenig eingeschränkt.

- Blutdruck- und Pulskontrolle, zunächst über Monitor
- Organisation von EKG- und Röntgenkontrolle
- Verbandkontrolle auf Nachblutung, ggf. Auflegen eines Sandsacks oder Kühlen, aseptische Verbandwechsel bis zum Ziehen der Fäden um den 8.–10. Tag
- Mobilisation nach Arztanordnung
- Ggf. Unterstützung bei der Körperpflege, beim Waschen und Kleiden, da der linke Arm in den ersten Tagen geschont werden soll

In der Regel wird die Patientin 24 Std. nach der Anlage entlassen.

Beratung

Viele Patientinnen befürchten, durch den Schrittmacher im Alltag eingeschränkt zu sein, Eltern haben oft Angst davor, dass der Schrittmacher ihr Kind in der Entwicklung beeinträchtigt. Tatsächlich ist aber in aller Regel das Gegenteil der Fall.

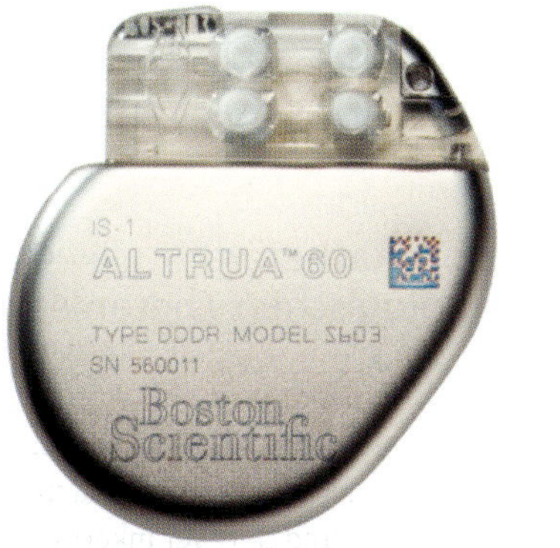

Stimulationsort	Registrierungsort	Betriebsart	Frequenzanpassung	Multifokale Stimulation
0 Keiner		**0** Keine	**0** Keine	**0** Keine
A Atrium (Vorhof)		**T** Getriggert	**R** Adaptiv (Anpassung)	**A** Atrium
V Ventrikel (Kammer)		**I** Inhibiert		**V** Ventrikel
D Dual (A und V)		**D** Dual		**D** Dual
S Single (A oder V)				

Abb. 4.14 Schrittmacheraggregat (links) und Schrittmachercode (rechts). [F883]

- Die meisten Elektrogeräte können problemlos benutzt werden, z. B. Fön, Rasierapparat, Telefon, Fernbedienungen, PC. Auch Diebstahlwarnanlagen in Kaufhäusern schaden bei normalem Hindurchgehen nicht.
- Bei Handys reichen 15–20 cm Abstand zum Schrittmacher, 30–50 cm sind sinnvoll z. B. bei Mikrowellenöfen, Heizkissen und -decken, größeren elektrischen Geräten. Detektoren an Flughäfen stören den Schrittmacher bei diesem Abstand ebenfalls meist nicht, bei Vorzeigen des Schrittmacherausweises weichen die Angestellten aber auf persönliches „Abklopfen" aus.
- Nicht benutzt werden dürfen z. B. Körperfettwaagen und bestimmte Schweißgeräte.

Im Zweifel nachfragen

Für Schrittmacherträger gefährliche Geräte und Räume sind überwiegend durch ein Warnsymbol (durchgestrichenes Herz mit Kabel ➤ Abb. 4.15) gekennzeichnet. Bei Zweifeln, ob ein Gerät benutzt werden kann, sollte die Patientin als Erstes in die Gebrauchsanweisung schauen. Lässt sich die Frage dadurch nicht klären, hilft meist eine Herstelleranfrage.

- Autofahren mit Schrittmacher ist möglich, Anschnallen genauso Pflicht wie für andere.
- Im Beruf sind z. B. starke elektromagnetische Felder gefährlich. Deshalb sollten Berufstätige den Arbeitsplatz von einem Arbeitsmediziner überprüfen lassen.
- Beim Sport gibt es wenige Einschränkungen, die vor allem für Kinder, Jugendliche und junge Erwachsene bedeutsam sind: kein Tauchen tiefer als 5 m, keine Kampfsportarten, Arztrücksprache bei Sportarten, die den Brust-Arm-Bereich stark beanspruchen, und solchen, bei denen es zu (heftigen) Zusammenstößen mit anderen Spielenden oder Belastungsspitzen kommt.
- Die Patientin sollte außer Haus immer ihren **Schrittmacherausweis** bei sich tragen.
- Bei Arztkontakten/Untersuchungen soll die Patientin ihren Schrittmacherausweis zeigen. Elektrotherapien beispielsweise sollten nicht durchgeführt werden. Die MRT ist bei MRT-fähigem Schrittmacher unter Einhaltung von Herstellervorgaben möglich, ansonsten bei Nichtverfügbarkeit alternativer bildgebender Verfahren ein Einzelfallentscheid nach sorgfältiger Risiko-Nutzen-Abwägung.

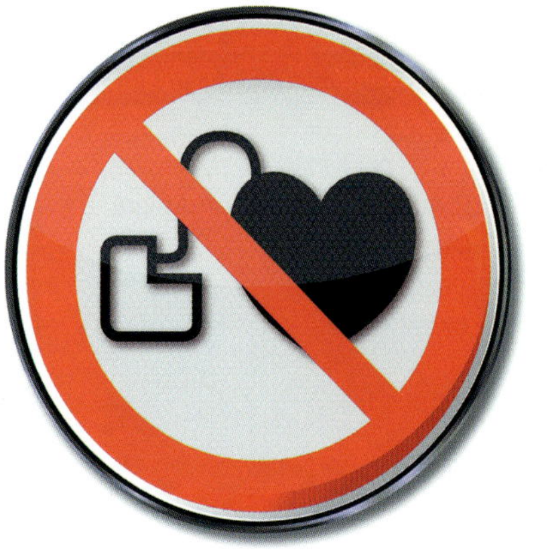

Abb. 4.15 Verbotszeichen „Kein Zutritt für Menschen mit Herzschrittmachern oder implantierten Defibrillatoren". [J787]

Schrittmacherkontrollen sind meist halbjährlich erforderlich. Ein Teil der Kontrollen ist telemedizinisch möglich, sodass routinemäßige Vorstellungen bei der Kardiologin nur alle 1–2 Jahre nötig sind.

ICD-Implantation

DEFINITION

ICD *(AICD, [automatic] implantable cardioverter defibrillator):* Herzschrittmacherähnliches, implantiertes Gerät zur automatischen Erkennung und Behandlung lebensbedrohlicher tachykarder Herzrhythmusstörungen.
Plötzlicher Herztod: Tod innerhalb weniger Minuten durch Herzversagen, z. B. infolge von Herzinfarkt, Herzrhythmusstörungen.

Ventrikuläre Tachykardien (*Kammertachykardien* = von den Kammern ausgehende Herzrhythmusstörungen mit hoher Herzfrequenz) bis zum **Kammerflimmern** mit unkoordiniert „zitternden" Kammern sind eine häufige Ursache des **plötzlichen Herztods.**

Ein **ICD** soll dem vorbeugen: etwas größer als ein Herzschrittmacher, registriert er die Eigenaktionen des Herzens und gibt bei bedrohlichen Rhythmusstörungen einen Stromstoß zur **Defibrillation** ab. Dieser wird meist als heftiger Stoß vor die Brust empfunden.

Heutige Geräte versuchen zuerst, die Rhythmusstörung durch **Overdrive-Pacing** *(Überstimulation, antitachykardes Pacing)* zu beheben, also durch Abgabe schwacher Impulse mit hoher Frequenz. Außerdem haben sie „normale" Schrittmacherfunktion.

Bei **konventionellen ICD** wird wie bei einem Herzschrittmacher eine Elektrode ins Herz vorgeschoben und dort verankert. Bei **subkutanen ICD** (ohne Schrittmacherfunktion und Overdrive-Pacing) liegt die Stimulationselektrode subkutan über dem Brustbein.

Pflegerische Betreuung und Beratung

Die prä- und postoperative Betreuung und Beratung entspricht der bei Herzschrittmacherimplantation, ebenso die meisten Vorsichtsmaßnahmen.

Zusätzlich muss die Patientin wissen, dass eine Defibrillation schmerzhaft sein kann, wenn sie bei Bewusstsein ist. Bei Tachykardien soll sie sich hinsetzen oder -legen, um Verletzungen bei Bewusstlosigkeit zu vermeiden.

Ob Fahrzeuglenken möglich ist, hängt von der individuellen Situation ab. Nach prophylaktischer Implantation ist Führen eines privaten Fahrzeuges nach Abschluss der Wundheilung erlaubt, nach Abgabe eines Schocks bestehen Wartefristen. Außerdem muss die Betroffene wissen, in welchen Situationen sie ihre Ärztin aufsuchen soll.

4.2.5 Spezielle Pflege bei katheterinterventionellen kardiologischen Therapien

DEFINITION

Katheterinterventionelle kardiologische Therapie: minimalinvasive Behandlung von Herzerkrankungen über einen Herzkatheter (➤ 4.1.6).

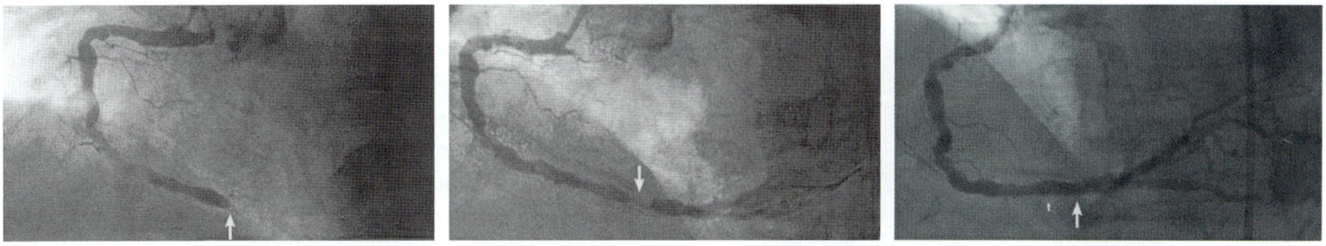

Abb. 4.16 Links Koronarangiografie eines Patienten mit frischem Herzinfarkt (120 Min. nach Symptombeginn) mit Verschluss der rechten Koronararterie. Mitte Wiederherstellung der Durchblutung nach Einführen des Führungsdrahts und Darstellung einer hochgradigen Stenose. Rechts Koronarangiografie nach PTCA und Stenteinlage. [E355-026]

In Deutschland werden jährlich 450.000–500.000 **katheterinterventionelle kardiologische Therapien** durchgeführt, die weitaus meisten davon an Erwachsenen in der zweiten Lebenshälfte.

Typischerweise beginnt der Eingriff mit einer *Herzkatheteruntersuchung* (➤ 4.1.6). Stellt sich dabei eine katheterinterventionell behebbare Störung heraus bzw. bestätigt sich die Verdachtsdiagnose, wird die Untersuchung zum *therapeutischen Eingriff* erweitert. Treten keine Komplikationen auf, ist meist nur ein kurzer stationärer Aufenthalt von 2–3 Tagen erforderlich.

Indikationen und Interventionen

Weitaus häufigste Indikation ist die koronare Herzkrankheit. Unter der Bezeichnung *perkutane k[c]oronare Interventionen,* kurz **PCI,** werden alle katheterinterventionellen Eingriffe an den Koronararterien zusammengefasst.

Am wichtigsten ist die **PTCA** *(perkutane transluminale k[c]oronare Angioplastie):* ein Katheter mit einem Ballon nahe der Spitze wird bis zur Enge in die Arterie eingeführt, der Ballon dort aufgeblasen und die Engstelle so aufgedehnt (➤ Abb. 4.16). Danach wird meist eine winzige Drahtröhre, ein **Stent,** eingelegt, um das Gefäß offen zu halten. **Bare-metal-Stents** *(BMS)* sind „reine" Drahtröhrchen, **Drug-eluting-Stents** *(DES)* geben zudem Medikamente ab.

Zusätzlich zu den Komplikationen nach Herzkatheteruntersuchung (➤ 4.1.6) und den allgemeinen Komplikationen katheterinterventioneller Therapien (➤ 5.2.3) sind **Restenosen** (abermalige Verengungen) möglich. In weniger als 1 ‰ der PCI ist eine notfallmäßige Bypassoperation notwendig. Nach dem Eingriff muss die Patientin je nach Stent und Risiko bis zu 12 Monate zwei Thrombozytenaggregationshemmer einnehmen (**duale Plättchenhemmung** ➤ 11.2.2), damit sich keine Thrombose im Stent bildet und diesen verschließt.

In den letzten Jahren erfolgt bei (tachykarden) Herzrhythmusstörungen zunehmend eine **Katheterablation.** Im Rahmen einer elektrophysiologischen Untersuchung wird der „Störherd" oder die zusätzliche Leitungsbahn im Herzen gesucht, von der die Rhythmusstörung ausgeht. Unmittelbar anschließend wird die Struktur gezielt zerstört, am häufigsten mit Hochfrequenzstrom.

Auch bestimmte angeborene Herzfehler bei Kindern können in geeigneten Fällen katheterinterventionell behoben werden.

Katheterinterventionelle Eingriffe an den Herzklappen, etwa der katheterinterventionelle Aortenklappenersatz (➤ Abb. 4.22), erfolgen derzeit vor allem bei Menschen über ca. 75 Jahren.

Pflegerische Betreuung vor katheterinterventionellen kardiologischen Therapien

Die Vorbereitung entspricht der vor Linksherzkatheteruntersuchung (➤ 4.1.6). Die Patientin wird zusätzlich über die therapeutischen Interventionen aufgeklärt und muss dazu ihr Einverständnis geben.

Pflegerische Betreuung nach katheterinterventionellen kardiologischen Therapien

Die pflegerische Nachsorge entspricht der nach Linksherzkatheteruntersuchung, bei größeren Eingriffen ggf. ergänzt um weitere Maßnahmen. Evtl. wird die Patientin über Nacht auf einer kardiologischen Überwachungsstation betreut. Pflegende fragen besonders nach Angina-pectoris-Beschwerden (➤ 4.6, ➤ Abb. 4.26). Im Rahmen der Entlassungsberatung wird die Patientin über die Wichtigkeit der regelmäßigen Einnahme des Thrombozytenaggregationshemmers informiert (➤ 11.2.2).

4.2.6 Spezielle perioperative Pflege bei Herzoperationen

DEFINITION

Herzoperation: Operation am Herzen oder an den herznahen Gefäßen. Schrittmacherimplantationen zählen in aller Regel nicht dazu.

Herzoperationen sind große Eingriffe, die spezialisierten herzchirurgischen Kliniken vorbehalten sind. 2023 wurden in Deutschland mehr als 90.000 Herzoperationen durchgeführt, etwa die Hälfte der operierten Erwachsenen war mindestens 70 Jahre alt [5]. Bei Erwachsenen machen *Bypass- und Herzklappenoperationen* die größte Gruppe aus. Im Kindesalter sind *angeborene Fehler des Herzens und der herznahen Gefäße* die häufigste Indikation.

Herzoperationen ohne und mit Herz-Lungen-Maschine

Üblicherweise werden zwei große Gruppen unterschieden:

- **Herzoperationen ohne Herz-Lungen-Maschine** *(HLM).* Bestimmte Eingriffe sind am *geschlossenen, schlagenden Herzen*

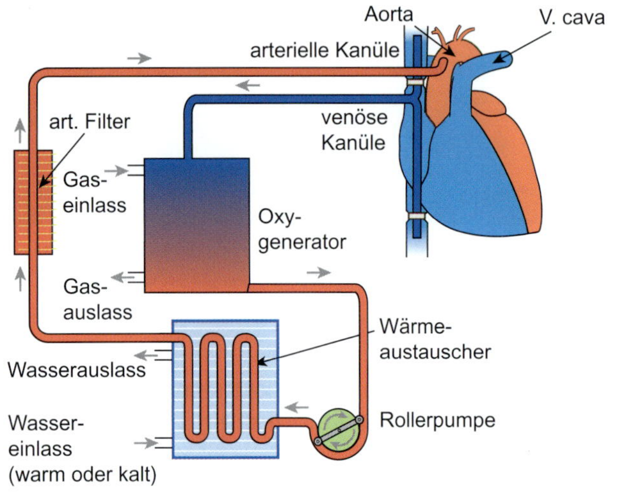

Abb. 4.17 Funktionsweise einer Herz-Lungen-Maschine (vereinfacht). Sie übernimmt während Operationen am stillgelegten Herzen die Funktionen von Herz und Lungen. [L255]

möglich, z. B. bei Kindern die Operation eines **offenen Ductus arteriosus Botalli** (ausgebliebener Verschluss einer pränatalen Kurzschlussverbindung zwischen Truncus pulmonalis und Aorta) oder bei Erwachsenen bestimmte Bypassoperationen. Das Herz schlägt während der Operation weiter und hält den Kreislauf aufrecht.

- **Herzoperationen mit Herz-Lungen-Maschine.** Viele Herzoperationen können nur am *eröffneten, stillgelegten Herzen* durchgeführt werden, etwa die meisten Korrekturen von Herzfehlern, viele Herzklappen- und Bypassoperationen. Sie sind nur mit einer Herz-Lungen-Maschine möglich, die den Kreislauf aufrechterhält und die Lungenfunktion übernimmt (➤ Abb. 4.17). Um den Sauerstoffverbrauch des Körpers zu reduzieren, wird die Körpertemperatur der Patientin gesenkt, das Herz wird durch spezielle Lösungen noch stärker abgekühlt und in einen künstlichen Herzstillstand versetzt.

Operativer Zugang

„Klassischer" operativer Zugang bei Herzoperationen ist die **mediane Sternotomie,** d. h. die komplette Längseröffnung des Brustbeins (Sternum) in der Mittellinie.

Minimalinvasive Herzoperationen

Zunehmend wird auch in der Kardiochirurgie minimalinvasiv operiert, um die Belastung der Patientin zu vermindern.

- Bei Bypassoperationen kann z. B. teilweise auf den Einsatz der Herz-Lungen-Maschine verzichtet und nur der zu operierende Bereich stillgelegt werden. Hierfür ist nur eine **Mini-Thorakotomie** vorne links am Brustkorb nötig (➤ Abb. 4.18).
- Auch Eingriffe mit Herz-Lungen-Maschine sind teilweise minimalinvasiv möglich. Operativer Zugang und Anschluss der Herz-Lungen-Maschine erfolgen dann über eine Mini-Sternotomie (➤ Abb. 4.18) in der oberen Brustbeinhälfte oder der operative Zugang erfolgt über eine **Mini-Thorakotomie** (rechts) und der Anschluss der Herz-Lungen-Maschine in der Leiste.

Bypassoperation

Aortokoronare Bypassoperationen, kurz **Bypassoperationen,** erfolgen bei hochgradigen Verengungen der Koronararterien, wenn ein Kathetereingriff (PCI ➤ 4.2.5) nicht erfolgversprechend ist oder erfolglos war.

Bei einer Bypassoperation wird die Engstelle durch Implantation eines körpereigenen Gefäßes umgangen (➤ Abb. 4.19). Wegen besserer Langzeitergebnisse wird heute der **Arteria-mammaria-interna-Bypass** *(IMA)* bevorzugt: Die A. thoracica (mammaria) interna, die von der A. subclavia zur inneren Thoraxwand zieht, wird peripher abgetrennt und mit der Koronararterie hinter der Engstelle verbunden. Alternativen sind die Verwendung eines herausgetrennten Stücks einer A. radialis oder der **aortokoronare Venenbypass** *(ACVB),* bei dem ein Teil einer oberflächlichen Beinvene zur Umgehung genutzt wird. Sind mehrere Bypässe nötig, können die Verfahren kombiniert werden.

Die Letalität beträgt bei geplanten Eingriffen ca. 2 %.

Herztransplantation

Im Endstadium einer Herzerkrankung kann eventuell (eine **Herztransplantation** helfen. 2023 wurden in Deutschland 330 Herztransplantationen durchgeführt, häufigste Indikation war eine Kardiomyopathie (➤ 4.5). [6] Die 5-Jahres-Überlebensrate liegt derzeit bei ca. 75 %.

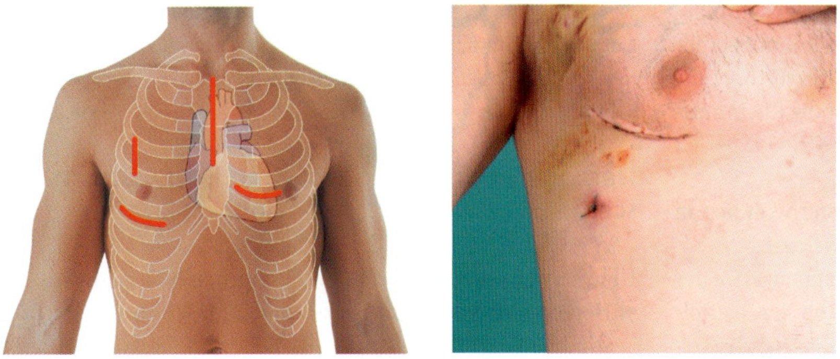

Abb. 4.18 Mini-Sternotomie und Mini-Thorakotomie. Links Schemazeichnung, rechts Patient nach Mini-Thorakotomie rechts. [E402-004, M555]

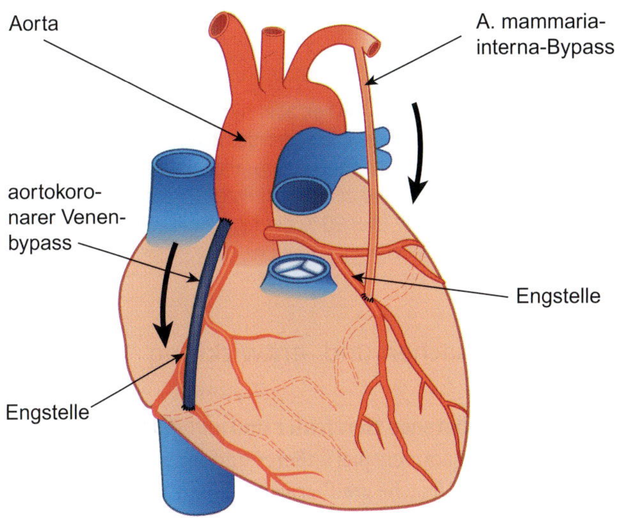

Abb. 4.19 Bypassoperation, hier ein Arteria-mammaria-interna-Bypass und ein aortokoronarer Venenbypass. [L255]

Präoperative pflegerische Betreuung und Beratung

Geplante Operationen haben oft eine längere prästationäre Phase.

Die präoperativen Maßnahmen entsprechen denen einer Operation in Vollnarkose außerhalb des Magen-Darm-Trakts. Wichtig ist das Einüben postoperativ notwendiger Fähigkeiten, v. a. Maßnahmen zur Pneumonieprophylaxe (z. B. Atemübungen zur vertieften Atmung mit und ohne Hilfsmittel, Abhustetechniken), achsengerechte Mobilisation.

Eine herzchirurgische Operation ist für die meisten Patientinnen und Angehörigen mit großer Unsicherheit verbunden. Angesichts der komplexen Maßnahmen brauchen sie ggf. sich wiederholende Informationen.

Postoperative pflegerische Betreuung

In der Regel wird die Patientin mindestens eine Nacht auf der Intensivstation überwacht. Patientinnen nach Bypass-Operationen mit Einsatz der Herz-Lungen-Maschine kommen immer beatmet aus dem Operationssaal und sind häufig kreislaufinstabil. Die extubierte, stabile Patientin wird am nächsten Tag auf eine Wachstation (Intermediate-Care-Station) verlegt und dann auf eine herzchirurgische Allgemeinstation.

Pflegende überwachen und bedienen die Vielzahl eingesetzter Medizinprodukte, ohne dabei die Zuwendung für die Patientin zu vernachlässigen.

Herz und Kreislauf

Postoperativ erfolgt ein Monitoring (➤ 4.2.1):

- Herzfrequenz und -rhythmus, zunächst kontinuierlich über EKG-Monitor, später Pulskontrolle mindestens dreimal täglich
- Blutdruck, zunächst mittels eines arteriellen Katheters (➤ Abb. 4.6), später mindestens dreimal täglich Blutdruckkontrolle. Der Blutdruck muss in sehr engen Grenzen konstant gehalten werden
- Zentraler Venendruck bzw. andere Parameter der Herz-Kreislauf-Funktion durch invasives hämodynamisches Monitoring, z. B. mittels PiCCO®-System (➤ 4.1.5)

Ggf. hat die Patientin einen externen temporären passageren Schrittmacher, um Herzrhythmusstörungen behandeln zu können.

Atmung und Schmerzen

Die Patientinnen sind aufgrund der Nichtbelüftung der Lungen an der Herz-Lungen-Maschine, der meist erforderlichen postoperativen Beatmung und Sedierung und der schmerzbedingten Schonatmung (besonders nach kompletter Sternotomie) pneumonie- und atelektasengefährdet.
Daher:

- Engmaschige Beobachtung der Atmung, Pulsoximetrie, Blutgasanalysen (➤ 3.1.4)
- Mehrmals täglich Durchführung von atemtherapeutischen Maßnahmen mit und ohne Atemtherapiegeräte, Anleitung zu produktivem Abhusten, ggf. endotracheales Absaugen über einen liegenden Tubus
- Beobachtung von Schmerzen. Verabreichung einer Basisschmerzmedikation und bei Bedarf zusätzlich eines Bedarfsmedikaments, z. B. vor der Mobilisation

Körpertemperatur

An OP-Tag und erstem postoperativen Tag wird die Temperatur kontinuierlich über einen Blasenkatheter mit Temperatursonde oder eine rektale Temperatursonde gemessen. Danach sind mindestens zweimal täglich Kontrollen notwendig, um ein Resorptionsfieber oder eine Infektion frühzeitig zu erfassen.

Lagerung und Bewegung

- Leichte Oberkörperhochlagerung in den ersten postoperativen Stunden, später dann im Wechsel mit der 30°-Lagerung.
- Bei akuter Atemnot oder dekompensierter Herzfunktion Herzbettlagerung (➤ Abb. 4.24).
- Achsengerechtes Drehen (en bloc) bei Patientinnen mit Sternotomie, um eine **Sternuminstabilität** zu vermeiden. Die wache Patientin soll die Arme vor dem Brustkorb verschränken und den Brustkorb umfassen. So stabilisiert wird sie gedreht oder im Bett nach oben bewegt.
- Mobilisation bei minimalinvasiven Eingriffen am OP-Tag, bei Operationen mit kompletter Sternotomie am ersten postoperativen Tag. Die Pflegenden kontrollieren vor und während der Mobilisation Blutdruck und Puls und beobachten die Patientin sehr genau. Steigt der Puls um mehr als 20 Schläge/Min., brechen sie die Mobilisation ab und informieren den Arzt. Bei problemloser Mobilisation steigern sie Mobilisationszeit und -strecke nach und nach.

4

Ernährung und Ausscheidung

Die Patientin darf wenige Stunden nach der Extubation bzw. wenn sie vollständig wach ist, schluckweise Tee und Wasser trinken und ab dem ersten postoperativen Tag leichte Kost zu sich nehmen.

In den ersten Tagen wird nach Eingriffen unter Herz-Lungen-Maschine (➤ Abb. 4.17) wenig Flüssigkeit zugeführt (durch Trinken und Infusion), da die Patientin durch die HLM einen Volumenüberschuss hat, der das Herz belastet. Die Pflegenden überwachen die Urinausscheidung in den ersten Tagen mittels Urimeter. Der Arzt legt in der Regel eine Zielbilanz (meist Minusbilanz von 500 ml) in 24 Std. fest. Bei zu geringer Urinausscheidung erhält die Patientin ein Diuretikum. Patientinnen, die ohne Herz-Lungen-Maschine operiert wurden, dürfen etwas großzügiger trinken.

Am 2.–3. postoperativen Tag sollte die Patientin abgeführt haben.

Thoraxdrainagen und Verbandwechsel

Pleuradrainage ➤ 3.2.7

- Versorgung der Thoraxdrainagen. Patientinnen, die am offenen Herzen operiert wurden, haben mehrere Drainagen. Mediastinal- und Pleuradrainage dürfen in der frühen postoperativen Phase auf keinen Fall abgeklemmt werden, da die Gefahr einer Herztamponade und eines Pneumothorax (➤ 3.2.7) besteht. Die Drainagen werden häufig postoperativ an eine Sogvorrichtung (➤ Abb. 3.13) angeschlossen. Die Pflegenden achten auf die Sekretmenge und die Durchgängigkeit der Drainagen. Die Drainagen werden in der Regel am 2.–3. postoperativen Tag entfernt, wenn nur noch minimal Blut abfließt oder keine Leckage mehr nachweisbar ist (➤ Abb. 4.20).
- Aseptischer Verbandwechsel der Sternotomiewunde, der Drainageaustrittsstellen und ggf. der Venenentnahmestellen am Bein. Fäden oder Klammern werden am 10.–12. postoperativen Tag entfernt.

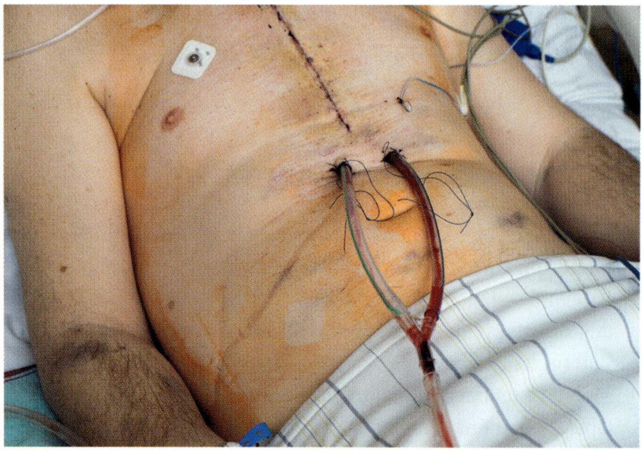

Abb. 4.20 Patient nach einer herzchirurgischen Operation mit Sternotomiewunde, retrosternaler Drainage (links im Bild) und Perikarddrainage (rechts im Bild). [K115]

4.3 Angeborene Herzfehler

DEFINITION

Angeborene Herzfehler: üblicher, aber nicht ganz korrekter Sammelbegriff für alle angeborenen Fehlbildungen des Herzens und der herznahen Gefäße. Mit einer Häufigkeit von ca. 1 % aller Neugeborenen häufige Fehlbildung. Schweregrad und damit auch Prognose sehr unterschiedlich, insgesamt erreichen heute über 90 % der Kinder mit einem angeborenen Herzfehler das Erwachsenenalter.

Krankheitsursachen und -entwicklung

Die meisten **angeborenen Herzfehler** sind *multifaktoriell* verursacht, d. h. durch ein Zusammenspiel äußerer und innerer Faktoren, ohne dass eine einzelne Ursache greifbar ist.

Einteilung

Es gibt verschiedene Einteilungen angeborener Herzfehler, die sich teilweise überschneiden:

- Bei **azyanotischen Herzfehlern** tritt (zunächst) keine Blaufärbung von Haut und Schleimhäuten auf (Zyanose ➤ 3.1.3). Bei **zyanotischen Herzfehlern** haben die Kinder von Anfang an eine Zyanose.
- Bei **Herzfehlern ohne Shunt** besteht eine reine Verengung in der Blutstrombahn, ohne dass Blut „in die falsche Richtung“ fließt. Bei **Herzfehlern mit Shunt** fließt Blut falsch, und zwar bei *Herzfehlern mit Links-Rechts-Shunt* vom Körper- in den Lungenkreislauf, bei *Herzfehlern mit Rechts-Links-Shunt* umgekehrt vom Lungen- in den Körperkreislauf.
- Bei **isolierten Herzfehlern** besteht „nur“ eine Anomalie, bei **komplexen Herzfehlern** mehrere.

Klinische Zeichen und Diagnostik

Die häufigsten Herzfehler

Die Zahlenangaben zu den angeborenen Herzfehlern schwanken (alle Zahlen nach [7]. Geht man vom isolierten Vorkommen aus, ist der **Ventrikelseptumdefekt** *(VSD)* mit einem Loch in der Kammerscheidewand zwischen rechter und linker Herzkammer (➤ Tab. 4.3) mit 31 % der häufigste Herzfehler überhaupt. Am zweithäufigsten mit jeweils etwa 7 % sind der **Vorhofseptumdefekt** (*ASD*, Loch in der Vorhofscheidewand), der **persistierende Ductus arteriosus** (*PDA*, Offenbleiben des Ductus arteriosus Botalli nach der Geburt), die **Pulmonalstenose** *(PaV)* und die **Aortenisthmusstenose** (*ISTA*, Aortenverengung kurz vor/hinter dem Ductus arteriosus). [7] Bei allen bisher genannten Herzfehlern handelt es sich um azyanotische Herzfehler.

Häufigster zyanotischer Herzfehler mit ca. 5,5 % ist die **Fallot-Tetralogie** (*ToF,* ➤ Tab. 4.3), eine komplexe Fehlbildung aus Pulmonalstenose, VSD, nach rechts verlagerter Aorta und als Folge Hypertrophie der rechten Kammer. Wohl am zweithäufigsten mit etwa 4,5 % ist die **Transposition der großen Arterien** *(TGA),* bei der die Aorta aus der rechten und die Lungenarterie aus der linken Kammer abgeht. Ohne zusätzliche Fehlbildungen sind Körper- und Lungenkreislauf (weitgehend) getrennt und ist die Prognose schlecht. Bei einem zusätzlichen ASD oder VSD ist die Sauerstoffversorgung durch die Verbindung beider Teilkreisläufe besser. Die Kinder werden möglichst schon in den ersten zwei Lebenswochen operiert.

Mit der Ausprägung variiert auch das klinische Bild der Herzfehler: Neugeborene mit schwersten Herzfehlern überleben unbehandelt höchstens Stunden bis Tage, andererseits zeigen sich einige Herzfehler erst im Jugend- oder Erwachsenalter. Leitbeschwerden sind:

- Beim Neugeborenen Atemprobleme, Kreislaufstörungen, Zyanose
- Bei Säuglingen schlechtes Trinken, Schwitzen am Kopf, Gedeihstörung
- Später schnelle Ermüdbarkeit, verminderte Belastbarkeit, Ödeme (Zeichen der Herzinsuffizienz ➤ 4.5)

Schwere Herzfehler werden oft schon vor der Geburt durch die Routine-Ultraschalluntersuchungen entdeckt. Das Pulsoximetrie-Screening kurz nach der Geburt (➤ Tab. 2.2) soll Neugeborene mit (schweren) Herzfehlern erfassen.

Bei Verdacht auf einen Herzfehler sind heute die verschiedenen Varianten der Echokardiografie die wichtigsten technischen Untersuchungen.

Herzkatheteruntersuchung, CT und MRT (je nach Erfordernis) dienen der genauen Beurteilung und Therapieplanung (➤ Abb. 4.21).

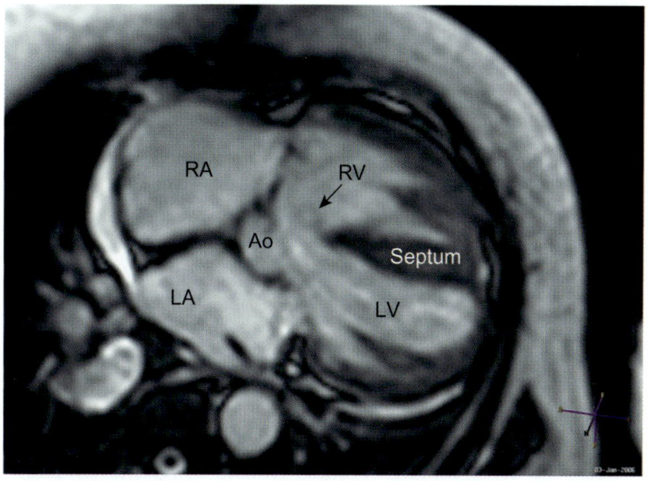

Abb. 4.21 Cardio-MRT bei Fallot-Tetralogie. LA = linker Vorhof, RA = rechter Vorhof, LV = linke Kammer, RV = rechte Kammer. Der Pfeil zeigt auf einen großen Ventrikelseptumdefekt, darüber sitzt die „reitende" Aorta (Ao). [M486]

Behandlung

Nur ganz wenige Herzfehler heilen von selbst aus. Fast alle müssen behandelt werden, wobei das Ziel die weitgehende oder vollständige Korrektur der Fehlbildung ist. Einige Herzfehler können katheterinterventionell (➤ 4.2.5) oder minimalinvasiv chirurgisch (➤ 4.2.6) behoben werden. Meist sind aber ein oder mehrere Operationen mit Herz-Lungen-Maschine nötig (➤ 4.2.6). Ggf. (weiter) bestehende Symptome wie Herzinsuffizienz (➤ 4.5) oder Herzrhythmusstörungen (➤ 4.8) werden nach den üblichen Richtlinien behandelt. Meist sind lebenslange kardiologische Kontrollen sinnvoll.

Tab. 4.3 Übersicht über Ventrikelseptumdefekt und Fallot-Tetralogie als häufigste azyanotische bzw. zyanotische Herzfehler. [L255]

Ventrikelseptumdefekt (VSD)	Fallot-Tetralogie (ToF)
Häufigkeit	
Isoliert ca. 31 % der angeb. Herzfehler	Ca. 5,5 % der angeb. Herzfehler
Kurzcharakterisierung	
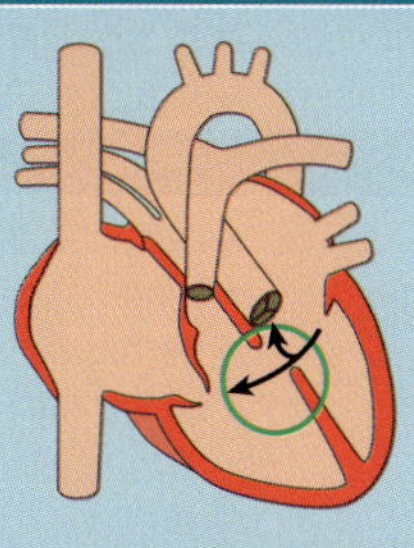 Öffnung in der Herzscheidewand zwischen rechter und linker Kammer	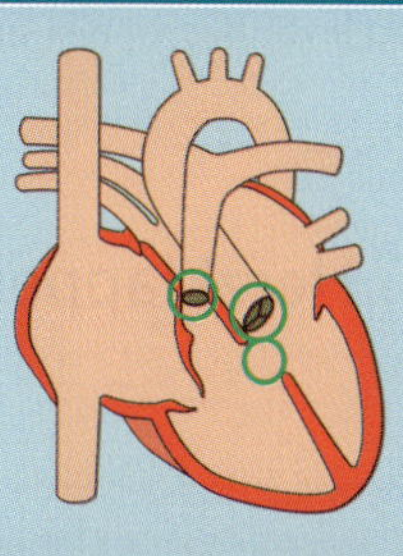 Komplexe Fehlbildung aus Pulmonalstenose, VSD, nach rechts verlagerter Aorta (sitzt über dem VSD), Hypertrophie der rechten Kammer
Krankheitszeichen	
Bei kleinen VSD keine Symptome, bei größeren (Belastungs-)Dyspnoe, Herzinsuffizienz, Gedeihstörung; systolisches Herzgeräusch	Zyanose, Herzinsuffizienz, Schwindel, Synkope (➤ 4.1.2), Gedeihstörung. Typische Hockstellung der Kinder zur Verbesserung der Sauerstoffversorgung; systolisches Herzgeräusch
Behandlung	
Bei kleinem VSD zunächst abwarten, sonst Verschluss (überwiegend chirurgisch, gelegentlich katheterinterventionell); Endokarditisprophylaxe (➤ 4.4)	Korrekturoperation im Säuglingsalter; Endokarditisprophylaxe (➤ 4.4)

Pflegerische Betreuung

Die pflegerischen Maßnahmen entsprechen den unter ➤ 4.2.5 und ➤ 4.2.6 beschriebenen. Besonders Kinder sind, neben der vitalen Bedrohung, auch stark durch die invasiven und oft schmerzhaften Maßnahmen belastet. Abhängig vom Alter des Kindes erklären die Pflegenden die notwendigen Maßnahmen. Nach Möglichkeit ist ein Elternteil bei invasiven Maßnahmen anwesend. Eltern sollten ihr Kind auch bis zur Operationsabteilung begleiten können und in der Aufwachphase anwesend sein.

Sind die ersten postoperativen Tage überstanden und geht es dem Kind besser, kann es schwierig sein, dem Kind zu vermitteln, dass es sich körperlich schonen soll, und „ruhige“ Beschäftigungen zu finden. Eltern und andere Angehörige sollten sich mit den Besuchen abwechseln, damit möglichst immer jemand anwesend sein kann. Spiele, aber auch Bewegungsübungen werden sinnvoll über den Tag verteilt. Bei längeren Krankenhausaufenthalten bekommen Schulkinder auch Unterricht.

Beratung

Eltern sind sehr stark in Sorge um ihr Kind, häufig auch nach einer erfolgreichen Therapie. Es besteht die Gefahr, dass sie ihr Kind „überbehüten“. Normalität und Selbstständigkeit fördern bei gleichzeitiger Vermeidung von Überbelastung ist für das Kind am besten, aber teilweise schwierig. In dieser Situation brauchen Eltern fachkundige Beratung, umfassende Aufklärung und ganz konkrete Handlungsempfehlungen von Fachleuten, denen sie vertrauen. Sie müssen die speziellen Symptome der Herzkrankheit ihres Kindes kennen, um eine Verschlechterung schnell zu erkennen.

Spätestens ab dem Kindergartenalter sollten auch die Kinder altersgerecht aufgeklärt werden. Ältere Kinder wünschen sich oft differenzierte Erklärungen und sollen nach und nach Verantwortung für ihren Körper übernehmen lernen.

Eltern, besonders Mütter, brauchen auch Auszeiten, um auf Dauer für das Kind und die Familie gesund zu bleiben. Pflegende zeigen diese Notwendigkeit auf, Selbsthilfegruppen und Stiftungen bieten oft spezielle Freizeiten an.

4.4 (Erworbene) Herzklappenfehler

DEFINITION

Herzklappenfehler *(Klappenvitium):* angeborene oder – viel häufiger – erworbene Herzklappenfunktionsstörung mit **Klappenstenose** (Klappenverengung), **Klappeninsuffizienz** (unzureichendem Klappenverschluss) oder beidem.

Krankheitsursachen und -entwicklung

Erworbene Herzklappenfehler haben v. a. zwei Ursachen:

- Entzündungen, z. B. **bakterielle Endokarditis** *(bakterielle Herzklappenentzündung),* **rheumatische Endokarditis** (heute seltene, durch Streptokokkeninfektion ausgelöste immunologisch bedingte Entzündung ➤ 13.4.2)
- Degenerative Prozesse, z. B. Klappenverkalkung

Erworbene Herzklappenfehler betreffen v. a. die Aorten- und Mitralklappe, da diese hohen mechanischen Belastungen ausgesetzt sind. Meist handelt es sich um **chronische Herzklappenfehler.**

Hämodynamische Folgen

- Bei einer **Klappenstenose** ist die Klappenöffnung zu eng, um das Blut normal hindurchfließen zu lassen. Der Herzabschnitt vor der verengten Klappe muss kräftiger pumpen, um das Blut hindurchzudrücken *(Druckbelastung).* Schafft er das nicht mehr, staut sich das Blut vor der verengten Klappe und „fehlt“ evtl. dahinter.
- Bei einer **Klappeninsuffizienz** fließt das Blut zwar gut durch die Klappe, aber danach teilweise wieder zurück, weil die Klappe nicht dicht schließt. Auch hier ist der Herzabschnitt vor dem Klappenfehler auf Dauer überfordert, weil er mehr Blut pumpen muss, damit hinter der Klappe eine normale Menge ankommt *(Volumenbelastung).*

Die häufigsten Klappenfehler

Häufigster erworbener Herzklappenfehler ist infolge der immer älter werdenden Bevölkerung die degenerative **Aortenklappenstenose.** Am zweithäufigsten ist die **Mitralklappeninsuffizienz** (➤ Tab. 4.4).

Tab. 4.4 Übersicht über chronische Aortenklappenstenose und Mitralklappeninsuffizienz.

Aortenklappenstenose	Mitralklappeninsuffizienz
Hauptursachen	
Degenerativ, evtl. in Verbindung mit verformter *(bikuspider)* Aortenklappe	Degenerativ, bei Dilatation der linken Kammer
Hämodynamische Folgen	
Druckbelastung der linken Kammer → Hypertrophie des linken Herzens → Linksherzinsuffizienz, schlechte Myokarddurchblutung	Volumenbelastung der linken Kammer → Vergrößerung von linkem Vorhof und linker Kammer → Vorhofflimmern, Linksherzinsuffizienz
Krankheitszeichen	
• Lange beschwerdefrei • Linksherzinsuffizienz (➤ 4.5) • Angina pectoris (➤ 4.6) • Schwindel, Synkope bei Belastung (➤ 4.1.2) • Plötzlicher Herztod	• Lange beschwerdefrei • Lungenstauung • Herzinsuffizienz (➤ 4.5) • Lungenödem (➤ 4.5)
Auskultierbares Herzgeräusch	
Systolikum (➤ 4.1)	Systolikum
Behandlung	
Bei Symptomen Aortenklappenersatz, bei über 75-Jährigen/mittlerem bis hohem Risiko evtl. katheterinterventionelles Einsetzen einer biologischen Herzklappe (*transcatheter aortic valve implantation*, kurz *TAVI*)	Bei Vorhofflimmern Antikoagulation, OP. Bei Symptomen ebenfalls OP. Meist Klappenrekonstruktion, bei Betagten/hohem Risiko evtl. katheterinterventionell (*Mitralsegel-Clipping*, z. B. mittels MitraClip™). Ansonsten Klappenersatz, evtl. minimalinvasiv

Klinische Zeichen und Diagnostik

Leitsymptome von (erworbenen) Herzklappenfehlern sind eine zunehmende Herzinsuffizienz und Herzrhythmusstörungen. Auskultatorisch ist meist ein Herzgeräusch feststellbar. Klappenfehler und veränderter Blutstrom können mittels Echokardiografie schmerzfrei dargestellt werden. Bei therapeutischen Konsequenzen ist eine Herzkatheteruntersuchung (➤ 4.1.6) nötig.

Behandlung

Zunächst wird konservativ behandelt:
- Symptomatische Therapie von Herzinsuffizienz (➤ 4.5) und Herzrhythmusstörungen (➤ 4.8)
- Evtl. Antikoagulation (➤ 11.2.3) wegen des erhöhten Risikos einer Thrombusbildung in erweiterten Herzhöhlen
- Evtl. Endokarditisprophylaxe wegen der Gefahr einer bakteriellen Endokarditis bei geschädigten Herzklappen
- Regelmäßige kardiologische Kontrollen

Endokarditisprophylaxe

Menschen mit bestimmten Herz- oder Herzklappenfehlern sind anfälliger für eine **Endokarditis** *(Entzündung der Herzinnenhaut und damit auch der Herzklappen)*. Bei ihnen ist eine **Endokarditisprophylaxe** erforderlich, u. a. mit guter Mundhygiene und vorbeugender Antibiotikagabe bei Eingriffen, bei denen wahrscheinlich Bakterien in die Blutbahn gelangen.

Im weiteren Verlauf muss meist operiert werden. Der optimale Zeitpunkt der Operation hängt vom Klappenfehler ab. Teilweise ist eine **Herzklappenrekonstruktion** möglich, ansonsten muss ein **Herzklappenersatz** erfolgen. Es gibt zwei Arten von Klappenprothesen:
- **Mechanische Herzklappen** (➤ Abb. 4.22) aus Metall und Kunststoff. Sie halten lange, haben aber v. a. den Nachteil einer lebenslang notwendigen Antikoagulation.
- **Biologische Klappen,** also aufbereitete Herzklappen von Tieren (z. B. Schweinen) oder Menschen **(Homografts).** Vorteil ist, dass eine Antikoagulation nicht auf Dauer nötig ist, Hauptnachteil eine begrenzte Klappenhaltbarkeit von ca. 10–20 Jahren.

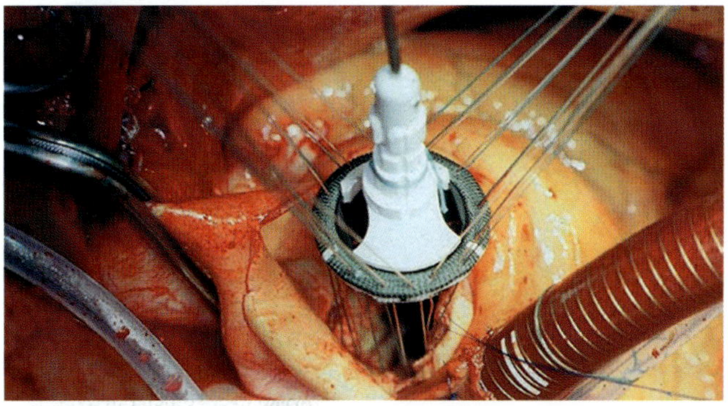

Abb. 4.22 Herzklappenersatz, hier Einsatz einer mechanischen (Aorten-) Klappe. [M555]

Der Klappentyp wird nach Alter, Lebensumständen und Begleiterkrankungen der Patientin gewählt. Mitwachsende sog. **gezüchtete Herzklappen** auf Basis menschlicher Herzklappen werden v. a. Kindern bereits eingesetzt. Langfristiges Ziel sind durch **Tissue Engineering** aus menschlichen Zellkulturen hergestellte Herzklappen.

Pflegerische Betreuung

Die perioperative Pflege ist abhängig vom gewählten Behandlungsverfahren (Pflege bei katheterinterventionellen Verfahren ➤ 4.2.5, Pflege bei offenen Herzoperationen ➤ 4.2.6).

Beratung

Ein Beratungsschwerpunkt ist die Antikoagulanzienbehandlung (➤ 11.2.3), die zur Vermeidung von **Klappenthrombosen** und daraus resultierenden arteriellen Embolien und Klappenfunktionsstörungen nötig ist.

Patientinnen mit einer mechanischen Herzklappe empfinden das „Klicken" der Klappe am Anfang als störend. Das „Warten auf den nächsten Schlag" lässt manche kaum zur Ruhe kommen. Hier hilft die Information, dass in der Regel eine Gewöhnung erfolgt, ggf. vorübergehend auch ein Schlafmittel sinnvoll sein kann. Der Kontakt zu anderen Betroffenen kann ebenfalls hilfreich sein.

4.5 Herzinsuffizienz

DEFINITION

Herzinsuffizienz *(Herzschwäche)*: Unfähigkeit des Herzens, den Körper mit so viel Blut und Sauerstoff zu versorgen, dass der Stoffwechsel in Ruhe und unter Belastung stabil bleibt. Prinzipiell in jedem Alter möglich, jedoch vornehmlich Erkrankung des älteren Menschen (Häufigkeit ca. 25 % der 80- bis 84-Jährigen) mit den Hauptursachen arterielle Hypertonie und koronare Herzkrankheit. Prognose nur dann gut, wenn rechtzeitig die Ursache ausgeschaltet wird.

Krankheitsursachen und -entwicklung

Einteilung der Herzinsuffizienz ➤ Tab. 4.5, ➤ Tab. 4.6

Eine **Herzinsuffizienz** bei Kindern und Jugendlichen ist am häufigsten verursacht durch:
- Angeborene Herzfehler (➤ 4.3)
- Kardiomyopathien
- Entzündliche Herzerkrankungen

Bei Erwachsenen ist die Herzinsuffizienz in 70–90 % Langzeitfolge einer arteriellen Hypertonie (➤ 4.9) und/oder einer koronaren Herzkrankheit (➤ 4.6).

Weitere Ursachen sind u. a. Herzklappenfehler und Herzrhythmusstörungen (➤ 4.8).

4

Tab. 4.5 Einteilungsmöglichkeiten der Herzinsuffizienz (Auswahl).

Einteilung nach
Zeitdauer
• **Akute Herzinsuffizienz** (schnell entstanden) • **Chronische Herzinsuffizienz** (langsam entstanden)
Schweregrad
• **Kompensierte Herzinsuffizienz** (Herzzeitvolumen noch ausreichend) oder **dekompensierte Herzinsuffizienz** (Herzzeitvolumen nicht mehr ausreichend) • Genauer: meist nach **NYHA** in die Stadien I–IV (➤ Tab. 4.6)
Auswurfleistung
• **Herzinsuffizienz mit reduzierter Pumpfunktion der linken Kammer** *(HFrEF = heart failure with reduced ejection fraction, systolische Herzinsuffizienz)* • **Herzinsuffizienz mit leicht reduzierter Pumpfunktion der linken Kammer** *(HFmrEF = heart failure with mildly reduced ejection fraction)* • **Herzinsuffizienz mit erhaltener Pumpfunktion der linken Kammer** *(HFpEF = heart failure with preserved ejection fraction, diastolische Herzinsuffizienz)*
Betroffene Herzkammer
• **Rechtsherzinsuffizienz** (Schwäche v. a. der rechten Herzkammer) • **Linksherzinsuffizienz** (Schwäche v. a. der linken Herzkammer) • **Globalinsuffizienz** (Schwäche beider Herzkammern)

Tab. 4.6 Stadieneinteilung der Herzinsuffizienz nach NYHA (New York Heart Association).

Stadium	Charakterisierung
I	Körperliche Belastbarkeit nicht eingeschränkt, keine Beschwerden bei „Alltags"belastung
II	Geringe Einschränkung der körperlichen Belastbarkeit, d. h. Beschwerden bei stärkerer körperlicher Anstrengung
III	Deutliche Einschränkung der körperlichen Belastbarkeit, d. h. Beschwerden bei leichter körperlicher Anstrengung
IV	Beschwerden schon in Ruhe

DEFINITION

Kardiomyopathien: teils angeborene, teils erworbene nichtentzündliche Erkrankungen des Herzmuskels selbst mit Herzmuskelverdickung, Erweiterung der Herzhöhlen und/oder verminderter Dehnbarkeit. Leitsymptome Herzinsuffizienz und Herzrhythmusstörungen.

Entzündliche Herzerkrankungen: Entzündung einer oder mehrerer Herzwandschichten. Ursachen vielfältig, z. B. Bakterien, Viren, Autoimmunerkrankungen, oft nicht feststellbar.

- **Endokarditis:** Entzündung der Herzinnenhaut einschließlich der Herzklappen
- **Myokarditis:** Entzündung der Muskelschicht des Herzens (z. B. virusbedingt)
- **Perikarditis:** Entzündung der Herzaußenhaut, evtl. mit **Perikarderguss** (Erguss im Herzbeutel)
- **Pankarditis:** Entzündung aller Herzwandschichten

Oft schafft es das Herz zunächst, durch Gegenregulationsmechanismen (z. B. Aktivierung von Renin-Angiotensin-Aldosteron-System und Sympathikus ➤ Abb. 4.11 sowie Herzmuskelhypertrophie) Herzzeitvolumen und Blutdruck aufrechtzuerhalten. Nach unterschiedlich langer Zeit aber gelingt dies nicht mehr und es kommt zu Beschwerden. Zudem wirken die Gegenregulationsmechanismen selbst auf Dauer ungünstig auf das Herz.

Klinische Zeichen und Diagnostik

Klinische Zeichen

Beim häufigsten Fall, der chronischen Herzinsuffizienz Erwachsener, bemerken die Betroffenen oft als Erstes eine Abnahme der körperlichen Belastbarkeit (bei Belastung schneller Puls und „außer Puste") und stärkere Ermüdbarkeit. Möglicherweise müssen sie nachts häufiger auf die Toilette.

- Zusätzliche Symptome der **Linksherzinsuffizienz** sind v. a.:
  - Dyspnoe (➤ 3.1.1) und Husten (oft nachts betont, Schlafen mit erhöhtem Oberkörper) durch die Lungenstauung
  - Später eine Zyanose
- Auf eine **Rechtsherzinsuffizienz** weisen hin:
  - Ödeme (insbesondere Knöchelödeme ➤ Abb. 4.23), „Magenbeschwerden" und gestaute Halsvenen durch die Blutstauung im Körperkreislauf
  - Gewichtszunahme durch die Wassereinlagerung

Während ältere Kinder ähnliche Symptome haben wie Erwachsene, zeigen Säuglinge ein etwas anderes Bild: Tachykardie, Tachypnoe, Trinkschwäche, leises Schreien (Trinken und Schreien sind körperliche Arbeit!), evtl. Zyanose, Ödeme, bei längerem Bestehen Gedeihstörung.

Bei alten Menschen kann die verminderte körperliche Belastbarkeit lange unbemerkt bleiben, weil sich viele aufgrund anderer Erkrankungen wenig bewegen.

Diagnostik

Bei Verdacht auf eine Herzinsuffizienz sind EKG, Echokardiografie (Herzgröße? Auswurfleistung? Klappen?) und Blutuntersuchung erste weiterführende Untersuchungen. Zu den Blutuntersuchungen gehört auch die Bestimmung von **BNP** oder **NT-proBNP.** Diese **natriuretischen Peptide** werden bei Dehnung der Herzhöhlen, wie sie mit einer Herzinsuffizienz verbunden ist, vermehrt abgegeben. Insbesondere schließen normale Werte eine Herzinsuffizienz praktisch

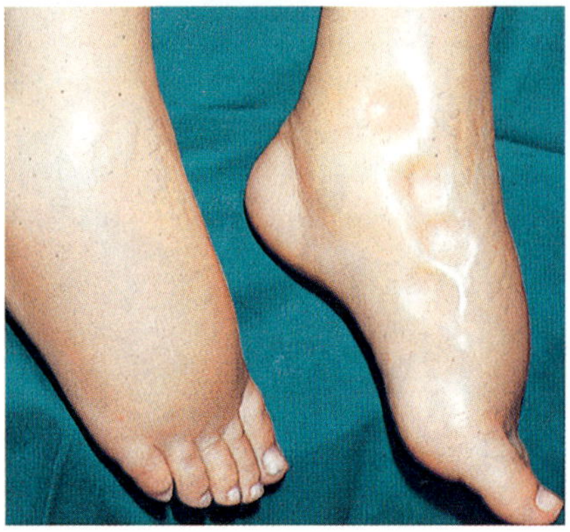

Abb. 4.23 Ödeme bei Herzinsuffizienz. [G914]

aus. Die weiteren Blutuntersuchungen sind auch patientenabhängig, z. B. Schilddrüsenwerte, Blutfette, Blutzucker, Elektrolyte.

Weitere Untersuchungen, etwa Langzeit-EKG, Belastungsuntersuchung (Belastungs-EKG, Stressechokardiografie, Myokardszintigrafie) bis hin zur Herzkatheteruntersuchung mit Koronarangiografie (➤ 4.1.6) hängen von Befunden und Patientensituation ab.

Komplikationen

Hauptkomplikationen der chronischen Herzinsuffizienz sind akute Verschlechterungen und Herzrhythmusstörungen, v. a. Vorhofflimmern und von den Kammern ausgehende Rhythmusstörungen bis zum Kammerflimmern (➤ 4.8).

Behandlung

Für die chronische Herzinsuffizienz ist ein Disease Management Programm (DMP) verfügbar (➤ 2.1.4).

Immer sollte versucht werden, die Ursache der Herzinsuffizienz zu finden und zu beseitigen, etwa einen erhöhten Blutdruck zu senken. Weitere Herz-Kreislauf-Risikofaktoren werden bestmöglich eingestellt, z. B. erhöhte Blutfette oder ein Diabetes mellitus (➤ 7.5). Fast immer müssen die Betroffenen ihre Lebensführung ändern, sowohl für die Einstellung weiterer Risikofaktoren als auch als nichtmedikamentöse Basisbehandlung der Herzinsuffizienz selbst.

Behandlung des akuten Lungenödems

NOTFALL

Ein Notfall ist das durch eine **akute Linksherzinsuffizienz** verursachte **(kardiale) Lungenödem** mit Flüssigkeitsansammlung in den Lungen. Leitsymptome sind:
- Ruhedyspnoe, Orthopnoe (➤ 3.1.1), oft ohne Stethoskop hörbare Rasselgeräusche über den Lungen
- Zyanose (➤ 3.1.3)
- Tachykardie (➤ 4.8), niedriger Blutdruck
- Unruhe, Angst

Die **Erstmaßmaßnahmen** umfassen:
- Oberkörperhoch-, Beintieflagerung (**Herzbettlagerung** ➤ Abb. 4.24)
- Monitoring der Vitalzeichen, möglichst mit Pulsoximetrie
- Legen eines venösem Zugangs
- Schleifendiuretika (z. B. Lasix® ➤ 10.2.3) i. v.
- Bei systolischem Blutdruck > 110 mmHg Nitrat sublingual (➤ 4.2.2)
- Sauerstoffgabe bei Sauerstoffsättigung < 90 %
- Ggf. Opiate zur Angstminderung
- Bei unzureichendem Ansprechen ggf. weitere, teils auch invasive Maßnahmen, z. B. Beatmung
- Weitere Beobachtung und Vitalzeichenkontrolle bis zur Stabilisierung des Befindens

War vorher keine Herzerkrankung bekannt, folgt nach Abklingen der Akutsituation eine Erstdiagnostik nach den genannten Richtlinien. Bei bekannter Herzinsuffizienz wird nach der Ursache für die Entgleisung gesucht und die Behandlung ggf. angepasst.

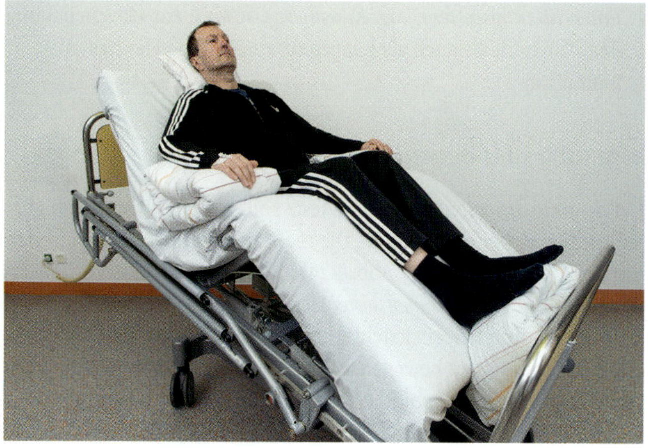

Abb. 4.24 Herzbettlagerung. [K115]

Medikamentöse Behandlung

Die medikamentöse Behandlung der Herzinsuffizienz (mit reduzierter Pumpfunktion der linken Kammer) umfasst bei Patientinnen mit Beschwerden eine Viererkombination: [8]
- ACE-Hemmer oder Angiotensin-Rezeptor-Blocker oder Angiotensin-Rezeptor-Neprilysin-Inhibitor (z. B. Lisinopril AbZ® ➤ 4.2.2),
- β-Blocker (z. B. Beloc® ➤ 4.2.2)
- Mineralokortikoidrezeptor-Antagonist (eine Gruppe von Diuretika ➤ Tab. 10.6, z. B. Eplerenon Stada®) bei weiter bestehenden Beschwerden
- SGLT2-Hemmer, z. B. Dapagliflozin (etwa Forxiga® ➤ 7.2.2)

Ggf. werden weitere Medikamente eingesetzt, etwa:
- Weitere Diuretika (➤ 10.2.3)
- Ivabradin, ein Sinusknotenhemmer (z. B. Procoralan®)
- Eisen (i. v.) bei nachgewiesenem Eisenmangel
- Vericiguat, erweitert die Gefäße und kann die Herzfunktion verbessern (z. B. Verquvo®)
- Herzglykoside (enge Indikationsstellung ➤ 4.2.2)

Bei erhaltener Pumpfunktion werden SGLT2-Hemmer empfohlen. [9]

Invasive Behandlungsverfahren

- Bei ausgewählten Patientinnen kann ein Dreikammerschrittmacher (➤ 4.2.4) implantiert werden, der auch die linke Kammer stimuliert und dadurch die Herzfunktion verbessert. Diese spezielle Schrittmachertherapie heißt **kardiale Resynchronisationstherapie** *(CRT)*.
- Bei hohem Risiko für Kammertachykardien/Kammerflimmern (➤ 4.8) ist zur Verhinderung eines plötzlichen Herztods die Implantation eines *ICD* (*implantable cardioverter defibrillator* ➤ 4.2.4) sinnvoll.
- Beide gibt es auch kombiniert als *CRT-ICD-System.*
- Können bei terminaler Herzinsuffizienz keinerlei Maßnahmen den Zustand verbessern, wird bei prinzipiell geeigneten Patientinnen eine **Herztransplantation** erwogen (➤ 4.2.6). Eine weitere Option sind **Kammerunterstützungssysteme** (*Herz-*

unterstützungssystem, sog. *Kunstherz*), sowohl zur Überbrückung der Wartezeit als auch als Langzeittherapie ohne Herztransplantation.

Lagerung und Bewegung

Bei *dekompensierter* Herzinsuffizienz soll die Patientin (möglichst kurzzeitig) Bettruhe einhalten. Die meisten Patientinnen empfinden die Herzbettlagerung (➢ Abb. 4.24) als beschwerdelindernd.

Patientinnen mit *kompensierter* Herzinsuffizienz werden motiviert, sich täglich unter Berücksichtigung der individuellen Belastungsgrenze körperlich zu bewegen. Körperliches Training verbessert die Belastbarkeit, erhält Mobilität, Selbstständigkeit und Funktionsfähigkeit der Skelettmuskulatur, dient dem Gefäßtraining und fördert das Wohlbefinden.

Ernährung

Patientinnen mit dekompensierter Herzinsuffizienz sollen leicht verdauliche, nicht blähende, aber eiweißreiche Kost erhalten. Bei ihnen sind auch eine Kochsalzreduktion und Trinkmengenbeschränkung auf 1,5 l täglich sinnvoll. Bei Appetitlosigkeit kann Wunschkost angeboten werden.

Nach Stabilisierung ist keine spezielle Diät nötig („gesunde" Ernährung ➢ 7.2.1, ➢ 5.3), jedoch soll die Betroffene bei Tisch nicht nachsalzen, auf sehr salzige Nahrungsmittel verzichten und höchstens 2 l täglich trinken. Der Alkoholkonsum sollte ein „leberverträgliches" Maß nicht überschreiten (➢ 9.2.1). Bei Übergewicht soll eine Gewichtsreduktion angestrebt werden.

Weitere pflegerische Betreuung

Spezielle Pflege bei konservativ behandelten Herzerkrankungen ➢ 4.2.1

Bei einer dekompensierten Herzinsuffizienz stehen die Verbesserung der akuten Beschwerden und die Unterstützung bei den Lebensaktivitäten im Vordergrund:

- (Eingeschränkte) Bettruhe einhalten lassen, ggf. Herzbettlagerung (➢ Abb. 4.24) durchführen
- Sauerstoff nach Arztanordnung verabreichen
- Patientin beruhigen, sie nach Möglichkeit nicht länger allein lassen
- Für Ruhe sorgen
- Bei den Lebensaktivitäten unterstützen, dabei die Patientin körperlich nicht überfordern, Pausen einplanen
- Pneumonie-, Thrombose-, Obstipations- und Dekubitusprophylaxe unter Beachtung der individuellen Patientensituation durchführen

Thromboseprophylaxe mittels Kompression

Bei ausgeprägten Unterschenkelödemen ist eine Kompression von außen mit Vorsicht durchzuführen, da es hierdurch zu einem vermehrten Flüssigkeitsrückstrom ins Gefäßsystem kommt, der das Herz zusätzlich belastet. Arztrücksprache ist notwendig.

Die Patientin wird engmaschig überwacht:

- Puls, Blutdruck, Atmung (Frequenz, Dyspnoe, Geräusche)
- Gewicht, Gewichtsverlauf (täglich wiegen), Ödeme/Ödementwicklung
- Ein- und Ausfuhrkontrolle bzw. Flüssigkeitsbilanz
- Stuhlausscheidung, ggf. vorübergehend Abführmaßnahmen

Kinder mit Herzinsuffizienz sind schwer krank und benötigen intensive Zuwendung und Pflege. Beschäftigung und Aktivitäten müssen an die geringe Belastbarkeit angepasst werden. Zusätzlich benötigen die Eltern intensive Begleitung und Anleitung.

Verbessert sich die Situation, steht die langsame Steigerung der körperlichen Aktivitäten im Vordergrund. Erwachsene neigen dazu, aus Angst vor einer erneuten Verschlechterung eher passiv zu bleiben, Kinder eher dazu, zu aktiv zu sein. Pflegefachpersonen beachten die individuelle Belastbarkeit, motivieren die Patientin/das Kind zur Selbstständigkeit und Mobilisation oder bremsen Aktivitäten.

Prävention

(Primär-)Prävention der Herzinsuffizienz bedeutet v. a. Vorbeugung und rechtzeitige Behandlung von koronarer Herzkrankheit (➢ 4.6) und arterieller Hypertonie (➢ 4.9).

Beratung

Auch für Menschen mit Herzinsuffizienz gibt es mittlerweile strukturierte Patientenschulungen (DMP ➢ 2.1.4). Die Patientenschulung und -beratung bei Herzinsuffizienz hat folgende inhaltliche Schwerpunkte:

- Ursachen und Behandlung der Erkrankung, Bedeutung von Risikofaktoren und Lebensstiländerung für den Verlauf
- Selbstkontrolle von Puls, Blutdruck, Atmung, Gewicht (schnelle Gewichtszunahme bedeutet Wassereinlagerung), Beinen (Ödeme?)
- Angepasste körperliche Aktivität (siehe oben)
- Anstreben von Normalgewicht
- Ernährung (siehe oben), möglichst wenig Einschränkungen, um die Patientenmitarbeit zu erhalten
- Influenza- und Pneumokokkenimpfung wegen der erhöhten Gefährdung durch diese Erkrankungen
- Ggf. Tabakentwöhnung (➢ 3.9)

4.6 Koronare Herzkrankheit

DEFINITION

Koronare Herzkrankheit *(KHK):* chronische Herzerkrankung mit Minderdurchblutung und daraus resultierend Sauerstoffmangel des Myokards. Hauptursache arteriosklerotische Verengung bzw. Verschluss der Koronararterien (➢ Abb. 4.25). KHK ohne Herzinfarkt bei gut 8 % der ab 30-Jährigen [10], mit dem Alter zunehmende Häufigkeit.

Manifestationen: [11]

- **Chronisches Koronarsyndrom** *(CCS),* umfasst v. a. Betroffene
  - Mit stabiler Angina pectoris oder Dyspnoe und vermuteter KHK

- Mit neu aufgetretener Funktionsstörung der linken Kammer oder Herzinsuffizienz und vermuteter KHK
- Ohne oder mit Beschwerden nach akutem Koronarsyndrom/PCI vor weniger als einem Jahr
- Ohne oder mit Beschwerden über ein Jahr nach Diagnose oder PCI
- Ohne Beschwerden bei durch Screening festgestellter KHK

• **Akutes Koronarsyndrom** *(ACS),* ➤ 4.7

Krankheitsursachen und -entwicklung

Hauptursache der **koronaren Herzkrankheit (KHK)** ist eine zunehmende Arteriosklerose der Koronararterien (Arteriosklerose ➤ 5.3, Risikofaktoren ➤ Abb. 4.25). Die zunehmende Verengung entwickelt sich über Jahre bis Jahrzehnte unbemerkt. Erst ab einer Stenose von ca. 50 % reicht der Blutfluss bei Belastung nicht mehr für eine ausreichende Sauerstoffversorgung des Myokards hinter der Stenose.

Nichtarteriosklerotische Erkrankungen der Koronararterien sind weitaus seltener (z. B. Gefäßentzündungen = Vaskulitiden ➤ 12.4.2).

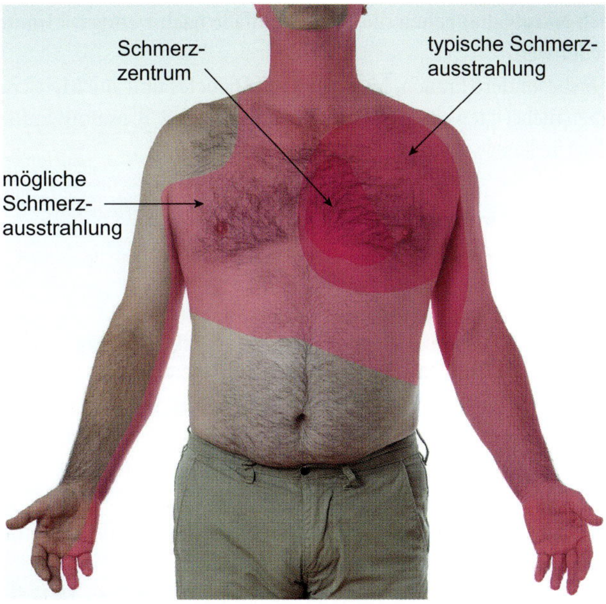

Abb. 4.26 Schmerzlokalisation bei Angina pectoris. [K115, L141]

Klinische Zeichen und Diagnostik

Angina pectoris

Leitsymptom der chronischen KHK ist die **Angina pectoris.** Ausgelöst z. B. durch körperliche Belastung, Aufregung, Kälte oder opulente Mahlzeiten kommt es zu Schmerzen, Enge-, Druck- oder Schweregefühl im Brustkorb. Die Beschwerden sind oft hinter dem Brustbein (retrosternal) am stärksten und können in Arme, Hals, Unterkiefer oder Schulter ausstrahlen (➤ Abb. 4.26). In Ruhe (oder

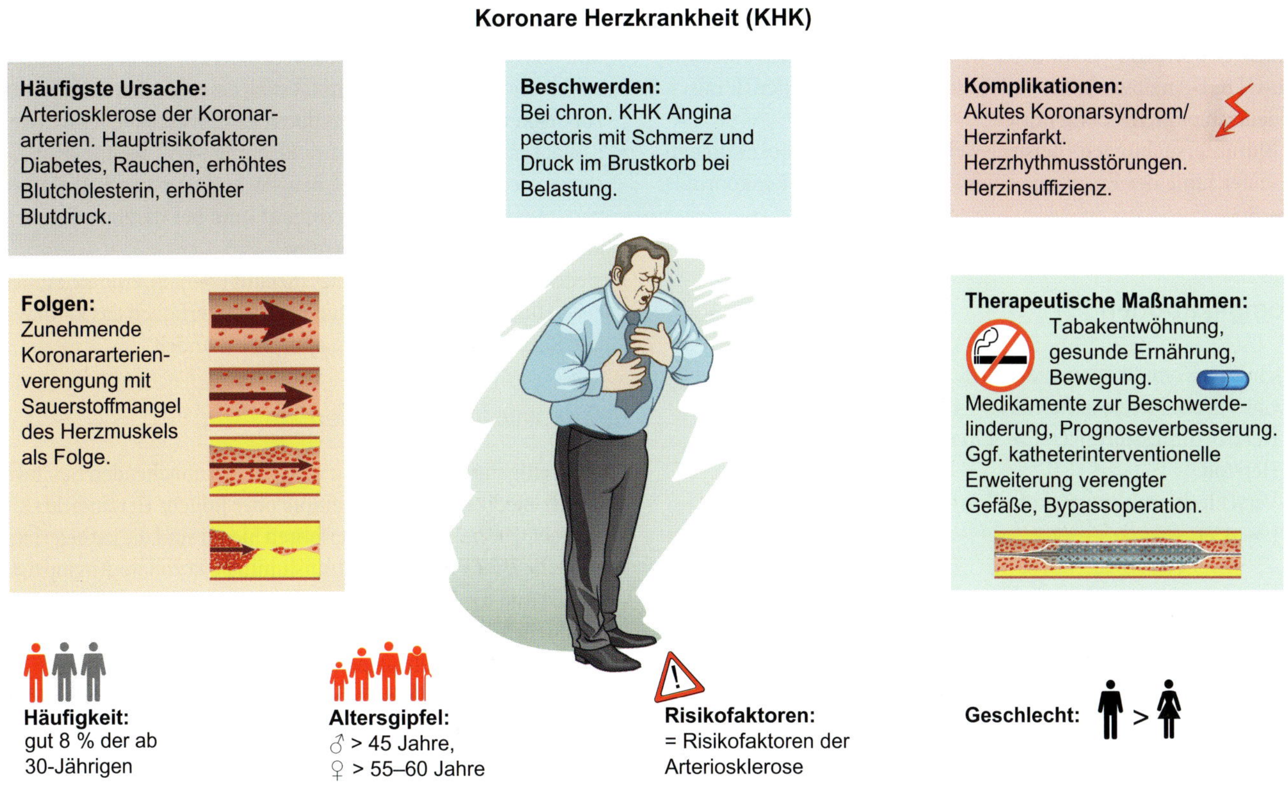

Abb. 4.25 Übersicht koronare Herzkrankheit (KHK). [L255]

nach Nitratgabe) gehen die Schmerzanfälle nach wenigen Minuten wieder weg.

Insbesondere Frauen, Menschen mit Diabetes und alte Menschen haben nicht selten eine atypische Angina pectoris z. B. nur mit Luftnot oder Übelkeit.

Stabile und instabile Angina pectoris

Stabile Angina pectoris: immer gleiche Schmerzauslöser, Besserung in Ruhe oder auf Nitratgabe.
Instabile Angina pectoris: erstmalige Angina pectoris, Anfälle stärker oder häufiger werdend oder bereits bei geringerer Belastung, abnehmendes Ansprechen auf Nitrate. Teil des akuten Koronarsyndroms (➤ 4.7). Notfall – sofort Notärztin anfordern!

Diagnostik

Zur Sicherung oder zum Ausschluss einer KHK sind fast immer mehrere Untersuchungen erforderlich.

- EKG (➤ 4.1.3): Ruhe-EKG (oft normal), evtl. Langzeit-EKG (Rhythmusstörungen?)
- Echokardiografie (➤ 4.1.4): z. B. Wandbewegungsstörungen?
- Belastungsuntersuchung, z. B. Stressechokardiografie, Stress-MRT, Belastungs-EKG: zur Provokation von Durchblutungsstörungen
- Evtl. Myokardszintigrafie (➤ 4.1.4)
- Evtl. Darstellung der Koronararterien

Die beste Darstellung der Koronararterien gelingt nach wie vor durch Koronarangiografie (➤ 4.1.6), außerdem ist ggf. in gleicher Sitzung eine Aufdehnung der Verengung möglich (➤ 4.2.5). Entsprechend wird sie bei Patientinnen mit hoher KHK-Wahrscheinlichkeit empfohlen. Bei geringer bis mittlerer Wahrscheinlichkeit wird eine Cardio-CT/CT-Angiografie (➤ 4.1.4) zum Ausschluss einer (klinisch bedeutsamen) KHK befürwortet.

Blutuntersuchungen (beispielsweise Blutfette, Glukose) dienen in erster Linie der Erstellung eines kardiovaskulären Risikoprofils (➤ 5.3).

Komplikationen

Wichtigste Komplikationen der KHK sind:

- Chronische Herzinsuffizienz (➤ 4.5)
- Herzrhythmusstörungen (➤ 4.8) mit eventuellem plötzlichen Herztod
- Verschlechterung zum akuten Koronarsyndrom/Herzinfarkt (➤ 4.7)

Behandlung

Behandlung bei akutem Koronarsyndrom ➤ 4.7

Für die KHK gibt es ein Disease Management Programm (DMP ➤ 2.1.4). Ziele der Behandlung sind die Beschwerdelinderung und die Prognoseverbesserung.

Behandlung des Angina-pectoris-Anfalls

NOTFALL

Bei einem **Angina-pectoris-Anfall**

- soll sich die Patientin *setzen* und Ruhe einhalten,
- öffnen Pflegefachpersonen beengende Kleidung und sorgen für frische (aber nicht zu kalte) Luft,
- verabreichen sie die Bedarfsmedikation, meist kurz wirksame Nitrate (➤ 4.2.2), ggf. nach 5 Min. noch einmal,
- bleiben sie weiter bei der Patientin und kontrollieren ihre Vitalzeichen.

Wird die Patientin auf diese Maßnahmen rasch beschwerdefrei, ist keine Notarztanforderung nötig. Der Anfall wird aber dokumentiert und die Hausärztin darauf hingewiesen. Die Dringlichkeit des Hausarztbesuchs hängt von Schwere und Häufigkeit der Anfälle ab.
Bei ausbleibender Besserung und jedem ersten Angina-pectoris-Anfall fordern die Pflegenden die Notärztin an.
Im Krankenhaus gilt dasselbe Vorgehen (Arztinformation, ggf. Notruf)

Medikamentöse Behandlung

Die medikamentöse Behandlung der KHK (➤ 4.2.2) beinhaltet: [11], [12]

- Nitrate ➤ 4.2.2, z. B. Nitrolingual® Spray/Kapsel (kurz wirksam), ISMN AL retard® (lang wirksam): sowohl vorbeugend als auch im Angina-pectoris-Anfall gute antianginöse Wirkung, aber kein Einfluss auf die Prognose
- Bei unzureichender Wirkung/Unverträglichkeit der genannten Medikamente u. a. lang wirksame Kalziumantagonisten (➤ 4.2.2 z. B. Amlodipin, etwa Amlodigamma®), Ivabradin (etwa Procoralan®), Ranolazin (etwa Ranexa®)
- Thrombozytenaggregationshemmer (➤ 11.2.2), bevorzugt niedrig dosierte Azetylsalizylsäure (z. B. Aspirin® protect 100 mg), und unabhängig vom Blutcholesterinwert ein Statin (z. B. Simvastatin ratiopharm®) zur Verhinderung eines Myokardinfarkts und zur Senkung der Sterblichkeit durch kardiovaskuläre Ereignisse
- β-Blocker, z. B. Bisoprolol (etwa Bisoprolol-CT® ➤ 4.2.2): senken den Sauerstoffbedarf, beugen Angina-pectoris-Anfällen vor. Im ersten Jahr nach Herzinfarkt (und bei Herzinsuffizienz) angezeigt, danach Neubewertung

Begleiterkrankungen wie Diabetes mellitus (➤ 7.5), erhöhte Blutfette (➤ 7.6) oder arterielle Hypertonie (➤ 4.9) erhöhen das kardiovaskuläre Risiko stark und werden optimal behandelt.

Revaskularisationstherapien

Eine Beseitigung der Verengung wird z. B. bei anhaltenden Beschwerden trotz medikamentöser Therapie oder hohem Herzinfarktrisiko angestrebt. Die beiden Hauptverfahren hierzu sind die katheterinterventionelle *PTCA* (perkutane transluminale koronare Angioplastie, ➤ 4.2.5) und die *Bypassoperation* (➤ 4.2.6). Welches Verfahren im individuellen Fall sinnvoller ist, sollte im interdisziplinären Team zusammen mit der Betroffenen entschieden werden.

Auch nach revaskularisierenden Therapien werden nichtmedikamentöse Basismaßnahmen und medikamentöse Behandlung fortgesetzt (nach PTCA duale Plättchenhemmung mit zwei Thrombozytenaggregationshemmern für 1–12 Monate ➤ 11.2.2). Restenosen und -verschlüsse sind nach PTCA oder Bypassoperation möglich.

Weitere pflegerische Betreuung

Spezielle Pflege bei konservativ behandelten Herzerkrankungen ➤ 4.2.1
Spezielle Pflege bei katheterinterventionellen kardiologischen Therapien ➤ 4.2.5
Spezielle perioperative Pflege bei Herzoperationen ➤ 4.2.6

Prävention

Die KHK ist eine Folgeerkrankung der Arteriosklerose. Entsprechend ist die Hauptsäule der Primärprävention, die Risikofaktoren für eine Arteriosklerose zu vermeiden (➤ 5.3).

Beratung

Die Patientenschulung beinhaltet u. a. Wissensvermittlung über Risikofaktoren, Komplikationen und Behandlung der KHK sowie Verhalten bei Warnzeichen eines Infarkts. Ein besonderer Schwerpunkt liegt auf den Einflussmöglichkeiten der Patientin: [11] [12]
- Individuell beobachtete Anfallsauslöser, z. B. kalte Luft, meiden
- Ärztlich verordnete Medikamente konsequent einnehmen
- Nicht rauchen, wenn möglich auch kein Passivrauchen
- Frauen Alkoholkonsum auf max. 10 g, Männer auf 20 g Alkohol pro Tag begrenzen
- Arterielle Hypertonie, Blutfettstoffwechselstörungen, Diabetes mellitus bestmöglich behandeln
- Ggf. Übergewicht abbauen
- Sich „gesund“ ernähren, also mit viel Obst, Salat, Gemüse, Vollkornprodukten, wenig Fett (unter Bevorzugung ungesättigter Fettsäuren), wenig Fleisch, dafür mehr Fisch
- Auf ausreichend körperliche Aktivität achten, am besten Kombination aus Kraft- und Ausdauertraining (2-mal bzw. mind. 150 Min. pro Woche, jeweils dem Zustand angepasst), ggf. in einer Herzsportgruppe, dazu mehr Bewegung in den Alltag integrieren. Langsam anfangen (ggf. vorher Austestung der Belastung durch die Ärztin), dann steigern
- Jährlich Grippeschutzimpfung durchführen lassen

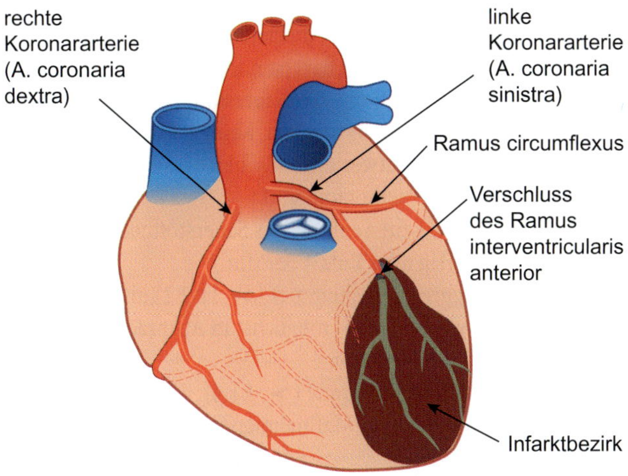

Abb. 4.27 Herzinfarkt. Durch Verschluss einer Koronararterie bzw. eines Koronararterienastes stirbt das von diesem Gefäß versorgte Herzmuskelgewebe ab. [L255]

4.7 Akutes Koronarsyndrom und Herzinfarkt

DEFINITION

Akutes Koronarsyndrom *(ACS):* zusammenfassender Begriff für die akut lebensbedrohlichen KHK-Manifestationen instabile Angina pectoris, Herzinfarkt und plötzlicher Herztod.
Herzinfarkt *(Myokardinfarkt, MI):* umschriebene Myokardnekrose infolge länger dauernder Durchblutungsstörung und dadurch Ischämie des Myokards. Ganz überwiegend verursacht durch Koronararterienverschluss bei vorbestehender KHK. Häufigste akute kardiovaskuläre Erkrankung in Deutschland. Gut 30 % der Betroffenen sterben noch vor Eintreffen im Krankenhaus, weitere 5–10 % im Krankenhaus.

Krankheitsursachen und -entwicklung

Ein **Herzinfarkt** entsteht fast immer bei vorbestehender KHK: in einer Koronararterie bildet sich auf einem rauen arteriosklerotischen Herd ein Thrombus, der das Gefäß verschließt. Das Myokard „dahinter“ erhält keinen Sauerstoff mehr und stirbt ab (➤ Abb. 4.27). Die zugrunde gegangenen Herzmuskelzellen können vom Körper nicht ersetzt werden.

Klinische Zeichen und Diagnostik

Klinische Zeichen

Warnsignal Schmerz

Leitsymptom von akutem Koronarsyndrom und Herzinfarkt sind heftigste und andauernde, evtl. ausstrahlende retrosternale Schmerzen, die auf Ruhe und Nitratgabe kaum ansprechen. Atypische Bilder z. B. mit Druckgefühl oder Oberbauchschmerzen sind allerdings nicht selten, v. a. bei Frauen, alten Menschen und Menschen mit Diabetes.

Begleitet werden die Schmerzen von:
- Gesichtsblässe, Ausbruch kalten Schweißes
- Dyspnoe
- Schwäche
- Übelkeit
- Angst, Unruhe
- Evtl. Zeichen der Herzinsuffizienz (➤ 4.5)
- Evtl. Herzrhythmusstörungen (➤ 4.8)
- Vor allem bei alten Menschen Verwirrtheit infolge Minderdurchblutung des Gehirns durch Blutdruckabfall.

Ein Herzinfarkt (fast) ohne Beschwerden bleibt oft unbemerkt. Diese **stummen Infarkte** sind aber nicht minder gefährlich.

NOTFALL

Immer noch denken zu viele Betroffene und ihre Angehörige trotz Beschwerden zu selten an einen **Herzinfarkt** oder scheuen sich, die Notärztin zu rufen. Diese Zeitverzögerung ist mit ein Grund für die nach wie vor hohe Letalität *vor* Eintreffen im Krankenhaus.

Diagnostik

Allein aufgrund der Beschwerden kann bei einem akuten Koronarsyndrom nicht entschieden werden, ob es sich „nur" um eine instabile Angina pectoris oder um einen Herzinfarkt handelt und ob im letzteren Fall ein **NSTEMI** *(Non-ST-Elevations-Myokardinfarkt ohne ST-Hebungen)* oder ein **STEMI** *(ST-Elevations-Myokardinfarkt mit ST-Hebungen)* vorliegt.

Angesichts der Schwere der Erkrankung und der therapeutischen Konsequenzen muss die Diagnostik schnellstmöglich erfolgen mit:

- Blutuntersuchungen. Am wichtigsten sind heute die **kardialen Troponine I und T** (Eiweiße, die aus geschädigten Herzmuskelzellen freigesetzt werden), die etwas schneller reagieren als die ebenfalls herzmuskelspezifische **CK-MB** *(Kreatinphosphokinase der Untergruppe MB).* Bei anfänglichem Normalbefund wird die Troponinbestimmung bei den zu bevorzugenden hochsensitiven Tests nach 1–2 Std. wiederholt, sonst nach 1–6 Std.
- EKG (➤ Abb. 4.28), ggf. wiederholt, da das EKG anfänglich trotz Infarkts normal sein kann. Im weiteren Verlauf ändert sich das EKG beim STEMI in typischer Weise.
- Echokardiografie (Wandbewegungsstörungen?).
- Je nach regionaler Verfügbarkeit und Risiken der Patientin Koronarangiografie.

Diagnosekriterien des Herzinfarkts

Die Herzinfarktdiagnose erfordert den Nachweis eines *akuten Myokardschadens,* bevorzugt durch Anstieg oder Abfall der kardialen Troponine im Blut, bei mindestens einem erhöhten Wert.
Außerdem muss zum *Ischämienachweis* mindestens eins der folgenden Kriterien erfüllt sein (vereinfacht nach [13]:

- Symptome der Ischämie
- Bestimmte EKG-Veränderungen, z. B. ST-Hebung oder krankhafte Q-Zacke
- Nachweis neuen Myokarduntergangs/Wandbewegungsstörungen durch bildgebende Verfahren, z. B. Echokardiografie
- Nachweis eines Thrombus in den Koronararterien z. B. durch Koronarangiografie

Komplikationen

Die häufigsten lebensbedrohlichen Frühkomplikationen des Herzinfarktes sind:

- Herzrhythmusstörungen (➤ 4.8)
- Akute Herzinsuffizienz (➤ 4.5) bis zum kardiogenen Schock

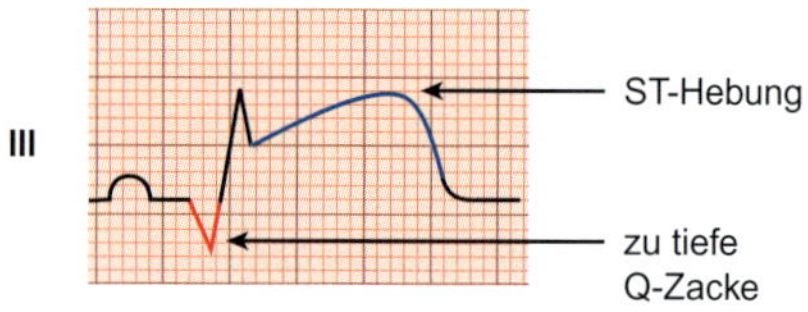

Abb. 4.28 Typisches EKG bei akutem STEMI. Die namengebende ST-Hebung ist deutlich sichtbar. [L106]

DEFINITION

Kardiogener Schock: Schock durch „Pumpversagen" des Herzens. Auftreten bei 5–10 % der Herzinfarkte, Letalität 50–80 %.

Zu den Spätkomplikationen gehören die Herzinsuffizienz (➤ 4.5) und das **Herzwandaneurysma** (Aussackung der Herzwand).

Behandlung

Erstmaßnahmen

Bei einem akuten Koronarsyndrom wird rasch, aber besonnen gehandelt (➤ Abb. 4.29):

- Ggf. sofortige Reanimation
- Im ambulanten Bereich 112 anrufen mit Notarztanforderung, im Krankenhaus Benachrichtigung der diensthabenden Ärztin
- Lagerung der Patientin mit erhöhtem Oberkörper, keine körperliche Anstrengung
- Vitalzeichenkontrolle, möglichst apparatives Monitoring (➤ 4.2.1) einschließlich Pulsoximetrie (➤ 3.1.4)
- Bei Sauerstoffsättigung < 90 %, Dyspnoe oder Zeichen einer Herzinsuffizienz (➤ 4.5) Gabe von 4–8 l Sauerstoff/Min.
- Bei RR ≥ 100 mmHg 1–2 Hübe eines Nitratsprays (➤ 4.2.2)
- Aufzeichnung eines EKGs
- Legen eines venösen Zugangs, dabei Blutabnahme
- Je nach Zustand der Patientin Analgetika (meist Morphin i. v./s. c.) und Sedativa (z. B. Diazepam i. v.) zur Schmerz- und Angstlinderung und Senkung des Sauerstoffverbrauchs sowie Antiemetika bei Übelkeit/Erbrechen. Keine i. m. Injektionen da sie einen Teil der Blutwerte verfälschen und eine Kontraindikation für eine Lysetherapie sind
- β-Blocker (➤ 4.2.2) zur Senkung des Sauerstoffbedarfs (nicht bei RR < 110 mmHg oder Puls < 55/Min.)
- Thrombozytenaggregationshemmer (➤ 11.2.2) und Antikoagulanzien i. v. (➤ 11.2.3) möglichst in Absprache mit dem regionalen Herzkatheterlabor
- Baldmöglichst Echokardiografie (➤ 4.1.4)
- Weitere Medikamente und Maßnahmen je nach Erfordernis

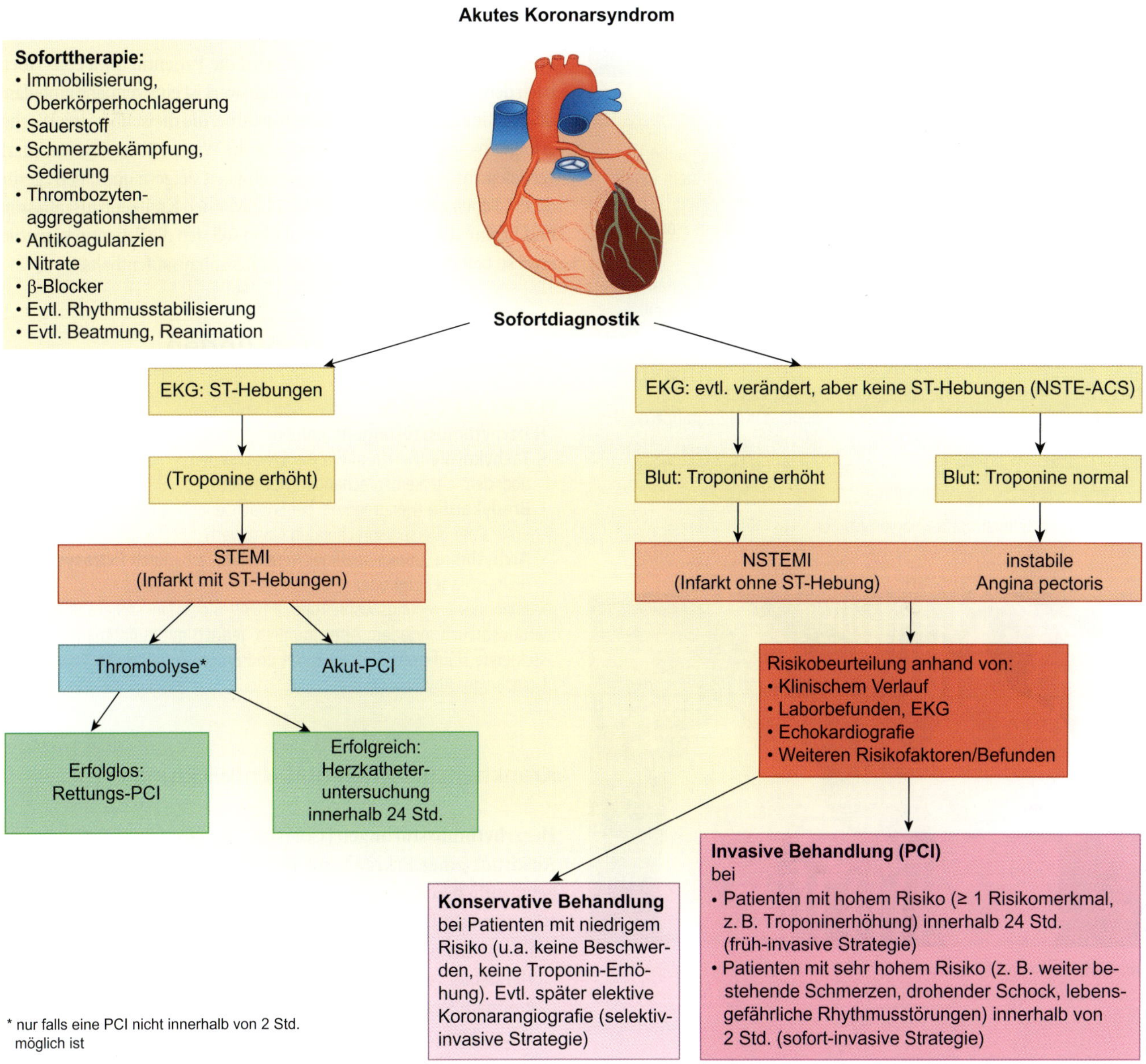

Abb. 4.29 Diagnose und Therapie bei akutem Koronarsyndrom (leicht vereinfacht nach [14], [15], [16], [17]). NSTE-ACS = akutes Koronarsyndrom ohne ST-Hebung. STEMI = ST-Elevations-Myokardinfarkt, NSTEMI = Non-ST-Elevations-Myokardinfarkt. PCI = perkutane koronare Intervention (v. a. PTCA). [L255]

Therapieentscheid

- Bei STEMI wird immer versucht, das verschlossene Gefäß wiederzueröffnen. Methode der Wahl ist die perkutane koronare Intervention (PCI ➤ 4.2.5). Ist eine PCI absehbar nicht innerhalb von 2 Std. möglich, erfolgt eine Lysetherapie (➤ 11.2.4) und die Patientin wird danach unverzüglich in ein Krankenhaus mit PCI-Möglichkeit verlegt.
- Auch Patientinnen mit NSTEMI und sehr hohem Risiko sollen innerhalb von 2 Std. koronarangiografiert (➤ 4.2.5) werden.
- Bei instabiler Angina pectoris oder NSTEMI erfolgt keine Lyse. Ob und wann eine PCI durchgeführt wird, hängt von der Gefährdung der Patientin ab (je größer die Gefährdung, desto rascher, ➤ Abb. 4.29).

Weitere Behandlung

Medikamentöse Behandlung

Die weitere medikamentöse Behandlung entspricht im Wesentlichen der bei KHK (➤ 4.6). Zusätzlich zu Azetylsalizylsäure wird aber für bis zu 12 Monate ein ADP-Rezeptor-Antagonist gegeben (z. B. Clopidogrel, etwa Clopigamma® ➤ 11.2.2).

Bewegung

Die Mobilisation richtet sich nach der Schwere/Ausdehnung des Herzinfarkts und der Kreislaufsituation. In vielen kardiologischen Kliniken gibt es Mobilisationsstandards (➤ Tab. 4.7), trotzdem holen Pflegefachpersonen immer eine individuelle Mobilisationsanordnung von der Ärztin ein. Eine frühe Mobilisation wird angestrebt.

Tab. 4.7 Mobilisation nach unkompliziertem Herzinfarkt (angelehnt an [12]).

Stadium	Charakterisierung
Tag des Infarkts	Bettruhe, Herzbettlagerung
Phase I: Frühmobilisation in der Akutklinik • Auf der ITS (1.– ca. 2. Tag*) • Auf Station (ca. 3.–6. Tag*)	• Passive und aktive Bewegungsübungen im Bett, aktive Bewegungsübungen außerhalb des Betts i. d. R. am 1. Tag nach dem Infarkt → Umhergehen im Zimmer • Umhergehen in Zimmer und auf Station, auch Treppen steigen
Phase II: Anschlussheilbehandlung/AHB (*Anschlussrehabilitation/AR*, ab ca. 7. Tag*)	Beginn einer ambulanten oder stationären Rehabilitationsmaßnahme mit individuell angepasstem Trainingsprogramm und weiterer Steigerung der Mobilität
Phase III: Lebenslange Nachsorge	Regelmäßiges körperliches Training, am besten in einer ambulanten Herzgruppe oder anderen Nachsorgeprogrammen, ggf. (erneute) ambulante oder stationäre Rehabilitationsmaßnahme

* Jeweils nach dem Infarkt; ITS = Intensivstation

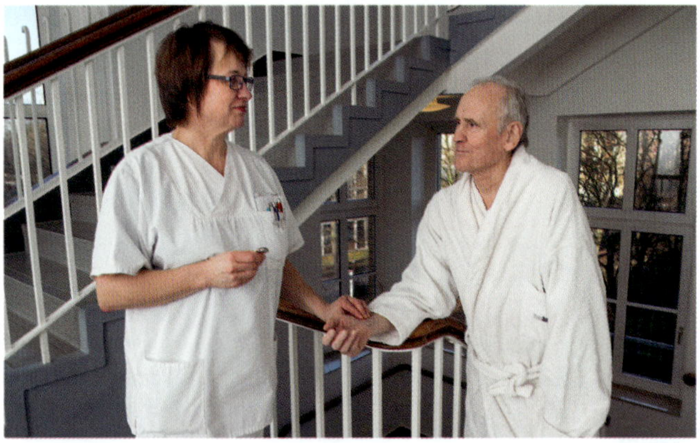

Abb. 4.30 Patient nach Herzinfarkt während der Mobilisation. Die Pflegefachperson überprüft engmaschig den Puls des Patienten und fragt nach seinem Befinden. [K115]

Überwachung während der Mobilisation

Die Mobilisation erfolgt in den ersten Tagen immer mit einer Pflegefachperson (➤ Abb. 4.30). Zentrales Instrument zur Überwachung der individuellen Belastbarkeit der Patientin sind Blutdruck- und Pulskontrollen vor, während, unmittelbar und drei Minuten nach der Mobilisation. Steigt der Puls unter Belastung an und ist er innerhalb von drei Minuten nach dem Hinlegen nicht gesunken, war die Belastung zu groß. Bei Blässe, Kaltschweißigkeit, Blutdruckabfall, Atemnot und Herzrhythmusstörungen wird die Belastung sofort abgebrochen. Die Patientin soll durch selbstständige Pulskontrollen lernen, ihre Belastungsfähigkeit einzuschätzen.

Weitere pflegerische Betreuung

- Vitalzeichenkontrolle und Beobachtung auf Beschwerden wie Atemnot, retrosternale Schmerzen, Kaltschweißigkeit
- Abhängig von der körperlichen Belastbarkeit Unterstützung bei den Lebensaktivitäten, v. a. bei der Körperpflege einschließlich Kleiden und der Ausscheidung

Beratung

Treten keine Komplikationen auf, wird die Patientin etwa eine Woche nach dem Infarkt entlassen. Empfehlenswert ist eine zeitnahe ambulante oder stationäre Rehabilitationsmaßnahme, die meist über drei Wochen erfolgt. In dieser Zeit soll die Patientin ihr Wissen über den Herzinfarkt vertiefen, ihre körperliche Leistungsfähigkeit steigern und einen „gesünderen" Lebensstil erlernen (➤ 4.2.1). Zwischen Krankenhausentlassung und Beginn der Anschlussrehabilitation soll sich die Patientin körperlich etwa so belasten wie am Ende des Krankenhausaufenthalts.

4.8 Herzrhythmusstörungen

DEFINITION

Herzrhythmusstörungen: Störungen der normalen Herzschlagfolge mit
- **Tachykardie** (Herzfrequenz bei Erwachsenen > 100/Min., bei Kindern über dem altersentsprechenden Normwert),
- **Bradykardie** (Herzfrequenz bei Erwachsenen < 60/Min., bei Kindern unter dem altersentsprechenden Normwert),
- **Arrhythmie** (unregelmäßiger Herzschlag), z. B. durch **Extrasystolen** (Extraschläge) und/oder
- abnormer Erregungsausbreitung, z. B. AV-Block, Linksschenkelblock.

Grundsätzlich in jedem Alter möglich, jedoch mit zunehmendem Alter steigende Häufigkeit. Beschwerden und Prognose abhängig von Art und Ursache der Rhythmusstörung.

Krankheitsursachen und -entwicklung

Herzrhythmusstörungen (Übersicht ➤ Tab. 4.8) sind nicht immer Ausdruck einer Erkrankung, sondern treten auch bei Gesunden gelegentlich auf. Mögliche Ursachen krankhafter Herzrhythmusstörungen sind:
- Erkrankungen des Herzens. Bei Kindern häufig angeborene Herzfehler (auch nach Operation, ➤ 4.3), bei Erwachsenen koronare Herzkrankheit (➤ 4.6)
- Erkrankungen außerhalb des Herzens, z. B. Hyperthyreose (➤ 6.4), Elektrolytstörungen (etwa Hyper- oder Hypokaliämie ➤ 10.11.1), Vergiftungen, bestimmte Medikamente

Eine Gefährdung durch die Rhythmusstörung entsteht v. a. bei ausgeprägter Tachykardie oder Bradykardie, da das Herzzeitvolumen in beiden Fällen so stark abnimmt, dass es nicht mehr ausreicht.

Klinische Zeichen und Diagnostik

Das klinische Bild bei **Herzrhythmusstörungen** reicht von Beschwerdefreiheit bis zum plötzlichen Herztod. Leitbeschwerden sind:
- Herzstolpern, Herzaussetzer, Herzklopfen, Herzrasen, Herzjagen
- Schwindel, Benommenheit, Übelkeit, Synkope (➤ 4.1.2, hier **Adams-Stokes-Anfall** genannt), kurzer Hustenreiz, kurzzeitige Sehstörungen, epilepsieähnliche Muskelzuckungen (bei ausgeprägter Tachy- oder Bradykardie)
- Allgemeine Leistungsminderung, Schwäche, Dyspnoe (bei Herzinsuffizienz infolge der Rhythmusstörung)

Tab. 4.8 Übersicht über die wichtigsten Herzrhythmusstörungen. Eine zugrunde liegende Ursache wird immer behandelt. [A300, L115]

EKG	Definition	Wichtige Ursachen (U), Leitsymptome (S), Behandlung (B)
Extrasystolen (ES)		
Supraventrikuläre Extrasystole 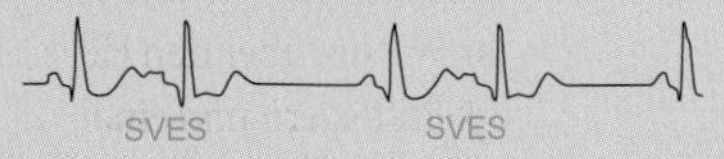 Ventrikuläre Extrasystole 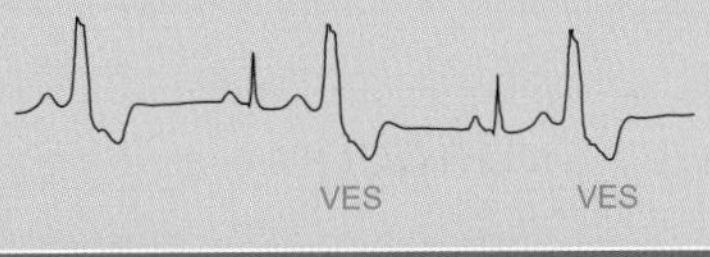	Von Vorhöfen oder Kammern ausgehende Extraschläge: **supraventrikuläre Extrasystolen = SVES** bzw. **ventrikuläre Extrasystolen = VES**	**U:** gelegentlich bei Herzgesunden, Genussmittel, Schilddrüsenüberfunktion, bei gehäuftem Auftreten v.a. ventrikulärer ES organische Herzerkrankung **S:** „Herzstolpern", „Aussetzer" **B:** Je nach Symptomen/Gefährdung z.B. β-Blocker, Katheterablation (➤ 4.2.5), Antiarrhythmika (➤ 4.2.3)
Sinusknotensyndrom (Sick-Sinus-Syndrom, SSS)		
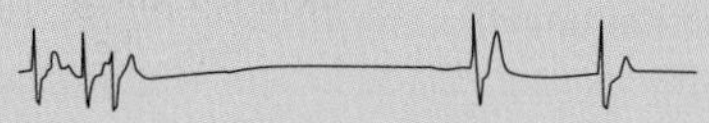	Unregelmäßige Erregungen: tachykard, bradykard, (längere) Pausen, wechselnd	**U:** evtl. Medikamente, organische Herzerkrankung **S:** evtl. Schwindel, Synkopen, „Herzrasen" **B:** Antiarrhythmika (➤ 4.2.3), Schrittmacherimplantation (➤ 4.2.4)
Paroxysmale supraventrikuläre Tachykardie		
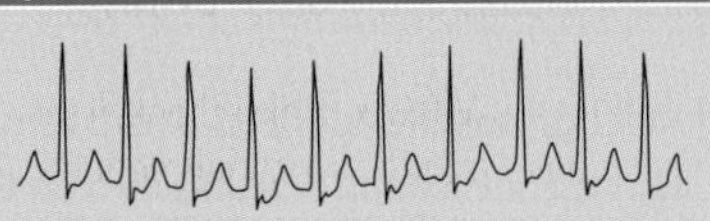	Von den Vorhöfen ausgehende Erregungen, die alle auf die Kammern übergeleitet werden, Frequenz 160–200/Min., bei Kindern bis 300/Min.	**U:** zwischen Vorhof und Kammer „kreisende" Erregung. Unterteilt in **AV-Knoten-** und **atrioventrikuläre Reentry-Tachykardie** je nach genauen elektrischen Vorgängen **S:** Anfälle von Herzrasen, evtl. bis zur Synkope **B:** Anfallsunterbrechung durch Vagusreizung (z.B. kaltes Getränk), Antiarrhythmika, **Overdrive-Pacing** (➤ 4.2.4), Elektrokardioversion (siehe Kasten). Auf Dauer meist Katheterablation (➤ 4.2.5)
Vorhofflimmern		
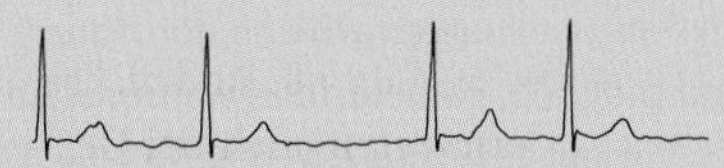	300–600 Vorhofkontraktionen/Min. mit völlig unregelmäßiger Überleitung auf die Kammern, oft Tachyarrhythmie	**U:** gelegentlich bei Herzgesunden, Medikamente, Schilddrüsenüberfunktion, organische Herzerkrankung **S:** absolute Arrhythmie (oft unbemerkt), evtl. Herzinsuffizienz, art. Embolie **B:** siehe Kasten
AV-Block		
AV-Block I. Grades 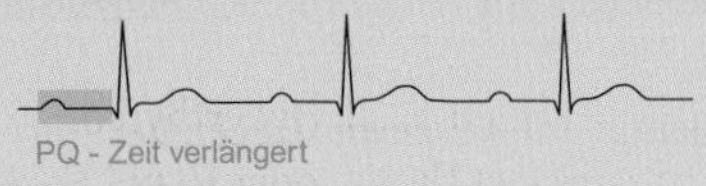 AV-Block III. Grades 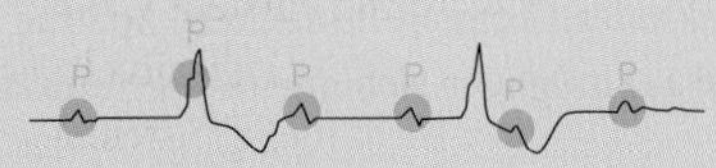	Überleitungsstörung im AV-Knoten (von den Vorhöfen zu den Kammern) • I. Grades: verzögerte Überleitung • II. Grades: teilweise unterbrochene Überleitung, z.B. Überleitung nur jeder zweiten Erregung • III. Grades: komplett unterbrochene Überleitung	**U:** z.B. angeboren, Herzfehler, Medikamente, organische Herzerkrankung, nach Herzoperation **S:** Bradykardie (Ersatzzentren bilden viel langsamere Erregungen), Schwindel bis zu Synkope (➤ 4.1.2) und Tod, Herzinsuffizienz **B:** meist Schrittmacherimplantation (➤ 4.2.4)
Kammertachykardie/Kammerflattern//Kammerflimmern		
Kammertachykardie 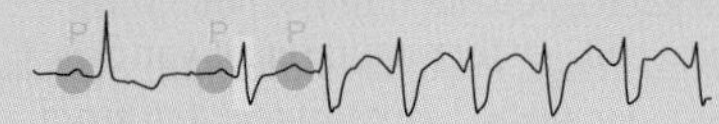 Kammerflimmern 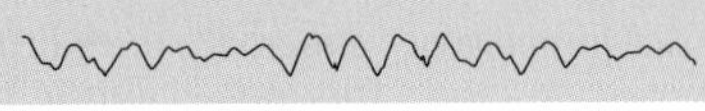	Viel zu schnelle, zunehmend unkoordinierte Kammererregung bis zum „Kammerzittern", dadurch keine effektive Kontraktion mehr. Funktioneller Herz-Kreislauf-Stillstand!	**U:** v.a. organische Herzerkrankungen, sonst Stromunfall, Elektrolytstörung **S:** Herzrasen, Bewusstlosigkeit, plötzl. Herztod! **B:** Bei Kammertachykardie evtl. Antiarrhythmika, Overdrive-Pacing, Kardioversion. Bei Kammerflattern/-flimmern sofortige Reanimation! Bei Überleben und nicht behebbarer Ursache ICD-Implantation (➤ 4.2.4)

4

Physiologische Brady- und Tachykardie

Tachykardie bei Anstrengung oder Aufregung und umgekehrt Bradykardie während des Schlafens oder bei trainierten Sportlern sind völlig normal.

Bei der Untersuchung zeigt sich möglicherweise ein zu schneller, zu langsamer oder arrhythmischer Puls. Die Pulskontrolle erfolgt dann immer über eine Minute. Gleichzeitige Herzauskultation deckt ein **Pulsdefizit** auf, bei dem die Herzfrequenz höher ist als die Pulsfrequenz, weil nicht alle Herzschläge zu einer tastbaren Pulswelle führen.

Da viele Herzrhythmusstörungen jedoch nur zeitweilig bestehen, ist das EKG entscheidend, ggf. mit Langzeit-EKG zur Erfassung gelegentlicher und Belastungs-EKG zur Provokation belastungsabhängiger Rhythmusstörungen. Wearables wie etwa Smartwatches sind mittlerweile recht zuverlässig. Sie könnten in Zukunft z. B. zum Screening besonders Gefährdeter oder bei Menschen mit gelegentlichen Beschwerden zum Feststellen eines Zusammenhangs zwischen Beschwerden und Herzrhythmus dienen. [18]

Eine Echokardiografie dient der Suche nach organischen Herzerkrankungen.

Weitere Untersuchungen hängen von der Verdachtsdiagnose ab, z. B. Blutuntersuchungen (Elektrolyt-, Schilddrüsenhormonstörung, Medikamentenspiegel) oder Herzkatheteruntersuchung.

Komplikationen

Herzrhythmusstörungen führen vor allem zu drei Komplikationen:

- Thrombusbildung im Herzen mit nachfolgender arterieller Embolie und dadurch z. B. Schlaganfall (besonders typisch für Vorhofflimmern)
- Synkopen (➤ 4.1.2), evtl. mit Verletzungen, bei ausgeprägter Tachy- oder Bradykardie
- Plötzlicher Herztod

Vorhofflimmern

Häufigste Herzrhythmusstörung ist das **Vorhofflimmern** (2–2,5 % der Bevölkerung). Betroffen sind < 1 % der unter 60-Jährigen, aber fast 18 % der über 85-Jährigen. [19]

Die Vorhöfe zucken völlig unkoordiniert und die Erregungen werden in unregelmäßigen Abständen auf die Kammern übergeleitet, sodass der Puls ganz unregelmäßig ist. Dies heißt **absolute Arrhythmie.** Die Herzfrequenz ist häufig zu hoch, kann aber auch normal oder zu niedrig sein. Nicht selten besteht ein Vorhofflimmern zunächst nur zeitweilig und erst später dauernd. Vorhofflimmern führt trotz einer gewissen Minderung der Herzleistung oft nicht zu Beschwerden und bleibt bei zeitweiligem Auftreten auch bei ärztlichen oder pflegerischen Pulskontrollen häufig unbemerkt. Es können sich aber **Vorhofthromben** bilden, von denen sich Teile lösen und zu einer arteriellen Embolie führen können. Nicht selten sind daher z. B. ein Schlaganfall (➤ 15.4) oder eine akute Durchblutungsstörung der Beine (➤ 5.4) die ersten Zeichen.

In der Akutsituation kann evtl. durch Gabe von Antiarrhythmika oder **Elektrokardioversion** wieder ein Sinusrhythmus hergestellt werden **(Rhythmuskontrolle).** Die Elektrokardioversion kann auch notfallmäßig bei Kreislaufinstabilität durch **Tachyarrhythmie** *(absolute Arrhythmie mit zu hoher Herzfrequenz)* erforderlich sein. Dabei wird unter Kurznarkose und EKG-Überwachung ein elektrischer Gleichstromstoß verabreicht, der das Herz wieder „in Takt" bringen soll. Zur langfristigen Rhythmuskontrolle werden v. a. Antiarrhythmika und zunehmend die Katheterablation (➤ 4.2.5) eingesetzt [19].

Je nach Schlaganfallrisiko erfolgt bei Vorhofflimmern eine Thromboemolieprophylaxe durch orale Antikoagulation (➤ 11.2.3). Zusätzlich wird die Herzfrequenz ggf. medikamentös gesenkt **(Frequenzkontrolle).** Begleiterkrankungen und Herz-Kreislauf-Risikofaktoren werden ebenfalls behandelt.

Behandlung

NOTFALL

Akut lebensbedrohlich und häufige Ursachen eines plötzlichen Herztods sind **Kammerflattern** und **Kammerflimmern!** Die Kammern zucken bzw. zittern nur noch, ohne nennenswert Blut zu fördern. Einzige Möglichkeit, das Leben der Patientin zu retten, ist die sofortige **kardiopulmonale Reanimation** (*Herz-Lungen-Wiederbelebung*, siehe hinterer Buchdeckel) einschließlich Defibrillation.

Herzrhythmusstörungen durch hormonelle oder Elektrolytstörungen oder Vergiftungen bessern sich nach Behebung der Ursache von selbst. Insbesondere bei älteren Menschen liegt Herzrhythmusstörungen oft eine organische Herzerkrankung zugrunde (z. B. koronare Herzkrankheit, erworbener Klappenfehler), die stets behandelt werden muss.

Ansonsten hängt die Behandlung von der Art der Herzrhythmusstörung ab (➤ Tab. 4.8).

- Bei tachykarden Herzrhythmusstörungen wird in der Dauerbehandlung, wenn irgend möglich, katheterinterventionellen Verfahren (➤ 4.2.5) der Vorzug vor Antiarrhythmika (➤ 4.2.3) gegeben. In der Beendigung akuter Tachykardien haben Antiarrhythmika jedoch einen festen Stellenwert. Bei erhöhtem Risiko eines plötzlichen Herztods kann ein ICD (➤ 4.2.4) implantiert werden. Die pflegerische Betreuung hängt von der Behandlungsform ab.
  - Beobachtung der Patientin auf Nebenwirkungen der Antiarrhythmika (➤ 4.2.3), z. B. gastrointestinale Beschwerden, Kopfschmerzen, Schwindel, Sehstörungen, Müdigkeit. Bei Säuglingen und Kleinkindern können Erbrechen, Apathie oder Unruhezustände auf mögliche Nebenwirkungen hindeuten.
  - Spezielle Pflege bei ICD-Implantation ➤ 4.2.4.
- Bei bradykarden Herzrhythmusstörungen ist ganz überwiegend die Implantation eines permanenten Herzschrittmachers (➤ 4.2.4) angezeigt. Pflegefachpersonen führen die Maßnahmen der perioperativen Pflege nach hausinternem Standard durch. Im Notfall oder bei absehbar vorübergehenden Bradykardien wird (zunächst) ein **temporärer** *(passagerer)* **Herzschrittmacher** gelegt, bei dem der Impulsgeber außerhalb des Körpers liegt und die Elektroden über eine Vene eingeführt werden. Die Patientin muss Bettruhe einhalten, um eine Verschiebung der Elektroden zu verhindern.

Weitere pflegerische Betreuung

- Engmaschige Pulskontrolle mit Beurteilung von Frequenz, Rhythmus, Spannung und Füllung. Bei V. a. Pulsdefizit Pulsmessung an der A. carotis (zentral) und an der A. radialis (peripher), alternativ Messung der Herzfrequenz mit einem Stethoskop, während eine zweite Pflegefachperson den Puls an der A. radialis misst; ggf. kontinuierliche Monitorüberwachung notwendig
- Engmaschige Blutdruckkontrollen, auskultatorisch oder elektronisch
- Bei Kindern für eine angst- und stressfreie Atmosphäre sorgen, z. B. durch gute Absprache und Organisation von diagnostischen, therapeutischen und pflegerischen Maßnahmen, festgelegten Ruhe-, Schlaf- und Spielzeiten. Vermeidung langer Schreiphasen bei Säuglingen und Kleinkindern (z. B. durch Hochnehmen, Ablenkung, pünktliches Füttern, Gabe von Tee)

Beratung

Pflegende leiten die Patientin bzw. bei Kindern die Eltern zur Puls- und Blutdruckkontrolle und zum Führen eines Tagebuchs an. Beratungsinhalte sind außerdem eine geeignete Lebensführung zur Vermeidung von Faktoren und Situationen, die Herzrhythmusstörungen auslösen können, und ggf. Maßnahmen bei Rhythmusstörungen (z. B. Trinken kalten Wassers bei supraventrikulärer Tachykardie).

4.9 Arterielle Hypertonie

DEFINITION

Arterielle Hypertonie *(Bluthochdruck):* dauerhafte Blutdruckerhöhung über 140/90 mmHg bei Erwachsenen bzw. über die altersentsprechenden Normwerte bei Kindern. Häufigkeit ca. 2–5 % bei Kindern und Jugendlichen und ca. ⅓ der Erwachsenen, ältere Menschen häufiger als jüngere. [20], [21] Gefährlich durch ihre Folgeerkrankungen. Prognose nur bei rechtzeitiger und dauerhafter Blutdrucksenkung gut.

Krankheitsursachen und -entwicklung

Grundsätzlich werden zwei Formen der Hypertonie unterschieden:

- Die multifaktoriell bedingte **primäre** *(essenzielle)* **Hypertonie.** Auf dem Boden einer genetisch bedingten Veranlagung führen äußere Einflüsse zur Hypertonie, vor allem ein ungünstiger Lebensstil mit Übergewicht. Früher bei ihnen selten, hat diese Form bei Kindern und Jugendlichen in den letzten Jahren zugenommen und ist bei Erwachsenen mit 80–90 % weitaus am häufigsten.
- Die **sekundäre Hypertonie** als Folge anderer Grunderkrankungen. Sie ist bei normgewichtigen Kindern am häufigsten und nimmt dann ab bis auf 10–20 % im Erwachsenenalter.
  - Hauptursachen bei normgewichtigen Kindern sind eine verminderte Nierendurchblutung (z. B. durch **Aortenisthmusstenose** = angeborene Aortenverengung zu Beginn der absteigenden Aorta) und Erkrankungen der Nieren selbst.
  - Bei Erwachsenen ist ein **Hyperaldosteronismus** (übermäßige Aldosteronproduktion in der Nebenniere) die häufigste Ursache, gefolgt von Erkrankungen der Nierengefäße und Nieren (**renovaskuläre** bzw. **renale Hypertonie**). Bei Letzteren führt die Minderdurchblutung einer bzw. beider Nieren zur Stimulation des Renin-Angiotensin-Aldosteron-Systems (➤ Abb. 4.11) und dadurch zur Blutdrucksteigerung.

Klinische Zeichen und Diagnostik

Die meisten Menschen mit arterieller Hypertonie haben keinerlei Beschwerden. Nur gelegentlich treten Kopfschmerzen und Nasenbluten auf.

Messen Ärztin oder Pflegende bei einer Patientin einen erhöhten Blutdruck (oft als Zufallsbefund), wird die Messung mehrfach wiederholt – möglicherweise war die Patientin nur aufgeregt. Auch häusliche Blutdruckmessungen *(HBPM = Home Blood Pressure Monitoring)* durch die Patientin oder Angehörige können herangezogen werden. Bei stark schwankenden Werten, erheblichen Unterschieden zwischen häuslichen und Praxiswerten oder zur Einschätzung des Blutdrucks im Tagesverlauf erfolgt eine Langzeitblutdruckmessung (*ABPM = Ambulatory Blood Pressure Monitoring* ➤ Abb. 4.31). Die Grenze zur Hypertonie liegt bei HBPM und ABPM etwas tiefer bei 135/85 mmHg (bei ABPM bezogen auf die Wachphase) [21].

Ist die Diagnose einer Hypertonie gesichert (Klassifikation ➤ Tab. 4.9), erfolgen weitere Untersuchungen mit den Zielen:

- Unterscheidung zwischen primärer und sekundärer Hypertonie
- Erfassung von bereits vorhandenen Folgeschäden
- Einschätzung des gesamten kardiovaskulären Risikos der Patientin

Neben Anamnese und Untersuchung erfordert dies ein Basisprogramm technischer Untersuchungen:

- Blutuntersuchungen. Blutzucker, Cholesterin, Triglyzeride, Kalium, Elektrolyte, Kreatinin, bei Kindern auch Schilddrüsenhormone

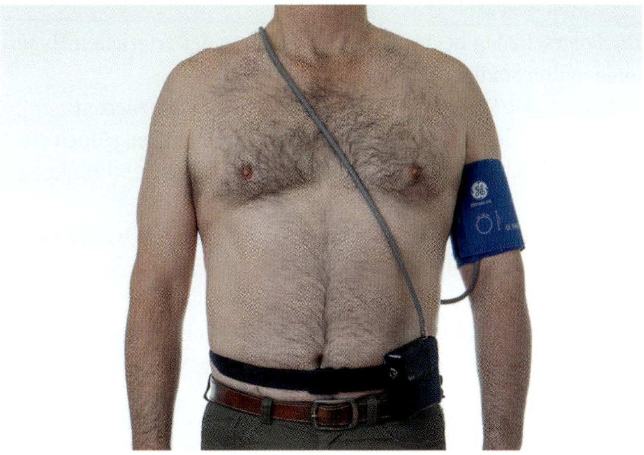

Abb. 4.31 Langzeitblutdruckmessung. Sie erfolgt möglichst an einem Werktag. Der Patient soll sich nicht schonen und Besonderheiten (z. B. Schwindel, Sport) notieren. [K115]

Tab. 4.9 Klassifikation der Hypertonie bei Erwachsenen. [W912-001]

	RR systol. [mmHg]		RR diastol. [mmHg]
Optimal	< 120	und	< 80
Normal	120–129	und/oder	80–84
Hochnormal	130–139	und/oder	85–89
Hypertonie Grad 1	140–159	und/oder	90–99
Hypertonie Grad 2	160–179	und/oder	100–109
Hypertonie Grad 3	≥ 180	und/oder	≥ 110
Isolierte systol. Hypertonie	≥ 140	und	< 90

- Urinuntersuchung. Urinstatus, Bestimmung des Album-Kreatinin-Verhältnisses oder Teststreifenuntersuchung auf Mikroalbuminurie (➤ 10.1.2)
- EKG

Außerdem erfolgen bei Kindern immer eine Sonografie des Abdomens, eine Echokardiografie und eine Augenhintergrunduntersuchung. Auch bei Erwachsenen sind diese Untersuchungen oft sinnvoll, außerdem Duplexuntersuchungen der Hals- und Beinarterien. Weitergehende Untersuchungen hängen von den Befunden ab.

Komplikationen und Folgeschäden

Wichtigste Akutkomplikation ist die hypertensive Entgleisung/Notfall (siehe Behandlung). Für die meisten Betroffenen viel problematischer sind jedoch die Folgeschäden der arteriellen Hypertonie im ganzen Körper, v. a.:

- Am Herzen koronare Herzkrankheit (➤ 4.6) und **hypertensive Herzkrankheit** mit Herzhypertrophie
- Am Gehirn der Schlaganfall (➤ 15.4)
- An den Augen die **hypertensive Retinopathie** mit Netzhautschäden bis zur Erblindung
- An der Niere die **hypertensive Nephropathie** mit Nierenfunktionsstörung bis zum chronischen Nierenversagen (➤ 10.6.2)

Stadieneinteilung

Die Folgeschäden begründen die Einteilung der arteriellen Hypertonie in drei Stadien: [22]

- **Hypertonie Stadium 1:** keine bluthochdruckassoziierten Organschäden, keine Herz-Kreislauf-Erkrankungen, jedoch einschließlich leichter chronischer Nierenfunktionseinschränkung (➤ 10.6.2)
- **Hypertonie Stadium 2:** bluthochdruckassoziierte Organschäden oder Diabetes mellitus oder mäßige chronische Nierenfunktionseinschränkung (➤ 10.6.2)
- **Hypertonie Stadium 3:** Herz-Kreislauf-Erkrankung oder hochgradige Nierenfunktionseinschränkung/Nierenversagen (➤ 10.6.2)

Behandlung

NOTFALL

Beim **hypertensiven Notfall** liegt i. d. R. ein Blutdruck > 180/110 mmHg mit akuten Beschwerden/Organschädigungen vor, z. B. Augenhintergrundblutungen, ZNS-Störungen, Verschlechterung von Herz- und/oder Nierenfunktion. [21]

Ziel der **Erstbehandlung** ist eine unverzügliche Blutdrucksenkung um ca. 20–25 %:

- Ärztin benachrichtigen bzw. in der ambulanten Pflege/in Pflegeeinrichtungen Notärztin rufen (stationäre Behandlung erforderlich)
- Patientin beruhigen, in Oberkörperhochlagerung oder Herzbettlagerung bringen und Bettruhe einhalten lassen
- Vitalzeichen engmaschig kontrollieren (Puls, Blutdruck, Bewusstsein), möglichst apparatives Monitoring einschließlich Pulsoximetrie
- Nitratspray oder -kapsel geben (z. B. Nitrolingual® ➤ Abb. 4.12), alternativ kurz wirksame Kalziumantagonisten (z. B. Bayotensin®akut ➤ 4.2.2, nicht bei akutem Koronarsyndrom oder Herzinfarkt!)
- 4 l Sauerstoff/Min. verabreichen
- EKG schreiben
- i. v. Zugang legen, dabei ggf. Notfalllabor abnehmen
- Ggf. weitere Medikamente (i. v.) geben, z. B. Urapidil (etwa Ebrantil®), Furosemid (etwa Lasix®), Enalapril (etwa EnaHEXAL®), Esmolol (etwa Esmocard®) [21]
- Patientin auf Intensivstation verlegen

Bei Patientinnen ohne unmittelbar bedrohliche Organschäden spricht man von **hypertensiver Entgleisung.** Hier ist die Blutdruckbehandlung dringlich, aber meist ambulant unter engmaschigen Kontrollen möglich. [21]

Wegen der drohenden Folgeschäden muss eine arterielle Hypertonie konsequent behandelt werden.

Blutdruck-Zielwerte

Ziel ist bei Kindern ein altersentsprechender Blutdruck. Bei Erwachsenen soll der Blutdruck unter 140/80 mmHg liegen, bei unter 65-Jährigen unter 130/80 mmHg (aber nicht unter 120 mmHg systolisch), bei über 80-Jährigen unter 150/80 mmHg [22].

Ursachenbeseitigung

Ist eine Ursache der Hypertonie feststellbar, wird diese beseitigt.

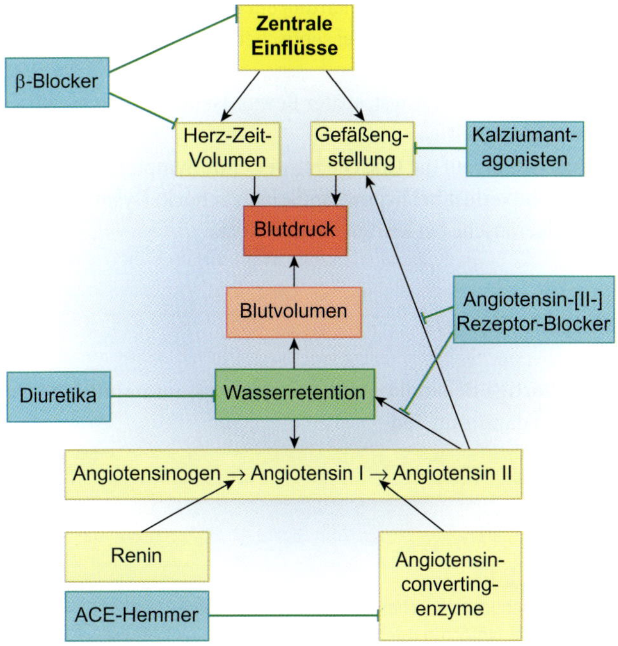

Abb. 4.32 Hauptwirkmechanismen der Antihypertensiva erster Wahl. [L255]

Änderung des Lebensstils

Bei einer primären Hypertonie ist eine Änderung des Lebensstils Basis der Behandlung (siehe Beratung).

Antihypertensiva

Nur bei Menschen mit einem Blutdruck unter 150/95 mmHg ohne Beschwerden und ohne Organschäden kann die Wirkung der Lebensstiländerung abgewartet werden. Für alle anderen werden sofort Medikamente empfohlen. [22]

Antihypertensiva erster Wahl sind ACE-Hemmer, Angiotensin-Rezeptor-Blocker, β-Blocker, Kalziumantagonisten und Diuretika (➤ Abb. 4.32, Diuretika ➤ 10.2.3, alle übrigen ➤ 4.2.2). Die Wahl hängt von den Begleiterkrankungen der Patientin ab. Für Betroffene mit Grad-I-Hypertonie und niedrigem kardiovaskulärem Risiko oder gebrechliche Menschen wird eine Monotherapie empfohlen, für alle anderen von Anfang an eine Zweifachkombination, bevorzugt als Kombinationspräparat zur Minimierung der Tablettenzahl. [21], [22]

Weitere Behandlungen

Kann der Blutdruck auch durch drei oder mehr Medikamente nicht ausreichend gesenkt werden, kommt evtl. eine **renale Denervation** in Betracht, bei der sympathische Nervenfasern um die Nierenarterien durch Katheterablation (➤ 4.2.5) unterbrochen werden.

Zur Minderung des gesamten kardiovaskulären Risikos werden andere Risikofaktoren wie Fettstoffwechselstörungen oder Diabetes immer bestmöglich behandelt.

Weitere pflegerische Betreuung

- Engmaschige Vitalzeichenkontrolle, besonders nach einer hypertensiven Krise
- Ggf. Überwachung der Medikamenteneinnahme bzw. Verabreichung der Medikamente, z. B. bei dementen Menschen oder Kindern
- Beobachtung auf Nebenwirkungen der blutdrucksenkenden Medikamente, z. B. Schwindel, Ohnmachtsneigung bei zu schneller Blutdrucksenkung, Tachykardie
- Mobilisation/körperliche Belastung nach Arztrücksprache
- Möglichst wenig Aufregung/Stress

Prävention

Alle Lebensstilmaßnahmen, die für Menschen mit Hypertonie sinnvoll sind, sind auch zur Prävention der Hypertonie geeignet.

Beratung

Für Betroffene mit arterieller Hypertonie empfiehlt sich die Teilnahme an einer Patientenschulung, um die Patientenautonomie und -adhärenz zu stärken.
Schwerpunkte sind:

- Wissensvermittlung über Blutdruck, arterielle Hypertonie (unter anderem Definition, Folgen), andere kardiovaskuläre Risikofaktoren
- Anleitung zu Blutdruckselbstmessung und Führen eines Blutdrucktagebuchs. Bei kleinen Kindern werden die Eltern angeleitet, größere Kinder lernen frühzeitig die Blutdruckselbstmessung
- Information über die Antihypertensiva und die Bedeutung einer konsequenten Medikamenteneinnahme
- Motivation zu mehr Bewegung im Alltag und Ausdauertraining, Erwachsene mindestens 30 Min. an 5–7 Tagen die Woche, Kinder mindestens eine Stunde
- Beratung zu Stressmanagement, Vorstellung von Entspannungsverfahren
- Beratung der Eltern zu geregelten Tagesabläufen, die neben Schule und anderen Verpflichtungen genügend Freiräume für das Kind erlauben
- Beratung zu Ernährungsumstellung/Gewichtsreduktion:
  - „Gesunde" Ernährung mit hohem pflanzlichen Anteil als Basis einer gesunden Lebensweise
  - Kochsalzreduktion auf 5 g/Tag, dafür kalium- und magnesiumreiche Ernährung (statt Kochsalz können Menschen ohne Nierenschäden sog. Diätsalz mit Kaliumchlorid/KCl verwenden)
  - Ggf. Reduktion des Alkoholkonsums (Männer nicht mehr als ca. 20 g täglich, Frauen nicht mehr als ca. 10 g), wenig Süßgetränke
  - Bei Übergewicht (langsame) Gewichtsreduktion (➤ 7.4)
- Motivation zum Nikotinverzicht, Empfehlung von Tabakentwöhnungsprogrammen

4.10 Schock

DEFINITION

Schock: meist innerhalb von Minuten bis Stunden entstehendes Kreislaufversagen unterschiedlicher Ursache mit daraus resultierendem Sauerstoffmangel der Zellen und Stoffwechselstörungen. Lebensbedrohlicher Notfall!

Krankheitsursachen und -entwicklung

Weitaus am häufigsten sind folgende Schockformen:

- **Distributiver Schock** *(Verteilungsschock)* mit Hauptformen:
  - **Septischer Schock** bei Sepsis
  - **Allergischer Schock** als schwerste Manifestation der Typ-I-Allergie
- **Hypovolämischer Schock** durch Flüssigkeitsverlust (z. B. bei Blutungen, Verbrennungen, Erbrechen, Durchfall)
- **Kardiogener Schock** durch „Pumpversagen" des Herzens (z. B. bei Herzinfarkt)
- **Obstruktiver Schock** durch Verengung großer Gefäße (z. B. bei Lungenembolie)

Anfangs kann der Organismus den Blutdruck durch entsprechende Gegenregulationsmaßnahmen wie etwa Tachykardie und Vasokonstriktion noch aufrechterhalten und dadurch lebenswichtige Organe schützen. Wird nicht rasch eingegriffen, führen der zunehmende Sauerstoffmangel und die Anhäufung saurer Stoffwechselprodukte zur Freisetzung verschiedener Botenstoffe, die das Schockgeschehen immer weiter verstärken und zum Versagen lebenswichtiger Organe führen.

Klinische Zeichen und Diagnostik

Leitsymptome des Schocks sind:

- Tachykardie > 100/Min., fadenförmiger, schwacher Puls, systolischer Blutdruck < 100 mmHg (anfangs evtl. normal), Oligurie (zu geringe Urinausscheidung ➤ 10.1.2)
- Bei hypovolämischem und kardiogenem Schock blasse, kalte und oft schweißige Haut, bei septischem und anaphylaktischem Schock warme Haut
- Zunächst Unruhe, Angst, später Bewusstseinstrübung bis zur Bewusstlosigkeit
- Zusätzlich oft auf die Ursache hinweisende Symptome, z. B. sichtbarer Blutverlust bei hypovolämischem Schock, Dyspnoe und Rasselgeräusche bei kardiogenem Schock

Komplikationen

Ohne sofortige Behandlung führt der Schock zum Multiorganversagen und dann zum Tod.

Behandlung

NOTFALL

Bei einem Schock ist rasches Handeln lebenswichtig:

- Ärztin bzw. Notärztin rufen
- Ggf. reanimieren. Ansprechbare Patientinnen in Rückenlage mit Beinhochlagerung lagern *(Schocklage)*, jedoch Oberkörperhochlage bei kardiogenem Schock (➤ 4.7). Bewusstlose in die stabile Seitenlage bringen, ebenfalls mit erhöhten Beinen
- Vitalzeichen kontrollieren, schnellstmöglich Monitoring einschließlich Pulsoximetrie
- 4–6 l Sauerstoff/Min. verabreichen
- Großlumigen venösen Zugang legen, dabei Notfalllabor abnehmen
- Weitere Maßnahmen nach Arztanordnung durchführen, z. B. Infusionen zum Volumenersatz
- Betroffene nicht allein lassen, beruhigen, Eltern beim Kind lassen

Die Patientin wird dann schnellstmöglich in eine Notfallambulanz bzw. auf die Intensivstation gebracht, wo abhängig von der Verdachtsdiagnose die weitere Diagnostik und Therapie erfolgen.

Aufgaben zur Pflegesituation

Bei der Aufnahme auf die kardiologische Station leidet Herr Bohrer unter stärkster Atemnot, die ihn in eine aufrechte Körperposition zwingt. Bei der Atmung sind Rasselgeräusche hörbar. Herr Bohrer ist bei einer Herzfrequenz von 135 Schlägen pro Minute tachykard, der Blutdruck beträgt 100/50 mmHg. Herr Bohrer ist zyanotisch und benötigt kontinuierlich 4 l O_2/Min. über eine Sauerstoffbrille.

1. Herr Bohrer wurde aufgrund einer dekompensierten Herzinsuffizienz ins Krankenhaus eingewiesen. Welche Ursachen können zu einer Herzinsuffizienz führen?
2. Benennen Sie Risiko- und Einflussfaktoren für die Entstehung einer Herzinsuffizienz. Welche davon treffen auf Herrn Bohrer zu?
3. Begründen Sie anhand der beschriebenen Symptome, um welche Form der Herzinsuffizienz es sich bei Herrn Bohrer handelt.
4. Nehmen Sie eine Einschätzung des Schweregrades anhand der NYHA-Klassifizierung vor.
5. Welche medizinischen und pflegerischen Erstmaßnahmen sind umgehend einzuleiten?
6. Welche Untersuchungen umfasst die pflegerische und medizinische Diagnostik?
7. Herr Bohrer nimmt einen ACE-Hemmer, einen Betablocker und ein Diuretikum ein. Was bewirken diese Medikamente und auf welche Nebenwirkungen müssen Sie den Patienten beobachten?
8. Welche Pflegemaßnahmen und Beratungsschwerpunkte muss Pflegefachfrau Carina Hein bei der Versorgung von Herrn Bohrer berücksichtigen?
9. Welche Lagerung halten Sie für Herrn Bohrer für geeignet? Begründen Sie Ihre Aussage.

KORONARE HERZKRANKHEIT (KHK)
Minderdurchblutung und Sauerstoffmangel des Herzens

Ursache: meist Arteriosklerose der Koronararterien
Leitsymptom: Angina pectoris mit Druck und Schmerz hinter dem Brustbein/im Brustkorb bei psych. oder körperlicher Belastung
Behandlung:
- Medikamente, die den Sauerstoffverbrauch des Herzens senken oder das Sauerstoffangebot verbessern
- Minimierung aller Herz-Kreislauf-Risikofaktoren durch Lebensstiländerung und Medikamente
- Bei fortgeschrittener KHK Erweiterung des verengten Gefäßes durch Kathetereingriff oder Bypass-Operation

AKUTES KORONARSYNDROM (ACS)/ HERZINFARKT
Akut bedrohliche klinische Bilder durch den Verschluss oder die hochgradige Verengung einer Koronararterie

Ursache: meist fortgeschrittene KHK
Leitsymptome: heftigster Brustschmerz, Atemnot, Übelkeit, Kaltschweißigkeit, Angst
Kardiologischer Notfall! Lebensbedrohlich durch akute Herzinsuffizienz, Rhythmusstörungen (plötzlicher Herztod)
Behandlung:
- Anfangs Intensivpflege
- Schnellstmögliche Wiedereröffnung des verschlossenen Gefäßes mittels Kathetereingriff oder Fibrinolyse (Thrombusauflösung)
- Dauerbehandlung wie chron. KHK

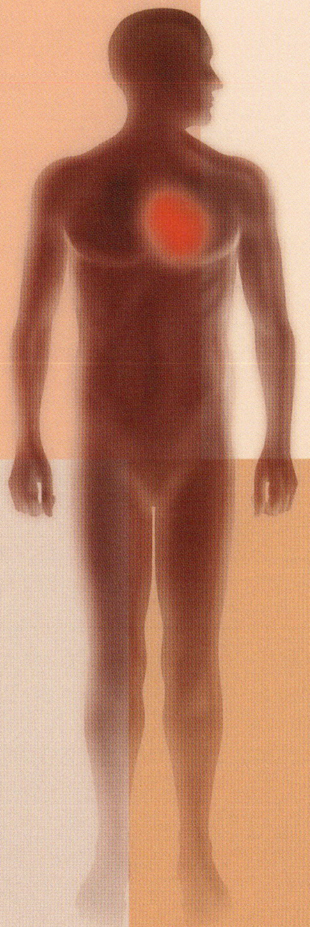

HERZINSUFFIZIENZ
Unfähigkeit des Herzens ausreichend Blut zu pumpen

Ursachen: hauptsächlich Hypertonie und KHK, entsteht meist langsam und betrifft v.a. ältere Menschen
Leitsymptome: Ermüdbarkeit, verminderte körperliche Belastbarkeit, nächtliche Toilettengänge.
- Bei Linksherzinsuffizienz außerdem Dyspnoe
- Bei Rechtsherzinsuffizienz außerdem Ödeme

Behandlung:
- Sowohl der ursächlichen Erkrankung als auch der Herzinsuffizienz selbst, meist medikamentös
- Vermeidung aller zusätzlichen herzschädigenden Faktoren

(ARTERIELLE) HYPERTONIE
Dauerhafte Blutdruckerhöhung

Ursache: am häufigsten multifaktoriell (primäre Hypertonie)
Leitsymptom: zunächst keinerlei Krankheitszeichen außer Blutdruckerhöhung > 140/90 mmHg.
Massiver Risikofaktor für das gesamte Herz-Kreislauf-System mit Folgeerkrankungen besonders an Herz, Gehirn, Nieren
Behandlung:
- Lebensstiländerung
- Blutdrucksenkende Medikamente (Antihypertensiva)
- Vermeidung weiterer Herz-Kreislauf-Risikofaktoren

Abb. 4.33 Übersicht über die wichtigsten Herz-Kreislauf-Erkrankungen. [L275]

KAPITEL

5

Christine Keller, Nicole Menche

Pflege von Menschen mit Gefäßerkrankungen

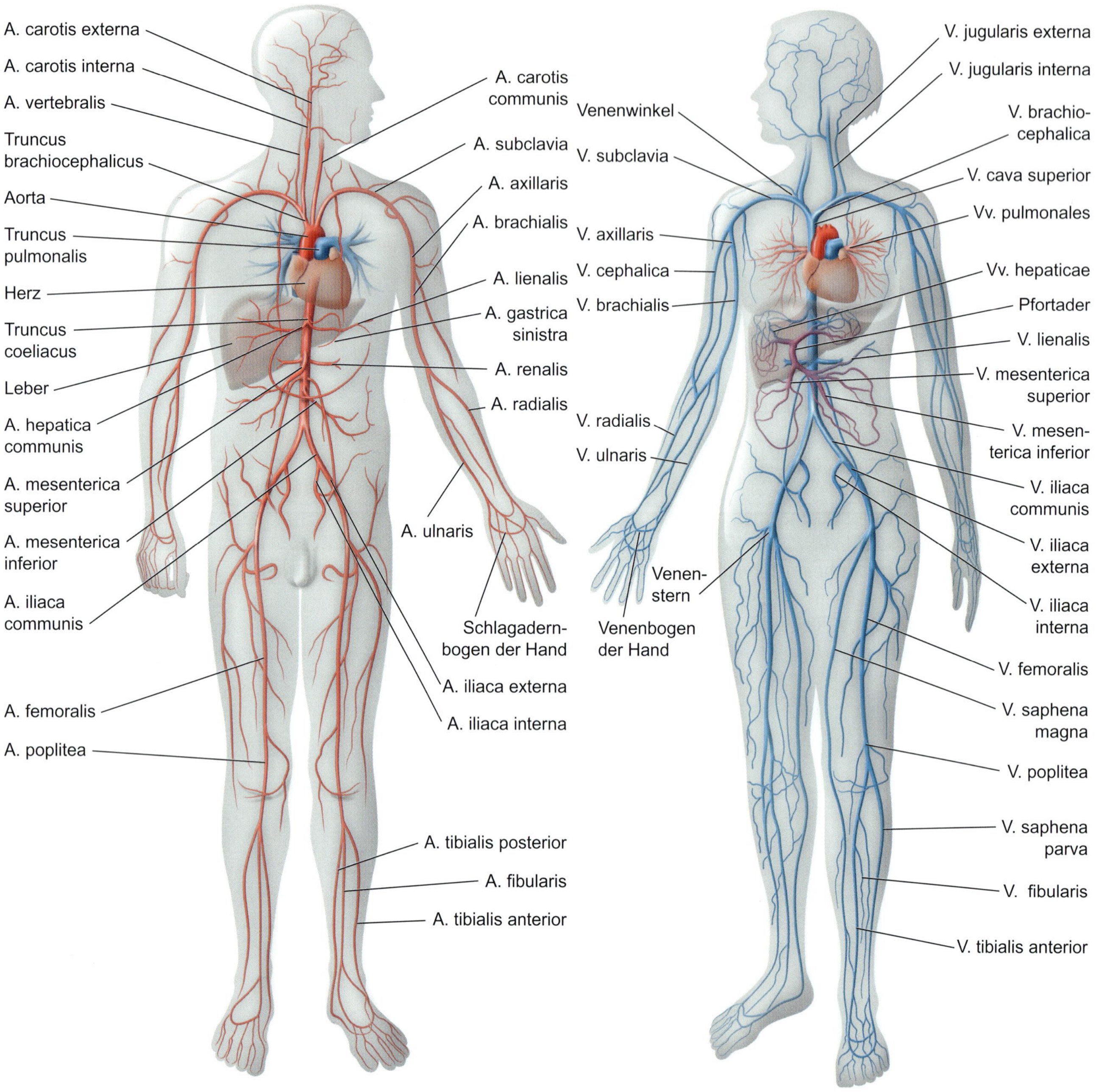
A. carotis externa
A. carotis interna
A. vertebralis
Truncus brachiocephalicus
Aorta
Truncus pulmonalis
Herz
Truncus coeliacus
Leber
A. hepatica communis
A. mesenterica superior
A. mesenterica inferior
A. iliaca communis
A. femoralis
A. poplitea
A. carotis communis
A. subclavia
A. axillaris
A. brachialis
A. lienalis
A. gastrica sinistra
A. renalis
A. radialis
A. ulnaris
Schlagadernbogen der Hand
A. iliaca externa
A. iliaca interna
A. tibialis posterior
A. fibularis
A. tibialis anterior
Venenwinkel
V. subclavia
V. axillaris
V. cephalica
V. brachialis
V. radialis
V. ulnaris
Venenstern
Venenbogen der Hand
V. jugularis externa
V. jugularis interna
V. brachiocephalica
V. cava superior
Vv. pulmonales
Vv. hepaticae
Pfortader
V. lienalis
V. mesenterica superior
V. mesenterica inferior
V. iliaca communis
V. iliaca externa
V. iliaca interna
V. femoralis
V. saphena magna
V. poplitea
V. saphena parva
V. fibularis
V. tibialis anterior

Abb. 5.1 [L275]

Pflegesituation

Herr Aziz ist 75 Jahre alt und lebt mit seiner Frau in einem kleinen Häuschen auf dem Land. Zu dem Haus gehört ein großes Grundstück mit Garten, dem sich die beiden leidenschaftlich gerne widmen – Gärtnern ist eins ihrer liebsten Hobbys.

Seitdem die beiden im Ruhestand sind, haben sie ein gemütliches und entspanntes Leben. Sie bekommen häufig Besuch von ihren beiden Töchtern samt deren Familien. Inzwischen hat das Ehepaar Aziz bereits vier Enkel, die gerne ihre Großeltern besuchen und im Garten spielen. Regelmäßig muss sich Herr Aziz von seinen Töchtern anhören, dass er mit dem Rauchen aufhören und abnehmen solle, da sein derzeitiger Lebensstil ungesund sei. Da er allerdings bereits seit 60 Jahren täglich eine Schachtel Zigaretten raucht, fällt ihm das Aufhören wahnsinnig schwer. Auch eine Gewichtsreduktion ist für ihn sehr schwierig umzusetzen, da er gemeinsam mit seiner Frau sehr gerne kocht und isst. Seinen Diabetes mellitus Typ 2, an welchem er nunmehr seit ca. 13 Jahren erkrankt ist, behandelt er inzwischen mit der intensivierten konventionellen Insulintherapie.

In letzter Zeit verspürt er beim täglichen Spaziergang durch seinen Garten immer stärker werdende Schmerzen in den Unterschenkeln, die ihn dazu zwingen, zwischendurch stehenzubleiben. Nach maximal 100 Metern muss er schmerzbedingt seine Spaziergänge unterbrechen. Auf Anraten seiner Ehefrau macht er einen Termin bei seinem Hausarzt.

Manifeste **Gefäßerkrankungen** *(angiologische Erkrankungen)* treten, sieht man von den seltenen *Gefäßfehlbildungen* und *Vaskulitiden* (Gefäßentzündungen) ab, fast nur bei Erwachsenen auf. Konservativ behandelte Patienten und Patientinnen (im Folgenden als „Patienten" zusammengefasst) werden in der **Angiologie** betreut, operativ behandelte in der **Gefäßchirurgie.**

Wichtigste **arterielle Gefäßerkrankung** ist die *Arteriosklerose* (➤ 5.3). Pflegende außerhalb der Kinderkrankenpflege betreuen in praktisch allen Tätigkeitsfeldern fast täglich Betroffene mit arteriosklerotischen Folgeerkrankungen, z. B. einer *peripheren arteriellen Verschlusskrankheit* (➤ 5.4) oder einem *Ulcus cruris arteriosum* (➤ 5.1.3), aber auch mit einer *koronaren Herzkrankheit* (➤ 4.6) oder einem *Schlaganfall* (➤ 15.4). Alle diese Erkrankungen verlaufen chronisch, schränken den Betroffenen in fortgeschrittenen Stadien erheblich ein und machen pflegerische Unterstützung und Therapie oft über einen langen Zeitraum erforderlich.

Häufigste **venöse Gefäßerkrankung** sind *Varizen* (Krampfadern ➤ 5.6). Diagnostik und Therapie erfolgen meist ambulant, sodass Pflegefachpersonen diese Patienten überwiegend kurzzeitig im Rahmen der perioperativen Pflege sehen. Hingegen sind Patienten mit einer *Phlebothrombose* (➤ 5.7) teilweise stärker beeinträchtigt und werden dann zumindest kurz stationär aufgenommen. Von großer pflegerischer Bedeutung sind die *chronisch-venöse Insuffizienz* (➤ 5.8) und das *Ulcus cruris venosum* (➤ 5.1.3). Betroffen von diesen chronischen Erkrankungen sind meist ältere Menschen. Pflegende in der ambulanten Pflege und in Pflegeeinrichtungen behandeln die Patienten deshalb meist über einen langen Zeitraum.

Aus dem seltenen Vorkommen bei Kindern und Jugendlichen den Schluss zu ziehen, dass Gefäßerkrankungen in diesem Alter bedeutungslos seien, ist allerdings falsch: denn insbesondere die Arteriosklerose beginnt, wenn auch unbemerkt, im frühen Erwachsenenalter oder sogar schon in der Jugend. Pflegenden bietet sich hier die Möglichkeit, z. B. durch Motivation zu einem „gesunden" Lebensstil präventiv tätig zu werden.

5.1 Pflegerische und medizinische Diagnostik

Angiologische Erkrankungen manifestieren sich oft am Herzen, am Gehirn und an den Beinen. Wegweisende Zeichen sind:

- **Thoraxschmerzen** (➤ 4.1.1)
- **Neurologische Ausfälle,** z. B. Sehstörungen, Lähmungen, Sensibilitätsstörungen (➤ Kap. 15)
- **Beinschmerzen** (➤ 5.1.1)
- **Beinschwellung** (➤ 5.1.2)
- **Hautveränderungen** an den Beinen bis zum **Ulcus cruris** (➤ 5.1.3)

5.1.1 Beinschmerzen

Die häufigsten Ursachen von **Beinschmerzen** liegen im Bewegungsapparat (einschließlich Muskelkater, Verletzungen), den Nerven und den Gefäßen (➤ Tab. 5.1).

Berichtet ein Patient über Beinschmerzen, so ist es zunächst am wichtigsten herauszufinden, ob eine Abklärung sofort nötig ist (z. B. bei Verletzung mit V. a. Fraktur, bei V. a. auf akuten Arterienverschluss) oder geplant erfolgen kann.

Intermittierende oder chronische Schmerzen, die sich in ihrem Charakter nicht verändert haben, zeigen ganz überwiegend keinen Notfall an. Sinnvoll ist ein Besuch beim Arzt bzw. der Ärztin (im Folgenden als „Arzt" bezeichnet), dessen Dringlichkeit maßgeblich von der Intensität der Schmerzen abhängt.

NOTFALL

Akute Beinschmerzen können einen Notfall anzeigen:

- Kaltes, blasses Bein, keine Fußpulse (➤ Abb. 5.4) tastbar → Verdacht auf **Arterienverschluss** (➤ 5.5) → Notarzt rufen, Bein tief lagern und dicke Strümpfe anziehen oder Watteverband anlegen, bis zum Eintreffen des Notarztes Vitalzeichen kontrollieren
- Warmes, eher bläuliches Bein, evtl. geschwollen → Verdacht auf **tiefe Venenthrombose** (➤ 5.7) → Bein hochlagern, Patienten nicht mehr aufstehen oder Bein bewegen lassen (Lungenemboliegefahr ➤ 3.11), Notarzt rufen, bis zu seinem Eintreffen Vitalzeichen kontrollieren

- Bein äußerlich unauffällig, aber plötzliche Lähmung, Blasen-Mastdarm-Störung, ausgeprägte Sensibilitätsstörungen („Gefühllosigkeit") oder Unmöglichkeit der Belastung → am ehesten neurologische oder orthopädische Ursache (➤ Tab. 5.1) → Rettungsdienst rufen, bis zum Eintreffen Vitalzeichen kontrollieren

Tab. 5.1 Häufige Ursachen von Beinschmerzen.

Akute/subakute Beinschmerzen	Intermittierende/chronische Beinschmerzen
Muskuloskelettale Ursachen	
• **Verletzungen** (➤ 14.10, ➤ 14.11, ➤ 14.13): meist Trauma erinnerbar, Schmerzcharakter variabel, oft Prellmarken o. Ä. • **Bakterielle Arthritis** (➤ 14.4): Gelenkschwellung/-rötung, Schmerzmaximum im Gelenk, eingeschränkte Beweglichkeit, oft starke Allgemeinbeschwerden	• **Degen. Bandscheiben-/Wirbelsäulenveränderungen** (➤ 14.7): oft bewegungsabhängig, vielfach ähnlich den Schmerzen bei Bandscheibenvorfall, aber nicht so ausgeprägt • **Hüft-/Kniegelenkarthrose** (➤ 14.7): oft Steife und Schmerz bei Bewegungsbeginn nach längerer Ruhe, dann langsam abklingend und nach längerer Belastung wieder zunehmend. Evtl. Gelenkschwellung/Deformierung • **Rheumatoide Arthritis** (➤ 14.6.1): Gelenkschwellung/-rötung, Schmerzmaximum im Gelenk, eingeschränkte Beweglichkeit, evtl. mehrere Gelenke betroffen
Neurologische Ursachen	
Bandscheibenvorfall (➤ 15.12): evtl. Auslöser (oft best. Bewegung) erinnerbar, meist stechende Schmerzen, oft auch im Rücken, evtl. Kribbeln u. a. Sensibilitätsstörungen, evtl. Muskelschwäche/-lähmung	• **Polyneuropathie** (➤ 15.10.2): bewegungsunabhängige, oft brennende Schmerzen, oft mit Kribbeln oder Taubheitsgefühl, häufig beidseits • **Spinalkanalstenose** (➤ 15.12): Beinschwäche, -schmerzen, v. a. beim Gehen, Besserung durch Beugen der LWS, evtl. Rückenschmerzen, Sensibilitätsstörungen
Vaskuläre Ursachen	
• **Akuter Beinarterienverschluss** (➤ 5.5): plötzlich heftige Schmerzen, Bein blass, kalt, Fußpulse nicht tastbar • **Tiefe Venenthrombose** (➤ 5.7): über Stunden zunehmende Schmerzen, Bein geschwollen, warm, rötlich-blau, evtl. vorher Bettlägerigkeit/Gips/OP	• **Periphere arterielle Verschlusskrankheit** (➤ 5.4): bei Bewegung nach einer gewissen Zeit Schmerzen, die in Ruhe/Beintieflagerung schnell nachlassen („Schaufensterkrankheit"). Bein eher kühl. Keine Abhängigkeit von bestimmten Bewegungen • **Varizen** (➤ 5.6): Schmerzen nach längerem Stehen, oft mehr Schweregefühl, besser nach Hochlegen der Beine, evtl. nachts Wadenkrämpfe

5.1.2 Beinschwellung und Beinumfangsmessung

Verletzungsbedingte Schwellungen ➤ 14.11

Beinschwellungen können schnell oder langsam entstehen, ein- oder beidseits auftreten, eine lokale oder Allgemeinerkrankung als Ursache haben.

Akute Beinschwellung

Eine akute, einseitige und unterschiedlich schmerzhafte Beinschwellung mit warmem, rötlich-blauem Bein ist dringend verdächtig auf eine *tiefe Venenthrombose* (➤ 5.7), vor allem bei vorangegangener Bettlägerigkeit, Beingips oder Operation. Dies ist ein Notfall, der Betroffene muss sofort ins Krankenhaus bzw. in eine angiologische Ambulanz!

Auch bei einer flächenhaften bakteriellen Entzündung von Haut und evtl. Unterhaut (*Phlegmone* bzw. *Erysipel* ➤ 17.3.2) kommt es akut zu einer einseitigen Beinschwellung (meist des Unterschenkels). Der Bereich ist überwärmt und gerötet, der Patient fühlt sich schlecht und hat Fieber. Hausarzt oder Notdienst sollen sofort, längstens innerhalb weniger Stunden aufgesucht werden.

Subakute und chronische Beinschwellung

Beinschwellungen können auch subakut oder chronisch entstehen:
- Beinschwellungen bei *Herz-, Leber- oder Nierenerkrankungen* sind durch Wassereinlagerungen bedingt, schmerzlos und treten beidseits innerhalb von Tagen bis Monaten auf. Meist sind weitere Krankheitszeichen feststellbar, z. B. Dyspnoe, Haut- oder Urinveränderungen.
- Bei *chronisch-venöser Insuffizienz* bzw. *postthrombotischem Syndrom* kommt es langsam zu einem meist einseitigen Beinödem. Wegweisend sind hier Varizen und/oder bläulich-braune Hautverfärbung (➤ 5.8).
- *Lymphödeme* können ein- oder beidseits auftreten. Sie entwickeln sich langsam und bereiten keine Schmerzen. Die Haut ist (zunächst) unauffällig (➤ 5.9).

Langsam entstehende Ödeme fallen den Betroffenen oft längere Zeit nicht auf oder die Patienten halten einen Arztbesuch nicht für nötig. Pflegende dringen dann auf einen Arztbesuch in den nächsten Tagen.

Beinumfangsmessung

Ist zur Objektivierung eine **Beinumfangsmessung** erforderlich, so erfolgt diese im Liegen und im Seitenvergleich. Bei der späteren Verlaufskontrolle reicht die Messung am geschwollenen Bein (➤ Abb. 5.2).

5.1.3 Chronisches Ulcus cruris

DEFINITION

Chronisches Ulcus cruris *(Beinulkus):* Unterschenkelgeschwür ohne (spontane) Heilungstendenz. Überwiegend durch Gefäßerkrankungen und dabei v. a. durch Venenerkrankungen bedingt. Mit steigendem Lebensalter zunehmende Häufigkeit auf ca. 3–4 % der über 80-Jährigen, hohe Dunkelziffer. Bedeutsames pflegerisches Problem. Abheilung nur zu erzielen bei Behandlung der Grunderkrankung und konsequenter Wundtherapie. Hohe Rezidivneigung.

Das **chronische Ulcus cruris** ist wohl die häufigste chronische Wunde. Schätzungen gehen davon aus, dass in Deutschland jährlich mehr als 200.000 überwiegend ältere Menschen ein florides (aktuell bestehendes) Ulcus cruris haben, wobei Frauen etwas häufiger betroffen sind als Männer. Hinzu kommt noch eine weit höhere Zahl von Menschen mit abgeheiltem Ulcus cruris, sodass die Zahl der Betroffenen insgesamt bei 1–1,5 Millionen liegen dürfte. [1]

5

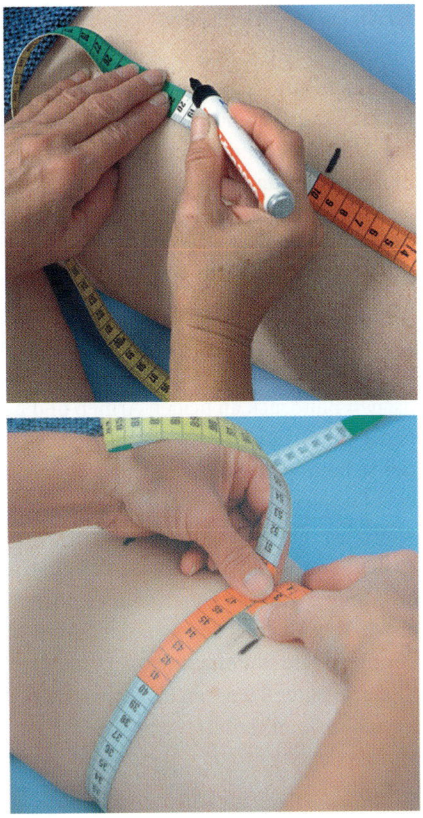

Abb. 5.2 Beinumfangsmessung. Oben: zuerst zeichnet die Pflegefachperson an den Messstellen (hier 10 und 20 cm oberhalb der Kniescheibe) je zwei Markierungen mit einem wasserfesten Stift auf die Haut. Dadurch wird immer auf gleicher Höhe gemessen. Unten: das Maßband wird dann zwischen den Markierungen eng, aber ohne Zug angelegt. [K115]

Einteilung und Ursachen

Venöses Ulcus cruris

Ungefähr 70 % der Ulzera sind **venöse Ulcera cruris** als Folge einer chronisch-venösen Insuffizienz (➤ 5.8). Diese flächigen, aber nicht tiefen Ulzera beginnen oft etwas oberhalb des Innenknöchels (➤ Abb. 5.3) und können im Extremfall den ganzen Unterschenkel kreisförmig umfassen *(Gamaschenulkus)*.

Fast immer sind weitere Zeichen der chronisch-venösen Insuffizienz sichtbar, etwa erweiterte kleine Venen oder eine braun-gelbe oder bläuliche Hautverfärbung. Trotz ihrer Größe schmerzen die Ulzera oft wenig. Venöse Ulzera nässen oft sehr stark aufgrund der venösen Stauung.

Arterielles Ulcus cruris

Etwa 10 % der Ulzera sind **arterielle Ulcera cruris** durch eine periphere arterielle Verschlusskrankheit Stadium IV (pAVK, ➤ 5.4). Aufgrund von Ischämie (Sauerstoffmangel) kommt es zum Absterben von Gewebe (**Nekrose,** hier *ischämische Nekrose*), typischerweise an Druckstellen, Zehen, seitlichem Fußrand, Ferse oder vorne am Schienbein (➤ Abb. 5.3). Durch Verdunstungs- und Schrumpfungsprozesse *(Mumifikation)* entwickelt sich ein blau-schwarzes Areal, das sich vom gesunden Gewebe abgrenzt, hart und trocken wird *(Demarkation)*. Man spricht von einer *trockenen Nekrose*. Wird die Nekrose von Bakterien besiedelt, so zersetzen diese nach und nach das abgestorbene Gewebe. Es bilden sich matschig-schmierige Beläge mit üblem Geruch, eine *feuchte Nekrose* mit Gefahr einer Sepsis ist entstanden. Ist ein Körperteil (z. B. eine Zehe, der Vorfuß) abgestorben, spricht die *Initiative Chronische Wunden (ICW)* von **Gangrän.** [2] Die Haut in der Umgebung ist kühl, die Hautfarbe blass-fahl oder bläulich. Oft sind keine Fußpulse tastbar. Arterielle Ulzerationen nässen weniger stark oder gar nicht und die Betroffenen haben oft starke Schmerzen („Sauerstoffmangelschmerzen").

Arterio-venöses Ulcus cruris

Besteht bei einem Ulcus cruris gleichzeitig eine periphere arterielle Verschlusskrankheit und eine chronisch venöse Insuffizienz, sollen beide mit dem jeweiligen Stadium (➤ Abb. 5.21, ➤ Tab. 5.3) genannt werden. Liegt bei beiden ein fortgeschrittenes Stadium vor, soll die Bezeichnung **arterio-venöses Ulcus cruris** verwendet werden, ansonsten die vorherrschende Komponente namensbestimmend sein. Der nicht klar definierte Begriff *Ulcus cruris mixtum* wird nicht mehr empfohlen. [3], [4]

Weitere Ulzera

Ungefähr 5 % der Menschen mit Ulcus cruris haben ein **polyneuropathisches Ulkus** oder ein **Ulkus bei diabetischem Fußsyndrom** ➤ 7.5.8). Oft sitzen die Ulzera an der Fußsohle im Bereich der distalen Mittelfußknochen. Wegen der Nervenschädigung schmerzen sie in aller Regel nicht. Typischerweise ist der Fuß warm und die Fußpulse sind tastbar.

Die restlichen knapp 5 % verteilen sich auf eine Reihe seltener Ursachen, z. B. Bluterkrankungen, Infektionen, Vaskulitiden (➤ 12.4.2) oder ulzerierende Tumoren.

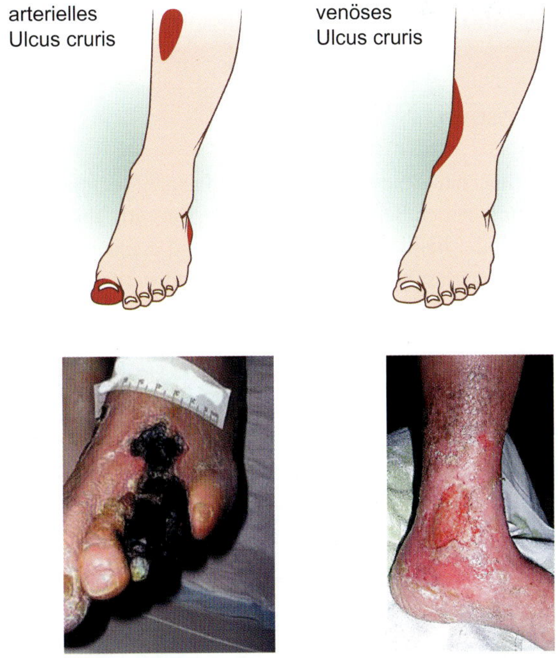

Abb. 5.3 Arterielles und venöses Ulcus cruris. [L255, M291]

Diagnostik

Die Diagnostik hat zum Ziel, Ausdehnung und Komplikationen des Ulkus zu erfassen (z. B. Knochenbeteiligung, Infektionen) und die Ursache festzustellen. Hierzu dienen u. a. Anamnese, Blutuntersuchungen, Sonografien und bildgebende Verfahren.

Behandlung

Erfolgversprechend ist nur eine Behandlung, die an mehreren Punkten ansetzt.

- **Ursache:** ein Ulkus kann nur abheilen, wenn die Durchblutung, also die chronische venöse Stauung und/oder der arterielle Engpass, verbessert wird. Bei Diabetes mellitus werden Blutzuckerwerte im Normbereich angestrebt.
- **Wunde:** zweite Voraussetzung ist eine konsequente und fachgerechte Wundtherapie angepasst an die Wundheilungsphase. Bei arteriellem Ulkus müssen zuerst die Nekrosen entfernt werden, dann kann die Wunde phasengerecht weiter behandelt werden (➢ 5.4, ➢ 5.8).
- **Begünstigende Faktoren/Auslöser:** es gibt zahlreiche lokale und systemische Störfaktoren, welche die Wundheilung beeinträchtigen, etwa Wundinfektion, unangepasste Wundbehandlung, Mangelernährung, schlechte Durchblutung. Druck ist zwar nicht die Ursache, aber häufiger Auslöser von (arteriellen) Ulzera. Solche Faktoren werden, wenn irgend möglich beseitigt.

Symptomatisch ist z. B. Schmerztherapie nötig.

5.1.4 Untersuchungen zur Einschätzung der arteriellen Durchblutungssituation

Einfache **Untersuchungen zur Einschätzung der arteriellen Durchblutungssituation** stehen am Beginn der Diagnostik.

Pulsmessung

Pflegefachpersonen messen die Pulse routinemäßig einmal an beiden Armen und beiden Beinen (➢ Abb. 5.4). Einseitig abgeschwächte oder ein- oder beidseits fehlende Pulse sind dringend verdächtig auf eine arterielle Durchblutungsstörung und werden dann täglich kontrolliert.

Knöchel-Arm-Index

Bei einer Stenose großer Arterien ist der Blutdruck hinter der Engstelle niedriger als normal. Entsprechend können Seitenunterschiede bei der Blutdruckmessung über 10 mmHg Ausdruck einer Durchblutungsstörung sein.

Der Blutdruck kann nicht nur an den Armen, sondern auch an den Beinen gemessen werden. Eine einfache und auch zum Screening von Risikopatienten oder alten Menschen geeignete Untersuchung ist die Messung des **Knöchel-Arm-Index** (*ankle brachial index,* kurz *ABI*). Der Patient liegt ruhig auf dem Rücken, ein Kissen unter dem Kopf ist möglich. Pflegefachperson oder Arzt messen dann den systolischen Blutdruck an beiden Armen und beiden Beinen (A. dorsalis pedis und A. tibialis posterior ➢ Abb. 5.4, ➢ Abb. 5.5). Zum Hören der Strömungsgeräusche nehmen sie aber kein Stethoskop, sondern eine Dopplersonde. Mittlerweile gibt es auch Spezialgeräte zur automatischen Blutdruckmessung an allen vier Extremitäten.

Beim Gesunden ist der Blutdruck am Knöchel 5–10 mmHg höher als der am Arm. Der Quotient aus Knöchel- und Armblutdruck liegt also bei 0,9–1,2 (bei den Armen zählt der Mittelwert, bei den Beinen der niedrigere Blutdruckwert).

Werte unter 0,9 gelten als beweisend für eine periphere arterielle Verschlusskrankheit.

Belastungstests

Häufig reicht die Durchblutung in Ruhe noch aus, jedoch nicht unter Belastung/Bewegung. **Belastungstests** sollen bei entsprechendem Verdacht durch körperliche Anstrengung und dadurch erhöhten Sauerstoffverbrauch wegweisende Beschwerden provozieren.

- Der wichtigste Belastungstest ist der **Gehtest.** Der Patient geht auf ebener Strecke nach Metronom (Gerät, das gleichmäßigen Takt/Tempo vorgibt) oder auf einem Laufband. Während ein Gesunder beliebig lange ohne Schmerzen gehen kann, bekommt der Patient mit peripherer arterieller Verschlusskrankheit Schmerzen in den Beinen durch die Minderdurchblutung und muss stehen bleiben. Dokumentiert werden die schmerzfreie und die maximale Gehstrecke in Metern, die Gehzeit und der Blutdruck an den Füßen nach Belastung.
- Bei der **Ratschow-Lagerungsprobe** soll der auf dem Rücken liegende Patient die Beine nach oben strecken, zwei Minuten mit den Füßen kreisen und sich dann aufsetzen und die Beine

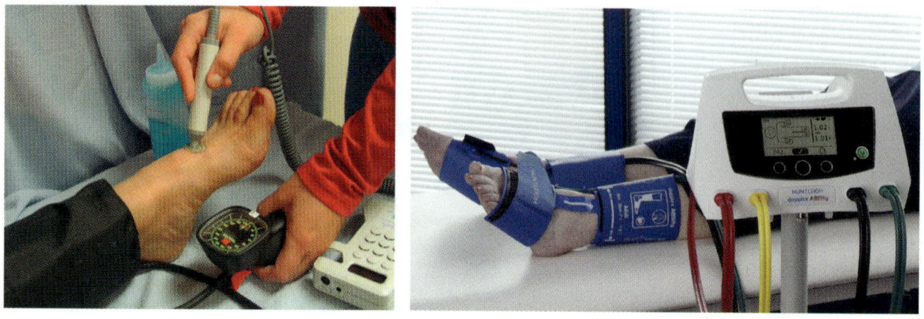

Abb. 5.4 Knöchel-Arm-Index. Die Bestimmung des Knöchel-Arm-Index (ABI) ist eine einfache Untersuchung auf Stenosen großer Arterien. Links manuelle Messung mittels einer Dopplersonde an der A. dorsalis pedis (Pfeil = Messstelle für die A. tibialis posterior), rechts automatische Messung mittels eines ABI-Systems. [E376, V1057]

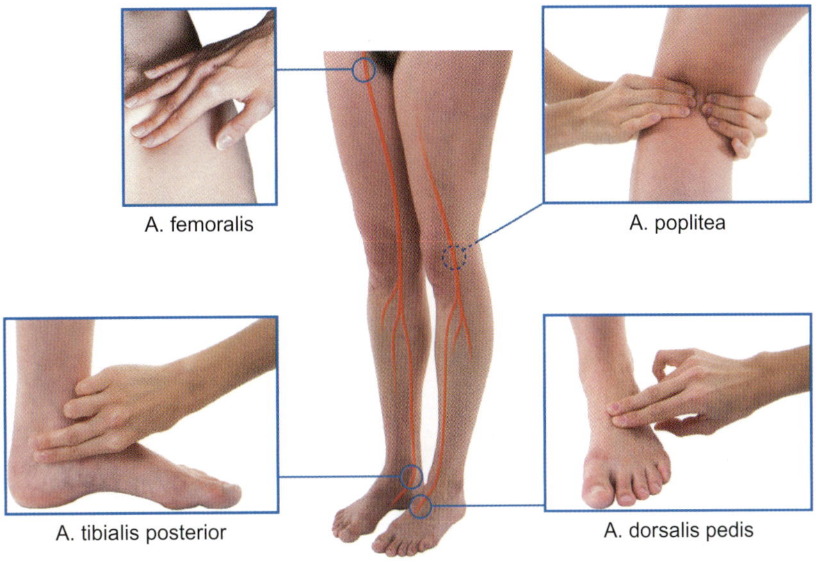

Abb. 5.5 Pulstaststellen an der unteren Extremität. Die pAVK ist besonders häufig an der unteren Extremität. [E402-004]

herabhängen lassen. Vergleichbare Untersuchung am Arm ist die **Faustschlussprobe** mit Faustschlüssen bei erhobenen Armen. Bei arteriellen Verengungen blassen Füße bzw. Hände zu stark ab, evtl. treten Schmerzen auf, und nach Herabhängenlassen der Füße oder Arme rötet sich die Haut zu spät.

5.1.5 Bildgebende Verfahren

Wichtigstes bildgebendes Verfahren in der Arterien- und Venendiagnostik ist heute die **Farb-Duplex-Sonografie** (> Abb. 5.23, > Abb. 5.28). Das Gerät erzeugt zum einen ein zweidimensionales Schnittbild des Gefäßes. Zum anderen misst es Strömungsrichtung und -geschwindigkeit des Blutes im Gefäß, „übersetzt" diese in Farbe und fusioniert (verschmilzt) dann beide Bilder. Darstellbar sind z. B. Gefäßwand, Gefäßerweiterungen/-verengungen oder Thromben im Gefäß an Hals-, Extremitäten- oder Bauchgefäßen.

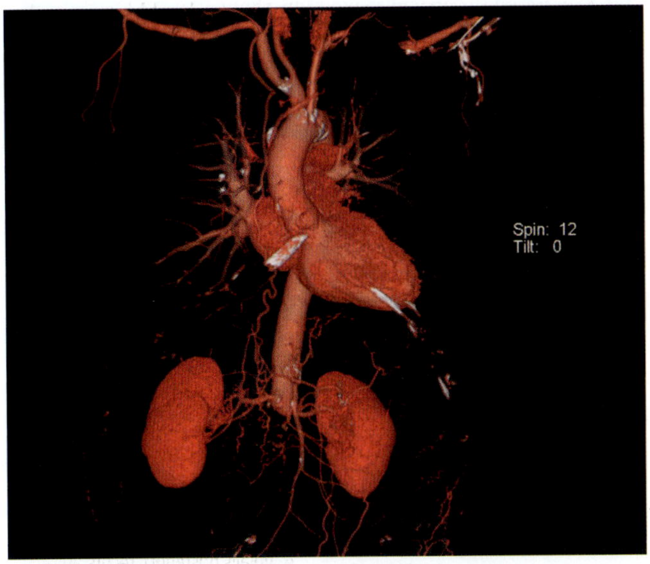

Abb. 5.6 CT-Angiografie. Die Aorta ist unterhalb des Abgangs der Nierenarterien verschlossen. [T464]

Neue CT- bzw. MRT-Techniken mit Kontrastmittel (**CT-Angiografie,** kurz *CTA,* > Abb. 5.6, bzw. **MR-Angiografie,** kurz *MRA*) erlauben ebenfalls eine gute und für viele Fragestellungen ausreichende Gefäßdarstellung.

Durch die Fortschritte der bildgebenden Verfahren sind rein diagnostische **(Katheter-)Angiografien** heute selten. Sie erfolgen, wenn in gleicher Sitzung eine katheterinterventionelle Behandlung möglich erscheint (> 5.2.4).

5.2 Spezielle pflegerische und medizinische Maßnahmen

5.2.1 Spezielle konservative Maßnahmen bei Arterienerkrankungen

Gehtraining und Bewegungsübungen

Das **Gehtraining** ist – neben der bestmöglichen Behandlung von Risikofaktoren (> 5.3) – die wichtigste konservative Maßnahme bei Arterienerkrankungen und dabei insbesondere bei einer peripheren arteriellen Verschlusskrankheit (pAVK > 5.4) mit Schmerzen beim Gehen. Es beseitigt zwar nicht die Arterienverengung, fördert aber u. a. die Bildung von *Kollateralen* (Umgehungskreisläufen) um die Engstelle, erhöht die Zahl der Kapillaren und verbessert Endothelfunktion und Zellstoffwechsel.

Das Gehtraining beginnt mit einer Geschwindigkeit, die der Patient 5–10 Min. durchhalten kann, bei Laufbandtraining ohne Steigung. Bei Auftreten mäßiger oder starker Wadenschmerzen soll der Patient eine Pause von ca. 1 Min. machen. Sobald er 10 Min. ohne Unterbrechung gehen kann, wird das Tempo und bei Laufbändern ggf. auch die Steigung erhöht. Die reine Gehzeit ohne Pausen soll bei 30–45 Min. liegen. [5]

Am sinnvollsten sind **strukturierte Übungsprogramme** unter Aufsicht (z. B. in einer Gefäßsportgruppe) mindestens dreimal die Woche. Ist keine Gefäßsportgruppe in der Nähe, soll der Patient

5

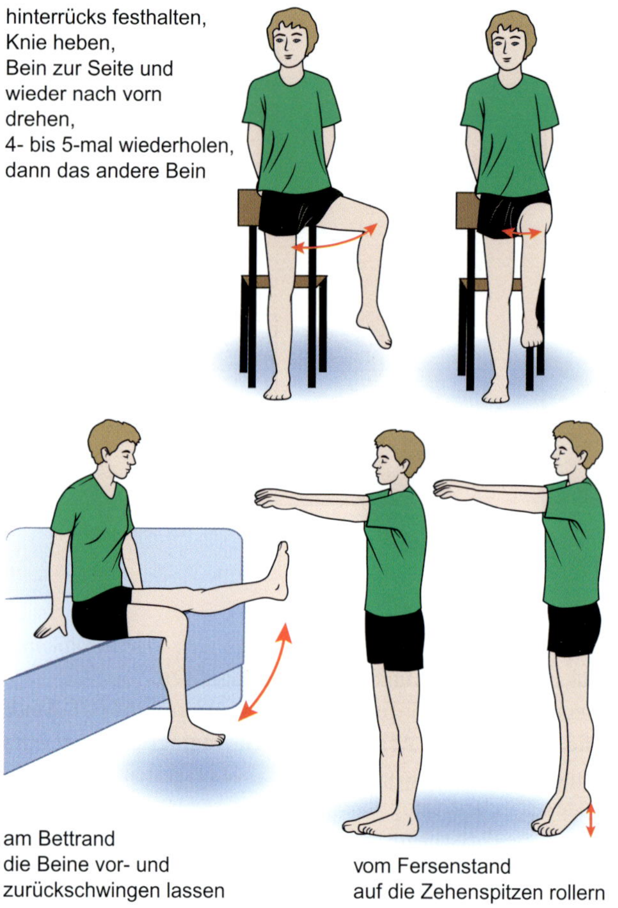

Abb. 5.7 Übungen zum Gefäßtraining bei arteriellen Erkrankungen . [L255]

täglich eine Stunde (Belastung plus Pausen) selbst trainieren. Das Training ist lebenslang erforderlich, auch nach katheterinterventionellen (➤ 5.2.3) oder operativen Maßnahmen (➤ 5.2.4).

Nordic Walking, Fahrrad fahren, Schwimmen, Tanzen u. a. sind weitere Möglichkeiten, um die Ausbildung von Umgehungskreisläufen zu fördern und die Herz-Kreislauf-Fitness zu verbessern. Training z. B. mit einem Armergometer ist eine Alternative für Patienten, die nicht mehr ausreichend mobil für ein Gehtraining sind, allerdings weniger wirksam.

Regelmäßigkeit ist essenziell

Pflegende vermitteln den Patienten immer wieder, dass Regelmäßigkeit beim Gehtraining das A und O ist. Grundlage des strukturierten Trainings und auch der Therapieüberwachung ist ein Patiententagebuch mit Angaben unter anderem zu angestrebter Gehstrecke, zurückgelegter Strecke, Zeit bis zum Auftreten von Schmerzen und Trainingshäufigkeit.

Weniger mobile Patienten können auch einfache **Bewegungsübungen** im Stehen, Sitzen oder Liegen durchführen, ggf. mit Unterstützung einer weiteren Person (➤ Abb. 5.7):

- Auf die Zehen stellen, dann wieder zurück auf den ganzen Fuß kommen
- Abwechselnd auf die Zehen und die Fersen stellen
- Bein in Hüfte und Kniegelenk anheben, dann die Zehen nach oben und unten bewegen oder das Bein nach außen und innen drehen
- Beine vor- und zurückschwingen
- Beine im Liegen nach oben strecken und möglichst für ca. 30 Sek. mit den Füßen kreisen, dann zügig an den Bettrand setzen

VORSICHT

Im **Stadium III und IV** einer unbehandelten pAVK (➤ 5.4) sind Gehen und Bewegungsübungen kontraindiziert, da der Sauerstoffbedarf schon in Ruhe nicht gedeckt ist *(kritische Ischämie).*
In diesem Fall muss zunächst die arterielle Durchblutung durch medizinische Maßnahmen verbessert werden. Bis dahin muss der Patient relative Bettruhe einhalten, der Gang zur Toilette oder das Fahren mit dem Rollstuhl zum Waschbecken ist erlaubt.

Lagerung

Die Beine werden immer tief gelagert, um die arterielle Durchblutung zu fördern. Diese Tieflagerung muss auch bei freigelagerten Fersen noch bestehen. Das kann erreicht werden, indem die ganze Bettebene etwas fußwärts verstellt wird (➤ Abb. 5.8).

VORSICHT

Keine Beinhochlagerung bei pAVK!

Besteht gleichzeitig eine arterielle und venöse Gefäßerkrankung, wird der arteriellen Durchblutung der Vorrang gegeben. Die Beine werden flach und intermittierend tief gelagert. Ggf. ordnet der Arzt eine zeitlich befristete Hochlagerung an, wenn die venöse Stauung überwiegt.

5.2.2 Spezielle konservative Maßnahmen bei Venenerkrankungen

Bewegung, Lagerung und die Kompressionstherapie sind – neben der Ausschaltung von Risikofaktoren – die wichtigsten **konservativen Maßnahmen** bei **Venenerkrankungen** in allen Stadien.

S-L-Faustregel für venenkranke Menschen

Möglichst selten **S**tehen und **S**itzen, weil die Muskelpumpe nicht aktiv ist und das venöse Blut der Schwerkraft folgend fußwärts versackt.
Möglichst häufig **L**aufen und **L**iegen, weil die Muskelpumpe den venösen Rückfluss herzwärts fördert und im Liegen die Schwerkraft nicht überwunden werden muss.

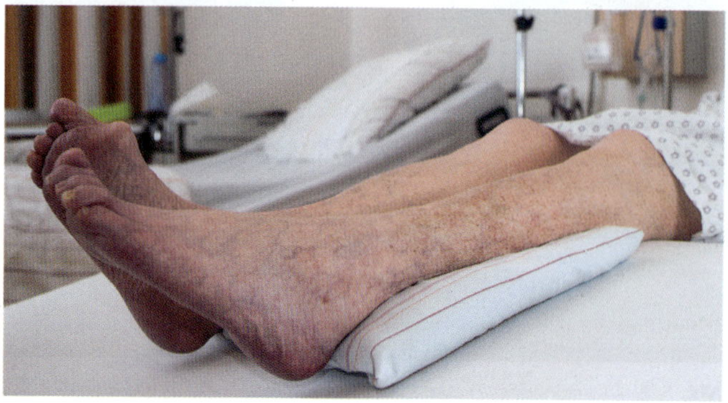

Abb. 5.8 Lagerung der Beine bei pAVK. [K115]

Gehen, Bewegungsübungen und Kneipp-Anwendungen

Patienten mit venösen Erkrankungen sollen viel gehen, auch um die Wirksamkeit einer Kompressionstherapie zu verbessern.

Einfache **Bewegungsübungen** (**Venentraining** genannt) können im Liegen, Sitzen und Stehen durchgeführt werden (➤ Abb. 5.9):

- Im Liegen: Beine anbeugen und strecken, Füße kreisen lassen, Füße anziehen und strecken, „Fahrrad fahren" im Liegen, Beine anstellen und „auf der Stelle gehen", Beine anheben und senken
- Im Sitzen: auf der Stelle/mit den Füßen von den Zehen auf die Fersen gehen, Wadenmuskulatur anspannen, Küchenrolle/Ball hin- und herrollen
- Im Stehen und Gehen: auf der Stelle, in den Zehenstand, von den Zehen auf die Fersen, wie ein Storch gehen

Geeignete Sportarten bei Venenerkrankungen sind z. B. Schwimmen, Wassergymnastik, Fahrrad fahren, Nordic Walking und Tanzen.

Kneipp-Anwendungen (➤ Abb. 5.10) trainieren die Venen und lassen sich auch in der häuslichen Umgebung gut durchführen. Voraussetzung ist, dass die Füße warm sind.

Die Wassertemperatur soll am Anfang ca. 20 °C haben, kann dann auch noch etwas kühler gewählt werden. Nach Möglichkeit sollen die Beine am Ende nicht abgetrocknet werden, sondern sich selbst wieder erwärmen.

- Kalter Knieguss. Brausekopf abschrauben und außen am Fuß beginnend abduschen, dann außen am Bein nach oben bis in die Kniekehle fortfahren, fünf Sekunden dort bleiben und an der Innenseite wieder nach unten kommen. Am anderen Bein gleich verfahren
- Kühles Abduschen der Beine nach dem Duschen oder Baden

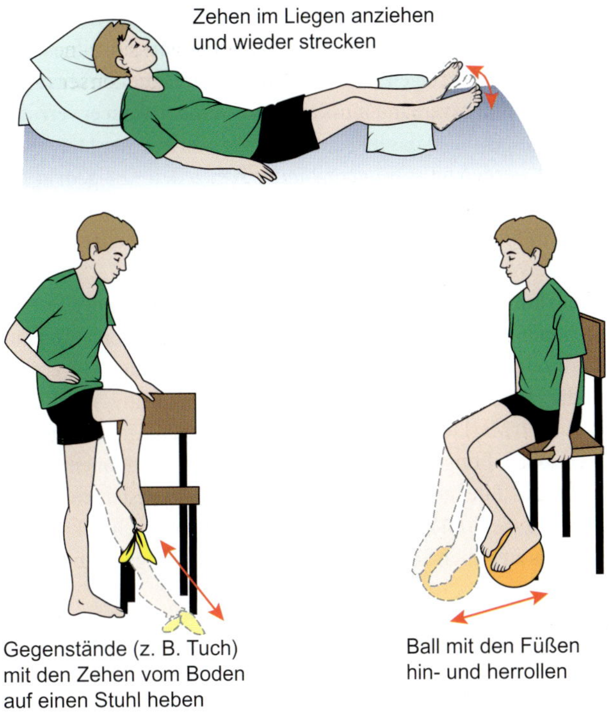

Abb. 5.9 Übungen zum Gefäßtraining bei venösen Erkrankungen [L255].

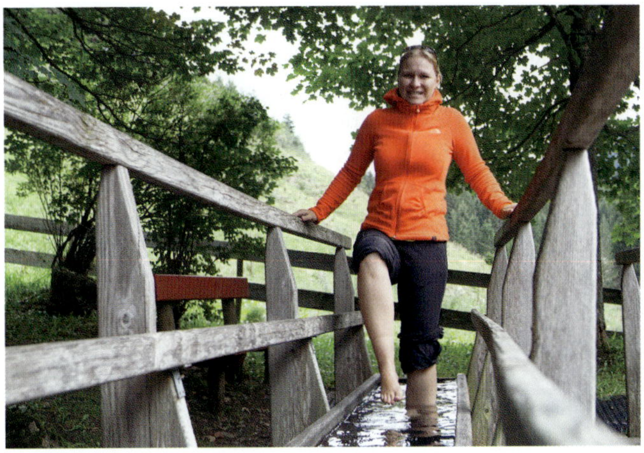

Abb. 5.10 Wassertreten, hier in einem Wassertretbecken. [J812-014]

- Wassertreten, z. B. in der Badewanne, in einer hohen Plastikwanne: die Waden sollten bis zur Hälfte im Wasser stehen. So lange Wassertreten, bis ein Kältegefühl entsteht, dann Beine erwärmen lassen und Wassertreten wiederholen.

5

Lagerung

Patienten mit Venenerkrankungen sollen ihre Beine so oft wie möglich hochlegen. Durch das **Hochlagern** auf einem Kissen wird der venöse Rückfluss zum Herzen gefördert und Füße und Unterschenkel werden entstaut. Gleichzeitige Bewegungsübungen (➤ Abb. 5.9) unterstützen die Lagerung.

Kompressionsbehandlung

Kompressionsbehandlung bezeichnet die Anwendung von Druck von außen. Bei allen Stadien einer Venenerkrankung (➤ 5.6), bei tiefer Venenthrombose (➤ 5.7) und auch beim venösen Ulcus cruris (➤ 5.1.3) ist unabhängig von weiteren Behandlungsmaßnahmen eine Kompression unerlässlich. Auch zur Prophylaxe von Venenerkrankungen wird die Kompression eingesetzt, z. B. bei stehender Berufstätigkeit oder in der Schwangerschaft.

Hauptverfahren zur Kompression sind:

- Phlebologischer Kompressionsverband (PKV)
- Medizinische Kompressionsstrümpfe (MKS)
- Medizinisches adaptives Kompressionssystem (MAK)

Wirkmechanismus

Die Kompression von außen entfaltet mehrere Wirkungen:

- Die oberflächlichen Venen werden verengt, sodass die Venenklappen wieder schließen und sich das Blut nicht mehr fußwärts zurückstaut.
- Gleichzeitig wird das Blut über die Verbindungsvenen ins tiefe Venensystem geleitet und ein erneuter Rückfluss ins oberflächliche Venensystem verhindert.

- Insgesamt wird die venöse Fließgeschwindigkeit im oberflächlichen und tiefen Venensystem erhöht.
- Der Druck von außen auf das Gewebe reduziert Ödeme, weil das Wasser aus dem Gewebe zurück ins Venen- und Lymphgefäßsystem gepresst wird. Stoffwechselendprodukte werden abtransportiert, die sonst zu Hautveränderungen und -verhärtungen führen würden.
- Die Wadenmuskulatur muss bei Bewegung gegen den Widerstand von außen arbeiten, was die Effektivität der Muskelpumpe erhöht und den venösen Rückfluss fördert. [6]

Am Tag soll der Patient mit der Kompressionsbehandlung möglichst viel gehen. Zur Nacht kann die Kompression in der Regel entfernt werden, außer der Arzt hat eine 24-Stunden-Kompression angeordnet.

VORSICHT

Absolute **Kontraindikationen für eine Kompressionstherapie** sind fortgeschrittene periphere arterielle Durchblutungsstörungen (Stadium III und IV ➤ 5.4 ➤ Abb. 5.21), schwere Verlaufsformen einer akuten tiefen Beinvenenthrombose (➤ 5.7), Entzündungen (z. B. Erysipel, septische Phlebitis, akute Dermatitis), ein akuter Myokardinfarkt und eine akute dekompensierte Herzinsuffizienz (➤ 4.5).

Relative Kontraindikationen sind schwere Sensibilitätsstörungen der Extremität, eine fortgeschrittene periphere Neuropathie (➤ 15.10.2), eine noch kompensierte arterielle Durchblutungsstörung und Unverträglichkeitsreaktionen auf das Bindenmaterial. [7], [8]

5

Komplikationen der Kompressionsbehandlung

Komplikationen entstehen vor allem durch einen zu fest gewickelten Kompressionsverband bzw. zu eng sitzende Kompressionsstrümpfe. **Warnzeichen** sind:

- Schmerzen, die nicht innerhalb kurzer Zeit und bei Bewegung nachlassen oder sogar zunehmen
- Plötzliche Bewegungseinschränkungen
- Blasse oder bläuliche-livide und kalte Zehen (durch Beeinträchtigung der arteriellen Durchblutung)
- Taubheitsgefühl, Kribbeln, „Ameisenlaufen"
- Rötungen/Druckstellen, v. a. an Schienbeinkante, Sprunggelenk, Achillessehne, Fußrücken

Der Verband muss dann entfernt und neu angelegt werden. Strümpfe werden ausgezogen und neu ausgemessen, wenn die Beine durch Hochlagern nicht deutlich abschwellen. Evtl. werden die Beine zunächst mit einem Kompressionsverband entstaut.

Phlebologischer Kompressionsverband

Bei vorhandener Beinschwellung wird in der Regel mit einem **phlebologischen Kompressionsverband** *(PKV)* begonnen, bis die Beine abgeschwollen sind. Der Arzt ordnet an, ob eine Kurz-, Mittel- oder Langzugbinde verwendet werden soll. Er ordnet auch an, ob nur der Unterschenkel oder das ganze Bein komprimiert werden soll.

Anlegen eines PKV

Das Anlegen eines Kompressionsverbands (Wickeln der Beine) setzt Fachwissen und Übung voraus. Falsches Wickeln kann folgenschwere Konsequenzen haben. Bislang ist nicht abschließend geklärt, welche Wickeltechnik am besten geeignet ist. In der Praxis haben sich die *Wickeltechniken nach Pütter, Sigg* und *Fischer* etabliert. Es ist nicht erwiesen, dass eine Technik einer anderen überlegen ist. Generell gilt für eine geeignete Wickeltechnik (➤ Abb. 5.11) [7, 8]:

- Patienten vor dem Wickeln 30 Min. lang die Beine hochlagern lassen (nur entstautes Bein wickeln)
- Binden nicht zu breit wählen (8–10 cm)
- Fuß in rechten Winkel zum Unterschenkel stellen
- Einen Schlauchverband der 2½- bis 3-fachen Unterschenkellänge aus Baumwolle über die Haut ziehen. Nimmt Schweiß auf, verhindert Allergien gegen Binden- oder Polstermaterial und stabilisiert abschließend den Verband.
- Knochenvorsprünge und Schienbein polstern. Dazu Fuß und Bein mit Synthetikwattebinden umwickeln oder Knochenvorsprünge gezielt mit 2–3 Lagen Polsterwatte oder sog. Pelotten abpolstern. Ausgleichen anatomischer Unebenheiten bewirkt gleichmäßigere Druckverteilung
- Mit dem Wickeln immer am Fuß und da an den Zehengrundgelenken beginnen. Darauf achten, dass die 90°-Stellung im Sprunggelenk beibehalten wird
- Mit vergleichsweise starkem Druck am Fuß beginnen. Bindendruck muss vom Fuß nach oben kontinuierlich abnehmen, auf keinen Fall andersherum
- Binde entsprechend der Anatomie des Beins wickeln, Bindenkopf nicht anheben, sondern nur unmittelbar abrollen. Nach einer Tour Zug ausüben, diesen Zug nach oben immer weniger werden lassen. Touren mit genügend Überlappung anlegen, Lücken und Falten vermeiden
- Zweite Binde gegenläufig anwickeln, wieder am Fuß beginnend
- Beim Unterschenkelkompressionsverband bis zum Fibulaköpfchen wickeln, beim Oberschenkelkompressionsverband bis zum proximalen Oberschenkel. Bindenende mit Pflaster fixieren, nicht mit beiliegender Fixierklammer (Verletzungsgefahr!)
- Für eine bessere Haltbarkeit des Verbands Pflasterstreifen der Länge nach anbringen und/oder Schlauchverband darüberziehen

Der Kompressionsverband muss erneuert werden, wenn er verrutscht ist. Oftmals geschieht das im Laufe des Tages, sodass meist täglich neu gewickelt werden muss. Kurzzugbinden halten den Anlagedruck nur für ein paar Stunden, deshalb müssen sie täglich erneuert werden. Viele Patienten möchten gerne täglich duschen, sodass auch hier häufigere Wechsel notwendig sind.

Mehrkomponentenverbände (gebrauchsfertige Bindensysteme) bestehen meist aus einer Polsterung, einer Kompressions- und einer Fixierbinde. Diese Bindensysteme sind einfacher in der Anwendung, weil die Hersteller genaue Angaben zur Wickeltechnik machen, oft gibt es auch Markierungspunkte, die den richtigen Andruck gewährleisten sollen. Einige Hersteller bieten diese Mehrkomponentensysteme auch als „Lite" an für Patienten mit gleichzeitig bestehender pAVK (ABI > 0,6 ➤ 5.1.4). Fertige Bindensysteme verrutschen kaum und dürfen bis zu sieben Tagen verbleiben (Herstellerangaben beachten).

Medizinisch adaptive Kompressionssysteme

Medizinische adaptive Kompressionssysteme *(MAK,* z. B. circaid® juxtalite®) sind eine neuere Alternative zum herkömmlichen Wickeln. Diese Systeme werden mithilfe von Bändern und Klettverschlüssen

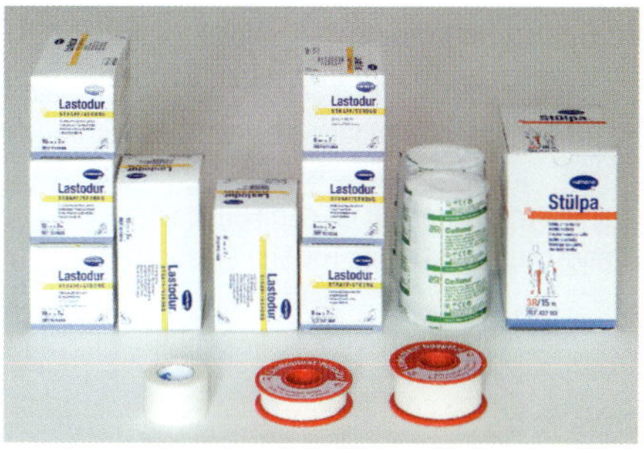

Benötigte Materialien für zwei Beine: Kompressionsbinden, Synthetikwatte, Schlauchmull, Pflasterrollen

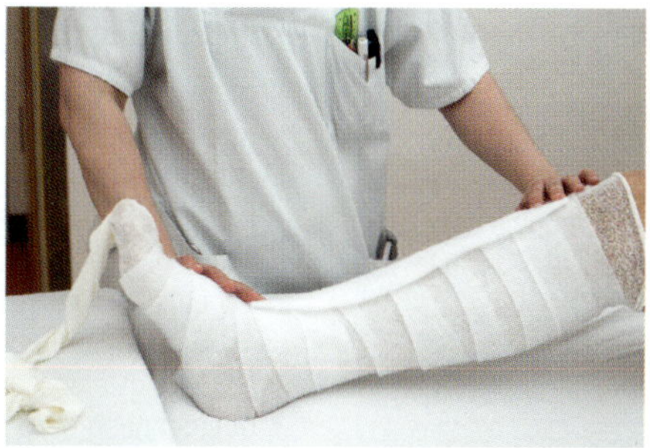

Schlauchverband überziehen, Synthetikwatte anwickeln und Knochenvorsprünge zusätzlich abpolstern

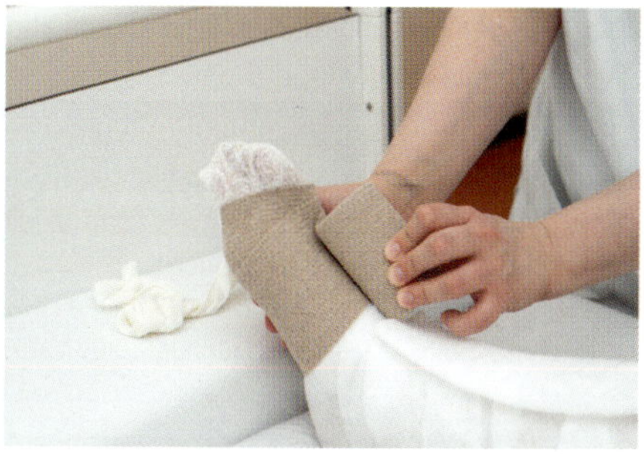

Kompressionsverband an den Zehengrundgelenken und mit deutlichem Andruck beginnen, Sprunggelenk in 90°-Stellung

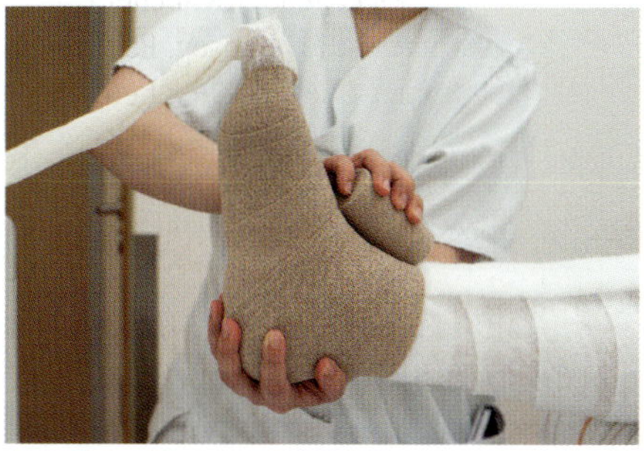

Ferse sorgfältig modellieren, darauf achten, dass sich keine Falten, „Tüten" oder Fenster bilden

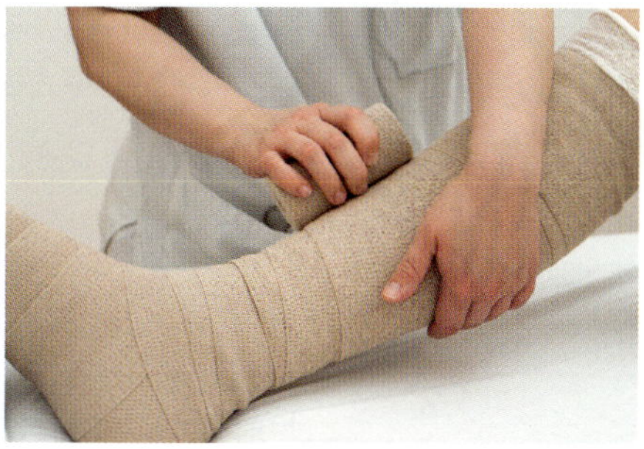

Binde nur am Bein abrollen, Bindenkopf nicht abheben. Nach jeder Tour etwas nachziehen, dabei Andruck nach und nach weniger werden lassen. Zweite Binde gegenläufig wickeln

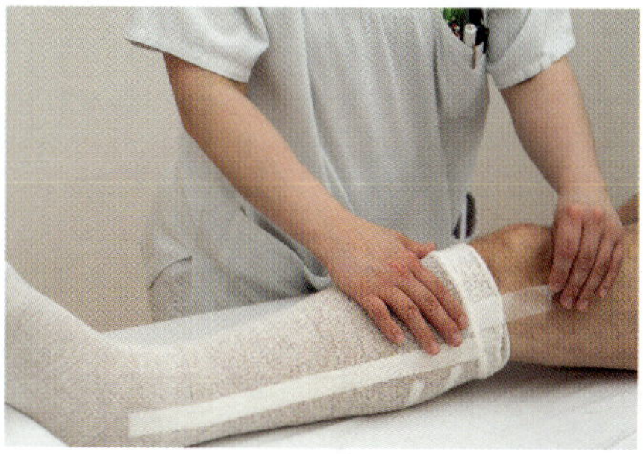

Verband ggf. mit seitlichen Pflasterstreifen stabilisieren. Schlauchmull vom Fuß her über das Bein ziehen

Abb. 5.11 Anlegen eines Kompressionsverbands. [K115]

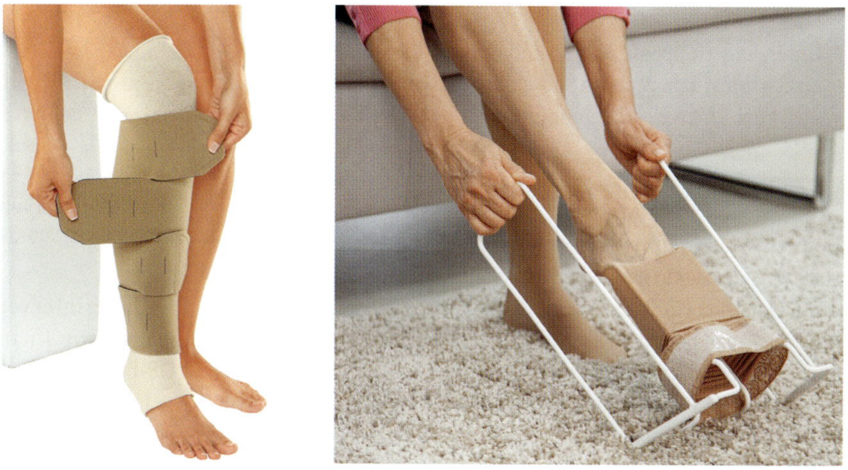

Abb. 5.12 Links Anlegen eines medizinischen adaptiven Kompressionssystems, rechts Anziehen eines Kompressionsstrumpfs mittels Anziehhilfe. Durch die langen Griffe können auch Menschen den Strumpf anziehen, die sich nicht bis zu den Füßen hinunterbeugen können. [V481]

geschlossen. Ihr Vorteil ist, dass sie von Betroffenen oder den Angehörigen wesentlich leichter – nach Einweisung – angelegt werden können, zudem kann der Andruck im Laufe des Tages leicht nachjustiert werden. Außerdem rutschen MAK nicht.

Anlegen eines Kompressionssystems

- Herstellerangaben beachten, die Systeme unterscheiden sich teilweise in der Handhabung
- Nur am entstauten Bein anlegen
- Unterziehstrumpf faltenfrei anziehen
- MAK knapp unterhalb der Kniekehle und oberhalb des Knöchels positionieren (➤ Abb. 5.12)
- Bänder zunächst locker schließen; dann unterstes Band fest schließen, danach nacheinander die Bänder von unten nach oben fester schließen (die Bänder werden im Wechsel nach unten und oben fixiert)

Tab. 5.2 Kompressionsklassen [8] und Indikationen von medizinischen Kompressionsstrümpfen.

Klasse	Andruck im Fesselbereich	Indikationen
1	18–21 mmHg	• Schwere- und Müdigkeitsgefühl in den Beinen • Leichte Ödeme • Geringgradige Varikosis (➤ 5.6) • Beginnende Schwangerschaftsvarikosis
2	23–32 mmHg	• Stärkere Beschwerden • Ausgeprägte Varikosis mit Ödemneigung • Ulcus cruris venosum (➤ 5.1.3) • Thrombophlebitis (➤ 5.6) • Phlebothrombose (➤ 5.7)
3	34–46 mmHg	• Schwere Varikosis • Postthrombotisches Syndrom (➤ 5.8) • **Dermatoliposklerose** (Fibrosierung und Verhärtung von Haut und Unterhaut infolge der Ödeme) • Nach Abheilung rezidivierender Ulzera
4	≥ 49 mmHg	• Bei Lymphödem

5

- Bei Lücken oder Falten die Bänder so nachjustieren, dass diese entfernt werden
- Mithilfe einer beiliegenden Karte kann der Kompressionsdruck nach Arztanordnung eingestellt werden: die Bänder haben zwei Markierungen, je stärker der Andruck, umso weiter sind diese auseinander – der messbare Abstand der beiden Markierungen/Linien auf den Bändern entspricht dem Kompressionsdruck. Bei Bedarf Druck durch Straffen der Bänder erhöhen oder durch Lockern verringern
- Unterziehstrumpf am oberen und unteren Rand umschlagen
- Zum Schluss kompressive Socke faltenfrei über den Fuß bis über die Unterschenkelversorgung ziehen

Medizinische Kompressionsstrümpfe

Medizinische Kompressionsstrümpfe *(MKS)* werden ausgemessen „von der Stange" verwendet oder für einen Patienten maßangefertigt. Pro Halbjahr ist ein Paar verschreibungsfähig, bei der Erstverschreibung zwei Paar. Bei jeder Folgeverordnung ist ein erneutes Ausmessen sinnvoll. Die notwendige Kompressionsklasse (➤ Tab. 5.2) wird vom Arzt verordnet. Bei allen Kompressionsklassen nimmt der Druck von distal nach proximal ab. Grundsätzlich sind im Langzeitgebrauch Kompressionsstrümpfe zu bevorzugen, da sie recht einfach in der Handhabung sind, weniger auftragen und gleichzeitig einen konstanten Andruck gewährleisten. Es gibt sie als Waden-, Halbschenkel-, Schenkelstrümpfe und Strumpfhosen. Teilweise sind es zweiteilige Strumpfsysteme, um eine optimale Kompression zu erreichen.

Anziehen von Kompressionsstrümpfen

Kompressionsstrümpfe werden immer am Morgen am entstauten Bein angezogen. Eine Anziehhilfe kann das Anziehen erleichtern (➤ Abb. 5.12).

Kompressionsstrümpfe richtig behandeln

Kompressionsstrümpfe, v. a. Maßstrümpfe, sind teuer und müssen deshalb sorgfältig behandelt werden, um Beschädigungen zu vermeiden und die Elastizität zu erhalten:

- Fuß- und Fingernägel kurz halten, Hornhaut an den Füßen entfernen
- Beim Anziehen Spezialhandschuhe oder feste Haushaltshandschuhe tragen, alternativ geeignete Anziehhilfe (z. B. Gleitsocken, Gestelle mit Greifarmen/Bügeln ➤ Abb. 15.12) verwenden, die als Hilfsmittel erstattungsfähig sind
- Überdehnung der Strümpfe vermeiden
- Strümpfe möglichst täglich, mindestens aber dreimal in der Woche waschen. Spezialwaschmittel oder Feinwaschmittel verwenden, aber keinen Weichspüler. Strümpfe nicht auf der Heizung oder in der prallen Sonne trocknen, evtl. im Trockner (Herstellerangaben beachten)
- Kompressionsstrümpfe nach einem halben Jahr austauschen, weil sie ausgeleiert sind. Früherer Wechsel, wenn sie zu groß geworden oder beschädigt sind
- Bei warmem Wetter Strümpfe im Kühlschrank kühlen

Intermittierende pneumatische Kompression

Die **intermittierende pneumatische Kompression** *(IPK)* ist eine Ergänzung zur konventionellen Kompressionstherapie und v. a. für immobile Patienten geeignet. An das zu behandelnde Bein bzw. den Arm wird ein- oder Mehrkammerluftkissen angelegt, das dann mittels einer Pumpe bis zu einem voreingestellten Druck mit Luft befüllt wird. Bei Einkammersystemen wird die Kompression nach einer gewissen Zeit wieder aufgehoben, bei Mehrkammersystemen kann z. B. nacheinander vom Fuß zum Oberschenkel hoch komprimiert werden. So kann das Gewebe entstaut und der venöse Rückfluss verbessert werden.

5.2.3 Spezielle Pflege bei katheterinterventionellen angiologischen Therapien

DEFINITION

Katheterinterventionelle angiologische Therapie: minimalinvasive Behandlung von Gefäßerkrankungen über einen Katheter.

Katheterinterventionelle angiologische Therapien sind minimalinvasive Therapien an Arterien oder Venen. Sie erfolgen unter OP-Bedingungen im *(Herz-)Katheterlabor.*

Der Eingriff beginnt meist mit einer *diagnostischen Angiografie:* nach Hautdesinfektion und Lokalanästhesie punktiert der Arzt eine Arm- oder Leistenarterie bzw. -vene, führt über eine sog. **Schleuse** (kleiner Schlauch) einen Spezialkatheter in das Gefäß ein, schiebt ihn bis zum betroffenen Gefäß vor und injiziert dann das Kontrastmittel. Der Eingriff kann zur *therapeutischen Angiografie* erweitert werden.

Nach dem Eingriff wird das Ergebnis durch erneute Kontrastmitteldarstellung kontrolliert, Katheter und Schleuse werden entfernt und die Punktionsstelle mit einem Verschlusssystem, Clip oder Druckverband versorgt. Ein Teil der Eingriffe kann bei geeigneten Patienten ambulant erfolgen, überwiegend bleibt der Patient aber mindestens eine Nacht im Krankenhaus.

Indikationen

Arterienerkrankungen

Hauptindikation interventioneller Therapien zur Revaskularisation (Wiederherstellung der Durchblutung) bei Arterienerkrankungen sind **Arterienstenosen** *(Arterienverengungen)*. Häufigster Eingriff ist die **PTA** *(perkutane transluminale Angioplastie)*, meist gefolgt von der Einlage eines **Stents** (➤ Abb. 5.13). Das kleine röhrenförmige Drahtgeflecht soll das aufgedehnte Gefäß von innen offenhalten. Am Herzen heißt dieses Verfahren auch **PTCA** (*perkutane transluminale k[c]oronare Angioplastie,* ➤ 4.2.5), an der Niere **PTRA** *(perkutane transluminale renale Angioplastie)*. Es gibt mittlerweile zahlreiche Varianten der PTA, z. B. die *Laser-Angioplastie* oder die *Blade-Angioplastie* (der Ballon hat hier kleine „Messerchen"), insbesondere für die Anwendung am Herzen.

Bei einem **akuten Arterienverschluss** kann der verursachende Embolus evtl. durch **Aspirationsembolektomie** entfernt werden, also „Ansaugen" des Thrombus mittels einer Spritze und eines Spezialkatheters.

Eine weitere Möglichkeit ist die **intraarterielle Katheter-Lyse** *(lokale arterielle Lysetherapie)*, bei welcher der Thrombus medikamentös aufgelöst werden soll (➤ 11.2.4). Je nach Behandlungsfortschritt wird die Lyse auf der Intensivstation über einen längeren Zeitraum fortgesetzt.

Weitere katheterinterventionelle angiologische Therapien sind beispielsweise:

- Die Ausschaltung eines Gehirnarterienaneurysmas (**Aneurysma** = umschriebene Gefäßerweiterung ➤ 15.4.2) durch **Coiling** („Zustopfen" mit winzigen Platinspiralen ➤ Abb. 15.58)
- Die Behandlung eines Aortenaneurysmas durch Einsetzen einer **Aortenstentprothese** *(endovascular aneurysm bzw. aortic repair, EVAR)*
- Die **Embolisation,** also der künstliche Verschluss z. B. von tumorversorgenden Arterien oder krankhaften Fisteln

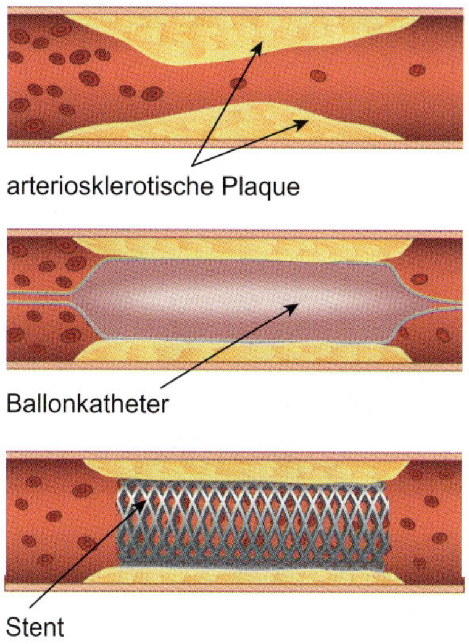

Abb. 5.13 PTA (perkutane transluminale Angioplastie) und Stenteinlage als häufigste katheterinterventionelle angiologische Therapien. [L255]

Venenerkrankungen

Häufigster Grund interventioneller Therapien an den Venen ist die Wiedereröffnung einer durch einen Thrombus verlegten großen Vene (tiefe Venenthrombose ➤ 5.7). Der Thrombus kann mittels Ballonkatheter entfernt oder aufgelöst werden – man spricht von **Katheter-Thrombektomie** bzw. **(lokaler) venöser Katheter-Lyse.**
Interventionelle Varizentherapie ➤ 5.6

Komplikationen

Komplikationen katheterinterventioneller angiologischer Therapien ergeben sich aus:

- Kontrastmittelgabe → z. B. allergische Reaktion
- Gefäßpunktion und Vorschieben des Katheters → z. B. Blutung, Infektion, Gefäßverletzung
- Art des Eingriffs → z. B. Verschleppen des Stents durch den Blutstrom mit nachfolgendem Gefäßverschluss

Pflegerische Betreuung

Vor katheterinterventionellen angiologischen Therapien

Außer den allgemeinen präoperativen Maßnahmen sind keine weiteren Vorbereitungen notwendig. Ggf. werden die Haare im Bereich der vorgesehenen Punktionsstelle entfernt, z. B. in den Leisten. Vor katheterinterventionellen Eingriffen mit Zugang in der Leiste werden die Pulstaststellen an den Füßen (➤ Abb. 5.4) markiert, bei geplantem Zugang über den Arm die am Handgelenk. So sind sie für die Kontrolle nach der Intervention schneller auffindbar.

Nach katheterinterventionellen angiologischen Therapien

Nach dem Kathetereingriff werden Blutdruck, Puls sowie arterielle Durchblutung der punktierten Extremität kontrolliert. Dazu überprüfen Pflegende Hauttemperatur und -farbe sowie die handgelenksnahen Pulse bzw. Fußpulse (➤ Abb. 5.4) und fragen den Patienten nach Schmerzen und Missempfindungen (DMS-Kontrolle ➤ 14.1). Bei Verdacht auf eine Durchblutungsstörung verständigen sie unverzüglich den Arzt.

In der Regel ordnet der Arzt eine mehrstündige Bettruhe an, deren Notwendigkeit dem Patienten erklärt wird. Der Druckverband auf der Punktionsstelle wird auf korrekten Sitz und Nachblutung beobachtet. Bei Bedarf wird zusätzlich ein Sandsack aufgelegt.

5.2.4 Spezielle perioperative Pflege bei Gefäßoperationen

Arterienoperationen

Indikationen für **Arterienoperationen** sind in erster Linie:

- Arterienstenosen bzw. -verschlüsse
- Arterielle Aneurysmen (z. B. Aortenaneurysma ➤ 5.2.3)

5

- **Aneurysmaruptur** (Platzen eines Aneurysmas)
- **Aortendissektion** (*dissezierendes Aortenaneurysma* = Aufspalten der Wandschichten der Aorta mit Bluteintritt in die Media, lebensbedrohlich)
- Arterienverletzungen

Bei einem **Hybrideingriff** werden operative und katheterinterventionelle Therapie kombiniert.

Embolektomie

Bei einem akuten embolischen Arterienverschluss muss der Embolus schnellstmöglich entfernt werden, z. B. durch **indirekte Embolektomie:** Die Arterie wird fern des Embolus eröffnet (etwa bei einem Beinarterienverschluss in der Leiste), ein spezieller Ballonkatheter *(Fogarty-Katheter)* bis hinter den Embolus geschoben, der Ballon mit Flüssigkeit gefüllt und dann der Ballon (und damit auch der Embolus) herausgezogen. Der Eingriff ist in Lokalanästhesie möglich.

Thrombendarteriektomie und Patchplastik

Bei der *Thrombendarteriektomie* **(TEA)** wird die arteriosklerotisch bedingte Arterienverengung durch Ausschälen der Intima beseitigt. Bei der **offenen** *(direkten)* **TEA** wird die Arterie im Bereich der Engstelle eröffnet, bei der **halboffenen** *(indirekten)* **TEA** ein Stück weiter weg und die Intima dann mithilfe eines Katheters entfernt (➤ Abb. 5.14).

Ein verengtes Gefäß kann außerdem und ggf. zusätzlich zur TEA durch eine **Patchplastik** (➤ Abb. 5.14), d. h. Einnähen eines Kunststoff- oder Venen„flickens", erweitert werden.

Gefäßersatz

Ist es nicht möglich, eine Arterie wiederzueröffnen, kann evtl. ein operativer **Gefäßersatz** erfolgen. Als Ersatz kann sowohl eine körpereigene Vene (bei kleineren Arterien) als auch eine Kunststoffprothese (z. B. im Bereich der Aorta, ➤ Abb. 5.15) verwendet werden.

Bei Implantation eines **Interponats** wird der erkrankte Gefäßabschnitt entfernt und der Gefäßersatz an der Stelle des natürlichen Gefäßes eingefügt (➤ Abb. 5.15). Bei einer **Bypassoperation** wird die Engstelle oder der Verschluss durch einen Gefäßersatz an anderer Stelle überbrückt. Verläuft der Bypass in unmittelbarer Nähe des Gefäßes, handelt es sich um einen *anatomischen Bypass* (➤ Abb. 5.15), liegt er weiter weg, ist es ein *extraanatomischer Bypass.*

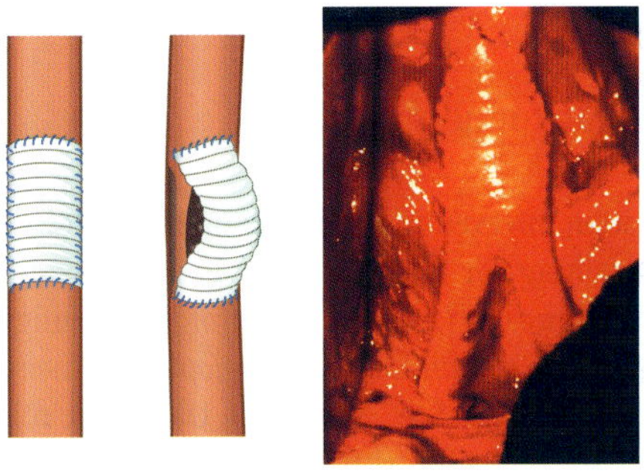

Abb. 5.15 Gefäßersatz. Links Interponat, Mitte Bypass, rechts Aortenbifurkationsprothese (Gefäßersatz für den Bereich der Aortengabelung). [L255, T195]

Präoperative pflegerische Betreuung

Es gelten die allgemeinen präoperativen Maßnahmen. Bei einem akuten Arterienverschluss kann die Dauer der Nahrungskarenz aufgrund der Dringlichkeit des Eingriffs meist nicht abgewartet werden. Die Pflegenden informieren den Anästhesisten darüber, wann der Patient das letzte Mal gegessen hat.

Die Haarentfernung erfolgt nach Hausstandard und geplanter OP. Bei einem femoropoplitealen Bypass (vom Oberschenkel- in den Kniebereich) wird z. B. die gesamte Extremität enthaart. Ist die Entnahme einer körpereigenen Vene geplant, muss auch die Entnahmeregion enthaart werden.

Die Beine werden bis zur Einschleusung in den OP-Trakt warm gehalten und tief gelagert, Fersen und Zehen vor Druck geschützt.

Postoperative pflegerische Betreuung

Vitalzeichenkontrolle und Beobachtungen

- Blutdruck engmaschig kontrollieren. Er darf 160 mmHg systolisch nicht übersteigen, damit die feinen Gefäßnähte nicht reißen. Er soll aber auch nicht unter 120 mmHg liegen, weil dann die Gefahr einer Minderdurchblutung bzw. eines Reverschlusses wächst.

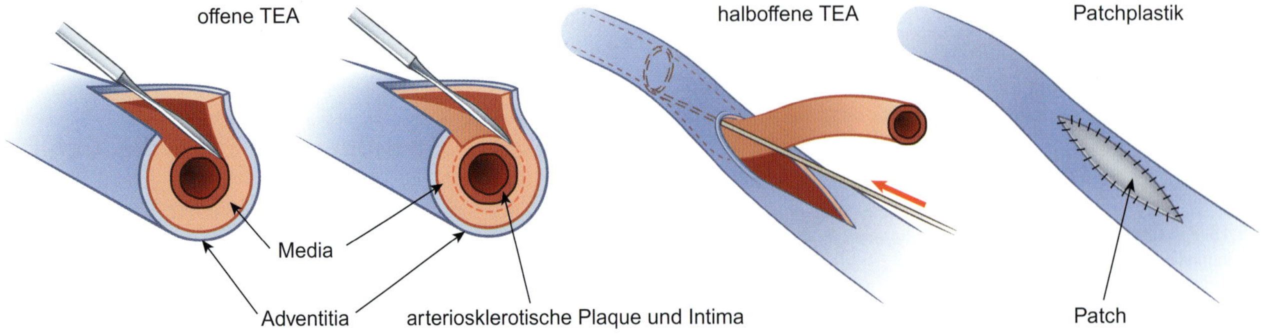

Abb. 5.14 Von links nach rechts offene (direkte) TEA, halboffene (indirekte) TEA und Patchplastik. [L255]

- Mehrmals täglich Durchblutung, Motorik und Sensibilität der operierten Extremität überprüfen (➤ 14.1).
- Nach intraabdominalen Gefäßoperationen und Operationen an den Beinarterien mehrmals täglich die Fußpulse kontrollieren (➤ Abb. 5.4). Nicht immer sind diese nach Revaskularisationen tastbar, Pflegefachpersonen informieren sich dazu im OP-Bericht.

Jegliche Veränderung muss unverzüglich einem Arzt gemeldet werden.

Lagerung und Mobilisation

- Die Beine werden tief gelagert, um die arterielle Durchblutung zu verbessern (➤ Abb. 5.8). Fersen und Zehen werden vor Druck geschützt, Füße und Beine mit Wollsocken oder Watteverband warm gehalten.
- In der Regel darf der Patient noch am OP-Tag vorsichtig mobilisiert werden. Längeres Sitzen mit der Gefahr der Gefäßabknickung in der Leiste soll in den ersten Tagen vermieden werden.

Beratung

Die Patienten werden über die Notwendigkeit einer ggf. lebenslangen Antikoagulanzienbehandlung sowie die damit verbundenen Konsequenzen beraten (➤ 11.2.3).

Risikofaktoren für eine Arteriosklerose (➤ 5.3) sollen bestmöglich minimiert, Maßnahmen zum arteriellen Gefäßtraining weiterhin durchgeführt werden (➤ 5.2.1)

Venenoperationen: Varizenoperation

Wichtigste **Venenoperation** ist die **Varizenoperation** (Varikose ➤ 5.6). Sie wird nötig, wenn die großen Stammvenen V. saphena magna und/oder V. saphena parva (➤ Abb. 5.25, ➤ Abb. 5.26) stark erweitert und ihre Venenklappen funktionsunfähig sind und weniger invasive Therapien nicht reichen. Die meisten Patienten werden ambulant operiert.

Überwiegend erfolgen **venenentfernende Eingriffe** je nach Einzelfall (➤ Abb. 5.16) mit:

- **Crossektomie** = über einen Leistenschnitt Unterbindung der Venen, die am Zusammenfluss V. saphena magna – V. femoralis *(Crosse)* einmünden. Analog dazu Unterbindung der in die V. saphena parva einmündenden Venen an der Kniekehle
- Entfernung erkrankter Stammvenenabschnitte z. B. durch **Venenstripping** = Entfernung des erkrankten Stammvenenabschnitts durch „Auffädeln“ auf eine Stripping-Sonde und Herausziehen nach distal (fußwärts)
- **Phlebektomie** *(Miniphlebektomie)* = Entfernung von Seitenästen über kleine Stichinzisionen
- **Perforansligatur** = Unterbindung von krankhaft veränderten Verbindungsvenen zwischen oberflächlichen und tiefen Beinvenen

Hauptkomplikationen sind Blutungen, Wundheilungsstörungen, Wundinfektionen und Störungen des Lymphabflusses. [16])

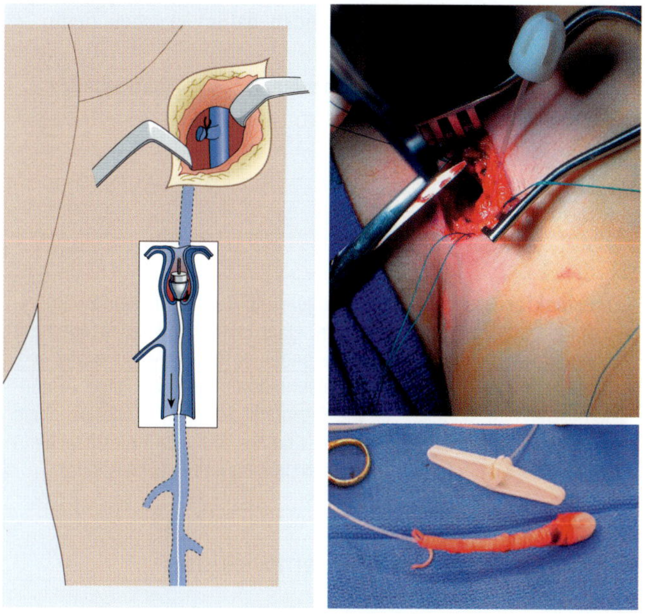

Abb. 5.16 Varizenoperation. Links Operationsprinzip mit Crossektomie und Venenstripping. Rechts oben Stripping-Sonde in der Leiste, rechts unten Sonde nach dem Stripping mit dem entfernten Teil der V. saphena magna. [L190, G252]

Präoperative pflegerische Betreuung

Präoperativ sind keine speziellen Maßnahmen notwendig. Die Haarentfernung erfolgt nach Hausstandard und geplanter Intervention. Nach dem Anzeichnen der Venenverläufe durch den Arzt soll der Patient das Bein nicht mehr waschen.

Postoperative pflegerische Betreuung

Vitalzeichenkontrolle und Beobachtungen

Neben den Vitalzeichen beobachten die Pflegenden den Verband auf Nachblutungen und korrekten Sitz. Sie fragen nach Schmerzen und kontrollieren Durchblutung, Motorik und Sensibilität der Füße und Beine (➤ 14.1).

Lagerung und Mobilisation

Die Beine werden postoperativ hochgelagert. Die Mobilisation erfolgt noch am OP-Tag. Der Patient soll viel gehen und liegen, längeres Sitzen und Stehen hingegen vermeiden.

Beratung

Pflegefachpersonen schulen den Patienten in der s. c.-Injektion, da meist eine medikamentöse Thromboseprophylaxe mit Heparin (➤ 11.2.3) für wenige Tage angeordnet wird.

Eine Varizenprophylaxe soll das Behandlungsergebnis dauerhaft sichern:

- Tagsüber Kompressionsstrümpfe (in der Regel Klasse 2) für mindestens sechs Wochen tragen (➤ 5.2.2)
- Varizenbegünstigende Faktoren bestmöglich reduzieren (➤ 5.6)
- Venentraining durchführen (➤ 5.2.2)

- Langes Sitzen und Stehen vermeiden, dafür viel gehen, beim Ruhen Bein hochlagern
- Längere Hitzeeinwirkung vermeiden, z. B. bei Wannenbad, Sonnenbaden, Sauna

5.3 Arteriosklerose

DEFINITION

Arteriosklerose: heute in der Regel (und auch in diesem Buch) synonym benutzt zu **Atherosklerose,** einer Erkrankung der Arterien mit fortschreitenden Gefäßwandveränderungen, Arterienverengung und evtl. -verschluss mit teils tödlichen Durchblutungsstörungen als Folge. Arteriosklerotische Folgeerkrankungen wie Herzinfarkt, Schlaganfall oder periphere arterielle Verschlusskrankheit (pAVK) sind die häufigste Todesursache in Deutschland. Manifestation vorwiegend in der zweiten Lebenshälfte.

Krankheitsursachen und -entwicklung

Am Beginn der **Arteriosklerose** stehen eine Funktionsstörung und/oder kleinste Defekte des Endothels **(endotheliale Dysfunktion),** verursacht durch verschiedenste Risikofaktoren (➤ Abb. 5.17). Thrombozyten lagern sich an, ballen sich zusammen und setzen Botenstoffe frei. Gleichzeitig dringen LDL (Lipoproteine niedriger Dichte ➤ 7.6) in die Gefäßwand. Monozyten und Makrophagen wandern aufgrund des veränderten „Botenstoffmilieus“ ein und führen zu einer chronischen Gefäßwandentzündung. Außerdem nehmen die Makrophagen (chemisch veränderte) LDL auf und werden zu **Schaumzellen** – eine **Lipidplaque** ist entstanden. Die Schaumzellen hinterlassen bei ihrem Zelltod LDL und Zelltrümmer, sodass sich in der Plaque ein **nekrotischer Kern** bildet. Die Entzündung begünstigt das Wachstum glatter Muskelzellen, welche wiederum einen bindegewebigen Umbau fördern. So entsteht eine **fibröse Plaque** aus Fetten, Zellen und Fasern, welche die Gefäßlichtung allmählich einengt (➤ Abb. 5.18). Die Herde können auch Kalziumsalze einlagern und so verkalken – daher der umgangssprachliche Name *Arterienverkalkung.* Feinstaubbelastung wirkt entzündungs- und damit arteriosklerosefördernd, die Rolle von Infektionen ist nach wie vor unklar.

Durchblutungsstörungen können allerdings nicht nur durch eine zunehmende Einengung der Arterienlichtung entstehen. Die fibröse Kappe der **stabilen Plaque** kann auch instabil werden, winzige Risse bekommen **(instabile Plaque)** und aufbrechen. Das Risiko einer Thrombusbildung mit plötzlichem Arterienverschluss ist dann groß.

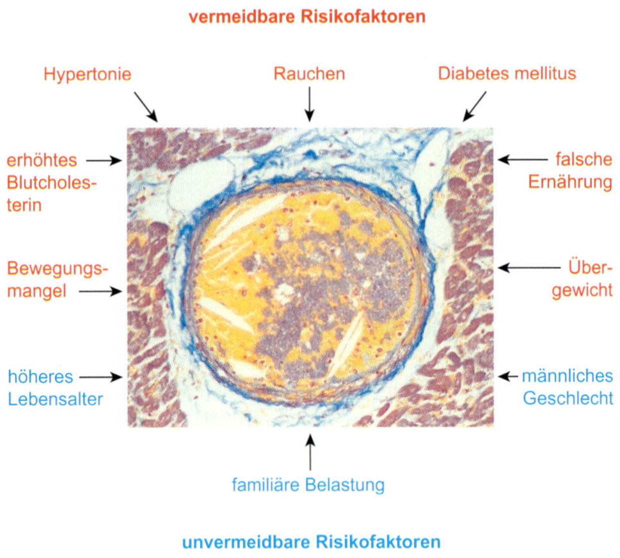

Abb. 5.17 Hauptrisikofaktoren der Arteriosklerose. [R285]

Systemerkrankung

Die Arteriosklerose gilt als Systemerkrankung, auch wenn die verschiedenen Gefäßgebiete in unterschiedlichem Ausmaß betroffen sind.

Klinische Zeichen und Diagnostik

Die klinischen Zeichen hängen davon ab, welches Gefäßgebiet (am meisten) betroffen ist. Hauptmanifestationen sind:

- **Herz:** koronare Herzkrankheit (➤ 4.6) → Angina pectoris, Herzinfarkt (➤ 4.7), Herzrhythmusstörungen (➤ 4.8), plötzlicher Herztod (➤ 4.4, ➤ 4.6, ➤ 4.7), Herzinsuffizienz (➤ 4.5)
- **Aorta:** Bauchaortenaneurysma (➤ Tab. 8.3) → Aneurysmaruptur
- **Gehirn:** Hals-/Gehirnarterienstenose → ischämischer Schlaganfall (➤ 15.4), vaskuläre Demenz (➤ 16.12)

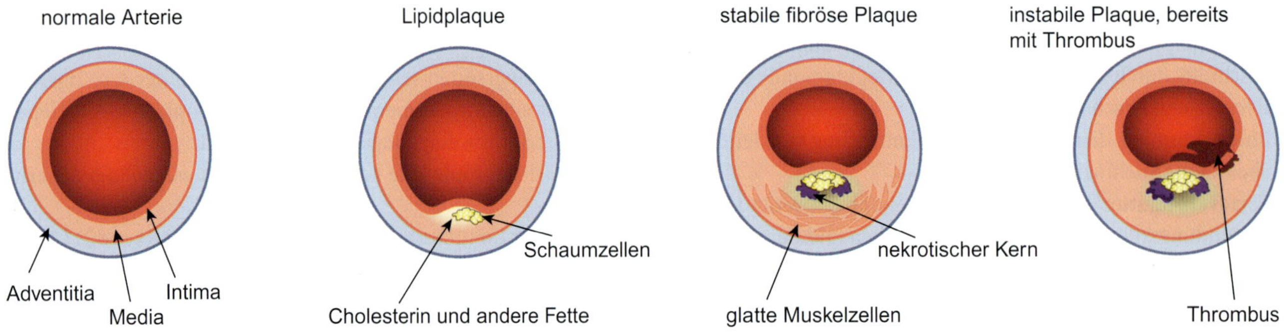

Abb. 5.18 Entstehung der Arteriosklerose. [L255]

- **Darm:** Eingeweidearterienstenose → z. B. Angina abdominalis (Schmerzen nach dem Essen), Resorptionsstörungen
- **Niere:** Nierenarterienstenose → Hypertonie (➤ 4.9), Nierenfunktionseinschränkung (➤ 10.6)
- **Extremitäten:** Becken-/Beinarterienstenose → periphere arterielle Verschlusskrankheit (➤ 5.4)

DEFINITION

Aneurysma: umschriebene, krankhafte Erweiterung eines Blutgefäßes, meist einer Arterie.

Bauchaortenaneurysma: Aneurysma der absteigenden Aorta im Bauchbereich (➤ Abb. 5.19). In erster Linie arteriosklerotisch bedingt, überwiegend ältere Menschen betroffen, Männer häufiger als Frauen. Zunächst symptomlos oder uncharakteristische Rücken- oder Abdominalbeschwerden. Jedoch Gefahr der akut lebensbedrohlichen **Aneurysmaruptur** mit plötzlichen Schmerzen, Schock innerhalb von Minuten und hoher Letalität. Deshalb bei Aneurysmen > 5 cm Durchmesser, schneller Größenzunahme oder Beschwerden operative Aneurysmaausschaltung durch Einsetzen einer Gefäßprothese oder katheterinterventionelles Einbringen einer Stentprothese (➤ 5.2.3, ➤ 5.2.4) je nach individueller Patientensituation. In Deutschland Früherkennungsprogramm für alle über 65-jährigen Männer mit einmaliger Sonografie.

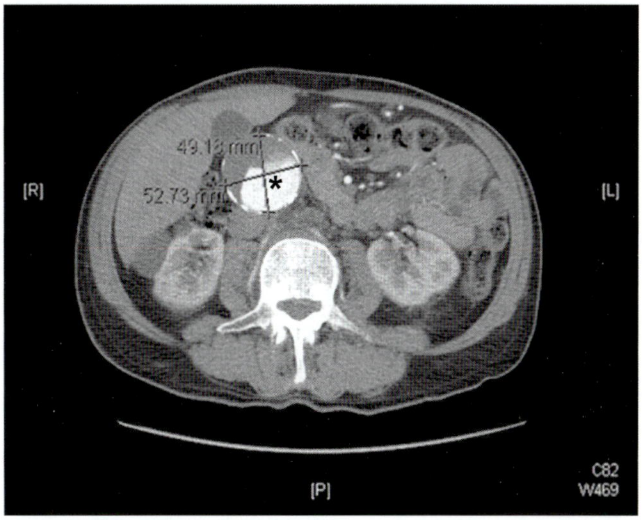

Abb. 5.19 CT-Angiografie eines teilweise thrombosierten Aortenaneurymas (*) mit einem Durchmesser von knapp 5 cm (Thrombus grau, Blut weiß). [T451]

Die Diagnostik folgt den für das Organsystem üblichen Richtlinien. Außerdem werden nicht erkennbar betroffene Gefäßgebiete mit nichtinvasiven Verfahren (z. B. Belastungs-EKG, Duplex-Sonografie) untersucht. Für die Beratung des Patienten ist die Erfassung der individuell vorliegenden Risikofaktoren wichtig (z. B. Blutdruckmessung, Blutfettbestimmung).

Behandlung

Ärztliche, pflegerische und andere Behandlungen zielen zum einen auf die manifeste Erkrankung ab. Zum anderen wird der Patient motiviert, seinen Lebensstil umzustellen und mehr auf seine (Gefäß-) Gesundheit zu achten, um das Fortschreiten der Arteriosklerose zumindest zu verlangsamen.

Beratung

Es gibt zwar unvermeidbare Risikofaktoren der Arteriosklerose (➤ Abb. 5.17), und es ist davon auszugehen, dass noch weitere, bislang unbekannte Faktoren einen Einfluss auf die Krankheitsentwicklung haben. Trotzdem ist die Arteriosklerose eng mit dem Lebensstil in den sog. Industrieländern verknüpft. Sowohl zum Screening (Männer über 40 Jahren, Frauen über 50 Jahren oder nach der Menopause) als auch gezielt bei Menschen mit erhöhtem Risiko kann bzw. soll das kardiovaskuläre Risiko mittels etablierter Scores ermittelt werden (z. B. https://u-prevent.com, https://www.heartscore.org/en_GB/). Der Betroffene wird dann individuell entsprechend seinem Alter und Risikoprofil beraten. [9]

Schwerpunkte der Beratung sind die vermeidbaren Risikofaktoren. Die Umstellung auf einen „gesunden“ Lebensstil (➤ Abb. 5.20) fällt vielen Menschen jedoch schwer. Telefonische Unterstützung, aber

Men									
Age	Non-smoking				Smoking				Systolic blood pressure (mm Hg)
	3.0-3.9	4.0-4.9	5.0-5.9	6.0-6.9	3.0-3.9	4.0-4.9	5.0-5.9	6.0-6.9	
65 - 69	14	15	17	18	20	22	23	25	160-179
	12	13	14	15	17	18	20	21	140-159
	10	11	12	13	14	15	17	18	120-139
	8	9	10	10	12	13	14	15	100-119
60 - 64	11	12	13	15	17	18	20	22	160-179
	9	10	11	12	14	15	17	18	140-159
	7	8	9	10	11	13	14	15	120-139
	6	7	7	8	9	10	11	12	100-119
55 - 59	9	10	11	12	14	16	17	20	160-179
	7	8	9	10	11	13	14	16	140-159
	5	6	7	8	9	10	11	13	120-139
	4	5	6	6	7	8	9	10	100-119
50 - 54	7	8	9	10	11	13	15	17	160-179
	5	6	7	8	9	10	12	14	140-159
	4	5	5	6	7	8	9	11	120-139
	3	4	4	5	5	6	7	8	100-119
45 - 49	5	6	7	8	9	11	13	15	160-179
	4	5	5	6	7	8	10	12	140-159
	3	4	4	5	5	7	8	9	120-139
	2	3	3	4	4	5	6	7	100-119
40 - 44	4	5	6	7	8	9	11	13	160-179
	3	4	4	5	6	7	8	10	140-159
	2	3	3	4	4	5	6	8	120-139
	2	2	2	3	3	4	5	6	100-119

150 200 250
mg/dL

Abb. 5.20 Es gibt verschiedene Möglichkeiten, Patienten ihr kardiovaskuläres Risiko zu veranschaulichen. Ein 45-jähriger Raucher mit einem systolischen Blutdruck von 150 mmHg und einem LDL-Cholesterin von 180 mg/dl (4,7 mmol/l) hat ein 10-Jahres-Risiko von 8 % für Herzinfarkt, Schlaganfall oder Herz-Kreislauf-Tod. Erreichbar wären 2–3 %. Anders ausgedrückt: sein Risiko entspricht dem eines 20 Jahre Älteren ohne Risikofaktoren. [F849-030]

z. B. auch Fitnesstracker können Betroffenen helfen, „bei der Stange zu bleiben".

Rauchen

Rauchen ist einer der Hauptrisikofaktoren der Arteriosklerose. Jedem Betroffenem sollte die Teilnahme an einem Tabakentwöhnungsprogramm angeboten werden. Ist dies nicht möglich (z. B. auf dem Land, bei Immobilität), wird der Patient auf Hilfen wie Broschüren, Online-Programme oder Nikotinersatzpräparate aufmerksam gemacht (➤ 3.9). Die Erfahrung hat gezeigt, dass ein einzelnes Gespräch meist nicht ausreicht, sondern die Motivation erst über einen längeren Zeitraum erarbeitet werden muss. Am besten ist es, wenn rauchende Familienangehörige ebenfalls aufhören zu rauchen.

Hypertonie

Die kardiovaskuläre Mortalität steigt mit dem Blutdruck. Ein **erhöhter Blutdruck** sollte deshalb immer gesenkt werden. Meist ist die lebenslange Einnahme von Antihypertensiva nötig (➤ 4.9).

5

Diabetes mellitus

Bei Menschen mit **Diabetes mellitus** ist das kardiovaskuläre Risiko erhöht. Für die *diabetische Makroangiopathie* ist eher der bei schlechter Diabeteseinstellung veränderte Fettstoffwechsel, für die *diabetische Mikroangiopathie* (➤ 7.5.8) der erhöhte Blutzucker bedeutsam. Ein Diabetes mellitus wird daher bestmöglich eingestellt.

Erhöhtes LDL-Cholesterin

Das kardiovaskuläre Risiko eines Menschen steigt mit der **LDL-Cholesterin-Konzentration** im Blut (➤ 7.6). Die genauen LDL-Zielwerte sind umstritten, es besteht aber weitestgehend Einigkeit, dass das LDL-Cholesterin desto niedriger sein sollte, je höher das kardiovaskuläre Risiko ist (➤ 7.6). Alleinige Ernährungsumstellung reicht nur selten. Meist sind Medikamente nötig, erste Wahl sind Statine (➤ 7.2.4).

Ernährung

Die **Ernährung** beeinflusst mehrere Risikofaktoren, wie Blutdruck, Blutfette, Blutzucker und Gewicht. Ob unter dem Slogan „5-mal Obst und Gemüse am Tag" oder „mediterrane Kost" – nicht nur bereits Betroffenen, sondern allen Menschen ist eine abwechslungsreiche, „gesunde" Ernährung (➤ 7.2.1) zu empfehlen. Oft helfen schon kleine Umstellungen, z. B. eine andere Zubereitungsart gerne gegessener Speisen oder das morgendliche Zubereiten eines Salats, der dann verzehrbereit für das Mittagessen ist. Verbote sind in aller Regel nicht nur unnötig (gelegentlicher Verzehr „ungesunder" Lebensmittel schadet nicht), sondern verschlechtern auch die Mitarbeit des Patienten.

Bewegung

Ähnlich wie die Ernährung wirkt **Bewegung** auf mehrerlei Art und Weise günstig: Sie verbessert die kardiovaskuläre Leistungsfähigkeit, den Muskelstoffwechsel und die Fließeigenschaften des Blutes, reguliert Gewicht und Blutdruck, senkt Blutzucker und Blutfette und hebt die Stimmung.

Erwachsene sollen 150–300 Min. pro Woche mäßig intensiv oder 75–150 Min. pro Woche intensiv sportlich aktiv sein, möglichst zuzüglich Krafttraining an mindestens zwei Tagen die Woche und Alltagsaktivität [9]. Für Kinder schwanken die Empfehlungen zwischen 60 und 90 Min. mäßiger bis intensiver körperlicher Aktivität pro Tag [10]. Welche Sportart betrieben wird und ob allein oder im Verein ist egal. Außerdem sollte möglichst viel Bewegung in den Alltag integriert werden, etwa Treppensteigen statt Aufzug fahren, kurze Wege zu Fuß, etwas längere mit dem Fahrrad zurücklegen.

Auch Menschen, die bereits eine kardiovaskuläre Erkrankung haben, profitieren von Bewegung, sie muss aber individuell an den Zustand des Patienten angepasst werden. Für die meisten ist eine Kombination aus Ausdauertraining mit (leichtem) Krafttraining am besten, zunächst unter Anleitung. Herz-Kreislauf-Kranke sollten nicht bis an ihre maximale Belastbarkeit gehen (Leistung nicht „erzwingen", sondern auf den Körper hören), auch Sportarten mit unvermeidbaren Belastungsspitzen oder Wettkampfcharakter sind eher ungünstig. Die Betroffenen werden zur Pulskontrolle angeleitet, der „Trainingspuls" wird vom Arzt festgelegt. Da sich Erkrankung und Trainingszustand ändern können, sind regelmäßige „Neuanpassungen" sinnvoll.

5.4 Periphere arterielle Verschlusskrankheit der unteren Extremität

DEFINITION

Periphere arterielle Verschlusskrankheit *(AVK, pAVK):* fortschreitende Einengung der distalen Aorta oder Extremitätenarterien. In 95 % arteriosklerotisch bedingte, langsam zunehmende Einengung der Becken-Bein-Arterien. Häufige und mit dem Alter zunehmende Erkrankung (Gesamthäufigkeit ca. 3–10 %, aber 15–20 % der über 70-Jährigen [11]. In ca. ⅔–¾ der Fälle asymptomatisch, bei schwerer Ausprägung jedoch Dauerschmerzen und Nekrosen. Prognose nur bei rechtzeitiger und konsequenter Behandlung gut, zumal oft gleichzeitig eine koronare Herzkrankheit (➤ 4.6) und/oder arteriosklerotische Veränderungen der Halsarterien (➤ 15.4.1) bestehen.

Krankheitsursachen und -entwicklung

Krankheitsursachen und -entwicklung der **peripheren arteriellen Verschlusskrankheit der unteren Extremität** entsprechen der Arteriosklerose (➤ 5.3). Größter Risikofaktor ist das Rauchen (daher im Volksmund auch *Raucherbein*), gefolgt vom Diabetes mellitus.

Klinische Zeichen und Diagnostik

Leitsymptom der pAVK an den Beinen ist die **Claudicatio intermittens:** nach einer gewissen, im Verlauf immer kürzer werdenden Gehstrecke setzt ein ischämiebedingter Belastungsschmerz ein und zwingt den Betroffenen zum Stehenbleiben (Schmerzlokalisation und klinische Stadien ➤ Abb. 5.21). Diese „Zwangspause" erfolgt oft möglichst unauffällig vor Schaufenstern *(Schaufensterkrankheit).*

Lokalisation
Beckentyp (ca. 35 %) Beschwerden im Oberschenkel
Oberschenkeltyp (ca. 50 %) Beschwerden im Unterschenkel
Unterschenkeltyp (ca. 15 %) Beschwerden im Fuß

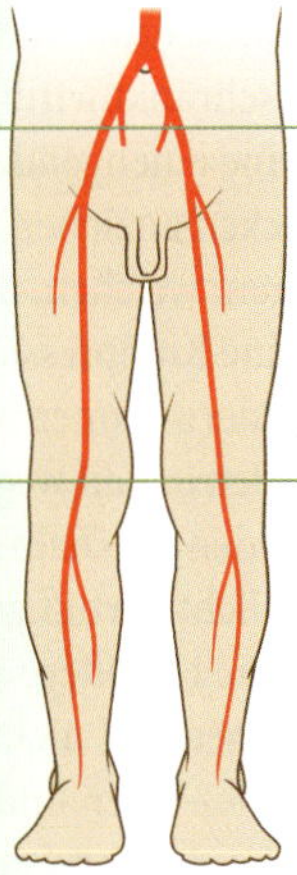

Stadium und Symptome		
I	Stenose/Verschluss ohne Beschwerden	
II	Claudicatio intermittens	IIa: schmerzfreie Gehstrecke > 200 m
		IIb: schmerzfreie Gehstrecke < 200 m
		Kompliziertes Stadium II: nicht heilende Verletzung
III	Ruheschmerz in Horizontallage	
IV	Ruheschmerz, arterielles Ulkus/Nekrose bzw. Gangrän	

Abb. 5.21 Symptomlokalisation und Stadieneinteilung der peripheren arteriellen Verschlusskrankheit (pAVK) nach Fontaine. [L255]

Pflegefachpersonen fallen außerdem auf:

- Kühle, eher blasse und evtl. marmorierte Haut
- Trophische Störungen, verzögerte Wundheilung
- Abgeschwächte oder fehlende Fußpulse
- Im Stadium IV schmerzhaftes Ulkus/Nekrose, ggf. auch Gangrän eines Körperteils (z. B. Zeh), v. a. an druckbelasteten Stellen und Zehen (➤ Abb. 5.3), bei gleichzeitiger Neuropathie nur geringe oder keine Schmerzen

Bei chronischem Ruheschmerz, Ulkus oder Gangrän spricht man von **kritischer Extremitätenischämie** (*CLI, chronic limb-threatening ischemia, CLTI,* in etwa Stad. III und IV).

Lange keine Beschwerden

Da sich die Verengung bei der AVK langsam entwickelt, bilden sich meist Kollateralkreisläufe (Umgehungskreisläufe) aus, sodass die Betroffenen lange beschwerdefrei sind.

Die Diagnose wird v. a. durch Untersuchung, Gehtest, Bestimmung des Knöchel-Arm-Index, Farb-Duplex-Sonografie und evtl. CT-/MR-Angiografie gesichert (➤ 5.1.4, ➤ 5.1.5) [11]. Weitere Untersuchungen erfassen kardiovaskuläre Risikofaktoren und arteriosklerotische Erkrankungen anderer Körperregionen.

Komplikationen

Komplikation ist das Fortschreiten der AVK nicht nur zur kritischen Extremitätenischämie (➤ 5.1.3), sondern z. B. auch zu anderen kardiovakulären Ereignissen. Die 5-Jahres-Sterblichkeit bei AVK liegt insgesamt bei 13–50 %. [12]

Behandlung

Minimierung von Risikofaktoren

Basisbehandlung ist immer die Minimierung aller vaskulären Risikofaktoren, um das Fortschreiten der Arteriosklerose zu bremsen (➤ 5.3): an erster Stelle stehen bei vielen Betroffenen Nikotinkarenz und bestmögliche Diabeteseinstellung, außerdem eine Normalisierung des Körpergewichts sowie Senkung von Blutdruck und Blutcholesterin. [11]

Gehtraining

In den Stadien I und II sowie nach revaskularisierenden Verfahren verbessert konsequentes, strukturiertes Gehtraining Lebensqualität und -dauer (➤ 5.2.1). [11]

Medikamentöse Behandlung

- Alle Patienten erhalten ein Statin (z. B. Simvastatin ➤ 7.2.4), ggf. auch eine lipidsenkende Kombinationstherapie. [11]
- Bei symptomatischer AVK wird ein Thrombozytenaggregationshemmer gegeben, bevorzugt Clopidogrel (z. B. Plavix® ➤ 11.2.2). Bei hohem Ischämie- und niedrigem Blutungsrisiko ist auch eine Kombinationstherapie aus Acetylsalizylsäure und (niedrig dosiertem) Rivaroxaban möglich. [11] [12] [13]
- Naftidrofuryl (z. B. Nafti-CT®) oder Cilostazol (z. B. Pletal®) können im Stadium II (b) versucht werden, sollen aber bei ausbleibender Besserung nach 3–6 Monaten wieder abgesetzt werden. [11] [12]
- In den Stadien III–IV können Prostaglandine i. a. oder i. v. gegeben werden, wenn Revaskularisation nicht möglich ist.

Revaskularisierende Verfahren

Evtl. im Stadium II, auf jeden Fall und schnellstmöglich aber in den Stadien III–IV sind revaskularisierende Verfahren erforderlich (➤ 5.2.3, ➤ 5.2.4), um eine Amputation zu vermeiden. Ob eine Operation oder ein katheterinterventionelles Verfahren günstiger ist, hängt von Ausmaß und Lokalisation der Engstelle und Zustand des Patienten ab. [11] Auch kombinierte Eingriffe *(Hybrideingriffe)* sind möglich.

Wundbehandlung

Nichtheilende Wunden in den Stadien II und III (z. B. eine Verletzung, Dekubitus) erfordern eine phasengerechte Wundbehandlung mit hydroaktiven Wundauflagen. Gemeinsam mit einem pflegerischen

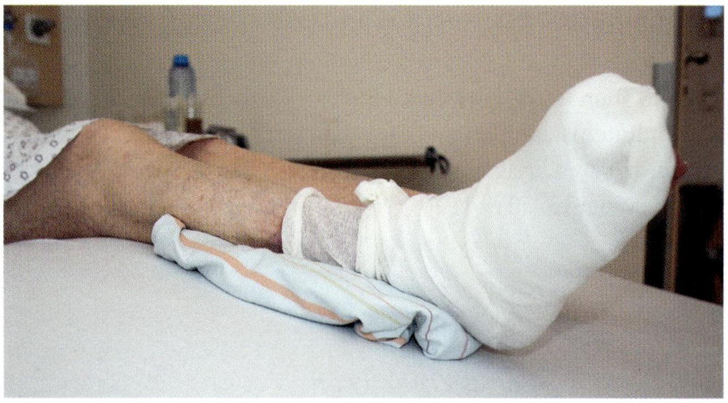

Abb. 5.22 Beinlagerung bei einem Patient mit pAVK und arteriellem Ulkus. Der Watteverband schützt den Fuß und erhält die Restwärme. Die gleichzeitige Tieflagerung der Beine unterstützt die arterielle Durchblutung, die Freilagerung der Fersen verhindert einen Dekubitus. [K115]

Wundexperten werden die Wundsituation analysiert, lokale und systemische Störfaktoren bestmöglich ausgeschaltet und die Wundbehandlung mit dem behandelnden Arzt festgelegt.

Eine Besonderheit bei der Wundbehandlung stellt das **arterielle Ulkus im Stadium IV** (➤ 5.1.3) dar, das sich durch Nekrosen oder Gangrän zeigt. Ziel ist zunächst, dass der nekrotische Bereich mumifiziert und sich demarkiert und eine Infektion verhindert wird. Nach der Demarkierung, d. h. der deutlichen Abgrenzung des abgestorbenen Gewebes vom gesunden Gewebe, wird in der Regel eine Nekroseentfernung oder im Extremfall eine Amputation durchgeführt. Die Maßnahmen der Wundbehandlung bis dahin sind:

- Nekrose mit Kochsalzlösung reinigen, bei feuchter Nekrose mit einem Desinfektionsmittel
- Nekrosebereich sorgfältig trocknen
- Sterile Kompresse auflegen, Kompressen zwischen die Zehen einlegen, um Feuchtigkeit aufzunehmen
- Lockeren Watteverband um den Fuß anlegen, um die Restwärme zu halten und ihn vor Verletzungen zu schützen (➤ Abb. 5.22)
- Keinesfalls Fußbäder, enzymatische Salben oder hydroaktive Wundauflagen verwenden

Nach der Nekroseabtragung, wenn eine durchblutete Wundfläche entstanden ist, beginnen Pflegefachpersonen mit einer phasengerechten Wundbehandlung. Je nach Erfolg vorheriger rekanalisierender Maßnahmen ist mit einer länger dauernden Wundheilung zu rechnen. [14].

Amputationen

Insbesondere bei infizierter Gangrän (z. B. Zehe, Vorfuß) kann eine Amputation unumgänglich sein. Die Amputationshöhe ist manchmal schwierig festzulegen: wegen der Beinfunktion bzw. Bewegungsfähigkeit so weit peripher wie möglich, andererseits aber so weit proximal, dass die Durchblutung bestmöglich ist und die Wunde heilt. Pflegefachpersonen betreuen den Patienten perioperativ und bereiten den Stumpf auf eine Prothese vor (➤ 14.12).

Weitere pflegerische Betreuung

Pflegende achten darauf, dass die arterielle Durchblutung bestmöglich unterstützt und nicht durch nachteilige Maßnahmen noch weiter eingeschränkt wird:

- Keine einengenden Kleidungsstücke wie enge Hosen, Gürtel und Socken anziehen, Schuhe dürfen nicht drücken und sollen aus einem weichen, nachgebenden Material sein
- Keine Kompressionsstrümpfe verwenden, Beine nicht hoch, sondern immer tief lagern (➤ Abb. 5.8)
- Verletzungen wegen der Gefahr schlecht heilender Wunden vermeiden. Deshalb Anleitung des Patienten:
  - Nicht barfuß gehen
  - Die Fußpflege von einem Fußpfleger durchführen lassen
  - Hornhaut nicht mit scharfen Gegenständen entfernen
  - Die Fersen und Zehen vor Druck schützen
  - Ausreichend große Schuhe aus weichem Material tragen (Schuhwerk ➤ 7.5.8)
- Füße sorgfältig reinigen und pflegen
- Kälte und Auskühlung der Füße und Beine vermeiden; Wärme erhalten durch Woll- oder Angorawollsocken, Watteverband, Schaffell-Hausschuhe.

Keine lokale Wärmeanwendung

Wärmflasche, Fußbad, Heizdecke u. Ä. sind verboten! Bei Wärme erweitern sich nur die gesunden Arterien, nicht aber die arteriosklerotischen. In der Folge wird die Minderdurchblutung in den kranken Arterien noch schlechter. Außerdem steigert die direkte Wärme den Stoffwechsel im Gewebe und damit den Sauerstoffbedarf, der bei einer pAVK ohnehin schon nicht gedeckt werden kann.

Beratung

Die pflegerische Beratung entspricht in weiten Teilen der bei Arteriosklerose (➤ 5.3). Außerdem beraten Pflegefachpersonen zur Lagerung der Beine bei AVK und zu Bewegungsübungen bzw. Gehtraining (➤ 5.2.1).

5.5 Akuter Beinarterienverschluss

DEFINITION

Akuter Beinarterienverschluss: plötzliche Verlegung einer Beinarterie mit daraus resultierender akuter Durchblutungsminderung der von dieser Arterie versorgten Gewebe. Angiologischer Notfall!

Krankheitsursachen und -entwicklung

Von den zahlreichen Ursachen des **akuten Beinarterienverschlusses** stehen zwei ganz im Vordergrund:

- **Embolie** (ca. 70 %). Hier überwiegen bei weitem *kardiale Embolien* (aus dem Herzen), z. B. infolge Thrombusbildung bei Vorhofflimmern (➤ 4.8). Nur in etwa 10 % handelt es sich um eine *arterioarterielle Embolie*, z. B. wenn sich in der Aorta ein Stück

einer arteriosklerotischen Plaque oder eines Thrombus löst und dann eine Beinarterie verlegt.
- **Thrombose** (ca. 20 %). Arteriosklerotische Veränderungen der Beinarterien sind häufig. Auf den rauen Herden kann sich ein Thrombus bilden und das Gefäß verlegen.

Klinische Zeichen und Diagnostik

LERNHILFE

Arterienverschluss – 6-mal „P"

Ein vollständiger akuter Arterienverschluss zeigt sich durch die „6 Ps":
- **P**ain (Schmerz)
- **P**aleness (Blässe)
- **P**ulselessness (Pulslosigkeit)
- **P**araesthesia (Sensibilitätsstörungen)
- **P**aralysis (Lähmung)
- **P**rostration (Schock) [15]

Bei einem unvollständigen Verschluss oder bei einer Thrombose sind die Beschwerden nicht ganz so stark, weil noch eine Restdurchblutung vorhanden ist.

Andere akute Arterienverschlüsse

In vergleichbarer Weise kann es auch an anderen Stellen des Körpers zum akuten Arterienverschluss kommen, v. a.:
- Hals- oder Gehirnarterienverschluss → ischämischer Schlaganfall (➤ 15.4)
- Armarterienverschluss → klinisches Bild vergleichbar dem Beinarterienverschluss
- Mesenterialarterienverschluss → **Mesenterialarterieninfarkt** (→ Sofortschmerz, nach kurzer Beschwerdebesserung akutes Abdomen ➤ 8.1.7)

Bei höchstwahrscheinlich embolischer Ursache (z. B. arrhythmischer Puls) erfolgt lediglich eine Notfalldiagnostik (EKG, Farb-Duplex-Sonografie ➤ Abb. 5.23). Bei mutmaßlich thrombotischer Ursache (z. B. bekannte Claudicatio intermittens) ist eine weitergehende Gefäßdiagnostik nötig (und möglich, da hier meist eine Restdurchblutung über Kollateralen besteht).

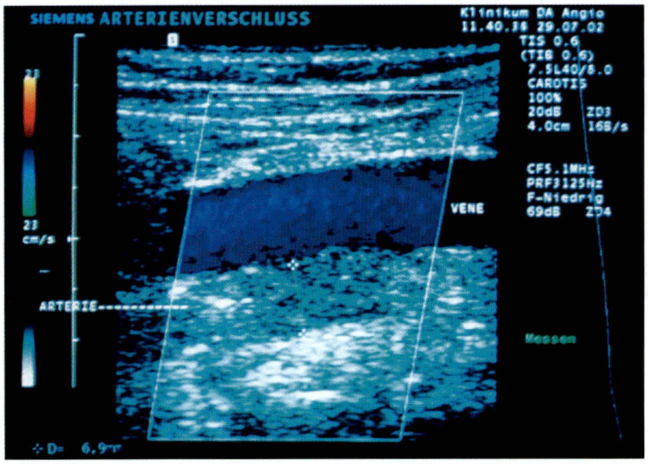

Abb. 5.23 Farb-Duplex-Sonografie bei akutem Beinarterienverschluss. In der Arterie ist nur ein Thrombus und kein Blutfluss darstellbar. [R144]

Behandlung

NOTFALL

Bei einem **akuten Beinarterienverschluss** muss die Durchblutung binnen weniger Stunden wiederhergestellt werden, da das Gewebe sonst irreparabel geschädigt und eine Amputation unumgänglich ist.

Erstmaßnahmen

- Jeglichen Verdacht unverzüglich dem Arzt mitteilen
- Patienten Bettruhe einhalten lassen
- Extremität tief lagern, mit Watteverband oder Wollsocken warm halten, vor Druck schützen (➤ Abb. 5.22)
- Patienten nüchtern lassen
- Vitalzeichen kontrollieren, möglichst Monitoring (Schockgefahr!)
- Betroffenes Bein beobachten, Beginn von Kälte und Blässe, Pulsstatus an Bein und Fuß dokumentieren
- Notfalldiagnostik organisieren/durchführen, beim Legen des venösen Zugangs Blut abnehmen
- Heparinbolus i. v./niedermolekulare Heparine in gewichtsangepasster Dosierung verabreichen (➤ 11.2.3)
- Analgetika (Opioid-Analgetika) gegen die Schmerzen geben (nicht i. m.!)
- Flüssigkeit infundieren (Schockprophylaxe)

Revaskularisation

Die verschlossene Arterie wird schnellstmöglich wiedereröffnet, je nach Ursache und Lokalisation des Verschlusses z. B. durch Aspirationsembolektomie, indirekte Embolektomie, Katheter-Lyse oder TEA (➤ 5.2.3).

Weitere Behandlung

Nach der Entfernung des Embolus ist zunächst eine Antikoagulation erforderlich. Gleichzeitig wird die Ursache des Verschlusses gesucht. Das weitere Vorgehen hängt von der Grunderkrankung ab.

Weitere pflegerische Betreuung

Die prä- und postoperative Pflege entspricht derjenigen bei arteriellen katheterinterventionellen Maßnahmen bzw. bei arteriellen Gefäßoperationen (➤ 5.2.3, ➤ 5.2.4).

Beratung

Die Beratung umfasst die Beratungsinhalte bei Vorhofflimmern (➤ 4.8) bzw. Arteriosklerose/peripherer arterieller Verschlusskrankheit (➤ 5.3, ➤ 5.4) sowie die bei Einnahme von Thrombozytenaggregationshemmern bzw. Antikoagulanzien (➤ 11.2.2, ➤ 11.2.3).

5.6 Varizen

DEFINITION

Varizen *(Krampfadern):*
- Im weiteren Sinne alle sichtbaren, erweiterten und meist geschlängelten oberflächlichen Venen
- Im engeren Sinne (auch in diesem Buch) bei Benutzung ohne weiteren Zusatz synonym zu **Beinvarizen.** Mit dem Lebensalter ansteigende Häufigkeit. Varizen ≤ Stadium C2 (➤ Tab. 5.3) bei 12,4 % der Männer und 15,8 % der Frauen, C3 bei 11,6 % der Männer und 14,9 % der Frauen, C4–C6 3,8 % der Männer und 3,4 % der Frauen [16]. Bei rechtzeitiger Behandlung gute Prognose.

Varikosis: Krampfaderleiden der Beine (➤ Abb. 5.24).

Krankheitsursachen und -entwicklung

Am häufigsten ist die **primäre Varikosis.** Bei praktisch allen Patienten besteht eine erblich bedingte Veranlagung. Die Venenwandschwäche führt dann im Laufe des Lebens zu einer Erweiterung der oberflächlichen Beinvenen (➤ Abb. 5.25). Als deren Folge schließen die Venenklappen nicht mehr richtig, Blut fließt entgegengesetzt zur normalen Flussrichtung von proximal nach distal, die Venen erweitern sich noch mehr usw.

Tab. 5.3 Auszug aus der **CEAP-Klassifikation** der chronischen Varikosis (vereinfacht) [16]. C3–C6 entsprechen der chronisch-venösen Insuffizienz (➤ 5.8). [H175-001].

Stadium	Befund
C0	Keine sicht- oder tastbaren Zeichen einer Venenkrankheit
C1	Besenreiser und/oder retikuläre Varizen
C2	Varikose
C3	Ödem durch venöse Insuffizienz
C4	C4a Pigmentierung, Ekzem, C4b Atrophie blanche, Dermatoliposklerose
C5	Narbe eines (venös bedingten) Ulcus cruris
C6	Aktuell bestehendes venöses Ulcus cruris

Wesentliche Risikofaktoren der primären Varikosis sind höheres Lebensalter, positive Familienanamnese, Schwangerschaften, stehende/sitzende Tätigkeit (führen beide zu einem „Stau" in den Venen) sowie Übergewicht.

Die **sekundäre Varikosis** ist Folge fassbarer Erkrankungen, z. B. einer Thrombose der tiefen Beinvenen oder einer **arteriovenösen Fistel,** sodass viel zu viel Blut durch die oberflächlichen Venen strömt.

Klinische Zeichen und Diagnostik

Varizen sind mit bloßem Auge sichtbar (➤ Abb. 5.26):
- **Besenreiservarizen:** kleinste, rötliche oder blaue Varizen in der Haut (Durchmesser < 1 mm), netzartig, nur kosmetische Bedeutung

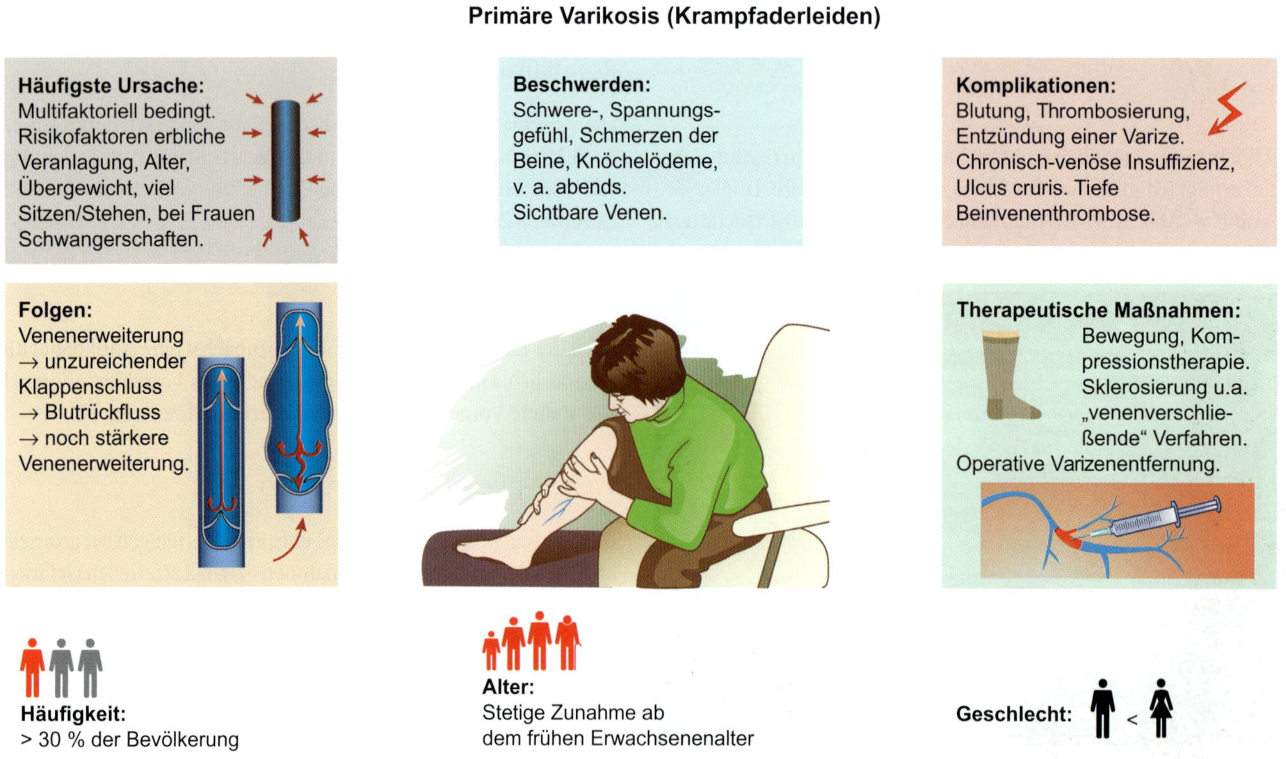

Abb. 5.24 Übersicht Varikosis (Krampfaderleiden). [L255]

- **Retikuläre Varizen:** subkutane Varizen, Durchmesser ca. 3 mm, v. a. an der Unterschenkelaußenseite und in der Kniekehle
- **Perforansvarizen:** kugelige, bläuliche Hautvorwölbungen am Unterschenkel, wo die Perforansvenen an die Oberfläche treten, meist zusammen mit anderen Varizen

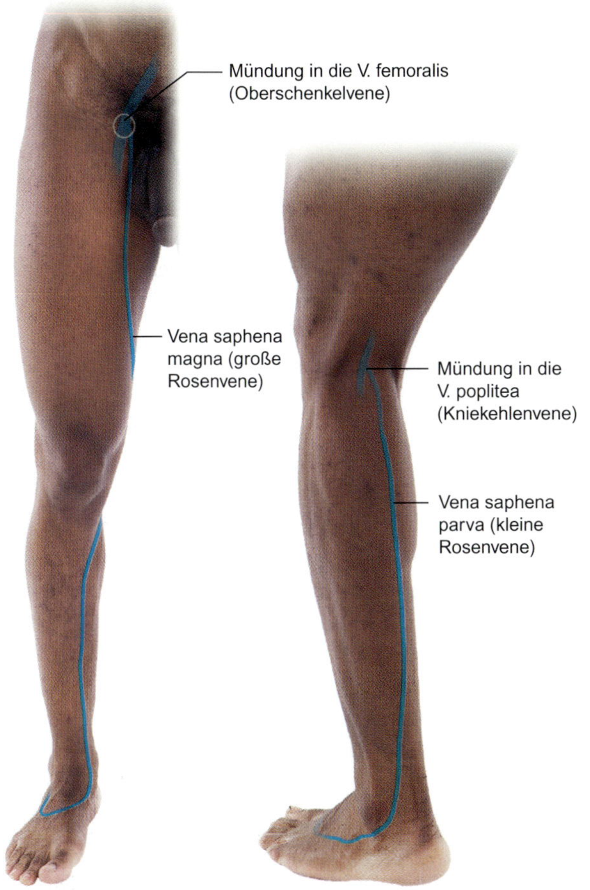

Abb. 5.25 Die großen oberflächlichen Beinvenen. [E402-004]

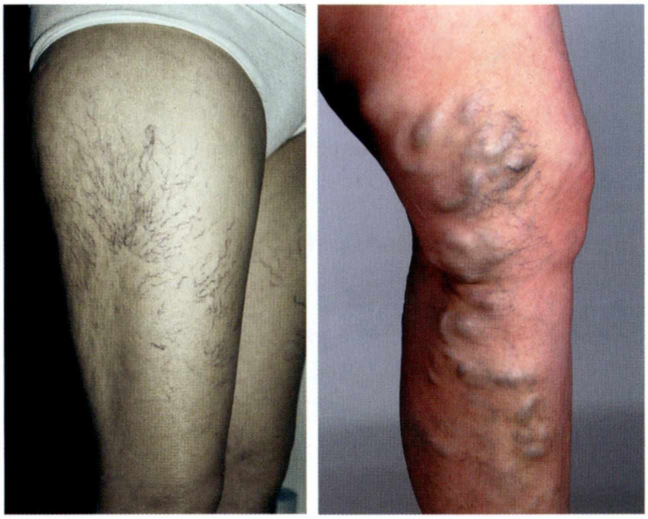

Abb. 5.26 Links Besenreiservarizen am Oberschenkel, rechts Stammvarizen der V. saphena magna an Knie und Unterschenkel. [M537, T417]

- **Seitenast- und Stammvarizen:** Varizen der V. saphena magna und parva (➤ Abb. 5.25) bzw. ihrer Seitenäste

Klinische Einteilung nach CEAP ➤ Tab. 5.3

Kleine Varizen stören die Betroffenen oft kosmetisch, bereiten aber keine Beschwerden. Leitsymptome größerer Varizen sind Schwere-, Spannungs- und Müdigkeitsgefühl in den Beinen (v. a. nach langem Sitzen, Stehen, abends), abendliche Knöchelödeme und nächtliche Wadenkrämpfe.

Hauptmittel zur Diagnostik ist die Farb-Duplex-Sonografie (➤ Abb. 5.28) [16], [17]. Sie stellt die Venen, insuffiziente Mündungsklappen der Stammvenen (also funktionsuntüchtige Klappen an den Einmündungsstellen der zuführenden Venen in die V. saphena magna und parva) und die Richtung des Blutflusses dar.

Komplikationen

- Auch bei kleineren Varizen: Platzen einer Varize mit Hämatom oder Blutung, Thrombosierung einer Varize, Thrombophlebitis
- Bei großen Varizen: chronisch-venöse Insuffizienz (➤ 5.8), venöses Ulcus cruris (➤ 5.1.3, ➤ 5.8), tiefe Venenthrombose (➤ 5.7)

DEFINITION

Thrombophlebitis: Thrombose und Entzündung einer oberflächlichen Vene mit gerötetem, schmerzhaften Venenstrang. Auftretend als **abakterielle Thrombophlebitis** v. a. in Varizen, als **bakterielle Thrombophlebitis** v. a. bei infiziertem Venenkatheter. Therapeutisch Kühlen und Auftragen von Heparinsalbe meist ausreichend, bei Thrombophlebitis einer Beinvene zusätzlich Bewegung mit Kompressionsverband. Bei Thrombophlebitis der V. saphena magna Risiko der Ausbreitung in die tiefen Beinvenen, bei bakterieller Thrombophlebitis Gefahr der bakteriellen Streuung mit Allgemeinsymptomen.

Behandlung

Es gibt verschiedene Verfahren zur Varizenbehandlung, die individuell nach Zustand und Wunsch des Patienten eingesetzt werden, ggf. auch kombiniert.

Kompressionsbehandlung

Die **Kompressionsbehandlung** mit Kompressionsstrümpfen mindestens Klasse 2 (➤ 5.2.2) ist zwar durchaus wirksam, wird aber als lebenslange Therapie gerade von jüngeren Menschen kaum akzeptiert. Die nach Sklerosierung oder Operation erforderliche Nachbehandlung mit Kompressionsstrümpfen hingegen ist meist unproblematisch.

Pflegende leiten Betroffene zur Kompressionstherapie und zur Hautpflege an den Beinen an (die Haut trocknet oft aus). Alte Menschen schaffen es auch mit Anziehhilfen oft nicht, ihre Kompressionsstrümpfe anzuziehen, und bedürfen deshalb dabei der Unterstützung.

Sklerosierungstherapie

Bei der **Sklerosierungstherapie** wird ein flüssiges oder aufgeschäumtes Verödungsmittel in die Varize gespritzt (*Flüssig-* bzw. *Schaum-*

sklerosierung), das die Veneninnenwände schädigt. Danach wird ein Kompressionsverband angelegt und der Patient geht 30 Min. „stramm" spazieren.

Durch Schaumsklerosierung können nicht nur kleine, sondern je nach Befund auch Stammvarizen verödet werden [16], [17]. Hauptnebenwirkungen sind lokale Reaktionen und Allergien.

Ein Kompressionsstrumpf ist für 1–3 Wochen nötig. Wärme (beispielsweise beim Besuch einer Sauna) sollte in dieser Zeit vermieden werden.

Minimalinvasive Verfahren

Im Zusammenhang mit Varizen versteht man hierunter u. a. folgende für den Patienten wenig belastende Therapien: [16], [17]

- **Endovenös thermische Ablationsverfahren** *(EVTA)*, v. a. **endovenöse Laserablation** *(EVLA)* und **endovenöse Radiofrequenzablation** *(RFA)* mit Vorschieben einer Sonde in die Vene und „Verschweißen" der erweiterten Abschnitte. Durchführung üblicherweise mit einer speziellen großflächigen örtlichen Betäubung, der **Tumeszenz-Lokalanästhesie**
- Isolierte (Mini-)*Phlebektomie* (➤ 5.2.4, mit Lokalanästhesie)

5

Varizenoperation

Eine **Varizenoperation** (➤ 5.2.4, ➤ Abb. 5.16) erfolgt v. a. bei ausgeprägten Stammvarizen mit insuffizienter Mündungsklappe und aufgrund der Fortschritte der Sklerosierungs- und endovenösen Verfahren seltener als früher. Voraussetzung ist die Durchgängigkeit der tiefen Beinvenen. Die Operation ist ambulant möglich, ggf. werden beide Beine mit ein paar Wochen Abstand nacheinander operiert.

Prä- und postoperative Pflege ➤ 5.2.4

Tab. 5.4 Prädisponierende Faktoren und Erkrankungen der tiefen Venenthrombose (Auswahl).

Gefäßwandschäden	Veränderte/verlangsamte Blutströmung	Hyperkoagulabilität
• Entzündung • Operation • Verletzung	• Bettlägerigkeit • Gipsbehandlung • Lähmung • Herzinsuffizienz • Chronisch-venöse Insuffizienz • Kompression der tiefen Vene z. B. durch einen Tumor • Lange Flug-/Busreisen mit engen Sitzen • Schwangerschaft	• Adipositas • **APC-Resistenz** *(Faktor-V-Leiden-Mutation)** • Dehydratation, erhöhter Hämatokrit • Medikamente (z. B. Pille) • **Protein-C-/-S-Mangel**** • **Prothrombinmutation** (→ Prothrombinerhöhung) • Rauchen • Schwangerschaft • Tumoren

* Vererbtes, unzureichendes Ansprechen des Gerinnungsfaktors V auf aktiviertes Protein C
** Physiologische Hemmstoffe der Gerinnungsfaktoren

Beratung

Pflegerische Beratungsschwerpunkte sind die allgemeinen Verhaltensregeln bei Venenerkrankungen und die Anleitung zur Kompressionstherapie (➤ 5.2.2).

Die Deutsche Venenliga e. V. gibt auf ihrer Homepage eine Vielzahl von Tipps und Ratschlägen für den Umgang mit der Venenerkrankung.

5.7 Tiefe Venenthrombose

DEFINITION

Venöse Thromboembolie *(VTE):* zusammenfassende Bezeichnung für tiefe Venenthrombose (TVT) und Lungenembolie (LE, ➤ 3.11). [18]
Tiefe Venenthrombose *(TVT, Phlebothrombose):* Blutgerinnselbildung in einer tiefen Vene (meist Bein- oder Beckenvene) mit teilweisem oder vollständigem Verschluss der Vene. Gefahr einer möglicherweise lebensbedrohlichen Lungenembolie!

Krankheitsursachen und -entwicklung

Normalerweise bilden sich in den Venen keine größeren Blutgerinnsel und das Blut kann ungehindert strömen. Bei einer **tiefen Venenthrombose** bildet sich in einer tiefen Vene ein größerer Thrombus, der die Vene teilweise oder ganz verlegt. In 90 % sind die Bein- und/oder Beckenvenen betroffen.

Zwar kommt es nach einer tiefen Venenthrombose durch die körpereigene Fibrinolyse zu einer gewissen Wiedereröffnung der Vene, doch bleiben meist Venenwand- und -klappenschäden, die den Druck in den Venen erhöhen.

Risikofaktoren einer tiefen Venenthrombose (➤ Tab. 5.4) sind Schäden der Gefäßwand, eine veränderte Blutströmung und **Hyperkoagulabilität** (erhöhte Gerinnungsneigung des Blutes).

Klinische Zeichen und Diagnostik

Leitbeschwerden der Bein- und Beckenvenenthrombose sind (➤ Abb. 5.27):

- Beinschwellung
- Rötlich-blaue Verfärbung des Beins, stärker sichtbare Venen als am gesunden Bein
- Schwere-, Spannungsgefühl, Schmerzen (v. a. entlang der tiefen Venen, Besserung bei Hochlagerung)

Klinische Zeichen sehr unterschiedlich

Das klinische Bild einer tiefen Venenthrombose ist sehr unterschiedlich. Bettlägerige Patienten in Krankenhäusern oder Pflegeeinrichtungen haben oft kaum oder keine Beschwerden!

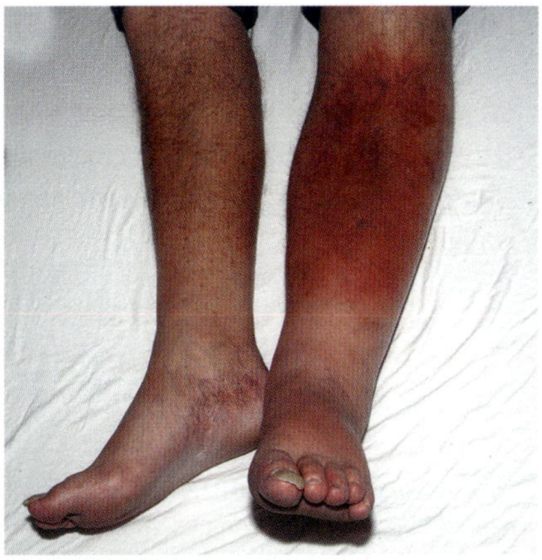

Abb. 5.27 Mann mit tiefer Beinvenenthrombose links. [F923–001]

Die Diagnostik beruht auf: [18]

- Wahrscheinlichkeitsschätzung einer tiefen Beinvenenthrombose mittels validierter Scores (z. B. *Wells-Score*)
- (Farb-Duplex-)**Kompressionssonografie** möglichst des gesamten Beins, bei tiefer Venenthrombose lässt sich die Vene mit dem Ultraschallkopf schlechter oder nicht zusammendrücken (➤ Abb. 5.28)
- Bestimmung der **D-Dimere** *(Fibrinbruchstücke)* im Blut als Gerinnungs- und Fibrinolysemarker

Einsatz und Reihenfolge variieren je nach lokalen Ressourcen. [18] Weitere Untersuchungen sind nur selten nötig.

Komplikationen

- Lebensbedrohliche Akutkomplikation ist die **Lungenembolie** (➤ 3.11).
- Aufgrund der bleibenden Venenschäden fließt Blut über die Perforansvenen vom tiefen ins oberflächliche Venensystem. Auf Dauer kann sich eine **chronisch-venöse Insuffizienz** bzw. ein **postthrombotisches Syndrom** entwickeln (➤ 5.8).
- Das **Thromboserisiko** ist nach einer durchgemachten tiefen Venenthrombose erhöht.

Behandlung

Antikoagulation

Die Antikoagulation beginnt sofort nach Diagnose: [18]

- Anfangstherapie über 5–21 Tage mit therapeutischer Antikoagulation mittels
  - Apixaban (z. B. Eliquis®), Rivaroxaban (z. B. Xarelto®), höher dosiert
  - Heparin, überwiegend mit niedermolekularen Heparinen in gewichtsangepasster Dosierung (➤ 11.2.3)
  - Fondaparinux (z. B. Arixtra®)
- Erhaltungstherapie über mind. 3 Monate, bevorzugt mit den direkten oralen Antikoagulanzien Apixaban, Rivaroxaban, Dabigatran, Edoxaban
- Rezidivprophylaxe mittels Antikoagulanzien je nach individuellem Rezidivrisiko

Kompressionsbehandlung und Mobilisation

Eine Kompressionsbehandlung durch Kompressionsverbände oder Kompressionstrümpfe der Klasse 2 lindert die Beschwerden und vermindert das Risiko eines postthrombotischen Syndroms und soll deshalb unverzüglich nach Diagnose beginnen [19]. Betroffene können dann sofort mobilisiert werden, da Bettruhe das Komplikationsrisiko nicht senkt. Ausnahme sind stärkste Beschwerden oder Bettruhe wegen revaskularisierender Maßnahmen. Nach sechs Monaten wird individuell über die weitere Notwendigkeit einer Kompression entschieden.

Pflegefachpersonen erläutern dem Patienten die Notwendigkeit und Wirkungsweise der Kompression und legen den Kompressionsverband an bzw. unterstützen beim Anziehen der Kompressionsstrümpfe (➤ 5.2.2).

Revaskularisierende Maßnahmen

Revaskularisierende Maßnahmen (z. B. lokale Lysetherapie, Thrombektomie ➤ 5.2.3) erfolgen nur bei Thrombosen großer Gefäße oder

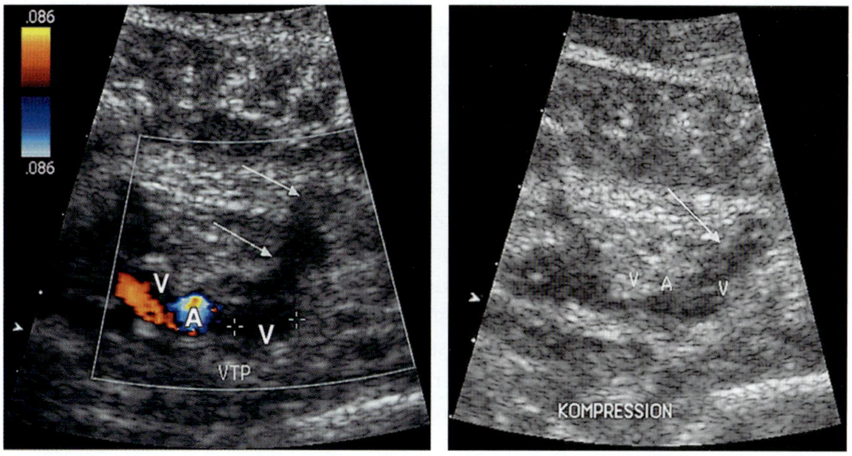

Abb. 5.28 Kompressionssonografie bei tiefer Beinvenenthrombose. Das betroffene Venenstück zeigt in der Farb-Duplex-Sonografie keine Farbe (links; Pfeile) und lässt sich durch Kompression kaum zusammendrücken und verformen (rechts; Pfeil). A = Arterie, V = Vene. [R427]

dem Verschluss aller Venen einer Extremität (**Phlegmasia coerulea dolens,** lebensbedrohlich!).

Weitere pflegerische Betreuung

Konsequente Thromboseprophylaxe durchführen

Pflegefachpersonen schätzen gemeinsam mit dem behandelnden Arzt das Thromboserisiko (niedrig, mittel, hoch) jedes Patienten ein und ergreifen angepasst an das individuelle Risiko Maßnahmen der Thromboseprophylaxe. [20]

- **Basismaßnahmen** bei allen Patienten/Pflegebedürftigen sind (Früh-) Mobilisation und Bewegungsübungen (unter Anleitung und Eigenübungen).
- Hinzu kommen risikoangepasst **zusätzliche Maßnahmen:**
  - Physikalische Maßnahmen sollen die Blutströmungsgeschwindigkeit erhöhen. Sie sind lokal wirksam, z. B. die intermittierende pneumatische Kompression (➤ 5.2.2). *Medizinische Thromboseprophylaxe-Strümpfe (MTPS)* sind von der Wirksamkeit unsicher und werden heute immer seltener angewendet. Insbesondere bei der Mobilisation ist der Andruck der Strümpfe zu gering.
  - Medikamentöse Maßnahmen (bei Patienten mit mittlerem und hohem Risiko) beeinflussen die Blutgerinnung und wirken systemisch. Am weitesten verbreitet ist die s. c.-Injektion niedermolekularer Heparine. Die Prophylaxe wird zeitnah zum risikoauslösenden Faktor (z. B. Operation) begonnen und fortgesetzt, solange das Risiko besteht.

Die Risikoeinschätzung ist im ambulanten und stationären Bereich gleich. Bei Kindern und Jugendlichen vor der Pubertät ist eine Thromboseprophylaxe nur ausnahmsweise erforderlich. Nach sichtbarem Einsetzen der Pubertät erfolgt die Risikoeinschätzung wie bei Erwachsenen. Bei dauerhaft bettlägerigen Pflegebedürftigen ohne akute Erkrankungen erfolgen die Basismaßnahmen.

Pflegefachpersonen beobachten das betroffene Bein auf Durchblutung, Motorik, Sensibilität/Schmerzen, Hauttemperatur und -farbe, Schwellung bzw. Abschwellung (DMS-Kontrolle ➤ 14.1). Gibt der Patient akute Atemnot an, denken sie an die Möglichkeit einer Lungenembolie (➤ 3.11) und informieren unverzüglich den Arzt.

Pflegende unterstützen den Patienten, wenn notwendig, bei der Mobilisation, bei der Körperpflege und beim Ankleiden.

Beratung

Durch die ambulant mögliche Antikoagulation und die Frühmobilisation werden die meisten Patienten heute kurzstationär oder ambulant behandelt. Sie werden zur Kompressionstherapie und ggf. zur s. c.-Injektion angeleitet.

Außerdem besteht Beratungsbedarf aufgrund des evtl. auf Dauer erhöhten Thromboserisikos:

- Orale Antikoagulation (Beratung ➤ 11.2.3) und Kompressionsbehandlung (Beratung ➤ 5.2.2) sind über einen längeren Zeitraum erforderlich, der von den individuellen Risikofaktoren und den Befunden der ärztlichen Nachuntersuchungen abhängt.
- Bei einem auf Dauer erhöhten Thromboserisiko (abhängig von der Thromboseursache) ist bereits bei geringen zusätzlichen Risiken eine Thromboseprophylaxe erforderlich, z. B. bei mehrtägiger Bettlägerigkeit, Langstreckenflügen, Schwangerschaft.
- Bei Patienten unter 50–60 Jahren, die ohne angemessene Risikofaktoren eine tiefe Venenthrombose erlitten haben, besteht der Verdacht auf eine **Thrombophilie** *(erhöhte Thromboseneigung).* Hier sind Untersuchungen auf eine erhöhte Gerinnbarkeit des Blutes anzuraten, die aber teilweise erst nach ca. drei Monaten möglich sind.

5.8 Chronisch-venöse Insuffizienz

DEFINITION

Chronisch-venöse Insuffizienz *(CVI):* typische Beschwerden und Hautveränderungen infolge lang dauernder Druckerhöhung in den Venen.
Postthrombotisches Syndrom: chronisch-venöse Insuffizienz als Folge einer tiefen Venenthrombose.

Krankheitsursachen und -entwicklung

Druckerhöhung in den Venen, etwa bei Varikosis oder nach einer Thrombose, führt über eine Kapillarschädigung zu einem Ödem und über dieses auf Dauer u. a. zur Fibrose (Bindegewebsvermehrung). Schließlich nimmt auch die Zahl der Kapillaren ab und es entstehen trophische Störungen bis zum Ulkus.

Klinische Zeichen und Diagnostik

Die Symptome der **chronisch-venösen Insuffizienz** sind stadienabhängig (➤ Abb. 5.29):

- Stadium I: reversible Ödeme, **Corona phlebectatica** (erweiterte Hautvenen an den Fußrändern)
- Stadium II: dauerhafte Ödeme, Hyper-/Depigmentierung, Stauungsdermatitis, **Dermatoliposklerose** (Fibrosierung des subkutanen Bindegewebes), **Atrophie blanche** (weißfleckige Hautatrophie)
- Stadium IIIa abgeheiltes, IIIb bestehendes **Ulcus cruris** (➤ Abb. 5.3)

Die Diagnostik entspricht im Wesentlichen der bei Varizen.

Komplikationen

Wichtigste Komplikationen der chronisch-venösen Insuffizienz sind das Ulcus cruris als Schwerstform, Entzündungen des geschädigten Gewebes (Erysipel, ➤ 17.3.2) und Beweglichkeitsminderung im Sprunggelenk.

Behandlung

Die Behandlung ruht auf drei Hauptsäulen:

- Ursachenbehandlung, d. h. in erster Linie Therapie der Varizen (➤ 5.6). Entsprechend pflegerische Maßnahmen wie bei venösen Erkrankungen (➤ 5.2.2) und nach Venenoperationen (➤ 5.2.5)

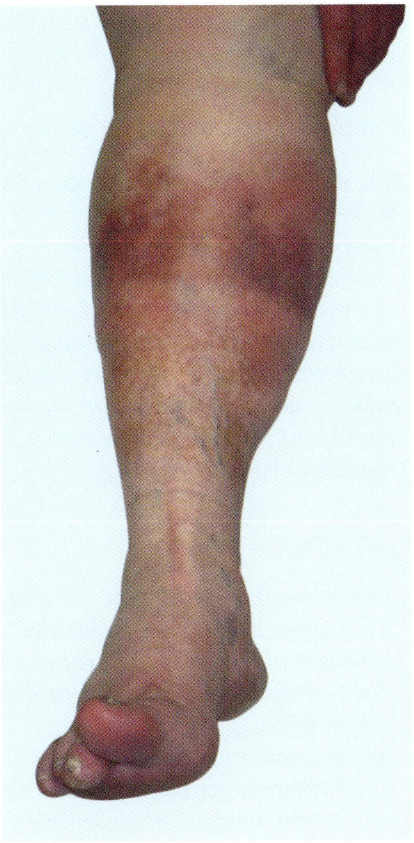

Abb. 5.29 Chronisch-venöse Insuffizienz Stadium II mit Hyperpigmentierung und Dermatoliposklerose. [M879]

- Kompressionstherapie (Kompressionsverbände, -strümpfe ➤ 5.2.2)
- Bei Ulcus cruris (➤ 5.1.3) phasengerechte Wundbehandlung

Wundbehandlung und Hautpflege bei Ulcus cruris venosum

Wundbehandlung bzw. -materialien richten sich nach der Wundheilungsphase (Reinigungs-, Granulations-, Epithelisierungsphase ➤ 2.4). Sie werden gemeinsam vom Arzt und einem pflegerischen Wundexperten festgelegt und in regelmäßigen Abständen evaluiert. Bei einer stagnierenden Wundheilung trotz optimaler Behandlung muss nach lokalen und systemischen Störfaktoren gesucht werden.

Venöse Ulzerationen haben viel Exsudat mit der Gefahr, dass Wundrand und -umgebung mazerieren. Pflegefachpersonen verwenden Wundauflagen mit einer hohen Aufnahmekapazität und wechseln den Verband, wenn er durchnässt ist. Sie schützen Wundrand und -umgebung mit einem lokalen Hautschutz, der atmungsaktiv und transparent ist. Daneben ist die Kompressionsbehandlung (➤ 5.2.2) elementar für eine Verminderung des Exsudats.

Die Umgebung des venösen Ulkus zeigt oft großflächig Schuppung, Rötung, Knötchen oder Bläschen. Viele Patienten klagen über Juckreiz, nicht wenige reagieren allergisch auf Wundbehandlungsmittel, Reinigungs- und Pflegeprodukte. Die Pflege richtet sich nach dem Befund, ggf. ist vorübergehend eine Therapie mit Glukokortikoiden nötig. Reinigungs- und Pflegeprodukte sollen den physiologischen Hydrolipidfilm der Haut unterstützen, auf Produkte mit Farb-, Parfüm- und Konservierungsstoffen wird von Anfang an verzichtet, um eine Kontaktsensibilisierung zu vermeiden. [14]

Beratung

Bei chronisch-venöser Insuffizienz sind Rezidive nach einem abgeheilten Ulcus cruris häufig: Studien zufolge bekommt ein Drittel der Patienten ein oder mehrere Rezidive. Die Betroffenen werden eindringlich auf dieses Risiko hingewiesen und über die Maßnahmen der Rezidivprophylaxe informiert:

- Sorgfältige Hautreinigung und -pflege mit unparfümierten und pH-sauren Reinigungs- und Pflegeprodukten, da die Haut sehr empfindlich ist und zu Allergien neigt
- Lebenslanges Tragen von Kompressionsstrümpfen (➤ 5.2.2)
- Maßnahmen zur Förderung der Beweglichkeit im Sprunggelenk, also jede Form der Bewegung, die die Wadenmuskelpumpe anregt (➤ 5.2.2, ➤ Abb. 5.9)
- Schutz des Beins vor Verletzungen
- Hautbeobachtung auf Verletzungen u. a. Veränderungen

Außerdem sollen Patienten Risikofaktoren bestmöglich vermindern, welche die Venensituation verschlechtern können, z. B. Übergewicht reduzieren und Obstipation behandeln.

5.9 Lymphödem

DEFINITION

Lymphödem: chronisch-entzündliche Erkrankung des Interstitiums infolge einer Schädigung des Lymphsystems [21]. Zunächst Ödem, später zunehmende Gewebeveränderungen.

Krankheitsursachen und -entwicklung

Das **primäre Lymphödem** ist durch Minderentwicklung der Lymphgefäße bedingt. Viel häufiger aber ist das **sekundäre Lymphödem,** bei dem übermäßige Lymphproduktion (z. B. durch Entzündungen) und/oder erworbene Schädigung von Lymphgefäßen oder -knoten (z. B. durch Strahlentherapie, operative Entfernung) den Lymphabfluss behindern. Angestiegen ist das *Adipositas-assoziierte (sekundäre) Lymphödem,* das v. a. durch mechanische Lymphabflussstörung und Entzündung infolge starker Adipositas entsteht.

Die Flüssigkeitsvermehrung im Gewebe führt zunächst zu einem zunehmenden Ödem und in der Folge zu Fettvermehrung und Fibrose in Haut und Unterhaut. Die Immunabwehr der Haut ist gestört, das (lokale) Infektionsrisiko erhöht.

Klinische Zeichen und Diagnostik

Leitsymptome sind Schweregefühl und Spannen der betroffenen Extremität sowie ein zunehmendes Ödem (➤ Abb. 5.30): [21]

- Stadium I: weiches Ödem (Dellenbildung auf Druck), Reduktion auf Hochlagerung, beim primären Lymphödem Beginn distal

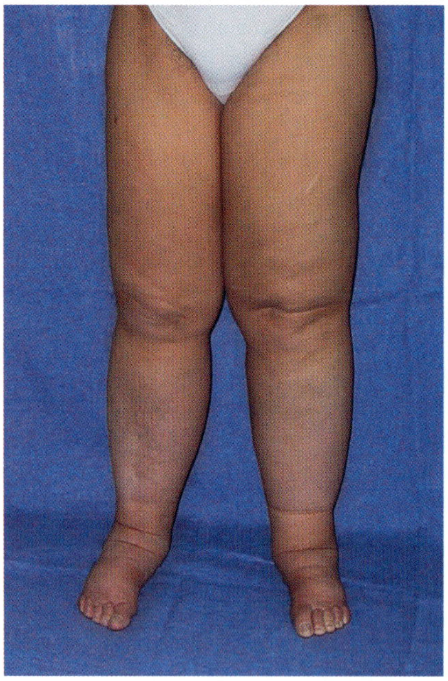

Abb. 5.30 Primäres Lymphödem beidseits. [T726]

5

unter Einbeziehung der Finger bzw. Zehen, beim sekundären Lymphödem Beginn proximal
- Stadium II: beginnende Fibrosierung, keine Beseitigung mehr durch Hochlagerung
- Stadium III: harte Schwellung, Deformierung, teils sehr ausgeprägt und mit Bewegungseinschränkung

Primäre Lymphödeme treten fast immer an den Beinen auf, oft bei jungen Mädchen nach der Pubertät oder Schwangeren (evtl. beidseits, aber asymmetrisch). Häufigste Lokalisation sekundärer Lymphödeme sind Arme (Hauptursache Mammakarzinom/-therapie) und Beine (z. B. nach Prostatakrebs, Übergewicht-assoziiert).

Die weiterführende Diagnostik umfasst je nach Einzelfall v. a. Sonografie, CT, MRT, **Funktionslymphszintigrafie** (mit s. c.-Injektion radioaktiver Substanzen und unter definierter Belastung) und **Fluoreszenz-Mikrolymphografie** zur Darstellung der Lymphkapillaren. [21]

Komplikationen

Häufigste Komplikationen sind bakterielle (Erysipel, ➤ 17.3.2) und pilzbedingte Infektionen (➤ 17.3.3).

Behandlung

Jedes **Lymphödem** (➤ Abb. 5.30) muss behandelt werden, da es sich sonst verschlechtert und im schlimmsten Fall zu einer unförmigen Extremität und starken Beschwerden einschließlich Bewegungseinschränkung führen kann (früher als *Elefantiasis* bezeichnet).

Hauptsäule der Behandlung ist die **komplexe physikalische Entstauungstherapie** *(KPE)*. Pflegefachpersonen übernehmen hier v. a. Hautbeobachtung, -reinigung und -pflege sowie die Kompressionstherapie bzw. leiten dazu an.

Medikamente helfen nicht, Operationen sind auch nur in Extremfällen sinnvoll.

Komplexe physikalische Entstauungstherapie

Ziele der komplexen physikalischen Entstauungstherapie sind (➤ Tab. 5.5):
- Verbesserung des Lymphabflusses
- Reduktion von fibrosklerotischen Veränderungen im Gewebe
- Verbesserung von Funktionsdefiziten der betroffenen Extremität

Die komplexe physikalische Entstauungstherapie basiert auf vier Therapiepfeilern, die in zwei Phasen unterschiedlich intensiv angewendet werden: Hautpflege und ggf. -sanierung (bei bakterieller oder Pilzinfektion), manueller Lymphdrainage, Kompressionstherapie und Entstauungsübungen/Bewegung.

Hautpflege

Eine kontinuierliche **Hautpflege** ist wichtig:
- Die Haut im Bereich des Lymphödems ist besonders empfindlich und neigt zu Trockenheit, Juckreiz und Pilzerkrankungen.
- Jede Verletzung kann zu einer Verschlechterung des Lymphödems führen.
- Lymphdrainage und Kompression beanspruchen die Haut stark und beeinträchtigen den natürlichen Hydrolipidfilm.

Die Haut wird täglich mit wenig seifenfreiem Syndet mit einem pH-Wert um 5 gereinigt. Im Anschluss wird sie vorsichtig und sorgfältig getrocknet (besonders in den Zehenzwischenräumen und Hautfalten) und mit einer medizinischen W/Ö-Emulsion gepflegt. Bei sehr trockener Haut ist ein Präparat mit Harnstoffzusatz (Urea) sinnvoll (➤ 17.1.1). Reine Fettzubereitungen (z. B. Melkfett, Salben) oder Mineralölprodukte (z. B. Vaseline) sind nicht geeignet, da sie nicht einziehen. Evtl. Mykosen (➤ 17.3.3) werden mit einem Antimykotikum behandelt.

Manuelle Lymphdrainage

Die **manuelle Lymphdrainage** *(MLD)* wird von speziell ausgebildeten Physiotherapeuten durchgeführt, evtl. können Angehörige in die

Tab. 5.5 Phasen und Pfeiler der Komplexen Physikalischen Entstauungstherapie [22]

Pfeiler	Phase 1: Entstauung	Phase 2: Erhaltung und Optimierung
Hautpflege	Kontinuierlich	Kontinuierlich
Manuelle Lymphdrainage (MLD)	Täglich, evtl. mehrmals	Nach Bedarf
Kompressionstherapie	Tag und Nacht lymphologischer Kompressionsverband, Ausziehen nur während Körper-/Hautpflege	Maßangefertigte Kompressionsbestrumpfung am Tag, ggf. apparative Kompression
Entstauungsübungen, Bewegung	Täglich	Täglich

Technik eingewiesen werden. Sie erhöht die Bewegung der Lymphgefäße, fördert den Abfluss von Gewebewasser in die Lymphgefäße und lockert fibrotisch verändertes Bindegewebe.

Kompressionstherapie

Nach der Lymphdrainage soll die **Kompression** der nun entstauten Extremität einen erneuten Flüssigkeitsaustritt in das Gewebe verhindern. Sie hat zudem selbst entstauende Wirkung.

Die Kompression erfolgt zunächst als **lymphologischer Kompressionsverband** *(LPV)* mit Binden. In Phase 2 erhält der Patient eine **lymphologische Kompressionsbestrumpfung** (z. B. Strumpfhose, Armstrumpf mit Handschuh), die konsequent tagsüber getragen werden muss. In der Nacht darf der Strumpf in der Regel ausgezogen werden.

Entstauende Bewegungsübungen

Die **entstauenden Bewegungsübungen** sollen täglich 3- bis 4-mal *mit der Kompression* durchgeführt werden, jeweils etwa zehn Minuten. Die Übungen dürfen keine Schmerzen bereiten, Überdehnung und Muskelkater sollen vermieden werden.

Es gibt eine Vielzahl von Übungen für Patienten mit **Beinlymphödem** (➤ Abb. 5.31):

- Laufen, Laufen auf der Stelle, Knie deutlich anheben, auf Zehen gehen und zurück, abwechselnd auf Zehen und Fersen gehen
- In Rückenlage: Füße in den Fußgelenken hochziehen, Füße kreisen, Zehen einkrallen, Beine in Hüft- und Kniegelenk abwechselnd anbeugen, mit jedem Bein einzeln Fahrrad fahren, Gesäß zusammenkneifen und anheben
- In Seitenlage: obenliegendes Bein anheben oder anbeugen, Bein im Wechsel bauchwärts und zurück bewegen
- Im Vierfüßlerstand: Bein bauchwärts beugen und nach hinten austrecken.

Für Patienten mit **Armlymphödem** sind folgende Übungen geeignet (➤ Abb. 5.32):

- Für die Hände, Finger: Hände zu Faust ballen und öffnen, Handgelenke hochziehen und nach unten klappen
- Bewegung im Ellenbogengelenk: Arme anbeugen und strecken, mit gebeugtem Ellenbogen „Glühbirne ein- und herausdrehen“

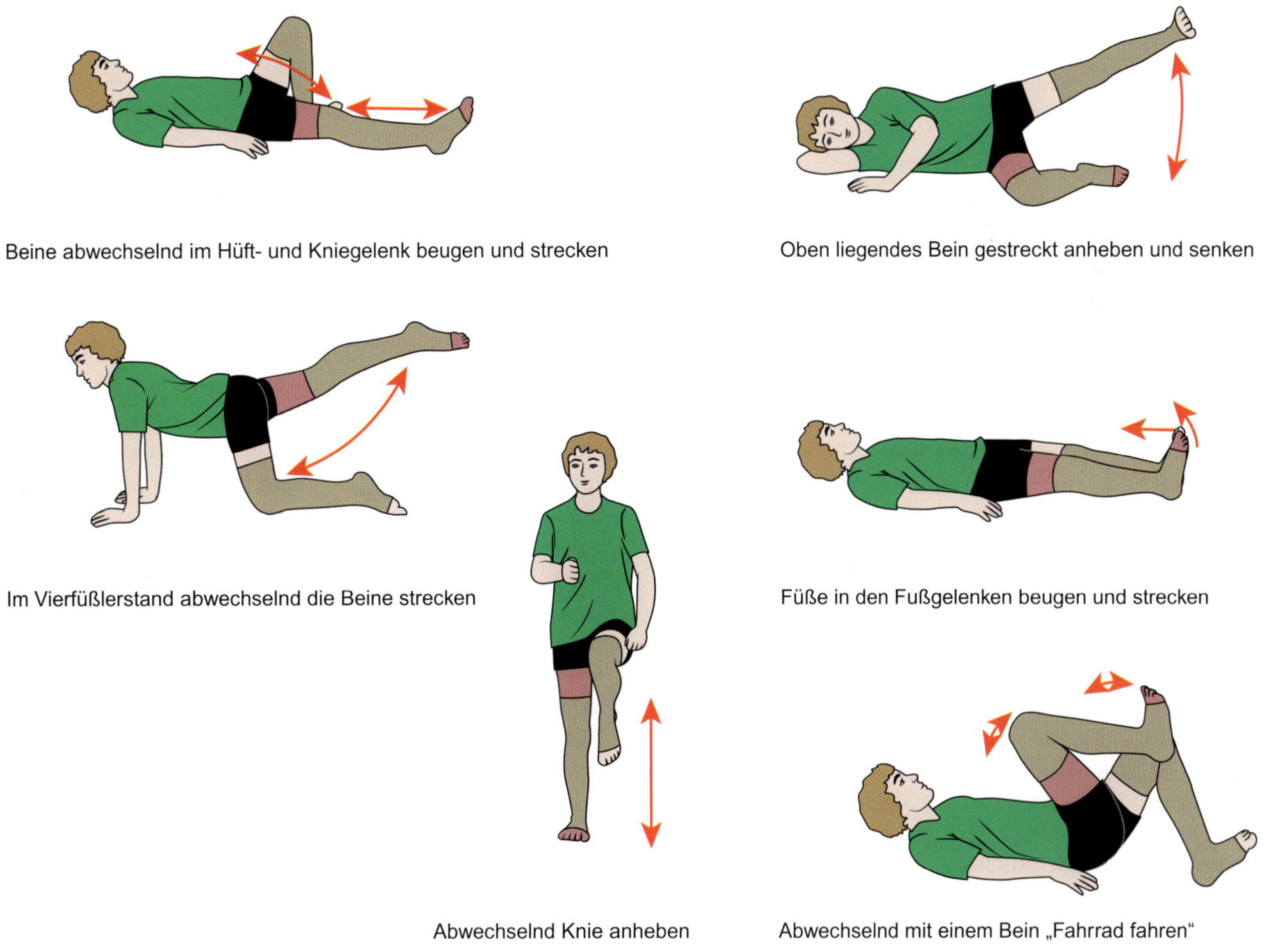

Abb. 5.31 Bewegungsübungen bei Beinlymphödem. [L255]

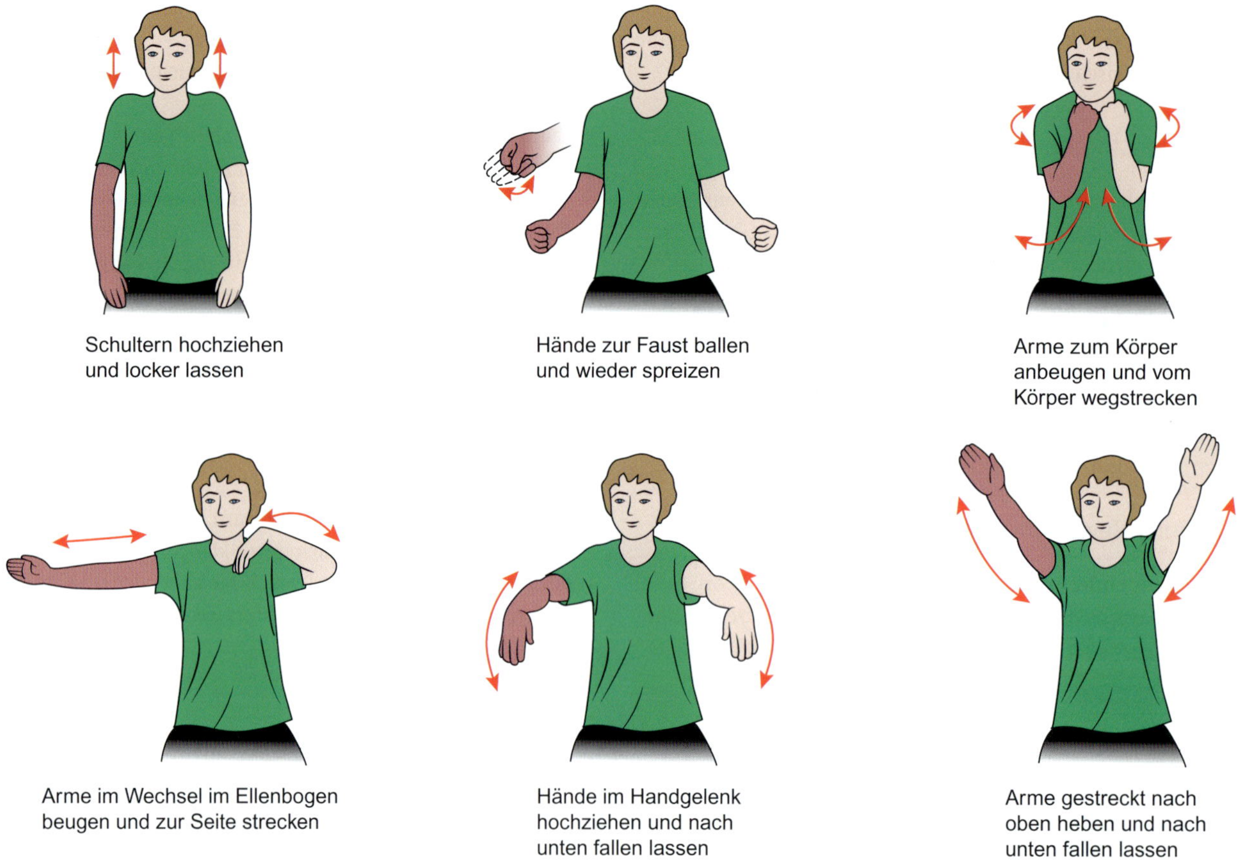

Abb. 5.32 Bewegungsübungen bei Armlymphödem. [L255]

- Bewegung im Ellenbogen- und Schultergelenk: nach vorne gebeugte Arme nach oben strecken, mit der Hand an die gegenüberliegende Schulter fassen, dann Arm vom Körper wegstrecken
- Bewegung im Schultergelenk: Arme gestreckt nach vorne heben und senken oder zur Seite heben, mit gestrecktem Arm im Schultergelenk kreisen, mit gestreckten Arm nach oben und dann nach unten zum gegenüberliegenden Bein gehen.[22]

Alle Maßnahmen der Lymphödemprophylaxe müssen weiter konsequent durchgeführt bzw. eingehalten werden (> 20.2.4, > 20.2.5).

Psychische Betreuung

Die Patienten haben oft einen hohen psychischen Leidensdruck. Junge Mädchen und Frauen fühlen sich nicht selten durch das „dicke Bein" entstellt und sind infolge der lebenslangen Therapienotwendigkeit niedergedrückt. Menschen mit einem sekundären Lymphödem müssen sich oft zusätzlich mit einer bösartigen Erkrankung auseinandersetzen. Pflegende nehmen die Sorgen und Ängste ernst, motivieren zu dem langwierigen Therapieprozess und begleiten die Betroffenen. Vielen hilft der Anschluss an Selbsthilfegruppen.

Beratung

Die Entstauungsphase erfolgt am besten in einer lymphologischen Fachklinik oder Abteilung. Hier wird der Betroffene auch zur Fortführung der Kompressionstherapie und Bewegungsübungen angeleitet. Die Behandlung muss dann konsequent ambulant fortgesetzt werden. Sportarten mit gleichmäßiger Muskelbeanspruchung, milder Dehnung und geringem Verletzungsrisiko werden angeraten, z. B. Gymnastik/Venengymnastik, Stepper oder Crosstrainer, Walking/Wandern, Radfahren. Schwimmen und Wassergymnastik (nur bei intakter Haut) sind wegen des Wasserdrucks von außen besonders geeignet. Danach sind die sorgfältige Trocknung der Haut/Hautfalten und die Hautpflege besonders wichtig.

Ggf. sind im weiteren Verlauf erneute stationäre Phasen intensiverer Behandlung sinnvoll.

Kleinste Verletzungen müssen umgehend desinfiziert werden, bei größeren Verletzungen ist eine ärztliche Abklärung notwendig.

Aufgaben zur Pflegesituation

Als Herr Aziz zum Termin bei seinem Hausarzt Dr. Schmidt erscheint, betrachtet dieser zunächst die Unterschenkel. Ihm fällt auf, dass diese kühl und blass und im Knöchelbereich bereits leicht marmoriert sind. Fußpulse sind beidseits nur sehr schwer tastbar. Auf die Frage des Hausarztes hin, wie lange die Schmerzen beim Gehen schon bestünden, antwortet Herr Aziz, dass dieses Symptom zum ersten Mal vor ein paar Monaten aufgetreten sei, dass die Schmerzen aber nun deutlich schneller, also bei kürzeren Spaziergängen, aufträten. Zur weiteren Abklärung der Diagnose ordnet Dr. Schmidt weitere diagnostische Maßnahmen an.

1. Auf welche Erkrankung schließen Sie beim Lesen des Falls und der Symptome?
2. Begründen Sie die Entstehung der Symptome im Rahmen der Erkrankung.
3. In welchem Stadium der Erkrankung befindet sich Herr Aziz? Begründen Sie dies.
4. Welche weiteren diagnostischen Maßnahmen wird der Hausarzt anordnen?
5. Gehtraining gilt, neben der Minimierung der Risikofaktoren, als wichtigste konservative Maßnahme zur Reduktion der Beschwerden. Was wird unter Gehtraining verstanden und warum reduziert dies bei regelmäßiger Durchführung die Beschwerden?
6. Welche therapeutischen Maßnahmen stehen zur Verfügung, wenn das Gehtraining keine ausreichende Verbesserung der Symptome bringt?
7. Welche Komplikationen kann ein Fortschreiten der Erkrankung mit sich bringen?

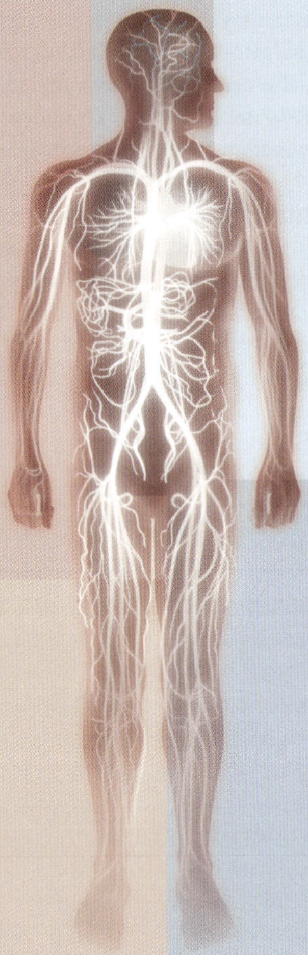

ARTERIOSKLEROSE
Minderdurchblutung und Sauerstoffmangel in den verschiedensten Organen durch Veränderungen der Arterien. Besonders betroffene Organe: Herz (KHK), Gehirn (Schlaganfall, vaskuläre Demenz), Beine (periphere arterielle Verschlusskrankheit)

Ursache: Arterienveränderungen mit fett- und bindegewebshaltigen Plaques, Gefäßwandentzündung → Verengung, thrombotische Auflagerungen
Hauptrisikofaktoren: Rauchen, Hypertonie (Bluthochdruck), Diabetes mellitus, erhöhtes Blutcholesterin, Übergewicht
Symptome: je nach betroffenem Organ
Behandlung:
- Lebensstiländerung
- Medikamentöse Behandlung der Risikofaktoren/-erkrankungen
- Gabe von Thrombozytenaggregationshemmern
- Ggf. organspezifische Therapien

VARIKOSIS (KRAMPFADERLEIDEN)
Erweiterte und geschlängelte oberflächliche Beinvenen mit Blutrückfluss von proximal nach distal

Ursache: bei der häufigen primären Varikosis multifaktoriell
Leitsymptome: sichtbare, vergrößerte Beinvenen, Schwellneigung, Schwere, Spannungsgefühl der Beine
Komplikationen: chronisch-venöse Insuffizienz (Schwerstform Ulkus), Beinvenenthrombose
Behandlung:
- „Venen-günstiges" Verhalten
- Kompressions-, Sklerosierungs-, endovaskuläre Therapien
- Operative Varizenentfernung

PERIPHERE ARTERIELLE VERSCHLUSSKRANKHEIT (PAVK)
Arterielle Durchblutungsstörung der Beine

Ursache: 95 % Arteriosklerose. Hauptrisikofaktor Rauchen
Leitsymptome: belastungsabhänge Bein-/Fußschmerzen (Claudicatio intermittens), später Nekrosen/Ulzera. Abgeschwächte/fehlende Fußpulse
Behandlung:
- Allgemein wie bei Arteriosklerose
- Gehtraining
- Ggf. katheter-interventionelle/operative Gefäßerweiterung
- Wundtherapie, in schwersten Fällen Amputation

TIEFE VENENTHROMBOSE (TVT)
Teilweiser/vollständiger Verschluss einer tiefen Vene, meist Beinvene, durch einen Thrombus (Blutgerinnsel)

Ursache: Begünstigt durch Venenwandschäden, verlangsamten Blutfluss, Hyperkoagulabilität (verstärkte Gerinnungsneigung)
Leitsymptome: Beinschwellung, -spannung, -schmerzen, bläuliche Hautfarbe. Sehr variable Ausprägung
Akutkomplikation: Lungenembolie
Spätkomplikation: chronisch-venöse Insuffizienz
Behandlung:
- Antikoagulation
- Mobilisation bei Kompressionstherapie des betroffenen Beins
- Selten Thrombusentfernung/-auflösung

Abb. 5.33 Übersicht über die wichtigsten Gefäßerkrankungen. [L275]

KAPITEL

6

Christa Junginger, Nicole Menche

Pflege von Menschen mit hormonellen Erkrankungen

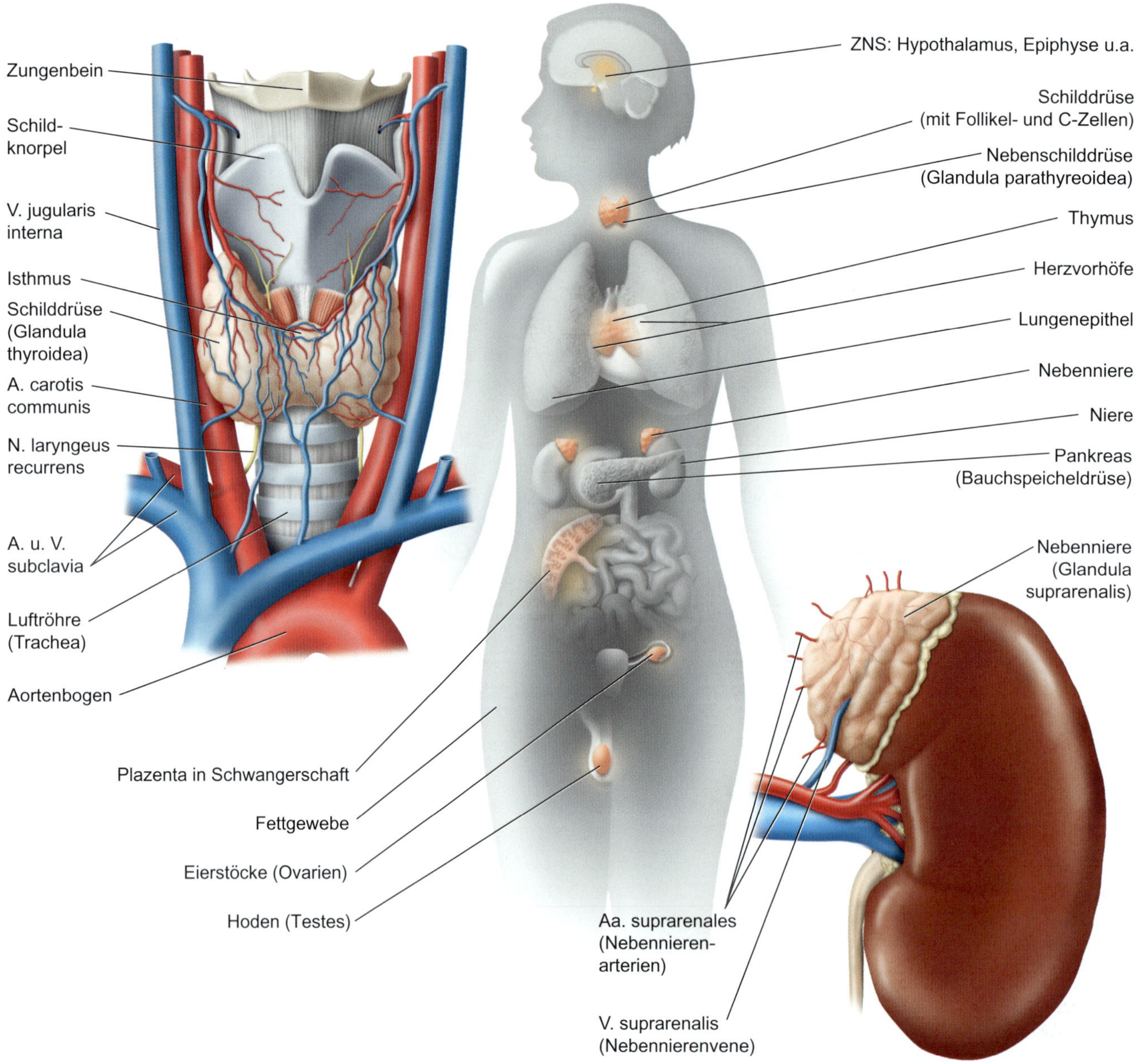

Abb. 6.1 [L275]

Pflegesituation

Herr Groß, 75 Jahre alt, liegt seit einer Woche mit der Diagnose „akuter Atemwegsinfekt" im Krankenhaus auf einer internistischen Station. Herr Groß wurde aus der Pflegeeinrichtung, in der er aufgrund seiner fortschreitenden COPD seit einiger Zeit lebt, in das örtliche Krankenhaus überwiesen. Zu Beginn seines stationären Aufenthalts wies Herr Groß eine Körpertemperatur von 39,0 °C tympanal und eine stark beschleunigte Atemfrequenz auf und klagte über starkes Durstgefühl und Kopfschmerzen. Heute übernimmt Pflegefachfrau Darina Ibisevic die pflegerische Versorgung. Sie hatte Herrn Groß bereits zu Beginn seines Krankenhausaufenthalts betreut und freut sich, ihn wiederzusehen.

Bei der Übergabe erhält Frau Ibisevic folgende Informationen: der Atemwegsinfekt hat sich im Laufe der Woche verbessert und die Symptome, die Herr Groß zuvor aufwies, sind zurückgegangen. Lediglich die tympanal gemessene Körpertemperatur ist mit 37,6 °C noch geringfügig erhöht.

Auffällig sind nach wie vor die Laborwerte. So sind der CRP-Wert und die Leukozyten weiterhin erhöht. Als Nebendiagnose wurde bei Herrn Groß eine Schilddrüsenunterfunktion festgestellt. Herr Groß wies die typischen Symptome auf und seine Laborwerte bestätigten die Verdachtsdiagnose der Hypothyreose. Perspektivisch soll er mit Medikamenten behandelt werden.

Hormonelle *(endokrinologische)* **Erkrankungen** sind bei Kindern eher selten und nehmen mit steigendem Lebensalter zu. Die häufigsten hormonell (mit-)bedingten Erkrankungen sind:

- Schilddrüsenfunktionsstörungen (➤ 6.3, ➤ 6.4, ➤ 6.5, ➤ 6.6)
- Diabetes mellitus (➤ 7.5)
- Störungen der Geschlechtshormone (➤ Kap. 20, ➤ Kap. 22)
- Osteoporose (➤ 14.5.1)
- Endokrin bedingte Hypertonie (➤ 4.9)

Aus dieser Aufzählung wird bereits deutlich, dass hormonelle Störungen eng mit dem Stoffwechsel verknüpft sind und jedes Organsystem des Körpers beeinträchtigen können.

Pflegefachpersonen begegnen Menschen mit hormonellen Erkrankungen in praktisch allen (Fach-)Bereichen und Tätigkeitsfeldern. Aufgrund der sehr variablen Krankheitsbilder und -symptome müssen Pflegende in der **Endokrinologie** (= Teilgebiet der Inneren Medizin, das sich mit den Erkrankungen der Hormondrüsen befasst) eine sehr differenzierte und individualisierte Pflege planen und ausführen.

6.1 Pflegerische und medizinische Diagnostik

Hormone sind an der Steuerung fast aller Lebens- und Stoffwechselvorgänge beteiligt. Entsprechend vielfältig sind die Krankheitszeichen hormoneller Erkrankungen. Zwar entwickeln sich bei ausgeprägter Hormonüber- und -unterproduktion häufig typische Krankheitszeichen (➤ Tab. 6.1). V. a. bei weniger ausgeprägtem Mangel/

Tab. 6.1 Leitsymptome bei hormonellen Erkrankungen (Auswahl, Diabetes insipidus ➤ 10.1.2).

Erkrankung	Häufige Leitsymptome
Hypophysenvorderlappenunterfunktion *(Hypophysenvorderlappeninsuffizienz, Hypopituitarismus)*	• Geschlechtshormonmangel: bei Kindern Ausbleiben der Pubertät; bei Erwachsenen Kleinerwerden von Brüsten bzw. Hoden, Abnahme der Schambehaarung, Zyklus- bzw. Libidostörungen • Schilddrüsenhormonmangel (➤ 6.5 und unten) • Nebennierenrindenhormonmangel (siehe unten) • Wachstumshormonmangel: bei Kindern v. a. Wachstumsverzögerung; bei Erwachsenen uncharakteristische Beschwerden, Abnahme der Muskelmasse, Fetteinlagerung am Stamm • Selten **hypophysäres Koma,** u. a. mit Bewusstseins-, Herz-Kreislauf-, Atemstörungen, Untertemperatur
Hypophysenvorderlappenüberfunktion	Je nach zu viel produziertem Hormon: • Prolaktin → Libidostörung (Störung im sexuellen Verlangen), bei Frauen Menstruationsstörungen (➤ 20.1.1), Milchfluss, bei Männern Erektionsstörung, Gynäkomastie (Brustwachstum) • Wachstumshormon (somatotropes Hormon, STH) → bei Kindern **Riesenwuchs,** bei Erwachsenen **Akromegalie** v. a. mit Vergrößerung von Gesichtsknochen (Jochbogen, Kinn), Händen, Füßen, Nase, Ohren, evtl. Glukosetoleranzstörung (➤ 7.5), Kopfschmerzen, Hypertonie
Hypothyreose *(Schilddrüsenunterfunktion** ➤ 6.5)	Müdigkeit, Antriebslosigkeit, trockene Haut/Haare, Appetitmangel, Obstipation, Gewichtszunahme, Kälteempfindlichkeit, Heiserkeit, Muskelschwäche, Bradykardie. Bei Frauen Zyklusstörungen. Bei Kindern Entwicklungsverzögerung
Hyperthyreose *(Schilddrüsenüberfunktion* ➤ 6.4)	Nervosität, Schlafstörungen, Tremor (Fingerzittern), warme Haut, dünne Haare, Gewichtsabnahme, schnelles Schwitzen, Tachykardie
Hypoparathyreoidismus *(Nebenschilddrüsenunterfunktion)*	Übererregbarkeit von Nerven und Muskulatur, mit u. a. Missempfindungen, Muskelkrämpfen
Hyperparathyreoidismus *(Nebenschilddrüsenüberfunktion)*	„Stein-, Bein- und Magenpein": • Polyurie, Nierensteine • Knochenschmerzen, Muskelschwäche • Magenbeschwerden • Müdigkeit, psychische Veränderungen
Nebennierenrindenunterfunktion *(Nebennierenrindeninsuffizienz)*	• Müdigkeit, Übelkeit, Gewichtsabnahme, evtl. Hypoglykämie (➤ 7.5.7), psychische Veränderungen • Bei *primärer Nebennierenrindenunterfunktion* **(Morbus Addison)** mit Ursache in der Nebennierenrinde auch Fehlen der Mineralokortikoide → Dehydratation, Hypotonie, Schwindel • Kinder: zusätzlich Wachstums-, Pubertätsverzögerung • Schwerstform **Addison-Krise:** Auslöser Belastungen mit erhöhtem Glukokortikoidbedarf, z. B. Infektion. Leitsymptome Dehydratation, Schock, Bewusstseinsstörungen • Sonderform: **adrenogenitales Syndrom** *(AGS)** mit Glukokortikoid- und evtl. Mineralokortikoidmangel durch Enzymdefekt → Stimulation der Nebennierenrinde und Überproduktion männlicher Geschlechtshormone. Bei Mädchen Vermännlichung des Genitals, ausbleibende Pubertät. Bei Jungen frühe Scheinpubertät (Hoden bleiben klein). Schnelles Wachstum im Kindesalter, jedoch früher Wachstumsstopp (→ als Erwachsene zu klein)
Nebennierenrindenüberfunktion	Je nach zu viel produziertem Hormon: • Glukokortikoide → **Cushing-Syndrom** (➤ 6.7) mit Gewichtszunahme (stammbetontes Übergewicht), breiten roten Hautstreifen, dünner Haut, Hämatom-, Infektneigung, Muskelschwäche, Stimmungsveränderung. Bei Kindern Wachstums- und Pubertätsverzögerung • Mineralokortikoide → **Conn-Syndrom** *(primärer Hyperaldosteronismus)* mit Hypertonie, evtl. Hypokaliämie

* Screening auf angeborene Formen im Rahmen der U2 (Neugeborenen-Screening ➤ 6.5, ➤ 7.1.2, ➤ 21.4.2)

6

Überschuss führen Störungen im Hormonsystem jedoch zu eher uncharakteristischen Erscheinungen, die wenig richtungsweisend für die pflegerische und medizinische Diagnostik sind. Dies gilt in besonderem Maße für Kleinkinder und alte Menschen.

Bei folgenden Symptomen und Befunden bei der Patientenbeobachtung sollte (auch) an eine Hormonstörung gedacht werden:

- Schwäche, depressive Verstimmung
- Veränderungen von Gewicht, Körperbau, Appetit, Durst, Haut, Haaren, Temperaturempfindlichkeit, Herzfrequenz
- Bei Säuglingen außerdem Apathie, Trinkschwäche, Entwicklungsstörung
- Bei Kindern zudem auffälliger Gewichts- und Größenverlauf, Entwicklungsstörung, zu frühe oder zu späte Pubertät
- Bei alten Menschen außerdem atypischer körperlicher und/oder geistiger „Abbau“

6.1.1 Blutuntersuchungen

Neugeborenen-Screening ➤ 6.5, ➤ 7.1.2, ➤ 21.4.2
Gerade angesichts der oft uncharakteristischen klinischen Zeichen ist eine zuverlässige Einschätzung des Hormonhaushalts mittels Laboranalysen oder technischer Untersuchungen wichtig.

Durch Blutuntersuchungen können die **Hormonspiegel im Blut** genau gemessen und damit die Diagnose einer hormonellen Erkrankung gesichert werden. Häufig sind wegen der zirkadianen Rhythmik (tageszeitlichen Schwankungen) vieler Hormone Blutabnahmen zu unterschiedlichen Tageszeiten nötig.

Die Bestimmung mehrerer Hormone sowie **Stimulations- bzw. Hemmtests** prüfen den Regelkreis (➤ Abb. 6.2) eines Hormons und erlauben Rückschlüsse auf die Lokalisation der Störung. Ist beispielsweise bei niedriger Blutkonzentration des (peripheren) Hormons die Konzentration des glandotropen Hormons (übergeordnetes Steuerhormon) hoch, so liegt die Ursache in der endokrinen Drüse selbst. Sind hingegen die Spiegel des peripheren und des glandotropen Hormons beide zu niedrig, so liegt die Ursache in Hypothalamus oder Hypophyse.

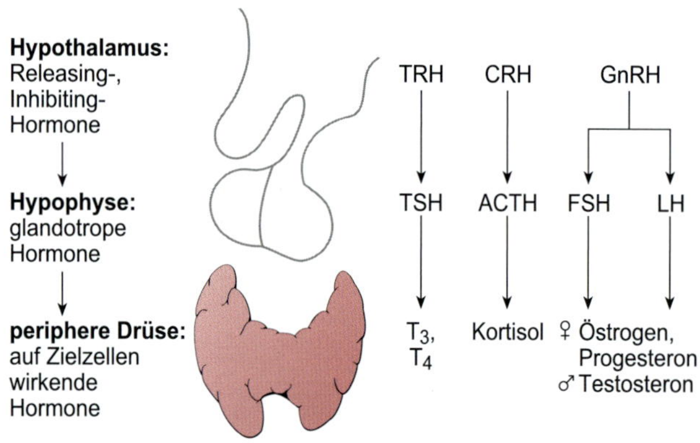

Abb. 6.2 Hormonelle Hierarchie. [L141]

Primäre und sekundäre Unter- und Überfunktion

Oft werden endokrine Erkrankungen mit Ursache in der peripheren Drüse als *primär* bezeichnet, solche mit Ursache in der Hypophyse als *sekundär*. Beispielsweise ist bei einer *primären Schilddrüsenunterfunktion* die Schilddrüse selbst nicht funktionstüchtig. Bei einer *sekundären Schilddrüsenunterfunktion* ist die Schilddrüse an sich in Ordnung. Infolge einer *Hypophysenunterfunktion* fehlt aber TSH, sodass die Schilddrüse nicht ausreichend stimuliert wird und deshalb zu wenig Hormon produziert.

Bei autoimmun (mit-)bedingten Erkrankungen hat die **Autoantikörperbestimmung** Bedeutung bei der Ursachensuche (z. B. Schilddrüsen[auto]antikörper ➤ 6.4, ➤ 6.5).

6.1.2 Bildgebende Verfahren

Bildgebende Verfahren sind unverzichtbar in der Lokalisationsdiagnostik endokriner Erkrankungen, z. B. bei der Suche nach einem Adenom (gutartiger Tumor ➤ 2.5.1) innerhalb der endokrinen Drüse. Erster Schritt ist meist die Sonografie, ggf. gefolgt von CT und/oder MRT.

Schilddrüsenszintigrafie

Die **Szintigrafie** stellt die Stoffwechselaktivität eines Organs oder Gewebes, hier einer Hormondrüse, im Bild dar. Am häufigsten ist die **Schilddrüsenszintigrafie,** überwiegend mit radioaktiv markiertem Technetium.

Normalbefund ist ein schmetterlingsförmiges Bild der Schilddrüse mit symmetrischer Speicherung des Radionuklids. Mögliche krankhafte Befunde sind (➤ Abb. 6.3):

- **Kalter Knoten.** Nicht stoffwechselaktiver Schilddrüsenknoten ohne Speicherung. Karzinomverdächtig, außer es handelt sich eindeutig um eine Zyste
- **Warmer Knoten.** Schilddrüsenknoten mit normaler Speicherung oder geringfügiger Mehrspeicherung bei Darstellbarkeit der übrigen Schilddrüse. Feststellbar nur in der Zusammenschau mit der Sonografie oder einer Suppressionsszintigrafie
- **Heißer Knoten.** Schilddrüsenknoten mit starker Mehrspeicherung und Unterdrückung (Nichtdarstellbarkeit) der übrigen Schilddrüse
- **Diffuse Mehrspeicherung.** Zu starke Radionuklidaufnahme (= erhöhte Stoffwechselaktivität) der gesamten Schilddrüse
- **Diffuse Minderspeicherung.** Zu geringe Radionuklidaufnahme (= verminderte Stoffwechselaktivität) der gesamten Schilddrüse

Die **Suppressionsszintigrafie** zur Überprüfung des Regelkreises erfolgt nach vorheriger Schilddrüsenhormongabe. Gesundes Schilddrüsengewebe wird durch die Schilddrüsenhormongabe unterdrückt und stellt sich nicht mehr dar. Nur *autonomes* Schilddrüsengewebe (➤ 6.3, ➤ 6.4), das sich der Kontrolle durch den Regelkreis entzogen hat, nimmt das Radionuklid weiter auf und stellt sich somit dar.

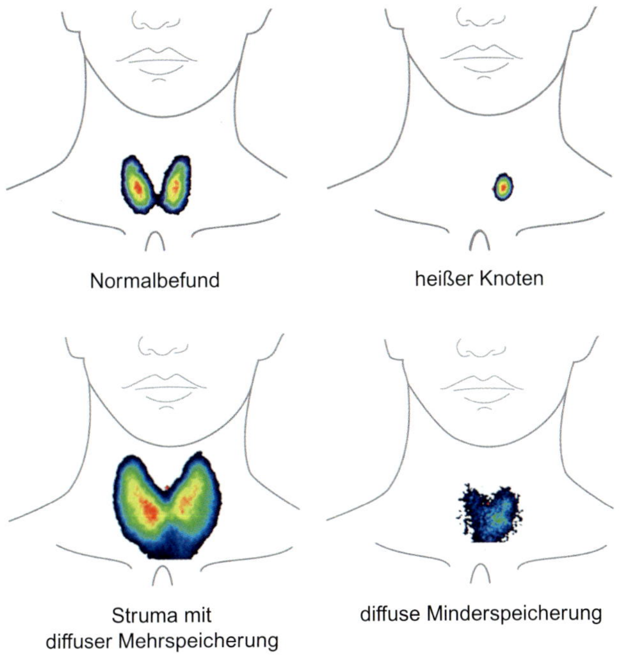

Abb. 6.3 Verschiedene Befunde bei der Schilddrüsenszintigrafie. [L231, S008–4]

6.2 Spezielle pflegerische und medizinische Maßnahmen

Patientenbeobachtung

Bei Menschen mit hormonellen Erkrankungen ist die **Patientenbeobachtung** eine zentrale pflegerische Aufgabe im gesamten Krankheitsverlauf. Folgende Beobachtungen sind, abhängig von der individuellen Situation, notwendig:

- Puls, Blutdruck, Atmung
- Körpertemperatur, Kälteempfindlichkeit, Schwitzen
- Bewusstsein, Orientierung, Aufmerksamkeit und Konzentration
- Stimmung und Affekte, z. B. Gereiztheit, depressive Verstimmung, Euphorie, innere Unruhe
- Antrieb, z. B. Antriebsarmut, motorische Unruhe
- Allgemeinbefinden, z. B. Müdigkeit, Schwäche
- Appetit, Durst, Gewicht/Gewichtsverlauf, Größe, bei Kindern Größenentwicklung im Altersvergleich
- Auffälliger Körperbau, z. B. stammbetonte Fettansammlungen, vergrößerte Akren
- Haut und Haare, z. B. dünne Haare, verminderte Behaarung (Bart, Schambehaarung), trockene Haut
- Urinausscheidung, v. a. tägliche Urinmenge
- Stuhlausscheidung, v. a. Diarrhö, Obstipation
- Sexuelle Funktionsstörungen, bei Frauen Zyklusstörungen

6.2.1 Medikamente mit Wirkung auf die Schilddrüse

Vor allem **drei Substanzgruppen** entfalten ihre Hauptwirkung an der Schilddrüse: Jodid, Schilddrüsenhormone und Thyreostatika (➤ Abb. 6.4).

Patientinnen und Patientinnen (im Folgenden als „Patientinnen" bezeichnet) sollen behandelnde Ärztinnen und Ärzte (im Folgende zusammenfassend „Ärztinnen") auf die Einnahme von Schilddrüsenmedikamenten aufmerksam machen, da es evtl. zu Wechselwirkungen kommen kann. Die Patientin erhält einen **Schilddrüsenpass,** der die Grunderkrankung und den Therapieverlauf dokumentiert und allen Behandlerinnen eine schnelle Orientierung ermöglicht.

Jodid

Die Schilddrüse benötigt für ihre Hormonsynthese Jod (täglicher Jodbedarf ➤ 6.3). Ob das Jod natürlicherweise in den verzehrten Lebensmitteln vorkommt, diesen künstlich zugesetzt wurde oder in Tabletten gegeben wird, ist unerheblich.

Hauptindikation einer Therapie mit **Jodid** ist der Ausgleich eines Jodmangels in der Nahrung (➤ 6.3), um die Schilddrüsenhormonbildung zu unterstützen und einer Schilddrüsenvergrößerung (Struma ➤ 6.3) vorzubeugen. Die Dosierung zur Vorbeugung einer Jodmangelstruma liegt für Säuglinge und Kinder bei 50–100 µg/Tag, für Jugendliche und Erwachsene bei 100–200 µg/Tag und für Schwangere und Stillende bei 200 µg/Tag [1].

Bis zum frühen Erwachsenenalter kann die alleinige Jodidgabe auch zur Behandlung der Jodmangelstruma eingesetzt werden.

In sehr hoher Dosierung und für kurze Zeit wird Jodid gelegentlich zur Hemmung der Hormonausschüttung aus der Schilddrüse gegeben.

6

Pflegerische Betreuung und Beratung

Pflegefachpersonen sprechen v. a. mit Risikogruppen einer Jodmangelversorgung über die Bedeutung einer ausreichenden Jodversorgung. Schwangere und Stillende sollen immer Jodidtabletten einnehmen. Risikogruppen für einen Jodmangel sind ansonsten v. a. Vegetarier und Veganer (pflanzliche Lebensmittel enthalten kaum Jod), Menschen mit einseitiger Ernährung sowie körperlich schwer Arbeitende und (Ausdauer-)Sportler, die viel schwitzen. Für sie kann

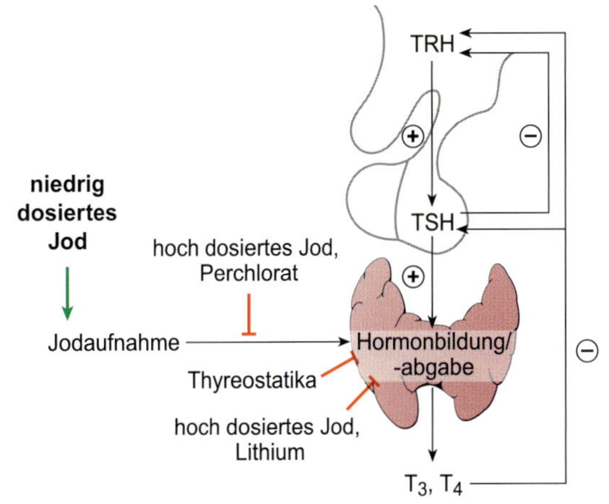

Abb. 6.4 Wirkmechanismus von Schilddrüsenmedikamenten. Von außen zugeführte Schilddrüsenhormone (T_3, T_4) entfalten die gleichen Wirkungen wie körpereigene. [L141]

die Einnahme von Jodidtabletten sinnvoll sein. Überwiegend wird die Einnahme nach einer Mahlzeit mit ausreichend Wasser empfohlen.

VORSICHT

Hoch dosiertes Jodid, d.h. über (300–)500 µg/Tag, kann bei (älteren) Erwachsenen eine Hyperthyreose (➤ 6.4) auslösen [2] [3]. Bei ihnen haben sich nicht selten Schilddrüsenbereiche der Regulation durch den Regelkreis entzogen und produzieren bei hoch dosierter Jodzufuhr ungebremst (autonom) Schilddrüsenhormone.

Schilddrüsenhormone

Schilddrüsenhormone sind unverzichtbar für Wohlbefinden und normale Organfunktionen sowie bei Kindern für eine ungestörte körperliche und geistige Entwicklung.

Therapeutisch werden Schilddrüsenhormone gegeben:

- Zum Hormonersatz bei Hypothyreose (➤ Tab. 6.1, ➤ 6.5)
- Zur Schilddrüsenverkleinerung bei Jodmangelstruma (➤ 6.3)
- Zur Prophylaxe einer (erneuten) Strumabildung nach Schilddrüsenresektion (➤ 6.2.3)
- Postoperativ nach Schilddrüsenkarzinom (➤ 6.6), um das Wachstum evtl. vorhandener winziger Metastasen zu bremsen

Meist wird T_4 (Thyroxin) gegeben (z. B. Euthyrox®), das dann vom Körper je nach Bedarf in T_3 (Trijodthyronin) umgewandelt wird. Für Säuglinge und Kleinkinder gibt es Tropfen zum Einnehmen. Insbesondere bei einer schweren Hypothyreose und bei alten Menschen wird wegen der Gefahr von Herzkomplikationen (Herzrhythmusstörungen, Verstärkung einer Herzinsuffizienz, Angina pectoris) mit einer niedrigen Dosis begonnen und langsam gesteigert.

Pflegerische Betreuung und Beratung

Pflegende beraten die Patientin zur korrekten Medikamenteneinnahme. In der Regel wird die Einnahme am Morgen nüchtern mit etwas (Leitungs-)Wasser empfohlen, mit dem Frühstück muss bis 30 Min. nach der Einnahme gewartet werden. Um eine optimale Resorption im Darm zu gewährleisten, dürfen gleichzeitig keine anderen Medikamente eingenommen werden, v. a. keine komplexbildenden Medikamente wie etwa Antazida (➤ 8.2.4). Generell ist auch eine Einnahme am Abend möglich, entweder mindestens 30 Min. vor oder mindestens zwei Stunden nach dem Abendessen. Die Einnahme soll aber immer zur gleichen Tageszeit erfolgen. [4]

Eine richtig dosierte Hormonsubstitution hat keine Nebenwirkungen. Zu Beginn der Einnahme sind allerdings aufgrund einer erhöhten Empfindlichkeit Symptome einer Hyperthyreose (➤ Tab. 6.1, ➤ 6.4) möglich. Pflegefachpersonen achten besonders bei Menschen mit Herzerkrankungen auf Pulsfrequenz und Pulsrhythmus bzw. leiten diese an, den Puls selbst zu kontrollieren und sich bei Beschwerden (beispielsweise Herzrasen oder Herzklopfen) zu melden.

Die Patientin wird auf die Notwendigkeit regelmäßiger Kontrollen der TSH- bzw. Schilddrüsenhormonspiegel im Blut hingewiesen. Da das Hormonsystem eher langsam reagiert, sind Kontrollen aber nur in mehrwöchigen bzw. mehrmonatlichen Abständen sinnvoll. Ausnahme sind Kinder mit angeborener Hypothyreose (➤ 6.5), hier erfolgen die Kontrollen engmaschiger.

Thyreostatika

DEFINITION

Thyreostatika: Medikamente zur Hemmung der Schilddrüsenfunktion.

Thyreostatika bremsen die Schilddrüsenfunktion, indem sie die Schilddrüsenhormonbildung oder -freisetzung hemmen.

Am häufigsten eingesetzt werden Carbimazol (z. B. Carbimazol Aristo®), Propylthiouracil (z. B. Propycil®) und Thiamazol (z. B. Methizol SD®), um die Schilddrüsenhormonbildung bei Hyperthyreose (➤ 6.4) zu blockieren. Die Dosierung wird durch Bestimmung der Schilddrüsenhormone im Blut kontrolliert.

Allergien als Nebenwirkungen sind recht häufig. Seltene, jedoch bedrohliche Nebenwirkung ist eine Knochenmarkdepression mit Leukozytenabfall bis zur Agranulozytose (➤ Tab. 11.1), die aber nach Absetzen des Medikaments reversibel ist. Bei höher dosierter Thyreostatikagabe sind Leberschäden möglich.

Pflegerische Betreuung und Beratung

Die Pflegenden achten auf mögliche Nebenwirkungen wie Hautausschlag und Juckreiz, Kopfschmerzen, Magen-Darm-Beschwerden, Gelenk- und Muskelschmerzen.

Ein Leukozytenabfall führt zu erhöhter Infektionsgefahr. Betroffene werden beraten, sich bei Fieber und Infektionszeichen jeglicher Art bei ihrer Ärztin zu melden (➤ 12.2.1).

Frauen sollten möglichst schon bei Kinderwunsch, spätestens aber nach Eintritt einer Schwangerschaft mit der behandelnden Ärztin sprechen. Um eine Schilddrüsenunterfunktion beim Kind zu vermeiden, wird das Thyreostatikum möglichst niedrig dosiert, und die Schwangerschaft sollte von einer Endokrinologin in enger Zusammenarbeit mit der Gynäkologin überwacht werden.

6.2.2 Radiojodtherapie

DEFINITION

Radiojodtherapie: nuklearmedizinische Therapie zur Zerstörung von funktionell aktivem Schilddrüsengewebe durch Gabe von radioaktivem Jod.

Die **Radiojodtherapie** beruht darauf, dass radioaktiv markiertes Jod vom Körper genauso verstoffwechselt wird wie nichtradioaktives. Die Patientin schluckt eine Kapsel mit ^{131}Jod, das praktisch ausschließlich von funktionell aktiven Schilddrüsenzellen aufgenommen wird. 90 % der von ^{131}Jod abgegebenen Strahlung haben nur eine geringe Reichweite von 0,5–1 mm und zerstören deshalb Schilddrüsengewebe, aber kaum Nachbargewebe. 10 % der Strahlung hat eine größere Reichweite, weshalb die Radiojodtherapie zum Strahlenschutz in Deutschland nur stationär auf speziellen Stationen durchgeführt wird.

Jährlich erfolgen in Deutschland ungefähr 60.000 Radiojodtherapien. Indikationen sind Struma (➤ 6.3), die verschiedenen Formen der Hyperthyreose (➤ 6.4) sowie differenzierte Schilddrüsenkarzinome (➤ 6.6), bei denen die Karzinomzellen noch Jod aufnehmen. Der Behandlungserfolg zeigt sich erst nach einigen Wochen.

Bei Frauen muss eine Schwangerschaft sicher ausgeschlossen sein (β-hCG-Test aus Urin), Stillen mindestens drei Monate vorher beendet sein, da auch die Milch produzierende Brustdrüse Jod aufnimmt.

Viele Betroffene spüren gar keine Nebenwirkungen. Bei ausgeprägter Schilddrüsenvergrößerung können Beschwerden am Hals durch eine strahlenbedingte Entzündung auftreten. Bei einer Radiojodtherapie wegen Schilddrüsenkarzinoms sind infolge der höheren Dosis eine vorübergehende Magenschleimhautentzündung und Mundtrockenheit durch Speicheldrüsenentzündung möglich.

Pflegerische Betreuung

Spezielle pflegerische Maßnahmen sind meist nicht notwendig, die Patientinnen versorgen sich (weitestgehend) selbst. Bei Pflegebedürftigen erfolgt in der Regel keine Radiojodtherapie, um die Pflegefachpersonen nicht der Strahlenbelastung auszusetzen.

Die Patientin nimmt das Präparat nüchtern oral ein (mindestens 4 Std. vor und 1 Std. nach der Einnahme nichts essen). In den ersten 24 Std. nach der Einnahme soll sie reichlich trinken und häufig die Blase entleeren, um die Strahlenbelastung der Harnblase zu senken. [5]

Pflegerischer Schwerpunkt ist v. a. die Beratung, denn häufig bestehen Ängste und Vorbehalte in Bezug auf die Radioaktivität.

Während einer Radiojodtherapie muss die Patientin aus Strahlenschutzgründen auf einer nuklearmedizinischen Station isoliert werden (➤ Abb. 6.5). Sie darf im Behandlungszeitraum keinen Besuch empfangen und die Station nicht verlassen. Gesetzlich vorgeschrieben ist ein Mindestaufenthalt von 48 Std., in der Regel liegt er bei 3–7 Tagen (Halbwertszeit von ^{131}Jod ca. acht Tage). Die Patientin bleibt so lange stationär, bis die Radioaktivität auf den vorgegebenen Schwellenwert gefallen ist.

Pflegefachpersonen halten einen Sicherheitsabstand von 2 m ein oder stehen hinter einer Abschirmvorrichtung (➤ Abb. 6.5). Zudem sollte jeder Kontakt so kurz wie möglich gehalten werden.

Ein Großteil des radioaktiven Jods wird mit den Körperausscheidungen (Urin, Stuhl, Schweiß, Speichel) ausgeschieden und gelangt bei Körperpflege und Toilettengang ins Abwasser. Krankenhäuser müssen dieses Wasser in speziellen Anlagen sammeln und warten, bis die Radioaktivität auf einen bestimmten Wert gefallen ist, bevor sie es in die Kanalisation leiten können. Deshalb fordern Pflegende die Patientinnen zu sparsamem Wasserverbrauch auf, z. B. nur kurz duschen.

Mögliche entzündungsbedingte Halsbeschwerden werden durch eine Eiskrawatte gut gelindert. Gegen einen trockenen Mund helfen Lutschen saurer Bonbons und Kaugummi kauen.

Beratung

Die Beratung hat folgende Schwerpunkte:

- Vor der Radiojodtherapie ist ein **Radiojodtest** mit einer kleinen ^{131}Jod-Dosis-Menge zur Dosisberechnung nötig. Er ist ambulant an zwei aufeinander folgenden Tagen möglich. Zum Test soll die Patientin nüchtern sein.

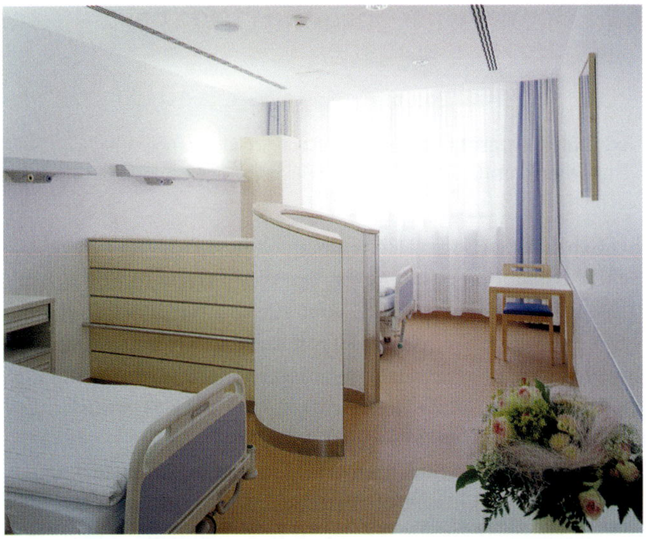

Abb. 6.5 Patientenzimmer einer nuklearmedizinischen Station. Dieses Zweibettzimmer unterscheidet sich optisch nur durch die Schutzwand zwischen den Betten und die Abschirmvorrichtung für das Personal von „normalen" Zweibettzimmern. [T847]

- Damit die Schilddrüse möglichst viel radioaktives Jod aufnimmt, soll sich die Patientin in den 4–6 Wochen vor dem Radiojodtest/der Radiojodtherapie jodarm ernähren (z. B. kein Seefisch, keine Jodsalzverwendung) und keine jodhaltigen Medikamente bekommen. Evtl. kann die Injektion von künstlich hergestelltem TSH (rhTSH) diese Zeitspanne verkürzen.
- Die Patientin soll sich nach individueller Interessenslage Zeitschriften, Bücher, Schreibmaterial, Handarbeitsutensilien, Notebook, Puzzles o. Ä. mitbringen, um die Zeit in der Isolation gut zu überbrücken. Diese persönlichen Gegenstände werden nicht „verstrahlt" und müssen deshalb zur Entlassung nicht dekontaminiert werden.
- Die Empfehlungen für die erste Zeit nach der Entlassung variieren. Die meisten Kliniken raten, sich noch eine Woche zu schonen. Außerdem ist für 1–2 Wochen bei einer Besuchsdauer von mehr als zwei Stunden ein „Sicherheitsabstand" von 2 m sinnvoll, entsprechend bei Partnern auch das Schlafen in getrennten Betten. Besuche von Schwangeren und Kleinkindern sollen möglichst verschoben, enger und länger dauernder Kontakt zu älteren Kindern vermieden werden (z. B. kein Vorlesen auf dem Schoß). Lebt eine Schwangere im gleichen Haushalt, ist ein Abstand von 2 m anzuraten. Bei älteren Kontaktpersonen können die Empfehlungen gelockert werden.
- Nach der Radiojodtherapie sollen sowohl Männer als auch Frauen mit der Verwirklichung eines Kinderwunsches vier Monate warten, um Gesundheitsschäden des Kindes zu vermeiden. [5]
- Die Radiojodtherapie wegen Hyperthyreose führt oft zu einer Hypothyreose, sodass lebenslang Schilddrüsenhormongabe (➤ 6.2.1, ➤ 6.5) mit entsprechenden Untersuchungen nötig ist. Bei einer Radiojodtherapie wegen Karzinom (➤ 6.6) ist dies wegen der vorangegangenen Operation ohnehin der Fall.

6.2.3 Spezielle perioperative Pflege bei Schilddrüsenoperationen

DEFINITION

Schilddrüsenresektion: Entfernung von Schilddrüsengewebe.
Thyreoidektomie: Entfernung der Schilddrüse.

Bei **Schilddrüsenoperationen** handelt es sich in aller Regel um **Schilddrüsenresektionen,** also um die Entfernung von Schilddrüsengewebe. Häufigste Indikation ist die Struma (Schilddrüsenvergrößerung ➤ 6.3) ohne oder mit Knoten. Weitere Indikationen sind Schilddrüsenadenome (➤ 6.3), der Morbus Basedow (autoimmun bedingte Schilddrüsenentzündung ➤ 6.4) sowie Schilddrüsenkarzinome (➤ 6.6).

Besondere Komplikationen nach Schilddrüsenoperationen sind:

- Schädigung des in unmittelbarer Schilddrüsennähe verlaufenden N. laryngeus recurrens (➤ Abb. 6.1, ➤ Abb. 6.6) → Rekurrensparese mit Beeinträchtigung von Stimme (Heiserkeit) und Atmung (Dyspnoe, Stridor)
- Schädigung der hinten an der Schilddrüse gelegenen Nebenschilddrüsen (➤ Abb. 6.6) → Nebenschilddrüsenunterfunktion (➤ Tab. 6.1) mit neuromuskulärer Übererregbarkeit durch zu niedrigen Blutkalziumspiegel

Beide Schädigungen können vorübergehend oder permanent sein. Die Angaben zur Häufigkeit schwanken, meist wird für dauerhafte Schäden jeweils unter 1 % genannt.

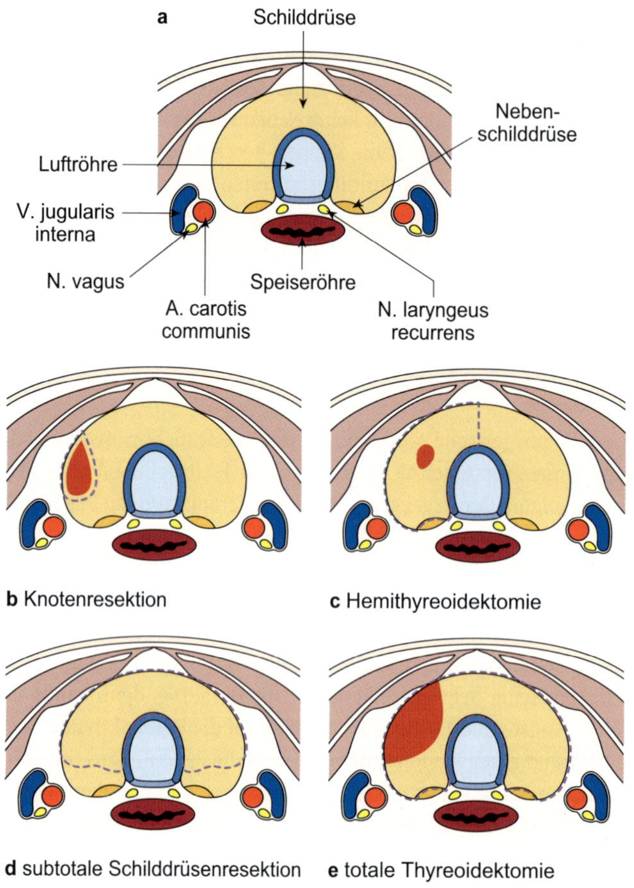

Abb. 6.6 Schilddrüsenresektionen (gestrichelt = Resektionsgrenzen). [L141]

Schilddrüsenresektionen

Unterschieden werden (➤ Abb. 6.6):

- **Enukleation eines Knotens, Knotenexzision** = Ausschälung bzw. Entfernung eines Knotens
- **Schilddrüsenteilresektion** = teilweise Entfernung der Schilddrüse
- **Subtotale Schilddrüsenresektion** = weitgehende Entfernung der Schilddrüse mit Belassen eines kleinen Rests beidseits
- **Hemithyroidektomie** *(Hemithyreoidektomie, Lappenresektion, Lobektomie)* = Entfernung eines Schilddrüsenlappens
- **(Totale) Thyroidektomie** *(Thyreoidektomie)* = vollständige Entfernung der Schilddrüse
- **Atypische Schilddrüsenresektion** = andere Resektionen, z. B. bei Zweitoperation

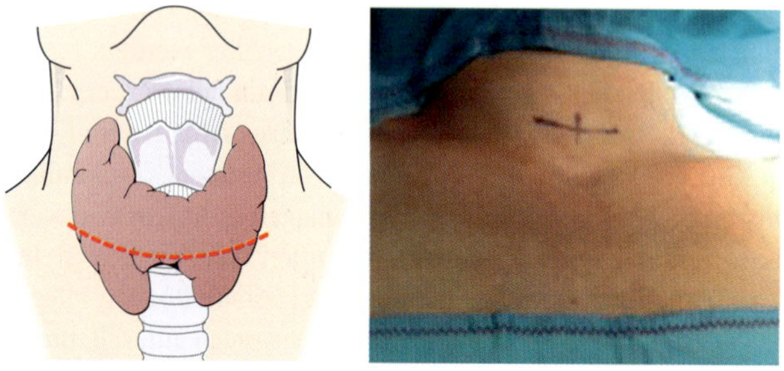

Abb. 6.7 Kocher-Kragenschnitt. [L255, R426]

Operativer Zugang

Klassischer Zugang bei Schilddrüsenoperationen ist der **Kocher-Kragenschnitt** quer und leicht bogenförmig etwa 2–3 Fingerbreit oberhalb des Sternums (➤ Abb. 6.7). Gelegentlich wird minimalinvasiv operiert, am häufigsten vom Hals aus, was den Hautschnitt auf ca. 2 cm verkleinert.

Präoperative pflegerische Betreuung

Neben den allgemeinen Vorbereitungen für eine Operation in Vollnarkose sind keine besonderen Maßnahmen notwendig. Vollbartträger sollen sich unterhalb des Kinns rasieren.

Durch ein HNO-Konsil wird die Funktion des N. laryngeus recurrens beurteilt.

Postoperative pflegerische Betreuung

Atmung

Pflegefachpersonen beobachten engmaschig die Atmung der Patientin. Dyspnoe (➤ 3.1.1) oder Atemgeräusche (inspiratorischer Stridor) können Hinweis auf eine Rekurrensparese, eine Nachblutung nach innen oder Zunahme des Wundödems sein. Bei jeder Atemnot muss unverzüglich die Ärztin informiert werden.

Die Patientin wird zu Maßnahmen der Pneumonieprophylaxe angeleitet.

Lagerung und Bewegung

Die Lagerung erfolgt mit erhöhtem Oberkörper (➤ Abb. 6.8), damit das Wundsekret besser abfließen und das Wundödem sich zurückbilden kann. Der Kopf wird mit einem kleinen Kissen so unterstützt, dass kein Zug auf die Wunde ausgeübt wird.

Die Patientin wird noch am Operationstag mobilisiert. Ruckartige Bewegungen, Überstrecken oder Drehen des Kopfes soll sie vermeiden. Ggf. kann sie den Hals mit beiden Händen fixieren.

Kommunikation

Die Pflegenden überprüfen die Funktionsfähigkeit des N. recurrens, indem sie die Patientin stimmhafte Wörter wie Coca-Cola oder Anna sprechen lassen. Ist die belegte und heisere Stimme durch das Wundödem bedingt, klingen die Beschwerden innerhalb von Tagen ab.

Drainagen und Verbandwechsel

Pflegende achten auf den Halsumfang, die Blutmenge in der Redon-Drainage und eine beginnende Dyspnoe, um eine Nachblutung frühzeitig zu erkennen. Die Patientin erhält eine Eiskrawatte um den Hals (➤ Abb. 6.9). Damit soll die Nachblutungsgefahr reduziert werden, außerdem wirkt sie schmerzlindernd.

Die Drainage wird am 1.–2. postoperativen Tag entfernt. Nicht resorbierbare Fäden werden schon nach wenigen Tagen gezogen, um ein gutes kosmetisches Ergebnis zu erzielen.

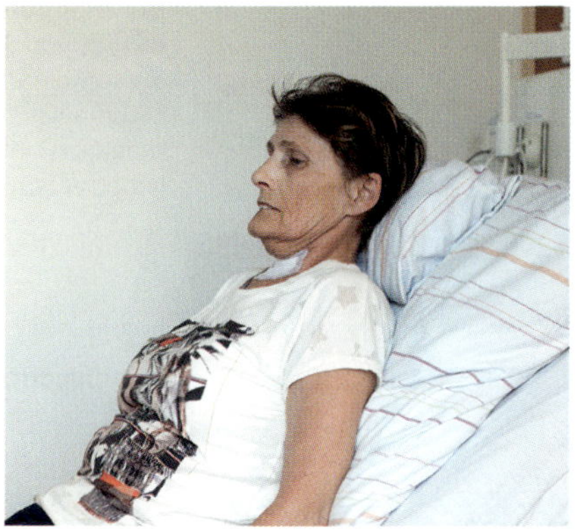

Abb. 6.8 Lagerung einer Patientin nach Schilddrüsenoperation. Ein zusätzliches kleines Kissen oder eine Nackenrolle unterstützt den Kopf und verhindert eine Überdehnung der Wunde. [K115]

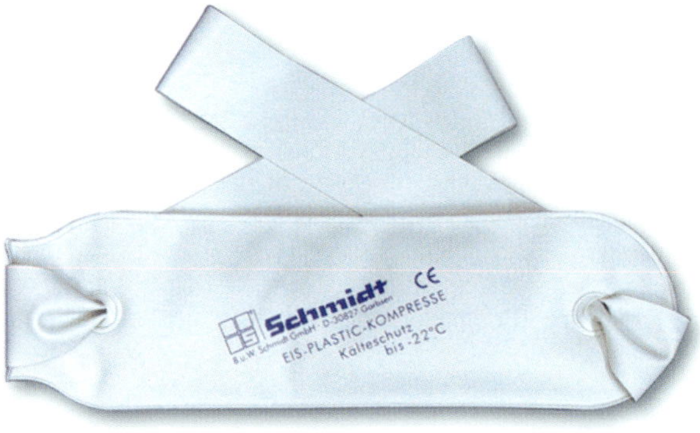

Abb. 6.9 Spezielle Eiskrawatte (10 × 30 cm) für den Hals, die sich mit zwei Bändern leicht befestigen lässt [V713]

Ernährung

Die Patientin darf am OP-Tag abends schluckweise Tee trinken. Zeigt sie keine Hinweise auf eine Schluckstörung mit (Gefahr einer) Aspiration (erschwerter Schluckakt, verstärktes Husten und Räuspern), darf sie am nächsten Tag normal essen.

Weitere pflegerische Betreuung

Durch Verletzung oder Mitentfernung der Nebenschilddrüsen kann es zu einem Hypoparathyreoidismus mit akuter Hypokalzämie (➤ 10.11.2) kommen. Pflegende fragen die Patientin nach Kribbeln und Missempfindungen um den Mund, an Händen und Füßen und nach Muskelkrämpfen und fordern sie auf, sich bei diesen Anzeichen zu melden. Dann muss sofort ein Arzt informiert werden. Für den ersten postoperativen Tag planen sie (nach Hausstandard) eine Blutentnahme zur Bestimmung des Kalziums.

Beratung

Eine postoperative Kontrolle der Stimmbandfunktion ist sinnvoll. Erfolgt diese nicht während des stationären Aufenthalts, soll sich die Patientin nach der Entlassung bei einer HNO-Ärztin vorstellen. Bei Funktionseinschränkung des N. recurrens soll baldmöglichst mit einer logopädischen Therapie begonnen werden.

Pflegefachpersonen beraten die Patientin, während der nächsten 10–12 Wochen keine reibende Kleidung am Hals zu tragen und auf Schmuck zu verzichten. Die Wundheilung kann mit speziellen Narbenbehandlungsmitteln oder -pflastern (z. B. Kelofibrase® Sandoz Creme, Hansaplast® Narben Reduktion Pflaster) unterstützt werden, um eine kosmetisch schöne Narbe zu erzielen. Diese soll noch einige Zeit vor direkter Sonnenbestrahlung, großer Hitze, Chlor- und Salzwasser geschützt werden.

Postoperative Rezidivprophylaxe

Die meisten Patientinnen haben nach der Operation nur noch wenig Schilddrüsenrestgewebe. Zur Vorbeugung einer (Rezidiv-)Struma müssen sie lebenslang Jodid und/oder Schilddrüsenhormone (➤ 6.2.1) nehmen.

6.3 (Euthyreote) Struma

DEFINITION

Struma: Schilddrüsenvergrößerung.
Euthyreose: normale Schilddrüsenfunktion.
Euthyreote Struma: Schilddrüsenvergrößerung mit normalen Schilddrüsenhormonspiegeln im Blut (➤ Abb. 6.10). In Deutschland bei ca. 20 % der Bevölkerung, in Süddeutschland mehr als in Norddeutschland, ältere Menschen sind öfter betroffen als jüngere. Damit häufigste endokrine Erkrankung. Oft symptomarm. Bei rechtzeitiger Behandlung sehr gute Prognose.

Krankheitsursachen und -entwicklung

Weite Teile Deutschlands sind Jodmangelgebiete, d. h., die Böden und damit auch die Lebensmittel sind jodarm. Der daraus resultierende Jodmangel führt zu einem Wachstumsreiz auf die Schilddrüse, die sich langsam zur **Struma** vergrößert (➤ Abb. 6.11). Über die Jahre entwickeln sich in der zunächst gleichmäßig vergrößerten **diffusen Struma** *(Struma diffusa)* Knoten. Man spricht von **Knotenstruma** oder *Struma nodosa* (➤ Abb. 6.12).

Klinische Zeichen und Diagnostik

Meist fällt den Betroffenen nur ein „Dickerwerden" des Halses auf (➤ Abb. 6.11). Manche haben ein Druckgefühl im Hals oder spüren ein Kloßgefühl beim Schlucken.
Basisuntersuchungen nach Anamnese und körperlicher Untersuchung sind:

- TSH-Bestimmung im Blut (TSH ist der empfindlichste Wert für die Schilddrüsenfunktion)

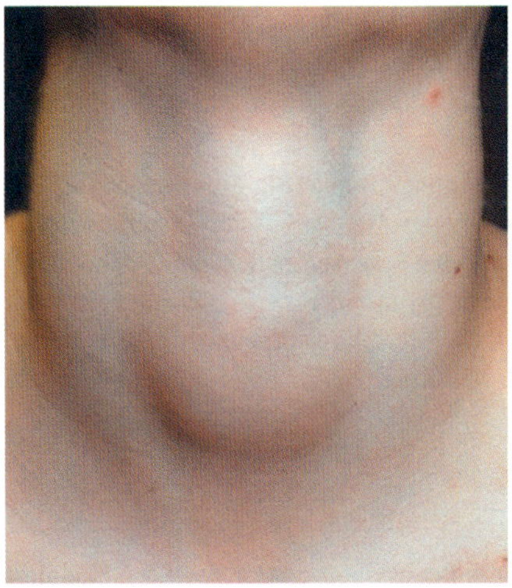

Abb. 6.11 Patientin mit Struma. [R232]

- Schilddrüsensonografie zur exakten Größe- und Lagebeurteilung und zur Suche nach Knoten

Weitere Untersuchungen (v. a. Szintigrafie ➤ Abb. 6.3, Feinnadelpunktion) sind bei auffälligen Befunden und insbesondere bei Knoten nötig.

Komplikationen

Die wichtigsten Komplikationen sind:

- Lokale Komplikationen durch Druck einer stark vergrößerten Schilddrüse auf Nachbarstrukturen, z. B. Dyspnoe bei Kompression der Trachea
- Knotenbildung und evtl. Entkoppelung einzelner oder mehrerer Knoten vom Regelkreis (**unifokale Autonomie** = *autonomes*

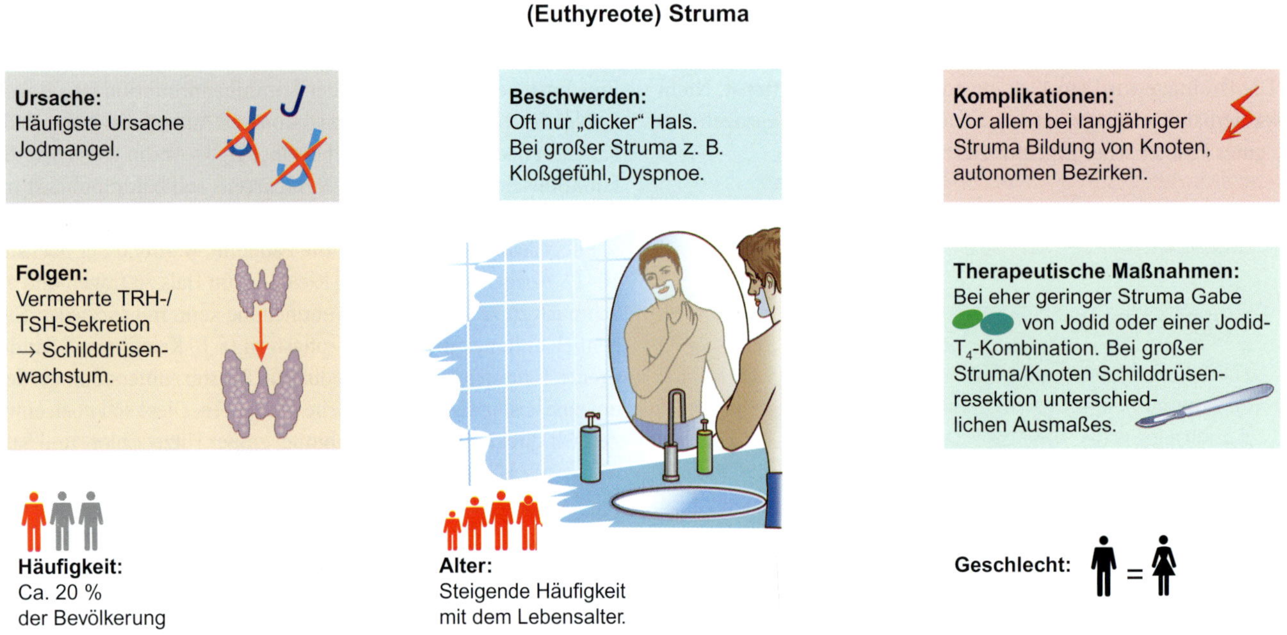

Abb. 6.10 Übersicht (euthyreote) Struma. [L255]

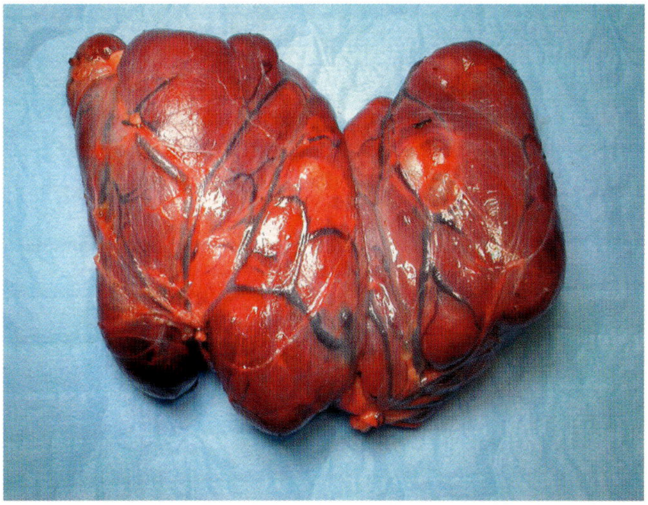

Abb. 6.12 Vollständig entfernte Knotenstruma (OP-Präparat). [M529]

Adenom bzw. **multifokale Autonomie**) mit der Folge einer ungehemmten Hormonproduktion (heißer Knoten ➤ 6.1.2) und Hyperthyreose (➤ 6.4)

- Entartung von Knoten zum Schilddrüsenkarzinom (➤ 6.6)

Behandlung

Bei einer euthyreoten, nicht allzu großen Struma ohne Knoten reicht bei Kindern und Jugendlichen meist die Gabe von Jodid (➤ 6.2.1). Bei Erfolglosigkeit und Erwachsenen wird eine Kombination aus Jodid und T_4 gegeben (z. B. Thyronajod® Henning, ➤ 6.2.1). Pflegerische Hauptaufgaben sind hier die Medikamentenverabreichung einschließlich der notwendigen Beratung (➤ 6.2.2) sowie die Patientenbeobachtung auf Medikamentenwirkungen und -nebenwirkungen.

Bei lokalen Beschwerden oder Verdacht auf Bösartigkeit wird immer operiert. Eine Operation kann außerdem angezeigt sein bei großer Struma, abnormer Schilddrüsenlage (hinter dem Brustbein, im Thorax) oder wenn aufgrund einer Autonomie eine Schilddrüsenüberfunktion (Hyperthyreose) zu befürchten ist. Je nach Einzelfall wird die Schilddrüse teilweise, weitgehend oder ganz entfernt (Teilresektion, subtotale Strumaresektion bzw. Thyroidektomie, ➤ Abb. 6.12, perioperative Pflege ➤ 6.2.3) [6]. Alternative v. a. bei Rezidivstruma oder älteren Menschen ist eine Radiojodtherapie (➤ 6.2.2).

Weitere pflegerische Betreuung

Erschwert die Struma das Schlucken, kann weiche oder passierte Kost die Nahrungsaufnahme unterstützen. Bei behinderter Atmung kann die Oberkörperhochlagerung Erleichterung bringen.

Prävention

Die Prävention besteht in ausreichender Jodzufuhr: Säuglinge benötigen 40–80 µg/Tag, Klein- und Kindergartenkinder 90–120 µg/Tag, Grundschulkinder 120–140 µg/Tag, 10- bis 14-Jährige 120–200 µg/Tag, Jugendliche und Erwachsene 150–200 µg/Tag, Schwangere und Stillende noch etwas mehr. [7]

Deutschland gilt als Jodmangelgebiet, weil die Böden zu wenig oder kein Jod enthalten und es somit in der Nahrung von Menschen und Tieren fehlt. Auch eine abwechslungsreiche Ernährung mit zweimal wöchentlich Seefisch (➤ Abb. 6.13) deckt den Jodbedarf nicht.

Eine wesentliche Säule der Prophylaxe eines Jodmangels ist die Verwendung von Jodsalz (20–25 µg Jod/g Salz) in Haushalt und Lebensmittelproduktion. Das Jodmonitoring hat allerdings ergeben, dass sich die in den letzten Jahrzehnten verbesserte Jodversorgung wieder verschlechtert hat, wohl vor allem, weil nur bei ca. 30 % der verarbeiteten Lebensmittel Jodsalz verwendet wird. Auch Meer- und Himalayasalze enthalten kein Jod.

Vor allem in Pubertät, Schwangerschaft und Stillzeit wird der Bedarf nicht gedeckt. Gesunde Schwangere und Stillende sollten deshalb täglich 200 µg/Tag Jod einnehmen, um nicht nur einer Struma bei sich selbst, sondern auch bei ihrem Kind vorzubeugen.

Jodsalz unterhalb der „Gefahrenschwelle"

Eine Jodallergie oder das Auslösen einer Hyperthyreose ist durch Verzehr von mit Jodsalz gewürzten Speisen nicht zu befürchten! Dafür ist die damit aufgenommene Jodmenge zu gering. Vorsicht ist aber bei Meerestang/-algen geboten. [2] [3]

Beratung

Pflegefachpersonen beraten besonders Risikogruppen für einen Jodmangel über die Bedeutung einer ausreichenden Jodzufuhr. Sie weisen Menschen mit bekannter Schilddrüsenerkrankung auf die Notwendigkeit der lebenslangen Einnahme der Jodid- bzw. Schilddrüsenhormontabletten und regelmäßiger Kontrolluntersuchungen hin.

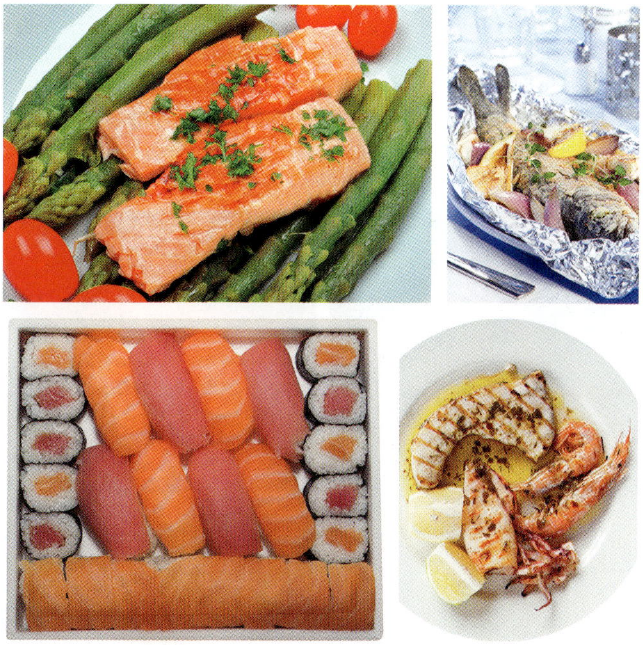

Abb. 6.13 Jodversorgung. Die Jodzufuhr kann gut mit Meerwasserfischen und Meeresfrüchten verbessert werden. [J787]

6.4 Hyperthyreose

DEFINITION

Hyperthyreose *(Schilddrüsenüberfunktion):* Überschuss an Schilddrüsenhormonen. Auftreten v. a. ab dem mittleren Erwachsenenalter. Hauptursachen **Schilddrüsenautonomie** und **Morbus Basedow.**

Krankheitsursachen und -entwicklung

Hauptursachen der Hyperthyreose sind die **Schilddrüsenautonomie** und der **Morbus Basedow** (Immunhyperthyreose ➤ Abb. 6.14, ➤ Tab. 6.2)

Klinische Zeichen und Diagnostik

Klinische Zeichen

Die Leitsymptome der Hyperthyreose ergeben sich aus der zu starken Stoffwechselstimulation:
- Tachykardie, Herzrhythmusstörungen, Erhöhung des systolischen Blutdrucks
- Diarrhö
- Gewichtsabnahme trotz guten Appetits
- Muskelschwäche, Kraftlosigkeit und Erschöpfung
- Wärmeempfindlichkeit, schnelles Schwitzen
- Gerötete Haut, dünne Haare, evtl. vermehrter Haarausfall
- Nervosität, Unruhe, Schlafstörungen, Fingertremor (Fingerzittern)
- Evtl. Osteoporose
- Bei Frauen evtl. Zyklusstörungen
- Bei Kindern zusätzlich (sekundäre) Enuresis nachts, also Wiedereinnässen

Alte Menschen zeigen oft ein wenig charakteristisches Bild, z. B. nur Herzbeschwerden (Herzinsuffizienz ➤ 4.5, Herzrhythmusstörungen ➤ 4.8), Gewichtsverlust oder psychische Veränderung.

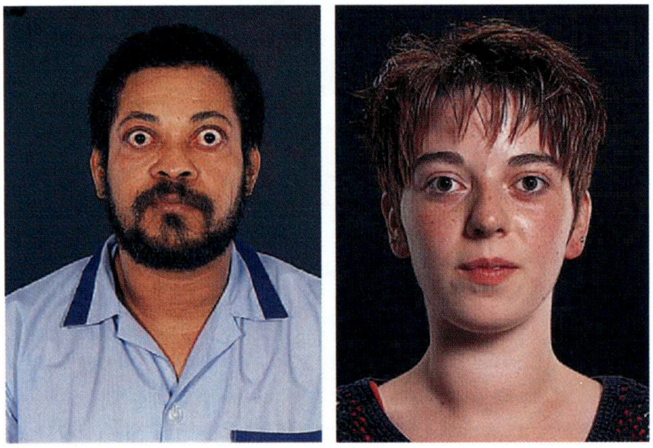

Abb. 6.14 Morbus Basedow. Bei dem Patienten links ist die endokrine Orbitopathie, bei der Patientin rechts die Struma besonders deutlich sichtbar. [E1041]

Diagnostik

Die Diagnostik umfasst:
- Blutuntersuchungen (T_3 und T_4 zu hoch, bei primärer Hyperthyreose mit Ursache in der Schilddrüse TSH zu niedrig ➤ Abb. 6.2, bei Morbus Basedow positive Autoantikörper, ➤ Tab. 6.2)
- Schilddrüsensonografie (Knoten?) und -szintigrafie (autonome Bezirke?)

Komplikationen

NOTFALL

Bei autonomen Bereichen in der Schilddrüse kann es ohne erkennbaren Auslöser, bei Belastungen (z. B. OP, Infektion) oder durch Jodgabe (in Medikamenten, Kontrastmitteln) zur lebensbedrohlichen **thyreotoxischen Krise** kommen. Leitsymptome sind erheblich verstärkte Hyperthyreosesymptome, Fieber, Dehydratation und Bewusstseinsstörungen bis hin zum Koma.
- Ärztin benachrichtigen bzw. im ambulanten Bereich Notärztin rufen
- Patientin beruhigen und Oberkörperhochlagerung einnehmen lassen
- Vitalzeichen engmaschig kontrollieren (Puls, Blutdruck, Bewusstsein), möglichst Monitoring
- i. v.-Zugang legen, dabei ggf. Notfalllabor abnehmen
- Bei der Patientin bleiben, besonnen und ruhig handeln, sie von Reizen/Unruhe abschirmen, Ängste ernst nehmen
- Patientin auf Intensivstation verlegen. Dort:
  - Gabe von Thyreostatika (Thiamazol, z. B. Thyrozol®, ➤ 6.2.1, ggf. Perchlorat, z. B. Irenat®), nach Stabilisierung baldmöglichst OP/Radiojodtherapie
  - Gabe von Glukokortikoiden
  - Ggf. Gabe von β-Blockern (z. B. Propanolol), Sedativa (z. B. Diazepam)
  - Sauerstoffgabe
  - Hochkalorische parenterale Ernährung, Flüssigkeitsgabe
  - Fiebersenkende Maßnahmen
  - Thromboseprophylaxe

Behandlung

Die Behandlung hängt von der Ursache der Hyperthyreose ab (➤ Tab. 6.2).

Pflegerische Betreuung

Patientinnen mit Hyperthyreose sind häufig unruhig oder nervös. Pflegende vermeiden daher Stress und Hektik bei den pflegerischen Maßnahmen. Gegebenenfalls benötigt die Patientin ein Einzelzimmer, Besucher werden gebeten, sich abzusprechen und Aufregung zu vermeiden.

Im Rahmen der Patientenbeobachtung überwachen Pflegefachpersonen regelmäßig Blutdruck, Puls und Temperatur. Sie beobachten den psychischen Zustand und das Bewusstsein und fragen nach dem Schlaf. Sie achten auch auf das Gewicht, den Appetit und die Stuhlausscheidung. Schleichende oder akute Verschlechterung kann Hinweis auf eine thyreotoxische Krise sein. In diesem Fall muss sofort eine Ärztin gerufen werden.

Tab. 6.2 Schilddrüsenautonomie und Morbus Basedow im Vergleich.

Schilddrüsenautonomie	Morbus Basedow
Ursache	
Entkoppelung einzelner/mehrerer Knoten oder der ganzen Schilddrüse vom Regelkreis (unifokale/multifokale/disseminierte Autonomie) und ungebremste Hormonproduktion	Autoimmunerkrankung der Schilddrüse, bei der TSH-Rezeptor-Autoantikörper zu einer Dauerstimulation der Schilddrüse führen
Altersgipfel	
> 60 Jahre	< 60 Jahre
Hyperthyreose ➤ 6.4 Meist vorbestehende Struma	Hyperthyreose, evtl. Struma. In > 50 % **endokrine Orbitopathie** (➤ Abb. 6.14): Exophthalmus (hervortretende Augen), zurückgezogenes Oberlid, zu seltener Lidschlag. In ca. 5 % **prätibiales Myxödem** (blaurote Schienbeinschwellung)
Besonderheiten der Diagnostik	
Keine	**TRAK** *(TSH-Rezeptor-Autoantikörper)* in > 95 % positiv
Behandlung	
• Thyreostatika zur Erzielung einer Euthyreose • Danach Operation oder Radiojodtherapie. Bei Einzelknoten evtl. lokal ablatives (abtragendes) Verfahren, z. B. **Radiofrequenzablation** *(RFA* = Zerstörung von Schilddrüsengewebe durch die Zufuhr von großer Hitze über spezielle Elektroden)	• Thyreostatika über etwa ein Jahr zur Erzielung einer Remission • Bei Erfolglosigkeit/Rezidiv Operation oder Radiojodtherapie • Bei Orbitopathie Nikotinverzicht, getönte Brille, Feuchthalten der Hornhaut durch Augentropfen/-salbe, Schlafen mit erhöhtem Kopfende, ggf. Glukokortikoide, Strahlentherapie, Operation

In der Regel bevorzugen die Patientinnen eine kühle Raumtemperatur und kühlende Waschungen. Sie schwitzen leicht, was einen häufigeren Wäschewechsel erfordern kann.

Durch den erhöhten Grundumsatz kann eine hochkalorische Nahrung notwendig werden, besonders wenn die Betroffene schon zuvor stark an Gewicht verloren hat. Patientinnen sollen auf stimulierende Getränke wie Kaffee und Schwarztee verzichten. Am Abend kann ein beruhigender Tee (z. B. Baldrian-, Hopfen-, Lavendeltee) für Ruhe und Schlaf sorgen.

Weitere pflegerische Maßnahmen sind von der durchgeführten Therapie abhängig (➤ 6.2.1, ➤ 6.2.2, ➤ 6.2.3).

Beratung

Pflegende beraten Betroffene, Aufregung bestmöglich zu vermeiden und den Alltag gut zu planen, um keine Hektik aufkommen zu lassen.

Patientinnen mit Hyperthyreose und Hashimoto-Thyreoiditis mit aktiver Entzündung (➤ 6.5) dürfen nicht übermäßig Jod aufnehmen und sollen deshalb auf Algen (auch in Sushi), Algentabletten oder jodhaltige Heilwässer verzichten. [2] [3]

Bei Augenbeschwerden wie Lichtscheu, Fremdkörpergefühl, Jucken oder Brennen können eine Sonnenbrille und Augentropfen („künstliche Tränen") meist Linderung erzielen, evtl. sind kortisonhaltige Augentropfen notwendig. Den Betroffenen wird zu Rauchverzicht geraten, da Augenbeschwerden bei Rauchenden häufiger sind.

Patientinnen mit Morbus Basedow müssen nach erfolgreicher medikamentöser Behandlung über die Warnzeichen einer erneuten Hyperthyreose Bescheid wissen und sollen regelmäßig zu ärztlichen Kontrollen gehen. Nach Operation oder Radiojodtherapie ist fast immer eine lebenslange Einnahme von Schilddrüsenhormonen notwendig, über die die Betroffenen umfassend beraten werden (➤ 6.2.1). Auch deshalb sind regelmäßige ärztliche Kontrollen nötig.

6.5 Hypothyreose

DEFINITION

Hypothyreose *(Schilddrüsenunterfunktion):* Mangel an Schilddrüsenhormonen. Mit dem Lebensalter ansteigende Häufigkeit. Prognose bei richtig dosiertem Schilddrüsenhormonersatz sehr gut.

Krankheitsursachen und -entwicklung

In jedem Alter ist die erworbene **Hypothyreose** am häufigsten Folge einer chronischen, autoimmunbedingten Schilddrüsenentzündung, der **Hashimoto-Thyreoiditis** *(chronische lymphozytäre Thyreoiditis).* Zweithäufigste Ursache ist der unzureichende Ersatz von Schilddrüsenhormonen nach Schilddrüsenoperation oder Radiojodtherapie.

Die **angeborene Hypothyreose** ist zwar deutlich seltener als die erworbene, aber mit einer Häufigkeit von 1 : 3.500 die häufigste *angeborene* endokrinologische Erkrankung. Ursache ist ganz überwiegend Unterentwicklung oder Fehlen der Schilddrüse oder eine Störung der Schilddrüsenhormonbildung.

Klinische Zeichen und Diagnostik

Klinische Zeichen

Die Symptome des Hormonmangels setzen schleichend ein:

- Bradykardie
- Muskelschwäche, Obstipationsneigung
- Gewichtszunahme trotz Appetitlosigkeit
- Kälteempfindlichkeit, Frieren
- Kühle, teigig-geschwollene Haut **(Myxödem),** trockene Haare, vermehrter Haarausfall
- Raue Stimme
- Müdigkeit, Antriebsarmut, Verlangsamung, Leistungsabfall
- Bei Frauen zudem Zyklusstörungen, Unfruchtbarkeit
- Bei Kindern zusätzlich Wachstumsrückstand, (irreversible!) körperliche und geistige Entwicklungsstörung, Schwerhörigkeit
- Bei alten Menschen häufig nur wenige Beschwerden, die zudem oftmals fehlgedeutet werden („Altersabbau", „Depression")

6

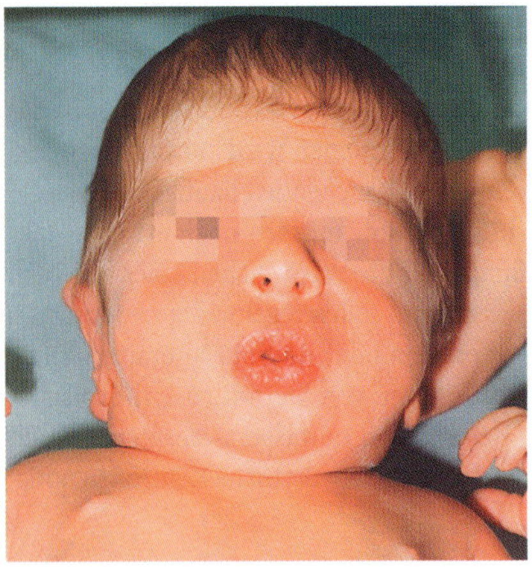

Abb. 6.15 Acht Wochen alter Säugling mit Makroglossie (zu großer Zunge), Muskelhypotonie und teigig-geschwollenem Gesicht bei angeborener Hypothyreose. Außerdem trank das Kind schlecht und war antriebsarm. [R232]

Die häufig zugrundeliegende chronische Schilddrüsenentzündung selbst bleibt in aller Regel unbemerkt.

Neugeborene mit angeborener Hypothyreose sind bei Geburt meist unauffällig, da sie von der Mutter mit Schilddrüsenhormonen zumindest teilweise versorgt worden sind. Nabelhernien (➤ 8.15) und ein verlängerter Neugeborenenikterus (➤ 21.4.7) sind aber überzufällig häufig. Innerhalb der ersten Wochen entwickeln sich dann Trinkschwäche, Schläfrigkeit (Wecken zu den Mahlzeiten notwendig), ein niedriger Muskeltonus, Obstipation und die weiteren Hypothyreosezeichen (➤ Abb. 6.15).

Diagnostik

Eine Hormonbestimmung im Blut sichert die Diagnose (T_3 und T_4 zu niedrig, bei primärer Hypothyreose mit Ursache in der Schilddrüse TSH zu hoch, ➤ Abb. 6.2). Zur Ursachenklärung erfolgen:

- Weitere Blutuntersuchungen; als Erstes *Autoantikörper gegen thyreoidale Peroxidase* = *TPO-Ak* = **Anti-TPO** (bei Hashimoto-Thyreoiditis in > 90 % positiv), ggf. auch *Thyreoglobulin-Autoantikörper (Tg-AK)* [8]
- Bildgebende Verfahren, v. a. Schilddrüsensonografie

Neugeborenen-Screening

Da die klinischen Zeichen der Hypothyreose unzuverlässig sind, wenige Wochen aber über den späteren Schulabschluss entscheiden, wird bei allen Neugeborenen beim Neugeborenen-Screening (➤ 21.4.2) der TSH-Wert bestimmt. Bei einem erhöhten Wert folgt eine Kontrollmessung mit Bestimmung der Schilddrüsenhormone. Ziel ist ein Behandlungsbeginn bei Hypothyreose in den ersten zwei Lebenswochen.
Da einige angeborene Hypothyreosen im Screening übersehen werden, achten Pflegefachpersonen bei Neugeborenen auf vergrößerte Zunge, heiseres Schreien, kühle und verdickte Haut, länger anhaltende Neugeborenengelbsucht, schlaffe Muskulatur, Trinkschwäche, Schläfrigkeit und Antriebsarmut, Verstopfung als mögliche Zeichen einer Hypothyreose.

Komplikationen

Das **hypothyreote Koma** mit zusätzlicher Untertemperatur, neurologischen Auffälligkeiten und Atem- und Elektrolytstörungen ist heute sehr selten.

Behandlung

Die Ursache der Hypothyreose kann nicht behandelt werden. Ausreichend hoch dosierte und konsequente Schilddrüsenhormongabe führt aber zu Beschwerdefreiheit und ermöglicht betroffenen Kindern eine normale Entwicklung. Ohne Eigenproduktion sind ca. 1,6 µg Thyroxin/kg Körpergewicht nötig, bei Resteigenproduktion weniger. Bei Neugeborenen sollten innerhalb von zwei Wochen normale Hormonspiegel erreicht werden. Ansonsten wird mit einer niedrigen Dosis begonnen, die dann gesteigert wird. Bei alten Menschen wird wegen der Gefahr kardialer Nebenwirkungen besonders vorsichtig hochdosiert.

Pflegerische Betreuung

Pflegende beachten bei allen pflegerischen Maßnahmen, dass Patientinnen mit Hypothyreose in ihrer Leistungsfähigkeit und Eigenaktivität reduziert sind. Sie planen deshalb mehr Zeit ein, aktivieren und motivieren, ohne zu überfordern.

Im Rahmen der Patientenbeobachtung überwachen Pflegefachpersonen regelmäßig Blutdruck, Puls und Temperatur. Sie beobachten Allgemeinbefinden, psychischen Zustand, Aktivität und Bewegung, Gewicht, Appetit und Stuhlausscheidung. Ggf. sind eine Obstipationsprophylaxe oder eine Kalorienreduzierung notwendig.

In der Regel bevorzugen die Patientinnen wärmere Raumtemperaturen. Gegen trockene Haut und Haare helfen geeignete Reinigungs- und Pflegeprodukte.

Beratung

Beratungsschwerpunkt ist die Schilddrüsenhormongabe (➤ 6.2.1): Sie ist an sich problemlos, aber lebenslang erforderlich.

Bei Neugeborenen sind bis zur Normalisierung der Schilddrüsenfunktion anfangs wöchentliche bis 14-tägige Kontrollen notwendig, dann können die Intervalle verlängert werden. Bei den Vorstellungen/Kindervorsorgeuntersuchungen überprüft die Ärztin besonders die körperliche und geistige Entwicklung, auch durch regelmäßige Hör-, Entwicklungs- und später ggf. Intelligenztests. Eltern sollen sich nicht scheuen, bei Auffälligkeiten sofort die Kinderärztin oder eine Kinderendokrinologin aufzusuchen. Da die Hypothyreose das Kind ein Leben lang begleitet, soll es frühzeitig und altersgerecht lernen, Verantwortung für die Medikamenteneinnahme zu übernehmen.

6.6 Schilddrüsenkarzinom

DEFINITION

Schilddrüsenkarzinom: Krebs der Schilddrüse. Mit 1,7 % aller Krebsneuerkrankungen bei Frauen und 0,7 % bei Männern insgesamt selten, aber häufigste bösartige Erkrankung des endokrinen Systems. Mittleres Erkrankungsalter 51 Jahre bei Frauen und 55 Jahre bei Männern. [9] Prognose abhängig vom Tumortyp, bei papillären Karzinomen am besten, bei undifferenzierten am schlechtesten.

Krankheitsursachen und -entwicklung

Es gibt verschiedene Typen des **Schilddrüsenkarzinoms,** v. a.:
- Ausgehend von den Follikelepithelzellen das **differenzierte papilläre** oder **follikuläre** (ca. 85–90 %), das **gering differenzierte** und das **undifferenzierte** *(anaplastische)* **Schilddrüsenkarzinom** (beide zusammen ca. 5–10 %). Risikofaktor vorangegangene Strahlentherapie der Halsregion
- Ausgehend von den C-Zellen das **medulläre Schilddrüsenkarzinom** (*C-Zell-Karzinom,* ca. 5 %). In 25–30 % familiär, entweder isolierte medulläre Schilddrüsenkarzinome oder im Rahmen **multipler endokriner Neoplasien** *(MEN),* dann mit einem hohen Risiko weiterer endokriner Tumoren

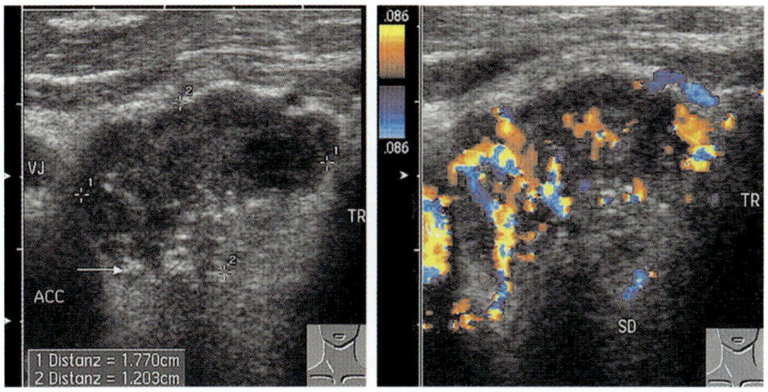

Abb. 6.17 Sonografie bei Schilddrüsenkarzinom (links). In der Sonografie zeigt sich ein unscharf begrenzter Tumor mit kleinsten Verkalkungen (Pfeil). Rechts in der Farb-Duplex-Sonografie zeigt sich der Tumor stark und unregelmäßig durchblutet. [T951-002]

Klinische Zeichen und Diagnostik

Leitsymptom ist ein derber Knoten in der Schilddrüse oder eine schnell wachsende Struma (➤ Abb. 6.16). Beschwerden wie Heiserkeit, Schluckbeschwerden oder vergrößerte Lymphknoten sind Spätsymptome.
Die weitere Diagnostik umfasst:
- Sonografie (➤ Abb. 6.17)
- Feinnadelpunktion verdächtiger Knoten, evtl. Biopsie
- Szintigrafie, CT, MRT
- Tumormarkerbestimmung im Blut: **Thyreoglobulin** für papilläre und follikuläre Tumoren (in der Verlaufskontrolle), **Kalzitonin** für das medulläre Schilddrüsenkarzinom

Etwa 50 % der Schilddrüsenkarzinome sind Zufallsbefunde.

Behandlung

Erster Schritt ist immer die operative Tumorentfernung durch Hemithyroidektomie oder Thyroidektomie, ggf. unter Mitentfernung regionärer Lymphknoten (➤ Abb. 6.6, perioperative Pflege ➤ 6.2.3).

Bei differenzierten Karzinomen, die noch am Jodstoffwechsel teilnehmen, folgt in der Regel nach einigen Wochen eine Radiojodtherapie (➤ 6.2.2). Ein Verzicht auf die Radiojodtherapie bei definierten Niedrig-Risiko-Tumoren wird zunehmend diskutiert [10], [11]. Bei gering oder undifferenzierten Tumoren kann eine Strahlentherapie (➤ 2.5.11) sinnvoll sein. Diese erfordert pflegerisch v. a. eine sorgfältige Hautpflege sowie lindernde Maßnahmen bei Schleimhautreizungen im Halsbereich (u. a. mit Schluckbeschwerden, Hustenreiz, Heiserkeit, ➤ 2.5.7, ➤ 2.5.12).

Bei fortgeschrittenen Tumoren und in palliativen Situationen werden abhängig von Tumortyp/molekularen Markern zielgerichtete Therapien (z. B. Kinasehemmer) und Chemotherapie eingesetzt (➤ 2.5.7, ➤ 2.5.8, Pflege ➤ 2.5.12, ➤ 2.5.13). [10]

Die nach Behandlungsabschluss notwendige Schilddrüsenhormongabe (➤ 6.2.1) wird so dosiert, dass das TSH kaum mehr nachweisbar ist. Dies soll bei verbliebenen Mikrometastasen den Wachstumsreiz nehmen.

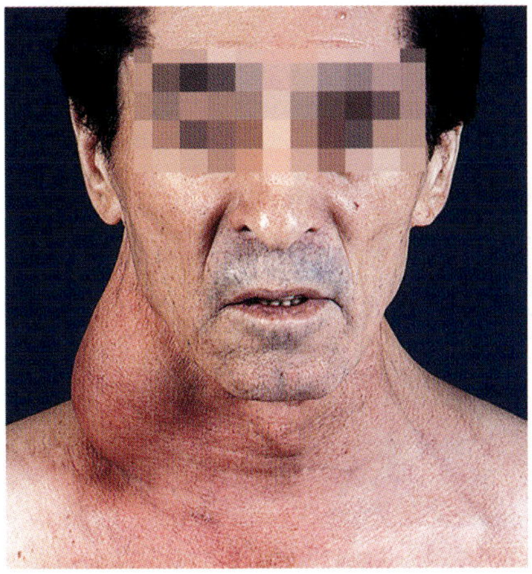

Abb. 6.16 Patient mit großem Schilddrüsenkarzinom. Die histologische Untersuchung ergab ein undifferenziertes Schilddrüsenkarzinom. [M529]

Familiäre Schilddrüsenkarzinome

Bei Verdacht auf ein familiäres Schilddrüsenkarzinom sind Gentests möglich. Genträgern wird wegen des hohen Karzinomrisikos eine prophylaktische Thyroidektomie (➤ Abb. 6.6) empfohlen, deren Zeitpunkt von der Mutation abhängt (teils schon vor der Einschulung).

Psychosoziale Begleitung und psychoonkologische Betreuung

Der Umgang mit der Krise, bedingt durch eine bösartige Erkrankung, und das Bewältigungshandeln können sehr unterschiedlich sein. Neben der „körperlichen" Pflege brauchen die Patientinnen bei der Bewältigung dieser Lebenskrise auch psychosoziale Begleitung und psychoonkologische Betreuung (➤ 2.5.12).

Beratung

Beratungsinhalte bei Schilddrüsenkarzinom sind:
- Möglichkeiten von supportiven Therapien (➤ 2.5.12)
- Der lebenslang notwendige Ersatz der fehlenden Schilddrüsenhormone (➤ 6.2.1), bei Entfernung der Nebenschilddrüsen auch von Kalzium und Vitamin D
- Die Bedeutung regelmäßiger Nachsorgeuntersuchungen

- Der sozialgesetzliche Anspruch auf eine Anschlussheilbehandlung (AHB) und weitere Sozialleistungen wie Schwerbehindertenausweis, Berentung
- Die Möglichkeit einer psychoonkologischen Begleittherapie (➤ 2.5.12)
- Hilfen zum Umgang mit der Erkrankung, z. B. Empfehlung von Selbsthilfegruppen

6.7 Cushing-Syndrom

DEFINITION

Cushing-Syndrom: Symptomkomplex durch Glukokortikoidüberschuss. Hauptsächlich Nebenwirkung einer systemischen Glukokortikoidbehandlung, sonst insgesamt selten.

Krankheitsursachen und -entwicklung

Am häufigsten wird das **Cushing-Syndrom** durch Langzeitgabe von Glukokortikoiden (➤ 12.2.3) verursacht. Seltene Ursachen sind:

- ACTH-Überproduktion im Hypophysenvorderlappen, meist durch kleine Adenome **(Morbus Cushing)**
- Paraneoplastische ACTH-Produktion, meist durch Lungenkarzinome
- Nebennierenerkrankungen mit Glukokortikoidüberproduktion (Hyperplasie, Tumoren, die bei Erwachsenen überwiegend gutartig und bei Kindern häufiger bösartig sind)

Klinische Zeichen und Diagnostik

Bei der Patientenbeobachtung fallen v. a. auf (➤ Abb. 6.18):

- Stammbetontes Übergewicht
- Hautveränderungen (dünne Haut, Gesichtsröte, rote Striae, Hämatomneigung, schlechte Wundheilung)
- Arterielle Hypertonie
- Infektneigung (z. B. Hautinfektionen)
- Psychische Auffälligkeiten, z. B. depressive Verstimmung
- Bei Kindern zusätzlich Wachstumsrückstand, evtl. Pubertätsverzögerung

Die Diagnostik besteht aus zwei Schritten.

- Sicherung des Kortisolüberschusses, z. B. durch:
  - **Dexamethason-Kurztest** (Dexamethasongabe um Mitternacht → zu hohe frühmorgendliche Kortisolspiegel)
  - Erhöhte Kortisolausscheidung im 24-Stunden-Urin
  - Erhöhte mitternächtliche Kortisolkonzentration in Blut oder Speichel
- Ursachensuche:
  - Weitere Blutuntersuchungen einschließlich ACTH-Bestimmung, aufwendigere Stimulations-/Hemmtests
  - Bildgebende Diagnostik, z. B. Sonografie, CT, MRT

Behandlung

Wenn irgend möglich wird die Ursache beseitigt. Nach Tumor- oder Nebennierenentfernung werden zunächst hohe und dann langsam abnehmende Glukokortikoidmengen (➤ 12.2.3) gegeben. Infolge

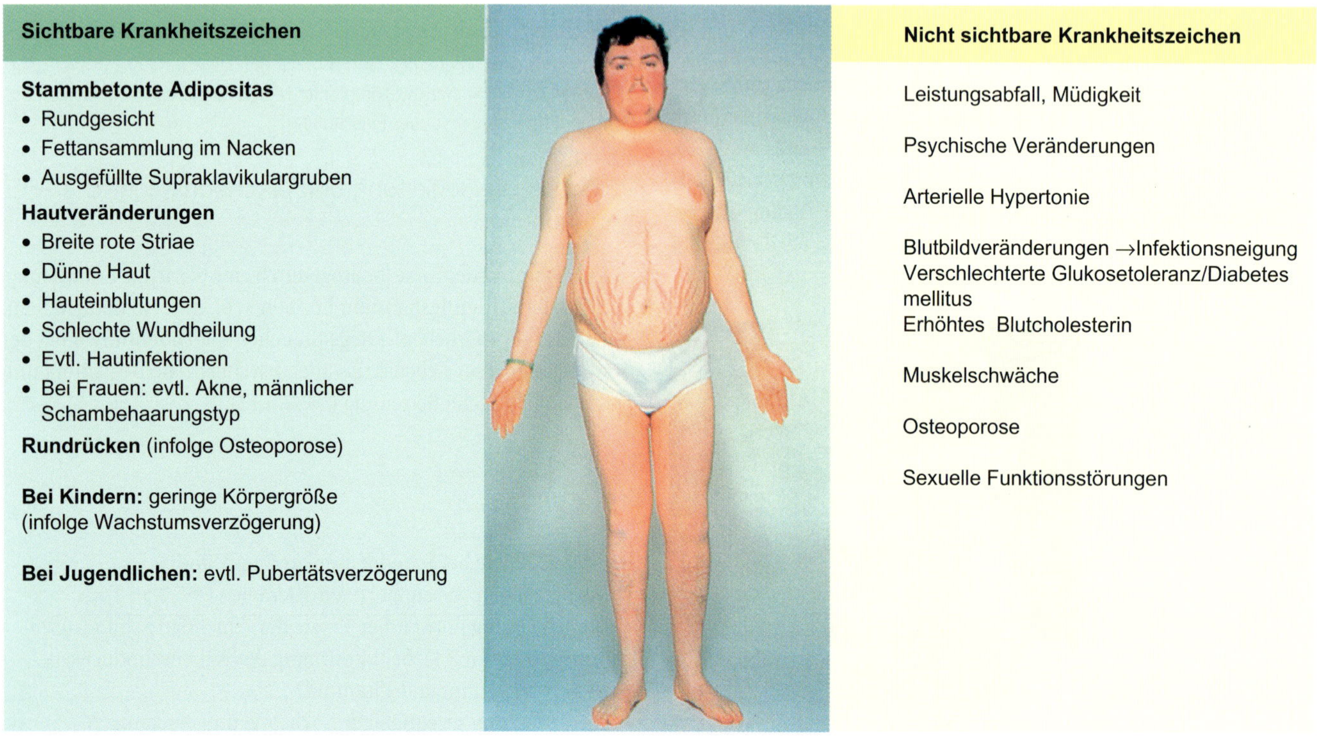

Abb. 6.18 Klinische Zeichen des Cushing-Syndroms. [E273]

des Glukokortikoidüberschusses und der negativen Rückkopplung im Regelkreis ist die Aktivität der hormonproduzierenden Zellen in Hypophyse und evtl. Nebennieren unterdrückt; diese müssen sich erst wieder an die Hormonproduktion gewöhnen. Nach Entfernung beider Nebennieren müssen lebenslang Gluko- und Mineralokortikoide ersetzt werden (Notfallausweis ausstellen). Die pflegerische Betreuung umfasst v. a. die perioperative Pflege und die Patienteninformation über die medikamentöse Substitutionsbehandlung.

Bei Inoperabilität kommt eine Strahlentherapie in Betracht (Pflege ➤ 2.5.11). Bei Erfolglosigkeit wird versucht, die Hormonsekretion medikamentös zu hemmen, z. B. mit Pasireotid (etwa Signifor®), Metyrapon (etwa Metopiron®), Mitotan (etwa Lysodren®).

Weitere pflegerische Betreuung

Im Rahmen der Patientenbeobachtung kontrollieren Pflegende täglich die Vitalzeichen sowie regelmäßig Blutzucker und Gewicht.

Patientinnen mit Cushing-Syndrom sind infektionsgefährdet, weshalb die Einhaltung aller Hygieneregeln besonders wichtig ist.

Die Ernährung soll kalorien- und salzarm sein, um weitere Gewichtszunahme und Flüssigkeitseinlagerungen so gering wie möglich zu halten. Wegen der erhöhten Osteoporosegefahr ist ausreichend Kalzium wichtig.

Die empfindliche Haut braucht eine sorgfältige Hautpflege und -beobachtung. Pflegende unterlassen alles, was die Haut zusätzlich schädigen kann, z. B. Pflaster, enge Verbände.

Die Erkrankung ist für viele Betroffene nicht einfach anzunehmen, besonders das veränderte Aussehen. Hinzu kommt häufig eine depressive Verstimmung. Pflegende bieten psychische Unterstützung an und verweisen auf weitergehende Hilfen z. B. durch Selbsthilfegruppen.

Beratung

Die pflegerische Beratung bei Cushing-Syndrom umfasst vor allem Maßnahmen zur Ernährung, Hautpflege, Infektionsprävention (➤ 12.2.3) und Osteoporoseprophylaxe (➤ 14.5.1).

Aufgaben zur Pflegesituation

Nach der Übergabe geht Darina Ibisevic zu Herrn Groß, um ihn an den Bettrand zu mobilisieren. Dabei stellt sie fest, dass Herr Groß sein Mittagessen, Wiener Schnitzel mit Kartoffeln und Salat, kaum angerührt hat. Auf die Frage, ob er keinen Appetit habe, entgegnet Herr Groß, dass er das Schnitzel gerne gegessen hätte, er aber einfach keinen Hunger habe.

Der Pflegefachperson fällt im Gespräch auf, dass Herr Groß sehr einsilbig und wortkarg ist. Darüber ist Darina Ibisevic verwundert, da der Patient zu Beginn seines Krankenhausaufenthalts immer gerne ein wenig geplaudert hat. Nach dem Gespräch entscheidet sie, Herrn Groß vorerst nicht zu mobilisieren, da dieser sehr antriebsarm und müde ist.

Frau Ibisevic informiert die Stationsärztin und teilt ihm ihre Beobachtung mit.

1. Bei Herrn Groß wurde eine Hypothyreose diagnostiziert. Definieren Sie das Krankheitsbild, identifizieren Sie einerseits die benannten Symptome im Fall, andererseits weitere Symptome, die auf eine Hypothyreose hindeuten können.
2. Welche Laborwerte wurden bei Herrn Groß bestimmt, die die Verdachtsdiagnose der Hypothyreose bestätigen?
3. Welche Therapie wird bei Herrn Groß durchgeführt, um ein Fortschreiten der Hypothyreose und die damit verbundenen Komplikationen zu vermeiden?
4. Welche pflegerischen Aufgaben ergeben sich durch die Therapie der Hypothyreose?
5. Zeigen Sie tabellarisch auf, inwiefern sich die Hypothyreose von der Hyperthyreose unterscheidet.
6. Zeichnen Sie den Regelkreis der Schilddrüsenhormone, angefangen vom thyreoideastimulierenden Hormon (TSH).

EUTHYREOTE STRUMA
Schilddrüsenvergrößerung bei normalen Hormonkonzentrationen mit oder ohne Schilddrüsenknoten

Ursache: am häufigsten Jodmangel
Leitsymptome: Oft nur kosmetisch störend. Evtl. Beschwerden durch Druck auf Nachbarorgane
Behandlung: je nach Größe der Struma und evtl. Knoten
- Medikamentös (Jodid, Schilddrüsenhormone)
- Operation oder Radiojodtherapie

CUSHING-SYNDROM
Glukokortikoidüberschuss

Ursache: am häufigsten exogen durch Glukokortikoidlangzeittherapie, seltener durch Tumoren
Leitsymptome: v.a. stammbetontes Übergewicht, rundliches, gerötetes Gesicht, breite rote Hautstreifen, Hypertonie.
Bei Kindern Wachstumsrückstand
Behandlung: möglichst Ursachenbeseitigung

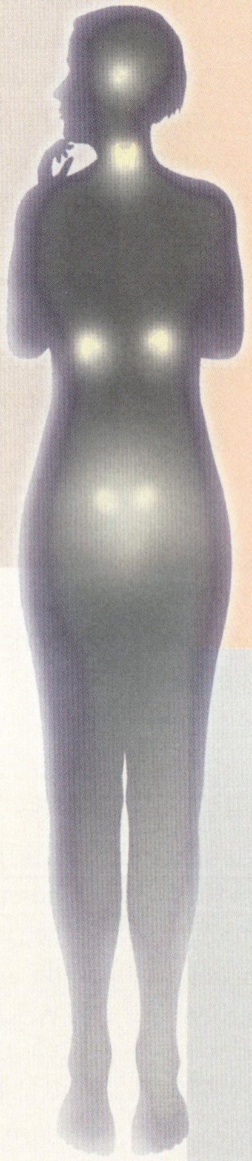

HYPERTHYREOSE (SCHILDDRÜSENÜBERFUNKTION)
Zu hohe Produktion von Schilddrüsenhormonen

Ursache:
- Autonomie (vom Regelkreis entkoppelte, ungebremste Hormonproduktion)
- M. Basedow (Autoimmunerkrankung)

Leitsymptome: Unruhe, Tachykardie, Schwitzen, Diarrhö, Gewichtsabnahme, dünnes Haar. Bei M. Basedow Augen-, Hautsymptome
Behandlung:
- Zunächst medikamentös (Thyreostatika zur Senkung der Hormonproduktion)
- Ggf. Operation, Radiojodtherapie

HYPOTHYREOSE (SCHILDDRÜSENUNTERFUNKTION)
Zu geringe Produktion von Schilddrüsenhormonen

Ursache: oft entzündungsbedingt
Leitsymptome: Verlangsamung, Bradykardie, Frieren, Obstipation, Gewichtszunahme, trockenes Haar, teigige Haut.
Bei Kindern körperlicher und (irreversibler) geistiger Entwicklungsrückstand
Behandlung: Schilddrüsenhormongabe

Abb. 6.19 Übersicht über die wichtigsten hormonellen Erkrankungen. [L275]

KAPITEL

7

Christine Keller, Nicole Menche

Pflege von Menschen mit stoffwechsel- und ernährungsbedingten Erkrankungen

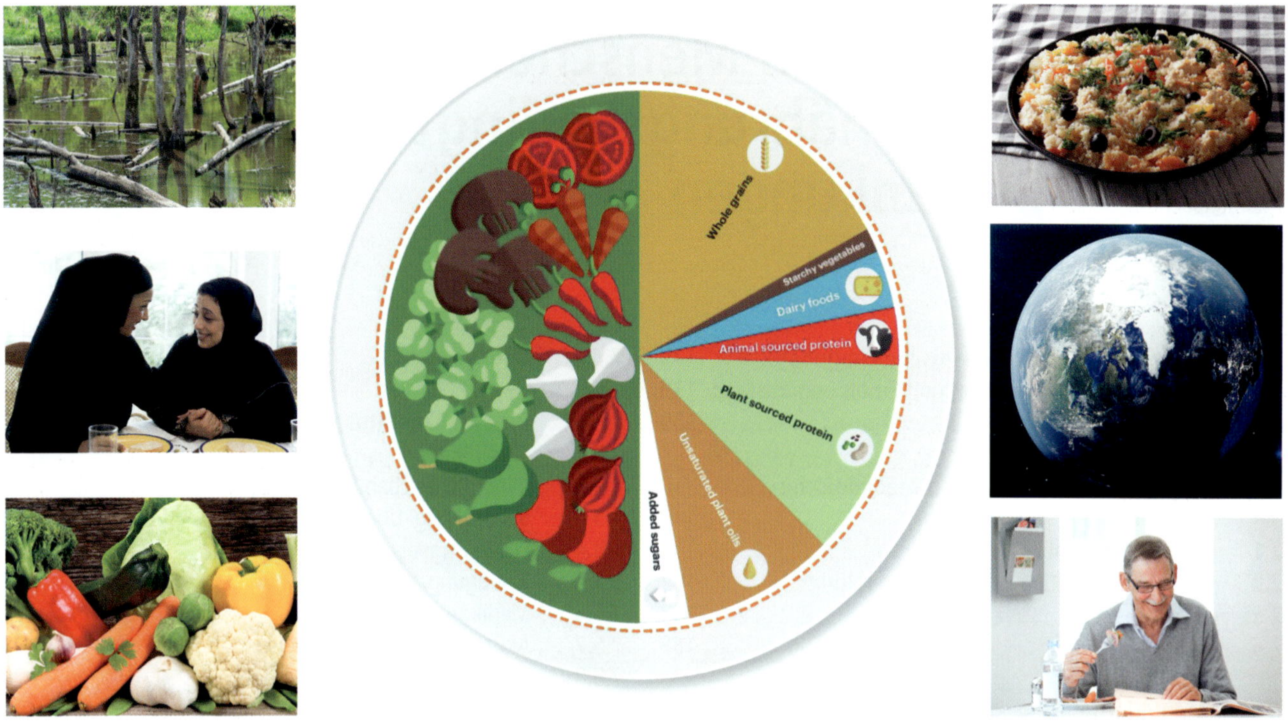

Abb. 7.1 [L275, J787]

Pflegesituation

Bei der adipösen 48-jährigen Melanie Hein (BMI 31,5 kg/m^2) wurde vor einiger Zeit die Verdachtsdiagnose „Diabetes mellitus Typ 2“ gestellt. Sie hatte schon seit längerem eine Leistungsminderung, allgemeine Schwäche und mehr Durst. Zudem wurde im Rahmen eines kleinen gynäkologischen Eingriffs im Krankenhaus ein Nüchtern-Blutzuckerwert von 165 mg/dl gemessen. Nach der Entlassung erfolgten dann ein oraler Glukosetoleranztest und eine HbA1c-Bestimmung beim Hausarzt. Die Ergebnisse beider Untersuchungen stützten die vorläufige Verdachtsdiagnose.

Der Hausarzt überwies Frau Hein daraufhin an eine internistische Praxis mit Schwerpunkt Diabetologie. Im Rahmen der Ernährungsanamnese gestand Frau Hein, dass sie sich überwiegend von Fast Food ernähre und gesunde, selbstgekochte Speisen eher selten esse. Daraufhin erhielt Frau Hein ein Beratungsgespräch hinsichtlich gesunder Ernährung und einen auf ihre Bedürfnisse abgestimmten Ernährungsplan zur Gewichtsreduktion. Zudem wurde Frau Hein bezüglich einer passenden Bewegungstherapie geschult, die einen täglichen zügigen Spaziergang von einer Stunde vorsah. So sollte der erhöhte Blutzucker gesenkt werden, eine medikamentöse Behandlung wurde nicht begonnen.

Sechs Wochen nach der Diagnosestellung wird Frau Hein notfallmäßig im Krankenhaus mit V. a. hyperosmolares Koma aufgenommen. Sie leidet seit mehreren Tagen unter deutlichem Leistungsabfall mit allgemeiner Schwäche und Konzentrationsverlust, gepaart mit Polydipsie und Polyurie und Vitalzeichen, die auf eine Dehydratation hindeuten. Ihre Haut ist warm und trocken und sie wirkt bewusstseinsverändert.

Auch wenn Zahlen etwas „trocken“ sind – sie vermögen sehr gut die große Bedeutung der **stoffwechsel- und ernährungsbedingten Erkrankungen** zu veranschaulichen:

- Die Angaben schwanken zwar, es ist aber davon auszugehen, dass 11–12 % der Menschen in Deutschland einen bekannten Diabetes mellitus und weitere 2 % einen noch nicht diagnostizierten Diabetes mellitus haben.
- Rund 15 % der 3- bis 17-Jährigen und gut die Hälfte aller Erwachsenen in Deutschland ist übergewichtig oder adipös – Wissenschaftler sprechen von einer „Adipositasepidemie“. Da aus übergewichtigen Kindern meist übergewichtige Erwachsene werden, ist frühes Entgegensteuern entscheidend.
- Je nach Grenzwert und Erhebungsverfahren beträgt der Anteil der Erwachsenen mit einer Fettstoffwechselstörung bis zu 65 %.
- Während Übergewicht sichtbar ist und thematisiert wird, ist Mangelernährung häufig ein lange übersehenes Problem, vor allem bei älteren, chronisch kranken und pflegebedürftigen Menschen.

Patienten und Patientinnen (im Folgenden als „Patienten“ zusammengefasst) mit ernährungs- und stoffwechselbedingten Erkrankungen finden sich in allen Pflegesituationen. Oft steht die Stoffwechselerkrankung nicht im Vordergrund, denn stoffwechsel- und ernährungsbedingte Krankheiten führen vielfach nicht unmittelbar zu erhöhtem Unterstützungsbedarf. Pflegefachpersonen erkennen Beratungsbedarf und beraten die Betroffenen oder vermitteln an Fachleute. Außerdem bietet sich Pflegenden bei Kontakten aus anderen Gründen (z. B. Vorsorgeuntersuchung bei Kindern, stationäre Aufnahme wegen Unfalls bei jungen Erwachsenen) die Möglichkeit, präventiv tätig zu sein, bevor Risiken zu einer Erkrankung geführt haben.

Kinder und Jugendliche mit Diabetes mellitus lernen das notwendige Wissen über ihre Erkrankung und deren Behandlung früh und sind dann ebenso wie Erwachsene im jungen und mittleren Alter weitestgehend selbstständig. Alte Menschen mit Diabetes hingegen bedürfen häufig im Alltag der pflegerischen Unterstützung. In jedem Alter können Entgleisungen einen stationären Aufenthalt bis zur Intensivpflege nötig machen.

7.1 Pflegerische und medizinische Diagnostik

Neugeborene mit angeborenen Stoffwechselerkrankungen sind in aller Regel äußerlich unauffällig. Mögliche Warnzeichen von Stoffwechselerkrankungen bei **Säuglingen** sind:

- Auffälliger Körpergeruch
- Trinkschwäche, Erbrechen
- Zeitlicher Zusammenhang zwischen Nahrungsaufnahme/Einführung eines neuen Nahrungsmittels oder umgekehrt Nahrungskarenz (etwa bei Fieber) und Zustandsverschlechterung
- Veränderter Muskeltonus („schlaffes" oder „steifes" Baby)
- Leber- und/oder Milzvergrößerung, Ikterus
- Teilnahmslosigkeit, Bewusstlosigkeit, Krampfanfälle
- Gedeih-, Entwicklungsstörungen

Im weiteren Leben verlagert sich der Fokus von den angeborenen Stoffwechselstörungen zu den erworbenen stoffwechsel- und ernährungsbedingten Erkrankungen. Viele dieser Erkrankungen (z. B. Fettstoffwechselstörungen) entziehen sich der Blickdiagnostik durch Pflegende und Ärzte und führen lange nicht zu charakteristischen Krankheitszeichen. Daher sind in jedem Alter die systematischen Einschätzungen von Gewichts- und Ernährungszustand sowie Blutuntersuchungen die Hauptsäulen der Diagnostik.

7.1.1 Einschätzung von Gewicht und Ernährungszustand

Der **Ernährungszustand** eines Menschen kann anhand verschiedener Aspekte beurteilt werden. Die Betrachtung erlaubt eine erste grobe Einschätzung in unter-, normal- und übergewichtig. Klinische Zeichen für eine **Mangelernährung** (➤ 7.3) sind z. B. Entzündungen und Einrisse im Mund und an den Lippen, trockene, schuppige und blasse Haut, markant hervorstehende Knochen, allgemeine Schwäche, Müdigkeit und Apathie oder auch Verwirrtheit. **Übergewicht** (➤ 7.4) ist an der Körperfülle, aber auch an eingeschränkter Leistungs- und Bewegungsfähigkeit erkennbar. Zudem bestehen oft Kurzatmigkeit bei Belastung, Bluthochdruck, vermehrtes Schwitzen und Hautprobleme in Falten.

Body-Mass-Index

Durch das Messen von Gewicht und Größe kann der **Body-Mass-Index (BMI)** bestimmt werden:

$$\text{Body-Mass-Index (BMI)} = \text{Körpergewicht in kg} \div (\text{Körpergröße in m})^2$$

$$\text{Beispiel: } 78\,\text{kg} \div (1{,}64\,\text{m})^2 = 29\,\text{kg/m}^2$$

Alternativ kann der BMI aus Tabellen oder Nomogrammen abgelesen werden (➤ Abb. 7.2). Meist wird dabei auf die Angabe der Einheit verzichtet. Nach WHO gilt bei Erwachsenen ein BMI von 18,5–24,9 als normal. Es gibt auch geschlechts- und altersabhängige Normwerte (bei Männern etwas höherer BMI als bei Frauen, bei Älteren höher als bei Jüngeren).

Bei Kindern wird der BMI mittels Perzentilkurven mit Referenzwerten verglichen, die durch Stichproben von mehreren Tausend Kindern und Jugendlichen ermittelt wurden.

Körpergröße [cm] \ Körpergewicht [kg]	50	55	60	65	70	75	80	85	90	95	100	105	110
150	22	24	27	29	31	33	36	38	40	42	44	47	49
152	22	24	26	28	30	32	35	37	39	41	43	45	48
154	21	23	25	27	30	32	34	36	38	40	42	44	46
156	21	23	25	27	29	31	33	35	37	39	41	43	45
158	20	22	24	26	28	30	32	34	36	38	40	42	44
160	20	21	23	25	27	29	31	33	35	37	39	41	43
162	19	21	23	25	27	29	30	32	34	36	38	40	42
164	19	20	22	24	26	28	30	32	33	35	37	39	41
166	18	20	22	24	25	27	28	31	33	34	36	38	40
168	18	19	21	23	25	27	28	30	32	34	35	37	39
170	17	19	21	22	24	26	28	30	31	33	35	36	38
172	17	19	20	22	24	25	27	29	30	32	34	35	37
174	17	18	20	21	23	25	26	28	30	31	33	35	36
176	16	18	19	21	23	24	26	27	29	31	32	34	36
178	16	17	19	21	22	24	25	27	28	30	32	33	35
180	15	17	19	20	22	23	25	26	28	29	31	32	34
182	15	17	18	20	21	23	24	26	27	29	30	32	33
184	15	16	18	19	21	22	24	25	27	28	30	32	32
186	14	16	17	19	20	22	23	25	26	27	29	30	32
188	14	16	17	18	20	21	23	24	25	27	28	30	31
190	14	15	17	18	19	21	22	24	25	26	27	29	30
192	14	15	16	18	19	20	22	23	24	26	27	28	30
194	13	15	16	17	19	20	21	23	24	25	27	28	29

- BMI < 18,5 kg/m² → Untergewicht
- BMI 18,5–24,9 kg/m² → Normalgewicht
- BMI 25–29,9 kg/m² → Übergewicht
- BMI ≥ 30 kg/m² → Adipositas

Abb. 7.2 Ermittlung und Beurteilung des BMI bei Erwachsenen (Werte auf ganze Zahlen gerundet). [L143]

Ein zuverlässiges Kriterium für den Ernährungszustand ist der BMI nicht, denn auch normal- und sogar übergewichtige Menschen können mangelernährt sein. Außerdem können z. B. massive Ödeme oder Exsikkose, aber auch viel Muskulatur den BMI verfälschen.

Unverzichtbar ist daher die Kenntnis des **Gewichtsverlaufs.** Unbeabsichtigte Gewichtsabnahme von mehr als 5 % des Körpergewichts in einem Monat oder mehr als 10 % in sechs Monaten ist ein Alarmzeichen, das weitere Beobachtungen notwendig macht. Je kürzer der Zeitraum der unbeabsichtigten Abnahme, desto bedenklicher ist es.

$$\text{Gewichtsverlust in kg} \times 100 \div \text{Ausgangsgewicht} = \text{Gewichtsverlust in \%}$$

$$\text{Beispiel: } 12\text{ kg} \times 100 \div 103\text{ kg} = 11{,}7\,\%$$

Bauchumfang und Taille-Hüft-Verhältnis

Adipositas ➤ 7.4

Insbesondere das **viszerale Fettgewebe** *(intraabdominales Fettgewebe, inneres Bauchfett)* um die Bauchorgane erhöht (wahrscheinlich durch seine Botenstoffsekretion) das Herz-Kreislauf-Risiko, im Gegensatz zum **subkutanen Fettgewebe** *(Unterhautfettgewebe)* v. a. an Hüfte und Oberschenkeln (➤ Abb. 7.3).

Das viszerale Fettgewebe kann durch Bestimmung von **Bauchumfang** *(Taillenumfang)* und **Taille-Hüft-Verhältnis** *(Waist-to-Hip Ratio, WHR)* abgeschätzt werden. Der Taillenumfang wird in der Mitte zwischen Beckenkamm und Rippenbogen, der Hüftumfang an der breitesten Stelle gemessen, beides morgens vor dem Frühstück.

- Bei Frauen sollte der Bauchumfang unter 80 cm, bei Männern unter 94 cm liegen.
- Beim Taille-Hüft-Verhältnis ist > 0,85 (Frauen) bzw. > 1 (Männer) ungünstig.

Assessment-Instrumente zur Erfassung einer Mangelernährung

Mangelernährung, Untergewicht und Gedeihstörung ➤ 7.3

Standardisierte Instrumente sollen eine Mangelernährung konkreter erfassen. Für die unterschiedlichen Bereiche im Gesundheitswesen stehen verschiedene **Assessment**- bzw. **Screening-Instrumente** zur Verfügung, u. a.:

- *Nutritional Risk Screening (NRS-2002)* und *Subjective Global Assessment (SGA)* für den Krankenhausbereich
- *Malnutrition Universal Screening Tool (MUST)* für den ambulanten Bereich
- *Mini Nutritional Assessment (MNA®-Long Form)* für den geriatrischen und Altenpflegebereich
- *Pflegerische Erfassung von Mangelernährung und deren Ursachen (PEMU)* für die stationäre Langzeit-, Altenpflege [1]

Eine auffällig geringe oder umgekehrt übermäßige Ess- und Trinkmenge kann mithilfe von **Ess- und Trinkprotokollen** identifiziert werden.

Die Häufigkeit der Beurteilung von Gewicht und Ernährungszustand muss individuell festgelegt werden und kann von wöchentlich bis dreimonatlich variieren. [1]

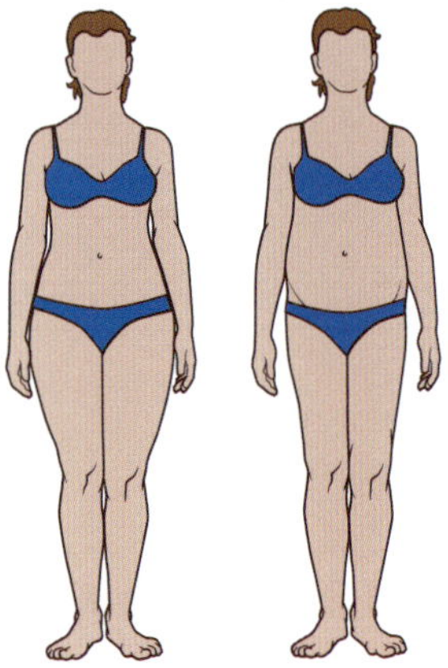

Abb. 7.3 Links hüftbetonter Fettverteilungstyp (sog. Birnen-, A-Form) durch subkutanes Fettgewebe, rechts stammbetonter Fettverteilungstyp (sog. Apfel-, O-Form) bei viel viszeralem Fettgewebe. Aufgrund der unterschiedlichen Stoffwechselaktivität ist das Herz-Kreislauf-Risiko beim stammbetonten Fettverteilungstyp größer. [L255]

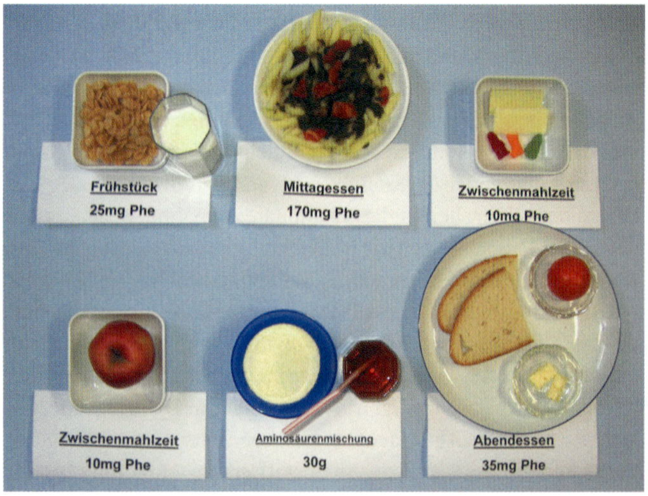

Abb. 7.4 Tageskost für ein 5-jähriges Kind mit Phenylketonurie. Nur eine strenge Diät ermöglicht diesen Kindern eine normale Entwicklung. [R232]

7.1.2 Blutuntersuchungen

Blutuntersuchungen werden zum Screening, bei Risikogruppen und bei konkretem Verdacht eingesetzt.

- Bei Neugeborenen erfolgt im Rahmen der U2 (➤ Tab. 2.2, ➤ 21.4.2) das **Neugeborenen-Screening** aus Kapillarblut auf (zumindest teilweise behandelbare) angeborene Stoffwechselstörungen. Die häufigsten davon sind:
  - Die **Phenylketonurie** *(PKU)* mit Umwandlungsstörung und Anhäufung der Aminosäure Phenylalanin im Blut, die in höherer Konzentration toxisch auf das Gehirn wirkt. Dadurch kommt es unbehandelt zu schwerer geistiger Behinderung. Kennzeichnend sind außerdem mäusekotartiger Uringeruch, Hautauffälligkeiten, blonde Haaren und blaue Augen. Die Behandlung besteht in einer streng eiweißarmen Diät mit gezielter Substitution fehlender Aminosäuren und anderer Mikronährstoffe (➤ Abb. 7.4).
  - Der **MCAD-Mangel** (vererbter Enzymmangel) mit vermindertem Abbau langkettiger Fettsäuren. Dadurch sind in

längeren Nüchternphasen Übelkeit, Teilnahmslosigkeit und Hypoglykämie (➢ 7.5.7) möglich.

- Bei Erwachsenen werden im Rahmen der Gesundheitsuntersuchung (➢ Tab. 2.2) Blutzucker (➢ 7.5.2), Gesamt-, HDL-, LDL-Cholesterin und Triglyzeride (➢ 7.6) bestimmt.
- Bei Risikogruppen werden weitere Untersuchungen durchgeführt oder früher als bei ansonsten Gesunden, etwa Blutzucker- und Blutfettbestimmung (mit Bestimmung der Cholesterinuntergruppen ➢ 7.6) bei Menschen mit arterieller Hypertonie zur Einschätzung des Herz-Kreislauf-Risikos.
- Eine Reihe von Blutuntersuchungen kann den Verdacht auf eine Mangelernährung festigen bzw. den Erfolg einer Ernährungstherapie kontrollieren, z. B. die Bestimmung von Albumin, Eisen, Kalzium, Transferrin, Lymphozyten.
- Bei konkretem Erkrankungsverdacht hängen die teils sehr aufwendigen Bestimmungen von der vermuteten Erkrankung ab.

7.2 Spezielle pflegerische und medizinische Maßnahmen

7.2.1 Ernährungsberatung

Krankheitsprävention durch gesunde Ernährung

Ein gesunder Lebensstil liegt im Trend. Viele Menschen haben erkannt, dass sie sich damit besser fühlen und ihr persönliches Risiko z. B. für Adipositas, Diabetes mellitus Typ 2 und Herz-Kreislauf-Erkrankungen mindern können. Neben Bewegung (➢ 5.3, ➢ 14.5.1) und Rauchverzicht (➢ 3.9, ➢ 5.3) ist v. a. eine vollwertige Ernährung ein wichtiger Baustein gesunder Lebensweise.

Ernährungsempfehlungen sollen darüber hinaus berücksichtigen, ob ein Gesunder präventiv oder ein Patient z. B. mit Übergewicht oder Fettstoffwechselstörung beraten wird. Zunehmende Bedeutung gewinnt der Aspekt der Nachhaltigkeit, d. h., die Ernährung soll nicht nur für den Einzelnen gesund sein, sondern u. a. auch die Belastungsgrenzen der Erde nicht überschreiten.

KLIMA UND UMWELT

Die *Planetary Health Diet* (*PHD* ➢ Abb. 7.1) ist ein Konzept der *EAT-Lancet-Commission*. Ziel ist es, die zunehmende Weltbevölkerung (in 2050 geschätzt 10 Milliarden) gesund und nachhaltig zu ernähren. Sie berücksichtigt neben der Gesundheit des Einzelnen auch soziale, ökonomische und ökologische Aspekte. Die PHD stimmt weitgehend mit den *Empfehlungen der Deutschen Gesellschaft für Ernährung (DGE)* überein.

Die Veranschaulichungsform variiert ebenfalls (Ernährungskreis ➢ Abb. 7.1, Tellergrafik, Lebensmittelpyramide).

Empfohlen wird eine pflanzenbasierte Mischkost. Dargestellt anhand eines Ernährungskreises sollen pflanzliche Lebensmittel mindestens gut ¾, tierische höchstens knapp ¼ der Ernährung ausmachen. Wesentlichen Kernaussagen sind:

- Viel Gemüse (als Rohkost und gegart, dabei reichlich Hülsenfrüchte), Salat und Obst
- Reichlich Vollkornprodukte. Diese enthalten mehr Ballaststoffe, die länger satt machen, die Darmtätigkeit anregen und sich günstig auf Darmmilieu und Blutfette auswirken. Ggf. zusätzliche Ballaststoffe in Form von Weizenkleie, Lein- oder Flohsamen
- Wenig schnell resorbierbare Kohlenhydrate, z. B. in Weißbrot, Kuchen, Süßigkeiten (die darüber hinaus oft auch viel Fett enthalten)
- Deutlich weniger tierische Produkte und Fette als heute in Deutschland üblich, da diese viele gesättigte Fettsäuren enthalten (und zudem pro Kalorie mehr Ressourcen verbrauchen als pflanzliche Nahrung)
- Falls Fleisch gewünscht wird, „weißes", fettarmes Fleisch/Wurst. Möglichst wenig „rotes" Fleisch und Gepökeltes. 1–2 Fischmahlzeiten pro Woche
- Milch und Milchprodukte wegen der Kalziumversorgung regelmäßig, aber mäßig. Hier liegt die Empfehlung der DGE mit 2 Portionen Milch/-produkte täglich über der der PHD. Pflanzendrinks sind an sich kalziumarm, teilweise ist Kalzium aber zugesetzt
- Ein (sichtbares) Ei pro Woche
- Viel hochwertige pflanzliche Fette wie z. B. Samen, Nüsse, Nussöle, Olivenöl
- Wenig Trans-Fettsäuren. Sie kommen häufig in industriell gehärteten pflanzlichen Fetten vor, v. a. in industriell erzeugten Back-/Süßwaren, Fertiggerichten, Frittiertem. Beim Kauf entsprechender Produkte auf die Zutatenangaben achten
- Mäßig Salz (kein „routinemäßiges" Salzen/Nachsalzen, auf verstecktes Salz in Fertiggerichten achten), stattdessen mehr Kräuter. Beim Salz Jodsalz bzw. mit Jodsalz hergestellte Produkte bevorzugen
- Als Getränke am besten Wasser (evtl. kalziumreiches Mineralwasser), ungezuckerte Kräutertees
- Abwechslungsreiche Ernährung.

Gesunde Ernährung lässt sich bislang nicht an einzelnen Nahrungsbestandteilen festmachen (bestimmte Antioxidanzien, sekundäre Pflanzenstoffe etc.), sondern wirkt wohl „in Kombination".

Ernährungsgewohnheiten werden gelernt

Kinder erlernen Ernährungs- und Essgewohnheiten von den Eltern oder anderen Bezugspersonen. Diese sollten Vorbild sein und Kinder von Beginn an mit einer gesunden, abwechslungsreichen und hochwertigen Ernährung vertraut machen. Dazu gehört auch, dass sie Kindern den sozialen Wert des Essens und Tischregeln vermitteln und das Wissen, wie Lebensmittel produziert werden.

Beratung

Pflegefachpersonen kennen die Zusammenhänge zwischen Ernährung und verschiedenen Erkrankungen und wissen um die Gefahren von Über- und Untergewicht. Sie beraten Patienten präventiv zu einer gesunden und vollwertigen Ernährung (➢ Abb. 7.5).

Bestehen schon ernährungsbedingte Erkrankungen, vermitteln sie den Kontakt zu einem Ernährungsberater oder verweisen z. B.

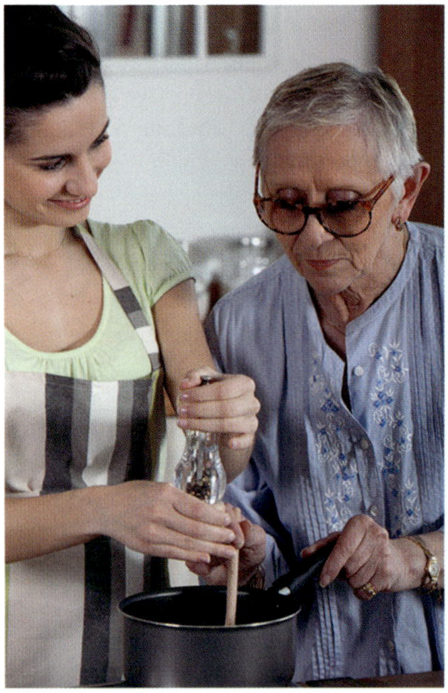

Abb. 7.5 Ernährungsberatung. Am besten wird die Ernährungsberatung mit praktischen Anwendungen verbunden. [J787]

auf Ernährungsschulungen von Krankenkassen, Volkshochschulen oder niedergelassenen Ernährungsfachleuten. Bei Verdacht auf oder bestehender Mangelernährung regen sie geeignete Maßnahmen im interdisziplinären Team an (➤ 7.3). Bei Adipositas motivieren sie zu einer Änderung der Lebens- und Essgewohnheiten und verweisen ebenfalls auf spezielle Programme z. B. von Krankenkassen (➤ 7.4).

7.2.2 Orale Antidiabetika und Inkretinverstärker

DEFINITION

Antidiabetika: Medikamente zur Behandlung des Diabetes mellitus (➤ 7.5.6).

Orale Antidiabetika und Inkretinverstärker (➤ Abb. 7.6) sollen den beim Diabetes mellitus (➤ 7.5.6) chronisch erhöhten Blutzuckerspiegel senken. Abgesehen von den Glukosidasehemmern können sie nur beim Diabetes mellitus Typ 2 eingesetzt werden, bei dem noch eine (Rest-)Eigenproduktion von Insulin vorhanden ist. Kombination mit Insulin ist möglich.

Biguanide

Biguanide sind Antidiabetika erster Wahl beim Diabetes mellitus Typ 2, falls angepasste Ernährung und Steigerung der körperlichen Aktivität nicht ausreichen. In Deutschland zugelassen ist nur Metformin (z. B. Glucophage®).

Metformin verzögert die Glukoseaufnahme aus dem Darm, hemmt die Glukoseneubildung in der Leber und verbessert die Insulinwirkung an den Zielzellen (➤ Abb. 7.6). Darüber hinaus senkt es die Blutfette und vermindert den Appetit.

Häufigste, aber oft vorübergehende Nebenwirkungen sind Magen-Darm-Beschwerden und ein Metallgeschmack im Mund. Werden die Kontraindikationen beachtet (z. B. schwere Nieren-, Leber-, Herzinsuffizienz), ist die gefährliche Laktatazidose sehr selten. Hypoglykämien (➤ 7.5.7) sind bei alleiniger Gabe nicht zu befürchten.

Beratung

Metformin wird wegen einer besseren Magenverträglichkeit mit oder nach einer Mahlzeit eingenommen. Evtl. kann es auch unmittelbar vor dem Schlafengehen eingenommen werden, da so möglicherweise bessere Nüchternblutzuckerwerte erreicht werden, weil die Glukoseneubildung in der Leber über Nacht gehemmt wird. Alkohol sollte der Patient nur in kleinen Mengen genießen. Perioperativ und vor Untersuchungen mit Röntgenkontrastmittel i. v. muss Metformin pausiert werden. Bei akuten Erkrankungen mit erhöhtem Risiko der Dehydratation soll der Patient den Arzt bzw. die Ärztin (im Folgenden „Arzt" genannt) aufsuchen.

Inkretinverstärker

Inkretine sind Darmhormone, die nach Kohlenhydrataufnahme ein Sättigungsgefühl vermitteln, die Magenentleerung bremsen, die Glukagonausschüttung hemmen und blutzuckerabhängig die Insulinfreisetzung steigern (➤ Abb. 7.6).
Es gibt zwei Gruppen von **Inkretinverstärkern:**

- **GLP-1-Agonisten** *(GLP-1-Rezeptoragonisten, GLP-1-RA, GLP-1-Analoga, Inkretin-Mimetika)* wie Dulaglutid (z. B. Trulicity®), Liraglutid (z. B. Victoza®), Semaglutid (z. B. Ozempic®) greifen an den gleichen Rezeptoren an wie die Inkretine. Sie werden präparatabhängig zweimal täglich bis einmal wöchentlich in einer festen Dosis s. c. injiziert. Hauptnebenwirkung sind Magen-Darm-Beschwerden (daher einschleichende Dosierung).
  Semaglutid kann auch oral (z. B. Rybelsus®) gegeben werden, wird jedoch in dieser Form in Deutschland nicht vertrieben.
  Liraglutid und Semaglutid sind nicht nur zur Therapie des Diabetes zugelassen, sondern zusätzlich zur Therapie der Adipositas bzw. des starken Übergewichts mit übergewichtsbedingten Begleiterkrankungen. Die Dosierung ist dann höher (Saxenda® bzw. Wegovy®).
  Tirzepatid (z. B. Mounjaro®) ist nicht nur ein GLP-1-, sondern gleichzeitig auch ein **GIP-Agonist** (**GIP** = *Glucose-dependent Insulinotropic Polypeptide = glukoseabhängiges insulinotropes Peptid,* ebenfalls ein Inkretin). Aufgrund dieses zweifachen Angriffspunkts wirkt es stärker und wird auch als **Twincretin** bezeichnet.
- **DDP-4-Hemmer** *(DDP-4-Inhibitoren, Gliptine)* wie etwa Saxagliptin (z. B. Onglyza®), Sitagliptin (z. B. Xelevia®, in Kombination mit Metformin in Janumet®) verlangsamen den Inkretinabbau. Sie können oral genommen werden. Wichtigste Nebenwirkungen sind Kopfschmerzen und Schwindel.

Da Inkretinverstärker den Blutzucker abhängig von der Blutglukose senken, sind bei alleiniger Gabe Hypoglykämien selten.

Beratung

Der Einnahmezeitpunkt hängt vom Präparat ab und wird der Packungsbeilage entnommen.

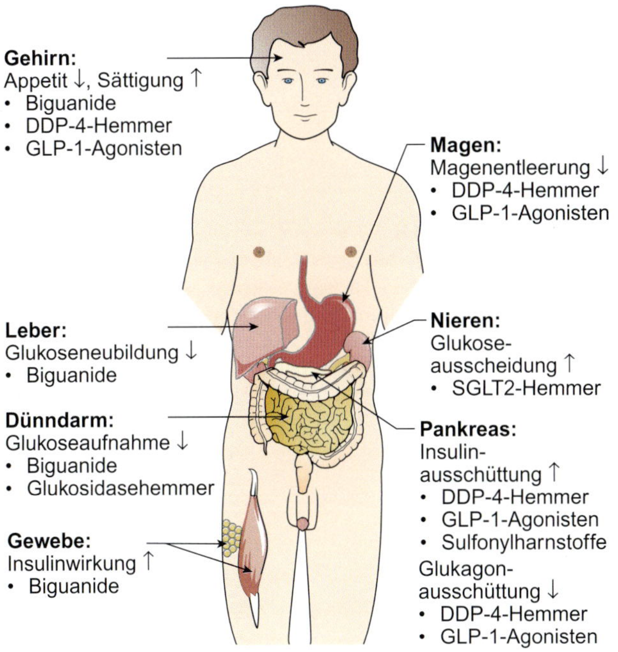

Abb. 7.6 Wirkungsweise der oralen Antidiabetika und Inkretinverstärker. [L141]

SGLT2-Hemmer

SGLT2-Hemmer *(SGLT2-Inhibitoren, Gliflozine)*, z. B. Dapagliflozin (etwa Forxiga®), Empagliflozin (etwa Jardiance®), steigern die Glukoseausscheidung über die Nieren.

Die Hypoglykämiegefahr unter SGLT2-Hemmern ist niedrig, das Gewicht bleibt stabil, eine herz-, kreislauf- und nierenschützende Wirkung ist mittlerweile bestätigt. Daher sind Dapa- und Empagliflozin mittlerweile diabetesunabhängig zur Behandlung der chronischen Herzinsuffizienz (➤ 4.5) und Dapagliflozin zusätzlich zur Behandlung der chronischen Niereninsuffizienz (➤ 10.6.2) zugelassen.

Hauptnebenwirkungen wegen der erhöhten Glukosekonzentration im Urin sind Harnwegs- und Genitalinfektionen (begünstigt Bakterien-, Pilzwachstum) sowie Polyurie.

Beratung

Pflegefachpersonen beraten die Patienten zur Notwendigkeit einer sorgfältigen Intimpflege und ausreichenden Trinkmenge.

Sulfonylharnstoffe

Sulfonylharnstoffe wie etwa Glimepirid (z. B. Amaryl®, Einnahme einmal täglich) stimulieren die Insulinsekretion des Pankreas (➤ Abb. 7.6). Wichtige Nebenwirkungen sind Hypoglykämien, Magen-Darm-Beschwerden und Allergien. Pathogenetisch betrachtet sind Sulfonylharnstoffe ungünstig: sie fördern eine Gewichtszunahme und stimulieren die ohnehin „auf Hochtouren" arbeitenden β-Zellen des Pankreas noch weiter, sodass diese sich schneller erschöpfen und ein **Sekundärversagen** (Wirkverlust der oralen Antidiabetika) beschleunigt wird. Sulfonylharnstoffe haben an Bedeutung verloren.

Beratung

Sulfonylharnstoffe werden 15–30 Min. bis unmittelbar vor Nahrungsaufnahme eingenommen. Wegen Hypoglykämiegefahr darf nach Einnahme die Mahlzeit nicht ausgelassen werden.

Weitere orale Antidiabetika

- **Glukosidasehemmer** (z. B. Acarbose, etwa Glucobay®) verzögern die Kohlenhydrataufnahme aus dem Darm. Dadurch sinkt v. a. der postprandiale Blutzucker. Hauptnebenwirkungen sind Darmbeschwerden, da die nicht aufgenommenen Kohlenhydrate durch Darmbakterien verstoffwechselt werden. Glukosidasehemmer können auch beim Diabetes mellitus Typ 1 gegeben werden.
- **Sulfonylharnstoffanaloga** *(Glinide, prandiale Glukoseregulatoren)* wie etwa Repaglinid (z. B. Novonorm®) fördern die Insulinsekretion. Die wegen ihrer Nebenwirkungen äußerst umstrittenen **Glitazone** (*Insulinsensitizer,* zugelassen nur Pioglitazon, z. B. Actos®) verbessern die Insulinwirkung an den Geweben. Beide Gruppen werden (praktisch) nicht von den gesetzlichen Krankenkassen bezahlt und daher in Deutschland kaum eingesetzt.

7.2.3 Insuline

Insulin ist das einzige blutzuckersenkende Hormon des Körpers. Bei einem Diabetes mellitus Typ 1 (➤ 7.5.1) fehlt es von Beginn der Erkrankung an und muss lebenslang ersetzt werden. Beim Diabetes mellitus Typ 2 (➤ 7.5.1) ist zu Beginn der Erkrankung noch Insulin vorhanden, das jedoch nicht ausreichend wirkt. Im weiteren Verlauf kann es aber sinnvoll sein, auch beim Typ-2-Diabetes Insulin zu ersetzen, oft zunächst nur zu bestimmten Tageszeiten. Insulin ist darüber hinaus indiziert in „unübersichtlichen" Sondersituationen wie bei akuten Entgleisungen, akuten anderen Erkrankungen oder perioperativ. Beim Schwangerschaftsdiabetes (Gestationsdiabetes, ➤ 7.5.1, ➤ 21.1.2) wird (vorübergehend) Insulin gegeben, wenn Ernährungsumstellung und Bewegung nicht zur Normalisierung der Stoffwechsellage ausreichen.

Insulinarten

Insuline können nach verschiedenen Kriterien eingeteilt werden.
- Nach Herkunft:
  - **Tierische Insuline** (heute sehr selten)
  - **Humaninsuline** = vom Aufbau her wie menschliches Insulin, aber in der Regel gentechnologisch hergestellt
  - **(Human-)Insulin-Analoga** = in wenigen Aminosäuren vom menschlichen Insulin abweichendes Insulin, um ein anderes (zeitliches) Wirkprofil zu erreichen, gentechnologisch hergestellt
- Nach Wirkprofil (➤ Abb. 7.7):
  - **Kurz wirksame Insuline** = **Normalinsulin** (*Altinsulin,* kurz wirksames Humaninsulin), **ultrakurz** und **kurz wirksame Insulin-Analoga**

7

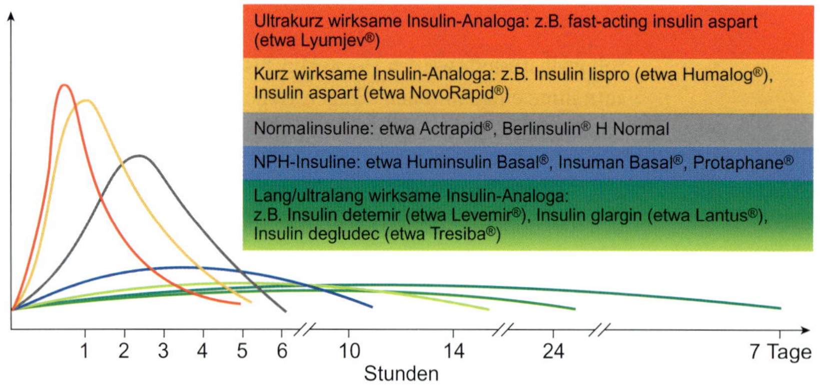

Abb. 7.7 Wirkprofil verschiedener Insuline. Die Wirkung ist auch abhängig von Insulindosis, Injektionsort u.a. Faktoren, daher immer Herstellerangaben beachten. Bei Mischinsulinen (z.B. Actraphane® 30, 50; Berlinsulin® 30/70; Humalog® Mix 25) hängt das Wirkprofil vom Verhältnis kurz zu lang wirksamem Insulin ab. [L141]

- **Verzögerungsinsuline** = **NPH-Insuline** (*Neutrale-Protamin-Hagedorn-Insuline,* an Protamin gekoppeltes Normalinsulin, sehen trüb aus), **lang wirksame** und **ultralang wirksame Insulin-Analoga**
- **Mischinsuline** aus einer Kombination beider

Beratung

Pflegefachpersonen beraten den Patienten zur richtigen Lagerung des Insulins:

- Der Pen mit Patrone kann bis zu sechs Wochen bei Raumtemperatur aufbewahrt werden, jedoch nicht in direkter Sonneneinstrahlung, an der Heizung oder im überhitzten Auto.
- Vorrätige Insulinpatronen werden im Gemüsefach des Kühlschranks gelagert.
- Bei Flugreisen muss das Insulin im Handgepäck mitgenommen, beim Skifahren nahe am Körper getragen werden, um zu niedrige Temperaturen zu vermeiden.
- Bei Verzögerungsinsulinen ist nach dem Mischen eine gleichmäßige Trübung normal. Schlierenbildung bei sonst klaren Insulinen deutet auf eine Zerstörung hin, das Insulin darf nicht mehr verwendet werden.

Wissen notwendig

Pflegende in allen pflegerischen Bereichen müssen die verschiedenen Insulinarten mit **Wirkprofil** (Wirkungsbeginn, -maximum und -dauer) kennen. Sie informieren sich vor jeder Injektion, welches Insulin sie injizieren wollen, und beachten Besonderheiten bei Vorbereitung und Verabreichung. Patienten, die sich das Insulin selbst verabreichen, werden im Rahmen einer Schulung über die Insulinart und seine Wirkweise informiert.
Da das Wissen rund um Diabetes mellitus und seine Behandlung sehr umfangreich ist, können sich Pflegefachpersonen zum Diabetesassistenten, Diabetesberater und Diabetescoach DDG fortbilden, um in Kliniken oder anderen Einrichtungen im Gesundheitswesen Menschen mit Diabetes mellitus zu beraten und zu schulen. [2]

Nebenwirkungen

Hypoglykämiegefahr

Hauptnebenwirkung der Insulintherapie ist die Hypoglykämie (➤ 7.5.7).

Die erwünschte Insulinwirkung, nämlich die Blutzuckersenkung, ist bei zu starker Ausprägung gleichzeitig die häufigste Nebenwirkung, nämlich die **Hypoglykämie.**

Das einmal gespritzte Insulin wirkt je nach Dosis und Wirkprofil, unabhängig vom Blutzucker. Treten nun weitere blutzuckersenkende Faktoren hinzu, etwa lange körperliche Aktivität, wenig Essen (z.B. Mahlzeit vergessen/verschlafen), Alkoholgenuss, oder hat sich der Patient bei der Berechnung der Insulindosis verrechnet, so kann es gerade bei normnaher Einstellung zur Hypoglykämie kommen. Deshalb sollten alle mit Insulin Behandelten über die Warnsymptome einer Hypoglykämie Bescheid wissen und entsprechende Vorsichtsmaßnahmen treffen (➤ 7.5.7).

Weitere Nebenwirkungen der Insulintherapie sind Gewichtszunahme, Allergien sowie Gewebeveränderungen an den Einstichstellen.

Formen der Insulintherapie

Aufgrund der verschiedenen zur Verfügung stehenden Insuline und Injektionshilfen (Pens) gibt es nicht mehr „die Insulintherapie", sondern kann die Insulintherapie an die Bedürfnisse und Fähigkeiten des Patienten angepasst werden (➤ Tab. 7.1, ➤ 7.5.6).

Intensivierte konventionelle Insulintherapie

Häufigste Form der Insulintherapie bei Menschen mit Typ-1-Diabetes ist heute die **intensivierte konventionelle Insulintherapie** *(ICT).* Auch einige Betroffene mit Typ-2-Diabetes wenden sie an. Hauptkennzeichen ist die Entkoppelung von lang und kurz wirksamem Insulin:

- Der Patient injiziert sich meist 1- oder 2-mal täglich (abends bzw. morgens und abends) ein lang wirksames Insulin zur Deckung des **Basalbedarfs.** Dieser liegt bei Erwachsenen bei

Tab. 7.1 Schemata der Insulintherapie. Details zur intensivierten konventionellen Insulintherapie siehe Text. [L255]

Form der Insulintherapie	Charakterisierung	Vor- und Nachteile (+ bzw. –)
Alleinige Insulintherapie		
Intensivierte konventionelle Insulintherapie *(ICT, Insulintherapie nach dem Basis-Bolus-Konzept)* 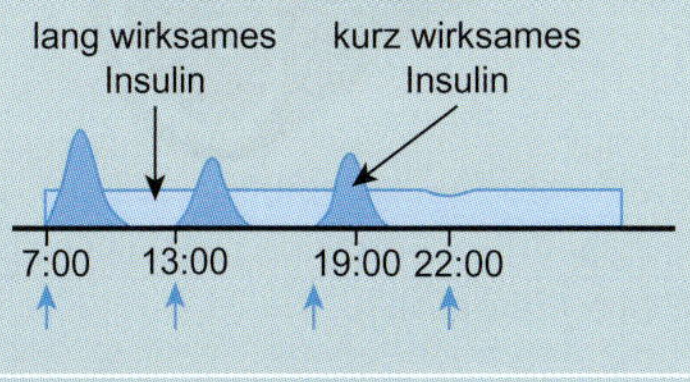 	Injektion eines lang wirksamen Insulins (NPH-Insulin oder lang wirksames Insulin-Analogon) 1- bis 2-mal täglich (= Basalrate). Zusätzlich Injektion eines kurz wirksamen Insulins (Normalinsulin oder [ultra] kurz wirksames Insulin-Analogon) vor den Mahlzeiten (= Bolus)	+ Oft gute Einstellung + Flexibler Tagesablauf – Ohne CGM-System* viele BZ-Messungen pro Tag – Viele Injektionen pro Tag – Hohe Anforderung an Schulbarkeit/Kooperation von Patient/Angehörigen → Standard bei Typ-1-Diabetes, weniger bei Typ-2-Diabetes
Insulinpumpentherapie *(kontinuierliche subkutane Insulininfusion, CSII)* 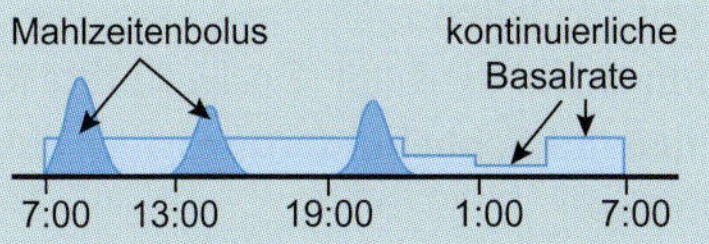 	Prinzip wie bei ICT, jedoch alleinige Verwendung kurz wirksamen Insulins, das über einen ständig liegenden Katheter bzw. eine Kanüle s. c. verabreicht wird. Basalrate voreingestellt, im Tagesverlauf variabel, zusätzlicher Bolus zu Mahlzeiten/BZ-Korrektur abrufbar	+ Oft gute Einstellung + Flexibler Tagesablauf + Gabe kleinster Mengen möglich (Kinder!) – Ohne CGM-System* viele BZ-Messungen pro Tag – Ständig liegender Katheter und kleine Pumpe am Gürtel oder aufgeklebte Patchpumpe mit integrierter Nadel und Fernbedienung – Hohe Anforderung an Schulbarkeit/Kooperation von Patient/Angehörigen – Kostenübernahme durch GKV ab etwa Schulalter nur, wenn trotz ICT keine gute Einstellung → Oft bei kleinen Kindern. Wenn trotz ICT keine gute Einstellung, besonders bei Schwangeren
Konventionelle Insulintherapie *(CT)* 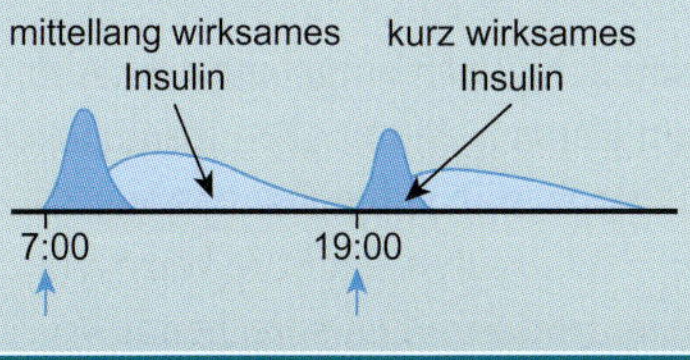 	Injektion eines Mischinsulins 2-mal täglich (vor dem Frühstück und vor dem Abendessen)	+ Einfach + Wenige Injektionen (auch durch Pflegedienst möglich) – Meist keine gute Einstellung – Starrer Tagesablauf in puncto Mahlzeiten und Aktivitäten → Vor allem bei Typ-2-Diabetes. Bei Typ-1-Diabetes v. a. bei schlechter Schulbarkeit/Kooperationsfähigkeit des Patienten
Kombinationstherapie Insulin plus orale Antidiabetika (nur bei Diabetes mellitus Typ 2)		
Basalunterstützte orale Therapie *(BOT)* 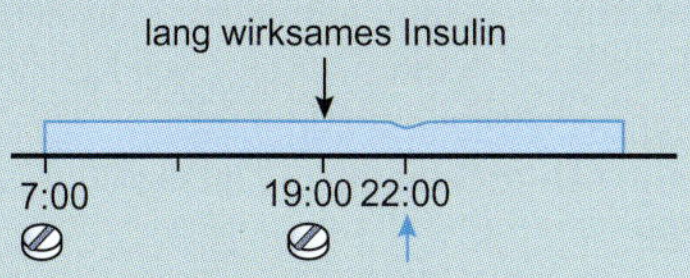 	Injektion eines lang wirksamen Insulins (NPH-Insulin oder lang wirksames Insulin-Analogon) meist abends, zusätzlich zur Gabe oraler Antidiabetika. Zusätzlich kurz wirksames Insulin bei der Tagesmahlzeit mit besonders hohem BZ-Anstieg möglich *(BOT plus)*	+ Meist deutlich verbesserte Einstellung + Wenige Injektionen (auch durch Pflegedienst möglich) → Bei Typ-2-Diabetes mit hohem Nüchtern-BZ/insgesamt zu hohem BZ
Basalunterstützte Inkretintherapie *(BIT)*	Injektion eines lang wirksamen Insulins zusätzlich zu einem GLP-1-Agonisten	
Supplementäre Insulintherapie *(SIT)* 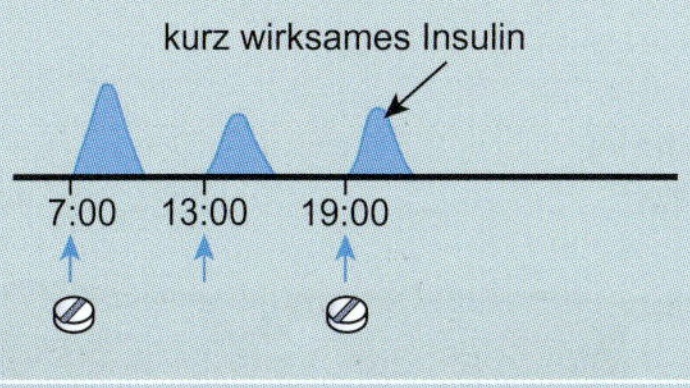 	Injektion eines kurz wirksamen Insulins (Normalinsulin oder kurz wirksames Insulin-Analogon) vor jeder Hauptmahlzeit (Dosis fest oder nach aktuellem BZ) zusätzlich zur Gabe oraler Antidiabetika	+ Bessere Einstellung bei festem Schema – Immerhin 3 Injektionen täglich → Bei Typ-2-Diabetes mit hohem BZ nach den Mahlzeiten

Dunkelblau = kurz wirksames Insulin, hellblau = lang wirksames Insulin, ↑ = Insulininjektion, = orales Antidiabetikum

* CGM-System = System zum kontinuierlichen Glukosemonitoring, ➤ 7.5.3

etwa 50 % des Gesamt-Tagesbedarfs an Insulin, bei Jugendlichen und Kindern niedriger. Ultra-Langzeitinsuline erfordern weniger Injektionen (bis zu 1-mal wöchentlich), sind aber schlechter steuerbar (Hypoglykämierisiko).
- Hinzu kommt ein **Bolus** kurz wirksamen Insulins vor den Mahlzeiten, der vom aktuell gemessenen Blutzucker und vom Kohlenhydratgehalt der geplanten Mahlzeit abhängt (Details ➤ 7.5.4). Bei *Normalinsulin* kann ein Spritz-Ess-Abstand sinnvoll sein (muss ausprobiert werden), bei *kurz wirksamen Insulin-Analoga* ist kein Abstand zwischen Injektion und Mahlzeit erforderlich. *Ultrakurz wirksames Insulin* wird unmittelbar vor bis 20 Min. nach Beginn der Mahlzeit gespritzt. Aufgrund seiner längeren Wirkdauer deckt das zur Hauptmahlzeit injizierte Normalinsulin die nächste Zwischenmahlzeit mit ab. Bei kurz wirksamen Insulin-Analoga ist das nicht der Fall. Hier kann auf eine Zwischenmahlzeit verzichtet oder (muss) separat Insulin zur Zwischenmahlzeit injiziert werden.

Durch die Entkoppelung ist der Patient nicht nur flexibler bei Zeit und Größe der Mahlzeiten, sondern hat auch Korrekturmöglichkeiten zur besseren Stoffwechselführung. Notwendig ist allerdings die Kenntnis des aktuellen Blutzuckers (Details ➤ 7.5.3).

Die **Insulinpumpentherapie** funktioniert prinzipiell gleich mit dem Unterschied, dass der Basalinsulinbedarf nicht durch Verzögerungsinsulin, sondern durch kontinuierliche Infusion eines kurz wirksamen Insulins über einen subkutan liegenden Katheter bzw. eine subkutan liegende Kanüle gegeben wird. Die Basalrate wird vorher einprogrammiert. Ihre Variation im Tagesverlauf ist möglich und kann auch geändert werden.

Eine vereinfachte Variante der ICT kommt v. a. für ältere Menschen in Betracht, die immer etwa gleich viel essen. Sie messen ebenfalls vor jeder Mahlzeit den Blutzucker, berechnen die Insulindosis dann aber nicht, sondern lesen sie in Abhängigkeit vom Blutzucker aus einer Tabelle ab.

Pflegerische Betreuung

Pens

Heute wird Insulin fast ausschließlich mit Pens injiziert. Unterschieden werden:
- **Fertigpens,** die gebrauchsfertig sind und nach Entleerung weggeworfen werden. Sie sind oft für ältere Menschen mit eingeschränkten motorischen Fähigkeiten besser geeignet.

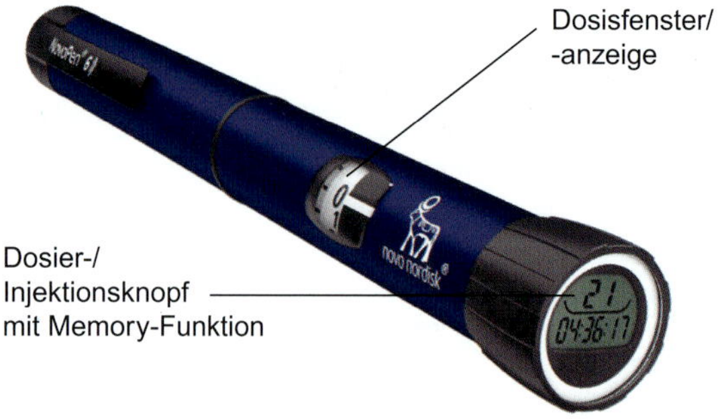

Abb. 7.8 Auffüllbarer Pen mit Anzeige, wie viele Einheiten und wann ungefähr das letzte Mal gespritzt wurde (Memory Funktion). [U107]

- **Auffüllbare Pens** (➤ Abb. 7.8, ➤ Abb. 7.9), in die immer wieder eine neue Insulinpatrone eingelegt werden kann. Sie haben eine Herstellergarantie von 2–5 Jahren.
- **Pens für Kinder** sind einfach, robust, bunt (Dosierschritte in 0,5 IE), Pens **für Menschen mit Sehbehinderung** haben eine vergrößerte Einheitenanzeige.

KLIMA UND UMWELT

Auffüllbare Pens verursachen weniger Plastikmüll und sind somit aus Umweltschutzgründen vorzuziehen.

Für den Fall des Defektes oder Verlustes soll der Patient immer einen Ersatzpen zuhause haben.

Insulinpens sind grundsätzlich gleich aufgebaut (➤ Abb. 7.9). Es gibt sie von verschiedenen Herstellern mit allen Insulinarten. Zu beachten ist, dass nicht alle Patronen in jeden Pen passen.

Insulindosierung und -konzentration

U-40-Insulin. In 1 ml sind 40 IE (internationale Einheiten) Insulin enthalten. U-40-Insulin gibt es in Durchstechampullen zum Selbstaufziehen oder für die Verwendung in Spritzenpumpen (z. B. Perfusor®).
U-100-Insulin. In 1 ml sind 100 IE Insulin enthalten. Patronen für Insulinpens enthalten U-100-Insulin (d. h. eine 3-ml-Patrone hat 300 IE Insulin), es gibt auch Durchstechampullen mit U-100-Insulin.
Fertigpens gibt es außerdem mit **U-200-Insulin** (1 ml = 200 IE) und **U-300-Insulin** (1 ml = 300 IE).
Wird Insulin aus einer Durchstechampulle aufgezogen, muss dies mit einer speziellen Insulinspritze mit Skalierung in IE (nicht ml) geschehen. Die Spritze muss zum verwendeten Insulin passen, z. B. U-100-Insulin in U-100-Insulinspritze.

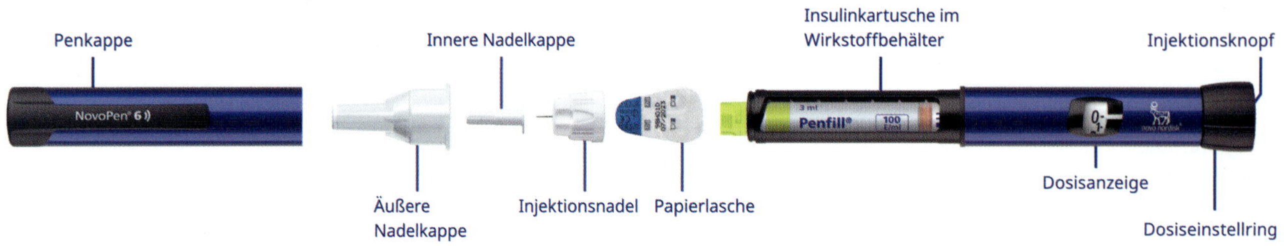

Abb. 7.9 Teile eines Insulinpens. [U107]

Tab. 7.2 Verschiedene Nadellängen und ihre Verwendung [3].

Nadellänge	Hautfaltenbildung	Einstichwinkel
Kinder und Jugendliche		
4 mm	Nein	90°
5 mm	Ja	45°
6 mm	Ja	45°
Erwachsene (bei Übergewicht Nadellänge ≥ 5 mm)		
4 mm	Nein	90°
5 und 6 mm	Ja	90°
8 mm (starkes Übergewicht)	Ja	45°

Die anzusteckende **Pen-Nadel** muss zum Pen passen. Nadeln mit 4- oder 6-fach-Schliff sind besonders wenig traumatisch. Die Länge der Pen-Nadel hängt von Alter, Gewicht und vom Einstichwinkel (45°, 90°) ab (➤ Tab. 7.2).

Bei Injektionen in den Oberschenkel (weniger subkutanes Fettgewebe) sollte die Nadel nicht länger als 5 mm sein, stets eine Hautfalte gebildet werden und der Einstichwinkel 45° betragen, um eine Injektion in den Muskel zu vermeiden. [3]

Pen-Nadel nach jeder Injektion wechseln

Pen-Nadeln sind Einmalprodukte und nicht für die mehrmalige Verwendung vorgesehen. Bereits nach einer Injektion ist der Gleitfilm abgenutzt und die Nadel wird stumpfer, was bei einer Wiederverwendung zu Mikroverletzungen, Schmerzen und Resorptionsstörungen führt. Pflegefachpersonen wechseln vor/nach jeder Injektion die Nadel. Selbstständige Patienten sind selbst für ihr Handeln verantwortlich, müssen aber über die Gefahren aufgeklärt werden. [4]

Insulininjektion

Insulin wird ins Unterhautfettgewebe (subkutan) injiziert. Besonders geeignete **Injektionsstellen** sind:

- Bauch (zwei Querfinger Abstand zum Nabel): schnellste Insulinaufnahme, empfohlen für die Injektion von kurz wirksamen Insulinen
- Gesäß und Oberschenkel: langsame Insulinaufnahme, empfohlen für die Injektion von Verzögerungsinsulinen
- Empfehlung für Mischinsuline: morgens in den Bauch und abends in Gesäß oder Oberschenkel

Injektionsstelle wechseln

Ständiges Spritzen in dieselbe Stelle führt zu Gewebeveränderungen *(Lipohypertrophien)*, die dann die Insulinresorption verändern und z. B. zu starken Blutzuckerschwankungen führen. Mithilfe eines sog. **Spritzenkalenders** (➤ Abb. 7.10) kann die Einstichstelle systematisch variiert werden.

Führt eine Pflegefachperson die Injektion durch, ist eine Hautdesinfektion mit einem alkoholischen Hautdesinfektionsmittel und keimarmen Tupfern notwendig. Führt der Patient die Injektion selbst durch, liegt es in seiner Entscheidung, er kann auch darauf verzichten. [4]

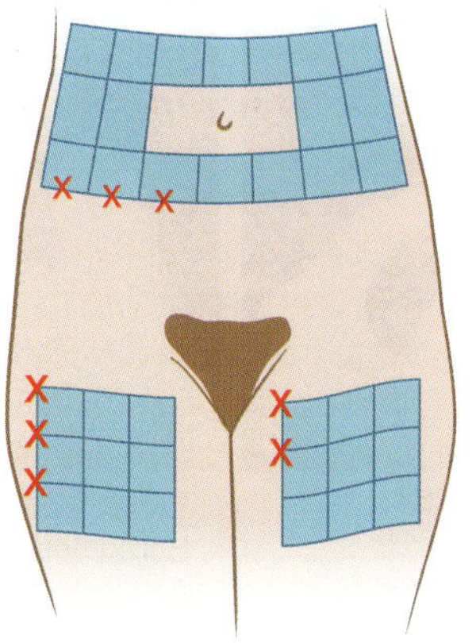

Abb. 7.10 Spritzenkalender zum systematischen Wechseln der Injektionsstellen am Bauch und Oberschenkel. [L255]

Insulininjektion mit einem Pen

- Überprüfen, ob es der Pen des Patienten ist (in Einrichtungen muss der Pen mit dem Patientennamen/-etikett beschriftet sein)
- Ggf. neue Insulinpatrone einsetzen (➤ Abb. 7.11a): Schutzkappe entfernen, Patronenhalter aufschrauben, Patrone einsetzen, Kolbenstange mit der Patrone zurückschieben und Pen zuschrauben
- Verzögerungs- oder Mischinsulin miteinander vermischen (➤ Abb. 7.11b): Pen dazu mindestens 10-mal hin- und herschwenken oder zwischen den Händen rollen. Nicht schütteln, um eine Blasenbildung zu vermeiden
- Neue Pen-Nadel aufsetzen (➤ Abb. 7.11c): Schutzfolie entfernen und Nadel gerade auf den Patronenhalter aufschrauben, Schutzkappe entfernen
- Funktion des Pens überprüfen und entlüften: 1–2 IE einstellen, Pen nach oben halten und an die Patrone klopfen, um Luftblasen zu entfernen. Dann durch Drücken des Injektionsknopfs die Einheiten abgeben (Insulin muss als dünner Strahl austreten, ➤ Abb. 7.11d). Bei einer neuen Patrone evtl. mehrmaliges Entlüften nötig
- Insulinmenge einstellen (➤ Abb. 7.11e): Dosierknopf so lange drehen, bis die verordneten Einheiten im Display erscheinen. Zu viel eingestellte Einheiten i. d. R. durch Zurückdrehen des Dosierknopfs korrigierbar
- Bei Injektion durch Pflegende Haut desinfizieren
- Insulin injizieren: ggf. Hautfalte mit Daumen und Zeigefinder bilden (keine Muskulatur mit anheben) und im 45°- oder 90°-Winkel einstechen (➤ Tab. 7.2, ➤ Abb. 7.11f), Injektionsknopf langsam und kräftig drücken, bis er sich nicht mehr bewegt. Im Display erscheint eine 0, d. h. alle Einheiten wurden verabreicht. Ggf. Hautfalte loslassen, 10 Sek. warten und dann Pen herausziehen
- Nadel in ein durchstechsicheres Gefäß oder Spritzenabwurf entsorgen
- Injektion dokumentieren

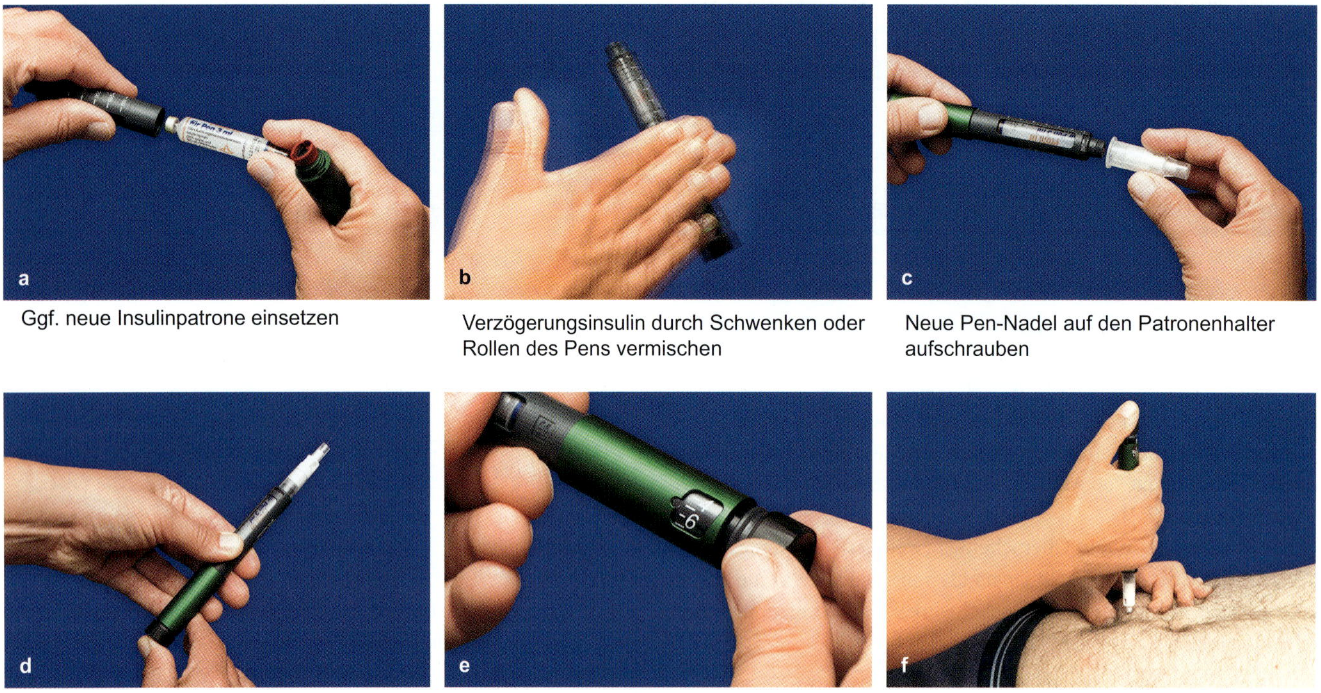

a: Ggf. neue Insulinpatrone einsetzen

b: Verzögerungsinsulin durch Schwenken oder Rollen des Pens vermischen

c: Neue Pen-Nadel auf den Patronenhalter aufschrauben

d: Funktion des Pens durch Abgabe einer kleinen Insulindosis überprüfen

e: Gewünschte Insulindosis durch Drehen des Dosierknopfes einstellen

f: Insulin injizieren (hier im 90°-Winkel mit Hautfaltenbildung)

Abb. 7.11 Insulininjektion mit einem Pen. [K115]

Verschiedene Insuline gleichzeitig

Die meisten Betroffenen, die gleichzeitig ein Normal- und ein Verzögerungsinsulin spritzen, verwenden zwei Pens und injizieren zweimal hintereinander. Alternativ könnten sie die beiden Insuline jeweils aus einer Ampulle in eine Insulinspritze aufziehen und mit einer Injektion verabreichen.

Insulininjektion mit einer Insulinspritze

- Durchstechampulle mit Verzögerungsinsulin 10-mal hin- und herschwenken oder rollen (bei Normalinsulin nicht nötig)
- Insulin in die Insulinspritze aufziehen
- Kanüle für s. c.-Injektion aufsetzen
- Ggf. Hautdesinfektion durchführen
- Ggf. Hautfalte bilden (Hautfaltenbildung und Einstichwinkel sind abhängig von der Länge der Kanüle, ➤ Tab. 7.2)
- Einstechen und Insulin langsam spritzen (ohne vorherige Aspiration)
- 10 Sek. warten, dann Spritze herausziehen und sicher entsorgen

7.2.4 Lipidsenker

DEFINITION

Lipidsenker: Medikamente zur Senkung des Blutfett- und/oder Blutcholesterinspiegels.

Lipidsenker werden gegeben, wenn die Behandlung einer evtl. fassbaren Grunderkrankung, Ernährungstherapie und Bewegung die erhöhten Blutfette nicht ausreichend senken.

Statine

Meistverwendete Lipidsenker sind die **Statine** *(CSE-Hemmer, HMG-CoA-Reduktase-Hemmer),* die ein an der Cholesterinsynthese beteiligtes Enzym hemmen. Sie senken das arterioskleroseferdernde „schlechte" LDL-Cholesterin im Blut deutlich (dosisabhängig), die Triglyzeride mäßig und erhöhen das „gute" HDL-Cholesterin gering. Außerdem wirken sie günstig auf die Gefäße und werden deshalb z. B. bei koronarer Herzkrankheit immer gegeben.

Beispiele sind Atorvastatin (z. B. Sortis®), Lovastatin (z. B. Lovabeta®), Pravastatin (z. B. PravaLich®), Rosuvastatin (z. B. Crestor®) und Simvastatin (z. B. Simva TAD®).

Wichtige Nebenwirkungen sind Kopfschmerzen, Magen-Darm-Beschwerden, eine Verschlechterung der Glukosetoleranz sowie Muskelbeschwerden und – selten – Muskelschäden. Bei bestehenden Muskel- und Lebererkrankungen und in der Schwangerschaft dürfen Statine nicht gegeben werden.

Eine Kombination mit Fibraten wird wegen des dann erhöhten Risikos ernster Muskelschäden möglichst vermieden.

Statine werden mahlzeitenunabhängig am Abend eingenommen.

Weitere Lipidsenker

Weitere Lipidsenker sind:

- **Cholesterinresorptionshemmer,** etwa Ezetimib (z. B. Ezetrol®). Senken das Blutcholesterin durch verminderte Aufnahme aus

dem Darm. Gabe v. a. in Kombination mit Statinen, wenn diese allein nicht ausreichen
- Bempedoinsäure, etwa Nilemdo®. Vermindern die Cholesterinsynthese durch Hemmung eines anderen Enzyms als die Statine. Zugelassen bei nicht ausreichender Wirksamkeit einer Statin-Ezetimib-Kombinationstherapie
- **PCSK9-Hemmer,** etwa Evolocumab (z. B. Repatha®). Sehr teure Antikörper (s. c.-Injektion), welche die Zahl der LDL-Rezeptoren an der Zellmembran durch Abbauminderung steigern. Vor allem bei sehr ausgeprägten, familiären Cholesterinerhöhungen, bei denen sonst eine **Lipidapherese** (dialyseähnliches Verfahren zur Entfernung von LDL aus dem Blut) nötig wäre
- **Fibrate,** etwa Bezafibrat (z. B. Cedur®). Senken v. a. die Triglyzeride im Blut durch beschleunigten Abbau. Nebenwirkungen v. a. Magen-Darm-Beschwerden, Leberwertanstieg, erhöhtes Gallensteinrisiko

7.3 Mangelernährung, Untergewicht und Gedeihstörung

DEFINITION

Unterernährung *(quantitative Mangelernährung):* im Vergleich zum Bedarf zu geringe Energiezufuhr.
Mangelernährung: meist Bezeichnung für *qualitative Mangelernährung,* d. h. Fehlernährung mit unzureichender Deckung des Bedarfs an einem oder mehreren Nährstoffen. Nicht zwangsläufig mit zu geringer Energiezufuhr verbunden.
Malnutrition: teils zusammenfassende Bezeichnung für Unter- und qualitative Mangelernährung, teils Synonym zu Unterernährung (die Nomenklatur der Ernährungsdefizite ist nicht einheitlich).
Untergewicht: nach WHO BMI bei Erwachsenen < 18,5 kg/m², bei Kindern unter der 10. Perzentile. Für Senioren gemäß der *ESPEN (European Society für Clinical Nutrition)* für 65–70 Jahre BMI < 20, über 70 Jahre BMI < 22. [5]
Anorexie: Störung der Appetitregulation mit der Folge einer unzureichenden Aufnahme von Nährstoffen.
Sarkopenie: Verlust von Muskelmasse und -kraft, alters- oder krankheitsbedingt.
Kachexie: Auszehrung, lebensbedrohliches Untergewicht.
Gedeihstörung: Beeinträchtigung von Gewichts- *und* Größenentwicklung eines Kindes (➤ Abb. 7.12).
Dehydratation: Flüssigkeitsmangel, Defizit an Körperwasser, infolge zu geringer Flüssigkeitsaufnahme oder nicht ausgeglichener hoher Ausscheidung (➤ 10.10.2).

Krankheitsursachen und -entwicklung

Unterernährung, Mangelernährung, Malnutrition und **Untergewicht** sind eng miteinander gekoppelt. Vielleicht ist dies auch ein Grund für die teilweise nur unscharfe Abgrenzung der Begriffe untereinander. Bei Kindern bleibt im weiteren Verlauf auch die Größenentwicklung hinter der gesunder Gleichaltriger zurück **(Gedeihstörung).** Unterschieden werden:
- **Primäre Formen** infolge unzureichender Nahrungsaufnahme
  - Bei Säuglingen und Kindern z. B. infolge Kindesvernachlässigung, psychischer Störungen
  - Bei Jugendlichen und Erwachsenen z. B. infolge einseitiger, oft ideologisch geprägter Kostformen, Essstörungen (v. a. Anorexia nervosa ➤ 16.10), Alkoholmissbrauch
  - Bei alten Menschen z. B. infolge Altersveränderungen (schnelleres Sättigungsgefühl, nachlassendes Geruchs- und Geschmacksempfinden), belastender Lebensereignisse, Einsamkeit, unzureichender Möglichkeiten des Einkaufs und der Nahrungszubereitung (etwa durch Mobilitätseinschränkungen), Kau-, Schluckstörungen, Vernachlässigung
  - In allen Altersgruppen infolge Armut, unzureichenden Wissens des Betroffenen, der Eltern oder pflegender Angehöriger über den Energie- und Nährstoffbedarf
- **Sekundäre Formen** durch zahlreiche (chronische) Grunderkrankungen, z. B. chronische Darmerkrankungen mit Maldigestion/Malabsorption (➤ 8.1.4), aber auch Lungen-, Herzerkrankungen, Hyperthyreose (➤ 6.4), fortgeschrittene Krebserkrankungen

Klinische Zeichen und Diagnostik

Mangelernährung (insbesondere, wenn diese nur einen oder zwei Nährstoffe betrifft) ist nach außen hin oft nicht sichtbar, geringes Untergewicht wird häufig durch Kleidung kaschiert. Umgekehrt kann geringes Untergewicht bei ungestörtem Allgemeinbefinden und normalen Körperfunktionen auch Ausdruck eines genetisch bedingt zierlichen Körperbaus sein oder bei Kindern zeitweilig nach einem Wachstumsschub auftreten und ist dann nicht krankhaft.

Bei Untergewicht fällt zunächst das spärliche Fettgewebe auf (➤ Abb. 7.12), später treten durch Fettgewebs- und Muskelatrophie die Gelenke (zu) deutlich hervor („breite" Gelenke bei sehr schmalen Extremitäten). Die Betroffenen fühlen sich meist schwach (Ausnahme Anorexia nervosa) und frieren leicht. Weitere klinische Zeichen und Komplikationen bei ausprägten Formen sind Anämie (Blutarmut ➤ 11.3), Infektneigung, Wundheilungsstörungen, bei langem Bestehen Osteoporose sowie bei Erwachsenen sexuelle Funktionsstörungen (bei Frauen bis zur Unfruchtbarkeit). Im Kindesalter kommen körperliche und geistige Entwicklungsverzögerung hinzu.

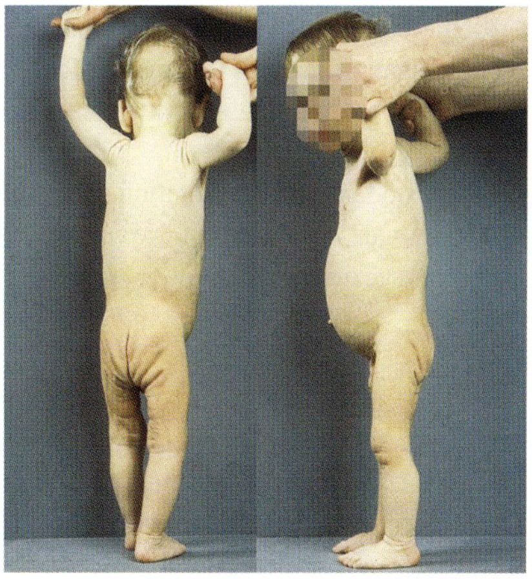

Abb. 7.12 Kleinkind mit Gedeihstörung. Besonders auffällig sind der aufgetriebene Bauch, das flache, faltige Gesäß und die dünnen Beine. [T409]

Bei sekundären Formen bestehen außerdem die Zeichen der Grunderkrankung, etwa Diarrhö oder Fettstühle.

Pflegefachpersonen erfassen systematisch den Gewichts- und Ernährungszustand des Patienten mittels etablierter Instrumente (➤ 7.1.1), ggf. im Zeitverlauf. Bei Kindern wird außerdem die Größe beurteilt, bei Säuglingen und Kleinkindern der Kopfumfang. Weitere Untersuchungen dienen der Schweregradeinschätzung und Ursachensuche.

Behandlung

Die Behandlung von Unter-/Mangelernährung folgt Leitlinien und ist stufenmäßig aufgebaut (➤ Tab. 7.3).

Ziel ist die bestmögliche und individuelle Verbesserung des Ernährungszustands, auch unter Berücksichtigung von Patientenwünschen und ethischen Überlegungen (Kann die Ernährungstherapie das Allgemeinbefinden und die Lebenserwartung günstig beeinflussen? Stehen die Maßnahmen im Einklang mit dem mutmaßlichen Willen des Patienten?). [6]

Die Maßnahmen der verschiedenen Stufen können miteinander kombiniert werden.

Tab. 7.3 Stufenschema von Ernährungsinterventionen bei (älteren) Patienten mit nachgewiesener oder aktuell hohem Risiko für eine Mangelernährung. Insbesondere bei Patienten mit Tumor- oder Magen-Darm-Erkrankungen kann ein verändertes Vorgehen notwendig sein. [7]

Stufe	Maßnahmen
VI	Ergänzende oder vollständige parenterale Ernährung über Port, Broviac- oder Hickman-Katheter bei eingeschränkter intestinaler Funktion oder Unmöglichkeit einer enteralen Ernährung. Indikationen z. B. Kurzdarmsyndrom, schwere entzündliche Darmerkrankung, Darmentzündung durch Bestrahlung oder Chemotherapie, große Magen-Darm-Operationen. Falls irgend möglich in Kombination mit enteraler Ernährung. Im häuslichen Umfeld als **heimparenterale Ernährung** *(HPE)* von spezialisierten Pflegediensten oder Home-Care-Providern durchgeführt. Überprüfung der Indikation in regelmäßigen Abständen erforderlich
V	Ergänzende oder vollständige enterale Ernährung über PEG, PEJ oder Jet-PEG, Gastrotube oder Stomabutton. Indikationen z. B. Schluckstörung, Speiseröhrenkrebs, Bewusstseinsstörung, wenn alle Möglichkeiten zur Förderung der oralen Ernährung ausgeschöpft sind. In der ambulanten Pflege als **heimenterale Ernährung** *(HEE)* durchgeführt. Überprüfung der Indikation in regelmäßigen Abständen erforderlich. Vorsicht: Gefahr eines **Refeeding-Syndroms** (Stoffwechselentgleisung mit Störung des Wasser-, Elektrolyt- und Glukosestoffwechsels bei zu aggressiver Ernährungstherapie schwer mangelernährter Patienten)
IV	Trink- und Zusatznahrung (**orale Nahrungssupplemente,** *ONS*) in 200- bis 250-ml-Portionen mit einem Energiegehalt von 1,5–2,5 kcal/ml, teilweise vollbilanziert (genau festgelegte Zusammensetzung, mit der der tägliche Bedarf aller Nähr- und Mineralstoffe, Vitamine, Spurenelemente gedeckt wird), teilweise für besondere Indikationen (z. B. eiweißreich) oder stoffwechseladaptiert (z. B. für Menschen mit Diabetes). Verschiedene Geschmacksrichtungen. Unterstützend als Zwischenmahlzeit angeboten. Nach medizinischer Indikationsstellung verordnungsfähig
III	Anreicherung der Nahrung zur Steigerung des Energie- und Nährstoffgehalts, z. B. Zugabe von Eiweißkonzentrat, Traubenzucker, Maltodextrin, Butter, Sahne oder Pflanzenöl
II	Ernährungsberatung und -modifikation, intensivierte Betreuung, Wunschkost, Einsatz von Hilfsmitteln u. a. (siehe Text)
I	Frühzeitige, ggf. wiederholte Erfassung individueller Risikofaktoren/Ursachen für die Mangelernährung mithilfe geeigneter Assessments (➤ 7.1.1), gefolgt von deren weitestmöglicher Ausschaltung, z. B. Behandlung von Zahn- und Munderkrankungen, Schluckstörungen, Esstraining, Schmerzbehandlung, adäquate Behandlung akuter und chronische Erkrankungen

PEG = perkutane endoskopische Gastrostomie; PEJ = perkutane endoskopische Jejunostomie

Ernährungsberatung und -modifikation

Die Maßnahmen richten sich nach den Risikofaktoren bzw. Ursachen für die Mangelernährung: [1]

- Patienten und Angehörige über die Folgen einer dauerhaften Mangelernährung und mögliche Interventionen beraten und gemeinsam Maßnahmen festlegen, ggf. Ernährungsfachleute hinzuziehen
- Patienten selbstbestimmt Speisen auswählen lassen, Wunschkost anbieten
- Auf sehr einschränkende Diäten verzichten bzw. falls möglich Diätvorschriften lockern
- Appetit anregen, z. B. mit Aperitif/einem Glas Wein (auch Pepsinwein, Wermut), Tinktur aus Bitterstoffen reichen; Tees aus Ingwer, Pfefferminze, Salbei u. a. anbieten → ca. 30 Min. vor der Mahlzeit; Speisen mit appetitanregenden Kräutern zubereiten und optisch ansprechend herrichten; auch leichte Bewegung kann appetitanregend sein
- Kleinere Portionen und Zwischenmahlzeiten anbieten (werden eher angenommen als drei große Mahlzeiten)
- Konsistenz von Nahrungsmitteln anpassen, auf ungeeignete Konsistenzen verzichten
- Fingerfood anbieten, Essstationen einrichten
- Abdominale Beschwerden wie Obstipation, Blähungen, Sodbrennen gezielt behandeln

Förderung der oralen Ernährung

Für die unterschiedlichen pflegerischen Situationen gibt es eine Vielzahl von Allgemeinmaßnahmen, die die orale Ernährung erhalten und fördern sollen. Pflegefachpersonen brauchen Kreativität und den Mut, Neues und Anderes auszuprobieren: [1]

- Flexible Essenszeiten anbieten. Zwischen der letzten Mahlzeit am Abend und dem Frühstück sollen dabei maximal 12 Std. liegen, bei Demenzkranken und Menschen mit Diabetes nur 10 Std.
- Rituale zum Essen einführen und pflegen, z. B. einen Aperitif anbieten, gemeinsam den Tisch decken, eine Danksagung/Tischspruch sprechen
- Tisch und Essumgebung ansprechend gestalten, z. B. gelüfteter Raum, ausreichendes Licht, Tischdecke, farbiges Geschirr und Servietten, Lieblingstasse (➤ Abb. 7.13)

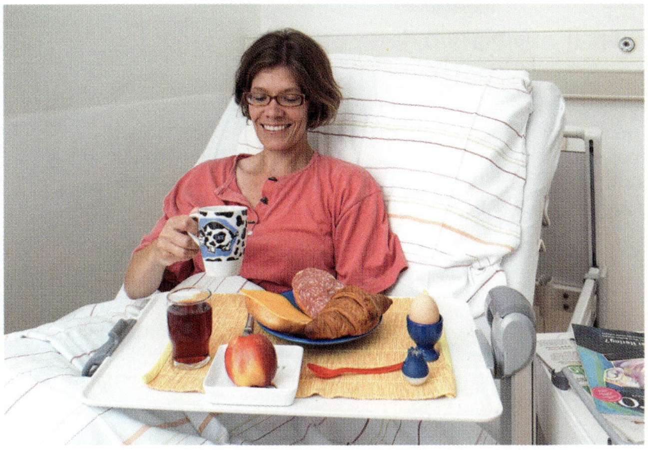

Abb. 7.13 Appetitliches Anrichten einer Mahlzeit. Auch im Bett kann die Nahrungsaufnahme ansprechend gestaltet werden. [K115]

- Geeignete Hilfsmittel auswählen, z. B. Besteck mit breiten oder abgewinkelten Griffen, Teller mit hohem Rand, Warmhalteteller, Arbeitsbrett mit Fixiermöglichkeit, geeignete Trinkgefäße
- Wann immer möglich, Essen in Gesellschaft anbieten
- Pflegebedürftigen unterstützen wo erforderlich (damit z. B. nicht auf eine Speise verzichtet wird, weil sie nicht selbst geholt/geschnitten werden kann), dabei aber Eigenaktivität des Patienten fördern und erhalten, z. B. Wünsche erfragen, bei der selbstständigen Nahrungsaufnahme unterstützen statt Essen eingeben. Gutes Sitzen zum Essen ermöglichen, v. a. im Bett
- Ggf. Nahrung eingeben, nach Möglichkeit von wenig wechselnden Personen, mit Respekt und Wertschätzung, in Ruhe und im Sitzen
- Ausreichend Zeit zum Essen geben

Weitere pflegerische Betreuung

Pflegefachpersonen kontrollieren regelmäßig Gewichtsverlauf und Ernährungszustand, Kau- und Schluckfähigkeit des Patienten.

Ernährungsinterventionen bei Säuglingen, Kindern und Jugendlichen

Prinzipiell wird das Stufenschema (➤ Tab. 7.3) auch bei Kindern und Jugendlichen angewendet.

Die Maßnahmen werden aber je nach Alter des Kindes verändert, die Eltern immer mit eingebunden:

- Beratung, Anleitung und Unterstützung der Mutter beim Stillen (➤ 21.3.2), ggf. Abpumpen und Sammeln von Muttermilch
- Beratung zur Flaschenmilchernährung
- Beratung zur Beikost, geeigneten und ungeeigneten Lebensmitteln für Kleinkinder
- Beobachtung der Fütter- bzw. Esssituation
- Hinzuziehen von Fachleuten bei speziellen Diäten/Neudiagnose von Stoffwechselkrankheiten, z. B. Phenylketonurie
- Bei psychogenen Essstörungen (z. B. Anorexia nervosa ➤ 16.10) interdisziplinäre Behandlung, ggf. stationäre Aufnahme, Familientherapie

Prävention

Prävention hat v. a. soziale Ansatzpunkte. Zudem sind alle Maßnahmen der Stufe I (➤ Tab. 7.3) auch zur Prävention geeignet:

- Bei Säuglingen und Kleinkindern Förderung und Begleitung insbesondere sozial benachteiligter Familien zur Vermeidung von Vernachlässigung
- Bei jungen Mädchen Vermittlung eines angemessenen Körperbilds zur Vorbeugung vor Essstörungen
- Bei alten Menschen Schaffen günstiger „Rahmenbedingungen" fürs Essen, vom Anpassen der Zahnprothese über Organisation von Einkaufsdiensten, Essen auf Rädern und appetitliches Herrichten von Mahlzeiten bis zur Unterstützung bei der Nahrungsaufnahme, Besuchsdienst, Tagespflegeeinrichtung.

7.4 Übergewicht

DEFINITION

Übergewicht *(Präadipositas):* bei Erwachsenen BMI 25–29,9 kg/m², bei Kindern Gewicht zwischen der 90. und 97. Perzentile.

Adipositas *(Fettleibigkeit):*

- Bei Erwachsenen nach WHO BMI ≥ 30 kg/m². Unterteilt in
  - Adipositas Grad I (BMI 30–34,9 kg/m²)
  - Adipositas Grad II (BMI 35–39,9 kg/m²)
  - Adipositas Grad III (BMI ≥ 40 kg/m²) [8]
- Bei Kindern Gewicht über der 97. Perzentile [9]

Zunehmende Häufigkeit in den westlichen Industriestaaten. In Deutschland sind 50–60 % der Erwachsenen übergewichtig oder adipös, bei den Kindern und Jugendlichen ca. 15 %. Bedeutsam durch die Folgeerkrankungen.

Krankheitsursachen und -entwicklung

Übergewicht und **Adipositas** (➤ Abb. 7.14) entstehen, wenn die Energiezufuhr auf Dauer den Energieverbrauch überschreitet.

- Das weit überwiegende **primäre Übergewicht** ist durch ein Zusammenspiel von genetischer Veranlagung und Lebensstil verursacht. Die Gene haben mit Sicherheit erheblichen Einfluss auf das Gewicht eines Menschen, zu Übergewicht kommt es aber erst, wenn Über- und Fehlernährung und Bewegungsmangel hinzutreten. Rein genetisch bedingte Formen sind selten.
- **Sekundäres Übergewicht** ist Folge anderer Erkrankungen, etwa einer Hypothyreose (➤ 6.5) oder eines Cushing-Syndroms (➤ 6.7), oder Nebenwirkung von Medikamenten.

Klinische Zeichen und Diagnostik

Übergewicht ist zwar meist eine Blickdiagnose. Zur genauen Einschätzung sollte aber das Gewicht festgestellt und der BMI ermittelt werden (➤ 7.1.1). Stellt sich dabei Übergewicht heraus, wird der Bauchumfang bestimmt, da das gesundheitliche Risiko des Übergewichts wesentlich von der Fettverteilung abhängt (➤ 7.1.1).

Häufig ist ein Essprotokoll zur Feststellung des Essverhaltens sinnvoll, aus dem sich oft Ansatzpunkte für die spätere Ernährungs- und Verhaltenstherapie ergeben.

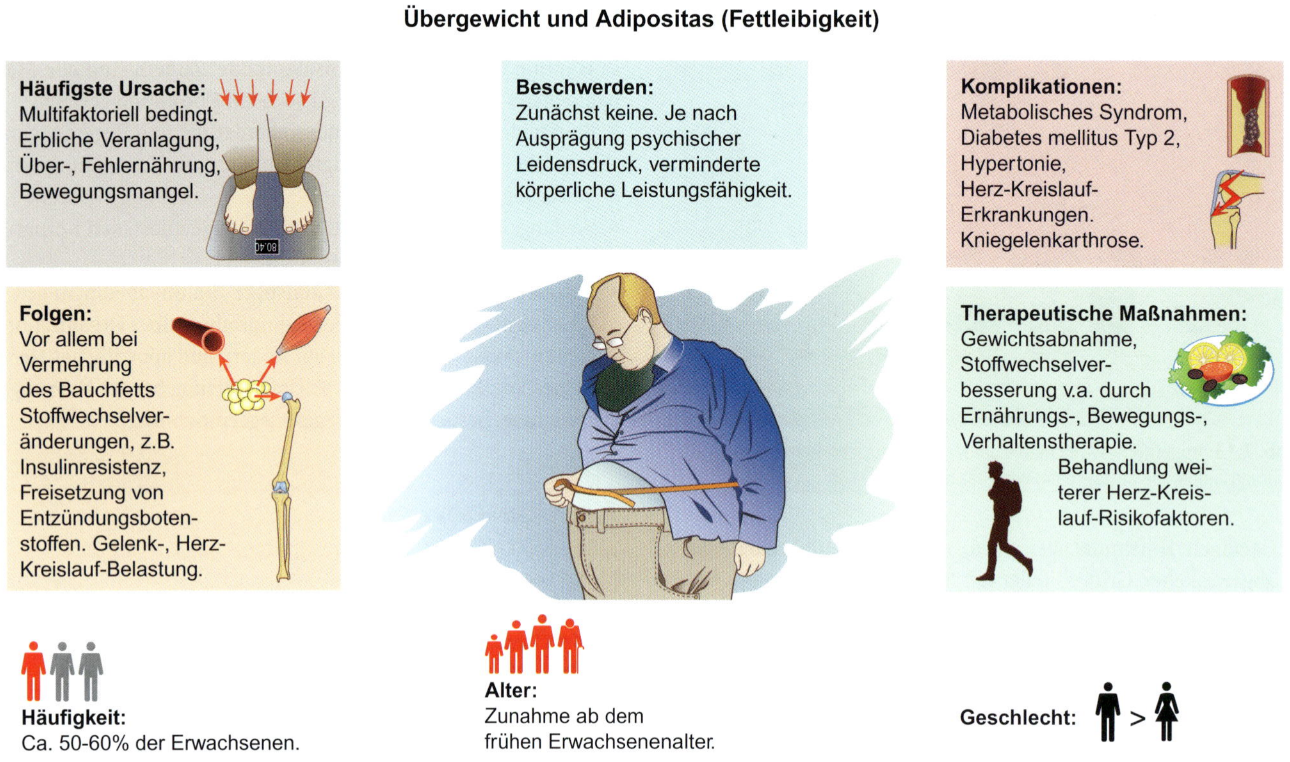

Abb. 7.14 Übersicht Übergewicht und Adipositas. [L255]

Außerdem wird der Patient auf weitere Faktoren des metabolischen Syndroms sowie Begleiterkrankungen/Komplikationen des Übergewichts hin untersucht, die Nierenwerte im Blut werden bestimmt und ein EKG geschrieben. Bei Menschen mit Adipositas ist ein Screening auf eine Fettlebererkrankung (➤ Tab. 9.3) empfohlen, z. B. mittels Sonografie.

Zum Ausschluss sekundären Übergewichts erfolgen eine TSH-Bestimmung sowie weitergehende Untersuchungen je nach Befund, etwa bei roten Hautstriae (Dehnungsstreifen).

DEFINITION

Abdominale Adipositas *(stammbetontes Übergewicht):* Vermehrung des Bauchfetts (Viszeralfetts) mit Risikoerhöhung für Übergewicht-Folgeerkrankungen, wahrscheinlich aufgrund anderer Stoffwechseleigenschaften des Bauchfetts im Vergleich zum subkutanen Fett. Erhöhtes Risiko bei Taillenumfang Frauen ≥ 80 cm, Männer ≥ 94 cm, deutlich erhöhtes Risiko bei Frauen ≥ 88 cm, Männer ≥ 102 cm (➤ 7.1).

Metabolisches Syndrom: verschiedene Definitionen, z. B. Kombination aus mindestens drei der folgenden Faktoren: [10]

- Abdominale Adipositas
- Erhöhte Triglyzeride im Blut oder entsprechende Medikation
- Erniedrigtes HDL-Cholesterin im Blut oder entsprechende Medikation (➤ 7.6)
- Nüchternblutzucker ≥ 100 ml/dl (5,6 mmol/l) oder entsprechende Medikation
- Blutdruck ≥ 130/85 mmHg oder entsprechende Medikation

Deutliche Risikoerhöhung für Herz-Kreislauf-Erkrankungen!

Komplikationen

Adipositas (➤ Abb. 7.15) geht (in unterschiedlichem Maße) mit einer Risikoerhöhung einher u. a. für:

- Diabetes mellitus Typ 2 (➤ 7.5.1, ➤ Tab. 7.5), Fettstoffwechselstörungen (➤ 7.6)
- Schlaf-Apnoe-Syndrom (➤ 3.2.3)
- Arterielle Hypertonie (➤ 4.9), koronare Herzkrankheit (➤ 4.6)

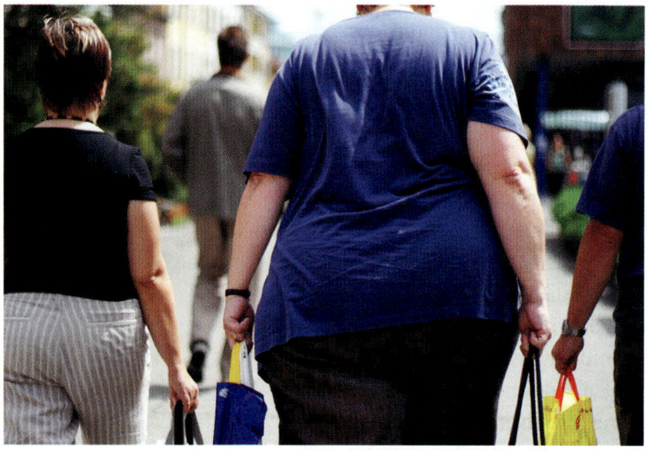

Abb. 7.15 Übergewicht. Ein paar Pfunde zu viel sind gesundheitlich meist unbedenklich. Deutliches Übergewicht allerdings bringt gesundheitliche Risiken mit sich, v. a., wenn es früh im Leben beginnt und/oder mit Bewegungsmangel gekoppelt ist. [J787]

- Cholezystolithiasis (➤ 9.5), nichtalkoholische Fettlebererkrankungen (➤ Tab. 9.3)
- Kniegelenkarthrose (➤ 14.7), Gicht (➤ 14.5.2)
- Einige Krebserkrankungen

Hinzu kommen psychische Folgen wie etwa Depressionen, auch als mögliche Folge sozialer Diskriminierung.

Behandlung

Bei Erwachsenen ist eine Behandlung in diesen Fällen angezeigt: [11]

- BMI ≥ 25 kg/m² *und* durch Übergewicht geförderte oder verursachte Erkrankungen, abdominale Adipositas oder hoher Leidensdruck
- BMI ≥ 30 kg/m²

Bei übergewichtigen Kindern, die noch wachsen, kann eine Gewichtsstabilisierung ausreichen, adipöse Kinder oder weitgehend ausgewachsene übergewichtige Jugendliche hingegen sollten ihr Gewicht reduzieren.

Die Basistherapie umfasst **Ernährungs-, Bewegungs- und Verhaltenstherapie** [11]. Die Grundsätze sind bei Erwachsenen und Kindern die gleichen, die Maßnahmen werden aber je nach Alter modifiziert. Bei ausgeprägter Adipositas kann es sinnvoll sein, die Gewichtsabnahme im Rahmen eines stationären Aufenthalts in einer spezialisierten Klinik zu beginnen.

Keine Kurzzeitmaßnahme

Adipositasbehandlung ist immer eine Langzeitbehandlung! Ziel der Behandlung ist eine dauerhafte Lebensstilumstellung mit langsamer, aber fortgesetzter Gewichtsabnahme und anschließendem Halten des Gewichts.

Ernährungstherapie

Eine Hauptsäule der Behandlung ist die Ernährungstherapie. Bei Erwachsenen ist ein tägliches Kaloriendefizit von ca. 500 kcal über einen längeren Zeitraum anzustreben. In der Beratung soll auf die individuellen Bedürfnisse und Vorlieben des Betroffenen eingegangen werden. [11]

Grundsätze sind:

- Reduktion der Fett- und/oder Kohlenhydratzufuhr. Bei gleichem Kaloriendefizit scheint es nicht maßgeblich zu sein, ob dieses eher durch Fett- oder Kohlenhydratreduktion erreicht wird. Somit kann hier den geschmacklichen Vorlieben des Patienten entgegengekommen werden. Ballaststoffreiche Kost mit niedriger Energiedichte (also wenig kcal/100 g) hilft vielen Menschen beim Abnehmen, da sie „mehr füllt".
- Ausreichende Flüssigkeitszufuhr, dabei Verzicht auf kalorienreiche Getränke. Bei Erwachsenen sind eher Alkoholika, bei Kindern und Jugendlichen eher Säfte, Limonaden und Cola problematisch.

Ggf. können einzelne Mahlzeiten durch Formulaprodukte (definiertes Nährstoffpulver oder -getränk) ersetzt werden. Zeitlich begrenzt ist bei adipösen Patienten auch eine alleinige Ernährung mit Formulaprodukten (z. B. Almased®, ca. 1.000 kcal/Tag) möglich. [11]

Spezielle Diäten und Kostformen

Eine Vielzahl spezieller Diäten verspricht große Abnehmerfolge in kurzer Zeit. Tatsächlich purzeln die Kilos oft auch schnell. Meist nehmen die Betroffenen danach allerdings ebenso schnell wieder zu **(Jo-Jo-Effekt).**

Bewegungstherapie

Ebenso wichtig wie die Ernährungstherapie ist die Bewegungstherapie. Der dadurch erzielbare Gewichtsverlust ist zwar (nur) mäßig. Bewegung verbessert aber die Körperzusammensetzung sowie andere Herz-Kreislauf-Risikofaktoren und stärkt das Selbstvertrauen. [11]

Sowohl übergewichtige Kinder als auch Erwachsene sind oft wenig aktiv. Eine Steigerung der Aktivität umfasst:

- Verminderung der inaktiven Zeit z. B. vor Fernseher oder PC
- Mehr Aktivität im Alltag, z. B. mehr Strecken zu Fuß oder mit dem Fahrrad zurücklegen und weniger mit dem Bus oder dem Auto, mehr Treppe steigen statt Aufzug fahren
- Sport (mindestens 2,5 Std./Woche), möglichst Ausdauer- und Kraftsport. Betroffene haben oft sowohl aus „Ungeschicklichkeit" als auch aufgrund ihres Aussehens Ängste. Deshalb ist meist ein langsamer „Einstieg" sinnvoll, evtl. auch in einer Gruppe Gleichgesinnter. Auswahl der Sportart nach Vorlieben und Möglichkeiten des Betroffenen (Gelenkbelastung).

Verhaltenstherapie

Dritter Bestandteil der Behandlung sind verhaltenstherapeutische Maßnahmen. Ein wesentliches Ziel ist es, problematisches Essverhalten zu erkennen und ein besseres Essverhalten zu erlernen. Angestrebt wird ein *flexibel kontrolliertes Essverhalten,* das im Gegensatz zur rigiden (starren) Verhaltenskontrolle einen gewissen Spielraum beim Essen und Ausgleichsmöglichkeiten erlaubt. Dadurch soll zügelloses Essen nach geringfügigen Überschreitungen strenger Diätvorschriften vermieden werden.

Darüber hinaus können – individuell unterschiedlich – z. B. das Erlernen von Problem- und Stressbewältigungsstrategien oder Hilfen zur Stärkung des Selbstbewusstseins sinnvoll sein.

Weitere Behandlungen

Medikamente

Gewichtsreduzierende Medikamente ergänzen die Basistherapie in ausgeprägten Fällen und bei unzureichendem Erfolg der obigen Maßnahmen.

Für Erwachsene zugelassen sind:

- Orlistat (z. B. Xenical®), das die Fettaufnahme aus dem Darm vermindert
- Die GLP-1-Agonisten (➤ 7.2.2) Liraglutid (z. B. Saxenda®) und Semaglutid (z. B. Wegovy®)
- Das sog. Twincretin Tirzepatid (z. B. Mounjaro® ➤ 7.2.2)

Bei Kindern und Jugendlichen kann eine Anwendung in Ausnahmefällen erwogen werden. [9]

Gewichtsreduzierende Medikamente haben in den letzten Jahren an Bedeutung gewonnen, ihr Stellenwert ist noch unklar. Sicher ist aber, dass sie keine Lifestyle-Medikamente sind, sie haben Nebenwirkungen wie andere Medikamente auch. Diesbezüglich problematisch ist, dass eine Langzeit-, evtl. lebenslange Gabe nötig ist.

Adipositas-Chirurgie

Adipositas-Chirurgie oder *bariatrische Chirurgie,* also chirurgische Maßnahmen zur Gewichtsreduktion, ist i. d. R. bei einem BMI über 35–40 (je nach Begleiterkrankungen) angezeigt. Kinder und Jugendliche werden nur ausnahmsweise operiert. [9] [12]

Alle Verfahren basieren auf reversibler oder irreversibler Magenverkleinerung und/oder Umgehung von Magen-Darm-Anteilen. Häufigste Operationen in Deutschland sind (➤ Abb. 7.16): [12]

- **Schlauchmagenoperation** mit Entfernung von Großteilen des Magens (derzeit häufigstes Verfahren in Deutschland)
- **Roux-en-Y-Magenbypass,** bei der ein kleiner Vormagen mit dem Dünndarm verbunden wird

Operierte können weniger auf einmal essen und Veränderungen der gastrointestinalen Hormone reduzieren den Appetit. Mögliche Nebenwirkungen je nach Verfahren sind z. B. Nährstoffdefizite mit Notwendigkeit einer Vitamin- und/oder Mineralstoffsupplementation, Dumpingsyndrome (➤ 8.2.8) oder eine gastroösophageale Refluxkrankheit (➤ 8.3). Unter anderem deshalb ist eine lebenslange Nachsorge erforderlich.

Weitere pflegerische Betreuung

Wenn notwendig, unterstützen Pflegende die Patienten mit Übergewicht bei der Körperpflege und anderen Lebensaktivitäten. Bei der Körperpflege achten sie besonders auf Hautfalten, häufig ist eine konsequente Intertrigoprophylaxe notwendig.

7

Gewichtsstabilisierung

Nach der Gewichtsreduktion muss das erzielte Gewicht gehalten werden, wozu sich im Wesentlichen die gleichen Maßnahmen eignen wie bei der anfänglichen Gewichtsreduktion. Der Lebensstil muss also auf Dauer geändert werden. Wahrscheinlich hilft vielen Betroffenen die langfristige Anbindung an professionelle Helfer oder eine Selbsthilfegruppe.

Prävention

Adipositas vermindert die Lebenserwartung Betroffener und schränkt ihre Lebensqualität erheblich ein. Da übergewichtige Kinder ein hohes Risiko haben, auch als Erwachsene übergewichtig zu bleiben, müssen Prävention und Behandlung früh beginnen. Gefordert bei der Vermittlung eines „gesunden" Lebensstils mit gleichzeitigem Spaß am Essen sind dabei sowohl Eltern und Verwandte als auch professionelle Erzieher, im Gesundheitswesen Tätige und die Gesellschaft. Um möglichst viele Menschen zu erreichen, sind aufsuchende und niedrigschwellige Hilfen wichtig.

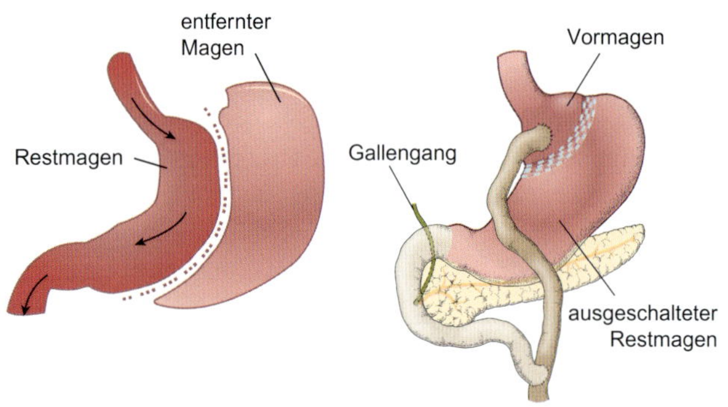

Abb. 7.16 Adipositas-Chirurgie. Links Schlauchmagenoperation, rechts Roux-en-Y-Magenbypass. [L138, L190]

Beratung

Pflegende motivieren die Betroffenen, dass es nie zu spät ist, mit der Umstellung der Lebens- und Ernährungsgewohnheiten zu beginnen. Sie warnen vor Diäten, die große Gewichtsverluste in kurzer Zeit versprechen. Vielmehr empfehlen sie multidisziplinäre Gewichtsprogramme und Ernährungsfachleute, die auf Adipositas spezialisiert sind, z. B. über die Krankenkasse oder den Hausarzt zu erfragen. Auch eine örtliche Ernährungsberatungsstelle für Adipositas, eine Selbsthilfegruppe und die Deutsche Adipositas Gesellschaft können wertvolle Informationen liefern.

Je nach Persönlichkeit des Betroffenen können auch Apps bei der Gewichtsabnahme helfen. Sie umfassen kostenlose Schritt- oder Kalorienzähler, aber auch bei einem BMI > 30 verordnungsfähige *digitale Gesundheitsanwendungen (DiGas),* die Gewicht, Ernährung, Bewegung und Verhalten zum Thema haben.

7.5 Diabetes mellitus

DEFINITION

Diabetes mellitus *(Zuckerkrankheit):* verschiedene Stoffwechselstörungen mit chronisch erhöhtem Blutzucker infolge gestörter Insulinsekretion und/oder Insulinwirkung. Hauptformen Diabetes mellitus Typ 1 und Diabetes mellitus Typ 2. In Deutschland über 9 Millionen bekannte Fälle. [13]
Prognose heute im Wesentlichen abhängig vom Auftreten diabetischer Folgeerkrankungen. Je besser die Diabeteseinstellung, desto höher Lebensqualität und Lebenserwartung der Betroffenen.
Hyperglykämie: krankhaft erhöhter Blutzucker.

7.5.1 Klassifikation

Folgende Typen des Diabetes mellitus werden unterschieden: [14]

- **Diabetes mellitus Typ 1** (➤ Tab. 7.4)
- **Diabetes mellitus Typ 2** (➤ Tab. 7.4)
- **Andere spezifische Diabetes-Typen,** z. B. Diabetes infolge Erkrankungen des Pankreas, hormoneller Erkrankungen (etwa Cushing-Syndrom ➤ 6.7), bei seltenen genetischen Defekten
- **Gestationsdiabetes** (Schwangerschaftsdiabetes)

Tab. 7.4 Diabetes mellitus Typ 1und Typ 2 als Hauptformen des Diabetes.

	Diabetes mellitus Typ 1	Diabetes mellitus Typ 2
Entstehung	Autoimmun bedingte Zerstörung der β-Zellen des Pankreas, ausgelöst durch Umweltfaktoren (Virusinfekte?) auf dem Boden einer genetischen Veranlagung → lebenslanger, absoluter Insulinmangel bei normaler Insulinwirkung (➤ Abb. 7.17). Sonderform **LADA** *(latent autoimmune diabetes in adults)*	**Insulinresistenz** (verminderte Insulinwirkung im Gewebe), gefördert durch Über-/Fehlernährung und Bewegungsmangel bei gegebener genetischer Veranlagung. **Insulinsekretionsstörung** (zeitlich verzögert). → relativer Insulinmangel. Später Untergang der „erschöpften" β-Zellen und Absinken der Insulinspiegel (➤ Abb. 7.17). Verschiedene Subtypen
Genetische Komponente	Vorhanden (polygen), aber eher gering	Vorhanden (polygen) und stark
Betroffene in Deutschland*	Mehr als 370.000, davon ca. 32.000 Kinder und Jugendliche < 18 Jahren (häufigste Stoffwechselerkrankung im Kindes- und Jugendalter)	Etwa 8,9 Mio. bekannte Fälle, zuzüglich einer Dunkelziffer von mind. 2 Mio. Knapp 1.000 Kinder und Jugendliche < 18 Jahre
Hauptmanifestationsalter	Kinder, Jugendliche, Erwachsene	Erwachsene
Typische Klinik	Normalgewichtiger Patient, akuter Beginn mit Schwäche, Polyurie, Polydipsie, oft Abdominalbeschwerden, evtl. Koma	Übergewichtiger/adipöser Patient, Beginn schleichend mit Leistungsabfall, Hautjucken, Hautpilzerkrankung, oft metabolisches Syndrom
Besondere Laborbefunde	Meist positive Autoantikörper: **Inselzellautoantikörper** *(ICA)*, **Insulinantikörper** *(IAA)*, **Glutaminsäure-Decarboxylase-Antikörper** *(GADA)*, **Tyrosin-Phosphatase-IA-2-Autoantikörper** *(IA-2A)*	Hohes **C-Peptid** = bei Abspaltung des Insulins aus dem Vorläuferprodukt entstehendes „Nebenprodukt" der körpereigenen Insulinsynthese
Behandlung	Immer und lebenslang Insulintherapie (➤ 7.2.3), begleitend Ernährungstherapie (➤ 7.5.4)	Zunächst konsequente Ernährungs- und Bewegungstherapie über mehrere Monate (➤ 7.5.4, ➤ 7.5.5). Bei unzureichendem Erfolg Medikamente (➤ 7.5.6)

* Zahlen nach [13]

DEFINITION

Schwangerschaftsdiabetes *(Gestationsdiabetes):* erstmals in der Schwangerschaft durch einen 75-g-oralen-Glukosetoleranztest festgestellte Glukosetoleranzstörung, verwandt mit dem Diabetes mellitus Typ 2. Häufigkeit ca. 6 % der Schwangeren. Erhöhtes Risiko für Mutter und Kind, langfristig deutlich erhöhtes Diabetesrisiko für die Mutter. [14] [15]

Mit 90–95 % der Betroffenen weitaus am häufigsten in Deutschland ist der Diabetes mellitus Typ 2, gefolgt von Diabetes mellitus Typ 1 (mehr als 5 %).

7.5.2 Klinische Zeichen und Diagnostik

Klinische Zeichen

Leitsymptome des Diabetes sind:

- Müdigkeit, Schwäche, Leistungsminderung
- Polyurie (große Harnmengen durch die erhöhte Glukoseausscheidung mit dem Urin), bei Kindern dadurch evtl. (wieder) nächtliches Einnässen
- Polydipsie (großer Durst mit hohen Trinkmengen) aufgrund der hohen Harnmengen
- Dehydratation, wenn trotzdem nicht genug getrunken werden kann
- Gewichtsabnahme durch Kalorienverlust und Dehydratation
- Hautinfektionen, Juckreiz

Generell sind die Beschwerden beim Diabetes mellitus Typ 1 heftiger und entstehen rascher als beim Diabetes mellitus Typ 2, der nicht selten zufällig durch Screening-Untersuchungen oder Blutuntersuchungen aus anderem Grund festgestellt wird.

Beide Formen können sich auch erstmalig durch ein diabetisches Koma zeigen (Symptome ➤ 7.5.7). Besonders häufig ist dies bei Kindern der Fall.

Diagnostik

Bei Verdachtsmomenten durch typische Symptome oder einem erhöhten Risiko in standardisierten Tests (z. B. Deutscher-Diabetes-Risiko-Test®) erfolgen Blutuntersuchungen (➤ Abb. 7.18).

Diagnosekriterien des Diabetes mellitus

- Gelegenheits-Plasmaglukose ≥ 200 mg/dl (11,1 mmol/l) *oder*
- Nüchtern-Plasmaglukose ≥ 126 mg/dl (7,0 mmol/l) *oder*
- 2-Std.-Wert im oralen Glukosetoleranztest im venösen Plasma ≥ 200 mg/dl (11,1 mmol/l) *oder*
- HbA_{1c} ≥ 6,5 % (48 mmol/mol) [14]

Diagnosekriterien des Schwangerschaftsdiabetes

- Nüchtern-Plasmaglukose ≥ 92 mg/dl (5,1 mmol/l) *oder*
- 1-Std.-Wert im oralen Glukosetoleranztest im venösen Plasma ≥ 180 mg/dl (10,0 mmol/l) *oder*
- 2-Std.-Wert im oralen Glukosetoleranztest im venösen Plasma ≥ 153 mg/dl (8,5 mmol/l) [14]

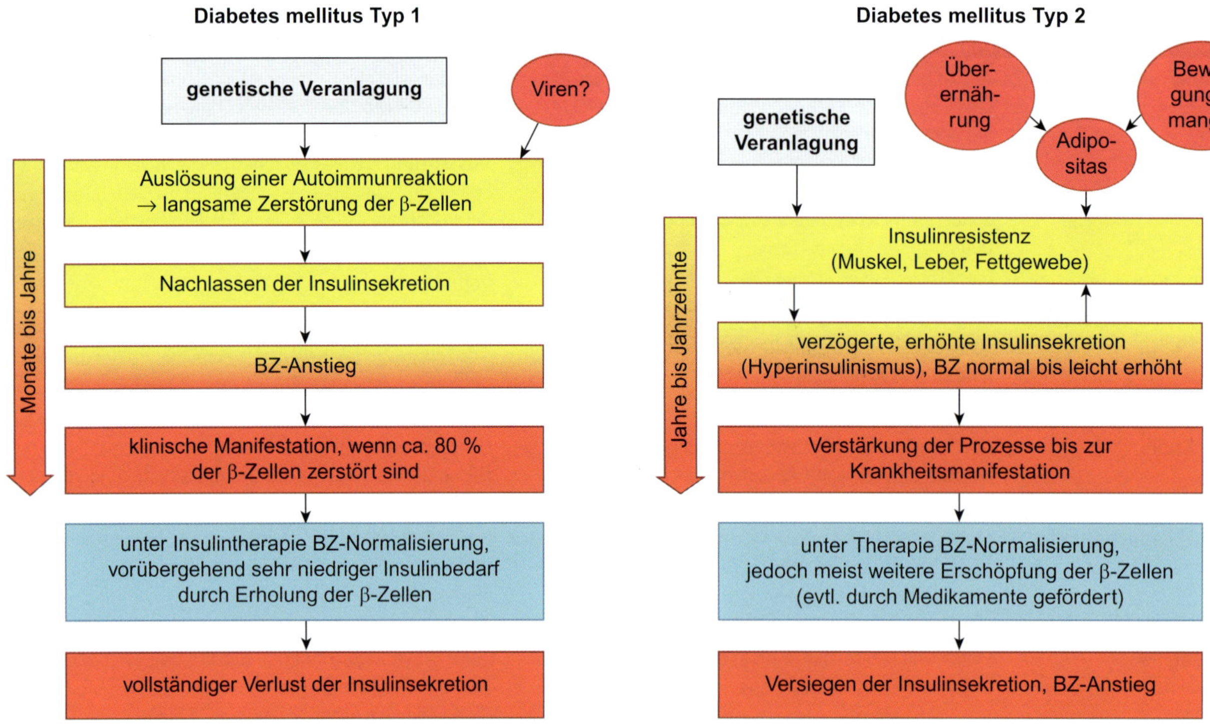

Abb. 7.17 Links Entstehung des Diabetes mellitus Typ 1, rechts Entstehung des Diabetes mellitus Typ 2. [L255]

7

Bei einem neu diagnostizierten Diabetes mellitus Typ 2 ist aufgrund der Symptomarmut unklar, wie lange der Diabetes bereits besteht. Deshalb wird bereits zum Zeitpunkt der Diagnose nach diabetischen Folgeschäden (➤ 7.5.8) gesucht.

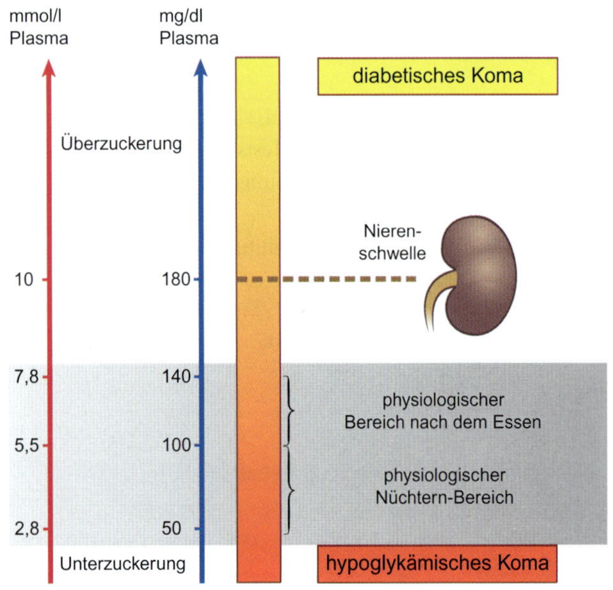

Abb. 7.18 Beurteilung des Blutzuckerspiegels. [L255]

Oraler Glukosetoleranztest

Der **orale Glukosetoleranztest** *(OGTT)* ist nur bei korrekter Durchführung aussagekräftig: [14]

- „Gesunder" Patient (d. h. keine akuten Infektionen), vorheriges Absetzen bestimmter Arzneimittel (beispielsweise Thiazid-Diuretika), bei Frauen drei Tage Abstand zur Menstruation
- Kohlenhydratreiche Kost in den drei Tagen zuvor
- Vor dem Test 8–12 Std. keine Nahrung, kein Alkohol, kein Rauchen
- Am Testmorgen bis zum Ende des Tests keine körperliche Anstrengung, kein Rauchen
- Morgens Nüchternblutzucker bestimmen, dann trinken Erwachsene 75 g Glukose in 250–300 ml Wasser innerhalb von 5 Min., Kinder 1,75 g/kg Körpergewicht (maximal 75 g)
- Zweite Blutabnahme 2 Std. später
- Testauswertung
  - Nüchternblutzucker < 100 mg/dl (5,6 mmol/l) und 2-Std.-Wert < 140 mg/dl (7,8 mmol/l) → Normalbefund
  - Nüchternblutzucker 100–125 mg/dl (5,6–6,9 mmol/l) → **abnorme Nüchternglukose** *(IFG, impaired fasting glucose)* → Aufklärung des Patienten über Diabetes und Diabetesrisiko, Lebensstiländerung, Verlaufskontrolle
  - 2-Std.-Wert 140–199 mg/dl (7,8–11,1 mmol/l) → **gestörte Glukosetoleranz** → Aufklärung des Patienten über Diabetes und Diabetesrisiko, Lebensstiländerung, Verlaufskontrolle
  - Nüchternblutzucker ≥ 126 mg/dl (7 mmol/l) oder 2-Std.-Wert ≥ 200 mg/dl (11,1 mmol/l) → Diabetes → Therapiebeginn

Das Screening auf Schwangerschaftsdiabetes sieht zunächst einen vereinfachten Test vor, dem bei krankhaftem Befund ein „normaler“ Glukosetoleranztest folgt.

HbA_{1c}

HbA_{1c} ist das klinisch bedeutsamste **Glykohämoglobin.** Glykohämoglobine sind glykierte („gezuckerte“) Hämoglobine, die durch Bindung von Glukose an verschiedenen Positionen des Hämoglobins entstehen. Diese Bindung wird erst beim Abbau des Hämoglobins gelöst, sodass die Konzentration der Glykohämoglobine in enger Beziehung zum mittleren Blutzuckerspiegel der letzten Wochen steht *(Blutzuckergedächtnis).*

HbA_{1c} wird zur Diagnose des Diabetes mellitus und zur Therapiekontrolle ungefähr der letzten acht Wochen genutzt:

- Bei nicht bekanntem Diabetes macht ein $HBA_{1c} < 5{,}7\,\%$ (39 mmol/mol) einen Diabetes unwahrscheinlich, schließt ihn aber aufgrund verschiedener Einflussfaktoren nicht aus. Ein $HBA_{1c} \geq 6{,}5\,\%$ (48 mmol/mol) sichert die Diabetesdiagnose. Werte dazwischen müssen weiter abgeklärt werden, z. B. durch einen Glukosetoleranztest.
- In der Verlaufskontrolle bei bekanntem Diabetes wird der Zielwert individuell i. d. R. innerhalb eines Korridors von 6,5–7,5 % (48–58 mmol/mol) festgelegt. Bei alten, gebrechlichen Patienten kann der Zielwert auch bei 8 % (63,3 mmol/mol) liegen, da bei ihnen die Vermeidung von akuten Diabetessymptomen und Hypoglykämien (➤ 7.5.7) und nicht die Verhütung von Langzeitkomplikationen vordringlich ist.

7.5.3 Behandlung: Übersicht

Jeder Diabetes mellitus muss behandelt werden. Hauptsäulen der Behandlung sind **Ernährungs-, Bewegungs-** und **medikamentöse Therapie.**

Die Gewichtung und die genaue Umsetzung sind aber bei Diabetes mellitus Typ 1 und Typ 2 unterschiedlich. Für beide Diabetes-Typen gibt es ein separates Disease-Management-Programm (DMP ➤ 2.1.4).

Therapieziele

Therapieziele bei Diabetes mellitus sind Wohlbefinden des Betroffenen und ein im Vergleich zu Gleichaltrigen „normales“ Leben einschließlich einer altersentsprechenden psychischen und körperlichen Entwicklung bei Kindern. Dies bedeutet auch die Vermeidung von akuten Stoffwechselentgleisungen (Hypo-, Hyperglykämien ➤ 7.5.7), von Diabetes-Folgeschäden (➤ 7.5.8) und weiteren Herz-Kreislauf-Risikofaktoren. Die Therapieziele berücksichtigen immer die persönliche Lebenssituation und Wünsche des Betroffenen, um eine gute Therapieadhärenz zu erreichen.

Selbstmanagement des Diabetes mellitus

Selbstmanagement des Diabetes ist Voraussetzung für ein „normales“ Leben mit guter Lebensqualität und Grundlage jeder Behandlung. Hierzu benötigen die Betroffenen bzw. bei (kleinen) Kindern die Eltern Disziplin und fundiertes Wissen, das in umfangreichen Schulungen erworben wird (➤ 7.5.9).

Blutzucker-Selbstkontrolle

Alle Betroffenen mit Typ-1-Diabetes sowie solche mit Typ-2-Diabetes, die Insulin spritzen, müssen ihren Blutzucker mehrfach am Tag selbst kontrollieren. Auch für Menschen mit Typ-2-Diabetes, die hypoglykämieverursachende Medikamente einnehmen, kann eine **Blutzucker-Selbstkontrolle** sinnvoll sein.

Selbstmessung der kapillären Blutglukosekonzentration

Die Blutzucker-Selbstkontrolle mittels Teststreifen erfolgt aus Kapillarblut (*SBGM* ➤ Abb. 7.19). Klassische Entnahmestelle ist die Fingerbeere. Alternative Entnahmestellen wie der Unterarm sind in Phasen stabilen Blutzuckers (etwa Bestimmung des Nüchternblutzuckers) bei den meisten Geräten/Stechhilfen möglich. Bei sich rasch änderndem Blutzucker (z. B. nach Mahlzeiten, Sport, bei Hypoglykämiebeschwerden) sind nur die Fingerbeeren geeignet, da sie aufgrund ihrer guten Durchblutung den aktuellsten Wert zeigen.

Blutzuckermessgeräte sind heute in großer Vielzahl erhältlich, von einfachen Geräten mit großer Anzeige und zusätzlicher Sprachausgabe bis zu kleinen Geräten mit USB-Schnittstelle oder Zusatzfunk-

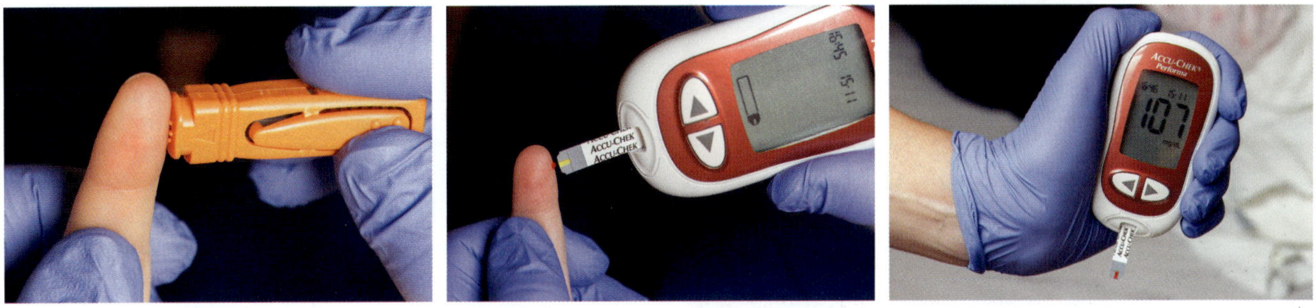

Mit Stechhilfe seitliche Fingerkuppe punktieren

Bluttropfen auf eingesteckten Teststreifen auffangen

Nach angegebener Wartezeit Blutzuckerwert ablesen

Abb. 7.19 Kapillare Blutentnahme mit anschließender Blutzuckermessung, hier bei einem Kind. [K115] tionen (z. B. Trendgrafik, Bolusrechner). Zusätzlich benötigen die Patienten eine Stechhilfe zur Blutgewinnung. Alkoholtupfer sind für die Selbstkontrolle unter normalen Bedingungen nicht notwendig.

CGM-Systeme

Zunehmend werden **CGM-Systeme** *(Continous Glucose Monitoring, rtCGM, real time [Echtzeit] Glucose Monitoring)* zum **kontinuierlichen Glukosemonitoring** genutzt (➤ Abb. 7.20, ➤ Abb. 7.23). Ein Sensor im subkutanen Fettgewebe misst den Gewebezucker, zusätzlich ist ein Empfänger (separat oder Smartphone) nötig. Die Werte werden automatisch übertragen.

Die Systeme haben Trendanzeige und Alarmfunktion bei Über-/Unterschreiten eines Zielbereichs. Zusatzfunktionen und Handhabung (Trageort, maximale Liegedauer, evtl. Kalibrierung) variieren je nach Gerät und entwickeln sich rasch weiter. Bei unglaubwürdigen/extremen Werten oder schneller Änderung (der Gewebezucker „hinkt nach") muss zusätzlich mit Kapillarblut gemessen werden.

Durch die CGM-Systeme ist der HbA_{1c} zur Therapiezielkontrolle u. a. um die **Time-in-Range** *(TiR)* ergänzt worden: Dies ist die Zeit, die der Blutzucker im Zielbereich (bei Erwachsenen i. d. R. 70–180 mg/dl ≙ 3,9–10,0 mmol/l) gelegen hat. Angestrebt werden > 70 %.

7.5.4 Ernährungstherapie

Die **Ernährungstherapie** bei Diabetes mellitus hat die folgenden Ziele:

- Der Blutzucker ist im Normbereich.
- Übergewicht wird vorgebeugt bzw. ist reduziert.
- Die Ernährung ist vollwertig und abwechslungsreich und deckt den individuellen Nährstoff- und Kalorienbedarf.

Kohlenhydrate

Kohlenhydrate wirken sich unmittelbar auf den Blutzucker aus. Deshalb muss die Kohlenhydratmenge einer Mahlzeit möglichst genau geschätzt werden. Sie wird heute in **Kohlenhydrateinheiten** *(KE)* angegeben. Eine KE entspricht ca. 10 g verwertbaren Kohlenhydraten und ist somit leichter zu berechnen als die früheren **Broteinheiten** *(BE)* von ca. 12 g. In **Kohlenhydrattabellen** kann abgelesen werden, wie viele KE ein Lebensmittel enthält (z. B. 1 KE = 70 g Kartoffel oder 20 g Mischbrot). Bei Fertigprodukten ist der Kohlenhydratgehalt in der Regel auf der Packung angegeben. Für PC, Tablet oder Handy gibt es verschiedene KE-Tabellen und -Rechner, z. B. können Rezept und Portionenzahl eingegeben werden und man erhält automatisch die KE pro Portion. Der Betroffene bestimmt anfangs die Mengen mit einer Briefwaage und lernt so mit der Zeit das Abschätzen per Augenmaß. Gelegentliche Kontrollmessungen sind sehr sinnvoll.

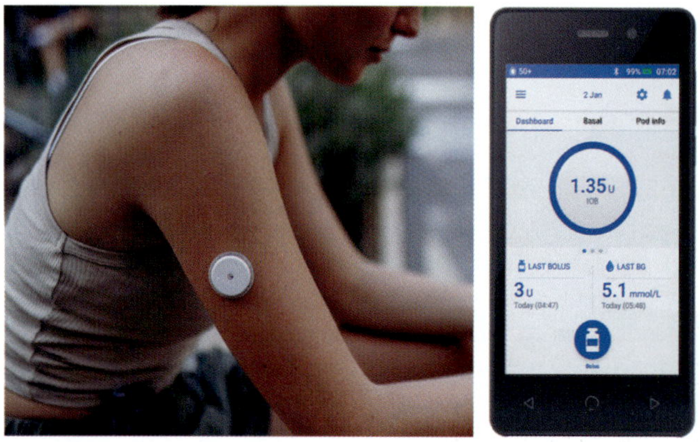

Abb. 7.20 CGM-Systeme (weiteres System ➤ Abb. 7.23). Durch solche Systeme ist der Blutzuckerverlauf besser beurteilbar bei viel weniger „Stechen". Die Rückseite des Oberarms ist ein häufiger, aber (geräteabhängig) nicht der einzige mögliche Trageort. [J751-109, G1359]

Der **glykämische Index** *(GI)* ist ein Maß für die Blutzuckerwirksamkeit von Kohlenhydraten. Ein hoher glykämischer Index bedeutet, dass die Kohlenhydrate schnell vom Darm resorbiert werden und der Blutzucker dadurch schnell ansteigt. Einen hohen GI haben z. B. Weißbrot, Cornflakes, Reis, Honig. Einen niedrigen GI haben u. a. Vollkornprodukte, Hülsenfrüchte, Milch. Günstig sind Lebensmittel mit niedrigem glykämischem Index, auch weil diese länger sättigen.

Süßungsmittel

Zucker steigert den Blutzucker und liefert Kalorien.

- Menschen mit Typ-1-Diabetes dürfen bis 10 % der Kalorien über Zucker aufnehmen und müssen entsprechend Insulin spritzen. Ungeeignet ist allerdings Zucker in konzentrierter Form (z. B. Cola, Wassereis), möglich sind hingegen Süß- oder Backwaren, die gleichzeitig Fett und Eiweiß enthalten (z. B. Milcheis, Torte).
- Betroffene mit Typ-2-Diabetes sollen Zucker auch wegen der Kalorien weitgehend meiden.

Süßstoffe (z. B. Aspartam, Cyclamat) als Tabletten oder in flüssiger Form sind nicht blutzuckerwirksam und enthalten keine Kalorien. Sie sind für Menschen mit Typ-2-Diabetes (bei gelegentlichem Verzehr) geeignet.

Zuckeraustauschstoffe (z. B. Fruktose, Sorbit, Xylit) enthalten Kalorien, sind aber nicht so stark blutzuckerwirksam. Wegen der Gefahr von Blähungen und Durchfall werden sie heute nicht mehr empfohlen. Fruktose hat als Zuckeraustauschstoff zudem negative Folgen für den Stoffwechsel.

Ernährungstherapie bei Diabetes mellitus Typ 1

Gesunde Ernährung

Der Typ-1-Diabetes wird mit Insulin behandelt und nicht mit einer speziellen Diät! Grundsätzlich unterscheidet sich die für einen Menschen mit Diabetes wünschenswerte Kost nicht von der eines Menschen ohne Diabetes (➤ 7.2.1).

Menschen mit Diabetes mellitus Typ 1 sind bei Diagnosestellung in aller Regel normalgewichtig. Kalorienbedarf und Richtlinien einer gesunden Ernährung sind die gleichen wie bei Menschen ohne Diabetes. Betroffene mit Typ-1-Diabetes benötigen eine Ernährungstherapie, um die optimale Abstimmung von (blutzuckerwirksamer) Kohlenhydrataufnahme und Insulininjektion zu erlernen.

Zur Bestimmung einer Insulindosis sind neben dem aktuellen Blutzucker und dem KE-Gehalt der Mahlzeit zwei Faktoren nötig:

- Der **Kohlenhydratfaktor** *(KE-Faktor)*. Das ist die Menge an Insulin, die notwendig ist, um den Glukoseanstieg von 1 KE abzudecken. Pro KE sind beim Erwachsenen morgens ca. 1,5–2, mittags ca. 1–1,5 und abends ca. 1,5 IE Insulin nötig. Diese Werte schwanken aber von Mensch zu Mensch und müssen ausprobiert werden.
- Der **Korrekturfaktor.** Er gibt an, um wie viel die Blutglukose durch 1 IE Insulin gesenkt werden kann (sowohl bei Korrekturen zu einer Mahlzeit als auch mahlzeitenunabhängig).
  - 1 IE kurz wirksames Insulin senkt den Blutzucker bei Erwachsenen tags um ca. 25–40 mg/dl (ca. 2 mmol/l), nachts um ca. 50 mg/dl (2,8 mmol/l). Die Senkung ist aber auch von der Zusammensetzung einer Mahlzeit und der Tageszeit abhängig.
  - Bei Kindern ist die Blutzuckersenkung stärker, je nach Körpergewicht 50–200 mg/dl pro Einheit kurz wirksamen Insulins. Der Korrekturfaktor bei Kindern muss individuell ermittelt und häufiger angepasst werden.

Umgekehrt hebt 1 KE (ca. 2 Plättchen Dextro Energen® oder 100 ml Fruchtsaft) den Blutzucker bei Erwachsenen um 25–40 mg/dl, bei Kindern stärker.

Beispiel: der Blutzucker vor dem Mittagessen liegt bei 100 mg/dl und damit im Zielbereich. Der Patient benutzt Normalinsulin als kurz wirksames Insulin. Die Pizzaportion in der Kantine hat ca. 6 KE, für die Zwischenmahlzeit rechnet der Patient 2 KE. Mittags benötigt er 1 IE Insulin/KE. Also spritzt er 8 IE Insulin. Läge der Blutzucker z. B. bei 140 mg/dl, wären 9 IE sinnvoll.

Inzwischen gibt es sog. **Bolusrechner** als Apps (➤ Abb. 7.21), die mit Insulinwirkdauer, KE-Faktor und Korrekturfaktor sowie angestrebtem Zielglukosewert die Insulindosis zur Mahlzeit vorschlagen.

Prinzipiell können Menschen mit Typ-1-Diabetes und intensivierter konventioneller Insulin- oder Insulinpumpentherapie

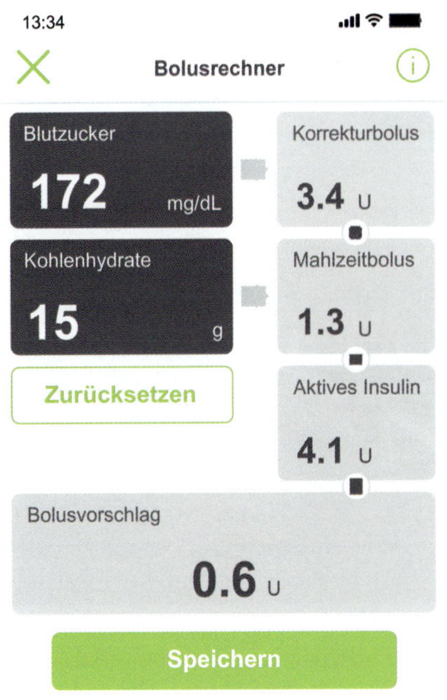

Abb. 7.21 Digitales Diabetes-Management. Digitale Tagebücher, Apps, die aus eingegebenen Rezepten die KE pro Portion errechnen, und Bolusrechner-Apps sind nur einige Beispiele moderner Technologien, die Menschen mit Diabetes den Alltag erleichtern. [U393]

(➤ Tab. 7.2) alles essen, sie müssen aber entsprechende Einheiten kurz wirksamen Insulins zu den Mahlzeiten spritzen. Auch ein Besuch im Restaurant ist so möglich. Ebenso ist moderater Alkoholkonsum erlaubt. Das erforderliche Wissen erlernen Betroffene in Patientenschulungen (➤ 7.5.9).

Ernährungstherapie bei Diabetes mellitus Typ 2

Ernährung wesentlich

Die Ernährungstherapie bei Diabetes mellitus Typ 2 geht die Fehl- und Überernährung als wesentlichen Manifestationsfaktor an: Beratungsschwerpunkte sind die Reduktionskost und die Blutzuckerwirksamkeit von Kohlenhydraten.

Die meisten Menschen mit Diabetes mellitus Typ 2 sind übergewichtig. Evtl. besteht zudem eine Fettstoffwechselstörung, die bei der Ernährungstherapie ebenfalls berücksichtigt wird.

Folgende Ernährungsempfehlungen können gegeben werden: [16]

- Gesunde, ausgewogene Ernährung (➤ 7.2.1) anstreben mit möglichst weitgehendem Verzicht auf industrielle Fertigprodukte unter Berücksichtigung einer notwendigen Gewichtsabnahme (Senkung der Kalorienzufuhr).
- Kohlenhydrate v. a. in Form von Vollkornprodukten, Hülsenfrüchten und Nüssen verzehren. Diese enthalten reichlich Mineralien und Ballaststoffe und haben ebenso wie zuckerarme Obst- und Gemüsesorten (z. B. Salate und alle anderen Gemüse, Beeren) einen niedrigen glykämischen Index.
- Obst und Gemüse mit hohem glykämischen Index (z. B. Mais, Ananas, Bananen, Mirabellen, Feigen, Weintrauben, Kirschen) reduzieren, sie lassen den Blutzucker schnell steigen.
- Zucker, Fruchtzucker, Zuckeralkohole (z. B. Sorbit, Xylit) und Speisen und Getränke, in denen diese enthalten sind (u. a. Fertigprodukte, Süßigkeiten, Süßgetränke, süße Weine) möglichst wenig zu sich nehmen. (Gelegentliche) Süßstoffe, um Kalorien zu sparen, sind möglich. Besser ist es aber, den Geschmack auf weniger süß „umzugewöhnen".
- Kalorienfreie oder -arme Getränke (z. B. Tee, Mineralwasser, stark verdünnte Säfte) bevorzugen, trockene Weine, Sekt und Bier in Maßen trinken. Ungeeignet sind Cola, Limonade, süße Weine, Liköre.
- Fettzufuhr individuell gestalten. Eine fettarme Kost kann nicht generell empfohlen werden.
- Auf einen hohen Anteil ungesättigter Fette (aus Nahrungsmitteln, nicht Supplementen) achten. Ungünstig sind industrielle Trans-Fette (wie z. B. in industriell gefertigten Backwaren). Die Bedeutung gesättigter Nahrungsfettsäuren ist nach wie vor unklar, jedoch sollen Produkte mit zugesetzten gesättigten Fettsäuren gemieden werden.
- Fette Fleisch- und Wurstwaren, fetten Käse, fette Backwaren sowie fettes Fast-Food, Chips u. Ä. vermeiden, insbesondere wenn eine Gewichtsreduktion angestrebt wird.
- Eiweiß je nach Alter und Begleiterkrankungen zu sich nehmen. Bei unter 60-Jährigen mit Diabetes mellitus Typ 2 sollen 10–25 %

des Energiegehalts, bei über 60-Jährigen 15–25 % aus Eiweiß stammen. Kurzzeitig sind zum Zweck der Gewichtsreduktion noch etwas höhere Anteile möglich. Bei Nierenfunktionseinschränkung wird eine Reduktion auf 0,8 g/kg Körpergewicht entsprechend ca. 10 % empfohlen.

Weitere Beratungsinhalte hängen von der Therapieform ab. Bei normalgewichtigen Menschen mit Typ-2-Diabetes ohne Insulinbehandlung vermeidet eine relative gleichmäßige Kohlenhydratverteilung über den Tag Blutzuckerspitzen. Betroffene, die Insulin spritzen, müssen weit mehr über die Blutzuckerwirksamkeit der Kohlenhydrate Bescheid wissen und Kohlenhydrat- und Insulinzufuhr abstimmen. [16]

7.5.5 Bewegungstherapie

Bewegungstherapie bei Diabetes mellitus Typ 1

Menschen mit Typ-1-Diabetes profitieren kardiovaskulär und psychisch ebenso wie Menschen ohne Diabetes von körperlicher Aktivität. Insbesondere bei Kindern und Jugendlichen kommt dem Sport zudem eine soziale Komponente zu.

Es gibt aber Besonderheiten im Glukosestoffwechsel: [17]

- Aerobe Sportarten („Ausdauertraining") lassen den Blutzucker sinken, anaerobe Sportarten („Kurzstrecken") durch die Katecholaminfreisetzung steigen.
- Da Muskelarbeit Glukose verbraucht, das von außen zugeführte Insulin aber die Glukoseneubildung in der Leber hemmt, muss der Betroffene die Insulinzufuhr anpassen und/oder zusätzliche Kohlenhydrate aufnehmen, um Hypoglykämien (➤ 7.5.7) zu vermeiden.
- Bei hohem Blutzucker (= Insulinmangel) verschlechtert Sport die Stoffwechsellage. Hier muss zuerst der Stoffwechsel korrigiert werden.

Vermeidung von Hypoglykämien

Pauschale Regeln zur Vermeidung sportbedingter Hypoglykämien sind nicht möglich. Es lassen sich lediglich Empfehlungen aufstellen, z. B. bei intensivierter konventioneller Insulintherapie. [17]

- Vor dem Sport soll der Blutzucker bei 120–180 mg/dl liegen. Bei einem Blutzucker unter ca. 100 mg/dl muss der Betroffene zuerst geeignete Kohlenhydrate aufnehmen, bei einem über 250 mg/dl den Blutzucker korrigieren.
- Bei geplanter körperlicher Aktivität innerhalb der ersten Stunden nach einer Mahlzeit wird das kurz wirksame Insulin vor der Mahlzeit reduziert.
- Bei ungeplanter körperlicher Aktivität sind zusätzliche Kohlenhydrate nötig.
- Mehrstündiger Sport wirkt länger nach, da die Muskelzellen die verbrauchten Glukosereserven wieder auffüllen, sodass auch die Dosis des kurz wirksamen Insulins nach dem Sport verringert werden muss. Inwieweit eine Reduktion des Basalinsulins sinnvoll ist, hängt von Häufigkeit der Basalinsulininjektionen und Zeitpunkt des Sports ab.
- Bei mehrstündiger/ganztägiger Bewegung (z. B. Sporturlaub) muss das Basalinsulin reduziert werden.

Insulinpumpenträger sind flexibler, weil sie die Basalrate kurzfristig ändern können.

VORSICHT

Viele Faktoren beeinflussen den **Blutzucker vor, während und nach Sport,** u. a. individueller Stoffwechsel und Art des Insulins. Letztlich helfen nur häufige Blutzuckermessungen. Nutzung eines CGM-Systems (➤ 7.5.3) kann hilfreich sein. Sporttreibende mit Typ-1-Diabetes sollten immer ein Notfallset mit schnell resorbierbaren Kohlenhydraten und Glukagon-Fertigspritze bei sich haben, Mitsportler über den Diabetes und mögliche Hilfsmaßnahmen Bescheid wissen.

Menschen mit Typ-1-Diabetes können die gleichen Sportarten betreiben wie Gleichaltrige ohne Diabetes, auch Leistungs- und Wettkampfsport (sofern keine diabetischen Folgeschäden vorliegen, ➤ Abb. 7.22). Sportarten mit hoher Eigen- und Fremdgefährdung bei Bewusstlosigkeit sind aber eher ungünstig, z. B. Tauchen oder Drachenfliegen. Möchte ein Betroffener solche Sportarten trotzdem ausüben, sind zusätzliche Vorsichtsmaßnahmen dringend anzuraten. [17]

Bewegungstherapie bei Diabetes mellitus Typ 2

Die Insulinresistenz beim Diabetes mellitus Typ 2 ist wesentlich durch Bewegungsmangel verursacht. Entsprechend ist Bewegung hier wirklich Bewegungstherapie. Am besten ist eine Kombination aus Ausdauer- und Krafttraining plus mehr Bewegung im Alltag und Vermeidung langer Sitzzeiten (z.B. Unterbrechung der Sitzzeiten durch kurze Bewegungseinheiten). Konsequente Ernährungs- und Bewegungstherapie führen nicht selten sogar zu einer Normalisierung des Stoffwechsels! Hypoglykämiegefahr besteht eher selten und nur bei Hypoglykämie-verursachender Medikation.

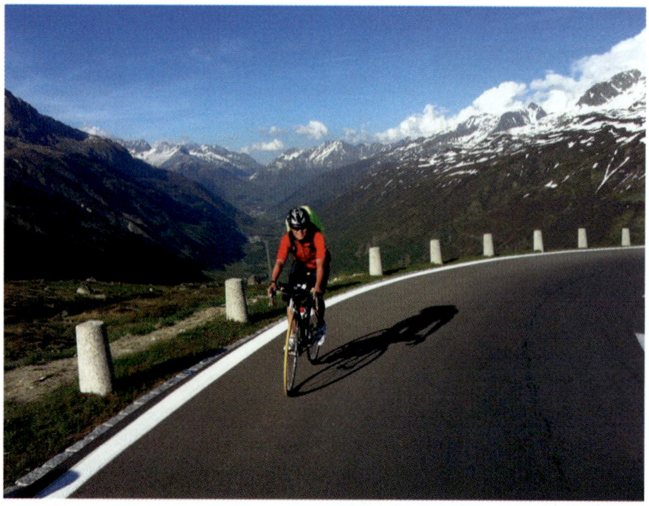

Abb. 7.22 Leistungssport mit Diabetes mellitus Typ 1. Mit den heutigen Therapien ist nicht nur Freizeit-, sondern auch Leistungssport mit Diabetes möglich (hier die Marathonläuferin und Triathletin Melanie Schipfer). [T846]

Empfehlungen und Programme sollen stark auf den Einzelnen zugeschnitten sein und u. a. bevorzugte Bewegungsformen, Alter, Begleiterkrankungen und Trainingszustand berücksichtigen. Der Einstieg darf ruhig langsam sein, wichtig ist Regelmäßigkeit. Einigen Menschen helfen spezielle Sportgruppen für Menschen mit Übergewicht oder Typ-2-Diabetes, „bei der Stange zu bleiben", andere werden eher durch Schrittzähler o. a. Apps motiviert. [17]

7.5.6 Medikamentöse Therapie

Orale Antidiabetika und Inkretinverstärker ➤ 7.2.2
Insuline ➤ 7.2.3

Medikamentöse Therapie bei Diabetes mellitus Typ 1

Bei einem Diabetes mellitus Typ 1 ist immer eine lebenslange Insulintherapie erforderlich. Standard ist heute die *intensivierte konventionelle Insulintherapie* (*ICT,* ➤ 7.2.3, ➤ Tab. 7.2) mit Humaninsulinen oder Insulin-Analoga.

Kleine Kinder werden heute häufig mit einer **Insulinpumpe** (➤ Abb. 7.23) versorgt, die von den Eltern bedient wird. Eine Insulinpumpentherapie (➤ 7.2.3) kann auch bei Schwangeren und Menschen mit unregelmäßigem Tagesablauf sinnvoll sein sowie immer dann, wenn mit einer ICT keine befriedigende Stoffwechselkontrolle zu erreichen ist oder häufig Hypoglykämien auftreten [18].

Die Entwicklung von **AID-Systemen** (Systeme zur automatisierten Insulindosierung) schreitet rasch voran: Ein CGM-System (➤ 7.5.3) ist mit einer Pumpe gekoppelt und ein Programm berechnet dann die nötige Insulindosis und steuert die Pumpe. Zugelassen sind bislang *Hybrid-AID-Systeme* (automatische Anpassung der Basalrate) und *Advanced-Hybrid-AID-Systeme* (zusätzlich automatische Korrekturboli).

Bei alten Menschen mit Typ-1-Diabetes kann sich die Situation ergeben, dass sie aufgrund alters- oder krankheitsbedingter Einschränkungen nicht mehr zu einer selbstständigen ICT in der Lage sind. Gleichzeitig wird der Tagesablauf regelmäßiger. Hier ist evtl. Ausweichen auf eine *konventionelle Insulintherapie* notwendig.

Medikamentöse Therapie bei Diabetes mellitus Typ 2

Beim Diabetes mellitus Typ 2 besteht der erste Schritt in Ernährungs- und Bewegungstherapie, außerdem Behandlung weiterer kardiovaskulärer Risikofaktoren und Tabakentwöhnung. Ist hierdurch nach drei Monaten keine ausreichende Stoffwechselkontrolle zu erzielen, wird medikamentös behandelt, vorzugsweise mit Metformin (➤ 7.2.2). Bei sehr schlechter Stoffwechseleinstellung kann auch von Anfang an medikamentös behandelt werden. [19] [20]

Bei unbefriedigendem Erfolg nach weiteren etwa drei Monaten oder hohem Risiko/bereits vorhandener Herz-Kreislauf-Erkrankung wird mit einer Zweierkombination behandelt, wobei das zweite Medikament je nach Begleiterkrankungen des Betroffenen ausgewählt wird (z. B. bei Menschen mit sehr hohem Herz-Kreislauf-Risiko ein SGLT2-Hemmer oder GLP-1-Agonist). Reicht auch dieses nicht, wird die Behandlung nochmals intensiviert, ggf. auch mit Insulin. Meist wird zunächst ein Verzögerungsinsulin eingesetzt, das Schema ist jedoch immer individuell zu wählen (➤ Tab. 7.1). [19] [20]

Medikamentöse Therapie bei Schwangerschaftsdiabetes

Reicht beim Schwangerschaftsdiabetes eine Ernährungstherapie nicht aus, wird Insulin gegeben. Generell soll eine intensivierte konventionelle Insulintherapie erfolgen. Je nach Einzelfall kann aber auch die Gabe kurz oder lang wirksamen Insulins ausreichen. [15]

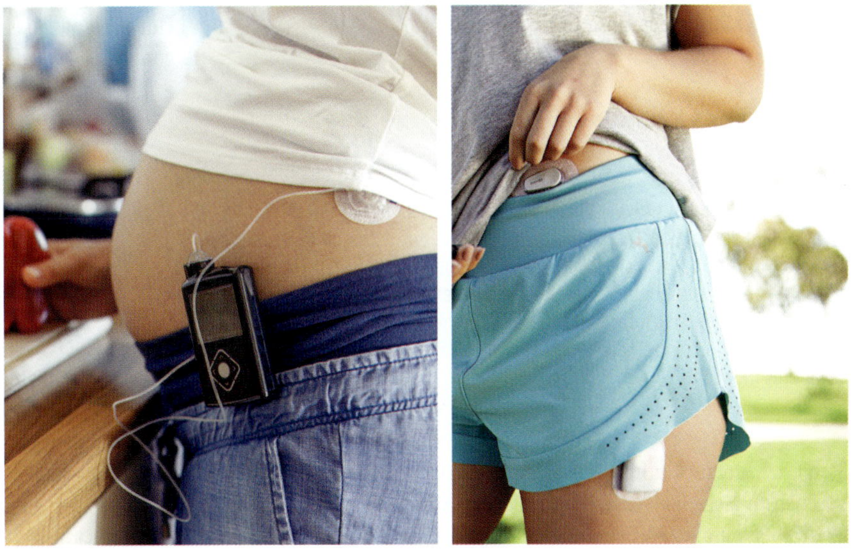

Abb. 7.23 Links Insulinpumpe mit kurz wirksamen Insulin, das über einen kurzen Katheter ins Unterhautfettgewebe gelangt. Rechts schlauchlose Pumpe (Patch-Pumpe) am Oberschenkel (am Bauch ein CGM-System). [J748, V850]

Tab. 7.5 Gegenüberstellung der akuten Stoffwechselentgleisungen bei Diabetes mellitus.

Diabetisches Koma		**Hypoglykämisches Koma**
Ketoazidotisches Koma	**Hyperosmolares Koma**	
Auslöser (Auswahl)		
Erstmanifestation, Vergessen/wiederholte Unterdosierung von Antidiabetika/Insulin, Pen-/Insulinpumpendefekt, Wechselwirkung mit anderen Medikamenten, Infektion u. a. Situationen mit erhöhtem Insulinbedarf, (wiederholte) Ernährungsfehler		Überdosierung von Insulin/Sulfonylharnstoffen u. a., Medikamentenwechselwirkung, länger dauernder Sport, Alkohol, Vergessen von Mahlzeiten
Entstehung		
Sehr ausgeprägter/absoluter Insulinmangel → Blutzuckeranstieg mit Dehydratation, Lipolyse (Fettabbau) mit Ketonkörperproduktion, Azidose	Relativer Insulinmangel → Blutzuckeranstieg mit Dehydratation, jedoch noch keine Lipolyse	Absinken der Blutglukosekonzentration → Gegenregulationsmechanismen, Glukosemangel im Gehirn
Zeitraum		
Stunden bis Tage	Tage bis Wochen	Evtl. nur Minuten
Vor allem betroffen		
Betroffene mit Typ-1-Diabetes, in ca. 25 % als Erstmanifestation (v. a. bei Kindern)	Betroffene mit Typ-2-Diabetes, selten als Erstmanifestation	Betroffene mit Typ-1-Diabetes, mit Typ-2-Diabetes unter Medikation z. B. mit Sulfonylharnstoffen, Insulin
Klinische Zeichen		
Appetitlosigkeit, Müdigkeit, Schwäche, Polyurie, Polydipsie, Dehydratation (→ Kreislaufsymptome bis zum Schock, Nierenversagen), Bewusstseinstrübung		Heißhunger, Unwohlsein, Müdigkeit oder umgekehrt Unruhe, Kopfschmerzen, „Zittrigkeit“, Tachykardie, Schwitzen (feuchte Haut), Verhaltensänderung (z. B. Aggressivität, Albernheit), neurologische Störungen (Krämpfe, Ausfälle), Bewusstseinstrübung/Bewusstlosigkeit
Übelkeit, Erbrechen, Bauchschmerzen *(Pseudoperitonitis)*. Azidose mit vertiefter Atmung, Azetongeruch der Atemluft	Vor allem Zeichen des Volumenmangels, Haut warm und trocken	
Blutzucker		
300–700 mg/dl (17–39 mmol/l)	Meist > 700 mg/dl (39 mmol/l)	Bei schwerer Hypoglykämie < 50 mg/dl (2,8 mmol/l)
Behandlung		
Intensivpflege mit Insulingabe, Korrektur von Flüssigkeits-, Elektrolyt-, Säure-Basen-Haushalt		Glukose oral oder i. v., evtl. Glukagon i. m. oder s. c.

7.5.7 Akute Stoffwechselentgleisungen

Akute, evtl. lebensbedrohliche Stoffwechselentgleisungen sind beim Diabetes mellitus in zwei Richtungen möglich (➤ Tab. 7.5):

- Der Blutzucker kann zum einen immer mehr ansteigen und zur ausgeprägten Hyperglykämie bis zum **diabetischen Koma** führen.
- Zum anderen kann der Blutzucker bedrohlich abfallen und ein **hypoglykämisches Koma** verursachen.

Diabetisches Koma

DEFINITION

Diabetisches Koma *(hyperglykämisches Koma)*: lebensbedrohliche Stoffwechselentgleisung bei Diabetes mellitus mit sehr ausgeprägter Blutzuckererhöhung, Störungen des Wasser-, Elektrolyt- und Säure-Basen-Haushalts und Bewusstseinstrübung/Bewusstlosigkeit. Unterteilt in **ketoazidotisches Koma** und **hyperosmolares Koma** mit unscharfen Grenzen. Sowohl als Erstmanifestation eines Diabetes als auch als Komplikation eines bekannten Diabetes möglich.

Steigt der Blutzucker immer weiter an, verstärken sich über Tage bis Wochen zunächst Polyurie, Polydipsie, Schwäche und Appetitlosigkeit bzw. Übelkeit als Zeichen eines schlecht eingestellten Diabetes. Es entwickelt sich eine Dehydratation, die beim **hyperosmolaren Koma** ganz im Vordergrund steht. Beim **ketoazidotischen Koma** treten außerdem Abdominalsymptome und eine vertiefte Kussmaul-Atmung hinzu. Schließlich entwickelt sich ein Schock mit Tachykardie, Hypotonie und Oligo-/Anurie und der Betroffene trübt zunehmend ein.

Eine Blutzuckerbestimmung sichert die Diagnose. Weitere Blutuntersuchungen (z. B. Blutgasanalyse, Elektrolyte, Nierenwerte) sind zur Einschätzung des Schweregrads und Erfassung von Komplikationen nötig. Der Patient muss unverzüglich auf eine Intensivpflegestation aufgenommen werden. Dort erfolgen:

- Engmaschige Vitalzeichenkontrolle/Monitoring einschließlich Blutgasanalyse (➤ 3.1.4, metabolische Azidose ➤ 10.12) und Bestimmung von Natrium und Kalium im Blut (Hyponatriämie, Hypokaliämie ➤ 10.11.1)
- Flüssigkeitssubstitution i. v.
- (Normal-)Insulingabe, zuerst ein Bolus i. v., danach kontinuierlich über Perfusor. Angestrebt wird eine langsame Blutzuckersenkung, um ein Hirnödem durch Wasserverschiebungen zu vermeiden. Bei einem Blutzucker unter 250 mg/dl (13,9 mmol/l) Insulin reduzieren und parallel Glukose 5 % infundieren. Insulingabe keinesfalls stoppen, da Insulin zur Hemmung der Lipolyse und damit der Ketonkörperentstehung nötig ist
- Elektrolytsubstitution, v. a. Phosphat, Na^+, K^+ (wird bei Besserung der Azidose vermehrt in die Zellen aufgenommen und sinkt dadurch)

- Ggf. Azidosekorrektur
- Legen eines Blasenkatheters, Flüssigkeitsbilanzierung
- Ggf. Legen einer Magensonde
- Thrombose-, Pneumonie-, Dekubitusprophylaxe

Pflegefachpersonen führen eigenständig die Kontrollen und Beobachtungen durch und überwachen die Therapie.

Ist der Patient aufgeklart und eine orale Nahrungsaufnahme möglich, wird auf s. c.-Insulingabe umgestellt, nach der Ursache der Entgleisung gesucht und der Diabetes ggf. neu eingestellt.

Hypoglykämie und hypoglykämisches Koma

DEFINITION

Hypoglykämie *(Unterzuckerung):* zu niedriger Blutzucker, oft definiert als Glukose < 50 mg/dl (2,8 mmol/l).
Hypoglykämisches Koma *(hypoglykämischer Schock):* lebensbedrohliche Hypoglykämie mit Bewusstlosigkeit.

Hypoglykämien treten am häufigsten bei bekanntem Diabetes auf, beispielsweise infolge Überdosierung von oralen Antidiabetika/Insulin, selten z. B. bei insulinproduzierenden Tumoren.
Warnzeichen und Leitsymptome sind:

- Allgemeines Unwohlsein
- Durch vegetative Gegenregulation Heißhunger, Tachykardie, Schwitzen, Zittern, Müdigkeit oder umgekehrt Unruhe
- Durch Glukosemangel des Gehirns Kopfschmerzen, auffälliges Verhalten (z. B. Reizbarkeit), Krämpfe, neurologische Ausfälle (etwa Sehstörungen bis zu schlaganfallähnlichen Symptomen), Bewusstseinstrübung/Bewusstlosigkeit, im Extremfall Kreislauf- und Atemstörungen

NOTFALL

Die klinischen Zeichen einer Hypoglykämie können sehr schnell entstehen bzw. sich verschlimmern, sodass immer rasches Handeln nötig ist. [18]

- **Milde Hypoglykämie:** typische Beschwerden, niedriger Blutzucker, Selbsthilfe noch möglich → 20 g schnell resorbierbare Kohlenhydrate essen, z. B. 4 Dextrose-Plättchen = 23 g Glukose. Sofern keine Medikation mit Acarbose erfolgt, können auch Saft oder Cola getrunken werden. Bei ausbleibendem BZ-Anstieg nach 15 Min. wiederholen.
- **Schwere Hypoglykämie:** typische Beschwerden, niedriger Blutzucker, Selbsthilfe nicht mehr möglich
  - Erhaltenes Bewusstsein → 30 g Glukose geben, z. B. zwei Tuben Glucose oral Gel®. Bei ausbleibendem BZ-Anstieg nach 15 Min. wiederholen.
  - Bewusstlosigkeit *(hypoglykämisches Koma)* → Notarzt rufen. Falls vorhanden, Glukagon-Nasenspray geben (z. B. Baqsimi®) oder Glukagon i. m. oder s. c. injizieren (z. B. GlucaGen® HypoKit ➤ Abb. 7.24), das aber nicht bei wiederholter Hypoglykämie oder Hypoglykämie durch Alkohol hilft. Bei fehlendem Ansprechen nach 5 Min. wiederholen. Die ärztliche Therapie besteht in hochprozentiger Glukose i. v.
- Nach Besserung der Beschwerden Essen einer kohlenhydrathaltigen Zwischenmahlzeit (1–2 KE), um eine erneute Hypoglykämie zu vermeiden. Ob nach Bewusstlosigkeit eine stationäre Aufnahme zwingend oder ein Verbleib zu Hause vertretbar ist, hängt von Ursache der Hypoglykämie und Zustand des Patienten ab.
- Bei unklarer Bewusstlosigkeit eines Diabetes-Betroffenen nie „blind" Insulin geben! Insulin bei Hypoglykämie kann tödlich sein!

Beratung

Patienten müssen die Warnsymptome einer Hypoglykämie kennen, ernst nehmen, dann eine Blutzuckerkontrolle durchführen und Gegenmaßnahmen einleiten. Das lernen sie im Rahmen einer Diabetesschulung. Eltern und Angehörige müssen ebenfalls geschult werden, denn häufig fällt ihnen zuerst auf, dass etwas mit dem Betroffenen nicht stimmt.

Schwere Unterzuckerung ohne Vorwarnung kommt selten. Auch plötzliche Wesensveränderungen (z. B. Aggressivität, bei Kindern Anhänglichkeit) können Zeichen einer Hypoglykämie sein. Bei alten Menschen sind die Zeichen oft weniger ausgeprägt. Zudem können sich die Warnzeichen im Laufe des Lebens ändern oder es kann eine **Hypoglykämiewahrnehmungsstörung** (durch häufige Unterzuckerung) entstehen.

Folgen der Hypoglykämie

Schwere Hypoglykämien können beträchtliche Folgen haben wie z. B. Lähmung, Gedächtnisstörungen, Verschlechterung einer Demenz, Durchblutungsstörungen oder einen Sturz mit Gefahr von Verletzungen und Knochenbrüchen. Deshalb wird besonders bei alten Menschen, Menschen mit Demenz oder häufigen Hypoglykämien der Blutzucker nicht so „streng" eingestellt.

7.5.8 Diabetische Folgeerkrankungen

Lebensqualität und -erwartung eines Menschen mit Diabetes hängen heute wesentlich von den **diabetischen Folgeerkrankungen** (➤ Tab. 7.6) ab.

- Die **Makroangiopathie bei Diabetes mellitus** ist eine vorzeitige Arteriosklerose (➤ 5.3) bei metabolischem Syndrom und Hyperlipoproteinämie (infolge gesteigerten Fettabbaus bei schlecht eingestelltem Diabetes).
- Die **diabetische Mikroangiopathie** an Augen, Nieren und Nerven ist *diabetesspezifisch.* Ihre Entstehung ist noch nicht in allen Details geklärt, sicher ist aber die chronische Blutzuckererhöhung von großer Bedeutung.

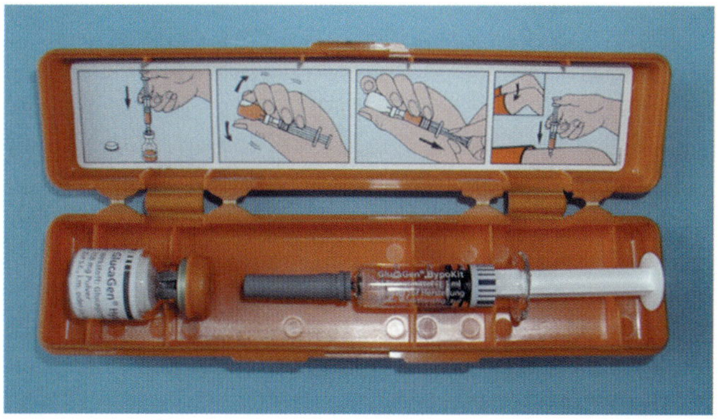

Abb. 7.24 Hypoglykämie-Notfall-Set mit Glukagon-Fertigspritze und Kurzanleitung für die Injektion durch Laien im Deckel. [M342]

- Die chronische Blutzuckererhöhung ist zusammen mit einer Mikroangiopathie der die Nerven versorgenden Blutgefäße auch verantwortlich für die **diabetische Neuropathie.**
- Das **diabetische Fußsyndrom** entsteht durch diabetische Neuropathie und/oder Makro- und Mikroangiopathie im Zusammenspiel mit einer erhöhten Infektionsneigung. Wegen seiner großen pflegerischen Bedeutung wird es ausführlich dargestellt.

Untersuchungen auf Folgeerkrankungen

Ein Screening auf diabetische Folgeerkrankungen erfolgt bei Typ-2-Diabetes ab Diagnosestellung und bei Typ-1-Diabetes erstmalig nach fünf Jahren.

Diabetisches Fußsyndrom

DEFINITION

Diabetisches Fußsyndrom *(DFS, diabetischer Fuß):* typische Folgeerkrankung eines lange bestehenden Diabetes mellitus mit häufig schlecht eingestelltem Blutzucker. Betroffen sind die peripheren Nerven **(neuropathischer Fuß),** evtl. auch die Arterien im Sinne einer Makro- und/oder Mikroangiopathie **(ischämischer Fuß** ➤ 5.3, ➤ 5.4**).**

19–34 % aller Menschen mit Diabetes bekommen im Laufe ihres Lebens ein **diabetisches Fußsyndrom,** und trotz rückläufiger Tendenz erfolgen in Deutschland 65–70 % aller Amputationen an der unteren Extremität nach wie vor bei Menschen mit Diabetes. [21]

Krankheitsursachen und -entwicklung

Bei der Entstehung des diabetischen Fußsyndroms steht meist nicht die arterielle Durchblutungsstörung im Vordergrund, sondern die Schädigung peripherer Nerven in Bein und Fuß mit motorischen Beeinträchtigungen (Muskelschwäche, Bewegungseinschränkung), sensiblen Ausfällen (Gefühlsstörung) und autonomen Einschränkungen (veränderte Schweißdrüsen- und Gefäßregulation). Ursache ist ein über Jahre schlecht eingestellter Diabetes verbunden mit weiteren Risikofaktoren:

- Eingeschränkte Beweglichkeit
- Verminderte Sehfähigkeit
- Hornhautschwielen, eingewachsene Zehennägel, Hühneraugen
- Ungeeignete Fußpflege und nichtprofessionelle Behandlung von Auffälligkeiten
- Ungeeignetes Schuhwerk

Tab. 7.6 Übersicht über die diabetischen Folgeerkrankungen.

Hauptmanifestation/Symptome	Konsequenzen
Diabetische Makroangiopathie	
• Koronare Herzkrankheit (➤ 4.6) • Periphere arterielle Verschlusskrankheit (pAVK ➤ 5.4) • Schlaganfall (➤ 15.4.1)	• Bestmögliche Einstellung aller Risikofaktoren (➤ 5.3) • Vorsicht: Die KHK verläuft häufig ohne die typischen Angina-pectoris-Anfälle, ein Herzinfarkt oft ohne Schmerzen
Diabetische Retino-/Makulopathie	
Lange ohne Symptome, spät schleichende oder seltener plötzliche Sehverschlechterung (z. B. verschwommenes/Schleiersehen, Flecken im Gesichtsfeld) bis zur Erblindung	• Bestmögliche Diabetes- und Blutdruckeinstellung • Augenärztliche Kontrollen, ggf. Laser- u. a. Therapien • Dritthäufigste Erblindungsursache bei Erwachsenen!
Diabetische Nephropathie	
Frühzeichen **Mikroalbuminurie** (➤ 10.1.2) = Albuminausscheidung 30–300 mg/24 Std. Später Proteinurie und zunehmende, aber zunächst symptomlose Nierenfunktionseinschränkung bis zur Dialysepflicht (➤ 10.2.4)	• Regelmäßige Teststreifenuntersuchung auf Mikroalbuminurie (z. B. Micral-Test®) • Bestmögliche Diabeteseinstellung • Bei Nephropathie Proteinzufuhr 0,8 g/kg Körpergewicht, Nikotinkarenz, Hypertonietherapie mit Zielblutdruck 120–130/80 mmHg
Diabetische Neuropathie (Polyneuropathie ➤ 15.10.2)	
• **Periphere Polyneuropathie** v. a. mit Sensibilitätsstörungen (Vibrationsempfinden ↓, Missempfindungen), Schmerzen, Lähmungen • **Autonome Neuropathie** z. B. mit Herzrhythmusstörungen, orthostatischer Hypotonie, vermindertem Schwitzen, trophischen Störungen, Magenentleerungsstörungen, Obstipation, Diarrhö, Blasenentleerungs-, sexuellen Funktionsstörungen	• Regelmäßige Überprüfung des Vibrationsempfindens und der Sensibilität • Bestmögliche Diabeteseinstellung, jedoch Vorsicht – bei Magenentleerungsstörung je nach Medikation (Insulin) erhöhte Hypoglykämiegefahr nach dem Essen, gleichzeitig oft verminderte Hypoglykämiewahrnehmung → Wahrnehmungsschulung • Gut sitzendes Schuhwerk usw. – erhöhtes Risiko eines diabetischen Fußsyndroms (siehe Text) • Symptomatische Therapie belastender Symptome
Diabetisches Fußsyndrom	
• **Neuropathischer Fuß:** Sensibilität gestört, oft schmerzloses Ulkus an druckbelasteten Stellen; motorische Beeinträchtigungen, z. B. Muskelschwäche; autonome Veränderungen, z. B. fehlende Schweißbildung • **Ischämischer Fuß:** Fußpulse nicht tastbar, oft schmerzhafte Nekrosen an Ferse und Akren • **Diabetisch-neuropathische Osteoarthropathie** *(DNOAP):* Zerstörung von Fußknochen und -gelenken	• Bestmögliche Diabeteseinstellung • Vorbeugend Vermeidung jeglicher Verletzungen an den Füßen, z. B. durch sorgfältige Hautpflege, fachgerechte Fußpflege, gut sitzende Schuhe ohne drückende Stellen • Zur Früherkennung von Infektionen/Verletzungen tägliche Fußinspektion • Bei manifestem diabetischen Fußsyndrom Vorstellung in einer Fußambulanz, konsequente Therapie, z. B. Verbesserung der Durchblutung, moderne Wundtherapie

7

- Zu späte und nicht adäquate Behandlung von Verletzungen, Ulzera (➤ Abb. 7.26)

Zusätzliche Veränderungen an den Arterien stellen einen weiteren Risikofaktor dar und beeinträchtigen die Heilung von Wunden.

Klinische Zeichen und Diagnostik

- Der reine **neuropathische Fuß** ist warm, oft deutlich gerötet und neigt zu Ödemen. Bei gleichzeitiger Ischämie **(ischämischer Fuß)** ist der Fuß kalt und blass-bläulich (➤ Abb. 7.26) und die Fußpulse sind nicht tastbar.
- Das Schmerz- und Temperaturempfinden ist herabgesetzt bis hin zum Gefühlsverlust, weshalb Verletzungen oder Druckstellen oft erst spät bemerkt werden.
- Die Muskelschwäche aufgrund der Schädigung der motorischen Nerven führt zur Rückbildung der kleinen Fußmuskeln mit verändertem Gangbild und Deformationen am Fußskelett wie z. B. Hammerzehen. Im schlimmsten Fall kann es zusätzlich zu Umbauvorgängen an Knochen und Gelenken *(diabetisch-neuropathische Osteoarthropathie)* bis zur völligen Fußskelettzerstörung kommen, ein sog. **Charcot-Fuß** (➤ Abb. 7.25) ist entstanden. Die Veränderung des Fußgewölbes führt zu einer Verschiebung des Belastungsschwerpunkts beim Gehen und Stehen und abnormen Druckbelastungen v. a. im Bereich der Fußballen. Als deren Folge bildet sich übermäßig Hornhaut (Hyperkeratose), unter der neuropathische (oft schmerzlose) Ulzera oft lange unbemerkt bleiben. (➤ Abb. 7.26).
- Im Rahmen der autonomen Neuropathie kommt es zu einer verminderten Schweißsekretion mit einer erhöhten Gefahr trockener Haut, Schrunden und Einrissen und Pilzbefall der Nägel und Zehenzwischenräume. Außerdem finden sich häufig Wachstumsstörungen an Haut und Nägeln, manchmal auch Juckreiz.

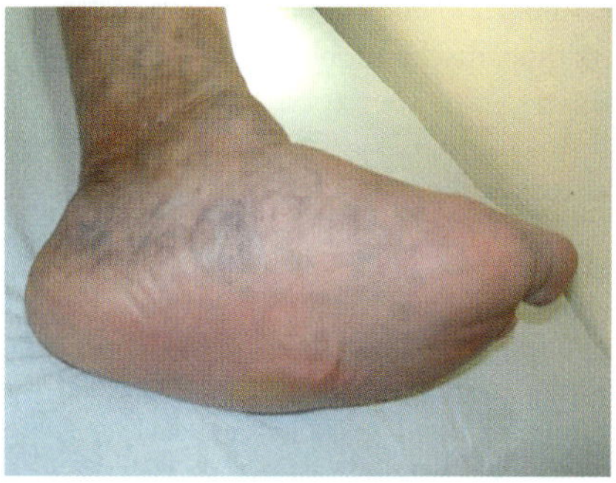

Abb. 7.25 Charcot-Fuß. Das Fußskelett ist deutlich verändert, an der Fußsohle sind als Folge einer erhöhten Druckbelastung Hornhautschwielen erkennbar. Die rosige Farbe und das Fußödem weisen auf eine reine Neuropathie hin. [M845]

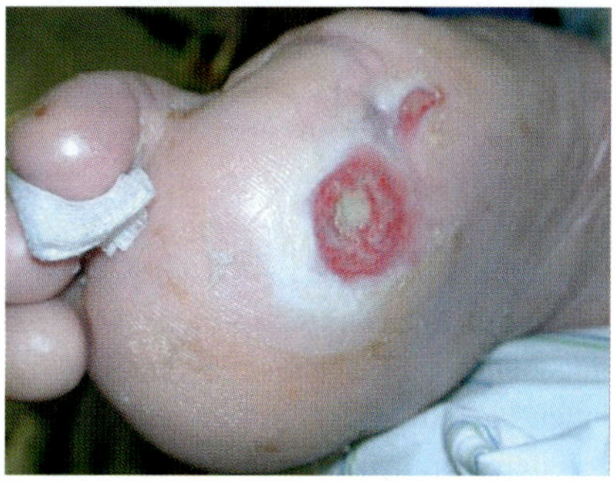

Abb. 7.26 Diabetisches Fußsyndrom. Zustand nach Amputation von zwei Zehen aufgrund einer Makroangiopathie, die zu einer Gangrän geführt hat. Jetzt neuropathisches Ulkus im Bereich des Ballens aufgrund abnormer Druckbelastung im Bereich des Ballens. [M845]

Erster Schritt der Diagnosestellung ist das Erfragen typischer Symptome (z. B. brennende oder stechende Schmerzen, Parästhesien, Empfindungsstörungen). Daran schließt sich eine Inspektion der Füße an. Durch einfache Untersuchungen wird das Vibrations-, Schmerz-, Druck- und Temperaturempfinden geprüft. Weitergehende Untersuchungen beurteilen die arterielle Situation. Alle Befunde werden dokumentiert, z. B. in einem speziellen Fuß-Dokumentationsbogen der Fuß-AG in der Deutschen Diabetes Gesellschaft, und entsprechend der *Wagner-Armstrong-Klassifikation* eingeordnet (➤ Tab. 7.7). [21]

Behandlung

Die Behandlung ist multimodal. Internistischerseits erforderlich sind die **Stoffwechseloptimierung,** d. h. die Einstellung auf gute Blutzuckerwerte unter Berücksichtigung der individuellen Patientensituation, sowie die Behandlung weiterer Risikofaktoren, z. B. eines Bluthochdrucks.

Arterienverengungen durch Makroangiopathie werden evtl. katheterinterventionell oder operativ angegangen (➤ 5.2.3), insbesondere bei nicht heilenden Fußläsionen und der Gefahr einer Amputation.

Fußinfektionen werden antibiotisch behandelt. Bestehende Ulzerationen bedürfen einer phasengerecht hydroaktiven Wundbehandlung, die von einem Wundexperten begleitet werden soll.

Geeignete Schuhe oder **therapeutisches Schuhwerk** ist zur Vermeidung von Fußkomplikationen (insbesondere Fußulkus) unbedingt notwendig. Abhängig von der Risikogruppe gibt es Verordnungskriterien zur Schuhversorgung von Menschen mit Diabetes – vom fußgerechten Konfektionsschuh über einen Diabetesschutzschuh (➤ Abb. 7.27) bis hin zum orthopädischen Maßschuh oder Vollkontaktgips. [21] [22]

7

Druckentlastung

Ohne Druckentlastung keine Ulkusheilung

Patienten mit Fußulkus dürfen ohne eine Druckentlastung nicht umherlaufen. Die Druckentlastung ist auch im Sitzen und Liegen notwendig.

Erste Wahl zur Druckentlastung sind: [21]

- Bei neuropathischen Ulzera an der Fußsohle **Vollkontaktgips** (*total contact cast, TCC,* ➤ Abb. 7.27) oder nicht abnehmbar gemachte Orthesen (z. B. Aircast® walker).
- Bei Ulzera anderer Lokalisation z. B. knöchelhohe abnehmbare Hilfsmittel, Schuhzurichtungen

Kommen diese Möglichkeiten nicht in Betracht (u. a. wenn der Patient sie nicht toleriert), müssen individuelle Alternativen gesucht werden. Hyperkeratosen (Hornhautschwielen) werden regelmäßig durch einen Fachmann entfernt. [21]

Der häufig verordnete preiswerte Vorfußentlastungsschuh ist meist *nicht* geeignet, da zur Vorfußentlastung eine spezielle Gehweise nötig ist (der Fuß muss immer vor dem Körperschwerpunkt bleiben), die viele Patienten nicht leisten können. [22]

Tab. 7.7 Kombinierte Wagner-Armstrong-Klassifikation. Das diabetische Fußsyndrom kann nach Wagner (Grade 1–5) und Armstrong (Stadien A – D) eingeteilt werden. [21]

Wagner-Grade → / Armstrong-Stadien ↓	0	1	2	3	4	5
A	Keine Läsion, evtl. Deformität	Oberflächliche Wunde	Wunde bis zur Sehne oder Gelenkkapsel	Wunde bis zum Knochen oder Gelenk	Nekrose von Fußteilen (z. B. Vorfuß, Ferse)	Nekrose des gesamten Fußes
B	Mit Infektion	Mit Infektion	Mit Infektion	Mit Infektion	Mit Infektion	Mit Infektion
C	Mit Ischämie	Mit Ischämie	Mit Ischämie	Mit Ischämie	Mit Ischämie	Mit Ischämie
D	Mit Infektion und Ischämie	Mit Infektion und Ischämie	Mit Infektion und Ischämie	Mit Infektion und Ischämie	Mit Infektion und Ischämie	Mit Infektion und Ischämie

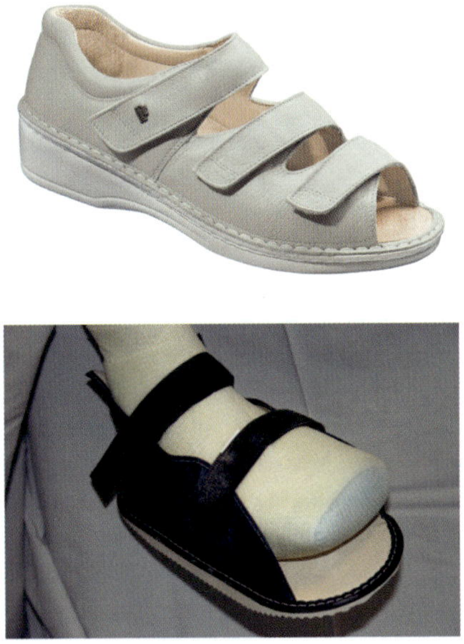

Abb. 7.27 Oben Diabetesschutzschuh aus weichem Leder ohne Innennähte, ggf. mit diabetesadaptierter Fußbettung, gepolsterter Sohle und Klettverschlüssen zur individuellen Anpassung. Unten Vollkontaktgips zur Druckentlastung bei (plantaren) Ulzera. Der Fuß wird dick gepolstert, die Ulzeration ausgespart, dann werden zwei Gipsschalen angebracht. Über eine Fußsohle kann der Patient laufen, ohne dass Druck auf dem Ulkus ist. [E382-002, M342]

Fuß- und Nagelpflege

Eine sorgfältige Fuß- und Nagelpflege ist entscheidend für die Vermeidung von Fußkomplikationen. Pflegende kennen die Maßnahmen und beraten den Patienten und seine Angehörigen:

- Die Füße täglich mit körperwarmem Wasser (Thermometer benutzen) und einer Waschlotion/Seife mit saurem pH-Wert waschen/abduschen. Fußbäder vermeiden oder kurz halten, da sie die Haut aufweichen und entfetten
- Füße sorgfältig abtrocknen, v. a. in den Zehenzwischenräumen
- Bei trockener, rissiger Haut die Füße (aber *nicht* die Zehenzwischenräume) mit einer der Hautsituation angepassten Pflegecreme eincremen
- Täglich die Füße, vor allem Zehen, Fußballen und Ferse, auf Druckstellen, Hornhaut, Blasen, Rhagaden und Verletzungen inspizieren. Zum Betrachten der Fußsohle Spiegel benutzen oder Angehörigen um Hilfe bitten
- Die Zehennägel gerade schneiden, besser noch feilen, mit einer kleinen Abrundung an den Ecken. Keine scharfen Werkzeuge verwenden (Verletzungsgefahr!). Bei Hühneraugen, Hornhaut und eingewachsenen Nägeln Fußpflege nur durch medizinischen Fußpfleger (Podologe) durchführen lassen
- Auch kleinste Verletzungen an den Füßen desinfizieren und (ärztlich) beobachten (lassen), da Entzündungen und Nekrosen drohen
- Bei Haut- und Nagelpilz antimykotische Behandlung nach Arztanordnung
- Möglichst nicht barfuß gehen, um Verletzungen vorzubeugen
- Strümpfe aus einem Material wählen, das ein trockenes Milieu begünstigt (z. B. Baumwolle oder Seide); keine Strümpfe mit Nähten oder einschneidenden Bündchen
- Wegen der häufigen Sensibilitätsstörungen bei kalten Füßen keine Wärmflaschen und kein Heizkissen benutzen (Verbrennungsgefahr!), besser z. B. warme Socken tragen
- Schuhe prinzipiell am Nachmittag oder Abend kaufen, da dann die Füße maximal geschwollen sind und die Schuhe nicht zu klein gekauft werden. Auf gute Passform achten. Konfektionsschuhe wie speziell angepasste Schuhe in der Folge regelmäßig auf Falten in der Einlegesohle, kleine Steinchen oder erhabene Nähte kontrollieren, damit diese nicht unbemerkt zu Druckstellen und in der Folge zu ernsten Schäden am Fuß führen. Diabetesschutzschuhe (➤ Abb. 7.27) empfehlenswert, wenn schon Fußdeformitäten oder orthopädische Probleme (z. B. Hallux valgus ➤ 14.2.7) bestehen

Regelmäßige professionelle Untersuchung

Bei erhöhtem Risiko für Fußkomplikationen sollte ein Arzt oder eine spezialisierte Pflegefachperson regelmäßig Füße und Gefäßstatus kontrollieren und erfragen, ob der Betroffene täglich seine Füße selbst inspiziert. Sinnvoll ist eine Schulung zur Fußpflege, ggf. auch für Angehörige.

7.5.9 Patientenschulung bei Diabetes mellitus

Lebensqualität („normales, unabhängiges Leben") und Langzeitprognose eines Menschen mit Diabetes hängen entscheidend von der Selbstdisziplin und dem Wissen des Betroffenen über den Diabetes ab. Diese umfangreichen Kenntnisse können nicht „nebenher" erworben werden. Deshalb sollen alle Betroffenen nach der Diagnosestellung schnellstmöglich an einem **strukturierten Schulungsprogramm** teilnehmen. Kinder und Jugendliche erlernen meist in einem 10- bis 14-tägigen stationären Aufenthalt alles Wichtige über ihre Erkrankung und die Behandlung. Eltern nehmen ebenfalls an der Schulung teil, ebenso andere Angehörige, wenn diese den Patienten betreuen und therapeutische Maßnahmen übernehmen. Die Schulungen erfolgen interdisziplinär durch Diabetologen, weitergebildete Pflegefachpersonen (➤ 7.2.3 Kasten), Ernährungsexperten, Physiotherapeut, Podologe, Psychologe u. a.

Nach der Erstschulung sind immer wieder Auffrischungen notwendig, v. a. bei bedeutsamen Therapieänderungen, wenn Therapieziele nicht erreicht wurden oder Komplikationen eingetreten sind.

Generell umfassen die Schulungen Diabetesursachen, Therapiebausteine, Umgang mit speziellen Situationen (z. B. Reisen, Sport, Entgleisungen) sowie notwendige eigene und ärztliche Kontrollen. Es gibt verschiedene allgemeine Schulungsprogramme mit unterschiedlichen Schwerpunkten je nach Patientenzielgruppe, z. B.:

- *Behandlungs- und Schulungsprogramm für intensivierte Insulintherapie*
- *Diabetes bei Kindern: ein Behandlungs- und Schulungsprogramm*
- *Schulungs- und Behandlungsprogramm für Eltern von Kindern und Jugendlichen mit Typ-1-Diabetes*
- *Behandlungs- und Schulungsprogramm für Typ-2-Diabetiker, die nicht Insulin spritzen*
- *Behandlungs- und Schulungsprogramm für Typ-2-Diabetiker, die Insulin spritzen*
- *Flash – Schulungs- und Behandlungsprogramm für Menschen, die Flash Glucose Monitoring benutzen* [23]

Zudem gibt es problemorientierte Schulungen, z. B.:

- *Hypoglykämie – Positives Selbstmanagement. Unterzuckerungen besser wahrnehmen, vermeiden und bewältigen (HYPOS)*
- *Strukturiertes Behandlungs- und Schulungsprogramm für Menschen mit Diabetes und einem diabetischen Fußsyndrom. Den Füßen zuliebe (BARFUSS)*
- Diabetes mellitus und Sport [23]

Pflegende legen den Betroffenen die Wichtigkeit einer solchen Schulung nahe. Sie vermitteln den Kontakt z. B. zur Schulung/Diabetesberatung (➤ 7.2.3) im Krankenhaus, einer diabetologischen Schwerpunktpraxis oder einer Reha-Klinik, und sind teilweise selbst an Schulungen beteiligt.

7.6 Fettstoffwechselstörungen

DEFINITION

Fettstoffwechselstörungen: zusammenfassende Bezeichnung für **Dyslipoproteinämien** (*Dyslipidämien*, verändertes Verhältnis der verschiedenen Blutfette zueinander) und **Hyperlipoproteinämien** (erhöhte Blutfette), die wiederum in **Hypercholesterinämie** (zu hoher Blutcholesterinspiegel) und **Hypertriglyzeridämie** (zu hoher Neutralfettspiegel im Blut) unterteilt werden. Bedeutsam durch die daraus resultierende Risikoerhöhung für Arteriosklerose.

LDL *(low density lipoproteins, Lipoproteine niedriger Dichte):* Protein-Lipid-Komplexe, die Cholesterin von der Leber in die Gewebe transportieren und an die Gefäßwände abgeben. Arteriosklerosefördernd.

HDL *(high density lipoproteins, Lipoproteine hoher Dichte):* Protein-Lipid-Komplexe, die überschüssiges Cholesterin aus dem Körper aufnehmen und es zur Verstoffwechselung in die Leber bringen. Nach heutigem Wissen Schutzfaktor vor Arteriosklerose.

Lipoprotein(a): Protein-Lipid-Komplex, der ebenfalls LDL enthält und dessen Spiegel weitgehend genetisch bestimmt ist. Eigenständiger Risikofaktor für Arteriosklerose.

Krankheitsursachen und -entwicklung

- **Primäre Fettstoffwechselstörungen** sind meist multifaktoriell verursacht, d. h. durch viele Gene und falsche Ernährung. Seltener, aber oft mit einem hohen Arteriosekleroserisiko verbunden, sind familiäre monogene Formen, etwa **familiäre Hypercholesterinämie** oder **familiäre kombinierte Hyperlipoproteinämie.**
- **Sekundäre Fettstoffwechselstörungen** sind Folge anderer Erkrankungen, etwa eines (schlecht eingestellten) Diabetes mellitus.

Klinische Zeichen und Diagnostik

Die erhöhten bzw. veränderten Blutfettkonzentrationen selbst bereiten keinerlei Beschwerden. Nach außen sichtbare Fettablagerungen, etwa ein **Arcus lipoides** (weißlicher Ring außen an der Augenhornhaut, ➤ Abb. 7.28) oder **Xanthome** (gelb-rötliche Hautpapeln durch Fetteinlagerungen), sind selten, eine Pankreatitis (Bauchspeicheldrüsenentzündung ➤ 9.6) tritt nur bei sehr hohen Blutfetten auf. Symptome zeigen sich in aller Regel erst durch die Folgeerkrankungen der Arteriosklerose, z. B. eine koronare Herzkrankheit (➤ 4.6). Bei familiären Formen kann dies schon im Jugend- bzw. frühen Erwachsenenalter der Fall sein.

Die Diagnosesicherung erfolgt durch Blutuntersuchung nach 12- bis 14-stündiger Nahrungskarenz. Als normal gelten:

- LDL-Cholesterin < 115 mg/dl (3 mmol/l), HDL-Cholesterin > 40 mg/dl (1 mmol/l) bei Männern bzw. > 45 mg/dl (1,2 mmol/l) bei Frauen
- Triglyzeride (Neutralfette) < 150 mg/dl (1,7 mmol/l)
- Lipoprotein(a) < 30 mg/dl (45 nmol/l, einmalige Bestimmung)

Zeigen sich erhöhte Werte, werden auch die anderen kardiovaskulären Risikofaktoren (z. B. Rauchen, Bluthochdruck) erfasst.

Komplikationen

Das Risiko arteriosklerotischer Folgeerkrankungen (➤ 5.3) ist v. a. vom LDL-Cholesterin-Spiegel abhängig. Ein hohes HDL-Cholesterin hingegen wirkt sich günstig aus. Das Ausmaß der Risikoerhöhung durch erhöhte Triglyzeride ist nach wie vor umstritten.

LERNHILFE

HDL-/LDL-Cholesterin

HDL – **H**ab **d**ich **l**ieb: HDL-Cholesterin = Schutzfaktor.
LDL – **L**ass **d**as **l**ieber: LDL-Cholesterin = Risikofaktor. [24]

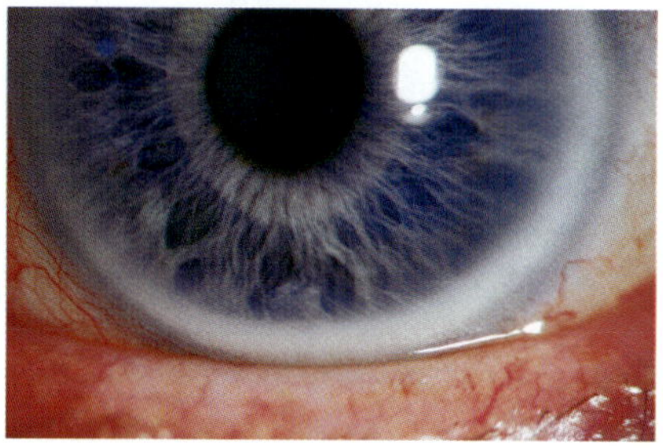

Abb. 7.28 Arcus lipoides. Er ist allerdings bei älteren Menschen häufig und nur bei Menschen unter 50 Jahren verdächtig auf eine Fettstoffwechselstörung. [E426]

7

Behandlung

Fassbare Grunderkrankungen werden immer behandelt.

Behandlungsziel bei den häufigen primären Fettstoffwechselstörungen ist nicht eine bloße Senkung der Blutfette, sondern eine Senkung des kardiovaskulären Risikos eines Patienten insgesamt. Prinzipiell gilt: je höher das kardiovaskuläre Risiko eines Menschen, desto geringer der LDL-Zielwert (nach den europäischen Leitlinien je nach Risiko unter 40–115 mg/dl = 1–3 mmol/l) [25].

Ernährungstherapie

Bei leicht oder mäßig erhöhten Werten wird als Erstes eine Ernährungstherapie eingeleitet.

- „Gesunde" Ernährung:
  - Bevorzugung hochwertiger pflanzlicher Öle, etwa Raps-, Olivenöl, wenig industriell gehärtete Fette
  - Wenig (fettarmes) Fleisch, dafür mehr (See-)Fisch
  - Wenig gesättigte Fettsäuren
- Ballaststoffreiche Ernährung durch Gemüse, Obst, Vollkornprodukte
- Ggf. Faserstoffzusatz, z. B. Haferkleie, Apfelpektin
- Bei erhöhten Triglyzeriden: zusätzlich weitgehender Verzicht auf Alkohol, Süßgetränke und Süßigkeiten

Bewegungstherapie

Ausdauersport führt zu einer geringen Senkung des LDL-Cholesterins und zu einer Steigerung des HDL-Cholesterins. Außerdem wirkt sich körperliche Aktivität günstig auf weitere Risikofaktoren aus und ist deshalb immer besonders sinnvoll für Menschen mit Fettstoffwechselstörungen.

Medikamentöse Therapie

Lässt sich das Behandlungsziel durch Ernährungs- und Bewegungstherapie nicht erreichen, werden zusätzlich Lipidsenker gegeben, am häufigsten Statine (z. B. Simvastatin, ➤ 7.2.4). Bei sehr hohen Werten bzw. Gesamtrisiko werden sofort Medikamente gegeben, da ein Erreichen der Zielwerte auch bei konsequenter Ernährungs- und Bewegungstherapie unwahrscheinlich ist.

Weitere Behandlungen

- Weitere kardiovaskuläre Risikofaktoren, z. B. Hypertonie, Rauchen, sollten weitestmöglich ausgeschaltet werden.
- In sehr schweren Fällen ist eine regelmäßige **LDL-Apherese** sinnvoll, bei der die LDL maschinell aus dem Blut entfernt werden.

Prävention

Die oben aufgeführten Maßnahmen der Ernährungs- und Bewegungstherapie eignen sich auch zur Primärprävention.

Erwachsene über 35 Jahren haben alle drei Jahre Anspruch auf eine Gesundheitsvorsorgeuntersuchung (➤ Tab. 2.2) mit Bestimmung des Gesamtcholesterins im Blut. Für Kinder wird eine einmalige Blutcholesterinbestimmung empfohlen, sie ist aber (noch?) nicht Bestandteil der Vorsorgeuntersuchungen.

Beratung

Langjährige Ernährungs- und Lebensgewohnheiten lassen sich nicht leicht verändern, auch wenn den Patienten die Gefahren bekannt sind. Pflegende motivieren zu kleinen Maßnahmen bzw. Schritten, die meist leichter einzuhalten sind. Der Betroffene soll sich realistische und realisierbare Veränderungen im Bereich Ernährungsumstellung und Bewegung auswählen und umsetzen, das erhöht die Therapieadhärenz (➤ 2.1.1). Pflegefachpersonen organisieren eine Ernährungsberatung bzw. verweisen auf Kurse bei Krankenkassen oder Volkshochschulen oder niedergelassenen Ernährungsexperten.

Kinder und Jugendliche mit Hyperlipidämie und ihre Eltern sollen eine alters- und sachgerechte Beratung und wiederholte Ernährungsberatungen durch einen pädiatrischen Ernährungsexperten erhalten. Eine enge Kooperation zwischen Kinderarzt und Stoffwechselzentrum/-experten ist empfehlenswert.

Aufgaben zur Pflegesituation

In der Notfallambulanz wird der Blutzucker gemessen: 734 mg/dl. Daraufhin wird Frau Hein direkt auf die Intensivstation verlegt, wo ihr intravenös Flüssigkeit substituiert und Insulin verabreicht wird. Dazu werden engmaschig die Vitalparameter kontrolliert. Nachdem Frau Hein wieder aufgeklart ist, wird nach der Ursache der Entgleisung gesucht. Frau Hein erzählt, dass ihr sowohl die Ernährungsumstellung als auch der tägliche Spaziergang sehr schwer gefallen seien und dass sie die Therapien habe schleifen lassen.

1. Erläutern Sie den Entstehungsmechanismus eines Diabetes mellitus Typ 2.
2. Beschreiben Sie die Durchführung des oralen Glukosetoleranztests.
3. Was sagt die Ermittlung des HbA_{1c} aus?
4. Erläutern Sie die Entstehung von Polydipsie und Polyurie im Kontext der Stoffwechselentgleisung.
5. Wie reagieren Sie als Pflegefachperson auf die Äußerungen von Frau Hein, dass sie die beiden Therapieformen nicht habe umsetzen können?

ÜBERGEWICHT/ADIPOSITAS
Body-Mass-Index ≥ 25/30, sehr häufig („Adipositas-Epidemie")

Ursache: meist aufgrund ungünstigen Lebensstils bei gegebener genetischer Veranlagung
Leitsymptome: zunächst nur kosmetisch störend. Insbesondere bei erheblichem und/oder stammbetontem Übergewicht und/oder jungen Menschen
Folgeprobleme: v.a. Diabetes mellitus Typ 2, Fettstoffwechselstörungen, arterielle Hypertonie, Herz-Kreislauf-Erkrankungen, Arthrose der unteren Extremität
Behandlung:
- Interdisziplinär, v.a. Änderung des Lebensstils, mit dem Ziel einer langfristigen Gewichtsabnahme
- Evtl. Medikamente, Adipositas-Chirurgie

FETTSTOFFWECHSELSTÖRUNGEN
Erhöhung des (LDL-)Cholesterins und/oder der Neutralfette (Triglyzeride) im Blut

Ursache: meist falsche Ernährung bei genetischer Veranlagung. Seltener monogen oder durch fassbare Grunderkrankung
Hauptfolge: beschleunigte Arteriosklerose
Symptome: in der Regel erst bei Auftreten von Arteriosklerose-Folgeerkrankungen
Behandlung:
- Ernährungstherapie
- Medikamente (Lipidsenker)

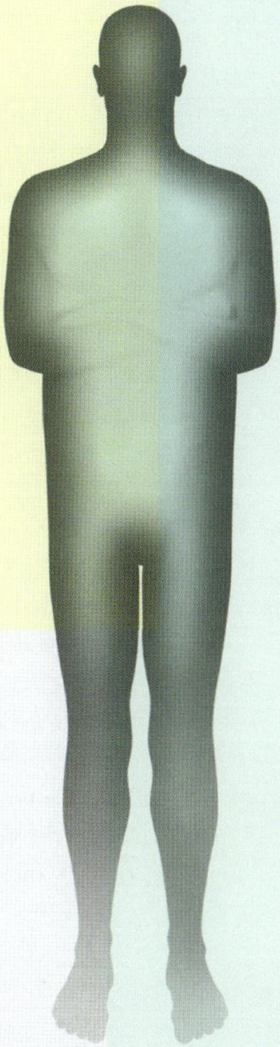

DIABETES MELLITUS (ZUCKERKRANKHEIT)
Stoffwechselstörungen mit dauerhaft erhöhtem Blutzucker

Hauptformen:
- Diabetes mellitus Typ 1 bedingt durch autoimmunologische Zerstörung der β-Zellen
- Diabetes mellitus Typ 2 bedingt durch Insulinresistenz und Insulinsekretionsstörung bei Übergewicht

Leitsymptome:
- Schwäche, Polyurie, Durst
- Bei Diabetes mellitus Typ 1 schnelle Symptomentwicklung, jüngere Menschen
- Bei Typ 2 schleichender Beginn, ältere Menschen

Akutkomplikationen:
- Hypoglykämisches Koma durch Unterzuckerung
- Diabetisches Koma durch Überzuckerung

Folgeerkrankungen
(v.a. durch Gefäß- und Nervenschädigung): frühzeitige Arteriosklerose (→ z.B. Herzinfarkt, Schlaganfall), Nieren-, Netzhautschäden, diabetisches Fußsyndrom
Behandlung:
- Bei Diabetes mellitus Typ 1 lebenslange Insulintherapie (möglichst Basis-Bolus-Konzept), Ernährungstherapie
- Bei Diabetes mellitus Typ 2 Ernährungstherapie (Reduktionskost), Bewegungstherapie, ggf. orale Antidiabetika, Insulin
- Immer umfassende Patientenschulung, Vermeidung weiterer Herz-Kreislauf-Risiken

Abb. 7.29 Übersicht über die wichtigsten stoffwechsel- und ernährungsbedingten Erkrankungen. [L275]

KAPITEL

8 Pflege von Menschen mit Magen-Darm-Erkrankungen

Christine Keller, Nicole Menche

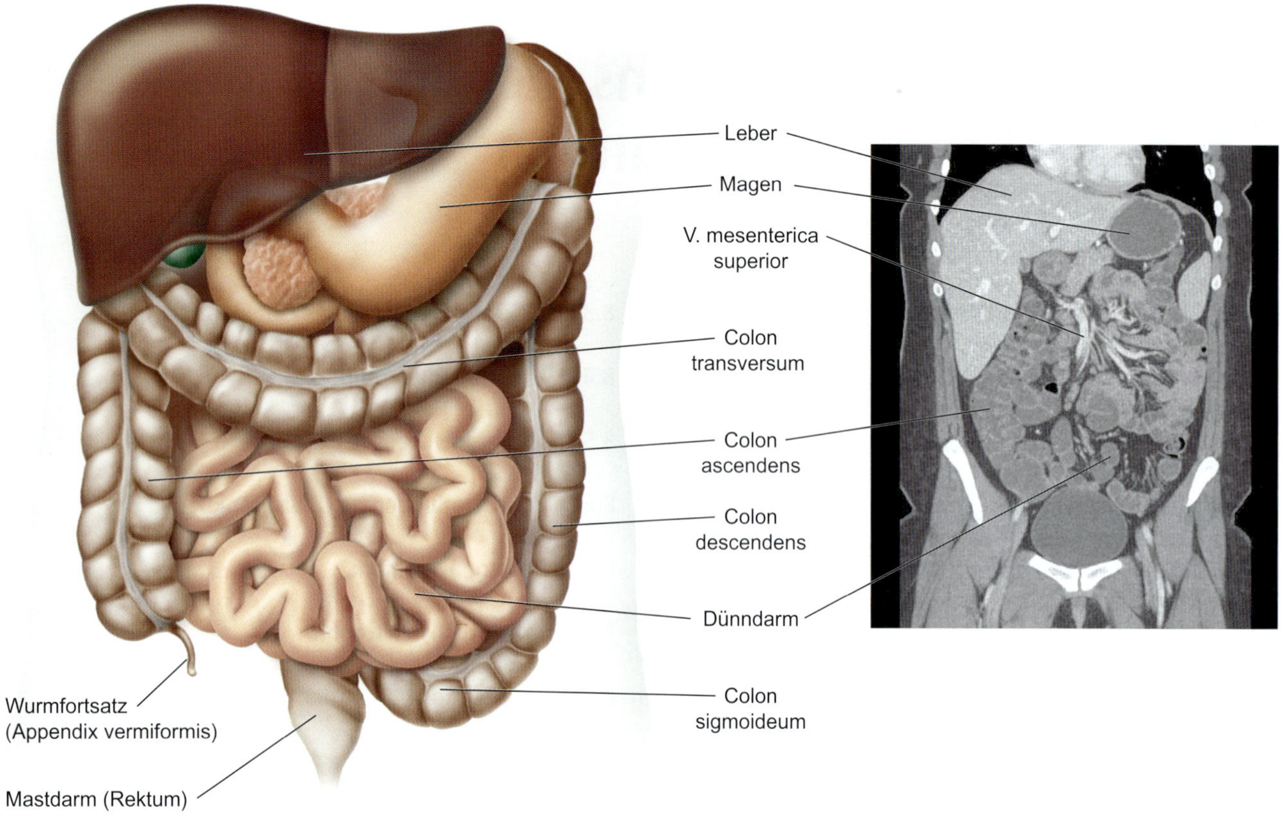

Abb. 8.1 [L275, E460–003]

Pflegesituation

Markus Schmidt ist 53 Jahre alt und an einem Rektumkarzinom erkrankt. Obwohl er seit seinem 50. Lebensjahr zum Darmkrebs-Screening hätte gehen können, hat er diese Vorsorgeuntersuchung nicht besonders ernst und daher nicht in Anspruch genommen. Aufmerksam wurde Herr Schmidt das erste Mal vor einigen Monaten, als er Blut im Stuhl entdeckte. Zudem hatte er häufiger Schmerzen bei der Defäkation und in den letzten Monaten Gewicht verloren, obwohl er seine Ernährungsgewohnheiten nicht geändert hatte. Daher beschloss er, seine Hausärztin aufzusuchen. Diese ordnete sowohl eine Rektoskopie als auch eine Koloskopie an.

Als Befund der diagnostischen Maßnahmen wurde ein Rektumkarzinom festgestellt. Nachdem sowohl eine Lymphknotenbeteiligung als auch eine Metastasierung durch weitere Untersuchungen ausgeschlossen werden konnten, wurde mit Herrn Schmidt die weitere Therapie besprochen. Aufgrund von Lage und Größe des Tumors sowie der Tumorklassifikation ist eine Rektumexstirpation mit Anlage eines endständigen Kolostomas geplant.

Fehlbildungen des Magen-Darm-Trakts ➤ 21.4.6
Auch wenn genaue Zahlen fehlen, dürften *akute Gastritiden* (akute Magenschleimhautentzündungen, „Magenverstimmungen" ➤ 8.5) und *infektiöse Gastroenteritiden* (Magen-Darm-Infektionen, infektiöser Brechdurchfall ➤ 8.9) die häufigsten Magen-Darm-Erkrankungen *(gastroenterologischen Erkrankungen)* in jedem Alter sein. Bedrohlich sind die infektiösen Gastroenteritiden v. a. für Säuglinge, Kleinkinder und alte Menschen (➤ 8.9). Bei ihnen macht der Flüssigkeitsverlust nicht selten eine stationäre Einweisung erforderlich.

Bei den chronischen Magen-Darm-Beschwerden überwiegen die *funktionellen Magen-Darm-Beschwerden* und die *Nahrungsmittelunverträglichkeiten.* Hier steht pflegerisch die Beratung zu einer individuell bekömmlichen Ernährung im Vordergrund. Häufigste chronische Erkrankungen sind die *Zöliakie* (➤ 8.10) und die *chronisch-entzündlichen Darmerkrankungen* (➤ 8.11). Insbesondere Letztere machen bei den meist noch jungen Menschen wiederholte Krankenhauseinweisungen, evtl. mit Operationen, erforderlich. Mit zunehmendem Alter werden *Dickdarmadenome (-polypen)* und in der Folge *Darmkrebs* (kolorektales Karzinom ➤ 8.13) häufiger, der bei Frauen der zweit- und bei Männern der dritthäufigste bösartige Tumor überhaupt ist. Pflegende betreuen die Patienten und Patientinnen (im Folgenden als „Patientinnen" zusammengefasst) im ambulanten und stationären Bereich, bei operativen und konservativen Behandlungen, in allen Phasen der Erkrankung von der Diagnose bis zur Heilung, möglicherweise aber auch bis zum Tod.

Das Teilgebiet der Inneren Medizin, welches die Erkrankungen des Verdauungssystems zum Gegenstand hat, ist die **Gastroenterologie,** entsprechendes Teilgebiet der Chirurgie die **Viszeralchirurgie.**

Die Nahrungsaufnahme, eine der grundlegenden Lebensaktivitäten, ist bei Magen-Darm-Erkrankungen häufig beeinträchtigt. Besonders bei Kindern und alten Menschen mit chronischen Erkrankungen steht die Sicherung einer ausreichenden Ernährung mit im Vordergrund. Mangelernährung kann besonders bei ihnen schnell dramatische Folgen haben und den Krankheitsverlauf insgesamt verschlechtern. Oftmals sind viel Einfallsreichtum und Geduld notwendig, um eine ausreichende Nahrungsaufnahme zu erreichen.

Die Stuhlausscheidung ist eines der Tabuthemen in der Pflege und häufig für die Patientin mit großen Schamgefühlen besetzt, auch nach einer Enterostomaanlage (➤ 8.2.2). Pflegefachpersonen begegnen Betroffenen mit Respekt. Dies umfasst nicht nur das Tun (z. B. Achten der Intimsphäre), sondern beginnt schon bei der Wortwahl (z. B. Vermeiden des Begriffs „Windel“ bei Erwachsenen).

8.1 Pflegerische und medizinische Diagnostik

Ausgangspunkt der pflegerischen und medizinischen Diagnostik bei Magen-Darm-Erkrankungen sind Anamnese und Patientenbeobachtung. Die Leitbeschwerden sind unabhängig vom Alter:

- **Appetitlosigkeit, Übelkeit, Erbrechen** (➤ 8.1.1, ➤ 8.1.3)
- **Dysphagie** *(Schluckstörungen)* wie etwa **Globusgefühl** („Kloßgefühl“) im Hals, Gefühl des „Steckenbleibens“ von Nahrung, oft mit Schmerzen beim Schlucken, vor allem bei Erkrankungen von Rachen und Ösophagus (Schluckstörungen bei neurologischen Erkrankungen ➤ 15.1.8)
- **Abneigung gegenüber bestimmten Nahrungsmitteln, Nahrungsmittelunverträglichkeiten** (➤ 8.1.2)
- **Veränderte Stuhlfrequenz und/oder -konsistenz** (➤ 8.1.4, ➤ 8.1.5)
- **Beimengungen zum Stuhl,** z. B. Schleim, Blut, Parasiten
- **Gewichtsverlust,** bei Kindern **Gedeihstörung** (➤ 7.3)
- **Bauchschmerzen** (➤ 8.1.7)

Die meisten genannten Beschwerden können ihre Ursache auch außerhalb des Magen-Darm-Trakts haben oder psychisch bedingt sein. Für Arzt bzw. Ärztin (im Folgenden als „Ärztin“ bezeichnet“) kann es sehr schwierig sein herauszufinden, ob es sich um eine Befindlichkeitsstörung, eine harmlose Erkrankung oder ein evtl. lebensbedrohliches Geschehen handelt!

8.1.1 Appetitlosigkeit

Appetitlosigkeit *(Inappetenz, Anorexie)* ist ein häufiges und vieldeutiges Symptom nicht nur von Magen-Darm-Erkrankungen. Unabhängig von der Ursache ist länger andauernde Appetitlosigkeit oder Ablehnung bestimmter Nahrungsmittel ein Risikofaktor für Mangel- bzw. Fehlernährung (➤ 7.3). Pflegende erkennen mangelnden Appetit und versuchen die Ursachen dafür zu ergründen. Infrage kommen z. B.:

- Magen-Darm-Erkrankungen, chronische auszehrende Krankheiten (z. B. Tumorerkrankungen, COPD, ➤ 3.9)
- Schmerzen
- Medikamente (z. B. Antibiotika, Zytostatika)
- Psychische Störungen (z. B. akute Belastungsstörung, ➤ 16.7)
- Seelische Belastungen und Lebensumstände (z. B. Einsamkeit, Trennung)

Vorrangig ist die Beseitigung der Ursache. Pflegerische Interventionen und Beratung unabhängig von der Ursache sind:

- Lieblingsspeisen erfragen und Wunschkost anbieten. Frische, kühle oder lauwarme und fettarme Speisen werden meist eher gegessen, Kinder mögen gerne Süßspeisen
- Vor dem Essen das Zimmer lüften, Speisen mit starken Gerüchen vermeiden
- Kleine Portionen herrichten, Speisen appetitlich zubereiten (➤ Abb. 8.2)
- Bei Appetit sofort etwas essen lassen, auch außerhalb von Essenszeiten, Zwischenmahlzeiten anbieten, ggf. Finger Food u. Ä. bereitstellen
- Für ruhige Atmosphäre beim Essen sorgen, keine Hektik zeigen, keinen Druck ausüben
- Nahrungseingabe durch die Eltern oder andere Angehörige anregen
- Appetitanregende Mittel oder Tees anbieten, z. B. Pepsin- oder Wermutwein, Schafgarben- und Löwenzahntee, Zimt- und Ingwertee, Schwedenkräuter u. a. Kräutermischungen
- Falls möglich zu mehr Bewegung motivieren, am besten an der frischen Luft
- Zu Entspannungsmaßnahmen beraten

KLIMA UND UMWELT

Gerade wenn Pflegebedürftige oder Patientinnen appetitlos sind oder zunächst gewünschte Speisen dann doch nicht essen können, sind kleine Portionen günstig. Zum einen regen kleine, appetitliche Häppchen/Portionen bei vielen den Appetit eher an als voll gehäufte Teller. Zum anderen sind kleine Portionen ressourcenschonender, da weniger weggeworfen wird. Aus den gleichen Gründen sollten gekühlte oder nichtverpackte Zwischenmahlzeiten (z. B. Joghurt, Kuchen) nicht schon bei der vorhergehenden Hauptmahlzeit mit ins Zimmer gestellt werden.
Bei Essensausgaben mit Buffet oder Schöpfsystem erhalten Pflegebedürftige oder Patientinnen nur das und so viel, wie sie möchten. Auch das vermeidet, dass Lebensmittel weggeworfen werden.

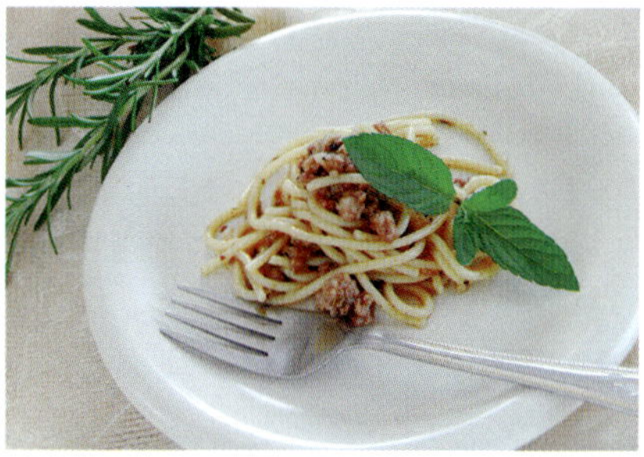

Abb. 8.2 Anrichten des Essens. Appetitlich angerichtete, kleine Portionen sollen die Lust aufs Essen steigern. [J787]

8

Eventuell ist eine vorübergehende teilweise oder vollständige parenterale oder enterale Ernährung notwendig – immer unter Berücksichtigung der Patientenwünsche.

8.1.2 Nahrungsmittelunverträglichkeiten

DEFINITION

Nahrungsmittelunverträglichkeit *(NMU)*: abnormes Auftreten von Beschwerden nach Aufnahme bestimmter Lebensmittel. Häufigkeit ca. 20 % aller Erwachsenen in Deutschland, davon wahrscheinlich ¼ **Nahrungsmittelallergien** und ¾ **Nahrungsmittelintoleranzen,** am häufigsten **Laktoseintoleranz.**

Nahrungsmittelunverträglichkeiten bezeichnen individuelle, abnorm starke Beschwerden nach Verzehr bestimmter Lebensmittel. Nach dieser Definition gehören Symptome durch Lebensmittelinfektionen und Toxine jeglicher Art in Lebensmitteln nicht zu den Nahrungsmittelunverträglichkeiten, da die Beschwerden hier bei den meisten oder allen Menschen nach Verzehr des jeweiligen Lebensmittels auftreten.

- **Strukturell bedingte Nahrungsmittelunverträglichkeiten** sind durch Organveränderungen im Verdauungssystem verursacht, etwa eine Fettunverträglichkeit bei chronischer Bauchspeicheldrüsenentzündung (➤ 9.6.2).
- **Funktionell bedingten Nahrungsmittelunverträglichkeiten** (➤ Tab. 8.1) liegen definierte Funktionsstörungen ohne anfängliche Veränderungen zugrunde. Sie werden weiter unterteilt in:
  - Nicht-immunologisch vermittelte **Nahrungsmittelintoleranzen**
  - Immunologisch vermittelte **Nahrungsmittelallergien.** Allergien werden viel häufiger angenommen als sie tatsächlich sind. Häufige Allergien sind die gegen Ei, Fisch/Meeresfrüchte, Kuhmilch, Nüsse, Soja, Weizen. Generell sind Allergien aber auf jedes Nahrungsmittel möglich und können durch verschiedene Allergie-Typen (➤ 12.3) verursacht sein. Bei-

Tab. 8.1 Übersicht über die funktionelle bedingten Nahrungsmittelunverträglichkeiten.

Krankheitsbild	Ursache	Klinische Zeichen	Diagnostik* (D) und Behandlung (B)
Nicht immunologisch vermittelt: Nahrungsmittelintoleranzen			
Fruktosemalabsorption	Transporterdefekt/-anomalie der Darmschleimhaut, dadurch verminderte Fruktoseabsorption	Bei Verzehr > 25 g Fruktose täglich Meteorismus, Diarrhö, Bauchschmerzen. Normvariante (10–20 % der Bevölkerung)	D: evtl. H_2-Atemtest (➤ Abb. 8.3) B: Meiden von größeren Fruktosemengen sowie Maltit, Mannit, Sorbit, Xylit
Histaminintoleranz, Intoleranz anderer biogener Amine	Ungleichgewicht zwischen Histaminaufnahme und -abbau	Sehr variable Symptome (allergieähnlich, aber auch Kopfschmerzen u. a.) nach Verzehr histaminreicher Nahrungsmittel (z. B. reifer Käse, Rotwein, Tomaten, Schokolade)	D: Auslass-, Provokationstest B: Reduktion der entsprechenden Nahrungsmittel auf das individuell verträgliche Maß
Laktoseintoleranz	Mangel des Enzyms Laktase, dadurch verminderter Laktoseabbau	Bei Verzehr größerer Milchmengen Meteorismus, Diarrhö, Bauchschmerzen. Am häufigsten adulte Form = Beginn nach dem Kleinkindalter, in Deutschland ca. 25 %, in Asien ca. 95 % der Bevölkerung	D: H_2-Atemtest (➤ Abb. 8.3) B: Meiden größerer Milchmengen (oft bessere Verträglichkeit von vergorenen Milchprodukten, Käse), ggf. Laktasetabl. vor nicht vermeidbarer Zufuhr
Pseudoallergie auf natürliche Substanzen (z. B. Salicylate) oder Zusatzstoffe (z. B. Konservierungs-, Säuerungsmittel)	Unspezifische Histaminfreisetzung aus Mastzellen	Zeichen einer Typ-I-Allergie, Symptome kurz nach Nahrungsmittelaufnahme	D: I. d. R. kein spezifischer Test verfügbar B: Meiden der beschwerdeauslösenden Substanz
Immunologisch vermittelt: Nahrungsmittelallergien und Zöliakie			
IgE-vermittelte Nahrungsmittelallergie (➤ 12.3)	Typ-I-Allergie	Symptome in/außerhalb des Magen-Darm-Trakts kurz nach Nahrungsmittelaufnahme, im Extremfall anaphylaktischer Schock	D: Blutuntersuchungen, Allergietests, Auslass-, Provokationsversuche B: Meiden des entsprechenden Nahrungsmittels
Nicht-IgE-vermittelte Nahrungsmittelallergien (➤ 12.3)	Typ-II- bis -IV-Allergie	Symptome in/außerhalb des Magen-Darm-Trakts, zeitlich verzögert nach Nahrungsmittelaufnahme	
Nicht-Zöliakie-Weizensensitivität	Ursächlich unklare Reaktion auf Weizenbestandteile	Reizdarmähnliche Symptome unter Ernährung mit Weizen und dessen Urformen	D: Ausschluss einer Weizenallergie (IgE-/nicht-IgE-vermittelt), Zöliakie, zeitlich begrenzte Auslassdiät B: weizen-/glutenreduzierte Ernährung nach individueller Verträglichkeit
Zöliakie (➤ 8.10)	Autoimmun bedingte Glutenunverträglichkeit	Sehr variabel, von kaum bemerkt bis Malabsorptionssyndrom	D: Serolog. Blutuntersuchungen, Endoskopien B: Glutenfreie Ernährung

* Immer Anamnese, Untersuchung. Ggf. Ernährungs- und Beschwerdetagebuch

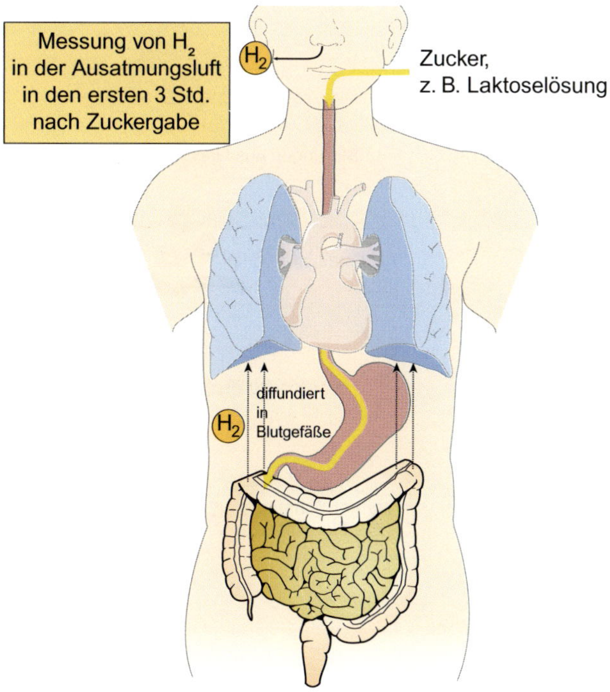

Abb. 8.3 Prinzip des Atemtests bei Verdacht auf Kohlenhydratmalabsorption. Wird der auszutestende Zucker nicht im Dünndarm resorbiert, wird er im Dickdarm von Bakterien verstoffwechselt. Als Produkt entsteht Wasserstoff (H_2), der durch die Darmwand diffundiert und in der Atemluft vermehrt nachweisbar ist. Außerdem kommt es zu weiteren Beschwerden wie Bauchschmerzen, Blähungen und Diarrhö. [L141]

spielsweise **Kuhmilch- oder Weizenallergie** können sogar durch mehrere Allergie-Typen bedingt sein. Kindliche Ei- und Kuhmilchallergie verschwinden oft nach mehrjähriger Allergenkarenz von selbst.

- **Zöliakie** (➢ 8.10).

Der Krankheitswert ist sehr unterschiedlich. So sind Laktose- und Fruktoseintoleranz eher als Normvariante einzustufen, wohingegen die Zöliakie unbehandelt eine teils schwere Darmschädigung zur Folge hat.
Definitionen und Einteilung sind allerdings nicht einheitlich.

8.1.3 Erbrechen

DEFINITION

Erbrechen *(Emesis, Vomitus):* rasche, kraftvolle Entleerung von Magen-, evtl. auch Darminhalt durch den Mund. Vorbote meist **Übelkeit.** Schutzmechanismus, der die Aufnahme schädlicher Substanzen verhindern soll. Vieldeutiges, sehr belastendes Symptom nicht nur von Magen-Darm-Erkrankungen.
Regurgitation: passives Zurückfließen von Speisebrei in den Mund durch mangelnde Peristaltik der Speiseröhre.

Übelkeit und **Erbrechen** können zahlreiche Ursachen zugrunde liegen, v. a. (➢ Abb. 8.4):

- Erkrankungen der Verdauungsorgane, z. B. Magen-Darm-Infektionen (➢ 8.9), Ulzera in Magen und Zwölffingerdarm (➢ 8.6), Appendizitis (➢ 8.12), Cholezystitis (➢ 9.5), Pankreatitis (➢ 9.6), Peritonitis (➢ 8.1.7)
- Starke Schmerzen
- Allgemeininfektionen, v. a. bei Kindern
- Stoffwechselentgleisungen, z. B. Ketoazidose bei Diabetes mellitus (➢ 7.5.7), Urämie (➢ 10.6.2)
- Erkrankungen der Nieren, Harnwege und Geschlechtsorgane, z. B. Pyelonephritis (➢ 10.4), Eileiterschwangerschaft (➢ 21.1.7)
- Frühschwangerschaft (➢ 21.1)
- Postoperativ, z. B. durch Narkosemittel, verminderte Magen-Darm-Bewegungen
- Medikamente (z. B. Zytostatika, viele Schmerzmittel, Antibiotika), Vergiftungen (einschließlich zu viel Alkohol)
- Neurologische Erkrankungen, z. B. Migräne (➢ 15.1.9), Meningitis (➢ 15.6)
- Störungen des Gleichgewichtsorgans, z. B. bei Reisekrankheit, Morbus Menière (➢ 18.5)
- Psychische Ursachen, z. B. Ekel
- Psychiatrische Erkrankungen, z. B. Bulimie (➢ 16.10)

Hinzu kommen einige spezifische Ursachen bei Kindern, etwa:

- **Atresien** (angeborene Verschlüsse) von Ösophagus oder Darm bei wenige Tage alten Neugeborenen (➢ Tab. 21.5)
- Pylorushypertrophie (➢ 8.8) bei wenige Wochen alten Babys
- Invagination (Einstülpung eines Darmabschnittes in einen anderen) bei älteren Säuglingen und Kleinkindern (➢ Tab. 8.3)

Gerade weil Erbrechen so vieldeutig ist, sind weitere Symptome wichtige Wegweiser, z. B. Fieber, Schwindel, Kopfschmerzen, Abhängigkeit von Tageszeit/Nahrungsaufnahme, Beimengungen.

Wesentlich ist zum einen, die Ursache des Erbrechens herauszufinden (ggf. auch durch Blut-/Urinuntersuchungen, Sonografie, Röntgen usw.), zum anderen die Gefährdung der Patientin einzuschätzen. Für Säuglinge, Kleinkinder und alte Menschen kann Erbrechen durch den Flüssigkeitsverlust (Dehydratation) rasch bedrohlich werden.

Die medizinisch-pflegerische Behandlung (inkl. Form des Flüssigkeitsersatzes, Notwendigkeit einer Nahrungskarenz, medikamentöse Unterdrückung des Erbrechens durch **Antiemetika** ➢ 8.2.3) hängt von Ursache, Intensität und Dauer des Erbrechens ab.

Pflegerische Betreuung

Pflegende unterstützen beim Erbrechen, indem sie für eine aufrechte Position sorgen. Sie beachten besonders die Aspirationsgefahr bei Säuglingen, Kleinkindern und Patientinnen mit eingeschränktem Bewusstsein. Nach dem Erbrechen führen sie eine sorgfältige Mundpflege durch und wechseln verschmutzte Kleidung/Bettwäsche.

8

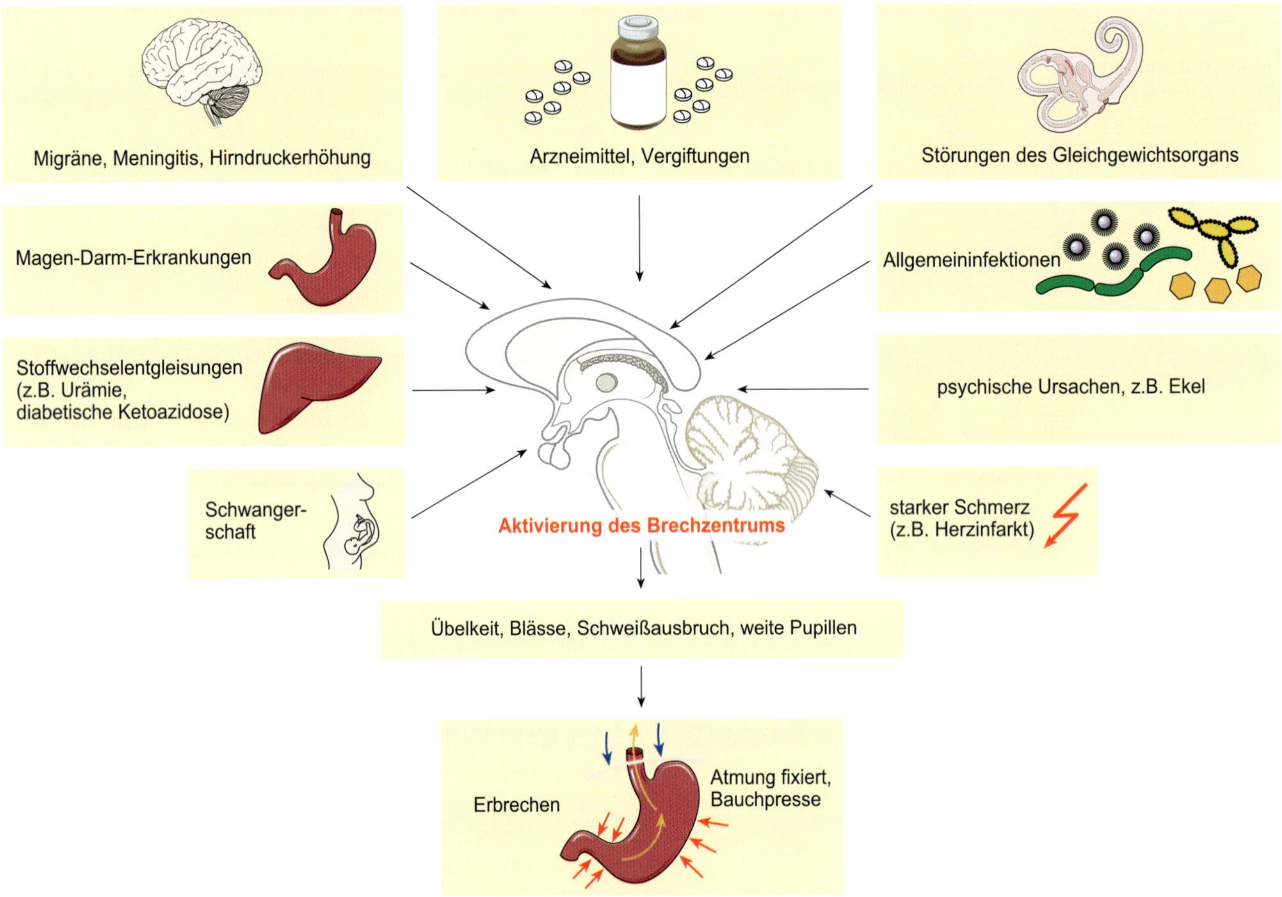

Abb. 8.4 Ursachen und Entstehung von Erbrechen. [L141]

8.1.4 Diarrhö

DEFINITION

Diarrhö *(Durchfall):* zu häufige Stuhlentleerungen (Erwachsene über 3-mal täglich) bei zu flüssiger Stuhlkonsistenz und zu großer Stuhlmenge. Bei gestillten Säuglingen sind weiche bis dünne Stühle physiologisch, hier spricht man von Diarrhö, wenn diese häufiger als normal auftreten.
Maldigestion: unvollständige Verdauung der Nahrung, z. B. bei Mangel an Verdauungsenzymen.
Malabsorption: unzureichende Aufnahme der aufgespaltenen Nährstoffe durch die Darmschleimhaut.
Malassimilationssyndrom: Blähungen, Bauchschmerzen, Fettstühle/Diarrhö, verschiedene Mangelerscheinungen, Gewichtsabnahme und bei Kindern Gedeihstörung (➤ 7.3) als Folge einer Maldigestion oder Malabsorption.

Aufgrund des unterschiedlichen Vorgehens empfiehlt sich eine Unterteilung in akute und chronische *Diarrhö.*

Akute Diarrhö

Hauptursache der **akuten Diarrhö** sind in allen Altersgruppen Magen-Darm-Infektionen bzw. Lebensmittelvergiftungen. Dann ist die Diarrhö meist verbunden mit Übelkeit und/oder Erbrechen, oft sind weitere Menschen im Umfeld erkrankt.

Andere häufige Ursachen sind Nahrungsmittelunverträglichkeiten, psychische Ursachen (z. B. Prüfungsangst) und Arzneimittel, z. B. Laxanzien oder Antibiotika (**Antibiotika-assoziierte Diarrhö** ➤ 13.2.4, mit dem Sonderfall der *Clostridioides-difficile-assoziierten Diarrhö* ➤ 8.9).

Die meisten akuten Diarrhöen gehen von selbst wieder weg. Medizinisch-pflegerisch sind vorrangig:

- Ausgleich des Flüssigkeitsverlusts, um eine Dehydratation (➤ Tab. 8.2, ➤ Abb. 8.5, ➤ 10.10.2) zu verhindern, besonders wichtig bei Säuglingen, Kleinkindern und alten Menschen (Durchführung siehe Kasten)
- Bei Kindern im Windelalter sorgfältige Hautpflege und Hautschutz im Windelbereich, ebenso bei stuhlinkontinenten Menschen
- Gewissenhafte Schutzmaßnahmen bei (möglicherweise) infektiösem Geschehen (Isolierung, über die Standardhygiene hinausgehende Hygienemaßnahmen), um eine Weiterverbreitung der Erreger zu vermeiden (➤ 8.9, ➤ 13.2).

Weitergehende Diagnostik oder spezifische Behandlung (evtl. mit Krankenhauseinweisung) sind nur bei längerer Dauer, nach Auslandsaufenthalt oder bei Alarmzeichen wie etwa hohem Fieber, blutigem Stuhl oder Bewusstseinsstörungen nötig, außerdem bei Menschen mit schweren Vorerkrankungen.

Tab. 8.2 Einschätzung der Dehydratation bei Erbrechen und Diarrhö.

Dehydratation		
Leicht	**Mäßig**	**Schwer**
Verlust [% Körpergewicht]		
Erwachsene < 3 %	Erwachsene 4–8 %	Erwachsene > 8 %
Säuglinge < 5 %	Säuglinge 5–10 %	Säuglinge > 10 %
Allgemeinzustand		
Wach, durstig	Unruhig/müde, schwach	Somnolent
Augen		
Normal	Eingesunken	Stark eingesunken
Herzfrequenz		
Normal	Erhöht	Erhöht
Hautfalten*		
Verstreichen sofort	Verstreichen verlangsamt	Stehende Hautfalten (➤ Abb. 10.39)
Schleimhäute		
Feucht	Trocken	Sehr trocken
Tränensekretion		
Normal	Vermindert	Fehlend
Urinmenge		
Normal	Vermindert	Oligurie/Anurie

* Bei alten Menschen nicht verlässlich

Rehydratationstherapie

Am wichtigsten und oft lebensrettend bei Durchfall und Erbrechen ist die **Rehydratationstherapie,** d. h. der Flüssigkeits- und Elektrolytersatz. Mit etwas Geduld ist bei den meisten Menschen, auch bei Kindern, eine **orale Rehydratationstherapie** *(ORT)* möglich. Die Lösungen dürfen nicht zu stark konzentriert sein und müssen Salze *und* Zucker enthalten. Am besten sind fertige Lösungen, z. B. Elotrans® oder Oralpädon®. [1], [2]

Das Vorgehen ist bei Erbrechen und/oder Durchfall prinzipiell gleich: [1], [2]

- Ältere Kinder und Erwachsene trinken immer wieder schluckweise von der Flüssigkeit.
- Säuglingen und Kleinkindern werden z. B. alle fünf Minuten kleine Mengen über Löffel, Flasche oder 5-ml-Spritze gegeben.
- Säuglinge werden außerdem weiter gestillt oder erhalten ihre gewohnte Milch (unverdünnt oder verdünnt).
- Gelingt die orale Rehydratation nicht, so ist die **Rehydratation über eine nasogastrale Sonde** gegenüber der **intravenösen Rehydratationstherapie** zu bevorzugen.
- Die meisten Menschen haben kurzzeitig keinen Appetit auf feste Nahrung. Sobald der Appetit wiederkehrt, kann jedoch rasch fast normale Kost gegessen werden. Spezielle Diäten werden nicht empfohlen.

Eine stationäre Behandlung ist unter anderem bei jungen Säuglingen, Erfolglosigkeit der oralen Rehydratation, Dehydrierung über 10 %, unklarer Diagnose oder Warnsymptomen (beispielsweise Reizbarkeit) nötig.

Chronische Diarrhö

Im Gegensatz zur akuten Diarrhö ist bei einer **chronischen Diarrhö** (bei Kindern über zwei, bei Erwachsenen über vier Wochen Dauer) eine Klärung der Ursachen erforderlich. In Betracht kommen u. a.:

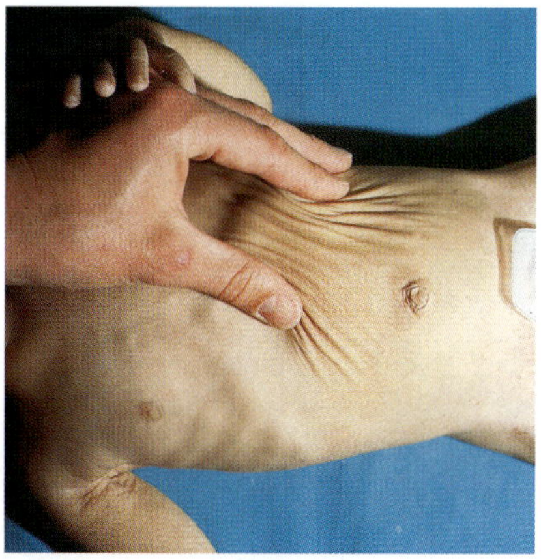

Abb. 8.5 Exsikkose durch Gastroenteritis bei einem neun Monate alten Säugling. [T409]

- Chronische Darminfektionen, z. B. mit Amöben
- Nahrungsmittelunverträglichkeiten (➤ 8.1.2)
- Alle Erkrankungen mit Maldigestion oder Malabsorption, z. B. Pankreasinsuffizienz (➤ 9.6.2), Mukoviszidose (➤ 3.3), Zöliakie (➤ 8.10)
- Chronisch-entzündliche Darmerkrankungen (➤ 8.11)
- Laxanzienmissbrauch (➤ 8.2.6)
- Darmtumoren, dann oft im Wechsel mit Obstipation (➤ 8.1.5)
- Funktionelle Störungen (z. B. *Reizdarmsyndrom*)

DEFINITION

Reizdarmsyndrom *(RDS):* ursächlich nach wie vor unklares, funktionelles Krankheitsbild gekennzeichnet durch

- Länger als drei Monate dauernde oder rezidivierende Beschwerden, die von Patientin und Ärztin auf den Darm bezogen werden (Schmerzen, Blähungen, in der Regel mit Diarrhö/Obstipation/Beschwerden bei der Stuhlentleerung)
- Einschränkung der Lebensqualität oder Aufsuchen professioneller Hilfe infolge der Beschwerden
- Fehlen anderer Erkrankungen/Veränderungen, welche die Beschwerden (wahrscheinlich) erklären [3]

Ausschlussdiagnose, d. h. erst zu stellen, wenn trotz Diagnostik keine Ursache für die Beschwerden gefunden worden ist. Häufigkeit ca. 5–10 % der Bevölkerung, Frauen häufiger betroffen als Männer.

Zur Abklärung erfolgen neben Anamnese und Untersuchung (bei Frauen einschließlich gynäkologischer Untersuchung) zunächst Stuhl- und Blutuntersuchungen, je nach Verdachtsdiagnose danach z. B. bildgebende Verfahren und Endoskopien. Bis dahin erhält die Patientin eine individuell verträgliche Kost.

Pflegerische Betreuung

Häufige Stuhlausscheidungen mit nachfolgender Reinigung belasten die Haut im Analbereich stark, sodass die Gefahr von Hautschäden (z. B. Windeldermatitis ➤ Abb. 8.6), inkontinenz-assoziierte Dermatitis ➤ 17.5) besonders bei Säuglingen, Kleinkindern und stuhlinkontinenten Patientinnen groß ist. Entsprechend ist neben dem Flüssigkeitsausgleich und der Ernährung die Hautpflege der dritte pflegerische Schwerpunkt bei Diarrhö.

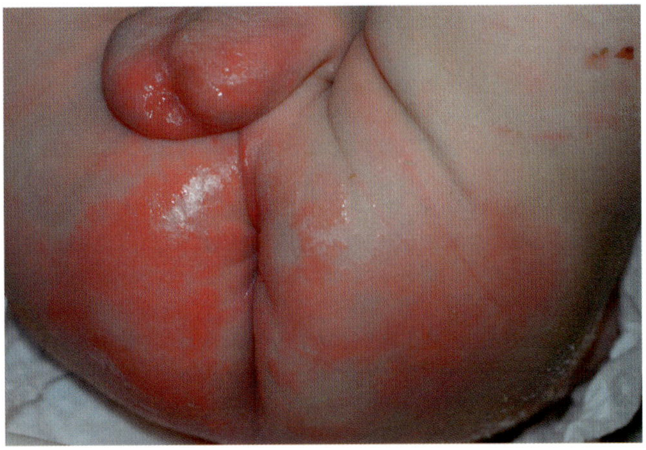

Abb. 8.6 Wundsein bei einem Säugling, wie es durch häufige Stuhlausscheidungen bei Gastroenteritis gefördert wird. [G925]

Analpflege

Reinigungs- und Pflegeprodukte dürfen die Haut nicht zusätzlich schädigen, und die Reinigung muss besonders achtsam geschehen:

- Haut nach der Stuhlentleerung sofort reinigen
- Nur lauwarmes Wasser benutzen, falls nötig auch ein Syndet mit einem pH-Wert von 5–6 und rückfettenden Substanzen oder weiche Feuchtreinigungstücher
- Nicht stark reiben, ggf. nur tupfen
- Windel bzw. Inkontinenzversorgung häufig wechseln, wenn möglich zeitweise offen lassen

Für die Hautpflege sind Wasser-in-Öl-Emulsionen oder spezielle Pflegeprodukte mit hautregenerierenden Substanzen am besten. Reine Fettzubereitungen oder Pasten eignen sich nicht, da sie die Hautporen verstopfen und somit Bakterien und Pilzwachstum begünstigen.

Auftragen eines transparenten, atmungsaktiven Hautschutzes (z. B. Cavilon®- oder MoliCare®-Hautschutzprodukte) schützt die Haut vor Feuchtigkeit und Stuhl.

Antibakterielle Waschlotionen und -salben und antimykotische Salben kommen bei entsprechendem Hautbefund zum Einsatz.

8

8.1.5 Obstipation

DEFINITION

Obstipation *(Stuhlverstopfung):* zu seltene Stuhlentleerungen (unter 3-mal/Woche), zu harter Stuhl und/oder Beschwerden bei der Stuhlentleerung.
Koprostase *(Kotstau):* Stauung von Kot im Dickdarm. In der Folge Kotballen bis hin zu Kotsteinen.

Akute Obstipation

Die plötzlich einsetzende **akute Obstipation** wird überwiegend verursacht durch:

- Veränderungen der Lebenssituation (z. B. Nahrungsumstellung auf Reisen, starke Hitze, Bettlägerigkeit, Operation)
- Schmerzhafte Stuhlentleerung bei Analerkrankungen, etwa **Analfissur** (kleiner Riss der Analschleimhaut), **Analvenenthrombose** (Thrombose einer analnahen Vene), Hämorrhoiden (➤ 8.14)
- Medikamente

Nach Regulierung der Lebensumstände bzw. Abheilen/Behandlung der Ursache geht sie in aller Regel von selbst wieder weg.

Da auch eine ernsthafte Erkrankung wie etwa ein Ileus (➤ 8.1.7) oder eine tumorbedingte Darmstenose ursächlich sein kann, muss eine akute Obstipation *ohne* erkennbare Auslöser abgeklärt werden, bei Warnzeichen wie Bauchschmerzen oder Erbrechen sofort.

Chronische Obstipation

Häufiger ist die **chronische Obstipation,** von der ca. 15 % der Bevölkerung betroffen sind (Kinder seltener, alte Menschen häufiger, Frauen häufiger als Männer).

Bei (jungen) Säuglingen kann sie ein Hinweis auf eine angeborene Erkrankung oder Fehlbildung sein, z. B.:

- Mukoviszidose (➤ 3.3)
- Fehlbildungen des Rückenmarks ➤ 15.3.1)
- **Morbus Hirschsprung:** infolge fehlender Nervenzellen ständig eng gestelltes Darmsegment, davor Stauung des Stuhls bis hin zum Ileus (➤ 8.1.7)

Bei Kleinkindern können Probleme bei der Sauberkeitserziehung oder Nahrungsmittelallergien eine Obstipation hervorrufen, auch wird eine anfangs akute Obstipation nicht selten chronisch, weil das Kind die schmerzhafte Stuhlentleerung unterdrückt, sodass ein Teufelskreis entsteht.

Bei Kindern und Erwachsenen häufigste Form ist aber die **chronisch-habituelle Obstipation,** die bei gegebener Obstipationsneigung durch Kombination von ballaststoffarmer Ernährung, geringer Flüssigkeitszufuhr und Bewegungsmangel ausgelöst wird. Weitere Ursachen einer Obstipation sind:

- Reizdarmsyndrom (➤ 8.1.4)
- Medikamente, z. B. Opioid-Analgetika (➤ 2.5.13), Verapamil (➤ 4.2.2)
- Hormonelle Erkrankungen, v. a. Hypothyreose (➤ 6.5)
- Elektrolytstörungen, z. B. Hypokaliämie (➤ 10.11.1)
- Darmerkrankungen einschließlich des kolorektalen Karzinoms (bei Erwachsenen ➤ 8.13)
- Neurologische Erkrankungen, z. B. autonome Polyneuropathie (➤ 15.10.2) mit Beeinträchtigung der Dickdarmbewegungen, Morbus Parkinson (➤ 15.8), Querschnittssyndrom (➤ 15.13)
- Störungen des Beckenbodens

Möglicherweise läuft durch Bakterieneinwirkung wieder verflüssigter Stuhl am eingedickten Stuhl vorbei und führt zur **paradoxen Diarrhö.**

Ergeben sich durch Anamnese und körperliche Untersuchung keine Verdachtsmomente auf eine rektale Entleerungsstörung oder organische Grunderkrankung, kann bei Kindern und Erwachsenen bis etwa 45 Jahre ein Therapieversuch über einen Monat mit Allgemeinmaßnahmen, Faserstoffen und ggf. Laxanzien (➤ 8.2.6)

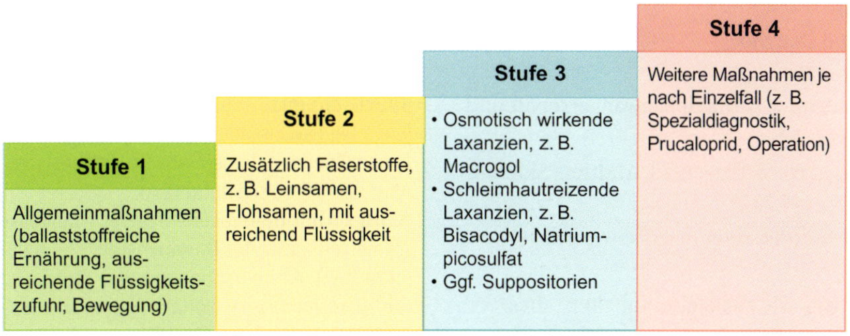

Abb. 8.7 Stufentherapie der chronisch-habituellen Obstipation, vereinfacht nach [4]. [L143]

erfolgen (➤ Abb. 8.7). Auch **Prä-, Pro- und Synbiotika** können versucht werden. [4]

DEFINITION

Präbiotika: unverdauliche Nahrungsbestandteile (lösliche Ballaststoffe, z. B. Pektin, Inulin, resistente Stärke), die sich günstig auf die physiologischen Mikroorganismen im Darm auswirken.
Probiotika: Präparate mit speziellen lebenden Bakterien und Hefen, die ein geschädigtes Darmmikrobiom (z. B. nach Antibiotikagabe) wieder aufbauen sollen. Positive Wirkungen nur teilweise belegt, Nebenwirkungen bei immungeschwächten und kritisch Kranken möglich.
Synbiotika: Kombinationspräparat aus Prä- und Probiotika.

Bei Warnzeichen organischer Erkrankungen, etwa Gewichtsverlust, Gedeihstörung (bei Kindern ➤ 7.3) oder Blut im Stuhl, oder bei einem Alter über 45–50 Jahren ist eine umfangreichere Diagnostik notwendig. Sie umfasst Blutuntersuchungen und bildgebende Verfahren, bei Erwachsenen meist eine Koloskopie (➤ 8.1.11) sowie weitergehende Untersuchungen je nach Verdachtsdiagnose.

Obstipationsprophylaxe

Obstipation ist in allen pflegerischen Bereichen ein häufiges Problem, das die Betroffenen nicht selten stark belastet.

Pflegefachpersonen erfragen und beobachten die Stuhlausscheidung und erfassen das Obstipationsrisiko, v. a. durch Fragen nach Risikofaktoren, individuellen Stuhlgewohnheiten und Beschwerden im Bereich des Abdomens (z. B. Völlegefühl, Gefühl der unvollständigen Entleerung). Sie beobachten die Darmperistaltik, indem sie mit dem Stethoskop den Dickdarm im Verlauf auf Darmgeräusche abhören. Bei erhöhtem Obstipationsrisiko beraten sie abhängig von der Patientensituation und den individuellen Ursachen zur Obstipationsprophylaxe:

- Ausreichend Ballaststoffe zu sich nehmen, abführende Lebensmittel (z. B. Pflaumensaft, Sauerkrautsaft, Buttermilch, Kefir) verzehren und auf stopfende Lebensmittel (z. B. Eier, Schokolade, Weißbrot) verzichten. In Ruhe essen und gründlich kauen
- Auf ausreichende Flüssigkeitszufuhr achten (Trinkmenge ca. 1,5–2 l täglich)
- Falls möglich, sich mehr bewegen
- Ausscheidung bei Stuhldrang nicht verschieben, Darm auf bestimmte Ausscheidungszeiten „trainieren“
- Physikalische Maßnahmen durchführen, z. B.
  - **Kolonmassage.** Dickdarm mind. 5 Min. im Verlauf von rechts unten nach links unten (Verlauf des Kolons) mit kreisenden Bewegungen massieren
  - **Feucht-warme Bauchauflage.** Körperwarmes, feuchtes Handtuch auf den Bauch legen, Wärmflasche oder Kirschkernkissen darauf legen, 15–20 Min. belassen
  - **Kalte Leibwaschung nach Kneipp.** Mit kalten, nassen Waschlappen 20- bis 30-mal den Dickdarmverlauf im Uhrzeigersinn nachfahren

Pflegefachpersonen beraten zu Nebenwirkungen einer dauerhaften Laxanzieneinnahme (➤ 8.2.6). Sie achten auf die Wahrung der Intimsphäre während der Ausscheidung und eine saubere und gelüftete Toilette.

8.1.6 Stuhlinkontinenz

Harninkontinenz ➤ 10.1.4

DEFINITION

Stuhlinkontinenz: wiederkehrender unkontrollierter Abgang von Darmgasen, Schleim oder Stuhl über einen Zeitraum von mindestens 3 Monaten. [5] Seltener als die Harninkontinenz, je nach Definition geschätzt 1–10 % (bis 7–15 %) der Erwachsenen. Vermutlich hohe Dunkelziffer aufgrund starker Schamgefühle. Frauen sind 4- bis 5-mal häufiger betroffen als Männer. [6]

Der 2024 aktualisierte *Expertenstandard Förderung der Kontinenz in der Pflege* berücksichtigt erstmals auch die Stuhlinkontinenz. **Risikofaktoren** für eine Stuhlinkontinenz sind u. a.: [6]

- Höheres Lebensalter
- Erkrankungen des Darms, z. B. Tumoren, chronisch-entzündliche Darmerkrankungen
- Anomalien/Traumata/Operationen im Bereich des Enddarms und Damms, z. B. Hämorrhoiden, höhergradige Geburtsverletzungen, sexualisierte Gewalt

8

- Enterostomarückverlegung
- Chronische Obstipation und Diarrhö
- Bestrahlungen im Beckenbereich
- Belastungen des Beckenbodens, z. B. durch Schwangerschaft und Geburt, Adipositas, schweres Heben
- Neurologische Erkrankungen wie Schlaganfall, Multiple Sklerose, Querschnittssyndrom
- Körperliche und kognitive Beeinträchtigungen sowie Pflegebedürftigkeit
- Ungeeignete Verhaltensweisen wie zu langes Einhalten, aber auch schlechte Toilettenbedingungen, ungeeignete Kleidung

Wichtigste **Formen** sind: [6]

- **Stuhldranginkontinenz:** unfreiwilliger Stuhlverlust verbunden mit Stuhldrang
- **Passive** *(nicht wahrnehmbare)* **Stuhlinkontinenz:** unfreiwilliger Stuhlverlust ohne Empfindung oder Stuhldrang
- **Überlauf-Stuhlinkontinenz:** unfreiwilliger Stuhlverlust aufgrund eines übervollen Rektums oder einer Kotstauung, u. a. bei Obstipation
- **Neurogene Stuhlinkontinenz:** unfreiwilliger Stuhlverlust aufgrund einer gestörten Innervation des Kontinenzorgans
- **Konsistenzbedingte Stuhlinkontinenz:** unfreiwilliger Stuhlverlust bei unpassender Konsistenz, z. B. bei flüssigem Stuhl

Eine erste Einschätzung zur Form gelingt mithilfe spezifischer Assessmentinstrumente (z. B. Stuhltagebuch) und im Gespräch mit der Betroffenen. Weitere diagnostische Maßnahmen erfolgen individuell.

Pflegefachpersonen legen nach mehrtägiger Beobachtung das **Kontinenzprofil** fest, das sich von der Harn- auf die Stuhlinkontinenz übertragen lässt (➤ 10.1.4, ➤ Abb. 10.6). Dieses Profil ist wichtig für den Grad der Abhängigkeit und die Planung von weiteren Maßnahmen. [6]

Kontinenzfördernde Maßnahmen

8

Kontinenzfördernde Maßnahmen hängen von der Kontinenzform und der individuellen Situation ab. Infrage kommen u. a.:

- Verbesserung von Grund- oder Begleiterkrankungen, ggf. auch operativ
- Prophylaxe bzw. Behandlung von Obstipation (➤ 8.1.5)
- Schaffung eines kontinenzfördernden Umfelds, z. B. Haltegriffe, Toilettensitzerhöung
- Kleidung, die leicht auszuziehen ist
- Beckenbodentraining
- Darmentleerungstraining
- Gezielte/geplante Entleerung mit Mikroklist oder Klistier, transanale Irrigation mit retrograder Darmspülung
- Einsatz von Hilfsmitteln wie Toilettenstuhl, Fäkalkollektor, Analtampons, Inkontinenzhosen, -einlagen

Pflegefachpersonen beraten die Patientinnen einfühlsam einen Arzt aufzusuchen, zu Möglichkeiten der Kontinenzförderung und Hilfsmitteln sowie Selbsthilfegruppen.

8.1.7 Bauchschmerzen und akutes Abdomen

DEFINITION

Bauchschmerzen: häufiges und vieldeutiges Symptom, z. B. funktionell (etwa bei psychischen Belastungen), bei Magen-Darm-Verstimmung, bei Allgemeinerkrankungen, aber auch Leitsymptom des akuten Abdomens. Akut oder chronisch auftretend.

Akutes Abdomen *(akuter Bauch):* Symptomkomplex mit heftigen Bauchschmerzen, gestörter Darmperistaltik (aufgeblähtes Abdomen, Übelkeit, Erbrechen), Abwehrspannung und Kreislaufstörungen bis zum Schock. Gastroenterologischer Notfall, meist mit der Notwendigkeit einer Operation. Mögliche Ursachen ➤ Tab. 8.3.

Ileus (*Darmverschluss* ➤ Tab. 8.3): Unterbrechung der Darmpassage durch ein mechanisches Hindernis oder eine Darmlähmung.

- **Mechanischer Ileus.** Durch Darmverlegung von innen (z. B. Tumor, Koprostase/Kotsteine) oder außen (z. B. Narbenstrang). Leitsymptome krampfartige Bauchschmerzen, anfangs verstärkte, dann nachlassende Darmgeräusche. Überwiegend Operation notwendig, bei der das Hindernis beseitigt wird und ggf. ein Stück Darm mitentfernt werden muss. Bei Koprostase i. d. R. rektale Abführmaßnahmen
- **Paralytischer Ileus.** Durch Darmlähmung, z. B. reflektorisch bei Entzündungen im Bauchraum oder Darmarterienverschluss. Eher Druckgefühl im Bauch, von Anfang an keine Darmgeräusche. Primär konservative Therapie mit Magen- oder Duodenalsonde, medikamentöser Anregung der Peristaltik mit **Prokinetika** (*Arzneimittel zur Förderung von Magen-Darm-Bewegungen,* z. B. Neostig-Carinopharm®, Paspertin®, Resolor®), Korrektur des Flüssigkeits- und Elektrolythaushalts, ggf. Abführmaßnahmen, jedoch evtl. operative Behandlung der Grunderkrankung.

Subileus: (noch) nicht vollständiger Ileus.

Peritonitis *(Bauchfellentzündung):* meist bakteriell bedingt mit Hauptursachen Perforation eines bakteriell besiedelten Hohlorgans (z. B. Gallenblase, Wurmfortsatz → **Perforationsperitonitis**) oder Wandern der Bakterien durch die stark geschädigte Darmwand (→ **Durchwanderungsperitonitis**).

Zunächst oft begrenzte **lokale Peritonitis** mit starkem, aber umschriebenem Druckschmerz, später **generalisierte Peritonitis** des ganzen Bauchfells mit akutem Abdomen und paralytischem Ileus. Lebensbedrohlich. Bei leichterem Verlauf konservative Behandlung möglich. Bei schwerem Verlauf Operation mit (ggf. wiederholter) Spülung der Bauchhöhle notwendig.

Akutes Abdomen bezeichnet keine einheitliche Erkrankung, sondern einen abdominalen Symptomkomplex, dem zahlreiche Ursachen innerhalb (➤ Tab. 8.3) und außerhalb der Bauchhöhle zugrunde liegen können:

- Bei den ursächlichen Grunderkrankungen *innerhalb der Bauchhöhle* werden als große Ursachengruppen meist Organentzündung, Organperforation, Ileus, Blutungen in die Bauchhöhle und Durchblutungsstörungen unterschieden (➤ Tab. 8.3).
- Ursachen *außerhalb der Bauchhöhle* sind u. a. Herzinfarkt (➤ 4.7), basale Pneumonie (zwerchfellnahe Lungenentzündung ➤ 3.6), Nieren- und Harnleitersteine (➤ 10.7), Wirbelkörperfrakturen, retroperitoneale *(hinter dem Bauchfell gelegene)* Abszesse/Blutungen, diabetische Ketoazidose (➤ 7.5.7), Eileiterschwangerschaft/-entzündung (➤ 21.1.7, ➤ 20.4) und Hodentorsion (➤ 22.1.2).

Tab. 8.3 Übersicht über häufige Ursachen des akuten Abdomens jenseits des Neugeborenenalters.

Erkrankung	Kurzcharakteristik	Behandlung
Organentzündungen		
Appendizitis (➤ 8.12)	Entzündung des Wurmfortsatzes. Leitsymptome Übelkeit, Erbrechen, Schmerzen, vom Nabel in den rechten Unterbauch wandernd	Appendektomie = operative Entfernung des Wurmfortsatzes
Cholezystitis (➤ 9.5)	Gallenblasenentzündung, meist bei Gallensteinen. Leitsymptome Übelkeit, Erbrechen, Schmerzen im rechten Oberbauch, Fieber	Möglichst frühzeitige Cholezystektomie = operative Entfernung der Gallenblase (➤ 9.2.5)
Dickdarmdivertikulitis	Entzündung eines Divertikels*, meist im Sigma (➤ Abb. 8.8). Dann Leitsymptome Schmerzen im linken Unterbauch („Linksappendizitis"), Stuhlunregelmäßigkeiten, evtl. Blut/Schleim im Stuhl, evtl. Fieber. Vor allem bei älteren Menschen	Ohne Perforation konservativ: Bettruhe, ballaststoffarme/enterale/parenterale Ernährung, Antibiotika. Bei Perforation Sigmaresektion (➤ Abb. 8.23)
Morbus Crohn (➤ 8.11)	Darmentzündung, oft des terminalen Ileums. Leitsymptome Diarrhö, Bauchschmerzen. Auch mechanischer Ileus infolge narbiger Darmstenosen möglich	Meist konservativ: entzündungshemmende Medikamente, ballaststoffarme Kost. Bei mechanischem Ileus Operation
Pankreatitis (➤ 9.6)	Bauchspeicheldrüsenentzündung. Leitsymptome Übelkeit, Erbrechen, Schmerzen im Oberbauch (evtl. gürtelförmig), (Sub-)Ileus	Konservativ: v. a. Nahrungskarenz, Elektrolyt-, Flüssigkeitszufuhr, Schmerztherapie
Toxisches Megakolon (➤ 8.11)	Schwerste Dickdarmentzündung, z. B. bei Colitis ulcerosa (➤ 8.11), mit Fieber, Bauchschmerzen, Ileus, evtl. Darmperforation	Konservativer Therapieversuch, bei Versagen Operation
Perforation eines Hohlorgans		
Perforierte Appendizitis, Cholezystitis, Divertikulitis siehe oben, zusätzlich Peritonitiszeichen		
Perforiertes Ulcus ventriculi/duodeni (➤ 8.6)	Vorher evtl. Schmerzen im Abdomen nach dem Essen/Nüchternschmerz. Bei Perforation Akutschmerz, dann vorübergehendes Nachlassen und wieder zunehmende Schmerzen mit Peritonitis	Operativ, je nach Befund Ulkusübernähung/-exzision, Magenteilresektion
Mechanischer Ileus		
Dünndarmvolvulus *(Dünndarmverschlingung)*	Meist bei Säuglingen. Aufgrund abnormer Beweglichkeit Drehung des Dünndarms um sich selbst und damit um die versorgenden Blutgefäße. Dadurch Darmischämie mit akutem Abdomen (galliges Erbrechen, Schreien, Unruhe, Verfall)	Operation mit „Entdrehen" des Darms, evtl. Lösen von den Darm einengenden Bändern, evtl. Resektion geschädigter Darmanteile
Invagination *(Darmeinstülpung)*	Bei älteren Säuglingen/Kleinkindern Einstülpung eines Darmabschnittes in den nächsten, meist des terminalen Ileums ins Zökum, mit Ischämie des eingestülpten Darmteils. Leitsymptome akute Bauchschmerzen (angezogene Beine), Erbrechen, vorübergehende Besserung, dann Entwicklung eines mechanischen Ileus mit Blut im Stuhl	Bei früher Diagnose Versuch einer Reposition durch Einlauf unter Sonografiekontrolle. Bei Versagen/späterer Diagnose Operation mit Reposition und ggf. Resektion
Bridenileus (Briden, *Adhäsionen* = bindegewebige Verwachsungen, Verklebungen)	Mechanischer Ileus infolge Einengung des Darms von außen durch narbige Verwachsungen nach früheren Operationen/Entzündungen	Operation mit Lösen der Verwachsung *(Adhäsiolyse)*, evtl. Darmresektion
Inkarzerierte Hernie (➤ 8.15)	Einklemmung von Darmanteilen in Bauchwandlücken (Leiste, Nabel) oder Bauchfelltaschen. Dadurch Unterbrechung der Blutversorgung, evtl. auch der Stuhlpassage, und Peritonitis-/Ileusentwicklung	Bei früher Diagnose evtl. Versuch der Reposition mit späterer Operation. Sonst sofortige Operation
Darmpolypen, kolorektales Karzinom (➤ 8.13)	Verlegung des Darms von innen durch den Tumor, dadurch mechanischer Ileus	Operation, Operationsausmaß je nach Grunderkrankung
Paralytischer Ileus		
Perforierte Appendizitis/Cholezystitis/Divertikulitis; Pankreatitis siehe oben, zusätzlich Peritonitiszeichen		
Fortgeschrittener mechanischer Ileus siehe oben		
Gallen-, Nierenkolik (➤ 9.1, ➤ 10.7)	Verlegung des Gallenblasengangs/Harnleiters durch einen Stein. Wellenförmige, heftigste Schmerzen durch die Muskelkontraktionen in der Gangwand. Reflektorisch evtl. Darmlähmung	Behandlung der Ursache, konservative Therapie
(Akuter) Mesenterialinfarkt	Verschluss einer Eingeweidearterie. Zuerst Übelkeit und Bauchschmerzen. Dann vorübergehende Besserung, gefolgt von paralytischem Ileus und Peritonitis	Operation zur Wiederherstellung der Durchblutung, oft Resektion geschädigter Darmanteile
Blutung in die Bauchhöhle		
Bauchaortenaneurysmaruptur	Reißen einer Aortenerweiterung mit massiver Blutung in den Bauchraum. Plötzlich heftigste (Bauch-)Schmerzen, sehr schnelle Schockentwicklung	Notoperation mit Einsetzen einer Gefäßprothese
Bauchtrauma, z. B. mit **Leber-, Milzruptur** (➤ 9.8)	Unmittelbar nach der (stumpfen) Verletzung oder nach freiem Intervall Schmerzen, Peritonitiszeichen, Kreislaufbeeinträchtigung bis zum Schock	In leichten Fällen konservativ, sonst Operation mit möglichst weitgehendem Organerhalt

* **Divertikel:** Ausstülpung der Darmwand, v. a. in Ösophagus und Dickdarm. Oft symptomlos

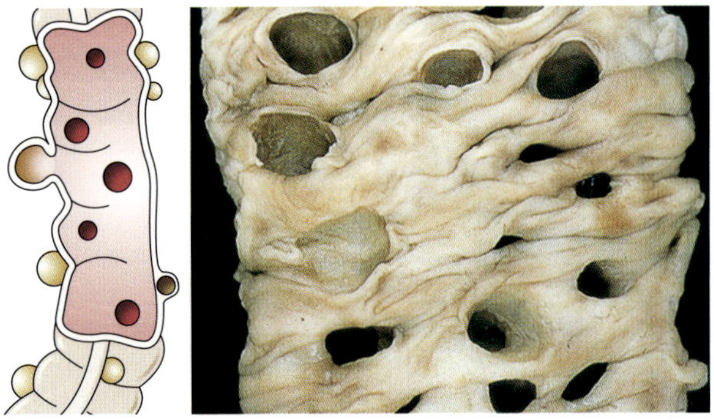

Abb. 8.8 Sigmadivertikulose. Es bestehen zahlreiche Aussackungen der Darmwand, vom Darminneren aus als „Löcher" erkennbar. Die Divertikulose ist meist symptomlos. Staut sich jedoch Darminhalt in den Divertikeln, kann es zur Entzündung (Divertikulitis) mit heftigen Beschwerden kommen. [L141, R285]

Häufigste Ursachen

Häufigste Ursachen des akuten Abdomens sind die Appendizitis (➤ 8.12), die Cholezystitis (➤ 9.5) und der Ileus.

Insbesondere Schmerzcharakter und -lokalisation zu Beginn können Hinweise auf die Ursache geben:

- Schmerzlokalisation: z. B. bei Cholezystitis im rechten Oberbauch, bei Herzinfarkt im mittleren und linken Oberbauch, bei Appendizitis um den Nabel und im rechten Unterbauch, bei eingeklemmten Leistenhernien im rechten oder linken Unterbauch
- Schmerzverlauf:
  - Bei Entzündung stetig zunehmender Schmerz
  - Bei Koliken und mechanischem Ileus wellenförmiger Schmerz
  - Bei Perforation und Durchblutungsstörungen anfänglich starker Schmerz, der dann nachlässt und schließlich wieder stärker wird

Alte Menschen zeigen trotz bedrohlicher Ursache oft vergleichsweise milde Symptome.

Sehr schwierig ist das Erkennen bei Säuglingen (oft vieldeutiges Bild mit Schreien, Nahrungsverweigerung, Unruhe/Teilnahmslosigkeit).

NOTFALL

Beim **akuten Abdomen** ist **immer** eine rasche Ursachenklärung nötig, oft handelt es sich um ein lebensbedrohliches Bild. Erstmaßnahmen von Pflegefachpersonen und Ärztinnen umfassen:

- Bettruhe, Nahrungs- und Flüssigkeitskarenz
- Engmaschige Kontrolle der Vitalzeichen, am besten Monitoring inkl. Pulsoximetrie
- i. v.-Zugang zur Volumen- und Elektrolytsubstitution, beim Legen Notfalllabor abnehmen
- Anamnese, internistische und chirurgische, bei Frauen auch gynäkologische Untersuchung
- Urinuntersuchung, EKG, Sonografie, ggf. Röntgen Thorax/Abdomen, CT Abdomen, weitere Untersuchungen
- Weitere Maßnahmen je nach Zustand der Patientin und Verdachtsdiagnose, z. B. Sauerstoff-, Schmerzmittelgabe, Legen einer Magensonde, weitere OP-Vorbereitungen

8.1.8 Gastrointestinale Blutung

DEFINITION

Gastrointestinale Blutung *(GI-Blutung):* Blutung in Ösophagus, Magen oder Darm. Mit zunehmendem Alter häufiger werdend. Potenziell lebensbedrohlich.

Die **gastrointestinale Blutung** wird v. a. eingeteilt:

- Nach Blutungslokalisation
  - **Obere gastrointestinale Blutung** mit Blutungsquelle in Ösophagus, Magen oder Duodenum (ca. 85–90 %)
  - **Mittlere gastrointestinale Blutung** (teilweise auch zur unteren gastrointestinalen Blutung gerechnet) mit Blutungsquelle in Jejunum oder Ileum (ca. 1–3 %)
  - **Untere gastrointestinale Blutung** mit Blutungsquelle in Kolon oder Rektum (ca. 10 %)
- Nach zeitlichem Aspekt in **akute** und **chronische gastrointestinale Blutung**

Die häufigsten Ursachen bei Erwachsenen sind blutende Magen- oder Duodenalulzera (➤ 8.6), eine schwere Gastritis mit Schleimhautdefekten (➤ 8.5) und Ösophagusvarizen (➤ 9.4).

Weitere Ursachen ➤ Abb. 8.9

Leitsymptome je nach Lokalisation und Stärke der Blutung sind:

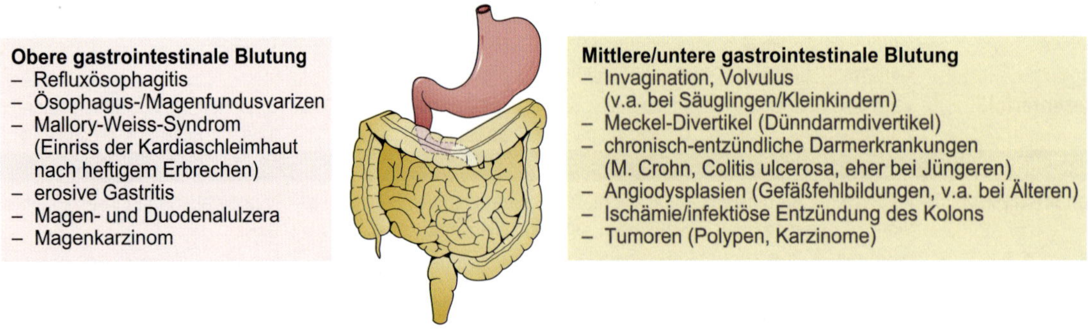

Abb. 8.9 Ursachen der gastrointestinalen Blutung. [L141]

- **Hämatemesis** *(Bluterbrechen)* bei Blutungsquelle in Ösophagus oder Magen, hellrot oder „kaffeesatzartig" (nach Kontakt mit der Salzsäure des Magens)
- Schwarzer **Teerstuhl** *(Melaena)* v. a. bei oberer gastrointestinaler Blutung, bei mittlerer und unterer gastrointestinaler Blutung nur bei langsamer Darmpassage
- Sichtbares rotes Blut im Stuhl **(Blutstuhl).** v. a. bei mittlerer und unterer gastrointestinaler Blutung, bei oberer gastrointestinaler Blutung nur bei sehr starker Blutung
- Kreislaufstörungen bis zum Schock (➤ 4.10), Anämie (➤ 11.3) je nach Ausmaß und Geschwindigkeit des Blutverlusts

NOTFALL

Trotz häufig spontanen Blutungsstillstands ist eine **gastrointestinale Blutung** immer potenziell lebensbedrohlich. Dies gilt besonders für die obere gastrointestinale Blutung. Erstmaßnahmen sind:

- Bettruhe, Nahrungs- und Flüssigkeitskarenz
- Engmaschige Vitalzeichenkontrolle
- Anamnese, Untersuchung (inkl. rektaler Untersuchung)
- i. v. Zugang, Abnahme des Notfalllabors (inkl. Blutgruppenbestimmung und Kreuzen von Erythrozytenkonzentraten), i. v. Infusionen
- Endoskopie (diagnostisch und oft auch therapeutisch) je nach vermuteter Blutungsquelle: bei oberer gastrointestinaler Blutung Ösophagogastroduodenoskopie innerhalb von 24 Std. nach Kreislaufstabilisierung, genauer Zeitpunkt grunderkrankungs- und patientenabhängig; bei unterer gastrointestinaler Blutung Koloskopie innerhalb von 72 Std. (➤ 8.1.11) [7]
- Weitere Maßnahmen je nach Zustand der Patientin, (mutmaßlicher) Blutungsursache und Erfolg/Nichterfolg der vorherigen Maßnahmen

8.1.9 Stuhluntersuchungen

Okkultbluttests

Häufigste und bekannteste Stuhluntersuchung ist die Stuhluntersuchung auf **okkultes** (verborgenes, d. h. mit dem bloßen Auge nicht sichtbares) **Blut im Stuhl.** Die heutigen **immunologischen Okkultbluttests** (*iFOBT,* FOBT = fecal occult blood test) weisen menschliches Hämoglobin mittels monoklonaler Antikörper nach.

Pflegende informieren die Patientin über die richtige Testdurchführung:

- Ballaststoffreiche Ernährung ab drei Tage vor dem Test
- Testverschiebung bei Zahnfleischbluten und Menstruation
- Probengewinnung entsprechend den Herstellerangaben

Immer abklärungsbedürftig

Ein positiver Okkultbluttest muss immer abgeklärt werden, in aller Regel durch eine Koloskopie (➤ 8.1.11)!

Weitere Stuhluntersuchungen

- **Stuhluntersuchung auf pathogene Bakterien/Parasiten** bei V. a. infektiöse Diarrhö/Parasiten: Stuhlprobe aus Stuhlanteil mit Blut-/Schleimbeimengung entnehmen (falls vorhanden) und sofort ins Labor bringen (lassen), je nach Transport und Verdacht ggf. Spezialmedien verwenden. Auslandsaufenthalt/besonderen Verdacht (z. B. *Clostridioides difficile,* enteropathogene *E. coli*) auf Anmeldeschein vermerken, da dann auf mehr Erreger als üblich getestet wird
- **Bestimmung der pankreatischen Elastase 1** bei V. a. exokrine Pankreasinsuffizienz (➤ 9.6.2, die Elastase 1 ist ein Verdauungsenzym und bei Pankreasinsuffizienz vermindert). Frische Stuhlprobe (kein wässriger Stuhl) ins Labor geben. Keine Verfälschung durch Pankreasenzympräparate
- **Calprotectin- oder Laktoferrinbestimmung** zur Abgrenzung einer Darminfektion oder chronisch-entzündlichen Darmerkrankung von funktionellen Störungen. Beide Substanzen in Granulozyten vorkommend und bei Entzündung erhöht

8.1.10 Bildgebende Verfahren

Die **Abdomenleeraufnahme** *(Röntgennativaufnahme des Abdomens)* dient dem Nachweis von freier Luft (im Stehen unter den Zwerchfellsicheln) bei Verdacht auf Perforation im Magen-Darm-Trakt sowie von Spiegeln im Darm als Zeichen eines Ileus.

CT und MRT (➤ Abb. 8.10) haben nicht nur in der Tumordiagnostik, sondern z. B. auch bei entzündlichen Darmerkrankungen einen festen Stellenwert (MR-Enterografie ➤ 8.11). Aufgrund ihrer breiten Verfügbarkeit und Schnelligkeit wird die CT zunehmend im Notfall eingesetzt, etwa beim unklaren akuten Abdomen.

Unter **virtueller Koloskopie** (**CT-** oder **MRT-Kolonografie**) versteht man eine dreidimensionale Darstellung des Darminneren nach vorheriger Darmvorbereitung wie vor einer Koloskopie und Einbringen von Luft, CO_2 oder Flüssigkeit in den Darm. Sie erfolgt bei Ablehnung oder Unmöglichkeit einer Koloskopie.

CT-/MR-Angiografien der Aorta und Eingeweidearterien sind mittlerweile so gut, dass sie die rein diagnostische klassische Angiografie weitgehend verdrängt haben.

Magen-Darm-Darstellungen mit Kontrastmittel erfolgen gelegentlich, v. a. um Bewegungsabläufe darzustellen (z. B. *Ösophagusbreischluck* bei Schluckstörungen), postoperativ die Dichtigkeit von

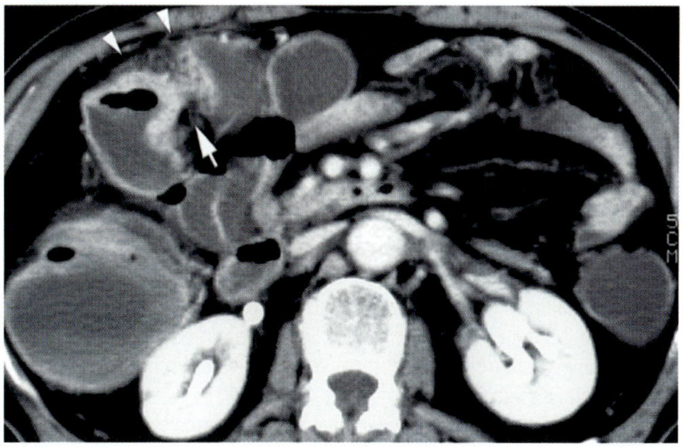

Abb. 8.10 Stenosierendes Kolonkarzinom im Hydro-CT (Kontrastmittel-CT nach Trinken von Wasser). Der Pfeil zeigt auf die tumorbedingte Einengung des Darms. Der Tumor wächst bereits über die Außenkontur des Darms hinaus, die ausgefüllten Pfeilspitzen bedeuten einen Befall der Lymphgefäße. [S008–3]

Anastomosen zu prüfen oder falls eine Endoskopie (z. B. Koloskopie) von der Patientin abgelehnt wird oder wegen einer Stenose nicht möglich ist.

Die **Sonografie von Magen und Darm** hat in den letzten Jahren aufgeholt. Sie hat z. B. Bedeutung bei der Diagnostik der Pylorushypertrophie des Säuglings (➤ 8.8), der Appendizitis (Wurmfortsatzentzündung, ➤ 8.12), der Invagination des distalen Ileums in den Blinddarm (➤ Tab. 8.3), der Dickdarmdivertikulitis (➤ Tab. 8.3) sowie der Verlaufskontrolle chronisch-entzündlicher Darmerkrankungen (➤ 8.11).

8.1.11 Endoskopien

Endoskopien nehmen bei Erkrankungen des Magen-Darm-Traktes eine Vorrangstellung ein.

Am häufigsten sind:

- **Ösophagogastroduodenoskopie** (*ÖGD*, kurz meist *Gastroskopie*) zur Beurteilung von Ösophagus, Magen und Duodenum (➤ Abb. 8.11)
- **Proktoskopie** zur Untersuchung des analnahen Darmabschnitts
- **Rektoskopie** bei V. a. Erkrankungen des Mastdarms
- **Koloskopie** im Bereich des Dickdarms

Häufigste Indikationen bei diagnostischen Endoskopien sind Entzündungs-, Ulkus- und Tumorverdacht. An therapeutischen Möglichkeiten sind z. B. die Stenteinlage bei stenosierendem Ösophaguskarzinom, die PEG-Anlage (➤ 8.2.1) bei längerfristiger Unmöglichkeit einer oralen Ernährung, die Blutstillung bei gastrointestinaler Blutung oder die Polypenabtragung im Kolon zu nennen (➤ Abb. 8.12).

Darmreinigung vor Koloskopie

Am aufwändigsten ist die Vorbereitung vor einer Koloskopie. Grundregeln sind (hausinternen Standard beachten):

- Aktuelles Blutbild und Gerinnung
- Reinigung des gesamten Dickdarms durch **orthograde** *(in physiologischer Richtung, von oral)* **Darmspülung**
- Maßnahmen im Vorfeld:
  - Die letzten 3–5 Tage vor der Untersuchung leichte Kost ohne Körner und ohne faserige Lebensmittel (kein Vollkornbrot, keine Nüsse, kein Obst/Salat mit kleinen Kernen wie z. B. Kiwi, Trauben, Tomaten, kein Spargel)
  - Am Vortag der Untersuchung ein leichtes Frühstück, danach bis zur Untersuchung nur noch klare Getränke (Wasser, helle Tees, Apfelsaft, klare Brühe). Tabletteneinnahme mit etwas Wasser möglich, jedoch evtl. Wirkungsbeeinträchtigung durch die Diarrhö. Bei Menschen mit Diabetes Arztrücksprache
  - Am Vorabend der Untersuchung Beginn der oralen Abführmaßnahmen, meist Trinken einer Abführlösung (meist macrogol- und elektrolythaltig) und danach reichlich klarer Flüssigkeit (insgesamt mind. 2 l in 2 Std.). Es gibt verschiedene Schemata mit unterschiedlichen Lösungen und unterschiedlichem Verhältnis von Abführlösung und klaren Flüssigkeiten
  - Am Untersuchungstag Wiederholung der Abführmaßnahmen ca. 5 Std. vor der Untersuchung *(Dosisssplitting)*, die rektalen Ausscheidungen müssen wässrig sein
  - Ab 2 Std. vor der Untersuchung kein Trinken mehr

8

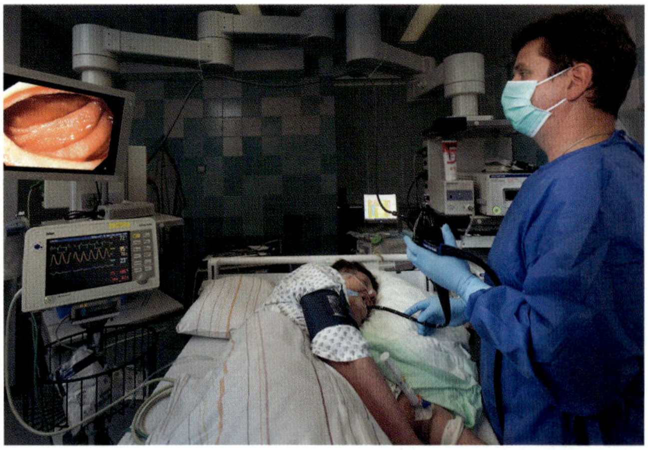

Abb. 8.11 Ösophagogastroduodenoskopie, kurz Gastroskopie. Die Patientin ist sediert (oft wesentlich für die Akzeptanz der Untersuchung), sie hat einen venösen Zugang und ihre Vitalzeichen werden durch Monitoring überwacht. Der Untersucher kann die Schleimhaut vergrößert auf dem Monitor beurteilen und ggf. Biopsien entnehmen oder kleinere therapeutische Eingriffe durchführen. [K115]

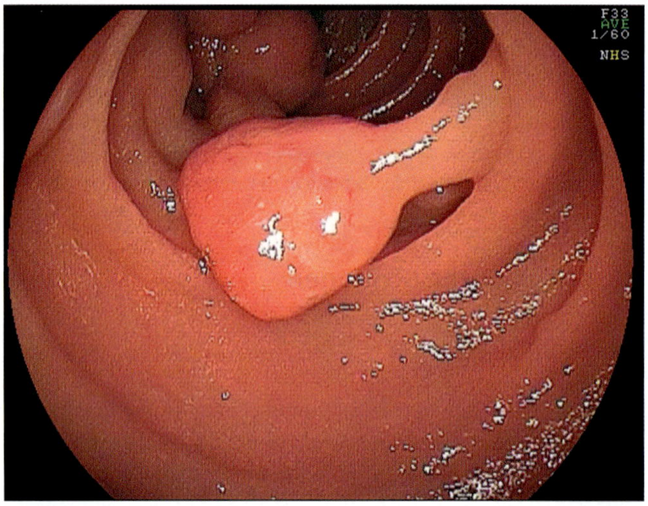

Abb. 8.12 Koloskopisches Bild eines gestielten Kolonpolypen. [F394-002]

Auch die **Endosonografie** mittels auf dem Endoskop aufmontierter kleiner Ultraschallköpfe ist mittlerweile Routine, z. B. zur Beurteilung der Magen-Darm-Wand.

Die Endoskopie des Dünndarms ist nach wie vor sehr aufwendig:

- Bei der **(Doppel-)Ballon-Enteroskopie** wird mit einem langen Endoskop (mit Übertubus und zwei Ballons) endoskopiert, meist nacheinander von oral und anal, um den Dünndarm weitgehend oder komplett zu untersuchen. Bei der **(motorisierten) Spiral-Enteroskopie** wird der Dünndarm nicht mittels Ballons, sondern einer Spirale „aufgefädelt".
- Bei der **Kapselendoskopie** schluckt die Patientin eine gut 2 cm große Videokapsel, die Magen und Darm auf natürlichem Weg in etwa 8 Std. passiert. Die Bilddaten (ca. 50.000 Bilder) werden durch Sensoren auf der Bauchhaut registriert. Zur Vorbereitung ist in der Regel eine orthograde Darmspülung notwendig, die Patientin bleibt nüchtern. Bei ausschließlicher Untersuchung des

Dünndarms darf die Patientin 2 Std. nach dem Schlucken der Kapsel trinken, nach 4 Std. eine kleine Mahlzeit (hausinterne Richtlinien beachten) und nach 8 Std. normal essen.

8.2 Spezielle pflegerische und medizinische Maßnahmen

8.2.1 Spezielle Pflege bei gastrointestinalen Sonden

DEFINITION

Gastrointestinale Sonde: ein- oder mehrlumiger dünner Schlauch aus Kunststoff, ggf. mit Ballon, der zu Diagnostik, Therapie oder enteraler Ernährung in Magen oder Dünndarm eingeführt wird.

Gastrointestinale Sonden (➤ Tab. 8.4) sind häufig in der Pflege. Die pflegerische Versorgung der Sonde und ggf. die Nahrungszufuhr über die Sonde gehören immer, das Legen einer Magensonde in bestimmten Bereichen zum Aufgabenbereich der Pflegefachpersonen.

8.2.2 Spezielle Pflege bei Enterostomata

DEFINITION

Enterostoma *(-stomie, künstlicher Darmausgang):* operativ geschaffene, offene Verbindung eines Darmabschnitts nach außen zur Ausleitung von Stuhl durch die Bauchdecke (➤ Abb. 8.15). Der ausleitende Darmabschnitt wird im Namen genannt und das Enterostoma damit konkretisiert.

Enterostomata können anhand verschiedener Aspekte unterschieden werden (➤ Tab. 8.5).

Die pflegerische Versorgung eines Enterostomas ist anspruchsvoll und bedarf speziellen Wissens. Viele Kliniken beschäftigen deshalb **Stomatherapeutinnen,** die die Pflegenden besonders in schwierigen Situationen unterstützen. In der ambulanten Pflege finden Pflegende häufig Expertinnen in Sanitätshäusern oder bei einer lokalen Selbsthilfegruppe.

Stomaversorgungssysteme und Stomapflege

Es gibt unterschiedliche **Stomaversorgungssysteme** (➤ Abb. 8.13). Unterscheidungsmerkmale sind v. a.:

- Einteiliges System (Basisplatte und Beutel sind in einem) oder zweiteiliges System (der Beutel kann unabhängig von der Basisplatte gewechselt werden)
- Geschlossener Beutel oder Ausstreifbeutel
- Flache, konkave (nach innen gewölbte) oder konvexe (nach außen gewölbte) Basisplatte, Verwendung abhängig vom Stomaniveau in der Bauchhaut (➤ Abb. 8.13)

Daneben gibt es vielfältiges Zubehör, z. B. Ausgleichspaste, Beutelüberzüge, Stomakappen, Hautpflege- und Hautschutzprodukte.

Patientenwünsche und die individuelle Versorgungssituation müssen mitberücksichtigt werden, um das bestmögliche Versorgungssystem zu finden und damit die optimale Lebensqualität für die Betroffenen zu erreichen. Stomatherapeutinnen kennen die Produkte auf dem Markt und können bei der Auswahl des Versorgungssystems behilflich sein. [8]

Wann immer möglich ist es das Ziel, dass die Patientin ihr Stoma selbst versorgt. Für manche ist das nicht einfach. Ablehnung des Stomas, Ekel vor der Stuhlausscheidung oder fehlende manuelle Geschicklichkeit können Gründe sein, dass die Selbstversorgung (zunächst) nicht erreicht werden kann. Pflegende brauchen dann viel Einfühlungsvermögen und die Bereitschaft zu wiederholtem Anleiten. Gegebenenfalls werden Eltern oder Angehörige in die Versorgung angeleitet.

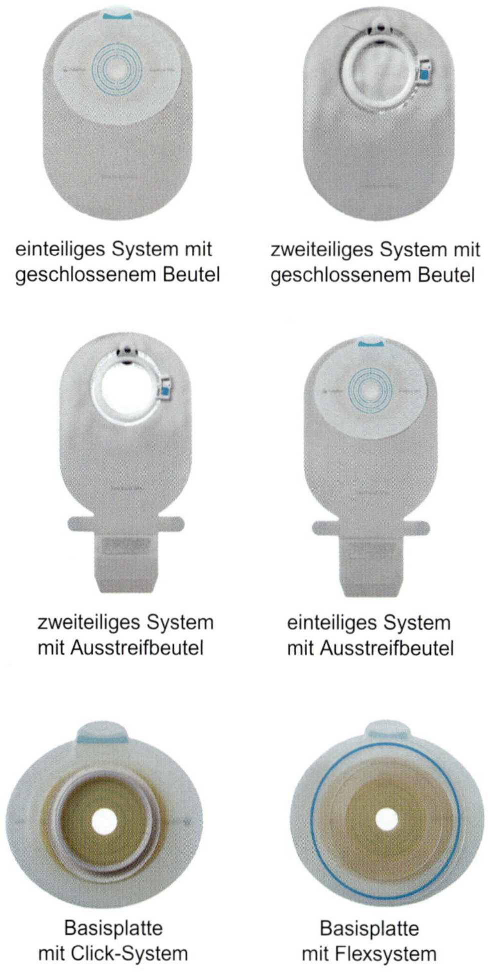

Abb. 8.13 Verschiedene Stomaversorgungen. [V130]

Tab. 8.4 Übersicht über die gastrointestinalen Sonden (Auswahl). [L141]

Magensonde (oro-, nasogastral)	Duodenalsonde (oro-, nasoduodenal)	PEG, PEG/J, PEJ, FNKJ*	Ösophaguskompressionssonden	Ösophagus-Manometrie-, -pH-Metrie-Sonde
Lokalisation				
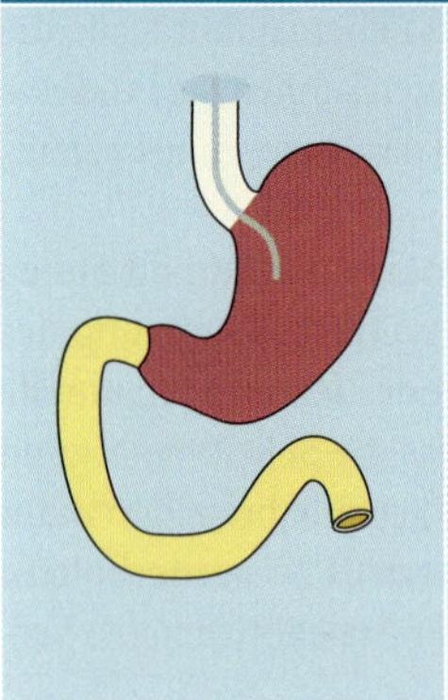	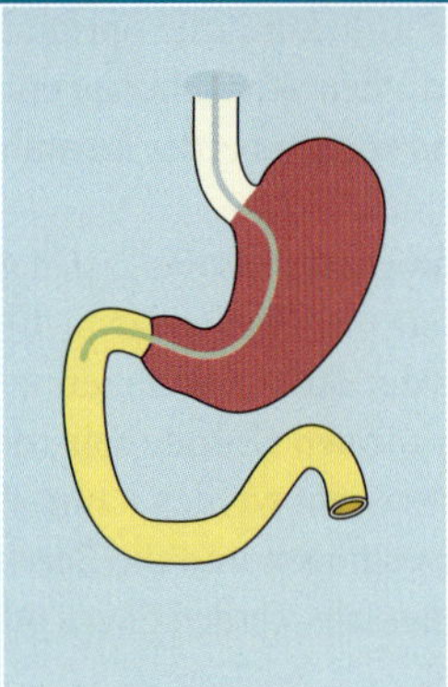	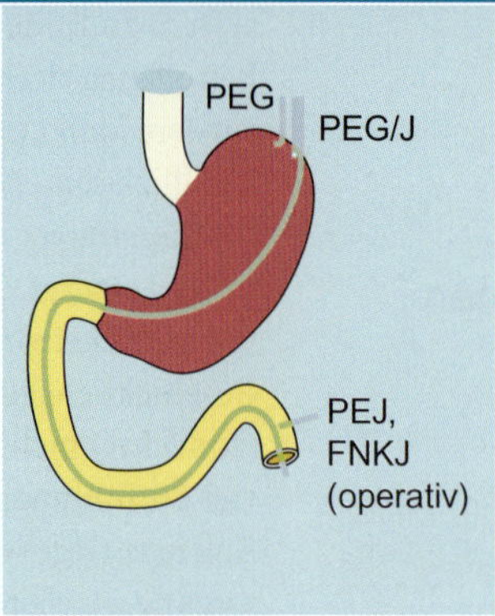	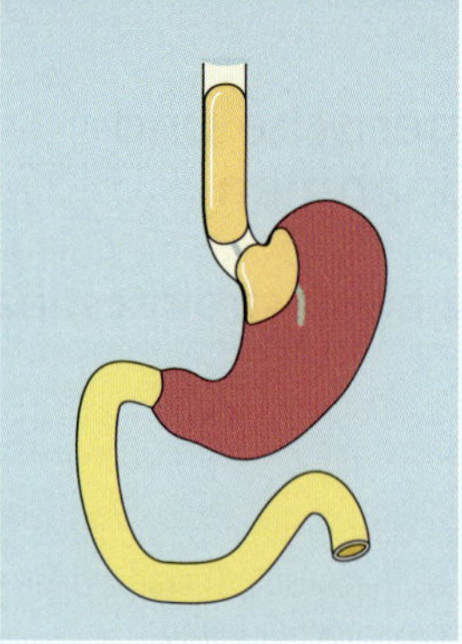	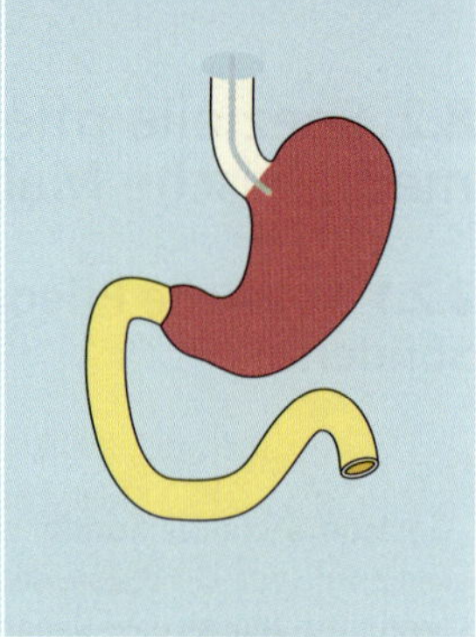
Magen	Duodenum	• PEG: Magen • PEG/J: Magen und Jejunum • PEJ, FNKJ: Jejunum • Varianten der PEG: Gastrotube, Button	Sonden mit Ballons zur Absaugung/Kompression: • Sengstaken-Blakemore-Sonde: Magen • Linton-Nachlas-Sonde: Ösophagus und Magen	Ösophagus und Magen
Indikationen				
• Gewinnung von Magensaft zur Diagnostik • Ableitung von Magensaft, Blut, Luft, oft postoperativ • Magenspülung, z. B. (selten) bei Medikamentenintoxikation • Orthograde Darmspülung, falls ausreichendes Trinken nicht möglich • Kurzzeitige enterale Ernährung	• Gewinnung von Duodenalsaft zur Diagnostik • Ableitung von Dünndarm-/Pankreassekret, Blut, Darminhalt • Kurzzeitige enterale Ernährung bei erhöhter Aspirationsgefahr	• PEG: Längerfristige enterale Ernährung • PEG/J: z. B. bei Notwendigkeit separater Zugänge zu Magen/Duodenum, enterale Ernährung bei Aspirationsgefahr und Refluxneigung • PEJ: wie PEG bei Aspirationsgefahr, Magenausgangsstenose, operiertem Magen oder Resektion • FNKJ: wie PEJ bei ohnehin notwendiger OP, wenn endoskopische Anlage einer PEJ nicht möglich	Selten bei unstillbarer Ösophagus- oder Magenfundusvarizenblutung (➤ 9.4, Kompression der Varizen durch den Ballon), gleichzeitig Ableitung von Blut und Sekreten • Sengstaken-Blakemore: Absaugung Magen • Linton-Nachlas: Absaugung Magen und/oder Ösophagus	Kontinuierliche Messung des pH-Werts in Ösophagus und Magen und Druck im Ösophagus (Aussagen zu Ösophagussphinktern und -beweglichkeit möglich) • Bei V. a. Refluxkrankheit (➤ 8.3), z. B. bei unklarem Husten, Heiserkeit • Vor geplanter Fundoplikatio (➤ 8.2.7)
Pflegerische Maßnahmen				
• Sichere Fixierung der Sonde, tägliche Neuplatzierung der Fixierung (➤ Abb. 8.18) • Tägliche Nasenpflege • Soor- und Parotitisprophylaxe • Bei Ableitungssonden: Platzierung des Ableitungsbeutels unter Magenniveau, Beobachtung des Sekrets auf Menge, Geruch, Konsistenz, Beimengungen • Bei Ernährungssonden Lagekontrolle vor der Nahrungsgabe, Durchspülen der Sonde vor und nach jeder Nahrungszufuhr		• Verbandwechsel nach Standard und individueller Situation • Mobilisation der Sonde, damit die innere Halteplatte nicht in die Magenschleimhaut einwächst • Durchspülen der Sonde vor und nach jeder Nahrungszufuhr • Bei Button, Gastrotube: Kontrolle des Ballonvolumens • Soor- und Parotitisprophylaxe • Falls erlaubt, orale Nahrungsaufnahme ermöglichen	• Engmaschige Vitalzeichenkontrolle • Druckkontrolle alle 15 Min. • Blutungskontrolle, Absaugen von Speichel, Sekret aus dem Mund-Rachen-Raum alle 30 Min. • Evtl. Eiswasserspülung • Aufheben der Kompression/Sondenentfernung nach max. 6 Std.	• Sichere Fixierung • Patientin: Dokumentation von Beschwerden, Aktivitäten, Nahrungsaufnahme mit Uhrzeit

* **PEG** = perkutane endoskopische Gastrostomie, **PEG/J** = *Jet-PEG* = doppellumige PEG, ein Lumen endet im Magen, das zweite Lumen geht bis ins Jejunum, **PEJ** = perkutane endoskopische Jejunostomie, **FNKJ** = Feinnadelkatheterjejunostomie (operativ angelegt)

Tab. 8.5 Unterscheidungskriterien von Enterostomata.

Enterostoma: Unterscheidung nach …	
Verweildauer	
Temporär/passager: das Stoma wird nach einiger Zeit wieder rückverlegt, z. B. protektiv angelegtes Stoma (siehe Indikationen).	**Permanent:** das Stoma besteht für den Rest des Lebens, z. B. nach Entfernung des Rektums wegen eines Karzinoms
Lokalisation (➤ Abb. 8.14)	
Ileostoma: Stoma im Dünndarm, konkreter • Duodenostoma (Mittel-/Oberbauch) • Jejunostoma (Mittelbauch) • Ileostoma (rechter Unter-/Mittelbauch)	**Kolostoma:** Stoma im Dickdarm, konkreter • Zökostoma (rechter Unterbauch) • Transversostoma (Oberbauch) • Stoma im auf- oder absteigenden Kolon (rechter bzw. linker Mittelbauch) • Sigmoidostoma (linker Unterbauch)
Anlagearten (➤ Abb. 8.14)	
Endständig *(terminal):* die Darmpassage endet am Stoma. Der von oben kommende proximale Darm wird in die Bauchhaut ausgeleitet, der distale Darmabschnitt wird entfernt oder blind verschlossen	**Doppelläufig:** eine Darmschlinge wird aus der Bauchwand herausgezogen und die Darmvorderwand eröffnet. Der von oben kommende proximale Darm scheidet den Stuhl aus, der distale Darmabschnitt scheidet weiter Schleim und Epithelien über den After aus.
Indikationen	
• **Zum Schutz** *(Entlastungs-, protektives Stoma):* in der Regel doppelläufiges und temporäres Stoma zum Schutz neu angelegter Anastomosen (hier: Verbindung zweier Darmanteile) oder zur Ruhigstellung des Darms bei Entzündungen (➤ 8.11) • **Zur dauerhafte Stuhlausleitung:** endständiges Stoma, wenn der nachfolgende Darmabschnitt entfernt wurde, z. B. nach Rektumexstirpation bei Rektumkarzinom (➤ 8.13) • **Palliativ:** Stuhlausleitung bei fortgeschrittenem, inoperablen Tumoren, wenn die Stuhlpassage behindert ist	

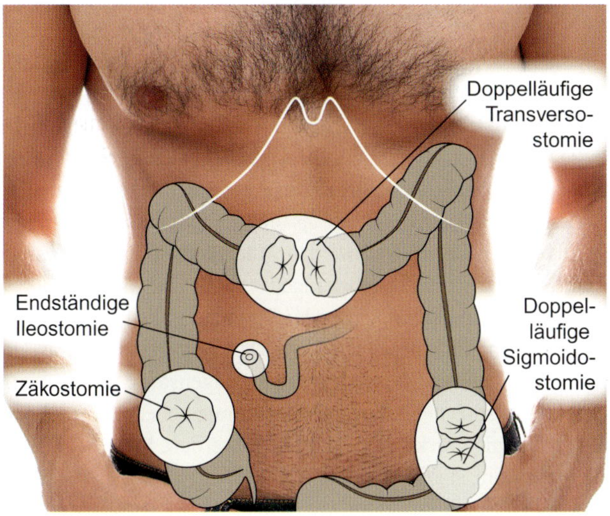

Abb. 8.14 Mögliche Lokalisationen von Enterostomata (Auswahl). Lage des Stomas und Stuhlausscheidung erlauben Rückschlüsse auf den ausleitenden Darmteil. Je weiter proximal das Stoma liegt, desto flüssiger und kontinuierlicher wird Stuhl abgeleitet. [J787, L264]

Die **Stomapflege** ist abhängig vom verwendeten Versorgungssystem. Sie umfasst die Reinigung von Stoma und Stomaumgebung und den Wechsel des Stomabeutels bzw. des gesamten Systems.

Pflegefachpersonen beobachten das Stoma und die umgebende Haut und leiten zur Beobachtung an. Beobachtungsschwerpunkte sind:

- Farbe und damit Durchblutung des Stomas. Die normale Farbe ist rosarot bis rot.
- Stomagröße. Normal ist eine postoperative Stomaschwellung, nach ca. einer Woche ist die endgültige Stomagröße erreicht.
- Stomaposition. Normal ist eine prominente (über Hautniveau, ➤ Abb. 8.15) Position.
- Stomaumgebung. Normal ist trocken, reizlos, intakt.
- Stomaausscheidung. Die Ausscheidung hängt vom Ort der Ausleitung ab (je höher im Darm, desto flüssiger und häufiger ist die Stuhlausscheidung und desto aggressiver der Stuhl).

Stomakomplikationen müssen frühzeitig erkannt und behandelt werden. Sie betreffen das Stoma selbst (z. B. verminderte Durchblutung, Stomastenose, Stomaprolaps, parastomale Hernie oder Abszess) oder die parastomale Haut (z. B. Hautirritationen, Pilzinfektion, Haarbalgentzündung).

Ernährung

Es gibt keine spezielle Diät für Menschen mit Stoma und eine übertriebene Vorsicht bei der Nahrungsmittelauswahl ist nicht notwendig. Eventuell bestehen aber Blähungen oder übermäßige Geruchbildung. Hier kann das Wissen über die Wirkung bestimmter Lebensmittel Betroffenen helfen, verträgliche Lebensmittel leichter zu finden:

- Blähend wirken z. B. Eier, Hülsenfrüchte, kohlensäurehaltige Getränke, rohes Obst, frisches Brot.
- Blähungshemmend wirken z. B. Joghurt, Anis-, Fenchel-, Kümmeltee, Preisel- und Heidelbeersaft.
- Abführend wirken z. B. Buttermilch, kohlensäurehaltige Getränke, Alkohol, Fruchtsäfte, stark gesüßte Speisen, frisches Brot, Vollkornprodukte.
- Stopfend wirken z. B. Haferflocken, Teigwaren, altes Weißbrot, Schokolade, Bananen, Nüsse, Rotwein.

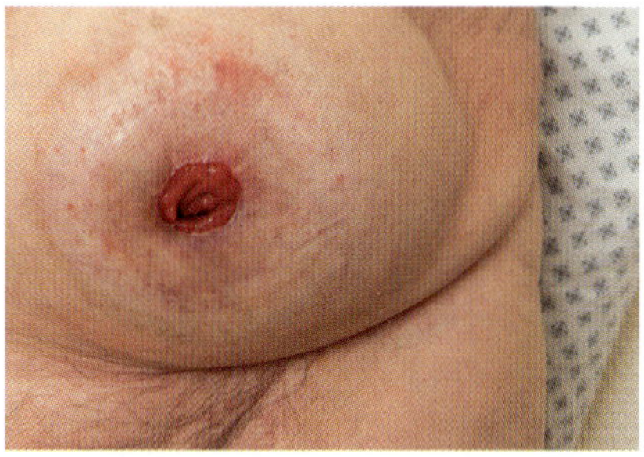

Abb. 8.15 Patient mit endständigem Kolostoma. Der ausgeleitete Darm liegt prominent über der Haut, was die Stomaversorgung mit einer flachen Basisplatte gut ermöglicht. Die umgebende Haut ist intakt. [K115]

- Geruchserzeugend wirken z. B. Eier, Eierprodukte, Fisch, Fleisch, Käse (vollreife Sorten), tierische Fette, Spargel, Pilze, Zwiebeln, Knoblauch.
- Geruchshemmend wirken z. B. Spinat, grüner Salat, Petersilie, Joghurt, Preisel- und Heidelbeeren.

Wichtig ist außerdem, auf ausreichende Flüssigkeitszufuhr achten, insbesondere bei einem Ileostoma.

Beratung

Die pflegerische Beratung umfasst neben Stomapflege und Ernährung auch psychosoziale Aspekte:

- Menschen mit Stoma können beim Versorgungsamt einen Schwerbehindertenausweis beantragen, zunächst für eine bestimmte Zeit. Der Grad der Behinderung (GdB) liegt bei 50–70 %.
- Ggf. ist eine berufliche Neuorientierung notwendig. Ungeeignete Tätigkeiten sind z. B. schwere körperliche Tätigkeiten, Berufe mit unregelmäßigen Arbeitszeiten, Arbeiten in großer Hitze.
- Bis auf wenige Sportarten (z. B. Kampfsportarten) ist jeder Sport und jedes Hobby möglich, mit einem geeigneten Versorgungssystem selbst Schwimmen.
- Reisen sollten in Länder mit guten medizinischen und hygienischen Standards unternommen werden.
- Das Stoma verändert natürlich auch die Partnerschaft. Ekel beim Anblick des Stomas oder nachlassendes sexuelles Verlangen können eine Partnerschaft belasten. Wichtig ist, dass der Partner bzw. die Partnerin von Anfang an in alle Informationsgespräche mit einbezogen wird. Ärztin und Pflegende motivieren das Paar, offen über Gefühle und Ängste zu sprechen.
- Grundsätzlich ist ein Stoma kein Hindernis für eine Schwangerschaft. Die Frau sollte abklären, ob die Grunderkrankung eine sichere Schwangerschaft und Geburt für Kind und Mutter zulässt.
- Frauen mit einer Kolostomie können mit oralen Ovulationshemmern („Pille") verhüten, bei einer Ileostomie ist diese Verhütung dagegen sehr unsicher wegen der unklaren Resorption. Hier sollte eine alternative Methode gewählt werden.

8

8.2.3 Antiemetika

DEFINITION

Antiemetika: Medikamente zur Unterdrückung von Erbrechen.

Erbrechen ist sehr unangenehm, gleichzeitig jedoch ein Schutzmechanismus, der z. B. Infektionserreger oder Gifte aus dem Körper entfernt. Deshalb ist es bei einem kurz dauernden Magen-Darm-Infekt nicht sinnvoll, Erbrechen zu unterdrücken. Anders ist es beispielsweise bei Erbrechen im Rahmen einer Zytostatikatherapie (➤ 2.5.7): Hier wird Erbrechen von Beginn an medikamentös unterdrückt.

Antiemetika werden auch z. B. postoperativ, gegen Erbrechen bei Reisekrankheit oder akuten Erkrankungen des Gleichgewichtsorgans gegeben.

Alle nachfolgenden Antiemetika gelangen ins Gehirn und können somit in unterschiedlichem Ausmaß zu zentralnervösen Nebenwirkungen wie Müdigkeit, Kopfschmerzen oder Schwindel führen. Ausnahme ist Domperidon, das kaum ins ZNS übertritt.
Am häufigsten eingesetzt werden:

- (Ältere) **Antihistaminika** (➤ 12.2.2), etwa Dimenhydrinat (z. B. Vomex A®). Zusätzlich anticholinerge Nebenwirkungen (z. B. Mundtrockenheit, Seh-, Miktionsstörungen)
- **Dopamin-(D_2-Rezeptor-)Antagonisten,** etwa Domperidon (z. B. Motilium®), Metoclopramid (z. B. MCP-ratiopharm®). Fördern außerdem die Beweglichkeit des Magen-Darm-Traktes. Wegen extrapyramidaler Bewegungsstörungen als Nebenwirkung Anwendung nur kurzzeitig, bei Kindern nicht oder nur mit besonderer Vorsicht
- **5-HT_3-(Serotonin-Rezeptor-)Antagonisten** *(Setrone),* etwa Granisetron (z. B. Kevatril®), Ondansetron (z. B. Zofran®), Palonosetron (z. B. Aloxi®). Sehr wirksam (auch gegen Übelkeit und Erbrechen durch Zytostatika, ➤ 2.5.7), in den verschiedensten Darreichungsformen

8.2.4 Magensäurehemmende Arzneimittel

Die Magensäure ist ein wesentlicher aggressiver Faktor bei der Entstehung von Schleimhautschäden und Ulzera in Ösophagus, Magen und Duodenum (➤ 8.3, ➤ 8.5, ➤ 8.6). Entsprechend werden **magensäurehemmende Arzneimittel** bei Vorbeugung und Therapie dieser Läsionen eingesetzt.

Heute weitaus am häufigsten gegeben werden die stark wirksamen **Protonenpumpenhemmer** *(Protonenpumpeninhibitoren, PPI).* Sie hemmen das Enzym *H^+/K^+-ATPase,* das H^+ (Protonen) aus den Belegzellen in das Magenlumen „pumpt". Beispiele sind Esomeprazol (etwa Esomep®), Omeprazol (etwa Omep®), Lansoprazol (etwa Agopton®) und Pantoprazol (etwa Pantozol®). Meist reicht eine Dosis auf nüchternen Magen vor dem Frühstück. Häufigste Nebenwirkungen sind Magen-Darm-Beschwerden, Müdigkeit, Kopfschmerzen und Schwindel. Bei Langzeiteinnahmen ist das Risiko für Magen-Darm-Infektionen leicht erhöht. [9]

H_2-Rezeptorenblocker (etwa Pepdul®, Einnahme abends) blockieren die *Histamin-H_2-Reptoren* der Belegzellen, die einen Teil der magensäurestimulierenden Einflüsse vermitteln. H_2-Rezeptorenblocker sind deshalb schwächer wirksam als Protonenpumpenhemmer. Auch hier sind Magen-Darm-Beschwerden, Müdigkeit, Kopfschmerzen und Schwindel häufigste Nebenwirkungen.

Protonenpumpenhemmer und H_2-Rezeptorenblocker werden vergleichsweise häufig über eine enterale Sonde gegeben, dürfen aber aufgrund ihrer Säurelabilität nicht mit Magensäure in Berührung kommen. Entsprechend dürfen die Präparate bei einer Dünndarmsonde prinzipiell zerkleinert/gemörsert werden. Bei einer Magensonde muss eine spezielle Arzneimittelform gewählt werden (MUPS = multiple unit pellet system/Mikropellets, z. B. Antra® Mups). Im Zweifel sind die Herstellerangaben zu beachten.

In der Selbstmedikation von Sodbrennen sind außerdem noch **Antazida** von Bedeutung (z. B. Maaloxan®, Talcid®), die bereits gebildete Magensäure neutralisieren. Sie werden eine Stunde nach den

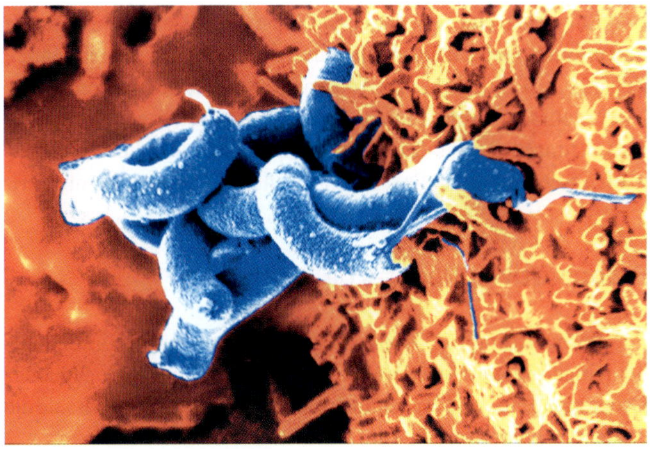

Abb. 8.16 Helicobacter pylori (blau) auf der Magenschleimhaut (orange). [T332–001]

Mahlzeiten und zur Nacht und immer mit einer Stunde Zeitabstand zu anderen Medikamenten eingenommen.

8.2.5 Medikamente gegen Helicobacter pylori

Das gramnegative Stäbchenbakterium **Helicobacter pylori** (*Hp*, ➤ Abb. 8.16) hat sich auf das Überleben im Magen „spezialisiert". Es spielt eine wichtige Rolle u. a. bei der Entstehung von chronischen Magenschleimhautentzündungen (➤ 8.5), Magen- und Duodenalulzera (➤ 8.5) und des Magenkarzinoms (➤ 8.7). Die Infektion erfolgt überwiegend im Kindesalter und nimmt mit dem Alter zu. In Deutschland sind schätzungsweise ⅓ der Menschen infiziert, Tendenz sinkend. (Re-)Infektionen im Erwachsenenalter sind in Deutschland selten. [10]

Festgestellt wird die Besiedelung meist im Rahmen einer ohnehin notwendigen Gastroskopie z. B. durch **Urease-Schnelltest** aus einer Biopsie. Ist keine Gastroskopie nötig, kann eine aktuell bestehende Besiedelung auch durch **Helicobacter-Stuhl-Antigen-Test** oder **^{13}C-Harnstoff-Atemtest** (erhöhte ^{13}C-Konzentration in der Ausatemluft bei Besiedelung, C = Kohlenstoff) nachgewiesen werden.

Die **Helicobacter-Eradikationstherapie,** d. h. die medikamentöse Bekämpfung der Helicobacter-Besiedelung des Magens, hat die Rezidivquote der gastroduodenalen Ulkuskrankheit auf weniger als 10 % des Ausgangswerts gesenkt.

Therapie erster Wahl ist aufgrund der zunehmenden (Clarithromycin-)Resistenzen mittlerweile eine **Bismuth-haltige Quadrupeltherapie** (Vierfachmedikation) über mindestens zehn Tage. [10] Sie beinhaltet Protonenpumpenhemmer, Bismuth (Wismut), Tetrazyklin und Metronidazol, wobei es für die drei letztgenannten Substanzen auch Fixkombinationen gibt (z. B. Pylera®). [11]

8.2.6 Laxanzien

DEFINITION

Laxanzien *(Abführmittel):* Medikamente zur Beschleunigung des Nahrungstransports im Darm und zur Förderung der Darmentleerung.

Laxanzien sind angezeigt zur Förderung der Stuhlentleerung bei ausgeprägter Obstipation, zum Weichhalten des Stuhls bei Erkrankungen der Analregion oder wenn die Patientin nicht pressen darf sowie zur Darmreinigung vor Eingriffen am Darm.

Bei Obstipation oder Bauchschmerzen unklarer Ursache, möglichem Ileus oder Darmperforation (➤ 8.1.7) dürfen keinesfalls Laxanzien gegeben werden!

Laxanzien zur *oralen Einnahme* sind:

- **Füll- und Quellmittel,** etwa Leinsamen oder indische Flohsamen (z. B. Mucofalk®). Sie quellen im Darm durch Aufnahme von Wasser auf, vergrößern so wie Ballaststoffe aus der Nahrung das Stuhlvolumen und regen dadurch die Darmperistaltik an. Füll- und Quellmittel sind eine langfristige Basistherapie, es dauert mehrere Tage bis zum Wirkungseintritt. Hauptnebenwirkung sind Blähungen, die jedoch durch einschleichende Dosierung vermindert werden. Voraussetzung für Wirkung und Nebenwirkungsarmut ist Einnahme mit ausreichend Flüssigkeit, sonst besteht im Extremfall die Gefahr eines mechanischen Ileus (➤ 8.1.7).
- **Osmotisch wirkende Laxanzien** ziehen Wasser an sich, sodass der Stuhl weich bleibt. Heute wird das künstlich hergestellte Macrogol (z. B. Movicol®) gegenüber Laktulose (z. B. Bifiteral®) bevorzugt, da es weniger Blähungen verursacht. Die Langzeiteinnahme ist risikoarm. Höher dosiert wird Macrogol zur Darmreinigung vor Koloskopien und Operationen angewendet (z. B. Endofalk®).
- **Schleimhautreizende Laxanzien** wie Bisacodyl (z. B. Dulcolax®) und Natriumpicosulfat (z. B. Laxoberal®). Sie hemmen in der Darmschleimhaut die Na^+- und damit auch die Wasserrückresorption und/oder stimulieren die Elektrolyt- und Wasserabgabe in den Darm. Sie sollten nur bei Erfolglosigkeit der oben genannten Maßnahmen und möglichst kurzzeitig genommen werden. Es gibt aber Patientinnen, bei denen Dauereinnahme nicht zu umgehen ist. Nebenwirkung ist v. a. ein Elektrolytverlust, besonders eine Hypokaliämie, welche die Obstipation verstärkt.
- Bei Erfolglosigkeit der genannten Laxanzien **Prucaloprid** (z. B. Resolor®), **Methylnaltrexon** (z. B. Relistor®, bei Obstipation durch Opioid-Analgetika).

Bei rektalen Entleerungsstörungen werden außerdem vorübergehend *rektale Entleerungshilfen* eingesetzt, z. B. Bisacodyl-, CO_2- oder Glyzerin-Suppositorien, salinische (salzhaltige) oder sorbitolhaltige Klysmen.

Pflegerische Betreuung

Die gelegentliche Anwendung von Laxanzien (z. B. auf Reisen) ist unproblematisch. Jedoch werden Laxanzien immer wieder ohne zwingende Notwendigkeit dauerhaft oder missbräuchlich eingenommen, z. B. zur Gewichtsreduktion oder bei Essstörungen (etwa Anorexia nervosa ➤ 16.10). Pflegefachpersonen informieren über die Nebenwirkungen eines Dauergebrauchs und beraten zu alternativen Möglichkeiten der Obstipationsprophylaxe (➤ 8.1.5). Bei Übergewicht (➤ 7.4) motivieren sie zu einer Ernährungsberatung und mehr körperlicher Aktivität. Bei Verdacht auf eine Essstörung sprechen sie die behandelnde Ärztin auf den Verdacht an und motivieren zu einer psychotherapeutischen Behandlung.

8.2.7 Spezielle perioperative Pflege bei Ösophagusoperationen

DEFINITION

Fundoplikatio: Legen einer Magenfundusmanschette um die untere Speiseröhre, überwiegend laparoskopisch. Keine Eröffnung von Speiseröhre und Magen. Oft kombiniert mit einer **Hiatoplastik** (Einengung der Durchtrittstelle des Ösophagus durch das Zwerchfell).
Ösophagusresektion: Teilentfernung der Speiseröhre.
Ösophagektomie: Entfernung der ganzen Speiseröhre mit anschließendem Hochzug des Magens oder Einsetzen eines Dick- oder Dünndarmstücks als Ösophagusersatz.

Ösophagusoperationen sind vergleichsweise seltene Operationen.

- **Fundoplikatio** (➤ Abb. 8.17) und **Hiatoplastik** erfolgen in erster Linie bei gastroösophagealer Refluxkrankheit, um den Rückfluss von Mageninhalt in den Ösophagus zu beseitigen (➤ 8.3).
- **Ösophagusresektionen** werden notwendig z. B. bei schweren, anders nicht beherrschbaren Ösophagusverletzungen, -verätzungen oder -perforationen, selten bei gutartigen Ösophagustumoren sowie (dann bis zur **Ösophagektomie** ➤ Abb. 8.17) beim Ösophaguskarzinom (➤ 8.4).

Eine bedrohliche operationsspezifische Komplikation nach Ösophagusresektion ist die **Anastomoseninsuffizienz,** also die Undichtigkeit der Naht zwischen den zwei Stümpfen.

Operativer Zugang

Bei Eingriffen am oberen Ösophagus erfolgt der operative Zugang über eine Inzision am Hals. Bei Operationen am mittleren Ösophagus erfolgt der Zugang durch den Thorax (durch *Thorakotomie* oder *thorakoskopisch* ➤ 3.2.8), bei Operationen am unteren Ösophagus bzw. Ösophagus-Magen-Übergang meist über das Abdomen (durch *Laparotomie* oder *laparoskopisch* ➤ 8.2.8).

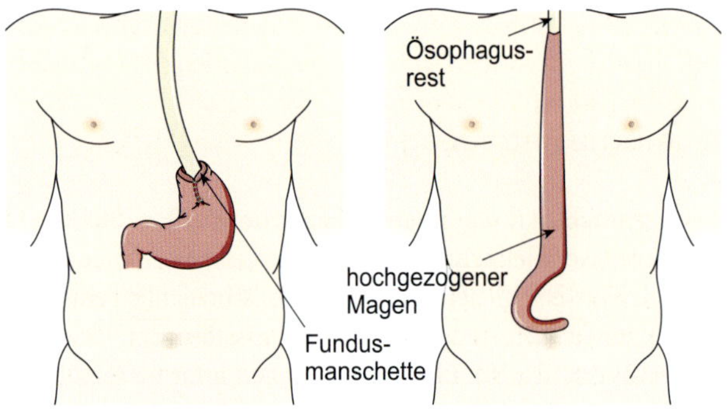

Abb. 8.17 Links Fundoplikatio, rechts (subtotale) Ösophagektomie mit Magenhochzug als Ösophagusersatz. [L141]

Eingriffe wegen eines Ösophaguskarzinoms sind i. d. R. sehr komplex und erfordern je nach Lokalisation und Größe des Karzinoms mehrere Zugänge, z. B. an Thorax und Abdomen oder Hals und Abdomen. Die Operationsschritte an Thorax/Abdomen sind unter geeigneten Voraussetzungen thorako- bzw. laparoskopisch möglich. Bei Hybrideingriffen werden minimalinvasives und offenes Vorgehen kombiniert.

Präoperative pflegerische Betreuung

Die Vorbereitung für Ösophagusoperationen entspricht den allgemeinen präoperativen Maßnahmen. Patientinnen mit geplanter Ösophagektomie und Magenhochzug werden informiert, dass sie die ersten postoperativen Tage auf einer Intensivstation sind.

Postoperative pflegerische Betreuung

Die postoperative Überwachung und Pflege entsprechen den üblichen Maßnahmen. ERAS-Konzepte (➤ 8.2.9, ➤ Tab. 8.6) werden eher selten angewandt. Dies hängt auch mit den häufigen Begleiterkrankungen von Menschen mit Ösophaguskarzinom zusammen. Schwerpunkte der postoperativen pflegerischen Betreuung sind:

Atmung

Pflegende überwachen engmaschig die Atmung. Wegen der Gefahr einer schmerzbedingten Schonatmung bekommt die Patientin bei Bedarf Schmerzmittel. Sie erhält Atemtherapie durch eine Physiotherapeutin. Pflegefachpersonen führen weitere Maßnahmen zur Pneumonieprophylaxe durch, z. B. atemunterstützende Lagerungen, Anleiten zum tiefen Durchatmen und Abhusten.

Lagerung und Bewegung

Postoperativ wird die Patientin halbsitzend gelagert. Nach Ösophagektomie und Magenhochzug soll die Patientin den Kopf ruhig halten und nicht nach hinten überstrecken, möglicherweise wird sie in einer speziellen Kopfschale gelagert, um Zug auf die Anastomosen zu vermeiden. Die erste Mobilisation hängt von der Art der Operation und dem individuellen Zustand ab. Sie ist bei kleinen Operationen am OP-Tag, bei größeren evtl. erst am 2.–3. postoperativen Tag möglich.

Ernährung

Nach Operationen mit Anastomosen darf die Patientin mindestens sechs Tage keine orale Nahrung zu sich nehmen. Ernährung und Flüssigkeitsgabe erfolgen parenteral oder enteral über eine gastrointestinale Sonde, die unterhalb der Anastomose liegt. Erst nachdem die Dichtigkeit der Anastomosen durch einen Gastrografin-Schluck gesichert ist, dürfen Pflegende schluckweise Tee verabreichen, danach flüssige, breiige, pürierte und weiche Kost. Die Geschwindigkeit des Kostaufbaus richtet sich nach Verträglichkeit und Darmperistaltik.

Während der oralen Nahrungskarenz achten Pflegefachpersonen auf eine sorgfältige Mundhygiene zur Vermeidung von Soor und

Parotitis. Sie bieten zudem immer wieder Mundspülungen oder das Auswischen des Mundes an.

Drainagen und Verbandwechsel

Manipulationen an der Magensonde vermeiden

Postoperativ hat die Patientin eine Magen- oder Duodenalsonde zur Schienung der Anastomosen, Sekretableitung und ggf. Ernährung. Manipulationen und Lageveränderungen der Sonde bergen die Gefahr der Anastomosenverletzung und -insuffizienz.
Pflegende achten auf eine sichere Fixierung der Sonde (➤ Abb. 8.18) und informieren die Patientin über die Gefahr einer Sondendislokation, evtl. ist eine Fixierung der Hände notwendig. Kleinen Kindern werden ggf. Fausthandschuhe angezogen, damit sie sich die Sonde nicht herausziehen können. Pflegefachpersonen führen die notwendigen Pflegemaßnahmen bei liegender Sonde mit großer Sorgfalt durch (➤ Tab. 8.4).
Die Magensonde wird um den 7. postoperativen Tag entfernt, falls sich nicht mehr übermäßig Sekret entleert und die Anastomosen dicht sind.

Eine Redon-Drainage (mit Sog) wird meist um den 2.–3. postoperativen Tag entfernt. In der Regel liegt außerdem eine Zieldrainage (Easy-Flow oder Robinson-Drainage, ohne Sog) zur Ableitung von Blut und Wundsekret aus dem Operationsgebiet (➤ Abb. 8.19), die bis nach dem Gastrografin-Schluck belassen wird. Pflegefachpersonen beobachten die Menge der Ausscheidungen und die Beschaffenheit der Sekrete. Eitrig-trübes oder blutiges Sekret in der Zieldrainage weist auf eine Anastomoseninsuffizienz hin und muss unverzüglich der Ärztin gemeldet werden.

Verbandwechsel und Klammer- bzw. Nahtentfernung erfolgen bei komplikationslosem Verlauf nach hausüblichem Standard um den 10. postoperativen Tag.

Nach einer Ösophagektomie mit Magenhochzug hat die Patientin zusätzlich eine Pleuradrainage (➤ 3.2.7).

Beratung

Nach einer subtotalen Ösophagusresektion oder Ösophagektomie ist eine Ernährungsumstellung nötig, da die normale Speiseröhrenbeweglichkeit, der „Verschluss" zwischen Speiseröhre und Magen und die Reservoirfunktion des Magens nach Magenhochzug fehlen. Folgen sind Probleme des Nahrungstransports, Refluxbeschwerden und schnelle Nahrungspassage in den Dünndarm, evtl. mit Früh- und Spätdumping-Syndrom (➤ 8.2.8). Sinnvoll sind:

- 6–8 kleine Mahlzeiten am Tag
- Speisenauswahl nach individueller Verträglichkeit, oft möglichst energiereich, evtl. angereichert z. B. mit Maltodextrin oder durch orale Nahrungssupplemente ergänzt
- Gründliches Kauen
- Aufrechte Körperhaltung nach dem Essen
- Alle Maßnahmen bei gastroösophagealer Refluxkrankheit (➤ 8.3)

Bei einer Tumorerkrankung als Operationsindikation weisen Pflegende auf die regelmäßigen Nachkontrollen und bei Bedarf auf eine psychoonkologische Begleitung (➤ 2.5.12) hin.

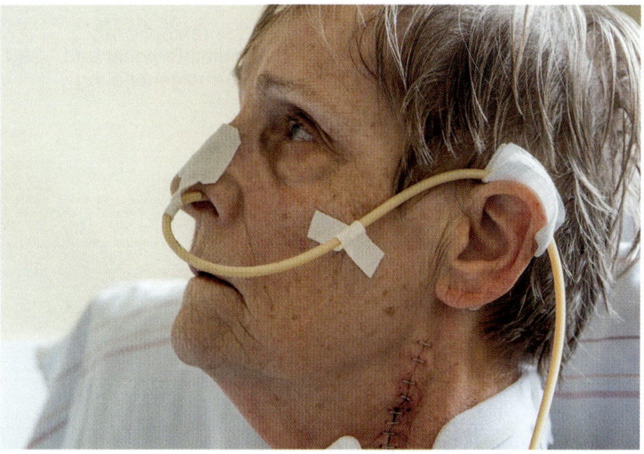

Abb. 8.18 Sichere und zugfreie Fixierung einer nasalen Magen- oder Duodenalsonde mit Polsterung im Bereich des Ohrs. [K115]

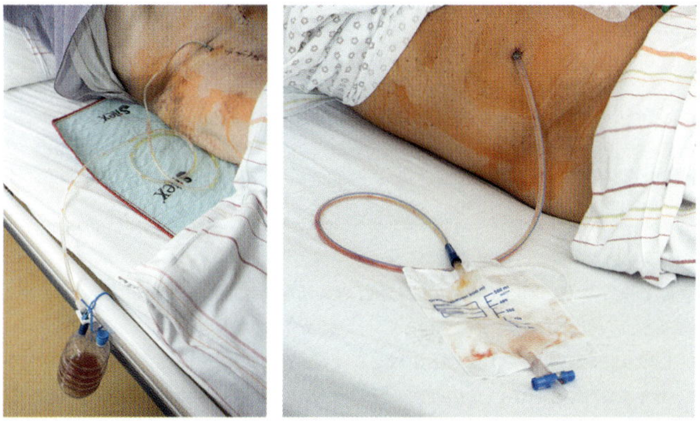

Abb. 8.19 Patient nach einer abdominalchirurgischen Operation mit liegender Redon-Drainage (links) und Zieldrainage (rechts). [K115]

8.2.8 Spezielle perioperative Pflege bei Magenoperationen

DEFINITION

Magenresektion: Teilentfernung des Magens.
Gastrektomie: vollständige Entfernung des Magens.
Laparotomie: Eröffnung des Abdomens.

Die zahlreichen **Magenoperationen** können nach verschiedenen Kriterien eingeteilt werden, z. B. danach, ob der Magen eröffnet wird oder ob Magenanteile entfernt werden oder nicht.
Exemplarisch seien als *Magenoperationen ohne Eröffnung des Magens* genannt:

- **Pyloromyotomie** beim Säugling (Spaltung der verdickten Ringmuskulatur am Magenausgang von außen ➤ 8.8)
- **Gastric Banding** *(Magenbandanlage)* im Rahmen der Adipositas-Chirurgie mit Legen eines Bandes von außen um den Magen, sodass aufgrund des geringen Fassungsvermögens des Magenanteils oberhalb des Bandes weniger gegessen werden kann (Adipositas ➤ 7.4)
- **Fundoplikatio** (➤ 8.2.7)

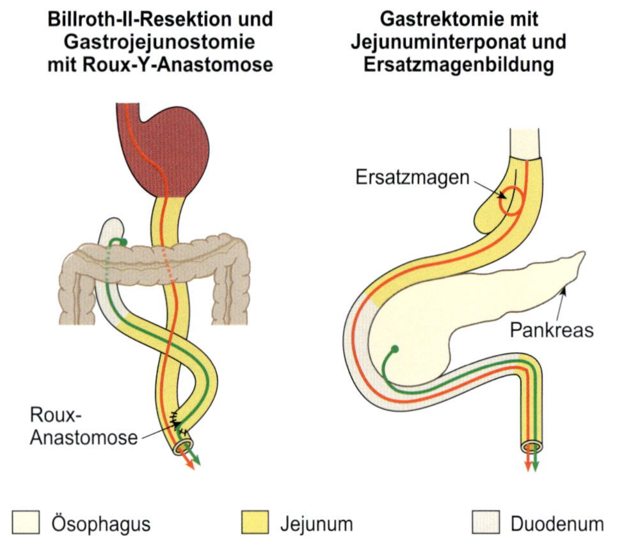

Abb. 8.20 Magenoperationen mit Eröffnung des Magens. Links distale ⅔-Magenresektion und Verbindung des Restmagens mit dem Jejunum mittels Roux-Y-Gastrojejunostomie. Dabei wird eine Jejunumschlinge herausgelöst, das Jejunum wird mit dem Magen anastomosiert, das blind verschlossene Duodenum und ein Stück Jejunum werden End-zu-Seit mit dem Jejunum verbunden. Rechts Gastrektomie mit Ersatzmagenbildung durch ein Jejumuminterponat. Rote Linien stellen den Weg der Nahrung dar, grüne Linien die Duodenalsekretpassage mit Pankressekret und Gallenflüssigkeit [L141]

Wichtige Beispiele für *Magenoperationen mit Eröffnung des Magens* sind:

- **Ulkusexzision, Übernähung** bei Perforation eines Ulkus
- **Magenresektion** (*teilweise Entfernung des Magens,* ➤ Abb. 8.20) bei anders nicht behebbarer Magenausgangsstenose, bei Magenulzera (heute selten), gut- und bösartigen Tumoren, teilweise auch beim Pankreaskarzinom (➤ 9.7), **Schlauchmagenoperation** in der Adipositas-Chirurgie (➤ Abb. 7.16)
- Weitgehende Magenresektion oder **Gastrektomie** (*vollständige Entfernung des Magens* ➤ Abb. 8.20) bei bösartigen Magentumoren, v. a. Magenkarzinomen (➤ 8.7)
- **Pyloroplastik** (operative Erweiterung des Magenausgangs bei z. B. ulkusbedingter Magenausgangsstenose)
- Anlage eines **Magenbypasses** in der Adipositas-Chirurgie („Stilllegung" von Teilen des Magens und Dünndarms, sodass die Nahrung direkt von einem kleinen Restmagen in den mittleren Dünndarm gelangt, ➤ Abb. 7.16)
- **Gastroenterostomie** (operatives Anlegen einer Verbindung zwischen Magen und Dünndarm zur Umgehung einer z. B. tumorbedingten Engstelle)

Viele dieser Operationen sind heute auch minimalinvasiv (laparoskopisch) möglich.

Bei allen Operationen mit Eröffnung des Magens können Naht- bzw. Anastomoseninsuffizienz als Frühkomplikation auftreten.

Operativer Zugang

Der operative Zugang erfolgt über eine **Laparotomie** (➤ Abb. 8.21) bzw. bei minimalinvasiven **laparoskopischen Operationen** über 3–5 kleine Inzisionen, eine davon im Nabel. Bei *Single-Port-Operationen* ist nur eine Inzision nötig, über einen speziellen Port können dann mehrere Instrumente eingeführt werden.

Präoperative pflegerische Betreuung

Die Vorbereitung für eine Magenoperation entspricht den üblichen präoperativen Maßnahmen.

Der Nahrungs- und Flüssigkeitskarenz beginnt in der Regel 6 Std. vor der Operation. Bei Säuglingen und Kleinkindern werden individuelle Anordnungen erfragt. Wegen der postoperativen oralen Nahrungs- und Flüssigkeitskarenz beginnt die parenterale Flüssigkeitsgabe und Ernährung idealerweise schon vor der Operation, insbesondere bei Patientinnen mit reduziertem Allgemeinzustand. Bei ERAS-Konzept wird ggf. abweichend vorgegangen (➤ Tab. 8.6).

Bei der Körperreinigung muss auf die gründliche Reinigung des Bauchnabels geachtet werden.

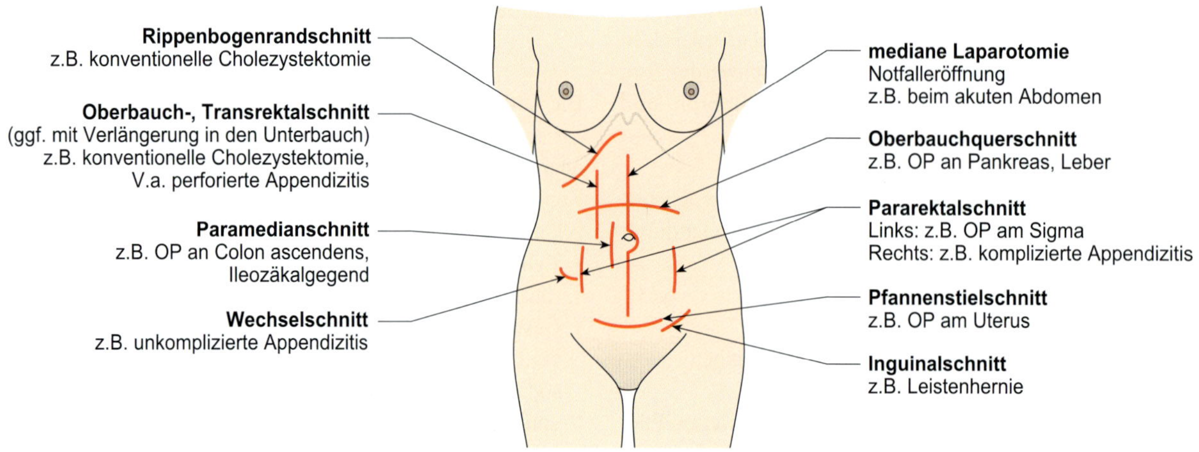

Abb. 8.21 Schnittführungen bei Laparotomie (Auswahl). [L141]

8

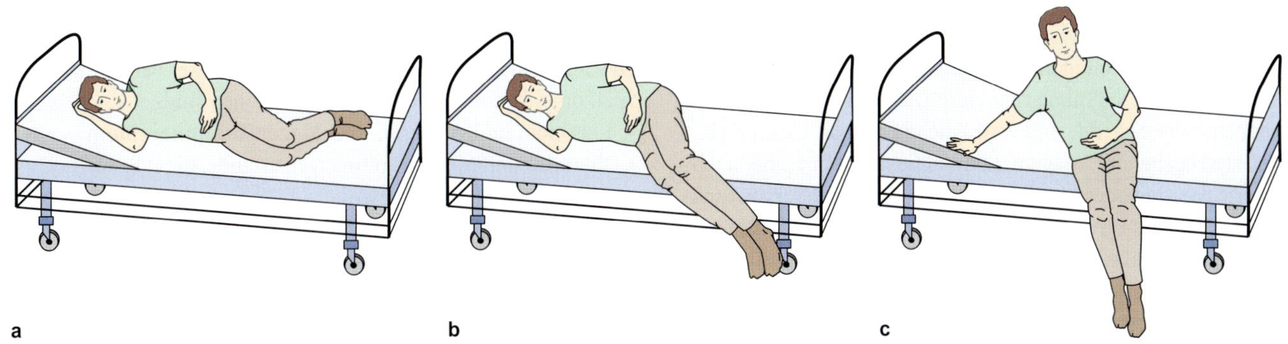

Abb. 8.22 Bauchdeckenentlastendes Aufstehen nach Bauchoperationen. a) Der Patient dreht sich mit angewinkelten Beinen in die Seitenlage, eine Hand drückt auf die Operationswunde. b) Er schiebt die Unterschenkel über den Bettrand. c) Der Patient drückt sich von der Matratze hoch, die andere Hand drückt gleichzeitig auf die Wunde. [L141]

Pflegende üben das bauchdeckenentlastende Aufstehen über die Seitenlage (➤ Abb. 8.22) und atemtherapeutische Maßnahmen mit der Patientin ein.

Postoperative pflegerische Betreuung

Nach einer Magenresektion wird die Patientin in der Regel mindestens einen Tag auf einer Intensiv- oder Wachstation überwacht.

ERAS-Konzepte (➤ 8.2.9, ➤ Tab. 8.6) werden im Bereich der Magenchirurgie teilweise eingesetzt, sind aber noch nicht so etabliert wie in der Darmchirurgie. In diesem Fall sind die hausinternen Standards und die Anweisungen des Operateurs zu beachten.

Pflegerische Schwerpunkte sind:

Atmung

Schmerzen im Oberbauch führen dazu, dass die Patientin Abhusten und tiefes Atmen vermeidet. Beides erhöht das Pneumonierisiko. Pflegefachpersonen erfragen die Schmerzsituationen und achten auf eine ausreichende Schmerztherapie. Sie führen gemeinsam mit der Physiotherapeutin Maßnahmen zur Pneumonieprophylaxe durch. Die Patientin wird zum produktiven Abhusten angeleitet, gleichzeitig soll sie mit der Hand Gegendruck auf die Wunde ausüben.

Lagerung und Bewegung

Die Lagerung mit leicht erhöhtem Oberkörper und einer Knierolle entlastet die Bauchdecke und wirkt schmerzlindernd (➤ Abb. 8.24). Die Mobilisation erfolgt stufenweise, abhängig von der Schwere der Operation und dem Allgemeinbefinden. Es wird immer eine frühe Mobilisation angestrebt. Das Aufstehen aus dem Bett erfolgt über die Seitenlage, ggf. unterstützt durch eine Pflegefachperson (➤ Abb. 8.22).

Ernährung und Ausscheidung

Der orale Kostaufbau darf erst begonnen werden, wenn die Anastomosen nachweislich dicht sind (Klärung durch Gastrografin-Schluck um den 7. postoperativen Tag). Bis dahin erfolgt die Ernährung enteral mit anfangs ganz geringer Flussrate über eine nasojejunale Sonde oder eine operativ eingelegte FKNJ (➤ Tab. 8.4) oder alternativ parenteral. Der orale Kostaufbau beginnt mit schluckweise Tee (kein Früchte- oder Schwarztee), dann erhält die Patientin Haferschleim und Zwieback, danach passierte Kost und anschließend Schonkost. Voraussetzung für die jeweils nächste Stufe des Kostaufbaus ist, dass die Ernährung bis dahin vertragen wurde.

Viele Patientinnen leiden nach der Magenoperation unter Appetitlosigkeit. Pepsinwein, Schafgarben- oder Wermuttee und andere Bitterkräuter regen die Verdauungstätigkeit an und fördern den Appetit. Wunschkost und ansprechend hergerichtete Speisen sind weitere Maßnahmen.

Gleichzeitig achten die Pflegenden darauf, dass die Darmperistaltik einsetzt und die Patientin Stuhlgang hat. Ggf. sind medikamentöse Abführmaßnahmen notwendig.

Drainagen und Verbandwechsel

Die **nasogastrale Magensonde** leitet Sekrete ab und entlastet damit die Anastomosen, gleichzeitig wirkt sie wie eine Schiene für die Anastomosen. Längenveränderungen und größere Manipulationen an der Sonde müssen unterlassen werden, sie muss sorgfältig gegen das Herausrutschen oder -ziehen gesichert sein (➤ Abb. 8.18).

Pflegende beobachten das abgeleitete Sekret auf Menge, Farbe, Geruch und Beimengungen. Große Verluste von Magensaft haben einen Einfluss auf den Säure-Basen-Haushalt (➤ 10.12) und müssen der Ärztin gemeldet werden.

Die Sonde wird gezogen, wenn die Dichtigkeit der Anastomosen gesichert ist und die Darmperistaltik eingesetzt hat. Eventuell ordnet die Ärztin vor der Entfernung ein Hochhängen des Sekretbeutels an, um zu überprüfen, ob die Sekrete physiologisch weitergeleitet werden.

Die Redon-Drainage (➤ Abb. 8.19) wird um den 2.–3. Tag entfernt, wenn die geförderte Blut- bzw. Sekretmenge gering ist. Die Zieldrainage in Anastomosennähe (➤ Abb. 8.19) wird am 4.–5. Tag gekürzt und entfernt, wenn die Dichtigkeit der Anastomosen nachgewiesen ist.

Verbandwechsel erfolgen nach hausüblichem Standard.

8

Beratung

Nach vielen Operationen am Magen sind die anatomischen und physiologischen Verhältnisse verändert. Die postoperative Beratung hat v. a. eine ausreichende und verträgliche Ernährung zum Ziel:

- Nach (weitgehender) Magenresektion, Gastrektomie, aber auch Gastric Banding oder Magenbypassanlage ist die Reservoirfunktion des Magens vermindert oder fehlt, sodass die Patientin nur wenig auf einmal essen kann. Anfänglich können 8–10 kleine Mahlzeiten erforderlich sein, später reichen meist 4–6.
- Nach Operationen am Mageneingang fehlt die physiologische Barriere zwischen Ösophagus und Magen. Hier gelten die gleichen Empfehlungen wie bei Refluxkrankheit (➤ 8.3).
- Je nach Ausmaß der Resektion fehlen Salzsäure und Intrinsic-Faktor. Außerdem kann es aus mehreren Gründen (z. B. veränderte Darmpassage) zu Verdauungsstörungen kommen. Deshalb wird Vitamin B_{12} kaum noch resorbiert und muss durch regelmäßige i. m. Injektionen ersetzt werden. Auch bei den fettlöslichen Vitaminen, Eisen und Kalzium sind Mangelerscheinungen möglich. Vielfach empfiehlt sich die Substitution von Pankreasenzymen (➤ 9.2.6). Zudem soll das Essen sauber hergerichtet, gut gewaschen oder gekocht werden, weil die Salzsäure als „Desinfektionsmittel" fehlt.
- Gut gekaute Speisen sind in aller Regel bekömmlicher als nur grob zerkleinerte. Generell sollte sich die Betroffene bei der Speisenauswahl nach der Verträglichkeit richten, z. B. was den Ballaststoff- oder Laktosegehalt von Lebensmitteln oder den Kohlensäuregehalt von Getränken angeht. Ein Ernährungsprotokoll kann helfen, die verträglichen und unverträglichen Nahrungsmittel herauszufinden. Trinken zu den Mahlzeiten ist ungünstig.
- Bei der Kalorienzufuhr ist zu beachten, dass Verdauung und Resorption vermindert sind. Normalgewichtige müssen also ca. ⅓ mehr Kalorien aufnehmen als vorher. Bei gleichzeitiger Appetitlosigkeit ist der Gewichtserhalt eine große Herausforderung. Die Patientin wird beraten, wöchentlich ihr Gewicht zu kontrollieren.
- Ein Teil der Patientinnen leidet unter einem sog. **Syndrom des operierten Magens:**
  - **Frühdumping-Syndrom.** Ursache ist ein zu schneller Übertritt des Speisebreis in den Dünndarm → bei konzentrierter Nahrung osmotisch bedingter Flüssigkeitseinstrom aus dem Blut in den Dünndarm → Völlegefühl, Bauchschmerzen, Übelkeit, Erbrechen, Diarrhö, Kreislaufstörungen ¼–½ Std. nach dem Essen.
  - **Spätdumping-Syndrom.** Ursache ist eine hohe Insulinfreisetzung kurz nach der Mahlzeit durch rasche Nahrungspassage und Nährstoffresorption, die dann zu einer Hypoglykämie führt → 2–3 Std. nach dem Essen Heißhunger, Zittern, Schwitzen, Schwäche, im Extremfall Bewusstlosigkeit.

Vorbeugend soll die Patientin kleine Mahlzeiten essen, nicht zu viel schnell resorbierbare Kohlenhydrate (zuckerhaltige Getränke!) oder sehr salzhaltige Speisen auf einmal zu sich nehmen, kohlenhydratreiche Lebensmittel mit eiweiß- oder fetthaltigen Speisen zusammen verzehren und nicht zu den Mahlzeiten trinken. Gegen die Hypoglykämie soll die Patientin immer Traubenzucker bei sich tragen.
Spätkomplikationen nach Magenoperationen sind:

- Karzinom im Restmagen, sog. **Magenstumpfkarzinom**
- Vitamin- und Mineralstoffmangelzustände, die z. B. auch zu Osteoporose führen können
- Abflussbehinderungen mit Stau von Galle und Pankreassekret z. B. durch Narben und Stenosen

Bei neu auftretenden und vor allem anhaltenden Symptomen wie vermehrtem Aufstoßen, Übelkeit, Erbrechen, Durchfall, Fieber oder Bauchkrämpfen soll die Patientin eine Ärztin aufsuchen. Eine jährliche endoskopische Untersuchung wird angeraten.

8.2.9 Spezielle perioperative Pflege bei Darmoperationen

DEFINITION

Appendektomie: Entfernung des Wurmfortsatzes.
Darmresektion: Entfernung von Teilen des Darms.
Kolektomie: Entfernung des Dickdarms.
Proktokolektomie *(Koloproktektomie):* Entfernung von Dickdarm und Rektum, entweder mit Anlage eines Ileostomas oder als **kontinenzerhaltende Proktokolektomie mit J-Pouch** (Erhalt des Sphinkters und damit der Kontinenz, Dünndarm„tasche" als Stuhlreservoir).

Bei **Darmoperationen** (➤ Abb. 8.23) handelt es sich um die verschiedensten Operationen bei sehr unterschiedlichen Grunderkrankungen.
Häufige Operationen sind (➤ Abb. 8.23):

- **Appendektomie** *(Wurmfortsatzentfernung, Blinddarmoperation)* infolge akuter Entzündung (➤ 8.12, heute überwiegend laparoskopisch)
- **Strikturoplastik** (Längseröffnung und Quervernähung des Darms) zur Beseitigung von Stenosen, z. B. bei Morbus Crohn
- **Resektionen an Dünndarm, Kolon oder Rektum** (minimalinvasiv oder offen)
  - Dünndarmresektionen oder eine Ileozökalresektion beispielsweise sind typische Operationen bei Morbus Crohn (➤ 8.11).
  - Resektionen im Bereich von Kolon und Rektum liegen oft Karzinomerkrankungen zugrunde, das Resektionsausmaß richtet sich nach Lage und Ausdehnung des Tumors (➤ 8.13). Der Operationsname beinhaltet den entfernten Bereich, beispielsweise werden bei einer *Hemikolektomie rechts* das Colon ascendens und der rechte Teil des Colon transversum entfernt. Es kann aber auch beispielsweise bei einer schweren Divertikulitis eine Sigmaresektion oder bei einer langjährigen Colitis ulcerosa (➤ 8.11) eine Proktokolektomie erforderlich sein.
- Anlage eines **Enterostomas** (➤ 8.2.2)
- **Hämorrhoidenoperationen** (➤ 8.14)

8

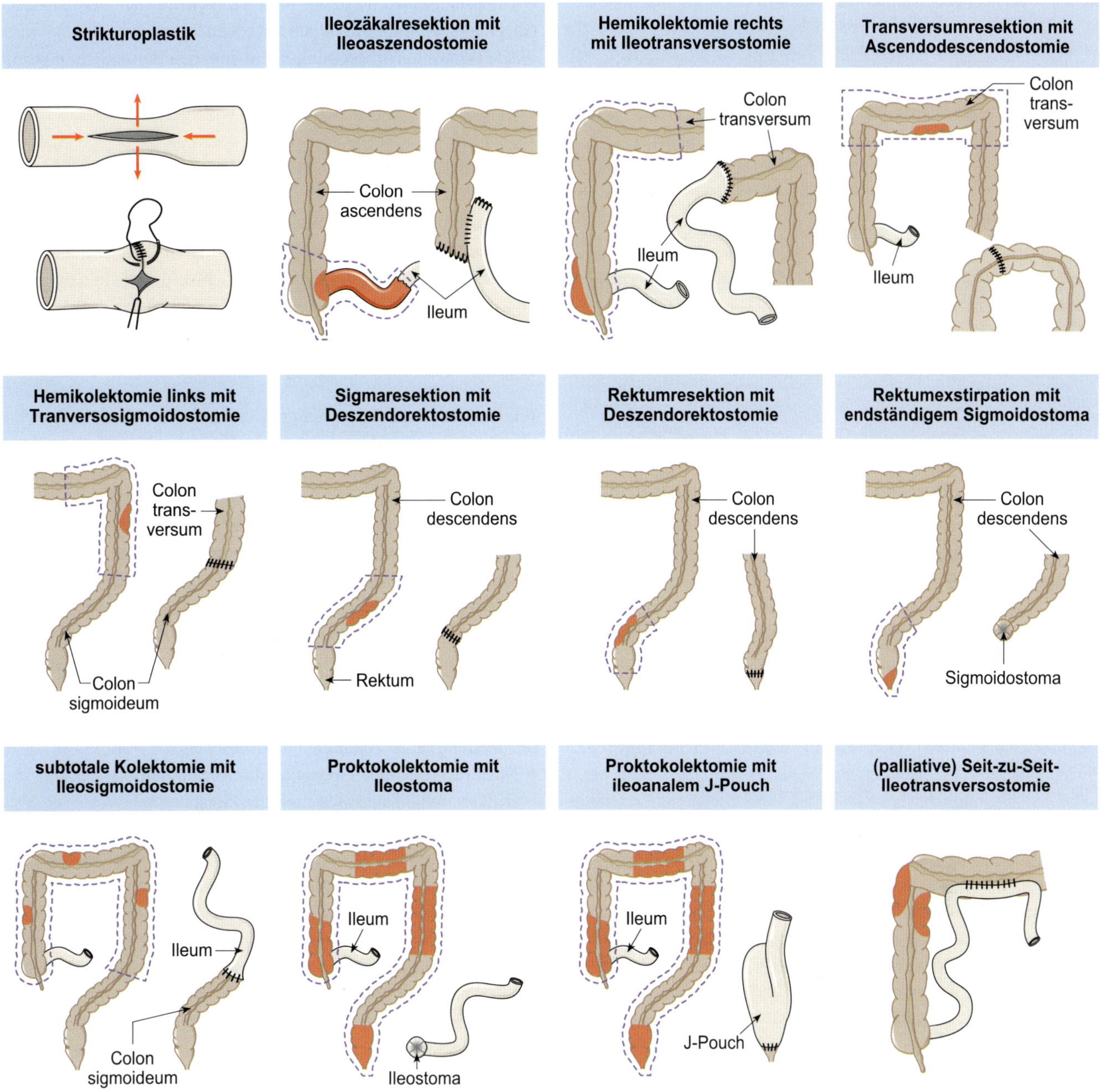

Abb. 8.23 Übersicht über die Darmoperationen. [L141]

Fast-track-Chirurgie und ERAS

DEFINITION

Fast-track-Chirurgie *(Fast-track-Rehabilitation):* in den 1990er Jahren ursprünglich in der Darmchirurgie entwickeltes Konzept der perioperativen Patientenbetreuung mit dem Ziel einer beschleunigten Rekonvaleszenz.

ERAS (enhanced recovery after surgery, *engl.* für *schnelle Genesung nach einer Operation*): multimodale Behandlungsprogramme bei Operationen mit dem Ziel einer möglichst weitgehenden Aufrechterhaltung der Homöostase (Gleichgewicht des inneren Milieus) und damit einer schnelleren postoperativen Erholung. [12]. Weiterentwicklung der Fast-track-Chirurgie, teilweise auch synonym benutzt.

Der Begriff **Fast-track-Chirurgie** wurde in den 1990er-Jahren geprägt und seitdem zu **ERAS** weiterentwickelt. Ziel ist eine möglichst weitgehende Aufrechterhaltung der Homöostase (Gleichgewicht des inneren Milieus) und damit schnellere postoperative Erholung der Patientin.

Das **ERAS-Konzept** (Grundbausteine ➤ Tab. 8.6) wird nach wie vor am häufigsten in der Darmchirurgie eingesetzt. Es kann aber auch z. B. bei Magen-, urologischen, gynäkologischen Operationen und Eingriffen am Bewegungsapparat angewendet werden. Voraussetzungen sind eine intensive interdisziplinäre Betreuung in den ersten 2–3 postoperativen Tagen und gute Mitarbeit der Patientin, die nicht allen Patientinnen möglich ist.

Tab. 8.6 Übersicht über die Bausteine von Fast-track-Chirurgie/ERAS (leicht verändert nach [13]). Pflegende beachten stets die hausinternen Standards und Anweisungen des Operateurs.

Präoperativ
• Ausführliche Patienteninformation/-schulung • Optimierung des Ernährungszustands • Optimale Einstellung weiterer Erkrankungen • Täglich mäßige Aktivität nach individuellem Zustand • Allenfalls geringer Alkoholkonsum, Rauchstopp • Klinikaufnahme erst kurz vor der Operation (am Vortag der OP oder am OP-Tag) • Verzicht auf eine orthograde Darmspülung. Stattdessen z. B. bei Kolonchirurgie Laxans am Vortag der Operation, evtl. Klysma am OP-Tag • Verkürzung der Nüchternzeit. Essen bis einschließlich des Vortags der OP (evtl. abends flüssige Kost). Am Vortag der OP reichlich kohlenhydrathaltige Flüssigkeit, jedoch ohne Kohlensäure, ggf. zusätzlich kohlenhydratreiche Trinklösungen. Ab 6 Std. präoperativ keine Nahrungszufuhr mehr, bis 2 Std. präoperativ klare Flüssigkeit erlaubt, kurz vor Beginn der Flüssigkeitskarenz Trinken 200 ml klarer kohlenhydratreicher Flüssigkeit/Trinklösung • Möglichst keine Prämedikation, insbesondere keine Benzodiazepine bei Älteren, ggf. orale Gabe von Antiemetika, Antibiotika
Intraoperativ
• Schonende OP-Verfahren, z. B. minimal invasive Verfahren • Möglichst wenig Sonden/Katheter/Drainagen
Postoperativ
• Bestmögliche Therapie postoperativer Übelkeit • Minimierung postoperativer Schmerzen, oft mittels multimodaler Therapie/PDA-Katheter • Eigenständige Atem- und Hustenübungen zur Pneumonieprophylaxe mehrfach die Stunde • Frühestmögliche Mobilisation, z. B. selbstständige Beinübungen im Bett und erste Mobilisation mithilfe von Pflegenden noch am Operationstag. Am 1. postoperativen Tag möglichst 4 Std., am 2. möglichst 8 Std. außerhalb des Betts, zunehmend Gehen in und außerhalb des Zimmers, anfangs mit Hilfe • Möglichst frühes Ziehen von ZVK, Magensonde, Blasenkatheter (am OP-Tag oder 1. postoperativen Tag) • Frühestmöglicher Kostaufbau. Kaugummi-Kauen ab unmittelbar postoperativ und mehrfach täglich auch an den Folgetagen, am OP-Tag Trinken, evtl. nach 4–6 Std. Flüssignahrung/Suppe/Joghurt. Am 1. postoperativen Tag Flüssigkeiten/Trinknahrung/Brei, je nach Eingriff ausgewählte feste Nahrungsmittel. Am 2. postoperativen Tag leichte Kost, dann weiterer Kostaufbau nach Verträglichkeit. Stopp der Infusionen, sobald ausreichende Trinkmenge erreicht.

Präoperative pflegerische Betreuung

Nahrungsabbau und Darmreinigung sind wichtige Maßnahmen in der präoperativen Phase und jeweils von der geplanten Operation abhängig.

- Bei Operationen am Enddarm bleibt die Patientin nüchtern und erhält einen Reinigungseinlauf oder ein Klysma.
- Operationen an Dünn- und Dickdarm erfordern einen längerfristigen Nahrungsabbau und aufwändigere Maßnahmen zur Darmreinigung. Diese unterscheiden sich, je nachdem ob das konventionelle Konzept oder das Konzept der Fast-track-Chirurgie/ERAS eingesetzt wird.

Die Maßnahmen sind in der Regel in hausinternen Standards festgelegt oder werden individuell angeordnet.

Die weiteren Vorbereitungen entsprechen den üblichen präoperativen Maßnahmen.

Postoperative pflegerische Betreuung

Nach großen Darmoperationen (z. B. Hemikolektomie, Kolektomie) wird die Patientin in der Regel einen Tag auf einer Intensiv- oder Wachstation überwacht. Pflegerische Schwerpunkte in der postoperativen Phase sind:

Lagerung und Bewegung

Wie bei allen Bauchoperationen wird die Patientin mit leicht erhöhtem Oberkörper und Knierolle oder „Knieknick" des Bettes gelagert, um die Bauchdecke zu entspannen (➤ Abb. 8.24). Nach analen/analnahen Operationen liegen Patientinnen vorzugsweise in der Seitenlage, wenn sie nach der Narkose ausreichend wach sind.

Das erste Aufstehen erfolgt abhängig von der Schwere der Operation und dem Allgemeinbefinden, es wird immer eine frühestmögliche Mobilisierung angestrebt. Das Aufstehen erfolgt bauchdeckenentlastend über die Seitenlage (➤ Abb. 8.22).

Ernährung und Ausscheidung

Der Kostaufbau ist abhängig von der Art der Operation:

- Nach Hämorrhoidenoperation darf die Patientin essen und trinken, sobald sie ausreichend wach ist.
- Nach Appendektomie beginnt der Kostaufbau am 1. postoperativen Tag.
- Wurden Darmteile reseziert und Anastomosen angelegt, wird mit der Nahrungsaufnahme nach Arztanordnung bzw. Standard begonnen:
  - Konventionelles Vorgehen. Gibt es keine Zeichen einer Anastomoseninsuffizienz (faulig riechendes, kotiges Sekret in der Zieldrainage, Abwehrspannung, Schmerzen, Fieber), darf die Patientin um den 3. postoperativen Tag schluckweise Tee

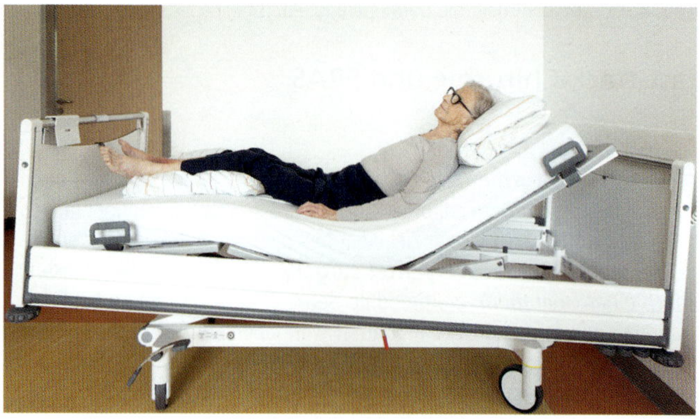

Abb. 8.24 Bauchdeckenentlastende Lagerung nach abdominalchirurgischen Operationen. [K115]

trinken, um den 5. postoperativen. Tag bekommt sie flüssige und um den 7.–9. Tag Schonkost. Wurde ein protektives Stoma angelegt (➤ Tab. 8.5), kann der Kostaufbau früher und schneller erfolgen.
  - ERAS-Konzept ➤ Tab. 8.6.

Bis zum Kostaufbau bzw. einer einreichenden Flüssigkeitsaufnahme erhält die Patientin eine parenterale Ernährung bzw. Infusionstherapie.

Spätestens im Rahmen des Kostaufbaus muss die Stuhlausscheidung einsetzen. Nach bauchchirurgischen Operationen ist eine Magen-Darm-Atonie mit geringer Darmperistaltik, Blähungen, Völlegefühl, Übelkeit und Erbrechen typisch. Pflegerische Maßnahmen zur Förderung der Darmbeweglichkeit und der Stuhlentleerung sind:

- Bewegungsübungen im Bett und Mobilisation
- Feucht-warme Bauchauflagen (➤ 8.1.3)
- Legen eines Darmrohrs zum Abgang von Darmgasen und Auslösung des Defäkationsreflexes (Vorsicht! Nicht nach analen, analnahen und Rektumoperationen)
- Durchführung ärztlich verordneter Maßnahmen
  - Klysma oder Reinigungseinlauf
  - Gabe peristaltikfördernder Medikamente, z. B. Neostigmin-Rotexmedica®, Paspertin®, Resolor®

Orale Abführmittel sind bei bestehender Magen-Darm-Atonie nicht sinnvoll, da sie nicht weitertransportiert werden.

Abführmaßnahmen nur nach Arztanordnung

Nach Operationen mit Darmeröffnung müssen Abführmaßnahmen grundsätzlich vom Arzt angeordnet werden.

Nach einer Enterostomaanlage führen Pflegefachpersonen die notwendigen Beobachtungen und die Stomaversorgung (➤ 8.2.2) durch. Die Patientin wird frühestmöglich mit einbezogen und zur Stomaversorgung angeleitet.

Drainagen und Verbandwechsel

Die Patientinnen haben in der Regel eine Magensonde zur Entlastung. Diese wird spätestens entfernt, wenn die Darmperistaltik eingesetzt hat. Pflegefachpersonen führen die notwendigen Maßnahmen bei liegender Magensonde durch.

Die Drainagen hängen von der Operation ab. Bei Operationen mit Darmeröffnung liegen in der Regel eine Zieldrainage im Operationsgebiet und eine Redon-Drainage subkutan (➤ Abb. 8.19). Pflegende beobachten die ausgeleiteten Sekrete auf Menge, Farbe und Beschaffenheit. Die Zieldrainage wird in der Regel nach einigen Tagen gekürzt. Sie wird entfernt, wenn sie nur noch wenig fördert und die Gefahr einer Anastomoseninsuffizienz nur noch gering ist. Bei ERAS-Konzept werden Drainagen ebenso wie ggf. ein Blasenkatheter frühestmöglich entfernt.

Verbandwechsel und Klammer- bzw. Nahtentfernung erfolgen nach hausüblichem Standard.

8.3 Gastroösophageale Refluxkrankheit

DEFINITION

Gastroösophagealer Reflux: Zurücklaufen von Mageninhalt in den Ösophagus.

Gastroösophageale Refluxkrankheit *(GERD):* Beschwerden oder Komplikationen durch gastroösophagealen Reflux. Häufigkeit ca. 20 % der Bevölkerung, bei alten Menschen häufiger.

- **Nichterosive Refluxkrankheit** *(NERD)* mit Beschwerden ohne nachweisbare Schleimhautschäden
- **Erosive Refluxösophagitis** *(erosive Refluxkrankheit, ERD)* mit endoskopisch nachweisbaren Schleimhautschäden des Ösophagus (Entzündung, Erosionen = oberflächlichen Schleimhautdefekten)
- **Extraösophageale Refluxkrankheit** *(extraösophageale Manifestationen)* v. a. mit Atemwegssymptomen

Prognose überwiegend gut.

Krankheitsursachen und -entwicklung

Refluxkrankheit bei Säuglingen

Bei Säuglingen ist ein gewisser Reflux normal, da die Verschlussmechanismen noch reifen. Als besondere Ursache im Säuglingsalter sei die Kuhmilchallergie erwähnt (➤ 8.1.2).

Refluxkrankheit bei älteren Kindern und Erwachsenen

Bei älteren Kindern und Erwachsenen ist der Übergang zwischen Ösophagus und Kardia verhältnismäßig „dicht", sodass es nur zu wenigen und kurzen Refluxepisoden kommt. Bei der **gastroösophagealen Refluxkrankheit** funktioniert dieser *untere Ösophagussphinkter* nicht richtig, meist ohne dass eine Ursache gefunden werden kann. Inwieweit eine **axiale Hernie** *(Gleithernie, gastroösophageale Hernie,* ➤ Abb. 8.25) als häufigste Form der **Hiatushernie** *(Zwerchfellbruch)* bei einem Teil der Betroffenen dazu beiträgt, ist umstritten. Auch

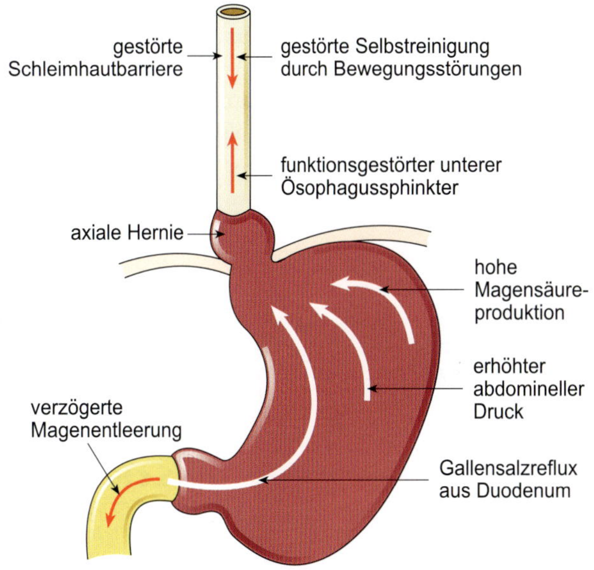

Abb. 8.25 Risikofaktoren der Refluxkrankheit. [L141]

einige Medikamente (z. B. Kalziumantagonisten, Nitrate, β_2-Sympathomimetika), Übergewicht, Druckerhöhung im Abdomen und Schwangerschaft sind Risikofaktoren (➤ Abb. 8.25).

Klinische Zeichen und Diagnostik

Klinische Zeichen bei Säuglingen

Bei vielen gesunden Säuglingen läuft Milch nach der Mahlzeit wieder aus dem Mund heraus (sog. Speien, Spucken, Gütscheln), ohne dass das die Kinder zu stören scheint.

Krankhaft ist dies erst, wenn Beschwerden auftreten, beispielsweise Atemstörungen, Unruhe oder Nahrungsverweigerung infolge Schmerzen durch Ösophagusschäden oder eine Gedeihstörung (durch „Milchverlust" und beschwerdebedingt verminderte Trinkmenge).

Klinische Zeichen bei älteren Kindern und Erwachsenen

Leitsymptome sind **Sodbrennen** (brennendes Gefühl hinter dem Brustbein), Aufstoßen und Regurgitation (Zurücklaufen) des Speisebreis bis zum Mund („Erbrechen"), oft gehäuft beim Bücken.

Zusätzlich oder auch ohne die genannten Leitsymptome möglich sind z. B. eine „belegte" Stimme, Schluckbeschwerden, Heiserkeit, Husten, asthmaähnliche Symptome, aber auch Beschwerden ähnlich denen einer Angina pectoris.

Nicht kardial bedingte Brustschmerzen

Bei Erwachsenen ist die gastroösophageale Refluxkrankheit die häufigste Ursache nicht herzbedingter (retrosternaler) Brustschmerzen!

Diagnostik

Bei Erwachsenen, typischen Beschwerden und Fehlen von Alarmsymptomen wie etwa Gewichtsverlust kann (zunächst) auf weitere Diagnostik verzichtet und ein Behandlungsversuch unternommen werden. [9]

Bei Säuglingen und Kleinkindern, Alarmsymptomen oder Erfolglosigkeit der Behandlungen erfolgen technische Untersuchungen, v. a.:

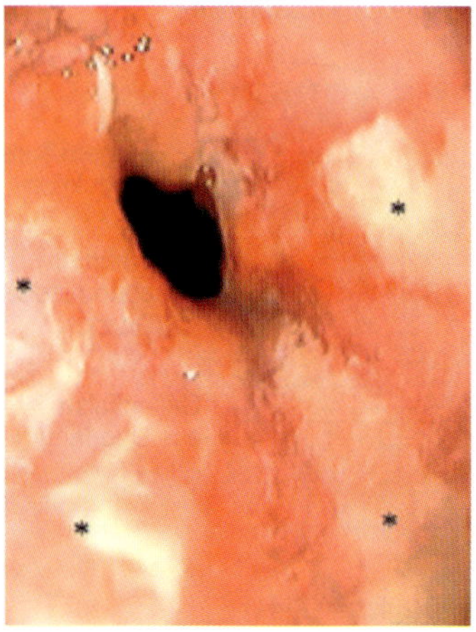

Abb. 8.26 Endoskopisches Bild bei Refluxösophagitis mit geröteter Schleimhaut sowie Ulzera mit gelblichem Exsudat (*). [E355-026]

- **24-Stunden-pH-Metrie** oder **kombinierte pH-Metrie/Impedanzmessung** (➤ Tab. 8.4) mit zusätzlicher Refluxmessung über eine dünne Messsonde, die über die Nase in den unteren Ösophagus eingelegt wird. Die Patientin soll sich normal verhalten (auch essen, aber nicht duschen oder baden)
- Endoskopie zur Diagnose von Schleimhautschäden (➤ Abb. 8.26)
- Vor allem präoperativ **Ösophagus-Manometrie** (Druckmessungen im Ösophagus)

Komplikationen

Komplikationen sind v. a.:

- Ulzera, Blutung
- Ösophagusstenose (-verengung)
- **Barrett-Ösophagus** (Zylinderepithel mit Becherzellen statt Plattenepithel im unteren Ösophagus) mit erhöhtem Risiko eines Ösophaguskarzinoms (→ endoskopische Kontrollen in befundabhängigen Zeitabständen, ➤ 8.4)
- Aspiration

Behandlung

Medikamentöse Therapie

Mittel der Wahl sind Protonenpumpenhemmer wie etwa Omeprazol (z. B. Nexium® ➤ 8.2.4) für etwa vier Wochen. Führt dies zu Beschwerdefreiheit, ist danach eine Bedarfsmedikation möglich. Bei schwerer Erkrankung ist eine Langzeittherapie empfohlen. [9]

Säuglinge sollten zunächst vier Wochen keine Kuhmilch erhalten (durch Stillen bei Kuhmilchverzicht der Mutter oder bei nicht gestillten Kindern eine Spezialnahrung), um herauszufinden, ob eine Kuhmilchallergie ursächlich ist.

Allgemeinmaßnahmen

Bei Säuglingen wird die Milch eingedickt. Kleinere Mahlzeiten können versucht werden, es muss dann aber häufiger gefüttert werden, um eine ausreichende Trinkmenge zu erreichen.

Bei älteren Kindern und Erwachsenen sind empfehlenswert: [9]

- Gewichtsreduktion bei Übergewicht
- Keine einengende Kleidung am Bauch
- Meiden unverträglicher Nahrungsmittel
  - Kaffee und kohlensäurehaltige Getränke verstärken oft die Beschwerden
  - Weniger Fett und Zucker und mehr Ballaststoffe in der Nahrung scheinen günstig zu wirken
- Nach dem Essen kein Hinlegen, bei nächtlichen Beschwerden Verzicht auf Spätmahlzeiten, hochgestelltes Kopfende des Betts beim Schlafen
- Regelmäßige Obstipationsprophylaxe, um übermäßiges Pressen zu vermeiden
- Kein Rauchen

Operative Therapie

Operiert wird nur in besonderen Fällen, z. B. wenn unter medikamentöser Langzeittherapie weiter Beschwerden bestehen und eine axiale Hernie und ein Reflux nachgewiesen sind. Eine (laparoskopische) Fundoplikatio (➤ Abb. 8.17) soll dann eine Refluxbarriere durch Bildung einer Magenmanschette schaffen (perioperative Pflege ➤ 8.2.7).

Weitere pflegerische Betreuung und Beratung

Kinder und Patientinnen mit unkomplizierter gastroösophagealer Refluxkrankheit werden in der Regel ambulant von Kinder- oder Hausärztin behandelt. Berichten Patientinnen in pflegerischen Versorgungen über Sodbrennen, beraten Pflegende zu den Allgemeinmaßnahmen.

8.4 Ösophaguskarzinom

DEFINITION

Ösophaguskarzinom *(Speiseröhrenkrebs):* bösartiger Tumor der Speiseröhre (histologisch Platten- oder Adenokarzinom). Häufigkeit ca. 1,5 % der bösartigen Erkrankungen, Männer häufiger betroffen als Frauen. Prognose mit einer 5-Jahres-Überlebensrate von knapp 25 % insgesamt schlecht. [14]

Krankheitsursachen und -entwicklung

Beim **Ösophaguskarzinom** werden unterschieden:

- *Plattenepithelkarzinom.* Vorkommen v. a. im mittleren und unteren Ösophagus. Risikofaktoren sind unter anderem Rauchen, hoher Alkoholkonsum, Engstellen nach Verätzungen, frühere Strahlentherapie
- *Adenokarzinom.* Vorkommen fast nur im unteren Ösophagus nahe dem Übergang zum Magen. Risikofaktoren u. a. Rauchen, gastroösophagealer Reflux/Barrett-Ösophagus (➤ 8.3), Adipositas, Engstellen nach Verätzungen

Typisch für das Ösophaguskarzinom ist eine frühe *lymphogene* Metastasierung.

Klinische Zeichen und Diagnostik

Die ersten Beschwerden sind meist schon Spätsymptome bei einer Ösophagusverengung über 50 %: Dysphagie (zunächst bei festen, dann auch bei weichen Speisen und sogar Flüssigkeiten), Gewichtsabnahme, evtl. Schmerzen.

Erste technische Untersuchung bei Verdacht ist die Endoskopie mit Biopsie. Im Rahmen des Stagings (➤ 2.5.4) erfolgen Endosonografie (➤ 8.1.10), Oberbauchsonografie sowie Multidetektor-CT (ggf. auch MRT) von Hals/Thorax und Abdomen.

Weitere Untersuchungen wie etwa PET/CT oder Bronchoskopie hängen von den Beschwerden der Patientin, Befund und geplanter Therapie ab. [15]

Behandlung

Die Behandlung richtet sich nach Allgemeinzustand und Alter der Patientin, Tumorlokalisation und -ausbreitung.

Kurative Therapien

Sowohl Operation als auch Radiochemotherapie können unter kurativer Zielsetzung erfolgen. Grundsätze sind: [15]

- Bei kleinen, oberflächlichen Tumoren (selten) **endoskopische Resektion** *(ER),* d. h. **endoskopische Mukosaresektion** *(EMR)* **oder Submukosadissektion** *(ESD)*
- Ansonsten je nach Tumorlokalisation und -größe Ösophagusresektion, subtotale Ösophagusresektion mit Bildung eines Ersatzösophagus möglichst durch Magenhochzug (➤ Abb. 8.17), sonst Kolon- oder Dünndarminterponat. Bei Tumoren am Speiseröhren-Magen-Übergang außerdem je nach Befund Magenresektion/Gastrektomie. Operation minimalinvasiv, offen oder in Hybrid-Technik (Kombination beider) möglich
- Bei Tumoren im Halsbereich Operation schwierig, daher eher definitive Radiochemotherapie
- Bei lokal fortgeschrittenen Tumoren neoadjuvante (präoperative) Radiochemotherapie oder prä- und postoperative Chemotherapie je nach histologischem Typ, bei unvollständiger Resektion ggf. zielgerichtete/Immuntherapien
- Bei Unmöglichkeit einer vollständigen Tumorentfernung, allgemeiner Inoperabilität oder Ablehnung der Operation durch die Patientin definitive Radiochemotherapie

Die pflegerische Betreuung entspricht der perioperativen Pflege bei Operationen am Ösophagus (➤ 8.2.7). Ggf. kommt die Pflege bei Strahlen- und Chemo- bzw. zielgerichteter Therapie hinzu (➤ 2.5.7, ➤ 2.5.8, ➤ 2.5.11).

Palliative Therapien

Therapien bei Tumoren ➤ 2.5.6–2.5.9, ➤ 2.5.11

Leider stellt sich derzeit für die meisten Betroffenen zu Beginn der Erkrankung oder im weiteren Verlauf heraus, dass nur noch eine palliative Therapie möglich ist. Die Therapien umfassen v. a. medikamentöse Therapien (Chemo-, zielgerichtete, Immuntherapien), Strahlentherapien, Einlage eines Stents (➤ Abb. 8.27) bzw. Tubus, um den Ösophagus offenzuhalten, Anlage einer PEG (➤ Tab. 8.4), falls eine orale Ernährung trotzdem nicht mehr möglich ist.

Ernährungstherapie

Pflegefachpersonen erfassen bei jeder Patientin mit Ösophaguskarzinom den Ernährungszustand. Viele Patientinnen sind schon bei Diagnosestellung in einem schlechten Ernährungszustand, der wiederum die Prognose verschlechtert. Deshalb soll die Ernährungstherapie frühzeitig beginnen. [15]

Präoperativ kommt zusätzliche Trinknahrung und bei unzureichendem Erfolg eine enterale Ernährung über eine Sonde in Betracht.

Intraoperativ kann eine duodenale oder jejunale Sonde oder Feinnadelkatheterjejunostomie (FNKJ) gelegt werden (➤ 8.2.1), die so

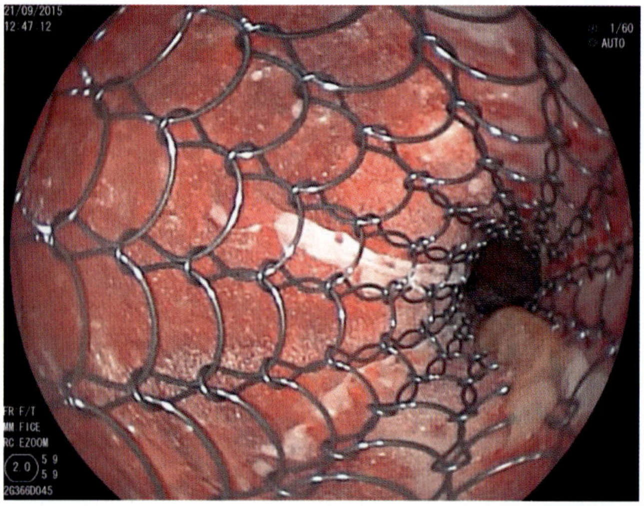

Abb. 8.27 Stent im oberen Ösophagus wegen karzinombedingter inoperabler Ösophagusstenose. [G933]

lange liegen bleibt, bis die Patientin wieder ausreichend essen kann. Pflegefachpersonen leiten ggf. die Betroffene oder ihre Angehörigen für die Zeit nach der Entlassung an. Nur wenn die enterale Ernährung den Bedarf nicht decken kann, erfolgt eine parenterale Ernährung, für die ein Port implantiert wird, wenn diese längerfristig notwendig ist.

Auch in der palliativen Situation stehen Erhaltung und Förderung der oralen Ernährung im Vordergrund, ggf. mit pürierten und flüssigen Speisen. Ist sie nicht (ausreichend) möglich, weil die Nahrungspassage durch den Tumor behindert ist, kann eine (palliative) PEG oder PEJ gelegt oder die Stenose durch Stenteinlage (➤ Abb. 8.27) gebessert werden.

Nach einer Stenteinlage bekommt die Patientin in den ersten Tagen flüssige und passierte Kost. Dann soll sie normale Kost mit viel Flüssigkeit und im Sitzen zu sich nehmen, die Speisen rutschen nur noch durch die Schwerkraft in Richtung Magen.

Pflegende überwachen regelmäßig das Gewicht und beraten die Patientin, sich auch zu Hause wöchentlich zu wiegen. Bei größerer Gewichtsabnahme müssen die Strategien gemeinsam mit der Patientin neu überdacht werden.

8

Psychoonkologische Betreuung

Die Diagnose einer bösartigen Erkrankung und die nachfolgenden Therapien belasten Betroffene körperlich und psychisch enorm, Nebenwirkungen und Komplikationen sind sehr häufig. Supportive (unterstützende) Therapien und eine psychoonkologische Begleitung sollen die Nebenwirkungen der Tumorbehandlung lindern und die Patientinnen bei ihrem Bewältigungshandeln unterstützen (➤ 2.5.12).

Weitere pflegerische Betreuung

Eine subtotale Ösophagusresektion (➤ 8.2.7, ➤ Abb. 8.17) ist eine große und komplikationsträchtige Operation. Anfangs benötigen die Patientinnen oft umfangreiche Unterstützung bei allen Aktivitäten.

Der häufig langwierige postoperative Verlauf und die Ernährungsprobleme belasten die Patientinnen (unabhängig von der Auseinandersetzung mit der Grunderkrankung), sodass die psychische Begleitung und fortwährende Ermutigung wesentliche Aufgaben der Pflegenden sind.

8.5 (Chronische) Gastritis

DEFINITION

Gastritis: Magenschleimhautentzündung. Nach zeitlichem Verlauf unterteilt in:
- **Akute Gastritis.** Akute Magenschleimhautentzündung. In jedem Lebensalter möglich. Hauptursachen gastrointestinale Infektionen/Lebensmittelvergiftungen (➤ 8.9, ➤ 13.4), Medikamente (z. B. nichtsteroidale Antirheumatika, ➤ 14.2.2), Alkohol, „Stress" durch andere schwere Erkrankungen (➤ 8.6). Leitsymptome Oberbauchbeschwerden, Übelkeit, Erbrechen. Bei Beseitigung der Schädigungsfaktoren, kurzzeitiger Diät/Nahrungskarenz und ggf. Gabe von Protonenpumpenhemmern (➤ 8.2.4) rasche Abheilung, daher hier nicht weiter dargestellt
- **Chronische Gastritis.** Lang dauernde, oft symptomarme Magenschleimhautentzündung. Erkrankung hauptsächlich des Erwachsenenalters

Krankheitsursachen und -entwicklung

Hauptursachen der **chronischen Gastritis** sind in abnehmender Häufigkeit *Helicobacter pylori* (➤ 8.2.5), chemisch-toxische Schädigungen und Autoimmunprozesse (➤ Tab. 8.7).

Klinische Zeichen und Diagnostik

Die meisten Betroffenen haben gar keine oder nur leichte, uncharakteristische Beschwerden, z. B. Appetitlosigkeit oder Druckgefühl im Oberbauch.

Definitionsgemäß kann eine Gastritis nur endoskopisch festgestellt werden. Bei der Ösophagogastroduodenoskopie erfolgt immer eine Helicobacter-pylori-Diagnostik, am häufigsten ein Urease-Schnelltest (➤ 8.2.5).

Behandlung

Eine kausale Behandlung ist nur bei der Typ-B- und -C-Gastritis möglich. Hinzu kommt eine symptomatische Therapie mit Meiden unbekömmlicher Nahrungsmittel, Verzicht auf Rauchen und Alkohol und bei der Typ-A-Gastritis der Ersatz des fehlenden Vitamin B_{12} (➤ Tab. 8.7).

Tab. 8.7 Häufigste Formen der chronischen Gastritis nach der ABC-Klassifikation.

	Typ-A-Gastritis	Typ-B-Gastritis	Typ-C-Gastritis
Ursache	Autoimmun: Autoantikörper gegen Belegzellen und Intrinsic Faktor, evtl. Mitbeteiligung von Helicobacter pylori (Hp)	Bakteriell: Helicobacter pylori (Hp)	Chemisch-toxisch: z. B. Alkohol, Gallereflux, nichtsteroidale Antirheumatika
Häufigkeit	Ca. 5 %	60–80 %	15–35 %
Folgen	Gastritis, verminderte Magensäuresekretion und Vit-B_{12}-Resorption (→ Anämie ➤ 11.3), erhöhtes Magenkarzinomrisiko	Gastritis, erhöhtes Ulkusrisiko (gastroduodenale Ulkuskrankheit ➤ 8.6), leicht erhöhtes Magenkarzinomrisiko	Gastritis, erhöhtes Ulkusrisiko („Stressulkus" ➤ 8.6), bei Erosionen (Schleimhautdefekten) evtl. gastrointestinale Blutung
Behandlung	Vit.-B_{12}-Injektionen, bei Hp-Nachweis Eradikationstherapie (➤ 8.2.5), jährl. Endoskopien wegen Karzinomrisikos	Eradikationstherapie (➤ 8.2.5)	Möglichst Ursachenbeseitigung, Protonenpumpenhemmer (➤ 8.2.4)

8.6 Gastroduodenale Ulkuskrankheit

DEFINITION

Gastroduodenales Ulkus: Defekt in der Magen- bzw. Zwölffingerdarmschleimhaut, der die Muscularis mucosae (schleimhauteigene Muskelschicht) überschreitet. Generell in jedem Lebensalter möglich, jedoch v. a. Erwachsene betroffen, wobei Betroffene mit **Ulcus duodeni** *(Zwölffingerdarmgeschwür* durchschnittlich jünger sind als solche mit **Ulcus ventriculi** *(Magengeschwür).*

Gastroduodenale Ulkuskrankheit (➤ Abb. 8.28): wiederkehrende Ulzera in Magen bzw. Zwölffingerdarm. Hauptursachen Helicobacter pylori und nichtsteroidale Antirheumatika. Durch die Möglichkeit der Helicobacter-pylori-Bekämpfung Prognose heute ganz überwiegend gut.

Krankheitsursachen und -entwicklung

Die Magenschleimhaut verfügt zwar über Schutzmechanismen (u. a. Magenschleim, gute Durchblutung). Starke Schädigungsfaktoren können aber zu Schleimhautdefekten bis zum **gastroduodenalen Ulkus** führen:

- Helicobacter pylori (Hp). Nach wie vor häufigste Ursache, allein aber nicht ausreichend, da nur ein kleiner Teil der Hp-Infizierten ein Ulkus bekommt. Bei weiter bestehender Hp-Infektion hohe Rezidivneigung
- Nichtsteroidale Antirheumatika (➤ 14.2.2), Azetylsalizylsäure, weitere Risikoerhöhung durch gleichzeitige Glukokortikoideinnahme (➤ 12.2.3)

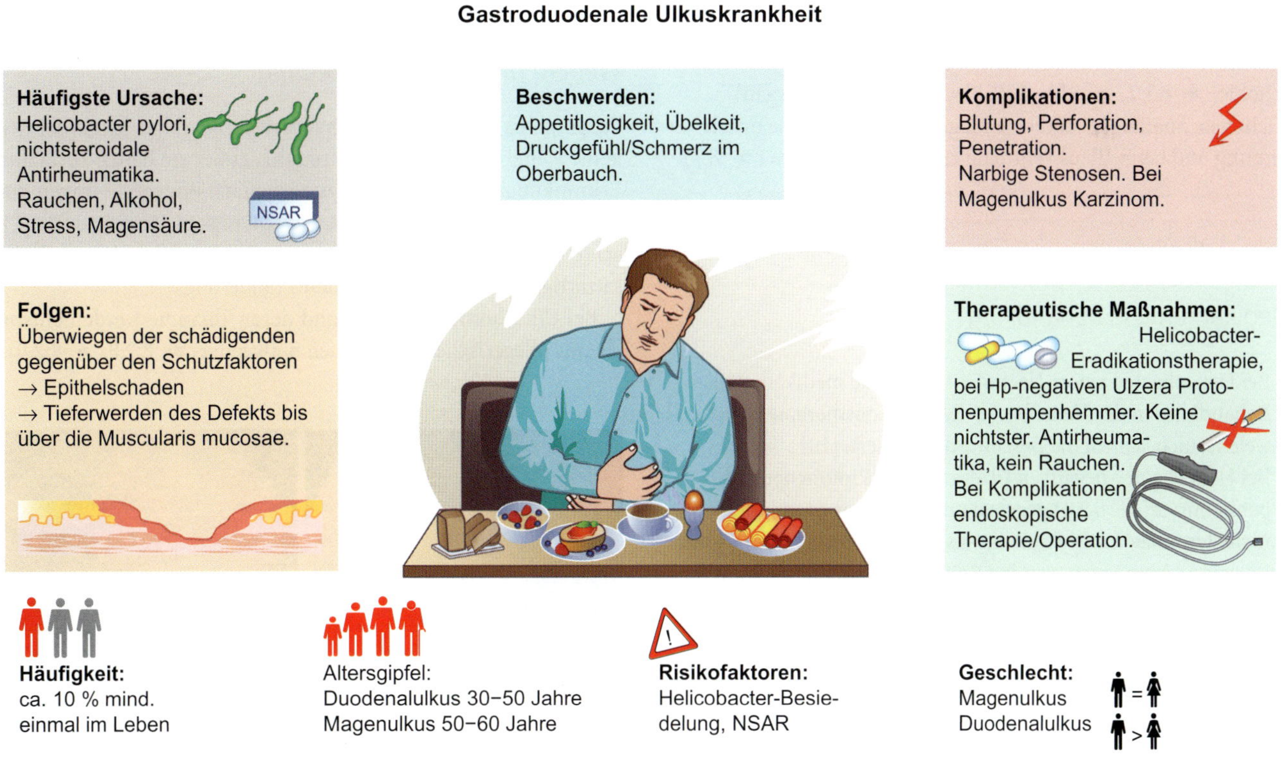

Abb. 8.28 Übersicht gastroduodenale Ulkuskrankheit. [L255]

- Rauchen, Alkohol und Stress als begünstigende Faktoren
- Magensäure. Muss zur Ulkusentstehung vorhanden, aber nicht unbedingt erhöht sein
- Lebensbedrohliche Erkrankungen, intensivmedizinische Betreuung **(Stressulkus).** Ohne erneute Belastungssituation einmaliges Ereignis

Klinische Zeichen und Diagnostik

Als typisch gilt Oberbauchschmerz:
- Beim **Ulcus ventriculi** direkt nach dem Essen
- Beim **Ulcus duodeni** nach mehrstündiger Nahrungskarenz (Nüchternschmerz), oft auch nachts

Viele Betroffene haben aber nur uncharakteristische Abdominalbeschwerden (z. B. Appetitlosigkeit, Druckgefühl), insbesondere wenn das Ulkus durch nichtsteroidale Antirheumatika (mit-)verursacht ist.

Eine Ösophagogastroduodenoskopie (➤ Abb. 8.11, ➤ Abb. 8.30) sichert die Diagnose. Sie ermöglicht außerdem eine Testung auf Helicobacter pylori (➤ 8.2.4, Vorsicht – falsch negative Ergebnisse bei Einnahme von Protonenpumpenhemmern in den letzten zwei Wochen und bei gastrointestinaler Blutung) und beim Ulcus ventriculi einen Magenkarzinomausschluss.

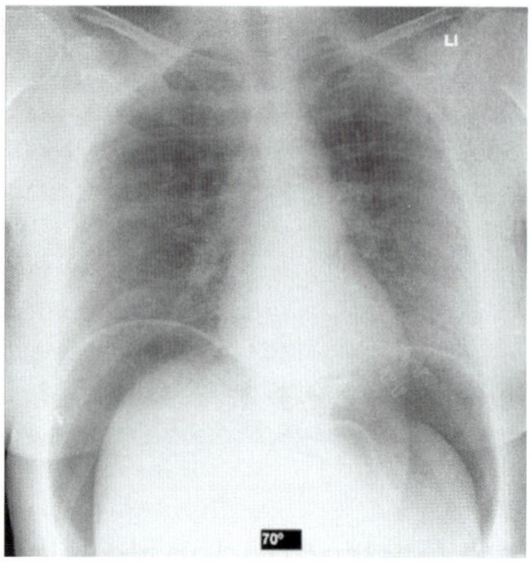

Abb. 8.29 Röntgenleeraufnahme mit freier Luft unter dem Zwerchfell bei Ulkusperforation. [E355-026]

Komplikationen

Akutkomplikationen gastroduodenaler Ulzera sind:
- Am häufigsten eine akute oder chronische gastrointestinale Blutung (➤ 8.1.8)
- Selten Perforation, Penetration (Durchbruch in die freie Bauchhöhle, ➤ 8.1.7, ➤ Abb. 8.29, bzw. in ein Nachbarorgan)

Wichtigste Spätfolgen sind eine Magenausgangsstenose durch Vernarbung und beim Ulcus ventriculi ein Magenkarzinom (➤ 8.7).

Behandlung

Medikamentöse Behandlung

- Bei Helicobacter-pylori-Nachweis besteht die medikamentöse Behandlung in der Helicobacter-Eradikationstherapie (➤ 8.2.5), welche auch schnell die Beschwerden bessert. [10]
- Bei Helicobacter-negativen Ulzera werden Protonenpumpenhemmer (➤ 8.2.4) gegeben und wenn irgend möglich nichtsteroidale Antirheumatika als Hauptverursacher abgesetzt. Ist dies nicht möglich, werden Protonenpumpenhemmer auf Dauer gegeben, da Rezidive sonst häufig sind. [10]

Ernährungstherapie

Auch Helicobacter-positive Ulzera heilen schneller, wenn weitere Schädigungsfaktoren vermieden werden, v. a. Rauchen, viel Kaffee und Konsum höherprozentiger Alkoholika. Eine spezielle Diät wird nicht mehr empfohlen, die Patientin soll lediglich individuell unverträgliche Nahrungsmittel meiden.

Operative Behandlung

Operiert wird praktisch nur bei endoskopisch nicht beherrschbaren Komplikationen (z. B. Ulkusumstechung, -übernähung). Magenresektionen, um die Säurebildung zu senken, sind überholt.

Allgemeinmaßnahmen

Ist bei Menschen mit Helicobacter-negativen Ulzera Stress ein wesentlicher Faktor bei der Ulkusentstehung, kann das Erlernen von Stressbewältigungstechniken helfen.

Weitere pflegerische Betreuung

Patientinnen mit einem unkomplizierten Ulkus brauchen in der Regel keine weitere pflegerische Betreuung, außer sie haben zusätzliche Erkrankungen mit Unterstützungsbedarf. Pflegende fragen nach Oberbauchschmerzen, Übelkeit, Appetitlosigkeit, Gewichtsverlauf. Sie achten auf Zeichen einer Blutung, wie Blut im Erbrochenen (kaffeesatzartig), Teerstuhl, Vitalzeichenveränderung.

Bei Ulkuskomplikationen und deren Therapie werden entsprechende pflegerische Maßnahmen notwendig (➤ 8.2.8, ➤ 8.2.9).

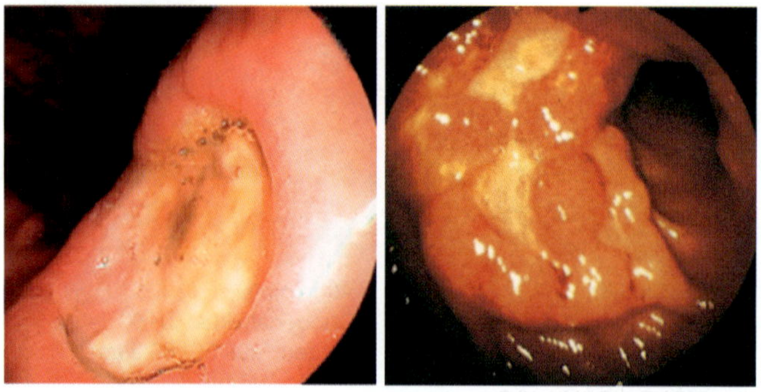

Abb. 8.30 Links Endoskopiebefund bei Ulcus ventriculi, rechts bei Magenkarzinom. Bei jedem Ulcus ventriculi sind Biopsien bis zur vollständigen Ulkusabheilung nötig, um ein Karzinom sicher auszuschließen. [E1041, E538]

Beratung

Pflegerische Beratungsschwerpunkte sind die Beratung zur Ernährungstherapie sowie ggf. zur Nikotinentwöhnung und zu Stressbewältigungstechniken. Die Entlassungsberatung bzw. Beratung bei ambulanten Patientinnen umfasst die Warnzeichen von Ulkuskomplikationen (sofortiger Arztbesuch bei Schmerzen, Erbrechen, sehr dunklem Stuhl). Pflegefachpersonen weisen außerdem auf die Notwendigkeit der Erfolgskontrolle nach Hp-Eradikationstherapie sowie beim Ulcus ventriculi einer Kontrollendoskopie hin.

8.7 Magenkarzinom

DEFINITION

Magenkarzinom *(Magenkrebs):* bösartiger Tumor des Magens selbst. In Deutschland seit Jahrzehnten rückläufig, derzeit knapp 3 % der bösartigen Tumoren. Mittleres Erkrankungsalter über 70 Jahre, Männer häufiger betroffen als Frauen. 5-Jahres-Überlebensrate ca. 35 %. [14]

Krankheitsursachen und -entwicklung

Das **Magenkarzinom** ist multifaktoriell bedingt: wichtigster Risikofaktor ist *Helicobacter pylori* (inkl. Typ-B-Gastritis, ➤ Tab. 8.7), darüber hinaus sind genetische Faktoren, Rauchen, Alkohol, Ernährungsfaktoren und weitere Magenerkrankungen (z. B. Typ-A-Gastritis, Magenresektion) in individuell unterschiedlichem und nicht bezifferbarem Ausmaß beteiligt.

Magenkarzinome sind ganz überwiegend Adenokarzinome.

Klinische Zeichen und Diagnostik

Die meisten Patientinnen haben lange Zeit gar keine oder nur uncharakteristische Beschwerden (z. B. Druckgefühl, Appetitlosigkeit, Abneigung gegenüber bestimmten Nahrungsmitteln, oft Fleisch oder Fettes). Tumoren am Übergang zur Speiseröhre (Tumoren des ösophagogastralen Übergangs) können zu Dysphagie, magenausgangsnahe Tumoren zu einer Magenentleerungsstörung mit Erbrechen führen. Auch eine gastrointestinale Blutung (➤ 8.1.8) kann Erstsymptom sein. Infolge der Essensvermeidung ist eine ausgeprägte Gewichtsabnahme nicht selten, aber ebenso wie Leistungsknick o. Ä. ein Spätsymptom.

Bei jeglichem Verdacht muss eine Ösophagogastroduodenoskopie mit Biopsie erfolgen (➤ Abb. 8.11, ➤ Abb. 8.30). Dem Staging dienen Endosonografie, Oberbauchsonografie, CT von Thorax, Abdomen und Becken sowie ggf. weitere Untersuchungen je nach Befund. [16]

Behandlung

Kurative Therapien

Kurative Therapien beinhalten bei operablen Patientinnen immer eine Entfernung des Karzinoms: [16]

- Bei auf die Mukosa begrenztem Karzinom, evtl. auch **Magenfrühkarzinom** (auf Mukosa und Submukosa begrenzt), unter definierten Voraussetzungen endoskopische Entfernung *(endoskopische Mukosaresektion/Submukosadissektion),* alternativ *endoskopische* bzw. *endoskopisch-laparoskopische Wandresektion*
- Ansonsten ganz überwiegend weitgehende oder komplette Magenentfernung (*subtotale Magenresektion* bzw. *Gastrektomie* ➤ 8.2.8, ➤ Abb. 8.20) unter Mitnahme der regionären Lymphknoten und Wiederherstellung der Magen-Darm-Passage, bei Karzinomen am Übergang zwischen Speiseröhre und Magen außerdem distale Ösophagusresektion

Bei lokal fortgeschrittenen Magenkarzinomen sollte eine perioperative Chemotherapie erfolgen. [16]

Palliative Therapien

Palliative Therapien umfassen v. a.:

- Chemotherapien, zielgerichtete und Immuntherapien (➤ 2.5.7–➤ 2.5.9)
- Maßnahmen zur Vermeidung lokaler Komplikationen, z. B. eine Gastroenterostomie (➤ 8.2.2) zur Umgehung einer tumorbedingten Stenose
- Einlage eines Stents zum Offenhalten der Nahrungspassage
- Einlage einer (jejunalen) Ernährungssonde (➤ Tab. 8.4)

Ernährungstherapie

Der Ernährungszustand hat Auswirkungen auf die Prognose und die postoperative Komplikationsrate. Deshalb beginnt die Ernährungstherapie präoperativ:

- Auch für Patientinnen ohne Mangelernährung ist in der letzten Woche vor der Operation zusätzliche Trinknahrung empfehlenswert.
- Bei Mangelernährung oder wenn die postoperative Nahrungskarenz absehbar länger als fünf Tage dauert, beginnt 10–14 Tage präoperativ eine gezielte Ernährungstherapie, möglichst enteral. Ggf. wird dafür auch die Operation verschoben. Ist eine enterale Ernährung nicht möglich (z. B. bei Magenausgangsstenose) oder unzureichend, erfolgt die Ernährung parenteral über einen zentralen Venenkatheter oder Port.

Die Ernährung bleibt postoperativ lebenslang ein wichtiger Aspekt. Betroffene benötigen umfangreiche Informationen für die weitere Ernährung zu Hause (➤ 8.2.8). Der Ernährungszustand muss regelmäßig beurteilt werden, um bei Feststellung eines Defizits frühzeitig mit Interventionen zu beginnen.

In einer Palliativsituation geht der Blick vom Ernährungsdefizit hin zur individuellen Begleitung. Wünsche, Bedürfnisse und Ablehnungen der Patientinnen werden respektiert. Begleitsymptome wie Völlegefühl, Übelkeit oder Müdigkeit werden bestmöglich gelindert, subjektiv empfundenes Hunger- und Durstgefühl gestillt, appetitsteigernde Angebote gemacht. [17], [18]

In der Sterbephase ist der Ernährungszustand nicht mehr relevant. Jede Form der künstlichen Ernährung wird eingestellt, ebenso in der Regel die Flüssigkeitsgabe. Alle Maßnahmen erfolgen ausschließlich unter dem Aspekt der Lebensqualität, z. B. Befeuchtung der Mundschleimhaut, orale Angebote. [17]

Psychoonkologische Betreuung

Die psychische Befindlichkeit hat entscheidenden Einfluss auf die Lebensqualität des Betroffenen. Pflegende beraten zu Möglichkeiten einer professionellen psychischen Unterstützung durch psychoonkologische Fachkräfte.

Weitere pflegerische Betreuung

Die weitere pflegerische Betreuung ist von Art der Tumorbehandlung, möglichen Nebenwirkungen und dem Allgemeinbefinden der Patientinnen abhängig (➤ 8.2.8, ➤ 2.5.5, ➤ 2.5.7, ➤ 2.5.11, ➤ 2.5.12).

8.8 Pylorushypertrophie

DEFINITION

Pylorushypertrophie *(Pylorusstenose, Magenpförtnerverengung):* Erkrankung des Neugeborenen und jungen Säuglings mit Magenausgangsstenose durch Hypertrophie der Pylorusmuskulatur. Häufigkeit 0,1–0,3 %, Jungen häufiger betroffen als Mädchen. Prognose bei rechtzeitiger Behandlung sehr gut.

Krankheitsursachen und -entwicklung

Die Ursache der **Pylorushypertrophie** ist nicht bekannt. Die Hypertrophie und Hyperplasie der Ringmuskulatur des Pylorus (Magenausgangs) führt zur Magenausgangsverengung und damit zur Magenentleerungsstörung.

Klinische Zeichen und Diagnostik

8

Etwa ab der vierten Lebenswoche beginnt schwallartiges Erbrechen nach den Mahlzeiten („im Bogen"), das in der Folge zunimmt. Übel scheint dem Kind nicht zu sein, denn es trinkt gierig. Das Erbrochene riecht sauer, ist aber nicht gallig. Als typisch gilt ein „ernster" Gesichtsausdruck der Säuglinge mit queren „Sorgenfalten" der Stirn.

Nach dem Trinken ist im Oberbauch evtl. eine kleine Walze tastbar und die verstärkte Peristaltik sichtbar (➤ Abb. 8.31).

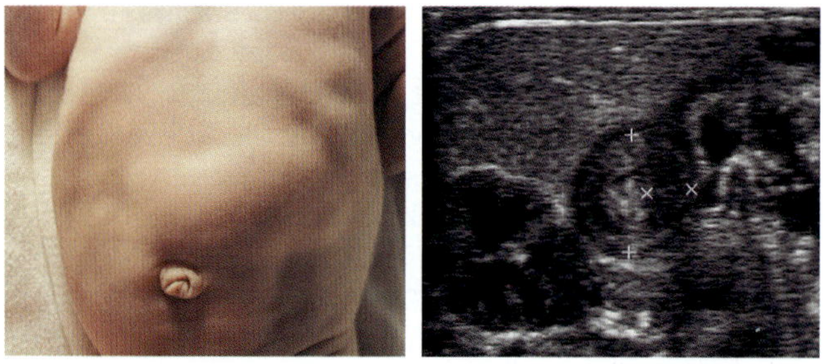

Abb. 8.31 Pylorushypertrophie. Links deutlich sichtbare Magenperistaltik. Rechts sonografischer Befund mit viel zu dickem Pylorus (++ Gesamtdurchmesser, xx Muskeldicke). [T409, T742]

Die Diagnose der Pylorushypertrophie kann meist sonografisch gestellt werden (➤ Abb. 8.31).

Komplikationen

Komplikationen bei zu später Diagnose sind Dehydratation, Gewichtsabnahme, Elektrolytstörungen und metabolische Alkalose (➤ 10.12).

Behandlung

Nach evtl. parenteralem Ausgleich des Flüssigkeits-, Elektrolyt- und Säure-Basen-Haushalts erfolgt die **Pyloromyotomie,** zunehmend laparoskopisch: Der verdickte Ringmuskel wird von außen gespalten, die Magenschleimhaut bleibt intakt.

Die pflegerischen Maßnahmen entsprechen der allgemeinen prä- und postoperativen Pflege. Der postoperative Kostaufbau beginnt nach wenigen Stunden, das Kind wird täglich gewogen, um den Gewichtsverlauf zu beurteilen.

Weitere pflegerische Betreuung

Pflegende betreuen auch die Eltern, die verständlicherweise in großer Sorge um ihr Kind sind. Sie nehmen ihre Ängste ernst und beziehen sie in alle Maßnahmen mit ein.

8.9 (Infektiöse) Gastroenteritis

DEFINITION

(Infektiöse) Gastroenteritis *(Magen-Darm-Grippe, infektiöser Brechdurchfall):* vor allem durch Viren und Bakterien verursachte Magen- und Darmschleimhautentzündung, bei Verursachung durch Erregertoxine meist als **Lebensmittelvergiftung** bezeichnet. Leitsymptome Übelkeit, Erbrechen, Diarrhö und Fieber. Häufige Erkrankung v. a. in der Pädiatrie (zweithäufigste Infektionserkrankung bei Kindern). Hierzulande meist selbstlimitierende Erkrankung mit sehr guter Prognose. Gefährdung v. a. für Säuglinge, Kleinkinder, alte und abwehrgeschwächte Menschen.

Meldepflicht besteht bei Berufstätigen im Lebensmittelbereich, bei Ausbrüchen (zwei oder mehr Erkrankte), einigen in Deutschland seltenen, schweren Erkrankungen sowie bei Nachweis bestimmter Erreger (➤ Tab. 8.8, ➤ 13.2.3).

Krankheitsursachen und -entwicklung

Die zahlreichen Erreger **infektiöser Gastroenteritiden** (➤ Tab. 8.8) werden fäkal-oral (auch indirekt über Lebensmittel, Trinkwasser), teilweise auch über Tröpfcheninfektion übertragen (➤ 13.2.1). Die Erreger führen zu einer Entzündung der Magen-Darm-Schleimhäute, evtl. gelangen sie auch in die Submukosa oder die Blutbahn.

Tab. 8.8 Gastroenteritis-Erreger. C.-difficile-assoziierte Diarrhö siehe Text.

Erreger	Kennzeichen/Besonderheiten
Viren	
Noroviren*	• 2024 häufigster gemeldeter Durchfallerreger in Deutschland [19], v. a. Kinder < 5 Jahren, alte Menschen > 70 Jahren betroffen • Hochansteckend (schwallartiges Erbrechen mit Aerosolbildung), oft Ausbrüche • Gipfel im Winter • Heftiger, aber i. d. R. kurzer Verlauf
Rotaviren*	• 2024 dritthäufigster gemeldeter Durchfallerreger in Deutschland [19], v. a. Säuglinge und Kleinkinder betroffen • Gipfel im Winter • Bei Säuglingen und Kleinkindern relativ schwerer Verlauf • Impfung verfügbar und für Säuglinge empfohlen
Bakterien	
Campylobacter*	• 2024 häufigster bakterieller und insgesamt zweithäufigster gemeldeter Durchfallerreger in Deutschland [19] • Gipfel im Sommer
Darmpathogene E. coli	• Verschiedene Untergruppen (z. B. *enterohämorrhagische E. coli* = **EHEC***) mit unterschiedlichen klinischen Bildern • Komplikation bei EHEC v. a. bei Kindern: **hämolytisch-urämisches Syndrom** *(HUS)** mit hämolytischer Anämie, Thrombozytopenie, akutem Nierenversagen, Letalität ca. 2 %
Enteritis-Salmonellen*	• 2024 zweithäufigster bakterieller gemeldeter Durchfallerreger in Deutschland [19] • → **Salmonellose** mit Diarrhö über mehrere Tage, evtl. Erbrechen • Übertragung fäkal-oral, durch Lebensmittel (v. a. tierische Lebensmittel und nicht ausreichend erhitzte Eier)
Shigellen*	• → **Shigellose** *(bakterielle Ruhr)* • Verschiedene Typen mit unterschiedlich schweren Verläufen, teilweise hämolytisch-urämisches Syndrom als Komplikation möglich
Staphylokokken	• Lebensmittelvergiftung durch von bestimmten Staphylokokkenstämmen produziertes, hitzestabiles Toxin • Sehr kurze Inkubationszeit • Heftige, aber i. d. R. kurze Erkrankung ohne Fieber
Typhus-Paratyphus-Salmonellen*	• → **Typhus, Paratyphus*** = schwere, in Deutschland seltene systemische Infektionen • Inkubationszeit bis ca. zwei Monate • Beginn mit Allgemeinsymptomen, Obstipation! • Impfung verfügbar (Reiseimpfung)
Vibrio cholerae*	• → **Cholera*** mit schwersten Flüssigkeitsverlusten • Impfung verfügbar
Darmpathogene Yersinien*	• Vor allem Kinder betroffen • Bei älteren Kindern appendizitisähnliches Bild möglich
Protozoen	
Entamoeba histolytica	• → **Amöbiasis** • Vor allem nach Auslandsreisen, übertragen werden die Zysten • Akute und chronische Verläufe. Leberabszesse möglich
Giardia intestinalis*	• → **Giardiasis** • Vor allem nach Auslandsreisen

* Meldepflichtiger Erreger/meldepflichtige Erkrankung

Klinische Zeichen und Diagnostik

Typischerweise setzen 6 Std. bis 3 Tage nach der Infektion plötzlich Übelkeit, oft Erbrechen und Durchfälle ein. Die Durchfälle sind am häufigsten wässrig, evtl. schleimig oder gering blutig. Teils krampfartige Bauchschmerzen und Fieber sind möglich. [2]

Weitergehende Diagnostik (z. B. Blutuntersuchungen, Stuhlkultur) ist v. a. bei Warnzeichen schwerer Erkrankungen, vorangegangenem Auslandsaufenthalt/Antibiotikabehandlung, abwehrgeschwächten Menschen oder Verläufen über etwa eine Woche nötig.

Warnzeichen

Die meisten Gastroenteritiden gehen von selbst wieder weg. Gelegentlich aber verlaufen Gastroenteritiden schwer oder hinter dem scheinbaren Brechdurchfall verbirgt sich eine ernsthafte Erkrankung. Bemerken (ambulante) Pflegefachpersonen bei der Pflegebedürftigen oder in ihrem Umfeld folgende Warnzeichen, dringen sie auf einen sofortigen Arztbesuch:

- Blutiger Stuhl, Teerstuhl
- Blutiges Erbrechen
- Starke Bauchschmerzen, Bauchschmerzen immer an der gleichen Stelle, Abwehrspannung
- Kreislaufstörungen, Tachypnoe

- Oligurie (trockene Windel bei Säuglingen/Kleinkindern, sofern feststellbar)
- Bewusstseinsveränderungen
- Nackensteifigkeit
- Hautblutungen
- Bei Säuglingen vorgewölbte oder umgekehrt eingefallene Fontanelle
- Bei jungen Säuglingen Erbrechen von mehr als einer Mahlzeit, Fieber > 38 °C

Sonderfall: C.-difficile-assoziierte Diarrhö

Clostridioides difficile (früher *Clostridium difficile,* kurz *C. difficile*), ein anaerob lebendes, grampositives, sporenbildendes Stäbchen, kommt im Darm von Tieren und Menschen vor (Kleinkinder bis 80 %, Erwachsene unter 5 %, in Krankenhäusern 20–40 %, meist asymptomatisch). Die Erreger werden fäkal-oral übertragen. [20]

Vor allem bei Menschen mit/kurz nach Antibiotikabehandlung, Grunderkrankungen von Magen und Darm, Abwehrschwäche oder bei alten Menschen kann sich aus der Besiedelung eine **C.-difficile-Infektion** *(CDI)* entwickeln, von der akuten **C.-difficile-assoziierten Diarrhö** *(CDAD)* über die **pseudomembranöse Kolitis** (*PMC,* Entzündung des Dickdarms ➤ Abb. 8.32) mit schweren Darmkomplikationen bis zur Sepsis.

Komplikationen

Komplikationen betreffen überwiegend Säuglinge, Kleinkinder, alte und abwehrgeschwächte Menschen, sind aber auch erregerabhängig [2]:

- Dehydratation (➤ 10.10.2) bis zu (hypovolämischem) Schock, Nierenversagen (➤ 10.6)
- Sepsis (➤ 13.3)
- Reaktive Arthritis
- Hämolytisch-urämisches Syndrom (➤ Tab. 8.8)
- Darmkomplikationen bis zur Perforation
- Bei einigen Erregern (z. B. Salmonellen) Dauerausscheidung der Erreger

Behandlung

Meist reichen Flüssigkeits- und Elektrolytersatz (Vorgehen ursachenunabhängig), möglichst oral, was aber bei kleinen Kindern und alten Menschen einige Geduld erfordern kann. Pflegefachpersonen achten auf eine ausreichende orale Flüssigkeitszufuhr bzw. unterstützen bei der oralen Rehydratationstherapie (➤ 8.1.4) und führen ggf. eine angeordnete Infusionstherapie durch. **Antidiarrhoika** (Medikamente gegen Durchfall) können kurzzeitig gegeben werden, z. B., um die Rückreise aus dem Urlaub zu ermöglichen. Antibiotika sind nur bei schweren Verläufen, (deutlicher) Abwehrschwäche und bestimmten Erregern sinnvoll. [1]

Falls bei einer C.-difficile-assoziierten Diarrhö (noch) Antibiotika gegeben werden, werden diese wenn irgend möglich abgesetzt. Für die meisten Betroffenen wird eine spezifische Behandlung empfohlen, v. a. mit Fidaxomicin (z. B. Dificlir®) oder Vancomycin (z. B. Vancomycin Enterocaps®). [1]

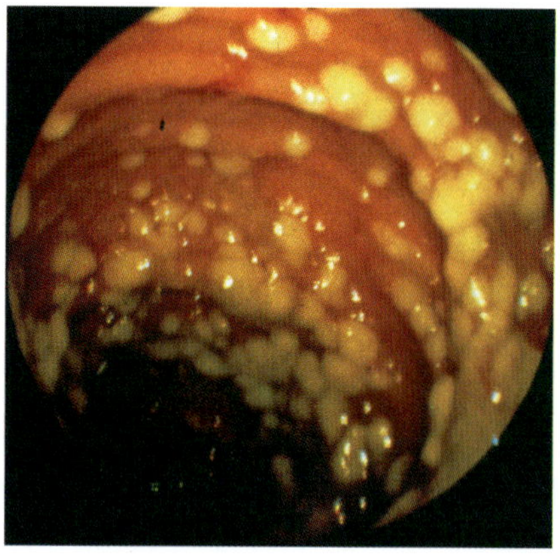

Abb. 8.32 Koloskopischer Befund bei pseudomembranöser Kolitis. [E1001]

Schutzmaßnahmen

Schutzmaßnahmen sollen Pflegende, andere Patientinnen und Besucher vor einer Infektion schützen. Grundlage sind immer die **Standardhygienemaßnahmen** (➤ 13.2.1). Abhängig vom Übertragungsweg sind weitere Schutzmaßnahmen notwendig, über die auch die Patientin informiert wird. Bei infektiöser Gastroenteritis mit unklarem Erreger sind das: [1]

- Unterbringung im Einzelzimmer mit eigener Nasszelle (Patientinnen mit nachweislich gleichem Erreger können in einem Zimmer isoliert werden)
- Tragen von Schutzkittel und Handschuhen bei Kontakt mit der Patientin, der patientennahen Umgebung und beim Umgang mit Ausscheidungen, Entsorgung im Zimmer
- Mund-Nasen-Schutz bei Erbrechen, bei Gastroenteritis durch Noroviren bei Betreten des Zimmers sowie beim Umgang mit Erbrochenem und Stuhl
- Patientenbezogene Verwendung von Pflegeutensilien, wenn möglich Einmalartikel
- Reinigungs-, Desinfektionsmaßnahmen, Regelung zu Transporten wie bei anderen durch Kontakt übertragbaren Infektionen (➤ 13.2.1, bei Gastroenteritiden durch Noroviren und andere unbehüllte Viren viruzide Desinfektionsmittel)
- Dauer der Maßnahmen bis 48 Std. nach Ende der Symptome

Zusätzliche Schutzmaßnahmen bei C.-difficile-assoziierter Diarrhö

Bei einer C.-difficile-assoziierten Diarrhö zusätzlich: [20] [21]

- Matratze mit wischdesinfizierbarem Überzug
- Transport des benutzten Patientengeschirrs in geschlossenem Behälter zur Krankenhausspülmaschine
- Kennzeichnen der Wäsche als infektiös bzw. Aufbewahrung in speziellen Wäschesäcken, desinfizierendes Waschen der Wäsche
- Tragen von Handschuhen bei möglichem Kontakt mit kontaminierten Materialien/Flächen, Ausziehen der Handschuhe unmittelbar nach Ende des Kontakts, dann Desinfektion *und* Waschen der Hände

Hände- und Flächendesinfektion

Die Sporen von *Clostridioides difficile* werden durch alkoholische Desinfektionsmittel nicht abgetötet. Das Waschen der Hände kann eine wesentliche Reduktion der Erregersporen erzielen. Deshalb wird insbesondere vor der Zubereitung von Speisen und Sondenkost nach der hygienischen Händedesinfektion eine Händewaschung empfohlen. [21] Das Desinfektionsmittel zum Desinfizieren von Flächen und Pflegeutensilien muss eine sporozide Wirkung haben.

Weitere pflegerische Betreuung

Pflegefachpersonen kontrollieren regelmäßig Blutdruck, Puls, Temperatur und Bewusstsein, achten auf Zeichen einer Dehydratation (➤ Tab. 8.2) und fragen die Patientin nach Schmerzen.

Die pflegerische Betreuung ist abhängig von Schwere der Erkrankung, Allgemeinbefinden der Patientin und gegebenenfalls weiteren Erkrankungen. Bei krampfartigen Bauchschmerzen können eine feucht-warme Bauchauflage oder eine Wärmflasche schmerzlindernd sein. Kostangebot und Nahrungsaufbau sind ebenfalls abhängig von der Schwere der Erkrankung und werden täglich neu bei der Visite besprochen.

Kleine Kinder und alte Menschen sind schnell sehr schwach und benötigen z. B. Unterstützung bei der Körperpflege. Weitere pflegerische Maßnahmen sind im Rahmen von Erbrechen (➤ 8.1.3) und Diarrhö (➤ 8.1.4) notwendig.

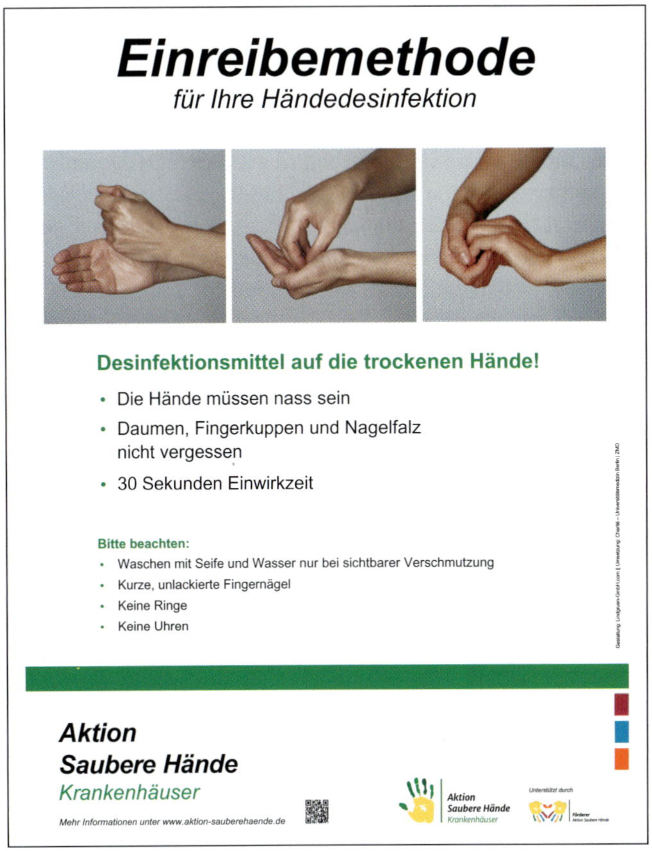

Abb. 8.33 Händehygiene und -desinfektion – banal, aber wichtig, nicht nur für die Verhütung von Gastroenteritiden. [T608]

Prävention

Vor allem durch sorgfältige Hände-, Küchen- und Toilettenhygiene kann der Einzelne sein Risiko minimieren:

- Häufiges Händewaschen, besonders vor dem Essen/der Essenszubereitung und nach dem Toilettengang, korrekte Händedesinfektion (➤ Abb. 8.33)
- Sorgfältige Küchenhygiene (z. B. keine Kontamination von Speisen/Geschirr mit Geflügel-Auftauwasser)
- Kühlen gefährdeter Nahrungsmittel (besonders Milch, Eier und damit zubereiteter Speisen), Verzicht auf den Verzehr von Rohei/-produkten
- Durchgaren von Speisen, v. a. von Fleisch, Geflügel. Möglichst kein langes Warmhalten

Bei Reisen in südliche Länder sind zusätzliche Infektionsquellen der **Reisediarrhö** v. a.:

- Leitungswasser → nur abgekochtes Leitungswasser oder Mineralwasser aus der Flasche trinken bzw. zum Zähneputzen verwenden
- Meeresfrüchte → besser verzichten
- Eis → nur abgepacktes Eis essen
- Obst, Salate → am besten nur Obst essen, das man selbst vorher geschält oder zumindest gründlich gewaschen hat
- Grundsätzlich: „Boil it, cook it, peel it or forget it“

Beratung

Spezielle Diäten bei und nach Magen-Darm-Infektionen werden nicht mehr empfohlen. Erfahrungsgemäß werden kleine, leichte Mahlzeiten am besten vertragen. [1] Letztlich muss die Patientin aber selbst ausprobieren, welche Speisen ihr bekommen und wie schnell sie zu ihrer gewohnten Kost zurückkehren kann.

8.10 Zöliakie

DEFINITION

Zöliakie *(glutensensitive Enteropathie):* Autoimmunerkrankung, ausgelöst durch das in vielen Getreiden enthaltene **Gluten** (Klebereiweiß). Sehr variable klinische Ausprägung, beim Vollbild chronische Darmentzündung mit Malabsorptionssyndrom als Folge. Extraintestinale Manifestationen möglich. Häufigkeit ca. 0,5–1 % der Bevölkerung. Bei konsequent glutenfreier Ernährung Regeneration der Darmschleimhaut, jedoch lebenslanges Bestehenbleiben der Glutenunverträglichkeit.

Krankheitsursachen und -entwicklung

Gluten ist ein Proteingemisch in vielen Getreiden, **Gliadin** ein Teil davon. Im Magen-Darm-Trakt wird Gliadin gespalten, die Bruchstücke werden in die Schleimhaut aufgenommen und können bei entsprechender genetischer Veranlagung zur T-Zell-Aktivierung führen. Außerdem verändert das Autoantigen **Gewebstransglutaminase** *(TG2)* das Gliadin, wodurch dessen Immunogenität noch steigt. Die aktivierten T-Lymphozyten verursachen eine Entzündung der Darmschleimhaut u. a. mit Zottenatrophie (➤ Abb. 8.34). Zudem kommt es zur B-Lymphozyten-Stimulation und Bildung weiterer Autoantikörper.

Andere Autoimmunerkrankungen, v. a. Diabetes mellitus Typ 1, Hashimoto-Thyreoiditis, Morbus Basedow oder Autoimmunhepatitis, treten bei Menschen mit **Zöliakie** gehäuft auf.

Klinische Zeichen und Diagnostik

Klinische Zeichen

Als klassisch gilt das Bild eines Kleinkinds mit chronischer Diarrhö, aufgetriebenem Abdomen, Malabsorption, Gedeih- und Wachstumsstörung und psychischen Veränderungen (z. B. Missmutigkeit). Weit häufiger sind aber mittlerweile Verläufe z. B. mit rezidivierenden uncharakteristischen Adominalbeschwerden oder Bauchschmerzen, Blähungen, gelegentlicher Diarrhö (aber auch Obstipation), Müdigkeit, Stimmungsschwankungen, Muskelschwäche, Hauterscheinungen (Rötung, Bläschen = *Dermatitis herpetiformis Duhring*), Anämie, unklarer Leberwerterhöhung oder Osteoporose.

Diagnostik

Erster Schritt ist die Bestimmung der **Gewebstransglutaminase-IgA-Antikörper** *(tTG-IgA)* unter glutenhaltiger Ernährung, außerdem des Gesamt-IgA zum Ausschluss eines IgA-Mangels. Die Bestimmung von **IgG gegen Gewebstransglutaminase, Endomysium oder deamidierte Gliadinpeptide** *(tTG-IgG, EMA-IgG bzw. dGP-IgG)* erfolgt beispielsweise bei IgA-Mangel. Die genetische Untersuchung auf HLA-Risikogene ist zum Zöliakie-Ausschluss in besonderen Situationen empfohlen. [22]

Es folgt ganz überwiegend eine Ösophagogastroduodenoskopie (➤ Abb. 8.11) mit Biopsien aus dem Duodenum, ebenfalls unter glutenhaltiger Ernährung. Nur unter definierten Bedingungen kann, insbesondere bei Kindern, darauf verzichtet werden. [22]

Zur Erfassung von Mangelzuständen und weiteren Autoimmunerkrankungen sind ein Blutbild sowie die Bestimmung von Leberwerten, TSH, Ferritin, Vitamin B_{12}, Folsäure und Vitamin D sinnvoll.

Klassifikation der Zöliakie

- **Potenzielle Zöliakie:** nur zöliakiespezifische Antikörper und HLA-Merkmale
- **Subklinische Zöliakie:** zusätzlich Darmschleimhautveränderungen, evtl. auffällige Labor- oder technische Untersuchungen, evtl. Befindlichkeitsverbesserung auf glutenfreie Diät, ohne dass Betroffenen vorher Symptome bewusst gewesen wären
- **Symptomatische Zöliakie:** zusätzlich unspezifische gastrointestinale oder Allgemeinsymptome
- **Klassische Zöliakie:** zöliakiespezifische Antikörper und HLA-Merkmale, Darmschleimhautveränderungen und Malabsorptionssyndrom mit oder ohne unspezifische Symptome
- **Refraktäre Zöliakie** (nur bei Erwachsenen): Symptome trotz glutenfreier Ernährung ≥ 12 Monate (selten) [22]

Komplikationen

Komplikationen bei glutenhaltiger Ernährung sind v. a. Folgen der Malabsorption sowie Lymphome des Magen-Darm-Trakts.

Behandlung

Ernährungstherapie

Einzige Behandlung ist die lebenslange glutenfreie Ernährung, die oft schon binnen weniger Wochen zu deutlicher Beschwerdebesserung führt.

Gluten ist v. a. enthalten in Gerste, Weizen, Roggen, Dinkel, Grünkern, Emmer, Ur- und Einkorn und sämtlichen daraus hergestellten Produkten (z. B. Brote, Kekse, Kuchen, Nudeln). Glutenfrei und damit erlaubt sind Hirse, Mais, Reis, die „Pseudogetreide" Buchweizen, Quinoa, Maniok und Amaranth sowie Kartoffeln. Haferflocken sind bei den meisten Betroffenen möglich. Generell, aber besonders bei Haferflocken, sind Verunreinigungen im Herstellungsprozess ein wesentli-

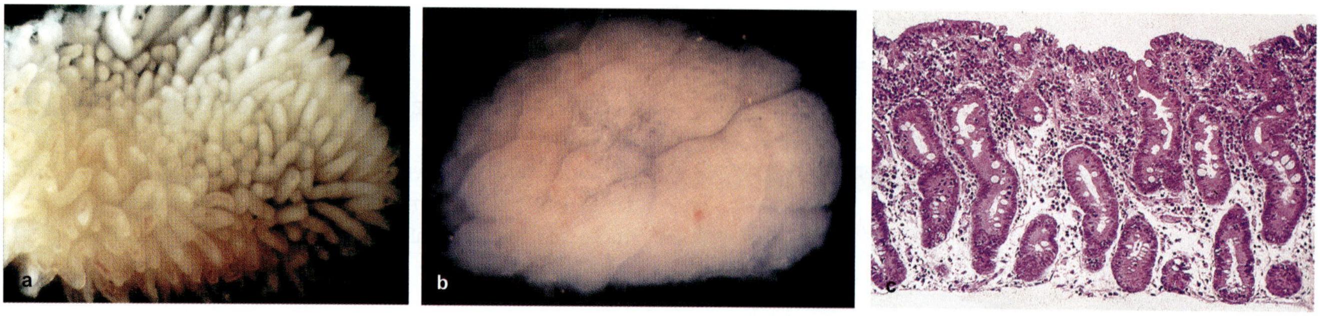

Abb. 8.34 Darmschleimhaut. a) normale Dünndarmschleimhaut, b) geschädigte Dünndarmschleimhaut bei Zöliakie mit Zottenatrophie (jeweils Lupenmikroskopie), c) mikroskopischer Befund mit Zottenverlust und Kryptenhyperplasie. [R285, T409]

ches Problem, weshalb nur Haferflocken mit dem Zusatz „glutenfrei“ gegessen werden sollen. Ziel ist eine Glutenmenge unter 10 mg/Tag (entsprechend ca. 10 Brotkrümeln) beim Erwachsenen. [22] Deshalb müssen auch bei der häuslichen Speisenzubereitung Verunreinigungen z. B. durch Toasten von Toastscheiben im gleichen Toaster oder Zubereitung auf dem gleichen Holzbrett strikt vermieden werden.

Eine glutenfreie Ernährung ist zwar im Vergleich zu früher durch die Kennzeichnungspflicht und die breitere Verfügbarkeit glutenfreier Produkte (➤ Abb. 8.35) wesentlich einfacher als früher, dennoch bleiben viele Fragen. Sinnvoll ist deshalb immer eine Ernährungsberatung.

Anfänglich evtl. vorhandene Mangelzustände werden entsprechend den üblichen Richtlinien behandelt. Ein zum Diagnosezeitpunkt vorhandener Laktasemangel (➤ 8.1.2) bessert sich mit Regeneration der Zotten, sodass Verzicht auf Milch/-produkte nur vorübergehend nötig ist.

Weitere pflegerische Betreuung

Pflegende begegnen meist Patientinnen mit bekannter Zöliakie, die wegen einer anderen Erkrankung im Krankenhaus oder einer anderen pflegerischen Versorgung sind. Die Bestellung einer glutenfreien Kost sollte heute in Krankenhäusern oder Pflegeeinrichtungen kein Problem sein.

Prävention

Risikopersonen, z. B. Familienangehörige Betroffener, sollten auf eine asymptomatische Zöliakie untersucht werden.

Beratung

Bei Diagnose im Kindesalter werden zunächst die Eltern zu den Ursachen und Behandlungsmöglichkeiten beraten. Da die Zöliakie aber eine lebenslange Ernährungsumstellung erfordert, werden Kinder altersentsprechend früh mit eingebunden. Sie sollen Verantwortung für ihre Krankheit mit übernehmen, ohne überfordert zu werden.

Bei der *Deutschen Zöliakie-Gesellschaft* finden Betroffene viele Informationen und Listen mit glutenfreien Lebensmitteln. In Buchhandlungen gibt es spezielle Kochbücher.

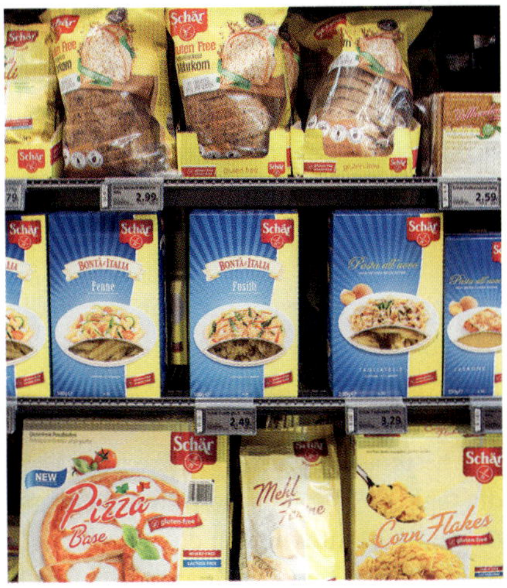

Abb. 8.35 Glutenfreie Produkte. Diese Produkte sind mittlerweile breit verfügbar. [K115]

8.11 Chronisch-entzündliche Darmerkrankungen

DEFINITION

Chronisch-entzündliche Darmerkrankungen *(CED):* chronische (rezidivierende oder kontinuierliche) Darmentzündungen unklarer Ursache. Hauptvertreter **Morbus Crohn** *(MC)* und **Colitis ulcerosa** *(CU)*, in ca. 10 % eindeutige Zuordnung nicht möglich. Altersgipfel der Manifestation 15–35 Jahre, zweiter, kleiner Gipfel bei 60–70 Jahren. Ca. 20 % der Erkrankten sind jünger als 20 Jahre. Bei konsequenter Therapie Lebenserwartung allenfalls gering verkürzt.

Krankheitsursachen und -entwicklung

Die Ursache der **chronisch-entzündlichen Darmerkrankungen** ist *multifaktoriell*, d. h., zu einer genetisch bedingten Veranlagung und immunologischen Faktoren treten noch unbekannte äußere Einflüsse (Infektionen? Antibiotikabehandlungen in Kindheit/Jugend? Ernährungsfaktoren?).

Wesentliche Bedeutung scheinen Veränderungen der Darmbakterien und/oder der physiologischen Barrierefunktion der Darmschleimhaut zu haben. Darmbakterien dringen in die Darmschleimhaut ein, es kommt zu einer abnormen Abwehrreaktion der Darmschleimhaut und letztlich zu einer chronischen Darmschleimhautentzündung (➤ Abb. 8.36).

Eine geschädigte Barrierefunktion und dadurch krankhaft erhöhte Durchlässigkeit der Schleimhaut, insbesondere des Dünndarms, wird teilweise auch als *Leaky Gut (durchlässiger Darm)* bezeichnet.

Nach heutigem Wissen sind **Morbus Crohn** und **Colitis ulcerosa** verschiedene, aber miteinander verwandte Erkrankungen, möglicherweise auch Erkrankungsgruppen (➤ Tab. 8.9).

Klinische Zeichen und Diagnostik

Klinische Zeichen

Leitsymptome sind wiederkehrende Bauchschmerzen, Durchfälle und evtl. Gewichtsverlust. Gestörtes Allgemeinbefinden und Fieber sind je nach Krankheitsaktivität möglich. Bei Kindern kommt es zusätzlich je nach Krankheitsaktivität zu Gedeihstörung und Wachstumsverzögerung.

Typisch für den Morbus Crohn sind Abszesse und Fisteln, oft perianal. Manifestationen außerhalb des Darms sind v. a. Arthritiden (➤ 14.6), Hauterscheinungen (z. B. **Erythema nodosum** = schmerzhafte, lila-rote Herde v. a. an den Unterschenkeln), verschiedene

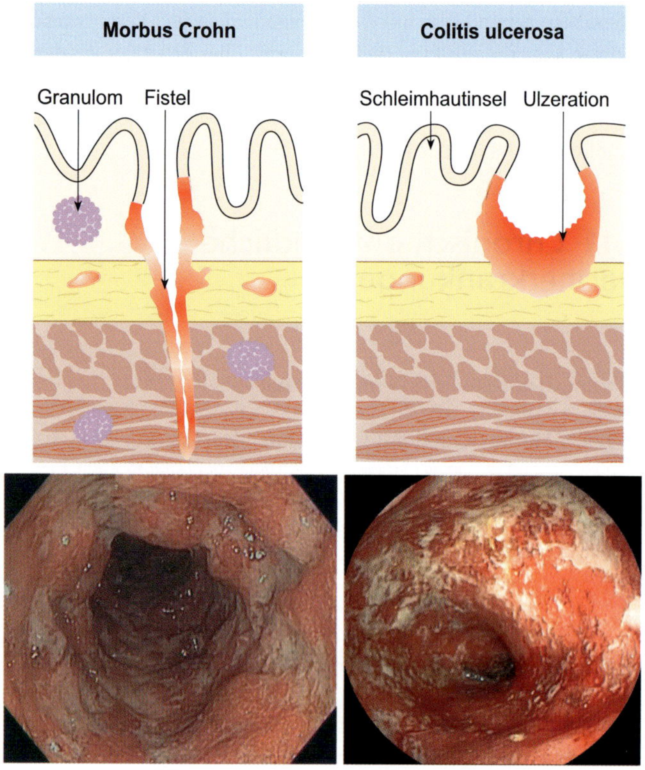

Abb. 8.36 Veränderungen bei Morbus Crohn und Colitis ulcerosa, oben in der Schemazeichnung, unten im endoskopischen Bild. [L141, G933, P774]

Augenentzündungen und eine immunvermittelte Gallenwegsentzündung *(primär sklerosierende Cholangitis)*.

Diagnostik

Nach Anamnese und Untersuchung sind immer technische Untersuchungen nötig: [23], [24]

- Stuhluntersuchungen (Stuhlkulturen zum Infektionsausschluss, Entzündungsmarker)
- (Ileo-)Koloskopie mit Biopsien
- Sonografie des Abdomens (z. B. Darmwandverdickung? Abszess?)
- Blutuntersuchungen zur Abschätzung der entzündlichen Aktivität (unter anderem BB, BSG, CRP) und Feststellung von Komplikationen und/oder Folgeerkrankungen der Patientinnen (beispielsweise Anämie)
- Bei möglichem Morbus Crohn Ösophagogastroduodenoskopie (bei Kindern und Jugendlichen in einer Sitzung mit der Koloskopie) und Dünndarmdiagnostik, bevorzugt durch MRT mit oraler Kontrastmittelgabe (➤ Abb. 8.37), evtl. wird auch eine Darmsonografie durchgeführt
- Weitere Untersuchungen je nach Verdacht, z. B. bei Gelenkbeteiligung oder Fisteln

Die Diagnostik im weiteren Verlauf hängt vom Beschwerdebild ab. Sowohl bei langjähriger Colitis ulcerosa als auch bei einer Morbus-Crohn-Kolitis sollen wegen des erhöhten Risikos eines kolorektalen Karzinoms regelmäßige Koloskopien erfolgen.

Behandlung

Medikamentöse Therapie

Entsprechend der Krankheitsentstehung zielt die medikamentöse Therapie auf eine Entzündungshemmung und Unterdrückung des Immunsystems ab. Die Grundprinzipien sind bei Kindern und Jugendlichen die gleichen wie bei Erwachsenen. Eingesetzt werden, mit je nach Erkrankung unterschiedlicher Gewichtung: [23], [24]

- 5-Aminosalizylate (5-ASA), etwa Mesalazin (z. B. Salofalk®, v. a. bei Colitis ulcerosa). Bei leichtem bis mäßigem Schub, je nach Befallslokalisation auch als Supp./Schaum/Einlauf rektal. Hauptnebenwirkungen: Magen-Darm-Beschwerden, Müdigkeit, Kopfschmerzen, Hauterscheinungen, Blutbildveränderungen, Nephritis
- Glukokortikoide (➤ 12.2.3), etwa Prednisolon (z. B. Prednisolon GALEN®), Budesonid (z. B. Budenofalk®, weniger systemische Nebenwirkungen). Bei Nichtansprechen oder mäßigen bis schweren Schüben, ggf. auch als Supp./Schaum/Einlauf rektal
- Bei Nichtansprechen oder Notwendigkeit einer Glukokortikoid-Langzeitmedikation
  - Immunsuppressiva (➤ 12.2.4), etwa Azathioprin (z. B. Imurek®), Ciclosporin A (z. B. Sandimmun®)
  - TNFα-Blocker (➤ 14.2.3), etwa Adalimumab (z. B. Humira®), Infliximab (z. B. Remicade®)
  - Tacrolimus (z. B. Crilomus®, bei Colitis ulcerosa), ein Calcineurin-Inhibitor (➤ 12.2.4)
  - Antikörper gegen bestimmte Interleukine, etwa Mirikizumab (z. B. Omvoh®), Ustekinumab (z. B. Stelara®)
  - Januskinase-Hemmer (➤ 2.5.8), etwa Filgotinib (z. B. Jyseleca®), Tofacitinib (z. B. Xeljanz®), Upadacitinib (z. B. Rinvoq®)
  - Ozanimod (z. B. Zeposia®, bei Colitis ulcerosa), ein Antikörper, der wahrscheinlich die Lymphozytenwanderung aus den Lymphknoten hemmt
  - Vedolizumab (z. B. Entyvio®), ein **Integrin-Antikörper,** der die Lymphozyteneinwanderung in die Darmschleimhaut hemmt
- Bei Fisteln im Rahmen eines Morbus Crohn Antibiotika (z. B. Metronidazol), TNFα-Blocker

Bei beiden Erkrankungen kann eine Dauertherapie zum Remissionserhalt nötig sein, z. B. mit 5-ASA oder Azathioprin, bei Colitis ulcerosa auch mit E.-coli-Nissle-Präparaten (z. B. Mutaflor®). 5-ASA reduziert bei Colitis ulcerosa auch das Karzinomrisiko.

Ernährungstherapie

Bedingt durch die chronischen Durchfälle und häufig reduziertes Allgemeinbefinden mit Appetitlosigkeit besteht die Gefahr einer Mangelernährung mit Gewichtsabnahme und Mangel an Mikronährstoffen (➤ 7.3). Mithilfe von Screenings (z. B. Nutritional Risk Score) und Essprotokoll wird das Risiko einer Mangelernährung erfasst bzw. die tägliche Essmenge bestimmt. Regelmäßige Gewichtskontrollen und BMI-Bestimmungen dokumentieren den Gewichtsverlauf, die bioelektrische Impedenzanalyse (BIA) die Körperzusammensetzung.

Tab. 8.9 Gemeinsamkeiten und Unterschiede von Morbus Crohn und Colitis ulcerosa.

	Morbus Crohn	Colitis ulcerosa
Häufigkeit	Ca. 0,3 % der Bevölkerung	Ca. 0,5 % der Bevölkerung
Alter bei Manifestation	Prinzipiell in jedem Alter, v. a. aber in Jugend- und frühem Erwachsenenalter	
Betroffene Darmabschnitte	Befall des gesamten Magen-Darm-Trakts möglich, am häufigsten terminales Ileum und Kolon betroffen (Fehldeutung als „chronische Appendizitis")	Auf Dickdarm, Rektum und terminales Ileum (selten) beschränkt. Rektum immer befallen, von dort in unterschiedlichem Ausmaß Ausbreitung nach proximal
Typische Veränderungen	• Segmentale Schleimhautentzündung, d. h. nicht entzündete und entzündete Darmabschnitte wechseln sich ab • Entzündung der ganzen Darmwand, aphtoide Läsionen, tiefe Ulzera, „Pflastersteinrelief", Epitheloidzellgranulome	• Kontinuierliche Schleimhautentzündung, die in aller Regel im Rektum am stärksten ist • Entzündung von Mukosa und Submukosa, Schleimhautblutungen, oberflächliche Ulzera, Kryptenabszesse. Später Schleimhautatrophie mit intakter Schleimhaut dazwischen *(Pseudopolypen)*, Dysplasien
Leitsymptome	• Bauchschmerzen, eher im rechten Unterbauch • Oft hohe Stuhlfrequenz • Oft perianale Symptome • Häufiger Gewichtsverlust	• Bauchschmerzen, eher im linken Unterbauch • Blutig-schleimige Diarrhö
Symptome außerhalb des Darms	Häufiger	Seltener
Diagnostik	Blut-, Stuhluntersuchungen, Sonografie, Endoskopie, bei Morbus Crohn Dünndarmdiagnostik	
Verlauf	Chronisch-rezidivierend, meist ohne völlige Beschwerdefreiheit	Chronisch-rezidivierend > > chronisch-kontinuierlich > akut fulminant
Darmkomplikationen	**Toxisches Megakolon** (massive Entzündung und Erweiterung des Kolons), Blutung, Perforation	
	• Stenosen, Strikturen → (Sub-)Ileus • Fisteln, Abszesse • Konglomerattumor (durch „Verklebung" entzündeter Darmteile) • Kolorektales Karzinom (Risiko gering bis mäßig erhöht)	Kolorektales Karzinom (hohes Risiko nach langjähriger Erkrankung ➤ 8.13)
Medikamentöse Therapie	5-Aminosalizylate (5-ASA), Glukokortikoide, Immunsuppressiva, TNFα-Blocker u. a.	
Operative Therapie	Konservativ/endoskopisch nicht beherrschbare Darmkomplikationen, bei Colitis ulcerosa auch vorbeugend bei hohem Karzinomrisiko	
	Möglichst sparsame Resektionen, da keine Heilung möglich	Proktokolektomie, möglichst kontinenzerhaltend, die zur Heilung führt

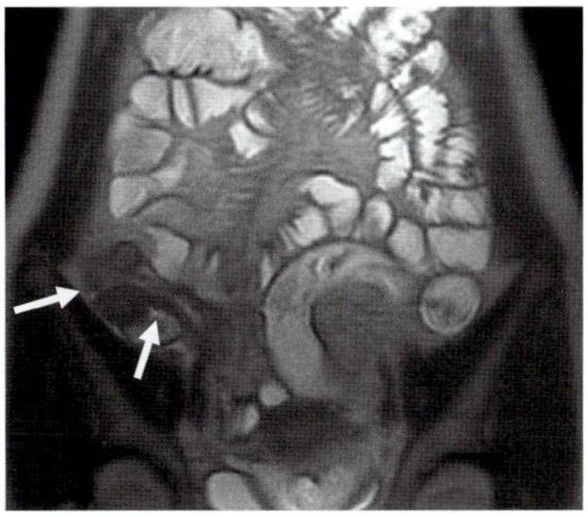

Abb. 8.37 MRT mit oraler Kontrastmittelgabe bei Morbus Crohn. Die Pfeile zeigen auf eine Schleimhautverdickung in der Ileozökalregion. [M470]

Die Behandlung einer Mangelernährung kann Krankheitsverlauf und Lebensqualität verbessern. Im Rahmen einer Ernährungsberatung lernen die Patientinnen, wie sie Mangelzuständen gezielt vorbeugen können, ggf. ist die Einnahme von Mikronährstoffen (z. B. Eisen, Zink, Folsäure, Vitamin B_{12}, Kalzium) notwendig. Bei Unterernährung muss eine enterale Ernährungstherapie angeraten werden.

Ernährung im akuten Schub

Die **enterale Ernährungstherapie** über 6–8 Wochen ist bei Kindern und Jugendlichen die Therapie erster Wahl im akuten Schub bei Morbus Crohn. Die Betroffenen erhalten ausschließlich bilanzierte Sondennahrung als nährstoff- oder chemisch definierte Diäten und Tee/Wasser oral oder über Sonde *(exklusive enterale Ernährung, EED)*. Danach wird mit einem stufenweisen Kostaufbau begonnen. Bei Erwachsenen mit leichten bis mäßigem Schub ist die Ernährungstherapie eine Alternative bei Ablehnung oder zu starken Nebenwirkungen einer medikamentösen Behandlung. Ähnlich effektiv scheint die *Crohn's Disease Exclusion Diet (CDED)* zu sein, eine Kombination aus zunächst wenigen und dann mehr erlaubten Lebensmitteln und teilenteraler Ernährung. Sie wird v. a. von Erwachsenen besser akzeptiert. [23]

Bei der Colitis ulcerosa zeigt die enterale Ernährungstherapie keine wesentlichen Vorteile. Fehlende Mikronährstoffe werden gezielt ersetzt.

Eine enterale oder total-parenterale Ernährung kann bei fulminanter Colitis zur Sicherung einer adäquaten Nährstoffzufuhr indiziert sein. [24]

Pflegefachpersonen beobachten die Nahrungsaufnahme und Flüssigkeitszufuhr bzw. leiten die Betroffene dazu an. Gegebenenfalls führen sie die enterale oder parenterale Ernährung durch.

Ernährung in der Remission

Nach Abklingen der akuten Symptome wird die Ernährung langsam wieder aufgebaut:

- 1. Phase mit nur leicht verdaulichen Kohlenhydraten, z. B. Reis, Weißbrot, Zwieback, Haferschleim
- 2. Phase mit zusätzlich Eiweiß (Nudeln, Kartoffeln, mageres gekochtes Fleisch, gekochtes Gemüse, ggf. passiert)
- 3. Phase mit langsamer Zugabe von Ölen und Fetten bis hin zu einer normalen Ernährung

Im weiteren Verlauf müssen die Betroffenen individuell herausfinden, welche Nahrungsmittel sie besser vertragen und welche weniger. Ziel ist eine vollwertige und eiweißreiche Ernährung. Wichtig ist auch eine ausreichende Kalorienaufnahme, abhängig vom Grund- und Leistungsumsatz.

Endoskopische und operative Therapien

Bei Erfolglosigkeit der konservativen Therapie und/oder Komplikationen sind endoskopische und (ggf. minimalinvasive) operative Therapien nötig, z. B.:

- Bei Morbus Crohn
  - Endoskopische Dilatation von Stenosen, Abszessdrainage
  - Strikturoplastik (➤ Abb. 8.23)
  - Sanierung von Fisteln
  - Resektionen, typischerweise (minimalinvasive) Ileozökalresektion mit Ileokolostomie (➤ Abb. 8.23). Möglichst sparsame Resektionen, um bei langjährigem Verlauf mit evtl. mehrfach notwendigen Operationen ein **Kurzdarmsyndrom** mit Resorptionsstörungen durch einen zu kurzen Dünndarm zu vermeiden
- Bei Colitis ulcerosa wegen einer Akutkomplikation, eines Karzinoms oder um dessen Entwicklung nach langjährigem Krankheitsverlauf zuvorzukommen
  - In aller Regel **kontinenzerhaltende Proktokolektomie mit J-Pouch** (➤ 8.2.9), ggf. mit vorübergehender Stomaanlage
  - Selten **subtotale Kolonresektion mit Ileorektostomie** (Karzinomrisiko im verbliebenen Rektum → Kontrollen)

Pflegefachpersonen betreuen die Patientin perioperativ (➤ 8.2.9) und leiten sie ggf. zur Versorgung des Enterostomas an (➤ 8.2.2). Vor allem bei großen Operationen oder Enterostomaanlage ist fortwährende psychische Unterstützung wesentlich.

Weitere pflegerische Betreuung

Die weiteren pflegerischen Maßnahmen sind sehr variabel und von Allgemeinbefinden und Behandlungsform abhängig. Notwendig werden können:

- Regelmäßige Beobachtung von Vitalzeichen, Schmerzen, Stuhlgang, Zeichen einer Dehydratation (➤ Tab. 8.2)
- Maßnahmen zur Linderung von Bauchschmerzen, beispielsweise bauchdeckenentlastende Lagerung (➤ Abb. 8.24) oder feucht-warme Bauchauflage
- Unterstützung bei der Stuhlausscheidung und Analpflege (➤ 8.1.4)
- Unterstützung bei der Körperpflege und Mobilisation

Beratung

Wie bei allen chronischen Erkrankungen raten Pflegende zu einer gesunden Lebensweise, z. B. mit ausreichend Schlaf und Bewegung, Stressreduktion bzw. Erlernen von Stressbewältigungstechniken und maßvollem Umgang mit Alkohol. Besonders wichtig ist Rauchverzicht bei Morbus Crohn.

Da die Erkrankung schubweise verläuft und die Symptome häufig überraschend kommen, ist die Angst oft groß, nicht rechtzeitig eine Toilette zu finden. Es kann den Betroffenen geraten werden, immer Toilettenpapier und Unterwäsche zum Wechseln dabei zu haben.

Betroffene, die Immunsuppressiva einnehmen, sind anfällig für Infektionen. Sie werden zur Infektionsprophylaxe beraten (➤ 13.2.1), z. B. durch Meiden von Menschenansammlungen in Erkältungszeiten, aber auch durch Impfungen.

Gegebenenfalls ist eine psychologische Begleitung sinnvoll, um den Umgang mit der Diagnose und den Krankheitsfolgen besser zu bewältigen. Selbsthilfegruppen sind oft ebenfalls eine Hilfe und bieten zudem viele praktische Ratschläge. Der Sozialdienst kann zu Rehabilitationsmaßnahmen beraten, aber auch zu Berufswechsel oder Minderung der Erwerbsfähigkeit. Generell sind Büroberufe günstiger als Berufe mit großen körperlichen Belastungen, im Freien oder im Außendienst (schon allein wegen der Erreichbarkeit einer Toilette), es muss aber immer im Einzelfall entschieden werden. Remissionsphasen können lange dauern und mit zunehmendem Alter nimmt die Krankheitsaktivität häufig ab. Jungen Menschen muss Mut gemacht werden, „ihren eigenen Weg zu gehen". Frauen mit Kinderwunsch sollten diesen mit ihrem Gynäkologen und Gastroenterologen absprechen, besonders wenn Medikamente eingenommen werden.

8.12 Appendizitis

DEFINITION

Appendizitis: (akute) Entzündung des Wurmfortsatzes, fälschlicherweise im allgemeinen Sprachgebrauch auch als **Blinddarmentzündung** bezeichnet. In jedem Alter möglich, jedoch Altersgipfel im zweiten Lebensjahrzehnt. Bei rechtzeitiger Diagnose und Therapie sehr gute Prognose.

Krankheitsursachen und -entwicklung

Bei der **Appendizitis** handelt es sich um eine (akute) bakterielle Entzündung des Wurmfortsatzes. Die Erreger dringen, oft begünstigt durch eine Verlegung der Appendixlichtung z. B. durch einen Kotstein, überwiegend vom Darm her in die Appendixwand ein. Möglicherweise gibt es noch weitere Wege der Krankheitsentwicklung.

Klinische Zeichen und Diagnostik

Typischerweise sind Bauchschmerzen im Oberbauch und um den Nabel, Übelkeit und Erbrechen die ersten Symptome. Die Schmerzen wandern innerhalb etwa eines halben Tages in den rechten Unterbauch. Bewegung und Erschütterung verstärken die Schmerzen. Bei der Untersuchung lassen sich oft charakteristische klinische Zeichen nachweisen (➤ Abb. 8.38). Die Temperaturmessung ergibt subfebrile Temperaturen, Leukozyten und CRP sind meist erhöht. Sinnvoll sind eine Urinuntersuchung sowie bei Frauen eine gynäkologische Untersuchung und ein Schwangerschaftsausschluss.
Dennoch ist die Diagnose oft schwierig:

- Die Lage der Appendix ist sehr variabel, z. B. hinter dem Zökum.
- Bei kleinen Kindern entwickelt sich das Bild oft sehr rasch.
- Bei Schwangeren liegt die Appendix weiter oben.
- Bei alten Menschen ist das klinische Bild häufig abgeschwächt und uncharakteristisch und auch die Entzündungszeichen sind vermindert.

Bildgebendes Verfahren erster Wahl ist die Sonografie (➤ Abb. 8.39), welche Appendixvergrößerung und Wandverdickung oft darstellt.

Komplikationen

Hauptkomplikationen sind:

- **Perityphlitischer Abszess,** d. h. Perforation mit Abdeckung z. B. durch das große Netz mit nachfolgender Abszessbildung
- (Freie) Perforation → akutes Abdomen (➤ 8.1.7)

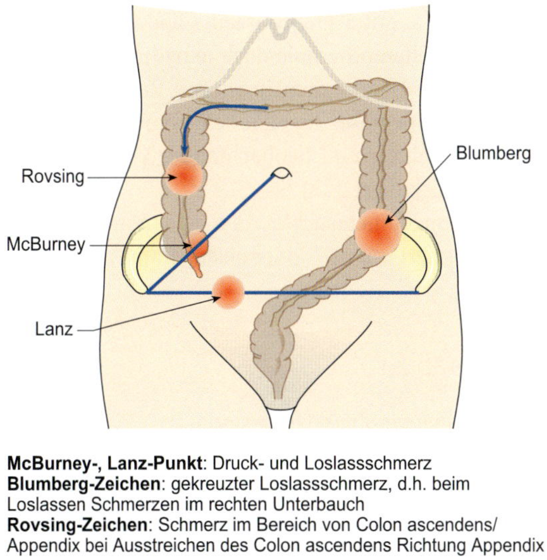

Abb. 8.38 Klinische Zeichen der Appendizitis. [L141]

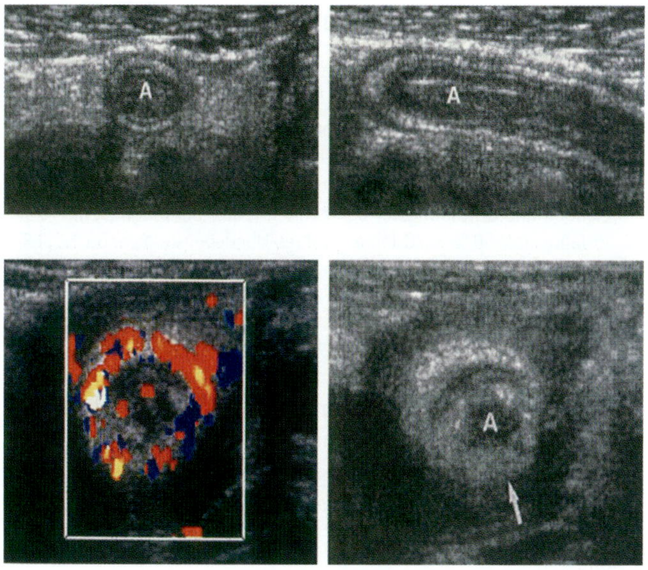

Abb. 8.39 Oben normale Appendix (A) im sonografischen Bild. Unten vergrößerte Appendix mit gesteigerter Durchblutung (links) und verdickter Wand (rechts). [G934]

Behandlung

Behandlung der Wahl ist nach wie vor die **Appendektomie** (Entfernung des Wurmfortsatzes, „Blinddarmoperation"), heute zumeist laparoskopisch. Der Stellenwert einer konservativen Therapie mit Antibiotika, die bei einer akuten unkomplizierten Appendizitis eine Operation zunächst in ca. 85 % vermeiden kann, ist noch nicht abschließend geklärt. [25], [26]

Pflegerische Betreuung

Bei Verdacht auf Appendizitis bleibt die Patientin so lange nüchtern, bis die Diagnose ausgeschlossen wurde. Manches Mal klingen die Beschwerden auch wieder ab und die Patientin kann entlassen werden. Ist eine Operation notwendig, entsprechen die präoperativen Maßnahmen denen einer Laparoskopie bzw. Laparotomie ohne Darmeröffnung (➤ 8.2.8).

Nach komplikationsloser Operation kann die Mobilisation sofort erfolgen. Trotzdem ist die Thromboseprophylaxe mit niedermolekularem Heparin erforderlich. Am Operationstag darf die Patientin trinken, am ersten postoperativen Tag schon leichte Kost zu sich nehmen. Nach Perforation erfolgt der Kostaufbau langsamer, hier ist eine Arztanordnung einzuholen.

Beratung

Alltagsbelastungen sind nach etwa einer Woche wieder möglich. Nach laparoskopischer Operation ist Sport je nach Belastung der Bauchdecken nach 1–3 Wochen, nach offener Operation nach 2–6 Wochen wieder erlaubt.

8.13 Kolorektales Karzinom

DEFINITION

Kolorektales Karzinom (*KRK, Kolon-Rektum-Karzinom, Dickdarmkrebs, oft kurz Darmkrebs*): primäre Krebserkrankung von Dick- und Mastdarm. Knapp 12 % aller Krebsneuerkrankungen, zweithäufigster bösartiger Tumor bei Frauen und dritthäufigster bei Männern. Alter bei Diagnose in 10 % < 55 Jahre, in > 50 % > 70 Jahre. 5-Jahres-Überlebensrate ca. 65 %. [14]

Krankheitsursachen und -entwicklung

Die Ursache des **kolorektalen Karzinoms** bleibt im Einzelfall meist unklar, es sind aber Risikofaktoren bekannt:

- Genetische Belastung (erbliche Formen sind mit ca. 6 % jedoch selten, z. B. das *hereditäre nichtpolypöse kolorektale Karzinom, HNPCC*)
- Rauchen
- Übergewicht, Bewegungsmangel, Ernährung (z. B. viel verarbeitetes und rotes Fleisch)
- Bestimmte Vorerkrankungen, z. B. chronisch-entzündliche Darmerkrankungen

Das „klassische" kolorektale Karzinom entwickelt sich in mehreren Stufen über viele Jahre **(Adenom-Karzinom-Sequenz):** Sich anhäufende Mutationen führen zu langsam größer werdenden **Kolonadenomen** (gutartiger Tumor der Darmschleimhaut, wegen seiner Vorwölbung in die Darmlichtung auch als *Kolonpolyp* bezeichnet) und schließlich zu einem (Adeno-)Karzinom (➤ Abb. 8.40).

Klinische Zeichen und Diagnostik

Erst-, aber oft Spätsymptome sind Änderungen der Stuhlgewohnheiten (Wechsel von Obstipation und Diarrhö), Blut im Stuhl, evtl. (leichte) Bauchschmerzen und Leistungsminderung. Eher selten zeigt sich der Tumor erstmalig durch einen stenosebedingten (Sub-)Ileus. Ungefähr ¼ der Patientinnen hat zum Zeitpunkt der Diagnose bereits Metastasen.

Diagnoseentscheidend ist die Koloskopie mit Biopsieentnahme, bei endoskopisch nicht passierbarer Stenose evtl. eine virtuelle Koloskopie. Nach Diagnosesicherung erfolgen zum Staging Oberbauchsonografie (zunehmend auch CT oder MRT des Abdomens), Röntgenaufnahme des Thorax (oder CT) und CEA-Bestimmung (als Ausgangswert), beim Rektumkarzinom außerdem Rektoskopie, MRT oder CT des Beckens und ggf. Endosonografie. Weitere Untersuchungen sind z. B. bei Metastasenverdacht angezeigt. [27], [28]

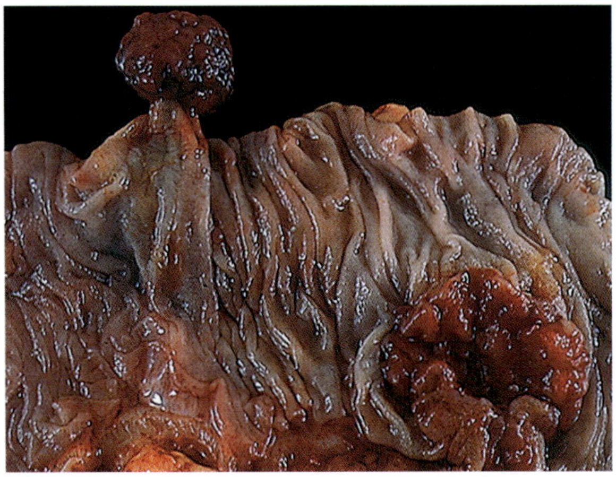

Abb. 8.40 Links oben gestielter Kolonpolyp, rechts unten ulzeriertes Kolonkarzinom. [R236]

Behandlung

Kurative Therapien

Kurative Therapien beinhalten die laparoskopische oder offene operative Entfernung des Tumors mit ausreichend Sicherheitsabstand und einschließlich der regionären Lymphknoten:

- Bei Kolonkarzinom je nach Tumorlokalisation *Hemikolektomie, erweiterte Hemikolektomie, Transversum-, Sigmaresektion* (➤ Abb. 8.23, ➤ Abb. 8.41) [27]
- Bei ganz kleinen Rektumkarzinomen *transanale Tumor- oder Vollwandexzision,* ansonsten je nach Lokalisation *kontinenzerhaltende Rektumresektion oder Rektumexstirpation* mit Anlage eines dauerhaften Sigmoidostomas (➤ 8.2.2)

Bei Kolonkarzinomen Stadium II–III kann je nach molekularen Tumormarkern eine neoadjuvante Chemotherapie sinnvoll sein. Ab Stadium II–III ist eine adjuvante Chemotherapie (v. a. mit 5-Fluorouracil, Capecitabin, Oxaliplatin) sinnvoll. [27]

Bei Rektumkarzinomen wird ab Stadium II eine neoadjuvante Strahlen-, Chemo- oder Radiochemotherapie je nach individuellem Risiko empfohlen (➤ 2.5.6, ➤ 2.5.7, ➤ 2.5.11). Erfolgt diese nicht, sollte eine postoperative Chemo- oder Radiochemotherapie durchgeführt werden (v. a. mit 5-Fluorouracil, Capecitabin). Der Nutzen einer adjuvanten Chemotherapie nach neoadjuvanter Therapie ist unklar. Bei ausgewählten Patientinnen mit Rektumkarzinom, bei denen nach medikamentöser Therapie kein Tumor mehr nachweisbar ist, wird auch ein abwartend-beobachtendes Vorgehen (zunächst) ohne Operation diskutiert. [28]

Leber- bzw. Lungenmetasten werden falls möglich operativ entfernt, ggf. kombiniert mit peri- oder postoperativer Chemotherapie. [27]

Palliative Therapien

Optionen bei palliativer Zielsetzung sind v. a.:

- Operation (Umgehungsanastomose) zum Erhalt der Darmpassage, bei Rektumkarzinom z. B. Lasertherapie
- Palliative Chemotherapien, zielgerichtete Therapien, z. B. mit 5-Fluorouracil, Oxaliplatin, Bevacizumab, Cetuximab, Encorafenib (➤ 2.5.7), ➤ 2.5.8)
- Regionale Therapie von Lebermetastasten, z. B. Laser-, Radiofrequenzablation

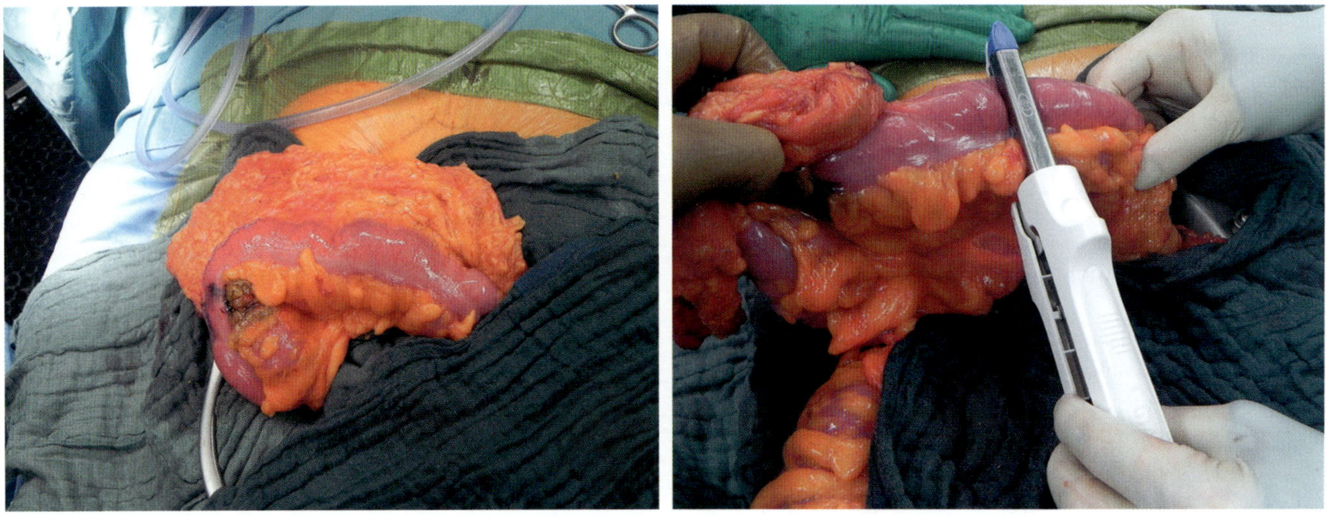

Abb. 8.41 Operation bei Kolonkarzinom. Links Darstellung des präoperativ endoskopisch mit Tusche markierten Tumors, rechts Absetzen des Querkolons bei Hemikolektomie rechts. [R426]

Pflegerische Betreuung

Bei einer operativen Therapie stehen die perioperativen Maßnahmen bei Darmoperation (➤ 8.2.9) und nach Enterostomaanlage (➤ 8.2.2) im Vordergrund. Bei Chemotherapie führen die Pflegenden die Maßnahmen bei Zytostatikatherapie (➤ 2.5.7) sowie bei supportiven Therapien (➤ 2.5.12) durch.

Die Unterstützung bei weiteren Lebensaktivitäten, z. B. Körperpflege, Mobilisation, ist abhängig vom Allgemeinbefinden der Patientin.

Prävention

Abbau von Risikofaktoren kann zwar das individuelle Risiko mindern, schützt aber nicht zuverlässig vor einem kolorektalen Karzinom.

Das derzeitige Darmkrebs-Screeningprogramm umfasst in Deutschland folgende Untersuchungen:

- Männer und Frauen ab 50 Jahren zwei Koloskopien im Mindestabstand von zehn Jahren
- Falls diese nicht gewünscht werden, Stuhluntersuchung auf okkultes (mit dem bloßen Auge nicht sichtbares) Blut alle zwei Jahre (➤ 8.1.8)

So werden nicht nur (noch) asymptomatische Karzinome entdeckt, sondern auch Adenome. Letztere können ganz überwiegend in gleicher Sitzung endoskopisch mittels Zange oder Schlinge abgetragen werden, sodass der Entstehung eines kolorektalen Karzinoms vorgebeugt wird.

Bei Patientinnen mit erhöhtem Risiko beginnen die regelmäßigen Koloskopien früher und sind engmaschiger.

Nach Adenomentfernung hängt das empfohlene Intervall bis zur nächsten Koloskopie von Zahl und Größe der gefundenen Adenome ab.

Beratung

Die pflegerische Beratung hängt wesentlich vom Tumorstadium und den durchgeführten Therapien ab.

Schwerpunkte sind in aller Regel:

- Begrenzung der postoperativen körperlichen Belastung, um eine Narbenhernienbildung (➤ 8.15) zu vermeiden
- Ernährungsberatung, abhängig vom Resektionsausmaß oder einer Enterostomaanlage
- Ggf. Beratung zu Vorsichtsmaßnahmen und Umgang mit Nebenwirkungen bei Chemotherapie (➤ 2.5.7, viele adjuvante Chemotherapien erfolgen ambulant)
- Ggf. Beratung zum Leben mit einem Enterostoma (➤ 8.2.2)
- Psychoonkologische Betreuung (➤ 2.5.12)

8.14 Hämorrhoidalleiden

DEFINITION

Hämorrhoiden *(Corpus cavernosum recti):* physiologisches arteriovenöses Gefäßpolster am Übergang vom Rektum zum Analkanal, das wesentlich zum Verschluss des Afters beiträgt.

Hämorrhoidalleiden (oft kurz *Hämorrhoiden*): krankhaft vergrößerte Hämorrhoiden, teils mit Beschwerden einhergehend. Häufigkeit unklar, Schätzungen reichen von 5 bis über 50 % der Erwachsenen.

Krankheitsursachen und -entwicklung

Ab etwa 30 Jahren vergrößert sich bei einem Teil der Menschen das normale arteriovenöse Gefäßpolster im Analkanal und verlagert sich nach unten. Die Ursache hierfür ist letztlich unklar. Begünstigend wirken Bindegewebsschwäche, Obstipation, sitzende Tätigkeit und Schwangerschaft.

Klinische Zeichen und Diagnostik

Leitsymptome sind hellrotes Blut am Toilettenpapier nach dem Stuhlgang bzw. hellrote Blutauflagerung auf dem Stuhl, perianaler Juckreiz

8

und Nässen. Ein fortgeschrittenes **Hämorrhoidalleiden** kann zu Störungen der Feinkontinenz führen.

Diagnose und Schweregradeinteilung erfolgen durch Untersuchung und Proktoskopie (➤ Abb. 8.42).

Behandlung

Allgemeinmaßnahmen

Obstipationsprophylaxe (➤ 8.1.5), Vermeiden starken Pressens beim Stuhlgang und Abbau von Übergewicht reichen oftmals, um das Voranschreiten der Erkrankung zu bremsen und starke Beschwerden zu vermeiden. Bei Schmerzen, Juckreiz und Rötungen können Salben (z. B. Faktu®-Salbe) mit unterschiedlichen Wirkstoffen Linderung bringen. Eine sorgfältige Analhygiene ist wichtig.

Konservative Therapie

Die konservative Therapie in den Graden I–II umfasst: [29]

- Entzündungshemmende und schmerzlindernde Salben oder Suppositorien zur symptomatischen Beschwerdelinderung
- **Sklerosierung** („Verödung"), die letztlich das Gefäßpolster fixiert
- **Gummibandligatur,** d. h. Legen eines einschnürenden Gummirings um den Hämorrhoidalknoten, der nekrotisiert und mit dem Gummiring nach 7–10 Tagen ausgeschieden wird; der behandelte Bereich vernarbt und schrumpft

Operative Therapie

Die Grade III–IV sind eine Indikation zur **Hämorrhoidektomie** *(Hämorrhoidenentfernung),* wobei verschiedene Verfahren zur Verfügung stehen.

Weitere pflegerische Betreuung

Präoperativ erhält die Patientin ein Klysma oder Suppositorium.

Postoperativ soll die Patientin bevorzugt in Seiten- oder Bauchlage liegen, zum Sitzen ist ein Sitzring sinnvoll. Pflegende leiten die Patientin zu einer sorgfältigen Analhygiene 2- bis 3-mal täglich und nach jedem Stuhlgang an und übernehmen diese gegebenenfalls:

- Wunde lauwarm ausduschen, auf dem Bidet reinigen oder ein Sitzbad nehmen, ggf. mit weichen Kompressen abwischen, trockentupfen
- Salbentupfer (z. B. mit Dexpanthenol-Salbe) auflegen oder trocken verbinden; keine modernen Wundauflagen (Alginate, Hydrokolloide u. a.)

Beratung

Die Heilungsphase nach einer Hämorrhoidektomie dauert je nach Operationsverfahren bis zu sechs Wochen. Neben der Weiterführung der Analhygiene nach Arztanordnung soll die Patientin den Stuhl durch ein mildes Laxans (Quellmittel, ➤ 8.2.6) geschmeidig halten und den Stuhldrang nicht unterdrücken. In der ersten Zeit postoperativ ist die rechtzeitige Einnahme eines Schmerzmittels vor der Defäkation sinnvoll.

Schweregrad

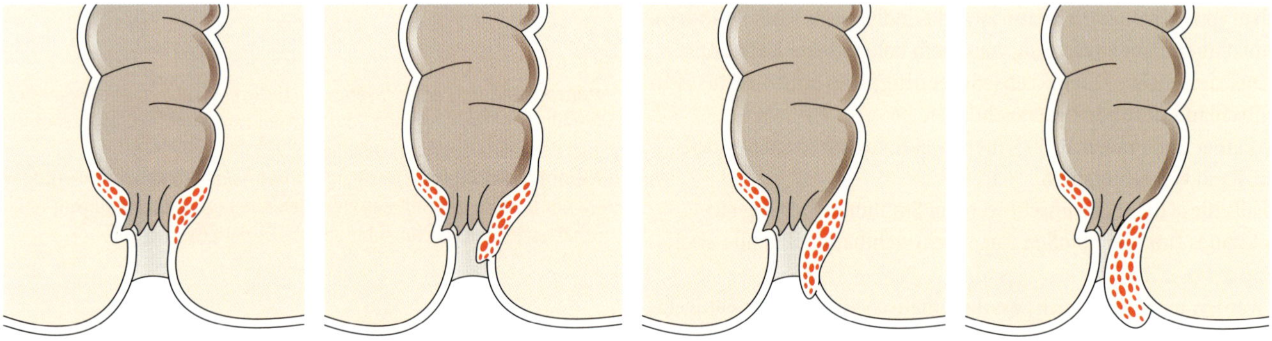

Grad I: vergrößerte, nur proktoskopisch als Vorwölbung sichtbare Hämorrhoidalpolster	**Grad II**: Heraustreten der Hämorrhoiden (Prolaps, Vorfall) beim Stuhlgang/Pressen, danach spontanes Zurückgleiten	**Grad III**: Prolaps beim Stuhlgang/Pressen, manuelle Reposition nötig	**Grad IV**: ständiger Prolaps, keine Reposition mehr möglich
klinische Zeichen			
evtl. hellrote Blutauflagerungen auf dem Stuhl, evtl. Juckreiz	Juckreiz, Nässen, Schmerzen, Blutung	Juckreiz, Schleimsekretion, Blutung, Schmerzen, Stuhlschmieren, Fremdkörpergefühl/Gefühl der unvollständigen Entleerung	
Behandlung			
evtl. Sklerosierung	Gummibandligatur, Sklerosierung	Operation, Gummibandligatur	Operation

Abb. 8.42 Schweregradabhängige Diagnostik und Therapie von Hämorrhoiden. [L141]

8.15 Hernien

DEFINITION

Hernie *(Bruch):* sackartige Ausstülpung des Peritoneums **(Bruchsack)** durch eine anatomische Lücke oder Schwachstelle **(Bruchpforte)** mit Verlagerung von Organen/Organteilen **(Bruchinhalt)** in den Bruchsack. Häufigkeit ca. 3–4 %, davon 75–80 % **Leistenhernien** *(Leistenbruch),* Jungen bzw. Männer häufiger betroffen als Mädchen bzw. Frauen. Erster Altersgipfel im Säuglingsalter, zweiter bei 40–50 Jahren.

Gleithernie *(Gleitbruch):* Hernie mit teilweise oder ganz fehlendem Bruchsack. Bei retroperitonealen Organen, die nur auf einer Seite von Peritoneum überzogen sind, sodass bei Hervortreten durch eine Bruchpforte auch nur auf einer Seite Peritoneum ist.

(Eingeweide-)Prolaps *(Vorfall, falscher Bruch):* Hervortreten von Eingeweiden durch eine Lücke im Peritoneum. Keine Hernie!

Krankheitsursachen und -entwicklung

Bei **Hernien** besteht eine angeborene oder erworbene Schwachstelle der Bauchwand, durch die sich das Peritoneum ausstülpen und Organe austreten können (➤ Abb. 8.43, ➤ Tab. 8.10). Eine bedeutsame und nicht vermeidbare Schwachstelle bei Jungen bzw. Männern ist der Leistenkanal, durch den die Hoden während der Embryonalzeit „absteigen" und der bei ⅔ der **Leistenhernien** die Bruchpforte darstellt (➤ Abb. 8.44). Weitere Schwachstellen sind z. B. Durchtrittsstellen für Gefäße und Nerven (etwa bei der **Schenkelhernie,** der zweithäufigsten Hernie) oder Narben.

Risikofaktoren sind Bindegewebsschwäche (z. B. anlagebedingt, im Alter), Druckerhöhung im Bauchraum z. B. durch Obstipation, Adipositas, Schwangerschaft oder häufiges Husten, aber auch einen Tumor.

Einteilung der Hernien ➤ Tab. 8.10

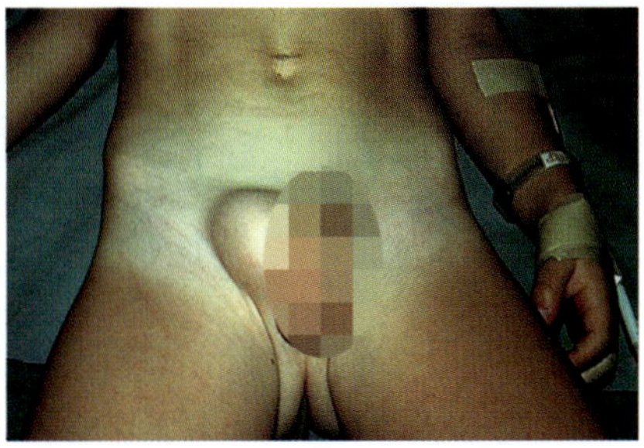

Abb. 8.44 Junge mit inkarzerierter Leistenhernie rechts. [F384–003]

Klinische Zeichen und Diagnostik

Ein Teil der Hernien bleibt asymptomatisch. Leitsymptome sind ansonsten Druckgefühl oder ziehende Schmerzen und eine sichtbare Vorwölbung im Bereich der Bruchpforte, die bei Husten, Pressen, körperlicher Arbeit oder Schreien (bei Säuglingen) zunehmen.

Die Diagnose ist fast immer durch Untersuchung (tast- und sichtbare Bruchpforte/Vorwölbung) und Sonografie möglich.

Komplikationen

Wichtigste und bedrohliche Komplikation einer Hernie ist die **Inkarzeration,** also die Einklemmung von Bruchinhalt in der Bruchpforte. Hauptformen sind:

- **Inkomplette Inkarzeration** (*Darmwandinkarzeration,* ➤ Abb. 8.43). Hier ist ein Teil der Darmwand eingeklemmt, die Darmpassage aber erhalten, sodass zunächst nur wenige Beschwerden bestehen. Folge ist eine Darmwandnekrose mit nachfolgender Peritonitis (➤ 8.1.7).

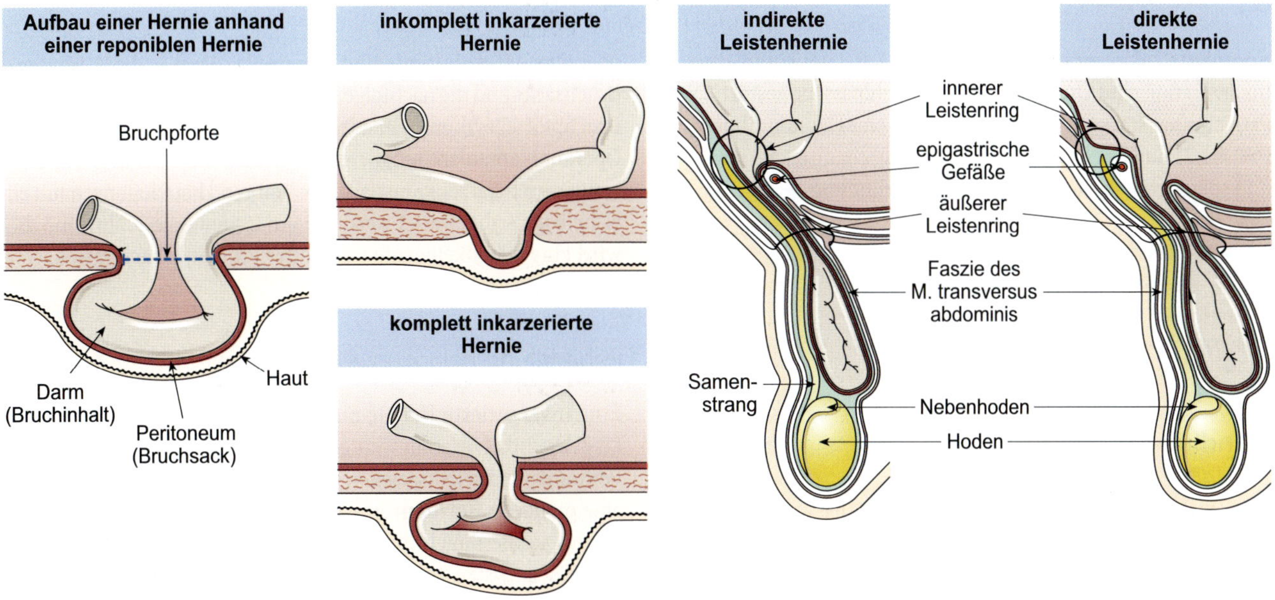

Abb. 8.43 Links Aufbau einer Hernie, reponible und inkanzerierte Hernie. Rechts indirekte und direkte Leistenhernie. [L141]

Tab. 8.10 Übersicht über die Hernien (Auswahl).

Hernie	Charakterisierung
Einteilung nach Entstehung	
Angeborene Hernie	• Ursache unvollständiger Verschluss embryonaler Peritonealausstülpungen/Bauchdeckenlücken • Altersgipfel Säuglinge • Bsp. kindliche Nabelhernie, ein Teil der indirekten Leistenhernien
Erworbene Hernie	• Ursache Bauchwandschwäche • Altersgipfel Erwachsene • Bsp. Narbenhernien, alle direkten und ein Teil der indirekten Leistenhernien
Einteilung nach Sichtbarkeit	
Innere Hernie	Bruchpforte im Körperinneren (Zwerchfell, Bauchfelltasche) → nach außen nicht sichtbar
Äußere Hernie	Bruchpforte in der Bauchwand → nach außen sichtbar
Einteilung (der äußeren Hernien) nach Lokalisation	
Leistenhernie	• **Indirekte Leistenhernie:** Bruchpforte innerer Leistenring oberhalb des Leistenbandes lateral der epigastrischen Gefäße, angeboren oder erworben • **Direkte Leistenhernie:** Bruchpforte Bauchwand oberhalb des Leistenbandes medial der epigastrischen Gefäße, erworben • Schwellung in der Leiste • I. d. R. Operation angezeigt • OP-spezifische Komplikation: Hodenatrophie
Schenkelhernie	• Bruchpforte Gefäßlücke unterhalb des Leistenbandes, erworben • Evtl. Schwellung unterhalb der Leiste • Operation angezeigt
Nabelhernie	• Bruchpforte Nabelring, angeboren (besonders häufig bei Frühgeborenen) oder erworben • Schwellung um den Nabel • Bei angeborenen Formen Zuwarten möglich, bei erworbenen Operation angezeigt
Narbenhernie	• Bruchpforte Narbe, erworben • I. d. R. Operation angezeigt
Einteilung nach Reponierbarkeit/Komplikationen	
Reponible Hernie	• Zurückdrücken des Bruchinhaltes in Bauchhöhle möglich • Variable Symptome
Irreponible Hernie	• Kein Zurückdrücken des Bruchinhaltes in Bauchhöhle möglich • Immer sichtbar, ansonsten variable Symptome
Inkarzerierte Hernie	• Eingeklemmter Bruch • Leitsymptome Schmerz, Rötung, akutes Abdomen → sofortige Behandlung nötig

8

- **Komplette Inkarzeration** (➢ Abb. 8.43). Bei der kompletten Inkarzeration sind Durchblutung und Stuhlpassage gestört. Die Patientin hat starke Schmerzen im Sinne eines akuten Abdomens (➢ 8.1.7) und entwickelt zuerst einen (mechanischen) Ileus und später eine Peritonitis (Bauchfellentzündung ➢ 8.1.7).

Symptome bei Säuglingen

Bei Säuglingen mit bekannter Hernie muss bei Schreien über Stunden, Nahrungsverweigerung oder Erbrechen immer an eine Inkarzeration der Hernie gedacht werden!

Behandlung

Behandlung bei nichtinkarzerierter Hernie

Konservative Therapien wie etwa das Bruchband können eine Inkarzeration nicht zuverlässig verhindern und sind daher nur in Ausnahmefällen sinnvoll. Methode der Wahl ist die minimalinvasive oder offene **Herniotomie und Hernioplastik,** d. h. die Eröffnung des Bruchsacks und die nachfolgende Einengung bzw. der Verschluss der Bruchpforte, evtl. mit Verstärkung durch ein Netz. Teilweise ist die Operation ambulant möglich. Wie schnell die Operation ratsam ist, hängt vom Inkarzerationsrisiko ab: Während bei Säuglingen mit einer Nabelhernie abgewartet werden kann (Spontanverschluss möglich), wird eine Schenkelhernie wegen der großen Inkarzerationsgefahr baldmöglichst operiert.

Behandlung bei inkarzerierter Hernie

Eine inkarzerierte Hernie muss unverzüglich behandelt werden. Liegt die Inkarzeration weniger als 4–6 Std. zurück und sind keine Peritonitis- oder Ileuszeichen vorhanden, kann die Ärztin vorsichtig eine manuelle **Hernienreposition** versuchen, also den Bruchinhalt zurück in die Bauchhöhle zu drücken. Gelingt dies, kann innerhalb der nächsten Tage geplant operiert werden. Ansonsten ist eine sofortige Operation nötig.

Pflegerische Betreuung

Präoperativ werden die allgemeinen Maßnahmen durchgeführt. Die Patientin bleibt nüchtern.

Die erste Mobilisation findet noch am OP-Tag statt. Die Patientin darf abends schon etwas leichte Kost zu sich nehmen.

Prävention

Vorgebeugt werden kann nur der Narbenhernie: Nach einer Bauchoperation sollen häufiges Husten, Pressen und schwere körperliche Anstrengung (inkl. Heben) vermieden werden, bis die Narbe fest ist. Beim Husten und Pressen soll die Patientin Gegendruck auf die Operationswunde ausüben. Bei Obstipationsneigung kann ein mildes Laxans (➤ 8.2.6) sinnvoll sein, bei starkem Husten ein Hustenstiller.

Beratung

Männer können nach einer Leistenhernienoperation in den ersten Tagen Hodenschmerzen und -schwellung durch Wundflüssigkeit bekommen. Das Tragen einer engen Unterhose oder eines Hodensuspensoriums (➤ Abb. 22.8) kann dem vorbeugen.

Leichte Alltagsbelastungen sind nach wenigen Tagen wieder möglich. Je nach Art der Operation kann die Belastung nach 1–2 Wochen gesteigert werden bis zur vollen Belastbarkeit (z. B. Heben, Sport) nach 3–6 Wochen. Abhängig von der beruflichen Tätigkeit wird die Patientin noch ca. 1–3 Wochen krankgeschrieben.

Aufgaben zur Pflegesituation

Zur Operation des Rektumkarzinoms befindet sich Herr Schmidt im Krankenhaus. Für den morgigen Tag ist die Rektumexstirpation mit Anlage eines endständigen Enterostomas geplant. Sowohl mit der Chirurgin als auch mit der Anästhesistin hat er bereits die entsprechenden Aufklärungsgespräche geführt. Die Angst vor der Operation hält sich bei Herrn Schmidt in Grenzen, allerdings ist er bezüglich der Anlage des Enterostomas sehr verunsichert und kann sich ein Leben damit nicht vorstellen. Aufgrund dessen ist für den heutigen Tag zusätzlich ein Gespräch mit der Stomatherapeutin geplant, die mit ihm über die Unsicherheiten sprechen und ihm Tipps zum Umgang mit dem Enterostoma geben wird.

1. Beschreiben Sie die Grundregeln zur Vorbereitung einer Koloskopie.
2. Warum wurde Ihrer Meinung nach sowohl eine Rektoskopie als auch eine Koloskopie durchgeführt?
3. Definieren Sie den Begriff „Enterostoma".
4. Was ist präoperativ bei Operationen am Enddarm pflegerisch zu beachten?
5. Wie wird postoperativ der Kostaufbau gestaltet werden?
6. Auch postoperativ wird die Stomatherapeutin mit Herrn Schmidt zusammenarbeiten – was sind dabei ihre Aufgaben?
7. Welche Beobachtungen führen Sie postoperativ durch? Legen Sie den Schwerpunkt auf das Enterostoma und die Stuhlausscheidung.
8. Es gibt unterschiedliche Stomaversorgungssysteme. Welches System erscheint Ihnen für Herrn Schmidt geeignet und warum?

GASTROÖSOPHAGEALE REFLUXKRANKHEIT

Beschwerden durch Rückfluss von Mageninhalt in die Speiseröhre

Ursache: unzureichende Verschlussfunktion des unteren Ösophagussphinkters
Leitsymptome: (saures) Aufstoßen, Sodbrennen, Heiserkeit, unklarer Husten/Dyspnoe
Behandlung:

- Allgemeinmaßnahmen, Gabe von Protonenpumpenhemmern
- Selten OP (Fundoplikatio)

ZÖLIAKIE

Glutenunverträglichkeit

Ursache: autoimmunologisch bedingt
Leitsymptome:

- Klassisches Bild mit chron. Diarrhö, „dickem" Bauch, Malabsorptionssyndrom, bei Kindern Gedeihstörungen
- Heute häufiger Verläufe mit unspezifischen Abdominalbeschwerden und/oder Symptomen außerhalb des Darms

Behandlung: zeitlebens glutenfreie Kost ohne z.B. Weizen, Roggen, Gerste, Dinkel und alle daraus hergestellten Produkte

(INFEKTIÖSE) GASTROENTERITIS

I.d.R. akute Entzündung der Magen-Darm-Schleimhaut

Ursache: v.a. Viren und Bakterien
Leitsymptome: Übelkeit, Erbrechen, Diarrhö
Hauptgefahr: Austrocknung, v.a. bei Kindern und alten Menschen
Behandlung:

- Flüssigkeitsersatz, möglichst oral
- Meist selbstlimitierend

KOLOREKTALES KARZINOM

Dick- und Mastdarmkrebs. Überwiegend aus Adenomen entstehend

Leitsymptome: Beschwerden meist spät, z.B. Änderung der Stuhlgewohnheiten, Blut im Stuhl
Behandlung:

- Operative Entfernung des Tumors
- Je nach Stadium zusätzlich Chemotherapie (Kolonkarzinom), Radiochemotherapie (Rektumkarzinom), zielgerichtete Therapien

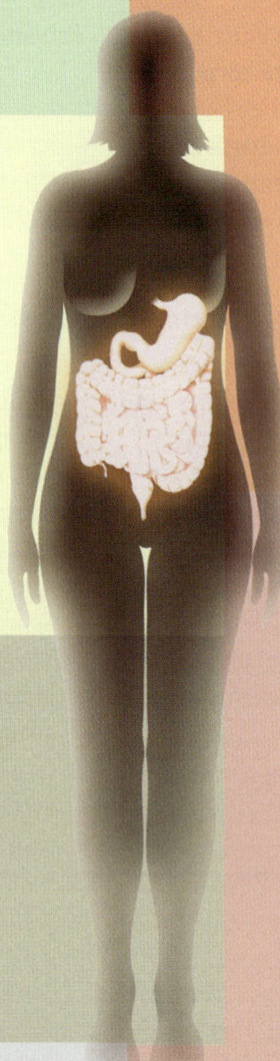

CHRONISCHE GASTRITIS

Lang andauernde Entzündung der Magenschleimhaut

Ursache:

- Typ A: Autoimmungastritis → verminderte Vit.-B_{12}-Aufnahme → Anämie
- Typ B: Bakteriell – Helicobacter-Besiedelung des Magens → gastroduodenale Ulkuskrankheit im Magen bzw. Zwölffingerdarm
- Typ C: Chemisch-toxisch, verursacht durch Alkohol, nichtsteroidale Antirheumatika, Gallenreflux

Leitsymptome: uncharakteristische Abdominalbeschwerden, Oberbauchschmerzen
Behandlung:

- Weglassen aller Schädigungsfaktoren
- Helicobacter-Eradikationstherapie
- Protonenpumpenhemmer

CHRONISCH-ENTZÜNDLICHE DARMERKRANKUNGEN (M. CROHN/ COLITIS ULCEROSA)

Rezidivierende oder kontinuierliche Entzündung der Darmschleimhaut

M. Crohn: segmental, aber im gesamten Magen-Darm-Trakt

Colitis ulcerosa: kontinuierlich, aber auf Dickdarm, Rektum und terminales Ileum (selten) beschränkt

Ursache: unklar
Leitsymptome: Bauchschmerzen, Diarrhö, Allgemeinsymptome

- M. Crohn: oft hohe Stuhlfrequenz, perianale Symptome, Fisteln
- Colitis ulcerosa: blutig-schleimige Diarrhö

Behandlung:

- Medikamentöse Entzündungshemmung/ Immunsuppression, Ernährungstherapie
- OP bei konservativ/endoskopisch nicht beherrschbaren Komplikationen, bei Colitis ulcerosa auch Proktokolektomie zur Vorbeugung eines Karzinoms

Abb. 8.45 Übersicht über die wichtigsten Magen-Darm-Erkrankungen. [L275]

8

KAPITEL

9

Christine Keller, Nicole Menche

Pflege von Menschen mit Erkrankungen von Leber, Gallenwegen und Pankreas

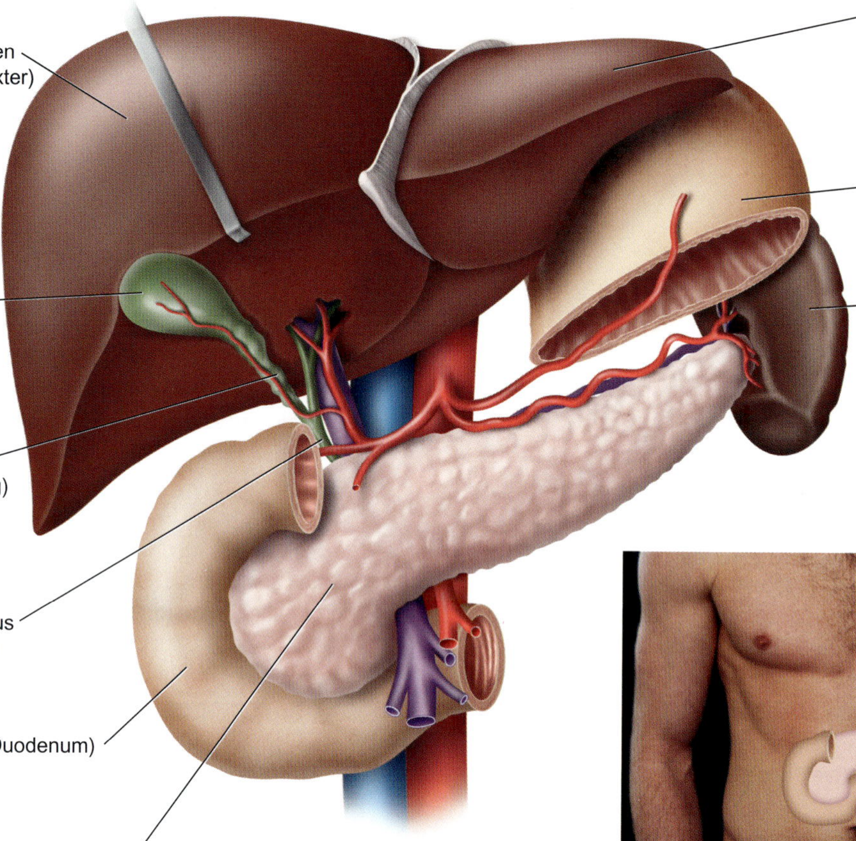

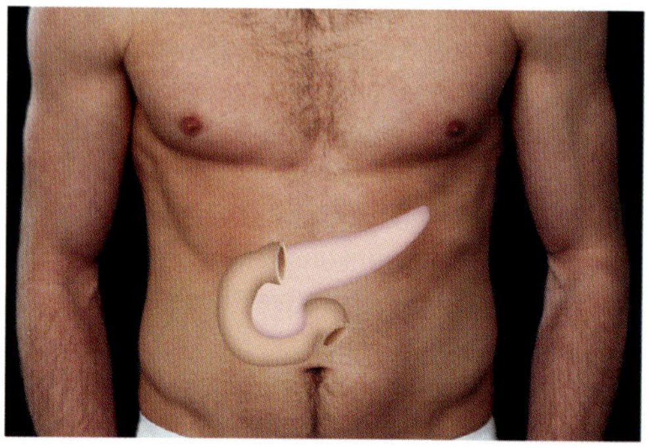

Abb. 9.1 [L275, J787]

Pflegesituation

Der 59-jährige Uwe Melis ist in seinem Heimatdorf im Schützenverein aktiv und engagiert sich im Fußballverein als Kassenwart. Kaum ein Wochentag vergeht ohne irgendeine Vereinstätigkeit. Zudem spielt Herr Melis an zwei Abenden in der Woche in der Dorfkneipe Skat. Bei diesen Gelegenheiten darf das ein oder andere kühle Bier natürlich nicht fehlen. Auch ist der Junggeselle ein Freund deftigen Essens. Über die Jahre hat der ehemalige Sportler deutlich an Gewicht zugelegt und wiegt bei einer Größe von 183 cm stolze 119 kg. Bereits vor 10 Jahren waren bei Herrn Melis eine beginnende Fettleber und deutlich erhöhte Leberwerte festgestellt worden. Seitdem mahnte sein Hausarzt regelmäßig, Herr Melis müsse sich gesünder ernähren, sich mehr bewegen und seinen Alkoholkonsum dringend einschränken. Da ihm die mahnenden Vorträge des Hausarztes unangenehm waren und er sich stets fit fühlte, hatte Herr Melis die Hausarztpraxis seitdem möglichst gemieden.

Erkrankungen von Leber, Gallenwegen und Pankreas sind im Kindesalter insgesamt selten. Hauptursachen sind eine *Gallenwegsatresie* (Gallenwegsverschlus ➤ Tab. 9.3) sowie *angeborene Stoffwechselstörungen* mit Leberbeteiligung. Viele dieser Erkrankungen verlaufen chronisch und schwerwiegend und machen wiederholt Krankenhausaufenthalte wegen Diagnostik, Therapie oder Komplikationen nötig.

Bei Erwachsenen hingegen sind Erkrankungen von Leber, Gallenwegen und Pankreas häufig und oft durch Gallensteine oder ungesunden Lebensstil (z. B. übermäßigen Alkoholkonsum) bedingt. Schätzungsweise 35 % der Erwachsenen in Deutschland haben eine *steatotische Lebererkrankung* (früher *Fettleber*), etwa 15–20 % *Gallensteine* (➤ 9.5), oft schon im mittleren Lebensalter und ohne es zu wissen. Neben der Betreuung bei akuten Komplikationen, z.B. *Gallenkolik, Cholezystitis* (Gallenblasenentzündung), *Pankreatitis* (Bauchspeicheldrüsenentzündung ➤ 9.6) ist die Beratung ein pflegerischer Schwerpunkt, um einen erneuten Krankheitsschub zu vermeiden.

Insgesamt selten, aber mit zunehmendem Alter stetig häufiger ist das *Pankreaskarzinom* (➤ 9.7). Es hat von allen bösartigen Erkrankungen die schlechteste Prognose überhaupt.

Die Beschwerden der Patienten bzw. Patientinnen (im Folgenden „Patient", „Patienten" genannt) entwickeln sich sehr unterschiedlich schnell. Typisch bei einer Gallenkolik oder akuten Pankreatitis sind hochakute Bauchschmerzen (➤ 8.1.7). Andererseits entwickeln sich die Symptome bei vielen Leber- und Bauchspeicheldrüsenerkrankungen eher langsam und bleiben oft lange unbemerkt.

Die Behandlung erfolgt häufig konservativ auf einer **gastroenterologischen** Station, z. B. bei Pankreatitis. Gallensteine und Tumoren hingegen werden in der Regel operativ behandelt, die Patienten werden dann auf einer Station mit dem Schwerpunkt **Abdominalchirurgie** betreut.

Pflegende unterstützen Betroffene und ihre Angehörigen in Akutkrankenhäusern, Pflegeeinrichtungen und zu Hause.

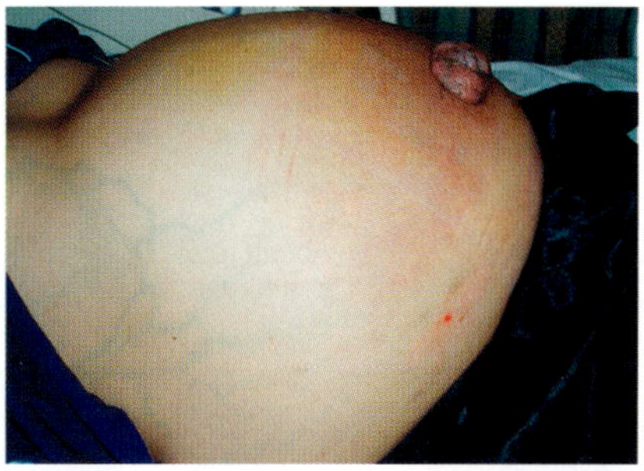

Abb. 9.2 Patient mit ausgeprägtem Aszites, hier verursacht durch eine hepatitisbedingte Leberzirrhose. Durch die Druckerhöhung im Bauchraum infolge der Flüssigkeit ist eine Nabelhernie entstanden. [E355-026]

9.1 Pflegerische und medizinische Diagnostik

Bauchschmerzen und akutes Abdomen ➤ 8.1.7

Viele Erkrankungen von Leber, Gallenwegen und Pankreas verlaufen lange beschwerdearm. Leitbeschwerden und Auffälligkeiten der Patientenbeobachtung bei manifest Erkrankten sind v. a.:

- In Charakter und Stärke sehr variable **Bauchschmerzen** (➤ 8.1.7) – vom leichten Druckgefühl in der Lebergegend bei einer Hepatitis über wellenförmige Koliken im rechten Oberbauch bei der Gallenkolik und gürtelförmige Dauerschmerzen bei der Pankreatitis bis hin zum akuten Abdomen bei Cholezystitis oder Pankreatitis
- **Aszites** (➤ Abb. 9.2)
- **Ikterus** (➤ 9.1.1, ➤ Abb. 9.3)

DEFINITION

Aszites: Ansammlung von Flüssigkeit in der Bauchhöhle. In ca. 75 % durch fortgeschrittene Lebererkrankungen bedingt, weitaus am häufigsten durch eine Leberzirrhose (➤ 9.4). Weitere Ursachen umfassen Tumoren, Rechtsherzinsuffizienz (➤ 4.5), ausgeprägten Eiweißmangel und Entzündungen im Bauchraum. Leitsymptome sind zunehmender Bauchumfang, verstrichener Nabel, evtl. Nabelhernie (➤ 8.15). Diagnose durch Sonografie, ggf. Aszitespunktion mit nachfolgender Untersuchung des Punktats (➤ 9.1.4). Therapie ursachenabhängig, meist körperliche Schonung, Diuretika (➤ 10.2.3), ggf. salzarme Kost und Trinkmengenbeschränkung sowie Entlastungspunktion.

9.1.1 Ikterus

DEFINITION

Ikterus: Gelbfärbung von Schleimhäuten (besonders gut sichtbar an der Augenbindehaut) und Haut durch Einlagerung von Bilirubin. Mit dem bloßen Auge sichtbar bei Bilirubin im Blut > 2 mg/dl (> 34 μmol/l). Ursache im Bereich von Blut, Leber oder Gallenwegen. Begleitsymptome, -befunde und Therapie ursachenabhängig.

Nicht selten ist ein **Ikterus** erstes (wegweisendes) Symptom bei Leber-, Gallenwegs- oder Pankreaserkrankungen. Zuerst fällt meist ein **Sklerenikterus** (Gelbfärbung des „Weiß" der Augen) auf, bei weiterem Bilirubinanstieg auch eine Gelbfärbung der Haut (➤ Abb. 9.3). Bei dunkelhäutigen Menschen ist der Ikterus an der Haut schlecht zu sehen, jedoch an den Skleren erkennbar.

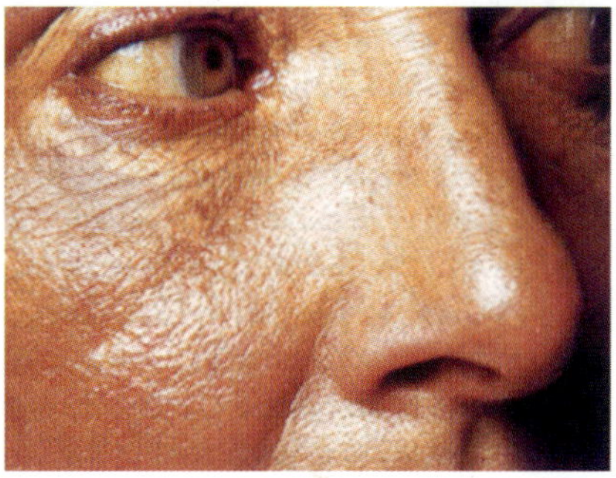

Abb. 9.3 Deutlich sichtbarer Sklerenikterus und Gelbfärbung der Haut bei einem Patienten mit Leberzirrhose. [E355-026]

Ein Ikterus kann zahlreiche Ursachen haben, wobei üblicherweise **prä-, intra- und posthepatischer Ikterus** (Ursache vor, in oder hinter der Leber) unterschieden werden (➤ Tab. 9.1). Je nach Ursache des Ikterus bestehen weitere Krankheitszeichen, v. a. Juckreiz, dunkler Urin, heller Stuhl, möglicherweise auch Schmerzen, allgemeines Krankheitsgefühl oder Fieber.

Ausprägung des Ikterus und Begleitsymptome erlauben keine Aussage über die Schwere der Grunderkrankung. Erste Untersuchungen zur Ursachensuche sind Blutuntersuchungen (➤ Abb. 9.4) und Sonografie, weitere Untersuchungen hängen von deren Ergebnissen ab.

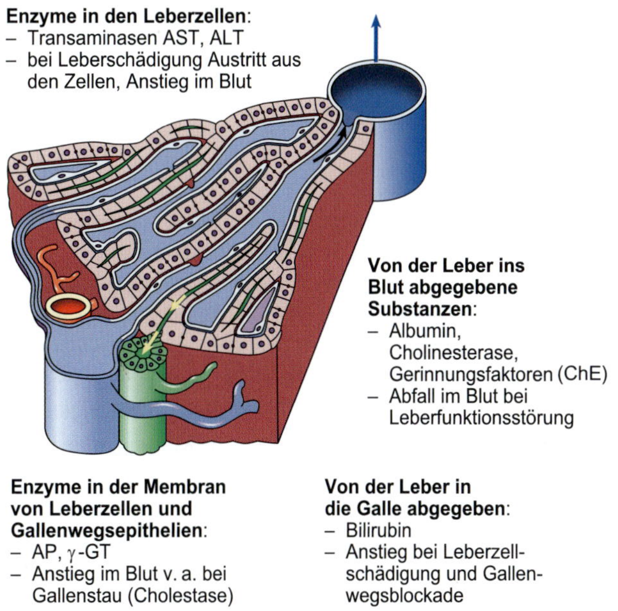

Abb. 9.4 Blutwerte bei Verdacht auf Lebererkrankung (Blutuntersuchungen bei Verdacht auf Virushepatitis ➤ Tab. 9.2). [L141]

9

Tab. 9.1 Übersicht über die Ikterusformen, Erkrankungen mit Ikterus (Auswahl) und Krankheitsentstehung. Bilirubin im Blut ist immer erhöht. [L141]

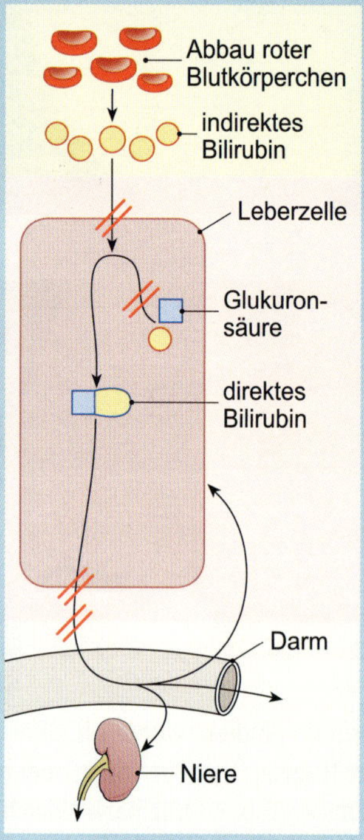

Ursache/Erkrankung	Krankheitsentstehung
Prähepatischer Ikterus = Überproduktionsikterus (zu hoher Bilirubinanfall → Überforderung der gesunden Leber)	
AST/ALT, AP/γ-GT normal, Urin-/Stuhlfarbe normal, kein Juckreiz	
Bestimmte Anämien (v. a. hämolytische ➤ 11.3)	Übermäßiger Bilirubinanfall durch vorzeitiges Zugrundegehen von Erythrozyten/-vorstufen
Intrahepatischer Ikterus = Parenchymikterus (Lebererkrankung → gestörte Bilirubinverarbeitung durch die Leberzellen)	
AST/ALT ↑↑, AP/γ-GT ↑, Urin dunkel, Stuhlfarbe unterschiedlich, evtl. Juckreiz	
Physiologischer Neugeborenenikterus (➤ 21.4.7)	Kombination aus starkem Bilirubinanfall und Enzymunreife, bei fast allen Neugeborenen
Erbliche Syndrome, z. B. **Gilbert-Syndrom**	Verschiedene Störungen mit unterschiedlichem Manifestationsalter, überwiegend gute Prognose
Hepatitis (➤ 9.3), **Leberzirrhose** (➤ 9.4), **Arzneimittel/Vergiftungen**	Leberzellschädigung oder -nekrosen mit herabgesetzter Fähigkeit der Leber zur Bilirubinverarbeitung, Prognose abhängig von Krankheitsursache und -schwere
Posthepatischer Ikterus = Verschlussikterus, cholestatischer Ikterus (Cholestase = Gallenstau in den Gallenwegen außerhalb der Leber → Bilirubin „rückstau")	
AST/ALT ↑, AP/γ-GT ↑↑, Urin dunkel, Stuhl hell, Juckreiz	
Gallenwegsatresie (➤ Tab. 9.3)	Fortschreitender Ikterus beim Neugeborenen durch angeborenen Verschluss der Gallengänge. Prognose ohne Behandlung schlecht. Neugeborenen-Screening mittels Stuhlfarbkarte (➤ Tab. 2.2)
Bestimmte nichtbakterielle Cholangitis-Formen (PBC, PSC, ➤ Tab. 9.3)	Ursächlich ungeklärte Gallenwegsentzündungen (autoimmun?) mit teils zweifelhafter Prognose
Gallensteine (➤ 9.5)	Gallensteineinklemmung, z. B. in der Papille. Nach Steinbeseitigung sehr gute Prognose
Gallenwegstumoren	Tumorbedingter Gallenwegsverschluss. Selten, mit überwiegend schlechter Prognose
Pankreastumoren (➤ 9.7)	Gallenwegskompression durch Tumoren des Pankreaskopfs und der Papille. Überwiegend schlechte Prognose

AST (ASAT, Aspartat-Aminotransferase), ALT (ALAT, Alanin-Aminotransferase) = *Transaminasen,* zeigen Leberzellschäden an, Normalwerte ➤ Kap. 23
AP (Alkalische Phosphatase), γ-GT (γ-Glutamyl-Transferase, GGT) = cholestaseanzeigende Enzyme (Cholestase = Gallenstau), Normalwerte ➤ Kap. 23
PBC = primär biliäre Cholangitis; **PSC** = primär sklerosierunde Cholangitis

9.1.2 Bildgebende Verfahren

Erstes bildgebendes Verfahren bei (V. a.) Leber-, Gallenwegs- und Pankreaserkrankungen ist die **Sonografie** (Lebermetastasen? Gallensteine/-stau? Pankreastumor? ➤ Abb. 9.5, ➤ Abb. 9.19). Beim Pankreas ist zudem eine Endosonografie vom Duodenum aus möglich, bei der der Ultraschallkopf durch Ösophagogastroduodenoskopie (ÖGD) in den Pankreasgang eingebracht wird.

Unverzichtbar sind außerdem **CT und MRT,** nicht nur bei der Frage nach Tumoren, sondern z. B. auch zur Klärung, ob es bereits zu Krankheitskomplikationen gekommen ist.

Eine besondere Variante der MRT, die **MRCP** (**Magnetresonanz-Cholangiopankreatikografie,** ➤ Abb. 9.25), ist mittlerweile Methode der Wahl zur rein diagnostischen Darstellung von Gallenwegen und Pankreasgang (**Cholangiografie** = [Kontrastmittel-]Darstellung der Gallenwege, **Pankreatikografie** = [Kontrastmittel-]Darstellung des Pankreasgangs).

9.1.3 Endoskopien

Laparoskopie

Wichtigste Endoskopie bei Lebererkrankungen ist die **Laparoskopie** *(Bauchspiegelung).* Diagnostisch erfolgt sie beispielsweise zur gezielten Punktion eines unklaren Leberherds, therapeutisch ist – neben den laparoskopischen Operationen im Bauchraum – z. B. die lokale Behandlung von Lebermetastasen zu nennen.

Spezifische Risiken der Laparoskopie sind eine Peritonitis (➤ 8.1.7) und die Verletzung von Bauchorganen. Muskelkaterähnliche Schmerzen in Rücken und Schulterblattregion für etwa 1–3

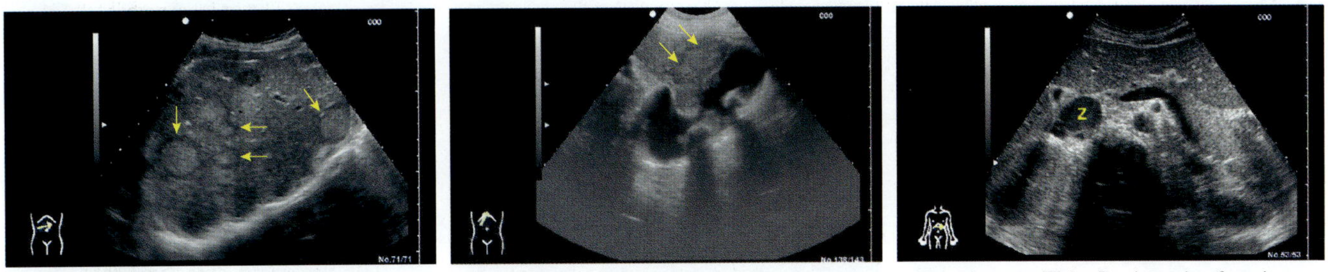

Mehrere Lebermetastasen unterschiedlichen Aussehens (die Pfeile zeigen auf vier davon).

In Leber und Gallenblasenlichtung eingewachsenes Gallenblasenkarzinom (→), außerdem mehrere Gallensteine.

Pseudozyste (Z) im Pankreaskopf nach Pankreatitis.

Abb. 9.5 Sonografische Befunde bei Leber-, Gallenwegs- und Pankreaserkrankungen (Gallensteine, Gallenblasenentzündung ➤ Abb. 9.19. [M512]

Tage nach dem Eingriff sind Folge einer Zwerchfellreizung durch das eingeleitete Kohlendioxid und harmlos.

Eine rein diagnostische Laparoskopie ist ambulant möglich.

Pflegerische Betreuung

Neben der allgemeinen Vorbereitung vor Eingriffen bleibt der Patient nüchtern. Nach einer Laparoskopie ist die Vitalzeichen- und Verbandkontrolle wichtig, um frühzeitig eine Nachblutung zu erkennen. Nach diagnostischer Laparoskopie darf der Patient essen und trinken und kann mobilisiert werden, sobald er ausreichend wach ist. Nach therapeutischer Laparoskopie hängt dies vom durchgeführten Eingriff ab.

ERCP

Die **ERCP** *(endoskopische retrograde Cholangiopankreatikografie)*, ursprünglich zur Darstellung von Gallenwegen und Pankreasgang genutzt, erfolgt heute nur noch bei geplanter endoskopischer Therapie in gleicher Sitzung. Im Rahmen einer Duodenoskopie (➤ 8.1.10) wird die Papilla Vateri (Mündungsstelle von Gallen- und Pankreasgang in das Duodenum ➤ Abb. 9.10) aufgesucht und mittels Kontrastmittelinjektion Gallen- und Pankreasgang dargestellt. Ggf. wird danach z. B. eine **Papillenschlitzung** (Erweiterung der Papilla vateri, bei festgeklemmtem Gallenstein) vorgenommen oder nach Sondierung des Gallen- bzw. Pankreasgangs Gallen- bzw. Pankreasgangsteine entfernt, ein Stent oder eine Drainage eingelegt. Häufigste Komplikation ist eine Pankreatitis (➤ 9.6).

Pflegerische Betreuung

Die Vorbereitung entspricht der vor Ösophagogastroduodenoskopie (ÖGD ➤ 8.1.8). Nach einer ERCP achten Pflegende neben den Vitalzeichen auf das Allgemeinbefinden. Sie fragen auch nach Übelkeit, Erbrechen und zunehmenden Bauchschmerzen als Hinweisen auf Komplikationen. Das Ende der Nahrungskarenz und die Art des Kostaufbaus sind vom Ausmaß des Eingriffs abhängig und werden von Ärztin bzw. Arzt (im Folge nden als „Arzt" bezeichnet) angeordnet.

9.1.4 Punktionen und Biopsien

Aszitespunktion

Eine **Aszitespunktion** *(Bauchhöhlenpunktion)* kann zu diagnostischen Zwecken oder zur Entlastung bei ausgeprägtem Aszites durchgeführt werden.

Pflegerische Betreuung

Die Aszitespunktion erfolgt in der Regel unter sonografischer Kontrolle auf Station.

Pflegefachpersonen richten die benötigten Materialien:

- Hände- und Hautdesinfektionsmittel
- Mund-Nasen-Schutz, Bettschutz, evtl. Sandsack oder Bauchbinde
- Sterile Tupfer, Kompressen, Verbandmaterial, steriles Tuch/Lochtuch, sterile Handschuhe [1]
- Materialien für eine Lokalanästhesie
- Für die *diagnostische Aszitespunktion:*
  - Kanüle, 20-ml-Spritze
  - Laborscheine und Untersuchungsröhrchen für die angeordneten Untersuchungen
- Für die *Entlastungspunktion* zusätzlich z. B. Venenverweilkanüle, Dreiwegehahn, Ablaufsystem mit Schlauch und Auffangbeutel, Arzneimittel nach Arztanordnung

Die Pflegefachperson bittet den Patienten, die Blase zu entleeren. Dann bringt sie ihn in eine leichte Linksseitenlage. Anschließend assistiert sie bei der Punktion (➤ Abb. 9.6) und überwacht den Patienten engmaschig. Die ablaufende Flüssigkeit wird auf Menge und Aussehen beobachtet, eine Probe zur Diagnostik ins Labor gegeben. Nach Entfernung der Punktionskanüle verschließt die Pflegende die Einstichstelle mit einem Verband und lagert den Patienten auf die Gegenseite des Punktionsorts, ggf. mit einem Sandsack oder Bauchbinde zur Kompression.

Engmaschige Blutdruck- und Pulskontrollen und die Frage nach dem Befinden sind wegen der Gefahr eines Kreislaufkollapses notwendig. Das erste Aufstehen nach Arztanordnung erfolgt mit einer

9

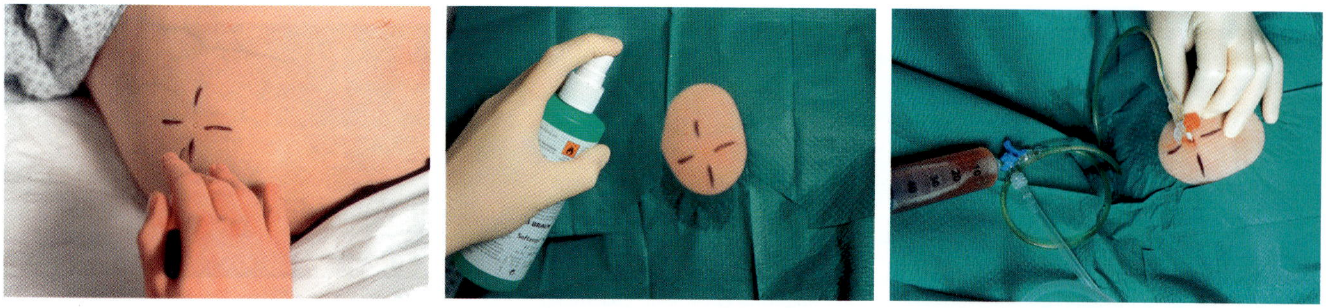

Der Arzt markiert die Punktionsstelle am Übergang vom mittleren zum äußeren Drittel einer gedachten Linie zwischen Nabel und Spina iliaca anterior superior.

Die Punktionsstelle wird mit einem sterilen Lochtuch abgedeckt und die Haut desinfiziert. Danach setzt der Arzt die Lokalanästhesie.

Nach Punktion der Bauchhöhle mit einer speziellen Punktionskanüle kann eine Aszitesprobe entnommen oder Flüssigkeit zur Entlastung abgeleitet werden.

Abb. 9.6 Aszitespunktion zur Entlastung. [K115]

Pflegefachperson. Eventuell ordnet der Arzt die Gabe von Albumin oder Infusionen an. Die Pflegenden achten wegen der Gefahr eines akuten Nierenversagens auf die Urinausscheidung. Sie kontrollieren den Verband auf nachlaufenden Aszites und Blut.

Perkutane Leberpunktion/-biopsie

Eine häufige Punktion bei unklaren Lebererkrankungen ist die **perkutane Leberpunktion/-biopsie** (Feinnadel- oder Stanzbiopsie) unter sonografischer Kontrolle. Sie erfolgt bei kleineren Kindern in Vollnarkose, bei älteren Kindern unter Analgosedierung und bei Erwachsenen je nach Verfahren unter Analgosedierung oder mit Lokalanästhesie.

Die perkutane Leberpunktion/-biopsie ist komplikationsarm (Hauptkomplikation Nachblutung) und kann ambulant oder stationär durchgeführt werden.

Allerdings besteht trotz Sonografiekontrolle die Gefahr, am Befund „vorbeizustechen". Gerade bei lokal begrenzten Befunden ist daher oft eine gezielte Biopsieentnahme im Rahmen einer Laparoskopie (➤ 9.1.3) sinnvoll.

Pflegerische Betreuung

Blutgerinnungshemmende Medikamente werden rechtzeitig vor der Punktion nach Arztanordnung abgesetzt. Der Patient bleibt vor der Leberpunktion nüchtern. Weitere Vorbereitungen erfolgen nach hausinternem Standard.

Nach der Biopsie soll der Patient für ca. 4 Std. Bettruhe einhalten und bevorzugt auf der rechten Seite liegen, häufig auf einem Sandsack, um eine Nachblutung zu verhindern. Pflegefachpersonen kontrollieren die Vitalzeichen, den Verband und den Oberbauch auf zunehmende Spannung als Zeichen einer Blutung und veranlassen ein Blutbild.

In der Regel darf der Patient bei komplikationslosem Verlauf nach einigen Stunden essen und trinken. Er soll sich für die nächsten 7 Tage körperlich schonen.

9.2 Spezielle pflegerische und medizinische Maßnahmen

9.2.1 Spezielle pflegerische Maßnahmen bei Lebererkrankungen

Ein Großteil der Lebererkrankungen wird konservativ behandelt. Entscheidend ist, dass der Patient alles unterlässt, was die Leber weiter schädigt, v. a., dass er völlig auf Alkohol verzichtet. Da auch bestimmte Medikamente lebertoxisch wirken, soll der Patient jeden behandelnden Arzt von der Lebererkrankung unterrichten.

Ernährung

Insbesondere chronische Lebererkrankungen (z. B. Leberzirrhose ➤ 9.4) und ihre Folgen bedingen oft Appetitlosigkeit, Übelkeit, Erbrechen, Durchfall, gestörte Verdauung und Resorption v. a. von Fetten und fettlöslichen Vitaminen. Mögliche Folgen sind Unter- und Mangelernährung (➤ 7.3). Die Überwachung von Nahrungsaufnahme und Ernährungszustand ist eine wichtige pflegerische Maßnahme:

- Gewichtsverlauf erfragen, wöchentlich Gewicht kontrollieren
- Patienten zum Führen eines Ernährungsprotokolls anleiten bzw. Essensmenge pro Mahlzeit dokumentieren
- Verträglichkeit von Lebensmitteln erfragen, Übelkeit/Erbrechen und Durchfall dokumentieren

Bei (weitgehend) intakter Leberfunktion wird eine ausgewogene Vollkost mit ausreichender Nährstoffzufuhr empfohlen. Der Patient soll essen, was er verträgt.

Bei einer mit *metabolischer Dysfunktion assoziierten steatotischen Lebererkrankung* (MASLD ➤ Tab. 9.3, früher nichtalkoholische Fettlebererkrankung) und Übergewicht ist eine Kalorienreduzierung angezeigt (➤ 7.4). Bei Unter- und Mangelernährung ist die gezielte Substitution von Nährstoffen, Mineralstoffen und Vitaminen notwendig, z. B. durch hochkalorische Trink- oder Sondennahrung, ggf. auch Infusionen.

Alkohol – (k)ein Thema?

Abhängigkeitserkrankungen ➤ 16.11
Alkohol macht abhängig und ist an der Entstehung von über 200 Erkrankungen im ganzen Körper beteiligt (Auswahl ➤ Abb. 9.7). 2020 waren in Deutschland knapp 300.000 Krankenhausaufenthalte und fast 15.000 Todesfälle *ausschließlich* durch Alkohol bedingt. 10 % der Straftaten und 5 % der Verkehrsunfälle mit Personenschaden erfolgten unter Alkoholeinfluss. Die direkten und indirekten Kosten des schädlichen Alkoholkonsums werden auf ca. 57 Mrd. € pro Jahr in Deutschland geschätzt. [2]

Trotz gewisser Erfolge ist Deutschland beim Alkohol nach wie vor ein Hochkonsumland: 2020 lag der jährliche Pro-Kopf-Alkoholverbrauch der mindestens 15-Jährigen in Deutschland bei 10,0 l reinem Alkohol [3]. Dies liegt wohl daran, dass (mäßiger) Alkoholkonsum in Europa seit Jahrhunderten akzeptiert ist und die meisten Menschen die Alkoholwirkungen (zumindest zunächst) als angenehm empfinden.

Für Kinder, Jugendliche und Schwangere gilt seit langem die Null-Promille-Grenze, für sie gibt es keine ungefährliche Dosis. Auch Menschen mit bestimmten (auch alkoholunabhängigen) Erkrankungen bzw. Medikamenten sollen ganz auf Alkohol verzichten.

Ansonsten galt bis vor kurzem bei erwachsenen Frauen ein Konsum bis 12 g reinen Alkohols täglich als risikoarm, für erwachsene Männer bis 24 g. Pro Woche sollten außerdem 1–2 Tage „alkoholfrei“ sein, Rauschtrinken (≥ 5 Gläser bei einer Gelegenheit) sollte nicht vorkommen. Nach heutigen Kenntnissen steigt die Sterblichkeit jedoch bereits ab 6 g reinem Alkohol pro Tag und birgt jeder Alkoholkonsum Risiken. Daher wird empfohlen, gar keinen Alkohol zu trinken. [4], [5]

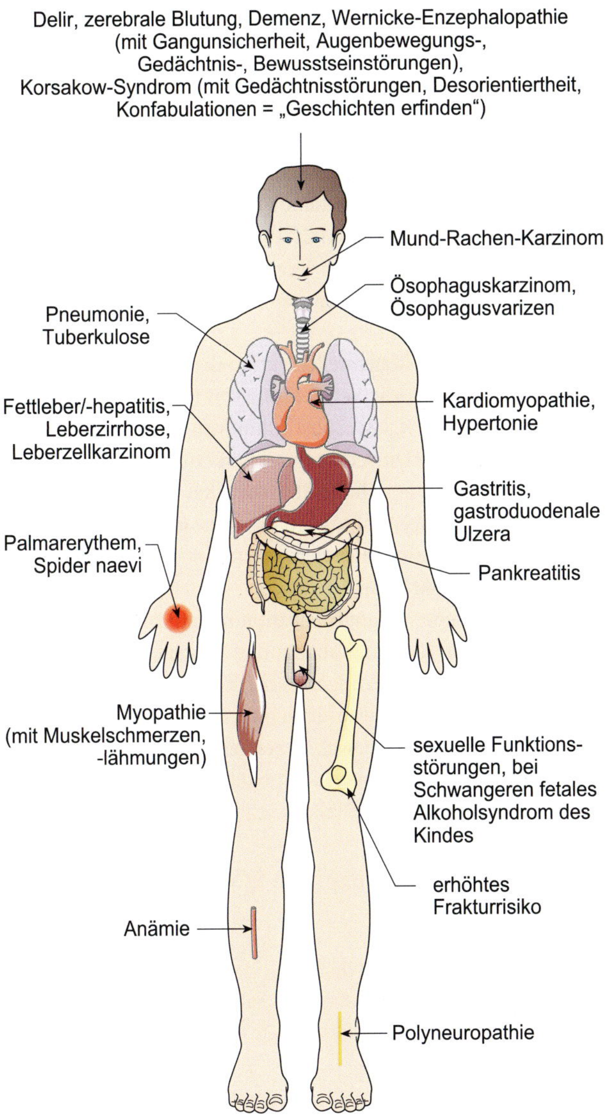

Abb. 9.7 Alkoholbedingte Erkrankungen. [L141]

> **Berechnen der Alkoholmenge**
>
> Alkohol pro Getränk in g =
>
> $^{\text{Volumen\%}}/_{100}$ × Volumen des Getränks in ml × 0,8 g/ml
>
> 6 g reiner Alkohol sind ungefähr enthalten in 150 ml Bier, 75 ml Wein/Sekt oder 20 ml Spirituosen.

Weitere pflegerische Betreuung

Die weitere pflegerische Unterstützung ist abhängig vom Allgemeinzustand des Patienten. Die Patienten sollen sich meist körperlich schonen, Bettruhe ist aber selten notwendig. Pflegende unterstützen den Patienten ggf. bei der Körperpflege und Mobilisation. Maßnahmen der Thrombose- und Pneumonieprophylaxe erfolgen bei eingeschränkter Mobilität, Soor- und Parotitisprophylaxe bei Nahrungskarenz.

Bei Virushepatitis (➤ 9.3) sind spezielle Schutzmaßnahmen notwendig, abhängig vom Übertragungsweg.

Traditionell wird der **Leberwickel** vor den Mahlzeiten und dem Einschlafen angewendet. Durch die feuchte Wärme fördert er die Durchblutung der Leber und der Bauchorgane, unterstützt die Entgiftung und lindert Bauchschmerzen. Ein kleines Handtuch wird in heißes (nicht kochendes!) Wasser getaucht, gut ausgewrungen, unterhalb des rechten Rippenbogens gelegt und mit einem trockenen Tuch abgedeckt. Der Wickel wird ca. 30 Min. belassen, danach ruht der Patient nach.

9.2.2 Spezielle pflegerische Maßnahmen bei Gallenblasen- und Gallenwegserkrankungen

Akute Entzündungen der Gallenblase und Gallenwege gehen mit Oberbauchschmerzen, Krämpfen, Übelkeit, Erbrechen und Fieber einher. Die konservative Behandlung umfasst Medikamentengabe (Antiemetika ➤ 8.2.3, **Spasmolytika** = krampflösende Medikamente, z. B. Buscopan®, ggf. fiebersenkende Mittel), körperliche Schonung, evtl. auch Bettruhe. Pflegende unterstützen bei der Körperpflege und führen die notwendigen Prophylaxen durch. Ggf. sind

Maßnahmen bei Fieber notwendig. Ein Kühlelement auf der Gallenblasenregion wirkt schmerzlindernd und entzündungshemmend. In der Regel darf der Patient vorübergehend nichts essen und erhält Infusionen. Pflegefachpersonen führen mehrmals täglich eine Mundpflege durch bzw. bieten dem Patienten die Befeuchtung der Mundschleimhaut an. Nach Abklingen der Symptome beginnt der Kostaufbau mit Haferschleim, Zwieback, Weißbrot und Kartoffelbrei (Ernährungsempfehlungen bei Gallensteinen/nach Gallenblasenentfernung ➤ 9.5).

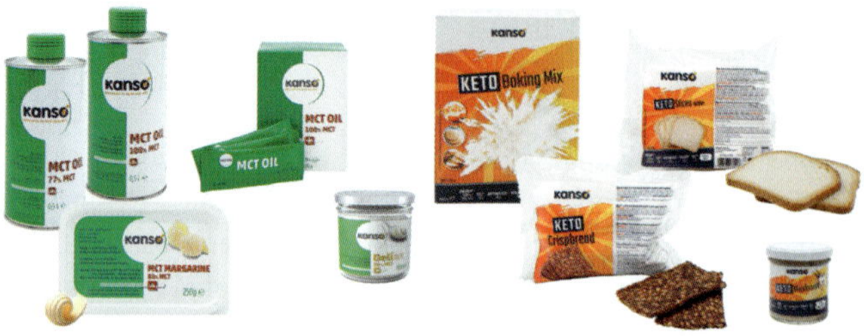

Abb. 9.8 MCT-Produkte. Bei trotz Enzymgabe weiter bestehender Störung der Fettverdauung werden lang- durch mittelkettige Fette ersetzt. Entsprechende Produkte sind im Handel erhältlich. [V1064].

9.2.3 Spezielle pflegerische Maßnahmen bei Pankreaserkrankungen

Ernährung

Das Pankreas (Bauchspeicheldrüse) produziert in seinem exokrinen Anteil zahlreiche Enzyme für die Kohlenhydrat-, Fett- und Eiweißverdauung. In seinem endokrinen Anteil bildet es Hormone, darunter die blutzuckerregulierenden Hormone Glukagon und Insulin (Insulin ist das einzige blutzuckersenkende Hormon! ➤ 7.2.3). Sind diese Funktionen beeinträchtigt, hat dies unmittelbare Auswirkungen auf Nahrungszufuhr, -verwertung und Stoffwechsel. Entsprechend sind Überwachung von Nahrungsaufnahme und Gewichtsverlauf sowie Ernährungsempfehlungen wichtige pflegerische Aufgaben.

Ernährung bei exokriner Pankreasinsuffizienz

DEFINITION

Exokrine Pankreasinsuffizienz: unzureichende Enzymsekretion des Pankreas. Daraus resultierend Mangel v. a. an fettspaltenden Enzymen und Entwicklung einer **Maldigestion** (➤ 8.1.4) u. a. mit Blähungen, hellen, übelriechenden **Fettstühlen,** zahlreichen Mangelerscheinungen (z. B. der fettlöslichen Vitamine), Gewichtsabnahme und bei Kindern Gedeihstörung. Hauptursachen bei Kindern und Jugendlichen Mukoviszidose (➤ 3.3), bei Erwachsenen chronische Pankreatitis und Pankreasresektion (➤ 9.2.6).

Ausreichende Energie- und Nährstoffzufuhr können sich je nach Ausmaß der Pankreasinsuffizienz sehr schwierig gestalten. Grundzüge der Ernährung sind: [6], [7]

- Absoluter Verzicht auf Alkohol und Zigaretten
- Keine spezielle Diät, jedoch sind 6–8 kleine Mahlzeiten am Tag und Vermeiden ballaststoffreicher und blähender Speisen meist günstig. Gründliches Kauen, damit die Speicheldrüsenenzyme gut mit der Nahrung durchmischt werden
- Substitution der fehlenden Pankreasenzyme (z. B. Kreon®), nicht nur bei Haupt-, sondern auch bei Zwischenmahlzeiten
  - Ausreichend dosieren, Anhaltswert ca. 2.000 Einheiten Lipase/g Nahrungsfett, bei unzureichender Wirkung Dosis steigern
  - Bei intaktem Magen-Darm-Trakt Kapseln im ersten Viertel der Mahlzeit unzerkaut einnehmen, bei größeren Portionen mehrere Kapseln über die Mahlzeit verteilt
  - Nach Magenteilresektion (-entfernung) Kapsel öffnen und nur die darin enthaltenen Pellets oder ein Granulat in 3–4 Portionen einnehmen
- Fettzufuhr nach Verträglichkeit, wobei eine normale Fettzufuhr angestrebt wird (erforderlich zur Deckung des Bedarfs an Kalorien, essenziellen Fettsäuren und fettlöslichen Vitamin, führt zu mehr Geschmack in der Nahrung)
  - Ist die Fettverdauung trotz Gabe von Pankreasenzymen beeinträchtigt, können zur Speisenzubereitung Spezialöle/-margarinen mit mittelkettigen Triglyzeriden (MCT) verwendet bzw. der Nahrung zugegeben oder entsprechende Nahrungsergänzungsmittel eingesetzt werden (➤ Abb. 9.8). MCT werden ohne Lipase aufgenommen. Die Dosierung wird langsam gesteigert
  - Auch auf die Zufuhr von Omega-6- und -3-Fettsäuren muss geachtet werden, entsprechende Öle sind ebenso wie fettlösliche Vitamine vielen MCT-Produkten zugesetzt
- Bei trotzdem unzureichender Energie-/Nährstoffzufuhr ergänzend zeitweilig oder auf Dauer orale Nahrungssupplemente (ONS ➤ Tab. 7.3)
- Nach gleichzeitiger Magenteilresektion Beachten der Ernährungsempfehlungen zur Vermeidung von Früh- und Spätdumping-Syndrom (➤ 8.2.8), Substitution von Vitamin B_{12} i. m.
- Nach gleichzeitiger Dünndarmresektion (zunächst) Verzicht auf Produkte mit einem hohen Milchzuckeranteil bzw. Verzehr laktosefreier Milchprodukte, weil die Laktose durch die schnelle Nahrungspassage nicht ausreichend aufgespalten wird und Blähungen und Durchfall verursachen kann
- Bei nachgewiesenem Mangel Substitution fettlöslicher Vitamine i. m. sowie Eisen, Kalium, Kalzium und Spurenelementen i. v.

Übermäßig strenge Ernährungsvorschriften sind zu vermeiden, da sie die Ernährungssituation zusätzlich verschlechtern. Die Patienten müssen selbst herausfinden, was sie vertragen. Hierbei hilft das Führen eines Ernährungstagebuchs. Sinnvoll ist stets eine individuelle Ernährungsberatung durch Diätassistenten.

Ernährung bei endokriner Pankreasinsuffizienz

DEFINITION

Endokrine Pankreasinsuffizienz: unzureichende Hormonbildung des Pankreas. Klinisch bedeutsamste Folge ist eine beeinträchtigte Glukosetoleranz bzw. Diabetes mellitus (➤ 7.5) durch den Insulinmangel.

Der Mangel der blutzuckerregulierenden Hormone Insulin und Glukagon führt zu einer beeinträchtigten Glukosetoleranz bzw. Diabetes mellitus *(pankreopriver Diabetes mellitus, Diabetes mellitus Typ 3c).*

Liegt noch eine deutliche Restinsulinproduktion vor, können Ernährung und Blutzuckereinstellung wie bei Diabetes mellitus Typ 2 (➤ 7.5.4) versucht werden, die medikamentösen Möglichkeiten sind aber eingeschränkt. Mit zunehmendem Versiegen der Insulinproduktion oder nach Pankreasentfernung folgen Ernährung und Blutzuckereinstellung mit Insulin den Regeln des Diabetes mellitus Typ 1 (➤ 7.2.3, ➤ 7.5.4).

Vorsicht: die Stoffwechsellage der Betroffenen ist oft labil, die Empfindlichkeit gegenüber Insulin hoch, da Glukagon als blutzuckersteigerndes Hormon fehlt. Somit besteht Hypoglykämiegefahr! Engmaschige Blutzuckerkontrollen sind erforderlich.

Weitere pflegerische Betreuung

Patienten insbesondere mit akuten Erkrankungen der Bauchspeicheldrüse sind meist schwer krank, sodass Unterstützung bei den Lebensaktivitäten und pflegerische Prophylaxen nötig sind. Pflegende beobachten engmaschig Vitalzeichen, Bewusstsein, Allgemeinbefinden und Schmerzen, Darmperistaltik und Stuhlausscheidung sowie Urinausscheidung und erstellen eine Flüssigkeitsbilanz.

9.2.4 Spezielle perioperative Pflege bei Leberoperationen

DEFINITION

Leberresektion: Entfernung von Lebergewebe.

Leberoperationen werden notwendig v. a. bei Leberverletzungen (➤ 9.8), gut- oder bösartigen Lebertumoren, Zysten und Abszessen. Bei Leberverletzungen sind evtl. Gefäßumstechung und Lebernaht, bei Zysten und Abszessen eine Ausräumung (ggf. mit Drainage) möglich. Oft wird jedoch Gewebe mit entfernt, d. h., es handelt sich um eine **Leberresektion.**

Eine spezifische Komplikation bei Leberoperationen ist ein **Galleleck,** d. h. Austritt von Galle aus den Gallenwegen, sichtbar an galligem Sekret in Drainage und/oder Wunde. Es besteht die Gefahr einer galligen Peritonitis (➤ 8.1.7).

Transjugulärer intrahepatischer portosystemischer Shunt (TIPS) ➤ 9.4

Leberresektionen

Besonderheit der Leber ist ihre große Regenerationsfähigkeit. Bei Menschen mit (ansonsten) gesunder Leber können ca. 70 % der Leber entfernt werden und innerhalb eines Jahres wird ein Großteil des entfernten Lebergewebes wieder ersetzt. Dies gilt allerdings nicht bei Leberzirrhose.

Anatomische Leberresektionen berücksichtigen die anatomische Segmenteinteilung der Leber, z. B.:

- **Segmentresektion** (*Monosegmentektomie* = Entfernung eines Lebersegments, *Bisegmentektomie* = Entfernung zweier Lebersegmente)
- **Hemihepatektomie** (Entfernung einer Leberhälfte)

Atypische Resektionen erfolgen ohne Berücksichtigung anatomischer Grenzen, etwa die **Keilresektion.**

Lebertransplantation

Letzte Möglichkeit bei akutem oder chronischem Leberversagen oder bösartigen Lebertumoren ist die **Lebertransplantation.** Neben der Transplantation einer ganzen Leber nach postmortaler Organspende gibt es die:

- **Splitleber-Transplantation,** d. h. Teilung der Leber in zwei Teile, wobei der kleinere Teil meist einem Kind und der größere meist einem Erwachsenen transplantiert wird
- Die auf der großen Regenerationsfähigkeit der Leber basierende **Teilleber-Lebendspende,** bei der ein Lebender einen Teil seiner Leber spendet

2023 wurden in Deutschland 868 Lebertransplantationen durchgeführt, davon 50 nach Lebendspende. Die drei häufigsten Indikationen waren alkoholbedingte Leberschäden, Leberfibrose/-zirrhose (➤ 9.4) und bösartige Tumoren von Leber und Gallengängen [8]. Die 5-Jahres-Transplantatfunktionsrate liegt bei über 70 %.

Operativer Zugang

Leberoperationen können entweder offen nach Laparotomie (➤ Abb. 8.21) oder minimalinvasiv durchgeführt werden.

Präoperative pflegerische Betreuung

Pflegende führen die üblichen präoperativen Maßnahmen durch. Nahrungsabbau bzw. -karenz und Darmreinigung sind abhängig von der geplanten Operation und der Operationstechnik (offen oder minimalinvasiv). In der Regel sollen 2–4 Erythrozytenkonzentrate bereitstehen, weil die Leber stark bluten kann.

Postoperative pflegerische Betreuung

Die postoperativen Maßnahmen richten sich ebenfalls nach der durchgeführten Operation. Nach einer Lebertransplantation ist der Patient einige Tage auf einer Intensivstation, nach Leberresektionen mindestens auf einer Wachstation (Intermediate-Care-Station/IMC).

Atmung

Wie bei allen Operationen im Oberbauch atmen Patienten aufgrund von Schmerzen nur oberflächlich und vermeiden das Abhusten. Beides erhöht das Pneumonierisiko. Pflegefachpersonen erfragen die Schmerzsituation und achten auf eine ausreichende Schmerztherapie. Sie führen gemeinsam mit dem Physiotherapeuten Maßnahmen zur Pneumonieprophylaxe durch. Der Patient erlernt das produktive Abhusten, gleichzeitig soll er mit der Hand Gegendruck auf die Wunde ausüben.

Lagerung und Bewegung

Lagerung mit leicht erhöhtem Oberkörper und einer Knierolle entlastet die Bauchdecke und wirkt schmerzlindernd (➤ Abb. 8.24). Sie wird im Wechsel mit der 30°-Linksseitenlage durchgeführt. Die Rechtsseitenlage wird in der Regel wegen Schmerzen in den ersten Tagen meist nicht toleriert.

Die Mobilisation erfolgt stufenweise, abhängig von der Schwere der Operation und dem Allgemeinbefinden. Es wird immer eine frühe Mobilisation angestrebt. Das Aufstehen aus dem Bett erfolgt über die Seitenlage, ggf. unterstützt durch eine Pflegende (➤ Abb. 8.22).

Ernährung und Ausscheidung

Der Kostaufbau erfolgt immer nach Arztanordnung. Er beginnt nach kleineren Resektionen um den 3.–4. postoperativen Tag, nach größeren Resektionen und nach Lebertransplantation um den 5.–7. Tag, nach minimalinvasiven Eingriffen auch schon am Tag nach der Operation. Der Patient erhält schluckweise Tee, dann Suppen. Bei guter Verträglichkeit und Einsetzen der Darmperistaltik wird mit leichter Kost begonnen.

Drainagen und Verbandwechsel

Eine Magensonde zur Entlastung wird meist am ersten postoperativen Tag entfernt, bei Übelkeit, Magen-Darm-Atonie oder Komplikationen später.

In der Regel liegt eine Zieldrainage (Easy-Flow- oder Robinson-Drainage) im Operationsgebiet. Der Arzt kürzt sie am zweiten Tag, wenn nur wenig unauffälliges Sekret nachläuft, und entfernt sie um den 4.–5. Tag. Eine ggf. liegende Redon-Drainage wird abhängig von der Fördermenge etwa am 2.–4. Tag entfernt.

9.2.5 Spezielle perioperative Pflege bei Gallenblasenoperationen

DEFINITION

Cholezystektomie: Entfernung der Gallenblase.
Choledochusrevision: Eröffnung, Entfernung von Steinen und Wiederverschluss des Ductus choledochus (Hauptgallengang).

Mit ca. 190.000 Eingriffen jährlich ist die **Cholezystektomie** *(Gallenblasenentfernung)* in Deutschland eine der häufigsten Bauchoperationen. Sie ist v. a. bei folgenden Erkrankungen angezeigt:

- Gallensteine, die zu Beschwerden geführt haben (➤ 9.5)
- Die in aller Regel steinbedingte Cholezystitis (*Entzündung der Gallenblase* ➤ 9.2.2)
- Gallenblasenperforation (➤ 9.5)
- Die seltenen, aber wegen der späten Diagnose meist ungünstigen **Gallenblasenkarzinome** (dann meist verbunden mit einer Leberresektion)

Eine (zusätzliche) **Choledochusrevision** wird notwendig, wenn Steine im Hauptgallengang präoperativ nicht endoskopisch im Rahmen einer ERCP (➤ 9.1.3) entfernt werden konnten. Wichtige operationsspezifische Komplikation ist eine Gallefistel.

Operativer Zugang

Standard bei unkomplizierten Eingriffen ist die minimalinvasive *laparoskopische Cholezystektomie* (➤ Abb. 9.9). Beispielsweise nach Gallenblasenperforation oder bei Gallenblasenkarzinom wird nach *Laparotomie* offen operiert (➤ Abb. 8.21).

Präoperative pflegerische Betreuung

Die präoperativen Maßnahmen entsprechen den üblichen Vorbereitungen. Da in etwa 5 % aller laparoskopischen Cholezystektomien auf eine offene Operation gewechselt werden muss, werden alle Patienten wie für eine konventionelle Bauchoperation ohne Eröffnung des Magen-Darm-Trakts vorbereitet. Der Patient erhält am Vortag abends leichte Kost und bleibt dann nüchtern, klare Flüssigkeiten dürfen bis 2 Std. vor der Operation getrunken werden. Abführmaßnahmen sind in der Regel nicht notwendig.

Postoperative pflegerische Betreuung

Pflegende führen die allgemein üblichen Überwachungs- und Pflegemaßnahmen durch. Sie achten besonders auf Schmerzen und eine ausreichend tiefe Atmung.

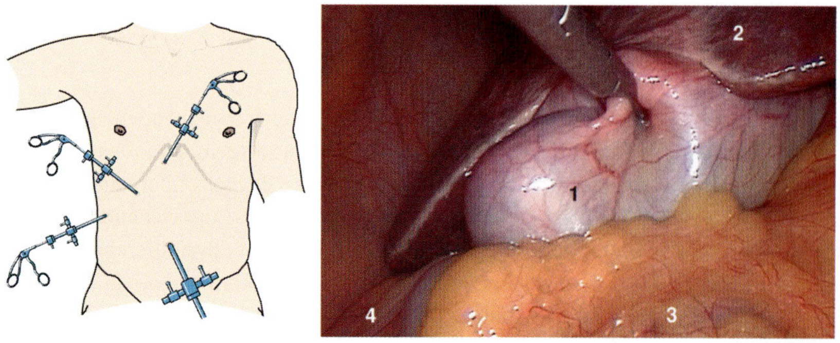

Abb. 9.9 Laparoskopische Cholezystektomie (90 % aller Cholezystektomien erfolgen laparoskopisch). Links Zugänge bei laparoskopischer Cholezystektomie (Beispiel), rechts Blick auf das Operationsgebiet. 1 = Gallenblase, 2 = Leber, 3 = großes Netz, 4 = rechte Kolonflexur. [L141, R234]

Lagerung und Bewegung

Patienten nach laparoskopischer Cholezystektomie werden am Operationstag erstmalig mobilisiert. Die Betroffenen sind in der Regel schnell wieder selbstständig und können das Krankenhaus 3–4 Tage nach dem Eingriff verlassen.

Nach einer konventionellen Cholezystektomie lagern Pflegefachpersonen den Patienten in Rückenlage mit leicht erhöhtem Oberkörper und einer Knierolle zur Bauchdeckenentlastung (➤ Abb. 8.24). In der Regel wird der Patient noch am Operationstag mobilisiert. Das Aufstehen aus dem Bett erfolgt über die Seitenlage, ggf. unterstützt durch eine Pflegende (➤ Abb. 8.22).

Ernährung und Ausscheidung

Nach laparoskopischer Cholezystektomie erhalten die Patienten nach etwa 5 Std. Tee und am Abend leichte Kost. Nach offener Cholezystektomie darf der Patient in der Regel am Operationstag abends Tee trinken, ab dem ersten postoperativen Tag erfolgt in der Regel der Kostaufbau mit leichter Kost. Pflegende achten auf die Darmtätigkeit, Stuhlgang soll am dritten Tag erfolgt sein.

Nach Entfernung der Gallenblase ist keine spezielle Diät notwendig. Der Patient wird beraten, auf sehr fettreiche Speisen und Mahlzeiten zu verzichten.

Drainagen und Verbandwechsel

Eine eventuell liegende Magensonde kann in der Regel am ersten postoperativen Tag entfernt werden.

Über die Notwendigkeit von Drainagen wird individuell entschieden, Drainageneinlage ist sowohl nach laparoskopischer als auch nach offener Cholezystektomie möglich. Pflegefachpersonen beobachten das Sekret der Drainagen.

Nach Choledochusrevision wird in das Operationsgebiet eine Zieldrainage zur Ableitung von Blut und Wundsekret eingebracht (➤ Abb. 9.10, ➤ Abb. 9.11). Sie wird bei geringer Fördermenge etwa am 3.–4. Tag gezogen.
Außerdem liegt eine **T-Drainage** (➤ Abb. 9.10, ➤ Abb. 9.11) im Ductus choledochus, um einen Gallenstau zu verhindern. Pflegerische Maßnahmen bei liegender T-Drainage sind:

- Sekretbeutel unter Körperniveau des Patienten aufhängen, Sekretmenge messen und dokumentieren
- T-Drainage nach Arztanordnung ab dem 4. postoperativen Tag intermittierend abklemmen oder über Körperniveau befestigen. Patienten auf Druckgefühl und Schmerzen im Oberbauch, Ikterus und Juckreiz als Symptome eines Gallenstaus beobachten
- Bei komplikationslosem Verlauf Cholangiografie (röntgenologische Darstellung der Gallengänge mit Kontrastmittel) um den 6.–8. Tag durchführen lassen
- Vor der Entfernung der T-Drainage Sekretbeutel kurze Zeit unter Körperniveau positionieren, um den Gallengang weitgehend zu entleeren. Nach der Entfernung Verband aufbringen und auf Nachblutung und Gallenaustritt kontrollieren. Patienten informieren, dass geringfügige Oberbauchschmerzen und leichtes Fieber am ersten Tag nach der Entfernung möglich sind

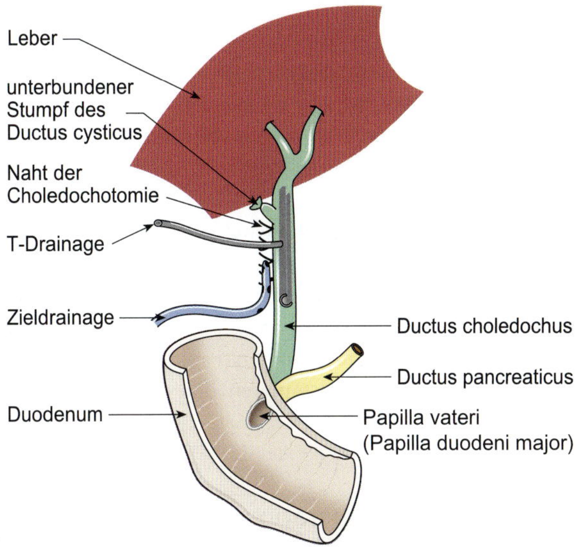

Abb. 9.10 Drainagen nach Cholezystektomie und Choledochusrevision. Über die T-Drainage im Ductus choledochus fließt Galle ab, solange D. choledochus und Papilla vateri noch angeschwollen sind. Über die Zieldrainage im Operationsgebiet werden Blut und Wundsekret aus dem Operationsgebiet abgeleitet. [L141]

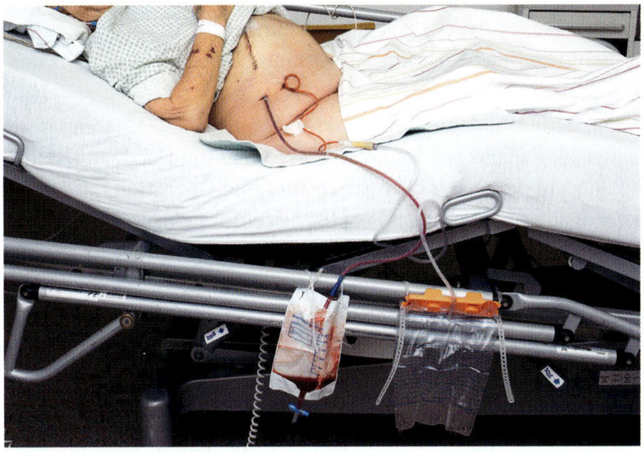

Abb. 9.11 Patient nach einer konventionellen Cholezystektomie mit Choledochusrevision mit liegender T-Drainage (rechter Beutel) und Zieldrainage (linker Beutel). [K115]

Menge der Galle in der T-Drainage

Am ersten und zweiten postoperativen Tag fördert die T-Drainage bis 1.000 ml Galle in 24 Std. Ist die Menge deutlich geringer oder hört der Gallenfluss plötzlich auf, so deutet dies auf eine verstopfte oder dislozierte Drainage hin. Der Arzt muss zügig informiert werden, denn es besteht die Gefahr eines Gallenstaus.
Ab dem dritten Tag soll die Menge deutlich abnehmen (300 ml/24 Std. und weniger), weil Ductus choledochus und Papille nun abgeschwollen sind und die Galle den physiologischen Weg ins Duodenum nehmen kann.

Die Zieldrainage wird nach Entfernung der T-Drainage noch 1–2 Tage belassen, damit austretende Galle über die Drainage abfließen kann.

Aseptische Verbandwechsel erfolgen nach hausüblichem Standard.

9

9.2.6 Spezielle perioperative Pflege bei Pankreasoperationen

DEFINITION

Pankreasresektion: Entfernung von Bauchspeicheldrüsengewebe.
Pankreatektomie: vollständige Entfernung der Bauspeicheldrüse.

Pankreasoperationen sind vergleichsweise seltene, aber auch wegen der Grunderkrankung häufig große Operationen mit bleibenden Folgen für den Patienten. Hauptindikationen sind konservativ und endoskopisch nicht beherrschbare Komplikationen bei bzw. nach Pankreatitis (➤ 9.6), Pankreastumoren (Pankreaskarzinom ➤ 9.7, hormonproduzierende Pankreastumoren) und schwere Pankreasverletzungen (➤ 9.8).

Arten von Pankreasoperationen

Wichtige Operationsverfahren im Bereich des Pankreas sind:

- **Entfernung von Nekrosen, Abszessen,** in aller Regel mit anschließender Einlage einer Drainage und Spülung der Bauchhöhle
- **Drainageoperationen** z. B. mit Eröffnung eines erweiterten Pankreasgangs oder einer Pseudozyste und Anastomosierung mit einer (ausgeschalteten) Jejunumschlinge (➤ Abb. 9.12)
- **Pankreaslinksresektion** (Entfernung von Pankreasschwanz und ggf. -körper)
- **Partielle Duodenopankreatektomie** *(Whipple-Operation),* also Rechtsresektion des Pankreas, Entfernung von Duodenum und Gallenblase, bei der **klassischen Whipple-Operation** mit Magenteilresektion, bei der heute bevorzugten **pyloruserhaltenden partiellen Duodenopankreatektomie** unter Erhalt des Magens (➤ Abb. 9.12)
- **Totale Duodenopankreatektomie** (vollständige Entfernung von Pankreas, Duodenum und Milz sowie Magenteilresektion, selten)

Je nachdem, wie viel Gewebe entfernt wurde, entwickelt sich postoperativ eine endokrine und/oder exokrine Pankreasinsuffizienz, d. h., es kommt zu einer Verschlechterung der Glukosetoleranz bis hin zum insulinpflichtigen Diabetes mellitus (➤ 7.5) und zu einer Verdauungsstörung mit der Notwendigkeit einer Einnahme von Pankreasenzymen.

Pankreastransplantation

Das Pankreas ist kein lebensnotwendiges Organ, eine Organtransplantation macht u. a. eine lebenslange Einnahme von Immunsuppressiva mit allen damit verbundenen Konsequenzen notwendig. Entsprechend werden **Pankreastransplantationen** selten und in aller Regel nicht als alleinige Pankreastransplantation, sondern als **Pankreas-Nieren-Transplantation** durchgeführt.

2023 erfolgten in Deutschland 59 Transplantationen. [8] Die 5-Jahres-Transplantatfunktionsrate beträgt derzeit ca. 70 %.

Operativer Zugang

Minimalinvasives Vorgehen nimmt zwar zu, nach wie vor ist aber die *Laparotomie* (➤ Abb. 8.21) hauptsächlicher operativer Zugang bei Pankreasoperationen.

Präoperative pflegerische Betreuung

Nahrungskarenz und Darmreinigung sind abhängig von der geplanten Operation. Bei einer partiellen Duodenopankreatektomie oder wenn unklar ist, ob auch Darm eröffnet werden muss, erfolgt ein mehrtägiger Nahrungsabbau in Verbindung mit einer orthograden Darmreinigung.

Optimalerweise üben Pflegefachpersonen bereits jetzt mit dem Patienten die Maßnahmen zur Pneumonieprophylaxe sowie das bauchdeckenentlastende Aufstehen aus dem Bett (➤ Abb. 8.22) ein.

Der Patient wird informiert, dass er postoperativ zunächst auf einer Intensivstation sein wird.

Bei den aufwendigen präoperativen Vorbereitungen darf die psychische Situation des Patienten und seiner Angehörigen nicht außer

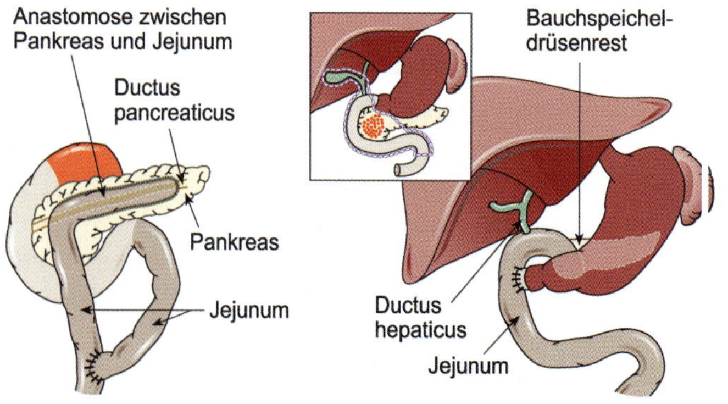

Abb. 9.12 Links Pankreatikojejunostomie als Beispiel einer Drainageoperation, rechts pyloruserhaltende partielle Duodenopankreatektomie als häufige Operation bei Pankreaskarzinom (im kleinen Fenster der resezierte Bereich). [L141]

Acht gelassen werden, besonders bei der Diagnose Pankreaskarzinom (➤ 9.7). Ängste, aber auch Trauer und Wut müssen von Pflegenden wahrgenommen und begleitet werden.

Fragen nach möglichen Komplikationen und Chancen der Operationen sollten offen und ehrlich beantwortet werden, ohne Hoffnung zu zerstören.

Postoperative pflegerische Betreuung

Postoperativ wird der Patient mindestens einen Tag auf einer Intensivstation überwacht, nach partieller Duodenopankreatektomie oder Pankreastransplantationen auch länger.

Atmung

Postoperative Schmerzen führen zu Schonatmung und Vermeiden von Abhusten. Die Patienten haben häufig einen PDA-Katheter (PDA = Periduralanästhesie) oder eine PCA-Pumpe (Patient-controlled Analgesia ➤ 2.5.13). Pflegende erfragen regelmäßig die Schmerzsituation und achten auf eine ausreichende Schmerztherapie.

Gemeinsam mit dem Physiotherapeuten führen Pflegende Maßnahmen zur Pneumonieprophylaxe durch und leiten zum produktiven Abhusten an, während der Patient eine Hand auf die Wunde presst.

Lagerung und Bewegung

Die Lagerung mit leicht erhöhtem Oberkörper und einer Knierolle entlastet die Bauchdecke und wirkt schmerzlindernd (➤ Abb. 8.24). Sie erfolgt im Wechsel mit der 30°-Seitenlagerung.

Die Mobilisation erfolgt stufenweise, abhängig von der Schwere der Operation und dem Allgemeinbefinden. Es wird jedoch immer eine frühe Mobilisation angestrebt. Das Aufstehen aus dem Bett erfolgt über die Seitenlage, unterstützt durch eine Pflegefachperson (➤ Abb. 8.22).

Ernährung und Ausscheidung

Der Kostaufbau erfolgt immer nach Arztanordnung und ist abhängig von der durchgeführten Operation.

- Nach Operationen ohne Anastomosen im Magen-Darm-Trakt kann der Kostaufbau am 1.–2. postoperativen Tag beginnen.
- Bei Anastomosen an Magen oder Darm muss immer zuerst deren Heilung und damit Dichtigkeit abgewartet werden, bevor mit dem Kostaufbau begonnen werden kann. Er beginnt frühestens am 4. postoperativen Tag, klare Flüssigkeiten sind meist schon früher erlaubt. Dann wird die Kost abhängig von der individuellen Verträglichkeit nach und nach aufgebaut (➤ 9.2.3). Bis dahin wird der Patient parenteral ernährt.

Pflegende erstellen eine Flüssigkeitsbilanz und dokumentieren Nahrungsaufnahme und -verträglichkeit. Sie achten auf das Einsetzen der Darmperistaltik und die Stuhlausscheidung spätestens am 4. postoperativen Tag. Eventuell ist ein Einlauf notwendig.

Drainagen und Verbandwechsel

Die liegende Magensonde kann in der Regel am 1. postoperativen Tag entfernt werden, sofern der Patient keine Übelkeit angibt. Magensonden zur Schienung der Anastomose nach einer Magenteilresektion verbleiben länger (➤ 8.2.8).

Die Redon-Drainage (➤ Abb. 8.18) wird um den 2.–3. Tag entfernt, wenn die geförderte Blut- bzw. Sekretmenge gering ist.

Die Zieldrainage/n (Easy-Flow- oder Robinson-Drainage) in Anastomosennähe (➤ Abb. 8.17) wird/werden um den 4.–5. Tag gekürzt und entfernt, nachdem die Dichtigkeit der Anastomosen nachgewiesen ist. Pflegende beobachten das ablaufende Sekret auf Menge, Aussehen und Beimengungen. Nach Arztanordnung werden Amylase und Lipase im Drainagensekret bestimmt. Hohe Werte weisen auf eine Anastomoseninsuffizienz hin, durch die Pankreassekret ins Wundgebiet austritt.

Verbandwechsel erfolgen nach hausüblichem Standard.

Beratung

Ein wesentlicher Schwerpunkt der pflegerischen Beratung ist die Ernährung nach Pankreasresektion und Pankreatektomie (➤ 9.2.3). Je mehr Pankreasgewebe entfernt wurde, desto ausgeprägter ist die Pankreasinsuffizienz.

Das Wiederauftreten bzw. Fortschreiten des Pankreaskarzinoms, eine unzureichende Nahrungsaufnahme und Verdauungsstörungen führen bei vielen Patienten zu erheblichem Gewichtsverlust. Pflegende kontrollieren engmaschig das Gewicht und halten den Patienten an, seinen Gewichtsverlauf „im Auge“ zu haben. Bei ausgeprägter Mangelernährung wird gemeinsam mit dem Patienten über eine ergänzende enterale und/oder parenterale Ernährung, z. B. über einen Port, nachgedacht (➤ 7.3).

9.3 Akute Hepatitis

DEFINITION

Akute Hepatitis: Leberentzündung unter sechs Monaten Dauer. Zahlreiche Ursachen, am häufigsten virusbedingt.
Akute Virushepatitis: im engeren Sinne Bezeichnung für eine akute Virushepatitis durch die Hepatitis-Viren A–E. Meldepflichtig.

Krankheitsursachen und -entwicklung

Genaue Zahlen fehlen zwar, die meisten **akuten Hepatitiden** sind aber wohl infektiös bedingt, wobei wahrscheinlich die **akuten Virushepatitiden** durch die **Hepatitis-Viren A–E** dominieren. Es handelt sich um fünf unterschiedliche Viren mit verschiedenen Übertragungswegen, Inkubationszeiten und Komplikationsrisiken (➤ Tab. 9.2). Alle befallen aber die Leber und führen letztlich zu einer diffusen Leberschädigung mit Untergang von Leberzellen (➤ Abb. 9.13).

Tab. 9.2 Übersicht über die Virushepatitiden.

Hepatitis A	Hepatitis B	Hepatitis C	Hepatitis D	Hepatitis E
Erreger				
HAV = Hepatitis-A-Virus	HBV = Hepatitis-B-Virus	HCV = Hepatitis-C-Virus	HDV = Hepatitis-Delta-Virus (inkomplettes Virus)	HEV = Hepatitis-E-Virus
Häufigkeit in Deutschland (2023 dem RKI gemeldete Fälle) [9]				
1.000	21.890	9.584	82	4.725
Übertragung				
Kontakt, fäkal-oral	Parenteral, sexuell, perinatal	Parenteral, sexuell, perinatal	Parenteral, sexuell, perinatal	Kontakt, fäkal-oral, Nahrungsmittel
Inkubationszeit				
2–7 Wochen	1½–6 Monate	2 Wochen bis 6 Monate	2 Wochen bis 6 Monate	2–9 Wochen
Ansteckungsfähigkeit*				
2 Wo. vor bis 1 Wo. nach Ikterusbeginn	Solange HBV-DNA, HBsAg oder HBeAg positiv**	Unklar (solange HCV-RNA positiv)	Unklar	Unklar
Serologische Erstdiagnostik*				
Anti-HAV-IgM/IgG, HAV-RNA	HBs-Ag, HBe-Ag, Anti-HBc-IgM**, HBV-DNA	Anti-HCV (nach 1–6 Monaten positiv), HCV-RNA	Anti-HDV-IgM, HDV-RNA, Hepatitis-B-Serologie	Anti-HEV- IgM/IgG, HEV-RNA
Besonderheiten des Verlaufs				
• Vor allem bei Kindern oft asymptomatisch • Fulminanter Verlauf ≤ 0,1 % • Kein chronischer Verlauf	• Bei Erwachsenen je ⅓ asymptomatisch, symptomatisch ohne/mit Ikterus • Fulminanter Verl. 0,5–1 % • Chronischer Verlauf Erwachsene 5–10 %, Säuglinge 90 %	• Bei Erwachsenen in 75 % keine oder nur unspezifische Symptome • Fulminanter Verlauf sehr selten • Chronischer Verlauf 50–85 %	• Infektion nur bei gleichzeitiger oder bestehender Hepatitis-B-Infektion • Verlauf und Risiken abhängig vom Zeitpunkt der Infektion, 90 % chron. Verlauf bei Hep.-D-Superinfektion	• Bei Immunkompetenten überwiegend asymptomatisch • Fulminanter Verlauf 3 %, Schwangere 20 % • Kein chronischer Verlauf
Behandlung				
Symptomatisch	Symptomatisch, medikamentös siehe Text	Symptomatisch, medikamentös siehe Text	Symptomatisch, Therapie der Hep. B, pegyliertes Interferon oder Bulevirtid (z. B. Hepcludex®)	Symptomatisch, evtl. Virostatika, pegyliertes Interferon
Impfmöglichkeit				
Ja	Ja	Nein	Ja (Hepatitis-B-Impfung)	Nein

* Ag = Antigen, Anti- = Antikörper. IgG = Immunglobulin G, IgM = Immunglobulin M
** **HBsAg** = *Hepatitis-B-Oberflächenantigen (Hepatitis B surface antigen),* Teil der Virushülle. **HBcAg** = *Hepatitis-B-Core-Antigen,* Teil des Viruskapsids, bleibt in der Zelle. **HBeAg** = ins Blut abgegebenes, verändertes Hepatitis-B-Core-Protein

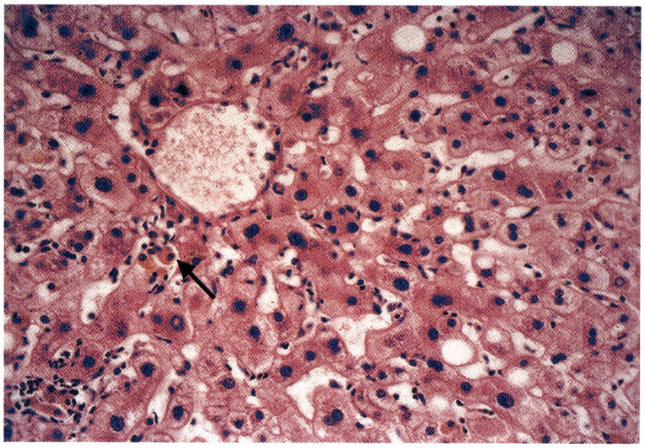

Abb. 9.13 Mikroskopisches Bild bei akuter Hepatitis. Auffällig ist das unregelmäßige Bild mit unterschiedlich großen Leberzellen, Nekrosen und Speicherung eines braunen Pigments (Pfeil). [R285]

Hauptübertragungswege

Hepatitis A wird v. a. durch Kontaktinfektion, kontaminiertes Wasser oder Lebensmittel übertragen, z. B. fäkaliengedüngte Salate oder Meeresfrüchte. Sie ist in knapp einem Drittel der Fälle in Ländern mit schlechterem Hygienestandard erworben, z. B. während einer Reise.
Die Hepatitiden B, C und D werden durch Körperflüssigkeiten (z. B. Blut, Sperma) übertragen. Bei prinzipiell gleichen Übertragungswegen wird die Hepatitis B gemäß den Angaben der Betroffenen in Deutschland am häufigsten bei Wohnen in Wohngemeinschaft mit einem Infizierten erworben, die Hepatitis C parenteral (v. a. durch i. v. Drogenkonsum). Das Übertragungsrisiko durch Blutprodukte ist heute minimal, z. B. für Hepatitis B unter 1 : 500.000. [10]
Die Hepatitis E ist mittlerweile überwiegend in Deutschland erworben, v. a. durch den Verzehr unzureichend gegarten Schweine- bzw. Wildfleischs. Nur 10–15 % sind Reiseerkrankungen. [10]
Die Hepatitiden A–C sind nach wie vor bedeutsame berufsbedingte Infektionen bei Tätigen im Gesundheitswesen!

Klinische Zeichen und Diagnostik

Klinische Zeichen

Die akute Virushepatitis beginnt typischerweise mit einem unterschiedlich langen *Prodromalstadium* und uncharakteristischen Beschwerden: Appetitlosigkeit, Übelkeit, evtl. Druckgefühl im rechten Oberbauch, grippeähnliche Beschwerden, evtl. Diarrhö. Erst in der folgenden, mehrere Wochen dauernden *Krankheitsphase* kommt es zu leberspezifischen Beschwerden, v. a. Ikterus (mit dunklem Urin und hellem Stuhl) und Juckreiz. Leber, oft auch Milz und Lymphknoten, sind vergrößert.

In der anschließenden *Genesungsphase* erholt sich der Patient langsam über Wochen.

Allerdings ist der Verlauf sehr variabel – von völlig asymptomatischen Verläufen über unspezifische (und meist als Grippe fehlgedeutete) Beschwerden bis hin zu schwersten Verläufen mit Leberversagen. Asymptomatische und leichte Verläufe sind auch die Ursache der hohen Dunkelziffer. Die Beschwerdeintensität in der akuten Phase ist kein Maß für das Risiko eines chronischen Verlaufs.

Diagnostik

Meist sucht der Patient den Arzt erst bei Auftreten des Ikterus (➤ 9.1.1) auf. Nach Anamnese (berufliche Risiken, Drogenabusus, Auslandsaufenthalte?) und Untersuchung folgen:

- Blutuntersuchungen
  - Zur Gefährdungseinschätzung v. a. Leberwerte (Bilirubin, ALT, AST, AP, γ-GT), Blutgerinnung (Quick-Abfall bei fulminantem Verlauf)
  - Zur Ursachensuche sog. **Hepatitis-Serologie,** d. h. Laboruntersuchungen auf Bestandteile der Hepatitis-Viren und Antikörper dagegen (➤ Abb. 9.14, ➤ Tab. 9.2)
- Sonografie des Abdomens

Komplikationen

Hauptkomplikationen sind ein **akutes Leberversagen** als Akutkomplikation und der Übergang in eine **chronische Hepatitis** (➤ 9.4) als Spätkomplikation.

DEFINITION

Akutes Leberversagen *(ALV):* schwerste Leberfunktionsstörung innerhalb von Tagen bis Wochen bei vorher Lebergesunden. Hauptursachen toxische Leberschäden (z. B. Knollenblätterpilzvergiftung, Paracetamolüberdosierung), fulminante Hepatitis.
Weitere Ursache bei Kindern und Jugendlichen **Reye-Syndrom,** ein ursächlich unklares Leberversagen kombiniert mit einer nichtentzündlichen Gehirnschädigung, möglicherweise ausgelöst durch Gabe von Azetylsalizylsäure bei gleichzeitigem Virusinfekt. Vor allem bei Säuglingen außerdem mögliche Erstmanifestation einer Stoffwechselstörung.
Leitsymptome Ikterus, Gerinnungsstörungen, hepatische Enzephalopathie (➤ 9.4).
Hohe Letalität, daher rechtzeitige Kontaktaufnahme mit einem Transplantationszentrum.

Behandlung

Viele Menschen mit Hepatitis können zu Hause bzw. in der Pflegeeinrichtung bleiben, solange ihre Betreuung und die Einhaltung der Schutzmaßnahmen gewährleistet sind. Nur schwer Erkrankte werden stationär aufgenommen.

Allgemeinmaßnahmen

Die Patienten sollen sich körperlich schonen, Bettruhe ist jedoch meist nicht erforderlich.

Das Essen kann nach Verträglichkeit gewählt werden, erfahrungsgemäß wird eine kohlenhydratreiche, fettarme Kost, schonend zubereitet, am besten vertragen.

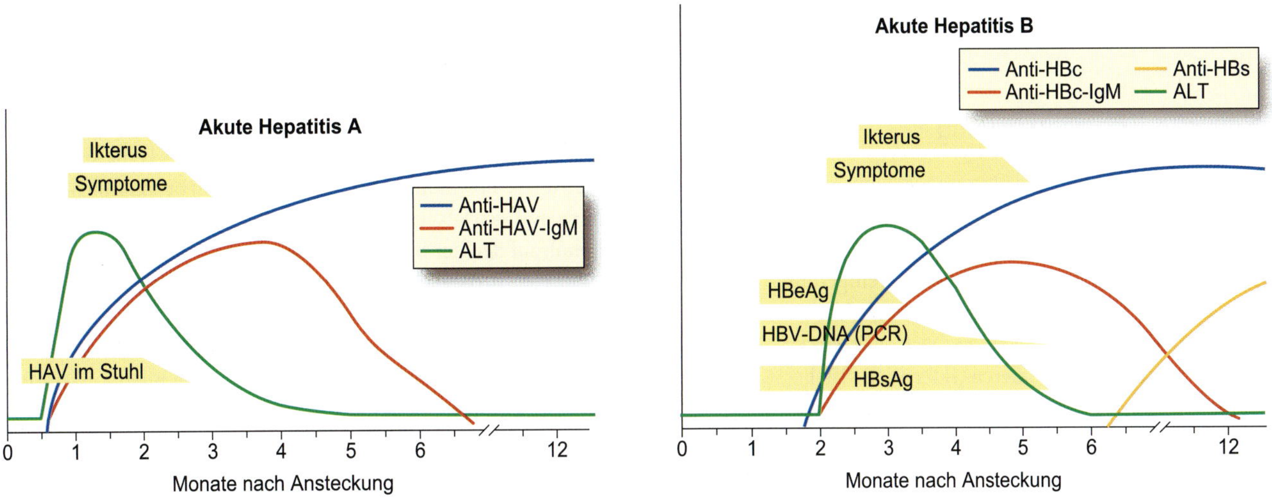

Abb. 9.14 Typische Laborbefunde bei akuter Hepatitis A und B. [L141]

Verboten ist allerdings Alkohol, da er praktisch komplett in der Leber verstoffwechselt wird. Alle nicht unbedingt notwendigen Medikamente werden abgesetzt und leberbelastende Medikamente vermieden.

Medikamentöse Therapie

Die akute Virushepatitis wird in folgenden Fällen medikamentös behandelt:

- Bei einer Hepatitis B werden nur bei schwerem Verlauf Nukleosid- bzw. Nukleotidanaloga gegeben, z. B. Lamivudin (etwa Epivir® ➤ 13.2.5). [11]
- Bei einer akuten Hepatitis C wird meist der Spontanverlauf abgewartet. In bestimmten Fällen sowie bei Entwicklung einer chronischen Hepatitis C wird eine Virostatikakombination eingesetzt (➤ 13.2.5). [12]
- Bei einer Hepatitis D können pegyliertes Interferon-α oder Bulevirtide (z. B. Hepcludex®) gegeben werden. [13]

Schutzmaßnahmen

Grundlage bei allem pflegerischen Tun sind die Standardhygienemaßnahmen (➤ 13.2.1). Weitere Schutzmaßnahmen hängen vom Übertragungsweg ab (➤ 13.2.1):

- Die Hepatitiden A und E werden fäkal-oral übertragen. Entsprechend ist es hier besonders wichtig, dass der Patient eine eigene Toilette hat und die Regeln der Toiletten- und Händehygiene sorgfältig einhält. Im Krankenhaus werden die Patienten bis zwei Wochen nach Symptom – beziehungsweise eine Woche nach Ikterusbeginn in einem Einzelzimmer betreut. Pflegebedürftige in Einrichtungen dürfen nicht an Gemeinschaftsveranstaltungen teilnehmen.
- Die Hepatitiden B, C und D werden durch Körperflüssigkeiten (Blut, Geschlechtsverkehr) übertragen. Hier reichen, abgesehen von Sonderfällen wie massiven Durchfällen, die Standardhygienemaßnahmen.

Geeignete Desinfektionsmittel

Hände- und Flächendesinfektionsmittel müssen eine viruzide Wirkung haben.

9

Weitere pflegerische Betreuung

Die weitere pflegerische Unterstützung ist vom Allgemeinbefinden des Patienten abhängig (➤ 9.2.1), ebenso notwendige Prophylaxen. Pflegende führen folgende Beobachtungen durch:

- Allgemeinbefinden, Blutdruck, Puls und Temperatur
- Gewicht, Nahrungsaufnahme und -verträglichkeit
- Stuhlausscheidung (Häufigkeit, Farbe, Konsistenz)
- Haut (Ikterus, Juckreiz), Skleren (Ikterus ➤ 9.1.1)

Bei Oberbauchbeschwerden wirken feucht-warme Wickel schmerzlindernd und wohltuend. Das Eincremen der Haut mit W/O-Emulsionen lindert den Juckreiz.

Prävention

Vorgehen bei Nadelstichverletzung ➤ 13.2.9

Die Prävention der Hepatitiden fußt auf mehreren Säulen.

Expositionsprophylaxe

Gesamtgesellschaftlich sind für die Prävention der Hepatitiden A und E die Lebensmittel- und Trinkwasserhygiene wesentlich.

Im Rahmen der medizinischen Versorgung ist generell die sorgfältige Einhaltung aller Hygienemaßnahmen von der Händehygiene bis zur Instrumentendesinfektion wichtig, bei den Hepatitiden B–D darüber hinaus z. B. die Blutspendertestung auf Zeichen einer Hepatitisinfektion und der sparsame Umgang mit Blutprodukten.

Auch jeder Einzelne kann sein Risiko minimieren:

- Zur Vorbeugung der Hepatitiden A und E auf Reisen sind die gleichen Vorsichtsmaßnahmen empfehlenswert wie die zur Prävention infektiöser Diarrhöen (➤ 8.9).
- Entsprechend den Hauptübertragungswegen schützt vor den Hepatitiden B–D die konsequente Kondombenutzung außerhalb monogamer Beziehungen. Vor Piercing, Ohrlochstechen o. Ä. sollten sich Interessenten vergewissern, dass die Hygieneregeln beim Juwelier/im Studio eingehalten werden. Sehr gefährlich ist das Teilen von Injektionsbesteck bei Drogenabhängigen.

Immunprophylaxe

Es gibt gut verträgliche und zuverlässige Aktiv- und Passivimpfstoffe gegen Hepatitis A und B. Die aktive Hepatitis-B-Impfung ist für Säuglinge allgemein empfohlen. In anderen Altersgruppen ist diese ebenso wie die Hepatitis-A-Impfung eine Indikationsimpfung bei erhöhter Gefährdung z. B. durch Vorerkrankungen, Beruf oder Reisen (➤ 13.2.10). Die Hepatitis-B-Impfung schützt auch vor der Hepatitis D. Die Impfungen sind selbst kurz vor Reiseantritt und postexpositionell noch möglich.

Trotzdem bleibt die Expositionsprophylaxe unverzichtbar, denn gegen Hepatitis C und E ist keine Impfung verfügbar (ein Impfstoff gegen einen Hepatitis-C-Genotyp aus China ist in der EU nicht zugelassen).

Beratung

Ist die Leberfunktion nicht eingeschränkt, gibt es keine spezifischen Ernährungsempfehlungen. Der Patient soll ihm bekömmliche Speisen wählen und sich ausgewogen und vollwertig ernähren. Ausnahme ist Alkohol, auf den der Betroffene mindestens ½ Jahr verzichten muss. Medikamente, die die Leber belasten, sollten ebenfalls ½ Jahr nicht eingenommen werden.

Pflegefachpersonen erläutern den Patienten die Übertragungswege der Erkrankung und beraten zur daraus resultierenden Ansteckungsgefahr im häuslichen und beruflichen Umfeld:

- **Hepatitis A.** Personen, die an Hepatitis A erkrankt sind, dürfen so lange nicht in Pflege- und Gemeinschaftseinrichtungen, Küchen und der Lebensmittelverarbeitung arbeiten, bis nach ärztlichem Urteil keine Infektionsgefahr mehr von ihnen ausgeht. Eine Isolierung von Kontaktpersonen ist bei bestehendem Impfschutz sowie nach einer früher durchgemachter Erkrankung nicht erforderlich. [14]

- **Hepatitis B.** Die Gefahr einer Übertragung von Hepatitis B im häuslichen Umfeld oder Gemeinschaftseinrichtungen ist gering, wenn der Betroffene Rasierapparat, Nagelschere, Zahnbürste nicht mit anderen teilt und bei Sexualkontakten Kondome benutzt. Familienangehörige und Lebenspartner sollen geimpft werden. Blut-Blut-Kontakte sind unbedingt zu verhindern. HBV-Infizierte dürfen Gemeinschaftseinrichtungen besuchen bzw. dort arbeite. Bei HBV-infizierten Kindern sollen die Betreuer und andere Eltern über die Infektion informiert sein. Bei Kindern mit ungewöhnlich aggressivem Verhalten (Verletzungsgefahr) oder schweren Hauterkrankungen muss im Einzelfall das Gesundheitsamt eine Entscheidung über Besuch/Ausschluss vom Kindergarten oder Schule treffen. [15]

9.4 Chronische Lebererkrankungen und Leberzirrhose

DEFINITION

Leberfibrose: Bindegewebsvermehrung der Leber bei (noch) erhaltener „Leberarchitektur".

Leberzirrhose: Bindegewebsvermehrung der Leber mit knotigem Umbau und zerstörter Leberarchitektur. Irreversibles Endstadium zahlreicher Lebererkrankungen mit den Folgen eines Pfortaderhochdrucks und einer zunehmenden Leberfunktionseinschränkung. Hauptursachen in Deutschland Alkoholmissbrauch, chron. Virushepatitiden. Prognose abhängig von Ursache und Schweregrad, oft schlecht.

Krankheitsursachen und -entwicklung

Mehrere Dutzend Erkrankungen können, meist über eine chronische entzündliche Reaktion **(chronische Hepatitis),** zur **Leberfibrose** und schließlich **Leberzirrhose** führen (➤ Tab. 9.3).

- Bei kleinen Kindern ist eine Leberzirrhose selten. Häufigste Ursachen sind Gallenwegsatresien und angeborene Stoffwechselstörungen mit früher Manifestation.
- Bei älteren Kindern und Jugendlichen gewinnen Autoimmunhepatitiden, chronische Virushepatitiden sowie Stoffwechselstörungen mit späterer Manifestation an Bedeutung.
- Bei Erwachsenen dominieren Metabolische Dysfunktion-assoziierte steatotische Lebererkrankung, Alkoholmissbrauch (➤ 16.11) und chronische Virushepatitiden.

Längeres Einwirken der unterschiedlichen Schädigungsfaktoren geht mit Leberzellnekrosen, Einwanderung von Leukozyten und vermehrter Kollagenbildung in der Leber einher. Die zwischen den Bindegewebssepten verbliebenen Leberzellen versuchen das Gewebe wiederherzustellen, was aber nicht gelingt. Es bilden sich *Regeneratknoten* des Leberparenchyms. Die normale Läppchenstruktur der Leber ist irreversibel gestört (➤ Abb. 9.15).

Folgen dieses Leberzelluntergangs und des daraus folgenden Leberumbaus sind insbesondere:

- Ein **Pfortaderhochdruck** *(portale Hypertension).* Durch die Leber fließt normalerweise sehr viel Blut aus dem Pfortaderstromgebiet, das sich nun zurückstaut. Dadurch kommt es zum einen zur Milzvergrößerung.
- Zum anderen bilden sich Kollateralkreisläufe zur Umgehung der Leber, etwa über die Bauchhaut oder Ösophagus und Magen. Diese können für den Betroffenen teils lebensbedrohliche Komplikationen nach sich ziehen.
- Eine verminderte Leberzellfunktion. Die Leber kann ihre vielfältigen Auf-, Um- und Abbauaufgaben nicht mehr erfüllen mit Folgen für den ganzen Körper.

Klinische Zeichen und Diagnostik

Die Leberzirrhose ist zunächst symptomarm mit Abgeschlagenheit und unspezifischen Beschwerden im (rechten) Oberbauch. Die anfangs diskreten **Leberhautzeichen** fallen vielen Betroffenen nicht auf: **Spider naevi** (*Gefäßspinnen* = spinnenförmige Gefäßerweiterungen, ➤ Abb. 9.16), **Plantar- und Palmarerythem** (Rötung der Fuß- und Handflächen, ➤ Abb. 9.16), dünne Haut und ein **Medusenhaupt** (durch den vermehrten Blutfluss erweiterte, sichtbare Bauchhautvenen, ➤ Abb. 9.2). Durch hormonelle Störungen ist bei Männern oft die Schambehaarung vermindert und es kommt zu Brustwachstum *(Gynäkomastie),* bei Frauen bestehen Zyklusstörungen.

Zusätzlich können weitere Beschwerden je nach Ursache bestehen, etwa Magenbeschwerden bei Alkoholmissbrauch oder ein brauner Ring am Augenhornhautrand und neurologisch-psychiatrische Auffälligkeiten bei Morbus Wilson.

Diagnose und Schweregradeinteilung erfolgen durch:

- Sonografie (Leberoberfläche und -inneres unregelmäßig, evtl. Aszites, Milzvergrößerung), Duplex-Sonografie (Darstellung des Blutflusses in der Pfortader)
- Blutuntersuchungen (➤ Abb. 9.4)
  - Bilirubin, AST, ALT zur Erfassung akuter Schübe, AP, γ-GT als cholestaseanzeigende (gallenstauanzeigende) Enzyme

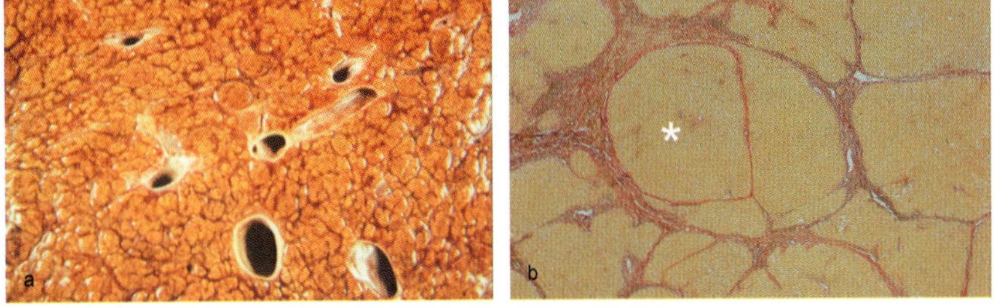

Abb. 9.15 Leberzirrhose, links makroskopisches, rechts mikroskopisches Bild. Die zirrhotische Leber ist unregelmäßig knotig umgebaut. Mikroskopisch sind unterschiedlich große Regeneratknoten sichtbar, umgeben von Bindegewebe. Regeneratknoten (z. B. bei *) ähneln auf den ersten Blick Leberläppchen, haben aber keinen geordneten Aufbau und keine Zentralvene in der Mitte. [R425]

9

Tab. 9.3 Übersicht über chronische Lebererkrankungen, die Ursache einer Leberzirrhose sein können.

Erkrankung	Kurzcharakterisierung	Spezifische Behandlung
Gallenwegsatresie	Angeborener Gallengangsverschluss unklarer Ursache. Leitsymptom Ikterus beim Neugeborenen, später Gedeihstörung, schließlich Leberfibrose/-zirrhose	In den ersten Lebenswochen **Kasai-Operation** (Verbindung von Gallenwegen im Bereich der Leberpforte und Darm) zur Gallenableitung. Bei Unmöglichkeit/Erfolglosigkeit Lebertransplantation
Mukoviszidose (➤ 3.3)	Verstopfung der Gallenwege durch die zu zähe Galle → Gallestau → Leberschädigung bis zur Zirrhose	Ursodeoxycholsäure, Lebertransplantation. Lungenbeteiligung meist prognoseentscheidend
α1-Antitrypsinmangel	Erblich bedingter Enzymmangel. Lunge → chronisch-obstruktive Lungenerkrankung (➤ 3.9, meist prognosebegrenzend). Leber → chron. Hepatitis → Zirrhose (seltener)	Lebertransplantation. α1-Antitrypsin-Substitution gegen Leberschäden nicht effektiv, da diese Folge der Anreicherung von „falschem" Antitrypsin in den Leberzellen sind
Primäre Hämochromatose	Erblich bedingte Eisenspeicherkrankheit mit zu hoher Eisenresorption im Dünndarm und Eisenablagerung in den Organen, u. a. der Leber. ♂ > ♀ (Eisen„entsorgung" durch Menstruation)	Regelmäßige Aderlässe, eisenarme Ernährung, evtl. medikamentöser Eisenentzug durch Komplexbildner. Bei rechtzeitiger Behandlung sehr gute Prognose
Morbus Wilson	Erblich bedingte Kupferspeicherkrankheit mit verminderter Kupferausscheidung über die Galle und Kupferablagerung in den Organen, u. a. Leber, Auge (→ brauner Ring am Hornhautrand), ZNS (→ neurolog.-psych. Symptome, oft parkinsonähnlich)	Kupferarme Ernährung, Kupferelimination z. B. durch D-Penicillamin (bindet Kupfer), evtl. Lebertransplantation (kein Rezidivrisiko)
Metabolische Dysfunktion-assoziierte steatotische Lebererkrankung *(Stoffwechselstörung-assoziierte steatotische Lebererkrankung, metabolic dysfunction-associated steatotic liver disease, MASLD,* früher *nichtalkoholische Fettlebererkrankung, NAFLD)*	**Steatose der Leber** (früher *Fettleber*) mit mind. einem der folgenden Risikofaktoren: Bluthochdruck, Übergewicht, (Prä-)Diabetes, erhöhte Triglyzeride im Blut, erhöhtes LDL-Cholesterin im Blut. Bei ca. 25 % der Erwachsenen in Deutschland. → **Metabolische Dysfunktion-assoziierte Steatohepatitis** (*MASH,* früher *nichtalkoholische Fettleberhepatitis, NASH,* ca. 25 % davon) → **Metabolische Dysfunktion-assoziierte Steatohepatitis + Zirrhose**	Gewichtsreduktion, Bewegung, ggf. Behandlung des Diabetes mellitus Typ 2 (➤ 7.5) und/oder erhöhter Blutfette (➤ 7.6)
Alkohol-assoziierte steatotische Lebererkrankung (früher *alkoholische Fettlebererkrankung, AFLD*)	Leberschädigung bei Alkoholmissbrauch durch die Abbauprodukte des Alkohols. **Alkohol-assoziierte Steatose der Leber** (früher *Alkohol-Fettleber, AFL*) → **Alkohol-assoziierte Steatohepatitis** (früher *alkoholische Fettleberhepatitis, ASH*) → **Alkohol-assoziierte Leberzirrhose.** MASLD plus erhöhter Alkoholkonsum: **MetALD**	Alkoholkarenz! Substitution von Vit. B_{12} und Folsäure. Evtl. Lebertransplantation, jedoch i. d. R. Alkoholkarenz ≥ 6 Monate erforderlich
Chronische Virushepatitis	Hepatitis B, C, oder D (➤ 9.3) > 6 Monate. Risiko der Zirrhose abhängig von der Aktivität der Hepatitis. Auch bei Beschwerdefreiheit ansteckend, Infektionsrisiko abhängig vom Virusgehalt des Blutes	Bei Hep. B Nukleosid-/Nukleotidanaloga z. B. Tenofovir, Entecavir (etwa Viread® bzw. Baraclude®) [13]. Bei Hep. C Virostatika-Kombination abhängig vom Virus-Genotyp. Bei Hep. D pegyliertes Interferon oder Bulevirtid (z. B. Hepcludex®)
Autoimmunhepatitis *(AIH)*	Autoimmun bedingte Leberentzündung. ♀ > ♂. **ANA** (antinukleäre Antikörper) und **ASMA** (Autoantikörper gegen glatte Muskulatur) meist positiv	Immunsuppressiva, v. a. Glukokortikoide und Azathioprin (➤ 12.2.4). Darunter recht gute Prognose, bei Versagen Lebertransplantation
Primär biliäre Cholangitis *(PBC)*	Evtl. autoimmun bedingte Entzündung der kleinen Gallenwege in der Leber. 90 % ♀, oft Beginn mit Juckreiz, erst später Ikterus. **AMA** (antimitochondriale Antikörper) positiv	Medikamentöse Förderung des Gallenflusses durch Ursodeoxycholsäure, evtl. Obeticholsäure, Bezafibrat, Glukokortikoide. Später Lebertransplantation
Primär sklerosierende Cholangitis (PSC)	Evtl. autoimmun bedingte Entzündung der Gallenwege innerhalb und außerhalb der Leber („perlenschnurartig"). Risiko eines Gallenwegskarzinoms erhöht	Ursodeoxycholsäure, evtl. Dilatation/Stenting verengter Gallenwege. Später Lebertransplantation
Kardiovaskuläre Ursachen, z. B. Rechtsherzinsuffizienz (➤ 4.5)	Stauungsleber (Blutstau in der Leber) → Sauerstoffmangel der Leberzellen → Nekrosen → Fibrose, Zirrhose	Beseitigung der Ursache

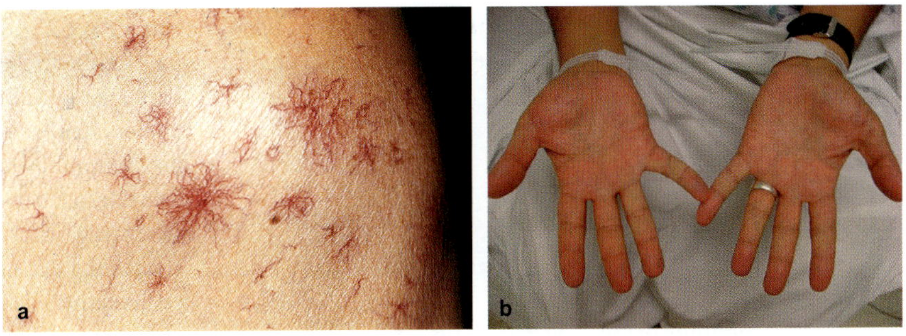

Abb. 9.16 Links Spider naevi, rechts Palmarerythem bei Leberzirrhose. [E355-026, R415]

- Zur Einschätzung der Leberfunktion Quick-Wert (Gerinnungsfaktoren und Eiweiß werden in der Leber gebildet), Albumin, Cholinesterase
- Ggf. **Elastografie** (ultraschallbasierte Messung der Lebersteife, eine fibrosierte Leber ist steifer), CT, Laparoskopie, Leberbiopsie

In aller Regel folgen weitere Untersuchungen zur Ursachensuche (z. B. Hepatitisserologie, Autoantikörperbestimmung im Blut, ➤ Tab. 9.2) und zur Erfassung von Komplikationen (z. B. Ösophagogastroduodenoskopie bei Verdacht auf Ösophagusvarizen).

Komplikationen

Die teilweise lebensbedrohlichen Komplikationen der Leberzirrhose erklären sich durch den Pfortaderhochdruck und die verminderte Leberzellfunktion *Ikterus* ➤ 9.1.1:

Ösophagus- und Magenfundusvarizenblutung

Ein Umgehungskreislauf vom Pfortader- ins Hohlvenenstromgebiet führt über die Venen von Ösophagus und Magenfundus. Diese halten dem vermehrten Blutfluss und erhöhten Druck auf Dauer nicht stand, erweitern sich und können platzen. Folge ist eine lebensbedrohliche obere gastrointestinale Blutung (➤ 8.1.8), eine der häufigsten Komplikationen der Leberzirrhose überhaupt.

Aszites

Bei Leberzirrhose steigt der hydrostatische Druck im Pfortadergebiet, durch die verminderte Leberfunktion sinkt die Konzentration an Albumin und hormonelle Veränderungen führen zu einer verstärkten Salz- und Wasserretention der Nieren. Alle drei Faktoren führen zur „Ödementstehung in der Bauchhöhle", dem Aszites (➤ 9.1, ➤ Abb. 9.2, Allgemeines zur Ödementstehung ➤ 2.2.2). Leitsymptom ist eine Zunahme des Bauchumfangs (bei häufiger Abmagerung am übrigen Körper), ggf. mit Nabelhernie (➤ Abb. 9.2).

Hepatische Enzephalopathie und Leberkoma

DEFINITION

Hepatische Enzephalopathie *(HE, portosystemische Enzephalopathie, PSE):* neurologische und psychische Auffälligkeiten bei fortgeschrittenen Lebererkrankungen. Schwerstform Leberkoma.

Leberkoma *(hepatisches Koma, Coma hepaticum):* schwere Bewusstseinsstörung bis zur tiefen Bewusstlosigkeit durch Ausfall der Entgiftungsfunktion der Leber. Hohe Letalität.

Die erheblich geschädigte Leber kann ihre Entgiftungsaufgaben nicht mehr erfüllen. Dadurch reichern sich gehirntoxische Substanzen an, z. B. das Ammoniak aus dem Eiweißstoffwechsel, das von Darmbakterien produziert, im Kolon aufgenommen und normalerweise in der Leber zu Harnstoff abgebaut wird. Erstsymptome sind Müdigkeit, veränderte Stimmungslage, vermindertes Konzentrationsvermögen und leichte feinmotorische Störungen (Schriftbild). Es folgen Verlangsamung, Schläfrigkeit, Persönlichkeitsveränderung, Tremor, Sprachstörungen, Ataxie und schließlich Desorientiertheit, Krämpfe und zunehmende Bewusstseinsstörung bis zum Koma (➤ Abb. 9.17). Auslöser sind oft Beruhigungsmittel (z. B. Benzodiazepine, ➤ 16.2.4) oder vermehrter Eiweißanfall z. B. mit der Nahrung, durch gastrointestinale Blutung, Alkohol, bei Obstipation oder Eiweißabbau im Rahmen von Infektionen.

Leberzellkarzinom

Menschen mit Leberzirrhose haben ein wesentlich erhöhtes Risiko eines **Leberzellkarzinoms** *(hepatozellulären Karzinoms).* Ca. 90 % der Leberzellkarzinome entstehen auf dem Boden einer Leberzirrhose. Bei Betroffenen sollten zur Früherkennung halbjährlich eine Sono-

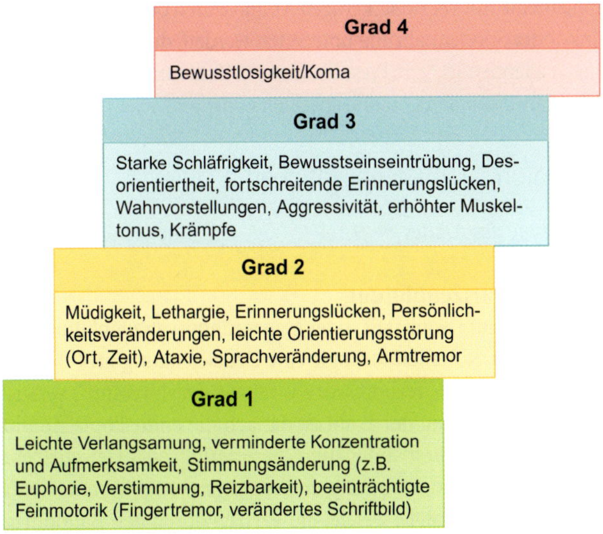

Abb. 9.17 Klinische Schweregrade der hepatischen Enzephalopathie. [L143]

grafie des Abdomens und eine AFP-Bestimmung erfolgen. *Alpha-Fetoprotein,* kurz **AFP,** ist der Tumormarker des Leberzellkarzinoms (➤ 2.5.4).

Weitere Komplikationen

Weitere Komplikationen sind:
- Nieren- und Lungenversagen **(hepatorenales** bzw. **hepatopulmonales Syndrom)**
- Bei Aszites **spontane bakterielle Peritonitis** (➤ 8.1.7)

Behandlung

Kausale Behandlung

Falls irgend möglich wird die Ursache der Leberzirrhose angegangen (➤ Tab. 9.3), denn nur so kann deren Fortschreiten verhindert werden. Bei weit fortgeschrittener Leberzirrhose kommt unter bestimmten Voraussetzungen (u. a. Alkoholkarenz, keine Kontraindikationen für lebenslange Immunsuppression) eine Lebertransplantation (➤ 9.2.4) in Betracht.

Ernährungstherapie

Eine besondere Ernährung ist nicht erforderlich, solange keine Komplikationen vorliegen. Lediglich Alkohol ist unabhängig von der Ursache tabu, da er die Leber weiter schädigt. Aus dem gleichen Grund werden Medikamente sorgfältig im Hinblick auf ihre Leberwirkungen ausgewählt. Bei Erkrankungen mit Gallenstau werden die fettlöslichen Vitamine A, D, E und K ersetzt, da sie aufgrund des Gallemangels nicht resorbiert werden.

Mangelernährte Patienten mit Leberzirrhose haben mehr Komplikationen und eine höhere Mortalität. Deshalb soll eine tägliche Energiezufuhr von 30 kcal/kg Körpergewicht angestrebt werden. Sinnvoll sind mehrere kleine Mahlzeiten, eine Spätmahlzeit und das Vermeiden langer Nüchternphasen. Die orale Ernährung kann bei Bedarf durch Supplemente mit verzweigtkettigen Aminosäuren oder hochkalorische Trink- oder Sondennahrung unterstützt werden, die für Lebererkrankungen adaptiert ist (z. B. Fresubin Hepa®). Zink- und zeitlich befristete Multivitaminsupplementation scheinen günstig zu sein. [16]

Behandlung von Komplikationen

Behandlung des Aszites ➤ 9.1.4

Ösophagusvarizenblutung

Bei Verdacht auf Ösophagus- oder Magenfundusvarizenblutung kann schon vor der Notfallendoskopie eine Drucksenkung im Pfortaderkreislauf z. B. durch Terlipressin i. v. (etwa Glycylpressin®) versucht werden. Behandlung der Wahl ist danach die endoskopische Blutstillung durch Gummibandligatur, Sklerosierung oder Gewebekleber.

Die komplikationsträchtigen *Ösophaguskompressionssonden* (➤ 8.2.1, ➤ Tab. 8.4), welche die Varizen durch den Ballondruck komprimieren, werden nur noch bei unstillbarer Blutung eingesetzt.

Um einer (Rezidiv-)Blutung vorzubeugen, werden β-Blocker (➤ 4.2.2) gegeben, die den Druck im Pfortaderkreislauf senken. Eine sehr zuverlässige Drucksenkung gelingt durch Anlage eines **portosystemischen Shunts.** Überwiegend minimalinvasiv (*transjugulärer intrahepatischer portosystemischer Stent-Shunt,* **TIPS**) wird eine Kurzschlussverbindung zwischen einem Pfortader- und Lebervenenast geschaffen, sodass Blut aus dem Pfortaderkreislauf unter Umgehung der Leber direkt in die Lebervenen und damit die V. cava inferior gelangt. Allerdings wird das umgeleitete Blut gar nicht mehr durch die Leber entgiftet, sodass die Gefahr einer hepatischen Enzephalopathie steigt.

Hepatische Enzephalopathie

Die Behandlung der hepatischen Enzephalopathie ist konservativ. Sie zielt v. a. darauf ab, den Anfall toxischer Eiweißstoffwechselprodukte zu vermindern:
- Ausreichende Kalorienzufuhr. Die Eiweißzufuhr soll bei 1,2–1,5 g/kg Körpergewicht liegen, da Eiweißreduktion Mangelernährung, Muskelabbau und evtl. Stickstoffbelastung erhöht. [16], [17] Pflanzliches und Milcheiweiß sollen bevorzugt werden. Bei Unverträglichkeit können zusätzlich verzweigtkettige Aminosäuren (z. B. Falkamin ®) gegeben werden. [16]
- Laktulose (z. B. Bifiteral®) oder Laktitol (z. B. Importal®) oral und/oder als Einlauf. Sie wirken zum einen abführend (Ziel sind zwei weiche Stühle täglich), zum anderen hemmen sie durch pH-Senkung im Darm über Zwischenschritte die Ammoniakaufnahme aus dem Darm.
- Ggf. Rifaximin (z. B. Xifaxan®) zur Reduktion der ammoniakbildenden Darmbakterien.

Weitere pflegerische Betreuung

Patienten mit Leberzirrhose sind lange Zeit selbstständig. In der Regel stellt sich erst bei fortgeschrittener Erkrankung und deutlichen Symptomen pflegerischer Bedarf ein.

Die pflegerische Unterstützung ist abhängig vom Allgemeinbefinden des Patienten.

Vitalzeichen und Bewusstsein

Die Beobachtung umfasst neben Blutdruck, Puls, Atmung und Temperatur vor allem auf Bewusstsein, Orientierung, Denken und Verhalten (psychopathologischer Befund ➤ 16.1.2). Pflegende achten auf Hinweise einer beginnenden oder fortschreitenden Enzephalopathie (➤ Abb. 9.17) und informieren bei Anzeichen umgehend den Arzt.

Körperpflege

Bei der Körperpflege vermeiden Pflegende Verletzungen, da häufig eine Gerinnungsstörung vorliegt. Die Haut ist atrophisch und empfindlich und juckt häufig (Pruritus ➤ 17.1.4). Sie braucht eine besonders sorgfältige Reinigung und Pflege. Eine sorgfältige Mundpflege ist zur Soorprophylaxe notwendig.

Im Rahmen der Hautbeobachtung achten Pflegefachpersonen auf Ikterus, Hautentzündungen und -verletzungen, Hauteinblutungen/Hämatome, Palmarerythem und Spider naevi.

Lagerung und Bewegung

Die Mobilität muss, abhängig vom Allgemeinzustand, bestmöglich erhalten werden. Pflegende unterstützen gangunsichere Patienten. Bei Immobilität führen sie notwendige Lagerungen durch, ebenso wie die erforderlichen Prophylaxen.

Ausscheidung

Pflegende messen die Urinausscheidung, um eine Flüssigkeitsbilanz zu erstellen. Eventuell erhält der Patient einen Blasenkatheter. Bei Aszites und/oder peripheren Ödemen wird eine Ausschwemmung von 300–500 ml/Tag angestrebt. Pflegende kontrollieren außerdem täglich das Gewicht des Patienten und messen regelmäßig seinen Bauchumfang, der ebenfalls die Entwicklung der Wassereinlagerungen widerspiegelt.

Bei massivem Aszites kann der Arzt zur Entlastung eine Aszitespunktion durchführen (➤ 9.1.4).

Der Patient sollte regelmäßig Stuhlgang haben. Bei hepatischer Enzephalopathie erhält er dafür Laktulose. Ziel sind zwei weiche Stuhlausscheidungen täglich, um die Ammoniakbildung und -aufnahme im Darm zu senken und die Ausscheidung zu forcieren.

Prävention

Einigen Ursachen der Leberzirrhose, etwa Gallenwegsatresie, Stoffwechselstörungen oder Autoimmunhepatitis, kann nicht vorgebeugt werden. Steatotischen Lebererkrankungen kann aber durch einen gesundheitsfördernden Lebensstil und maßvollen Alkoholgenuss, vielen chronischen Hepatitiden durch Hepatitis-B-Impfung, Kondombenutzung sowie Vermeidung von Blutkontakten vorgebeugt werden.

Beratung

Alkoholabhängigen Patienten muss dringend zum Alkoholentzug geraten werden (➤ 16.11). Pflegende nennen Kontaktadressen und Anlaufstellen in der Umgebung.

Eine Lebertransplantation kann dem Betroffenen zunächst das Leben retten, hat aber weitreichende Folgen, z. B. die lebenslange Immunsuppression und häufige Nachkontrollen. Patienten brauchen eine ehrliche Beratung, auch zu möglichen Komplikationen. Austausch mit anderen Betroffenen im Rahmen einer Selbsthilfegruppe stellt eine wichtige Unterstützung dar und soll angeraten werden.

9.5 Cholelithiasis

DEFINITION

Cholelithiasis (*Gallensteinleiden* ➤ Abb. 9.18): Konkremente („Steine") in der Gallenblase **(Cholezystolithiasis)** oder den Gallenwegen **(Choledocholithiasis).** Insgesamt häufig mit einem Vorkommen von ca. 10 % der Männer und 20 % der Frauen (bei Kindern sehr selten, bei alten Menschen noch häufiger). Nur bei ca. ¼ der Betroffenen mit Beschwerden einhergehend, v. a. mit **Gallenkoliken.** Prognose ganz überwiegend günstig, Gefährdung durch Komplikationen wie etwa eine **Cholezystitis** *(Gallenblasenentzündung)* und **Cholangitis** *(Entzündung der Gallenwege).*

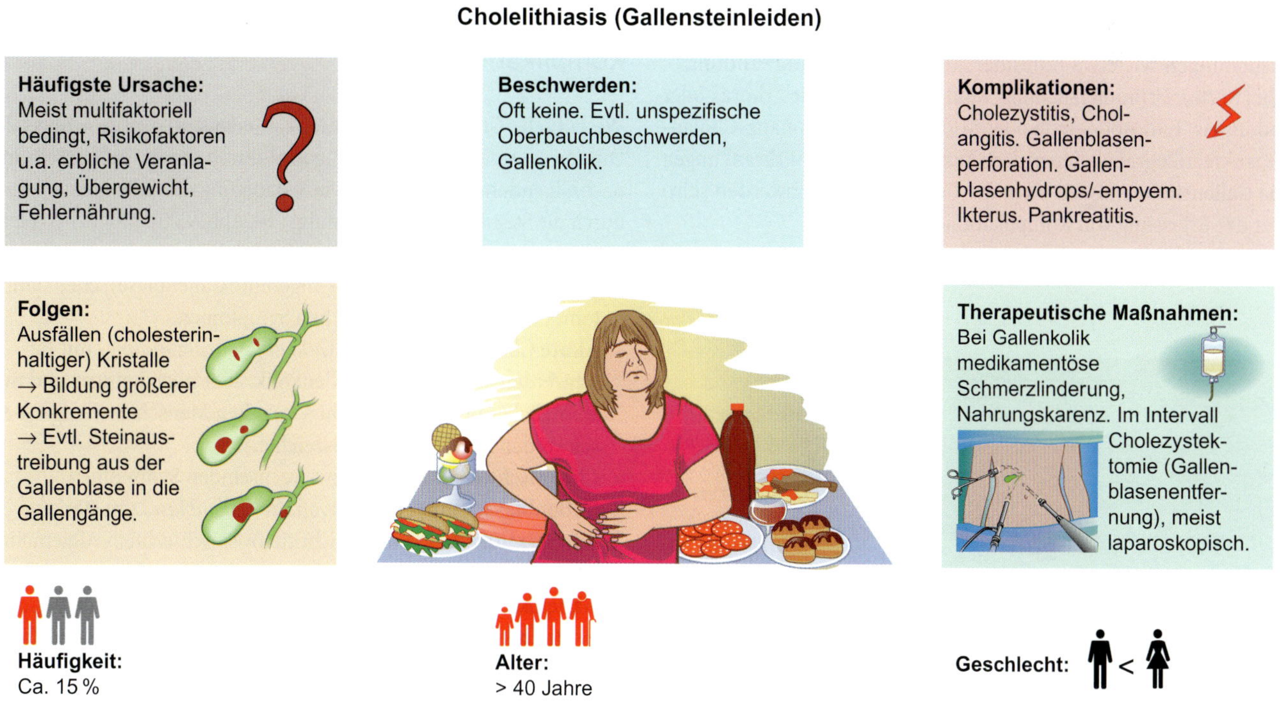

Abb. 9.18 Übersicht Cholelithiasis (Gallensteinleiden). [L255]

Krankheitsursachen und -entwicklung

Die meisten **Gallensteine** bestehen wesentlich oder sogar ganz aus Cholesterin (*gemischte* bzw. *Cholesterinsteine*). Sie entstehen, wenn das Cholesterin-Gallensäuren-Gleichgewicht in der Gallenblase zugunsten des Cholesterins verschoben ist. Die Gallensäuren können das Cholesterin nicht mehr in Lösung halten, Cholesterin fällt aus und die Kristalle vergrößern sich zu Steinen.

Seltener sind *Bilirubinsteine.* Sie bilden sich v. a. bei vermehrtem Bilirubinanfall im Rahmen einer Hämolyse (➤ 11.2.5).

LERNHILFE

Risikofaktoren der Cholelithiasis

6-F-Regel: female (weiblich), fat (adipös), forty (vierzig Jahre oder älter), fair (hellhäutig), fertile (Kinder), family (familiäre Veranlagung). [18]

Klinische Zeichen und Diagnostik

Nur etwa ¼ der Menschen mit Gallensteinen bekommt Beschwerden. Dies können unspezifische Beschwerden wie etwa Druckgefühl im rechten Oberbauch oder Nahrungsunverträglichkeiten sein, die aber auch funktionell oder durch zahlreiche andere Erkrankungen verursacht sein können.

Typisch hingegen ist die **Gallenkolik,** wenn Gallenblasensteine durch Kontraktion der Gallenblase in die Gallengänge ausgetrieben werden: wellenförmig an- und abschwellende, starke Schmerzen im mittleren bis rechten Oberbauch zwischen ¼ und mehreren Stunden Dauer, evtl. ausstrahlend in rechte Schulter oder Rücken. Begleitend bestehen oft Übelkeit bis zum Erbrechen. Druck auf die Gallenblasenregion schmerzt.

Gallensteine und viele ihrer Komplikationen lassen sich mittels Sonografie binnen Minuten (➤ Abb. 9.19) feststellen. Weitere Untersuchungen wie etwa Blutuntersuchungen (z. B. Entzündungs-, Leberwerte), Urinuntersuchung, Röntgenaufnahme des Thorax oder Abdomens, Endosonografie oder MRCP (Magnetresonanz-Cholangiopankreatikografie) dienen dem Ausschluss anderer Erkrankungen (die Gallensteine müssen nicht die Ursache der Beschwerden sein) oder der Erfassung von Komplikationen.

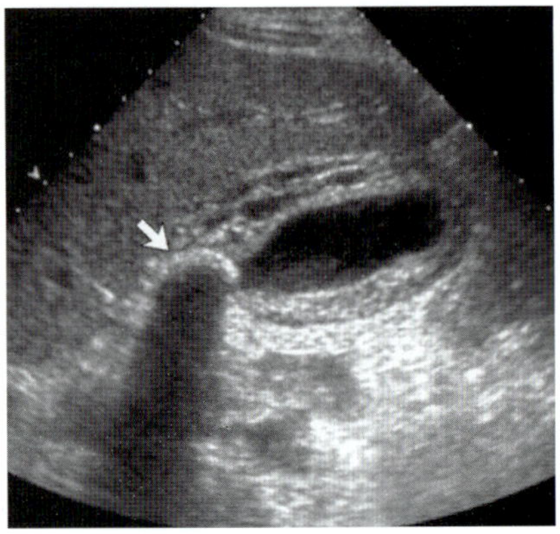

Abb. 9.19 Sonografisches Bild einer akuten, gallensteinbedingten Cholezystitis. Deutlich sichtbar sind ein großer Gallenstein (Pfeil, mit Steinschatten) und die entzündungsbedingt verdickte Gallenblasenwand (der breite Saum um die als schwarzer „Hohlraum" sichtbare Gallenblase). [E355]

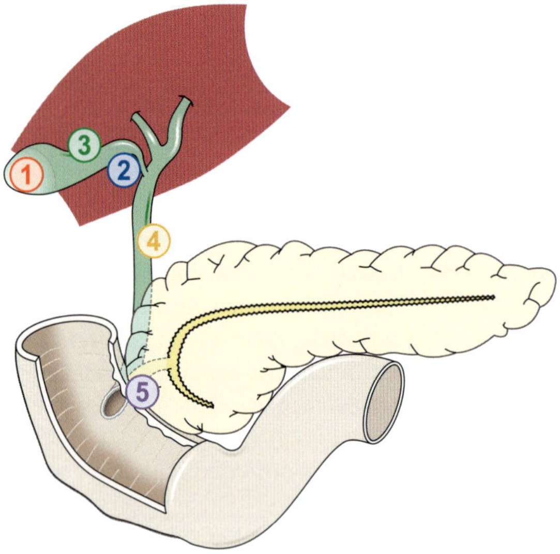

Abb. 9.20 Typische Lokalisationen von Gallensteinen und mögliche Komplikationen. [L141]

Komplikationen

Wesentliche Ursachen von Komplikationen sind der Verschluss des Ductus cysticus (Gallenblasengang) durch einen Gallenstein mit nachfolgendem Gallenstau sowie Schädigung der Gallenblasenwand durch die Steine oder Überdehnung (➤ Abb. 9.20). Mögliche Folgen sind:

- **Gallenblasenhydrops** (schleimgefüllte Gallenblase), eher symptomarm und mit unspezifischen Symptomen
- **Akute Cholezystitis** *(akute Gallenblasenentzündung)* mit Beschwerden ähnlich einer Gallenkolik, aber noch heftiger und mit zusätzlichem Fieber (Vorsicht – bei alten Menschen weniger Beschwerden und Entzündungszeichen)
- **Chronische Cholezystitis** mit wechselnden Symptomen
- **Gallenblasenempyem** *(eitergefüllte Gallenblase)* mit starken Schmerzen, hohem Fieber, Schüttelfrost, schlechtem Allgemeinbefinden und hohem Risiko einer Sepsis (➤ 13.3)
- **Gallenblasenperforation** in die freie Bauchhöhle (→ Peritonitis ➤ 8.1.7) oder den Darm (→ evtl. **Gallensteinileus,** Ileus ➤ 8.1.7)

Auch die Verlegung von Gallenwegen bei Choledocholithiasis ist komplikationsträchtig (➤ Abb. 9.20):

9

- *Verschlussikterus* (➤ 9.1.1)
- **Cholangitis** *(Gallenwegsentzündung)* mit Oberbauchschmerzen, Fieber und Ikterus als Leitsymptomen (Sepsisgefahr)
- *Pankreatitis* (Bauchspeicheldrüsenentzündung ➤ 9.6)

Diagnostisch sind Sonografie (Verdickte Gallenblasenwand? Gestaute Gallenwege?) und Blutuntersuchungen (Entzündungszeichen? Leber-, Pankreasenzyme?) die ersten und in der Regel wegweisenden Untersuchungen. Weitere Untersuchungen, etwa eine Gallenwegsdarstellung durch ERCP (➤ Abb. 9.21), folgen je nach Verdachtsdiagnose.

Behandlung

Gallensteine ohne Beschwerden müssen in der Regel nicht behandelt werden. [19]

Bei einer Gallenkolik muss der Patient Nahrungskarenz einhalten, außerdem werden entkrampfende und schmerzlindernde Medikamente gegeben (z. B. Buscopan® und Diclac®, Novalgin® oder Pethidin-hameln®). Klingen die Beschwerden hierunter ab, wird die Kost nach Verträglichkeit zügig wieder aufgebaut.

Wegen des hohen Rezidivrisikos und der Möglichkeit von Komplikationen ist eine baldige Cholezystektomie anzuraten, die ganz überwiegend laparoskopisch erfolgen kann (➤ 9.2.5). [19] Weitere Verfahren (z. B. medikamentöse Steinauflösung) haben wenig Bedeutung.

Bei gleichzeitigem Nachweis von Gallengangsteinen erfolgt ein *therapeutisches Splitting:*

Zuerst wird eine ERCP mit Papillotomie vorgenommen und eine Steinentfernung aus dem Gallengang versucht (➤ Abb. 9.21). Nach erfolgreicher Steinentfernung wird möglichst innerhalb von 72 Std. (laparoskopisch) cholezystektomiert. [19]

Weitere pflegerische Betreuung

Die Lagerung mit leicht erhöhtem Kopfteil und Knierolle entlastet die Bauchdecke und wird von den meisten Patienten als angenehm empfunden (➤ Abb. 8.24). Feucht-warme Bauchwickel oder eine Wärmflasche können ebenfalls entspannend wirken, müssen aber immer mit dem Arzt abgesprochen werden, da sie eine beginnende Entzündung verschlechtern können.

Die Pflegenden überwachen Blutdruck, Puls und Temperatur und erfragen die Schmerzsituation. Fehlende Darmgeräusche, Schockzeichen (Tachykardie, Hypotonie) und ein brettharter und druckschmerzhafter Bauch deuten auf eine beginnende Peritonitis hin (➤ 8.1.7). In diesem Fall muss sofort ein Arzt verständigt werden.

Behandlung der Komplikationen

- Bei einer akuten Cholezystitis erhält der Patient in der Regel Antibiotika i. v. und wird parenteral ernährt. Die Gallenblase wird möglichst innerhalb von 24 Std. nach stationärer Aufnahme (laparoskopisch) entfernt. [19]
- Auch bei Gallenblasenhydrops und -empyem muss die Gallenblase entfernt werden, beim Gallenblasenhydrops geplant, bei Gallenblasenempyem baldmöglichst unter Antibiotikagabe.
- Die Therapie der Cholangitis beginnt mit Nahrungskarenz, parenteraler Ernährung und Antibiotika. Dann erfolgt das therapeutische Splitting wie oben dargestellt. Gelingt die Steinentfernung nicht, folgen andere minimalinvasive Verfahren wie etwa **PTCD** *(perkutane transhepatische Cholangiodrainage)* oder eine Operation mit Choledochusrevision (➤ 9.2.5).
- Beim gallensteinbedingten Verschlussikterus sind ERCP (➤ 9.1.3) und Steinentfernung gefolgt von einer Cholezystektomie Behandlung der Wahl.

Weitere pflegerische Betreuung

Die pflegerischen Maßnahmen sind abhängig von den Komplikationen und den therapeutischen Maßnahmen:

- Vitalzeichenkontrolle, Beobachtung von Allgemeinbefinden und Schmerzsituation
- Durchführung und Überwachung der Infusions- und Antibiotikatherapie
- Pflegerische Maßnahmen nach ERCP (➤ 9.1.3)
- Spezielle pflegerische Maßnahmen bei Gallenblasen- und Gallenwegserkrankungen (➤ 9.2.2)
- Spezielle perioperative Pflege bei Gallenblasenoperationen (➤ 9.2.5)

Weitere pflegerische Unterstützung, z. B. bei der Körperpflege oder Mobilisation, ist abhängig vom Allgemeinbefinden des Patienten, ebenso die Durchführung notwendiger Prophylaxen. Während der Nahrungskarenz achten Pflegefachpersonen auf eine sorgfältige Mundhygiene.

Prävention

Eine zuverlässige Vorbeugung vor Gallensteinen gibt es nicht. Es ist lediglich eine Minimierung des individuellen Risikos für Cholesterin- und gemischte Steine möglich: ballaststoffreiche Ernährung (Ballaststoffe können die Cholesterinkonzentration im Blut und in der

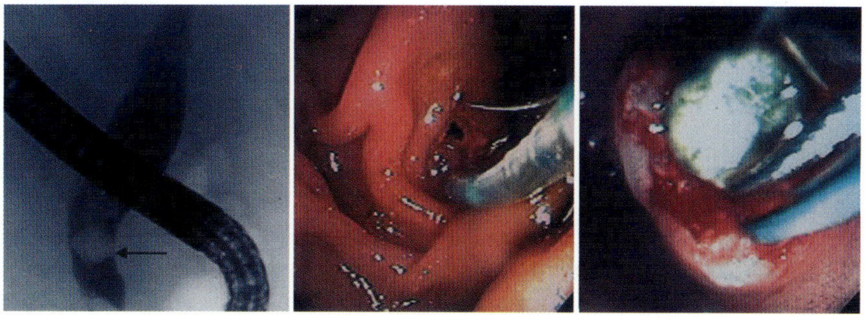

Abb. 9.21 Therapeutische ERCP bei Steinen im Ductus choledochus (Hauptgallengang). Links die Steine (Pfeil) in der ERCP. Mitte endoskopisches Bild bei der Papillotomie (Papillenschlitzung), rechts Steinentfernung mittels eines Körbchens. [E355-026]

Galle senken), Normalgewicht (bei Übergewicht langsame Gewichtsreduktion, keine radikale Fastenkur), mäßiger Zuckerkonsum.

Beratung

Spezielle Gallendiäten oder eine Gallenschonkost sind überholt. Der Patient darf essen, was ihm bekommt. Dies gilt auch nach Cholezystektomie. Allerdings kann ohne die Gallenblase keine Galle mehr gespeichert werden, sodass sehr fettreiche Lebensmittel evtl. nicht vertragen werden.

9.6 Pankreatitis

9.6.1 Akute Pankreatitis

DEFINITION

Akute Pankreatitis *(akute Bauchspeicheldrüsenentzündung):* plötzlich einsetzende Entzündung der Bauchspeicheldrüse mit Selbstandauung des Organs. Nach Schwere unterteilt in:
- Milde Pankreatitis ohne lokale Komplikationen und ohne Organversagen, Letalität 0,1 %
- Mäßig schwere Pankreatitis mit Organversagen unter 48 Std. Dauer und/oder lokalen (z. B. Flüssigkeitsansammlung um das Pankreas, Nekrose) oder systemischen Komplikationen, Letalität 2,1 %
- Schwere Pankreatitis mit länger dauerndem oder Multiorganversagen, Letalität ca. 50 % [20]

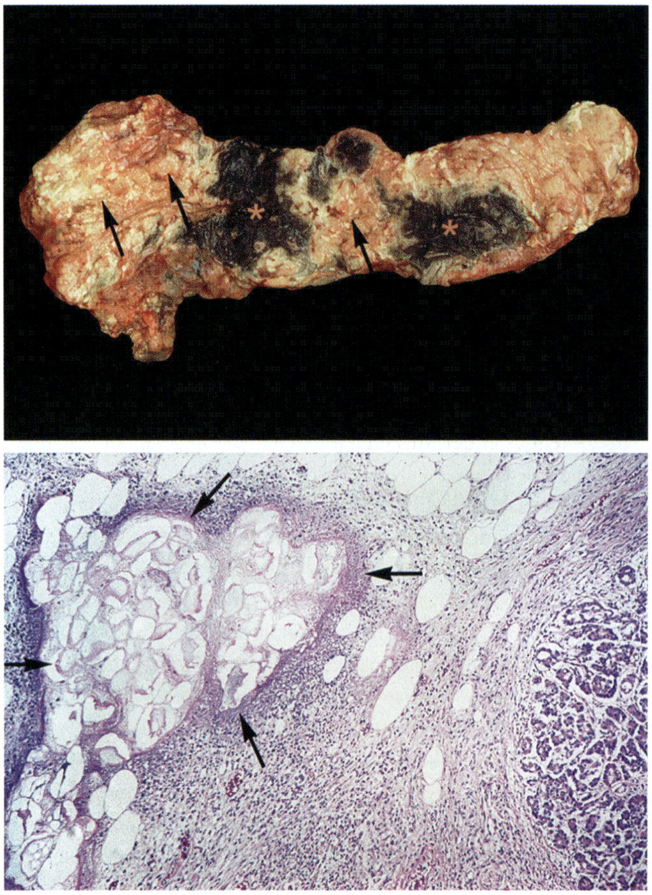

Abb. 9.22 Akute Pankreatitis. Akute, hämorrhagisch-nekrotisierende Pankreatitis, oben makroskopisches, unten mikroskopisches Bild. Die Sternchen zeigen auf hämorrhagische Pankreasnekrosen, die Pfeile auf Fettgewebsnekrosen. [R285]

Krankheitsursachen und -entwicklung

Bei Kindern ist eine **akute Pankreatitis** selten und überwiegend durch Traumen (z. B. Aufprall auf Roller-/Fahrradlenker), Infektionen (z. B. Mumps), Systemerkrankungen (z. B. Kollagenosen) und anatomische Anomalien mit Abflussbehinderung bedingt.

Häufigste Ursache der akuten Pankreatitis bei Erwachsenen sind Gallensteine (v. a. bei Frauen ➤ 9.5): bei den meisten Menschen münden Ductus choledochus und Pankreasgang an der Papille vateri gemeinsam ins Duodenum (➤ Abb. 9.10), sodass ein papillennah eingeklemmter Gallenstein auch den Pankreasgang verlegt. Das Pankreassekret staut sich zurück, die Enzyme werden noch im Pankreas aktiviert und führen zu dessen Entzündung und „Selbstandauung" (➤ Abb. 9.22). Wohl fast genauso häufig ist Alkoholmissbrauch die Ursache (eher bei Männern), am dritthäufigsten verschiedene Medikamente. Risikofaktoren sind außerdem Rauchen und Diabetes mellitus Typ 2.

Ein Teil der Pankreatitiden sowohl im Kindes- als auch im Erwachsenenalter bleibt ursächlich unklar.

Klinische Zeichen und Diagnostik

Die akute Pankreatitis zeigt sich durch ein akutes Abdomen (➤ 8.1.7): akute, starke Dauerbauchschmerzen, die sich über Stunden steigern und typischerweise in den Rücken ausstrahlen, Übelkeit bis zum Erbrechen, Kreislaufstörungen und Fieber. Das Abdomen ist druckschmerzhaft, gebläht (Subileus) und es besteht eine mäßige Abwehrspannung („Gummibauch").

Diagnosesicherung, Ursachensuche, Schweregradeinteilung und Verlaufsbeobachtung erfordern:
- Blutuntersuchungen. Erhöhung des Enzyms **Lipase,** das nur im Pankreas vorkommt und bei Zellschädigung freigesetzt wird. Erhöhtes CRP, Leukozytose. Marker eines schweren Verlaufs u. a. Blutzucker- und Kreatininanstieg, Kalziumabfall, Gerinnungsstörungen
- (Endo-)Sonografie. Darstellung des vergrößerten, entzündeten Pankreas und ggf. auch von Nekrosen, Umgebungsreaktionen, Gallensteinen
- Ggf. EKG, Röntgen Thorax und Abdomen, MRT/MRCP, CT

Komplikationen

Die wichtigsten Komplikationen einer Pankreatitis sind:
- Im Bereich des Pankreas Nekrosen, evtl. mit nachfolgender Infektion der Nekrose, Abszesse, **Pseudozysten** (zystenähnliche Hohlräume ohne Epithelauskleidung, ➤ Abb. 9.22). Übergang in eine chronische Pankreatitis, nach großem Pankreasgewebe-

verlust durch Nekrosen Glukosetoleranzstörung/Diabetes mellitus (➤ 7.5) und/oder exokrine Pankreasinsuffizienz (➤ 9.6.2)
- Ileus, Blutzuckeranstieg, Kalziumabfall, Nieren-, Lungenversagen, Gerinnungsstörungen, Schock

Behandlung

Die Behandlung bei akuter Pankreatitis ist primär konservativ:
- Engmaschige Überwachung (ggf. auf der Intensivstation) von Vitalzeichen, Bewusstsein, Schmerzen, Allgemeinbefinden, ggf. Flüssigkeitsbilanzierung, ZVD (➤ 4.1.5)
- Bettruhe. Pflegende lagern den Patienten abwechselnd in bauchdeckenentlastender Rückenlagerung (➤ Abb. 8.24) und 30°-Seitenlage
- Flüssigkeits- und Elektrolytersatz i. v. (anfangs 200–250 ml/Std.). Überwachen der Einhaltung der Nahrungs- und Flüssigkeitskarenz und Durchführung der angeordneten Infusionstherapie durch Pflegefachpersonen [20], [21]
- Schmerzbehandlung, z. B. mit Pethidin
- Ggf. Legen einer Magensonde bei paralytischem (Sub-)Ileus (➤ 8.1.7)
- Frühzeitige orale Ernährung, bei mildem Verlauf Versuch der oralen Ernährung noch am ersten Tag. Falls dies nicht möglich ist, enterale Ernährung über eine Sonde möglichst innerhalb der ersten 1–2 Tage. Falls diese auch nicht vertragen wird, parenterale Ernährung [20], [21]
- Ggf. Antibiotika (bei Verdacht auf bakterielle Infektion)
- Ggf. Ulkusprophylaxe mit Protonenpumpenhemmern (➤ 8.2.4)
- Ggf. Sauerstoffgabe, bei Lungenversagen Beatmung (➤ 3.2.3), bei Nierenversagen Hämodialyse (➤ 10.2.4).

Ist ein im Papillenbereich eingeklemmter Gallenstein die Ursache und noch nicht abgegangen, wird er möglichst endoskopisch entfernt (➤ 9.5). Auch im Verlauf eintretende Komplikationen wie Nekrosen und Pseudozysten werden möglichst endoskopisch behandelt.

Außerdem ist nach einer (mutmaßlich) steinbedingten Pankreatitis bei Nachweis einer Cholezystolithiasis eine Cholezystektomie nach Abklingen der Pankreatitis angezeigt (➤ 9.2.5).

Weitere pflegerische Betreuung

Patienten mit akuter Pankreatitis sind schwer krank und benötigen eine intensive Betreuung.
Weitere Maßnahmen in der Akutphase:
- Bei der Körperpflege unterstützen bzw. diese übernehmen
- Darmperistaltik und Stuhlausscheidung wegen der Gefahr eines (Sub-)Ileus beobachten, ggf. Maßnahmen zur Anregung der Darmtätigkeit durchführen (➤ 8.1.5)
- Notwendige prophylaktische Maßnahmen durchführen, die sich durch die Nahrungskarenz und die Bettruhe ergeben (Mundpflege, Soor-, Parotitis-, Dekubitus-, Pneumonieprophylaxe)

Nach Abklingen der akuten Symptome:
- Der Patient wird stufenweise unter Beachtung des Allgemeinbefindens und der Kreislaufsituation mobilisiert.
- Es erfolgt der enterale Kostaufbau (➤ Abb. 9.23). Strenge Stufenpläne mit ganz langsamem Kostaufbau gibt es nicht mehr. Vielmehr wird die Kost je nach Verträglichkeit gesteigert. Pflegende fragen den Patienten, wie ihm das Essen bekommen ist, und beobachten Darmtätigkeit und Stuhlausscheidung.

Prävention

Behandlung symptomatischer Gallensteine und maßvoller Alkoholkonsum könnten einem Großteil der Erkrankungen vorbeugen.

Beratung

Nach einer alkoholbedingten Pankreatitis muss der Patient sein Leben lang auf Alkohol verzichten, ggf. ist eine Entwöhnungstherapie angezeigt (➤ 16.11). Nach einer erstmaligen nichtalkoholbedingten leichten Pankreatitis ist Alkoholkarenz für ½ Jahr angezeigt. Nach einem Rezidiv oder schwerer Pankreatitis mit größerem Gewebeverlust sollen die Betroffenen lebenslang ohne Alkohol leben, weil Alkohol die Pankreaszellen schädigt und die Empfindlichkeit der Menschen diesbezüglich unterschiedlich ist.
Für die erste Zeit nach der akuten Entzündung geben Pflegefachpersonen dem Patienten folgende Empfehlungen zur Ernährung:
- 6–8 kleinere Mahlzeiten
- Fettarme Lebensmittel und Zubereitungen
- Meiden scharfer, sehr heißer und kalter Speisen
- Obst und Gemüse anfänglich nur in gekochter Form
- Als Getränke stilles Mineralwasser, Tee und verdünnte Obstsäfte; Kaffee und Milchprodukte nur in geringer Menge

Später ist eine Normalkost möglich.

9.6.2 Chronische Pankreatitis

DEFINITION

Chronische Pankreatitis *(chronische Bauchspeicheldrüsenentzündung):* lang dauernde, schubweise oder stetig fortschreitende Entzündung der Bauchspeicheldrüse mit fibrotischem Umbau des Pankreas. Hauptursache Alkoholmissbrauch. Prognose nur gut bei frühzeitiger Alkoholkarenz.

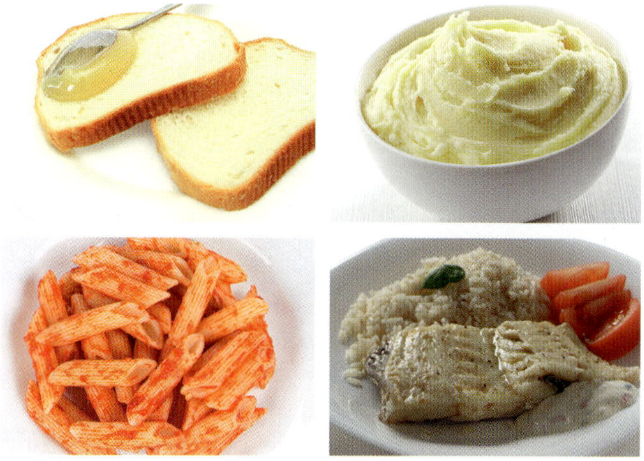

Abb. 9.23 Kostaufbau nach Pankreatitis. Fett- und Eiweißgehalt der Speisen werden bei guter Verträglichkeit zügig bis zur leichten Vollkost gesteigert. [J787]

Krankheitsursachen und -entwicklung

Die **chronische Pankreatitis** betrifft ganz überwiegend Erwachsene. Langjähriger Alkoholmissbrauch ist mit 50–85 % der Fälle die häufigste Ursache. Weitere Ursachen umfassen u. a. genetische Defekte (einschließlich Mukoviszidose ➤ 3.3), Medikamente und Autoimmunerkrankungen, oft bleibt die Ursache aber unklar. Rauchen ist ein Risikofaktor. Vergleichbar den Vorgängen an der Leber kommt es zu einem bindegewebigen Umbau des Pankreas (➤ Abb. 9.24).

Klinische Zeichen und Diagnostik

Die Mehrzahl der Patienten hat wiederholt Stunden bis Tage dauernde Schmerzen im Oberbauch, evtl. mit Ausstrahlung in den Rücken. Teilweise werden die Schmerzen durch Essen (v. a. fettreiche Nahrungsmittel) verstärkt bzw. verursacht. Viele Betroffene nehmen an Gewicht ab. Zusätzlich können Schübe einer akuten Pankreatitis auftreten (➤ 9.6.1).
Eine verminderte Organfunktion wird erst bei einem Parenchymverlust über 90 % manifest:

- Endokrine Pankreasinsuffizienz → verschlechterte Glukosetoleranz bis zum (insulinpflichtigen) Diabetes mellitus (➤ 7.5)
- Exokrine Pankreasinsuffizienz

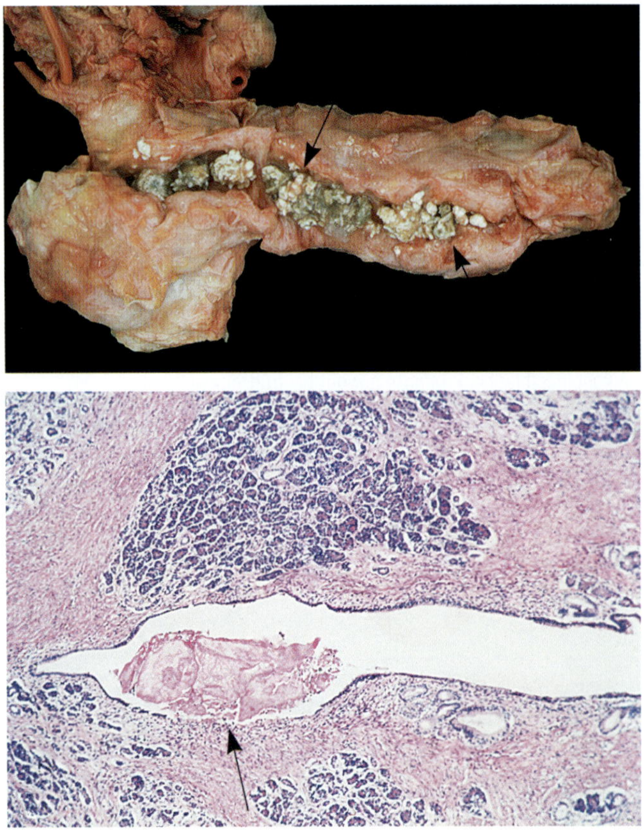

Abb. 9.24 Chronische Pankreatitis. Fortgeschrittene chronische Pankreatitis mit Steinen im erweiterten Pankreasgang (Pfeile) und weitgehendem Ersatz des Pankreasparenchyms durch Bindegewebe. [R285]

Diagnostisch stehen bildgebende Verfahren im Vordergrund, v. a. (Endo-)Sonografie, CT und MRT einschließlich MRCP. Ein Pankreasfunktionstest bei Verdacht auf exokrine Pankreasinsuffizienz ist die Bestimmung der pankreatischen Elastase 1 im Stuhl (➤ 8.1.5).

Komplikationen

Als wichtigste Komplikationen sind **Pankreaszysten, Pankreasgangverengungen und -steine** zu nennen. Das Risiko eines Pankreaskarzinoms ist erhöht.

Behandlung

Die Behandlung eines akuten Schubs entspricht der bei akuter Pankreatitis (➤ 9.6.1).

Ernährungstherapie

Schwerpunkt der konservativen Behandlung ist die Ernährungstherapie (➤ 9.2.3). Bei Kindern und Jugendlichen mit Mukoviszidose spielen eine energetisch ausreichende Ernährung und die Vermeidung von Mangelzuständen eine entscheidende Rolle für die Entwicklung (➤ 3.3).

Schmerztherapie

Viele Patienten haben dauerhaft Schmerzen, bei deren Entstehung mehrere Faktoren zusammenwirken. Schmerzverursachende Komplikationen werden möglichst beseitigt, z. B. endoskopisch, durch Drainageoperation oder auch Pankreasteilresektion. Ggf. erfolgt eine medikamentöse Schmerztherapie nach dem WHO-Stufenschema (➤ 2.5.13).

Behandlung von Komplikationen

Komplikationen werden endoskopisch oder chirurgisch angegangen, wenn sie Beschwerden verursachen (beispielsweise Drainage einer Pseudozyste, Dilatation oder Stenteinlage bei einem verengten Pankreasgang).
Perioperative Pflege bei Pankreasoperationen ➤ 9.2.6

Weitere pflegerische Betreuung

Die pflegerischen Maßnahmen sind abhängig vom Allgemeinzustand des Patienten und der Behandlung:

- Beobachtung von Appetit, Nahrungsaufnahme und Verträglichkeit, Gewicht und Gewichtsverlauf
- Beobachtung und Dokumentation der Schmerzsituation, Durchführung nichtmedikamentöser Maßnahmen zur Schmerzlinderung und der angeordneten Schmerztherapie (➤ 2.5.13)
- Kontrolle des Blutzuckers bei Verdacht auf diabetische Stoffwechsellage, pflegerische Maßnahmen bei Diabetes mellitus (➤ 7.5)

Prävention

Entsprechend der Ursachen ist geringer Alkoholgenuss die wichtigste vorbeugende Maßnahme.

Beratung

Pflegende beraten die Betroffenen insbesondere zur Ernährung, weisen auf die Bedeutung des Alkoholverzichts hin und motivieren rauchende Patienten zur Tabakentwöhnung. Rauchen verschlimmert aus bislang unbekanntem Grund eine chronische Pankreatitis.

9.7 Pankreaskarzinom

DEFINITION

(Duktales) Pankreaskarzinom *(Bauchspeicheldrüsenkrebs):* (Adeno-)Karzinom des exokrinen Pankreas. Mittleres Erkrankungsalter > 70 Jahre. Mit einer 5-Jahres-Überlebensrate von ca. 10 % Krebserkrankung mit der schlechtesten Prognose überhaupt. [22]

Krankheitsursachen und -entwicklung

Die Ursache des **Pankreaskarzinoms** ist unklar. Genetische Faktoren spielen sicher eine Rolle, aber nur etwa 5 % der Erkrankungen entstehen im Rahmen genetischer Syndrome. Risikoerhöhende Vorerkrankungen sind z. B. die chronische Pankreatitis und der Diabetes mellitus Typ 2. Nachgewiesene vermeidbare Risikofaktoren sind v. a. starker Alkoholkonsum, Rauchen und Adipositas.

Klinische Zeichen und Diagnostik

Die Erstsymptome des Pankreaskarzinoms sind in aller Regel Spätsymptome. Im Vordergrund stehen uncharakteristische Abdominalbeschwerden, Oberbauchschmerzen (evtl. in den Rücken ausstrahlend oder gürtelförmig) und Gewichtsabnahme. Bei Pankreaskopfkarzinomen ist außerdem ein (Verschluss-)Ikterus durch Verlegung der Gallenwege recht häufig. Auch bei „unerklärlichen" Thrombosen muss an ein Pankreaskarzinom gedacht werden.

Diagnostisch stehen bildgebende Verfahren im Vordergrund, v. a. (Endo-)Sonografie, CT und MRT, Letztere möglichst mit gleichzeitiger MRCP (➤ Abb. 9.25, ➤ 9.1.2) und MR-Angiografie. Ein geeigneter Tumormarker (als Ausgangswert für die spätere Verlaufskontrolle) ist CA 19-9 (➤ 2.5.4).

Behandlung

Kurative Therapien

Kurative Therapiekonzepte beinhalten immer eine operative Entfernung des Tumors einschließlich der regionären Lymphknoten (➤ 9.2.6): [22]

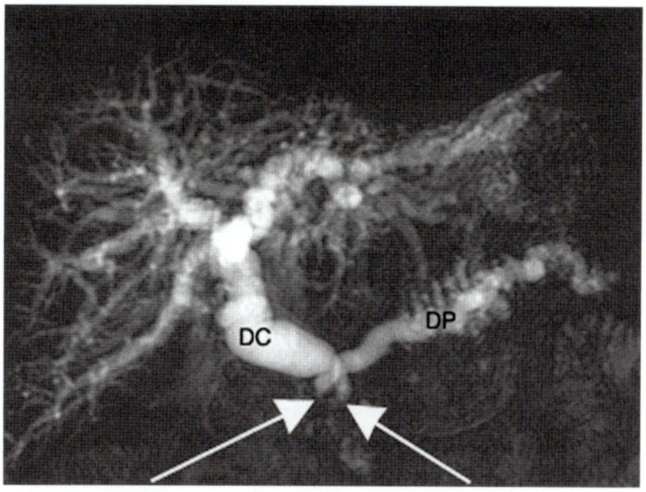

Abb. 9.25 Pankreaskarzinom in der MRCP. Gallen- und Pankreasgang werden durch ein papillennahes Pankreaskarzinom komprimiert (Pfeile) und sind daher vor dem Tumor erweitert (DC bzw. DP). [S008–4]

- Standard beim Pankreaskopfkarzinom ist die partielle Duodenopankreatektomie *(Whipple-Operation),* heute möglichst mit Magenerhalt (➤ Abb. 9.12).
- Bei Karzinomen des Pankreasschwanzes erfolgt eine Pankreaslinksresektion.
- Pankreaskörperkarzinome erfordern eine subtotale Pankreaslinksresektion oder eine totale Duodenopankreatektomie.

Eine adjuvante Chemotherapie (➤ 2.5.7) verbessert nachweislich die Prognose, bei gutem Zustand des Patienten mit 5-Fluorouracil, Irinotecan und Oxaliplatin (etwa 5-FU medac®, Irinotecan Accord®, Eloxatin®), ansonsten z. B. mit Gemcitabin (etwa Gemci-Cell®). Bei fraglich operablen oder lokal fortgeschrittenen Tumoren soll versucht werden, durch neoadjuvante Chemotherapie Operabilität zu erreichen. [23]

Spezielle perioperative Pflege bei Pankreasoperationen ➤ 9.2.6
Pflegerische Betreuung bei Chemotherapie ➤ 2.5.7

Palliative Therapien

Bei der Mehrzahl der Patienten ist schon bei Diagnose nur eine palliative Therapie möglich. Liegen keine Kontraindikationen vor, wird eine palliative Chemotherapie empfohlen. Bei Patienten in gutem Zustand werden Kombinationschemotherapien gegeben, bei solchen in schlechtem Zustand v. a. Gemcitabin, ggf. kombiniert mit Erlotinib (z. B. Tarceva®).

Außerdem werden belastende Symptome behandelt, z. B. ein Ikterus infolge tumorbedingter Gallenwegsverlegung durch Stenteinlage. Die Schmerztherapie erfolgt nach dem WHO-Stufenschema (➤ 2.5.13). [23])

Psychosoziale Begleitung und psychoonkologische Betreuung

Das Pankreaskarzinom ist die bösartige Erkrankung mit der schlechtesten Prognose überhaupt. Innerhalb kürzester Zeit müssen sich viele Patienten nach evtl. anfänglicher Hoffnung mit dem nahenden Tod

9

auseinandersetzen. Pflegefachpersonen unterstützen die Betroffenen bei ihrer Auseinandersetzung und machen sie auf Hilfen durch andere Berufsgruppen aufmerksam (➤ 2.5.12). Sie regen rechtzeitig die Hinzuziehung eines Palliativteams oder eines ambulanten Hospizvereins an. Hier ist es wichtig, dem Patienten und seinen Angehörigen deren Arbeit zu erklären, denn oft herrscht die Meinung vor, dass diese erst im Sterbeprozess angefragt werden können.

Weitere pflegerische Betreuung

Die pflegerische Betreuung ist abhängig vom Allgemeinzustand des Patienten und den durchgeführten Therapien. Pflegerische Maßnahmen im Rahmen supportiver Therapien sollen die Nebenwirkungen der Tumorbehandlung reduzieren und belastende Symptome lindern und damit die Lebensqualität verbessern (➤ 2.5.12).

Ziel der pflegerischen Bemühungen ist auch, Ressourcen, Hoffnungen, Wünsche und Bedürfnisse des Patienten in jeder Krankheitsphase zu erkennen und zu unterstützen. Daneben müssen Pflegende in der Lage sein, körperlich belastende Symptome zu erkennen und zu lindern.

9.8 Bauchtrauma

DEFINITION

Bauchtrauma *(Abdominaltrauma):* Verletzung des Abdomens bzw. der darin gelegenen Organe durch mechanische Gewalt. Überwiegend unfallbedingt, *geschlossene Verletzungen (stumpfes Bauchtrauma)* häufiger als *offene Verletzungen,* in mehr als der Hälfte der Fälle mit weiteren Verletzungen kombiniert.

Bauchschmerzen und akutes Abdomen ➤ 8.1.7
Polytrauma ➤ 14.13

Ursache von **Bauchtraumen** sind überwiegend Unfälle, z. B. bei Verkehrsunfällen ein Aufprall auf das Autolenkrad oder – besonders bei Kindern und Jugendlichen – den Fahrradlenker. Folge sind v. a. Verletzungen von Milz, Leber, Niere und Pankreas, seltener des Darms (am häufigsten dann des Dünndarms) und der Gefäße.

Leitsymptome und Erstmaßnahmen

Leitsymptome bei einem Bauchtrauma sind Prellmarken/Hämatome, Bauch- und evtl. Schulterschmerzen, Abwehrspannung und Kreislaufstörungen (niedriger Blutdruck, Tachykardie) ohne Blutverlust oder wesentlich stärker, als es einem sichtbaren Blutverlust entspricht.
Parallel ablaufende Erstmaßnahmen, möglichst in einem Schockraum mit der Möglichkeit zur notfallmäßigen Intubation und Beatmung, sind:

- Engmaschige Vitalzeichenkontrolle, möglichst Monitoring
- Lagerung mit erhöhtem Oberkörper
- Ggf. Sauerstoffgabe
- Richten der Materialien für das Legen mehrerer (großlumiger) venöser Zugänge und Abnahme eines Notfalllabors, Kreuzen von Blutkonserven bei V. a. innere Verletzungen
- Volumensubstitution bei Kreislaufinstabilität
- Sonografie (FAST-Sonografie, siehe Text), ggf. weitere Untersuchungen
- Ggf. OP-Vorbereitung, angepasst an die zur Verfügung stehende Zeit

Wie viel Zeit für die Diagnostik bleibt, hängt vom Zustand des Patienten ab. Nach einer raschen Erstuntersuchung folgt in aller Regel eine **FAST-Sonografie** *(FAST = Focussed Assessment with Sonography for Trauma)* zur Feststellung von freier Flüssigkeit (Blut) in Herzbeutel, Bauchhöhle und Becken. Bei kreislaufinstabilen Patienten wird dann sofort operiert. Bei stabilen Patienten erfolgt eine Spiral-CT, meist von Schädel, Thorax und Abdomen in einer Untersuchung. Kann eine operationsbedürftige Verletzung danach nicht ausgeschlossen werden, erfolgt ebenso wie bei allen offenen Verletzungen eine Laparotomie.

Milzruptur

Die wohl häufigste Verletzung im Rahmen eines Bauchtraumas, aber auch bei linksseitigen Thoraxverletzungen, ist die **Milzruptur.** Meist zeigt sie sich schon kurz nach dem Unfall durch Schmerzen und Kreislaufstörungen, selten *zweizeitig* mit anfänglichem Hämatom unter der Milzkapsel und Beschwerden erst nach dem Platzen der Milzkapsel Tage bis Wochen später.

Hämatome können oft konservativ behandelt werden. Ansonsten wird besonders bei Kindern versucht, durch z. B. Milzübernähung die Milz zu erhalten. Selten ist eine Milzentfernung *(Splenektomie)* unumgänglich.
Postoperative Pflege nach Milzentfernung ➤ 11.2.7

Aufgaben zur Pflegesituation

Seit drei Monaten fühlt Herr Melis sich zunehmend unwohl. Morgens kommt er kaum aus dem Bett und fühlt sich tagsüber oft müde. Auch leidet er episodisch unter Übelkeit und einem Druckgefühl im rechten Oberbauch. In den vergangenen Wochen hat er, ohne seine Ernährungsgewohnheiten zu verändern, noch einmal deutlich an Gewicht zugelegt und sein Bauch kommt ihm seltsam aufgetrieben vor. Beim Blick in den Spiegel stellt er eines Morgens fest, dass seine Skleren gelblich verfärbt sind. Daraufhin vereinbart er schließlich einen Termin bei seinem Hausarzt, der ihn nach der Untersuchung mit der Verdachtsdiagnose „alkoholtoxische Leberzirrhose" zur weiteren Abklärung und Behandlung in die Klinik einweist. Während des Anamnesegespräches äußert Herr Melis gegenüber Pflegefachfrau Ina Lange Zweifel an der Ursache seiner Erkrankung. Natürlich tränke er gelegentlich das eine oder andere Bier, das könne aber doch so schlimm nicht sein. Auf Hochprozentiges verzichte er zudem konsequent, da er keinen Schnaps möge.

1. Beschreiben Sie die Entstehung einer Leberzirrhose und erklären Sie, wie sich das Lebergewebe im Verlaufe der Erkrankung verändert.
2. Nennen Sie weitere Ursachen, die neben Alkoholkonsum zu einer Leberzirrhose führen können.
3. Legen Sie dar, welche Untersuchungen bei Verdacht auf Erkrankungen der Leber erfolgen.
4. Erläutern Sie die Begriffe Aszites und Ikterus und beschreiben Sie, wie diese Symptome entstehen.
5. Eine Folge der Leberzirrhose ist der sogenannte Pfortaderhochdruck. Erklären Sie, worum es sich dabei handelt und welche klinischen Zeichen darauf hinweisen.
6. Benennen Sie mögliche Folgen und Komplikationen einer Leberzirrhose.
7. Beschreiben und begründen Sie, welche Aspekte bei der Pflege von an einer Leberzirrhose erkrankten Menschen bedeutsam sind.
8. Mit welchen weiteren Folgen müssen Menschen rechnen, die dauerhaft zu viel Alkohol zu sich nehmen?

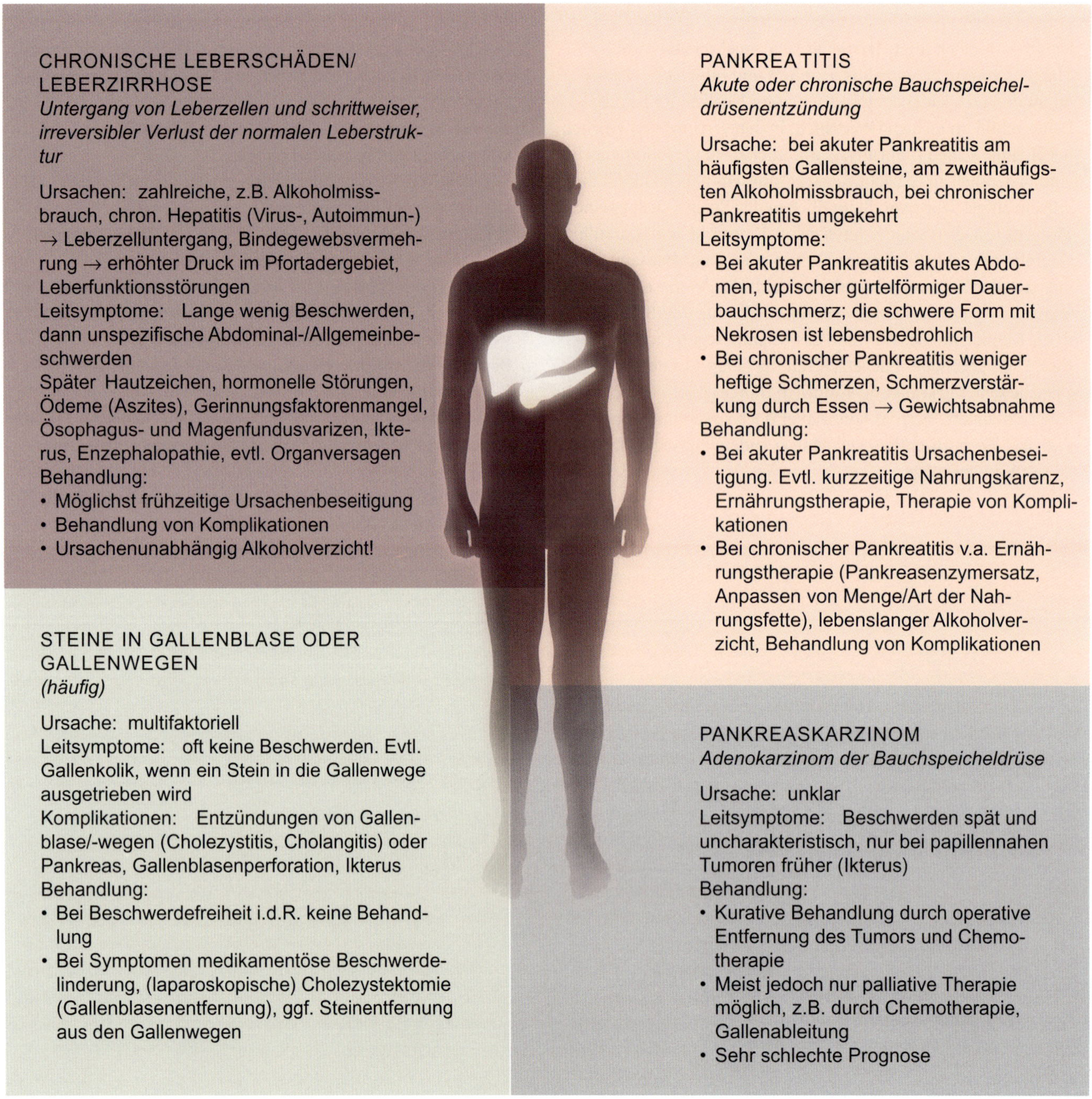

Abb. 9.26 Übersicht über die wichtigsten Erkrankungen von Leber, Gallenblase und Pankreas. [L275]

9

KAPITEL

Sieglinde Müller, Jörg Schmal

10 Pflege von Menschen mit Erkrankungen von Nieren und Harnwegen

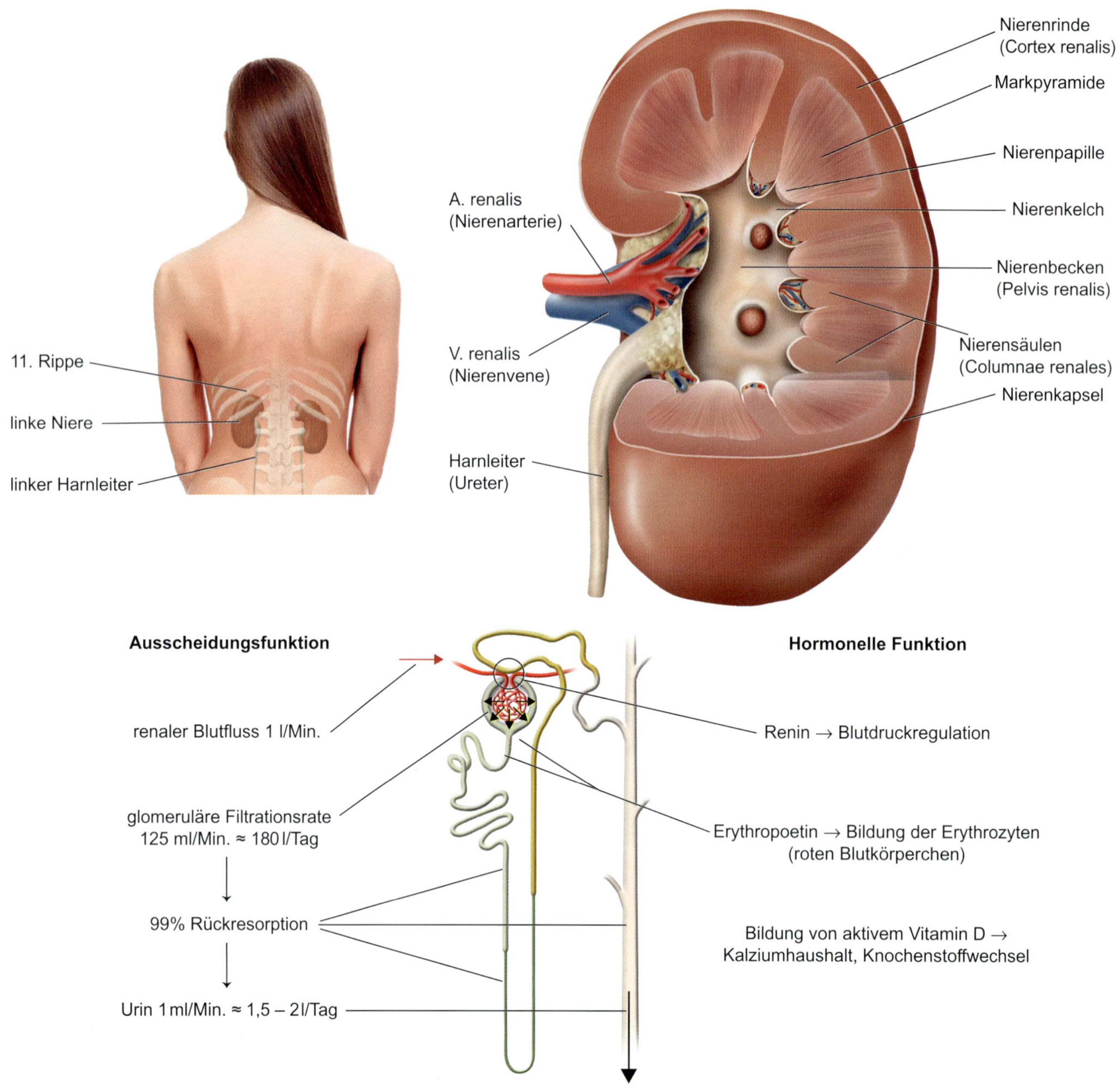

Abb. 10.1 [L275, J787]

Pflegesituation

Die 67-jährige Frau Blum wurde vor sechs Monaten aufgrund einer Humeruskopffraktur infolge eines Sturzes stationär behandelt. Die Therapie erfolgte konservativ mit einem Gilchrist-Verband und Frau Blum wurde bereits einen Tag nach der Aufnahme wieder aus dem Krankenhaus entlassen. Obwohl die Heilung der Fraktur gut voranschritt, litt Frau Blum unter starken Schmerzen. Von ihrer Hausärztin wurden ihr dreimal täglich 600 mg Ibuprofen verordnet. Oft waren die Schmerzen jedoch so stark, dass Frau Blum zwei oder auch drei zusätzliche Tabletten einnahm. Vor wenigen Tagen stellte die an Stressinkontinenz leidende Frau Blum fest, dass ihr Verbrauch an Inkontinenzmaterialien plötzlich merklich zurückging. Nach anfänglicher Freude bemerkte sie jedoch, dass dies darauf zurückzuführen war, dass ihre Urinausscheidung trotz ausreichender Trinkmenge insgesamt stark reduziert war. In den Folgetagen fühlte Frau Blum sich zunehmend unwohl. Sie litt unter Kopfschmerzen, Müdigkeit und Übelkeit. Zudem verspürte sie einen unangenehmen Juckreiz. Trotz Appetitlosigkeit hatte sie an Gewicht zugenommen und ihre Haut kam ihr zunehmend gespannt und angeschwollen vor. Auch ihr Blutdruck, den sie aufgrund einer leichten arteriellen Hypertonie regelmäßig einmal täglich ermittelt, war deutlich erhöht.

Erkrankungen von Nieren und Harnwegen (➤ Abb. 10.1) betreffen fast jeden Menschen mindestens einmal, sehr viele mehrfach im Leben. Bei weitem am häufigsten sind **Harnwegsinfektionen.** Frauen haben zwar häufig wiederholte, aber unkomplizierte und gut zu behandelnde Infektionen. Bei Kindern und Männern hingegen weisen Harnwegsinfektionen nicht selten auf begünstigende Grunderkrankungen hin und verlaufen entsprechend langwieriger und schwerer. Einige chronische Nieren- und Harnwegserkrankungen treten bevorzugt in bestimmten Altersgruppen auf:

- Bei Kindern wichtig sind *angeborene Fehlbildungen,* die etwa 1 % aller Neugeborenen betreffen. Mit etwa 10 % sind die *kindliche (nichtorganische) Harninkontinenz* und die *Enuresis (Einnässen),* d. h. das verspätete „Trockenwerden", weitere häufige Probleme.
- Im mittleren Erwachsenenalter ist die **Urolithiasis** (das Harnsteinleiden) mit ca. 5 % vergleichsweise häufig.
- In höherem Alter sind *Diabetes* (➤ 7.5) und Bluthochdruck (*Hypertonie* ➤ 4.9) die Hauptursachen von Nierenfunktionseinschränkungen bis zum Nierenversagen. Bei älteren Männern ist ein *Harnstau* durch Prostatavergrößerung (*Prostatahyperplasie* ➤ 22.5) häufig. *Harninkontinenz* (➤ 10.1.4) kann zwar auch bei jungen Frauen nach einer Geburt auftreten, ist aber ebenfalls eine Erkrankung v. a. des fortgeschrittenen Alters.

Auch an Nieren und Harnwegen können bösartige Tumoren auftreten. Häufigster bösartiger Tumor des Harnsystems ist bei Kindern das *Nephroblastom* (➤ 10.8.1), bei Erwachsenen das *Harnblasenkarzinom* (➤ 10.8.3), gefolgt vom *Nierenzellkarzinom* (➤ 10.8.2).

Ein **Nierenversagen** durch Schock oder Entzündung ist in jedem Alter möglich.

Klima und Umwelt

Häufigere anhaltende Hitzeperioden steigern das Risiko für Nierenerkrankungen. Der erhöhte Flüssigkeitsbedarf des Organismus bleibt oft unbemerkt. Ein Flüssigkeitsmangel mindert die Nierendurchblutung, die Urinproduktion nimmt ab, im Extremfall entsteht ein akutes Nierenversagen (➤ 10.6.1). Auch chronische Nierenerkrankungen werden aus verschiedenen und teils noch unklaren Ursachen begünstigt. Außerdem steigt durch die höhere Urinkonzentration und den verminderten Urinfluss das Risiko für Harnsteine (➤ 10.7) und Harnwegsinfektionen (➤ 10.4). Gefährdet sind insbesondere ältere Menschen, körperlich schwer arbeitende Menschen und Sporttreibende.

Ein pflegerischer Schwerpunkt bei **nephrologischen Erkrankungen** in allen Versorgungsbereichen ist der Umgang mit künstlichen Harnableitungen (➤ 10.2.1), in Krankenhäusern außerdem die perioperative pflegerische Betreuung (➤ 10.2.5). Bei Nierenversagen sind Nierenersatztherapien (➤ 10.2.4) lebensrettend. Während die Peritonealdialyse überwiegend im häuslichen Umfeld erfolgt, wird die Hämodialyse vornehmlich in Dialysezentren durchgeführt. In Einrichtungen der Langzeitpflege steht die kontinuierliche Betreuung dialysepflichtiger Patienten und Patientinnen (im Folgenden „Patientinnen" genannt) im Vordergrund, die mehrmals in der Woche zur Dialyse müssen. Ein weiterer pflegerischer Aspekt, insbesondere in Einrichtungen der Langzeitpflege und in der ambulanten Pflege, ist der Umgang mit Harninkontinenz (➤ 10.1.4).

10.1 Pflegerische und medizinische Diagnostik

Wegweisend in der pflegerischen und medizinischen Diagnostik sind die Beschwerden der Patientin und die Patientenbeobachtung, vor allem:

- **Beschwerden beim Wasserlassen** (➤ 10.1.1, ➤ Tab. 10.1)
- **Urinveränderungen** (➤ 10.1.2)
- **Ödeme** (Wassereinlagerungen in die Gewebe, ➤ 2.2.2, ➤ 10.10.1)
- **Schmerzen**

Schmerzen

Viele Nierenerkrankungen einschließlich ernster Erkrankungen wie etwa Nierenversagen und Nierentumoren verlaufen lange ohne Schmerzen.

Dennoch gibt es einige typische Schmerzformen:

- (Brennende) Schmerzen beim Wasserlassen, oft verbunden mit krampfartigen Schmerzen über dem Schambein, sind typisch für eine Harnblasenentzündung (➤ 10.4).
- Ein eher dumpfer Dauerschmerz in der Nierengegend tritt z. B. bei einer Nierenbeckenentzündung (Pyelonephritis ➤ 10.4), einer Glomerulonephritis (➤ 10.5), bei großen, „festsitzenden" Nierensteinen, aber auch Tumoren auf.
- Ein wellenförmig auf- und abschwellender Schmerz, verbunden mit Bewegungsdrang, ist charakteristisch für die Nieren- oder Harnleiterkolik bei Harnsteinen (Urolithiasis ➤ 10.7). Die Schmerzen strahlen je nach Höhe des Hindernisses in Rücken, Leiste oder Hoden bzw. Schamlippen aus.

10.1.1 Beschwerden beim Wasserlassen

Beschwerden beim Wasserlassen *(Miktionsbeschwerden)* reichen von etwas verzögertem Miktionsbeginn über verstärkten oder zu häufigen Harndrang bis zu heftigen Schmerzen beim Wasserlassen. Eine genaue Beschwerdecharakterisierung gibt oft Hinweise auf die Ursache (➤ Tab. 10.1).

10.1.2 Urinveränderungen

Urinveränderungen können sowohl die Urinmenge als auch die Beschaffenheit (Farbe, Geruch, Trübung) bzw. Zusammensetzung des Urins betreffen.

Ihre Ursache kann in allen Bereichen von Nieren und Harnwegen sowie beim Mann auch in den Geschlechtsorganen (z. B. Prostata) liegen.

Beobachtung der Urinausscheidung und Dokumentation der täglichen Urinmenge sind zentrale Aufgaben Pflegender bei Menschen mit Nierenerkrankungen.

Tab. 10.1 Übersicht über die Beschwerden beim Wasserlassen.

Bezeichnung	Definition	Häufige Ursachen
Beschwerden während des Wasserlassens (der Miktion)		
Dysurie	Erschwertes und/oder schmerzhaftes Wasserlassen	Mit brennenden Schmerzen und Pollakisurie: Harnwegsinfekte (➤ 10.4)
Algurie	Schmerzhaftes Wasserlassen	Harnwegsinfekte (➤ 10.4), Tumoren der unteren Harnwege
Verzögerter Miktionsbeginn	Verlängertes Warten vom Aufsuchen der Toilette bis zum Beginn des Wasserlassens	Harnröhrenverengung, z. B. narbig, benignes Prostatasyndrom durch Prostatahyperplasie bei älteren Männern (➤ 22.5)
Schwacher Harnstrahl, Harnstottern	Zu geringe Harnflussmenge/Minute, unterbrochener Harnstrahl	Harnröhrenverengung, z. B. narbig, benignes Prostatasyndrom bei älteren Männern (➤ 22.5)
Veränderte Häufigkeit des Wasserlassens/des Harndrangs		
Pollakisurie	Häufiger Harndrang mit jeweils nur kleinen Harnmengen, Urinmenge über den Tag normal	Harnwegsinfekte (➤ 10.4), **Reizblase** (*überaktive Blase*, verschiedene Ursachen, z. B. vermehrte Harndrangimpulse, teils auch unklar), Harnblasensteine (➤ 10.7), Schwangerschaft, benignes Prostatasyndrom bei älteren Männern ➤ 22.5)
Nykturie	Vermehrtes nächtliches Wasserlassen mit Störung der Nachtruhe	Polyurie (➤ 10.1.2), Blasenentleerungsstörungen, etwa beim benignen Prostatasyndrom (➤ 22.5). Herzinsuffizienz (nachts infolge der Ruhe und der Beinhochlagerung bessere Nierendurchblutung und höhere Urinproduktion)
Imperativer Harndrang	Rasch einsetzender, starker Harndrang	Harnblasenreizung, z. B. durch Harnwegsinfekte (➤ 10.4), Reizblase, Harnblasensteine (➤ 10.7), Tumoren (➤ 10.8.2)

Veränderungen der Urinmenge

Die normale Urinmenge ist abhängig von verschiedenen Faktoren. Als Faustregel kann gelten, dass Säuglinge jenseits des Neugeborenenalters bis 0,5 l Urin pro Tag ausscheiden (nasse Windel beim Wickeln nach jeder Mahlzeit), Klein- und Kindergartenkinder bis 1 l, Schulkinder bis 1,2 l und Jugendliche und Erwachsene etwa 1,5–2 l.

Veränderungen der Urinmenge werden durch Sammeln des Urins über einen definierten Zeitraum, meist über 24 Std. (**24-Std.-Sammelurin** ➤ Tab. 10.2), ermittelt.

Bei der **Flüssigkeitsbilanzierung** werden die täglich zugeführten und abgegebenen Flüssigkeitsmengen ermittelt bzw. geschätzt und einander gegenübergestellt.

Oligurie und Anurie

DEFINITION

Oligurie: verminderte Harnausscheidung (weniger als 200 ml/m² Körperoberfläche/Tag). Entspricht bei 3-Jährigen ungefähr 120 ml/Tag, bei 6-Jährigen 160 ml/Tag, bei 10-Jährigen 200 ml/Tag und bei normalgewichtigen Erwachsenen 320 ml/Tag.
Anurie: vollständiges Versiegen der Harnproduktion bzw. Harnausscheidung (weniger als 100 ml/m² Körperoberfläche/Tag).

Bei **Oligurie** und **Anurie** ist die Urinausscheidung zu gering. Hauptursachen sind:

- Flüssigkeitsmangel/Dehydratation (➤ 10.10.2)
- Alle Ursachen des akuten und chronischen Nierenversagens (➤ 10.6)

Eine verminderte Urinausscheidung trotz (anfänglich) normaler Urinproduktion tritt bei Harnabflussstörungen auf, beispielsweise infolge einer Prostatavergrößerung oder eines verstopften Blasendauerkatheters.

NOTFALL

Eine **Anurie** ist ein medizinischer Notfall und bedarf sofortiger Diagnostik mit Einschätzung der Kreislaufsituation, Urin- und Blutuntersuchungen, Sonografie der Nieren und ableitenden Harnwege. Die Therapie setzt baldmöglichst ein.

Polyurie

DEFINITION

Polyurie: krankhaft erhöhte Harnausscheidung (über 1.500 ml/m² Körperoberfläche pro Tag). Bei 3-Jährigen entsprechend ca. 900 ml, bei 6-Jährigen 1.200 ml, bei 10-Jährigen 1.500 ml und bei normalgewichtigen Erwachsenen 2.500 ml. In Extremfällen Urinmenge von 10–20 l täglich.

Eine **Polyurie** kann z. B. folgende Ursachen haben:

- Diabetes mellitus (➤ 7.5) – die Glukose im Glomerulumfiltrat zieht osmotisch bedingt Wasser mit
- Verminderte Konzentrationsfähigkeit der Nieren z. B. bei **Diabetes insipidus** (Mangel oder Unwirksamkeit von ADH = antidiuretisches Hormon) oder in der Phase der Polyurie des akuten Nierenversagens (➤ 10.6.1)
- Zu hoher Kalziumspiegel im Blut (Hyperkalzämie ➤ 10.11.2)
- Überdosierung harntreibender Arzneimittel (Diuretika ➤ 10.2.3)

LERNHILFE

Anurie – Oligurie – Polyurie – was ist was?
Um sich die Fachbegriffe zu den Veränderungen der Urinmenge zu merken, hilft es der alphabetischen Reihenfolge zu folgen: Von **A**nurie für keine/kaum Urinausscheidung über **O**ligurie für eine verminderte Urinausscheidung bis **P**olyurie für eine erhöhte Urinausscheidung.

Veränderungen der Urinzusammensetzung

Leukozyturie und Pyurie

DEFINITION

Leukozyturie: vermehrte Ausscheidung von weißen Blutkörperchen mit dem Urin (mehr als 10 Leukozyten/mm³ Urin bzw. 5 Leukozyten pro Gesichtsfeld im Urinsediment).
Pyurie: sichtbare Beimengung von Eiter im Urin (Schlieren, wolkige Trübungen).

Leukozyturie und **Pyurie** treten v. a. bei bakteriellen Infektionen (➤ 10.4) oder Tumoren der Nieren und ableitenden Harnwege auf (➤ 10.8). Der Nachweis erfolgt mit Teststreifen oder mikroskopisch (➤ 10.1.3, ➤ Tab. 10.3).

Hämaturie

DEFINITION

Hämaturie *(Blut im Urin):* zu hohe Ausscheidung von roten Blutkörperchen mit dem Urin (mehr als 5 Erythrozyten/mm³ Urin bzw. 3 Erythrozyten pro Gesichtsfeld im Urinsediment).

Nach Ausprägung werden zwei Formen der **Hämaturie** differenziert:

- **Makrohämaturie.** Sichtbares Blut im Urin (ab ca. 1 ml Blut/l Urin ➤ Abb. 10.2)
- **Mikrohämaturie.** Nur mikroskopisch oder mittels Teststreifen nachweisbare Hämaturie

Die vier großen Ursachenkomplexe sind:

- Entzündungen, am häufigsten Harnblasen-, Harnröhrenentzündung (➤ 10.4), aber auch Glomerulonephritis (➤ 10.5)
- Harnsteine (➤ 10.7)
- Tumoren von Nieren und Harnwegen (➤ 10.8)
- Verletzungen von Nieren und Harnwegen (➤ 10.9)

Bei Frauen muss eine Verunreinigung des (Spontan-)Urins durch gynäkologische Blutungen ausgeschlossen sein.

VORSICHT

Jede **schmerzlose Hämaturie** ist tumorverdächtig und muss deshalb abgeklärt werden. Eine Makrohämaturie bedarf der sofortigen Abklärung.

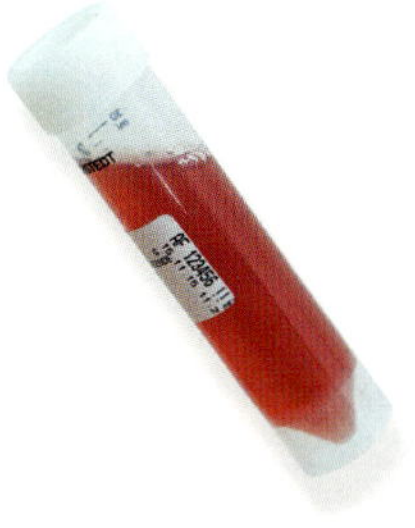

Abb. 10.2 Makrohämaturie. Unabdingbar ist eine Sicherung der Ursache durch Urindiagnostik, um eine Urinrotfärbung durch Nahrungsmittel oder Medikamente auszuschließen. [K115]

Proteinurie

DEFINITION

Proteinurie: übermäßige Ausscheidung von Eiweiß im Urin (mehr als 150 mg pro Tag).
Albuminurie: zu starke Ausscheidung des Eiweißes Albumin mit dem Urin. Unterteilt in **Mikroalbuminurie** (Ausscheidung 30–300 mg pro Tag, Frühzeichen einer gefäß- oder diabetesbedingten Nierenschädigung) und **Makroalbuminurie** (Ausscheidung über 300 mg pro Tag).

Gesunde scheiden Eiweiße (Proteine) nur in geringsten Mengen mit dem Urin aus. Eine vorübergehende geringe Mehrausscheidung in Zusammenhang mit z. B. Fieber, Kälte oder körperlicher Anstrengung ist unbedenklich.

Eine anhaltend vermehrte Eiweißausscheidung heißt **Proteinurie.** Sie tritt auf bei:

- Nierenerkrankungen mit Schädigung von Nierenkörperchen oder Nierentubuli (➤ 10.5)
- Nierenschädigung bei Allgemeinerkrankungen wie z. B. Diabetes mellitus oder Schwangerschaftskomplikationen (➤ 21.1.9)
- Bestimmten Bluterkrankungen

Eine Proteinurie ist schmerzlos, kann jedoch zu schäumendem Urin und durch Eiweißmangel im Blut *(Hypoproteinämie)* zu Ödemen führen.

Erfasst wird eine Proteinurie durch Urinteststreifen, wobei für eine Mikroalbuminurie spezielle Teststreifen (z. B. Micral®-Test) nötig sind. Die Proteinurie bei Multiplem Myelom wird nicht durch Teststreifen erfasst.

Bakteriurie

DEFINITION

Bakteriurie: Ausscheidung von Bakterien im Urin. Leitsymptom von Harnwegsinfektionen.
Asymptomatische Bakteriurie: Bakteriurie ohne Beschwerden.

Blasenurin ist normalerweise steril, wird aber durch die Passage von Harnröhre und Harnröhrenmündung mit Bakterien der Anogenitalregion verunreinigt. Deshalb ist die Art der Uringewinnung für die Beurteilung wichtig: Bei Mittelstrahlurin liegt die Grenze zur **signifikanten** *(bedeutsamen)* **Bakteriurie** z. B. bei 100.000 Keimen/ml (10^5/ml). Eine Keimzahlbestimmung erfolgt durch Urinkultur (➤ 10.1.3).

10.1.3 Urinuntersuchung

Die **Urinuntersuchung** ist die wohl wichtigste nichtinvasive Untersuchungsmethode bei Erkrankungen von Nieren und Harnwegen. Sie wird sowohl zur Diagnostik als auch zur Verlaufskontrolle eingesetzt.

Meist erfolgt zuerst eine Teststreifendiagnostik mit Spontanurin und ggf. eine mikroskopische und bakteriologische Untersuchung.

Zur weiterführenden Diagnostik können anhand eines 24-Std.-Sammelurins weitere Werte bestimmt werden, z. B. die Kreatinin-Clearance oder die genaue Eiweißausscheidung.

Diagnostische Uringewinnung

Zur **diagnostischen Uringewinnung** gibt es verschiedene Methoden (➤ Tab. 10.2). Pflegende müssen wissen, für welche Untersuchung welche Uringewinnung notwendig ist.

Pflegefachpersonen beobachten den gewonnenen Urin auf Menge, Farbe, Trübung und Geruch (➤ Abb. 10.4). Veränderungen können physiologische Ursachen, z. B. Verzehr bestimmter Lebensmittel, oder pathologische Ursachen haben:

- Dunkler Urin in Verbindung mit geringer Urinmenge deutet auf einen stark konzentrierten Urin hin, z. B. bei reduzierter Trinkmenge, starkem Schwitzen, Dehydratation.
- Hellgelber, klarer Urin in Verbindung mit großer Urinmenge weist auf verdünnten Urin hin, z. B. bei erhöhter Trinkmenge oder Polyurie.
- Trübungen/Farbveränderungen des Urins sind z. B. eitrig-schlieriger Urin bei Pyurie, bierbraun bis grünlich-schwarzer Urin bei Bilirubinurie oder rötlicher Urin bei Makrohämaturie oder Verzehr roter Bete (➤ 10.1.2).
- Unangenehm bis übel riechender Uringeruch tritt bei Harnwegsinfektionen auf, säuerlicher bei Stoffwechselentgleisungen (z. B. Diabetes mellitus), fauliger bei Tumoren der Harnwege.

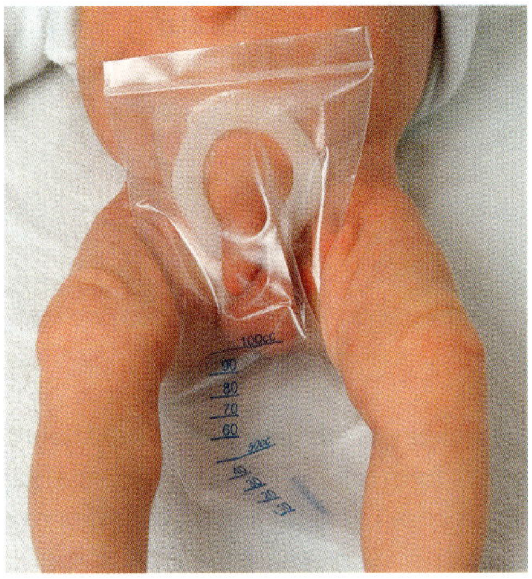

Abb. 10.3 Gewinnung von Beutelurin bei einem Säugling, hier einem Jungen. [K115]

Tab. 10.2 Methoden zur diagnostischen Uringewinnung.

Uringewinnung	Definition	Ablauf/Pflege	SG, KK*	JU, EW**
Spontanurin	Vor jeder Gewinnung von Spontanurin Intimbereich mit Wasser waschen (ohne Seife oder Desinfektionsmittel, können das Ergebnis verfälschen): • Jungen/Männer: Vorhaut zurückziehen, Glans penis säubern und mit sauberem Tuch trocknen • Mädchen/Frauen: Schamlippen spreizen, Harnröhrenöffnung reinigen (Wischrichtung von vorne nach hinten!) und Umgebung trocken tupfen • Urin gewinnen, dabei Vorhaut zurückgezogen/Schamlippen gespreizt halten			
Mittelstrahlurin (Besonderheiten vor Urinkultur)	Auffangen der mittleren Harnportion eines Spontanurins	• Ersten Strahl verwerfen • Mittlere Harnportion auffangen		X
(Konzentrierter) Morgenurin	Gewinnung der ersten Harnportion am Tag nach 12 Std. Dursten	• Bis zu 12 Std. nichts trinken • Ersten Spontanurin am Morgen auffangen		X
Clean-Catch-Urin	Kontaminationsarmes Auffangen des Urins bei Säuglingen/Kleinkindern, die noch keinen Spontanurin abgeben können	• Kind mit entblößtem Genital auf dem Schoß halten • Nach dem Trinken Spontanmiktion abwarten, Urin auffangen	X	
Beutelurin	Gewinnung der Urinprobe mittels Anbringen eines selbstklebenden Urinbeutels (➤ Abb. 10.3)	• Genitoanalregion reinigen • Beutel aufkleben, ggf. wickeln • Nach der Urinentleerung Beutel entfernen und Probe gewinnen	X	
Katheterurin	Uringewinnung mittels eines transurethralen Katheters	• Bei liegendem Dauerkatheter nach Abklemmen des Schlauchsystems über die desinfizierte Punktionsmembran Urin mittels Spritze gewinnen • Urin durch Einmalkatheterisierung gewinnen	X	X
Blasenpunktionsurin	Uringewinnung mittels Blasenpunktion durch die Bauchdecke	Urin durch Blasenpunktion gewinnen	X	X
24-Std.-Sammelurin	Sammeln der gesamten Urinausscheidung während 24 Std.	• Patientin informieren, Sammelgefäß bereitstellen, ggf. nach Laborvorgabe Zusatz (z. B. Salzsäure) hinzufügen • Vor Sammelbeginn Urin verwerfen; dann Urin über 24 Std. sammeln, zum Abschluss erneut Blase entleeren lassen • Vor Probeentnahme Sammelurin z. B. durch Schwenken durchmischen	X	X

*Säuglinge (SG), gewickelte Kleinkinder (KK), **Jugendliche (JU), Erwachsene (EW)

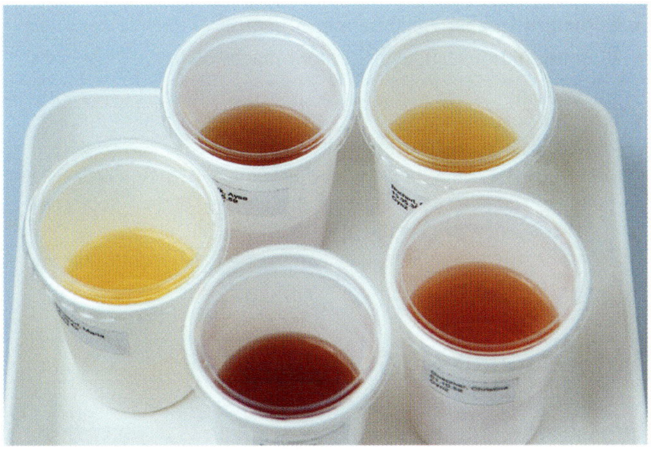

Abb. 10.4 Unterschiedliche Urinproben – je nach Flüssigkeitsangebot und eventueller Erkrankung kann Urin ganz unterschiedlich aussehen, hellgelb oder braun-rötlich, klar oder trüb. [K115]

Urin-Streifenschnelltests

Urin-Streifenschnelltests (z. B. Combur®-Test) erlauben eine einfache, semiquantitative Urinuntersuchung außerhalb des Labors (➤ Tab. 10.3):

- Herstellerangaben auf der Packungsbeilage beachten
- Teststreifen für 1–2 Sek. in die Urinprobe eintauchen
- Ergebnis anhand der Farbvergleichsskala auf dem Teststreifenröhrchen ablesen (i. d. R. nach einer Minute) und dokumentieren

Pflegefachpersonen leiten Patientinnen zur Durchführung an, wenn diese z. B. die Dichtebestimmung bei Nierensteinen zu Hause selbstständig durchgeführt sollen.

Urinsediment

Im **Urinsediment** befinden sich die festen Bestandteile des Urins: 10 ml frisch gelassener Urin werden zentrifugiert und der Bodensatz (Sediment) unter dem Mikroskop ausgewertet. Möglicherweise sichtbar sind:

- *Erythrozyten* (➤ 10.1.2)
- *Leukozyten* (➤ 10.1.2)
- *Epithelzellen* aus Nieren oder Harnwegen. Physiologischerweise nur vereinzelt, sonst Hinweis auf Entzündung
- *Zylinder.* Eiweiß-, Epithel-, Erythrozyten- oder Leukozyten-„Ausgusspräparate" der Nierentubuli. Je nach Aussehen und Zusammensetzung wichtiger Hinweis auf verschiedene Nierenerkrankungen
- *Kristalle.* Ausgefällte Substanzen, insgesamt von geringem diagnostischen Wert
- *Bakterien.* Vereinzelt normal, sonst Hinweis auf eine Harnwegsinfektion

Die Zellen können unter dem Mikroskop nicht nur ausgezählt, sondern auch bezüglich ihres Aussehens beurteilt werden. Verformte Erythrozyten beispielsweise stammen immer aus den Nieren und weisen auf eine Nierenschädigung hin.

Urinkultur

Die **Urinkultur** ist die mikrobiologische Untersuchung einer Urinprobe mit Vermehrung der Bakterien auf geeigneten Nährböden, Keimzahlbestimmung und ggf. anschließender Keimidentifizierung und Resistenztestung auf Antibiotika (Antibiogramm, ➤ 13.2.4). Sie erfolgt bei Verdacht auf eine bakterielle Infektion der Nieren oder

Tab. 10.3 Bewertung der Parameter des Urinteststreifens. [U391]

Parameter	Erläuterung/Bedeutung	Farbveränderung und Befunde
Dichte	Urinkonzentration, z. B. für die Beurteilung grenzwertiger Befunde anderer Testfelder, in der Rezidivprophylaxe von Harnsteinen (➤ 10.7)	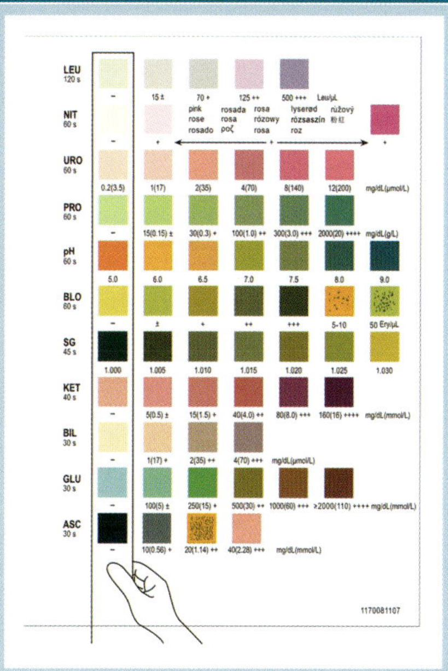
Urin-pH	Wichtig z. B. in der Rezidivprophylaxe von Harnsteinen	
Leukozyten	Hinweis v. a. auf eine Entzündung (Harnwegsinfektion ➤ 10.4, Tuberkulose)	
Nitrit	Hinweis auf eine Harnwegsinfektion mit nitritbildenden Bakterien wie z. B. Escherichia coli	
Eiweiß	Hinweis auf eine Harnwegsentzündung oder Nierenschädigung	
Glukose	Hinweis auf Diabetes mellitus (➤ 7.5), Nierenerkrankung. Gelegentlich in der Schwangerschaft positiv	
Ketone	Bei längerer Nahrungskarenz. Hinweis auf Ketoazidose bei entgleistem Diabetes mellitus (➤ 7.5.7)	
Urobilinogen	Hinweis z. B. auf Lebererkrankung, Hämolyse	
Bilirubin	Hinweis z. B. auf Lebererkrankung	
Blut/Erythrozyten	Hinweis v. a. auf Harnwegsinfektion (➤ 10.4), Glomerulonephritis (➤ 10.5), Urolithiasis (➤ 10.7), Tumoren (➤ 10.8)	

ableitenden Harnwege. Verwendet wird ausschließlich Mittelstrahl-, Katheter- oder Punktionsurin (➤ Tab. 10.2):

- Mittelstrahlurin wird in einem *sterilen* Urinbehälter aufgefangen. Dabei ist eine keimarme Gewinnung besonders wichtig.
- Urin beim Einmalkatheterisieren wird ebenfalls in einem sterilen Urinbehälter aufgefangen.
- Urin aus der Punktionsstelle des Urinableitungssystems wird mit steriler Spritze und Kanüle entnommen.

Der Urin wird innerhalb von zwei Stunden ins Labor gebracht, alternativ kann die Urinprobe bis zu 24 Std. im Kühlschrank gelagert werden. Bei einer verzögerten Untersuchung werden 10 ml Urin in ein gelbes Urinröhrchen aufgezogen. Ein Stabilisator im Urinröhrchen verhindert weiteres Keimwachstum nach der Uringewinnung.

Seltener als früher wird (zusätzlich) eine Kultur mittels Eintauchnährboden (z. B. Uricult®) angelegt:

- Eintauchnährboden in den frischen Harn tauchen, abtropfen lassen
- Kultur ins Labor bringen, Art der Uringewinnung auf dem Laborschein vermerken. Kann die Kultur nicht so schnell ins Labor gebracht werden, bei Zimmertemperatur lagern oder 12–24 Std. nach Herstellerangaben im Wärmeschrank bebrüten, dann Keimzahl auf dem Nährboden gemäß der Musterkarte des Herstellers abschätzen

Bei signifikantem Keimwachstum folgt eine Keimidentifizierung (➤ Abb. 10.5). Als signifikantes Keimwachstum gelten bei:

- Mittelstrahlurin über 100.000 Keime/ml (unter 1.000 Keimen/ml meist Verunreinigung, 1.000–100.000 Keime kontrollbedürftige „Grauzone“)
- Katheterurin über 1.000 Keime/ml
- Blasenpunktionsurin jeglicher Keimnachweis

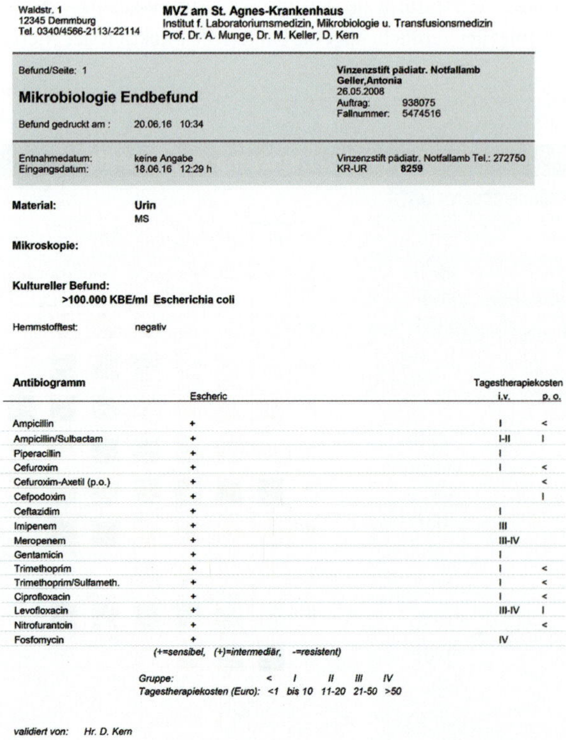

Waldstr. 1
12345 Demmburg
Tel. 0340/4566-2113/-22114

MVZ am St. Agnes-Krankenhaus
Institut f. Laboratoriumsmedizin, Mikrobiologie u. Transfusionsmedizin
Prof. Dr. A. Munge, Dr. M. Keller, D. Kern

Befund/Seite: 1

Mikrobiologie Endbefund

Befund gedruckt am : 20.06.16 10:34

Vinzenzstift pädiatr. Notfallamb
Geller,Antonia
26.05.2008
Auftrag: 938075
Fallnummer: 5474516

Entnahmedatum: keine Angabe
Eingangsdatum: 18.06.16 12:29 h

Vinzenzstift pädiatr. Notfallamb Tel.: 272750
KR-UR **8259**

Material: **Urin**
MS

Mikroskopie:

Kultureller Befund:
>100.000 KBE/ml Escherichia coli

Hemmstofftest: negativ

Antibiogramm

	Escheric	Tagestherapiekosten i.v.	p. o.
Ampicillin	+	I	<
Ampicillin/Sulbactam	+	I-II	I
Piperacillin	+	I	
Cefuroxim	+	I	<
Cefuroxim-Axetil (p.o.)	+		<
Cefpodoxim	+		I
Ceftazidim	+	I	
Imipenem	+	III	
Meropenem	+	III-IV	
Gentamicin	+	I	
Trimethoprim	+	I	<
Trimethoprim/Sulfameth.	+	I	<
Ciprofloxacin	+	I	<
Levofloxacin	+	III-IV	I
Nitrofurantoin	+		<
Fosfomycin	+	IV	

(+=sensibel, (+)=intermediär, -=resistent)

Gruppe: < I II III IV
Tagestherapiekosten (Euro): <1 bis 10 11-20 21-50 >50

validiert von: Hr. D. Kern

Abb. 10.5 Laborbefund bei pathologischer Urinkultur mit Erregeridentifizierung und Antibiogramm. [K115]

VORSICHT

Ein **zuverlässiges Testergebnis** wird erreicht durch:

- Gewinnung des Urins für die Urinkultur vor der ersten Antibiotikagabe
- Korrektes Verfahren der Uringewinnung, um das Kontaminationsrisiko möglichst gering zu halten: Kontaminationsrisiko Punktionsurin < Einmalkatheterurin < Mittelstrahlurin < „einfacher“ Spontanurin

10.1.4 Harninkontinenz

DEFINITION

Harninkontinenz: jeglicher unwillkürliche Harnverlust/Urinabgang. Sie kann in jedem Alter auftreten, wird aber mit steigendem Alter häufiger. Schätzungsweise 10 Mio. Betroffene in Deutschland. Frauen entwickeln deutlich häufiger eine Harninkontinenz (10–58 %) als Männer (3–11 %).
Harnkontinenz: Fähigkeit, willkürlich und zur passenden Zeit an einem geeigneten Ort die Blase zu entleeren. [1]

Tabuisiert und belastend

Die Harninkontinenz ist ein immer noch tabuisiertes Thema, das die Betroffenen, aber auch Angehörige erheblich körperlich, emotional wie auch ökonomisch belastet. [2] Scham- und Schuldgefühle sind nicht selten, woraus sich Verheimlichungsstrategien entwickeln können. [1]

Einteilung

Harnblase, Harnröhre, Blasenschließmuskulatur und nervale Versorgung bilden eine funktionelle Einheit, die bei Inkontinenz gestört ist. Die Einteilung in diesem Buch (➤ Tab. 10.4) richtet sich nach den Empfehlungen des *Expertenstandards Förderung der Harnkontinenz in der Pflege.*

Pflegerische Betreuung

Die individuelle Kontinenz- bzw. Inkontinenzsituation wird durch Beobachtung über mehrere Tage (z. B. Miktionsprotokoll über 3–5 Tage) festgestellt, danach wird das pflegerische **Kontinenzprofil** (➤ Abb. 10.6) bestimmt. Es beschreibt den Umgang der Patientin/Bewohnerin mit Kontinenzproblemen bzw. die notwendige Unterstützung.

Kontinenzfördernde Maßnahmen

Generelles Ziel ist der **Erhalt oder die Verbesserung des Kontinenzprofils,** also die Förderung der Harnkontinenz. Auch bei Kontinenz können Maßnahmen notwendig werden, z. B. wenn bei Patientinnen Risikofaktoren wie Obstipation oder körperliche Beeinträchtigungen bestehen und sie dadurch potenziell von Inkontinenz bedroht sind. [1]

Tab. 10.4 Inkontinenzformen, deren Ursachen und Behandlungsmöglichkeiten. [1], [3]

Inkontinenzform	Definition	Ursachen (Bsp.)	Behandlung (Bsp.)
Funktionelle Störung			
Funktionelle Harninkontinenz	• Unfähigkeit eines gewöhnlich kontinenten Menschen, die Toilette zu erreichen • Keine Störung des Urogenitaltrakts, sondern Störung der Kognition und/oder Mobilität	• Mensch mit Demenz, der die Toilette nicht findet • Mensch mit Mobilitätseinschränkung, der nicht schnell genug zur Toilette kommt • Pflegebedürftige, die die Klingel nicht erreichen kann	• Verbesserung der Umgebungsfaktoren, z. B. Kleidung, die einfach auszuziehen ist • Bereitstellen von Hilfsmitteln • Gute Erreichbarkeit der Toilette • Klingel in Reichweite • Toilettentraining
Störung durch veränderte Speicher- und Entleerungsfunktion			
Belastungsinkontinenz *(Stresssinkontinenz)*	• Unfreiwilliger Urinabgang bei körperlicher Belastung, Husten, Niesen, Tragen von Gegenständen • Störung der Speicherfunktion der Blase	Schwäche von Beckenboden und/oder Bandapparat der Harnröhre, z. B. durch: • Schwangerschaft, Geburt (➤ Kap. 21) • Östrogenmangel in/nach den Wechseljahren (➤ 20.1.2) • Adipositas (➤ 7.4) • Gebärmuttersenkung (➤ 20.10) • Operative Eingriffe an der Prostata (➤ 22.2.3)	• Beckenbodengymnastik (z. B. mittels Biofeedback, Vaginalkonen, Elektro-, Magnetstimulation) • Blasentraining • Medikamentös, z. B. Östrogene lokal, Serotonin-Noradrenalin-Wiederaufnahme-Hemmer (z. B. Duloxetin®, ➤ 16.2.4) • Operativ
Dranginkontinenz	• Unfreiwilliger Urinabgang mit plötzlich auftretendem, nur schwer unterdrückbarem Harndrang • > 8 Entleerungen/24 Std. • Ggf. mit Schmerzen, Brennen beim Wasserlassen • Störung der Speicherfunktion der Blase	• Erhöhter Kaffee-, Alkoholkonsum • Stress • Harnwegsinfekte (➤ 10.4) • Harnsteine (➤ 10.7) • Harnblasentumoren (➤ 10.8.3) • Prostatavergrößerung (➤ 22.5, ➤ 22.6) • Strahlentherapie (➤ 2.5.11)	• Beseitigung der Ursache • Kombination aus Beckenboden- und Blasentraining • Medikamentös mit Spasmolytika/Anticholinergika (Muskarinrezeptor-Antagonisten), etwa Oxybutynin (z. B. Oxybutynin AL®), Solifenacin (z. B. Vesikur®), Tolterodin (z. B. Detrusitol® SR) • Injektion von Botulinumtoxin in den Detrusor (sehr effektiv, Wirkungsdauer jedoch nur 3–6 Monate)
Mischinkontinenz	Belastungs- plus Dranginkontinenz	Siehe oben	Siehe oben
Neurogene Detrusorüberaktivität mit Harninkontinenz*	Störung der nervalen Versorgung der Harnblase durch spinale oder supraspinale Schädigung	• Querschnittsyndrom oberhalb S2–4 (➤ 15.13) • Multiple Sklerose (➤ 15.7) • Demenz (➤ 16.12) • Schlaganfall (➤ 15.4)	• Selbstkatheterisierung • Injektion von Botulinumtoxin in den Detrusor (siehe oben) • Harnableitung durch Pouch oder Ileumconduit • Implantation eines Blasenschrittmachers
Extraurethrale Inkontinenz	• Harnverlust über andere „Kanäle" als die Harnröhre • Störung der Speicher- und Entleerungsfunktion der Blase	• Tumoren • Posttraumatisch • Blasen-Scheiden-, Blasen-Darm-Fistel	Operativ, z. B. Behebung einer Fehlbildung, Fistelverschluss
Inkontinenz bei chronischer Harnretention	• Unvollständige Blasenentleerung mit Restharnbildung und dadurch ständigem Harndrang • Mit oder ohne unfreiwilligen Urinabgang (Harnträufeln) • Störung der Entleerungsfunktion der Blase	• Nervale Schädigung des Rückenmarks z. B. durch Bandscheibenvorfall (➤ 15.12) • Querschnittsyndrom auf Höhe S2–4 (➤ 15.13) • Abflussbehinderung, z. B. durch Fehlbildung, Tumor, Prostatavergrößerung	• Beseitigung der Abflussbehinderung • Blasentraining • Intermittierender Selbstkatheterismus
Unkategorisierbare Harninkontinenz	Keine eindeutige Zuordnung möglich	Zusammenkommen diverser Ursachen	• Behebung der Ursachen • Aufgreifen verschiedener Therapien

* Nicht in allen Einteilungen vorkommende Form der Inkontinenz, z. B. nicht im Expertenstandard Kontinenzförderung in der Pflege. Die Form wird dann an anderen Stellen mit eingeordnet.

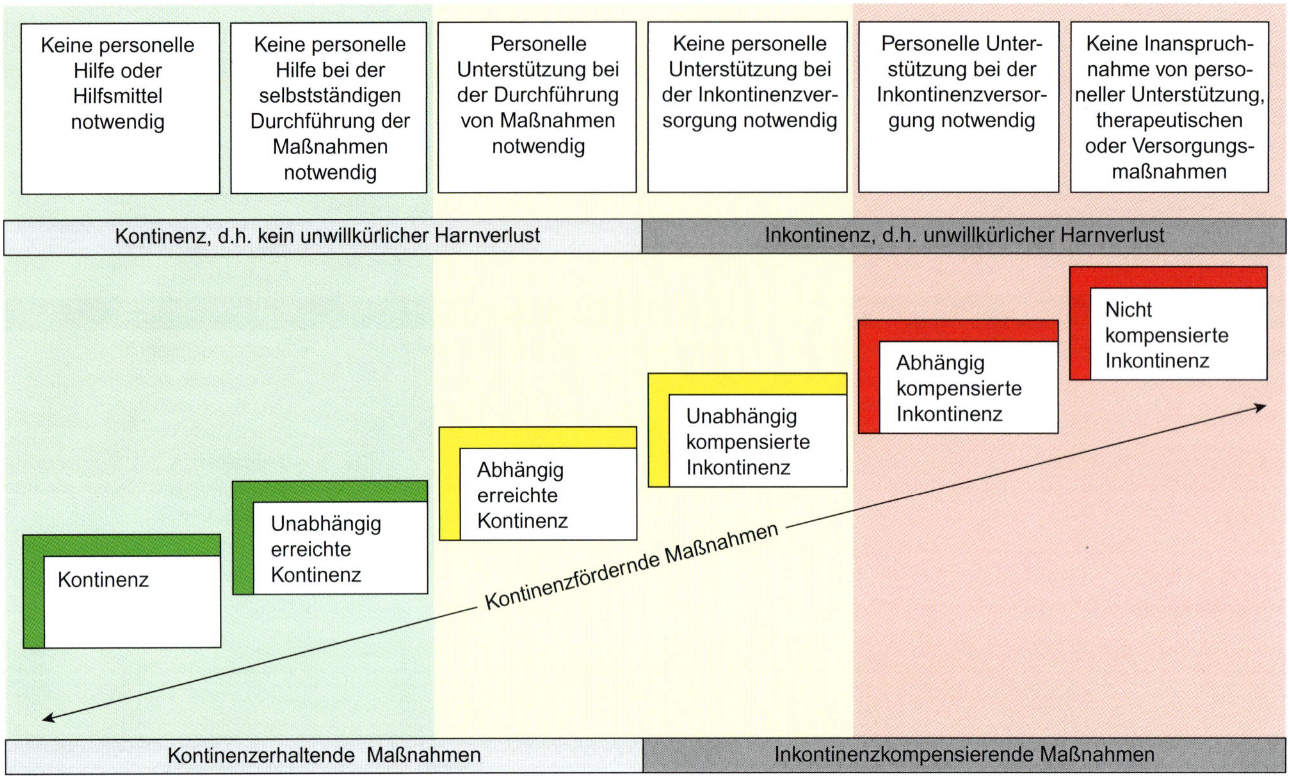

Abb. 10.6 Kontinenzprofile in Anlehnung an den Expertenstandard Kontinenzförderung in der Pflege. [1] [L264]

Kontinenzerhaltende bzw. -fördernde Maßnahmen sind u. a.:

- Information und Beratung zur Vermeidung von Risikofaktoren wie Übergewicht, Harnwegsinfektionen
- Verbesserung der Umgebungsfaktoren, z. B. leicht zu öffnende Kleidung, Bereitstellen eines Toilettenstuhls, Ausweisen des Wegs zur Toilette
- Beckenbodentraining ohne/mit Hilfsmitteln (➤ 20.10)
- Blasentraining, Toilettentraining
- Toilettengänge zu festgelegten Zeiten
- Informationen und Anleitung zu Inkontinenzhilfsmitteln
- Sicherstellen des Gebrauchs der gewohnten Hilfsmittel
- Medikamentöse Therapien, z. B. Gabe von Spasmoanalgetika (➤ Tab. 10.4)
- Beratung bzw. Vermittlung einer Beratung zu operativen Verfahren
- Beratung über Erfahrungsaustausch in Selbsthilfegruppen
- Beachtung des Schamgefühls, um eine Toleranz für pflegerische Tätigkeiten zu erhalten

10

Aktiv vor passiv

Aktive Maßnahmen der Kontinenzförderung sind der passiven Versorgung mit Inkontinenzhilfsmitteln vorzuziehen!
Inkontinenzhilfsmittel sollten von der inkontinenten Person selbstständig genutzt werden, sodass sie ihre Unabhängigkeit wahrt. Ist das nicht möglich, übernehmen Pflegende die Anwendung.

Inkontinenzkompensierende Maßnahmen sind u. a.

- Bereitstellen von Inkontinenzhilfsmitteln, z. B. Vorlagen zur selbstständigen Versorgung, Toilettenstuhl in Nähe
- Bedarfsgerechte Inkontinenzversorgung mit körpernahen und körperfernen aufsaugenden Hilfsmitteln
- Bedarfsgerechte Verwendung ableitender Hilfsmittel z. B. Kondomurinale, suprapubischer Katheter (➤ 10.2.1)
- Hautreinigung mit pH-neutraler Waschlotion, angepasste Hautpflege bzw. Hautschutz zur Vermeidung einer **inkontinenzassoziierten Dermatitis** (➤ 17.5)

10.1.5 Kindliche nichtorganische Harninkontinenz und Enuresis

DEFINITION

Nichtorganische *(funktionelle)* **Harninkontinenz:** intermittierender unwillkürlicher Harnverlust am Tag ohne organische Ursache nach dem fünften Geburtstag über einen Zeitraum von drei Monaten mindestens einmal pro Monat. Häufigkeit ca. 3–5 % der 7-Jährigen, Mädchen häufiger betroffen als Jungen. [4], [5]

Enuresis *(Einnässen, Enuresis nocturna):* intermittierender unwillkürlicher Harnverlust im Schlaf (Nacht- oder Mittagsschlaf) ohne organische Ursache nach dem fünften Geburtstag über einen Zeitraum von drei Monaten mindestens einmal pro Monat. Häufigkeit ca. 7–13 % der 7-Jährigen, Jungen etwa doppelt so häufig betroffen wie Mädchen, ca. 5 % der 10-Jährigen. [4], [5]

Zur Abgrenzung:

- **Physiologische Harninkontinenz** = unwillkürlicher Urinverlust bei Kindern bis fünf Jahren
- **Organische Harninkontinenz** = unwillkürlicher Urinverlust mit feststellbarer organischer Ursache, z. B. Fehlbildungen von Nieren oder Harnwegen, Spina bifida (➤ 15.3.1)

Ursachen, Einteilung und Symptome

Nichtorganische Harninkontinenz

Bei der **kindlichen nichtorganischen Harninkontinenz** besteht eine Harnspeicher- oder Harnentleerungsstörung. Häufigste Formen und Leitsymptome sind: [4], [5]

- **Überaktive Blase/Dranginkontinenz.** Leitsymptome imperativer Harndrang, vergleichsweise häufiges Wasserlassen mit kleinen Urinmengen sowie Haltemanöver (etwa Überkreuzen der Beine, Anspannen des Beckenbodens)
- **Miktionsaufschub.** Gewohnheitsmäßiges Aufschieben des Wasserlassens mit teils ausgeprägten Haltemanövern, seltenes Wasserlassen mit großen Urinmengen
- **Detrusor-Sphinkter-Dyskoordination.** Kontraktion des äußeren Schließmuskels statt Entspannung, Beckenbodenkontraktionen mit Pressen zu Beginn des Wasserlassens und unterbrochenem Harnfluss
- **Unteraktive Blase.** Verminderte Wahrnehmung von Harndrang, unzureichende Detrusoraktivität, Einsetzen der Bauchpresse bei der Blasenentleerung

Enuresis

Bei der **Enuresis** (dem *Einnässen*) spielen mit unterschiedlicher Gewichtung eine Rolle:

- Genetische Einflüsse (familiäre Häufung)
- Reifungsverzögerung der neurogenen Harnblasenkontrolle
- Verspätete Ausbildung des Tag-Nacht-Rhythmus der ADH-Sekretion (erhöhte Produktion des antidiuretischen Hormons am Abend und in der Nacht, dadurch nachts geringere Urinproduktion)
- Hohe Weckschwelle während des Schlafs
- Vor allem bei sekundären Formen psychosoziale Probleme, belastende Ereignisse (z. B. Scheidung der Eltern, Stress in der Schule)
- Als gleichzeitige Erkrankungen v. a. Obstipation und Stuhlinkontinenz, psychische Störungen (am häufigsten ADHS ➤ 16.3.3)

Unterschieden werden: [4]

- **Primäre und sekundäre Enuresis.** Bei der primären Enuresis war das Kind noch nie sechs Monate am Stück „trocken", bei der sekundären war dies der Fall
- **Monosymptomatische Enuresis noctura** *(MEN)* ohne Zeichen einer Blasendysfunktion und **nichtmonosymptomatische Enuresis** (*NMEN,* Einnässen in der Nacht mit nachweisbaren Blasenfunktionsstörungen über Tag (mit oder ohne Inkontinenz) oder anderen Begleiterkrankungen

Durch die verschiedenen Kombinationen dieser Kriterien ergeben sich vier Formen.

Diagnostik

- Standardisierte Fragebögen. Blasentagebuch über einige Tage mit Trinkmengen, Miktionen, Urinmengen, Begleitsymptomen. Protokollierung von unwillkürlichem Urinverlust, aber auch Darmentleerung und evtl. Stuhlinkontinenz über 2–4 Wochen
- Urologische Basisabklärung mit körperlicher Untersuchung, Urin-, Blut-, Ultraschalluntersuchung (inkl. Restharnprüfung) zum Ausschluss organischer Ursachen
- Screening auf psychische Störungen, die bei 20–40 % der Kinder bestehen
- Ggf. weitergehende (urologische) Diagnostik

Behandlung

Eine evtl. Obstipation oder Stuhlinkontinenz wird zuerst behandelt, da dies die Harninkontinenz bessern kann. Inkontinenz über Tag wird vor dem nächtlichen Einnässen behandelt. Begleitende psychische Störungen sollen vor oder gleichzeitig mit dem Beginn der Therapie des Einnässens angegangen werden.

Nichtmedikamentöse Maßnahmen

Liegen keine organischen Ursachen vor stützt sich die Behandlung auf konservative, nichtmedikamentöse Maßnahmen.
Die **Standard-Urotherapie** erfolgt bei allen Betroffenen (**Urotherapie** = alle konservativen nichtmedikamentösen Therapien bei Funktionsstörungen des unteren Harntrakts): [4]

- Informationen über die normale Blasenfunktion.
- Flüssigkeitszufuhr. 40–50 ml/kg Körpergewicht pro Tag, z. B. „7-Becher-Regel" d. h. sieben Becher à 150–200 ml über den Tag verteilt trinken, die letzte Portion etwa 2 Stunden vor dem Schlafengehen, Flüssigkeitszufuhr am Abend reduzieren, aber nicht verbieten.
- Toilettengänge. Bei Inkontinenz über Tag wird das Kind häufiger zu Toilettengängen aufgefordert (5- bis 7-mal pro Tag). Ein Teil der Kinder vergisst den Toilettengang beim Spielen oder empfindet eine fremde Umgebung als unangenehm. Vor dem Zubettgehen sollte das Kind vor und nach dem Zähneputzen die Toilette aufsuchen. Hilfsmittel wie ein kleiner Hocker vor der Toilette erleichtern die Blasenentspannung.
- Möglichst regelmäßige Darmentleerung.
- Reagieren auf Einnässen. Die Eltern sollen Ruhe bewahren, da das Kind nicht mit Absicht einnässt. Präventiv können körperferne, aufsaugende Inkontinenzhilfsmittel im Bett platziert und frische Bettwäsche, Schlafanzug und Wanne vorbereitet werden. Morgens sollte ausreichend Zeit zur Körperpflege des Kindes vorhanden sein. Das Waschen der Wäsche und Beziehen des Betts sollten zusammen mit dem Kind erfolgen.
- Die Motivation des Kindes kann durch positive Verstärker unterstützt werden, z. B. einen „Sonne-Wolken-Kalender" (Sonne für trockene, Wolken für nasse Nächte).
- Familienbezogene Intervention sollten bei Hinweisen z. B. auf Überforderung der Eltern, Vernachlässigung des Kindes eingeleitet werden.

Die **spezielle Urotherapie** orientiert sich an den jeweiligen Störungsbildern und umfasst u. a.: [4]

- Therapien zur Förderung der Wahrnehmung von Blasenfüllung und Beckenboden und damit einer besseren Blasenkontrolle, z. B. Beckenbodenübungen, Biofeedbacktraining.

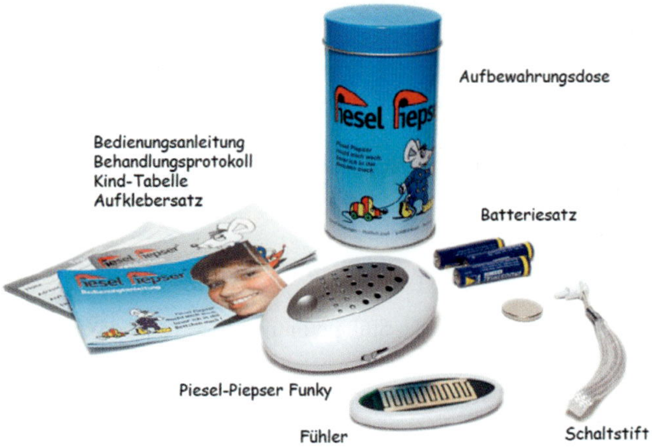

Abb. 10.7 Weckapparat zur apparativen Verhaltenstherapie der Enuresis. [V699]

- Apparative Verhaltenstherapie mit **Weckapparaten** wie Klingelhose oder -matratze (➤ Abb. 10.7). Ein in die Unterhose/Windel oder das Bett eingelegter Feuchtigkeitsfühler weckt das Kind durch ein akustisches Signal und Vibrationsalarm, sobald er in Kontakt mit Harn kommt. Der Alarm soll jede Nacht eingestellt sein, auch wenn die ersten Wochen als sehr belastend erlebt werden. Das Kind muss den Toilettengang dabei bewusst wahrnehmen und nicht im Halbschlaf zur Toilette getragen werden. Trägt das Kind eine Windel, soll es in der Lage sein, diese selbst zu öffnen. Der Weg zum WC soll gut ausgeleuchtet sein.

Die Eltern werden informiert, dass die Maßnahmen mindestens 2–3 Monate durchgeführt werden müssen oder bis das Kind zwei Wochen lang nicht eingenässt hat.

Medikamentöse Maßnahmen

Als Therapie zweiter Wahl (nach der apparativen Verhaltenstherapie) oder als Notbehelf, z. B. auf Klassenfahrten, kann eine pharmakologische Therapie mit Desmopressin-Spray/Saft (Abkömmling des ADH, z. B. Minirin®, Niwinas®) erfolgen. Es kommt aber häufiger zu Rückfällen als nach Verhaltenstherapie.

Weitere pflegerische Betreuung

Bei häufigem Einnässen kommt der Hautbeobachtung und -pflege eine besondere pflegerische Bedeutung zu (➤ 17.5). Die Reinigung soll schonend sein, oft reicht klares Wasser. Zum Hautschutz eignen sich atmungsaktive Hautschutzprodukte, die den Urin von der Haut abhalten (z. B. Cavilon®-Langzeithautschutzcreme).

Beratung

Eltern und Kind erleben durch die Enuresis eine Einschränkung in ihrer Lebensqualität („erlebte Gesundheit"). Pflegefachpersonen nehmen die Belastung und Schuldgefühle oder von außen herangetragene Schuldzuweisungen gegen die Eltern und Kinder wahr und unterstützen bei deren Bewältigung. Ein offener Umgang mit der Enuresis in Familie und Bekanntenkreis enttabuisiert und entspannt, da er oft zeigt, dass die Enuresis häufiger ist als weithin angenommen. Geschwister sollten sensibel mit der Thematik umgehen und keinesfalls hänseln. Pflegende sprechen den Eltern Mut zu und motivieren zum Fortführen der Therapie oder Ausprobieren anderer Behandlungsansätze, wenn trotz begonnener oder abgeschlossener Therapie keine Erfolge zu erkennen sind. Außerdem nennen sie Kontaktadressen von Selbsthilfegruppen.

10.1.6 Restharn und Harnverhalt

DEFINITION

Restharn: nach der Miktion in der Blase verbleibender Urin. Bei Erwachsenen üblicherweise bei mehr als 100 ml, bei Kindern bei mehr als 10 % der Harnblasenkapazität als pathologisch anzusehen.
Harnverhalt *(Harnretention):* Unvermögen, die gefüllte Harnblase spontan entleeren zu können (bei normaler Urinproduktion).
Komplikationen von Restharnbildung und Harnverhalt sind Harnwegsinfektionen, Harnblasensteine und Harnstau mit Nierenschädigung.

Restharn und **Harnverhalt** sind überwiegend durch Verengung/Verlegung der Harnwege verursacht, bei Männern häufig durch eine Prostatavergrößerung, bei Frauen auch durch eine Gebärmuttersenkung, die die Lage von Blase und Harnröhre verändert.

Neurogene Störungen der Harnblaseninnervation mit Blasenentleerungsstörung können angeboren (z. B. Neuralrohrdefekte ➤ 15.3.1) oder erworben sein, z. B. durch Bandscheibenvorfall (➤ 15.12), Multiple Sklerose (➤ 15.7) oder Polyneuropathie (➤ 15.10.2).

Ein Harnverhalt kann auch nach Spinal- und Epiduralanästhesie, durch Nachblutung nach urologischen Maßnahmen oder als Nebenwirkung von Arzneimitteln auftreten oder psychogen (aus Scham beim Urinieren in Gegenwart anderer) bedingt sein.

Restharn führt teilweise zum Gefühl der unvollständigen Blasenentleerung. Ein akuter Harnverhalt durch Harnwegsverlegung verursacht schmerzhaften Harndrang. Bei langsamer Entstehung oder neurogener Ursache sind die Schmerzen geringer oder fehlen.

Die Diagnose erfolgt durch Untersuchung („Unterbauchtumor") und Sonografie (*Restharnbestimmung* durch Messung des Urinvolumens in der Blase vor und nach der Miktion).

NOTFALL

Der **Harnverhalt** ist ein Notfall und erfordert eine unverzügliche Harnableitung (➤ 10.2.1).

Pflegerische Betreuung

Patientinnen mit Harnverhalt leiden evtl. unter quälendem Harndrang und zunehmenden Schmerzen. Können sich Patientinnen nicht äußern, achten Pflegende auf Anzeichen wie Unruhe, Schwitzen, Blässe oder schmerzverzerrte Gestik und Mimik. Durch eine sorgsame Urinbeobachtung kann eine Miktionslücke und damit ein Harnverhalt erkannt werden.

10

Bei Harnverhalt kann zunächst versucht werden, durch Aufdrehen des Wasserhahns, Hände in warmes Wasser halten, Zeit lassen und Wahren der Intimsphäre eine Miktion zu erreichen. Gelingt das nicht, wird nach Absprache mit dem Arzt bzw. der Ärztin (im Folgenden als "Ärztin" bezeichnet) einmalkatheterisiert oder ein transurethraler Verweilkatheter gelegt. Ggf. unterstützen Pflegende die Ärztin bei einer weiterführenden urologischen Intervention.

Bei einer Harninkontinenz mit chronischer Harnretention kann Blasen- bzw. Miktionstraining die Restharnbildung reduzieren (➤ Tab. 10.4). Eine weitere Therapieoption ist der *intermittierende Selbstkatheterismus (ISK).* Pflegende leiten die Patientin bzw. deren Angehörige dazu an.

10.1.7 Tests zur Einschätzung der Nierenfunktion

Blutuntersuchungen

DEFINITION

Harnpflichtige Substanzen: Substanzen, die nur („verpflichtend") über die Nieren ausgeschieden werden und sich daher bei (ausgeprägten) Nierenfunktionsstörungen im Blut anreichern (➤ 10.6).

Bei den Tests zur Einschätzung der Nierenfunktion stehen drei Blutuntersuchungen im Vordergrund (➤ Abb. 10.8): die Bestimmung von **Kreatinin, Cystatin C und Harnstoff.** Diese Substanzen werden beim Gesunden über die Nieren ausgeschieden bzw. in den Nieren verstoffwechselt und reichern sich entsprechend bei einer Nierenfunktionsstörung an.

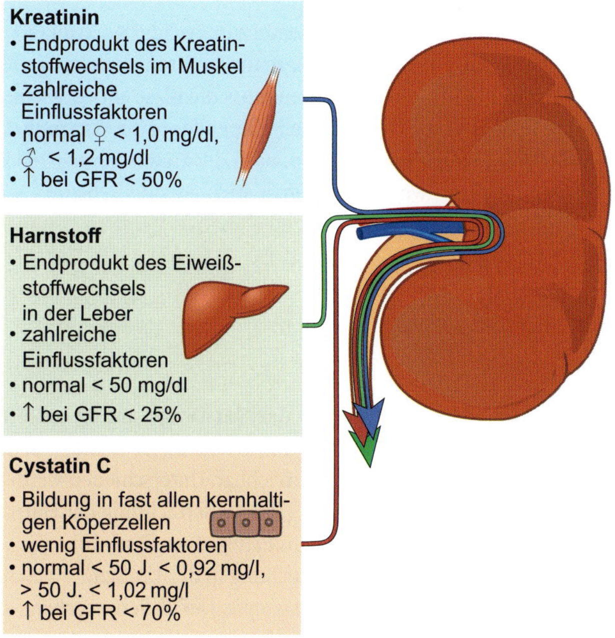

Abb. 10.8 Die wichtigsten Blutwerte bei Verdacht auf Nierenfunktionsstörung. [L255]

„Routinewert" ist der Kreatininwert im Blut. Er erfasst leichte bis mäßige Funktionseinschränkungen allerdings nicht *(kreatininblinder Bereich).* Hinzu kommt die Abhängigkeit von verschiedenen Faktoren wie Lebensalter, körperlicher Aktivität, Geschlecht und Muskelmasse.

VORSICHT

Insbesondere bei alten Menschen kann eine deutliche **Nierenfunktionseinschränkung trotz normalem Kreatininwert** vorliegen!

Cystatin C ist ein körpereigenes Protein, dessen Konzentration im Blut fast nur von der glomerulären Filtrationsrate (GFR) abhängt. Cystatin C steigt schon bei leichten Nierenfunktionsstörungen im Blut an und unterliegt zudem weniger Einflussfaktoren als Kreatinin. Aufgrund der höheren Kosten wird es aber (noch?) nicht in der Routinediagnostik eingesetzt.

Kreatinin-Clearance

Clearance (*engl.* Klärung) bezeichnet die Blutplasmamenge, die pro Zeiteinheit von einer bestimmten Substanz gereinigt wird. Die **Kreatinin-Clearance,** also die „Reinigungsleistung" der Nieren für Kreatinin, entspricht in etwa der GFR, dem wichtigsten Parameter zur Beurteilung der Nierenfunktion. Die Kreatinin-Clearance kann bei Kenntnis von Kreatinin im Blut, Patientengeschlecht, -alter und -gewicht näherungsweise aus einem Normogramm abgelesen werden. Alternativ kann sie aus dem Kreatininwert im Blut und dem Urinminutenvolumen berechnet werden, wozu neben einer Blutabnahme das Sammeln des Urins über 24 Std. nötig ist.

10.1.8 Bildgebende Verfahren

Wegen der einfachen Anwendung und fehlenden Strahlenbelastung ist die *Sonografie* das am häufigsten eingesetzte bildgebende Verfahren in der Nephrologie. Die *Farbduplexsonografie* erlaubt zusätzlich die Abschätzung der Nierendurchblutung.

CT und MRT werden v. a. zur Stein- und Tumordiagnostik eingesetzt. Da die beim CT eingesetzten jodhaltigen Kontrastmittel nierenschädigend wirken, wird bei bestehender Nierenfunktionseinschränkung und nach Transplantation die MRT bevorzugt, ebenfalls bei Kindern wegen der fehlenden Strahlenbelastung.

Eine spezielle Röntgenuntersuchung in der Nephrologie und Urologie ist die **Ausscheidungsurografie** *(i. v. Urografie, i. v. Pyelografie),* welche nach i. v. Kontrastmittelgabe die ableitenden Harnwege mittels Kontrastmittel darstellt, um eine Harnabflussstörung oder einen Harnstau zu identifizieren. Eine Ausscheidungsurografie kann auch als **CT-Urografie** bzw. ohne Strahlenbelastung als **MR-Urografie** erfolgen.

Bei Kindern vergleichsweise häufig erfolgt die **Miktionszystourethrografie** (*MCU, MZU,* ➤ Abb. 10.9): Nach suprapubischer Blasenpunktion oder transurethraler Katheterisierung wird die Harnblase mit Kontrastmittel gefüllt, danach werden Aufnahmen *während der Blasenentleerung* angefertigt. Dadurch lässt sich ein Urinrückfluss in die Harnleiter während des Wasserlassens (vesikoureterorenaler

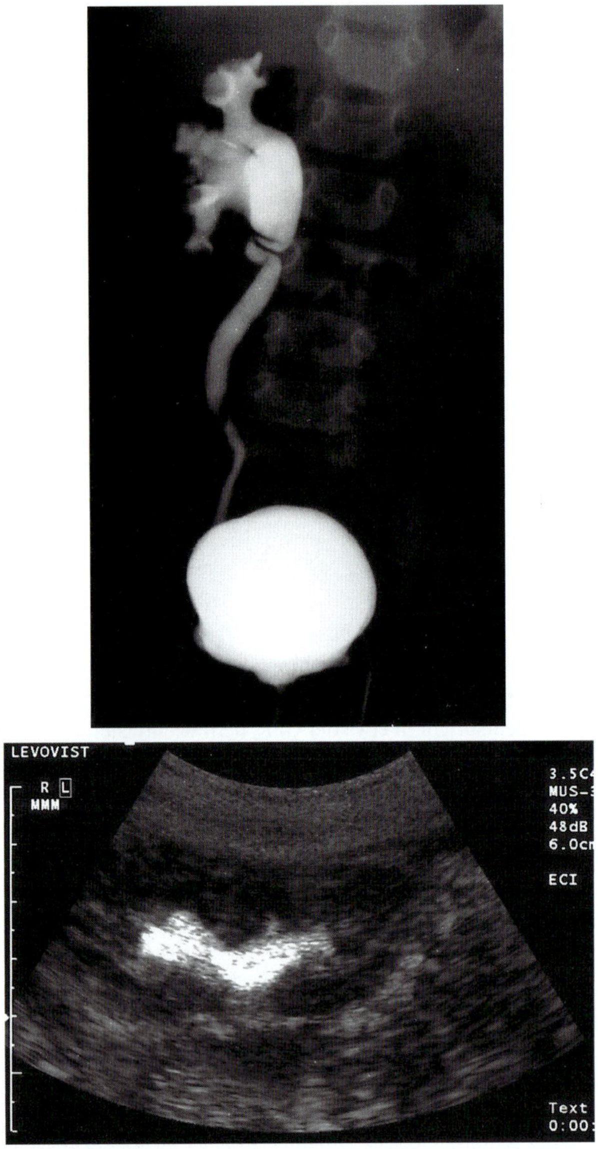

Abb. 10.9 Einseitiger vesikoureterorenaler Reflux. Oben Miktionszystourethrografie mit Kontrastmittelrückfluss bis zur Niere, unten Miktionsurosonografie mit Nachweis des Sonografiekontrastmittels im Nierenbecken. [R232]

Reflux ➤ 10.3), aber auch z. B. Harnröhrenklappen darstellen. Vergleichbare Verfahren mittels Szintigrafie oder Sonografie arbeiten mit radioaktiven Substanzen oder Sonografiekontrastmitteln und heißen **Isotopen-MCU** bzw. **Miktionsurosonografie** (➤ Abb. 10.9). Sie haben eine geringere bzw. fehlende Strahlenbelastung, sind aber auch weniger aussagekräftig und reichen deshalb nicht immer. Urografien, bei denen das Kontrastmittel entgegen der normalen Urinflussrichtung in Harnröhre, Blase oder Nierenbecken eingebracht wird, heißen **retrograde Urethro-, Zysto- bzw. Pyelografie.**

Bei den nuklearmedizinischen Untersuchungen erwähnenswert ist die **Nierenszintigrafie** zur Beurteilung der Nierenfunktion und der Ausscheidungsleistung getrennt für jede einzelne Niere *(seitengetrennte renale Clearance)*. Sie ist bei Kindern die häufigste nuklearmedizinische Untersuchung.

10.1.9 Urodynamische Untersuchungen

Urodynamische Untersuchungen dienen der Funktionsdiagnostik der unteren Harnwege, v. a. der Harnblase, etwa bei Inkontinenz oder Verengungen der Harnwege. Unterschieden werden:

- **Uroflowmetrie** (*Harnflussmessung* ➤ Abb. 10.10). Die Patientin lässt Urin in einen Trichter, der die Urinmenge pro Zeit und damit die Stärke des Harnstrahls misst. Der Harnstrahl ist z. B. bei Männern mit Prostatavergrößerung abgeschwächt.
- **Flow-EMG** *(Flow-Elektromyografie)*. Hier werden über Oberflächenelektroden gleichzeitig die Muskelaktivitäten von Beckenboden und Blasenschließmuskel gemessen, um Muskelfunktionsstörungen zu erkennen.
- **Zystomanometrie** *(Blasendruckmessung)*. Die Untersuchung prüft Speicher- und Verschlussfunktion der Harnblase. Zuerst werden Druckfühler in Blase und Rektum eingelegt, danach wird die Harnblase über einen Katheter mit physiologischer Kochsalzlösung gefüllt und während der Füllungsphase automatisch die Drücke in Blase und Darm registriert. Die Patientin soll den Harndrang angeben und alle paar Minuten husten oder pressen (unwillkürlicher Urinabgang?).
- **Druck-Fluss-Messung.** Anschließend an eine Zystomanometrie soll die Patientin unter weiter erfolgender Druckmessung die Blase entleeren.
- **Urethradruckprofil.** Ein Druckfühler liegt im Darm, der andere in der Blase. Letzterer wird langsam zurückgezogen (in Ruhe und bei Druckerhöhung im Bauchraum durch Husten, Pressen). Dadurch kann die Verschlussfunktion des Blasenschließmuskels untersucht werden.

Pflegerische Betreuung

Pflegefachpersonen fordern die Patientin zum reichlichen Trinken vor der Untersuchung auf, damit die Blase für die Uroflowmetrie gefüllt ist. Für die weiteren Untersuchungen muss die Blase entleert sein.

Während der Untersuchung achten Pflegende auf die Wahrung der Intimsphäre. Sie raten der Patientin, nach der Untersuchung viel zu trinken, um die Harnwege zu spülen.

10.1.10 Endoskopien und Biopsien

Endoskopien

Endoskopische Untersuchungen der Harnwege sind in der urologischen Diagnostik und Therapie unverzichtbar. Heutzutage ist der gesamte Harntrakt endoskopisch erreichbar. Unterschieden werden:

- **Urethrozystoskopie** *(Blasenspiegelung)*. Betrachtung der Harnblase und Harnröhre von innen mit Hilfe eines *Zystoskops*. Häufigste endoskopische Untersuchung in der Urologie
- **Ureterorenoskopie** (*Ureteropyeloskopie, Harnleiterspiegelung* ➤ Abb. 10.11). Betrachtung von Harnleiter und Nierenbecken mittels starrer oder flexibler *Ureterorenoskope*

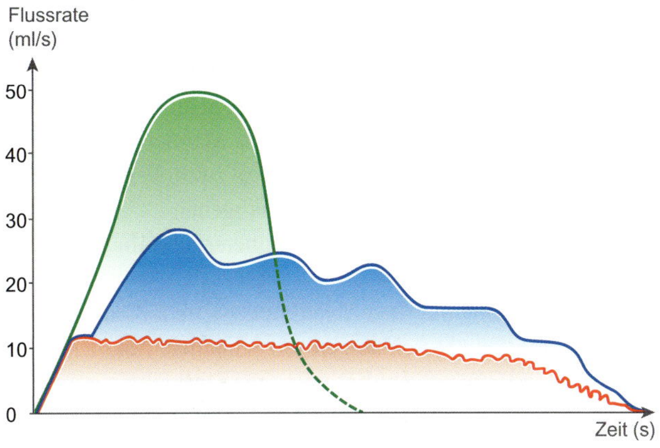

Abb. 10.10 Uroflowmetrie. Normalbefund (glockenförmige Kurve in grün), Befund bei Prostatavergrößerung mit verzögertem Miktionsbeginn und abgeschwächtem, stotterndem Harnstrahl (blau) und Befund bei Harnröhrenverengung (rot). [L255]

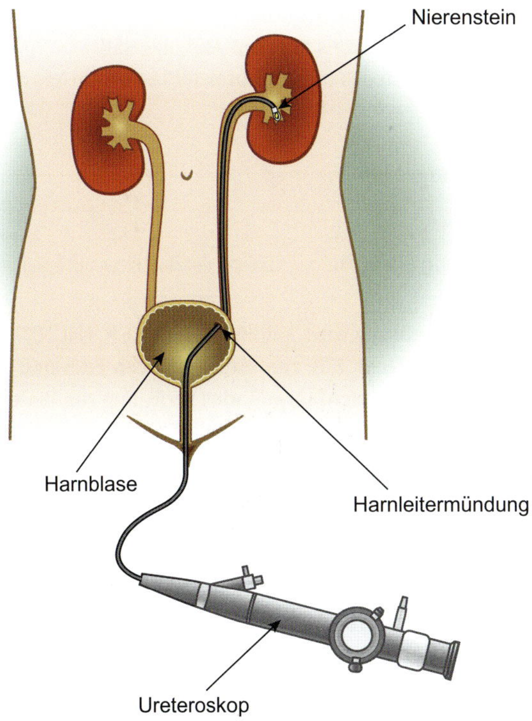

Abb. 10.11 Ureterorenoskopie, hier mit einem flexiblen Ureterorenoskop. [L255]

Endoskopien werden nicht nur diagnostisch eingesetzt (z. B. Abklärung einer Hämaturie, Verdacht auf Harnsteine, Verengungen oder Tumoren), sondern ermöglichen mittels spezieller Instrumente auch therapeutische Eingriffe, etwa Steinentfernung (➤ 10.7), Tumortherapien (➤ 10.8) oder Prostataresektion (➤ 22.2.3).

Hauptkomplikationen sind Harnwegsinfektionen (ggf. prophylaktische Antibiotikagabe), Verletzungen der Harnröhre oder Harnblase sowie bei Männern eine Prostataentzündung (➤ 22.4).

Bei Kindern erfolgen Endoskopien immer in Vollnarkose. Bei Erwachsenen reicht für eine Zystoskopie eine Lokalanästhesie, wohingegen für höhere Endoskopien oder therapeutische Eingriffe Analgosedierung (medikamentöse Schmerzausschaltung bei gleichzeitiger Beruhigung), Spinalanästhesie oder Vollnarkose nötig sind.

Pflegerische Betreuung

Die Patientin soll eine sorgfältige Intimpflege durchführen. Pflegende übernehmen diese, wenn sie dazu nicht allein in der Lage ist. Weitere Maßnahmen werden ggf. nach Arztanordnung und geplantem Eingriff durchgeführt.

Nach der Untersuchung achten die Pflegenden auf Anzeichen eines Harnwegsinfekts (➤ 10.4) und auf Blutbeimengungen im Urin. Die Patientin soll reichlich trinken. Weitere Pflegemaßnahmen ergeben sich durch therapeutische Maßnahmen.

Perkutane Nierenbiopsie

Bei der **perkutanen Nierenbiopsie** wird Nierengewebe unter Ultraschallkontrolle durch die Haut entnommen und danach histologisch untersucht.

Bei Säuglingen erfolgt eine Nierenbiopsie in der Regel unter Vollnarkose, bei kleineren Kindern unter Analgosedierung. Bei kooperativen älteren Kindern, Jugendlichen und Erwachsen ist sie unter Lokalanästhesie möglich.

Hauptindikationen sind Nierenversagen, nephrotisches Syndrom (➤ 10.5.3), Glomerulonephritis (➤ 10.5.1), unklare Hämaturie, bestimmte Autoimmunerkrankungen oder Nierentransplantation. Häufigste Komplikationen sind Blutungen inkl. Hämatomen, da die Nieren sehr gut durchblutet sind. Kontraindikationen für eine Nierenbiopsie sind u. a. Blutgerinnungsstörungen, eine unkontrollierte, schwere arterielle Hypertonie sowie Vorhandensein nur einer Niere.

Die Nierenbiopsie erfordert einen eintägigen stationären Aufenthalt. Nierenbiopsien bei Kindern sollten nur in speziellen pädiatrisch-nephrologischen Zentren durchgeführt werden, da das Komplikationsrisiko von der Erfahrung abhängt.

Pflegerische Betreuung und Beratung

- Vorbereitungen entsprechend der allgemeinen perioperativen Pflege durchführen, zusätzlich Blutgruppe bestimmen lassen
- Nach der Biopsie 12–24 Std. Bettruhe einhalten lassen, die ersten 4–6 Std. in flacher Rückenlage mit einem Sandsack auf der Punktionsstelle. Innerhalb 2–4 Std. erfolgt eine Kontrollsonografie, danach darf die Patientin essen, falls keine Anzeichen für eine Nachblutung vorliegen
- Patientin beobachten: Blutdruck und Puls engmaschig kontrollieren (bei einem Blutdruck > 160 mmHg steigt die Nachblutungsgefahr), Verband auf Nachblutung kontrollieren, Punktionsstelle auf Entzündungszeichen beobachten, Urin auf Menge und Blutbeimengungen kontrollieren, nach Schmerzen und allgemeiner Befindlichkeit fragen

- Patientin zum reichlichen Trinken anleiten
- Sie beraten, dass sie noch zwei Wochen größere körperliche Anstrengung vermeiden soll

10.2 Spezielle pflegerische und medizinische Maßnahmen

10.2.1 Künstliche Harnableitung

Transurethraler und suprapubischer Blasenkatheter

DEFINITION

Transurethraler Blasenkatheter: Kunststoffkatheter, der zur vorübergehenden oder dauerhaften Urinableitung von außen durch die Harnröhre (transurethral) in die Harnblase eingebracht wird.
Suprapubischer Blasenkatheter: Blasenkatheter, der nach Punktion oberhalb des Schambeins durch die Bauchdecke hindurch in die gefüllte Harnblase eingeführt und fixiert wird.

Ein **Blasenkatheter** kann zu diagnostischen Zwecken (Gewinnung einer Urinprobe, Einbringen von Kontrastmittel) oder zur therapeutischen Urinableitung bei Blasenentleerungsstörungen gelegt werden und kurzzeitig oder länger verbleiben.

Der **suprapubische Blasenkatheter** wird von vielen Menschen als angenehmer empfunden und erlaubt während der Liegezeit ein Blasen- und Kontinenztraining. Er ist bei absehbarer Langzeitkatheterisierung und nach größeren Operationen im Becken- und Genitalbereich vorzuziehen.

Beim **intermittierenden Selbstkatheterismus** *(ISK)* katheterisieren sich Betroffene mit Blasenentleerungsstörung (z. B. mit Querschnittssyndrom) alle paar Stunden durch die Harnröhre oder ein (kontinentes) Urostoma selbst. [6]

Hauptrisiko sind Infektionen von Harnwegen und Nieren.

Pflegerische Betreuung

Die pflegerische Betreuung bei Blasenkathetern umfasst das Legen bzw. die Assistenz, die Pflege des liegenden Katheters und die Entfernung. Pflegende achten zur Vermeidung einer katheterassoziierten Infektion auf: [7]

- Legen eines Katheters nur nach strenger Indikationsstellung, Liegedauer so kurz wie möglich
- Korrekte Auswahl des Katheters. Kathetermaterial (Liegezeit und Allergien beachten), geeignete Katheterspitze (in der Regel Nélaton-Spitze bei Frauen, Tiemann-Spitze bei Männern), geeigneter Durchmesser (Säuglinge 6–8 Ch, Schulkinder 8–10 Ch, Jugendliche 10–12 Ch, Frauen 12–14 Ch, Männer 14–18 Ch)
- Legen des Katheters nach Möglichkeit zu zweit, Verwendung von sterilen Materialien, standardisiertes Vorgehen
- Vor und nach jeder Maßnahme an Katheter und Ableitungssystem Händedesinfektion
- Korrekter Umgang mit dem Ableitungssystem: z. B. nur geschlossene Systeme, kein Durchhängen von Schlaufen, Abknicken des Katheters und Zug auf den Katheter, kein Diskonnektieren von Katheter und Schlauch, bei (versehentlicher) Diskonnektion Sprüh- oder Wischdesinfektion
- Katheterpflege im Rahmen der Intimpflege, um Inkrustationen an der Harnröhrenöffnung zu entfernen
- Umgang mit dem Auffangbeutel: individuell passender Auffangbeutel (z. B. Beinbeutel), Auffangbeutel stets unter Blasenniveau, bei Positionierungsmaßnahmen Abklemmen des Katheters zur Vermeidung von Urinrückfluss, bei Harnentsorgung kein Kontakt des Auslassstutzens mit dem Auffanggefäß
- Kein Abklemmen des transurethralen Blasenkatheters zum Blasentraining vor der Entfernung

Blasenspülung

DEFINITION

Blasenspülung *(Blasenlavage):* Spülung der Harnblase mit Spülflüssigkeit.

Bei der **Blasenspülung** wird Spülflüssigkeit (i. d. R. NaCl 0,9 %) in die Harnblase eingebracht, z. B. zum Ausspülen von Eiter und Blut und Vermeidung einer **Blasentamponade** (Verlegung von Blase/Blasenausgang mit Gefahr eines Harnverhalts) nach Blasenoperationen (➤ 10.2.5) und Prostataresektion (➤ 22.2.3):

- Einmalige Blasenspülung mit Faltenbalgflasche (➤ Abb. 10.12) oder Blasenspritze über einen transurethralen Katheter
- Kontinuierliche Spülung über mehrere Tage mit großlumigem (20–24 Ch) transurethralem Spülkatheter (➤ Abb. 10.12)

Pflegerische Betreuung

- Vorbereitung der Materialien:
  - Haut- und Händedesinfektionsmittel
  - Material zum Legen eines Einmal- oder Blasendauerkatheters
  - Ausreichend großes Urinableitungssystem

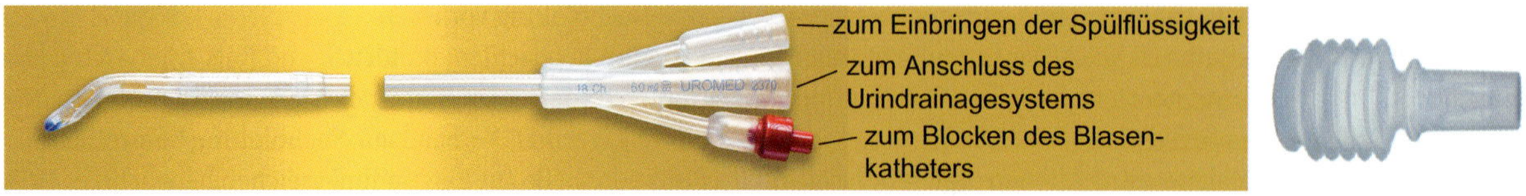

Abb. 10.12 Blasenspülung. Dreilumiger Spülkatheter, über den gleichzeitig Spüllösung ein- und mit Urin ablaufen kann (links), Faltenbalgflasche mit physiologischer Kochsalzlösung. Durch das Zusammendrücken des Faltenbalgs kann die Flüssigkeit über den Katheter in die Blase eingebracht werden. [K115, U222]

   - 3- oder 5-l-Spülbeutel oder Faltenbalgflasche mit physiologischer Kochsalzlösung (➤ Abb. 10.12) oder Blasenspritze, steriles Gefäß und Kochsalzlösung; Spüllösung mind. mit Raumtemperatur, besser auf Körpertemperatur angewärmt
   - Infusionsständer zum Aufhängen des Spülbeutels
- Ggf. Katheterisieren der Harnblase
- Anschließen des Überleitungssystems an den Spülschenkel des Blasenkatheters
- Spülgeschwindigkeit laut Arztanordnung (in der Regel postoperativ zügig, sobald die abgelaufene Spülflüssigkeit klarer wird Einlaufgeschwindigkeit reduzieren), rascher Wechsel des Spülbeutels, sodass die Blase kontinuierlich gespült wird
- Bei Einmalspülung: Vorgehen wie bei Blaseninstillation (➤ 10.2.2)
- Beobachtung der abgelaufenen Spülflüssigkeit auf Menge, Farbe, Beimengungen wie Blutkoagel; Leeren des Urinauffangsystems, Dokumentation, Bilanzierung der ein- und auslaufenden Flüssigkeit
- Bei fehlendem Ablauf in Blasenkatheter Arztinformation, da ein Koagel den Katheter verlegt haben kann, dann Anspülung mit physiologischer Kochsalzlösung durch Faltenbalgflasche
- Spülung nach Arztanordnung beenden und Katheter entfernen

Ureterkatheter

DEFINITION

Ureterkatheter *(-splint, -schiene, -stent, Harnleiterkatheter, -splint, -schiene, -stent):* Kunststoffkatheter im Harnleiter vom Nierenbecken bis zur Harnblase, der den Urin ableitet und den Harnleiter von innen schient.

Ureterkatheter (➤ Abb. 10.13) werden weiter unterteilt in:

- **Innere Ureterkatheter** *(Pigtail-, Doppel-J-, DJ-Katheter),* die den Urin vom Nierenbecken in die Harnblase ableiten

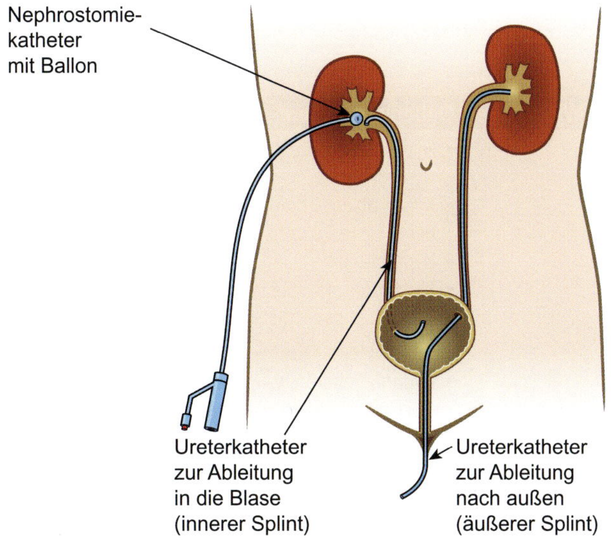

Abb. 10.13 Ureterkatheter und perkutane Nephrostomie. [L255]

- **Äußere Ureterkatheter,** die den Urin vom Nierenbecken transurethral oder über ein Stoma nach außen in einen Urinbeutel ableiten.

Indikationen für die Einlage eines Ureterkatheters sind Harnleiterverlegungen (z. B. durch Stein, Tumor, Blutkoagel), -verletzungen, bestimmte Eingriffe (etwa die Zertrümmerung großer Nierensteine) sowie bei äußeren Ureterkathetern auch diagnostische Zwecke.

Ureterkatheter werden endoskopisch mittels Ureterorenoskopie (➤ 10.1.10) oder intraoperativ gelegt.

Pflegerische Betreuung

Beim inneren Ureterkatheter sind bis auf die Beobachtung von Urin und Schmerzen keine speziellen pflegerischen Maßnahmen erforderlich.

Beim äußeren Ureterkatheter beachten Pflegende:

- Durchgängigkeit des Katheters regelmäßig kontrollieren, Katheter nicht abklemmen
- Bei Verstopfung Ärztin informieren, der Katheter wird daraufhin vorsichtig mit 1–2 ml NaCl 0,9 % gespült (Ärztin); ggf. auch 2- bis 3-mal täglich präventiv zur Vermeidung einer Verstopfung durch Pflegefachpersonen
- Urin auf Menge, Farbe, Beimengungen kontrollieren, Urin aus Ureter- und Blasenkatheter separat erfassen
- Katheter vor dem Herausrutschen schützen (i. d. R. ist dieser mit resorbierbaren Nähten im Körperinneren fixiert). Dazu Katheterende mit einem Pflaster entweder an einem liegendem transurethralen Blasendauerkatheter oder am Oberschenkel fixieren
- Patientin nach Arztanordnung Bettruhe einhalten lassen/mobilisieren
- Patientin zum reichlichen Trinken auffordern, ggf. auch Einfuhr kontrollieren, um Verstopfung zu vermeiden
- Äußeren Ureterkatheter im Rahmen der Intimpflege reinigen

Perkutane Nephrostomie

DEFINITION

Perkutane Nephrostomie *(PCN, äußere Nierenfistel):* Ableitung des Urins aus dem Nierenbecken nach außen mittels eines **Nephrostomiekatheters,** der durch die Haut (perkutan) und das Nierengewebe in das Nierenbecken eingelegt wird.

Eine **Nephrostomie** (➤ Abb. 10.13) erfolgt bei Abflussbehinderung des Urins aus dem Nierenbecken mit Harnstau zur Entlastung sowie bei Verletzungen („Lecks") oder Operationen der ableitenden Harnwege, um Heilung zu ermöglichen.

Bei Kindern ist eine Vollnarkose nötig, bei Erwachsenen reicht eine Lokalanästhesie. Unter sterilen Bedingungen und sonografischer/radiologischer Kontrolle wird das Nierenbecken punktiert, der Katheter eingelegt, ggf. geblockt und durch Nähte und eine Kunststoffplatte fixiert.

Hauptkomplikationen sind Blutungen, Infektionen, Katheterverlagerung und -verstopfung mit Harnaufstau ins Nierengewebe und Urosepsisgefahr (➤ 10.4).

VORSICHT

Katheterverstopfungen können durch kleinste Koagel oder Eiweißflocken verursacht werden, aber auch durch eine Katheterverlagerung. Bei Verdacht auf Verstopfung kontrollieren Pflegefachpersonen als Erstes, ob der Katheter unter dem Verband evtl. abgeknickt ist. Ist dies nicht der Fall, informieren sie unverzüglich die Ärztin, die den Katheter evtl. vorsichtig mit NaCl 0,9 % durchspült (Gefahr einer Ruptur des Nierenkelchsystems!).

Pflegerische Betreuung

Die Patientin bleibt zur Nephrostomieanlage nüchtern.
Pflegerische Maßnahmen beim liegenden Nephrostomiekatheter sind:

- Beobachtung auf Infektionszeichen z. B. Entzündungszeichen an der Punktionsstelle, trüber Urin, Druck oder Schmerzen in der Nierengegend, Verschlechterung des Allgemeinzustands, Fieber
- Ein- und Ausfuhrkontrolle (reichliches Trinken/Infusionen zur Vermeidung einer Katheterverstopfung, Urinbeobachtung auf Menge, Farbe, Beimengungen)
- Kontrolle von Lage und Durchgängigkeit des Katheters, nach Manipulationen Röntgenkontrolle
- Aseptischer Verbandwechsel
- Kein Abklemmen des Katheters
- Katheterwechsel alle 4–6 Wochen

10.2.2 Blaseninstillation

DEFINITION

Blaseninstillation *(-einträufelung):* Einbringen von physiologischer Kochsalzlösung und/oder medikamentenhaltiger Lösungen in die Harnblase.

Bei der **Blaseninstillation** werden Medikamente in die Harnblase eingebracht, z. B. zur Rezidivprophylaxe nach Harnblasenkarzinom (➤ 10.8.3). Weitere Indikation ist die einmalige Spülung der Blase, z. B. bei einer Blasentamponade (➤ 10.2.1).

Die pflegerische Betreuung unterscheidet sich je nachdem, ob für die Blaseninstillation ein Einmalkatheterismus erforderlich ist oder ein Blasendauerkatheter liegt (➤ Tab. 10.5).

Tab. 10.5 Pflegerische Betreuung bei Blaseninstillation.

Bei Einmalkatheterismus	Bei transurethralem Dauerkatheter
Patientin vor der Instillation eines Medikaments informieren, nur wenig zu trinken, um eine Miktion hinauszuzögern, da das Medikament für 1–2 Std. in der Harnblase verbleiben muss	
Medikament bzw. Kochsalzlösung bereitstellen, z. B. gebrauchsfertige Faltenbalgfalsche mit Wirkstoff oder aseptisch gerichtete Blasenspritze	
Einmalkatheter unter aseptischen Bedingungen legen, Urin ablaufen lassen	Blasendauerkatheter bzw. Ableitungsschlauch des Spülkatheters mit stumpfer Klemme abklemmen. Ableitungsschlauch des Blasenkatheters diskonnektieren und Katheteransatz mit Hautdesinfektionsmittel einsprühen (nicht nötig bei Spülkatheter, ➤ Abb. 10.12)
Faltenbalgfalsche oder Blasenspritze an Katheter bzw. „Spüllumen" aufstecken	
	Klemme öffnen
Medikament langsam in die Blase einbringen (instillieren)	
Einmalkatheter entfernen, Patientin auffordern, die Miktion für die Einwirkzeit des Medikaments zu unterdrücken	Katheter erneut abklemmen, Ableitungsschlauch anschließen, Klemme für die Einwirkzeit des Medikaments geschlossen halten. Beim Spülkatheter Klemme geschlossen lassen
Miktion und Urin nach Einwirkzeit kontrollieren	Klemme nach Einwirkzeit wieder öffnen, ablaufenden Urin beobachten

10.2.3 Diuretika

DEFINITION

Diuretika: Medikamente zur Ausschwemmung von Wasser aus dem Körper über den Urin.

Diuretika verhindern vor allem die NaCl-Rückresorption im Tubulus- und Sammelrohrsystem der Niere, wodurch gleichzeitig weniger Wasser rückresorbiert wird. Infolgedessen steigt die Urinausscheidung, allerdings auch die Elektrolytausscheidung mit der Gefahr einer Elektrolytentgleisung.

Tab. 10.6 Übersicht über die gebräuchlichsten Diuretika.

Diuretikagruppe	Wirkstoff, Handelsname (Beispiel)	Wirkstärke	Nebenwirkungen*
Thiaziddiuretika	• Hydrochlorothiazid, z. B. HCT AbZ® • Xipamid, z. B. Xipamid®	++	• Hypokaliämie, bei kaliumsparenden Diuretika Hyperkaliämie • Hyperkalzämie bei Thiaziddiuretika, Hypokalzämie bei Schleifendiuretika • Hyponatriämie • Blutzucker-, Harnsäureanstieg • Hörverlust bei Schleifendiuretika • Metabolische Alkalose
Schleifendiuretika	• Furosemid, z. B. Lasix® • Torasemid, z. B. Torem®	+++	
Kaliumsparende aldosteronunabhängige Diuretika	In Kombination mit Thiaziddiuretika: • Triamteren, z. B. mit in Dytide® H • Amilorid, z. B. mit in Amilorid comp.-ratiopharm®	+	
Mineralokortikoidrezeptor-Antagonisten *(MRA, Aldosteron-Antagonisten)*	• Spironolacton, z. B. Aldactone® • Eplerenon, z. B. Inspra®	+	• Hyponatriämie, Hyperkaliämie • Gastrointestinale Nebenwirkungen • Spironolacton: bei Männern Gynäkomastie und Impotenz, bei Frauen Amenorrhö
Osmotische Diuretika**	Mannit, Sorbit, z. B. Mannitol-/Sorbitol®-Infusionslösung	+++	Akute Kreislaufbelastung

* Alle: Dehydratation, erhöhte Thromboseneigung, Magen-Darm-Beschwerden, Allergie; ** Nur bei Hirnödem, Glaukomanfall

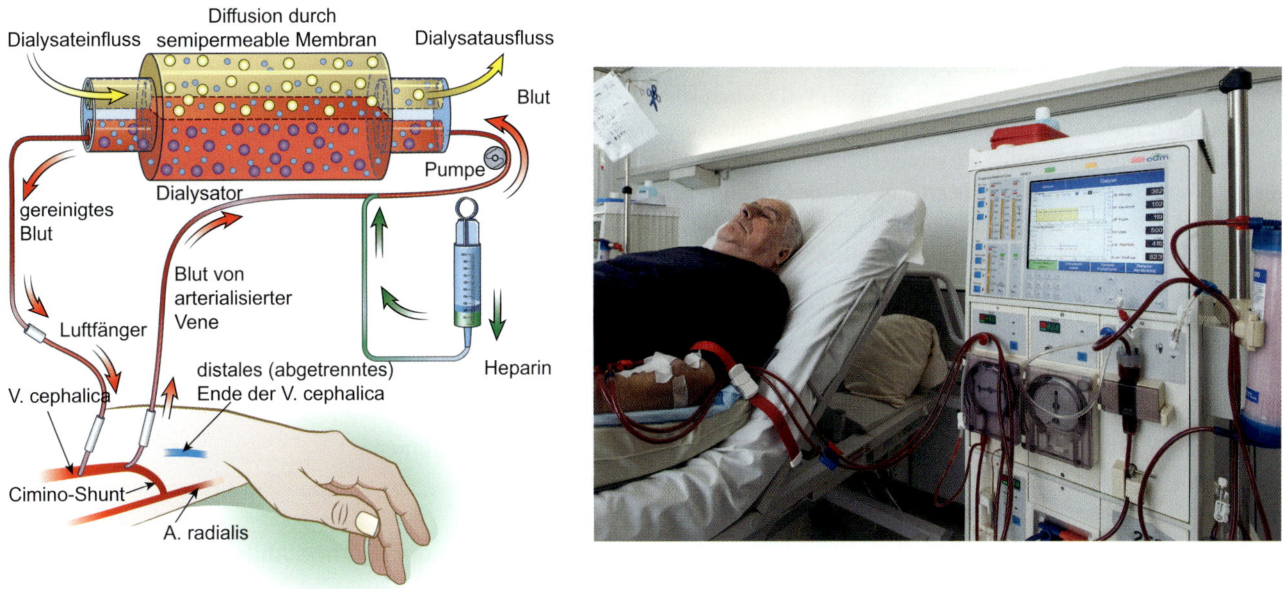

Abb. 10.14 Hämodialyse. Links Prinzip der Hämodialyse, rechts Patient während der Dialyse. [L255, K115]

Diuretika werden je nach Angriffsort und Wirkungsmechanismus in verschiedene Gruppen eingeteilt (➤ Tab. 10.6). Sie können auch miteinander kombiniert werden.

Hauptsächlich eingesetzt werden Diuretika bei Ödemen einschließlich Lungenödem (➤ 4.5) und Aszites (➤ 9.1), Bluthochdruck (Hypertonie ➤ 4.9), Herzinsuffizienz (➤ 4.5), Niereninsuffizienz (➤ 10.6) und einigen Vergiftungen.

Pflegerische Betreuung

Die pflegerische Betreuung umfasst:

- Tägliche Blutdruckkontrollen
- Patientenbeobachtung auf Anzeichen einer Hypo- und Hyperkaliämie (➤ 10.11.1)
- Patientenbeobachtung auf Anzeichen einer Dehydratation (➤ 10.10.2) bei zu hoher Dosierung/nach erfolgter Ödemausschwemmung – Kollaps- und Sturzgefahr v. a. bei alten Menschen
- Engmaschige Blutzuckerkontrollen bei Menschen mit Diabetes, da Diuretika blutzuckersteigernd wirken können
- Regelmäßige Gewichtskontrollen (mind. 2- bis 3-mal wöchentlich), ggf. Flüssigkeitsbilanzierung
- Thromboseprophylaxe, da durch die (erwünschte) Ödemausschwemmung das Thromboserisiko steigt
- Gabe der Diuretika morgens und/oder mittags, um die Nachtruhe nicht durch viele Toilettengänge zu stören

10.2.4 Nierenersatztherapien

DEFINITION

Nierenersatztherapien: alle Behandlungsmöglichkeiten, die bei einem Nierenversagen die ausgefallenen Funktionen der Nieren übernehmen.

- **Extrakorporale Nierenersatztherapien** („Blutreinigung außerhalb des Körpers"): **Hämodialyse, Hämofiltration, Hämodiafiltration**
- **Intrakorporale Nierenersatztherapien** („Blutreinigung innerhalb des Körpers"): **Peritonealdialyse**
- **Nierentransplantation** (➤ 10.2.5)

Etwa 90.000 Menschen in Deutschland sind dauerhaft auf eine Dialyse angewiesen, um überleben zu können, Tendenz steigend. Hinzu kommen solche, die nur für kurze Zeit einer Dialyse bedürfen. **Nierenersatztherapien** sollen die Nierenfunktion bei Nierenversagen ersetzen. Das Blut kann dabei (sieht man von der *Nierentransplantation* ab) außerhalb oder im Körper „gereinigt" werden.

Arten von Nierenersatztherapien

Hämodialyse

Die **Hämodialyse** (➤ Abb. 10.14) ist die häufigste Nierenersatztherapie und Hauptvertreter der **extrakorporalen Nierenersatztherapien.** I. d. R. erfolgt sie in speziellen Praxen oder Dialysezentren mit ständiger Anwesenheit von pflegerischem und medizinischem Personal.

Funktionsweise

Nach Gefäß- bzw. Shuntpunktion wird das Blut in das **Dialysegerät** gepumpt. Der **Dialysator** enthält Tausende dünner Kunststoffkapillaren, wobei das Blut innerhalb der Kapillaren und die Spüllösung außen in entgegengesetzter Richtung fließen (Gegenstromprinzip). Die Spüllösung wird individuell angepasst und als **Dialysat** bezeichnet. Die im Blut infolge des Nierenversagens zu viel vorhandenen kleinen und mittelgroßen Moleküle (z. B. Harnstoff, Aminosäuren) *diffundieren* („wandern") durch die semipermeable Kapillarwand in die Spüllösung, Eiweiß und andere große Moleküle bleiben zurück. Ggf. erfolgt außerdem Wasserentzug durch Ultrafiltration. Danach wird das Blut über eine zweite Punktion der Patientin zurückgegeben.

Erforderlicher Zugang

- **(Nativer) Dialyseshunt** = gut punktierbares Gefäß, das durch operative Kurzschlussverbindung *(Shunt)* einer Arterie und Vene geschaffen wurde. Vorzugsweise am Unterarm zwischen A. radialis und V. cephalica (*Brescia-Cimino-Shunt* ➤ Abb. 10.15), sonst am Oberarm. Falls nicht möglich, **Prothesenshunt** mit Kunststoffprothese zwischen den Gefäßen
- Bei Kleinkindern/Unmöglichkeit jeglicher Shuntanlage **(Dialyse-)Katheter** (z. B. *Demers-Katheter* ➤ Abb. 10.16) im rechten Vorhof, der durch einen Hauttunnel nach außen geführt wird und längerfristig verbleibt
- Kurzzeitig Zugang über speziellen ZVK, z. B. *Shaldon-Katheter*

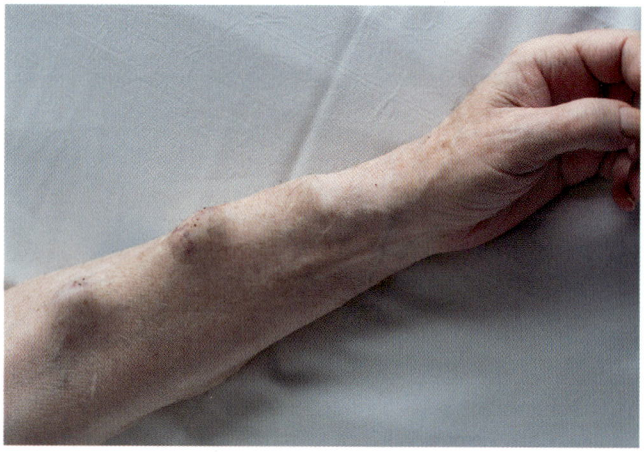

Abb. 10.15 Brescia-Cimino-Shunt mit deutlich sichtbaren Punktionsstellen. [K115]

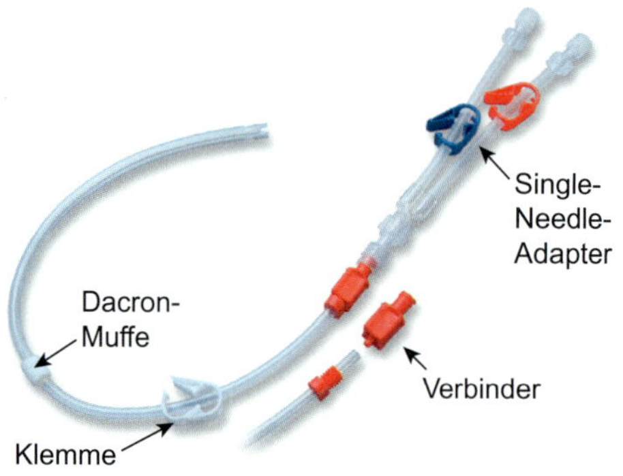

Abb. 10.16 Demers®-Katheter. Die Dacron-Muffe wächst ins Subkutangewebe ein, fixiert den Katheter und stellt eine gewisse Barriere für Erreger dar. [V413]

Dauer

Meist dreimal pro Woche 4–5 Std.

Varianten

- Überwiegend Praxis-/Zentrumsdialyse, selten Heimdialyse. „Zwischenform" zentralisierte Heimdialyse (Limited-Care-Dialyse, in speziellen Räumlichkeiten, nur mit Pflegenden, ohne Arztpräsenz)
- Tag-, Nachtdialyse

Vorteile

In Praxis/Zentrum Möglichkeit zum Austausch mit anderen Betroffenen, zu medizinisch-pflegerischen Fragen, Untersuchungen.

Hauptkomplikationen

➤ Tab. 10.7

Hämofiltration und Hämodiafiltration

Die **Hämofiltration** sieht „von außen" aus wie die Hämodialyse, das Prinzip ist aber ein anderes: Es wird ein *hydrostatisches* Druckgefälle über einer sehr durchlässigen Membran (dem **Hämofilter**) erzeugt, welches eine große Menge Flüssigkeit abpresst. Harnpflichtige Substanzen werden mit der abgepressten Flüssigkeit mitgerissen (Konvektion). Der Flüssigkeitsverlust wird durch eine Elektrolytlösung wieder ausgeglichen.

Eine Hämofiltration erfolgt v. a. bei kreislaufinstabilen Patientinnen (der Flüssigkeitsentzug ist bei der Hämofiltration kreislaufverträglicher) und bei Dialysepatientinnen mit gleichzeitiger schwerer therapieresistenter Hypertonie.

Die **Hämodiafiltration** kombiniert Hämodialyse und Hämofiltration. Dadurch ist die Elimination einiger Substanzen effektiver bei besserer Kreislaufverträglichkeit.

Peritonealdialyse

Die **Peritonealdialyse** (➤ Abb. 10.17) ist das einzige praktizierte **intrakorporale Blutreinigungsverfahren.** Die Peritonealdialyse wird in Deutschland von ca. 7 % aller Dialysepflichtigen durchgeführt, häufig als Heimdialyse. [8]

Funktionsweise

Die Peritonealdialyse arbeitet wie die Hämodialyse mit *Diffusion,* wobei das Peritoneum (Bauchfell) als semipermeable Membran dient. Über ein steriles Schlauchsystem und einen speziellen Katheter wird frisches Dialysat in die Bauchhöhle eingelassen. Die im Blut zu viel vorhandenen Substanzen diffundieren aus den Blutgefäßen des Peritoneums ins Dialysat (das Peritoneum ist relativ gut durchblutet). Wasser wird durch den Zusatz *osmotisch* wirksamer Substanzen entzogen, meist Glukose. Nach einigen Stunden wird das verbrauchte Dialysat in einen Beutel abgelassen.

Erforderlicher Zugang

Peritoneal(dialyse)katheter (z. B. *Tenckhoff-, Swan-Neck-Katheter*), der zuvor operativ implantiert wurde und dessen Spitze im Douglas-

Tab. 10.7 Komplikationen bei Hämo- und Peritonealdialyse.

<table>
<tr><th>Komplikationen bei Hämodialyse</th><th>Komplikationen bei Peritonealdialyse</th></tr>
<tr><td>• Shuntkomplikationen:
– Stenose
– Aneurysma (Aussackung des Shunts)
– Thrombose (→ Shuntverschluss)
– Ischämie der Gewebe distal des Shunts, erkennbar an kalter Hand → Handschuh, ggf. chirurgisches Eingreifen
• Infektion, v. a. bei Nichteinhaltung hygienischer Standards
• Herzkomplikationen, z. B. Herzrhythmusstörungen, Herzinsuffizienz durch die Herzbelastung infolge des Shunts (Tachykardie, Dyspnoe)
• Blutdruckschwankungen: Hypotonie u. a. durch den raschen Volumenentzug, Hypertonie u. a. durch Volumenüberladung oder Hypernatriämie
• Allergische Reaktionen
• Elektrolytstörungen, z. B. Hypo- und Hyperkaliämie (➤ 10.11.1) mit Gefahr von Herzrhythmusstörungen
• Blutungskomplikationen aufgrund der Behandlung mit gerinnungshemmenden Arzneimitteln, z. B. Hämatome, gastrointestinale, urologische und zerebrale Blutungen. Punktionsstelle bei Nachbluten nach der Dialyse ca. 15 Min. mit sterilen Tupfern komprimieren (oberhalb des Kompressionsverbands muss noch eine Pulsation des Shunts spürbar sein)
• ZNS-Störungen (Hirnödem) durch zu schnellen Osmolaritätsabfall bei der Dialyse (Dysäquilibrium-Syndrom)</td><td>• Nichtinfektiöse Komplikationen:
– Auslaufprobleme, d. h. eingelaufenes Dialysat fließt nicht vollständig ab, z. B. bei Katheterfehllage, Obstipation (mit Katheterkompression)
– Katheterleckage mit Flüssigkeitsansammlung um den Katheter
– Hernien, z. B. Nabel-, Leistenhernien
– Stoffwechselstörungen bei Menschen mit Diabetes mellitus aufgrund der Glukosezufuhr durch das Dialysat → Blutzuckerkontrollen
• Infektiöse Komplikationen:
– Infektionen an der Kathetereintrittstelle (Exit-Infektion) oder im Tunnel durch die Bauchwand (Tunnelinfektion). Erkennbar an (lokalen) Entzündungszeichen oder Krustenbildung
– Peritonitis (➤ 8.1.7). Warnzeichen: Trübung des ablaufenden Dialysats</td></tr>
<tr><td colspan="2">• Hyperhydratation (Wassereinlagerung ➤ 10.10.1) durch Nichteinhalten der Flüssigkeitsbeschränkung. Warnzeichen: Ödeme, Dyspnoe, Husten
• Dehydratation (Wassermangel ➤ 10.10.2) infolge zu starken Flüssigkeitsentzugs oder unzureichender Flüssigkeitszufuhr
• Mangelernährung (Protein-Energie-Malnutrition ➤ 7.3)</td></tr>
</table>

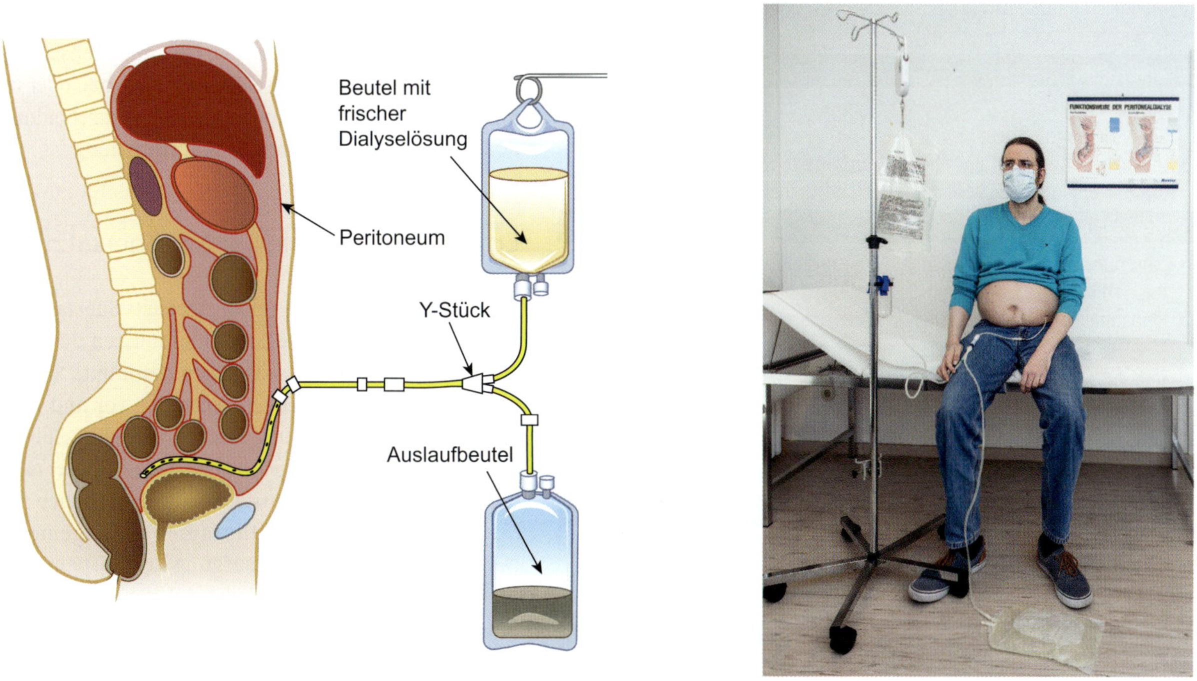

Abb. 10.17 Links Prinzip der Peritonealdialyse, rechts Patient beim Beutelwechsel. [L255, K115]

Raum (tiefster Punkt des kleinen Beckens) liegt. Die Austrittstelle wird präoperativ markiert, damit sie nicht auf der Gürtellinie oder in einer Hautfalte liegt. Die Kathetereintrittstelle wächst in das Subkutangewebe ein und dichtet die Bauchhöhle nach außen ab.

Dauer

Täglich mehrere Stunden (z. B. 4-mal täglich 2 l Dialysat) bzw. kontinuierlich (längere Dialysezeit erforderlich aufgrund einer schlechteren Harnstoff- und Kreatininentfernung).

Varianten

- Meist Heimdialyse zu Hause
- Manuelle Beutelwechsel oder **apparative Peritonealdialyse** *(APD)* mit Beutelwechsel durch Gerät **(Cycler)**
- **Kontinuierliche ambulante Peritonealdialyse** *(CAPD)* mit mehreren Beutelwechseln tagsüber, **nächtliche intermittierende Peritonealdialyse** *(NIPD)* mit Cycler ohne Beutelwechsel tags

Vorteile

- Bei guter Schulung allein durchführbar
- Zeitlich/räumlich flexibel
- Schonender
- Weniger diätetische Einschränkungen (➢ Tab. 10.8)

Hauptkomplikationen

➢ Tab. 10.7

Tab. 10.8 Ernährungstherapie bei Hämo- und Peritonealdialyse. [9], [10]

Hämodialyse	Peritonealdialyse
Energiezufuhr	
Von Aktivität und Begleiterkrankungen abhängig (Gefahr der Mangelernährung) • Ca. 35 kcal/kg KG pro Tag • Mangelernährung bzw. Adipositas berücksichtigen → angestrebte Gewichtszu- oder -abnahme	
Eiweißzufuhr	
• Eiweißreiche Kost (1,2–1,4 g/kg KG pro Tag im Vergleich zu 0,8 g/kg KG beim Nierengesunden) • Verzehr hochwertiger Eiweiße und günstiger Eiweißkombinationen, z. B. Kartoffeln und Ei, Milchprodukte und Getreide, Bohnen und Mais	
Phosphatzufuhr	
• Einschränkung phosphalthaltiger Nahrungsmittel, z. B. in Fertigprodukten, Schmelzkäse, Sardinen, Nüssen, Würstchen/Wurst • Einnahme von phosphatbindenden Arzneimitteln vor bzw. während der Mahlzeit	
Kaliumzufuhr	
Einschränkung kaliumhaltiger Nahrung zur Vermeidung einer Hyperkaliämie	• In der Regel keine besonderen Vorschriften • Gefahr einer Hypokaliämie
Natriumzufuhr	
Salzarme Ernährung zur Verbesserung der Blutdruckeinstellung und Durstlinderung	Natriumeinschränkung nur bei Problemen mit Blutdruckeinstellung oder bei Ödembildung
Flüssigkeitszufuhr	
• Individuell mit Anpassung im Krankheitsverlauf. Richtwert: pro Tag 500–1000 ml + Harnvolumen • Flüssigkeitsgehalt flüssiger/breiiger Nahrungsmittel wird berechnet, Flüssigkeitsgehalt fester Nahrungsmittel nicht	Trinkmenge abhängig von der Urinausscheidung und dem osmotisch bedingten Flüssigkeitsentzug durch die Dialyse (abgelassene minus eingelaufene Dialysatmenge)

Wahl der geeigneten Nierenersatztherapie

Die ideale Nierenersatztherapie gibt es nicht, jedes Verfahren hat seine spezifischen Vor- und Nachteile. Die zur Verfügung stehenden Möglichkeiten werden rechtzeitig mit der Patientin besprochen, denn die Vorbereitungen brauchen Zeit: Ein Shunt oder Peritonealkatheter ist nicht sofort nutzbar, und ggf. müssen Patientin und/oder Angehörige geschult werden.

Nierenersatzverfahren bei Kindern

Mithilfe miniaturisierter Geräte sind Hämo- oder Peritonealdialyse bereits bei Säuglingen möglich.

- Für Säuglinge und Kleinkinder ist die Peritonealdialyse Therapie der ersten Wahl, da sie zu Hause stattfinden und die lange Schlafzeit als Dialysezeit genutzt werden kann.
- Bei größeren Kindern richtet sich die Dialyseform nach den Wünschen des Kindes und der Familie.
- Jugendliche bevorzugen eher die Hämodialyse (kürzere Dialysezeit, kein Fremdkörper am Bauch).

Prinzipiell erfolgt aber bei Kindern, wenn irgend möglich, eine Transplantation (➢ 10.2.5).

Nierenersatzverfahren bei alten Menschen

Das Durchschnittsalter bei Dialysepatientinnen steigt aus mehreren Gründen an. Betagte, ansonsten gesunde Menschen profitieren in aller Regel von einer Dialyse. Bei gebrechlichen oder multimorbiden Menschen ist hingegen eine individuelle Entscheidungsfindung mit der Patientin und ggf. ihren Angehörigen nötig.

Ernährungstherapie bei Nierenersatztherapie

Bei Nierenersatztherapie gehen einerseits Substanzen durch die Ersatztherapie vermehrt verloren und müssen durch die Ernährung ersetzt werden. Andererseits liegen bestimmte Substanzen im Blut trotz Dialyse in zu hoher Konzentration vor und sollten möglichst sparsam durch die Nahrung zugeführt werden. Außerdem muss auf den Flüssigkeitshaushalt geachtet werden, da dieser nicht mehr „automatisch" durch die Urinausscheidung ausgeglichen wird.

Ziele der Ernährungstherapie (die allgemeine Prinzipien ➢ Tab. 10.8) sind die Versorgung des Körpers mit ausreichend Energie, Eiweiß (erhöhter Bedarf), Vitaminen und Mineralstoffen unter Beachtung individueller Einschränkungen sowie eine kontrollierte Flüssigkeitsaufnahme. Es geht nicht um strikte Verbote, vielmehr soll die Betroffene einen maßvollen Umgang mit weniger geeigneten Lebensmitteln lernen.

Pflegende stellen den Kontakt zu einer Ernährungsexpertin her. Diese erarbeitet mit der Patientin individuelle Ernährungsempfehlungen. Pflegende stehen für Fragen zur Verfügung und unterstützen bei der Umsetzung der Empfehlungen.

Die Patientin soll täglich das Körpergewicht kontrollieren und die Ein- und Ausfuhr bilanzieren. Die Gewichtszunahme soll bei Hämodialyse im dialysefreien Intervall bei Kindern unter 3 % des

Körpergewichts pro Tag und bei Erwachsenen unter ca. 1 kg pro Tag betragen.

Umgang mit Flüssigkeitsbeschränkung

Patientinnen erleben die Flüssigkeitsbeschränkung als sehr belastend. Langsames Trinken aus kleinen Gläsern, Lutschen von Zitronenstückchen, sauren Bonbons oder Eiswürfeln, Kauen von Kaugummi und Meiden trockener Raumluft lindern das Durstgefühl.

Pflegerische Betreuung

Für den technischen Ablauf der Dialysebehandlung und die Begleitung während der Behandlung sind entsprechend ausgebildete und qualifizierte Pflegefachpersonen zuständig, z. B. mit einer Fachweiterbildung Nephrologie. [8]
Die Betreuung zwischen den Dialysen erfolgt durch die Pflegenden der Allgemeinstation, der Langzeitpflegeeinrichtung bzw. der ambulanten Pflege. Sie umfasst:

- Regelmäßige Blutdruckkontrollen
- Beobachtung auf Komplikationen (➤ Tab. 10.7)
- Infektionsprophylaxe, da Dialysepatientinnen immungeschwächt sind:
  - Beobachtung auf Infektionszeichen (z. B. Temperaturmessung), regelmäßige MRSA-Abstriche, da das Risiko einer MRSA-Besiedelung mit zunehmender Dauer der Dialysetherapie ansteigt (➤ 13.2.2)
  - Penible Einhaltung der Standardhygienemaßnahmen (➤ 12.2.1), entsprechende Patientenschulung
- Shuntpflege bzw. Unterstützung bei/Übernahme der Peritonealdialyse

Shuntpflege

Der Hämodialyse-Shunt wird von Patientinnen auch als „Lebensader" oder „Nabelschnur" bezeichnet. Er wird pro Jahr mehr als 150-mal punktiert. Es gilt, ihn zu schonen und zu erhalten. [11]

- Tägliche Funktionskontrolle des Shunts:
  - Inspektion (Rötung? Schwellung? Hämatom?)
  - Palpation (spürbare Pulswellen, tastbares „Schwirren"?)
  - Auskultation mit dem Stethoskop (hörbares Rauschen? Strömungsgeräusche?)
- Hautreinigung mit Wasser (Seife wird nur bei sichtbarer Verschmutzung verwendet), um die Haut zu schonen. Anschließende Hautpflege. Kein Abkratzen von Schorf an der Punktionsstelle, keine Rasur am Shuntarm
- Schonung/Schutz des Shuntarms:
  - Keine Injektionen, Punktionen, Blutdruckmessungen, Kompressionsverbände (außer bei Blutung oder nach Dialyse), einschnürende Kleidung
  - Vermeiden von direkter Sonneneinstrahlung wegen der Gefahr eines Sonnenbrands
  - Keine Tätigkeiten, die stark belasten oder eine Verletzung oder Verschmutzung des Shunts verursachen können, beispielsweise Heben schwerer Lasten, Ballsportarten, längeres Überkopfarbeiten. Bei Gartenarbeit Tragen langer Handschuhe
  - Vor Operationen Schutz des Shuntarms durch Einwickeln mit Watte und Beschriftung (➤ Abb. 10.18)
- Shunt-Training zur Verbesserung der Shuntdurchblutung, z. B. durch Kneten von Schaumstoffbällen
- Vor der Dialyse:
  - Waschen des Shuntarms nur bei Verschmutzung
  - Kein Eincremen des Shuntarms, damit Pflaster haften können
  - Kühlung der Punktionsstelle mit Akku-Kühlbeutel (im Tuch) während 5 Min. zur Schmerzreduktion, alternativ Auftragen einer lokalanästhesierenden Salbe [12]
- Nach der Dialyse: Verband aus sterilen Tupfern und über Kreuz angelegtem Pflaster für 12–18 Std., keinesfalls zirkulärer Verband, nie so stark abdrücken, dass kein Pulsieren mehr zu spüren ist

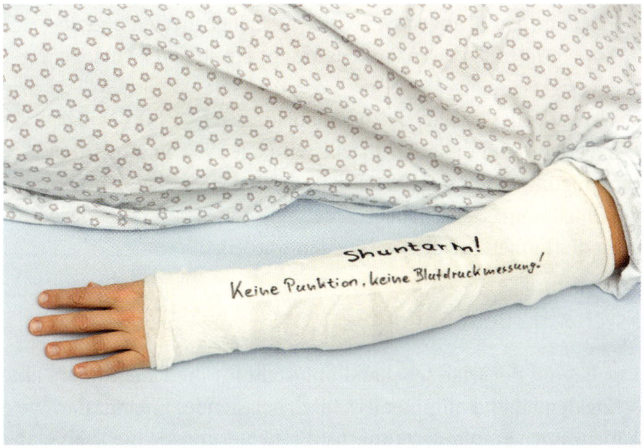

Abb. 10.18 Schutz des Shuntarms vor einer Operation, um versehentliche Blutdruckmessungen, Legen peripherer Verweilkanülen und Verletzungen zu vermeiden. [K115]

Unterstützung bei/Übernahme der Peritonealdialyse

Pflegefachpersonen beraten Patientin, Eltern und ihre Kinder zur selbstständigen Durchführung der Peritonealdialyse (➤ Abb. 10.17) oder assistieren oder übernehmen diese bei einem bestehenden Selbstpflegedefizit. Der **Beutelwechsel** fordert ein hygienisch einwandfreies Vorgehen:

- Hygienische Händedesinfektion durchführen
- Materialien bereitlegen (Mundschutz, Beutel, Desinfektionsmittel, Verschlusskappe, Klemme, Waage)
- Dialysat von der Wärmeplatte und aus der Verpackung nehmen, auf Haltbarkeit, Sterilität und Unversehrtheit überprüfen, Beutelinhalt mittels Schwenken durchmischen
- Dialysat- und Auslaufbeutel mit Y-Stück an Katheterverlängerung stecken
- Verbrauchtes Dialysat auslaufen lassen und Aussehen beurteilen (Trübung des ablaufenden Dialysats weist auf Infektion hin)
- Frisches Dialysat einfließen lassen
- Beutelanschluss mit Y-Stück lösen, Verschlusskappe anbringen und Katheterverlängerung fixieren

10

- Zugeführte und abgelassene Dialysatmenge messen und dokumentieren. Differenz mittels Waage ermitteln (= entzogene Flüssigkeitsmenge)
- Neuen Dialysatbeutel auf Wärmeplatte legen

Der Verband um die Austrittstelle wird alle zwei Tage oder bei Verunreinigung aseptisch gewechselt und dabei die Katheteraustrittstelle auf Entzündungszeichen beobachtet. Zug und Scherkräfte sowie Knicken des Katheters sollen vermieden werden.

Psychische Betreuung

Der Beginn der Dialysebehandlung stellt für die Patientin ein einschneidendes und mitunter psychisch belastendes Erlebnis dar. Viele Patientinnen empfinden zunächst Erleichterung, da die Dialyse die Symptome der Grunderkrankung abmildert. Mit fortschreitender Dialysedauer ist das subjektive Empfinden jedoch Schwankungen unterworfen, die sich z. B. auf die strengen Ernährungsprinzipien, die Flüssigkeitsrestriktion und die eingeschränkten Freizeitmöglichkeiten zurückführen lassen.

Die Patientinnen fühlen sich verletzlich, u. a. durch:

- Gefühl der Abhängigkeit von „Maschinen“ und vom gesamten Gesundheitswesen
- Erleben des Shunts als Stigma, der Shunt wird z. B. aus ästhetischen Gründen versteckt oder im Rahmen der Selbstpflege vernachlässigt
- Misstrauen gegenüber Pflegefachpersonen bei Fehlpunktionen
- Angst vor Komplikationen
- Vor allem bei Kindern Selbstabgrenzung und soziale Isolation durch die eingeschränkte körperliche Belastbarkeit und die insgesamt eingeschränkten Möglichkeiten
- Bei älteren und multimorbiden Patientinnen (zusätzliche) Einschränkung der Selbstständigkeit
- Kosmetische und sexuelle Probleme durch den ständig liegenden Katheter bei der Peritonealdialyse

Professionelle Aufklärung und Beratung kann hier positiv beeinflussen. Pflegende signalisieren Gesprächsbereitschaft z. B. nach einer erfolgten Dialyse vor der Rückkehr ins häusliche Umfeld. Pflegefachpersonen sind sich dabei der ambivalenten Einstellung der Patientin gegenüber der Dialyse und dem Shunt bewusst. Sie stärken die Lebensqualität ihrer Patientin, indem sie die Selbstpflegefähigkeit fördern, und informieren zu Selbsthilfegruppen.

Weitere pflegerische Betreuung

Die weitere pflegerische Betreuung ergibt sich v. a. aus vorhandenen Begleiterkrankungen wie Diabetes mellitus oder Hypertonie sowie Komplikationen wie etwa Infektionen.

Beratung

Allgemeine Beratungsinhalte sind:

- Wichtigkeit der Kontrolltermine, z. B. zur Verlaufskontrolle der Nierenfunktion und des Blutdrucks
- Möglichkeiten für (moderate) sportliche Tätigkeit und Bewegung, um Mobilität zu erhalten
- Sozialrechtliche Aspekte, z. B. Fahrt- und Arzneimittelkosten, Urlaubsdialyse

Die Beratung bei Hämodialyse umfasst außerdem:

- Maßnahmen zur Shuntbeobachtung und -pflege
- Maßnahmen bei Nachblutung

Die Beratung bei Peritonealdialyse beinhaltet außerdem die Schulung von Patientin, Angehörigen, Eltern und Kindern zur Durchführung der Peritonealdialyse (z. B. Wechsel des Dialysats, Beutel-Wechselhilfen für Patientinnen mit reduzierter Sehfähigkeit oder Fingerfertigkeit), Verbandwechsel der Punktionsstelle, Beobachtung auf Komplikationen.

Bei Peritonealdialyse und Hämodialyse über einen Vorhofkatheter sind Schwimmen, Baden und öffentliche Saunabesuche nur bedingt möglich (Abkleben der Eintrittsstelle mit wasserdichter Folie), Duschen und Schwimmen im Meer sind erlaubt.

10.2.5 Spezielle perioperative Pflege bei Operationen an Nieren und Harnwegen

Operationen an Nieren und oberem Harnleiter

DEFINITION

Nieren(teil)resektion: Entfernung von Nierengewebe.
Nephrektomie: Entfernung einer ganzen Niere.

Wichtige Operationen an der Niere sind:

- **Nieren(teil)resektion.** Indikationen sind z. B. schwerste, aber umschriebene Nierenschädigungen durch Entzündung oder Verletzung, aber auch kleine bösartige Nierentumoren.
- **Nephrektomie.** Eine **einfache Nephrektomie** erfolgt, wenn eine Niere durch eine gutartige Erkrankung funktionslos geworden ist und zu Komplikationen führt, sodass sie nicht im Körper verbleiben kann. Die **radikale Nephrektomie** mit Entfernung von Nierenkapsel, großen Teilen des Harnleiters, Nebenniere und regionären Lymphknoten wird bei bösartigen Tumoren durchgeführt (deshalb auch *Tumornephrektomie*).
- **Nierenbeckenplastik.** Bei einer Engstelle im Bereich des Harnleiterabgangs mit Harnstau werden Nierenbecken bzw. Harnleiter eröffnet, die Verengung beseitigt und der Harnleiter neu mit dem Nierenbecken verbunden.
- **Perkutane Nephrolitholapaxie** (*PCNL, Entfernung von Nierensteinen* ➤ 10.7).

Hauptkomplikationen sind Blutungen, Infektionen und Verletzung von Nachbarstrukturen.

Nierentransplantation

Transplantation

Transplantation bezeichnet die Übertragung von Zellen, Geweben oder Organen, bei **autologer Transplantation** auf den Spender selbst (z. B. von Haut bei Verbrennungen), bei **allogener Transplantation** auf ein anderes Individuum der gleichen Art (z. B. Nierentransplantation).

Aufgrund der unterschiedlichen immunologischen Gewebeeigenschaften drohen trotz des Bemühens, durch Voruntersuchungen einen möglichst „ähnlichen" Spender zu finden, bei allogenen Transplantationen fast immer **Abstoßungsreaktionen.** Diese müssen lebenslang mit Immunsuppressiva (➤ 12.2.4) unterdrückt werden. Ausnahmen sind die Transplantation von Geweben ohne Lymph- und Blutgefäße wie etwa der Hornhaut sowie die Blutstammzelltransplantation, bei der das Spendergewebe dasjenige des Empfängers bekämpft und eine Immunsuppression nur für wenige Monate nötig ist.
Überwiegend werden Organe Verstorbener transplantiert. Bedingungen dieser **postmortalen Organspende** sind u.a. der Hirntod des Spenders und seine Einwilligung zur Organspende bzw., falls keine Äußerung für oder gegen Organspende vorliegt, die Einwilligung naher Angehöriger. Nur bei wenigen Organen (Leber, Niere) sind unter bestimmten Voraussetzungen **Lebendspenden** möglich, d.h., ein Gesunder spendet dem Kranken freiwillig ein Organ/-teil. Infolge eines erheblichen Organspendermangels sind die Wartezeiten auf ein Organ in Deutschland lang.

Die **Nierentransplantation** *(NTX)* ist die derzeit beste Nierenersatztherapie. Sie ist ab dem Säuglingsalter bis zu einem Alter über 70 Jahren möglich. Die fremde Niere wird in aller Regel seitlich im Becken eingepflanzt. Die funktionslosen eigenen Nieren werden nur bei Komplikationen wie etwa Entzündungen entfernt.

Die Niere ist das am häufigsten transplantierte Organ. 2023 wurden 2.617 Menschen zur Nierentransplantation angemeldet und bei 2.122 eine Transplantation durchgeführt, davon bei 608 nach *Nierenlebendspende* enger Angehöriger. Die beiden häufigsten Indikationen waren die polyzystische Nierenerkrankung (➤ 10.3) und die chronische Glomerulonephritis (➤ 10.5.2). 6.513 Menschen, bei denen eine Transplantation möglich gewesen wäre, standen Ende 2023 auf der Warteliste. [13]

Nach fünf Jahren funktionieren nach postmortaler Organspende noch ca. 75 % der transplantierten Nieren, nach Nierenlebendspende etwa 10 % mehr. Lebenslang sind Immunsuppression (➤ 12.2.4) und ärztliche Kontrollen nötig.

Operativer Zugang

Der operative Zugang hängt von der Erkrankung ab, häufig ist z.B. ein Interkostalschnitt (➤ Abb. 10.19). Wie in anderen Fachgebieten können auch Nierenoperationen bis hin zu Nephrektomien bei geeigneten Patientinnen minimalinvasiv laparoskopisch erfolgen, teilweise roboterassistiert.

Operationen an Harnblase und unterem Harnleiter

DEFINITION

Blasen(teil)resektion: Entfernung eines Teils der Harnblase.
Zystektomie: Entfernung der ganzen Harnblase.

Anti-Reflux-Operation

Ein recht häufiger Eingriff im Kindesalter ist die **Anti-Reflux-Operation** bei Urinrückfluss von der Blase in den Harnleiter (vesikoureterorenaler Reflux ➤ 10.3, ➤ Abb. 10.21), falls eine endoskopische Therapie nicht ausreicht. Je nach Befund wird die Blasenmuskulatur von außen gespalten und der Harnleiter in die entstandene Rinne „gelegt", um den zu kurzen Tunnel zu verlängern, oder der Harnleiter wird abgetrennt und neu in die Blase eingepflanzt.

Blasen(teil)resektion

Bei einer **Blasen(teil)resektion** werden Teile der Harnblase entfernt, etwa bei **Blasendivertikeln** (Aussackungen der Harnblase) oder kleinen Karzinomen.

- Bei oberflächlichen Harnblasenkarzinomen erfolgt überwiegend eine *transurethrale Blasenresektion,* kurz **TUR-Blase** oder *TUR-B.* Nach einer Zystoskopie wird das Gewebe mit einer Elektroschlinge abgetragen und herausgespült. Komplikationen sind Blutungen, Infektionen und Harnblasen-/Harnröhrenverletzung.
- Bei kleinen, aber nicht transurethral resezierbaren Karzinomen, von außen in die Blase einwachsenden bösartigen Tumoren, aber auch bei Endometriose kann eine **offene Blasenteilresektion** nötig sein. Hauptkomplikationen sind Blutungen und Infektionen.

Zystektomie

Zystektomie bezeichnet die vollständige Entfernung der Harnblase. Häufige Grunderkrankung ist ein fortgeschrittenes Harnblasenkarzinom. Dann ist eine **radikale Zystektomie** erforderlich, beim Mann unter Mitentfernung von Prostata und Samenblasen, bei der Frau einschließlich Gebärmutter, evtl. vorderen Scheidenanteilen und Eierstöcken, außerdem der regionalen Lymphknoten. Da der Urin

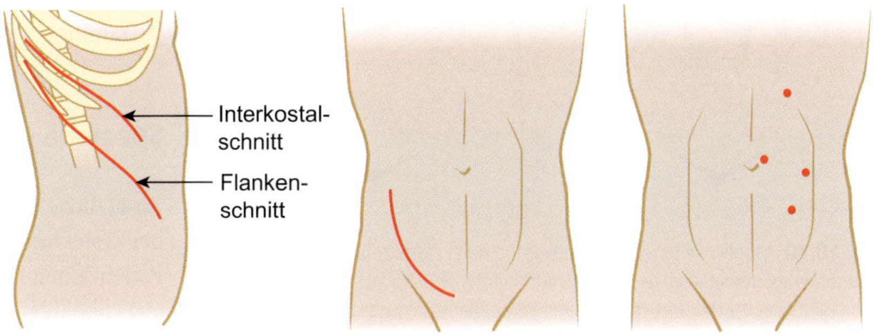

Abb. 10.19 Operative Zugänge bei Operationen an Niere und oberem Harnleiter (links), Nierentransplantation (Mitte) und laparoskopischem Vorgehen (rechts, Beispiel). [L255]

nun nicht mehr auf physiologischem Wege abfließen kann, muss eine neue Harnableitung angelegt werden (➤ Abb. 10.20):

- **Kontinente Ileumneoblase,** d. h. Neubilden eines Harnreservoirs aus einem Darmstück und Verbinden dieser **Neoblase** mit der Harnröhre unter Erhalt des Blasenschließmuskels. Die Patientin kann die Blase willkürlich entleeren.
- **Kontinenter Pouch.** Ein Ileum- oder Kolonstück wird zu einem Reservoir *(Pouch)* umgestaltet. Dieses wird an einem Ende mit den Harnleitern verbunden und am anderen durch Ventilbildung kontinent über die Haut ausgeleitet, also ohne permanenten Urinfluss nach außen. Üblicherweise wird ein solches **kontinentes Urostoma** im Nabelbereich angelegt. Die Entleerung erfolgt über Selbstkatheterisierung des Pouches alle paar Stunden.
- Einpflanzung der Harnleiter in den Mastdarm, sodass der Urin willkürlich über den After ausgeschieden wird **(Ureterosigmoideostomie).**
- Anlage eines **inkontinenten Urostomas.** Die Harnleiter werden direkt *(Ureterokutaneostomie)* oder über ein Darmstück *(Conduit)* inkontinent mit der Haut verbunden. Da ständig Urin abgeht, benötigt die Patientin eine permanente Beutelversorgung.

Bei allen Ableitungen kann es zu Anastomoseninsuffizienz, Stenosen, Harnstauung und Infektionen kommen. Spezielle Komplikationen infolge des zwischengeschalteten Darmstücks sind z. B. Verschiebungen im Elektrolyt- und Säure-Basen-Haushalt durch Resorption von Urinbestandteilen und Harnsteinbildung. Bei Verwendung eines Kolonstücks ist aufgrund des Kontakts von Urin mit der Kolonschleimhaut das Risiko eines kolorektalen Karzinoms erhöht.

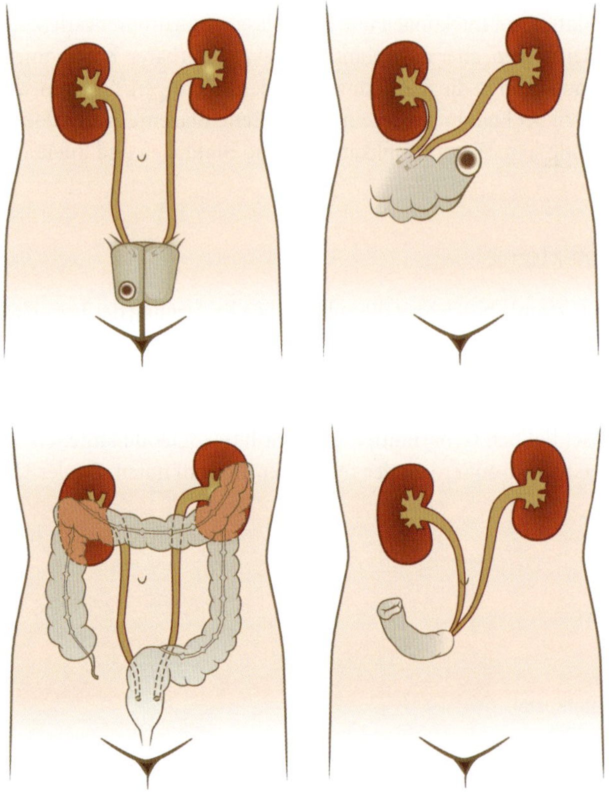

Abb. 10.20 Möglichkeiten der Harnableitung nach Zystektomie. Links oben kontinente Ileumneoblase, rechts oben kontinenter Pouch, links unten Harnleiterimplantation ins Rektum, rechts unten inkontinentes Ileostoma. [L255]

Operativer Zugang

Der operative Zugang bei offenem Vorgehen erfolgt häufig über eine Unterbauchlaparotomie (➤ Abb. 8.21), evtl. auch über einen Hautschnitt im Bereich der Leiste.

Präoperative pflegerische Betreuung

Die präoperative pflegerische Betreuung bei Operationen an Niere, Harnleiter und Harnblase umfasst neben der allgemeinen präoperativen Vorbereitung:

- Haarkürzung/Rasur nach geplanter Operation und Hausstandard
- Kostabbau: Nahrungskarenz i. d. R. nach dem Abendessen des Vorabends; länger andauernde Nahrungskarenz nur bei intraoperativer Eröffnung des Darms angezeigt
- Darmreinigung: Klysma am Vorabend der Operation, bei notwendiger Eröffnung des Darms orthograde Darmspülung

Postoperative pflegerische Betreuung

Die postoperative pflegerische Betreuung beinhaltet zusätzlich zur allgemeinen postoperativen Pflege:

- Bauchdeckenentlastende Positionierung durch Knierolle, leichte Oberkörperhochlagerung
- Mobilisation i. d. R. spätestens am ersten postoperativen Tag zur Vermeidung von Komplikationen durch die Immobilisation
- Infusionen und Trinkmenge nach Operation und Zustand der Patientin (eine erhöhte Flüssigkeitszufuhr dient dem Spülen der Harnwege), Flüssigkeitsbilanzierung
- Beobachtung der Urinausscheidung auf Menge, Farbe, Beimengungen. Spätestens nach 6–8 Std. sollte die Patientin Wasser gelassen haben, falls keine Harnableitung erfolgt
- Zeitpunkt der ersten Nahrungsaufnahme, Kostaufbau und -form je nach Operation (mit oder ohne Eröffnung des Bauchraums, mit Beteiligung des Darms) entsprechend der hausinternen Richtlinien bzw. Arztanordnung
- Pflege bei künstlicher Harnableitung und Blasenspülung (➤ 10.2.1)
- Pflege bei Harninkontinenz (➤ 10.1.4), z. B. Beckenbodentraining

Spezielle perioperative Pflege bei Zystektomie

Zusätzliche Besonderheiten der perioperativen Pflege ergeben sich bei Zystektomie aus der Neuanlage einer Harnableitung. Bei diesen Patientinnen ist außerdem eine einfühlsame psychische Begleitung einschließlich der Vermittlung von Selbsthilfegruppen wichtig.

Perioperative Pflege bei Anlage eines Urostomas

Bei Anlage eines Urostomas außerhalb des Nabels erfolgen präoperativ eine Stoma-Markierung und Vorbereitungen ähnlich einer Enterostomaneuanlage, z. B. Kennenlernen der Versorgungsmaterialien, Aushändigen von Informationsbroschüren (➤ 8.2.2).

- Bei Anlage eines kontinenten Urostomas (Pouch) schulen Pflegefachpersonen postoperativ die Patientin in der intermittierenden Selbstkatheterisierung.
- Bei Anlage eines inkontinenten Urostomas (Conduits) wird die Patientin postoperativ zum Umgang mit Urostoma angeleitet, z. B. zur Beobachtung des Stomas und der Stomaumgebung, zu den Möglichkeiten der Beutelversorgung, zur Anpassung der Basisplatte, zur Reinigung des Stomas (zur Vermeidung einer Infektion erfolgt die Reinigung vom Stoma weg = umgekehrt zum Enterostoma).
  Die Hautschutzplatte wird erstmalig am ersten postoperativen Tag gewechselt, später kann sie bis zu vier Tage belassen werden. Der Beutel wird täglich gewechselt. Splints (➤ Abb. 10.13) werden beim Wechsel auf einer sterilen Kompresse abgelegt, das Urostoma wird mit einer Kompresse abgedeckt.

Perioperative Pflege bei Anlage einer Neoblase

- Postoperativ wird die Neoblase 2-mal täglich mit ca. 50 ml NaCl 0,9 % über den Blasenkatheter und einmal täglich mit ca. 2 ml NaCl 0,9 % über den Ureterkatheter (➤ Abb. 10.13) gespült, da das Darmgewebe noch Schleim absondert.
- Pflegefachpersonen leiten die Patientin zur Entleerung der Neoblase an. Anfangs soll sie die Blase mindestens stündlich entleeren, da die Kapazität der Neoblase noch gering ist. Zur Miktion im Sitzen auf der Toilette soll die Patientin den Beckenboden entspannen und gleichzeitig den Bauch anspannen, ggf. kann sie mit einer Hand am Unterbauch Druck ausüben.

Spezielle perioperative Pflege bei Nierentransplantation

Auch die perioperative Pflege bei Nierentransplantation hat Besonderheiten:

- Bei der Transplantation der Niere eines toten Spenders muss die präoperative Vorbereitung sehr schnell erfolgen.
- Postoperativ wird die Patientin zusätzlich auf Abstoßungsreaktionen beobachtet. Warnzeichen sind Druckschmerz über dem Organ, Bauchschmerzen, Verschlechterung des Allgemeinzustands, Fieber, Hypertonie, Oligurie, Ödeme, Leukozytose.
- Der Dialyseshunt wird weiter gepflegt, da auch nach der Transplantation eine Dialyse erforderlich sein kann (➤ 10.2.4).
- Die gerade in der ersten Zeit hoch dosierte Immunsuppression führt zu einer Abwehrschwäche, die entsprechende Vorsichtsmaßnahmen erfordert (➤ 12.2.1).
- Große Bedeutung für den weiteren Verlauf haben Patientenschulung und -beratung und damit die Förderung des Selbstmanagements, z. B. zur Immunsuppression (Einnahme der Medikamente, Infektionsprophylaxe), Ernährungstherapie, Rückkehr ins Berufsleben, Freizeit und Sport.

10.3 Fehlbildungen von Nieren und Harnwegen

DEFINITION

Angeborene Fehlbildungen von Nieren und Harnwegen: mit ca. 1 % der Neugeborenen relativ häufige angeborene Anomalie. Oft lebenslang symptomlos, jedoch bei ca. 50 % der dialysepflichtigen Kinder ursächlich für das Nierenversagen.

Infolge des Ultraschall-Screenings in der Schwangerschaft (➤ 21.1.2) werden heutzutage die meisten Nierenfehlbildungen diagnostiziert, bevor sie zu Symptomen führen. Allerdings bleiben die meisten Fehlbildungen im Urogenitalbereich zeitlebens asymptomatisch. Ein Teil der Fehlbildungen führt zu Komplikationen, nur wenige sind nicht mit dem Leben vereinbar.

Nicht immer behandlungsbedürftig

Nierenfehlbildungen werden überwiegend erst bei Auftreten von Komplikationen behandelt: wiederholte Harnwegsinfektionen, Harnabflussstörungen und Bluthochdruck (Hypertonie).

Die häufigsten und meist symptomlosen angeborenen Anomalien sind:

- **Hufeisenniere.** Verschmelzung der Nieren am unteren Pol
- **Einseitige Nierenagenesie.** Einseitiges Fehlen einer Niere
- **Einseitige Nierenhypoplasie.** Einseitig unterentwickelte Niere
- **Doppelanlagen,** z. B. **Doppelniere** (mit ein oder zwei Harnleitern auf der betroffenen Seite)

Pflegerische Betreuung

Pflegefachpersonen wirken bei Diagnostik, Therapie und Beratung mit und unterstützen sowohl die Eltern als auch die heranwachsenden Kinder bei der Bewältigung. Insbesondere das Wissen um eine bleibende Nierenfunktionseinschränkung oder ein auf Dauer unausweichliches Nierenversagen ängstigt und erfordert von Pflegenden einen sensiblen Umgang.

Vesikoureterorenaler Reflux

DEFINITION

Vesikoureterorenaler Reflux *(vesikoureteraler Reflux, VUR):* Rückfluss von Urin aus der Harnblase in den Harnleiter. Häufigkeit bei (Klein-)Kindern ca. 0,5 %, Mädchen häufiger betroffen als Jungen.

Krankheitsursachen und -entwicklung

Die Durchtrittsstelle des Ureters durch die Muskelschicht der Harnblase ist beim Gesunden so angelegt, dass sie wie ein Ventil wirkt und den Harnfluss nur in Richtung Blase zulässt. Beim **(primären) vesikoureterorenalen Reflux** ist die Uretermündung falsch ausgebildet

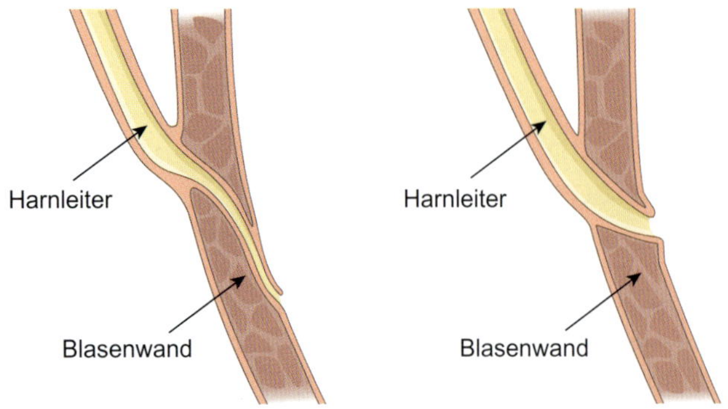

Abb. 10.21 Links normale Harnleitermündung in die Blase, rechts Fehlmündung, wie sie für einen vesikoureterorenalen Reflux ursächlich ist. [L255]

(➤ 10.3, ➤ Abb. 10.21). Als Folge fließt Urin während des Wasserlassens zurück in den Harnleiter oder sogar bis ins Nierenbecken.

Der Rückfluss kann zum einen zur Erweiterung von Harnleiter (**Megaureter**) und Nierenbecken führen. Zum anderen befördert er Krankheitserreger aus der Harnröhre in den oberen Harntrakt mit der Folge von Harnwegsinfektionen.

Klinische Zeichen und Diagnostik

Leitsymptome sind wiederholte Harnwegsinfekte (auch unklare Fieberschübe) bei Säuglingen und Kleinkindern. Diagnostisch erfolgt zuerst eine Sonografie. Zur Diagnosesicherung ist eine Miktionszystourethrografie (➤ 10.1.8, ➤ Abb. 10.9) notwendig. Weitere Untersuchungen folgen je nach Einzelfall, etwa eine Nierenszintigrafie zur Einschätzung der Nierenfunktion und Suche nach Obstruktionen (Verengungen).

Komplikationen

Als Komplikation kann sich eine bleibende Nierenschädigung entwickeln. Besonders empfindlich sind die Nieren in den ersten Lebensjahren.

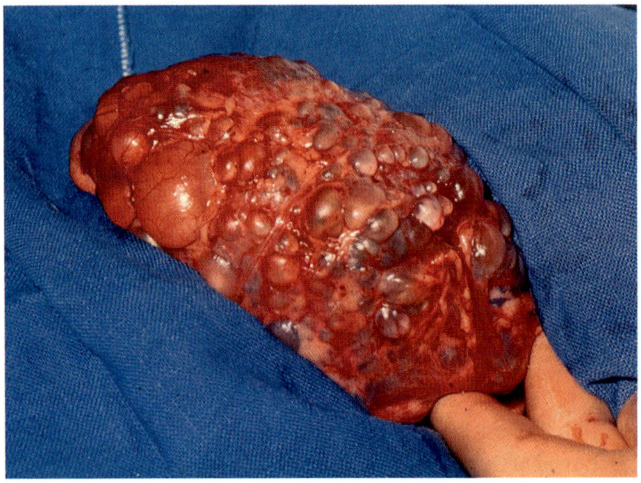

Abb. 10.22 Zystenniere. Zahlreiche Zysten durchsetzen die Niere – von außen sind praktisch keine zystenfreien Anteile mehr erkennbar. [M498]

Behandlung

Die Behandlung besteht zunächst in einer sehr niedrig dosierten antibiotischen Dauertherapie, worunter 90 % der Kinder infektfrei bleiben. Überwiegend bessert sich der primäre Reflux mit Älterwerden des Kindes spontan.

Ist eine invasive Behandlung nötig, reicht es evtl. aus, die Harnleitermündungsstelle endoskopisch z. B. mit Silikon zu unterspritzen und dadurch zu verengen. Ansonsten wird die Fehleinmündung offen in einer Anti-Reflux-Operation (➤ 10.2.5) korrigiert, um irreversible Nierenschädigungen zu vermeiden.

Polyzystische Nierenerkrankung

Mit 0,1–0,25 % vergleichsweise häufig ist die autosomal dominant vererbte Form der **polyzystischen Nierenerkrankung.** Das Nierengewebe wird zunehmend von Zysten durchsetzt, bis kein funktionsfähiges Nierengewebe mehr vorhanden ist (➤ Abb. 10.22). Ab dem 2.–3. Lebensjahrzehnt bekommen die Betroffenen Bluthochdruck mit Kopfschmerzen und aufgrund der vergrößerten Nieren auch Bauchschmerzen. Die meisten Betroffenen werden mit etwa 50 Jahren dialysepflichtig. Die einzige Chance auf eine Heilung besteht in einer Nierentransplantation (➤ 10.2.5).

10.4 Harnwegsinfektionen

DEFINITION

Harnwegsinfektion: Entzündung der ableitenden Harnwege, meist durch Bakterien, seltener durch Viren oder Parasiten. Bei Mädchen und Frauen häufige Erkrankung. Nach Lokalisation unterteilt in **Urethritis** *(Harnröhrenentzündung)*, **Zystitis** *(Harnblasenentzündung)*, **Pyelonephritis** *(Nierenbeckenentzündung)*. Leitsymptome v. a. schmerzhaftes und häufiges Wasserlassen, je nach Form darüber hinaus Schmerzen im Nierenbereich und Allgemeinerscheinungen (Unwohlsein, Fieber).

Einteilung der Harnwegsinfektionen ➤ Abb. 10.23

Krankheitsursachen und -entwicklung

Urethritis und Zystitis

Am häufigsten ist die *aszendierende (aufsteigende)* bakterielle **Harnwegsinfektion,** bei der Darmbakterien wie Enterokokken und *E. coli* über die Harnröhre in die Harnblase wandern und zu einer (akuten) **Urethritis** *(Harnröhrenentzündung)* und **Zystitis** *(Harnblasenentzündung)* führen. Mädchen und Frauen sind aufgrund des anatomisch bedingten „kurzen Weges" besonders gefährdet. Weiter begünstigend wirken:

- Bei Frauen Menstruation, Geschlechtsverkehr („Honeymoon-Zystitis")
- Falsche Intimhygiene (z. B. gelangen Bakterien aus dem Stuhl durch Wischen von hinten nach vorne in Harnröhre und Blase)
- Katheterisierung, v. a. transurethraler Dauerkatheter

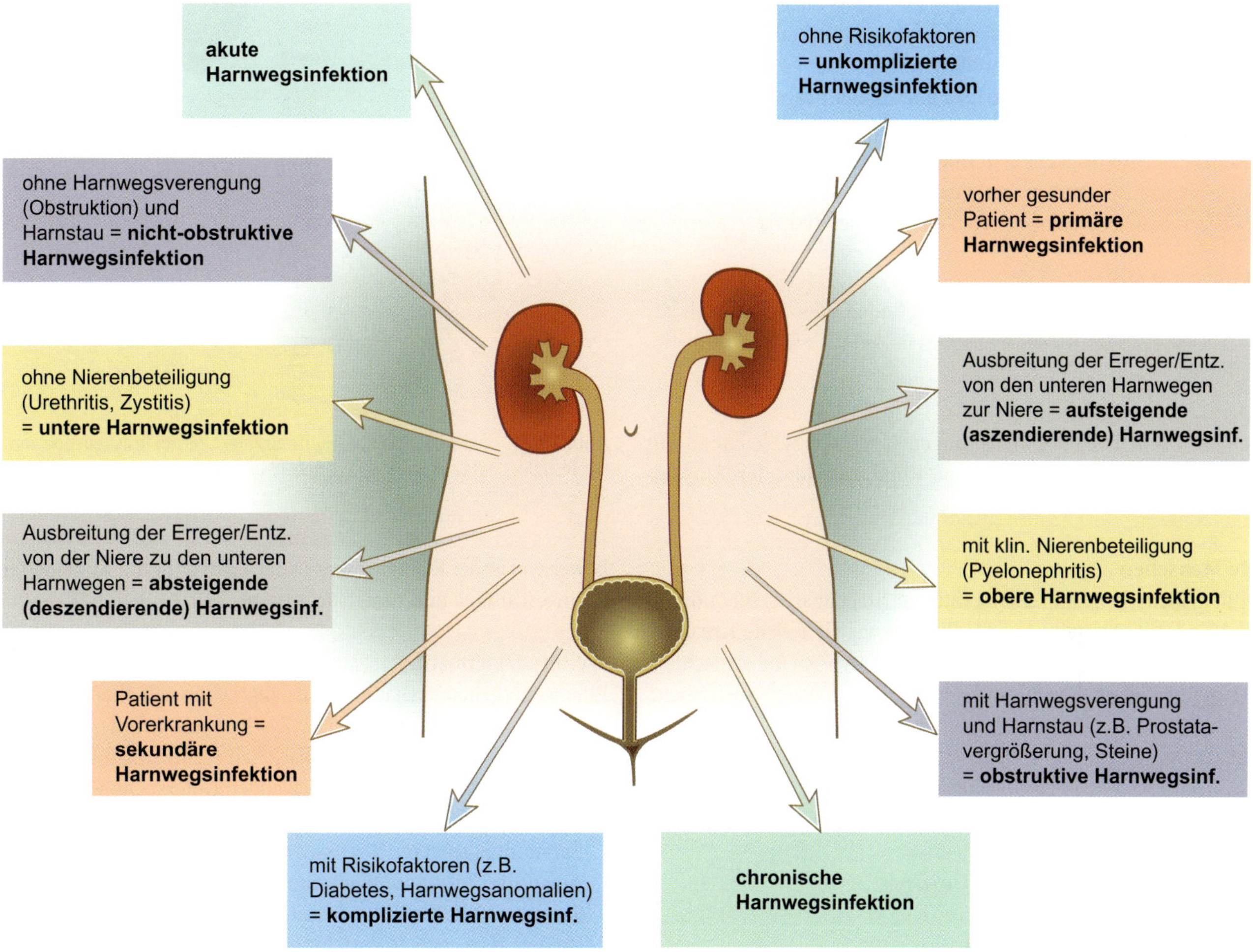

Abb. 10.23 Einteilung der Harnwegsinfektionen. Die Kriterien überlappen sich teilweise. [L255]

- Fehlbildungen des Harntrakts, z. B. Harnblasendivertikel, vesikoureterorenaler Reflux (➤ 10.3)
- Allgemeinerkrankungen wie Diabetes mellitus, Abwehrschwäche
- Allgemeine Faktoren wie Kälte, Nässe, Stress

Akute Pyelonephritis

Insbesondere bei Vorliegen von Abflussbehinderungen oder begünstigenden Allgemeinerkrankungen steigen die Bakterien weiter auf und verursachen eine **akute Pyelonephritis** *(Nierenbeckenentzündung)*. Die entzündlichen Infiltrate breiten sich von der Nierenbeckenschleimhaut auf das Nierenmark und evtl. weiter in die Nierenrinde aus und bilden gelegentlich zahlreiche kleine Abszesse. Selten entwickelt sich eine akute Pyelonephritis über den Blutweg (hämatogen).

Chronische Pyelonephritis

Bei erfolgloser Behandlung einer akuten Pyelonephritis und/oder weiterbestehenden begünstigenden Faktoren kann die Infektion weiterschwelen und zur **chronischen Pyelonephritis** mit bleibenden Nierenschäden führen.

Klinische Zeichen und Diagnostik

Klinische Zeichen

Säuglinge und Kleinkinder

Blasenentzündungen bei Säuglingen und Kleinkindern bleiben oft unentdeckt, evtl. sind die Kinder quengelig.

Die akute Pyelonephritis bei Neugeborenen zeigt sich durch unspezifische Zeichen wie Nahrungsverweigerung, Gewichtsverlust, Erbrechen, Durchfall, aufgetriebenen Bauch, blassgraue Hautfarbe, Fieber oder Unterkühlung (!). Leitsymptome jenseits des Neugeborenenalters bis etwa drei Jahren sind Fieber, Übelkeit mit Erbrechen, Bauchschmerzen, Gewichtsverlust durch Ernährungsstörung und übelriechender Urin.

Ältere Kinder, Jugendliche und Erwachsene

Typische Symptome bei älteren Kindern, Jugendlichen und Erwachsenen sind:

- Für eine akute Urethritis Jucken, Brennen, Schmerzen und Rötung im Bereich der Harnröhre, Dysurie (➤ 10.1.1, ➤ Tab. 10.1) und ggf. eitriger Ausfluss aus der Harnröhre

- Für eine akute Zystitis Pollakisurie (➤ 10.1.1), Dysurie, evtl. Blasentenesmen (krampfartige Schmerzen oberhalb des Schambeins), Druckschmerz in der Blasenregion
- Für eine akute Pyelonephritis ein hochakuter Beginn mit Fieber über 38 °C, evtl. Schüttelfrost, stark reduziertes Allgemeinbefinden, Appetitlosigkeit, evtl. Übelkeit und Erbrechen, Rücken- oder Flankenschmerzen, ein- oder beidseits druck- und klopfschmerzhafte Nierenlager, evtl. Zeichen einer Zystitis

VORSICHT

Fieber, beeinträchtigtes Allgemeinbefinden oder Schmerzen im Nierenlager sprechen für eine Beteiligung der oberen Harnwege im Sinne einer akuten Pyelonephritis!

Die chronische Pyelonephritis hingegen verläuft schleichend mit Mattigkeit, Blässe, Appetitlosigkeit, Kopf- und dumpfen Rückenschmerzen sowie Bluthochdruck.

Alte Menschen

Bei alten Menschen kann eine Zystitis zur (scheinbaren) Inkontinenz (➤ 10.1.4) führen, weil sie nicht schnell genug die Toilette erreichen. Auch verläuft die akute Pyelonephritis öfter atypisch mit schlechtem Allgemeinbefinden, Bauch- und Kopfschmerzen oder Verwirrtheit.

Komplikationen

Akutkomplikationen treten in erster Linie bei der akuten Pyelonephritis auf:

- Weitere Keimausbreitung mit Urosepsis

DEFINITION

Urosepsis (Sepsis ➤ 13.3): lebensbedrohliche Erkrankung durch massive und fehlregulierte Antwort des Körpers auf eine Infektion der Nieren oder ableitenden Harnwege.

- **Nierenabszess.** Eitrige Einschmelzung von Nierengewebe
- Kapseldurchbruch eines Abszesses mit Ausbildung eines **paranephritischen Abszesses**
- **Pyonephrose.** Entwicklung eines mit Eiter ausgefüllten Nierenbeckens bei gleichzeitigem Harnstau

Heilt die Entzündung bei Vorliegen ursächlicher Grunderkrankungen nicht aus, kann sich eine chronische Pyelonephritis mit bleibenden Nierenfunktionsstörungen bis zur Dialysepflicht entwickeln.

Diagnostik

Urindiagnostik

Bei typischen Zystitiszeichen ohne vaginalen Ausfluss oder Fieber bei einer ansonsten gesunden Frau vor der Menopause kann auf Diagnostik verzichtet werden.

Ansonsten erfolgt als Erstes eine Teststreifendiagnostik (➤ 10.1.3). Das Leukozytenfeld reagiert immer positiv, bei ausgeprägten Entzündungen auch das Erythrozytenfeld (Mikrohämaturie), bei nitritbildenden Bakterien als Ursache (z. B. Enterobakterien) zudem das Nitritfeld (➤ Abb. 10.24).

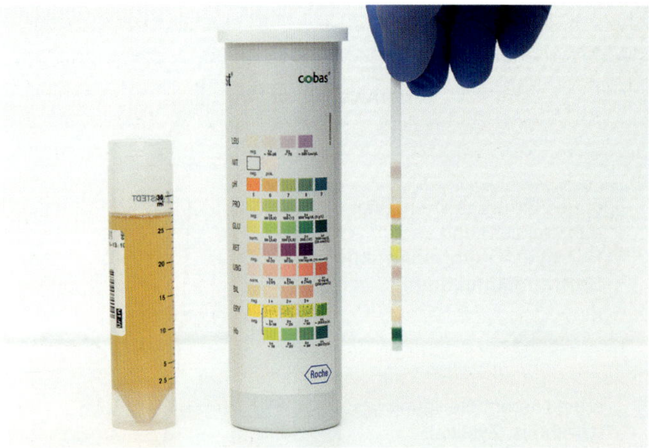

Abb. 10.24 Links trüber Urin bei Harnwegsinfekt, rechts Teststreifenbefund. Die Testfelder auf Leukozyten, Nitrit, Eiweiß und Erythrozyten zeigen eine positive = pathologische Reaktion (➤ Tab. 10.3). [K115]

Beweisend ist der Keimnachweis in der Urinkultur mit Antibiogramm (Uringewinnung und -untersuchung ➤ 10.1.3, ➤ Tab. 10.2).

Weitere Diagnostik

Eine weitergehende Diagnostik ist abgesehen von älteren Mädchen und Frauen mit unkomplizierter Zystitis stets erforderlich. Sie soll die Ursache klären und Komplikationen rechtzeitig feststellen und umfasst eine oder mehrere der folgenden Untersuchungen:

- Blutuntersuchung: z. B. Blutbild, CRP und ggf. Prokalzitonin als Entzündungsmarker (Pyelonephritis?), Harnstoff, Kreatinin, Kreatinin-Clearance (Nierenfunktionsverschlechterung?)
- Sonografie der Nieren und Harnblase: Lage/Größe/Form der Nieren? Harnstau? Harnsteine? Abszess? Vernarbungen, evtl. Schrumpfniere bei chronischer Pyelonephritis?
- CT oder MRT bei unklarem Sonografiebefund
- Ausscheidungsurografie, Miktionsurosonografie oder -zystourethrografie (➤ 10.1.8): Abflussbehinderung? Reflux (➤ 10.3)?

Behandlung

Allgemeinmaßnahmen

Allgemeinmaßnahmen bei Harnwegsinfektionen umfassen:

- Reichliches Trinken, um die Harnwege durchzuspülen, vorzugsweise Wasser, ggf. Blasen- und Nierentee
- Kein Zurückhalten des Harndrangs, sondern Aufsuchen der Toilette
- Schonung
- Gegen die Schmerzen z. B. Wärmeanwendungen auf den Unterbauch, ggf. Analgetika (➤ 2.5.13)

Medikamentöse Therapie

Bei der unkomplizierten Zystitis nichtschwangerer Frauen sollte zunächst eine Phytotherapie erwogen werden, z. B. mit Rosmarin, Tausendgüldenkraut und Liebstöckel (z. B. Canephron®). [14]

Reicht diese nicht aus oder lehnt die Patientin einen Therapieversuch mit Phytotherapeutika ab, soll eine Antibiotika-Kurzzeittherapie erfolgen, beispielsweise einmalig Fosfomycin-Granulat (z. B. Monuril®) am Abend oder Nitrofurantoin oder Nitroxolin (z. B. Nifurantin® bzw. Nitroxolin® forte) über 5–7 Tage. Fluorchinolone und Cephalosporine sind nicht angezeigt! [14], [15]

Bei einer Pyelonephritis sind Fluorchinolone (Ciprofloxacin, etwa Ciprobay®, Levofloxacin, etwa Tavanic®) oder Cephalosporine (z. B. Cefpodoxim, etwa Orelox®) angezeigt, bei schwerem Verlauf anfangs parenteral. Die Behandlungsdauer beträgt 5–14 Tage.

Eine Woche nach Ende der Antibiotikabehandlung sollte der Therapieerfolg durch eine Urinuntersuchung mit Anlegen einer Kultur gesichert werden (nicht nötig bei beschwerdefreien Frauen vor der Menopause nach unkomplizierter Zystitis), nach Pyelonephritis außerdem nach sechs Wochen. Nach einer Pyelonephritis im Säuglingsalter aufgrund eines vesikoureterorenalen Refluxes und/oder Megaureters ist eine Reinfektionsprophlaxe mit Nitrofurantoin oder Trimethoprim notwendig.

Bei starken Schmerzen werden zusätzlich Schmerzmittel und krampflösende Arzneimittel wie z. B. Buscopan® gegeben.

Weitere Therapien

Grunderkrankungen und Komplikationen erfordern eine Behandlung nach den üblichen Richtlinien.

Weitere pflegerische Betreuung

- Beobachtungen und Kontrollen: Temperatur, Schmerz, Urin
- Ggf. fiebersenkende Maßnahmen
- Ggf. Unterstützung bei den täglichen Aktivitäten und Durchführung von Prophylaxen je nach Zustand der Patientin
- Ggf. weitere pflegerische Betreuung je nach Komplikationen und dabei durchgeführten Interventionen

Beratung

Pflegefachpersonen beraten Betroffene und bei Kindern die Eltern zu den Maßnahmen der Rezidivprophylaxe:

- Auf Symptome achten, um eine erneute Infektion frühzeitig zu erkennen
- Viel trinken
- Bei Harndrang Toilette aufsuchen, Blase vollständig entleeren, dabei normalen Miktionsrhythmus anstreben (bei Erwachsenen 4- bis 6-mal am Tag)
- Intimbereich täglich mit pH-sauren Waschlotionen reinigen, generell von vorne nach hinten wischen, Inkontinenzartikel bei Verschmutzung wechseln, täglich Unterwäsche wechseln, Baumwollunterwäsche bevorzugen
- Kleinkinder bei zunehmender Selbstständigkeit durch die Eltern zur korrekten Intimpflege, auch nach dem Toilettengang, anleiten
- Nach dem Geschlechtsverkehr baldmöglichst Wasser lassen, Waschen des Intimbereichs vor und nach dem Geschlechtsverkehr
- Damit die Bakterien schlechter an der Blasenwand „haften“, Cranberrys/Cranberryprodukte (widersprüchliche Studienergebnisse) oder Mannose (z. B. Femannose®) versuchen
- Warme Unterwäsche tragen, nasse Badebekleidung rasch wechseln, Unterkühlung vermeiden

10.5 Glomerulonephritiden

DEFINITION

Glomerulonephritis: stets beide Nieren betreffende, immunologisch verursachte Entzündung der Glomeruli. Vergleichsweise seltene Erkrankung, die jedoch häufig in ein Nierenversagen mündet.

Glomerulonephritiden können eingeteilt werden:

- Nach dem zeitlichen Verlauf in **akute und chronische Glomerulonephritiden**
- Nach der Entstehung in **primäre Glomerulonephritiden** ohne und **sekundäre Glomerulonephritiden** mit begleitender Systemerkrankung wie etwa einer Kollagenose
- Nach dem klinischen Bild in **Glomerulonephritis mit akutem nephritischem Syndrom** (Hämaturie, Zylinder, Ödeme, arterielle Hypertonie), **Glomerulonephritis mit mono- oder oligosymptomatischem Verlauf, Glomerulonephritis mit nephrotischem Syndrom**
- Nach dem histologischen Befund, z. B. in **Minimal-change-, membranoproliferative Glomerulonephritis**

Dabei kann z. B. der gleiche histologische Befund im Rahmen einer primären oder sekundären Glomerulonephritis auftreten und unterschiedliche Verläufe zeigen.

10.5.1 Akute Glomerulonephritis

DEFINITION

Akute Glomerulonephritis: plötzlich einsetzende Glomerulonephritis. Hauptformen:

- **Akute postinfektiöse Glomerulonephritis,** v. a. bei jungen Menschen, die Prognose ist insgesamt gut.
- **Rasch progrediente Glomerulonephritis** *(rapid progressive GN, RPGN, perakute GN),* bei dieser kommt es ohne frühzeitige Behandlung in 80–90 % zu einem Nierenversagen (mit Behandlung Verbesserung/Erhalt der Nierenfunktion in ca. 60 %).

Krankheitsursachen und -entwicklung

Bei einer **akuten postinfektiösen Glomerulonephritis** bildet das Immunsystem im Rahmen einer meist bakteriellen, gelegentlich viralen Infektion Antikörper gegen den auslösenden Erreger. Als Folge lagern sich Antigen-Antikörper-Komplexe in den glomerulären Kapillaren ab und setzen dort eine Entzündung in Gang, welche die glomerulären Kapillaren undicht werden lässt.

Die **rasch progrediente Glomerulonephritis** (➤ Abb. 10.25) tritt überwiegend im Rahmen von Autoimmunerkrankungen auf.

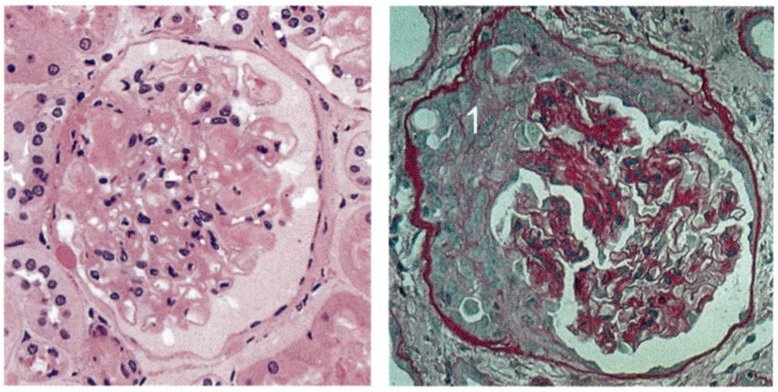

Abb. 10.25 Links normaler Glomerulus im lichtmikroskopischen Bild, rechts histologischer Befund bei rasch progredienter Glomerulonephritis. Hier sind Halbmondbildungen (1) um stark geschädigte Kapillarschlingen typisch. [M375, P062]

Klinische Zeichen und Diagnostik

Die akute postinfektiöse Glomerulonephritis zeigt sich 1–4 Wochen nach einer Infektion (eitrige Streptokokkenangina ➤ 13.4.2, ➤ 18.4.2) durch:

- Müdigkeit, Abgeschlagenheit, Appetitlosigkeit, Übelkeit, Blässe, Kopfschmerzen, subfebrile Temperaturen oder Fieber, Bauch- und Flankenschmerzen
- Oligurie bis Anurie, blutiger/colafarbener Urin
- Massive Ödeme (auch im Gesicht, Lungenödem)
- Hypertonie

Die Zeichen der rasch progredienten Glomerulonephritis sind anfangs die gleichen, die Nierenfunktionsstörung schreitet aber rasch voran.
Bei klinischem Verdacht auf eine Glomerulonephritis folgen:

- Urinuntersuchung (➤ 10.1.3). Mikro-/Makrohämaturie, Erythrozytenzylinder, Proteinurie
- Blutuntersuchungen. Kreatinin und Harnstoff erhöht, immunologische Untersuchungen auf Infektionserreger (z. B. Antistreptolysintiter) und Autoantikörper (z. B. ANCA, ANA)
- Sonografie (Nieren überwiegend vergrößert)
- Nierenbiopsie (➤ 10.1.10). Immer bei einer Proteinurie über 3 g täglich, schnell zunehmendem oder länger als zwei Wochen andauerndem Kreatininanstieg

Behandlung

Die Behandlung der Glomerulonephritis umfasst ursachenspezifische Therapien, die (ursachenunabhängige) Vorbeugung und Behandlung von Komplikationen sowie die pflegerische kompensierende Betreuung und Beratung. [16]

NOTFALL

Die **rasch progrediente Glomerulonephritis** ist ein nephrologischer Notfall, da sie in 80–90 % innerhalb von Wochen bis Monaten zur terminalen Niereninsuffizienz führt.

Behandlung der Ursache

Bei einer Infektion als Ursache ist teilweise eine gezielte Therapie möglich, z. B. Penizillingabe bei Poststreptokokken-Glomerulonephritis. [16]

Bei rasch progredienter Glomerulonephritis erfolgt eine immunsuppressive Therapie v. a. mit Glukokortikoiden, Azathioprin (etwa Azathioprin dura®), Cyclophosphamid (etwa Endoxan®), Methotrexat (etwa MTX Hexal®), Mycophenolat-Mofetil (etwa Cellcept®) und Rituximab (etwa Mabthera®). Bei Erfolglosigkeit wird eine Plasmapherese (Plasmaaustausch) versucht. [16]

Behandlung von Komplikationen

Im Krankheitsverlauf auftretende Komplikationen werden symptomatisch behandelt, u. a.:

- Ausschwemmung der Ödeme (➤ 10.10.1)
- Hypertoniebehandlung (➤ 4.9)
- Rechtzeitige Dialysetherapie bei drohendem akutem Nierenversagen (➤ 10.6.1)

Pflegerische Betreuung

Ziele der pflegerischen Betreuung sind das Verhindern bzw. rechtzeitige Erkennen von Komplikationen sowie die Kompensation von Funktionseinschränkungen:

- Beobachtungen und Kontrollen: engmaschig Puls und Blutdruck (Zielwert systolisch < 130 mmHg), regelmäßig Temperatur, Urin
- Flüssigkeitsbilanzierung, Trinkmenge nach Arztanordnung je nach vorhandener Ausscheidungsfunktion der Nieren
- Ernährung
  - Bei eingeschränkter Nierenfunktion (ohne Dialyse), Hypertonie, Ödemen: Reduktion von Kochsalz (< 5 g/Tag) und Eiweiß (0,6–0,8 g/kg KG) [17]
  - Bei steigendem Serumkalium: Reduktion bzw. Verzicht auf kaliumhaltige Nahrungsmittel wie Bananen, Spinat, Nüsse
- Thromboseprophylaxe aufgrund erhöhter Thromboseneigung u. a. durch Immobilisation, Hämokonzentration, renalen Verlust antithrombotischer Faktoren
- Unterstützung bei den täglichen Aktivitäten des täglichen Lebens und Durchführung von Prophylaxen bei angeordneter körperlicher Schonung bzw. Bettruhe
- Pflege bei Ödemen (➤ 10.10.1)
- Pflege bei Diuretikagabe (➤ 10.2.3)

Beratung

- Nur mäßig körperlich belastende Tätigkeiten nach der Krankenhausentlassung, später regelmäßige Bewegung, Stress vermeiden, ausreichend Ruhe und Entspannung
- Anleitung zur dreimal täglichen Blutdruckkontrolle, da sich ein normaler Blutdruck günstig auf die Prognose auswirkt
- Beobachtung des Wasserhaushalts, z. B. tägliche Gewichtskontrolle, Führen einer Flüssigkeitsbilanz, Beobachtung des Urins

- Infektionsprophylaxe, da das Immunsystem geschwächt ist, z. B. Meiden von Menschenansammlungen, sorgfältige Händehygiene
- Thromboseprophylaxe, z. B. regelmäßige Bewegung, bei zusätzlichen Risiken medikamentös
- Ernährungsberatung (Bevorzugung kochsalz- und kaliumarmer Nahrungsmittel, Verzehr frischer und selbst zubereiteter Speisen, Reduktion industriell hergestellter Lebensmittel, da diese „versteckte" Salze enthalten)
- Sozialrechtliche Fragestellungen, beispielsweise Möglichkeiten der Umschulung oder Frühberentung bei Chronifizierung
- Nikotinkarenz, da Rauchen das Risiko eines Nierenversagens erhöht
- Vor Verwendung nierenschädigender Substanzen (z. B. Kontrastmittel) Rücksprache mit Nephrologen

Psychische Unterstützung

Patientinnen mit Glomerulonephritis sehen sich aufgrund der unsicheren Prognose mit großen Zukunftsängsten konfrontiert. Neben dem veränderten Körpergefühl belastet sie v. a. die Angst vor einer Niereninsuffizienz mit Dialysepflicht. Der psychologischen Betreuung kommt daher ein hoher Stellenwert zu. Pflegende verweisen in diesem Zusammenhang auch auf Verbände und Selbsthilfegruppen.

10.5.2 Chronische Glomerulonephritis

DEFINITION

Chronische Glomerulonephritis: Gruppe verschiedener Glomerulonephritiden mit hochkompliziertem Entstehungsmechanismus. Gekennzeichnet durch einen langsamen, unaufhaltsamen Entzündungsprozess der Glomeruli mit fortschreitender Nierenfunktionsstörung bis zum Nierenversagen.

Chronische Glomerulonephritiden werden oft zufällig bei einer Hypertonieabklärung entdeckt, da sie lange keine spürbaren Beschwerden verursachen. Später zeigen sich die Symptome einer unzureichenden Nierenfunktion wie Abgeschlagenheit oder andere uncharakteristische Allgemeinbeschwerden (➤ 10.5.1).

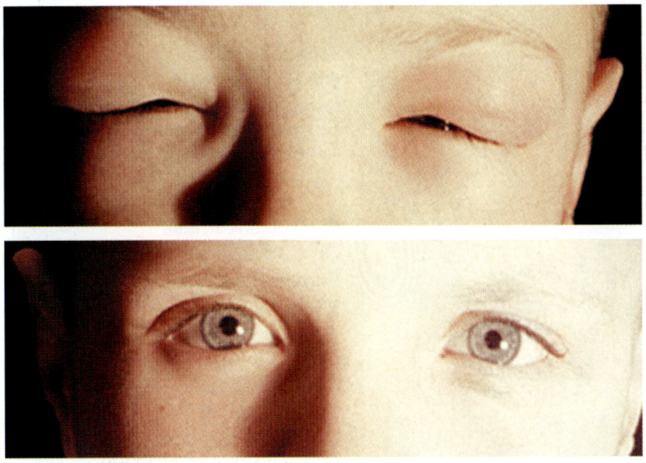

Abb. 10.26 Oben Kind mit massiven Lidödemen bei nephrotischem Syndrom. Unten Verschwinden der Ödeme und normales Aussehen nach Behandlung. [M451]

Ist die Ursache ein Autoimmunprozess, kann immunsuppressiv behandelt werden. Überwiegend ist aber eine spezifische Behandlung nicht (mehr) möglich. Die symptomatische Behandlung soll dann das weitere Fortschreiten verlangsamen und entspricht der bei chronischem Nierenversagen (➤ 10.6.2). Die meisten Betroffenen werden nach langjährigem Verlauf dialysepflichtig.

10.5.3 Nephrotisches Syndrom

DEFINITION

Nephrotisches Syndrom: Symptomkomplex aus Proteinurie, Hypoproteinämie (zu geringe Eiweißkonzentration im Blut) mit Ödemen und erhöhten Blutfettwerten. Auftreten bei verschiedenen Erkrankungen, die die Nierenglomeruli schädigen. Bei Kindern, obschon insgesamt selten, häufigste Erkrankung der Glomeruli. Bei Kindern mit **Minimal-change-Glomerulonephritis** sehr gute Prognose, ansonsten in ca. 50 % über Jahre Entwicklung eines chronischen Nierenversagens.

Krankheitsursachen und -entwicklung

Das **nephrotische Syndrom** ist keine eigenständige Erkrankung, sondern Folge verschiedener Glomerulonephritiden, der **diabetischen Nephropathie** *(diabetische Glomerulosklerose)* oder – seltener – anderer Autoimmunerkrankungen, Infektionen oder Medikamente.

Zuerst kommt es zu einer Schädigung der Glomeruluskapillaren, sodass diese sehr viel Eiweiß hindurchlassen (Proteinurie). Der hohe Eiweißverlust über den Urin führt zu einem verminderten Albumingehalt im Blut und damit zu einer Verminderung des kolloidosmotischen Druckes. Es bilden sich generalisierte Ödeme. Die Leber versucht den Eiweißverlust auszugleichen, indem sie vermehrt Lipoproteine produziert, was zu einer Hyperlipoproteinämie (➤ 7.6) führt. Des Weiteren kommt es zu einer erhöhten Infektanfälligkeit (Verlust von Immunglobulinen) und zu einem erhöhten Thromboserisiko (Verlust von Antithrombin III).

Klinische Zeichen und Diagnostik

Leitsymptom sind Ödeme zuerst der Augenlider, dann im übrigen Gesicht (➤ Abb. 10.26), an Knöcheln und Füßen, später generalisiert *(Anasarka)* mit Aszites und Pleuraerguss. Die Betroffenen fühlen sich unwohl und schlapp. Der Urin kann aufgrund des hohen Proteinanteils schäumen.

Urinuntersuchungen einschließlich Urinelektrophorese dienen der genauen Einordnung der Proteinurie (Menge und Art der verlorenen Proteine), Blutuntersuchungen der Einschätzung der Gefährdung und ebenso wie Sonografie und Nierenbiopsie der Ursachensuche.

Behandlung

Die Behandlung umfasst die Therapie der Grunderkrankung sowie deren Folgen: [16], [18])

- Die Patientin soll sich körperlich schonen.
- Glomerulonephritiden werden meist immunsuppressiv behandelt, v. a. mit Glukokortikoiden (➤ 12.2.3). Insbesondere die meisten kindlichen Erkrankungen sprechen gut darauf an.

Beispielsweise bei Kontraindikationen oder unzureichendem Therapieerfolg werden weitere Immunsuppressiva eingesetzt.

- Bei Ödemen sind Diuretika (➤ 10.2.3) indiziert, außerdem eine Flüssigkeitsbilanzierung, Flüssigkeitseinschränkung und Kochsalzrestriktion (< 5 g/Tag).
- Aufgrund des Verlusts gerinnungshemmender Faktoren (v. a. Antithrombin III) über den Urin und die Diuretikatherapie sind die Patientinnen thrombosegefährdet. Sie benötigen, auch ohne Bettlägerigkeit, eine medikamentöse Thromboseprophylaxe. Da aufgrund des Antithrombin-III-Mangels Heparin wirkungslos ist, sollte bei hohem Risiko eine orale Antikoagulation erfolgen.
- ACE-Hemmer bzw. Angiotensin-II-Antagonisten (➤ 4.2.2) vermindern eine Proteinurie durch Reduktion des Filtrationsdrucks im Glomerulum.
- Länger bestehende erhöhte Blutfette werden diätetisch und ggf. medikamentös (v. a. mit Statinen ➤ 7.2.4) gesenkt.
- Die erhöhte Infektionsgefahr aufgrund des Immunglobulinverlusts macht eine Infektionsprophylaxe (tägliche Temperaturkontrolle, sorgfältige Beachtung der Standardhygienemaßnahmen, ➤ 12.2.1) und eine frühzeitige und konsequente antibiotische Therapie bei Infektionen erforderlich.
- Elektrolytverschiebungen werden ausgeglichen, um eine evtl. Minderdurchblutung der Nieren mit entsprechender Schädigung zu vermeiden.

Weitere pflegerische Betreuung

- Durchführung aller erforderlichen Prophylaxen
- Beobachtung des Urins auf Menge, Farbe, Transparenz, Beimengungen
- Patientenbeobachtung auf Komplikationen wie Pleuraerguss (➤ 3.2.7), Lungenödem (➤ 4.5), Aszites (➤ 9.1)
- Ggf. Unterstützung bei der Körperpflege
- Pflegerische Maßnahmen bei Ödemen (➤ 10.10.1)
- Fett- und cholesterinarme, ballaststoffreiche und vollwertige Ernährung, Proteinzufuhr 0,8–1 g/kg KG

10.6 Nierenversagen

DEFINITION

Nierenversagen *(Niereninsuffizienz):* (fast) vollständiger Verlust der Nierenfunktion.

10.6.1 Akute Nierenfunktionsstörung und akutes Nierenversagen

DEFINITION

Akute Nierenfunktionsstörung und akutes Nierenversagen *(akute Niereninsuffizienz, ANV):* plötzliche Abnahme der Nierenfunktion bis zum Funktionsverlust mit

- Anstieg des Serumkreatinins innerhalb von 48 Std. um ≥ 0,3 mg/dl *oder*
- Anstieg des Serumkreatinins innerhalb von 7 Tagen auf das 1,5-Fache des Ausgangswertes *oder*
- Reduktion der Urinmenge für ≥ 6 Std. auf < 0,5 ml/kg KG/Std. über 6 Std. [19]

Meist vollständige Wiederherstellung der Nierenfunktion innerhalb von Monaten, teilweise bleiben Dauerschäden.

Krankheitsursachen und -entwicklung

Entsprechend den verschiedenen Ursachen werden unterschieden (➤ Abb. 10.27):

- **Prärenales Nierenversagen.** Ursache ist eine Durchblutungsverminderung – unterhalb einer kritischen Blutdruckgrenze ist die Funktionsfähigkeit der Niere eingeschränkt.

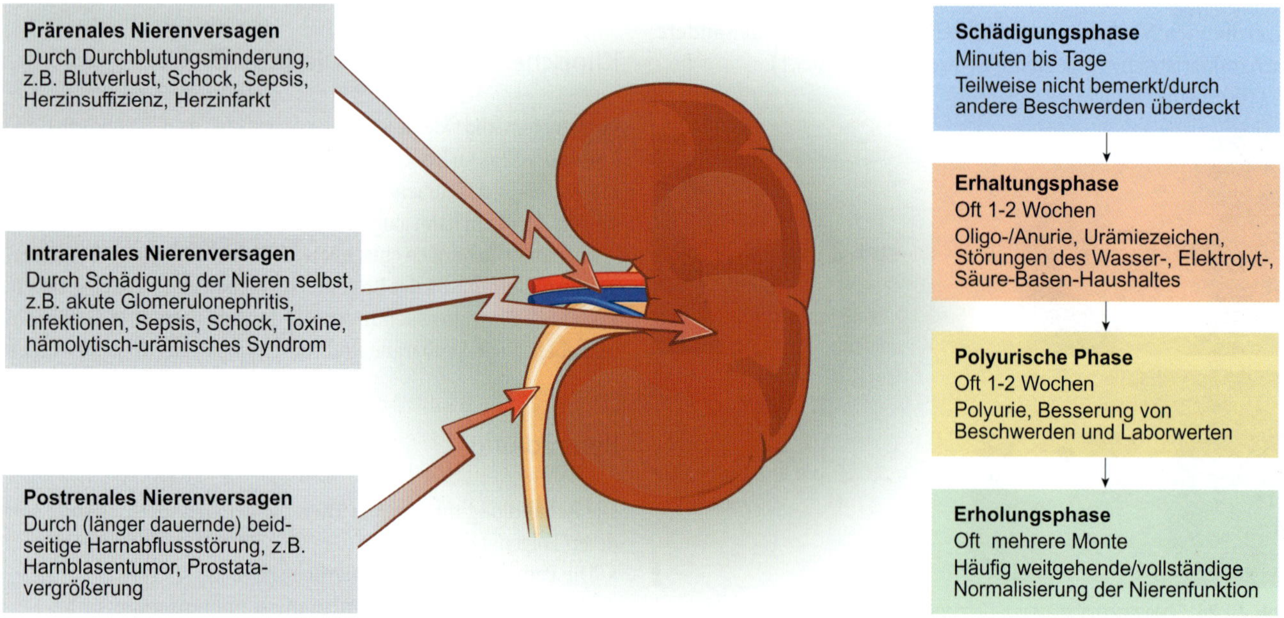

Abb. 10.27 Ursachen, Formen und Phasen des akuten Nierenversagens. [L255]

- **Intrarenales Nierenversagen.** Hier liegt meist eine direkte Schädigung der Nephrone (Nierenkörperchen plus Tubulusapparat) vor, z. B. durch von außen zugeführte oder körpereigene Substanzen oder durch Entzündungen.
- **Postrenales Nierenversagen.** Zugrunde liegt eine Harnabflussstörung. Zuerst steigt der Druck in der Bowman-Kapsel der Nephrone und es kann kein Primärharn mehr abgepresst werden, später kommt es zu einer reflektorischen Drosselung der Nierendurchblutung.

Klinische Zeichen und Diagnostik

Klinische Zeichen

Urinmenge unterschiedlich

Meist liegt bei der akuten Nierenschädigung/dem akuten Nierenversagen zwar eine Oligurie oder Anurie (➤ 10.1.2) vor. Normale Urinmengen oder sogar eine Polyurie (mit unzureichender Konzentrationsfähigkeit der Nieren) sind jedoch möglich.

Die Zeichen des akuten Nierenversagens sind insgesamt unspezifisch und hängen auch von der Grunderkrankung ab (Phasen ➤ Abb. 10.27):

- Allgemeine Urämiezeichen (➤ 10.6.2), v. a. Müdigkeit, Schwäche, Juckreiz
- Am Herz-Kreislauf-System Hypertonie, Zeichen der Überwässerung mit generalisierten Ödemen, Herzrhythmusstörungen

NOTFALL

Die **Hyperkaliämie** (➤ 10.11.1) kann zu lebensbedrohlichen **Herzrhythmusstörungen** führen!

- Am Atmungssystem Erhöhung der Atemfrequenz, Kussmaul-Atmung, Bronchitis, Pneumonie, Lungenödem *(fluid lung)*, respiratorische Insuffizienz (Ateminsuffizienz)
- Am Nervensystem Kopfschmerzen, Bewusstseinsstörung, Hirnödem
- Am Magen-Darm-Trakt Diarrhö, Übelkeit, Erbrechen

Diagnostik

Die Diagnostik dient der Ursachensuche und Gefährdungseinschätzung:

- Sonografie. Bei akutem Nierenversagen meist große Nieren, kaum/kein Urin in der Blase. Duplexsonografie (Durchblutung?)
- Urinuntersuchung mit Streifenschnelltest, Sedimentuntersuchung, Urinkultur (➤ 10.1.3) und Bestimmung der **Urinosmolarität** (Menge der im Urin gelösten, osmotisch wirksamen Teilchen pro Liter Urin). Osmolarität und spezifisches Gewicht beim akuten Nierenversagen erniedrigt, da die Nieren den Urin nicht mehr konzentrieren können
- Blutuntersuchung zur
  - Einschätzung von Nierenfunktion und Gefährdung (Nierenwerte, Elektrolyte, Gerinnung, Blutgasanalyse): Harnstoff-, Kreatininanstieg, Hyponatriämie (➤ Tab. 10.11), Hyperkaliämie (➤ 10.11.1), metabolische Azidose (➤ 10.12)
  - Ursachensuche (z. B. CRP, Blutbild, Autoantikörper)
- EKG: Hyperkaliämie? Herzrhythmusstörungen?
- Röntgenaufnahme des Thorax (Lungenödem?)
- Weitere Untersuchungen, z. B. CT/MRT, Nierenbiopsie (Glomerulonephritis?)

Hämolytisch-urämisches Syndrom

Das **hämolytisch-urämische Syndrom** *(HUS)* zählt zu den häufigsten Ursachen eines akuten Nierenversagens im Kindesalter. Der Altersgipfel liegt bei 2–5 Jahren. Bei 90 % der Kinder ist eine Magen-Darm-Infektion mit enterohämorrhagischen *Escherichia coli* (EHEC ➤ 8.9) vorausgegangen. [20]

Klinische Zeichen sind wässrige oder blutige Durchfälle, Fieber, Erbrechen, Bauchschmerzen, Oligurie oder Anurie, Bluthochdruck, Hauteinblutungen und neurologische Symptome wie Schläfrigkeit und Krampfanfälle. Wegweisende Blutbefunde sind eine hämolytische Anämie, Thrombozytopenie, Kreatinin- und Harnstoffanstieg.

Die Therapie ist schwierig. Die symptomatische Behandlung stützt sich auf Flüssigkeitsbilanzierung, Gabe von Diuretika und ggf. Blutersatzprodukten sowie eine Nierenersatztherapie bei akutem Nierenversagen.

Behandlung

Feststellbare Schädigungsfaktoren werden falls möglich beseitigt, nierenschädigende Medikamente (z. B. nichtsteroidale Antirheumatika) abgesetzt.

Die weitere Behandlung richtet sich nach den Krankheitszeichen und den Komplikationen: [19]

- Ausgleich des Wasser-, Elektrolyt- und Säure-Basen-Haushalts, v. a. einer Hyperkaliämie (➤ 10.11.1) und einer metabolischen Azidose (➤ 10.12). Gabe von gegen die Hyperkaliämie wirksamen Kationenaustauschern, z. B. Resonium® A oral oder rektal, oder i. v. Gabe von Insulin und Glukose (bewirken eine Kaliumaufnahme in die Zellen mit Sinken des Serumkaliums), gegen die Azidose evtl. Natriumbikarbonat i. v.
- Evtl. Dopamin oder Dobutamin i. v. zur Förderung der Nierendurchblutung
- Evtl. Diuretika i. v., z. B. Furosemid (etwa Lasix®, ➤ 10.2.3)
- Antibiotikagabe bei Verdacht auf Infektionen
- Ggf. Hämofiltration oder Dialyse (➤ 10.2.4) über einen speziellen ZVK (Shaldon-Katheter), bis die Nieren ihre Tätigkeit wieder aufnehmen

Pflegerische Betreuung

Pflege in der Schädigungsphase

Je nach Art des Schädigungsfaktors wird die **Schädigungsphase** teilweise nicht bemerkt. Pflegefachpersonen erkennen gefährdete Personengruppen und reduzieren Risikofaktoren, indem sie z. B. bei Patientinnen mit Diarrhö auf ausreichende Flüssigkeitszufuhr zur Vermeidung eines prärenalen Nierenversagens achten und Betroffene ggf. ins Krankenhaus bringen lassen.

Pflege in der Erhaltungsphase

Patientinnen in der **Erhaltungsphase** *(Phase der Oligo-/Anurie)* sind in einem kritischen Zustand, der evtl. intensivmedizinische Betreuung erfordert. Pflegende vermitteln Ruhe und geben der Patientin durch engmaschige Betreuung das Gefühl, nicht allein zu sein.

- Engmaschige Kontrolle aller Vitalzeichen einschl. ZVD, Beobachtung der Patientin auf die Symptome einer Urämie (➤ 10.6.2)
- Beobachtung des Urins auf Menge, Farbe, Beimengungen, spezifisches Gewicht/Urinosmolarität, ggf. Legen eines Blasenverweilkatheters zur Ausfuhrkontrolle
- Flüssigkeitsbilanzierung. Die erlaubte Flüssigkeitszufuhr entspricht der am Vortag ausgeschiedenen Flüssigkeitsmenge, wobei auch der Flüssigkeitsverlust durch Schwitzen, Wundsekret, Erbrechen und Durchfall berücksichtigt wird
- Tägliche Gewichtskontrolle
- Ernährung abhängig von der Grunderkrankung (kalorisch dem individuellen Bedarf entsprechend, eher kochsalz- und kaliumarm)
- Regelmäßige Hautpflege der häufig trockenen und juckenden Haut mit rückfettenden Produkten
- Maßnahmen gegen trockenen Mund und Durstgefühl durch die reduzierte Trinkmenge, z. B. regelmäßiges Ausspülen des Mundes, Lutschen von Eiswürfeln, künstlicher Speichel
- Ggf. Pflege bei Nierenersatztherapie (➤ 10.2.4)

Pflege in der Phase der Polyurie

Patientinnen in der **Phase der Polyurie** scheiden täglich über 4 l Urin aus. Aufgrund des hohen Flüssigkeitsverlusts besteht die Gefahr einer Dehydratation mit Kreislaufinstabilität und durch den Mineralstoffverlust die Gefahr einer Hyponatriämie (➤ Tab. 10.11) und Hypokaliämie (➤ 10.11.1).

Pflegerische Maßnahmen sind:

- Engmaschige Blutdruck- und Pulskontrolle
- Beobachtung des Urins auf Menge, Farbe, Beimengungen
- Flüssigkeitsbilanzierung
- Tägliche Gewichtskontrolle
- Reichliche Flüssigkeitszufuhr (ggf. Infusionstherapie), Dehydratationsprophylaxe (➤ 10.10.2)
- Natrium- und kaliumreiche Ernährung. Kann das erforderliche Kalium nicht über Lebensmittel aufgenommen werden, erfolgt eine medikamentöse Gabe, z. B. mit Kalinor® Brause

Pflege in der Erholungsphase

In der **Erholungsphase** *(Restitutionsphase)* verbessern sich Nierenfunktion und Allgemeinzustand allmählich bis zur Normalisierung. Pflegende unterstützen die Patientin bei der Wiedererlangung und Stärkung ihrer Selbstpflegefähigkeiten.

Prävention

Zur Prophylaxe einer akuten Nierenfunktionsstörung werden derzeit insbesondere folgende Maßnahmen empfohlen:

- Ausreichende Flüssigkeitszufuhr vor Kontrastmittelgabe
- Vermeidung und Behandlung von Volumenmangel und ausgeprägter Hypotonie
- Vermeidung der Gabe nephrotoxischer Substanzen, beispielsweise bestimmter Antibiotika, nichtsteroidaler Antirheumatika

10.6.2 Chronische Nierenfunktionsstörung und chronisches Nierenversagen

DEFINITION

Chronisches Nierenversagen *(chronische Niereninsuffizienz):* langsam voranschreitender, irreversibler Verlust der Ausscheidungs- und Hormonfunktionen der Nieren aufgrund verschiedener Grunderkrankungen. Mündet in eine **terminale Niereninsuffizienz** mit Nierenversagen und Dialysepflicht.

Krankheitsursachen und -entwicklung

In Deutschland sind mittlerweile die **diabetische Nephropathie** und **gefäßbedingte Nierenschäden** durch Bluthochdruck und/oder Arteriosklerose die Hauptursachen des **chronischen Nierenversagens** bei Erwachsenen, gefolgt von den chronischen Glomerulonephritiden u. a. Entzündungen (➤ Abb. 10.28). Auch schmerzmittelbedingte Nierenschädigungen (**Analgetika-Nephropathie** mit chronischer *tubulointerstitieller Nephritis* = Nierenentzündung mit hauptsächlichem Befall der Tubuli und des Zwischengewebes) können zum chronischen Nierenversagen führen.

Hauptursachen bei Kindern sind:

- Angeborene Fehlbildungen einschließlich polyzystischer Nierenerkrankung (ca. 60 %) (➤ 10.3)
- Glomerulonephritiden (30 %, ➤ 10.5)

Es fallen nicht nur die Ausscheidungsfunktionen, sondern auch die hormonellen Funktionen der Nieren aus: Der Erythropoetinmangel führt zur **renalen Anämie.** Die unzureichende Produktion von aktivem Vitamin D, Störungen im Kalzium- und Phosphathaushalt und Nebenschilddrüsenüberfunktion (sekundärer Hyperparathyreoidismus) führen zur **renalen Osteodystrophie.** Letztendlich werden alle Organsysteme durch das chronische Nierenversagen geschädigt.

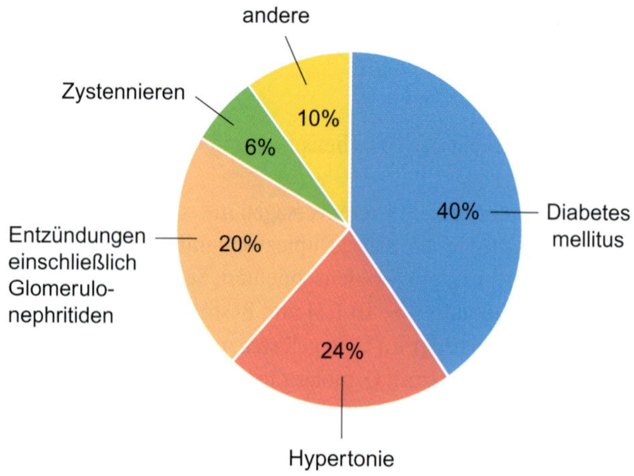

Abb. 10.28 Ursachen des chronischen Nierenversagens bei Erwachsenen. [L143]

Klinische Zeichen und Diagnostik

Klinische Zeichen

Unterschiedlich schneller Verlauf

Der Verlauf einer chronischen Nierenkrankheit ist individuell sehr unterschiedlich und hängt vor allem von der Grunderkrankung ab. Sie kann sich über wenige Jahre, aber auch Jahrzehnte erstrecken. Ein rascher Verlauf findet sich vor allem bei sehr hoher Eiweißausscheidung im Urin, hohem Blutdruck, Rauchen und schlechter Blutzuckereinstellung.

Krankheitszeichen (➤ Abb. 10.29) treten erst in Erscheinung, wenn über die Hälfte der Nephrone irreversibel geschädigt sind. Erster Hinweis ist oft eine Leistungsminderung. Die zu diesem Zeitpunkt bereits vorhandene Hypertonie bereitet keine subjektiven Beschwerden. Daher werden nicht wenige Betroffene von der Diagnose einer deutlichen Nierenfunktionseinschränkung völlig überrascht.

Es treten Magen-Darm-Beschwerden (Appetitlosigkeit, Übelkeit), Juckreiz, Kopfschmerzen, Konzentrationsstörungen, Knochenschmerzen/-deformierungen, erhöhte Frakturneigung, neuropathiebedingte Schmerzen, Ödeme (einschließlich Lungenödem) hinzu. Auch die Sexualfunktionen sind gestört. Auffällig sind eine braun-gelbe Hautfarbe und ein urinartiger Geruch von Haut und Atemluft *(Foetor uraemicus)*.

Bei Kindern kommen zusätzlich Kleinwuchs, ein verspätetes Einsetzen der Pubertät und evtl. Gangstörungen aufgrund von Knochendeformierungen vor.

DEFINITION

Urämie *(Harnvergiftung):* Anreicherung harnpflichtiger Substanzen im Blut mit daraus resultierenden typischen Symptomen am ganzen Körper (➤ Abb. 10.29 und Text). Auftreten bei akutem und chronischem Nierenversagen.

Urämische Enzephalopathie: Gehirnschädigung durch Nierenfunktionsausfall mit Konzentrationsstörungen, Kopfschmerzen, Wesensveränderung, Verwirrtheit, Krampfneigung und Bewusstseinsstörungen/Somnolenz bis zum **urämischen Koma.**

Diagnostik

- Blutdruckmessung, Bestimmung des Gewichts, v. a. bei Kindern auch der Größe
- Urinuntersuchungen mit Sedimentuntersuchung und Urinkultur
- Blutuntersuchung:
  - Blutbild, Hb (Anämie?), ggf. Erythropoetinspiegel

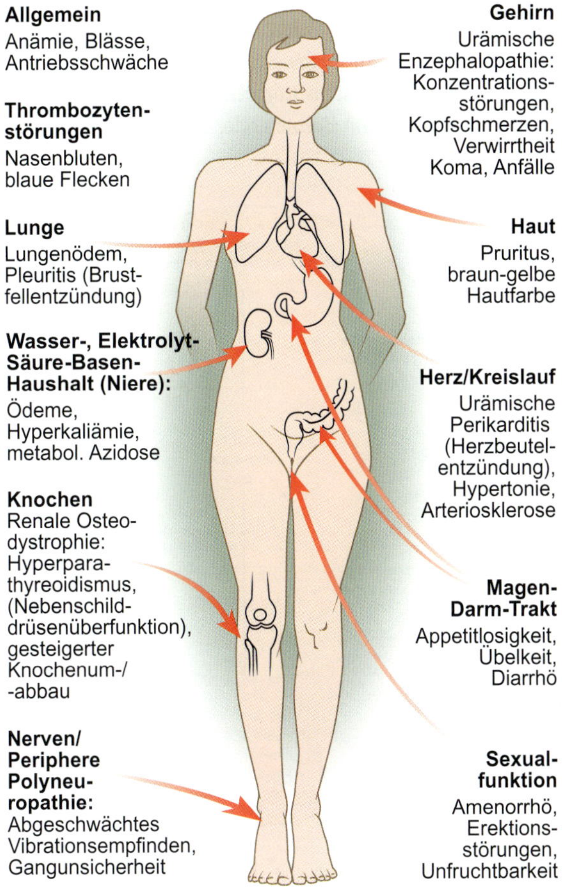

GRF*	Klinische Symptome	Stad. (WHO)
≥ 90	**Normale Nierenfunktion.** Keine Krankheitszeichen	I
60–89	**Leichte Nierenfunktionseinschränkung.** Kreatinin-Clearance vermindert, Serum-Kreatinin noch normal (kreatininblinder Bereich), Hypertonie	II
30–59	**Mäßige Nierenfunktionseinschränkung.** Kreatin- und Harnstoff-Anstieg. Leistungsminderung, Hypertonie, Anämie	III
15–29	**Hochgradige Nierenfunktionseinschränkung (präterminale Niereninsuffizienz).** Serumkreatinin > 6 mg/dl. Entwicklung von Urämiesymptomen	IV
<15	**Nierenversagen (terminale Niereninsuffizienz).** Ausgeprägte Urämiesymptome. Nierenersatztherapie nötig	V

Abb. 10.29 Symptome des chronischen Nierenversagens. GFR = glomeruläre Filtrationsrate (10.1.7) [L255]

10

- Nierenfunktion: Kreatinin, Harnstoff, Cystatin C, Harnsäure (➤ 10.1.7)
- Blutzucker (Diabetes mellitus?)
- Elektrolyte: Kalium (Hyperkaliämie? ➤ 10.11.1), Phosphat (Hyperphosphatämie?), Kalzium (Hypokalzämie? ➤ 10.11.2)
- Blutgasanalyse: Azidose? (➤ 10.12)
- Vitamin D, Parathormon (sekundärer Hyperparathyreoidismus? ➤ Tab. 6.1)

- Kreatinin-Clearance-Bestimmung zur Abschätzung des noch verbliebenen Glomerulumfiltrats (➤ 10.1.7)
- (Farbduplex-)Sonografie: Schrumpfnieren? Zystennieren? Nierenarterienstenose? (➤ 10.1.8)
- EKG, Echokardiografie: Zeichen der Hypertonie, Perikarditis?
- EEG: Zeichen einer urämischen Enzephalopathie?
- Evtl. Nierenbiopsie (➤ 10.1.10)

Behandlung

Behandlungsziele sind die Beseitigung der Grunderkrankung (falls möglich), ein möglichst langsames Fortschreiten der Nierenfunktionseinschränkung, eine Minimierung der Komplikationen und eine bestmögliche Lebensqualität.

Medikamentöse Therapie

Die medikamentöse Therapie umfasst: [21]

- Konsequente Behandlung eines Diabetes mellitus unter Einsatz eines SGLT2-Hemmers (➤ 7.2.2), Gabe eines SGLT2-Hemmers auch bei bestimmten Patientengruppen ohne Diabetes
- Senkung des erhöhten Blutdrucks (Zielblutdruck 120/80 mmHg), möglichst mit ACE-Hemmern (➤ 4.2.2), da sich diese günstig auf die Nierenleistung auswirken, alternativ Angiotensin-[II-]Rezeptor-Blocker
- Statine (➤ 7.2.4) bei zu hohem Blutcholesterin
- Bei Flüssigkeitseinlagerung Diuretika (➤ 10.2.3)
- Konsequente Behandlung von Harnwegsinfekten (➤ 10.4)
- Korrektur der Serumelektrolyte, z. B. bei Hyperkaliämie Gabe von Ionenaustauschern (z. B. Resonium A®)
- Ggf. Phosphatbinder (z. B. Calciumacetat-Nefro®)
- Medikamentöse Senkung eines erhöhten Parathormonspiegels (➤ Tab. 6.1), u. a. durch Gabe von Vitamin D. Evtl. operative Entfernung der Nebenschilddrüsen mit Implantation eines Restes in den Unterarm
- Bei ausgeprägter renaler Anämie gentechnisch hergestelltes Erythropoetin (z. B. Erypo®) und ggf. Eisenpräparate
- Bei schwerer Azidose Bikarbonat oral (➤ 10.12)
- Vermeidung nierenschädigender Substanzen, z. B. nichtsteroidaler Antirheumatika (➤ 14.2.2), aber auch Rauchen
- Bei Kindern ggf. Gabe von Wachstumshormon s. c.

VORSICHT

Alle **Arzneimittel** müssen auf eine notwendige Dosisreduktion überprüft werden. Vorwiegend über die Nieren ausgeschiedene Medikamente reichern sich sonst an mit evtl. bedrohlichen Folgen (z. B. bei Digitalispräparaten).

Ernährungstherapie

Ernährung bei Nierenersatztherapie ➤ 10.2.4, ➤ Tab. 10.8

Keine pauschalen Empfehlungen

Eine „Nierendiät" gibt es nicht. Letztendlich bedarf es einer individuellen Ernährungstherapie, die medizinische, soziale, kulturelle Bedürfnisse und die Grundsätze einer vollwertigen, pflanzenbasierten Ernährung berücksichtigt. Ernährungsempfehlungen sollen nicht nur mit Verboten arbeiten, sondern auch Genuss und Lust am Essen ermöglichen. Pflegefachpersonen arbeiten hier eng mit Ernährungsberatern zusammen, die nach einer Bestimmung des Ernährungsstatus (u. a. mithilfe eines Ernährungsprotokolls und der Ermittlung von Körpergewicht und BMI) individuelle Ernährungsziele (➤ Abb. 10.30) planen. [10]
Mit Beginn einer Nierenersatztherapie ändert sich die Ernährungstherapie (➤ 10.2.4).

Ernährungsempfehlungen im Nierenversagen ohne Nierenersatztherapie umfassen: [17], [21]

- Vielseitige, pflanzenbetonte Ernährung mit möglichst wenig hochverarbeiteten Lebensmitteln, insbesondere wenig Fertiggerichte, Süßgetränke, Chips usw.
- Kalorienzufuhr je nach dem Ausmaß der körperlichen Aktivität (ca. 25–40 kcal/kg KG). Erwachsene sollen ein normales Gewicht halten, Kinder sollen sich altersentsprechend entwickeln
- Tägliche Eiweißzufuhr bei Erwachsenen 0,8 g/kg Körpergewicht, bei Kindern 1–2 g/kg Körpergewicht abhängig vom Stadium der Niereninsuffizienz. Verzehr hochwertiger, mehr pflanzlicher als tierischer Eiweiße, möglichst als Kombination verschiedener Proteine, z. B. Kartoffeln mit Bohnen oder Mais

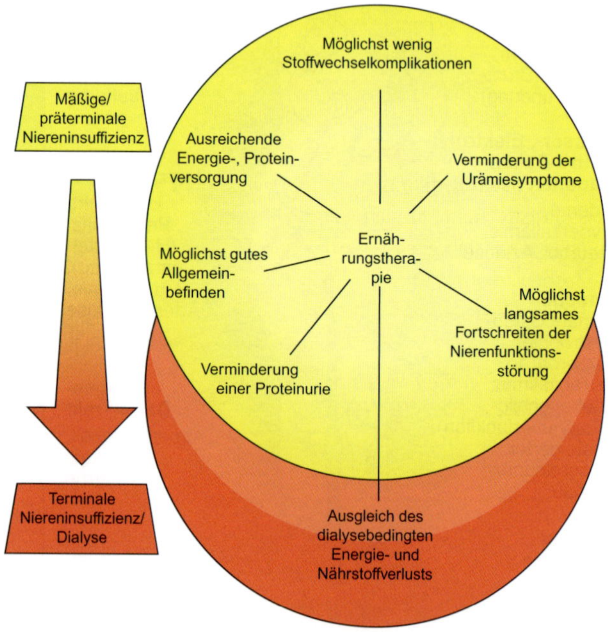

Abb. 10.30 Ziele der Ernährungstherapie bei chronischer Niereninsuffizienz. Mit der Dialyse erweitern sich die Ziele gegenüber denen bei der präterminalen Niereninsuffizienz. [L264]

- Reduktion der Phosphatzufuhr auf 800–1.000 mg pro Tag (Vermeidung von Nüssen, Schmelzkäse, Parmesan, Backpulver usw.)
- Kochsalzreduktion auf ca. 5 g/Tag
- Kaliumzufuhr in Anpassung an die Nierenrestfunktion und die Serumkaliumkonzentration (ungefähr 2.000–2.500 mg pro Tag), Einschränkung nur bei erhöhtem Kaliumspiegel
- Ca. 2 l Flüssigkeitsaufnahme zur Ausscheidung harnpflichtiger Substanzen, Trinkmengenbeschränkung nur bei Herzinsuffizienz, sinkender Urinausscheidung oder Ödembildung

KLIMA UND UMWELT

Eine vielseitige Ernährung mit weniger tierischen und viel pflanzlichen sowie generell unverarbeiteten Lebensmitteln reduziert nicht nur den ökologischen Fußabdruck eines Menschen, sondern auch sein Risiko für Nierenfunktionsstörungen. Ursächlich wird eine günstige Beeinflussung von Stoffwechsel, Blutdruck u. a. kardiovaskulären Risikofaktoren sowie eine Entzündungshemmung vermutet.

Weitere pflegerische Betreuung und Beratung

- Die weiteren pflegerischen Maßnahmen richten sich nach der Art der Nierenersatztherapie (➤ 10.2.4) und Komplikationen der Nierenfunktionsstörung.
- Rauchende mit Niereninsuffizienz werden zur Tabakentwöhnung (➤ 3.9) motiviert, da Rauchen die Nierenfunktion verschlechtert.
- Tägliche körperliche Aktivität, angepasst an die individuellen Möglichkeiten, ist zu empfehlen.
- Menschen mit chronischer Niereninsuffizienz blicken zumeist auf eine lange „Krankheitskarriere" zurück oder erkennen, dass eine solche noch vor ihnen liegt. Pflegende zeigen Mitgefühl, passen die Informationen individuell an jede Patientin an und stehen auch bei Tabuthemen wie „Angst vor dem Tod" zur Seite. Sie erhalten die Selbstpflegefähigkeit, um so auch einer Resignation entgegenzusteuern.
- 50 % der niereninsuffizienten Männer leiden an Sexualstörungen wie z. B. Erektionsstörungen (➤ 22.1) und Libidoverlust. Therapeutisch steht eine Gesprächstherapie im Vordergrund, daneben kommen auch Medikamente in Frage.
- Niereninsuffiziente Frauen leiden unter reduzierter Libido und Orgasmusfähigkeit. Eine trockene Scheide kann den Geschlechtsverkehr schmerzhaft machen. Sexualtherapie oder die Gabe von Gleitmitteln können helfen. Die Fruchtbarkeit nimmt schon früh bis zur Unfruchtbarkeit ab, bei einer Schwangerschaft unter Dialysetherapie ist die Überlebensrate der Kinder auf ca. 50 % reduziert. Pflegende unterstützen bei der Bewältigung, verweisen auf Selbsthilfegruppen und psychologische Betreuung.

10.7 Urolithiasis

DEFINITION

Urolithiasis *(Harnsteinleiden):* Auftreten von Harnsteinen (Konkrementen) in Nierenbecken **(Nephrolithiasis)**, Ureter **(Ureterolithiasis)**, Harnblase **(Zystolithiasis)** oder Harnröhre **(Urethralithiasis)**, typischerweise verbunden mit kolikartigen Schmerzanfällen. Häufigkeit ca. 5–10 %, Männer häufiger als Frauen. Prognose meist gut, allerdings Rezidivrisiko um 50 %.

Krankheitsursachen und -entwicklung

Am Beginn einer **Urolithiasis** (➤ Abb. 10.31) steht eine Konzentrationserhöhung verschiedener Salze im Urin, die zuerst kleine Kristalle bilden und sich dann zu größeren Konkrementen zusammenballen.

Ab einer gewissen Größe können diese **Harnsteine** die ableitenden Harnwege nicht mehr passieren.

Begünstigende Faktoren sind:

- Hohe Ausscheidung steinbildender Substanzen wie Kalzium, Harnsäure, Oxalsäure
- Anatomische Anomalien der Harnwege (➤ 10.3), Harnstau
- Harnwegsinfektionen (➤ 10.4)
- Urin-pH deutlich < 5,0 oder > 6,0
- Flüssigkeitsmangel (➤ 10.10.2)
- Eiweißreiche Kost
- Bettlägerigkeit (vermehrte Freisetzung von Kalzium aus den Knochen)

Die seltenen kindlichen Nierensteine bilden sich meist infolge rezidivierender Harnwegsinfekte, angeborener anatomischer Anomalien oder Stoffwechselerkrankungen.

Mit ca. 80 % am häufigsten sind kalziumhaltige Steine.

Klinische Zeichen und Diagnostik

Klinische Zeichen

Harnsteine machen erst Beschwerden, wenn sie zu einer Abflussbehinderung führen oder in den Harnleitern wandern und sich an Engstellen festklemmen. Durch eine solche Einklemmung kommt es zur **Nierenkolik** *(akuter Steinanfall)* mit:

- Wellenförmig wiederkehrenden, stärksten, krampfartigen Schmerzen mit Ausstrahlung in Rücken, seitlichen Unterbauch, Hodensack oder Schamlippen (je nach Steinlokalisation, ➤ Abb. 10.32) und Bewegungsdrang während der Kolik
- Selten (leichte) Dauerschmerzen bei großen Nierenbecken(ausguss)steinen
- Übelkeit, Erbrechen, Stuhl-, Windverhalt (reflektorischer Subileus)
- Pollakisurie, (Mikro-)Hämaturie (➤ 10.1)
- Abgang von **Harngries** (kleinste Konkremente)

Abweichendes Bild bei Kindern

Eine Urolithiasis bei Kindern zeigt sich durch Gereiztheit, unspezifische Bauchschmerzen in der Nabelgegend sowie Erbrechen und nicht durch die typischen Koliken.

Diagnostik

Die Diagnostik soll Steinursache, Steinlokalisation und Komplikationen erfassen: [22]

- Sonografie (Stein? Harnstau? ➤ Abb. 10.33). Wichtigste Untersuchung, besonders geeignet zum Nachweis von Nierensteinen. Stellt außerdem Komplikationen wie etwa Harnstau dar

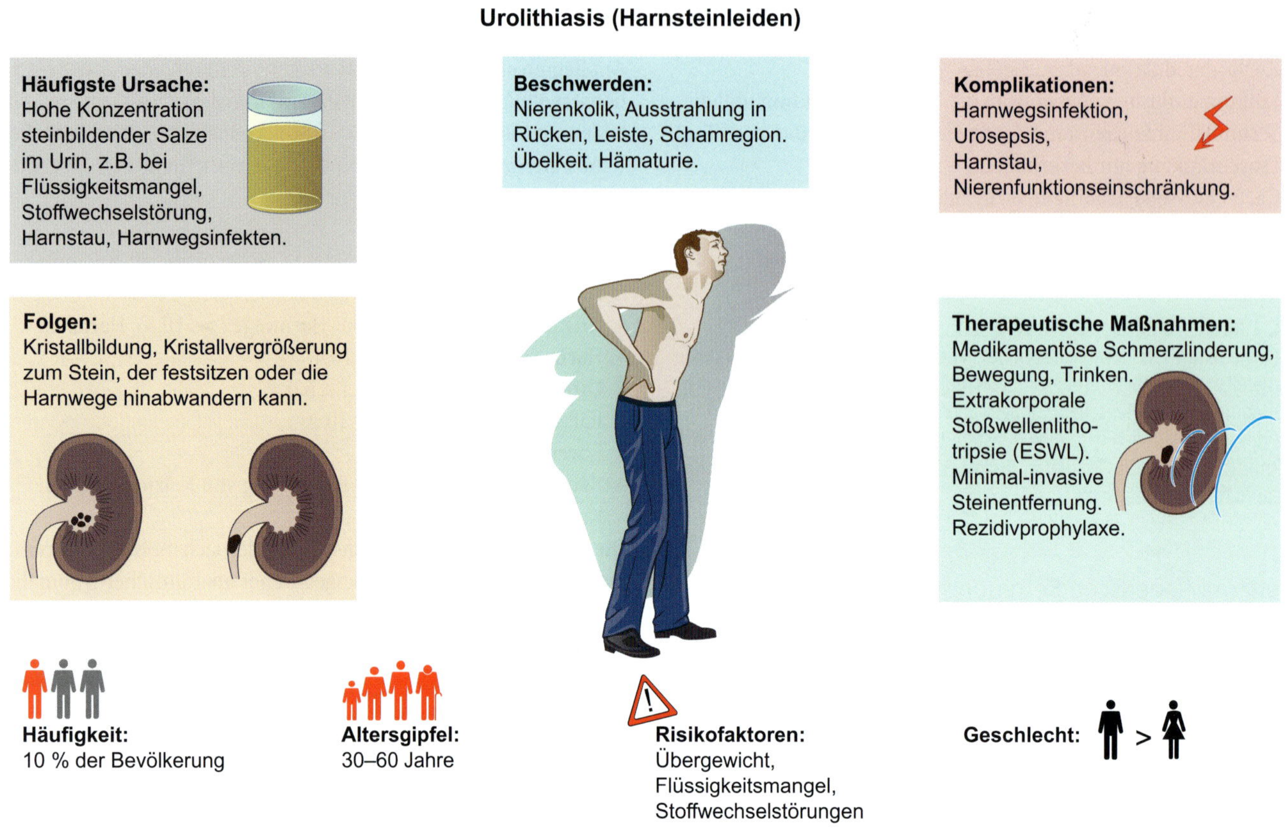

Abb. 10.31 Übersicht Urolithiasis (Harnsteinleiden). [L255]

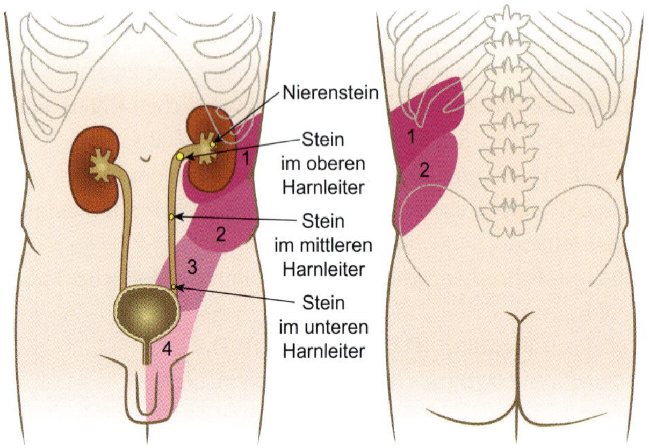

Abb. 10.32 Schmerzlokalisation bei Koliken durch Nieren- und Harnleitersteine. Schmerzausstrahlung 1 = bei Nierenstein, 2 = bei Stein im oberen, 3 = bei Stein im mittleren, 4 = bei Stein im unteren Harnleiter [L255]

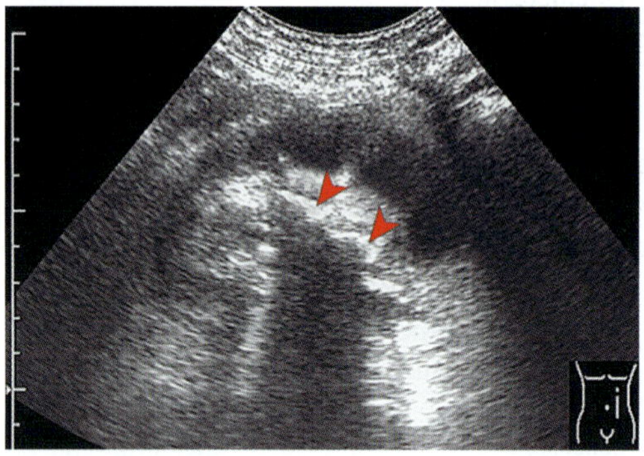

Abb. 10.33 Sonografiebefund bei einem Nierenbeckenausgussstein. Der Stein selbst stellt sich hell dar (Pfeilspitzen). Darunter ist ein dunkler Schallschatten zu sehen. [M389]

- Ggf. CT ohne Kontrastmittel, insbesondere bei Verdacht auf Harnleiterstein
- Ggf. Röntgenleeraufnahme des Abdomens (80 % aller Steine sind darin sichtbar), evtl. in Verbindung mit Urografie (➤ 10.1.8) nach Abklingen der Kolik (sonst Gefahr einer Ruptur des Nierenkelchsystems)
- Steinanalyse zur Einschätzung des Rezidivrisikos (ein hohes Risiko besteht z. B. bei Kindern oder Patientinnen mit Harnsäuresteinen). Dazu Urin mit einem Papierfilter sieben, um den Gries/Stein aufzufangen: entweder Filter beim Wasserlassen unter den Harnstrahl halten oder den in einer Urinflasche gesammelten Urin absieben
- Urinuntersuchungen (Teststreifen, Urinkultur, Sedimentuntersuchung ➤ 10.1.3), bei hohem Rezidivrisiko Untersuchung des Sammelurins auf Steinbestandteile unter Alltagsbedingungen
- Blutuntersuchungen, v. a. Blutbild, CRP, Kreatinin, Elektrolyte, Harnsäure, Phosphat, ggf. Parathormon (Nebenschilddrüsenüberfunktion?)

Komplikationen

Die wichtigsten Komplikationen sind eine Harnwegsinfektion mit Gefahr der Urosepsis (➤ 10.4) und ein Harnstau, der bei längerem Bestehen zu Nierenschäden führen kann.

Behandlung

Behandlung der Kolik

Bei einer Nieren- bzw. Harnleiterkolik ist zunächst die Schmerzlinderung vordringlich:

- Legen eines venösen Zugangs
- Analgetika (Schmerzmittel), etwa Metamizol i. v. (z. B. Novalgin®), Paracetamol i. v. (z. B. Paracetamol B. Braun®), evtl. Tramadol langsam i. v. (z. B. Tramal®) [22]

Bei ausgeprägter Harnabflussstörung mit Harnstau, wiederholten Koliken, Harnwegsinfekten oder Nierenfunktionseinschränkung wird die Niere unverzüglich durch Harnableitung mittels Nephrostomie- oder Ureterkatheter entlastet (➤ 10.2.1). Bei einer Harnwegsinfektion werden zusätzlich Antibiotika eingesetzt. [22] Aufgrund der Urosepsisgefahr kontrollieren Pflegende regelmäßig die Temperatur.

Steinentfernung

Unterstützt durch viel Bewegung (Treppensteigen, Hüpfen), reichliches Trinken und ggf. Medikamente zur Entspannung der glatten Muskulatur (α-Blocker, z. B. Tamsulosin-Uropharm®) lösen sich besonders kleinere Steine von selbst und werden mit dem Urin ausgeschieden, bei Kindern wahrscheinlicher als bei Erwachsenen. Ansonsten ist eine (minimal-)invasive Steinentfernung nötig.

Extrakorporale Stoßwellenlithotripsie

Die **extrakorporale Stoßwellenlithotripsie** (*ESWL* ➤ Abb. 10.34) ist das heutzutage am häufigsten eingesetzte Verfahren und in ca. 80 % erfolgreich. Sie ist ambulant oder stationär möglich.

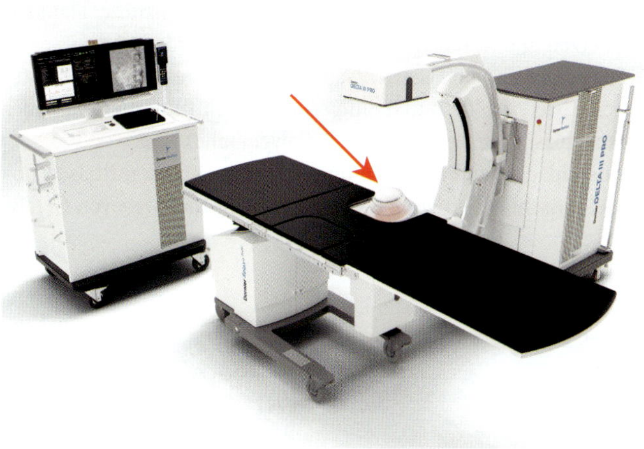

Abb. 10.34 Lithotripter zur extrakorporalen Stoßwellenlithotripsie (ESWL). Der Pfeil zeigt auf den Stoßwellengenerator. [V343]

Ein Generator erzeugt energiereiche gepulste Schallwellen, die **Stoßwellen,** die über die Haut in den Körper geleitet werden und im Stein zusammenlaufen. Dadurch wird der Stein zertrümmert; die Haut bleibt unverletzt. Die Steinbruchstücke werden mit dem Urin ausgeschieden, können dabei aber Koliken auslösen. Ggf. sind mehrfache Behandlungen erforderlich.

Pflegerische Betreuung

Am Vortag vor der ESWL erhält die Patientin keine blähenden Speisen und kohlensäurehaltigen Getränke, die Nahrungskarenz erfolgt nach Arztanordnung

Nach der ESWL kontrollieren die Pflegenden Vitalzeichen und Ausscheidung, achten auf reichlich Flüssigkeitszufuhr, erstellen ggf. eine Flüssigkeitsbilanz und sieben den Urin. Die Nahrungskarenz erfolgt nach Arztanordnung.

Endoskopische Steinentfernung

- Im Rahmen einer Ureterorenoskopie (➤ 10.1.10) können Steine mittels Ultraschall, Laser, speziellen Sonden oder Zangen zertrümmert bzw. entfernt werden.
- Die **perkutane Nephrolitholapaxie** *(PCNL)* beginnt wie eine Nephrostomie (➤ 10.2.5). Danach wird der Zugang erweitert und der Stein über Spezialgeräte mit Stoßwellen zertrümmert oder entfernt.

Pflegerische Betreuung

Pflegefachpersonen führen die pflegerischen Maßnahmen bei Endoskopien (➤ 10.1.10) und zur Rezidivprophylaxe durch.

Medikamentöse Steinauflösung

Die medikamentöse Steinauflösung durch Alkalisierung des Urins z. B. mit Uralyt U® und Senkung des Harnsäurespiegels durch Allopurinol wird nur bei reinen Harnsäuresteinen empfohlen.

Weitere pflegerische Betreuung

Beobachtung und Kontrollen:

- Temperatur, um eine Urosepsis (➤ 10.4) infolge eines Harnwegsinfekts frühzeitig zu erkennen, Schmerzen
- Miktion, Urin (u. a. Menge, Farbe, Beimengungen), Anzeichen für Harnverhalt, ggf. Ausscheidungskontrolle

Rezidivprophylaxe

Wegen der hohen Rezidivhäufigkeit um 50 % ist eine Rezidivprophylaxe nötig. Ihre Maßnahmen sind teils ursachenabhängig und teils ursachenunabhängig.

Basismaßnahmen

Die Basismaßnahmen bei allen Patientinnen mit Urolithiasis umfassen: [22]

- Erhöhung der Trinkmenge (Mineralwasser, Tee) auf 2,5–3 l/Tag. Dies verdünnt den Urin und vermeidet eine Konzentration der harnsteinbildenden Salze. Wichtig ist, dass die Patientin über den ganzen Tag verteilt und auch abends trinkt. Der Konsum von zuckergesüßten Softdrinks erhöht das Steinbildungsrisiko.

- Ausgewogene, ballaststoffreiche Ernährung mit reichlich pflanzlichen Lebensmitteln und weniger Fleisch, Wurstwaren und Fisch. Die Oxalatzufuhr sollte durch verminderten Verzehr oxalatreicher Lebensmitteln (z. B. Rhabarber, Spinat, Mangold, rote Bete, Schokolade, Kakao, Nüsse) beschränkt werden. Die Kochsalzzufuhr sollte unter 6 g/Tag liegen, Kalzium- und Eiweißaufnahme im allgemein empfohlenen Bereich.
- Allgemein gesundheitsfördernde Lebensweise mit Stressreduktion, Gewichtsnormalisierung, sportlicher Betätigung.

Spezielle Maßnahmen

- Beseitigung einer bestehenden Harnabflussstörung
- Ggf. medikamentöse Behandlung von Risikofaktoren, z. B. bei infektassoziierter Steinbildung Antibiotikagabe (bei Rezidiven evtl. langfristig), bei Kalziumoxalatsteinen Alkalisierung des Urins mit Uralyt U®, bei infektassoziierten Steinen Ansäuern des Urins mit Acimol®
- Spezielle ernährungsmedizinische Maßnahmen je nach Steinart (➤ Tab. 10.9)

10.8 Bösartige Tumoren von Nieren und Harnwegen

10.8.1 Wilms-Tumor

DEFINITION

Wilms-Tumor *(Nephroblastom):* mit einem Anteil von ca. 4,5 % insgesamt seltener, aber häufigster bösartiger Tumor der Niere im Kindesalter mit einem Häufigkeitsgipfel im 2.–4. Lebensjahr. Feingeweblich aus embryonalen Geweberesten der Niere hervorgehend. Trotz hoher Malignität Langzeitüberleben insgesamt mehr als 90 % [23].

Häufig wird der **Wilms-Tumor** von Eltern oder Kinderärztin zufällig entdeckt (schmerzlose Schwellung im Bauchraum, ➤ Abb. 10.35). Ansonsten sind die Erstsymptome eher unspezifisch, z. B. Appetitlosigkeit, Bauchschmerzen, Erbrechen, evtl. Fieber. Als Spätsymptome gelten Mikro- oder Makrohämaturie.

Die Labordiagnostik umfasst Urin- und Blutuntersuchungen, die bildgebende Diagnostik (Doppler-)Sonografie, MRT des Abdomens sowie Röntgen und CT des Thorax zum Nachweis von Lungenmetastasen.

Die Behandlung besteht überwiegend aus einer präoperativen Chemotherapie (neoadjuvante Therapie) zur Tumorverkleinerung mit nachfolgender Entfernung der betroffenen Niere (radikale Nephrektomie ➤ 10.2.5) und einzelner Metastasen. Postoperativ schließt

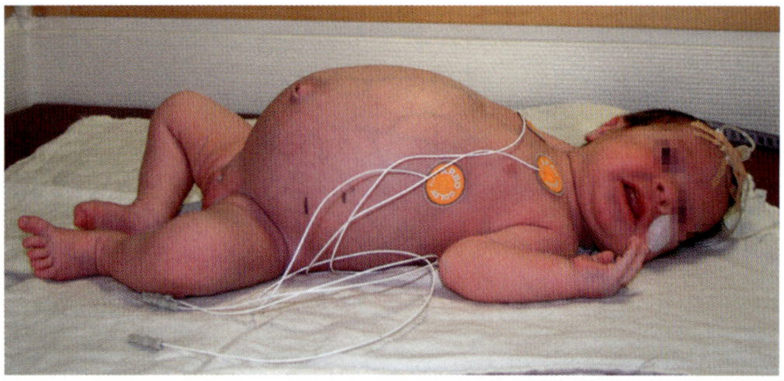

Abb. 10.35 Säugling mit deutlich aufgetriebenem Bauch bei Wilms-Tumor. [R232]

sich meist (histologie- und stadienabhängig) eine Chemotherapie, ggf. auch eine Strahlentherapie an. [24]

10.8.2 Nierenzellkarzinom

DEFINITION

Nierenzellkarzinom (früher *Hypernephrom, Grawitz-Tumor*): mit 2,1 % (Frauen) bzw. 3,6 % (Männer) der Krebsneuerkrankungen insgesamt eher seltener Tumor, jedoch häufigster Nierentumor im Erwachsenenalter, ausgehend von den Tubulusepithelzellen der Nierenrinde. Zunehmende Erkrankungshäufigkeit ab dem 50. Lebensjahr, Männer häufiger betroffen als Frauen. Prognose stadienabhängig, mit einer 5-Jahres-Überlebensrate von mehr als 75 % relativ günstig. [23]

Krankheitsursachen und -entwicklung

Die Ursache des **Nierenzellkarzinoms** ist unbekannt. Risikofaktoren sind Rauchen, Übergewicht, erhöhter Blutdruck, Toxine wie Trichlorethylen und terminale Niereninsuffizienz (➤ 10.6.2).

Klinische Zeichen und Diagnostik

Nierenzellkarzinome sind heute in bis zu 50 % sonografische Zufallsbefunde. Die klassische Symptomtrias eines fortgeschrittenen Tumorwachstums bestehend aus schmerzloser Hämaturie, Flankenschmerzen und tastbarem Tumor ist selten geworden.

Spätsymptome sind Gewichtsabnahme, unklares Fieber und seltener eine Nierenkolik (durch Blutgerinnsel nach Tumorblutung) oder paraneoplastische Symptome (z. B. Polyglobulie).

Ausschlaggebend ist die bildgebende Diagnostik mittels Sonografie (einschließlich Duplexsonografie zum Nachweis von Gefäß-

Tab. 10.9 Ernährungsmedizinische Maßnahmen bei unterschiedlichen Steinarten. [22]

Ernährungstherapie bei		
Kalziumoxalatsteinen	**Harnsäuresteinen**	**Zystinsteinen**
• Reduktion oxalatreicher Lebensmittel • Trinken bikarbonatreicher Mineralwasser	• Steigerung der Urinmenge auf 2,5–3 l/Tag • Reduktion tierischen Eiweißes zur Beschränkung der Purinzufuhr	Steigerung der Urinmenge auf mindestens 3,5 l/Tag
Kalziumphosphat-, Ammoniumurat-, Struvitstein: keine speziellen ernährungsmedizinischen Maßnahmen außer den Basisempfehlungen		

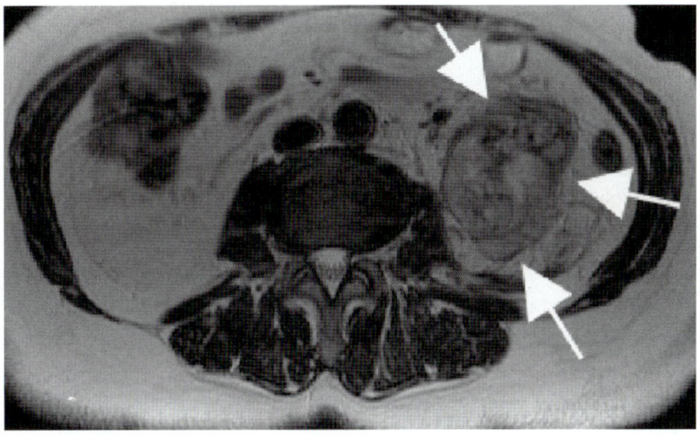

Abb. 10.36 MRT bei Nierenzellkarzinom. In der linken Niere findet sich ein ungleichmäßiger Herd (Pfeile), die normale Nierenstruktur ist nicht mehr erkennbar. [S008–4]

einbrüchen) und CT oder MRT von Abdomen und kleinem Becken (möglichst mit Angio-CT oder Angio-MRT, ➤ Abb. 10.36). Bei therapeutischen Konsequenzen erfolgt eine Biopsie.

Bei größeren Tumoren oder klinischem Verdacht folgen z. B. Thorax-CT, Schädel-MRT oder Ganzkörper-CT/-MRT.

Behandlung

Kurative Therapien

Die Operation ist die einzige kurative Therapie des Nierenzellkarzinoms. Falls möglich wird organerhaltend operiert, also eine *Nierenteilresektion* (➤ 10.2.5) zur Tumorentfernung durchgeführt. Bei fortgeschrittenen Tumoren ist eine *radikale Nephrektomie* unumgänglich (➤ 10.2.5). Laparoskopisches oder roboterassistiertes Operieren ist prinzipiell möglich. Bei hohem Rezidivrisiko ist eine adjuvante Therapie mit dem Checkpoint-Inhibitor Pembrolizumab (z. B. Keytruda®, ➤ 2.5.9) möglich. [25]

Palliative Therapien

Bei Fernmetastasen wird in der Regel palliativ mit zielgerichteten Therapien behandelt. Wichtigste Substanzen sind die Tyrosinkinase-Hemmer Axitinib (z. B. Inlyta®), Cabozantinib (z. B. Cabometyx®) und Lenvatinib (z. B. Lenvima®) sowie die Checkpoint-Inhibitoren Avelumab (z. B. Bavencio®), Pembrolizumab (z. B. Keytruda®) und Nivolumab (z. B. Opdivo®, alle ➤ 2.5.9). [25]

Je nach individueller Situation können u. a. auch ein abwartendes Vorgehen, symptomatische Strahlentherapie (bei Hirn-, Knochenmetastasen), Kryo- oder Radiofrequenzablation oder eine Operation in Betracht kommen.

Pflegerische Betreuung

Die pflegerische Betreuung umfasst u. a.:

- Spezielle perioperative Pflege bei Operationen an Niere und Harnwegen (➤ 10.2.5)
- Pflege bei künstlicher Harnableitung (➤ 10.2.1)
- Pflege bei den verschiedenen onkologischen Therapien (➤ 2.5.5 ff.)
- Psychoonkologische Betreuung und psychosoziale Betreuung (➤ 2.5.12)

10.8.3 Harnblasenkarzinom

DEFINITION

Harnblasenkarzinom: häufigster Tumor des Urogenitaltrakts und bei Männern mit 4,8 % aller Tumoren vierthäufigster bösartiger Tumor überhaupt (zuzüglich nichtinvasive Karzinome). Ab etwa 50 Jahren stetig ansteigende Häufigkeit. 5-Jahres-Überlebensrate bei invasiven Karzinomen insgesamt ca. 50 %. [23]

Krankheitsursachen und -entwicklung

Mehr als 90 % aller **Harnblasenkarzinome** entwickeln sich in der Harnblasenschleimhaut und sind somit **Urothelkarzinome.** Oft wachsen sie an mehreren Stellen gleichzeitig *(multifokal).*

Hauptrisikofaktoren sind Zigarettenrauchen, (beruflicher) Kontakt z. B. mit aromatischen Aminen (u. a. in Farben, Pflanzenschutzmitteln) sowie chronische Harnblasenentzündungen. [26] Meist bleibt die Ursache jedoch unklar.

Klinische Zeichen und Diagnostik

Harnblasenkarzinome fallen oft durch eine meist schmerzlose Mikro- oder Makrohämaturie auf, gelegentlich durch Dys- und Pollakisurie (➤ 10.1.2, ➤ Tab. 10.1).

Die Diagnostik umfasst neben einem Urinstatus eine **Urinzytologie** (mikroskopischer Nachweis entarteter Zellen im Urin). Es folgen eine Sonografie und eine Urethrozystoskopie mit Biopsieentnahme (➤ Abb. 10.37) sowie ggf. weitere bildgebende/endoskopische Untersuchungen.

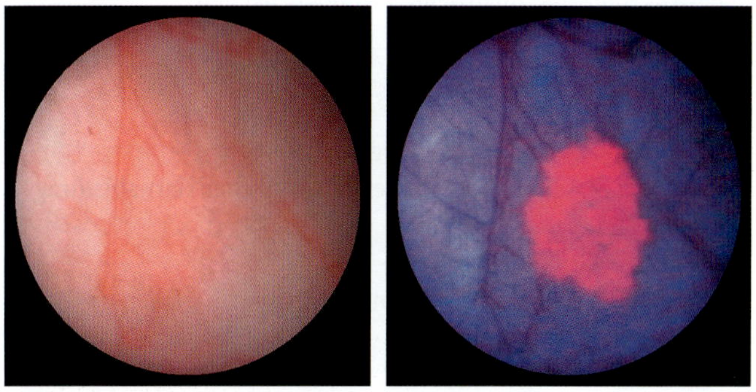

Abb. 10.37 Zystoskopiebefund bei Harnblasenkarzinom. Im normalen Weißlicht ist das Karzinom nur schlecht erkennbar. Nach Einbringen einer fluoreszierenden Substanz in die Blase, die sich in den Karzinomzellen anreichert, stellt sich das Karzinom sehr viel deutlicher dar. [T462]

Behandlung

Kurative Therapien

Die Therapie hängt von Tumorstadium, Patientenalter und -zustand ab.

Bei oberflächlichem Harnblasenkarzinom erfolgt eine endoskopische *transurethrale Resektion* (**TUR-Blase** oder kurz *TUR-B*, pflegerische Betreuung ➤ 10.2.5).

Um die Rezidivgefahr zu verringern, wird ein- oder mehrfach ein Zytostatikum (etwa Mitomycin C) oder das Immuntherapeutikum *BCG (Bacille Calmette-Guerin)* über einen Katheter in die Blase instilliert (Pflege ➤ 10.2.2).

Bei Tumoren, die bereits die Muskelschicht der Harnblase infiltriert haben, wird eine *Zystektomie* empfohlen (➤ 10.2.5), d. h. die vollständige Entfernung der Harnblase unter Mitnahme der Beckenlymphknoten und Neuanlage einer Harnableitung (pflegerische Betreuung ➤ 10.2.1). Für einige Betroffene ist die TUR-Blase mit postoperativer Radiochemotherapie und Zystektomie nur bei invasivem Resttumor eine Alternative. Je nach Tumorstadium kommt eine prä- oder postoperative Chemotherapie oder Immuntherapie in Betracht. [26]

Palliative Therapien

Palliative Therapien bei lokal weit fortgeschrittenem Tumorwachstum oder Fernmetastasen umfassen Laserbehandlung, Strahlen-, Chemo- und/oder Immuntherapie. Evtl. können auch eine TUR-Blase oder sogar eine Zystektomie zur Vermeidung von Schmerzen oder Komplikationen (z. B. Tumorblutung) sinnvoll sein.

Psychoonkologische Betreuung und psychosoziale Betreuung

Insbesondere Menschen nach Zystektomie und nach Rezidiv sind stark psychisch belastet und bedürfen einer einfühlsamen psychoonkologischen Begleitung (➤ 2.5.12). Pflegende unterstützen im Bewältigungsprozess und verweisen auf psychoonkologische Beratungsstellen, Selbsthilfegruppen und Informationsportale sowie Reha-Angebote und finanzielle Hilfsmöglichkeiten.

Weitere pflegerische Betreuung

Die weitere pflegerische Betreuung umfasst v. a.:
- Pflege bei Blasenspülung, Pflege bei künstlicher Harnableitung (➤ 10.2.1)
- Pflege bei Harninkontinenz (➤ 10.1.4)
- Pflege bei den verschiedenen onkologischen Therapien (➤ 2.5.5 ff.)

10.9 Verletzungen von Nieren und Harnwegen

DEFINITION

Verletzungen von Nieren und Harnwegen: am häufigsten im Rahmen eines Polytraumas (➤ 14.13) nach Verkehrsunfällen auftretende und für sich nur selten lebensbedrohliche Verletzungen.

In Deutschland überwiegen stumpfe **Verletzungen von Nieren und Harnwegen** durch Unfälle (Verkehrs-, aber auch Skiunfälle).

Leitsymptome sind Schmerzen, Prellmarken, Hämatome, Kreislaufstörungen (je nach Blutverlust) und Urinveränderungen. Nicht selten bestimmen aber zunächst die oft schweren Begleitverletzungen das Bild, etwa eine Beckenfraktur.

Zur Diagnostik gehören Blut- und Urinuntersuchung (Hämoglobinabfall? Hämaturie?), bei den bildgebenden Untersuchungen stehen die verschiedenen Varianten von Sonografie, CT und Urografie im Vordergrund (➤ 10.1.8).

Die Therapie hängt von Art und Ausmaß der Verletzung ab (Übersicht ➤ Tab. 10.10).

Pflegerische Betreuung

Bei Patientinnen mit (Unter-)Bauchtrauma ist eine sorgfältige Patientenbeobachtung nötig:
- Vitalzeichenkontrolle (Blutdruckabfall und Tachykardie weisen auf innere Blutung und Volumenmangelschock/hypovolämischen Schock hin, ➤ 4.10)
- Beobachtung der Miktion, Beobachtung des Urins auf Menge, Farbe und Blutbeimengungen
- Schmerzbeobachtung und -behandlung

Wurde eine Verletzung diagnostiziert, richtet sich die Betreuung nach den Beschwerden und der Art der Behandlung:
- Pflege bei Harninkontinenz (➤ 10.1.4)
- Pflege bei Restharn und Harnverhalt (➤ 10.1.6)
- Pflege bei künstlicher Harnableitung (➤ 10.2.1)
- Spezielle perioperative Pflege bei Operationen an Niere und Harnwegen (➤ 10.2.5)

10.10 Störungen des Wasserhaushalts

10.10.1 Hyperhydratation und Ödeme

DEFINITION

Hyperhydratation *(Überwässerung):* Erhöhung des Körperwassers, Flüssigkeitsüberschuss im Körper.
Hypervolämie: Flüssigkeitsüberschuss in den Blutgefäßen.

Krankheitsursachen und -entwicklung

Hauptursachen einer **Hyperhydratation** sind Herzinsuffizienz (➤ 4.5), Nierenerkrankungen mit nephrotischem Syndrom

Tab. 10.10 Übersicht über die Verletzungen von Nieren und Harnwegen.

Ursachen (Auswahl)	Einteilung (Auswahl)	Symptome	Diagnostik	Behandlung
Nierenverletzungen				
• Stumpfe Gewalt • Dezeleration (plötzliches Abbremsen) • Stich, Schuss • Sekundär nach Rippenfraktur	• Offene/geschlossene Nierenverletzung • Mit/ohne Verletzung der Kapsel • Mit/ohne Verletzung des Hohlraumsystems	• Sehr variabel • Schmerzen, gespanntes Abdomen • Mikro-/Makrohämaturie • Schock	• (Doppler-)Sonografie • Kontrastmittel-CT Abdomen • Evtl. Urethrozystografie	• Kleine Verletzung: Bettruhe, Überwachung, evtl. Ureterkatheter • Sonst Operation • Längerfristige Blutdruckkontrollen
Harnblasenverletzungen				
• Stumpfe Gewalt auf den Unterbauch • Stich, Schuss, Pfählung • Sekundär nach Beckenfraktur	• Offene/geschlossene Harnblasenverletzung • Intra-/extraperitoneale Harnblasenverletzung	• Unterbauchschmerzen • Zunahme des Bauchumfangs, gespanntes Abdomen • Hämaturie • Keine Urinausscheidung	• Sonografie • Röntgenaufnahme des Beckens, Kontrastmittel-CT des Abdomens • (Retrograde) Urethrozystografie	• Kleine extraperitoneale Verletzung: Blasenkatheter bis zur Heilung • Sonst Operation
Harnröhrenverletzungen				
• Oft zusammen mit Beckenfraktur	• Harnröhrenein-/-abriss	• Schmerzen im Bereich von Unterbauch und Damm • Keine Urinausscheidung, aber Austritt von Blut/Blutkoageln aus der Harnröhre	• Rektale Untersuchung (Prostataverlagerung?) • Keine transurethrale Katheterisierung! • Sonst wie Harnblasenverl.	• Evtl. suprapubische Harnableitung • Sonst Operation

(➤ 10.5.3) oder Nierenversagen (➤ 10.6), Leberzirrhose (➤ 9.4), einige hormonelle Erkrankungen (z. B. Aldosteronüberproduktion = *Hyperaldosteronismus*) und Eiweißmangel.

Ärztlich verursachte (iatrogene) Überwässerungen kommen vor allem bei einer zu intensiven Infusionstherapie oder bei einer langfristigen, systemischen Gabe von Glukokortikoiden (➤ 12.2.3) vor.

Klinische Zeichen und Diagnostik

Leitsymptome sind:

- Gewichtszunahme
- Ödeme (z. B. „dicke Beine", „verquollenes" Gesicht mit Lidödemen), pralle, glänzende Haut
- Zunahme des Leibesumfangs bei Aszites (➤ 9.1)
- Luftnot bei Pleuraerguss (➤ 3.2.7) oder Lungenödem (➤ 4.5)
- Vor allem bei gleichzeitigen Verschiebungen im Elektrolythaushalt ZNS-Symptome (z. B. Verwirrtheit, Bewusstseinsstörungen, Krampfanfälle)

DEFINITION

Ödem *(Wassersucht):* Ansammlung wässriger Flüssigkeit im Gewebe. Generalisierte Ödeme sind das Leitsymptom der Hyperhydratation und finden sich z. B. bei Herzinsuffizienz, nephrotischem Syndrom, Eiweißmangel und Leberzirrhose. Lokalisierte Ödeme treten z. B. bei Erkrankungen von Venen (➤ 5.6 ff.) und Lymphgefäßen (➤ 5.9), Allergien, Entzündungen und bei der Schilddrüsenunterfunktion auf.

Diagnostisch erforderlich sind:

- Blutuntersuchungen (Blutbild, Elektrolyte, Kreatinin, Gesamteiweiß, Serumeiweißelektrophorese)
- Urinuntersuchungen (Urinstatus, Osmolarität/spezifisches Gewicht, Eiweiß, ➤ 10.1.2)
- Flüssigkeitsbilanzierung
- Röntgenaufnahme des Thorax (Pleuraerguss? Herzgröße?)
- Abdomensonografie (Aszites? Leberzirrhose?)
- Ggf. Echokardiografie (Füllungszustand der Gefäße? Herzleistung?)

VORSICHT

Eine akute **(einseitige) Schwellung der Extremitäten** kann auch auf eine Venenthrombose (➤ 5.7) hinweisen.

Behandlung

Grundlage ist die Beseitigung der Ursache, da es sonst sehr schnell wieder zu einem Wasserüberschuss kommt.

Bei Ödemen in den Extremitäten mindern Kompressionstherapie und Hochlagerung das Ödem. Allerdings kann bei dekompensierter Herzinsuffizienz (➤ 4.5) starker Rückstrom von Wasser aus dem Gewebe in das Blutgefäßsystem durch die Kompression das Herz zusätzlich belasten.

Für eine negative Flüssigkeitsbilanz (d. h. mehr Ausscheidung als Aufnahme) sind eine Einschränkung der Flüssigkeitszufuhr und meist eine salzarme Ernährung nötig. Bei unzureichender Wirkung erfolgt eine Flüssigkeitsausschwemmung mit Diuretika (➤ 10.2.3), in schwersten Fällen Hämodialyse oder -filtration (➤ 10.2.4).

VORSICHT

Die Flüssigkeitsausschwemmung lässt die Blutviskosität ansteigen, d. h., das Blut wird dickflüssiger. Damit steigt die **Gefahr einer Thrombose.** Deshalb sollte prophylaktisch eine Low-Dose-Heparinisierung (➤ 11.2.3) erfolgen.

Weitere pflegerische Betreuung und Beratung

- Fortsetzung der Flüssigkeitsbilanzierung, tägliche Gewichtskontrollen
- Hautpflege der gespannten Haut
- Je nach Beschwerden (z. B. Dyspnoe) Unterstützung bei den Lebensaktivitäten
- Nicht einschnürende Kleidung (z. B. Socken, Hosenbund)

Beratung

Bei vielen Patientinnen (etwa bei gleichzeitiger Herzinsuffizienz ➤ 4.5) besteht das Risiko einer erneuten Ödembildung. Pflegefachpersonen beraten die Betroffenen, wie sie Flüssigkeitsansammlungen im Gewebe frühzeitig erkennen können:

- Tägliche Blickkontrolle vor einem Spiegel einschließlich der Extremitäten, ggf. Messen des Bauchumfangs (immer an der gleichen Stelle) oder der Beinumfänge im Seitenvergleich.
- Tägliches Wiegen zur gleichen Uhrzeit, z. B. morgens nach dem Wasserlassen in Unterwäsche. Rasche Gewichtszunahme bedeutet Wasser- und nicht Fetteinlagerung.
- Drucktest (➤ Abb. 10.38). Bei einem venösen bzw. kardialen Ödem zeigt sich nach Eindrücken der Hautpartie eine „Delle", die sich nur sehr langsam zurückbildet. Lymphödeme sind hingegen nicht eindrückbar.

10.10.2 Dehydratation

DEFINITION

Dehydratation *(Unterwässerung):* Verminderung des Körperwassers, Flüssigkeitsmangel im Körper.
Exsikkose *(Austrocknung):* uneinheitlich benutzt, bezeichnet oft die Folgen einer Dehydratation.
Hypovolämie: Flüssigkeitsmangel in den Blutgefäßen.

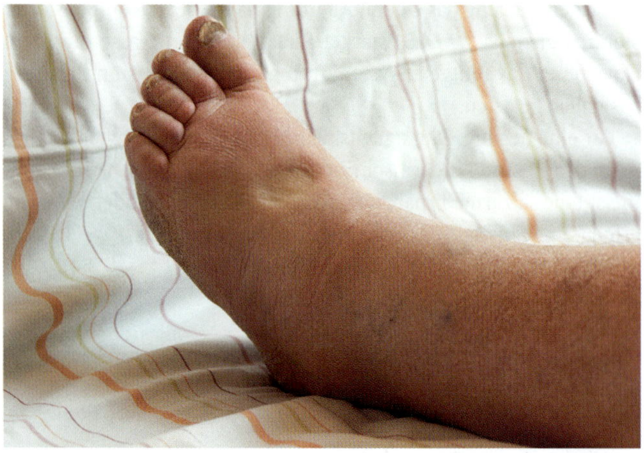

Abb. 10.38 Drucktest bei Verdacht auf Flüssigkeitsansammlung im Gewebe. Bei Flüssigkeitseinlagerung bildet sich auf Fingerdruck eine gut sichtbare Delle. [K115]

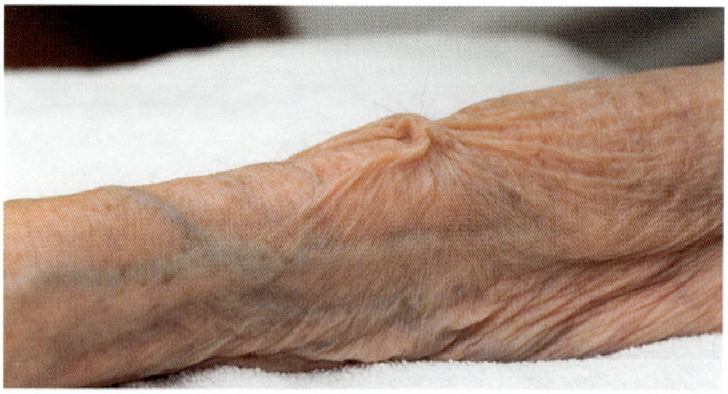

Abb. 10.39 Stehende Hautfalten bei Dehydratation. [K115]

Krankheitsursachen und -entstehung

Ursache der **Dehydratation** ist eine verminderte Flüssigkeitsaufnahme und/oder erhöhter Flüssigkeitsverlust, beispielsweise bei Erbrechen, Durchfällen, Polyurie, Schwitzen, Verbrennungen, Diuretikabehandlung oder Fieber (Verlust bei Erwachsenen 0,5–1 l/°C).

Klinische Zeichen und Diagnostik

VORSICHT

Besonders **dehydratationsgefährdet** sind:
- Ältere Menschen, v. a. pflegebedürftige, mangelernährte, bewegungseingeschränkte und demente Menschen, insbesondere im Sommer. Wesentliche Teilursachen sind bei ihnen ein vermindertes Durstgefühl und eine geringere Fähigkeit der Nieren zur Urinkonzentration. Auch eine Inkontinenz (mit verminderter Trinkmenge, um die Inkontinenz zu reduzieren), fehlende Kraft zum Öffnen von Flaschen oder Halten eines Glases können bei alten Menschen Ursache einer Dehydratation sein.
- Säuglinge und Kleinkinder aufgrund ihres hohen Flüssigkeitsumsatzes. Hauptursache für Dehydratationen in dieser Altersgruppe sind Magen-Darm-Infektionen, die oft zu erhöhten Flüssigkeitsverlusten *und* verminderter Flüssigkeitsaufnahme *und* Verschiebungen im Elektrolythaushalt führen.

Bei diesen Risikogruppen achten Pflegefachpersonen besonders auf Zeichen einer (beginnenden) Dehydratation, um rechtzeitig entgegensteuern zu können.

Leitsymptome sind:
- Durst (bei älteren Menschen oft gering)
- Schwäche, Antriebslosigkeit
- Trockene Mundschleimhaut, rissige Zunge mit borkigen Belägen
- „Stehende Hautfalten" (➤ Abb. 10.39), d. h. eine abgehobene Hautfalte verstreicht nicht sofort, sondern nur langsam (bei alten und kachektischen Menschen aufgrund des verminderten Spannungszustands der Haut nicht verlässlich)
- Verminderter Achselschweiß, vor allem bei alten Menschen
- Verminderte bis fehlende Urinausscheidung, stark konzentrierter (dunkler) Urin
- Anstieg der Herzfrequenz (schneller, fadenförmiger Puls) und Blutdruckabfall, dadurch erhöhte Sturzneigung, Schwindel und Kollapsgefahr bis hin zum hypovolämischen Schock (➤ 4.10)
- Obstipation

10

- Evtl. Verwirrtheit, Bewusstseinseintrübung
- Evtl. erhöhte Körpertemperatur (sog. Durstfieber)

NOTFALL

Bei folgenden Zeichen muss eine Ärztin verständigt und eine **Flüssigkeits- sowie Elektrolytsubstitution** veranlasst werden:
- Deutliche Kreislaufprobleme, z. B. Tachykardie, Schwindel
- Verwirrtheit, Verhaltensänderungen
- Bewusstseinseintrübung, Somnolenz
- Muskelschwäche, Muskelzittern
- Eingesunkene Augäpfel
- Eingesunkene Fontanelle bei Neugeborenen und Säuglingen

Die Diagnosestellung erfolgt durch das klinische Bild in Kombination mit Blut- und Urinuntersuchungen.

Behandlung

Rehydratation bei Kindern mit Erbrechen und Diarrhö ➤ 8.1.3, ➤ 8.1.4

Die Behandlung umfasst zum einen die Beseitigung der Ursache, zum anderen eine verstärkte Flüssigkeitszufuhr (**Rehydratation,** *Rehydrierung* ➤ Abb. 10.40):
- Bei geringem Flüssigkeitsdefizit verstärkte orale Flüssigkeitszufuhr. Dies ist oft eine Geduldsprobe, denn Kinder oder alte Menschen müssen mehrmals in der Stunde zum Trinken animiert werden. Möglichst sollten Getränke angeboten werden, die die Patientin mag, und es kann auch Flüssigkeit in Suppen, Kaltschalen o. Ä. „versteckt" werden.
- Bei ausgeprägter Dehydratation, unstillbarem Erbrechen oder Unfähigkeit zu trinken Infusionstherapie, wobei sich in Pflegeeinrichtungen auch die subkutane Infusion bewährt hat.

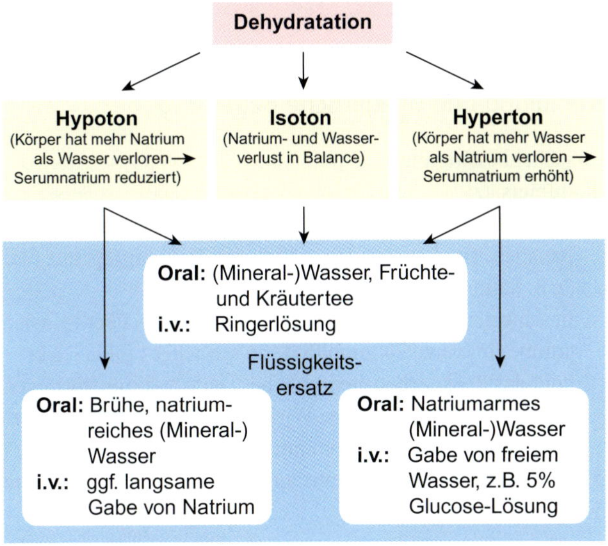

Abb. 10.40 Unterscheidung und Behandlung der hypotonen, isotonen und hypertonen Dehydratation. [L264]

Dehydratationsprophylaxe

KLIMA UND UMWELT

Infolge des Klimawandels sind häufigere und längere Hitzeperioden zu erwarten, die v. a. ältere Menschen durch Dehydratation gefährden. Pflegende beachten die Hitzewarnungen des Wetterdienstes und intensivieren ggf. die Dehydratationsprophylaxe.

Die Maßnahmen der **Dehydratationsprophylaxe** reichen oft auch zur Behandlung einer leichten Dehydratation:
- **Information.** Betroffene und Angehörige zu den Risikofaktoren einer Dehydratation und den Maßnahmen zur Dehydratationsprophylaxe informieren
- **Verbessern von Umgebungsbedingungen.** Große Hitze vermeiden (Räume kühl halten, draußen für Schatten sorgen)
- **Flüssigkeitszufuhr.** Lieblingsgetränke anbieten (jedoch nicht übermäßig harntreibende Getränke wie Kaffee oder Schwarztee), dafür sorgen, dass die Pflegebedürftige diese erreichen und zu sich nehmen kann (z. B. aufrechte Haltung, passendes Trinkgefäß, ggf. Strohhalm), ggf. regelmäßig zum Trinken motivieren. Jedoch keine abschreckenden „Flaschenbatterien" aufbauen oder zu aufdringlich Flüssigkeit anbieten
- **Einfuhrkontrolle.** Trinkplan gemeinsam mit Patientin und/oder Angehörigen erstellen, Mindest- und Maximalmenge definieren

10.11 Störungen des Elektrolythaushalts

Störungen des Natrium- und Magnesiumhaushalts ➤ Tab. 10.11

10.11.1 Störungen des Kaliumhaushalts

Hypokaliämie

DEFINITION

Hypokaliämie: verminderte Kaliumkonzentration im Blut (Serum-Kalium < 3,6 mmol/l).

Krankheitsursachen und -entwicklung

Hauptursachen der **Hypokaliämie** sind:
- Zu geringe Zufuhr bei Fehl- oder Mangelernährung
- Erhöhte Kaliumverluste durch
  - Einnahme von Diuretika (➤ 10.2.3), Glukokortikoiden (➤ 12.2.3) oder Abführmitteln (v. a. bei Erwachsenen)
  - Erbrechen und Durchfälle (v. a. bei Kindern)
  - Starkes Schwitzen
  - Seltener hormonelle Störungen (z. B. Hyperaldosteronismus ➤ Tab. 6.1)

Bei Alkalose (➤ 10.12) oder Insulinbehandlung eines diabetischen Komas (➤ 7.5.7) kommt es durch Störung der Kaliumverteilung zur Hypokaliämie (die Zellen geben H^+ ab und nehmen K^+ auf).

Tab. 10.11 Störungen des Natrium- und Magnesiumhaushalts.

	Hauptursachen	Wichtigste klinische Zeichen	Behandlung**
Hyponatriämie* (Serum-Natrium < 135 mmol/l)	Hypervolämisch (Natrium-Verdünnungseffekt): • Herzinsuffizienz (➤ 4.5) • Leberzirrhose (➤ 9.4) • Nierenversagen • Sehr hohe Wasserzufuhr Hypovolämisch mit Natriumverlust über Nieren oder Magen-Darm-Trakt: • Diuretikatherapie (Thiazide) • Erbrechen, Durchfall • Nebennierenrindeninsuffizienz mit Aldosteronmangel (➤ Tab. 6.1) Normovolämisch: ADH-Überschuss	• Evtl. Kopfschmerzen, Antriebslosigkeit, Bewusstseinstrübung, Verwirrtheit, epileptische Anfälle • Evtl. Appetitlosigkeit, Übelkeit, Erbrechen	• Ursachenbeseitigung • Bei Hypervolämie ggf. Trinkmengenbeschränkung • Bei Salzverlust ggf. NaCl-Ersatz
Hypernatriämie* (Serum-Natrium > 145 mmol/l)	Hypovolämisch (Wasserverlust mit Natriumkonzentrierung): • Schwitzen • Fieber • Durchfälle • Verbrennungen Normo- oder hypervolämisch mit echtem Natriumüberschuss: • Übermäßige Gabe von NaCl (Kochsalz) oder Na^+HCO_3 (Natriumbikarbonat) • Trinken von Salzwasser • ADH-Mangel • Aldosteronüberschuss (➤ Tab. 6.1)	• Neurologische Symptome wie gesteigerte neuromuskuläre Erregbarkeit, Kopfschmerzen, epileptische Anfälle, Verwirrtheit • Unruhe, Übelkeit, Erbrechen	• Bei Hypo- und Normovolämie Halbelektrolytlösungen i. v. • Bei Hypervolämie Schleifendiuretika in 5 % Glukoselösung
Hypomagnesiämie (Serum-Magnesium < 0,7 mmol/l)	• Fehlernährung • Darmerkrankungen, Laxanzienmissbrauch • Diuretika, nephrotisches Syndrom	• Müdigkeit • Bein-, Wadenschmerzen • Gesteigerte neuromuskuläre Erregbarkeit (Tetanie) • Herzrhythmusstörungen	Magnesiumersatz
Hypermagnesiämie (Serum-Magnesium > 1 mmol/l)	Nierenversagen	• Evtl. Müdigkeit • Evtl. Muskelschwäche • Evtl. Bewusstseinsstörungen	• Ggf. Kalzium i. v. • Ggf. Dialyse

* Störungen des Natriumhaushalts sind oft vergesellschaftet mit Störungen des Wasserhaushalts
** Immer: Ursachenbeseitigung

Klinische Zeichen und Diagnostik

Leitsymptome sind Müdigkeit, Muskelschwäche bis zu Lähmungen, Obstipation bis zum paralytischen Ileus und Herzrhythmusstörungen bis zum Kammerflimmern (➤ 4.8). Die Diagnose erfolgt durch Blutuntersuchung und EKG (➤ Abb. 10.41).

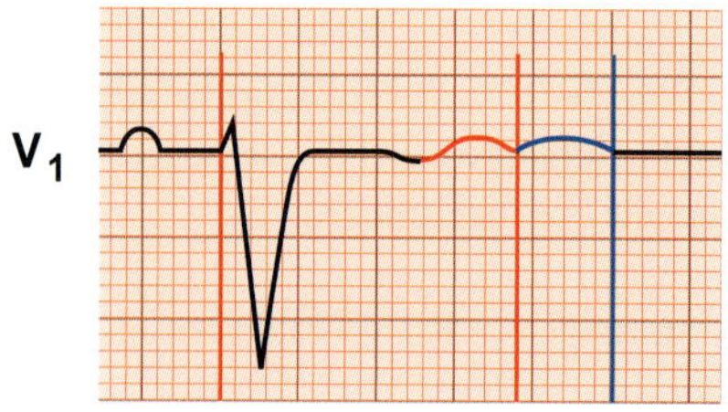

Abb. 10.41 EKG bei Hypokaliämie. Typisch sind Abflachung der T-Welle, ST-Senkung und eine U-Welle, die mit der T-Welle verschmilzt. [L106]

Behandlung und pflegerische Betreuung

- Ursachenbeseitigung
- Kaliumersatz:
  - In leichten Fällen Verzehr kaliumreicher Nahrungsmittel (z. B. Bananen, Trockenobst, Obstsäfte), ggf. Kaliumpräparate oral (z. B. Kalinor® Brause)
  - In schweren Fällen Kaliumchlorid langsam i. v. über Infusionspumpe (maximal 20 mmol/Std., zu schnelles Einfließen erhöht das Risiko lebensbedrohlicher Herzrhythmusstörungen). Wegen der venenreizenden Wirkung Gabe nur verdünnt, Konzentrationen von 40 mmol/l nur über ZVK
- Pulsmessung über eine Minute aufgrund der Gefahr einer Herzrhythmusstörung

Hyperkaliämie

DEFINITION

Hyperkaliämie: erhöhte Kaliumkonzentration im Blut (Serum-Kalium > 5,0 mmol/l).

Krankheitsursachen und -entwicklung

Hyperkaliämien entstehen v. a. durch verminderte Ausscheidung bei Niereninsuffizienz, durch Medikamente (z. B. kaliumsparende Diuretika ➤ 10.2.3) oder endokrine Störungen wie Aldosteronmangel. Weitere Ursachen sind:

- Massive Zellschäden, etwa bei großen Verletzungen, Verbrennungen
- Azidose (➤ 10.12) durch Umverteilung (die Zellen geben K^+ ab und nehmen H^+ auf), etwa bei massiver Hyperglykämie/diabetischem Koma (➤ 7.5.7)

Der Gesamtkörperbestand ist dabei normal.

Klinische Zeichen und Diagnostik

- Missempfindungen (*Parästhesien,* z. B. Kribbeln) um den Mund, Pelzigwerden der Zunge
- Muskelschwäche, Muskelzuckungen
- Herzrhythmusstörungen bis Kammerflimmern/Herzstillstand (➤ 4.8)

Die Diagnose erfolgt durch Kaliumbestimmung im Blut, unterstützt durch das EKG (➤ Abb. 10.42).

VORSICHT

Langes Stauen bei der Blutabnahme führt zum Platzen der Erythrozyten und damit Freiwerden intrazellulärer Kaliumionen. Diese können eine Hyperkaliämie vortäuschen. Bei stark erhöhtem Serumkalium ohne Beschwerden oder EKG-Veränderungen wird die Blutabnahme wiederholt.

Behandlung und pflegerische Betreuung

Bei leichter bis mäßiger Hyperkaliämie reichen das Absetzen ursächlicher Medikamente, der Verzicht auf kaliumreiche Lebensmittel, eine ausreichende Hydratation sowie ggf. die Gabe von Schleifendiuretika (➤ Tab. 10.6). Auch Kationenaustauscher (z. B. Resonium®) oral oder rektal können eingesetzt werden.

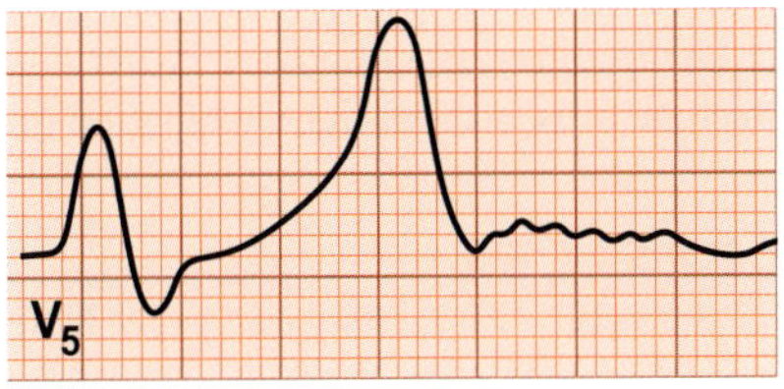

Abb. 10.42 EKG bei Hyperkaliämie. Wegweisend sind flache und später schwindende P-Wellen, QRS-Verbreiterung und eine zeltförmige T-Welle. [L106]

NOTFALL

Bei **akuter oder schwerer/lebensbedrohlicher Hyperkaliämie:** [27]

- Monitoring/intensivmedizinische Betreuung
- Erstmaßnahmen zur schnellen (aber nicht dauerhaften) Senkung des Kaliumspiegels
  - Kalziumglukonat i. v. (nicht bei Menschen mit Digitaliseinnahme), wirkt innerhalb weniger Minuten durch Membranstabilisierung herzschützend
  - Glukose und Insulin i. v., zur Umverteilung von Kalium in die Zellen
  - Zwei Hübe eines Asthmasprays ($β_2$-Sympathomimetikum ➤ 3.2.4), führt ebenfalls zur Umverteilung von Kalium in die Zellen
- Zur Entfernung von Kalium aus dem Körper
  - Furosemid in NaCl i. v. (➤ 10.2.3), steigert die Kaliumausscheidung über die Nieren
  - Evtl. Kaliumaustauscher
  - In Extremfällen sofortige Hämodialyse (➤ 10.2.4)
- Bei azidosebedingter Hyperkaliämie evtl. i. v. Gabe von Natriumbikarbonat (➤ 10.12)

10.11.2 Störungen des Kalziumhaushalts

Übersicht über den Kalziumhaushalt ➤ Abb. 10.43

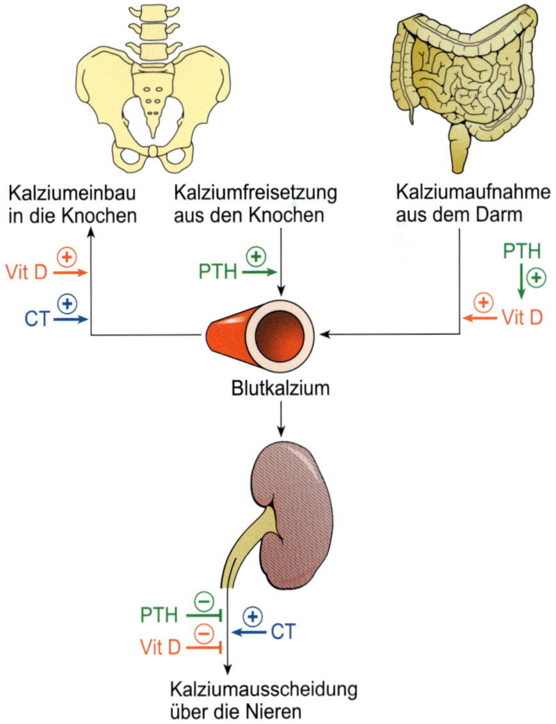

Abb. 10.43 Übersicht über den Kalziumhaushalt. CT = Kalzitonin, PTH = Parathormon, Vit D = Vitamin D_3. [L141]

Hypokalzämie

DEFINITION
Hypokalzämie: verminderte Kalziumkonzentration im Blut (Serum-Kalzium < 2,2 mmol/l).

Krankheitsursachen und -entwicklung

Ursachen einer **Hypokalzämie** sind:
- Hormonelle Störungen, z. B. Vitamin-D-Mangel, Parathormonmangel bei Nebenschilddrüsenunterfunktion (➤ Tab. 6.1)
- Gabe von Glukokortikoiden oder Schleifendiuretika (➤ 10.2.3)
- Bauchspeicheldrüsenentzündung (Pankreatitis ➤ 9.6)
- Fehlernährung, Darmerkrankungen mit verminderter Resorption
- Als Sonderfall der akuten Form **Hyperventilation** (meist psychisch bedingte übertrieben starke Atemtätigkeit). Kein eigentlicher Kalziummangel, sondern Abfallen des nichtproteingebundenen (freien, wirksamen) Kalziums im Blut infolge der atembedingten Alkalose

Klinische Zeichen und Diagnostik

Die Zeichen des **akuten Kalziummangels** sind Zeichen der Übererregbarkeit von Nerven und Muskeln *(Tetanie):*
- Kribbeln und Pelzigkeitsgefühl, meist um den Mund
- Pfötchenstellung der Hände und Spitzfußstellung durch Muskelkrämpfe (➤ Abb. 10.44)
- Herzrhythmusstörungen
- Epileptische Anfälle

Chronischer Kalziummangel führt zu trockener und rissiger Haut, Querrillen an den Nägeln, Haarausfall, Muskelschwäche und Knochenveränderungen:
- Bei Erwachsenen kommt es zur **Osteomalazie** mit Knochenschmerzen, weichen, biegsamen Knochen und in ausgeprägten Fällen Deformierungen.
- Die entsprechende Erkrankung bei Kindern ist die **Rachitis.** Knochendeformierungen sind typisch, außerdem kommt es zur motorischen Entwicklungsverzögerung.

Laborchemisch erfolgt die Diagnose durch die Bestimmung des Kalziums im Blut.

Behandlung und pflegerische Betreuung

Die Behandlung besteht in erhöhter Kalziumzufuhr:
- In leichten Fällen oral durch kalziumreiche Ernährung (v. a. Milch und Milchprodukte), Kalziumbrausetabletten, ggf. Substitution von Vitamin D
- In schweren Fällen (bei Tetanien) durch i. v. Gabe von Kalzium (nicht bei digitalisierten Patientinnen wegen der dann erhöhten Digitalistoxizität, ➤ 4.2.2)

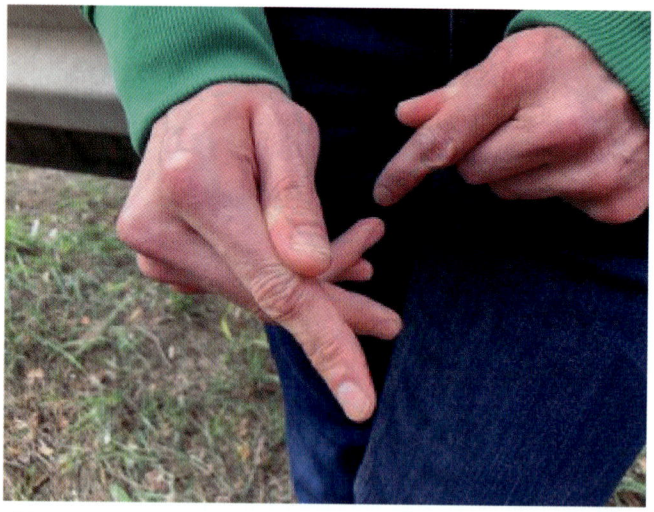

Abb. 10.44 Pfötchenstellung der Hände bei Tetanie durch Kalziummangel. [M235]

Vorgehen bei Hyperventilationstetanie

Eine Hyperventilationstetanie sieht dramatisch aus, lässt sich aber meist ohne Medikamente beherrschen. Ziel ist es, die zu schnelle Atmung zu normalisieren und dadurch eine Wiederfreisetzung des (übermäßig) proteingebundenen Kalziums zu erreichen:
- Patientin beruhigen, zu langsamem Atmen anleiten
- Bei Unwirksamkeit in eine Plastiktüte ein- und ausatmen lassen, bis die Symptome nachlassen (➤ Abb. 10.45)

Hyperkalzämie

DEFINITION
Hyperkalzämie: erhöhte Kalziumkonzentration im Blut (Serum-Kalzium > 2,6 mmol/l).

Krankheitsursachen und -entwicklung

Häufigste Ursachen der **Hyperkalzämie** sind bösartige Tumoren (paraneoplastisch = durch „Fernwirkungen", durch Knochentumoren oder Knochenmetastasen) oder Nebenschilddrüsenüberfunktion.

Klinische Zeichen und Diagnostik

Leichte Hyperkalzämien sind meist symptomlos und Zufallsbefunde. Leitsymptome ausgeprägterer Hyperkalzämien sind Übelkeit, Erbrechen, Muskelschwäche, Obstipation und Polyurie.

VORSICHT
Warnsymptome einer lebensbedrohlichen **hyperkalzämischen Krise** sind:
- Massiv erhöhte Urinmenge und als Folge große Trinkmengen
- Erbrechen
- Dehydratation (➤ 10.10.2)
- Fieber
- Herzrhythmusstörungen (➤ 4.8)
- Bewusstseinsstörungen bis zum Koma

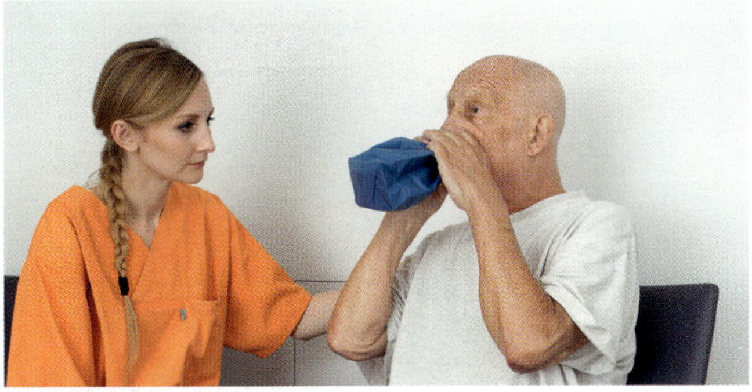

Abb. 10.45 Beutelrückatmung. [K115]

Die Diagnose wird durch Bestimmung des Kalziumspiegels im Blut gesichert.

Behandlung und pflegerische Betreuung

Grundlage der Behandlung ist die Ursachenbekämpfung.

Bei der tumorbedingten Hyperkalzämie werden Bisphosphonate (➤ 14.5.1) und Glukokortikoide (➤ 12.2.3) gegeben, welche zu einer erhöhten Ausscheidung und verminderten Resorption von Kalzium führen. Die Betroffene sollte sich kalziumarm ernähren (z. B. kalziumarmes Mineralwasser, keine Milch/-produkte).

Die hyperkalzämische Krise wird auf der Intensivstation behandelt: forcierte Diurese mittels Schleifendiuretika (➤ 10.2.3), Kalzitoningabe (Schilddrüsenhormon), ggf. Hämodialyse (➤ 10.2.4).

10.12 Störungen des Säuren-Basen-Haushalts

DEFINITION

Azidose: Absinken des arteriellen Blut-pH-Werts unter 7,37.
Alkalose: Anstieg des arteriellen Blut-pH-Werts über 7,45.

Der Körper verfügt über verschiedene Regulationsmechanismen, um den pH-Wert im Blut und damit die Arbeitsbedingungen für die Zellen konstant zu halten. So können Säuren (H^+) über die Nieren ausgeschieden oder als CO_2 über die Lungen abgeatmet oder Basen (HCO_3^-, Bikarbonat) von den Nieren zurückgehalten werden.

Sind diese Regulationsmechanismen überfordert, sinkt der pH-Wert im Blut ab oder steigt an – eine **Azidose** bzw. **Alkalose** entsteht (➤ Tab. 10.12, ➤ Abb. 10.46).

Die klinischen Zeichen sind Ausdruck der ursächlichen Störung oder der Ausgleichsversuche des Körpers (➤ Tab. 10.12).

Eine Störung des Säure-Basen-Haushalts wird durch eine Blutgasanalyse diagnostiziert. Sie erfolgt aus arteriellem oder kapillärem Blut (➤ 3.1.4). Zunächst wird beurteilt, ob der pH-Wert im Normbereich ist oder ob eine Azidose oder Alkalose besteht. Dann werden die anderen Parameter betrachtet (➤ Tab. 10.3).

Bei der Behandlung muss zum einen die Ursache beseitigt werden, z. B. ein entgleister Diabetes mellitus oder eine Atemstörung. Zum anderen muss in bedrohlichen Fällen der Säure-Basen-Haushalt korrigiert werden, etwa durch Bikarbonatgabe. Bikarbonat, z. B. in **Natriumbikarbonat** *(Natriumhydrogencarbonat,* $Na^+HCO_3^-$*)*, neutralisiert Säuren durch H^+-Bindung und kann bei metabolischer Azidose den Blut-pH-Wert normalisieren.

Tab. 10.12 Übersicht über die Azidosen und Alkalosen.

	Metabolische Azidose	Respiratorische Azidose	Metabolische Alkalose	Respiratorische Alkalose
Ursachen	• Vermehrte Säureproduktion (z. B. Schock, diabet. Koma ➤ 7.5.7) • Verminderte Säureausscheidung (Nierenversagen ➤ 10.6) • Vermehrter Bikarbonatverlust (z. B. Durchfälle)	Verminderte Abatmung von Kohlendioxid (= Säure) durch Atemstörung unterschiedlichster Ursache	• Vermehrter Säureverlust (z. B. Erbrechen, gesteigerte Glukokortikoid-/Aldosteronproduktion) • Vermehrte Bikarbonatzufuhr (Infusionen)	Verstärkte Abatmung von Kohlendioxid (= Säure), z. B. psychogen, bei Sauerstoffmangel, ZNS-Erkrankungen
Klinische Zeichen	Vertiefte Atmung *(Kussmaul-Atmung)*, evtl. Kreislauf-, Bewusstseinsstörungen	Gestörte Atmung, Zyanose, Bewusstseinsstörungen	Evtl. verminderte Atmung, Herzrhythmusstörungen, Tetanie	Gesteigerte Atmung, Atemnot (ohne Zyanose), Sensibilitätsstörungen, evtl. Tetanie
Laborwerte	pH-Wert ↓ $paCO_2$ ↓ SBIC ↓	pH-Wert ↓ $paCO_2$ ↑ SBIC ↑	pH-Wert ↑ $paCO_2$ ↑ SBIC ↑	pH-Wert ↑ $paCO_2$ ↓ SBIC ↓
Behandlung	• Behandlung der Grunderkrankung • Akute Azidose: Ggf. Natriumbikarbonat i. v. • Chronische Azidose: evtl. Zitrat (z. B. Acetolyt®) oral	• Behebung der Atemstörung • Ggf. Beatmung	• Behandlung der Grunderkrankung • Ggf. Infusionstherapie (z. B. NaCl 0,9 %), Kaliumgabe	Behebung der Atemstörung, z. B. bei der psychogenen Hyperventilation Beruhigung, Beutelrückatmung, ggf. medikamentöse Sedierung

Normal: pH-Wert 7,37–7,45, Standardbikarbonat (SBIC) 21–26 mmol/l, Basenüberschuss (BE) -2 bis +3 mmol/l, arterieller Kohlendioxidpartialdruck ($paCO_2$) 32–46 mmHg

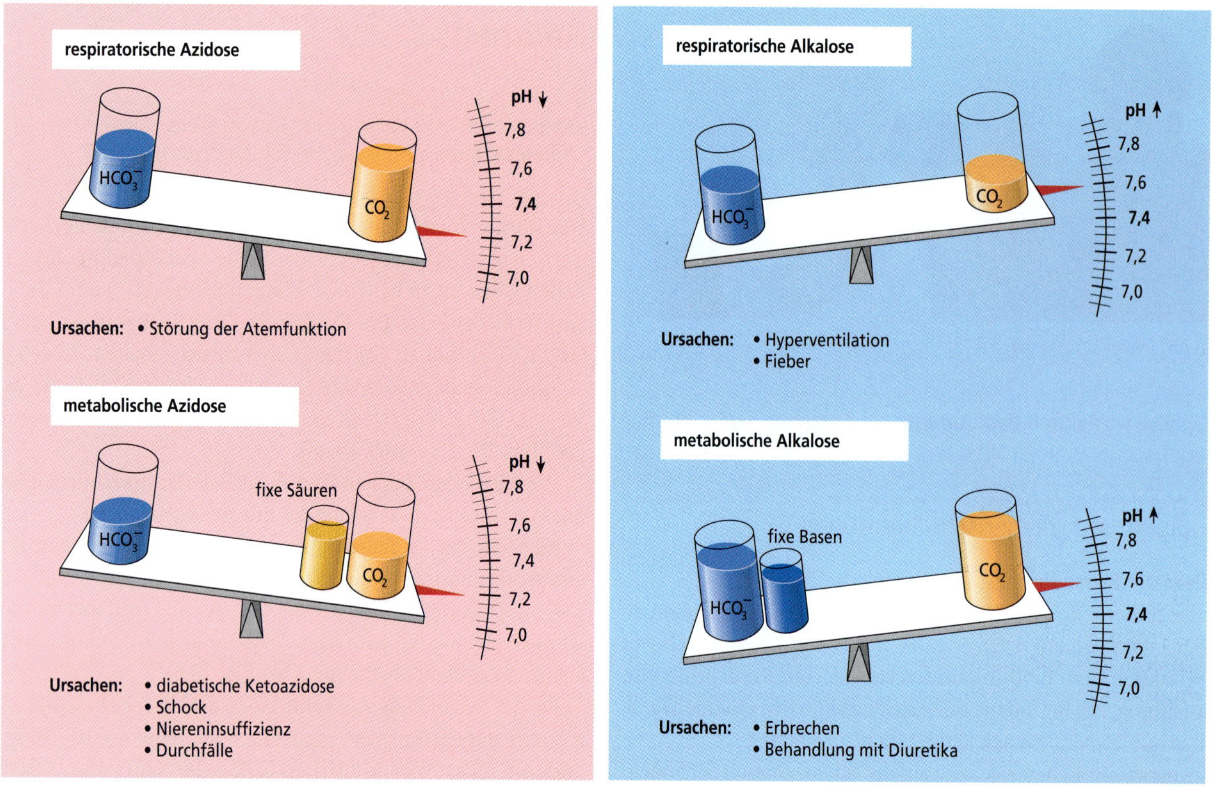

Abb. 10.46 Links häufige Ursachen respiratorischer und metabolischer Azidosen, rechts häufige Ursachen respiratorischer und metabolischer Alkalosen. [L190]

Aufgaben zur Pflegesituation

Da die körperlichen Veränderungen und Symptome Frau Blum sehr verunsicherten, suchte sie ihre Hausärztin Dr. Hein auf. Nach der Anamnese und körperlichen Untersuchung führte diese eine Ultraschalluntersuchung der Nieren und eine Urinuntersuchung durch. Wenig später teilte Dr. Hein Frau Blum mit, sie fürchte, dass sie unter einem akuten Nierenversagen, ausgelöst durch die hohe Einnahme von Ibuprofen, leide und dass sie sie zur weiteren Diagnostik ins Krankenhaus einweisen wolle.

1. Welche Kriterien umfasst die Urinbeobachtung?
2. Welche weiteren Symptome können neben den bereits beschriebenen auf eine Niereninsuffizienz hindeuten? Erklären Sie in diesem Zusammenhang auch den Begriff Urämie.
3. Welche diagnostischen Maßnahmen erfolgen, um die Diagnose zu sichern und die Ursache für das Nierenversagen festzustellen?
4. Das akute Nierenversagen verläuft in unterschiedliche Phasen. Welche Pflegemaßnahmen sind in welcher Phase angezeigt?
5. Welche Störungen des Wasser- und Elektrolythaushaltes drohen im Falle eines Nierenversagens?
6. Nicht immer ist ein Nierenversagen reversibel. Welche Nierenersatzverfahren stehen für den Fall einer dauerhaften Funktionseinschränkung der Nieren zur Verfügung?

CHRONISCHE NIERENINSUFFIZIENZ
Langsam entstehende, irreversible Nierenfunktionseinschränkung

Ursachen: am häufigsten Diabetes, Bluthochdruck/Arteriosklerose
Leitsymptome: Beschwerden erst in Spätstadien, dann aber den ganzen Körper betreffend
Behandlung:
- Vor allem Diabetes-, Hypertonieeinstellung zur Verlangsamung der Erkrankung
- Ernährungstherapie je nach Krankheitsstadium
- Im Endstadium Nierenersatztherapie

NIERENKARZINOM
Karzinom der Niere, ausgehend von den Tubuli

Ursache: nicht eindeutig geklärt
Leitsymptome: Oft Zufallsbefund, sonst v.a. Hämaturie, Flankenschmerz
Behandlung:
- Teilweise oder vollständige Entfernung der betroffenen Niere (Nephrektomie)
- Evtl. zielgerichtete Therapien

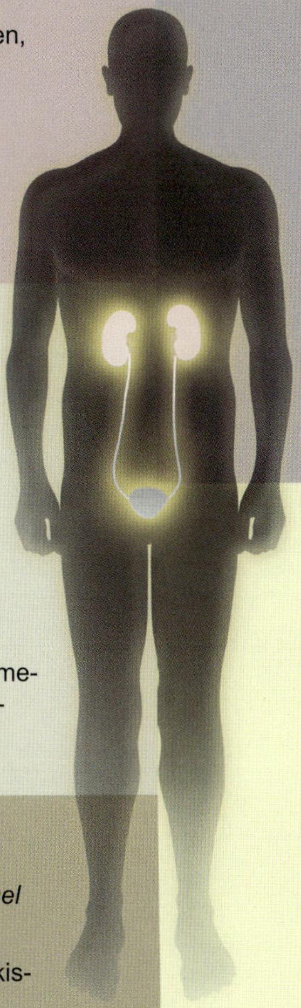

UROLITHIASIS (HARNSTEINLEIDEN)
Steinbildung in den Harnwegen

Ursache: zu hohe Konzentration steinbildender Salze
Leitsymptom: Nierenkolik mit heftigsten, wellenförmigen Schmerzen
Behandlung:
- Zuerst Schmerzlinderung
- Förderung des spontanen Steinabgangs durch Trinken, Bewegung
- Je nach Steingröße/-lokalisation Steinzertrümmerung durch ESWL, endoskopische Steinentfernung
- Rezidivprophylaxe

HARNWEGSINFEKTIONEN
Einwandern von Bakterien in die Harnblase. Unterteilt in Zystitis (Harnblasenentzündung) und Pyelonephritis (Nierenbeckenentzündung)

Ursache: Bakterien
Leitsymptome:
- Bei Zystitis Dysurie (erschwertes und schmerzhaftes Wasserlassen), Pollakisurie (häufiges Wasserlassen mit kleinen Mengen)
- Bei Pyelonephritis (zusätzlich) Allgemeinsymptome

Verlauf:
- Bei Frauen oft unkompliziert
- Bei Kindern oder Männern häufiger Fehlbildungen, Abflussbehinderungen, insgesamt höhere Komplikationsrate

Behandlung:
- Antibiotikagabe
- Ggf. Beseitigung begünstigender Faktoren

HARNBLASENKARZINOM
Karzinom der Harnblase, ausgehend vom Urothel

Ursache: nicht eindeutig geklärt
Leitsymptome: Hämaturie, evtl. Dysurie, Pollakisurie
Behandlung:
- Bei oberflächlichen Karzinomen endoskopische transurethrale Resektion (TUR-Blase), oft gefolgt von einer Lokaltherapie zur Rezidivprophylaxe
- Bei fortgeschrittenen Karzinomen Zystektomie (Harnblasenentfernung), Neuanlage einer Harnableitung, möglichst durch Neoblase

Abb. 10.47 Übersicht über Erkrankungen der Nieren und ableitenden Harnwege. [L275]

KAPITEL

11 Pflege von Menschen mit Erkrankungen des Blutes und der Milz

Nicole Menche, Matthias Naegele

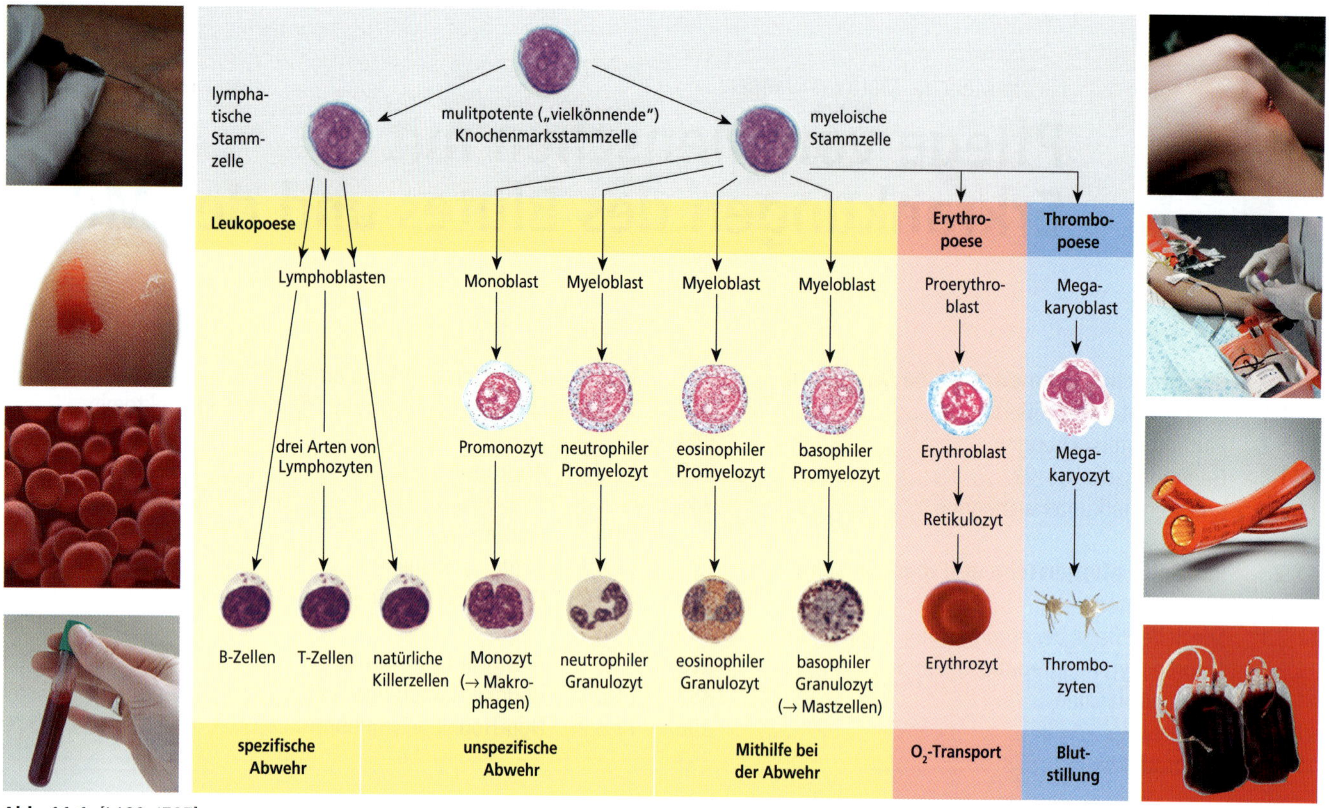

Abb. 11.1 [L190, J787]

Pflegesituation

Martin Schlosser ist ein 56-jähriger Geschäftsmann, der dienstlich viel unterwegs ist. Er ist alleinstehend, da er nie die Zeit für eine feste Partnerschaft gefunden hat. Durch die bundesweiten Besuche der zahlreichen Geschäftskunden schläft er ca. 200 Tage im Jahr in Hotels und führt auch dadurch bedingt einen sehr unsteten Lebensstil. Er ernährt sich tagsüber hauptsächlich von Zwischendurch-Imbissen, raucht etwa eine Schachtel Zigaretten am Tag und gönnt sich abends 2–3 Flaschen Bier zum Feierabend. Im Beruf ist das Stresslevel meistens sehr hoch. Zwischen eng getakteten Terminen klingelt laufend sein Telefon, sodass Herr Schlosser selten die Möglichkeit zum Durchatmen hat.

Herr Schlosser hat schon seit längerem stechende Schmerzen im Oberbauch, die er jedoch entweder ignoriert oder mit der Einnahme von Ibuprofen 400 mg behandelt hat, da er keine Zeit hat, zum Arzt zu gehen. Zudem verschwinden die Schmerzen stets von allein oder spätestens nach der Schmerzmedikation.

Eines Morgens wacht Herr Schlosser mit Schwindel und Müdigkeit auf. Beim Gang in das Badezimmer ist er kurzatmig und bemerkt beim Blick in den Spiegel, dass er sehr blass ist.

Erkrankungen des Abwehrsystems ➤ Kap. 12

Die bei weitem häufigste **Erkrankung des Blutes** *(hämatologische Erkrankung)* ist die überwiegend gut behandelbare *Anämie* (sog. *Blutarmut,* ➤ 11.3).

Ebenfalls recht häufig bei Erwachsenen ist die therapiebedingte *erhöhte Blutungsneigung* durch (Langzeit-)Antikoagulation (➤ 11.2.3). Pflegende begegnen diesen Menschen in allen Tätigkeitsbereichen. Pflegerisch wichtig sind v. a. prophylaktische Maßnahmen (z. B. Belastungsanpassung, Schutz vor Verletzungen), das (frühe) Erkennen von Blutungen und die Patientenberatung.

Die übrigen Bluterkrankungen sind eher selten, aber häufig chronisch und/oder schwerwiegend.

Diagnostik und Therapie erfordern vielfach wiederholte Krankenhausaufenthalte und die Erkrankung, Erkrankungs- und Therapiefolgen oder notwendige Nachkontrollen begleiten den Betroffenen oft sein Leben lang. Dies gilt im besonderen Maße für die *Leukämien* und *Lymphome,* an denen jährlich über 40.000 Menschen erkranken.

Die **Hämatologie,** ein Teilgebiet der Inneren Medizin, beschäftigt sich mit den Erkrankungen des Blutes und der blutbildenden Organe einschließlich der bösartigen Erkrankungen.

Bösartige Erkrankungen des Blut- und Lymphsystems werden auf hämatologisch-onkologischen Stationen behandelt, teilweise auch ambulant in einer onkologischen Praxis oder Tagesklinik. Bei Kindern und Jugendlichen machen Leukämien (➤ 11.4) und Lymphome (➤ 11.5) über 40 % aller bösartigen Erkrankungen überhaupt aus. Ihre pflegerische Versorgung ist besonders anspruchsvoll, auch die Eltern benötigen Begleitung und Verständnis.

11

11.1 Pflegerische und medizinische Diagnostik

Das Blut entzieht sich der direkten Beobachtung durch Pflegende oder Ärzte bzw. Ärztinnen (im Folgen als „Ärzte" zusammengefasst). Auch die erkrankungsbedingten Leitbeschwerden des Patienten bzw. der Patientin (im Weiteren als „Patient" bezeichnet) sind überwiegend vieldeutig:

- **Müdigkeit, schnelle Erschöpfbarkeit**
- **Veränderungen der Hautfarbe,** insbesondere
  - Blässe bei Anämie (➤ 11.3), bei hämolytischen Anämien durch vermehrten Bilirubinanfall auch leicht gelbliche Haut
  - Rötliche Haut bei Polyglobulie (➤ Tab. 11.1)
  - Gehäuft „blaue Flecken" und punktförmige bis flächenhafte rote und blau-rote Flecken durch Hautblutungen bei erhöhter Blutungsneigung (➤ 11.2.1)
- **Leicht erhöhte Körpertemperatur, Nachtschweiß**
- **Infektionsneigung** (➤ 12.1.1)
- **Blutungsneigung** (➤ 11.2.1)
- **Lymphknoten-, Milzvergrößerung** (v. a. bei bösartigen Bluterkrankungen und bestimmten Anämieformen)

11.1.1 Lymphknotenvergrößerung

Die häufigsten Ursachen von **Lymphknotenvergrößerungen** (➤ Abb. 11.2) sind *Infektionen* (➤ Kap. 13). Die vergrößerten Lymphknoten sind charakteristischerweise gut verschieblich, druckschmerzhaft, und meist bestehen weitere Zeichen einer Lokal- oder Allgemeininfektion wie etwa Halsschmerzen oder Fieber. Nach Abklingen der Infektion bildet sich die Lymphknotenvergrößerung von selbst zurück. Nach ausgeprägten lokalen Infektionen kann der Lymphknoten auf Dauer etwas größer bleiben.

Demgegenüber sind Lymphknotenvergrößerungen durch *bösartige Erkrankungen* selten, aber schwerwiegend. Ursächlich sind *Lymphknotenmetastasen* anderer Tumoren sowie *bösartige Erkrankungen der Lymphozyten* möglich. Diese **malignen Lymphknotenvergrößerungen** (➤ 11.5) werden aufgrund ihrer Schmerzlosigkeit oft zufällig bemerkt. Die Lymphknoten sind typischerweise schlecht verschieblich und bleiben bei mehrwöchiger Beobachtung unverändert oder wachsen.

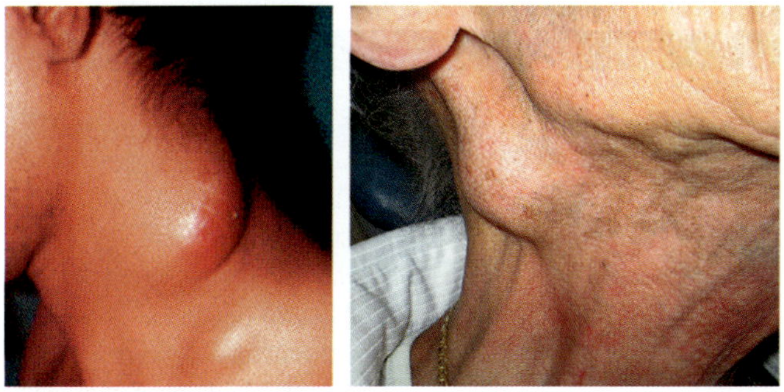

Abb. 11.2 Links Patient mit tuberkulöser Lymphknotenvergrößerung, rechts mit maligner Lymphknotenvergrößerung bei chronisch-lymphatischer Leukämie (11.4.2). [G936, G926]

Auch Erkrankungen des Abwehrsystems, Stoffwechselerkrankungen oder Medikamente können zu Lymphknotenvergrößerungen führen.

Abklärungsbedürftig

Länger bestehende Lymphknotenvergrößerungen müssen diagnostisch abgeklärt werden!

11.1.2 Blutbilduntersuchungen

DEFINITION

Blutbild: Blutuntersuchung mit Bestimmung von **Hämoglobinkonzentration** (*Hb*, Konzentration des roten Blutfarbstoffs), **Hämatokrit** (*Hkt*, Volumenanteil aller Blutzellen am Gesamtblutvolumen), Auszählung und ggf. mikroskopischer Beurteilung der verschiedenen Blutzellen und Berechnung weiterer Parameter aus diesen Werten (➤ Tab. 11.1). Besonders wichtig bei der Diagnostik und Verlaufskontrolle von Bluterkrankungen und Infektionen. Durch Automatisierung heute schnell und preiswert.

BSG (Blutkörperchensenkungsgeschwindigkeit) ➤ 13.1.3
Blutgruppenbestimmung ➤ 11.2.5

Kleines Blutbild

Bei der Erstellung eines **kleinen Blutbilds** (krankhafte Befunde ➤ Tab. 11.1) werden der **Hämatokrit,** die **Hämoglobinkonzentration** und die Konzentrationen der drei Blutzellreihen (Erythrozyten, Leukozyten, Thrombozyten, ➤ Abb. 11.1) ermittelt. Daraus errechnet der *Hämatologie-Analyzer* automatisch die **Erythrozytenindizes** und je nach Gerät weitere Größen zur Beurteilung der Erythrozyten, die besonders in der Anämiediagnostik wichtig sind.

Die **Retikulozytenzahl** (Zahl der „jungen" Erythrozyten im Blut) als Maß für die Erythrozytenbildung muss überwiegend separat angefordert werden.

Großes Blutbild

Zum **großen Blutbild** gehört zusätzlich das **Differenzialblutbild,** also die Auszählung der verschiedenen Arten weißer Blutkörperchen: Lymphozyten, neutrophile Granulozyten (nochmals unterteilt in stabkernige und segmentkernige), basophile und eosinophile Granulozyten und gegebenenfalls unreife Vorstufen der Blutzellen (➤ Abb. 11.1).

11.1.3 Gerinnungsdiagnostik

Basiswerte in der **Gerinnungsdiagnostik** sind der **Quick-Wert** bzw. die **INR** (*International normalized Ratio,* besser standardisiert) und die **PTT** *(partielle Thromboplastinzeit),* die letztlich die gesamte Gerinnungskaskade erfassen (➤ Abb. 11.3). Sie sind in jedem Labor

Tab. 11.1 Krankhafte Blutbildbefunde (Auswahl). Normwerte ➤ Kap. 23.

Befund	Definition/Mögliche Ursache
Hämoglobin (Hb) = Konzentration des roten Blutfarbstoffs im Blut **Erythrozytenzahl (Erys) = Konzentration der roten Blutkörperchen im Blut** **Hämatokrit (Hkt) = Volumenanteil der Zellen am Gesamtblutvolumen (i. d. R. fast identisch mit dem der roten Blutkörperchen)**	
Anämie	• Hb ↓, meist auch Erythrozyten, Hkt ↓ • Häufigste Form Eisenmangelanämie, Details und weitere Formen ➤ 11.3
Polyglobulie *(Erythrozytose)*	• Erys ↑, i. d. R. auch Hb, Hkt ↑ • Am häufigsten *sekundäre Polyglobulie* z. B. durch Sauerstoffmangel infolge Rauchens, bei langem Höhenaufenthalt • Selten *primäre Polyglobulie* = **Polycythaemia vera,** eine bösartige, aber oft gut beherrschbare Bluterkrankung v. a. älterer Menschen mit unkontrollierter Erythrozytenvermehrung • Mögliche Folge: v. a. arterielle und venöse Durchblutungsstörungen durch das zu „dicke" Blut • **Pseudopolyglobulie** = scheinbare Erythrozytenvermehrung bei Dehydratation
Erythrozytenindizes = errechnete Größen zu den Erythrozyten: **MCV (mittleres korpuskuläres Volumen) = mittleres Volumen eines Einzelerythrozyten** **MCH (mittleres korpuskuläres Hämoglobin) = mittlerer Hämoglobingehalt der Erythrozyten** **MCHC (mittlere korpuskuläre Hämoglobinkonzentration) = mittlere Hämoglobinkonzentration der Erythrozyten** **RDW (red cell distribution width, Erythrozytenverteilungsbreite) = Maß für die Größenunterschiede zwischen den Erythrozyten** **%Hypo = Anteil von Erythrozyten mit zu geringem MCH**	
Mikrozyten	• Zu kleine Erythrozyten (MCV ↓) • Ursache z. B. Eisenmangelanämie
Makrozyten	• Zu große Erythrozyten (MCV ↑) • Ursache z. B. megaloblastäre = Vitamin-B_{12}-, Folsäuremangelanämie
Hypochrome Erys	• Erythrozyten mit zu wenig Hämoglobin (MCH ↓) • Ursache z. B. Eisenmangelanämie, Thalassämie
Hyperchrome Erys	• Erythrozyten mit zu viel Hämoglobin (MCH ↑) • Ursache z. B. Alkoholmissbrauch, megaloblastäre = Vit.-B_{12}-, Folsäuremangelanämie
Anisozytose	• Sehr unterschiedlich große Erythrozyten (RDW ↑) • Ursache z. B. Vit.-B_{12}-, Eisenmangelanämie
Leukozytenzahl = Konzentration der weißen Blutkörperchen im Blut	
Leuko[zyto]penie	• Leukozyten < 4.000/µl Blut • Ursachen z. B. bestimmte, v. a. virale Infektionen, verminderte Bildung (z. B. bei Folsäuremangel, Zytostatika u. a. Medikamenten), erhöhter Verbrauch (z. B. bei Überfunktion der Milz, einigen Autoimmunerkrankungen)
Granulozytopenie (meist **Neutro[zyto]penie**)	• Granulozyten < 1.500/µl Blut • Ursachen im Wesentlichen wie Leukozytopenie • Gefährlich durch die erhöhte Infektionsgefahr
Agranulozytose	• Schwerstform der Granulozyto-/Neutropenie mit Granulozyten < 500/µl Blut • Ursachen v. a. Medikamente: nicht dosisabhängige **allergische Agranulozytose** z. B. auf Thyreostatika (➤ 6.2.1), Metamizol (➤ 2.5.13), dosisabhängig nach Zytostatikagabe (➤ 2.5.7) • Lebensbedrohlich durch die sehr hohe Infektionsgefahr mit Notwendigkeit entsprechender Vorsichtsmaßnahmen (➤ 11.2.1)
Leukozytose	• Leukozyten > 10.000/µl Blut • Ursachen z. B. (bakterielle) Infektionen, Verletzungen, Herzinfarkt, selten Leukämien
Linksverschiebung	• Zu viele stabkernige („junge") Granulozyten im Blut • Ursachen z. B. Infektionen, Leukämien, dann i. d. R. auch sehr unreife Leukozytenvorstufen = **Blasten** im Blut
Thrombozytenzahl = Konzentration der Blutplättchen im Blut	
Thrombo[zyto]penie (➤ 11.2.1)	• Thrombozyten < 150.000/µl Blut • Ursachen verminderte Bildung (z. B. bei Vit.-B_{12}-, Folsäuremangel, Leukämie, Zytostatika), erhöhter Verbrauch (z. B. bei Gerinnungsaktivierung, antikörperbedingt, künstl. Herzklappen), Umverteilung bei Milzvergrößerung
Thrombozytose	• Thrombozyten > 450.000/µl Blut • Am häufigsten *sekundäre (reaktive) Thrombozytose* z. B. bei Infektionen, (vorübergehend) nach Milzentfernung • Selten *primäre Thrombozytose* = **Thrombozythämie,** eine bösartige Bluterkrankung v. a. älterer Menschen mit unkontrollierter Thrombozytenvermehrung • Mögliche Folge: v. a. arterielle und venöse Durchblutungsstörungen durch das zu „dicke" Blut

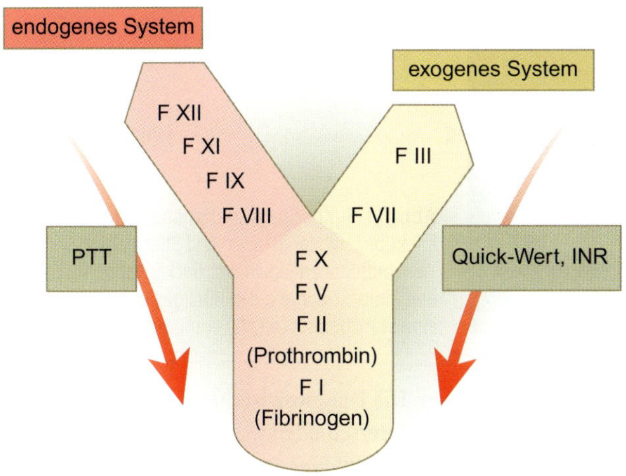

Abb. 11.3 Gerinnungskaskade (vereinfacht), PTT, Quick-Wert und INR (Normwerte ➤ Kap. 23). [L255]

möglich und ermöglichen zusammen mit der **Thrombozytenzahl** ein Screening auf Gerinnungsstörungen und oft eine erste Ursacheneingrenzung bei erhöhter Blutungsneigung (➤ 11.2.1).

Weitere Untersuchungen erfolgen bei Verdacht oder in besonderen Situationen (beispielsweise erhöhte Thromboseneigung, Antikoagulation) und sind teilweise nur in Speziallabors möglich.

11.1.4 Knochenmarkuntersuchungen

DEFINITION

Knochenmarkuntersuchung: Untersuchung der Knochenmarkzellen und/oder des Knochenmarkgewebes.

Bei der **Knochenmarkuntersuchung** wird unterschieden:

- Die **Knochenmarkpunktion** mit Aspiration des flüssigen Knochenmarks und nachfolgender Untersuchung der im Aspirat befindlichen Knochenmarkzellen

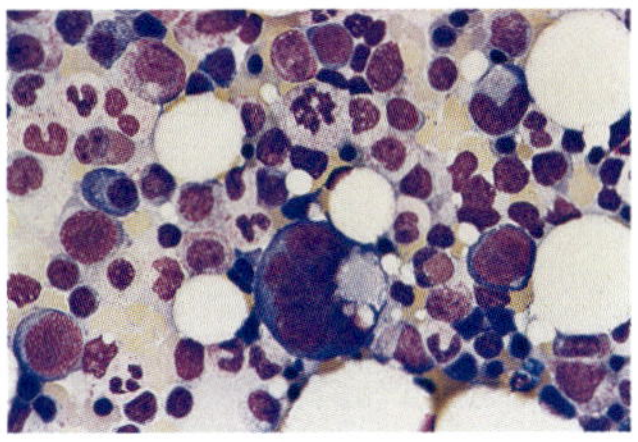

Knochenmark-Normalbefund mit Vorstufen aller Zellreihen

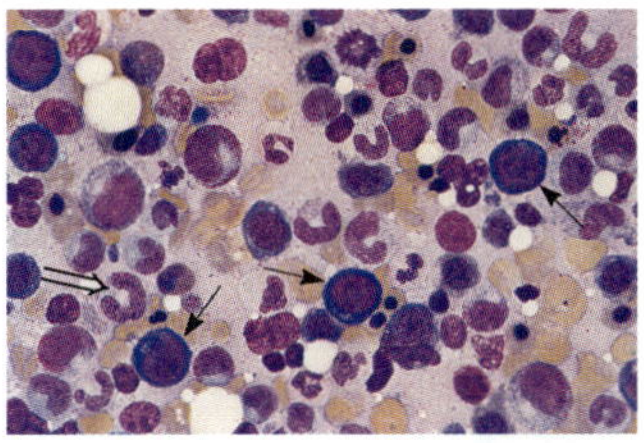

Megaloblast. Anämie mit Megaloblasten (→) und Riesenstabkern (⇒)

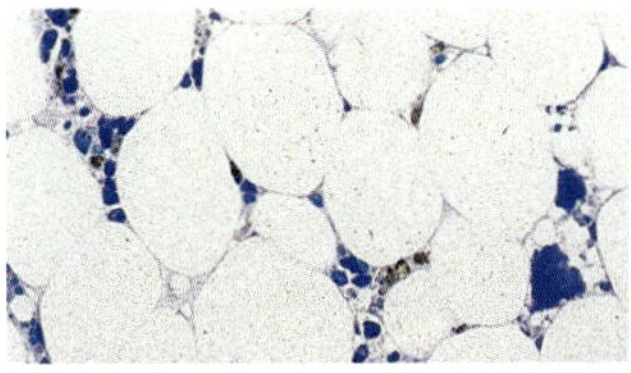

Aplastisches Knochenmark mit viel zu wenigen Zellen

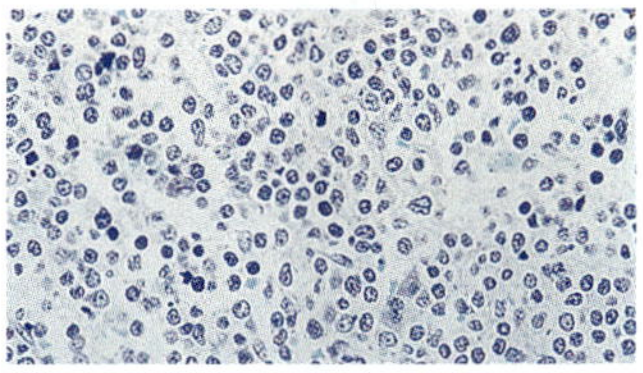

Akute lymphatische Leukämie mit viel zu vielen Lymphoblasten

Abb. 11.4 Verschiedene Knochenmarkbefunde. [R285]

- Die **Knochenmarkbiopsie,** eine Stanzbiopsie mit Entnahme eines Gewebezylinders zur Beurteilung von Knochenmarkzellen und Knochenmarkstruktur (inkl. Knochen, Gefäßen)

Hauptindikationen sind die Abklärung von Blutbildveränderungen, insbesondere bei Verdacht auf eine bösartige Bluterkrankung, die Frage nach einer Knochenmarkmetastasierung bei anderen bösartigen Erkrankungen sowie die Therapiekontrolle bestimmter Bluterkrankungen, z. B. Leukämien (einige Befunde ➤ Abb. 11.4). Hauptkomplikationen sind Blutungen und Infektionen.

Heute erfolgen Knochenmarkpunktion und -biopsie meist unmittelbar nacheinander, ganz überwiegend aus dem hinteren Beckenkamm (➤ Abb. 11.5), weil Schmerzen und Komplikationsrisiko dort geringer sind als bei der Punktion des Sternums (eine Biopsie ist hier nicht möglich). Die Entnahme ist auch ambulant möglich. Sie erfolgt bei Kindern meist in (Kurz-)Narkose, bei Erwachsenen unter Lokalanästhesie. Diese kann einen kurzen Schmerz beim Ansaugen des Knochenmarks allerdings nicht verhindern.

Pflegerische Betreuung

Pflegefachpersonen richten folgende Materialien:

- Hände- und Hautdesinfektionsmittel, ggf. Clipper/Rasierer
- Alles zur Lokalanästhesie
- Sterile Tupfer, Kompressen, Verbandmaterial
- Steriles Abdeck-/Lochtuch, sterile Handschuhe
- Skalpell, spezielle Punktionskanülen (z. B. Yamshidi-Stanznadel), Spritzen zur Entnahme, Objektträger zum Ausstreichen, Röhrchen mit Fixierlösung, Laborscheine etc. je nach vorgesehenen Untersuchungen und hausinternen Richtlinien
- Abwurf, Sandsack

Pflegende lagern den Patienten und assistieren bei der Punktion. Nach Punktion und Verbandanlage (i. d. R. Pflasterverband) wird ein Sandsack zur Kompression aufgelegt und der Patient soll 1–2 Std. Bettruhe einhalten. Danach soll er sich für den Rest des Tages schonen. Am Folgetag darf der Patient das Pflaster entfernen und duschen.

11.2 Spezielle pflegerische und medizinische Maßnahmen

Hyperkoagulabilität (erhöhte Gerinnungsneigung des Blutes) ➤ 5.7
Spezielle Pflege bei Abwehrschwäche ➤ 12.2.1

11.2.1 Spezielle Pflege bei erhöhter Blutungsneigung

DEFINITION

Erhöhte Blutungsneigung *(hämorrhagische Diathese):* im Verhältnis zur Verletzung zu starke oder zu lang anhaltende Blutungen bis hin zu Spontanblutungen ohne äußeren Anlass. Ursachen sind eine Thrombozytenstörung, Gerinnungsstörung und/oder Störung der Gefäßwände. Angeboren oder erworben, als eigenständige Störung oder Folge anderer Erkrankungen.

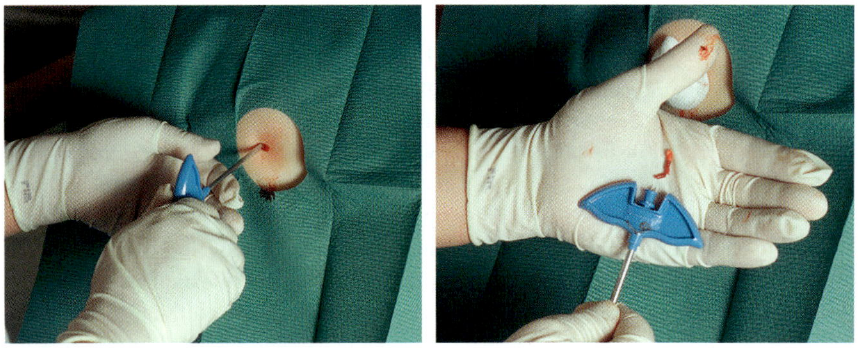

Abb. 11.5 Knochenmarkgewinnung. Nach Hautdesinfektion, Lokalanästhesie und Stichinzision wird die Yamshidi-Stanznadel in den Beckenkamm vorgeschoben (links). Dann werden flüssiges Knochenmark und eine Stanzbiopsie (rechts) entnommen. [K115]

Leichte Formen einer **erhöhten Blutungsneigung** zeigen sich nur bei besonderen Ereignissen wie etwa Zahnentfernung oder Operation durch eine verstärkte und/oder verlängerte Blutung. Hingegen erfordern ausgeprägte Formen besondere pflegerische und Schutzmaßnahmen im Alltag.

Leitsymptome erhöhter Blutungsneigung

Anamnese und Patientenbeobachtung zielen auf die Leitsymptome einer erhöhten Blutungsneigung ab: gehäuft blaue Flecke, Nasen-, Zahnfleischbluten, auffallend starke, lange oder wieder einsetzende Blutungen nach Verletzungen, Blutungen bei Zahnwechsel/nach Zahnentfernung, bei Frauen verstärkte Menstruationsblutungen, Blutungen nach Geburten.
Typisch sind:
- Bei Thrombozyten- und Gefäßwandstörungen v. a. **Petechien** (*punktförmige Hautblutungen* ➤ Abb. 11.6), kleinflächige Blutungen, Nasen-, Zahnfleischbluten, bei Frauen verstärkte Menstruationsblutungen
- Bei Gerinnungsstörungen v. a. großflächige **Hämatome** (*Blutergüsse* ➤ Abb. 11.6), Nachblutung nach anfänglichem Blutungsstillstand, bei stärkerer Ausprägung Muskel-, Gelenk-, Organblutungen

Einteilung und Ursachen

Blutungsneigung durch Thrombozytenstörung

Häufigste Ursache einer erhöhten Blutungsneigung ist eine erworbene **Thrombozytenstörung.**

Bei der **Thrombozytopenie** sind zu wenige Thrombozyten vorhanden, wobei Spontanblutungen meist erst unter 25.000 Thrombozyten/µl Blut auftreten. Die Diagnose ist durch einfache Thrombozytenzählung möglich. Unterschieden werden folgende Formen: [1]

- Thrombozytopenie durch *Bildungsstörung* im Knochenmark. Verursacht z. B. durch schweren Vit.-B_{12}- oder Folsäuremangel, Medikamente (Zytostatika, Immunsuppressiva, einige Antibiotika), Leukämien, Knochenmarkinfiltration bei anderen bösartigen Erkrankungen
- Thrombozytopenie durch *Verbrauchsstörung* (gesteigerten Verbrauch/vorzeitigen Abbau)
  - *Nichtimmunologisch* z. B. bei Verbrauchskoagulopathie, Überfunktion der Milz und den **thrombotischen Mikroangiopathien,** bei denen es aus unterschiedlicher und teils unklarer Ursache zu Gerinnselbildung in den Kapillaren und als Folge zu hämolytischer Anämie (➤ 11.3) und Thrombozytopenie kommt. Beispiel ist das *hämolytisch-urämische Syndrom,* das typischerweise bei Kindern infolge einer EHEC-Infektion auftritt
  - *Immunologisch,* z. B. durch Antikörper bei Autoimmunerkrankungen, auf Medikamente (z. B. heparininduzierte Thrombozytopenie Typ II ➤ 11.2.3), bei **Immunthrombozytopenie** *(ITP).* Die **akute Immunthrombozytopenie** tritt v. a. bei Kindern nach Infektionen auf. Leitsymptom ist eine Purpura besonders der Beine (➤ Abb. 11.6). Diese Form verschwindet in gut 80 % binnen vier Wochen wieder von selbst. Von der **chronischen Immunthrombozytopenie** sind v. a. Erwachsene betroffen

Bei der **Thrombozytopathie** liegt eine Funktionsstörung der Thrombozyten vor. Häufigste Ursache ist die Einnahme von Thrombozyten-

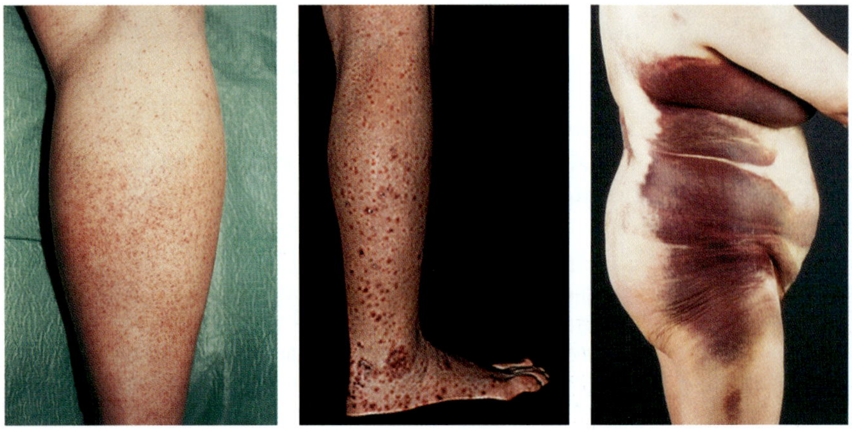

Abb. 11.6 Verschiedene Blutungstypen. Von links nach rechts punktförmige Petechien bei Immunthrombozytopenie, kleinfleckige Purpura bei Purpura Schoenlein-Henoch, flächenhafte Hämatome bei Gerinnungsstörung. [O578, E939-002, O578]

aggregationshemmern wie z. B. Azetylsalizylsäure (➤ 11.2.2). Eine gestörte Thrombozytenfunktion kann nur durch Spezialtests erfasst werden.

Blutungsneigung durch Gerinnungsstörung

Bei Gerinnungsstörungen ist die Gerinnungskaskade (➤ Abb. 11.3) unterbrochen. Häufigste Ursache einer Gerinnungsstörung hierzulande ist die Langzeit-Antikoagulation (➤ 11.2.3). Verhältnismäßig häufig ist außerdem die **Verbrauchskoagulopathie** *(disseminierte intravasale Gerinnung, DIC):* im Rahmen schwerster Erkrankungen kommt es zunächst zur Aktivierung der Gerinnung und Thrombenbildung in den kleinsten Blutgefäßen, gefolgt von Durchblutungsstörungen der Organe bis zum Organversagen und erhöhter Blutungsneigung durch den massiven Gerinnungsfaktor- und Thrombozytenverbrauch. Frühzeichen ist ein Abfall der Thrombozyten im Blut.

Häufigste angeborene, aber selten schwere Störung ist das **Von-Willebrand-Jürgens-Syndrom** mit Defekt des Von-Willebrand-Faktors, der an der Thrombozytenaktivierung beteiligt ist und außerdem Faktor VIII vor vorzeitigem Abbau schützt. Selten ist die x-chromosomal vererbte **Hämophilie A bzw. B** *(Bluterkrankheit),* bei der Faktor VIII bzw. IX fehlen. Zu Komplikationen nach Eingriffen kommt es meist bei einer Restaktivität < 25 %, zu Problemen im Alltag bei < 5 %.

Erste Untersuchungen sind die Bestimmung der PTT und des Quick-Werts (➤ Abb. 11.3), die ggf. durch weitere Untersuchungen bis zur Einzelfaktorbestimmung ergänzt werden.

Blutungsneigung durch Gefäßwandstörung

Eine schwere Blutungsneigung durch Gefäßwandstörung ist selten. Erwähnenswert sind:

- Die durch eine allergische Vaskulitis (Gefäßentzündung) bedingte **Purpura Schoenlein-Henoch** nach Infektionen (➤ Abb. 11.6), v. a. bei Kindern, mit den Leitsymptomen Petechien, Gelenk-, Bauch-, Kopfschmerzen und Hämaturie (Blut im Urin ➤ 10.1.2) mit meist guter Prognose
- Die harmlose **Purpura senilis** älterer Menschen mit kleinflächigen Hautblutungen v. a. an Händen und Unterarmen durch Gefäßbrüchigkeit
- Ein ähnliches Bild durch länger und hoch dosierte Glukokortikoidbehandlung (➤ 12.2.3)

Pflegerische Betreuung und Beratung

Beratung

Eine erhöhte Blutungsneigung verläuft zunächst symptomlos. Problematisch für die Betroffenen wird sie erst, wenn es zu einer Blutung kommt.

An erster Stelle steht deshalb die **Blutungsprophylaxe.** Die Patienten sollen Tätigkeiten mit hohem Verletzungsrisiko vermeiden und Blutungen durch gezielte Maßnahmen vorbeugen. Bei kleinen Kindern werden die Eltern beraten. Mit zunehmendem Alter sollen die Kinder altersentsprechend auch Verantwortung übernehmen. Für die Eltern ist es oftmals schwierig, einen Kompromiss zwischen Überbehütung und Verletzungsrisiko zu finden.

- Wohnumgebung auf Kanten und andere Verletzungsquellen überprüfen. Besonders bei Kleinkindern und dementen Menschen muss eine sichere Umgebung geschaffen werden
- Übermäßige körperliche Aktivitäten mit Blick auf mögliche Blutdruckspitzen und Verletzungen, z. B. bei Kontaktsportarten, vermeiden. Sport ist generell wünschenswert, die Sportart muss aber der erhöhten Blutungsneigung Rechnung tragen
- Lange Kleidung und Handschuhe bei der Gartenarbeit tragen
- Scharfe oder spitze Gegenstände, z. B. bei der Küchenarbeit oder Nagelpflege, vorsichtig verwenden
- Keine engen Schuhe und einschneidenden Socken tragen
- Keine Nassrasuren durchführen (gilt auch für Frauen)
- Heftiges Schnäuzen vermeiden, Nasenschleimhäute feucht halten, um die Gefahr des Nasenblutens zu verringern
- Übermäßiges Pressen beim Stuhlgang vermeiden, ggf. Maßnahmen zur Obstipationsprophylaxe durchführen, weiches Toilettenpapier oder Feuchttücher verwenden, Haut bei Hämorrhoiden und Fissuren entsprechend pflegen
- Stark durchblutungsfördernde Maßnahmen vermeiden, z. B. heißes Duschen, Vollbad, Massagen, Fango, heiße Rolle
- Weiche Zahnbürste verwenden, auf Zahnseide verzichten, drückende Zahnprothese anpassen lassen
- Lippen geschmeidig halten
- Kantige oder harte Speisen vermeiden
- Gleitmittel beim Geschlechtsverkehr verwenden

An zweiter Stelle steht die frühzeitige **Erkennung einer Blutung.** Pflegefachpersonen leiten die Patienten zur Selbstbeobachtung an. Bei Säuglingen und Kleinkindern übernehmen das die Eltern:

- Beobachtung der Haut und Schleimhäute auf Petechien, Blutung oder Hämatome (➤ Abb. 11.6)
- Beobachtung von Stuhl, Urin, Erbrechen und Auswurf auf Blutbeimengungen. Frauen achten zusätzlich auf eine verlängerte oder verstärkte Menstruation
- Blutdruck-, Puls- und Temperaturkontrollen, weil eine Hypertonie eine Blutung auslösen kann. Hypotonie oder Tachykardie können Zeichen für eine Blutung sein. Fieber ist ein begünstigender Faktor für Blutungen
- Beobachtung auf plötzliche Gelenkschwellung als Zeichen einer Einblutung ins Gelenk
- Beobachtung des Bewusstseins (Bewusstseinsveränderung als Hinweis auf eine Gehirnblutung)

Die Patienten brauchen auch Wissen darüber, welche **Maßnahmen bei einer Blutung** notwendig werden:

- Kleine Schnittverletzungen oder Schürfwunden durch Hochlagerung, Kompression und Kühlung der Wunde versorgen
- Bei Nasenbluten aufrecht hinsetzen, Nasenflügel fest zusammendrücken, Eiskrawatte in den Nacken legen, bei andauernder Blutung HNO-Arzt aufsuchen, der dann z. B. eine Nasentamponade legen kann (➤ 18.2.3)
- Bei Blutungen der Mundschleimhaut Eiswürfel lutschen
- Bei jeder Blutung körperliche Ruhe einhalten
- Ggf. Gerinnungsfaktorenkonzentrat selbst injizieren

- Unverzüglich einen Arzt aufsuchen/den Notarzt rufen bei größeren Verletzungen, bei Blutbeimengung in Ausscheidungen und wenn die Blutung nicht innerhalb von 15–20 Min. zum Stillstand kommt

Menschen mit erhöhter Blutungsneigung sollten immer einen Notfallausweis bei sich tragen, der teilweise krankheitsspezifisch verfügbar ist (*Antikoagulanzienpass, Hämophilie-Ausweis* oder *-SOS-Anhänger*). Wichtig ist außerdem, „neue" Ärzte/Therapeuten über die Erkrankung zu informieren. Für Patienten mit Thrombozytopenie und Hämophilie bzw. schwerem Von-Willebrand-Jürgens-Syndrom gibt es spezielle Schulungen. In diesen Schulungen lernen z. B. von Hämophilie Betroffene (bzw. bei Kindern die Eltern) alles, was sie zur Heimselbstbehandlung wissen müssen (z. B. Lagerung des Faktorenkonzentrats, Selbstinjektion).

Pflegerische Betreuung

Pflegefachpersonen vermeiden bei allen pflegerischen Tätigkeiten jegliche Maßnahmen, die mit einem erhöhten Blutungsrisiko einhergehen:

- Keine rektale Temperaturmessung, keine Klistiere oder Einläufe
- Legen eines Blasenkatheters nur nach strenger Indikationsstellung
- Punktionen und Injektionen (besonders i. m.-Injektionen) so selten wie möglich und nur nach sorgfältiger Indikationsstellung, Punktionsstelle sorgfältig komprimieren, ggf. Druckverband anlegen
- Beim Blutdruckmessen Aufpumpen nur bis zum geringsten notwendigen Druck
- Besondere Vorsicht bei der Körperpflege und Mobilisation (z. B. Anstoßen an Kanten und Gegenständen vermeiden)

Im Rahmen der Körperpflege und anderer pflegerischer Maßnahmen achten Pflegefachpersonen auf Blutungen und Hämatome, auch bei den Ausscheidungen.

11.2.2 Thrombozytenaggregationshemmer

DEFINITION

Thrombozytenaggregationshemmer *(TAH, Thrombozytenfunktionshemmer, Plättchenhemmer):* Medikamente, welche die Aggregation (das Zusammenballen) der Thrombozyten hemmen. Eingesetzt zur Verhinderung einer Thrombenbildung in den *Arterien.*

Thrombozytenaggregationshemmer verhindern über unterschiedliche Angriffspunkte (➤ Abb. 11.7) die Verklumpung von Thrombozyten (Blutplättchen), die für die Entstehung *arterieller* Durchblutungsstörungen wie Schlaganfall (➤ 15.4), Herzinfarkt (➤ 4.7), Arterienverschluss bei peripherer arterieller Verschlusskrankheit (➤ 5.4), aber auch Stentthrombosen (nach PTCA mit Stentimplantation ➤ 4.2.5) entscheidend ist. Hauptindikationen sind deshalb die Primär- und Rezidivprophylaxe dieser Erkrankungen. Die wichtigsten Substanzen bzw. Substanzgruppen sind:

- Azetylsalizylsäure (➤ 2.5.13)
  - Gebräuchlichste Substanz, z. B. ASS®
  - Wirkmechanismus Zyklooxygenasehemmung (➤ 2.5.13)
  - Mit 75–100 mg täglich wesentlich niedriger dosiert als in der Schmerztherapie, deshalb besser verträglich, trotzdem nicht selten Magenschleimhautentzündung (*Gastritis* ➤ 8.5), Magen- oder Zwölffingerdarm-Geschwür (*gastroduodenales Ulkus* ➤ 8.6)
- **ADP-Rezeptor-Antagonisten**
  - Beispiele Clopidogrel, etwa Plavix® (bei Azetylsalizylsäure-Unverträglichkeit, dualer Plättchenhemmung), Prasugrel, etwa Efient®, Ticagrelor, etwa Brilique® (beide bei akutem Koronarsyndrom ➤ 4.7)
  - Wirkmechanismus Hemmung der ADP-abhängigen Thrombozytenaktivierung
- **Glykoprotein-IIb/IIIa-Rezeptor-Antagonisten**
  - Vertreter z. B. Eptifibatid (etwa Integrilin®), Tirofiban (etwa Aggrastat®)
  - Stärkste Wirksamkeit, aber auch höchstes Blutungsrisiko der genannten Substanzen, deshalb nur bei speziellen Indikationen

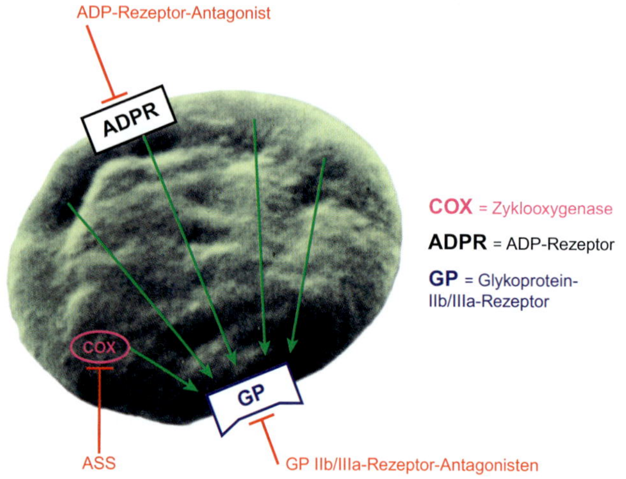

Abb. 11.7 Wirkmechanismen der Thrombozytenaggregationshemmer. Während Azetylsalizylsäure (ASS) und ADP-Rezeptor-Antagonisten jeweils nur einen der zahlreichen stimulierenden Faktoren (grüne Pfeile) hemmen, hemmen Glykoprotein-IIb/IIIa-Rezeptor-Antagonisten die Endstrecke der Thrombozytenaktivierung und wirken daher am stärksten. [W987]

In besonders „risikoträchtigen" Situationen, etwa in der ersten Zeit nach einer Stentimplantation, werden zwei Thrombozytenaggregationshemmer mit unterschiedlichen Wirkmechanismen kombiniert, meist Azetylsalizylsäure mit Clopidogrel oder Prasugrel. Dies wird als **duale Plättchenhemmung** *(duale antithrombozytäre Therapie)* bezeichnet. Nachteilig ist das höhere Blutungsrisiko.

Pflegerische Betreuung

Pflegende beachten bei allen pflegerischen Tätigkeiten die erhöhte Blutungsneigung. Maßnahmen mit einem erhöhten Blutungsrisiko erfolgen nur nach strenger Indikationsstellung (➤ 11.2.1).

11

Beratung

Patienten sollen bei allen Arztbesuchen auf die Einnahme hinweisen, das gilt insbesondere vor invasiven Maßnahmen wie Punktionen, Endoskopien oder (Zahn-)Operationen. Der Arzt entscheidet dann nach individueller Risikoabwägung, ob der Thrombozytenaggregationshemmer vorübergehend abgesetzt (mit der Gefahr eines arteriellen Verschlusses) oder das erhöhte Blutungsrisiko in Kauf genommen wird.

11.2.3 Antikoagulanzien

DEFINITION

Antikoagulanzien *(Gerinnungshemmer):* Medikamente, welche die Blutstillung durch Angriff an der Gerinnungskaskade hemmen. Wirksam in *Arterien und Venen.*

Die unterschiedlichen **Antikoagulanzien** blockieren einen oder mehrere Gerinnungsfaktoren (➤ Abb. 11.10). Dadurch wird die Gerinnungskaskade unterbrochen und es entsteht (dosisabhängig) weniger Fibrin. Haupteinsatzgebiete der Antikoagulanzien sind die Prophylaxe und Therapie venöser Thrombosen und damit Lungenembolien *(Thromboembolieprophylaxe),* die Vorbeugung eines (embolisch bedingten) Schlaganfalls bei Vorhofflimmern und der akute Herzinfarkt.

Aus der gewünschten Hemmung der Blutgerinnung resultiert auch die wichtigste Nebenwirkung der Antikoagulanzien: die erhöhte Blutungsgefahr. Bei bereits vorhandener Blutungsneigung sind Antikoagulanzien deshalb kontraindiziert.

Pflege bei Antikoagulanzientherapie

Bei jeder Antikoagulanzientherapie werden die Patienten ausführlich über Wichtigkeit, Wirkungsweise, Einnahmeart und die Nebenwirkungen der Behandlung aufgeklärt. Pflegende und Betroffene beachten alle Vorsichtsmaßnahmen bei erhöhter Blutungsneigung (➤ 11.2.1).

Parenterale Antikoagulanzien

Heparin

Heparin kommt natürlicherweise in Mastzellen und basophilen Granulozyten vor.
Als Medikament, s. c. oder i. v. verabreicht, bindet es an Antithrombin und verstärkt dessen Wirkung.

- **Niedermolekulare Heparine** *(NMH)* wie etwa Certoparin (z. B. Mono-Embolex®), Dalteparin (z. B. Fragmin®) oder Enoxaparin (z. B. Clexane®) hemmen v. a. Faktor Xa (➤ Abb. 11.10). Sie sind heute am gebräuchlichsten.
- Bei **unfraktionierten Heparinen** *(UFH)* sind die Heparinmoleküle größer, dadurch wird auch Thrombin gehemmt (➤ Abb. 11.10). Sie müssen 2- bis 3-mal täglich gegeben werden, i. v. Gabe ist möglich.

Medikamentöse Thromboseprophylaxe

Niedermolekulare Heparine sind Medikamente der Wahl zur Thromboseprophylaxe (➤ 5.7) im stationären und ambulanten Bereich.

Mit beiden Heparinen sind eine prophylaktische und therapeutische Heparinisierung möglich:

- **Prophylaktische** *(Low-dose-)* **Heparinisierung** zur Thromboembolieprophylaxe, bei niedermolekularen Heparinen eine, bei den kaum mehr eingesetzten unfraktionierten Heparinen zwei s. c.-Injektionen täglich
- **Therapeutische** *(High-dose-)* **Heparinisierung** bei tiefer Venenthrombose, Lungenembolie, Herzinfarkt
  - Bei niedermolekularen Heparinen (Zulassung substanzabhängig) zwei s. c.-Injektionen täglich in gewichtsangepasster Dosierung, keine routinemäßigen Gerinnungskontrollen
  - Bei unfraktionierten Heparinen (v. a. bei hochgradiger Nierenfunktionseinschränkung) kontinuierliche i. v.-Gabe über Spritzenpumpe, mehrfach täglich Gerinnungskontrollen zur Dosisanpassung

Antidot bei Blutungen ist Protamin (z. B. Protamin ME®). Heparine können auch in Schwangerschaft und Stillzeit gegeben werden.

Nebenwirkungen und Kontraindikationen

Neben der Blutungsgefahr bei höher dosierter Gabe sind folgende Nebenwirkungen erwähnenswert.

- **Heparininduzierte Thrombozytopenie** *(HIT);* Risiko bei niedermolekularen Heparinen geringer als bei unfraktionierten:
  - **HIT Typ I** bis zum fünften Tag der Therapie, nichtimmunologisch bedingter leichter bis mäßiger Thrombozytenabfall (Thrombos > 100.000/µl Blut), kein Therapieabbruch nötig
  - **HIT Typ II** bei erstmaliger Heparingabe nach 5 Tagen bis 3 Wochen, bei wiederholter Gabe auch früher, immunologisch verursachter starker Thrombozytenabfall, Gefahr einer Thrombose (trotz Heparin!), lebensbedrohlich, sofortiger Therapieabbruch erforderlich
- Anstieg der Leberwerte
- Haarausfall, Hautnekrosen
- Osteoporose (bei hochdosierter Langzeittherapie)

Kontraindikationen der prophylaktischen Heparinisierung sind eine bekannte Heparinallergie oder HIT II.

Eine therapeutische Heparinisierung darf nicht bei akuten Blutungen durchgeführt werden. Kurz nach Operationen, Verletzungen, Schlaganfall, bei gastrointestinaler Blutung, unkontrollierbarem Bluthochdruck u. a. müssen Risiko und Nutzen sehr sorgfältig abgewogen werden.

Pflegerische Betreuung

In der Klinik wird die s. c.-Injektion von den Pflegefachpersonen durchgeführt. Dafür stehen heute in der Regel Fertigspritzen zur Verfügung. Als Injektionsorte eignen sich die Bauchdecke und die Oberschenkel.

Kleine lokale Hämatome im Bereich der Einstichstellen sind unproblematisch. Bei größeren Hämatomen und anderen Blutungen informieren die Pflegenden den Arzt und veranlassen eine Gerinnungskontrolle.

i. v. Heparinisierung Bei der therapeutischen Heparinisierung mit hochmolekularen Heparinen wird das Heparin mittels Spritzenpumpe (z. B. Perfusor®) kontinuierlich i. v. verabreicht. Das Heparin wird aus einer 5-ml-Ampulle mit 25.000 IE (1 ml entspricht 5.000 IE) entnommen.

Richten einer Spritzenpumpe

Das im Folgenden beschriebene Vorgehen beim Richten einer Heparin-Spritzenpumpe gilt auch für alle anderen Medikamente, die mittels Spritzenpumpe verabreicht werden. So können auch zwei oder mehr Medikamente eingebracht werden, nachdem zunächst jedes Medikament separat in einer Spritze aufgezogen wurde. Insulin wird in einer Insulinspritze aufgezogen (➤ 7.2.3).

Benötigte Materialien
- Spritzenpumpe und passende 50-ml-Spritze mit Überleitungssystem, ggf. Dreiwegehahn, Medikamentenaufkleber
- 5-ml-Spritze und zwei Aufziehkanülen oder eine Aufziehkanüle und einen Mini-Spike
- 50 ml Kochsalzlösung 0,9 %
- 5-ml-Ampulle Heparin mit 25.000 IE
- Händedesinfektionsmittel, alkoholisches Hautdesinfektionsmittel und Tupfer (z. B. Zelletten® ➤ Abb. 11.8), Pflaster

Durchführung:
- Gummistopfen desinfizieren. Angeordnete Heparineinheiten in die 5-ml-Spritze aufziehen, bei 20.000 IE sind das 4 ml Heparin (➤ Abb. 11.9a)
- Gummistopfen desinfizieren, so viel Kochsalzlösung in die 50-ml-Spritze für die Spritzenpumpe aufziehen (am besten mittels Mini-Spike), dass die Gesamtmenge mit Heparin 50 ml beträgt, also 46 ml bei 20.000 IE Heparin (➤ Abb. 11.9b)
- Stempel der 50-ml-Spritze zurückziehen, damit genügend Platz zum Einspritzen des Heparins entsteht, Heparin einspritzen (➤ Abb. 11.9c)

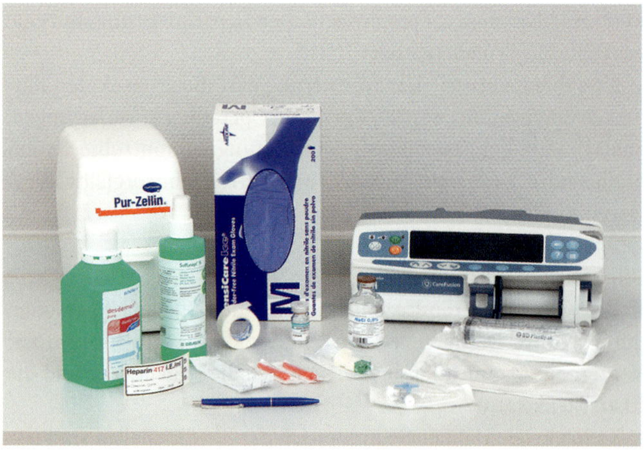

Abb. 11.8 Materialien für eine Spritzenpumpe, hier mit Heparin. [K115]

- Kochsalzlösung und Heparin durch Schwenken miteinander vermischen, Aufkleber mit Medikament und Menge/Konzentration aufkleben (➤ Abb. 11.9d)
- Überleitungssystem, ggf. mit Dreiwegehahn, an die 50-ml-Spritze anschließen und entlüften (➤ Abb. 11.9e)
- Spritze in die Spritzenpumpe einlegen, Überleitungssystem an den Venenkatheter anschließen, Rate (ml/Std.) oder Volumen bzw. Zeit einstellen und Pumpe starten (➤ Abb. 11.9f)

Beratung

Muss der Patient zu Hause (weiterhin) Heparin spritzen (z. B. nach einem ambulanten Eingriff, bei Beingips), erklären die Pflegenden ihm die Notwendigkeit und die Wirkungsweise. Sie leiten den Patienten oder Angehörige systematisch zur korrekten Selbstinjektion an. Ein geeignetes Schulungskonzept sichert ein einheitliches Vorgehen [2]. Vielen Betroffenen muss zunächst die Angst vor dem Einstechen genommen werden.

Im Weiteren beraten Pflegefachpersonen den Patienten über Maßnahmen zur Vermeidung von Blutungen (➤ 11.2.1).

Weitere parenterale Antikoagulanzien

Seltener eingesetzte Antikoagulanzien zur parenteralen Gabe sind (➤ Abb. 11.10):
- Die **Faktor-Xa-Hemmer** Danaparoid (z. B. Orgaran®, bei Heparinallergie, HIT Typ II), Fondaparinux (z. B. Arixtra®, Indikationen ähnlich den Heparinen)
- Der **Thrombinhemmer** Argatroban (z. B. Argatra®, bei HIT Typ II, nur kontinuierliche i. v.-Gabe)

Orale Antikoagulanzien

Für eine Langzeitantikoagulation, etwa nach tiefer Venenthrombose, bei Vorhofflimmern oder künstlichen Herzklappen, sind parenterale Substanzen unpraktisch. Hier werden **orale Antikoagulanzien** eingesetzt.

Direkte orale Antikoagulanzien

Direkte orale Antikoagulanzien *(DOAK)* greifen direkt an den Gerinnungsfaktoren an:
- Apixaban (z. B. Eliquis®), Edoxaban (z. B. Lixiana®), Rivaroxaban (z. B. Xarelto®) sind Faktor-Xa-Hemmer (➤ Abb. 11.10).
- Dabigatran (z. B. Pradaxa®) ist ein Thrombinhemmer (➤ Abb. 11.10).

Zugelassen sind sie für die Antikoagulation:
- Bei/nach nicht-klappenbedingtem Vorhofflimmern
- Zur Therapie und Rezidivprophylaxe der tiefen Venenthrombose und Lungenembolie
- Zur perioperativen Thromboseprophylaxe bei Gelenkersatz
- Rivaroxaban außerdem beim akuten Koronarsyndrom

Direkte orale Antikoagulanzien werden in fester Dosierung abhängig von Alter, Nierenfunktion und Körpergewicht gegeben.

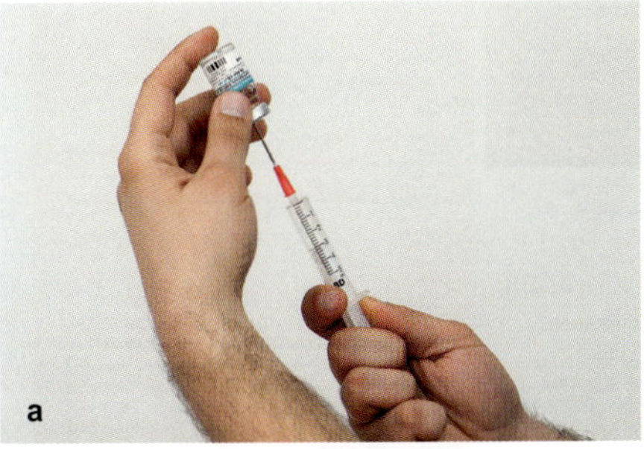

Heparin in eine 5-ml-Spritze aufziehen

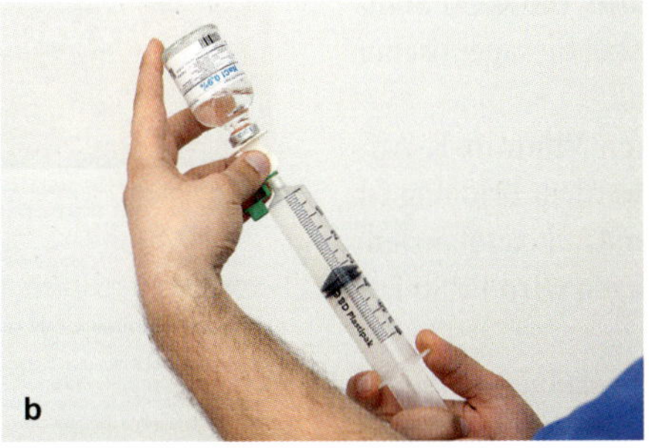

Kochsalzlösung in die 50-ml-Spritze aufziehen

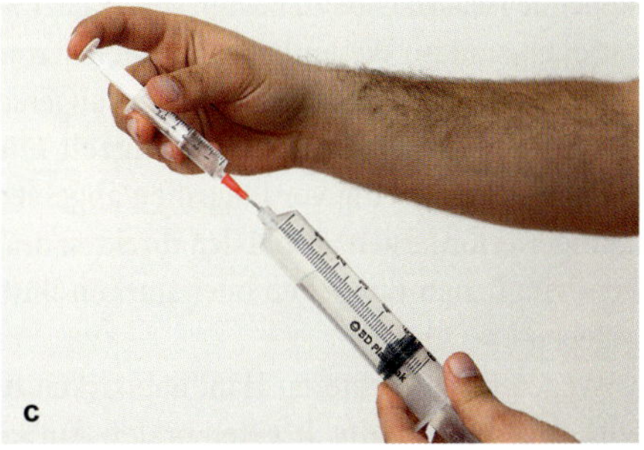

Heparin in die 50-ml-Spritze einspritzen

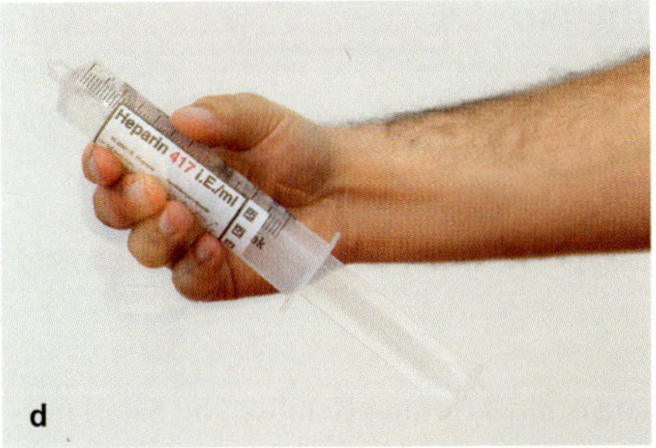

Kochsalzlösung und Heparin miteinander vermischen

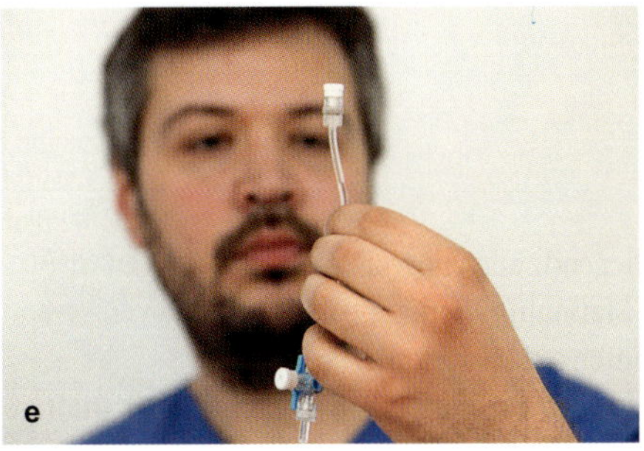

Spritze und Überleitungssystem luftleer machen

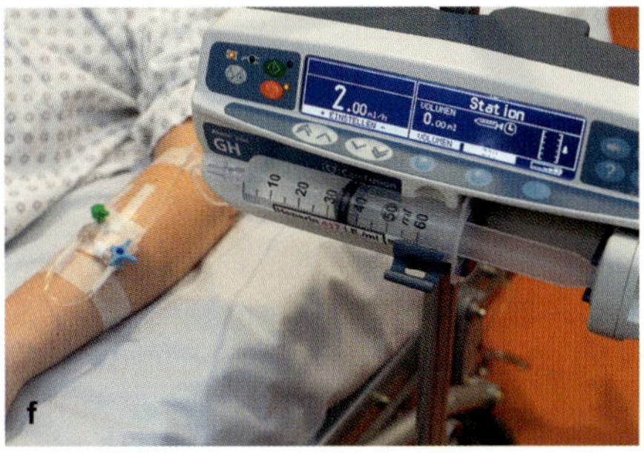

Korrekt in die Spritzenpumpe eingelegte Spritze, Dosierung 2ml/Std. ist eingestellt

Abb. 11.9 Vorbereitung einer Spritzenpumpe, hier mit Heparin. [K115]

Gerinnungskontrollen sind nicht nötig. Allerdings kann die Gerinnung im Zweifel nicht mit den üblichen Screening-Tests beurteilt werden, es gibt lediglich Urin-Schnelltests zum *Ausschluss* einer noch vorhandenen DOAK-Wirkung. Beispielsweise bei Blutungen muss die Anti-Faktor-Xa-Aktivität bzw. Thrombinzeit gemessen werden. Das Vorgehen bei Eingriffen ist individuell je nach Blutungs- und Thromboembolierisiko. Oft reicht einfaches Pausieren (Zeit präparatabhängig) ohne **Bridging** (überbrückende Heparingabe).

Reicht bei Blutungen das Absetzen nicht, gibt es als Gegenmittel Andexanet (z. B. Ondexxya®, bei Apixaban, Edoxaban, Rivaroxaban) bzw. Idarucizumab (z. B. Praxbind®, bei Dabigatran). Ansonsten werden Prothrombinkomplexkonzentrat (PPSB) bzw. bei den Faktor-Xa-Hemmern Faktor-VIIa-Präparate gegeben.

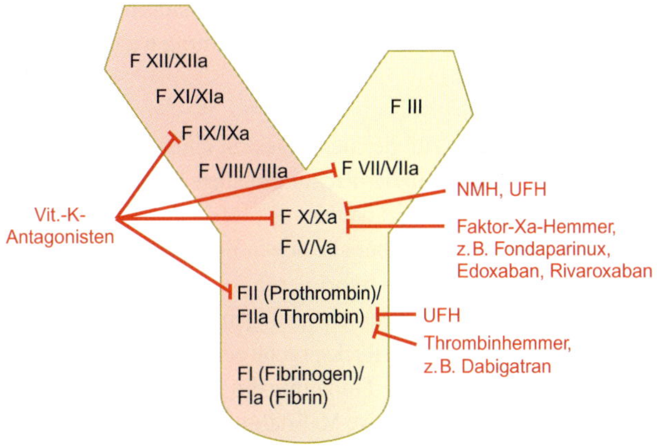

Abb. 11.10 Angriffspunkte der verschiedenen Antikoagulanzien. NMH = niedermolekulare Heparine, UFH = unfraktionierte Heparine. [L143]

Vitamin-K-Antagonisten

Für die Synthese der Gerinnungsfaktoren II, VII, IX und X in der Leber ist Vitamin K nötig. **Vitamin-K-Antagonisten** wie Phenprocoumon (z. B. Marcumar®) und Warfarin (z. B. Coumadin®) verdrängen das Vitamin K dosisabhängig, sodass weniger Gerinnungsfaktoren gebildet werden (➤ Abb. 11.10). Aufgrund dieses Wirkmechanismus dauert es mehrere Tage, bis die Wirkung einsetzt bzw. abklingt.

LERNHILFE

Vitamin-K-abhängige Gerinnungsfaktoren

1972: die Bildung der Gerinnungsfaktoren X, IX, VII, II erfordert Vitamin K. [3]

Nach der anfänglichen Aufsättigungsphase werden Vitamin-K-Antagonisten nach INR/Quick-Wert dosiert (je stärker die Gerinnungshemmung, desto größer die INR bzw. kleiner der Quick-Wert, ➤ 11.1.3). Der Zielkorridor hängt von der Indikation zur Antikoagulation ab und beträgt bei der INR meist 2–3, beim Quick-Wert 25–35 %, selten bis 4 bzw. bis 15 %. Die Behandlung wird i. d. R. überlappend während einer Heparintherapie begonnen und Heparin nach Erreichen des Zielkorridors abgesetzt.

Hauptnebenwirkungen neben der erhöhten Blutungsgefahr sind Allergien, Haarausfall und verzögerte Knochenbruchheilung. Nekrosen der Haut oder des subkutanen Fettgewebes kann durch überlappende Heparingabe zu Beginn vorgebeugt werden. Die Kontraindikationen sind im Wesentlichen die gleichen wie bei therapeutischer Heparinisierung, außerdem eine Schwangerschaft.

Wegen der mehrtägigen Abklingzeit müssen Vitamin-K-Antagonisten rechtzeitig vor Eingriffen abgesetzt werden, Bridging ist häufiger erforderlich als bei den direkten oralen Antikoagulanzien. Bei dringlichen Eingriffen oder starken Blutungen wird PPSB i. v. gegeben (➤ 11.2.5).

Wegen ihrer leichteren Handhabbarkeit und geringerer Nebenwirkungen haben die direkten oralen Antikoagulanzien die lange bekannten Vitamin-K-Antagonisten stark zurückgedrängt und machten 2022 mehr als 80 % der verordneten Tagesdosen an oralen Antikoagulanzien aus. [4]

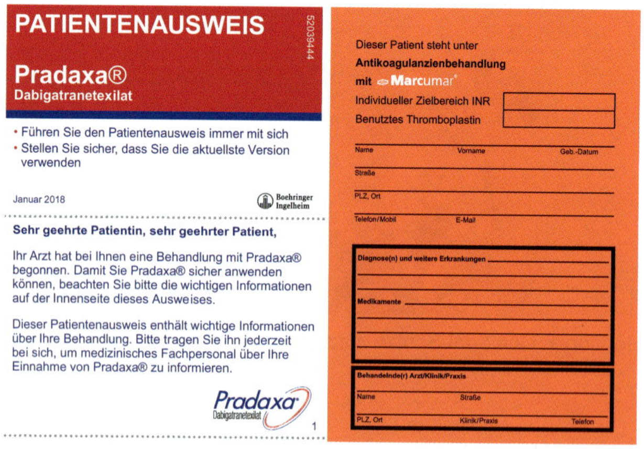

Abb. 11.11 Ausschnitt aus einem Antikoagulanzienpass. Der Ausweis macht den (Not-)Arzt bei Notfällen sofort auf die Medikation (Präparat, Dosis) und die dadurch erhöhte Blutungsgefahr aufmerksam. Bei Vitamin-K-Antagonisten erleichtert er zudem Anpassungen bei zu hohem oder zu niedrigem Quick-Wert/INR. [U388, U234]

Pflegerische Betreuung

Wegen des gesteigerten Blutungsrisikos führen Pflegende alle pflegerischen Maßnahmen mit Bedacht aus, vermeiden Maßnahmen mit erhöhter Blutungsgefahr und beobachten den Patienten auf Hämatome, Blutungen und Blutbeimengungen zu Ausscheidungen (➤ 11.2.1)

Beratung

Die Einnahme erfolgt in aller Regel über längere Zeit, ggf. sogar lebenslang. Pflegende vermitteln dem Patienten die Wichtigkeit der korrekten Einnahme. Weil Blutungsgefahr die Hauptnebenwirkung ist, sind Blutungsprophylaxe und -früherkennung wichtigste Beratungsinhalte (➤ 11.2.1).

Weitere Inhalte sind:

- Medikament täglich zur gleichen Tageszeit einnehmen, bei Vergessen Anweisungen auf der Packungsbeilage befolgen und ggf. Rücksprache mit dem Arzt halten
- Den behandelnden Arzt über alle neuen Erkrankungen und Medikamenteneinnahmen informieren
- Wegen der zahlreichen Wechselwirkungen keine freiverkäuflichen Medikamente ohne Rücksprache einnehmen
- Bei anderen Ärzten auf die Einnahme des Gerinnungshemmers hinweisen, v. a., wenn invasive Maßnahmen geplant sind, z. B. Punktion, Endoskopie, Zahnentfernung
- **Antikoagulanzienpass** (➤ Abb. 11.11) immer mitführen, damit in Notfallsituationen schnell die Einnahme des Gerinnungshemmers erkennbar ist
- Nur in Länder mit guter medizinischer Versorgung reisen
- Bei Frauen: zuverlässige Methode der Empfängnisverhütung wählen (alle oralen Antikoagulanzien sind in der Schwangerschaft kontraindiziert, Heparine sind möglich)

Bei Einnahme von Vitamin-K-Antagonisten gilt zusätzlich:

- Quick- bzw. INR-Kontrollen unbedingt wahrnehmen. Abstände individuell unterschiedlich, je nach Stabilität der Einstellung, und v. a. am Anfang sehr engmaschig. Selbstständige Patienten bekommen nach der Einstellungsphase häufig ein Gerät (z. B. CoaguCheck®) zur Selbstkontrolle verordnet (➤ Abb. 11.12). Nach entsprechender Schulung dann selbstständige Anpassung der Dosierung möglich
- Vitamin-K-haltige Lebensmittel (grünes Gemüse und Salat) nur in normalen und in etwa konstanten Mengen essen

11.2.4 Fibrinolytika

DEFINITION

Fibrinolytika *(Thrombolytika)*: Medikamente, welche die Fibrinolyse (den Fibrinabbau) aktivieren. Eingesetzt zur Wiedereröffnung thrombotisch bzw. embolisch verschlossener Arterien und Venen.

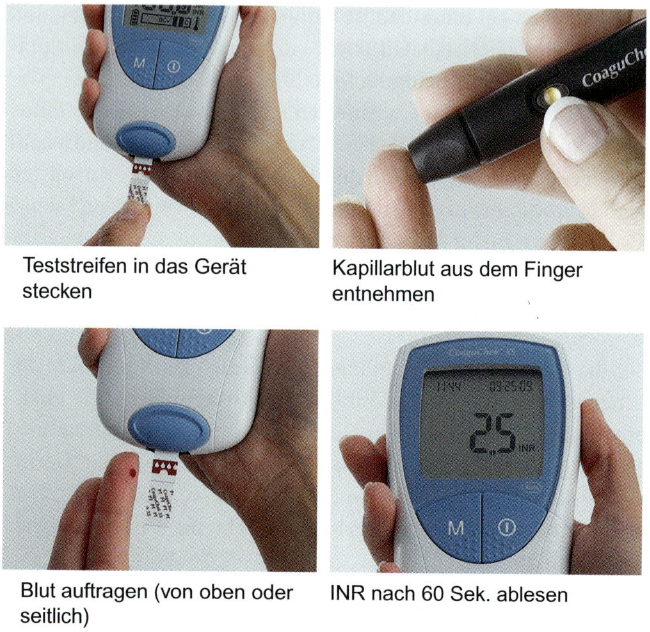

Abb. 11.12 INR-Bestimmung. Handliche Geräte ermöglichen eine schnelle, laborunabhängige INR-Bestimmung. Sie werden in Praxen und Einrichtungen sowie zum Gerinnungs-Selbstmanagement durch den Patienten eingesetzt. [V336]

Fibrinolytika aktivieren Plasmin, das seinerseits Fibrin spaltet und damit Blutgerinnsel auflöst. Dies wird therapeutisch bei bedrohlichen thrombotischen oder embolischen Gefäßverschlüssen genutzt, etwa bei folgenden Erkrankungen:

- Herzinfarkt (➤ 4.7)
- Schlaganfall (➤ 15.4)
- Periphere arterielle Verschlusskrankheit (➤ 5.4)
- Ausgedehnte tiefe Venenthrombosen (➤ 5.7)
- (Massive) Lungenembolien (➤ 3.11)

Eingesetzt werden v. a. rt-PA (engl. *recombinant tissue plasminogen activator,* rekombinanter humaner Gewebe-Plasminogen-Aktivator, Alteplase, z. B. Actilyse®) und dessen Abkömmling Tenecteplase (z. B. Metalyse®), gelegentlich Urokinase (z. B. Syner-Kinase®).

Bei i. v.-Gabe spricht man von **systemischer Lyse,** bei Gabe über einen Katheter in unmittelbare Nähe des Thrombus/Embolus von **lokaler Lyse.**

Wichtigste Komplikation einer solchen *Fibrinolysetherapie* oder kurz **Lyse** sind Blutungen. Besonders gefürchtet sind intrazerebrale Blutungen (ins Gehirn). Deshalb erfolgt eine Lyse nur auf Intensiv-, Intermediate-Care- oder vergleichbaren Stationen und unter sorgfältiger Risiko-Nutzen-Abwägung. Kontraindikationen sind v. a. Erkrankungen, die das Risiko unbeherrschbarer Blutungen erhöhen, beispielsweise kurz zurückliegender Schlaganfall, Verletzung, Operation oder Blutungen.

Pflegerische Betreuung

- Medikament in der verordneten Dosierung für die Gabe über eine Spritzenpumpe aufziehen, Spritzenpumpe nach Arztanordnung einstellen (➤ Abb. 11.9)
- Patienten engmaschig auf Nebenwirkungen beobachten:
  - Juckreiz, Hautrötung, Fieber, Schüttelfrost, Blutdruckabfall, Pulsanstieg, Atemnot als Zeichen einer allergischen/anaphylaktischen Reaktion (➤ 12.3)
  - Kopfschmerzen und Bewusstseinseintrübung als Zeichen einer Hirnblutung (➤ 15.4.2)
  - Blutbeimengungen in Ausscheidungen, Blutung und Hämatome an Haut und Schleimhäuten als Zeichen einer Blutung
- Bei Auffälligkeiten sofort Arzt informieren, Gerinnungskontrolle veranlassen
- Pflegerische und therapeutische Maßnahmen sehr umsichtig durchführen, Maßnahmen mit einer erhöhten Blutungsgefahr unbedingt unterlassen, z. B. i. m.-Injektion

11.2.5 Blutprodukte

DEFINITION

Blutprodukte *(Blutpräparate):* Arzneimittel aus menschlichem Blut.
(Blut-)Transfusion: intravenöse Infusion von Blutprodukten.

Krankheiten, Verletzungen oder Therapien können zu einem bedrohlichen Mangel an einzelnen oder mehreren Blutbestandteilen führen. **Blutprodukte** sollen diesen Mangel bestmöglich beheben.

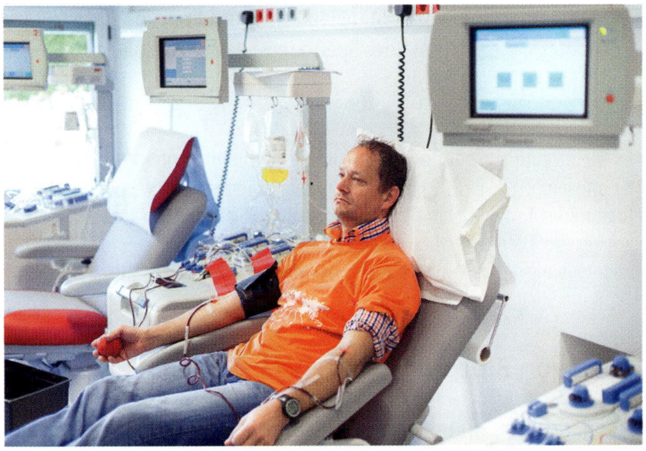

Abb. 11.13 Apheresespende. [J787]

Herstellung von Blutprodukten

Prinzipiell gibt es zwei Möglichkeiten, Blutprodukte herzustellen:

- Lange bekannt ist die *Zentrifugation* einer **(Voll-)Blutspende** mit anschließender weiterer Separation (Auftrennung) der Schichten.
- Zweite, jüngere Möglichkeit ist die **maschinelle Apherese** (➤ Abb. 11.13). Der Spender wird an einen **Zellseparator** angeschlossen. Sein venöses Blut durchfließt den Separator, im Gerät werden die gewünschten Bestandteile (z. B. Plasma, Thrombozyten, Granulozyten, Blutstammzellen) entzogen und das übrige Blut dem Spender über den gleichen oder einen zweiten venösen Zugang zurückgegeben.

Alle Produkte durchlaufen danach weitere Herstellungsschritte, z. B. Herausfiltern von Restleukozyten (alle zellulären Blutprodukte sind heute *leukozytendepletiert*), Zugabe von Nähr-/Additivlösungen zur Verlängerung der Haltbarkeit oder Verfahren zur Virusinaktivierung. Spezialprodukte sind u. a. *bestrahlte Produkte* mit noch weniger Lymphozyten oder *CMV-negative Produkte* (CMV = Zytomegalie-Virus ➤ 13.5.2) z. B. für Patienten mit Blutstammzelltransplantation oder schweren Immundefekten.

Maßnahmen zur Minimierung des Infektionsrisikos

Vor allem in den 1980er Jahren kam es zu Infektionen durch (Fremd-)Blutprodukte, insbesondere mit Hepatitis-C- und HI-Viren. Folgende Maßnahmen haben seitdem das Infektionsrisiko durch Blutprodukte minimiert: [5]

- Spenderauswahl, z. B. Ausschluss von Spendewilligen mit/nach bestimmten Erkrankungen, invasiven Eingriffen, Impfungen, Auslandsaufenthalten, Drogenabusus oder anderen risikoerhöhenden Verhalten, auch freiwilliger Selbstausschluss möglich
- Testung der Blutspenden, mindestens Untersuchung auf HIV-1/2-Antikörper, HIV-1-Genom (➤ 13.5.5), HCV-Antikörper/-Genom, HBsAg, Anti-HBc (➤ 9.3), HEV-Genom, West-Nil-Fieber-Genom (sofern keine Rückstellung wegen Auslandsaufenthalt erfolgt), Antikörper gegen Treponema pallidum (Lues-Erreger)
- Bei Plasma/Plasmaprodukten Verfahren zur Pathogenreduktion (durch Zerstörung der DNA/RNA von Viren, Bakterien, anderen

Zellen), alternativ Quarantänelagerung und Freigabe nach erneuter Untersuchung des Spenders ≥ 4 Monate später

Minimales Restrisiko

Es bleibt ein sehr geringes Restrisiko, sich durch (Fremd-)Blutprodukte zu infizieren. 2012–2021 wurden bei insgesamt fast 50 Millionen Transfusionen (EK, TK, Plasma) keine Verdachtsfälle einer HIV-Übertragung, jeweils zwei Verdachtsfälle einer HBV- und HCV-Übertragung und 25 Verdachtsfälle einer HEV-Übertragung bestätigt. [6]

Arten von Blutprodukten

Die wichtigsten Blutprodukte sind (Blutstammzelltransplantation ➤ 11.2.6):

Erythrozytenkonzentrat (EK)

- Zum Ersatz von Erythrozyten bei Anämie (➤ 11.3), akutem Blutverlust; Faustregel: bei Hb < 7 g/dl fast immer, bei Hb > 10 g/dl fast nie indiziert, dazwischen je nach individueller Patientensituation [7]
- 1 EK (➤ Abb. 11.14) → bei einem normgewichtigen Erwachsenen Hb-Anstieg um ca. 1,0 g/dl, Hkt-Anstieg um 3–4 % (➤ 11.1.2)
- AB0-gleiche, in Ausnahmefällen AB0-kompatible („verträgliche") Transfusion. AB0-kompatibel bedeutet, dass das Spenderblut nicht verklumpen darf. Bei Mädchen und Frauen bis zur Menopause außerdem Vermeidung einer Immunisierung gegen die wichtigsten Rh-Antigene und den Kell-Faktor
- Blutuntersuchungen im Labor:
  - **Blutgruppenbestimmung** (AB0-, Rhesus-, Kell-Cellano-System, ➤ Abb. 11.15)
  - **Antikörpersuchtest** (überwiegend *indirekter Coombs-Test*) zur Erfassung sog. *irregulärer Antikörper* gegen Erythrozyten (➤ Abb. 11.15)
  - **Serologische Verträglichkeitsprobe** *(Kreuzprobe)* mit Vermischen von Empfängerserum (aus separater Blutabnahme!) und Spender- = Konservenerythrozyten (es darf keine Agglutination auftreten), Gültigkeit drei, unter bestimmten Voraussetzungen sieben Tage
- **Bedside-Test** durch den Arzt unmittelbar vor Gabe am Patientenbett (➤ Abb. 11.16); Durchführung der Transfusion nur erlaubt, wenn die Blutgruppen von Bedside-Test und Erythrozytenkonzentrat gleich sind

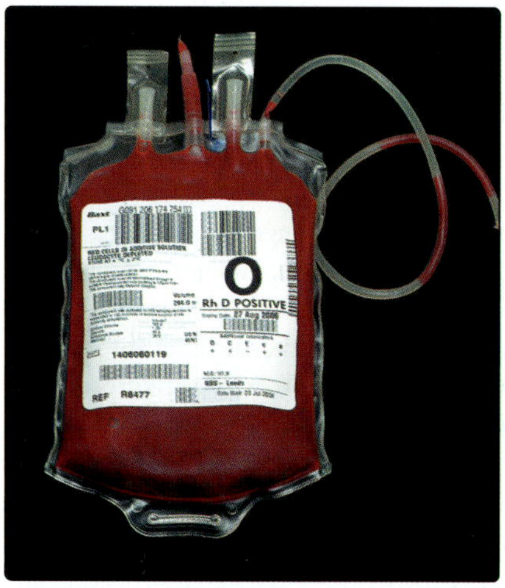

Abb. 11.14 Erythrozytenkonzentrat. [G937]

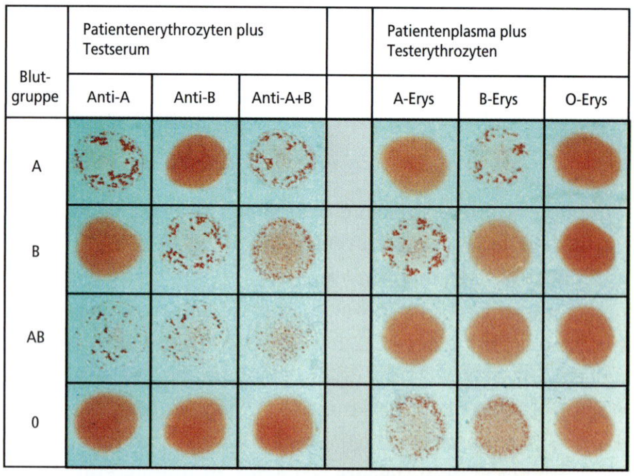

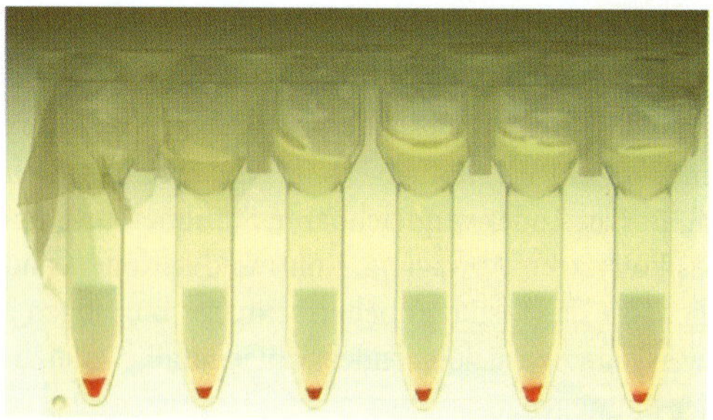

Abb. 11.15 Oben Blutgruppenbestimmung im AB0-System mittels z. B. Glasplatten. Erythrozyten und Serum/Plasma werden vermischt, eine Antigen-Antiköper-Reaktion führt zu sichtbarer Verklumpung (Agglutination). Unten Antikörpersuchtest mittels Gelzentrifugation. In den Trichtern werden Erythrozyten und Serum vermischt, nach der erforderlichen Reaktionszeit wird zentrifugiert. Bei einer Antigen-Antiköper-Reaktion bilden die verklumpten Erythrozyten eine rote Querlinie oben auf dem Gel oder viele kleine Punkte im Gel. Hier konnten in keiner der sechs Proben Antikörper nachgewiesen werden, die (nicht agglutinierten) Erythrozyten sind auf den Boden abgesunken. [oben: E367, unten: M232]

Thrombozytenkonzentrat (TK)

- Bei EK-transfusionspflichtigen, organ- oder lebensbedrohlichen Blutungen infolge Thrombozytopenie (➤ 11.2.1), prophylaktisch je nach Grunderkrankung bei Thrombozyten < 5.000–20.000/µl Blut, vor invasiven Eingriffen meist bei Thrombozyten < 20.000–50.000/µl Blut
- Von einem oder mehreren Spendern (Pool-TK)
- 1 TK → bei einem normgewichtigen Erwachsenen Anstieg der Thrombozytenzahl um ca. 30.000/µl
- Möglichst AB0-gleiche Gabe, bei Mädchen und Frauen bis zur Menopause auch Berücksichtigung der Rh-Antigene (ggf. Anti-D-Prophylaxe)

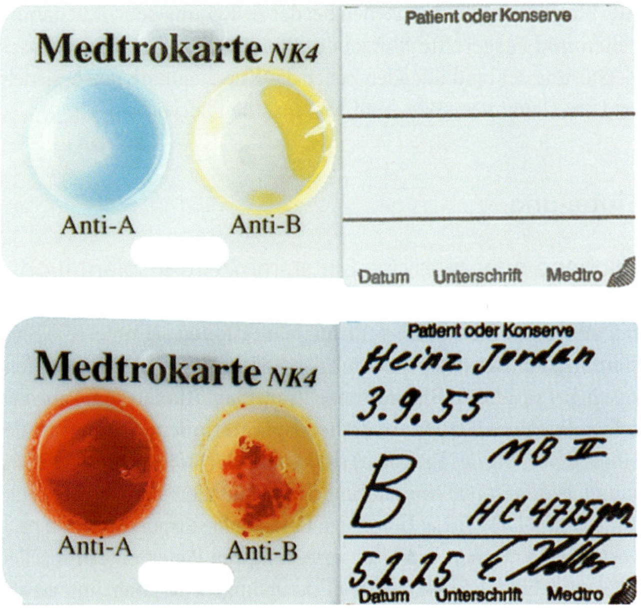

Abb. 11.16 Bedside-Test. Beim Bedside-Test kontrolliert der Arzt die Blutgruppe des Patienten aus einer unmittelbar vor der Transfusion gewonnenen Blutprobe. Die Testkärtchen enthalten unter der Folie Anti-A und Anti-B, mit einer Spritze wird jeweils ein Tropfen Patientenblut hinzugegeben. Dieser Patient hat Blutgruppe B. [V353]

Granulozytenkonzentrat (GK)

- Bei Agranulozytose (Granulozyten < 500/µl Blut) und lebensbedrohlicher Infektion oder hohem Risiko dafür
- Im Labor serologische Verträglichkeitsprobe (Kreuzprobe)
- AB0- und Rh-verträgliche Gabe (ggf. Anti-D-Prophylaxe)

Plasma und Plasmaderivate

- **Gefrorenes Frischplasma** *(GFP, fresh frozen plasma, FFP):* bei bedrohlichen Blutungen infolge komplexer Gerinnungsstörungen oder Mangel der Gerinnungsfaktoren V, XI (für diese sind keine Einzelfaktorpräparate verfügbar)
- **Humanalbumin** *(HA):* bei Albuminmangel, zum Volumenersatz in speziellen Situationen
- **Immunglobuline** *(Ig)*, **Hyperimmunglobuline** (mit höherer Konzentration bestimmter Antikörper): zum Schutz vor Infektionen z. B. bei Immundefekten/nach Exposition mit bestimmten Erregern, hochdosiert bei bestimmten Autoimmun-/ursächlich unklaren Erkrankungen wie Immunthrombozytopenie (➤ 11.2.1), Guillain-Barré-Syndrom (➤ 15.10.3), Kawasaki-Syndrom (➤ 12.4.2)
- **PPSB** (*Prothrombinkomplexkonzentrat,* enthält die Gerinnungsfaktoren II, VII, IX, X, außerdem Protein C, S): im Notfall bei Mangel an Prothrombinkomplexfaktoren, z. B. bei Antikoagulation
- **Gerinnungsfaktoren/-inhibitoren,** z. B. Faktor-VIII-, Faktor-VIII/von Willebrand-Faktor-, Faktor-IX-Konzentrate, Antithrombin (Faktor VII, VIII, IX auch gentechnisch hergestellt verfügbar): wird bei Mangel an den jeweiligen Einzelfaktoren gegeben
- **Fibrinkleber:** zur lokalen Blutstillung bei Endoskopien (z. B. bei blutenden gastroduodenalen Ulzera), in der Chirurgie

Komplikationen

Die Gabe von Blutprodukten ist heute risikoarm, aber nicht risikofrei. Deshalb werden sie nur nach sorgfältiger Indikationsstellung gegeben.

Wichtige Akutkomplikationen (während bis 24 Std. nach der Transfusion) sind: [6]

- **Hämolytische Transfusionsreaktion** vom Soforttyp (*Hämolyse* = Erythrozytenzerstörung). Symptome unterschiedlich, z. B. Unruhe, Hautrötung, Fieber, Übelkeit, Erbrechen, Bauch-, Brust-, Flanken-, Rückenschmerzen, Blutungen, dunkler Urin, Kreislaufstörungen bis zum Schock, Atemnot
- Fieberhafte **nichthämolytische Transfusionsreaktion** als Reaktion auf mittransfundierte Leukozyten. Leitsymptom Fieber
- **Allergische Transfusionsreaktion.** Leitsymptome Hautrötung, -quaddeln, Juckreiz, evtl. weitere Symptome der Typ-I-Allergie (➤ 12.3)
- Symptome durch bakterielle Kontamination. Leitsymptome Fieber, Kreislaufstörungen, Übelkeit, Erbrechen
- **Transfusionsassoziierte akute Lungeninsuffizienz** (*TRALI,* durch Antikörper des Spenders gegen Leukozyten des Empfängers). Leitsymptome Dyspnoe, respiratorische Insuffizienz bis zur Beatmungspflicht
- **Stoffwechselkomplikationen,** etwa Gerinnungsstörungen, Hyperkaliämie (➤ 10.11.1)

NOTFALL

Bei einer **Transfusionsreaktion:**

- Transfusion stoppen, venösen Zugang belassen und mit NaCl 0,9 % offen halten
- Arzt benachrichtigen
- Engmaschig Vitalzeichen kontrollieren, ggf. Schockbehandlung einleiten, Sauerstoff geben
- Blutbeutel aufbewahren und Blutbank über den Vorfall informieren

Verzögert auftretende Reaktionen sind z. B. die **hämolytische Transfusionsreaktion vom verzögerten Typ, antikörperbedingte Thrombozytopenien** sowie Infektionen durch Übertragung von Bakterien, Viren oder Parasiten. Außerdem kann es durch Gabe von Blutprodukten zu einer Immunisierung kommen, welche z. B. die Erfolgsaussichten einer späteren Transplantation vermindert.

Pflegerische Betreuung

Der Bedside-Test unmittelbar vor der Transfusion (➤ Abb. 11.16) und die Einleitung der Transfusion einschließlich der Patientenidentifikation sind ärztliche Tätigkeiten. [7]

Die pflegerischen Aufgaben im Rahmen der Verabreichung von Blutprodukten sind:

- Blutprodukt vorbereiten: für Erythrozytenkonzentrat spezielles Transfusionssystem mit Blutfilter (z. B. Sangofix®) verwen-

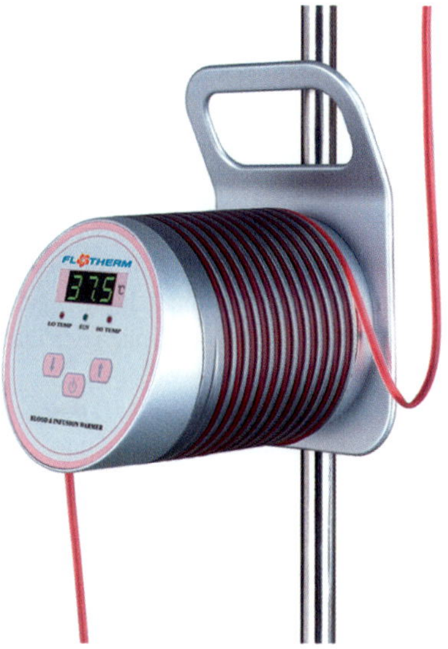

Abb. 11.17 Wärmegerät für die Verabreichung von angewärmtem Blut. Das Blut aus dem kalten Erythrozytenkonzentrat erwärmt sich beim Fluss durch einen spiralförmig um die Heizung gewickelten Schlauch. Für die Verabreichung ist ein spezielles Transfusionssystem („Transfusionsbesteck") notwendig. [V719]

den, alle anderen Blutprodukte werden mit einen „normalen" Infusionssystem verabreicht. Eröffnete („angestochene") Produkte müssen innerhalb von sechs Stunden transfundiert werden.

- Nach Arztanordnung spezielles Wärmegerät vorbereiten (➤ Abb. 11.17), z. B. bei Massivtransfusionen, Patienten mit Kälteantikörpern und unterkühlten Patienten. Ansonsten können Erythrozytenkonzentrate gekühlt oder mit Raumtemperatur verabreicht werden. Gefrorenes Frischplasma wird zuvor in einem geeigneten Wärmegerät aufgetaut.
- Großlumigen periphervenösen Zugang legen lassen. Über diesen Zugang dürfen keine weiteren Infusionen oder Medikamente gleichzeitig verabreicht werden.
- Patienten während/nach der Transfusion engmaschig überwachen: Vitalzeichen, Vigilanz, subjektives Befinden, Haut. Er soll sich bei Unwohlsein u. a. Auffälligkeiten sofort melden.
- Einlaufgeschwindigkeit kontrollieren, die an den klinischen Zustand des Patienten angepasst sein muss: bei kreislaufstabilen Patienten können bis zu vier EKs in 3–4 Std. transfundiert werden, bei Herz- und Niereninsuffizienz deutlich weniger.
- Chargennummer des Blutprodukts patienten- und produktbezogen dokumentieren.
- Beutel nach der Transfusion für 24 Std. aufbewahren.

11.2.6 Blutstammzelltransplantation

DEFINITION

Blutstammzelltransplantation *(hämatopoetische Stammzelltransplantation, HSZT):* Übertragung von Stammzellen der Blutbildung. Hauptindikation bösartige Erkrankungen des blutbildenden oder lymphatischen Systems wie etwa Leukämien und maligne Lymphome. Nach dem Spender unterteilt in **allogene** *(von einem anderen Spender)* **und autologe** *(vom Patienten selbst)* **Blutstammzelltransplantation,** nach Art der Stammzellgewinnung in **Knochenmark-, periphere Blutstammzelltransplantation und Nabelschnurbluttransplantation.** Etablierte Therapiemethode, jedoch nach wie vor beträchtliches Komplikationsrisiko. In Deutschland 2023 gut 7.000 Blutstammzelltransplantationen [8].

Aus Blutstammzellen entstehen bei der Zellteilung neue Blutstammzellen *und* ausgereifte Blutzellen. Blutstammzellen können nach Zerstörung der blutbildenden Zellen das Knochenmark neu besiedeln und *auf Dauer* neue Blut- und Abwehrzellen hervorbringen.

Einteilung

Allogene oder autologe Blutstammzelltransplantation

Bei **allogenen Blutstammzelltransplantationen** stammen die Blutstammzellen von einem anderen, genetisch unterschiedlichen Menschen, bei **autologen Blutstammzelltransplantationen** vom Patienten selbst. **Syngene Blutstammzelltransplantationen** (Spender ist der eineiige Zwilling des Patienten) sind selten. Bei Stoffwechsel- oder Immundefekten ist nur eine allogene Transplantation sinnvoll, bei Leukämien (➤ 11.4) wird sie bevorzugt. Eine autologe Transplantation nach vorheriger Entnahme und Konservierung von Patientenstammzellen erfolgt v. a. bei solchen bösartigen Erkrankungen, die erfahrungsgemäß gut auf eine Hochdosis-Chemotherapie ansprechen, welche aber die blutbildenden Stammzellen zerstört, z. B. maligne Lymphome (➤ 11.5).

Bei allogenen Blutstammzelltransplantationen sollen umfangreiche Untersuchungen vor der Transplantation sicherstellen, dass die Gewebe von Spender und Empfänger möglichst gut zusammenpassen und keine Infektionen übertragen werden. Zuerst wird ein verwandter **HLA-kompatibler** Spender gesucht, bei Erfolglosigkeit ein Fremdspender.

HLA

HLA (*human leucocyte antigen,* auch *Hauptgewebeverträglichkeitskomplex,* engl. *Major histocompatibility complex, MHC*) sind Glykoproteine auf menschlichen Zellen. Sie sind sehr variabel. Wie der Name schon sagt, sind sie antigen wirksam, d. h., andere HLA als die eigenen führen zu einer Immunreaktion. Die fünf für Blutstammzelltransplantationen wichtigen HLA-Merkmale liegen eng beieinander auf Chromosom 6 und werden deshalb zusammen vererbt. Da Geschwister jeweils einen „Fünfersatz" von der Mutter und einen vom Vater erben, gibt es bei ihnen vier Kombinationsmöglichkeiten und demzufolge eine Wahrscheinlichkeit von 25 % für eine komplette Übereinstimmung. Bei Fremden ist die Wahrscheinlichkeit einer Übereinstimmung sehr gering. Durch die große Zahl registrierter Spender kann mittlerweile aber für ca. 80 % der Menschen, die eine Blutstammzelltransplantation benötigen, ein passender Spender gefunden werden.

Knochenmark-, periphere Blut- oder Nabelschnurblutstammzellen

Unabhängig davon, von wem die Blutstammzellen kommen, können sie auf verschiedene Art gewonnen werden:

- Am häufigsten ist heute die Gewinnung aus peripherem Blut. Die Gewinnung dieser **peripheren Blutstammzellen** *(PBSZ)* erfolgt durch **Stammzellapherese** („Sammlung" von Stammzellen durch einen Zellseparator) nach Vorbehandlung des Spenders mit G-CSF, einem Wachstumsfaktor der Blutbildung.
- Am längsten bekannt ist die Gewinnung von Blutstammzellen aus dem Knochenmark (**Knochenmarkstammzellen,** *KMSZ*)

durch mehrfache Beckenkammpunktion. Diese erfolgt zeitnah zur Transplantation unter Vollnarkose.
- Am seltensten genutzt werden **Nabelschnurblutstammzellen** *(NSBZ)* aus dem Plazentarestblut durch Punktion der Nabelschnur nach der Geburt.

Durchführung

Im Zusammenhang mit einer Blutstammzelltransplantation werden folgende Phasen unterschieden:
- **Wartephase (vor allogener Transplantation).** In der Wartephase wird vor allogenen Transplantationen ein geeigneter Spender gesucht, die Transplantation organisatorisch vorbereitet und z. B. HNO-/Zahninfektionen werden saniert.
- Ggf. **Stammzellmobilisierung und -harvest** (engl. harvest = Ernte). Vor autologen Transplantationen wird durch eine Mobilisierungschemotherapie und Gabe von Wachstumsfaktoren der Blutbildung die Freisetzung (Mobilisation) von Blutstammzellen aus dem Knochenmark ins Blut gefördert. Die Stammzellen werden dann mittels Apherese gesammelt.
- **Vorbereitungsphase.** Jetzt beginnen die konkreten Vorbereitungen, von Blutuntersuchungen bis zum Legen des für die Transplantation notwendigen (teilimplantierten) zentralvenösen Katheters (z. B. eines Hickman-Katheters).
- **Konditionierungsphase.** In der Konditionierungsphase wird das Immunsystem des Patienten zerstört, damit es das Transplantat nicht abstößt und dieses anwachsen kann. Bei Transplantationen wegen maligner Erkrankungen sollen außerdem die bösartigen Zellen weitestmöglich abgetötet werden. Am häufigsten erfolgt eine *Hochdosis-Chemotherapie,* bei allogenen Transplantationen außerdem eine *Ganzkörperbestrahlung,* die immer teils bedrohliche Nebenwirkungen haben. Bei älteren Patienten kann eine **(toxizitäts)reduzierte Konditionierung** mit nur weitgehender Vernichtung der Tumorzellen erfolgen. Nach der Konditionierung ist der Patient auf die Transplantation angewiesen, weil seine eigene Blutbildung unwiderruflich zum Erliegen gekommen ist.
- **Transplantation.** Die Blutstammzellen werden über einen zentralvenösen Katheter transfundiert, gelangen mit dem Blut ins Knochenmark, siedeln sich dort an und beginnen neue Blutzellen zu bilden.
- **Aplasiephase.** Etwa 7–10 Tage nach einer autologen und zehn Tage bis drei Wochen nach einer allogenen Transplantation werden keine Blutzellen gebildet. Diese Zeit ist sehr komplikationsträchtig und erfordert umfangreiche Vorsichtsmaßnahmen.
- **Engraftment** *(Take)* und **Regenerationsphase.** Nach dem Anwachsen der neuen Stammzellen, dem Engraftment, steigen die Blutzellen wieder an, zuerst die Granulozyten, dann die Thrombozyten und zuletzt die Erythrozyten.
- **Nachsorgephase.** Der Krankenhausaufenthalt dauert mindestens vier Wochen, ggf. (erheblich) länger. Nach der Entlassung muss sich der Patient zunächst engmaschig, später in größer werdenden Abständen im Krankenhaus vorstellen.

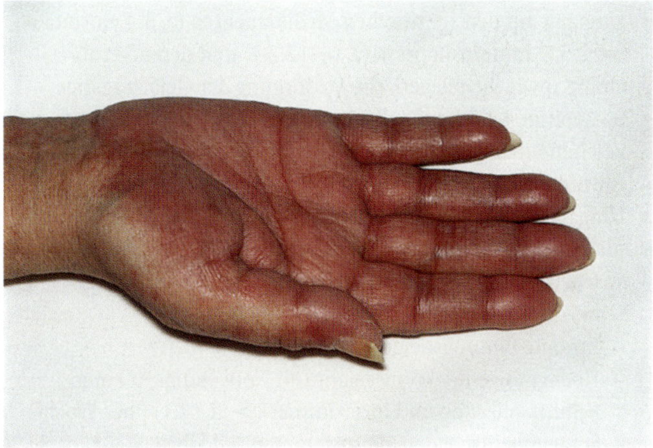

Abb. 11.18 Hautveränderungen bei Graft-versus-Host-Disease. [G937]

Komplikationen

Komplikationen treten bei Blutstammzelltransplantation regelhaft auf:
- Nebenwirkungen durch die hochdosierte Chemotherapie und die Bestrahlung, z. B. Leuko-, Thrombozytopenie, Anämie, Schleimhautschäden, Appetitlosigkeit, Übelkeit, Erbrechen, Diarrhö, Fatigue (Erschöpfung), Unfruchtbarkeit, weitere Organschäden (alle > 2.5)
- Nichtanwachsen oder spätere Abstoßung des Transplantats → Gabe von Immunsuppressiva, ggf. erneute Transplantation
- Bei allogenen Transplantationen **Graft-versus-Host-Disease** *(GvHD, Transplantat-gegen-Wirt-Krankheit),* d. h. eine akute oder chronische Abwehrreaktion von übertragenen T-Zellen des Spenders gegen die Gewebe des Empfängers. Leitsymptome v. a. Haut- und Schleimhautveränderungen (> Abb. 11.18), Magen-Darm-Beschwerden, Leberwertanstieg, evtl. Ikterus (> 9.1.1) → prophylaktisch Immunsuppressiva (> 12.2.4) und/oder Anti-T-Zell-Immunglobulin. Nach 3–4 Monaten Ausschleichen der Immunsuppressiva nach Blutstammzelltransplantation meist möglich (im Gegensatz zu Organtransplantationen!).
  Eine leichte Graft-versus-Host-Reaktion ist allerdings erwünscht, da sie evtl. noch verbliebene bösartige Zellen bekämpft, was als **Graft-versus-Leukemia-Effekt** oder *Transplantat-gegen-Leukämie-Effekt* bezeichnet wird.

Insbesondere nach allogener Stammzelltransplantation haben die Betroffenen ein hohes Risiko von Langzeitkomplikationen, von Infektionen über organspezifische Komplikationen bis zu Zweittumoren. Deshalb ist allen Patienten eine lebenslange Nachbetreuung anzuraten.

Pflegerische Betreuung und Beratung

Stammzelltransplantationen erfolgen nur auf *Knochenmarktransplantationsstationen (KMT-Stationen)* spezieller Zentren. Die Pflege von Patienten in den unterschiedlichen Phasen einer Stammzelltransplantation mit ihren spezifischen Anforderungen und Gefahren ist sehr komplex. Im Vordergrund stehen vor allem folgende Aspekte:

- Umgang mit den spezifischen Medikamenten (z. B. Zytostatika ➤ 2.5.7, Immunsuppressiva ➤ 12.2.4) und deren Verabreichung sowie die pflegerische Versorgung der Gefäßzugänge
- Sorgfältige Krankenbeobachtung, u. a. der Haut auf Anzeichen einer Graft-versus-Host-Disease, Entzündung oder Blutungen
- Umgang mit den Nebenwirkungen der Hochdosis-Chemotherapie und der Bestrahlung, u. a.
  - Übelkeit und Erbrechen, allgemeine Schwäche (➤ 2.5.7, ➤ 2.5.11, ➤ 2.5.12)
  - Erhöhte Blutungsneigung (➤ 11.2.1)
  - Hochgradige Infektionsgefahr mit Notwendigkeit einer Schutzisolierung im Einzelzimmer (➤ 12.2.1) über Wochen
  - Schleimhautschäden, die zusammen mit Übelkeit v. a. nach einer allogenen Transplantation eine parenterale Ernährung und Schmerztherapie erfordern können
  - Sicherstellen der Ernährung
- Psychosoziale Begleitung der oft monatelang stationären Patienten und ihrer Angehörigen

Psychosoziale Begleitung

Die *Wartephase* ist voller Hoffen und Bangen und wird vom Betroffenen oft als unerträglich erlebt. Bei der Spendersuche innerhalb der Familie können sich Familienkonflikte verschärfen, z. B. wenn sich ein Geschwister nicht testen lassen will. Pflegende machen Mut, bleiben aber auch ehrlich, was die Spenderfindung und die nachfolgende Transplantation anbelangen. Angehörige werden auf Wunsch des Patienten in alle Gespräche und Maßnahmen mit einbezogen. Sachliche Informationen durch Gespräche, Broschüren (der KMT-Zentren) und Bücher mindern die Unsicherheit des Betroffenen und unterstützen ihn bei der gedanklichen Auseinandersetzung mit dem Bevorstehenden.

Die *Aplasiephase* ist für den Patienten die symptomreichste und gefährlichste Zeit. Seine Gefühle schwanken zwischen Erleichterung und Angst vor den lebensgefährlichen Komplikationen. Neben intensiven therapeutischen und pflegerischen Maßnahmen vergessen Pflegefachpersonen nicht, dass der Transplantierte und seine Angehörigen auch besondere psychische Begleitung benötigen, z. B. auch Gespräche über Sterben und Tod.

In der *Regenerationsphase* stehen die Vorbereitungen für die Entlassung im Vordergrund. Trotz der Freude, bis zu diesem Zeitpunkt alles überstanden zu haben, muss der Patient auch erkennen, dass es bis zur langfristigen Stabilisierung noch ein weiter Weg ist, verbunden mit vielen präventiven und therapeutischen Notwendigkeiten. Die pünktliche Einnahme der Immunsuppressiva, die Pflege des nach wie vor liegenden teilimplantierten zentralen Venenkatheters, die Infektionsprophylaxe mit sorgfältiger Hygiene, Einschränkungen der Ernährung, Meiden „infektionsträchtiger" Situationen wie z. B. Gartenarbeit, Schwimmbad oder Menschenmengen (➤ Abb. 11.19) und die Einhaltung von Nachuntersuchungen sind nur einige Beispiele. Die Pflegenden verdeutlichen die Wichtigkeit dieser Maßnahmen, betonen aber gleichzeitig deren Schutzfunktion und zeitliche Befristung und machen dem Betroffenen Mut für das weitere Leben.

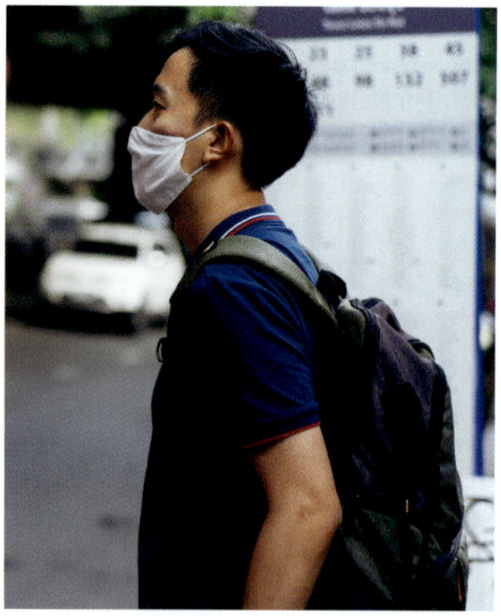

Abb. 11.19 Infektionsprophylaxe. Menschen nach Stammzellentransplantation müssen sich auch nach Entlassung vor Infektionen schützen, z. B. bei Kontakt mit fremden Menschen einen Mund-Nasen-Schutz tragen. [J787]

Ausnahmesituation Isolierung

Die wochenlange Isolierung bedeutet eine enorme psychische Belastung und kann zu depressiver Verstimmung oder Aggression führen. Persönliche Gegenstände (z. B. Fotos, Bücher, Lieblingstier) schaffen eine vertrautere Umgebung. Isolierung bedeutet in aller Regel kein Besuchsverbot, sondern eine Beschränkung der Besuchspersonen und besondere Vorsichtsnahmen beim Besuch. Die Besuchszeiten sollten so flexibel wie möglich gestaltet werden, besonders in Krisenzeiten. Weitere Kontakte zur Außenwelt können über Briefe und elektronische Kommunikationsmedien gehalten werden. Pflegende motivieren den Patienten zur körperlichen Aktivität innerhalb des Betts und des Zimmers (Bewegungsübungen, Trimmfahrrad) und bieten Ideen zur Ablenkung, z. B. Computerspiele, Hörbücher, Fernsehen, Kreuzworträtsel.

11.2.7 Spezielle perioperative Pflege bei Splenektomie

DEFINITION

Splenektomie *(Milzexstirpation):* operative Entfernung der Milz.

Mit ca. 7.000 Operationen pro Jahr in Deutschland gehört die **Splenektomie** zu den selteneren Operationen. Sie kann z. B. in folgenden Fällen notwendig werden:
- Schwere Milzverletzungen (➤ 9.8)
- Massive Milzvergrößerung, **Hypersplenismus** (Überfunktion der Milz) mit Blutzellmangel
- Einige Bluterkrankungen, z. B. bestimmte hämolytische Anämien (➤ 11.3) oder Thrombozytopenien (➤ 11.2.1), bei denen die Milz die abnormen, aber funktionstüchtigen Zellen so stark aus dem Blut herausfiltert und abbaut, dass es zu einem hochgradigen und nicht mehr konservativ zu beherrschenden Mangel kommt
- Bösartigen Erkrankungen

Wegen ihrer Bedeutung für das Immunsystem wird die Milz bei Kindern nur wenn unbedingt nötig und möglichst erst nach dem sechsten Lebensjahr entfernt.

Zwei spezifische postoperative Komplikationen sind hervorzuheben:

11

- Eine vorübergehende Thrombozytose (erhöhte Zahl der Blutplättchen ➤ Tab. 11.1); diese geht mit einem erhöhten Risiko arterieller und venöser Thrombosen einher.
- Eine vermehrte Infektionsneigung mit erhöhtem Sepsisrisiko (**Postsplenektomie-Sepsis,** kurz *PPS,* bzw. **OPSI-Syndrom** für *overwhelming post splenectomy infection*). Das Risiko ist auch abhängig von der Grunderkrankung und anfangs am höchsten, dauert aber lebenslang. Deshalb werden vor geplanter Splenektomie Impfungen gegen Pneumokokken, Meningokokken, Haemophilus influenzae Typ B durchgeführt, bei Kindern wird nach Splenektomie eine Antibiotikaprophylaxe gegeben.

Operativer Zugang

Operativer Zugang ist eine *Laparotomie* (➤ Abb. 8.21), wobei die Schnittführung auch von der Grunderkrankung abhängt. Minimalinvasives *laparoskopisches* Vorgehen ist evtl. möglich.

Präoperative pflegerische Betreuung

Die präoperative Betreuung entspricht der einer abdominalen Operation ohne Eröffnung des Magen-Darm-Trakts und erfolgt nach hausinternem Standard.

Postoperative pflegerische Betreuung

Die postoperative Betreuung umfasst die allgemeinen Maßnahmen. Der Patient kann am OP-Tag oder ersten postoperativen Tag aufstehen. Er darf am Abend des OP-Tages schluckweise Tee trinken. Der Kostaufbau kann zügig erfolgen, wenn die Darmtätigkeit eingesetzt hat.

Pflegefachpersonen führen Maßnahmen der Thromboseprophylaxe durch und verabreichen Heparin s. c. (➤ 11.2.3) nach Arztanordnung. Da noch mindestens vier Wochen postoperativ eine prophylaktische Heparinisierung notwendig ist, leiten sie den Patienten oder seine Angehörigen zur Selbstinjektion an.

Wegen des erhöhten Infektionsrisikos achten Pflegende besonders auf die Einhaltung der Standardhygienemaßnahmen (➤ 12.2.1).

Beratung

Patienten vor geplanter bzw. nach Milzentfernung werden über das erhöhte Risiko einer Infektion mit nachfolgender lebensbedrohlicher Sepsis aufgeklärt.

Die Betroffenen sollen bei Fieber und Infektionsverdacht sofort einen Arzt aufsuchen, damit dieser ggf. eine Antibiotikatherapie einleiten kann. Ist ein Arzt nicht innerhalb von 2–3 Std. erreichbar, sollen sie selbstständig ein für solche Notfälle verschriebenes Antibiotikum einnehmen *(Stand-by-Antibiotika-Notfalltherapie)*. Empfohlen werden außerdem (zusätzliche) Impfungen gegen Influenza (jährlich), Meningokokken, Pneumokokken und ggf. Haemophilus influenzae Typ B. [9]

Ein **Aspleniepass** soll sicherstellen, dass in Notfällen die erhöhte Infektionsgefährdung beachtet und ggf. unverzüglich eine Antibiotikabehandlung eingeleitet wird.

11.3 Anämie

DEFINITION

Anämie *(Blutarmut):* Hämoglobin *(Hb)* im Blut bei Frauen < 12 g/dl (bei Schwangeren < 11 g/dl), bei Männern < 13 g/dl, bei Kindern > 6 Monaten und Jugendlichen altersabhängig < 11–12 g/dl bei normalem Blutvolumen. Meist einhergehend mit Verminderung von Hämatokrit (Hk) und Erythrozytenzahl. Häufigkeit in Deutschland wohl ca. 1–2 % der Männer, 5–10 % der Kinder, 5–20 % der Frauen, > 25 % der > 85-Jährigen. Häufigste Ursache Eisenmangel. Prognose ursachenabhängig, überwiegend gut (➤ Abb. 11.20).

Krankheitsursachen und -entwicklung

Eisenmangel und Eisenmangelanämie

Mit mindestens 50 % aller Fälle häufigste Form der **Anämie** ist die **Eisenmangelanämie.** Ursachen sind: [10]

- Eisenverluste (am häufigsten), z. B. bei geringen, aber chronischen Blutungen aus dem Magen-Darm-Trakt oder starken Menstruationen
- Erhöhter Bedarf, z. B. bei Schwangeren
- Verminderte Aufnahme durch gestörte Eisenresorption (z. B. bei Darmerkrankungen) oder unzureichende Zufuhr mit der Nahrung

Risikogruppen

Bei Frauen vor der Menopause kann auch bei ausgewogener Ernährung ein Eisenmangel entstehen, da Eisen zu höchstens 30 % aus dem Magen-Darm-Trakt resorbiert wird, Menstruation und Schwangerschaften aber Eisen „kosten". Eine weitere Risikogruppe sind ältere Säuglinge und Kleinkinder mit ihrem wachstumsbedingt hohen Bedarf, v. a., wenn sie vegetarisch oder mit sehr viel Kuhmilch ernährt werden.

Der Eisenmangel führt dann über eine verminderte Hämoglobinbildung zur Anämie.

Weitere Anämieformen

Weitere Anämieformen sind in absteigender Häufigkeit:

- **Anämie der chronischen Erkrankung,** v. a. durch Eisenverwertungsstörung bei chronischen Infektionen, (fortgeschrittenen) Tumoren
- **Megaloblastäre Anämien** mit sehr großen Erythrozyten infolge Behinderung der DNA-Synthese und damit der Zellreifung bei Vit.-B_{12}- und Folsäuremangel. Ursachen Fehlernährung, Malabsorption, bei Vit.-B_{12}-Mangel auch Magenerkrankungen (➤ 8.5) oder -resektionen (➤ 8.2.8)

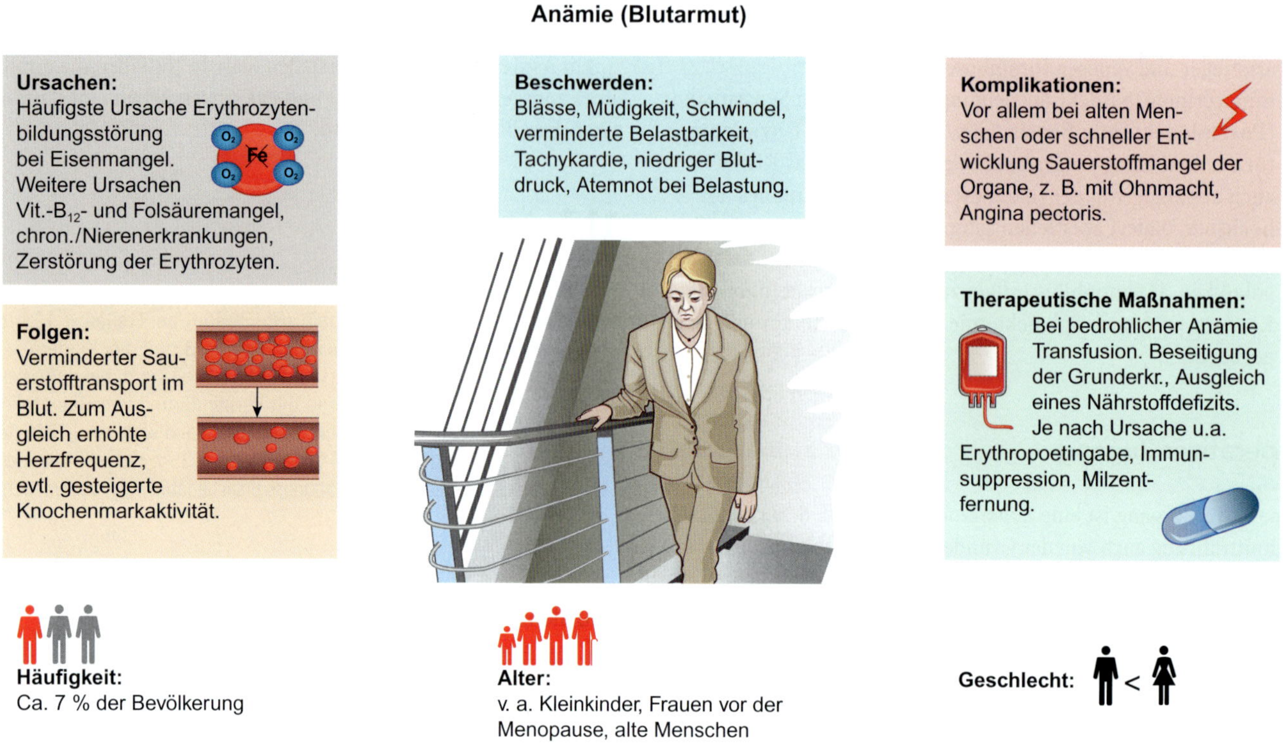

Abb. 11.20 Übersicht Anämie. [L255]

- **Renale Anämie** bei Nierenerkrankungen infolge zu geringer Stimulation der Blutbildung bei Erythropoetinmangel (➤ 10.6.2)
- Anämie durch Knochenmarkschädigung, z. B.
  - **Aplastische Anämie** (durch Medikamente, Viren, aus unklarer Ursache)
  - Anämie bei **myelodysplastischen Syndromen** *(MDS)*. Dies sind bösartige Erkrankungen mit Mutationen und Dysplasien einer oder mehrerer Blutzelllinien und erhöhtem Risiko einer akuten myeloischen Leukämie
- **Hämolytische Anämien** durch übermäßigen Erythrozytenabbau:
  - **Korpuskuläre hämolytische Anämien** infolge (angeborener) Störungen der Erythrozyten, etwa Störungen der Erythrozytenmembran (z. B. **Kugelzellenanämie**), des Hämoglobins (z. B. **Sichelzellkrankheit, Thalassämie**) oder von Enzymen
  - **Extrakorpuskuläre hämolytische Anämien** durch Antikörper auf den Erythrozyten (z. B. bei Rhesusunverträglichkeit), Arzneimittel, mechanische Herzklappen, beim hämolytisch-urämischen Syndrom, nach Infektionen, bei Hypersplenismus (➤ 11.2.7)

Klinische Zeichen und Diagnostik

Klinische Zeichen einer Anämie sind Haut- und Schleimhautblässe (➤ Abb. 11.21), Müdigkeit, Tachykardie und Atemnot bei Belastung, niedriger Blutdruck und Schwindel. Je niedriger der Hämoglobinwert und je schneller er abgefallen ist, desto ausgeprägter sind die Beschwerden.

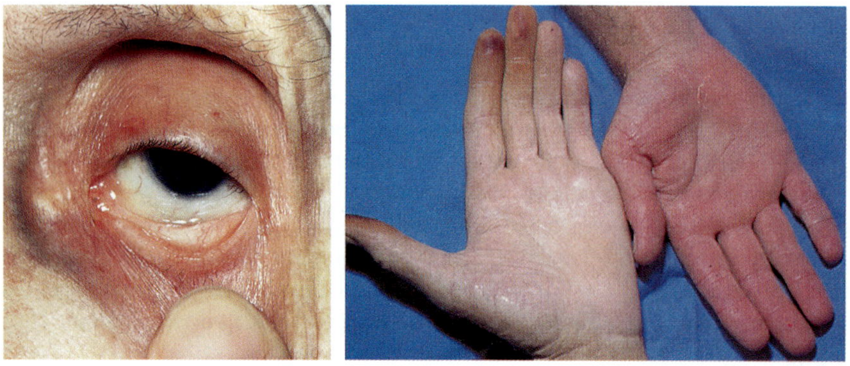

Abb. 11.21 Links blasse Augenbindehäute bei Anämie. Rechts Hand eines Patienten mit Anämie im Vergleich zu der eines Gesunden. Ein zuverlässiges Kriterium ist die Hautfarbe allerdings nicht. [E273, E288]

Möglicherweise bestehen außerdem Zeichen, die auf Anämieform oder -ursache hinweisen, z. B.:

- Bei Eisenmangelanämie trockene, rissige Haut, Nagelveränderungen, Zeichen eines Blutverlusts (etwa Teerstuhl ➤ 8.1.8)
- Bei Anämie der chronischen Erkrankung beispielsweise Nachtschweiß, Gelenkbeschwerden
- Bei renaler Anämie Symptome der Nierenfunktionsstörung
- Bei Vit.-B_{12}-Mangel-Anämie Gangunsicherheit, Missempfindungen, weil auch das Nervensystem vom Vit.-B_{12}-Mangel betroffen ist
- Bei hämolytischen Anämien Überlagerung der Blässe durch Ikterus (➤ 9.1.1), Milzvergrößerung

Die Diagnose ist durch ein Blutbild möglich, das durch die Erythrozytenindizes (➤ Tab. 11.1) oft eine erste Ursacheneingrenzung erlaubt. Es folgen in aller Regel weitere Untersuchungen, z. B.:

- Blutuntersuchungen, etwa
  - Blutausstrich (➤ Abb. 11.22)
  - **Ferritin** (Eisenspeicherprotein), **Transferrinsättigung** (Beladung des Transportproteins Transferrin mit Eisen, erniedrigt bei Eisenmangel der Erythrozytenvorstufen), **lösliche Transferrinrezeptoren** (*sTfR*, von Erythrozyten/-vorstufen abgeschilferte Rezeptoren, erhöht bei vermehrter Erythrozytenbildung) zur Beurteilung des Eisenhaushalts
  - Vit.-B_{12}-, Folsäurespiegel
  - CRP
- Ggf. Knochenmarkuntersuchung, Untersuchungen zur Ursachensuche (z. B. Gastroskopie, Koloskopie)

Neugeborenenscreening auf Sichelzellkranheit

Seit 2021 umfasst das Neugeborenenscreening (➤ Tab. 2.2) auch die **Sichelzellkrankheit.** Infolge einer Mutation wird ein anomales Hämoglobin gebildet, das **HbS**, das insbesondere bei Sauerstoffmangel *Sichelzellform* annimmt. Folgen sind eine (hämolytische) Anämie und Gefäßverschlüsse (→ Organinfarkte, Infektionsneigung). Betroffen sind v. a. Familien aus Afrika, Indien, dem Mittleren Osten, der Ost-Türkei sowie bestimmten Gegenden Griechenlands und Süditaliens.

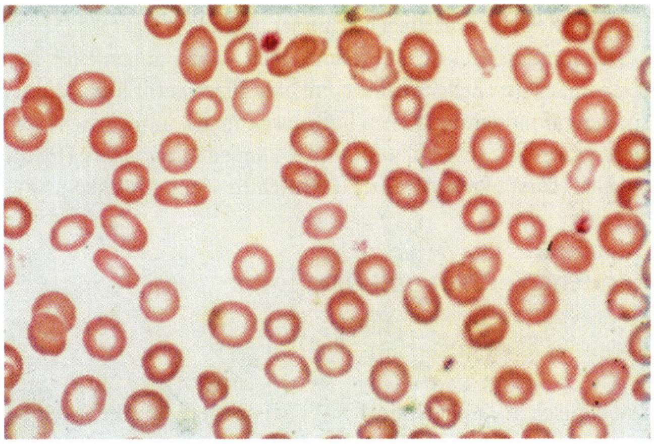

Abb. 11.22 Blutausstrich bei Eisenmangelanämie, der häufigsten Anämie. Die Erythrozyten sind zu klein (Mikrozyten), verschieden geformt (Poikilozytose), nicht mehr „richtig rund" und aufgrund des verminderten Hämoglobingehalts in der Mitte zu blass. [R348]

Behandlung

Bei einer hochgradigen Anämie kann die Transfusion von Erythrozytenkonzentraten (➤ 11.2.5) angezeigt sein, um eine akute Gefährdung zu beheben.

Ist eine Ursache fassbar, wird diese wenn irgend möglich beseitigt, z. B. ein blutendes Ulkus, eine Darmerkrankung, eine Infektion oder Mangelernährung.

Darüber hinaus wird bei Mangelanämien der Spurenelement- bzw. Vitaminmangel gezielt ersetzt. Ernährungstherapie allein reicht bei einer manifesten Anämie in aller Regel nicht.

- Bei Eisenmangelanämie werden Eisentabletten gegeben (z. B. Eisen Verla®).

Einnahme von Eisentabletten

Pflegefachpersonen informieren die Patienten zur richtigen Einnahme: Eisentabletten werden am besten einmal täglich mind. 30 Min. vor oder zwei Stunden nach einer Mahlzeit mit reichlich Wasser genommen. Die gleichzeitige Einnahme von Antazida, Kalzium-, Zinkpräparaten behindert die Eisenaufnahme, ebenso schwarzer Tee, Kaffee und Milch.

Nicht selten kommt es zu Magenbeschwerden (z. B. Appetitlosigkeit, Übelkeit), dann ist Einnahme zum Essen vertretbar. Weitere Nebenwirkungen sind Dunkelfärbung des Stuhls und evtl. Obstipation.

Die Einnahme ist nach Normalisierung des Blutbilds noch mindestens drei Monate nötig, um die leeren Eisenspeicher wieder aufzufüllen.

- Bei Vit.-B_{12}-Mangel-Anämie infolge Magen- oder Darmerkrankungen wird das Defizit durch Vit.-B_{12}-Injektion behoben, bei Vit.-B_{12}-Anämie durch Fehlernährung durch Tabletten (z. B. Vitamin B_{12} Ratiopharm® N Amp. bzw. 10 µg Filmtabletten).
- Bei Folsäuremangelanämie reichen in aller Regel Tabletten (z. B. Folsäure ABZ®).

Bei einer renalen Anämie kann gentechnisch hergestelltes Erythropoetin (z. B. Mircera®) s. c. gegeben werden, um die Erythrozytenbildung anzuregen.

Bei hämolytischen Anämien hängt die Behandlung von der Ursache ab, z. B. Absetzen ursächlicher Medikamente, Immunsuppression bei Antikörperbildung. Bei einigen angeborenen Erkrankungen ist eine Milzentfernung sinnvoll, damit die Erythrozyten nicht mehr vorzeitig abgebaut werden.

Weitere pflegerische Betreuung

Sturz- und Dekubitusgefahr

Patienten mit Anämie und niedrigem Blutdruck neigen zu Schwindel und Kreislaufkollaps, v. a. beim Aufstehen vom Liegen zum Stehen *(orthostatische Dysregulation)*. Pflegende begleiten den Patienten beim Aufstehen und Gehen, bis der Kreislauf stabil ist. Selbstständige Patienten leiten sie zum langsamen Aufstehen an: einfache Bewegungsübungen im Bett durchführen, dann einige Zeit am Bettrand sitzen bleiben, Beine und Füße bewegen und bei Wohlbefinden aufstehen.

Bettlägerige Patienten mit Anämie haben ein erhöhtes Dekubitusrisiko. Pflegende leiten Maßnahmen der Dekubitusprophylaxe ein.

Die pflegerische Unterstützung richtet sich nach der Schwere der Anämie und den bestehenden Symptomen:

- Blutdruck und Puls regelmäßig kontrollieren
- Müdigkeit und allgemeine Schwäche wahrnehmen bzw. erfragen und Unterstützung anbieten, besonders bei der Körperpflege und Mobilisation. Belastungen über den Tag verteilen, immer wieder Ruhephasen einplanen
- Bei Atemnot atemerleichternde Lagerung durchführen, ggf. Sauerstoffgabe nach Arztanordnung verabreichen
- Bei Frieren zweite Bettdecke anbieten, wärmende Kleidung anziehen

Weitere pflegerische Maßnahmen ergeben sich ggf. aus der Anämieursache.

Beratung

Pflegerische Beratungsschwerpunkte sind die Medikamenteneinnahme und, falls der Anämie eine Fehlernährung zugrunde liegt, die Ernährungsberatung. Pflegefachpersonen ziehen dafür einen Ernährungsexperten hinzu und bitten ggf. auch Angehörige dazu.

Prävention

Pflege von Schwangeren ➢ Kap. 21

Präventiv sollten besonders Gefährdete auf ihre Ernährung achten.

- Bei Schwangeren sind die Eisen- und Folsäureversorgung auch bei einer ausgewogenen Ernährung zu gering:
  - **Folsäuremangel** erhöht das Risiko eines Neuralrohrdefekts oder anderer Fehlbildungen sowie das Fehlgeburtsrisiko. Besonders gefährdet sind sehr junge Frauen (Folatspeicher sind durch die Pubertät nur unzureichend gefüllt), Mehrlingsschwangere und Frauen mit schnell aufeinanderfolgenden Schwangerschaften. Folsäurereiche Lebensmittel sind z. B. grüne Gemüse, Leber, Eier, Getreide, Nüsse, zum Salzen sollte mit Folsäure angereichertes Speisesalz verwendet werden. Außerdem wird die Einnahme von Folsäuretabletten bereits bei Kinderwunsch sowie zu Beginn der Schwangerschaft empfohlen (➢ 21.1.1).
  - Während der Schwangerschaft verdoppelt sich der Eisenbedarf der Frau. **Eisenmangel** führt bei der Mutter zu typischen Anämiesymptomen, ein schwerer Eisenmangel beim ungeborenen Kind zu Entwicklungsstörungen. Viel Eisen ist in rotem Fleisch, Innereien, Eidotter, Hülsenfrüchten, Getreide, Kernen und Nüssen enthalten. Je nach Hämoglobinwert erhält die Schwangere Eisentabletten.
- Vegetarier und Veganer haben ebenfalls ein erhöhtes Anämierisiko, da pflanzliches Eisen vom Körper deutlich schlechter aufgenommen wird als tierisches. Sie sollten besonders auf die Speisenzusammensetzung achten, da diese bei der Aufnahme von pflanzlichem Eisen eine wichtige Rolle spielt. So verbessern z. B. Vitamin-C-haltige Lebensmittel die Eisenaufnahme, Sojaprodukte z. B. vermindern die Eisenverwertung.

Weitere Maßnahmen sind z. B. angezeigt bei:

- Frühgeborenen (➢ 21.4.5). Sie erhalten von der achten Lebenswoche bis ins zweite Lebensjahr Eisentropfen.
- Patienten mit bestimmten Magenerkrankungen, nach Magenoperationen. Hier muss Vitamin B_{12} durch regelmäßige Injektion substituiert werden (➢ 8.2.8).
- Vor planbaren Operationen mit zu erwartendem größerem Blutverlust.

11.4 Leukämien

DEFINITION

Leukämie (umgangssprachlich auch *Blutkrebs*): bösartige Erkrankungen mit unkontrollierter Vermehrung von Leukozyten bzw. Leukozytenvorstufen. Ursache unklar, *klonale Genese*, d. h., die bösartigen Zellen stammen von *einer* entarteten Zelle ab. Unterteilt nach zeitlichem Verlauf in **akute und chronische Leukämien** und nach Ursprung der bösartigen Zellen in **lymphatische und myeloische Leukämien.** Bei Kindern und Jugendlichen mit ca. 30 % aller Fälle häufigste bösartige Erkrankung.

11.4.1 Akute Leukämien

DEFINITION

Akute Leukämien: rasch verlaufende Leukämien mit ungehemmter Vermehrung von Leukozytenvorstufen. Unterteilt in die **akute lymphatische Leukämie** *(ALL)* mit einem ersten Häufigkeitsgipfel bei < 5-Jährigen und einem zweiten, kleineren bei > 80-Jährigen, und die **akute myeloische Leukämie** *(AML)*, die ab dem 50. Lebensjahr langsam zunimmt. Unbehandelt nach Manifestation innerhalb von Monaten tödlich. Prognose abhängig von Alter und Leukämieform, bei Kindern besser als bei Erwachsenen, bei ALL besser als bei AML. Langzeitüberlebensrate bei Kindern insgesamt knapp 90 %, bei Erwachsenen ca. 50 %. [11]

Krankheitsursachen und -entwicklung

Zwar sind Risikofaktoren der **akuten Leukämien** bekannt, z. B. Down-Syndrom, Benzol- oder Strahlenexposition. Dennoch bleibt die Ursache beim Einzelnen fast immer unklar.

Die unreifen Leukozytenvorstufen, alle Nachkommen einer einzigen entarteten Zelle, wuchern unkontrolliert, verdrängen die gesunden blutbildenden Zellen im Knochenmark immer mehr und werden ins Blut ausgeschwemmt. Sie können auch andere Organe befallen (Lymphknoten, Milz, Leber, Gehirn, Haut, Knochen usw.).

Klinische Zeichen und Diagnostik

Klinische Zeichen

Die klinischen Zeichen bilden sich meist innerhalb von Tagen bis Wochen aus:

- Blässe, Müdigkeit, Luftnot, Kreislaufsymptome infolge der Anämie (➢ 11.3)
- Blutungsneigung infolge Thrombozytopenie (➢ 11.2.1)
- Fieber, Infektionsneigung infolge Granulozytopenie (➢ 11.1.2)

11

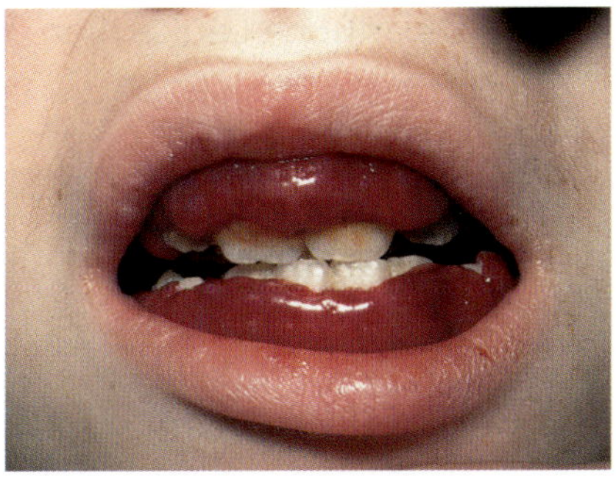

Abb. 11.23 Zahnfleischwucherung bei einem Kind mit AML. [E409]

- Evtl. Lymphknoten-, Milz-, Lebervergrößerung, Bauch-, Knochen-, Kopfschmerzen (durch Hirnhautbeteiligung), Hautinfiltration, Zahnfleischwucherung (➤ Abb. 11.23)

Diagnostik

Eine Verdachtsdiagnose ist meist durch ein Blutbild möglich, das typischerweise viele unreife Leukozytenvorstufen *(Blasten)*, aber wenige reife Erythrozyten, Leukozyten und Thrombozyten zeigt (➤ Abb. 11.24). Eine Knochenmarkuntersuchung mit morphologischer, zytochemischer, immunphänotypischer und zyto-/molekulargenetischer Untersuchung der Zellen ist zwingend, da nur die exakte Klassifikation der Leukämie eine Prognoseabschätzung und Therapieplanung erlaubt. Sonografie des Abdomens und Liquorpunktion (ZNS-Befall?) erfolgen ebenfalls immer, weitere Untersuchungen je nach Befund und geplanter Therapie.

Behandlung

Antileukämische Therapie

Bei Kindern, Jugendlichen und Erwachsenen unter ca. 65 Jahren wird eine akute Leukämie über zwei Jahre sehr intensiv behandelt. [12], [13]

- **Vorphasetherapie:** Chemo- und Glukokortikoidtherapie über maximal eine Woche zur ersten Verminderung der Leukämiezellen, um Komplikationen durch massiven Zellzerfall (**Tumorlyse-Syndrom**) zu vermeiden
- **Induktionstherapie:** intensive Kombinationschemotherapie nach speziellen Protokollen mit dem Ziel einer **kompletten Remission** *(CR)*. Bei bestimmten Leukämieformen außerdem zielgerichtete Therapien (➤ 2.5.8)

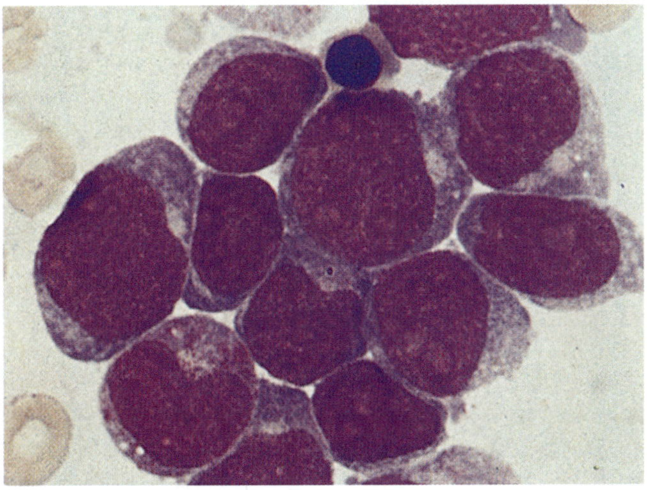

Abb. 11.24 Blasten im Blut bei AML. [T381]

DEFINITION

MRD *(minimale Resterkrankung, messbare Resterkrankung):* Nachweis von Leukämiezellen mittels PCR oder vergleichbarer Methoden bei unauffälligen herkömmlichen, z. B. zytologischen Untersuchungen. Ungünstiger Prognosefaktor.
Molekulare CR: negativer MRD-Status nach Induktionstherapie.

- Ggf. **ZNS-Prophylaxe:** intrathekale Zytostatikagabe (in den Liquorraum), evtl. mit Schädelbestrahlung, zur Vermeidung eines Rezidivs im ZNS
- **Konsolidationstherapie:** ebenfalls sehr intensiver Therapieblock zur Stabilisierung der Remission. Auch eine Blutstammzelltransplantation (➤ 11.2.6), die je nach Risiko in der ersten Remission angestrebt wird, zählt zur Konsolidationstherapie
- **Erhaltungstherapie:** weniger intensive Behandlung nach Induktions- und Konsolidationstherapie bei Patienten ohne Blutstammzelltransplantation

Bei älteren Patienten wird je nach Zustand des Betroffenen über das Vorgehen entschieden.

Ein Rezidiv kann vergleichbar behandelt werden, allerdings mit schlechteren Chancen. Wird nach einem Rezidiv abermals eine komplette Remission erreicht, wird immer eine Blutstammzelltransplantation angestrebt. Bei Versagen anderer Therapien kommt evtl. eine CART-T-Zell-Therapie (➤ 2.5.8) in Betracht.
Spätfolgen der Behandlung ➤ 2.5

Supportive Therapien und pflegerische Betreuung

Eine Leukämietherapie ist ohne umfangreiche supportive Maßnahmen nicht möglich.
Sie umfassen:

- Pflege bei Abwehrschwäche/Infektionsneigung ➤ 12.2.1
- Pflege bei Anämie ➤ 11.3
- Pflege bei Blutungsneigung ➤ 11.2.1
- Gabe von Blutprodukten ➤ 11.2.5
- Prophylaxe und Therapie von Übelkeit und Erbrechen ➤ 2.5.12
- Haut-, Schleimhautpflege ➤ 2.5.12
- Schmerztherapie ➤ 2.5.13
- Ernährungstherapie ➤ 2.5.12
- Bewegungstherapie
- Psychosoziale und psychoonkologische Betreuung ➤ 2.5.12
- Rehabilitationsmaßnahmen, z. B. auch Familienkur

Psychosoziale Betreuung

Patienten mit akuten Leukämien werden mitten aus dem Leben gerissen, sind sehr schnell schwer krank und haben dann einen monatelangen Behandlungsprozess mit intensiver Chemotherapie vor sich.

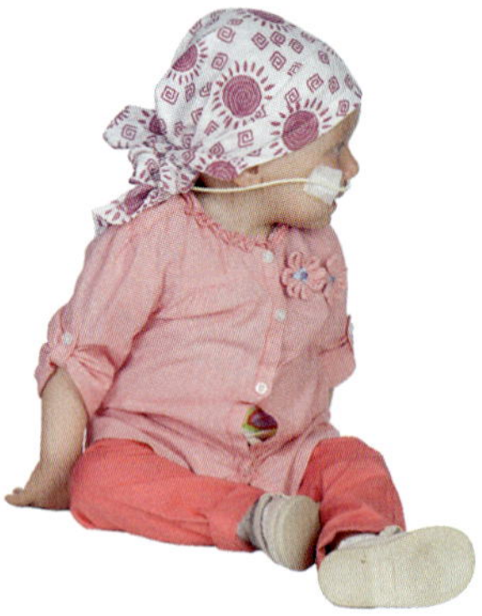

Abb. 11.25 Leukämie bei Kindern. Leukämien sind bei Kindern die häufigsten bösartigen Erkrankungen überhaupt. Heutige Therapien sind intensiv und eingreifend, konnten aber das Langzeitüberleben auf bis zu 90 % steigern. [J787]

In dieser Phase der Diagnose und des Therapiebeginns benötigen die Betroffenen viel psychische Unterstützung, da sie oft mit dem Tempo überfordert sind, mit dem sich ihr Leben verändert. Fachliche Informationen über Erkrankung, Verlauf der Therapie und Strategien zum Umgang mit den Nebenwirkungen mindern oft die Unsicherheit der Betroffenen.

Kinder mit Leukämie

Kinder mit Leukämie (➤ Abb. 11.25) werden durch den langen Krankenhausaufenthalt aus Familie und Freundeskreis herausgerissen und stark in ihrer Bewegungsfreiheit eingeschränkt. Dies kann zu Rückschritten in der persönlichen Entwicklung führen. Pflegerisch-therapeutische Maßnahmen bereiten oft Schmerzen und machen Angst, ebenso die Vielzahl an unterschiedlichen Menschen.
Kinder brauchen ihrem Alter entsprechende Informationen zur Krankheit, den notwendigen Maßnahmen und deren Folgen. Beschönigungen oder gar falsche Aussagen führen zum Vertrauensverlust. Die Umsetzung notwendiger therapeutischer und pflegerischer Maßnahmen erfordert Fingerspitzengefühl und Kreativität.
Im Pflegeteam sollte jedes Kind eine Bezugsperson haben. Beschäftigungs-, Musik-, Kunsttherapie und Schulunterricht schaffen Abwechslung und vermitteln ein Stück Normalität. Pflegende achten auf eine kindgerechte, aufheiternde Atmosphäre auf der Station, unterstützt durch eine freundliche und bunte Gestaltung der Räumlichkeiten.
Eltern und anderen wichtigen Bezugspersonen sollte möglichst viel Kontakt zu dem Kind ermöglicht werden. Pflegefachpersonen achten auf übermäßige Ängste bei den Eltern, die sich auf das Kind übertragen können, haben aber gleichzeitig Verständnis für deren Situation. Vielen Eltern hilft es, wenn sie etwas tun können, Pflegende beziehen sie – wo möglich – in die Pflege mit ein. Andererseits achten Pflegende auch auf Zeichen der Überforderung bei den Eltern. Besonders schwierig ist es, wenn es Geschwisterkinder gibt. Eltern sollten dann ermutigt werden, sich in vergleichsweise „stabilen" Phasen des kranken Kindes wenigstens kurzzeitig bewusst um die Geschwisterkinder und auch sich selbst zu kümmern.
Psychotherapeutische Begleitung, Kontakt zu anderen betroffenen Familien und Selbsthilfegruppen sind eine wertvolle Unterstützung für die Eltern, das kranke Kind und auch die Geschwisterkinder.

11.4.2 Chronische Leukämien

DEFINITION

Chronische Leukämien: langsam über Jahre verlaufende Leukämien.
- Die zu den *Non-Hodgkin-Lymphomen* (➤ 11.5.2) zählende **chronische lymphatische Leukämie** *(CLL)* ist eine Erkrankung v. a. älterer Menschen und in Deutschland mit ca. 5.500 Neuerkrankungen jährlich die häufigste Leukämie überhaupt.
- Die **chronische myeloische Leukämie** *(CML)* hat einen Altersgipfel bei etwa 55–60 Jahren. Sie gehört zu den **chronischen myeloproliferativen Neoplasien,** bei denen bestimmte Bestandteile des Knochenmarks wuchern (weitere Vertreter *Polycythaemia vera, Thrombozythämie* ➤ Tab. 11.1).

Krankheitsursachen und -entwicklung

Die Ursache der **chronischen Leukämien** ist unklar.
- Bei der **chronischen lymphatischen Leukämie** wuchern reife B-Lymphozyten. Der Verlauf ist sehr langsam, nicht selten unbehandelt über mehr als zehn Jahre.
- Die **chronische myeloische Leukämie** betrifft die Granulozyten. Typische zytogenetische Auffälligkeit ist das **Philadelphia-Chromosom:** Durch eine Verlagerung eines Stückchens von Chromosom 9 auf Chromosom 22 kommt es zu einer zu hohen Tyrosinkinase-Aktivität (➤ 2.5.8) und damit zum unkontrollierten Zellwachstum. Nach wenigen Jahren beschleunigt sich die Erkrankung meist und geht in eine sog. **Blastenkrise** über.

Klinische Zeichen und Diagnostik

Die chronischen Leukämien beginnen schleichend und werden daher oft zufällig durch eine Leukozytose im Blutbild festgestellt. In fortgeschrittenen Stadien zeigen sich folgende klinische Zeichen:
- Bei der CLL v. a. Müdigkeit, Nachtschweiß, Infektionsneigung, Hauterscheinungen, Lymphknoten-, evtl. Milz-, Lebervergrößerung
- Bei der CML insbesondere Müdigkeit, Nachtschweiß, Oberbauchbeschwerden durch Milzvergrößerung (➤ Abb. 11.26)

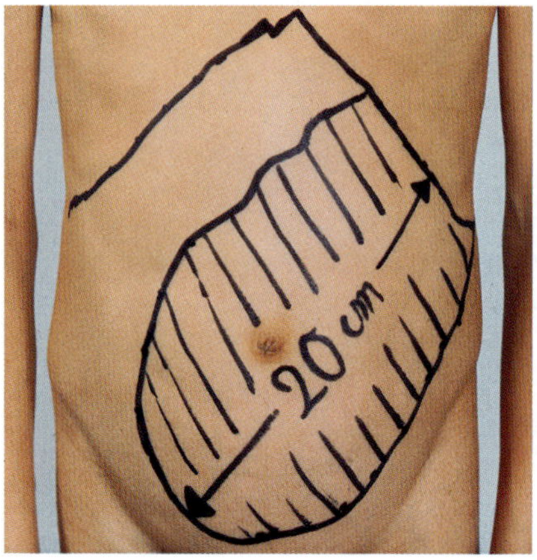

Abb. 11.26 Patient mit erheblicher Milzvergrößerung bei CML. [M451]

Die Diagnose einer CLL ist meist durch Blutuntersuchungen möglich, wohingegen die der CML eine Knochenmarkuntersuchung (➤ 11.1.4) erfordert. Weitere Untersuchungen wie etwa Oberbauchsonografie sind zur Stadieneinteilung und Erfassung von Komplikationen nötig.

Behandlung

Die CLL wird erst bei definierten Beschwerden (z. B. längeres Fieber ohne Ursache), Komplikationen (z. B. gehäuften Infektionen, Anämie, Thrombozytopenie) oder Fortschreiten behandelt, heute überwiegend mit zielgerichteten Therapien (➤ 2.5.8). Heilbar ist sie nur durch (allogene) Stammzelltransplantation (➤ 11.2.6), die jedoch angesichts des lange beherrschbaren Verlaufs nur bei einer Minderheit der Patienten erwogen wird. [14]

Mittel der Wahl bei CML sind Tyrosinkinasehemmer (➤ 2.5.8) ab Diagnosestellung, ggf. kombiniert mit Interferon. Bei bestimmten Patienten mit stabiler molekularer Remission und mehr als 5-jähriger Behandlung kann unter engmaschigen Kontrollen ein Absetzen der Medikamente versucht werden. Die Stammzelltransplantation wird v. a. bei fortgeschrittener Erkrankung oder Versagen der Standardtherapie erwogen. [15], [16]

Belastende Beschwerden und Komplikationen werden symptomatisch behandelt.

Pflegerische Betreuung

Die pflegerische Unterstützung richtet sich nach dem Krankheitsstadium und der Therapieform (supportive Therapien und pflegerische Betreuung ➤ 11.4.1) und den sich daraus ergebenden Symptomen und Einschränkungen.

Beratung

Die CML ist sehr gut beherrschbar unter der Voraussetzung, dass der Patienten täglich die verordneten Medikamente einnimmt. Diese sog. Medikamentenadhärenz ist nicht selbstverständlich, Studien belegen eine mit der Zeit nachlassende Zuverlässigkeit bei der Medikamenteneinnahme. Pflegefachpersonen beraten den Patienten zu den Folgen einer unzureichenden Einnahme. Wichtig sind außerdem pflegerische und medizinische Kontinuität, eine Einbeziehung der Angehörigen und die bestmögliche Behandlung von Nebenwirkungen. [17]

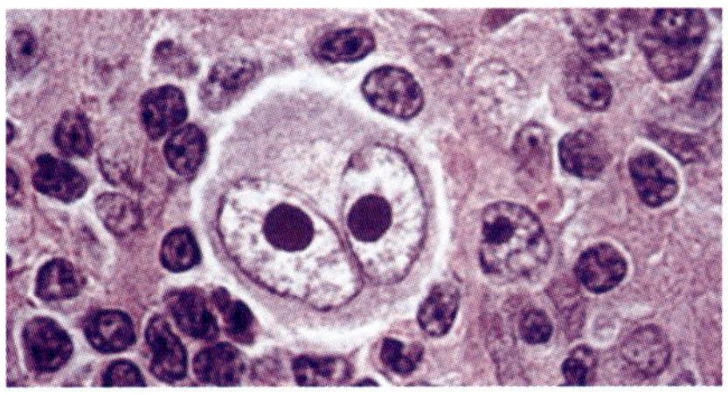

Abb. 11.27 Sternberg-Reed-Zelle. [G938]

11.5 Maligne Lymphome

DEFINITION

Maligne Lymphome: Gruppe ursächlich unklarer, bösartiger Erkrankungen des lymphatischen Systems. Unterteilt in *Hodgkin-Lymphome* und *Non-Hodgkin-Lymphome.*

11.5.1 Hodgkin-Lymphome

DEFINITION

Hodgkin-Lymphom *(Morbus Hodgkin):* von den Lymphknoten ausgehende, insgesamt eher seltene bösartige Erkrankung. Erster Altersgipfel bei Jugendlichen und jungen Erwachsenen, zweiter in höherem Lebensalter. 5-Jahres-Überlebensrate ca. 85 %. [11]

Krankheitsursachen und -entwicklung

Die Ursache des **Hodgkin-Lymphoms** ist unklar. Die entarten Zellen (meist B-Lymphozyten) breiten sich von den Lymphknoten ausgehend langsam weiter aus. Definierend sind die malignen, mehrkernigen **Sternberg-Reed-Zellen** (➤ Abb. 11.27).

Klinische Zeichen und Diagnostik

Leitsymptom und häufiger Grund für den Arztbesuch ist eine länger dauernde, schmerzlose Lymphknotenschwellung, bei ca. ⅔ der Betroffenen am Hals. Allgemeinbeschwerden sind möglich, v. a. verminderte Leistungsfähigkeit, Gewichtsverlust, Fieber, Nachtschweiß und Juckreiz.

Die Diagnose wird durch Untersuchung eines Lymphknotens gesichert. Danach folgen weitere Untersuchungen, u. a. Röntgen (➤ Abb. 11.28), CT, PET-CT und ggf. Knochenmarkuntersuchung (➤ Abb. 11.5) zum Staging (➤ Tab. 11.2). [18]

Behandlung

Die Behandlung, fast immer unter kurativer Zielsetzung, besteht meist aus einer Kombination aus Chemo- und Strahlentherapie sowie zunehmend zielgerichteten Therapien. Ihre Intensität wird an das Stadium der Erkrankung angepasst. Ein Rezidiv wird bei Patienten < 65 Jahren meist mit Hochdosis-Chemotherapie und (autologer) Blutstammzelltransplantation (➤ 11.2.6) behandelt. [18]

Pflegerische Betreuung

Supportive Therapien und pflegerische Betreuung ➤ 11.4.1

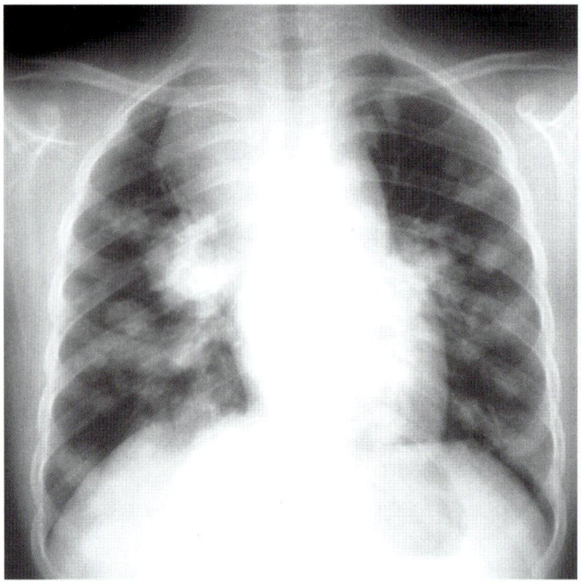

Abb. 11.28 Röntgen: Thorax bei einem Patienten mit Hodgkin-Lymphom. Sichtbar sind mediastinale Lymphome und mehrere Lungenherde. [R232]

Tab. 11.2 Stadieneinteilung des Hodgkin-Lymphoms nach der modifizierten Ann-Arbor-Klassifikation. Basierend hierauf erfolgt dann die Einteilung in frühes, intermediäres und fortgeschrittenes Stadium.

Stadium	Befallener Körperabschnitt
I	Einzelne Lymphknotenregion oder einzelner Herd außerhalb der Lymphknoten
II	≥ 2 Lymphknotenregionen auf der gleichen Zwerchfellseite oder lokalisierte Herde außerhalb der Lymphknoten und Lymphknotenregionen auf der gleichen Zwerchfellseite
III	Lymphknotenregionen oder lokalisierte Herde außerhalb der Lymphknoten auf beiden Zwerchfellseiten
IV	Diffuser/disseminierter Befall eines oder mehrerer extralymphatischer Organe mit oder ohne Lymphknotenbefall
Zusatz: A = ohne, **B** = mit B-Symptomen (Gewichtsverlust, Fieber, Nachtschweiß)	

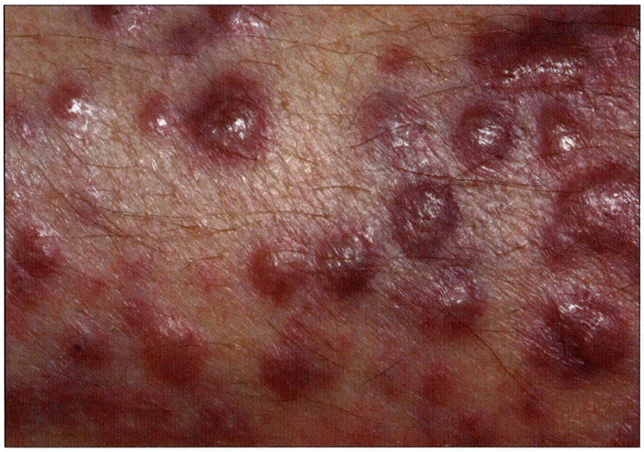

Abb. 11.29 Hautinfiltration bei einem Patienten mit B-Zell-Lymphom. [G525]

Beratung

Die Beratungsinhalte umfassen zum einen wie bei anderen bösartigen Erkrankungen Informationen über die Erkrankung und den Umgang mit den Therapienebenwirkungen.

Gerade bei jungen Patienten ist außerdem die Betonung der langjährigen Nachsorge wesentlich, die sowohl der Rezidiverkennung als auch der Diagnose von Spätkomplikationen dient (z. B. Zweittumoren).

11.5.2 Non-Hodgkin-Lymphome

DEFINITION

Non-Hodgkin-Lymphome *(NHL):* alle malignen Lymphome außer den Hodgkin-Lymphomen. Gruppe von Erkrankungen mit sehr unterschiedlicher Prognose. Mit zunehmendem Alter häufiger werdend.

Krankheitsursachen und -entwicklung

Die ursächlich unklaren **Non-Hodgkin-Lymphome** gehen von den B- oder T-Lymphozyten aus. Sie werden wie folgt eingeteilt:

- Nach klinischem Verhalten in **indolente und aggressive NHL**
- Nach ihrem Ursprung in **B- und T-Zell-Lymphome**

Die Grenzen zu den Leukämien sind unscharf.

Klinische Zeichen und Diagnostik

Klinische Zeichen, Diagnostik und Stadieneinteilung entsprechen im Wesentlichen denen der Hodgkin-Lymphome. Deutlich häufiger als beim Hodgkin-Lymphom sind Organe außerhalb der Lymphknoten befallen, etwa die Haut (➤ Abb. 11.29) oder das Knochenmark (mit Anämie, Infektions- und/oder Blutungsneigung).

DEFINITION

Multiples Myelom: B-Zell-Lymphom mit unkontrollierter Vermehrung von Plasmazellen, die nicht funktionsfähige Immunglobuline oder Bruchstücke davon produzieren. Klinisch v. a. Allgemeinbeschwerden, Infektionsneigung, Anämie, Knochenschmerzen/-frakturen, Nierenschäden. Sehr stark erhöhte BSG (Sturzsenkung), stark erhöhte γ-Globuline (mit spitzer Zacke in der Serumeiweißelektrophorese) und Osteolysen, d. h. Knochenherde mit Knochenauflösung. Sonderform (solitäres) **Plasmozytom** mit *einzelnem* Plasmazelltumor.

Behandlung

Die Behandlung der Non-Hodgkin-Lymphome ist nicht einheitlich. Als Faustregel kann gelten:

- Aggressive NHL müssen aggressiv behandelt werden, aber dann besteht eine Heilungschance.
- Indolente NHL werden schonend unter palliativer Zielsetzung behandelt, können aber nicht geheilt werden.

Pflegerische Betreuung

Supportive Therapien und pflegerische Betreuung ➤ 11.4.1
Da es sich bei den NHL um sehr viele und sehr unterschiedliche Erkrankungen handelt, die mit den verschiedensten Therapien behandelt werden, sind allgemeingültige Aussagen zur pflegerischen Betreuung kaum möglich. Sie richtet sich nach Krankheitsstadium, Therapieform und den Symptomen und Einschränkungen.

Bei der Erstgabe des monoklonalen Antikörpers Rituximab (z. B. Mabthera®, ➤ 2.5.8) überwachen die Pflegefachpersonen den Patienten auf mögliche allergische Reaktionen. Bei s. c.-Injektion muss diese wegen der großen Menge an Injektionsflüssigkeit sehr langsam über 5–6 Min. erfolgen.

Beratung

Beim multiplen Myelom ist sowohl als Krankheitssymptom als auch als Therapienebenwirkung eine periphere Polyneuropathie (➤ 15.10.2) möglich. Der Patient wird informiert, dass er bei typischen Symptomen wie Missempfindungen, Sensibilitätsstörungen oder Lähmungen Arzt oder Pflegende benachrichtigen soll, damit ggf. eine Therapieanpassung erfolgen kann. [19]

Aufgaben zur Pflegesituation

Neben dem Schwindel und der Müdigkeit verspürt Herr Schlosser zudem aufsteigende Übelkeit. Als er erbrechen muss, handelt es sich um Hämatemesis. Außerdem bemerkt er bei der morgendlichen Defäkation, dass er sehr schwarzen Stuhlgang abgesetzt hat. Dies gibt ihm Grund zur Besorgnis, sodass er den Notruf wählt und ins Krankenhaus gebracht wird. Im Krankenhaus angekommen, wird er klinisch untersucht und es werden Blutproben entnommen. Aufgrund der Symptomatik und der Anamnese wird eine Notfallgastroskopie angeordnet, da der Verdacht eines blutenden Magenulkus mit daraus resultierender Anämie im Raum steht. Die Blutuntersuchung ergibt einen Hämoglobin-Wert von 6,7 g/dl, sodass Herr Schlosser zusätzlich ein Erythrozytenkonzentrat erhält.

1. Was ist eine Anämie und welche weiteren Parameter werden im kleinen Blutbild verändert sein?
2. Nennen Sie neben den genannten noch weitere Symptome bei Anämie.
3. Herr Schlossers Anämie ist auf das blutende Magenulkus zurückzuführen. Welche weiteren Ursachen gibt es für eine Anämie?
4. Nennen Sie vier Aspekte pflegerischer Betreuung bei Anämie.
5. Welche Untersuchungen und Tests müssen vor der Verabreichung eines Erythrozytenkonzentrats durchgeführt werden?
6. Welchen Akutkomplikationen sind bei der Gabe von Blutprodukten gefürchtet?
7. Führen Sie vier pflegerische Aufgaben auf, die im Rahmen der Verabreichung eines Erythrozytenkonzentrats durchzuführen sind.

ANÄMIE (BLUTARMUT)
Zu niedriges Bluthämoglobin, meist auch Hämatokrit und Erythrozytenzahl vermindert. Häufigste Bluterkrankung überhaupt, meist keine eigenständige Erkrankung, sondern Symptom

Ursache: am häufigsten Eisenmangel, außerdem chron. Erkrankungen, Vit.-B_{12}-/Folsäuremangel (megaloblastäre Anämie), Nierenerkrankungen (renale Anämie), vorzeitiger Erythrozytenuntergang (hämolytische Anämie)
Leitsymptome: Blässe, Abgeschlagenheit, Schwindel, Tachykardie, niedriger Blutdruck, evtl. Symptome der Grunderkrankung und durch die Sauerstoffunterversorgung von Geweben
Behandlung:
- Vorrangig durch Ursachenbeseitigung, z.B. Magen-Darm-Blutung, Nährstoffdefizit

MALIGNE LYMPHOME
Bösartige Erkrankungen des lymphatischen Systems, unterteilt in Hodgkin- und Non-Hodgkin-Lymphome

Ursache: unklar
Leitsymptome: schmerzlose Lymphknotenvergrößerung
- Hodgkin-Lymphome eher langsame Ausbreitung
- Non-Hodgkin-Lymphome sehr uneinheitlich

Behandlung:
- Bei Hodgkin-Lymphomen stadienangepasste Therapie (meist Chemo- und Strahlentherapie), günstige Prognose
- Bei aggressiven Non-Hodgkin-Lymphomen unter intensiver Therapie (z.B. Chemo-, Strahlen-, Antikörpertherapie, Stammzellentransplantation) Heilungschance
- Indolente Non-Hodgkin-Lymphome langsamer verlaufend, schonende Behandlung, keine Heilungschance

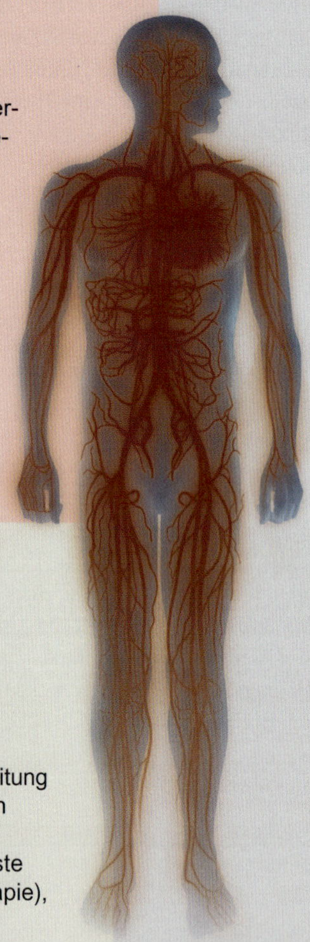

LEUKÄMIEN („BLUTKREBS")
Ungehemmte Vermehrung von Leukozyten/-vorstufen. Dadurch Verdrängung der gesunden Zellen in Knochenmark und Blut sowie Infiltration anderer Organe durch die bösartigen Zellen

Unterteilt in akute lymphatische/myeloische Leukämie und chronische lymphatische/myeloische Leukämie

Ursache: unklar
Leitsymptome:
- Akute Leukämien – Anämie, Infektionen, Blutungen. Unbehandelt schnell tödlich
- Chronische Leukämien – langsamer Beginn, zunächst mit Müdigkeit, Nachtschweiß, Infektionen, Lymphknoten-/Milzvergrößerung

Behandlung:
- Bei akuten Leukämien aggressive (Chemo-)Therapie, evtl. Blutstammzelltransplantation. Dadurch Heilung möglich, beste Prognose bei kindlicher akuter lymphatischer Leukämie
- Bei chronischen Leukämien unbehandelt Verlauf über Jahre.
- Bei chronischer myeloischer Leukämie sofortiger Behandlungsbeginn mit zielgerichteten Therapien, bei chronischer lymphatischer Leukämie (schonende) Behandlung erst bei Beschwerden.
  Dadurch langjähriger Verlauf, aber keine Heilung

Abb. 11.30 Übersicht über die wichtigsten hämatologischen Erkrankungen. [L275]

KAPITEL

12 Pflege von Menschen mit Erkrankungen des Abwehrsystems

Nicole Menche, Matthias Naegele

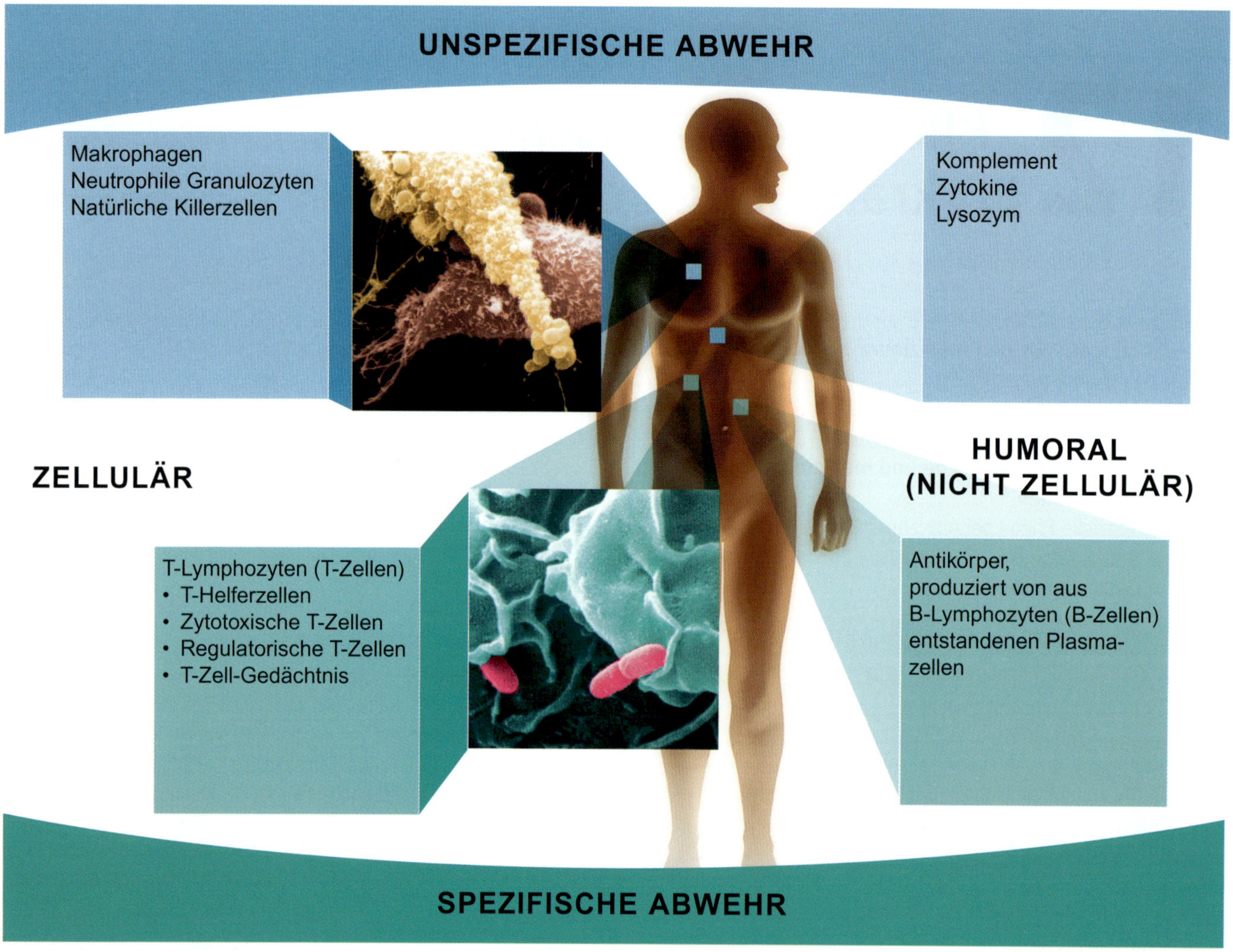

Abb. 12.1 [L275, X243]

Fallbeispiel

Der 8-jährige Justus ist ein lebendiger, quirliger Junge, der gerne draußen ist, um mit seinen Freunden Fußball zu spielen. Nach dem letzten langen Winter kann er es kaum erwarten, dass die Temperaturen steigen, um endlich wieder draußen spielen zu können. In der ersten Aprilwoche ist es endlich so weit: er hat sich mit seinen Kumpels auf dem Fußballplatz um die Ecke verabredet. Bereits nach 15 Minuten bemerkt er, dass er sich unwohl fühlt. Seine Augen jucken und sind gerötet, die Nase läuft und er muss ständig niesen. Zudem muss er stark husten und bekommt immer schlechter Luft. Seine Freunde, die sich große Sorgen machen, rufen Justus' Mutter an, die ihren Sohn umgehend vom Fußballplatz abholt und mit ihm in die nächste Kinderklinik fährt.

HIV-Infektion und AIDS ➤ 13.5.5

Häufigste **Erkrankung des Abwehrsystems** (Komponenten des Abwehrsystems ➤ Abb. 12.1) sind *Allergien* (➤ 12.3). Gut 20 % der Kinder und Jugendlichen unter 18 Jahren und fast 31 % der Erwachsenen geben an, im letzten Jahr eine allergische Erkrankung gehabt zu haben. [1] [2]

Wie viele Menschen an einer *autoimmun (mit)bedingten Erkrankung* (➤ 12.4) leiden, ist wegen der unscharfen Definition dieser Erkrankungen kaum zu ermitteln. Schätzungen gehen von 5–8 % der Menschen in Deutschland aus. Bezüglich der *Immundefekte* (➤ 12.5) gibt es nicht einmal Schätzungen.

Erkrankungen des Abwehrsystems gehen mit völlig unterschiedlichen Krankheitszeichen und entsprechend vielfältigen pflegerischen Anforderungen einher. Aufgrund ihrer Häufigkeit begegnen Pflegende Betroffenen in allen Tätigkeitsfeldern. Die Frage nach Allergien (z. B. Nahrungsmittel, Medikamente, Pollen, Pflegeprodukte) ist daher bei Pflegeanamnese bzw. Erstgespräch unverzichtbar. Sie müssen gut sichtbar in der Patientendokumentation erfasst werden.

Patienten und Patientinnen (im Folgenden als „Patientinnen" bezeichnet) mit Allergien werden meist ambulant behandelt. Lediglich bei ernsten Beschwerden (z. B. anaphylaktischer Schock, akuter Asthmaanfall, schwere Hautveränderungen) werden sie stationär in ein Akutkrankenhaus oder eine spezialisierte Einrichtung (z. B. Lungen-, Hautklinik) aufgenommen. Die **Allergologie** ist eine medizinische Zusatzbezeichnung.

Kinder sollen altersgerecht Verantwortung übernehmen (z. B. sich am Eincremen, Inhalieren beteiligen) und lernen, welche Allergene zu meiden sind.

Auch Menschen mit leichter Abwehrschwäche sind zu Hause, in Pflegeeinrichtungen und Akutkliniken anzutreffen. Sie risikoangepasst vor Infektionen zu schützen ist ein Schwerpunkt pflegerischer Arbeit und Beratung. Patientinnen mit hochgradiger Abwehrschwäche befinden sich vor allem auf onkologischen Stationen.

Menschen mit Autoimmunerkrankungen sind chronisch krank und kennen stabile und schlechte Phasen. Pflegerische Arbeit bedeutet hier neben der „körperlichen" Pflege auch Begleitung bei der Krankheitsbewältigung und Beratung zur Erhaltung und Verbesserung der Lebensqualität.

12.1 Pflegerische und medizinische Diagnostik

Aufgrund der Vielzahl der Krankheitsbilder sind unzählige Krankheitszeichen bei Erkrankungen des Abwehrsystems möglich. Daher gibt es kaum spezifische Beschwerden oder Auffälligkeiten bei der Patientenbeobachtung als „Verdachtsmomente" für die Diagnostik:

- Viele Allergien gehen mit **Hautausschlägen** (v. a. Hautflecken, -quaddeln, -ekzemen, ➤ 17.1.2) und **Juckreiz** (➤ 17.1.4) einher.
- Auch **Atembeschwerden** (Schnupfen, Niesen, Dyspnoe) sind häufig.
- Autoimmun (mit-)bedingte Erkrankungen können jedes Organ betreffen. Hier ist es oft nicht ein einzelnes Krankheitszeichen, sondern eine Kombination von Symptomen „ohne Erklärung", die aufmerksam werden lässt.
- Wegweisend für Immundefekte ist eine **Infektionsneigung.** Allerdings ist es oft sehr schwierig zu entscheiden, welches Maß an Infektionen noch normal und welches krankhaft ist.

12.1.1 Infektionsneigung

Pflege von Menschen mit Infektionserkrankungen ➤ Kap. 13

DEFINITION

Infektionsneigung: krankhafte Anfälligkeit für Infektionen mit auffällig häufigen oder auffällig schweren Infektionen oder Infektionen mit auffälligen Erregern.

Insbesondere Eltern jüngerer Kinder wenden sich nicht selten an Pflegende mit der Frage, ob die „ständigen Infekte" ihres Kindes nicht Zeichen einer Abwehrschwäche seien. In aller Regel sind häufige Infekte bei Klein- und Kindergartenkindern (➤ Abb. 12.2) aber Ausdruck eines *intakten* Immunsystems, das sich durch die nun

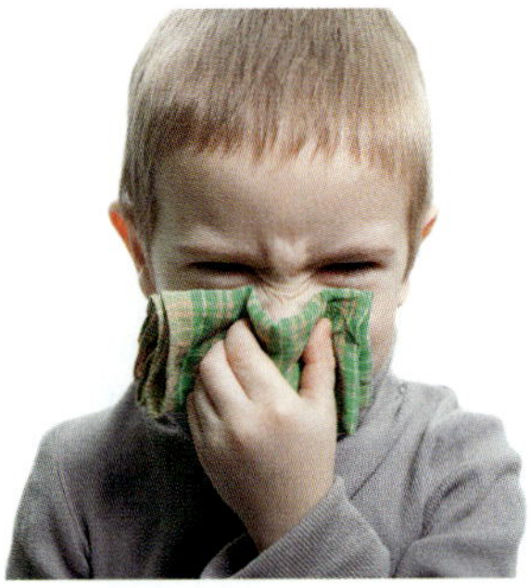

Abb. 12.2 Lernphase des Abwehrsystems. Auch wenn sich Eltern und Großeltern oft sorgen – häufige Erkältungen bei jüngeren Kindern sind ganz überwiegend Ausdruck eines funktionierenden und nicht eines geschwächten Abwehrsystems. [J787]

steigenden „Außenkontakte" des Kindes mit einer Vielzahl unbekannter Erreger auseinandersetzen muss.

Infektionen pro Jahr

Bei Kindern bis etwa zum Vorschulalter sind rund ein halbes Dutzend „banale" Infekte pro Jahr normal, im ersten Jahr in einer Kinderbetreuungseinrichtung auch mehr. Diese Infekte sollten sich nach ½–1 Woche deutlich bessern und nach zwei Wochen abgeklungen sein.
Danach sinkt die Zahl auf die auch bei Erwachsenen normalen 2–4 banalen Infekte jährlich.

Warnzeichen krankhafter Infektanfälligkeit sind (vereinfacht nach [3]:

- Häufigere Infektionen als bei Altersgenossen, d. h. bei Klein- und Kindergartenkindern pro Jahr ≥ 8 leichte Infektionen (z. B. Atemwegsinfekt, Mandelentzündung, Magen-Darm-Infekt)
- Infektionen mit „ungewöhnlichen" Erregern (etwa Candida-Pneumonie bei einem Kindergartenkind, ➤ 13.6)
- Schwerere Infektionen als normal, z. B. bei Klein- und Kindergartenkindern pro Jahr ≥ 2 schwere Nebenhöhlenentzündungen oder Pneumonien (➤ 3.6), Sepsis, tiefe Abszesse, Meningitiden (➤ 15.6)
- Auffälliger Verlauf der Infektionen (sehr lang dauernde/rezidivierende Infektionen)
- Schlecht auf eine fachgerechte Behandlung (z. B. Antibiotika) ansprechende Infektionen
- Infektionen mit Folgeschäden

Krankhafte Infektanfälligkeit ist eines von mehreren Warnzeichen eines Immundefekts (➤ 12.5).

12.1.2 Allergietests

DEFINITION

Allergietests: im weiteren Sinne alle Untersuchungen zur Feststellung einer Allergie. Im engeren Sinne Haut- und Provokationstests.

Wie bei jeder Erkrankung stehen bei der Allergiediagnostik Anamnese und Untersuchung am Anfang der Diagnostik. Insbesondere der Anamnese kommt eine wegweisende Funktion zu (➤ 12.3), damit die nachfolgenden **Allergietests** gezielt erfolgen und das Allergen (die Beschwerde auslösende Substanz) identifiziert werden kann.

12

NOTFALL

Bei **Prick-, Intrakutan- und Provokationstests** kann es zu Allgemeinreaktionen bis zum lebensbedrohlichen anaphylaktischen Schock kommen. Deshalb muss eine Notfallausrüstung bei solchen Tests immer bereitstehen:
- Stethoskop, Blutdruckmessgerät
- Materialien für i. v.-Injektion, venösen Zugang, Infusion
- Sauerstoff, Maske/Brille zur Applikation
- Guedel-Tubus, Beatmungsbeutel mit Maske, Materialien zum Absaugen und zur Intubation
- Adrenalin, Antihistaminika (➤ 12.2.2), Glukokortikoide (➤ 12.2.3), H_2-Rezeptorenblocker (➤ 8.2.4) zur i. v.-Injektion, Infusionslösungen, β_2-Sympathomimetikum (z. B. Salbutamol ➤ 3.2.4) zur Inhalation und i. v.-Injektion
- Evtl. Pulsoximeter (➤ 3.1.4), automatischer externer Defibrillator (AED)

Bei hohem Gefährdungsrisiko, etwa nach einer vorangegangenen schweren Reaktion, erfolgt die Testung im Krankenhaus. Ansonsten reicht es, die Patientinnen nach dem Test noch einige Zeit in der Praxis zu beobachten.

Hauttests

Die häufigsten Allergietests sind **Hauttests,** bei denen die „verdächtigen" Allergene in oder auf die Haut gebracht werden. Medikamente, welche die allergische Reaktion und damit die Hautreaktion unterdrücken, werden auf Arztanordnung vorher abgesetzt, etwa Glukokortikoide oder Antihistaminika (bei Prick-, Intrakutantest). Die Tests erfolgen nur auf gesunder Haut.

Prick-, Scratch- und Intrakutantest

Prick-, Scratch- und Intrakutantest sind die häufigsten Hauttests bei Verdacht auf eine *allergische Reaktion vom Typ I* (➤ Tab. 12.1). Wo sich die allergische Reaktion zeigt (z. B. Heuschnupfen, Asthma, Hautausschlag), ist für den Test egal.
- Beim Pricktest (➤ Abb. 12.3) wird der Testort auf der Vorderseite des Unterarms gekennzeichnet, ein Tropfen der Allergenlösung auf die Haut gebracht und die Haut durch die Lösung mit einer speziellen Lanzette *oberflächlich* eingestochen. Ähnlich funktioniert der Scratchtest, bei dem die Haut eingeritzt wird.
- Beim Intrakutantest wird die Allergenlösung bevorzugt am Rücken intrakutan injiziert.

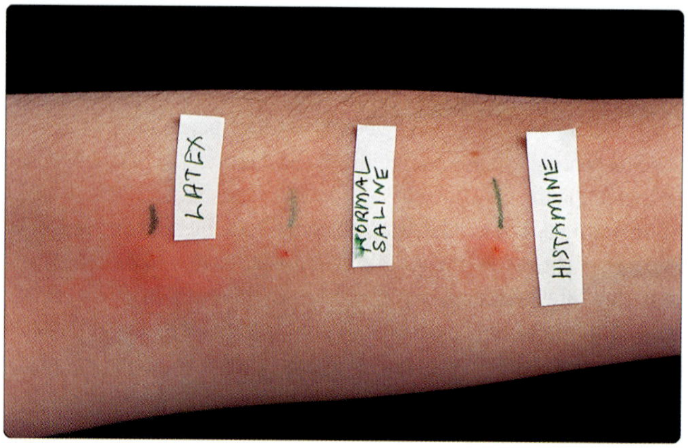

Abb. 12.3 Positiver Pricktest (mit Positiv- und Negativkontrolle). [G939]

In allen Fällen dient Histaminlösung als Positiv- und NaCl-Lösung als Negativkontrolle (es muss sich eine bzw. darf sich keine Reaktion entwickeln). Bei einem positiven Test beginnen Hautrötung und Quaddelbildung nach wenigen Minuten, erreichen nach 15–20 Min. ihr Maximum und sind meist nach 1–2 Std. abgeklungen. Als positiv gilt beim Pricktest ein Quaddeldurchmesser ≥ 3 mm (➤ Abb. 12.3), beim Intrakutantest ≥ 5 mm.

Epikutantests

Der **Epikutantest** (*Patch-Test,* ➤ Abb. 12.4) erfolgt bei V. a. eine *allergische Reaktion vom Typ IV* (z. B. Kontaktekzem, ➤ Tab. 12.1).

Testpflaster/-kammern mit der verdächtigen Substanz werden auf dem Rücken der Patientin aufgeklebt und 1–2 Tage belassen. Während dieser Zeit soll die Patientin nicht duschen, baden oder „schweißtreibend" sportlich aktiv sein. Abgelesen wird ½ und 24 Std. nach Entfernen des Pflasters, ggf. nochmal später. Als positive Reaktion gelten tastbares Infiltrat, Papeln (tastbare Erhebungen) oder Bläschen (➤ Abb. 12.4) zusammen mit Hautrötung. [4]

Pflegerische Betreuung

Pflegende raten Betroffenen mit allergieverdächtigen Symptomen, einen Allergologen aufzusuchen. Speziell geschulte Pflegefachper-

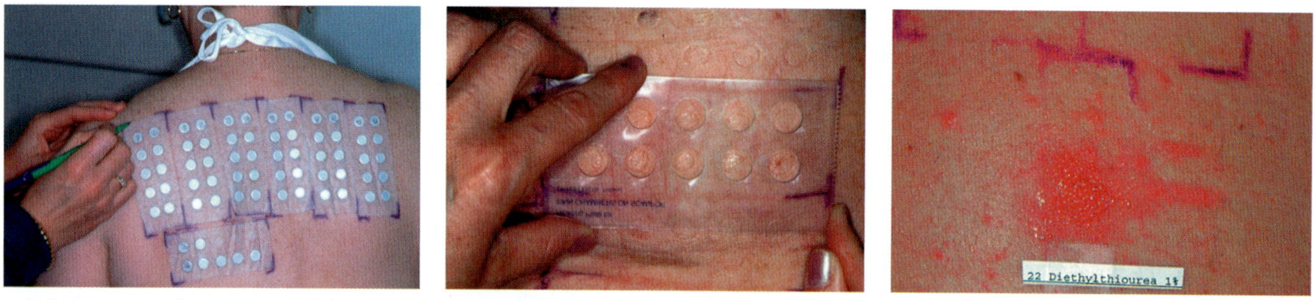

Aufbringen der Allergenserie auf den Rücken des Patienten

Erstes Ablesen kurz nach Entfernen der Pflaster mithilfe einer Schablone

Beispiel eines positiven Testbefundes (+++)

Abb. 12.4 Epikutantest. Links und Mitte Durchführung, rechts positive Reaktion. [T417]

sonen bei allergologisch tätigen Ärzten oder Kliniken führen die Hauttests selbstständig durch. Sie informieren die Patientinnen über zu erwartende Reaktionen und beobachten sie engmaschig.

Blutuntersuchungen

Allergien liegen immunologische Prozesse mit Bildung von Antikörpern oder sensibilisierten T-Zellen gegen das jeweilige Allergen zugrunde *(Sensibilisierung)*. Durch Blutuntersuchung können spezifisch gegen ein bestimmtes Allergen gerichtete IgE (➤ 12.3) nachgewiesen werden. Allerdings beweist ein Nachweis nur die Sensibilisierung der Patientin, nicht den Zusammenhang mit den Beschwerden.

Blutuntersuchungen erfolgen vor allem, wenn Hauttests keine Klärung bringen konnten, schwierig (etwa bei Kleinkindern) oder mit einer Gefährdung der Patientin verbunden sind (etwa bei vorherigen starken Allgemeinreaktionen).

Provokationstests

Bei **Provokationstests** wird die Patientin gezielt dem mutmaßlichen Allergen ausgesetzt und dadurch eine allergische Reaktion provoziert. Provokationstests bergen das größte Risiko von Allgemeinreaktionen und werden deshalb nur nach sorgfältiger Indikationsstellung durchgeführt. Die Provokation erfolgt möglichst entsprechend den Beschwerden, z. B. nasal bei Heuschnupfen, bronchial bei allergischem Asthma, oral bei Nahrungsmittelallergien. Evtl. ist ein kurzer stationärer Aufenthalt nötig (häufig z. B. bei Insektengiftallergie).

12.2 Spezielle pflegerische und medizinische Maßnahmen

12.2.1 Spezielle Pflege bei Abwehrschwäche

DEFINITION

Schutzisolierung *(protektive Isolierung, Umkehrisolierung):* Isolierung abwehrgeschwächter Menschen mit dem Ziel, Infektionen bei ihnen zu vermeiden.

Sowohl Erkrankungen (z. B. angeborene Immundefekte ➤ 12.5, fortgeschrittene HIV-Infektion ➤ 13.5.5, Leukämie ➤ 11.4) als auch Therapien (z. B. Chemotherapie ➤ 2.5.7, Blutstammzelltransplantation ➤ 11.2.6, Immunsuppressiva ➤ 12.2.4) können zu einer Abwehrschwäche mit erhöhtem Infektionsrisiko führen. Eine Gefahr besteht sowohl durch *exogene* Infektionserreger aus der Umgebung (z. B. von Mitmenschen, auf Gegenständen, in der Nahrung) als auch durch *endogene* = körpereigene Keime (z. B. Darmkeime). Auch fakultativ pathogene („schwache") Erreger, die Gesunde problemlos tolerieren, sind für abwehrgeschwächte Menschen eine ernste Bedrohung (opportunistische Infektionen ➤ Tab. 13.1).

Unter dem Begriff **Schutzisolierung** werden üblicherweise alle Maßnahmen zum Schutz abwehrgeschwächter Menschen vor Infektionen zusammengefasst.

Risikogruppen

Das Infektionsrisiko abwehrgeschwächter Menschen hängt von vielen Faktoren ab, z. B. der Grunderkrankung oder risikoerhöhenden Faktoren wie Störungen natürlicher Barrieren (etwa Schleimhautschäden, liegende Katheter). Ganz entscheidend sind die *Granulozytenzahl im Blut* und die *Dauer einer Granulozytopenie.*

- **Risikogruppe 1** (mittelschwere Immunsuppression/-defizienz), z. B.:
  - Granulozytopenie < 500/µl Blut (analog Leukozytopenie < 1.000/µl) bis zehn Tage
  - Autologe Blutstammzelltransplantation bis drei Monate nach intensiver Therapiephase
- **Risikogruppe 2** (schwere Immunsuppression/-defizienz), z. B.:
  - Granulozytopenie < 500/µl Blut (analog Leukozytopenie < 1.000/µl) über mehr als zehn Tage
  - Allogene Blutstammzelltransplantation bis sechs Monate nach Abschluss der intensiven Therapiephase
  - Akute stationäre Behandlungsphase bei autologer Stammzelltransplantation oder nach Transplantation solider Organe (bis zur Entlassung)
- **Risikogruppe 3** (sehr schwere Immunsuppression/-defizienz): vor allem allogene Blutstammzelltransplantation in der intensiven Therapiephase bis zur Regeneration der Granulopoese (vereinfacht nach [5])

Stufen der Schutzisolierung

Entsprechend der Infektionsgefährdung (Risikogruppen) gibt es unterschiedliche Stufen der Schutzisolierung. Die Bezeichnungen hierfür sind in den einzelnen Kliniken verschieden, z. B. kleine bzw. große, einfache bzw. erweiterte, Stufe-1- bzw. Stufe-2-Schutzisolierung. Auch die Maßnahmen können im Detail variieren, es gelten immer die Vorgaben der hausinternen Hygienestandards bzw. der Hygieneabteilung.

Infektionsprävention bei Abwehrgeschwächten im Krankenhaus

Die nachfolgenden allgemeinen Empfehlungen und Maßnahmen (vereinfacht nach [5]) werden meist durch hausinterne Hygienestandards weiter konkretisiert. Abteilungen, die hochgradig immunsupprimierte Patientinnen behandeln (z. B. vor und nach Blutstammzelltransplantation, pädiatrische Onkologie), sind meist schon baulich auf die Schutzisolierung ausgerichtet und haben in der Regel besondere Hygienevorgaben.

Zimmer

- Bei Risikogruppe 1 und 2 Ein- oder Zweibettzimmer mit eigener Nasszelle, bei Risikogruppe 3 zwingend Einbettzimmer
- Eingangsbereich, in dem Schutzkleidung gelagert, angezogen und vor Verlassen des Zimmers entsorgt wird (➤ Abb. 12.5, ➤ Abb. 12.6)

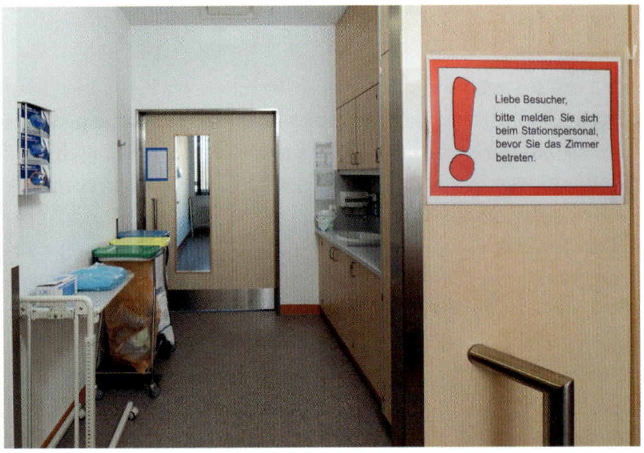

Abb. 12.5 Eingangsbereich eines Patientenzimmers mit Schutzisolierung mit Hinweisschild für Besucher und andere Berufsgruppen an der Zimmertür. [K115]

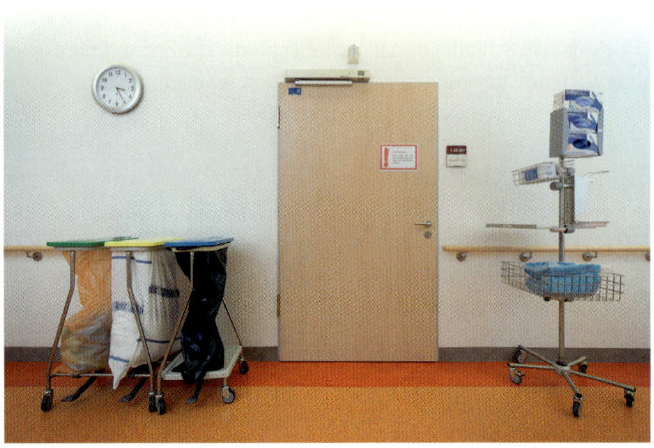

Abb. 12.6 Hat das Patientenzimmer keine Schleuse, werden die benötigte Schutzkleidung und die Abwürfe vor dem Zimmer aufbewahrt. [K115]

- Bei bestimmten Patientinnen (z. B. in der akuten Phase nach allogener Blutstammzelltransplantation, mit schwerer Graft-versus-Host-Disease ➤ 11.2.6) Unterbringung in einem Zimmer mit **HEPA-Filter,** der kleinste Schwebstoffe aus der Luft filtert, oder mit spezieller raumlufttechnischer Anlage
- Besondere Anforderungen an die Wasserversorgung (endständige Sterilwasserfilter an den Wasserhähnen)

Standardhygienemaßahmen

Übertragungsspezifische Schutzmaßnahmen ➤ 13.2.1

Standardhygienemaßnahmen

Standardhygienemaßnahmen *(Basishygienemaßnahmen)* sind solche Maßnahmen, die im Kontakt mit ausnahmslos *allen* Patientinnen durchgeführt werden, um eine Übertragung von Infektionserregern auf die Patientin, andere Patientinnen, Besuchende und Personal zu verhindern: [6]
- Korrekte Händehygiene einschließlich hygienischer Händedesinfektion
- Tragen von Schutzkleidung bei (Gefahr von) Kontakt mit Blut, Ausscheidungen und Sekreten
- Korrektes Verhalten bei Husten, Niesen, Nase schnäuzen *(Hustenetikette)*
- Sichere Injektionstechnik und Entsorgung von Kanülen
- Reinigung bzw. Desinfektion der Patientenumgebung
- Korrekter Umgang mit und Aufbereitung von Medizinprodukten und Pflegeutensilien
- Korrekter Umgang mit Wäsche und Abfall
- Korrekter Umgang mit Lebensmitteln und Speisen

Die Maßnahmen der Standardhygiene werden in einrichtungsinternen Hygieneplänen nach individueller Risikobewertung differenzierter festgelegt.

In der Pflege Abwehrgeschwächter ist die penible Einhaltung aller Standardhygienemaßnahmen besonders wichtig:
- Für das gesamte Behandlungsteam ist eine sorgfältige Händehygiene zwingend. Andere Berufsgruppen (z. B. Physiotherapeutinnen, Mitarbeitende des Labors) werden durch die Pflegefachpersonen und Hinweise an der Zimmertür informiert (➤ Abb. 12.5, ➤ Abb. 12.6). Pflegefachpersonen leiten auch die Patientinnen und ihre Besucherinnen zur sorgfältigen Händehygiene an, besonders wichtig ist die Händedesinfektion nach jedem Toilettengang.
- Mitarbeitende, die Symptome einer Infektionskrankheit zeigen oder Trägerinnen von multiresistenten Erregern sind, dürfen nicht bei Abwehrgeschwächten eingesetzt werden.
- Bei der Versorgung von z. B. Ausscheidungen, großen Wunden oder Kranken mit Infektionen tragen Pflegende patientenbezogen einen Schutzkittel, um eine Erregerübertragung zur abwehrgeschwächten Patientin zu verhindern.
- Bei Abwehrgeschwächten der Risikogruppe 3 wird ein keimarmer Schutzkittel und Mund-Nasen-Schutz getragen. Ansonsten ist ein Mund-Nasen-Schutz nur zur Prävention von Tröpfcheninfektionen notwendig (Personal mit Infektion der oberen Atemwege oder Herpes labialis).
- Die Umgebungsflächen in Zimmer und Sanitärbereich werden täglich entsprechend dem Hygieneplan gereinigt oder wischdesinfiziert. Das Reinigungspersonal muss geschult sein und genügend Zeit zur Verfügung haben.
- Handy, Laptop und andere patienteneigene Gegenstände werden nach Möglichkeit vor der Benutzung im Patientenzimmer wischdesinfiziert.

Besuche

Besuche sind besonders bei Langzeitisolierten und für Kinder und Jugendliche von außerordentlicher Bedeutung. Gleichzeitig besteht aber die Gefahr, dass Besuchende Infektionskrankheiten zur Patientin bringen. Besuchende werden deshalb z. B. durch ein Schild an der Zimmertür (➤ Abb. 12.5) gebeten, sich bei den Pflegenden zu melden, damit sie über die Maßnahmen zum Schutz der Patientin vor Infektionen informiert werden können:
- Keine Besuche bei (Verdacht auf) Infektionskrankheiten; bei leichten Infekten der oberen Atemwege und Herpes labialis (➤ 13.5.2) Tragen eines Mund-Nasen-Schutzes ausreichend
- Vor dem Besuch unbedingt Einweisung in die korrekte Händedesinfektion (Schmuck an Händen und Unterarmen muss abgelegt werden)

- Bei Abwehrgeschwächten der Risikogruppe 3 ggf. weitere Vorsichtsmaßnahmen nach hausinternem Standard

Körperpflege

Die Patientin selbst stellt mit ihren physiologischen (körpereigenen), aber auch evtl. pathogenen Mikroorganismen eine Infektionsquelle dar (z. B. Darmbakterien, die in die Harnblase gelangen, ➤ 13.2). Pflegende achten bei pflegerischen und therapeutischen Maßnahmen sorgfältig darauf, dass keine Keime von einem Ort am Körper zu einem anderen gebracht werden.

Ggf. sind, gestuft nach dem Ausmaß der Abwehrschwäche und zusätzlichen Schleimhautschäden z. B. durch Chemotherapien, zusätzliche Maßnahmen der Körperpflege erforderlich. Bei der Risikogruppe 3 umfassen sie oft: [5]

- Tägliches Duschen oder Waschen mit antiseptisch wirkenden Lotionen (z. B. Octenisan®, Stellisept® med), danach sorgfältiges Trocknen und Cremen der Haut
- Waschen von Körperstellen mit Infektionen (z. B. Hautpilz in den Leisten) zum Schluss bzw. Wechsel von Waschlappen und Handtuch im Anschluss
- Täglichen Wechsel von Leibwäsche, Handtüchern, Bettwäsche
- Mundpflege nach jeder Mahlzeit (in Risikogruppen 2 und 3 nur mit sterilem Wasser oder sterilgefiltertem Leitungswasser), mehrfach täglich Mundspülungen, ggf. mit antiseptischen Lösungen (z. B. Glandomed® Mundspüllösung, Octenidol®, Mundspüllösung Moronal® Suspension)

Ernährung

- Der Küche im Rahmen der Essensbestellung mitteilen, dass es sich um eine abwehrgeschwächte Patientin handelt
- Nur frisch zubereitete Speisen reichen, Essen gleich servieren, warmes Essen nicht aufheben und wieder aufwärmen. Von Angehörigen mitgebrachte Speisen sind oft nach Arztrücksprache erlaubt, sofern die Richtlinien der Ernährung im Rahmen der Infektionsprävention zu Hause beachtet werden. Bei Risikogruppe 3 gelten zusätzliche Einschränkungen, z. B. keine rohe Wurst (etwa Salami, roher Schinken)
- Kaffee und Tee nur mit sprudelnd kochendem Wasser zubereiten
- Wasser aus der Wasserleitung nur abgekocht oder aus einem geeigneten Wasserspender trinken lassen. Kohlensäurehaltiges Mineralwasser ist in der Regel geeignet, soll aber gekühlt aufbewahrt und innerhalb von einem Tag aufgebraucht werden.

Weitere Maßnahmen

- Invasive Maßnahmen (z. B. Venenkatheter, Harnwegskatheter) auf ein Minimum reduzieren
- Pflegerisch-therapeutische Maßnahmen (z. B. Wundbehandlung, Infusions- und Ernährungstherapie) hygienisch äußerst sorgfältig und unter Beachtung der weiteren Empfehlungen der Kommission für Krankenhaushygiene und Infektionsprävention durchführen
- Patientinnen der Risikogruppen 2 und 3 das Zimmer nur mit spezieller Atemschutzmaske (*FFP2-Maske* ➤ 13.2.1) verlassen lassen

Infektionsprävention bei Abwehrgeschwächten im häuslichen Umfeld

Pflegende begegnen Abwehrgeschwächten der Risikogruppen 1 und 2 auch im häuslichen Umfeld, z. B. Menschen mit Einnahme von Immunsuppressiva, unter Zytostatikatherapie oder nach schon etwas länger zurückliegender Blutstammzelltransplantation. Diese Menschen müssen im Alltag einen Kompromiss zwischen Lebensqualität und normalem Leben auf der einen Seite und Infektionsprophylaxe auf der anderen Seite finden. Besonders für Kinder ist es wichtig, möglichst normal mit Gleichaltrigen aufzuwachsen. Kino- oder Theaterbesuche, Schule und Kindergarten sind bei Risikogruppe 1 möglich, ab Risikogruppe 2 nur mit Schutzmaßnahmen.

Pflegefachpersonen beraten die Patientinnen und ihre Angehörigen (z. B. bei Kindern die Eltern) zu möglichen Ansteckungsrisiken im Alltag und Möglichkeiten der Minimierung.

Folgende Ausführungen sind Anhaltspunkte, die nach Gefährdung abgestuft werden. Es gibt unterschiedliche Ansichten, wie streng die Maßnahmen sein müssen (Patientenmerkblätter): [7]

Allgemeine Regeln

- Kein Kontakt zu offensichtlich Kranken
- Meiden großer Menschenansammlungen, Besuch von Geschäften, Kino usw. möglichst zu Tageszeiten ohne allzu großen Andrang, ggf. Tragen eines Mund-Nasen-Schutzes, keine Benutzung öffentlicher Verkehrsmittel
- Meiden von Händeschütteln und Hand-Gesicht-Kontakten. Verzicht auf Fingerringe, da diese die Händereinigung erschweren. Waschen der Hände mehrmals täglich mit Seife, besonders nach Toilettengängen und vor dem Essen/Kontakt mit Lebensmitteln
- Persönliche Hygiene und Wäschehygiene siehe oben

Haus- und Gartenarbeit

- Keine Zimmerpflanzen im Schlafzimmer/in der Küche, Waschen der Hände nach Kontakt mit Pflanzen
- Häufiges Leeren von Abfallbehältern durch Angehörige, kein Kontakt zur Biotonne/Komposthaufen
- Meiden von Räumen mit Schimmel (z. B. im Keller)
- Tragen von Handschuhen bei Verletzungsgefahr und bei „schmutzigen" Arbeiten in Haushalt, Garten und Hobby
- Möglichst keine Gartenarbeiten, bei denen Erde, Gras, Laub „aufgewirbelt" wird, z. B. Beete umgraben, Rasen mähen

Tierhaltung

In vielen Haushalten leben Tiere, die für die Menschen oft sehr wichtig in Krankheitszeiten sind. Grundsätzlich sind gesunde Tiere im Haushalt von abwehrgeschwächten Menschen möglich, wenn bestimmte Vorsichtsmaßnahmen eingehalten werden:

- Tier regelmäßig entwurmen, impfen, gegen Flöhe behandeln lassen, kein Jungtier neu anschaffen
- Käfig, Stall, Katzentoilette nicht selbst saubermachen
- Tier nicht küssen, nicht vom Tier ablecken lassen, nach dem Kontakt sorgfältig die Hänge waschen

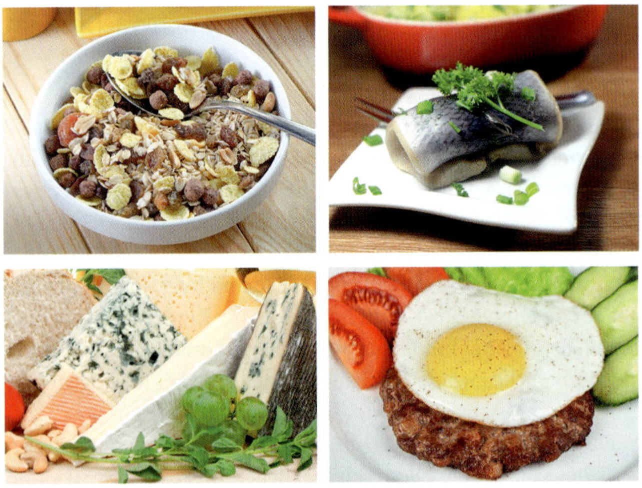

Abb. 12.7 Für Gesunde unproblematisch, für Menschen mit Abwehrschwäche ggf. eine Gefahr. [J787]

- Katzen- und Hundedecken wöchentlich bei 60 °C waschen
- Haustiere von Lebensmitteln fernhalten

Ernährung

Infektionsgefahr geht auch von Lebensmitteln aus (➤ Abb. 12.7). Patientin und Angehörige erhalten folgende Informationen, möglichst auch schriftlich:

- Kühlkette bei gefrorenen Produkten nicht unterbrechen
- Nur Lebensmittel mit ausreichendem Haltbarkeitsdatum und aus unbeschädigter Verpackung verzehren
- Leicht verderbliche Lebensmittel innerhalb von 2 Std. nach Einkauf zubereiten/kühlen/einfrieren, Einweg- statt Mehrwegverpackungen verwenden
- Angebrochene Milch- und Safttüten innerhalb von 24 Std. aufbrauchen
- Kühlschrank regelmäßig reinigen
- Kontakt von „sauberen" mit „unsauberen" Lebensmitteln vermeiden, dies gilt auch für die verwendeten Küchenutensilien
- Küchenutensilien bei 60 °C spülen/waschen
- Speisen ausreichend erhitzen, gar kochen oder durchbraten (➤ Abb. 12.7)
  - Fleisch, Fisch durchgaren, Wurst/Würstchen nur aus der Dose oder vakuumverpackt, (gekochten) Frischwurstaufschnitt nur am Tag des Einkaufs verzehren, keine „lose" Salami usw. essen
  - Keine Rohmilchprodukte zu sich nehmen, keine Buttermilch, kein Kefir
  - Eier hart kochen, Eierspeisen durchgaren
  - Gewürze mitkochen
- Keinen Schimmelkäse, industriell vorgefertigten geriebenen Käse essen
- Früchte und Gemüse waschen und nur geschält oder gekocht essen, keine Rosinen u. a. Trockenfrüchte oder Nüsse
- Speisen möglichst unmittelbar nach Zubereitung verzehren, falls überhaupt nur bei über 60 °C warm halten, Reste innerhalb von 2 Std. einfrieren. Keine „losen" Speisen von außerhalb essen (Salatbar, vorgefertigter Obstsalat, Imbissbude, Eisdiele)

Früherkennung von Infektionen

Abwehrgeschwächte können aus Beschwerdefreiheit binnen weniger Stunden eine Sepsis (➤ 13.3) entwickeln und sterben. Deshalb:

- Mehrmals tägliche Temperaturkontrollen
- Tägliche Körperinspektion auf Entzündungszeichen
- Sofortige Arztinformation bzw. Aufsuchen eines Arztes bzw. einer Ärztin (im Folgenden „Ärztin" genannt) bei Fieber oder anderem Verdacht auf Infektion

12.2.2 Antihistaminika

DEFINITION

Antihistaminika *(H_1-Rezeptorenblocker, H_1-Rezeptor-Antagonisten):* Medikamente, die über Angriff an den H_1-Rezeptoren die Wirkungen von Histamin und damit Allergiebeschwerden abschwächen.

Durch das IgE bei allergischen Typ-I-Reaktionen (➤ 12.3), aber auch durch andere körpereigene Substanzen, Medikamente oder Gifte wird **Histamin** aus Mastzellen freigesetzt, das in den Geweben über mehrere Arten von Histaminrezeptoren wirkt. Viele der dann auftretenden Beschwerden, etwa Hautjucken, Quaddelbildung und Bronchialverengung, werden über H_1-Rezeptoren vermittelt. **Antihistaminika** blockieren die H_1-Rezeptoren und lindern dadurch die Allergiebeschwerden (➤ Abb. 12.8). Sie sind für die verschiedensten Applikationsarten verfügbar.

- Antihistaminika der ersten Generation wie etwa Clemastin (z. B. Tavegil®) und Dimetinden (z. B. Fenistil®) wirken sedierend (weil sie ins Gehirn gelangen) und anticholinerg (→ z. B. Mundtrockenheit), teilweise auch antiemetisch (gegen Erbrechen). Sie werden deshalb auch als Beruhigungsmittel und Antiemetika eingesetzt (z. B. Diphenhydramin, etwa Sediat®, Dimenhydrinat, etwa Vomex A®).

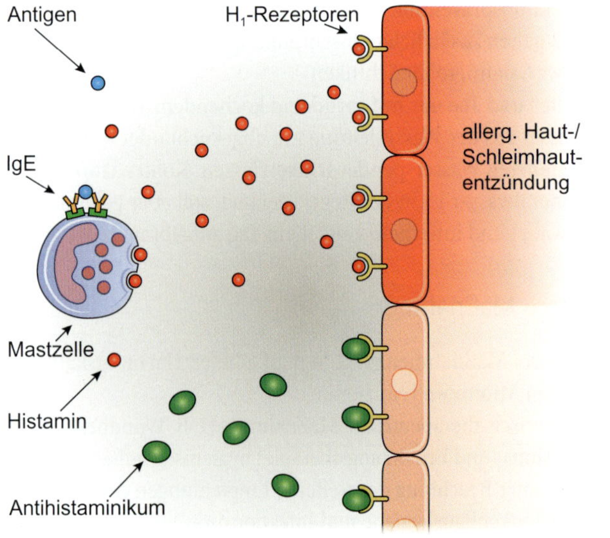

Abb. 12.8 Wirkmechanismus von Antihistaminika. [L255]

- Antihistaminika der zweiten Generation wie etwa Cetirizin (z. B. Cetirizin AL®) oder Loratadin (z. B. Loratadin STADA®) haben bei systemischer Gabe wesentlich weniger Nebenwirkungen. Sie werden deshalb heute bei Allergien bevorzugt.

12.2.3 Glukokortikoide

DEFINITION

Glukokortikoide: Gruppe von Nebennierenrindenhormonen (Hauptvertreter im Körper ist Kortisol) mit zahlreichen Stoffwechseleffekten, entzündungs- und abwehrhemmender Wirkung.

Wie bei vielen Hormonen kann sich auch bei den Glukokortikoiden ein Mangel entwickeln (z. B. bei Nebennierenrindenunterfunktion, ➤ Tab. 6.1). Dann erfolgt eine **Glukokortikoid-Substitutionstherapie,** vorzugsweise mit Kortisol (Hydrokortison), z. B. Hydrocortison acis®. Benötigt werden meist 15–25 mg täglich, verteilt auf 2–3 Einzeldosen, um den Tagesrhythmus nachzuahmen.

Weitaus häufiger ist aber die **pharmakologische Glukokortikoidtherapie.** Ihr Ziel ist eine Entzündungshemmung und Unterdrückung des Immunsystems, beispielsweise bei folgenden Erkrankungen:

- Asthma bronchiale (➤ 3.8), bevorzugt über Pulverinhalator/Dosieraerosol
- Allergien, v. a. lokal (etwa als Nasenspray bei allergischem Schnupfen), systemisch als Kurzzeitgabe bei schweren allergischen Reaktionen und anaphylaktischem Schock (➤ 12.3)
- Entzündlich-rheumatische Erkrankungen (➤ 14.6), auch intraartikulär
- Andere Autoimmunerkrankungen (➤ 12.4)
- Morbus Crohn, Colitis ulcerosa (➤ 8.11), hier auch als Suppositorium oder Klysma
- Nach Transplantationen zur Verhinderung oder Therapie einer Abstoßungsreaktion
- (Entzündliche) Hauterkrankungen, z. B. atopische Dermatitis (➤ 17.4), hier v. a. lokale Anwendung auf der Haut (➤ 17.2.1)

Für die pharmakologische Therapie werden überwiegend synthetisch hergestellte Glukokortikoide eingesetzt, etwa Prednison (z. B. Decortin®), Prednisolon (z. B. Prednisolon GALEN®) oder Dexamethason (z. B. Dexamethason AbZ®).

Nebenwirkungen treten bei Einmalgabe praktisch nicht auf, bei einer Stoßtherapie sind Schlafstörungen, Stimmungsschwankungen und kurzzeitige Appetitsteigerung möglich. Bei länger dauernder Behandlung ist v. a. ein dosisabhängiges *Cushing-Syndrom* (➤ 6.7) problematisch. Hinzu kommt eine *sekundäre Nebennierenrindenunterfunktion,* da die von außen gegebenen Glukokortikoide infolge des funktionierenden Regelkreises die Nebennierenrindentätigkeit unterdrücken.

Pflegerische Betreuung

Pflegefachpersonen beobachten Patientinnen mit einer systemischen und/oder längerdauernden Glukokortikoidtherapie auf Nebenwirkungen an den verschiedenen Organsystemen:

- Blutdruckkontrollen, da der Blutdruck aufgrund einer mineralokortikoiden Restwirkung ansteigen kann
- Temperaturkontrollen und Beobachtung auf Entzündungszeichen, weil eine Infektion „maskiert" werden kann
- Gewichtskontrollen, da sowohl Wassereinlagerungen als auch Appetitsteigerung zu Gewichtszunahme führen können
- Blutzuckerkontrollen, auch bei Menschen ohne Diabetes, da der Blutzucker durch die Wirkungen auf den Glukosestoffwechsel steigt *(Steroid-Diabetes)*
- Frage nach Magenbeschwerden/Bauchschmerzen, Beobachtung des Stuhlgangs auf Teerstuhl, evtl. Test auf okkultes Blut, da Magen- und Zwölffingerdarmgeschwüre möglich sind
- Beobachtung des psychischen Zustandes, da manche Patientinnen euphorisch oder depressiv werden

Weitere pflegerische Maßnahmen sind:

- Infektionsprophylaxe und -früherkennung (➤ 13.2.1) wegen einer erhöhten Infektanfälligkeit durch die immunsuppressive Wirkung
- Bewegung und kalziumreiche Ernährung zur Vorbeugung einer Osteoporose (➤ 14.5.1)
- Ggf. Thromboseprophylaxe wegen einer erhöhten Thromboseneigung
- Bei Anwendung auf der Haut: Tragen von Schutzhandschuhen, dünnes Auftragen des Präparats, möglichst nur einmal täglich und kurzzeitig. Beobachtung der Patientin auf Nebenwirkungen an der Haut wie Streifenbildung, Dünnerwerden *(Pergamenthaut)*

Grundsätze der Glukokortikoidtherapie

Grundsätze der Glukokortikoidtherapie sind:

- Möglichst lokale Therapie
- Möglichst kurzzeitige und niedrig dosierte Gabe, möglichst morgendliche Gabe
- Nach einer Therapiedauer über zwei Wochen Absetzen nicht sofort, sondern langsam („ausschleichen"), damit die Nebennierenrinde nach und nach wieder ihre Funktion aufnehmen kann
- Ausstellen eines Patientenpasses, da der Körper infolge der sekundären Nebennierenunterfunktion in Stresssituationen (z. B. Unfall) den Mehrbedarf an Glukokortikoiden nicht selbst produzieren kann, sondern diese von außen zugeführt werden müssen

12.2.4 Immunsuppressiva

DEFINITION

Immunsuppressiva: Medikamente zur Unterdrückung des körpereigenen Abwehrsystems.

Immunsuppressiva sind in Aufbau und Wirkprinzip unterschiedliche Substanzen, welche die körpereigene Abwehr unterdrücken. Sie werden eingesetzt bei schweren Allergien (➤ 12.3) und Autoimmunerkrankungen (➤ 12.4) sowie nach Transplantationen zur Verhinderung und Therapie von Abstoßungsreaktionen.

Die Unterdrückung der Abwehr führt allerdings dosisabhängig zu einer erhöhten Infektionsneigung, bei langjähriger Einnahme auch zu einem erhöhten Tumorrisiko. Viele Immunsuppressiva wirken außerdem teratogen und erfordern daher eine zuverlässige Empfängnisverhütung.

Zu den Immunsuppressiva zählen:

- **Glukokortikoide** (➢ 12.2.3)
- **Zytostatika** (➢ 2.5.7), etwa Methotrexat (z. B. Methotrexat-GRY®), Cyclophosphamid (z. B. Endoxan®), Azathioprin (z. B. Azathioprin-1A®), als Dauergabe, jedoch niedriger dosiert als in der Tumortherapie. Wirkung: unspezifische Abwehrhemmung (Ausnahme niedrig dosiertes Methotrexat), außerdem Hemmung der Zellteilung auch in anderen Geweben (z. B. blutbildende Zellen im Knochenmark)
- **Calcineurin-, mTOR-Inhibitoren,** z. B. Ciclosporin (z. B. Sandimmun®), Tacrolimus (z. B. Prograf®), Sirolimus (z. B. Rapamune®). Wirkung: spezifische Hemmung der T-Lymphozyten. Verschiedene Organnebenwirkungen (z. B. Ciclosporin nephro-, neurotoxisch, blutdrucksteigernd), aber keine Knochenmarkhemmung
- **(Monoklonale) Antikörper gegen Lymphozyten oder Zytokine** (Wirkung: Hemmung der T-Lymphozyten bzw. der Entzündungsreaktion), z. B.
  - Monoklonale Antikörper gegen verschiedene Antigene oder Rezeptoren auf Lymphozyten, etwa Basiliximab (z. B. Simulect®), Rituximab (z. B. Mabthera®)
  - Polyklonale, tierische **Antilymphozytenglobuline** (z. B. Thymoglobulin®)
  - TNFα-Blocker (z. B. Inflectra®)
- **Mykophenolat-Mofetil** (z. B. CellCept®). Wirkung: unspezifische Hemmung der Lymphozytenvermehrung, jedoch ohne die Teilung anderer Zellen zu bremsen

Pflegerische Betreuung

Insbesondere die Langzeiteinnahme von Immunsuppressiva erfordert eine ständige aktive Mitarbeit (hohe Therapietreue) von den Betroffenen. Auslassen von Dosen, Einnahme zu unterschiedlichen Zeiten oder Wechselwirkungen mit Nahrungsmitteln oder Medikamenten (z. B. verträgt sich das häufig eingesetzte Ciclosporin nicht mit Grapefruits oder Johanniskraut) können zu schwankenden Medikamentenspiegeln und vermehrten Nebenwirkungen führen. Selbst kurzzeitige Therapieunterbrechungen können eine Abstoßungsreaktion oder Verschlimmerung der Erkrankung verursachen. Deshalb thematisieren Pflegefachpersonen immer wieder die *Medikamentenadhärenz* (➢ 2.1.1) und suchen ggf. zusammen mit der Patientin und ihren Angehörigen nach Möglichkeiten, diese zu verbessern (z. B. durch ein erneutes Informationsgespräch, Pillendose mit Timer, Apps). Außerdem informieren sie die Patientin zu Maßnahmen der Vermeidung und Früherkennung von Infektionen und achten bei allen Pflegetätigkeiten auf Infektionszeichen.

12.2.5 Spezifische Immuntherapie

DEFINITION

Spezifische Immuntherapie *(SIT, Allergen-Immuntherapie, AIT, spezifische Hyposensibilisierung):* immunologische Behandlung von Typ-I-Allergien durch Gabe stark verdünnter Allergenextrakte.

Ursache der teils bedrohlichen Symptome bei Typ-I-Allergien (➢ 12.3) ist die Bindung von allergenspezifischen IgE an Mastzellen. Bei der **spezifischen Immuntherapie** werden über längere Zeit (i. d. R. mind. drei Jahre) regelmäßig stark verdünnte Allergenextrakte verabreicht. Diese führen zu verschiedenen, teils noch unklaren Veränderungen des Immunsystems, darunter zu IgA- und IgG-Bildung gegen das Allergen, sodass im Falle eines Allergenkontakts IgE weniger oder nicht mehr an das Allergen binden [8]. Besonders aussichtsreich sind spezifische Immuntherapien bei relativ kurze Zeit bestehenden Allergien. Sie sind auch bei Kindern schon möglich und empfohlen, da sie das Risiko einer Allergieausweitung auf andere Allergene und die Gefahr eines allergischen Asthmas vermindern können. Kontraindikationen sind z. B. ein unkontrolliertes Asthma und schwere Allgemeinreaktionen nach früheren spezifischen Immuntherapien. [8]

Die Allergenextrakte werden bei der **subkutanen spezifischen Immuntherapie** *(SCIT)* s. c. injiziert. Neben Lokalreaktionen an der Einstichstelle sind systemische Reaktionen bis zum tödlichen anaphylaktischen Schock möglich [8]. Daher müssen die gleichen Vorsichtsmaßnahmen getroffen werden wie bei Prick- und Intrakutantests (➢ 12.1.2). Bei Hochrisikopatientinnen erfolgt die SCIT im Krankenhaus.

Bei der **sublingualen spezifischen Immuntherapie** *(SLIT)* wird eine allergenhaltige Lösung/Schmelztablette unter die Zunge gelegt, das Allergen wird über die Mundschleimhaut aufgenommen. Nach der Erstgabe kann die Patientin die Behandlung zu Hause durchführen. [8] Schwere systemische Reaktionen treten praktisch nicht auf. Die (allergen- und manifestationsabhängige) Wirksamkeit der subkutanen und sublingualen Immuntherapie ist belegt.

Der Stellenwert der **oralen Immuntherapie** *(OIT),* bei der das Allergen geschluckt wird, kann nach wie vor nicht abschließend beurteilt werden. Sie konnte die Toleranz gegenüber Erdnüssen, Kuhmilch und Hühnereiweiß bei betroffenen Kindern steigern, war allerdings auch mit Nebenwirkungen behaftet. Auch eine **epikutane Immuntherapie** bei kindlicher Erdnussallergie konnte in einer Studie eine Toleranzentwicklung zeigen. Beide ermöglichen nach heutigem Wissen aber nicht den Verzehr der entsprechenden Lebensmittel, sondern senken v. a. das Risiko bei versehentlicher Exposition. [9] [10]

Pflegerische Betreuung

Die Betroffenen werden beraten, dass eine Behandlung oft mehrere Jahre dauert und konsequent durchgeführt werden muss (anfangs wöchentlich, später monatlich). Kurz vor und für den Rest des Tages nach der Allergeninjektion bzw. -einnahme sollen die Patientinnen starke körperliche Anstrengung, Hitze (z. B. Sauna) und Alkoholkonsum meiden, da diese allergische Reaktionen verstärken [8]. Vor jeder Gabe fragen Pflegefachpersonen nach der Verträglichkeit der letzten Dosis. Nach der s. c.-Injektion bleiben die Patientinnen noch für einige Zeit in der Praxis und werden auf allergische Reaktionen hin überwacht. Notfallmedikamente für eine anaphylaktische Reaktion (➢ 12.3) sind griffbereit.

12.3 Allergien

DEFINITION

Allergie: „fehlgeleitete" Immunreaktion mit erworbener, spezifischer Überempfindlichkeit gegenüber körperfremden, an sich ungefährlichen Antigenen (➤ Abb. 12.9). Unterteilt je nach Entstehungsmechanismus in die Typen I–IV (➤ 12.1). Ursache letztlich unklar. Mit ca. 30 Millionen Betroffenen in Deutschland sehr häufige Erkrankung [11], wobei sich die Erkrankungszahlen nach einem rapiden Anstieg in den letzten 50 Jahren derzeit auf hohem Niveau stabilisieren.

Allergen: Allergie auslösendes **Antigen** (vereinfacht: Substanzen, die eine Immunantwort auslösen können, oft Proteine).

Sensibilisierung: unbemerkt ablaufende Immunreaktion, als deren Folge spezifische Antikörper und sensibilisierte Abwehrzellen entstehen, die bei einem erneuten Kontakt mit dem Allergen zu den allergischen Symptomen führen.

Antikörper *(Immunglobuline, Ig):* Proteine, die vom Körper als Reaktion auf Antigene gebildet werden und genau auf diese passen, Teil der spezifischen Abwehr. Unterteilt in IgG, IgM, IgA, IgE und IgD, die unterschiedliche Aufgaben haben.

Krankheitsursachen und -entwicklung

Die Ursache von **Allergien** (➤ Abb. 12.9) ist nach wie vor unklar. Sicher spielen genetische und Umweltfaktoren eine Rolle:

- Insbesondere bei den Allergien vom Typ I und IV (➤ Tab. 12.1) besteht bei vielen Betroffenen eine genetisch bedingte Neigung zur allergischen Reaktion.
- Hinzu kommen Umweltfaktoren, z. B. erhöhte Allergenexposition (wenn etwa Allergene durch Feinstaub als „Träger" vermehrt in die Atemwege gelangen), veränderte Ernährung, verbesserte Hygiene.

Diversitätshypothese

Die um 1990 erstmals formulierte **Hygienehypothese** sieht eine wichtige Ursache für eine veränderte Immunregulation und Zunahme von Typ-I-Allergien in einem verminderten Kontakt des Immunsystems zu Mikroorganismen, mikrobiellen Bestandteilen/Abbauprodukten und Parasiten in der frühen Kindheit. Früher kamen Kinder weit mehr als heute im ersten Lebensjahr u. a. mit Tieren (Bauernhof) und anderen Kindern (Geschwister, deren Freunde, Krippe) in Kontakt. Die Hygienehypothese wurde mittlerweile zur **Diversitätshypothese** erweitert: Säuglinge mit einer geringeren Artenvielfalt ihres Mikrobioms haben ein höheres Allergierisiko. Auch welche Mikroorganismen Atemwege, Darm und Haut besiedeln hat Einfluss. Die genauen Zusammenhänge sind allerdings noch unklar. [12] [13].

Einteilung von Allergien

Es gibt mehrere Möglichkeiten, Allergene bzw. Allergien einzuteilen:

- Nach dem *Entstehungsmechanismus in allergische Reaktionen vom Typ I–IV* (➤ Tab. 12.1, Typ I am häufigsten, bei Erwachsenen außerdem Typ IV häufig, Typ II und III eher selten)
- Nach *Art des Kontakts,* z. B. Inhalatationsallergene (werden eingeatmet), Nahrungsmittelallergene (werden geschluckt)
- Nach dem *Allergen,* z. B. Pollen-, Hausstaubmilben-, Medikamenten-, Bienen-/Wespengift-, Nickelallergie. Am häufigsten ist die Pollenallergie (oft Birken-, Gräserpollen), gefolgt von Hausstaubmilben-, Nahrungsmittel-, Tierhaar-, Kontakt-, Medikamenten- und Bienen-/Wespengiftallergie

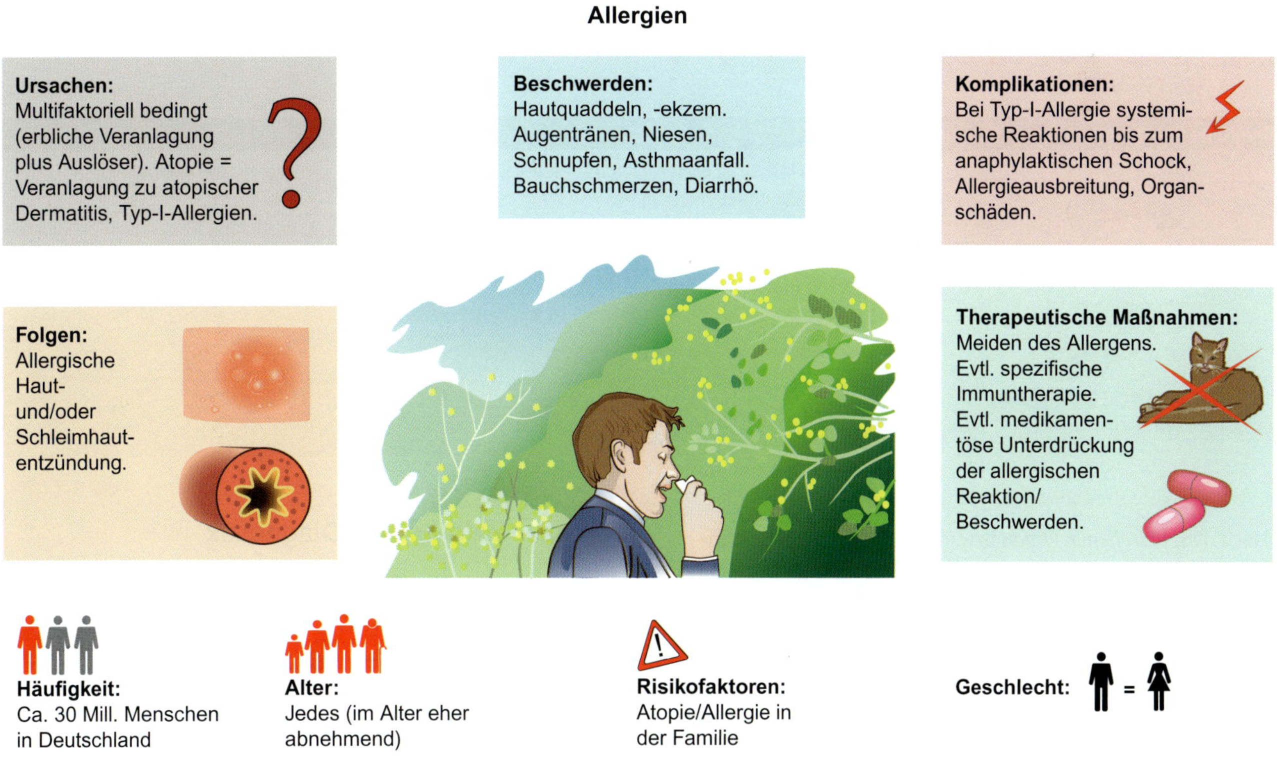

Abb. 12.9 Übersicht Allergien. [L255]

Tab. 12.1 Die vier Typen allergischer Reaktionen. [L255]

Entstehung		Reaktionszeit	Beispiele (Auswahl)
Allergische Reaktion vom Typ I (Soforttyp)			
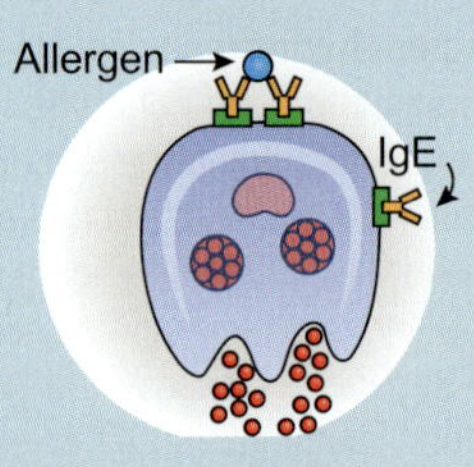	Allergenspezifische IgE heften sich v. a. an Mastzellen → Bei erneutem Allergenkontakt Vernetzung der IgE durch das Allergen → Freisetzung von Histamin, Entzündungsbotenstoffen → akute Gewebereaktion, danach evtl. teils länger anhaltende Entzündungsreaktion und Gewebeschädigung	Frühphase höchstens Minuten, Spätphase mehrere Stunden	• Allergischer Schnupfen • Allergisches Asthma (➤ 3.8) • Allergische Urtikaria (➤ Abb. 12.10) • Allergische Konjunktivitis (➤ Tab. 19.2) • Allergische Enteritis (v. a. mit Bauchschmerzen, Diarrhö) • (Systemische) anaphylaktische Reaktion bis zum anaphylaktischen Schock (siehe Text)
Allergische Reaktion vom Typ II (zytotoxischer Typ)			
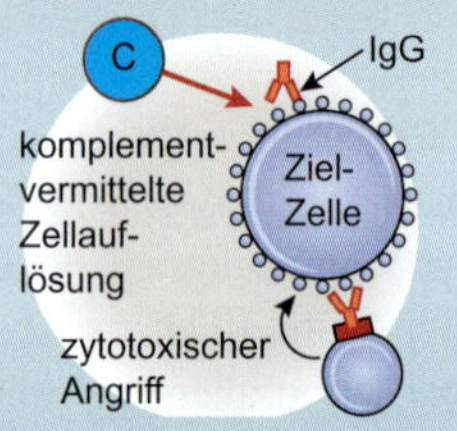	Allergenspezifische IgG/IgM binden an Zellen → Aktivierung von Komplement (C) oder zytotoxischen T-Zellen → Zelltod, Entzündung	Minuten bis 12 Std.	• Hämolytische Transfusionszwischenfälle (➤ 11.2.5) • Immunthrombozytopenie (➤ 11.2.1) • Allergische Agranulozytose (➤ Tab. 11.1)
Allergische Reaktion vom Typ III (Immunkomplextyp)			
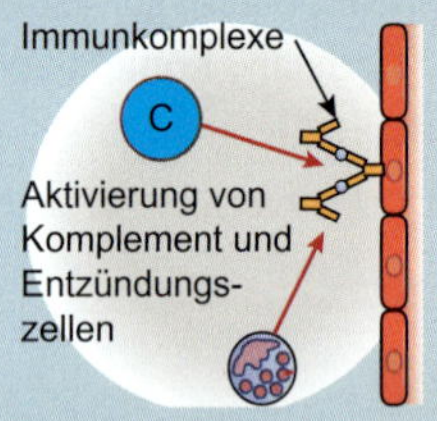	Immunkomplexe lagern sich in Geweben ab → Aktivierung von Komplement (C) und nachfolgend Entzündungszellen → Zelltod, Entzündung	Meist 6–8 Std.	• Exogen-allergische Alveolitis (➤ 3.6) • Allergische Vaskulitis (➤ 12.4.2) • Immunkomplexglomerulonephritis (➤ 10.5) • Bestimmte Medikamentenallergien
Allergische Reaktion vom Typ IV (Immunkomplextyp)			
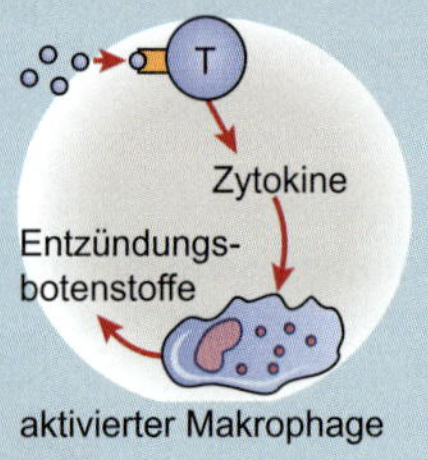	Sensibilisierte T-Zellen setzen bei Allergenkontakt Entzündungsbotenstoffe frei → Zelltod, Entzündung	Meist 12–48 Std.	• Allergisches Kontaktekzem (➤ 17.5) • Bestimmte Medikamentenallergien • Transplantatabstoßung

- Nach dem *betroffenen Organ* bzw. der resultierenden Erkrankung, z. B. allergisches Asthma (➤ 3.8), allergische Darmentzündung, allergisches Kontaktekzem (➤ 17.5)

DEFINITION

Atopie: genetisch bedingte Veranlagung eines Menschen, auf Fremdstoffe mit einer gesteigerten IgE-Bildung zu reagieren und eine oder mehrere **atopische Erkrankungen** zu entwickeln, v. a. atopisches Ekzem (➤ 17.4), allergischer Schnupfen, allergisches Asthma (➤ 3.8), allergische Konjunktivitis (➤ Tab. 19.2).

Klinische Zeichen und Diagnostik

Klinische Zeichen

Die häufigen Typ-I- und -IV-Allergien zeigen sich v. a. an Haut und Schleimhäuten

- Haut: Rötung, Juckreiz, Urtikaria (Quaddeln, bei Typ I, ➤ Abb. 12.10), Ekzem (bei Nahrungsmittelallergien, allergischem Kontaktekzem ➤ 17.5)

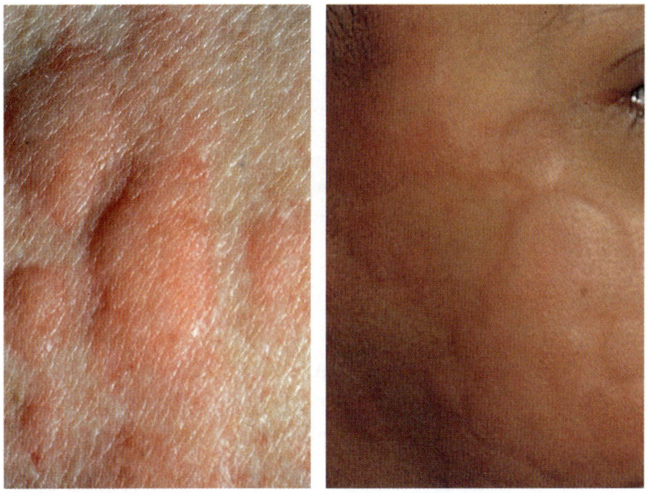

Abb. 12.10 Urtikaria (Hautquaddeln). Urtikaria können sowohl allergisch als auch durch andere Faktoren bedingt sein. [G951]

- Atemwege:
  - Niesen, Schnupfen bei allergischem Schnupfen
  - Atemnot bei allergischem Asthma (➤ 3.8), Kehlkopfödem
- Augen: Rötung, Tränen, Brennen bei allergischer Konjunktivitis (Augenbindehautentzündung ➤ 19.3)
- Magen-Darm-Trakt: v. a. Diarrhö, Bauchschmerzen, evtl. auch Übelkeit, Erbrechen bei allergischer (Gastro-)Enteritis

Die häufigsten Allergien bei Säuglingen und Kleinkindern sind Nahrungsmittel- und dabei vor allem Kuhmilch- und Hühnereiweißallergien. Wird das Allergen konsequent weggelassen, gehen sie nicht selten innerhalb einiger Jahre von selbst weg. Etwa ab dem Schulalter werden allergischer Schnupfen und allergisches Asthma häufiger. Allergische Kontaktekzeme treten meist erst ab dem Jugendalter auf.

Kreuzallergie

Bei einer **Kreuzallergie** binden gegen ein Allergen gebildete IgE aufgrund von Strukturähnlichkeiten der Allergene auch an andere Allergene. Typisch ist z. B., dass Menschen mit Birkenpollenallergie auf bestimmte Obstsorten allergisch reagieren.

Diagnostik

Die allergische Diagnostik ist eine Stufendiagnostik:

- Erster und oft entscheidender Schritt ist die Anamnese, die einen zeitlichen Zusammenhang zwischen bestimmten Substanzen/Situationen und Beschwerden aufdecken soll. Ggf. ist das Führen eines **Beschwerdetagebuchs** sinnvoll.
- Es folgen in aller Regel Hauttests, bei Verdacht auf Typ-I-Allergie z. B. Prick- oder Intrakutantest, bei Verdacht auf Typ-IV-Allergie Epikutantest (➤ 12.1.2).
- Bei Zweifeln stellen Laboruntersuchungen (➤ 12.1.2) meist die dritte Stufe dar. Haut- und Labortests weisen allerdings nur die Sensibilisierung nach, nicht den Zusammenhang zu den Beschwerden.
- Weitere Untersuchungen, etwa Eliminationsdiät (Auslassdiät), Provokationstests (➤ 12.1.2) oder spezielle histologische Untersuchungen, sind angezeigt, wenn eine Allergie weiter wahrscheinlich ist, aber nicht gesichert werden konnte.

Komplikationen

Systemische Reaktionen bis zum **anaphylaktischen Schock** *(allergischen Schock)* treten bei Typ-I- und -III-Allergien auf. Häufigste Auslöser bei Kindern sind Nahrungsmittel, bei Erwachsenen Insektengifte und Medikamente [14]. Der Verlauf ist nicht vorhersehbar: anfänglich leichte Allgemeinbeschwerden (z. B. Unruhe, Kopfschmerz) können sich binnen Minuten über Pulsanstieg, Blutdruckabfall, Dyspnoe (Atemnot), Übelkeit und Erbrechen zu Bewusstlosigkeit, Schock und Herz-Kreislauf-Stillstand steigern. Auch verzögertes Auftreten bis Stunden nach der Exposition ist möglich.

Behandlung

NOTFALL

Jede **anaphylaktische Reaktion** ist potenziell lebensbedrohlich und bedarf der sofortigen Behandlung. Pflegefachpersonen und Ärzte arbeiten bei den Erstmaßnahmen Hand in Hand: [14]

- Falls noch möglich, Stopp der Allergenzufuhr
- Hilferuf, Notruf
- Vitalzeichenkontrolle, falls möglich Peak-Flow-Messung, Pulsoximetrie (➤ 3.1.4)
- Ggf. kardiopulmonale Reanimation
- Keine körperliche Anstrengung. Flachlagerung, bei Bewusstlosigkeit stabile Seitenlage, bei dominierenden Kreislaufstörungen Beinhochlagerung, bei Dyspnoe Oberkörperhochlagerung
- Bei Symptomen außerhalb von Haut, Schleimhaut Gabe von Adrenalin i. m., Sauerstoff
- i. v.-Zugang, falls dies nicht möglich ist, intraossärer (ins Knochenmark) Zugang
- i. v.-Gabe von Antihistaminika (➤ 12.2.2), Glukokortikoiden (➤ 12.2.3), Infusionslösungen, ggf. Adrenalin inhalativ oder i. v.
- Bei Atemstörungen β_2-Sympathomimetika (➤ 3.2.4) inhalativ (Dosieraerosol mit Spacer, Vernebler ➤ Tab. 3.4)

Allergenkarenz

Wichtigste Maßnahme ist das Meiden des Allergens, die **Allergenkarenz** *(Expositionsprophylaxe).* Gelingt diese, ist die Patientin beschwerdefrei und es sind keine anderen Maßnahmen nötig. Pflegefachpersonen haben hier eine Beratungsaufgabe:

- Bei *Nahrungsmittelallergien* muss die Betroffene zukünftig jedes verarbeitete Lebensmittel auf seine Inhaltsstoffe hin überprüfen (➤ Abb. 12.11), denn die Allergene finden sich oft auch in Fertigprodukten, in denen man sie gar nicht vermutet. Für einige häufige Allergene gibt es fertige Diätpläne im Buchhandel oder Alternativrezepte im Internet sowie industriell gefertigte Spezialprodukte.
- Bei *Umweltallergenen* gelingt eine völlige Vermeidung des auslösenden Allergens oft nicht
  - Menschen mit *Pollenallergien* können Pollenflugkalender und -vorhersagen für die Freizeit- und Urlaubsplanung nutzen, um

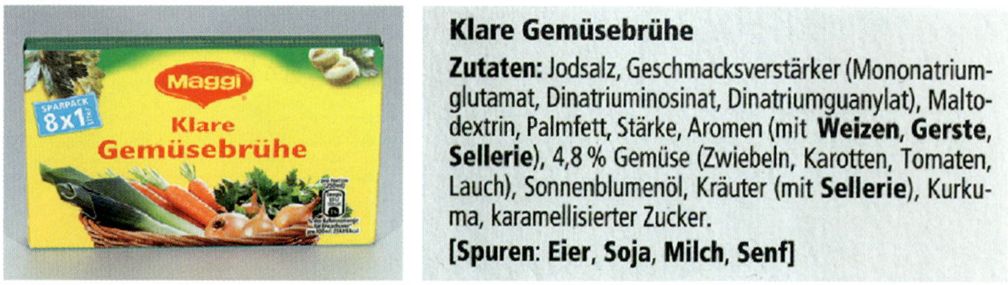

Abb. 12.11 Allergene in Fertigprodukten. Ausführliche Auflistung der Inhaltsstoffe und Kennzeichnungspflicht für besonders häufige Allergene erleichtern Menschen mit Allergien das Herausfinden verträglicher und nicht verträglicher Produkte. [K115]

Gebiete mit hoher Pollenbelastung zu meiden, auch Lüften nach einem Regen ist z. B. günstig. Hilfsmittel, z. B. Pollenschutzfilter in der Autolüftung und Pollenschutzgitter für Zimmerfenster, können Pollen fernhalten, eine Sonnenbrille schützt die Augen vor Pollen.
  - Bei *Tierhaarallergien* bleibt meist nur der Verzicht auf das Haustier.
  - Bei *Hausstaubmilbenallergie* bekommen alle Matratzen im Schlafzimmer milbendichte Schutzbezüge *(Encasings)*. Oberbetten und Kopfkissen erhalten ebenfalls Schutzbezüge oder werden regelmäßig bei mindestens 60 °C gewaschen. Pflanzen sind wegen der Erhöhung der Luftfeuchtigkeit ungünstig. Sinnvoll ist das Entfernen von „Staubfängern" wie Vorhängen, Zierkissen oder offenen Regalen. Der Austausch von Teppichen gegen glatte Böden ist nur sinnvoll, wenn täglich gesaugt oder mindestens zweimal pro Woche feucht gewischt wird. Für Staubsauger gibt es spezielle Filter. Kuscheltiere von Kindern werden regelmäßig bei 60 °C gewaschen oder über Nacht in die Gefriertruhe gegeben.
  - Bei *Nickelallergie* muss nickelfreier Schmuck verwendet werden, Nieten an Jeanshosen dürfen nicht direkt auf der Haut liegen.
- *Allergene im beruflichen Umfeld* können manchmal gemieden werden, z. B. durch Verwendung von latexfreien Handschuhen bei Latexallergie oder Tragen von Handschuhen bei Allergie auf Haarfärbemittel. Dagegen bleibt ein Bäcker in seinem beruflichen Umfeld immer mit Mehlstaub in Kontakt. Gelingt eine Allergenkarenz im Beruf nicht, ist eine Umschulung notwendig.

Medikamentöse Behandlung

Medikamentöse Behandlung bei allergischem Asthma bronchiale ➤ 3.8
Medikamentöse Behandlung bei allergischem Kontaktekzem ➤ 17.5
Kann der Allergenkontakt reduziert, aber nicht völlig beseitigt werden, kann je nach Beschwerdeausprägung eine *symptomatische* Unterdrückung der Beschwerden durch Antihistaminika (➤ 12.2.2), evtl. auch durch Glukokortikoide (➤ 12.2.3, möglichst lokale Anwendung) angezeigt sein.

Spezifische Immuntherapie

Ein *kausaler* Behandlungsansatz ist die spezifische Immuntherapie (➤ 12.2.5), deren Ziel die Toleranzentwicklung gegenüber dem Antigen ist. Sie ist allerdings nur bei bestimmten Patientinnen bzw. Allergenen erfolgversprechend.

Prävention

Eine zuverlässige Vorbeugung vor Allergien ist nicht möglich. Folgende Maßnahmen können aber das individuelle Risiko vermindern. Sie müssen alle ganz früh, in der „Reifungsphase" des Immunsystems, erfolgen: [13]

- Ausgewogene Ernährung der Mutter während Schwangerschaft und Stillzeit, kein Verzicht auf Fisch
- Ausschließliches Stillen über 4–6 Monate. Ist dies nicht möglich, Füttern einer Säuglingsnahrung nach Wahl der Eltern. Eine Empfehlung für eine spezielle Nahrung ist nicht möglich, da es derzeit keine Säuglingsnahrung mit nachgewiesener allergiepräventiver Wirkung gibt (Stand 2024). (➤ 21.4.1)
- Schrittweise Einführung von Beikost nach dem 4.–6. Monat (Beikost vielfältig inkl. durchgegartem Ei, Fisch, Milch/-produkten, evtl. Erdnussprodukte, jedoch wegen der Aspirationsgefahr keine Erdnüsse). Beibehaltung des Stillens während der Beikosteinführung
- Möglichst geringe Schadstoffbelastung der Luft (kein Rauchen), Vermeidung von Schimmelpilzbefall der Wohnung
- Bei Risikokindern kein Anschaffen einer Katze (Hundehaltung ist unproblematisch)
- Impfungen nach den Impfempfehlungen der STIKO (➤ 13.2.10)

Beratung

Menschen mit Allergien, die zu anaphylaktischen Reaktionen neigen, sollten immer einen Allergiepass und ein Notfallset (➤ Abb. 12.12)

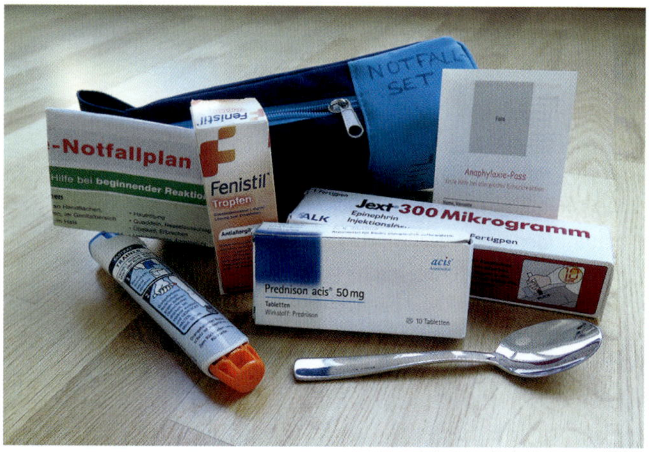

Abb. 12.12 Notfallset für Anaphylaxie-gefährdete Menschen. Das Set muss mindestens einen Adrenalininjektor, ein Antihistaminikum, ein Glukokortikoid und eine Anleitung enthalten. [O204]

bei sich tragen. Im Rahmen einer Schulung werden sie, bei Kindern gemeinsam mit den Eltern, zum richtigen Verhalten bei einer schweren allergischen Reaktion und im Umgang mit dem Notfallset geschult. Häufige Kontaktpersonen (z. B. Erzieherinnen, Arbeitskollegen, Verwandte) sollten ebenfalls eingewiesen sein.

12.4 Autoimmunerkrankungen

12.4.1 Übersicht

DEFINITION

Autoimmunerkrankungen: zahlreiche sehr unterschiedliche Erkrankungen, die (wesentlich) durch **Autoimmunreaktionen,** also Bildung von autoreaktiven B- und T-Lymphozyten und Autoantikörpern gegen normale körpereigene Strukturen bedingt sind. Häufigkeit wohl 5–8 % der Bevölkerung.

Autoantikörper: Antikörper (➤ 12.3), die körpereigene Strukturen (z. B. Zellkomponenten, Zellen, Gewebe, Hormone) als „fremd" einstufen und zerstören.

Krankheitsursachen und -entwicklung

Die Ursache von **Autoimmunerkrankungen** ist letztlich unbekannt. Bei vielen Autoimmunerkrankungen spielt eine genetische Veranlagung eine Rolle (Korrelation mit bestimmten HLA ➤ 11.2.6). Als auslösende Faktoren werden je nach Erkrankung z. B. hormonelle Einflüsse oder Infektionen diskutiert.

Die autoreaktiven B- und T-Zellen und Autoantikörper greifen körpereigene Gewebe an und führen dort zu Entzündung und Zellzerstörung. Sie können sich gegen nur ein Organ richten (z. B. Schilddrüse), aber auch gegen Strukturen, die im ganzen Körper vorkommen (z. B. Bindegewebe).

Klinische Zeichen und Diagnostik

Die Beschwerden hängen vom betroffenen Gewebe bzw. Organ ab (➤ Tab. 12.2). Sie können vergleichsweise mild, aber auch lebensbedrohlich sein und ein einzelnes oder viele Organe betreffen.

Auch die diagnostischen Maßnahmen variieren je nach Erkrankung. Häufig ist zur Diagnosesicherung der Nachweis von zur Erkrankung „passenden" Autoantikörpern erforderlich. Umgekehrt bedeutet ein Autoantikörpernachweis ohne Beschwerden keine Autoimmunerkrankung, denn gerade ältere Menschen haben nicht selten Autoantikörper im Blut, ohne dass sie krank sind. Manchmal ist die Entnahme einer Biopsie sinnvoll. Die Krankheitsaktivität lässt sich bei einem Teil der Erkrankungen durch die Entzündungswerte BSG und CRP (➤ 13.1.3) oder die Höhe der Autoantikörperspiegel im Blut einschätzen.

Behandlung

Die Behandlung von Autoimmunerkrankungen ist stark krankheitsabhängig. Grundsätze sind:

- Ersatz der geschädigten Organfunktion, z. B. Schilddrüsenhormongabe bei Hashimoto-Thyreoiditis (➤ 6.5), Insulingabe bei Diabetes mellitus Typ 1 (➤ 7.5)
- Medikamentöse Entzündungshemmung, z. B. Gabe von nichtsteroidalen Antirheumatika
- Medikamentöse Beeinflussung des Autoimmunprozesses durch Immunsuppressiva (➤ 12.2.4, einschließlich Glukokortikoiden ➤ 12.2.3) und/oder Medikamenten, welche die Wirkung von Botenstoffen des Immunsystems unterdrücken (beispielsweise TNFα-Blocker)

Pflegerische Betreuung

Die pflegerische Betreuung ist angesichts der Verschiedenheit der Erkrankungen sehr unterschiedlich. Da es sich in aller Regel um chronische, lebenslange Erkrankungen handelt, steht die Beratung der Betroffenen und ihrer Angehörigen im Vordergrund.

Medikamente müssen regelmäßig und gewissenhaft genommen werden (z. B. Insulin bei Diabetes mellitus Typ 1), Diätregeln beachtet werden (z. B. glutenfrei bei Zöliakie), um schwerwiegende Komplikationen zu vermeiden. Vor allem im Kindesalter kann dies eine große Herausforderung darstellen.

12.4.2 Kollagenosen und Vaskulitiden

Kollagenosen

DEFINITION

Kollagenosen: Gruppe ursächlich unklarer Autoimmunerkrankungen mit Entzündung des Bindegewebes. Frauen viel häufiger betroffen als Männer, Altersgipfel im mittleren Lebensalter. Prognose abhängig von der Erkrankung.

Sjögren-Syndrom

Häufigste **Kollagenose** ist das **Sjögren-Syndrom.** Es befällt v. a. exokrine Drüsen, insbesondere Speichel- und Tränendrüsen. Entsprechend sind die Schleimhäute zu trocken **(Sicca-Symptomatik),** insbesondere haben die Patientinnen einen trockenen Mund und trockene Augen. Reizungen der Atemwege, bei Frauen eine trockene Scheide, Gelenk- und Organbeteiligung sind möglich. Die Verdachtsdiagnose wird durch Funktionstests und Blutuntersuchungen gesichert. Die Behandlung ist symptomorientiert:

- Medikamentöse Anregung der Tränen-, Speichel-, Bronchialsekretproduktion
- Gegen die trockenen Augen Tränenersatzmittel, ggf. Ciclosporin-Augentropfen, spezielle Kontaktlinsen, Punctum-lacrimale-Plugs (kleine „Stöpsel" zum Verschluss der ableitenden Tränenwege, die von der Augenärztin eingesetzt werden)
- Gegen die Mundtrockenheit u. a. sorgfältige Mundpflege, Kariesprophylaxe, Speichelersatzmittel, zuckerfreie Kaugummis
- Bei Gelenk- und Organmanifestationen lang wirksame Antirheumatika (➤ 14.2.3) einschließlich monoklonaler Antikörper (➤ 2.5.8) sowie Immunsuppressiva (➤ 12.2.4)

Tab. 12.2 Gesicherte oder mögliche Autoimmunerkrankungen (Auswahl).

Erkrankung	Kurzcharakterisierung und Leitsymptome	Autoantikörper (teilweise Auswahl)
Autoimmunhepatitis	Chronische Leberentzündung → Leberzirrhose (➤ 9.4)	• ANA (antinukleäre Antikörper) • ASMA (Autoantikörper gegen glatte Muskulatur) • LKMA (Leber-Nieren-Mikrosomen-Antikörper)
Chronische Typ-A-Gastritis	Chronische Magenschleimhautentzündung (➤ 8.5) → v. a. Vitamin-B_{12}-Mangel	• Parietalzell-Antikörper (gegen Belegzellen) • Intrinsic-Faktor-Antikörper
Colitis ulcerosa, Morbus Crohn	Chronische Darmentzündungen (➤ 8.11), evtl. mit Krankheitszeichen auch außerhalb des Darms	• ANCA (Anti-Neutrophilen-Zytoplasma-Antikörper, gegen Granulozyten) • Colitis ulcerosa: Becherzell-Antikörper • Morbus Crohn: Pankreas-Azinus-Antikörper (gegen exokrines Pankreasgewebe)
Diabetes mellitus Typ 1	Zerstörung der insulinproduzierenden Pankreaszellen → insulinpflichtiger Diabetes mellitus (➤ 7.5)	• ICA (Inselzell-Autoantikörper) • GADA (Glutaminsäure-Decarboxylase-Antikörper) • IAA (Insulinantikörper) • IA-2A (Tyrosin-Phosphatase-IA-2-Autoantikörper)
Hashimoto-Thyreoiditis	Chronische Schilddrüsenentzündung → Schilddrüsenunterfunktion (➤ 6.5)	• Anti-TPO (Autoantikörper gegen thyreoidale Peroxidase) • Thyreoglobulin-Autoantikörper (Tg-AK)
Immunthrombozytopenie	Zerstörung der Thrombozyten → erhöhte Blutungsneigung (➤ Tab. 11.1)	Thrombozytenantikörper
Morbus Addison	Zerstörung der Nebennierenrinde → Nebennierenrindenunterfunktion (➤ Tab. 6.1)	Nebennierenrindenantikörper
Morbus Basedow	Chronische Schilddrüsenentzündung → Schilddrüsenüberfunktion (➤ 6.4, ➤ Tab. 6.2)	TRAK (TSH-Rezeptor-Antikörper)
Morbus Bechterew	Chronische Entzündung v. a. von Sakroiliakalgelenken und Wirbelsäule (➤ 14.6.2)	
Multiple Sklerose (MS)	Chronisch-entzündliche ZNS-Erkrankung mit sehr variablen neurologischen Ausfällen (➤ 15.7)	
Myasthenia gravis	Gestörte Reizübertragung vom Nerv auf den Muskel → belastungsabhängige Muskelschwäche bis zur Atemlähmung (➤ 15.11.2)	Azetylcholin-Rezeptor-Antikörper (AchR-Ak)
Poly-/Dermatomyositis	Entzündung der Skelettmuskulatur und teils auch der Haut → v. a. stammnahe Muskelschwäche/-schmerzen, Hautveränderungen	ANA (antinukleäre Antikörper)
Primär biliäre Cholangitis (PBC)	Chronische Gallenwegsentzündung → Leberzirrhose (➤ 9.4)	AMA (antimitochondriale Antikörper)
Psoriasis vulgaris (Schuppenflechte)	Chronisch-entzündliche Hauterkrankung, evtl. mit Beschwerden außerhalb der Haut (➤ 17.6)	
Rheumatoide Arthritis	Chronische Gelenkentzündung, evtl. mit weiteren Organbeteiligungen (➤ 14.6.1)	• Rheumafaktor (gegen körpereigene IgG) • Anti-CCP (ACPA, gegen zyklische citrullinierte Peptide)
Riesenzellarteriitis	Entzündung der Kopf-Hals-Arterien (➤ 12.4.2) → evtl. Erblindung	
(Primäres) Sjögren-Syndrom	Kollagenose, v. a. mit chronischer Entzündung exokriner Drüsen → v. a. Mund-, Augentrockenheit (➤ 12.4.2)	• ANA (antinukleäre Antikörper) • Parotis-Antikörper
Systemische Sklerose (progressive systemische Sklerodermie)	Kollagenose (➤ 12.4.2) mit Verhärtung v. a. von Gefäßen und Haut → v. a. Hautveränderungen und Durchblutungsstörungen der Finger, eingeschränkte Beweglichkeit von Fingern, Gesicht, Ösophagus	ANA (antinukleäre Antikörper)
Systemischer Lupus erythematodes	Generalisierte Kollagenose mit Beteiligung u. a. von Haut, Lungen, Herz, Nieren (➤ 12.4.2)	ANA (antinukleäre Antikörper)
Zöliakie	Dünndarmschädigung, ausgelöst durch das in Getreide enthaltene Gluten (➤ 8.10)	• Gewebe-Transglutaminase-IgA-Antikörper (tTG-IgA) • Endomysium-IgG-Antikörper (EmA-IgG)

Die weitere pflegerische Unterstützung ist von den individuellen Beschwerden abhängig.

Zuhause soll die Patientin für ausreichende Luftfeuchtigkeit sorgen, Rauch und Staub meiden und die Augen vor Wind und Sonne mit einer (Sonnen-)Brille schützen.

Systemischer Lupus erythematodes

Der **systemische Lupus erythematodes** *(SLE)* ist exemplarisch für die *systemischen,* d. h. den ganzen Körper betreffenden Autoimmunerkrankungen. Auf im Detail noch unklarem Weg kommt es zu einer

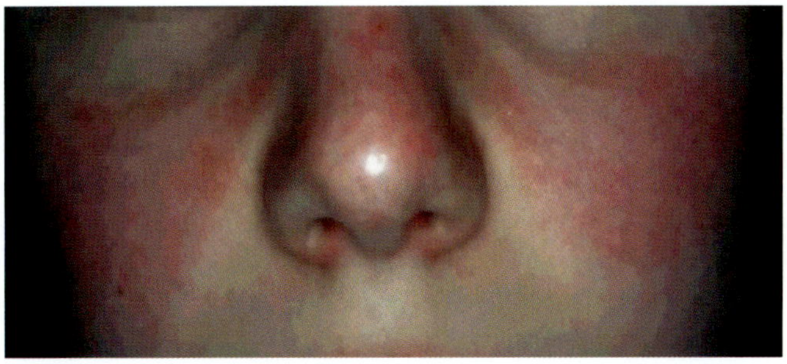

Abb. 12.13 Schmetterlingserythem bei systemischem Lupus erythematodes. [G964]

chronischen, oft schubweisen Entzündung des Gefäßbindegewebes. Ohne Behandlung ist der Verlauf oft bedrohlich, unter Behandlung liegt die 10-Jahres-Überlebensrate über 90 %.

Klinische Zeichen und Diagnostik

Beschwerden und Befunde sind ausgesprochen variabel:

- Allgemeinbeschwerden, v. a. Fieber, Schwäche, Gewichtsverlust
- Gelenk- und/oder Muskelbeschwerden
- Hautveränderungen, besonders eine schmetterlingsförmige Hautrötung im Gesicht (*Schmetterlingserythem* ➤ Abb. 12.13), Lichtempfindlichkeit der Haut
- Nierenbefall (Glomerulonephritis ➤ 10.5), oft zunächst unbemerkt, aber nicht selten mit zunehmender Nierenfunktionseinschränkung
- ZNS-Befall z. B. mit psychischen Auffälligkeiten, Kopfschmerzen, Epilepsie
- Beteiligung von Lungen oder Herz, z. B. mit Schmerzen beim Atmen, Herzinsuffizienz, aber auch Herzinfarkt durch Entzündung der Koronararterien
- Autoimmunbedingter Abfall der Erythrozyten, Leukozyten und/oder Thrombozyten (➤ Tab. 11.1)

Wesentlich für die Diagnosesicherung ist neben dem klinischen Bild der Autoantikörpernachweis, insbesondere von antinukleären Antikörpern (ANA) sowie Autoantikörpern gegen doppelsträngige DNA.

Behandlung

Die Behandlung umfasst immer: [15]

- Sonnenschutz. Direkte Sonnenexposition durch geeignete Kleidung, Sonnenschirm usw. vermeiden, Sonnenschutzmittel mit Schutzfaktor ≥ 50 verwenden
- Hydroxychloroquin (➤ 14.2.3)
- Vitamin D zur Osteoporoseprophylaxe
- Impfungen zur Infektionsprophylaxe (➤ 13.2.10), Behandlung kardiovaskulärer Risikofaktoren, ggf. Tabakentwöhnung, da Infektionen und arteriosklerotische Erkrankungen wesentliche Risiken sind

Je nach Verlauf werden zusätzlich Glukokortikoide (➤ 12.2.3), Immunsuppressiva (➤ 12.2.4) sowie verschiedenen zielgerichtete Therapien (z. B. Anifrolumab, etwa Saphnelo®, Belimumab, etwa Benlysta® ➤ 2.5.8) eingesetzt [15]. Pflegefachpersonen beobachten die Patientin auf Nebenwirkungen der Medikamente.

Außerdem werden Beschwerden, Organfunktionsstörungen und Folgen der Erkrankung (z. B. Bluthochdruck) symptomatisch behandelt.

Weitere pflegerische Betreuung

Abhängig von den Beschwerden unterstützen die Pflegenden die Patientin bei den täglichen Lebensaktivitäten und führen notwendige Prophylaxen durch.

Beratung

Die Beratung bezieht sich v. a. auf das Meiden (individueller) Auslöser eines Krankheitsschubs, Sonnenschutz und Maßnahmen zur Infektionsprävention (➤ 12.2.1), besonders bei Einnahme von Immunsuppressiva, sowie die tägliche Temperaturkontrolle, denn eine Temperaturerhöhung kann auf einen Krankheitsschub oder eine beginnende Infektion hinweisen.

Gesunde Ernährungsweise (ausreichende Kalziumzufuhr!), Verzicht auf Rauchen und Alkohol und (ggf. angepasste) Bewegung wirken sich positiv auf Allgemeinbefinden und Krankheitsverlauf aus. Evtl. braucht die Patientin auch Physio- oder Ergotherapie.

Vaskulitiden

DEFINITION

Vaskulitiden: Gefäßwandentzündungen. Unterteilt in die ursächlich unklaren, autoimmun (mit-)bedingten **primären Vaskulitiden** und die **sekundären Vaskulitiden** im Rahmen anderer Grunderkrankungen, z. B. eines systemischen Lupus erythematodes. Meist Arterien betroffen. Vielfältige Beschwerden je nachdem, welche Gefäße verengt bzw. verschlossen sind. Prognose variabel je nach Erkrankung.

Kawasaki-Syndrom

Häufigste Vaskulitis bei (jüngeren) Kindern ist das **Kawasaki-Syndrom** *(mukokutanes Lymphknotensyndrom)*. Leitsymptom ist 5–10 Tage anhaltendes Fieber (nicht auf Antibiotika ansprechend) kombiniert mit weiteren Symptomen, v. a. Mundbeschwerden (rote rissige Lippen, **Himbeerzunge** = geschwollene rote Zunge mit hervorstehenden Papillen), Hautveränderungen (Rötung, Ausschlag), Augenbindehautentzündung und Lymphknotenschwellung.

Gefährlich ist das Kawasaki-Syndrom, weil die Vaskulitis auch andere Organe befallen kann, besonders das Herz einschließlich der Koronararterien (Herzinfarktgefahr!).

Die Kinder werden stationär aufgenommen und mit Immunglobulinen i. v. (➤ 11.2.5), Azetylsalizylsäure (ASS ➤ 2.5.13) und evtl. Glukokortikoiden (➤ 12.2.3) behandelt. Bei frühzeitiger Behandlung ist die Prognose meist gut.

Riesenzellarteriitis

Die häufigste Vaskulitis bei über 50-Jährigen ist die **Riesenzellarteriitis** (früher *Arteriitis temporalis*). Sie befällt v. a. die Äste der A. carotis communis und dabei besonders die A. temporalis (Schläfenarterie), die A. ophthalmica (Augenarterie) und die A. centralis retinae (zentrale Netzhautarterie).

Leitsymptome sind starke Kopfschmerzen, v. a. im Schläfenbereich, Kauschmerzen, oft eine sehr schmerzempfindliche Kopfhaut und evtl. Sehstörungen sowie Allgemeinbeschwerden. Wegweisend ist eine verdickte, druckschmerzhafte A. temporalis. Oft reichen Blutuntersuchungen (stark erhöhte Entzündungswerte) und bildgebende Verfahren (z. B. Farbduplexsonografie, hochauflösende MRT) für die Diagnose.

Frühkomplikationen sind Erblindung, Schlaganfall und Extremitätenischämie, Spätkomplikation eine Aneurysmabildung.

Die Behandlung besteht in der unverzüglichen Gabe von Glukokortikoiden (➤ 12.2.3, ggf. bereits bei Verdacht), ggf. kombiniert mit Tocilizumab (z. B. RoActemra®) oder Methotrexat [16]. Die Gesamttherapiedauer beträgt mind. 1 Jahr.

Eng verwandt, evtl. eine Variante, ist die **Polymyalgia rheumatica** mit Muskelschmerzen in Nacken, Schultern und Becken als Leitsymptom. Die Behandlung ist ähnlich, jedoch geringer dosiert.

12.5 Immundefekte

DEFINITION

Immundefekt: krankhafte Abwehrschwäche. Angeboren oder erworben, vorübergehend oder dauerhaft.

Krankheitsursachen und -entwicklung

Den angeborenen **primären Immundefekten** *(PID)* liegen Störungen der B-Lymphozyten, T-Lymphozyten, Phagozyten und/oder des Komplementsystems zugrunde. Abgesehen vom **selektiven IgA-Mangel** (Häufigkeit von 1 : 600) sind sie selten.

Viel häufiger sind die erworbenen **sekundären Immundefekte.** Ursachen sind z. B.:

- Mangelzustände, etwa Eiweißmangel durch Mangelernährung oder Eiweißverluste beispielsweise über Nieren oder Darm, ausgeprägter Vitaminmangel
- Arzneimittel, z. B. dosisunabhängig bei einer allergischen Agranulozytose (➤ Tab. 11.1), dosisabhängig bei Glukokortikoiden (➤ 12.2.3), Zytostatika (➤ 2.5.7)
- Infektionen, z. B. vorübergehend nach Masern, auf Dauer bei fortgeschrittener HIV-Infektion (➤ 13.5.5)
- Bösartige Erkrankungen, v. a. Leukämien und maligne Lymphome (➤ 11.4, ➤ 11.5), aber auch fortgeschrittene solide Tumoren
- Stoffwechselstörungen, z. B. schlecht eingestellter Diabetes mellitus (➤ 7.5.7)

Bei alten Menschen lässt die Abwehr physiologischerweise nach.

Klinische Zeichen und Diagnostik

Leitsymptom ist eine sehr variable Infektionsneigung. So bleibt der selektive IgA-Mangel häufig unbemerkt, wohingegen der **schwere kombinierte Immundefekt** *(Severe Combined Immunodeficiency, SCID)* mit praktisch völligem Fehlen der Abwehr bereits im Säuglingsalter zu lebensbedrohlichen Infektionen führt.

Faustregel für die Infektionsneigung

Bei Störungen der B-Lymphozyten Neigung zu bakteriellen Infektionen. Bei Störungen der T-Lymphozyten Neigung zu viralen Infektionen, bestimmten bakteriellen Infektionen und auf Dauer Tumoren.

Auf Kinder und Erwachsene anwendbare Warnzeichen primärer Immundefekte sind: [17]

- Zeichen einer krankhaften Infektanfälligkeit bezüglich **E**rreger, **L**okalisation, **V**erlauf, **I**ntensität, **S**umme auffällige Infektionen (➤ 12.1.1, Merkhilfe *„Elvis"*)
- Zeichen einer gestörten Immunregulation (Merkhilfe *„Garfield"*)
  - **G**ranulomatöse Entzündungen (auch ohne Keimnachweis)
  - **A**utoimmunität, besonders häufig gegen Blutzellen oder Schilddrüse
  - **R**ezidivierendes unklares **Fie**ber
  - Ungewöhnliche **E**kzeme
  - **L**ymphoproliferation (Milz-, Leber-, Lymphknotenvergrößerung)
  - Chronische **D**armentzündung, oft mit Diarrhö
- Bei Kindern Gedeihstörung, bei Erwachsenen Gewichtsverlust
- Auffällige Familienanamnese
- Positives Neugeborenenscreening auf primäre Immundefekte (Screening auf schweren kombinierten Immundefekt in Deutschland seit August 2019)
- Im Blut Lympho-, Granulo-, Thrombozytopenie (➤ Tab. 11.1), zu niedrige γ-Globulin-Spiegel

Weitere Auffälligkeiten bei Kindern (z. B. Gesichtsauffälligkeiten) können Hinweis auf ein mit einem Immundefekt einhergehendes Syndrom sein. Bei einem sekundären Immundefekt gibt es meist Krankheitszeichen der Grunderkrankung oder diese ist bereits bekannt.

Die (weiteren) diagnostischen Maßnahmen hängen von der mutmaßlichen Erkrankung ab.

Behandlung und pflegerische Betreuung

Behandlung und pflegerische Betreuung richten sich nach Ursache, Art und Ausprägung des Immundefekts und Beschwerden, von der Ernährungstherapie bei Mangelernährung bis zur Blutstammzelltransplantation bei bestimmten schweren angeborenen Immundefekten. Penibles Einhalten aller Hygieneregeln minimiert die Infektionsgefahr (➤ 12.2.1).

Aufgaben zur Pflegesituation

Während der Autofahrt in die Kinderklinik haben das Augenjucken und Niesen zwar nachgelassen, Justus ringt allerdings weiterhin nach Luft. In der Notfallambulanz schildert Justus' Mutter dem diensthabenden Arzt die Situation. Zunächst erhält der Junge ein inhalatives schnellwirksames Bronchospasmolytikum, um die Atemnot zu reduzieren. Gleichzeitig äußert der Kinderarzt die Vermutung, dass Justus wohl eine allergische Reaktion auf Pollenflug mit der Symptomatik von allergischem Asthma gezeigt habe. Er ordnet zur weiteren Abklärung einen Pricktest und einen nasalen Provokationstest an.

1. Was wird unter einer Allergie verstanden?
2. Justus' allergische Reaktionen sind vom Typ I. Beschreiben Sie die Entstehung.
3. Wie werden der Prick- und der nasale Provokationstest durchgeführt?
4. Bei der Durchführung dieser Tests kann es zu einem anaphylaktischen Schock kommen. Daher ist es zwingend erforderlich, dass während der Tests eine Notfallausrüstung bereitsteht. Benennen Sie die Bestandteile einer solchen Notfallausrüstung.
5. Welche Tipps würden Sie Justus und seiner Mutter zur Expositionsprophylaxe geben?
6. Justus hat bereits ein inhalatives Bronchospasmolytikum zur Behandlung des allergischen Asthma bronchiale erhalten. Welche weiteren Medikamente werden bei Allergiedisposition verabreicht?

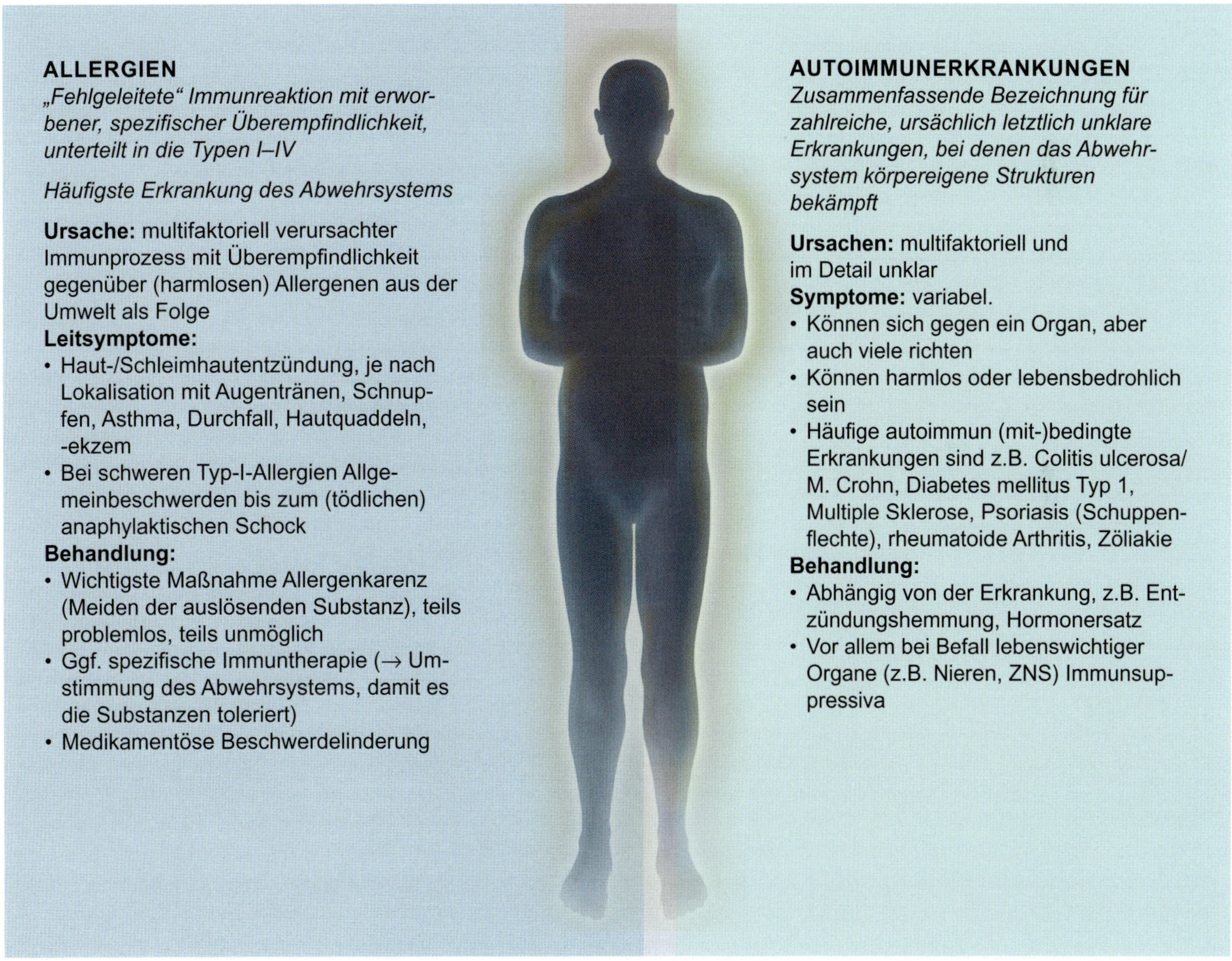

Abb. 12.14 Übersicht über die wichtigsten Erkrankungen des Abwehrsystems. [L275]

KAPITEL

13

Christa Junginger, Nicole Menche

Pflege von Menschen mit Infektionserkrankungen

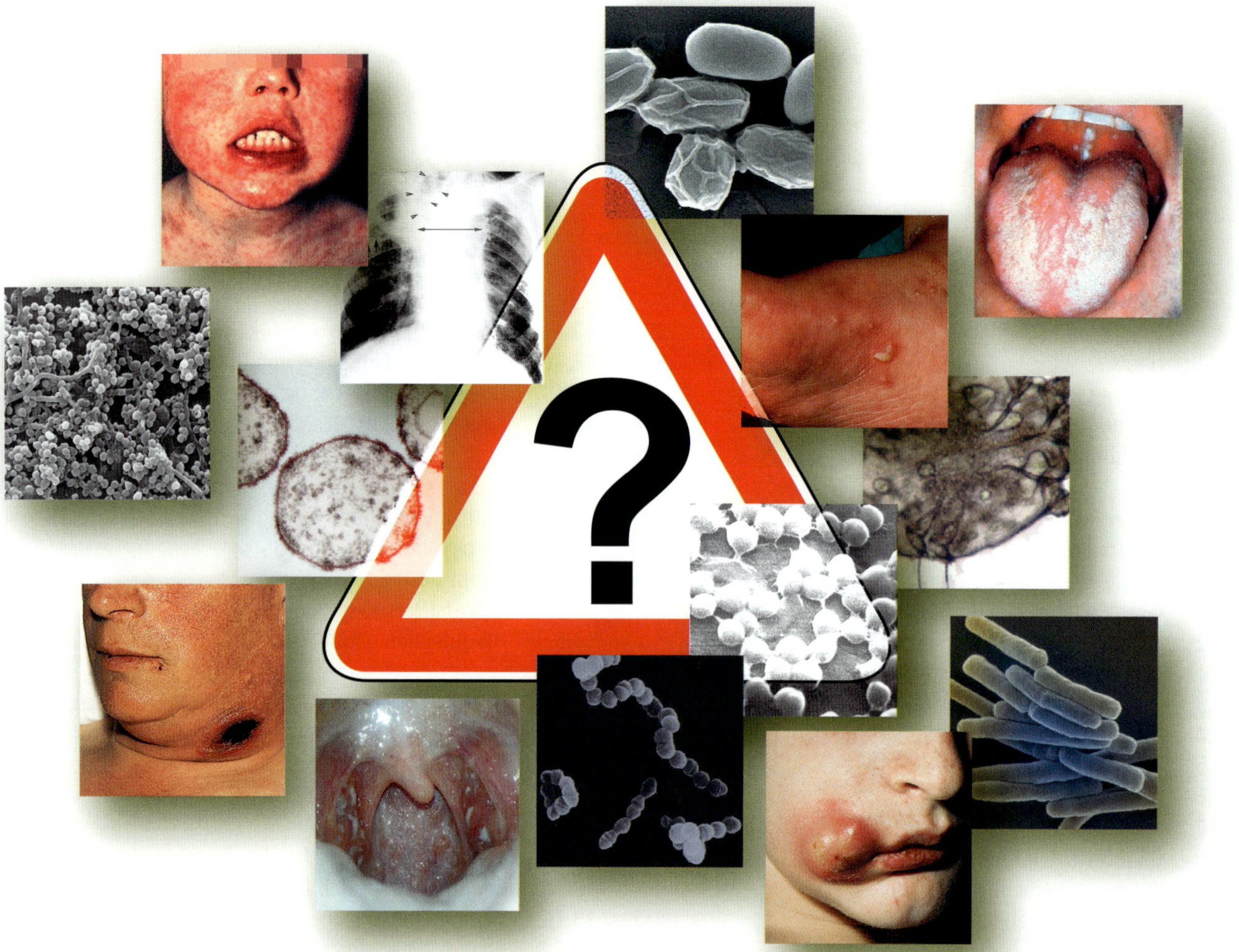

Abb. 13.1 [L275, G942, T409, X221-025, X221-026, X221-027, S008–4, E536, U136, M562, G943, O559, E288, G944]

Pflegesituation

Margret Büker ist 78 Jahre alt und wohnt allein in ihrer 3-Zimmer-Wohnung in der zweiten Etage eines Mehrfamilienhauses. Seit 5 Jahren ist sie verwitwet und lebt seitdem ziemlich zurückgezogen. Der einzige regelmäßige Besuch findet über den Pflegedienst statt, der einmal täglich kommt, um Frau Büker bei der Körperpflege zu unterstützen. Aufgrund ausgeprägter Osteoporose und Arthrose ist Frau Büker bewegungseingeschränkt und teilweise unsicher auf den Beinen. Eines Morgens stolperte sie über ein herumliegendes Kabel, stürzte und zog sich eine Oberschenkelhalsfraktur rechts zu, die im Krankenhaus mittels einer Hüft-TEP operativ behandelt wird. Frau Büker fällt die Mobilisation sehr schwer, sodass sie überwiegend im Bett liegt. Am fünften postoperativen Tag fällt der Pflegefachfrau Judith Göckeler ein 1-Euro-Stück großer Dekubitus Kategorie 2 in der Kreuzbeinregion auf, von dem sie einen Abstrich macht, weil die Wunde Anzeichen einer Infektion zeigt. Das Ergebnis des Abstrichs zeigt, dass die Wunde mit MRSA besiedelt ist. Daraufhin beginnen die räumliche Isolierung und die Dekolonisierung.

Infektionserkrankungen (➤ Abb. 13.1) sind im medizinisch-pflegerischen Alltag allgegenwärtig: vom Kleinkind mit Dreitagefieber bis zum Hochbetagten mit postoperativer Wundinfektion, vom banalen Atemwegsinfekt bis zur lebensbedrohlichen Sepsis (➤ 13.3), von einer gut behandelbaren Streptokokkenangina bis zur kaum beherrschbaren Infektion mit multiresistenten Erregern (➤ 13.2.2).

2020 hat die COVID-19-Pandemie (➤ 13.5.4) den Menschen die Gefahr von Infektionen für Gesundheit, Bildung, Wirtschaft und Gesellschaft eindrücklich vor Augen geführt. Es wird erwartet, dass Infektionserkrankungen aufgrund verschiedenster Faktoren (u. a. Klimawandel, Zunahme alter und abwehrgeschwächter Menschen) in der Zukunft zunehmen werden.

Patienten bzw. Patientinnen (im Folgenden „Patienten" genannt) mit Infektionserkrankungen finden sich in allen pflegerischen Versorgungsbereichen. Pflegerisches Handeln nimmt ebenso die Behandlung des Patienten bzw. Bewohners wie den Schutz der Menschen in seinem Umfeld in den Blick. Dies gilt im häuslichen Umfeld genauso wie in Pflegeeinrichtungen und Krankenhäusern, für Mitpatienten und Besucher wie auch die Pflegenden selbst. Überhaupt ist die Prävention ein pflegerischer Schwerpunkt bei Infektionserkrankungen: Einhaltung von Hygienemaßnahmen und Impfberatung sind nur zwei von vielen Aufgaben.

Nosokomiale Infektionen

Ein besonderes Gewicht kommt Pflegefachpersonen bei der Prävention **nosokomialer Infektionen** zu, also Infektionen, die in zeitlichem Zusammenhang mit medizinischen oder pflegerischen Maßnahmen erworben wurden. Ob die Maßnahme ambulant oder stationär, in Arztpraxis, Pflegeeinrichtung oder Krankenhaus erfolgte, ist nicht maßgeblich.
Die Zahl nosokomialer Infektionen in Deutschland pro Jahr wird auf 400.000–600.000 geschätzt mit 10.000–20.000 dadurch bedingten Todesfällen. Fast 80 % davon entfallen auf Lungenentzündungen, Harnwegsinfektionen, Wundinfektionen, Clostridioides-difficile-Infektionen und Blutstrominfektionen/Sepsis. [1]
Bedeutsam bei der Entstehung nosokomialer Infektionen sind die wachsende Zahl alter, schwer kranker und abwehrgeschwächter Patienten sowie invasiver Maßnahmen und Zugänge, aber auch Hygienemängel. Schätzungen, wie viele nosokomiale Infektionen vermeidbar wären, v. a. durch konsequente Einhaltung der Hygienevorschriften, reichen von 20 bis 50 %.

Ablauf einer Infektionskrankheit

Infektionskrankheiten können unterschiedliche Verläufe nehmen. Typisch ist aber folgender Verlauf (➤ Abb. 13.2):

- **Infektion.** Die Erreger dringen (abgesehen von auf dem Körper lebenden Parasiten) in den Menschen ein und entwickeln oder vermehren sich.
- **Inkubationszeit** *(Ansteckungszeit).* Die Inkubationszeit ist die Zeit zwischen Infektion und ersten Beschwerden. Sie kann Stunden bis Jahrzehnte dauern, meist Tage bis Wochen. Die Erreger entwickeln/vermehren sich, evtl. ist der Infizierte während eines Teils oder der ganzen Inkubationszeit ansteckend.
- **(Manifeste) Infektionskrankheit.** Diese kann sehr unterschiedlich verlaufen, von leichten bis lebensbedrohlichen Symptomen, von wenigen Stunden bis rezidivierend und lebenslang.

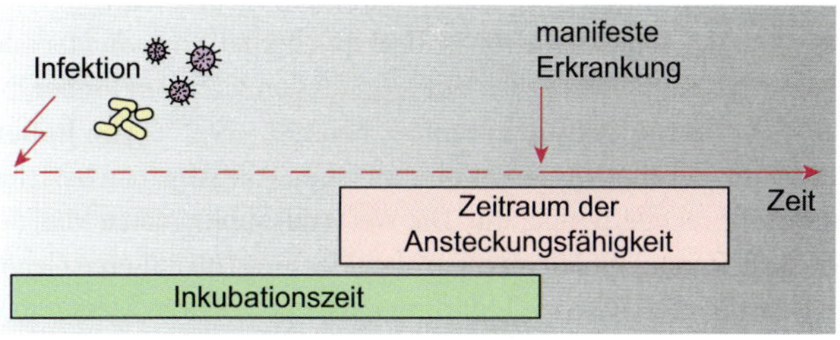

Abb. 13.2 Typischer Ablauf einer Infektionskrankheit. [L264]

- **Überwindungsphase.** Im günstigsten Fall überwindet der Körper die Erkrankung und eliminiert den Erreger. Es kann aber auch sein, dass der Erreger unbemerkt im Körper überlebt *(persistiert)* und die Infektion bei Abwehrschwäche später wieder aufflackert oder der Patient zum *Dauerausscheider* wird, also länger als zehn Wochen Erreger ausscheidet.

Ein Erreger kann evtl. mehrere Erkrankungen verursachen oder umgekehrt eine Erkrankung durch mehrere Erreger verursacht sein. So kann *Staphylococcus aureus* (➤ 13.4.2) Pneumonien und Wundinfektionen verursachen und eine Pneumonie durch Staphylokokken, Pneumokokken und viele andere Erreger bedingt sein. Es gibt auch Erreger, die immer die gleiche Erkrankung verursachen (z. B. das Masernvirus), und Erkrankungen, denen stets der gleiche Erreger zugrunde liegt (etwa den Masern).

Grundbegriffe

Infektionen bzw. Infektionskrankheiten können nach einer Vielzahl von Kriterien eingeteilt werden (Auswahl ➤ Tab. 13.1).

Kinderkrankheiten heißen solche ansteckenden Infektionskrankheiten, die üblicherweise schon im Kindesalter auftreten und eine lang andauernde Immunität hinterlassen, sodass Erwachsene aus der betreffenden Region i. d. R. nicht (mehr) erkranken. Ohne Immunität durch Erkrankung oder Impfung treten diese Erkrankungen auch im Erwachsenenalter auf und verlaufen oft schwerer. Beispiele sind Masern, Mumps, Röteln, Windpocken. Der Begriff ist umstritten und wird zunehmend verlassen.

13.1 Pflegerische und medizinische Diagnostik

Wegweiser der pflegerischen und medizinischen Diagnostik sind Anamnese und Patientenbeobachtung.

Bei der Anamnese lassen v. a. weitere Erkrankungen im Umfeld des Patienten, medizinische Maßnahmen, vorherige Reisen, berufliche Risiken oder Tierkontakte an eine Infektionskrankheit denken.

Die Beschwerden bei Infektionskrankheiten sind zum einen Folge von **Organstörungen** durch die Erreger. Besonders häufig sind Husten und Schnupfen als Zeichen eines Atemwegsinfekts, prinzipiell kann aber jedes Organ befallen sein. Zum anderen sind die Beschwerden Folgen der Entzündung im Organismus: **allgemeines Krankheitsgefühl, Kopf- und Gliederschmerzen, Fieber, Lymphknotenschwellung.** Häufig, aber nicht immer charakteristisch, sind außerdem **Hautausschläge.**

Unterschiedliches Bild

Bei Säuglingen und alten Menschen verlaufen Infektionskrankheiten nicht selten uncharakteristisch, z. B. mit Apathie und Trinkschwäche bei Säuglingen oder „Verfall" und Verwirrtheit bei alten Menschen. Das sonst oft wegweisende Fieber kann fehlen.
Bei Menschen mit Abwehrschwäche wiederum verlaufen Infektionskrankheiten oft besonders heftig.

13

Tab. 13.1 Einteilungskriterien von Infektionskrankheiten und Grundbegriffe (Auswahl).

Bezeichnung	Kurzcharakterisierung
Einteilung nach Erreger	
Bakterielle Infektion	Infektion durch **Bakterien** (Einzeller ohne Zellkern), ➤ 13.4
Virale Infektion	Infektion durch **Viren** (nur aus DNA/RNA, Eiweißmantel und evtl. Außenhülle bestehende Erreger ohne eigenen Stoffwechsel), ➤ 13.5
Pilzbedingte Infektion	Infektion durch **Pilze** (ein- oder mehrzellige, wenig differenzierte Lebewesen mit Zellkern), ➤ 13.6
Parasitenbedingte Infektion	Infektion durch **Parasiten,** d. h. tierische Einzeller (**Protozoen,** *Urtierchen*), ➤ 13.7.1, oder Mehrzeller (z. B. Würmer, Gliederfüßer), ➤ 13.7.2
Einteilung nach Pathogenität der Erreger	
Infektion durch obligat pathogene Erreger	Infektion durch Erreger, die so pathogen (krankmachend) sind, dass gesunde Menschen erkranken
Infektion durch fakultativ pathogene Erreger	Infektion durch Erreger, die nur schwach pathogen sind und daher nur bei Menschen mit lokaler oder allgemeiner Abwehrschwäche, nicht aber bei Gesunden eine Erkrankung hervorrufen (**opportunistische Infektion**)
Einteilung nach Infektionsquelle/Erregerherkunft	
Exogene Infektion	Infektion durch Erreger, die von außen in den Körper eingedrungen sind
Endogene Infektion	Infektion durch körpereigene Keime (gehäuft bei immunsupprimierten Patienten)
Einteilung nach Ausbreitung der Erreger im Körper	
Lokale Infektion	Örtlich begrenzte Infektion
Allgemeininfektion *(generalisierte, systemische Infektion)*	Infektion mit Erregerausbreitung im ganzen Körper (Eindringen der Erreger → Ausbreitung im Körper → Organmanifestation)
Einteilung nach Ort der Ansteckung	
Ambulant erworbene Infektion *(community-acquired infection, CAI)*	Infektion, bei der sich der Patient in seinem normalen Lebensumfeld angesteckt hat
Krankenhausinfektion *(hospital-acquired infection, HAI)*	Infektion, bei der sich der Patient im Krankenhaus angesteckt hat
Nosokomialinfektion	Im Zusammenhang mit einer medizinischen oder pflegerischen Maßnahme erworbene Infektion
Einteilung nach Reihenfolge der Infektion	
Primärinfektion	Zuerst vorhandene Infektion
Sekundärinfektion	Zur Primärinfektion dazukommende zweite Infektion mit einem anderen Erreger
Simultaninfektion	Zwei gleichzeitig erworbene Infektionen
Superinfektion	Im engeren Sinne erneute Infektion mit dem gleichen Erreger, z. B. bei unvollständiger Immunantwort, verschiedenen Virustypen. Oft aber als Synonym zu Sekundärinfektion benutzt, v. a. für bakterielle (Haut-, Schleimhaut-)Infektionen, die durch eine vorangehende Virusinfektion begünstigt wurden
Einteilung nach Übertragungsweg ➤ 13.2.1	
Epidemiologische Begriffe	
Endemie	Ständiges Vorkommen einer Krankheit/eines Erregers in einem bestimmten Gebiet/einer bestimmten Bevölkerung
Epidemie	Erkrankungswelle. Zeitlich und örtlich begrenzte massive Häufung einer Erkrankung, meist einer Infektionskrankheit
Pandemie	Sich über mehrere Kontinente ausbreitende Epidemie

13.1.1 Fieber

DEFINITION

Fieber: Erhöhung der Körperkerntemperatur > 38,0 °C durch Verstellung des Temperatursollwerts im Gehirn.

Fieber ist ein Leitsymptom bei (generalisierten) Infektionskrankheiten, aber nicht zwingend vorhanden. Weitere Fieberursachen sind besonders nichtinfektiöse Entzündungen (z. B. Autoimmunerkrankungen) und (fortgeschrittene) Tumoren. Das v. a. bei Säuglingen auftretende sog. **Durstfieber** durch Flüssigkeitsmangel ist kein Fieber, sondern eine **Hyperthermie** – der Temperatursollwert im Gehirn ist normal, aber der Körper kann durch den Flüssigkeitsmangel nicht schwitzen und dadurch die Temperatur nicht niedrig halten.

Bis zu einer Temperatur von 38,0 °C spricht man von *erhöhter* oder **subfebriler Temperatur,** bei 38,1–38,5 °C von **leichtem Fieber,** bei 38,6–39,0 °C von **mäßigem Fieber,** bei 39,1–39,9 °C von **hohem Fieber** und darüber von **sehr hohem Fieber.** Alle Angaben beziehen sich auf die rektale Temperatur. Die Werte der sublingualen Messung (unter der Zunge) und der tympanalen Messung (im äußeren Gehörgang) liegen etwa 0,3–0,5 °C darunter, die der axillaren Messung (in der Achselhöhle) etwa 0,5 °C. Hinzu kommen Abweichungen durch falsche Messtechnik, z. B. zu kurze Messzeit oder falsche Lage des Thermometers am oberflächennahen Ende des äußeren Gehörgangs.

Im Zweifel nachmessen

Viele Faktoren (z. B. körperliche Aktivität) beeinflussen die Körpertemperatur, hinzu kommen z. B. Messfehler. Im Zweifel: nachkontrollieren, z. B. nach Ruhe!

Fieber bei Infektionskrankheiten kann zwar einen typischen Verlauf zeigen. Tatsächlich wird Fieber aber oft schon vor dem Arztbesuch physikalisch oder medikamentös gesenkt und/oder der Arztbesuch erfolgt vor Ausbildung typischer Verläufe. Daher ist die *differenzialdiagnostische* Aussagekraft des Fieberverlaufs in der Realität begrenzt.

13.1.2 Hautausschläge

Etliche Infektionskrankheiten gehen mit **Hautausschlägen** (*Exanthemen* ➤ 17.1.2) einher.

Gerade bei Viruserkrankungen sind diese oft kurzdauernd (manchmal nur Stunden) und wenig charakteristisch.

Manche Hautausschläge sind aber typisch bis hin zur Blickdiagnose, z. B. bei Windpocken (➤ Abb. 13.3).

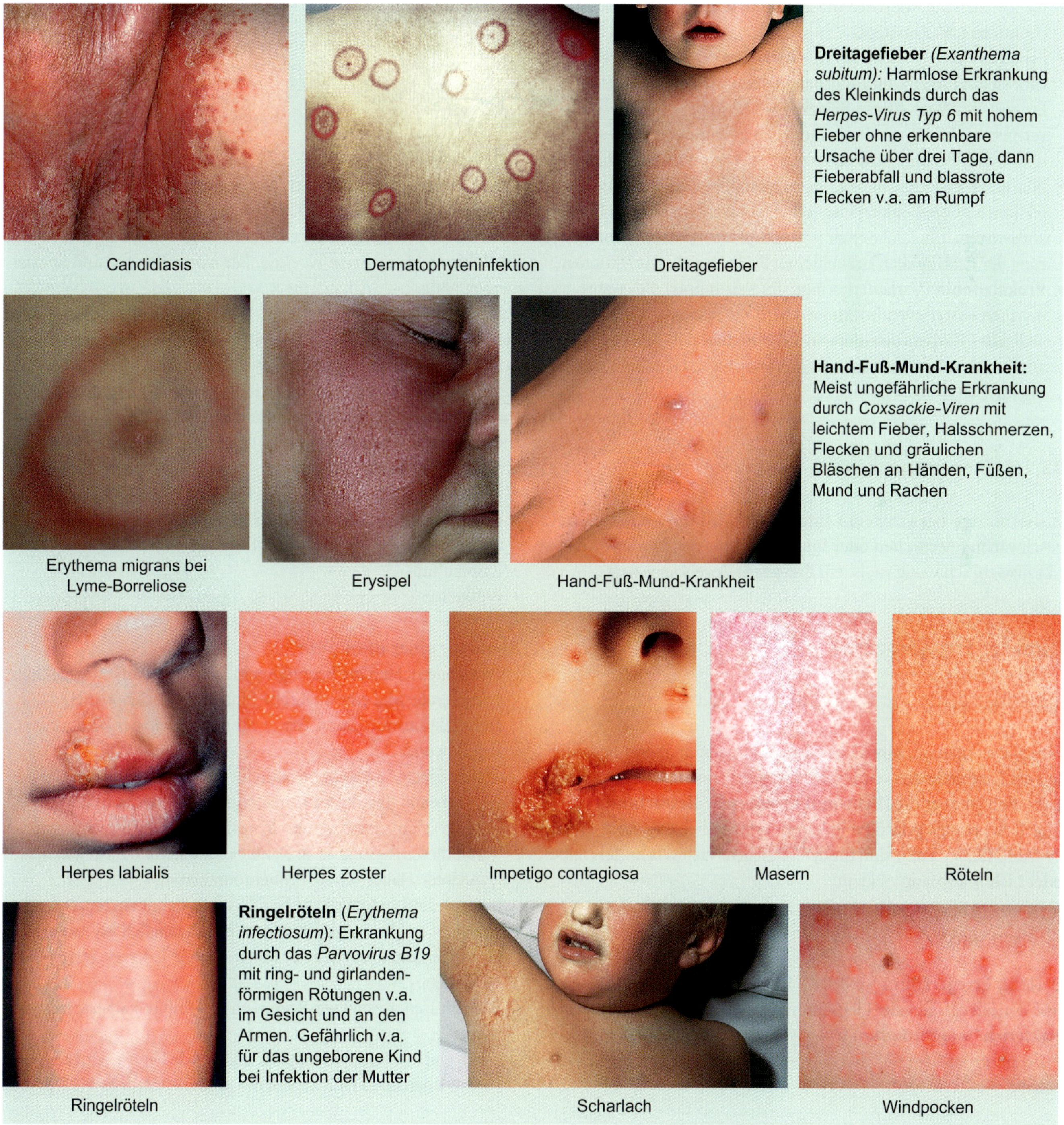

Abb. 13.3 Hautausschläge bei Infektionserkrankungen (Auswahl). [G888, M123, R232, E355, E434, E916, G881, E273, M451]

13.1.3 Entzündungszeichen im Blut

Ausgeprägte Lokal- und viele Allgemeininfektionen führen zu einer Entzündungsantwort des Körpers, die sich durch Blutuntersuchungen nachweisen lässt. Da nicht die Infektion selbst, sondern die daraus resultierende Entzündung erfasst wird, können die Tests auch bei anderen Erkrankungen auffällig sein (z. B. bei Bluterkrankungen, nichtinfektiösen Entzündungen).
Wichtige **Entzündungszeichen im Blut** sind:

- Beschleunigte **BSG** *(Blutkörperchensenkungsgeschwindigkeit)*. Bei Entzündungen setzen sich die Erythrozyten in einem senkrecht stehenden Röhrchen mit Zitratblut schneller ab als beim Gesunden (➤ Abb. 13.4).
- Erhöhtes **CRP** *(C-reaktives Protein)*. Das in der Leber gebildete CRP ist ein Protein mit Aufgaben in der unspezifischen Abwehr. Es wird als **Akute-Phase-Protein** (➤ 2.3.3) bei Entzündungen vermehrt gebildet, v. a. bei bakteriellen Entzündungen. Das CRP ist wie die BSG ein Suchtest, reagiert aber sehr viel schneller.
- Blutbildveränderungen. Wichtigste Blutbildveränderung bei Infektionen ist die **Leukozytose** (erhöhte Anzahl der weißen Blutkörperchen, d. h. Leukozyten > 10.000/µl Blut) durch Vermehrung der neutrophilen Granulozyten bei bakteriellen Infektionen.
- **Prokalzitonin** (Vorläuferhormon des Kalzitonins). Bei systemischen bakteriellen Infektionen wird Prokalzitonin in großen Teilen des Körpers gebildet und steigt im Blut teils sehr stark an. Bei Pilzinfektionen sind die Werte mäßig erhöht, bei Virusinfektionen bleiben sie niedrig.

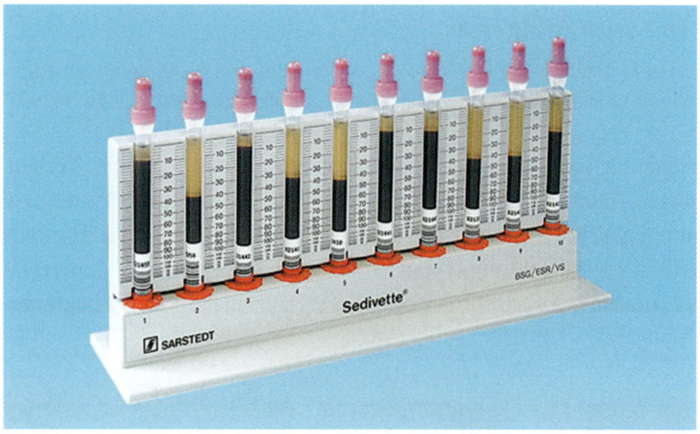

Abb. 13.4 BSG-Bestimmung. Geschlossene Entnahmesysteme zur anschließenden manuellen (hier im Bild) oder automatisierten BSG-Bestimmung minimieren das Risiko eines Blutkontakts. [V153]

13.1.4 Erregernachweis

Insbesondere bei schweren Infektionen, Infektionen abwehrgeschwächter Menschen oder Infektionen, bei denen die Antibiotikaauswahl schwierig ist, ist ein **Erregernachweis** angezeigt.

Direkter Erregernachweis

Lupenbetrachtung und Lichtmikroskopie

Einige Parasiten oder ihre Eier können mit dem bloßen Auge oder mit der Lupe gefunden werden. Für kleinere Parasiten/Eier, Pilze oder Bakterien ist aber die **(licht-)mikroskopische Betrachtung** eines ungefärbten oder gefärbten Präparats erforderlich (➤ Abb. 13.24, ➤ Abb. 13.39). Viren sind für den schnellen Nachweis mittels Lupe oder Lichtmikroskop zu klein.

Erregerkultur

Bei einer **Erregerkultur** werden die Erreger in einer Kultur vermehrt und danach ggf. genauer identifiziert. In der Routinediagnostik sind **Bakterien- und Pilzkulturen** von Bedeutung, da sich Bakterien und Pilze auf *unbelebten* Nährböden vergleichsweise einfach anzüchten lassen.

Das Material wird auf bzw. in das Nährmedium gegeben und im Brutschrank bebrütet. Bakterienkulturen (➤ Abb. 13.5) brauchen meist nur drei Tage, Kulturen langsam wachsender Bakterien und Pilzkulturen bis mehrere Wochen. Für einige Erreger sind Spezialmedien nötig.

Bei Bakterienkulturen schließt sich fast immer eine **Resistenzbestimmung** an: klassischerweise werden auf das Nährmedium verschiedene Antibiotikablättchen gegeben und dann beobachtet, welches Antibiotikum das Bakterienwachstum am besten hemmt. Das Ergebnis heißt **Antibiogramm** (➤ Abb. 13.5).
Die häufigsten Erregerkulturen sind:

- Urinkultur (➤ 10.1.3)
- Kultur aus einem Wundabstrich (➤ Abb. 13.6)
- Kultur aus einem Nasen-Rachen-Abstrich (➤ Abb. 13.7)
- Kultur aus einem Vaginalabstrich (➤ 20.1.4)
- Stuhlkultur
- Blutkultur

Abnahme einer Blutkultur

- Pflegende richten die benötigten Materialien: Blutkulturflaschen (eine aerobe und eine anaerobe Blutkulturflasche pro Set), Desinfektionsmittel und Tupfer für die Stopfen der Blutkulturflaschen und
  - bei offenem System Materialien für eine Blutentnahme mit 20-ml-Spritze und Kanüle (die Kanüle wird nicht gewechselt) [2],
  - bei geschlossenem System Materialien für die Blutentnahme mit diesem System (z. B. Kanüle des Systems oder Butterfly/Adapter, Halter für die Probenröhrchen).
- Sinnvoll sind zudem sterile Handschuhe, damit ein (erneutes) Ertasten der Vene nach Hautdesinfektion möglich ist. Am besten ist das Zusammenstellen der Materialien in jederzeit verfügbaren Sets. [2]
- Blutkulturen werden vor Beginn einer Antibiotikatherapie abgenommen.
- Nötig sind 2–4 Kulturen hintereinander. Jede Flasche wird beim Jugendlichen und Erwachsenen mit 8–10 ml, mindestens 5 ml Blut

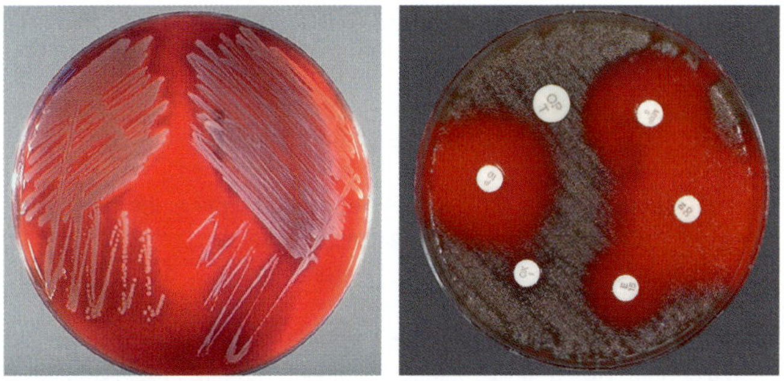

Abb. 13.5 Links Bakterienkultur. Rechts Resistenzbestimmung durch Blättchentest. In den roten Bereichen wurde das Bakterienwachstum durch das Antibiotikumblättchen gehemmt. Am erfolgversprechendsten ist somit die Anwendung des Antibiotikums mit dem größten Hemmhof. [B109, K115]

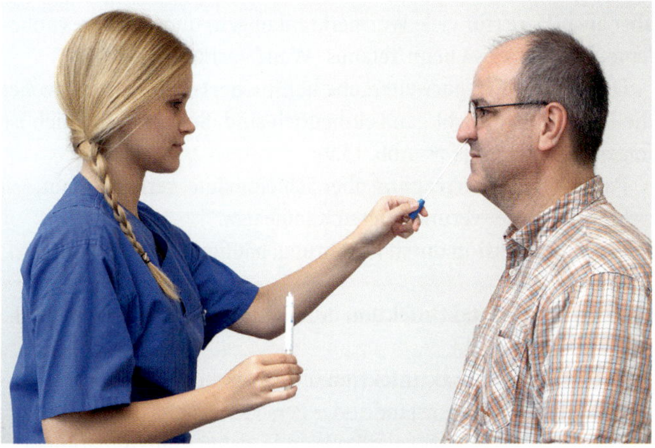

Abb. 13.7 Nasenabstrich. Bei trockener Nase Watteträger mit steriler Kochsalzlösung anfeuchten oder kurz in das Trägermedium tauchen, beide Nasenvorhöfe rotierend für jeweils 5 Sek. mit demselben Watteträger abstreichen, Watteträger in das Trägermedium stecken, verschließen und mit dem Begleitschein ins Labor schicken. [K115]

beimpft. Für Kinder und Neugeborene gibt es spezielle Flaschen, für die weniger Blut benötigt wird. Für den Nachweis von Pilzen und Mykobakterien stehen spezielle Nährmedien zur Verfügung.

- Die Blutkulturen können mit zeitlichem Abstand oder zur Zeitersparnis (wegen des Beginns der Antibiotikatherapie) unmittelbar nacheinander von separaten Punktionsstellen gewonnen werden. Bei Verdacht auf eine Katheterinfektion wird eine zusätzliche Blutkultur aus dem Katheter abgenommen bzw. bei einer Entfernung des Katheters dessen Spitze zur mikrobiologischen Untersuchung gegeben.
- Die beimpften Flaschen werden baldmöglichst dem Labor überbracht und bis dahin nach Herstellerangaben gelagert.

Immunologischer Antigennachweis

Der **immunologische Antigennachweis** beruht auf einer Antigen-Antikörper-Reaktion. Das Testreagenz mit spezifischen Antikörpern wird zur Patientenprobe gegeben. Enthält die Probe das gesuchte Antigen, also den Infektionserreger, so kommt es zur Reaktion, die dann z. B. durch einen gekoppelten Farbstoff sichtbar gemacht wird. Beispiele sind Streptokokken- oder COVID-19-Schnelltests (➤ Abb. 13.8) sowie – außerhalb der Infektionsdiagnostik – Schwangerschaftstests (Dauer ca. 15 Min.).

Nachweis von Erreger-Erbsubstanz

Beim **Nachweis von Erreger-Erbsubstanz** (DNA oder RNA) wird diese zuerst molekularbiologisch vermehrt, z. B. mittels **PCR** = *Polymerase-Kettenreaktion.* Danach wird die Erreger-Erbsubstanz sichtbar gemacht, z. B. durch ein farbstoffmarkiertes DNA-Stück, das sich an die Erbsubstanz anlagert. Hierauf beruhen beispielsweise viele MRSA-Schnelltests (Dauer wenige Stunden) und der Labortest auf das Coronavirus SARS-CoV-2.

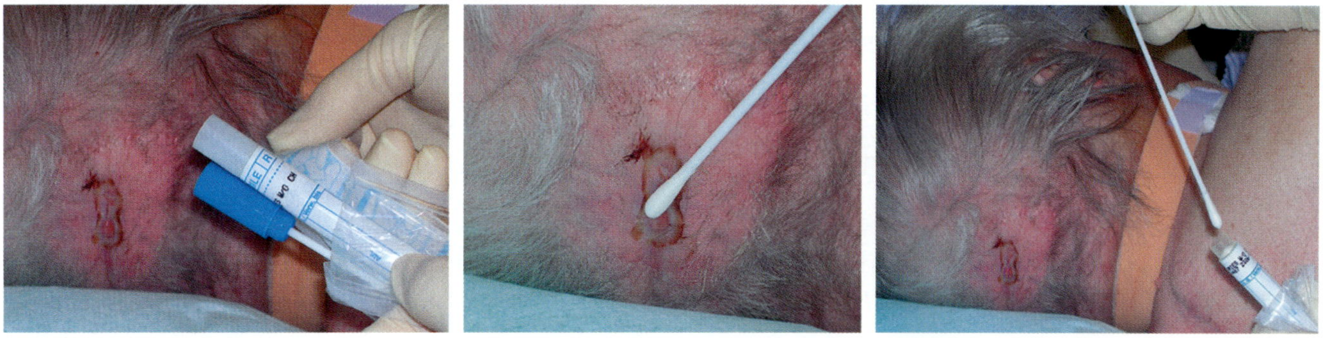

Sterile Verpackung mit Watteträger für den Abstrich und Trägermedium öffnen und den Watteträger herausnehmen.

Ohne vorherige Desinfektion mit dem Watteträger Sekret aus der Mitte der Wunde, ggf. auch Taschen, aufnehmen.

Watteträger in das Trägermedium eintauchen, Röhrchen fest verschließen. Probe mit Begleitschein zügig ins Labor bringen.

Abb. 13.6 Wundabstrich. [M161]

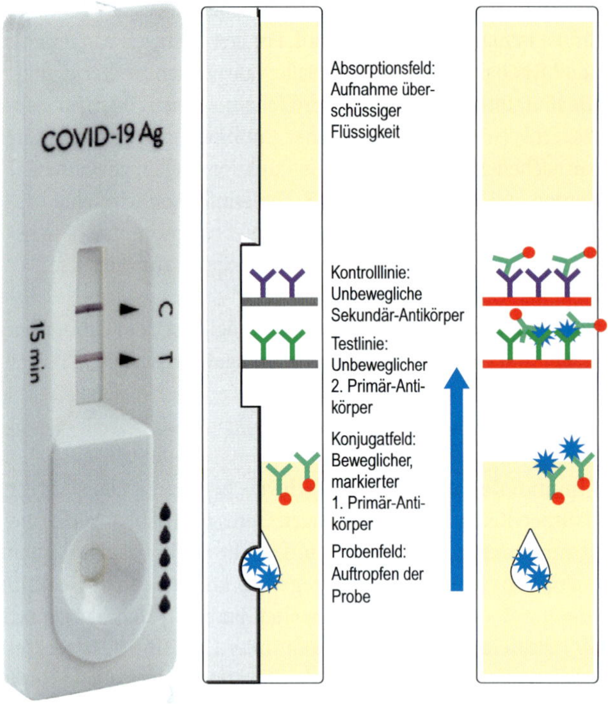

Abb. 13.8 Immunologischer Antigennachweis mittels Schnelltest. Antigene der Probe werden im Konjugatfeld von spezifischen Primär-Antikörpern (= gegen das Antigen) gebunden und wie unbeladene Antikörper in Pfeilrichtung weitergetragen. Im Testfeld werden antigenbeladene Antikörper gefangen und durch anhaftende Nanopartikel als Linie sichtbar. Vergleichbar entsteht die Linie im Kontrollfeld durch membrangebunde Sekundär-Antikörper (= gegen die Primär-Antikörper) [K115, L143].

Indirekter Erregernachweis

Die Infektion führt im Organismus je nach Erreger nicht nur zu einer Entzündungsantwort, sondern auch zur Bildung spezifischer Antikörper. Als Erstes werden IgM (➤ 12.3) gebildet, später IgG. Dies braucht allerdings Zeit. Deshalb kommt der **indirekte Erregernachweis,** also der erstmalige Nachweis spezifischer IgM-Antikörper oder ein deutlicher Anstieg der IgG-Antikörper, bei vielen Infektionen für den Therapieentscheid zu spät.

13.2 Spezielle pflegerische und medizinische Maßnahmen

13.2.1 Spezielle Schutzmaßnahmen und Isolierung bei Patienten mit Infektionserkrankungen

Erforderliche Maßnahmen bei Infektionserkrankungen

Jede Einrichtung im Gesundheitswesen braucht ein Hygienemanagement, das in Krankenhäusern organisatorisch und personell deutlich größer ist als z. B. bei ambulanten Pflegediensten.

Zu den Aufgaben von Hygieneverantwortlichen gehört – nach individueller Risikobeurteilung – u. a. das Erstellen von Hygieneplänen. Hier muss auch der Umgang mit möglichen Infektionskrankheiten geregelt sein, Schutzmaßnahmen für Personal und Besucher, Reinigungs- und Desinfektionsmaßnahmen.

Infektionsquellen und Übertragungswege

DEFINITION

Infektionsquelle: Ausgangspunkt einer Infektion, Erregerquelle, Ort, von dem die Erregerverbreitung ausgeht.
Austrittspforte: Stelle, an der die Erreger den Körper eines Infizierten verlassen, z. B. Hautwunde, Nasenschleimhaut, After.
Übertragungsweg: Art der Erregerverbreitung, z. B. durch aus den Atemwegen freigesetzte Tröpfchen.
Eintrittspforte: Stelle, an der die Erreger in den Körper gelangen, z. B. verletzte Haut, Nasen- oder Vaginalschleimhaut, zentralvenöser Katheter.
Kontagiosität: Grad der Übertragbarkeit eines Erregers, Ansteckungsfähigkeit.

Infektionen gehen von **Infektionsquellen** aus. Diese sind am häufigsten gesunde oder kranke Menschen (etwa bei Atemwegsinfekten), aber auch Tiere (für viele Wurmerkrankungen) und sogar die (unbelebte) Umwelt, etwa beim Tetanus (Wundstarrkrampf).

Die Art der Erregerweitergabe heißt **Übertragungsweg,** wobei die Definitionen nicht ganz einheitlich sind. Sehr gebräuchlich ist folgende Einteilung (➤ Abb. 13.9):

- **Parenterale Übertragung** über Schleimhäute, verletzte Haut, Stich mit einer verunreinigten Kanüle usw.
- **Kontaktinfektion** durch Berührung; häufigster Übertragungsweg
  - **Direkte Kontaktinfektion** durch unmittelbaren Kontakt, z. B. Händeschütteln
  - **Indirekte Kontaktinfektion** über Zwischenschaltung kontaminierter Gegenstände oder Personen (meist Hände), z. B. Berührung einer infizierten Wunde, dabei Kontamination der Hände → Anfassen einer Türklinke mit der Hand und Aufbringen von Erregern auf die Türklinke → Aufnahme der Erreger von der Türklinke durch die nächste Person bei Betreten des Raums → Eindringen der Erreger z. B. über eine kleine Verletzung an der Hand
  - Sog. **fäkal-orale Übertragung** *(Schmierinfektion)* als Sonderfall der Kontaktinfektion. Winzige Mengen von erregerhaltigem Stuhl (fäkale Erregerausscheidung) gelangen über die Hände, verunreinigtes Trinkwasser oder Lebensmittel zum Mund (orale Erregeraufnahme), z. B. sehr häufig bei Magen-Darm-Infektionen
- **Sexuelle** *(genitale)* **Übertragung** durch intensiven Schleimhautkontakt und kleinste Schleimhautverletzungen (Geschlechtsverkehr) als Sonderfall der parenteralen oder der Kontaktinfektion
- **Tröpfcheninfektion** durch sog. große Tröpfchen (≥ 5 µm), die v. a. beim Husten, Niesen oder Sprechen freigesetzt werden und dann über die Schleimhäute den nächsten Menschen infizieren. Reichweite 1–3 m (umstritten)
- **Aerogene Infektion** durch sog. Tröpfchenkerne (Aerosole) oder andere Teilchen < 5 µm. Freisetzung der Tröpfchen/Teilchen beim Husten, Sprechen, Erbrechen, Absaugen, durch Staubaufwirbeln. Schweben im Luftstrom (→ größere Reichweite), Eindringen in die unteren Atemwege. Aufgrund der unscharfen Grenzen spricht die WHO seit 2024 bei durch die Luft

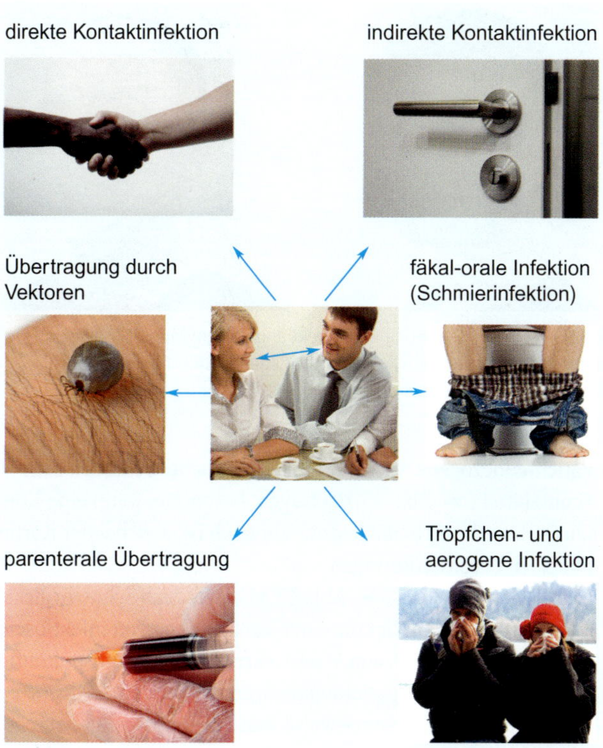

Abb. 13.9 Übersicht über die wichtigsten Übertragungswege von Infektionserkrankungen. [M121, J787]

übertragenen Infektionen nur noch von **infektiösen Atempartikeln** *(infectious respiratory particles, IRP)*, unterscheidet aber nach wie vor zwischen Übertragung über kurze Entfernungen und Eintritt über die Schleimhäute von Mund, Nase oder Augen und Übertragung über größere Entfernungen und Infektion nach Einatmen über die Schleimhäute der oberen und/oder unteren Atemwege [3]

- **Diaplazentare Übertragung** über die Plazenta von der infizierten Schwangeren auf das ungeborene Kind
- Übertragung durch **Vektoren** *(aktive, lebende Überträger)*, z. B. Zecken

Für etliche Erreger sind mehrere Übertragungswege möglich.

KLIMA UND UMWELT

Es ist zu erwarten, dass der Klimawandel die Ausbreitung von Infektionserregern sowie verschiedener Stechmücken- und Zeckenarten in Deutschland begünstigt, die als Vektoren für Infektionserreger dienen können. Auch wasser- und lebensmittelübertragene Infektionen können durch höhere Wassertemperaturen und Extremwetterereignisse zunehmen.

Übertragungsspezifische Schutzmaßnahmen

Standardhygienemaßnahmen

Grundlage der Infektionsprävention sind die **Standardhygienemaßnahmen** (*Basishygienemaßnahmen* ➤ 12.2.1), die bei allen Patienten bzw. Pflegebedürftigen und allen Maßnahmen ohne Ausnahme gelten. Sie sind unerlässlich zur Verhinderung nosokomialer Infektionen. [4]

Für die Überlegung, ob bei Patienten bzw. Pflegebedürftigen mit bekannten Infektionserkrankungen die Standardhygienemaßnahmen reichen oder nicht, sind Kenntnisse über die *Infektionsquellen und Übertragungswege* des Erregers bzw. Krankheitsbilds ganz wesentlich. Wird der Erreger durch Husten übertragen, sind andere Maßnahmen nötig als bei Weitergabe nur durch Blut oder andere Körperflüssigkeiten. In die Entscheidung fließt außerdem mit ein, wie kooperationsfähig ein Patient ist (kann er z. B. die einschlägigen Toilettenregeln beachten oder nicht, etwa bei Demenz), aber auch wie bedrohlich eine Infektionskrankheit ist – sehr gefährliche Erkrankungen wie etwa *Ebola* (lebensbedrohliches hämorrhagisches = mit Blutungen einhergehendes Fieber durch das gleichnamige Virus) erfordern viel strengere Vorkehrungen.

Alle Maßnahmen zum Schutz vor einer Weiterverbreitung des Erregers mit nachfolgenden Infektionen werden als **Quellenisolierung** zusammengefasst. Diese umfasst:

- Eine besondere räumliche Unterbringung
- **Barrieremaßnahmen** (Schutzkleidung als mechanische Barriere = Hindernis für den Erreger)
- Spezielle Hygienemaßnahmen

Unabdingbar in der Pflege von Menschen mit Infektionserkrankungen ist **Selbstschutz.** Er darf allerdings nicht dazu führen, dass ansteckende Patienten schlechter versorgt werden.

DEFINITION

Antiseptika: chemische Substanzen mit **lokaler antimikrobieller Wirkung** (= gegen Mikroorganismen) auf **lebenden Geweben.** Wirken nicht so spezifisch wie Antibiotika (➤ 13.2.4), aber dafür gegen eine Vielzahl von Mikroorganismen (z. B. Bakterien, Viren, Pilze, Sporen), d. h., sie haben ein größeres Wirkungsspektrum. Nach Anwendungsort unterteilt in **Haut-, Schleimhaut- und Wundantiseptika,** nach Substanzgruppe klassifiziert z. B. in **Alkohole, jod-, halogenhaltige Verbindungen.**
Desinfektionsmittel: im eigentlichen Sinne chemische Substanzen zur Inaktivierung oder Zerstörung von Mikroorganismen auf **toten Oberflächen.** Unterteilung möglich nach Anwendungsart **(Flächen-, Instrumentendesinfektionsmittel),** Wirkungsspektrum (z. B. gegen vegetative Bakterien, Viren, Sporen), Substanzgruppe. Teilweise synonym zu Antiseptika benutzt („Hautdesinfektionsmittel").

Räumliche Isolierung

- Es gibt nur für wenige hochansteckende Infektionskrankheiten eine gesetzlich festgelegte Isolierpflicht (§ 30 IfSG, ➤ 13.2.3). Diese Patienten, z. B. mit hämorrhagischem Fieber, werden dann in sog. **Sonderisolierstationen** mit besonderer technischer und personeller Ausstattung isoliert.
- Manche Krankenhäuser verfügen über spezielle **Infektionsstationen.** Hier hat jedes Zimmer eine Schleuse (➤ Abb. 12.5), ein eigenes Bad mit Toilette und ggf. auch eine spezielle Be- und Entlüftungstechnik. Die Zimmer sind Einzel- oder Zweibettzimmer.
- Die weitaus meisten Patienten mit Infektionskrankheiten werden aber auf normalen Stationen gepflegt, indem ein Patientenzimmer zum **Isolierzimmer** umfunktioniert wird.
- Der Begriff der **häuslichen Quarantäne** ist durch die COVID-19-Pandemie (➤ 13.5.4) bekannt geworden. Betroffene dürfen

die Wohnung nicht verlassen, keinen Besuch empfangen und sollen zu den übrigen Haushaltsmitgliedern bestmöglich Abstand halten (z. B. Küche nacheinander benutzen).

Eine weitere Unterscheidung der Isolierung erfolgt nach:

- **Einzelisolierung.** Der ansteckende Patient liegt allein im Zimmer mit Bad und Toilette.
- **Gruppenisolierung** *(Kohortenisolierung).* Patienten mit gleichen Erregern werden gemeinsam in einem Zimmer isoliert.
- **Virtuelle Isolierung** *(Barrierepflege).* Der betroffene Patient liegt mit anderen Patienten im Zimmer. Sein Bett und alles, was er mit der Hand erreichen kann, wird als Isolierbereich betrachtet.

Personal und Besucher müssen über die Isolierung informiert sein, ein Aushang an der Zimmertüre („Bitte melden Sie sich vor Betreten dieses Raumes im Stationszimmer", ➤ Abb. 12.5) ist notwendig. Pflegefachpersonen leiten andere Berufsgruppen und Besucher zur hygienischen Händedesinfektion und zum Tragen notwendiger Schutzkleidung an.

Schutzmaßnahmen bei parenteral übertragbaren Infektionen

Bei **parenteral übertragbaren Infektionen** wie z. B. Hepatitis B, C, D, HIV-Infektion, reichen die Standardhygienemaßnahmen. [4]

Schutzmaßnahmen bei durch Kontakt übertragbaren Infektionen

Wichtigste Übertragungswege bei durch **Kontaktinfektion übertragenen Erkrankungen** (z. B. Hepatitis A, E, die meisten infektiösen Diarrhöen, Scharlach) sind Hände und Kleidung des Personals (direkt oder indirekt), kontaminierte Flächen im Patientenzimmer, kontaminierte Pflegeutensilien und Medizinprodukte. Entsprechend umfassen die *zusätzlichen* Schutzmaßnahmen:

- Patienten in einem Einzelzimmer mit Bad und Toilette unterbringen
- Schutzhandschuhe tragen. Prinzipiell wäre es ausreichend, Handschuhe bei Kontakt mit dem Patienten, seiner Umgebung und kontaminierten Gegenständen anzuziehen. Da sich aber der Patient im Zimmer frei bewegt, fordern viele Hygienepläne das Anziehen der Handschuhe, sobald etwas im Zimmer berührt wird

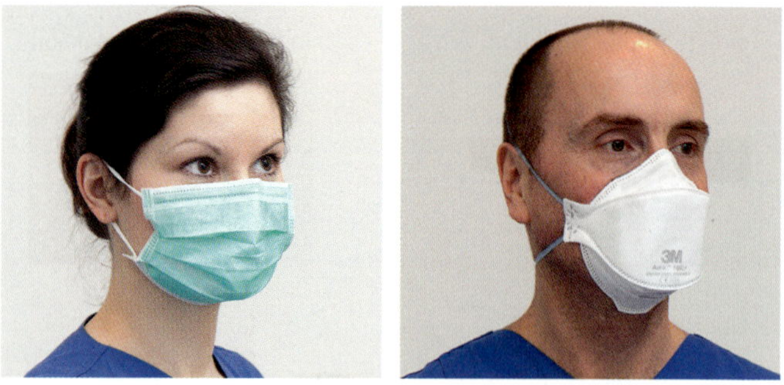

Abb. 13.11 Links Pflegende mit korrekt angelegtem Mund-Nasen-Schutz bei Gefahr einer Tröpfcheninfektion. Rechts Pflegender mit dicht sitzender FFP2-Maske bei Gefahr einer aerogenen Infektion. [K115]

- Patientenbezogene wasserabweisende/-dichte Schürzen oder Schutzkittel (➤ Abb. 13.10) tragen, besonders wenn eine Kontamination der Arbeitskleidung möglich ist, z. B. bei der Körperpflege, bei Positionierungen
- Mund-Nasen-Schutz (➤ Abb. 13.11), ggf. auch Schutzbrille aufsetzen, wenn die Gefahr einer Verspritzung von infektiösem Material besteht (z. B. von Wundsekret bei der Wundspülung)
- Pflegeutensilien nur patientenbezogen verwenden
- Medizinprodukte, beispielsweise Blutdruckmessgerät, nach Möglichkeit patientenbezogen verwenden, sonst im Anschluss desinfizieren
- Kontaminierte Flächen und Gegenstände sofort wischdesinfizieren, ansonsten laufende Reinigung bzw. Desinfektion (Risikoflächen mit häufigem Hand- und Hautkontakt) nach Hygieneplan durchführen
- Schmutzige Wäsche so entsorgen, dass keine Kontaminationsgefahr auf dem Weg in die Wäscherei besteht. Leibwäsche des Patienten, die eine Gefahr für Angehörige oder für eine Re-Infektion des Patienten darstellt, desinfizierend waschen, auch zu Hause oder in Pflegeeinrichtungen
- Patienten das Zimmer nur wenn unbedingt nötig und unter besonderen Vorsichtsmaßnahmen verlassen lassen, z. B. vorherige Händedesinfektion, Abdecken einer Wunde
- Spezielle Maßnahmen der Zimmerreinigung bzw. -desinfektion nach Aufhebung der Isolierung abhängig von Erreger/Erkrankung durchführen (in der Regel im Hygieneplan festgelegt)

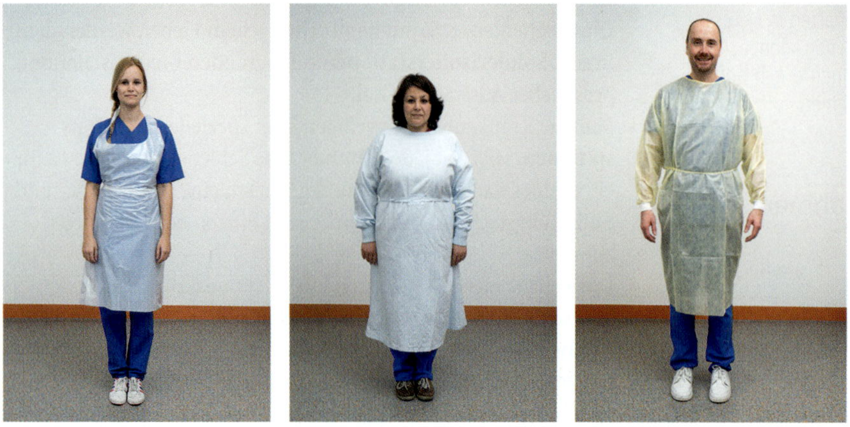

Abb. 13.10 Schutzkleidung. Links wasserdichte Plastikschürze. Mitte waschbarer Schutzkittel aus Stoff mit langen Ärmeln und Armbündchen. Rechts Einmal-Schutzkittel aus feuchtigkeitsabweisendem Material, undurchlässig für MRSA. Alle werden über der normalen Berufskleidung getragen. [K115]

Schutzmaßnahmen bei durch Tröpfchen übertragbaren Infektionen

Bei durch **Tröpfchen übertragbaren Erkrankungen,** etwa Keuchhusten, COVID-19, Influenza, sind zusätzliche Schutzmaßnahmen neben den Standardmaßnahmen und denen bei Kontaktinfektion notwendig:

- Konsequentes Tragen eines Mund-Nasen-Schutzes von Personal und Besuchern, meist ab Betreten des Zimmers, besonders wenn sich der Patient im Zimmer frei bewegt, weil die Reichweite der Tröpfchen umstritten ist
- Tragen eines Mund-Nasen-Schutzes durch den Patienten, wenn er sein Zimmer verlässt

Schutzmaßnahmen bei aerogen übertragbaren Infektionen

Weitere zusätzliche Schutzmaßnahmen bei **aerogen übertragbaren Infektion,** z. B. Masern oder Windpocken, ggf. COVID-19, Influenza, sind:

- Unterbringung im Einzelzimmer, Fenster/Türen geschlossen halten (Fensterlüftung nur bei geschlossenen Türen, beim Betreten des Zimmers nur kurzes Öffnen der Tür, bei Vorhandensein eines Vorraums kein gleichzeitiges Offenstehen beider Türen)
- Anziehen von Schutzkittel und Handschuhen vor Betreten des Zimmers
- Tragen einer zertifizierten filtrierenden Atemschutzmaske mit hoher Filterwirkung (Filtering Face Pieces, FFP2/3-Maske nach EN 149 ➤ Abb. 13.11), die als Halbmaske Mund, Nase und Kinn dicht umschließt und bei Durchfeuchtung gewechselt werden muss
- Laufende Desinfektion von Flächen und Gegenständen mit einem geeigneten Wirkstoff (ausreichend viruzid)
- Entsorgung der Abfälle als infektiös
- Tragen eines Mund-Nasen-Schutzes oder einer FFP2-Maske (abhängig von der Risikoklasse des Erregers) durch den Patienten beim Verlassen des Zimmers

13.2.2 Spezielle Pflege von Patienten mit Infektionen durch multiresistente Erreger

Multiresistente Erreger, kurz **MRE,** sind ein großes Problem in allen medizinischen und pflegerischen Bereichen. Die Ursachen für die Zunahme resistenter Bakterien sind zahlreich, vom massiven Antibiotikaeinsatz in der Tierhaltung und unkritischer Antibiotikagabe in der Humanmedizin über den steigenden Anteil von Risikopatienten bis zur Nichteinhaltung von Hygieneregeln.
Üblicherweise unterschieden werden:

- **MRSA** (*methicillin* resistenter *Staphylococcus aureus*)
- **VRE** *(vancomycinresistente Enterokokken),* **GRE** *(glykopeptidresistente Enterokokken)*
- **MRGN** *(multiresistente gramnegative Stäbchen/Erreger),* etwa *Enterobakterien* (z. B. *E. coli*), *Pseudomonas aeruginosa* oder *Acinetobacter baumanii.* Weitere Spezifizierung nach Zahl der Resistenzen und Bakterium , z. B. *3MRGN E. coli* (gegen drei der vier Antibiotikagruppen resistenter *E. coli*).

Der Nachweis von MRSA in Blut und Liquor, carbapenemresistentem Acinetobacter und Enterobakterien (Kolonisation, Infektion) sowie Ausbrüche nosokomialer Infektionen sind gemäß Infektionsschutzgesetz *(IfSG)* meldepflichtig. Außerdem müssen Krankenhäuser und Einrichtungen für ambulante Operationen bestimmte nosokomiale Infektionen und (multi-)resistente Erreger erfassen und dokumentieren.

2022 lag der Anteil der MRSA an allen *Staphylococcus-aureus*-Isolaten aus Krankenhäusern bei 3,9 % und ist damit seit Jahren rückläufig (zum Vergleich: die niedrigsten Zahlen in Europa liegen bei 1,1 %). Bei anderen Erregern ist das Bild uneinheitlich. [5]

Im Folgenden ist exemplarisch das Vorgehen bei MRSA dargestellt. Bei 4MRGN sowie VRE und 3MRGN in Risikobereichen wird in den meisten Häusern vergleichbar vorgegangen. Bei 3MRGN und VRE außerhalb von Risikobereichen reicht in aller Regel penible Beachtung der Standardhygienemaßnahmen. In allen Fällen leiten Pflegefachpersonen den Patienten zur sorgfältigen Händehygiene an. Eine Sanierung der Besiedelung ist bei MRGN in aller Regel nicht möglich oder nicht empfohlen. [6]

Neben dem *Robert Koch-Institut* geben auch die *Landesgesundheitsämter* und *regionalen MRE-Netzwerke* Empfehlungen zu den Hygienemaßnahmen bei resistenten Erregern heraus, die sich im Detail unterscheiden können. Pflegende beachten stets den hausinternen Hygieneplan.

MRSA

Staphylococcus aureus ist ein fakultativ pathogenes (➤ Tab. 13.1) Bakterium. Ungefähr 25 % der Bevölkerung sind damit besiedelt, primär im Nasenvorhof, oft auch in weiteren Haut- und Schleimhautbezirken (z. B. Leisten, Rachen). Hauptübertragungsweg ist die direkte oder indirekte Kontaktinfektion (➤ 13.2.1). MRSA rufen generell die gleichen Infektionen hervor wie **MSSA** *(methicillinsensibler Staphylococcus aureus),* die Sterblichkeit ist aber höher.
Unterschieden werden:

- **ha-MRSA** *(hospital acquired MRSA, krankenhausassoziierte MRSA),* die v. a. Gesundheitseinrichtungen bzw. Patienten mit Risikofaktoren betreffen
- **ca-MRSA** *(community acquired MRSA, mit dem ambulanten Bereich assoziierte MRSA),* die unabhängig von Krankenhausaufenthalten sind
- **la-MRSA** *(livestock associated MRSA, mit der Tiermast assoziierte MRSA)* in Bereichen mit viel Nutztierhaltung (insbesondere Großmastbetrieben)

MRSA-Management

Die Eindämmung von MRSA (und anderer resistenter Erreger) erfordert ein Bündel von koordinierten Maßnahmen, die auch als **MRSA-Management** zusammengefasst werden:

- Bewusster Umgang mit Antibiotika
- MRSA-Screening nach Risikobeurteilung
- Einhaltung von Standard- und zusätzlichen Hygienemaßnahmen einschließlich Isolierung
- (Versuch der) Dekolonisierung bei bekannten MRSA-Trägern
- Information und Schulung von Personal und Angehörigen

MRSA-Screening

Ein **Aufnahme-Screening,** also die gezielte Suche nach MRSA-Trägern ohne Infektionszeichen vor Aufnahme in ein Krankenhaus, ist mittlerweile etabliert. Abstriche werden bei Menschen mit erhöhtem Risiko entnommen, z. B: [7]

- Patienten mit MRSA in der Anamnese
- Patienten mit chronischen Wunden und Hautläsionen
- Dialysepatienten
- Patienten mit einem stationären Krankenhausaufenthalt von mehr als drei Tagen in den letzten zwölf Monaten
- Chronisch Pflegebedürftige mit Antibiotikatherapie in den letzten sechs Monaten oder mit PEG-Sonde, Katheter, Tracheostoma
- Patienten, die mit einem anderen MRSA-Patienten Kontakt hatten
- Patienten mit beruflichem Kontakt zu MRSA, etwa zu Nutztieren

Abstriche zum MRSA-Screening werden aus vorderer Nasenhöhle (➤ Abb. 13.7), Rachen, chronischen Hautdefekten/Wunden, Eintrittsstellen von Kathetern/PEG und Tracheotoma sowie bei positiver Anamnese zusätzlich aus den Leisten entnommen. Abstriche beim Personal erfolgen nur bei Verdacht oder bestehender Infektion.

Ein routinemäßiges MRSA-Screening vor Aufnahme in eine Pflegeeinrichtung oder in der ambulanten Pflege wird derzeit nicht als notwendig erachtet.

Hygienemaßnahmen bei MRSA

Standardhygiene von zentraler Bedeutung

Kolonisierte und infizierte Patienten tragen MRSA wesentlich in Einrichtungen hinein bzw. hinaus. Für die Erregerverteilung innerhalb der Einrichtung von großer Bedeutung sind die Hände des Personals, Pflegeutensilien, Medizinprodukte und Oberflächen (Staphylokokken können Monate auf unbelebten Oberflächen überleben). Maßnahmen zur Prävention und Bekämpfung von multiresistenten Keimen beinhalten immer die konsequente Einhaltung der Standardhygienemaßnahmen (➤ 12.2.1). [8]

Bei MRSA-besiedelten Patienten sind Schutzmaßnahmen erforderlich, die über die Standardhygiene (➤ 12.2.1) hinausgehen. Personal aller Berufsgruppen wird zu den notwendigen Maßnahmen geschult, der betroffene Patient und seine Angehörigen über die Maßnahmen informiert und eingewiesen.

Maßnahmen im Krankenhaus

Am weitreichendsten sind die zusätzlichen **Hygienemaßnahmen** (➤ 13.2.1) im Krankenhaus: [8]

- Unterbringung im Einzelzimmer mit eigenem Bad und Toilette, ggf. Gruppenisolierung (bei gleichem Resistenzprofil und Sanierungsstand ➤ 13.2.1)
- Gute Vorausplanung von Maßnahmen, um häufiges und unnötiges Rein- und Rausgehen zu vermeiden
- Transporte nur, wenn sie unumgänglich sind. Abteilung vorab informieren. Patienten mit frischer Kleidung oder Schutzkittel bekleiden, bei Kontamination von Mund-, Nasen- und Rachenhöhle einen Mund-Nasen-Schutz aufsetzen lassen. Liegendtransport mit einer desinfizierbaren Transportliege durchführen, Begleitperson sauberen Schutzkittel überziehen lassen. Direkte Begegnungen mit anderen Personen während des Transports bestmöglich vermeiden
- Belassen von Pflegeutensilien und Medizinprodukten (z. B. Blutdruckmessgerät, Verbandstoffen) im Zimmer, Wischdesinfektion nach Patientenkontakt
- Keine unnötige Materialienbevorratung im Patientenzimmer
- Visite, Verbandwechsel und andere Maßnahmen im Patientenzimmer jeweils zum Schluss der „Stationsrunde“
- Täglicher Wechsel von Bett- und Körperwäsche bzw. Bekleidung, Waschlappen und Handtüchern
- Tägliche Wischdesinfektion der patientennahen Flächen, bei sichtbarer Kontamination sofort
- Tragen von Schutzkleidung bei Patientenkontakt. Notwendig sind Einmalhandschuhe, erregerdichte Schutzkittel, Mund-Nasen-Schutz
- Vor Verlassen des Zimmers Ablegen von Schutzbekleidung, Händedesinfektion (➤ Abb. 13.12)
- Abräumen des Essenstabletts und direktes Abstellen ohne weiteren „Zwischenstopp“ in den Essenstransportwagen unmittelbar vor Rückführung, Spülen des Geschirrs mittels der üblichen Verfahren in der Küche
- Sammeln der Wäsche im Zimmer in geeigneten Säcken, Waschen mittels der Routineverfahren in der Wäscherei
- Abfallentsorgung im Zimmer in einem geeigneten Sack, Beutel verschließen und der Entsorgung zuführen

Entlassung von MRSA-kolonisierten Patienten

Patienten können trotz einer bestehenden MRSA-Besiedelung entlassen oder weiterverlegt werden. Im Krankenhaus erworbene MRSA-Stämme persistieren oft noch längere Zeit beim Betroffenen. Die Zieleinrichtung muss von der Besiedelung bzw. Infektion unterrichtet werden, damit sie entsprechende Schutzmaßnahmen ergreifen kann.

Maßnahmen in Pflegeeinrichtungen und Wohngemeinschaften

Langzeit-Pflegeeinrichtungen und Wohngemeinschaften stellen einen häuslichen Lebensbereich dar. Deshalb müssen Schutzmaßnahmen, die mit einer Bewegungseinschränkung einhergehen, und der Schutz von Mitbewohnern situationsabhängig gegeneinander abgewogen werden.

Allgemein gilt: [9], [10]

- In der Regel reicht strikte Einhaltung der Standardhygienemaßnahmen. Situationsbezogen werden weitergehende Maßnahmen eingeleitet.
- Bewohner mit MRSA-Besiedelung sollen das Zimmer nicht mit Bewohnern teilen, die eine offene Wunde, Katheter/PEG oder Tracheostoma, eine Atemwegsinfektion oder Abwehrschwäche haben oder mit anderen multiresistenten Erregern besiedelt sind. Dann ist eine Einzelzimmerbelegung oder Gruppenisolierung anzustreben. Ist dies nicht möglich, ist eine bewohnerbezogene Pflege mit zugeordneter Schutzkleidung erforderlich (virtuelle Isolierung, ➤ 13.2.1).
- Pflegerische Maßnahmen erfolgen im Bewohnerzimmer, möglichst zuletzt in der Versorgungsreihenfolge.

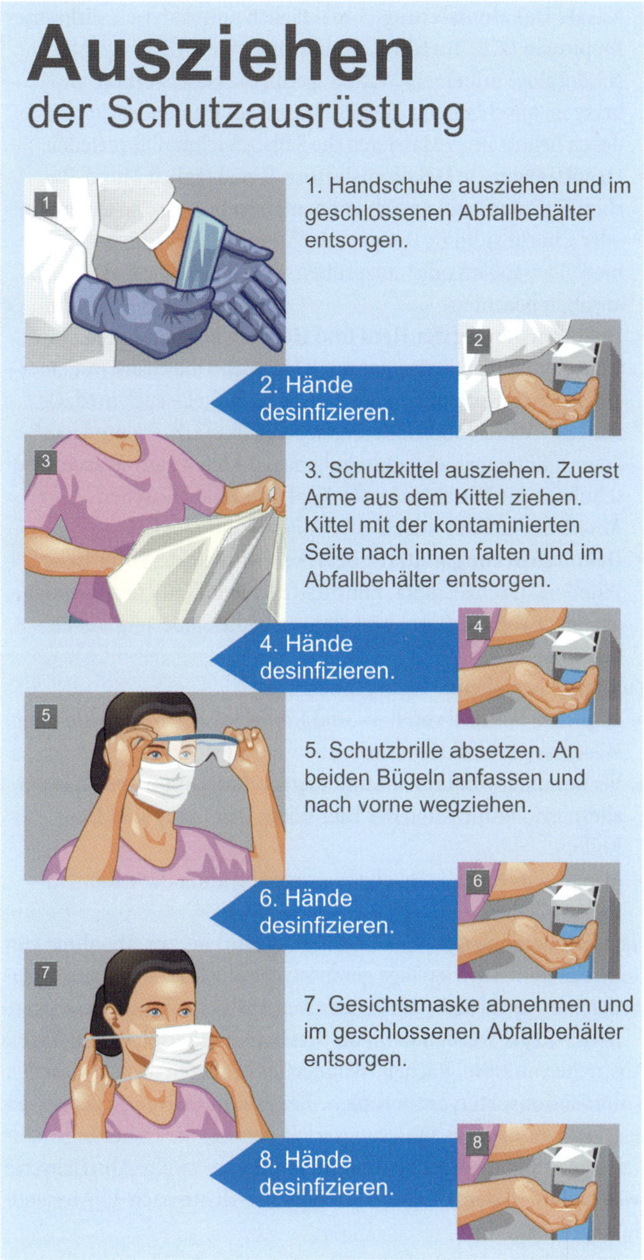

Abb. 13.12 Korrektes Ausziehen der Schutzkleidung – nicht nur bei MRSA wichtig. Während es für das Anlegen der Schutzkleidung keine vorgeschriebene Reihenfolge gibt, ist richtiges Ausziehen der Schutzkleidung wesentlich zur Verhinderung einer Keimverschleppung. [U120]

- Bei engem Kontakt mit dem Bewohner (z. B. bei der Körperpflege, Positionierungen) tragen Pflegende Schutzkittel und -handschuhe.
- Besteht ein Kontaminationsrisiko durch infektiöse Aerosole, z. B. beim Absaugen oder der Tracheostoma-Pflege, ist das Tragen eines Mund-Nasen-Schutzes nötig.
- Oberflächen im Zimmer des Bewohners werden täglich gereinigt, Bereiche mit häufigem Haut-/Handkontakt durch Flächendesinfektion dekontaminiert. Flächen, die durch Sekrete bzw. Ausscheidungen oder Blut kontaminiert sind, müssen sofort desinfiziert werden.
- Die Zimmerreinigung erfolgt wie in anderen Bewohnerzimmern, jedoch als letzte im Wohnbereich. Die Reinigungsutensilien werden sofort danach aufbereitet.
- Auch Fußpflegekraft und Friseur werden über die Besiedelung informiert, da die benutzten Gegenstände desinfiziert werden müssen.
- Soziale Kontakte zu Angehörigen und Mitbewohnern unterliegen keinen Einschränkungen. Besucher müssen keine Schutzkittel tragen. Mobile Bewohner können am Gemeinschaftsleben einschließlich der Mahlzeiten teilnehmen. Besiedelte offene Wunden, Eintrittsstellen von PEG und anderen Sonden und Tracheostomata werden mit einem (Wund-)Verband abgedeckt, ein Harnableitungssystem bleibt geschlossen. Pflegefachpersonen leiten Bewohner und Besucher zur regelmäßigen und korrekten Händehygiene an, insbesondere ist wichtig, dass sich der besiedelte Bewohner nach dem Toilettengang und vor dem Essen gründlich die Hände wäscht.

Bei Verdacht auf gehäuftes Auftreten von MRSA-Infektionen muss ein Screening in die Wege geleitet werden. [9]

Maßnahmen in der ambulanten Pflege

Für die ambulante Pflege gilt: eine Weiterverbreitung von MRSA von einem ambulanten Patienten zum anderen ist durch sorgfältige Standardhygienemaßnahmen zu vermeiden, wobei die korrekte Händedesinfektion an erster Stelle steht. Weitere Empfehlungen sind: [11]

- Versorgung eines MRSA-positiven Patienten nach Möglichkeit am Tourenende
- Tragen von Schutzhandschuhen bei Verbandwechseln und (möglichem) Kontakt mit Körpersekreten
- Anlegen eines patientengebundenen Schutzkittels bei engem Kontakt mit dem Pflegebedürftigen. Der Schutzkittel verbleibt in der Wohnung und wird täglich gewechselt. Sinnvoll sind langärmlige Einmalkittel
- Tragen eines Mund-Nasen-Schutzes bei allen Tätigkeiten, bei denen eine Staub- oder Aerosolbildung zu erwarten ist
- Patientenbezogene Verwendung von Pflegeutensilien, ansonsten Desinfektion vor Weiterverwendung
- Geschirrreinigung in der Spülmaschine bei mindestens 60 °C
- Wäschewaschen bei mindestens 60 °C oder mit einem desinfizierenden Waschmittel
- Entsorgung kontaminierter Abfälle, z. B. Verbandmaterial, in eine kleine Mülltüte, sofortiger Verschluss, dann weitere Entsorgung über den Hausmüll
- Keine routinemäßige Flächendesinfektion in der Wohnung, normale Reinigung ausreichend. Desinfizierendes Abwischen patientennaher Objekte (z. B. Fernbedienung, Handy, Notruf, Sehhilfe, Toilettenbrille, Türklinken) empfehlenswert (➤ Abb. 13.13)

Gesunde Angehörige sind im häuslichen Bereich in aller Regel nicht durch die MRSA gefährdet. Trotzdem sollte eine Weiterverbreitung innerhalb der Familie vermieden werden. Pflegefachpersonen beraten den Pflegebedürftigen und seine Angehörigen:

- **Husten-/Niesetikette** einhalten (➤ 12.2.1)
- Alltägliche soziale Kontakte sind kein Problem, Haushaltsmitglieder benötigen keine Schutzkleidung. Enge Berührungs- und

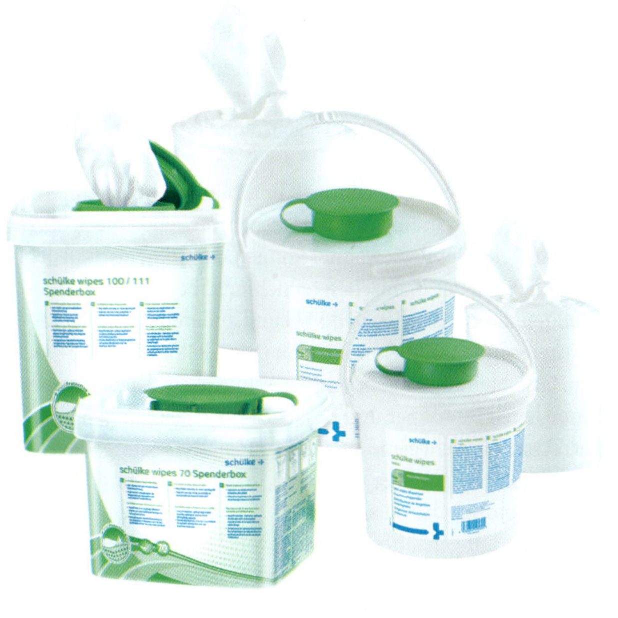

Abb. 13.13 Einmal-Desinfektionstücher im Spender (sog. Wipes). Sie sind einfach zu handhaben, weil keine Desinfektionslösung hergestellt werden muss und das Tuch nach Benutzung verworfen wird. Die Behältnisse können immer wieder aufgefüllt werden. Für seltene Benutzung gibt es noch kleinere Gebinde. [V519]

Körperkontakte mit dem Pflegebedürftigen möglichst vermeiden und sich nach direktem Kontakt die Hände waschen
- Hygieneartikel (z. B. Seife, Kamm) für den persönlichen Gebrauch „reservieren" bzw. falls nicht möglich Verwendung von Einmalartikeln anraten

Dekolonisierung

Ziel einer **Dekolonisierung/Sanierung** ist, eine Infektion beim Patienten und die MRSA-Weiterverbreitung zu verhindern. Sie ist in Krankenhäusern, Pflegeeinrichtungen und auch ambulant möglich. Grunderkrankungen und Sanierungshemmnisse (z. B. Diabetes, PEG, Katheter) werden vorher möglichst behandelt bzw. beseitigt.

Die MRSA-Dekolonisierung umfasst verschiedene Maßnahmen über 5–7 Tage (> Abb. 13.14): [12]

- **Nasale Dekolonisierung.** 3-mal täglich antibakteriell wirksames Mupirocin (z. B. Turixin® 2 %, InfectoPyoderm® 20 mg/g als Nasensalbe) mit einem Watteträger in die Nasenvorhöfe einbringen, anschließend die Nasenflügel zusammendrücken und durch behutsames Massieren die Salbe gleichmäßig verteilen
- **Oropharyngeale Dekolonisierung.** 3-mal täglich Mund-Rachen-Raum mit einem Schleimhautantiseptikum wie Octenidin oder Chorhexidin (z. B. Octenidol®, ProntOral®, Chlorhexamed®) ausspülen oder aufsprühen, Einwirkzeit nach Herstellerangaben beachten
- **Dekolonisierung der Haut und Haare.** Über mindestens fünf Tage einmal täglich den ganzen Körper und die Haare mit einer antiseptisch wirkenden Waschlotion (z. B. Stellisept® med, Octenisan® Waschlotion), Reinigungsschaum (z. B. Prontoderm® Foam), Einmalwaschhandschuhen (z. B. Octenisan® Waschhandschuhe) oder Waschhaube für Kopf und Haare waschen. Auch Abreiben der Haut mit einem Antiseptikum möglich
- **Dekolonisierung weiterer Bezirke.** Hautdefekte, chronische Wunden, Tracheostoma, Eintrittsstellen von Kathetern, Sonden, ggf. auch Vagina, Darm und Urethra in die Sanierung mit einbeziehen

Zusätzlich begleitende Maßnahmen:
- Täglicher Wechsel von Bett- und Körperwäsche bzw. Bekleidung, Waschlappen und Handtüchern
- Verwendung von Einmalzahnbürsten, -haarkamm und -rasierer, alternativ Desinfektion der Utensilien, Deo-Spray statt Deo-Roller
- Mindestens einmal tägliche Wischdesinfektion der patientennahen Flächen

Nach Beendigung der MRSA-Sanierung wird bis zur Abnahme von Kontrollabstrichen vier Tage gewartet, damit Rückstände antimikrobieller Substanzen keine falsch negativen Abstrichergebnisse erzeugen.

In der Regel werden dann an drei aufeinanderfolgenden Tagen Abstriche von Nase, Rachen, Wunden und anderen nachgewiesenen Kolonisationsorten entnommen. Bei drei negativen Ergebnissen liegt ein (vorläufiger) Sanierungserfolg vor und die Isolierungsmaßnahmen können aufgehoben werden. [8] Eine zweite Abstrichserie wird zwischen dem 3. und 6. Monat, eine dritte nach 12 Monaten durchgeführt.

Bei *erfolgloser Dekolonisierung* kann ein erneuter Versuch oder eine systemische Antibiotikagabe erwogen werden.

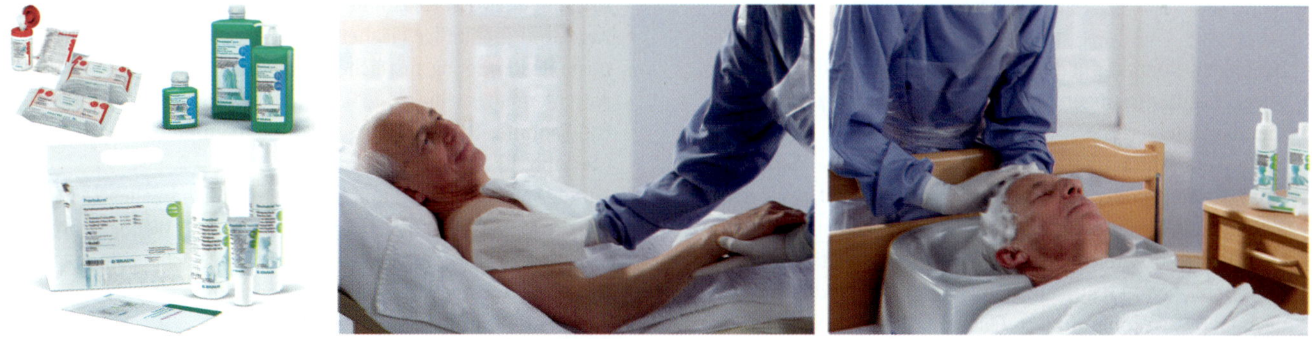

Abb. 13.14 MRSA-Dekolonisierung von Haut und Schleimhäuten. Spezielle Sets enthalten antiseptische Wasch- und Spüllösungen sowie Hände- und Flächendesinfektionsmittel. © B. Braun Melsungen AG [U223]

MRSA-Besiedelung beim Personal

Wird eine MRSA-Besiedelung bei Mitarbeitenden nachgewiesen, soll eine Dekolonisierung erfolgen. Bis zum erfolgreichen Nachweis muss eine Erregerübertragung auf Patienten und die Umgebung verhindert werden. Nach einer Risikoanalyse werden geeignete Schutzmaßnahmen ergriffen, z. B. der Einsatz des betroffenen Mitarbeiters außerhalb der Patientenversorgung. [8])

13.2.3 Vorschriften des Infektionsschutzgesetzes

Ziel des **Infektionsschutzgesetzes** *(IfSG)* ist die Vorbeugung, Früherkennung und ggf. Eindämmung von Infektionserkrankungen. Ins Bewusstsein der breiten Öffentlichkeit gerückt ist das Gesetz 2020, als es maßgebliche gesetzliche Grundlage für die Einschränkungen der Grundrechte im Rahmen der COVID-19-Pandemie war.

Wichtig für Pflegefachpersonen sind v. a. die Regelungen zur Meldepflicht und zum Besuch von Gemeinschaftseinrichtungen (abweichende Regelungen der Bundesländer oder regionalen Gesundheitsämtern beachten).

Meldepflicht

Pflegefachpersonen müssen binnen 24 Std. das Gesundheitsamt benachrichtigen, wenn sie bei einem Pflegebedürftigen eine meldepflichtige Erkrankung vermuten, aber kein Arztkontakt zustande kommt. Ansonsten obliegt die Meldung dem Arzt bzw. der Ärztin (im Weiteren als „Arzt" zusammengefasst).

Bundesweit namentlich meldepflichtig sind v. a.: [13]

- Krankheitsverdacht, Erkrankung und Tod durch
  - Akute Virushepatitis (➤ 9.3)
  - Botulismus
  - Cholera (➤ 8.9)
  - Coronavirus-Krankheit-2019 (COVID-19, ➤ 13.5.4)
  - Diphtherie (➤ Tab. 13.4)
  - Enteropathisches hämolytisch-urämisches Syndrom (HUS, ➤ 10.6.1)
  - Humane spongiforme Enzephalopathie (außer familiäre Formen ➤ 15.6)
  - Keuchhusten (Pertussis, ➤ Tab. 13.4)
  - Masern (➤ Tab. 13.4)
  - Meningokokkenmeningitis/-sepsis (➤ 15.6)
  - Milzbrand (durch das sporenbildende Bakterium Bacillus anthracis verursachte Erkrankung, die v. a. Haut, Lungen oder Magen-Darm-Trakt befällt)
  - Mumps (➤ Tab. 13.4)
  - Orthopockenbedingte Erkrankungen, z. B. Kuhpocken, Mpox (➤ Tab. 13.4)
  - Pest (durch das Bakterium *Yersinia pestis* ausgelöste hochansteckende Infektionskrankheit)
  - Poliomyelitis (Kinderlähmung, ➤ Tab. 13.4)
  - Röteln, Rötelnembryopathie (➤ Tab. 13.4, ➤ Tab. 21.5)
  - Tollwut (➤ Tab. 13.4)
  - Typhus/Paratyphus (➤ 8.9, ➤ Tab. 13.4)
  - Virusbedingtes hämorrhagisches Fieber (Gruppe von Viruserkrankungen mit Fieber, Blutungsneigung und oft Organbefall, z. B. Dengue-Fieber ➤ Tab. 13.4)
  - Windpocken (Varizellen ➤ 13.5.2)
  - Zoonotische (vom Tier auf den Menschen übertragene) Influenza (➤ 3.5)
- Erkrankung und Tod in Bezug auf
  - Clostridioides-difficile-Infektionen mit schwerem Verlauf (➤ 8.9)
  - Behandlungsbedürftige Tuberkulose (➤ 3.7)
- Krankheitsverdacht und Erkrankung an mikrobiell bedingter Lebensmittelvergiftung oder akuter infektiöser Gastroenteritis (➤ 8.9) bei in der Lebensmittelverarbeitung Tätigen oder mindestens zwei gleichartigen Erkrankungen mit vermutetem oder wahrscheinlichem epidemischem Zusammenhang
- Verletzung durch oder Berührung eines tollwutkranken, -verdächtigen oder -ansteckungsverdächtigen Tieres
- Krankheitsverdacht, Erkrankung und Tod an anderen, hier nicht genannten bedrohlichen Infektionskrankheiten

Außerdem sind Häufungen nosokomialer Infektionen mit vermutetem oder wahrscheinlichem epidemischem Zusammenhang sowie bundeslandabhängig weitere Erkrankungen meldepflichtig.

Die (namentliche oder nichtnamentliche) Meldepflicht von Krankheitserregern ist für Pflegende nicht von Belang (Labormeldepflicht).

Besuch von Gemeinschaftseinrichtungen

Menschen mit folgenden Erkrankungen dürfen keine Gemeinschaftseinrichtungen besuchen, weder als Betreute noch als beruflich Tätige (➤ Abb. 13.15), bis nach ärztlichem Urteil keine Gefahr der Weiterverbreitung mehr besteht. Teilweise gilt ein festes Intervall ab Beginn der Erkrankung/Therapie, teilweise ist ein Attest empfohlen/erforderlich, teilweise Rücksprache mit dem Gesundheitsamt. Bei einigen Erkrankungen (durch * gekennzeichnet) gilt das Besuchs-

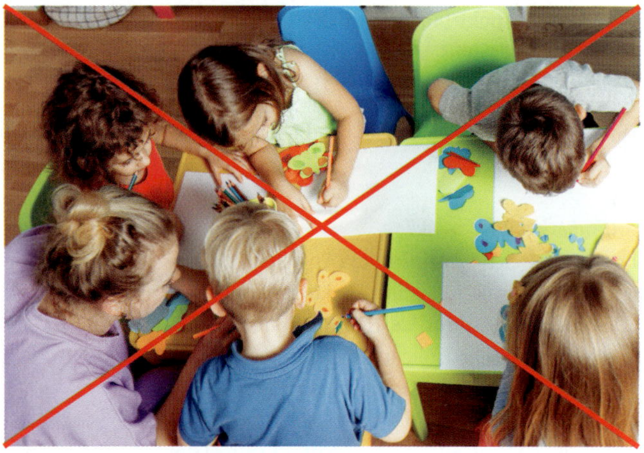

Abb. 13.15 Besuchs- und Beschäftigungsverbote. Bei Verdacht auf oder Vorliegen bestimmter übertragbarer Erkrankungen dürfen Betroffene Kindertagesstätten, Schulen u. a. Gemeinschaftseinrichtungen nicht besuchen – weder als Betreute noch als beruflich Tätige. [J787]

bzw. Beschäftigungsverbot auch für (nichtimmune) Menschen im gleichen Haushalt wie der Erkrankte: [13], [14]

- Unabhängig vom Alter:
  - Ansteckungsfähige Lungentuberkulose*
  - Cholera*
  - Diphtherie*
  - Enteritis durch enterohämorrhagische E. coli (EHEC, ➤ 8.9)*
  - Haemophilus-influenzae-Typ b-Meningitis*
  - Impetigo contagiosa (➤ 17.3)
  - Keuchhusten
  - Kopflausbefall (➤ 17.3)
  - Masern*
  - Meningokokkeninfektion*
  - Mumps*
  - Orthopockenbedingte Erkrankungen
  - Pest*
  - Poliomyelitis*
  - Röteln*
  - Scharlach oder sonstige Streptococcus-pyogenes-Infektionen (➤ 18.4.2)
  - Shigellose*
  - Skabies (Krätze ➤ 17.3)
  - Typhus/Paratyphus*
  - Virusbedingtes hämorrhagisches Fieber*
  - Virushepatitis A oder E*
  - Windpocken (Varizellen)*
- Bei unter 6-Jährigen außerdem Krankheitsverdacht und Erkrankung an infektiöser Gastroenteritis

Einschränkungen gelten darüber hinaus für Ausscheider bestimmter Erreger.

13.2.4 Antibiotika

DEFINITION

Antibiotika: im engeren Sinne Medikamente gegen Infektionen durch Bakterien. Wirken **bakteriostatisch** (die Bakterienvermehrung hemmend) oder **bakterizid** (Bakterien abtötend). **Engspektrumantibiotika** erfassen wenige, **Breitspektrumantibiotika** viele Bakterienarten.

Antibiotikaresistenz: Unempfindlichkeit eines Bakteriums gegen ein Antibiotikum (➤ 13.2.2). Entweder *primäre Wirkungslücke* des Antibiotikums oder *sekundäre*, neu entstandene *Resistenz* bei an sich empfindlichen Bakterien durch Mutation oder Übertragung von Bakterien-DNA. Mittlerweile großes Problem.

Antituberkulotika ➤ 3.7

Es gibt zahlreiche **Antibiotika** (Angriffspunkte ➤ Abb. 13.16), die jeweils gegen unterschiedliche Bakterienarten (➤ 13.4) wirken, z. B.:

- **β-Laktam-Antibiotika.** Hemmen Bildung der Zellwand (bakterienspezifische Hülle um die Zellmembran, ➤ Abb. 13.16, ➤ Abb. 13.23). Insgesamt gut verträglich
  - **Penizilline.** Wirkung v. a. gegen grampositive und -negative Kokken (z. B. eitrige Angina und Erysipel durch Streptokokken, Meningitis durch Meningokokken), Breitspektrumpenizilline außerdem gegen einige Stäbchen (z. B. Atemwegsinfektionen durch Haemophilus). *Beispiele:* Penicillin V

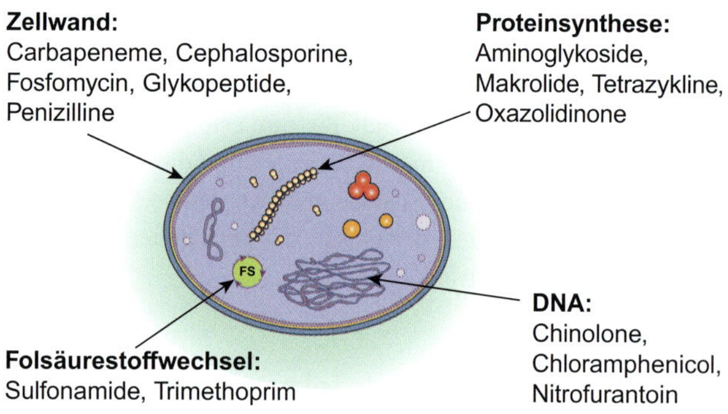

Abb. 13.16 Angriffspunkte von Antibiotika (Auswahl). [L255]

(z. B. Penicillin V AL®), Amoxicillin (z. B. Amoxicillin AbZ®), Flucloxacillin (z. B. Staphylex®), Piperacillin (z. B. Piperacillin Eberth®)
  - **Cephalosporine.** Ältere Cephalosporine v. a. gegen grampositive Bakterien, neuere breiteres Spektrum und eher gegen gramnegative Bakterien. Indikationen für Oralcephalosporine z. B. Harn-, Atemwegs-, Hautinfektionen, für parenterale Cephalosporine schwere Infektionen, z. B. nosokomiale Pneumonie. *Beispiele:* Cefaclor (z. B. Panoral®), Cefuroxim (z. B. Elobact®), Cefpodoxim (z. B. Orelox®), Ceftriaxon (z. B. Rocephin®), Cefepim (z. B. Cefepim-MIP®), Ceftobiprol (z. B. Zevtera®)
  - **Carbapeneme.** Sehr breites Wirkspektrum. Reserveantibiotika und bei sehr schweren Infektionen. *Beispiele:* Imipenem (z. B. Zienam®), Meropenem (z. B. Meronem®)
- **Aminoglykoside.** Hemmen Proteinsynthese. Breites Wirkspektrum. Parenterale Gabe. Reserveantibiotika und Bestandteil einer Kombinationstherapie bei schweren Infektionen. *Nebenwirkungen:* Nierenfunktionsstörungen, Gehörschäden. *Beispiele:* Gentamicin (z. B. Gentamicin Hexal®), Tobramycin (z. B. Gernebcin®)
- **Tetrazykline.** Hemmen Proteinsynthese. Breites Spektrum, u. a. gegen Atemweginfektionen, Borreliose. *Nebenwirkungen:* Einlagerung in Knochen, Zähne, gesteigerte Lichtempfindlichkeit der Haut. *Beispiel:* Doxycyclin (z. B. Doxycyclin Stada®)
- **Makrolide.** Hemmen Proteinsynthese. Wirkspektrum ähnlich Penizillinen, daher oft Ersatzpräparate bei Penizillinallergie, außerdem häufig bei Atemwegsinfektionen (auch durch Haemophilus influenzae, Legionellen). Insgesamt gut verträglich. *Beispiele:* Erythromycin (z. B. Erythrocin®), Azithromycin (z. B. AZI-TEVA®), Clarithromycin (z. B. Klacid®), Roxithromycin (z. B. Rulid®)
- **Glykopeptide.** Hemmen Bildung der Zellwand. Nur wirksam auf grampositive Bakterien, v. a. Reserveantibiotikum bei Staphylokokkeninfektionen. Parenterale Gabe. Vancomycin oral (keine Resorption) gegen C.-difficile-assoziierte Diarrhö. *Nebenwirkungen:* Nierenfunktionsstörungen, Gehörschäden. *Beispiele:* Teicoplanin (z. B. Targocid®), Vancomycin (z. B. Vancomycin Dr. Eberth®)
- **Chinolone** *(Gyrasehemmer)*. Vermindern durch Veränderung der räumlichen Anordnung die Funktion der DNA. Breites

Wirkungsspektrum, orale Gabe. Zurückhaltender Einsatz wegen des Risikos von Resistenzen und Nebenwirkungen, z. B. bei komplizierten Harnwegsinfektionen, Nierenbeckenentzündung, Atemwegsinfektionen, wenn andere Antibiotika nicht möglich sind. *Nebenwirkungen:* neuro-, hepatotoxisch, Aorten-, Sehnen-, im Wachstumsalter Knorpelschäden. *Beispiele:* Ciprofloxacin (z. B. Ciprobay®), Ofloxacin (z. B. Oflox BASICS®), Levofloxacin (z. B. Tavanic®), Moxifloxacin (z. B. Moxifloxacin TAD®)
- **Oxazolidinone.** Hemmen Proteinsynthese. Wirkung v. a. gegen grampositive und Enterokokken. *Nebenwirkung* u. a. Knochenmarksuppression. Reserveantibiotikum. *Beispiel:* Linezolid (z. B. Zyvoxid®)

Antibiotika werden überwiegend systemisch gegeben, selten (z. B. am Auge) lokal.

Nebenwirkungen

Antibiotika wirken nicht nur auf krankheitserregende, sondern auf *alle* Bakterien im/auf dem Körper. Dadurch verschiebt sich das physiologische Bakteriengleichgewicht. Folgen sind:
- *Antibiotika-assoziierte Diarrhö* (gefürchtet: *Clostridioides-difficile-assoziierte Diarrhö* bis hin zur *pseudomembranösen Kolitis* ➤ 8.9) → Beobachtung der Stuhlausscheidung, ggf. vorbeugende Gabe von probiotischen Joghurts oder Lactobacillus-Präparaten (z. B. Probiolife®, Wirkung umstritten)
- *Pilzinfektionen* von Haut und Schleimhäuten (besonders häufig: Vaginalmykose) → Hautkontrolle u. a. der Zehenzwischenräume, Mundschleimhautbeobachtung, Frage nach Fluor, Juckreiz

Häufig sind außerdem Appetitlosigkeit, Übelkeit und Allergien, meist der Haut. Vor allem bei i. v.-Gabe sind aber auch bedrohliche Typ-I-Reaktionen möglich (➤ 12.3).

Grundsätze und pflegerische Betreuung

- Das Antibiotikum wird am besten nach Antibiogramm gewählt. Ein Antibiotikum mit möglichst engem Wirkungsspektrum vermindert die Schädigung von Haut- und Schleimhautbakterien und auf Dauer Resistenzen. Muss die Behandlung aufgrund der Schwere der Erkrankung sofort beginnen, erfolgt bis zum Vorliegen des Antibiogramms eine **kalkulierte Antibiotikatherapie,** welche die jeweils *wahrscheinlichsten* Erreger erfasst.
- Die Therapie wird nicht vorzeitig abgebrochen. Zu niedrig dosierte oder zu kurze Therapien begünstigen Resistenzentwicklungen und Infektionsrezidive. Gute Patienteninformation fördert die Therapieadhärenz.
- Wasser ist am besten zur oralen Einnahme. Bezüglich des Einnahmezeitpunkts, z. B. in Bezug auf Mahlzeiten, gelten die Herstellerangaben, da dies nicht nur substanz-, sondern auch zubereitungsabhängig ist. Ähnliches gilt für die Lösungsmittelwahl bei Antibiotika zur i. v.-Gabe.
- Hautkontakt ist wegen der Allergiegefahr und einer möglichen Resistenzentwicklung von Hautbakterien zu vermeiden.
- Pflegende informieren den Patienten außerdem, sich bei Auffälligkeiten jeglicher Art sofort zu melden.

13.2.5 Virostatika

DEFINITION

Virostatika *(Virustatika):* Medikamente gegen Virusinfektionen.

Viren haben keinen eigenen Stoffwechsel, sondern nutzen Strukturen und Proteine der infizierten Zelle. **Virostatika** (Übersicht und Angriffspunkte ➤ Tab. 13.2) hemmen die Virusvermehrung, können aber die Viren nicht abtöten. Ihre Wirkung ist auf wenige Viren begrenzt, Resistenzentwicklung möglich. Virostatika werden nur bei wenigen Virusinfektionen eingesetzt, z. B. schweren Herpes-Infektionen, der Hepatitis-C- oder HIV-Infektion.

Medikamente gegen HIV (➤ 13.5.3) werden auch **antiretrovirale Medikamente** genannt.

Häufige Nebenwirkungen sind Magen-Darm-Beschwerden, Allergien, Nephrotoxizität, Blutbildveränderungen und ZNS-Nebenwirkungen (v. a. Kopfschmerzen).

13.2.6 Antimykotika

DEFINITION

Antimykotika: Medikamente gegen Pilzinfektionen.

Antimykotika greifen z. B. an der Zellmembran der Pilze an. Die verschiedenen Antimykotika haben ein unterschiedliches Wirkspektrum, Resistenzen sind möglich.

Die lokale Anwendung von Antimykotika bei begrenzten Haut- und Schleimhautinfektionen hat kaum Nebenwirkungen.

Bei schweren Pilzerkrankungen von Haut, Nägeln oder Schleimhäuten oder Pilzinfektionen innerer Organe ist eine systemische Gabe nötig. Häufigste Nebenwirkungen dabei sind Hautausschläge und Magen-Darm-Beschwerden. Dazu kommen teils ernste substanzabhängige Nebenwirkungen, z. B. Nieren- oder Leberfunktionsstörungen.

Gebräuchliche Antimykotika sind u. a.:
- Zur **lokalen Gabe** Amorolfin (etwa Amofin®), Bifonazol (z. B. Bifonazol Aristo®), Ciclopirox (etwa Miclast®), Clotrimazol (etwa Cloderm®), Miconazol (etwa Daktar®), Nystatin (z. B. Moronal®, die orale Gabe entspricht einer Lokaltherapie von Mund- und Darmschleimhaut, da Nystatin nicht resorbiert wird)
- Zur **systemischen Gabe** lipidformuliertes/liposomales Amphotericin B (z. B. AmBisome®), Caspofungin (z. B. Cancidas®), Fluconazol (z. B. Diflucan®), Itraconazol (z. B. Sempera®), Micafungin (z. B. Mycamine™), Posaconazol (z. B. Noxafil®), Voriconazol (z. B. Vfend®)
- Zur **lokalen** und **systemischen Gabe** „klassisches" Amphotericin B (z. B. Ampho-Moronal®, lokal gegen Mundsoor und Pilzerkrankungen des Darms, da bei oraler Gabe nicht resorbiert), Terbinafin (z. B. Terbiderm®)

Tab. 13.2 Übersicht über die Virostatika (Auswahl, Einteilung teils überschneidend), in Klammern die jeweils (vorrangig) erfassten Viren. [L255].

Blockieren …

… Anheften an und Eindringen in die Zelle

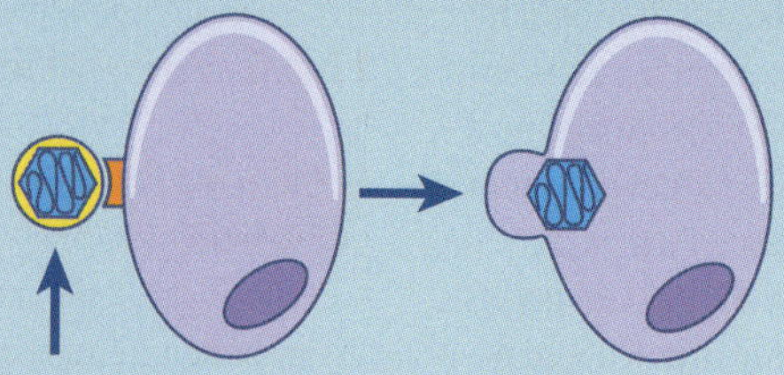

Entry-Inhibitoren:
- **Korezeptor-Antagonisten,** etwa Maraviroc, z. B. Celsentri® (HIV)
- **Fusionshemmer,** etwa Enfuvirtid, z. B. Fuzeon® (HIV)

… Freisetzen der viralen Erbsubstanz

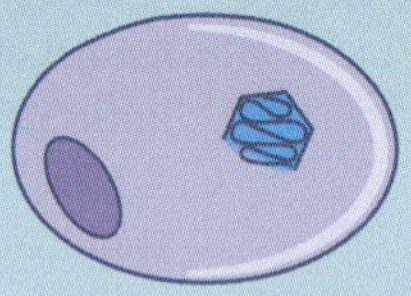

Amantadin, z. B. Amantadin AL® (Influenza-Viren)

… Synthese viraler Erbsubstanz, bestehend aus evtl. Umschreiben der Virus-RNA in DNA, Integration der Virus-DNA in die Wirtszell-DNA und Neubildung viraler DNA/RNA

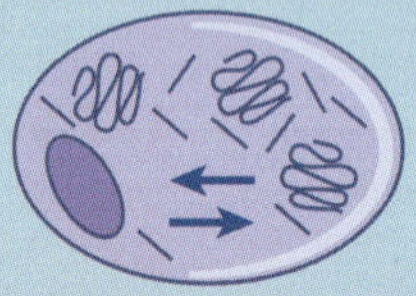

- **Nukleosidische/nukleotidische Reverse-Transkriptase-Inhibitoren** *(NRTI),* etwa
  - Abacavir, z. B. Ziagen®, Emtricitabin, z. B. Emtriva®, Lamivudin, z. B. Epivir®, Tenofovir, z. B. Viread®, Zidovudin, z. B. Retrovir® (alle HIV, Lamivudin auch HBV)
  - Adefovir, z. B. Hepsera®, Entecavir, z. B. Baraclude® (HBV)
- **Nichtnukleosidische Reverse-Transkriptase-Inhibitoren** *(NNRTI),* etwa Efavirenz, z. B. Sustiva®, Etravirin, z. B. Intelence®, Nevirapin, z. B. Viramune®, Rilpivirin, z. B. Edurant® (alle HIV)
- **Integrase-Inhibitoren,** etwa Cabotegravir, z. B. Vocabria®, Dolutegravir, z. B. Tivicay®, Elvitegravir, z. B. Kombinationspartner in Genvoya®, Raltegravir, z. B. Isentress® (HIV)
- **DNA-/RNA-Polymerase-Inhibitoren,** etwa Aciclovir, z. B. Aciclovir 1A Pharma® (HSV, VZV), Brivudin, z. B. Zostex® (HSV, VZV), Famciclovir, z. B. Famvir® (HSV, VZV), Foscarnet, z. B. Foscavir® (CMV, HSV. VZV), Ganciclovir, z. B. Cymeven® (CMV), Ribavirin, z. B. Copegus® (u. a. HBV, HCV), Sofosbuvir, z. B. Sovaldi® (HCV), Valaciclovir, z. B. Valtrex® (HSV, VZV)

… Synthese viraler Proteine

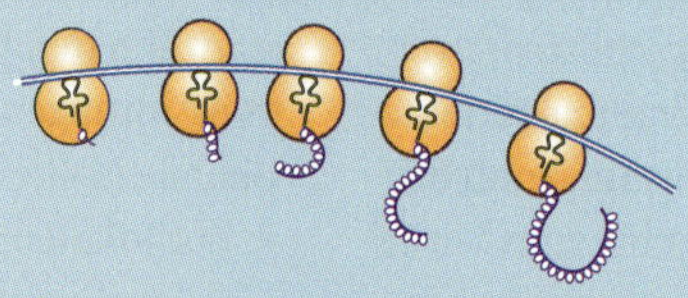

Protease-Inhibitoren, etwa:
- Atazanavir, z. B. Reyataz®, Darunavir, z. B. Prezista®, Saquinavir, z. B. Invirase® (HIV)
- Grazoprevir, z. B. Kombinationspartner in Zepatier® (HCV)

… Zusammenbau und Freisetzung neuer Viren

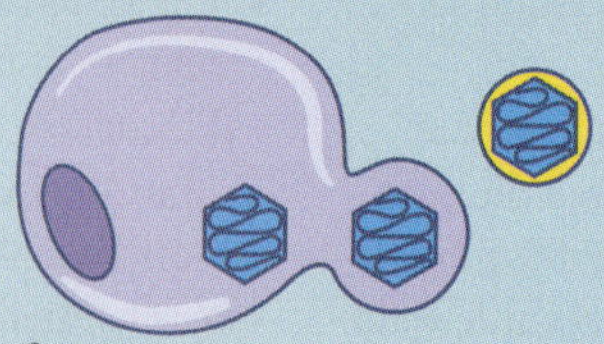

- **Neuraminidase-Hemmer,** etwa Oseltamivir, z. B. Tamiflu® (Influenza)
- **NS5A-Inhibitoren** (zusätzlich Polymerasehemmung), etwa Ledipasvir, z. B. Kombinationspartner in Harvoni®, Velpatasvir, z. B. Kombinationspartner in Epclusa® (HCV)
- Kapsid-Inhibitoren, etwa Lenacapavir, z. B. Sunlenca® (Anfang 2025 in Deutschland noch nicht auf dem Markt)

CMV = Zytomegalie-Virus: HBV/HCV = Hepatitis-B-/-C-Virus; HIV = humanes Immundefizienz-Virus; HSV = Herpes-simplex-Virus; VZV = Varizella-Zoster-Virus

13.2.7 Antiparasitika

DEFINITION
Antiparasitika: Medikamente gegen Parasitenbefall.

Von den **Antiparasitika** sind in Deutschland v. a. die Mittel gegen Läuse und Milben zur äußerlichen Anwendung (➤ Tab. 17.2) und die **Anthelminthika** *(Medikamente gegen Würmer)* von Bedeutung.

Anthelminthika

Anthelminthika lähmen oder töten die Würmer, sodass sie mit dem Stuhl ausgeschieden werden. Wichtige Vertreter sind:
- Albendazol (z. B. Eskazole®), Mebendazol (z. B. Vermox®)
- Niclosamid (z. B. Yomesan®)
- Praziquantel (z. B. Cysticide®)
- Pyrantel (z. B. Helmex®)

Hauptnebenwirkungen sind Magen-Darm-Beschwerden, Kopfschmerzen und Schwindel.

13.2.8 Chirurgische Infektionsbehandlung

Nicht alle Infektionen heilen allein durch Allgemeinmaßnahmen und ggf. Medikamente ab. Insbesondere bei Infektionen mit Eiterbildung und Nekrosen kann eine **chirurgische Infektionsbehandlung** notwendig sein:
- Wundinfektionen bedürfen neben einer fachgerechten Wundtherapie oft der chirurgischen Sanierung, z. B. Abtragen von Nekrosen, Eröffnung eines Furunkels.
- Eröffnung, Einlage einer Drainage und ggf. nachfolgende Spülung sind erforderlich z. B. bei einem **Abszess** (abgekapselte Eiteransammlung in einem durch Gewebezerfall entstandenen Hohlraum ➤ Abb. 13.17, ➤ Tab. 2.3) oder einem **Empyem** (Eiteransammlung in einem vorgebildeten Hohlraum, z. B. Gelenkhöhle → Gelenkempyem, Pleurahöhle → Pleuraempyem, Gallenblase → Gallenblasenempyem).
- Bei Infektionen mit ausgedehnten Gewebezerstörungen müssen die Nekrosen chirurgisch beseitigt werden. Ein Beispiel ist die **nekrotisierende Fasziitis,** eine rasch fortschreitende, lebensbedrohliche Weichteilinfektion. Meist handelt es sich um Mischinfektionen mit Streptokokken (➤ 13.4.2).
- Zu **Anaerobier-Infektionen** (Anaerobier ➤ 13.4.1) kommt es v. a. bei tiefen Wunden mit Nekrosen, bei aus anderem Grund schlechter Durchblutung oder Eiteransammlung. Beispiel ist der **Gasbrand** durch *Clostridium perfringens* (anaerobes, sporenbildendes Bakterium ➤ 13.4.2). Neben starken Schmerzen, Schwellung und Verfärbung zeigt sich im weiteren Verlauf die namengebende Gasbildung. Zusätzlich zur Gabe gegen Anaerobier wirksamer Antibiotika ist eine Verbesserung der Sauerstoffversorgung durch chirurgische Maßnahmen und evtl. Sauerstoffüberdruckbehandlung nötig.

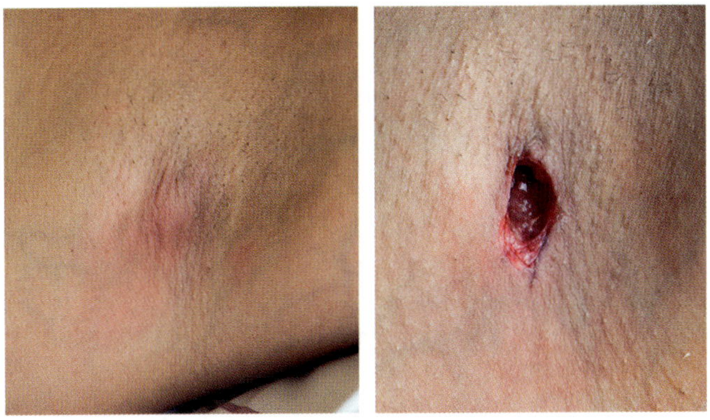

Abb. 13.17 Abszess, links vor, rechts nach Eröffnung. [K115]

Pflegerische Betreuung

Pflegerische Maßnahmen nach chirurgischer Infektionsbehandlung sind:
- Ruhigstellung des betroffenen Körperteils
- Täglicher Verbandwechsel, bei starker Sekretion auch häufiger
- Desinfizierende Spülungen nach Arztanordnung
- Beobachtung auf lokale (Rötung, Schwellung, Schmerzen, Überwärmung, Bewegungseinschränkung) und systemische Entzündungszeichen (v. a. Fieber)
- Kühlung, z. B. mit Cold-Packs
- Verabreichung des angeordneten Antibiotikums

13.2.9 Prophylaxe einer Infektion durch Nadelstichverletzung

DEFINITION
Nadelstichverletzung *(NSV):* zusammenfassende Bezeichnung für alle Verletzungen mit spitzen oder scharfen Instrumenten (z. B. auch Skalpelle), die mit Patientenmaterial kontaminiert sind.

Nadelstichverletzungen sind bei Beschäftigten im Gesundheitswesen nach wie vor nicht selten: die Berufsgenossenschaft für Gesundheitsdienst und Wohlfahrtspflege (BGW) registrierte 2019 branchenübergreifend fast 50.000 Nadelstichverletzungen. Im Gesundheitswesen entfielen fast 50 % der gemeldeten Versicherungsfälle auf Nachstichverletzungen. Die Dunkelziffer ist unbekannt und wahrscheinlich beträchtlich. [15]

Das Gesundheitsrisiko ist dabei nicht die Verletzung als solche, sondern die Übertragung von Krankheitserregern, insbesondere Hepatitis-B-, -C- und HI-Viren. Das Risiko hängt von vielen Faktoren ab, wie etwa Tiefe der Verletzung, Art des Instruments und Virusgehalt des Blutes.

Risikoschätzung

Als Faustregel für das Infektionsrisiko nach Nadelstichverletzung mit virushaltigem Material kann gelten: ca. 30 % Risiko für Hepatitis B, ca. 3 % für Hepatitis C und ca. 0,3 % für HIV. [15]

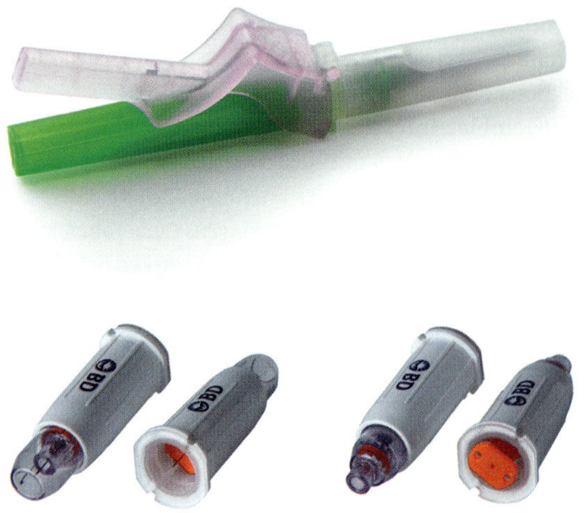

Abb. 13.18 Beispiele für sichere Instrumente. Oben Blutentnahmekanüle mit Schutzschild zur manuellen Einhandbedienung, unten Pennadel mit automatischer Aktivierung des Sicherheitsmechanismus. (links vor, rechts nach Benutzung). [V342]

Prinzipiell gleiche Risiken bestehen beim Kontakt verletzter Haut sowie intakter oder verletzter Schleimhaut mit potenziell infektiösen Körperflüssigkeiten (z. B. Blutspritzer ins Auge).

Die **Prophylaxe einer Infektion durch Nadelstichverletzung** basiert auf drei Säulen: Gefährdungsbeurteilung und Information über die Bedeutung von Nadelstichverletzungen, Prävention von Nadelstichverletzungen und korrektem Verhalten nach Nadelstichverletzung.

Gefährdungsbeurteilung und Information

Arbeitgeber müssen eine Gefährdungsbeurteilung für die verschiedenen Arbeitsbereiche durchführen, geregelt durch die Biostoffverordnung und die Technischen Regeln für biologische Arbeitsstoffe (TRBA 250). Danach müssen sie Maßnahmen für die Prävention treffen, u. a. Beschäftigte im korrekten Umgang mit spitzen und scharfen Gegenständen unterweisen und Impfangebote zur Verfügung stellen. [15]

Prävention von Nadelstichverletzungen

- Benutzung sog. **sicherer Instrumente** (➤ Abb. 13.18)
- Sofortige Entsorgung benutzter spitzer oder scharfer Instrumente in dafür vorgesehene Behälter
- Bei evtl. Verspritzen infektiösen Materials (einschließlich Aerosolbildung) Tragen von Schutzkleidung

Verhalten nach Nadelstichverletzung

Ist es trotz aller Vorsicht zu einer Nadelstichverletzung gekommen, minimiert richtiges Verhalten das Infektionsrisiko.

NOTFALL

Bei **Nadelstichverletzungen und Sekretspritzern auf Schleimhäute** muss rasch gehandelt werden. [16], [17]

- Bei Nadelstich-/Instrumentenverletzung: spontane Blutung nicht stoppen, da diese infektiöses Material herausspült. Wunde nicht ausdrücken, quetschen o. Ä., weil hierdurch evtl. Infektionserreger in die Tiefe gedrückt werden. Stichkanal spreizen und intensiv mit Wasser und Seife oder einem Antiseptikum auf Ethanolbasis (aus-)spülen. Kanüle/Instrument sicherstellen
- Bei Verspritzen (fraglich) kontaminierten Materials auf geschädigte Haut: mit Wasser und Seife gründlich waschen/spülen. Danach betroffenen Hautbereich großzügig mit Antiseptikum-getränktem Tupfer abreiben
- Bei Verspritzen (fraglich) kontaminierten Materials ins Auge: Auge/Augen vom inneren zum äußeren Augenwinkel mit reichlich Wasser über mehrere Minuten spülen (➤ 19.2.2)
- Bei Verspritzen (fraglich) kontaminierten Materials in die Mundhöhle: zuerst ausspucken, dann ebenfalls mit reichlich Wasser über mehrere Minuten spülen
- Unverzüglich D-Arzt (Durchgangsarzt, Arzt mit besonderer Zulassung durch die Berufsgenossenschaft) aufsuchen. Eine Nadelstich- oder Schnittverletzung oder die Exposition mit erregerhaltiger Körperflüssigkeit ist ein Arbeitsunfall. Bei bleibenden Schäden/Erkrankungen können Ansprüche nur geltend gemacht werden, wenn eine zeitnahe Unfallanzeige bei der Berufsgenossenschaft für Gesundheitsdienst und Wohlfahrtspflege (BGW) oder der Unfallkasse erfolgt ist. Es folgen:
  - Blutuntersuchung beim Verletzten sowie möglichst beim Patienten, von dem die Kanüle stammt (falls bekannt), auf HIV-, Hepatitis-B- und -C-Infektion, beim Verletzten außerdem Leber-, Nierenwerte, Blutbild, Blutzucker
  - Ggf. aktive und passive Immunisierung des Verletzten gegen Hepatitis B (➤ 13.2.10, ➤ 9.3)
  - Ggf. antivirale Therapie gegen Hepatitis C (➤ 13.2.5)
  - Ggf. medikamentöse Postexpositionsprophylaxe gegen HIV (➤ 13.5.3)
  - Weitere Untersuchungen des Verletzten über mehrere Monate

13.2.10 Impfungen

DEFINITION

(Schutz-)Impfung: künstliche Immunisierung gegen bestimmte Erkrankungen. Unterteilt in **Passiv- und Aktivimpfung** (➤ Abb. 13.19).
Immunität: Unempfänglichkeit eines Organismus für eine Infektion mit einem bestimmten Erreger oder für eine Erkrankung durch ein bestimmtes Erregertoxin.
Impfquote: Anteil der gegen eine bestimmte Krankheit Geimpften in einer Bevölkerung.

Passiv- und Aktivimpfung

Passivimpfung

Bei einer **Passivimpfung** *(passive Immunisierung)* erhält der Impfling „fertige" Antikörper (überwiegend menschlicher Herkunft) gegen bestimmte Erreger oder Toxine.

Die Antikörper fangen die Erreger bzw. Toxine dann ab und schützen den Betreffenden dadurch sofort, aber nur 1–3 Monate vor der jeweiligen Erkrankung. Danach sind die von außen zugeführten Antikörper vom Organismus abgebaut.

Aktivimpfung

Bei der **Aktivimpfung** (*aktive Immunisierung* ➤ Tab. 13.3, ➤ Tab. 13.4) muss sich das Immunsystem des Impflings aktiv mit den **Impfantigenen** auseinandersetzen und Antikörper und Gedächtniszellen bilden.
Unterschieden werden (➤ Abb. 13.20):

- **Untereinheiten-Impfstoffe** (*Subunit-Impfstoffe)* und **Spaltimpfstoffe** mit Erregerteilen, häufig Proteinbruchstücken.
- **Ganzvirus-Impfstoffe** mit ganzen Viren. **Lebendimpfstoffe** enthalten abgeschwächte Viren, die sich noch begrenzt vermehren, aber keine Krankheit mehr verursachen können. Bei **inaktivierten (Ganzvirus-)Impfstoffen** können sich die Erreger nicht mehr vermehren.
- **mRNA-Impfstoffe** mit künstlicher mRNA, die definierte Erreger-Antigene codiert. Die mRNA wird in den Körperzellen von den Ribosomen abgelesen und daraufhin das Impfantigen gebildet. Vergleichbar funktionierende **DNA-Impfstoffe** sind bisher nicht in Deutschland zugelassen.
- **Vektorimpfstoffe** mit einem harmlosen, nicht oder begrenzt vermehrungsfähigen Trägervirus, in dessen Erbsubstanz das Gen für ein Erreger-Protein eingefügt wurde. Die Viren dringen in Zellen ein, das Gen wird abgelesen und mRNA und Impfantigen produziert.

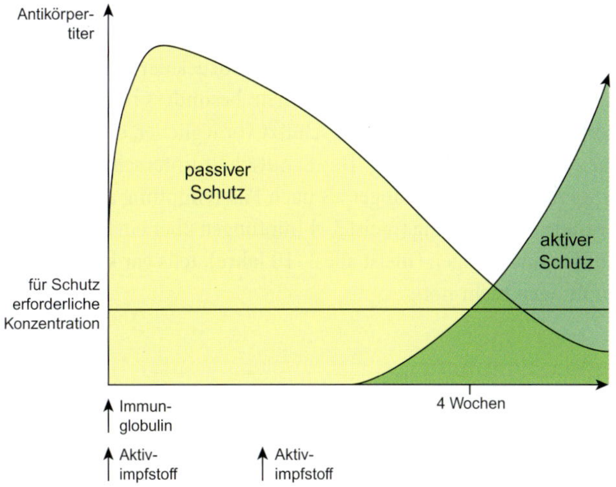

Abb. 13.19 Prinzip der Simultanimpfung. Die Antikörperkonzentration im Blut liegt immer über der „Schutzschwelle". [L264]

- **Toxoidimpfstoffe** mit veränderten Bakteriengiften, die dem Menschen nicht mehr schaden.

Alle Impfstoffe ohne lebende Erreger heißen auch **Totimpfstoffe.** mRNA-, DNA- und Vektorimpfstoffe werden als **genbasierte Impfstoffe** zusammengefasst.

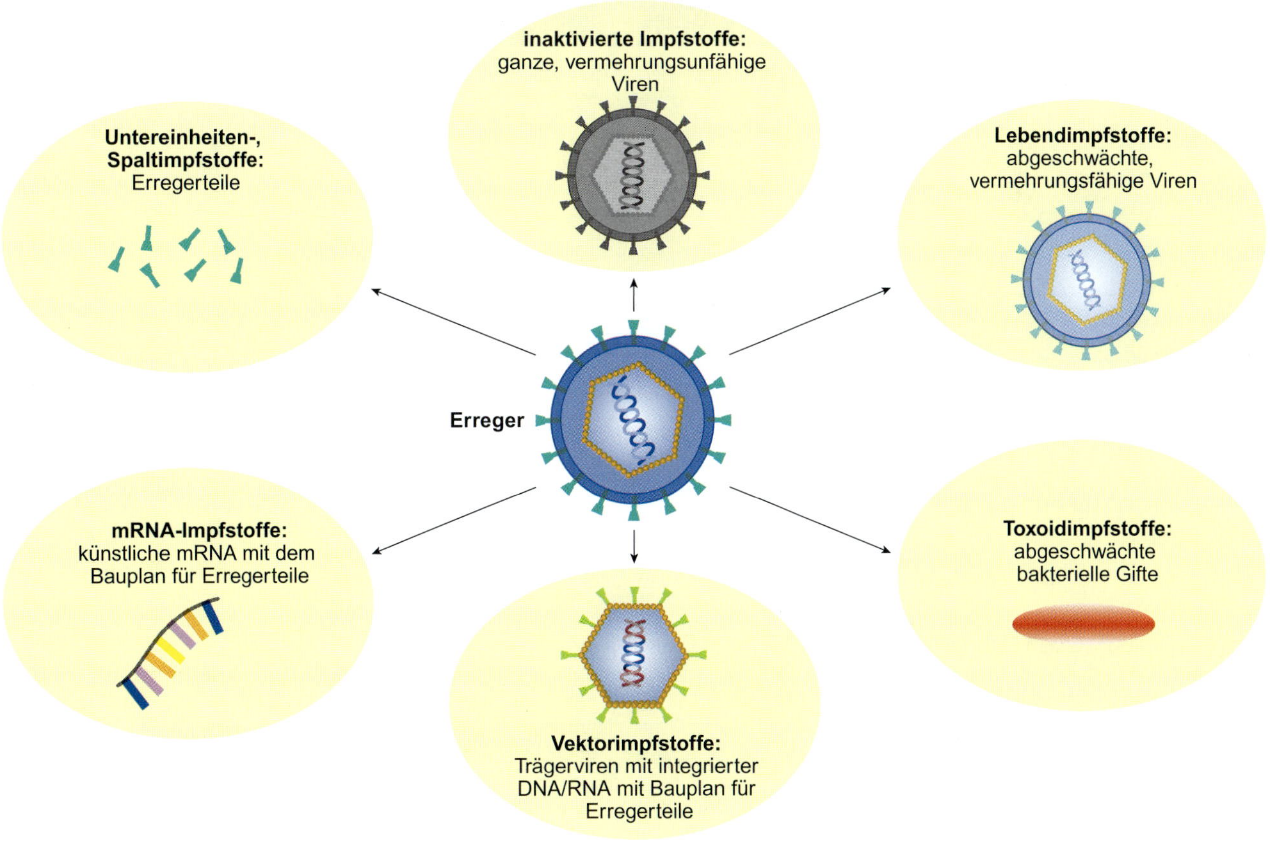

Abb. 13.20 Übersicht über die Impfstoffarten. [L141]

Da der „Übungskampf“ im Körper Zeit benötigt, setzt der Impfschutz frühestens nach etwa drei Wochen ein. Außerdem kann es zu (leichten) Allgemeinbeschwerden als Ausdruck der Auseinandersetzung mit den Impfantigenen kommen, besonders bei Lebendimpfstoffen. Ein Teil der Impfstoffe schützt vor jeglicher, ein anderer v. a. vor schwerer Erkrankung. Der Schutz hält unterschiedlich lange, generell aber deutlich länger als nach Passivimpfung an. Nach einer Grundimmunisierung (meist 3–4 Impfungen über ein Jahr) sind teils Auffrischimpfungen (meist alle 3–10 Jahre), teils gar keine weiteren Impfungen mehr nötig.

Simultanimpfung

Passiv- und Aktivimpfung können miteinander kombiniert werden, um einen sofortigen *und* langanhaltenden Schutz zu erreichen (➤ Abb. 13.19). Beispiel ist der Tetanusschutz nach Verletzung oder der Hepatitis-B-Schutz nach Exposition nichtgeimpfter Personen.

Separate Injektionen

Bei Simultanimpfungen Passiv- und Aktivimpfstoff getrennt aufziehen und an verschiedenen Körperstellen injizieren, damit sich Impfantigene und -antikörper nicht neutralisieren!

Impfempfehlungen

Die *Ständige Impfkommission (STIKO) am Robert Koch-Institut* gibt jährlich aktualisierte Impfempfehlungen heraus (➤ Tab. 13.3, ➤ Tab. 13.4):

- **Standardimpfungen** werden für alle Menschen eines bestimmten Alters empfohlen. Beispiel ist die Tetanusimpfung – der Erreger ist überall, die Erkrankung gefährlich und die Impfung wirksam und gut verträglich.
- **Indikationsimpfungen** sind nur bei besonderer Gefährdung durch Vorerkrankungen, berufliche Exposition oder Fernreisen angezeigt. Ein Beispiel ist die Gelbfieberimpfung bei Reise in ein gefährdetes Gebiet.

Alle Impfungen werden im **Impfausweis** *(Impfpass)* eingetragen.

Tab. 13.3 Impfkalender, vereinfacht nach den Empfehlungen der Ständigen Impfkommission am Robert Koch-Institut 2025. Kombinationsimpfstoffe bis hin zum Sechsfachimpfstoff bei den Säuglingsimpfungen (DTaP, Hib, IPV, HB) halten die Zahl der Impfungen möglichst gering. Zur Zahl der Injektionen und Impfabständen Herstellerangaben beachten.

Impfstoff (Erkrankung)	Alter in														
	Wochen		Monaten							Jahren					
	0	6	2	3	4	5–7	11	12	15	5–6	9–14	15–16	Ab 18	60–74	Ab 75
RSV [1]	Monoklonale Antikörper (Einmaldosis)														
Rotaviren		G1		G2	(G3)										
DTaP/Tdap[2]			G1		G2		G3			A1	A2		A[3]		
Hib *(Haemophilus influenzae Typ b)*			G1		G2		G3								
IPV *(Polio)*			G1		G2		G3				A1				
HB *(Hepatitis B)*			G1		G2		G3								
Pneumokokken			G1		G2		G3							S	
Meningokokken B			G1		G2			G3							
Meningokokken C								G1							
MMR *(Masern[4], Mumps, Röteln*							G1		G2				S[5]		
Windpocken							G1		G2						
HPV *(humane Papillomviren)*											G1/2				
COVID-19													G[6]	S (jährl.)	
Herpes zoster														G1/2	
Influenza														S (jährl.)	
RSV															S[7]

A Auffrischimpfung; G = Grundimmunisierung; S Standardimpfung mit allgemeiner Anwendung = Regelimpfung

[1] **RSV** = *Respiratorisches Synzytial-Virus.* Bei Geburt April bis September Impfung im Herbst vor der RSV-Saison, bei Geburt Oktober bis März möglichst schnell nach der Geburt, am besten bei der U2

[2] **DTaP/Tdap** *Diphtherie, Tetanus, Pertussis = Keuchhusten;* d Verminderter Diphtherietoxoidgehalt ab 5 bzw. 6 Jahren (nach Herstellerangaben)

[3] Bei Erwachsenen alle 10 Jahre. Einmalige Tdap-Auffrischimpfung bei der nächsten fälligen Td-Impfung, bei entsprechender Indikation als TdaP-IPV-Kombinationsimpfung

[4] Gesetzliche Impfpflicht

[5] Einmalige MMR-Impfung bei nach 1970 Geborenen mit unzureichendem/unklaren Impfschutz

[6] 3 SARS-CoV-2-Antigenkontakte erforderlich, davon mindestens eine Impfung

[7] Einmalige Impfung mit einem proteinbasierten Impfstoff im Spätsommer/Herbst

Tab. 13.4 Übersicht über die Standardimpfungen im Erwachsenenalter (Standardimpfungen bei Kindern ➤ Tab. 13.3), Indikations- und Auffrischimpfungen, leicht verändert nach [18].

Erreger/Erkrank.	Kurzcharakterisierung der Erkrankung (Details)	Impfung
Cholera	Schwere infektiöse Gastroenteritis (➤ 8.9) mit lebensbedrohlichen Flüssigkeitsverlusten durch das Bakterium **Vibrio cholerae** (➤ Tab. 8.8)	R
COVID-19	Allgemeinerkrankung sehr unterschiedlicher Schwere (bis hin zu tödlichen Verläufen) mit möglichen Langzeitfolgen durch das Virus **SARS-CoV-2** (➤ 13.5.4)	S, I, B
Dengue-Fieber	Mückenübertragene Allgemeininfektion durch das **Dengue-Virus,** bei Erstinfektion oft ohne oder mit grippeähnlichen Symptomen, bedrohliche Verläufe mit Blutungen und Organversagen v. a. durch Zweitinfektion mit anderem Virustyp	B, R
Diphtherie	Allgemeinerkrankung durch **Corynebacterium diphtheriae/ulcerans,** die ähnlich einer eitrigen Angina beginnt, aber durch Verlegung der Atemwege oder systemische Wirkungen des Diphtherietoxins lebensbedrohlich werden kann	S, A
FSME	Zeckenübertragene Meningoenzephalitis (➤ 15.6) durch das **FSME-Virus,** v. a. in Mittel- und Süddeutschland	I, B, R
Gelbfieber	Tropische Infektionskrankheit durch das mückenübertragene **Gelbfieber-Virus.** Leitsymptom Fieber, bei schwerem Verlauf mit Organschädigungen (z. B. mit Ikterus) im zweiten Fieberanstieg	R, B
Haemophilus influenzae Typ b	Bakterium, das v. a. Erkrankungen der Atemwege (u. a. lebensbedrohliche Epiglottitis ➤ 18.4.1) und Meningitiden (➤ 15.6) bei Kleinkindern hervorruft	I
Hepatitis A, B	Leberentzündung durch das **Hepatitis-A-/-B-Virus,** bei Hepatitis B mit Gefahr eines chronischen Verlaufs und damit einer Leberzirrhose (➤ 9.4)	I, B, R
Herpes zoster *(Gürtelrose)*	Erkrankung durch Reaktivierung des **Varizella-Zoster**-*(Windpocken-)***Virus,** v. a. mit Hauterscheinungen, aber auch länger dauernden Schmerzen und bei Abwehrschwäche Organkomplikationen	S, I
Influenza	Erkrankung der oberen Atemwege durch das **Influenza-Virus,** die v. a. ältere und vorerkrankte Menschen durch ihre Komplikationen gefährdet (➤ 3.5)	S, I, B, R
Japanische Enzephalitis	Mückenübertragene Erkrankung durch das **Japanische-Enzephalitis-Virus,** in Asien endemisch. In 90 % (fast) asymptomatisch, bei manifest Erkrankten hohe Sterblichkeit und oft Dauerfolgen	B, R
Keuchhusten *(Pertussis)*	Erkrankung durch das Bakterium **Bordetella pertussis,** bei Kindern mit wochenlangen Hustenanfällen, bei Erwachsenen oft als „hartnäckiger, schwerer" Husten. Bei Säuglingen Gefahr von Atempausen!	S, A, I, B
Masern	Durch Fieber, deutliches Krankheitsgefühl und Hautausschlag (➤ Abb. 13.3) gekennzeichnete Allgemeinerkrankung durch das **Masern-Virus.** Relativ häufig bakterielle Sekundärinfektionen (z. B. Otitis media ➤ 18.4.4), gefährlich durch das Risiko einer Enzephalitis (➤ 15.6) mit Dauerfolgen	S, I, B
Meningokokken (best. Serogruppen)	Bakterien, die bei ca. 10 % der Menschen im Nasen-Rachen-Raum siedeln und deren unterschiedliche Typen v. a. bei Säuglingen, Kleinkindern und Jugendlichen Meningitiden (➤ 15.6) und Sepsis (➤ 13.3) hervorrufen	I, B, R
Mpox *(Monkeypox, Affenpocken)*	Allgemeinerkrankung durch das **Monkeypox-Virus** *(MPXV)* mit unspezifischen Symptomen und Hautausschlag (Flecken → Papeln → Bläschen → Krusten), Dauer meist 2–4 Wochen, schwere Verläufe möglich	I, B
Mumps	Allgemeininfektion durch das **Mumps-Virus** mit Fieber und Entzündung der Ohrspeicheldrüsen. Komplikationen ZNS-Beteiligung, Hodenentzündung mit späterer Unfruchtbarkeit bei Jungen nach der Pubertät, Bauchspeicheldrüsenentzündung (meist mild)	B
Pneumokokken	Bakterien, die recht häufig asymptomatisch im Nasen-Rachen-Raum siedeln und wichtige Erreger von HNO-Infektionen, Pneumonien (➤ 3.6), Meningitis (➤ 15.6) und Sepsis (➤ 13.3) v. a. bei Säuglingen, vorerkrankten und alten Menschen sind	S, I, B
Poliomyelitis *(Kinderlähmung)*	Durch das **Poliomyelitis-Virus** bedingte Allgemeininfektion mit Befall des ZNS. Gefürchtet v. a. durch den Befall der grauen Substanz des Rückenmarks mit Gefahr der Atemlähmung und bleibenden Lähmungen	S, A, I, B
Röteln	Allgemeininfektion durch das **Röteln-Virus** mit i. d. R. leichten Allgemeinbeschwerden und Ausschlag (➤ Abb. 13.3). Bei Infektion einer Schwangeren (v. a. im ersten Schwangerschaftsdrittel) schwere Schäden des Ungeborenen besonders an Auge, Ohr, ZNS und Herz (➤ Tab. 21.5) möglich	I, B
RSV-Infektionen	Erkrankung der oberen und unteren Atemwege durch das **Respiratorische Synzytial-Virus** *(RSV)* mit Influenza-ähnlichen Symptomen, die v. a. Säuglinge (besonders Frühgeborene), vorerkrankte und ältere Menschen durch ihre Komplikationen gefährdet	S, I
Tetanus *(Wundstarrkrampf)*	Lebensbedrohliche Erkrankung mit heftigen Muskelkrämpfen am ganzen Körper durch das anaerobe Bakterium **Clostridium tetani** (Vorkommen überall im Erdreich, Eindringen über kleinste Wunden)	S, A
Tollwut *(Rabies)*	Nach Manifestation immer tödliche Erkrankung durch das **Tollwut-Virus,** das v. a. das ZNS befällt. Übertragung durch Biss oder Belecken verletzter Haut durch infizierte Tiere (z. B. Hunde, Katzen, Füchse, Fledermäuse)	B, R
Typhus	Schwere Allgemeinerkrankung durch **Typhus-Salmonellen** mit den Leitsymptomen langsam steigendem Fieber und Diarrhö ab der zweiten Krankheitswoche (➤ 8.9, ➤ Tab. 8.8)	R
Windpocken *(Varizellen)*	Hoch ansteckende Allgemeinerkrankung durch das **Varizella-Zoster-Virus.** Komplikationsgefahr v. a. bei Abwehrschwäche und für das ungeborene Kind bei Erstinfektion einer Schwangeren. Spätere Reaktivierung des Virus mit Herpes zoster möglich (➤ 13.5.2)	I, B

S = Standardimpfung; A = Auffrischimpfung; I = Indikationsimpfung bei erhöhtem Erkrankungsrisiko (nicht beruflich bedingt) oder Komplikationsrisiko oder zum Schutz Dritter; B = Impfung aufgrund eines erhöhten beruflichen Risikos; R = Impfung aufgrund von Reisen

Beratung

Bei Kindern liegt **Impflücken** oft eine bewusste Entscheidung der Eltern zugrunde, z. B. weil sie Angst vor Impfschäden haben, die Gefahr unterschätzen (viele Erkrankungen/Folgen sind durch die Impferfolge heute nicht mehr allgegenwärtig) oder eine Erkrankung für gut für das Immunsystem halten. Impfbefürworter gewichten Nutzen und Risiko für den Einzelnen anders und führen zusätzlich an, dass durch konsequentes „Durchimpfen" oft auch andere geschützt werden. Die **Impfdebatte** wird dabei teils sehr emotional geführt. Seit 2020 besteht in Deutschland eine **Impfpflicht** für Masern für alle über 1-Jährigen bei Eintritt in Kindergarten oder Schule, beruflich Gefährdete sowie Asylsuchende in Gemeinschaftseinrichtungen.

Bei Berufstätigen sind demgegenüber häufig fehlendes Gesundheitsbewusstsein und Zeitmangel die Ursache für Impflücken, im Alter die Einstellung, das brauche man doch nun nicht mehr.

Pflegende wirken darauf hin, dass Menschen ihren **Impfstatus** *(Immunisierungsstatus)* überprüfen und Impflücken schließen lassen.

13.3 Sepsis

DEFINITION

Sepsis *(Blutvergiftung):* lebensbedrohliche Organfunktionsstörungen durch fehlregulierte Antwort des Körpers auf eine Infektion [19]. Letalität ca. 20 %. In Deutschland jährlich mindestens 230.000 Erkrankungen und ca. 85.000 Todesfälle [20].
Bakteriämie: (lebensfähige) Bakterien im Blut ohne Entzündungssyndrom.

Krankheitsursachen und -entwicklung

Generell kann eine **Sepsis** (➤ Abb. 13.21) durch Bakterien, Pilze, Viren und Parasiten hervorgerufen werden. Im Vordergrund stehen aber Bakterien, gefolgt von Pilzen.

Erreger, -bestandteile oder -produkte gelangen immer wieder ins Blut und führen zu einer fehlregulierten Immunantwort, die dann den Organismus schädigt, z. B. durch Gerinnungs- und Durchblutungsstörungen. Die genauen Details dabei sind bis heute nicht geklärt.

Besondere Risikogruppen sind Säuglinge, alte und abwehrgeschwächte Menschen.

Klinische Zeichen und Diagnostik

Klinische Zeichen

Leitsymptome der Sepsis sind schlechtes Allgemeinbefinden („Verfall"), hohes Fieber mit Schüttelfrost, Kreislauf-, Atem- und evtl. Bewusstseinsstörungen. Die Haut ist typischerweise grau-blass und marmoriert. Evtl. bestehen Hautveränderungen durch Bakterienembolien und Gerinnungsstörungen (➤ 11.2.1), z. B. Petechien (punktförmige Hautblutungen).

Eine bakterielle Sepsis beginnt oft akut, eine Pilzsepsis charakteristischerweise langsam.

Zusätzlich sind Krankheitszeichen durch den Ausgangspunkt der Sepsis möglich, z. B. Oberbauchschmerzen rechts bei Cholezystitis (Gallenblasenentzündung ➤ 9.5).

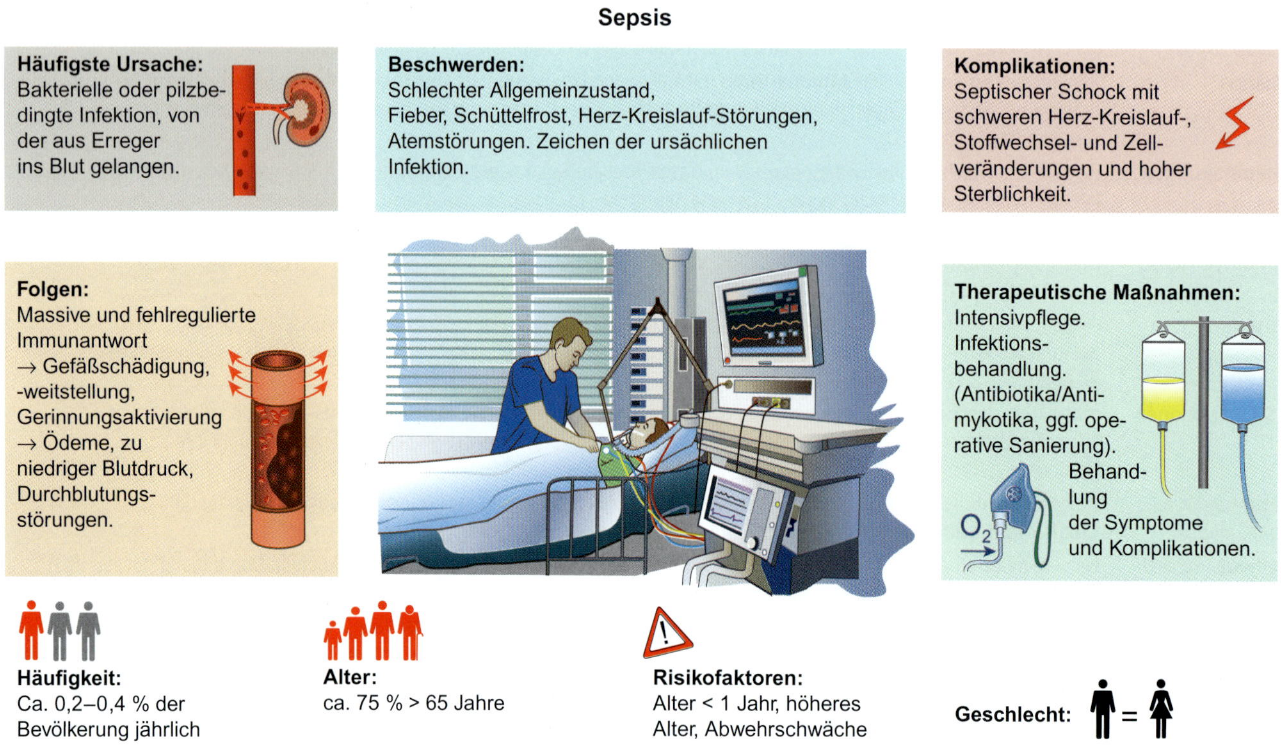

Abb. 13.21 Übersicht Sepsis. [L255]

Vor allem bei Säuglingen und alten Menschen kann das Bild atypisch ohne das sonst wegweisende Fieber sein, z. B. mit Trinkunlust, Apathie, Erbrechen und Diarrhö bei Säuglingen oder Verfall und Verwirrtheit bei alten Menschen.

Diagnostik

Sinnvoll ist die Erfassung *aller* Vitalparameter (Bewusstsein, Herzfrequenz, systolischer Blutdruck, Atemfrequenz, Sauerstoffsättigung, Körpertemperatur) bei jeglichem Verdacht: je mehr Auffälligkeiten, desto höher das Sepsisrisiko. Für Erwachsene wird außerdem eine Laktatmessung vorgeschlagen. [19] Derzeit gilt der *NEWS-2-Score* mit den oben genannten Vitalparametern als Basis als am besten geeignetes Screening-Instrument. [21], [22].

Die Sepsisdiagnose erfordert eine vermutete oder gesicherte Infektion. Entsprechend werden immer die Entzündungswerte im Blut bestimmt (➤ 13.1.3) und Blut- und Urinkulturen (➤ 13.1.4, ➤ 10.1.3) angelegt. Weitere Untersuchungen erfolgen je nach Verdacht, z. B. Lumbalpunktion mit Liquorkultur, Kultur von Katheterspitzen, aber auch Röntgenaufnahmen (etwa des Thorax) und Sonografien (z. B. zur Beurteilung von Herzklappen, Gallenblase, Nieren).

Blutgasanalyse, Bestimmung von Nieren-, Leber-, Gerinnungswerten, Laktat und andere Untersuchungen sollen Organfunktionsstörungen feststellen.

Komplikationen

Komplikationen sind:

- Ein **septischer Schock,** definiert als Sepsis mit so schweren Herz-Kreislauf-, Stoffwechsel- und/oder Zellveränderungen, dass die Sterblichkeit deutlich ansteigt
- **Septische Metastasen** (viele kleine Bakterien- und Eiterherde) im Körper, z. B. im Gehirn (→ *septische Herdenzephalitis*)

Behandlung

Eine kalkulierte, hochdosierte i. v.-Antibiotika- bzw. -Antimykotikatherapie beginnt unmittelbar nach Abnahme von Blutkulturen und wird nach Vorliegen des Antibiogramms ggf. geändert.

Trotz des schlechten Zustands des Patienten wird der Sepsisherd möglichst früh beseitigt, auch wenn dies eine Operation erfordert (z. B. Entfernung eines infizierten Implantats).

Außerdem sind umfangreiche symptomatische und prophylaktische Maßnahmen und Betreuung auf einer Intensivstation nötig:

- Flüssigkeitstherapie, ggf. Adrenalingabe
- Monitoring und Stabilisierung der Vitalfunktionen, ggf. Sauerstoffgabe, Beatmung, Nierenersatztherapie
- Medikamentöse Thromboseprophylaxe
- Medikamentöse Stressulkusprophylaxe
- Ernährung je nach Zustand des Patienten (möglichst zumindest teilweise enterale Ernährung)

Weitere pflegerische Betreuung

Patienten mit einer Sepsis sind lebensbedrohlich krank. In der Frühphase der Erkrankung stehen die Durchführung ärztlich verordneter Therapien, die Überwachung der Vitalfunktionen und anderer Organfunktionen und die Vermeidung von zusätzlichen Komplikationen im Vordergrund:

- Bedienung und Überwachung der medizintechnischen Geräte
- Engmaschige Vitalzeichen- und Bewusstseinskontrollen
- Durchführung/Organisation von Blut- und Blutgasanalysen
- Verabreichung von Infusionen, Sondennahrung und Medikamenten
- Flüssigkeitsbilanzierung
- Sorgfältiger Umgang mit Kathetern und Sonden, Tubus oder Trachealkanüle
- Übernahme der Körperpflege
- Durchführung notwendiger Prophylaxen, z. B. Dekubitus-, Pneumonie-, Thrombose-, Kontrakturen-, Soor- und Parotitisprophylaxe

Stabilisiert sich die Krankheitssituation, wird der Patient nach und nach wieder an die (teilweise) Übernahme von Aktivitäten herangeführt. Die Mobilisation nach Tagen völliger Bettruhe muss langsam und schrittweise geschehen, Kreislaufsituation und Allgemeinbefinden werden engmaschig überwacht.

Prävention

Zumindest einem Teil der Sepsisfälle lässt sich vorbeugen. Wichtig sind u. a.:

- Sorgfältige Beachtung der einschlägigen Hygienemaßnahmen, v. a. beim Umgang mit ZVKs (➤ Abb. 13.22), Harnblasen- und anderen Kathetern, welche natürliche Barrieren durchbrechen
- Impfung besonders gefährdeter Menschen gegen bestimmte Erreger, beispielsweise Menschen mit Herz-Kreislauf- oder Atemsystem-Erkrankungen gegen Pneumokokken, Menschen ohne

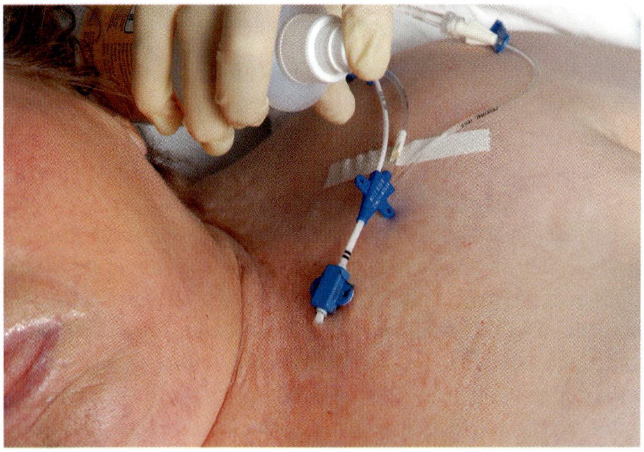

Abb. 13.22 Sepsisprophylaxe. Penible Hygiene, hier beim Verbinden eines zentralen Venenkatheters, ist ein Baustein der Sepsisprophylaxe. [K115]

Tab. 13.5 Übersicht über (teilweise) bakteriell bedingte Erkrankungen.

Erkrankung	Siehe	Erkrankung	Siehe	Erkrankung	Siehe	Erkrankung	Siehe
Angina tonsillaris (Mandelentzündung)	➢ 18.4.2	Gasbrand	➢ 13.2.8	Lebensmittelvergiftung	➢ Tab. 8.8	Pharyngitis (Rachenentzündung)	➢ 18.4.1
Bronchitis	➢ 3.4	(Chron.) Gastritis Typ B	➢ 8.5	Legionärskrankheit	➢ 3.6	Pneumonie (Lungenentzündung)	➢ 3.6
Cholera	➢ Tab. 8.8, ➢ Tab. 13.4	Gastroenteritis	➢ 8.9	Lues (Syphilis)	➢ Tab. 13.9	Salmonellosen	➢ Tab. 8.8
Diphtherie	➢ Tab. 13.4	Gonorrhö (Tripper)	➢ 13.8	Lungentuberkulose	➢ 3.7	Shigellose (bakterielle Ruhr)	➢ Tab. 8.8
Endokarditis (Herzklappenentzündung)	➢ 4.4	Harnwegsinfekt	➢ 10.4	Lyme-Borreliose	➢ 13.4.3	Sepsis	➢ 13.3
Enzephalitis (Gehirnentzündung)	➢ 15.6	Impetigo contagiosa	➢ 17.3	Meningitis (Hirnhautentzündung)	➢ 15.6	Tetanus (Wundstarrkrampf)	➢ 13.2.10
Epiglottitis	➢ 18.4.1	Keuchhusten (Pertussis)	➢ Tab. 13.4	Osteomyelitis	➢ 14.4	Typhus	➢ Tab. 8.8
Erysipel	➢ 17.3	Konjunktivitis (Augenbindehautentzündung)	➢ 19.3	Otitis media (Mittelohrentzündung)	➢ 18.4.4		

Milz gegen Haemophilus influenzae, Meningo- und Pneumokokken (➢ Tab. 13.3, ➢ Tab. 13.4)
- Rechtzeitige Diagnose und Therapie von Infektionen, Achten auf Zeichen einer Verschlimmerung bei bestehender Infektion, z. B. einer Wunde

13.4 Bakteriell bedingte Infektionserkrankungen

Übersicht über (teilweise) bakteriell bedingte Erkrankungen ➢ Tab. 13.5

13.4.1 Aufbau und Einteilung von Bakterien

Bakterien sind Einzeller ohne Zellkern **(Prokaryonten).** Sie haben ein lose im Zytoplasma liegendes **Bakterienchromosom,** darüber hinaus viele kleine, ringförmige DNA-Moleküle, die **Plasmide.** Besonders über den Austausch dieser Plasmide können Bakterien Erbgut und damit z. B. Antibiotikaresistenzen weitergeben.

Bakterien haben keine Organellen, aber z. B. Ribosomen zur Proteinsynthese. Sie verfügen über einen Stoffwechsel und können in unbelebter Umgebung wachsen. Umhüllt werden Bakterien von einer **Zellmembran** und einer **Zellwand** (➢ Abb. 13.23). Ausnahme sind *Chlamydien* und *Mykoplasmen,* die eine defekte bzw. keine Zellwand haben.

Bakterien vermehren sich ungeschlechtlich durch **Querteilung,** unter günstigen Bedingungen einige Bakterienarten alle 20–30 Minuten.

Bakterien werden nach verschiedenen Kriterien eingeteilt:
- Form (➢ Abb. 13.24). Die größten Gruppen sind **Kokken** (*Kugelbakterien,* z. B. *Staphylokokken*) mit kugelförmiger und

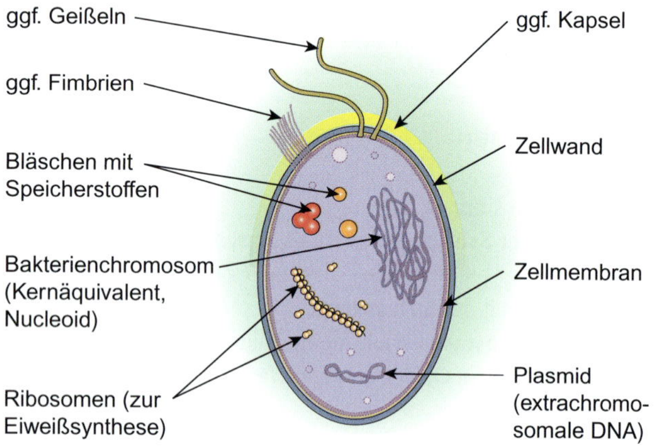

Abb. 13.23 Aufbau eines Bakteriums. [L255]

Stäbchenbakterien (z. B. *Haemophilus influenzae, Escherichia coli = E. coli*) mit länglicher Form. Die Bakterien bilden teilweise charakteristische Gruppierungen, etwa Haufen (z. B. *Staphylokokken*), Ketten (z. B. *Streptokokken*) oder Zweiergruppen (*Diplokokken,* z. B. *Meningokokken*). Weniger häufig sind **Schraubenbakterien** (z. B. *Borrelien*).
- Farbe in der Gramfärbung (➢ Abb. 13.24). Bakterien mit viel Murein in der Zellwand sehen lila aus und heißen **grampositiv** (z. B. Staphylokokken), solche mit wenig Murein erscheinen rot und heißen **gramnegativ** (z. B. Meningokokken).
- Toleranz gegenüber Sauerstoff. **Aerobier** brauchen Sauerstoff zum Leben, **fakultative Anaerobier** können mit oder ohne, **obligate Anaerobier** nur ohne Sauerstoff leben.
- Fähigkeit zur Toxinbildung. Etliche Bakterien bzw. Bakterienstämme produzieren **Toxine** *(Gifte),* die wesentlich für die Krankheitserscheinungen verantwortlich sind, z. B. bei Lebensmittelvergiftungen durch Staphylokokken oder dem Tetanus.

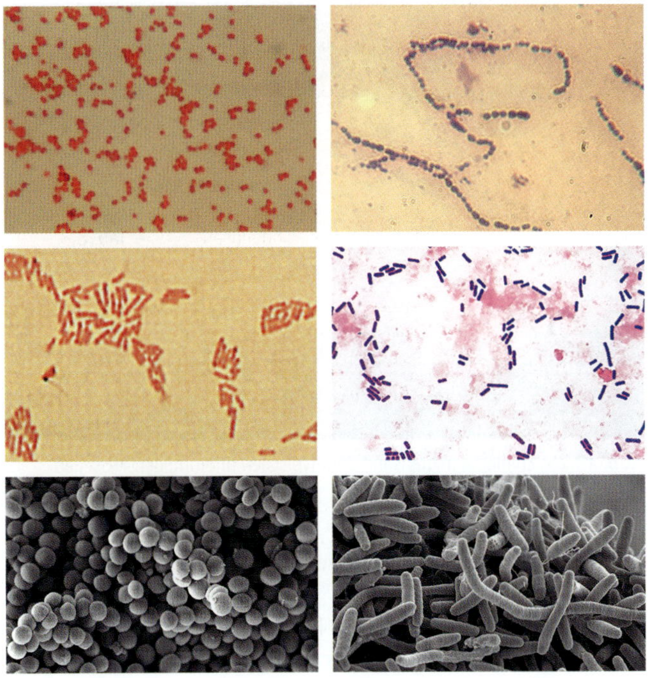

Abb. 13.24 Verschiedene Bakterien. Oben und Mitte lichtmikroskopische Bilder (oben links gramnegative, oben rechts grampositive Kokken, Mitte links gramnegative, Mitte rechts grampositive Stäbchen). Unten links Kokken, unten rechts Stäbchen im elektronenmikroskopischen Bild. [G945, G946, G899, X221-024, X221-028]

- Fähigkeit zur Sporenbildung. Einige Bakterien (z. B. *Clostridien*) können **Sporen** bilden, sehr genügsame und resistente Dauerformen. So überleben die Bakterien auch unter ungünstigen Verhältnissen evtl. jahrzehntelang. Bessern sich die Umweltbedingungen, wandelt sich die Spore in das vermehrungsfähige Bakterium um.

13.4.2 Übersicht über wichtige Bakteriengruppen

Grampositive Kokken

Die wohl medizinisch bedeutsamsten **grampositiven Kokken** (➤ Abb. 13.24) sind **Staphylokokken** und **Streptokokken:**

- **Staphylococcus aureus** siedelt bei etwa ¼ aller Menschen auf der Haut. Die verschiedenen Stämme sind unterschiedlich stark pathogen, einige bilden Toxine. Staphylokokkeninfektionen gehen typischerweise mit Eiter- und nicht selten mit Abszessbildung einher. Staphylokokken sind wichtige Erreger oberflächlicher Haut- und Schleimhautinfektionen (z. B. Follikulitis, Furunkel, Impetigo contagiosa, ➤ 17.3), Wundinfektionen, tiefer Infektionen wie Pneumonie (➤ 3.6), Osteomyelitis (➤ 14.4) oder Fremdkörper- (z. B. Katheter-)Infektionen bis zur Sepsis (➤ 13.3). Toxinbedingt ist u. a. die Staphylokokken-Lebensmittelvergiftung (➤ Tab. 8.8). Staphylokokken sind wegen ihrer Antibiotikaresistenzen gefürchtete Erreger nosokomialer Infektionen (➤ 13.2.2).
- **Streptokokken der Gruppe A** rufen häufig Racheninfektionen hervor (z. B. Angina tonsillaris, Scharlach ➤ 18.4.2), außerdem Hautinfektionen, die sich im Gegensatz zu Staphylokokkeninfektionen oft flächig ausbreiten (z. B. Impetigo contagiosa, Erysipel, Phlegmone ➤ 17.3). Eine Besonderheit nach unzureichend behandelten Streptokokkeninfektionen ist die **Streptokokken-Zweiterkrankung** durch eine fehlgeleitete Immunreaktion. Sie zeigt sich 1–4 Wochen nach der Ersterkrankung. Beim **akuten rheumatischen Fieber** entzünden sich Herzklappen (→ erworbene Herzklappenfehler ➤ 4.4) und Gelenke, bei der Poststreptokokken-Glomerulonephritis die Glomeruli der Nieren (➤ 10.5). *Streptococcus pneumoniae* (meist kurz **Pneumokokken**) ist ein wichtiger Erreger von HNO- und Atemwegsinfektionen, z. B. Otitis media (Mittelohrentzündung ➤ 18.4.4), Pneumonie (➤ 3.6).

Gramnegative Kokken

Beispiel für gramnegative Kokken (➤ Abb. 13.24) sind die **Neisserien: Meningokokken** *(Neisseria meningitidis)* als Erreger von Meningitiden (➤ 15.6) und **Gonokokken** *(Neisseria gonorrhoeae)* als Erreger der Gonorrhö (➤ 13.8).

Gramnegative Stäbchen

Medizinisch bedeutsame gramnegative Stäbchen (➤ Abb. 13.24) sind z. B.:

- **Haemophilus influenzae Typ b** *(Hib),* bedeutsam v. a. bei Atemwegs- und Mittelohrinfektionen (➤ 18.4.4), vor Einführung der Impfung gegen besonders gefährliche Stämme auch durch lebensbedrohliche Meningitiden (➤ 15.6) und Epiglottitiden (➤ 18.4.1)
- **Legionellen** (v. a. *Legionella pneumophila*), Erreger einer Atemwegserkrankung und Pneumonie v. a. bei alten und abwehrgeschwächten Menschen (➤ 3.6)
- **E. coli** *(Escherichia coli),* ein Darmbakterium, dessen verschiedene Stämme u. a. Harnwegsinfektionen (➤ 10.4) und Gastroenteritiden (➤ Tab. 8.8) hervorrufen
- **Enterobacter** und **Klebsiellen** (v. a. *Klebsiella pneumoniae*), die besonders bei Abwehrschwäche zu Infektionen führen
- **Campylobacter, (Enteritis-)Salmonellen, Shigellen** als Verursacher infektiöser Gastroenteritiden (➤ 8.9)

Grampositive Stäbchen

Zu den grampositiven Stäbchen (➤ Abb. 13.24) zählen z. B.:

- Die verschiedenen **Clostridien,** etwa
  - **Clostridium tetani** als Erreger des Tetanus (➤ Tab. 13.4)
  - **Clostridium botulinum,** das mit dem **Lebensmittelbotulismus** eine gefährliche Lebensmittelvergiftung hervorruft (Warnzeichen Magen-Darm-Symptome, Sehstörungen, Lähmungen)

- **Clostridioides** (früher *Clostridium*) **difficile** als bedeutsame Ursache der antibiotikaassoziierten Diarrhö (➤ 8.9)
- **Listerien** (genauer *Listeria monocytogenes*) als Erreger der **Listeriose** (Übertragung v. a. durch Rohmilch, -fleisch und daraus hergestellte Produkte, Räucherfisch). Gefährdung nur für abwehrgeschwächte Menschen sowie bei der Erstinfektion einer Schwangeren für das ungeborene Kind
- **Korynebakterien** als Erreger der Diphtherie (➤ Tab. 13.4)

13.4.3 Lyme-Borreliose

DEFINITION

Lyme-Borreliose: durch **Borrelien** verursachte und durch Zecken übertragene Infektionserkrankung mit Hauptmanifestation an Haut, Gelenken und Nerven. Häufigste zeckenübertragene Erkrankung in Deutschland. Risiko einer manifesten Erkrankung nach Zeckenstich 0,3–1,4 %, pro Jahr ca. 60.000 bis über 200.000 Fälle [23], [24]. Prognose durch Antibiotikagabe in aller Regel gut.

FSME (Frühsommer-Meningoenzephalitis) ➤ 15.6

Krankheitsursachen und -entwicklung

- *Ursache* der **Lyme-Borreliose** sind **Borrelien,** v. a. **Borrelia burgdorferi.**
- *Erregerreservoir* sind hauptsächlich Nager, andere Wildtiere und Vögel.
- Die *Übertragung* erfolgt durch Zeckenstich. Das Infektionsrisiko steigt mit der Saugdauer der Zecke. Eine Übertragung von Mensch zu Mensch findet nicht statt.
- Die Erreger breiten sich zunächst in der Umgebung und später mit dem Blut im Körper aus. Neben der Haut zeigt sich die Erkrankung v. a. an Gelenken, Nervensystem und Herz.

Klinische Zeichen und Diagnostik

Viele Infektionen bleiben symptomlos. Bei der manifesten Erkrankung werden drei Stadien unterschieden:

- **Stadium I** = Hauterscheinungen
  - **Erythema migrans** *(EM, Wanderröte).* Nach durchschnittlich 1–2 Wochen am Ort des Zeckenstichs auftretende, nichtjuckende Hautrötung, die sich vergrößert und dabei oft im Inneren blasser wird (➤ Abb. 13.25, ➤ Abb. 13.3); Allgemeinbeschwerden sind möglich
  - **Borrelien-Lymphozytom** = Schwellung und Verfärbung an der Stelle des Zeckenstichs
- **Stadium II** nach Wochen bis Monaten
  - **Frühe Neuroborreliose** = *Meningoradikulitis (Bannwarth-Syndrom)* = Entzündungen von Hirnhäuten, Nervenwurzeln und Nerven. Leitsymptome bei Erwachsenen v. a. brennende Schmerzen und asymmetrische Lähmungen, nicht selten mit Fazialisparese (➤ 15.10.1), bei Kindern häufiger eine (eher milde) Meningitis und isolierte Fazialisparesen

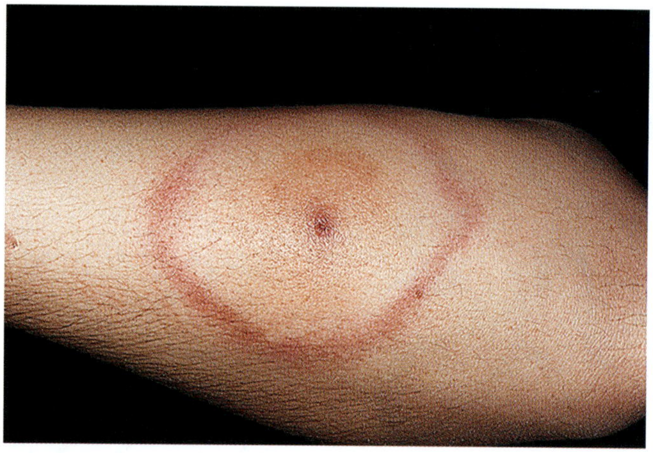

Abb. 13.25 Erythema migrans mit dem typischen ringförmigen Aussehen. [E939-002]

  - **Karditis** (entzündliche Herzerkrankung) mit dem Leitsymptom AV-Block (➤ 4.8)
- **Stadium III** nach Monaten bis Jahren (selten)
  - **Chronische Lyme-Arthritis** = Entzündung eines oder weniger Gelenke, am häufigsten des Kniegelenks
  - **Acrodermatitis chronica atrophicans Herxheimer** = Hautveränderungen mit Hautverfärbung und Hautatrophie
  - **Späte Neuroborreliose** = Enzephalomyelitis (Entzündung von Gehirn und Rückenmark), periphere Neuropathie mit langsam entstehenden Gang- und Blasenstörungen als typischem Bild

Variabler Verlauf

Weitaus häufigste Manifestation der Lyme-Borreliose ist das Erythema migrans. Die Erkrankung kann dann spontan ausheilen oder weiter fortschreiten. Umgekehrt ist auch eine akute Neuroborreliose oder Lyme-Arthritis als erste (bemerkte) Manifestation möglich.

Die Diagnose wird im Stadium I klinisch, ab Stadium II v. a. durch Antikörperbestimmung im Blut gestellt. Evtl. sind weitere Untersuchungen nötig, z. B. eine Liquor- oder Gelenkpunktatuntersuchung.

Behandlung

Antibiotika

Behandlung der Wahl sind Antibiotika, v. a. Tetrazykline, Penizilline und Cephalosporine (➤ 13.2.4). [25]

- Beim Erythema migrans reicht orale Gabe über zwei Wochen.
- In späteren Stadien werden die Antibiotika länger und ggf. i.v. verordnet.

Weitere therapeutische Maßnahmen (beispielsweise körperliche Schonung, Physiotherapie) hängen von der Manifestation ab.

Schutzmaßnahmen

Über die Standardhygiene hinausgehende Maßnahmen sind nicht erforderlich, da die Betroffenen nicht ansteckend sind. [25]

Weitere pflegerische Betreuung

Die weitere pflegerische Betreuung richtet sich nach dem betroffenen Organ.

Prävention

Eine Impfung gibt es noch nicht, sodass die Prävention allein auf der Vermeidung von Zeckenstichen beruht.

Zecken leben nicht nur im Wald, sondern auch im Gras, in Parks und in Hausgärten. Die Beachtung folgender Verhaltensregeln minimiert das Zeckenstichrisiko:

- Unterholz, Gebüsch und hohes Gras meiden
- Möglichst wenig Haut unbedeckt lassen, d. h. feste Schuhe, Socken, lange Hosen, langärmelige Shirts tragen, Hosenbeine in die Strümpfe stecken. Auf heller Kleidung sind die Zecken besser zu erkennen und somit leichter zu entfernen
- Evtl. unbedeckte Haut mit insektenabweisenden Repellents einreiben, Wirkungszeitraum beachten
- Nach der Heimkehr (spätestens abends) Körper auf Zecken absuchen (Zecken stechen nicht sofort)

Zecke baldmöglichst entfernen

Ist es trotzdem zu einem Stich gekommen, sollte die Zecke baldmöglichst mit einer speziellen Pinzette, Zeckenzange, -karte oder -lasso (➤ Abb. 13.26) entfernt werden: Zecke nahe der Haut greifen und langsam herausziehen. Nicht quetschen oder mit Klebstoff, Nagellack o. Ä. bestreichen, da dies die Erregerabgabe aus der Zecke fördert. Wunde danach desinfizieren. Stichstelle weiter beobachten.

13.5 Virusbedingte Infektionserkrankungen

Übersicht über (teilweise) virusbedingte Erkrankungen ➤ Tab. 13.6

13.5.1 Aufbau von Viren

Fast alle **Viren** sind deutlich kleiner als Bakterien und nur elektronenmikroskopisch sichtbar. Sie bestehen aus Erbsubstanz (DNA *oder* RNA), die von einem **Eiweißmantel** *(Kapsid)* und evtl. einer **Virushülle** (*Envelope*, aus der Zellmembran der infizierten Zelle) umschlossen ist (➤ Abb. 13.27).

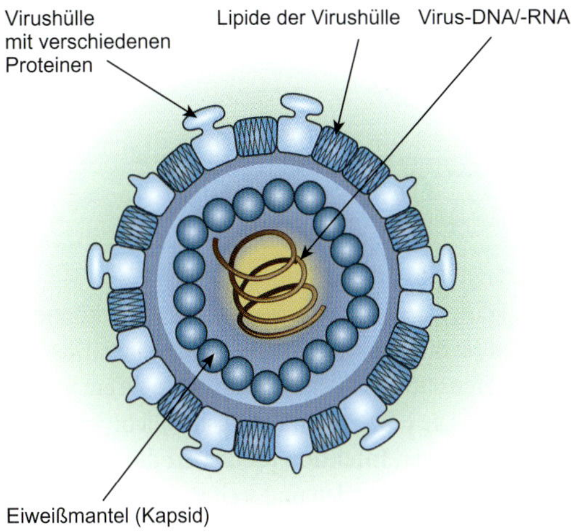

Abb. 13.27 Aufbau eines Virus. [L255]

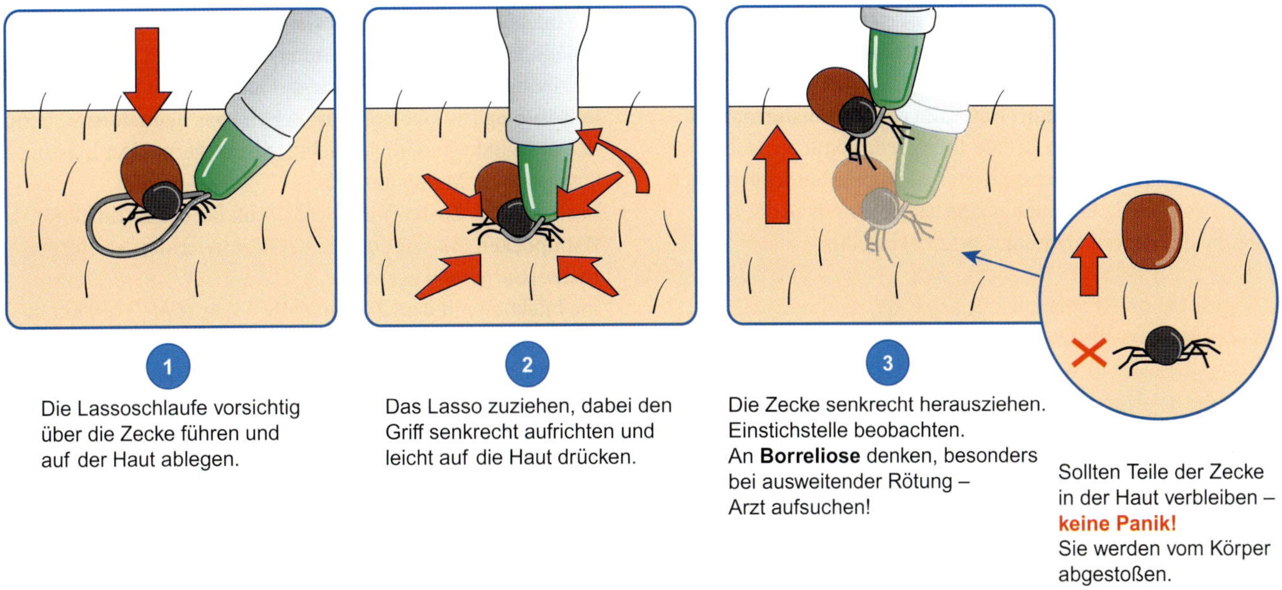

Abb. 13.26 Zeckenentfernung mit einem Zeckenlasso. Das Grundprinzip ist bei der Entfernung mit Zange, Pinzette, Karte oder Lasso das gleiche. Erster Schritt ist immer, mit dem Hilfsmittel möglichst körpernah unter die Zecke zu kommen. Dann wird die Zecke gelöst und durch Zug senkrecht zur Haut entfernt. [L143]

Tab. 13.6 Übersicht über (teilweise) virusbedingte Erkrankungen.

Erkrankung	Siehe	Erkrankung	Siehe	Erkrankung	Siehe	Erkrankung	Siehe
Angina tonsillaris (Mandelentzündung)	➤ 18.4.2	Gastroenteritis	➤ 8.9	Masern	➤ Tab. 13.4, ➤ Abb. 13.3	Poliomyelitis (Kinderlähmung)	➤ Tab. 13.4
Bronchitis	➤ 3.4	Gelbfieber	➤ Tab. 13.4	Meningitis (Hirnhautentzündung)	➤ 15.6	Röteln	➤ Tab. 13.4
Bronchiolitis	➤ 3.4	Hanta-Virus-Infektion	➤ 13.5.3	Mpox (Affenpocken)	➤ Tab. 13.4	Spitze Kondylome (Feigwarzen)	➤ 17.3
COVID-19	➤ 13.5.4	Herpes simplex/labialis/genitalis	➤ 13.5.2	Mumps	➤ Tab. 13.4	Stomatitis aphthosa (Mundfäule)	➤ 13.5.2
Dengue-Fieber	➤ Tab. 13.4	Herpes zoster (Gürtelrose)	➤ 13.5.2	Myokarditis (Herzmuskelentzündung)	➤ 4.5	Tollwut	➤ Tab. 13.4
Enzephalitis (Gehirnentzündung)	➤ 15.6	HIV-Infektion/AIDS	➤ 13.5.5	Otitis media (Mittelohrentzündung)	➤ 18.4.4	Virushepatitis	➤ 9.3
Erkältungskrankheiten	➤ 18.4.1	Infektiöse Mononukleose (Pfeiffer-Drüsenfieber)	➤ 13.5.2, ➤ 18.4.2	Pharyngitis (Rachenentzündung)	➤ 18.4.1	Warzen	➤ 17.3
Frühsommermeningoenzephalitis (FSME)	➤ 15.6	Influenza (Virusgrippe)	➤ 3.5	Pneumonie (Lungenentzündung)	➤ 3.6	Windpocken (Varizellen)	➤ 13.5.2, ➤ Abb. 13.30

Viren haben keinen eigenen Stoffwechsel. Deshalb können sie nicht auf unbelebten Medien, sondern nur *in* Zellen leben. Das Virus heftet sich an Rezeptoren außen an der Zelle, dringt in sie ein und setzt seine Erbsubstanz frei. Die Folgen sind unterschiedlich:

- Bei der **produktiven Infektion** produziert die Zelle neue Viren, die freigesetzt werden und weitere Zellen infizieren. Dies ist die „typische" akute Infektionskrankheit durch Viren (➤ Abb. 13.28).
- Einige Viren können in eine **latente Infektion** übergehen: Das virale Erbgut ist in das der Zelle eingebaut, die Viren vermehren sich aber nicht. Bei Abwehrschwäche ist eine **Reaktivierung** mit (erneuter) Virusvermehrung und Krankheitsmanifestation möglich. Beispiel hierfür sind Herpes-Viren (➤ 13.5.2).
- Bei *onkogenen* oder **Tumorviren** kann es zur **Transformation** (Umwandlung) der Zelle in eine Tumorzelle kommen, wobei nur ein (geringer) Anteil aller infizierten Menschen tatsächlich einen Tumor entwickelt. So sind humane Papillomviren an der Entstehung des Zervixkarzinoms (➤ 20.8) beteiligt.

13.5.2 Herpes-Virus-Infektionen

Die Familie der **Herpes-Viren** umfasst zahlreiche Viren. Gemeinsames Kennzeichen ist, dass die Viren nach der Erstinfektion im Körper verbleiben *(persistieren)* und nach Jahren oder Jahrzehnten wieder aufflackern können (➤ Abb. 13.29):

- Die Erstinfektion mit dem **Herpes-simplex-Virus Typ 1** *(HSV 1)* erfolgt meist schon im frühen Kindesalter, v. a. über die Mund-Rachen-Schleimhaut. Sie führt bei einem kleinen Teil der Kinder zur **Stomatitis aphthosa** *(Mundfäule)* mit Krankheitsgefühl, Fieber und Bläschen im Mund. Die Bläschen haben einen entzündeten Rand und platzen zu kleinen Geschwüren *(Aphten),* die Schmerzen beim Essen verursachen. Die Viren persistieren in den Ganglien des Kopf-Hals-Bereichs und können später im Leben bei den unterschiedlichsten Auslösern zum **Herpes labialis** (sog. *Fieberbläschen,* ➤ Abb. 13.29) führen. Bedrohliche Komplikationen wie eine Herpes-Enzephalitis (➤ 15.6) sind sehr selten.
  Die Infektion mit dem **Herpes-simplex-Virus Typ 2** *(HSV 2)* verläuft vergleichbar, jedoch seltener, später und bevorzugt über die Genitalschleimhaut. Wiederaufflackern zum **Herpes genitalis** ist möglich. Gefürchtet ist der **Herpes neonatorum,** wenn sich das Kind während der Geburt an erregerhaltiger Bläschenflüssigkeit der Mutter ansteckt.
- Das **Varizella-Zoster-Virus** *(VZV)* ruft bei der Erstinfektion die **Windpocken** *(Varizellen)* und bei Reaktivierung den **Herpes zoster** *(Gürtelrose)* hervor.
- Die Infektion mit dem **Zytomegalie-Virus** *(CMV)* verläuft meist lebenslang asymptomatisch. Gefährlich ist das Virus für abwehrgeschwächte Menschen (z. B. nach Transplantation, bei HIV-Infektion) sowie für das ungeborene Kind bei einer Erstinfektion der Schwangeren.
- Auch das **Epstein-Barr-Virus** *(EBV),* der Erreger der **infektiösen Mononukleose** *(Pfeiffer-Drüsenfieber)* mit den Leitsymptomen fieberhafte Angina, Lymphknoten- und Milzschwellung, zählt zu den Herpes-Viren.

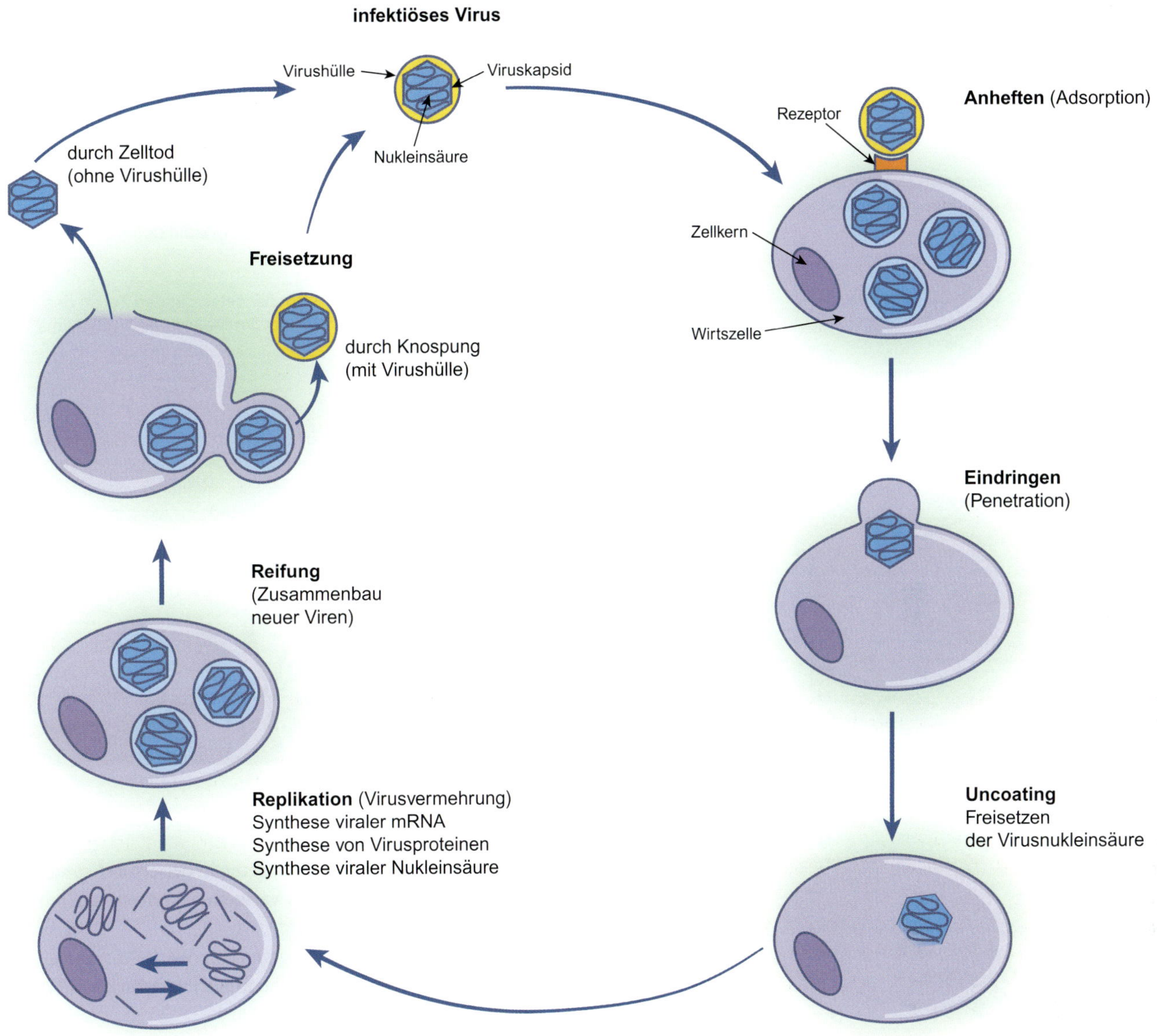

Abb. 13.28 Virusvermehrung in einer Wirtszelle. [L255]

Windpocken

DEFINITION

Windpocken *(Varizellen):* sehr ansteckende, v. a. bei Kindern in aller Regel komplikationslos verlaufende Allgemeinerkrankung mit charakteristischem Bläschenausschlag durch Erstinfektion mit dem **Varizella-Zoster-Virus** *(VZV, Windpocken-Virus).* Meldepflichtige Erkrankung.

Krankheitsursachen und -entwicklung

- **Ursache** der **Windpocken** ist das **Varizella-Zoster-Virus.**
- Einziges **Erregerreservoir** ist der Mensch.
- **Übertragen** wird das Virus v. a. aerogen (d. h. über mehrere Meter) durch freigesetzte Atemwegssekrete, die vom Nächsten eingeatmet werden. Außerdem ist eine Kontaktinfektion durch den erregerhaltigen Bläscheninhalt möglich. Die Ansteckungsfähigkeit beginnt 1–2 Tage vor Auftreten des Ausschlags und dauert an, bis alle Bläschen verkrustet sind.
- Die Erreger breiten sich mit dem Blut im ganzen Körper aus.
- Es erkranken fast alle Nichtimmunen.

Klinische Zeichen und Diagnostik

Nach einer Inkubationszeit von 1–4 Wo. beginnen Windpocken evtl. mit uncharakteristischen Allgemeinbeschwerden, oft aber sofort mit typischem, juckendem Ausschlag, der sich vom Rumpf aus ausbreitet: Über mehrere Tage bilden sich immer wieder kleine Knötchen, die zu Bläschen werden und über Krusten abheilen (➤ Abb. 13.30, ➤ Abb. 13.3). Fieber ist möglich. Kinder ohne Vorerkrankungen sind oft im Allgemeinbefinden kaum beeinträchtigt, Kinder mit atopischer Dermatitis und Erwachsene häufig. Die Diagnose ist eine Blickdiagnose.

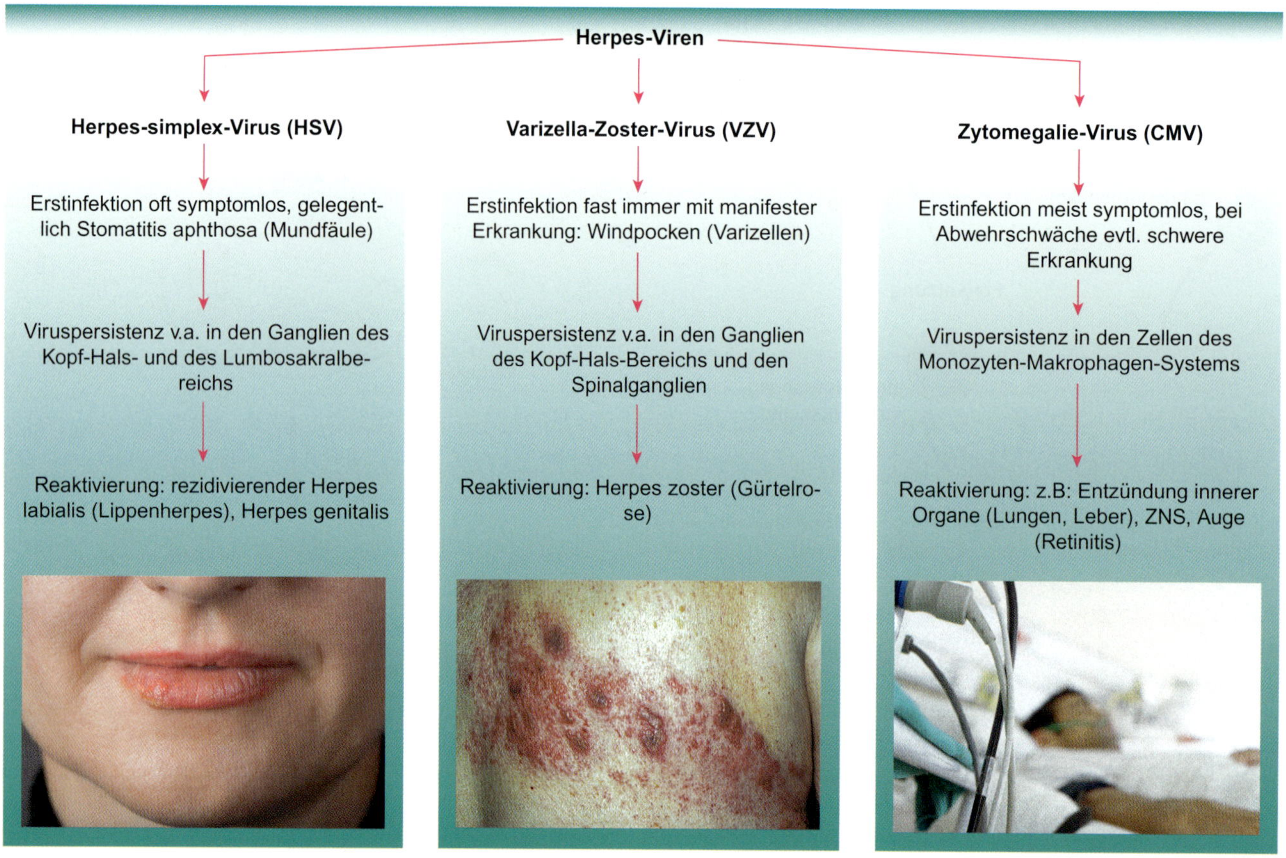

Abb. 13.29 Erstinfektion und Reaktivierung bei Herpes-simplex-, Varizella-Zoster- und Zytomegalie-Virus. [J787, T417, L264]

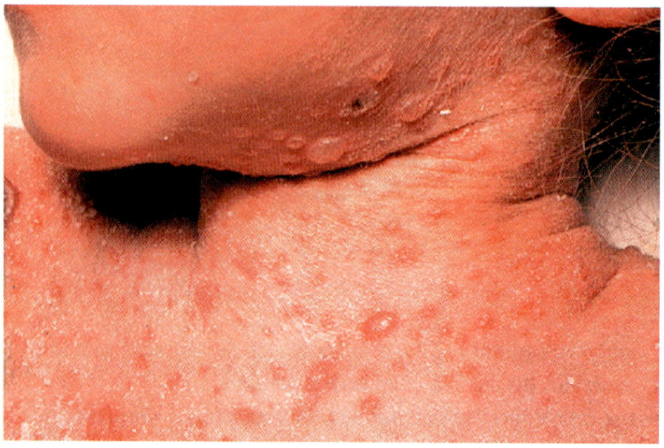

Abb. 13.30 Ausschlag bei Windpocken. Betroffen ist der ganze Körper einschließlich des behaarten Kopfes. Gerade Kinder haben aber oft weniger Bläschen als das Kind hier im Bild. Charakteristisch das Nebeneinander von Bläschen und Krusten auf geröteter Haut. [T417]

Komplikationen

Komplikationen umfassen:

- Bakterielle Infektion aufgekratzter Bläschen
- Schwere Verläufe, z. B. mit Pneumonie (bei Erwachsenen bis zu 20 %, bei Kindern seltener ➤ 3.6), ZNS-Beteiligung, besonders bei Abwehrschwäche
- Bei Erkrankungen einer Schwangeren in der ersten Schwangerschaftshälfte in ca. 2 % **fetales Varizellensyndrom** u. a. mit Skelett-, Augen-, ZNS-Schäden
- Bei Erkrankung einer Schwangeren eine Woche vor bis zwei Tage nach der Geburt Gefahr lebensbedrohlicher **neonataler Windpocken** beim Kind

Behandlung

Juckreizlindernde Maßnahmen

Gerade bei Kindern stehen juckreizlindernde Maßnahmen im Vordergrund, um das Aufkratzen der Bläschen mit bakterieller Infektion der Läsionen und Narbenbildung zu vermeiden. Oft reicht äußerliche Anwendung von Zinkschüttelmixturen (z. B. Tannosynt® Lotio). Die Nägel werden am besten kurz geschnitten und nachts können Baumwollhandschuhe sinnvoll sein. Reicht dies nicht, können Antihistaminika (➤ 12.2.2) zur Nacht helfen.

Allgemeinmaßnahmen

Der Erkrankte soll sich körperlich schonen. (Gelockerte) Bettruhe ist bei deutlicher Beeinträchtigung des Allgemeinzustandes sinnvoll.

Virostatika

Bei Abwehrschwäche oder z. B. Varizellen-Pneumonie werden Virostatika gegeben.

Schutzmaßnahmen

Neben der Standardhygiene sind in Krankenhäusern und Pflegeeinrichtungen die zusätzlichen Maßnahmen bei aerogener Übertragung nötig (➤ 13.2.1), bis die Bläschen trocken und verkrustet sind. Die Patienten werden nur von Personal mit Immunität durch frühere Erkrankung oder Impfung betreut.

Im häuslichen Umfeld soll der Erkrankte die Wohnung nicht verlassen und sich insbesondere von abwehrgeschwächten Menschen fernhalten.

Erkrankte, Erkrankungsverdächtige und Kontaktpersonen dürfen keine Gemeinschaftseinrichtungen besuchen. [14]

Prävention und Beratung

Die aktive Impfung gegen Windpocken wird für alle Kinder empfohlen. Erwachsene sollten sich bei erhöhter Gefährdung *für* eine Erkrankung (z. B. nichtimmune Berufstätige im Gesundheitswesen) oder *durch* eine Erkrankung (z. B. vor immunsuppressiver Behandlung) impfen lassen, ebenso alle nichtimmunen Frauen mit Kinderwunsch. Eine passive Impfung ist bis fünf Tage nach Exposition sinnvoll, z. B. bei Neugeborenen, deren Mutter um den Zeitpunkt der Geburt Windpocken hat.

Herpes zoster

DEFINITION

Herpes zoster (*Zoster, Gürtelrose,* im Gesicht auch *Gesichtsrose*): Erkrankung durch Reaktivierung des *Varizella-Zoster-Virus* nach früherer VZV-Infektion. Leitsymptom Bläschenausschlag und Schmerzen im Versorgungsgebiet eines Nervs, geringe Allgemeinbeschwerden. Etwa jeder Dritte erkrankt im Laufe des Lebens, v. a. ältere Menschen. Meist gute Prognose.

Krankheitsursachen und -entwicklung

- *Ursache* des **Herpes zoster** ist das Varizella-Zoster-Virus.
- Es handelt sich (im Gegensatz zu den Windpocken) nicht um eine exogene Infektion, sondern um eine *Reaktivierung* von Viren, die nach einer Windpockenerkrankung (selten Impfung) in den Hirnnerven- oder Spinalganglien verblieben sind.
- Da der Bläscheninhalt erregerhaltig ist, ist eine *Übertragung* des Virus durch Kontaktinfektion möglich. Nichtimmune bekommen dann Windpocken.
- Bei der Reaktivierung wandern die Erreger vom Ganglion entlang des Nervs zu dem von diesem Nerv versorgten Hautgebiet und führen dort zum typischen Bläschenausschlag.

Klinische Zeichen und Diagnostik

Leitsymptom sind einseitige, gruppiert stehende Bläschen im Versorgungsgebiet von 1–2 Ganglien, die den gleichen Wandel durchmachen wie Windpockenbläschen. Beim häufigen Vorkommen am Rumpf entspricht dies einem halben Gürtel – daher der Name (➤ Abb. 13.31). Der Ausschlag schmerzt oft, teilweise sehr stark, evtl. hat das betroffene Gebiet schon einige Tage vorher weh getan oder war sehr berührungsempfindlich. Allgemeinbeschwerden sind meist gering. Überwiegend erkranken abwehrgeschwächte und ältere Menschen, selten ansonsten gesunde Kinder oder Jugendliche.

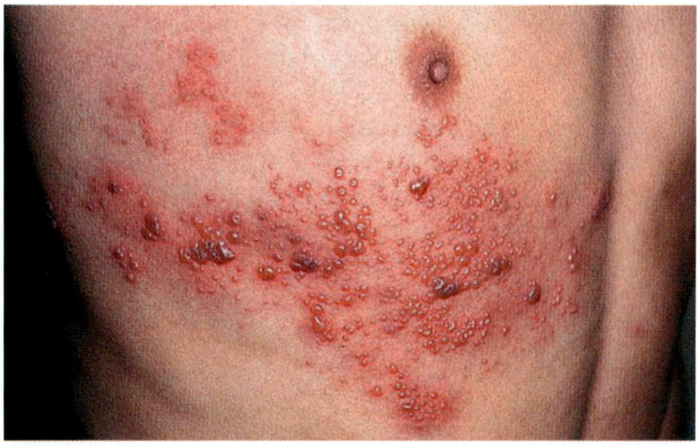

Abb. 13.31 Typischer „halbgürtelförmiger" Bläschenausschlag bei Herpes zoster (Gürtelrose). [G539]

Die Diagnose wird klinisch gestellt.

Komplikationen

- Bakterielle Superinfektion der Hautläsionen
- Beim **Zoster oticus** (Zoster im Bereich des Ohrs) Schwindel, Hörminderung, Fazialisparese
- Beim **Zoster ophthalmicus** (Zoster im Bereich des Auges) Hornhautschäden
- **Postzosterische Neuralgie** mit lang dauernden Schmerzen oder Sensibilitätsstörungen (➤ 15.1.5) im betroffenen Hautgebiet (steigendes Risiko mit zunehmendem Alter)
- Bei Abwehrschwäche ZNS-Beteiligung, **Zoster generalisatus** mit z. B. Pneumonie

Behandlung

Medikamentöse Therapie

Die Behandlung umfasst: [26]

- Frühzeitige Gabe von Virostatika (➤ 13.2.5), i. d. R. oral, bei Abwehrschwäche oder schwerem Verlauf ggf. i.v. Ausnahmen sind Schwangere und Kinder. Bei einem Zoster am Rumpf bei unter 50-jährigen Patienten ohne Risikofaktoren für Komplikationen kann ggf. auf Virostatika verzichtet werden.
- Schmerzbehandlung zur Beschwerdelinderung und Vermeidung einer Chronifizierung, oft mittels Analgetika (➤ 2.5.13). Nach Abheilen der Läsionen ist zudem eine Lokaltherapie (z. B. Capsaicin- oder Lidocain-Pflaster) möglich, auch bestimmte Antidepressiva und Antiepileptika können versucht werden.
- Lokaltherapeutika, im Bereich des Körpers symptomatisch wirksame, beim Zoster ophthalmicus virostatikahaltige. Pflegefachpersonen tragen das angeordnete Lokaltherapeutikum behutsam auf, da Berührung stark schmerzen kann (Schutzhandschuhe tragen).

Schutzmaßnahmen

Der Bläscheninhalt ist ansteckend, weshalb die Schutzmaßnahmen bei Kontaktinfektion einzuhalten sind (➤ 13.2.1). Ein Einzelzimmer wird empfohlen [27]. Zu meiden ist Kontakt zu abwehrgeschwächten

Menschen sowie Schwangeren und Kindern, die noch keine Windpocken hatten oder nicht dagegen geimpft sind.

Weitere pflegerische Betreuung
Die Patienten sollen ihrem Bedürfnis nach Ruhe nachkommen, abhängig von Allgemeinbefinden und Schmerzsituation. Pflegende bieten bei Bedarf Unterstützung an.

Prävention und Beratung

Die Impfung mit dem Herpes-zoster-Totimpfstoff wird allen über 60-Jährigen empfohlen. Sie ist auch nach durchgemachtem Zoster möglich und sinnvoll. [28]

13.5.3 Hanta-Virus-Erkrankungen

DEFINITION
Hanta-Virus-Erkrankungen: sehr unterschiedlich ausgeprägte Erkrankungen mit den Leitsymptomen Fieber, Nierenbeteiligung, Blutungsneigung (**hämorrhagisches Fieber mit renalem Syndrom,** *HFRS*). In Deutschland meist vergleichsweise leichte Verläufe, die auch als **Nephropathia epidemica** bezeichnet werden. Meldepflichtig.

Erregerreservoir für die in Deutschland vorkommenden **Hanta-Viren** sind Mäuse. Diese scheiden die Viren mit Speichel, Urin und Kot aus. Der Mensch infiziert sich dann durch Inhalation erregerhaltiger Stäube/Aerosole, Kontakt verletzter Haut mit virushaltigen Stäuben sowie Bisse. Die Inkubationszeit beträgt etwa 2–4 Wochen.

Wahrscheinlich verursachen viele Infektionen keine oder nur unspezifische Beschwerden und bleiben dann unentdeckt. Typisch für die Virustypen in Deutschland sind ansonsten plötzliches Fieber und grippeähnliche Beschwerden, gefolgt von Nierenbeteiligung und selten Blutungsneigung. Die Diagnose wird durch serologische Blutuntersuchungen gesichert.

Die Behandlung ist symptomatisch. Es reichen die Standardhygienemaßnahmen, da die in Europa vorkommenden Virustypen nicht von Mensch zu Mensch übertragbar sind.

Hauptsäulen der Prävention sind die Nagerbekämpfung und der fachgerechte Umgang mit toten Mäusen (z. B. Handschuhe anziehen, ggf. auch Mund-Nasen-Schutz bzw. Maske, Maus in Plastikbeutel entsorgen).

13.5.4 COVID-19

DEFINITION
COVID-19 (kurz für *corona virus disease 2019*): Allgemeinerkrankung durch das **Coronavirus SARS-CoV-2.** Manifestation hauptsächlich, aber nicht nur an den Atemwegen. Sehr variabler Verlauf, gefährlich insbesondere für ältere und vorerkrankte Menschen. Langzeitfolgen möglich. Letalität aufgrund der Dunkelziffer schwer zu schätzen, in Deutschland wohl ca. 0,5 % (nahe Null bei Kindern, je nach Vorerkrankungen bis zu 30 % bei über 80-Jährigen). Meldepflichtig.
2020–2023 **COVID-19-Pandemie** mit weltweit über 770 Millionen bestätigten Fällen und 7 Millionen Toten, Schätzungen gehen wegen der Untererfassung sogar von 20 Millionen Toten aus. In Deutschland über 39 Millionen Fälle und ca. 175.000 Tote.

Krankheitsursachen und -entwicklung

Der Erreger von **COVID-19** ist das **Coronavirus SARS-CoV-2** (➤ Abb. 13.32), wobei durch Mutationen verschiedene Varianten mit unterschiedlichen Eigenschaften entstanden sind (z. B. Alpha, Delta, Omikron). Es wird hauptsächlich durch Tröpfchen und Aerosole übertragen. Kontaktinfektion ist ebenfalls möglich. Auch Infizierte ohne oder mit nur geringen Beschwerden sind ansteckend. Die Inkubationszeit beträgt im Mittel 3–6 Tage.

Das Virus dringt über ACE-2-Rezeptoren in die Zellen ein und befällt sehr häufig die Atemwege, da die Rezeptoren dort zahlreich vorhanden sind. Die Schäden sind Folge direkter Zellschädigung, Endothel-/Gefäßschädigung, Bildung von Mikrothromben in den Kapillaren und Entzündungsbotenstoffen. Insbesondere bei schwerem Verlauf sind auch andere Organe betroffen, z. B. Magen-Darm-Trakt, Herz, ZNS.

Schnell massive Bedrohung
Die **COVID-19-Pandemie** hat gezeigt, wie schnell Infektionen zur weltweiten Bedrohung werden können. Binnen eines Vierteljahres nach den ersten gesicherten Fällen in China verfügten viele Staaten, darunter auch Deutschland, rigide Maßnahmen (oft als **Lockdown** bezeichnet) um das Virus einzudämmen: Schließung von Behörden, Geschäften, Schulen, Kindertagesstätten, Kultur- und Freizeiteinrichtungen, Einschränkung der Versammlungs- und Bewegungsfreiheit, Quarantäne. Es kam zu massiven wirtschaftlichen Auswirkungen und in einigen Ländern zur Überlastung der Gesundheitssysteme. Die Folgen der Maßnahmen (z. B. auf Gesundheit und Lesefähigkeit der Kinder) sind bis heute spürbar. Insbesondere die pauschalen und langen Schließungen von Kinderbetreuungseinrichtungen, Schulen und Pflegeeinrichtungen werden heute sehr kritisch gesehen.

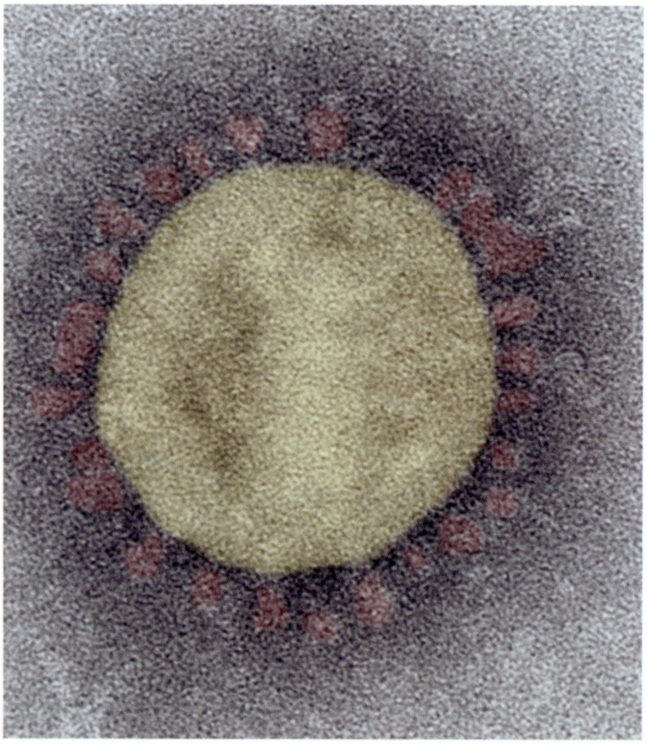

Abb. 13.32 SARS-CoV-2. Das Coronavirus SARS-CoV-2 ist eng verwandt mit dem SARS-Coronavirus (SARS-CoV), dem Erreger der SARS-Pandemie 2002/2003 (SARS = schweres akutes respiratorisches Syndrom). [X221]

Klinische Zeichen und Diagnostik

Leitsymptome sind variantenabhängig Halsschmerzen, Husten, Schnupfen, Fieber, Kopfschmerzen, beeinträchtigtes Allgemeinbefinden sowie Störungen von Geruchs- und/oder Geschmackssinn. Häufigste Organmanifestation ist eine Pneumonie etwa Ende der ersten Krankheitswoche (➤ 3.6).

Die Verdachtsdiagnose wird klinisch gestellt. Antigen-Schnelltests werden oft um den 2. Krankheitstag positiv. Goldstandard und zum Ausschluss erforderlich sind PCR-Tests (➤ 13.1.4), ggf. aus den tiefen Atemwegen und wiederholt. Röntgenaufnahme des Thorax und CT stellen die Lungenveränderungen dar. Sauerstoffsättigung im Blut und CT-Befund sind nicht selten deutlich schlechter, als es das subjektive Befinden des Patienten vermuten ließe. Weitere Untersuchungen, etwa Blutuntersuchungen, dienen der Einschätzung des Zustands und der Erfassung von Komplikationen.

Schätzungsweise ein Drittel der Infektionen verläuft asymptomatisch. Etwa 80 % der manifest Erkrankten zeigen einen leichten bis mittelschweren, 15 % einen schweren und 5 % einen lebensbedrohlichen Verlauf. Insgesamt zeigten die am Ende der Pandemie vorherrschenden Omikron-Varianten leichtere Verläufe und eine geringere Letalität als die anfänglichen Virusvarianten.

Komplikationen

Komplikationen sind auch bei jungen, gesunden Menschen möglich, jedoch häufiger bei Menschen ab ca. 60 Jahren, mit Vorerkrankungen und Rauchern.
Hauptkomplikationen sind:

- Lungenversagen
- Herz-, Nierenbeteiligung
- Thromboembolische Komplikationen, u. a. tiefe Venenthrombose, Lungenembolie
- Schock, Multiorganversagen

Auch bei leichtem Verlauf kann die Erholung Wochen dauern. Langzeitfolgen sind möglich. Die Entstehung dieses **Long-/Post-COVID-Syndroms** (➤ Abb. 13.33) ist unklar und nicht einheitlich (direkte Organ-Folgeschäden, fortbestehende Entzündung/Immunaktivierung, evtl. Viruspersistenz). Häufigkeitsangaben diesbezüglich schwanken stark (häufiger bei Nicht-Geimpften, bei der Omikron-Variante seltener als bei vorangegangenen Varianten). [29]

Behandlung

Die Behandlung ist in erster Linie symptomatisch. Für definierte Patientengruppen mit hohem Risiko oder schwerem Verlauf werden Virostatika (➤ 13.2.5), z. B. Nirmatrelvir/Ritonavir (etwa Paxlovid®), Remdesivir (etwa Veklury®) oder immunmodulierende Therapien (z. B. Glukokortikoide, Interleukinantagonisten) empfohlen. [30]

Ambulante Patienten mit erhöhtem Risiko können, alle im Krankenhaus Behandelten sollten eine medikamentöse Thromboseprophylaxe erhalten.

Die meisten stationär behandelten Patienten benötigen Sauerstoff (nasal, Maske, ggf. High-Flow). Ggf. ist eine intensivmedizinische Betreuung mit nichtinvasiver oder invasiver Beatmung oder *ECMO* (*extrakorporale Membranoxigenierung*, ein Lungenersatzverfahren) erforderlich. Komplikationen werden nach den üblichen Richtlinien behandelt.

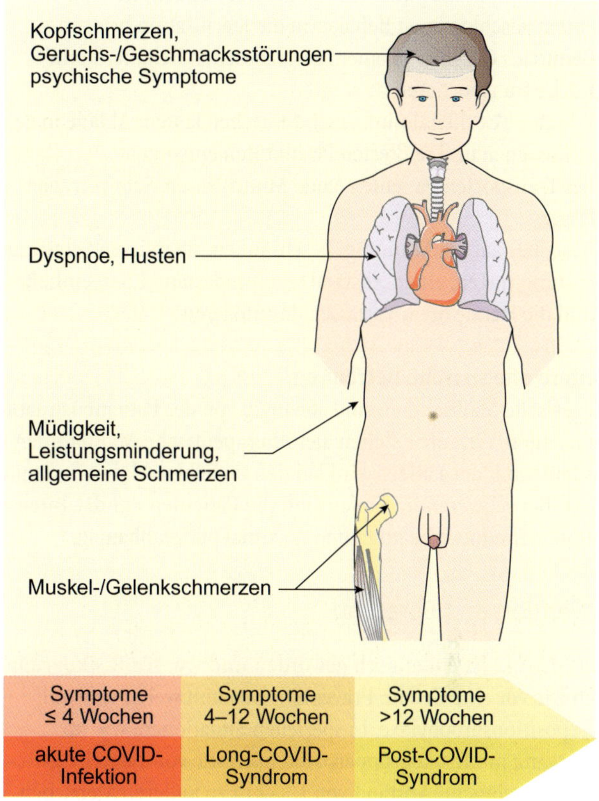

Abb. 13.33 Long-/Post-COVID-Syndrom. Diagnostik und Therapie hängen von den Beschwerden ab. [L141]

Die Behandlung von Long-/Post-COVID ist symptomorientiert und im Fluss. Viele Menschen, die nach einem Monat noch Beschwerden haben, erholen sich im weiteren Verlauf.

Schutzmaßnahmen

Übertragungsspezifische Schutzmaßnahmen ➤ 13.2.1

Die zusätzlichen Maßnahmen bei an COVID-19 erkrankten Patienten umfassen: [31]

- Patienten isolieren, ggf. gemeinsame Isolierung mehrerer Patienten. Bei mildem bis moderaten Verlauf Beendigung der Isolierung nach 7 Tagen ohne neue Testung, bei schwerem Verlauf oder Immunschwäche PCR-Test erforderlich
- Zimmer ohne Lüftungsanlage mindestens 4- bis 6-mal täglich für 15–20 Min. stoßlüften
- Persönliche Schutzausrüstung tragen: Schutzkittel, Einweghandschuhe, mindestens engsitzenden Mund-Nasen-Schutz, bei der direkten Versorgung FFP2-Maske, Schutzbrille; die Schutzausrüstung *vor* dem Betreten des Zimmers anlegen
- Hygienische Händedesinfektion mit Desinfektionsmittel mit viruzider Wirksamkeit durchführen
- Patientennahe Flächen täglich wischdesinfizieren

- Medizinprodukte patientenbezogen verwenden; bei Bedarf in einem geschlossenen Behälter in die Sterilisation bringen
- Benutztes Geschirr in einem geschlossenen Behälter in die Küche transportieren
- Wäsche, Textilien desinfizierend waschen lassen, Abfälle in geschlossenen und reißfesten Plastiktüten entsorgen
- Bei Transporten Patienten einen Mund-Nasen-Schutz tragen lassen
- Besucher auf ein Minimum beschränken, sie müssen Schutzausrüstung tragen, einen Abstand von mindestens 1,5 m einhalten und die Hände beim Verlassen desinfizieren

Weitere pflegerische Betreuung

Pflegerische Maßnahmen sind abhängig von der Patientensituation. Bei leichten Verläufen stehen atemtherapeutische Maßnahmen im Vordergrund, der Patient wird bei den täglichen Aktivitäten unterstützt. Bei schweren Verläufen sind die Patienten auf der Intensivstation, dann meist beatmet und maximal pflegeabhängig.

Prävention und Beratung

SARS-CoV-2 ist endemisch geworden und v. a. für Risikogruppen nach wie vor eine Gefahr. Prävention ist somit weiter sinnvoll:

- Expositionsprophylaxe. In speziellen Situationen, v. a. im Umgang mit Risikogruppen, sind nach wie vor die AHA-L-Regeln angebracht: **A**bstand von 1,5–2 m zu anderen Menschen, **H**ygiene (Händehygiene, Hustenetikette), **A**lltag mit Maske (ggf. bei vielen Menschen in Innenräumen, v. a., wenn Abstandhalten nicht möglich ist), regelmäßiges (Stoß-)**L**üften. Menschen mit Atemwegsinfekten sollten möglichst zu Hause bleiben, um andere zu schützen. [32]
- Frühdiagnose. Auch (Schnell-)Tests bei verdächtigen Beschwerden, ggf. wiederholt, haben weiterhin ihre Berechtigung.
  Zwar müssen sich Infizierte nicht mehr isolieren. Empfohlen wird aber nach wie vor, weitestmöglich zu Hause zu bleiben, keinen Besuch zu empfangen und bei unvermeidlichen Begegnungen eine Maske zu tragen, um nicht weitere Menschen anzustecken. [33]
- Impfprophylaxe. Die COVID-19-Impfung schützt zwar ebenso wie eine durchgemachte Erkrankung nur zeitlich begrenzt vor einer Erkrankung. Sie mindert aber deutlich länger das Risiko einer ernsten Erkrankung und reduziert das Risiko eines Long-COVID-Syndroms. Alle Erwachsenen sollen eine Basisimmunität durch drei Antigenkontakte durch Impfung und/oder Erkrankung (davon mindestens eine Impfung) besitzen. Menschen über 60 Jahre, mit erhöhtem Infektions- oder Komplikationsrisiko, Bewohnern von Pflegeeinrichtungen sowie engen Kontaktpersonen von Abwehrgeschwächten werden jährliche Auffrischimpfungen im Herbst empfohlen. [18]

13.5.5 HIV-Infektion und AIDS

DEFINITION

AIDS *(acquired immune deficiency syndrome, erworbenes Immundefektsyndrom):* chronische Infektionskrankheit durch das **HIV** *(humanes Immundefizienz-Virus).* Leitsymptom fortschreitende Abwehrschwäche mit zunehmender Infektionsneigung und gehäuftem Auftreten bestimmter Tumoren. Bislang nicht heilbar, jedoch durch lebenslange antiretrovirale Kombinationstherapien über Jahrzehnte beherrschbar.

2023 lag die Zahl der Neuinfektionen in Deutschland bei etwa 1.800, die Zahl der HIV-Infizierten bei ca. 96.700. Weltweit waren Ende 2023 knapp 40 Millionen Menschen infiziert. [34], [35]

Krankheitsursachen und -entwicklung

- *Ursache* von **AIDS** ist eine Infektion mit den verschiedenen Typen des **HIV** (➤ Abb. 13.34), in Deutschland ganz überwiegend mit HIV-1.
- *Erregerreservoir* des HIV ist nur der Mensch.
- Die *Übertragung* erfolgt durch Blut und andere Körperflüssigkeiten, insbesondere Sperma, Vaginalsekret und den Schleim auf der Darmschleimhaut, wenn diese in Kontakt mit verletzter Haut oder intakter oder verletzter Schleimhaut kommen. Speichel und Tränenflüssigkeit sind nicht ansteckend. Hauptübertragungswege in Deutschland sind derzeit ungeschützte Sexualkontakte, mit deutlichem Abstand gefolgt von der gemeinsamen Nutzung von Spritzen/Kanülen bei i. v.-Drogenabhängigen *(needle sharing).* Neugeborene stecken sich überwiegend unter der Geburt und über die Muttermilch an.

Ansteckungsfähigkeit

Infizierte können andere Menschen anstecken, auch wenn sie selbst (noch) keine Beschwerden haben. Je höher die Viruskonzentration in der Körperflüssigkeit, desto größer das Ansteckungsrisiko.

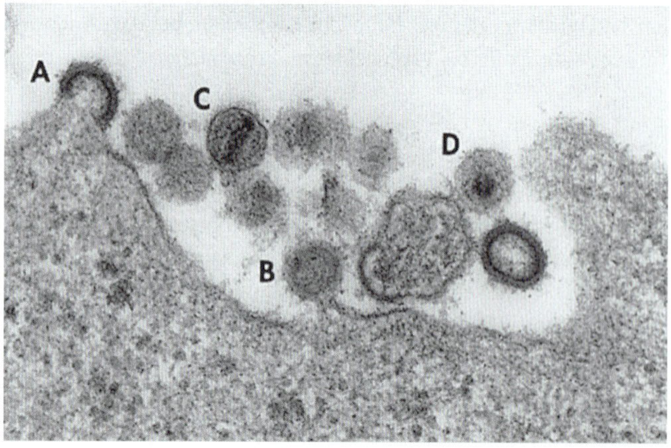

Abb. 13.34 HIV (humanes Immundefizienz-Virus). Bei A und B Viren, die gerade aus der infizierten Zelle freigesetzt werden, bei C und D „freie" HIV. [E355–24]

- Die HIV befallen und vernichten Abwehrzellen mit dem *CD4-Rezeptor,* das sind v. a. T-Helferzellen und Makrophagen. Dabei wird die Virus-RNA zunächst in DNA umgeschrieben und dann in die infizierte Zelle eingebaut. Solche Viren, bei denen der Informationsfluss „rückwärts“ von der RNA zur DNA erfolgt und nicht von der DNA zur RNA, heißen **Retroviren.** Durch gesteigerte Produktion kann der Organismus die Zerstörung lange ausgleichen, aber schließlich fallen die T-Zellen im Blut ab und es entwickelt sich eine zunehmende Abwehrschwäche. Ohne Behandlung hat etwa die Hälfte der infizierten Erwachsenen nach zehn Jahren schwere Krankheitszeichen [36].

Klinische Zeichen und Diagnostik

Klinische Zeichen

Die HIV-Infektion bleibt bei Erwachsenen nicht selten über Jahre unbemerkt, bevor mit zunehmendem Immundefekt **opportunistische Infektionen** mit Erregern auftreten, die bei Gesunden kaum zu einer Erkrankung führen. Bei Kindern setzen rascher Symptome ein.

Folgende Einteilung der Krankheitszeichen in die Kategorien A–C spiegelt den Spontanverlauf wider und ist gleichzeitig Basis für die CDC-Stadieneinteilung (➤ Tab. 13.7):

- **Kategorie A = Asymptomatische/akute HIV-Infektion**
  - **Akute HIV-Infektion:** bei einem Teil der Infizierten ca. 1–6 Wochen nach der Infektion vorübergehende, grippeähnliche Beschwerden (Fieber, Abgeschlagenheit, Hautausschlag, Muskel- und Gelenkschmerzen, Rachenentzündung, Mundulzera)
  - **Asymptomatische Infektion** ohne Beschwerden, entweder von Beginn an oder nach spontanem Abklingen der akuten HIV-Infektion
  - **Persistierende generalisierte Lymphadenopathie:** anhaltende Lymphknotenschwellungen
- **Kategorie B = HIV-assoziierte Erkrankungen.** Symptome, die durch die HIV-Infektion bedingt sind oder auf eine Störung der zellulären Abwehr hinweisen, beispielsweise:
  - Bestimmte Infektionen, z. B. Mund-Rachen- oder vulvovaginaler Soor (≥ 1/Monat oder nur schlecht therapierbar), Herpes zoster (mindestens zweimal oder mehr als ein Dermatom), bei Frauen Adnexitis (➤ 20.4)
  - Fieber ≥ 38,5 °C
  - Diarrhö ≥ 4 Wochen
  - Periphere Neuropathie (durch direkten Befall der Nerven)
- **Kategorie C = AIDS-definierende Erkrankungen**
  - Bestimmte Infektionen: tiefe Candidainfektionen, chronische Herpes-simplex-Ulzera, tiefe Herpesinfektionen, zerebrale Toxoplasmose, Netzhaut- oder generalisierte Zytomegalieinfektion, Tuberkulose, **Pneumocystis-jirovecii-Pneumonie** (durch den Pilz *Pneumocystis jirovecii,* der nur bei Abwehrschwäche pathogen ist), Kryptokokkeninfektion außerhalb der Lungen, **Kryptosporidiose** (Diarrhö ≥ 4 Wochen durch das Protozoon *Cryptosporidium,* ➤ 13.7.1)

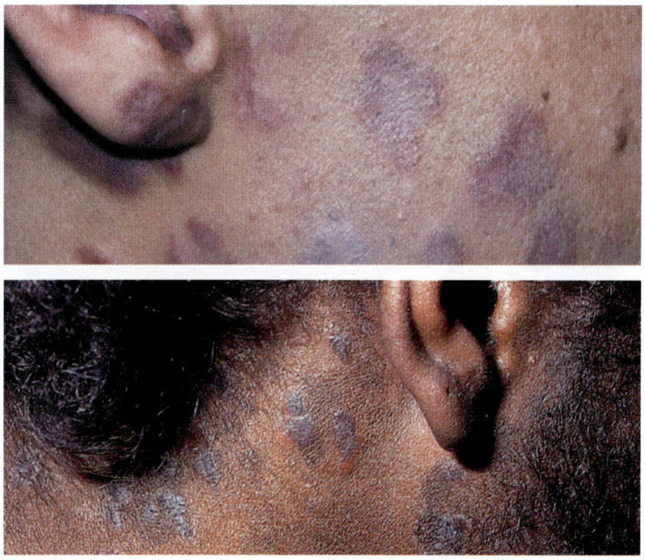

Abb. 13.35 Multiple Kaposi-Sarkome. Das Kaposi-Sarkom, sonst sehr selten, ist eine AIDS-definierende Erkrankung. [G1139-002, E501-002]

  - Bestimmte maligne Tumoren: **Kaposi-Sarkom** (bösartiger Tumor meist zunächst in Haut und Subkutis, später auch in Schleimhäuten und inneren Organen, ➤ Abb. 13.35), maligne Lymphome (➤ 11.5) und invasives Zervixkarzinom (➤ 20.8)
  - **HIV-Enzephalopathie** (durch direkten Befall des ZNS)
  - **Wasting-Syndrom** (fortschreitende Auszehrung)

Diagnostik

Erster Schritt ist die Diagnose der HIV-Infektion. Heutige Suchtests der vierten Generation weisen sowohl das **p24-Antigen** aus der Virushülle als auch **HIV-Antikörper** gegen HIV-1 und -2 nach. Ist ein solcher Kombinationstest negativ und liegt die letzte mögliche Exposition mehr als sechs Wochen zurück, kann eine HIV-Infektion mit hoher Wahrscheinlichkeit ausgeschlossen werden. Bei positivem Suchtest folgt ein Bestätigungstest. Außerdem wird die Untersuchung einer zweiten Blutprobe zum Ausschluss einer Probenverwechslung dringend empfohlen. [36]

Bei gesicherter HIV-Infektion werden bei Erstdiagnostik und Verlaufskontrolle die **Viruslast** (Konzentration der HIV-RNA) und die CD4-Zellen im Blut bestimmt, um den Zustand des Immunsystems zu beurteilen. Außerdem erfolgt vor Therapiebeginn eine Resistenztestung.

Die Diagnostik bei Infektions- oder Tumorverdacht folgt den üblichen Richtlinien.

Stadieneinteilung

In Europa sind die klinischen Zeichen *(klinische Kategorie) und* die CD4-T-Zellen *(Laborkategorie)* maßgeblich für die Stadieneinteilung der HIV-Infektion (➤ Tab. 13.7).

Tab. 13.7 Stadieneinteilung der HIV-Infektion für Jugendliche ab 14 Jahren und Erwachsene vereinfacht nach CDC 2008, in Klammern nach CDC 1993 [37]. Eine Rückstufung bei Zustands-/Befundbesserung ist nicht möglich.

CD4-T-Zellen	Klinik		
	A = Asymptomatisch/akute HIV-Infektion	B = HIV-assoziierte Erkrankungen	C = AIDS-definierende Erkrankungen
≥ 500/µl oder ≥ 26 %	Stad. 1 (A1)	Stad. 1 (B1)	Stad. 3 (C1)
200–499/µl oder 14–25 %	Stad. 2 (A2)	Stad. 2 (B2)	Stad. 3 (C2)
< 200/µl oder < 14 %	Stad. 3 (A3)	Stad. 3 (B3)	Stad. 3 (C3)

Behandlung

Antiretrovirale Therapie

Die **antiretrovirale Therapie** *(ART)* ist direkt gegen das HIV gerichtet. Sie ist immer eine Kombinationstherapie *(cART),* vorzugsweise aus 1–2 nukleosidischen Reverse-Transkriptase-Inhibitoren und einer weiteren Substanz (➤ 13.2.5). Grundsätzlich soll die Behandlung zeitnah nach Diagnosestellung beginnen. Die Frage der Adhärenz soll aber vorher mit dem Patienten besprochen werden. Die Behandlung muss nach heutigem Wissen trotz Nebenwirkungen (z. B. Neuro-, Nephropathie, Fettverteilungsstörungen, Hyperlipidämie) lebenslang erfolgen, da bei Therapiepausen Resistenzen und Zustandsverschlechterung drohen. [38]

Pflegerische Betreuung
Pflegende beraten über die Wichtigkeit einer zuverlässigen Einnahme der antiretroviralen Medikamente und zeigen die Folgen einer unzureichenden Therapieadhärenz auf. Beobachten sie das Auslassen der Medikamenteneinnahme, suchen sie im Gespräch mit dem Betroffenen die Gründe dafür und erarbeiten gemeinsam Lösungen.

Therapie von Infektionen und Tumoren

Im Krankheitsverlauf auftretende Infektionen und Tumoren werden frühestmöglich behandelt, ebenso Begleiterkrankungen wie etwa eine Hepatitis-C-Infektion. Bei einigen Infektionen, etwa der Pneumocystis-Pneumonie, ist bei niedrigen Helferzellzahlen oder nach durchgemachter Infektion eine Antibiotikaprophylaxe nötig.

Allgemeinmaßnahmen

Menschen mit HIV-Infektion sollten alles vermeiden, was ihr Immunsystem und ihre Gesundheit schwächt, z. B. weitere sexuell übertragbare Erkrankungen, Tabak- und Alkoholkonsum, zu wenig Schlaf, Stress. Positiv wirken dagegen eine ausgewogene Ernährung und körperliche Aktivitäten entsprechend dem Leistungsvermögen.

Schutzmaßnahmen

Bei einer HIV-Infektion reichen die Standardhygienemaßnahmen, da das Virus nur durch Körperflüssigkeiten übertragen wird. Pflegende tragen bei möglichem Kontakt mit Körperflüssigkeiten Schutzhandschuhe aus synthetischem Latex, weil Handschuhe aus anderen Materialien nicht ausreichend schützen. In speziellen Pflegesituationen ist zusätzliche Schutzkleidung erforderlich, etwa Schutzkittel bei Diarrhö oder Mund-Nasen-Schutz und Schutzbrille bei Bildung infektiöser Tröpfchen.

Eine Unterbringung im Einzelzimmer ist nur nötig bei weiteren Infektionen, die zusätzliche Maßnahmen erfordern (➤ 13.2.1), oder im Rahmen einer Schutzisolierung (➤ 12.2.1).

Weitere pflegerische Betreuung

Die pflegerischen Maßnahmen richten sich nach den individuell vorliegenden Problemen bzw. dem spezifischen Bedarf und den Patientenwünschen. Pflegerische Schwerpunkte sind:

Körperpflege
Haut und Schleimhäute neigen zu Trockenheit und Infektionen. Die pflegerischen Maßnahmen umfassen:

- Sorgfältige Hautreinigung und -pflege, angepasst an die jeweilige Hautsituation, auch zur Prävention von Hautinfektionen
- Beobachtung der Haut und Schleimhäute auf bakterielle Infektionen, Pilzbefall, Tumoren und andere Hautveränderungen, vaginalen Ausfluss und Juckreiz. Frühzeitige Behandlung z. B. mit Antimykotikum oder Antiseptikum
- Sorgfältige Mundpflege zur Prophylaxe einer bakteriellen oder Soorinfektion, ggf. mit einem Antiseptikum, Beratung des Patienten zu einer regelmäßigen Mund- und Zahnpflege
- Empfehlung von Trockenrasur und weicher Zahnbürste, bei der Nagelpflege Nagelfeile anstelle einer -schere benutzen, um Verletzungen zu vermeiden
- Unterstützung oder Übernahme der Körperpflege abhängig vom Allgemeinbefinden (v. a. bei zusätzlichen Erkrankungen und AIDS)

Körpertemperatur
Eine tägliche Temperaturkontrolle dient der Früherkennung und Verlaufsbeurteilung von Infektionen.

Ernährung
Vor allem bei akuten Infektionen, HIV-assoziierten Erkrankungen und AIDS besteht die Gefahr einer Mangelernährung, die sich zusätzlich nachteilig auf den Verlauf auswirkt:

- Vitamin-, eiweiß- und kalorienreiche Ernährung unter Berücksichtigung von Patientenvorlieben, Anbieten von Zwischenmahlzeiten
- Bei Bedarf weiche oder passierte Kost, z. B. bei Soorbefall in Mund, Rachen und Speiseröhre, Schonkost bei Diarrhö

- Ggf. orale Trinknahrung
- Regelmäßige Gewichtskontrolle
- Bei fortgeschrittener Mangelernährung ggf. PEG-Anlage erwägen
- Ausreichende Flüssigkeitszufuhr, besonders bei Diarrhö und Fieber, ggf. ergänzend Infusionen

Kommunikation

Das Wissen der Betroffenen bezüglich ihrer Infektion bzw. Erkrankung ist sehr unterschiedlich, gleichzeitig ist gute Kenntnis der Erkrankung sowohl für den Betroffenen als auch sein Umfeld wichtig. Pflegefachpersonen schließen bei weniger gut informierten Patienten Wissenslücken, sehr gut informierten Patienten begegnen sie auf Augenhöhe und respektieren den Patienten als Experten seiner Erkrankung. Pflegende bewerten nicht, wie die HIV-Infektion erworben wurde. Jeder Patient wird gleichermaßen wertgeschätzt und pflegerisch versorgt.

Pflegefachpersonen achten auf die Stimmungslage des Patienten, da Ängste (z. B. vor Ausgrenzung, Schmerzen, Leiden, Zukunft, Tod) den Betroffenen sehr belasten können. Spezialisierte ambulante Dienste, Selbsthilfegruppen oder auch Psychologen können bei der Krankheitsbewältigung wichtige Begleiter sein.

Prävention

Allgemeine Prävention

Hauptsäule der allgemeinen Prävention ist „Safer Sex" bei neuen, wechselnden oder „unsicheren" Partnern (➤ Abb. 13.36). Dies bedeutet, dass Schleimhaut oder v. a. verletzte Haut nicht in Kontakt mit möglicherweise erregerhaltigen Körperflüssigkeiten kommen soll (Kondomverwendung beim Geschlechtsverkehr, keine Spermaaufnahme bei Oralverkehr). Drogenabhängige sollen ihr Besteck weder teilen noch fremde Bestecke benutzen.

Ist die Viruslast durch antiretrovirale Therapie langdauernd unter der Nachweisgrenze, ist das Ansteckungsrisiko vernachlässigbar [36].

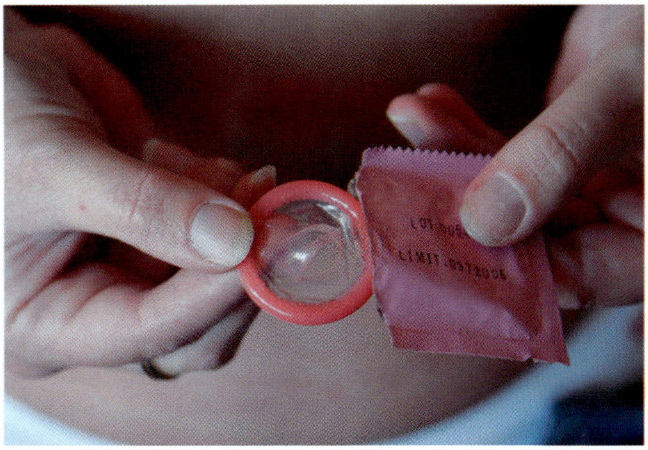

Abb. 13.36 „Safer Sex" – einer der Hauptpfeiler der HIV-Prävention. [J787]

HIV-Tests sind nicht nur beim Arzt, sondern z. B. auch bei Gesundheitsämtern möglich. Seit 2018 gibt es außerdem Selbsttests für zu Hause. Vor Durchführung eines HIV-Heimtests sollten sich die möglicherweise Betroffenen aber bewusst sein, dass sie im Augenblick eines positiven Testergebnisses mit der Belastung allein sind.

Prävention im medizinischen Bereich

Im medizinischen Bereich sind besonders hervorzuheben:

- Einhaltung aller Hygienevorschriften
- Sorgfältige Herstellung und strenge Indikationsstellung bei Blutprodukten (➤ 11.2.5)
- Zum Eigenschutz Hautpflege mit regelmäßigem Eincremen der Hände, Vermeidung von Nadelstichverletzungen (Vorgehen bei Nadelstichverletzung ➤ 13.2.9)

Medikamentöse Präexpositionsprophylaxe

Bei sog. substanziellem Risiko einer HIV-Infektion soll Betroffenen eine **medikamentöse HIV-Präexpositionsprophylaxe** *(HIV-PrEP)* durch Dauereinnahme einer Festkombination zweier Medikamente angeboten werden. Die Schutzwirkung ist allerdings nicht hundertprozentig und die Einnahme an ärztliche Kontrollen gebunden [39]. Ein neuer Ansatz könnte die Injektion antiretroviraler Medikamente alle 2–6 Monate sein.

Postexpositionsprophylaxe

Nach versehentlicher HIV-Exposition kann eine vierwöchige antiretrovirale Kombinationstherapie das Risiko einer HIV-Infektion senken (**HIV-Postexpositionsprophylaxe,** *HIV-PEP*).

- *Empfohlen* wird die HIV-PEP nach Kontakten mit erhöhtem Infektionsrisiko, z. B. nach Stichverletzungen mit Injektions- oder anderen Hohlraumnadeln oder Schnittverletzungen unter Beteiligung von hoch virushaltigen Körperflüssigkeiten (Blut, Liquor, Punktat-, Organmaterial) sowie nach ungeschütztem Geschlechtsverkehr mit HIV-positivem Partner und hoher Viruslast.
- *Angeboten* wird die HIV-PEP nach Kontakt geschädigter Haut oder intakter Schleimhaut mit Flüssigkeiten hoher HIV-Konzentration, oberflächlicher Verletzung z. B. mit einer chirurgischen Nadel oder ungeschütztem Geschlechtsverkehr mit HIV-positivem Partner und mittlerer Viruslast sowie nach Vergewaltigung durch einen unbekannten Täter.
- *Nicht empfohlen* wird die HIV-PEP bei Viruslast des „Spenders" unter der Nachweisgrenze, fraglicher HIV-Exposition ohne oder mit geringem Risiko, z. B. Kontakt intakter Haut mit Blut, nach Oralverkehr. [16]

Am besten beginnt die HIV-PEP innerhalb von zwei Stunden nach Exposition. Sollte sich bei zunächst unklarem Risiko später herausstellen, dass doch keine Exposition stattgefunden hat, kann die PEP jederzeit beendet werden. Bis zum Ausschluss einer HIV-Infektion sollte der Betroffene „Safer Sex" praktizieren und kein Blut spenden. [16]

Prävention perinataler Infektionen

Für die Prävention perinataler Infektionen ist die antiretrovirale Therapie der Schwangeren entscheidend. Entbindungsform, medikamentöse Behandlung des Neugeborenen und Vertretbarkeit des Stillens hängen von der Viruslast der Mutter ab. Unter optimalen Voraussetzungen sind vaginale Entbindung und Stillen möglich/vertretbar.

Beratung

Die umfassende Beratung HIV-infizierter Menschen zur Infektion und AIDS-Erkrankung ist unabdingbarer Teil der Betreuung (u. a. mit Informationen zu Krankheitsverlauf, medikamentöser Behandlung inklusive Nebenwirkungen und Notwendigkeit einer zuverlässigen Medikamenteneinnahme, ärztlichen Kontrollen). Ein weiterer Schwerpunkt ist die Information zu den Infektionswegen und präventiven Schutzmaßnahmen zur Verhütung einer Übertragung von HIV. Ergänzend wird Patienten empfohlen, Kontakt zu Selbsthilfegruppen und Beratungsstellen aufzunehmen. Broschüren und Informationsflyer können als erster Anstoß hilfreich sein. Der Patient wird ausdrücklich darauf hingewiesen, dass er jederzeit und wiederholt Beratungshilfe anfragen kann.

13.6 Pilzbedingte Infektionserkrankungen

13.6.1 Aufbau, Einteilung und medizinische Bedeutung von Pilzen

Pilze *(Fungi)* sind ein- oder mehrzellige Organismen mit Zellkern, die langsamer wachsen als Bakterien.

Einteilung

Es gibt mehrere Möglichkeiten, Pilze einzuteilen, z. B. nach Wuchsform oder Art der Vermehrung. Im medizinischen Bereich ist noch immer die einfache **DHS-Klassifikation** gebräuchlich. Sie unterscheidet:

- **Dermatophyten** (➤ Abb. 13.37), Fadenpilze, die von Keratin (Hornsubstanz) leben und daher v. a. Haut-, Haar- und Nagelpilzerkrankungen hervorrufen (*Dermatomykosen,* ➤ 17.3)
- **Hefen** oder *Sprosspilze* (➤ Abb. 13.37) mit Candida albicans als wohl wichtigstem Vertreter
- **Schimmelpilze,** die ebenfalls zu den Fadenpilzen zählen, etwa *Aspergillus fumigatus*

Dimorphe Pilze können als Faden- und Hefepilze wachsen. Sie sind obligat pathogen und rufen **primäre Systemmykosen** hervor. In Europa kommen sie nicht vor.

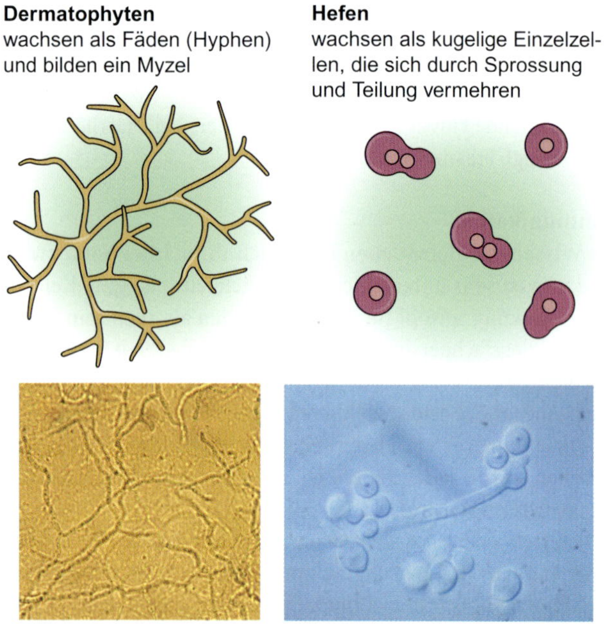

Abb. 13.37 Wuchsformen von Dermatophyten (als Vertreter der Fadenpilze) und Hefen. [L255, G888, G887]

Pilzbedingte Erkrankungen

Sieht man von den Dermatomykosen (➤ 17.3.3) ab, sind die in Europa vorkommenden Pilze medizinisch bedeutsam:

- Durch Auslösung von Allergien
- Infolge Toxinproduktion, z. B. Produktion der leberschädigenden **Aflatoxine** durch verschiedene Schimmelpilze
- Als fakultativ pathogene Erreger, die bei lokaler oder allgemeiner Abwehrschwäche **opportunistische Mykosen** hervorrufen. Hauptvertreter sind hier die **Candidosen** (weitere ➤ Tab. 13.8).

Tab. 13.8 Übersicht über häufige opportunistische Mykosen.

Pilz	Erkrankung
Aspergillus fumigatus (Schimmelpilz)	Inhalation der Aspergillussporen (z. B. in Blumenerde, Kompost, Heu) → **allergische bronchopulmonale Aspergillose** (Asthma, Alveolitis, Lungeninfiltrate), **Aspergillom** („Pilzball" in der Lunge), **Aspergilluspneumonie,** evtl. Befall anderer Organe
Candida albicans (Hefe)	Besiedelung von Haut und Schleimhäuten → bei begünstigenden Faktoren **Soor;** auf Haut und Schleimhaut beschränkte **Candidose,** bei erheblicher **Abwehrschwäche systemische Candidose** mit Organbefall, evtl. Sepsis (➤ 13.3)
Cryptococcus neoformans (Hefe)	Inhalation der Kryptokokken (z. B. aus Biotonnen, Erde, Vogelkot) → zunächst Lungenherd (oft asymptomatisch) → Streuung → langsam entstehende Meningoenzephalitis (Entzündung von Hirnhäuten und Gehirn, ➤ 15.6), evtl. Sepsis, v. a. bei AIDS-Patienten
Pneumocystis jirovecii (Schlauchpilz)	Inhalation der Pilze → sich langsam entwickelnde Pneumonie bei Frühgeborenen, Abwehrgeschwächten (z. B. nach Transplantation), AIDS (AIDS-definierende Erkrankung ➤ 13.5.5)

13.6.2 Candidosen

DEFINITION

Candidose *(Candidiasis, Candida-Mykose):* Erkrankung durch Pilze der Gattung **Candida,** ganz überwiegend **Candida albicans.**

Krankheitsursachen und -entwicklung

Die **Candidose** (➤ 17.3) ist eine *endogene Infektion* ganz überwiegend durch **Candida albicans.** Candida albicans siedelt wohl bei mehr als der Hälfte der Menschen auf Haut oder Schleimhäuten, ohne Beschwerden zu verursachen. Nur bei begünstigenden Bedingungen, etwa feucht-warmem Hautklima, Prothesendruckstellen, Antibiotikabehandlung, Diabetes mellitus oder allgemeiner Abwehrschwäche, kann der Pilz sich ausbreiten. Folge ist zunächst ein **Soor** *(mukokutane Candidose)* mit Erkrankung der Haut und/oder Schleimhaut, bei schlechter Abwehrlage eine **systemische Candidose** mit Befall innerer Organe oder Sepsis.

Klinische Zeichen und Diagnostik

Die klinischen Zeichen hängen von der Lokalisation ab:

- Bei Säuglingen recht häufig ist der **Windelsoor.** Die Haut ist stark gerötet und im Gegensatz zum „normalen" Wundsein finden sich **Satellitenpusteln** in der Umgebung. Jenseits des Säuglingsalters ist die **Candidose der Haut** (➤ Abb. 13.3, ➤ 17.3) weitaus seltener. Charakteristisch sind Hautrötung, Rhagaden, Erosionen und Satellitenpusteln in feuchten Hautfalten (z. B. unter den Brüsten), nicht selten begünstigt z. B. durch einen Diabetes mellitus.
- Der **Mundsoor** (➤ Abb. 13.38, ➤ 17.3) tritt verhältnismäßig oft auf bei jungen Säuglingen und Menschen, die nicht essen dürfen. Ansonsten ist er Hinweis auf begünstigende lokale oder allgemeine Faktoren. Leitsymptom sind weißliche, nur schwer abwischbare Beläge auf geröteter, evtl. ulzerierter und blutender Schleimhaut. Schleimhautentzündung und Ulzera schmerzen beim Trinken und Essen.
- Die dritte – vergleichsweise häufige – Candidose ist der **Vaginalsoor** (➤ 20.4), der u. a. durch Antibiotika, Schwangerschaft und „Pille" begünstigt wird. Leitsymptome sind genitaler Juckreiz, Brennen und Fluor (Scheidenausfluss).
- **Speiseröhrensoor** *(Candida-Ösophagitis)* bereitet insbesondere Schmerzen beim Schlucken. Er ist Zeichen einer Abwehrschwäche.
- Organbefall (z. B. **Candidameningitis, -pyelonephritis**) und **Candidasepsis** sind Ausdruck einer erheblichen Abwehrschwäche, beispielsweise bei Leukämien oder AIDS. Die Beschwerden entstehen langsamer und sind oft weniger charakteristisch als bei den entsprechenden Erkrankungen durch andere Erreger.

Fast immer ist ein mikroskopischer Erregernachweis oder eine Erregerkultivierung sinnvoll (z. B. durch Mundabstrich, Ösophagogastroskopie).

Ist kein begünstigender Faktor erkennbar, sollte abgesehen vom Mund- und Windelsoor des Säuglings gezielt nach Risikofaktoren wie etwa einem Diabetes mellitus gesucht werden.

Behandlung

- Bei Candidose der Haut, Mund- und Vaginalsoor reichen in der Regel lokale Antimykotika (➤ Tab. 17.2). Pflegefachpersonen leiten den Patienten zum Auftragen der Lokaltherapeutika an und unterstützen ihn ggf. dabei. Bei Mundsoor wird das Antimykotikum (➤ 13.2.6) nach der Nahrungsaufnahme in den gereinigten Mund eingebracht, danach darf der Patient (auch Säuglinge) mindestens 30 Min. nichts trinken oder essen. Bei Vaginalsoor sollen Scheidencreme/-ovula nach dem letzten Toilettenbesuch vor dem Schlafengehen appliziert werden, damit der Wirkstoff über Nacht wirken kann. Ggf. unterstützen Pflegende die Frau dabei und empfehlen eine Slipeinlage als Wäscheschutz.
- Bei Speiseröhrensoor, Befall innerer Organe oder Sepsis müssen Antimykotika systemisch gegeben werden.
- Begünstigende Faktoren werden möglichst beseitigt.

Weitere pflegerische Betreuung

Maßnahmen bei Windelsoor ➤ 17.3

Pflegende beobachten die Haut und Schleimhäute und fragen die Patienten nach Beschwerden, z. B. Juckreiz, Schmerzen bei der Nahrungsaufnahme.

Bei der Körperpflege ist darauf zu achten, dass der Pilz nicht an andere Körperstellen gebracht wird, deshalb Waschlappen und Handtücher nach jedem Waschen in die Wäsche geben. Hautfalten und Zehenzwischenräume werden sorgfältig getrocknet. Eingelegte Mullkompressen o. Ä. saugen Schweiß auf und verhindern, dass Haut auf Haut liegt.

Bei Soorbefall im Mund wird die Mundschleimhaut 2- bis 3-mal täglich mit einem Antiseptikum ausgewischt. Verwendung von Ein-

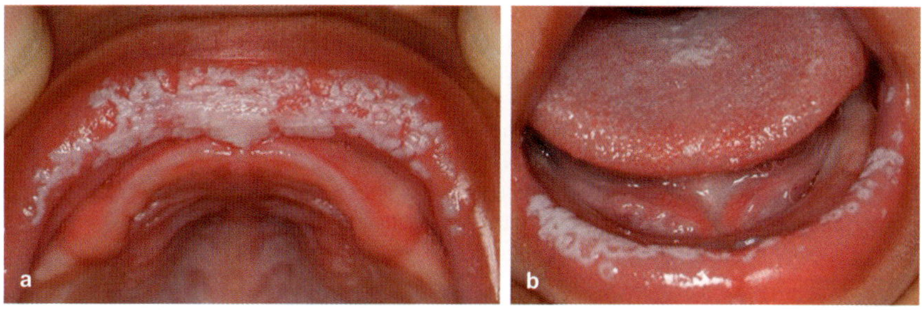

Abb. 13.38 Mundsoor bei einem Säugling mit charakteristischen weißlichen Belägen. [G947]

malzahnbürsten, Desinfektion von Trink- und Beruhigungssaugern bei Säuglingen und Einlegen von Zahnprothesen in ein geeignetes Desinfektionsmittel oder Reinigungsmittel mit fungizider Wirkung beugen einer Re-Infektion vor.

Beratung

Pflegefachpersonen beraten über die richtige Anwendung der Lokaltherapeutika und informieren Betroffene, die Behandlung ausreichend lange fortzuführen, auch wenn sich die Beschwerden schnell verbessern.

Bei einer Infektion im Intimbereich machen die Pflegenden darauf aufmerksam, dass ggf. der Partner mit behandelt werden muss. Unterwäsche soll bei mindestens 60 °C oder mit einem desinfizierenden Waschmittel gewaschen werden.

13.7 Parasitär bedingte Infektionserkrankungen

Hauterkrankungen durch Läuse, Skabies ➤ 17.3

Als **Parasiten** werden üblicherweise tierische Einzeller *(Protozoen = Urtierchen)* oder Mehrzeller *(Würmer, Gliederfüßer)* bezeichnet, die zum Leben vorübergehend oder immer auf einen anderen Organismus, den **Wirt,** angewiesen sind. Parasiten können *auf* dem Wirt leben oder *in* ihm. Einige Parasiten benötigen sogar mehrere Wirte nacheinander (**Zwischen**- und **Endwirt**) und/oder sind zur Übertragung auf Überträger *(Vektoren)* angewiesen.

13.7.1 Erkrankungen durch Protozoen

Protozoen sind Einzeller mit Zellkern, die zu den Tieren gehören. Die meisten von ihnen können sich aktiv fortbewegen.

In Deutschland wohl am bedeutendsten sind die **Toxoplasmose** und die **Trichomoniasis** (➤ Tab. 13.9). Weitere Protozoenerkrankungen sind u. a.:

- **Kryptosporidiose** durch **Cryptosporidium,** die v. a. bei Säuglingen und Abwehrgeschwächten zu länger anhaltenden Diarrhöen führt
- Die Darminfektionen **Giardiasis** durch **Giardia lamblia** und **Amöbiasis** durch **Entamoeba histolytica** (➤ Tab. 8.8)
- **Malaria** durch **Plasmodien**

DEFINITION

Malaria: Infektionserkrankung der Tropen und Subtropen, hervorgerufen durch verschiedene **Plasmodien,** die durch weibliche **Anophelesmücken** übertragen werden. In Deutschland typische Reiseerkrankung und meldepflichtig. Leitsymptom wiederholte, unregelmäßige oder regelmäßige Fieberschübe, beginnend meist 1–5 Wochen nach der Infektion. Lebensbedrohlich durch ihre Komplikationen, z. B. ZNS-, Nierenbeteiligung, Hämolyse (Erythrozytenzerstörung), Gerinnungsstörungen. Antibiotische Therapie wegen der häufigen Resistenzen in Abstimmung mit einem Tropeninstitut/spezialisierten Krankenhaus. Prävention durch Mückenschutz und ggf. medikamentös.

Toxoplasmose

DEFINITION

Toxoplasmose: häufige, aber meist asymptomatische Infektion durch das Protozoon **Toxoplasma gondii.** Bedeutung durch Reaktivierung bei Abwehrschwäche und Gefahr einer **konnatalen Toxoplasmose** mit schweren kindlichen Schäden bei Erstinfektion einer Schwangeren.

Krankheitsursachen und -entwicklung

- *Ursache* der **Toxoplasmose** ist das Protozoon **Toxoplasma gondii,** ein *intrazellulär* lebender Parasit.
- *Erregerreservoir* sind Katzen, die Oozysten des Parasiten mit dem Stuhl ausscheiden, sowie zahlreiche Tiere, welche diese aufgenommen und darauf Toxoplasmazysten in der Muskulatur entwickelt haben.
- Die *Übertragung* auf den Menschen erfolgt durch orale Aufnahme der Oozysten, z. B. nach Kontakt mit Katzenkot (Katze, Gartenarbeit), mit kontaminierten Salaten und Rohkostgemüsen, oder Verzehr zystenhaltigen, unzureichend gegarten Fleisches. Bei etwa 20 % der jungen Erwachsenen in Deutschland sind Antikörper nachweisbar, mit jedem Lebensjahr steigt die Zahl um 1 %. [40]
- Die Erreger vermehren sich dann im Monozyten-Makrophagen-System. Außerdem bilden sie Zysten, die jahrzehntelang persistieren.

Klinische Zeichen und Diagnostik

Immungesunde merken meist nichts von der Infektion. Bei Abwehrschwäche (z. B. Immunsuppression, HIV-Infektion) kann es aber durch Erstinfektion und Reaktivierung zu einer schweren Erkrankung kommen. Lungen, Gehirn und Herz sind am häufigsten betroffen.

Außerdem kann sich das Ungeborene bei einer Erstinfektion der Schwangeren infizieren. Mögliche Folgen sind Fehlgeburt, Augen- und Gehirnschäden.

Die Diagnose erfolgt durch Blutuntersuchung auf Antikörper, bei Abwehrschwäche ggf. durch Erreger-DNA-Nachweis aus Blut oder befallenen Organen. Weitere Untersuchungen wie z. B. bildgebende Verfahren hängen von den Symptomen ab.

Behandlung

Antibiotika

Die Toxoplasmose wird bei Schwangeren und aktiver Erkrankung bei Abwehrgeschwächten mit Antibiotika behandelt.

Schutzmaßnahmen

Da die Toxoplasmose nicht von Mensch zu Mensch übertragbar ist, sind keine zusätzlichen Schutzmaßnahmen nötig. [40]

Weitere pflegerische Betreuung

Die pflegerischen Maßnahmen sind abhängig vom Allgemeinbefinden und den spezifischen Problemen.

Prävention und Beratung

Eine Impfung gibt es nicht. Noch nicht infizierte Schwangere und Abwehrgeschwächte sollten deshalb folgende Hygieneregeln einhalten: [40]

- Hände sorgfältig waschen, z. B. nach der Gartenarbeit, nach Kontakt mit rohem Fleisch, vor dem Essen
- Rohkost vor dem Verzehr gründlich waschen
- Verschiedene Küchenutensilien (z. B. Schneidbrett, Messer) für Fleisch und Salat, Obst, Gemüse verwenden bzw. vorher gründlich reinigen
- Keine rohen oder halbrohen Fleisch- und Wurstwaren essen (Durchgaren oder Tiefgefrieren ≥ 3 Tage bei –21 °C tötet die Erreger ab)
- Bei einer Katze im Haushalt täglich die Katzentoilette möglichst durch eine andere Person reinigen lassen (die Oozysten brauchen einen Tag, bis sie infektiös sind), keine neue Katze anschaffen. Engen (Haut-)Kontakt mit dem Tier vermeiden

13.7.2 Wurmerkrankungen

Wurmerkrankungen sind weltweit verbreitet und können alle Organe betreffen. Die häufigsten Wurmerkrankungen in Deutschland sind durch Maden-, Spul- und Bandwürmer bedingt.

Madenwurmerkrankung

Madenwürmer *(Oxyuren)* sind bis zu 12 mm lang, fadenförmig und weißlich und leben nur im Darm des Menschen, v. a. im Dickdarm. Nachts verlassen die Weibchen den Dickdarm und legen in der Analregion ihre Eier ab. Nach wenigen Stunden haben sich darin infektionsfähige Larven entwickelt. Durch den starken Juckreiz kratzen die Betroffenen, die Eier gelangen an die Finger und werden dann direkt oder nach Verschleppung oral aufgenommen. Besonders häufig sind Kinder (und ihre Familien) von der **Madenwurmerkrankung** *(Oxyuriasis)* betroffen.

Die Diagnose erfolgt durch Wurmnachweis im Stuhl oder Einachweis in der Analregion durch perianales Aufkleben, Abziehen und Mikroskopieren eines durchsichtigen Klebestreifens (➤ Abb. 13.39). Die Behandlung mit Anthelminthika (➤ 13.2.7) ist in aller Regel problemlos.

Pflegerisch wichtig ist die Vermeidung einer fortgesetzten fäkal-oralen Infektion durch penible Händehygiene (v. a. nach dem Toilettengang und vor dem Essen), besonders bei Kindern enganliegende Nachtwäsche und kurze Fingernägel sowie täglicher Wäschewechsel (inklusive Bettwäsche) mit Waschen der Wäsche bei > 60 °C.

Spulwurmerkrankung

Hauptübertragungsweg bei **Spulwürmern** *(Askariden)* ist der Verzehr von fäkalgedüngtem, ungewaschenem Salat oder rohem Gemüse mit daran haftenden Spulwurmeiern. Die Larven wandern über Blut, Lungen und Atemwege, bevor sie wieder verschluckt werden und sich im Darm

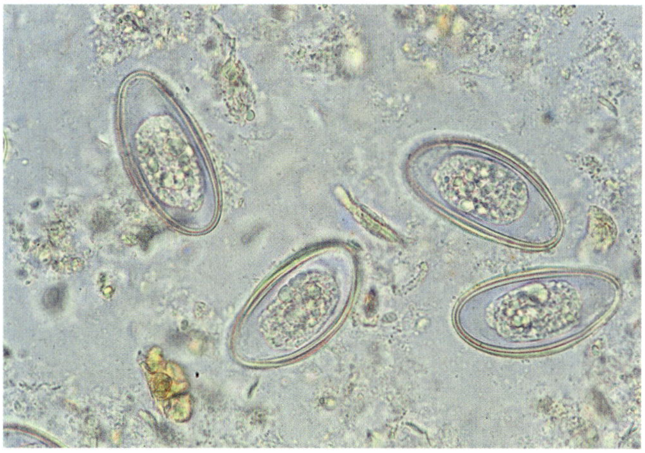

Abb. 13.39 Mikroskopischer Nachweis von Madenwurmeiern. [G862]

die erwachsenen, bis zu 40 cm langen Würmer entwickeln. Eine direkte Mensch-zu-Mensch-Übertragung ist nicht möglich, da die Entwicklung der infektionsfähigen Larven im Ei ca. 3–6 Wochen benötigt.

Der Entwicklungszyklus erklärt, dass nach einer Infektion zuerst grippeähnliche Beschwerden mit Husten und erst später Magen-Darm-Beschwerden auftreten.

Eine leichte **Spulwurmerkrankung** *(Askariasis)* verläuft aber oft unbemerkt.

Die Diagnose wird durch mikroskopischen Einachweis im Stuhl gestellt, die Behandlung erfolgt durch Anthelminthika (➤ 13.2.7).

Schweine- und Rinderbandwurmerkrankung

DEFINITION

Bandwürmer *(Cestoden):* zwittrige Würmer aus einem **Kopf** mit **Saugnäpfen** und teilweise **Hakenkranz** zum Festhalten an der Darmwand und bis zu mehreren Tausend **Bandwurmgliedern** *(Proglottiden).* Benötigen mindestens zwei Wirte.

Schweine- und Rinderbandwurmerkrankungen: Erkrankungen durch den **Schweine- bzw. Rinderbandwurm** (*Taenia solium* bzw. *saginata*), die mehrere Meter lang werden können. Darmbefall meist mit vergleichsweise geringen Beschwerden einhergehend und gut behandelbar. Beim Schweinebandwurm jedoch **Zystizerkose** mit Finnenbildung in Muskulatur und anderen Organen möglich.

Krankheitsursachen und -entwicklung

- *Ursache* der **Schweine- und Rinderbandwurmerkrankungen** sind der **Schweine-** bzw. **Rinderbandwurm.**
- *Erregerreservoir* für die erwachsenen Würmer ist der Mensch, der die Bandwurmglieder mit dem Stuhl ausscheidet. Schweine bzw. Rinder sind das Erregerreservoir für die **Finnen** (bestimmte Larvenstadien): Die Tiere nehmen die infektiösen Eier mit dem Futter auf, die sich entwickelnden Larven durchwandern die Darmwand und gelangen mit dem Blut in die Gewebe des Tieres, wo sich die Finnen entwickeln.
- Die *Übertragung* auf den Menschen erfolgt in aller Regel durch orale Aufnahme von Finnen beim Verzehr nicht durchgegarten, finnenhaltigen Schweine- bzw. Rindfleisches.

- Im Darm des Menschen setzen die Finnen eine Kopfanlage frei, diese heftet sich an die Darmwand und es entwickelt sich der Bandwurm.
- Beim Schweinebandwurm kann sich der Mensch außerdem durch orale Aufnahme von Eiern infizieren, da diese schnell reifen und bei Ausscheidung schon infektiös sein können. Die Finnen entwickeln sich dann in den Geweben des Bandwurmträgers selbst oder eines anderen Menschen **(Zystizerkose).**

Klinische Zeichen und Diagnostik

Die klinischen Zeichen bei Darmbefall sind mit unbestimmten Bauchbeschwerden und evtl. Gewichtsverlust meist gering. Die Zystizerkose zeigt sich z. B. durch Muskelschmerzen bei Muskelbefall, durch Kopfschmerzen, epileptische Anfälle oder andere neurologische Symptome bei Gehirnbefall und durch Sehstörungen bei Augenbefall.

Die Diagnose des Darmbefalls wird durch Nachweis der Bandwurmglieder im Stuhl gestellt. Bei der Zystizerkose sind Blutuntersuchungen (Blutbild, Antikörperbestimmung), bildgebende Verfahren und evtl. eine Biopsie erforderlich.

Behandlung

Die Behandlung bei Darmbefall besteht in der Gabe von Anthelminthika (➤ 13.2.7). Bei Zystizerkose ist sie von Lebensfähigkeit und Lokalisation der Finnen abhängig, z. B. wird der Patient bei Befall des Gehirns stationär aufgenommen und es werden Anthelminthika und zusätzlich Glukokortikoide (➤ 12.2.3) gegeben.

Schutzmaßnahmen

Der Stuhl des Patienten enthält Bandwurmeier, die beim Schweinebandwurm zur Zystizerkose führen können und von den gebräuchlichen Hände- und chemischen Desinfektionsmitteln nicht zuverlässig abgetötet werden. Wichtig ist deshalb gründliches Händewaschen mit Waschlotion vor dem Essen und nach dem Toilettengang.

Pflegende ziehen bei möglichem Kontakt zu kontaminierten Materialien Handschuhe an und waschen sich nach dem Ausziehen der Handschuhe die Hände.

Weitere pflegerische Betreuung

Normalerweise benötigen Betroffene keine weitergehende Pflege.

Prävention und Beratung

Zu empfehlen ist gründliches Durchgaren von Fleisch vor dem Verzehr. Auch Tiefgefrieren (- 20 °C für ≥ 1 Tag) tötet die Finnen ab.

Echinokokkose

DEFINITION

Echinokokkose: Erkrankungen durch Bandwürmer der Gattung **Echinokokkus,** weniger als 1 cm große Bandwürmer, bei denen sich die Finnen im Menschen bilden. Deutlich ernsthafter als der Darmbefall mit Bandwürmern, Prognose abhängig von Bandwurmart und Lokalisation der Finnen.

Krankheitsursachen und -entwicklung

- *Ursache* der **Echinokokkose** sind der **Hundebandwurm** *(Echinococcus granulosus)* und der **Fuchsbandwurm** *(Echinococcus multilocularis).*
- *Erregerreservoir* sind Hunde bzw. Füchse (gelegentlich auch Katzen), welche die eigefüllten Bandwurmglieder mit ihrem Stuhl ausscheiden.
- Die *Übertragung* auf den Menschen erfolgt durch orale Aufnahme der Eier, die sich z. B. im Tierfell, im Boden oder an bodennahen Früchten befinden.
- In den Geweben des Menschen, v. a. Leber und Lungen, seltener z. B. Gehirn, entwickeln sich dann über Jahre die Larven. Beim Hundebandwurm bilden sich eine oder wenige große Zysten (daher **zystische Echinokokkose**), beim Fuchsbandwurm hingegen viele kleine, die wie ein Tumor infiltrierend wachsen und Organgrenzen überschreiten (**alveoläre Echinokokkose,** ➤ Abb. 13.40). Durch Platzen von Zysten können neue Zysten entstehen.

Klinische Zeichen und Diagnostik

Die klinischen Zeichen hängen von der Form der Echinokokkose und der Lokalisation der Zyste(n) ab, z. B. Oberbauchbeschwerden und Ikterus bei Leberbefall oder Husten bei Lungenbefall. Platzen einer Zyste kann zu schweren allergischen Reaktionen führen.

Die Diagnose wird durch bildgebende Verfahren und Blutuntersuchungen (Antikörpernachweis) gestellt.

Behandlung

Die großen Zysten bei zystischer Echinokokkose werden möglichst entfernt oder die Finnen minimalinvasiv abgetötet. Ggf. wird (zusätzlich) mit Anthelminthika (➤ 13.2.7) behandelt. Bei alveolärer Echinokokkose ist eine operative Entfernung meist nicht möglich, sodass die Langzeittherapie mit Anthelminthika im Vordergrund steht.

Schutzmaßnahmen

Besondere Schutzmaßnahmen bei der Pflege Erkrankter oder für ihre Kontaktpersonen sind nicht nötig.

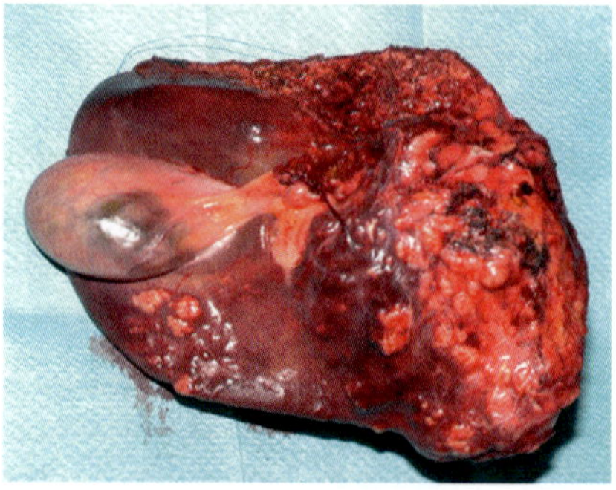

Abb. 13.40 Alveoläre Echinokokkose der Leber (OP-Präparat). [M893]

Weitere pflegerische Betreuung

Die pflegerischen Maßnahmen sind abhängig von der durchgeführten Behandlung und dem Allgemeinbefinden des Patienten.

Prävention und Beratung

Prävention ist möglich durch sorgfältiges Händewaschen z. B. nach Kontakt mit Walderde, durch Kochen oder zumindest gründliches Waschen von bodennah wachsenden Früchten (inkl. Fallobst) und Entwurmen von Haustieren. Insbesondere im südlichen Ausland sollen keine streunenden Hunde gestreichelt werden. Tote Füchse sollen nur mit Handschuhen berührt werden.

13.7.3 Erkrankungen durch Gliederfüßer

Spinnen und Insekten gehören zu den **Gliederfüßern** *(Arthropoden)*. Die in Deutschland lebenden Arten haben medizinische Bedeutung:

- Durch *Toxine*
- Durch *Allergien* auf das Tier selbst, Ausscheidungen oder Toxine (z. B. *Hausstaubmilbenallergie*)
- Als *Krankheitsüberträger*, beispielsweise Zecken als Überträger der Borreliose (➤ 13.4.3) und der FSME (➤ 15.6)
- Als *Parasiten* (in Deutschland v. a. Läuse, Krätzmilbe ➤ 17.3).

13.8 Sexuell übertragbare Erkrankungen

DEFINITION

Sexuell übertragbare Erkrankungen *(sexually transmitted diseases, STD):* Infektionserkrankungen, die auch, vorwiegend oder fast nur durch sexuelle Kontakte übertragen werden.

Sexuell übertragbare Infektionserkrankungen (➤ Tab. 13.9) werden auch, hauptsächlich oder (fast) nur durch Geschlechtsverkehr übertragen. Zu ihnen zählen weit mehr Erkrankungen als die früher als **Geschlechtskrankheiten** bezeichneten Krankheiten (z. B. Lues, Gonorrhö).

Schutz des Partners

Bei allen sexuell übertragbaren Erkrankungen wird der Patient informiert über die Übertragungswege und wie die Partnerin bzw. der Partner vor Ansteckung zu schützen ist. Meist ist eine Untersuchung des Sexualpartners sinnvoll, bei manchen Erkrankungen muss der Partner immer mit behandelt werden, um Ping-Pong-Infektionen zu vermeiden.

Tab. 13.9 Übersicht über in Deutschland häufige sexuell übertragbare Erkrankungen.

Erkrankung	Erreger	Kurzcharakterisierung
Bakteriell bedingte sexuell übertragbare Erkrankungen		
Genitale Chlamydieninfektion	**Chlamydia trachomatis**	Oft asymptomatische Infektion, die aber chronifizieren und zu Unfruchtbarkeit führen kann. Diagnose durch Abstrich- oder Urinuntersuchung (erste Urinportion), Therapie antibiotisch
Gonorrhö *(Tripper)*	**Gonokokken** *(Neisseria gonorrhoeae)*	Innerhalb weniger Tage Harnröhrenentzündung, schmerzhaftes Wasserlassen und eitriger Ausfluss beim Mann, oft nur wenig Beschwerden bei der Frau. Aufsteigen der Infektion mit nachfolgender Unfruchtbarkeit möglich. Diagnose durch Abstrichuntersuchung (Urethra, Zervix), therapeutisch Antibiotika
Lues *(Syphilis)*	**Treponema pallidum**	Nach etwa drei Wochen Ulkusbildung an der Eintrittspforte der Erreger (z. B. Penis) mit nachfolgender Lymphknotenschwellung. Einige Wochen später v. a. Allgemeinbeschwerden, generalisierte Lymphknotenschwellung, Hautausschlag, Papeln genitoanal *(breite Kondylome)*. Nach 1–2 Jahren entweder Abklingen der Beschwerden und Ausheilen dieser **Frühsyphilis** oder **Spätsyphilis** mit möglichen Symptomen an Haut, Schleimhäuten, inneren Organe und ZNS. Diagnose durch Blutuntersuchungen, Therapie durch Antibiotika
Viral bedingte sexuell übertragbare Erkrankungen		
Hepatitis B, C ➤ 9.3, **Herpes genitalis** ➤ 13.5.2, **HIV-Infektion/AIDS** ➤ 13.5.5		
Spitze Kondylome *(Feigwarzen)*	**Bestimmte humane Papillomviren** *(HPV)*	Kleine Knötchen bis blumenkohlartige Tumoren im Genitoanalbereich, oft beetartig, evtl. mit Juckreiz. Bei den Hochrisiko-HPV-Typen Risikoerhöhung für das Zervixkarzinom (➤ 20.8). Diagnose klinisch und durch Biopsie. Therapeutisch Entfernung der Warzen durch Auftragen von Lokaltherapeutika, Kürettage, Laser u. a.
Parasitär bedingte sexuell übertragbare Erkrankungen		
Trichomoniasis	**Trichomonas vaginalis**	Nicht selten symptomlos (bei Männern häufiger als bei Frauen), sonst v. a. Beschwerden beim Wasserlassen, Brennen, Juckreiz, Ausfluss. Diagnose durch Abstrich, Therapie durch Antibiotika

Aufgaben zur Pflegesituation

Bis zum 12. postoperativen Tag hat sich Frau Bükers Mobilisationsfähigkeit deutlich verbessert, der Dekubitus samt MRSA ist jedoch noch nicht abgeheilt. Die Dekolonisierung wurde 5 Tage lang konsequent durchgeführt, allerdings zeigten die darauffolgenden Wundabstriche, dass der Dekubitus weiterhin besiedelt ist. Dennoch steht die häusliche Entlassung an, da die Wundheilung der OP-Wunde abgeschlossen ist und Frau Büker ausreichend durch die Physiotherapie vorbereitet wurde. Sowohl der Sozialdienst des Krankenhauses als auch Frau Bükers Bezugspflegende haben bereits mit dem ambulanten Pflegedienst Kontakt aufgenommen, da die Anschlussversorgung sichergestellt sein muss. Die sich an den Krankenhausaufenthalt anschließende ambulante Versorgung ist um die Wundversorgung erweitert.

1. Was bedeutet MRSA?
2. Bei der Wundinfektion handelt es sich um eine sog. nosokomiale Infektion. Für was steht diese Bezeichnung?
3. Der Hauptübertragungsweg ist die direkte oder indirekte Kontaktinfektion. Beschreiben Sie die beiden Infektionswege und nennen Sie jeweils ein Beispiel.
4. Welche weiteren Übertragungswege der Erregerweitergabe kennen Sie?
5. Wie wird ein Wundabstrich korrekt durchgeführt? Beschreiben Sie das Vorgehen.
6. Frau Büker wurde nach dem Ergebnis des positiven Abstrichs räumlich isoliert. Unter welchen Umständen ist eine Gruppen- bzw. Kohortenisolierung möglich?
7. Bei welchen Patienten(-gruppen) wird ein MRSA-Screening durchgeführt?
8. Wie erfolgte die Dekolonisierung?
9. Welche Schutzmaßnahmen müssen die Pflegefachpersonen des ambulanten Pflegedienstes einhalten?

BAKTERIELL BEDINGTE INFEKTIONSERKRANKUNGEN

Ursache: Bakterien = „echte", einzellige Lebewesen ohne Zellkern

Beispiele:
- Staphylokokken → u.a. oberflächliche/tiefe eitrige Infektionen
- Streptokokken → u.a. Mandelentzündung, Erysipel
- E. coli → u.a. Harnwegsinfektionen
- Campylobacter, Salmonellen → Magen-Darm-Infektionen

Behandlung:
- Symptomatisch
- Antibiotikagabe (Vorsicht – Problem der Resistenzentwicklung)

PARASITÄR BEDINGTE INFEKTIONSERKRANKUNGEN

Ursache: Parasiten = ein- oder mehrzellige Lebewesen, die auf oder im Menschen leben

Beispiele:
- Plasmodien → Malaria
- Toxoplasmen → Toxoplasmose
- Würmer → Rinder-, Schweinebandwurm-erkrankung, Echinokokkose
- Läuse → Kopflausbefall
- Milben → Krätze

Behandlung:
- Je nach Erkrankung durch Anthelmintika, Antibiotika
- Ggf. operativ

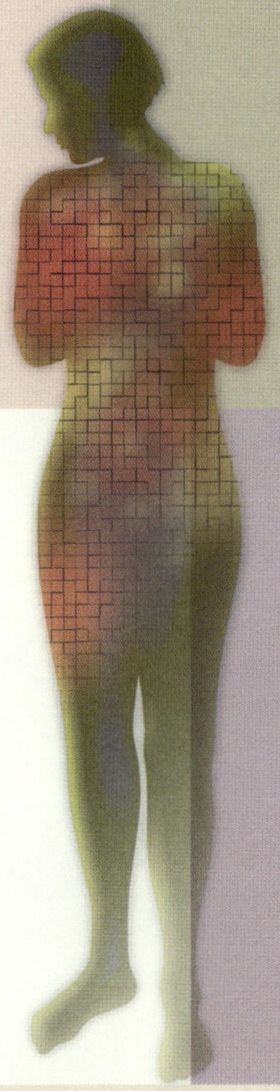

VIRAL BEDINGTE INFEKTIONSERKRANKUNGEN

Ursache: Viren = „Grenzformen" des Lebens, da keine eigenständige Vermehrung

Beispiele:
- Rhino-, Adenoviren → „Erkältung"
- Influenza-Viren → Influenza („Virusgrippe")
- Noro-, Rotaviren → infektiöse Gastroenteritis („Magen-Darm-Infekt")
- Varizella-Zoster-Virus → Windpocken, Herpes zoster (Gürtelrose)
- Coronavirus SARS-CoV-2 → COVID-19
- HIV → AIDS

Behandlung:
- Meist symptomatisch
- Nur bei bestimmten, v.a. schweren Infektionen Virostatika

PILZBEDINGTE INFEKTIONSERKRANKUNGEN

Ursachen: Pilze = ein- oder mehrzellige Lebewesen mit Zellkern, unterteilt in Fadenpilze (Dermatophyten und Schimmelpilze) und Hefen

Beispiele:
- Dermatomykosen (häufig) = Pilzinfektionen von Haut, Nägeln und Haaren
- Tiefe Pilzinfektionen (Systemmykosen), in Deutschland v.a. als opportunistische Mykosen bei Abwehrschwäche, z.B. Aspergillus-Pneumonie, Candida-Sepsis

Behandlung:
- Lokale oder systemische Gabe von Antimykotika
- Beseitigung begünstigender Faktoren

SEPSIS (BLUTVERGIFTUNG)

Lebensbedrohliche Organschädigung durch fehlregulierte Abwehrreaktion infolge einer Infektion. Existenziell bedrohliches Krankheitsbild

Ursache: Infektion
Leitsymptome: Hohes Fieber (seltener Untertemperatur), Herz-Kreislauf- und Atemstörungen, Bewusstseinsveränderung
Behandlung:
- Sofortige Intensivpflege
- Antibiotika-/Antimykotikagabe, ggf. operative Beseitigung des Infektionsherdes
- Behandlung der Organschäden/Komplikationen

Abb. 13.41 Übersicht über die wichtigsten Infektionserkrankungen. [L275]

KAPITEL

14 Pflege von Menschen mit Erkrankungen des Bewegungsapparats

Andreas Ficklscherer, Christine Keller, Nicole Menche

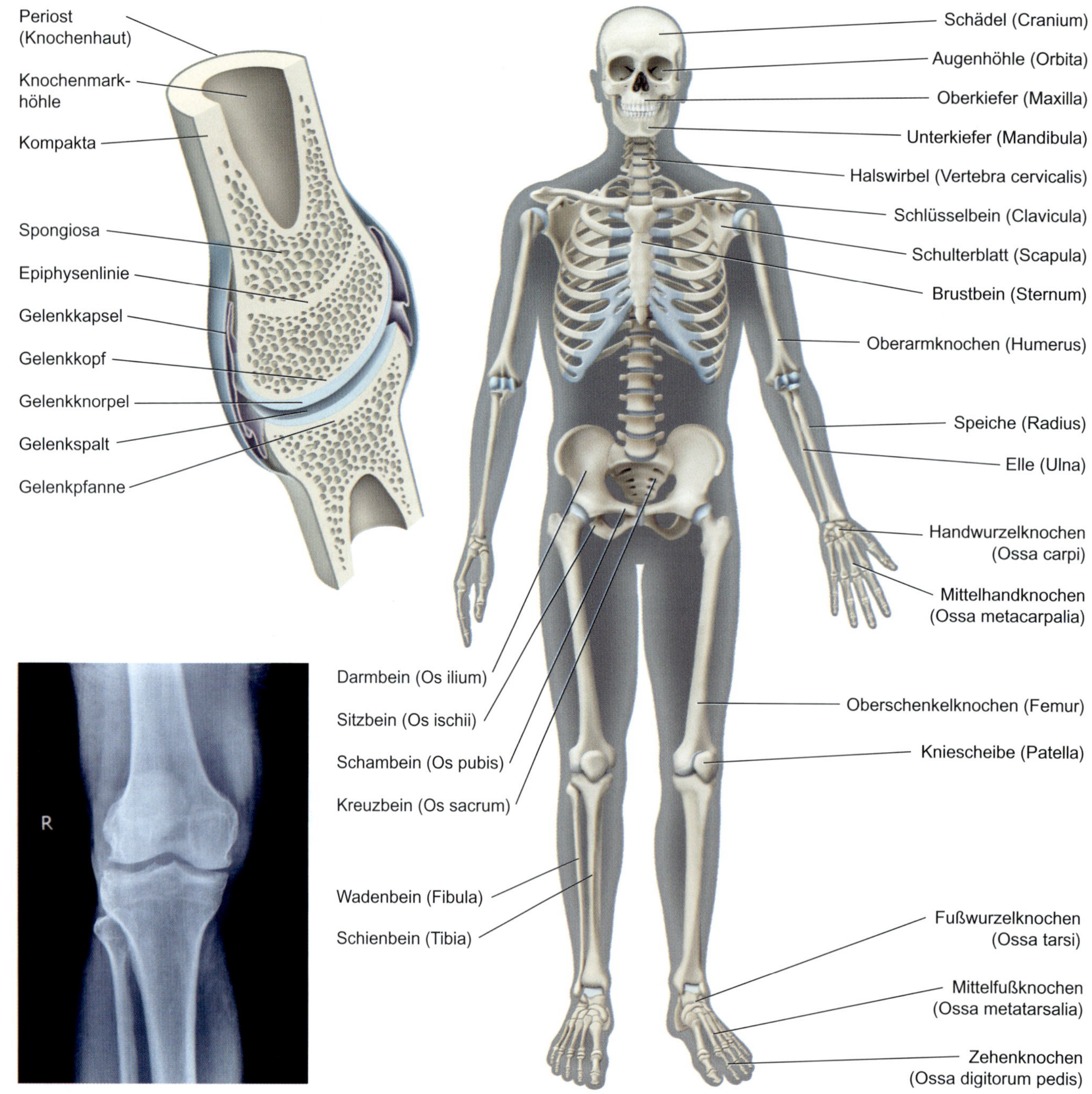

Abb. 14.1 [L275, J787]

Pflegesituation

Frau Klein, 73 Jahre alt, leidet seit 10 Jahren an Osteoporose. Infolge chronischer Rückenschmerzen hat sich ihre Bewegungsfähigkeit in den letzten Jahren nach und nach verschlechtert. Dadurch hat sie eine Schonhaltung entwickelt. Frau Klein wurde vor zwei Wochen operativ die Gallenblase entfernt. Die postoperative Mobilisation im Krankenhaus gestaltete sich schwierig, sodass Frau Klein den überwiegenden Krankenhausaufenthalt im Bett verbracht hat. Frau Klein erzählte den Pflegefachpersonen, Ängste zu haben, nicht mehr laufen zu können. Dabei betonte sie, wie froh sie über die Unterstützung ihres Ehemanns im Alltag sei.

Nach der Krankenhausentlassung musste Frau Klein wie üblich nachts zum Toilettengang aufstehen. Beim Gang zur Toilette stolperte sie über die Kante des Teppichs im Flur und stürzte. Ihr Mann hörte einen dumpfen Schrei und fand seine Frau auf dem Fußboden liegend im Flur vor. Frau Kleins rechtes Bein war stark nach außen verdreht und sie schrie vor Schmerzen. Herr Klein rief umgehend den Notarzt, der Frau Klein in die Klinik einlieferte. Die Einweisungsdiagnose lautete „Verdacht auf Schenkelhalsfraktur“ nach Sturz im häuslichen Umfeld, die sich durch eine Röntgenaufnahme als mediale Schenkelhalsfraktur bestätigte. Frau Klein wurde in den frühen Morgenstunden eine zementierte HEP (Hemiendoprothese) implantiert.

Erkrankungen des Bewegungsapparates, also der Knochen, Knorpel, Muskeln, Sehnen und Bänder, sind sehr häufig. Sie haben verschiedenste Ursachen und können akut oder chronisch, mild oder sehr ausgeprägt verlaufen und sowohl junge, sportlich aktive, als auch alte, immobile Menschen betreffen.

- So haben ca. 3 % der Säuglinge eine *Hüftgelenkdysplasie* (➤ 14.3), die damit zu den häufigsten Fehlbildungen überhaupt zählt und unbehandelt bei schwerer Ausprägung zu einer Gangstörung und frühzeitigen Hüftgelenkarthrose führt.
- Kleinkinder und Jugendliche sind vor allem von unterschiedlichen *Wachstumsstörungen* (➤ 14.3) betroffen.
- *Entzündlich-rheumatische Gelenkerkrankungen* (➤ 14.6) zeigen sich typischerweise im jungen bis mittleren Erwachsenenalter erstmals.
- Mit zunehmendem Alter treten *degenerative Gelenkveränderungen* in den Vordergrund („Volkskrankheit“ *Arthrose,* ➤ 14.7). Bei Frauen ist zudem die *Osteoporose* (Knochenschwund, ➤ 14.5.1) häufig und oft folgenschwer.
- *Verletzungen des Bewegungsapparates* sind in jedem Alter möglich. Besonders häufig sind sie aber bei Kindern, Jugendlichen und alten Menschen.

Patienten und Patientinnen mit Erkrankungen des Bewegungsapparats (im Folgenden als „Patientinnen“ zusammengefasst) werden typischerweise in Abteilungen für Orthopädie oder Traumatologie konservativ oder operativ behandelt. Kleinere Behandlungen und Operationen erfolgen ambulant in Ambulanz, Notfallaufnahme oder ambulantem Operationszentrum. Die Patientin wird dabei spätestens nach einigen Stunden nach Hause entlassen mit entsprechender Beratung z. B. zur Lagerung und Mobilisation, zum Umgang mit einem Gips oder zu Maßnahmen zur Thromboseprophylaxe. Entzündlich-rheumatische (Gelenk-)Erkrankungen werden außerdem vom internistischen Rheumatologen behandelt.

Nach einer Akutbehandlung oder bei einer chronischen Erkrankung des Bewegungsapparats ist häufig eine weiterführende Behandlung in einer spezialisierten Rehaklinik nötig. Manchmal bleiben dauerhafte Einschränkungen bestehen, die ggf. längerfristige Unterstützung notwendig machen.

Pflegende treffen also in allen pflegerischen Versorgungskontexten auf Betroffene mit Erkrankungen des Bewegungsapparats.

Besonders zu erwähnen sind Menschen, die einen Unfall erlitten haben, zu Hause, im Straßenverkehr, in Beruf oder Freizeit. Sie werden unerwartet aus ihrem normalen Leben gerissen, teilweise mit lebensbedrohlichen Verletzungen. Angehörige müssen informiert werden und stehen ebenfalls unter Schock. Bei allen medizinisch notwendigen Maßnahmen beachten Pflegende auch die besondere psychische Ausnahmesituation der Patientin und ihrer Familie.

Schwerpunkt der **Pflege von Menschen mit Erkrankungen des Bewegungsapparats** ist die Erhaltung und Förderung der Mobilität. Neben speziellen Lagerungs- und Mobilisationstechniken brauchen Pflegende auch Wissen über Hilfsmittel zur Unterstützung der Mobilität (z. B. Unterarmgehstützen ➤ 14.2.1, Rollator), Anwendung von orthopädietechnischen Versorgungen (z. B. Orthesen, Prothesen ➤ 14.2.4), speziellen Verbänden und Hartverbänden (z. B. Desault-Verband, Gips ➤ 14.2.5).

Pflegefachpersonen arbeiten eng mit Physiotherapeutinnen und Orthopädietechnikerinnen zusammen.

14.1 Pflegerische und medizinische Diagnostik

Ausgangspunkt der **pflegerischen** und **medizinischen Diagnostik** sind Anamnese und Patientenbeobachtung.

Bei der Anamnese ist die Frage wichtig, ob den Beschwerden eine besondere Anstrengung, monotone Tätigkeit oder ein **Trauma** vorangegangen ist. Unfallhergang und Intensität der Gewalteinwirkung lassen oft Rückschlüsse auf die Art der Verletzung und evtl. vorhandene vorbestehende Erkrankungen zu.

DEFINITION

Trauma: durch Gewalteinwirkung bedingte Verletzung/Wunde.

Versicherungsrechtlich von Belang ist außerdem die Frage, ob es sich um einen Arbeits- oder Schulunfall handelt, da Betroffene dann baldmöglichst einen von der Berufsgenossenschaft zugelassenen **Durchgangsarzt** bzw. **-ärztin** *(D-Arzt/-Ärztin)* aufsuchen müssen (im Folgenden werden Ärzte und Ärztinnen zusammenfassend „Ärztinnen“ genannt).

14

Folgende Leitsymptome orthopädischer und traumatologischer (verletzungsbedingter) Erkrankungen sind sichtbar oder durch einfache Untersuchungen feststellbar:

- **Haltungsanomalien,** etwa eine verstärkte Brustkyphose (Rundrücken) oder eine Seitwärtsneigung des Rumpfes
- **Bewegungseinschränkung**
- **Auffälliges Gangbild,** z. B. Gangunsicherheit (etwa nach einer Verletzung, beim Gehen mit Unterarmgehstützen) oder **Hinken** u. a. mit den Formen
  - **Schonhinken:** Verkürzung der Auftrittsphase, z. B. bei Kniegelenkschmerzen
  - **Duchenne-Hinken** oder *Hüfthinken:* beim Gehen in der Standbeinphase Absinken des Beckens auf der Gegenseite mit Rumpfneigung zur erkrankten Seite zum Ausgleich, z. B. infolge einer Abduktorenschwäche
  - **Verkürzungshinken:** aufgrund einer Beinlängendifferenz
- **Schmerzen,** z. B. bei bestimmten Positionen oder bei Bewegung
- **Schwellung,** sowohl eines Gelenks als auch der Weichteile
- **Fehlstellungen und Deformitäten,** etwa O- oder X-Bein-Stellung, „Abknicken" des normalerweise geraden Unterarms bei einer Unterarmfraktur
- **Neurologische Ausfälle,** etwa Lähmungen oder Sensibilitätsstörungen durch Nervenschädigung, die z. B. zu abnormem Anheben des Knies beim Gehen (zum Ausgleich einer unzureichenden Fußhebung) oder Gangunsicherheit führen können
- **Blutungen,** sowohl nach außen als auch nach innen
- Arterielle oder venöse **Durchblutungsstörungen**

DMS-Kontrolle

Wesentlich in der pflegerischen Diagnostik sowie der Patientenbeobachtung im weiteren Verlauf ist die **DMS-Kontrolle,** d. h. die Kontrolle von:

- **D**urchblutung durch Beobachtung der Hautfarbe, Fühlen der Hauttemperatur, Tasten der Pulse
- **M**otorik durch Bewegenlassen des betroffenen Körperteils (innerhalb des erlaubten Bewegungsausmaßes), z. B. Bewegenlassen der Finger nach Anlage eines Armgipses
- **S**ensibilität durch Fragen nach Gefühllosigkeit, Missempfindungen (etwa Kribbeln), Spüren von Berührungen (z. B. Patientin die Augen schließen lassen und dann ihren Finger berühren), (zunehmenden) Schmerzen

14.1.1 Bewegungseinschränkung

DEFINITION

Bewegungseinschränkung: verminderte Beweglichkeit eines Gelenks. Verletzungsbedingt oder nichtverletzungsbedingt, akut oder chronisch, ohne oder mit Schmerzen, z. B. durch Erkrankungen der Knochen, Weichteile oder auch rein schmerzbedingt.

Kontraktur: dauerhafte Funktions- oder Bewegungseinschränkung eines Gelenks bis hin zur völligen Versteifung (➤ Abb. 14.2), z. B. durch Verkürzung der Haut, Sehnen, Bänder oder Muskeln. Vielfältige Ursachen, z. B. Verbrennungen, Verletzungen im Gelenkbereich, Arthrosen, Immobilisierung, neurologische Erkrankungen.

Jedes Gelenk hat einen bestimmten Bewegungsspielraum für aktive und passive Bewegungen. Bei **Bewegungseinschränkungen** ist

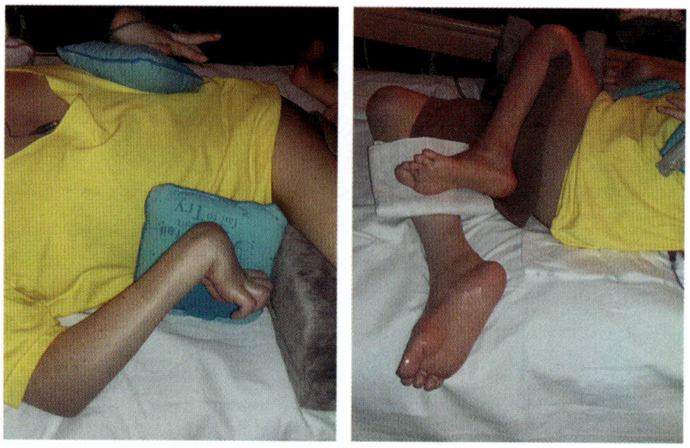

Abb. 14.2 Kontrakturen. [M845]

dieser Spielraum vermindert, z. B. kann die Patientin bei einer eingeschränkten Beweglichkeit des Schultergelenks den Arm evtl. nicht mehr zum Haarekämmen heben.

Bewegungseinschränkungen können durch systematisches Bewegen eines Gelenks/Körperteils und Vergleich mit den Normalwerten festgestellt werden.

- Für die Extremitäten erfolgt dies nach der **Neutral-Null-Methode** (➤ Abb. 14.3).
- Bei der Wirbelsäule ist nicht nur die *Gesamtbeweglichkeit* (z. B. **Finger-Boden-Abstand**) wichtig, sondern auch die Beurteilung der einzelnen *Bewegungssegmente* (= zwei benachbarte Wirbel, kleine Wirbelgelenke, Bandscheibe, Bänder)

Sehr häufig entstehen Bewegungseinschränkungen langsam und fallen erst auf, wenn sie den Alltag beeinträchtigen. Gerade bei Kindern und Jugendlichen kann es jedoch in kürzester Zeit zu Auffälligkeiten kommen. In diesem Fall sowie bei Verletzungen ist immer eine zeitnahe ärztliche Abklärung sinnvoll.

14.1.2 Schmerzen

Schmerzen richtig zu beurteilen und einzuordnen, ist vermutlich eine der schwierigsten Aufgaben. Schmerzen können am Ort der Schmerzursache, dessen näherer Umgebung oder weiter entfernt (z. B. Schmerzen im Bein bei einem Bandscheibenvorfall) wahrgenommen werden. Bei Schmerzen am Bewegungsapparat ist besonders wichtig, ob ein Zusammenhang zu Verletzungen, Bewegung oder Belastung besteht. Zur Schmerzbeobachtung gehören außerdem Intensität, Lokalisation, Qualität, Zeitpunkt (z. B. nächtliche Schmerzen bei entzündlichen Prozessen), Dauer, verstärkende und lindernde Faktoren und Auswirkungen auf alltägliche Handlungen.

Bei Kindern zeigen sich Schmerzen manchmal nur durch eine (schmerzbedingte) Schonhaltung, Gangstörung (Hinken) oder Nichtgebrauch einer Extremität. Schmerz-Assessments und das Führen eines Schmerztagebuchs helfen Ärztin und Pflegenden, die Schmerzsituation besser einzuschätzen und die Wirksamkeit einer Schmerzbehandlung zu beurteilen. Bei Säuglingen und Kleinkindern sind die Beobachtungen und Einschätzungen der Eltern sehr wichtig.

Bei Kindergarten- und Grundschulkindern häufig sind **Wachstumsschmerzen** (benigne nächtliche Beinschmerzen), unregelmäßi-

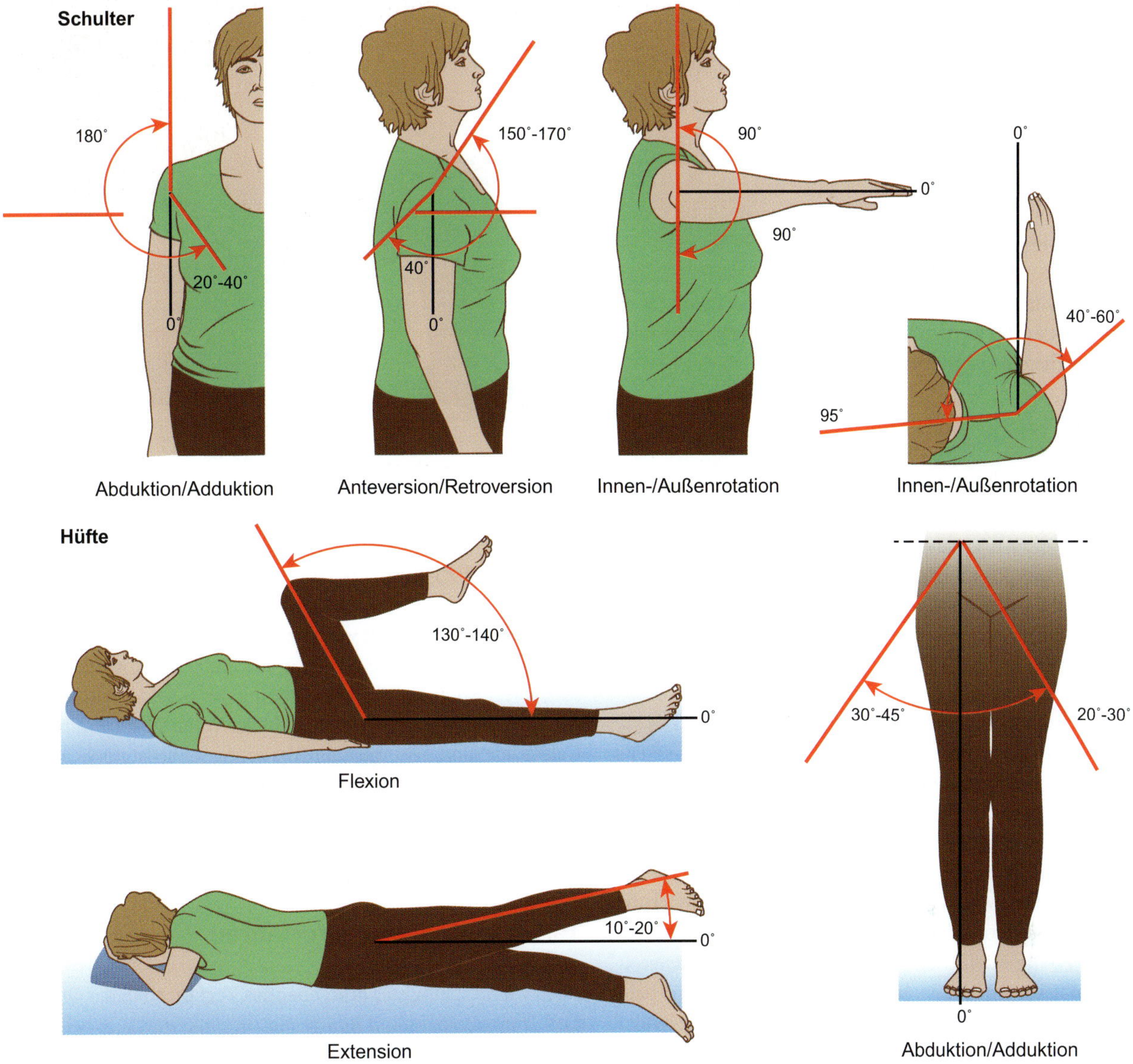

Abb. 14.3 Prinzip der Neutral-Null-Methode anhand von Schulter, Hüfte und Knie. Für die Hüfte normal wäre z. B. 15-0-130. Bei 15-0-90 wäre die Streckung normal, die Beugung aber vermindert. [L255]

ge, nächtliche Schmerzen v. a. ums Knie. Die Ursache ist unklar. Eine Behandlung ist nicht nötig, jedoch ggf. eine Ausschlussdiagnostik.

Rückenschmerzen

DEFINITION

Rückenschmerzen: zusammenfassende Bezeichnung für alle Schmerzen im Bereich des Rückens, unabhängig von ihrer Ursache. Am häufigsten im Bereich der Lendenwirbelsäule auftretend und dort oft auch als **Kreuzschmerzen,** *Lumbago* oder *Lumbalgie* bezeichnet. Beim **akuten Rückenschmerz** Schmerzdauer bis sechs Wochen, beim **subakuten Rückenschmerz** 6–12 Wochen, beim **chronischen Rückenschmerz** länger als zwölf Wochen, beim **rezidivierenden Rückenschmerz** Wiederauftreten der Schmerzen nach mindestens sechs Monaten Schmerzfreiheit. Sehr häufiges Problem v. a. von Erwachsenen im mittleren bis höheren Lebensalter und mit erheblicher sozioökonomischer Bedeutung.

Rückenschmerzen sind bei Kindern selten, bei Erwachsenen hingegen ausgesprochen häufig: 66 % der erwachsenen Frauen und 56 % der Männer geben an, im letzten Jahr mindestens einmal Rückenschmerzen gehabt zu haben. 18,5 % der Frauen und 12,5 % der Männer berichten chronische Rückenschmerzen mit fast täglichem Auftreten, bei den über 65-Jährigen sogar 28 % bzw. 17,3 %. [1] Durch Fehlzeiten am Arbeitsplatz bis hin zur vorzeitigen Berentung haben insbesondere chronische Rückenschmerzen eine erhebliche sozioökonomische Bedeutung.

Die Ursachen sind zahlreich, z. B. Muskelverspannungen, orthopädische und neurologische Erkrankungen der Wirbelsäule, aber auch internistische Erkrankungen (z. B. Herzinfarkt, Nierenbeckenentzündung).

Häufige Ursachen im Bereich des Bewegungsapparats sind bei Erwachsenen mittleren Alters Bandscheibenvorfall (➤ 15.12) und degenerative Wirbelsäulenveränderungen (➤ 14.7), bei alten

Menschen degenerative Wirbelsäulenveränderungen, Spinalkanalstenose (➤ 15.12) und Osteoporose (➤ 14.5.1).

Das klinische Erscheinungsbild variiert von leichten bis zu akuten, immobilisierenden Schmerzen.

Schmerzstärke

Bei akuten Schmerzen korreliert die Schmerzstärke nur gering, bei chronischen Schmerzen gar nicht mit dem Ausmaß der Schädigung!

Angesichts der Häufigkeit von Rückenschmerzen ist es wichtig zu wissen, wann abgewartet werden kann und wann eine baldige oder sofortige weitergehende Diagnostik nötig ist.

VORSICHT

Warnzeichen bei Rückenschmerzen sind v. a.: [2]
- Zunehmende Schmerzen, starke nächtliche Schmerzen
- Vorangegangene Verletzung
- Allgemeines Krankheitsgefühl, Gewichtsverlust, Fieber, Blässe
- Bestehende bakterielle oder entzündliche Erkrankungen
- Gleichzeitige neurologische Ausfälle, z. B. Lähmungen
- Einnahme von Glukokortikoiden (➤ 12.2.3), Immunsuppressiva (➤ 12.2.4)
- Drogenmissbrauch
- Tumorerkrankung in der Anamnese

Rückenschmerzen mit diesen Warnzeichen müssen zeitnah ärztlich abgeklärt werden.

Bei Fehlen von Warnzeichen handelt es sich häufig um sog. **nichtspezifische Rückenschmerzen** ohne fassbare körperliche Ursache, die oft binnen weniger Wochen wieder verschwinden. Von vielen Betroffenen werden Wärme wegen ihrer muskelentspannenden Wirkung oder z. B. durchblutungsfördernde Salben als wohltuend empfunden, ggf. können kurzzeitig Analgetika gegeben werden (v. a. nichtsteroidale Antirheumatika ➤ 14.2.2). Betroffene sollen möglichst bald „normale" Aktivitäten wiederaufnehmen. Längere Schonung oder Bettruhe haben sich als ungünstig erwiesen. Langfristig empfiehlt sich häufig ein gezieltes Training der wirbelsäulenstabilisierenden Rumpfmuskulatur (➤ Abb. 14.4), z. B. nach Anleitung durch Physiotherapeutinnen, in Vereinen oder Kursen, etwa der Volkshochschulen. Auch Massagen (kombiniert mit aktiven Therapien), manuelle Therapie oder Entspannungstechniken können eingesetzt werden. Bei subakuten und chronischen nichtspezifischen Rückenschmerzen sollten bei Erfolglosigkeit weniger aufwendiger Therapien **multimodale Programme** eingesetzt werden. [2]

DEFINITION

Interdisziplinär-multimodale Schmerztherapie *(IMST):* Behandlungskonzept bei (ausgeprägten) chronischen Schmerzen, das ausgehend vom biopsychosozialen Modell von Krankheit (➤ 2.1) verschiedene, aufeinander abgestimmte Therapien umfasst mit dem Schwerpunkt auf nichtmedikamentösen Therapien. Neben Bewegungs- und Physiotherapie sind dies u. a. Entspannungsübungen, Einzelgespräche mit der Psychologin sowie Beratung zur Schmerzentstehung und Anleitung zu Selbsthilfemaßnahmen. Die IMST findet in der Regel in Schmerzkliniken oder Tageskliniken statt, die über ein interdisziplinäres Team verfügen.

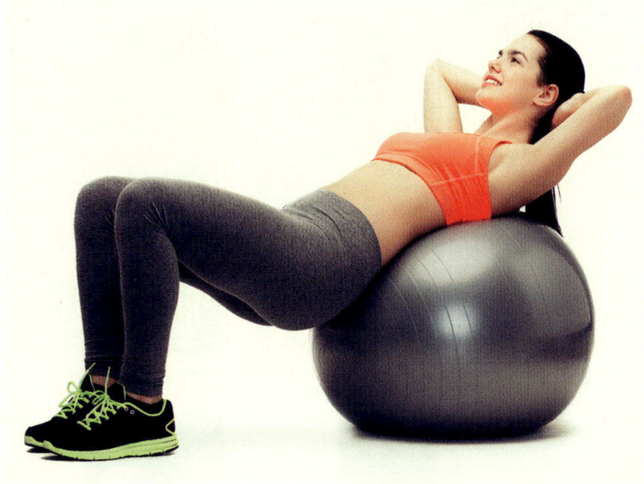

Abb. 14.4 Beweglichkeitsübungen für die Wirbelsäule und Training der Rumpfmuskulatur – langfristig oft das Beste gegen Rückenschmerzen. [J787]

14.1.3 Gelenkschwellung

Eine **Gelenkschwellung** weist auf eine Gelenkverletzung oder -entzündung hin und sollte immer ärztlich abgeklärt werden. Bei (zusätzlicher) Rötung und Überwärmung des Gelenks und Allgemeinbeschwerden wie etwa Fieber besteht der Verdacht auf eine bakterielle Gelenkinfektion. Hier muss die Abklärung schnellstmöglich erfolgen.

Welche diagnostischen Maßnahmen nach Anamnese und Untersuchung erforderlich sind (z. B. Röntgen, Sonografie, Blutuntersuchungen, Gelenkpunktion, Arthroskopie), hängt von der Verdachtsdiagnose ab.

14.1.4 Bildgebende Verfahren

Nach wie vor häufigstes **bildgebendes Verfahren** in der Orthopädie und Traumatologie sind *Röntgennativaufnahmen,* z. B. bei Verdacht auf eine Fraktur oder Arthrose. Um einen räumlichen Eindruck zu erhalten, sind mindestens zwei Aufnahmen in senkrecht zueinanderstehenden Ebenen erforderlich.

Mithilfe der *Sonografie* lassen sich v. a. Weichteilveränderungen und gelenknahe Flüssigkeitsansammlungen nachweisen. Mit der Möglichkeit, ein Gelenk in seiner Bewegung darzustellen, hat die Sonografie in den letzten Jahrzehnten einen hohen Stellenwert in der Gelenkdiagnostik erhalten; die Sonografie der Säuglingshüfte ist seit langem etabliert und in Deutschland Bestandteil der U3 (➤ Tab. 2.2, ➤ 14.3).

Außerdem ist die sog. **FAST-Sonografie** *(focused assessment with sonography in trauma),* eine auf die Erkennung von Flüssigkeit in Pleura-, Perikard- und Bauchhöhle zentrierte Sonografie, heute fester Bestandteil in der Erstdiagnostik von Verletzten im Schockraum.

Die *CT* (➤ Abb. 14.5) wird v. a. bei komplexen Frakturen, Verletzungen der Wirbelsäule, in der Tumordiagnostik, zur OP-Planung sowie beim Schädel-Hirn- und Polytrauma eingesetzt. Bei Letzterem ist durch ein Ganzkörper-Spiral-CT (sog. *Traumaspirale*) in kürzester Zeit eine Darstellung aller Organe sowie des Skeletts möglich.

Die *MRT* ist das Verfahren der Wahl zur Beurteilung von Bändern, Muskeln, Knorpel und Sehnen sowie des Knochenmarks.

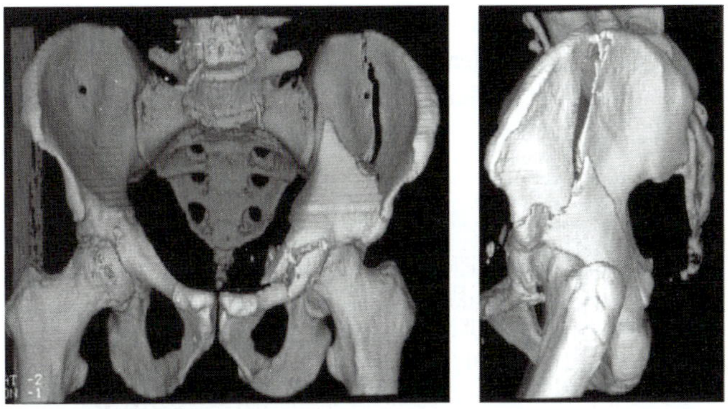

Abb. 14.5 3D-CT bei einer komplexen Beckenfraktur mit Beteiligung des Hüftgelenks. [R349]

14.1.5 Gelenkpunktion

DEFINITION

Gelenkpunktion: Punktion des Gelenkinnenraums zu diagnostischen und/oder therapeutischen Zwecken, z. B. bei einem Gelenkerguss.
Gelenkerguss: Flüssigkeitsansammlung in der Gelenkhöhle.

Normalerweise enthält die Gelenkhöhle eine geringe Menge hellgelber (bernsteinfarbener), klarer Synovia (Gelenkflüssigkeit). Akute und chronische, abakterielle oder bakterielle Entzündungen gehen häufig mit einer Mehrproduktion und Veränderungen der Synovialflüssigkeit einher, verletzungsbedingt kann es in die Gelenkhöhle bluten. Ein größerer **Gelenkerguss** kann zu Bewegungseinschränkung, Druck-/Spannungsgefühl, Schmerzen und sogar zu Schäden an Gelenk oder gelenknahen Strukturen führen.

Gelenkpunktionen (➤ Abb. 14.6) sind ambulant oder stationär möglich. Eine *diagnostische Gelenkpunktion* dient der Ursachensuche. Bei einer *therapeutischen Gelenkpunktion* wird z. B. eine größere Ergussmenge zur Entlastung des Gelenks abpunktiert oder es werden Medikamente (z. B. Glukokortikoide) in die Gelenkhöhle eingebracht. Am häufigsten werden Knie- und Schultergelenk punktiert. Hauptkomplikationen sind Blutungen und Infektionen.

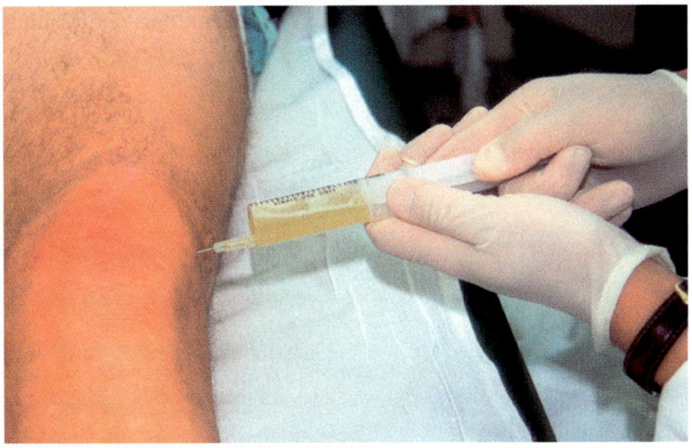

Abb. 14.6 Gelenkpunktion eines geröteten, geschwollenen Gelenks. Das trübe Punktat deutet auf eine bakterielle Entzündung hin. [M114]

Krankhafte Befunde sind trübes oder gar eitriges Punktat (bakterielle Infektion ➤ Abb. 14.6) sowie blutiges Punktat (Verletzung mit Einblutung in die Gelenkhöhle), evtl. mit sog. Fettaugen (Knochenverletzung mit Freisetzung von Knochenmark).

Pflegerische Betreuung

Die Gelenkpunktion erfolgt in einem Behandlungsraum für kleinere invasive Maßnahmen nach vorheriger Markierung der Punktionsstelle mithilfe der Sonografie oder direkt unter sonografischer Kontrolle. Pflegefachpersonen richten die erforderlichen Materialien: [3]

- Hände- und Hautdesinfektionsmittel
- Sterile Tupfer, Kompressen, steriles Verbandmaterial
- Wasserdichte Unterlage
- Ggf. Lagerungshilfsmittel, z. B. Beinhochlagerungsschiene nach Kniegelenkpunktion, Sandsack
- Einmalrasierer oder Clipper zur Haarkürzung
- Alles für eine Lokalanästhesie
- Steriles Abdeck- oder Lochtuch
- Mund-Nasen-Schutz für Ärztin und assistierende Pflegefachperson
- Für die *diagnostische Punktion*
  - Kanüle, Spritze
  - Sterile Handschuhe
  - Laborscheine und Untersuchungsröhrchen
- Für *therapeutische Punktionen* zusätzlich z. B. Arzneimittel nach Arztanordnung

Die Lagerung erfolgt nach Arztanordnung.
Nach der Punktion erhält die Patientin einen Verband und wird über die erlaubten Bewegungen und Belastungen (abhängig z. B. von eingebrachten Medikamenten) sowie die Warnzeichen einer Komplikation (Schmerzen, Rötung, Schwellung, Bewegungseinschränkung, Fieber) informiert. Pflegende beobachten Gelenk und Verband auf nachlaufende Flüssigkeit, Blut und Entzündungszeichen.

14.1.6 Arthroskopie

Die Endoskopie des Gelenks heißt **Arthroskopie** *(Gelenkspiegelung).* Arthroskopiert werden besonders die großen Gelenke, v. a. Knie- (➤ Abb. 14.7), Schulter- und Hüftgelenk.

Rein diagnostische Arthroskopien sind infolge der breiten Verfügbarkeit der MRT selten. Üblicherweise wird der diagnostizierte Gelenkschaden gleich behandelt, z. B. Meniskus- oder Kreuzbandschäden am Knie.

Arthroskopien erfolgen in Regionalanästhesie oder Vollnarkose im Operationssaal, oft ambulant. Wichtigste Risiken sind Infektionen und Blutungen.

Pflegerische Betreuung

Die pflegerischen Anforderungen entsprechen den allgemeinen Grundsätzen prä- und postoperativer Pflege. Hinzu kommt bei ambulanten Arthroskopien die Beratung der Patientin bzw. der Eltern:

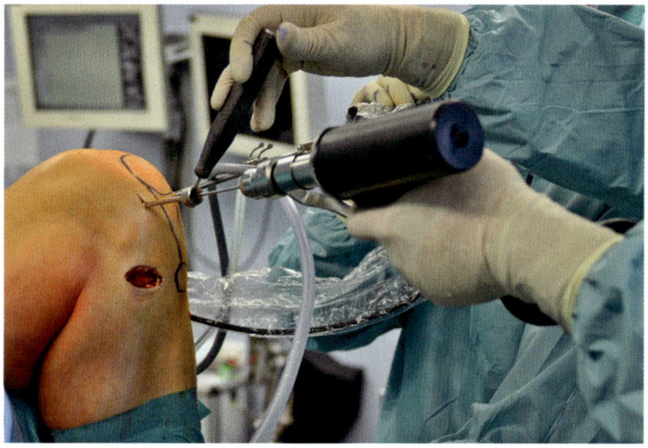

Abb. 14.7 Therapeutische Arthroskopie, hier Ersatz des vorderen Kreuzbands am Kniegelenk. [M720, M721]

- Ggf. Umgang mit einer eingelegten Redon-Drainage
- In den ersten Tagen Kühlen des Gelenks, häufiges Hochlagern und Schonung der Extremität, Bewegungsausmaß und Belastung nach Arztanordnung (abhängig von der durchgeführten OP)
- Bei Arthroskopien der unteren Extremität je nach Eingriff Patientenanleitung zur Heparin-Selbstinjektion und Benutzung von Gehhilfen (➤ 14.2.1)

14.2 Spezielle pflegerische und medizinische Maßnahmen

14.2.1 Gangschule: Gehen mit Unterarmgehstützen

Häufig benötigen Menschen mit Erkrankungen der unteren Extremität oder des Rückens vorübergehend oder längerfristig eine Gehhilfe. Meist sind **Unterarmgehstützen** *(UAGS)* ausreichend. Diese müssen auf die Größe der Patientin eingestellt werden:

- Die Patientin trägt die Schuhe, die sie meist beim Gehen tragen wird.
- Sie steht aufrecht, die Schultern sind nicht hochgezogen.
- Die Handgriffe sind auf Höhe des Handgelenks, die Ellenbogen sind locker gestreckt.

Der Vorteil von **Achselstützen** ist, dass die Handgelenke nicht so stark beansprucht werden, allerdings kann es durch (langen) Druck im Achselbereich zu Gefäßkompression und Nervenschädigung kommen.

Sicherheit geht vor!

Die Gummifüße der Gehhilfe müssen in Ordnung sein. Schiefe oder abgelaufene Gummis erhöhen die Gefahr des Wegrutschens. Für den Winter gibt es spezielle Spikes, die auf die Gummifüße aufgesteckt werden können. Wichtig sind ein aufrechter Rücken, das aktive Abstützen auf den Unterarmgehstützen und die richtige Gehtechnik, denn dadurch werden die Schulter- und Handgelenke geschont. Richtiges Gehen minimiert auch das Sturzrisiko.

Ältere und unsichere Menschen sollen nicht allein Treppen steigen, eine zweite Person geht daneben oder dahinter.

Im Rahmen einer **Gangschule** erlernt die Patientin das korrekte Gehen und falls benötigt auch Treppensteigen entweder mit einer Physiotherapeutin oder mit den Pflegenden. Abhängig vom **Belastungsgrad** gibt es verschiedene Techniken bzw. **Belastungsstufen** [4].

Entlastender Gang

Beim **entlastenden Gang** darf das erkrankte Bein nicht belastet werden, z. B. nach Implantation einer zementfreien Hüftendoprothese. Beim entlastenden Gang mit UAGS wird das erkrankte Bein zwischen den UAGS „durchgeschwungen“ (➤ Abb. 14.8).

Teilbelastender Gang

Beim Gehen im **teilbelastenden Gang** darf das erkrankte Bein teilweise belastet werden, z. B. nach Implantation einer Kniegelenkendoprothese.

Für den teilbelastenden Gang mit UAGS ist der **Dreipunktgang** geeignet: das erkrankte Bein berührt den Boden, wird aber nur wenig belastet (➤ Abb. 14.9). Die erlaubte Belastung wird in kg angegeben und vorher mit Hilfe einer Waage eingeübt. Die Belastung kann je nach Erfordernis stufenlos reguliert werden, von minimaler Belastung

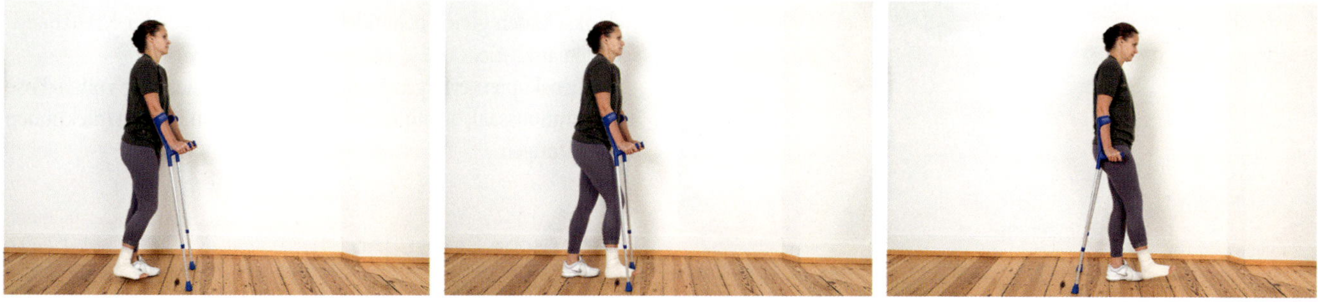

Abb. 14.8 Entlastender Gang mit Unterarmgehstützen. Zuerst beide Unterarmgehstützen einen Schritt nach vorne stellen, die Belastung ist dabei vollständig auf dem gesunden linken Bein, das kranke rechte Bein ist leicht angehoben (links). Dann krankes Bein nach vorne bringen/schwingen, ohne den Boden zu berühren (Mitte). Als Letztes Gewicht auf die Unterarmgehstützen verlagern, gesundes Bein abdrücken und nach vorne stellen (rechts). [K115]

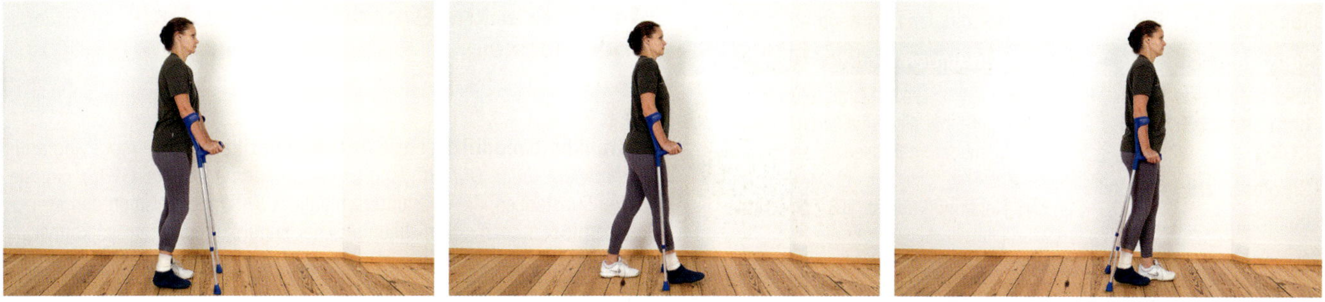

Abb. 14.9 Teilbelastender Gang mit Unterarmgehstützen im Dreipunktgang. Beide Unterarmgehstützen mit dem erkrankten Bein einen Schritt nach vorne stellen. Die Belastung liegt fast vollständig auf dem gesunden linken Bein, das kranke rechte Bein hat Bodenkontakt, trägt aber nur wenig Gewicht (links). Krankes Bein nach vorne bringen und Fuß mit der erlaubten Belastung abrollen, das restliche Gewicht lastet auf den Unterarmgehstützen (Mitte). Gesundes Bein nachholen bzw. überholen lassen (rechts). [K115]

(5–10 kg, früher „abrollen") über Teilbelastung (z. B. 20 kg) bis zur Vollbelastung.

Vollbelastender Gang

Beim **vollbelastenden Gang** darf das erkrankte Bein voll belastet werden. Dieser Gang ist mit UAGS im Dreipunkt- oder Zweipunktgang möglich.
Beim **Zweipunktgang:**

- Eine UAGS und das gegenüberliegende Bein gleichzeitig nach vorne setzen
- Andere UAGS und das gegenüberliegende Bein gleichzeitig nachholen

Das Gehen mit nur einer Unterarmgehstütze sollte vermieden werden, da es zu einer unphysiologischen Gewichtsverlagerung über die Gehhilfe kommt. Bei unsicherem Gang sollten immer zwei UAGS oder ein oder zwei Gehstöcke verwendet werden.

Hinsetzen und Aufstehen

Hinsetzen und Aufstehen müssen besonders geübt werden, wenn die Patientin ihr operiertes oder verletztes Bein nicht belasten darf.
Zum Hinsetzen:

- Rückwärts an den Stuhl stellen
- Beide UAGS in die Hand der gesunden Seite nehmen
- Nicht belastbares Bein nach vorne strecken und gleichzeitig mit der Hand an die Lehne greifen, sich langsam in den Stuhl gleiten lassen
- UAGS an einen gut erreichbaren Ort stellen, am besten in eine spezielle Halterung

Zum Aufstehen:

- Im Stuhl zunächst nach vorne rutschen
- UAGS auf der Seite des beeinträchtigten Beins in die Hand nehmen, ggf. auch beide UAGS
- Über die UAGS und das gesunde Bein aufstehen, ggf. mit der Hand auf der gesunden Seite von der Stuhllehne hochdrücken

Treppen steigen und herab gehen

Grundregel für Treppen

Gesund geht nach oben, krank geht nach unten!

Wenn möglich hält die Patientin eine Hand am Geländer. Dann muss die andere Hand beide UAGS halten (auf die eine stützt sich die Patientin, die andere hält sie mit den Fingern waagerecht) oder eine zweite Person trägt die nichtbenötigte UAGS.

- Zum Treppe steigen das gesunde Bein eine Stufe höher setzen, anschließend die UAGS auf diese höhere Treppenstufe setzen und das kranke Bein nachholen (mit oder ohne Belastung)
- Zum Treppe hinuntergehen die UAGS eine Stufe tiefer setzen, verletztes Bein vorbringen, Gewicht auf die UAGS bringen und mit dem gesunden Bein die Stufe nach unten gehen

14.2.2 Nichtsteroidale Antirheumatika

DEFINITION

Nichtsteroidale Antirheumatika *(NSAR, non-steroidal anti-inflammatory drugs, NSAID):* verschiedene Substanzen mit schmerzlindernder, entzündungshemmender und fiebersenkender Wirkung, die sich nicht von Glukokortikoiden (= Steroiden) ableiten.

Schlüsselsubstanzen bei der Entstehung von Schmerzen und Entzündungen sind **Prostaglandine.** Sie werden in den Geweben unter Mitwirkung des Enzyms **Zyklooxygenase** *(Cyclooxygenase, COX)* gebildet, das in den Unterformen COX-1 und COX-2 vorkommt.

Prostaglandinsynthesehemmer hemmen die Zyklooxygenase und damit die Prostaglandinbildung und wirken dadurch schmerzlindernd sowie teilweise fiebersenkend und entzündungshemmend. Nichtselektive NSAR und selektive COX-2-Hemmer beeinflussen darüber hinaus in unterschiedlicher Ausprägung u. a. die Bildung von schützendem Magenschleim und Thromboxan (und darüber die Thrombozytenaggregation). Einziger Prostaglandinsynthesehemmer, der zur Thrombozytenaggregationshemmung eingesetzt werden kann, ist Azetylsalizylsäure (➤ 11.2.2).

Tab. 14.1 Übersicht über die nichtsteroidalen Antirheumatika (NSAR).

Substanz	Nebenwirkungen
Nichtselektive NSAR: hemmen COX-1 und COX-2	• Magenbeschwerden bis zu (blutenden) Ulzera, v. a. bei nichtselektiven NSAR (→ ggf. medikamentöse Ulkusprophylaxe ➤ 8.2.4) • ZNS-Nebenwirkungen, z. B. Schwindel, Müdigkeit • Hautreaktionen • Ödeme • Akute Verschlechterung der Nierenfunktion, v. a. bei Nierenfunktionsstörung, Herzinsuffizienz • Erhöhtes Herz-Kreislauf-Risiko (Ausnahmen Azetylsalizylsäure, Naproxen) • Asthmaanfälle **(Analgetika-Asthma)** • Bei länger dauernder regelmäßiger Einnahme (≥ 15 Tage/Monat) **Kopfschmerz bei Medikamentenübergebrauch** (➤ 2.5.13, ➤ 15.1.9) • Nach langjähriger (oft missbräuchlicher) Einnahme **Analgetika-Nephropathie** (➤ 10.6.2)
Diclofenac, z. B. Voltaren®	
Ibuprofen, z. B. Nurofen®	
Indometacin, z. B. Indometacin AL®	
Meloxicam, z. B. Meloxicam Stada®	
Naproxen, z. B. Naproxen 1A Pharma®	
Selektive COX-2-Hemmer (Coxibe): hemmen überwiegend COX-2	
Celecoxib, z. B. Celebrex®	
Etoricoxib, z. B. Arcoxia®	

Die Prostaglandinsynthesehemmer zählen zu den Nicht-Opioid-Analgetika (➤ 2.5.13). Als **nichtsteroidale Antirheumatika** werden solche Prostaglandinsynthesehemmer bezeichnet, die gut in entzündete Gewebe gelangen und somit eine starke antientzündliche Wirkung besitzen (➤ Tab. 14.1).

Eingesetzt werden nichtsteroidale Antirheumatika bei Schmerzen und Entzündungen am Bewegungsapparat, z. B. nach Verletzungen oder Operationen, bei Gicht, Arthrose oder rheumatischen Erkrankungen. Bei rheumatischen Erkrankungen wirken nichtsteroidale Antirheumatika zwar schnell, aber rein symptomatisch, ohne das Fortschreiten der Erkrankung aufzuhalten. Gegen Kopfschmerzen und andere „einfache" Schmerzen sollten nichtsteroidale Antirheumatika abgesehen von niedrig dosiertem Ibuprofen nicht verwendet werden (alternative Nicht-Opioid-Analgetika ➤ 2.5.13).

Pflegerische Betreuung und Beratung

Pflegefachpersonen beobachten bzw. befragen Patientinnen auf/nach Nebenwirkungen und beraten sie; bei Magenbeschwerden, Erbrechen von Blut, Blut im Stuhl, Atemproblemen, Hautausschlägen, Sehstörungen, Schwindel, Ohrensausen oder Kopfschmerzen nehmen sie mit der behandelnden Ärztin Rücksprache.

Nichtsteroidale Antirheumatika sollten mit viel Wasser und nie auf nüchternen Magen eingenommen werden.

Da die Medikamente teilweise freiverkäuflich sind, besteht die Gefahr einer unkritischen Anwendung. Um Gefahren zu reduzieren sollen nichtsteroidale Antirheumatika grundsätzlich in der geringstmöglichen Dosierung, nicht länger als unbedingt notwendig und nie zwei verschiedene Präparate kombiniert angewandt werden. Bei unzureichender Schmerzlinderung muss eine Ärztin aufgesucht bzw. Diagnose und Schmerztherapie grundsätzlich überdacht werden.

14.2.3 Krankheitsmodifizierende Antirheumatika

DEFINITION

Krankheitsmodifizierende Antirheumatika *(disease-modifying antirheumatic drugs, DMARD, lang wirksame Antirheumatika, LWAR):* Gruppe von Substanzen, die über unterschiedliche Wirkmechanismen den Krankheitsprozess entzündlich-rheumatischer Erkrankungen bremsen können.

Krankheitsmodifizierende Antirheumatika greifen in den rheumatischen Krankheitsprozess ein und können dadurch Gewebeschäden minimieren. Sie wirken über eine Beeinflussung der Immunabwehr, z. B. verminderte Vermehrung von Abwehrzellen oder veränderte Zytokinproduktion (*Zytokine* = Botenstoffe des Immunsystems). Bei einigen (Chloroquin, Sulfasalazin) ist der Wirkmechanismus nach wie vor unklar.

Wichtige Nebenwirkungen sind Magen-Darm-Beschwerden, Blutbildveränderungen, ZNS-Symptome (z. B. Müdigkeit, Kopfschmerzen) und erhöhtes Infektionsrisiko. Viele Substanzen beeinflussen die Fruchtbarkeit bei Frauen und Männern und/oder schädigen das ungeborene Kind.

Krankheitsmodifizierende Antirheumatika sind nicht geeignet zur kurzfristigen Entzündungshemmung und Schmerzlinderung, sondern müssen über Wochen bis Monate gegeben werden, bevor ihre Wirkung erkennbar ist. Ausnahme sind Biologika, die schneller wirken.

Konventionelle DMARDs (kDMARDs)

Methotrexat

Für viele rheumatische Erkrankungen ist das Zytostatikum Methotrexat (➤ 2.5.7) das lang wirksame Antirheumatikum erster Wahl. Die dabei eingesetzten niedrigen Dosierungen wirken v. a. über eine verminderte Zytokinproduktion und werden insgesamt gut vertragen. Methotrexat wird einmal wöchentlich als Tablette geschluckt oder s. c. injiziert. Häufigste Nebenwirkungen sind Magen-Darm-Beschwerden (v. a. in den ersten 1–2 Tagen nach Einnahme), Stomatitis (Mundschleimhautentzündung ➤ 2.5.7, ➤ 2.5.12), Leberwerterhöhung, Blutbildveränderungen und Haarausfall. Methotrexat kann mit vielen anderen Antirheumatika kombiniert werden.

Weitere Indikation niedrig dosierten Methotrexats sind schwere Formen der Psoriasis (➤ 17.6).

Pflegerische Betreuung

Pflegende wissen, wie Methotrexat korrekt eingenommen wird, und leiten selbstständige Patientinnen an:

- Einmal wöchentlich vorzugsweise am Abend und nicht gleichzeitig mit einer Mahlzeit einnehmen
- Zur Verringerung von Nebenwirkungen am gleichen Tag keine nichtsteroidalen Antirheumatika (➤ 14.2.2) einnehmen, nach 24–48 Std. Folsäurepräparat einnehmen
- Bis 48 Std. nach der Methotrexateinnahme keinen Alkohol trinken, generell nur geringe Alkoholmengen zu sich nehmen
- Vorsicht mit Sonnenbädern – Methotrexat kann die Lichtempfindlichkeit der Haut steigern

Weitere konventionelle DMARDs

Weitere klassische krankheitsmodifizierende Antirheumatika sind z. B.:

- (Hydroxy-)Chloroquin, z. B. Quensyl®, zusätzliche Nebenwirkung erhöhte Lichtempfindlichkeit → regelmäßige augenärztliche Kontrollen, Vorsicht mit Sonnenbädern
- Leflunomid, z. B. Arava®
- Sulfasalazin, z. B. Azulfidine®RA

Biologische DMARDs (bDMARDs)

Biologika sind künstlich hergestellte Proteine, z. B. monoklonale Antikörper, welche Abwehrzellen hemmen oder entzündungsfördernde Zytokine (etwa Interleukine, Tumor-Nekrose-Faktor) bzw. deren Rezeptoren blockieren.
Beispiele für Biologika sind:

- Die verschiedenen **TNFα-Blocker,** etwa Adalimumab (z. B. Humira®), Certolizumab (z. B. Cimzia®), Etanercept (z. B. Enbrel®), Golimumab (z. B. Simponi®), Infliximab (z. B. Remicade®)
- Anakinra (z. B. Kineret®), Secukinumab (z. B. Cosentyx®), Tocilizumab (z. B. RoActemra®), Ustekinumab (z. B. Stelara®), gegen Interleukinrezeptoren
- Abatacept (z. B. Orencia®), vermindert die T-Zell-Aktivierung
- Rituximab (z. B. Mabthera®), gegen das CD20 von B-Zellen (➤ 2.5.8)

Biologika werden erst bei unzureichender Wirkung klassischer krankheitsmodifizierender Antirheumatika eingesetzt. Einige sind auch bei einer schweren Psoriasis (Schuppenflechte ➤ 17.6) oder chronisch-entzündlichen Darmerkrankung (➤ 8.11) indiziert.

- Alle Biologika erhöhen das Infektionsrisiko und die Gefahr einer Tuberkulose- oder Hepatitisreaktivierung (→ Tuberkuloseausschluss vor Behandlungsbeginn). Impfungen erfolgen möglichst vor Behandlungsbeginn.
- Biologika werden nicht miteinander kombiniert, da dies das Infektionsrisiko unverhältnismäßig steigert.
- Alle Biologika werden in präparatabhängigem Abstand s. c. injiziert oder infundiert.

Pflegerische Betreuung

Pflegende beobachten die Patientin auf Nebenwirkungen. Beispielsweise sind Lokalreaktionen an der Einstichstelle oder vorübergehende Infusionsreaktionen während oder kurz nach der Infusion (z. B. Übelkeit, Fieber, Kreislaufreaktionen) verhältnismäßig häufig.

Zielgerichtete synthetische DMARDs (tsDMARD)

An zielgerichteten Therapien (➤ 2.5.8) werden u. a. die Januskinasehemmer Baricitinib (z. B. Olumiant®), Filgotinib (z. B. Jyseleca®), Tofacitinib (z. B. Xeljanz®) und Upadacitinib (z. B. Rinvoq®) eingesetzt. Sie können als Tabletten eingenommen werden. Das Herpes-zoster-Risiko ist erhöht.

Beratung

- Pflegefachpersonen informieren die Patientin, bei (anhaltenden) Magen-Darm-Beschwerden, Stomatitis oder ZNS-Symptomen die Ärztin aufzusuchen.
- Aufgrund der medikationsbedingt oft beeinträchtigten Immunabwehr kann die Wirkung von Impfungen vermindert sein oder dürfen Impfungen evtl. nicht erfolgen. Betroffene sollten deshalb Ärzte auf die Medikation hinweisen. Aus dem gleichen Grund sollten Betroffene bei Infektionszeichen eine Ärztin aufsuchen.
- Wegen der Gefahr einer kindlichen Schädigung durch die Medikation ist eine zuverlässige Empfängnisverhütung nötig, teils noch längere Zeit nach Beendigung der Behandlung. Patientinnen mit Kinderwunsch sollten rechtzeitig die Ärztin ansprechen, damit sie die Medikation umstellt.
- Während der Behandlung sind regelmäßige ärztliche Kontrolluntersuchungen erforderlich.

14.2.4 Schienen und Orthesen

Schienen

DEFINITION

(Orthopädische) Schiene: Lagerungshilfsmittel zur Entlastung, Ruhigstellung, Stellungskorrektur oder zur kontrollierten, begrenzten Bewegung. Es gibt statische (unbewegliche Teile) und dynamische (mit stabilen und beweglichen Teilen) Schienen.

Schienen sind wichtige Hilfsmittel in der Orthopädie und der Traumatologie (➤ Tab. 14.2). Sie werden sowohl an der unteren als auch

Tab. 14.2 Verschiedene Schienen (Auswahl) und deren Indikationen. [V459, V741, O1053]

Schiene	Indikationen	
Schienen für die untere Extremität		
Beinhochlagerungsschiene aus Schaumstoff, z. B. nach Braun oder Schulze	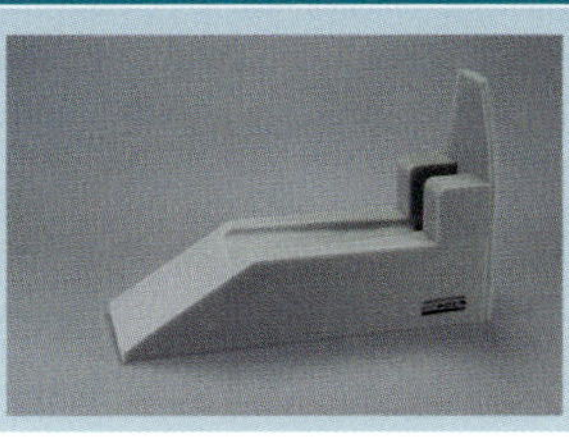	• Zur Ruhigstellung und Abschwellung nach Frakturen, anderen Verletzungen und Operationen im Bereich von Fuß, Sprunggelenk, Unterschenkel, Knie und distalem Oberschenkel • Bei Thrombosen und Venenentzündungen

Tab. 14.2 Verschiedene Schienen (Auswahl) und deren Indikationen. [V459, V741, O1053] (*Forts.*)

Schiene	Indikationen	
Beinflachlagerungsschiene *(U-Schiene)* aus Schaumstoff, z. B. nach Hartmann	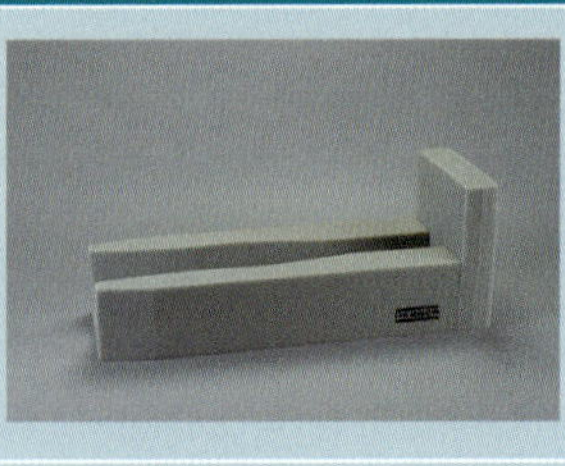	Zur Ruhigstellung und Abschwellung nach Frakturen, anderen Verletzungen und Operationen im Bereich von Knie, proximalem Oberschenkel und Hüfte
Bewegungsschiene *(Motorschiene)* für Hüft-, Knie- und Sprunggelenk	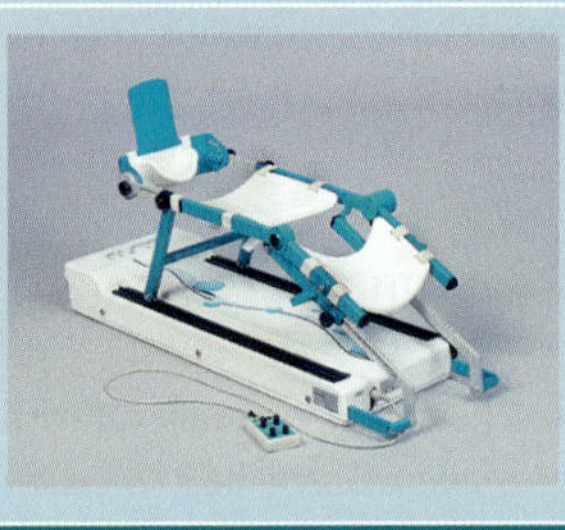	Nach Operationen und Verletzungen an Hüft-, Knie- und Sprunggelenk (z. B. nach Knie-, Hüft-TEP, Kreuzbandplastik, bewegungs- bzw. belastungsstabilen Osteosynthesen im Bereich des Beins): • Zur kontinuierlichen passiven Bewegungstherapie • Zur Erhaltung und Steigerung der Gelenkbeweglichkeit • Zum Training der Muskulatur nach längerer Ruhigstellung • Einweisung in den Gebrauch notwendig
Schienen für die obere Extremität		
Armhochlagerungskeil	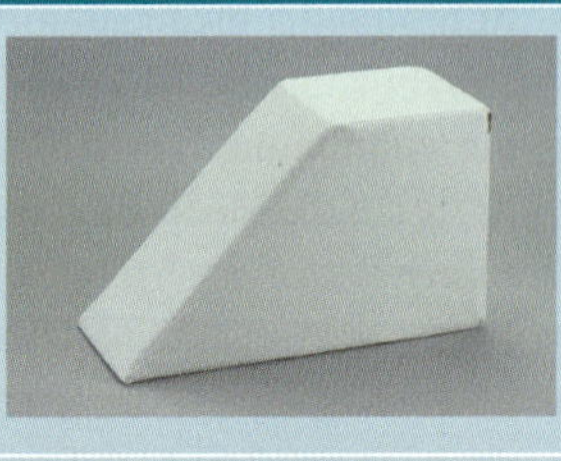	Zur Hochlagerung des Arms, z. B. bei Handverletzungen oder Lymphödem
Handgelenkstützschiene	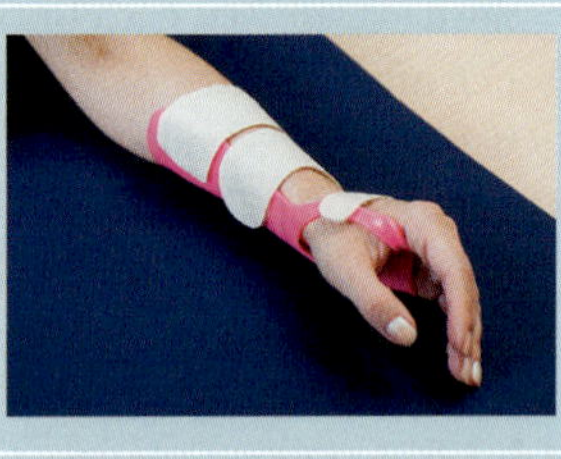	Zur Ruhigstellung und Entlastung z. B. bei Karpaltunnelsyndrom, Gelenkentzündung, Sehnenscheidenentzündung
Fingerschienen nach Stack in verschiedenen Größen	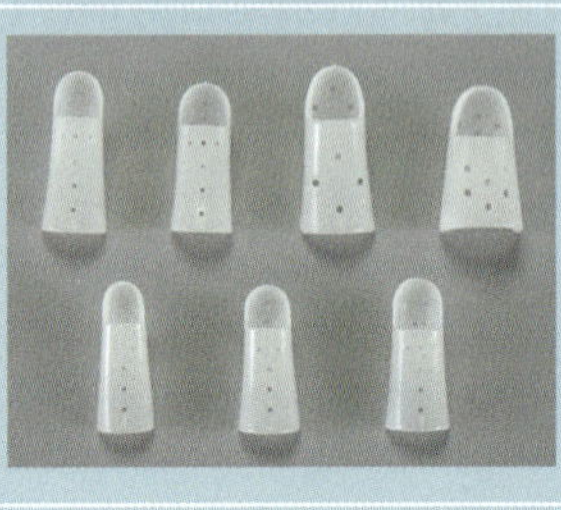	Zur Ruhigstellung und Behandlung von Verletzungen und Frakturen des Fingerendglieds in Streckstellung
Bewegungsschiene *(Motorschiene)* für Schulter-, Ellenbogen-, Hand- und Fingergelenke	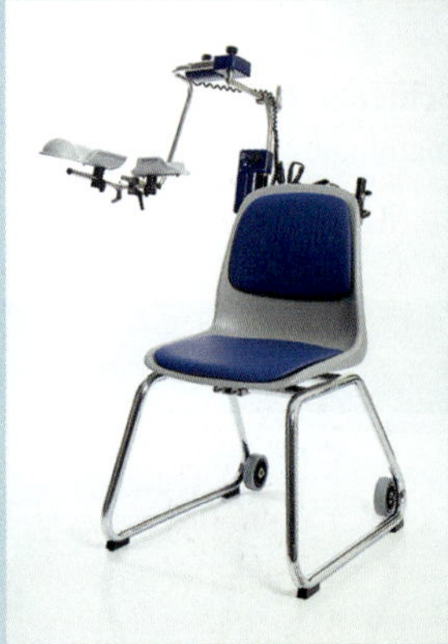	Nach Operationen und Verletzungen an Schulter-, Ellenbogen-, Hand- und Fingergelenken (z. B. Schulterendoprothese, bewegungs- bzw. belastungsstabilen Osteosynthesen, Karpaltunneloperation, Fingergelenkskontrakturen): • Zur kontinuierlichen passiven Bewegungstherapie • Zur Erhaltung und Steigerung der Gelenkbeweglichkeit • Zum Training der Muskulatur nach längerer Ruhigstellung • Einweisung in den Gebrauch notwendig

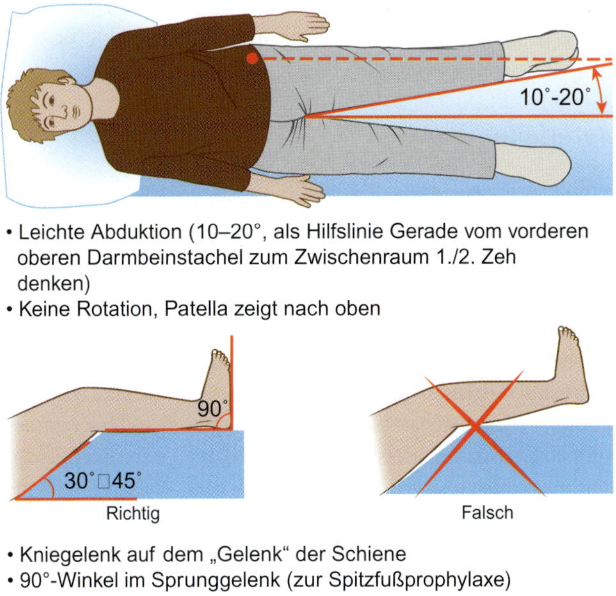

Abb. 14.10 Wichtige Prinzipien bei der Lagerung eines Beins in/auf einer Schiene. [L255]

an der oberen Extremität angewendet. Der Übergang zu den *Orthesen* ist fließend. Die Ärztin ordnet Schienenart, ggf. Gelenkstellung und Lagerung an. Nach Möglichkeit wird die Schiene individuell angepasst, bei Standardschienen wird die bestmögliche Größe gewählt. Das Anpassen erfolgt an der gesunden Extremität.

Lagerungsprinzipien bei Beinlagerungsschienen

Prinzipien der Beinlagerung auf/in einer Schiene sind (➤ Abb. 14.10):

- Schiene nach Möglichkeit zu zweit anlegen
- Bein in leichter Abduktion positionieren (10–20°), Gerade vom vorderen oberen Darmbeinstachel über die Patellamitte zum Zehenzwischenraum 1./2. Zeh denken
- Bein gerade in/auf der Schiene lagern, also Außen- oder Innenrotation vermeiden, d. h. das Knie zeigt gerade nach oben
- Auf einen 90°-Winkel im Sprunggelenk achten, ggf. eine Standardschiene mit einem Handtuch o. Ä. verkürzen
- Ferse knapp frei lagern zur Dekubitusprophylaxe, z. B. mittels zusammengelegter Synthetikwatte unter der Achillessehne
- Bei einer Hochlagerungsschiene das Kniegelenk korrekt auf dem „Gelenk der Schiene“ positionieren, Kopfteil maximal 45° hochstellen
- Bei einer Flachlagerungsschiene Kniegelenk unterlegen, z. B. mit einem zusammengerollten Waschlappen
- Auf eine gerade Lagerung der Patientin im Bett achten, um Rückenbeschwerden zu vermeiden, ggf. ein Kissen unter das gesunde Bein legen oder den Fuß abstützen
- Bei unruhigen Patientinnen Bettgitter auf der Schienenseite anbringen
- Nachtschränkchen auf die Schienenseite stellen

Orthesen

DEFINITION

Orthese: stabiles orthopädisches Hilfsmittel zur Entlastung, Ruhigstellung, Stabilisierung, Führung oder Korrektur von Skelettabschnitten.

Orthesen bestehen aus festen Materialien (Kunststoff, Metall), ggf. Polsterung sowie z. B. Klettbändern.

Nicht selten werden Orthesen heute bei Indikationen eingesetzt, bei denen früher ein Gipsverband erforderlich war. In diesen Fällen sind (vorgefertigte) Orthesen für die Patientin nicht nur komfortabler, sondern beschleunigen auch oft die Mobilisation und vermindern dadurch Komplikationen.

Die Grenzen zu den Schienen, (teil-)immobilisierenden Fertigverbänden und Entlastungsschuhen sind fließend.

Orthesen umfassen ein sehr weites Spektrum, z. B.:

- **(Harte) Zervikalorthesen** (➤ Abb. 14.55) zur Ruhigstellung und Stabilisierung der Halswirbelsäule postoperativ, bei ausgeprägteren Weichteilverletzungen oder stabilen HWS-Frakturen
- **Schulterorthesen** (➤ Abb. 14.11) zur kurzzeitigen Ruhigstellung der Schulter, etwa nach Schulterluxation oder -operation

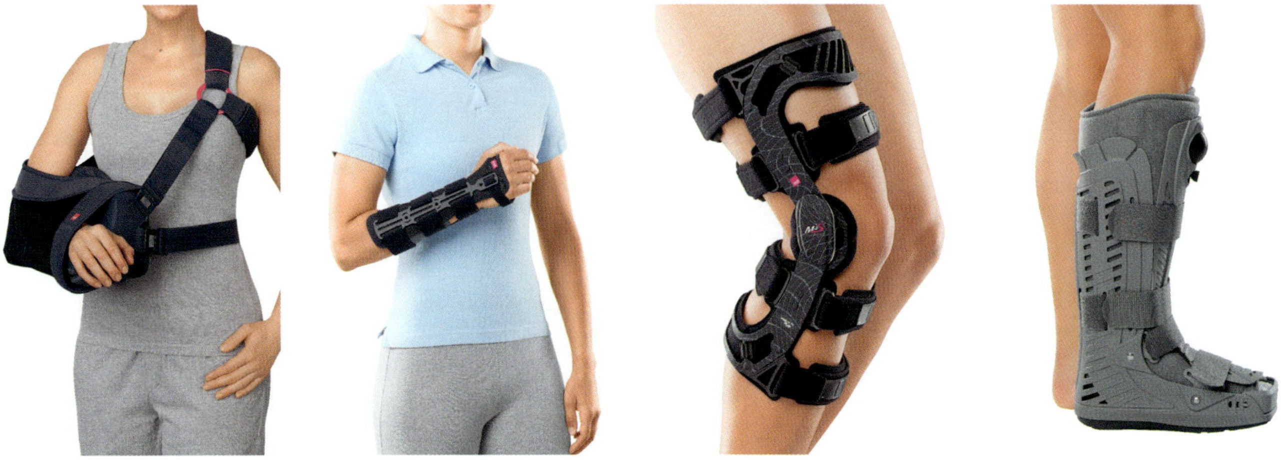

Abb. 14.11 Von links nach rechts Schulter-, Unterarm-Handgelenk-, Kniegelenk- und Unterschenkel-Fuß-Orthese. Zervikalorthese ➤ Abb. 14.55, Wirbelsäulenorthese ➤ Abb. 14.56. [V481]

- **Rumpforthesen** *(Wirbelsäulenorthesen, Korsett)* etwa bei stabilen Wirbelfrakturen, Skoliose oder postoperativ (➤ Abb. 14.56)
- **Hüftabduktionsorthesen** zur Korrektur einer angeborenen Hüftgelenkdysplasie
- **Kniegelenkorthesen** (➤ Abb. 14.11) zur Stabilisierung und Ruhigstellung bzw. kontrollierten Bewegung des Kniegelenks, z. B. bei Kapsel-, Sehnen- oder Bandverletzungen oder postoperativ
- **Unterschenkel-, Fuß- und Sprunggelenkorthesen** (➤ Abb. 14.11) postoperativ oder in geeigneten Fällen zur sofortigen Behandlung bei Achillessehnenruptur, Kapsel- und Bandverletzungen des Sprunggelenks, Sprunggelenk- und Fußfrakturen

KLIMA UND UMWELT

Auch bei den Materialien für Schienen, Orthesen und Hartverbände wird zunehmend auf Nachhaltigkeit und Umweltschutz geachtet. Woodcast® beispielsweise ist eine Mischung aus Holz und biologisch abbaubarem Kunststoff, die durch Wärme verformbar wird, wasserfest und durchlässig für Röntgenstrahlen ist.

In der Regel werden den Patientinnen Orthesen oder auch Unterarmgehstützen leihweise zur Verfügung gestellt. Nach Abschluss der Behandlung werden sie dem Versorger zurückgegeben, hygienisch aufbereitet und der nächsten Patientin gegeben. Sie können Kosten eingespart und der Kunststoffverbrauch deutlich reduziert werden.

14.2.5 Hartverband: Gips- und Kunststoffverband

DEFINITION

Hartverband: fester Stützverband, ganz überwiegend zur Ruhigstellung einer Extremität oder eines Extremitätenabschnitts. Unterteilt in **Weißgipsverband** und **Kunststoffverband** *(Cast)*, oft nur kurz als **Gips** bezeichnet.

Ein **Hartverband** ist ein unnachgiebiger Stützverband aus mehreren Schichten, der den betroffenen Körperabschnitt praktisch vollständig immobilisiert. Angelegt wird er ganz überwiegend an den Extremitäten (➤ Abb. 14.12), selten am Rumpf. Hartverbände können nach verschiedenen Kriterien eingeteilt werden (➤ Tab. 14.3).

Materialien

Der klassische **Weißgipsverband** *(Mineralgipsverband)* besteht aus dem Pulver des Gipsminerals, das auf Mullbinden aufgebracht wird und nach Wasserzugabe verarbeitet werden kann. Er ist preiswert, gut modellierbar und kann ggf. nachbearbeitet werden. Nachteile sind hohes Gewicht, lange Wartephase bis zum Austrocknen/zur Belastbarkeit und schlechte Durchlässigkeit für Röntgenstrahlen.

Kunststoffverbände *(Casts)* werden z. B. mit Glasfaser oder Polyestergewebe mit Polyurethanharz beschichtet und dann vergleichbar verarbeitet. Kunststoffverbände sind fest, leicht, schnell belastbar, gut durchlässig für Röntgenstrahlen und verformen sich auch nach Wasserkontakt nicht. Allerdings sind sie teurer und lassen sich schlecht nachbearbeiten.

Indikationen

Hauptindikation für Gipse ist die konservative Behandlung oder postoperative Nachbehandlung von Frakturen, Band- und Sehnenverletzungen. Selten dienen sie der Korrektur von Fehlstellungen **(Redressionsgips)** oder der Dehnung von Kontrakturen **(Quengelgips).**

Komplikationen

Gipse sind nicht risikolos. Hauptkomplikationen sind:

- Muskelatrophie
- Bei gelenkübergreifenden Gipsen Einschränkung der Gelenkbeweglichkeit bis zur Gelenkversteifung
- Druckschäden
  - An Haut, darunterliegendem Gewebe und oberflächlichen Nerven/Gefäßen, besonders im Bereich von (nicht ausreichend gepolsterten) Knochenvorsprüngen

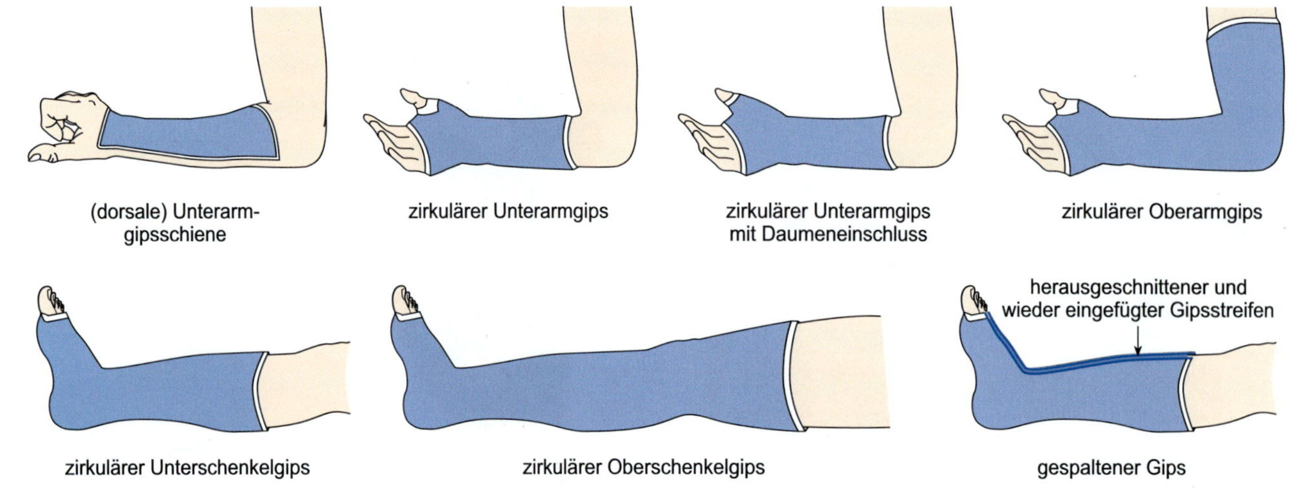

Abb. 14.12 Gipse an den Extremitäten (Auswahl, zirkulärer = geschlossener Gips). [L141]

- Bei insgesamt „zu engem" Gips evtl. irreversible tiefe Gewebe- und Nervenschäden (Haut blau oder weiß, Sensibilitätsstörungen) durch Durchblutungsstörungen und Druckschäden
- Bei Gipsen der unteren Extremität Thrombose (➤ 5.7)

Tab. 14.3 Einteilung von Hartverbänden (Gipsen).

Einteilungskriterium	Kurzcharakterisierung
Nach Material	
Weißgipsverband	Hartverband aus Gipsmineral (plus Trägermaterial und Wasser)
Kunststoffverband *(Cast)*	Hartverband aus Polyurethanharz (plus Trägermaterial und Wasser)
Nach Körperteil (Auswahl)	
Fingergips	Gips vom Endglied meist zweier oder mehr Finger (Fingerkuppe frei) bis etwa zum mittleren Unterarm, mit oder ohne Daumeneinschluss, z. B. bei Fingerfraktur
Unterarmgips	Gips vom Mittelhandbereich bis zum proximalen Unterarm, mit oder ohne Daumeneinschluss, z. B. bei Radiusfraktur
Oberarmgips	Gips vom Mittelhandbereich bis zum Oberarm etwas unter der Achsel, mit oder ohne Daumeneinschluss, z. B. bei Ellenbogenluxation, distaler Oberarmfraktur
Unterschenkelgips	Gips von den Mittelfußköpfchen bis etwas unterhalb der Kniekehle, mit oder ohne Gehfläche, mit oder ohne Zehenplatte (unter den Zehen), z. B. bei Fraktur des oberen Sprunggelenks
Oberschenkelgips	Gips von den Mittelfußköpfchen bis zum proximalen Oberschenkel, mit oder ohne Gehfläche, mit oder ohne Zehenplatte, z. B. bei kindlicher Unterschenkelschaftfraktur
Gipshose, Becken-Bein-Gips	Gips von oberhalb des Beckes (ringförmig das Becken umfassend) mindestens bis zum distalen Oberschenkel, z. B. Oberschenkelschaftfraktur beim Kleinkind, bei angeborener Hüftgelenkluxation
Nach Umfang	
Geschlossener Gips *(zirkulärer Gips, Rundgips)*	Um den gesamten Extremitätenumfang, bei Frakturen nach Rückgang der anfänglichen Schwellung
Gespaltener Gips *(Spaltgips)*	Geschlossener Gips, aus dem ein kleiner Längsstreifen entfernt und dann wieder eingelegt wird, bei frischen Verletzungen mit Schwellneigung
Fenstergips	Geschlossener Gips, aus dem ein kleines Stück entfernt und dann wieder eingelegt wird, zur Wundkontrolle
Gipstutor *(Gipshülse)*	Geschlossener Gips von proximal des Handgelenks/Knöchels bis zum Oberarm/Oberschenkel (in der Regel am Bein)
Gipsschiene/-schale	Umfasst nur einen Teil der Extremität/des Rumpfes (Schiene schmaler als Schale)
Gehgips	Zirkulärer Gips, an den eine Gehfläche montiert werden kann/ist

Pflegerische Betreuung

Anlegen eines Gips- oder Kunststoffverbands

Die Ärztin kann die Gipsanlage an entsprechend qualifizierte Pflegefachpersonen delegieren, muss bei speziellen Indikationen aber anwesend sein und immer am Ende eine Kontrolle durchführen.

Maßnahmen vor der Gipsanlage

- Nagellack entfernen (lassen)
- Schmuck an der Extremität entfernen
- Haut auf Wunden, Ausschläge u. Ä. hin untersuchen, bei Auffälligkeiten Rücksprache mit der Ärztin nehmen
- Bei Bedarf die Haut reinigen und sorgfältig trocknen
- Haut nicht rasieren

Lagerung der Gelenke in Funktionsstellung

Für die Gipsanlage wird die Extremität auf ein Gipsbänkchen gelagert, damit die Patientin sie nicht halten muss.

Für jedes Gelenk gibt es eine **Funktionsstellung.** In dieser Stellung ist die Schrumpfung von Gelenkkapsel, Bändern und Muskeln am geringsten, was die Rehabilitation im Anschluss erleichtert. Ausnahmen in der Gelenkstellung werden von der Ärztin angeordnet.

Gipsanlage

Der Gipsverband besteht aus unterschiedlichen Schichten, die nacheinander von innen nach außen angebracht werden:

- Ggf. sterile **Wundauflage** auflegen und mit dünner Mullbinde fixieren anstatt mit Pflaster
- Zum **Hautschutz** Schlauchmull über die Extremität ziehen (➤ Abb. 14.13a), an anderen Körperregionen können auch Mullkompressen faltenfrei aufgelegt werden
- Zur **Polsterung** von Knochenvorsprüngen und oberflächlich verlaufenden Nerven und Gefäßen Synthetikwatte um die Extremität wickeln (➤ Abb. 14.13b), besonders gefährdete Stellen zusätzlich polstern
- Zur **Fixierung** Krepppapier straff anwickeln. Es verhindert auch, dass der Gips mit der Watte verhärtet. Bei Kunststoffgipsen entfällt das Krepppapier
- **Gipsbinde** (für zirkulären Gips) bzw. **Gipslonguetten** (für Gipsschiene) aus der Verpackung nehmen und wässern, bis keine Luftblasen mehr aufsteigen, dann leicht ausdrücken. Alternativ **Kunststoffbinde** aus der Verpackung nehmen, dabei unbedingt Handschuhe tragen
- **Gipsverband** herstellen
  - Erste Gipsbinde ohne Zug zirkulär am Bein abwickeln und anmodellieren (➤ Abb. 14.13c)
  - Ggf. Longuette zur Stabilisierung anbringen (➤ Abb. 14.13d)
  - Zweite Gipsbinde wiederum zirkulär wickeln, Schlauchmull und Polsterwatte an den Gipsenden umschlagen und in den Gips einarbeiten, dann alles gut anmodellieren (➤ Abb. 14.13e, f)
- Patientin auffordern, die Extremität bis zum *Abbinden des Gips* (ca. 5–10 Min., bei Kunststoff etwas kürzer) nicht zu bewegen

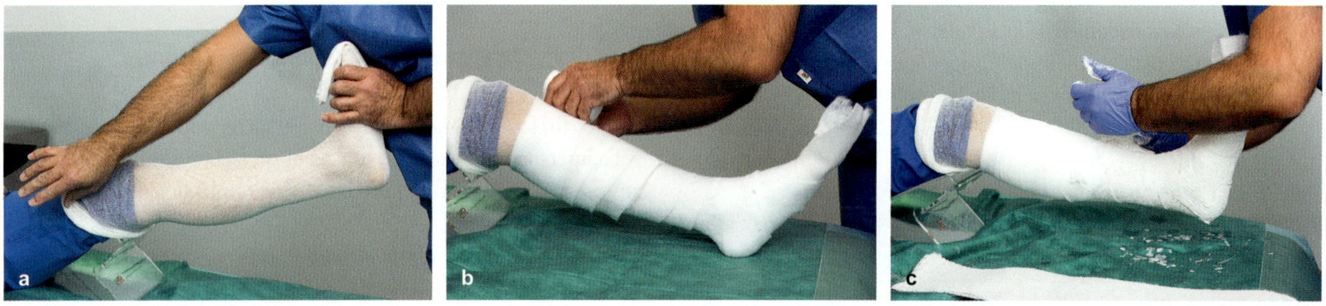

a: Wasserdichte Unterlage unterlegen. Oberschenkel auf ein Gipsbänkchen lagern. Schlauchmull über das Bein ziehen, der im Knie- und Zehenbereich etwas übersteht.

b: Fuß und Unterschenkel mit Synthetikwatte umwickeln, Knochenvorsprünge mit zusätzlichen Lagen polstern. Dann Krepppapier straff über die Polsterung wickeln.

c: Handschuhe anziehen und erste Gipsbinde wässern. Gipsbinde ohne Zug zirkulär am Bein anwickeln. Sprunggelenk ist in 90°-Stellung.

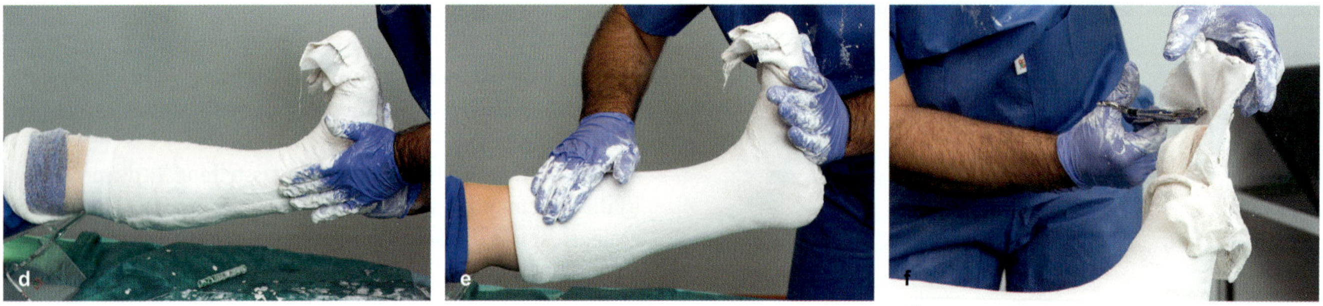

d: Gipslonguette zur Stabilisierung von den Zehen bis unterhalb des Knies anbringen. Dann eine zweite Gipsbinde zirkulär anwickeln.

e: Schlauchmull und Polsterwatte unterhalb des Knies umschlagen, in den Gips einarbeiten und anmodellieren, dabei Fuß weiter in 90°-Stellung fixieren.

f: Überständige Longuette oberhalb der Zehen abschneiden, Schlauchmull und Polsterwatte umschlagen und ebenfalls in den Gips einarbeiten.

Abb. 14.13 Anlegen eines geschlossenen Gipsverbands am Unterschenkel mit Weißgips. [K115]

Bearbeitung des Gipses

Nach Aushärtung kann der Gips weiterbearbeitet werden:

- **Gips spalten.** Bei frischen Verletzungen, Entzündung oder unmittelbar nach einer Operation besteht die Gefahr, dass die Extremität anschwillt und der Gips zu eng wird. Deshalb wird der Länge nach ein etwa 1 cm breiter Gipsstreifen herausgeschnitten (➤ Abb. 14.14). Um ein **Fensterödem** zu vermeiden, verbleibt der Streifen und wird locker mit einer Mullbinde fixiert.
- **Gips fenstern.** Im Bereich einer frischen Wunde wird ein Gipsfenster ausgesägt, wieder aufgelegt und fixiert. Über dieses Fenster sind Wundkontrollen und Verbandwechsel möglich.
- **Gipsrand dehnen.** Klagt die Patientin über einen zu engen Rand, kann dieser mit speziellem Werkzeug etwas aufgedehnt werden.

Maßnahmen nach der Anlage

Nach der Gipsanlage entfernt die Pflegefachperson Gipsreste sorgfältig von der Haut. Dann beschriftet sie den Gips mit dem Anlagedatum. Im Anschluss erfolgt eine Röntgenkontrolle, um die Stellung der Frakturenden zu kontrollieren.

Weitere Kontrollen im Verlauf der Gipsbehandlung werden individuell von der Ärztin angeordnet.

Der Gips muss vollständig aushärten, bevor er belastet werden darf:

- Extremität auf eine wasserundurchlässige Unterlage legen, nicht zudecken und keine Wärmequellen (z. B. Föhn) verwenden
- Patientin informieren, dass zunächst ein Wärmegefühl entsteht, später kommt es durch Wasserverdunstung zum Kältegefühl (nicht beim Kunststoffgips)
- Extremität häufig hochlagern

Abhängig vom betroffenen Körperteil und Größe des Gipses sind Betroffene mehr oder weniger stark in ihren Alltagsaktivitäten eingeschränkt und benötigen Unterstützung, z. B. bei der Körperpflege.

Bei Gipsen an der unteren Extremität besteht ein erhöhtes Risiko für eine tiefe Beinvenenthrombose (➤ 5.7). Pflegende leiten zu isometrischen Übungen (Anspannung der Muskulatur) an, sofern dafür keine Kontraindikation besteht. Nach Arztanordnung erhält die Patientin Heparin s. c. (➤ 11.2.3)

Beobachtungen und Kontrollen

- **DMS-Kontrolle** dreimal täglich, zusätzlich bei Beschwerden (➤ 14.1):
  - Nach Schmerzen, Engegefühl, Gefühlsstörungen und Missempfindungen fragen
  - Hautfarbe und -temperatur kontrollieren, auf Schwellung von Finger und Zehen achten
  - Zehen bzw. Finger sowie Gelenke ober- und unterhalb des Gips bewegen lassen
- Gips auf Intaktheit, scharfe Kanten und Einschnürungen kontrollieren

VORSICHT

Bei **Schmerzen oder anderen Beschwerden** oder Auffälligkeiten bei der DMS-Kontrolle (➤ 14.1) ist unverzügliche Arztinformation nötig. Es drohen dauerhafte Schäden durch einen zu engen Gips!

Abnahme des Gips- oder Kunststoffverbands

Die **Abnahme des Gips- oder Kunststoffverbands,** ggf. nach vorheriger Röntgenkontrolle, kann ebenfalls an qualifizierte Pflegefachpersonen delegiert werden.

- Gips der Länge nach mit einer oszillierenden Gipssäge aufschneiden (➤ Abb. 14.14), mit einem Gipsspreizer aufdehnen und entfernen
- Schlauchmull und Polstermaterial mit einer Schere aufschneiden und ebenfalls entfernen
- Fußbad oder Armbad anbieten bzw. Körperteil gründlich waschen
- Ggf. Hautpflege durchführen
- Evtl. stabilisierenden Verband anlegen

Pflegende beruhigen die Patientin, dass die Gipssäge ungefährlich ist. Kinder haben manches Mal Angst vor dem Sägegeräusch, weshalb dünne Gipse auch mit einer Gipsschere entfernt werden können.

Nachbehandlung

Bewegungsübungen und Mobilisation beginnen unmittelbar nach der Gipsabnahme, um dauerhaften Bewegungseinschränkungen vorzubeugen. Abhängig von der Art der Verletzung bzw. Operation und der Dauer der Gipsbehandlung kann eine länger dauernde physiotherapeutische Nachbehandlung notwendig sein, ggf. auch eine Anschlussheilbehandlung in einer spezialisierten orthopädischen Rehaklinik.

Benötigt die Patientin noch Unterarmgehstützen, erhält sie eine Gangschulung (➤ 14.2.1).

Beratung

Meist gehen Betroffene mit einer Gipsbehandlung am gleichen oder nächsten Tag nach Hause. Pflegefachpersonen beraten zuvor zum Umgang mit dem Gips:

- Bei Juckreiz nicht mit spitzen Gegenständen kratzen, um Hautverletzungen zu vermeiden
- Bei größeren Beschädigungen, die zur Instabilität des Gipsverbands führen, Ärztin aufsuchen
- Gips bestmöglich vor Feuchtigkeit schützen
- Extremität immer wieder im Laufe des Tages hochlagern, bei einem Armgips eignet sich auch eine Trageschlinge
- Bei Beschwerden, die sich nicht durch Hochlagern bessern oder gar zunehmen, unverzüglich eine Ärztin aufsuchen
- Nichtbelastung bzw. Teilbelastung des betroffenen Beins nach Arztanordnung unbedingt einhalten

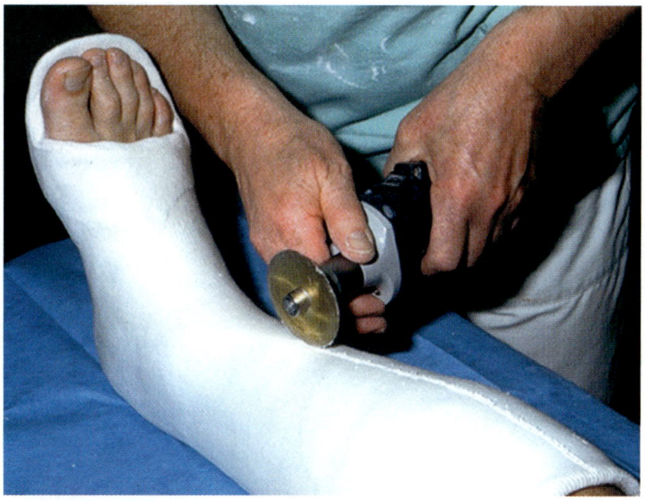

Abb. 14.14 Aufschneiden eines Unterschenkelgips mit einer oszillierenden Gipssäge. Das Sägeblatt schwingt sehr schnell hin und her, weshalb ein Einschneiden in die Haut praktisch nicht möglich ist. [G965]

- Regelmäßig isometrische Übungen mit der eingegipsten Muskulatur sowie Bewegungsübungen mit den Nachbargelenken durchführen
- Heparin s. c. nach Anordnung (nach vorheriger Schulung zur Selbstinjektion bzw. Anleitung von Angehörigen durch die Pflegenden ➤ 11.2.3)

14.2.6 Weitere (teil-)immobilisierende Verbände

Weitere **(teil-)immobilisierende Verbände** sind u. a. (➤ Abb. 14.15, ➤ Abb. 14.16):

- **Weiche Zervikalstütze** *(Schanz-Kragen/-Krawatte),* bei leichten HWS-Verletzungen, postoperativ
- **Rucksackverband,** bei Klavikulafraktur (Schlüsselbeinfraktur), heute selten wegen der Gefahr von Nervenschäden
- **Gilchrist-Verband,** zur (kurzzeitigen) Ruhigstellung der Schulter z. B. nach Schulterluxation, bei proximaler Oberarmfraktur
- **Desault-Verband,** ebenfalls zur (kurzzeitigen) Ruhigstellung der Schulter z. B. bei Skapulafraktur (Schulterblattfraktur), nach Schulterluxation, bei proximaler Oberarmfraktur, weitgehend durch den bequemeren Gilchrist-Verband ersetzt
- **Funktioneller Tapeverband** *(Pflasterklebeverband),* zur Teilimmobilisierung, aber auch zum Stützen und Entlasten z. B. nach Muskelzerrung oder Verstauchung, bei Sehnenscheidenentzündung oder nach Abnahme eines Gipses. Hierfür stehen selbstklebende Binden zur Verfügung (➤ Abb. 14.16)

Abgesehen von den Tapeverbänden werden heute fast ausschließlich Fertigverbände verwendet. Das Anbringen bedarf etwas Übung, geht dann aber einfacher und schneller als bei selbsthergestellten Verbänden. Nach Anleitung können Patientinnen diese Fertigverbände selbst entfernen und neu anlegen, z. B. zum Duschen und Ankleiden.

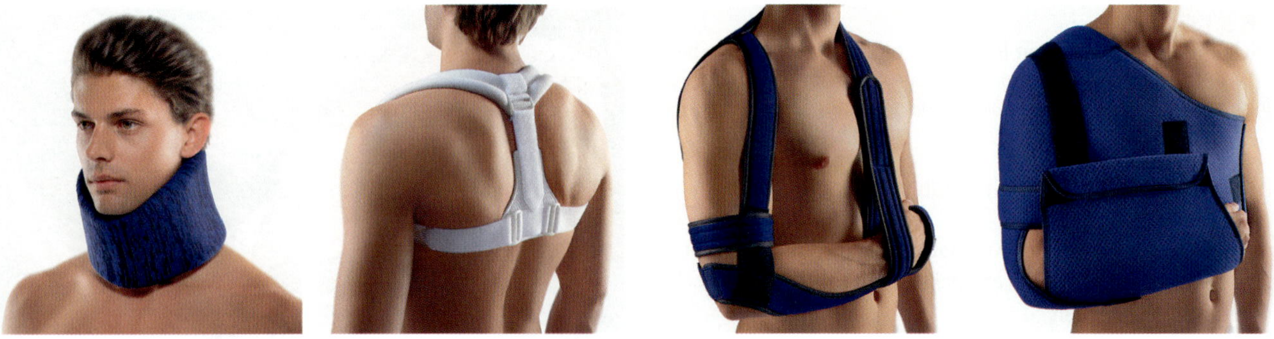

Abb. 14.15 Von links nach rechts (weiche) Zervikalstütze, Rucksack-, Gilchrist- und Desault-Verband (jeweils Fertigverband). [V065]

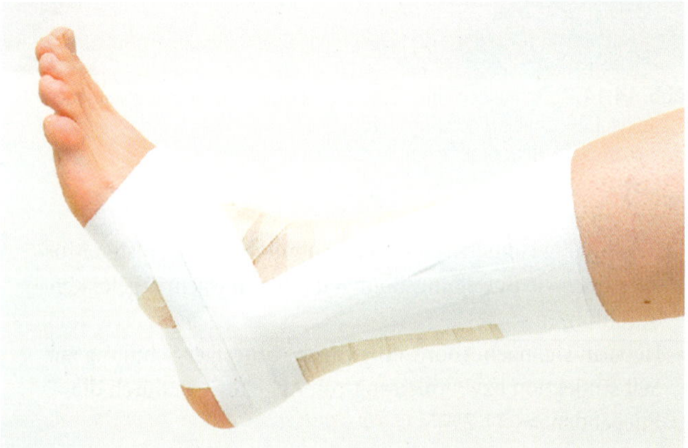

Abb. 14.16 Tapeverband zur Stabilisierung des Sprunggelenks. [G602]

14.2.7 Weitere orthopädietechnische Hilfsmittel

Entlastungsschuhe, orthopädische Schuhe und Einlagen

Entlastungsschuhe (➤ Abb. 14.17) bestehen aus Kunststoff und haben eine dicke, feste Sohle. Sie werden mit Klettbändern am Fuß befestigt und sorgen je nach Bauart für eine weitgehende Immobilisierung und Druckentlastung des Vor-, Mittel- oder Rückfußes, z. B. postoperativ oder bei stabilen Mittelfußfrakturen.

Orthopädische Schuhe sorgen bei Erkrankungen der Füße für eine Linderung der Beschwerden (z. B. bei Hallux valgus, diabetischem Fußsyndrom, Rheuma) bzw. können Fußbeschwerden vorbeugen. Sie bestehen aus weichem Material, haben ein anatomisches Fußbett und sind ausreichend breit, v. a. im Zehenbereich. Eine einseitige Schuherhöhung kann eine Beinlängendifferenz ausgleichen. Orthopädische Schuhe haben oftmals einen Klettverschluss und können damit besonders leicht angezogen werden.

Verbandschuhe haben eine dicke Sohle für Stoß- und Druckentlastung sowie Klettverschlüsse und werden nach Operationen mit Verband am Fuß getragen.

Ggf. ist bei allen genannten Schuhen ein Höhenausgleich (Ausgleichsohle/-schuh) für die Gegenseite erforderlich.

Einlagen entlasten gleichzeitig Füße, Knie-, Hüftgelenke und Rücken. Sie unterstützen die Füße in ihrer natürlichen Funktionsweise und können auch Beinlängendifferenzen ausgleichen. Es gibt Einlagen aus verschieden Materialien und für die unterschiedlichsten Beschwerden.

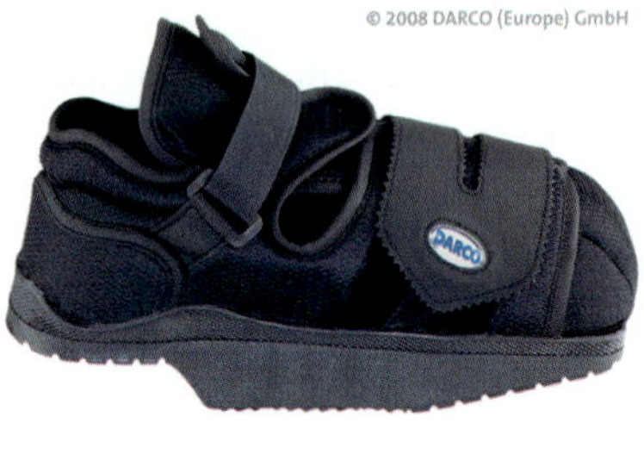

Abb. 14.17 Fersenentlastungsschuh, z. B. nach Abtragung eines Fersensporns. [V730]

Prothesen

DEFINITION

Prothese: Ersatz von Körperteilen, Organen oder Organteilen durch künstlich hergestellte Produkte, die optisch und funktionell dem Körperteil ähnlich sind.

Exoprothese: Prothese außerhalb des Körpers, z. B. Beinprothese nach Amputation.

Endoprothese: Prothese, die in den Körper eingebracht (implantiert) wird, z. B. Hüftgelenkendoprothese nach Schenkelhalsfraktur.

Ästhetische *(kosmetische)* **Prothesen:** imitieren ein Körperteil/Organ lediglich optisch, z. B. Augenprothese nach Augapfelentfernung (➤ Abb. 19.16).

Funktionelle Prothesen: ersetzen bestmöglich die Funktionen des Körperteils, z. B. Handprothese mit Greif- und Haltefunktion.

Prothesen im Bereich der Extremitäten sollen bei angeborenen Fehlbildungen und nach Amputationen einen optischen Ausgleich schaffen und meist auch die Steh-, Geh- und Greiffähigkeit bestmöglich (wieder)herstellen (➤ Abb. 14.19).

Beinprothesen

Bei **Beinprothesen** steht die Steh- und Gehfähigkeit Betroffener im Vordergrund. Beinprothesen bestehen heute aus verschiedenen Komponenten (*Modularbauweise* ➤ Abb. 14.18):

- **Rohrskelett** mit einem oder mehreren Gelenken, angepasst an die individuelle Bewegungssituation und -wünsche
- **Prothesenschaft,** der die Verbindung zwischen Stumpf und Prothese herstellt. Er muss für optimalen Halt und Tragekomfort

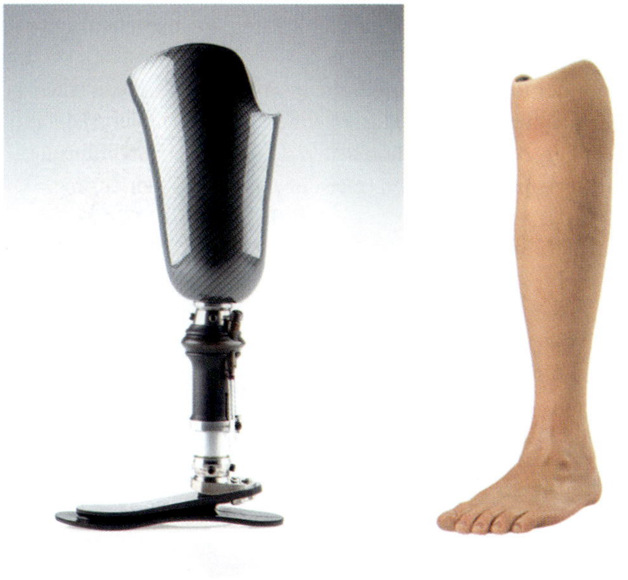

Abb. 14.18 Die Komponenten einer Unterschenkelprothese. Links Rohrskelett mit Sprunggelenk und Prothesenschaft. Rechts Silikonüberzug. [V164]

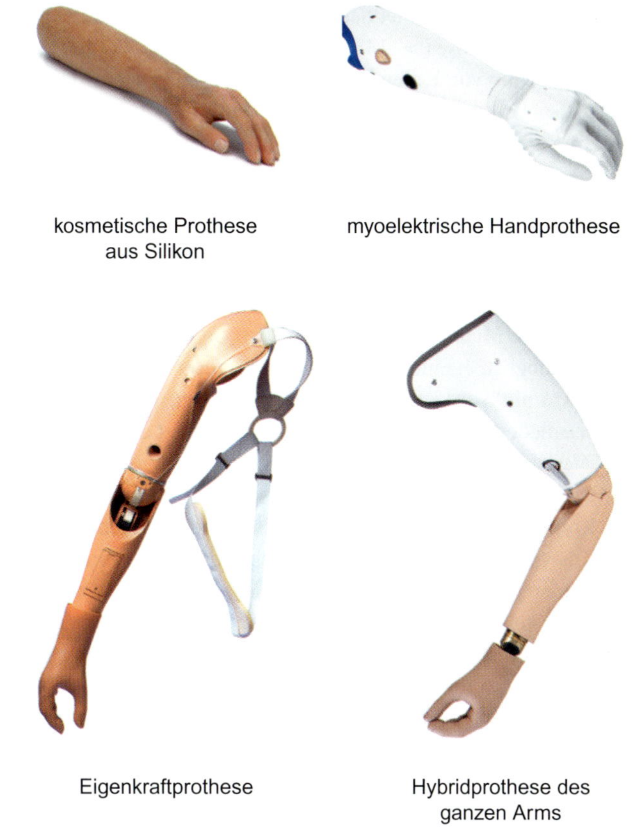

Abb. 14.19 Verschiedene Armprothesen. Links oben kosmetische Prothese. Alle anderen Prothesen sind funktionelle Prothesen. [V164]

sorgen und individuell für den Stumpf der Patientin gefertigt werden. Hier gibt es verschiedene Systeme
- **Silikonüberzug** für die optische Wiederherstellung des Beines (z. B. bezüglich Form, Hautfarbe), der ebenfalls individuell hergestellt wird

Arm- und Handprothesen

Bei **Arm-** und **Handprothesen** steht teilweise der ästhetische Aspekt, teilweise der Ersatz der Greif- und Haltefunktion (> Abb. 14.19) im Fokus. Grundsätzlich werden unterschieden:
- **Passive Armprothesen**
  - **Kosmetische Prothesen** *(Schmuck-, Habitusprothesen),* die keine Funktionen außer „Gegenhalten" haben
  - **Passive Arbeitsarme,** bei denen Haken, Griffe o. Ä. aufgeschraubt werden und die sich für grobe und kraftvolle Tätigkeiten eignen
- **Aktive Armprothesen**
  - **Eigenkraftprothesen** *(zugbetätigte Prothesen, aktive Greifarme),* die durch eigene Körperkraft, z. B. durch Bewegung des Stumpfes oder Schultergürtels, gesteuert werden. Die Muskelkontraktion wird über eine Kraftzugbandage an der Prothese weitergeleitet
  - **Myoelektrische Prothesen** *(Fremdkraftprothesen),* die willkürliche Muskelkontraktionen am Stumpf registrieren, verstärken und zu einem batteriebetriebenen Motor weiterleiten, der dann durch verschiedene Steuerungsprogramme die Hand z. B. öffnet oder schließt
  - **Hybridprothesen,** die die Technik der Eigenkraft- und myoelektrischen Prothese kombinieren

Ablauf einer Prothesenversorgung

Eine Prothesenversorgung ist immer sehr individuell. Es ist das Arbeitsgebiet der Orthopädietechnikerin, die eng mit Ärztin, Pflegenden, Physio- und Ergotherapeutinnen zusammenarbeitet.

Patientenanamnese und Beratung

Bei einer Beinprothese wird zuerst der aktuelle **Aktivitäts- und Mobilitätsgrad** nach den Vorgaben der gesetzlichen Krankenversicherung (GKV) erfasst: 0 Nichtgehfähiger, 1 Innenbereichsgeher, 2 eingeschränkter Außenbereichsgeher, 3 uneingeschränkter Außenbereichsgeher, 4 Außenbereichsgeher mit besonders hohen Anforderungen. [5] Danach werden die Patientenwünsche an die zukünftige Prothese in Erfahrung gebracht. Für Armprothesen gibt es ebenfalls einen Erhebungsbogen.

Grundsätzlich hat jeder Mensch ein Recht auf Ausgleich seiner Behinderung. Allerdings muss die gewählte Prothese wirtschaftlich sein, d. h. wesentliche funktionelle Vorteile im Alltag bieten, und die Betroffene muss diese auch nutzen können. Dazu sind entsprechende physische und kognitive Voraussetzungen nötig. Möchte die Patientin eine Prothese aus einer höheren Mobilitätsklasse, etwa zum Komfort oder für besondere Sportarten, muss sie diese in der Regel selbst finanzieren.

Interimsprothese

Nach Abschluss der Wundheilung erhält die Patientin eine **Interimsprothese,** die sie in der Regel 3–6 Monate trägt. In dieser Zeit soll sie sich an die Prothese gewöhnen und der Stumpf kann seine bleibende Form entwickeln. Die Passform wird ständig durch die Orthopädietechnikerin optimiert.

In dieser Zeit finden auch Körperschulung, Muskelaufbau und Bewegungstherapie statt, um die bestmöglichen körperlichen Voraussetzungen für die dauerhafte Prothesenversorgung zu schaffen.

Endgültige Prothese

Nach 3–6 Monaten erhält die Patientin die **endgültige Prothese.** Mit dieser erfolgen nun gemeinsam mit Ergo- und Physiotherapeutinnen die Feinabstimmung und das Üben für Alltagssituationen, z. B. An- und Ausziehen, Treppen steigen, Steigungen gehen.

Alltagshilfen

Einige Erkrankungen und Verletzungen des Bewegungsapparats führen zu dauerhaften und bleibenden Einschränkungen in der Bewegungsfähigkeit, häufig ist vor allem die Feinmotorik betroffen. **Alltagshilfen** erleichtern es den Betroffenen, sich fortzubewegen, zu waschen und anzuziehen, Haushaltsarbeiten wie Kochen zu erledigen, zu essen und zu trinken und damit selbstständig zu bleiben.
Es gibt eine kaum überschaubare Anzahl solcher Hilfsmittel, z. B.:

- Esshilfen, z. B. Bestecke mit breiten oder gebogenen Griffen (➤ Abb. 14.43), Teller mit hohem Rand, Besteckhalter
- Trinkhilfen, z. B. Tassen/Becher mit breiten Griffen, Trinkbecher mit Nasenaussparung, Trinkhalmhalter
- Küchenhilfsmittel, z. B. Kartoffelschäler mit breitem Griff, Flaschenaufschrauber, Anti-Rutsch-Schneidebrett
- Hilfen zum An- und Ausziehen, z. B. Anziehhilfe für Strümpfe, Reißverschlusshilfe
- Hilfsmittel für die Körperpflege, z. B. Sitz in der Dusche, Haltegriffe an der Badewanne, Bürste mit langem, gebogenen Griff, Nagelknipser auf Ständer
- Hilfen für die Mobilisation, z. B. Treppenlift, Rollator, Sitzerhöhung
- Diverse Hilfsmittel für die Gartenarbeit und andere Hobbys

Pflegefachpersonen und Ergotherapeutinnen beraten zu individuell geeigneten Hilfsmitteln und schulen in der Handhabung der Hilfsmittel.

14.2.8 Spezielle perioperative Pflege bei Operationen an den Extremitäten

Operationen an der oberen Extremität

An der oberen Extremität zählen zu den häufigen Operationen:

- **Osteosynthesen** (➤ 14.2.10) nach Frakturen
- **Implantation einer Schultergelenkendoprothese** (➤ 14.2.11), meist bei Schultergelenkarthrose (➤ 14.7), Humeruskopffraktur (➤ 14.10.2) oder unbehandelter Rotatorenmanschettenruptur (➤ 14.11)
- **Naht der Rotatorenmanschette** nach Ruptur, also Naht einer oder mehrerer der vier Muskelsehnen, die den Humeruskopf im Schultergelenk „in Position halten" (➤ 14.11), Durchführung arthroskopisch oder offen (meist über einen kleinen Zugang = *Mini-open-Operation*)
- **Karpaltunnelspaltung,** also Durchtrennung des Retinaculum flexorum durch einen kleinen Hautschnitt bei **Karpaltunnelsyndrom** *(Medianuskompressionssyndrom),* einer ursächlich unklaren Einengung des N. medianus zwischen Retinaculum flexorum (Band über den Beugesehnen an der Handwurzel) und Sulcus carpi (von den Handwurzelknochen gebildete „Längsrinne"). Leitsymptome: Sensibilitätsstörungen des Zeige- und Mittelfingers, später Sensibilitätsstörungen und Schmerzen in Hand und Arm (nächtliches Aufwachen)

Operationen an der unteren Extremität

Häufige Eingriffe an der unteren Extremität sind:

- **Osteosynthesen** (➤ 14.2.10) nach Frakturen
- **Implantation von Hüftgelenkendoprothesen** (➤ 14.2.11), überwiegend wegen einer Schenkelhalsfraktur (➤ 14.10.2) oder Hüftgelenkarthrose (➤ 14.7)
- **Implantation von Kniegelenkendoprothesen** (➤ 14.2.11), in aller Regel infolge einer Kniegelenkarthrose
- **Meniskusoperationen und Bandnahten/-plastiken am Kniegelenk:**
  - Bei einer frischen Meniskusverletzung (➤ 14.11) wird versucht, den eingerissenen Meniskus zu nähen *(Meniskusnaht)* oder wieder zu befestigen *(Meniskusrefixation).* Ist dies nicht möglich oder der Meniskusschaden degenerativ bedingt, erfolgt eine **Meniskusteilresektion** („so viel wie nötig, so wenig wie möglich"). Eine vollständige Meniskusentfernung **(Meniskektomie)** wird wegen der Gefahr einer Arthroseentwicklung vermieden. Evtl. wird ein **Meniskusimplantat** eingebracht. Diese Eingriffe erfolgen heute arthroskopisch
  - **Bandnahten/-plastiken** betreffen vor allem das vordere Kreuzband sowie die Seitenbänder bei gleichzeitigen anderen Knieverletzungen. Dabei gibt es mehrere Möglichkeiten, aus körpereigenen Sehnen z. B. das vordere Kreuzband wiederherzustellen
- **Hallux-valgus-Operation.** Der **Hallux valgus** *(Ballen-, Schiefzehe)* ist eine fast immer erworbene und überwiegend bei Frauen auftretende Abknickung der Großzehe im Grundgelenk zu den anderen Zehen hin (➤ Abb. 14.20). Sie kann v. a. bei engem Schuhwerk zu einer schmerzhaften Entzündung am Großzehengrundgelenk mit Rötung und Schwellung führen. Bei leichter bis mäßiger Ausprägung wird gelenkerhaltend mit Knochenumstellung und ggf. Korrektur von Gelenkkapsel und Sehnen operiert, bei schwerer Ausprägung beispielsweise mit Gelenkversteifung.

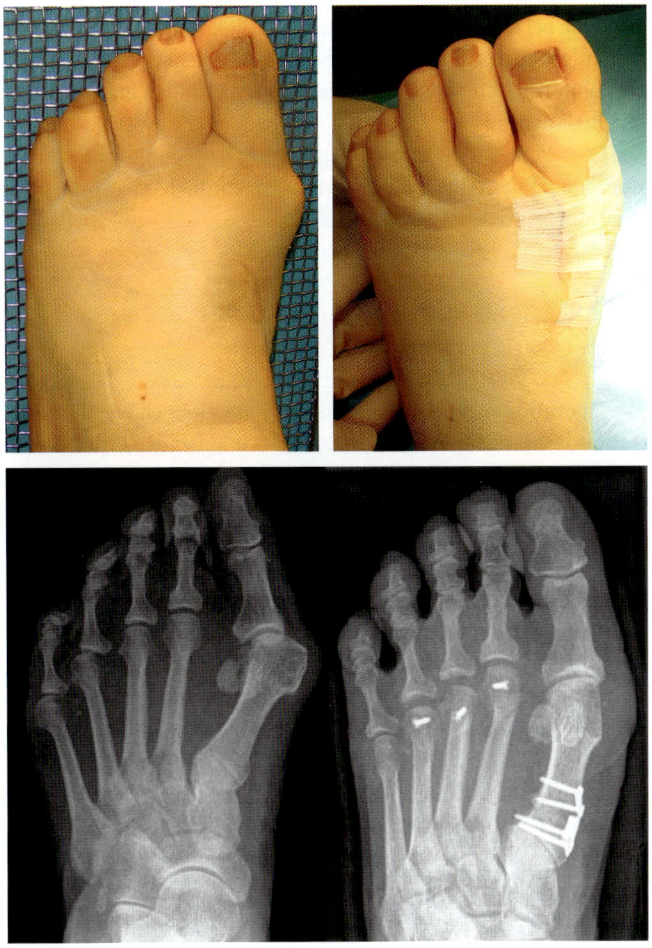

Abb. 14.20 Hallux valgus, oben prä- und postoperativer Befund, unten prä- und postoperatives Röntgenbild (anderer Patient). [M732]

Operativer Zugang

Pauschale Angaben bezüglich des **operativen Zugangs** sind aufgrund der Vielzahl der Operationen und der operativen Zugangswege nicht möglich. Insbesondere an Knie und Schulter wird häufig arthroskopisch operiert (z. B. Meniskusoperationen, Naht der Rotatorenmanschette). Bei offenen Operationen sind durch verändertes Instrumentarium neben den klassischen offenen Operationen mit breiter Eröffnung des Operationsgebiets teilweise sog. **Mini-open-Operationen** möglich (häufig z. B. bei der Naht der Rotatorenmanschette, gelegentlich bei Operationen an der Hüfte). Der geringere Weichteilschaden beispielsweise an den Muskeln beschleunigt die postoperative Rehabilitation.

Präoperative pflegerische Betreuung

Die **präoperative pflegerische Betreuung** entspricht, abgesehen von folgenden Besonderheiten, den allgemeinen präoperativen Richtlinien:

- Wenn möglich üben die Pflegenden z. B. das Gehen mit Unterarmgehstützen (➤ 14.2.1), Gehwagen oder Orthese (➤ 14.2.4), das Drehen und Aufsetzen an den Bettrand (➤ Abb. 14.25) schon präoperativ mit der Patientin ein. Das geht nicht nach einer akuten Verletzung oder bei starken Schmerzen.
- Die Thromboembolieprophylaxe beginnt bei Operationen an Becken und unterer Extremität schon präoperativ. Die Patientin bekommt ggf. nach Hausstandard medizinische Thromboseprophylaxestrümpfe, das zu operierende Bein bekommt keinen Strumpf. Nach Arztanordnung spritzen die Pflegende Heparin s. c.(➤ 11.2.3)
- Vor großen Hüftoperationen ist bei Frauen das Legen eines transurethralen Blasenverweilkatheters sinnvoll, da die Benutzung eines Steckbeckens oder häufige Mobilisationen in den ersten Tagen schmerzhaft sind.
- In vielen Krankenhäusern werden Lagerungsschiene (➤ Tab. 14.2) oder anderes Zubehör von der Station mit in den OP gegeben. Die Pflegefachperson stellt sicher, dass alle Röntgenbilder mit in den OP gegeben werden.

Postoperative pflegerische Betreuung

Die **postoperative Überwachung** entspricht den üblichen Maßnahmen. Ältere Menschen und solche mit Vorerkrankungen werden nach einer großen Hüftoperation oft eine Nacht auf der Intensivstation überwacht. Kleinere Eingriffe, z. B. am Knie, werden auch ambulant durchgeführt.

Lagerung und Bewegung, Schmerz

Stabilitätsgrade von Osteosynthesen

Wichtig für die postoperative Lagerung und Bewegung ist der Stabilitätsgrad einer Osteosynthese (operative Verbindung von Knochen/-teilen, ➤ 14.2.10). [4]

- **Lagerungsstabilität** bedeutet, dass das Körperteil nicht bewegt werden darf, sondern „von außen stabil gehalten" werden muss und nur umgelagert werden darf. Lagerungsstabile Osteosynthesen werden in aller Regel mit einem zusätzlichen Gips versorgt.
- Bei **Bewegungsstabilität** sind Bewegungen (ggf. nur innerhalb eines gewissen Ausmaßes) erlaubt, jedoch keine Belastungen; somit ist ein entlastender Gang notwendig (➤ 14.2.1, ➤ Abb. 14.8).
- Bei **Belastungsstabilität** darf die Extremität bewegt und innerhalb der physiologischen Grenzen abgestuft gegen Widerstand bewegt bzw. beim Bein belastet werden. Beim Bein werden unterschieden:
  - Teilbelastung: das Bein darf nur mit einem bestimmten Gewicht, z. B. 20 kg Körpergewicht, belastet werden. Mittels einer Waage lernt die Patientin zuerst, wie viel 20 kg Belastung sind, dann das Gehen im Dreipunktgang (➤ Abb. 14.9)
  - Vollbelastung: das Bein darf mit dem gesamten Körpergewicht belastet werden, ggf. Gehen mit Unterarmgehstützen im Zwei- oder Dreipunktgang
  - Belastung mit Widerstand: es dürfen Übungen gegen einen Widerstand ausgeführt werden.

Die **Lagerung** ist abhängig von der durchgeführten Operation. In der Regel ist postoperativ eine (Teil-)Ruhigstellung, z. B. durch einen Gipsverband (➤ 14.2.5), eine Schiene (➤ Tab. 14.2) oder eine Orthese (➤ 14.2.4) notwendig. Art der Lagerung, Schiene und Dauer der Ruhigstellung werden von der Ärztin angeordnet. Hochlagern und Kühlen der Extremität sollen einem Wundödem vorbeugen und das Risiko einer Nachblutung reduzieren.

Die **Mobilisation** richtet sich nach Schweregrad der Verletzung bzw. Erkrankung, Verlauf der Operation, Stabilität des Osteosyntheseverfahrens sowie Alter und Körpergewicht der Patientin. Art und Ausmaß der Mobilisation werden ärztlich festgelegt. Mobilisationen nach Operationen an der unteren Extremität sind immer mit **Schmerzen** verbunden. Pflegende achten auf eine rechtzeitige und ausreichende Schmerzmittelgabe. Eventuell hat die Patientin eine PCA-Pumpe, mit der sie über Knopfdruck eine voreingestellte Schmerzmitteldosis „abrufen" kann (PCA ➤ 2.5.13).

Das Aufstehen geschieht schrittweise und mit Unterstützung und berücksichtigt immer die individuelle Patientensituation. Die Patientin wird informiert, dass eine frühe Mobilisation auch eine wichtige Maßnahme zur Thromboseprophylaxe und zur Wiederherstellung der Bewegungsfähigkeit darstellt.

Sind Unterarmgehstützen notwendig, z. B. weil das Bein nicht oder nur teilbelastet werden darf, erhält die Patientin eine Gangschulung (➤ 14.2.1).

Drainagen und Verbandwechsel

Pflegefachpersonen beobachten die Wunde auf Entzündungszeichen, Nachblutung, Hämatombildung und Wundheilungsstörungen, ebenso die Redon-Drainagen auf Sekretmenge und Aussehen. Besonders nach Operationen an der Hüfte sind Nachblutungen mit großer Hämatombildung nicht selten. Meist sind auch Kühlmaßnahmen zur Nachblutungsprophylaxe, zum Abschwellen und zur Schmerzlinderung angeordnet.

Durchblutung, Motorik und Sensibilität (DMS-Kontrolle ➤ 14.1) werden mehrmals täglich an der Extremität kontrolliert. Bei Beschwerden oder anderen Auffälligkeiten soll sich die Patientin sofort melden.

Fäden werden abhängig von der Körperregion am 7.–12. postoperativen Tag gezogen. Bei starker Wundspannung, z. B. über einem Gelenk, wird zunächst nur ein Teil der Fäden entfernt. Bei Amputationswunden werden die Fäden oft länger belassen.

Weitere pflegerische Betreuung

Operationen an den Extremitäten schränken die Selbstständigkeit in diesen Bereichen immer ein. Es ist z. B. kaum möglich, sich selbstständig im Bett zu waschen und anzuziehen, wenn ein Bein in einer Schiene liegt, zumindest das Waschen von Rücken und Gesäß muss von Pflegenden übernommen werden. Pflegefachpersonen erkennen den individuellen Unterstützungsbedarf und bieten ihre Hilfe an.

Wichtige durchzuführende Prophylaxen sind die Thrombose-, Kontrakturen- und Dekubitusprophylaxe.

Beratung

Betroffene sind meist einige Wochen in der Bewegungsfähigkeit eingeschränkt. Häufig sind eine Anschlussheilbehandlung, Unterstützung bei der Haushaltsführung oder Alltagshilfen, evtl. auch eine Veränderung des Arbeitsplatzes nötig. Sozialdienst und Pflegeberaterin informieren über Möglichkeiten diesbezüglich und leiten ggf. Maßnahmen ein.

Die Patientin wird beraten, regelmäßig Bewegungsübungen mit oder ohne Physiotherapeutin und die angeordnete medikamentöse Thromboseprophylaxe durchzuführen.

14.2.9 Spezielle perioperative Pflege bei Operationen an der Wirbelsäule

Bei **Operationen an der Wirbelsäule** handelt es sich vor allem um:

- **Bandscheibenoperationen** (der Hals- und Lendenwirbelsäule). Bei Bandscheibenvorfällen mit neurologischen Ausfällen oder lange dauernden Schmerzen (➤ 15.12) wird das vorgewölbte bzw. vorgefallene Bandscheibengewebe mikrochirurgisch oder minimalinvasiv entfernt **(Nukleotomie).** Selten wird die Bandscheibe durch ein **Bandscheibenimplantat** ersetzt.
- **Operation von Wirbelkörperfrakturen.**
  - Vor allem durch Osteoporose oder Metastasen bedingte Wirbelkörperfrakturen können unter geeigneten Voraussetzungen durch **Kypho-** oder **Vertebroplastie** behandelt werden. Durch eine vom Rücken in den Wirbelkörper eingebrachte Spezialnadel wird bei einer Vertebroplastie schnell härtender Knochenzement in den Wirbelkörper eingebracht. Bei der Kyphoplastie wird zuvor durch einen in der Nadelspitze sitzenden Ballon versucht, den eingesunkenen Wirbelkörper wieder aufzurichten. Dadurch wird der Wirbelkörper stabilisiert und die Schmerzen gelindert. Vorteilhaft ist die (schmerzangepasste) freie Beweglichkeit schon kurz nach der Operation.
  - Bei Beteiligung der Wirbelkörperhinterkante oder instabiler Fraktur ist ein **Fixateur interne** Therapie der Wahl. Zwei Schrauben werden in die Wirbelkörper oberhalb und unterhalb der Fraktur gedreht und mit einem Stab so verbunden, dass der gebrochene Wirbelkörper entlastet wird. Hierbei handelt es sich meist um größere Operationen, die eine vorsichtige postoperative Mobilisation erfordern.
- **Erweiterungen eines verengten (lumbalen) Spinalkanals** (Spinalkanalstenose ➤ 15.12) durch Abtragen der einengenden knöchernen bzw. Bandstrukturen, v. a. bei älteren Menschen.

Spezifische Komplikationen von Wirbelsäulenoperationen sind Nervenwurzelverletzungen mit neurologischen Ausfällen, Verletzung der Hirnhaut mit Liquoraustritt sowie im Hals- und Brustwirbelsäulenbereich eine Rückenmarkschädigung.

Operativer Zugang

Der operative Zugang bei Wirbelsäulenoperationen erfolgt überwiegend vom Rücken aus. Im Bereich von Hals- und Lendenwirbelsäule kann z. B. bei bestimmten Spinalkanaloperationen ein (zusätzlicher) Zugang von vorne nötig sein. Auch in der Wirbelsäulenchirurgie geht die Tendenz zum minimalinvasiven Vorgehen, von einer Operation mit „klassischem", aber verkleinertem Zugang und speziellen Instrumentarium bis hin zu endoskopischen Eingriffen besonders an der Bandscheibe und bei Spinalkanalstenose.

Präoperative pflegerische Betreuung

Die präoperative Pflege entspricht der vor Operationen an den Extremitäten (➤ 14.2.8).

Postoperative pflegerische Betreuung

Die postoperative Überwachung entspricht den üblichen Maßnahmen. Pflegende beobachten neben den Vitalzeichen auch Durchblutung, Motorik und Sensibilität in Armen und Beinen (➤ 14.1).

Pflegende unterstützen die Patientinnen ganz individuell bei den Lebensaktivitäten.

Pflegerischer Schwerpunkt ist die Lagerung und Bewegung.

Lagerung und Bewegung

Für die Lagerung und Bewegung entscheidend ist die Stabilität der Wirbelsäule. Unterschieden werden:

- **Instabilität.** Postoperative Instabilität ist selten, z. B. wenn Frakturen im ersten Eingriff nicht vollständig fixiert werden können. In diesem Fall besteht die Gefahr einer Rückenmarkverletzung.
- **Drehstabilität.** Zu Pflegemaßnahmen ist Drehen auf die Seite erlaubt.
- **Lagerungsstabilität.** Die Patientin darf in Seiten- und Rückenlage gelagert werden, unmittelbar nach der Operation ist in der Regel eine flache Rückenlage angeordnet.
- **Mobilisationsstabilität.** Aufstehen mit Hilfsmitteln wie Rumpforthese (➤ Abb. 14.55, ➤ Abb. 14.56) oder Bandage ist erlaubt.
- **Belastungsstabilität.** Aufstehen ist ohne Hilfsmittel möglich.

Art der Lagerung und Möglichkeiten der Mobilisierung müssen immer ärztlich angeordnet werden.

Drehen in die Seitenlage und Aufstehen erfolgen en bloc mit geradem Rücken (➤ Abb. 14.21), ggf. unterstützt durch eine Pflegefachperson. Auch beim Hinlegen wird der gerade Rücken berücksichtigt (➤ Abb. 14.22).

Eine evtl. für die Mobilisation angeordnete Rumpforthese (Korsett) wird immer schon im Bett im Liegen angelegt. Meistens ist ein kurzer Toilettengang ohne Orthese erlaubt.

Ob Sitzen erlaubt ist, wie lange und ob auf einem erhöhten oder normalen Stuhl, ordnet ebenfalls die Ärztin an. Das Aufstehen aus dem Sitzen erfolgt mit leicht nach vorne gebeugtem Oberkörper und mit der Kraft aus den Oberschenkeln.

Nach Operationen an der Halswirbelsäule müssen Kopfdrehung, -überstreckung und -beugung vermieden werden, ggf. ist vorübergehend das Tragen einer Zervikalstütze (➤ Abb. 14.15, ➤ Abb. 14.55) angeordnet.

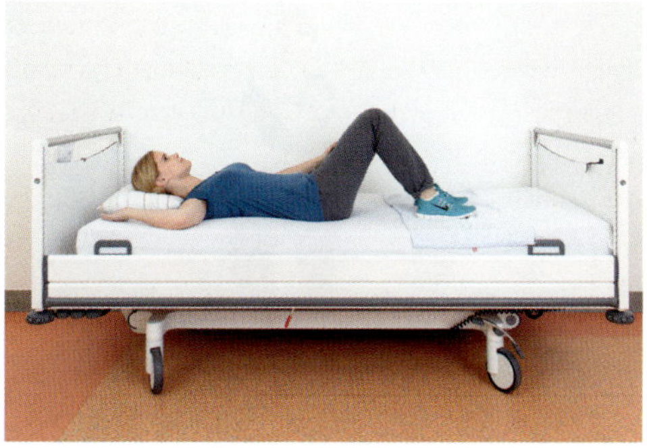

Beine in Rückenlage anstellen, einen Arm neben den Kopf, den anderen seitlich an den Oberschenkel legen.

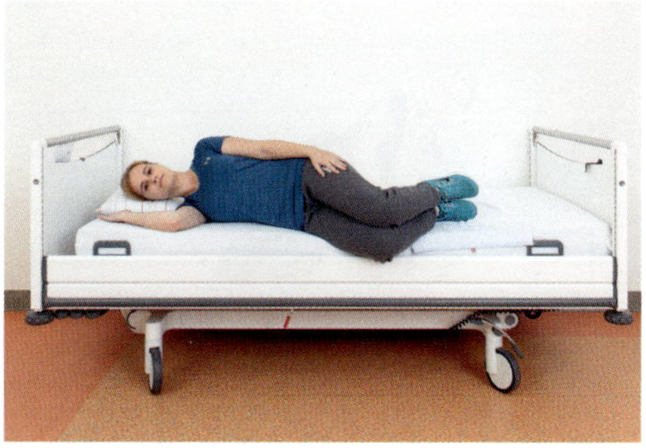

Gleichzeitig Kopf, Oberkörper, Becken und Beine auf die Seite drehen („drehen wie ein Brett").

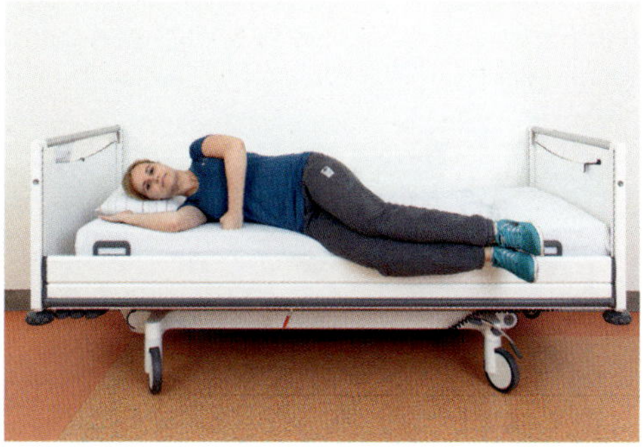

Beide Unterschenkel über den Bettrand schieben, Rücken gerade lassen.

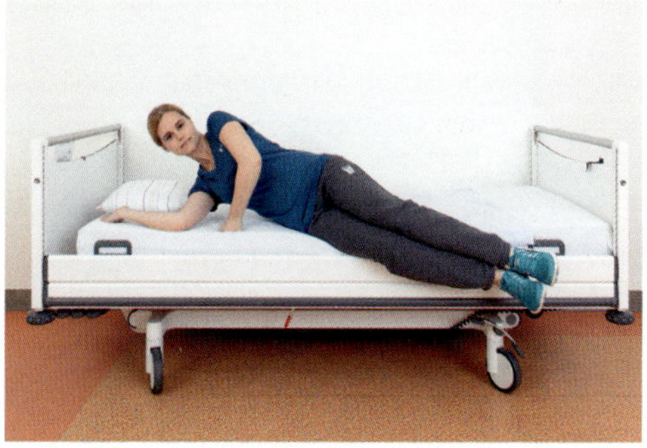

Sich mit der Faust/flachen Hand nach oben zum Sitzen drücken, Rücken gerade lassen.

Abb. 14.21 Drehen und Aufsetzen an den Bettrand en bloc nach Wirbelsäulenoperation. Noch in Rückenlage baut die Patientin Muskelspannung im Körper auf und hält sie während des ganzen Drehens. [K115]

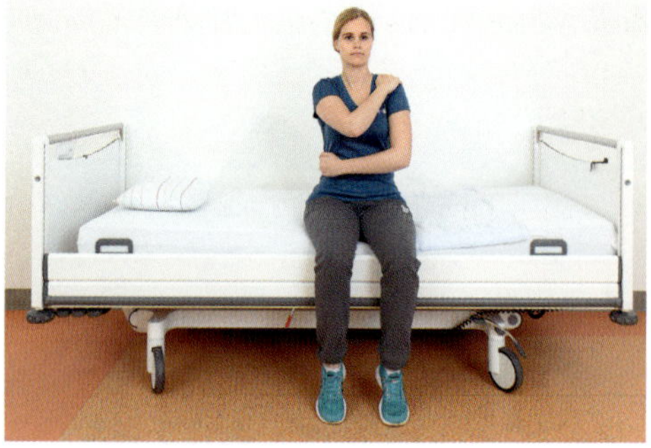

Weit unten ins Bett setzen, eine Hand auf die gegenüberliegende Schulter, den anderen Arm vor den Bauch legen.

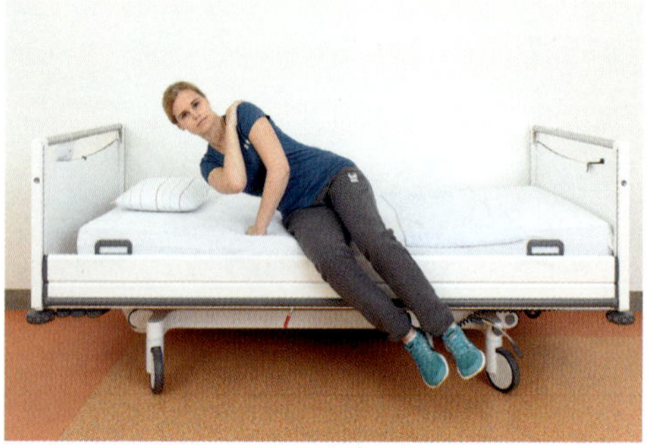

Mit Körperspannung seitlich hinlegen, Füße gleichzeitig ins Bett bringen, dabei die Geschwindigkeit mit der Faust/flachen Hand abbremsen.

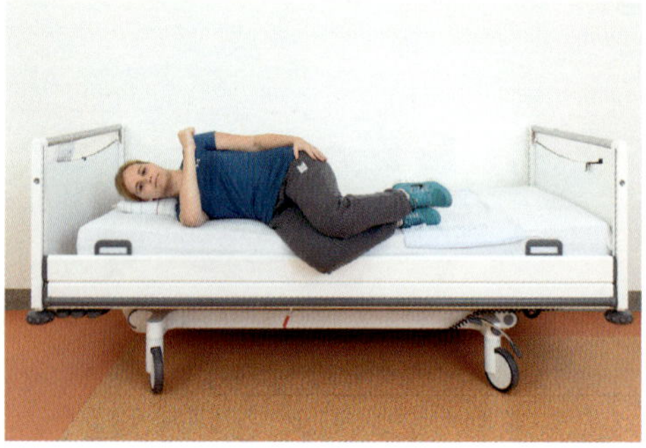

Oben liegende Hand an die Außenseite der Hüfte legen und mit noch angestellten Beinen in die Rückenlage drehen.

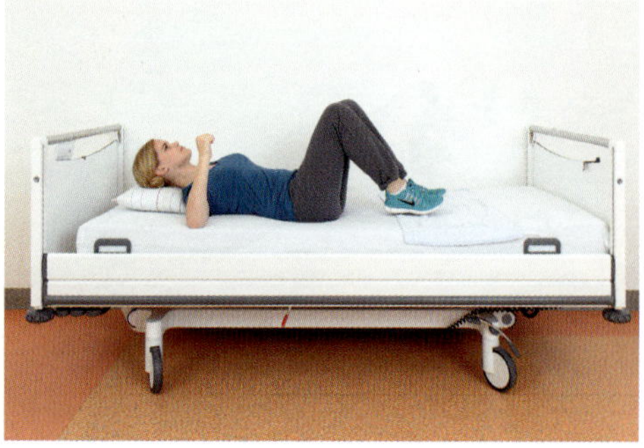

Rückenlage mit angestellten Beinen, erst dann Beine ausstrecken.

Abb. 14.22 Hinlegen en bloc nach Wirbelsäulenoperation. [K115]

Beratung

Sport und körperliche Belastungen sind in den ersten Wochen nicht erlaubt. Wann sie wieder möglich sind, wird individuell entschieden.

Das gilt ebenso für längeres Sitzen. Evtl. sind Anpassungen am Arbeitsplatz nötig, z. B. ein höhenverstellbarer Schreibtisch, Keilkissen oder eine Sitzerhöhung, eine veränderte Bildschirmposition, sodass der Kopf gerade bleiben kann, oder eine Fußstütze zur Entlastung der Lendenwirbelsäule.

Beim Stehen soll die Betroffene auf eine gerade Position achten und häufig Schrittstellung einnehmen. Schuhe mit dämpfenden Sohlen können die Wirbelsäule vor starken Erschütterungen schützen.

Betroffenen wird in der Regel zu einer Anschlussheilbehandlung, Rückenschule oder speziellen Physiotherapie geraten, um die Rumpfmuskulatur aufzubauen und rückengerechtes Bewegen zu lernen. Grundsätzlich gilt, dass lang andauernde einseitige Haltung schlecht und regelmäßige Bewegung förderlich ist.

14.2.10 Osteosynthesen

DEFINITION

Osteosynthese: operative Verbindung zweier oder mehrerer Knochenteile durch Schrauben, Platten, Drahtcerclagen oder Nägel.

Unter einer **Osteosynthese** versteht man eine operative Verbindung zweier oder mehrerer Knochen bzw. Knochenteile mit dem Ziel, dass diese miteinander verwachsen. Dementsprechend erfolgt eine Osteosynthese vor allem nach Frakturen (➤ 14.10). Auch im Rahmen anderer Knochenoperationen kann eine Osteosynthese erforderlich werden, etwa nach Tumorentfernung, Fehlstellungskorrektur oder Gelenkversteifung **(Arthrodese).**

Im Wesentlichen werden zwei biomechanische Prinzipien der Osteosynthese unterschieden, die auf verschiedene Art und Weise erreicht werden können (➤ Abb. 14.23):

- **Kompression.** Durch das Osteosynthesematerial werden die Knochenstücke aneinandergepresst. Dies kann erzielt werden u. a. durch
  - **Zugschrauben,** die nur im weiter entfernten Knochenstück „greifen", oder spezielle Platten, die **DC-Platten** *(dynamic compression plate, Kompressionsplatte),*
  - **Zuggurtung,** das ist die Umwandlung einer Zugkraft in Kompression, meist durch unter Spannung angebrachte Drähte. Nach Schienung der Fragmente durch sog. *Kirschner-Drähte* wird eine Drahtschlinge so um die Drähte gelegt, dass die Knochenstücke bei Bewegung durch die Schlinge aneinandergepresst werden. Seltener werden spezielle Platten verwendet.
- **Schienung.** Die Schienung kann durch im Knochen liegende *(intramedulläre)* Marknägel erfolgen oder von außerhalb des Knochens *(extramedullär),* z. B. durch eine Platte. Auch die **Abstützung,** also das Halten der Knochenbruchstücke in einer bestimmten Position durch eine sog. **Abstützplatte,** ist eine Form der Schienung (beispielsweise bei Tibiakopffrakturen). *Überbrückung* bezeichnet eine Schienung, die nicht unmittelbar am Spalt

zwischen den Knochenstücken erfolgt, sondern von weiter weg durch eine Stange. Zuerst werden spezielle Schrauben auf beiden Seiten des Knochenbruchs in den Knochen eingedreht und dann über eine Stange starr verbunden. Beim *Fixateur interne* liegen die Verbindungsstäbe unter, beim *Fixateur externe* über der Haut.

Die verschiedenen Osteosyntheseverfahren können miteinander kombiniert werden. Osteosynthesen sind immer invasiv und fast immer mit einer Operation und den daraus resultierenden Risiken verbunden. Teilweise müssen die eingebrachten Materialien nach Abschluss der Knochenheilung in einem zweiten operativen Eingriff wieder entfernt werden.

14.2.11 Endoprothesen

DEFINITION

Endoprothese *(Gelenkendoprothese):* künstliches Gelenk, das anstelle des körpereigenen Gelenks implantiert wird und auf Dauer dessen Funktion übernehmen soll.

Hauptindikationen von **Endoprothesen** sind weit fortgeschrittene Arthrosen mit hohem Leidensdruck der Patientin (➤ 14.7) oder schwere, anders nicht korrigierbare Verletzungen. Angesichts zunehmender Prothesenimplantationen in den letzten Jahrzehnten und steigender Lebenserwartung werden auch immer häufiger **Prothesenwechsel** nötig.

Endoprothesen: häufige Operation

Die Implantation von Endoprothesen gehört mittlerweile zu den häufigsten Operationen in Deutschland. Am häufigsten sind **Hüft- und Kniegelenkendoprothesen.** 2023 erhielten in Deutschland mehr als 270.000 Menschen ein künstliches Hüft- und fast 230.000 ein künstliches Kniegelenk. [6] An dritter Stelle steht die **Schultergelenkendoprothese.**

Wahl der Endoprothese

Total- oder Teilendoprothese

Es können das ganze Gelenk oder nur Teile davon ersetzt werden (➤ Abb. 14.24):

- Am Hüftgelenk wird grundsätzlich eine **Totalendoprothese** *(TEP)* eingesetzt, also das gesamte Gelenk (Gelenkkopf und -pfanne) ersetzt. Lediglich bei alten Menschen mit Schenkelhalsfraktur, jedoch ohne vorherige arthrosetypische Beschwerden, wird eine **Hemiprothese** *(HEP)* implantiert, also nur die Hälfte des Gelenks ersetzt. Außerdem gibt es **Lang- und Kurzschaft-**

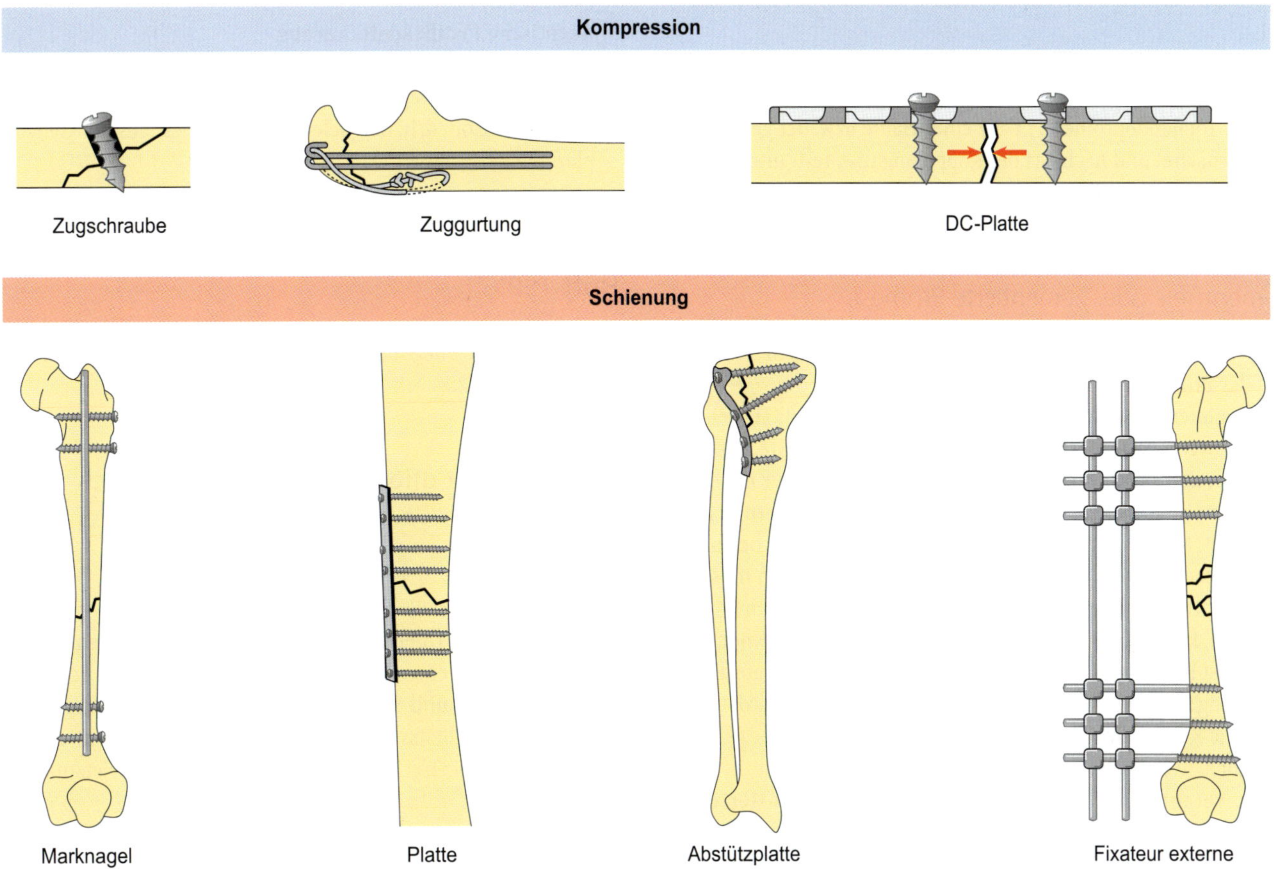

Abb. 14.23 Die verschiedenen Osteosyntheseverfahren. [L141]

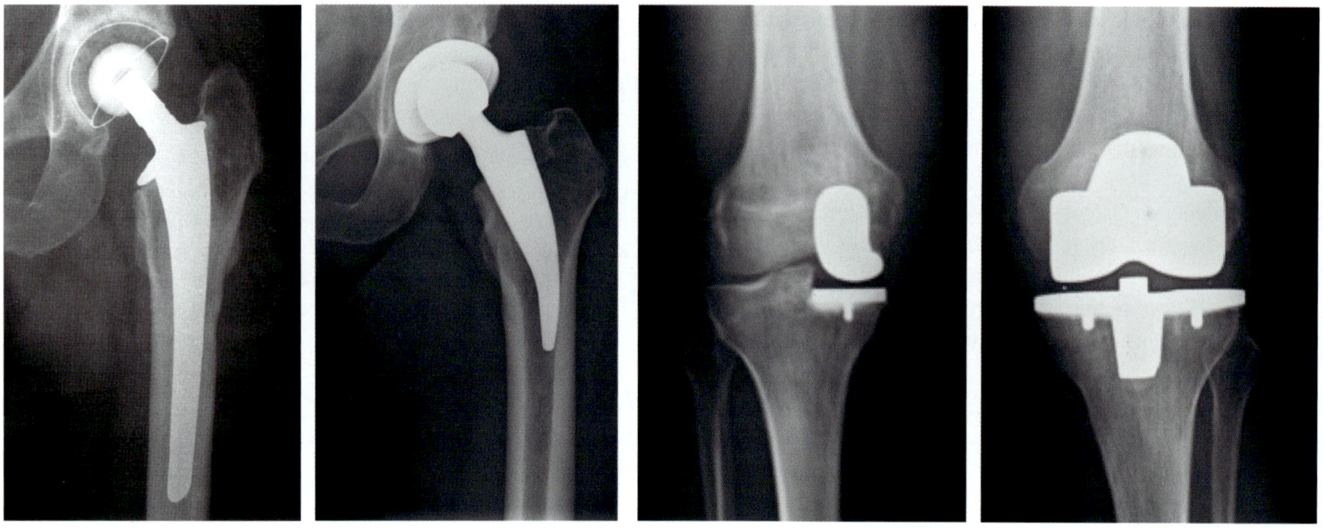

Abb. 14.24 Unterschiedliche Endoprothesen. Von links nach rechts vollzementierte Standard-Hüft-TEP, zementfreie Kurzschaftprothese der Hüfte, uni- und bikondylärer Oberflächenersatz am Knie. [M614]

prothesen. Letztere sind knochensparender, d. h., es muss weniger Knochen entfernt werden.
- An der Schulter wird bei Schäden beider Gelenkflächen eine Totalendoprothese implantiert. Eine Hemiprothese *(Oberarmkopfprothese)* ist möglich, wenn die Arthrose oder Fraktur nur den Oberarmkopf betrifft, die Gelenkpfanne jedoch unversehrt ist.
- Am Kniegelenk werden nach Ausmaß des Oberflächenersatzes an Femur und Tibia **uni- und bikondyläre Prothesen** (Teil- bzw. Totalendoprothese, Ersatz einer Hälfte bzw. der gesamten Oberfläche) und nach Art der Koppelung **un-, teil- und vollgekoppelte Prothesen** differenziert (mit abnehmender Beweglichkeit, aber zunehmender Stabilität).

Zementfreie oder zementierte Prothese

Zementfreie und **zementierte Prothesen** unterscheiden sich bezüglich der Prothesenverankerung im Knochen:
- Bei älteren Menschen oder schlechter Knochenqualität (beispielsweise wegen Osteoporose) wird eine zementierte Prothese bevorzugt. Die Prothese wird mit schnell härtendem Knochenzement im Knochen verankert, sodass rasch Vollbelastung möglich ist. Nachteilig ist der relativ hohe Knochenverlust bei einem Prothesenwechsel, da der Zement erst entfernt werden muss.
- Zementfreie Prothesen werden vorzugsweise bei jungen (≤ 65 Jahre), knochengesunden Menschen angewandt. Der Knochen wächst langsam in die Prothese ein, weshalb eine längere Teilbelastung nach der Operation (mit entsprechenden Anforderungen an die Koordination) erforderlich ist. Vorteilhaft ist der geringere Knochenverlust bei einer evtl. Wechseloperation.

Beide Verankerungsmethoden können als **teilzementierte** oder *Hybrid-TEP* kombiniert werden.

Komplikationen

Wichtigste Komplikationen nach Endoprothesenimplantation sind:
- Gefäß- und Nervenverletzungen
- **Protheseninfektion,** ggf. mit der Notwendigkeit der Explantation der Prothese
- **Aseptische Prothesenlockerung**
- Periartikuläre Ossifikation („Verknöcherungen“ um das Gelenk), die die Gelenkbeweglichkeit einschränken
- Gelenkluxation, d. h. der Gelenkkopf „springt“ aus der Gelenkpfanne

Präoperative pflegerische Betreuung bei Hüft-TEP

Die präoperative Pflege entspricht der vor Operationen an den Extremitäten (➤ 14.2.8).

Postoperative pflegerische Betreuung nach Hüft-TEP

Überwachung

Die postoperative Überwachung entspricht den üblichen Maßnahmen. Pflegende beobachten neben den Vitalzeichen auch Durchblutung, Motorik und Sensibilität im Bein auf der operierten Seite (➤ 14.1). Sensibilitätsstörungen oder Schwierigkeiten, Fuß und Bein zu beugen und zu strecken, deuten auf eine Nervenverletzung hin.

Lagerung und Bewegung

Pflegerischer Schwerpunkt ist die Lagerung und Bewegung:

Lagerung

- Bein in Beinflachlagerungsschiene (U-Schiene ➤ Tab. 14.2) lagern, Prinzipien der korrekten Schienenlagerung beachten (➤ 14.2.4)
- Bei unruhigen Patientinnen Schiene ggf. durch ein Bettgitter oder einen schweren Sandsack an der Seite sichern
- Gegebenenfalls einen Abduktionskeil zwischen die Oberschenkel legen
- Nachtschränkchen auf die *operierte* Seite stellen, pflegerische Maßnahmen ebenfalls von der betroffenen Seite durchführen

Drehen

- Die Patientin wird immer auf die *gesunde* Seite gedreht.
- Immer zu zweit drehen: Bett flach stellen, eine Pflegefachperson entfernt die Beinschiene, während die zweite das Bein hält. Die erste Pflegende dreht die Patientin, die zweite führt das Bein in leichter Abduktionsstellung und ohne Innen- und Außenrotation mit.
- Liegt die Patientin auf der Seite, operiertes Bein auf einem Kissen stabil ablegen, das Bein darf nicht vor oder hinter das gesunde Bein rutschen oder in eine Adduktion kommen.

Aufstehen

Wenn nicht anders angeordnet, steht die Patientin am ersten postoperativen Tag mit Unterstützung durch mindestens eine Pflegefachperson auf. Zementierte Prothesen sind in der Regel belastungs-, zementfreie nur übungsstabil (➤ 14.2.8). Das Aufstehen erfolgt immer über die *operierte* Seite (➤ Abb. 14.25).

- Ggf. rechtzeitig vor der Mobilisation ein Schmerzmittel verabreichen
- Kreislaufsituation überprüfen und kreislaufanregende Gymnastik durchführen
- Lagerungsschiene entfernen (➤ Abb. 14.25a)
- Schon im Bett stabile Schuhe anziehen
- Kopfteil auf ca. 45° erhöhen
- Patientin auffordern, dass gesunde Bein anzustellen und an den Patientenaufrichter zu fassen (➤ Abb. 14.25b)
- Bein der operierten Seite am Sprunggelenk fassen, mit der anderen Hand unter dem Kniegelenk oder Oberschenkel führen und Patientin auffordern, nahe zum Bettrand zu rutschen, dabei Bein in der korrekten Position (leichte Abduktion, keine Außen- oder Innenrotation) mitführen (➤ Abb. 14.25b)
- Patientin auffordern, sich an den Bettrand zu setzen, knapp an die Bettkante, damit eine 90°-Hüftbeugung vermieden wird (➤ Abb. 14.25c)
- Ggf. Bettebene senken, damit das gesunde Bein Bodenkontakt hat
- Unterarmgehstützen oder Gehwagen anreichen (➤ Abb. 14.25d)
- Patientin auffordern, sich über das gesunde Bein aufzurichten (➤ Abb. 14.25e)
- Gehen abhängig von der Belastbarkeit der Prothese (➤ 14.2.1)

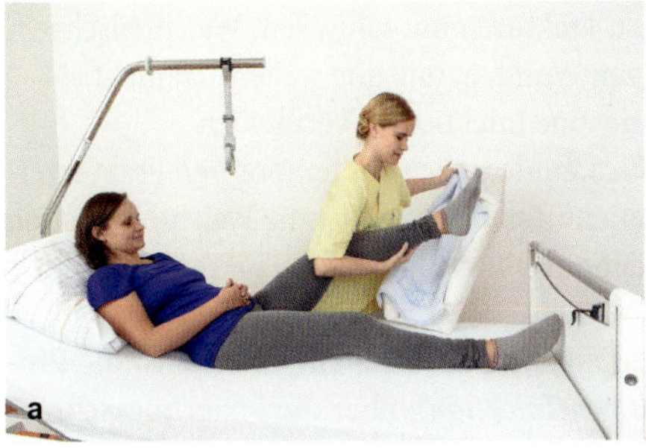

Zum Entfernen der Lagerungsschiene fasst die Pflegende flächig unter das operierte Bein, hebt es leicht hoch und entfernt die Lagerungsschiene.

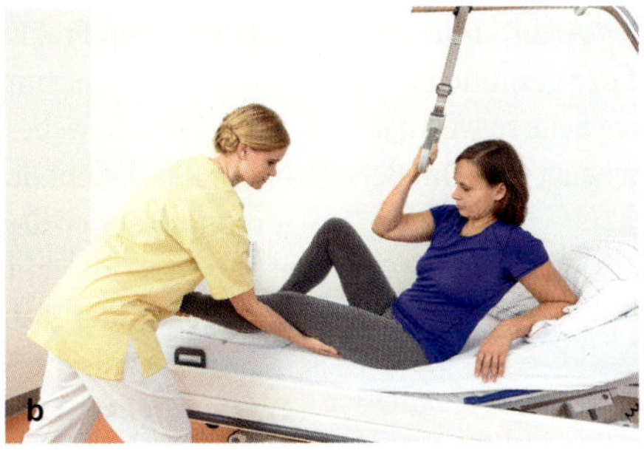

Die Patientin stellt das gesunde Bein an und rutscht mithilfe des Patientenaufrichters zum Bettrand, die Pflegefachperson führt das betroffene Bein mit.

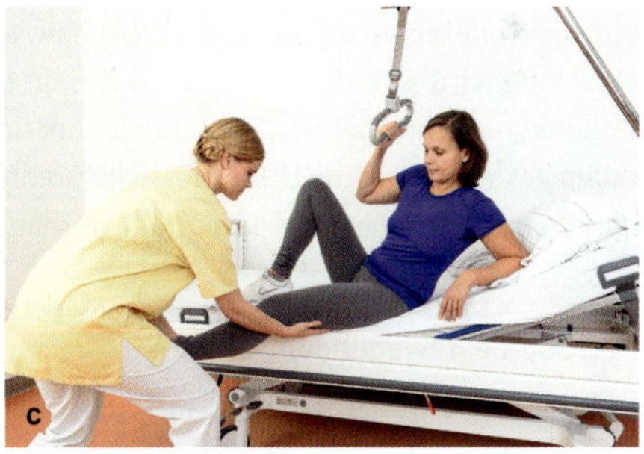

Die Patientin richtet sich an den Bettrand auf, die Pflegende führt dabei das operierte linke Bein in korrekter Position aus dem Bett.

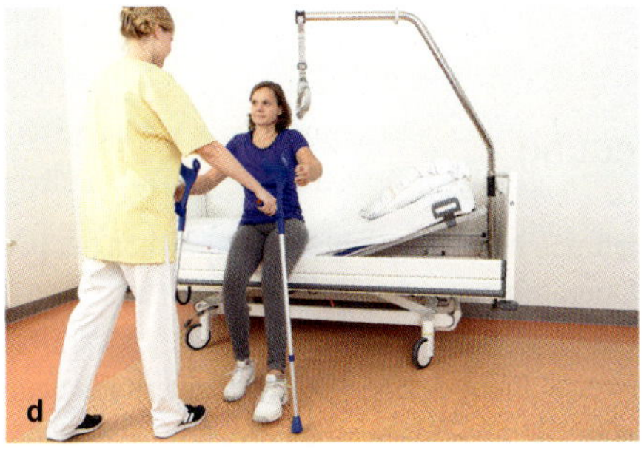

(links) Die Patientin sitzt knapp am Bettrand (Hüftbeugung links < 90°), die Pflegende reicht die Unterarmgehstützen an.

(rechts) Die Patientin richtet sich über das gesunde rechte Bein auf, die Pflegende unterstützt die Standsicherheit von hinten.

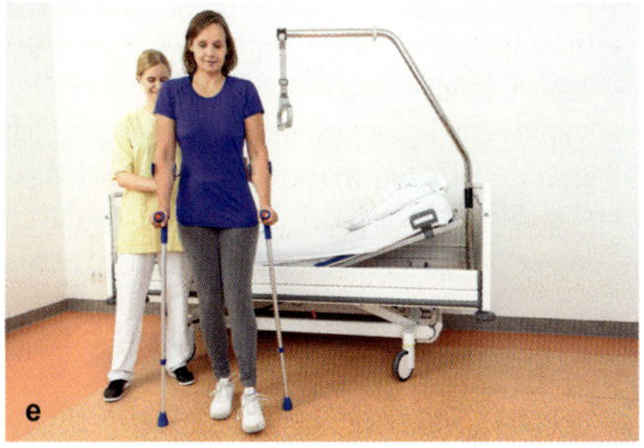

Abb. 14.25 Mobilisation einer Patientin nach Hüft-TEP. [K115]

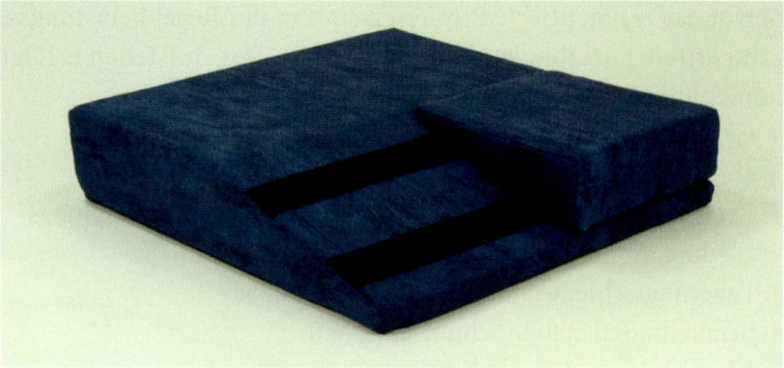

Abb. 14.26 Arthrodesekissen mit Wechselkeil. [V742]

Hinlegen

Beim Hinlegen ins Bett ist es genauso wichtig, auf die physiologische Hüftstellung zu achten. Es erfolgt ebenfalls über die operierte Seite:

- Kopfteil 30–45° erhöhen
- Patientin auffordern, sich knapp an den Bettrand zu setzen, dabei soll sie mit der Beugung im Hüftgelenk unter 90° bleiben
- Patientin Patientenaufrichter in die Hand geben
- Auffordern, das gesunde Bein ins Bett zu legen und aufzustellen, gleichzeitig das Bein auf der operierten Seite in korrekter Position mit ins Bett führen. Dann Patientin in die Mitte des Bettes rutschen lassen und so lange das Bein mitführen, bis sie gut im Bett liegt
- Bein in der U-Schiene lagern (➤ Abb. 14.10)

Sitzen

Patientinnen dürfen erst wieder „tief" sitzen (also Knie auf gleicher Höhe oder höher als die Hüften), wenn es die Ärztin ausdrücklich erlaubt hat. Bis dahin bekommen sie eine Toilettenerhöhung und ein Arthrodesekissen (➤ Abb. 14.26) bzw. einen Arthrodesestuhl. Die Höhe wird so eingestellt, dass das Bein auf der gesunden Seite Bodenkontakt hat, die Sitzfläche auf der operierten Seite so weit nach unten geklappt, dass die Hüfte möglichst wenig gebeugt wird. Im Bett darf das Kopfteil maximal 45° erhöht werden.

Verbotene Bewegungen

Für mindestens acht Wochen nach der Operation sind folgenden Bewegungen verboten:

- Hüftbeugung über 90° (hohe Stühle benutzen bzw. Sitzkissen unterlegen und eher weiter vorne sitzen, zum Aufheben von Gegenständen/Anziehen von Schuhen Oberkörper nicht weit nach vorne beugen, nicht in die Hocke gehen)
- Beine übereinanderschlagen (Adduktion im Hüftgelenk)
- Übermäßige Rotation, Rotation des Oberkörpers bei feststehenden Beinen, Umdrehen auf feststehendem Bein
- Kombinierte Bewegungen wie Hüftbeugung mit Rotation

Pflegefachpersonen beachten diesbezüglich die hausinternen Richtlinien und die Anweisungen der Operateurin, da die erlaubten und verbotenen Bewegungen auch vom operativen Zugang abhängen.

Zeichen einer Luxation

- Starke Schmerzen
- Übermäßige Außenrotation des Beins
- Verkürzung des Beins

Beratung

Die Pflegenden motivieren die Patientin, sich im Rahmen des erlaubten Bewegungsausmaßes zunehmend zu bewegen. Sinnvoll ist eine Anschlussheilbehandlung oder zumindest eine physiotherapeutische Nachbehandlung nach dem Krankenhausaufenthalt.

Auch nach der Entlassung aus der AHB/Reha muss die Patientin die Regeln für den Umgang mit der operierten Hüfte noch für einige Wochen beachten. Wie lange, wird individuell von der Ärztin angeordnet. Als Faustregel kann gelten, dass der Alltag nach etwa drei Monaten wieder „normal" ist. Die meisten Krankenhäuser geben Broschüren zu erlaubten und nicht erlaubten Alltagstätigkeiten heraus.

Manchmal sind berufliche Veränderungen notwendig. So ist eine dauerhaft sitzende Tätigkeit genauso ungeeignet wie schwere körperliche Arbeit.

14.2.12 Fixateur externe

DEFINITION

Fixateur externe: durch die Haut in den Knochen eingebrachtes, äußeres Haltesystem zur Stabilisierung getrennter Knochenstücke.

Unter einem **Fixateur externe** (➤ Abb. 14.27, ➤ Abb. 14.23) versteht man die Ruhigstellung getrennter Knochenstücke mittels Schrauben, welche durch die Haut in den Knochen eingedreht und mit einem Rohr- oder Stangensystem miteinander verbunden werden. Weitaus häufigste Indikation sind Frakturen:

- Bei schwerverletzten/polytraumatisierten Patientinnen zur raschen Stabilisierung der Knochenbrüche, um die Patientin lagern und weiter versorgen zu können
- Bei offenen Frakturen, Frakturen mit schwerem Weichteilschaden oder verschmutzen Wunden, um eine weitere Traumatisierung des Gewebes und eine Infektion zu vermeiden

In der Regel dient der Fixateur lediglich der temporären Frakturversorgung. Hat sich die Patientin stabilisiert oder die Weichteilsituation gebessert, erfolgt eine definitive Versorgung der Fraktur, z. B. mittels Marknagel oder Platte.

Eine spezifische Komplikation des Fixateur externe ist die **Pin-Track-Infektion** *(Bohrloch-Infektion):* über die Fixierungsschrauben/-stifte besteht eine Verbindung zwischen Umgebung und Körperinnerem, über die Bakterien einwandern und zur Infektion führen können, im schlimmsten Fall bis zum Knochen. Erste Zeichen sind Rötung, Schwellung, Sekretion und evtl. Schmerzen im Bereich der Stifteintrittsstelle.

Pflegerische Betreuung

Die pflegerischen Maßnahmen bei Fixateuranlage entsprechen der perioperativen Pflege bei Operationen an den Extremitäten (➤ 14.2.8).

Abhängig von der Lokalisation des Fixateurs wird die Extremität in bzw. auf einer geeigneten Schiene gelagert, z. B. bei einem Fixateur am Unterschenkel auf einer Beinhochlagerungsschiene (➤ 14.2.4). Die so behandelte Fraktur ist in der Regel übungsstabil.

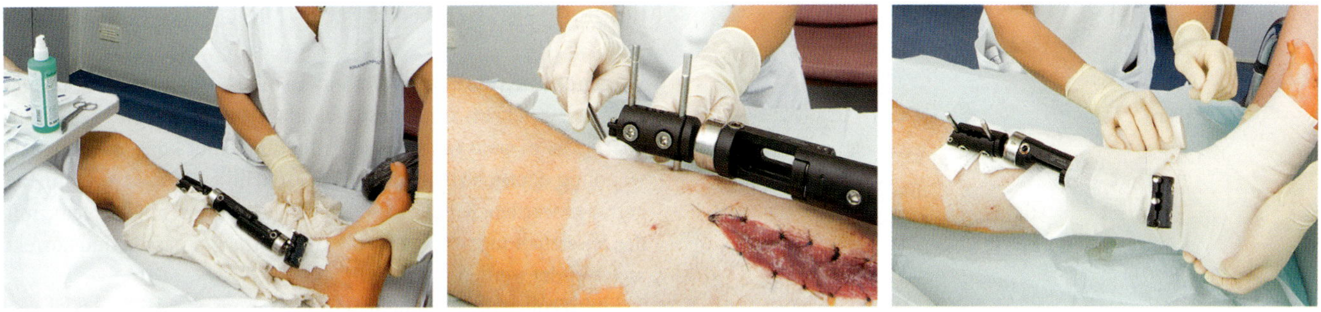

Alten Verband aufschneiden und vorsichtig entfernen.

Eintrittsstellen und Umgebung reinigen und desinfizieren.

Eintrittsstellen/Wunde steril abdecken, Kompressen mit einer Binde fixieren.

Abb. 14.27 Verbandwechsel bei einem Fixateur externe am Unterschenkel mit offener Weichteilverletzung. [K115]

Drainagen und Verbandwechsel

Pflegerischer Schwerpunkt ist der technisch aufwendige Verbandwechsel (➤ Abb. 14.27), der wegen der Infektionsgefahr im Bereich der Bohrlöcher besonders sorgfältig durchgeführt werden muss. Die Prinzipien eines aseptischen Verbandwechsels sind zu beachten. Die verbindende Pflegefachperson lässt sich die Materialien steril anreichen oder schafft sich eine sterile Ablagefläche, auf der sie diese bereitlegt.

- Alten Verband aufschneiden und vorsichtig entfernen
- Eintrittsstellen und Umgebung mit physiologischer Kochsalzlösung reinigen. Das geht am besten mit einer sterilen Pinzette und Kugeltupfern oder mit sterilen Watteträgern. Weichteilverletzung ebenfalls reinigen
- Eintrittsstellen und Umgebung mit einem Haut- oder Schleimhautdesinfektionsmittel desinfizieren, Einwirkzeit beachten. Weichteilverletzung abhängig vom Befund der Wunde ggf. auch desinfizieren
- Eintrittsstellen, auch Haut- und Weichteildefekte auf Entzündungszeichen beobachten
- Bei Entzündungszeichen ggf. nach Arztanordnung eine antiseptische Salbe auftragen
- Weichteil- und Hauverletzungen wundphasengerecht verbinden verbinden, häufig werden zunächst offenporige Schaumstoffe als temporärer Hautersatz bei Weichteilverletzungen direkt in die Wunde eingepasst
- Um jeden Nagel bzw. Schraube eine Schlitz- oder Drain-Kompresse legen
- Kompressen mit einer elastischen (Mull-)Binde fixieren

Beratung

Geht die Patientin mit dem Fixateur externe nach Hause, werden sie oder ihre Angehörigen in den Verbandwechsel eingewiesen. Alternativ erfolgt der Verbandwechsel durch einen ambulanten Pflegedienst oder in einer Arztpraxis.

Da der Fixateur in der Regel nicht belastungsstabil ist, erhält die Patientin bei einem Fixateur der unteren Extremität eine Gangschulung mit Unterarmgehstützen (➤ 14.2.1). Sie soll die Extremität zu Hause häufig hochlagern.

Bei neu auftretenden Beschwerden wie zunehmenden Schmerzen, Wundrötung, Sensibilitätsstörungen oder Fieber soll die Patientin umgehend in das behandelnde Krankenhaus gehen.

14.3 Fehlbildungen und Wachstumsstörungen des Bewegungsapparates

Hüftgelenkdysplasie

DEFINITION

Hüftgelenkdysplasie: ein- oder beidseitige, angeborene Reifungsstörung des Hüftgelenks mit im Verhältnis zu kleiner Gelenkpfanne und zu großem Hüftkopf. Mit einem Vorkommen von 2–4 % aller Neugeborenen in Mitteleuropa häufigste angeborene Skelettanomalie, Mädchen etwa 5-mal häufiger betroffen als Jungen. Bei rechtzeitiger Behandlung gute Prognose.

Krankheitsursachen und -entwicklung

Die **Hüftgelenkdysplasie** ist eine multifaktoriell bedingte Störung der Hüftgelenkreifung. Die zu flache und zu steile Hüftgelenkpfanne kann den Oberschenkelkopf (Hüftkopf) nicht richtig aufnehmen. In der Folge kommt es zu einem zunehmendem Ungleichgewicht zwischen zu großem Hüftkopf und zu kleiner Hüftpfanne, sodass der Hüftkopf, meist erst nach der Geburt, aus der Gelenkpfanne herausrutscht (**Hüftgelenkluxation** ➤ 14.9).

Klinische Zeichen und Diagnostik

Betroffene Säuglinge sind beschwerdefrei. Erst beim Laufenlernen kommt es zu einem auffälligen, hinkenden oder „watschelnden“ Gangbild. Auch die Untersuchung (z. B. Asymmetrie der Bewegungen, der Gesäßfalten und der Abspreizung) ist nicht ausreichend zuverlässig. Eine Frühdiagnose ist jedoch durch Sonografie möglich.

Unbehandelt entwickelt sich schon früh eine Hüftgelenkarthrose (➤ 14.7) durch die unphysiologische Belastung.

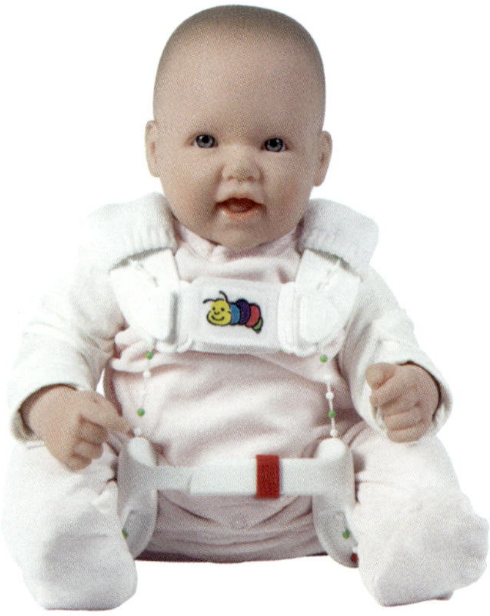

Abb. 14.28 Spreizbandage zur Behandlung der Hüftgelenkdysplasie. Durch die Sitz-Hock-Stellung (Hüftbeugung 100–110°, Hüftabduktion 50–60°) kann das Hüftgelenk nachreifen. [V164]

Behandlung

Bei früher Diagnose ist oft eine konservative Behandlung möglich:

- Bei einer Dysplasie reicht konsequente Hüftabduktion z. B. durch breites Wickeln, **Spreizhose, -bandage, -schiene** oder **-schale** (➤ Abb. 14.28).
  - Für das Breitwickeln wird eine zweite Höschenwindel über die Kleidung gezogen oder der Schritt der Höschenwindel durch Einlage eines auf ca. 15 cm Breite gefalteten Tuches (z. B. Stoffwindel, Gästehandtuch) verbreitert. Das Hüftgelenk soll dauerhaft gespreizt, die Kniegelenke aber frei beweglich sein.
  - Spreizhosen-, -bandagen und -schienen werden immer über der Kleidung getragen. Die Pflegefachperson achtet darauf, Faltenbildung durch die Kleidung und Druckstellen im Bereich der Oberschenkel oder der Verschlussstellen zu vermeiden.
- Ist der Hüftkopf bereits aus der Pfanne gerutscht (Subluxation bzw. Luxation), muss er zuerst wieder in die richtige Position gebracht und dann dort z. B. durch einen **Sitz-Hock-Gipsverband nach Fettweis** (Becken-Bein-Gips) gehalten werden.

Ist hierdurch keine zufriedenstellende Therapie möglich, stehen mehrere operative Therapieverfahren zur Auswahl.

Weitere pflegerische Betreuung

Das Kind wird häufig in Rückenlage gelagert, weil diese die Hüftreifung und die physiologische Haltung durch das Strampeln unterstützt.

Prävention

Aufgrund der Bedeutung einer Frühtherapie sehen die Vorsorgeuntersuchungen für alle Kinder eine Hüftsonografie im Rahmen der U3 vor. Für diese Untersuchung sollte der Säugling satt und nicht übermüdet sein. Bei erhöhtem Risiko, etwa betroffenem Elternteil/Geschwisterkind oder Geburt aus Beckenendlage, erfolgt sie schon früher.

Beratung

Pflegende leiten die Eltern von Kindern mit Hüftdysplasie im Umgang mit Breit-Wickeln, Spreizhose, -bandage, -schiene bzw. -schale an. Hierbei ist es auch wichtig, die Bedeutung einer konsequenten Anwendung deutlich zu machen. Die Spreizhilfe muss 24 Std. am Tag getragen werden. Kinder haben normalerweise wenig Probleme mit der Spreizhaltung, v. a., wenn die Hilfsmittel gut passen und korrekt angewendet werden.

Eltern sollen darauf achten, dass ein reponiertes Hüftgelenk beim Wickeln nicht erneut luxiert. Dafür kann es sinnvoll sein, das Kind eine Zeit lang wenn möglich zu zweit zu wickeln, damit eine Person nur auf die korrekte Beinposition achten kann.

Auch Eltern gesunder Säuglinge sollen wissen, dass das teilweise in Mode gekommene sog. Pucken, also das Einwickeln des Säuglings mit adduzierten, gestreckten Beinen in ein großes Tuch, die Hüftdysplasie begünstigt. Das Verwenden von Tragetüchern, die ein Tragen des Kindes in Sitz-Hock-Stellung gewährleisten, wirkt sich hingegen positiv auf die Hüftreifung aus. Ein Schlafsack muss breit genug sein, damit die Knie nach außen fallen können, jedoch nicht so groß, dass das Kind hineinrutscht.

Klumpfuß

DEFINITION

Klumpfuß: ein- oder beidseitige, komplexe und meist angeborene Fußdeformität. Ursache unklar (multifaktoriell bedingt). Mit 0,1–0,2 % zweithäufigste angeborene Skelett- und häufigste Extremitätenfehlbildung, Jungen gut doppelt so oft betroffen wie Mädchen. In ca. 50 % beidseits. Bei früher und konsequenter Behandlung meist gute Prognose.

Klinische Zeichen und Diagnostik

Das klinische Erscheinungsbild (➤ Abb. 14.29) ist charakterisiert durch:

- Wadenatrophie
- Längendifferenz von Unterschenkel und Fuß
- **Supination** (Anhebung des medialen Fußrandes)
- **Rückfußvarus** (Innendrehung der Ferse)
- **Spitzfuß** (fixierte Plantarflexion, „Zehenspitzenstand"), Achillessehnenverkürzung
- **Sichelfuß** (Vorfußadduktion)
- **Hohlfuß** (zu starkes Fußlängsgewölbe)

Die Diagnose ist eine Blickdiagnose.

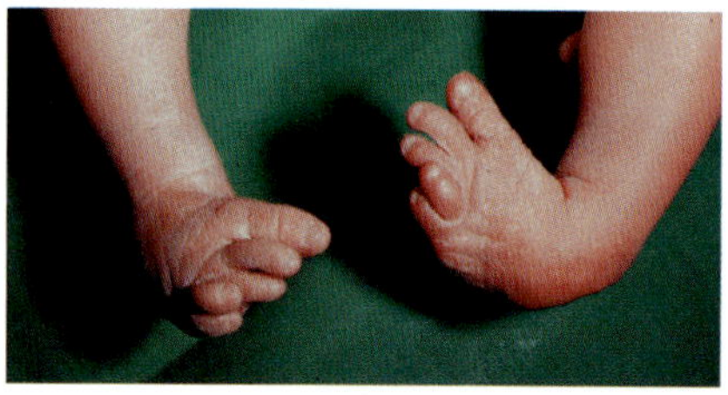

Abb. 14.29 Säugling mit beidseitigen Klumpfüßen. [M614]

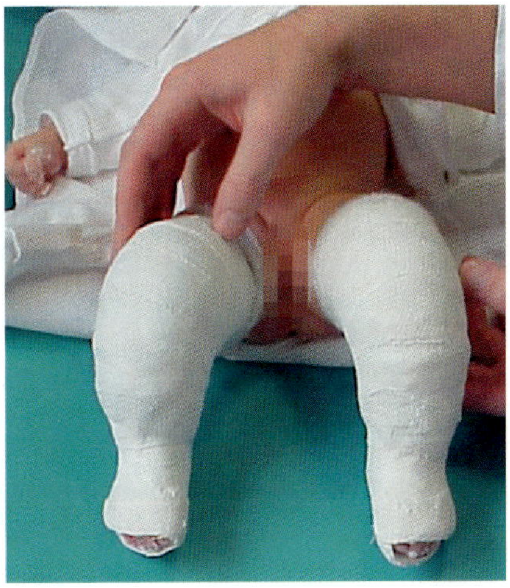

Abb. 14.30 Säugling mit Klumpfuß-Redressionsgipsen. [M332]

Komplikationen

Bleibende Restfehlstellungen können zu einem auffälligen Gangbild und einer frühzeitigen Arthrose in Sprung-, Knie- oder Hüftgelenken führen.

Behandlung

Konservative Therapiemaßnahmen sollten so früh wie möglich beginnen. In der Regel erfolgt die Therapie zunächst mit Redressionsgipsen (➤ Abb. 14.30), welche die Fehlstellung schrittweise korrigieren sollen und anfangs alle paar Tage erneuert werden müssen.

Sind innerhalb von vier Monaten keine nennenswerten Therapieerfolge zu verzeichnen, ist der Wechsel zur operativen Therapie sinnvoll. Auch bei guten Erfolgen der konservativen Behandlung ist meist eine operative Verlängerung der Achillessehne nötig.

Nach Behandlungsende sollen Schienen und Physiotherapie den Behandlungserfolg sichern und einer abermaligen Verschlechterung der Fußstellung vorbeugen.

Pflegerische Betreuung
Pflegende assistieren bei der Gipsanlage und führen im Anschluss notwendige Kontrollen und Maßnahmen durch (➤ 14.2.6).

Beratung

Bei leichten Fehlhaltungen (diese sind im Gegensatz zur Fehlbildung nicht fixiert) beraten Pflegefachpersonen die Eltern:
- Das Kind möglichst viel frei strampeln zu lassen
- Mehrmals täglich den Fuß mit vorsichtigen Bewegungen in die physiologische Haltung zu bringen
- Das Kind viel barfuß laufen zu lassen, denn häufig korrigieren sich diese leichten Fehlhaltungen im Lauflernalter, ggf. sind orthopädische Schuhe oder Einlagen notwendig.

Bei einem Klumpfuß motivieren Pflegende die Eltern zum Durchhalten der Therapie, denn diese ist mühsam und langwierig. Bei frühem Beginn sind aber die Chancen gut. Im Anschluss an die Gipsbehandlung sind physiotherapeutische Maßnahmen notwendig, die zu Hause auch von den Eltern durchgeführt werden müssen. Unter Umständen sind auch längerfristig orthopädische Schienen, Schuhe oder Einlagen erforderlich.

Morbus Scheuermann

DEFINITION
Morbus Scheuermann *(Adoleszentenkyphose, juvenile Kyphose):* krankhaft starke Kyphose bei Jugendlichen im Bereich der Brustwirbelsäule oder am Übergang von Brust- und Lendenwirbelsäule durch Wirbelkörperwachstumsstörung. Häufigkeit 0,5–8 % der Jugendlichen. Prognose überwiegend gut, die Kyphose bleibt aber lebenslang bestehen.

Krankheitsursachen und -entwicklung

Aus unklarer Ursache kommt es beim **Morbus Scheuermann** zu einer Wachstumsstörung der Wirbelkörper an der Grenze zu den Bandscheiben, v. a. vorne an den Brust- und/oder Lendenwirbelkörpern. Die Deckplatten werden instabil, es bricht Bandscheibengewebe in die Wirbelkörper ein **(Schmorl-Knötchen),** die Wirbel nehmen Keilform an und es bildet sich ein Rund- oder Flachrücken (bei Befall der Brust- bzw. Lendenwirbelsäule) aus (➤ Abb. 14.31).

Klinische Zeichen und Diagnostik

Nur ein Teil der Betroffenen hat Beschwerden, v. a. (belastungsabhängige) Rückenschmerzen. Bei der Untersuchung fallen die nicht ausgleichbare Kyphosierung und eine eingeschränkte Wirbelsäulenbeweglichkeit auf. Die Diagnose wird durch Röntgenaufnahmen gestellt (➤ Abb. 14.31).

Komplikationen

Asymmetrische Keilwirbel können zu einer zusätzlichen Skoliose führen. Bei einer sehr starken Kyphose sind zunehmende Beschwerden im Erwachsenenalter möglich, die sogar operatives Eingreifen erforderlich machen können.

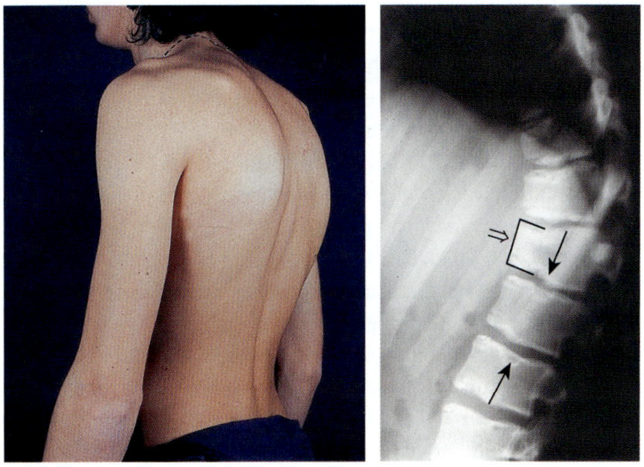

Abb. 14.31 Links 17-Jähriger mit Brustkyphose bei Morbus Scheuermann. Rechts Röntgenbefund mit Schmorl-Knötchen (Pfeile) und Keilwirbel (Doppelpfeil). [M614]

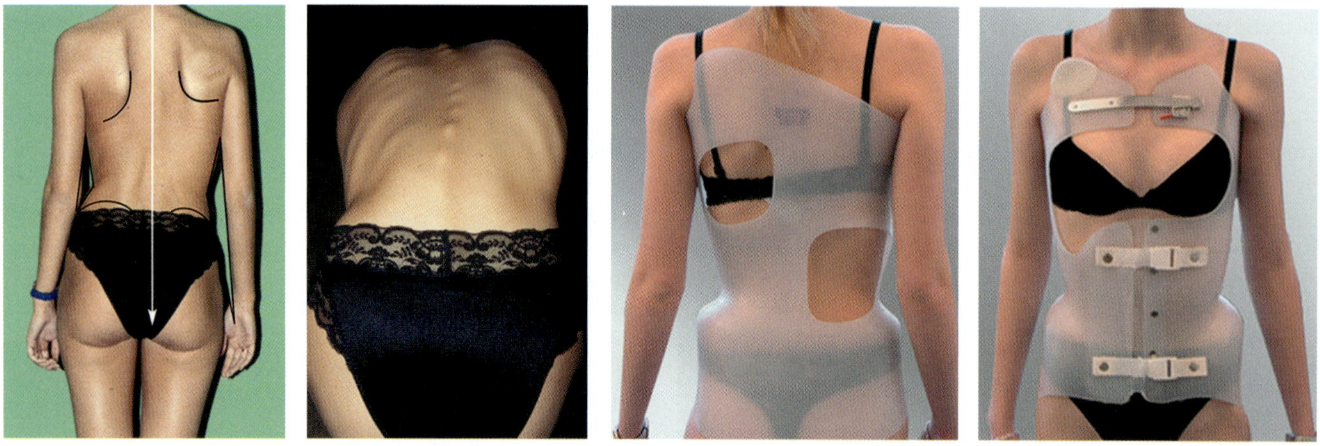

Abb. 14.32 Links 16-Jährige mit idiopathischer Skoliose. Becken und Schultern stehen ungleich hoch, die Taillendreiecke sind asymmetrisch, eine vom siebten Halswirbel heruntergezogene Vertikale liegt rechts der Mittellinie. Rechts Cheneau-Korsett zur Skoliosetherapie. [M614]

Behandlung

Ganz überwiegend reichen konservative Maßnahmen: Physiotherapie zur Kräftigung der Rumpfmuskulatur und Besserung der Kyphose, ggf. Orthesenbehandlung (➤ Abb. 14.32). Die Rumpforthese wird individuell für die Betroffene hergestellt und gegebenenfalls im Verlauf angepasst.

Nur in schweren Fällen ist nach Beendigung des Wachstums eine operative Korrektur der Kyphose nötig.

Pflegerische Betreuung

In der Regel wird der Morbus Scheuermann ambulant und konservativ behandelt.

Pflegerische Maßnahmen werden nur bei einer Wirbelsäulenoperation notwendig (➤ 14.2.9).

Beratung

Patientin und Eltern werden zur Notwendigkeit einer speziellen Physiotherapie (Scheuermann-Gymnastik) beraten, die längerfristig durchgehalten werden muss.

Ist das Tragen einer Orthese notwendig, müssen die Jugendlichen immer wieder dazu motiviert werden. Eltern sollen (mit) auf Druckstellen achten. Sitzt die Orthese schlecht oder drückt sie, wird die Orthopädietechnikerin aufgesucht, denn nur eine gut sitzende Orthese wird kontinuierlich getragen.

Fehlbelastungen, z. B. schweres Heben und Tragen, langes und gebeugtes Sitzen, sollen vermieden werden (ergonomischer Schreibtischstuhl, höhenverstellbarer Schreibtisch).

Grundsätzlich sollen Betroffene sich viel bewegen, aber nicht alle Sportarten sind geeignet. Nicht zu empfehlen sind z. B. Fahrradfahren mit nach vorn geneigtem Oberkörper („Rennfahrerhaltung"), Sportarten mit Sprung- und Stoßbelastungen sowie Kampfsportarten. Auch bei der Berufswahl muss Rücksicht auf die Erkrankung genommen werden.

Trotz dieser Einschränkungen ist es ganz wichtig, dass die Jugendlichen kein übermäßiges Krankheitsbewusstsein entwickeln, das Betroffene evtl. mehr einschränkt als die Erkrankung selbst.

Skoliose

DEFINITION

Skoliose: fixierte, seitliche Verbiegung der Wirbelsäule. Häufigkeit knapp 2 % aller Jugendlichen, Mädchen häufiger betroffen als Jungen. Meist Fortschreiten bis zum Ende des Wirbelsäulenwachstums, bei frühem Beginn stärker als bei spätem.

Krankheitsursachen und -entwicklung

In ca. 80 % der **Skoliosen** liegt eine **idiopathische Skoliose** mit unklarer Ursache vor. Die *infantile Skoliose* beginnt im 1.–3. Lebensjahr, die *juvenile Skoliose* vom vierten Lebensjahr bis zum Beginn der Pubertät und die *adoleszente Skoliose* danach.

Die Seitverbiegung der Wirbelsäule geht mit einer Drehung der Wirbelkörper um ihre Längsachse einher. Die Hauptkrümmung kann in allen Bereichen der Wirbelsäule liegen.

Klinische Zeichen und Diagnostik

Grund für den Arztbesuch sind oft asymmetrische Schulterhöhen, ungleiche Taillendreiecke, eine vorstehende Hüfte oder ein Rippenbuckel (➤ Abb. 14.32). Rückenschmerzen bestehen meist nicht, wohl aber eine teils starke psychische Belastung.

Diagnose und Schweregradeinteilung erfolgen durch Röntgenaufnahmen der *gesamten* Wirbelsäule.

Komplikationen

Hochgradige Skoliosen beeinträchtigen die Funktion innerer Organe, v. a. die Lungenfunktion.

Behandlung

In der Regel reicht eine konservative Therapie mit Physiotherapie und Orthesen(Korsett)behandlung (➤ Abb. 14.32). Die Orthese muss praktisch rund um die Uhr getragen werden (jedoch nicht beim Sport). Pflegefachpersonen achten auf den korrekten Sitz. Druckstellen müssen abgepolstert werden, ggf. ist eine Anpassung der Orthese durch die Orthopädietechnikerin notwendig.

Nur schwere Verlaufsformen müssen operativ korrigiert werden. Die Wirbelsäule wird aufgerichtet und entdreht, was immer mit einer Versteifung der Wirbelsäule in dem Bereich verbunden ist. Dann werden spezielle perioperative Maßnahmen nach Wirbelsäulenoperationen (➤ 14.2.9) notwendig.

Weitere pflegerische Betreuung
Die weitere pflegerische Betreuung entspricht der bei Morbus Scheuermann.

Beratung

Die konservative Behandlung ist lange, oft sogar lebenslang notwendig, um die Situation zu erhalten. Eine Selbsthilfegruppe kann für die Motivation unterstützend sein. Im Weiteren gelten die Beratungsinhalte wie bei Morbus Scheuermann.

14.4 Infektionen des Bewegungsapparates

DEFINITION

Ostitis: Knochenentzündung.
Osteomyelitis: Knochenmarkentzündung.
Meist treten beide kombiniert auf und die Bezeichnung richtet sich nach der vorrangig entzündeten Struktur.
Arthritis: Gelenkentzündung.
Gelenkempyem: bakterielle Arthritis mit Eiteransammlung in der Gelenkhöhle.

Krankheitsursachen und -entwicklung

Grundsätzlich unterscheidet man die endogene und exogene **Ostitis bzw. Osteomyelitis:**

- **Endogene Infektionen** treten ganz überwiegend bei Kindern und Jugendlichen auf. Sie kommen durch hämatogene Streuung von Bakterien bei Infektionsherden an anderen Stellen im Körper zustande.
- **Exogene Infektionen** entstehen durch Keimverschleppung im Rahmen von Verletzungen (z. B. aus nahen Wunden, bei offenen Frakturen) oder durch medizinische Maßnahmen (z. B. Operationen, Punktionen). Hauptsächlich sind Erwachsene betroffen.

Knochen, Knochenmark und Knochenumgebung entzünden sich in unterschiedlicher Gewichtung. Vor allem bei Säuglingen und Erwachsenen besteht die Gefahr einer Gelenkbeteiligung, weil hier keine Epiphysenfuge als „Hindernis" besteht.

Klinische Zeichen und Diagnostik

Das klinische Bild bei akuten Formen entspricht zum einen dem einer schweren Infektion mit allgemeinen Krankheitserscheinungen, Fieber und Schüttelfrost.

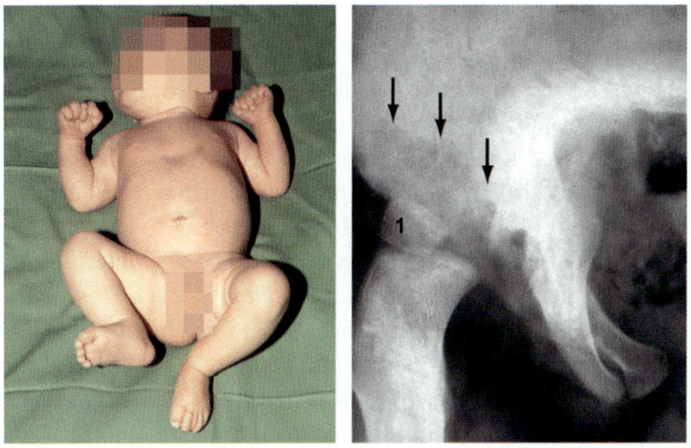

Abb. 14.33 Links Säugling mit linksseitiger Coxitis (Hüftgelenkentzündung). Der Säugling schont das Bein und vermeidet die Beugung. Rechts Röntgenbefund bei einem anderen Säugling mit Coxitis rechts. Die zerstörte Hüftgelenkpfanne stellt sich verwaschen dar (Pfeile), der Hüftkopf (1) ist nach seitlich oben verschoben, weil er keinen Halt mehr hat. [M614]

Zum anderen hat die Erkrankte bereits frühzeitig starke Schmerzen in der betroffenen Extremität und bei Gelenkbeteiligung eine Bewegungseinschränkung (➤ Abb. 14.33).

Die betroffene Gliedmaße bzw. das Gelenk ist geschwollen, gerötet, überwärmt und druckschmerzhaft. Bei Gelenken kann eine Flüssigkeitsansammlung getastet werden.

In der Blutuntersuchung sind die Entzündungswerte erhöht. Immer werden Blutkulturen abgenommen und der entzündete Knochen bzw. das Gelenk punktiert, um Material für einen Erregernachweis zu gewinnen.

Die radiologische Untersuchung zeigt erst nach 1–2 Wochen erste Befunde (➤ Abb. 14.33). In Zweifelsfällen erfolgt eine MRT, welche die Entzündung früher darstellt.

Komplikationen

Hauptkomplikationen sind:

- Abszess, Knochennekrose mit **Sequester** (abgegrenztes, nekrotisches Knochenstück), Fistel
- Lebensbedrohliche Sepsis (➤ 13.3)
- Übergang in eine *chronische Ostitis/Osteomyelitis*
- Als Spätfolgen Wachstumsstörungen (bei Kindern), bleibende Bewegungseinschränkungen, Deformitäten

Behandlung

Antibiotikatherapie

Nach prä- oder intraoperativer Probenentnahme zum Erregernachweis wird umgehend mit einer (mehrwöchigen) intravenösen Antibiotikatherapie begonnen. Nach Erregernachweis wird die Therapie gegebenenfalls umgestellt.

Operative Sanierung

Antibiotika alleine reichen meist nicht. Der betroffene Bereich muss chirurgisch gesäubert und gespült, infiziertes Fremdmaterial entfernt werden. Ein Knochendefekt kann mit Knochen aus dem Beckenkamm gefüllt werden. Evtl. werden Antibiotikaketten/-schwämme ein- oder eine **Saug-Spül-Drainage** (> Abb. 14.34) angelegt.

Ob ein sofortiger Wundverschluss möglich ist oder ob zunächst eine **lokale Vakuumtherapie** *(lokale Unterdrucktherapie, V. A. C.®-Therapie)* oder **offene Wundbehandlung** erfolgt, hängt vom Einzelfall ab. Eine Vakuumtherapie ist eine moderne und hygienische Möglichkeit, die Wunde durch Sog zu säubern. Allerdings findet hier keine Spülung statt.

Pflegerische Betreuung bei Saug-Spül-Drainage
Die Spülflüssigkeit bei einer Saug-Spül-Drainage läuft nach Anordnung (z. B. 3–5 l/24 Std.) ein, ggf. ist eine Infusionspumpe sinnvoll. Die auslaufende Flüssigkeit kann nicht immer ausreichend bilanziert werden, wenn sie teilweise über eine offene Wunde nach außen fließt. Schwillt das umliegende Gewebe an, ist das ableitende System möglicherweise verstopft. In diesem Fall muss die Spülung unterbrochen werden, bis die Ursache geklärt ist. Farbe und Beimengungen der ablaufenden Flüssigkeit geben Hinweise auf die Situation im Inneren.

Kleinere Entzündungsherde werden ggf. nicht kontinuierlich, sondern nur mehrmals am Tag gespült und das Sekret nach außen abgeleitet. Eventuell wird eine Gummilasche eingelegt, damit sich die Wunde nicht verschließt.

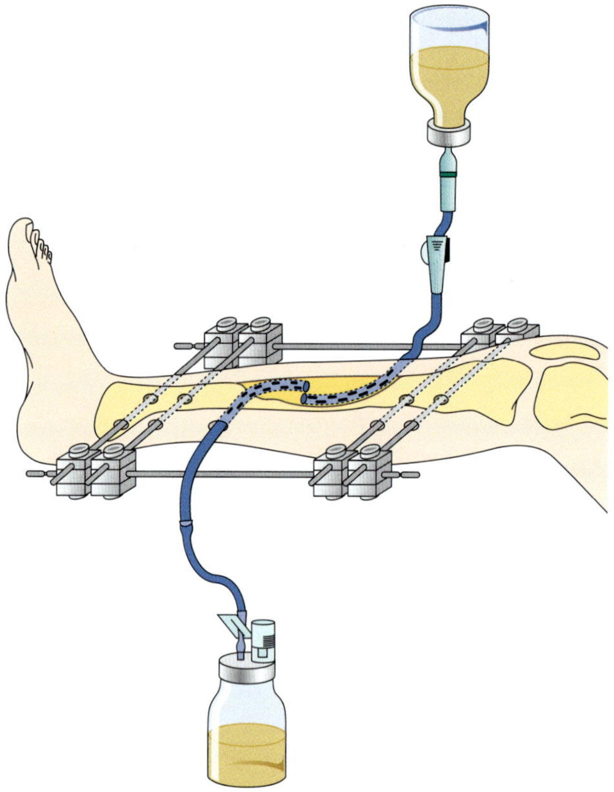

Abb. 14.34 Saug-Spül-Drainage bei gleichzeitigem Fixateur externe. Über eine eingelegte Drainage wird die Spülflüssigkeit in die infizierte Region eingebracht, über eine eingelegte Redon-Drainage wird ausgeleitet. [L141]

Ruhigstellung

Die betroffene Extremität wird entlastet und ruhiggestellt, was für die Erkrankte meist eine mehrwöchige Bettruhe bedeutet. Kühlende Maßnahmen werden häufig als angenehm empfunden. Auch nach Mobilisation kann das Tragen einer Orthese zur weiteren Entlastung erforderlich sein.

Weitere pflegerische Betreuung

Pflegefachpersonen führen die therapeutischen Anordnungen aus. Dabei ist die Beachtung der Standardhygienemaßnahmen von besonderer Bedeutung, um eine Keimverschleppung zu vermeiden. Angehörige werden über die Infektionsgefahr informiert und dürfen sich nicht ins Bett setzen.

Die Pflegenden unterstützen die Patientin wo notwendig bei den Alltagsaktivitäten.

Da die Behandlung langwierig ist und die Patientin anfangs an Bett und Zimmer gebunden ist, zeigen Pflegende Verständnis für ihre Situation, auch für Niedergeschlagenheit, Angst, Unmut oder Ungeduld.

Prävention

Sorgfältige persönliche Hygiene und die Beachtung von Hygienestandards bei allen medizinischen und pflegerischen Maßnahmen sind die Basis der Prävention exogener Infektionen. Bei alten und multimorbiden, operierten Menschen ist die Infektionsgefahr erhöht.

Beratung

Patientinnen mit Gelenkendoprothesen wird vor invasiven Eingriffen (beispielsweise zahnärztlichen Maßnahmen) eine Antibiotikaprophylaxe angeraten. Hierdurch kann das Risiko einer Keimverschleppung reduziert werden.

14.5 Stoffwechselbedingte Erkrankungen des Bewegungsapparates

14.5.1 Osteoporose

DEFINITION
Osteoporose *(Knochenschwund):* systemische Knochenerkrankung mit verminderter Knochenmasse und veränderter Knochenarchitektur und infolgedessen erhöhter Knochenbrüchigkeit. Häufige Erkrankung v. a. älterer Frauen: In einer Studie des Robert-Koch-Instituts gaben 4,4 % der 45- bis 64-jährigen und 24 % der mindestens 65-jährigen Frauen eine Osteoporose in den letzten zwölf Monaten vor der Befragung an, bei den Männern waren es 1,9 bzw. 5,6 %. [7] Erhebliche medizinische und soziale Bedeutung durch die häufigen Frakturen Betroffener, welche die Lebensqualität mindern und nicht selten auch das Leben verkürzen.

Krankheitsursachen und -entwicklung

Unterschieden werden zwei Formen der **Osteoporose:**

- **Primäre Osteoporose** (am häufigsten)
  - **Typ I** *(postmenopausale Osteoporose).* Vor allem bei postmenopausalen Frauen. Hauptrisikofaktor Östrogenmangel, mit hohem Knochenumsatz
  - **Typ II** *(senile Osteoporose).* Bei Männern und Frauen über 70 Jahren, mit niedrigem Knochenumsatz
- **Sekundäre Osteoporose.** Infolge bekannter Grunderkrankung, z. B. Hyperthyreose (➤ 6.4), Cushing-Syndrom (➤ 6.7), Magen-Darm-Erkrankungen mit verminderter Nährstoffresorption, Medikamentennebenwirkung (z. B. Langzeittherapie mit Glukokortikoiden ➤ 12.2.3), Alkoholmissbrauch, Rauchen

Risikofaktoren der Osteoporose

Unvermeidbare Risikofaktoren sind

- Genetische Veranlagung
- Höheres Lebensalter
- Weibliches Geschlecht, Östrogenmangel nach der Menopause

Vermeidbare Risikofaktoren sind u. a.

- Kalzium-, Vitamin-D-Mangel
- Bewegungsmangel
- Unterernährung, niedriger BMI
- Alkoholmissbrauch, Rauchen

Die Knochenmasse nimmt ab und die Mikroarchitektur der Knochen verändert sich (➤ Abb. 14.35).

Klinische Zeichen und Diagnostik

Klinische Zeichen

Osteoporotisch bedingte Deformierung von Wirbelkörpern durch Deckplatteneinbruch führt insbesondere bei älteren Frauen zu Rundrückenbildung, Größenminderung (➤ Abb. 14.36) und **Tannenbaumphänomen** (= schräg von der Wirbelsäule zu den Flanken ziehende Hautfalten am Rücken). Rückenschmerzen sind möglich, aber nicht zwingend.

Nicht selten ist eine Fraktur erstes (bemerktes) Osteoporosezeichen. Schenkelhals-, Ober- und Unterarmfrakturen treten typischerweise nach einem (zu) geringen Trauma auf, Wirbelkörperbrüche evtl. sogar spontan.

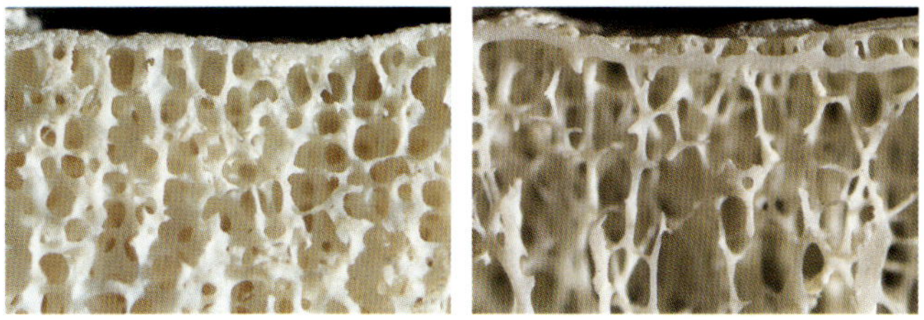

Abb. 14.35 Links normaler, rechts osteoporotischer Knochen. [R285]

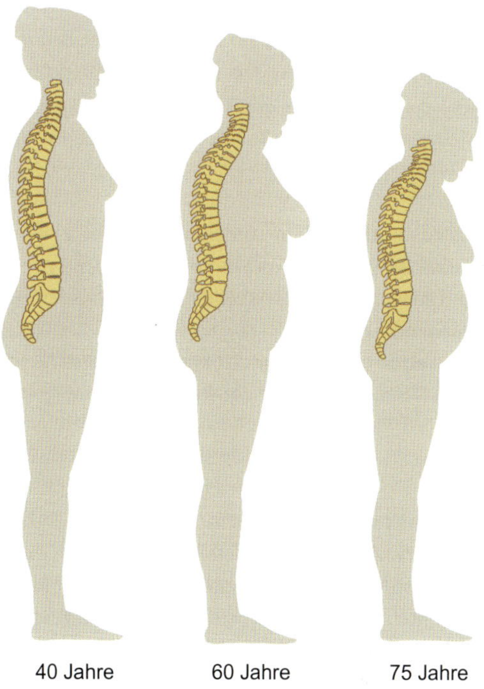

Abb. 14.36 Größenminderung und Rundrückenbildung infolge Osteoporose. [L255]

Diagnostik

Wird das normale Röntgenbild auffällig, ist die Knochendichte schon sehr niedrig. Deshalb empfiehlt der *Dachverband Osteologie (DVO)* eine Basisdiagnostik bei: [8]

- Frauen und Männern ≥ 70 Jahren,
- Frauen nach der Menopause und Männern über 50 Jahren nach Frakturen bei nur geringem Trauma oder bei Vorliegen definierter Risikofaktoren/Erkrankungen.

Die Basisdiagnostik umfasst:

- Anamnese und Untersuchung, einschließlich Einschätzung des individuellen Sturzrisikos, ggf. ergänzt durch Mobilitätstests
- **Knochendichtemessung** *(Osteodensitometrie),* wobei als Verfahren die *Dual-X-Ray-Absorptiometrie* **(DXA)** an Wirbelsäule und Oberschenkelknochen empfohlen wird. Bei Osteoporose liegt der **T-Wert** unter -2,5. Die DXA ist auch die Basis für den **TBS** (*Trabecular Bone Score,* indirektes Maß der Knochenarchitektur), der normalerweise über 1,350 liegt. Quantitative Ultraschall- oder CT-Messungen werden für die Routinediagnostik nicht empfohlen
- Blutuntersuchungen zu Differenzialdiagnose und Suche nach Kontraindikationen der Osteoporose-Medikamente
- Ggf. bildgebende Verfahren zur Diagnostik von bis dahin unbemerkten Wirbelkörperfrakturen

Behandlung

Ziel: weniger Frakturen

Ziel der Osteoporosebehandlung ist nicht allein eine höhere Knochendichte, sondern v. a. weniger Frakturen. Deshalb umfasst die Behandlung immer auch die Sturzprävention.

Fassbare Osteoporoseursachen werden möglichst beseitigt, Frakturen nach den üblichen Richtlinien (unter Berücksichtigung der verminderten Knochenstabilität) behandelt. Vielfach ist eine Schmerztherapie notwendig.

Für Frauen ab 50 und Männer ab 60 Jahren mit gesicherter Osteoporose ist ein Disease-Management-Programm (DMP) verfügbar.

Ernährungstherapie

Basis ist eine ausreichende Kalzium- und Vitamin-D-Versorgung von 1.000 mg bzw. 20 µg täglich. Besonders wichtig ist dies bei einer medikamentösen Osteoporosebehandlung, um Hypokalzämien zu vermeiden. Gute Kalziumquellen sind z. B. kalziumreiche Mineralwässer, Milch, Hartkäse, grüne Gemüsesorten, einige Nüsse, Mohn und Sesam. Allerdings ist auch die übrige verzehrte Nahrung von Bedeutung. Beispielsweise vermindern oxalat- oder phosphatreiche Lebensmittel wie Spinat, Rhabarber, schwarzer Tee, Cola, Schmelzkäse die Kalziumresorption, viel Eiweiß, Kaffee und Alkohol steigern die Ausscheidung. Diese Lebensmittel sollten deshalb nur in Maßen verzehrt werden.

Alte Menschen erreichen die erwünschte Aufnahme oft nicht. Dann werden Vitamin D und Kalzium supplementiert, wobei hohe Kalzium-Einzeldosen zu vermeiden sind. [8]

Bewegungstherapie

Bewegungstherapie bei Osteoporose verfolgt drei Ziele: [9]

- Erhalt der Knochenmasse
- Verbesserung von Mobilität, Koordination und Muskelkraft zur Vermeidung von Stürzen
- Minderung der Sturzangst, Verbesserung der Lebensqualität

Für einen positiven Effekt auf die Knochenmasse sind Sportarten/Bewegungsübungen mit kräftigen mechanischen Reizen auf die Knochen am besten, aber bei den häufig älteren Betroffenen mit Vorschädigungen oft nicht oder nur eingeschränkt möglich. Sie profitieren von Programmen mit Kraft-, Koordinations-, Balance- *und* Reaktionstraining, z. B. Training unter Aufsicht 2- bis 3-mal/Woche plus Eigenübungen.

Die Intensität sollte möglichst im Verlauf steigen. Viele Sportvereine und Fitnessstudios bieten inzwischen Osteoporosegruppen/-programme an.

Spezifische medikamentöse Therapie

Spezifische **Medikamente gegen Osteoporose** (➤ Abb. 14.37) werden bei hoher Frakturgefährdung (3-Jahres-Risiko für Hüft- und/oder Wirbelfraktur ≥ 5 %) oder nach vorangegangener osteoporosebedingter Fraktur empfohlen. [8]

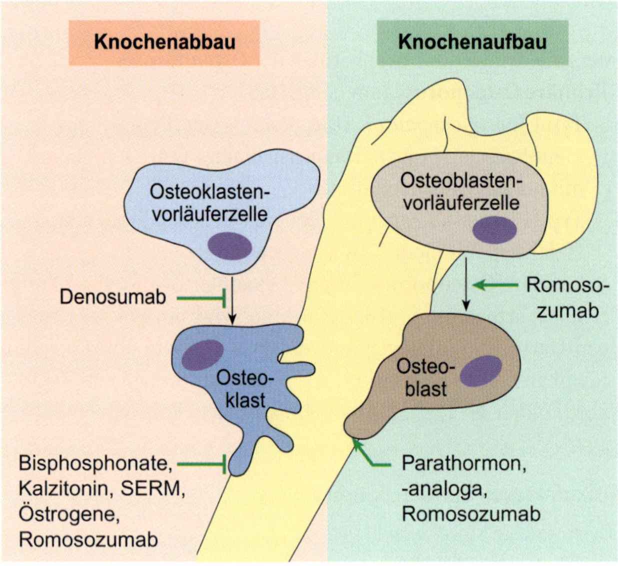

Abb. 14.37 Wirkmechanismen der Medikamente gegen Osteoporose. SERM = selektive Östrogen-Rezeptor-Modulatoren. [L141]

Bisphosphonate

Bisphosphonate hemmen die knochenabbauenden Osteoklasten. Sie sind die meistverwendeten Medikamente gegen Osteoporose. Bisphosphonate werden darüber hinaus eingesetzt bei *osteolytischen* (= den Knochen auflösenden) Knochenmetastasen, zu hohem Blutkalziumspiegel infolge Knochenmetastasen und beim **Morbus Paget,** einer meist jenseits des 40. Lebensjahres auftretenden Knochenerkrankung mit gesteigertem Knochenumbau und Entstehung qualitativ minderwertigen Knochens.

Bisphosphonate gibt es als Tabletten zur oralen Einnahme oder Lösung zur i. v.-Injektion/Kurzinfusion. Die Anwendungsintervalle sind präparatabhängig – bei Osteoporose von einer Tablette täglich bis zu einer Kurzinfusion jährlich.

Beispiele sind Alendronat (z. B. Binosto®), Ibandronat (z. B. Ibandronate Bluefish®), Risedronat (z. B. Risedronat AL®) und Zoledronat (z. B. Aclasta®).

Bisphosphonateinnahme

Um eine verminderte Wirksamkeit durch Komplexbildung zu vermeiden, werden Bisphosphonate morgens mindestens ½ Std. vor dem Frühstück mit mindestens 200 ml Wasser *ohne* weitere Tabletten eingenommen. Danach soll die Patientin bis zum Frühstück aufrecht bleiben, um Speiseröhrenschädigungen zu verhindern.

Häufigste Nebenwirkungen sind Magen-Darm-Beschwerden, nach i. v.-Gabe sind grippeähnliche Beschwerden möglich. Da der Blutkalziumspiegel durch Bisphosphonatgabe sinkt, ist ausreichend Kalzium wichtig.

Weitere Medikamente gegen Osteoporose

Weitere Medikamente gegen Osteoporose sind: [10]

- **Selektive Östrogen-Rezeptor-Modulatoren** *(SERM)* wie Raloxifen (z. B. Evista®) hemmen wie Östrogene die Osteoklasten, wirken aber nicht auf Brustdrüse und Gebärmutter. Das Risiko tiefer Venenthrombosen ist erhöht.

- **Parathormon/-analoga** (etwa Teriparatid, z. B. Forsteo®, empfohlen bei einem 3-Jahres-Frakturrisiko ≥ 10 %) fördern den Knochenaufbau. Sie werden einmal täglich mit einem Pen s. c. injiziert. Nebenwirkungen sind Übelkeit, Erbrechen, Schwindel und Hyperkalzämie.
- Der Antikörper Denosumab (z. B. Prolia®) hemmt die Reifung von Osteoklasten und wird halbjährlich s. c. injiziert. Häufige Nebenwirkungen sind u. a. Harn- und Atemwegsinfektionen, Hautausschläge, Obstipation und Gliederschmerzen.
- Der Antikörper Romosozumab (zugelassen für Frauen nach der Menopause, z. B. Evenity®, empfohlen bei einem 3-Jahres-Frakturrisiko ≥ 10 %) hemmt den Knochenabbau und fördert den Knochenaufbau. Er wird monatlich s. c. injiziert (zwei Dosen unmittelbar hintereinander an verschiedenen Körperstellen). Häufige Nebenwirkungen sind u. a. Entzündungen im Nasen-Rachen-Raum, Kopfschmerzen, Muskel- und Gelenkbeschwerden. Das Herz-Kreislauf-Risiko ist erhöht.

Sturzprophylaxe

Osteoporose ist besonders gefährlich für sturzgefährdete Menschen, die dann bei einem an sich banalen Sturz eine Fraktur erleiden. Maßnahmen der Sturzprophylaxe sind deshalb besonders wichtig, z. B.:

- Bewegung, Mobilität/Gleichgewicht fördern bzw. erhalten
- Feste Schuhe mit gutem Profil tragen
- Gehhilfen, z. B. Spazierstock, Unterarmgehstützen, nutzen
- Stolperfallen, z. B. hochflorige und/oder nicht fest liegende Teppiche, Kabel entfernen
- Hindernisse auf häufigen Wegen in der Wohnung entfernen
- Haltegriffe und Geländer anbringen
- Brille an die aktuelle Seheinschränkung anpassen
- Bett auf niedrigste Höhe stellen
- Ggf. Hüftprotektor tragen

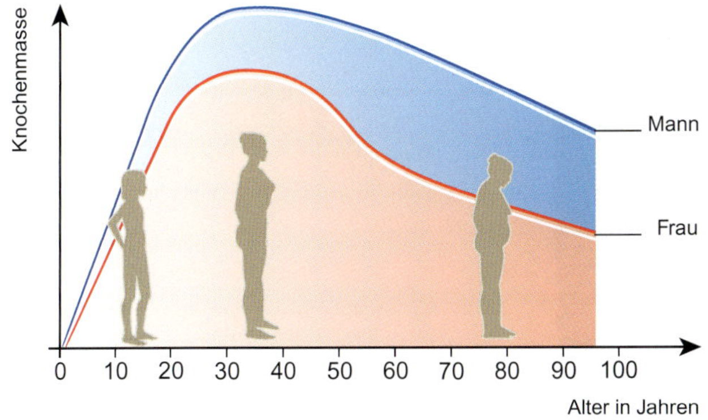

Abb. 14.38 Knochenmasse im Verlauf des Lebens. Je höher die Peak Bone Mass, desto besser die „Ausgangsposition" für das Alter. [L255]

Weitere pflegerische Betreuung

Weitere pflegerische Maßnahmen werden z. B. im Rahmen der Behandlung einer Fraktur der Extremitäten oder Wirbelsäule notwendig (➤ 14.2.5, ➤ 14.2.9, ➤ 14.2.10).

Pflegende erfragen außerdem die Schmerzsituation und achten auf eine ausreichende Schmerzbehandlung.

Patientinnen mit fortgeschrittener Osteoporose benötigen häufig Unterstützung bei den Lebensaktivitäten, wobei Eigenaktivität und Selbstständigkeit bestmöglich gefördert werden.

Nach einem Sturz mit oder ohne Verletzungsfolgen muss dieser systematisch und umfassend dokumentiert werden. Dafür stehen in den meisten Einrichtungen Dokumentationsbögen zur Verfügung.

Prävention

Osteoporoseprävention beginnt bereits im Kindesalter und dauert lebenslang. Sie setzt bei *vermeidbaren* Risikofaktoren an:

- **Ernährung.** Lebenslang ausreichend Kalzium, d. h. von 600 mg/Tag bei Kleinkindern ansteigend über 900 mg/Tag bei Grundschulkindern zu 1.200 mg/Tag bei 13- bis 18-Jährigen und danach 1.000 mg/Tag. Dies ist durch ausgewogene Ernährung möglich. Sind im Einzelfall Supplemente sinnvoll, sollten *insgesamt* nicht mehr als 1.500 mg täglich aufgenommen werden, da sonst evtl. das kardiovaskuläre Risiko ansteigt. Untergewicht (BMI < 20) ist ein Risikofaktor für die Osteoporose und sollte vermieden werden.
- **Vitamin D.** Für den Kalziumeinbau in die Knochen ist Vitamin D nötig, das bei Sonnenlicht in der Haut gebildet werden kann. 30 Min. Sonne täglich auf Gesicht und Arme sind hierfür ausreichend, denn ein Zuviel an Sonne steigert das Hautkrebsrisiko (➤ 17.8). Supplemente sind sinnvoll, wenn dies nicht erreicht werden kann.
- Kein Rauchen.
- **Bewegung.** Sport im Kindes- und Jugendalter lässt die **Peak Bone Mass** (*maximale Knochenmasse* ➤ Abb. 14.38) ansteigen, später verlangsamt er die physiologische Knochendichteabnahme. Beides führt dazu, dass die kritische Knochendichte später unterschritten wird. Günstig sind z. B. Sportarten mit Sprungbelastungen. Im Alter hat Bewegung außerdem den Erhalt von Muskelkraft und Koordinationsfähigkeiten zum Ziel. Immobilität begünstigt die Osteoporose.

Beratung

Wird die Osteoporose im Rahmen einer anderen Behandlung festgestellt, beraten Pflegende zu Ursachen und Möglichkeiten der Prävention und Behandlung. Erkennen sie Ernährungsdefizite oder Bewegungsmangel bei Kindern, informieren sie Eltern über die Wichtigkeit von Ernährung und Bewegung schon im frühen Kindesalter, um einer späteren Osteoporose vorzubeugen.

14.5.2 Gicht

DEFINITION

Gicht: Erkrankung durch **Hyperurikämie** (*erhöhte Harnsäurespiegel,* d. h. Frauen > 6 mg/dl = 357 µmol/l, Männer > 7 mg/dl = 416 µmol/l) mit **Gichtanfall** *(Arthritis urica)* als Leitsymptom. Häufigkeit in Deutschland ca. 1–2 % der Bevölkerung, bei alten Menschen bis 7 %, Männer wesentlich häufiger betroffen als Frauen. Prognose unter Therapie gut.

Krankheitsursachen und -entwicklung

Bei der **Gicht** ist der Harnsäurespiegel so stark erhöht, dass sich Harnsäure in den Geweben ablagert, v. a. in den Gelenken. Folge ist eine akute Gelenkentzündung und damit ein **Gichtanfall.**
Zwei Formen werden unterschieden:

- **Primäre Gicht** (ca. 95 %). Fast immer verursacht durch eine genetisch bedingte verminderte Fähigkeit zur Harnsäureausscheidung *und* äußere Faktoren, v. a. purinreiche Ernährung mit viel Fleisch (Purine werden zu Harnsäure abgebaut)
- **Sekundäre Gicht** (ca. 5 %). Durch andere Erkrankungen mit Harnsäureüberproduktion (erhöhter Zellzerfall z. B. bei Leukämie) oder verminderter Harnsäureausscheidung (z. B. bei Nierenerkrankungen, bestimmten Medikamenten)

Klinische Zeichen und Diagnostik

Leitsymptom ist der akute Gichtanfall, am häufigsten des Großzehengrundgelenks, mit plötzlicher Gelenkschwellung, -rötung und stärksten Schmerzen (➤ Abb. 14.39). Auslöser sind v. a. reichliches Essen, Alkoholgenuss oder umgekehrt fehlende Nahrungszufuhr.

Die Diagnose ist meist eine Blickdiagnose, Blut- und weitere Untersuchungen sind besonders in Zweifelsfällen erforderlich.

Komplikationen

Mögliche Komplikationen bei ausbleibender Behandlung sind:

- **Gichttophi** (Harnsäureablagerungen) in Ohrmuschel, Ellenbogen, anderen Weichteilen, Knochen
- Nierensteine, **Gichtniere** (Nierenschädigung durch Harnsäureablagerung)

Behandlung

Behandlung des akuten Gichtanfalls

Im akuten, sehr schmerzhaften Gichtanfall ist die Schmerzlinderung vordringlich: [11]

- Ruhigstellung und Kühlung des betroffenen Gelenks, ggf. Bettbogen, um das Gewicht der Bettdecke vom Gelenk zu nehmen
- Medikamentöse Schmerzlinderung. Empfohlen werden nichtsteroidale Antirheumatika (➤ 14.2.2), Glukokortikoide (z. B. Prednisolon, ➤ 12.2.3) oder niedrig dosiertes Colchicin (häufigste Nebenwirkung Magen-Darm-Beschwerden). Die Auswahl erfolgt abhängig von weiteren Erkrankungen und Medikamenteneinnahmen.

Langzeitbehandlung

Die Langzeitbehandlung fußt auf zwei Säulen:

- Ernährungstherapie
  - Abbau von Übergewicht, jedoch kein Fasten, da dies Anfälle auslösen kann
  - Kein sehr fettes Essen
  - Purinarme Ernährung, d. h. wenig Fleisch, keine Innereien/Meeresfrüchte, dabei Verzehr von Geflügel und Fisch ohne Haut. Dafür viel Gemüse, Salat, Obst, jedoch Blumenkohl, Brokkoli, Hülsenfrüchte, Spargel, Spinat wegen ihres hohen Puringehalts nur in „Normalportionen". Milch/-produkte und Eier erlaubt
  - Ausreichende Trinkmenge. Wenig Alkohol, kein Bier, keine Spirituosen, keine zucker-/fruktosegesüßten Softdrinks. Kaffee hingegen in „normalen" Mengen günstig
- Medikamentöse Senkung des Harnsäurespiegels im Blut, in erster Linie durch Allopurinol (etwa Allobeta®, häufigste Nebenwirkungen Hautreaktionen, Magen-Darm-Beschwerden)

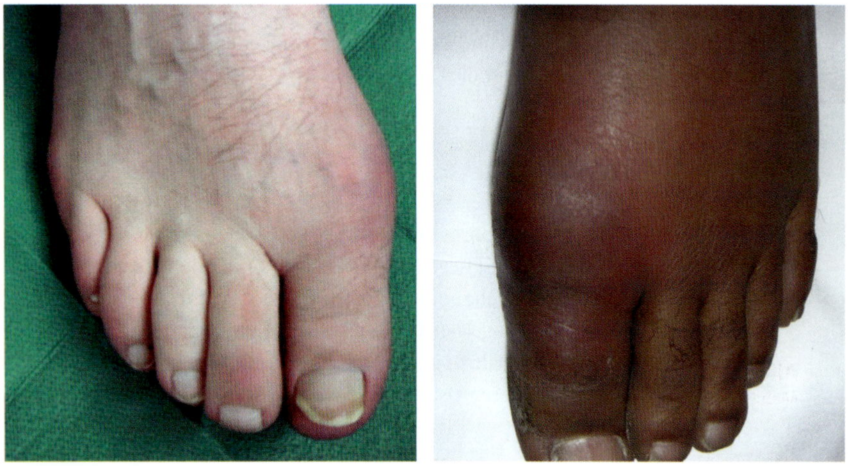

Abb. 14.39 Gichtanfall im Großzehengrundgelenk mit Schwellung und Rötung (bei dunkler Hautfarbe schlechter zu erkennen). [M114, G1260]

Weitere pflegerische Betreuung

Patientinnen mit Gicht sind in aller Regel nicht erhöht pflegebedürftig.

Beratung

Zentrale Beratungsaspekte bei primärer Gicht sind die Ernährungsumstellung und die Gewichtsreduktion. Das fällt vielen Betroffenen nicht leicht. Sinnvoll ist eine Ernährungsberatung, in der nicht nur Verbote ausgesprochen, sondern Alternativen aufgezeigt werden. Auch kann ein schrittweiser Verzicht erfolgreicher sein als ein Verbot bestimmter Lebensmittel, das häufig schnell gebrochen wird.

Purinarme Ernährung und Medikamenteneinnahme sind meist lebenslang notwendig.

14.6 Entzündlich-rheumatische Gelenkerkrankungen

DEFINITION

Entzündlich-rheumatische Gelenkerkrankungen: Untergruppe der **entzündlich-rheumatischen Systemerkrankungen** (autoimmun mitbedingte rheumatische Erkrankungen des ganzen Körpers), die sich vor allem an den Gelenken manifestiert.
Oligoarthritis: Arthritis (Gelenkentzündung) in 2–5 Gelenken gleichzeitig.
Polyarthritis: Arthritis in mindestens sechs Gelenken gleichzeitig.

14.6.1 Rheumatoide Arthritis

DEFINITION

Rheumatoide Arthritis *(RA, chronische Polyarthritis, cP):* mit einem Vorkommen von ca. 0,1 % bei Kindern und Jugendlichen und ca. 1 % der Erwachsenen (bei Älteren > 2 %) häufigste entzündlich-rheumatische Gelenkerkrankung in jedem Lebensalter. Altersgipfel der Erstmanifestation 40.–60. Lebensjahr, Frauen häufiger betroffen als Männer. Leitsymptome Gelenksteife, -schwellung, -schmerzen, später zunehmende Gelenkdeformierung mit Beweglichkeitseinschränkung. Beteiligung weiterer Organe möglich. Prognose heute durch frühere und wirksamere medikamentöse Therapie wesentlich besser als früher, jedoch nach wie vor verkürzte Lebenserwartung (> Abb. 14.40).

Krankheitsursachen und -entwicklung

Die Entstehung der **rheumatoiden Arthritis** ist multifaktoriell. Unbekannte äußere Faktoren lösen bei einer vorhandenen genetischen Veranlagung eine Autoimmunreaktion (> 12.4.1) aus.

Die autoreaktiven Abwehrzellen und Antikörper richten sich v. a. gegen die Synovia (Gelenkinnenhaut). Die entzündete Synovia, **Pannus** genannt, wächst in das Gelenk hinein. Pannus, Entzündungsbotenstoffe, aktiviertes Komplement und Enzyme zerstören den Gelenkknorpel und -knochen.

Die mögliche Beteiligung anderer Organe wird durch eine *Vaskulitis* (Gefäßentzündung) durch Immunkomplexe verursacht (> 12.4.2).

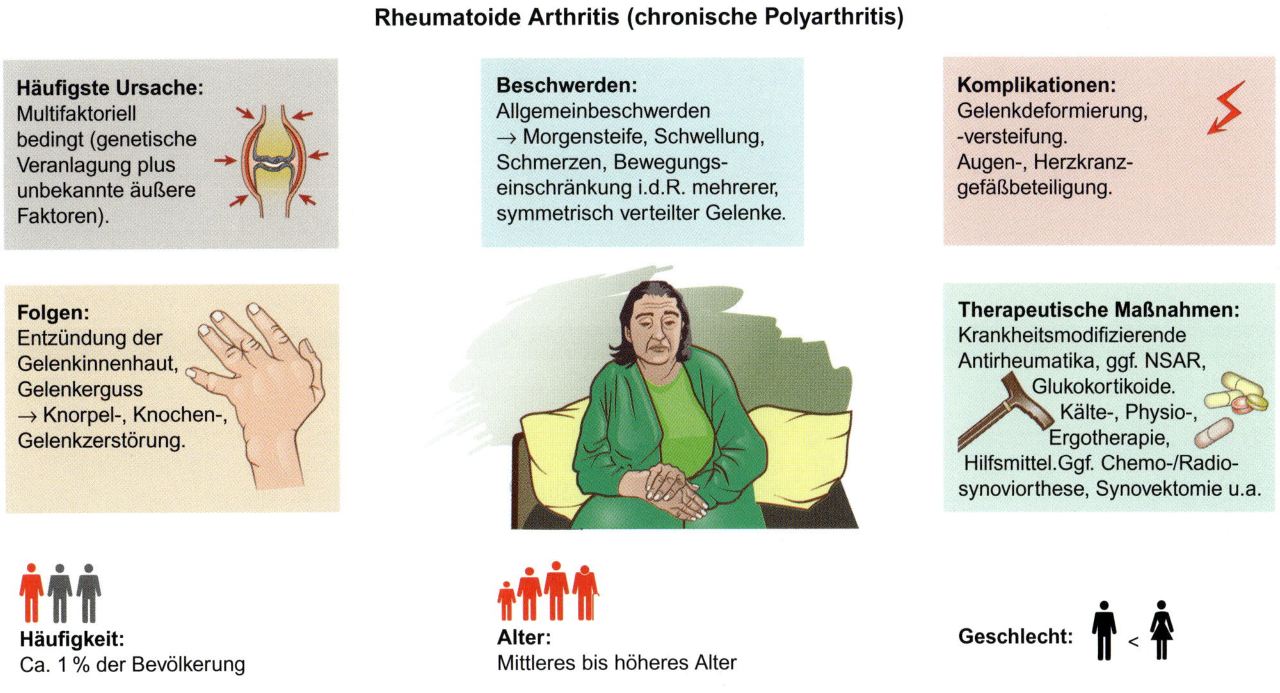

Abb. 14.40 Übersicht rheumatoide Arthritis. [L255]

Klinische Zeichen und Diagnostik

Klinische Zeichen

Juvenile idiopathische Arthritis

Kann bei einer Gelenkentzündung über sechs Wochen Dauer im Kindes- und Jugendalter keine wahrscheinlichere Ursache gefunden werden, spricht man von **juveniler idiopathischer Arthritis** *(JIA).* Sie wird in sechs Untergruppen mit sehr unterschiedlichen Symptomen unterteilt (➤ Tab. 14.4). Zu beachten ist, dass kleine Kinder ihre Gelenkschmerzen nicht äußern können, sodass bei ihnen v. a. eine Schonhaltung auffällt.

Rheumatoide Arthritis im Erwachsenenalter

Einige Betroffene haben zunächst uncharakteristische Allgemeinbeschwerden wie Müdigkeit, Muskelschmerzen und nächtliches Schwitzen, bevor die wegweisenden Beschwerden auftreten: Morgensteife der Gelenke über eine Stunde, Gelenkschwellung (durch **Synovitis** = Gelenkinnenhautentzündung und Gelenkerguss) und Gelenkschmerz (auch in Ruhe). Charakteristischerweise sind kleine und große Gelenke symmetrisch betroffen, besonders Hand-, Fingergrund-, Fingermittel- und/oder Zehengrundgelenke. Seitlicher Druck („Händeschütteln") auf befallene Hände schmerzt. Die Hüftgelenke bleiben typischerweise ausgespart. Gelenknahe Strukturen (z. B. Schleimbeutel) sind nicht selten ebenfalls entzündet.

Tab. 14.4 Untergruppen der juvenilen idiopathischen Arthritis (JIA). [L255]

Oligoarthritis	Seronegative Polyarthritis*	Enthesitis-assoziierte Arthritis (juvenile Spondylarthropathie)	Psoriasisarthritis	Systemische JIA (Still-Syndrom)	Seropositive Polyarthritis*
Häufigkeit**					
50 %	10–17 %	10–15 %	5–10 %	7–10 %	3–5 %
Geschlechtsverhältnis					
♀ > ♂	♀ > ♂	♂ > ♀	♀ > ♂	♀ = ♂	♀ > ♂
Altersgipfel					
Kleinkind-/Kindergartenalter	Keiner	Schulalter	Schulalter	Vorschulalter	Schulalter
Verteilungsmuster					
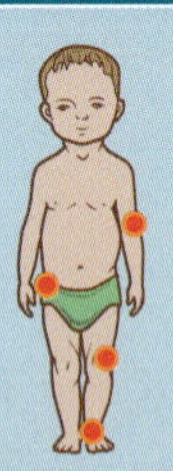	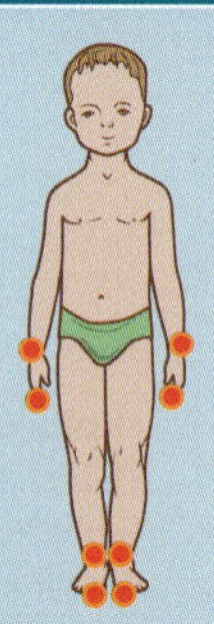	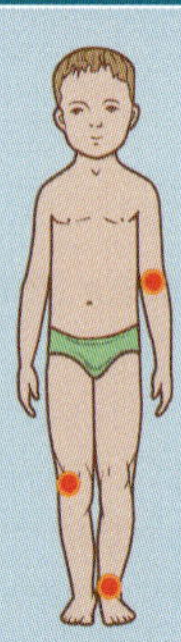	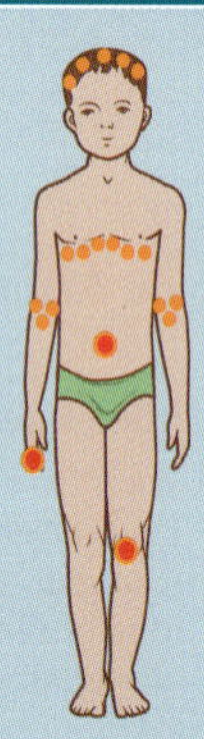	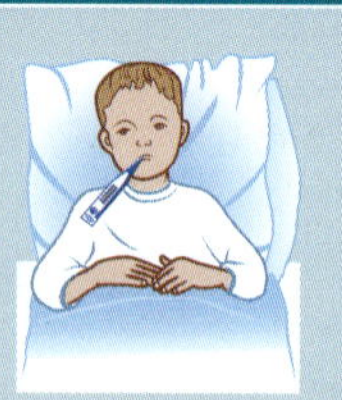	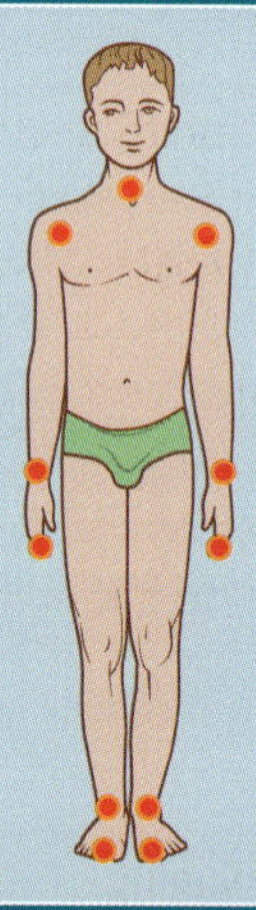
Kurzcharakterisierung					
• ≤ 4 Gelenke betroffen, in ca. 50 % nur ein Gelenk • Asymmetrischer Befall meist großer Gelenke • In bis zu 50 % Augenbeteiligung	• ≥ 5 Gelenke betroffen • Symmetrischer Befall großer und kleiner (Finger-) Gelenke	• Wenige Gelenke betroffen • Asymmetrischer Befall meist von Gelenken der unteren Extremität • Sehnenansatzentzündungen • In ca. ⅔ HLA B27 pos.	• Wenige Gelenke betroffen • Asymmetrischer Befall, oft Knie, Finger (sog. Strahlbefall, also alle Gelenke eines Fingers) • In ca. 50 % (noch) keine Psoriasis (Schuppenflechte)	• Allgemeinbeschwerden, Fieber, Hautausschlag, Milz-/Lymphknotenvergrößerung • Gelenkbefall meist innerhalb ½ Jahres nach Symptombeginn	• ≥ 5 Gelenke betroffen • Symmetrischer Befall großer und kleiner Gelenke (Hände, Füße)

* Seropositiv und -negativ bezieht sich auf das Vorhandensein/Nichtvorhandensein des Rheumafaktors
** Bezogen auf alle juvenilen rheumatoiden Arthritiden, plus 7–10 % andere Arthritiden, nach [12]

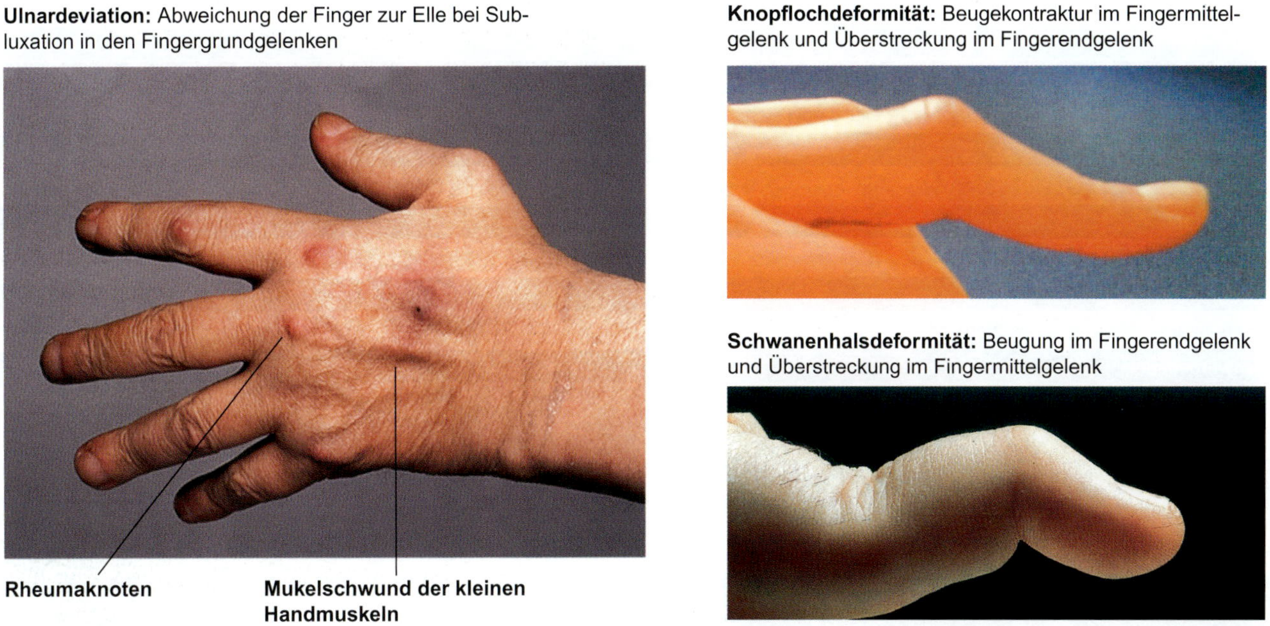

Abb. 14.41 Charakteristische Handfehlstellungen bei rheumatoider Arthritis. [E273, F944, F381-002]

Die typischen Fehlstellungen, die besonders an Händen und Füßen vorkommen, entwickeln sich erst im Laufe von vielen Jahren (➤ Abb. 14.41).

Möglicherweise bilden sich sichtbare **Rheumaknoten** beispielsweise am Ellenbogen, die durch die rheumatische Entzündung bedingt sind.

Rheumatoide Arthritis bei alten Menschen

Eine rheumatoide Arthritis kann sich auch bei über 60-Jährigen *erstmalig* zeigen: **Alters-RA** *(Late Onset Rheumatoid Arthritis, LORA)*. In gut 30 % weicht das Bild dann vom oben dargestellten klassischen Bild ab mit akutem Beginn, mehr Allgemeinbeschwerden (teils infektionsähnlich) und Befall weniger größerer Gelenke.

Diagnostik

Bei klinischem Verdacht folgen als Nächstes Blutuntersuchungen: [13]

- Autoantikörper:
  - **Rheumafaktoren** *(RF, Autoantikörper gegen körpereigene IgG)*
  - **Anti-CCP** *(Autoantikörper gegen citrullinierte Peptide, ACPA)*, etwas sensitiver und deutlich spezifischer als der Rheumafaktor
- BSG, CRP als Entzündungszeichen und Aktivitätsmarker

Wichtig: Frühdiagnose

Bei Morgensteifigkeit der Gelenke über 1 Std. mit einer Dauer ≥ 6 Wochen *und* Schmerzen/Schwellung in mehr als zwei symmetrischen Gelenken ohne Hinweis auf Verletzung/Infektion liegt bei positiven Anti-CCP in ca. 80 % und bei zusätzlich positivem Rheumafaktor in über 90 % eine (frühe) rheumatoide Arthritis vor. [13]

Eine Diagnosesicherung ist z. B. anhand der ACR/EULAR-Klassifikationskriterien möglich (➤ Tab. 14.5). Bildgebende Verfahren (z. B. Sonografie, MRT, Röntgen) stellen u. a. Gelenkergüsse, Gelenk- und Knochenveränderungen dar. Typische Gelenkveränderungen im Röntgen (z. B. Subluxation, Erosionen, Knochenzysten ➤ Abb. 14.42) sichern *für sich allein* die Diagnose, jedoch erst spät.

Komplikationen

Hauptkomplikationen der rheumatoiden Arthritis sind:

- Fortschreitende Gelenkzerstörung, -deformierung, Beweglichkeitseinschränkung mit Immobilität und allen ihren Folgen
- Beteiligung anderer Organe, v. a. Augen (→ besonders bei Kindern augenärztliche Kontrollen), Herz (→ erhöhtes kardiovaskuläres Risiko), Lungen
- Osteoporose (durch rheumatoide Arthritis, Glukokortikoide und/oder Bewegungsmangel)

Behandlung

Die Behandlung der rheumatoiden Arthritis ist fast immer interdisziplinär. Für die rheumatoide Arthritis ist ein Disease Management Programm (DMP ➤ 2.1.4) in der Umsetzung.

Medikamentöse Therapie

Die Behandlung mit krankheitsmodifizierenden Antirheumatika beginnt baldmöglichst nach Diagnosestellung. Eine erfolgreiche Behandlung mindert nicht nur die Gelenkzerstörung, sondern auch das kardiovaskuläre Risiko.

Tab. 14.5 Klassifikationskriterien der rheumatoiden Arthritis (ACR/EULAR 2010). [F723-004]

Punkte				
0	1	2	3	5
Voraussetzung: klinisch Synovitis (Gelenkschwellung oder -schmerzen) an mindestens einem Gelenk, für die es keine andere Erklärung gibt				
Betroffene Gelenke				
1 großes	2–10 große	1–3 kleine	4–10 kleine	≥ 11, ≥ 1 kleines
RF/Anti-CCP				
Beide negativ		≥ 1 schwach positiv	≥ 1 hoch positiv	
BSG/CRP				
Beide normal	≥ 1 erhöht			
Beschwerdedauer				
< 6 Wochen	≥ 6 Wochen			
Definitive rheumatoide Arthritis bei ≥ 6 Punkten				

* Kleine Gelenke: Handgelenke, Fingergrund- und -mittelgelenke, Zehengrundgelenke 2–5, Großzehenmittelgelenke. Große Gelenke: Schulter-, Ellenbogen-, Hüft-, Knie-, Sprunggelenke. Nicht gewertet werden Daumensattel-, Großzehengrund-, Finger- und Zehenendgelenke.

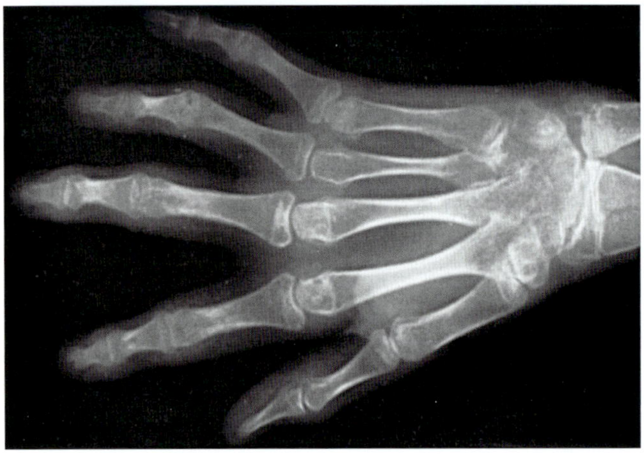

Abb. 14.42 Röntgenaufnahme der Hand bei rheumatoider Arthritis mit Gelenkzerstörung, Verschiebung der Gelenkflächen und Ulnardeviation. [G949]

Mittel erster Wahl ist Methotrexat (➤ 14.2.3), anfänglich ggf. kombiniert mit Glukokortikoiden (➤ 12.2.3) und nichtsteroidalen Antirheumatika (➤ 14.2.2) zur schnellen Entzündungsbekämpfung und Schmerzlinderung. Bei Erfolglosigkeit wird ein weiteres krankheitsmodifizierendes Antirheumatikum hinzugefügt. Spätestens bei unzureichender Wirksamkeit zweier konventioneller DMARDs werden Biologika oder zielgerichtete DMARDs (➤ 14.2.3) eingesetzt. Die Substanzwahl hängt von Zustand, Risikoprofil und Begleiterkrankungen der Patientin ab. Umgekehrt kann die Medikation bei lang dauernder Remission versuchsweise reduziert werden. [13], [14], [15]

Lagerung, Bewegungs- und Ergotherapie

Im akuten Schub ist die Lagerung der Gelenke von besonderer Bedeutung. Die betroffenen Gelenke werden in physiologischer Mittelstellung gelagert (gedankliche Hilfe: Gelenkstellungen bei entspanntem Stehen). Ggf. können speziell angefertigte Schienen zusätzlich helfen, Fehlstellungen zu vermeiden. Betroffene Gelenke werden mehrmals täglich passiv durchbewegt, um Kontrakturen vorzubeugen. Pflegefachpersonen bewegen die Gelenke in allen Freiheitsgraden unter Ausnutzung des größtmöglichen Bewegungsumfangs (➤ Abb. 14.3), ohne die Schmerzgrenze der Patientin zu überschreiten.

Menschen mit rheumatoider Arthritis profitieren von Bewegung – sowohl von Physiotherapie als auch von individuell angepasstem Kraft- und Ausdauertraining als auch von „normalem" Sport. Die Sportart muss allerdings mit Rücksicht auf den individuellen Gelenkbefall gewählt werden. Grundregel: möglichst viel Bewegung bei möglichst geringer Belastung.

Ergotherapie, u. a. mit Anleitung zum Gelenkschutz und Hilfsmittelberatung, ist v. a. bei Funktionseinschränkungen zum Erhalt der Alltagskompetenzen sinnvoll.

Ernährungstherapie

Menschen mit rheumatoider Arthritis sollen sich ausgewogen ernähren (➤ 7.2.1) und zur Osteoporoseprophylaxe auf eine ausreichende Kalzium- und Vitamin-D-Versorgung achten (➤ 14.5.1). Weniger Fleisch- und dafür mehr Fischverzehr kann sich günstig auswirken, da die in Fleisch enthaltene Arachidonsäure zu entzündungsfördernden Substanzen umgebaut wird. Sowohl Über- als auch Untergewicht ist ungünstig, weshalb ein BMI im Normbereich anzustreben ist, ggf. werden entsprechende ernährungstherapeutische Maßnahmen eingeleitet.

Weitere Therapien

- (Lokale) Kältebehandlung, v. a. im entzündlichen Schub
- (Lokale) Wärmeanwendung, z. B. mit Moor oder Fango, Kirschkernkissen, warmen Bädern, v. a. in chronischen/wenig aktiven Phasen
- Intraartikuläre Injektionen:
  - Glukokortikoide zur Entzündungshemmung, v. a., wenn ein Gelenk erheblich stärker betroffen ist als die anderen
  - Aggressive oder radioaktive Substanzen zur **Chemo- bzw. Radiosynoviorthese,** d. h. zur bindegewebigen Umwandlung

der (entzündeten) Synovia, sodass diese nicht mehr weiterwuchern kann
- Operative Maßnahmen, z. B. **Synovektomie** (Entfernung der entzündeten Synovia), Korrektur von Fehlstellungen, **Arthrodese** (Gelenkversteifung), Gelenkersatz durch Endoprothese, Sehnenrekonstruktionen

Behandlung und Beratung bei Kindern

Ziel der Therapie ist, den Kindern ein weitgehend normales Leben zu ermöglichen und bleibende Schäden an Gelenken und Organen bestmöglich zu verhindern.

Die Therapieoptionen entsprechen grundsätzlich denen bei Erwachsenen. Die Kinder werden möglichst von einem Kinder-Rheumatologen behandelt. Bei einer rheumatischen Iridozyklitis (Entzündung von Regenbogenhaut und Ziliarkörper ➤ Tab. 19.2) ist das konsequente Einbringen von kortisonhaltigen Augentropfen notwendig, um die volle Sehfähigkeit zu erhalten.

Bei allen Maßnahmen werden die Eltern ausführlich informiert und ggf. angeleitet. Die Kinder werden altersentsprechend mit einbezogen und sollen nach und nach lernen, Verantwortung für Medikamenteneinnahme und andere Therapien zu übernehmen.

Trotz der (unterschiedlich ausgeprägten) Einschränkungen sollen Eltern größtmögliche Selbstständigkeit für ihr Kind anstreben. Dafür kann es sinnvoll sein, Tages- und Wochenpläne aufzustellen, um die aufwendigen heimischen und professionellen Therapien gut in den Tagesablauf zu integrieren.

Sport ist generell möglich, muss aber ggf. an die Krankheitsaktivitäten und -folgen angepasst werden. Offenheit im Umgang mit der Erkrankung schützt die Kinder im Alltag, deshalb sollten Eltern wichtige Bezugspersonen über die Krankheit und ihre Folgen informieren. Sie achten darauf, dass ihr Kind kein Mitleid erfährt, sondern Unterstützung wo notwendig.

Als Gehhilfen eignen sich für kleinere Kinder das Münsterpferdchen, Laufrad, Dreirad oder spezielle Gehtrainer, für ältere z. B. Sitzroller (➤ Abb. 14.43). Weitere Alltagshilfen können das Leben der Kinder erleichtern und die Selbstständigkeit fördern. Spezialisierte Ergotherapeutinnen, Selbsthilfegruppen und Anbieter von Alltagshilfen können bei der individuellen Auswahl behilflich sein.

Weitere pflegerische Betreuung

Abhängig von den individuellen Einschränkungen unterstützen bzw. übernehmen Pflegende Lebensaktivitäten, motivieren die Patientin aber, selbst aktiv zu bleiben.

Patientinnen, die Glukokortikoide und Immunsuppressiva einnehmen, sind infektionsgefährdet. Pflegende halten alle Maßnahmen der Standardhygiene und Hygienestandards bei medizinisch-pflegerischen Maßnahmen sorgfältig ein (➤ 12.2.1).

Beratung

Pflegende motivieren zur Tabakentwöhnung, da Rauchen den Verlauf verschlechtert und den Medikamentenbedarf erhöht.

Die rheumatoide Arthritis ist eine chronische, meist lebenslange Erkrankung, wenn auch mit sehr unterschiedlichem Verlauf und Folgen. Pflegefachpersonen:
- Informieren Betroffene über alle Aspekte der Erkrankung und schließen Wissenslücken
- Verdeutlichen die Wichtigkeit einer regelmäßigen, interdisziplinären Betreuung
- Schulen im Umgang mit den Medikamenten (z. B. besondere Einnahmevorschriften) und mit deren Nebenwirkungen sowie daraus resultierenden Vorsichtsmaßnahmen (z. B. Infektionsprophylaxe)
- Leiten zusammen mit anderen Berufsgruppen zu physikalischen Therapien, zur Gelenkschonung im Alltag und zum Gebrauch von Hilfsmitteln an
- Machen auf andere Beratungsangebote (z. B. zu finanziellen Hilfen, Reha-Maßnahmen, Berufsberatern) und Selbsthilfegruppen aufmerksam

Zunehmend werden strukturierte Patientenschulungen angeboten. Die Patientin erhält einen **Rheumapass,** in dem u. a. diagnostische und therapeutische Maßnahmen und das Ansprechen auf die Therapien dokumentiert sind. Dies verbessert den Überblick über die Erkrankung und die Versorgung im Notfall.

14.6.2 Morbus Bechterew

DEFINITION

Morbus Bechterew *(axiale Spondyloarthritis, ankylosierende Spondylitis, AS):* entzündlich-rheumatische Gelenkerkrankung mit hauptsächlicher **Sakroiliitis** (Entzündung der Sakroiliakalgelenke = Kreuzbein-Darmbein-Gelenke) und **Spondylarthritis** (Entzündung der Wirbelsäule), die bis zur völligen Wirbelsäulenversteifung führen kann. Mit einer Häufigkeit von ca. 0,5 % der Erwachsenen zweithäufigste entzündlich-rheumatische Gelenkerkrankung. Altersgipfel der Erstmanifestation im frühen und mittleren Erwachsenenalter, Männer : Frauen ≥ 2 : 1 [16]. Leitsymptom Rückenschmerz, Verlauf unterschiedlich, insgesamt günstiger als bei rheumatoider Arthritis.

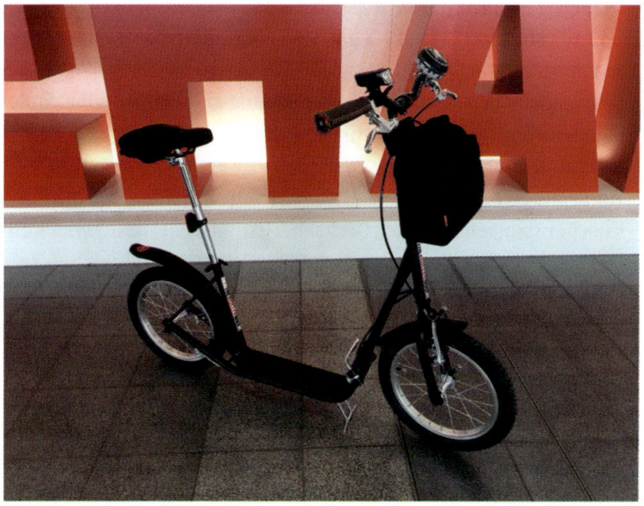

Abb. 14.43 Sitzroller für (ältere) Kinder. Er ist gleichzeitig Gehhilfe und Spielgerät. [V1056]

Krankheitsursachen und -entwicklung

Morbus Bechterew ist eine autoimmun (mit-)bedingte Erkrankung mit letztlich unklarer Ursache (➤ 12.4).

Klinische Zeichen und Diagnostik

Klinische Zeichen

Oft lange unerkannt

Leitsymptom des Morbus Bechterew ist chronischer Rückenschmerz. Aufgrund der Häufigkeit und Vieldeutigkeit von Rückenschmerzen und des anfänglichen Fehlens weiterer Zeichen vergehen oft Jahre bis zur Diagnosestellung.

Die klinischen Zeichen bei Morbus Bechterew sind: [16]

- Chronischer Rückenschmerz, typischerweise **entzündlicher Rückenschmerz.** Kriterien des entzündlichen Rückenschmerzes: junger Mensch, schleichender Beginn, Aufwachen durch den Schmerz in der zweiten Nachthälfte, Besserung nicht durch Ruhe, sondern durch Bewegung, Morgensteifigkeit über 30 Min.
- Langsam zunehmende Steifheit der Wirbelsäule mit Entwicklung einer typischen Körperhaltung (➤ Abb. 14.44)
- Evtl. Entzündung peripherer Gelenke mit einer asymmetrischen Oligoarthritis der unteren Extremität als häufigstem Befallsmuster
- Evtl. Sehnenansatzentzündungen, ebenfalls bevorzugt der unteren Extremität (z. B. der Achillessehne)
- In ca. 40 % Beteiligung weiterer Organe, am häufigsten Iridozyklitis (Entzündung von Regenbogenhaut und Ziliarmuskel ➤ Tab. 19.2), Psoriasis (Schuppenflechte ➤ 17.6), chronisch-entzündliche Darmerkrankung ➤ 8.11)

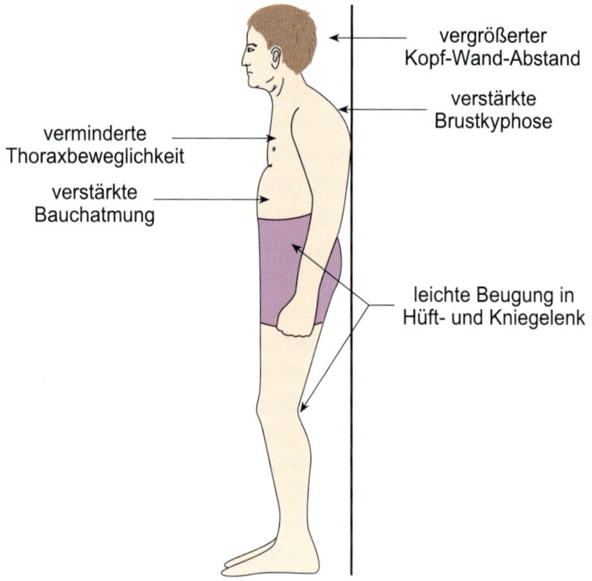

Abb. 14.44 Haltung bei Morbus Bechterew (Frühstadium). Beugt sich der Patient nach vorne, kann er nicht mit den Fingern den Boden berühren. [L141]

Diagnostik

Wichtigste Laboruntersuchung neben den Entzündungswerten ist das Merkmal **HLA-B27** (*HLA = human leukocyte antigen* ➤ 11.2.6), das in knapp 90 % vorhanden ist.

Bildgebendes Verfahren zur Darstellung *entzündlicher* Veränderungen und zur Frühdiagnostik ist die MRT.

Veränderungen der *Knochenstruktur* werden besser durch CT und Röntgen dargestellt. Charakteristisch sind **Syndesmophyten** (Knochenspangen zwischen benachbarten Wirbeln) und Verkalkungen der Wirbelsäulenbänder bis zur sog. **Bambusstabwirbelsäule** (➤ Abb. 14.45).

Nach den *ASAS-Klassifikationskriterien* „steht" die Diagnose, wenn ein unter 45-Jähriger (Alter zu Beginn der Beschwerden) Rückenschmerzen über drei Monate hat und: [16]

- Eine durch bildgebende Verfahren gesicherte Sakroiliitis *und* mindestens eins der folgenden Kriterien erfüllt *oder*
- HLA-B27 positiv und mindestens zwei der folgenden Kriterien positiv sind
  - Entzündlicher Rückenschmerz (➤ 14.1.2)
  - Periphere Arthritis (➤ 14.4)
  - Enthesitis (entzündlicher Sehnenansatzschmerz) der Ferse
  - Uveitis (Entzündung der mittleren Augenhaut, z. B. Iridozyklitis, ➤ Tab. 19.2)
  - Daktylitis (Entzündung von Finger oder Zehe)
  - Psoriasis (Schuppenflechte ➤ 17.6)

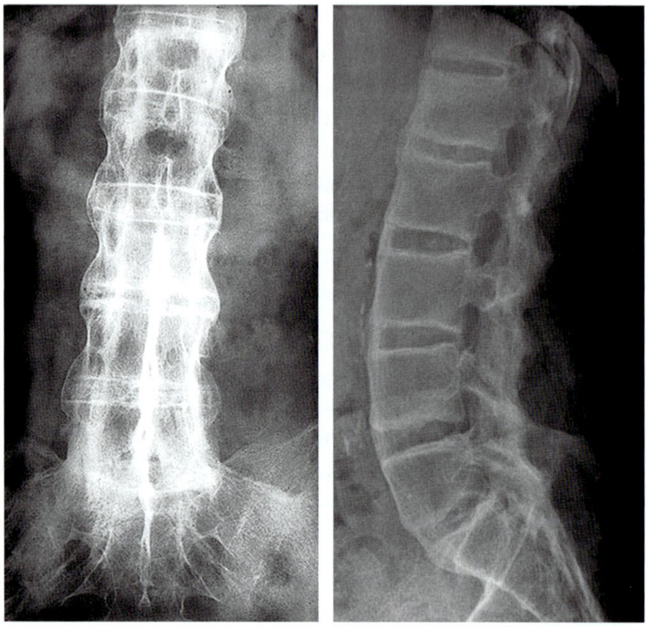

Abb. 14.45 Röntgenbefund bei fortgeschrittenem Morbus Bechterew mit vollständiger Verknöcherung von Wirbelsäule (Bambusstabwirbelsäule) und Sakroiliakalgelenken. [M614, F605–001]

- Morbus Crohn/Colitis ulcerosa (➤ 8.11)
- Gutes Ansprechen auf nichtsteroidale Antirheumatika
- Positive Familienanamnese für eine Spondylarthritis
- HLA-B27 positiv
- Erhöhtes CRP (➤ 13.1.3)

Komplikationen

- Fortschreitende Beweglichkeitseinschränkung der Wirbelsäule u. a. mit verstärkter BWS-Kyphose und HWS-Lordose, restriktiver Lungenfunktionsstörung (➤ 3.1.4)
- Erhöhtes kardiovaskuläres Risiko
- Osteoporose (durch Entzündung und Bewegungsmangel ➤ 14.5.1)

Behandlung

Behandlungsziele bei Morbus Bechterew sind besonders die Schmerzlinderung, die Minimierung von Knochen- und Gelenkschäden und der Erhalt der Beweglichkeit.

Bewegungstherapie

Die Bewegungstherapie ist unabdingbar bei Morbus Bechterew. Am sinnvollsten ist eine Kombination von Übungen unter Anleitung, eigenständig durchgeführten Übungen, körperlicher Aktivität im Alltag und Sport. Sie verzögert die Versteifung und versteift die Wirbelsäule dennoch, so zumindest in aufrechter Haltung.

Medikamentöse Therapie

Charakteristisch für den Morbus Bechterew ist eine gute Wirksamkeit von nichtsteroidalen Antirheumatika (➤ 14.2.2). Reichen diese nicht, werden bei Befall von Wirbelsäule und/oder Sakroiliakalgelenken Biologika eingesetzt (v. a. TNFα-Blocker, Interleukin-17-Hemmer), bei anderen Gelenken Glukokortikoidinjektionen ins Gelenk oder Sulfasalazin und erst dann Biologika (➤ 14.2.3). [16], [17]

Weitere Therapien

Auch bei Morbus Bechterew kann eine Glukokortikoidinjektion in einzelne Gelenke sinnvoll sein.

Gerade nach langjährigem Verlauf können operative Maßnahmen notwendig werden, beispielsweise Aufrichtungsoperationen der Wirbelsäule oder Implantation einer Hüft-TEP bei ausgeprägten, schmerzhaften Hüftgelenkschäden.

Weitere pflegerische Betreuung

Im Spätstadium der Erkrankung wird die Rumpfbeweglichkeit immer geringer, sodass Unterstützung bei den Alltagsaktivitäten notwendig werden kann. Die zunehmende Versteifung der Wirbelsäule hat zudem Auswirkungen auf die Lungenbelüftung, da sich der Thorax nicht mehr ausdehnen kann (restriktive Ventilationsstörung ➤ Tab. 3.3). Die Überwachung und Förderung der Atmung ist deshalb besonders wichtig, z. B., wenn Betroffene wegen einer anderen Erkrankung operiert werden müssen.

Beratung

Rauchende werden zur Tabakentwöhnung beraten, da sich Rauchen ungünstig auf die Erkrankung auswirkt. In Bewegung bleiben ist der wichtigste Rat, auch wenn Schmerzen und fortschreitende Bewegungseinschränkung demotivierend wirken können. Pflegende motivieren zu den täglichen Bewegungsübungen, zur Teilnahme an einer geeigneten Rückensportgruppe und zu geeigneten Sportarten (z. B. keine Sportarten mit plötzlichen Drehungen oder Anhalten). Muskelentspannende Wärmeanwendungen können als angenehm empfunden werden, aber v. a. während eines akuten Schubs auch Kälteanwendungen. Hier muss jede Betroffene selbst herausfinden, was ihr wann guttut.

14.7 Arthrosen

DEFINITION

Arthrose: nichtentzündliche, degenerative und irreversible Gelenkzerstörung, verursacht durch ein Missverhältnis zwischen Belastung und Belastbarkeit. Leitsymptome langsam über Jahre zunehmender Schmerz und Beweglichkeitseinschränkung. Erkrankungshäufigkeit mit steigendem Lebensalter zunehmend, Frauen häufiger und oft schwerer betroffen als Männer.
Arthrosen häufig befallener Gelenke haben spezielle Bezeichnungen: **Koxarthrose** *(Hüftgelenkarthrose)*, **Gonarthrose** *(Kniegelenkarthrose)*, **Omarthrose** *(Schultergelenkarthrose)*, **Rhizarthrose** *(Daumensattelgelenkarthrose)*, **Hallux rigidus** *(Großzehengrundgelenkarthrose)*. An der Wirbelsäule **Spondylose** *(Arthrose der Wirbelkörper)*, **Spondylarthrose** *(Arthrose der kleinen Wirbel- = Facettengelenke)*.
Aktivierte Arthrose: Arthrose mit begleitender Gelenkhautentzündung (Synovitis) und dadurch Schmerzverstärkung. Oft ausgelöst durch Überbelastung.

Krankheitsursachen und -entwicklung

Als Ursache der **Arthrose** wird ein Missverhältnis zwischen Belastbarkeit und Belastung eines Gelenks angesehen. Klassischerweise unterschieden werden **primäre Arthrosen** ohne und **sekundäre Arthrosen** mit feststellbarer Ursache wie etwa in Fehlstellung verheilter Fraktur oder Hüftdysplasie, welche die Gelenkbelastung erhöhen. Tatsächlich spielen zahlreiche innere und äußere (Risiko-)Faktoren in individuell unterschiedlicher Gewichtung eine Rolle, etwa genetische Faktoren, Geschlecht, Hormone, Zytokine, Medikamente, einseitige Belastungen, unbemerkte Mikrotraumata, bei den Gelenken der unteren Extremität auch das Gewicht.

Zuerst besteht eine Regulationsstörung des Knorpelzellstoffwechsels, die dann zum Abbau der Knorpelmatrix führt. Der Knorpel fasert auf, wird rau und dünn und schließlich liegt an Teilen der Gelenkfläche der Knochen bloß (➤ Abb. 14.46). Reaktiv kommt es zu Gelenkkapsel-, Muskel- und Knochenveränderungen, beispielsweise zu **Osteophyten** (Knochen„anbauten") und Knochennekrosen.

Klinische Zeichen und Diagnostik

Klinische Zeichen

Leitsymptom Schmerz

Charakteristisch ist der belastungs- und bewegungsabhängige Schmerz, der zu Tagesbeginn gering ist, im Verlauf jedoch zunimmt. Nachts bestehen in der Regel keine Schmerzen.

Der Krankheitsbeginn wird von Betroffenen häufig als Steifigkeit beschrieben und ist in der Regel begleitet von diffusen Gelenk- und Muskelschmerzen. Die Arthroseschmerzen sind anfangs Belastungsschmerzen nach längerer oder besonders starker Belastung. Später bestehen zusätzlich Anlaufschmerzen nach längerer Ruhe. Im Verlauf entwickeln sich außerdem (sichtbare) Gelenkdeformierung und Bewegungseinschränkung.

Diagnostik

Diagnostisch wegweisend sind Anamnese und Untersuchung. Bei der häufigen **Koxarthrose** *(Hüftgelenkarthrose)* ist z. B. zunächst die Innenrotation eingeschränkt, bei der **Gonarthrose** *(Kniegelenkarthrose)* die Kniestreckung. Bei den verschiedenen degenerativen Wirbelsäulenveränderungen dominieren Rückenschmerzen, Fehlhaltung und Bewegungseinschränkung.

Zur Bestätigung der Verdachtsdiagnose reicht meist eine Röntgenuntersuchung des betroffenen Gelenks (➤ Abb. 14.47). Der Zusammenhang zwischen Stärke der Beschwerden und Ausmaß der radiologisch sichtbaren Veränderungen ist allerdings gering.

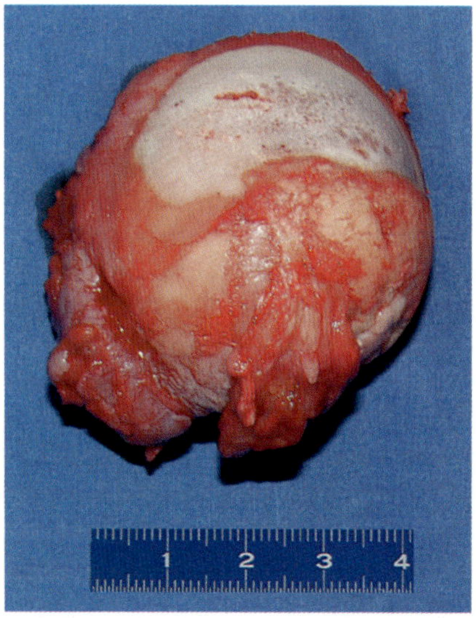

Abb. 14.46 Hüftkopf mit fortgeschrittener Arthrose. [M332]

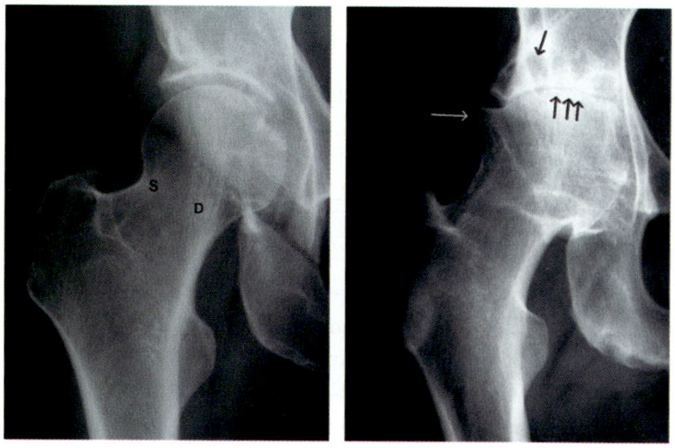

Abb. 14.47 Links Röntgenbefund eines normalen Hüftgelenks, rechts bei Koxarthrose mit verschmälertem, unregelmäßigem Gelenkspalt, Sklerose des Knochens unter dem Knorpel (↑ ↑ ↑), sog. Geröllzysten (↓) und Osteophyten (→). [M614]

Behandlung

Wichtig für die Therapieentscheidung ist der persönliche Leidensdruck durch Schmerzen und Bewegungseinschränkung.

Allgemeinmaßnahmen

Sowohl Bewegungsmangel als auch zu starke Belastung fördern eine Arthrose. Entsprechend gilt generell „Bewegung ohne (zu starke) Belastung". Die Umsetzung hängt vom Gelenk ab, z. B. bei Arthrosen der unteren Extremität:

- Abbau von Übergewicht, keine Sportarten mit stoßartigen Belastungen (z. B. Sprüngen), sondern solche mit gleichmäßigen Bewegungen (beispielsweise Fahrradfahren, Schwimmen, Walken)
- Schuhe mit dicken, „puffernden" Sohlen
- Meiden von Überlastung, beispielsweise durch stundenlange Gartenarbeit mit ständigem Auf-die-Knie-Gehen und Wiederaufrichten
- Körperliche Schonung nur bei aktivierter Arthrose und starken Schmerzen

Physikalische Therapien

Physikalische Therapien sollen Muskelverspannungen mindern, die Gelenkbeweglichkeit bessern, Kraft und Koordination und damit die Gelenkstabilität fördern und so die Beschwerden bessern. Eingesetzt werden:

- Wärme-/Kältebehandlung (je nach Verträglichkeit, bei Arthrose eher Wärme, bei aktivierter Arthrose eher Kälte)
- Massagen, Elektro-, Ultraschalltherapie zum Lösen von Muskelverspannungen, zur Stoffwechselanregung und Schmerzlinderung
- Extensionen (Streckbehandlung zur Gelenkentlastung)
- Aktive und passive physiotherapeutische Übungen (Beweglichkeitsübungen, Krafttraining zum Muskelaufbau)

Medikamentöse Behandlung

Je nach Leidensdruck werden Analgetika gegeben (➤ 2.5.13), wobei nichtsteroidale Antirheumatika (NSAR ➤ 14.2.2) v. a. bei aktivierten Arthrosen verabreicht werden sollten (entzündungshemmend).

Intraartikuläre Glukokortikoidinjektionen (also Glukokortikoidinjektionen in das Gelenk hinein) sind ausschließlich aktivierten Arthrosen vorbehalten.

Intraartikuläre Hyaluronsäureinjektionen sollen die „Schmiereigenschaften" der Synovia (Gelenkflüssigkeit) und die mechanischen Eigenschaften des Knorpels verbessern, indem sie die Knorpelzellen zu erhöhter Proteoglykanproduktion anregen. Studien zeigten uneinheitliche Ergebnisse.

Operative Therapien

Bei einer leichten bis mäßigen sekundären Arthrose kann eine Operation evtl. die zugrundeliegende Gelenkfehlstellung und damit die Gelenkbelastung mindern und dadurch das Fortschreiten der Arthrose bremsen.

Ansonsten ist bei schwerer Arthrose und hohem Leidensdruck nach Ausschöpfung der konservativen Therapiemöglichkeiten meist der endoprothetische Gelenkersatz das Mittel der Wahl (➤ 14.2.11), insbesondere bei Kox- und Gonarthrose (perioperative Pflege ➤ 14.2.8, ➤ 14.2.11).

Weitere pflegerische Betreuung

Pflegende unterstützen die Patientin z. B. bei der Körperpflege, wenn starke Schmerzen bei den Lebensaktivitäten einschränken. Gemeinsam mit ihr planen sie den Tag so, dass immer wieder Ruhepausen möglich sind.

Prävention

Präventiv der Arthrose vorzubeugen ist nahezu unmöglich. Liegen jedoch bereits prädisponierende Faktoren vor, so sollte Übergewicht abgebaut und auf Sportarten mit hoher Belastung (Skifahren, Fußball, Tennis) verzichtet werden.

Beratung

Auch bei Arthrose gilt „in Bewegung bleiben" oder „Wer rastet, der rostet". Tägliche dosierte Bewegung erhält die Muskulatur, die dann die Gelenke besser stützen kann.

Außerdem kann das Gewicht besser reguliert werden und Bewegung verbessert insgesamt das Lebensgefühl, was besonders wichtig bei chronischen Schmerzen ist. Überbelastung muss aber vermieden werden.

Beim Laufen sind Gehstöcke sinnvoll, weil sie Knie- oder Hüftgelenk entlasten können, bei Schultergelenkarthrose sind sie hingegen ungeeignet. Sportvereine und Fitnessstudios bieten häufig spezielle Gymnastik für Menschen mit Arthrose an. Der Kontakt und Austausch in Selbsthilfegruppen kann ebenfalls zu einer positiven Lebenseinstellung beitragen.

14.8 Knochentumoren

DEFINITION

Knochentumoren: Tumoren im Knochen, die als gut- oder bösartige primäre Knochentumoren im Knochen selbst entstehen oder als bösartige sekundäre Knochentumoren Metastasen anderer Tumoren in den Knochen sind. Altersgipfel der insgesamt seltenen primären Knochentumoren überwiegend in der ersten Lebenshälfte, der sehr viel häufigeren Knochenmetastasen in der zweiten Lebenshälfte.

Krankheitsursachen und -entwicklung

Die ursächlich unklaren **primären Knochentumoren** können von allen Geweben im Knochen ausgehen. Hierzu zählen u. a.:

- Knochenbildende Tumoren
  - **Osteom, Osteoidosteom, Osteoblastom** (gutartig)
  - **Osteosarkom** (bösartig ➤ Abb. 14.48)
- Knorpelbildende Tumoren
  - **Enchondrom, Chondroblastom** (gutartig)
  - **Chondrosarkom** (bösartig)
- Außerdem das v. a. bei Kindern auftretende bösartige **Ewing-Sarkom**

Weitaus häufiger sind sekundäre Knochentumoren, die **Knochenmetastasen.** In ca. 80 % ist der Ursprungstumor ein Brust-, Prostata-, Lungen- oder Nierenkarzinom.

Klinische Zeichen und Diagnostik

Gutartige Tumoren bereiten oft keine Beschwerden und sind ein Zufallsbefund. Ansonsten ist Schmerz fast immer Erst-, aber oft Spät-

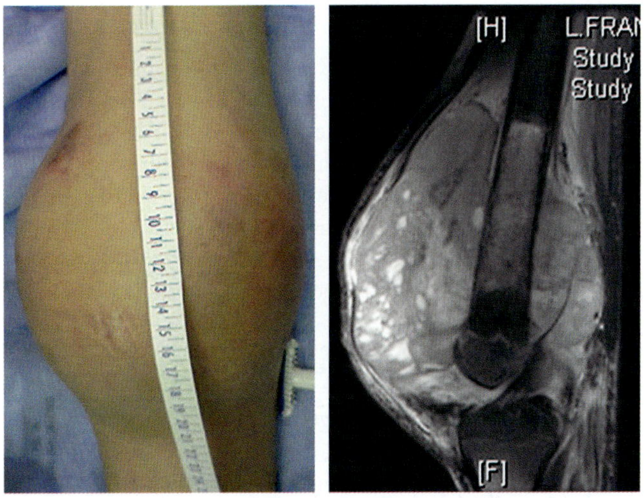

Abb. 14.48 Osteosarkom des distalen Femur bei einem 14-jährigen Jungen. Links klinischer Befund mit massiver Kniegelenkschwellung, rechts MRT. [M332]

symptom. Die Schmerzen sind oft von unterschiedlicher Dauer und kommen sowohl belastungsabhängig als auch in Ruhe und nachts vor. Weitere mögliche Symptome sind ein sicht- und tastbarer Tumor (➤ Abb. 14.48), Bewegungseinschränkung, pathologische Frakturen (Knochenbruch bei Bagatellverletzung oder spontan ➤ 14.10), neurologische Ausfälle oder Allgemeinbeschwerden.

Zunächst wird ein Röntgenbild in zwei Ebenen angefertigt. Die weitere Diagnostik bei Verdacht auf einen primären Knochentumor (bildgebende Verfahren ➤ Abb. 14.48, Biopsie) sollte in spezialisierten Häusern erfolgen. Bei Verdacht auf Knochenmetastasen sollte eine Skelettszintigrafie durchgeführt werden.

Behandlung

Behandlung gutartiger Knochentumoren

Bei gutartigen Knochentumoren reichen gelegentlich Verlaufskontrollen, überwiegend werden sie aber entfernt, teils minimalinvasiv.

Behandlung bösartiger Knochentumoren

Die Behandlung primärer maligner Knochentumoren ist meist multimodal: der Tumor wird z. B. zunächst durch Chemotherapie verkleinert, dann operativ entfernt, postoperativ folgt eine abermalige Chemo- und ggf. eine Strahlentherapie. Häufig ist eine prothetische Versorgung erforderlich.

Bei Knochenmetastasen ist die Behandlung palliativ mit Bisphosphonaten (➤ 14.5.1), Hormon-, Chemo-, Strahlentherapie und/oder operativer Stabilisierung.

Entsprechend ist die pflegerische Betreuung sehr vielschichtig, je nach Behandlung und Behandlungsverlauf: perioperative Pflege (➤ 14.2.8), Pflege bei Amputationen (➤ 14.12) mit nachfolgender Prothesenversorgung (➤ 14.2.7), Pflege bei Chemotherapie (➤ 2.5.7) oder Strahlentherapie (➤ 2.5.11).

Psychosoziale Begleitung und psychoonkologische Betreuung

Die Diagnose eines bösartigen Knochentumors konfrontiert die Patientin mit einer Krebserkrankung, die Diagnose Knochenmetastasen mit dem Fortschreiten einer bestehenden Krebserkrankung. Für Eltern erkrankter Kinder bricht häufig eine Welt zusammen, besonders wenn eine Amputation erforderlich ist. Die psychosoziale und psychoonkologische Begleitung durch die Pflegenden spielt deshalb in allen Phasen der Erkrankung eine zentrale Rolle, ggf. begleitet durch spezielle psychoonkologische Angebote (➤ 2.5.12).

Weitere pflegerische Betreuung

Krankheits- oder therapiebedingt benötigen alle Betroffenen zumindest vorübergehend Unterstützung bei den Alltagsaktivitäten. Bei fortgeschrittenen Knochenmetastasen stehen die Linderung von Schmerzen, weitere palliative Maßnahmen und evtl. die Sterbebegleitung im Vordergrund.

14.9 Luxationen

DEFINITION

Luxation *(Verrenkung):* vollständiger Kontaktverlust gelenkbildender Knochenenden.

Krankheitsursachen und -entwicklung

Grundsätzlich muss zwischen einer traumatischen und nichttraumatischen **Luxation** unterschieden werden:

- Bei einer **traumatischen Luxation** wirkt eine große Kraft auf das Gelenk ein, welche die beiden Gelenkpartner bis zum völligen Kontaktverlust verschiebt, z. B. bei einem Autounfall oder Sturz auf den ausgestreckten Arm.
- Bei **nichttraumatischen Gelenkluxationen** besteht in aller Regel eine strukturelle Vorschädigung des Gelenks, welche die Luxation begünstigt, sodass schon weit geringere Kräfte ausreichen.

Die Gelenkkapsel ist immer mit verletzt. Bei einer **Subluxation** ist der Kontaktverlust nur unvollständig.

Klinische Zeichen und Diagnostik

Die Patientinnen haben starke Schmerzen und können die betroffene Extremität meist nicht mehr bewegen oder belasten. Kinder benutzen die betroffene Extremität nicht. Oft besteht eine typische Fehlstellung. Bei der Untersuchung „federt" das Gelenk häufig in der Fehlstellung, evtl. ist die leere Gelenkpfanne tastbar. Ein Röntgenbild in zwei Ebenen reicht in der Regel zur Diagnosesicherung.

- Weitaus am häufigsten ist die **Schultergelenkluxation,** denn die Gelenkpfanne ist zu klein, um den Gelenkkopf sicher zu fixieren. Schultergelenkluxationen machen rund die Hälfte aller Luxationen aus! Am häufigsten ist die Schultergelenkluxation nach vorne, sodass der Humeruskopf unter dem Processus coracoideus sitzt (➤ Abb. 14.49). Die Patientin hält den Arm meist in Adduktion und leichter Innenrotation fest.

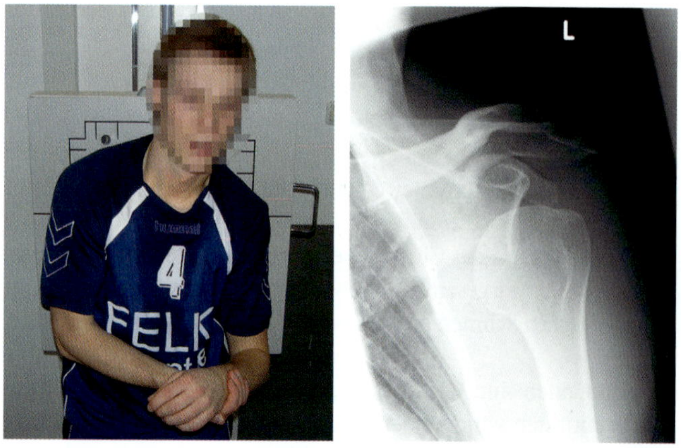

Abb. 14.49 Schultergelenkluxation nach vorne. Links Jugendlicher mit typischer Schonhaltung. Rechts Röntgenbefund des gleichen Patienten. [M332]

- Zweithäufigste Luxation ist die **Ellenbogenluxation,** meist nach hinten. Der Ellenbogen steht viel zu stark nach hinten heraus.
- Eine **Hüftgelenkluxation** ist durch geringe Krafteinwirkung nach Hüft-TEP möglich (➤ 14.2.11). Die Patientin klagt über starke Schmerzen in der Hüfte, das Bein ist nach außen rotiert und verkürzt.

Zwei Sonderfälle bei Kindern sind erwähnenswert:

- Angeborene Hüftgelenkdysplasie und Hüftluxation (➤ 14.3)
- **Radiusköpfchenluxation** *(Chassaignac)* durch direkten Zug am gestreckten Arm (wenn z. B. ein Kind schnell über die Straße „gezogen" werden soll), die sich durch Schonen des Arms in Pronationsstellung zeigt

Komplikationen

Komplikationen sind zum einen Nerven-, Gefäß-, Bänder- oder knöcherne Verletzungen. Bei den häufigen Schultergelenkluxationen kommt es z. B. in ca. 40 % zu knöchernen Verletzungen, in 35 % zu Verletzungen der Rotatorenmanschette (➤ 14.11) und in 15 % zu einer Verletzung des N. axillaris.

Zum anderen begünstigt eine stattgehabte Luxation erneute Luxationen.

Behandlung

NOTFALL

Eine **Gelenkluxation** stellt einen der wenigen orthopädischen Notfälle dar!

Die **Gelenkreposition** *(Einrenkung)* muss schnellstmöglich erfolgen, jedoch schonend, um keine (zusätzlichen) Schäden zu setzen. Oft ist eine vorherige Schmerzmittel- und Diazepamgabe sinnvoll, evtl. eine Narkose. Gelingt die Reposition nicht, muss operiert werden.

Nach der Reposition erfolgen eine DMS- und Röntgenkontrolle. Das Gelenk wird vorübergehend ruhiggestellt, das Schultergelenk z. B. mittels eines Gilchrist- oder Desault-Verbands (➤ 14.2.6). Danach werden die erlaubten Bewegungen und physiotherapeutischen Übungen langsam gesteigert. Ausnahme ist die kindliche Radiusköpfchenluxation, die sich meist gut reponieren lässt und in der Regel keiner Ruhigstellung bedarf.

Weitere pflegerische Betreuung

Pflegende sorgen für eine Ruhigstellung des betroffenen Gelenks, z. B. durch das Anlegen eines teilimmobilisierenden Verbands (➤ 14.2.6), das Lagern auf/in einer Schiene (➤ 14.2.4). Sie unterstützen die Betroffene bei der Körperpflege und beim Anziehen.

Beratung

Betroffenen wird geraten, die Bewegung im betroffenen Gelenk nach und nach zu steigern, damit Begleitverletzungen an Gelenkkapsel, Bändern und Sehnen ausreichend Zeit haben zum Heilen.

14.10 Frakturen

14.10.1 Allgemeine Frakturlehre

DEFINITION

Fraktur *(Knochenbruch):* Trennung des Zusammenhangs eines Knochens durch direkte oder indirekte Gewalteinwirkung, welche die Elastizitätsgrenze des Knochens überschreitet.

Krankheitsursachen und -entwicklung

Bei einer **Fraktur** wirkt eine Kraft auf den Knochen ein, welche die Elastizitäts- und Belastungsgrenze des Knochens überschreitet, sodass er bricht. Ob es zu einer Fraktur kommt, hängt daher von Art und Ausmaß der Gewalteinwirkung einerseits sowie der Knochenbeschaffenheit andererseits ab. Es entstehen mindestens zwei **Knochenfragmente** *(Knochenbruchstücke),* die durch einen **Frakturspalt** getrennt werden.

Knochen ist gut durchblutet. Liegen die Fragmente passgenau unter Druck und ruhig aufeinander, so wird der Frakturspalt in der **primären Frakturheilung** direkt mit Knochengewebe durchbaut. Ist eine dieser Voraussetzungen nicht erfüllt, bildet sich bei der **sekundären Frakturheilung** zunächst der bindegewebige **Kallus** (➤ Abb. 14.51). Er stabilisiert die Bruchstelle nach und nach und wird erst über die Folgemonate in Faser- und dann in Lamellenknochen umgebaut.

Es gibt verschiedene, nicht ganz einheitliche und sich teilweise überlappende Einteilungskriterien von Frakturen (➤ Tab. 14.6, ➤ Abb. 14.50).

Klinische Zeichen und Diagnostik

Frakturzeichen

Sichere Frakturzeichen sind:

- Abnorme Beweglichkeit
- Fehlstellung (durch Fragmentverschiebung)
- Hör- oder fühlbares „Knochenreiben" *(Krepitation)* der Fragmente bei Bewegung
- Erkennbare Knochenbruchstücke bei offenen Frakturen

Schwellung, Schmerzen und Funktionsstörung sind **unsichere Frakturzeichen** – eine Fraktur kann vorliegen, muss aber nicht.

Bei Verdacht auf eine Fraktur sind Röntgenaufnahmen in mindestens zwei Ebenen (➤ Abb. 14.51) erforderlich, ggf. auch in weiteren Ebenen, oder z. B. eine CT. Bei Hinweisen auf Gefäß- und/oder Nervenschäden in der DMS-Kontrolle (➤ 14.1) folgen ebenfalls weitere Untersuchungen, z. B. eine Sonografie.

Altersabhängige Besonderheiten

Kindliche Frakturen

Kindliche Frakturen sind meist Folge von Spiel- oder Sportunfällen. Häufig sind Extremitätenfrakturen (häufiger der oberen als der unteren Extremität) sowie Klavikulafrakturen.

Kindliche Frakturen zeigen einige Besonderheiten:

- Bei **Grünholzfrakturen** bricht der Knochen bei starker Biegung nur auf der konvexen (nach außen gewölbten) Seite. Auf der anderen Seite bleibt das Periost intakt, die Kortikalis darunter wird deformiert, bricht aber nicht. Es handelt sich somit um eine unvollständige Fraktur.
- Kindliche Frakturen heilen schneller.
- Die meisten kindlichen Frakturen werden konservativ behandelt.
- Die noch offene Epiphysenfuge bedingt einerseits die Möglichkeit gewisser Spontankorrekturen während des weiteren Wachstums (z. B. eines Achsenknicks), andererseits aber auch die Gefahr einer Wachstumsstörung durch **Epiphysenfugenverletzung.**

Tab. 14.6 Einteilungskriterien von Frakturen (Auswahl).

Einteilung nach … in
Entstehung
• **Traumatische Fraktur** = Fraktur eines gesunden Knochens infolge starker Gewalt • **Ermüdungsfraktur** = Fraktur infolge Dauerbeanspruchung/häufiger Mikrotraumen • **Pathologische Fraktur** = Fraktur eines vorgeschädigten Knochens (z. B. bei Osteoporose) ohne oder bei nur geringer äußerer Gewalteinwirkung
Ort der Gewalteinwirkung
• **Direkte Fraktur** am Ort der Gewalteinwirkung • **Indirekte Fraktur** fern der Gewalteinwirkung
Art der Gewalteinwirkung
• **Biegungsfraktur** durch Biegung, mit Biegungskeil • **Torsionsfraktur** durch Drehung • **Kompressionsfraktur** durch Stauchung • **Abscherfraktur** durch Scherkräfte, an nicht abgestützten Knochenvorsprüngen • **Abrissfraktur** an Band- oder Sehnenansätzen durch starken Zug
Kontinuität des Knochens
• **Vollständige Fraktur** mit kompletter Durchtrennung des Knochens • **Unvollständige Fraktur** mit teilweisem Kontinuitätserhalt, z. B. **Fissur** = Riss im Knochen
Frakturlinienverlauf
• **Querfraktur** mit Bruchlinie senkrecht zur Knochenoberfläche • **Schrägfraktur** • **Spiralfraktur** • **Defektfraktur** mit Verlust von Knochen im Frakturbereich
Fragmentzahl
• **Einfache Fraktur** mit zwei Bruchstücken • **Mehrfragmentfraktur** mit 3–6 Bruchstücken. Sonderfall **Stückfraktur** *(Doppel-, Etagenfraktur)* mit drei Bruchstücken (den beiden „Knochenenden" und einem Stück dazwischen) • **Trümmerfraktur** mit sieben oder mehr Bruchstücken
Fragmentverschiebung
• **Nichtdislozierte Fraktur** ohne Fragmentverschiebung • **Dislozierte Fraktur** mit **Fragmentverschiebung** = Verschiebung (Dislokation) der Bruchstücke gegeneinander, unterteilt in **Längsverschiebung** = Verkürzung/Verlängerung, **Seitverschiebung, Drehfehler, Achsenknickung**
Weichteilverletzung
• **Geschlossene Fraktur** ohne Verbindung zwischen Fraktur und Außenwelt • **Offene Fraktur** mit Hautverletzung im Bereich der Fraktur. Nach zunehmenden Weichteilschäden und damit steigender Infektionsgefahr unterteilt in die Grade I–IV

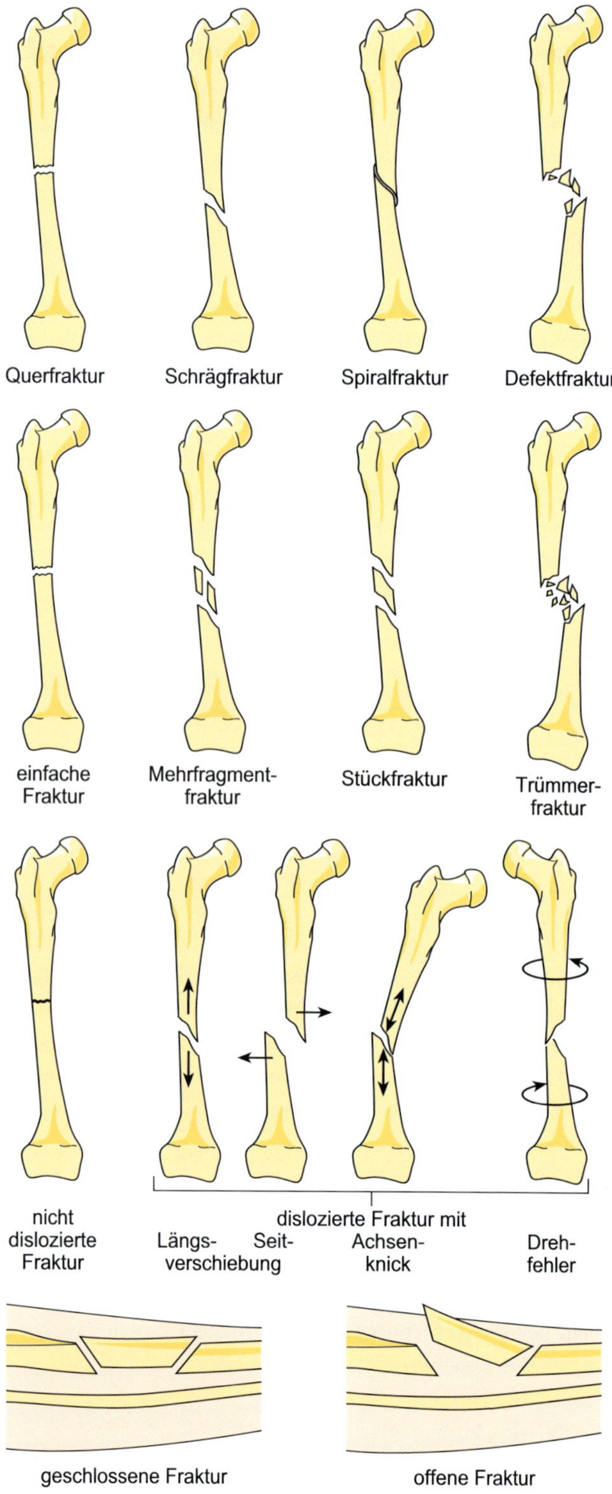

Abb. 14.50 Verschiedene Frakturen (Auswahl). [L141]

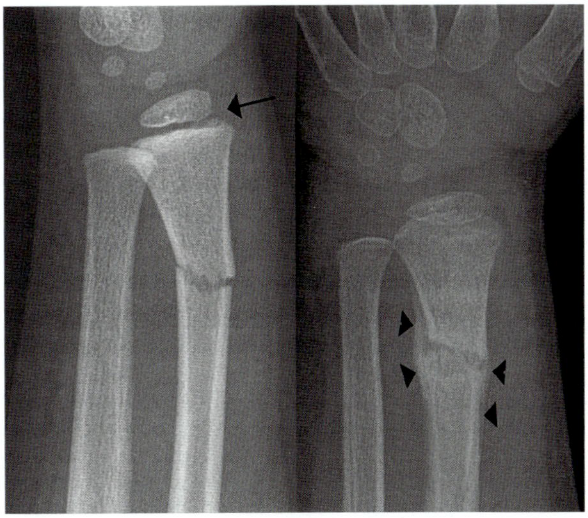

Abb. 14.51 Links frische Radiusfraktur bei einem Kind mit deutlichem Frakturspalt und Achsabweichung. Der Pfeil zeigt auf die beim Kind normale Epiphysenfuge. Rechts drei Wochen nach Reposition und Ruhigstellung im Gips. Die Pfeilspitzen zeigen auf den Kallus, der mittlerweile durch zunehmende Mineralisation im Röntgenbild sichtbar ist. [S008–4]

Frakturen bei Erwachsenen mittleren Alters

Erwachsene mittleren Alters haben seltener Frakturen als Kinder, Jugendliche und alte Menschen. Neben distalem Radius und Klavikula sind obere Sprunggelenke, Mittelfuß und Zehen häufig betroffen.

Geriatrische Frakturen

Mit zunehmendem Alter werden Frakturen infolge banaler Stürze bei Osteoporose immer häufiger. Typische Frakturen alter Menschen sind die proximale Oberarmfraktur, die Schenkelhalsfraktur und Wirbelkörperfrakturen, die sich sogar ganz ohne Trauma ereignen können („Zusammensintern“ von Wirbelkörpern).

Wichtig ist, dass der alte Mensch nur möglichst kurze Zeit immobilisiert wird. Gleichzeitig muss darauf Rücksicht genommen werden, dass der alte Mensch bestimmte Aufgaben nicht mehr so gut bewältigen kann, z. B. Teilbelastung oder anspruchsvolle Bewegungsübungen.

Komplikationen

Kompartmentsyndrom

In wenig dehnbaren Muskellogen kann der Druck z. B. durch Schwellung oder Hämatom nach Fraktur, andere Verletzungen oder bei zu engem Gips stark ansteigen. Der Druckanstieg führt zu Durchblutungsstörungen und diese zu einer weiteren Gewebeschwellung mit abermaliger Verschlechterung der Durchblutung. Im Extremfall kommt es zu Muskelnekrosen mit späterer Kontraktur.

Leitsymptome eines solchen **Kompartmentsyndroms** *(Logensyndroms)* sind Spannungsgefühl, Schmerzen, Schwellung und Sensibilitätsstörungen. Die Pulse sind meist lange tastbar. In mehr als ¾ der Fälle sind Unterarm bzw. Unterschenkel betroffen (➤ Abb. 14.52). Therapeutisch vordringlich ist die Druckentlastung, z. B. durch Gipsentfernung, aber auch Operation.

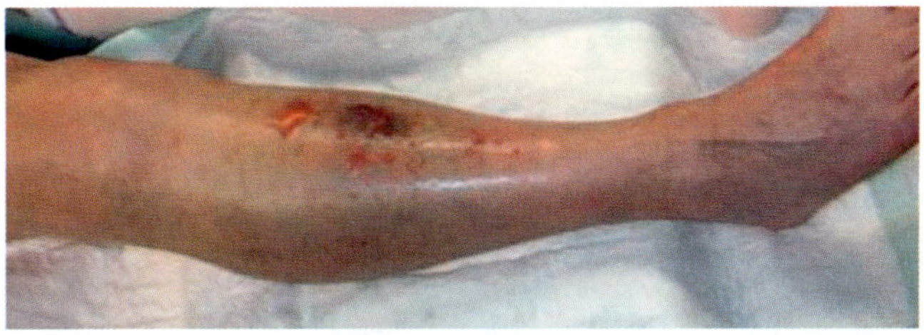

Abb. 14.52 Kompartmentsyndrom nach Unterschenkelfraktur mit typischer prall-elastischer Schwellung und Blasenbildung. [T1105]

Infektionen

Vor allem bei offenen Frakturen besteht das Risiko einer Knocheninfektion.

Verzögerte Frakturheilung und Pseudarthrosenbildung

Je nach Lokalisation des Knochenbruchs und Patientenalter dauert die Frakturheilung etwa drei Wochen bis drei Monate (meist 6–8 Wochen). Ist die Fraktur nach vier Monaten noch nicht durchbaut, spricht man von **verzögerter Frakturheilung,** nach sechs Monaten von einem *Falschgelenk* bzw. einer **Pseudarthrose.**

Ursachen können sowohl allgemeine Faktoren (z. B. hohes Alter, Diabetes mellitus, Zytostatikabehandlung) als auch lokale Faktoren (z. B. fehlende Ruhigstellung, Durchblutungsstörungen, Infektion) sein.

Leitsymptome sind Schmerzen, Schwellung, Belastungsunfähigkeit sowie evtl. abnorme Beweglichkeit. Die Behandlung schließt in aller Regel eine operative (Wieder-)Stabilisierung der Fraktur mit ein.

Komplexes regionales Schmerzsyndrom

Das **komplexe regionale Schmerzsyndrom** *(CRPS)* tritt meist nach distalen Extremitätenverletzungen auf, z. B. einer distalen Radiusfraktur. Seine Ursache ist nach wie vor unklar. Als mitursächlich angesehen werden Entzündungsbotenstoffe, eine Fehlregulation des sympathischen Nervensystems und der Durchblutung sowie Veränderungen der Reizverarbeitung im Gehirn.

Leitsymptome sind (➤ Abb. 14.53): [18]

- Anhaltender, dem Trauma nicht angemessener Schmerz
- Überempfindlichkeit für Schmerz/Berührung, **Allodynie** (Empfinden eines normalerweise nicht schmerzhaften Reizes als Schmerz). Veränderungen der Hautfarbe, Seitenunterschied in Hauttemperatur/Schwitzen; Ödem
- Verminderte Beweglichkeit, Muskelschwäche, unwillkürliche Muskelkontraktionen, Tremor (Zittern ➤ 15.1.4), Fehlhaltung, Veränderung von Haar- oder Nagelwachstum
- Keine andere Erkrankung, welche die Beschwerden erklärt

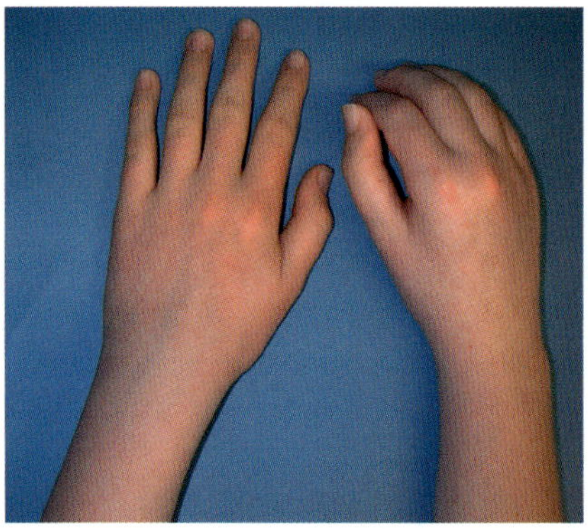

Abb. 14.53 Komplexes regionales Schmerzsyndrom an der rechten Hand mit noch vorhandener Schwellung und zunehmender Gelenkversteifung. [T584]

Behandlung des CRPS

Die Behandlung ist schwierig und multimodal (interdisziplinär-multimodale Schmerztherapie/IMST ➤ 14.1.2), sie umfasst u. a.: [18]

- Entzündungshemmende und schmerzlindernde Medikamente, v. a. Glukokortikoide (➤ 12.2.3), Bisphosphonate (➤ 14.5.1), Gabapentin (z. B. Neurontin® ➤ 15.2.4)
- Physio- und Ergotherapie
  - Aktive, schmerzangepasste Bewegungstherapie
  - Mit neurokognitiven und/oder verhaltenstherapeutischen Anteilen, z. B. Spiegeltherapie, gestufte Bewegungsexposition
  - Abbau ungünstiger Bewegungsmuster und Vermeidungsverhalten
  - Eigenübungen
- Physikalische Maßnahmen
- Body-Mind-Verfahren zur Verbesserung von Körperwahrnehmung und -steuerung, auch Autogenes Training, Meditation
- Psychotherapie
- Hilfsmittelanpassung
- Selten invasive Verfahren, z. B. rückenmarksnahe Elektrostimulation

Behandlung

Grundsätze der Frakturbehandlung

Ziel der Frakturbehandlung ist die Wiederherstellung der Funktion durch sichere Knochenbruchheilung in anatomisch korrekter Stellung. Grundprinzipien sind die „**3 Rs**":

- **Reposition** = Wiederherstellung der ursprünglichen Knochenstellung
- **Retention** = Fixieren der Stellung, damit der Knochen heilen kann
- **Rehabilitation** = Wiedererlangung der ursprünglichen Funktion

Sie gelten für die **konservative** wie für die **operative Frakturbehandlung** gleichermaßen.

Reposition

Ist eine Fraktur nicht verschoben, ist auch keine Reposition nötig. Ansonsten kann die Fraktur meist geschlossen unter ausreichender Schmerzlinderung mittels Zug und Gegenzug reponiert werden. Bei Erfolglosigkeit oder ohnehin erforderlicher Operation erfolgt eine offene, operative Reposition. Besonders wichtig ist eine korrekte Reposition bei **Gelenkfrakturen,** da sonst frühzeitig eine Arthrose aufgrund der schlechten „Passgenauigkeit" und unphysiologischen Belastung entsteht.

Retention

Nach der Reposition muss die Fraktur so lange stabilisiert und ruhiggestellt werden, bis sie geheilt ist. Hierfür gibt es mehrere Möglichkeiten:

- **Konservative Frakturbehandlung**
  - Bei wenigen Frakturen ist eine **frühfunktionelle Behandlung** möglich. Beispielsweise werden nicht verschobene, eingestauchte *subkapitale Humerusfrakturen* (Oberarmfrakturen unter dem Oberarmkopf) im Gilchrist-Verband (➤ Abb. 14.15) ruhiggestellt, und es wird rasch mit (geführten) Pendelübungen begonnen.
  - Teilweise sind spezielle Verbände oder – zunehmend eingesetzt – Orthesen (➤ 14.2.4) möglich. So reicht bei Zehenfrakturen oft eine Fixierung des betroffenen Zehs mittels Pflaster am Nachbarzeh, bei unverschobenen Frakturen der Mittelfußknochen II–IV ein Vorfußentlastungsschuh oder eine Orthese oder bei einer Klavikulafraktur ein Rucksack-, Gilchrist- oder Desault-Verband (➤ Abb. 14.15).
  - Häufig ist die Retention im Gips (➤ 14.2.5), anfänglich wegen der Schwellung in einer angewickelten Gipsschiene oder einem gespaltenen Gips, später in einem geschlossenen Gips.
  - Heute nur noch selten angewandt wird die **Extensionsbehandlung.** In aller Regel wird distal der Fraktur ein Draht durch die Haut in den Knochen eingebracht. Dann wird die Fraktur durch Längszug in Repositionsstellung gehalten. Aufgrund der notwendigen Immobilisierung, Druckkomplikationen und nur schlechter Reposition wird die Extensionsbehandlung baldmöglichst durch eine Osteosynthese abgelöst.
- **Operative Frakturbehandlung** mittels Osteosynthese (➤ 14.2.10). In aller Regel wird versucht, die Fraktur bereits im ersten Eingriff definitiv zu versorgen. Infolge der deutlich stärkeren Retention ist meist keine zusätzliche äußere Schienung nötig. Insbesondere offene Frakturen werden wegen der Gefahr einer Infektion jedoch zunächst mittels eines Fixateur externe (➤ 14.2.12) stabilisiert.

Welches Verfahren angewendet wird, hängt vor allem von der Fraktur ab. So werden z. B. offene oder instabile Frakturen immer operiert. Auch Patientenalter und Kooperationsfähigkeit spielen eine Rolle. Es gibt z. B. bei einigen Frakturen sowohl die Möglichkeit einer konservativen Behandlung mit längerer Notwendigkeit einer Entlastung des betroffenen Beins als auch die einer Osteosynthese mit sofortiger Vollbelastung. Bei alten Menschen ist dann die operative Frakturbehandlung in aller Regel trotz des Narkose- und Operationsrisikos vorzuziehen, weil sie kaum mehr zum Gehen mit Teilbelastung in der Lage sind und die Operation eine schnelle und einfachere Mobilisation ermöglicht.

Rehabilitation

Im Rahmen der Rehabilitation sind physiotherapeutische Maßnahmen wichtig, insbesondere aktive Bewegungsübungen. In vielen Krankenhäusern und traumatologischen Praxen gibt es für die häufigsten Frakturen Nachbehandlungspläne mit Angaben zu erlaubten Bewegungen und Belastung bei konservativer und operativer

Therapie. Ziel ist, die Funktionsfähigkeit der frakturierten Extremität schnell wiederherzustellen.

Weitere pflegerische Betreuung

Menschen, die z. B. nach einem Sturz oder Unfall mit Verdacht auf eine Fraktur ins Krankenhaus kommen, stehen oft noch unter dem Schock des Ereignisses. Oft haben sie teils starke Schmerzen. Pflegende in der Notfallaufnahme beachten die besondere Ausnahmesituation, erklären und beruhigen. Besonders kleine Kinder und alte Menschen sollten nicht zu lange warten müssen. Gegebenenfalls begleiten Pflegende zum Röntgen.

Die weiteren pflegerischen Maßnahmen hängen von der Therapie ab. Geschulte Pflegefachpersonen legen selbst einen Gipsverband an oder assistieren der Ärztin dabei (➤ 14.2.5). Bei einer operativen Frakturbehandlung werden spezielle prä- und postoperative Maßnahmen notwendig (➤ 14.2.8, ➤ 14.2.9, ➤ 14.2.11).

Beratung

Geht die Patientin nach der Versorgung mit einem Gips, einer Orthese, einem Gilchrist- oder Desault-Verband oder Unterarmgehstützen nach Hause, schulen Pflegefachpersonen sie zum Umgang damit. Sie erhält Informationen zu anstehenden Kontrollen und muss wissen, bei welchen Warnzeichen sie unverzüglich eine Ärztin aufsuchen soll (➤ 14.2.5). Bei Patientinnen mit Fixateur externe leiten Pflegende die Patientin oder ihre Angehörigen zum Verbandwechsel an oder stellen den Kontakt zu einem ambulanten Pflegedienst her.

14.10.2 Häufige Frakturen

Häufige Frakturen sind z. B. die Klavikulafraktur, die distale Radiusfraktur, Wirbelkörperfrakturen, die Schenkelhalsfraktur und die Fraktur des oberen Sprunggelenks. Sie sollen exemplarisch hier abgehandelt werden (weitere Frakturen im Überblick ➤ Tab. 14.7).

Klavikulafraktur

Die **Klavikulafraktur** *(Schlüsselbeinbruch)* kommt v. a. bei Kindern, Jugendlichen und jungen Erwachsenen vor.

Krankheitsursachen und -entwicklung

Ursache ist häufig ein Sturz auf Schulter oder Arm, also indirekte Gewalteinwirkung. Meist bricht das mittlere Schlüsselbeindrittel.

Klinische Zeichen und Diagnostik

Leitsymptome sind Schonhaltung (bei Kindern Nichtbenutzung des Arms), Schwellung und Hämatom. Oft besteht eine Stufe im Bruchbereich, weil der M. sternocleidomastoideus das zur Körpermitte gelegene Fragment nach oben zieht.

Diagnostisch sind Röntgenaufnahmen des betroffenen Gebiets in aller Regel ausreichend.

Behandlung

Klavikulafrakturen werden in etwa 90 % ambulant durch Ruhigstellung im Gilchrist-, Desault- oder – heute seltener als früher – Rucksackverband (➤ Abb. 14.15) für 3–6 Wochen behandelt. Einen Rucksackverband kontrollieren Pflegefachpersonen auf korrekten Sitz, ziehen ihn ggf. nach und führen regelmäßige DMS-Kontrollen durch bzw. leiten die Patientin bzw. Angehörige (Eltern) dazu an.

Operiert wird v. a. bei Begleitverletzungen und starker Fragmentverschiebung.

Weitere pflegerische Betreuung

Insbesondere in den ersten Tagen benötigen die Betroffenen Hilfe v. a. bei der Körperpflege und beim Ankleiden.

Distale Radiusfraktur

Die **distale Radiusfraktur** *(handgelenknaher Speichenbruch)* ist die häufigste Fraktur überhaupt.

Krankheitsursachen und -entwicklung

Die distale Radiusfraktur ist ganz überwiegend Folge eines Sturzes auf die Hand, meist auf die gestreckte Hand (Abstützreaktion beim Sturz). Diese *Extensionsfraktur* heißt auch **Colles-Fraktur** oder *Radiusfraktur loco typico* („an typischer Stelle").

Seltener ist die *Flexionsfraktur* durch Sturz auf die gebeugte Hand **(Smith-Fraktur)**.

Klinische Zeichen und Diagnostik

Hauptbeschwerden sind Schwellung, Schmerz und Bewegungseinschränkung im Handgelenk.

Die Fehlstellung kann von außen oder nur in den zur Diagnosesicherung angefertigten Röntgenaufnahmen (➤ Abb. 14.51, ➤ Abb. 14.54) sichtbar sein.

Komplikationen

Das Risiko einer erneuten Frakturdislokation nach Reposition und die Gefahr eines komplexen regionalen Schmerzsyndroms (➤ 14.10.1) sind relativ hoch.

Behandlung

Stabile Frakturen können oft konservativ behandelt werden. Wichtig ist eine korrekte Stellung des Radius im Handgelenk. Nicht reponierbare, instabile sowie (höhergradige) offene Frakturen werden operativ und danach mit einer Orthese versorgt. [19]

Pflegefachpersonen beraten die Patientin, alle Einflüsse zu meiden, welche die Schwellneigung verstärken. Sie soll den Arm öfter

Tab. 14.7 Übersicht über die Frakturen.

Fraktur	Leitsymptome	Grundprinzipien der Therapie*
Frakturen von Schädel und Körperstamm		
Schädelbasisfraktur (SHT ➢ 15.14)	Bluterguss um eines/beide Augen, Blut- oder Liquoraustritt aus Ohr, Nase oder Mund	Oft keine spezifische Therapie. Operation bei länger bestehendem Liquoraustritt (Gefahr einer ZNS-Infektion), Hirnnervenbeteiligung
Schädelkalottenfraktur	Prellmarken, offene Wunden	Oft keine spezifische Therapie. Operation bei eingedrücktem Knochen mit „Stufe"
Rippenfrakturen ➢ 3.12		
Wirbelkörperfrakturen siehe Text		
Frakturen der oberen Extremitäten (Schultergürtel und Arme)		
Klavikulafraktur siehe Text		
Subkapitale und Oberarmschaftfraktur	Schmerz, Schwellung, Hämatom. Bei subkapitaler Fraktur eingeschränkte Schulterbeweglichkeit, bei Schaftfraktur abnorme Beweglichkeit, Halten des gebrochenen Arms mit dem gesunden	Oft konservativ, z. B. zunächst Gilchrist-/Desault-Verband (➢ Abb. 14.15), bei subkapitaler Fraktur dann frühfunktionelle Therapie, bei Schaftfraktur Oberarm-Brace (Hartverband um den Oberarm bei frei beweglichem Schulter- und Ellenbogengelenk). Operation bei verschobenen Frakturen
Schaftfraktur von Speiche und/oder Elle	Schmerz, Schwellung, Hämatom. Bei Fraktur beider Bewegungseinschränkung, abnorme Beweglichkeit, Abstützen des gebrochenen Arms auf dem gesunden	Nicht verschobene, stabile Frakturen meist konservativ (Oberarmgips). Verschobene Frakturen oder mit Luxation in einem Radioulnargelenk operativ
Distale Radiusfraktur siehe Text		
Handwurzelfrakturen	(Druck-)Schmerz, Schwellung, Hämatom, eingeschränkte Handgelenksbeweglichkeit	Nicht/wenig verschobene Frakturen konservativ (Ober-, Unterarmgips). Verschobene Frakturen operativ
Mittelhandfrakturen	(Druck-)Schmerz, Schwellung, Hämatom, evtl. Fehlstellung bei Faustschluss	Nicht verschobene Frakturen konservativ (Unterarmgips), verschobene Frakturen oder mit Gelenkbeteiligung operativ
Fingerfrakturen	Schmerz, Schwellung, Hämatom. Fehlstellung (Stufe), abnorme Beweglichkeit	Meist konservativ (Fingergips), instabile Frakturen oder mit Gelenkbeteiligung operativ
Frakturen der unteren Extremitäten (Beckengürtel und Beine)		
Beckenrandfraktur	(Druck-)Schmerz, Schwellung, Hämatom, Belastung möglich	Konservativ mit frühzeitiger, schmerzangepasster Mobilisation
Beckenringfraktur	Schmerz, Schwellung, Hämatom, evtl. eingeschränkte Hüftbeweglichkeit	Stabile Frakturen konservativ (kurzzeitig Bettruhe, schmerzangepasste Mobilisation). Instabile operativ
Schenkelhalsfraktur siehe Text		
Oberschenkelschaftfraktur	Schmerz, Schwellung, Hämatom, Fehlstellung, abnorme Beweglichkeit	Nur bei jüngeren Kindern konservativ (Extension, Becken-Bein-Gips). Sonst operativ
Tibiakopffraktur	Schmerz, Schwellung, Hämatom, Bewegungseinschränkung, Belastungsunfähigkeit	Unverschobene, stabile Frakturen konservativ (Oberschenkelgips). Meist jedoch wegen eingedrückter Gelenkfläche operativ
Unterschenkelschaftfraktur	Schmerz, Schwellung, Hämatom, Fehlstellung	Unverschobene, stabile Frakturen konservativ (Oberschenkelgips, später evtl. Brace), sonst operativ
Sprunggelenkfraktur siehe Text		
Mittelfußfraktur	Schmerz, Schwellung, Hämatom, Belastungsunfähigkeit	Unverschobene, stabile Frakturen konservativ (Unterschenkelgips, Orthese, Entlastungsschuh). Verschobene, Serienfrakturen, oft auch Frakturen des 1./5. Strahls operativ
Zehenfraktur	Schmerz, Schwellung, Hämatom	Meist konservativ (Pflasterverband, Entlastungsschuh). Verschobene Großzehenfrakturen operativ

* Offene Frakturen und Frakturen mit Gefäß-Nerven-Verletzung werden immer operativ versorgt.

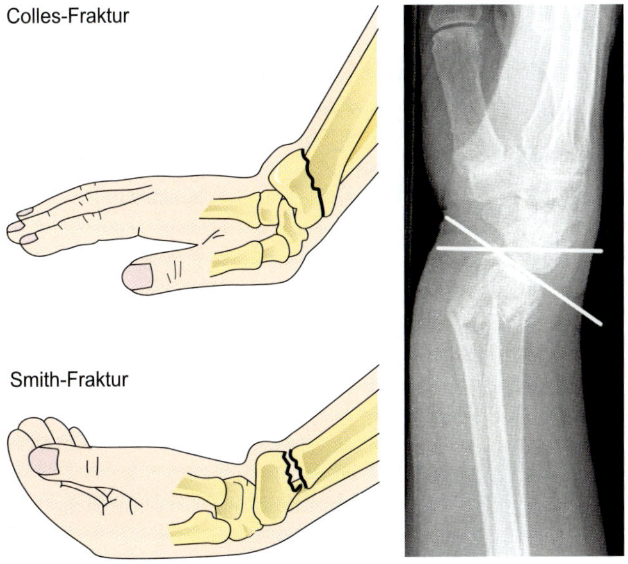

Abb. 14.54 Distale Radiusfraktur. Links Colles- und Smith-Fraktur in der Schemazeichnung, rechts Röntgenbild bei Colles-Fraktur (p.a.-Aufnahme eines anderen Patienten ➤ Abb. 14.51). [L141, M614]

hochlagern, aktive Bewegungsübungen der angrenzenden Gelenke durchführen und darf die Hand bei leichten Alltagsaktivitäten mitbenutzen. Ein Armtragetuch ist wegen der Schulterimmobilisation ungünstig. [19]

Wirbelkörperfrakturen

Wirbelkörperfrakturen sind typische geriatrische Frakturen, v. a. älterer Frauen.

Krankheitsursachen und -entwicklung

Viele Wirbelkörperfrakturen sind pathologische Frakturen bei Osteoporose (➤ 14.5.1). Evtl. ist ein Trauma gar nicht erinnerbar. Seltener sind pathologische Frakturen bei Skelettmetastasen sowie traumatische Frakturen, oft indirekte Frakturen bei starker Gewalteinwirkung (z. B. Verkehrsunfall, Sturz aus großer Höhe).

Klinische Zeichen und Diagnostik

Alte Menschen mit osteoporotisch bedingten Frakturen klagen v. a. über heftige, hartnäckige Rückenschmerzen mit Bewegungseinschränkungen (➤ 14.5.1). Bei der Untersuchung zeigt sich ein Druck- und Klopfschmerz der betroffenen Region, oft besteht eine verstärkte Brustkyphose infolge der Osteoporose.

Bei traumatischen Wirbelkörperfrakturen ist das Bild aufgrund des oft schweren Unfalls und der Begleitverletzungen dramatischer.

Diagnostisch sind neben Röntgenaufnahmen nicht selten CT und/oder MRT zur Beurteilung von Wirbelsäulenstabilität und Rückenmark erforderlich.

Komplikationen

Wichtigste Komplikation einer Wirbelkörperfraktur ist eine Rückenmarkschädigung mit neurologischen Ausfällen bis zum Querschnittssyndrom (➤ 15.13).

Behandlung

VORSICHT

Im Zweifel wird bei Unfällen immer von einer (instabilen) **Wirbelsäulenverletzung** ausgegangen, bis das Gegenteil bewiesen ist. Dies bedeutet, die Verletzte mit entsprechenden Hilfsmitteln ohne Bewegung der Wirbelsäule zu bergen und zu transportieren, damit keine (zusätzlichen) Rückenmarkschäden entstehen.

Als Grundsätze können gelten:

- Stabile Frakturen können konservativ behandelt werden. Bei HWS-Frakturen ist eine Ruhigstellung durch harte Zervikalorthesen oder Halo-Body-Jacket (➤ Abb. 14.55) möglich. Die häufigen osteoporotischen Frakturen im BWS- und LWS-Bereich werden durch kurzzeitige Bettruhe und anschließende schmerzangepasste Aufrichtung, Mobilisation und Physiotherapie, ggf. unter Rumpforthese (➤ Abb. 14.56), behandelt.
- Bei „zusammengebrochenen", stark höhengeminderten Wirbelkörpern kommt ggf. ein Wiederaufrichten durch Kypho-/Vertebroplastie in Betracht (➤ 14.2.9).
- Instabile Frakturen werden operativ durch Osteosynthese versorgt, z. B. durch Fixateur interne (➤ 14.2.12). Hier werden die Maßnahmen der speziellen prä- und postoperativen Pflege bei Operationen an der Wirbelsäule (➤ 14.2.9) notwendig.
- Grundsätzlich wird eine frühestmögliche Mobilisation angestrebt. Sie ist abhängig von der Stabilität der Fraktur. Die Ärztin nennt den Stabilitätsgrad (Instabilität, Dreh-, Lagerungs-, Bewegungs-, Belastungsstabilität ➤ 14.2.9) und ordnet Art und Weise der Mobilisation an. Beim Drehen, Aufsetzen an den Bettrand und Hinlegen ist auf eine achsengerechte Position der Wirbelsäule zu achten (➤ Abb. 14.21, ➤ Abb. 14.22). Ruckartige Bewegungen und Verdrehungen der Wirbelsäule müssen

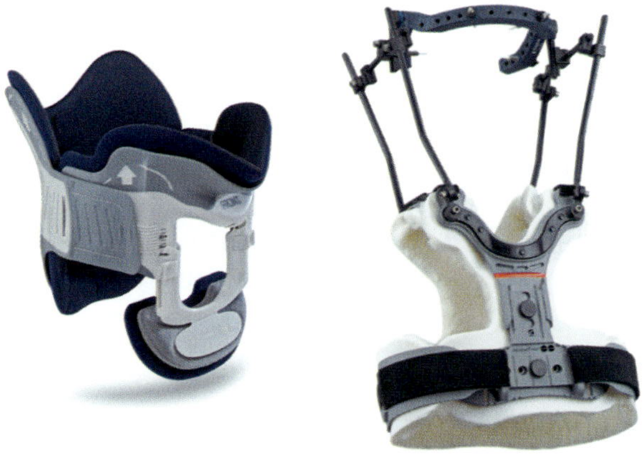

Abb. 14.55 Links harte Zervikalorthese, rechts Halo-Body-Jacket. [V595]

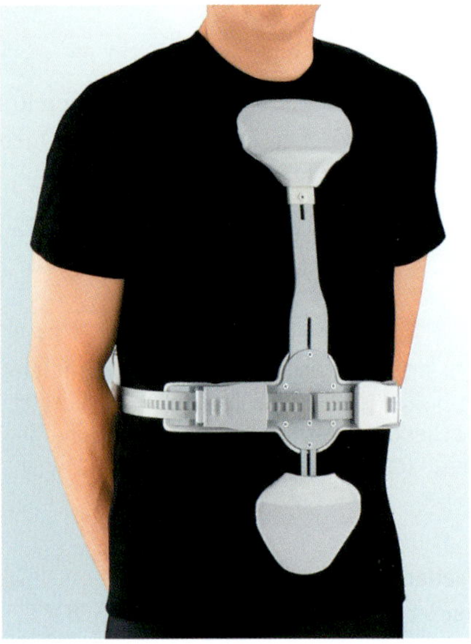

Abb. 14.56 3-Punkt-Hyperextensionsorthese zur Ruhigstellung z. B. nach Frakturen im Bereich der Brust- und Lendenwirbelsäule. Die Orthese ist durch eine Orthopädietechnikerin genau für den Patienten eingestellt. [V481]

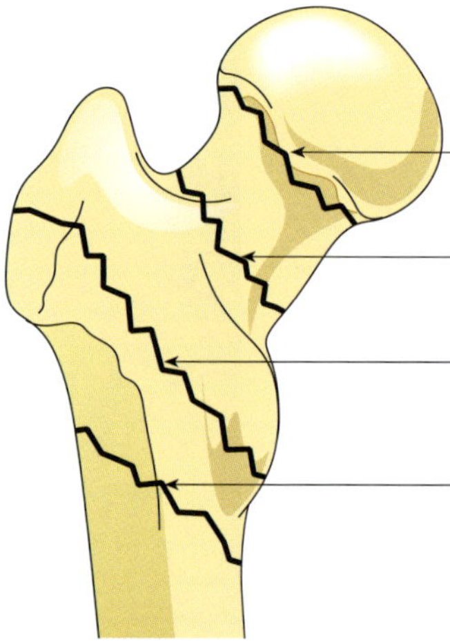

Abb. 14.57 Einteilung der proximalen Oberschenkelfrakturen (Femurfrakturen). [L141]

unbedingt vermieden werden. Ist eine Rumpforthese notwendig, wird diese immer im Bett im Liegen angezogen.

Weitere pflegerische Betreuung
Schmerzen im Bereich der Wirbelsäule bedingen häufig eine Schonatmung mit nachfolgender Pneumoniegefahr. Pflegefachpersonen achten auf eine ausreichende Schmerztherapie und führen regelmäßig Maßnahmen zur Atemvertiefung durch.

Eine relative Immobilität bedingt ein erhöhtes Thromboserisiko. Neben der Verabreichung von Heparin s. c. leiten die Pflegenden die Patientinnen zu einfachen Bewegungsübungen der Füße an. Das leichte Hochlagern der Beine zur Dekubitus- und Thromboseprophylaxe wird mit der Ärztin abgesprochen.

Beratung

Selbst bei guter Heilung und ausbleibenden neurologischen Schäden bleiben oft Rückenbeschwerden bestehen. Pflegende raten zu Physiotherapie und konsequenter Durchführung der erlernten Übungen auch zu Hause, denn je stärker die Rückenmuskulatur, desto besser kann sie die Wirbelsäule stützen.

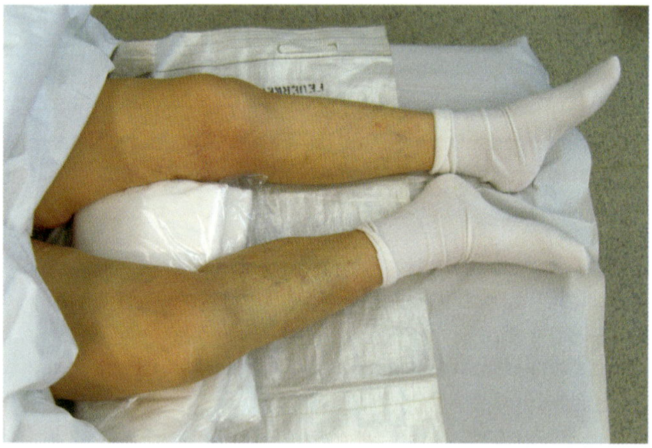

Abb. 14.58 Patientin mit Schenkelhalsfraktur rechts. Das Bein ist verkürzt und außenrotiert. [M332]

Schenkelhalsfraktur

Die **Schenkelhalsfraktur** (*Oberschenkelhalsbruch*, Einteilung ➤ Abb. 14.57) ist eine typische Fraktur älterer Menschen: Gut ⅔ der Betroffenen sind 75 Jahre alt oder älter mit einem Altersgipfel über 80 Jahren. Frauen sind häufiger betroffen als Männer.

Krankheitsursachen und -entwicklung

Bei jungen Menschen ist eine Schenkelhalsfraktur Folge starker Gewalteinwirkung, etwa bei Verkehrsunfällen. Ursache bei alten Menschen hingegen ist ganz überwiegend ein Sturz aus dem Stand oder niedriger Höhe auf den Boden bei osteoporotisch vorgeschädigtem Knochen.

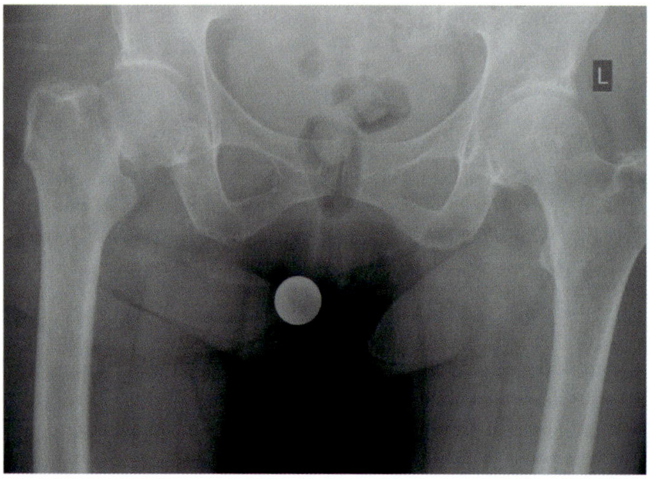

Abb. 14.59 Röntgenbefund bei medialer Schenkelhalsfraktur rechts. Die Fraktur wurde in der Folge mit einer Hüftgelenkendoprothese versorgt. [M614]

Klinische Zeichen und Diagnostik

Typisch sind Schmerzen im Hüftbereich sowie Außenrotation, Verkürzung und Belastungsunfähigkeit (➤ Abb. 14.58) des betroffenen Beins.

Meist reichen Röntgenaufnahmen (➤ Abb. 14.59) zur Diagnosesicherung.

Komplikationen

Spezifische Komplikation bei allen nicht durch Endoprothese versorgten Frakturen sind **Hüftkopfnekrosen** durch Störung der arteriellen Durchblutung.

Behandlung

Osteosynthesen ➤ 14.2.10

Eine konservative Behandlung ist nur in wenigen Fällen überhaupt möglich. In diesem Fall wird nach kurzzeitiger Bettruhe eine frühfunktionelle Therapie angestrebt, bis zur Vollbelastung dauert es aber ungefähr ein Vierteljahr. Deshalb geht auch hier die Tendenz zur operativen Versorgung.

Meist kommt von vornherein nur eine Stabilisierung mittels Osteosynthese in Betracht, die innerhalb 24 Std. erfolgen sollte:

- Mediale Schenkelhalsfrakturen bei Patientinnen unter 65 Jahren können durch verschiedene Schrauben osteosynthetisch versorgt werden, der Hüftkopf bleibt also erhalten. Diese Osteosynthesen erfordern eine längere Teilbelastung des betroffenen Beines. Bei über 65-Jährigen wird eine Hüftgelenkendoprothese implantiert (➤ 14.2.11, ➤ Abb. 14.24), die eine schnelle Mobilisation und Belastung ermöglicht.
- Bei lateralen Schenkelhalsfrakturen und Frakturen im Trochanterbereich ist eine Osteosynthese mittels einer sog. *dynamischen Hüftschraube* oder eines *Gammanagels* Methode der Wahl. Der Frakturspalt wird durch das Gleiten der Schraube in der Führung der Platte bzw. dem Nagel komprimiert. Vollbelastung ist sofort möglich.

Pflegefachpersonen führen die speziellen prä- und postoperativen Maßnahmen bei Operationen an Extremitäten aus (➤ 14.2.8).

Weitere pflegerische Betreuung

Häufig sind die Betroffenen alte Menschen mit weiteren Erkrankungen und Einschränkungen, die individuelle pflegerische Maßnahmen notwendig machen.

Beratung

Die pflegerische Beratung umfasst vor allem die Beratung bei Osteoporose (➤ 14.5.1) und zum Umgang mit einer Hüftgelenkendoprothese (➤ 14.2.11). Gemeinsam mit Patientin und Angehörigen eruieren die Pflegenden den Unfallhergang, um individuelle Sturzrisiken zu erkennen und Maßnahmen der Sturzprävention abzuleiten (➤ 14.5.1).

Fraktur des oberen Sprunggelenks

Frakturen des **oberen Sprunggelenks** *(Knöchelfrakturen)* sind häufig bei Jugendlichen, jungen Erwachsenen und Erwachsenen mittleren Alters.

Krankheitsursachen und -entwicklung

Ursächlich ist typischerweise „Umknicken" des Fußes mit gleichzeitigem „Verdrehen" oder Stauchung des Fußes, z. B. beim Sport (etwa Laufen, Fußball, Ballsportarten mit Sprüngen). Es können der Innenknöchel, der Außenknöchel und/oder die Membrana interossea zwischen Schien- und Wadenbein auf unterschiedlicher Höhe verletzt sein (➤ Abb. 14.60).

Klinische Zeichen und Diagnostik

Leitsymptome sind Schmerz, Schwellung, Bewegungseinschränkung, Belastungsunfähigkeit und evtl. eine sichtbare Fehlstellung.

Die Diagnose erfolgt durch Röntgenaufnahmen, evtl. sind CT oder MRT nötig.

Komplikationen

Wichtige Frühkomplikationen sind ein Kompartmentsyndrom (➤ 14.10.1) und Hautnekrosen (kaum Weichteile im Frakturbereich). Wesentliche Spätkomplikation ist eine Arthrose.

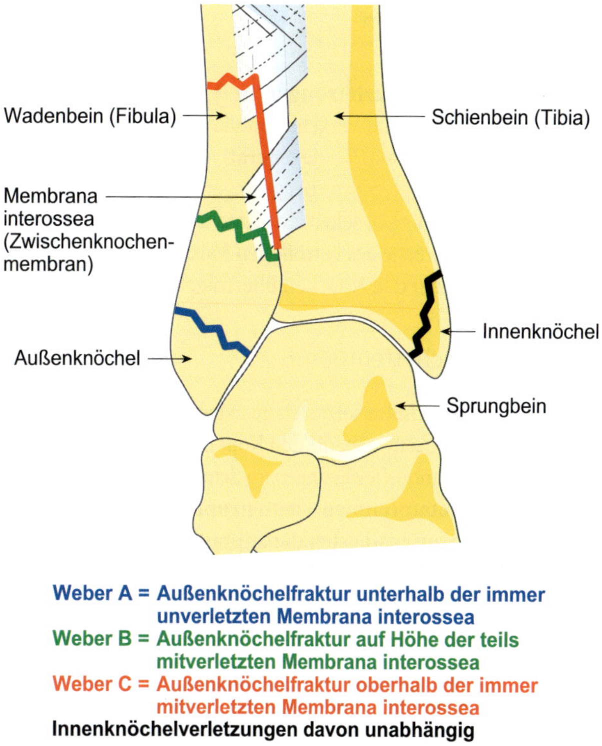

Abb. 14.60 Einteilung der Frakturen des oberen Sprunggelenks. [L141]

14

Behandlung

Eine konservative Behandlung kommt bei nicht oder gering verschobenen Weber-A- und -B-Frakturen ohne Verletzung der Membrana interossea in Betracht. Die Fraktur wird bis zum Abschwellen ruhiggestellt. Danach ist eine schmerzangepasste Belastung in (Geh-) Gips, Vakuumschuh oder Sprunggelenkorthese möglich.

Bei allen anderen Frakturen wird operiert und die Fraktur osteosynthetisch stabilisiert, meist mit Schrauben, Platten oder Drähten. Postoperativ ist meist zunächst eine Ruhigstellung und dann eine Teilbelastung über mehrere Wochen nötig.

14.11 Weichteilverletzungen

DEFINITION

Weichteilverletzungen: Verletzungen der die Knochen umgebenden Bänder, Sehnen, Muskeln, des Fettgewebes und der Haut.

MERKHILFE

PECH-Schema

Bei unklaren (Sport-)Verletzungen gilt für die Erstmaßnahmen das **PECH-Schema:**

- **P**ause = Schonen der betroffenen Extremität
- **E**is = Kühlen, z. B. mittels spezieller Kryopacks
- **C**ompression = komprimierenden/stützenden Verband anlegen
- **H**ochlagern

Sehnenverletzungen

Traumatische Sehnenverletzungen treten vor allem beim Sport (Fußball, Handball), durch Verkehrsunfälle oder im Haushalt (Messerschnittverletzungen) auf. Bei **degenerativen Sehnenverletzungen** reißt eine vorgeschädigte Sehne bei geringer Belastung.

Leitsymptome sind nicht selten ein „Krachen", gefolgt von Schmerzen und Muskelschwäche des betroffenen Muskels, da die Kraft nicht mehr vom Muskel auf den Knochen übertragen wird.

Rotatorenmanschettenruptur

Die **Rotatorenmanschette** setzt sich aus vier den Oberarmkopf umfassenden Sehnen zusammen, die den Kopf in der Gelenkpfanne zentrieren und v. a. Rotationsbewegungen im Schultergelenk ermöglichen.

Meist ist eine **Rotatorenmanschettenruptur** degenerativ bedingt und betrifft dann am häufigsten die Supraspinatussehne. Ca. 30 % aller über 60-Jährigen sind betroffen. Nur gut 5 % der Fälle sind traumatisch verursacht, etwa durch Schulterluxation.

Leitsymptome sind Schulterschmerzen und eine Minderung von Abduktion und Außenrotation in der Schulter. Traumatisch bedingte Rupturen zeigen insgesamt eine schneller einsetzende und heftigere Symptomatik als degenerative. Die Diagnose erfolgt klinisch sowie durch Sonografie und ggf. MRT.

Grundsätzlich erfolgt heutzutage die Rekonstruktion der Rotatorenmanschette, also die Naht der gerissenen Sehne(n) im Rahmen einer Arthroskopie oder sog. Mini-open-Operation (➤ 14.2.8). Lediglich bei älteren, wenig aktiven Menschen wird konservativ behandelt.

Hauptkomplikation ist eine Schultergelenkarthrose, da der Oberarmkopf nicht mehr zentriert in der Gelenkpfanne steht.

Ruptur der langen Bizepssehne

Bei mehr als 80 % der Bizepssehnenrupturen handelt es sich um eine proximale **Ruptur der langen Bizepssehne,** überwiegend degenerativ bedingt.

Leitsymptome sind Schmerzen, ein deutlich sichtbarer Bizepsmuskelbauch distal am Oberarm sowie Kraftminderung bei der Beugung im Ellenbogengelenk (➤ Abb. 14.61). Die Diagnose erfolgt klinisch und durch Sonografie.

Ältere Menschen werden ganz überwiegend konservativ (Schmerzlinderung, Physiotherapie) behandelt. Der auf Dauer verbleibende Kraftverlust ist gering und stört die Betroffenen nicht. Bei jungen Menschen wird operiert, falls der Kraftverlust den Alltag einschränkt (z. B. im Beruf).

Achillessehnenruptur

Achillessehnenrupturen betreffen häufig Männer mittleren Alters. Typischerweise reißt die (degenerativ vorgeschädigte) Sehne bei starker Anspannung der Wadenmuskulatur oder Sturz mit Zug an der Sehne.

Aufgrund der oberflächlichen Lage der Achillessehne ist der Riss tast- und meist auch sichtbar. Plantarflexion ist nur noch mit geringer Kraft möglich, die Patientin kann sich im Einbeinstand auf dem betroffenen Bein nicht mehr in den Zehenstand stellen. Der Riss und die Enden der Achillessehne lassen sich sonografisch darstellen.

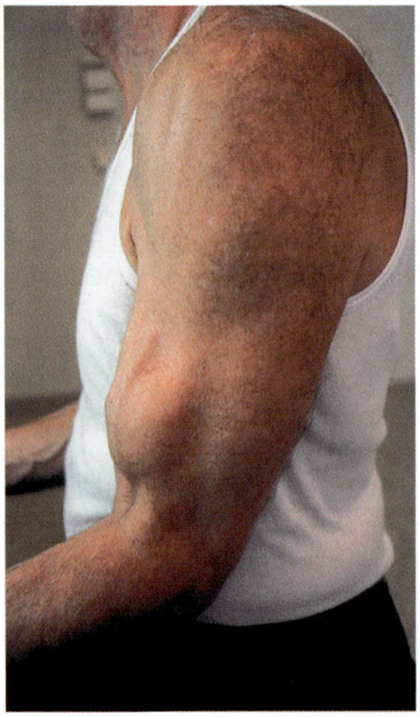

Abb. 14.61 Patient mit Ruptur der langen Bizepssehne. Bei Bizepskontraktion bildet der Muskelbauch einen charakteristischen „Buckel" am unteren Oberarm. [M614]

Falls sich die Enden der Achillessehne in Spitzfußstellung (fast) berühren, geht heute die Tendenz zu einer konservativen Therapie mit Ruhigstellung des Fußes in Spitzfußstellung und anschließender Bewegungssteigerung. Sind die Sehnenenden zu weit auseinander oder ist die Patientin sportlich sehr aktiv, wird die Sehne genäht.

Bandverletzungen

Bandverletzungen sind überwiegend traumatisch verursacht. Meist kommt es durch indirekte Gewalt zum einseitigen „Aufhebeln" eines Gelenks und damit zur Überdehnung der gelenkstabilisierenden Bänder.

Mit zunehmendem Schweregrad werden unterschieden:

- **Grad 1** = Überdehnung ohne strukturelle Schäden, oft auch als **Distorsion,** *Verstauchung* oder *Bandzerrung* bezeichnet
- **Grad 2** = Teilruptur
- **Grad 3** = komplette Bandruptur

Leitsymptome sind Schmerz, Schwellung/Hämatom und eine eingeschränkte oder umgekehrt abnorme Beweglichkeit (Instabilität) des Gelenks. Evtl. bildet sich ein Gelenkerguss.

Nicht selten sind Röntgenaufnahmen zum Ausschluss knöcherner Verletzungen erforderlich. Sollen die Bänder selbst dargestellt werden, hat die MRT große Bedeutung.

Erstmalige Bandverletzungen werden überwiegend konservativ durch Ruhigstellung mit Orthese therapiert.

Bandverletzungen im oberen Sprunggelenk

Bandverletzungen im oberen Sprunggelenk sind die häufigsten Bandverletzungen überhaupt. In der Mehrzahl der Fälle ist eines der Außenbänder betroffen, typischer Unfallmechanismus ist Umknicken über die Fußaußenkante nach innen *(Supinationstrauma).*

Die Patientin hat Schmerzen bei Bewegung und Belastung des Fußes und der Außenknöchel schwillt an. Diagnostisch muss ggf. durch Röntgen eine Fraktur ausgeschlossen werden.

Unter kurzzeitiger Ruhigstellung, frühzeitiger Mobilisation (ggf. mit entsprechender Orthese ➢ Abb. 14.11, oder Tapeverband ➢ Abb. 14.16) sowie Physiotherapie heilen die meisten Verletzungen aus. Eine operative **Bandnaht** oder **Bandplastik** erfolgt lediglich bei Begleitverletzungen, schweren Rupturen, starker Beanspruchung des Gelenks in Beruf oder Sport oder bei chronischer Instabilität.

Band- und Meniskusverletzungen des Kniegelenks

Band- und Meniskusverletzungen des Kniegelenks, also Verletzungen der Seitenbänder, der Kreuzbänder und/oder der Menisken des Kniegelenks, sind ab dem Jugendalter sehr häufig.

Krankheitsursachen und -entwicklung

Bis zum mittleren Erwachsenenalter dominieren traumatische Verletzungen (oft Sportverletzungen, z. B. beim Fußball), danach degenerative Verletzungen v. a. der Menisken.

Klinische Zeichen und Diagnostik

Klinische Zeichen Nicht alle Band- und Meniskusverletzungen verursachen (ausgeprägte) Beschwerden.

Betroffene mit traumatischen Band- und Meniskusverletzungen berichten v. a. über Schmerzen, Schwellung und Bewegungseinschränkung des Knies im Anschluss an ein Trauma. Typisch sind insbesondere:

- Für **Kreuzbandverletzungen** zunächst Schmerz und Schwellung, nach Schmerzlinderung Instabilitätsgefühl. Bei der Untersuchung in Rückenlage mit angestelltem Bein und Kniebeugung bei den häufigen vorderen Kreuzbandverletzungen zu starke Verschieblichkeit des Unterschenkels nach vorne, weil die bremsende Wirkung des vorderen Kreuzbandes fehlt **(Schubladen-Phänomen).** Analog bei hinteren Kreuzbandverletzungen zu starke Verschieblichkeit des Unterschenkels gegenüber dem Oberschenkel nach hinten (bzw. bei Rückenlage „Absinken" des Unterschenkels)
- Für **Innenbandverletzungen** zu starke mediale Aufklappbarkeit bei Abduktion des Unterschenkels, für **Außenbandverletzungen** entsprechend zu starke seitliche Aufklappbarkeit bei Adduktion des Unterschenkels
- Für **Meniskusverletzungen** akut einschießende, häufig in die Kniekehle ziehende Schmerzen bei Beugung, Streckhemmung, „Blockade", in Kniebeugung bei den häufigen Innenmeniskusverletzungen Schmerzen am inneren Gelenkspalt bei Außenrotation, bei Außenmeniskusverletzungen Schmerzen am äußeren Gelenkspalt bei Innenrotation

Kombinierte Verletzungen sind nicht selten.

Bei Patientinnen mit degenerativen Meniskuserkrankungen ist oft nur ein banales oder gar kein Trauma erinnerbar. Die Beschwerden können auch schleichend beginnen, z. B. zunehmende Schmerzen bei Kniebelastungen.

Diagnostik Oft ist eine Röntgenaufnahme zum Ausschluss oder zur Sicherung knöcherner Verletzungen erforderlich. Die MRT stellt Bänder und Menisken sehr gut dar und kann z. B. bei länger dauernden Beschwerden oder zur Operationsplanung sinnvoll sein. Eine Gelenkpunktion erfolgt bei einem Erguss, eine Arthroskopie v. a. bei gleichzeitiger therapeutischer Zielsetzung.

Komplikationen

Nach Bandverletzungen können dauerhafte Instabilitäten zu wiederholten Traumen und damit zu weiteren Schäden führen. Nach Meniskusverletzungen besteht die Gefahr einer frühzeitigen Kniegelenkarthrose.

Behandlung

Die Behandlung hängt von Art der Verletzung, Patientenalter und -aktivität ab.

Konservative Behandlung Beispielsweise wird bei Verletzungen ohne ausgeprägte Instabilität bei wenig aktiven Menschen konservativ vorgegangen. Auch isolierte Seitenbandverletzungen können konservativ versorgt werden. Zur Ruhigstellung bzw. zur Begrenzung des Bewegungsausmaßes werden oft Kniegelenkorthesen verwendet. Physiotherapie ist häufig sinnvoll zur muskulären Stabilisierung des Kniegelenks.

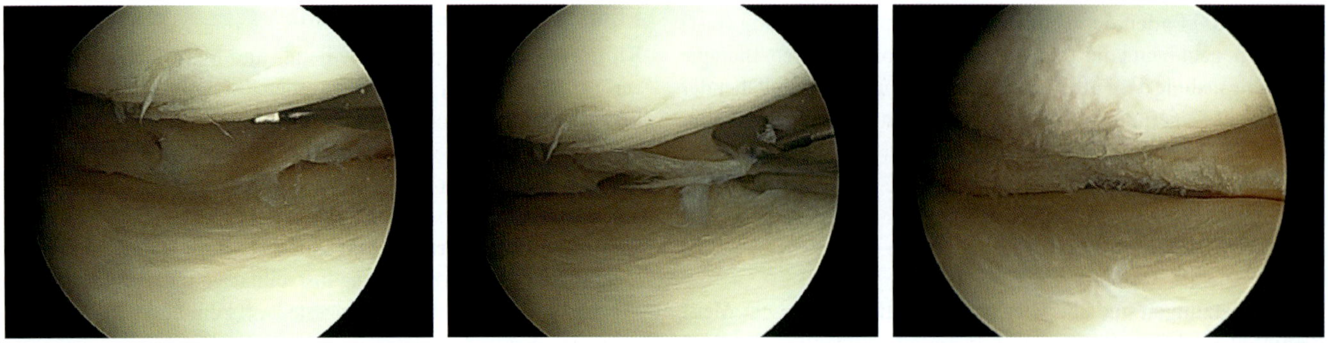

Abb. 14.62 Arthroskopische Meniskusteilresektion bei Meniskusriss. [M719]

Operative Behandlung Instabile und kombinierte Verletzungen, Verletzungen junger und/oder sehr aktiver Menschen werden operiert.

- Insbesondere bei der vorderen Kreuzbandruptur erfolgt meist eine **Kreuzbandersatzplastik** mit körpereigenen Sehnen.
- Gerissene Seitenbänder können genäht oder ebenfalls plastisch versorgt werden.
- Bei einer frischen, traumatischen Meniskusruptur wird eine **Meniskusnaht** versucht. Ist diese nicht möglich, erfolgt ebenso wie bei operationsbedürftigen älteren oder degenerativen Schäden eine **Meniskusteilresektion** (> Abb. 14.62).

Die postoperative Bewegungs- und Belastungsfreigabe hängt vom durchgeführten Eingriff ab. Nicht selten ist eine Nachbehandlung über Monate nötig, ähnlich dem Vorgehen bei konservativer Behandlung.

14.12 Amputation

DEFINITION

Amputation: Abtrennung eines Körperteils, entweder durch einen Unfall oder chirurgisch als therapeutische Maßnahme. Im engeren Sinne benutzt für Abtrennung einer Extremität oder von Teilen einer Extremität.

Krankheitsursachen und -entwicklung

Grundsätzlich gibt es bei Amputationen zwei große Ursachenkomplexe:

- **Traumatische Amputation,** d. h. Abtrennung des Amputats durch einen Unfall, z. B. eine Motorsägenverletzung
- **Chirurgische Amputation** als therapeutische Maßnahme bei Durchblutungsstörungen, Infektionen, Tumoren oder schwersten Verletzungen, die eine extremitätenerhaltende Therapie nicht zulassen

Häufigste Ursachen

In Deutschland handelt es sich überwiegend um chirurgische Amputationen. Amputationen im Bereich der unteren Extremität sind sehr viel häufiger als solche der oberen Extremität. Amputationen der unteren Extremität liegen in über 85 % Gefäßkrankheiten oder ein Diabetes mellitus zugrunde.

Klinische Zeichen und Diagnostik

Klinische Zeichen und Diagnostik hängen von der Grunderkrankung ab.

Komplikationen

Komplikationen bei/nach Amputationen sind:

- Bei traumatischen Amputationen Schock
- Nach allen Amputationen
  - Nachblutungen
  - Wundheilungsstörungen, Wundinfektionen, v. a. bei Amputationen infolge von Gefäßerkrankungen oder Diabetes
  - **Stumpfschmerzen,** das sind Schmerzen im Stumpf unterschiedlichster Ursache
  - **Phantomschmerzen,** also Schmerzen, die in dem nicht mehr vorhandenen Körperteil empfunden werden und ebenfalls verschiedenste (Teil-)Ursachen haben
  - **Phantomempfindungen,** das sind nicht schmerzhafte Empfindungen wie Zucken, Kribbeln, Wärme- oder Kältegefühl, Lageempfinden
  - Kontrakturen
  - Hautschäden, -veränderungen im Bereich des Stumpfes, Druckschäden durch die Prothese

Behandlung

Traumatische Amputation

Nach einer traumatischen Amputation kann unter geeigneten Voraussetzungen eine **Replantation** (Wiederannähen) des abgetrennten Körperteils versucht werden. Ansonsten werden die Wunde und der Stumpf so versorgt, dass eine bestmögliche Prothesenversorgung und Rehabilitation möglich sind.

NOTFALL

Erstmaßnahmen bei traumatischen Amputationen umfassen:

- Amputat suchen (lassen)
- Stumpf steril abdecken, hochlagern. Bei Blutung Extremität nicht abbinden, sichtbare Gefäße zur Blutstillung nicht abklemmen, sondern zur Not manuell komprimieren
- Amputat ohne weitere Maßnahmen steril und feucht einwickeln (z. B. in ein feuchtes Verbandtuch) und in eine saubere, wasserdichte Plastiktüte geben. Plastiktüte verschließen und in eine zweite, mit Eis-Wasser-Gemisch gefüllte Plastiktüte geben, sodass das Amputat gekühlt wird, aber nicht mit dem Eiswasser in Kontakt kommt *(Doppelbeutelmethode)*
- Patientin und Amputat schnellstmöglich in die Klinik transportieren lassen

Chirurgische Amputation

Eine chirurgische Amputation wird, abgesehen von akuten Notfällen, ausführlich mit der Patientin und ggf. deren Angehörigen besprochen. Grundsätzlich erfolgt die Amputation im Hinblick auf die spätere Prothesenversorgung möglichst weit distal. Die Wahl der Amputationshöhe hängt jedoch von mehreren Faktoren ab (z. B. Grunderkrankung, Gefäßsituation) und muss individuell gewählt werden. Ziel ist es, einen für die spätere prothetische Versorgung gut belastbaren Stumpf zu formen. Intraoperativ werden daher die Knochenkanten abgerundet und auf eine ausreichende Weichteildeckung (Haut, Muskel) geachtet.

Versorgung des Stumpfes

Drainagen und Verbandwechsel

Die Nachblutungsgefahr ist sehr groß, da große Blutgefäße durchtrennt wurden. In den ersten 24–48 Std. kontrollieren Pflegende engmaschig die Vitalzeichen, den Verband und die Redon-Drainagen. Bei Verdacht auf eine Nachblutung muss unverzüglich eine Ärztin verständigt werden.

Lagerung und Bewegung

- Stumpf in den ersten 24–48 Std. auf einem Kissen hoch lagern, um einem Wundödem und Hämatom vorzubeugen. Bei peripherer arterieller Verschlusskrankheit Stumpf flach oder leicht tief lagern, um die Durchblutung im Stumpf zu unterstützen
- Ab dem 2. postoperativen Tag restliche Extremität und Stumpf in physiologischer Stellung lagern. Besonders nach Unter- und Oberschenkelamputation beugt die Patientin häufig Knie- und Hüftgelenk. Langes Sitzen verstärkt diese Situation. Es drohen Beugekontrakturen, die eine spätere Prothesenversorgung erschweren:
  - Patientin über die Kontrakturengefahr aufklären. Sie immer wieder auffordern, das Bein zu strecken, Hüftgelenk in leichter Abduktion
  - Ggf. Bein in einer U-Schiene lagern und eventuell mit einem leichten Sandsack beschweren
- Frühestmöglich mit Bewegungsübungen anfangen, für ausreichende Schmerzbehandlung sorgen
- Am ersten postoperativen Tag mit der Mobilisation beginnen. Die ersten Mobilisationen immer mit zwei Pflegefachpersonen durchführen
  - Kreislaufanregung im Bett, Kreislaufkontrolle
  - Aufstehen über die gesunde Seite
  - Aufstehen mit einem Gehwagen oder Unterarmgehstützen, Gangschulung (➤ 14.2.1)
  - Auf Gleichgewichtsstörungen achten

Frühe Stumpfversorgung und Ödemprophylaxe

- Beim ersten Verbandwechsel einfühlsam vorgehen, da die Patientin ihren Stumpf das erste Mal sieht
- Aseptische Verbandwechsel, bei Nahtdehiszenz oder Wundinfektion phasengerechte Wundbehandlung durchführen
- Teilfäden um dem 14. Tag nach der Amputation entfernen
- Stumpf wickeln, um einem Stumpfödem vorzubeugen und ihn auf die spätere Prothesenversorgung vorzubereiten:
  - Mit Kurzzugbinde wickeln
  - Zug von distal nach proximal vermindern
  - Nächsthöheres Gelenk mit einwickeln: bei Unterschenkelamputation das Knie-, bei Oberschenkelamputation das Hüftgelenk (➤ Abb. 14.63)
  - Verband zweimal täglich erneuern
- Stumpf abhärten, da er durch die Prothese mechanisch belastet werden wird, dabei aber bis zur vollständigen Wundheilung besonders vorsichtig sein. Mögliche Maßnahmen: kräftigeres Abfrottieren mit einem Handtuch, Bürstenmassagen, kalt-warme Wechselduschen, Luft und Sonne an die Haut.

Prothesenversorgung

- Prothesenversorgung frühestmöglich einleiten (➤ 14.2.7). Orthopädietechnikerin bestellen, damit sie eine Interimsprothese anfertigen kann. Mit Abschluss der Wundheilung kann mit dem Tragen dieser vorübergehenden Prothese begonnen werden:
  - Tägliche Steigerung der Prothesentragezeit um einige Minuten
  - Prothesenschulung, also Gehen mit der Prothese unter Anleitung einer Physiotherapeutin
- Umgang mit der dauerhaften Prothese erlernen. Nach 3–6 Monaten erhält die Betroffene die dauerhafte Prothese und lernt mit

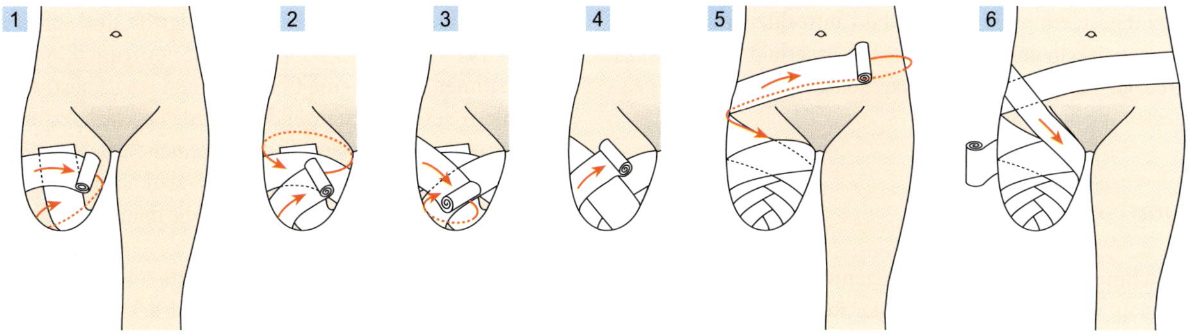

Abb. 14.63 Wickeln eines Oberschenkelamputationsstumpfs mit Achtertouren. [L141]

den Physio- und Ergotherapeutinnen, diese in Alltagssituationen anzuwenden.

Der Weg bis zur endgültigen Prothese, die dann die bestmögliche Bewegungsfähigkeit bietet, dauert also mindestens drei Monate und kann durch verzögerte Wundheilung oder andere Stumpfprobleme noch deutlich länger sein.

Dauerhafte Stumpfpflege

Die Gefahr von Hautveränderungen am Stumpf wie Schwielenbildung, Kontaktdermatitis, Pilzinfektion oder Follikulitis ist durch das dauerhafte Tragen der Prothese groß. Eine sorgfältige und geeignete Hautpflege ist wichtig:

- Haut am besten nur mit klarem Wasser reinigen, evtl. mit einem medizinischen Syndet
- Haut mit einer unparfümierten Bodylotion pflegen
- Pilzinfektionen lokal mit Antimykotikum behandeln (➤ 17.2.1)
- Bei Druckstellen und Kontaktdermatitis Orthopädietechnikerin informieren

Besonders Orthopädietechnikerinnen können hierzu oft wertvolle praktische Tipps geben.

Psychosoziale Betreuung

Jede Amputation stellt eine absolute Ausnahmesituation für die Betroffenen dar. Bei einer geplanten Amputation können sie sich schon vorher damit auseinandersetzen, allerdings macht das Hoffen und Bangen und das Abwägen des Für und Wider die Situation nicht einfacher. Pflegende begleiten Betroffene einfühlsam während dieser für ihn schweren Zeit.

Eventuell kann es sinnvoll sein, eine Orthopädietechnikerin schon vor der Amputation zur Patientin zu bitten, um über die Möglichkeiten einer Prothesenversorgung zu informieren. Die Vermittlung von Kontakten zu anderen Menschen nach Amputation kann ebenfalls Mut machen.

Trauer und Stimmungsschwankungen sind ein völlig normaler Verarbeitungsprozess und dürfen von Pflegenden nicht persönlich genommen werden.

Mit der Amputation verändern sich Wahrnehmung, Erfahrung und Bewertung des eigenen Körpers, wobei Wahrnehmung und kognitive Aspekte oft als **Körperschema** und die emotionalen Vorgänge und Wertungen oft als **Körperbild** bezeichnet werden. In der Folge kann das Selbstbild Betroffener bedroht sein mit der **Gefahr der Selbstabwertung.** Ein wesentlicher Teil in der psychologischen Unterstützung ist, ein positives Selbstbild aufrechtzuerhalten oder wieder zu entwickeln und die Prothese in Körperbild und Leben zu integrieren. Gegebenenfalls ist eine psychologisch-psychotherapeutische Begleitung notwendig. [20]

Beratung

Phantomschmerzen sind äußerst belastend. Häufig lassen sie mit der Zeit nach, vor allem dann, wenn der Rehaprozess erfolgreich verläuft. Manchmal werden sie chronisch. Dann raten Pflegende, eine Schmerzambulanz/-klinik aufzusuchen. Eine frühzeitige interdisziplinär-multimodale Schmerztherapie (IMST ➤ 14.1.2) kann sinnvoll sein.

Bei Berufstätigen muss frühzeitig überlegt werden, ob sie noch in ihrem alten Beruf tätig sein können. Bei den ersten Überlegungen und bei einer Neuorientierung können Sozialdienst, Pflegeberaterin oder auch das Arbeitsamt informieren. Wenn möglich, wird eine berufliche Rehabilitation im alten Beruf mit eventuellen Anpassungen am Arbeitsplatz angestrebt.

14.13 Polytrauma

DEFINITION

Polytrauma: gleichzeitig entstandene Verletzung mehrerer Körperregionen oder Organsysteme, von denen bereits eine einzelne dieser Verletzungen oder die Kombination mehrerer für den Betroffenen lebensbedrohlich ist. Ursachen oft Verkehrsunfall, Sturz aus großer Höhe. Häufigste primäre Todesursache bei unter 45-Jährigen.

Two-Hit-Theorie beim Polytrauma

Die Lebensbedrohung bei einem **Polytrauma** entsteht zunächst durch die Verletzungen selbst und deren unmittelbare Folgen **(First Hit).** Dies sind die durch Blutverlust (Schock) und Gefäßverletzung entstehenden Durchblutungsstörungen lebenswichtiger Organe sowie Gewebeschäden an den Organen selbst (z. B. Herz-, Lungenkontusion, Hirnverletzungen).

Schwere Verletzungen können schon innerhalb von 24 Std. zum **Second Hit** führen, einer massiven Entzündungsreaktion, die evtl. durch chirurgische Eingriffe, Bluttransfusionen oder Infektionen verstärkt wird. Dieser Entzündungszustand *(SIRS = systemic inflammatory response syndrome)* kann im schlimmsten Fall zum *Multiorganversagen (MOV)* und schließlich zum Tod führen.

Versorgung polytraumatisierter Menschen

Eine polytraumatisierte Patientin wird dem aufnehmenden Krankenhaus in aller Regel durch die Leitstelle vorab angekündigt.

Die Versorgung erfolgt im sog. Schockraum. Er ist typischerweise rund um die Uhr besetzt, liegt nah am Ankunftspunkt der Rettungsmittel (RTW, Hubschrauber) und hat einen kurzen Weg zu CT und Operationsabteilung Kleinere Notfalleingriffe sind sofort vor Ort möglich. Bei Ankunft der Patientin sollte ein Team mindestens aus drei Ärztinnen (davon eine Chirurgin und eine Anästhesistin mit abgeschlossener Facharztausbildung) und Pflegefachpersonen bereit sein. Vertreterinnen anderer Fachdisziplinen (z. B. Neurochirurgie, HNO, Augenheilkunde) können je nach Bedarf hinzugerufen werden. Bei Ankunft erfolgt durch die Notärztin die mündliche Übergabe an das Schockraumteam.

Nach dem Umlagern wird die Patientin an einen Monitor angeschlossen, der EKG, Herzfrequenz, Blutdruck und Sauerstoffsättigung zeigt. Parallel erfolgt die Blut-Notfalldiagnostik (u. a. Blutbild, Gerinnung, Elektrolyte).

ATLS-Algorithmus

Die Versorgung des Polytraumapatienten erfolgt heute fast immer standardisiert nach dem **ATLS-Algorithmus** *(ATLS = Advanced Trauma Life Support)*. Sie wird in Erst- und Folgeuntersuchung eingeteilt:

- **Erstuntersuchung** *(primary survey)*. Die Erstuntersuchung ist auf die lebenswichtigen Funktionen zentriert. Danach muss entschieden werden, ob eine CT notwendig ist, was meistens der Fall ist.
- **Folgeuntersuchung** *(secondary survey)*. Nach der CT sollten im Regelfall alle relevanten Verletzungen bekannt sein, und die Entscheidung zur weiteren Therapie muss gefällt werden.

Die Schockraumphase endet, wenn die Patientin weitertransportiert wird.

Planung der Operationen

Operationen erfolgen je nach Dringlichkeit in mehreren Etappen:

- **Primärphase** – lebensrettende Soforteingriffe. Das Ziel der Primärphase bei Schwerstverletzten ist das Überleben der Patientin. Manchmal muss noch im Schockraum ein lebensrettender Eingriff erfolgen, z.B. die Anlage einer Pleuradrainage bei Pneumo-, Hämatothorax (➤ 3.2.7).
- **Sekundärphase** – dringliche Eingriffe nach Sicherung der Vitalfunktionen. Diese Eingriffe finden nach initialer Stabilisierung am gleichen Tag im Operationssaal statt. Ziel ist es, die Patientin weiter zu stabilisieren, weiteren Schaden abzuwenden sowie eine Lagerungsfähigkeit für die weitere Behandlung herzustellen. Zu den möglichen Eingriffen zählen Laparotomien, Thorakotomien, Trepanation des Schädels (bei Hirnschwellung, -blutung), Anlage von Fixateuren, Gefäßeingriffe bei Blutungen oder Gefäßverschlüssen.
- **Tertiärphase** – geplante Folgeeingriffe. Ungefähr am 5.–10. Tag hat sich die Patientin deutlich stabilisiert und die Entzündung ist rückläufig. Hier bietet sich die definitive operative Versorgung an, v. a. von Frakturen oder Defektdeckung an der Haut.

Aufgaben zur Pflegesituation

Auf der Überwachungsstation übernimmt Pflegefachmann Günther Ott die postoperative Versorgung von Frau Klein. Frau Klein ist wach, ansprechbar und orientiert, als er sie aus dem Aufwachraum abholt. Ihr operiertes Bein liegt in einer U-Schiene und sie hat eine Redon-Drainage. Bei Schmerzen darf sie Metamizol-Tropfen erhalten. Eigentlich sollte am Abend auch schon die Erstmobilisation von Frau Klein an die Bettkante erfolgen. Aufgrund der Schmerzen von Frau Klein entschließt sich Pflegefachmann Günther Ott jedoch, die Erstmobilisation auf den nächsten Morgen zu verschieben.

1. Zur Wiederholung Ihrer anatomischen Kenntnisse zeichnen Sie ein Hüftgelenk und beschriften dieses mit den deutschen oder lateinischen Fachbegriffen. Zeichnen Sie in Ihrer Skizze ein, wo sich der Bruch von Frau Klein befindet.
2. Bei Frakturen können sichere und unsichere Frakturzeichen unterschieden werden. Stellen Sie den sicheren Frakturzeichen die unsicheren Frakturzeichen in einer Tabelle gegenüber.
3. Fertigen Sie einen Steckbrief zur Schenkelhalsfraktur an, indem Sie einen Überblick über Ursachen, Symptome und therapeutische Maßnahmen geben.
4. Stellen Sie den Unterschied zwischen einer zementierten und nichtzementierten Hemiendoprothese dar.
5. Frau Klein leidet seit Jahren unter Osteoporose. Erläutern Sie die Entstehung der Osteoporose und die damit verbundenen Symptome.
6. Welche postoperativen Überwachungen führt Pflegefachmann Günther Ott durch? Legen Sie einen Schwerpunkt auf die Lagerung des operierten Beins.
7. Erstellen Sie einen Strukturlegeplan oder ein Mind-Map, anhand dessen Sie die prä- und postoperative Pflege bei Hemiendoprothese bei Frau Klein darstellen.
8. Frau Klein darf mobilisiert werden und das operierte Bein teilbelasten. Beschreiben Sie die Prinzipien der Mobilisation einschließlich des Gehens mit Unterarmgehstützen.

RHEUMATOIDE ARTHRITIS (CHRONISCHE POLYARTHRITIS)
Autoimmun (mit-)verursachte Entzündung v.a. der Gelenke und gelenknaher Strukturen

Ursache: Multifaktoriell, letztlich unklar
Leitsymptom: Gelenksteife, -schwellung, -schmerzen, typischerweise symmetrisch in mehreren Gelenken. Später Gelenkfehlstellung, dauerhafte Beweglichkeitseinschränkung.
Behandlung:
- Krankheitsmodifizierende Antirheumatika zur Beeinflussung des Krankheitsverlaufs
- Nichtsteroidale Antirheumatika, Glukokortikoide zur kurzfristigen Beschwerdebesserung
- Thermo-, Physiotherapie, Gelenkschutz
- Evtl. rheumachirurgische Maßnahmen

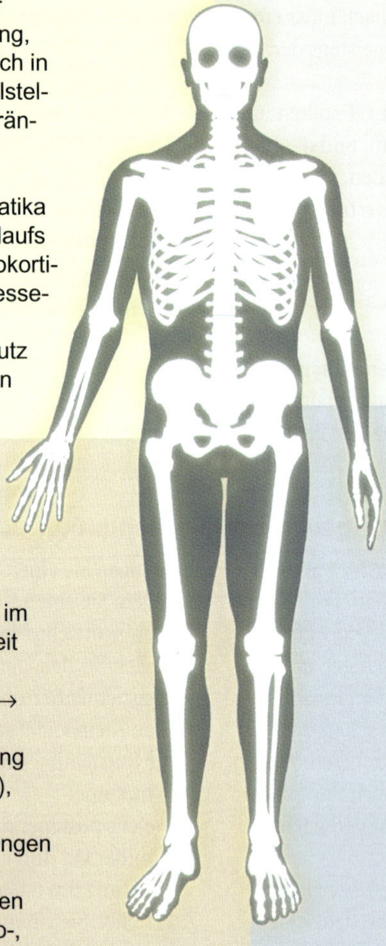

OSTEOPOROSE (KNOCHENSCHWUND)
Knochenerkrankung mit verminderter Knochenmasse und veränderter Knochenarchitektur

Ursache: Multifaktoriell, wesentliche Teilursache Östrogenmangel älterer Frauen
Leitsymptome: Rundrücken, „Kleinerwerden" mit dem Alter. Oft erst durch eine Fraktur bei geringem Trauma bemerkt
Behandlung:
- Behandlung der Fraktur entsprechend der üblichen Richtlinien
- Therapie der Osteoporose durch Medikamente (v.a. Bisphosphonate), Bewegungs-, Ernährungstherapie
- Sturzprophylaxe

ARTHROSE
Degenerative Gelenkerkrankung mit Knorpelzerstörung und Knochenveränderungen

Ursachen: Zu große Gelenkbelastung im Verhältnis zur individuellen Belastbarkeit
Leitsymptome:
- Gelenksteife → Belastungsschmerz → Anlaufschmerz → Dauerschmerz. Zunehmende Bewegungeinschränkung
- Häufig Koxarthrose (der Hüftgelenke), Gonarthrose (der Kniegelenke), degenerative Wirbelsäulenveränderungen

Behandlung:
- Evtl. Beseitigung ursächlicher Faktoren
- „Bewegung ohne Belastung", Thermo-, Physiotherapie
- Ggf. nichtsteroidale Antihrheumatika zur Beschwerdelinderung
- In fortgeschrittenen Stadien bei hohem Leidensdruck endoprothetischer Gelenkersatz

FRAKTUR (KNOCHENBRUCH)
Durchtrennung eines Knochens

Ursache: Starke äußere Gewalt bei gesunden, geringe bei vorgeschädigten Knochen
Leitsymptom: Schmerz, Schwellung, Hämatom. Abnorme Beweglichkeit, Fehlstellung, Reiben der Knochenbruchstücke aufeinander, sichtbare Knochenbruchstücke
Behandlung:
- Reposition = Wiederherstellen der normalen Knochenstellung
- Retention = Halten dieser Knochenstellung für die Heilungsdauer, entweder konservativ (Gips, Orthese) oder operativ (Osteosynthese)
- Rehabilitation = Wiederherstellung der normalen Funktion
- Faustregeln: Bei Kindern meist konservative Behandlung. Bei verschobenen und offenen Frakturen, Gelenkbeteiligung, Gefäß-Nerven-Verletzung fast immer operative Behandlung

Abb. 14.64 Übersicht über die Erkrankungen des Bewegungsapparats. [L275]

KAPITEL

15

Andreas Bender, Christine Keller

Pflege von Menschen mit Erkrankungen des Nervensystems

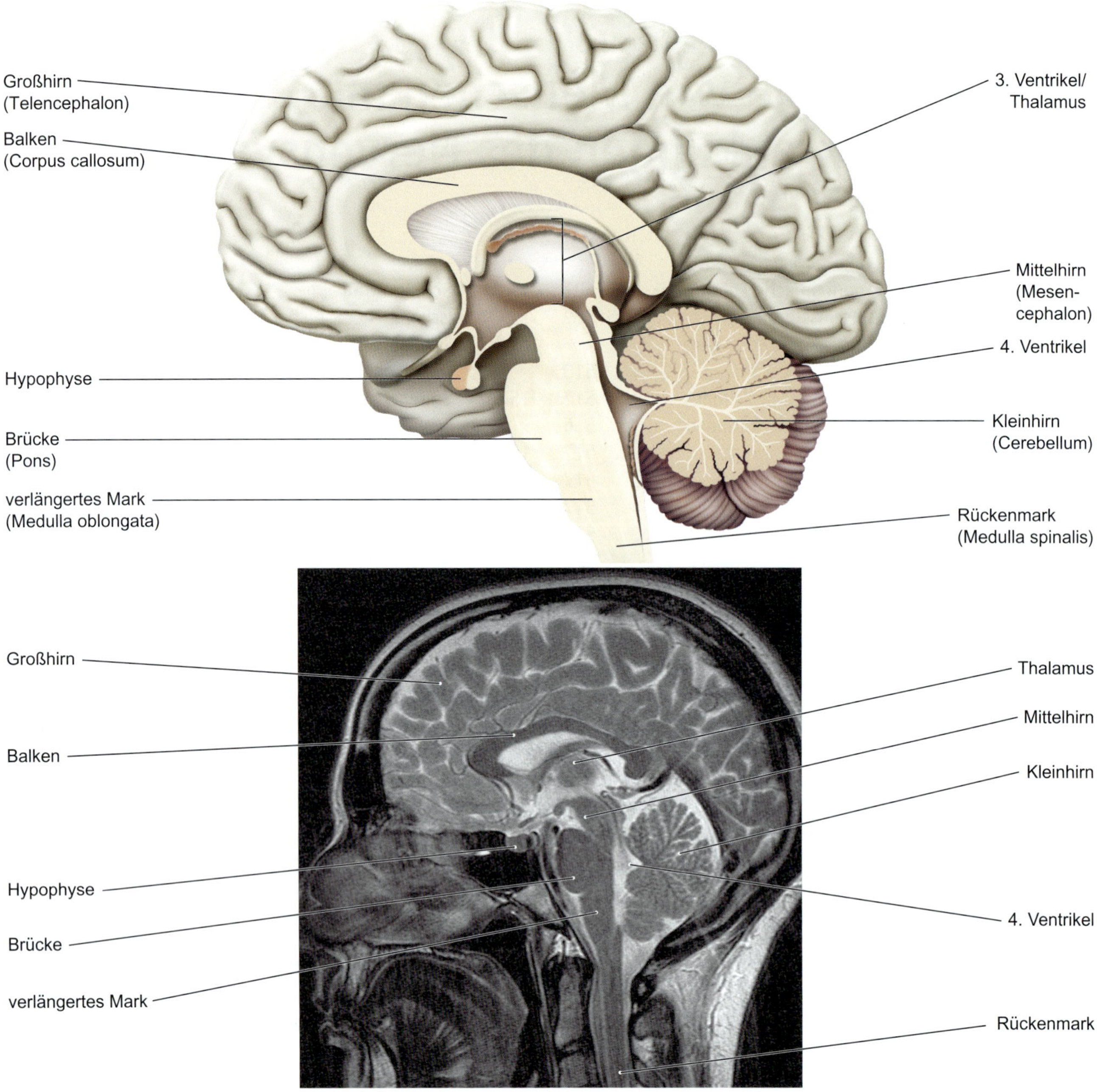

Abb. 15.1 [L275, S700]

Pflegesituation

Herr Petersen ist 68 Jahre alt und seit vier Jahren Rentner. Seit dem Tod seiner Frau vor drei Jahren lebt er allein. Seine zwei Kinder wohnen nicht vor Ort und besuchen Herrn Petersen aufgrund der Distanz nur selten. Seine Zeit verbringt Herr Petersen überwiegend allein vor dem Fernseher oder dem Computer. Am Abend gönnt er sich gerne ein bis zwei Flaschen Bier zum Abendessen, er bevorzugt dabei deftiges Essen. Seit dem Tod seiner Frau hat er 15 kg zugenommen und wiegt mittlerweile bei einer Größe von 180 cm 115 kg. Sein Hausarzt fordert ihn regelmäßig auf, sein Gewicht zu reduzieren. Vor zwei Jahren hat sein Hausarzt bei ihm einen Diabetes mellitus Typ 2 diagnostiziert, der bis heute mit Tabletten behandelt wird. Zusätzlich leidet Herr Petersen seit ca. 10 Jahren unter Bluthochdruck, der ebenfalls mit Medikamenten eingestellt ist. Am gestrigen Abend hat Herr Petersen wie gewohnt sein Essen vor dem Fernseher eingenommen. Als er die Bierflasche öffnen wollte, fiel ihm die Flasche aus der Hand, da er plötzlich keine Kraft mehr hatte, diese zu halten. Herr Petersen alarmierte umgehend telefonisch den Rettungsdienst.

Erkrankungen des Nervensystems *(neurologische Erkrankungen)* sind in jedem Alter möglich:

- Bei Kindern stehen *angeborene Erkrankungen* des zentralen Nervensystems (➤ 15.3) und *Epilepsien* (➤ 15.5) im Vordergrund.
- Im mittleren Erwachsenenalter vergleichsweise häufig ist die *Multiple Sklerose* (➤ 15.7).
- *Morbus Parkinson* (➤ 15.8) und *Schlaganfall* (➤ 15.4) sind Erkrankungen, die besonders häufig im höheren Alter auftreten (Demenz ➤ 16.12).
- *Hirnhaut- und Gehirnentzündungen* (*Meningitis* bzw. *Enzephalitis* ➤ 15.6) sowie **(Unfall-)Verletzungen** mit evtl. bleibenden Folgen bis zum *Querschnittssyndrom* (➤ 15.13) oder *Syndrom der reaktionslosen Wachheit* (➤ 15.1.2) können Menschen jeden Alters treffen.

Manche Erkrankungen des Nervensystems werden (teilweise) operativ behandelt, z. B. Gehirntumoren (➤ 15.9), Hirnblutungen (➤ 15.4.2) oder Bandscheibenvorfälle (➤ 15.12). Dann wird der Patient in eine Abteilung für **Neurochirurgie** verlegt.

Die Pflege in der **Neurologie** stellt eine besondere Herausforderung dar. Vor allem die Einschränkung von Bewegungsfähigkeit und -kontrolle führt zu teils hohem Unterstützungsbedarf bei den Lebensaktivitäten. Hinzu kommen häufig Einbußen der kognitiven Fähigkeiten wie Orientierung, Denken, Gedächtnis, gezieltes Handeln und Sprache sowie Veränderungen von Persönlichkeit, Individualität und Selbstbild. Solche Veränderungen stürzen den Betroffenen oft in eine tiefe Sinnkrise. Auch die Angehörigen sind meist sehr belastet und brauchen Unterstützung bei der Frage, wie das Leben mit einer chronischen Erkrankung oder Behinderung für die Familie weitergehen kann.

Der komplexe Krankheits- bzw. Rehabilitationsprozess bei neurologischen Patienten wird in verschiedene Phasen eingeteilt. [1] Pflegende betreuen Patienten in allen Phasen dieses Prozesses:

- **Phase A**: in der *Akutbehandlung* nach dem Eintritt des Ereignisses steht besonders die Stabilisierung der vitalen Funktionen im Vordergrund, ggf. auf einer Intensivstation.
- **Phase B**: in der *Frührehabilitation* ist der Patient vital stabil, aber noch erheblich pflege- und überwachungsbedürftig, intensivpflegerische Betreuung muss ggf. möglich sein. Die in Phase A ansatzweise begonnenen rehabilitativen Maßnahmen werden nun gesteigert.
- **Phase C**: in der *weiterführenden Rehabilitation* ist der Patient immer noch in vielen Bereichen unterstützungsbedürftig, kann aber aktiv mitarbeiten und erlangt zunehmende Selbstständigkeit in den Lebensaktivitäten.
- **Phase D**: in der *Anschlussheilbehandlung bzw. Anschlussrehabilitation* ist der Betroffene in vielen Lebensaktivitäten selbstständig. Intensive Rehabilitation soll verbliebene Defizite minimieren und ein weitgehend selbstständiges Leben ermöglichen.
- **Phase E**: in der *nachgehenden und/oder beruflichen Rehabilitation* werden Einzeldefizite weiterbehandelt, Behandlungserfolge gesichert und ggf. eine berufliche Wiedereingliederung angestrebt.
- **Phase F**: in der *dauerhaft aktivierenden, unterstützenden und betreuenden Pflege* werden Patienten mit dauerhaftem Pflege- und Therapiebedarf betreut, z. B. in einer Pflegeeinrichtung, in der außerklinischen Intensivpflege im häuslichen Umfeld oder einer spezialisierten Wohngemeinschaft.

Neben Allgemeinkrankenhäusern mit neurologischen Stationen gibt es spezialisierte neurologische Fachkliniken, die Patienten i. d. R. in den Phasen B bis D betreuen. Immer mehr Fachkliniken behandeln auch beatmete bzw. intensivstationspflichtige Patienten in der Phase A und spezialisieren sich auf das Weaning, d. h. die Beatmungsentwöhnung. Kinder mit komplexen Erkrankungen werden auf spezialisierten *neuropädiatrischen* Stationen und in Rehaeinrichtungen betreut.

Pflegende in der Neurologie arbeiten mit vielen anderen Berufsgruppen zusammen, um den Rehabilitationsprozess für die Patienten bestmöglich zu gestalten. Sie beziehen die Angehörigen ein und leiten sie oft zu pflegerischen, therapeutischen und rehabilitativen Maßnahmen an, die zu Hause weitergeführt werden sollen. Entsprechend brauchen Pflegende ein hohes Maß sozialer und kommunikativer Fähigkeiten.

15.1 Pflegerische und medizinische Diagnostik

Die neurologische Diagnostik beginnt mit Patientenbeobachtung, Anamnese und klinischer Untersuchung. Die wichtigsten Leitsymptome sind:

- **Bewusstseinsstörungen** (➤ 15.1.1, ➤ 15.1.2) bis hin zu Desorientiertheit, Delir und Koma
- **Lähmungen** (➤ 15.1.3), also die verminderte oder aufgehobene Fähigkeit, einen Körperteil willentlich zu bewegen
- **Veränderungen des Muskeltonus** (➤ 15.1.3), also Muskelhypotonie und -hypertonie (zu niedriger bzw. hoher Muskeltonus)
- **Störungen des normalen Bewegungsablaufs und Koordinationsstörungen** (➤ 15.1.4), z. B. verlangsamte oder über das Ziel hinausschießende Bewegungen oder Zittern
- **Sensibilitätsstörungen** (➤ 15.1.5), beispielsweise verminderte Wahrnehmung einer Berührung, Taubheitsgefühl, Brennen, Kribbeln
- **Sehstörungen** (➤ 19.1.1), v. a. vermindertes Sehvermögen, Gesichtsfelddefekt, Doppelbilder
- **(Neurogene) Schluckstörungen** (➤ 15.1.8)
- **Neuropsychologische Störungen,** etwa eine Aphasie (➤ 15.1.7)
- **Schwindel,** womit der Patient z. B. allgemeines Unsicherheitsheitsgefühl, Schwarzwerden vor den Augen, das Gefühl „Aufzug zu fahren" oder Drehschwindel meinen kann (➤ 18.1.13)
- **Vegetative Störungen** (➤ 15.1.6), etwa Blasenentleerungsstörungen oder verminderte Schweißsekretion
- **Epileptische Anfälle** (➤ 15.5)
- **Kopfschmerzen** (➤ 15.1.9)
- Bei Kindern zusätzlich **verzögerte sensomotorische Entwicklung** (➤ Abb. 15.2)

LERNHILFE

6 „W"s

Zur Einordnung der **aktuellen Symptome** hat es sich bewährt, nach den **6 „W"s** zu fragen:

Wo? **W**ie? **W**ann? **W**ie oft? **W**omit einhergehend? **W**odurch verstärkt? [23]

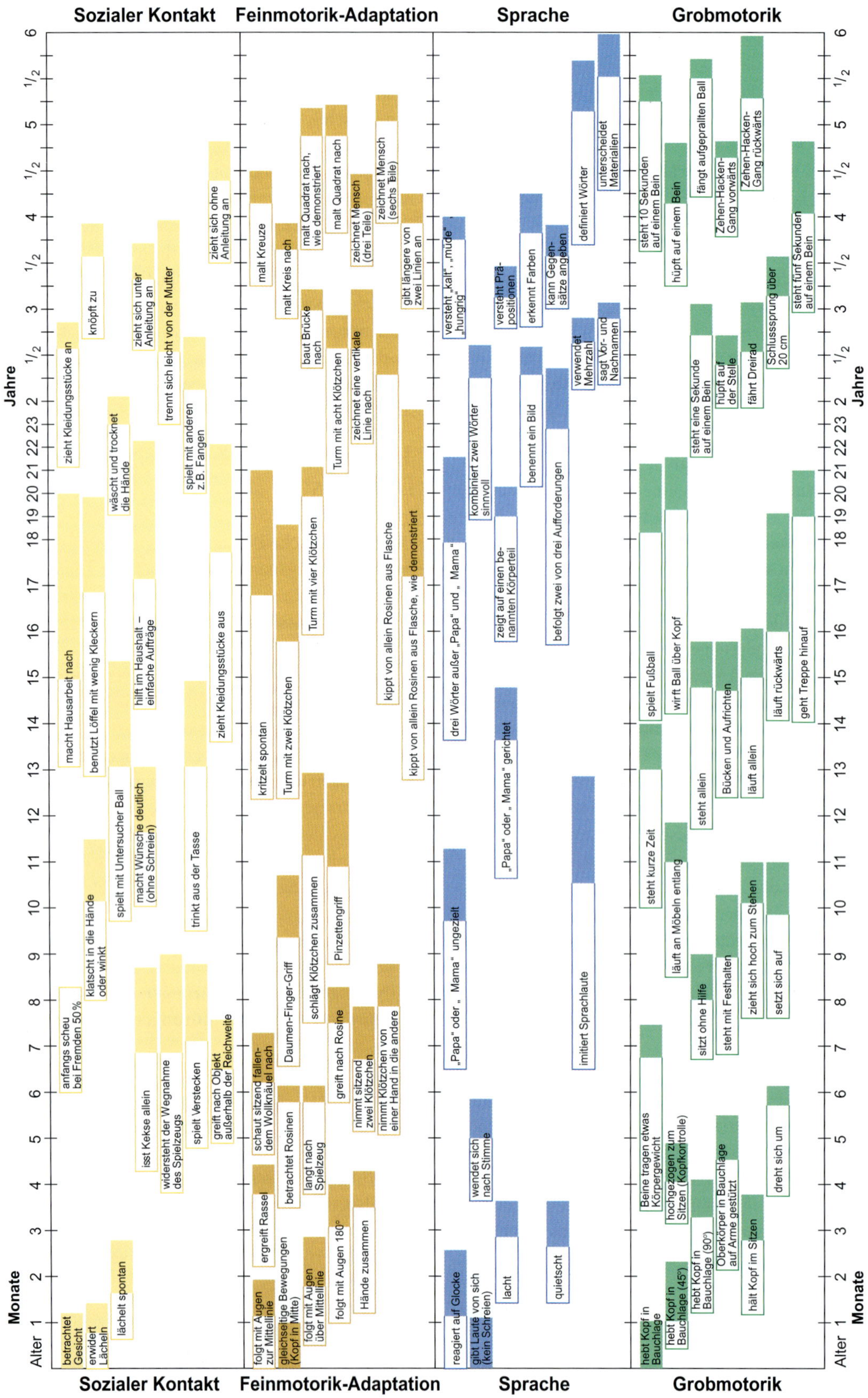

Abb. 15.2 Denver-Entwicklungsskalen für Kinder bis zu sechs Jahren. Der linke Rand des hellen Balkenteils zeigt jeweils das Alter, in dem 25 % der Kinder die jeweilige Aufgabe schaffen. Am linken Rand des dunklen Balkenteils bewältigen 75 % die Aufgabe, am rechten 90 %. [F989-003]

Besonders wichtig in der Neurologie ist die evtl. Zuordnung der *Symptome* zu einem **Syndrom,** also einem Komplex zusammengehörender Symptome, da dies den Ort der Schädigung eingrenzt. Beispielsweise bilden die Symptome Halbseitenlähmung rechts, Sensibilitätsstörung rechts und Sprachstörung (Aphasie) zusammen das **linkshemisphärische Syndrom** mit Schädigungsursache in der linken Großhirnhälfte.

Einen hohen Stellenwert hat außerdem die zeitliche Entwicklung der Symptomatik. Häufigste Ursache für ein *akutes* linkshemisphärisches Syndrom ist z. B. ein Schlaganfall (➤ 15.4).

Neurologische Anamnese und Untersuchung bei Kindern

Bei Kindern umfassen die neurologische Anamnese und Untersuchung außerdem:

- Verlauf von Schwangerschaft, Geburt, bisheriger Entwicklung (Entwicklungsstillstand? Verlernen bereits erworbener Fähigkeiten?)
- Bestimmung von Körpergröße, Gewicht, Kopfumfang
- Beurteilung der motorischen und geistigen Entwicklung, beispielsweise mithilfe der **Denver-Entwicklungsskalen** (➤ Abb. 15.2), Beobachtung des Verhaltens (z. B. altersgerechtes Interesse an der Umwelt?)

15.1.1 Quantitative Bewusstseinsstörungen

DEFINITION

Bewusstsein: Wissen um die eigene Person und die Umgebung. Grundvoraussetzung dafür, gezielt und sinnvoll auf die eigenen Bedürfnisse und die Umgebung reagieren zu können.
Bewusstseinsstörung: jede Beeinträchtigung des Bewusstseins. Klassischerweise unterteilt in

- **Quantitative Bewusstseinsstörungen** (*Vigilanzminderung,* umgangssprachlich *Eintrübung*) mit Störung der **Vigilanz,** d. h. der *Wachheit*
- **Qualitative Bewusstseinsstörungen** mit Veränderung des Bewusstseins beim *wachen* Menschen, z. B. Delir, Orientierungsstörungen (➤ 16.1.2)

Sowohl neurologische als auch nichtneurologische Grunderkrankungen können zu einer **Bewusstseinsstörung** führen:

- Bei neurologischen Erkrankungen liegt entweder eine Hirnstamm- oder Thalamusschädigung vor (etwa bei arterieller Durchblutungsstörung) oder eine diffuse Großhirnschädigung (etwa bei schwerer Schädel-Hirn-Verletzung, Sauerstoffmangel durch Herz-Kreislauf-Stillstand).
- Bei nichtneurologischen Erkrankungen sind Blutzuckerentgleisung (sowohl deutlich zu hoher als auch zu niedriger Blutzucker ➤ 7.5.7), Elektrolytstörungen, hochgradige Leber- oder Nierenfunktionsstörungen (➤ 9.4, ➤ 10.6), Sepsis (➤ 13.3) und Medikamentennebenwirkungen häufige Ursachen.

Einschätzung quantitativer Bewusstseinsstörungen

NOTFALL

Eine **neu aufgetretene Vigilanzminderung** ist immer ein Notfall, den Pflegende umgehend an den diensthabenden Arzt bzw. die Ärztin (im Folgenden als „Arzt" zusammengefasst) weitergeben. Häufig ist sofortiges Handeln notwendig.

Die **Einschätzung quantitativer Bewusstseinsstörungen** ist eine wichtige Aufgabe in der Pflege neurologischer Patienten und Patientinnen (im Weiteren als „Patienten" bezeichnet). Bei jedem Patientenkontakt beobachten Pflegende die Kontaktfähigkeit des Patienten und seine Reaktion auf Aufforderungen.

Entscheidend: Kontaktfähigkeit

Bei der Beurteilung des Bewusstseinszustandes sollte man nicht von „ansprechbar" sprechen, denn ansprechbar ist auch ein Monitor oder eine Wand. Die entscheidende Frage ist die Kontaktfähigkeit, d. h. wie der Patient auf eine Ansprache reagiert.

Einige Patientengruppen haben ein erhöhtes Risiko und sollten daher besonders aufmerksam überwacht werden, u. a. Patienten mit/nach:

- Meningitis (➤ 15.6)
- Schlaganfall (➤ 15.4), Subarachnoidalblutung (➤ 15.4.2)
- Epilepsie (➤ 15.5)
- Schädel-Hirn-Verletzung (➤ 15.14)
- Neurochirurgischen Operationen
- Guillain-Barré-Syndrom (➤ 15.10.3) und Muskelerkrankungen, z. B. Myasthenia gravis (➤ 15.11.2), wegen möglicher Atemstörungen und daraus resultierender Bewusstseinsstörung

Die Vigilanz (Wachheit) kann auch mit Worten beschrieben werden:

- **Normale Vigilanz.** Der Patient ist wach und öffnet spontan die Augen.
- **Benommenheit** (nicht einheitlich benutzter Begriff). Der Betroffene zeigt verlangsamte, aber meist angemessene Reaktionen, seine Augen sind offen.
- **Somnolenz.** Der Patient ist abnorm schläfrig, schläft viele Stunden am Tag, öffnet aber auf leichte Reize (z. B. Ansprechen, Anfassen) längere Zeit die Augen und reagiert dann meist angemessen.
- **Sopor.** Der Patient öffnet auf starke Reize wenige Sekunden die Augen, dämmert aber schnell wieder weg, seine Reaktionen sind oft nicht mehr angemessen.
- **Koma.** Auch stärkste Schmerzreize bewirken kein Augenöffnen, der Patient zeigt auf Aufforderung keine gezielte Reaktion.

Die am häufigsten verwendete Skala zur Beurteilung *akuter* quantitativer Bewusstseinsstörungen ist die **Glasgow Coma Scale** (*GCS,* ➤ Tab. 15.1). Sie befindet sich als Standard auch auf vielen Intensivpflegekurven.

Für die genaue Beurteilung chronischer Bewusstseinsstörungen gibt es spezielle Instrumente (➤ 15.1.2). Hier werden z. B. keine Schmerzreize eingesetzt, da diese zu einem (weiteren) Rückzug des Patienten führen können.

Tab. 15.1 Glasgow Coma Scale (GCS) für Kinder (eine von mehreren Varianten) und Erwachsene. Normal sind 15 Punkte, bei höchstens neun Punkten spricht man von einem tiefen Koma und selbst ein Patient im tiefsten Koma hat drei Punkte [F210-010].

GCS für Kinder < 3 Jahre			Punkte	GCS für Kinder > 3 Jahre und Erwachsene		
Augen öffnen	**Beste motorische Antwort**	**Beste verbale Antwort**		**Augen öffnen**	**Beste motorische Antwort**	**Beste verbale Antwort**
	Befolgen von Aufforderungen, < 1 Jahr Spontanbewegungen, gezieltes Greifen		**6**		Befolgen von Aufforderungen	
	Gezielte Abwehr auf Schmerzreiz	Unverständliche Worte, < 1 Jahr Plappern, Lachen	**5**		Gezielte Abwehr auf Schmerzreiz	Orientiert
Spontan	Zurückziehen auf Schmerz	Unverständliche Worte, < 1 Jahr Weinen, kann beruhigt werden	**4**	Spontan	Ungezielte Abwehr	Verwirrt
Auf Anruf/ Schreien	Beugesynergismen	Andauerndes Weinen, kann nicht beruhigt werden	**3**	Auf Ansprache	Beugesynergismen	Einzelne Wörter
Auf Schmerz	Strecksynergismen	Stöhnen	**2**	Auf Schmerz	Strecksynergismen	Laute
Nicht	Nichts	Nichts	**1**	Nicht	Nichts	Nichts

Beuge- und Strecksynergismen

Beuge- und Strecksynergismen sind Ausdruck einer fortschreitenden Schädigung des Hirnstamms.

- Bei **Beugesynergismen** führt ein Schmerzreiz irgendwo am Körper zu einer stereotypen Reaktion mit Beugen der Arme im Ellbogengelenk und Strecken der Beine.
- Werden auf einen beliebigen Schmerzreiz Arme und Beine gestreckt, spricht man von **Strecksynergismen.** Sie sind die letzte Abwehrmaßnahme des Nervensystems gegen Gefahren (Schmerzreize), bevor es zum kompletten Ausfall der motorischen Reaktion kommt.

Diagnostik

Neu aufgetretene Bewusstseinsstörungen erfordern eine rasche Diagnostik mit:

- Blutuntersuchungen (z. B. Blutzucker, Leber-, Nierenwerte, Elektrolyte, Entzündungswerte, Blutgasanalyse)
- CT oder MRT des Gehirns (➤ 15.1.13)
- EEG (➤ 15.1.2)
- Medikamentenüberprüfung (neue Medikamente?)

15.1.2 Syndrome mit quantitativen Bewusstseinsstörungen

Hirndruckerhöhung

Eine Vigilanzminderung bis zum Koma ist Leitsymptom einer **Hirndruckerhöhung** (➤ 15.2.5). Weitere **Hirndruckzeichen,** die sich langsam über Tage oder akut entwickeln können, sind dumpfe Kopfschmerzen, Schluckauf, Übelkeit, schwallartiges Erbrechen, psychische Veränderungen, veränderte Pupillenreaktion (ggf. auch einseitig) sowie Veränderungen von Herz-Kreislauf (typischerweise Bradykardie und Hypertonie) und Atmung.

NOTFALL

Eine **Hirndruckerhöhung** ist immer lebensbedrohlich. Pflegefachpersonen informieren bei jedem Verdacht sofort den Arzt, da eine sofortige Diagnostik und ggf. Therapie nötig ist.

Syndrom der reaktionslosen Wachheit und Syndrom des minimalen Bewusstseins

DEFINITION

Syndrom der reaktionslosen Wachheit *(SRW, Wachkoma, Coma vigile, früher apallisches Syndrom, vegetatives Stadium):* funktioneller Ausfall großer Teile oder der gesamten Großhirnfunktionen bei erhaltenen Funktionen von Stammhirn, Zwischenhirn und Rückenmark. Remission grundsätzlich möglich.

Syndrom des minimalen Bewusstseins *(SMB, minimaler Bewusstseinszustand, minimally conscious state, MCS):* Zustand, in dem der Patient einfache Reaktionen und Kontaktfähigkeit als Zeichen von Bewusstsein zeigt.

Das **Syndrom der reaktionslosen Wachheit** (➤ Abb. 15.3) ist immer Folge einer schweren Hirnschädigung, z. B. durch Schädel-Hirn-Trauma (➤ 15.14), Sauerstoffmangel nach Herz-Kreislauf-Stillstand oder Schlaganfall (➤ 15.4.1).

Der Patient zeigt:

- Kein Bewusstsein seiner selbst oder der Umwelt, keine Kontakt-/Kommunikationsfähigkeit mit anderen [2]
- Keine anhaltenden, reproduzierbaren, zweckgerichteten oder willkürlichen Verhaltensänderungen auf äußere Reize [2]
- Kein Sprachverständnis, keine Sprachproduktion
- Harn- und Stuhlinkontinenz
- Schlaf-Wach-Rhythmus.

Dennoch sind die Augen immer wieder geöffnet. Hirnstamm- und autonome Funktionen sind vorhanden, sodass die lebenswichtigen Funktionen erhalten sind, außerdem unterschiedliche Hirnnerven- und Rückenmarkreflexe.

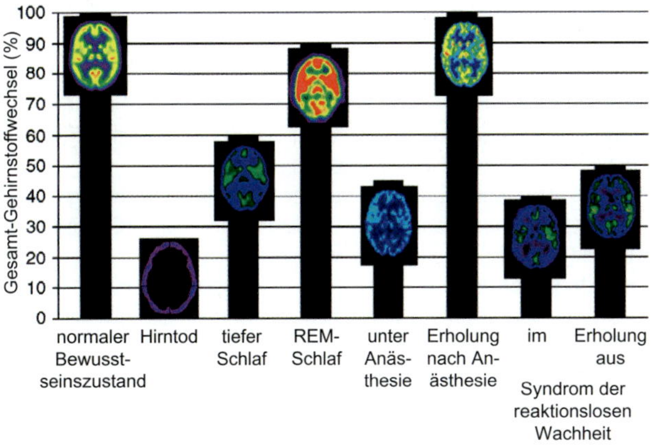

Abb. 15.3 Gehirnstoffwechsel beim Gesunden, beim Syndrom der reaktionslosen Wachheit und beim Hirntod. Der Unterschied in der Stoffwechselaktivität des Gehirns ist deutlich sichtbar. [G482]

Im **Syndrom des minimalen Bewusstseins** zeigt der Patient wiederholt, wenn auch unregelmäßig, deutliche Zeichen von Bewusstsein seiner selbst oder der Umgebung. Es wird weiter unterteilt in SMB– („Minus") mit sprachunabhängigen minimalbewussten Funktionen, z. B. Fixieren und Folgen von Personen/Gegenständen mit den Augen, und SMB+ („Plus") mit zumindest teilweise erhaltener Sprachfunktion (z. B. Befolgen einfacher Aufforderungen, ➤ Tab. 15.2). [2]

Die Diagnose und Differenzierung beider Syndrome ist schwierig. Grundlage ist die klinische Untersuchung. Ziel ist festzustellen, ob der Patient auf äußere Reize eine reproduzierbare gezielte Reaktion zeigt oder nicht. [2] Außerdem wird das Spontanverhalten des Patienten über längere Zeit beobachtet. Spezielle Assessments standardisieren die klinische Untersuchung. Empfohlen wird die **CRS-R** *(Coma Recovery Scale – Revised),* die von Ärzten, Neuropsychologen, Ergotherapeuten oder speziell unterwiesenen Pflegenden angewendet werden kann (➤ Tab. 15.2). [3] [4]

Apparative Untersuchungen werden begleitend eingesetzt. Im EEG (➤ 15.1.12) weisen schwere Veränderungen auf eine ausgeprägte Hirnschädigung hin, ein relativ gut erhaltenes EEG spricht für eine günstigere Prognose. Mithilfe der somatosensibel evozierten Potenziale (SEP ➤ 15.1.12) kann gemessen werden, ob sensible Reize in der Großhirnrinde ankommen. CT, MRT und nuklearmedizinische Bildgebungsverfahren (FDG-PET) geben wichtige Hinweise auf die Schwere einer Hirnschädigung.

Bei günstigem Verlauf kehren weitere Bewusstseinsfunktionen und Fähigkeiten zurück.

Abzugrenzen: Locked-in-Sydrom

Ein Koma oder Syndrom der reaktionslosen Wachheit darf nicht mit einem **Locked-in-Syndrom** *(LIS)* verwechselt werden: hier sind die Patienten bei Bewusstsein, wach und kontaktfähig, können sich aber wegen einer fast kompletten Zerstörung der motorischen Bahnen im Hirnstamm so gut wie nicht mehr bewegen und äußern (Ausnahme: vertikale Augenbewegungen)!

Tab. 15.2 Coma Recovery Scale – Revidierte deutsche Version (CRS-R) zur standardisierten Bewertung des Bewusstseinszustandes, modifiziert nach Maurer-Karattup, [4]. Erreicht werden können 0 (keine Reaktionsfähigkeit, nicht erweckbar) bis 23 Punkte. Wichtiger noch als der Gesamtpunktwert ist das Erreichen bestimmter Fähigkeiten, die das Syndrom des minimalen Bewusstseins (SMB) einschließlich dessen Unterkategorien (SMB+/–) sowie dessen Überwindung (Ü-SMB) definieren.

Punkte	Kriterium/Funktion	Definiert
Subskala auditive Funktionen		
4	Bewegung konstant auf Aufforderung	SMB+
3	Reproduzierbare (wiederholbare) Bewegung auf Aufforderung	SMB+
2	Orientierungsreaktion auf Geräusche	
1	Schreckreaktion auf Geräusche	
0	Keine	
Subskala visuelle Funktionen		
5	Objekterkennung	SMB–
4	Objektlokalisation: Bewegung zum Objekt	SMB–
3	Blickfolgebewegungen	SMB–
2	Fixieren	SMB–
1	Visuelle Schreckreaktion	
0	Keine	
Subskala motorische Funktionen		
6	Funktioneller Objektgebrauch	Ü-SMB
5	Automatisierte motorische Reaktion	SMB–
4	Objektmanipulation	SMB–
3	Bewegung zum Schmerzreiz	SMB–
2	Bewegung weg vom Schmerzreiz	
1	Pathologisches Muster	
0	Keine/schlaff	
Subskala oromotorische/verbale Funktionen		
3	Verständliche Verbalisation	SMB+
2	Vokalisation/orale Bewegung	
1	Orale Reflexe	
0	Keine	
Subskala Kommunikation		
2	Funktionell: korrekt	Ü-SMB
1	Nichtfunktionell: intentional (zielgerichtet)	SMB+
0	Keine	
Subskala Arousal (Wachheit)		
3	Aufmerksamkeit	
2	Augenöffnen ohne Stimulation	
1	Augenöffnen mit Stimulation	
0	Nicht erweckbar	

SMB– („Minus"): Vorhandensein sprachunabhängiger minimalbewusster Funktionen, z. B. Fixieren/Folgen mit den Augen
SMB+ („Plus"): zumindest teilweise erhaltene Sprachfunktion (z. B. Befolgen einfacher Aufforderungen)

Pflegerische Betreuung

Patienten im Syndrom der reaktionslosen Wachheit benötigen eine Übernahme der Lebensaktivitäten in allen Bereichen, und das meist über Monate und Jahre. Pflegerische Betreuung ist jedoch noch weit mehr: sie ist vom ersten Tag an auch individuelle Förderung. Pflegefachpersonen machen dem Betroffenen Angebote (z. B. aus der Basalen Stimulation®), auf die er reagieren kann, mit dem Wissen, dass auch Menschen im Syndrom der reaktionslosen Wachheit teilweise wahrnehmen und empfinden können. Die Patienten reagieren auf bekannte Angebote eher als auf unbekannte, denn etwas Bekanntes ist leichter (wieder) zu erlernen als etwas Neues. Pflegende erfragen deshalb im Rahmen der Biografiearbeit bei den Angehörigen z. B. Gewohnheiten und Vorlieben, Lieblingsgetränke oder -musik, bekannte Pflegeprodukte.

Pflegerische Schwerpunkte sind:

- Positionierungen und Mobilisierung nach den Konzepten von Kinaesthetics, Bobath (➤ 15.2.1) und LiN® (➤ 15.2.3), Kontrakturen- und Dekubitusprophylaxe
- Maßnahmen zur Vermeidung bzw. Umgang mit Muskelhypertonie und Spastik (➤ 15.1.3)
- Wahrnehmungsförderung und Angebote zur Körpererfahrung nach den Konzepten der Basalen Stimulation® (➤ 15.2.2), dem Affolter-Modell® und der F. O. T. T.® (➤ 15.2.3)
- Durchführung der Körperpflege, z. B. nach dem Konzept der Basalen Stimulation® (➤ 15.2.2) oder dem Affolter-Modell® (➤ 15.2.3)
- Ernährung und Flüssigkeitsversorgung mittels PEG und Ernährungsmonitoring, Maßnahmen bei Dysphagie (➤ 15.1.8), Aspirationsprophylaxe
- Unterstützung bei der Urin- und Stuhlausscheidung, Maßnahmen bei Diarrhö oder Obstipation
- Versorgung von Tracheostoma und Trachealkanüle einschließlich Sekretmanagement, endotracheales Absaugen (➤ 18.2.8, ➤ 18.2.9)
- Überwachung der Vitalzeichen und des Bewusstseins (➤ 15.1.1)
- Beratung, Anleitung und Begleitung von Angehörigen

Diese Patienten sind oft viele Jahre in Langzeitpflegeeinrichtungen. Pflegende regen mindestens einmal im Jahr eine neurologische Untersuchung an.

Schmerztherapie erforderlich

Auch Menschen im Syndrom der reaktionslosen Wachheit können teilweise Schmerzen empfinden. Die Einschätzung ist hier besonders herausfordernd, da Pflegefachpersonen nur Mimik und Körpersprache, ggf. Lautierungen und physiologische Indikatoren (z.B. veränderte Vitalzeichen) zur Verfügung stehen. Ein geeignetes Instrument zur Einschätzung von Schmerzen ist das ZOPA (R), das Zurich Observation Pain Assessment. Am besten führen möglichst wenige Pflegefachpersonen die regelmäßige Schmerzeinschätzung durch, damit Veränderungen leichter bemerkt werden.

Pflegefachpersonen achten auch auf Situationen, die normalerweise oder vermuteterweise mit Schmerzen einhergehen, u.a. ein hoher Muskeltonus, Kontrakturen, Wunden, Kopfschmerzen nach Schädel-Hirnverletzungen. Diese Patienten benötigen eine ausreichende Schmerztherapie, ggf. versuchsweise.

15.1.3 Lähmungen und veränderter Muskeltonus

DEFINITION

Lähmung: teilweiser oder vollständiger Verlust der Muskelkraft mit Bewegungseinschränkung/-verlust eines Muskels/Körperteils.
Muskeltonus: Spannungszustand der Muskulatur. **Haltungstonus** bezeichnet die Grundspannung der ruhenden Muskulatur, **Bewegungstonus** die Muskelspannung bei Bewegung.
Muskelhypotonie: zu geringer Tonus der Muskulatur sowohl in Ruhe (z. B. können Kopf und Rumpf nicht gehalten werden) als auch gegenüber passiven Bewegungen.
Muskelhypertonie: unphysiologische Steigerung des Muskeltonus. Uneinheitliche Benutzung, bezeichnet teilweise auch nur die abnorme Steigerung des Haltungstonus, also der Muskelgrundspannung in Ruhe.
Spastik *(Spastizität):* Muskelhypertonie abhängig von der Geschwindigkeit einer Bewegung mit erhöhtem Muskelwiderstand bei schneller Bewegung. Typisch für eine zentrale Schädigung des motorischen Systems, z. B. bei Schlaganfall (➤ 15.4).
Rigor: immer vorhandene Muskelhypertonie unabhängig von der Geschwindigkeit einer Bewegung, oft auch als „wächserner" oder „bleirohrartiger" Widerstand beschrieben. Charakteristisch v. a. für die Parkinson-Erkrankung (➤ 15.8).

Lähmungen sind ein häufiges Symptom in der Neurologie, hinter dem sich unterschiedliche klinische Bilder, Ausprägungen und Ursachen verbergen (➤ Abb. 15.4, ➤ Tab. 15.3).

Unvollständige Lähmungen der Extremitäten werden vom Patienten oft als Schwäche bezeichnet. Häufige Symptome im Hirnnervenbereich sind Doppelbilder, herabhängende Augenlider *(Ptosis),* neu aufgetretene Gesichtsasymmetrie, Schluckstörungen *(Dysphagie* ➤ 15.1.8) und Sprechstörungen *(Dysarthrie).*

Einteilung

Lähmungen können nach verschiedenen Kriterien eingeteilt werden (➤ Abb. 15.4):

- Nach dem Schweregrad der Lähmung in **Parese** *(unvollständige Lähmung, Muskelschwäche)* und **Plegie** *(vollständige Lähmung)* oder umgekehrt nach der noch vorhandenen Muskelkraft in die **MRC-Kraftgrade** 0–5 (MRC = British Medical Research Council ➤ Abb. 15.4)
- Nach der betroffenen Körperregion in **Mono-, Hemi-** (➤ Abb. 15.5), **Para- und Tetraparese/-plegie**
- Nach der Lokalisation der Ursache in **zentrale, periphere und myogene Lähmung** (➤ Abb. 15.4)
- Nach dem Muskeltonus in **schlaffe Lähmung** und **Lähmung mit Spastik** (➤ Abb. 15.4)

VORSICHT

Gerade bei myogener oder peripherer Lähmung (z. B. Guillain-Barré-Syndrom ➤ 15.10.3) kann die **Atemmuskulatur mitbetroffen** sein (→ Ventilationsstörung). Bei diesen Patienten muss daher auf Dyspnoe-Zeichen (z. B. hohe Atemfrequenz, Zyanose) geachtet und die Atemsituation ggf. mit dem Handspirometer (einfaches Gerät zur Messung des Atemvolumens) oder Pulsoximeter (➤ 3.1.4) überprüft werden.

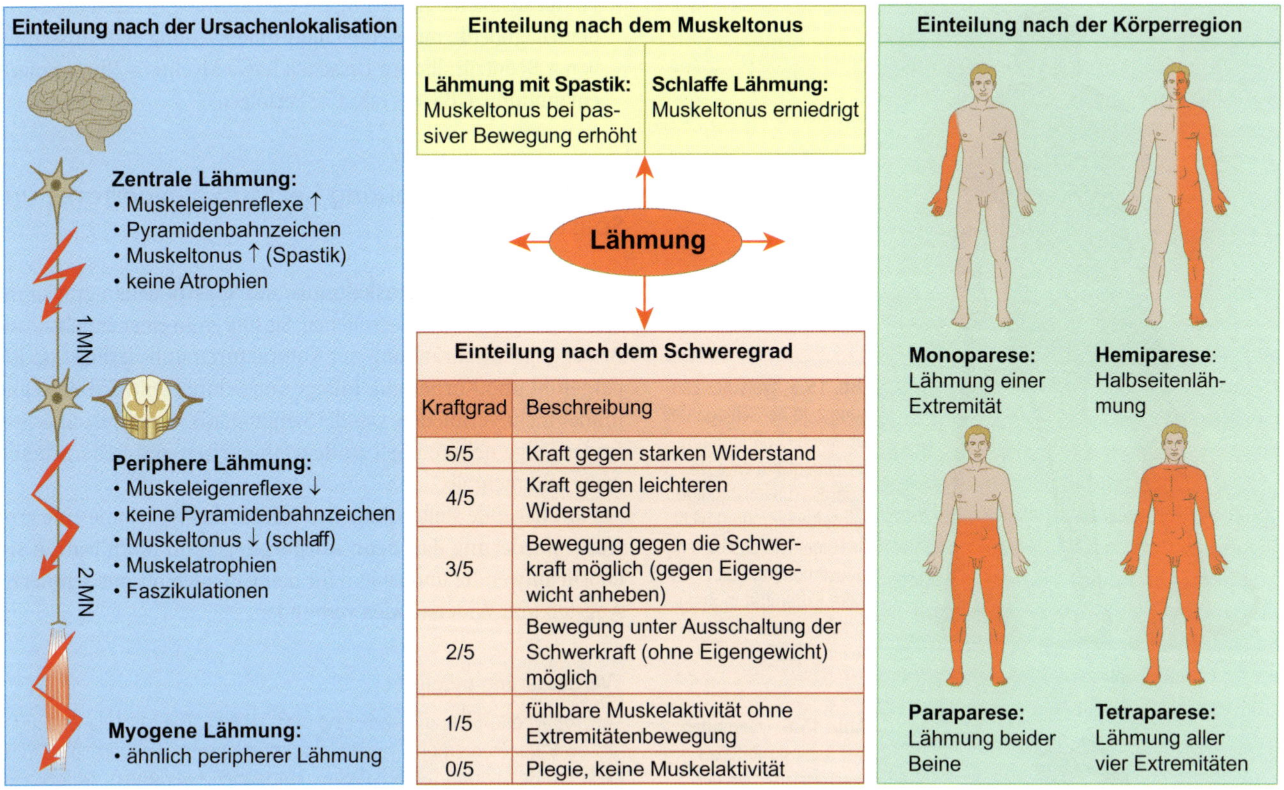

Kraftgrad	Beschreibung
5/5	Kraft gegen starken Widerstand
4/5	Kraft gegen leichteren Widerstand
3/5	Bewegung gegen die Schwerkraft möglich (gegen Eigengewicht anheben)
2/5	Bewegung unter Ausschaltung der Schwerkraft (ohne Eigengewicht) möglich
1/5	fühlbare Muskelaktivität ohne Extremitätenbewegung
0/5	Plegie, keine Muskelaktivität

Abb. 15.4 Einteilungsmöglichkeiten von Lähmungen. MN = Motoneuronen. [L255]

Tab. 15.3 Häufige Erkrankungen mit dem Leitsymptom Lähmung.

Erkrankung	Hinweis
Schlaganfall (➤ 15.4) im Bereich einer Großhirnhälfte	Kontralaterale (gegenüber zur Schlaganfallseite im Gehirn) Hemiparese/Hemiplegie mit Spastik und typischem Gangbild (➤ Abb. 15.5)
Schlaganfall (➤ 15.4) im Bereich des Hirnstamms	Tetraparese/-plegie mit Spastik und zusätzlichen Lähmungen im Bereich der Hirnnerven (Doppelbilder, Gesichtslähmung, Schluckstörung)
Critical-Illness-Polyneuropathie *(CIP)*, **-Myopathie** *(CIM)*	Schädigung des zweiten Motoneurons und/oder der Muskulatur durch eine schwere, intensivstationspflichtige Erkrankung. Schlaffe Paresen und Atrophien. Gute Prognose
Amyotrophe Lateralsklerose (*ALS* ➤ Tab. 15.12)	Neurodegenerative Erkrankung des motorischen Systems, die sowohl das erste als auch das zweite Motoneuron betrifft → beispielsweise positiver Babinski-Reflex und schlaffe Armlähmung mit Muskelatrophien gleichzeitig (!)
Myasthenia gravis (➤ 15.11.2)	Störung der motorischen Endplatte mit dem Leitsymptom einer belastungsabhängigen, im Tagesverlauf zunehmenden Muskelschwäche
Guillain-Barré-Syndrom (*GBS* ➤ 15.10.3)	Akute (oft innerhalb weniger Tage) schlaffe Tetraparese/-plegie bis zur Beatmungspflicht infolge einer Autoimmunerkrankung der Nervenwurzeln und Nerven (zweites Motoneuron), häufig im Anschluss an einen Infekt
Multiple Sklerose (*MS* ➤ 15.7)	Unterschiedlich lokalisierte Lähmungen mit Spastik infolge einer autoimmun bedingten Schädigung der weißen Substanz von Gehirn und Rückenmark
Plexusläsion	Schädigung der Nervengeflechte an Arm oder Bein mit einer schlaffen Parese der betroffenen Extremität (oft als Unfallfolge, selten Lagerungsschaden nach Operation)

Zentrale und periphere Lähmung

Eine Lähmung durch Schädigung des *ersten Motoneurons* (vom Gehirn bis in den Hirnstamm bzw. ins Rückenmark, also der *Pyramidenbahn*) wird oft als **zentrale Lähmung** bezeichnet.

Bei der zentralen Lähmung sind an den betroffenen Extremitäten die *Muskeleigenreflexe* (*MER* ➤ 15.1.10) gesteigert und es zeigen sich pathologische **Pyramidenbahnzeichen,** insbesondere ein positiver **Babinski-Reflex** (➤ Abb. 15.6).

Zusätzlich besteht eine Spastik. Anfangs ist der Widerstand in der Extremität durch langsames passives Bewegen zu überwinden. Besteht die Tonuserhöhung jedoch Wochen oder Monate, kann es durch Veränderungen von Bindegewebe, Sehnen und Gelenken zu bleibenden Bewegungseinbußen bis zur **Kontraktur** kommen.

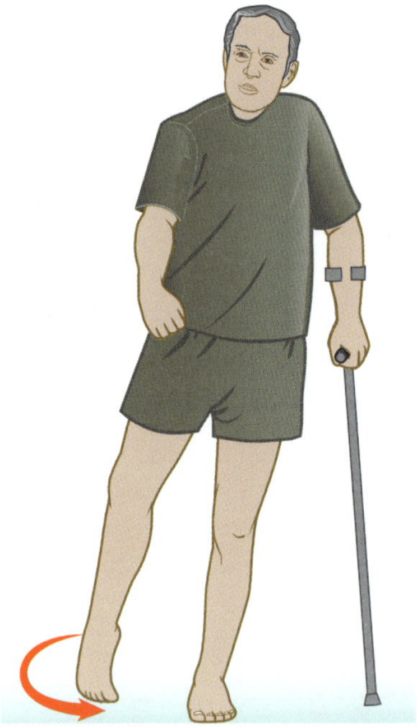

Abb. 15.5 Typisches Lähmungsbild bei Schlaganfall der linken Großhirnhälfte. Der Patient hat eine Hemiparese (unvollständige Halbseitenlähmung) rechts. Als Folge der spastischen Tonuserhöhung hält er die obere Extremität in Beuge- und die untere in Streckstellung. [L255]

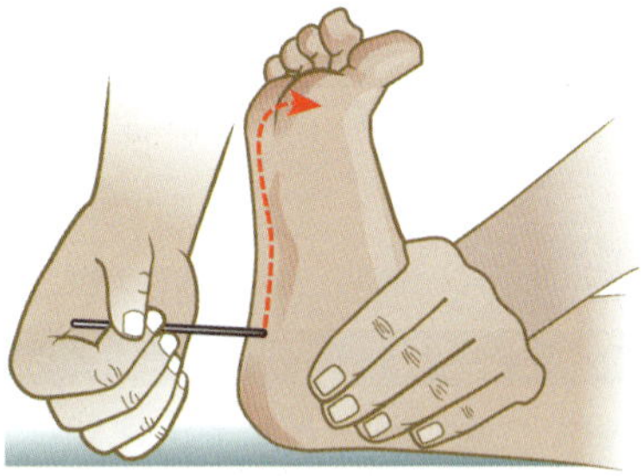

Abb. 15.6 Überprüfen des Babinski-Reflexes durch Bestreichen der seitlichen Fußsohle mit einem spitzen Gegenstand. Bei einem positiven (= pathologischen) Babinski-Reflex hebt sich die Großzehe in Richtung Fußrücken und spreizen sich gleichzeitig die Zehen. [L255]

Bei einer **peripheren Lähmung** durch Schädigung des *zweiten Motoneurons* (das im peripheren Nerv vom Rückenmark zur Muskulatur zieht) sind die Reflexe abgeschwächt oder erloschen, der Muskeltonus ist normal oder erniedrigt („schlaff"). Es kann zu spontanen Zuckungen von Muskelfasern kommen, den **Faszikulationen.** Nach einiger Zeit werden die Muskeln schmächtiger (**Muskelatrophie,** *-schwund*).

Diagnostik

- Ergibt die klinische Untersuchung eine zentrale Lähmung, erfolgt zum Ausschluss eines Schlaganfalls rasch eine CT oder MRT des Gehirns (➤ 15.1.13).
- Bei Tetraparesen sollte bevorzugt eine MRT des Hirnstamms und ggf. auch des Rückenmarks durchgeführt werden, denn Hirnstammschädigungen sind in der CT technisch bedingt meistens nicht gut zu beurteilen.
- Bei peripheren Lähmungen sind eine *Elektroneurografie* (Untersuchung der elektrischen Leitfähigkeit von Nerven) und eine *Elektromyografie* (Untersuchung der elektrischen Muskelaktivität) angezeigt (➤ 15.1.12).
- Findet sich keine Erklärung für die Lähmung in der bildgebenden Diagnostik, muss eine Liquoruntersuchung zum Ausschluss von z. B. entzündlichen Ursachen (etwa Myelitis = Rückenmarkentzündung, GBS ➤ Tab. 15.3) erfolgen.

Pflegerische Betreuung bei Muskelhypertonie und Spastik

Chronisch erhöhter Muskeltonus und **Spastik** haben gravierende Auswirkungen für den Betroffenen. Sie führen zu einer zunehmenden Bewegungseinschränkung mit Kontrakturen und Verlust von Körpergefühl und Körperbild. Infolge von Schmerzen wird Bewegung immer mehr vermieden, was die Symptomatik weiter verschlechtert. In der Folge nehmen Selbstpflegefähigkeiten und Lebensqualität mehr und mehr ab.

Für Pflegende stellen Patienten mit Muskelhypertonie eine große Herausforderung dar, denn Körperpflege und Mobilisation sind enorm aufwendig und zudem für den Patienten oft mit Schmerzen, Ängsten und Widerständen verbunden.

Verbesserung möglich

Muskelhypertonie und Spastik sind nicht statisch. Die Muskelanspannung ist zwar generell erhöht, variiert aber situationsabhängig. Beispielsweise können Bewegung (aktiv, passiv), Emotionen (wie Angst, Ärger), Eile, Stress, Schmerzen, Obstipation, Unsicherheit, Kälte und Lärm den Tonus zusätzlich erhöhen. Auch Superweichlagerung und Wechseldruckmatratzen zur Dekubitusprophylaxe können zu einer Zunahme der Spastik führen, weil keine „stabile" Außenwelt vorhanden ist. Pflegende versuchen, diese Situationen und ungünstigen Reize weitestmöglich zu vermeiden.
Die Behandlung der Spastik umfasst mehrere Maßnahmen, v. a.: [5]
- Anwendung tonusreduzierender Konzepte im Umgang mit dem Patienten, Physiotherapie/Bewegung (auch geräteunterstützt)
- Physikalische Therapien, z. B. Elektrostimulation
- Orale Gabe z. B. von Baclofen (etwa Lioresal®), Tizanidin (etwa Sirdalud®), bei Therapieresistenz auch intrathekale (in den Liquorraum) Baclofengabe *(ITB)* mittels implantierter Medikamentenpumpe
- Bei lokalisierten Tonuserhöhungen Injektion von Botulinumneurotoxin (BoNT, z. B. Botox®) in die betroffenen Muskeln
- Schienen, Orthesen, bei beginnender Kontraktur redressierende (geraderichtende) Gipsverbände

Tonusreduzierende Konzepte

Es gibt verschiedene Konzepte, mit denen der Muskeltonus günstig beeinflusst werden kann, v. a. **Bobath-Konzept** (➤ 15.2.1), **Kinaesthetics, LiN**® (➤ 15.2.3), **Basale Stimulation**® (➤ 15.2.2), **F. O. T. T.** (➤ 15.2.3).

Da alle diese Konzepte neurophysiologische Grundlagen berücksichtigen, können Maßnahmen aus verschiedenen Konzepten miteinander kombiniert werden.

Spezielle Weiterbildungen

Diese Konzepte können im Rahmen der dreijährigen Pflegeausbildung kaum bis in die Tiefe vermittelt werden. Pflegefachpersonen haben die Möglichkeit, sie in speziellen Fortbildungen zu erlernen, Therapeut zu werden oder eine Trainerausbildung zu machen.

Anbahnen von Aktivitäten

Häufig beginnen Maßnahmen für den Patienten „überfallsartig", auf die er dann häufig mit einer Tonuserhöhung und Spastik reagiert.

Pflegende stimmen sich bewusst ein und erkennen an, dass der Patient ein Gegenüber ist und durch seine Reaktionen die Handlung entscheidend mitgestaltet – auch wenn er schwer körperlich und/oder geistig eingeschränkt ist. Dies beinhaltet, dass die Pflegefachperson eine Tonuserhöhung als ablehnende Haltung akzeptiert und nach Ursachen sucht, auch bei sich.

- **Selbstwahrnehmung.** Wie bin ich da? Wie entspannt/angespannt bin ich, mein Körper, meine Atmung? Bin ich in großer Eile, die der Betroffene spürt?
- **Beziehungsaufnahme.** Mit der Begrüßung demonstriert die Pflegefachperson ihre Beziehung zum Patienten. Ein immer gleiches Vorgehen gibt ihm zudem Sicherheit und signalisiert den Beginn einer Maßnahme:
  - **Initialberührung.** Erster Körperkontakt zu Beginn einer Maßnahme unter Berücksichtigung individueller Aspekte, beispielsweise Hand auf den Unterarm des Patienten auflegen
  - **Begrüßungsritual.** Alle Kontaktpersonen begrüßen den Patienten nach einem festgelegten Vorgehen, z. B. mit den gleichen Worten, von derselben Seite (➤ Abb. 15.7)
- **Anbieten von somatischen Informationen.** Dadurch kann der Patient zunächst seinen Körper erfahren, bevor die Körperpflege oder eine Lagerung beginnt. Beispiele:
  - Kopf halten (von hinten oder seitlich), Wirbelsäule halten, Schulterblätter halten: Hände unterlegen, dann Hände anspannen wie zum Anheben, kurz die Spannung halten und Hände wieder entspannen. Langsam vorgehen, 3- bis 4-mal wiederholen (➤ Abb. 15.8)
  - Modellieren mit den Händen: Körperteile flächig mit den Händen und mit ausreichend Druck erfahrbar machen
- **Anbieten von vestibulären Informationen.** Dadurch kann der Patient seinen Körper verstärkt als beweglich und die Körperteile als zusammenhängende Einheit erfahren, er wird sanft „geweckt" und an seine Bewegungsfähigkeit erinnert. Beispiele:
  - Mikrobewegungen an den Gelenken: an Schulter oder Becken beginnen und an jedem Gelenk Mikrobewegungen ausführen, jedes Gelenk auch auf der anderen Seite behandeln (➤ Abb. 15.8)
  - Schaukeln des Rumpfes (➤ Abb. 15.8): Patienten in Seitenlage an Schulter und Hüfte fassen und synchron oder asynchron feine Schaukelbewegungen ausführen
  - Wiegen einer Extremität: Arm, Bein in ein Handtuch legen, Handtuch ganz wenig anheben und Extremität hin- und her bewegen (➤ Abb. 15.8)
- **Anbieten von vibratorischen Informationen**: Dadurch kann der Patient Körpertiefe, Körperfülle und innere Stabilität erfahren. Beispiele:
  - Vibrationen (feines Zittern) mit den Händen, z. B. an Fußsohlen, Ferse, Fußrücken, Fußgelenk, Knie, Becken, Hand, Ellenbogen, Schultern, Thorax, immer jeweils symmetrisch auch auf der anderen Seite
  - Vibrationen über die Matratze (symmetrisch) mit den Händen, einer Klangschale oder einem elektrischen Gerät auf unterschiedlicher Höhe
  - Vibrationen mittels elektrischer Zahnbürste, Rasierapparat u. Ä. auf der Matratze oder direkt am Körper (➤ 15.2.2).

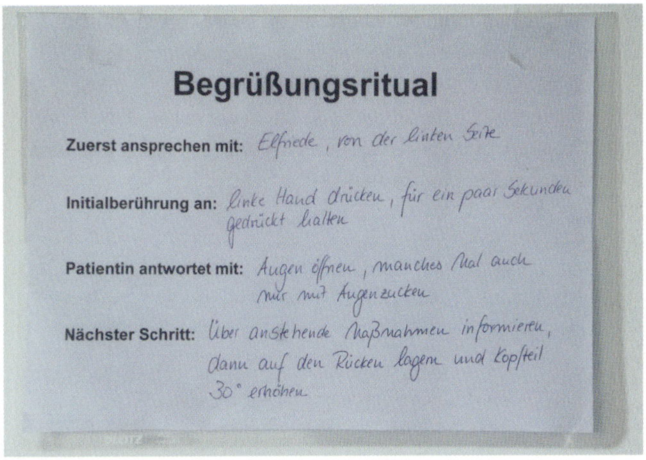
Begrüßungsritual

Zuerst ansprechen mit: Elfriede, von der linken Seite

Initialberührung an: linke Hand drücken, für ein paar Sekunden gedrückt halten

Patientin antwortet mit: Augen öffnen, manches Mal auch nur mit Augenzucken

Nächster Schritt: Über anstehende Maßnahmen informieren, dann auf den Rücken lagern und Kopfteil 30° erhöhen

Abb. 15.7 Schriftlich fixiertes, individuell festgelegtes Begrüßungsritual, das am Patientenbett für alle an der Versorgung Beteiligten sichtbar aufgehängt werden kann. [L271]

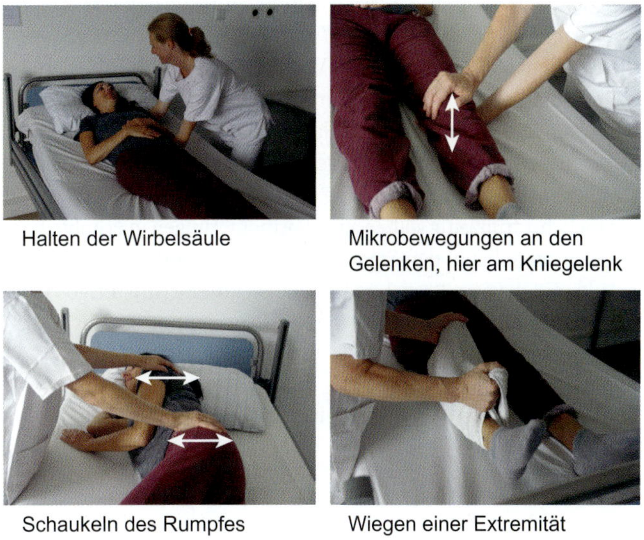

Abb. 15.8 Möglichkeiten, dem Patienten seinen Körper bewusst zu machen und den Muskeltonus zu reduzieren. [L271]

Bewegung und Positionierung

Passive und aktive Bewegung, ggf. geräteunterstützt (z. B. MOTOmed® Bewegungstrainer), ist eine zentrale Säule der Behandlung bei Muskelhypertonie und Spastik. Ziel ist die Anbahnung und Förderung der motorischen Funktionen und willkürlichen Bewegungen und damit auch die positive Einflussnahme auf den Muskeltonus. Dazu müssen Therapeuten (z. B. Physio- und Ergotherapeut) und Pflegende Positionierungen und Mobilisationen unter neurophysiologischen

Aspekten durchführen, z. B. nach dem Bobath-Konzept (➤ 15.2.1), und zwar *bei jeglicher Bewegung 24 Std. täglich.* Idealerweise stimmen alle Beteiligten ihre Ziele und ihr Vorgehen aufeinander ab.

Regelmäßige (Um-)Positionierung in möglichst schmerzfreier Dehnung der spastischen Muskulatur kann den Tonus senken und Kontrakturen vorbeugen, evtl. unterstützt durch Orthesen/Schienen, die über mehrere Stunden am Tag angelegt werden. [5]

Möglichst frühzeitig sollten auch Positionierungen in erhöhte Körperpositionen bis in den Stand durchgeführt werden. Hierfür gibt es Hilfsmittel, wie z. B. auch robotische Stehtische (u. a. Erigo®), die gleichzeitig durch Beintraining die Kreislauffunktion stabilisieren.

15.1.4 Bewegungs- und Koordinationsstörungen

DEFINITION

Bewegungsstörungen: nicht ganz einheitlich benutzter Begriff, der in der Neurologie meist abnorme Bewegungen durch Störungen der Bewegungssteuerung im ZNS bezeichnet.
Koordinationsstörungen: Störungen der Bewegungsabläufe durch ein gestörtes Zusammenspiel der Muskeln. Untergruppe der Bewegungsstörungen.

Unter **Bewegungsstörungen** (➤ Tab. 15.4) werden üblicherweise Veränderungen der Bewegungen durch eine fehlerhafte Bewegungssteuerung zusammengefasst. Lähmungen werden überwiegend nicht dazu gerechnet.

Hypokinetische Bewegungsstörungen gehen mit einem „Zuwenig“ an Bewegungen einher, **hyperkinetische Bewegungsstörungen** mit einem „Zuviel“ *(Überbewegungen).* **Koordinationsstörungen** sind eine Untergruppe der Bewegungsstörungen mit verändertem Bewegungsablauf, die Bewegungen sind z. B. zittrig oder zu stark.

Tab. 15.4 Häufige Bewegungs- und Koordinationsstörungen.

Charakteristika	Bedeutung und Vorkommen
Tremor	
Wiederholte, rhythmische Bewegungen („Zittern“); oft der Hände, seltener der Beine oder des Kopfs, siehe Text	Ganz leicht auch beim Gesunden; krankhaft z. B. als Intentionstremor bei Kleinhirnerkrankungen, als Ruhetremor bei Morbus Parkinson (➤ 15.8)
Ataxie	
Koordinationsstörung der Extremitäten (wie beim Zeigen, Gehen) oder des Rumpfes (beispielsweise beim freien Sitz): • Keine Kontrolle über Bewegungsausmaß, -geschwindigkeit • Haltung, Stand, Gang unsicher	Typisches Zeichen einer Kleinhirnschädigung, aber auch bei Schädigung der Hinterstränge im Rückenmark; krankhafter Finger-Nase-Versuch (➤ Abb. 15.9)
Dystonie	
Abnorme Haltungen oder Fehlstellungen durch langanhaltende Muskelkontraktionen; lokalisiert oder generalisiert	Durch jede Art der Hirnschädigung oder als eigenständige Erkrankung; auch als Komplikation bei Morbus Parkinson (➤ 15.8)
Myoklonien	
Kurze, sichtbare Zuckungen einzelner Muskeln oder größerer Muskelgruppen ohne größeren Bewegungseffekt	Bei vielen Gesunden beim Einschlafen, ansonsten vielfältige Ursachen, oft bei Gehirnschäden durch Sauerstoffmangel, oder auch bei epileptischen Anfällen (➤ 15.5)

Tremor

Eine der häufigsten Koordinationsstörungen ist der **Tremor** (umgangssprachlich *Zittern*).

Ein **Ruhetremor** ist nur bei entspannter Körperhaltung zu sehen, ein **Aktionstremor** bei willkürlicher Muskelaktivität. Eine wichtige Form des Aktionstremors ist der **Intentionstremor** oder *Zielbewegungstremor:* Er tritt bei zielgerichteten Bewegungen auf und wird mit Näherkommen des Ziels immer stärker, etwa wenn im **Finger-Nase-Versuch** der Zeigefinger zur Nasenspitze geführt werden soll (➤ Abb. 15.9).

Ein ganz leichter, unbemerkter Tremor ist normal *(physiologischer Tremor).* Er verstärkt sich u. a. bei Müdigkeit, Anspannung, Kälte, nach Koffein- oder Alkoholkonsum, aber auch bei Hyperthyreose (➤ 6.4) oder Hypoglykämie (➤ 7.5.7).

Krankhafter Tremor ist v. a. zu beobachten bei:

- Kleinhirnerkrankungen. Charakteristisch ist ein Intentionstremor
- Parkinson-Syndrom. Typisch ist ein Ruhetremor, der an den Händen meist besonders stark ist und an Bewegungen beim Geldzählen erinnert (*Münzenzähler-, Pillendrehertremor* ➤ 15.8)
- Medikamenten, beispielsweise Antikonvulsiva (➤ Tab. 15.7), Psychopharmaka (➤ 16.2.4). Der Tremor-Typ hängt hier vom verursachenden Medikament ab

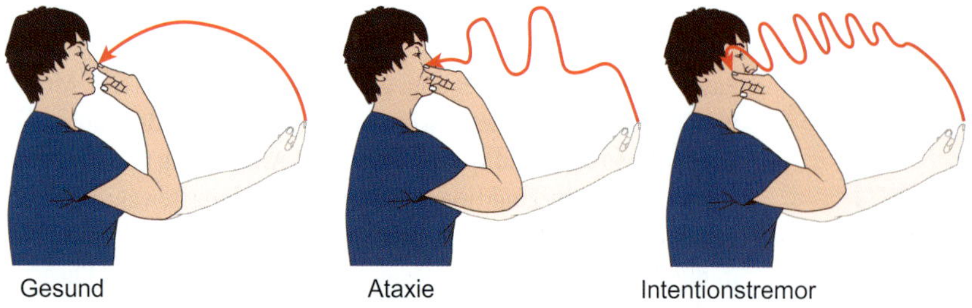

Abb. 15.9 Finger-Nase-Versuch. Ein Gesunder kann den Zeigefinger bei geschlossenen Augen ohne Probleme zielgerichtet zur Nasenspitze führen. Bei Ataxie (➤ Tab. 15.4) und Intentionstremor ist dieser glatte Bewegungsablauf gestört, wobei das „Wackeln“ beim Intentionstremor bei Näherkommen des Ziels immer stärker wird. [L255]

- Entzug von Alkohol oder Medikamenten, etwa Benzodiazepinen (➤ 16.2.4, dann oft in Verbindung mit Tachykardie und Schwitzen).
- Einigen psychiatrischen Erkrankungen, z. B. Angststörungen (➤ 16.6)
- Aus unklarer Ursache. Dieser **essenzielle Tremor** betrifft wohl knapp 1 % der Bevölkerung (aber gut 4,5 % der über 65-Jährigen). Weitaus am häufigsten sind die Hände betroffen. Typisch ist Besserung nach Alkoholkonsum.

15.1.5 Sensibilitätsstörungen

DEFINITION

Sensibilitätsstörungen: gestörte Wahrnehmung von Berührung, Temperatur, Schmerz, Vibration und/oder Tiefensensibilität.

Sensibilitätsstörungen sind in der Neurologie sehr häufig. Ihre Ursache kann auf dem gesamten Weg zwischen Sensor (Rezeptor) in der Peripherie und Gehirn (Ort der Wahrnehmung) liegen, und letztlich kann fast jede Erkrankung von Gehirn, Rückenmark oder peripherem Nervensystem je nach Lokalisation der Schädigung auch mit Sensibilitätsstörungen einhergehen. Unterschieden werden:

- **Hypästhesie.** Vermindertes Berührungsempfinden („Taubheitsgefühl", „Pelzigkeit")
- **Hyperästhesie.** Gesteigertes Berührungsempfinden
- **Parästhesie.** Missempfindungen, z. B. Kribbelparästhesien („Ameisenlaufen")
- **Dysästhesie.** Schmerzhafte Missempfindungen („brennt wie Feuer")
- **Allodynie.** Empfindung eines normalerweise nicht schmerzhaften Reizes (z. B. einer Berührung) als schmerzhaft
- **Hypalgesie.** Verminderte Schmerzwahrnehmung
- **Hyperalgesie.** Verstärkte Schmerzwahrnehmung auf Schmerzreize
- **Pallhypästhesie.** Vermindertes Vibrationsempfinden

Wesentlich bei der Untersuchung ist eine genaue Eingrenzung des betroffenen Gebiets, da dies Rückschlüsse auf die Ursache erlaubt.

15.1.6 Vegetative Störungen

DEFINITION

Vegetative Störungen: Störungen der automatischen, vom vegetativen Nervensystem gesteuerten Organfunktionen, z. B. Herzfrequenz, Blutdruck, Atmung, Verdauung und Blasenentleerung.

Neurologische Erkrankungen können nicht nur bewusste Funktionen wie willkürliche Muskelaktivität oder Reizwahrnehmung betreffen, sondern auch die Funktionen des vegetativen Nervensystems.

Vegetative Störungen können sowohl durch Störungen des zentralen als auch des peripheren Nervensystems verursacht sein. So liegen z. B. Atem- und Kreislaufzentren im Gehirn, die Harnblasenfunktion wird teilweise schon auf Rückenmarksebene gesteuert, und die Impulse werden über das periphere Nervensystem an die Erfolgsorgane übermittelt.

Bei vegetativen Störungen kommt es nicht zu kognitiven Störungen, Lähmungen oder Koordinationsstörungen, sondern zur Beeinträchtigung der automatisierten Körperfunktionen.

Beispiele für vegetative Störungen sind:

- Atem- und Kreislaufstörungen durch eine Hirnstammschädigung jeglicher Ursache, Kreislaufregulationsstörungen beim Aufrichten bei Querschnittssyndrom (➤ 15.13)
- Verminderte Schweißsekretion beispielsweise bei Schädigung von Hirnstamm, Rückenmark oder Grenzstrang, aber auch als Medikamentennebenwirkung (z. B. von Anticholinergika, welche die Wirkung des Parasympathikus hemmen)
- Pupillenveränderungen bei Hirndruck (➤ 15.2.5) durch Schädigung des N. oculomotorius
- Zu starke Speichelsekretion (Hypersalivation), z. B. bei Morbus Parkinson (➤ 15.8)
- Magenentleerungsstörungen, aber auch Diarrhö durch diabetische Polyneuropathie (➤ 7.5.8)
- Blasenentleerungsstörungen, z. B. bei Querschnittssyndrom

15.1.7 Neuropsychologische Störungen

DEFINITION

Neuropsychologische Störungen: Störungen der sog. höheren Hirnfunktionen, also z. B. der Sprache, der Fähigkeit, Handlungen zu planen, oder des Gedächtnisses.

Neuropsychologische Störungen (➤ Tab. 15.5) betreffen nicht einen einzelnen Muskel oder die Fähigkeit, einen bestimmten Reiz wahrzunehmen, sondern komplexe Leistungen wie etwa sich zu erinnern, zielorientiert tätig zu sein oder einen Teller mit Essen vollständig aufzuessen.

Sind neuropsychologische Funktionen mit einer *ganz bestimmten* Aufgabe wie etwa die Sprache betroffen, spricht man auch von *Hirnwerkzeug-* oder kurz **Werkzeugstörungen.**

Aphasie

Eine der wichtigsten Werkzeugstörungen ist die **Aphasie.** Ursache ist meist eine Schädigung der linken Großhirnhälfte, etwa bei einem Schlaganfall (➤ 15.4.1). Unterschieden werden:

- **Wernicke-Aphasie** *(sensorische Aphasie).* Die Betroffenen reden ohne Anstrengung, viel und flüssig, die Wörter sind aber leicht fehlerhaft, die Patienten erfinden Wörter, benutzen Floskeln und sprechen teils durcheinander, sodass die Sprache unverständlich ist. Gehört zur Gruppe der *flüssigen Aphasien,* d. h. den Aphasien mit normalem Sprachfluss.
- **Broca-Aphasie** *(motorische Aphasie).* Die Patienten sprechen kaum und typischerweise im Telegrammstil, die Broca-Aphasie gehört also zu den *nicht-flüssigen Aphasien.* Das Sprachverständnis ist meist auch, aber weniger beeinträchtigt, erkennbar daran, dass einfache Aufforderungen oft befolgt werden können (z. B. auf etwas zeigen). Den Patienten ist das „Ringen um Worte" häufig anzusehen.

Tab. 15.5 Häufige neuropsychologische Störungen.

Störung	Bedeutung
Aphasie	Erworbene Störung der Sprache (Sprachstörung), vorwiegend bei Schädigungen der linken Großhirnhälfte (➤ 15.4.1)
Apraxie	Unfähigkeit, trotz ausreichender motorischer Fähigkeiten die einzelnen motorischen Teilschritte zur geforderten Handlung zusammenzusetzen, z. B. **Sprech-, Schluckapraxie,** Unfähigkeit sich anzuziehen. Oft bei linksseitigen Großhirnschädigungen (➤ 15.4.1)
Hemi- (= Halbseiten-) Neglect	Vernachlässigung der kontralateralen (gegenseitigen) Körperhälfte und Umgebung, meist Vernachlässigung der linken Hälfte aufgrund einer Schädigung der rechten Großhirnhemisphäre. Beispielsweise ständiges Anstoßen an Gegenständen an der linken Seite, obwohl das Sehvermögen und die Sensibilität intakt sind, Essen nur der Speisen auf einer Hälfte des Tellers (➤ 15.4.1, ➤ Abb. 15.10)
Dysexekutives Syndrom	Störungen des problembezogenen Denkens, der Planung, Durchführung und Kontrolle von Handlungen; oft bei Stirnhirnschädigung
Gedächtnisstörungen	Gestörte Merk- und Erinnerungsfähigkeit (➤ 16.1.2, ➤ 16.12)
Orientierungsstörungen	Unkenntnis einer oder mehrerer Lebensdaten/Fakten aus den Bereichen eigene Person, Zeit, Ort, Situation (➤ 16.1.2)
Visuell-räumliche Störungen	Störungen in der Verarbeitung und im Verständnis von räumlichen Zusammenhängen, z. B. Fehler beim Nachzeichnen komplexer Figuren, Probleme bei der räumlichen Orientierung
Agnosie	Störungen des Erkennens von Gegenständen, Situationen oder Personen trotz intakter Sinnesorgane. Beispielsweise **visuelle Agnosie** (Nichterkennen eines Gegenstands bei Betrachten, aber durch Tasten), **Prosopagnosie** (fehlendes Gesichtererkennen), **Anosognosie** (Nichterkennen der eigenen Krankheit)

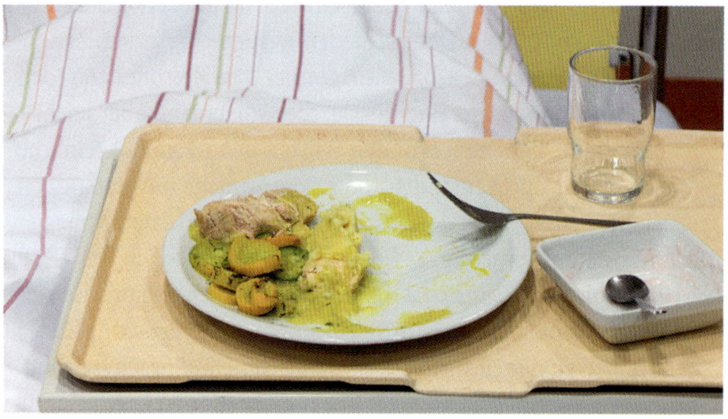

Abb. 15.10 Neglect. [K115]

- **Amnestische Aphasie.** Hier fallen dem Patienten nicht die richtigen Wörter ein, so dass er auf Füllwörter und Floskeln „ausweicht“ oder nicht gefundene Wörter umschreibt. Im Gegensatz zu einem Patienten mit einer Wernicke-Aphasie kann der Patient mit amnestischer Aphasie aber nachsprechen, Lesen und Sprachverständnis sind wenig bzw. kaum gestört.
- Bei einer **globalen Aphasie** sind alle genannten Sprachfunktionen schwer gestört.

Aphasie – Dysarthrie

Eine **Aphasie** ist eine **Sprachstörung.** Das Medium „Sprache" kann nicht mehr genutzt werden, obwohl das Gehör intakt ist und die Muskeln nicht gelähmt sind. Eine **Dysarthrie** hingegen ist eine **Sprechstörung,** z. B. infolge einer Lähmung der am Sprechen beteiligten Muskeln nach einem Schlaganfall im Hirnstamm. Die Sprache ist aber ungestört, die Patienten können verstehen, lesen und schreiben.

Pflegerische Betreuung

Die Kommunikation mit Aphasiepatienten ist nicht einfach und bedarf des Respekts, Verständnisses und der Geduld auf beiden Seiten. Folgende Grundsätze gelten im Umgang mit Patienten mit Aphasie:

- Patienten und Angehörige über die Aphasie, ihre Folgen und Behandlungsmöglichkeiten informieren
- Nichtsprachliche Mittel der Kommunikation nutzen, z. B. Mimik, Gestik, auf etwas zeigen, Piktogramme, Bilder und Zeichnungen, aufschreiben, Buchstabentafel (Letztere funktionieren nur, wenn der Patient ein Symbol- und Leseverständnis hat), elektronische Hilfsmittel
- Ruhe vermitteln und Zeit für das Gespräch einplanen, denn Zeitdruck verstärkt die Problematik beim Betroffenen oft
- Direkten Blickkontakt herstellen
- Gesprächsbeginn deutlich signalisieren, z. B. durch Handzeichen, Körperberührung
- Nach Möglichkeit nur ein Gesprächspartner, bei mehreren immer nacheinander kommunizieren
- Umgebungsgeräusche ausschalten, die die Konzentration stören können
- Einfache und kurze Sätze verwenden, langsam und deutlich sprechen, auf Fremdwörter verzichten, geschlossene Fragen (Ja-Nein-Fragen) stellen, aber nicht in eine Babysprache verfallen oder schreien
- Wichtige Worte wiederholen oder betonen, Pausen machen
- Zum Sprechen ermuntern. Nicht vorschnell Worte bzw. Sätze vervollständigen oder Fehler korrigieren, das kann den Betroffenen demotivieren und ihm ein Gefühl der Entmündigung geben
- Bei Perseveration (ständiges Wiederholen) den Patienten ablenken oder Redeschwall freundlich abbremsen
- Fortschritte aufzeigen, motivieren
- Nicht Verstehen heucheln, stattdessen Nichtverstehen mitteilen und den Patienten um Wiederholung bitten, Verstandenes für den Patienten wiederholen
- Bei Unverständnis des Betroffenen Gesagtes mit anderen Worten wiederholen

- Themenwechsel deutlich ankündigen
- In Absprache mit dem Logopäden ggf. Sprech- und Sprachübungen durchführen

Schwierige Kommunikation

Die **Kommunikation mit Aphasiepatienten** ist eine besondere Herausforderung und bedeutet Geduld haben, beobachten, mitdenken, Verständnis zeigen und mit dem Herzen hören.

15.1.8 (Neurogene) Schluckstörungen

DEFINITION

Schluckstörung *(Dysphagie):* zusammenfassende Bezeichnung für alle Beeinträchtigungen des Schluckens, vom schmerzhaften Schlucken bei einer Rachenentzündung über häufiges „Verschlucken" bis zur Unfähigkeit, Nahrung zu sich zu nehmen.
Neurogene Schluckstörung *(neurogene Dysphagie):* Schluckstörungen infolge einer beeinträchtigten sensomotorischen Steuerung des Schluckvorgangs oder aufgrund neuromuskulärer Erkrankungen.

Schlucken ist ein hochkomplexer Vorgang, an dem Hirnrinde, Hirnstamm mit Hirnnervenkernen, peripheres Nervensystem und Muskulatur beteiligt sind. Dabei werden drei Schluckphasen unterschieden:

- *Orale Phase (Vorbereitung und Transport)* = Vorbereitung der Nahrung und Transport des Bissens vom Mund in den Rachen
- *Pharyngeale Phase* = Rachenpassage des Bissens bis zur Speiseröhre mit gleichzeitigem Verschluss der Atemwege
- *Ösophageale Phase* = Durchtritt des Bissens durch den Ösophagus

Neurogenen Schluckstörungen liegt eine Störung der sensomotorischen Steuerung des Schluckens zugrunde. Überwiegend ist die orale oder pharyngeale Phase gestört. Entsprechend der beteiligten Strukturen werden vier große Gruppen unterschieden:

- **Neurogene Schluckstörungen durch Störungen im Zentralnervensystems,** z. B. durch Schlaganfall (am häufigsten, bei ca. 50 % der Schlaganfallpatienten ➤ 15.4), Morbus Parkinson (➤ 15.8), Multiple Sklerose (➤ 15.7), Schädel-Hirn-Verletzungen (➤ 15.14), amyotrophe Lateralsklerose
- **Neurogene Schluckstörungen durch Hirnnervenschäden** bei Tumor, Entzündung u. a.
- **Neurogene Schluckstörungen durch Störungen des neuromuskulären Übergangs,** z. B. Myasthenia gravis (➤ 15.11.2)
- **Neurogene Schluckstörungen durch Muskelerkrankungen** wie etwa Muskeldystrophien (➤ 15.11).

Üblicherweise nicht zu den neurogenen Schluckstörungen gezählt werden Schluckstörungen infolge kognitiver Störungen (etwa Apraxie ➤ 15.1.7, Demenz ➤ 16.12).

Schluckstörungen sind für den Patienten sehr bedeutsam und nicht selten sogar prognoseentscheidend. Hauptkomplikationen sind eine unzureichende Nahrungs- und Flüssigkeitsaufnahme mit Dehydratation und Gewichtsabnahme sowie Aspiration mit nachfolgender Pneumonie.

Diagnostik

Beobachtung

Pflegefachpersonen bemerken durch aufmerksame Patientenbeobachtung eine Schluckstörung oft zuerst. Hinweise sind:

- Ausspucken/Herauslaufen von Nahrung oder Speichel aus dem Mund
- Gurgelnde Sprache, Stimmverschlechterung nach dem Schlucken
- Erschwerte/unmögliche willentliche Auslösung des Schluckens
- Husten direkt nach dem Schlucken, auffälliges Husten
- Nahrungsreste im Mund oder Absaugen von Nahrungsresten
- Geringe Essmengen, Gewichtsverlust
- Vermehrte Atemwegsinfekte, unklares Fieber, verstärkte Verschleimung, auffälliges Sekret
- Bei tracheotomierten Patienten (➤ 18.2.8): nasse Trachealkompressen, Nahrungsaustritt aus dem Tracheostoma, auffälliges endotracheales Sekret

Aspirationsscreening und klinische Schluckuntersuchung

Ein **Aspirationsscreening** erfolgt möglichst früh. Dafür stehen v. a. verschiedene **Wasser-Schluck-Tests** (z. B. *Yale Swallow Protocol*) und **Mehr-Konsistenzen-Tests** (z. B. *Volume-Viscositiy Test*) zur Verfügung. [6] Das **Modifizierte Schluckassessment** *(MSA)* ist ein Screeningverfahren, das von Pflegenden durchführbar ist [7].

Die aufwendigere **klinische Schluckuntersuchung** *(KSU)* erfolgt meist durch einen Logopäden mit spezieller Erfahrung in diesem Bereich. Beurteilt werden:

- Vigilanz und Kooperation des Patienten
- Am Schluckakt beteiligte anatomische Strukturen bei willkürlichen und reflektorischen Bewegungen, z. B. Zungenbeweglichkeit und -kraft, Mundmotorik, Tonus der Wangenmuskulatur, Gaumensegelsymmetrie, Kehlkopfanhebung
- Sensibilität von Lippen, Zunge und Gaumen
- Phonation (Bildung der Sprechlaute)
- Schutzreflexe (Würge-, Hustenreflex, Räuspern)
- Schluckakt beim Schlucken von Speichel und bei Schluckversuchen mit verschiedenen Nahrungskonsistenzen, möglichst mittels standardisierter Protokolle (etwa **Bogenhausener Dysphagiescore,** kurz *BODS*, bzw. die Weiterentwicklung zum **Munich Swallowing Score,** *MUCSS*)

Instrumentelle Untersuchungen

Ergibt die klinische Untersuchung eine (eventuelle) Schluckstörung, folgen instrumentelle Untersuchungen zur Ursachensuche und Schweregradeinschätzung: [6]

- **Videoendoskopie des Schluckens** *(FEES, fiberoptische [flexible] endoskopische Evaluation des Schluckakts),* meist transnasal mit einem flexiblen Endoskop, aber auch über ein Tracheostoma

15

- **Videofluoroskopie** *(VFSS, videofluoroskopische Evaluation des Schluckakts)*, das ist die radiologische Darstellung des Schluckakts mittels Kontrastmittel
- Ggf. weitere Untersuchungen, z. B. Manometrie (Druckmessung), Elektromyografie (➤ 15.1.12), Sonografie, CT, MRT

Dysphagie-Management-Konzept

Ein **Dysphagie-Management-Konzept** *(DMK)* stellt Handlungsempfehlungen für Diagnostik und Therapie der Schluckstörung zur Verfügung und unterstützt ein standardisiertes Vorgehen von Pflegefachpersonen, Diätassistenten, Schlucktherapeuten und Logopäden. [7]

Behandlung und pflegerische Betreuung

Die **Behandlung** neurogener Schluckstörungen ist interdisziplinär. Falls möglich wird die Ursache beseitigt. Evtl. darf der Patient in der Akutphase wegen der Aspirationsgefahr nichts oral zu sich nehmen, sodass er über eine nasogastrale oder PEG-Sonde ernährt werden muss. Kann der Patient auch seinen eigenen Speichel nicht schlucken, können eine Tracheotomie und die Versorgung durch eine Trachealkanüle mit Cuff (➤ 18.2.9) zur Sicherung der unteren Atemwege notwendig werden.

Schlucktraining

Schlucktraining gehört zum Aufgabengebiet des Logopäden bzw. Schlucktherapeuten. Es ist am effektivsten, wenn der Betroffene so oft wie möglich übt. Deshalb leiten Schlucktherapeuten Pflegende und ggf. Angehörige zu den Maßnahmen an, die diese wiederholt im Laufe des Tages oder an behandlungsfreien Tagen mit dem Betroffenen durchführen. Pflegende und Angehörige müssen auch wissen, wie die Nahrungsaufnahme zu gestalten ist, z. B. in Bezug auf Sitzhaltung und Kopfpositionierung, vorbereitende Maßnahmen, Anpassung der Nahrungskonsistenz.

Es gibt verschiedene Therapiekonzepte. Nicht schluckspezifisch sind z. B. die **orofaziale Regulationstherapie** *(ORT)* nach Castillo Morales oder die **facio-orale Trakttherapie** (*F. O. T. T.*® ➤ 15.2.3). [6]

Funktionelle Dysphagietherapie

Zu den störungsspezifischen Behandlungsverfahren zählt in erster Linie die **Funktionelle Dysphagietherapie** *(FDT)*. [6] Sie gliedert sich in drei Aspekte:

Restituierende Maßnahmen

Restituierende *(wiederherstellende)* **Maßnahmen** sollen die gestörten Funktionen wiederherstellen. Stimulationen und Bewegungsübungen sollen die Sensibilität in Mund und Gesicht fördern, Tonus und Beweglichkeit der am Schlucken beteiligten Muskeln bessern und den Schluckakt (wieder) automatisieren. Bei Bedarf werden Hilfsmittel eingesetzt, z. B. Beißrohr zur Verbesserung der Kiefermotorik.

Kompensatorische Maßnahmen

Kompensatorische *(ausgleichende)* **Maßnahmen** sollen trotz bestehender Funktionsstörung ein effizientes und aspirationsfreies Schlucken ermöglichen.

Zu den kompensatorischen Maßnahmen zählen Haltungsänderungen des Kopfs (etwa Kinn-zur-Brust-Manöver), spezielle Schlucktechniken und Reinigungsmanöver, z. B. „Nachschlucken".

Adaptive Maßnahmen

Adaptive *(anpassende)* **Maßnahmen** passen das Umfeld und die „äußeren Schluckbedingungen" an die Schluckstörung an:

- Spezielle Ess- und Trinkhilfen wie Sicherheitstrinkbecher, Becher mit Nasenausschnitt (➤ Abb. 15.11)
- Zahnbürste mit Absaugmöglichkeit (➤ Abb. 15.11)
- Anpassung der Nahrungskonsistenz an den Schweregrad der Schluckstörung (Stufenplan ➤ Abb. 15.12)
- Einhaltung von „Essregeln":
  - Ablenkung durch Fernsehen, Radio oder Unterhaltung vermeiden
  - Patienten in eine optimale Sitzposition bringen, auf die korrekte Kopfhaltung achten

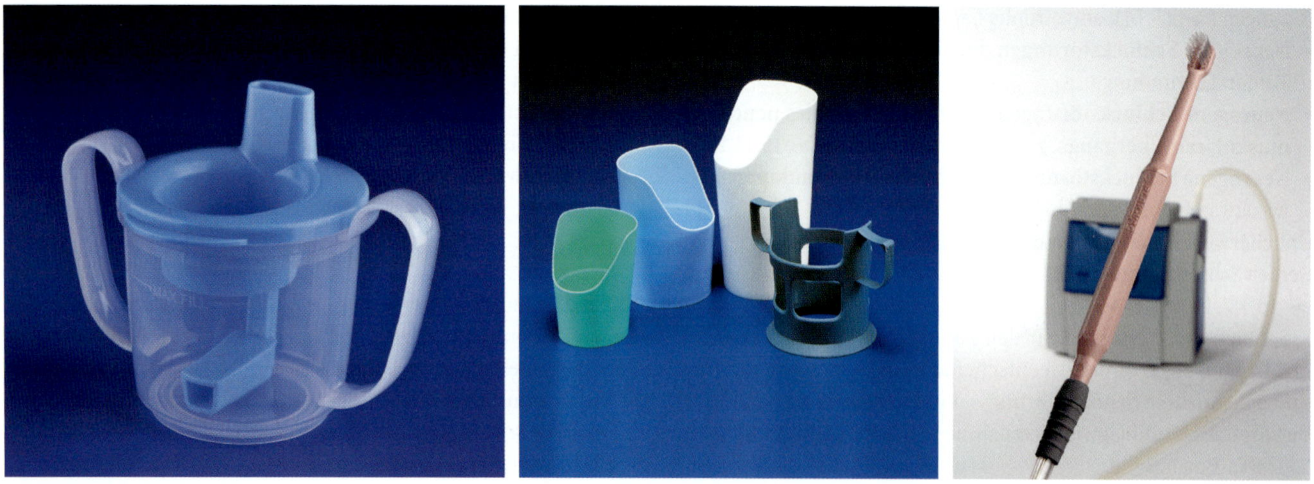

Abb. 15.11 Verschiedene Hilfsmittel bei Dysphagie. Von links nach rechts Sicherheitstrinkbecher, Becher mit Nasenausschnitt und Zahnbürste zum Anschließen an ein Absauggerät. [V731, V105]

Konsistenzstufenplan für Speisen

Symptome	Konsistenzstufe		Beschreibung	Geeignete Lebensmittel*	Ungeeignete Lebensmittel*
Durch eine aufmerksame Beobachtung der Bewohner können Kau- und Schluckstörungen besser erkannt werden: • Feuchte / belegte Stimme • Häufiges Nachschlucken • Husten oder Räuspern beim Schlucken • Nahrung bleibt im Hals stecken • Nahrungsreste im Mundraum • Ausspucken der Nahrung • Lungenentzündung	0	Nahrungskarenz	Orale Ernährung ist nicht möglich	Die Ernährung erfolgt ausschließlich über Sonde oder Infusion.	
	1 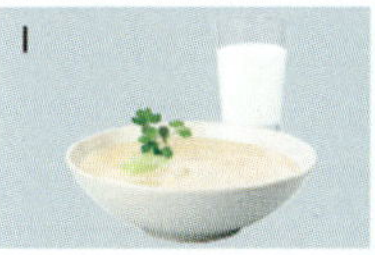	Püriert und passiert	Ausschließlich faserfreie und glatte Kost in feinst passierter, homogener Form	Feinst passierte Suppen, Gemüse-, Fleisch-, Fisch- und Fruchtpürees feinst passiert von Findus, Kartoffelpüree oder Timbalkost	Cremesuppe mit Einlage, Joghurt mit Stückchen, Kartoffelpüree mit Kräutern
	2 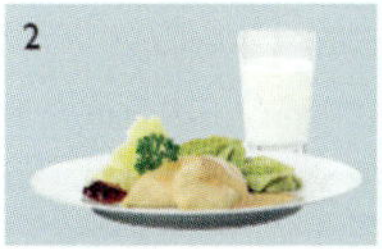	Fein pürierte Speisen (Breikost)	Konsistenz lässt sich im Mund leicht zerdrücken	Weiches Brot ohne Rinde, Getreidebrei, Kartoffelschnee, weiches Gemüse, Timbalkost von Findus	Klebrige Speisen, die sich schlecht zu einem glatten Brei verarbeiten lassen z.B. Nudeln, keine gemischten Konsistenzen
	3 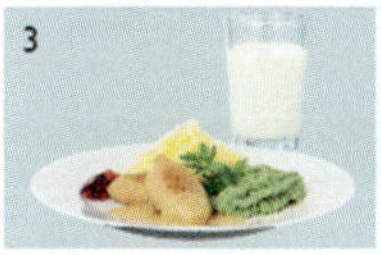	Weiche Kost	Verzicht auf besonders harte Lebensmittel	Weiches Rührei, weiches Fischfilet gedünstet, Gemüse weichgekocht	Trockenes sowie festes Fleisch, hartgekochtes Ei, Marmelade mit Kernen
	4 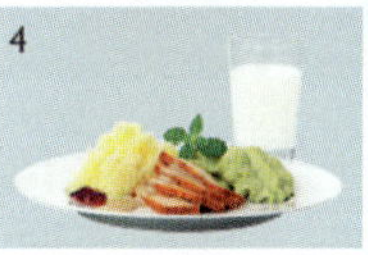	Angepasste Normalkost	Überwiegend feste Speisen	Weiche Aufläufe, Hackfleisch, Brot mit Rinde, Wurstaufschnitt ohne Stückchen	Kräuter, trockenes Fleisch, Reis, kross gebackene Brötchen, roher Schinken
BestCon food best of convenience	5 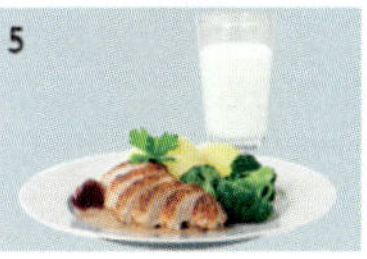	Normalkost	Lebensmittelangebot entspricht der Konsistenz einer Vollkost		

*anhand von Beispielen dargestellt

Abb. 15.12 Konsistenzstufenplan für Patienten mit Schluckstörungen. [V437]

- Maßnahmen zur Förderung der Sensibilität und Bewegungsübungen vor der Essenseingabe durchführen
- Zum langsamen Essen und langen Kauen auffordern
- Zum Nachschlucken auffordern
- Überprüfen, ob die Nahrung komplett geschluckt ist, bevor der nächste Bissen genommen wird
- Nicht gleichzeitig essen und trinken
- Ggf. Pause machen, wenn die Konzentration und/oder Schluckfähigkeit nachlässt
- Mehrmals Stimmkontrolle nach dem Essen durchführen
- Mundpflege nach dem Essen durchführen
- Patienten nach dem Essen noch 20 Min. in sitzender Position belassen

Schutz vor Aspiration versus Teilhabe am Essen

Schutz vor Aspiration versus Teilhabe am Essen – dieser Konflikt entsteht in der Praxis immer wieder, wenn Patienten bei bestehender Aspirationsgefahr gerne essen möchten.

Bei einer akuten Schluckstörung sollte der Patient (zunächst) auf die Teilhabe am Essen verzichten. Bei einer dauerhaften Schluckstörung hingegen sollte bei kalkulierbarem Aspirationsrisiko und gutem Hustenreflex die orale Nahrungsaufnahme ermöglicht werden. Ein gewisses Aspirationsrisiko kann ggf. nach ausführlicher Aufklärung zugunsten von Lebensqualität und Teilhabe bewusst in Kauf genommen werden.

15.1.9 Kopf- und Gesichtsschmerzen

Kopfschmerz ist eines der häufigsten Symptome überhaupt, nicht nur in der Neurologie.

NOTFALL

Pflegende erfragen bei neu aufgetretenen oder sich verschlimmernden Kopfschmerzen Art, Intensität, Auslöser und Begleitsymptome der Kopfschmerzen. Folgende Symptome sind **Zeichen akut bedrohlicher Kopfschmerzen** und erfordern eine sofortige Information des Arztes:

- **Vernichtungskopfschmerz** („stärkste Kopfschmerzen wie noch nie, als ob der Schädel platzt", Einstufung auf einer visuellen Analogskala von 0–10 bei 9–10). Leitsymptom einer *Subarachnoidalblutung*, oft zusammen mit Übelkeit und Erbrechen (➤ 15.4.2)
- Vigilanzminderung (veränderte Wachheit) und evtl. Erbrechen. Verdächtig auf *Hirndruckerhöhung* (➤ 15.2.5)
- Fieber, Übelkeit, Lichtempfindlichkeit und Nackensteife. Mögliche Ursache *Meningitis* (➤ 15.6)
- Andere neurologische Auffälligkeiten, z. B. Lähmungen (➤ 15.1.3), epileptische Anfälle (➤ 15.5)

DEFINITION

Neuralgie: auf das Ausbreitungsgebiet eines bzw. mehrerer Nerven beschränkte Schmerzen, z. B. Trigeminusneuralgie. Oft als einschießend, elektrisierend, brennend, attackenartig beschrieben.

Tab. 15.6 Spannungskopfschmerz, Migräne und Trigeminusneuralgie als die häufigsten Kopf- bzw. Gesichtsschmerzerkrankungen. [L255]

Kopfschmerz vom Spannungstyp	Migräne	Trigeminusneuralgie
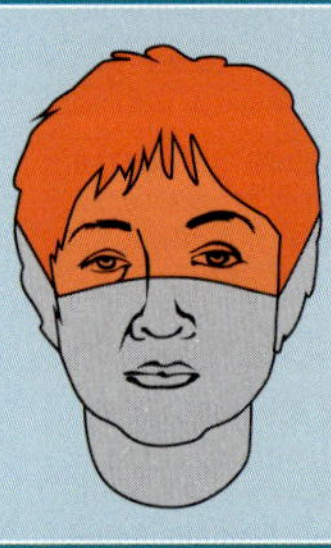	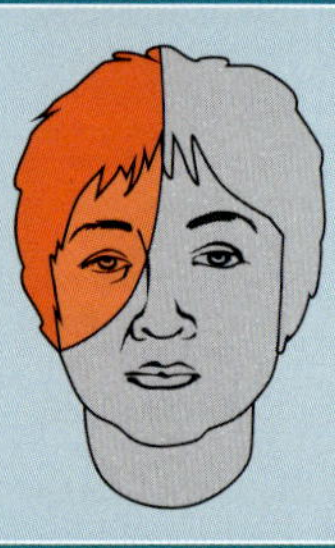	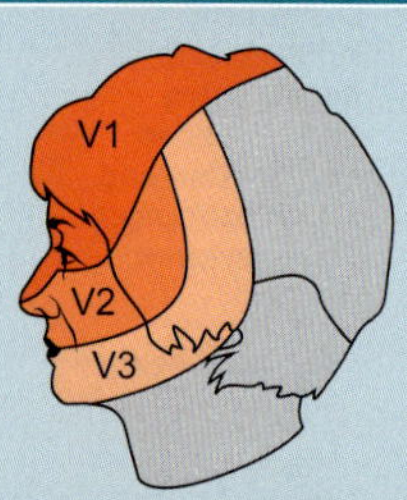
Gipfel der Erstmanifestation		
Jugend- bis mittleres Erwachsenenalter	Jugend-, frühes Erwachsenenalter	Höheres Lebensalter
Ursachen		
Unklar	Multifaktoriell	Gefäß-Nerven-Kontakt
Schmerzcharakteristik		
• Dauerkopfschmerzen über 30 Min.–1 Woche • Beidseits • Dumpf-drückend („wie ein Ring") • Leichte bis mäßige Intensität (Alltagsaktivitäten möglich)	• Kopfschmerzanfälle, Dauer 4 Std.– 3 Tage • Einseitig oder mit Seitenbevorzugung • Pochend, pulsierend, mäßige bis starke Intensität • Mäßige bis starke Intensität • Evtl. kurz vorher neurologische Symptome, z. B. Sehen von Lichtblitzen *(Migräneaura)* • Übelkeit, Erbrechen, • Licht-, Geräuschempfindlichkeit • Schmerz bei Kindern kürzer, oft atypisch	• Schmerzanfall, Dauer Sek. bis 2 Min. • Im Gebiet eines Trigeminusastes, i. d. R. einseitig • Blitzartig einschießend, scharf, stechend, oft durch best. Auslöser (z. B. Berührung) getriggert • Sehr stark
Behandlung		
• Akuttherapie: Pfefferminzöl lokal auf Stirn/Schläfen; Analgetika/nichtsteroidale Antirheumatika, z. B. Azetylsalizylsäure, Paracetamol, Ibuprofen (alle ➤ 2.5.13), ggf. in Kombination mit Koffein [8] • Bei häufigem Auftreten Prophylaxe z. B. durch Ausdauersport, Physiotherapie, psychologische Verfahren, bestimmte Antidepressiva [8]	• Vermeidung von Auslösern • Ruhe, abgedunkelter Raum • Akuttherapie der Attacke: Azetylsalizylsäure, Ibuprofen plus Antiemetikum (gegen Erbrechen). Bei stärkeren Schmerzen **Triptane*** *(Serotonin-HT_{1B1D}-Agonisten)*, etwa Eletriptan (oral, z. B. Relpax®), Sumatriptan (s. c., z. B. Imigran®). Seit 2023 bei Erfolglosigkeit/Kontraindikationen: **Ditane*** (*Serotonin-HT_{HT1F}-Agonisten,* etwa Lasmiditan, z. B. Reyvow™, oral), **Gepante** (*CGRP-Rezeptor-Antagonisten***, etwa Rimegepant, z. B. Vydura®) [9] • Anfallsprophylaxe: Entspannungsverfahren, Ausdauertraining, β-Blocker, Kalziumantagonisten, best. Antikonvulsiva/Antidepressiva. Bei Erfolglosigkeit Rimegepant, **Antikörper gegen CGRP**/-Rezeptoren,** (etwa Eptinezumab, z. B. VYEPTI®, i. v., Erenumab, z. B. Aimovig®, s. c.) [9]	• Langzeittherapie: v. a. bestimmte Antikonvulsiva, z. B. Carbamazepin (etwa Tegretal®) [10] • Evtl. operative Beseitigung des Gefäß-Nerven-Kontakts an der Hirnbasis oder Ausschaltung der schmerzleitenden Fasern im Trigeminusganglion u. a. Verfahren [10]

* Triptane und Ditane sind beides Serotonin-Agonisten, jedoch an unterschiedlichen Rezeptoren
** **CGRP** *(Calcitonin Gene-Related Peptide):* Neuropeptid mit sehr starker gefäßerweiternder Wirkung, bedeutsam bei der Pathophysiologie der Migräne

Kopfschmerz kann u. a. eingeteilt werden:

- Nach zeitlichem Verlauf: **akuter/chronischer Kopfschmerz**
- Nach der Ursache:
  - **Primärer Kopfschmerz** als eigenständige **Kopfschmerzerkrankung** mit **Kopfschmerz vom Spannungstyp** *(Spannungskopfschmerz)* und **Migräne** als weitaus häufigsten Formen (➤ Tab. 15.6)
  - **Sekundäre Kopfschmerzen** infolge anderer Grunderkrankungen (etwa Infektionen, Glaukomanfall, orthopädische Erkrankungen)
  - **Gesichtsschmerzen/Neuralgien**

Kopfschmerz durch Übergebrauch von Schmerz- oder Migränemitteln

Paradoxerweise führt die häufige Gabe/Einnahme von Schmerzmedikamenten bei vielen Patienten zu Kopfschmerzen.

Dieser **Kopfschmerz durch Übergebrauch von Schmerz- oder Migränemitteln** kann durch nahezu alle Schmerzmittel ausgelöst werden, wenn sie über längere Zeit mindestens jeden 2.–3. Tag eingenommen werden.

15.1.10 Reflexprüfung

Zu einer gründlichen neurologischen Untersuchung gehört auch eine **Reflexprüfung.** Geprüft werden:

- **Muskeleigenreflexe,** insbesondere der gut auslösbare **Bizepssehnenreflex** *(BSR),* **Trizepssehnenreflex** *(TSR),* **Radiusperiostreflex** *(RPR),* **Patellarsehnenreflex** (*PSR* ➤ Abb. 15.13), **Achillessehnenreflex** *(ASR).* Das Prinzip ist immer das gleiche: Die ruckartige Muskeldehnung durch den Schlag des Reflexhammers führt zur Muskelkontraktion. Die Muskeleigenreflexe sollten rechts und links gleich stark auslösbar sein.
- **Physiologische Fremdreflexe,** etwa der **Bauchhautreflex** (Bestreichen der seitlichen Bauchhaut → Kontraktion der Bauchmuskulatur auf der gleichen Seite). Sie sind beim Gesunden vorhanden.
- **Pathologische Fremdreflexe,** etwa der **Babinski-Reflex** (➤ Abb. 15.6) oder der **Greifreflex** (Druck auf die Handinnenfläche → Greifbewegung). Sie sind nur beim Säugling normal und bei älteren Kindern und Erwachsenen krankhaft.

Prüfung der Pupillenreflexe

Die **Prüfung der Pupillenreflexe** fällt oft in den Aufgabenbereich der Pflegenden. Sie erfolgt am besten in einem nicht zu hellen Raum, z. B. mit einer Taschenlampe (➤ Abb. 15.14):

- Pupillen anschauen. Normal sind beidseits runde, gleich weite Pupillen. Entrundung oder **Anisokorie** (rechts und links ungleich weite Pupillen) sind pathologisch.
- Eine Handkante als Abtrennung zwischen die Augen des Patienten auf die Nase aufsetzen und den Patienten bitten, in die Ferne zu schauen. Dann mindestens zweimal in jedes Auge leuchten, beim ersten Mal die **direkte Lichtreaktion** des beleuchteten Auges und beim zweiten Mal die **indirekte Lichtreaktion** des anderen Auges beurteilen. Beim Gesunden verengen sich *beide* Pupillen *prompt* auf den Lichteinfall. Auch ein kleines Zucken ist als positive Reaktion zu werten.
- (Neu aufgetretene) Auffälligkeiten werden dokumentiert und unverzüglich an einen Arzt weitergeleitet.

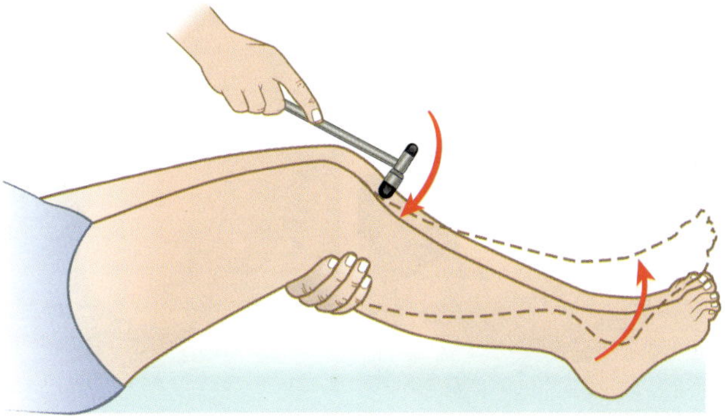

Abb. 15.13 Eigenreflexprüfung, hier eine von mehreren Möglichkeiten, den Patellarsehnenreflex zu prüfen. [L255]

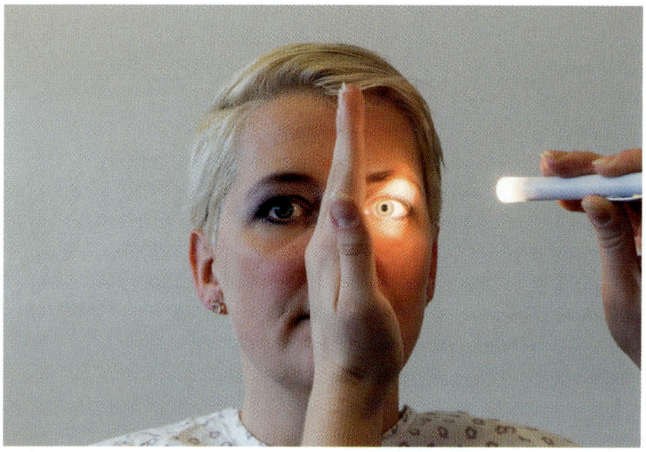

Abb. 15.14 Prüfung der Pupillenreflexe. Bei dieser Patientin verengt sich die linke, belichtete Pupille regelrecht, die rechte jedoch nicht. Mögliche Ursache ist eine Schädigung des rechten N. oculomotorius, etwa durch einen Tumor. [K115]

Beispielsweise ist bei einer Hirndruckerhöhung infolge linksseitiger Hirnblutung die linke Pupille weiter und verengt sich weder bei der direkten noch bei der indirekten Lichtreaktion, weil der N. oculomotorius, der mit seinen parasympathischen Fasern die Verengung vermittelt, geschädigt ist. Auch Medikamente und Drogen können die Pupillenweite beeinflussen: Opioid-Analgetika (➤ 2.5.13) führen z. B. zu einer Verengung (stecknadelkopfgroße Pupillen), Atropin, Kokain und Amphetamine zu einer Erweiterung.

15.1.11 Liquoruntersuchung und Lumbalpunktion

DEFINITION

Liquoruntersuchung: mikroskopische, klinisch-chemische und mikrobiologische Untersuchung einer in der Regel durch **Lumbalpunktion** *(LP)* gewonnenen Liquorprobe.

Beim gesunden Erwachsenen zirkuliert ca. 150 ml klarer, eiweiß- und zellarmer Liquor im Subarachnoidalraum (➤ Abb. 15.16) um Gehirn und Rückenmark, in Gehirnventrikeln und im Zentralkanal des Rückenmarks.

Eine **Liquoruntersuchung** erfolgt insbesondere:

- Bei Verdacht auf Infektionen oder andere Entzündungen v. a. des zentralen Nervensystems (➤ 15.6)
- Zum Ausschluss einer Subarachnoidalblutung (➤ 15.4.2), falls das CT keine Klärung bringen konnte
- Bei Verdacht auf neurodegenerative Erkrankungen, insbesondere eine Demenz (➤ 16.12)
- Bei Verdacht auf bestimmte Tumorerkrankungen im Bereich des Nervensystems (z. B. Lymphome).

Das Untersuchungsprogramm umfasst: [11]

- Im Notfall Zellzahl, Gesamteiweiß, Glukose, Laktat, Suche nach Bakterien (➤ Abb. 15.15)
- In der Routinediagnostik Auszählung aller Zellen, Albumin, IgA, IgG, IgM, Gramfärbung, oligoklonale Banden (Indikator für Entzündungsreaktion im ZNS)

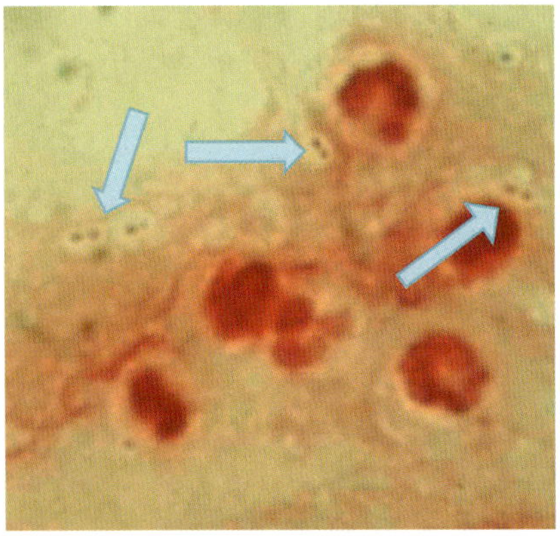

Abb. 15.15 Bakterien im Liquor (lichtmikroskopisches Bild). Sichtbar sind grampositive Kokken mit Kapsel (Pfeile), es handelte sich um Pneumokokken. [T534]

- Ggf. weitere Untersuchungen, z. B. Infektionsdiagnostik (etwa Nachweis von Erreger-Erbsubstanz), **Demenz-Marker** (etwa Tau-Protein)

Lumbalpunktion

Wichtige Voraussetzungen für eine **Lumbalpunktion** (*LP*, ➤ Abb. 15.16) sind, dass Blutgerinnung und Hirndruck (weitgehend) normal sind. Bei deutlich erhöhtem Hirndruck kann sonst das Gehirn „nach unten" Richtung großes Hinterhauptloch „rutschen" mit der Folge einer **Hirnstammeinklemmung** (➤ 15.2.5) und daraus resultierend Atemstillstand und Herz-Kreislauf-Versagen. Ggf. erfolgt vor der Punktion eine CT oder MRT des Gehirns. [12]

Mit 5–10 % vergleichsweise häufig tritt bis drei, selten bis fünf Tage nach einer Lumbalpunktion ein **postpunktionelles Syndrom** mit den Leitsymptomen Kopfschmerz (beim Aufrichten) und Schwindel auf. Es geht, unterstützt durch gelockerte Bettruhe (Flachlagerung), Koffein, Analgetika u. a. Medikamente, meist nach einigen Tagen wieder zurück. Ansonsten ist ein **epiduraler Blutpatch** (Eigenblutinjektion in den Epiduralraum der Punktionshöhe) möglich. Ernste Komplikationen wie etwa Infektionen sind selten. [13]

Durchführung

Bei geplanter **Liquordruckmessung** (Verfahren zur Bestimmung des intrakraniellen Drucks ➤ 15.2.5), bei Säuglingen, kleinen Kindern sowie z. B. vigilanzgeminderten oder schwerkranken Patienten wird im Liegen punktiert. Ansonsten kann der Patient sitzen oder liegen. Der Patient muss einen runden Rücken („Katzenbuckel") machen. Die Punktionshöhe wird durch Tasten der Beckenkämme festgestellt (➤ Abb. 15.16): Sie liegt auf Höhe der Beckenkämme oder darunter, damit sie sicher unterhalb des Rückenmarks (endet auf Höhe LWK1/2) erfolgt.

Nach Markierung der Punktionsstelle, Hautdesinfektion und Einstechen der Nadel werden in der Regel 3–5 Röhrchen mit je 10–15 Tropfen Liquor gefüllt und dann *umgehend* ins Labor geschickt, da die Zellen nach der Punktion schnell zerfallen.

Pflegerische Betreuung

Vorbereitung

Die Pflegefachperson richtet die benötigten Materialien:

- Hände- und Hautdesinfektionsmittel
- ggf. Clipper/Rasierer
- Sterile Tupfer, Kompressen, steriles Abdeck-/Lochtuch
- Sterile Handschuhe, ggf. Mund-Nasen-Schutz (z. B. bei Injektion in den Liquorraum, Liquordruckmessung, Atemwegsinfektion bei einem der Beteiligten) [12]
- Mehrere Kanülen zur Lumbalpunktion mit unterschiedlichem Durchmesser/Länge
- Laborscheine und Untersuchungsröhrchen für die angeordneten Untersuchungen
- Bei geplanter Liquordruckmessung *Queckenstedt-Steigrohr*
- Pflaster
- Abwurf
- Ggf. alles für eine Blutentnahme (einige Liquorwerte müssen in Bezug zu Blutwerten gesehen werden)

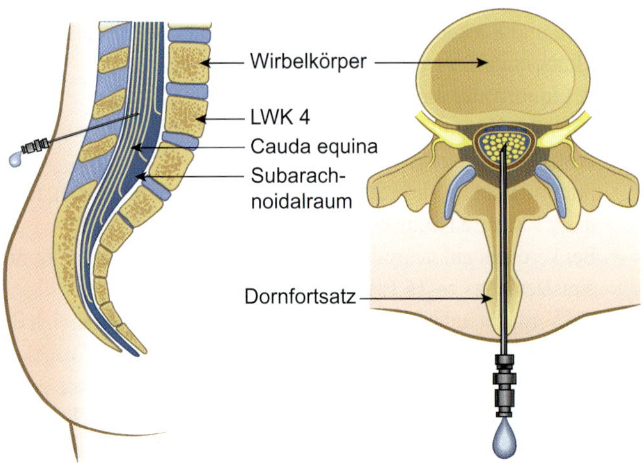

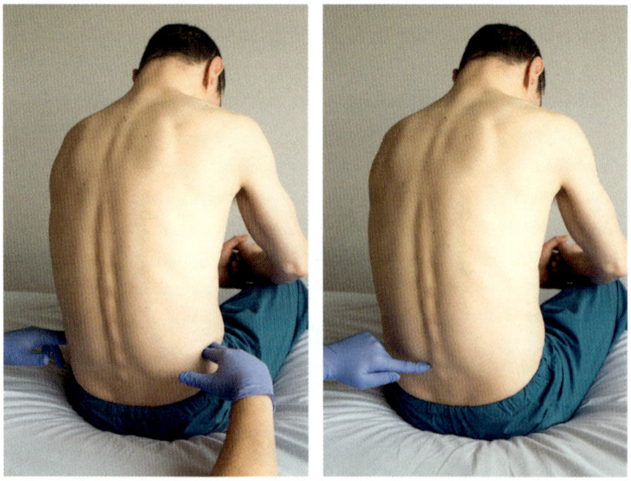

Abb. 15.16 Durchführung einer Lumbalpunktion. Links Schemazeichnungen, rechts Orientierung am sitzenden Patienten (zweites Bild von rechts Ertasten der Beckenkämme, ganz rechts zeigt der Zeigefinger auf den Punktionsort im Zwischenraum LWK3/4). [L255, K115]

Pflegerische Betreuung während der Durchführung

Pflegende unterstützen den Patienten, die gewünschte Lagerung einzunehmen:

- Für die Punktion im Liegen 90°-Seitenlage mit Rücken nahe am Bettrand und möglichst „rundem" Rücken, Fixierung durch Halten im Nacken und in den Kniekehlen
- Für die Punktion im Sitzen am Bettrand oder seitlich auf einem Stuhl, mit rundem Rücken nach vorne gebeugt, Stabilisierung durch Fixierung der Beine des Patienten mit den eigenen Knien und Halten an den Schultern

Bei Kindern soll ein Elternteil möglichst das Kind beruhigen. Informationen über die einzelnen Schritte beruhigen den Patienten, der ja nicht sehen kann, was gerade passiert.

Nach der Punktion reicht das Aufkleben eines sterilen Pflasters.

Nachsorge

Pflegefachpersonen fragen den Patienten nach dem Befinden, kontrollieren die Vitalzeichen und das Pflaster auf Nachblutung und Nachlaufen von Liquor. Bei Auffälligkeiten jeglicher Art, z. B. auch Gefühlsstörungen oder Lähmungen in den Beinen, soll sich der Patient sofort melden.

15.1.12 Elektrophysiologische Untersuchungen

EEG

DEFINITION

EEG *(Elektroenzephalografie):* Registrierung und Aufzeichnung der elektrischen Aktivität des Gehirns.

Durch *Elektroenzephalografie,* kurz **EEG,** wird die elektrische Aktivität des Gehirns über ca. 20 Elektroden auf der Kopfhaut aufgezeichnet und in Kurvenform dargestellt (➤ Abb. 15.17). Der Arzt wertet die Kurven dann nach einem festen Muster aus.

Wichtige Indikationen für die Durchführung eines EEGs sind:

- (Verdacht auf) Epilepsie (➤ 15.5)
- Überprüfen der Auswirkungen einer hochgradigen Nieren- oder Leberfunktionsstörung auf die Hirnfunktion
- Ursachenabklärung bei Patienten mit schweren Bewusstseinsstörungen oder im Koma (➤ 15.1.1)
- Hirntoddiagnostik (➤ 2.1.3)
- Schlafstörungen (Beurteilung der Schlafstadien), Verdacht auf Schlafapnoesyndrom (➤ 3.2.3)

Normalerweise wird das EEG über auf den Haaren bzw. der Kopfhaut angebrachten Elektroden am ruhenden Patienten abgeleitet, zunächst bei geschlossenen, dann mit geöffneten Augen.

Die Aussagefähigkeit kann durch Provokationsmethoden wie Lichtblitze, Hyperventilation oder vorherigen Schlafentzug verbessert werden **(Provokations-EEG).**

Beim **Langzeit-EEG** wird ein EEG mittels tragbarer Geräte über 24 Std. aufgezeichnet, beim **Video-EEG-Monitoring** (in Zentren, im Schlaflabor) mit einer Videoaufnahme kombiniert.

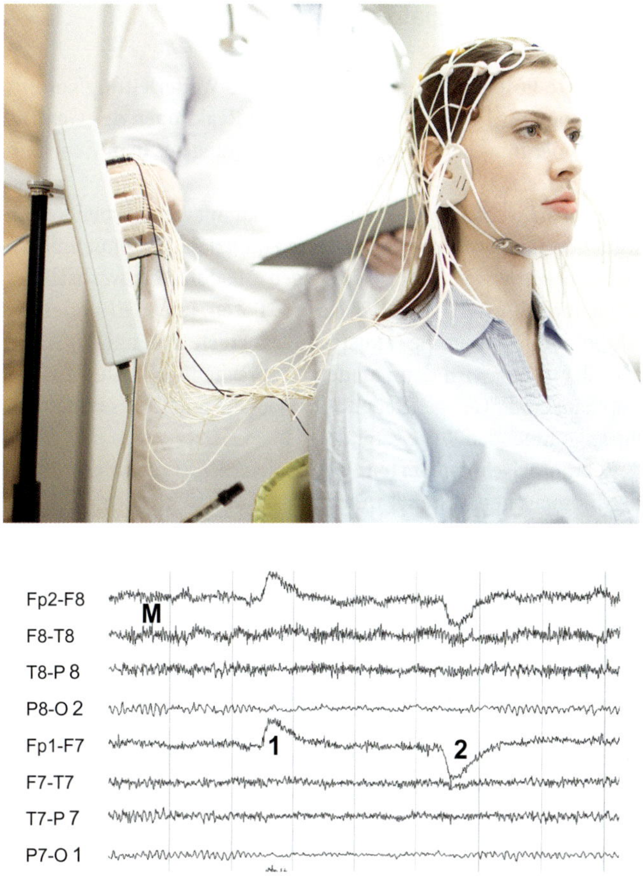

Abb. 15.17 EEG. Oben Untersuchungssituation. Unten einige Ableitungen eines normalen EEGs. 1 = Augenöffnen, 2 = Augenschluss, M = EEG-Verfälschung durch Muskelaktivität. [J787-029, M459]

Beim **invasiven EEG-Monitoring** werden EEG-Elektroden (ebenfalls in neurologischen Zentren) für eine begrenzte Zeit unter den Schädelknochen implantiert, um die Voraussetzungen für einen epilepsiechirurgischen Eingriff zu prüfen.

Pflegerische Betreuung

- Haare säubern oder ggf. waschen, um eine optimale Ableitung zu gewährleisten
- Patienten vor der Untersuchung essen und trinken lassen, aber keine anregenden Getränke
- Medikamente angeben, die der Patient vor der Untersuchung eingenommen hat, z. B. auch Bedarfsmedikamente zur Beruhigung
- Auf dem Untersuchungsschein vermerken, ob eine Epilepsie bekannt ist

Da das EEG empfindlich bei Bewegungen reagiert und dann **Artefakte** zeigt, beruhigen Pflegende ggf. den Patienten. Bei Kindern nimmt am besten ein Elternteil diese Aufgabe wahr. Auch elektrische Geräte können zu Artefakten führen, weshalb der Patient ggf. sein Handy ausschalten soll.

Evozierte Potenziale

Evozierte Potenziale *(EP)* überprüfen die Weiterleitung von Informationen ins Gehirn sowie die ersten Reaktionen des Gehirns darauf oder umgekehrt die Informationsleitung aus dem Gehirn in die Peripherie.

Periphere Nerven werden durch die Haut mit elektrischen Reizen stimuliert (**somatosensibel evozierte Potenziale,** *somatosensorisch evozierte Potenziale, S[S]EP*), die Augen z. B. durch ein wechselndes Schachbrettmuster (**visuell evozierte Potenziale,** *VEP*) oder die Ohren durch Geräusche (**akustische evozierte Potenziale,** *AEP*). Mit Elektroden wird dann an den entsprechenden Stellen auf der Kopfhaut ein EEG abgeleitet und geschaut, ob und wie es sich durch die ankommenden Reize verändert.

Bei **motorisch-evozierten Potenzialen** *(MEP)* zur Überprüfung des motorischen Systems werden das motorische Hirnareal und Rückenmarkssegment mit starken Magnetimpulsen *(transkranielle Magnetstimulation, TMS)* gereizt und die Potenziale an der Arm- oder Beinmuskulatur abgeleitet.

Häufige Indikationen für EPs sind:

- Multiple Sklerose (➤ 15.7)
- Rückenmarksverletzungen (➤ 15.13)
- Hirnstammerkrankungen
- Hypoxische (durch Sauerstoffmangel bedingte) Hirnschädigungen
- Objektivierung von Hörstörungen (*elektrische Reaktionsaudiometrie* ➤ 18.1.5)
- Hirntoddiagnostik (➤ 2.1.3)
- Motoneuronerkrankungen (z. B. amyotrophe Lateralsklerose, ➤ Tab. 15.12, nur MEP)

Pflegerische Betreuung

Der Patient muss während der Untersuchung ruhig und entspannt sein, damit das Ergebnis auswertbar ist. Pflegende erklären die Untersuchung und beruhigen den Patienten, ggf. ist eine Sedierung nötig.

Elektromyo- und -neurografie

DEFINITION

Elektromyografie *(EMG):* Registrierung und Aufzeichnung der elektrischen Aktivität von Skelettmuskeln.

Elektroneurografie *(ENG):* elektrophysiologische Untersuchung zur Überprüfung der **Nervenleitgeschwindigkeit** *(NLG).*

Elektromyografie und **Elektroneurografie** dienen der Funktionsbeurteilung von Muskulatur bzw. peripherem Nervensystem. Hauptindikationen sind der Verdacht auf eine Nerven- oder Muskelschädigung und die Unterscheidung zwischen beiden.

- Bei der Elektromyografie wird meist mit Nadelelektroden direkt in den Muskel gestochen und sein elektrisches Antwortverhalten untersucht. Nimmt der Patient Antikoagulanzien ein, ist die Untersuchung nicht möglich.
- Bei der Elektroneurografie wird ein Nerv über Oberflächenelektroden gereizt und die Weiterleitung ein Stück entfernt registriert. Daraus können dann **Nervenleitgeschwindigkeit** und Amplitude der motorischen Antwort bestimmt werden.

Pflegerische Betreuung

Patienten haben manches Mal Angst vor der Untersuchung, wenn sie hören, dass Strom verwendet wird. Pflegende beruhigen, dass der zu spürende „Stromschlag“ schwächer ist als der eines Weidezauns.

15.1.13 Bildgebende Verfahren

Aus der neurologischen Diagnostik nicht mehr wegzudenken sind CT und MRT (➤ Abb. 15.18).

Die CT ist breiter verfügbar und viel schneller zu erhalten als eine MRT. Sie eignet sich daher vor allem zur raschen Erstdiagnostik bei Verdacht auf eine akute neurologische Erkrankung (z. B. auf eine Hirnblutung) oder für Verlaufskontrollen in der Akutphase. Spezielle **Stroke-CTs** zeigen zusätzlich Gehirngefäße und -durchblutung und ermöglichen so eine genaue Schlaganfalldiagnostik.

Die Indikationen der MRT entsprechen denen der CT, wobei gerade bei jüngeren Patienten und in Nicht-Notfallsituationen schon aus Strahlenschutzgründen die MRT bevorzugt werden sollte. Insbesondere Rückenmark, Hirnstamm, aber auch periphere Nerven und Nervengeflechte können gut dargestellt werden. Allerdings dauert die Untersuchung mit 30–60 Min. sehr viel länger und ist besonders nachts und am Wochenende schlechter verfügbar.

Hauptindikation der **Duplex-Sonografie** (Ultraschall) ist die Beurteilung der hirnversorgenden Gefäße am Hals (Aa. carotides, Aa. vertebrales), z. B. auf Verengungen im Rahmen der Schlaganfalldiagnostik. Eine weitere Indikation für Ultraschalluntersuchungen in der Neurologie ist die Darstellung von Muskeln und Nerven, z. B. um Druckschädigungen des N. medianus am Handgelenk im sog. Karpaltunnel nachzuweisen.

Mit der **transkraniellen Doppleruntersuchung** *(TCD)* wird nach Gefäßverengungen oder bei einer Subarachnoidalblutung nach Gefäßverkrampfungen innerhalb des Gehirns gesucht. Der Schallkopf wird dazu seitlich oder hinten auf der Kopfhaut aufgesetzt.

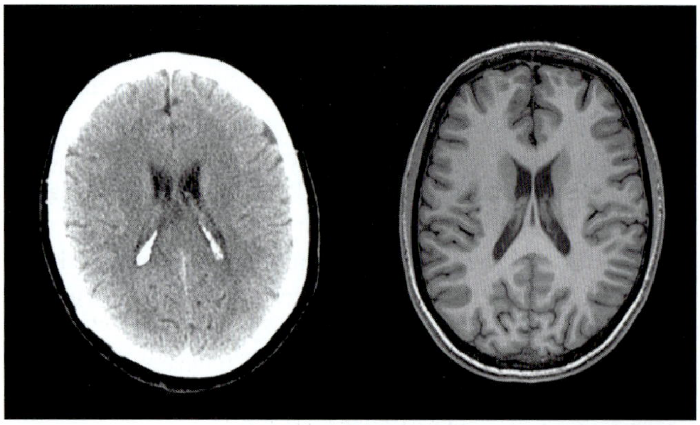

Abb. 15.18 CT und MRT im Vergleich. Das CT (links) kann vom MRT (rechts; T1-Sequenz) durch den sehr hellen Knochen unterschieden werden. Im MRT sind die Strukturen durch die höhere Auflösung besser erkennbar. [M457, T420]

15.2 Spezielle pflegerische und medizinische Maßnahmen

15.2.1 Bobath-Konzept

Das **Bobath-Konzept** wurde von *Berta und Karel Bobath* ab den 1950er Jahren entwickelt und seitdem beständig weiterentwickelt. Nach der *International Bobath Instructors Training Association* „ist das Bobath-Konzept eine integrierende und individuelle therapeutische Herangehensweise, um die Bewegungserholung und das Potential von Personen mit einer neurologischen Pathophysiologie zu optimieren. [...] Die Interventionen konzentrieren sich auf die Wiederherstellung typischer Bewegungsabläufe sowie auf die Minimierung atypischer und kompensatorischer Bewegungsmuster." [14]

Als bewegungstherapeutisches Behandlungskonzept wird es bei Säuglingen, Kindern, Jugendlichen und Erwachsenen mit angeborenen oder erworbenen zerebralen Bewegungsstörungen angewendet, die mit einer Lähmung, einem veränderten Muskeltonus und/oder einer veränderten Körperwahrnehmung einhergehen. Es wird heute auch bei Entwicklungsverzögerung und anderen neurologischen/neuromuskulären Erkrankungen angewendet. [15] Typische Indikationen sind z. B. infantile Zerebralparese (➤ 15.3.2), Schlaganfall (➤ 15.4), Schädel-Hirn-Trauma (➤ 15.14), Multiple Sklerose (➤ 15.7), Querschnittssyndrom (➤ 15.13) und amyotrophe Lateralsklerose (➤ Tab. 15.12).

Prinzipien und Ziele des Bobath-Konzepts sind: [16]

- Aktivierung und Förderung der Bewegung des Betroffenen, orientiert an normalen Bewegungsabläufen
- Förderung und Unterstützung der *Haltungskontrolle (posturale Kontrolle)* zur Normalisierung des Muskeltonus
- Förderung der Körperwahrnehmung und Orientierung im Raum (Propriozeption, Tiefensensibilität) als eine Voraussetzung für Bewegung

Multidisziplinäres 24-Stunden-Konzept

Die Ziele sind am ehesten erreichbar, wenn das gesamte therapeutische Team während des ganzen Tages und bei allen Maßnahmen das Bobath-Konzept anwendet.

Geht es ausschließlich um die Verbesserung von Lähmungen (z. B. nach einem Schlaganfall ➤ 15.4.1), sind Maßnahmen des funktionellen Übens mit hoher Wiederholungsrate und steigendem Anforderungsniveau (auch mit robotischen Trainingsgeräten) effektiver als die Bobath-Therapie. [17]

Neurophysiologische Grundlagen

Das zentrale Nervensystem (ZNS) kann sich lebenslang neu organisieren und veränderten Bedingungen anpassen. So können zeitlebens neue Verbindungen (Synapsen) der Nervenzellen untereinander entstehen. Diese Fähigkeit heißt **Neuroplastizität.**

Das gilt auch nach einer Hirnschädigung. Im Zentrum der Hirnschädigung gehen die Nervenzellen meist unwiederbringlich verloren. In der Umgebung sind die Nervenzellen zwar beeinträchtigt, sterben aber nicht ab. Sie reduzieren ihren Stoffwechsel und stellen die Funktionen vorübergehend ein, durch ein entstehendes Hirnödem wird ihre Versorgung vermindert. Nach Abklingen des Ödems können die Funktionen wieder aufgenommen werden. Zudem organisieren sich die Nervenzellen des ZNS neu, z. B. werden nicht genutzte oder inaktive Verbindungen aktiviert, um sich den veränderten Bedingungen anzupassen.

Bis zu welchem Grad eine Neuorganisation stattfindet, hängt u. a. ab von Alter und Lernfähigkeit des Patienten und den durchgeführten Pflege- und Therapiemaßnahmen. Je vielfältiger, interessanter und durchgängiger die Angebote sind, desto besser kann die Neuorganisation gelingen.

Bewegung als Lernangebot an das ZNS

Mit dem Bobath-Konzept sollen zwar besonders die motorischen Funktionen regeneriert werden. Es werden aber nicht nur neue „Bewegungsverbindungen", sondern neuronale Verbindungen zwischen *allen* Systemen gefördert. Bewegung ist der nachhaltigste Stimulus, um die Vernetzung von Nervenzellen durch neue Synapsen zu fördern.
Damit Bewegung ein Lernangebot an das ZNS ist, darf ein Patient aber nicht einfach von A nach B bewegt werden. Vielmehr muss er die Bewegung „schrittweise" erfahren können und bei jeder Bewegung aktiv mit eingebunden, angeleitet und unterstützt werden – auch wenn er ausschließlich passiv bewegt wird. Da Bewegung bei jeglicher Aktivität notwendig ist (z. B. Essen, Sprechen, Waschen und Kleiden, Ausscheiden), nutzen Pflegende und das gesamte therapeutische Team jede Maßnahme, um den Betroffenen nach den Prinzipien des Bobath-Konzeptes zu bewegen.

Normale Bewegung als Grundlage des Konzepts

Normale Bewegung hat immer ein Ziel, erfolgt mit dem geringstmöglichen Kraftaufwand, ist an bekannte Bewegungen angepasst, koordiniert und individuell (jeder Mensch hat eigene Bewegungsmuster). Nach einer Hirnschädigung die physiologische Bewegung wiederzuerlangen ist wesentliches Ziel des Bobath-Konzepts.

Reizverarmung führt zu Bewegungsverarmung

Bewegung ist an Reize aus der Umwelt gekoppelt **(sensomotorischer Kreislauf).** Patienten brauchen also ausreichend Anreize über die Sinnesorgane: Augen (visuell), Ohren (akustisch), Innenohr/Gleichgewicht (vestibulär), Nase (olfaktorisch), Geschmack (gustatorisch), Haut (taktil), Gelenke und Muskeln/Tiefensensibilität (propriozeptiv). Pflegende bieten dem Patienten im Rahmen der Lebensaktivitäten häufig wechselnde Stimuli (➤ 15.2.2), um zu Bewegungen anzuregen.

Regulierung des Muskeltonus

Auch ohne Bewegung (z. B. im Sitzen) hat die Muskulatur einen *(Haltungs-)Tonus,* um den Menschen gegen die Schwerkraft in seiner Position zu halten. So erfährt er Stabilität.

Der *(Bewegungs-)Tonus* muss sich ständig an unterschiedliche Bewegungen und Unterstützungsflächen (z. B. weicher oder fester Boden) anpassen. Er darf weder zu niedrig noch zu hoch sein, da-

15

mit einzelne Körperteile selektiv und ohne große Kraftanstrengung bewegt werden können. So erfährt der Mensch Mobilität.

Tonusabweichungen (➤ 15.1.3) in Ruhe und unzureichende Tonusanpassung bei Bewegung, wie sie nach einer Hirnschädigung häufig auftreten, bedingen Veränderungen bei Haltung und Bewegung:

- **Muskelhypotonie** → zu viel Mobilität, aber zu wenig Stabilität
- **Muskelhypertonie** → zu viel Stabilität, aber zu wenig Mobilität

Ziel ist eine weitestmögliche Annäherung an den normalen Muskeltonus. [15]

Stabilität für Mobilität

Haltungskontrolle *(posturale Kontrolle)* entsteht durch eine ausreichende Stabilität im Becken, die Bewegungen des Rumpfes und der Extremitäten ermöglicht. Fehlende Beckenstabilität führt häufig zu einer Tonuserhöhung in den Extremitäten und vermindert dadurch die Beweglichkeit. Beckenstabilität und damit Haltungskontrolle können bei vermindertem Haltungstonus auch von außen erreicht werden (z. B. ➤ Abb. 15.19).
Insbesondere bei *hypotoner* Muskulatur (oft in der Frühphase einer Hirnschädigung) sind Bewegungen (z. B. Zähne putzen, trinken) gegen die Schwerkraft mit großer Anstrengung verbunden. Die richtige Ausgangsstellung bzw. eine große Unterstützungsfläche für mehr Haltungskontrolle kann die Bewegung erleichtern. Eine *hypertone* Muskulatur entsteht oft kompensatorisch (u. a. bei zu kleiner Unterstützungsfläche).
Insbesondere beim Ruhen und Schlafen soll der Haltungstonus zur Entspannung möglichst niedrig sein. Das kann erreicht werden, indem nicht aufliegende Körperteile unterlagert werden, d. h., die Unterstützungsfläche wird vergrößert (LiN® ➤ 15.2.3, ➤ Abb. 15.19, ➤ Abb. 15.35) [16]
Je mehr **Unterstützungsfläche** *(USF)* der Körper hat, desto niedriger kann der Haltungstonus sein, der den Körper gegen die Schwerkraft hält. Für Bewegungen ist mehr Haltungskontrolle nötig, entsprechend wird die Unterstützungsfläche verkleinert, z. B. Vorrutschen an die Bettkante zum Aufstehen.
Im pflegerischen Alltag stellt sich immer die Frage, wie viel Unterstützungsfläche notwendig ist, damit der Patient sich z. B. das Gesicht waschen oder selbstständig essen kann. Abhängig vom jeweiligen Muskeltonus bzw. der Haltungskontrolle ist mal mehr und mal weniger Unterstützungsfläche notwendig. Dies muss durch gezielte Beobachtung beurteilt und ggf. auch ausprobiert werden (➤ Abb. 15.19).

Schlüsselpunkte

Schlüsselpunkte/Schlüsselregionen *(key points of control)* sind Körperregionen, über die sich der Muskeltonus besonders gut regulieren lässt, weil sich hier besonders viele Rezeptoren (Sensoren) befinden. Zudem können über sie Bewegungen einfach und effektiv eingeleitet werden.

- Der **Kopf** hat besonders viele Sinnesorgane, er wird aktiv/passiv in die Bewegungsrichtung gedreht.
- Der **zentrale Schlüsselpunkt Thorax** liegt im Bereich des Sternums (➤ Abb. 15.20). Er ist verantwortlich für den Schwerpunkt des Oberkörpers und ermöglicht die Bewegung der Arme und das Rotieren des Oberkörpers.
- **Proximale Schlüsselpunkte** sind beide Schultern (➤ Abb. 15.20) und das Becken mit den beiden Hüften.
- Füße und Hände als **distale Schlüsselpunkte** haben viele Rezeptoren (Sensoren) und können darüber Kontakt zur Umwelt aufnehmen.

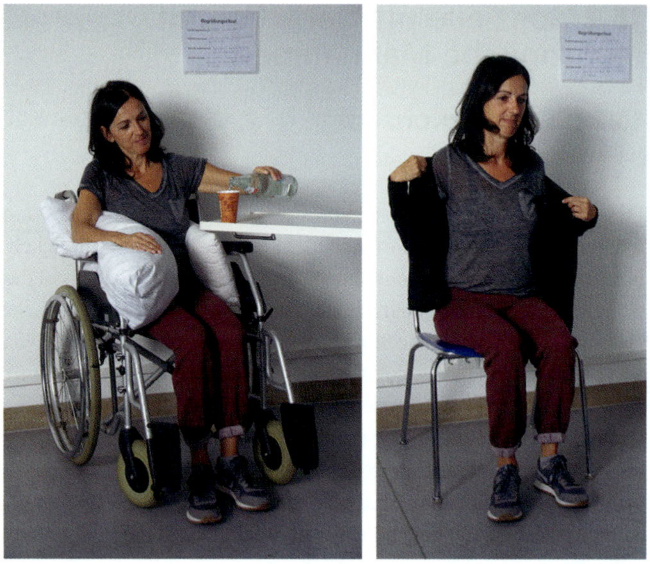

Abb. 15.19 Links: Ausreichende Unterstützungsfläche bei wenig Haltungskontrolle im Sitzen bieten Rückenlehne und Sitzfläche, an denen der Körper großflächig an- bzw. aufliegt, das Aufstellen der Füße auf den Boden und das Kissen unter dem rechten Arm. Durch gute Stabilität wird die Bewegung des linken Arms einfacher. Rechts: Bei mehr Haltungskontrolle kann die Unterstützungsfläche kleiner werden und so größere Bewegungen erleichtern. [L271]

Von zentraler Bedeutung für die Bewegung und den Muskeltonus sind die **Ausrichtung der Schlüsselpunkte** und ihr **Verhältnis** zueinander, denn sie beeinflussen sich gegenseitig (➤ Abb. 15.20):

- Steht der zentrale Schlüsselpunkt hinter den Schultern, dann ist der Oberkörper gebeugt, steht er davor, dann ist der Oberkörper gestreckt.
- Greift eine Hand nach einem Ziel oder wird sie dorthin geführt, folgen automatisch die anderen Schlüsselpunkte.
- Berührung von Schlüsselpunkten kann ebenfalls Einfluss auf Bewegungen haben: Regelmäßige gezielte Berührung von Händen und Füßen (z. B. Füße kräftig abrubbeln) hält u. a. die sensiblen Funktionen intakt, dadurch wird vermieden, dass z. B. durch Berührung des Fußes eine negative Reaktion wie das Wegziehen des Beins ausgelöst wird (➤ 15.2.2).
- Ist das Becken nach vorne gekippt, kann leichter aufgestanden werden, ggf. kann die Pflegefachperson das Becken durch leichten Druck rechts und links spürbar machen (➤ Abb. 15.21f).
- Stehen Schlüsselpunkte asymmetrisch zueinander (eine Schulter ist beispielsweise näher beim Ohr oder steht weiter vor, ein Bein wirkt länger oder ist nach außen rotiert), erschwert dies Bewegungen.

Bewegung erleichtern

Beachten Pflegende eine günstige Stellung der Schlüsselpunkte zueinander, können sie dem Patienten und sich selbst die Bewegung erleichtern. Leiten sie die Unterstützung über die Schlüsselregionen ein (➤ Abb. 15.20 rechts), dann weiß der Patient, in welche Bewegung es gehen soll – vergleichbar dem „Führen" beim Tanzen, das auch immer über diese Schlüsselregionen erfolgt.

Situationseinschätzung und Problemerkennung

Pflegende beurteilen die Patientensituation bei der Aufnahme eines Patienten, idealerweise im therapeutischen Team. **Beobachtungsschwerpunkte** sind:

- Fähigkeiten zur Kommunikation?
- Bewusstsein und Orientierung des Patienten allgemein (Person, Ort, Zeit und Situation) und im Zimmer (dreht er z. B. den Kopf in Richtung der Pflegenden?)
- Stellung der Schlüsselpunkte zueinander, gibt es z. B. Asymmetrien, wie steht der zentrale Schlüsselpunkt zu den anderen?
- Annahme der Unterstützungsfläche, z. B. welche Körperpartien liegen auf der Matratze und welche nicht?
- Muskeltonus und -kraft, z. B. Muskelhyper-, -hypotonie, Spastikneigung, Hemiparese?
- Haltungs- und Bewegungstonus und daraus folgend die Bewegungsfähigkeit: Kann der Patient z. B. Kopf, Arm aktiv bewegen, Becken anheben, wie ist die passive Gelenkbeweglichkeit?
- Gleichgewicht, z. B. ist Sitzen allein oder mit Unterstützung am Bettrand möglich?
- Sensibilität, z. B. Temperatur-, Berührungs- und Schmerzempfinden auf der mehr und weniger betroffenen Seite?
- Kompensation von Schwächen, nutzt der Patient z. B. die andere Extremität?

Im Verlauf der Anamnese wird auch der soziale Kontext erfragt. Gemeinsam mit dem Betroffenen und ggf. seinen Angehörigen werden die Probleme definiert, Ziele festgelegt und notwendige therapeutisch-pflegerische Maßnahmen erarbeitet.

Gestaltung von Bewegungsübergängen

Bewegungsübergänge *(Mobilisationen, Transfers)* sind zentral im Bobath-Konzept. Anfangs kann es nötig sein, den Patienten zur Dekubitus-, Kontrakturen- und Pneumonieprophylaxe passiv zu bewegen.

Passive Bewegungsübergänge zielgerichtet gestalten

Auch passive Bewegungen werden vom zentralen Nervensystem erkannt und führen zu Neuorganisation von Nervenzellen und (Neu-)Lernen. Deshalb folgen passive Bewegungen auch den Prinzipien:

- Normale Bewegung und bekannte Bewegungsmuster anbahnen und Schritt für Schritt ausführen
- Unterstützungsfläche gezielt anpassen (Stabilität geht vor Mobilität)
- Stellung der Schlüsselpunkte zueinander beachten und optimieren

Möglichst früh wird der Patient aktiv beteiligt, ohne ihn zu unter- oder überfordern. Damit die Bewegung ökonomisch ist, wird der Körper abschnittsweise (Körperteil für Körperteil) bewegt.

Patienten zu aktiven Bewegungen anleiten

Aktives Bewegen, ggf. auch einzelner Körperteile, hat für den Patienten viele Vorteile.

- Er erlebt seine Wirksamkeit und wird zu weiterem Handeln motiviert.
- Die Muskulatur wird angeregt.
- Selbstinitiierte Bewegung wird besser gespürt, neu gelernt und behalten (Neuroplastizität)
- Vorhandene Bewegungsressourcen, z. B. das Heben des Arms, werden erhalten und gefördert.
- Selbsteingenommene Positionen sind günstiger und meist auch angenehmer.
- Der Kreislauf wird angeregt, Komplikationen wie Thrombose, Dekubitus, Pneumonie und Kontrakturen wird vorgebeugt.

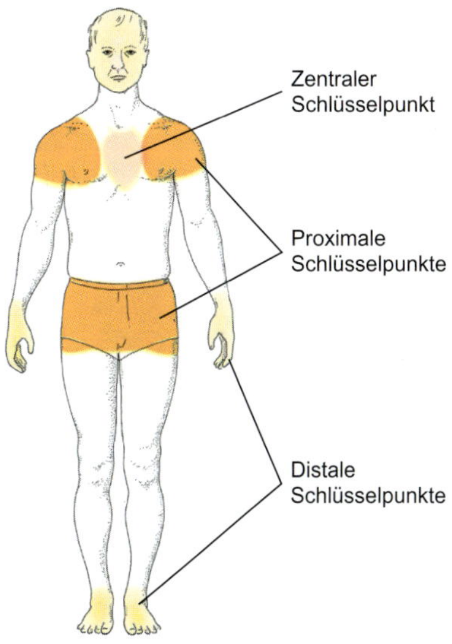

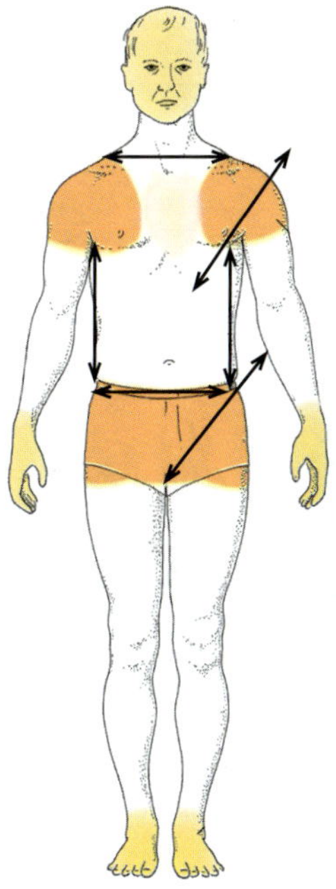

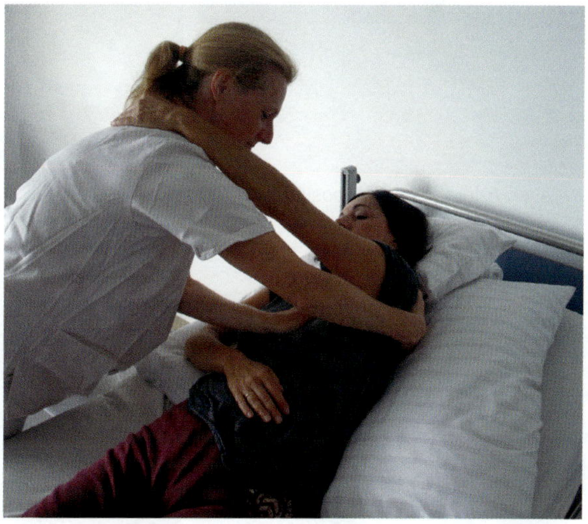

Durch die Positionierung der Schlüsselpunkte in Richtung Beugung kann der Patient Kopf und Oberkörper leichter beugen, gleichzeitig gibt die Pflegende einen taktilen Impuls am Schlüsselpunkt Thorax

Abb. 15.20 Modell der Schlüsselpunkte. Links die Schlüsselpunkte, Mitte Symmetrie bzw. Asymmetrie der Schlüsselpunkte. Rechts Einleitung einer Oberkörperbeugung durch Impuls am zentralen Schlüsselpunkt Thorax. [L190, L271]

Bewegen innerhalb des Betts

Die Pflegende steht in der Regel auf der stärker betroffenen Seite.

Becken bewegen

Becken bewegen wird z. B. notwendig, um eine Hose anzuziehen oder um das Becken seitlich zu verlagern.

- Ggf. Bett vorbereiten und Schlüsselpunkte ausrichten: durch eine A-förmige Kissenpositionierung und ein weiteres Kissen unter dem Kopf (➤ Abb. 15.21a) liegt der zentrale Schlüsselpunkt etwas tiefer als die Schlüsselregion Schultern. Die A-Lagerung ist eine günstige Position in Rückenlage, insbesondere für weitere Bewegungsübergänge.
- Beine aufstellen: Patienten auffordern, seine Beine aufzustellen. Aufstellen des mehr betroffenen Beins entsprechend der Eigenaktivität des Patienten (teil-)übernehmen, dabei Aktivierung immer über den Fuß beginnen (distaler Schlüsselpunkt ➤ Abb. 15.21b). Am weniger betroffenen Bein ggf. taktilen Impuls am Fuß/Bein geben, damit der Patient es aufstellt (➤ Abb. 15.21c). Füße möglichst nahe zum Becken stellen
- Stärker betroffenes Bein mit der eigenen Achsel stabilisieren, damit es nicht wegrutschen kann (➤ Abb. 15.21d)
- Becken kippen: eine Hand auf den Bauch des Patienten legen und taktilen Impuls für „Becken in Richtung Matratze kippen" geben, die zweite Hand an die Gesäßhälfte der weniger betroffenen Seite legen und gleichzeitig zu sich ziehen (➤ Abb. 15.21e)
- Becken anheben: Hand vom Bauch an die andere Gesäßhälfte legen, mit beiden Händen die Gesäßhälften etwas zusammendrücken (Schlüsselregion) und so den Impuls zum Beckenheben geben, Patienten gleichzeitig auffordern, das Becken anzuheben (➤ Abb. 15.21f)
- Becken zur Seite bewegen: nach dem Anheben das Becken versetzen (lassen)

Passives Bewegen

Kann ein schwer betroffener Patient (fast) nicht aktiv mithelfen, ist scherkräftearmes Bewegen nach kinästhetischen Prinzipien für alle Bewegungsübergänge im Bett möglich. Das Anziehen einer Hose erfolgt dann durch seitliches Hin- und Herdrehen.

Oberkörper bewegen

Die Pflegefachperson steht auf der mehr betroffenen Seite.

- Beide Beine des Patienten anstellen (➤ Abb. 15.21b, c) oder seitlich auf ein Kissen bzw. die Knie der Pflegenden lagern
- Mit beiden Händen an die Schultern des Patienten fassen, dieser kann seine weniger betroffene Hand auf die Schulter der Pflegenden legen, darf sich aber damit nicht hochziehen (➤ Abb. 15.22)
- Patienten zum Anheben des Kopfs auffordern, um die Rückenmuskulatur zu aktivieren (➤ Abb. 15.22)
- Patienten beim Aufrichten (in einer rotierenden Bewegung) oder beim seitlichen Verschieben unterstützen (➤ Abb. 15.22).

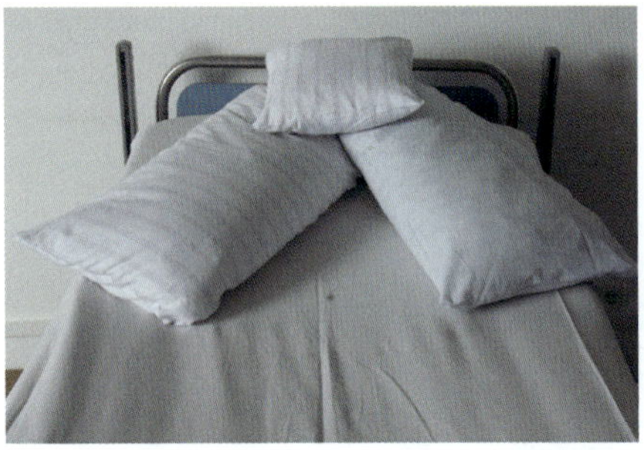

a) Die Kissen A-förmig im Bett positionieren

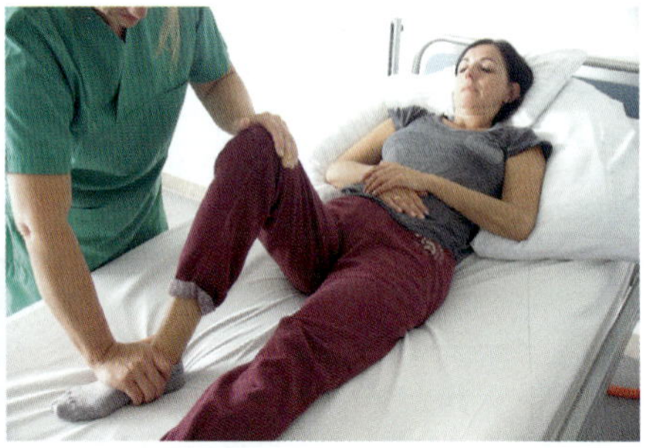

b) Aufstellen des mehr betroffenen Beins unterstützen oder übernehmen, Bewegung über den Fuß einleiten

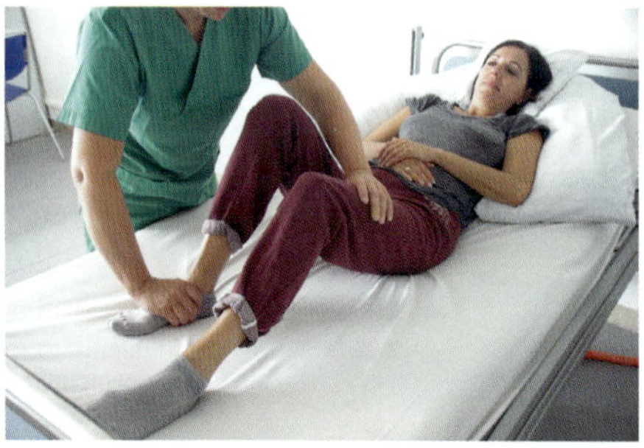

c) Taktilen Impuls geben, um das Aufstellen des weniger betroffenen Beins zu initiieren

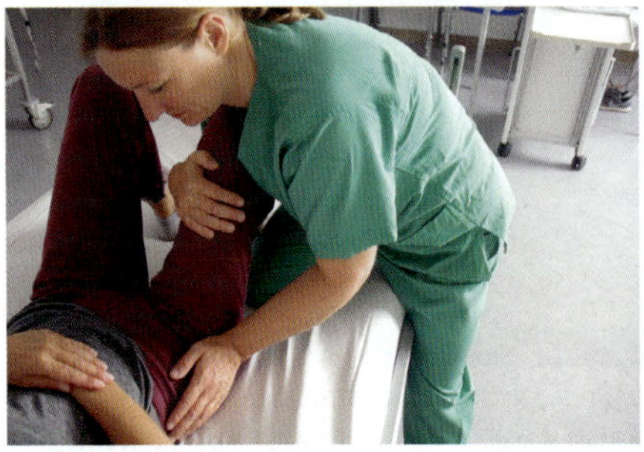

d) Stärker betroffenes Bein mit der eigenen Achsel stabilisieren

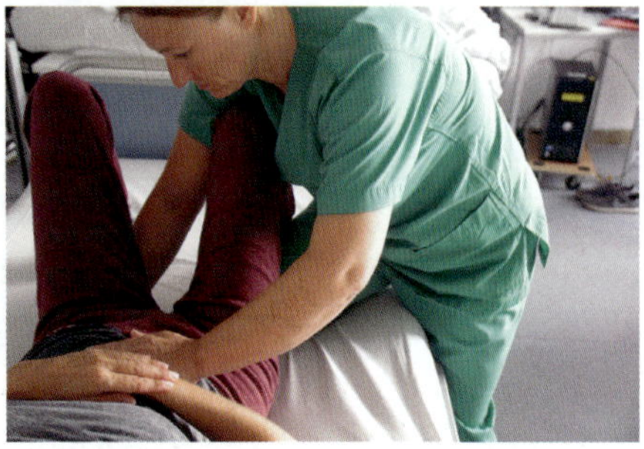

e) Taktilen Impuls geben, um das Becken matratzenwärts zu kippen

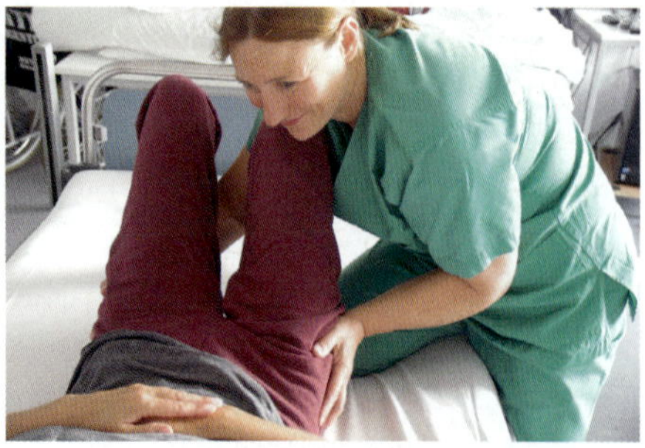

f) Mit beiden Händen rechts und links am Becken taktilen Impuls geben und Patientin beim Anheben unterstützen

Abb. 15.21 Becken bewegen. [L271]

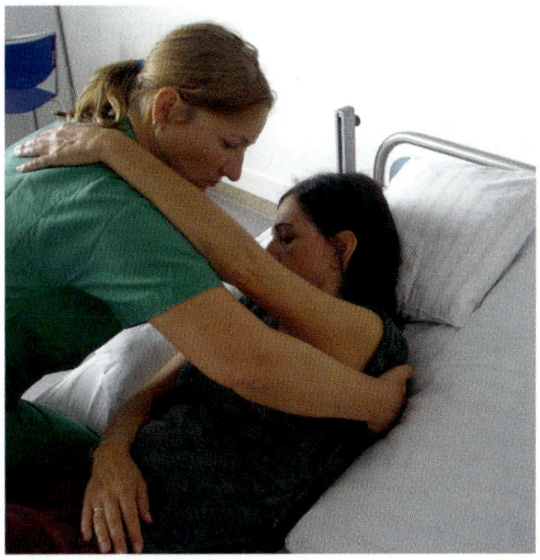

Abb. 15.22 Oberkörper zur Seite versetzen oder Aufrichten bei einer teilaktiven Patientin. [L271]

In Seitenpositionierung an den Bettrand bewegen

Ausgangstellung ist die 90°-Seitenlage, die Pflegefachperson steht hinter dem Patienten. Die Bewegung geschieht abschnittsweise, beginnend mit dem Körperteil, der am weitesten entfernt vom Bettrand ist, zu der der Patient gebracht werden soll.

- Oberkörper: mit der oberen Hand an das Sternum fassen und mit der anderen Hand unter die untenliegende Schulter. Patienten auffordern, den Kopf leicht anzuheben, Oberkörper nach hinten ziehen (➤ Abb. 15.23a)
- Becken und Beine: die Beine sind angewinkelt. Beide Hände unter das Becken schieben und Patienten zu sich ziehen (nicht heben). Alternativ nur eine Hand unter das Becken schieben, mit der anderen Hand einen taktilen Impuls auf das Knie nach vorne ausüben und den Patienten auffordern, sich mit dem Gesäß nach hinten abzudrücken (➤ Abb. 15.23b).

Hochbewegen im Bett

Häufig muss ein Patient im Bett hochbewegt werden. Wird der Patient mit dem Bettlaken nach oben gezogen, ist das für ihn völlig passiv ohne Einsatz von Bewegungsressourcen und uneffektiv für ein Neulernen von Bewegung.

Nachfolgend ist eine Möglichkeit beschrieben, einen teilaktiven Patienten abschnittsweise mit zahlreichen Bewegungen zu mobilisieren und ihn bei jeder Bewegung zu aktivieren. Bei Patienten mit wenig Rumpfstabilität sind Modifikationen nötig, z. B. die Ausführung mit zwei Pflegenden oder das Hochrutschen mit der gehenden Fortbewegung aus der Kinästhetik.

> **Positionierungsmaterial nicht ganz entfernen**
>
> Kissen und Positionierungsmaterialien geben Stabilität, eine Voraussetzung für Bewegung. Wird z. B. das Kopfkissen entfernt, entsteht meist ein ungünstiger Muskeltonus und der Patient kann weniger aktiv mithelfen.

Die Pflegefachperson steht auf der mehr betroffenen Seite:

- Beine anstellen (➤ Abb. 15.21b, c)
- Arme über der Brust kreuzen oder eng am Körper anlegen, ggf. kann der Patient den mehr betroffenen Arm halten
- Mit dem Hochbewegen der weniger betroffenen Seite beginnen, d. h. Patienten auf die mehr betroffene Seite drehen (ca. 45° ist hierfür ausreichend): Kopf in die Bewegungsrichtung drehen und leicht beugen lassen, taktilen Impuls auf den Thorax geben. Bei aktiven Patienten Drehen unterstützen, indem die Hand in die Bewegungsrichtung geführt wird, weniger aktive Patienten an der Schulter fassen und drehen. Jetzt Patienten auffordern, sich mit dem weniger betroffenen Bein nach oben zu schieben, gleichzeitig am Becken und an der Schulter die Bewegung nach oben unterstützen (➤ Abb. 15.24a)
- Danach Patienten wieder in die Rückenlage drehen
- Mehr betroffene Seite nach oben bewegen: angewinkelte Beine zur weniger betroffenen Seite gegen ein Kissen legen, mehr betroffenen Arm über den Thorax zur weniger betroffenen Seite legen, Kopf ebenfalls dahin drehen (lassen), taktilen Impuls auf den Thorax geben und Patienten seitlich drehen. Jetzt eine Hand ans Schulterblatt legen und dieses nach oben schieben oder ziehen, gleichzeitig schiebt die andere Hand am Gesäß ebenfalls nach oben (➤ Abb. 15.24b)
- Vorgang mit beiden Seiten so lange wiederholen, bis der Patient weit genug oben ist

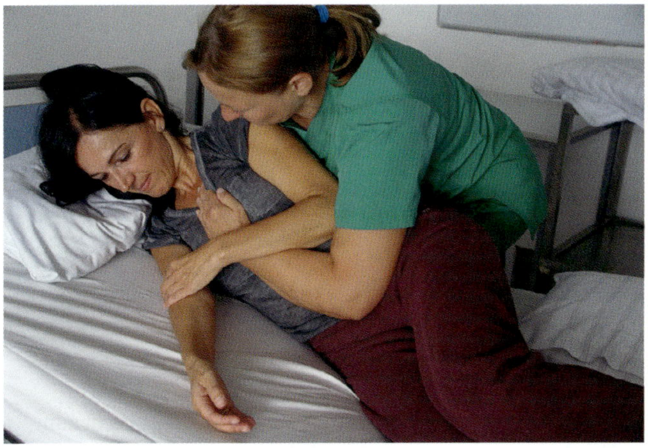

a) Seitliches Bewegen des Oberkörpers

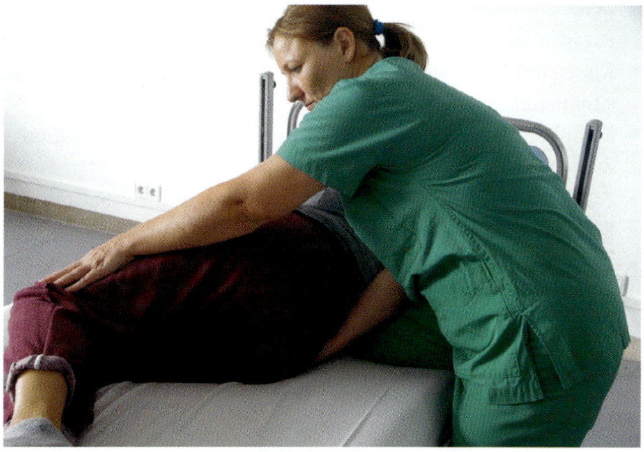

b) Seitliches Bewegen des Beckens und der Beine

Abb. 15.23 Patientin in Seitenlage zur Seite bewegen. [L271]

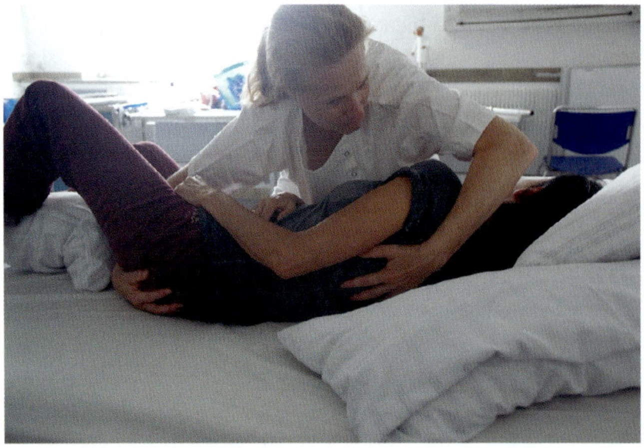

a) Die Patientin drückt sich mit dem weniger betroffenen linken Bein nach oben, die Pflegefachperson unterstützt am linken Becken und an der linken Schulter das Hochbewegen

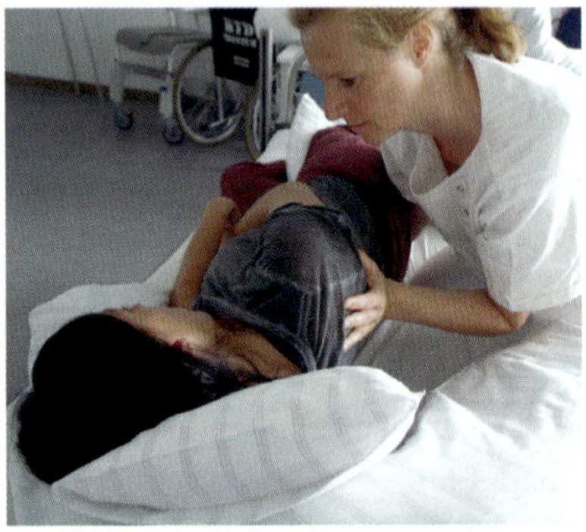

b) Die Pflegefachperson schiebt/zieht die mehr betroffene rechte Schulter und das Gesäß der Patientin nach oben

Abb. 15.24 Hochbewegen im Bett. [L271]

Drehen auf die mehr betroffene Seite und Positionierung

Die **Positionierung auf der mehr betroffenen Seite** (➤ Abb. 15.25) fördert die Wahrnehmung, gleichzeitig liegt die weniger betroffene Seite oben und ermöglicht dem Betroffenen eigenaktive Bewegungen. Das Bett ist flach gestellt, der Patient muss weit genug am Bettrand liegen. Die Pflegende steht auf der mehr betroffenen Seite.

- Beine anstellen (➤ Abb. 15.21b, c) und stabilisieren bzw. leicht zur Seite drehen (➤ Abb. 15.25a)
- Kissen unter der Schulter entfernen und nur unter dem Kopf positionieren
- Mehr betroffenen Arm vorsichtig in eine leichte Außenrotation drehen (Ellenbeuge zeigt zur Decke ➤ Abb. 15.25a)
- Patienten auffordern, den Kopf anzuheben, zur mehr betroffenen Seite zu drehen und die Drehung selbstständig einzuleiten
- Mehr betroffenen Arm vorsichtig vom Körper weg führen (➤ Abb. 15.25b), Drehung am Becken unterstützen und Patienten bis in 90°-Positionierung bringen
- Zur anderen Bettseite gehen (hinter den Patienten), Patienten zu sich an den Bettrand bewegen (➤ Abb. 15.23)
- Rücken durch ein Kissen stabilisieren, Bettgitter (wenn vorhanden) hochstellen (➤ Abb. 15.25c)
- Unten liegende Taille mit einem kleinen Kissen unterstützen, um den Rumpf zu stabilisieren und mehr Unterstützungsfläche zu schaffen
- Oben liegendes, weniger betroffenes Bein in Hüfte und Knie beugen und auf Höhe des Beckens mit einer Decke/Kissen komplett unterlagern (➤ Abb. 15.25c), Bein ist auf der Höhe des Hüftgelenks
- Mehr betroffenes Bein nach hinten strecken, die Streckung hängt von den Möglichkeiten des Patienten ab, ggf. kleines Handtuch unter den Fuß legen, um die Zehen zu entlasten (➤ Abb. 15.25c)
- Passende Stellung des unten liegenden mehr betroffenen Arms in Außenrotation und leicht abgespreizt suchen, der Ellenbogen kann leicht gebeugt sein, die Hand ist leicht zum Handrücken hin gestreckt (➤ Abb. 15.25d)
- Den oben liegenden, weniger betroffenen Arm kann der Patient selbstständig lagern
- Kopfkissen so positionieren, dass der Kopf in allen Bewegungsrichtungen in einer Neutralstellung (in Verlängerung der Wirbelsäule) ist und der Patient Bewegungen ausführen kann (➤ Abb. 15.25d)

Drehen auf die weniger betroffene Seite und Positionierung

In der **Positionierung auf der weniger betroffenen Seite** des Patienten (➤ Abb. 15.26) hat er keine/kaum Bewegungsmöglichkeiten. Das Bett ist flach gestellt.

- Patienten zum Bettrand der stärker betroffenen Seite bewegen
- Beine anstellen, stabilisieren und leicht zur weniger betroffenen Seite drehen (➤ Abb. 15.26a)
- Kissen unter der Schulter entfernen und nur unter dem Kopf positionieren
- Patienten auffordern, den Kopf anzuheben und brustwärts zu bewegen, um die Bewegung einzuleiten, er soll den mehr betroffenen Arm möglichst vor dem Körper halten. Patienten nun auf die weniger betroffene Seite drehen (90° ➤ Abb. 15.26b)
- Bereit gelegte und längs gefaltete Bettdecke ab dem Thorax vor den Oberkörper legen, einen Zipfel der Decke zur Stabilisierung unter den Bauch schieben, dann den Patienten bis ca. 110° auf die Decke kippen (der Patient ist also etwas weiter bauchwärts gekippt als bei der Positionierung auf der mehr betroffenen Seite ➤ Abb. 15.26e)
- Unten liegendes weniger betroffenes Bein so strecken, wie es dem Patienten angenehm bzw. möglich ist, ggf. Handtuch unter den Außenknöchel legen, um Druck von den Zehen zu nehmen (➤ Abb. 15.26c)
- Oben liegendes mehr betroffenes Bein gebeugt so positionieren, dass das Knie etwas tiefer liegt als das Becken (➤ Abb. 15.26c, e)
- Unten liegende Schulter nach Wunsch des Patienten korrigieren, bis eine angenehme Positionierung gefunden ist
- Oben liegenden mehr betroffenen Arm mit der Bettdecke und ggf. einem weiteren Kissen so positionieren, dass der Arm keinen Zug im Schultergelenk ausübt, die Hand ist leicht zum Handrücken hin gestreckt (➤ Abb. 15.26d, e)

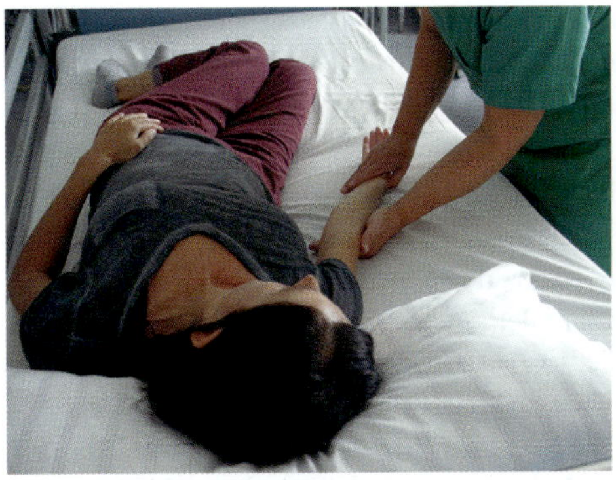

a) Die Patientin stellt die Beine an und dreht sie zur Seite. Die Pflegefachperson bringt den mehr betroffenen Arm in eine Außenrotation

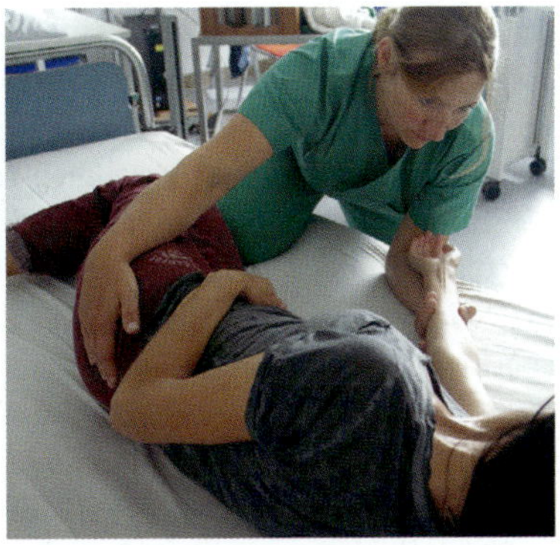

b) Die Pat. leitet die Bewegung über die weniger betroffene Seite ein, die Pflegende unterstützt das Drehen und achtet auf den mehr betroffenen Arm

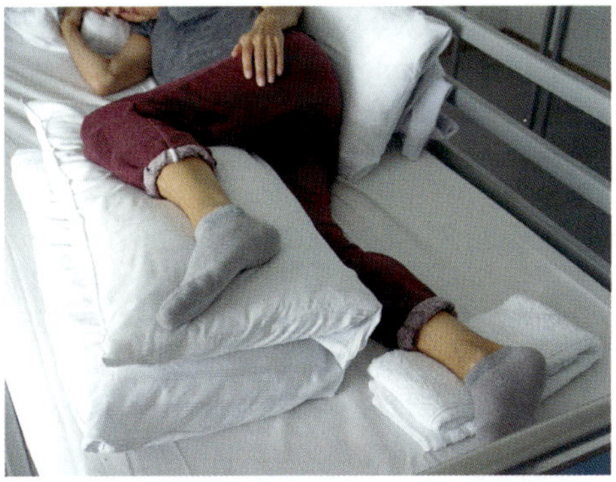

c) Der Rücken ist durch Kissen und hoch gestelltes Bettgitter stabilisiert, die Pflegefachperson hat die Beine gelagert

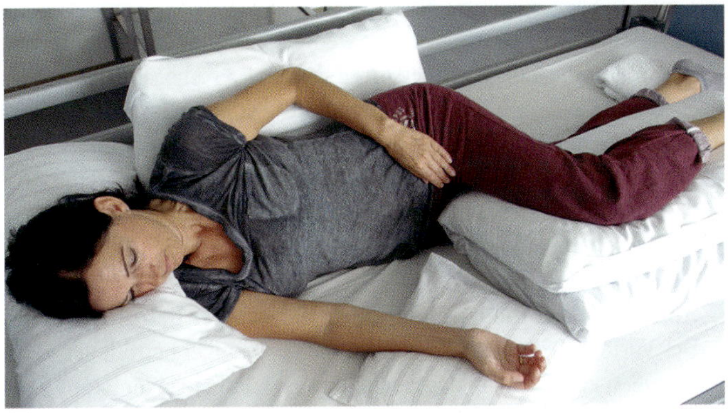

d) Der mehr betroffene Arm ist in Außenrotation gelagert, der Kopf in Neutralstellung. Die Patientin kann den oben liegenden weniger betroffenen Arm selbst bewegen und positionieren

Abb. 15.25 Drehen und Positionieren auf die mehr betroffenen rechten Seite. [L271]

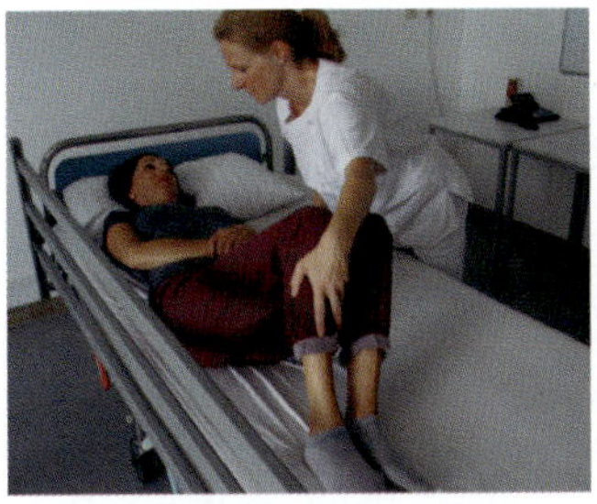

a) Die Pflegefachperson bereitet das Drehen vor

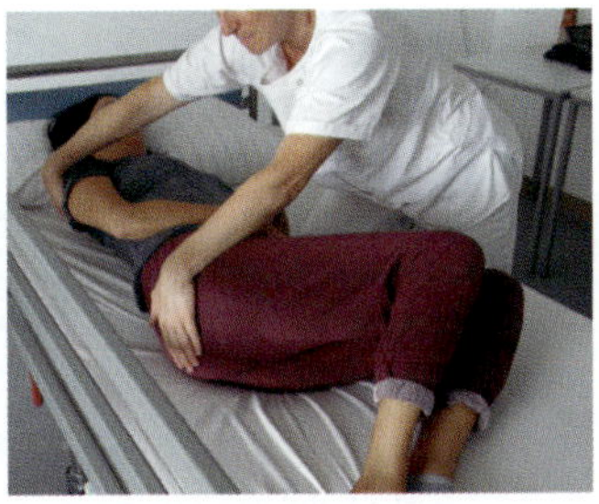

b) Sie dreht die Patientin auf die Seite

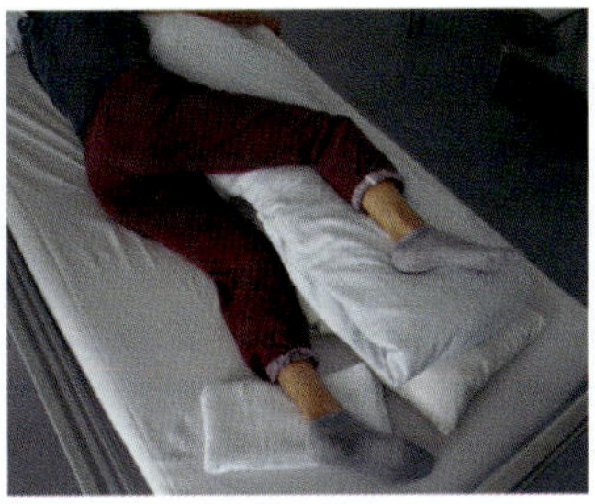

c) Dann positioniert die Pflegefachperson die Beine

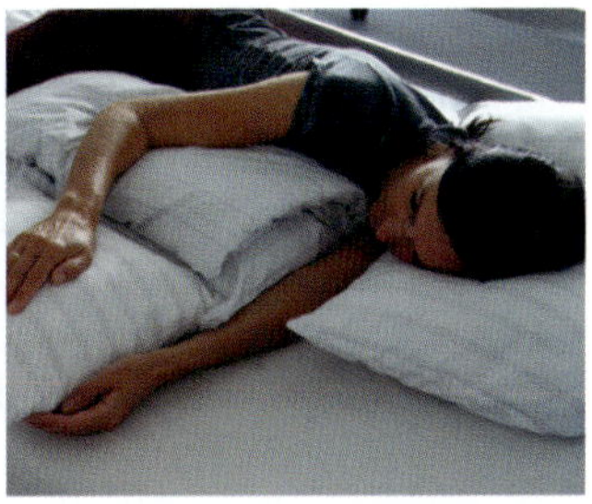

d) Sie positioniert die Arme mit besonderer Beachtung des oben liegenden Arms

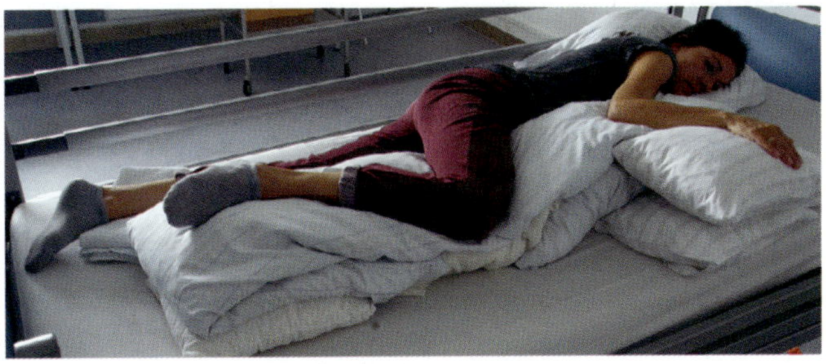

e) Zuletzt kontrolliert sie die fertige Positionierung: die Patientin liegt etwas mehr als 90° bauchwärts

Abb. 15.26 Drehen und Positionieren auf die weniger betroffenen linke Seite. [L271]

Positionierung in Rückenlage

Die **Positionierung in Rückenlage** (➤ Abb. 15.27) wird ebenso achtsam wie die Seitenlagen durchgeführt.

- Kissen in A-Lagerung positionieren (➤ Abb. 15.21a). Dicke und Stellung der Kissen werden individuell gewählt. Sie sind richtig, wenn der Rücken viel Unterstützungsfläche hat und die Brustwirbelsäule im „Loch des A" liegt (➤ Abb. 15.27a)
- Becken möglichst symmetrisch auf der Matratze positionieren. Ggf. muss bei Asymmetrie bei angestellten Beinen die nach hinten unten liegende stärker betroffene Beckenhälfte zunächst nach vorne gekippt/eingerollt werden (➤ Abb. 15.27b)
- Hohlräume insbesondere beim stärker betroffenen Bein mit kleinen Kissen oder Handtücher ausstopfen, um eine größtmögliche Unterstützungsfläche zu schaffen, jedoch nicht mehr als nötig unterlagern (➤ Abb. 15.27c)
- Außenrotiertes, mehr betroffenes Bein durch ein Kissen/Handtuch unter dem Trochanter in eine Neutralstellung bringen (➤ Abb. 15.27c)
- Spitzfußprophylaxe durchführen: Kissen vor die Fersen legen, gerade so viel, dass das Vorfallen des Fußes verhindert wird. Alternativ ein längsgefaltetes Handtuch von Sprunggelenk zum Mittelfuß und wieder zum Sprunggelenk zurück führen (➤ Abb. 15.42d)
- Mehr betroffene Schulter ggf. unterstützen, um eine Symmetrie zur anderen Seite herzustellen (➤ Abb. 15.20), außerdem Arm so unterlagern, dass er keinen Zug auf das Schultergelenk ausübt, der Ellenbogen ist tiefer als die Schulter, die Hand kann neben oder auf dem Körper abgelegt werden und soll leicht zum Handrücken hin gestreckt sein

Stabiler Sitz im Bett

Patienten mit wenig Rumpfstabilität können im Bett in einen **stabilen Sitz** (➤ Abb. 15.28) mit großer Unterstützungsfläche gebracht werden, wenn das Sitzen im (Roll-)Stuhl noch nicht möglich ist. Dieser ist die Voraussetzung für Bewegungen, z. B. bei der Körperpflege, beim Essen und bei Besuch. Zudem trainiert das Sitzen den Kreislauf vor der Mobilisation aus dem Bett.

- Patienten im Bett so weit nach oben bewegen/rutschen lassen (➤ Abb. 15.24), dass sein Hüftknick mit dem Bettknick übereinstimmt, damit er später senkrecht auf seinem Becken sitzt (Dekubitusgefahr im Bereich der Sitzbeinhöcker beachten!). Auf Symmetrie der Beckenhälften achten, möglicherweise Handtuch oder kleines Kissen unter die mehr betroffene Hüfte legen
- Patienten bei der Aufrichtung des Oberkörpers unterstützen (➤ Abb. 15.22), Kissen in A-Form positionieren (➤ Abb. 15.21a)
- Dünnes Kissen/Handtuch unter die Unterschenkel legen, um die Fersen frei zu lagern
- Kopfteil hochstellen
- Mehr betroffene Seite mit Decke oder Kissen seitlich unterstützen, mehr betroffenen Arm mit einem Kissen unterstützen, auf Symmetrie der Schultern achten
- Zusammengerollte Decke oder Kissen als Rutschbremse an die Fußsohlen legen
- Fußteil des Bettes, wenn möglich, etwas nach unten abknicken (➤ Abb. 15.28)

Aufsetzen an den Bettrand

Prinzipiell ist das Aufrichten über die Diagonale günstiger als über die Seitenlage, weil der Patient aktiver mithelfen kann und es eher dem gewohnten Vorgehen entspricht. Das Aufrichten über die Seitenlage ist z. B. sinnvoll bei Patienten mit Pusher-Syndrom (➤ 15.4.1), Neglect (➤ 15.4.1) oder bei adipösen Patienten.

Aufsetzen über die Diagonale über die mehr betroffene Seite:

- Becken zunächst zum Bettrand der mehr betroffenen Seite versetzen (➤ Abb. 15.29a), Oberkörper etwas zum anderen Bettrand verschieben, sodass der Patient schräg im Bett liegt, beide Beine anstellen bzw. anstellen lassen (➤ Abb. 15.21b, c, ➤ Abb. 15.29a). Schuhe noch im Bett liegend anziehen
- Mehr betroffenes Bein über den Bettrand schieben (➤ Abb. 15.29b), das andere Bein nimmt der Patient aktiv mit
- Mehr betroffenen Arm in einer leichten Außenrotation neben den Körper legen (➤ Abb. 15.25a)
- Patienten auffordern, mit dem weniger betroffenen Arm um die Schulter der Pflegefachperson zu greifen (➤ Abb. 15.29c)
- An die weniger betroffene Schulter des Patienten fassen, ihn auffordern den Kopf in Richtung Brust zu bringen (➤ Abb. 15.29c)
- In die Knie gehen, um die diagonale Bewegung einzuleiten, Patienten aufrichten (➤ Abb. 15.29d)
- Position am Bettrand korrigieren, v. a. des mehr betroffenen Arms und Beins

Aufsetzen über die Diagonale über die weniger betroffene Seite: Der Vorteil ist, dass sich der Patient mit der weniger betroffenen Seite abstoßen kann, sodass das Hochkommen häufig leichter ist.

- Vorbereitungen ➤ Abb. 15.29a, jedoch Füße der weniger betroffenen Seite nahe an die Bettrand; das mehr betroffene Bein wird mit einem Kissen unterstützt, damit es nicht zurückfällt
- Mehr betroffenen Arm vor dem Bauch sichern, beim Aufrichten nicht am Arm ziehen, sondern nur an der Schulter unterstützen
- Patienten auffordern, sich mit der weniger betroffenen Hand von der Matratze wegzudrücken
- Patienten aufrichten lassen, ggf. an der Schulter unterstützen, mehr betroffenes Bein aus dem Bett führen (➤ Abb. 15.30)

Aufsetzen über die Seitenlage:

- Beine aufstellen (➤ Abb. 15.21b, c)
- Patienten in die 90°-Seitenlage drehen (➤ Abb. 15.26a, b)
- Beine nacheinander über den Bettrand schieben
- Unter die Schulter fassen, mit der anderen Hand am Becken den Impuls zum Aufrichten geben
- Oberkörper in einer diagonalen Bewegung aufrichten
- Position im Sitzen am Bettrand korrigieren

Transfer in den Stuhl und Sitzen im Stuhl

Transfer vom Bettrand in den Stuhl

Es gibt unterschiedliche Möglichkeiten, den Patienten vom Bettrand in einen Stuhl und umgekehrt umzusetzen. Welche gewählt wird, hängt von Haltungskontrolle und weiteren Bewegungsressourcen des Patienten ab.

Bei Transfers besteht immer ein Sturzrisiko. Pflegefachpersonen sorgen für größtmögliche Sicherheit. Dazu gehört auch, dass sie die unterschiedlichen Möglichkeiten und Techniken sicher beherrs-

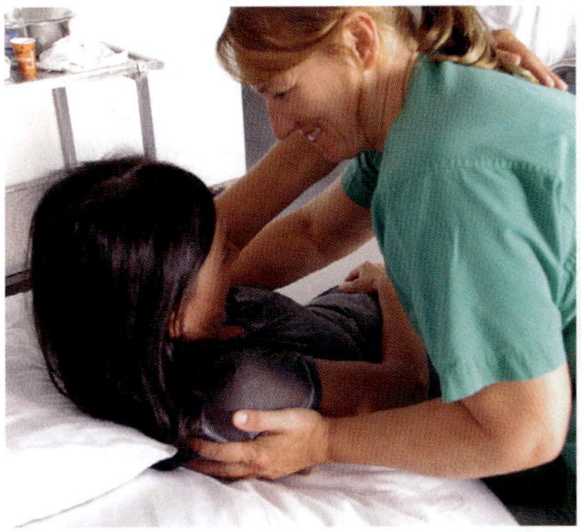

a) Oberkörper in ein aus Kissen geformtes A legen, ein weiteres kleineres Kissen liegt unter dem Kopf

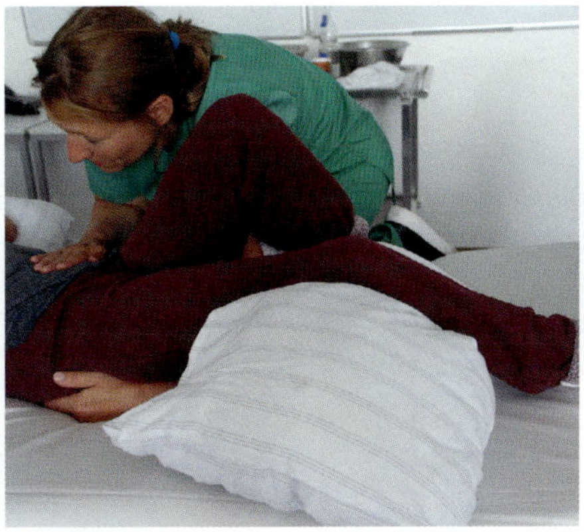

b) Bei Hüftasymmetrie Beckenposition korrigieren

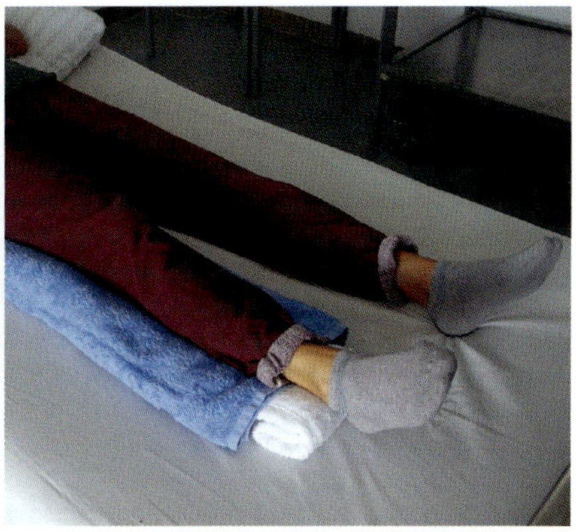

c) Außenrotation des mehr betroffenen Beins durch ein Handtuch unter dem Trochanter verhindern, Hohlräume unter dem Bein ausstopfen, Ferse freilagern

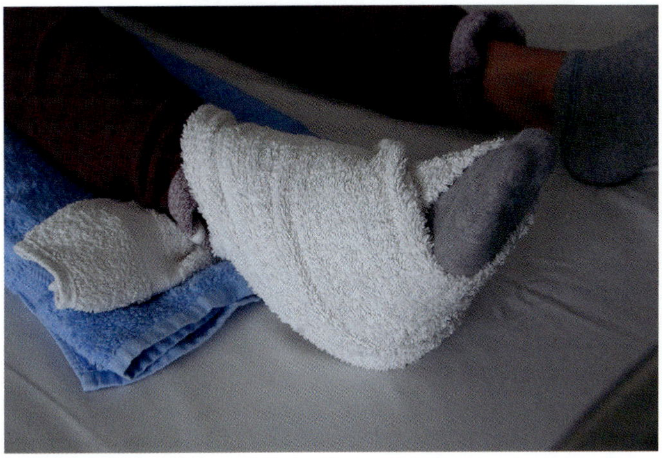

d) Spitzfußprophylaxe mit einem längsgefalteten Handtuch

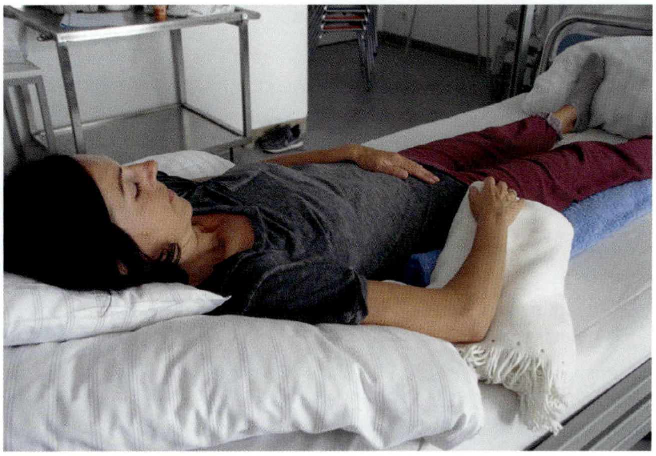

e) Mehr betroffene Schulter und Arm positionieren

Abb. 15.27 Positionierung in Rückenlage. [L271]

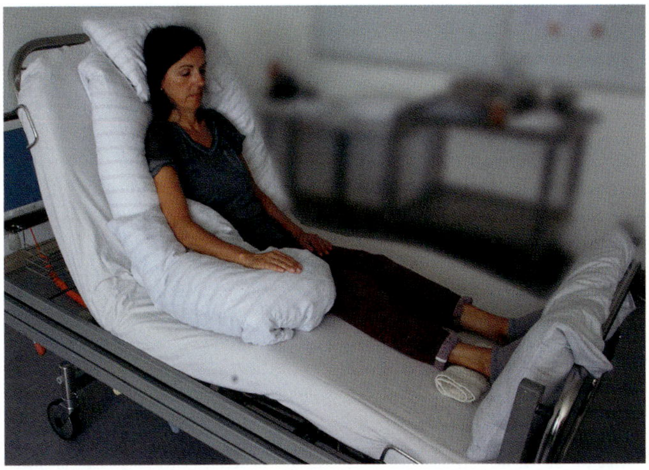

Abb. 15.28 Stabiler Sitz im Bett. [L271]

chen. Ggf. holen sie eine zweite Pflegefachperson zur Unterstützung. Stürze oder Fast-Stürze und in der Technik ungeübte Pflegende führen zur Verunsicherung des Patienten und evtl. zur Verweigerung der Mobilisation. Grundsätzlich werden unterschieden:

- **Hoher Transfer.** Der Patient wird über den Stand umgesetzt. Voraussetzung ist, dass er sich hinstellen, sein eigenes Gewicht übernehmen und 1–2 Schritte für die Drehung in den Stuhl gehen kann (ausreichender Haltungstonus notwendig). Kann ein Patient stehen, aber nicht gehen, können Sitzgelegenheiten über den hohen Transfer ausgetauscht werden, z. B. der Toilettenstuhl gegen einen Rollstuhl.

VORSICHT

Wird der **Patient ohne die Fähigkeit zum Versetzen der Füße** über den hohen Transfer gedreht, verdrehen sich Sprung- und Kniegelenke. Mögliche Folgen sind Schmerzen, Muskeltonuserhöhung und die Gefahr, dass Pflegende und Patient das Gleichgewicht verlieren. Ist der Patient nicht zu einigen Schritten in der Lage, muss für den Transfer vom Bettrand in den Stuhl der tiefe Transfer gewählt werden.

- **Tiefer Transfer.** Der tiefe Transfer erfolgt, wenn der Patient zwar kurz sein Gewicht auf die Füße übernehmen, aber keine Schritte machen kann. Das Gewicht von Oberkörper und Gesäß wird teilweise auf die Füße gebracht, dann kann das Gesäß in Etappen in den Stuhl gebracht werden. Auch für diesen Transfer ist eine gewisse Haltungskontrolle notwendig.

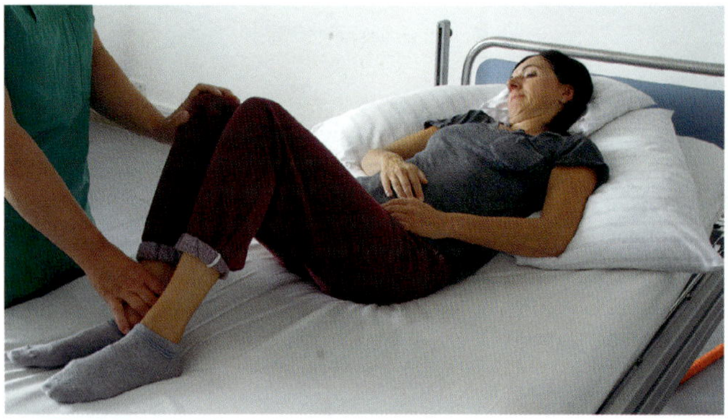

a) Becken zum Bettrand versetzen, sodass die Patientin schräg im Bett liegt

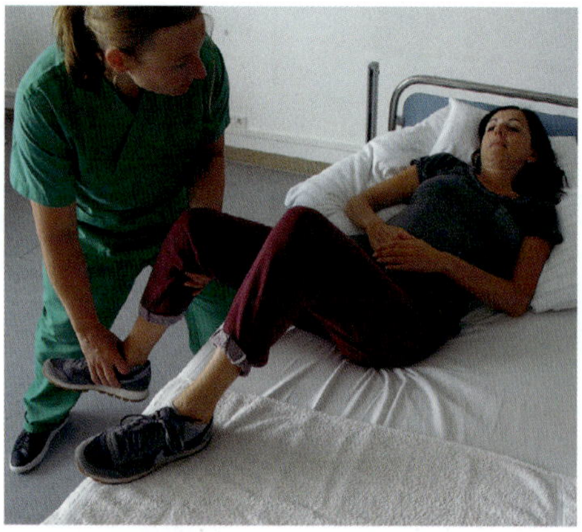

b) Mehr betroffenes Bein aus dem Bett über den Bettrand schieben, Bewegung über den Fuß einleiten. Das weniger betroffene Bein nimmt die Patientin selbst mit

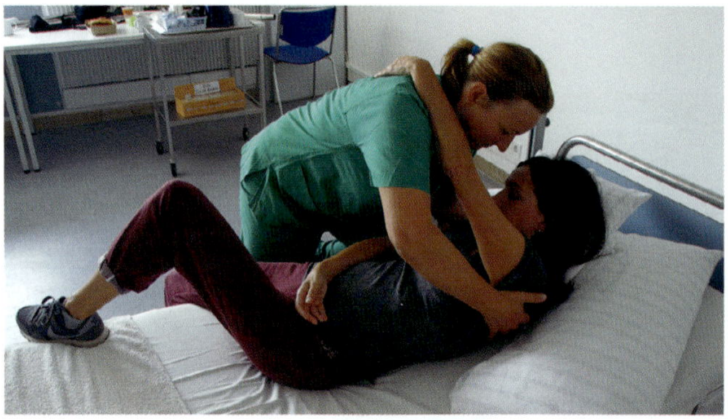

c) Patientin mit dem weniger betroffenen Arm an die Schulter der Pflegefachperson fassen lassen, diese fasst unter die Patientenschulter

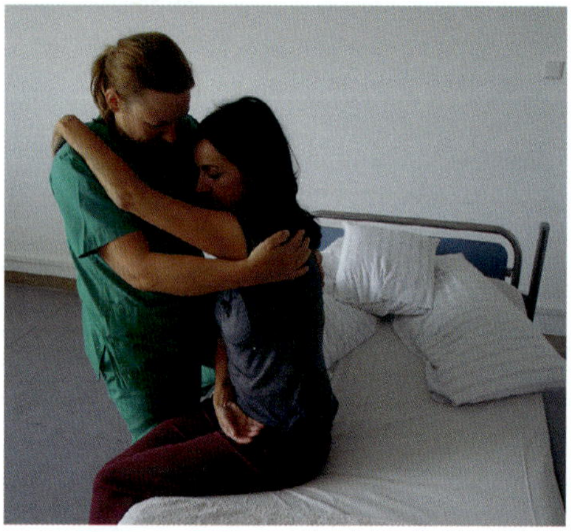

d) Patientin mit einer diagonalen Bewegung aufrichten

Abb. 15.29 Aufsetzen über die Diagonale über die mehr betroffene rechte Seite. [L271]

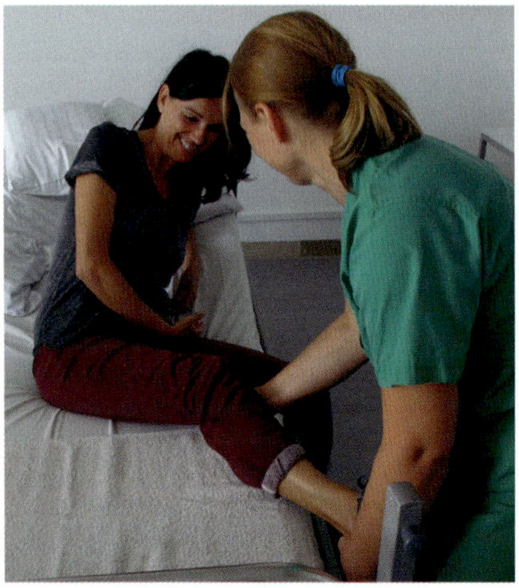

Abb. 15.30 Aufsetzen über die Diagonale über die weniger betroffene Seite. Die Patientin stützt sich mit ihrem weniger betroffenen Arm auf der Matratze ab, während die Pflegende das mehr betroffene Bein aus dem Bett führt. [L271]

Es gibt verschiedene Varianten:

- Mit Unterstützung von vorne
- Mit viel seitlicher Unterstützung
- Mit wenig seitlicher Unterstützung
- Für schwer betroffene Patienten

- **Transfer ohne Stand.** Sowohl das Bobath-Konzept als auch die Kinästhetik kennen verschiedene Techniken, bei denen es nicht notwendig ist, dass der Patient sein Gewicht auf die Füße bringen kann. Auch der Transfer mit einem Lifter würde hierzu gehören.

Seitenauswahl für den Transfer

Das Aufsetzen an den Bettrand erfolgt überwiegend über die mehr betroffene Seite, außer bei Pusher- und Neglect-Patienten (➤ 15.1.7, ➤ 15.4.1, ➤ Abb. 15.54). Der Transfer in den Stuhl kann grundsätzlich über beide Seiten erfolgen und berücksichtigt die individuelle Situation. Entsprechend muss das Zimmer im Rahmen der Vorbereitung organisiert werden.

Stabiler Sitz im Stuhl

Außerhalb des Betts zu sitzen ist für den Patienten ein wichtiger Fortschritt im Rehabilitationsprozess. Er bekommt einen anderen Blickwinkel und die Möglichkeit, mit dem Rollstuhl das Zimmer zu verlassen. Darüber hinaus ist das Sitzen eine gute Spitzfußprophylaxe.

Gefahr der orthostatischen Dysregulation

Schon nach einigen Tagen Bettlägerigkeit ist der Kreislauf geschwächt, beim Mobilisieren droht ein Kreislaufkollaps. Pflegende führen kreislaufanregende Übungen vor der Mobilisation durch, kontrollieren Puls und Blutdruck vor und während des Transfers und fragen den Patienten nach seinem Befinden. Ggf. können Hilfsmittel verwendet werden, die durch Aktivierung der Beinmuskeln einer Kreislaufschwäche entgegenwirken können (z. B. Erigo®).

Auch die Sitzzeiten müssen an die individuelle Situation angepasst werden. Erlebt der Patient, dass er übermäßig lange „sitzen gelassen wird“, dann wird er vielleicht beim nächsten Mal die Mobilisation verweigern.

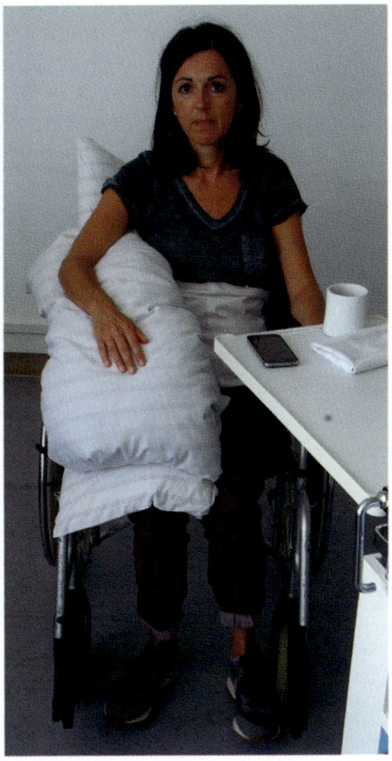

Abb. 15.31 Stabiler Sitz im Rollstuhl bei einer schwer betroffenen Patientin. Die Unterstützungsfläche wird abhängig von der Haltungskontrolle gewählt (➤ Abb. 15.19). [L271]

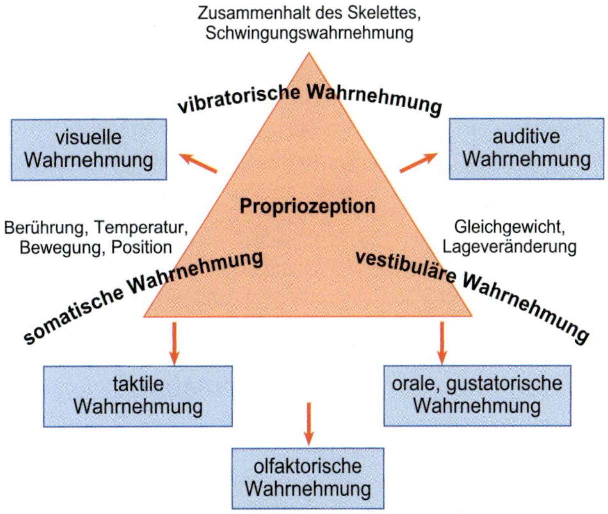

Abb. 15.32 Die Wahrnehmungsbereiche in der Basalen Stimulation. [L141]

15

Beim Sitzen im Stuhl ist wichtig, dass der Patient seiner Situation entsprechend ausreichend Unterstützungsfläche hat, um Rumpfstabilität zu gewährleisten und ggf. Bewegungen zu ermöglichen (➤ Abb. 15.19).

Die wichtigste Voraussetzung ist, dass der Patient tief im Stuhl sitzt. Gegebenenfalls wird die Symmetrie der mehr betroffenen Hüfte durch ein untergelegtes Handtuch hergestellt. Die Füße stehen hüftbreit und flächig auf dem Boden, kleine Patienten brauchen eine stabile Unterlage. Meist muss die mehr betroffene Seite mit einer Decke oder einem Kissen unterstützt werden. Alternativ oder ergänzend kann die Rumpfstabilität mit einem Bauchgurt unterstützt werden. Der Arm der mehr betroffenen Seite wird so positioniert, dass er keinen Zug auf das Schultergelenk ausübt (➤ Abb. 15.31).

15.2.2 Basale Stimulation®

Das Konzept der **Basalen Stimulation®** wurde ab Mitte der 1970er Jahre von *Prof. Dr. Andreas Fröhlich* für den Umgang mit Kindern mit schwerer und mehrfacher Behinderung entwickelt. Seit den 1980er Jahre hat er es gemeinsam mit *Prof. Christel Bienstein* für die Krankenpflege weiterentwickelt

Ganzheitliches Konzept

Basale Stimulation® ist ein Konzept menschlicher Begegnung, welches Menschen mit Aktivitäts- und Wahrnehmungsstörungen individuelle, ggf. voraussetzungslose Angebote für ihre Wahrnehmungs- und Entwicklungsfähigkeit macht. [18]

Basale Stimulation® ist ein körperorientiertes Konzept, das Erkenntnisse der Pränatal- und Entwicklungspsychologie nutzt: Schon vorgeburtlich entwickelt der Mensch die Fähigkeiten, sich und die Umwelt mit dem ganzen Körper wahrzunehmen. Über Haut, Hände, Füße und Mund sammelt das Ungeborene Erfahrung. Es nimmt Schwingungen auf, die durch Stimme, Herzschlag und Atmung der Mutter entstehen. Durch Bewegungen und Lageveränderungen der Mutter erlebt es Veränderungen der Schwerkraft. Später kommen Schmecken, Riechen, Hören und Sehen dazu (➤ Abb. 15.32).

Basale Stimulation® knüpft an diese Erfahrungsbereiche an, um mit Menschen in Kontakt zu treten, bei denen verbale Kommunikation nicht (ausreichend) möglich ist. Annahme ist, dass diese Menschen immer auf die Orientierungs- und Kommunikationssysteme der Pränatalzeit zurückgreifen können. Besonders die somatische, vestibuläre und vibratorische Wahrnehmung bilden die Grundlage des Urvertrauens (➤ Abb. 15.32). [19]

Basale Stimulation® eignet sich für folgende Patienten:

- Frühgeborene Kinder
- Kinder, Jugendliche und Erwachsene mit schwerer und mehrfacher Behinderung
- Durch Krankheit oder Unfall schwer beeinträchtige Menschen (z. B. im Syndrom der reaktionslosen Wachheit ➤ 15.1.2)
- Pflegebedürftige, bettlägerige Menschen im Alter
- Menschen mit herausforderndem Verhalten
- Menschen mit einer (schweren) kognitiven Beeinträchtigung (z. B. Demenz ➤ 16.12)
- Menschen mit psychischen Erkrankungen (beispielsweise Depression ➤ 16.8)
- Sterbende Menschen

Zentrale Ziele der Basalen Stimulation®

Basale Stimulation® ist viel mehr als die Aneinanderreihung verschiedener Methoden und Techniken, es sind immer Angebote an den Patienten. Bienstein und Fröhlich gehen davon aus, dass auch kranke und wahrnehmungsgestörte Menschen Ziele haben, und stellen den Patienten mit seinen Zielen in den Mittelpunkt. [20]

Zentrales Ziel erkunden

Aufgabe von Pflegenden, die obige Patienten begleiten, ist es, ihr zentrales Ziel zu erkennen. Sie können sich fragen: Welches Lern- und Entwicklungspotenzial hat der Patient? Was ist sein Erfahrungshintergrund? Wie erlebt er seine Situation und welche Bedeutung mag sie für ihn haben? Was ist für ihn momentan und zukünftig wichtig? Was braucht er von den ihn begleitenden Menschen?
Alle Angebote orientieren sich dann an diesem Ziel. Wenn das zentrale Ziel „Sicherheit erleben und Vertrauen aufbauen" lautet, dann sollen sich alle Angebote und pflegerischen Maßnahme daran orientieren, z. B. bei der Körperpflege, bei der Mobilisation oder beim Schlafen.

Interventionen der Basalen Stimulation®

Anbahnen von Aktivitäten ➤ 15.1.3
Basale Stimulation® ist darauf ausgerichtet, die gesamte Betreuungssituation so zu gestalten, dass der Patient sein Leben mit all den Einschränkungen lebenswert erleben kann – unabhängig davon, wo er lebt und in welchem Versorgungskontext. Dabei ist das Gesamtgefüge entscheidender als die einzelnen Angebote. Basale Stimulation® beginnt mit der Bereitschaft von Pflegenden, sich dem Patienten ganzheitlich zu nähern, mit der Erfragung von Lebensgewohnheiten und der Gestaltung eines vertrauensfördernden und sinnvollen Tagesablaufs. In diesem „Gerüst" werden dem Patienten dann zielgerichtet einzelne Angebote gemacht. Der Begriff **Angebot** macht auch die besondere Haltung von Pflegenden deutlich, denn der Betroffene kann entscheiden, ob er ein Angebot annehmen möchte oder nicht, er ist nicht Empfänger einer gut gemeinten Förderung.

Die Angebote in den verschiedenen Wahrnehmungsbereichen (➤ Abb. 15.32) sind vielfältig und können hier nur zu einem kleinen Teil vorgestellt werden.

Somatische Angebote

Pflege ist ein „Berührungsberuf"

Berührung kann Orientierung und Sicherheit geben, wenn
- sie allein ausgeführt wird,
- ihr Anfang und Ende deutlich werden,
- sie konstant während eines Kontakts bleibt,
- sie intensiv, flächig und eindeutig ist,
- sie sich dem Rhythmus des Pflegekunden anpasst,
- sie nach Möglichkeit ohne Handschuhe ist.

Gute Berührung ist eine Kunst.

Somatische Angebote z. B. mittels Berührung, unterschiedlicher Temperatur, Positionierung und Bewegung wirken über das Sinnesorgan Haut (➤ 15.1.3). Mögliche konkrete Angebote sind:
- Massagen, Teilmassagen, z. B. des Kopfes, der Füße oder Hände
- Ausstreichungen
- Modellierung von Körperteilen mit den Händen
- Körperbegrenzende Lagerungen *(Nestlagerung)*
- Verschiedene Ganzkörper- oder Teilwaschungen, z. B. beruhigende und belebende, symmetrische und diametrale neurophysiologische Ganzkörperwaschung (➤ Abb. 15.33, ➤ Abb. 15.34)

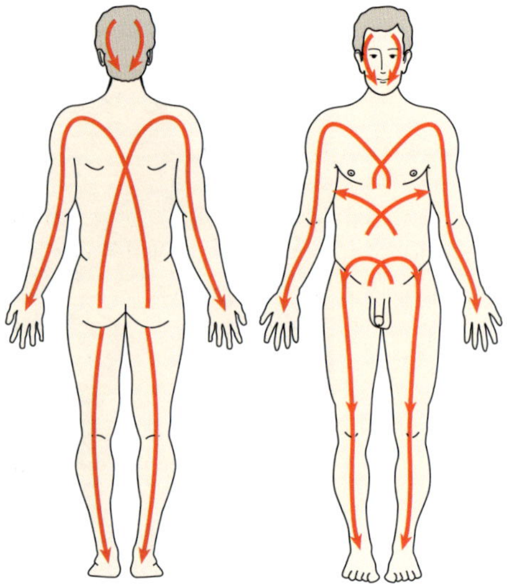

Abb. 15.33 Waschrichtung bei der symmetrischen Ganzkörperwaschung. [L141]

a

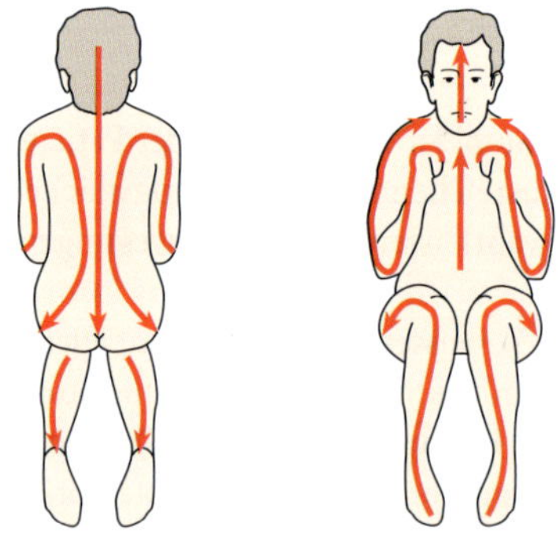

b

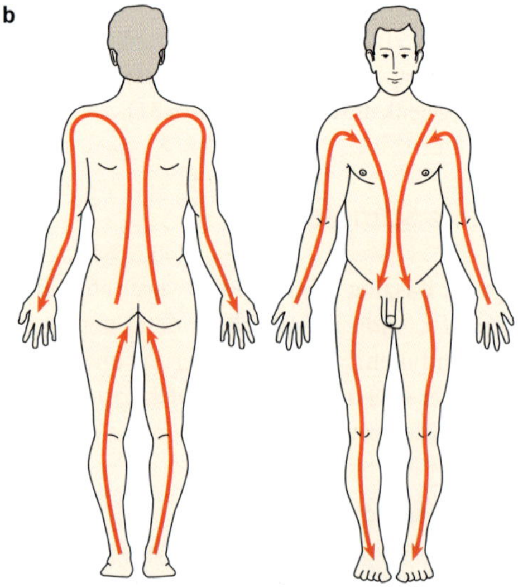

Abb. 15.34 Waschrichtung bei der diametralen Ganzkörperwaschung, a) bei Beuge-, b) bei Streckspastik. [L141]

- Waschlappen, Handtücher aus unterschiedlichen Qualitäten
- Kleidung aus unterschiedlichen Stoffen
- Atemstimulierende Einreibung (ASE)

Symmetrische Ganzkörperwaschung

Neurophysiologische Waschung ➤ 15.4.1

Die **symmetrische Ganzkörperwaschung** eignet sich für Patienten, die eine Störung des Gleichgewichtssinns haben und sich nicht seitengleich empfinden. Die Waschung betont die Körpersymmetrie, indem immer zwei gleiche Körperteile synchron gewaschen werden (➤ Abb. 15.33).

Wassertemperatur (37–40 °C, „warm“) und Waschrichtung entsprechend der beruhigenden Ganzkörperwaschung, ein Waschzusatz ist nicht nötig. Die Pflegefachperson wäscht Arme, Beine und Körperstamm *gleichzeitig* rechts und links. Beim Waschen des Körperstamms überkreuzt sie, um die Verbindung der zwei Körperhälften zu betonen, Vorgang wiederholen. Alternativ kann die Waschung auch von zwei Pflegenden durchgeführt werden. Hände und Füße werden aufgrund der hohen Sensibilität getrennt gewaschen.

Abtrocknen und Eincremen erfolgen nach dem gleichen Prinzip.

Diametrale Ganzkörperwaschung

Die **diametrale Ganzkörperwaschung** ist für Patienten mit Muskelhypertonie und Streck- oder Beugespastik sowie mit Muskelhypotonie geeignet (➤ 15.1.3), denn sie wirkt tonusregulierend.

Die Wassertemperatur liegt ebenfalls bei 37–40 °C. An den Extremitäten wird gleichzeitig mit der einen Hand die beugende und der anderen Hand die streckende Muskulatur gewaschen. Bei Beugespastik wird durch die Waschrichtung der Impuls zum Strecken gegeben (➤ Abb. 15.34a), bei Streckspastik durch die umgekehrte Waschrichtung der Impuls zum Beugen (➤ Abb. 15.34b).

Das Abtrocknen und Eincremen erfolgen nach dem gleichen Prinzip.

Vibratorische Angebote

Bei jeder Bewegung, aber auch beim Sprechen, Atmen oder Umarmen eines Menschen erfährt der Körper Vibrationen. Dadurch nimmt der Mensch seinen Körper in der Tiefe und inneren Stabilität wahr (➤ 15.1.3). Immobile Patienten erfahren wenig Vibrationen.
Mögliche **vibratorische Angebote** sind:

- Mundpflege mit einer elektrischen Zahnbürste
- Rasur mit einem elektrischen Rasierer
- Enger Körperkontakt, z. B. bei der Mobilisation
- Kind in den Arm nehmen und summen oder singen
- Vibrationen mit der Hand, z. B. an Fußsohlen, -gelenken, Knie, Becken, Hand, Ellenbogen, Schultern, Thorax, aber auch auf der Matratze auf unterschiedlichen Höhen
- Vibrax-Gerät oder Klangschale am/auf dem Körper oder der Matratze
- Fahren im Rollstuhl ggf. auf unterschiedlichem Untergrund

VORSICHT

Elektrogeräte erhöhen manchmal den Muskeltonus, deshalb Patienten gut beobachten!

Vestibuläre Angebote

Das Vestibulärsystem informiert über die Lage im Raum, Drehen, Beschleunigen, Auf und Ab und ist für das Gleichgewicht verantwortlich. Durch Immobilität erhält es kaum noch Reize, Aufmerksamkeit und Wachheit lassen nach.
Mögliche **vestibuläre Angebote** sind:

- Regelmäßige Positionswechsel, auch Herzbettlagerung, 135°-Positionierung oder Positionierung auf einer schiefen Ebene
- Schaukeln des Rumpfes (➤ Abb. 15.8)
- Wiegen der Extremitäten (➤ Abb. 15.8)
- Wiegen des gesamten Rumpfes nach rechts und links mit dem Bettlaken
- Vorsichtiges Bewegen des Kopfs in alle Bewegungsrichtungen
- Leichtes Hin-und-her-Bewegen des am Bettrand sitzenden Patienten, die Pflegefachperson kniet dabei hinter dem Patienten oder sitzt neben ihm

Taktil-haptische Angebote

Hände und Füße haben sehr viele Berührungsrezeptoren (-sensoren), die bei pflegebedürftigen Patienten kaum noch stimuliert werden. Mögliche **taktil-haptische Angebote,** die das Tasten/Ertasten fördern, sind:

- Fuß- und Handbad mit unterschiedlichen Wassertemperaturen anbieten
- Füße und Hände massieren
- Bekannte Gegenstände in die Hand geben, z. B. Zahnbürste, Schlüsselbund, Steine, Obst, Besteck, Stofftier
- Gegenstände berühren lassen, z. B. mit der Hand über den Tisch oder die Matratze fahren (lassen)
- Eigene Körperteile mit den Händen berühren (lassen)
- Mit einem Igelball oder einer Bürste über die Füße fahren, die Füße bürsten, Socken in unterschiedlichen Qualitäten anziehen, die Füße auf ein Reissäckchen oder in eine Plastikwanne mit Rindenmulch, Sand, Moos o. Ä. stellen, in ein Fell einwickeln oder daraufstellen

Geführtes Ertasten

Ertasten ist nur durch Bewegung möglich. Kann der Patient aktiv keine Bewegungen ausführen, übernimmt das die Pflegefachperson.

Orale und olfaktorische Angebote

Facio-orale Trakttherapie ➤ 15.2.3

Der Mund ist der wahrnehmungsstärkste Bereich, denn er hat viele Wahrnehmungsrezeptoren (Sensoren). Im Laufe des Lebens entwickelt der Mensch Geschmacksvorlieben. Untrennbar zum Geschmackssinn gehört der Geruchsinn, der die Einatmung durch die Nase voraussetzt. Im Gehirn liegen die für den Mund „zuständigen“ Nervenzellen in direkter Nähe des Vigilanzzentrums. Menschen, die kaum Wahrnehmungserfahrungen im Mund haben (z. B. bei Ernährung über PEG), verlieren auch immer mehr die Bewegungsfähigkeit im Mund und werden müder und unaufmerksamer. Dagegen führt positive Anregung im Mundbereich zu einem rascheren Aufklaren des Patienten.

Mögliche **orale Angebote** sind:

- Verschiedene Mittel, Lösungen für die Mundpflege verwenden, besonders auch Lieblingsgetränke
- Größtmögliche Normalität bei der Mundpflege, z. B. Putzen der Zähne mit der Zahnbürste und im Sitzen
- Gesicht, Lippen, Zunge und Wangeninnenseiten bestreichen, z. B. mit kalten oder warmen Fingern
- Lippen z. B. mit Honig oder Schokoladencreme bestreichen
- Säckchen aus doppellagiger Mullkompresse oder handelsübliche Kausäckchen für Kleinkinder mit unterschiedlichen Lebensmitteln und Konsistenzen in den Mund legen, z. B. mit Salami, Chips, Apfel, Brotrinde

Mögliche olfaktorische Angebote sind:

- Lieblingsdüfte verwenden z. B. als Parfüm, Deo, Duschgel, Bodylotion
- Eigenes, nicht gewaschenes Kopfkissen von zu Hause nehmen, ggf. auch das des Partners
- An Speisen oder Getränken riechen lassen
- Jahreszeitliche Gerüche anbieten, z. B. Frühlingsblumen, Zimt und Orangen, Tannenzweige zur Weihnachtszeit
- Patienten aus dem Zimmer bringen, damit er andere Gerüche erleben kann, nach Möglichkeit auch nach draußen

Visuelle Angebote

Sehen ist vielleicht die bewussteste Art wahrzunehmen, denn es bestimmt unser Bild von der Welt. Monotonie im Sehen, z. B. tage- und monatelanger Aufenthalt in einem Zimmer, regt die Produktion „innerer Bilder“ an, die sich als scheinbare Wirklichkeit ins Bewusstsein schieben und die nicht selten verunsichernd und bedrohlich sind.

Mögliche **visuelle Angebote** sind:

- Hell und Dunkel im Tagesverlauf deutlich machen, z. B. tagsüber Zimmer nicht abdunkeln, nachts das Licht im Zimmer ausmachen
- Patienten ans Fenster fahren, auf einen Balkon oder außerhalb des Zimmers bringen
- Blickfeld des Patienten anregend gestalten, z. B. mit persönlichen Gegenständen, ansprechenden Bildern, die immer wieder gewechselt werden, Familienfotos, jahreszeitlicher Dekoration. Bettgitter oder Infusionsflaschen im Blickfeld vermeiden
- Positionen regelmäßig wechseln, wobei der Patient in jeder Position anregende visuelle Angebote haben soll, z. B. auch an der Decke
- In Pflegeeinrichtungen oder Wohngemeinschaften Zimmer mit persönlichen Gegenständen gestalten

Auditive Angebote

Das menschliche Hören hat seine höchste Form im Aufnehmen der menschlichen Sprache, bei der es nicht nur um den Sachinhalt geht, sondern z. B. auch um mitschwingende Emotionen. In ungewohnter Umgebung, z. B. im Krankenhaus, erleben viele Menschen Geräusche als verwirrend und auch beängstigend, besonders wahrnehmungsgestörte Menschen. Diesen Patienten kann meist nicht mit einer sachlichen Erklärung geholfen werden. Neben reinen auditiven Angeboten sind v. a. rhythmische akustische Reize besonders wirkungsvoll.

Mögliche **auditive Angebote** sind:

- Vielfalt der auditiven Reize reduzieren, z. B. nicht reden, wenn das Fernsehgerät im Hintergrund läuft, darauf achten, dass immer nur eine Person spricht, Alarme „großzügiger“ einstellen, keine Diskussionen über den Kopf des Patienten hinweg führen
- Umgebung nicht durch unpassende Geräusche zusätzlich verwirrender machen, z. B. CD mit Wellengeräuschen
- Gespräche eindeutig beginnen und beenden, nicht „nebenbei“ sprechen, Sprache modulieren
- Geräusche mit Bewegung verbinden, z. B. rhythmisches Klopfen auf das Bett zu Beginn der Körperpflege
- Patienten nach Möglichkeit nach draußen bringen für typische Umgebungsgeräusche
- Geräuschkulisse in der Nacht deutlich reduzieren
- Angehörige anleiten, mit dem Patienten zu reden, mit gewohnter Ansprache, in der gewohnten Form
- Bei Angeboten wie Musik, Fernsehen keinen Kopfhörer aufsetzen, denn der Patient muss „innerlich abschalten“ können
- Musiktherapie ermöglichen

Auditive Angebote müssen zum einen bewusst und zeitlich begrenzt erfolgen (keine „Dauerberieselung“). Zum anderen müssen sie eindeutig sein. Es ist z. B. problematisch, wenn eine Musik-CD läuft und gleichzeitig noch gesprochen wird.

Der Vielfalt sind kaum Grenzen gesetzt

Basale Stimulation® lebt auch von kreativen Ideen. Die Angebote sollen sich an der Lebenserfahrung und den Bedürfnissen des Patienten orientieren, denn Bekanntes kann erinnert werden. Unbekannte Angebote können dagegen verunsichern, Angst machen und werden oft zurückgewiesen. Wichtig ist also, im Rahmen von Biografiearbeit, Gewohnheiten und „Lieblingsdinge“ zu erkunden.

Wahrnehmungsangebote dürfen nicht nach dem Prinzip „Viel hilft viel!“ angeboten werden, denn das kann den Betroffenen überfordern. Außerdem sollen sie immer wieder variiert werden, um Gewöhnung und Einseitigkeit zu vermeiden.

Bei allen Angeboten, die dem Patienten gemacht werden, beobachtet die Pflegefachperson sorgfältig, wie er diese annimmt. Ablehnende Reaktionen werden respektiert, Ursachen dafür gesucht bzw. andere Angebote ausprobiert. Pflegende beachten, dass ablehnende Reaktionen auch mit ihrer Person und ihrer Art zu arbeiten zu tun haben können.

15.2.3 Weitere therapeutische Konzepte

Es gibt weitere therapeutische Konzepte, die neurophysiologische Grundlagen berücksichtigen.

Lagerung in Neutralstellung

Die **Lagerung in Neutralstellung** *(LiN®-Lagerung)* ist eine therapeutisch-funktionelle Lagerung, die von *Heidrun Pickenbrock* entwickelt wurde. Die Körperabschnitte werden möglichst in einer Position

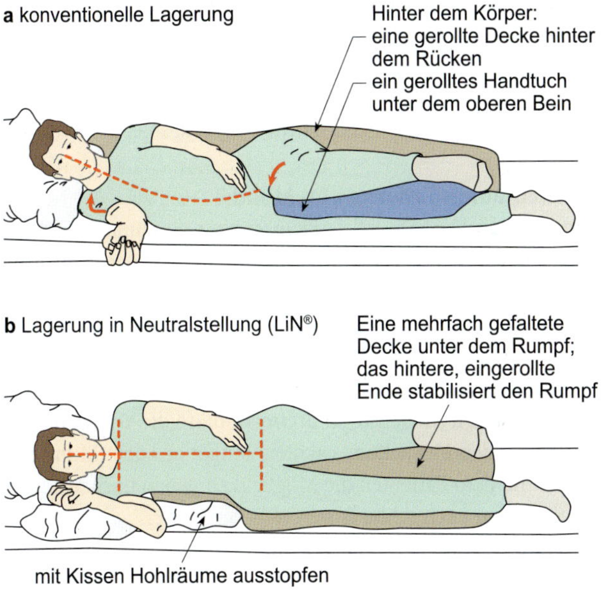

Abb. 15.35 Lagerung nach LiN®. [L141]

zwischen Beugen und Strecken, Abspreizen und Kreuzen, Innen- und Außenrotation positioniert, d. h. in Neutralstellung. So wird sowohl Überdehnung als auch Verkürzung von Muskeln vermieden.

Außerdem soll sich die Unterlage an den Körper des Patienten anpassen und nicht umgekehrt. Dazu werden die Körperabschnitte mit alltagsüblichen Positionierungsmaterialien durch „Modellieren" und „Stopfen" unterlegt und stabilisiert, Hohlräume werden vermieden. So kann ein erhöhter Muskeltonus reduziert werden (➤ Abb. 15.35). [21]

Für alle Positionierungen möglich

Alle bekannten Positionierungen, auch Sitzen, können nach LiN® modifiziert werden. Pflegende beachten die Neutralstellung der Gelenke und füllen Hohlräume mit Lagerungsmaterialien aus, um dem Körper eine größtmögliche Unterstützungsfläche zu schaffen.

Facio-orale Trakttherapie

Die **facio-orale Trakttherapie** *(F. O. T. T.®)* wurde von *Kay Coombes* auf Basis des Bobath-Konzepts in den 1970er Jahren entwickelt.

Grundannahme ist, dass an facio-oralen Funktionen wie z. B. Atmen, Speichelschlucken, Nahrungsaufnahme, Sprechen oder oralen Reinigungsbewegungen der ganze Körper beteiligt ist. Zentrale Störungen betreffen oft alle Bereiche, d. h., eine Dysphagie tritt selten isoliert auf. Das Konzept hat zum Ziel, die facio-oralen Funktionen frühzeitig wieder zu nutzen und zu trainieren, z. B. auch bei Kindern mit Entwicklungsstörungen mit Auswirkungen auf diese Funktionen. Dadurch kann auch einer Überempfindlichkeit im Mundraum vorgebeugt werden, die sich häufig durch Tonuserhöhung im Gesichts- und Mundbereich und Zubeißen des Munds bei Interventionen zeigt, die evtl. sogar eine Mundpflege unmöglich machen.

Bei Patienten mit Dysphagie sollten auch Maßnahmen der funktionellen Dysphagietherapie zum Einsatz kommen (➤ 15.1.8)

Eine weitere Grundannahme ist, dass für die Funktionen des facio-oralen Systems ein optimaler Muskeltonus im gesamten Körper notwendig ist, der durch eine gute Gesamtpositionierung der Patienten, Kopf- und Nackenmobilisation und Kieferkontrolle erreicht werden kann.

Ganzheitliches Stimulationsprogramm

Die F. O. T. T.® ist ein interdisziplinäres, ganzheitliches Stimulationsprogramm, vor allem auch für nicht wache und nicht kooperationsfähige Patienten. F. O. T. T.® basiert auf dem Bobath-Konzept, integriert aber auch Aspekte des Affolter-Modells®.
Auf neurologischen Stationen und in Reha-Kliniken gibt es ausgebildete F. O. T. T.®-Therapeuten, die aus unterschiedlichen Berufsgruppen kommen, auch aus der Pflege.

Grundlegende Behandlungsprinzipien

Bei allen Einzelmaßnahmen gelten u. a. folgende Prinzipien:

- Ganzkörperliche Tonusregulierung durch Erarbeitung einer funktionellen (Sitz-)Haltung (➤ Abb. 15.36)
- Erarbeitung einer Kopfkontrolle (z. B. für Nahrungsaufnahme, Schlucken, Sprechen)
- Erarbeitung der Koordination von Funktionen (z. B. Atmen und Schlucken) und Bewegungsabläufen (z. B. Nahrung zum Mund führen und aufnehmen)
- Einbeziehung der Hände und der anderen Sinne (z. B. Finger des Patienten in Tee tauchen und zum Mund führen)

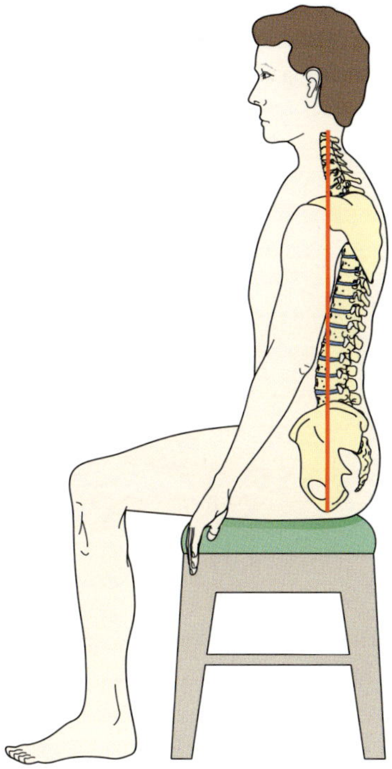

Abb. 15.36 Normale Sitzhaltung. Ein nach vorne gekipptes Becken sorgt dafür, dass LWS, BWS und HWS sowie der Kopf physiologisch ausgerichtet sind, es entsteht eine Schwerkraftlinie vom Kopf zu den Sitzbeinhöckern. Diese dynamische Sitzhaltung ist Voraussetzung für die Kopfkontrolle und viele Interventionen in der F. O. T. T.®, z. B. physiologisches Atmen, Schlucken und Sprechen. Dynamisches Sitzen muss auch beim Sitzen im Bett angestrebt werden. [L141]

- Durchführung von geeigneten Lagerungen im Anschluss an Maßnahmen

Schlucken und Nahrungsaufnahme

Schwerpunkt der F. O. T. T.® ist die Normalisierung von Haltung und Muskelspannung im ganzen Körper, eine grundlegende Voraussetzung für die physiologischen Bewegungsabläufe beim Schlucken und die Schutzreflexe. Maßnahmen sind z. B.:

- Direkte Schluckhilfen, die dem Patienten helfen, Speichel zu spüren, zu sammeln und zu transportieren, z. B. Kieferkontrollgriff, Stimulation an Mundboden und Zungengrund
- Stimulation mit unterschiedlichen Geschmacksrichtungen und unterschiedlichen Konsistenzen
- Stimulation von oralen und pharyngealen Bewegungen, z. B. Kauen, Schlucken, Nachschlucken
- Erarbeitung eines sicheren, automatischen Schluckens bei unterschiedlichen Konsistenzen
- Begleitung beim Essen, z. B. geführte Nahrungsaufnahme
- Einsatz geeigneter Hilfsmittel, insbesondere Trinkgefäße (➤ Abb. 15.37, ➤ Abb. 15.11)

Mundhygiene

Im Vordergrund stehen die Problemanalyse und die Erstellung eines individuellen Behandlungsplans für die Mundpflege, der auch physiologische Bewegungsmuster berücksichtigt.
Maßnahmen sind z. B.:

- Durchführung einer strukturierten, kompletten Mundpflege mit bekannten Hygieneartikeln in optimaler Sitzhaltung (➤ Abb. 15.36, ➤ Abb. 15.28) oder Seitenlage (➤ Abb. 15.25)
- Muss die Mundpflege von Pflegenden übernommen werden, ist ein immer gleiches Vorgehen von allen sinnvoll, beginnend mit der Positionierung bis hin zur Mund- und Zahnpflege
- Anleitung zur selbstständigen Mundpflege

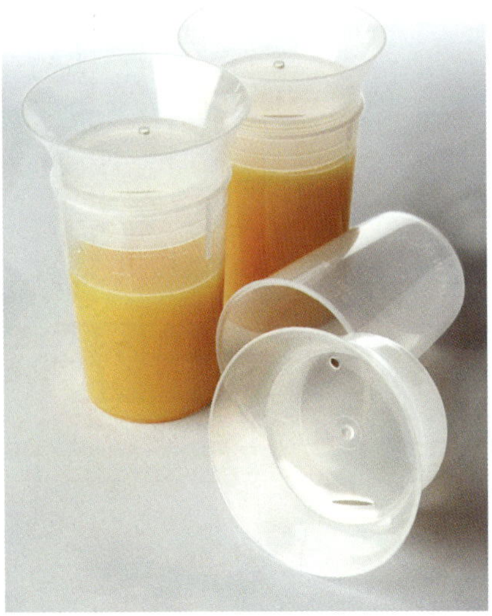

Abb. 15.37 Dysphagiebecher nach Kay Coombs. Der große Durchmesser ermöglicht Trinken mit geradem Kopf, der breite Rand bietet eine gute Auflagefläche für die Lippen. Die kleinen Öffnungen sorgen für einen dosierten Ausfluss der Flüssigkeit. [V536]

Der Mund ist eine der intimsten Körperregionen

Pflegende nähern sich dem „Intimbereich Mund" mit größtem Respekt. Sie berühren mit dem **taktilen Hallo** zunächst die Hände, dann das Gesicht des Patienten, um ihn auf die Berührungen im Mund vorzubereiten. Alternativ kann das Gesicht mit den Händen des Patienten berührt werden.

Wahrnehmungsförderung im Mund

Vor der eigentlichen Mundpflege kann eine gezielte Stimulation des Mundes zur Tonusregulation oder Wahrnehmungsförderung sinnvoll sein:

- Mund gedanklich in vier Quadranten einteilen (➤ Abb. 15.38)
- Dem Patienten durch Berührung von außen anzeigen, welcher Quadrant gleich stimuliert wird, immer oben beginnen
- Zeigefinger außen am Zahnfleisch von vorne nach hinten und zurück führen (in der Regel dreimal), dann die Wange dehnen, dabei auf den Muskeltonus achten. Finger aus dem Mund nehmen und dem Patienten die Möglichkeit geben nachzuspüren, evtl. wird er auch schlucken
- Quadranten auf derselben Seite unten stimulieren, dann auf der anderen Seite ebenso vorgehen
- Kann eine Beißreaktion ausgeschlossen werden, Zunge von der Spitze nach hinten stimulieren. Alternativ Spatel mit einer Kompresse umwickeln und zur Stimulation verwenden. Finger aus dem Mund nehmen, ggf. Mundschluss aktiv unterstützen
- Harten Gaumen einmal berühren, Mund schließen
- Mund- und Zahnpflege durchführen

Nonverbale und verbale Kommunikation

Sensibilitäts- und Bewegungsstörungen im Gesicht machen eine differenzierte Mimik unmöglich. Die fehlende Sensibilität im Mundraum beeinträchtigt auch das Spüren von Speichel, häufig fehlt der Lippenschluss, Zungen- oder Kaumuskulatur sind gelähmt, sodass der Speichel aus dem Mund läuft.
Maßnahmen sind z. B.:

- Stimulation der mimischen Gesichtsmuskulatur einschließlich der Lippen, z. B. durch Berührung, Wärme oder Kälte, Vibrationen, Beklopfen
- Stimulation der Mundhöhle einschl. der Innenseite der Lippen (➤ Abb. 15.38)
- Aktive und unterstützte Bewegungsübungen, z. B. mit der Zunge, den Lippen, Wangen, Mimik

Erst wenn die Koordination von Atmung und Schlucken gelungen ist, können Laute angebahnt werden. Maßnahmen sind z. B. Stimulation von Bewegungen, die für das Sprechen verantwortlich sind.

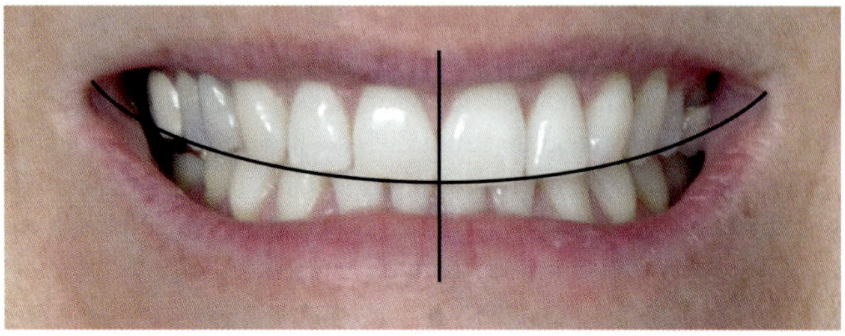

Abb. 15.38 Einteilung des Mundes in vier Quadranten für die Mundstimulation und die Mundpflege. [L271]

Trachealkanülenmanagement

Häufig sind nach einer Hirnschädigung eine Tracheotomie und die Verwendung einer Trachealkanüle mit Cuff (➤ 18.2.9) notwendig, weil eine schwere Schluckstörung (➤ 15.1.8) mit Aspirationsgefahr besteht. Die F. O. T. T.® berücksichtigt die negativen Auswirkungen einer Kanüle auf Schluckvorgang und Kommunikation und strebt eine schrittweise Dekanülierung an.

Neben F. O. T. T. ® spielen auch die funktionelle Dysphagietherapie (FDT ➤ 15.1.8) und die elektrische oder magnetische Stimulation von schluckrelevanten Strukturen, z. B. mittels pharyngealer Elektrosimulation (PES) oder transkranieller Magnetstimulation (TMS) eine zunehmende Rolle.

Affolter-Modell®

Die schweizerische Entwicklungspsychologin *Félicie Affolter* hat das nach ihr benannte **Affolter-Modell**® (bekannt auch als *Geführte Interaktion* oder *Pflegerisches-therapeutisches Führen*) in der Arbeit mit wahrnehmungsgestörten Kindern entwickelt. Es wird gleichermaßen bei Erwachsenen angewendet.

Theoretische Grundlage ist, dass jede Entwicklung auf einer Interaktion zwischen Mensch und Umwelt beruht. Menschen mit Entwicklungsstörungen, angeborenen oder erworbenen Hirnschäden (z. B. entwicklungsauffällige Babys und Kleinkinder, Kinder mit Aufmerksamkeitsstörungen und Lernschwierigkeiten, tiefgreifenden Entwicklungsstörungen wie Autismus, Menschen nach Schädel-Hirn-Trauma, Schlaganfall, mit Demenz) können Reize aus der Umwelt nur eingeschränkt verarbeiten. Beispiele:

- Gegenstände können nicht oder nicht fest genug gehalten werden.
- Zielgerichtete Bewegungen gelingen nicht.
- Verschiedene Formen können nicht durch Fühlen unterschieden werden.
- Die Verbindung zwischen taktiler und visueller Wahrnehmung ist gestört, sodass die Augen-Hand-Kontrolle versagt.
- Die Kraft, die für eine Tätigkeit benötigt wird, kann nicht richtig dosiert werden.

Dies hat Auswirkungen auf alle Lebensaktivitäten, weil die Betroffenen Schwierigkeiten haben, ihre direkte Umwelt und sich selbst in der Umwelt wahrzunehmen.

Ziel des Affolter-Modells® ist die Förderung der gestörten taktil-kinästhetischen Wahrnehmung (Tastsinn, Oberflächen- bzw. Tiefensensibilität):

- Der Patient erhält Informationen und lernt nach und nach, sie adäquat zu verarbeiten.
- Er erkennt den Zusammenhang von Ursache und Wirkung im Sinne „Ich verändere, beeinflusse die Umwelt und nicht umgekehrt".
- Die Nervenzellen können sich (neu) organisieren.
- Die Verbindung und Abstimmung zwischen sensomotorischen Reizen und Handlungen wird (wieder) möglich, dadurch werden Alltagshandlungen erlernt und der Betroffene erlangt mehr Selbstständigkeit.

Anwendung in Alltagssituationen

Geführte Handlungen (➤ Abb. 15.39) werden in Situationen angewendet, die der Patient täglich bewältigen muss, z. B. Waschen, Zähne putzen, Ankleiden, Nahrungsaufnahme, Haushaltstätigkeiten.

Die Interventionen sind wirkungsvoll, aber auch zeitaufwendig. Sie werden im therapeutischen Team durchgeführt, v. a. auch in der Ergotherapie. Ggf. leiten Pflegende oder Therapeuten Angehörige in der Weiterführung der Maßnahmen zuhause an.

Prinzipien bei der Durchführung sind:

- Alltagsrelevante Handlungen auswählen, die in einer sinnvollen und bekannten Reihenfolge durchgeführt werden
- Patienten in eine stabile Position mit ausreichender Unterstützungsfläche bringen (➤ Abb. 15.19, ➤ Abb. 15.31)
- Hinter oder neben dem Patienten stehen
- Ruhige Umgebung schaffen, damit sich der Betroffene bestmöglich auf das Spüren konzentrieren kann, verbale Erklärungen schon vor der Intervention geben
- Wo notwendig, beide Körperhälften nacheinander führen, die nicht betroffene Seite mit einbeziehen, so wie es der normalen Bewegung entspricht
- Notwendige Gegenstände vom Patienten fühlen und halten lassen, ggf. mit Unterstützung
- Nach jeder Handlung dem Betroffenen Zeit zum Nachspüren und Erfassen lassen
- Unterstützung nach und nach reduzieren, wenn die Selbstständigkeit zunimmt

Vorsicht bei Muskelhypertonie, Spastik und Schulterproblemen

Verstärkt sich eine Muskelhypertonie oder zeigt sich eine Spastik unter der Bewegung, suchen Pflegende nach möglichen Ursachen und optimieren Unterstützungsfläche und Positionierung (➤ 15.2.1). Verbessert sich die Situation nicht, muss die Intervention abgebrochen werden, um dem Patienten kein fehlerhaftes Lernangebot zu machen.

Bei Patienten mit Muskelhypotonie ist an der Schulter Vorsicht geboten, um einer subluxierten oder schmerzhaften Schulter vorzubeugen (➤ 15.4.1).

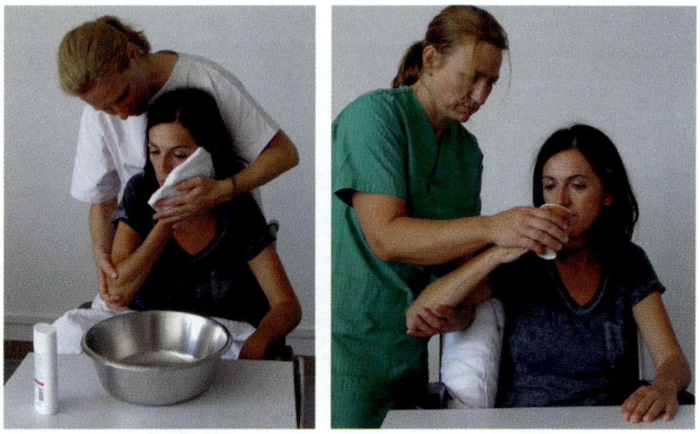

Bei der Körperpflege — Beim Trinken

Abb. 15.39 Therapeutisches Führen in Alltagssituationen. [L271]

15.2.4 Antikonvulsiva

DEFINITION

Antikonvulsiva *(Anfallssuppressiva):* Medikamente zur Verhinderung/Beendigung epileptischer Anfälle.

Antikonvulsiva (Übersicht ➤ Tab. 15.7) sollen epileptische Anfälle verhindern bzw. beenden. Sie beseitigen nicht die Epilepsie (➤ 15.5), weshalb die Bezeichnung *Antiepileptika* verlassen wurde. Da nicht nur Anfälle mit Muskelzuckungen *(Konvulsionen),* sondern auch solche mit anderen Erscheinungen unterdrückt werden, werden sie seit wenigen Jahren auch *Anfallssupressiva* genannt.
Antikonvulsiva wirken v. a. durch:

- Beeinflussung von Ionenkanälen und dadurch Stabilisierung des Membranpotenzials der Nervenzellen
- Angriff an Neurotransmitter-Rezeptoren der Nervenzellen
- Eingriff in den Stoffwechsel von Neurotransmitter, z. B. Abbauhemmung

Hauptindikation der Antikonvulsiva ist die medikamentöse Beendigung von epileptischen Anfällen und die Verhinderung weiterer Anfälle bei Epilepsien. Einige Antikonvulsiva, z. B. Carbamazepin, Lamotrigin oder Valproat, werden darüber hinaus bei weiteren Erkrankungen eingesetzt, etwa bei Schmerzen durch Nervenreizung (z. B. Neuralgien, ➤ Tab. 15.6), schmerzhaften Polyneuropathien ➤ 15.10.2) oder bipolaren Störungen (➤ 16.8).

Tab. 15.7 Häufig verwendete Antikonvulsiva.

Substanz (Bsp. Handelsname)	Besondere Nebenwirkungen*
Antikonvulsiva gegen fokale Epilepsien**	
Carbamazepin (z. B. Timonil®)	Hyponatriämie (➤ Tab. 10.11), Ataxie (➤ Tab. 15.34)
Gabapentin (z. B. Neurontin®)	Kopfschmerzen, Ataxie, Tremor, Gewichtszunahme
Lacosamid (z. B. Vimpat®)	Psychische Störungen, Kopfschmerz, Doppelbilder
Oxcarbazepin (z. B. Trileptal®)	Hyponatriämie (v. a. bei älteren Menschen und Frauen)
Phenytoin (z. B. Phenhydan®)	Hyponatriämie, vermehrte Behaarung, Zahnfleischwucherung
Antikonvulsiva gegen fokale und generalisierte Epilepsien**	
Lamotrigin (z. B. Lamictal®)	Hautausschlag
Levetiracetam (z. B. Keppra®)	Depression, Aggressivität
Phenobarbital (z. B. Luminal®)	Schläfrigkeit
Topiramat (z. B. Topamax®)	Gewichtsabnahme, Konzentrationsstörung, Missempfindungen, Nierensteine
Valproat (z. B. Orfiril®)	Osteoporose, Haarausfall, Tremor, Gewichtszunahme, Teratogenität (fruchtschädigend)

* Bei allen Magen-Darm-Beschwerden, v. a. bei Behandlungsbeginn Müdigkeit, Schwindel, eingeschränktes Reaktionsvermögen. Bei einigen außerdem Blutbildveränderungen. Oft starke Wechselwirkungen mit anderen Substanzen, z. B. beschleunigter Abbau und dadurch Wirkungsverlust der „Pille"
** Generalisierte Anfälle betreffen von Beginn des Anfalls an beide Großhirnhälften, fokale Anfälle nur eine (➤ Tab. 15.10).

Pflegerische Betreuung

Bei manchen Antikonvulsiva, v. a. Phenobarbital, Phenytoin und Valproat, werden regelmäßig die Medikamentenspiegel im Blut kontrolliert. Damit sind überwiegend die *Basisspiegel* gemeint, d. h., die Blutabnahme muss direkt vor der ersten Einnahme des Medikaments am Morgen erfolgen. Andernfalls werden falsch hohe Medikamentenspiegel gemessen.

Beratung

Die Patienten werden zu folgenden Aspekten beraten:

- Die meisten Antikonvulsiva haben zahlreichen Wechselwirkungen mit anderen Medikamenten. Daher immer andere Ärzte über die Einnahme informieren.
- Viele Antikonvulsiva sind in Schwangerschaft und Stillzeit kontraindiziert. Bei Frauen mit Kinderwunsch hängt das Risiko-Nutzen-Verhältnis von der Indikation ab (zu Epilepsie ➤ 15.5). Auf jeden Fall soll eine Schwangerschaft geplant sein, damit die Medikamente ggf. umgestellt werden. Bei einer ungeplanten Schwangerschaft soll die Frau baldmöglichst den behandelnden Neurologen und Gynäkologen aufsuchen. Es gibt zudem Hinweise darauf, dass die Einnahme von Valproat auch bei Männern zum Zeugungszeitpunkt mit einer erhöhten Fehlbildungsrate einhergehen könnte.

15.2.5 Hirndruckerhöhung und Hirndrucktherapie

DEFINITION

Hirndruck *(ICP, intracranial pressure):* Druck, der auf das Gehirn wirkt. Normalerweise beim flach liegenden, ruhenden Erwachsenen < 15 mmHg.
Hirndruckerhöhung *(IICP, increased intracranial pressure):* Erhöhung des Drucks im knöchernen Schädel. Kann akut oder chronisch entstehen und durch eine Vielzahl von Ursachen bedingt sein. Bei stärkerer Ausprägung lebensbedrohlich!

Der Raum im knöchernen Schädel ist begrenzt, sodass jede Volumenzunahme zu einer Drucksteigerung führen muss, der **Hirndruckerhöhung.**

Die Ursache der Volumenzunahme kann in Gehirn, Blutgefäß- oder Liquorsystem liegen, z. B.:

- **Hirnödem** *(Hirnschwellung),* beispielsweise bei ischämischem Schlaganfall, Hirnblutung, Hirntumor oder Schädel-Hirn-Trauma
- **Venöse Abflussstörung,** z. B. bei Sinus- oder Hirnvenenthrombose
- **Hydrozephalus**

Hydrozephalus

Bei einem **Hydrozephalus** (➤ Abb. 15.40) ist die Liquormenge im Gehirn zu hoch und die Liquorräume sind krankhaft erweitert. Häufigste Ursache ist eine Störung von Liquorfluss oder -resorption, etwa durch einen Tumor, nach Meningitis oder Subarachnoidalblutung. Der Hirndruck steigt an und es bilden sich die typischen Symptome einer Hirndruckerhöhung aus. Bei Säuglingen und Kleinkindern mit noch offenen Schädelnähten vergrößert sich zudem der Schädel.
Eine Sonderform ist der ursächlich unklare **Normaldruckhydrozephalus** bei älteren Menschen. Hier ist der Hirndruck nur zwischenzeitlich erhöht. Leitsymptome des Normaldruckhydrozephalus sind eine zunehmende Gangstörung, Inkontinenz und geistiger Abbau.

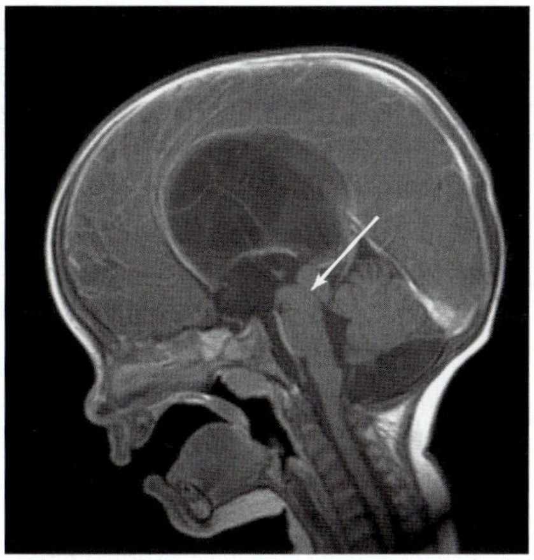

Abb. 15.40 Hydrozephalus bei einem Kind infolge Aquäduktstenose (Pfeil). Seiten- und 3. Ventrikel sind erweitert, der 4. Ventrikel hingegen ist normal groß. Außerdem ist unterhalb des Kleinhirns eine Arachnoidalzyste sichtbar. [G966]

Symptome

Leitsymptome einer **Hirndruckerhöhung** sind:

- (Zunehmende) Kopfschmerzen
- Übelkeit, (schwallartiges) Erbrechen
- Psychische Veränderungen, z. B. Antriebsminderung, Unruhe, Orientierungsstörungen
- Schluckauf
- Atemstörungen
- Vigilanzminderung bis zum Koma (➤ 15.1.1)
- Ungleich weite Pupillen (Anisokorie), gestörte Pupillenreflexe (➤ 15.1.10) durch Schädigung des N. oculomotorius (III. Hirnnerv)
- **Cushing-Reaktion** mit Bradykardie, arterieller Hypertonie, Atemstörung – Zeichen einer kurz bevorstehenden Einklemmung!

NOTFALL

Bei einem stärkeren Druckanstieg sucht das Gehirn einen „Ausweg". Je nach Lokalisation der Ursache verschieben sich Gehirnanteile unter die Großhirnsichel, in den Tentoriumschlitz (Schlitz im Kleinhirnzelt) oder nach unten ins große Hinterhauptloch (Foramen magnum). Diese sog. **untere Einklemmung** ist durch Hirnstammschädigung und dadurch Herz-Kreislauf- und Atemstörungen unmittelbar lebensbedrohlich!

Der Verdacht einer Hirndruckerhöhung muss zügig geäußert und die Diagnostik eingeleitet werden (z. B. CT/MRT, Hirndruckmessung).

Behandlung

Behandlungsziele sind eine Hirndrucksenkung unter 20 mmHg und ein **zerebraler Perfusionsdruck** *(CCP)* über 60 mmHg. Der zerebrale Perfusionsdruck ist die Differenz zwischen mittlerem arteriellen Druck und Hirndruck. [22]

Hirndrucksenkende Maßnahmen

Die Patienten werden zumindest auf einer Wachstation betreut, bei akuter Hirndruckerhöhung auf einer neurologischen oder neurochirurgischen Intensivstation.

Eine Ursachenbeseitigung ist nur teilweise möglich. Folgende Maßnahmen sollen eine weitere Hirndrucksteigerung verhindern oder wenigstens frühzeitig erkennen:

- Engmaschige Vitalzeichenkontrollen, einschl. Körpertemperatur
- Absolute Bettruhe, in der Akutphase Beschränkung von Körperpflege, Positionierungen, Prophylaxen und Bewegungen auf das Nötigste, bei chronischer Hirndruckerhöhung Absprache mit dem Arzt
- Oberkörperhochlagerung um 15–30° mit gerader Kopfstellung nach vorherigen Druckmessungen bei 0°, 15° und 30°. Abkippen des Kopfs vermeiden, z. B. durch eine Kopfschale oder entsprechend positionierte Kissen
- Vermeiden von Husten und Pressen sowie von psychomotorischer Unruhe (keine Hektik und Aufregung bei pflegerischen Maßnahmen)
- Ausreichende Sauerstoffversorgung (paO_2 75–95 mmHg, ➤ 3.1.4)
- Regulation des Flüssigkeits- und Elektrolythaushalts (➤ 10.10, ➤ 10.11)
- Blutdruckregulation (ein zu niedriger Blutdruck verschlechtert die Hirndurchblutung zusätzlich, ein zu hoher erhöht den intrakraniellen Druck)
- Normale Körpertemperatur, Fieber muss auf jeden Fall vermieden werden
- Normaler Blutzucker
- Ggf. Hirndruckmonitoring, v. a. bei bewusstlosen oder sedierten Patienten, da hier die Warnsignale einer (weiteren) Hirndruckerhöhung kaum oder gar nicht erkannt werden können. Zum Einsatz kommen vor allem **externe Ventrikeldrainagen** *(EVD* ➤ Abb. 15.41), die durch ein kleines Bohrloch im Schädel und die Dura bis in die Seitenventrikel vorgeschoben werden und über die bei Bedarf auch Liquor nach außen abgeleitet werden kann. Die Liegezeit beträgt max. 10–14 Tage, Risiken sind Hirnblutungen und Infektionen. Aufgabe der Pflegenden sind:

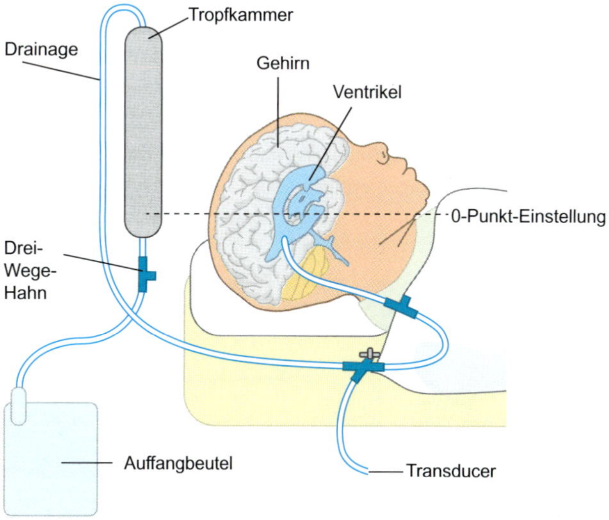

Abb. 15.41 Externe Ventrikeldrainage. Der 0-Punkt wird am Ohr des Patienten ausgerichtet. Die Höhe der Tropfkammer entscheidet über die Druckgrenze (in cm H_2O), ab der der Liquor abtropft. [L138]

15

  - Patienten besonders auf Bewusstseinsveränderungen, Hirndruckzeichen u. a. neurologische Auffälligkeiten beobachten
  - Verbandwechsel und Maßnahmen an der Drainage hygienisch äußerst sorgfältig durchführen
  - Den Druckaufnehmer zur Hirndruckmessung auf Höhe des äußeren Gehörgangs platzieren
  - Die Tropfkammer nach Arztanordnung platzieren; bei Umlagern und Transporten kurzzeitiges Abklemmen der Drainage möglich, dann die Tropfkammer ggf. neu auf der angeordneten Höhe ausrichten und kalibrieren („Nullabgleich")
  - Durchgängigkeit des Systems (Liquorabfluss in die Tropfkammer, Pendelfluss im Schlauch) sowie Menge und Aussehen des abgeflossenen Liquors beobachten und bei Bedarf den Beutel entleeren
- Gabe von Mannitol 20 % oder hypertoner Kochsalzlösung, die osmotisch Volumen aus dem Hirnödem abziehen und über die Niere ausscheiden sollen
- Analgosedierung (Gabe von Schmerz- und Beruhigungsmitteln) zur Senkung von Gehirnstoffwechsel und Hirndruck
- Einstellen des pCO_2 auf niedrig-normale Werte im Rahmen einer Beatmung. Dadurch kommt es zu einer leichten Gefäßverengung mit Volumenreduktion des Blutgefäßsystems
- Je nach Ursache **dekompressive Kraniektomie** zur Druckentlastung

DEFINITION

Dekompressive Kraniektomie: Entfernen von Teilen des knöchernen Schädels, um „Platz zu schaffen". Die Patienten können auch ohne das fehlende Schädelknochenstück in die Rehabilitationsbehandlung entlassen werden, müssen dann aber bei der Mobilisierung einen Helm tragen. Nach ca. 2–5 Monaten kann das entfernte Knochenfragment, das in den meisten Fällen aufbewahrt wird, wieder eingesetzt werden *(Kranioplastie)*. Alternativ wird eine *Schädeldachplastik* (z. B. aus Titan) patientenindividuell nach einem Planungs-CT angefertigt.

Dauerhafte Liquordrainage

Bei vielen Patienten mit Hydrozephalus ist die Anlage einer dauerhaften **Liquordrainage** sinnvoll, z. B. eines **ventrikuloperitonealen Shunts** (*VP-Shunts* ➤ Abb. 15.42) mit Ableitung des Liquors in die Bauchhöhle.

Pflegende führen aseptische Verbandwechsel durch, die Fäden werden nach 10–14 Tagen entfernt.

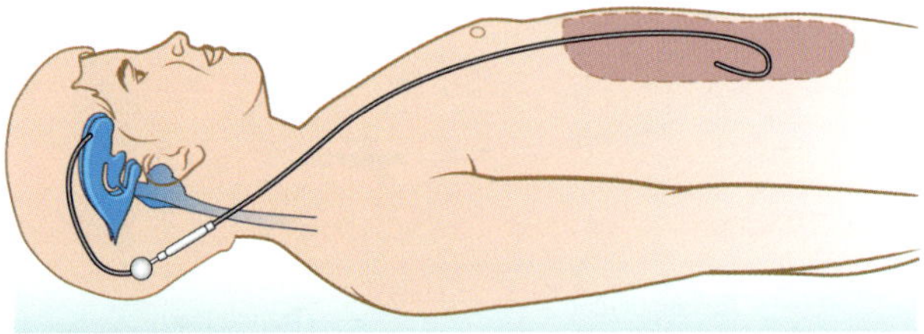

Abb. 15.42 VP-Shunt. Der Katheter wird im rechten Seitenventrikel des Patienten implantiert, subkutan zum Abdomen geführt und endet in seiner Bauchhöhle. Das Shuntventil zur Regulation des Liquorabflusses wird hinter dem Ohr platziert. [L255]

Da der Shunt verstopfen oder dislozieren kann, achten Pflegefachpersonen bei jedem Patienten mit liegendem Shunt besonders auf Anzeichen eines erhöhten Hirndrucks und informieren auch den Patienten bzw. seine Angehörigen (beispielsweise die Eltern) diesbezüglich.

Zudem erfolgen regelmäßige ärztliche Nachkontrollen.

Weitere pflegerische Betreuung

Abhängig von der Ursache der Hirndruckerhöhung und möglichen Therapiefolgen ist der Patient nachfolgend mehr oder weniger stark in der Bewegungsfähigkeit eingeschränkt.

Notwendig sind daher zunächst eine Fortsetzung der pflegerischen Prophylaxen sowie die teilweise oder vollständige Übernahme der gesamten Körperpflege und der übrigen Lebensaktivitäten unter Einbezug neurophysiologischer Konzepte (➤ 15.2.1, ➤ 15.2.2, ➤ 15.2.3).

15.3 Fehlbildungen und Entwicklungsstörungen

Intelligenzminderung ➤ 16.3.1

15.3.1 Spina bifida

DEFINITION

Neuralrohrdefekt: Verschlussstörung des Neuralrohrs.
Spina bifida: Verschlussstörung des Neuralrohrs im Bereich des Rückenmarks, meist im Lendenwirbelsäulenbereich. Von Minimalformen abgesehen mit teils erheblichen neurologischen Störungen einhergehend.

Krankheitsursachen und -entwicklung

In der vierten Schwangerschaftswoche (p. c. ➤ 21.1) schließt sich das **Neuralrohr,** aus dem Gehirn und Rückenmark hervorgehen. Bei der **Spina bifida** ist der Verschluss von Wirbelsäule bzw. Rückenmark unvollständig. Bei der **Spina bifida occulta** fehlt nur der Wirbelbogenschluss. Überwiegend stülpen sich aber Hirnhäute und evtl. auch das (fehlgebildete) Rückenmark durch den Knochendefekt vor (➤ Abb. 15.43). Die Ursache ist multifaktoriell (erbliche Veranlagung plus äußere Einflüsse wie Folsäuremangel) und im Einzelfall meist nicht feststellbar.

Klinische Zeichen und Diagnostik

Eine Spina bifida occulta fällt evtl. durch Hautveränderungen im betroffenen Bereich auf. Neurologische oder orthopädische Probleme sind selten. Bei der **Meningozele** sind neurologische Störungen möglich (v. a. Blasenfunktionsstörungen). Bei **Meningomyelozele** (➤ Abb. 15.44) und **Myeloschisis** bestehen Blasen- und Mastdarmstörungen sowie motorische und sensible Ausfälle.

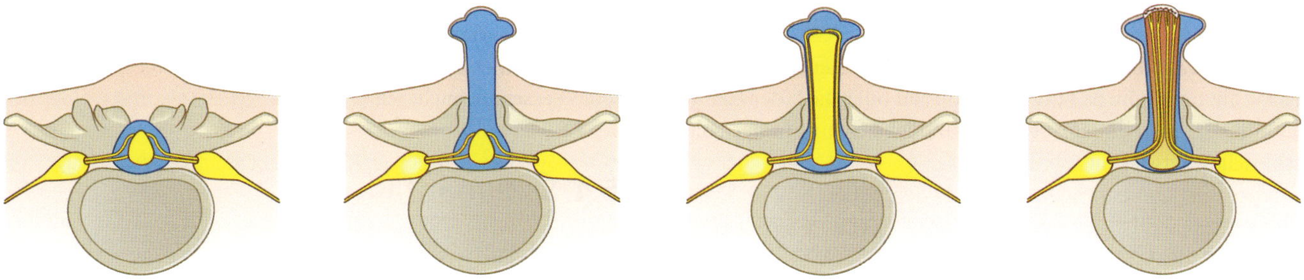

Abb. 15.43 Ausprägungen der Spina bifida. Von links nach rechts Spina bifida occulta, Meningozele mit Ausstülpung der Hirnhäute, Meningomyelozele mit Verlagerung von Hirnhäuten und fehlgebildetem Rückenmark und Myeloschisis mit frei liegendem Nervengewebe. [L255]

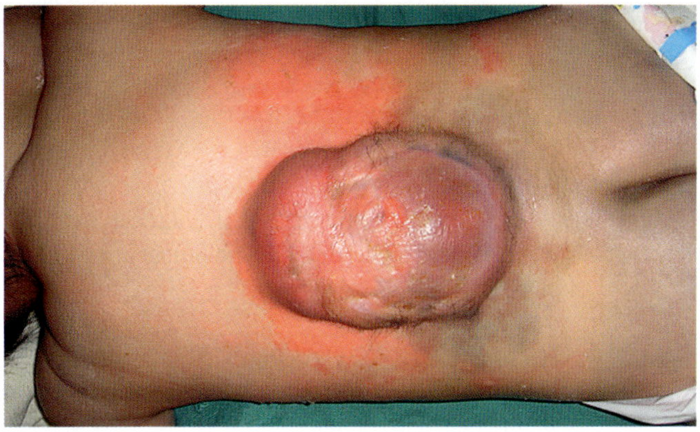

Abb. 15.44 Säugling mit Meningomyelozele. [F320–001]

Ein Verdacht kann aufgrund einer AFP-Erhöhung im mütterlichen Blut geäußert werden. Die Diagnose wird meist schon vor der Geburt durch Ultraschall gestellt, ansonsten unmittelbar danach. Lediglich die Spina bifida occulta fällt erst später auf, teilweise als Zufallsbefund bei Röntgen aus anderem Grunde.

Komplikationen

Häufig bestehen gleichzeitig ein Hydrozephalus (➤ 15.2.4) und/oder Bein- und Fußdeformitäten.

Behandlung

Behandlung des Neugeborenen

Bei Freiliegen von Nervengewebe muss der Hautdefekt nach der Geburt so rasch wie möglich operativ gedeckt werden. Manchmal wird bereits vor der Geburt operiert, teilweise minimalinvasiv.

Unmittelbar postoperativ wird das Kind auf dem Bauch und in Seitenlage positioniert. Die Pflegenden überwachen engmaschig Vitalzeichen, neurologischen Status (z. B. Spontanbewegungen der Beine, Muskeltonus, Reaktionen auf Berührung), Urin- und Stuhlausscheidung (die Kinder haben in der Regel einen Blasenkatheter). Die weitere Versorgung unterscheidet sich nicht von der gesunder Säuglinge.

Weitere Behandlung

Ansonsten ist nur eine symptomatische Behandlung u. a. mit Physiotherapie, Hilfsmittelversorgung, Shuntimplantation bei Hydrozephalus (➤ Abb. 15.42) und Behandlung von weiteren Deformitäten bzw. Komplikationen nach den üblichen Richtlinien möglich.

Auf Dauer sind insbesondere die Bewegung und die Ausscheidung beeinträchtigt. Viele Kinder haben eine schlecht beeinflussbare Urininkontinenz. In der Langzeitversorgung werden die Eltern und später auch die Kinder in individuellen Maßnahmen geschult, z. B. im Umgang mit Kondomurinal oder intermittierendem Selbstkatheterismus. Gegen die häufige Obstipation können diätetische Maßnahmen, Kolonmassage oder Einläufe eingesetzt werden.

Prävention

Da Folsäuregabe das Risiko eines Neuralrohrdefekts senkt, sollen alle Frauen mit Kinderwunsch und alle Schwangeren im ersten Schwangerschaftsdrittel täglich 400 μg Folsäure einnehmen.

Beratung

Für die Eltern stellt die Diagnose eine große Verunsicherung dar, verbunden mit Besorgnis bezüglich der Entwicklung ihres Kindes und vielfältigen Belastungen durch die teils dauerhafte intensive Versorgung.

Die Einschränkungen des Kindes werden den Eltern mit Beginn des Laufalters besonders deutlich. Eltern sollen von Beginn an ein Frühförderzentrum aufsuchen, in dem das Kind durch spezialisierte Therapeuten individuell gefördert wird. Besonders angepasste Physiotherapie und der Umgang mit Mobilitätshilfen sind wichtige Maßnahmen.

15.3.2 Infantile Zerebralparese

DEFINITION

Infantile Zerebralparese *(ICP)*: Lähmung mit Spastik, evtl. auch Intelligenzminderung, infolge perinataler Hirnschädigung. Häufigkeit ca. 0,2 %, bei Frühgeborenen mehr.

Krankheitsursachen und -entwicklung

Die **infantile Zerebralparese** ist Folge verschiedenster Schädigungen des kindlichen Gehirns kurz vor, während oder nach der Geburt *(perinatal)*. Dadurch kann sich das kindliche Gehirn in der Folge nicht richtig entwickeln.

Klinische Zeichen und Diagnostik

Das typische Bild entwickelt sich im Laufe des Säuglings- und Kleinkindalters. Leitsymptome sind Lähmungen, Spastik, weitere Bewegungsstörungen wie etwa Dystonien (➤ Tab. 15.4) sowie evtl. Seh- und Hörstörungen, Epilepsie und Intelligenzminderung.

Behandlung

Die Behandlung ist symptomatisch. Sie beinhaltet eine medikamentöse und ggf. auch operative Behandlung z. B. von epileptischen Anfällen, erhöhtem Muskeltonus oder orthopädischen Problemen, eine Hilfsmittelversorgung und eine umfassende Förderung des Kindes. Ziele sind eine weitestmögliche Selbstständigkeit und bestmögliche Teilnahme am sozialen Leben.

Die Betroffenen benötigen lebenslang Physiotherapie. Bobath-Konzept (➤ 15.2.1) und Vojta-Therapie berücksichtigen die neurophysiologischen Ursachen der Zerebralparese. Die Bewegungstherapie wird von Pflegenden und Eltern unterstützt.

Bei Störungen der Mundmotorik und Schluckstörungen ist die F. O. T. T.® (➤ 15.2.3) ein ganzheitliches Konzept, das auch den veränderten Muskeltonus berücksichtigt. Die Eltern werden zur bedürfnisorientierten Nahrungseingabe angeleitet, evtl. kann vorübergehend die Gabe von Sondennahrung notwendig sein.

Über geführte Bewegungen nach dem Affolter-Modell® (➤ 15.2.3) kann das Kind zunehmend in Alltagstätigkeiten selbstständiger werden. Grundsätzlich gilt, die Kinder in ihren Möglichkeiten individuell zu fördern und zu fordern, ohne zu überfordern.

Kinder mit Entwicklungsverzögerungen und -veränderungen, z. B. im kognitiven Bereich, in der Sprachentwicklung oder in sozialen Kontakten, bedürfen ebenfalls der gezielten Frühförderung.

Weitere pflegerische Betreuung

Da bei den Kindern die Kommunikation erschwert ist und sie sich oft durch Körpersprache, Gestik und Mimik ausdrücken, beobachten Pflegende das Kind aufmerksam auf Zeichen der Kommunikation.

Beratung

Im Vordergrund stehen die Rehabilitation und Integration der Kinder. Sie sollten frühzeitig neuropädiatrisch von einer spezialisierten Frühfördereinrichtung (z. B. sozialpädiatrische Zentren/SPZ) betreut werden, die auch über weitere Integrationsmöglichkeiten in z. B. Kindergarten oder Schule berät. Eltern erhalten außerdem Informationen zu allen sozialrechtlichen Aspekten, z. B. Beantragung von Hilfsmitteln und Pflegegeld. Der Kontakt zu einer Selbsthilfegruppe kann helfen, die Krankheit des Kindes besser anzunehmen.

15.4 Schlaganfall

15.4.1 Ischämischer Schlaganfall

DEFINITION

Schlaganfall: Sammelbegriff für (umschriebene) Durchblutungsstörungen des Gehirns **(zerebrale Ischämien)** *und* **Hirnblutungen** (➤ Abb. 15.45) mit dem gemeinsamen klinischen Merkmal plötzlicher (schlagartiger) neurologischer Ausfälle (➤ Abb. 15.46, ➤ Tab. 15.8). Überwiegend Erkrankung älterer Menschen (80 % sind über 60 Jahre alt). In Deutschland etwa 200.000 erste und ca. 70.000 wiederholte Schlaganfälle jährlich, damit zweithäufigste akute kardiovaskuläre Erkrankung. Häufigste Ursache einer erworbenen Behinderung im Erwachsenenalter.

Die folgenden Ausführungen konzentrieren sich auf den **ischämischen Schlaganfall** (Schlaganfälle durch Hirnblutungen ➤ 15.4.2).

Krankheitsursachen und -entwicklung

Bei einem ischämischen Schlaganfall ist eine Arterie stark verengt oder verschlossen, sodass die von dieser Blutversorgung abhängigen Nervenzellen geschädigt werden oder sogar absterben. Bei einem Nervenzelluntergang spricht man auch von **Hirninfarkt.** Die Beschwerden sind Folge des Nervenzellschadens und hängen von der Lokalisation des betroffenen Gewebes ab.
Ischämische Schlaganfälle können nach unterschiedlichen Kriterien eingeteilt werden:

- Nach dem/der betroffenen Hirngefäß bzw. -region (➤ Tab. 15.8)
- Nach der Ursache bzw. Entstehung
  - **Kardioembolisch.** Ursache ist ein Embolus aus dem Herzen, z. B. bei Vorhofflimmern

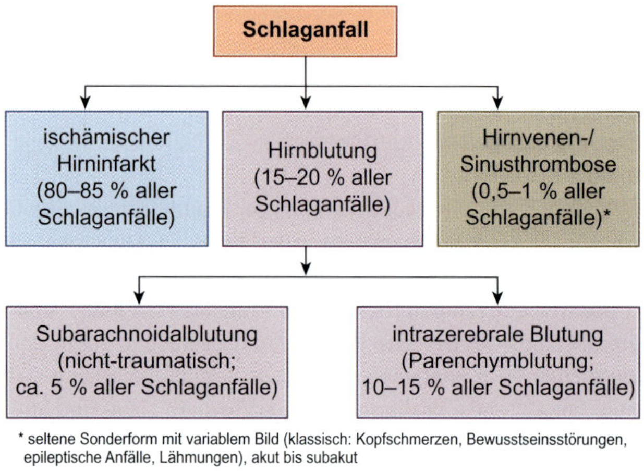

Abb. 15.45 Einteilung der Schlaganfälle. [L255]

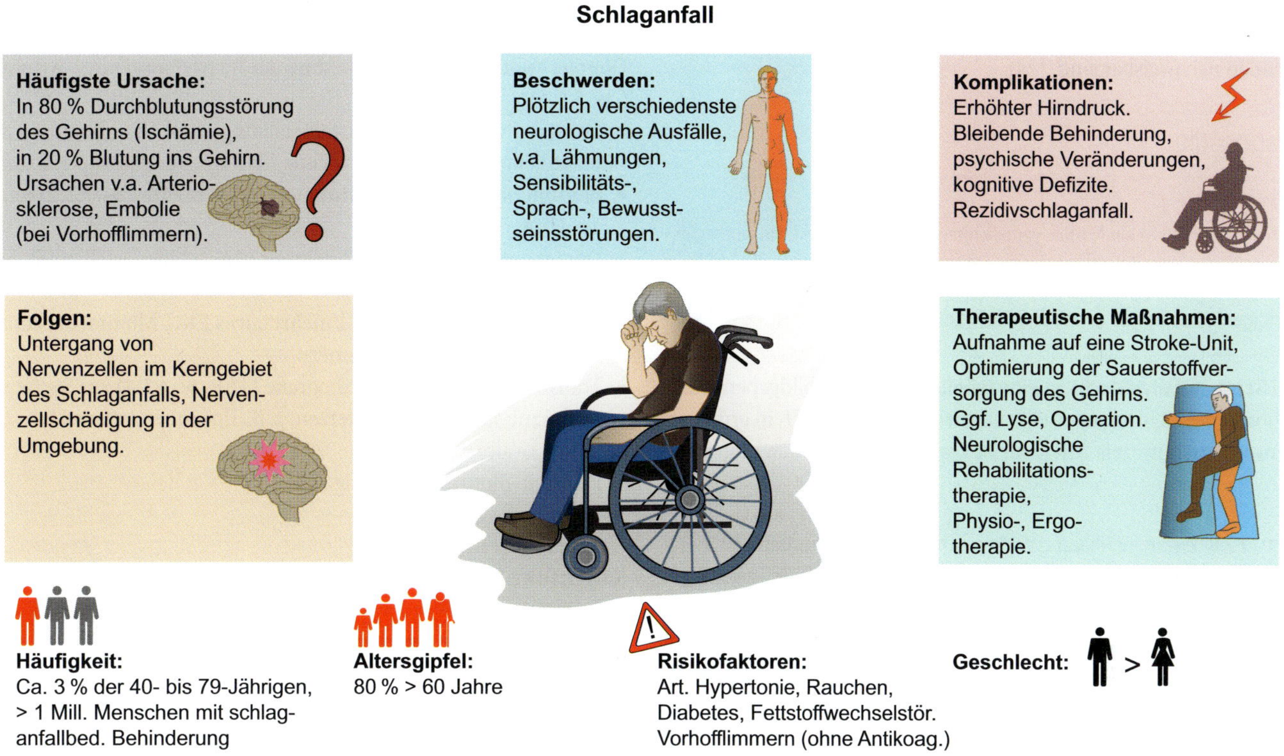

Abb. 15.46 Übersicht Schlaganfall. [L255]

- **Makroangiopathisch.** Es bestehen (arteriosklerotische) Veränderungen *großer* Arterien, z. B. der Halsarterien (Aa. carotides internae). Von diesen Veränderungen gehen arterio-arterielle Embolien aus oder ein aufgelagerter Thrombus führt zum Gefäßverschluss. Selten, aber bei jüngeren Menschen wichtig, ist die **Karotisdissektion** mit Aufspaltung der Arterienwand aus unklarer Ursache
- **Mikroangiopathisch.** Hier sind die *kleinen* Arterien im Gehirn verändert, z. B. bei Diabetes mellitus, arterieller Hypertonie (Bluthochdruck)
- **Hämodynamisch** (durch Blutdruckabfall bei Gefäßverengung)

- Nach der Größe des Schlaganfalls, z. B. **lakunär** (klein und lochförmig), **territorial** (groß und keilförmig).

Folgende Risikofaktoren bzw. Risikoerkrankungen erhöhen die Wahrscheinlichkeit eines ischämischen Hirninfarkts:

- Höheres Lebensalter und männliches Geschlecht sind wichtige unveränderbare Risikofaktoren.
- Arterielle Hypertonie (➤ 4.9), Bewegungsmangel, zu hoher Cholesterinspiegel (Hypercholesterinämie ➤ 7.6), Übergewicht, Diabetes mellitus (➤ 7.5), Rauchen und starker Alkoholkonsum sind häufige veränderbare Risikofaktoren, die v. a. über eine Förderung der Arteriosklerose „wirken".
- Häufigste Ursache von großen (territorialen) ischämischen Schlaganfällen ist *Vorhofflimmern* (➤ 4.8), das zu kardioembolischen Schlaganfällen führt.

Klinische Zeichen und Diagnostik

Klinische Zeichen

Es gibt keine spezifischen Symptome eines Schlaganfalles, denn letztlich ist je nach Ort des Schlaganfalls im Gehirn jedes neurologische Symptom möglich. Je nach betroffenem Gefäßgebiet im Gehirn entwickeln sich aber relativ typische Ausfallmuster (➤ Tab. 15.8).

Typisch ist die schlagartige, d. h. sehr schnelle (Sekunden bis Minuten) Symptomentstehung.

LERNHILFE

Leitsymptome des Schlaganfalls

Die **FAST-Regel** ist eine Merkhilfe für das Schlaganfall-Screening vor Arztkontakt und drückt gleichzeitig aus, dass der Schlaganfall ein Notfall ist:

- **F**ace. Patient bitten zu lächeln. Gesichtsasymmetrie?
- **A**rm. Patient bitten, die gestreckten Arme mit den Handflächen nach oben vor sich nach oben zu heben. Einseitiges Absinken oder Unvermögen?
- **S**peech. Patienten bitten, einen Satz nachzusprechen, Spontansprache beobachten. Kein (Nach)Sprechen möglich, verwaschene Sprache?
- **T**ime. Bei auch nur einer Auffälligkeit Schlaganfallverdacht! Im ambulanten Bereich *sofort* Rettungsdienst, im stationären diensthabenden Arzt rufen. [23]

TIA

Es gibt kurzzeitige Durchblutungsstörungen, die zu rasch vorübergehenden, schlaganfalltypischen Beschwerden führen. Der früher weiter gefasste Begriff der **TIA** *(transitorische ischämische Attacke)* sollte heute nur noch verwendet werden, wenn die Beschwerden zeitlich begrenzt waren und in der MRT keine strukturellen Gehirnschäden nachweisbar sind. [24]

Diagnostik

NOTFALL

Ein Schlaganfall ist ein Notfall, vergleichbar einem Herzinfarkt. Grundprinzip in der Versorgung Betroffener ist die Optimierung aller Diagnostik- und Behandlungsprozesse, sodass eine rekanalisierende Therapie schnellstmöglich erfolgen kann. Es gilt: „Time is Brain" (Zeit ist Gehirn)!

Bei Schlaganfallverdacht ist eine möglichst schnelle bildgebende Diagnostik des Gehirns angezeigt, überwiegend mittels CT, in größeren Zentren auch mittels MRT. Meist kann man heute den zugrunde liegenden Gefäßverschluss durch CT- oder MR-Angiografie nachweisen (➤ Abb. 15.47). Alternative für die Gefäßdarstellung ist die Doppler- und Duplexuntersuchung der hirnversorgenden Arterien (➤ 5.1.5).

Tab. 15.8 Zusammenhang zwischen Schlaganfalllokalisation und typischen klinischen Befunden (ipsilateral = auf der Seite des Schlaganfalls; kontralateral = auf der gegenüberliegenden Seite).

Lokalisation	Typisches klinisches Syndrom
Gefäßgebiet der A. cerebri media	
Großhirnrinde, Marklager, Basalganglien	• Hemiparese/-plegie (Halbseitenlähmung) kontralateral, besonders in Gesicht und Arm (➤ 15.1.2) • Sensible Halbseitensymptomatik kontralateral • Evtl. Apraxien, Aphasie bei linksseitigen Infarkten (➤ 15.1.7), Neglect bei rechtsseitigen Infarkten • Blickwendung zur Seite des Infarkts • Gesichtsfelddefekt nach kontralateral • Bei sehr großem Schlaganfall Bewusstseinsstörung infolge Hirndruckerhöhung (➤ 15.2.4)
Gefäßgebiet der A. cerebri anterior	
Großhirnrinde, Frontalhirn	• Beinbetonte Hemiparese/-plegie kontralateral • Antriebsstörung • Aphasie bei linksseitigen Infarkten (➤ 15.1.7)
Gefäßgebiet der A. vertebralis und A. basilaris	
Kleinhirn	• Halbseitenataxie ipsilateral, Rumpfataxie (➤ Tab. 15.4) • Intentionstremor (➤ 15.1.4) • Dysarthrie (stockendes, abgehacktes Sprechen) • Nystagmus (➤ 18.1.4)
Hirnstamm	• Hemi- oder Tetraparese/-plegie (Babinski-Zeichen beidseits positiv ➤ Abb. 15.6) • Dysarthrie, Schluckstörung (➤ 15.1.8) • Doppelbilder, Störung der Augenbeweglichkeit • Typisch: *ipsilaterale* Hirnnervenausfälle und *kontralaterale* Extremitätenlähmung
Gefäßgebiet der A. posterior	
Hinterhauptlappen, Capsula interna, Thalamus	• **Homonyme Hemianopsie** zur Gegenseite (Ausfall der kontralateralen Gesichtsfeldhälfte auf beiden Augen) • Je nach Verschlusslokalisation zusätzlich Hemiparese/-plegie kontralateral, Bewusstseinsstörungen (➤ 15.1.1) • Bei beidseitigem Infarkt der Sehrinde **kortikale Blindheit** (*blindes Sehen, Blindsicht,* fehlende bewusste Sehwahrnehmung bei intakten Augen)

Im weiteren Verlauf erfolgen Untersuchungen zur Ursachen- und Risikofaktorsuche, da dies auch wichtig für die Sekundärprophylaxe ist:

- Blutuntersuchung mit Bestimmung der Blutfette (➤ 7.1.2) und des HbA_{1c} (➤ 7.5.2)
- Duplexuntersuchung zum Nachweis von Gefäßengstellen (Stenosen)
- (Wiederholt) Langzeit-EKG/mehrtägiges EKG-Monitoring zum Ausschluss von Vorhofflimmern
- Transösophageale Echokardiografie (TEE ➤ 4.1.4) zur Suche nach Emboliequellen im Herzen, z. B. Thromben, offenes Foramen ovale
- Langzeit-Blutdruckmessung

Komplikationen

Wichtige Komplikationen nach Schlaganfall sind:

- Hirnödem, Hirndruckerhöhung (➤ 15.2.5)
- Alle Folgen einer Immobilität
- Stürze und daraus resultierend Verletzungen
- Bei Blasenstörungen Inkontinenz (➤ 10.1.4), Harnwegsinfektionen (➤ 10.4)
- Bei Schluckstörungen Aspiration, Mangelernährung (➤ 7.3)
- (Schwere) bleibende Behinderung
- Psychische Veränderungen (➤ 16.1.2), Depression (➤ 16.8), kognitive Defizite
- Rezidivschlaganfall
- Epileptische Anfälle (➤ 15.5)

Behandlung

Basismaßnahmen

Die **Basismaßnahmen der Akuttherapie** umfassen: [24]

- Schnellstmögliche Aufnahme auf eine spezialisierte Schlaganfallstation, eine **Stroke-Unit** (alternativ telemedizinische Anbindung an eine Stroke-Unit)
- Monitoring mit Überwachung von Herzfrequenz, Blutdruck, Sauerstoffsättigung, Temperatur, Blutzucker und neurologischem Zustand (auch mithilfe spezieller Schlaganfallskalen)
- Blutdruckregulation. Allerdings sind die idealen Blutdruckwerte in der Akutphase unklar. Eine Blutdrucksenkung sollte anfangs nur bei deutlich zu hohen Blutdruckwerten (≥ 220 mmHg systolisch oder ≥ 120 mmHg diastolisch) erwogen werden. Vor einer Gefäßwiedereröffnung sollte der Blutdruck unter 180/105 mmHg gesenkt werden
- Sicherstellen einer ausreichenden Sauerstoffversorgung, Sauerstoffgabe bei $SpO_2 < 95\,\%$
- Blutzuckereinstellung auf 70–200 mg/dl (Hyper- und Hypoglykämien verschlechtern die Prognose)

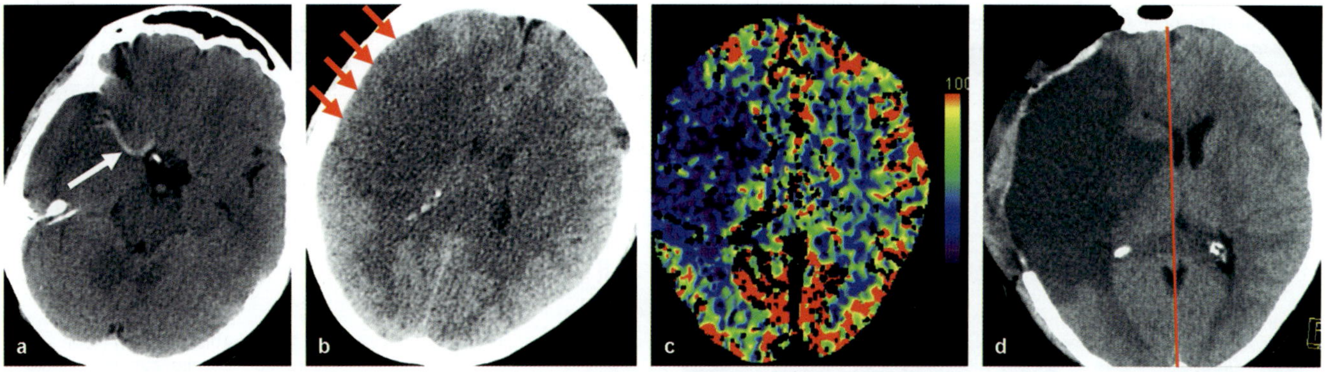

Abb. 15.47 Schädel-CTs im Zeitverlauf bei einer Patientin mit großem ischämischem Schlaganfall im Bereich der A. cerebri media rechts. In a) Hyperdensität (zu helle Darstellung) der A. cerebri media (Pfeil), in b) beginnende Hypodensität (zu dunkle Darstellung) des Infarktgebiets mit Fehlen der normalen Hirnstruktur. In c) Perfusionsdarstellung mit großem minderdurchbluteten Gebiet (blau). d) Spätere Aufnahme mit Hirnödem und Mittellinienverlagerung, Zustand nach Kraniektomie (Entfernung eines Teils der Schädelknochen) zur Druckentlastung. [M457, T420]

- Vermeiden/Senken einer erhöhten Körpertemperatur (< 37,5 °C)
- Korrektur des Flüssigkeits- und Elektrolythaushalts
- Ggf. Behandlung von Komplikationen, z. B. Hirndrucktherapie (➤ 15.2.5)
- Erfassung der Alltagsfähigkeiten z. B. mithilfe des Barthel-Index zur Abschätzung des pflegerischen Unterstützungsbedarfs und Verlaufskontrolle
- Pneumonie-, Thrombose-, Dekubitus-, Kontrakturenprophylaxe

Spezifische Maßnahmen zur Gefäßwiedereröffnung

Lysetherapie ➤ 11.2.4

Ziel der spezifischen Maßnahmen in der Akuttherapie ist die möglichst schnelle und umfangreiche **Rekanalisierung** *(Wiedereröffnung)* von Gefäßverschlüssen. Die am häufigsten verwendete Rekanalisierungsmethode ist die systemische venöse **Lysetherapie** mit rt-PA (z. B. Actilyse® oder Metalyse®). Wesentlich für den Therapieerfolg ist ein schnellstmöglicher Therapiebeginn – die „Door-to-Needle"-Zeit (Aufnahme Krankenhaus bis Beginn Lyse) sollte maximal 60 Min. betragen. Zugelassen und empfohlen ist die Lyse derzeit bis 4,5 Std. nach Symptombeginn ohne Altersbegrenzung. Sie kann aber auch noch später sowie z. B. bei leichtem Schlaganfall oder Schlaganfall unter bestehender Antikoagulation (außerhalb der Zulassungskriterien) erwogen werden. [24] Schwerwiegendste Komplikation ist eine intrazerebrale Blutung (Risiko bis 5 %).

Für immer mehr Patienten kommt innerhalb der ersten 24 Std. nach Symptombeginn zusätzlich eine **mechanische Thrombektomie** (Thrombusentfernung) mittels spezieller Katheter in Betracht. Überwiegend erfolgt erst die Lyse und nachfolgend die Thrombektomie. Die mechanische Thrombektomie ist die effektivste Form der akuten Schlaganfallbehandlung und gehört mittlerweile in Deutschland zum Standard überregionaler Stroke-Units. [24]

Sekundärprävention

Die allgemeinen Maßnahmen der **Sekundärprävention** *(Rezidivprophylaxe)* entsprechen denen der Primärprävention.

Innerhalb der ersten 1–2 Tage soll auch mit der ursachenorientierten Sekundärprävention begonnen werden. [25]

- Wenn kein Vorhofflimmern nachgewiesen wurde: Thrombozytenaggregationshemmung mit Azetylsalizylsäure (ASS, z. B. ASS®). Ggf. alternativ Clopidogrel (z. B. Iscover®) oder Ticagrelor (z. B. Brilique®). Bei spezieller Indikation duale (doppelte) Plättchenhemmung mit ASS plus Clopidogrel oder Ticagrelor (➤ 11.2.2)
- Bei Vorhofflimmern orale Antikoagulation (➤ 11.2.3), bevorzugt mit direkten oralen Antikoagulanzien. Hierfür sind in Deutschland Apixaban (z. B. Eliquis®), Dabigatran (z. B. Pradaxa®), Edoxaban (z. B. Lixiana®) und Rivaroxaban (z. B. Xarelto®) zugelassen
- Operation (v. a. Thrombendarteriektomie = TEA ➤ 5.2.4) oder Stenteinlage (➤ 5.2.3) bei ausgeprägter Gefäßstenose
- Gabe eines Statins (Medikament zur Senkung des Blutcholesterins mit zusätzlich günstigen Gefäßeffekten, ➤ 7.2.4)

Rehabilitative Therapie

Die Rehabilitation von typischen Schlaganfallsymptomen, z. B. Lähmungen, Sprachstörungen und Schluckstörungen, richtet sich nach den Erkenntnissen der evidenzbasierten Medizin (Therapiebeispiele ➤ Tab. 15.9). [17] Wichtige Therapieprinzipien sind dabei das Trainieren an der Leistungsgrenze und eine möglichst hohe Wiederholungsfrequenz der einzelnen Therapien.

Das **Bobath-Konzept** (➤ 15.2.1) mit den Hauptzielen Normalisierung des Muskeltonus, Förderung von Körperwahrnehmung und Haltungskontrolle und Anbahnung physiologischer Bewegungsabläufe kann als zeitlich durchgängiges Konzept die Basis für eine Verbesserung der Motorik in Ergänzung zu den evidenzbasierten Therapiekonzepten legen.

Schulterkomplikationen

Bei einer schlaffen Lähmung wird das Schultergelenk nicht mehr ausreichend durch die Muskulatur gesichert und das Gewicht des Arms zieht den Oberarmkopf immer weiter aus dem Gelenk (➤ Abb. 15.48). Eine **subluxierte Schulter** ist entstanden, tastbar und erkennbar durch eine Lücke zwischen Schulterdach und Oberarmkopf (➤ Abb. 15.49). Kompensatorisch versuchen einige Muskeln mit einer Tonussteigerung entgegenzuwirken, eine typische

Tab. 15.9 Beispiele für evidenzbasierte Rehabilitationstherapien.

Lähmungen der oberen Extremität
• **Armbasistraining** *(ABT):* systematisches, wiederholendes Training von Armbewegungen • **Armfunktionstraining** *(AFT):* Üben von Bewegungskontrolle und -geschwindigkeit • **Constrained Induced Movement Therapy** *(CIMT):* forcierter Gebrauch des betroffenen Arms durch Immobilisierung des gesunden Arms • **Spiegeltherapie:** Illusion einer Bewegung des mehr betroffenen Arms bei Bewegungen des weniger betroffenen Arms durch einen Spiegel, dadurch Aktivierung von Lernprozessen
Lähmungen der unteren Extremität
• **Laufbandtraining** • **Robotisches Gangtraining:** Gangtraining durch Gangroboter, welche die Gelenke von außen durch einen Motor bewegen/unterstützen
Sonstige Indikationen
• **Funktionelle Dysphagietherapie** (*FDT* ➤ 15.1.8) • **Werktägliche Aphasietherapie** (➤ 15.1.7) • **Neuropsychologische Neglect-Therapie**

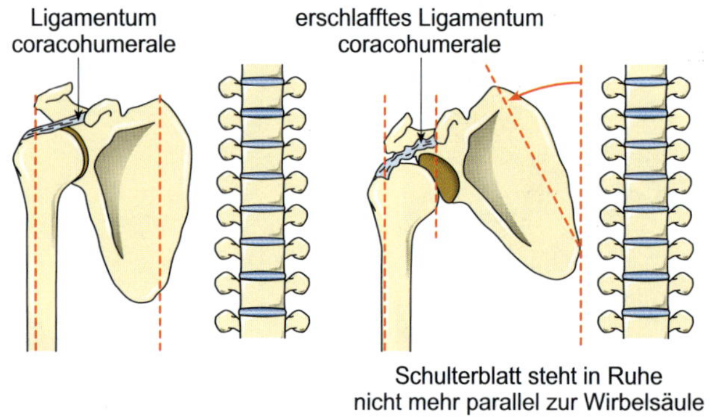

Abb. 15.48 Links Stellung von Schulterblatt und Oberarmkopf beim Gesunden, rechts bei der subluxierten Schulter. [L141]

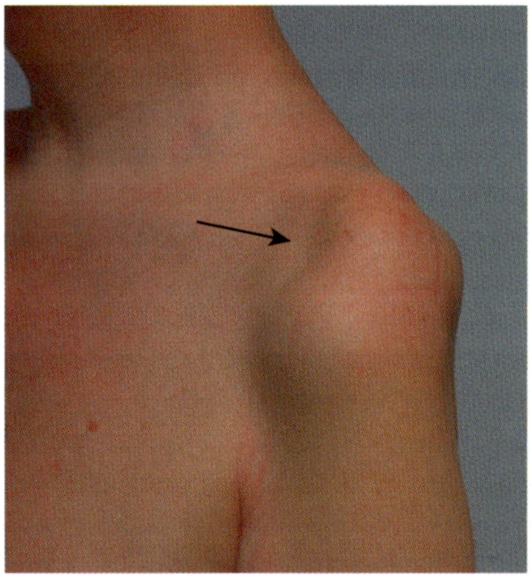

Abb. 15.49 Subluxation der linken Schulter von seitlich vorne mit deutlich sichtbarer Lücke zwischen Schulterdach und Oberarmkopf (Pfeil). [G601]

Innenrotation im Schultergelenk entsteht. Der Patient hat zunächst keine Schmerzen, die Aussichten für das Wiedererlangen einer normalen Armfunktion werden aber deutlich gemindert.

In der Folge können sich Weichteile im Gelenkspalt einklemmen sowie Entzündungen und Ödeme entstehen, wenn der Arm fehlerhaft bewegt oder positioniert wird. Der Patient klagt immer häufiger über Schmerzen, eine sog. **schmerzhafte Schulter** ist entstanden. Er wird Bewegungen zunehmend vermeiden und im Laufe der Zeit entstehen Kontrakturen. Die mehr betroffene Hand schwillt häufig an, unter ungünstigen Bedingungen entsteht ein irreversibles **Schulter-Arm-Syndrom.** Deshalb achten alle Beteiligten vom ersten Tag an auf den richtigen Umgang mit der Schulter und dem Arm auf der mehr betroffenen Seite:

- Handling des Arms bei allen Bewegungsübergängen und Positionierungen nach den Prinzipien des Bobath-Konzepts (➤ 15.2.1)
- Herabfallen des Arms jederzeit verhindern, längeres Herabhängen des Arms vermeiden, nicht am Arm ziehen
- Stärker betroffenen Arm nicht abduziert über 50° nach oben heben oder über die Schultern der Pflegenden hängen
- Arm oberhalb des Ellenbogens (nahe dem Schultergelenk) und an Handgelenk/Hand fassen und so das Gewicht des Arms übernehmen, z. B. bei Transfers (➤ Abb. 15.50a)
- Oberarmkopf in der Gelenkpfanne ausrichten: Gewicht des Arms übernehmen, Arm leicht nach außen drehen und Arm zum Körper führen (➤ Abb. 15.50a)
- In Rückenlage und im Sitzen Arm und Ellenbogen so unterlagern, dass Gewicht vom Schultergelenk weggenommen wird, ggf. vorher Oberarmkopf in die Gelenkpfanne bringen (➤ Abb. 15.50b)
- Beim **Drehen auf die mehr betroffene Seite** (➤ Abb. 15.25)
  - Kopfkissen nur unter dem Kopf positionieren, Gewicht des Arms übernehmen und Arm in eine leichte Außenrotation bringen. Arm etwas vom Körper weg positioniert und während des Drehens vorsichtig mitführen (evtl. liegt der Unterarm des Patienten auf dem der Pflegenden), Arm immer nahe am Körper belassen (➤ Abb. 15.51)
  - Alternativ Patienten den mehr betroffenen Arm mit seiner anderen Hand festhalten lassen. Schulterblatt so ausrichten, dass beide Schulterblätter ungefähr den gleichen Abstand zur Wirbelsäule haben, dafür den Kopf anheben und zur Brust bringen lassen, Schulterblatt führen und korrigieren
  - Kontrollieren, ob der Patient nach dem Positionieren knapp **hinter** dem seitlichen knöchernen Schultergürtel liegt (Oberarmkopf, großer Rollhügel), denn in dieser Position ist die Verletzungsgefahr am geringsten

VORSICHT

Das **Herausziehen des Schulterblatts** nach vorne von der Wirbelsäule weg kann bei schlaffem Muskeltonus die Muskulatur überdehnen und die Rumpfstabilität zusätzlich verschlechtern.
Kein Kissen unter Ellenbogen und Oberarm platzieren, weil der Oberarmkopf dann nicht mehr korrekt in der Gelenkpfanne positioniert ist. Es käme zu Abschnürungen, Arm und Hand können anschwellen.

- **Beim Drehen auf die weniger betroffene Seite** (➤ Abb. 15.26):
  - Arm wie beschrieben führen
  - Oben liegendes Schulterblatt mit einem längs gefalteten, großen Handtuch oder Laken in einer stabilen Position fixieren

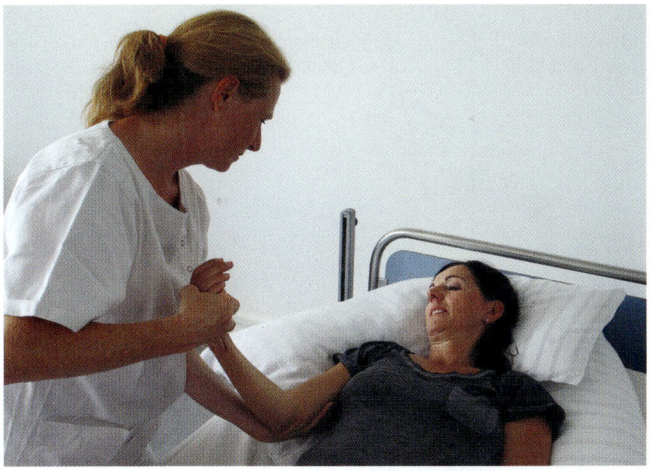

a) Die Pflegefachperson übernimmt das Gewicht des mehr betroffenen Arms, indem sie ihn oberhalb des Ellenbogens und an der Hand fasst, leicht nach außen rotiert und zum Körper hinführt

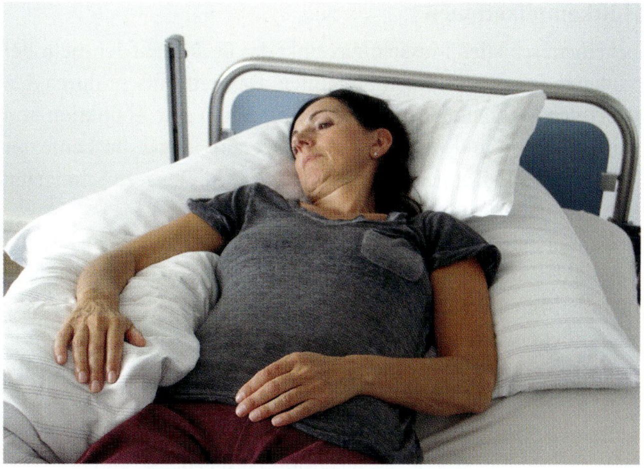

b) Die Pflegefachperson unterlagert den mehr betroffenen Arm so, dass die korrigierte Armposition gesichert wird und kein Zug im Schultergelenk besteht

Abb. 15.50 Korrekte Armhaltung und Ausrichtung des Oberarmkopf in der Gelenkpfanne bei Bewegung und Positionierung. Hier ist der rechte Arm der mehr betroffene. [L271].

(sowohl bei schlaffem als auch bei erhöhtem Muskeltonus besteht die Gefahr, dass das Schulterblatt durch die Schwerkraft in Richtung Wirbelsäule fällt, ➤ Abb. 15.52)
  - Gesamten Arm so unterlagern, dass er keinen Zug auf das Schultergelenk ausübt
- Bei hypertoner Muskulatur Schulterblatt mobilisieren: Schulterblatt mit der flachen Hand zunächst Richtung Wirbelsäule schieben, dann wieder wegziehen, dieses Vorgehen mehrmals wiederholen
- Patienten im Umgang mit dem Arm anleiten

Keine bilaterale Armführung mehr

Das früher häufig praktizierte Falten der Hände vor Transfers, um den gelähmten Arm mitzunehmen, wird heute nicht mehr praktiziert, weil es zu unphysiologischen Bewegungsmustern führt.

Positionierung und Umgang mit Hand und Arm, um den venösen und lymphatischen Abfluss zu unterstützen:
- Hand leicht erhöht positionieren
- Handgelenk in allen Situationen leicht handrückenwärts strecken, nie zur Handinnenfläche abknicken lassen. Diese **Funktionsstellung der Hand** kann mit einem Handtuch oder einer speziellen Handlagerungsschiene hergestellt werden
- Keine Kleidung auswählen, die am Arm einschnürt, weite Oberteile erleichtern zusätzlich das Anziehen
- Keine Blutabnahmen, Infusionen, Blutdruckmessung am stärker betroffenen Arm durchführen
- Verletzungen vermeiden, z. B. durch Einklemmen/Anstoßen der Hand (Gefahr besteht v. a. bei Bewegungsübergängen)

Schmerztherapie erforderlich

Neben den genannten Positionierungs- und Transferprinzipien kommt bei Schulter- und Hüftkomplikationen einer konsequenten Schmerztherapie entscheidende Bedeutung zu. Hierzu gehören stützende Tape-Verbände, eine medikamentöse Schmerztherapie mit Nicht-Opioid-Analgetika (➤ 2.5.13, ➤ 14.2.2) und ggf. für eine begrenzte Zeit Glukokortikoide.

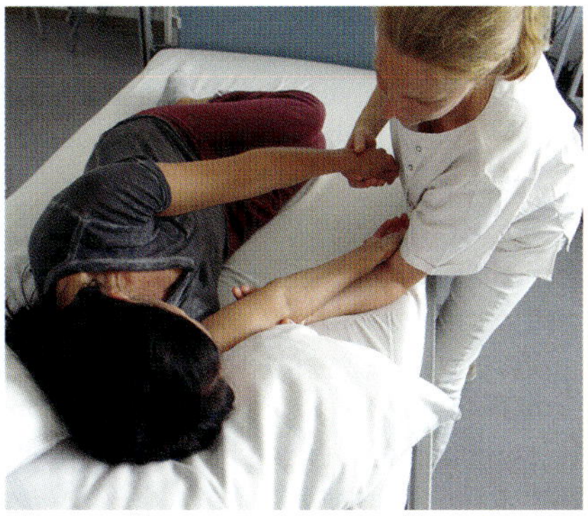

Abb. 15.51 Drehen auf die mehr betroffene Seite. Das ausreichend dicke Kissen liegt nur unter dem Kopf und trägt sein Gewicht. Die Pflegefachperson bringt den Oberarm in eine leichte Außenrotation und führt ihn vorsichtig beim Drehen mit. Dabei kann der Unterarm der Patientin auf dem Unterarm der Pflegenden liegen. [L271]

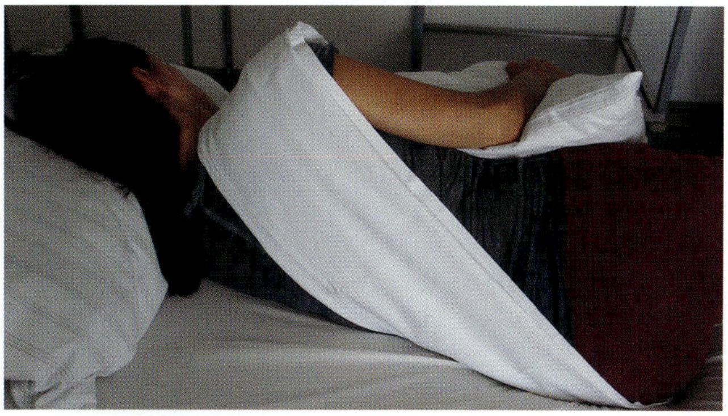

Abb. 15.52 Positionierung auf der weniger betroffenen Schulter. Gefaltetes Badehandtuch oder Laken von vorne über die Schulter nach hinten führen und so das Schulterblatt am Thorax stabilisieren. [L271]

Hüftkomplikationen

Bei einem schlaffen Muskeltonus sinkt das Becken auf der mehr betroffenen Seite nach hinten und unten. Das Bein rutscht durch den fehlenden Muskeltonus und die Schwerkraft in eine Abduktion und Außenrotation und wirkt dadurch insgesamt länger. Im Laufe der Zeit entsteht im Hüftgelenk eine Subluxation, die auch zu Schmerzen führt, ähnlich wie im Schultergelenk.

Vom ersten Tag an achten alle am Therapie- und Pflegeprozess Beteiligten auf einen korrekten Umgang mit Hüfte und Bein auf der mehr betroffenen Seite:

- **In Rückenlage**: kleines Kissen oder Handtuch an/unter das Becken schieben, bis die Hüften symmetrisch sind. In der Regel ist damit auch die Fehlhaltung des Beins korrigiert
- **Beim Bewegen**: vor dem Aufstellen mehr betroffenes Bein zunächst in eine physiologische Position bringen (➤ Abb. 15.53), Beine nacheinander anstellen/anstellen lassen (➤ Abb. 15.21b, c), Bein auf der mehr betroffenen Seite fixieren, damit es nicht nach außen fällt (➤ Abb. 15.21d)
- **Beim Drehen auf die mehr betroffene Seite**: nach der korrekten Positionierung (➤ Abb. 15.25) wird das Bein durch das Körpergewicht in der richtigen Position gehalten. Wichtig ist, dass das oben liegende Bein der weniger betroffenen Seite korrekt auf Hüfthöhe gelagert ist.
- **Bei Sitzen im Stuhl/Rollstuhl**: bei bestehender Asymmetrie ein Handtuch unter die betroffene Gesäßhälfte legen, dessen Dicke von der Ausprägung der Asymmetrie abhängt. Beinposition korrigieren, ggf. durch ein Kissen entlang des Oberschenkels stabilisieren, darauf achten, dass die Füße flächig auf dem Boden stehen (➤ Abb. 15.31).

Komplikation Pusher-Syndrom

Das **Pusher-Syndrom** ist typisch für Patienten, bei denen die linke Körperhälfte stärker betroffen ist, der Schlaganfall also rechts im Gehirn lokalisiert ist. Aufgrund einer pathologisch veränderten Wahrnehmung der eigenen Körperposition drücken sich die Betroffenen im Liegen, Sitzen oder Stehen mit der weniger betroffenen rechten Seite zur linken Seite (➤ Abb. 15.54).

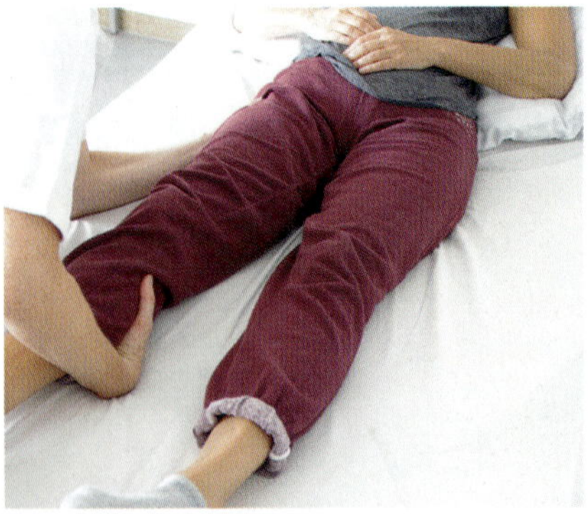

Abb. 15.53 Korrekter Umgang mit dem mehr betroffenen Bein. Die Pflegefachperson fasst mit einer Hand an den Oberschenkel, mit der anderen Hand in Kniehöhe und bringt das Bein im Hüftgelenk in eine physiologische Position, ehe sie es anstellt. [L271]

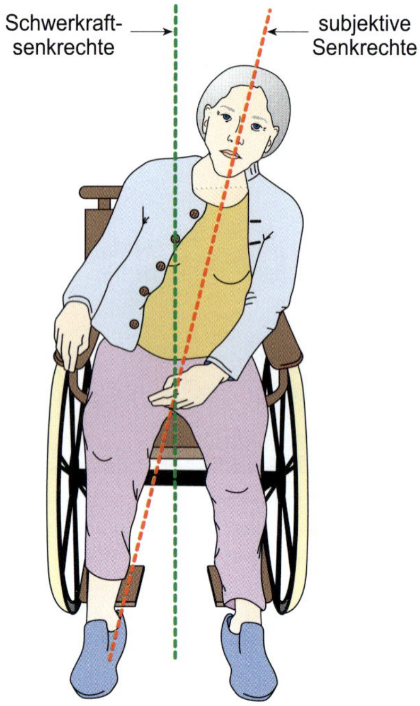

Abb. 15.54 Typische Sitzposition bei Pusher-Syndrom. [L141]

Kein „Geraderücken"

Patienten mit Pusher-Syndrom haben bei Bewegungsübergängen oder bei Versuchen, sie gerade hinzusetzen oder hinzustellen, das Gefühl, zu fallen. Äußerungen wie „Sie brauchen keine Angst zu haben" oder „Ich halte Sie schon" sind wirkungslos. Die Patienten greifen nach allem, an dem sie sich festhalten können.

Maßnahmen bei Pusher-Syndrom sind:

- Hohe Sturzgefahr bei allen Bewegungsübergängen beachten, für Sicherheit sorgen
- Stabile Unterstützungsfläche gewährleisten (➤ Abb. 15.19)
- Langsam bewegen, Bewegungsübergänge in einzelnen Schritten für den Patienten nachvollziehbar gestalten, auch innerhalb des Betts. Transfer aus dem Bett immer über die weniger betroffene Seite, die Pflegefachperson sitzt am Bettrand neben dem Patienten auf der weniger betroffenen Seite und verlagert das Patientengewicht vorsichtig zu sich hin
- Patienten aktiv mit einbeziehen, konkrete und klare Richtungsangaben machen, z. B. „Bringen Sie den Kopf in Richtung Ihrer Knie"
- Anfangs nur kurze Zeit im Rollstuhl sitzen lassen und abbrechen, wenn das Drücken deutlich stärker wird. Orientierung und Reize auf der weniger betroffenen Seite anbieten, z. B. Tisch, Gegenstände, Bilder auf dem Tisch, Berührungen
- Bei der Körperpflege und Bewegungsübergängen aktivieren, denn durch die eigenen Bewegungen und Berührungen werden Propriozeptoren (Sensoren für die Tiefensensibilität) stimuliert
- Körperpflege anfangs im Bett im stabilen Sitz (➤ Abb. 15.28) oder auf der mehr betroffenen Seite durchführen, bei ausreichender Haltungskontrolle am Waschbecken

Bobath-Konzept: Körperpflege

Körperpflege und Waschungen in der Basalen Stimulation® ➤ 15.2.2
Die Körperpflege und das An- und Ausziehen stellen im Rehabilitationsprozess zentrale Maßnahme dar, denn Wahrnehmungs- und Bewegungsfähigkeiten können dabei intensiv erlebt und trainiert werden.

Fordern, ohne zu überfordern

Für die Wiedererlangung von Alltagskompetenzen wäre es fatal, den Patienten der Einfachheit und Schnelligkeit halber passiv zu waschen. Er soll so früh wie möglich aktiv in die Maßnahmen mit einbezogen werden. Ziel ist nicht, mit der weniger betroffenen Seite alles zu kompensieren, vielmehr soll der Patient lernen, seine mehr betroffene Seite einzubeziehen. Zu Beginn unterstützen die Pflegenden ihn durch therapeutisches Führen (➤ 15.2.3). Pflegende beachten, dass neben der Einschränkung der Bewegungsfähigkeit auch neuropsychologische Störungen (z. B. Aphasie, Apraxie ➤ 15.1.7) bestehen können, die zusätzliche Auswirkungen haben.

Die Körperpflege findet so früh wie möglich außerhalb des Bettes statt. Voraussetzung ist allerdings, dass der Patient ausreichend Rumpfstabilität hat und die Unterstützungsfläche angepasst ist.

Positionen für die Körperpflege

Das Waschen in flacher Rückenlage ist nicht geeignet, denn zeitlebens wäscht sich niemand im Liegen. Die flache Rückenlage bietet dem Patienten kaum Möglichkeiten, Bewegungsressourcen einzusetzen und aktiv zu werden. Mit dem Blick an die Decke kann er nicht mitverfolgen, was um ihn herum passiert, und wird kaum Aufmerksamkeit entwickeln. Geeignete Positionen für die Körperpflege sind:

- Stabiler Sitz im Bett in A-Positionierung (➤ Abb. 15.28, ➤ Abb. 15.21a)
- Seitenlage auf der mehr betroffenen Seite (➤ Abb. 15.55): in dieser Position kann der Betroffene selbst Anteile der Körperpflege übernehmen, ggf. geführt von der Pflegefachperson. Außerdem kann der Patient für die gesamte Körperwäsche und auch das An- und Auskleiden so liegen bleiben, mit wenigen Bewegungen Richtung Bauch und Rücken. Zudem fördert das Positionieren auf der mehr betroffenen Seite die Körperwahrnehmung
- Sitzen am Bettrand
- Sitzen im Stuhl/Rollstuhl im stabilen Sitz (➤ Abb. 15.31)
- Frei sitzend am Waschbecken
- Stehend am Waschbecken

Kreislauf-, Rumpf- und Kopfstabilität notwendig

Für alle sitzenden Positionen muss der Patient ausreichend kreislaufstabil sein. Die Pflegefachperson beobachtet den Patienten auf Zeichen der Kreislaufinstabilität (schneller Puls, niedriger Blutdruck, kalter Schweiß, nachlassende Kontaktfähigkeit). Bei Kreislaufinstabilität muss das Sitzen umgehend abgebrochen werden.
Außerdem muss der Patient ausreichende Rumpf- und Kopfstabilität (Haltungskontrolle) haben oder durch genügend Unterstützungsfläche stabilisiert werden (➤ 15.2.1). Ansonsten ist das Sitzen zu erschöpfend und der Muskeltonus kann sich ungünstig verändern. In diesem Fall ist es zunächst günstiger, den Patienten im Bett zu waschen.

Neurophysiologische Waschung

Die **neurophysiologische Waschung** (als Ganzkörper- oder Teilwaschung) ist bei Patienten mit Hemiplegie/-parese geeignet. Diese Patienten erleben sich oft als „auseinandergefallen" oder nur „halb vorhanden". Grundgedanke ist, dass der Patient zunächst seine weniger betroffene Seite spüren muss, um eine Vorstellung zu entwickeln, wie sich die mehr betroffene Seite anfühlen kann (➤ Abb. 15.56). Der Patient wird daher aufgefordert, den Bewegungen zu folgen, sie zu spüren. Die Mittellinie (Körpermitte) wird besonders betont.

Die Pflegefachperson steht auf der stärker betroffenen Seite. Da das Gesicht besonders sensibel und intim ist, wird es zum Schluss gewaschen. Je nach Situation übernimmt die Pflegende die Waschung, der Patient wird geführt oder wäscht sich selbst. [19]

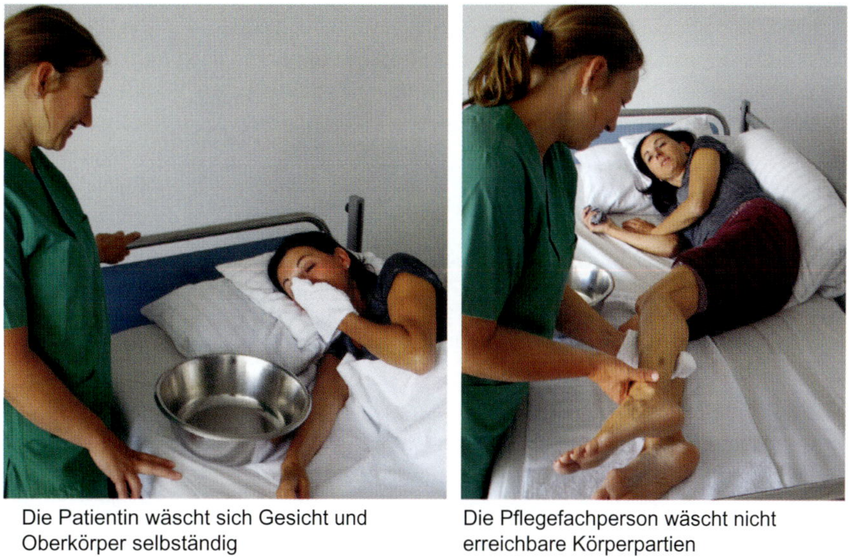

Abb. 15.55 Waschen im Liegen auf der mehr betroffenen Seite. [L271]

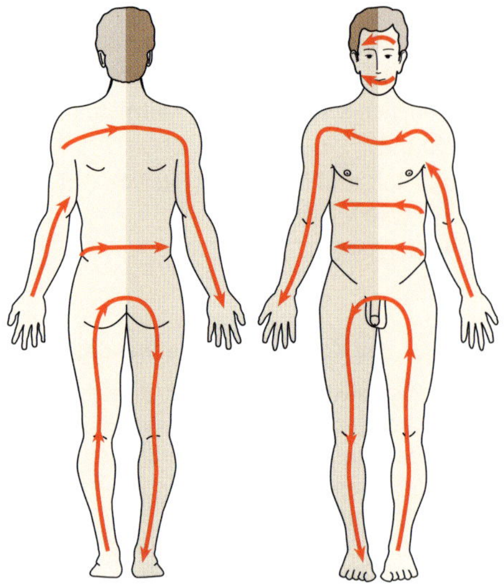

Abb. 15.56 Waschrichtung bei der neurophysiologischen Waschung (dunkel ist die stärker betroffene Seite), die Mittellinie wird durch einen deutlichen Druck besonders betont. [L141]

Mundpflege

Neben dem Erhalt einer intakten Mundschleimhaut sind die Verbesserung der Sensibilität und Bewegungsfähigkeit im Mundbereich wichtige Ziele – Grundvoraussetzungen u. a. für das Schlucken.

Nach Möglichkeit erfolgt die Mundpflege im Sitzen und mit dem Patienten bekannten Utensilien (Zahnbürste/-pasta), evtl. mit einer Fingerzahnbürste oder mit einem Zeigefinger, um den eine Kompresse gewickelt ist. Pflegende vermeiden Mundstäbchen aus Watte oder Schaumstoff sowie Klemmen und Tupfer, die dem Patienten unbekannte und ungenaue Informationen geben, auf die er häufig mit Zubeißen reagiert. Sie berücksichtigen auch die Prinzipien der F. O. T. T.® (➤ 15.2.3) und der oralen Stimulation (➤ 15.2.2).

Maßnahmen bei neuropsychologischen Störungen

Patienten mit Schlaganfall können verschiedene Antriebs-, Verhaltens- und neuropsychologische Störungen (➤ 15.1.7) mit Einfluss auf die Lebensaktivitäten haben. Dies sind Symptome wie z. B. eine Aphasie und werden von den Pflegenden berücksichtigt.

Unterschiedliches Coping

Die Art und Weise, wie Menschen mit einen „Schicksalsschlag" umgehen und mit welchem Bewältigungshandeln und welcher Motivation, ist sehr individuell und hängt u. a. von der Hirnschädigung, der Biografie des Betroffenen, aber auch von der sozialen Unterstützung ab.

Maßnahmen bei Apraxie

- Einfühlungsvermögen und Geduld zeigen
- Einfache Tätigkeiten mit Alltagsbezug zum Neulernen auswählen, mit kleinen Handlungssequenzen beginnen (z. B. nur Gesicht waschen und Zähne putzen), nach und nach Komplexität und Aufgaben steigern
- Eindeutige taktile Informationen geben
- Handlungen nach dem Affolter®-Modell (➤ 15.2.3) führen. Sprechen, erklären *und* zeigen ist oft zu viel, deshalb Sprache reduzieren und Fokus auf das Erleben legen

Maßnahmen bei Störung der Wachheit, der Aufmerksamkeit und Konzentration

- Maßnahmen über den Tag verteilen, immer wieder Pausen einplanen
- Phasen mit notwendiger Aufmerksamkeit nach und nach steigern
- Sinnvolle Terminabsprachen mit Therapeuten treffen, ggf. Besuchszeiten vermitteln
- Ablenkung vermeiden, äußere Reize weitgehend ausschalten
- Reizüberflutung (z. B. zu viele Waschutensilien, volles Essenstablett), komplexe Gespräche und Entscheidungen meiden
- Patienten z. B. für die Körperpflege oder Nahrungsaufnahme in einen aktiven aufrechten Sitz bringen (➤ Abb. 15.28)
- Wenige, sehr exakte Informationen geben
- Patienten zu einfachen Maßnahmen aktivieren und motivieren, ohne zu über- oder unterfordern

Maßnahmen bei Neglect

Ein Neglect kann sich unterschiedlich zeigen: Er kann auf den eigenen Körper, auf den Greifraum (ca. eine Armlänge) und/oder auf die Umgebung bezogen sein und unterschiedliche Wahrnehmungen betreffen.

- Klingel immer auf der weniger betroffenen Seite platzieren, damit sich der Patient jederzeit melden kann
- Blick des Patienten aufnehmen und über die Körpermitte zur mehr betroffenen Seite lenken
- Bei allen Aktivitäten von der weniger betroffenen Seite zur mehr betroffenen Seite arbeiten
- Beim Drehen und Aufsetzen auf die mehr betroffene Seite ruhig und kleinschrittig vorgehen, denn der Patient hat Angst, „ins Nichts" zu fallen. Bei ausgeprägtem Neglect über die weniger betroffene Seite mobilisieren
- Bei allen Aktivitäten für Stabilität sorgen, z. B. A-Positionierung (➤ Abb. 15.21a), Seitenlage auf der mehr betroffenen Seite (➤ Abb. 15.25), stabiler Sitz im Bett (➤ Abb. 15.28), Sitzen im Stuhl (➤ Abb. 15.31)
- Sturzgefahr beachten
- Körperteile und Gelenke auf der mehr betroffenen Seite aktiv schützen, da es der Patient nicht kann

Aufmerksamkeit zur mehr betroffenen Seite nicht erzwingen

Bei einem ausgeprägten Neglect kann der Betroffene keine Gegenstände auf der stärker betroffenen Seite finden. Er kann auch keine Menschen auf dieser Seite wahrnehmen oder mit ihnen in Beziehung treten, was zu Isolierung und depressiver Verstimmung führen kann, wenn sich alle Personen ihm nur über diese Seite nähern. Erst wenn der Patient ein Krankheitsbewusstsein hat und die Aufmerksamkeit auf seine vernachlässigte Seite wenden kann, können Nachtschränkchen u. a. auf die betroffene Seite gestellt werden und sich Besucher von dieser Seite nähern.

Weitere pflegerische Betreuung

Ernährung und Ausscheidung

Schlaganfallpatienten haben häufig eine **Schluckstörung** (➤ 15.1.8). Alle Betroffenen sollen deshalb innerhalb des ersten Tages und vor oraler Nahrungsaufnahme ein Schluckscreening erhalten. [24] Inwieweit eine orale Nahrungsaufnahme mit oder ohne Konsistenzanpassung möglich ist, eine enterale Ernährung über eine Ernährungssonde oder sogar eine Tracheostomaanlage nötig ist, ergibt sich aus der Schluckdiagnostik. Frühzeitig beginnen Schlucktherapeut und Pflegefachpersonen mit der Behandlung der Schluckstörung (➤ 15.1.8 F. O. T. T.®, ➤ 15.2.3).

Nach einem Schlaganfall muss nicht grundsätzlich eine **Harninkontinenz** (➤ 10.1.4) bestehen. Ursache einer funktionellen Inkontinenz ist oft die lähmungsbedingte Immobilität, die Unfähigkeit sich bemerkbar zu machen (durch Aphasie oder Apraxie) oder eine Wahrnehmungsstörung für die Blasenfüllung (➤ Tab. 10.4). Anfangs kann ein transurethraler Blasenkatheter zur Bilanzierung sinnvoll sein. Nach der akuten Phase beginnen die Pflegenden mit einem Toilettentraining im Bett, auf dem Toilettenstuhl oder auf der Toilette oder besprechen gemeinsam mit dem Arzt Alternativen zum transurethralen Blasenkatheter.

Weitere Rehabilitation

Nach der Akutbehandlung kann der Patient in eine weiterführende neurologische Rehabilitationseinrichtung verlegt oder ambulant weiterbehandelt werden. Manches Mal erfordert die Schwere der Erkrankung eine dauerhafte aktivierende, unterstützende und betreuende Pflege in einer spezialisierten Einrichtung der Phase F, wenn das zu Hause nicht möglich ist.

Begleitung von Angehörigen

Auch die Familie trifft ein Schlaganfall: Neben den körperlichen Einschränkungen erleben sie ihren Angehörigen oft stark persönlichkeitsverändert, evtl. sogar fremd. Angehörige brauchen sachliche Informationen, aber auch Begleitung bei der Bewältigung der neuen, veränderten Situation.

Wird der Patient mit Einschränkungen nach Hause entlassen, werden Angehörige zu pflegerischen und therapeutischen Maßnahmen angeleitet.

Prävention

Nicht allen ischämischen Schlaganfällen kann vorgebeugt werden. Optimierung des kardiovaskulären Risikoprofils minimiert aber das Risiko:

- Nikotinverzicht
- Bewegung, ausgewogene Ernährung
- Rechtzeitige Diagnostik von Vorhofflimmern, ggf. Antikoagulation (➤ 11.2.3)
- Ggf. Diabetes-, Blutdruckeinstellung, Senkung erhöhter Blutfette

Medikamente werden in der Primärprävention derzeit nicht empfohlen.

Beratung

Viele Patienten behalten bleibende Einschränkungen, sodass Anpassungen des häuslichen Umfelds (z. B. Badumbau) und Unterstützung durch einen Pflegedienst nötig sind. Sozialdienst und Pflegefachpersonen informieren den Patienten und seine Angehörigen über finanzielle Unterstützungsmöglichkeiten, Hilfsmittel für den Alltag und regionale Versorgungsstrukturen in Abhängigkeit von der individuellen Situation.

15.4.2 Schlaganfall durch Hirnblutung

DEFINITION

Schlaganfall durch Hirnblutung: Schlaganfall durch **intrazerebrale Blutung** *(ICB)* oder **Subarachnoidalblutung** *(SAB)*, insgesamt 15–20 % aller Schlaganfälle. Nur durch bildgebende Verfahren vom ischämischen Schlaganfall zu unterscheiden.

Krankheitsursachen und -entwicklung

Hirnblutungen sind Blutungen ins Gehirn hinein.

- **Intrazerebrale Blutungen** können verschiedene Ursachen haben. Die häufigste Ursache ist die arterielle Hypertonie (➤ 4.9).
- Ein geplatztes Arterienaneurysma (➤ 5.3) ist die häufigste Ursache für eine **Subarachnoidalblutung,** bei der Blut zwischen der mittleren Hirnhaut (Arachnoidea) und der Hirnoberfläche austritt.

Klinische Zeichen und Diagnostik

Klinische Zeichen

Klinisch nicht unterscheidbar

Die Symptomatik des Schlaganfalls durch Hirnblutung entspricht im Wesentlichen der des ischämischen Schlaganfalls (➤ Tab. 15.8).

Klinisch kann nicht zwischen Schlaganfall durch Ischämie oder Blutung unterschieden werden. Es gibt aber einige „weiche" Indizien, die eher für eine Blutung sprechen:

- Bewusstseinsstörungen zusätzlich zu den Lähmungen (durch rasche Zunahme des Hirndrucks bei der Einblutung)
- Verschlechterung der Symptomatik im Zeitverlauf (durch weitere Zunahme der Blutung)
- Kopfschmerzen
- Einnahme von Antikoagulanzien

Ganz typisch für eine Subarachnoidalblutung sind plötzliche stärkste Kopfschmerzen, „wie noch nie", oft in Zusammenhang mit körperlicher Belastung, z. B. Sport, Heben, Pressen oder Sex. Manchmal wird auch der Begriff **Vernichtungskopfschmerz** verwendet.

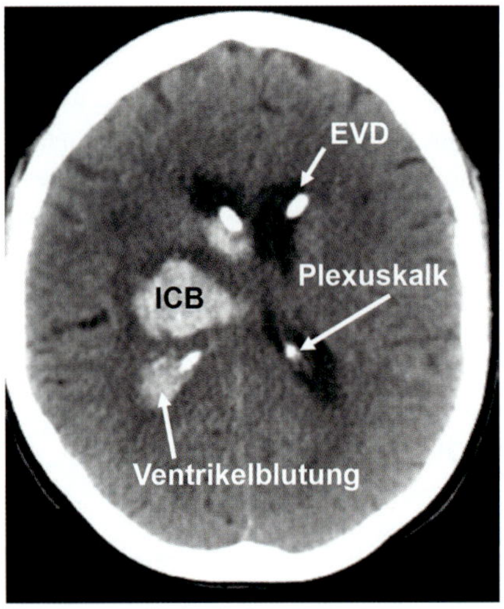

Abb. 15.57 CT-Befund einer Hirnblutung bei Bluthochdruck. Die Blutung zeigt sich sofort als Hyperdensität (= hell, ICB), der kleine dunkle Saum darum ist ein beginnendes Hirnödem. Sichtbar sind außerdem Plexuskalk (normal) und externe Ventrikeldrainage (EVD ➤ 15.2.5). [M456]

Diagnostik

Bei Verdacht auf eine Hirnblutung wird ein sofortiges Schädel-CT durchgeführt, häufig mit gleichzeitiger CT-Angiografie (➤ Abb. 15.57). Bestätigt sich eine intrazerebrale Blutung und ist keine Ursache ersichtlich, ist eine weiterführende Diagnostik zur Ursachenklärung zwingend, da beispielsweise ein Aneurysmanachweis unmittelbare therapeutische Konsequenzen hat. Meist erfolgt dann eine MRT mit MR-Angiografie oder eine konventionelle Angiografie (➤ 5.1.5).

Behandlung

Intrazerebrale Blutung

Die Akuttherapie soll den Patienten vital stabilisieren, den Hirndruck möglichst gering halten und eine mögliche Nachblutung vermeiden: [26]

- Monitoring wie beim ischämischen Schlaganfall (➤ 15.4.1)
- (Kontrollierte) Blutdrucksenkung auf 110–140 mmHg systolisch, möglichst innerhalb von 2 Std. nach Symptombeginn
- Ausreichende Sauerstoffversorgung, Sicherung der Atemwege
- Hirndrucktherapie (➤ 15.2.5)
- Ggf. Ausgleich von Gerinnungsstörungen, z. B. Gabe von PPSB (Prothrombin-Komplex-Konzentrat) bei Blutung unter Einnahme von Antikoagulanzien (Details zu Gegenmitteln bei Antikoagulation ➤ 11.2.3)
- Bei oberflächlich gelegener Blutung evtl. operative Ausräumung
- Bei neurologischer Verschlechterung erneut CT/MRT
- Bei Patienten mit Bewusstseinsstörung (➤ 15.1.1) invasive Hirndruckmessung, ggf. mit externer Ventrikeldrainage (➤ Abb. 15.41)

Subarachnoidalblutung

Patienten mit Subarachnoidalblutung bedürfen in der Akutphase ebenfalls der Intensivpflege. Die Behandlung soll Komplikationen vorbeugen bzw. behandeln. Zu den häufigsten Komplikationen zählen:

- Nachblutung
- **Vasospasmus,** d. h. Gefäßengstellung im Gehirn bis zum Gefäßverschluss, wahrscheinlich infolge einer Reizung der Gefäßwände durch die Abbauprodukte des ausgetretenen Bluts. Dadurch Risiko eines zusätzlichen ischämischen Schlaganfalls
- Hydrozephalus (Behinderung des Liquorabflusses durch Blut ➤ 15.2.5)
- Hyponatriämie (➤ 10.11)

Um einen beginnenden Vasospasmus rasch zu erkennen, erfolgen in den ersten Wochen regelmäßig Dopplersonografien (➤ 15.1.13).

Ein nachgewiesenes Aneurysma wird möglichst innerhalb der ersten drei Tage neurochirurgisch mittels **Clipping** oder neuroradiologisch mittels **Coiling** verschlossen (➤ Abb. 15.58), möglichst vollständig. [27]

Bis zum Ausschalten der Blutungsquelle (Aneurysma) müssen Blutdruckspitzen unbedingt vermieden werden (systolischer Blutdruck 100–140 mmHg). Dies bedeutet u. a. Bettruhe, Schmerztherapie, Stressverminderung (inkl. Besuchseinschränkung, Verzicht auf Fernsehen), Obstipationsprophylaxe.

Weitere pflegerische Betreuung

Die pflegerischen Maßnahmen einschließlich der Rehabilitation und Beratung entsprechen in weiten Teilen denen des ischämischen Schlaganfalls (➤ 15.4.1). Hinzu kommen die Maßnahmen bei intrakranieller Druckerhöhung (➤ 15.2.5).

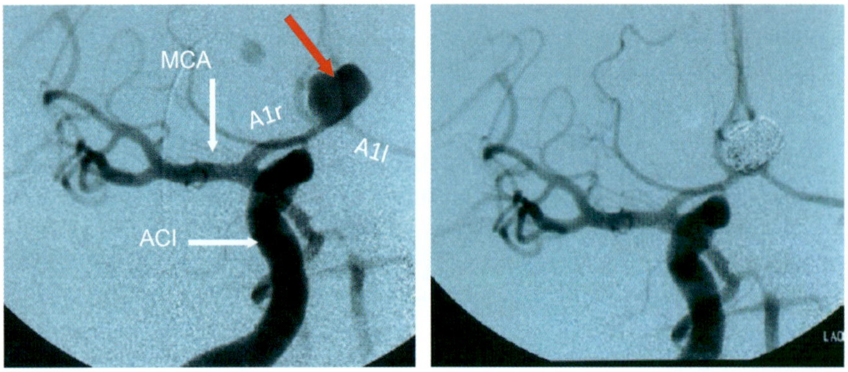

Abb. 15.58 Aneurysma-Coiling. Links Angiografie mit deutlich sichtbarem Aneurysma der A. communicans anterior. ACI = A. carotis interna, MCA = A. cerebri media, A1r/A1 l = A. cerebri anterior rechts/links. Das Aneurysma (roter Pfeil) ist an der Querverbindung der beiden Aa. cerebri anteriores (= A. communicans anterior). Rechts mit kleinen Platinspiralen (Coils) ausgefülltes, nicht mehr durchblutetes Aneurysma. [M456]

Prä- und postoperative Pflege

Neben den allgemeinen präoperativen Maßnahmen ist eine teilweise Rasur des Kopfs notwendig.

Die postoperative Überwachung und Betreuung erfolgen auf einer neurochirurgischen oder interdisziplinären Intensivstation. Die Patienten brauchen in allen Lebensaktivitäten Unterstützung und die Durchführung notwendiger Prophylaxen. Evtl. sind sie beatmet oder haben eine externe Ventrikeldrainage (➤ 15.2.5, ➤ Abb. 15.41). Sobald die vitalen Funktionen stabil sind, beginnt die Frührehabilitation gemeinsam mit Physio- und Ergotherapeut, Logopäde.

Prävention

Vorgebeugt werden kann in erster Linie den hypertensiven intrazerebralen Blutungen durch optimale Blutdruckeinstellung.

15.5 Epileptische Anfälle und Epilepsie

DEFINITION

Epileptischer Anfall: durch abnorme elektrische Aktivität von Nervenzellgruppen im Gehirn verursachter Anfall mit vorübergehender Veränderung von Motorik, Bewusstsein, Vegetativum und/oder Erleben. Je nach Lokalisation und Aufgabe der betroffenen Nervenzellen z. B. Zuckungen der Extremitäten und Bewusstlosigkeit, aber auch kurze „Abwesenheitsphasen" oder Wahrnehmung von Gerüchen. Prinzipiell bei ausreichend großem Reiz bei jedem Menschen möglich.

Gelegenheitsanfall: epileptischer Anfall mit klarem Auslöser, z. B. epileptischer Anfall bei einem Alkoholkranken *nur* während des Alkoholentzugs. Bei etwa 10 % der Menschen irgendwann im Leben. [28]

Epilepsie: chronische Erkrankung mit wiederholten, oft immer gleich ablaufenden Anfällen ohne besondere Auslöser. Häufigkeit knapp 1 % der Bevölkerung. Erstmanifestation in jedem Alter möglich, besonders häufig aber bei Kindern und über 50-Jährigen. [28]

Status epilepticus: epileptische Anfälle, die länger als fünf Minuten dauern, oder Serie epileptischer Anfälle, zwischen denen der Patient nicht mehr das Bewusstsein erlangt.

Krankheitsursachen und -entwicklung

Epilepsien haben zahlreiche, nur teilweise bekannte Ursachen. Eine ursachenorientierte, sich überschneidende Einteilung unterscheidet: [29]

- **Genetische Epilepsien**
- **Strukturelle Epilepsien,** d. h. im MRT darstellbare Auffälligkeiten als wahrscheinlichste Ursache der Epilepsie
- **Metabolische Epilepsien,** also Epilepsien durch eine Stoffwechselstörung
- **Infektiöse Epilepsien,** z. B. durch zerebrale Toxoplasmose, Tuberkulose (nicht zu verwechseln mit dem epileptischen Anfall bei Enzephalitis ➤ 15.6)
- **Immunologische Epilepsien**
- **Epilepsien unbekannter Ursache**

Die *Internationale Klassifikation epileptischer Anfälle* (➤ Tab. 15.10) differenziert v. a. zwischen *Anfällen mit generalisiertem Beginn* (kurz

Tab. 15.10 Internationale Klassifikation epileptischer Anfälle, vereinfacht nach [29], [30].

Unterteilung	Typische Symptomatik
Anfälle mit generalisiertem Beginn (generalisierte Anfälle): betreffen von Anfang an beide Großhirnhälften, fast immer mit Bewusstseinsstörung	
Motorisch	
• **Tonisch**	• Steife Extremitätenstreckung, bei Mitbeteiligung des Zwerchfells evtl. mit einem Stöhnen („Initialschrei")
• **Klonisch**	• Rhythmisches Zucken, das im Anfallsverlauf meist langsamer wird
• **Tonisch-klonisch** *(Grand-Mal-Anfall)*	• Charakteristika: – Oft erst tonisch, dann klonisch, aber auch Wechsel möglich – Evtl. Zungenbiss – Speichelfluss, der wie Schaum vor dem Mund aussehen kann – Evtl. Urin- und Stuhlabgang – Nach dem Anfall längere Reorientierungsphase
Nichtmotorisch *(Absence)*	• Leeres Starren, Verlust der Kontaktfähigkeit • Evtl. geringe motorische Symptome, z. B. Augenblinzeln, Mundbewegungen • Meist kurz (< 10 Sek.), nach Anfall rasche Reorientierung
Anfälle mit fokalem Beginn (fokale Anfälle): entstehen in definierten, umschriebenen Gehirnregionen	
• **Bewusst erlebt**	• Ohne Bewusstseinsstörung, der Patient kann später sagen, was er erlebt hat (früher *einfach-fokale Anfälle*)
• **Nicht bewusst erlebt**	• Mit Bewusstseinsstörung (früher *komplex-fokale Anfälle*)
• **Motorischer Beginn**	• Mit (umschriebenen) Bewegungssymptomen, z. B. atonisch (Tonusverlust), klonisch (Zuckungen), tonisch (Versteifung), Automatismen (Wiederholung von Bewegungen/Bewegungsbruchstücken, die in der konkreten Situation ziellos sind, aber sonst normal sein können)
• **Nichtmotorischer Beginn**	• Ohne Bewegung: – Innehalten – Autonom, z. B. Husten, Gänsehaut, Schwitzen, Blässe, Herzrhythmusstörungen – Kognitiv, z. B. Sprachstörung, das Gefühl, etwas vorher schon mal gesehen zu haben *(déjà-vu)*, oder umgekehrt, dass etwas Bekanntes fremd vorkommt *(jamais-vu)* – Emotional, z. B. mit Angst, Freude – Sensibel/sensorisch mit subjektiven, nicht von außen objektivierbaren Sinneswahrnehmungen, z. B. Sehen von Lichtblitzen, bestimmter Geschmack im Mund
Fokal mit sekundärer Generalisierung	Entwicklung eines generalisierten tonisch-klonischen Anfalls aus einem fokalen Anfall
Unbekannter Beginn	
Nicht klassifiziert	

generalisierten Anfällen) und *Anfällen mit fokalem Beginn* (kurz **fokalen Anfällen**) und teilt dann weiter nach Symptomen ein. Zusätzlich gibt es noch die semiologische Anfallsklassifikation, die Anfälle nach dem klinischen Escheinungsbild einordnet.

Altersabhängige Ursachen

In der Kindheit bis zur Adoleszenz treten generalisierte **Epilepsiesyndrome** häufiger auf, das sind typische Befundkombinationen, z. B. Alter, Epilepsietyp, weitere pathologische Befunde. Im höheren Lebensalter kommt es vermehrt zu fokalen Epilepsien auf dem Boden struktureller Hirnerkrankungen, z. B. nach Schlaganfall.

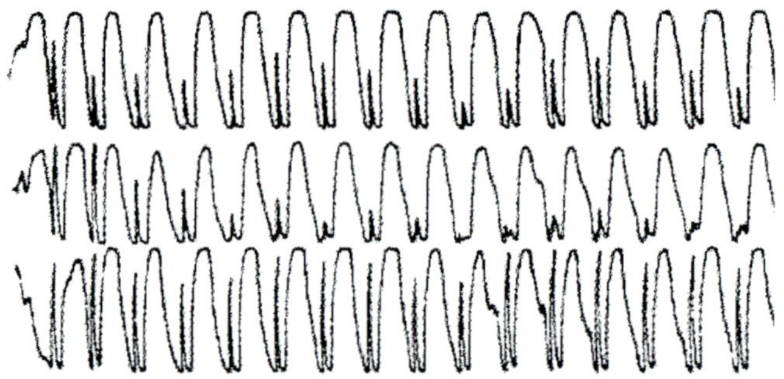

Abb. 15.59 Typischer EEG-Befund bei kindlicher Absence-Epilepsie mit Spike-Wave-(Spitze-Wellen-)Komplexen. [C113]

Klinische Zeichen und Diagnostik

Klinische Zeichen

Epileptische Anfälle zeigen sich je nach beteiligtem Hirnareal sehr unterschiedlich, aber beim einzelnen Patienten oft immer gleich. So treten z. B. bei Anfallsaktivität in einem motorischen Rindengebiet Muskelzuckungen auf der Gegenseite auf, bei Aktivität im Hinterhauptlappen hingegen visuelle Wahrnehmungen, da dort das Sehzentrum liegt. Der typische „große" epileptische Anfall ist ein **generalisierter tonisch-klonischer Anfall.** Oft kommt es zunächst zu einem Aufschrei oder lauten Geräusch („Initialschrei"), dann zu einer tonischen Phase mit Streckhaltung des ganzen Körpers und danach zu einer klonischen Phase mit rhythmischen Zuckungen von Armen und Beinen. Diese Patienten werden immer bewusstlos und stürzen zu Boden.

Einige Anfälle beginnen mit einer **Aura,** etwa Flimmern vor den Augen oder einem komischen aufsteigenden Wärmegefühl in der Magengegend. Diese Aura gibt Hinweise auf den Ursprung der krankhaften Nervenzellaktivität.

Kindliche Fieberkrämpfe

Fieberkrämpfe sind Gelegenheitskrämpfe und eine sehr häufige Ursache für epileptische Anfälle im Kindesalter. Sie treten zwischen dem dritten Lebensmonat und fünften Lebensjahr auf. Meist im Fieberanstieg bekommen die Kinder einen generalisierten tonisch-klonischen Anfall oder Teile davon – für die Eltern außerordentlich beängstigend! Typischerweise hört der Anfall innerhalb einiger Minuten von selbst wieder auf. Die Prognose ist gut, ⅔ der Kinder erleiden nur einen einzigen Fieberkrampf. Unkomplizierte Fieberkrämpfe (also Fieberkrämpfe ohne besondere Auffälligkeiten wie rasche Wiederholung oder Dauer über 15 Min.) erhöhen das Risiko einer späteren Epilepsie allenfalls geringfügig.

Diagnostik

Die Diagnostik umfasst: [29]

- Zum einen die Sicherung des epileptischen Anfalls – nicht jeder „Anfall" ist ein epileptischer Anfall, umgekehrt sind z. B. Absencen recht unauffällig. Hierzu dienen (Fremd-)Anamnese, ggf. mit Handyaufzeichnung, sowie das EEG, evtl. auch als Provokations- oder Langzeit-EEG (➤ 15.1.12), denn zwischen den Anfällen ist das EEG nicht selten unauffällig. Epilepsieformen ohne auffällige motorische Erscheinungen können nur mittels EEG diagnostiziert werden. **Epilepsietypische Potenziale** sind z. B. **Spikes** oder **Spike-Wave-Komplexe** (➤ Abb. 15.59). Außerdem kann das EEG Hinweise auf den Ursprungsort („Herd") der epileptischen Aktivität im Gehirn geben.
- Nach jedem erstmaligen Anfall erfolgt eine MRT, da z. B. ein Tumor ursächlich sein kann. Bei Verdacht auf eine Ursache mit unmittelbaren therapeutischen Konsequenzen soll bereits in der Akutphase eine CT durchgeführt werden.
- Blutuntersuchung, z. B. Ausschluss von Elektrolytstörungen.

Behandlung

Medikamentöse Therapie mit Antikonvulsiva

Antikonvulsiva und pflegerische Beratung bei Antikonvulsiva ➤ 15.2.4
Bei der medikamentösen Behandlung gibt es zwei verschiedene Aspekte:

- Die Unterbrechung eines *lang andauernden* epileptischen Anfalls, einer Anfallsserie oder eines Status epilepticus. Hier werden meist Benzodiazepine eingesetzt (➤ 16.2.4), beim Status epilepticus bevorzugt Lorazepam i. v. (etwa Tavor®) oder auch Midazolam. Wichtig ist dabei, dass die Benzodiazepin-Dosis ausreichend hoch ist. Hilft dies nicht, werden Phenytoin, Levetiracetam oder Valproat i. v. gegeben. Bei weiterer Erfolglosigkeit ist eine Intubationsnarkose nötig.
- Die Langzeitbehandlung zur Anfallsprophylaxe. Sie kann nach dem ersten Anfall bei hohem Wiederholungsrisiko oder individuell besonders belastenden Folgen eines weiteren Anfalls sinnvoll sein. Ansonsten ist sie nach dem zweiten Anfall angezeigt. Erste Wahl bei fokalen Epilepsien ist meist Lamotrigin (z. B. Lamotrigin dura®), bei generalisierten Epilepsien oft Valproat (z. B. Ergenyl®). Bei Frauen ist bei der Wahl des Medikaments zu berücksichtigen, ob ein zuverlässiger Schutz vor Schwangerschaft gegeben ist. Diese medikamentöse Behandlung ist immer eine Dauertherapie, überwiegend lebenslang. Ein langsames Herunterdosieren und Absetzen kann frühestens nach zwei Jahren Anfallsfreiheit erwogen werden. Bei dieser Erwägung spielen die Medikamentenverträglichkeit, das individuelle Rezidivrisiko und die Folgen eines Anfalls für Alltag und Beruf eine Rolle. [29]

Weitere ärztliche Behandlungen

- **Epilepsiechirurgie.** Bei klar lokalisiertem Anfallsursprung im Gehirn kann der „Epilepsieherd" evtl. neurochirurgisch entfernt werden. Diese Behandlung ist spezialisierten Epilepsiezentren vorbehalten.
- **Stimulationstherapien,** v. a. regelmäßige elektrische Stimulation des linken N. vagus über Elektroden durch ein kleines, implantiertes Gerät. Die Wirkungsweise ist unklar, die Hauptnebenwirkungen sind Folgen der gesteigerten Parasympathikuswirkung durch die Stimulation (z. B. Heiserkeit).

Weitere pflegerische Betreuung

Die pflegerische Betreuung nach dem Anfall umfasst:
- Patienten in die stabile Seitenlage bringen, bis er vollständig wach und ansprechbar ist
- Patienten helfen, sich zu orientieren, erklären, was passiert ist
- Mund auf Zungenbiss untersuchen, nach Erbrechen Mundpflege durchführen (lassen)
- Nach unkontrolliertem Urin- und Stuhlabgang Intimpflege durchführen (lassen), Wäsche wechseln
- Für Ruhe sorgen, viele Patienten schlafen danach, trotzdem Vitalzeichen und Bewusstsein kontrollieren, ggf. dafür wecken
- Nach Arztanordnungen weitere diagnostische oder therapeutische Maßnahmen veranlassen oder durchführen, z. B. EEG

Bei hoher Gefahr von Kopfverletzungen kann das prophylaktische Tragen eines Schutzhelms notwendig werden.

Beratung

Pflegefachpersonen beraten Betroffene zum Führen eines Anfallstagebuchs, in dem sie auch Tätigkeiten, Ereignisse, Gedanken und Gefühle vor dem Anfall dokumentieren sollen. So kann leichter in Erfahrung gebracht werden, welche Situationen Anfälle auslösen (z. B. zu wenig Schlaf, lange Computerarbeit oder Fernsehen, Flackerlicht, Alkoholkonsum) und ob sie sich durch Vorboten ankündigen.

Grundsätzlich können Menschen mit Epilepsie ein weitgehend normales Leben führen, es sind aber in einigen Bereichen Vorsichtsmaßnahmen nötig:
- Anfallsauslöser sollten möglichst gemieden werden. Ist ein (gelegentlicher) Anfallsauslöser unvermeidbar, können einige Betroffene einen Anfall durch zusätzliche Medikamente oder bestimmtes Verhalten verhindern.
- Bei plötzlichem Absetzen von Antikonvulsiva (➤ 15.2.4) drohen gehäufte und schwere Anfälle. Daher Medikamente regelmäßig einnehmen und nie eigenmächtig absetzen. Ggf. müssen Eltern, andere Angehörige oder ein ambulanter Pflegedienst die Einnahme überwachen oder die Eingabe übernehmen.
- Patienten mit Epilepsie sollen immer einen Notfallausweis bei sich tragen (➤ Abb. 15.60).
- Sport ist wünschenswert, allerdings muss die Selbstgefährdung beachtet werden. Betroffene sollen z. B. nicht allein schwimmen gehen und beim Fahrrad- und Skifahren grundsätzlich einen Helm tragen.
- Bei Reisen muss bedacht werden, dass eine Zeitverschiebung eine Medikamentenumstellung (bzw. Einnahme zu einer anderen Tageszeit) erfordert oder einen Anfall provozieren kann. Mitnahme von Bedarfsmedikamenten zur Unterbrechung eines Status ist sinnvoll.
- Berufe mit hoher Selbst- und Fremdgefährdung (z. B. Dachdecker, Busfahrer, Arbeit an gefährlichen Maschinen oder Starkstrom) sind ungeeignet, ebenso Berufe im Schichtdienst.
- Impfungen können und sollen nach den Empfehlungen der STIKO erfolgen (➤ 13.2.10).
- Familiengründung ist grundsätzlich möglich. Schwangerschaften sollen aber geplant werden, da viele Antikonsulsiva in der Schwangerschaft nicht genommen werden dürfen. Evtl. ist vorher eine Medikamentenumstellung notwendig. Bei einer Epilepsie ist das Risiko für das Kind in aller Regel mit Medikation geringer als ohne (und mit Anfällen). Die Frau soll aber schon ein Vierteljahr vor einer Schwangerschaft Folsäure einnehmen.
- Patienten mit aktiver Epilepsie dürfen keine Autos oder Motorräder führen. Bei Anfallsfreiheit gibt es je nach Führerscheingruppe (privat – beruflich) unterschiedliche Zeitgrenzen, ab denen wieder gefahren werden darf. Nach einem ersten Anfall

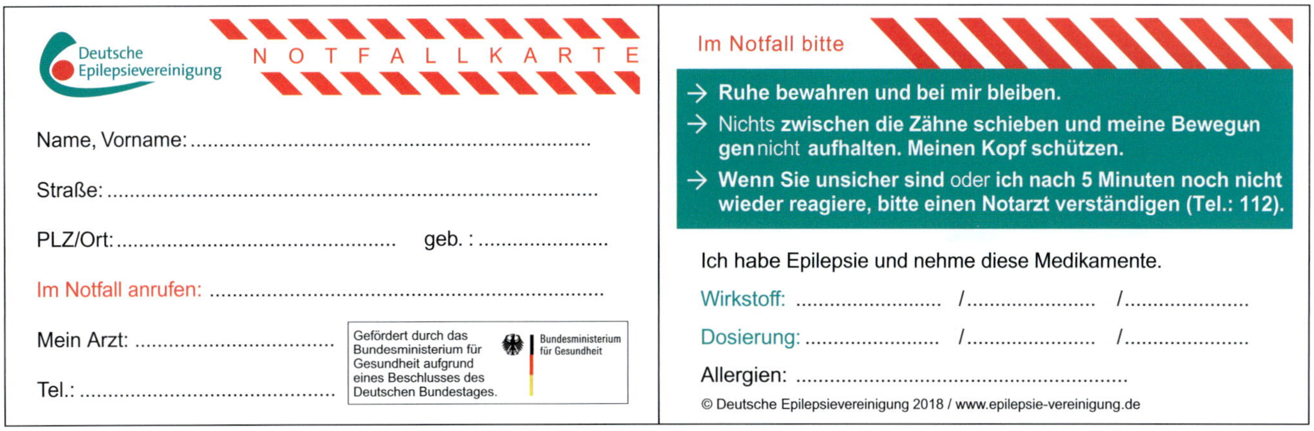
Deutsche Epilepsievereinigung
NOTFALLKARTE
Name, Vorname: ...
Straße: ...
PLZ/Ort: ... geb. : ...
Im Notfall anrufen: ...
Mein Arzt: ...
Tel.: ...
Gefördert durch das Bundesministerium für Gesundheit aufgrund eines Beschlusses des Deutschen Bundestages. Bundesministerium für Gesundheit

Im Notfall bitte
→ Ruhe bewahren und bei mir bleiben.
→ Nichts zwischen die Zähne schieben und meine Bewegungen nicht aufhalten. Meinen Kopf schützen.
→ Wenn Sie unsicher sind oder ich nach 5 Minuten noch nicht wieder reagiere, bitte einen Notarzt verständigen (Tel.: 112).

Ich habe Epilepsie und nehme diese Medikamente.
Wirkstoff: ... / ... / ...
Dosierung: ... / ... / ...
Allergien: ...
© Deutsche Epilepsievereinigung 2018 / www.epilepsie-vereinigung.de

Abb. 15.60 Notfallausweis Epilepsie. Menschen mit Epilepsie sollten immer einen Notfallausweis bei sich führen, am besten in Kombination mit einer kleinen SOS-Kapsel. Der Notfallausweis enthält neben den persönlichen Daten auch die Medikation des Betroffenen sowie Empfehlungen zu Maßnahmen im Notfall. [W340] besteht 3–6 Monate Fahrverbot, nach einem zweiten Anfall ein Jahr. Bei einem Berufskraftfahrer muss nach mehreren Anfällen fünf Jahre Anfallsfreiheit ohne Medikamente bestehen, bis wieder *beruflich* gefahren werden darf. [31]

Es gibt mittlerweile (psychosoziale) Beratungsstellen, die Beratung zu berufsrelevanten, sozialrechtlichen und weiteren Themen speziell für Menschen mit Epilepsie anbieten.

15.6 Meningitis und Enzephalitis

DEFINITION

Meningitis *(Hirnhautentzündung):* Infektion der weichen Hirnhäute (Meningen) und des Subarachnoidalraums durch unter schiedliche Erreger, meist Bakterien oder Viren. Letalität der akuten bakteriellen Meningitis bis 30 %, bei Neugeborenen höher. Bei Überlebenden nicht selten bleibende Folgen.
Enzephalitis *(Gehirnentzündung):* Entzündung des Gehirns durch Bakterien, Viren oder Pilze. Letalität und Dauerfolgen sehr unterschiedlich, je nach Erreger und Abwehrlage des Patienten.
Häufig kombiniert auftretend und dann als **Meningoenzephalitis** bezeichnet (weitere Begriffe ➤ Abb. 15.61).

Krankheitsursachen und -entwicklung

Die meisten **Meningitiden** und **Enzephalitiden** in Deutschland sind durch Bakterien oder Viren verursacht. Pilze (etwa Aspergillen, Kryptokokken) und Protozoen (z. B. Toxoplasmen) sind v. a. bei Menschen mit ausgeprägter Abwehrschwäche bedeutend.
Das Bakterienspektrum ist altersabhängig:

- Bei Neugeborenen sind Streptokokken und Listerien (genauer *Listeria monocytogenes*) häufig.
- Häufige Erreger bei Kindern sind Pneumokokken (kurz für *Streptococcus pneumoniae*) und Meningokokken (kurz für *Neisseria meningitidis*).
- Bei Erwachsenen stehen Pneumokokken, Meningokokken und Listerien (v. a. bei über 50-Jährigen) im Vordergrund.

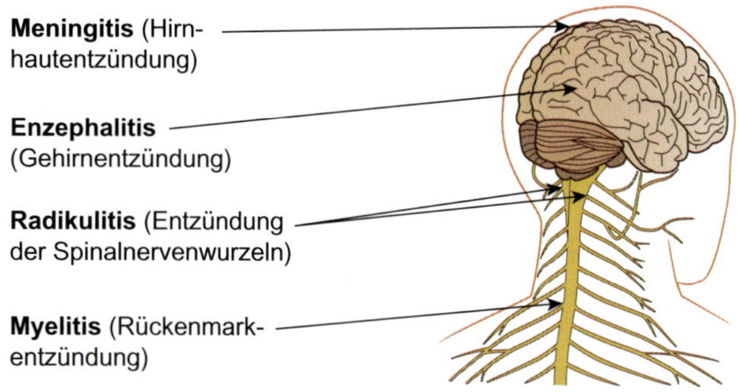

Abb. 15.61 Wichtige Begriffe in der Neuroinfektiologie. [L255]

Bei den Viren sind z. B. Enteroviren (etwa Coxsackie-Viren) sehr häufig. Weitere virale Erreger sind beispielsweise die verschiedenen Herpes-Viren, das Influenza-, Masern-, Mumps- oder FSME-Virus (➤ 13.5, ➤ Tab. 13.4).

Die Erreger gelangen bei Allgemeininfektionen mit dem Blut, durch Ausbreitung von Infektionen in der Umgebung oder durch offene Verbindung zur Außenwelt ins Gehirn.

Klinische Zeichen und Diagnostik

Klinische Zeichen der Meningitis

DEFINITION

Meningismus: Nackensteife infolge Reizung der Hirnhäute, erkennbar an einem erhöhten Widerstand und Schmerzen bei passiver Kopfbeugung. Im Extremfall „bogenartige" Überstreckung von Kopf und Rücken. Leitsymptom der Meningitis, aber auch der Subarachnoidalblutung.
Typischerweise (jedoch nicht immer) positives **Lasègue-, Brudzinski- und Kernig-Zeichen,** d. h. Schmerzauslösung durch Dehnung von weichen Hirnhäuten und Nervenwurzeln (➤ Abb. 15.62).

Kardinalsymptome der akuten bakteriellen Meningitis sind rasch auftretendes Fieber, Kopfschmerzen und **Meningismus,** wobei einzelne Symptome aber fehlen können. Weitere typische Symptome sind

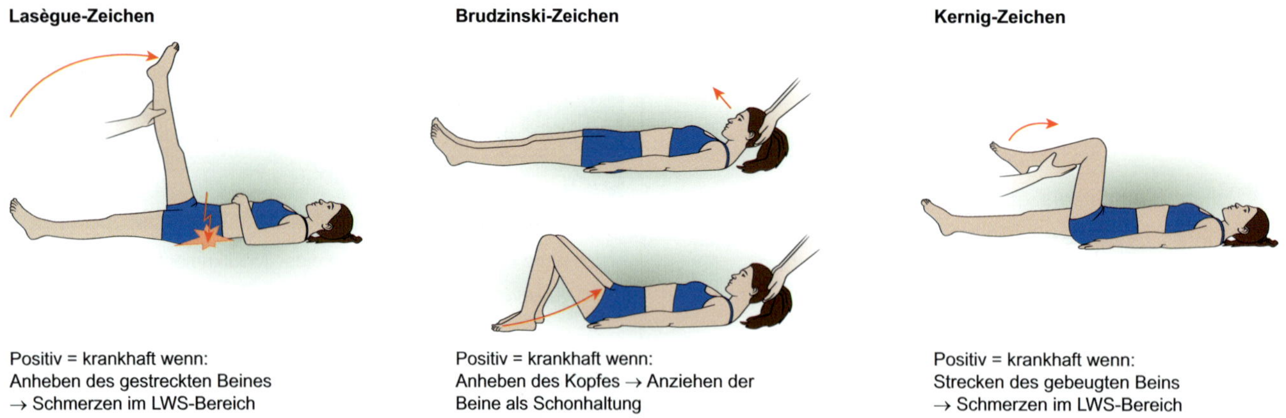

Abb. 15.62 Lasègue-, Brudzinski- und Kernig-Zeichen. Sie beruhen darauf, dass Dehnung der Hirnhäute bei Hirnhautreizung schmerzhaft ist. Die Zeichen sind auch z. B. bei einem Bandscheibenvorfall durch Dehnung der Nervenwurzeln positiv. [L255]

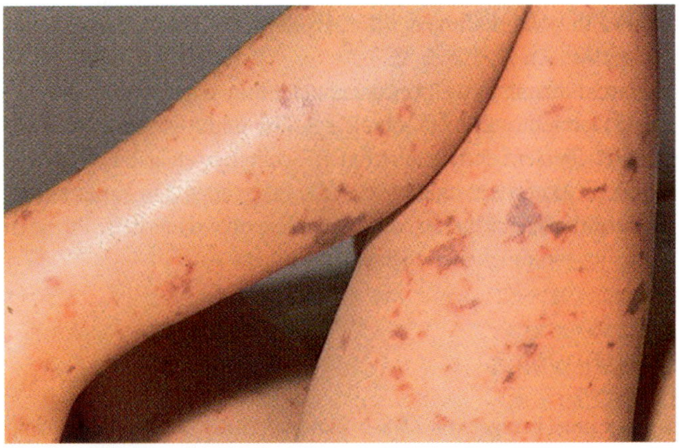

Abb. 15.63 Zahlreiche, teils zusammenfließende Petechien bei Meningokokkenmeningitis. [G950]

Übelkeit, Erbrechen, Vigilanzminderung, Schwindel, Lichtscheu und Geräuschempfindlichkeit.

Bei Meningokokkeninfektionen finden sich zudem oft Hauteinblutungen (➤ Abb. 15.63). Das Vollbild mit ausgeprägten Hautblutungen heißt **Waterhouse-Friderichsen-Syndrom.**

Bei Säuglingen, Kleinkindern und alten Menschen sind Fieber und Meningismus gering oder fehlen sogar. Wichtige Meningitishinweise bei Säuglingen sind vorgewölbte Fontanellen und Trinkschwierigkeiten. Alte Menschen sind evtl. auffällig unruhig.

Klinische Zeichen der Enzephalitis

Leitsymptome einer Enzephalitis sind Bewusstseinsstörungen (Vigilanzminderung, Verwirrtheit), fokale neurologische Ausfälle (Lähmungen, Sensibilitätsstörungen, Sprachstörungen) sowie epileptische Anfälle.

Virale versus bakterielle Ursache

Als Faustregel kann gelten, dass das Bild bei viralen Meningoenzephalitiden nicht so dramatisch ist wie bei bakteriellen. Die Patienten klagen oft nur über leichte bis mäßige Kopfschmerzen, Lichtscheu, Müdigkeit oder Apathie. Das Fieber ist nicht so hoch und die Nackensteifigkeit nicht so ausgeprägt. Doch keine Regel ohne Ausnahme: Die **Herpes-Enzephalitis** z. B. verläuft hochakut, hat eine hohe Letalität von unbehandelt bis zu 70 % und hinterlässt oft Dauerfolgen.

FSME

Die **FSME** *(Frühsommermeningoenzephalitis)* ist eine durch Zecken übertragene Erkrankung durch das **FSME-Virus.** Sie kommt nur in bestimmten Risikogebieten vor, da nur dort die Zecken befallen sind. In Deutschland sind dies v. a. Baden-Württemberg, Bayern sowie der Süden von Hessen, Thüringen, Sachsen und Brandenburg (aktuelle Karte für Deutschland unter www.rki.de/fsme-karte, für Europa unter https://www.ecdc.europa.eu/en/tick-borne-encephalitis).

Etwa 1–2 Wochen nach der Infektion bekommt ein Teil der Infizierten grippeartige Beschwerden. Nach kurzer Besserung folgen evtl. Meningitis, Enzephalitis und/oder Myelitis mit v. a. Bewusstseins-, Koordinationsstörungen und Lähmungen. Die Letalität bei ZNS-Beteiligung liegt bei ca. 1 %, Dauerfolgen sind möglich.

KLIMA UND UMWELT

Zecken sind erst bei Temperatur über 8 °C aktiv. FSME und Borreliose (➤ 13.4.3) zeigten daher bisher eine ausgeprägte Saisonalität mit einem Erkrankungsgipfel von Frühjahr bis Herbst. Durch die Klimaerwärmung könnten sich sowohl die Regionen vergrößern, in denen Zecken leben können, als auch sich in den jetzigen Zeckenregionen die Zeckensaison ausweiten.

Diagnostik

Bei Verdacht auf Meningitis oder Enzephalitis sind Blut- und Liquoruntersuchung (nicht bei deutlich erhöhtem Hirndruck!) sowie CT/MRT die wichtigsten technischen Untersuchungen.

- Die Blutuntersuchung zeigt allgemeine Entzündungszeichen. Immer werden Blutkulturen zur Erregersicherung angelegt.
- Über die Liquoruntersuchung (➤ 15.1.11) gelingt sehr schnell der Nachweis, ob eine Entzündung des Nervensystems vorliegt. Der Liquor ist trüb, die Zellzahl vermehrt (am stärksten bei der bakteriellen Meningitis), der Eiweißgehalt erhöht. Durch Gramfärbung oder Antigen-Schnelltests (z. B. Pneumokokken-Schnelltest) kann ein Teil der Erreger identifiziert werden.
- CT und MRT erfassen Komplikationen und teilweise auch Auslöser der ZNS-Infektion (z. B. typisches Bild bei Herpes-Enzephalitis, Nachweis von Warzenfortsatzentzündungen/Mastoiditis als wahrscheinlichem Ausgangspunkt der Infektion im HNO-Bereich ➤ 18.4.4).

Ggf. sind weitere Untersuchungen zur Ursachensuche erforderlich, z. B. eine HNO-ärztliche Untersuchung.

Komplikationen

- Akutkomplikationen sind v. a. Hirnödem mit Hirndruck (➤ 15.2.5), Durchblutungsstörungen oder Blutungen, **Hirnvenen- oder Sinusthrombose** (Verschluss der Venen/venösen Sinus im Gehirn durch Blutgerinnsel), **Hirnabszess** (eitrige Einschmelzung von Gehirngewebe) und Sepsis (➤ 13.3).
- Spätkomplikationen umfassen z. B. Hydrozephalus (➤ 15.2.5), Epilepsie (➤ 15.5), bleibende neurologische Ausfälle (etwa Hirnnervenausfälle), Konzentrationsstörungen und andere kognitive Einbußen bis zur schweren kognitiven Beeinträchtigung.

Behandlung

Medikamentöse Behandlung

Unverzüglicher Therapiebeginn

Die antibiotische Therapie beginnt bei bakterieller Meningitis so früh wie möglich (60 Min. nach Krankenhausaufnahme), da eine Verzögerung die Prognose verschlechtert.

Da bei einer bakteriellen Meningitis der Erreger anfangs oft noch nicht feststeht, wird mit den Antibiotika (➤ 13.2.4) begonnen, die den Erreger erfahrungsgemäß am ehesten erfassen *(kalkulierte Antibiotikatherapie)*. Wurde die Infektion im häuslichen Umfeld erworben, wird z. B. meist eine Kombination aus einem Cephalosporin und Ampicillin gegeben, beide i. v. Ggf. wird zur Vermeidung von Komplikationen einige Tage das Glukokortikoid Dexamethason verabreicht. [32]

Virostatika (➤ 13.2.5) wirken nur gegen einen Teil der verursachenden Viren. So wird bereits bei Verdacht auf eine Herpes-Enzephalitis mit Aciclovir i. v. behandelt.

Erregerabhängige Schutzmaßnahmen

Je nach Erreger können erregerabhängige Schutzmaßnahmen erforderlich sein (➤ 13.2.1).

Besteht zum Zeitpunkt der Krankenhausaufnahme z. B. der Verdacht auf eine *Meningokokkenmeningitis* (Übertragung durch Tröpfcheninfektion), wird der Patient bis zum Ausschluss oder bis 24 Std. nach Beginn der Antibiotikatherapie isoliert. Personal und Besucher tragen Handschuhe, Schutzkittel und bei möglichem Kontakt zu Nasen-Rachen-Sekreten einen Mund-Nasen-Schutz. Der Verdacht auf eine Meningokokkenerkrankung ist meldepflichtig (➤ 13.2.3).

Engen Kontaktpersonen (z. B. Haushaltsmitgliedern, Kindern aus dem gleichen Kindergarten/der gleichen Kindergartengruppe, Sexualpartnern, anderen Menschen, die mit Nasen-Rachen-Sekreten in Berührung gekommen sein können) wird eine vorbeugende Antibiotikaeinnahme empfohlen, Menschen im gleichen Haushalt zusätzlich die postexpositionelle Impfung, falls die Infektion durch Meningokokkenstämme hervorgerufen wurde, welche durch die Impfung erfasst werden.

Behandlung von Komplikationen

Komplikationen wie etwa Hirndruckerhöhung, Atem- oder Kreislaufstörungen werden nach den üblichen Richtlinien behandelt. Ein Hirnabszess bedarf meist einer mehrwöchigen Antibiotikagabe und einer Punktion oder operativen Ausräumung.

Beseitigung begünstigender Faktoren

Bei ZNS-Infektionen infolge Erregerausbreitung z. B. bei Herzklappenentzündung, Entzündungsherden im HNO-Bereich oder einer offenen Verbindung zwischen ZNS und Umwelt wird die Ursache baldmöglichst behandelt, ggf. auch operativ. Ansonsten ist das Rezidivrisiko sehr hoch.

Weitere pflegerische Betreuung

Patienten mit Meningitis und/oder Enzephalitis werden in der Regel zunächst auf einer Intensiv- oder Wachstation betreut. Pflegerische Schwerpunkte sind:

- Engmaschige Vitalzeichenkontrolle einschl. Bewusstsein und Symptomverlauf, Beobachtung auf Hirndruckzeichen und Anzeichen epileptischer Anfälle
- Ruhe, Reizabschirmung, evtl. Abdunkeln des Zimmers, evtl. leichte Sedierung nach Arztanordnung
- Bettruhe, Übernahme der Körperpflege und aller notwendigen Prophylaxen
- Durchführung und Überwachung der Infusionstherapie und medikamentösen Behandlung, ggf. Ein- und Ausfuhrkontrolle
- Ggf. fiebersenkende Maßnahmen, Schmerzmittelgabe

Nach der Akutphase unterstützen die Pflegenden den Patienten bei der schrittweisen Aktivierung. Die weitere oder dauerhafte Pflege ist abhängig von möglichen bleibenden Folgen.

Prävention

Gegen einige Erreger von ZNS-Infektionen sind Impfungen verfügbar (➤ 13.2.10), v. a. gegen:

- Haemophilus influenzae Typ b, bestimmte Meningokokkenstämme und Pneumokokken als Erreger bakterieller Meningitiden
- Frühsommermeningoenzephalitis, Masern, Mumps, Polio (Kinderlähmung), Röteln, Tollwut als virale Verursacher von ZNS- Infektionen

15.7 Multiple Sklerose

DEFINITION

Multiple Sklerose *(MS, Enzephalomyelitis disseminata, ED)*: chronisch-entzündliche Autoimmunerkrankung des zentralen Nervensystems. Mit mindestens 250.000 Patienten in Deutschland eine der häufigsten neurologischen Erkrankungen. Erstmanifestation meist im 20.–40. Lebensjahr, Frauen gut doppelt so häufig betroffen wie Männer. [33] Häufigste Ursache einer bleibenden Behinderung bei jungen Erwachsenen.

Krankheitsursachen und -entwicklung

Die genauen Ursachen der **Multiplen Sklerose** sind noch nicht bekannt. Eine genetisch bedingte Veranlagung mit Beteiligung vieler Gene gilt als sicher. Umweltfaktoren wie Virusinfektionen, Vitamin-D-Mangel, Rauchen können den Erkrankungsausbruch eventuell begünstigen.

Es kommt zu einer autoimmun bedingten Entzündung von Gehirn und Rückenmark (➤ 12.4), die sowohl zu einer **Demyelinisierung** (Zerstörung der Myelinschicht ➤ Abb. 15.64) als auch zu einer Schädigung von Nervenzellen und deren Fortsätzen (Axone) führt. Die Beschwerden sind Folge der verzögerten oder unterbrochenen Erregungsleitung bzw. der Nervenzellschädigung.

Klinische Zeichen und Diagnostik

Klinische Zeichen

Die Multiple Sklerose ist sowohl hinsichtlich Art und Schwere der Symptome als auch bezüglich des Krankheitsverlaufs sehr variabel.

Da die Entzündung jeden Ort im ZNS befallen kann, sind letztlich alle denkbaren ZNS-Symptome möglich. Klassische Frühsymptome der Multiplen Sklerose sind Sehverschlechterung durch *Sehnervenentzündung (Neuritis nervi optici)*, Sensibilitätsstörungen, Gangunsi-

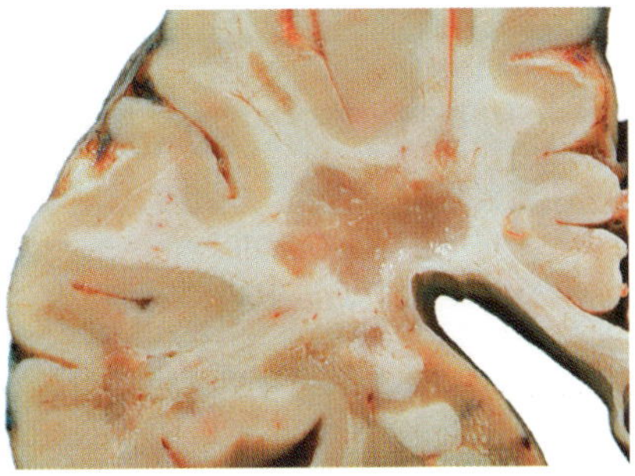

Abb. 15.64 Entmarkungsherde bei MS. Die normalerweise einheitliche weiße Substanz ist von zahlreichen dunklen Entmarkungsherden durchsetzt. [R285]

cherheit sowie eine belastungsabhängige Schwäche der Beine. Neben weiteren neurologischen Ausfällen und vegetativen Symptomen (z. B. Blasenfunktionsstörungen) treten v. a. nach langjährigem Verlauf oft starke Müdigkeit *(Fatigue)*, psychische Störungen (z. B. Depressionen) und eine Abnahme der kognitiven Leistungsfähigkeit hinzu.

Prinzipiell unterscheidet man den Verlauf mit Schüben und mehr oder weniger vollständiger Symptomrückbildung zwischen den Schüben (➤ Abb. 15.65 blau, pink) von einer chronisch-progredienten (langsam voranschreitenden) Verschlechterung der klinischen Symptomatik (➤ Abb. 15.65 rot). Kommt es nach anfänglich schubförmigem Verlauf zu einer voranschreitenden Verschlechterung, spricht man von einem sekundär progredienten Verlauf (➤ Abb. 15.65 grün)

Diagnostik

Zeitliche und örtliche Dissemination

Ziel der MS-Diagnostik ist der Nachweis, dass es sich um eine Erkrankung mit Herden an *mehreren* Orten im ZNS handelt, die zu *unterschiedlichen* Zeitpunkten entstanden sind. Dabei werden auch rein anamnestisch erfasste Schübe (z. B. vorübergehende Sehstörungen) und nicht bemerkte, aber mit bildgebenden Verfahren nachgewiesene Herde „gewertet".

Zwingend notwendig sind:

- MRT von Gehirn und ggf. Rückenmark, dient gleichzeitig der Darstellung von Entzündungsherden und dem Ausschluss anderer Erkrankungen
- Liquoruntersuchung (➤ 15.1.11). Typischerweise Entzündungszeichen und eine Immunglobulinbildung im ZNS mit sog. **oligoklonalen IgG-Banden,** aber ohne Infektionserreger

Sinnvoll ist zusätzlich die Ableitung der evozierten Potenziale, da sich z. B. mithilfe der visuell evozierten Potenziale (VEP ➤ 15.1.12) eine frühere Sehnervenentzündung nachweisen lässt.

Behandlung

Die MS-Therapie stützt sich auf drei Säulen:

- Behandlung akuter Erkrankungsschübe
- Verlaufsmodifizierende Immuntherapie
- Behandlung belastender Symptome

Behandlung akuter Erkrankungsschübe

Im akuten Schub werden nach Ausschluss von Kontraindikationen möglichst rasch hochdosiert Glukokortikoide (für 3–5 Tage) i. v. gegeben, die den Schub mildern und abkürzen können. [34] Parallel empfiehlt sich eine medikamentöse *Ulkusprophylaxe* (➤ 8.2.4), bei entsprechenden Risikofaktoren auch eine (medikamentöse) *Thromboseprophylaxe.* Pflegefachpersonen achten außerdem auf Infektionszeichen.

Bei unzureichendem Therapieerfolg sind eine erneute Kortisonstoßtherapie oder eine **Plasmapherese** *(Plasmaaustauschbehandlung)* möglich. Die Plasmapherese entfernt die an der Entzündung wesentlich beteiligten Antikörper und Entzündungsmediatoren aus dem Blut. [34]

Verlaufsmodifizierende Immuntherapie

DEFINITION

Verlaufsmodifizierende Immuntherapie der Multiplen Sklerose: medikamentöse Behandlung bei MS, welche die Autoimmunvorgänge bremsen und so Häufigkeit und Schwere der Schübe reduzieren kann.

Möglichst frühzeitig nach Diagnose sollte eine **verlaufsmodifizierende Immuntherapie** beginnen (➤ Tab. 15.11, Substanzen der Wirksamkeitskategorie 2/3 bei wahrscheinlich hochaktivem Verlauf oder anhaltender Krankheitsaktivität unter Substanzen der Wirksamkeitskategorie 1). Häufig eingesetzt werden v. a. Interferon-β und Glatirameracetat. Der genaue Wirkmechanismus der Medikamente

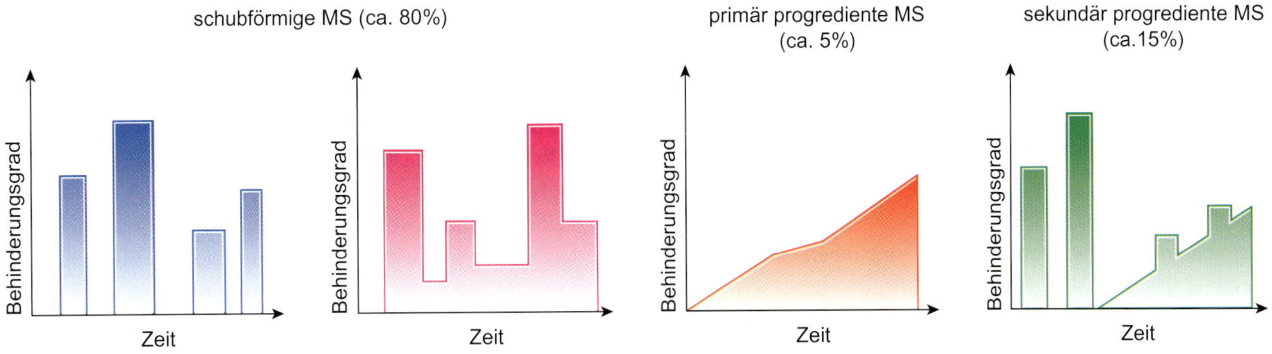

Abb. 15.65 Verlaufsformen der MS. [L255]

Tab. 15.11 Verlaufsmodifizierende Immuntherapie bei multipler Sklerose (Wirksamkeitskategorie 1–3: zunehmende relative Reduktion der Schubrate). [34]

Medikament	Applikation	Nebenwirkungen
Wirksamkeitskategorie 1		
Glatirameracetat (z. B. Copaxone®)	s. c.	Postinjektionsreaktion (u. a. mit Luftnot, Herzrasen, hört von selbst nach maximal 30 Min. auf), Lokalreaktionen an der Injektionsstelle
Interferon-β (z. B. Betaferon®, Plegridy®, Rebif®)	s. c., i. m.	Grippeähnliche Beschwerden (Fieber, Myalgien), Leberwertanstieg, Lokalreaktionen an der Injektionsstelle
Dimethylfumarat (z. B. Tecfidera®)	Oral	Magen-Darm-Beschwerden, Flush, Leukozytopenie, erhöhtes Infektionsrisiko
Teriflunomid (z. B. Aubagio®)	Oral	Magen-Darm-Beschwerden, Kopfschmerzen, Haarausfall, Leberwertanstieg, Nierenschädigung, Leukozytopenie
Wirksamkeitskategorie 2		
Cladribin (z. B. Mavenclad®)	Oral	Kopfschmerzen, Übelkeit, Diarrhö, Knochenmarkdepression (→ Leukozytopenie, v. a. Lymphozytopenie)
Fingolimod (z. B. Gilenya®)	Oral	Kopfschmerzen, Husten, Diarrhö, Infektionen (u. a. Herpes-Viren), Leberschädigung, Herzrhythmusstörungen (→ bei Erstgabe oder nach Pause EKG-Monitoring), evtl. Hauttumoren
Siponimod (z. B. Mayzent®)	Oral	Ähnlich wie Fingolimod mit weniger kardialen NW
Wirksamkeitskategorie 3		
Alemtuzumab (z. B. Lemtrada®)	i. v.	Infusionsreaktion, Autoimmunerkrankungen, erhöhtes Infektionsrisiko
Natalizumab (z. B. Tysabri®)	i. v.	Infektionen, allerg. Reaktionen, Leberwertanstieg, Herpes-Enzephalitis, **progressive multifokale Leukenzephalopathie***
Ocrelizumab (z. B. Ocrevus®)	i. v.	Infektionen, Neutropenie

* Die progressive multifokale Leukenzephalopathie ist eine virusbedingte Entmarkung des ZNS bei Abwehrschwäche. Ihr Risiko ist bei den hoch wirksamen MS-Therapien erhöht, unter Natalizumab wahrscheinlich mehr als unter den anderen.

ist unterschiedlich. Alle erfordern regelmäßige ärztliche Kontrollen, viele eine zuverlässige Empfängnisverhütung.

Pflegerische Betreuung

Da die Multiple Sklerose bis heute nicht geheilt werden kann, ist die verlaufsmodifizierende Immuntherapie eine Dauertherapie. Das stellt hohe Anforderungen an die Therapieadhärenz (➤ 2.1.1) des Betroffenen. Die Pflegenden motivieren zur Einnahme, verschweigen aber mögliche Nebenwirkungen nicht.

Pflegefachpersonen leiten den Patienten oder seine Angehörigen ggf. zur s. c.-Injektion an. Kühlen mit Kühlkissen aus dem Kühlschrank vor und nach der Injektion kann lokale Beschwerden an der Einstichstelle lindern (das Medikament soll aber Raumtemperatur haben).

Behandlung belastender Symptome

Belastende Beschwerden wie beispielsweise Müdigkeit, Spastik, Blasenstörungen, Gangstörungen und Schmerzen werden symptomatisch behandelt.

Weitere pflegerische Betreuung

So variabel wie die Krankheit bezüglich Symptomen und Verlauf ist, so variabel sind auch die notwendigen pflegerischen Maßnahmen. Ziel ist, die Selbstständigkeit der Patienten zu fördern und erhalten, gleichzeitig aber die notwendige Unterstützung zu geben und Überforderungen zu vermeiden. Pflegerische Schwerpunkte sind:

Lagerung und Bewegung

- Lagerung und Bewegung nach dem Bobath-Konzept (➤ 15.2.1), individuelle Unterstützung abhängig von den Einschränkungen bzw. den Bewegungsressourcen
- Maßnahmen zur Sturzprophylaxe einschließlich Nutzung von Mobilisationshilfen
- Ggf. Thrombose-, Dekubitus-, Kontrakturenprophylaxe

Körperpflege

- Bei der Körperpflege unterstützen, v. a. im akuten Schub
- Zur selbstständigen Körperpflege beraten und motivieren, Anziehtraining durchführen, Tipps zu leicht handhabbarer Kleidung geben, z. B. Klettverschlüsse statt Knöpfe, Knöpfhilfe, Sockenanzieher, weitere Kleidung aus elastischen Stoffen, Schuhe zum Reinschlüpfen oder mit Klettverschlüssen
- Sorgfältige Hygiene, um Infektionen durch das je nach Therapie geschwächte Immunsystem zu vermeiden

Ernährung und Ausscheidung

- Zur Reduktion von Übergewicht beraten, das die Bewegungsfähigkeit zusätzlich einschränkt
- Zu einer gesunden, vollwertigen und ballaststoffreichen Kost raten. Eine spezielle Diät ist nicht notwendig, geringerer Verzehr tierischer Produkte scheint aber günstig zu sein
- Auf ausreichende Flüssigkeitszufuhr achten
- Ggf. bei der Nahrungszubereitung und -aufnahme unterstützen, zur Verwendung von Hilfsmitteln beraten

- Gemeinsam mit dem Betroffenen individuelle Lösungen bei permanentem Harndrang, Beckenbodenspastik und Inkontinenz suchen, z. B. Blasen- und Toilettentraining, intermittierender Selbstkatheterismus, Inkontinenzhilfsmittel

Beratung

Junge Frauen können einen Kinderwunsch durchaus verwirklichen, allerdings sollte eine Schwangerschaft geplant sein, da die Medikamente ggf. vorher abgesetzt bzw. umgestellt werden müssen. Schwangerschaft und Geburt verschlechtern die Erkrankung nach heutigem Wissen insgesamt nicht; das MS-Risiko des Kindes ist etwas erhöht, aber insgesamt niedrig. Nach der Geburt sollte ausreichend Hilfe durch weitere Personen zur Verfügung stehen.

Pflegende beraten (zusammen mit Ergotherapeuten) z. B. zu Hilfsmitteln (z. B. Rollator, ➤ Abb. 15.66) und sinnvollen Umbaumaßnahmen in der Wohnung. Sozialdienst oder Pflegeberater informieren, welche finanziellen, materiellen und personellen Unterstützungen dem Patienten zustehen und wie er sie bekommen kann.

15.8 Morbus Parkinson und andere neurodegenerative Erkrankungen

DEFINITION

Parkinson-Syndrom: Bradykinese (verlangsamte Bewegungen) oder **Akinese** (ausgeprägte Bewegungsarmut) plus Rigor (➤ 15.1.3), Ruhetremor (➤ 15.1.4) und/oder Haltungsinstabilität.

Morbus Parkinson *(idiopathisches Parkinson-Syndrom, IPS):* ursächlich unklare neurodegenerative Erkrankung mit Rigor, Tremor und Akinese als Leitsymptomen. Macht ca. 75 % aller Parkinson-Syndrome aus (➤ Abb. 15.67). Mit einer Häufigkeit von ca. 0,3 % in Deutschland zweithäufigste neurodegenerative Erkrankung nach der Alzheimer-Demenz (➤ 16.12). Betrifft bevorzugt ältere Menschen (Vorkommen bei 1 % der über 65-Jährigen und 4 % der 85-Jährigen), Männer häufiger als Frauen. Über die Jahre fortschreitender Verlauf.

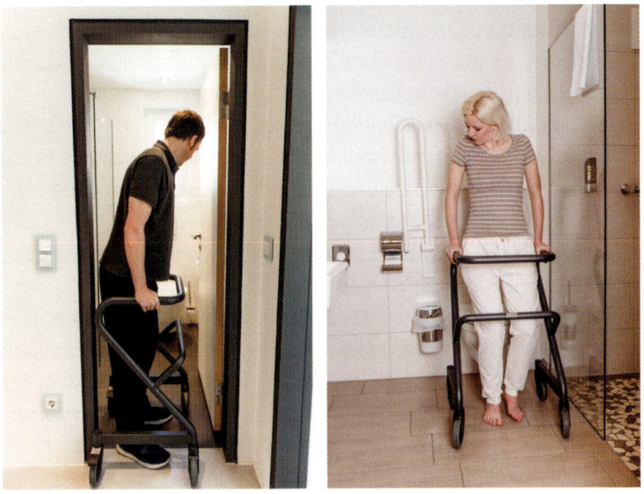

Abb. 15.66 Stabiler und gleichzeitig kleiner und wendiger Wohnraum-Rollator. Bei Bedarf kann eine Sitz- oder Ablagefläche aufgelegt werden. [V913]

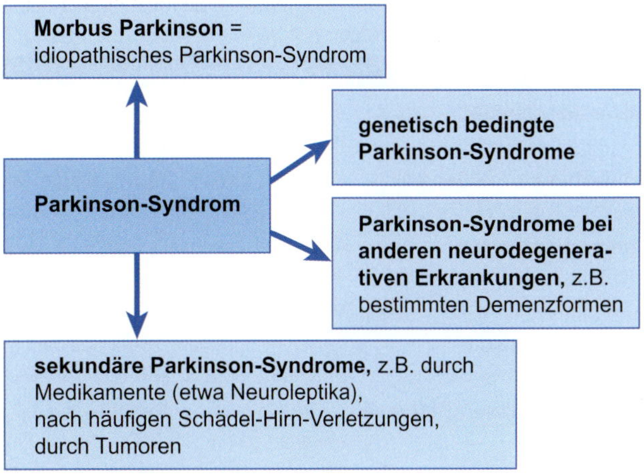

Abb. 15.67 Ursachen eines Parkinson-Syndroms. [L255]

Krankheitsursachen und -entwicklung

Beim **Morbus Parkinson** kommt es zu einem fortschreitenden Untergang von Nervenzellen in der Substantia nigra des Mittelhirns, die den Botenstoff Dopamin verwenden. Die Ursachen sind noch nicht geklärt und wahrscheinlich multifaktoriell, also eine Kombination aus genetischer Veranlagung und Umwelteinflüssen. Der Morbus Parkinson gehört zu den **neurodegenerativen Erkrankungen,** die durch einen zunehmenden Nervenzelluntergang in bestimmten Gehirnteilen gekennzeichnet sind (➤ Tab. 15.12).

Die Symptome des Morbus Parkinson erklären sich durch den Dopaminmangel.

Klinische Zeichen und Diagnostik

Klinische Zeichen

Die klassischen motorischen Symptome des Morbus Parkinson sind (➤ Abb. 15.68):

- Hypo- bzw. Bradykinese (verminderte bzw. verlangsamte Bewegungen)
- Rigor („wächserne" Erhöhung des Muskeltonus ➤ 15.1.3)
- Ruhetremor mit einer Frequenz von 3–7/Sek. *(Münzenzähler-, Pillendrehertremor),* z. B. sichtbar bei entspannt auf Tisch oder Oberschenkel gelegten Armen

Durch Überlagerung von Rigor und Tremor entsteht das **Zahnradphänomen,** das ruckartige Nachlassen des erhöhten Widerstands bei passiver Bewegung.

Typischerweise beginnen die Beschwerden einseitig und auch später ist meist eine Körperhälfte stärker betroffen als die andere. Weitere wichtige Symptome sind:

- Haltungsinstabilität (Unsicherheit beim Stehen und Gehen) durch verlangsamte reflektorische (Ausgleichs-)Bewegungen
- „Starthemmung" bei Bewegungen
- Kleinschrittiges Gangbild (Trippelschritte)
- Vornübergebeugte Haltung

Tab. 15.12 Die häufigsten neurodegenerativen Erkrankungen. Abgesehen von der spinalen Muskelatrophie können alle Erkrankungen bislang nur symptomatisch behandelt werden.

Erkrankung	Kurzcharakterisierung
Alzheimer-Demenz *(AD)*	Ursächlich unklarer Nervenzelluntergang v. a. im Scheitel- und Schläfenlappen des Großhirns mit Azetylcholinmangel → fortschreitende Gedächtnisstörungen und Verlust weiterer kognitiver Funktionen. Details ➤ 16.12
Frontotemporale Demenz *(FTD)*	Ursächlich unklarer Nervenzelluntergang v. a. im Stirn- und Schläfenlappen des Großhirns, teils familiär auftretend → fortschreitende Demenz (➤ 16.12) mit Persönlichkeits- und Verhaltensänderungen als Frühsymptomen
Chorea Huntington	Autosomal-dominant (➤ Abb. 2.3) vererbte Erkrankung mit Zelluntergang im Schalenkern des Großhirns → ab ca. 40 Jahren choreatische Bewegungen (unwillkürliche Überbewegungen von Extremitäten-, aber auch Zungen- und Gesichtsmusk.), psychiatrische Auffälligkeiten, Demenz. Durchschnittliche Lebenserwartung nach Ausbruch ca. 15 Jahre
Morbus Parkinson	Nervenzelluntergang in der Substantia nigra im Mittelhirn mit daraus resultierendem Dopaminmangel → Bewegungsstörungen, dazu vegetative, sensible/sensorische, psychische, kognitive Symptome. Siehe Text
Amyotrophe Lateralsklerose *(ALS)*	Ursächlich unklares Absterben der motorischen Nervenzellen in Gehirn (erstes Motoneuron) und Rückenmark (zweites Motoneuron (➤ 15.1.3) → zunehmende Schwäche/Lähmungen, im Verlauf auch der Atemmuskulatur, Schluckmuskulatur *(progressive Bulbärparalyse).* Durchschnittliche Lebenserwartung nach Diagnose ca. 3–5 Jahre, länger bei Sicherstellung der Ernährung durch PEG-Sonde und Unterstützung der Atemfunktion durch Heimbeatmung (➤ 3.2.3)
Spinale Muskelatrophie *(SMA)*	Genetisch bedingter (meist autosomal rezessiv vererbt ➤ Abb. 2.3) Untergang von motorischen Nervenzellen (zweites Motoneuron) im Rückenmark → zunehmende Schwäche/Lähmungen mit Muskelatrophie, beginnend v. a. in Schulter- und Beckengürtelmuskulatur. Vier Formen, die infantile Form (SMA 1) zeigt sich schon bei der Geburt („schlaffes" Neugeborenes) und verläuft rasch progredient, die adulte Form (SMA 4) beginnt oft erst im Erwachsenenalter mit (fast) normaler Lebenserwartung. Eine effektive Gentherapie ist verfügbar.

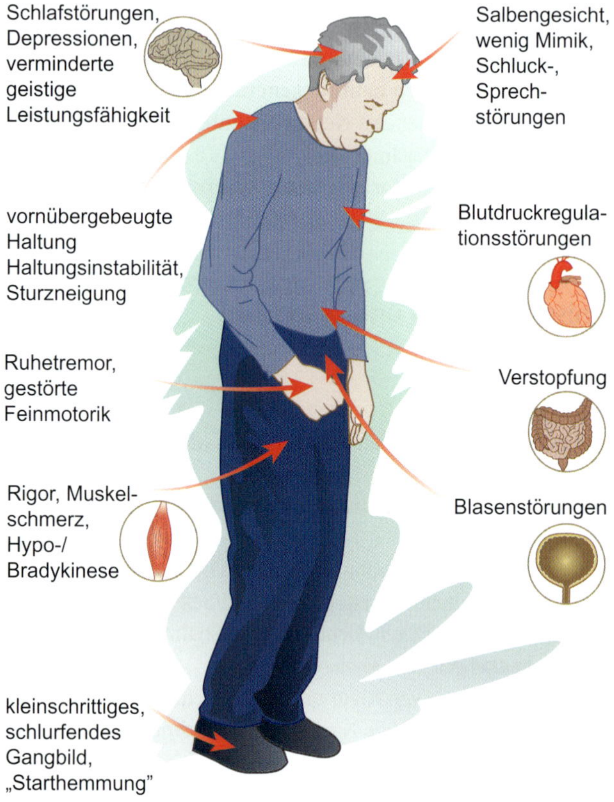

Abb. 15.68 Symptome bei Morbus Parkinson. [L255]

- Salbengesicht (durch verminderte Mimik und vermehrte Talgdrüsenaktivität)
- Obstipation, Blasenstörungen
- Depressionen (bei ca. 50 % der Patienten)
- Kognitive Störungen, Demenz (bei ca. 25 % der Patienten)

Diagnostik

Basis ist die klinische Diagnostik mit Nachweis der typischen Symptome. Eine (einmalige) MRT soll andere Parkinson-Syndrome, aber auch einen Hirntumor oder Schlaganfall als Ursache ausschließen.

Behandlung

Parkinson-Medikamente

DEFINITION

Parkinson-Medikamente *(Antiparkinson-Medikamente):* Medikamente zur Besserung von Bewegungsarmut, Tremor und Rigor bei Parkinson-Syndrom.

Hauptprinzip der medikamentösen Behandlung beim Morbus Parkinson ist eine vermehrte dopaminerge Aktivierung durch (➤ Tab. 15.13, ➤ Abb. 15.69): [35]

- **L-Dopa** (direkter Ersatz des fehlenden Botenstoffs)
- **Dopamin-Agonisten** (wirken am Rezeptor wie Dopamin)
- Abbauhemmung und dadurch Konzentrationserhöhung des Dopamins **(MAO-B-Hemmer, COMT-Hemmer)**

Einen gewissen Stellenwert haben außerdem noch **Anticholinergika** (hemmen den Parasympathikus).

Für die meisten Patienten ist L-Dopa das Medikament der Wahl. Es bessert die Beschwerden v. a. in den Anfangsjahren deutlich. Nach Jahren sind allerdings Wirkungsverlust (auch durch das Fortschreiten des Nervenzelluntergangs) und Komplikationen nicht selten, vor allem:

- Psychiatrische Nebenwirkungen mit Psychosen, Unruhe und Halluzinationen
- **Motorische Fluktuationen** mit stark schwankender Beweglichkeit, oft infolge Wirkungsschwankungen

Tab. 15.13 Häufig verwendete Parkinson-Medikamente (Auswahl).

Substanz (Bsp. Handelsname)	Vorteile	Nebenwirkungen/Nachteile
L-Dopa (Levodopa)		
• L-Dopa + Benserazid (z. B. Madopar®) • L-Dopa + Carbidopa (z. B. Nacom®)	• Wirksamstes Parkinson-Medikament • Oft Mittel der ersten Wahl • Auch kontinuierliche Gabe mittels PEG-Sonde und Pumpe ins Jejunum möglich (Duodopa®-Pumpe)	• Größtes Risiko motorischer Fluktuationen (stark und teilweise schnell wechselnde Beweglichkeit) und Dyskinesien (unwillkürliche Bewegungen) im Langzeitverlauf • Eher schlechter gegen Tremor
Non-Ergot-Dopamin-Agonisten		
• Piribedil (z. B. Clarium®) • Pramipexol (z. B. Sifrol®) • Ropinirol (z. B. Requip®) • Rotigotin (z. B. Neupro®) • Apomorphin (z. B. APO-go®)	• Mittel erster Wahl bei Patienten < 70 Jahren • Kombination mit L-Dopa möglich (Dosiseinsparung von L-Dopa) • Teilweise Applikation in Pflasterform (Rotigotin) • Geringere Gefahr von Dyskinesien und motorischen Fluktuationen als Spätkomplikationen	• Geringere Wirkung, mehr Nebenwirkungen als L-Dopa • Übelkeit • Tagesmüdigkeit • Beinödeme • Unruhe, Halluzinationen (z. B. Insekten an der Wand), zwanghaftes Verhalten (Spiel-, Kaufsucht etc.)
MAO-B-Hemmer		
• Rasagilin (z. B. Azilect®) • Selegilin (z. B. Selegilin AL®) • Safinamid (z. B. Xadago®)	Kombination mit L-Dopa möglich (zur Milderung von Fluktuationen)	• Eher geringe Wirksamkeit • Schlafstörungen, Verwirrtheit
COMT-Hemmer		
• Entacapon (z. B. Comtess®) • Opicapon (z. B. Ongentys®) • Tolcapon (z. B. Tasmar®)	Nur in Kombination mit L-Dopa (gegen Fluktuationen)	• Dunkler Urin • Übelkeit, Diarrhö • Unruhe, Verwirrtheit, Halluzinationen • Tolcapon: Lebertoxizität
NMDA-Rezeptor-Antagonisten		
Amantadin (z. B. PK-Merz®)	Mittel erster Wahl (i. v.) bei akinetischer Krise (massive Beweglichkeitsverschlechterung)	• Übelkeit • Blutdruckregulationsstörung • Knöchelödeme • Unruhe, Verwirrtheit, Halluzinationen
Anticholinergika		
• Biperiden (z. B. Akineton®) • Trihexyphenidyl (z. B. Artane®)	• Insbesondere bei Patienten < 70 Jahre • Gute Wirkung gegen Tremor (besser als L-Dopa)	• Verwirrtheit • Trockener Mund • Obstipation • Harnverhalt • Tachykardie

- Bewegungsstörungen, insbesondere **Dyskinesien** (unwillkürliche Bewegungen) und **Dystonien** (unwillkürliche Anspannung der Muskulatur)

Dann kann ein Wechsel der Medikation helfen, z. B. die Gabe schnell löslichen/inhalativen L-Dopas (etwa Madopar LT® bzw. Inbrija®), das Hinzufügen eines Dopamin-Agonisten oder eines COMT-Hemmers, ggf. wird die Einlage einer Medikamentenpumpe erwogen. [35]

Bei unter 70-Jährigen sollten wegen des weit geringeren Risikos späterer Bewegungsstörungen Non-Ergot-Dopamin-Agonisten (➤ Tab. 15.13) gegeben werden.

Pflegerische Betreuung

Die Pflegenden achten auf die korrekte Einnahme: Levodopa-Präparate müssen 30 Min. vor oder 90 Min. nach dem Essen mit etwas Wasser eingenommen werden, große eiweißreiche Mahlzeiten sollen vor der Einnahme vermieden werden, weil sonst die Resorption im Darm unzuverlässig ist.

Bei Verabreichung über eine nasogastrale Sonde oder PEG ist Madopar®LT das Mittel der Wahl. Es wird in Wasser suspendiert (zerfällt nach ca. 20 Sek.) und soll dann 30 Min. vor der Sondennahrung verabreicht werden.

Im Rahmen der Einstellung achten die Pflegenden auf Bewegungsfähigkeit und Nebenwirkungen bzw. befragen den Patienten danach.

Beratung

Patient und Angehörige werden beraten, dass Durchfall, eine Infektion oder auch vergessene Medikamenteneinnahme zu einer bedrohlichen Beweglichkeitsverschlechterung führen können. In einem solchen Fall muss der Patient ins Krankenhaus.

NOTFALL

Eine Komplikation bei fortgeschrittenem Morbus Parkinson und ein neurologischer Notfall ist die **akinetische Krise.** Ausgelöst z. B. durch Medikationsunterbrechung oder Infektionen kommt es akut zu starkem Rigor, (fast) völliger Bewegungs-, Sprach- und Schluckunfähigkeit, Dehydratation und Fieber. Die Patienten müssen stationär aufgenommen werden. Medikament erster Wahl ist Amantadin (➤ Tab. 15.13).

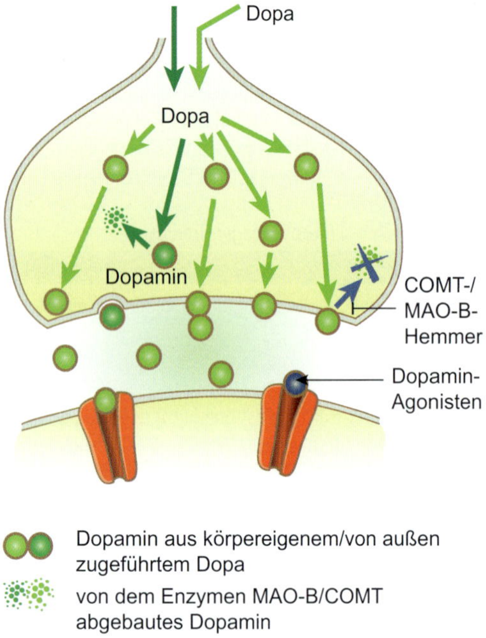

Abb. 15.69 Hauptmechanismen der medikamentösen Behandlung bei Parkinson-Syndrom. Ziel ist eine vermehrte Stimulation der Dopaminrezeptoren. [L255]

Physiotherapie

Physiotherapie, Ergotherapie und Logopädie sollen Beweglichkeit und Kontaktfähigkeit des Betroffenen möglichst lange erhalten. In Frühphasen ist z. B. Gangtraining (auch auf dem Laufband) zur Förderung von großen Schritten und Schnelligkeit sinnvoll, in fortgeschrittenen Stadien sollen v. a. Probleme wie Haltungsinstabilität oder Gehblockaden gebessert werden.

Pflegende fördern die Bewegungsfähigkeit des Patienten durch:

- Regelmäßiges Durchführen von Bewegungsübungen, Anleitung zu aktiven Übungen und ggf. Unterstützung
- Gehen trainieren: Füße gleichmäßig belasten, nicht schlurfen, aufrecht gehen, evtl. den Bewegungsablauf mitsprechen oder Kommandos geben („Links, rechts, links …")

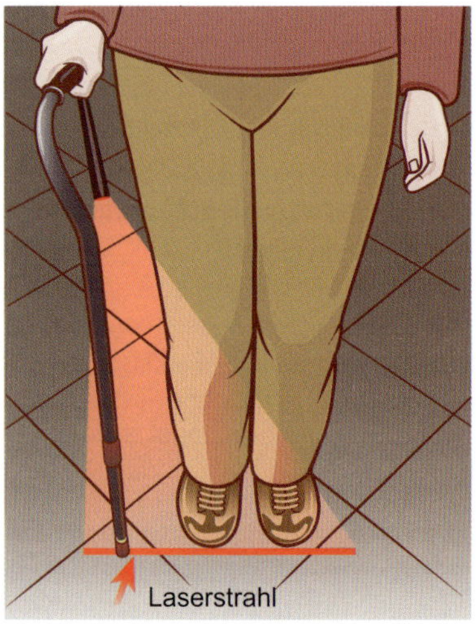

Abb. 15.70 Anti-Freezing-Stock. Bei der mechanischen Version kommt durch Tastendruck eine rote Querstange hervor. Übertreten dieses optischen Zeichens kann eine Starthemmung unterbrechen. Alternativ gibt es diesen Stock auch mit einem Laserstrahl. [L255]

- Sturzprophylaxe, z. B. feste Schuhe anziehen, Stolperfallen entfernen, Haltegriffe anbringen, Mobilisationshilfen einsetzen
- Hilfestellung bei Blockaden, Startverzögerung (Freezing): Kommandos geben, z. B. auf eine Fuge am Boden konzentrieren oder das „Hindernis", das die Blockade auslöst, „übersteigen" lassen, **Anti-Freezing-Stock** verwenden (➤ Abb. 15.70), in der Wohnung an typischen Stellen z. B. farbige Streifen auf den Boden kleben
- Lockern des Rigors im Bett: in Rückenlage Beine anstellen und seitlich zu beiden Seiten bewegen, Arme neben den Kopf legen, um die Dehnung zu verstärken
- Unterstützung beim Aufstehen vom Sitzen: sich vor den Patienten setzen und die Rumpfbeugung passiv einleiten, gleichzeitig ein klares Kommando wie „Nase in Richtung Boden bringen" geben, dann beim Aufstehen unterstützen.

Tiefe Hirnstimulation

Eine **tiefe Hirnstimulation** *(tHS)* kommt in Betracht, wenn medikamentös keine ausreichende Symptomkontrolle mehr erreicht werden kann. Bei der Operation werden beidseits Stimulationselektroden in die Basalganglien implantiert und mit einem Impulsgeber unter dem Schlüsselbein verbunden. Die Behandlung ist meist sehr effektiv und ermöglicht oft eine schrittweise Reduktion der dopaminergen Medikation.

Weitere pflegerische Betreuung

Die Pflege von Parkinson-Patienten ist aufgrund der Verlangsamung, aber auch psychischen Veränderungen nicht einfach. Zeitmangel in der Pflege führt nicht selten dazu, dass die Maßnahmen einfach übernommen werden. Im Zentrum des pflegerischen Handelns soll jedoch eine therapeutisch aktivierende Pflege stehen, die die Selbstständigkeit der Betroffenen so lange wie möglich erhält und fördert. Pflegerische Schwerpunkte sind:

- **Förderung von Selbstständigkeit und Motivation.** Nur so viel abnehmen wie nötig. Aktivieren und ermutigen, Erfolge positiv herausstellen, realistische Ziele setzen. Hilfsmittel einsetzen (➤ Abb. 15.71), Maßnahmen in einzelne Handlungsschritte aufteilen, wo notwendig unterstützen
- **Keine Bevormundung.** Respektvoll mit dem Betroffenen umgehen, „normale" Gespräche führen, denn die Intelligenz ist in der Regel erhalten, auch wenn Langsamkeit, fehlende Gestik und Mimik den Patienten teilnahmslos wirken lassen. Nie über ihn hinweg oder in Babysprache sprechen. Wünsche und Bedürfnisse erfragen, nicht einfach bestimmen
- **Akzeptieren von Langsamkeit.** Nicht unter (Zeit-)Druck setzen, weil das meist die Symptomatik verschlechtert, Ruhepausen einplanen, wenn Kraft und Konzentration nachlassen, Geduld und Verständnis signalisieren
- **Einbezug von Angehörigen.** Über Erkrankung informieren. Zum Umgang mit dem Kranken beraten, ggf. zu pflegerischen Handlungen anleiten. Auf Selbsthilfegruppen hinweisen
- **Körperpflege.** Patient die Hilfsmittel selbst auswählen lassen (hilfreich sind Utensilien mit breiten Griffen und eine elek-

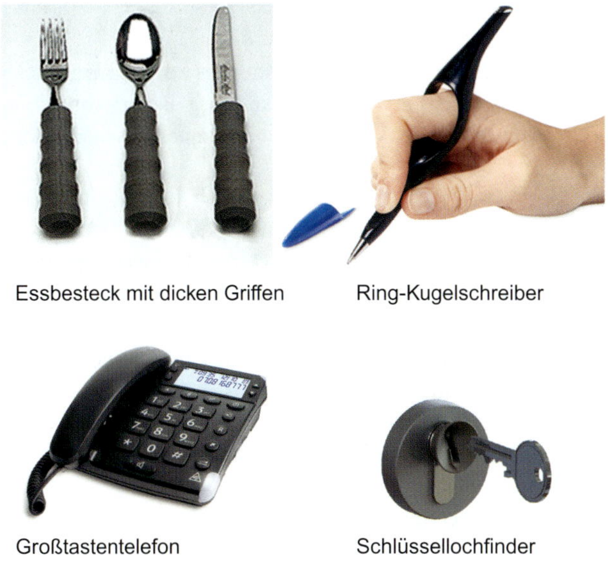

Abb. 15.71 Verschiedene Hilfsmittel für Patienten mit Parkinson-Syndrom, aber auch z. B. mit Rheuma oder Multipler Sklerose. [V143, V886, V914, V915]

trische Zahnbürste). Bei den Maßnahmen wo nötig unterstützen. Waschlotion und Haarshampoo für fettige Haut und Haare verwenden. Kleidung bei vermehrtem Schwitzen regelmäßig wechseln, ggf. Intertrigoprophylaxe durchführen
- **Ernährung.** Auf eine ausreichende Ernährung und Flüssigkeitszufuhr sowie Anzeichen einer Schluckstörung achten. Ggf. Hilfsmittel verwenden (➤ Abb. 15.71). Auf sorgfältige Mundpflege nach dem Essen achten
- **Ausscheidung.** Stuhlausscheidung beobachten, ggf. Obstipationsprophylaxe durchführen. Bei der Ausscheidung unterstützen, Erreichbarkeit von Toilette/Toilettenstuhl sicherstellen, ggf. Toilettentraining durchführen
- **Kommunikation und psychosoziale Begleitung.** Normale Gespräche führen, ggf. nachfragen, wenn aufgrund der leisen Stimme nicht alles verstanden wurde, Blickkontakt halten. Zum Sprechen motivieren, täglich sprechen und schreiben üben. Zu sozialen Kontakten, Hobbys und Freizeitbeschäftigungen motivieren. Einen regelmäßigen Tagesablauf mit festen Ritualen anregen

15.9 Primäre ZNS-Tumoren

DEFINITION

Primäre ZNS-Tumoren: von Gliazellen, Markscheiden oder Hirnhäuten ausgehende, gut- und bösartige Tumoren. Lokalisation meist im Gehirn, seltener im Rückenmark. Bösartige ZNS-Tumoren bei Erwachsenen mit ca. 1,5 % aller Krebsneuerkrankungen eher selten, bei Kindern hingegen mit knapp 25 % zweithäufigste bösartige Erkrankung. [36] Am bedeutendsten im Erwachsenenalter **Gliome** (die sehr bösartigen **Glioblastome** machen allein ⅔ aller ZNS-Tumoren aus), **Meningeome** und **Hypophysentumoren,** im Kindesalter **Medulloblastome** und **Gliome.** Prognose bei gutartigen, vollständig entfernten Tumoren sehr gut, bei bösartigen stark abhängig vom Tumortyp.

Krankheitsursachen und -entwicklung

Die **ZNS-Tumoren** werden nach der **WHO-Klassifikation der Tumoren des Nervensystems** eingeteilt:
- Nach dem histologischen Typ u. a. in
  - Neuroepitheliale Tumoren, z. B. **Gliome (Astrozytome, Oligodendrogliome), Ependymom, Medulloblastom**
  - Tumoren der Hirnhäute, z. B. **Meningeom**
  - Tumoren der Sellaregion, z. B. **Hypophysenadenom**
- Nach dem Wachstumsverhalten in die WHO-Grade I–IV

WHO-Grade

Grad I entspricht einem gutartigen (benignen) Tumor, die Grade II–IV sind bösartige (maligne) Tumoren. Je höher der WHO-Grad, desto bösartiger der Tumor und desto ungünstiger die Prognose. Das Meningeom und das Astrozytom Grad I sind beispielsweise gutartig und damit prinzipiell heilbar. Das Astrozytom Grad IV, auch als **Glioblastom** bezeichnet, hat eine 5-Jahres-Überlebensrate von wenigen Prozent.

Zunehmende Bedeutung gewinnt die molekulare Klassifikation von ZNS-Tumoren.

Nach der Lokalisation werden außerdem **Gehirn- und Rückenmarktumoren** unterschieden.

Einziger gesicherter Risikofaktor ist die Exposition gegenüber radioaktiver Strahlung. Zusätzlich gibt es sehr seltene genetisch bedingte Erkrankungen, die mit ZNS-Tumoren einhergehen können.

Klinische Zeichen und Diagnostik

ZNS-Tumoren zeigen sich zum einen durch **fokalneurologische Herdsymptome** je nach Lokalisation. Bei Gehirntumoren häufig sind epileptische Anfälle, neuropsychologische Defizite und psychische Veränderungen, die v. a. von den Angehörigen berichtet werden. Tumoren im Bereich des Rückenmarks zeigen sich v. a. durch Schmerzen und neurologische Ausfälle bis zum Querschnittssyndrom (➤ 15.13). Die Symptomatik entwickelt sich bei Tumoren Grad I und II typischerweise innerhalb von Jahren bis Monaten, bei Grad III und IV innerhalb von wenigen Wochen bis Tagen.

Zum anderen kann es zu Hirndrucksymptomen kommen: Kopfschmerzen besonders morgens und im Liegen, morgendliche Übelkeit mit schwallartigem Erbrechen und Vigilanzminderung.

Diagnostisch und für die Therapieplanung wichtig sind v. a. die bildgebende Diagnostik (bevorzugt MRT ➤ Abb. 15.72), die Entnahme einer Gewebeprobe im Rahmen einer **stereotaktischen Biopsie** (durch ein kleines Bohrloch im Schädel ➤ Abb. 15.73) sowie zunehmend die molekulargenetische Untersuchung.

Behandlung

Tumorspezifische Therapie

Zur **tumorspezifischen Therapie** stehen grundsätzlich drei Therapieoptionen zur Verfügung: operative Entfernung, Bestrahlung und

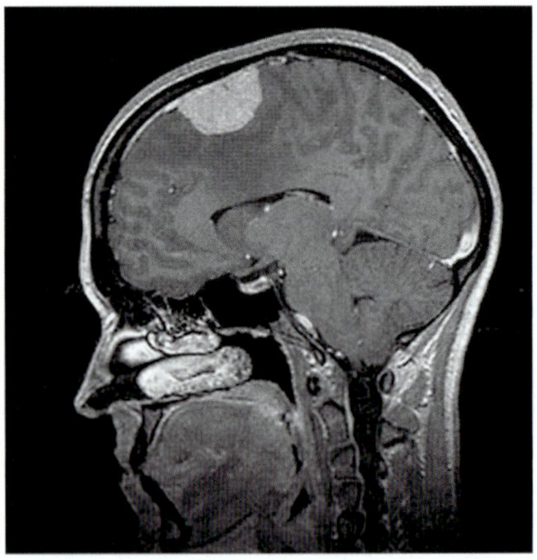

Abb. 15.72 MRT eines Meningeoms. Typischer Befund mit oberflächennahem, scharf begrenzten Tumor. [M457, T420]

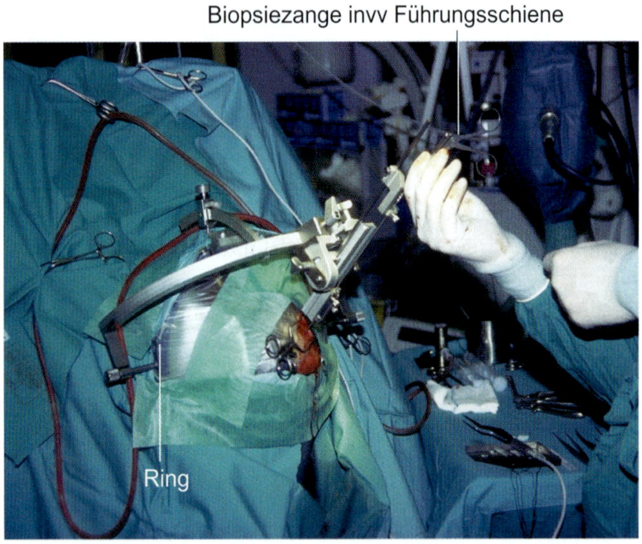

Abb. 15.73 Stereotaktische Operation. Kopf des Patienten und Operationsinstrumente sind an dem Ring fixiert. Mit modernsten bildgebenden Verfahren und Computerunterstützung ist ein zielgenaues „Ansteuern" der zu operierenden Strukturen bei minimaler Schädigung gesunden Gewebes möglich. [T1106]

Chemotherapie (➤ 2.5.6, ➤ 2.5.7, ➤ 2.5.11). Therapiezeitpunkt und -verfahren hängen von vielen Faktoren ab. Grundregeln sind:

- Bei benignen Tumoren ist eine Therapie zu empfehlen, wenn der Tumor wächst und/oder Symptome verursacht (Ausnahme: medikamentös gut beherrschbare Epilepsie). In der Regel reicht eine „lokale Therapie", also eine Tumorentfernung durch Operation oder Radiochirurgie (ganz exakt auf den Tumor gerichtete, hochdosierte Einzeitbestrahlung).
- Maligne Tumoren sollten umgehend behandelt werden. Eine alleinige Tumorentfernung reicht in der Regel nicht, sondern es muss zusätzlich eine Strahlen- oder Chemotherapie erfolgen, um das hohe Rezidivrisiko zu mindern. Häufig eingesetzt wird dabei das Zytostatikum Temozolomid (z. B. Temozo-cell®).
- Ein neues Verfahren mit noch unklarem Stellenwert bei Glioblastomen sind die sog. **Tumor-Treating-Fields** *(TTF)*. Über Strom abgebende Elektroden auf der Kopfhaut werden elektrische Wechselfelder erzeugt, die u. a. die Zellteilung stören sollen.

Symptomatische Therapie

Die symptomatische Behandlung beinhaltet v. a. die Hirndruckbehandlung (➤ 15.2.5) mit Glukokortikoiden (z. B. Fortecortin®) und die Gabe von Antiepileptika (➤ 15.5) bei symptomatischer Epilepsie.

Pflegerische Betreuung

Nach Operationen am Gehirn wird der Patient mehrere Tage auf einer neurochirurgischen Intensivstation überwacht.

Die pflegerischen Maßnahmen richten sich nach den vorherrschenden Symptomen und der durchgeführten Therapie:

- Vitalzeichenkontrolle einschl. Bewusstsein (Abstände je nach Befinden des Patienten)
- Maßnahmen bei Hemiparese/-plegie und Muskeltonusveränderungen (➤ 15.4.1)
- Maßnahmen bei Aphasie (➤ 15.1.7)
- Maßnahmen bei Schluckstörungen (➤ 15.1.8)
- Maßnahmen bei erhöhtem Hirndruck (➤ 15.2.5)
- Maßnahmen bei Epilepsie (➤ 15.5)
- Maßnahmen bei Strahlentherapie (➤ 2.5.11)
- Maßnahmen bei Chemotherapie (➤ 2.5.7)
- Supportive Maßnahmen im Rahmen der Tumorbehandlung (➤ 2.5.12)

Bei Bettlägerigkeit werden zudem die pflegerischen Prophylaxen notwendig.

Jeder Hirntumor ist existenziell bedrohlich

Neben allen körperlichen Maßnahmen ist die psychosoziale und psychoonkologische Betreuung (➤ 2.5.12) des Patienten und seiner Angehörigen wesentliche Aufgabe. Gerechtfertigte Hoffnungen dürfen durchaus geweckt werden. Bei infauster Prognose sind aber auch Gespräche über die fehlende Heilung und den möglichen Tod notwendig – ohne den Patienten dahin zu drängen.

15.10 Erkrankungen des peripheren Nervensystems

15.10.1 Periphere Fazialisparese

DEFINITION

Periphere Fazialisparese: Schädigung des Gesichtsnervs mit Lähmung einer Gesichtshälfte als Leitsymptom. Am häufigsten als **idiopathische Fazialisparese** mit guter Prognose auftretend (in ⅔ der Fälle völlige Wiederherstellung, in ⅙ störende Dauerfolgen).

Krankheitsursachen und -entwicklung

Etwa 60–75 % der Fazialisparesen sind einseitige **idiopathische Fazialisparesen.** Die Ursache ist unklar, diskutiert werden v. a. eine Entzündung bei Reaktivierung einer (Herpes-)Virusinfektion und eine autoimmune Entzündung. [37]

Die übrigen sind durch Infektionen (z. B. Neuroborreliose ➤ 13.4.3, Herpes zoster ➤ 13.5.2, Warzenfortsatzentzündung

➤ 18.4.4), Verletzungen/Operationen oder Tumoren (z. B. der Ohrspeicheldrüse) bedingt.

Klinische Zeichen und Diagnostik

Führendes Symptom ist die unvollständige oder vollständige Lähmung einer Gesichtshälfte. Im Gegensatz zur zentralen Fazialisparese ist bei der peripheren Fazialisparese die Stirn mitbeteiligt (➤ Abb. 15.74). Häufig sind außerdem Geschmacksstörungen.

Die Diagnose erfolgt klinisch. Zu Erfassung bzw. zum Ausschluss einer entzündlichen Ursache erfolgen Blutuntersuchungen. Eine Liquoruntersuchung wird empfohlen, je nach Befund sind weitere Untersuchungen wie etwa eine MRT (Tumor?) sinnvoll. [37]

Behandlung

Bei symptomatischen Formen erfolgt die Therapie entsprechend der Ursache, also z. B. mit Antibiotika bei Neuroborreliose oder einem Virostatikum bei Herpes-zoster-Infektionen (➤ 13.2.4, ➤ 13.2.5).

Die idiopathische Fazialisparese wird mit Glukokortikoiden behandelt. [37] Ergänzend erfolgt in aller Regel eine Physiotherapie mit Eigenübungen vor dem Spiegel. Pflegende leiten den Patienten zu verschiedenen Übungen an.

Bei ausbleibender Besserung über Monate kann eine mikrochirurgische Operation am N. facialis erwogen werden. Bleibt der Lidschluss auch nach einem Jahr noch unvollständig, ist eine korrigierende Operation möglich.

Weitere pflegerische Betreuung

Augentropfen sowie Augensalbe und ein Uhrglasverband (➤ 19.2.3) zur Nacht sollen die Hornhaut am Auge bei inkomplettem Lidschluss vor Austrocknung schützen.

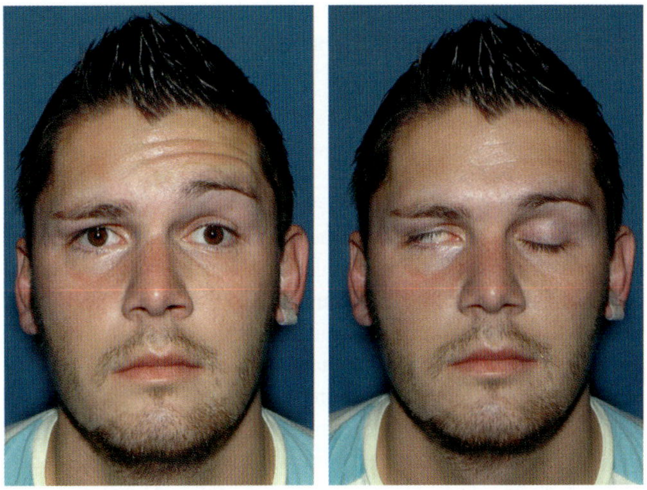

Abb. 15.74 Periphere Fazialisparese rechts. Beim Stirnrunzeln bleibt die rechte Stirnseite glatt (links). Beim versuchten Augenschluss bleibt das rechte Augenlid offen, infolge der reflektorischen Augapfelbewegung nach oben ist das Weiß der Lederhaut sichtbar (Bell-Phänomen, rechts). [T887]

Beratung

Bis der Lidschluss wieder möglich ist, soll der Patient auf Rauchen, Aufenthalt in rauchiger Umgebung und Kosmetika verzichten, um die Hornhaut nicht zusätzlich zu reizen.

15.10.2 Polyneuropathie

DEFINITION

Polyneuropathie *(PNP):* Schädigung mehrerer peripherer Nerven mit sensiblen, motorischen und/oder vegetativen Symptomen. Hauptursachen hierzulande Diabetes mellitus und Alkoholmissbrauch.
Neuropathie: nichttraumatische Schädigung peripherer Nerven.

Krankheitsursachen und -entwicklung

Eine **Polyneuropathie** kann viele Ursachen haben. Die mit Abstand häufigsten Ursachen in Deutschland sind Diabetes mellitus (➤ 7.5) und Alkoholmissbrauch (➤ 16.11), die gemeinsam für fast die Hälfte aller Fälle verantwortlich sind. Weitere Auslöser können sein:

- Schilddrüsenunterfunktion (➤ 6.5)
- Infektionen (u. a. HIV-Infektion, ➤ 13.5.5, Borreliose, ➤ 13.4.3)
- Entzündungen (z. B. autoimmun bedingte Vaskulitis ➤ 12.4.2)
- Malabsorption (z. B. bei Vitamin-B_{12}-Mangel)
- Genetisch
- Toxisch (z. B. Zytostatika)

Klinische Zeichen und Diagnostik

Leitsymptome sind:

- Symmetrische, handschuh- und strumpfförmige Sensibilitätsstörungen der Extremitäten (➤ Abb. 15.75, ➤ 15.1.5). Meist tritt die Symptomatik schleichend auf und betrifft zuerst die Füße, da die längsten Nervenfasern als erste betroffen sind. Überwiegend handelt es sich um Hypästhesien (vermindertes Berührungsempfinden). Teilweise treten auch Parästhesien (brennend-unangenehme Missempfindungen) oder Schmerzen auf. Die Tiefensensibilität ist früh mitbetroffen, was zu einem verminderten Vibrationsempfinden und Lagesinn führt.
- Schlaffe Lähmungen (➤ 15.1.3). Diese sind ebenfalls distal betont (z. B. Fußheberschwäche) und führen im Verlauf zu Atrophien. Die distalen Reflexe (z. B. Achillessehnenreflex) sind ausgefallen.
- Vegetative Störungen, z. B. Störungen der Schweißsekretion, Magenentleerungsstörungen, Diarrhö, Blasenfunktionsstörungen.

Diagnostisch erfolgen zur Objektivierung und Ursachensuche elektrophysiologische Untersuchungen (Elektroneuro-, -myografie ➤ 15.1.12) und Blutuntersuchungen.

Weitere Untersuchungen können je nach vermuteter Grundererkrankung sinnvoll sein.

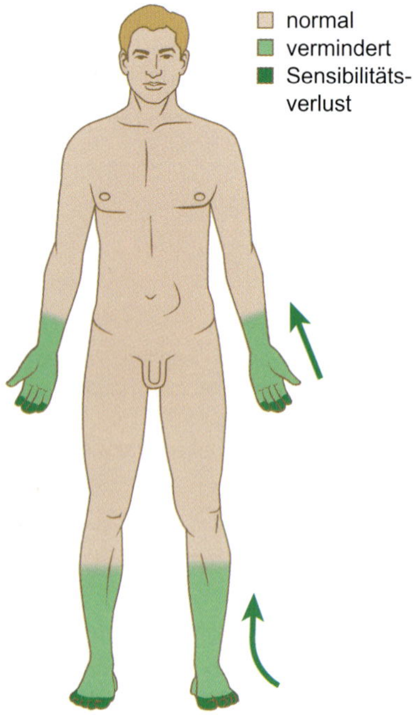

Abb. 15.75 Typischerweise betroffene Gebiete bei einer distal-symmetrischen Polyneuropathie. [L255]

Behandlung

Am wichtigsten ist die bestmögliche Behandlung der Ursache. Ansonsten ist die Therapie symptomatisch. Beispielsweise werden Schmerzen und Missempfindungen medikamentös z. B. mit Antidepressiva (➤ 16.2.4), Antikonvulsiva (➤ 15.2.4) oder Opioid-Analgetika behandelt. Am häufigsten wird das Medikament Pregabalin (z. B. Lyrica®) gegen neuropathische Schmerzen verordnet. Bei Lähmungen (z. B. Fußheberschwäche) können Orthesen die Funktion evtl. verbessern.

Pflegerische Betreuung

Pflegerische Maßnahmen bei Polyneuropathie sind:

- Anleitung zu Bewegungsübungen und Übungen zur Verbesserung von Feinmotorik und Koordination
- Unterstützung bei der Mobilisation
- Maßnahmen zur Dekubitus- und Sturzprophylaxe
- Spezielle Fußpflege wie bei Menschen mit Diabetes (➤ 7.5.8)
- Bei Magenentleerungsstörungen leicht verträgliche Speisen, mehrere kleinere Mahlzeiten
- Bei orthostatischer Hypotonie Bewegungsübungen im Bett, langsames Aufstehen, Tragen von Kompressionsstrümpfen

VORSICHT

Bei einer **Polyneuropathie mit Sensibilitätsstörungen** spüren die Betroffenen Druck/Druckstellen, Hitze/Kälte und Verletzungen nicht (ausreichend). Deshalb sind der aktive Schutz vor häufigen Schädigungsfaktoren (z. B. keine Wärmflasche, keine engen Schuhe) und regelmäßige Kontrolle gefährdeter Körperregionen notwendig.

15.10.3 Guillain-Barré-Syndrom

DEFINITION

Guillain-Barré-Syndrom *(GBS):* autoimmun bedingte Entzündung von Nervenwurzeln und Nerven mit oft schwerer akuter Erkrankung, aber guter Rückbildungsprognose mit weitgehender oder vollständiger Erholung innerhalb ca. eines halben Jahres.

Krankheitsursachen und -entwicklung

Das **Guillain-Barré-Syndrom** ist eine akute, autoimmun bedingte Entzündung mehrerer Nervenwurzeln und Nerven (➤ 12.4). Möglicherweise wird die Fehlregulation des Immunsystems durch vorausgegangene Magen-Darm- oder Atemwegsinfekte ausgelöst.

Klinische Zeichen und Diagnostik

Häufig kommt es zuerst zu unangenehmen Missempfindungen an Füßen und Beinen, gefolgt von schlaffen, distal beginnenden Lähmungen, die in Stunden bis Tagen aufsteigen. Auch die Hirnnerven sowie die Nerven, die die Atemmuskulatur versorgen, können betroffen sein mit der Folge von Schluck- und Atemstörungen. Eine Beteiligung des vegetativen Nervensystems zeigt sich z. B. durch Herzrhythmusstörungen.

Die Muskeleigenreflexe in den betroffenen Gebieten sind ausgefallen.

Die wichtigsten Zusatzuntersuchungen sind die Liquoruntersuchung (typischerweise erhöhtes Eiweiß bei normaler Zellzahl ➤ 15.1.11), Elektroneuro- und -myografie (➤ 15.1.12).

Behandlung

VORSICHT

Je nach Ausprägung der sich teilweise schnell ausbreitenden Lähmungen sind die Patienten vital bedroht. Gerade in der Anfangsphase ist eine **engmaschige Kontrolle der Atmung** nötig, z. B. einmal pro Schicht mit einem Handspirometer, um eine respiratorische Insuffizienz (➤ 3.1.4) mit Beatmungsnotwendigkeit rechtzeitig zu erkennen. Bei Beteiligung des vegetativen Nervensystems können z. B. Pressen oder Absaugen zu einer Bradykardie oder sogar Asystolie führen.

Der Verlauf des Guillain-Barré-Syndroms ist klassischerweise geprägt durch zwei Wochen Befundverschlechterung, zwei Wochen Plateauphase und zwei Wochen Rückbildung der Symptome in umgekehrter Reihenfolge. Es kommen jedoch auch sehr viel längere Verläufe vor, bei denen die Patienten viele Monate beatmet werden müssen.

Man unterscheidet die kausale von der symptomatischen Therapie:

- Kausal sollen die gegen die eigenen Nerven gerichteten Antikörper durch i. v. verabreichte Immunglobuline abgefangen oder durch Plasmapherese (Plasmaaustausch) entfernt werden.
- Die symptomatische Therapie umfasst
  - Durchführung aller notwendigen Prophylaxen, z. B. Thromboseprophylaxe

- Ernährung enteral über eine PEG oder parenteral
- Urinableitung, Unterstützung der Stuhlausscheidung
- Ggf. Schmerztherapie
- Ggf. Beatmung
- Ggf. Versorgung mit einem passageren Schrittmacher, z. B. bei höhergradigem AV-Block.

Weitere pflegerische Betreuung

Die pflegerischen Maßnahmen und Prophylaxen richten sich nach Stadium, Ausprägung und individuellem Verlauf der Erkrankung. Pflegende können einen völlig immobilen und beatmeten Patienten auf der Intensivstation vorfinden oder einen Patienten, der schon wieder recht selbstständig ist.

Sehr wichtig ist die psychische Begleitung, denn die Patienten erleben die Erkrankung von der akuten Lebensbedrohung bis zur manchmal zermürbend langsamen Besserung bei vollem Bewusstsein. Auch die Angehörigen sind sehr belastet und brauchen sachliche Informationen und psychische Begleitung.

15.11 Erkrankungen der Muskulatur

15.11.1 Myopathien

DEFINITION

Myopathie: Muskelerkrankung. Schädigung der Muskulatur durch unterschiedliche Erkrankungen.
Muskeldystrophie: Erkrankung mit Zerfall und Abbau von Muskelgewebe.
Myositis: entzündliche Muskelerkrankung.

Krankheitsursachen und -entwicklung

Der Begriff **Myopathie** bedeutet lediglich *Muskelerkrankung.* Die Ursachen sind vielfältig:

- Entzündlich/autoimmun, z. B. Poly-, Dermatomyositis (➤ Tab. 12.2)
- Infektiös, z. B. durch Coxsackie-Viren, bei Toxoplasmose
- Elektrolytstörungen
- Stoffwechselerkrankungen, z. B. bestimmte Speicherkrankheiten
- Hormonelle Störungen, etwa Schilddrüsenunterfunktion (➤ 6.5), Cushing-Syndrom (➤ 6.7)
- Medikamentös-toxisch, z. B. bei Glukokortikoid-, Statineinnahme
- Genetisch bedingt, beispielsweise die verschiedenen **Muskeldystrophien**

Klinische Zeichen und Diagnostik

Leitsymptom ist die Muskelschwäche. Der oft wichtigste Laborwert im Blut ist die **Creatinkinase** *(CK),* die teils deutlich erhöht ist. Neurophysiologische Untersuchungen (Elektromyografie, -neurografie ➤ 15.1.12) ermöglichen die Unterscheidung, ob eine Schwäche durch Nerven- oder Muskelerkrankung bedingt ist. Zunehmend gewinnen bildgebende Verfahren an Bedeutung, insbesondere Muskelsonografie und Muskel-MRT. Der Goldstandard ist jedoch die Muskelbiopsie.

Molekulargenetische Untersuchungen meist aus Blutproben, gelegentlich aus einer Muskelbiopsie, ermöglichen bei vielen genetisch bedingten Myopathien einen Mutationsnachweis und damit die Diagnosesicherung.

Muskeldystrophie Typ Duchenne

Die **Muskeldystrophie Typ Duchenne** ist eine X-chromosomal-rezessiv vererbte Erkrankung mit fortschreitendem Muskelabbau (➤ Abb. 2.3). Sie ist die häufigste **progressive** *(fortschreitende)* **Muskeldystrophie.** Die Jungen bekommen oft schon im Kindergartenalter Muskelschwächen, zunächst im Beckenbereich (➤ Abb. 15.76), und verlieren meist als Jugendliche die Gehfähigkeit. Sie sterben oft im jungen oder mittleren Erwachsenenalter an Herzinsuffizienz oder Lungenkomplikationen. Die Behandlung ist symptomatisch.

Behandlung

Die Behandlung von Muskelerkrankungen richtet sich nach der Ursache.

Bei den genetisch bedingten Muskelerkrankungen gibt es je nach Mutation bereits erste zugelassene Medikamente in den USA (z. B. Eteplirsen), jedoch nicht in Europa. Physio- und Ergotherapie sollen ein möglichst hohes Maß an funktioneller Unabhängigkeit, Lebensqualität und Teilhabe aufrechterhalten. Im fortgeschrittenen Stadium kann es zu einer respiratorischen Insuffizienz kommen, die die Entscheidung für eine dauerhafte Heimbeatmung (➤ 3.2.3) notwendig macht. Bei Schluckstörungen kann die Ernährung über eine PEG nötig werden.

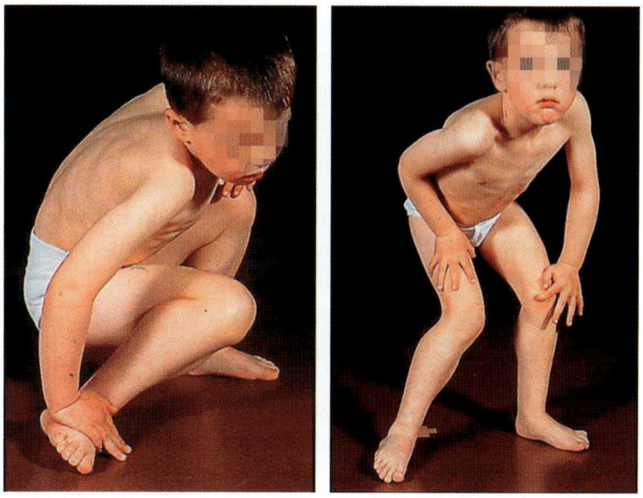

Abb. 15.76 Junge mit progressiver Muskeldystrophie Typ Duchenne. Das Kind kann sich nur noch vom Boden aufrichten, indem es sich an den eigenen Beinen abstützt. [E331]

Weitere pflegerische Betreuung

Die pflegerischen Maßnahmen hängen von der individuellen Situation und dem Krankheitsverlauf ab.

Bei den fortschreitenden Muskelerkrankungen können die Betroffenen lange Zeit durch Hilfsmittel fast selbstständig sein. Im Spätstadium der Erkrankung brauchen viele umfassende Hilfen bzw. Übernahme in fast allen Lebensaktivitäten, oftmals auch eine Langzeitbeatmung über Trachealkanüle.

Ziel aller pflegerischen Maßnahmen ist, die Selbstständigkeit so lange wie möglich zu gewährleisten und Komplikationen, z. B. Pneumonie, Kontrakturen, Dekubitus, zu vermeiden.

Beratung

Bei den genetisch bedingten Muskelerkrankungen ist bei Kinderwunsch eine genetische Beratung dringend anzuraten. So beträgt das Risiko einer Mutter, ein zweites krankes Kind mit einer Duchenne-Muskeldystrophie zu bekommen, bei jedem Jungen 50 %!

15.11.2 Myasthenia gravis

DEFINITION

Myasthenia gravis *(MG, Myasthenie):* Autoimmunerkrankung mit dem Leitsymptom einer im Tagesverlauf und bei Belastung zunehmenden Muskelschwäche. In Deutschland ca. 16.000 Betroffene, häufiger Frauen als Männer. Beginn oft im jungen bis mittleren Erwachsenenalter.

Krankheitsursachen und -entwicklung

Die **Myasthenie** ist eine Autoimmunerkrankung (➤ 12.4). Ursächlich sind häufig **Antikörper gegen Azetylcholin-Rezeptoren** *(AChR-AK)* an der motorischen Endplatte, also der Schnittstelle zwischen Nerv und Muskel. Die Zerstörung der Rezeptoren beeinträchtigt die Reizweiterleitung zwischen Nerven und Muskeln, es wird nicht mehr jeder ankommende elektrische Impuls in eine Muskelantwort übertragen. Seltener sind andere Autoantikörper für die Symptomentwicklung verantwortlich.

Die Ursache der Autoantikörperproduktion bleibt häufig unklar, jedoch hat der Thymus große Bedeutung. ⅔ der Betroffenen haben eine **Thymushyperplasie,** 10 % ein **Thymom** (gutartiger Tumor des Thymus).

Klinische Zeichen und Diagnostik

Charakteristisches Leitsymptom ist die *belastungsabhängige* Muskelschwäche mit typischer Beschwerdezunahme im Tagesverlauf.
An Verlaufsformen unterscheidet man prinzipiell:

- **Okuläre Form** *(Augenform)* mit Ptose (hängendem Oberlid) und Doppelbildern als Leitsymptomen
- **Generalisierte Formen** mit Schwäche der Extremitäten, aber auch Schluck- und Sprechstörung

Bei klinischem Verdacht erfolgen Blutuntersuchungen zum Antikörpernachweis (positiv in 85 % der generalisierten Formen), Elektromyografie mit Serienstimulation (➤ Abb. 15.77) und MRT oder CT zur Suche nach Thymusveränderungen.

NOTFALL

Bei Myasthenia gravis gibt es zwei akut bedrohliche Entgleisungen. Pflegefachpersonen achten bei allen Betroffenen auf verschlechterte Muskelfunktion sowie weitere Warnzeichen:

- **Myasthene Krise** mit einem Zuwenig an Azetylcholin, z. B. bei Infektionen, durch zahlreiche Medikamente. Warnzeichen Atemnot, Schluck-, Sprechstörungen, weite Pupillen
- **Cholinerge Krise** mit einem Zuviel an Azetylcholin. Warnsymptome starker Speichelfluss, „Verschleimung" der Atemwege, Bradykardie (langsame Herzfrequenz), Diarrhö, enge Pupillen

In beiden Fällen muss der Patient intensivpflegerisch betreut werden.

Behandlung

Die symptomatische Therapie besteht in der Steigerung der Azetylcholinkonzentration an der motorischen Endplatte, um die verbliebenen Rezeptoren bestmöglich zu nutzen. **Azetylcholinesterase-Hemmer** wie z. B. Pyridostigmin (etwa Mestinon®) hemmen das Enzym **Azetylcholinesterase,** welches Azetylcholin abbaut, und erhöhen so die Azetylcholinkonzentration. Die Hauptnebenwirkungen erklären sich aus einer gesteigerten Parasympathikuswirkung: Bradykardie, Übelkeit, Darmkoliken, Schwitzen, enge Pupillen, Harndrang. [38]

Bei unzureichendem Erfolg werden als verlaufsmodifizierende Therapien Immunsuppressiva (➤ 12.2.4) gegeben, anfangs oft Glukokortikoide, mittel-/langfristig z. B. Azathioprin. Ggf. wird zusätzlich der Thymus entfernt. [38]

Neue Therapieoptionen sind Efgartigimod (z. B. Vyvgart®) oder monoklonale Antikörper wie etwa Eculizumab (z. B. Soliris®). Sie greifen an verschiedenen Punkten des Immunprozesses ein und werden abhängig von den beim Patienten vorliegenden Autoantikörpern gegeben. [38]

Weitere pflegerische Betreuung

Die pflegerische Unterstützung richtet sich nach den Symptomen und Einschränkungen des Patienten. Bei allen Maßnahmen werden

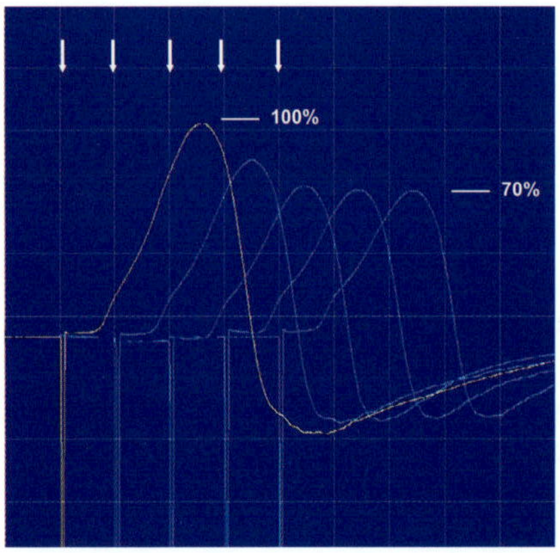

Abb. 15.77 Elektromyografiebefund bei Myasthenia gravis. Schon nach fünf Reizen hat die Höhe (Amplitude) der Muskelantwort um 30 % abgenommen. [T534]

Ruhepausen eingeplant. Ein Schwerpunkt ist die Unterstützung der Atemfunktion und Maßnahmen der Pneumonieprophylaxe.

Beratung

Der Patient erhält einen Patientenausweis und wird angehalten, diesen immer bei sich zu tragen. Er muss zudem wissen, dass verschiedene Medikamente die Krankheitssituation verschlechtern können, deshalb dürfen keine freiverkäuflichen Arzneimittel unkritisch eingenommen werden.

15.12 Bandscheibenvorfall

DEFINITION

Spinales Wurzelkompressionssyndrom: Symptomkomplex infolge Drucks auf eine Nervenwurzel. Ganz überwiegend erworben, z. B. durch Bandscheibenvorfall (häufigste Ursache) oder Tumoren.
Bandscheibenvorfall *(Diskusprolaps):* Hervortreten des inneren weichen Bandscheibenkerns *(Nucleus pulposus)* durch den äußeren Faserring *(Anulus fibrosus)* mit daraus resultierender Kompression von Rückenmark oder Nervenwurzeln. Am häufigsten im Bereich der Lendenwirbelsäule. Altersgipfel bei 40–50 Jahren, Männer häufiger betroffen als Frauen.

Krankheitsursachen und -entwicklung

Mit zunehmendem Alter werden die Bandscheiben (Zwischenwirbelscheiben) wasserärmer und weniger elastisch, ihr äußerer Faserring *(Anulus fibrosus)* bekommt kleine Risse und ihr innerer weicher Gallertkern *(Nucleus pulposus)* kann sich vorwölben. Dies wird als **Bandscheibenvorwölbung** oder *Diskusprotusion* bezeichnet. Wird der Faserring durchbrochen, sodass Teile des Gallertkerns austreten, spricht man vom **Bandscheibenvorfall** *(Diskusprolaps).*

Bei einer Vorwölbung nach hinten wird im Hals- und Brustbereich das Rückenmark komprimiert, bei einer Vorwölbung mehr zur Seite die Wurzel des Spinalnerven, der auf der entsprechenden Höhe das Rückenmark verlässt. Im Lendenwirbelsäulenbereich wird je nach Höhe das untere Ende des Rückenmarks *(Conus)* oder ein oder mehrere Nervenwurzeln beeinträchtigt (➤ Abb. 15.78).

Bandscheibenvorfälle kommen am häufigsten an der (unteren) Lendenwirbelsäule, gelegentlich an der (unteren) Halswirbelsäule und sehr selten an der Brustwirbelsäule vor.

Klinische Zeichen und Diagnostik

Klinische Zeichen

In vielen Fällen entstehen Bandscheibenvorfälle ohne erkennbare äußere Ursache. Sie können aber auch nach Arbeiten in Zwangshaltung (z. B. längerem Bücken), beim Sport oder durch das Heben schwerer Lasten manifest werden.

- Leitsymptom ist der plötzliche, ausstrahlende Rückenschmerz. Die Schmerzen bestehen zum einen lokal über der (Lenden-)

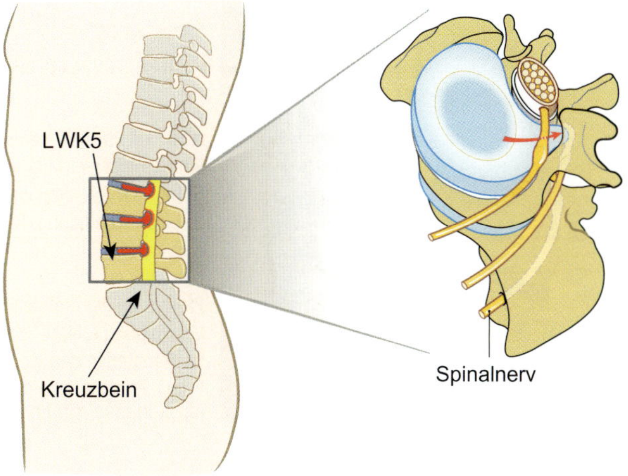

Abb. 15.78 Lateraler (seitlicher) Bandscheibenvorfall, hier im Lendenwirbelsäulenbereich, der auf eine Spinalnervenwurzel drückt. Ein medialer (mittlerer) Bandscheibenvorfall drückt im Lendenwirbelsäulenbereich auf das Bündel von Nervenwurzeln (Cauda equina), im Halswirbelsäulenbereich hingegen auf das Rückenmark. [L255, S007-3-23]

  Wirbelsäule, zum anderen strahlen sie in das Versorgungsgebiet der betroffenen Nervenwurzel aus, also z. B. beim Bandscheibenvorfall LWK 3/4 mit Wurzelschädigung L4 vom Gesäß über den seitlichen Oberschenkel nach vorne übers Knie und dann zum Innenrand des Fußes.

Lumbago

Rückenschmerzen sind sehr häufig (➤ 14.1.2), nicht jeder Rückenschmerz ist aber ein Bandscheibenvorfall. **Lumbago,** *Lumbalgie* oder *Hexenschuss* bezeichnet lokale Schmerzen im LWS-Bereich ungefähr in der Mitte des Rückens (häufig beim Bücken oder Wiederaufrichten) *ohne* Ausstrahlung und neurologische Ausfälle.

- Evtl. bestehen Sensibilitätsstörungen im gleichen Gebiet.
- Werden auch die motorischen Wurzelanteile geschädigt, entwickeln sich Lähmungen der von der entsprechenden Nervenwurzel versorgten Muskulatur. Bei der erwähnten Wurzelschädigung L4 würde man z. B. eine Schwäche der Hüftbeugung und Kniestreckung erwarten und zusätzlich eine Abschwächung des Patellarsehnenreflexes (PSR), der teilweise ebenfalls über L4 vermittelt wird.
- Bei einem ausgeprägten medialen Bandscheibenvorfall kann es durch Druck auf die entsprechenden Nerven oder das Rückenmark zu einer Störung von Blasen-, Darmentleerungs- oder Sexualfunktion kommen.

Diagnostik

Neben der Anamnese sind die klinische Untersuchung (positiver Lasègue-Test auf der betroffenen Seite bei Wurzelkompression L5/S1 ➤ Abb. 15.62) sowie bildgebende Verfahren wichtig, insbesondere die MRT (➤ Abb. 15.79).

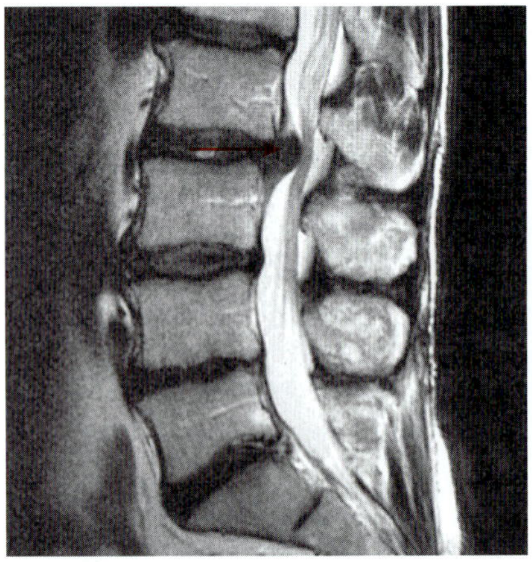

Abb. 15.79 MRT eines Bandscheibenvorfalls auf Höhe LWK 2/3, der klinisch zu einer Schädigung der Nervenwurzel L3 geführt hat. Man erkennt den Prolaps an der dunklen Vorwölbung („Nase"), die nach hinten in den weißlichen Spinalkanal hineinreicht. [M457, T420]

Allerdings bestehen in über 50 % der nachgewiesenen Bandscheibenvorfälle keine Beschwerden, sodass nur bei einem *eindeutigen* MRT-Befund, der gut zu den klinischen Symptomen passt, ein *ursächlicher* Zusammenhang wahrscheinlich ist.

Spinalkanalstenose

Ursache einer Beeinträchtigung von Nervenwurzeln und/oder Rückenmark kann auch eine **Spinalkanalstenose** *(enger Spinalkanal)* sein, z. B. infolge degenerativer Wirbelsäulenveränderungen. Typisch für Spinalkanalstenosen im Lendenwirbelsäulenbereich sind Rückenschmerzen beim Gehen (insbesondere bergab), die in die Oberschenkel ausstrahlen **(Claudicatio spinalis).** Ein wichtiges Unterscheidungsmerkmal zur *Claudicatio intermittens* (➤ 5.4) ist, dass bei Patienten mit Claudicatio spinalis durch Ausgleich der Lendenlordose (Vorbeugen, Bergaufgehen) die Schmerzen nachlassen und sie weitergehen können.

Behandlung

Konservative Behandlung

Bei den meisten Patienten kann konservativ behandelt werden: [39]

- Ausreichende Schmerzmittelgabe, zuerst Nicht-Opioid-Analgetika, nichtsteroidale Antirheumatika (➤ 2.5.13), evtl. kurzzeitig muskelentspannende Medikamente. Evtl. interventionelle Schmerztherapien (z. B. epidurale Injektion von Lokalanästhetika, Glukokortikoiden)
- Ggf. kurzzeitige Schonung, evtl. **Stufenbettlagerung** (in Rückenlage liegen die Unterschenkel auf einem Würfel o. Ä., sodass Hüft- und Kniegelenke in 90°-Beugung sind). Ansonsten mäßige Bewegung, häufige Positionsänderungen, möglichst normale Aktivitäten des täglichen Lebens
- Ggf. Wärmeanwendung, Hydro-, Balneotherapie
- Physiotherapie, anfangs zur Schmerzreduktion und Entlastung, im weiteren Verlauf Übungen zur Kräftigung der Bauch- und Rückenmuskulatur zur Stabilisierung der Wirbelsäule

Weitere pflegerische Betreuung

- Pflegefachpersonen führen die angeordneten Maßnahmen nach Arztanordnung durch. Sie erfragen täglich die Schmerzsituation, beobachten die Bewegung des Patienten und machen ihn auf ungünstige Bewegungsabläufe aufmerksam.
- In der Regel sind die Patienten weitgehend selbstständig, wenn nicht Einschränkungen durch weitere Erkrankungen bestehen.

Bandscheibenoperation

NOTFALL

Schnellstmöglich operiert wird in folgenden Fällen: [39]

- **Conus-Syndrom** mit Blasen-, Mastdarm- und Erektionsstörungen und **Conus-Cauda-Syndrom** mit zusätzlichen Lähmungen und **Reithosenanästhesie** (Sensibilitätsstörungen im Bereich von Gesäß, Genitale und Oberschenkelinnenseiten)
- **Drohender Wurzeltod,** der sich durch Nachlassen der Schmerzen bei Weiterbestehen der neurologischen Ausfälle zeigt

Eine weitere Operationsindikation sind ausgeprägtere Lähmungen wichtiger Muskeln. Auch bei sehr starken Schmerzen oder wenn sich Schmerzen unter konservativer Behandlung über Wochen nicht bessern, kann eine Operation erwogen werden. [39]

Bei der **Bandscheibenoperation** werden vorgefallenes Bandscheibengewebe und **Bandscheibensequester** (Bandscheibenstücke, die sich vollkommen gelöst haben), ggf. auch einengende Knochenvorsprünge entfernt und die Nervenwurzel dadurch entlastet. Heute wird dabei mikrochirurgisch oder minimalinvasiv vorgegangen, um möglichst wenig gesundes Gewebe zu schädigen.

Hauptkomplikationen sind Blutungen, Infektionen, Nervenverletzungen oder Instabilität der Wirbelsäule.

Pflegerische Betreuung

Die prä- und postoperativen Maßnahmen entsprechen denen bei anderen Wirbelsäulenoperationen (➤ 14.2.9). Wenn möglich, wird das Aufstehen en bloc schon präoperativ mit dem Patienten eingeübt. Pflegerische Besonderheiten nach der Operation sind:

- Flache Rückenlagerung am Operationstag, Mobilisation in der Regel am Operationstag en bloc über die Seitenlage (➤ Abb. 14.21), kurzzeitige Seitenlage möglich ab dem ersten postoperativen Tag
- Beobachtung von Blasenfunktion, Motorik und Sensibilität in Beinen und Füßen (➤ 14.1, ➤ 15.1.3, ➤ 15.1.5)
- Beratung: In den ersten Tagen viel liegen oder gehen, nur kurzzeitig sitzen, bei Bedarf Schmerzmittel anfordern

Prävention

Bewegung ist das erste Gebot für die Gesunderhaltung der Wirbelsäule und der Bandscheiben. Menschen in körperlich anstrengenden Berufen, z. B. auch in der Krankenpflege, achten schon vorbeugend auf rückengerechtes Arbeiten und setzen ggf. Hilfsmittel zum Heben und Transportieren ein. Eine gute Matratze im Bett sollte für jeden Menschen ein Muss sein.

Wer immer wieder unter Rückenschmerzen leidet, kann in speziellen Rückensportgruppen/Rückenschulen seine Bauch- und Rückenmuskulatur, Haltung und Bewegungsabläufe verbessern.

Beratung

Die Patienten sollen in den ersten Wochen längeres Stehen und Sitzen vermeiden, dafür viel gehen und liegen. Eine anschließende Rehabilitationsmaßnahme ist sinnvoll, um die Rücken- und Bauchmuskulatur angepasst zu stärken und Techniken des rückenschonenden Bewegens zu lernen und zu üben.

Die Übungen sollen lebenslang fortgeführt werden – die Prognose hängt ganz entscheidend von der Disziplin des Betroffenen diesbezüglich ab.

Auf schweres Heben und Tragen, Kraftsport und wirbelsäulenbelastende Sportarten (z. B. Tennis) muss in den ersten sechs Monaten verzichtet werden.

Übergewichtigen Patienten wird zu einer Gewichtsabnahme geraten.

15.13 Querschnittssyndrom

DEFINITION

Querschnittssyndrom *(QS):* Symptomkombination durch teilweise oder vollständige Schädigung des Rückenmarks.

Krankheitsursachen und -entwicklung

Querschnittssyndrome sind in den meisten Fällen traumatisch bedingt, können aber auch verursacht sein durch Spina bifida (➤ 15.3.1), Entzündungen, Durchblutungsstörungen (z. B. bei Aortendissektion ➤ 5.2.4) oder Raumforderungen (z. B. Blutungen, Tumoren) im Bereich des Rückenmarks.

Je nach Ursache kann sich das Querschnittssyndrom akut, subakut oder chronisch entwickeln.

Klinische Zeichen und Diagnostik

Die klinischen Zeichen eines Querschnittssyndroms sind der vollständige oder teilweise Verlust der motorischen und sensiblen Funktionen unterhalb der Schädigungshöhe. Man spricht von einem **kompletten** bzw. **inkompletten Querschnittssyndrom** (genauere Einteilung z. B. nach der *ASIA-Klassifikation* in Grad A–E mit zunehmender Funktion). Bei einem kompletten Querschnittssyndrom sind auch die vegetativen Funktionen wie Blasensteuerung, Stuhlkontrolle und Sexualfunktion gestört.

- In der Akutphase nach einer plötzlichen Schädigung sind motorische, sensible und bei einem kompletten Querschnittssyndrom auch vegetative Funktionen auf Höhe und unterhalb der Schädigung komplett ausgefallen. Alle Lähmungen sind schlaffe Lähmungen. Krankhafte Reflexe wie der Babinski-Reflex sind nicht auslösbar, obwohl die durch das Rückenmark verlaufende Pyramidenbahn geschädigt ist. Diese Phase heißt **spinaler Schock.** Ob Beine, Arme und Beine oder Arme, Beine und Atemmuskulatur betroffen sind, hängt von der Höhe der Schädigung ab.

Lokalisationsbestimmung

Bei einem Querschnittssyndrom im Bereich der Halswirbelsäule oberhalb von C4 (C = zervikal, 4. Halssegment des Rückenmarks) ist auch die Atemmuskulatur betroffen, da der N. phrenicus (Zwerchfellnerv) auf dieser Höhe das Rückenmark verlässt. Die Patienten müssen daher beatmet werden. Zusätzlich besteht eine Tetraparese oder -plegie, d. h. eine teilweise oder vollständige Lähmung der Muskulatur an Rumpf, Armen und Beinen. Bei einem Querschnittssyndrom im BWS- oder LWS-Bereich besteht typischerweise eine Paraparese oder -plegie mit Lähmungen beider Beine (➤ 15.1.3, ➤ Abb. 15.4).

- In der chronischen Phase sind nur noch die Lähmungen auf Höhe der Läsion schlaff, denn hier ist das zweite motorische Neuron betroffen. Die Lähmungen unterhalb davon werden spastisch und nun sind krankhafte Reflexe wie der Babinski-Reflex nachweisbar (➤ 15.1.3).

Die genaue Diagnostik hängt von der Ursache und Geschwindigkeit der Entstehung ab, beinhaltet aber immer CT oder MRT.

Komplikationen

- Respiratorische Insuffizienz, Kreislaufstörungen (v. a. bei Läsion im Zervikal- oder Thorakalmark)
- Harnwegsinfektionen, erhöhtes Risiko der Harnsteinbildung
- Darmentleerungsstörung
- Dekubitus
- Kontrakturen

Behandlung

Die Behandlung hängt von der Ursache ab (z. B. Operation eines Tumors). Die folgenden Ausführungen konzentrieren sich auf das traumatisch bedingte Querschnittssyndrom.

Akutphase

VORSICHT

Ist **nach einem Unfall** eine Wirbelsäulen- und damit Rückenmarkverletzung nicht auszuschließen, muss bereits am Unfallort durch geeignete Bergung und Transport weiteren Schäden vorgebeugt werden. Wenn irgend möglich wird der Betroffene in einem spezialisierten Zentrum versorgt.

- Anfangs ist die Stabilisierung der Vitalfunktionen vordringlich.
- Bei schweren Wirbelsäulenverletzungen mit Luxation, Instabilität oder Raumforderungen kann eine Operation mit Stabilisierung und/oder Beseitigung einer Raumforderung funktionsrettend sein (➤ 14.2.9).

Rehabilitationsphase

In der Rehabilitationsphase wird versucht, die Erholung der Funktionen nach dem spinalen Schock und die Reorganisation der spinalen

Netzwerke zu unterstützen. Dabei sind Physio- und Ergotherapie entscheidend. Die allgemeinen Körperfunktionen passen sich teilweise (z. B. Herz-Kreislauf-System) an die fehlende autonome Steuerung an, teilweise (z. B. Harnblase) kann sich die Funktion je nach Läsion nicht voll erholen. Dann ist zum Beispiel die Einmalkatheterisierung oder eine dauerhafte Versorgung mit einem suprapubischen Blasenkatheter nötig. Langfristiges Ziel ist je nach Schwere der Läsion die Reintegration in das soziale Umfeld mit Hilfsmitteln und ggf. pflegerischer Betreuung (➤ Abb. 15.80).

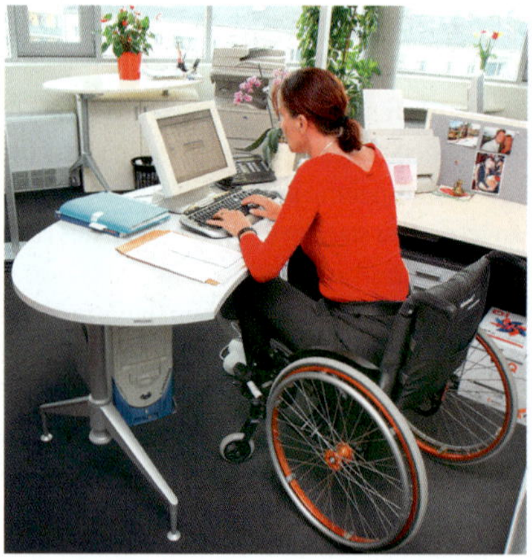

Abb. 15.80 Berufliche Rehabilitation bei Querschnittssyndrom. Besonders Büroberufe eignen sich für Menschen mit Querschnittssyndrom. [J787]

Weitere pflegerische Betreuung

Nach Akutversorgung und Stabilisierung der vitalen Funktionen wird der Patient in ein Zentrum für Rückenmarksverletzte verlegt. Die Dauer der Rehabilitationsphase hängt stark von der Lähmungshöhe ab, umfasst aber etwa 3–6 Monate. Während dieser Zeit lernen die Patienten, die für ihre Lähmungshöhe maximale Selbstständigkeit zu erreichen und möglichst eigenständig ihren neuen Alltag zu meistern. Dies geschieht in enger Zusammenarbeit in einem multiprofessionellen Team aus Ärzten, Pflegenden, Ergo- und Physiotherapeuten, Sozialdienst, Psychologen u. a.
Zentrale Aspekte der Pflege und Rehabilitation sind:

- Aktivität und Bewegung
- Körperpflege und Selbstversorgung
- Blasen- und Darmfunktion, Ausscheidung
- Selbstwahrnehmung und Körperbild
- Sexualität, evtl. Familiengründung
- Umgang mit Schmerzen
- Umgang mit der neuen Situation, Verarbeitungsprozess, Bewältigungsverhalten
- Rolle und Beziehungen in sozialen Kontexten einschl. Berufstätigkeit

15.14 Schädel-Hirn-Trauma

DEFINITION

Schädel-Hirn-Trauma *(SHT):* Verletzung sowohl der Haut bzw. des knöchernen Schädels als auch des Gehirns. Häufigste Ursache Stürze (bei Jüngeren Sport-, Freizeit-, auch Arbeitsunfälle, bei alten Menschen häusliche Stürze), zweithäufigste Verkehrsunfälle. Schätzungsweise 270.000 Schädel-Hirn-Traumata pro Jahr in Deutschland, ca. 91 % davon leicht, 4 % mittelgradig, 5 % schwer.

Krankheitsursachen und -entwicklung

Bei einem **Schädel-Hirn-Trauma** treten **primäre** und **sekundäre Hirnschädigungen** auf.

- Die primären Schädigungen sind direkte Folgen des Traumas:
  - **Kontusionen.** Schädigung des Gehirngewebes oft im Bereich der oberflächlichen grauen Substanz, z. B. wo die Stirn auf der Windschutzscheibe aufgeschlagen ist (➤ Abb. 15.82)
  - **Epiduralblutung** (bei ca. 5 % der Schädel-Hirn-Traumata). Einblutung zwischen Schädelknochen und harter Hirnhaut (Dura mater ➤ Abb. 15.81). Oft begleitende Schädelfraktur. Immer akutes klinisches Bild
  - **Subduralblutung.** Zwischen harter und weicher Hirnhaut gelegen (➤ Abb. 15.81). Je nach zeitlichem Auftreten nach dem Trauma unterteilt in **akute** (Symptome in den ersten zwei Tagen), **subakute** (Symptome nach 2 Tagen bis 2 Wochen) und **chronische Subduralblutung** (Symptome frühestens nach zwei Wochen). Bei chronischen Subduralblutungen oft kein Trauma erinnerbar, Risikofaktoren: Antikoagulanzieneinnahme und hohes Lebensalter
  - **Traumatische Subarachnoidalblutungen** (➤ 15.4.2)
- In den Stunden bis Tagen nach einem Trauma kann es darüber hinaus zu einer sekundären Hirnschädigung durch z. B. erhöhten Hirndruck bei Hirnödem kommen (➤ 15.2.5).

Die Einteilung nach dem Schweregrad erfolgt entsprechend der Bewusstseinsminderung gemäß *Glasgow Coma Scale* (➤ 15.1.1):

- Leichtes Schädel-Hirn-Trauma 15–13 Punkte
- Mittelgradiges Schädel-Hirn-Trauma 12–9 Punkte
- Schweres Schädel-Hirn-Trauma 8–3 Punkte

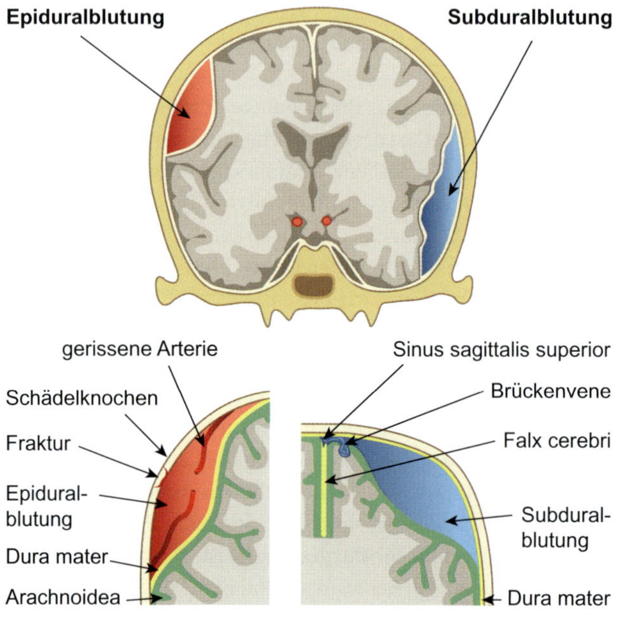

Abb. 15.81 Lokalisation der Epi- und Subduralblutung im Vergleich. [L255]

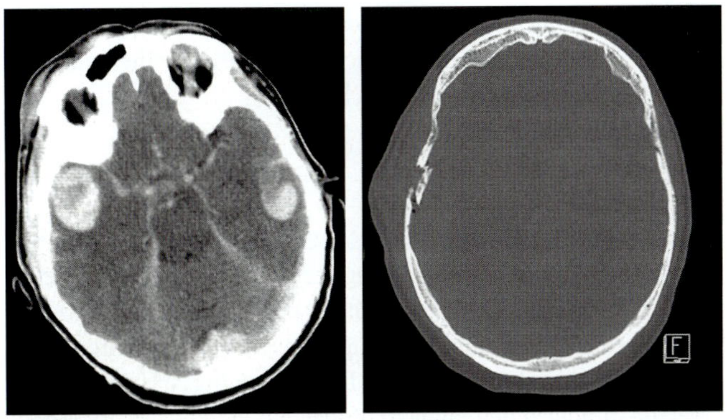

Abb. 15.82 Schädel-CT nach Schädel-Hirn-Trauma. Links Hirnkontusionen mit Coup und Contre-Coup als hyperdense (= helle) Läsionen mit frischer Einblutung. Beim Coup-contre-Coup-Mechanismus wird das Gehirn zunächst im Bereich des Aufpralls und dann auf der gegenüberliegenden Seite verletzt. Rechts sog. CT-Knochenfenster mit deutlich sichtbarer Schädelfraktur. [M457, T420]

Die Einteilung in **Commotio** (*Gehirnerschütterung*), **Contusio** (*Hirnprellung*) und **Compressio cerebri** (*Hirnquetschung*) wird nicht mehr verwendet. Zusätzlich gibt es noch die Einteilung in **geschlossenes** oder **offenes Schädel-Hirn-Trauma,** je nachdem, ob der Liquorraum bei dem Trauma eröffnet wurde.

Klinische Zeichen und Diagnostik

Unspezifische Beschwerden nach einem leichten Schädel-Hirn-Trauma sind Kopfschmerzen, Schwindel, Übelkeit und Erbrechen. Zusätzlich kann es zu einer Erinnerungslücke für die Zeit des Unfalls oder die Ereignisse davor bzw. danach kommen (antero- bzw. retrograde Amnesie, ➤ 16.1.2).

Selbst nach einem leichteren Schädel-Hirn-Trauma sind danach über Minuten, Stunden oder Tage Unruhe und Orientierungsstörungen möglich. Bei den mittelgradigen und schweren Schädel-Hirn-Traumata tritt eine Bewusstseinsveränderung (➤ 15.1.1) regelhaft auf.

NOTFALL

Schädel-Hirn-Traumata mit **Epiduralblutung** zeigen oft einen charakteristischen Verlauf. Nach anfänglicher Bewusstseinstrübung geht es dem Betroffenen einige Stunden besser, bevor eine erneute Vigilanzminderung mit neurologischen Ausfällen einsetzt. Wegen der raschen Volumen- und daher Druckzunahme ist unverzügliches neurochirurgisches Eingreifen erforderlich!

Subduralblutungen zeigen sich (je nach Typ unterschiedlich schnell) durch zunehmende Kopfschmerzen, Vigilanzminderung und Halbseitensymptomatik.

Diagnostisch ist immer eine CT oder MRT des Schädels nötig (➤ Abb. 15.82). Weitere Untersuchungen richten sich nach Ursache der Verletzung und Begleitsymptomatik.

Bei Patienten mit (schwerem) Schädel-Hirn-Trauma sollte nach einer orientierenden neurologischen Untersuchung und Stabilisierung der Vitalfunktionen eine umfangreiche CT-Diagnostik erfolgen. Hierbei haben sich sog. *Traumaspiralen* (von schnellen Spiral-CTs) bewährt (➤ 14.1.4).

Komplikationen

Die gefürchtetste Komplikation ist die Entwicklung eines **Hirnödems** mit kritischer Steigerung des **Hirndrucks** (➤ 15.2.5). Weitere typische Komplikationen sind

- Epileptische Anfälle, die jedoch nicht zwingend in eine Epilepsie übergehen müssen
- Austritt von Liquor aus Nase und/oder Ohr (**Rhino-** bzw. **Otoliquorrhö**) bei Duraverletzung
- Meningitis (➤ 15.6), insbesondere nach offenem Schädel-Hirn-Trauma

VORSICHT

Eine leichte **Rhinoliquorrhö** kann durchaus unbemerkt bleiben, die offene Verbindung zwischen Gehirn und Außenwelt bedeutet aber ein sehr hohes Infektionsrisiko für das Gehirn. Bei Austreten einer klaren Flüssigkeit aus Nase oder Ohr kann ein Glukosetest durchgeführt werden. Bei einer Glukosekonzentration von ca. 40–60 mg/dl kann von Liquor ausgegangen werden.

- Hydrozephalus, v. a. nach Einblutung in die Ventrikel, mit Notwendigkeit einer externen Ventrikeldrainage (➤ Abb. 15.41) und ggf. später eines Shunts (VP-Shunt ➤ 15.2.5).
- Elektrolyt-, Hormonstörungen

Behandlung

Der Patient wird unverzüglich auf eine neurologische bzw. neurochirurgische Intensivpflegestation aufgenommen. Die Behandlung dort hat v. a. zum Ziel, durch Optimierung aller beeinflussbaren Faktoren Sekundärschäden zu vermeiden:

- Überwachung und Behandlung eines erhöhten Hirndrucks
- Kreislaufstabilisierung (systolischer Blutdruck ≥ 90 mmHg)
- Unterstützung der Atemfunktion (Sauerstoffsättigung ≥ 90 %, besser ≥ 95 %, pCO_2 35–45 mmHg), ggf. Beatmung
- Körpertemperatur < 37,5 °C (jedes zusätzliche Grad ist ungünstig)
- Blutzuckereinstellung auf 100–160 mg/dl (sowohl Abweichungen nach unten als auch nach oben verschlechtern die Prognose)
- Ausreichende Schmerzmittelgabe
- Sedierung bei Unruhezuständen

Operationsindikationen sind v. a. epidurale oder subdurale Blutungen, die häufig über eine **Bohrlochtrepanation** entlastet werden, oder ein kritisch erhöhter Hirndruck (Entlastungskraniektomie/dekompressive Kraniotomie ➤ 15.2.5)

Pflegerische Betreuung und Rehabilitation

Die pflegerischen Maßnahmen sind sehr variabel, abhängig vom Schweregrad des Schädel-Hirn-Traumas und weiteren Verletzungen. Im günstigsten Fall kann der Patient nach 1–2 Tagen Überwachung das Krankenhaus gesund verlassen, im schlimmsten Fall befindet er sich im Zustand der reaktionslosen Wachheit (➤ 15.1.2) und ist lange Zeit pflege- und rehabilitationsbedürftig.

Pflegerische Schwerpunkte sind:

- Überwachung und Sicherstellung der vitalen Funktionen, ggf. Beatmung
- Maßnahmen bei erhöhtem Hirndruck (➢ 15.2.5)
- Perioperative Pflege bei operativer Therapie einer Hirnblutung (➢ 15.4.2)
- (Teilweise) Übernahme der Körperpflege unter Anwendung der Konzepte von Bobath (➢ 15.2.1), Basaler Stimulation® (➢ 15.2.2), F. O. T. T.® und Affolter-Modell® (➢ 15.2.3)
- Positionierung und Bewegung nach den Prinzipien des Bobath-Konzepts, der Kinästhetik und LiN® (➢ 15.2.3)
- Durchführung aller notwendigen Prophylaxen
- Durchführung der Infusionstherapie bzw. enteralen Ernährungstherapie
- Maßnahmen bei Dysphagie (➢ 15.1.8)

Nach der vitalen Stabilisierung (Phase A) beginnt sofort der Rehabilitationsprozess (Phase B–E), der im besten Fall zu einer vollständigen Wiederherstellung führt. Bei schweren Schädel-Hirn-Traumata bleiben häufig Einschränkungen zurück, die dauerhafte Therapien und Pflegemaßnahmen notwendig machen.

Beratung

Erfordern bleibende Einschränkungen eine dauerhafte Pflege, stellen sich für die Angehörigen die Fragen wie und wo. Angehörige werden ausführlich zu den Weiterbetreuungsmöglichkeiten mit ihren jeweiligen Vor- und Nachteilen beraten. Die Versorgung zu Hause mithilfe einer 24-stündigen Betreuung ist oftmals aus Patientensicht die beste Option, bringt aber deutliche Einschränkungen und Belastungen für die ganze Familie mit sich und muss gut überlegt werden. Inzwischen gibt es auch Wohngemeinschaften, Pflegeeinrichtungen und außerklinische Intensivpflegedienste, die sich auf jüngere neurologische Patienten spezialisiert haben.

Aufgaben zur Pflegesituation

Nach dem Eintreffen des Notarztes stand die Verdachtsdiagnose „ischämischer Schlaganfall" schnell fest. Herr Petersen wurde nach der Erstversorgung schnellstmöglich in die naheliegende Klinik verlegt. In der Klinik wurde umgehend eine CT durchgeführt, welche die Verdachtsdiagnose bestätigte. Der Neurologe leitete umgehend eine Lysetherapie bei Herrn Petersen ein. Herr Petersen wurde anschließend auf die Stroke-Unit verlegt. Pflegefachmann Mike Thiele hat gemeinsam mit dem Neurologen die Akuttherapie von Herrn Petersen übernommen. Mike Thiele schließt bei Herrn Petersen das Monitoring an, verabreicht Sauerstoff über eine Nasensonde und kontrolliert den Blutzucker. Bei der Kontaktaufnahme mit Herrn Petersen fällt Mike Thiele auf, dass Herr Petersen seine Fragen versteht, darauf jedoch kaum antworten kann. Auch kann er seinen rechten Arm nicht bewegen.

1. Schlaganfälle können anhand ihrer Ursache unterschieden werden. Welche Ursache liegt bei Herrn Petersen vor?
2. Welches Gefäßgebiet ist bei Herrn Petersen wahrscheinlich von dem Infarkt betroffen? Bitte begründen Sie dieses anhand der beschriebenen Symptome.
3. Bei Herrn Petersen wird im Rahmen der Akuttherapie eine Lysetherapie durchgeführt. Erläutern Sie diese therapeutische Maßnahme.
4. Herr Petersen kann bei erhaltenem Sprachverständnis nur schwer auf die Fragen von Pflegefachmann Mike Thiele antworten. Unter welcher Form der Aphasie leidet Herr Petersen? Welche pflegerischen Maßnahmen sind im Umgang mit Betroffenen zu berücksichtigen?
5. Das Bobath-Konzept stellt einen wichtigen Ansatz dar, um die physiologische Bewegungsfähigkeit nach einem Schlaganfall wieder anzubahnen. Stellen Sie die Grundzüge dieses Konzeptes dar.
6. Wählen Sie zwei geeignete Pflegemaßnahmen für Herrn Petersen aus und beschreiben Sie diese konkret.

SCHLAGANFALL

Sammelbegriff für Durchblutungsstörungen des Gehirns (zerebrale Ischämie) und Hirnblutungen mit dem gemeinsamen klinischen Merkmal plötzlicher (schlagartiger) neurologischer Ausfälle. Oft bleibende Behinderung

Ursache: Gehirnischämie oder Gehirnblutung
Leitsymptome: plötzliche neurologische Ausfälle je nach betroffenem Gehirngebiet, oft Halbseitensymptomatik
Behandlung:
- Vor allem Stabilisierung der Vitalfunktionen, Optimierung der Sauerstoffversorgung des Gehirns
- Evtl. spezifische Behandlung, z.B. Lysetherapie
- Umfangreiche und früh beginnende Rehabilitation (u.a. Pflege nach dem Bobath-Konzept, Logopädie)
- Vermeidung/Behandlung von Komplikationen
- Meist medikamentöse Rezidivprophylaxe durch Behandlung von Risikofaktoren/Grunderkrankungen

EPILEPSIE

Chronische Erkrankung mit wiederholten, oft immer gleich ablaufenden epileptischen Anfällen ohne besondere Auslöser.

Gelegenheitsanfall*: Einmaliger epileptischer Anfall bei sehr starkem Auslöser, z.B. Fieberkrampf bei Kindern*

Ursache: multifaktoriell, andere Grunderkrankungen (z.B. Tumor)
Leitsymptome: wiederholte epileptische Anfälle ohne besondere Auslöser, teilweise mit Muskelzuckungen
Behandlung:
- Antiepileptika
- Vorsichtsmaßnahmen im Alltag zur Reduzierung von Anfällen, Eigen- und Fremdgefährdung

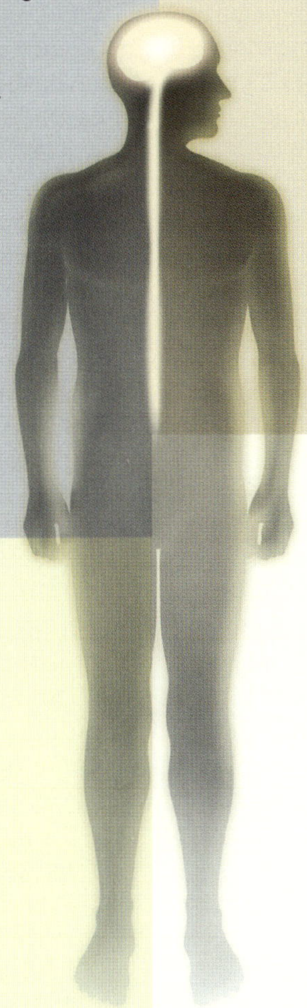

MORBUS PARKINSON

Neurodegenerative Erkrankung mit Untergang von Nervenzellen im Mittelhirn und daraus resultierend Dopaminmangel. Zunehmende Einschränkungen im Langzeitverlauf

Ursache: unklar
Leitsymptome: Hypo-/Akinese (Bewegungsarmut), Rigor (Muskelsteife), Tremor (Zittern)
Behandlung:
- Medikamentös v.a. Dopamin- oder Dopamin-Agonisten
- Physiotherapie, Hilfsmittelversorgung zum Erhalt der Selbstständigkeit

MULTIPLE SKLEROSE

Chronisch-entzündliche ZNS-Erkrankung mit Entmarkungsherden der weißen Substanz

Ursache: unklar
Leitsymptome:
- Verschiedenste neurologische Symptome je nach Ort der Herde, anfangs oft Seh-, Sensibilitätsstörungen
- Am häufigsten schubweiser Verlauf
- Oft zunehmende Behinderung nach langjährigem Verlauf

Behandlung:
- Glukokortikoide im akuten Schub
- Medikamente, die den Autoimmunprozess hemmen
- Symptomatische Behandlung der Beschwerden
- Physiotherapie

BANDSCHEIBENVORFALL

Austritt von Teilen des Bandscheibenkerns durch den umgebenden Faserring mit Kompression der Spinalnervenwurzel

Ursache: Überlastung, z.B. durch Bewegungsmangel, Fehlhaltungen, bei Vorschädigung der Bandscheiben
Leitsymptome: ins Bein ausstrahlender Rückenschmerz, evtl. neurologische Ausfälle
Behandlung:
- Meist konservativ (Schmerzmittel, angepasste Bewegung, Wärme, Physiotherapie)
- Bei schweren neurologischen Ausfällen oder lang andauerndem Schmerz Operation
- Langfristig Stärkung der Rumpfmuskulatur

Abb. 15.83 Übersicht über die Erkrankungen des Nervensystems. [L275]

KAPITEL

16 Pflege von Menschen mit psychischen Störungen

Giulio Calia, Kai Gold

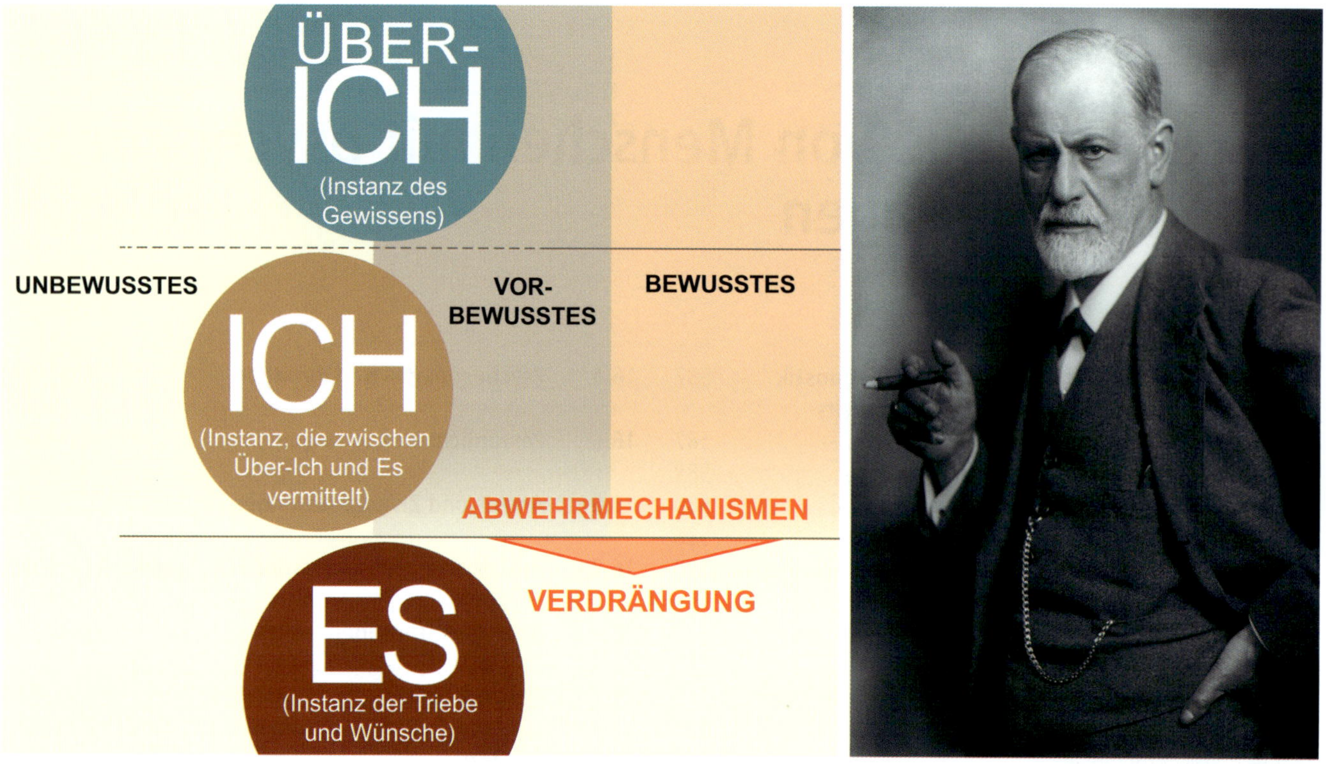

Abb. 16.1 [L275, J814-001]

Pflegesituation

Die 86-jährige Frau Gottlieb wurde gestern stationär in die Gerontopsychiatrie aufgenommen. Frau Gottlieb leidet an einer rasch fortschreitenden Alzheimer-Demenz. Aus dem Verlegungsbericht der Hausärztin von Frau Gottlieb geht hervor, dass sie vor vier Monaten in die verlegende stationäre Pflegeeinrichtung eingezogen ist. Vorher hat sie in ihrer kleinen Wohnung gelebt. Die Pflegefachpersonen der Pflegeinrichtung hatten berichtet, dass sie zu Beginn ihres Einzugs sehr kommunikativ und zugänglich gewesen war und sich gut zurechtgefunden hatte. Die Orientierung und Offenheit von Frau Gottlieb hatte jedoch immer stärker abgenommen, sodass der Zugang seitens der Pflegefachpersonen schwieriger wurde. Zuletzt hatte Frau Gottlieb kaum noch eine pflegerische Versorgung zugelassen. Auch das Essen verweigerte sie zeitweise, ausschließlich der Sohn durfte ihr noch Essen anreichen. Nachts verließ sie öfter ihr Zimmer und lief orientierungslos in der Einrichtung umher. Aufgrund der zunehmenden Verschlechterung ihrer Demenz veranlasste die Hausärztin von Frau Gottlieb die Einweisung in die Gerontopsychiatrie, dieser stimmte der Sohn von Frau Gottlieb zu.

Psychische Störungen sind in Deutschland mit einem jährlichen Vorkommen von knapp 28 % der Erwachsenen häufig. Nur bei weniger als 20 % der Betroffenen kommt es aber zu Kontakt mit dem Gesundheitssystem. [1]

Psychische Erkrankungen gibt es in allen Lebensabschnitten.

- Bei Säuglingen und Kleinkindern sind *frühkindliche Regulationsstörungen* (z. B. exzessives Schreien, Fütter-, Ess-, Schlafstörungen, extremes Trotzverhalten, ➢ 21.4.3) möglich.
- Im Kindes- und Jugendalter sind *emotionale Störungen* häufig, aber auch *ADHS* (Aufmerksamkeitsdefizit-Hyperaktivitäts-Syndrom, ➢ 16.3.3) und *Essstörungen* (➢ 16.10) sind nicht selten.
- Bei Erwachsenen sind *Angststörungen* (➢ 16.6), *affektive Störungen* (v. a. *Depression*, ➢ 16.8) sowie *Störungen durch Alkohol- oder Medikamentenkonsum* (➢ 16.11) am häufigsten [1].
- Im Alter nimmt besonders die *Demenz* eine große Rolle ein.

Die Behandlung erfolgt in leichteren Fällen ambulant (z. B. beim niedergelassenen Kinder- und Jugendpsychiater oder Psychologen, in Tageskliniken), sonst in der Regel in **psychiatrischen oder kinder- und jugendpsychiatrischen Fachkliniken** oder **Fachabteilungen**. Aufgrund der Vielfalt der Störungen gibt es zahlreiche Spezialisierungen, z. B. die **Gerontopsychiatrie** *(Alterspsychiatrie)*, die Behandlung von Abhängigkeitserkrankungen oder die **psychosomatische Medizin.**

Pflegende begegnen Menschen mit psychischen Störungen jedoch nicht nur auf spezialisierten Stationen oder in Einrichtungen, sondern in allen Tätigkeitsfelder der Pflege. Beispielsweise sind in ambulanten wie stationären Versorgungen der Altenpflege Patienten und Patientinnen (im Folgenden als „Patientinnen" bezeichnet) mit (begleitender) Demenz häufig. Fundiertes Wissen über psychische Störungen erleichtert den Umgang mit diesen Menschen und verbessert das Befinden von Betroffenen und Pflegenden.

16.1 Pflegerische und medizinische Diagnostik

Anamneseerhebung und **Patientenbeobachtung** haben bei psychischen Störungen einen besonderen Stellenwert. Die Patientenbeobachtung dient nicht nur der Ermittlung des Hilfebedarfs einer Patientin und der entsprechenden Maßnahmenplanung, sondern ist essenziell für die medizinische Diagnostik, die Medikamentenwahl, die Erkennung von Krisensituationen und die Verlaufskontrolle. Pflegende sind oft die ersten, die Veränderungen in Verhalten und Symptomatik erkennen, da sie rund um die Uhr auf der Station und stetig im Kontakt zu den Patientinnen sind (➤ Abb. 16.2). Auch Angehörige können wertvolle Informationen liefern.

Die Patientenbeobachtung und damit die Wahrnehmung von Auffälligkeiten ist immer subjektiv. Pflegefachpersonen bemühen sich um eine möglichst objektive und wertfreie Darstellung und neutrale Informationsweitergabe in Übergaben, Teambesprechungen und Dokumentation. Ggf. besprechen und vergleichen sie unterschiedliche Wahrnehmungen.

Leitsymptome (➤ 16.1.2) psychiatrischer Störungen sind insbesondere Veränderungen in:

- Bewusstsein, Orientierung, Denken
- Affektivität/Affekt
- Antrieb, Psychomotorik
- Sprache, Mimik, Gestik
- Kognitiven Fähigkeiten, Aufmerksamkeit, Konzentration und Gedächtnis
- Sozialverhalten
- Körperpflege, Ordnung und Hygiene im persönlichen Umfeld

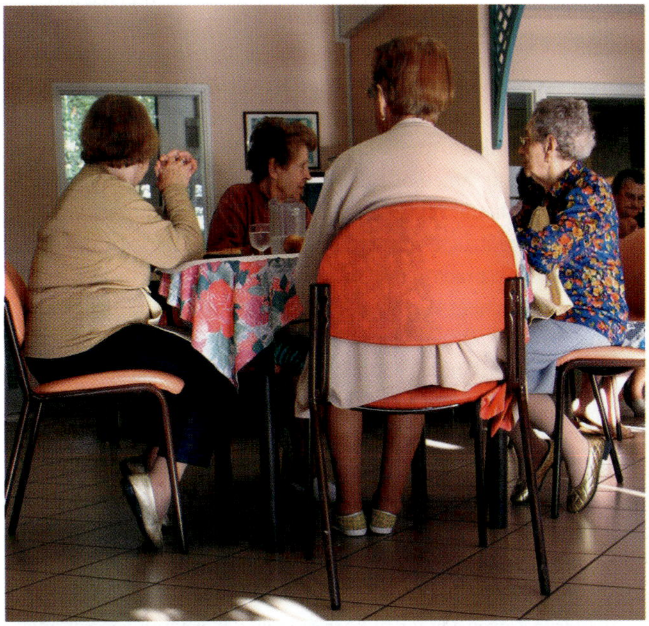

Abb. 16.2 Patientenbeobachtung. Sie ist bei der Betreuung von Menschen mit psychischen Störungen essenziell und findet auch im alltäglichen Miteinander statt. Kann die Patientin Kontakt zu Mitpatientinnen aufbauen? Isst sie nur Lebensmittel, die vor ihren Augen aus der Originalverpackung entnommen wurden, oder auch unverpackte? [J787]

Wichtig ist außerdem die Beobachtung auf:

- Fremd- oder eigenaggressives Verhalten (Selbstverletzungen)
- Hinweise auf Suizidalität (➤ 16.13)
- Krankheitseinsicht, Behandlungsmotivation und -adhärenz
- Absprachefähigkeit
- Sonstiges auffälliges Verhalten

16.1.1 Biografie und Lebenssituation, Krankheitsanamnese

DEFINITION

Biografie und Lebenssituation: Erfassung der „Lebensgeschichte" und der aktuellen Lebenssituation einer Patientin.

Krankheitsanamnese: Erfassung früherer körperlicher und psychischer Krankheiten der Patientin sowie der aktuellen Beschwerden.

16

Das Wissen um die **Lebensgeschichte,** den Lebenslauf einer Patientin und ihre jetzige **Lebenssituation,** ist unabdingbar in der Psychiatrie, weil diese häufig bedeutsam für Krankheitsentwicklung und -bewältigung sind. Wann immer möglich wird die Betroffene selbst befragt, ansonsten können Informationen auch mit den Angehörigen erhoben werden.

Pflegende spielen eine wichtige Rolle bei der Erfassung von Biografie, Lebenssituation und Anamnese, denn häufig erzählen Patientinnen bei Alltagskontakten und pflegerischen Maßnahmen von ihrer Situation und liefern damit wichtige Informationen. Pflegefachpersonen hören immer aktiv zu und dokumentieren wichtige Patientenaussagen.

Biografie und Lebenssituation

Zur **äußeren Lebensgeschichte** von Menschen werden unter anderem erfasst:

- Schwangerschaft und Geburt (Schädigungs-, Stressfaktoren)
- Geburtsort, Staatsangehörigkeit, kultureller Hintergrund
- Eltern und Geschwister, Großeltern
- Wo und bei wem aufgewachsen
- Kindergarten-, Schulbesuche
- Berufsausbildung und Berufstätigkeiten
- Familienstand, (eigene) Kinder, frühere Partnerschaften
- Konfession, religiöser Hintergrund

Zur **inneren Lebenssituation** gehören:

- Elternhaus, Ehe der Eltern, Erziehungsstil und vermittelte Werte, Verhältnis zu Eltern und Geschwistern, finanzielle Situation der Ursprungsfamilie
- Situation in Kindergarten, Schule, Ausbildung und Berufsleben, v. a. Erfolge und Misserfolge, Ängste, Begabungen und Motivation, Verhalten gegenüber anderen

Auch die **aktuelle Lebenssituation** ist wichtig, z. B.:

- Momentane Wohn- und Beziehungssituation (Probleme in der Partnerschaft und mit Kindern?)
- Aktuelle Berufstätigkeit (Zufriedenheit, Probleme im Umgang mit Vorgesetzen und Kollegen?)

- Finanzielle Situation
- Jetzige Lebensgewohnheiten und Wertvorstellungen
- Soziale Kontakte innerhalb und außerhalb der Familie
- Hobbys und Lieblingsbeschäftigungen

Krankheitsanamnese

Bei der **Krankheitsanamnese** wird besonders die Situation erfragt, die die Patientin aktuell zum Arzt bzw. zur Ärztin (im Folgenden „Ärztin" genannt) oder ins Krankenhaus bringt:

- Seit wann bestehen die Beschwerden? Welcher Art sind sie (körperlich, psychisch)? Wem sind sie aufgefallen? Gab es besondere Ereignisse vor dem Auftreten? Werden Zusammenhänge zu bestimmten Ereignissen oder Situationen gesehen?
- Welche Maßnahmen wurden schon ergriffen, von der Betroffenen selbst (z. B. Selbstmedikation), von Angehörigen, von einer anderen Ärztin?
- Wie beurteilt die Patientin die Situation, wie ihre Angehörigen?
- Besteht Krankheits- oder Behandlungseinsicht?

Daneben sind frühere körperliche oder psychische Erkrankungen einschließlich der Behandlung wichtig, weil sie evtl. Rückschlüsse auf die aktuelle Krankheitssituation zulassen.

16

16.1.2 Psychopathologischer Befund

DEFINITION

Psychopathologischer Befund: zusammenfassende Darstellung der psychischen Auffälligkeiten eines Menschen.

Bei der Erhebung des **psychopathologischen Befundes** ist die Unterscheidung zwischen normalen Verhaltensweisen und psychischen Auffälligkeiten mit Krankheitswert wichtig und teilweise sehr schwierig. Die psychischen Grundfunktionen werden bei der Kontaktaufnahme, im Gespräch und durch die Beobachtung des Verhaltens (➤ Abb. 16.2) beurteilt.

Bewusstsein

Bewusstsein umfasst alle psychischen Vorgänge (Gedanken, Gefühle, Wahrnehmungen, Wissen um das eigene Ich).
Bewusstseinsstörung ist ein Oberbegriff für alle Veränderungen der Bewusstseinslage:

- **Quantitative Bewusstseinsstörungen** bezeichnen eine verminderte Wachheit unterschiedlicher Ausprägung, von leichter Benommenheit bis zum Koma (➤ 15.1.1).
- Bei **qualitativen Bewusstseinsstörungen** ist die Betroffene zwar wach, aber die Bewusstseinsinhalte sind verändert. Beispielsweise können Denken und Handeln wie zerstückelt, verworren **(Bewusstseinseintrübung)** oder stark auf einen bestimmten Inhalt fokussiert **(Bewusstseinseinengung)** sein oder Wahrnehmungen als besonders intensiv, übergroß oder hell erlebt werden **(Bewusstseinsverschiebung).**

Orientierung

Orientierung heißt, dass jemand zu Zeit, Ort, Situation und eigener Person richtig informiert ist. Bei leichten **Orientierungsstörungen** werden Tag, Datum oder Jahreszeit falsch benannt. Mit zunehmender Schwere kann der Ort des Aufenthalts nicht mehr angegeben werden (z. B. wird das Krankenhaus mit einem Hotel verwechselt) oder die aktuelle Situation oder Personen werden verkannt (z. B. wird die Ärztin als Verwandte oder Hotelpersonal angesehen). Die Orientierung zur eigenen Person (z. B. Namen, Geburtsdatum, Lebensereignisse) bleibt meist am längsten bestehen. **Desorientiertheit** als schwerste Orientierungsstörung kommt z. B. regelmäßig bei fortgeschrittener Demenz vor.

Gedächtnis

Die **Gedächtnisfunktionen** *(mnestische Funktionen)* sind Ausdruck der Fähigkeit zur Informationsaufnahme, -speicherung und -wiedergabe. Bei **Gedächtnisstörungen** ist meist zunächst das *Kurzzeit-* und erst bei schweren Beeinträchtigungen auch das *Langzeitgedächtnis* betroffen.

Bei einer **Amnesie** handelt es sich um eine Erinnerungslücke, häufig in Verbindung mit einem hirnschädigenden Ereignis (z. B. Schädel-Hirn-Trauma, Schlaganfall). Bei einer *anterograden Amnesie* besteht eine Erinnerungslücke für eine bestimmte Zeit nach dem Ereignis, bei einer *retrograden Amnesie* für eine Zeit davor.

Gedächtnisstörungen sind v. a. bei Demenz oder Alkoholmissbrauch nicht selten mit **Konfabulationen** verbunden, d. h., Betroffene füllen Erinnerungslücken mit eigenen Einfällen und sind überzeugt, dass diese richtig sind.

Denken

Das **Denken** verändert sich bei vielen psychischen Krankheiten. **Denkstörungen** können unterschieden werden in:

- **Formale Denkstörungen.** Beispielsweise kann sich das **Denktempo** verlangsamen oder beschleunigen, im Denkfluss kann es zum **Gedankenabreißen** oder zu **Denksperren** kommen, was sich durch plötzliches, wiederholtes Stocken ohne erkennbaren Anlass im Gespräch zeigt. **Zerfahrenes Denken,** teilweise mit unverständlichem Wortgemisch („Wortsalat") und **Wortneuschöpfungen** *(Neologismen),* ist typisch für Schizophrenien. Die Sprache kann in unverständliches Kauderwelsch zerfallen oder der Zusammenhang eines Gedankens mit dem vorhergehenden ist für die Untersucherin nicht mehr nachvollziehbar.
- **Inhaltliche Denkstörungen.** Hier ist der Inhalt des Denkens verändert. Wichtigste inhaltliche Denkstörung ist der **Wahn.** Dabei bestehen objektiv falsche Annahmen, Vorstellungen und Gedanken, gewissermaßen als persönliche Realität. Ein Wahn ist für die Erkrankte völlig gewiss, ohne Zweifel und auch durch objektive Beweise nicht zu korrigieren, z. B. lässt sich der Wahn, einen Überwachungschip im Gehirn zu haben, auch durch ein unauffälliges Schädel-MRT nicht zerstreuen. Häufig sind z. B. *hypochondrischer Wahn, Größen-, Beziehungs-, Schuld-, Verarmungs- oder Verfolgungswahn* (➤ Abb. 16.3).

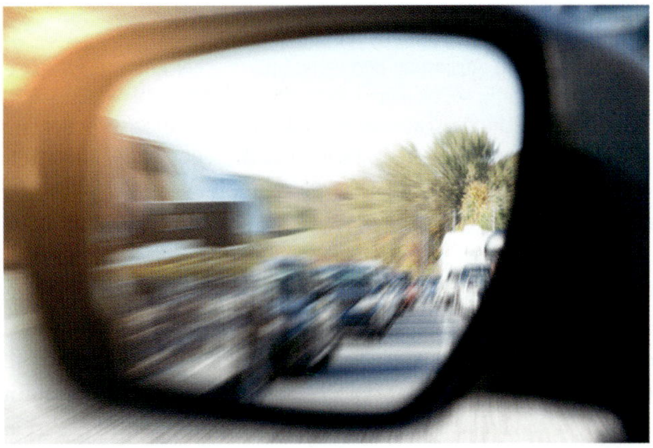

Abb. 16.3 Verfolgungswahn. Betroffene sind überzeugt, verfolgt zu werden, dass z. B. alle anderen Autofahrer hinter ihnen herfahren, um sie „zur Strecke zu bringen". Dass Autofahrer sie überholen oder abbiegen, bringt sie davon nicht ab. [J787]

Wahrnehmung

Die wichtigsten **Wahrnehmungsstörungen** bei psychischen Erkrankungen sind **Halluzinationen** *(Trugwahrnehmungen),* das sind Sinneseindrücke ohne entsprechenden Außenreiz. Halluzinationen können alle Sinneseindrücke betreffen.

- **Visuelle** *(optische)* **Halluzinationen,** z. B. das Sehen von Tieren an einer weißen Decke
- **Akustische Halluzinationen,** z. B. das Hören von Pfeifen, Rauschen oder Stimmen im ruhigen Zimmer
- **Olfaktorische Halluzinationen,** z. B. das Riechen von Gas oder Verwesungsgeruch
- **Gustatorische Halluzinationen,** z. B. das Schmecken eines bitteren oder widerlichen Geschmacks
- **Taktile Halluzinationen,** z. B. die Wahrnehmung, angefasst zu werden, ohne dass jemand in der Nähe ist, oder das Gefühl, Tiere krabbelten über die Haut, ohne dass welche da sind

Im Gegensatz dazu werden bei **Illusionen** vorhandene Sinnesreize fehlerhaft gedeutet.

Affektivität

Affektivität bezeichnet die Stimmungs- und Gefühlslage, sowohl die längerfristige Grundstimmung (z. B. ausgeglichen, melancholisch, heiter) als auch die aktuellen Emotionen (Ärger, Freude, Angst, Trauer).

In diesem Zusammenhang achtet die Untersucherin auch auf die emotionale Schwingungsfähigkeit (mimische und gestische Reaktionen, Anpassung der Stimme im Gespräch).

Störungen der Affektivität sind z. B.:

- **Affektlabilität** (rascher Wechsel von Stimmungen und Emotionen)
- **Affektarmut, Gefühl der Gefühllosigkeit** (kaum Stimmungen und Emotionen, die Betroffene gibt an, nichts zu fühlen)
- **Euphorie** (übersteigertes Wohlbefinden, übermäßige Heiterkeit)

Weitere psychische Grundfunktionen

Weitere evtl. gestörte psychische Grundfunktionen sind:

- **Antrieb.** Der Antrieb ist die vom Willen unabhängige Aktivitätsbereitschaft eines Menschen, seine Fähigkeit, tätig zu sein und Ziele zu verfolgen. **Antriebsarmut** ist z. B. typisch für depressive Erkrankungen (➤ 16.8), **Antriebssteigerung** für Manie (➤ 16.8).
- **Aufmerksamkeit und Konzentration.** Normalerweise kann man sich einer Aufgabe zuwenden und zumindest eine gewisse Zeit dabei verweilen. Bei **Aufmerksamkeits- und Konzentrationsstörungen** ist die Betroffene leicht ablenkbar (z. B. durch Umweltgeräusche), „hört nicht richtig zu" und bleibt nicht (altersentsprechend) lange bei einer Sache. Sie sind z. B. charakteristisch für ADHS (➤ 16.3).
- **Ich-Erleben.** Gesunde sind sich der eigenen Person und der Grenzen zu Anderen und der Umwelt bewusst. Bei **Ich-Störungen** berichtet die Patientin z. B., dass ihre Gedanken, Gefühle, ihr Tun von außen beeinflusst werden oder jeder ihre Gedanken kennt, oder erlebt Körperteile als nicht zugehörig und fremd.
- **Psychomotorik.** Psychomotorik meint die Art, sich zu bewegen. Normal sind fließende, zielgerichtete Bewegungen. Störungen der Psychomotorik sind z. B. **Stereotypien,** sich wiederholende „sinnlose" Handlungen oder Äußerungen, oder bizarres oder posenhaftes Ausführen „an sich normaler" Bewegungen.

16.1.3 Neuropsychologische Tests

DEFINITION

Neuropsychologische Tests: standardisierte Tests zur Diagnose und Schweregradeinschätzung einer psychischen Störung.

Ein weiterer Schwerpunkt psychiatrischer Diagnostik sind **neuropsychologische Tests.** Sie sollen den psychopathologischen Befund (➤ 16.1.2) objektivieren, indem sie die Leistungsfähigkeit einer Patientin erfassen (etwa Intelligenz-, Konzentrations-, Demenztests) oder durch Fragebögen zur Selbst- oder Fremdbeurteilung Symptome wie etwa Ängste und Depressivität erfragen.

Demenztests

Besteht der Verdacht auf eine **Demenz** (Verlust vorher vorhandener geistiger Fähigkeiten ➤ 16.12), können **Demenztests** die Diagnose erhärten und bei der Schweregradeinschätzung helfen. Die Patientin soll Aufgaben aus unterschiedlichen Bereichen lösen, z. B. zeichnen, rechnen, sich etwas merken und dann wiedergeben. Einfache Tests gehen in der Regel schnell, erkennen aber nur schwere Störungen. Aufwändige Tests erfassen auch nicht so offensichtliche Defizite, auch ihre Sensitivität bei leichter Demenz ist aber begrenzt.

Beispiele sind der **Mini-Mental-Status-Test** *(MMST),* der **DemTect,** das **Montreal Cognitive Assessment** *(MoCA),* die **CERAD-Testbatterie,** der **Test zur Früherkennung von Demenzen mit Depressionsabgrenzung** *(TFDD)* und der **Uhrentest** (➤ Abb. 16.4).

Uhrentest

1. Geben Sie dem Patienten ein Blatt Papier mit einem vorgezeichneten Kreis. Zeigen Sie ihm, wo oben und unten ist.
2. Geben Sie dem Patienten folgende Anweisung: „Dies soll eine Uhr sein. Ich möchte Sie bitten, in diese Uhr die fehlenden Ziffern zu schreiben. Zeichnen Sie danach die Uhrzeit 11:10."
3. Machen Sie sich Notizen zur Ausführung der gestellten Aufgabe, z. B. Reihenfolge, Kommentare.
4. Bewerten Sie die angefertigte Zeichnung gemäß den untenstehenden Kriterien. Notieren Sie den Punktwert zusammen mit Datum und Namen des Patienten auf dem Zeichenblatt.

Kriterien	Vorgegebene Punkte	Erreichte Punkte
Zahl 12 richtig eingezeichnet	1	
Beide Zeiger richtig	2	
Alle 12 Ziffern richtig	2	
Korrekte Zeit	2	
Summe der Punkte		

Werden nur 5 oder weniger Punkte erreicht, liegt der Verdacht auf eine Demenz vor. Es sollte eine weitere umfassende Demenzdiagnostik vorgenommen werden.

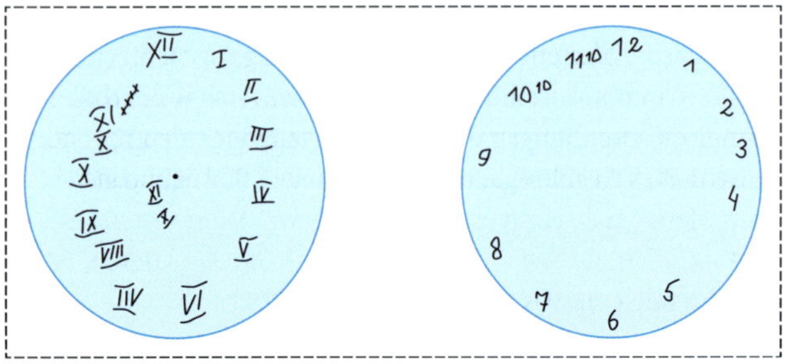

Abb. 16.4 Uhrentest. Unten zwei pathologische Ergebnisse. [L255, F778–003]

16.1.4 Labor- und apparative Untersuchungen

Zum Ausschluss neurologischer und körperlicher (Grund-)Erkrankungen erfolgen neben der körperlichen Untersuchung auch **Labor- und apparative Untersuchungen:**

- Blutuntersuchungen (z. B. Schilddrüsenwerte, Borrelienantikörper)
- EKG (➤ 4.1.3)
- EEG (➤ 15.1.12), CT oder MRT des Schädels (➤ 15.1.13)
- Doppler-/Farb-Duplex-Sonografie (➤ 5.1.5) der hirnversorgenden Blutgefäße
- Liquoruntersuchung (➤ 15.1.11)

16.1.5 Ursachen und Einteilung psychischer Störungen

Ursachen psychischer Störungen

Die Ursache psychischer Erkrankungen ist *multifaktoriell,* d. h., genetische und Umweltfaktoren (z. B. Schädigungen des Ungeborenen während der Schwangerschaft, seelische Gewalt in der Kindheit) greifen ineinander und führen in ihrem Zusammenspiel zur psychischen Erkrankung.

Biopsychosoziales Krankheitsmodell

Bei Verursachung, Auslösung und Verlauf psychischer Krankheiten spielen fast immer genetische, biologische, psychische *und* soziale Einflüsse eine Rolle. Ihre Gewichtung ist aber unterschiedlich. Dieses **biopsychosoziales Krankheitsmodell** (➤ 2.1) findet auch Anwendung bei anderen Erkrankungen, z. B. chronischen Schmerzsyndromen wie Fibromyalgie, chronischen Rücken- und Kopfschmerzen.

Ein biopsychosoziales Krankheitsmodell mit besonderer Bedeutung in der Psychiatrie ist das **Vulnerabilitäts-Stress-Modell** (➤ Abb. 16.5): hiernach führen angeborene oder erworbene körperliche und psychosoziale **Vulnerabilitätsfaktoren** zu einer individuellen **Vulnerabilität** (*Anfälligkeit, Verletzlichkeit, lat.* vulnus = Wunde). Umgekehrt gibt es **Schutzfaktoren** *(protektive Faktoren)* wie etwa günstige Bewältigungsstrategien (Coping) oder soziale Unterstützung (intakte Familienstruktur), welche die Vulnerabilität mindern. Verschiedenste Belastungen lösen dann die manifeste Erkrankung aus (je höher die Vulnerabilität, desto geringer die notwendige Belastung). Die psychische „Widerstandsfähigkeit", also die Fähigkeit Belastungen zu meistern, wird auch als **Resilienz** bezeichnet.

Der Verlauf einer psychischen Erkrankung hängt wesentlich von weiteren Einflüssen ab, den **aufrechterhaltenden Faktoren.** Hierzu gehören u. a. ungünstige Verhaltensmuster der Erkrankten selbst (etwa Vermeidungsverhalten bei Angst- oder Zwangsstörung) oder ihrer Umgebung (etwa ungünstige und belastende Kommunikationsmuster in der Familie). Man spricht auch vom **Drei-Faktoren-Modell** *(Vulnerabilität plus Stress plus aufrechterhaltende Faktoren).*

Einteilung psychischer Störungen

Das nach wie vor begrenzte Wissen über Ursachen und Verlauf vieler psychischer Erkrankungen erschwert auch deren Einteilung.

Haupteinteilungssysteme in Deutschland sind zurzeit die **ICD-10** *(Internationale Klassifikation der Krankheiten, 10. Version)* und das **DSM-5** *(Diagnostisches und statistisches Manual für psychische Krankheiten 5. Auflage).* Bei beiden erfolgt die Einteilung anhand fester, symptomorientierter Diagnosekriterien, die Ursachen spielen keine Rolle.

Das ursachenorientierte *triadische System nach Huber* ist zur Einteilung psychischer Störungen nicht mehr gebräuchlich. Einige Begriffe werden aber weiterbenutzt, v. a.:

- **Exogene Psychose** = durch körperliche Erkrankungen, etwa Gehirntumor oder Stoffwechselerkrankung, bedingte (schwere) psychische Erkrankung (*exogen* = von außen kommend)
- **Endogene Psychose** (*endogen* = von innen kommend) = (schwere) psychische Erkrankung ohne fassbare Ursache, z. B. die Schizophrenien
- **Psychogene Erkrankung** = Ursachenschwerpunkt in früher gemachten Erfahrungen und ungelösten Konflikten, z. B. neurotische Störungen *(Neurosen)*

Auch für die Therapiewahl psychischer Störungen bleiben die Ursachen wichtig.

16.2 Spezielle pflegerische und medizinische Maßnahmen

16.2.1 Spezielle pflegerische Betreuung von Menschen mit psychischen Störungen

Besondere Schwerpunkte

Die pflegerische Arbeit unterscheidet sich bei Menschen mit psychischen Störungen deutlich von der in somatischen Fachbereichen.
Häufig wirken die Patientinnen auf den ersten Blick nicht krank und sind körperlich selbstständig (außer in der Gerontopsychiatrie), d.h., die Unterstützung bzw. Übernahme von Lebensaktivitäten wie Körperpflege, Essen und Trinken und Bewegung oder behandlungspflegerische Maßnahmen stehen im Hintergrund.
Pflegerische Aufgaben bestehen v.a. im Bereich der Kommunikation, Information, Beratung und Anleitung. Hierzu gehören individuelle Gespräche z.B. zur Lebenssituation, Unterstützung bei der Tagesstrukturierung, Beratung zu Freizeittätigkeiten, aber auch die Anleitung in lebenspraktischen Dingen, z.B. zu einer angemessenen Körperhygiene oder einer gesunden Ernährung.
Als weitere Besonderheit haben Patientinnen mit psychischen Störungen häufiger keine Krankheitseinsicht und sehen dann auch nicht den Sinn von Medikamenteneinnahme und anderen Therapien ein. Das macht den Umgang besonders anspruchsvoll.

Beziehungsgestaltung

Einfühlungsvermögen, Empathie und Vertrauen sind zentrale Merkmale in der **Beziehungsgestaltung** und Begleitung bei Menschen mit psychischen Erkrankungen. Gespräche stehen dabei im Mittelpunkt. Eine offene und wertschätzende Gesprächsführung beginnt schon mit dem Schaffen einer angenehmen und störungsarmen Atmosphäre. Die Pflegenden hören den Patientinnen aktiv und aufmerksam zu. Sie stehen als Ansprechpartner zur Verfügung und stellen im Alltag immer wieder Kurzkontakte her. Das vermittelt den Patientinnen nicht nur Sicherheit, sondern hilft auch, ein Vertrauensverhältnis zu schaffen. In der Mehrzahl der psychiatrischen Kliniken und Einrichtungen hat sich deshalb das **Pflegemodell der Bezugspflege** etabliert.

Aufgrund der häufigen Störungen der Beziehungsfähigkeit erfordert die Beziehungsgestaltung zu Menschen mit psychischen Störungen meist viel Geduld und Ausdauer. Professionelle psychiatrische Pflege bedeutet, sich immer wieder auf verschiedene Menschen und Persönlichkeiten, v.a. aber auf das durch die Krankheit veränderte Verhalten der Patientinnen einzulassen und je nach Situation angemessen zu handeln.

Pflegende benötigen ein angemessenes Konfliktverhalten, besonders bei Patientinnen mit herausforderndem Verhalten. Konflikte entstehen auch, wenn Pflegefachpersonen Aufsichts- und Kontrollaufgaben wahrnehmen und Grenzen setzen müssen, diese aber von der Betroffenen nicht akzeptiert werden. In solchen Situationen ist es wichtig, sich nicht provozieren zu lassen und sich ruhig, wertschätzend und deeskalierend zu verhalten.

Pflegefachpersonen müssen außerdem ein ausgewogenes Verhältnis zwischen **Nähe und Distanz** und das richtige Maß zwischen zu viel und zu wenig Zuwendung und Hilfe finden (➤ Abb. 16.6). Sie bestimmen die Intensität der Beziehungsgestaltung zu den Patientinnen so, dass diese sich gut begleitet und verstanden fühlen und gleichzeitig eine professionelle Grenze eingehalten wird. Diese Grenze bei sich selbst und Patientinnen zu erkennen und zu respektieren, ist eine grundlegende pflegerische Aufgabe.

Bei Patientinnen, die sich unfreiwillig (also mit richterlichem Beschluss) in psychiatrischer Behandlung befinden, gestaltet sich oftmals die Beziehungsgestaltung schwieriger, da sie den Pflegenden eher Misstrauen oder Ablehnung entgegenbringen.

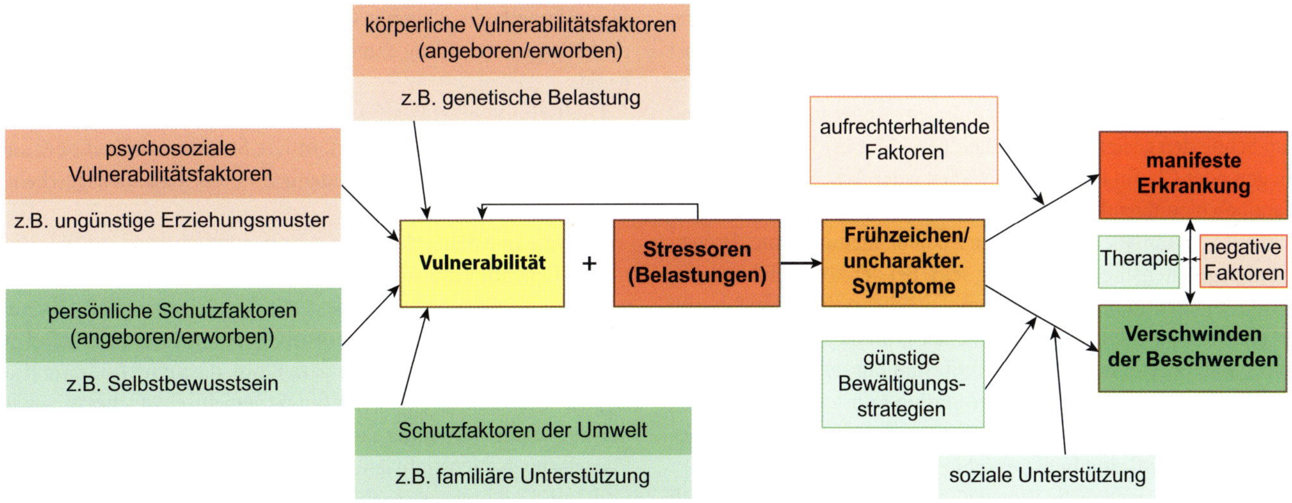

Abb. 16.5 Vulnerabilitäts-Stress-Modell. Zahlreiche Vulnerabilitäts- und Schutzfaktoren führen zu einer individuellen Vulnerabilität (Anfälligkeit), auf deren Boden Stressoren (Belastungsfaktoren) die psychische Störung auslösen. Umweltfaktoren haben dann wesentlichen Einfluss auf den weiteren Verlauf. [L255]

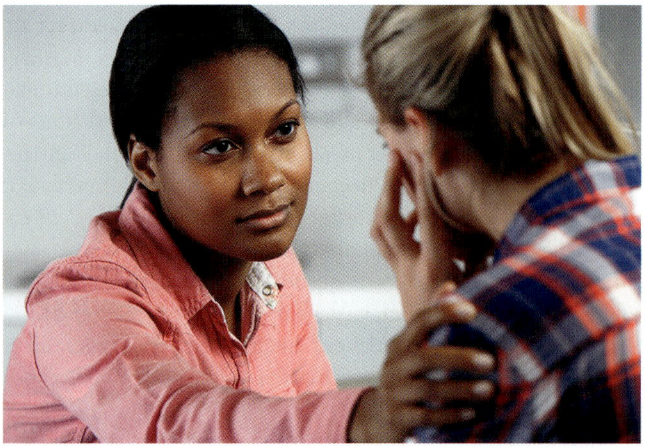

Abb. 16.6 Nähe und Distanz. Ein angemessenes Verhältnis von Nähe und Distanz ist ein grundliegender Bestandteil der Beziehungsgestaltung zu Menschen mit psychischen Störungen. [J787]

Sicherheit

Sicherheit für Patientinnen und Personal spielt in der Psychiatrie eine große Rolle. Erkrankungsbedingt kann es zu einer **Eigen-** *(Selbst-)* **oder Fremdgefährdung** kommen, etwa wenn eine schwerst depressiv Erkrankte sich selbst töten will oder sich eine Patientin im Wahn von Mitpatientinnen oder Personal bedroht fühlt und diese daher angreift. Menschen mit demenziellen Erkrankungen (➤ 16.12) oder Intelligenzminderung (➤ 16.3.1) können Gefahren häufig nicht adäquat einschätzen und bringen sich und andere leicht in Gefahr, z. B. wenn eine Weglauftendenz besteht oder der Herd angeschaltet wird.

Entsprechend sind im Klinikalltag, aber auch bei ambulanten Betreuungen, die notwendigen Aufsichts- und Kontrollfunktionen wichtige und unverzichtbare pflegerische Aufgaben, die je nach Konzeption und Auftrag sehr unterschiedlich aussehen können. Besonders auf **geschlossenen** *(geschützten)* **Stationen** sind zahlreiche Vorsichtsmaßnahmen nötig, um Patientinnen vor sich selbst oder andere Menschen vor Patientinnen zu schützen. Dazu gehört u. a. die Durchsicht des Patienteneigentums und der Patientinnen selbst auf gefährliche Gegenstände. Dies sind zur Strangulation geeignete Gegenstände wie Gürtel, Schals, Schnürsenkel oder Kabel, spitze und zum Schneiden geeignete Gegenstände wie Messer, Scheren, Rasierklingen oder Glas in jeder Form, Waffen jeder Art, Feuerzeuge oder brandbeschleunigende Stoffe wie Deos. Weiterhin kann eine Durchsicht auf Suchtmittel, in erster Linie Alkohol, Medikamente, Drogen oder Drogenutensilien, notwendig sein. Bei der körperlichen Kontrolle der Patientin bzw. des Patienten, möglichst durch eine Person des gleichen Geschlechts, ist neben einer gründlichen Kontrolle ein hohes Maß an Wertschätzung und Einfühlung selbstverständlich. Auch gefährliche Gegenstände der Station selbst wie z. B. Besteck oder sonstige Küchenutensilien werden regelmäßig auf Vollständigkeit überprüft und sind meist verschlossen.

Weitere Sicherheitsmaßnahmen können die Überwachung durch Sichtkontrollen in festgelegten zeitlichen Abständen bis hin zu einer 1:1-Betreuung sein. Die Patientin hält sich dann stets in Sichtweite oder in einem speziellen Überwachungszimmer auf.

VORSICHT

Erster Schritt ist, **aggressives Verhalten** frühzeitig zu erkennen. Warnzeichen sind z. B. Umtriebigkeit, verkniffene Mimik, gereizte Antworten oder Streit mit Mitpatientinnen. Pflegende sorgen dann für Entlastung, z. B. indem sie ein Gespräch oder einen Spaziergang anbieten, Wünsche erfragen, die Patientin ablenken oder Auffälligkeiten direkt ansprechen.
Bei unmittelbar drohender Aggressivität, Eigen- und Fremdgefährdung:

- Unterstützung holen, Ärztin benachrichtigen, ggf. auch die Polizei (v. a. bei Vorhandensein einer Waffe)
- Mitpatientinnen beruhigen, in ihre Zimmer schicken
- Für möglichst ruhige, reizarme Umgebung sorgen, keine Diskussion über das weitere Vorgehen o. Ä. in Gegenwart der Patientin führen
- Ruhig bleiben, sicher auftreten. Sich auf gleiche Höhe wie die Patientin begeben (gleichzeitig Abstand halten!), Blickkontakt aufnehmen
- Versuchen, das Verhalten der Patientin zu verstehen *(Verstehenshypothese):* Was könnte die Patientin zu diesem Verhalten bewegt haben? Welche Bedürfnisse hat sie?
- Gespräch mit der Patientin suchen, wobei nur eine Person spricht, am besten jemand mit gutem Kontakt zu ihr. Keine Konfrontation, sondern **Talking-down:** der Patientin vermitteln, dass man sie ernst nimmt, sie über ihre Gefühle/Auslöser ihres Tuns sprechen lassen, ausreden lassen, zusammen nach Lösungen suchen. Weiteres Vorgehen erklären

Um die Sicherheit bei akuter Gefährdung zu gewährleisten, können als allerletztes Mittel **Zwangsmaßnahmen** erfolgen, die immer ärztlich angeordnet und insbesondere bei längerer Dauer gerichtlich genehmigt sein müssen. Dazu gehören die mechanische **Fixierung/Sicherstellung** (➤ Abb. 16.7), die **Isolation** und die **Zwangsmedikation.** Pflegefachpersonen begegnen auch in solchen für alle Beteiligten emotional schwierigen Situationen der Patientin ruhig, gleichbleibend empathisch und ohne Vorwürfe. Patientinnen verlieren auch dann ihre Würde nicht, die Gründe für diese Maßnahmen liegen schließlich in der Erkrankung.

Ordnung und Hygiene

Erkrankungsbedingt können **Ordnung** und persönliche **Hygiene** vernachlässigt werden, worunter auch das Wohlbefinden der Patientin leidet.

Die Gründe hierfür sind unterschiedlich. Fehlender Antrieb, Gleichgültigkeit demgegenüber, innere Strukturlosigkeit oder ausgeprägte gedankliche Eingebundenheit in das Krankheitsgeschehen sind mögliche Ursachen.

Hygiene und Sauberkeit sind sehr persönliche und sensible Themen. Pflegende respektieren die Bedürfnisse und Gewohnheiten von Patientinnen und wägen diese mit ihren eigenen Maßstäben ab. Sie sprechen die Patientinnen einfühlsam und wertschätzend auf die Problematik an und weisen darauf hin, dass ein Mindestmaß an Hygiene und Ordnung nicht nur für ein gemeinschaftliches Miteinander notwendig ist, sondern auch das eigene Wohlbefinden steigert. Pflegefachpersonen motivieren deshalb zu regelmäßiger Körperpflege und zum Kleidungswechsel, zum Wechsel der Bettwäsche und zur Einhaltung von Ordnung und Sauberkeit im Patientenzimmer. Ggf. leiten sie die Betroffenen an und unterstützen durch direkte Hilfestellung.

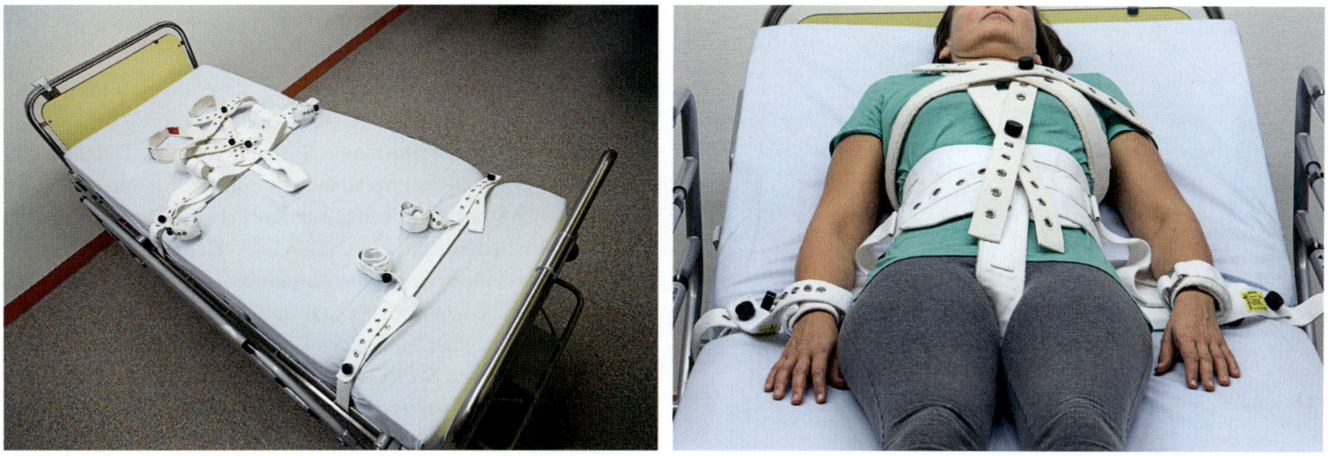

Abb. 16.7 7-Punkt-Fixierung. Links Anbringung der Fixierung im Bett, rechts Patientin in der Fixierung (die Beinfixierung erfolgt analog zur Armfixierung). Die Durchführung einer Fixierung erfordert entsprechende Fachkenntnis und Schulung, die Betreuung von fixierten Patientinnen eine direkte Beobachtung, in der Regel durch eine Sitzwache. [K115]

Tagesstruktur und Freizeitbeschäftigung

Eine geregelte **Tagesstruktur** mit festen Zeiten ist für Menschen mit psychischen Erkrankungen unverzichtbar, denn sie gibt ihnen Halt, Sicherheit und ein wenig „Normalität". Zur Tagesstruktur gehören immer wiederkehrende Termine wie feste Aufsteh- und Zubettgehzeiten, Mahlzeiten, Therapien, aber auch Frei- und Ruhezeiten. Dabei sind sowohl Unter- als auch Überforderung zu vermeiden, und ein für die Patientin individueller Tages- oder Wochenplan sollte ein ausgewogenes Maß an fordernden Terminen und Freizeit bieten. Pflegefachpersonen koordinieren die Termine und passen den Plan ggf. den Patientenwünschen, -bedürfnissen und -möglichkeiten an.

Vielen Patientinnen fällt es schwer, ihre Freizeit sinnvoll auszufüllen. Pflegende bieten regelmäßig Maßnahmen zur **Freizeitbeschäftigung** an (➤ Abb. 16.8), um einerseits von der Krankheit und den Problemen abzulenken und andererseits positive Erlebnisse zur Gesundung nutzen zu können. Zudem trainieren gemeinsame Aktivitäten die sozialen Kompetenzen und Patientinnen können in die Planung und Umsetzung aktiv miteinbezogen werden. Der Fantasie sind kaum Grenzen gesetzt, die Angebote sollen sich aber unbedingt nach Interessen, Bedürfnissen, Möglichkeiten, Ressourcen und Alter der Patientinnen richten. Bei der Vorbereitung auf die Entlassung können Pflegefachpersonen Hinweise z. B. auf Sportvereine, Handarbeitskurse, Volkshochschulprogramme oder Kontaktadressen geben und die Patientinnen so motivieren, die Freizeit auch nach der Entlassung sinnvoll zu gestalten und frühere Hobbys oder neu entdeckte Interessen fortzusetzen.

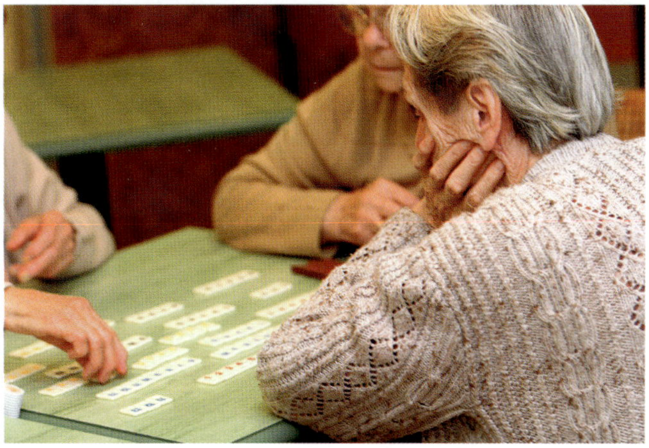

Abb. 16.8 Freizeitgestaltung. Gemeinsame Aktivitäten wie Gesellschaftsspiele fördern die Gruppendynamik und die Patientenzufriedenheit und dienen der Aktivierung. [J787]

Neben dem reinen Freizeitaspekt dienen solche Maßnahmen aber auch der körperlichen und geistigen Aktivierung, besonders auch um einer *Hospitalisierung* entgegenzuwirken. Zur geistigen Aktivierung eignen sich z. B. tägliche Zeitungsrunden und Diskussionen über aktuelle Themen, gemeinsames Rätseln oder spielerische Gedächtnisübungen.

Lebenspraktisches Training

Menschen mit psychischen Erkrankungen sind oft bei der Bewältigung des Alltags eingeschränkt. **Lebenspraktisches Training** hilft, wichtige Alltagsaufgaben wieder oder neu zu erlernen, und führt die Betroffenen allmählich wieder an ihren Alltag heran. Art und Umfang der Trainingsmaßnahmen richten sich nach Schwere der Erkrankung, Defiziten und Ressourcen der Patientin und Relevanz der jeweiligen Tätigkeit für sie. Lebenspraktisches Training kann sowohl in Gruppen (z. B. als Hauswirtschaftstraining, ➤ Abb. 16.9) als auch einzeln (z. B. beim Umgang mit Geld oder persönlicher Hygiene) stattfinden. Die pflegerische Unterstützung reicht von Motivation mit Vor- und Nachbesprechung der Trainingsmaßnahmen ohne direkte Anwesenheit der Pflegenden bis zur direkten Begleitung mit konkreter Anleitung oder auch Hilfestellung.

Im Rahmen der **Soziotherapie** unterstützen Pflegefachpersonen die Patientinnen bei ihren sozialen Kontakten und der zwischenmenschlichen Interaktion. Sie können der Patientin z. B. ihr Verhalten zu Mitpatientinnen oder zum Behandlungsteam spiegeln, ihr Hilfestellung bei Schwierigkeiten des Miteinanders bieten, bei Konflikten helfend zur Seite stehen, Kontakte fördern oder die Patientin

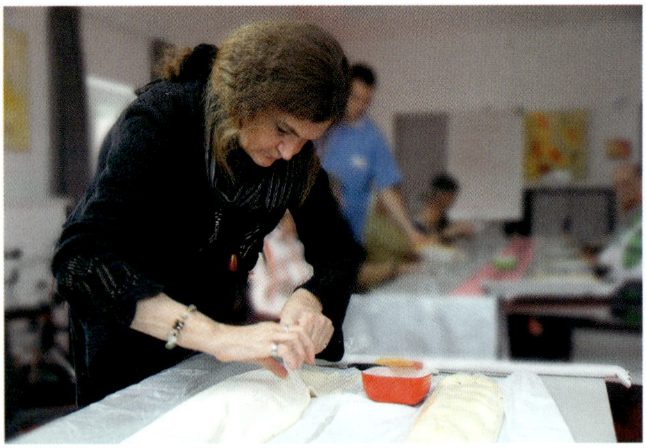

Abb. 16.9 Lebenspraktisches Training. Beim lebenspraktischen Training, hier Hauswirtschaftstraining, werden alltägliche Tätigkeiten geübt. [K333]

motivieren, diese (wieder oder neu) aufzunehmen. Beim **sozialen Kompetenztraining** werden solche Schwierigkeiten in Rollenspielen geübt.

Angehörigenarbeit

Angehörigenarbeit stellt in der Psychiatrie oftmals einen weiteren Schwerpunkt dar und ist insbesondere bei der Behandlung von Kindern und Jugendlichen oder Menschen mit Demenz unerlässlich. Besonders bei Ersterkrankungen haben Angehörige nicht selten viele Fragen zur Erkrankung und zum Umgang damit. Pflegerische Aufgaben sind, Angehörigen zuzuhören und angemessen auf diese Fragen zu antworten, ihnen ggf. geeignete Anlaufstellen wie z. B. Selbsthilfegruppen zu nennen oder Kontakt zum Sozialdienst der Klinik zu vermitteln, aber auch, sich ihre Sorgen anzuhören und Verständnis zu zeigen. In vielen psychiatrischen Krankenhäusern werden Informations- und Angehörigengruppen angeboten, die z. T. auch durch Pflegefachpersonen geleitet werden. Besonders der Austausch und die Solidarität mit anderen betroffenen Angehörigen sind nicht zu unterschätzen.

Mitunter liegen die Probleme oder gar Krankheitsursachen im persönlichen und familiären Umfeld der Patientin. Dieses gilt es dann zu berücksichtigen und der Patientin und ihren Angehörigen geeignete Hilfestellungen zu bieten, evtl. auch zwischen ihnen zu vermitteln und austauschende Gespräche und Konflikte zu moderieren. Manches Mal ist eine begleitende Familientherapie notwendig.

Des Weiteren stellen Angehörige oft für das Behandlungsteam eine wichtige Informationsquelle dar. Angehörigenkontakt und insbesondere Informationsweitergabe an Angehörige darf jedoch niemals ohne das Einverständnis der Patientin erfolgen! Die Patientin selbst (oder ggf. die gesetzliche Betreuerin oder die Eltern bei Minderjährigen) entscheidet, zu welchen Personen aus dem Umfeld das Behandlungsteam im Rahmen von Angehörigenarbeit Kontakt aufnehmen darf. Dies sind nicht unbedingt nur Familienangehörige, sondern oft auch langjährige Freunde oder Lebenspartner.

Umgang mit der Erkrankung

Die Information über die Erkrankung, deren Symptomatik und die Behandlung ist ebenso eine pflegerische wie ärztliche Aufgabe. Pflegende haben meist eine deutlich größere Nähe zur Patientin und sprechen eher eine für sie verständliche Sprache. Sie vermitteln der Patientin auch eine gesundheitsfördernde Lebensweise und erklären Frühwarnzeichen, die auf eine (erneute) Verschlechterung der Erkrankung oder eine Krise hinweisen können. Mitunter ist es sinnvoll, mit der Patientin einen Notfallplan zu entwickeln, in dem individuelle Frühwarnzeichen, aber auch geeignete Stabilisierungsstrategien aufgelistet sind. Zu den Strategien können ablenkende Maßnahmen wie Musik, Lesen, Spaziergänge gehören, evtl. die Einnahme von ärztlich verordneter Bedarfsmedikation, Inanspruchnahme professioneller Hilfsangebote wie Beratungsstellen, Notfalltelefon, Selbsthilfegruppen, Kliniken oder Ärztinnen, aber auch von privaten Bezugspersonen wie Partner, Eltern oder Freunde. Informationen zum **Umgang mit der Erkrankung** sind sowohl im Einzelkontakt als auch in *psychoedukativen Gruppen* möglich. Pflegefachpersonen wirken in solchen Gruppen zu bestimmten Erkrankungen wie Schizophrenie, Depressionen oder Abhängigkeit mit und bieten verschiedene Gruppen wie z. B. Esstraining (für essgestörte Patientinnen), Entspannungsgruppen, Genusstraining, Sport- und Bewegungsangebote oder Gedächtnistraining an.

Auch an der direkten **Entlassungsvorbereitung** sind Pflegende aktiv beteiligt. Bereits während des stationären Aufenthalts erfolgen je nach Verfassung der Patientin *Belastungserprobungen,* zu denen sie meist am Wochenende mit Übernachtung in ihr gewohntes Umfeld beurlaubt wird. Pflegefachpersonen planen diese Zeit vorher mit der Patientin, besprechen, wie Überforderung vermieden und belastende Situationen gemeistert werden können, und motivieren zu Aktivitäten und sozialen Kontakten. Nach der Erprobung folgt eine Nachbesprechung, in der ggf. auch Schlüsse für die nächste

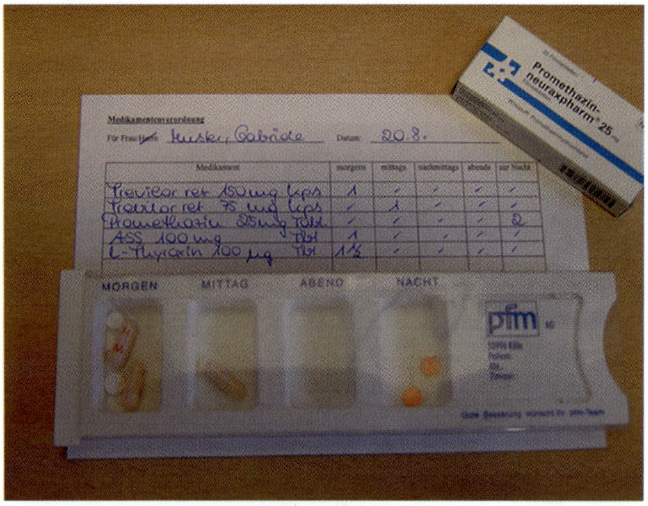

Abb. 16.10 Medikationsplan und gestellte Medikamente. Das Medikamentenblatt gibt dem Patienten eine Übersicht über die Medikation und wird zum Stellen der Medikamente benötigt. [M322]

Belastungserprobung und die Entlassung gezogen werden können. Es erfolgt eine gemeinsame Auseinandersetzung mit allen mit der Entlassung einhergehenden Fragen, Emotionen und Problemen mit entsprechender Hilfestellung.

Die Information über den richtigen Umgang mit den Medikamenten (korrekte Dosierung und Einnahme) ist für die Belastungserprobungen und vor der Entlassung unerlässlich. Für Belastungserprobungen werden die zuvor von Pflegenden gestellten Medikamente nach Hause mitgegeben. Vor der Entlassung ist es oft ratsam, das Stellen der Medikamente mit der Patientin zu üben (➤ Abb. 16.10).

16.2.2 Psychotherapien

DEFINITION

Psychotherapie: Behandlung psychischer Störungen mit „seelischen Mitteln", mit aus der Psychologie entwickelten speziellen Verfahren. Eingeteilt nach ihrem Ansatz vor allem in **tiefenpsychologische Therapien, Verhaltenstherapien** und **systemische Therapien.**

Tiefenpsychologische Therapien

Tiefenpsychologische *(psychodynamische)* **Therapien** arbeiten aufdeckend, versuchen also unbewusste Wünsche und Konflikte, die zu belastenden Symptomen führen, ins Bewusstsein zu holen und dann zu bearbeiten. Sie erfordern verbale Ausdrucksfähigkeit und eine gewisse Belastbarkeit von Seiten der Patientin, da die Aufdeckung von Konflikten schmerzhaft sein kann.

Hierzu gehört z. B. die **klassische Psychoanalyse.** Psychische Störungen entstehen nach *Sigmund Freud* (➤ Abb. 16.1) durch unzureichend verarbeitete Konflikte zwischen den verschiedenen psychischen Instanzen: Das **Es** ist die Instanz der Triebe und Wünsche. Den aus dem Es auftauchenden Impulsen steht das **Über-Ich** entgegen, die Instanz des Gewissens, d. h. der erworbenen Wertvorstellungen und gesellschaftlichen Forderungen. Dem **Ich** als dritte, „vernünftige" Instanz kommt die Aufgabe zu, zwischen Es, Über-Ich und Realität zu vermitteln und Konflikte aufzulösen (➤ Abb. 16.1). Laut Freud beeinflussen unbewusste Vorgänge Tun und Denken eines Menschen, können aber nur gegen inneren Widerstand der Betroffenen und mithilfe besonderer Techniken (z. B. der Psychoanalyse) bewusst gemacht werden.

Bei der klassischen Psychoanalyse mit mehreren Gesprächsterminen pro Woche über Jahre liegt die Patientin auf einer Couch, die Psychotherapeutin sitzt an deren Kopfende. Die Patientin teilt der Psychotherapeutin in freien Gedankensprüngen ihre Gedanken und Empfindungen mit, auch Träume sollen benannt werden, egal ob sie der Betroffenen wichtig oder unwichtig erscheinen. Durch Deuten innerer Zusammenhänge der Äußerungen können unbewusste Konflikte aufgedeckt werden.

Heute erfolgen überwiegend **tiefenpsychologisch fundierte** *(dynamische)* **Psychotherapien,** die mit bis zu 80 Std. weit weniger aufwändig sind. Patientin und Psychotherapeutin sitzen sich dabei gegenüber.

100 %	Eine Spinne krabbelt auf meinem Oberarm
90 %	Eine Spinne berührt meinen Zeh
80 %	Eine Spinne krabbelt auf dem Boden in meine Richtung
70 %	Eine Spinne sitzt auf dem Boden mindestens 2 m von mir entfernt
60 %	Eine Spinne sitzt oben an der Zimmerdecke
50 %	Die Spinne ist bei mir im Zimmer, sitzt aber in einem verschlossenen Glas
40 %	Ich bin im Zimmer, das Fenster ist geschlossen, und auf dem Fensterbrett draußen ist eine Spinne
30 %	Im Fernsehfilm ist deutlich sichtbar eine krabbelnde Spinne zu sehen
20 %	Ich betrachte ein Foto einer Spinne
10 %	Ich sehe eine gezeichnete Spinne
0 %	Ich sitze in meinem Wohnzimmer, die Fenster sind zu, es ist keine Spinne zu sehen

Abb. 16.11 Beispiel einer Angsthierarchie bei Spinnenphobie. [L255]

Verhaltenstherapien

Verhaltenstherapien arbeiten nicht aufdeckend und mit unbewussten Konflikten, sondern problemorientiert und störungsspezifisch. Sie gehen davon aus, dass das zum Leidensdruck führende, fehlangepasste Verhalten und Erleben erlernt wurde und somit auch wieder „verlernt" und durch günstigere Verhaltensweisen ersetzt werden kann.

- Bei der **operanten Konditionierung** werden erwünschte Verhaltensweisen systematisch belohnt und damit bestärkt. Beispielsweise erhält ein Kind bei erwünschtem Verhalten einen Chip. Hat es eine bestimmte Zahl von Chips zusammen, kann es diese z. B. gegen den Besuch eines besonderen Spielplatzes einlösen.
- Bekannt (und erfolgversprechend) bei **Phobien** (Angst in „harmloser" Situation, ➤ 16.6) sind **Expositionsverfahren.** Die Patientin erstellt zunächst eine Angsthierarchie (➤ Abb. 16.11). Dann wird sie einer gefürchteten Situation ausgesetzt und erfährt mit Hilfe der Therapeutin, dass sie die Angst aushalten kann, ja dass diese sogar nachlässt. Es kann mit wenig angsteinflößenden Situationen begonnen werden **(graduelle Exposition),** aber auch mit für die Betroffene sehr beängstigenden (*Reizüberflutung,* **Flooding**).
- **Kognitive Verhaltenstherapien** berücksichtigen den Einfluss von Denkprozessen (kognitiven Prozessen) auf Gefühle und Verhalten. Die Patientin soll ihre „Denkfehler" *(dysfunktionalen Kognitionen)* und falschen Bewertungen erkennen und korrigieren. Dadurch ändern sich auch Gefühle und Verhalten und als Folge wiederum das Denken.
- Die **Akzeptanz- und Commitment-Therapie** kombiniert (kognitive) Verhaltenstherapie mit achtsamkeits- und akzeptanzbasierten Techniken. Die nicht bewertende, urteilsfreie *Akzeptanz* von negativen Gedanken, Gefühlen, Verhalten soll eine „neutrale" Distanzierung von diesen und eine Orientierung an eigenen Werten ermöglichen: „Was ist mir persönlich wichtig?" Das soll helfen, ein engagiertes Handeln nach persönlichen Werten und Zielen aufzubauen *(Commitment).* Dahinter steckt die Erfahrung, dass der dauerhafte Kampf gegen unangenehme Gefühle oder Gedanken häufig zu mehr Leid führt und viel Energie verbraucht, ohne dass die Betroffenen richtig vorankommen.

- **Übungsprogramme** wie etwa **Stressbewältigungsverfahren** und **Entspannungstechniken** (z. B. Progressive Muskelentspannung nach Jacobsen, Autogenes Training, Meditation, Imaginationsverfahren), aber auch **soziales Kompetenztraining** und **Selbstbehauptungstraining** können ebenfalls den Verhaltenstherapien zugerechnet werden.

Eine Verhaltenstherapie beginnt gewöhnlich mit einer Verhaltens- und Problemanalyse, in der die Probleme der Patientin in Abhängigkeit zu ihren aufrechterhaltenden Bedingungen und im Hinblick auf ihre Konsequenzen untersucht werden. Bekannt ist die Verhaltensanalyse nach *Frederick Kanfer:* das **SORKC-Modell** (➤ Abb. 16.12). Eine Verhaltensanalyse beobachtet nicht nur das Verhalten, sondern bezieht in der modernen Verhaltenstherapie auch Gefühle, Gedanken und körperliche Prozesse mit ein. Zudem umfasst sie Einflüsse des erweiterten Umfelds der Patientin. In der Zielanalyse werden Therapieziele entwickelt. Die darauffolgende Therapie beruht auf einem Therapievertrag.

Systemische Therapien

Grundannahme der **systemischen Therapien** ist, dass es keine objektive Wirklichkeit gibt bzw. dass Menschen diese nicht objektiv beschreiben können. Alles, was jemand sagt, sagt er durch seine „Brille der Wirklichkeit" aus Erziehung, Erfahrung und Interpretation der Umwelt.

Lebende Systeme (z. B. der einzelne Mensch, die Familie, ein berufliches Team) sind dynamisch, vielfältig und undurchschaubar in ihrem Verhaltensrepertoire. Verhaltensweisen und Symptome stellen immer eine Form von Bewältigungshandeln dar, auch wenn sie für die Betroffene und ihr Umfeld einen hohen Preis haben (z. B. ängstliche und überfürsorgliche Mutter, die ihre Kinder übermäßig kontrolliert und sie nichts alleine machen lässt), sie werden vom professionellen Team nicht als „gut" oder „schlecht" bewertet.

Das Verhalten eines Menschen mit einer psychischen Störung hat immer Auswirkungen auf die ganze Familie, Familienmitglieder werden deshalb als Mitbetroffene angesehen. Gleichzeitig kann die Familie auch miterklärend für die Entstehung von psychischen Erkrankungen sein.

Für die Therapeutin und das ganze professionelle Team gilt zudem die Grundannahme, dass lebende Systeme (die Kranke, die Familie) nicht von außen gesteuert werden können. Sie können lediglich „verstört" werden, was dann Veränderungen bewirken kann. Ob eine Verhaltensänderung erfolgt und wie diese aussieht, kann nicht vorhergesagt werden. Therapeutische Grundhaltungen sind u. a.:

- Wertschätzung für alles, was ist
- Allparteilichkeit, d. h. für alle Mitglieder einer Familie einschl. der Kranken gleichermaßen Partei ergreifen können
- Neutralität gegenüber der Patientin, allen Mitgliedern ihrer Familie und ihrem Bewältigungshandeln
- Alle Ressourcen und Lösungen sind in der Familie, die Therapeutin unterstützt bei der Lösungssuche, gibt sich nicht als allwissende Expertin
- Eigenschaften von Menschen können nicht verändert werden, aber ihre Interaktionsfähigkeit mit anderen Menschen

Auch in der systemischen Therapie haben sich unterschiedliche Richtungen und Ansätze herausgebildet. Sie findet heute meist nicht mehr als **Familientherapie** mit der gesamten Familie statt, sondern als **Einzeltherapie** mit der Patientin, denn jede Veränderung der Betroffenen hat in der Folge Auswirkungen auf das ganze System. Bei Bedarf gibt es gemeinsame oder getrennte Sitzungen z. B. mit dem Partner, den Eltern oder der ganzen Familie. Möglich ist auch im Rahmen von **Multifamilientherapie** ein **Gruppentherapie-Setting** mit mehreren Familien, begleitet von zwei Multifamilientherapeutinnen.

Wichtige Interventionen in den systemischen Therapien sind verschiedene **Fragetechniken,** z. B. *zirkuläre Fragen* (nach dem mutmaßlichen Standpunkt anderer, „Was sagt Ihre Frau zu dieser Situation?"), *hypothetische Fragen* („Was wäre, wenn…?"), *Fragen nach Ausnahmen* („Gibt es Situationen, in denen das Problem nicht da ist?"), *Skalierungsfragen* („Auf einer Skala von 1 bis 10, wie schlecht geht es Ihnen?") oder *Fragen nach bisherigem Bewältigungshandeln* („Was haben Sie bisher getan, um das Problem zu lösen?"). Über diese Fragen hilft die Therapeutin der Patientin bei der Suche nach Lösungen.

Weitere Interventionen sind u. a.:

- **Refraiming** (Umdeutung von Sachverhalten)
- **Skulpturarbeit** (Darstellung des Systems oder eines Symptoms mit Spielfiguren im Raum oder mithilfe von Stellvertretern)
- **Genogramm-Arbeit** (Erstellung eines Familienstammbaums einschl. der Beziehungen der Familienmitglieder untereinander)
- **Arbeit mit inneren Anteilen** (verschiedene Anteile der Persönlichkeit und deren Dynamik untereinander)

16.2.3 Psychosoziale Therapien

DEFINITION

Psychosoziale Therapien: Behandlungsformen, die die soziale Situation psychisch Erkrankter verbessern wollen. Dritte Therapiesäule neben Psycho- und Pharmakotherapie.

Psychosoziale Therapien wollen Patientinnen mit einer psychischen Erkrankung wieder in ihr soziales Umfeld (Familie, Beruf, Freundeskreis usw.) zurückführen bzw. einem sozialen Rückzug vorbeugen.

- **Psychoedukation** gibt Informationen zum Krankheitsbild und zu Behandlungsmaßnahmen. Erfahrungsaustausch mit anderen Betroffenen soll die Patientin entlasten und zur Entstigmatisierung ihrer Erkrankung beitragen.
- **Sozialpädagogische Beratung** analysiert die soziale Situation der Betroffenen, erkennt Gefährdungen und unterstützt sie aktiv bei der Lösungssuche, beispielsweise beim Gang zu Behörden.
- **Training sozialer Fähigkeiten** soll die alltagspraktischen Kompetenzen verbessern, um Betroffenen ein möglichst unabhängiges Leben zu ermöglichen, z. B. durch das Training von Haushaltsführung, Einkäufen, Umgang mit Geld, Freizeitgestaltung.
- **Ergotherapie** stärkt kreativ-handwerkliche, aber auch kognitive und kommunikative Fähigkeiten, Antrieb, Konzentration und Ausdauer. Im Rahmen einer Arbeitstherapie werden Pünktlichkeit, Sorgfalt, Ausdauer und Durchhaltevermögen trainiert, Voraussetzungen für die (Wieder-)Aufnahme einer beruflichen Tätigkeit.

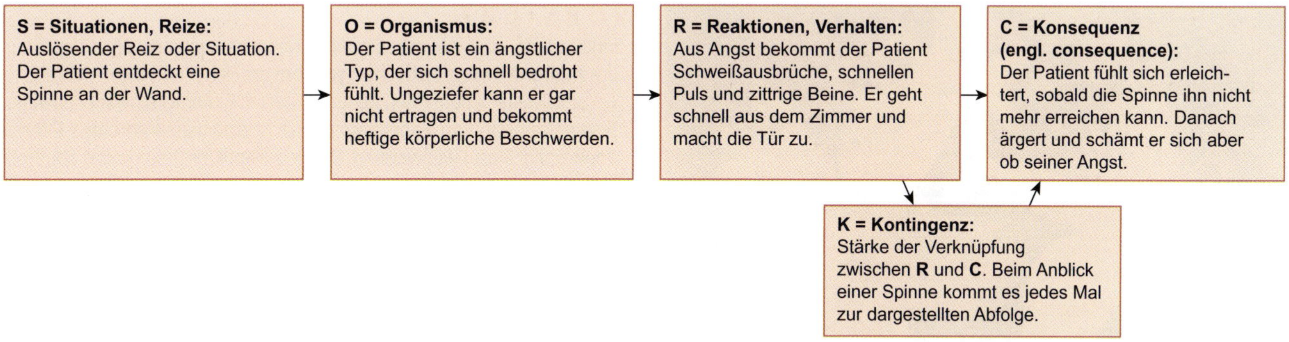

Abb. 16.12 SORKC-Modell, hier bei einer Patientin mit Spinnenphobie (➤ 16.6). [L255]

- **Künstlerische Therapien,** etwa Musik-, Mal, Tanz- und Bewegungstherapie, können über kreativen Ausdruck gesunde Persönlichkeitsanteile fördern, Selbstvertrauen stärken und einer Isolation entgegenwirken.
- **Sport- und Bewegungstherapie** soll neben der körperlichen Befindlichkeit auch psychische Symptome verbessern, weil Stresshormone abgebaut und andere Neurotransmitter verstärkt ausgeschüttet werden. Zudem sollen Selbstbestätigung, Motivation und soziale Kompetenz durch gemeinsame körperliche Bewegung verbessert werden.
- **Home Treatment** behandelt langfristig und chronisch Kranke (z. B. mit Schizophrenie) in der häuslichen Umgebung, indem spezialisierte Teams Betroffene regelmäßig zu Hause aufsuchen. So können stationäre Aufenthalte verkürzt oder verhindert werden.
- **Betreutes Wohnen,** beispielsweise in Einzelwohnungen, Wohngruppen und Wohngemeinschaften oder im Rahmen einer Familienpflege, ermöglicht Menschen mit dauerhaftem Unterstützungsbedarf ein Leben außerhalb einer stationären Einrichtung.

16.2.4 Psychopharmaka

DEFINITION

Psychopharmaka: Medikamente, die im Gehirn wirken und dort v. a. über Veränderungen im Neurotransmitterhaushalt (Botenstoffwechselhaushalt) die Gefühle und das Denken eines Menschen beeinflussen.

Viele psychische Erkrankungen werden mit einem gestörten Neurotransmitterhaushalt in Zusammenhang gebracht, Depressionen z. B. mit Störungen des Serotoninhaushalts. **Psychopharmaka** greifen in den Neurotransmitterhaushalt ein, um das Botenstoff-Ungleichgewicht und damit die Erkrankung zu bessern.

Ein Baustein von mehreren

Von Ausnahmen abgesehen sind Psychopharmaka immer Bestandteil eines multimodalen Therapiekonzepts in der Behandlung psychiatrischer Erkrankungen. Sie sollen nicht, wie vielfach befürchtet, die Patientin „ruhigstellen" und andere Therapien ersetzen, sondern andere Maßnahmen ergänzen oder überhaupt erst möglich machen.

Antidepressiva

Antidepressiva greifen insbesondere in den Noradrenalin- und Serotoninhaushalt ein. Sie hellen eine depressive Stimmung auf (nicht aber die normale Stimmung eines Gesunden) und lindern die depressiven Symptome. Einige Antidepressiva wirken darüber hinaus antriebsmindernd (beruhigend) oder antriebssteigernd (aktivierend).

Angezeigt sind Antidepressiva bei mittelschweren und schweren Depressionen, Angst- und Zwangsstörungen, Schlafstörungen (bei älteren Menschen) und chronischen Schmerzsyndromen.

Antidepressiva werden in mehrere Gruppen unterteilt, v. a.:
- **Selektive Serotonin-Wiederaufnahme-Hemmer** *(SSRI)* und **selektive Serotonin-Noradrenalin-Wiederaufnahme-Hemmer** *(SNRI),* etwa Citalopram (z. B. Cipramil®), Escitalopram (z. B. Cipralex®), Fluoxetin (z. B. Fluoxetin AbZ®), Paroxetin (z. B. Seroxat®), Sertralin (z. B. Zoloft®), Venlafaxin (z. B. Trevilor®). Nebenwirkungen sind Magen-Darm-Beschwerden und Unruhe. Insgesamt aber vergleichsweise gut verträglich und oft erste Wahl
- **α_2-Rezeptor-Antagonisten,** etwa Mirtazapin (z. B. Remergil®). Ebenfalls häufig eingesetzt, aber gewichtssteigernd
- **Tri- und tetrazyklische Antidepressiva,** etwa Amitriptylin (z. B. Amineurin®) oder Maprotilin (z. B. Maprotilin-neuraxpharm®). Vor allem anticholinerge Nebenwirkungen (etwa Mundtrockenheit, Verstopfung, Schwitzen), Müdigkeit und Schwindel. Heute nachrangig zu den Wiederaufnahme-Hemmern
- **MAO-Hemmer** *(Monoaminoxidase-Hemmer),* v. a. Moclobemid (z. B. Aurorix®), Reservepräparate

Die stimmungsaufhellende Wirkung der Antidepressiva setzt später ein als Nebenwirkungen und Antriebssteigerung! Dadurch kann eine Phase erhöhter Suizidgefährdung entstehen, weshalb Pflegende die Patientinnen genau auf entsprechende Signale hin beobachten. Evtl. ist anfangs eine Kombination mit einem sedierenden Neuroleptikum (etwa Olanzapin) sinnvoll, um die frühe Antriebssteigerung zu dämpfen.

Als pflanzliche Präparate sind Johanniskrautpräparate (➤ Abb. 16.13) zu erwähnen (z. B. Jarsin®). Sie sind, ausreichender Wirkstoffgehalt vorausgesetzt, bei leichten bis mittelschweren Depressionen nachgewiesenermaßen wirksam. Zu beachten sind eine evtl. erhöhte Lichtempfindlichkeit sowie Wechselwirkungen mit anderen Medikamenten (u. a. der „Pille" und Cumarinen).

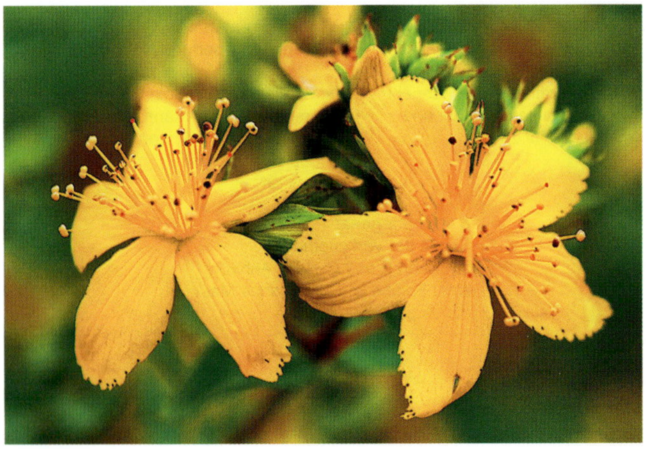

Abb. 16.13 Johanniskraut als antidepressiv wirkende Heilpflanze. [O562]

Stimmungsstabilisatoren

Stimmungsstabilisatoren *(Phasenprophylaktika, mood stabilizer)* reduzieren *langfristig* die Häufigkeit depressiver und manischer Phasen (➤ 16.8). Zu ihnen gehören:

- Lithium-Salze (z. B. Quilonum®, enge therapeutische Breite, d. h. „unsicheres" Medikament)
- Einige Antikonvulsiva (Antiepileptika, Medikamente gegen Epilepsien ➤ 15.2.4), z. B. Valproat (etwa Ergenyl®, Orfiril®)
- Einige atypische Neuroleptika, z. B. Olanzapin (etwa Zyprexa®)

Neuroleptika

Neuroleptika greifen vor allem in den Dopaminhaushalt ein. Sie wirken *antipsychotisch* (also z. B. gegen Wahn oder Halluzinationen) und erregungsdämpfend (beruhigend). Je nach Substanz kann die eine oder andere Wirkung im Vordergrund stehen. Wegen ihrer antipsychotischen Wirkung werden Neuroleptika auch als *Antipsychotika* bezeichnet.

Die älteren **klassischen** *(typischen)* **Neuroleptika** werden eingeteilt in:

- **Stark antipsychotische** *(hochpotente)* **Neuroleptika** wie z. B. Haloperidol (etwa Haldol®). Sie wirken wenig beruhigend. Wichtigste Nebenwirkungen sind extrapyramidal-motorische Störungen, beispielsweise **Dyskinesien** (unwillkürliche Bewegungen, etwa Muskelverkrampfungen, Zuckungen, Grimassieren), starker Bewegungsdrang und ein symptomatisches Parkinson-Syndrom (➤ 15.8). Teilweise muss die Behandlung deshalb abgesetzt werden.
- **Schwach antipsychotische** *(niederpotente)* **Neuroleptika** wie etwa Pipamperon (z. B. Dipiperon®), Promethazin (etwa Atosil®) und Levomepromazin (etwa Neurocil®). Sie wirken vor allem erregungsdämpfend und antriebsmindernd und führen vorwiegend zu vegetativen Nebenwirkungen wie beispielsweise Blutdrucksenkung oder erhöhtem Speichelfluss.

VORSICHT

Eine seltene, aber lebensbedrohliche Nebenwirkung aller Neuroleptika ist das **maligne neuroleptische Syndrom** mit Fieber, erhöhtem Muskeltonus („Muskelsteife"), hoher Herzfrequenz, starken Blutdruckschwankungen und Bewusstseinsstörung. Labordiagnostisch ist eine massiv erhöhte CK (Kreatinphosphokinase) wegweisend. Die Neuroleptika müssen sofort abgesetzt und die Patientin auf eine Intensivpflegestation verlegt werden.

Heute kommen oft **atypische Neuroleptika** zur Anwendung, die bei guter antipsychotischer Wirkung kaum motorische Nebenwirkungen zeigen, z. B. Aripiprazol (etwa Abilify®), Quetiapin (etwa Seroquel®), Olanzapin (etwa Zyprexa®) oder Risperidon (etwa Risperdal®). Sie bringen allerdings z. T. Stoffwechselrisiken wie starke Gewichtszunahme mit sich.

Depot-Neuroleptika zur Injektion (z. B. alle drei Wochen eine i. m.-Injektion) sind geeignet für Patientinnen, bei denen eine regelmäßige Medikamenteneinnahme (erkrankungsbedingt) nicht gewährleistet werden kann. Allerdings sind diese Präparate schlecht steuerbar, z. B. bei Nebenwirkungen.

Die Neuroleptikamedikation bedarf regelmäßiger ärztlicher Kontrollen (auch mit Blutuntersuchungen).

Anxiolytika

Anxiolytika wirken angstlösend. Fast immer handelt es sich dabei um **Benzodiazepine,** die außerdem beruhigend, schlaffördernd, antiepileptisch und muskelentspannend wirken. Ihre akute Toxizität ist gering, das Abhängigkeitsrisiko aber erheblich. Deshalb sollten Benzodiazepine nur kurzzeitig eingesetzt werden, etwa bei schweren Angststörungen oder am Vorabend einer Operation.

Kurz wirksam ist z. B. Brotizolam (etwa Lendorm®), mittellang wirksam Oxazepam (etwa Praxiten®) und lang wirksam z. B. Clonazepam, Diazepam und Lorazepam (etwa Diazepam-ratiopharm®, Rivotril® bzw. Tavor®).

Benzodiazepine bei alten Menschen

Bei alten Menschen sind zwei Punkte besonders zu beachten:

- Zum einen können Benzodiazepine bei alten Menschen zu einer paradoxen Reaktion führen mit Erregung statt Beruhigung.
- Zum anderen haben viele alte Menschen ein erhöhtes Sturzrisiko, das durch Benzodiazepine noch verstärkt wird. Dies gilt nach abendlicher Einnahme (z. B. missbräuchlich als Schlaftablette) nicht nur beim nächtlichen Toilettengang, sondern auch noch am Tag darauf.

Psychostimulanzien

Als **Psychostimulanzien** werden solche Substanzen zusammengefasst, die Aufmerksamkeit und Konzentrationsfähigkeit verbessern und Müdigkeit reduzieren. Medizinisch werden sie vor allem zur Behandlung des ADHS (Aufmerksamkeitsdefizit-Hyperaktivitäts-Syndrom ➤ 16.3.3) eingesetzt. Beispiele sind Methylphenidat (z. B. Medikinet®) und Lisdexamfetamin (z. B. Elvanse®). Wichtig: Methylphenidat hat beim ordnungsgemäßen Einsatz kein Abhängigkeitspotenzial.

Pflegerische Betreuung

Häufig gibt es von Seiten der Patientinnen und Angehörigen Vorbehalte gegen die Einnahme von Psychopharmaka (➤ Abb. 16.14). Insbesondere bestehen Angst vor Abhängigkeit und Sorge um Nebenwirkungen, z. B. Gewichtszunahme. Hinzu kommt, dass viele Menschen um die missbräuchliche Verabreichung bzw. Einnahme und ihre Wirkungen wissen. Zur Förderung der **Therapieadhärenz** (➤ 2.1.1) ist deshalb eine gute und sachgerechte Aufklärung unerlässlich, auch zu den Nebenwirkungen und bei einigen Medikamenten zu einem verzögerten Wirkungseintritt. Diese obliegt den Ärztinnen, wird aber durch Pflegefachpersonen unterstützt und ergänzt. Wichtig ist, jede Frage oder Sorge ernst zu nehmen und der Patientin verständliche Erklärungen zu geben. Zur Beratung gehört auch, wie Begleitsymptome und Nebenwirkungen gelindert werden können. In vielen Kliniken gibt es zudem spezielle Aufklärungsprogramme wie z. B. zur Vermeidung von Gewichtszunahme bei Neuroleptikaeinnahme. Besonders wichtig ist der Hinweis, dass bei der Einnahme von Psychopharmaka kein Alkohol getrunken werden darf.

Stellt sich bei einer erneuten Aufnahme heraus, dass die Medikamente unzuverlässig eingenommen oder abgesetzt wurden, suchen Pflegefachpersonen nach der Ursache und möglichen Lösungen.

Bei einigen Patientinnen müssen Pflegefachpersonen die Einnahme überwachen und ggf. den Mund kontrollieren, da die Patientinnen die Medikamente z. B. wegen fehlender Therapieadhärenz oder zum Sammeln der Medikamente aus suizidalen Gründen nicht herunterschlucken. Für letztere Patientinnen eignen sich Schmelztabletten, die sich durch den Speichel im Mund auflösen, der Wirkstoff wird über die Mundschleimhaut resorbiert.

Im Hinblick auf Entlassung und Alltagskompetenz erlernen Patientinnen das selbstständige Stellen von Medikamenten und die selbstständige Einnahme ohne vorherige Erinnerung.

Bei der Gabe von zuvor ärztlich verordneter Bedarfsmedikation, z. B. bei starker Anspannung, sind es meist die Pflegenden, die über die Gabe entscheiden. Weder dürfen leichtfertig Bedarfsmedikamente gegeben werden, noch darf zu lange gezögert werden.

Pflegende beobachten die Patientinnen auf Wirkung und Nebenwirkungen der Medikamente, dokumentieren diese und geben ihre Beobachtungen an die behandelnde Ärztin weiter.

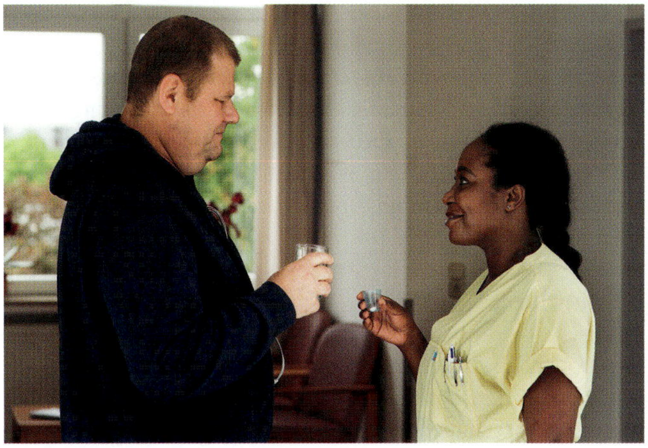

Abb. 16.14 Einnahme von Psychopharmaka – nicht selten problematisch. [K115]

16.2.5 Antidementiva

DEFINITION

Antidementiva: Medikamente zur Verbesserung der geistigen Leistungsfähigkeit bei Demenz (➤ 16.12).

Bei der Alzheimer-Demenz als häufigster Demenzform (➤ 16.12) sind vor allem der Azetylcholin- und der Glutamatstoffwechsel im Gehirn verändert. Entsprechend sind dies die Hauptangriffspunkte der Antidementiva:

- **Cholinesterasehemmer,** z. B. Donepezil (etwa Aricept®), Galantamin (etwa Reminyl®) oder Rivastigmin (etwa Exelon®), hemmen das Enzym **Cholinesterase** und damit den Abbau des Neurotransmitters Azetylcholin. Dadurch steigt die bei Demenz infolge des Nervenzelluntergangs verminderte Azetylcholinkonzentration im Gehirn wieder an. Häufige Nebenwirkungen sind Magen-Darm-Beschwerden, Schwindel und Kopfschmerzen.
- Zweite Wirkstoffgruppe sind **Glutamat-Antagonisten,** also Gegenspieler des Glutamats, das nervenzellschädigend wirkt. Zugelassen ist Memantin (etwa Ebixa®) für die Behandlung von Patientinnen mit mäßiger bis schwerer Alzheimer-Demenz.
- Neueste Wirkstoffgruppe sind **Anti-Amyloid-Antikörper**, welche die Amyloid-Ablagerungen binden und ihren Abbau ermöglichen sollen. Auch ihre Wirkung ist aber begrenzt und es besteht das Risikos von Hirnschwellung oder -blutung. In den USA ist Lecanemab (z.B. Leqembi®) als erster Wirkstoff bereits zugelassen, in Europa wird die Zulassung erwartet.

Antidementiva verbessern bei einem Teil der Betroffenen die geistige Leistungsfähigkeit und das Verhalten für eine begrenzte Zeit. Sie können aber die Erkrankung nicht stoppen.

Außerdem werden pflanzliche **Ginkgo-biloba-Extrakte** eingesetzt (z. B. Gingium®), welche die Durchblutung verbessern und Radikale abfangen sollen. Studien haben für hochdosierte Zubereitungen Hinweise auf eine günstige Wirkung zumindest für einen Teil der Betroffenen ergeben.

16.2.6 Nichtmedikamentöse somatische Therapien

An **nichtmedikamentösen somatischen Therapien** in der Psychiatrie sind erwähnenswert:

- **Lichttherapie.** Bei der *saisonalen Depression (Winterdepression)* ist ein Lichtmangel wesentliche Mitursache. Um diesen auszugleichen, wird die Patientin bis zu zwei Stunden täglich (meist vormittags) dem sehr starken Licht einer Speziallampe ausgesetzt (➤ Abb. 16.15).
- **Schlafentzugstherapie** *(Wachtherapie, WT)*. Schlafentzug lindert auf noch ungeklärte Weise Depressionen. Beim *partiellen Schlafentzug* wird die Patientin maximal zweimal in der Woche zwischen Mitternacht und zwei Uhr morgens geweckt, beim **kompletten Schlafentzug** darf sie die ganze Nacht nicht schlafen. Die antidepressive Wirkung hält allerdings nur einen Tag bis eine Woche an. Pflegende betreuen die Patientinnen während der Nacht, erleichtern ihnen das Wachbleiben durch Beschäftigungsangebote wie Lesen, Gesellschaftsspiele oder Filmschauen

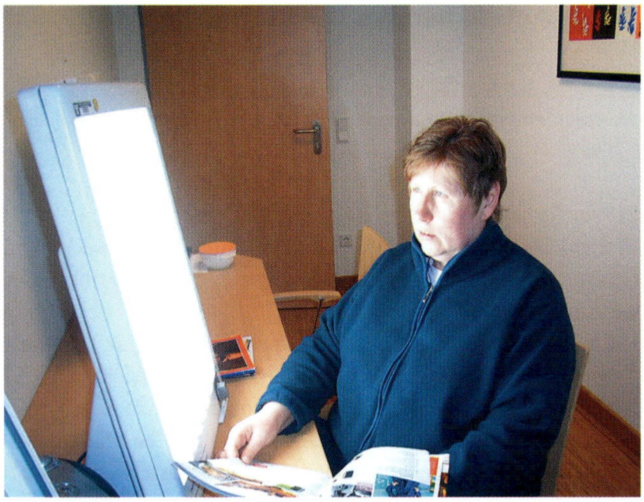

Abb. 16.15 Patientin bei der Lichttherapie. [O498]

und verhindern ein Einnicken. Auf den Konsum koffeinhaltiger Getränke wie Kaffee, Cola oder Energydrinks sollte die Patientin während des Schlafentzugs verzichten. Auch am darauffolgenden Tag darf sie erst am Abend wieder schlafen.

- **Elektrokrampftherapie** *(EKT).* Bei der Elektrokrampftherapie werden unter Allgemeinanästhesie und medikamentöser Muskelentspannung mit Hilfe von elektrischem Strom epileptische Anfälle ausgelöst. Sie wird in Deutschland bei schweren endogenen Depressionen und bestimmten schizophrenen Krankheitsbildern eingesetzt, falls andere Therapien erfolglos geblieben sind. Hauptnebenwirkungen sind vorübergehende Kopfschmerzen und kognitive Störungen. Die pflegerische Begleitung ähnelt der prä- und postoperativen Pflege.
- **Transkranielle Magnetstimulationstherapie** *(TMS).* Über außen am Kopf angelegte Magnetspulen werden Magnetfelder erzeugt, die bestimmte Hirnareale stimulieren und andere hemmen. Indikationen in der Psychiatrie sind v. a. Depressionen. Der Stellenwert ist noch unklar.

16.3 Kinder- und jugendpsychiatrische Störungen

Essstörungen ➤ 16.10

16.3.1 Intelligenzminderung

DEFINITION

Intelligenzminderung *(geistige Behinderung, Minderbegabung):* verminderte Entwicklung der geistigen Fähigkeiten.

Eine allgemeingültige Definition der **Intelligenz** gibt es nicht. Meist bezeichnet Intelligenz Denkfähigkeit, geistige „Beweglichkeit", Problemlösungs- und Abstraktionsvermögen eines Menschen.

Krankheitsursachen und -entwicklung

Die Intelligenz eines Menschen wird von genetischen und Umweltfaktoren beeinflusst, wobei die Gewichtung bis heute unklar ist. Auch die Ursache einer leichten Intelligenzminderung liegt wohl am häufigsten in einem Zusammenspiel beider. Bei deutlicher Intelligenzminderung sind häufig konkrete Ursachen fassbar, etwa:

- Chromosomenstörungen, etwa Trisomie 21 (➤ 21.4.6)
- Hormon- oder Stoffwechselstörungen, z. B. unbehandelte Schilddrüsenunterfunktion (➤ 6.5), Phenylketonurie (➤ 7.1.2)
- Gehirnschädigung z. B. durch Alkohol, Infektionen, Sauerstoffmangel oder Schädel-Hirn-Trauma vor, während oder nach der Geburt

Häufige Ursache: Alkohol

Die häufigste nichtgenetische Ursache einer Intelligenzminderung ist Alkoholkonsum der Mutter während der Schwangerschaft!

Klinische Zeichen und Diagnostik

Die Symptomatik hängt von der Ausprägung der Intelligenzminderung ab. Oft werden die Kinder durch Entwicklungsverzögerung oder später Schulschwierigkeiten auffällig. Weitere Probleme wie z. B. Verhaltensauffälligkeiten sind häufig. Altersangepasste **Intelligenztests,** welche die Intelligenz bzw. deren Teilbereiche messen sollen, erlauben (obschon umstritten) eine ungefähre Abschätzung der Möglichkeiten.

- **Leichte Intelligenzminderung.** IQ 50–69 (IQ = Intelligenzquotient), erreichbares Entwicklungsalter als Erwachsener 9–12 Jahre. Lernschwierigkeiten, aber Lesen, Schreiben, Rechnen, Schulabschluss, Berufstätigkeit und Pflege sozialer Kontakte möglich
- **Mittelgradige Intelligenzminderung.** IQ 35–49, erreichbares Entwicklungsalter 6–9 Jahre. Deutliche Entwicklungsverzögerung, begrenzter Erwerb z. B. der Schriftsprache möglich. Als Erwachsene individuell unterschiedlicher Unterstützungsbedarf, jedoch begrenzt selbstständiges Leben und Arbeiten möglich
- **Schwere Intelligenzminderung.** IQ 20–34, erreichbares Entwicklungsalter 3–6 Jahre. Kein Erlernen von Lesen etc. möglich, aber lebenspraktisch bildbar. Als Erwachsener ständiger Unterstützungsbedarf
- **Schwerste Intelligenzminderung.** IQ < 20, erreichbares Entwicklungsalter < 3 Jahre. Keine selbstständige Versorgung möglich, Unterstützungsbedarf auch z. B. bei Kommunikation, Kontinenz

Ggf. folgen Untersuchungen zur Ursachensuche.

Behandlung

Eine ursächliche Behandlung ist in aller Regel nicht möglich. Umfassende, individuelle Förderung des Kindes ermöglicht aber oft ein begrenzt selbstständiges und erfülltes Leben.

Inklusion

Inklusion heißt wörtlich übersetzt Zugehörigkeit, ist also das Gegenteil von Ausgrenzung. In einer inklusiven Gesellschaft ist es normal, unterschiedlich zu sein, z. B. durch Hautfarbe oder Nationalität, Krankheit oder Behinderung. Inklusion ist ein in der *UN-Behindertenrechtskonvention* festgeschriebenes Menschenrecht.
Im Rahmen von Inklusion leben, lernen, wohnen und arbeiten Menschen mit und ohne Behinderung zusammen. Entsprechend werden in einem inklusiven Bildungssystem keine speziellen Lerngruppen gebildet. Vielmehr ist es die Aufgabe des Bildungssystems, durch Bereitstellen von speziellen Mitteln und Methoden einzelne Lernende besonders zu unterstützen und zu fördern.

16.3.2 Autismus-Spektrum-Störung

DEFINITION

Autismus-Spektrum-Störung: verschiedene Störungen mit beeinträchtigter Fähigkeit zu sozialen Beziehungen und Kommunikation sowie eingeschränkten und stereotypen Interessen und Verhaltensweisen. Alle Formen eingerechnet, Häufigkeit ca. 1 % der Bevölkerung. Jungen häufiger betroffen als Mädchen. Prognose abhängig von der Schwere der Störung.

Krankheitsursachen und -entwicklung

Die **Autismus-Spektrum-Störung** wird zu den tiefgreifenden Entwicklungsstörungen gerechnet.

Klinische Zeichen und Diagnostik

Es gibt verschiedene Formen, v. a.:
- **Frühkindlicher Autismus** *(Kanner-Syndrom).* Schwere Kommunikations-, Beziehungs- und Verhaltensstörung, Beginn im Säuglings- oder Kleinkindalter, häufig Intelligenzminderung, verzögerter oder ausbleibender Spracherwerb. Die Kinder nehmen wenig Blickkontakt auf, sondern blicken eher „starr hindurch", suchen nicht den Kontakt zu engen Bezugspersonen, spielen nicht fantasievoll, sondern sind stark auf Gegenstände (➤ Abb. 16.16), Muster und Rituale bezogen und zeigen stereotypes (gleichförmig sich wiederholendes) Verhalten. Typisch sind anhaltende Defizite in der sozialen Entwicklung und Interaktion, die Betroffenen bleiben stark selbstbezogen und gehen selten Freundschaften ein.
- **Asperger-Syndrom.** Insgesamt schwächer ausgeprägte Symptome, normale Intelligenz und Sprachentwicklung, oft auffällige motorische Ungeschicklichkeit, „Spezialinteressen". Betroffene haben z. B. Probleme beim „small talk", Mimik zu deuten oder sich in andere einzufühlen und können nur schwer Freundschaften schließen. Ihre Verhaltensmuster sind vergleichsweise starr, ihre Sprache oft „altklug", viele verstehen z. B. Ironie nicht.

Die Formen gehen fließend ineinander über und es gibt auch atypische Formen.

Die Diagnose wird klinisch gestellt, wobei spezielle Anamnesebögen und Beobachtungsinstrumente zur Verfügung stehen. Bei leichten Formen wird die Diagnose manchmal erst im Erwachsenenalter gestellt („verschrobener Einzelgänger mit Spezialinteressen").

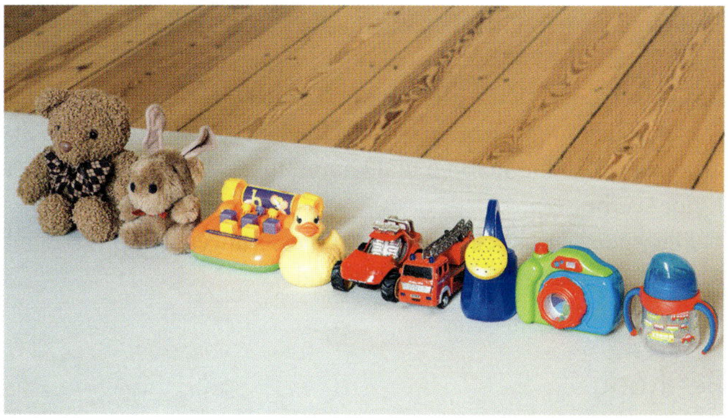

Abb. 16.16 Spielzeugreihe bei Kind mit Autismus. Kinder mit Autismus sortieren Gegenstände oft auf ganz bestimmte Art und Weise und können Änderungen ihrer Ordnung nicht ertragen. [K115]

Behandlung

Die Behandlung erfolgt im multiprofessionellen Team. Sie sollte im Kleinkindalter beginnen und ist über Jahre erforderlich. Am besten erfolgt sie durch spezielle *Autismusambulanzen* bzw. diesen angeschlossene Therapeutinnen.
Therapiebausteine sind:
- Beratung und Training der Eltern und anderer enger Bezugspersonen, damit z. B. verhaltenstherapeutische Ansätze auf den Alltag übertragen werden. Ganz wichtig ist außerdem, dass die Eltern konkrete Hilfen für den Alltag erhalten und von Schuldgefühlen entlastet werden.
- Verhaltenstherapien. Es gibt spezielle Programme für autistische Kinder zum Einüben von Alltags-, sozialen und lebenspraktischen Fähigkeiten wie etwa Ansprechen eines anderen Menschen oder Deuten von Mimik.
- Ggf. sind Ergo-, Physio- und/oder Logotherapie sinnvoll.
- Ggf. kommt eine Psychopharmakabehandlung (➤ 16.2.4) bei besonders belastenden Symptomen zum Einsatz.

Weitere pflegerische Betreuung

Für Kinder mit frühkindlichem Autismus bedeuten fremde Umgebung und fremde Bezugspersonen oftmals eine große Belastung. Dies erschwert eine (stationäre) Behandlung, die deshalb so kurz wie möglich gehalten wird. Nach Möglichkeit ist immer eine Bezugsperson anwesend und wird in alle Maßnahmen mit einbezogen. Pflegende lassen sich auch die individuelle Zeichensprache, Verhaltensweisen, Mimik und Gestik erklären, um so Bedürfnisse und Veränderungen im Befinden rechtzeitig erkennen zu können.

Pflegerische Ziele sind die Verbesserung von Alltagskompetenzen und eine bestmögliche Selbstständigkeit z. B. bei der Körperpflege, beim Ankleiden oder bei der Nahrungszubereitung und -aufnahme. Je nach Ressourcen sollen die Kinder und Jugendlichen einfache Aufgaben im Stationsalltag übernehmen, z. B. die Mithilfe beim Tischdecken.

Klare und verständliche Strukturen, ein geregelter und überschaubarer Tagesablauf und eine verlässliche Begleitung durch konstante Bezugspersonen geben Menschen mit einer Autismus-Spektrum-Störung die nötige Sicherheit. Verschiedene Aktivitäten in Kleingruppen sollen die sozialen und kommunikativen Fähigkeiten der Kinder verbessern.

Pflegende berücksichtigen, dass Verbesserungen bei Kindern mit Autismus nur langsam zu erreichen sind.

Beratung

Bei der Beratung der Angehörigen werden Anlaufstellen wie Autismusambulanzen oder Autismuszentren genannt, sofern noch keine Anbindung daran besteht.

Über ein Tier (z. B. Hund, Reittherapie) können Kinder leichter lernen, Kontakt zu knüpfen und auch zu halten, denn Tiere sind immer vorbehaltlos und haben keine Erwartungen.

Gemeinsam mit den Eltern muss überlegt werden, welcher Kindergarten oder welche Schule geeignet sind, um die Kinder zu fördern, aber frustrierende Erlebnisse bestmöglich zu vermeiden. Bei Jugendlichen mit Asperger-Syndrom kommt der Berufswahl eine besondere Bedeutung zu. Gut geeignet sind Berufe mit klaren und stabilen Strukturen, die nicht ständig Kontakt mit unbekannten Menschen erfordern.

16

16.3.3 ADHS

DEFINITION

ADHS *(Aufmerksamkeitsdefizit-Hyperaktivitäts-Syndrom, Aufmerksamkeitsdefizit-Syndrom, ADS, hyperkinetische Störung):* Erkrankung mit Aufmerksamkeits-, Konzentrations- und Impulskontrollstörung, oft auch motorischer Unruhe. Betrifft etwa 5 % aller Kinder (Jungen häufiger als Mädchen) und 2,5 % der Erwachsenen. [2]

Krankheitsursachen und -entwicklung

Das **ADHS** ist multifaktoriell bedingt, die Ursachen sind bis heute nicht in allen Details geklärt. Es gibt eine deutliche genetische Komponente. Exogene Risikofaktoren sind z. B. Zigaretten- und Alkoholkonsum der Mutter in der Schwangerschaft. Es lassen sich neurobiologische Veränderungen (etwa im Neurotransmitterhaushalt) in verschiedenen Hirnregionen nachweisen.

Klinische Zeichen und Diagnostik

Die meisten Kinder fallen spätestens im frühen Grundschulalter durch erhebliche Störungen der Konzentration, Aufmerksamkeit und Impulskontrolle sowie Hyperaktivität auf, d. h., sie sind situationsübergreifend unaufmerksam, sprunghaft, führen Aufgaben oft nicht zu Ende, können bei Spielen oder in der Schule nicht warten, bis sie an der Reihe sind, sind rasch frustriert, bekommen schnell Wutanfälle (➤ Abb. 16.17) und zeigen eine ausgeprägte Bewegungsunruhe. Manche Kinder sind hauptsächlich in der Konzentration und Aufmerksamkeit gestört (häufiger Mädchen), motorisch aber unauffällig *(ADS)*.

Folgen sind Verhaltens-, soziale und schulische Probleme sowie nicht selten Unfälle.

Die Erkrankung setzt sich oft auch im Erwachsenenalter fort, wobei häufig die motorische zur „inneren" Unruhe" wird. [2]

Die Diagnose wird klinisch gestellt, wobei spezielle Beurteilungsskalen (z. B. die *Conners-Skalen*) helfen können. Wichtig ist die Abgrenzung zur sehr temperamentvollen Persönlichkeit und Unruhe als Reaktion z. B. auf Konflikte in der Familie.

Behandlung

Nichtmedikamentöse Behandlung

Die Behandlung beginnt immer mit nichtmedikamentösen Therapien und setzt stets an mehreren Punkten an:

- **Information/Psychoedukation** von Eltern und anderen Bezugspersonen über das Störungsbild und mögliche Ursachen, um ein Verständnis für die Kinder zu erreichen. Die Kinder selbst werden altersentsprechend über ihre Störung aufgeklärt, was sie von der „Andersartigkeit" entlasten kann.
- **Beziehungsgestaltung.** Kinder und Jugendliche brauchen klare Regeln und Grenzen, denn sie geben ihnen Sicherheit und sie können dadurch lernen, welches Verhalten angemessen oder unangemessen ist. Deutlich formulierte Ich-Botschaften können von den Kindern verstanden werden. Regelverstöße werden sofort, ruhig und klar angesprochen und im Vorhinein verabredete Sanktionen umgesetzt. Dabei darf das Kind nie das Gefühl bekommen, dass es von den Pflegenden nicht geschätzt oder von den Eltern nicht mehr geliebt wird. Wichtig ist, dass alle an der Erziehung, Therapie und Pflege Beteiligten die Regeln gleichermaßen einhalten.
- **Tagesstruktur.** Eine verlässliche Tagesstrukturierung und Rituale geben zusätzliche Orientierung und helfen Reizüberflutungen zu vermeiden.
- **Verhaltenstherapien,** bei jüngeren Kindern im Rahmen einer Spieltherapie. Ältere Kinder und Jugendliche lernen im Rahmen von Selbstinstruktions- und Selbstmanagementprogrammen problematisches Verhalten zu erkennen und zu kontrollieren. Zudem können positive und negative Verstärker durch Eltern oder Lehrer die Lernprozesse verstärken und unterstützen.
- **Sport und Bewegung.** Kinder können z. B. auch in einem Sportverein ihren Bewegungsdrang ausleben und gleichzeitig soziale Kompetenzen trainieren. Wichtig ist, dass Verantwortliche, z. B. der Trainer, über das Störungsbild Bescheid wissen und Verhaltensstrategien kennen. Bewegung „im Kleinen" lässt sich auch beim Lernen oder in Haushalts- bzw. Stationsaufgaben integrieren.

Bei Erwachsenen sind neben Psychoedukation z. B. Coaching, kognitive Verhaltenstherapien, Achtsamkeits- und Fertigkeitentraining möglich. [2]

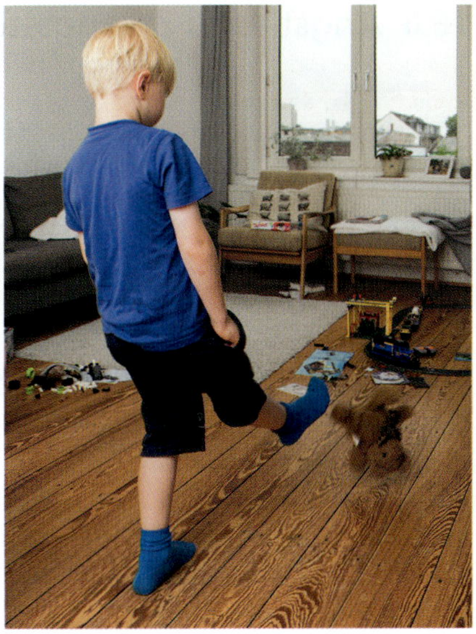

Abb. 16.17 Unruhe und fehlende Impulskontrolle bei ADHS. Kinder mit ADHS sind leicht erregbar und treten oder werfen dann z. B. Stofftiere aus Wut. [K115]

Medikamentöse Behandlung

Mittelschwere und schwere Ausprägungen sind nach aktueller Studienlage ohne Medikation nicht befriedigend zu behandeln. Eingesetzt werden Psychostimulanzien, v. a. Methylphenidat (z. B. Concerta®) oder Amphetamine (etwa Lisdexamfetamin, z. B Elvanse® ➤ 16.2.4), Atomoxetin (z. B. Agakalin®) und Guanfacin (z. B. Intuniv®) [2]. Am deutlichsten zeigt sich eine Verbesserung in Verhalten und Impulskontrolle.

Weitere pflegerische Betreuung

Kinder mit ADHS brauchen eine enge und verständnisvolle Begleitung, die besonders auch mit Lob und positiven Verstärkern arbeitet. Wichtig ist, die individuellen Stärken eines Kinders, z. B. Kreativität oder Hilfsbereitschaft, zu erkennen und diese häufig positiv einzusetzen. Unterstützen können auch ein „Tagebuch der großen und kleinen Erfolge" oder „Lobkarten". Das fördert die Motivation und das Selbstvertrauen, denn ADHS-Kinder bekommen häufig mehr Kritik als Lob.

Erwachsene müssen eskalierende Situationen vorausschauend erkennen und entschärfen, z. B., indem sie Aufgaben in kleine, überschaubare Teilaufgaben unterteilen und dafür sorgen, dass Phasen von Aufmerksamkeit und Konzentration regelmäßig durch Bewegung und Spielen unterbrochen werden.

Beratung

Besonders die Beratung und Information der Eltern über die Erkrankung und den Umgang mit ihrem Kind ist sehr wichtig, nicht zuletzt, weil sie die Eltern von dem Vorwurf des Erziehungsfehlers oder Schuldgefühlen entlasten kann.

Pflegende haben eine größere Distanz zur Familiensituation und können Eltern Rückmeldung zu ihrem Verhalten geben und zu Verhaltensstrategien beraten.

Eltern sollen sich regelmäßig eine Auszeit nehmen, z. B. einen Tag ganz bewusst etwas ohne das Kind unternehmen. Der Kontakt zu anderen betroffenen Eltern kann ebenfalls helfen. Wann immer möglich sollen soziale Unterstützungen genutzt werden, z. B. eine Hausaufgabenbetreuung.

16.4 Psychosomatische Störungen

DEFINITION

Psychosomatische Störung: Störung, bei der psychische und psychosoziale Faktoren wesentlich für Krankheitsentstehung und -verlauf sind.

Ganzheitliche Betreuung geht immer davon aus, dass Körper und Seele (Psyche) in enger Beziehung zueinander stehen und sich gegenseitig beeinflussen (biopsychosoziales Krankheitsmodell ➤ 2.1, ➤ 16.1.5). In der **psychosomatischen Medizin** stehen diese Wechselwirkungen im Mittelpunkt therapeutischen Handelns.

Als **psychosomatische Störungen** werden meist Erkrankungen mit körperlichen Beschwerden bezeichnet, bei denen kein oder kein ausreichender krankhafter körperlicher Befund feststellbar ist. Hierzu zählen u. a.:

- **Funktionelle Körperbeschwerden** *(somatoforme Störungen),* etwa *funktionelle Herzbeschwerden*
- Essstörungen (➤ 16.10), Schlafstörungen
- Belastungs- und Anpassungsstörungen (➤ 16.7)

Allerdings ist die Grenzziehung zwischen rein psychischen, psychosomatischen und rein somatischen (körperlichen) Erkrankungen schwierig bis unmöglich. Wie Gesundheit und Krankheit können auch psychische und somatische Erkrankung als zwei Pole eines Kontinuums gesehen werden (➤ 2.1). Zudem kann das Befinden eines Menschen mit einer somatischen Erkrankung trotz weiterbestehender Erkrankung durch psychische Faktoren beeinflusst werden.

Entsprechend werden in der psychosomatischen Medizin Patientinnen mit folgenden Erkrankungen mit:

- Psychogene (psychisch bedingte) und psychosomatische Beschwerden/Erkrankungen
- Körperliche Erkrankungen, bei denen psychische Faktoren den Krankheitsverlauf beeinflussen können, etwa Asthma bronchiale
- Körperliche Erkrankungen, bei denen zwar der Krankheitsverlauf nicht oder nicht sicher durch psychische Faktoren beeinflusst wird, wohl aber das Befinden der Patientin, etwa bei Patientinnen mit Krebserkrankungen Verbesserung der Lebensqualität durch einen günstigeren Umgang mit der Erkrankung (*Psychoonkologie* ➤ 2.5.12)

Hauptbehandlungsverfahren in der psychosomatischen Medizin sind die verschiedenen Psychotherapien (➤ 16.2.2).

16.5 Persönlichkeitsstörungen

DEFINITION

Persönlichkeitsstörung: lang andauernde, überaus starke Ausprägung an sich normaler Charakterzüge, sodass die Betroffenen und/oder ihre Umgebung darunter leiden. Ursache unklar. Häufigkeit 5–10 % der Bevölkerung, Beginn meist im Kindes- bis Jugendalter.

Wie in ➤ 16.1.2 erwähnt kann die Unterscheidung zwischen normalen Verhaltensweisen und psychischen Auffälligkeiten mit Krankheitswert sehr schwierig sein. Dies gilt in besonderem Maße für **Persönlichkeitsstörungen.** Hier sind an sich normale Eigenschaften so ausgeprägt und die resultierenden Verhaltensweisen so starr, dass sie Krankheitswert erlangen.
Beispiele sind die:

- **Ängstlich-vermeidende Persönlichkeitsstörung.** Diese Menschen sind unsicher, schüchtern, besorgt, fühlen sich minderwertig und trauen sich wenig zu. Um nicht aufzufallen, ziehen sie sich oft zurück, Fehler suchen sie zuerst bei sich selbst.
- **Abhängige Persönlichkeitsstörung.** Betroffene fühlen sich schwach und hilflos, wollen keine Verantwortung für sich selbst übernehmen, ordnen sich unter und „klammern", damit ein anderer sie unterstützt und ihnen Entscheidungen abnimmt.
- **Zwanghafte Persönlichkeitsstörung.** Kennzeichen sind Überkorrektheit, starre Prinzipientreue und Perfektionismus.
- **Paranoide Persönlichkeitsstörung.** Betroffene sind misstrauisch, nachtragend, streitbar, fühlen sich schnell angegriffen und machen für Fehler die Umwelt verantwortlich.
- **Histrionische Persönlichkeitsstörung.** Auffallend sind hier übertriebenes, „theatralisches" Verhalten und der ständige Wunsch nach Aufmerksamkeit.
- **Schizoide Persönlichkeitsstörung.** Diese Menschen sind reserviert, zurückgezogen und fallen durch emotionale Kühle auf, sie werden oft als „eigenbrötlerisch" beschrieben.
- **Narzisstische Persönlichkeitsstörung.** Kennzeichnend ist das Bedürfnis nach Bewunderung und im Mittelpunkt zu stehen, dazu kommen ein Mangel an Empathie für andere und Überempfindlichkeit gegenüber Kritik.

DEFINITION

Borderline-Persönlichkeitsstörung: Persönlichkeitsstörung mit Identitätsstörung (z. B. instabilem Selbstbild), instabilen zwischenmenschlichen Beziehungen mit Wechsel zwischen Idealisierung und Abwertung, starkem Bemühen, Alleinsein zu verhindern, ausgeprägten Stimmungsschwankungen, Impulsivität (auch mit Wutausbruch, Aggression), Gefühl der Leere und Langeweile bei gleichzeitiger innerer Anspannung. Häufig Selbstverletzungen, hohe Suizidgefahr.

Die Behandlung besteht in Psychotherapien (➤ 16.2.2) und psychosozialen Therapien (➤ 16.2.3), wobei es teilweise spezielle Verfahren gibt.

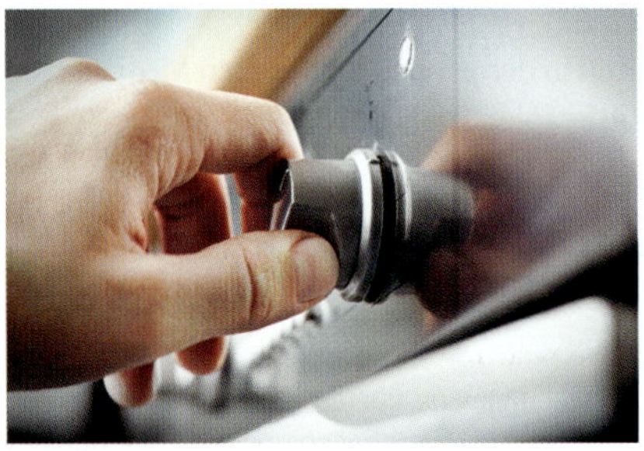

Abb. 16.18 Zwangsstörung. Häufigste Zwangshandlungen sind Wasch- und Kontrollzwänge, z. B. zigmal zu kontrollieren ob der Herd aus oder Tür/Fenster zu sind. [J787]

16.6 Angst- und Zwangsstörungen

DEFINITION

Angststörung: Störung mit angesichts der Situation übersteigerter **Angst** als Leitsymptom. Mit einer Lebenszeithäufigkeit von 15–30 % häufige Erkrankung mit sehr variabler Ausprägung.
Zwangsstörung: Störung mit **Zwangsgedanken** und/oder **Zwangshandlungen** sowie Angst als Leitsymptomen.

Krankheitsursachen und -entwicklung

Angst- und Zwangsstörungen sind multifaktoriell verursacht. Häufigster Erklärungsansatz ist das Vulnerabilitäts-Stress-Modell (➤ 16.1.5, ➤ Abb. 16.5) Hierbei gelten als besonders bedeutsam:

- Lernerfahrungen als prädisponierende Faktoren
- Stress und einschneidende Lebensereignisse als auslösende Faktoren
- Vermeidungsverhalten als aufrechterhaltender Faktor

Klinische Zeichen und Diagnostik

Angst, Vorsicht und Kontrolle gehören nicht nur zum Leben, sondern sind sogar lebenswichtig, etwa Angst vor zähnefletschenden Hunden, Vorsicht bei einem drohenden Gewitter oder die abendliche Kontrolle der Haustür. Auch vorübergehend etwas verstärkte Ängste oder „Rituale" sind ohne Krankheitswert und z. B. bei Kleinkindern oder in der Pubertät sehr häufig. Bei Angst- und Zwangsstörungen ist (ähnlich wie bei den Persönlichkeitsstörungen) nicht das Gefühl, der Gedanke oder die Tätigkeit als solche krankhaft, sondern ihre Ausprägung: Sie schränken die Betroffene im Alltag ein.
Bei den Angststörungen werden unterschieden: [3]

- **Phobien.** Hier empfindet die Patientin unangemessene Angst angesichts ganz konkreter, allgemein als harmlos empfundener Gegenstände, Tiere oder Situationen, z. B. geschlossene Räume, Spinnen oder von anderen Menschen evtl. beobachtet zu werden. Sie meidet die entsprechende Situation, da dies zunächst die Angst mindert. Auf Dauer weiten sich die Ängste aber aus und schränken die Betroffene ein. Hat die Erkrankte anfangs bei Anblick eines großen Hundes die Straße gewechselt, meidet sie später Straßen, wo viele Hunde sind, und wagt sich schließlich aus Angst vor Hunden nicht mehr aus dem Haus.
- **Panikstörungen.** Leitsymptome sind plötzliche Angstanfälle mit heftigen körperlichen Beschwerden (z. B. Zittern, Schweißausbruch, Herzrasen, Atemnot, Schwindel), nicht selten an Orten, an denen Flucht schwierig, die Attacke besonders peinlich oder keine Hilfe möglich ist.
- **Generalisierte Angststörung.** Bei der generalisierten Angststörung ist die Patientin insgesamt übermäßig ängstlich, besorgt und grüblerisch. Körperliche Angstsymptome sind „unterschwellig" und in wechselnder Gewichtung ständig vorhanden.

Leitsymptome von Zwangsstörungen sind: [4]

- **Zwangsgedanken.** Zwangsgedanken sind unangenehme Gedanken, die die Betroffene immer wieder bekommt, z. B. Angst vor Verschmutzung oder aggressive Gedanken. Im Gegensatz zum Wahn weiß die Betroffene, dass die Gedanken von ihr selbst kommen, erkennt sie auch als „unrichtig", kann sie aber nicht verhindern. Zwangsgedanken münden ggf. in Zwangshandlungen.
- **Zwangshandlungen.** Zwangshandlungen sind an sich sinnvolle Handlungen, die aber so exzessiv ausgeführt werden, dass der Alltag eingeschränkt wird und oft Schäden entstehen. Der Betroffenen machen die Handlungen keinen Spaß, sie empfindet sie selbst als sinnlos, bekommt aber Angst, wenn sie sie unterlässt. Beispielsweise ist Händewaschen nach dem Nach-Hause-Kommen oder Nachschauen, ob die Fenster verschlossen sind, bevor man die Wohnung verlässt, normal und sinnvoll. Wäscht sich ein Mensch aber aus Angst vor Verschmutzung jede Stunde 30-mal nach festem Ritual die Hände oder kontrolliert er zwei Stunden lang den Herd (➤ Abb. 16.18), bevor er vom Haus weggehen kann, liegt eine Zwangshandlung vor.

Die Diagnose wird klinisch gestellt. Andere psychische Störungen (etwa Depressionen), ggf. auch organische Störungen müssen ausgeschlossen werden.

Behandlung

Angst- und Zwangsstörungen werden bevorzugt durch Psychotherapien behandelt, v. a. kognitive Verhaltenstherapien und Expositionsverfahren (➤ 16.2.2). Als Psychopharmaka werden v. a. Serotonin-Wiederaufnahme-Hemmer (➤ 16.2.4) eingesetzt. [3], [4]

Pflegerische Betreuung

Pflegende gehen einfühlsam mit Patientinnen mit einer Angst- oder Zwangsstörung um, sie dürfen die Störung auf keinen Fall als unsinnig oder lächerlich abtun. Patientinnen können Entlastung erfahren, wenn sie zu jeder Zeit über ihre Situation sprechen können.

Pflegefachpersonen setzen die therapeutischen Strategien gezielt mit der Patientin um, dabei ist es wichtig, dass die Betroffene genau weiß, welcher Schritt als Nächstes kommt. Das kann z. B. bedeuten, dass Pflegefachpersonen mit der behandelnden Therapeutin zuvor abgestimmte Übungen im Rahmen des Expositionstrainings übernehmen. Des Weiteren lassen Pflegende sich nicht in die Angst- oder Zwangssymptomatik einbinden und verhindern möglichst Vermeidungsverhalten. Sie lassen beispielsweise nicht zu, dass eine Türklinke, die die Patientin aus Angst vor Kontamination nicht berühren will, zuvor desinfiziert wird.

Angstpatientinnen werden außerdem zu Entspannungsstrategien bei einer aufkommenden Angst angeleitet, z. B. spezielles Atmen, Kontrolle von Herz- und Atemfrequenz durch Biofeedback, Autogenes Training, Selbstinstruktionstraining.

Zwangspatientinnen sind meist ängstlich-depressive Menschen. Maßnahmen zur Stärkung von Selbstvertrauen und Selbstbewusstsein, z. B. im Rahmen künstlerischer Therapie oder anderer Gruppentherapien, können sich positiv auswirken.

Beratung

Wichtig ist die Beratung der Angehörigen, damit sie das ungünstige Verhalten nicht (weiter) unterstützen.

16.7 Belastungs- und Anpassungsstörungen

Akute Belastungsreaktion

Nach schweren Belastungen, etwa einem Verkehrsunfall, einer Vergewaltigung oder dem Verlust eines nahestehenden Menschen, ist eine **akute Belastungsreaktion** möglich, umgangssprachlich oft als *Nervenzusammenbruch* bezeichnet.

Unmittelbar nach dem Ereignis ist die Betroffene wie „betäubt", reagiert evtl. unangemessen oder scheint die Situation nicht zu erfassen. Danach treten verschiedenste Beschwerden wie Angst, Verzweiflung, Ärger, Wut oder umgekehrt Teilnahmslosigkeit auf, oft begleitet von vegetativen Symptomen. Nach Stunden bis Tagen bessern sich die Beschwerden.

Therapeutisch reicht meist **Krisenintervention** *(psychosoziale Betreuung im Rahmen einer akuten Krisen-/Stresssituation)*, ggf. auch medikamentöse Unterstützung oder kurz dauernde psychologische/psychotherapeutische Begleitung. Krisenintervention und pflegerische Betreuung haben folgende Aspekte:

- Beziehung zur Betroffenen aufbauen, sie in ihrer emotionalen Situation abholen, einfühlsam zuhören
- Krisenanlass und die Folgen für die Betroffene erfassen, auch durch Nachfragen
- Symptome lindern durch Gespräche, Ordnen von Gedanken, vorübergehende Unterstützung, Entspannungsübungen, frühestmögliche Einbeziehung von nahen Bezugspersonen, ggf. Verweis auf Selbsthilfegruppen (z. B. für Frauen nach Vergewaltigung)
- In weiterführenden Gesprächen Selbstvertrauen, Selbstwertgefühl und Entscheidungsfähigkeit entwickeln, konstruktive Verhaltensweisen finden und erproben [5]

Posttraumatische Belastungsstörung

Bei der **posttraumatischen Belastungsstörung** *(PTBS)* tritt die Reaktion auf ein extrem belastendes Ereignis (z. B. Krieg, bewaffneter Überfall) verzögert nach Wochen bis wenigen Monaten ein.

Dominierende Beschwerden sind **Flashbacks** *(Nachhallerinnerungen)*, in denen die Betroffene das Ereignis immer und immer wieder erlebt, wiederkehrende Erinnerungen daran und Albträume. Nicht selten kommt es zu einem ausgeprägten Vermeidungsverhalten.

Darüber hinaus sind Schlafstörungen und ebenso vegetative Beschwerden, Rückzug, Depression, Ängste bis hin zu Suizidgedanken möglich.

Behandelt wird mit v. a. mit **traumafokussierten psychotherapeutischen Interventionen** wie etwa der **traumafokussierten kognitiven Verhaltenstherapie** oder dem **Eye Movement Desensitization and Reprocessing** *(EMDR)*. [6]

Anpassungsstörung

Anpassungsstörungen geht eine starke, aber nicht katastrophale und evtl. länger dauernde Belastung *(Überforderungssituation)* voraus, beispielsweise der Umzug in eine Pflegeeinrichtung, eine schwere Erkrankung, Arbeitslosigkeit oder Scheidung. Die Störung dauert meist nicht länger als sechs Monate.

Die Betroffenen sind ängstlich, depressiv, können nicht mit der neuen Situation umgehen und sehen sich nicht in der Lage, den (neuen) Alltag zu bewältigen.

Behandlung und Pflege bestehen in stützenden Maßnahmen (z. B. Gespräche, Maßnahmen zur Integration), ggf. Psychotherapie sowie der Ermutigung und Förderung, (wieder) am gesellschaftlichen Leben teilzunehmen. Pflegende in Pflegeeinrichtungen erkennen an, dass gerade im Alter der Verlust der gewohnten Umgebung, häufig im Rahmen eines akuten Ereignisses, eine große Herausforderung für die Betroffenen darstellt.

16.8 Affektive Störungen

DEFINITION

Affektive Störung: psychische Störung, bei der eine krankhafte Veränderung der Stimmung im Vordergrund steht. Je nach „Auslenkung" unterteilt in **Depression** (krankhaft niedergedrückte Stimmung ➤ Abb. 16.19), **Manie** (krankhaft gehobene Stimmung) und **bipolare affektive Störungen** mit beiden (meist nacheinander, selten gemischt). Häufige Störung: 15–20 % aller Menschen leiden (mindestens) einmal im Leben an einer behandlungsbedürftigen Depression. Erstmanifestation in jedem Alter möglich, wohl in etwa der Hälfte der Fälle in den ersten drei Lebensjahrzehnten. Erhöhtes Suizidrisiko.

Krankheitsursachen und -entwicklung

Heute werden die meisten **affektiven Störungen** als multifaktoriell verursacht gesehen (Vulnerabilitäts-Stress-Konzept ➤ 16.1.5), d. h., körperliche oder psychosoziale Faktoren lösen bei gegebener Veranlagung die Erkrankung aus. Sonderformen sind u. a. die **saisonal abhängige Depression** *(SAD, Winterdepression, Lichtmangeldepression)* und die **postpartale Depression** *(Wochenbettdepression)*. Nur wenige Depressionen sind Folge einer feststellbaren organischen Erkrankung, z. B. einer Schilddrüsenunterfunktion (➤ 6.5).

Neurobiologisch wird bei der Depression am ehesten von einem Noradrenalin- und/oder Serotoninmangel ausgegangen.

Klinische Zeichen und Diagnostik

Zeichen der Depression

Leitsymptom der **Depression** (➤ Abb. 16.20) ist eine länger dauernde gedrückte Stimmung, die sich in Ausprägung und Art von der normalen und nachvollziehbaren Traurigkeit unterscheidet. Daneben kommen Gefühle von Leere oder Gefühllosigkeit vor. Freudige äußere Ereignisse haben kaum Einfluss auf die Stimmung. Schuldgefühle, stark vermindertes Selbstwertgefühl und/oder Ängste sind fast immer vorhanden. Charakteristisches äußerliches Merkmal einer depressiv Kranken ist ihre Antriebslosigkeit: die Bewegungen sind langsam, alle Aktivitäten fallen schwer. Das Interesse an Hobbys, am Lebenspartner, an Freunden und selbst an den eigenen Kindern kann erlöschen, Haushalt, Körper- und Kleiderpflege werden möglicherweise vernachlässigt. Das Fehlen von Erfolgserlebnissen bestätigt

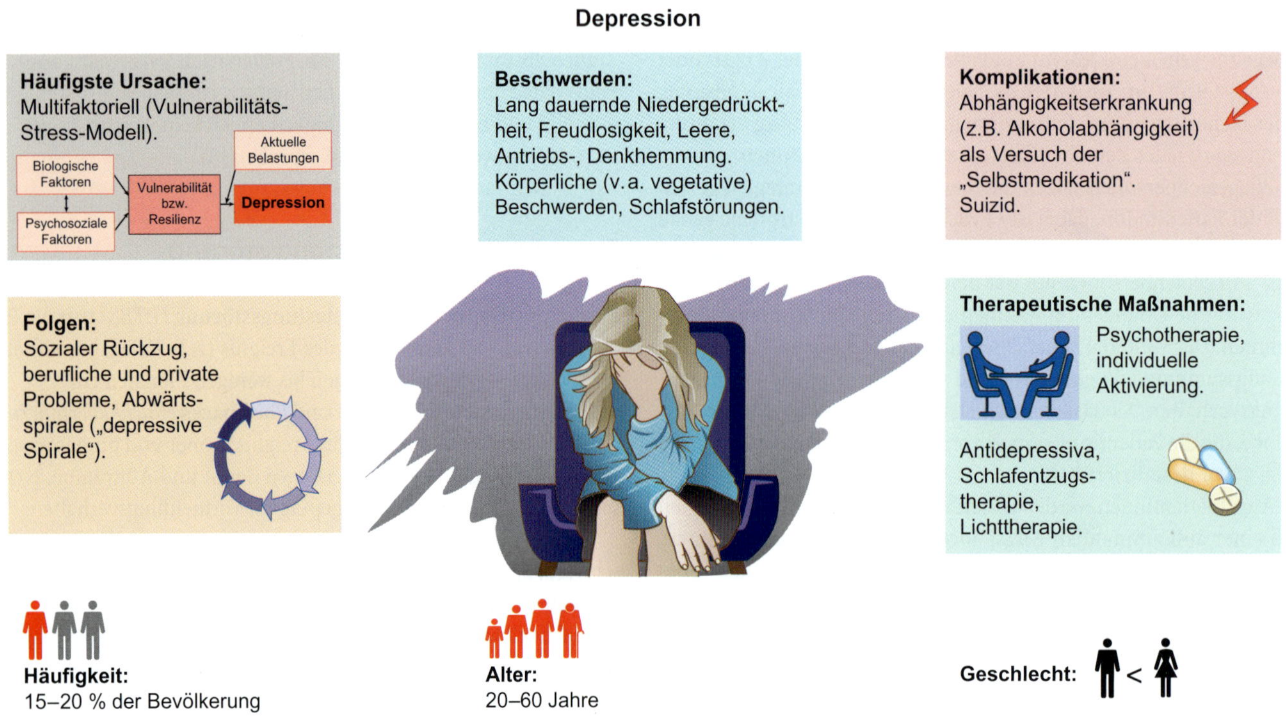

Abb. 16.19 Übersicht Depression. [L255]

die Kranke dann in der negativen Sicht ihrer selbst (➤ Abb. 16.21). Gleichzeitig können Patientinnen aber unter teils erheblicher innerer Unruhe, Angst und Getriebenheit leiden. Begleitend oder sogar vorherrschend bestehen körperliche Beschwerden wie etwa Kopf- oder Magenschmerzen. Im Tagesverlauf ist die Symptomatik morgens am schlimmsten *(Morgentief)*. Schlafstörungen sind, abgesehen von der saisonal abhängigen Depression, die Regel.

Bei kleinen Kindern zeigen sich Depressionen z. B. durch Weinen, Spielunlust/verminderte Fähigkeit, die Freizeit zu gestalten, Verhaltensstörungen (etwa Rückzug, aber auch Aggression) und Entwicklungsverzögerung. Etwa ab dem Schulalter berichten die Kinder über Traurigkeit, ab dem Jugendalter gleicht sich das Bild dem bei Erwachsenen an.

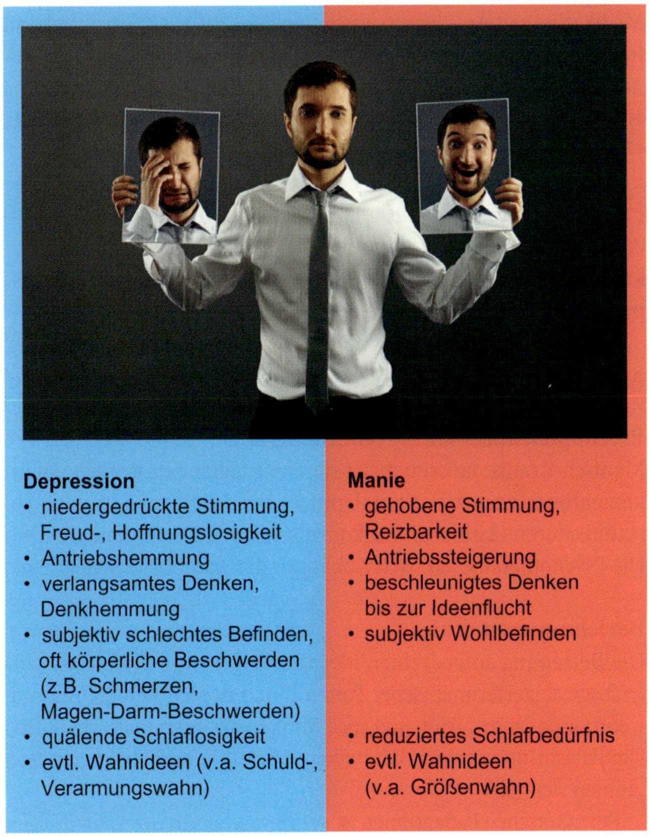

Abb. 16.20 Die beiden Pole der affektiven Störung. [J787]

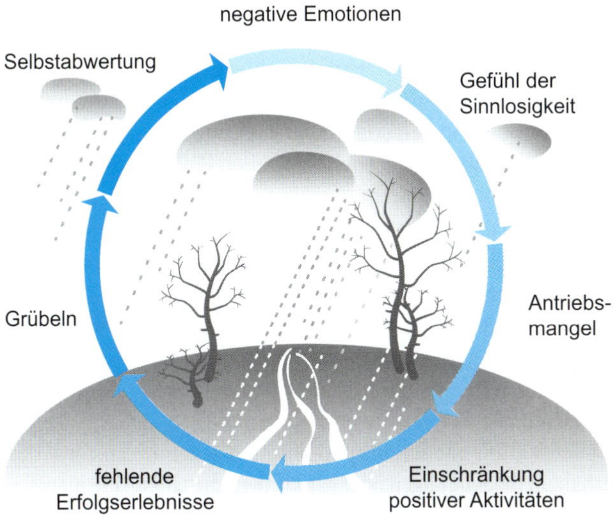

Abb. 16.21 Teufelskreis der Depression. [L255]

Zeichen der Manie

Kennzeichen der **Manie** (➤ Abb. 16.20) sind eine krankhaft gehobene (euphorische) Stimmung, eine unerschütterliche Selbstüberschätzung (bis zum Größenwahn) und Antriebssteigerung bei schnell wechselnden Interessen und Gedanken. Die Betroffenen fühlen sich ausgesprochen wohl, sind sorglos heiter, ständig aktiv (wobei aber die Aktivitäten oft nicht zu Ende geführt werden) und schlafen wenig. In diesem Stadium getätigte unkontrollierte Einkäufe (z. B. mehrerer Sportautos), Versprechen, aber auch sexuelle Enthemmtheit führen nicht selten zu großen Problemen. Die Stimmung kann in Gereiztheit und Aggression umschlagen, vor allem, wenn das Umfeld sich widersetzt oder widerspricht. Die Kritik- und Urteilsfähigkeit der Kranken ist eingeschränkt.

Zeichen der bipolaren Störung

Bei einer **bipolaren Störung** durchleben die Menschen nacheinander depressive und manische Phasen, teilweise liegt sogar eine gemischte Symptomatik vor.

Diagnostik

Hauptsäulen der Diagnostik sind der psychopathologische Befund und neuropsychologische Tests, etwa das *Beck-Depressions-Inventar,* eine Eigenbeobachtungsskala.

Behandlung

VORSICHT

Bei depressiven und bipolaren Störungen ist das **Suizidrisiko** erhöht. Pflegende achten bei diesen Patientinnen immer auf Zeichen eines drohenden Suizids.

Behandlung der Depression

An einem Disease-Management-Programm (DMP) zur Behandlung von Depressionen wird gearbeitet.

Bei einer leichten Depression werden zunächst sog. niedrigintensive Interventionen angeboten, die rasch, ohne bürokratische Hürden und lange Wartezeiten möglich sind. Diese umfassen z. B. angeleitete Selbsthilfe, supportive Gespräche, aber auch Kurzzeit-Gruppentherapien. Psychotherapien werden z. B. bei fortbestehender Symptomatik angeboten, Antidepressiva nachrangig eingesetzt. [7]

Psychotherapie

Leichte und mittelschwere Depressionen können oft allein durch Psychotherapie behandelt werden. Insbesondere die kognitive Verhaltenstherapie hat sich als wirkungsvoll erwiesen. Durch kognitive Umstrukturierung werden negativistische Denkprozesse verändert, die Patientin entwickelt alternative, positivere Sichtweisen (➤ 16.2.2). Die **interpersonelle Psychotherapie** *(IPT)*, die speziell für Depressionskranke entwickelt wurde, geht wie die tiefenpsychologische Psychotherapie davon aus, dass die Depressionserkrankung auf einen unbewussten inneren Konflikt zurückgeht, der durch negative Erfahrungen in der frühen Kindheit und Jugend entstanden ist.

Die Interventionen der **Positiven Psychologie** können ergänzend eingesetzt werden. Dieses Teilgebiet der Psychologie stellt die Stärken der Betroffenen in den Mittelpunkt.

Beziehungsgestaltung

Pflegende brauchen ein hohes Maß an Geduld und Einfühlungsvermögen. Es ist nicht einfach sich einzufühlen, dass einfachste Tätigkeiten für Depressive manches Mal kaum zu bewältigen sind. Ständiges Motivieren und Aktivieren kann für Pflegende sehr belastend sein.

Ein ausgewogenes Maß an Zuwendung ist wichtig: ein Zuviel kann depressive Patientinnen unter Druck setzen, wenn sie das Gefühl haben, eine Gegenleistung erbringen zu müssen. Ein Zuwenig kann Minderwertigkeitsgefühle verstärken.

Wichtig ist bei der Gesprächsführung, der depressiven Patientin gut zuzuhören, ihr Gefühl der Ausweglosigkeit zu akzeptieren und sie über den Bezug zwischen Gefühlslage und depressiver Erkrankung zu informieren.

Pflegefachpersonen sind empathisch und einfühlend, vermeiden aber Floskeln wie „Das wird schon wieder". Bezugspflegepersonen stehen im ständigen Kontakt, ohne die Patientin zu bedrängen. Bereits kleine Veränderungen und Verbesserungen der Symptomatik werden gespiegelt, Patientinnen werden motiviert, diese auch selbst zu erkennen und anzunehmen. Pflegefachpersonen müssen sich bewusst sein, dass ständiges Klagen ein Symptom der Erkrankung ist, und dürfen nicht genervt darauf reagieren oder der Patientin das Gefühl geben, dass sie sich nur „zusammenreißen" muss.

Freizeitbeschäftigung und lebenspraktisches Training

In der akuten Phase wird die depressive Patientin zunächst von Aufgaben und Entscheidungen entlastet und erhält Rückzugsmöglichkeiten. Es erfolgt dann zunehmend eine Aktivierung, ohne zu überfordern. Pflegende geben so viel Hilfe wie nötig und so viel Selbstverantwortung wie möglich. Sie beachten, dass schon einfachste Aufgaben und alltägliche Anforderungen eine große Anstrengung und Herausforderung darstellen.

Pflegende bieten Patientinnen angemessene Beschäftigungs- und Freizeitangebote an. Bei gemeinsamen Aktivitäten und in den Therapien erfahren die Patientinnen, dass sie mehr können, als sie sich zutrauen, kleine Erfolgserlebnisse stärken das Selbstvertrauen. Pflegende motivieren zu sozialen Kontakten und begleiten die Patientin ggf. dabei. Entsprechend der persönlichen Lebenssituation und den krankheitsbedingten Defiziten werden mit der Patientin z. B. Alltagsaufgaben wie Körperpflege und Ordnung, Einkaufen und Kochen oder durch Spiele und Übungen Konzentration und Gedächtnis trainiert.

Internet- und mobilbasierte Interventionen

Internet- und mobilbasierte Interventionen sind im Rahmen eines Gesamtkonzepts bei allen Schweregraden einer Depression möglich. [7]

Psychopharmaka und andere somatische Therapien

Bei mittelschweren und schweren Depressionen ist außerdem eine Medikation mit Antidepressiva sinnvoll, bei mittelschweren ggf. mit Johanniskrautpräparaten, ansonsten z. B. mit Serotonin-Wiederaufnahme-Hemmern (➤ 16.2.4). Bei Depression mit Wahnvorstellung empfiehlt sich oft die zusätzliche Gabe von Neuroleptika (➤ 16.2.4). [7]

Bei der saisonal abhängigen Depression hilft eine Lichttherapie (➤ 16.2.6). Für eine schnelle, kurzzeitige Wirkung kann eine Schlafentzugstherapie, bei Nichtansprechen auf Antidepressiva eine transkranielle Magnetstimulation oder – selten und bei schwerer Ausprägung – eine Elektrokrampftherapie (➤ 16.2.6) erfolgen. [7] [8]

Behandlung der Manie

Psychopharmaka und Psychotherapie

Manisch Kranke müssen meist stationär behandelt werden. Medikamentös werden z. B. Neuroleptika (➤ 16.2.4) und Stimmungsstabilisatoren (Lithium, Antikonvulsiva ➤ 15.2.4) eingesetzt [8]. Die Psychotherapie hat nach Abklingen der Akutphase Bedeutung.

Beziehungsgestaltung

Die Betreuung aufgedrehter, ideenflüchtiger, wahnhafter und antriebsgesteigerter manischer Patientinnen ist sehr herausfordernd, wenn sie das ganze Team und auch Mitpatientinnen „hochschaukeln". Die Patientinnen zeigen häufig keine Krankheitseinsicht, sondern „fühlen sich toll".

Bei manischen Patientinnen ist es notwendig, Grenzen aufzuzeigen und die Einhaltung sozialer Regeln zu fordern, ohne sie zu stark einzuschränken. Wichtig ist eine konsequente Linie aller Teammitglieder. Manische Patientinnen dürfen nicht in ihrem Verhalten bestärkt werden, weil man sie erheiternd und lustig findet.

Die Gesprächsführung mit manischen Patientinnen ist ruhig, klar und sachlich, die Redeflut wird vorsichtig gebremst. Pflegefachpersonen lassen sich nicht provozieren und reagieren deeskalierend bei verbalen Entgleisungen oder Impulsdurchbrüchen. Sie lassen sich nicht auf Witzelein oder Anzüglichkeiten ein, um die manischen Patientinnen nicht in ihrem Verhalten zu bestärken. Beleidigungen werden nicht persönlich genommen.

Gegen die Antriebssteigerung und den ausgeprägten Bewegungsdrang helfen eine reizarme Umgebung und „dosierte" Aktivitäten. Übermäßige Aktionen können Betroffene noch weiter aufdrehen lassen.

Sicherheit

Auf der Station müssen Mitpatientinnen gegen herausforderndes Verhalten, Beleidigungen oder gar körperliche Übergriffe manischer Patientinnen geschützt werden. Pflegerische Aufgabe ist auch dafür zu sorgen, dass sich Ausgelassenheit und Aufgedrehtheit nicht auf die Mitpatientinnen übertragen. Manische Patientinnen müssen vor sich selbst und vor einem möglichen „Gesichtsverlust" geschützt werden, denn den meisten ist ihr gesteigertes oder enthemmtes (Sexual-) Verhalten im Nachhinein sehr unangenehm und peinlich. Auch beim Umgang mit Geld benötigen sie ggf. Unterstützung, da sie in der Akutphase zu unkontrollierten Einkäufen neigen oder Geschäfte mit Mitpatientinnen tätigen. Das kann eventuell eine Geldeinteilung bedeuten. Mitpatientinnen werden darauf hingewiesen, weder Geld noch Gegenstände jeglicher Art zu verleihen oder anzunehmen. Nachgespräche über etwaige Vorfälle erfolgen selbstverständlich wert- und vorwurfsfrei.

Eine rechtliche Beratung ist empfehlenswert, wenn sich Patientinnen im Rahmen der Manie stark verschuldet oder Straftaten begangen haben (eingeschränkte Zurechnungs- und Geschäftsfähigkeit).

Behandlung bipolarer Störungen

Die Behandlung der bipolaren Störung erfolgt medikamentös mit Neuroleptika, Antidepressiva und Stimmungsstabilisatoren (➤ 16.2.4).

Weitere pflegerische Betreuung

Eine feste Tages- und Wochenstruktur (➤ 16.2.1) ist sowohl für depressive als auch manische Patientinnen wichtig. Feste Rituale am Abend können für beide Patientengruppen wirkungsvoll bei Schlafstörungen sein.

Bei manischen Patientinnen mit unkontrollierter Nahrungsaufnahme oder zu schnellem Essen greifen Pflegende wenn nötig ein. Sie sorgen für angemessene Portionen und regelmäßige Mahlzeiten, zudem für eine ruhige und reizarme Atmosphäre bei den Mahlzeiten, eventuell auch dadurch, dass die Patientin allein in ihrem Zimmer oder in einer Kleingruppe isst.

Rezidivprophylaxe

Psychotherapie und Medikation werden nach Beendigung der akuten Phase noch mehrere Monate weitergeführt. Ggf. ist auch danach noch eine Medikation zur Rezidivprophylaxe sinnvoll. [7]

Beratung

Die Betroffene selbst und ihre Angehörigen werden umfassend über die Erkrankung und die Bedeutung einer konsequenten Medikamenteneinnahme informiert. Sie sollten Warnhinweise eines Rezidivs und individuelle Verhaltensstrategien für diesen Fall kennen. Vielen hilft die Anbindung an eine Selbsthilfegruppe.

Die Patientinnen erhalten weiterführende Beratung zur Lebensgestaltung und zum Umgang mit der Erkrankung (➤ 16.2.1). Der Sozialdienst berät zu Möglichkeiten einer weiterführenden Begleitung, Rehabilitation oder Arbeitserprobung.

16.9 Schizophrenien

DEFINITION

Schizophrenien: Gruppe schwerer psychischer Erkrankungen mit Störung des Denkens, der Wahrnehmung, der Affektivität und des Ich-Erlebens. 0,5–1 % der Menschen in Deutschland erkranken während des Lebens, Altersgipfel der Erstmanifestation ca. 15–35 Jahre [9]. Prognose für je ca. ⅓ der Erkrankten gut (1–2 Episoden, wenig bleibende Störungen), mäßig oder schlecht (chronisch und/oder ausgeprägte bleibende Veränderungen). Erhöhtes Suizidrisiko.

Krankheitsursachen und -entwicklung

Die **Schizophrenien** sind multifaktoriell bedingt (Vulnerabilitäts-Stress-Konzept ➤ 16.1.5). Neurobiologisch bestehen besonders Störungen im Dopamin- und Glutamathaushalt, möglicherweise auch im Serotoninhaushalt.

Klinische Zeichen und Diagnostik

Verschiedene Formen

Mit über der Hälfte der Fälle häufigste Schizophrenieform ist die **paranoide Schizophrenie** mit Halluzinationen, Verfolgungswahn und Ich-Störungen als Leitsymptomen.

Häufig zeigt sich zunächst eines Jahrs dauerndes **Prodromalstadium** mit unspezifischen Symptomen (z. B. Rückzug, Leistungsknick, Ängsten, Konzentrationsstörungen).

Die Symptome betreffen in der **Akutphase** das Denken, die Wahrnehmung, das Ich-Erleben und die Affektivität (➤ 16.1.2). Das Erleben der Kranken in dieser Phase ist für Außenstehende bizarr und nicht nachvollziehbar:

- Unzusammenhängendes, zerfahrenes Denken mit Gedankenabreißen sowie Wortneubildungen können die Äußerungen der Betroffenen schwer verständlich oder gar unverständlich machen. Das Gedankenabreißen wird von der Kranken typischerweise als **Gedankenentzug** beschrieben („Die NSA saugt ferntelepathisch mit elektronischen Geräten meine Gedanken ab"). Häufig tritt ein Wahn auf, oft ein Beziehungs- oder Verfolgungswahn („Ich werde von der NSA beschattet, sie haben mir einen Chip implantiert").
- Wichtigste Wahrnehmungsstörung sind Halluzinationen. Besonders häufig sind akustische Halluzinationen, es werden flüsternde, kommentierende, schimpfende oder befehlende Stimmen gehört, manchmal aber auch nur Geräusche, z. B. Pfeifen oder Rauschen. Solche Wahrnehmungen werden oft in einen Wahn „eingebaut" und dadurch für die Betroffenen erklärbar. Optische Halluzinationen können nur Schatten sein, aber auch (nichtexistente) Tiere oder Personen.
- Weiteres Leitsymptom sind **Störungen des Ich-Erlebens.** Betroffene erleben z. B. ihre Umgebung oder sich selbst als „eigenartig" oder „fremd", die Grenzen zwischen „Ich" und „Umwelt"

verschwimmen (➤ Abb. 16.22). Die Kranken sagen z. B., andere Personen könnten ihre Gedanken lesen oder sie würden hypnotisiert und müssten Sachen tun, die sie nicht wollten. Auf eigenartige Weise sind die Betroffenen auf sich bezogen und gefühlsmäßig von der Umwelt abgekapselt **(Autismus ➤ 16.3.2).**
- Eine typische Affektstörung ist die **Ambivalenz,** also das Nebeneinander zweier gegensätzlicher, unvereinbarer Gefühlsregungen, Gefühle oder Bestrebungen (z. B. gleichzeitiges Lachen und Weinen). Als **Parathymie** oder *paradoxer Affekt* wird das „Nicht-zueinander-passen" von Erlebnis und dazugehörigem Gefühl bezeichnet. Die Kranken berichten z. B. lächelnd von schrecklichen Ereignissen oder bedrückenden Erlebnissen. Sehr viele haben Angst, die dann zu Rückzug und Verstummen, aber auch zu Aggressivität führen kann.
- Antriebsstörungen reichen von Starre bis zu Erregung.

Symptome mit einem „Zuviel" wie etwa Halluzinationen heißen auch **Plus-Symptome,** solche mit einem „Zuwenig" wie etwa Antriebsminderung auch **Minus-Symptome.**

Akute Schübe dauern Wochen, manchmal Monate, sie können einmalig bleiben, treten aber in der Mehrzahl der Fälle wiederholt auf.

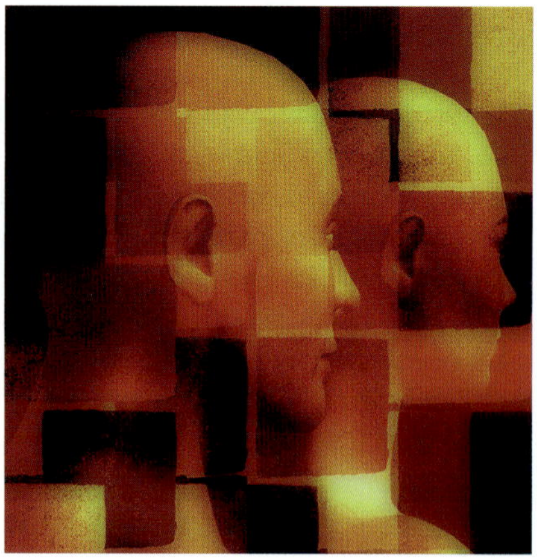

Abb. 16.22 Störung des Ich-Erlebens bei Schizophrenie. Ein Leitsymptom der Schizophrenien ist das Verschwimmen von „Ich" und „Nicht-Ich". [J787]

NOTFALL

Notfälle sind die **Katalepsie** mit Verharren in einer (auch unbequemen oder bizarren) Stellung über Stunden bis Tage und die lebensbedrohliche **perniziöse Katatonie** mit Fieber, hohem Puls und Blutdruck sowie Bewegungslosigkeit oder umgekehrt Bewegungssturm. Beide müssen intensivmedizinisch behandelt werden.

Nach der Akutphase kann ein **Residualsyndrom** zurückbleiben: Die Betreffenden bleiben weniger belastbar, haben Konzentrationsstörungen und sind schneller erschöpfbar.

Die Diagnose wird anhand des psychopathologischen Befundes gestellt, andere Krankheiten müssen ausgeschlossen werden.

Behandlung

Die Behandlung ruht immer auf mehreren Säulen: [9]

Medikamentöse Behandlung

Die medikamentöse Behandlung soll die Symptome lindern und Kooperationsfähigkeit für nichtmedikamentöse Therapien erzielen. Eingesetzt werden v. a. Neuroleptika, z. B. Olanzapin (etwa Zyprexa®), Quetiapin (etwa Seroquel®) oder Risperidon (etwa Risperdal®). Meist ist eine Langzeitmedikation zur Rezidivprophylaxe angezeigt. [9]

Nichtmedikamentöse Behandlung

Zusätzlich erfolgen individuell angepasst:
- Verhaltenstherapien (➤ 16.2.2), etwa Umgang mit Belastungen, Förderung günstiger Verhaltensweisen.
- Individuelle psychosoziale Therapien (➤ 16.2.3) zur Schulung sozialer Kompetenzen und zum Erhalt sozialer Kontakte, Verbesserung von Aufmerksamkeit und Tagesstrukturierung. Infrage kommen z. B. Training sozialer Fähigkeiten, Ergotherapie und künstlerische Therapien oder sozialpädagogische Beratung.

Evtl. kann die Behandlung durch spezialisierte Teams auch zu Hause erfolgen (Home Treatment). Häufig benötigen Menschen mit Schizophrenie dauerhafte Unterstützung, z. B. in einer betreuten Wohnform.

Pflegerische Betreuung

Pflegende brauchen viel Geduld und Empathie. Sie achten insbesondere auf die Stärkung und die Förderung der gesunden Anteile der Patientinnen.

Die pflegerischen Maßnahmen richten sich immer nach dem Stadium der Erkrankung, dem Zustand der Patientin und den Krankheitssymptomen.

Es gilt, ein individuell ausgewogenes Verhältnis zwischen Aktivierung/Anforderungen und Ruhezeiten zu ermöglichen, die Bedürfnisse der Patientin zu erkennen und zu respektieren. Das kann auch bedeuten, dass in der Akutphase Patientinnen vor Außenreizen geschützt werden müssen.

Pflegende verhindern ausgeprägte Rückzugstendenzen durch eine angemessene und individuelle Aktivierung. Die pflegerischen Interventionen können von Motivation über Anleitung bis zur direkten Hilfestellung bei Lebensaktivitäten oder einer sinnvollen Tagesstrukturierung und Freizeitgestaltung variieren.

Die Kommunikation mit schizophrenen Patientinnen sollte klar, einfach und verständlich formuliert sein. Der Kommunikationsstil muss frei sein von ironischen Bemerkungen, Anspielungen, Zweideutigkeiten, komplizierten Erklärungen, vagen Aussagen und Flüstern, weil diese Art der Kommunikation Wahnvorstellungen fördern kann. Bei Patientinnen, die im Gespräch weitschweifig und unkonzentriert sind, helfen Pflegefachpersonen dabei, dass sie beim Thema bleiben, und geben ggf. Thema und Zeitrahmen selbst vor.

Pflegende halten Absprachen und Regeln ein und vermitteln damit Zuverlässigkeit und Vertrauen. Sie unterstützen ambivalente Patientinnen bei ihrer Entscheidungsfindung.

Die Pflegenden nehmen alle Wahnideen und Halluzinationen der Patientin ernst und versuchen keinesfalls, ihr diese auszureden, bleiben aber bei ihrer Sichtweise der Realität *(Konsens im Dissens).* Eine Diskussion über den Wahrheitsgehalt würde die Patientin nur weiter verunsichern und ihre Angst verstärken. Es ist wichtig, Sicherheit zu vermitteln und Ängste zu akzeptieren. Mitunter kann es helfen, der Patientin zu zeigen, dass Stationstüren und Fenster verschlossen sind und sie sich so sicher fühlen kann. Da vor allem ein Vergiftungswahn zur Nahrungsverweigerung führen kann, kann ein Vorkosten von Speisen und Getränken oder das Anbieten von noch verschlossenen Lebensmittelverpackungen notwendig sein. Auch Gespräche zu anderen Themen können von der Wahnidee ablenken.

Patientinnen im Erregungszustand erhalten neben eventueller Bedarfsmedikation Möglichkeiten zum Abbau der motorischen Unruhe (z. B. durch Sport- und Bewegungsangebote) und Rückzugsmöglichkeiten. Sie werden idealerweise von den Mitpatientinnen ferngehalten, um eine Eskalation zu vermeiden.

Beratung

Ganz wesentlich ist die Psychoedukation (➤ 16.2.3) der Patientin und ihrer Angehörigen zur Erkrankung, insbesondere zur Früherkennung von Rückfällen. Die Patientinnen sollten Frühwarnzeichen eines Rückfalls kennen (v. a. Unruhe, Schlaflosigkeit) und bei deren Auftreten unverzüglich entsprechend einem Notfallplan handeln (z. B. Bedarfsmedikation nehmen, Fachärztin aufsuchen).

16.10 Essstörungen

Mangelernährung, Untergewicht ➤ 7.3, *Übergewicht* ➤ 7.4

DEFINITION

Essstörungen: Gruppe von Erkrankungen mit einem gestörten Körperbild und abnormen Essverhalten. Hauptvertreter **Anorexia nervosa** *(Magersucht, Pubertätsmagersucht)*, **Bulimia nervosa** *(Bulimie, Ess-Brech-Sucht)* und **Binge-Eating-Störung.**

Häufigkeit von Anorexia nervosa und Bulimia nervosa etwa 1,5 % der Mädchen/Frauen, bei Jungen bzw. Männern wesentlich seltener. Vorkommen der Binge-Eating-Störung bei ca. 2–3 % der Mädchen/Frauen, Jungen/Männer etwa die Hälfte davon. Sterblichkeit bei allen Essstörungen erhöht, am stärksten bei der Anorexia nervosa (auf etwa das 5-Fache). Mischformen/Übergänge zwischen den Erkrankungen möglich.

Krankheitsursachen und -entwicklung

Die Entstehung von **Essstörungen** ist multifaktoriell, z. B. genetische Faktoren, Störung des Neurotransmitterhaushalts, Persönlichkeitsstruktur, familiäre Verhaltensmuster und Modell-Lernen, übertriebenes Schlankheitsideal/Medien und widersprüchliche Rollenerwartungen an Frauen.

Während der COVID-19-Pandemie haben Essstörungen zugenommen, evtl. infolge verstärkter Nutzung von Social-Media-Plattformen mit den dort vermittelten, oft unrealistischen Körperbildern. [10]

Klinische Zeichen und Diagnostik

Aufgrund einer Körperschemastörung fühlen sich Betroffene mit **Anorexia nervosa** auch bei erheblichem Untergewicht noch zu dick (➤ Abb. 16.23). Der BMI liegt unter 17,5 kg/m² bzw. das Gewicht bei Kindern und Jugendlichen unter der 10. Altersperzentile. Maßnahmen zur Gewichtsreduktion/-kontrolle sind u. a. sehr eingeschränkte Nahrungszufuhr (z. B. nur eine Mahlzeit, Vermeiden von Nahrungsmittelgruppen), Ausspucken von Essen, Erbrechen, Einnahme z. B. von Abführmitteln/Appetitzüglern, übermäßiges Trinken und exzessiver Sport. [11] Körperliche Folgen (Mangelerscheinungen, Haarausfall, Zahnschäden durch das häufige Erbrechen) sind möglich.

Die **Bulimia nervosa** tritt durchschnittlich etwas später als die Anorexia nervosa auf. Leitsymptom sind Essanfälle und Maßnahmen, um die Kalorien wieder zu verlieren, etwa herbeigeführtes Erbrechen. Während der Anfälle werden erhebliche Nahrungsmengen verschlungen. Das Gewicht liegt oft im unteren Normbereich.

Die **Binge-Eating-Störung** beginnt ebenfalls später als die Anorexia nervosa und ist durch Essanfälle gekennzeichnet, jedoch ohne (regelmäßige) Versuche, die Kalorien wieder „loszuwerden". Betroffene sind in der Regel übergewichtig oder sogar adipös.

Behandlung

Die Behandlung ist langwierig, die Patientinnen haben oft eine ambivalente Haltung gegenüber der Behandlung und kooperieren nur eingeschränkt. Ggf. müssen zuerst körperliche Folgeerkrankungen behandelt werden.

Die Therapie kann ambulant, teilstationär/tagesklinisch, in Wohngruppen oder stationär erfolgen. [11]

Ernährungstherapie/-rehabilitation

Bei *anorektischen Patientinnen* ist das oberste Ziel die Gewichtszunahme und langfristig die selbstständige ausreichende Nahrungszufuhr. Es werden dabei kleinschrittige Ziele mit der Patientin festgelegt, z. B. eine wöchentliche Gewichtszunahme von etwa 500–1.000 g oder ein bestimmter BMI-Wert. Um diese Ziele zu erreichen, wird ein verbindlicher Ernährungsplan erstellt, der in der Regel aus den drei Hauptmahlzeiten (➤ Abb. 16.24) und mindestens zwei Zwischen-

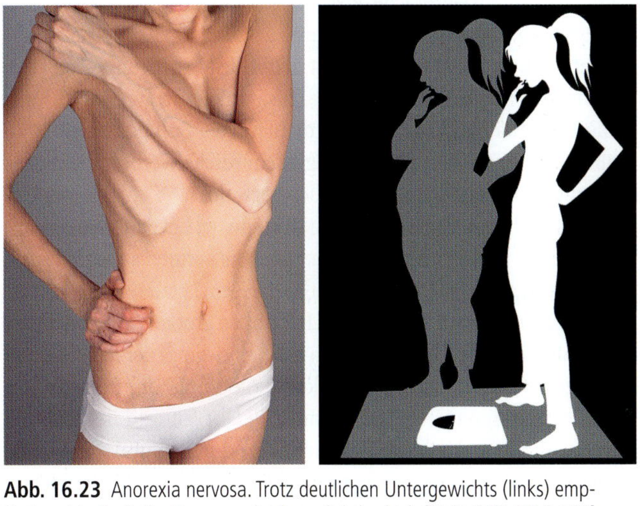

Abb. 16.23 Anorexia nervosa. Trotz deutlichen Untergewichts (links) empfinden sich die Patientinnen noch als zu dick (rechts). [J812-015, J812-016]

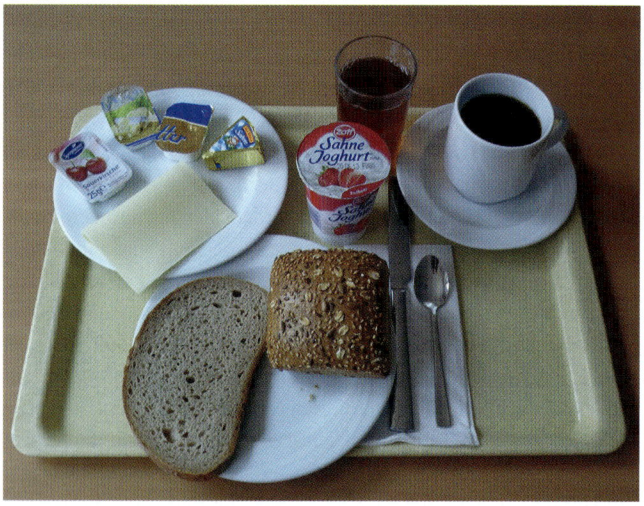

Abb. 16.24 Beispiel für ein Frühstück für eine anorektische Patientin mit dem Ziel der Gewichtszunahme. [M322]

mahlzeiten besteht und eine bestimmte Kalorienmenge vorsieht. In der Akutphase kann evtl. auch eine unterstützende Kalorienzufuhr durch hochkalorische Trinknahrung oder die Ernährung über eine Magensonde erforderlich sein. Zu Beginn haben Patientinnen in der Regel keinen oder nur eingeschränkten Ausgang und nehmen nicht an sportlichen Tätigkeiten teil, der ausgeprägte Bewegungsdrang der Patientinnen sollte soweit wie möglich reduziert werden.

Die Behandlung erfordert eine konsequente Umsetzung von Regeln und Strukturen. Zur Motivation bei anorektischen Patientinnen werden Absprachen und Regeln bei Erreichen eines zuvor festgelegten Ziels (Gewicht oder BMI-Wert) gelockert, z. B. durch einen erweiterten Ausgang oder eine Wochenendbeurlaubung. Bei Nichterreichen des Ziels werden zuvor festgelegte Lockerungen wieder zurückgenommen.

Bei der *Bulimie* soll eine unkontrollierte Nahrungsaufnahme vermieden werden, ggf. kann sogar eine Gewichtsreduktion ein Ziel sein. Betroffene lernen, zu festgelegten Essenszeiten festgelegte Portionen zu essen. Sie müssen ggf. das Portionieren von Speisen und eine ruhige, langsame Nahrungsaufnahme neu erlernen. Direkt nach dem Essen bleiben sie in der Regel für eine halbe Stunde unter Aufsicht und werden ggf. durch Gespräche oder andere Aktivitäten vom Drang, sich zu erbrechen, abgelenkt. Bei Besserung des Essverhaltens erhalten die Patientinnen mehr Selbstständigkeit, z. B. selbst Ernährungsprotokolle zu verfassen (mit Angabe von Menge, Zusammensetzung der Nahrung, Hunger- und Sättigungsgefühl) und dann mit der Bezugspflegenden zu besprechen. Nach Rückfällen wird ggf. ein Küchenverbot erteilt oder Nahrungsmittel werden unzugänglich verwahrt.

Regelmäßige Gewichtskontrollen sind sowohl bei Patientinnen mit Anorexie wie auch Bulimie unverzichtbar. Sie können an festgelegten Wochentagen, aber auch unregelmäßig erfolgen. Letzteres hat den Vorteil, dass Manipulationsversuche (z. B. Trinken großer Wassermengen, versteckte Gewichte, Gegenstände in der Bekleidung) der Patientinnen verringert werden. Die Gewichtskontrollen müssen immer unter gleichen Bedingungen (gleiche/ähnliche Uhrzeit und Bekleidung, immer vor oder nach einem Toilettengang) durchgeführt werden.

Bei der *Binge-Eating-Störung* wird je nach Gewicht eine Gewichtsreduktion angestrebt (➤ 7.4).

Psychotherapien

Psychotherapien sollen sowohl das Essverhalten verbessern als auch zugrundeliegende Probleme bearbeiten. Eingesetzt werden u. a. kognitive Verhaltenstherapien und systemische Therapien (➤ 16.2.2).

Medikamentöse Therapie

Medikamentöse Therapien sind von untergeordneter Bedeutung.

Weitere pflegerische Betreuung

Pflegende sind, in Absprache mit dem multiprofessionellen Team, meist für die Umsetzung von Ernährungstherapie und Gewichtskontrollen verantwortlich, d. h., sie bereiten gemeinsam mit den Betroffenen die Mahlzeiten zu, stellen die Portionen zusammen und sind beim Essen anwesend. Deshalb bekommen sie die Angst vor Gewichtszunahme unmittelbar mit, thematisieren sie, machen jedoch auch die Wichtigkeit der verabredeten Regeln deutlich. Diese Angst ist auch für Regelbrüche (z. B. Verschwindenlassen von Nahrung, Einnahme von Laxanzien, Erbrechen, heimlicher Sport, Gewichtsmanipulation) verantwortlich. Pflegende achten auf diesbezügliche Anzeichen und bringen Regelbrüche nicht moralisierend und wertend zur Sprache.

Um dem Thema Essen wieder mehr Normalität zu verleihen und soziale Aspekte und Genuss (gemeinsamer) Mahlzeiten zu fördern, werden Einzel- und Gruppentrainings wie Kochtraining (gemeinsames Einkaufen, Zubereiten und Essen), spezielles Esstraining und gemeinsame Café- oder Restaurantbesuche pflegerisch begleitet.

Ein großes Problem vieler Patientinnen und inzwischen auch Patienten ist die Identifikation mit der weiblichen bzw. männlichen Rolle. Hier kann eine Pflegefachperson des gleichen Geschlechts als Vorbild dienen und Gespräche anbieten.

Beratung

Die Patientenedukation umfasst unter anderem eine Ernährungsberatung sowie die Information über aufrechterhaltende Faktoren (und deren Vermeidung) und evtl. körperliche (Spät-)Schäden der Essstörung. Da die Erkrankung auch durch die Familiensituation mitbedingt sein kann, ist die phasenweise Mitbehandlung der ganzen Familie, getrennt oder gemeinsam mit der Patientin, sinnvoll.

16.11 Abhängigkeitserkrankungen

DEFINITION

Abhängigkeitserkrankungen (früher *Suchterkrankungen*): Erkrankungen mit mindestens drei der folgenden Merkmale:

- **Craving,** d. h. unwiderstehliches Verlangen nach dem Suchtmittel (Substanz oder Tätigkeit)
- **Kontrollverlust** bezüglich Menge und Dauer des Konsums
- **Toleranzentwicklung** (Wirkungsverlust bzw. notwendige Dosissteigerung)

- Körperliche **Entzugsbeschwerden**
- Vernachlässigung/Aufgabe ursprünglicher Interessen/Tätigkeiten
- Fortdauernder Konsum trotz negativer sozialer und gesundheitlicher Folgen (z. B. Arbeitsplatzverlust, Leberschäden)

Dabei ist Craving Zeichen einer **psychischen Abhängigkeit,** Toleranzentwicklung und Entzugsbeschwerden beim „Absetzen" sind Zeichen einer **körperlichen Abhängigkeit.**
Häufige Erkrankungen in allen Bevölkerungsschichten, in Deutschland sind mehrere Millionen Menschen betroffen!

Krankheitsursachen und -entwicklung

Wie die meisten psychischen Erkrankungen sind auch **Abhängigkeitserkrankungen** multifaktoriell bedingt (genetische Veranlagung, Verhaltens-, Lern-, soziale Faktoren ➤ 16.1.5, ➤ Abb. 16.25).

Nicht stoffgebundene Abhängigkeiten beziehen sich auf eine Tätigkeit oder ein Verhalten (z. B. pathologisches Glücksspiel), **stoffgebundene Abhängigkeiten** auf eine Substanz (z. B. Alkohol). Dazu „eignen" sich besonders **psychotrope Substanzen,** also Substanzen, welche die Psyche beeinflussen, z. B. anregend, entspannend oder euphorisierend wirken.

Beide Formen entstehen nach heutigem Wissen über das „Belohnungssystem" im Gehirn, das Glücks- und Euphoriegefühle vermittelt. Die meisten Abhängigkeiten entwickeln sich langsam über Monate bis Jahre und über mehrere nicht einheitlich definierte Phasen. Einzelne Substanzen können schon bei einmaligem Gebrauch abhängig machen.

Etwa die Hälfte der Abhängigkeitskranken hat noch andere psychische Erkrankungen, z. B. eine Angst- oder depressive Störung. Teilweist ist die Abhängigkeit Folge des Versuchs, die Störung mit dem Suchtmittel selbst zu „behandeln".

Klinische Zeichen und Diagnostik

Häufigste Abhängigkeiten

Tabak, Alkohol und Cannabis sind in Deutschland die drei am häufigsten konsumierten psychoaktiven Substanzen. Abhängigkeit ist bei allen drei möglich und nicht selten kombiniert.
Rauchen ist nach wie vor ein erhebliches Gesundheitsrisiko: in Deutschland raucht etwa ⅓ der Erwachsenen [13]. Jährlich sterben in Deutschland ca. 127.000 Menschen an den direkten Folgen des Rauchens [13].
Rechnerisch trinkt jeder über 15-Jährige in Deutschland im Jahr 10,6 l reinen Alkohol, das sind 2 l mehr als der Durchschnitt der OECD-Länder [12]. 2020 starben mehr als 14.000 Menschen in Deutschland an einer *ausschließlich* durch Alkoholkonsum bedingten Erkrankung [14].
Seit April 2024 sind Besitz, Konsum, Anbau und Abgabe von Cannabis in Deutschland innerhalb enger Grenzen legal. Cannabisprodukte sind z. B. **Haschisch, Marihuana.** 2021 haben fast 9 % der 18- bis 64-Jährigen, aber fast 20 % der 18- bis 20-Jährigen und fast 25 % der 21- bis 24-Jährigen in Deutschland in den vorangegangenen 12 Monaten Cannabis konsumiert [15].
Die Gefahren steigen, wenn bereits im Jugendalter begonnen wird. Zudem sind Alkohol, Nikotin und wahrscheinlich auch Cannabis nicht selten die Wegbereiter für härtere Drogen.

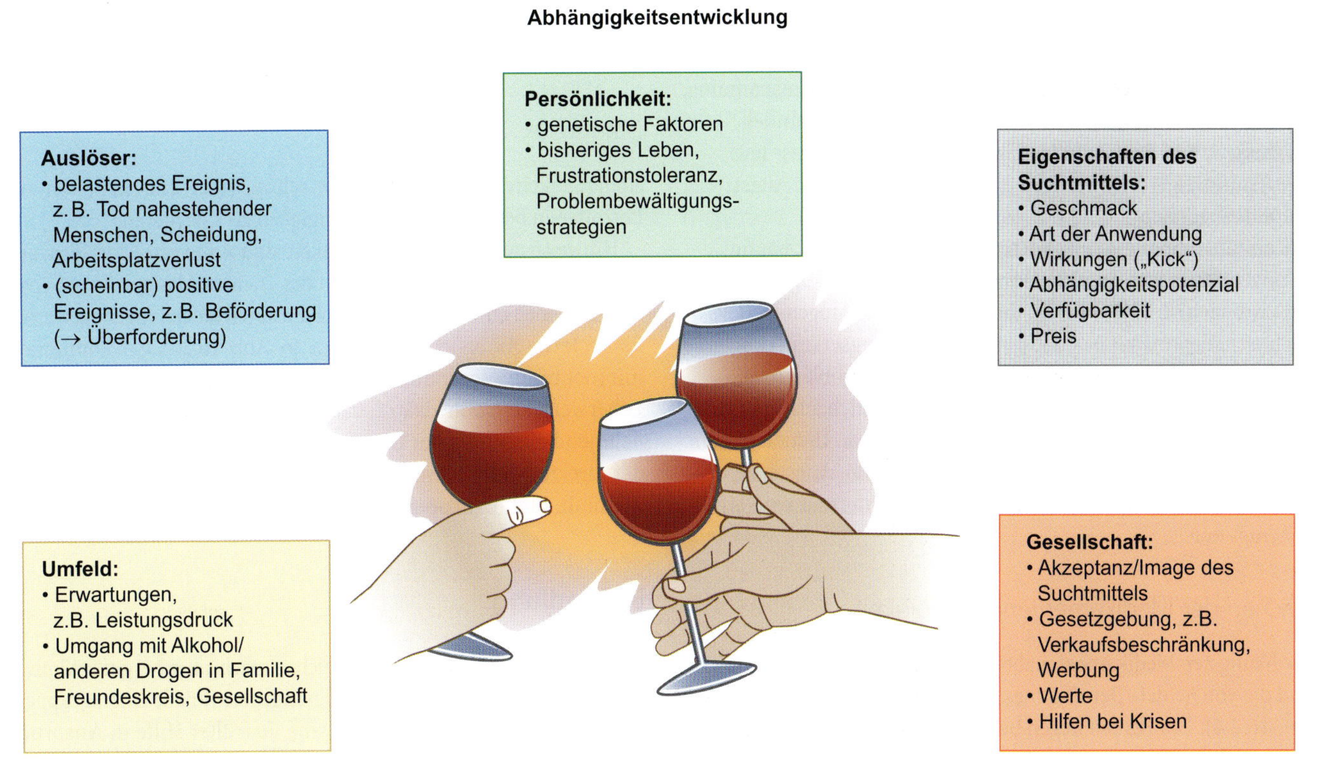

Abb. 16.25 Entstehungsfaktoren bei Abhängigkeitserkrankungen. Ob und welche Abhängigkeit sich entwickelt, hängt von unterschiedlichen Faktoren ab. [L255]

Zeichen zu hohen Alkoholkonsums

- **Alkoholrausch.** Zunächst gehobene Stimmung, gesteigerter Antrieb, Abbau von Hemmungen. Dann Euphorie (aber auch Aggression), Abnahme von Koordinationsfähigkeit und Urteilskraft, Seh- und Sprachstörungen, dadurch Zunahme von Unfällen und Verletzungen. Fließender Übergang in die **Alkoholintoxikation** *(Alkoholvergiftung)* mit Erbrechen, Erregung, Bewusstseinsstörungen bis zum Koma, Kreislauf- und Atemstörungen bis zum Tod. Bereits ab mäßigem Rausch am nächsten Tag Kopfschmerzen, Übelkeit, Gedächtnislücken bis zum „Filmriss"
- **Alkoholabhängigkeit.** Bei regelmäßigem Konsum. Oft lange unbemerkt. Auf Dauer körperliche Schäden (➤ 9.2.1), Probleme in der Schule/am Arbeitsplatz, im Privatleben
- Bei „Absetzen" des Alkohols nach 6–12 Std. **Alkoholentzugssyndrom** mit Übelkeit, Schwitzen, Zittern, Tachykardie, erhöhtem Blutdruck, Unruhe, Schlaflosigkeit, Stimmungsveränderungen etc. Beim lebensbedrohlichen **Alkoholdelir** *(Delirium tremens)* außerdem Halluzinationen, Nesteln, Erregung, Verwirrtheit, epileptische Anfälle. Dauer bis zu einer Woche

DEFINITION

Delir: innerhalb von Stunden bis Tagen entstehende, durch eine organische Ursache oder einen Entzug bedingte psychische Störung mit Bewusstseins-, Aufmerksamkeits-, Orientierungs- und affektiven Störungen, Wahrnehmungsstörungen (Halluzinationen), Wahn, vegetativen Symptomen (u. a. Tachykardie, Schwitzen), beeinträchtigtem Schlaf-Wach-Rhythmus, meist Zittern und Unruhe. Charakteristischerweise fluktuierende (wechselnde) Symptomatik.

Zeichen zu hohen Cannabiskonsums

- **Cannabisrausch.** U. a. intensivere Wahrnehmung, Entspannung, Euphorie, Gesprächigkeit oder umgekehrt Schweigsamkeit, Übelkeit, Kreislaufsymptome, vermindertes Reaktions- und Orientierungsvermögen, Seh-, Gedächtnisstörungen, Angst, Halluzinationen
- **Cannabisabhängigkeit.** Bei regelmäßigem Konsum, häufig lange unbemerkt. Störungen von Gedächtnis und kognitiven Leistungen. Erhöhtes Risiko für psychische Störungen (z. B. Psychosen, depressive, Angststörungen), Atemwegserkrankungen, Hodenkrebs. Psychosoziale Folgen, z. B. Schulprobleme
- **Cannabisentzugssyndrom.** Sehr unterschiedlich ausgeprägt, bei ansonsten Gesunden nicht lebensbedrohlich. Unter anderem Kopfschmerzen, Unruhe, Schlaf-, Sehstörungen, Ängste, depressive Verstimmung, Aggressivität, Magen-Darm- und vegetative Symptome

Zeichen der Medikamentenabhängigkeit

Die häufigsten Medikamentenabhängigkeiten sind die von Schmerz- und die von Schlaf-/Beruhigungsmitteln wie etwa Benzodiazepinen (➤ 16.2.4). Die Zahlen liegen bei ca. 2,5 bzw. 0,7 % der Menschen in Deutschland [13].
Oft sind Betroffene nach außen unauffällig.

Zeichen der Abhängigkeit von illegalen Drogen

Illegale Drogen wie etwa **Kokain/Crack, Heroin, Amphetamine (Amphetamin, Ecstasy, Crystal Meth)** oder die sog. **neuen psychoaktiven Substanzen** werden wegen ihrer bewusstseinsverändernden oder aufputschenden Wirkungen genommen. Zu Letzteren zähen auch die **synthetischen Cannabinoide.**

Die von außen sichtbaren Zeichen von Konsum/Abhängigkeit sind unterschiedlich. Oft sind die Betroffenen im Rausch euphorisch, grundlos heiter und sehr aktiv, evtl. aber auch unruhig, reizbar, desorientiert oder haben Halluzinationen. Je nach Substanz sind Herz-Kreislauf-Störungen, Störungen des Flüssigkeitshaushalts oder vegetative Störungen möglich. Bei Dauerkonsum sind Persönlichkeits- und Antriebsveränderungen, Vergesslichkeit, Psychosen, Wahnvorstellungen häufige Warnzeichen.

Hinzu kommen Zeichen durch die Art der Anwendung (etwa Schäden der Nasenschleimhaut durch Schnupfen von Kokain oder sichtbare Injektionsstellen bei i. v.-Drogenabusus) oder z. B. Infektionszeichen bei Abwehrschwäche, „Teilen" von Spritzen oder ungeschützten Geschlechtsverkehr bei Beschaffungsprostitution.

Zeichen nicht stoffgebundener Abhängigkeiten

Wie stoffgebundene Abhängigkeiten zeigen sich auch nicht stoffgebundene Abhängigkeiten durch größer werdendes Verlangen, häufigere/intensivere Ausübung, (z. B. immer längere Laufstrecken bei zwanghaftem Fitnesstraining), Vernachlässigung anderer Tätigkeiten (bis hin zum Nahrungsmangel bei exzessivem Computerspiel), schädliche Folgen (etwa Abfall der Schulleistungen, Überschuldung bei pathologischem Glücksspiel) und Entzugserscheinungen (Unruhe, Schlafstörungen, wenn der PC nicht verfügbar ist). Verdächtig sind auch Änderungen bisheriger Verhaltensweisen und sozialer Rückzug.

Diagnostik

Abhängigkeiten sind teilweise nur schwer zu erkennen, da sich die Betroffenen bemühen, ihre Abhängigkeit zu kaschieren.

Hinweise auf Alkoholabhängigkeit sind z. B. versteckte Flaschen oder Aggressivität bei Ansprechen des Themas Alkohol. Zum Screening auf einen chronischen Alkoholkonsum werden Fragebögen empfohlen (etwa *Audit-, Audit-C-Bogen* ➤ Abb. 16.26), ggf. kombiniert mit mehreren sog. indirekten Zustandsmarkern, etwa veränderte Leberwerte, Carbohydrat-defizientes Transferrin (CDT). [16] Zunehmend eingesetzt (zu Diagnostik oder Abstinenzkontrolle) wird der direkte Nachweis von Alkohol oder Alkoholabbauprodukten in Atemluft, Blut, Urin oder Haaren.

Behandlung

Der Weg aus der Abhängigkeit ist nicht einfach, aber bei guter Motivation möglich. Es gibt Unterstützungsangebote für alle Altersgruppen, auch niederschwellige und anonyme. Je früher Hilfe in Anspruch genommen wird, desto größer sind die Erfolgsaussichten, wieder einen kontrollierten Konsum oder stabile Abstinenz zu erreichen.

Audit-Bogen (Auszug)

1. Wie oft nehmen Sie ein alkoholisches Getränk zu sich?
- ☐ Niemals (0)
- ☐ 1-mal monatlich oder seltener (1)
- ☐ 2–4-mal/Monat (2)
- ☐ 2–3-mal/Woche (3)
- ☐ ≥ 4-mal/Woche (4)

2. Wenn Sie an einem Tag Alkohol trinken, wie viele alkoholhaltige Getränke trinken Sie dann typischerweise?
- ☐ 1 oder 2 (0)
- ☐ 3 oder 4 (1)
- ☐ 5 oder 6 (2)
- ☐ 7 oder 8 (3)
- ☐ 10 oder mehr (4)

3. Wie oft trinken Sie 6 oder mehr Gläser Alkohol bei einer Gelegenheit?
- ☐ Niemals (0)
- ☐ Seltener als 1-mal/Monat (1)
- ☐ 1-mal/Monat (2)
- ☐ 1-mal/Woche (3)
- ☐ Täglich oder fast täglich (4)

(…)

5. Wie oft konnten Sie in den letzten 12 Monaten wegen des Trinkens Erwartungen, die man normalerweise an Sie hat, nicht mehr erfüllen?
- ☐ Niemals (0)
- ☐ Seltener als 1-mal/Monat (1)
- ☐ 1-mal/Monat (2)
- ☐ 1-mal/Woche (3)
- ☐ Täglich oder fast täglich (4)

(…)

10. Hat sich ein Verwandter, Freund, Arzt oder ein anderer medizinisch Tätiger schon einmal Sorgen um Ihren Alkoholkonsum gemacht oder Ihnen geraten, weniger zu trinken?
- ☐ Nein (0)
- ☐ Ja, aber nicht im letzten Jahr (2)
- ☐ Ja, im letzten Jahr (4)

Audit-C: Bei ≥ 4 Punkten (Frauen) bzw. 5 Punkten (Männer) besteht der Verdacht auf eine alkoholbezogene Störung.

Abb. 16.26 Auszug aus dem Audit-Bogen. Die Fragen 1–3 bilden den Audit-C-Bogen. Ein alkoholisches Getränk entspricht 0,33 l Bier, 0,25 l Wein/Sekt oder 0,02 l Spirituosen. [F857–001]

Wichtig ist, weitere psychische Störungen, die evtl. zur Abhängigkeitsentwicklung mit beigetragen haben, ebenfalls zu behandeln, da sonst das Rückfallrisiko steigt.

Behandlungsphasen

Die Behandlung bei Substanzabhängigkeiten gliedert sich in mehrere Phasen und kann je nach Art der Substanz variieren:

- Zu Beginn steht die **Motivationsphase.** Oftmals sind Betroffene *fremdmotiviert,* z. B. infolge Arbeitsplatzverlusts, rechtlicher Probleme oder drohender Scheidung. Günstiger ist die *Eigenmotivation,* die aber durchaus z. B. durch Familienangehörige, Freunde, aber auch medizinisches Personal und Beratungsstellen unterstützt werden kann.
- Es folgt als nächster Schritt die **Entgiftungs- und Entzugsphase,** wegen der Möglichkeit körperlicher Komplikationen meist stationär (auf einer offenen oder geschlossenen Station). Bei Alkoholabhängigkeit erfolgt der Entzug gelegentlich, bei Nikotinabhängigkeit ganz überwiegend ambulant. Häufig sind Medikamente zur Linderung der Symptomatik und Vermeidung bzw. Behandlung von Komplikationen nötig, beim Alkoholentzugssyndrom beispielsweise Benzodiazepine (➤ 16.2.4), Neuroleptika (z. B. Haldol®, ➤ 16.2.4), Clomethiazol (z. B. Distraneurin®, nur stationär) oder Antikonvulsiva (➤ 15.2.4) [16].
- An den Entzug schließt sich eine mehrmonatige **Entwöhnungsphase** an, in der die Patientin auch psychisch von der Substanz bzw. Verhaltensweise loskommen soll. Sie ist je nach Einzelfall ambulant oder stationär möglich. Während der Entzugs- und Entwöhnungsphase ist der Suchtdruck der Patientin sehr hoch, und es sind erhebliche körperliche Symptome möglich, die auch gefährlich werden können. Das Rückfallrisiko sinkt, wenn neben den psychosozialen Behandlungsansätzen der Suchtdruck medikamentös behandelt und somit reduziert wird. Medikamentöse Hilfen sind entweder **Anti-Craving-Substanzen** wie Acamprosat (z. B. Campral®) und Naltrexon (z. B. Adepend®) bei Alkoholentwöhnung oder Bupropion (z. B. Zyban®) bei Nikotinentwöhnung oder **Ersatzmittel** *(Substitution),* z. B. als Nikotinpflaster bei Tabakentzug oder Buprenorphin (z. B. Subutex®) beim Opiat-Entzug. Schwerstheroinabhängigen, bei denen Abstinenzversuche gescheitert sind, kann im Rahmen von Substitutionsprogrammen die Ersatzdroge Methadon oder L-Polamidon über längere Zeit kontrolliert verabreicht werden – zur gesundheitlichen Stabilisierung und als Weg aus der Illegalität (Beschaffungskriminalität) und Basis für eine Resozialisierung. Voraussetzungen sind Distanz zur „Szene" und eine sinnvolle Beschäftigung.
- Die **Nachsorgephase** dauert Jahre, evtl. ein Leben lang. Die Betroffenen werden ambulant durch Ärztinnen, Psychotherapeutinnen und andere professionelle Helferinnen betreut. Vielen ist der regelmäßige Besuch einer Selbsthilfegruppe oder Drogenberatungsstelle eine wesentliche Hilfe.

Rückfälle nicht „persönlich" nehmen

Rückfälle sind häufig und gewissermaßen ein Symptom der Abhängigkeitserkrankung. Sie dürfen keinesfalls als persönliches Scheitern des abhängigen Menschen oder der Mitarbeitenden des Suchthilfesystems angesehen werden. Rückfälle sind kein Grund, nicht dennoch auf ein suchtmittelfreies Leben zuzuarbeiten!

Beziehungsgestaltung und Gesprächsführung

Die **Beziehungsgestaltung** zur abhängigen Patientin ist der erste Schritt und hat das Ziel, das Vertrauen der Betroffenen zu gewinnen. Viele schämen sich wegen ihrer Abhängigkeit, besonders wenn es zu einer wiederholten stationären Aufnahme kommt. Die pflegerische Grundhaltung ist immer vorurteilsfrei und empathisch. Die Pflegenden begegnen der Patientin auch bei unfreundlichem, anmaßendem oder provozierendem Verhalten wertschätzend, bringen jedoch verbale Entgleisungen oder Fehlverhalten immer auf der Sachebene zur Sprache. Die Kommunikation mit der Patientin ist klar, offen und eindeutig, lange Erklärungen und Diskussionen sind in der Regel nicht förderlich.

Festgelegte Regeln und deren Umsetzung sowie Sanktionen bei Regelverstößen sind unverzichtbar. Pflegende sorgen für eine positive Stationsatmosphäre, achten auf die Einhaltung von Kommunikations- und Verhaltensregeln und einen respektvollen Umgang unter den Patientinnen. Im Entzug sind Patientinnen häufig gereizt, was in einem gewissen Maße zu akzeptieren ist. Gewalt darf aber niemals toleriert werden.

Pflegerische Betreuung im Entzug

Das Ausmaß der psychischen und körperlichen Entzugssymptome kann abhängig von Suchtstoff und Patientin sehr unterschiedlich sein. Je nach Beschwerdebild werden symptombezogene pflegerische Linderungsmaßnahmen angeboten, beispielsweise entspannende Bäder bei Unruhe und Verspannungen, beruhigende Kräutertees bei Schlafstörungen oder Einreibungen mit Salben oder Ölen bei verschiedenen Schmerzformen.

Um entzugsbedingte Komplikationen zu vermeiden, werden die Patientinnen kontinuierlich beobachtet. Dazu gehört neben der regelmäßigen Messung der Vitalzeichen auch die Verhaltensbeobachtung, die z. B. auch Rückschlüsse auf das Orientierungsvermögen der Patientin und ihre Bewusstseinslage zulässt.

NOTFALL

Starke Veränderungen der Vitalzeichen trotz ärztlich verordneter Bedarfsmedikation, **Krampfanfälle, Delir** sowie **Bewusstseinsveränderungen** sind immer Notfälle. Pflegende informieren sofort die Ärztin, um schnellstmöglich entsprechende Maßnahmen einzuleiten.

Bei akuter Intoxikation sorgen Pflegefachpersonen, unabhängig von der Droge, für eine reizarme und störungsfreie Umgebung. Aufgrund einer erhöhten Sturzgefahr sollen die Patientinnen nicht allein aufstehen. Eine ausreichende Flüssigkeitszufuhr muss sichergestellt werden, Patientinnen werden immer wieder zum Trinken aufgefordert, ggf. ist eine Infusionstherapie notwendig.

Pflegefachpersonen unterstützen bei Übelkeit und Erbrechen und weiteren Lebensaktivitäten, beispielsweise bei der Körperpflege.

Motivierung

Eine pflegerische Aufgabe ist, die **Motivation** zu einem suchtmittelfreien Leben zu fördern und zu erhalten. Die dauerhafte Abstinenz stellt zwar für Patientinnen ein Fernziel dar, sollte aber nicht alleiniger Behandlungsschwerpunkt sein. Zunächst sollten deshalb die körperliche Entgiftung und die Motivation zu weiteren poststationären Maßnahmen der Suchthilfe wie eine Entwöhnungstherapie im Mittelpunkt stehen.

Während der Behandlung besteht ein erhöhtes Rückfallrisiko. Pflegende beobachten die Patientin auf Zeichen eines drohenden Rückfalls. Ein Rückfall oder Rückfallverdacht muss immer offen angesprochen werden.

Berichtet die Patientin von Suchtdruck und Abbruchgedanken, weisen die Pflegenden immer wieder auf ihre individuellen Ziele und die Konsequenzen eines Abbruchs hin und bieten motivierende Gespräche an, ohne sie jedoch zur weiteren Behandlung zu überreden.

Tagesstrukturierung und Beschäftigung sorgen für Ablenkung (➤ 16.2.1). Der Tag beginnt oft mit einer morgendlichen Gruppenrunde, geleitet von Pflegenden. Hier können Patientinnen über ihr aktuelles Befinden berichten und Motivation durch die Mitpatientinnen erhalten. Neben Aktivitäten auf der Station werden den Patientinnen vor allem psychosoziale Therapien angeboten wie Ergo-, Sport- und Bewegungstherapie oder künstlerische Therapien (➤ 16.2.3). Ziel dieser Angebote ist auch, persönliche Interessen für die Zeit nach dem stationären Aufenthalt herauszufinden, die in der langen Entwöhnungsphase eine wertvolle Tagesstrukturierung darstellen können.

Weitere pflegerische Betreuung

Weitere pflegerische Maßnahmen hängen davon ab, inwieweit der Suchtmittelkonsum bzw. die Abhängigkeit zu anderen körperlichen Erkrankungen wie etwa Leberschäden oder Infektionen geführt haben.

Prävention

Prävention muss früh beginnen und auf allen Ebenen der Gesellschaft stattfinden (z. B. Gesetzgebung, Gesundheitssystem, Schule, Vereine, Familie, ➤ Abb. 16.27).

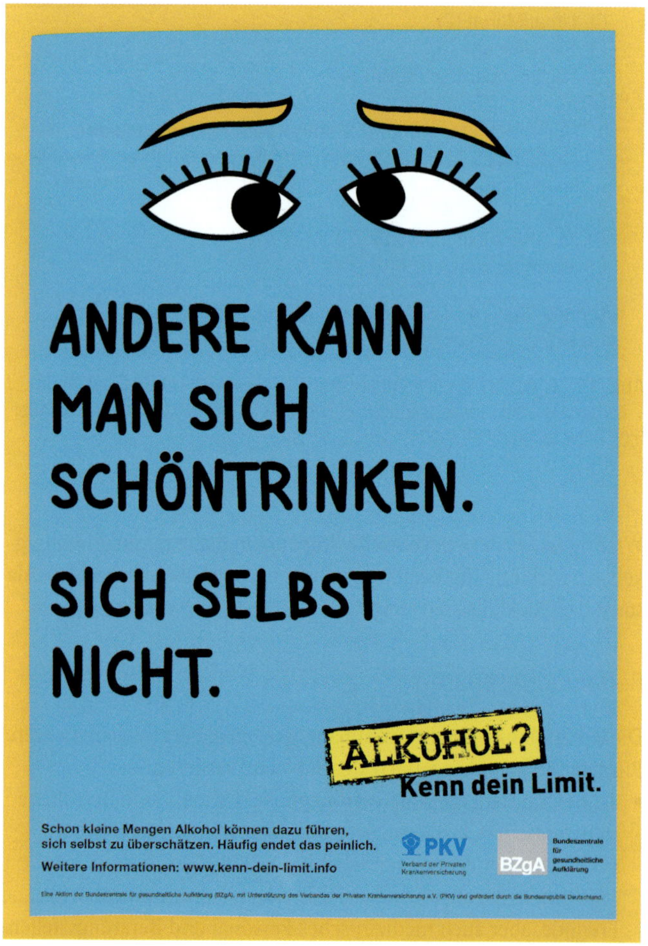

Abb. 16.27 Plakat der Bundeszentrale für gesundheitliche Aufklärung als eine von zahlreichen Maßnahmen der Suchtprävention. [W233]

Besonders in der Phase der Pubertät, in der es darum geht, sich vom Kindesalter abzugrenzen, „cool“ zu sein, als erwachsener Mensch gesehen zu werden, ist die Gefahr eines Drogeneinstiegs groß. Teilweise ist der Konsum sozusagen ein Initiationsritus, mit dem der Übergang eines Individuums vom Kind bzw. Jugendlichen zum Erwachsenen nach außen deutlich gemacht werden soll. Auch der Gruppendruck sollte nicht unterschätzt werden, gerade das sog. Komasaufen spielt sich vor diesem Hintergrund ab. Gleichzeitig sind junge Menschen stärker abhängigkeitsgefährdet, da ihr Gehirn sich noch „im Umbau“ befindet und daher besonders anfällig ist.

Beratung

Mit der Patientin werden poststationäre Hilfsmöglichkeiten und Perspektiven wie z. B. Selbsthilfegruppen oder weiterführende Entwöhnungstherapien besprochen. Hier spielt vor allem der Sozialdienst eine große Rolle, wobei auch Pflegende beraten und motivieren.

Angehörige sind in der Regel unmittelbar von der Suchterkrankung mit betroffen und befinden sich nicht selten in einer **Co-Abhängigkeit.** Sie brauchen gezielte Beratung, welches Verhalten für eine dauerhafte Abstinenz förderlich ist. Angehörige haben oft einen jahrelangen Leidensdruck erlebt und werden beraten, für sich zu sorgen. Ein erster Schritt kann der Besuch einer Selbsthilfegruppe sein.

Co-Abhängigkeit

Co-Abhängigkeit entsteht typischerweise bei Abhängigkeitserkrankungen, aber auch bei anderen psychischen Störungen. Das Konzept geht davon aus, dass nahe Bezugspersonen durch ihr Tun (z. B. Minderleistungen vertuschen oder kompensieren, bei anderen entschuldigen) oder umgekehrt Nicht-Tun (z. B. Abhängigkeit nicht beim Arbeitgeber anzeigen, eigene Bedürfnisse zurückstellen) eine Abhängigkeitserkrankung fördern bzw. erhalten. Dieses Verhalten kann ebenfalls Abhängigkeits- und Krankheitscharakter haben. In Selbsthilfegruppen für **Anonyme Co-Abhängige** *(CoDA)* können sich betroffene Angehörige austauschen und ihr Verhalten reflektieren. Ggf. benötigen sie eine Psychotherapie.

16.12 Demenz

DEFINITION

Demenz: Erkrankungsbilder mit Verlust kognitiver Funktionen (z. B. Denken, Erinnern, Orientierung, Verknüpfen von Denkinhalten), der über längere Zeit anhält und so stark ist, dass er das Alltagsleben beeinträchtigt. Keine Bewusstseinstrübung. Im weiteren Verlauf Verlust auch lebenspraktischer Fähigkeiten (z. B. Anziehen) und zunehmende Pflegebedürftigkeit. Häufigste Formen **Alzheimer-Demenz** und **vaskuläre Demenz.**

Erkrankung vornehmlich des höheren Lebensalters. Nur 0,1 % der unter 65-Jährigen sind betroffen, aber schätzungsweise 13–16 % der 80- bis 84-Jährigen und mehr als 50 % der über 100-Jährigen. In Deutschland 2020 ca. 1,8 Millionen Menschen mit Demenz, für 2060 1,6–3,3 Millionen erwartet. [17]

Krankheitsursachen und -entwicklung

Die beiden häufigsten Formen sind die **Alzheimer-** und die **vaskuläre Demenz** (➤ Abb. 16.28). Sie werden ebenso wie die Demenz bei Morbus Parkinson (➤ 15.8) und die frontotemporale Demenz (➤ Tab. 15.12) zu den irreversiblen **primären Demenzen** gezählt, die ihre Ursache im Gehirn haben.

- Die Ursache der Alzheimer-Demenz ist unklar. Kennzeichnend sind (nervenzellschädigende) **Amyloid-Plaques** aus **Amyloid-β-Peptiden** zwischen den Zellen und **neurofibrilläre Bündel** aus **Tau-Proteinen** in den Zellen. Nervenzellen sterben ab, Synapsen gehen verloren, und ein Azetylcholinmangel bildet sich aus. Auch der Glutamat-, Noradrenalin- und Serotoninstoffwechsel sind verändert. Die genaue Entstehung dieser Veränderungen und ihre Zusammenhänge sind nach wie vor unklar.
- Die vaskuläre Demenz ist Folge von Durchblutungsstörungen des Gehirns.

Sekundäre Demenzen sind Folge z. B. einer Schilddrüsenunterfunktion (➤ 6.5, ➤ Abb. 16.28) oder eines Vitaminmangels. Sekundäre Demenzen sind bei früher Behandlung der Grunderkrankung teilweise reversibel.

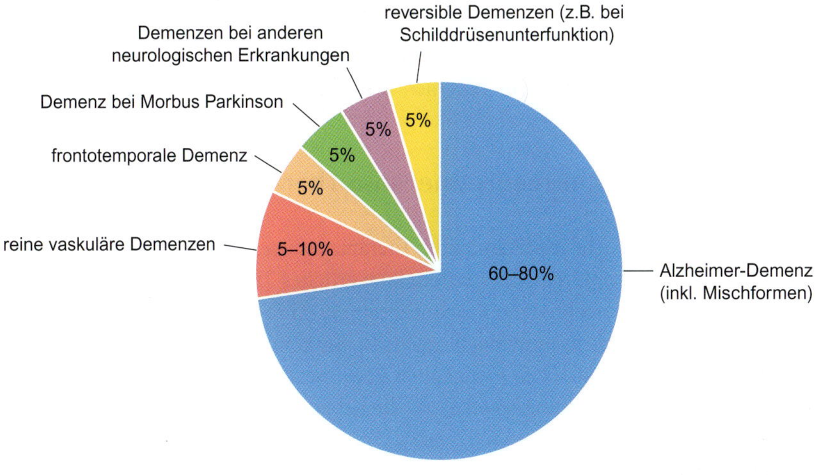

Abb. 16.28 Ungefähre Häufigkeit der verschiedenen Demenzformen. [L143]

Klinische Zeichen und Diagnostik

Klinische Zeichen

Die Erkrankung beginnt schleichend mit Gedächtnisstörungen, die zunächst das Kurzzeitgedächtnis betreffen und durch Merkzettel o. Ä. ausgleichbar sind. Die Gedächtnisstörungen werden stärker, die Fähigkeit, schwierigere Aufgaben zu lösen oder komplexe Situationen zu überschauen (Verkehr), nimmt ab, Orientierungs- und Sprachprobleme treten auf. Die Betroffenen zeigen Wesens- und Verhaltensveränderungen und finden sich zunehmend im Alltag nicht mehr zurecht. Sie verlaufen sich auch in gewohnter Umgebung, vergessen z. B., ob sie schon gefrühstückt haben, verlassen möglicherweise die Wohnung in der Nacht, um ins Büro zu gehen, und „verlernen", wie man sich anzieht. Im fortgeschrittenen Stadium erkennen sie selbst Angehörige nicht mehr und sind auf ständige Pflege angewiesen (➤ Abb. 16.29).

Typisch für die Alzheimer-Demenz sind ein stetig fortschreitender Verlauf, langer Erhalt der Persönlichkeit und spätes Auftreten neurologischer Auffälligkeiten. Hingegen sind für die vaskuläre Demenz ein eher schubweiser Verlauf, frühe Wesensveränderungen und frühe neurologische Auffälligkeiten charakteristisch. Für die frontotemporale Demenz kennzeichnend ist ein früher Krankheitsbeginn (Gipfel im sechsten Lebensjahrzehnt) mit Persönlichkeits- und Verhaltensänderungen (z. B. Enthemmung, veränderter Antrieb, verändertes Essverhalten).

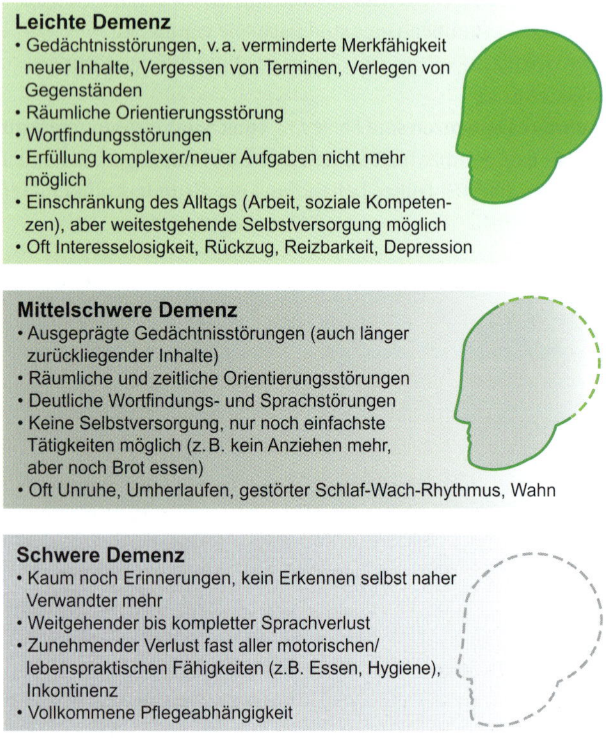

Abb. 16.29 Symptome in den verschiedenen Stadien der Demenz. [L255]

Diagnostik

Erste Schritte sind die Anamnese und die klinische und neuropsychologische Untersuchung. Bei entsprechendem Verdacht folgen Demenztests (➤ 16.1.3), wobei Screening-Tests ggf. durch ausführlichere Tests ergänzt werden. Insbesondere eine Depression kann einer beginnenden Demenz durchaus ähneln (**Pseudodemenz** älterer Menschen).

Weiterführende Untersuchungen sollen behandelbare Ursachen aufdecken und die Demenzform wahrscheinlich machen. Dazu gehören v. a.: [17]

- Blutuntersuchungen, u. a. Schilddrüsen-, Leber-, Nierenwerte, Vit. B_{12}
- Bildgebende Verfahren, v. a. eine MRT des Gehirns. Typisch für eine Alzheimer-Demenz ist eine Hirnatrophie im Schläfen- und Scheitellappen, bei einer vaskulären Demenz stellen sich Hirninfarkte dar
- Liquoruntersuchung (➤ 15.1.11) mit zusätzlicher Bestimmung von β-Amyloid und Tau-Proteinen, falls das Ergebnis die Behandlung beeinflusst

Behandlung

Behandelbare Grunderkrankungen werden beseitigt, Herz-Kreislauf-Erkrankungen zur Optimierung der Gehirnversorgung behandelt.

Medikamentöse Therapieansätze

Bei der Alzheimer- und gemischten Demenz werden Antidementiva (➤ 16.2.5) direkt nach der Diagnose über mehrere Monate versucht, bei leichter bis mittelschwerer Demenz Azetylcholinesterasehemmer, bei mittelschwerer bis schwerer Demenz Memantin. Bei einer vaskulären Demenz werden Memantin, Donepezil oder Galantamin empfohlen. Gingko (➤ 16.2.5) kann bei beiden Formen versucht werden. [17] Die Medikamente wirken aber nicht immer und insgesamt begrenzt. Eine Heilung ist nicht möglich.

Die Zulassung von Lecanemab (Anti-Amyloid-Antikörper ➤ 16.2.5) wird erwartet. Um das Risiko von ZNS-Nebenwirkungen zu reduzieren, wird er nur für bestimmte Patientengruppen empfohlen und wohl an MRT-Kontrollen gebunden werden. [18]

Eventuell ist es erforderlich, belastende Symptome medikamentös zu behandeln, falls nichtmedikamentöse Ansätze nicht reichen. [17]

Nicht-medikamentöse Therapieansätze

Nicht-medikamentöse Therapieansätze sind z. B. kognitives Training, kognitive Stimulation, körperliches Training, Bewegungstherapie, verschiedene Psychotherapien, Ergo-, Musik- und Tanztherapie, jeweils individuell angepasst. Sie können die kognitiven und alltagspraktischen Fähigkeiten verbessern, Depressionen u. a. belastende Symptome lindern und die Lebensqualität steigern. [17]

Beziehungsgestaltung

Person-zentrierte Pflege

Der **Expertenstandard Beziehungsgestaltung in der Pflege von Menschen mit Demenz** formuliert als Zielsetzung: „Jeder pflegebedürftige Mensch mit Demenz erhält Angebote zur Beziehungsgestaltung, die das Gefühl, gehört, verstanden und angenommen zu werden sowie mit anderen Personen verbunden zu sein, erhalten und fördern." [19]

Da Menschen mit Demenz häufig nicht den Erhalt ihrer Lebensqualität selbst einfordern oder beeinflussen können, müssen Pflegefachpersonen und Angehörige immer wieder die Bedürfnisse von Menschen mit Demenz nach sozialer und personaler Identität und Stärkung des Person-Seins in den Vordergrund stellen. [19]

Aber wie können Pflegende, Alltagsbegleiter und Angehörige Menschen mit Demenz besser verstehen lernen? Wie können sie unterstützen, um das oben genannte zentrale Ziel zu erreichen?

Das Konzept der **Person-zentrierten Pflege** stellt eine beziehungsgestaltende und -fördernde Haltung in den Vordergrund. Es geht weniger darum, **was** getan wird, sondern um das **wie** es getan wird.

Grundhaltungen und -annahmen sind:

- Die Welt aus der Sicht des Menschen mit Demenz betrachten können
- Respekt für die Einzigartigkeit des Menschen haben, Defizite sprechen nicht das Person-Sein ab
- Wertschätzende und respektvolle Interaktionen gestalten, soziale Teilhabe ermöglichen
- Augenmerk auf Stimmung und Affekt, Betätigung und Eingebunden-Sein, Sicherheit und Geborgenheit legen
- Eigenes Verhalten reflektieren. Ängste, Unruhe, herausforderndes Verhalten usw. werden durch Pflegende mitausgelöst

Das bedeutet auch: weg von einer verrichtungs- und funktionsbezogenen Pflege und Betreuung, bei der es um störungsfreie Abläufe geht, und hin zu Interaktions- und Kommunikationsangeboten, die die Bedürfnisse der Menschen mit Demenz in den Mittelpunkt stellen. So kann Person-zentrierte Beziehungsgestaltung auch herausforderndes Verhalten reduzieren. [19]

Es gibt eine Vielzahl an Konzepten für den Umgang mit Demenzkranken, z. B.:

- **Validation** nach *Naomi Feil*
- **Integrative Validation** nach *Nicole Richards*
- **Realitätsorientierungstraining** *(ROT)*
- **Dementia Care Mapping** nach *Tom Kitwood*
- **Erinnerungspflege** und **Biografiearbeit**

Viele dieser Konzepte wollen über die Biografie und das Erinnern der Lebensgeschichte (➤ 16.1.1) dem Demenzkranken den Zugang zu seinem bisherigen Leben erhalten, Individualität und Vertrauen schaffen. Allen Konzepten sind eine wertschätzende Grundhaltung und die bestmögliche Erhaltung von Alltagskompetenzen der Betroffenen gemeinsam.

Im Expertenstandard wird keines der vielen Konzepte ausdrücklich empfohlen. Wichtig bei der Auswahl eines Konzeptes soll sein, die grundsätzlichen Merkmale der Person-Zentrierung zu finden.

Beziehungsgestaltung und Kommunikation

Pflegende begegnen dementen Menschen mit Geduld und Einfühlungsvermögen. Nur weil diese ihre kognitiven Fähigkeiten verlieren, dürfen sie nicht ihre Würde verlieren. Pflegefachpersonen erkennen an, dass Menschen mit Demenz in ihrer eigenen Welt leben, und nehmen diese mit allen Ausdrucksformen (verbal, Mimik, Gestik,

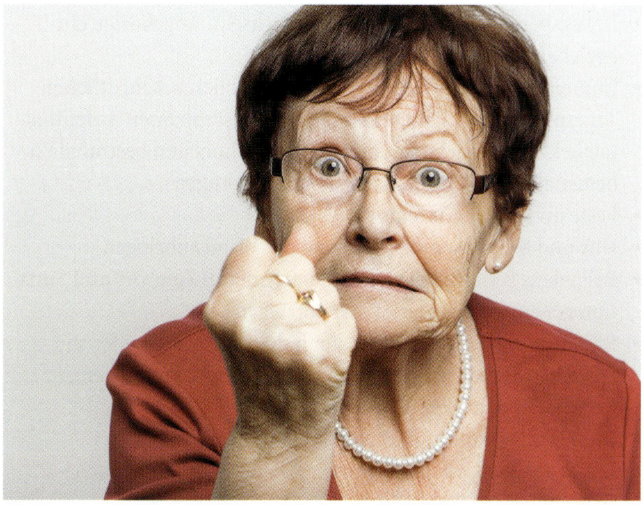

Abb. 16.30 „Unverständliches" Verhalten bei Demenz. Demenz kann durch Orientierungsverlust Verhaltensänderungen nach sich ziehen. Die Pflegende, die Kleidung aus Schrank nehmen möchte, kann als Diebin verkannt werden. Das kann z. B. zu Aggressivität führen, die nach außen hin „grundlos" erscheint, aber aus dem subjektiven Erleben des dementen Menschen sinnvoll, ja sogar notwendig ist. [J812-017]

Körperausdruck) ernst. Sie formulieren **Verstehenshypothesen,** indem sie sich fragen: [19]

- Wie erlebt die Betroffene sich selbst, andere Menschen und ihre Umgebung?
- Aus welchem Denken, Fühlen und Erleben heraus ergeben ihre Verhaltensweisen und Befindlichkeiten einen subjektiven Sinn? (➤ Abb. 16.30)
- Was ist die Funktion von Verhaltensweisen, was wird mit dem Verhalten kompensiert, auf welche inneren Antriebe (z. B. Angst, Unsicherheit, Überforderung) ist das Verhalten eine Antwort?

Aus sinnhaften Hypothesen/Thesen können Pflegende dann Ziele und Maßnahmen für die Beziehungsgestaltung finden.

Weitere Verhaltensregeln sind:

- Verhalten nicht kritisieren, gewünschtes Verhalten positiv verstärken
- Sinnlose Diskussionen oder Belehrungen vermeiden, stattdessen auf Augenhöhe kommunizieren, aktiv zuhören, das Gehörte mit eigenen Worten ausdrücken und zusammenfassen, eigene Kommunikation reflektieren
- Kommunikation an die kognitiven Fähigkeiten anpassen, z. B. einfache und kurze Sätze wählen, langsam sprechen, keine Entscheidungsfragen oder „Wenn-dann-Sätze" benutzen, nicht ins Wort fallen, bei Wortfindungsstörungen Wortmöglichkeiten anbieten, Zeit lassen
- Nicht über den Kopf des Demenzkranken hinweg sprechen, Selbst- und Mitbestimmungsrecht berücksichtigen

Tagesstrukturierung und Orientierung

Struktur, Orientierung und eine biografiegeleitete Gestaltung des Alltags sind für Menschen mit Demenz von besonderer Bedeutung, denn sie helfen ihnen, in der Realität zu bleiben **(Lebensweltorientierung).**

Struktur und Orientierung vermitteln beispielsweise folgende Maßnahmen (auch ➤ 16.2.1):

- Bezugspersonen möglichst wenig wechseln, Angehörige einbeziehen
- Immer wiederkehrende Tagesabläufe etablieren, schriftlichen Tagesplan bei der Patientin hinlegen, bei stationären Aufenthalten bekannte Tagesstrukturen und Gewohnheiten bestmöglich beibehalten, z. B. Mittagsschlaf berücksichtigen
- Feste im Jahreskreis feiern
- Uhr und Kalender gut sichtbar an der Wand anbringen
- Bei jedem Patientenkontakt Orientierung zu Zeit, Ort und Situation geben, sich immer wieder vorstellen
- Räume, Türen und Schränke gut lesbar beschriften oder mit typischen Symbolen kennzeichnen, Wege ggf. mit Pfeilen auf dem Boden markieren
- Immer nur eine Tätigkeit ausführen (lassen)
- Einfache Checklisten aufhängen, z. B. für die morgendliche Grundpflege
- Familienfotos aufstellen

Freizeitbeschäftigung und lebenspraktisches Training

Beschäftigung im Stationsalltag, im Haushalt oder im Rahmen von Therapien strukturieren den Tag und helfen, Fertigkeiten und Fähigkeiten zu erhalten. Pflegefachpersonen vermeiden bei allen Maßnahmen sowohl Über- als auch Unterforderung.

Zu den therapeutischen Angeboten in der Gerontopsychiatrie gehören Übungen und Spiele zum Gedächtnis- und Konzentrationstraining, Seniorengymnastik, Ball- und Kegelspiele, Gesellschaftsspiele, Musik, Gesang und Tanz, Lesen und Erzählen, Zeitungsrunde, Basteln und Gestalten, hauswirtschaftliche Tätigkeiten und tiergestützte Therapie. Solche spezifischen Maßnahmen lassen sich sowohl in stationären Einrichtungen als auch innerhalb der Familie umsetzen.

Alltagsfähigkeiten, z. B. Körperpflege und Anziehen, Essenszubereitung, einfache Haushaltstätigkeiten, sollen so lange wie möglich von der Patientin selbst ausgeführt werden. Pflegende geben geduldige Anleitung und unterstützen bei der Durchführung. Kleidung mit Gummizug, Pullover statt Blusen oder Hemden mit Knöpfen und Schuhe mit Klettverschluss unterstützen die Selbstständigkeit beim An- und Auskleiden.

Sicherheit

Im Verlauf der Erkrankung lassen die körperlichen Fähigkeiten und das Gleichgewicht oft mehr und mehr nach bei häufig bestehender motorischer Unruhe. Die unmittelbare Umgebung muss deshalb bestmöglich sturz- und verletzungssicher gemacht werden, z. B. werden Stolperfallen entfernt.

Menschen mit Demenz schätzen oft Gefahren nicht mehr realistisch ein. Entsprechend müssen andere in ihrem Umfeld vorausschauend handeln, ohne die Betroffenene in ihren Bewegungs- und Handlungsmöglichkeiten zu stark einzuschränken. Verschlossene Türen beunruhigen oftmals, veranlassen den Menschen mit Demenz, daran herumzurütteln, und können ihn auch aggressiv machen. Es gilt: übermäßige Kontrollen und Verbote vermeiden, stattdessen für ein sicheres Umfeld sorgen, in dem sich der Mensch mit Demenz möglichst frei bewegen kann.

Ernährung und Ausscheidung

Menschen mit Demenz vergessen häufig, zu essen und zu trinken. Pflegefachpersonen erinnern an die Mahlzeiten, achten auf angemessene Portionen und ausgewogene Ernährung und unterstützen ggf. bei der Nahrungsaufnahme. Weitere Strategien für die Nahrungs- und Flüssigkeitsaufnahme sind:

- Im Rahmen der Biografiearbeit Vorlieben und Abneigungen in Erfahrung bringen
- Betroffene an der Nahrungszubereitung beteiligen
- Gleichbleibende Essenszeiten einhalten, festen Sitzplatz am Tisch oder im Speisesaal gewährleisten
- Möglichst wenig unterschiedliche Bezugspersonen, die die Nahrungsaufnahme unterstützen
- Auf ruhige Atmosphäre beim Essen achten, Ablenkungen vermeiden
- Tisch schön decken, Speisen ansprechend herrichten
- Tischrituale etablieren, z. B. Gong zum Essen, Gebet oder Spruch zum Essen („Guten Appetit")
- Essstationen einrichten, auf denen immer Fingerfood bereitliegt
- Passende Hilfsmittel für die Nahrungs- und Flüssigkeitsaufnahme bereitstellen, z. B. geeignete Trinkgefäße, Besteck mit breiten Griffen
- Hochkalorische Nahrungsmittel, ggf. Zusatznahrung reichen [20]

Reicht die orale Nahrungszufuhr nicht mehr aus, muss die Entscheidung für eine PEG-Anlage immer bewusst und individuell getroffen werden. Oberstes Ziel sind bei jeder Entscheidung die Würde der Betroffenen und die ggf. im Vorfeld formulierten Wünsche, z. B. in einer Patientenverfügung.

Häufig stellt sich im Verlauf der Demenz eine Harninkontinenz ein, die für alle belastend ist. Konsequentes Toiletten- bzw. Kontinenztraining kann die Inkontinenz hinauszögern. Bei Bedarf werden geeignete Inkontinenzhilfsmittel eingesetzt (➤ 10.1.4).

Weitere pflegerische Betreuung

Die weitere pflegerische Betreuung ist vom individuellen Krankheitsverlauf abhängig. Meist müssen von den Pflegenden immer mehr grundpflegerische Maßnahmen übernommen und zunehmend Prophylaxen durchgeführt werden, z. B. Dekubitus-, Soor- und Parotitisprophylaxe.

Beratung

Die Beratung richtet sich zunächst an die Betroffenen und die Angehörigen, im Krankheitsverlauf zunehmend an die Angehörigen. Die Beratung soll *proaktiv* sein, d. h. eine aktive, achtsame Ansprache durch Pflegefachpersonen, denn oft wird aus Scham nicht um Rat gefragt. Angehörige benötigen Wissen zur Krankheit und zum Umgang mit dem Menschen mit Demenz in konkreten Pflege- und Alltagssituationen, dafür werden sie auch für das Konzept der Personzentrierten Pflege sensibilisiert. [19]

Wichtig ist außerdem die rechtzeitige Klärung rechtlicher Aspekte (z. B. Patientenverfügung, Betreuung).

Angehörige benötigen Zuspruch und ein „offenes Ohr“ für ihre Sorgen. Sowohl Erkrankte als auch Angehörige können an Gesprächskreisen und Selbsthilfegruppen teilnehmen.

16.13 Suizid

DEFINITION

Suizid *(Selbsttötung, Freitod):* absichtliche Selbsttötung. 2022 in Deutschland 10.119 Suizide [21]. Die Zahl der Suizidversuche wird auf mehr als 100.000 geschätzt [22].

In Deutschland sterben mehr Menschen durch **Suizid** als durch Verkehrsunfälle, Mord, Totschlag, illegale Drogen und AIDS zusammen! [22].

Krankheitsursachen und -entwicklung

Die Entstehungsfaktoren für einen Suizidversuch oder vollendeten Suizid sind vielfältig. Neben Lebenskrisen (akute Belastungsreaktionen und Anpassungsstörungen ➢ 16.7), Liebeskummer, finanziellen Problemen oder schweren körperlichen Erkrankungen spielen psychische Erkrankungen eine große Rolle. Beispielsweise ist das Suizidrisiko bei Borderline-Persönlichkeitsstörung (➢ 16.5), Depression (➢ 16.8), Alkoholabhängigkeit (➢ 16.11) oder Schizophrenie (➢ 16.9) deutlich erhöht.

Suizide in der Literatur oder im Fernsehen (z. B. das Buch „Die Leiden des jungen Werther“ oder der Film „Tod eines Schülers“) können als Trigger fungieren (Modell für Lösung von Lebenskrisen), auch Suizide in Lebensumfeld (Familie, Freundeskreis) oder durch Prominente (z. B. Fußballer Robert Enke, Sänger Avicii) erhöhen das Suizidrisiko.

Männer greifen dabei häufiger zu sog. „harten“ Suizidmethoden (Erhängen, Erschießen, Sturz aus großer Höhe, Legen vor einen Zug, Ersticken mittels Autoabgasen). Frauen wenden häufiger „weiche“ Methoden wie die Einnahme einer Überdosis Medikamente an (➢ Abb. 16.31).

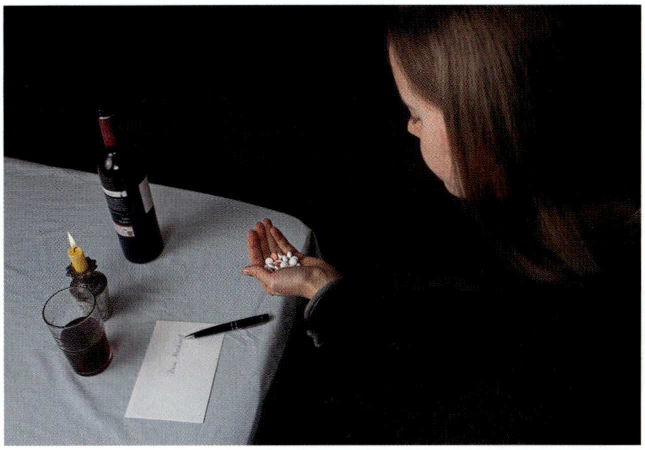

Abb. 16.31 Suizid(versuch) durch Tabletteneinnahme. Ein Großteil der Suizidversuche erfolgt mittels Tabletten. [K115]

Klinische Zeichen und Diagnostik

Ein Suizid(-versuch) erfolgt selten ohne Vorzeichen. Oft sprechen Betroffene im Vorfeld über Verzweiflung, Aussichtslosigkeit oder direkt oder indirekt über Suizid oder äußern lebensmüde Gedanken. Die Betroffenen stecken häufig in Lebenskrisen. Nicht selten besteht eine zunehmende soziale Isolierung, es zeigen sich unterdrückte Aggressionen, Unruhe und Getriebenheit, manche Betroffene haben Schuld- und Versagensgefühle, fühlen sich wertlos. Das Fehlen von Zukunftsplänen und -visionen kann ebenfalls ein Alarmzeichen sein. Es ist aber auch eine trügerische Ruhe möglich (wenn der Entschluss zum Suizid gefasst wurde).

Präsuizidales Syndrom

Der Psychiater *Erwin Ringel* hat den Begriff des **präsuizidalen Syndroms** geprägt, das einem Suizid vorausgeht und dem drei Merkmale zugeordnet werden:

- **Einengung:** Einengung des Denkens, das Gefühl, dass die Wahlmöglichkeiten im Leben immer weiter eingeengt werden, bis als einziger Ausweg der Suizid bleibt, soziale Einengung (Verlust sozialer Kontakte)
- **Aggressionsumkehr:** verminderte Aggression nach außen, die sich dann nach innen gegen die Betroffene selbst richtet
- **Suizidfantasien:** zunehmende Gedanken an den Tod und schließlich an Suizid

Diagnostik

NOTFALL

Bei **Verdacht auf Suizidalität** sollte der Verdacht offen ausgesprochen und konkrete Pläne und Methoden erfragt werden, ggf. auch mithilfe spezieller Fragebögen. Ist der Patientin keine klare Distanzierung von Suizidalität möglich, muss unverzüglich eine Fachärztin für Psychiatrie hinzugezogen werden und die Betroffene darf bis dahin nicht mehr allein gelassen werden. Ggf. muss die Patientin auch gegen ihren Willen mit richterlichem Beschluss stationär in eine psychiatrische Fachabteilung aufgenommen werden.

Jeder Suizidversuch muss ernst genommen werden und darf nicht als Handlung zur Aufmerksamkeitsgewinnung abgetan werden.

In ausführlichen, empathischen Gesprächen wird versucht, den Hintergrund des Suizidversuchs zu erfahren, zudem sollten Symptome einer psychischen Erkrankung exploriert werden.

Behandlung

Medikamentöse Therapie

Medikamente können akut eingesetzt werden (Anxiolytika, Neuroleptika), um eine temporäre Entspannung herbeizuführen.

Psychotherapie

Akut suizidale Patientinnen werden in der Regel auf einer geschlossenen Station behandelt, entsprechende Sicherheitsmaßnahmen (➤ 16.2.1) werden verbindlich umgesetzt. Neben der Umsetzung von Sicherheitsmaßnahmen steht der Vertrauensaufbau an erster Stelle (➤ Abb. 16.32).

Eine psychotherapeutische Behandlung (z. B. kognitive Verhaltenstherapie, Systemische Therapie) sollte erfolgen, um ungünstige Denkmuster und Konfliktlösungsstrategien abzubauen und Alternativen zum Suizid als Lösung von Krisen und Problemen aufzubauen. Es sollte offen, ohne Vorwürfe zu machen oder aber das Thema zu vermeiden, über die Suizidalität oder den Suizidversuch gesprochen werden.

Wichtig ist, die Patientin aussprechen zu lassen und ihre Gründe für einen Suizid ernst zu nehmen, anstatt zu bagatellisieren oder gut gemeinte Äußerungen („Das wird schon wieder“, „Das ist doch nicht so schlimm“) zu tätigen (➤ Abb. 16.32). Zeigt die Patientin eine ablehnende Gesprächshaltung, muss das akzeptiert werden, sie bekommt aber immer wieder Gesprächsangebote. Die Familie, ggf. auch Freunde, sollten eingebunden werden.

Weitere Therapien

Bei psychischen Erkrankungen ist eine fachgerechte, auch medikamentöse Behandlung indiziert.

Weitere pflegerische Betreuung

Pflegende schaffen eine empathische und offene Gesprächsatmosphäre, bei der Patientinnen sich sicher und angenommen fühlen und so über ihre lebensmüden Gedanken berichten können. Die Patientinnen werden ermuntert, sich bei einer Verschlechterung und Zunahme solcher Gedanken zu melden. Vorwürfe oder ein Herunterspielen lebensmüder Gedanken sind zu unterlassen.

Im Rahmen der Patientenbeobachtung achten Pflegende während der gesamten Behandlung auf suizidale Tendenzen und entsprechende Auffälligkeiten. Diese werden ernst genommen und zeitnah innerhalb des Behandlungsteams weitergegeben und dokumentiert. Zu den möglichen Hinweisen auf einen bevorstehenden Suizidversuch gehören u. a. eine plötzliche Besserung der Symptomatik, unerklärliche Ausgeglichenheit und Freude nach vorangegangener Phase der Verzweiflung, eine Antriebssteigerung (durch Medikamente) bei weiter bestehender depressiver Verstimmung, das Verfassen eines Testaments oder eines Abschiedsbriefes, Verschenken von persönlichem Eigentum, Sammeln von Medikamenten, Aussagen über Sinnlosigkeit des Lebens, über Suizidvorstellungen und -pläne, heftige Schuldvorwürfe, Berichte über starke Selbsttötungsimpulse oder über Suizid befehlende Stimmen.

Bei einem Suizidversuch oder nach einem erfolgreichen Suizid ist die Aufarbeitung mit den Angehörigen, den Mitpatientinnen und im Team unerlässlich. Allen direkt und indirekt beteiligten Personen wird die Möglichkeit gegeben, darüber zu reden und die eigenen Emotionen sowie mögliche Schuldgefühle zu bearbeiten. In vielen Einrichtungen haben sich strukturierte **Suizidkonferenzen** (➤ Abb. 16.32) und verbindliche Gesprächsangebote für Patientinnen etabliert. Auch die Inanspruchnahme von Seelsorgern oder eine Supervision können helfen.

Beratung

Pflegende weisen sowohl Betroffene als auch Angehörige auf Hilfsangebote hin. Je nach Einzelfall ist z. B. bei finanziellen Problemen eine entsprechende Beratung sinnvoll, bei sozialer Isolierung werden Möglichkeiten des Aufbaus sozialer Kontakte vermittelt.

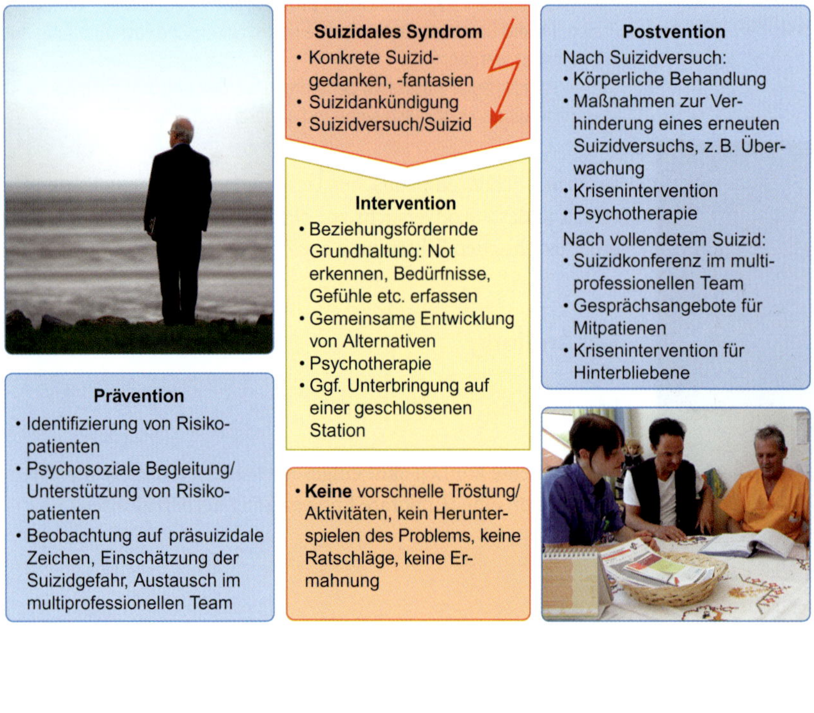

Abb. 16.32 Maßnahmen gegen Suizidalität in den verschiedenen Phasen. [L143, K333, J787]

Aufgaben zur Pflegesituation

Heute hat Pflegefachmann Christoph Schneider Frühdienst und übernimmt die pflegerische Betreuung von Frau Gottlieb. Christoph Schneider erhält in der Übergabe umfassende Informationen zu Krankheitsgeschichte und pflegerischen Aspekten aus der stationären Pflegeeinrichtung. Nach der Übergabe findet gemeinsam mit der Stationsärztin die pflegerische und medizinische Diagnostik bei Frau Gottlieb in Form eines Aufnahmegesprächs statt.

1. Was ist die Alzheimer-Demenz und welche Demenzformen gibt es noch?
2. Identifizieren Sie anhand der Fallbeschreibung von Frau Gottlieb die Symptome, die auf eine fortschreitende Demenz hinweisen.
3. Eine Form des Demenztests ist der Uhrentest. Erläutern Sie die Vorgehensweise dabei. Welches Ergebnis erwarten Sie bei Frau Gottlieb?
4. Welchen Stellenwert hat die pflegerische und medizinische Diagnostik für die weitere Behandlung von Frau Gottlieb und welche Daten werden dort erhoben?
5. Antidementiva gehören zu den medikamentösen Maßnahmen. Welche Hauptangriffspunkte haben diese Medikamente?
6. Beziehungsgestaltung, Tagesstrukturierung und Orientierung sind für demenziell Erkrankte besonders wichtig. Was bedeuten diese Punkte konkret für die pflegerische Betreuung von Frau Gottlieb?
7. Planen und gestalten Sie einen individuellen Tagesablauf für Frau Gottlieb. Berücksichtigen Sie dabei, dass dieser auch in der stationären Pflegeeinrichtung fortgeführt werden kann.

ADHS (AUFMERKSAMKEITSDEFIZIT/ HYPERAKTIVITÄTSSTÖRUNG)
Erkrankung mit Aufmerksamkeits-, Konzentrations- und Impulskontrollstörung, oft auch motorische Unruhe

Ursachen: multifaktoriell
Leitsymptome:
- Spätestens im ersten Schuljahr im Vergleich zu Gleichaltrigen auffallend reduzierte Konzentrationsfähigkeit, ausgeprägte Unaufmerksamkeit, Ablenkbarkeit, Impulsivität, Erregbarkeit, geringe Frustrationstoleranz, oft motorische Unruhe
- Dadurch vielfältige Folgeprobleme (z.B. Schulprobleme, soziale Probleme)

Behandlung:
- Vor allem Patienten- und Angehörigenedukation
- Verhaltenstherapie
- In ausgeprägten Fällen medikamentös

DEPRESSION
Zustand mit gedrückter Stimmungslage, der mit einer Vielzahl körperlicher, psychischer und psychosozialer Symptome einhergehen kann

Ursache: multifaktoriell (unterschiedliche Gewichtung innerer und äußerer Faktoren)
Leitsymptome: lang dauernde Niedergedrücktheit, Leere, Freud-, Hoffnungs-, Interesselosigkeit. Negative Sicht seiner selbst, evtl. Schuldwahn etc. Oft körperliche Beschwerden
Behandlung:
- Vor allem Psychotherapien
- Ggf. Antidepressiva

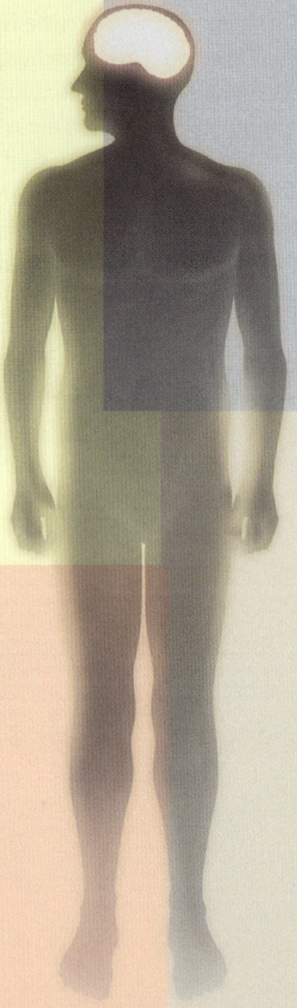

ABHÄNGIGKEITSERKRANKUNGEN
Körperliche und/oder psychische Abhängigkeit von Substanzen (z.B. Alkohol, Nikotin, Medikamenten, illegalen Drogen) oder Tätigkeiten (z.B. Glücks-, Computerspiel, Medien)

Ursache: multifaktoriell
Leitsymptome:
- Craving, Kontrollverlust, Toleranz, Entzugsbeschwerden, Verhaltensänderung (Vernachlässigung früherer Aufgaben/Interessen), schädliche Folgen
- Oft langes Leugnen der Abhängigkeit

Behandlung:
- Je nach Ursache
- In mehreren Phasen (Entgiftung, Entzug, Entwöhnung, Nachsorge)
- Multimodal

DEMENZ
Lang dauernder Verlust vorher vorhandener geistiger Fähigkeiten, der den Alltag einschränkt

Ursache: am häufigsten ursächlich unklare Alzheimer-Demenz und durch Durchblutungsstörungen verursachte vaskuläre Demenz
Leitsymptome: Gedächtnisstörungen, verminderte Fähigkeit zur Problemlösung, Orientierungs- und Sprachstörungen, Verhaltensänderung. Dann Verlust aller sog. höheren Hirnfunktionen bis zur völligen Abhängigkeit von anderen
Behandlung:
- Vor allem nicht-medikamentöse Behandlung, z.B. Umfeldgestaltung, Hilfen zur Realitätsorientierung, Validation
- Durch Antidementiva begrenzte Verzögerung möglich, bei vaskulärer Demenz Behandlung von Herz-Kreislauf-Erkrankungen, selten Ursache behandelbar

Abb. 16.33 Übersicht über psychische Störungen. [L275]

KAPITEL

17

Sieglinde Müller, Christine Keller

Pflege von Menschen mit Hauterkrankungen

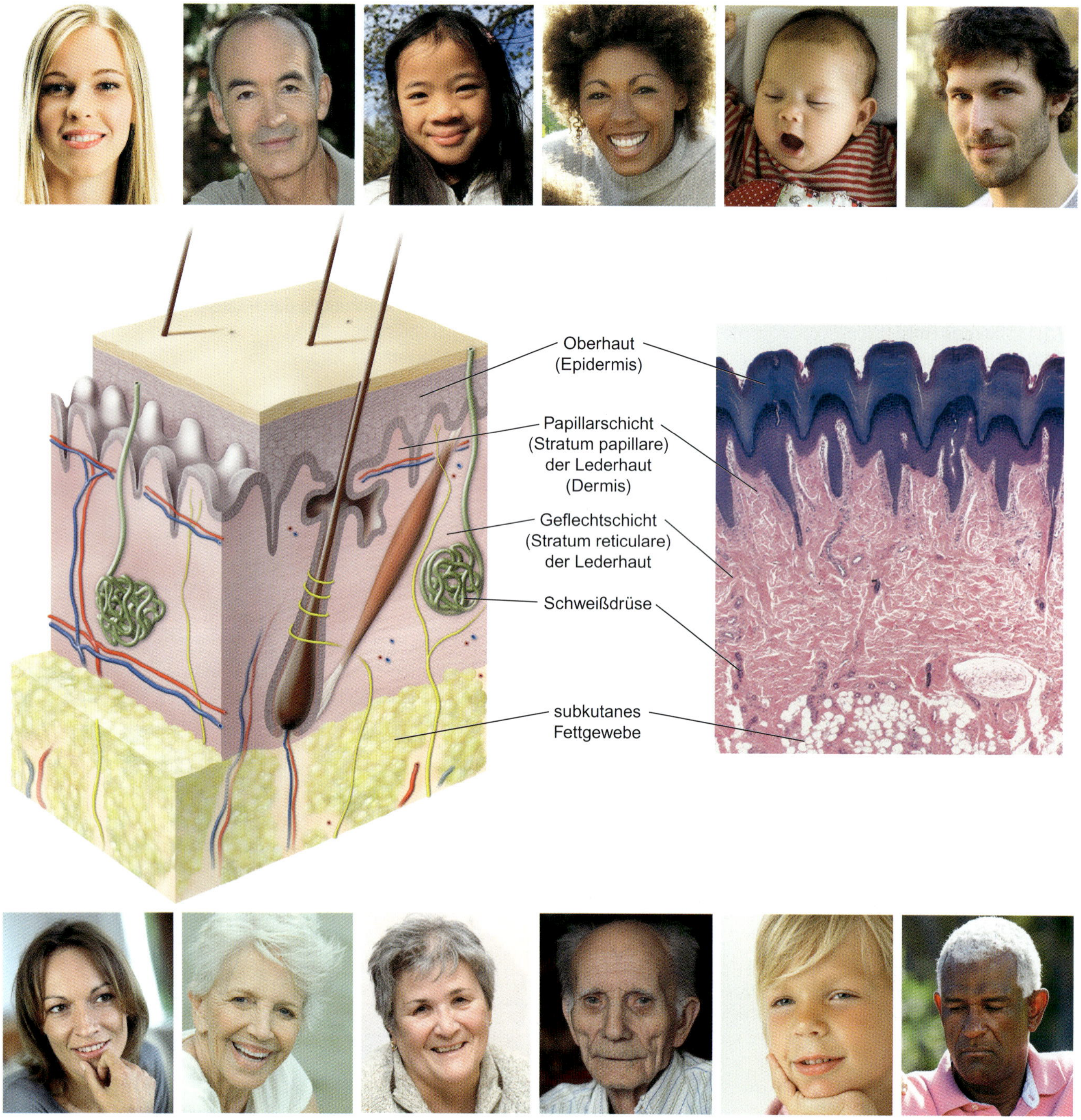

Abb. 17.1 [L275, J787, M375]

Pflegesituation

Die 78-jährige Frau Gräwe wird derzeit aufgrund eines Sturzes im Krankenhaus behandelt. Bei der morgendlichen Körperpflege wird Frau Gräwe durch Pflegefachfrau Ute Kramer unterstützt. Dabei fällt Frau Kramer auf, dass Frau Gräwes Haut sehr trocken ist und schuppt. Auch bemerkt sie Kratzspuren auf der Haut. Als sie Frau Gräwe fragt, ob ihre Haut oft jucke, bestätigt Frau Gräwe dies. Gerade jetzt im Winter, wenn sie viel heize, sei der ständige Juckreiz so quälend, dass sie abends manchmal kaum einschlafen könne. Frau Kramer fragt Frau Gräwe, ob sie regelmäßig bestimmte Hautreinigungs- und Pflegemittel verwende. Frau Gräwe antwortet, sie wasche sich, seit sie denken könne, ausschließlich mit Kernseife. Gelegentlich, eher unregelmäßig und höchstens einmal in der Woche, creme sie sich mit einer Bodylotion ein. Der Hautpflege habe sie nie viel Aufmerksamkeit geschenkt, da ihre Haut immer überaus robust gewesen sei. Trotz ihres hellen Hauttyps habe sie als Sonnenanbeterin bei ihren regelmäßigen Urlauben am Mittelmeer sogar meist auf Sonnencreme verzichtet.

Hautprobleme und **Hauterkrankungen** sind insgesamt sehr häufig. *Hautinfektionen* und *Parasitenbefall* (➤ 17.3) treten in allen Altersgruppen auf. Sie hängen weniger vom Alter ab als vielmehr davon, wie eng Menschen zusammenleben. Deshalb haben z. B. Kindergarten- und Grundschulkinder, die gerne „die Köpfe zusammenstecken", sowie Erwachsene mit Kindern häufiger Läuse als Teenager bzw. Singles.
Andere Erkrankungen treten typischerweise in bestimmten Altersgruppen (erstmalig) auf:

- Hauptprobleme bei Säuglingen und Kindern sind angeborene *Hautmale* (➤ 17.7), *Windeldermatitis* und *atopische Dermatitis* (➤ 17.4). Letztere ist mit einem Vorkommen von ca. 15 % die häufigste chronische Hauterkrankung bei Kindern.
- Ab dem Jugend- und frühen Erwachsenenalter beginnen typischerweise *Kontaktekzeme* (➤ 17.5) und die *Psoriasis* (*Schuppenflechte,* bei 2–3 % der Erwachsenen, ➤ 17.6). Praktisch alle Jugendlichen haben außerdem durch die Hormonumstellung eine *Akne,* die aber bei den meisten leicht ausgeprägt ist („unreine Haut", *physiologische Akne*).
- Mit zunehmendem Alter werden bösartige Hauttumoren häufiger, bereits im mittleren Alter *maligne Melanome (schwarzer Hautkrebs),* bei älteren Menschen dann *Basalzell- und Plattenepithelkarzinome* (➤ 17.8).

Viele Hauterkrankungen belasten die Patienten und Patientinnen (im Folgenden als „Patienten" zusammengefasst) sehr, weil sie nach außen sichtbar sind oder z. B. starken Juckreiz verursachen. Einige Hauterkrankungen (z. B. atopische Dermatitis, Psoriasis) verlaufen chronisch, d. h., eine Behandlung ist mehr oder weniger immer notwendig. Das führt bei den Betroffenen zu hohem Leidensdruck.

Hauttyp und Hauterkrankung

Häufigkeit und Aussehen von Hauterkrankungen hängen ab u. a. von Alter, Geschlecht (z. B. fällt eine verstärkte Körperbehaarung bei Frauen mehr auf als bei Männern) und Hauttyp eines Menschen. Menschen mit dunkler Haut haben beispielsweise seltener Psoriasis und bösartige Hauttumoren als Menschen mit heller Haut, dafür häufiger atopische Dermatitis oder auffällige Narbenbildung. Depigmentierungen sind auf dunkler Haut auffälliger als auf heller, umgekehrt sind Gelbfärbung, Rötung oder Zyanose auf heller Haut besser sichtbar. Entzündete Hautpartien sehen auf heller Haut rötlich, auf dunkler oft dunkelbraun, lila oder grau aus. Teilweise unterscheiden sich auch die Erscheinungsformen von Hauterkrankungen je nach Hauttyp, z. B. bei Akne.

Behandelt werden Hauterkrankungen überwiegend ambulant durch einen niedergelassenen **Dermatologen** oder eine **Dermatologin** (*Hautarzt/-ärztin,* im Weiteren als „Dermatologe" oder „Arzt" bezeichnet). Er ist auch auf Allergien (➤ 12.3) spezialisiert und führt kleine Operationen (z. B. Entfernung eines verdächtigen Hautmals) durch. Schwere und hochakute Hauterkrankungen werden auf einer **dermatologischen Station** oder in einer spezialisierten **Hautklinik** behandelt. Menschen mit chronischen Hauterkrankungen fahren teils regelmäßig in Reha-Kliniken mit dermatologischen Fachabteilungen, um mithilfe von speziellen Bädern, Klimaveränderung und Entspannung ihre Hautsituation zu verbessern.

Die Therapie ist oft langwierig oder gar dauerhaft. Pflegefachpersonen können daher in allen pflegerischen Versorgungsbereichen auf Patienten mit Hauterkrankungen treffen, die eine kontinuierliche Behandlung benötigen.

Pflegefachpersonen in dermatologischen Klinken brauchen neben Fachwissen auch Einfühlungsvermögen für die Patienten, die nicht selten unter Ausgrenzung und Stigmatisierung leiden.

17.1 Pflegerische und medizinische Diagnostik

Patientenbeobachtung von größter Wichtigkeit

Bei Hauterkrankungen ist die Patientenbeobachtung von größter Bedeutung, denn die Haut ist unmittelbar von außen sichtbar.

Hauptbeschwerden der Patienten mit Hauterkrankungen sind **Juckreiz** sowie **sichtbare Hautveränderungen** wie *Hautausschlag* oder *Hautmale.* Bei der Beurteilung dunkler Haut können z. B. seitlich einfallendes Licht oder die Betrachtung von Handflächen und Fußsohlen helfen.

Können Hautveränderungen trotz guten Lichts mit dem bloßen Auge nicht ausreichend beurteilt werden, kann z. B. ein **Dermatoskop** (*Auflichtmikroskop* ➤ Abb. 17.2) eingesetzt werden.

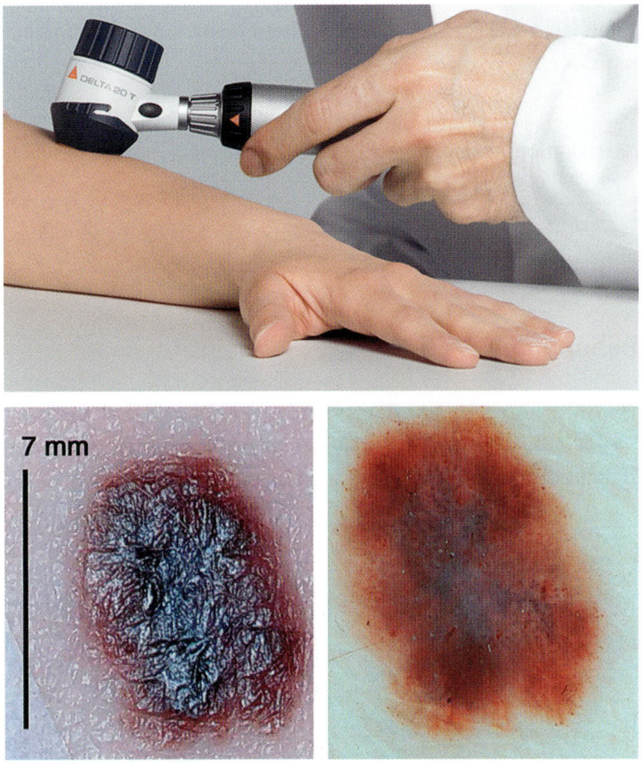

Abb. 17.2 Dermatoskopie. Oben Untersuchungssituation. Unten links ein pigmentiertes Hautmal bei Betrachtung mit dem bloßen Auge, rechts im dermatoskopischen Bild. Der weißliche „Schleier" ist ein Warnzeichen für Bösartigkeit. [V691, K314]

Insbesondere wenn Bösartigkeit nicht sicher ausgeschlossen werden kann, erfolgen eine **Sonografie** (Dicke der Veränderung? Lymphknoten?) und eine **Hautbiopsie** oder eine **Exzision** (Entfernung) des gesamten Herds mit nachfolgender histologischer Untersuchung des Gewebes.

Allergiediagnostik ➤ 12.1.2

17.1.1 Xerosis cutis

DEFINITION

Xerosis cutis *(Hauttrockenheit):* trockene Hautoberfläche, verursacht durch Entfettung der Oberhaut (Epidermis) durch übermäßigen Kontakt mit Seifen, Reinigungsmitteln oder hautschädigenden Substanzen oder durch Austrocknung bei längerer Exposition gegenüber Kälte oder niedriger Umgebungsfeuchtigkeit. [1]

Xerosis cutis ist ein häufiges Problem und nimmt mit dem Alter zu: Betroffen sind etwa 30 % der Berufstätigen, aber 55 % der 75-Jährigen (bedingt durch den physiologischen Alterungsprozess der Haut). [2]

Hauttrockenheit ist auch ein Symptom bei vielen Hauterkrankungen (z. B. atopische Dermatitis), bei internistischen oder neurologischen Erkrankungen (etwa Diabetes mellitus) sowie Folge bestimmter Therapien, z. B. einer Diuretika- oder Kompressionstherapie.

Die Betroffenen klagen über Spannungsgefühl und Juckreiz (➤ 17.1.4) der Haut, die sichtbar trocken, rau und glanzlos ist und schuppt. Durch mangelnde Elastizität neigt die Haut zu Einrissen (Fissuren). Betroffen sind insbesondere die Unterschenkel.

Trockene Haut begünstigt z. B. atopische Dermatitis (➤ 17.4), Kontaktekzeme (➤ 17.5), Exsikkationsekzeme sowie einen Dekubitus. [2]

DEFINITION

Exsikkationsekzem: trockene, gerötete, schuppende, oft juckende und gelegentlich schmerzhafte Hautgebiete mit netzartigen Einrissen oder Fissuren (wie „gesprungenes Porzellan") an Stamm, Vorderseiten der Unterschenkel und Streckseiten der Arme (➤ Abb. 17.3). Im Winter häufiger als im Sommer.

Behandlung

Hautreinigung und -pflege entsprechen denen bei Pruritus (➤ 17.1.4). Die Haut wird mindestens einmal täglich mit geeigneten Hautpflegeprodukten eingecremt, ggf. sind Produkte mit Feuchthaltefaktoren wie Urea (Harnstoff) notwendig. [1] Diese Maßnahmen sind auch präventiv wirksam.

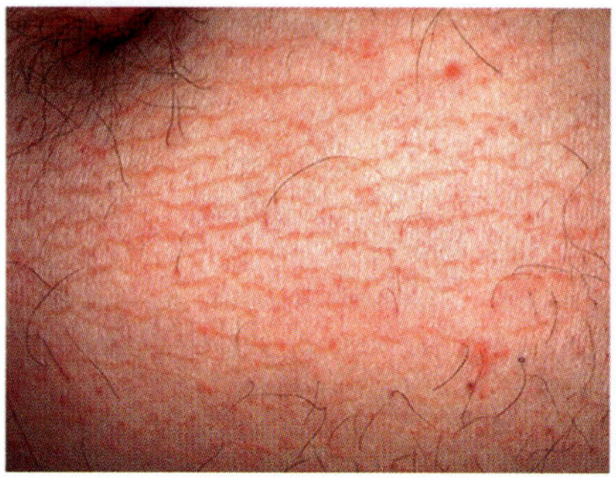

Abb. 17.3 Exsikkationsekzem. Die Haut hat eine netzartige Zeichnung und erinnert an gesprungenes Porzellan. [R299]

17.1.2 Hautausschlag

DEFINITION

Hautausschlag: üblicherweise zusammenfassende Bezeichnung für großflächige, sichtbare Hautveränderungen. Unterteilt in **Exanthem** (an der Haut) und **Enanthem** (an der Schleimhaut). Zusammengesetzt aus einzelnen Effloreszenzen, die aber zusammenfließen können.

Effloreszenz *(Hautblüte):* krankhafte, sichtbare Hautveränderung. „Kleinste Einheit" eines Ausschlags. Entweder als **Primäreffloreszenz** unmittelbar durch die Erkrankung bedingt (z. B. Fleck, Knötchen, Bläschen) oder als **Sekundäreffloreszenz** aus einer Primäreffloreszenz entstanden (etwa Hautdefekt mit Blutkruste durch Aufkratzen eines Bläschens).

Leitsymptom bei Patienten in der Dermatologie ist der **Hautausschlag,** fachsprachlich **Exanthem** (der Haut) bzw. **Enanthem** (der Schleimhaut).

Ein Exanthem besteht aus vielen Einzelherden, den **Effloreszenzen** (➤ Abb. 17.4). Die genaue Beschreibung der Effloreszenzen, Lokalisation, Ausbreitungsmuster etc. ist unverzichtbar in der dermatologischen Diagnostik.

Die Effloreszenzen können kombiniert auftreten (z. B. makulopapulöses Exanthem aus Flecken = Maculae und Knötchen = Papeln) und sich je nach Erkrankung evtl. verändern.

Als **Prädilektionsstellen** bezeichnet man die Stellen, an denen krankheitsspezifische Hautveränderungen bevorzugt auftreten.

Anamnestisch sind Fragen nach möglichen Ursachen wichtig, etwa nach Erkrankungen im Umfeld, Einnahme von Arzneimitteln, Benutzung neuer Körperpflegeprodukte, Waschmittel oder Kleidungsstücke. Hinweise gibt oft auch die zeitliche Entwicklung:

- *Akutes Exanthem* (Dauer Stunden bis wenige Tage), z. B. bei vielen Virusinfektionen
- *Subakutes Exanthem* (Dauer Tage bis Wochen), z. B. bei Impetigo (➤ 17.3), Dermatomykosen (➤ 17.3), Skabies (➤ 17.3), Pedikulosis (➤ 17.3), Psoriasis vulgaris (➤ 17.6)
- *Chronisches Exanthem* (Dauer Wochen bis Monate), z. B. atopische Dermatitis (➤ 17.4), Dermatomykosen (➤ 17.3), Psoriasis vulgaris (➤ 17.6)

DEFINITION

Arzneimittelexanthem: zusammenfassende Bezeichnung für medikamentenbedingte Hautausschläge. Oft allergisch verursacht. Vielgestaltig, oft makulopapulös (aus Flecken und Knötchen) und juckend. Wenn irgend möglich Absetzen des Medikaments, ggf. symptomatische Therapie (Antihistaminika, Glukokortikoide).

17.1.3 Skin Tears

DEFINITION

Skin Tears: traumatische Hauteinrisse/-verletzungen an empfindlicher Haut. Durch ein (geringes) mechanisches Geschehen (z. B. stumpfe Gewalt, Scherkräfte, Reibung, Entfernung eines klebenden Verbandmittels) trennt sich die Oberhaut von der Lederhaut. [1]

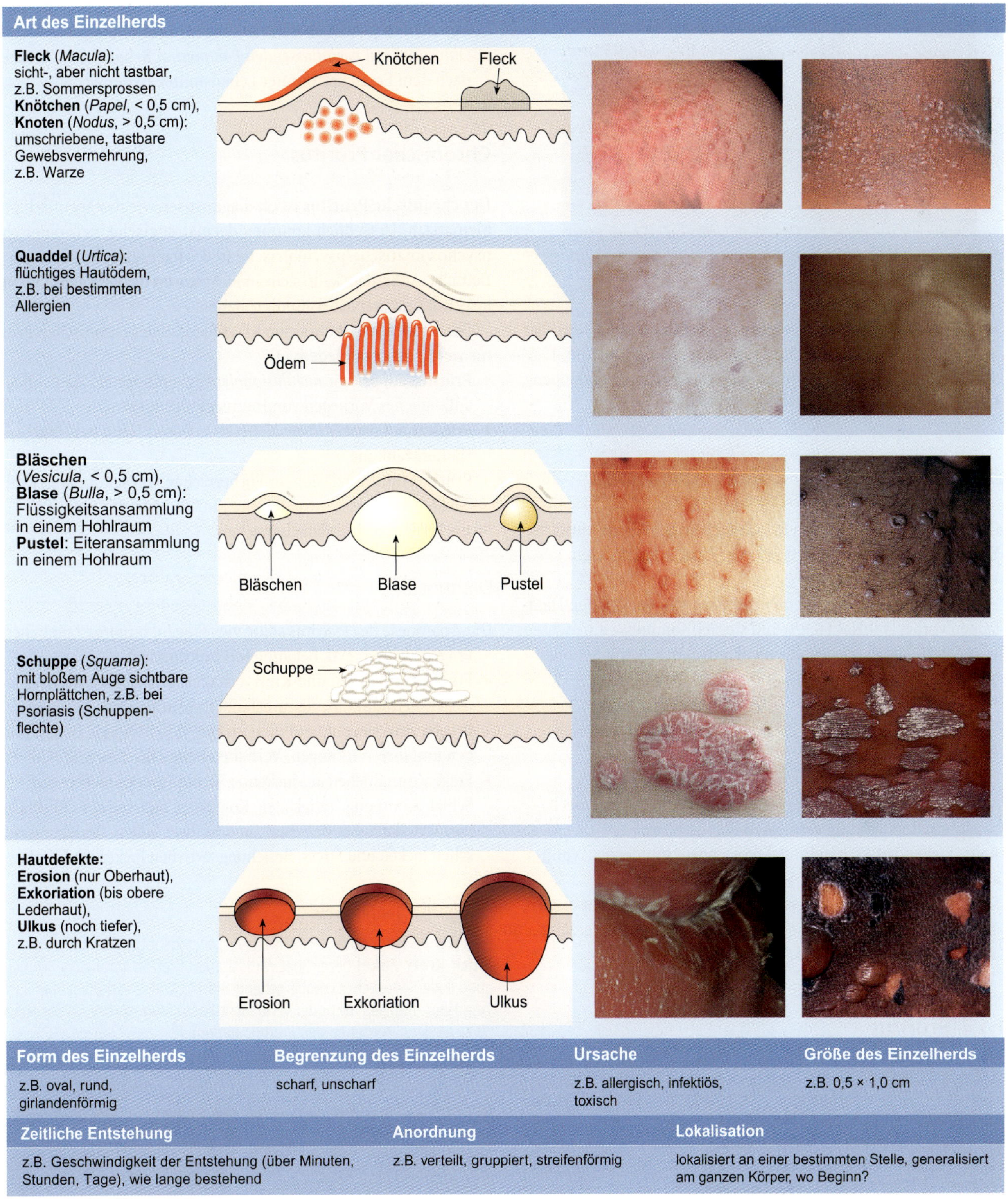

Abb. 17.4 Effloreszenzen (Auswahl). [L141, E1278, E606-006, E948-004, F111-008, G1156, G1159, G550-003, G881, G946-002, M591]

Skin Tears entstehen durch (banale) mechanische Faktoren an empfindlicher Haut, z. B. an der dünnen, pergamentartigen Haut älterer Menschen, der sog. *Kortisonhaut* nach längerer Glukokortikoidbehandlung der Haut, aber auch an der Haut von Früh- und Neugeborenen.

Sie werden eingeteilt in:

- **Skin Tears Kategorie I.** Einriss oder Hautlappen, der reponiert (zurückgelegt) werden kann und dann die Wunde vollständig abdeckt

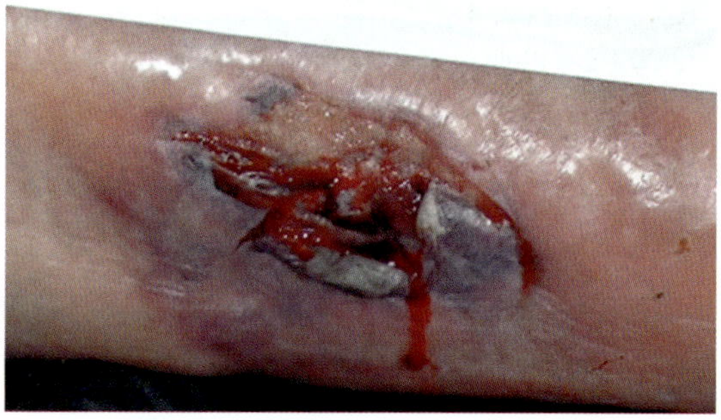

Abb. 17.5 Skin Tear Kategorie II. Der entstandene Hautlappen kann die Wunde nur teilweise bedecken. [H514-001]

- **Skin Tears Kategorie II.** Teilweiser Verlust des Hautlappens, der die Wunde nicht mehr vollständig abdecken kann (➤ Abb. 17.5)
- **Skin Tears Kategorie III.** Vollständiger Verlust des Hautlappens, Freiliegen der Wunde

Behandlung

- Blutung durch gleichmäßigen Druck stoppen, ggf. Alginat einsetzen
- Wunde vorsichtig mit NaCl 0,9 % oder einer konservierten Wundspüllösung reinigen
- Hautlappen mit einer sterilen Pinzette reponieren, ggf. den Hautlappen vorher mit NaCl 0,9 % und steriler Kompresse anfeuchten
- Wundabdeckung auflegen, die nicht anhaftet, z. B. mit Silkonbeschichtung oder dünnes Hydrokolloid

Prävention

- Menschen mit empfindlicher Haut vorsichtig berühren, mechanische Krafteinwirkung vermeiden
- Keine klebenden Verbandmittel verwenden, stattdessen Wundauflage mit Mullbinde oder Schlauchverband fixieren
- Sichere Umgebung herstellen, z. B. Ecken und Kanten abpolstern, Tragen von langärmeliger und langbeiniger Kleidung, Verzicht auf scharfkantigen Schmuck und lange Fingernägel [1]

17.1.4 Pruritus

DEFINITION

Pruritus (*Jucken, Juckempfindung,* im allgemeinen Sprachgebrauch ungenau auch *Juckreiz*): unangenehme, komplexe Empfindung, die das Verlangen zu kratzen, reiben, scheuern, rubbeln, kneten oder drücken verursacht. Eigenständige Sinnesqualität und von außen nicht beobachtbar oder messbar. Häufigkeit ca. 15 % der Bevölkerung [3].

Pruritus ist nicht selten erstes oder evtl. gar einziges Symptom einer Erkrankung. Das teils unerträgliche Jucken kann auftreten:

- *Akut* oder *chronisch* (unter bzw. über sechs Wochen Dauer), etwa akut bei Windpocken bzw. chronisch bei hochgradiger Nierenfunktionsstörung
- *Lokalisiert* (etwa bei einem Insektenstich) oder *generalisiert* (z. B. bei bestimmten Medikamenten)
- Bei *dermatologischen* (z. B. Hautinfektionen) und *nichtdermatologischen* (u. a. bei Lebererkrankungen) Erkrankungen
- *Ohne* oder *mit beeinflussenden Faktoren,* z. B. bei Stress, Wärme, nach dem Essen bestimmter Lebensmittel, in der Nacht

Chronischer Pruritus

Der **chronische Pruritus** ist oft diagnostisch wie therapeutisch problematisch. Ursächlich kommen dermatologische, neurologische, psychosomatische/psychiatrische und Allgemeinerkrankungen in Betracht. Außerdem kann sich ein Juckreiz von der Grunderkrankung losgelöst und „verselbstständigt" haben.

Bei der klinisch orientierten Klassifikation des chronischen Pruritus werden unterschieden: [3]

- Pruritus auf primär *nichtläsionaler* (unveränderter) Haut: ohne anfängliches Vorliegen von Hautveränderungen
- Pruritus auf primär *läsionaler* (veränderter) Haut: bei einer Hauterkrankung
- Pruritus mit Kratzläsionen: Vorherrschen von sekundären Kratzeffekten (➤ Abb. 17.6), die eine Einteilung in die erste oder zweite Gruppe unmöglich machen

Diagnostik

Die Anamnese des Pruritus sollte vier Fragenkomplexe beinhalten:

- Fragen zu einer evtl. bekannten Hautkrankheit
- Fragen zum Jucken und Kratzverhalten, z. B. Lokalisation, Charakter, Zeitpunkt, Begleitumstände/beeinflussende Faktoren
- Fragen zum Umgang mit dem Jucken, z. B. bisherige Behandlungen und ihre Wirkungen, Verhalten beim Duschen und Baden
- Fragen zum Erleben des Juckens, z. B. Einfluss des Juckens auf Schlaf, Stimmung, Tätigkeiten, Kontakt zu anderen einschließlich partnerschaftlicher Beziehung und Intimverhalten, Beziehung zwischen Jucken und Stress, Beziehung zwischen Jucken und Kratzen

Möglicher Teufelskreis

Bei Pruritus kann ein Teufelskreis aus Jucken und Kratzen entstehen, der als **Juck-Kratz-Zirkel** bezeichnet wird: sltarkes Kratzen verursacht Schmerz und lindert das Jucken vorübergehend. Starkes Kratzen schädigt aber auch die Haut und verstärkt oder verursacht Entzündungsprozesse der Haut, welche dann wiederum den Pruritus fördern. [3]

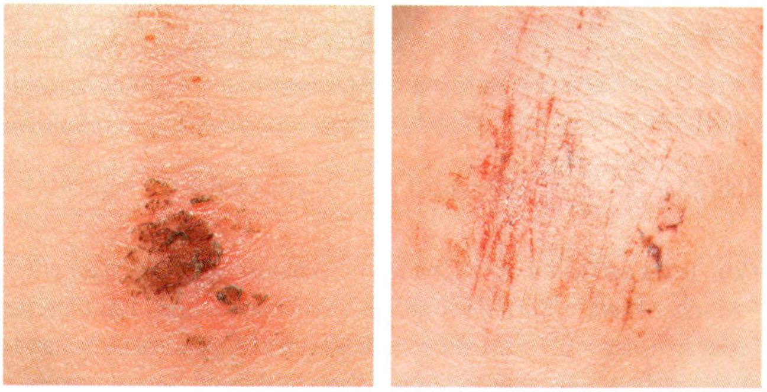

Abb. 17.6 Kratzeffekte. [J787]

Assessment von Pruritus

Die Intensität des Pruritus reicht von unangenehm, aber tolerabel, bis zu quälend. Sie kann mit einer *visuellen Analogskala* (*VAS* ➤ Abb. 2.27), *numerischen Rangskala* ➤ Abb. 2.27) oder *verbalen Ratingskala* (von keinem Pruritus bis stärkstem vorstellbaren Pruritus) eingestuft werden. Ergänzend hat sich bei unklaren Verläufen und individuellen Schwankungen der Juckreizintensität z. B. infolge Müdigkeit oder Stress auch das Führen eines **Juckreiztagebuchs** als sinnvoll erwiesen.
Eine einheitliche und allgemein gültige deutschsprachige Prurituskumentation gibt es noch nicht. Zur Verfügung stehen: [3] [4]

- Der **Eppendorfer Juckreizfragebogen**
- Der **Fragebogen der Arbeitsgemeinschaft Pruritusforschung** *(AGP)*
- Der **Juckreiz-Kognitions-Fragebogen** *(JKF)*, der **Juckreiz-Kognitions-Fragebogen für Kinder** *(JUCKKI)* und der **Juckreiz-Kognitions-Fragebogen für Jugendliche** *(JUCKJU)*
- Der **NeuroDerm-Fragebogen**

Auch weiterführende Labor- und apparative Untersuchungen sind möglich.

Behandlung

Die Behandlung besteht möglichst in der Ursachenbeseitigung. Symptomatisch kann Juckreiz gelindert werden durch: [3]

- Allgemeinmaßnahmen:
  - Kühle Raumtemperatur bevorzugen, zu warme Kleidung/Bettwäsche vermeiden
  - Hautreizende Faktoren vermeiden, z. B. enge, kratzende oder wenig atmungsaktive Kleidung, individuelle Allergene, aber auch unverträgliche Speisen, Farb- und Konservierungsstoffe
  - Geeignete Kleidung aus Naturmaterialien wie Baumwolle oder Leinen tragen, wenig Waschmittel verwenden, auf Weichspüler verzichten
  - Angepasste Hautreinigung durchführen: langes und heißes Duschen/Baden vermeiden, auf Reinigungsmittel nach Möglichkeit verzichten, Haut-pH-neutrale (pH-Wert 5–6) und parfümfreie Reinigungsmittel verwenden und gut von der Haut entfernen, Haut nicht trockenrubbeln, sondern abtupfen
  - Haut mit geeigneten Produkten pflegen (➤ Abb. 17.7): rückfettende Ölbäder, Produkte ohne Farb-, Duft- und Konservierungsstoffe verwenden, an die Hautsituation angepasste Pflegeprodukte (z. B. Wasser-in-Öl-Emulsion bei trockener Haut) benutzen, Verträglichkeit von neuen Produkten zunächst an einer kleinen Stelle testen
  - Bei starkem Juckreiz kalte Auflagen anwenden, mit kaltem Wasser abwaschen, mit den Fingern/der Hand leichten Druck ausüben oder klopfen statt zu kratzen
  - Fingernägel kurz geschnitten und sauber halten, um Hautinfektionen zu vermeiden
  - Juckende Stellen mit Kleidung bedecken, Kind/Patient z. B. in der Nacht Handschuhe anziehen (➤ Abb. 17.26)
  - Für Ablenkung oder Entspannung sorgen
- Ggf. Lokaltherapeutika (Wirksamkeit z. T. ursachenabhängig), etwa Lokalanästhetika, Glukokortikoide, Capsaicin-Rezepturen, Calcineurininhibitoren (➤ Tab. 17.2)
- Ggf. systemische Medikamentengabe, z. B. Antihistaminika (➤ 12.2.2), das Biologikum Dupilumab (➤ 14.2.3, ➤ 17.4), bestimmte Antiepileptika (➤ 15.2.4), Antidepressiva (➤ 16.2.4) oder Opioidrezeptor-Antagonisten; Wirksamkeit ist z. T. ursachenabhängig

17.2 Spezielle pflegerische und medizinische Maßnahmen

Dermatologische Therapien beinhalten meist lokale Therapien (z. B. Operation, Auftragen von Lokaltherapeutika), gelegentlich auch systemische Therapien (➤ Abb. 17.8).

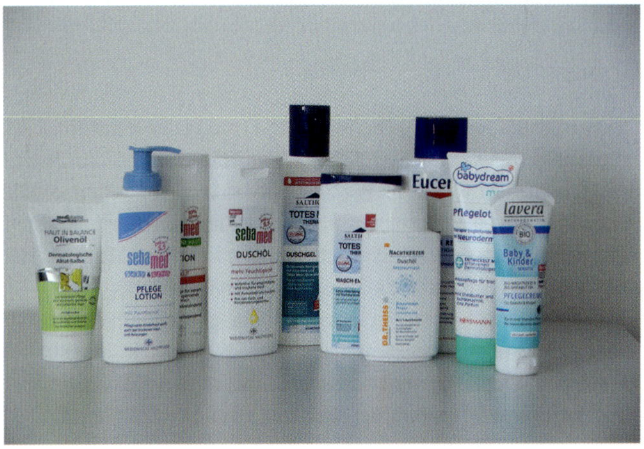

Abb. 17.7 Geeignete Reinigungs- und Pflegemittel bei juckender und trockener Haut. [L271]

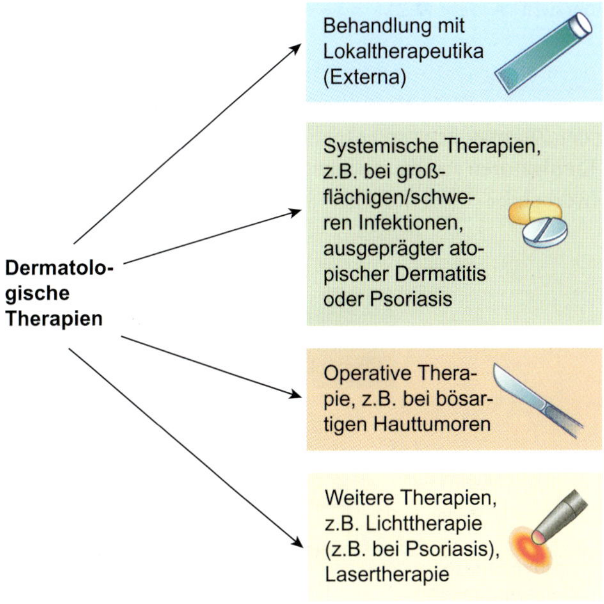

Abb. 17.8 Übersicht über die dermatologischen Therapien. [L255]

17.2.1 Lokaltherapien – Zusammensetzung und Wirkstoffe

DEFINITION

Dermatologische Lokaltherapeutika *(dermatologische Externa):* industriell oder individuell hergestellte Rezepturen zum Auftragen auf die Haut. Meist bestehend aus **Grundstoff** *(Salbengrundlage, Trägersubstanz),* **Wirkstoff** *(Arzneisubstanz)* und ggf. **Zusatzstoffen.**

Ein Hauptpfeiler der Behandlung bei Hauterkrankungen sind **dermatologische Lokaltherapeutika.** Durch das Auftragen auf die Haut ist die Konzentration am Ort der Erkrankung hoch, gleichzeitig sind die Nebenwirkungen auf den Gesamtorganismus infolge der niedrigen Resorption meist gering.

Dermatologische Lokaltherapeutika bestehen aus dem Grundstoff, dem Wirkstoff und ggf. Zusatzstoffen.

Grundstoffe

17

Der **Grundstoff** (➤ Abb. 17.9, ➤ Tab. 17.1) macht den Hauptanteil des Präparats aus. Er wirkt selbst auf die Haut, ist Trägersubstanz und beeinflusst Eindringtiefe und damit Wirksamkeit der Arzneistoffe. Grundstoffe können miteinander kombiniert werden. Der resultierende Grundstoff ist dann bezüglich seiner Eigenschaften in aller Regel eine Mischung der ursprünglichen Grundstoffe in deren jeweiligem Verhältnis.

Bei einer dermatologischen Lokalbehandlung muss auch der Grundstoff bzw. das Grundstoffgemisch zur individuellen Hautsituation des Patienten und zur Körperregion passen. Beispielsweise wird bei trockener Haut ein Grundstoff gewählt, der der Haut Fett und Feuchtigkeit zuführt.

Wirkstoffe

In den Grundstoff sind ein oder mehrere **Wirkstoffe** eingearbeitet (Übersicht ➤ Tab. 17.2).

Zusatzstoffe

Zu den Zusatzstoffen von Lokaltherapeutika zählen:

- **Emulgatoren** zur Vermischung lipophiler (fettlöslicher) und hydrophiler (wasserlöslicher) Substanzen

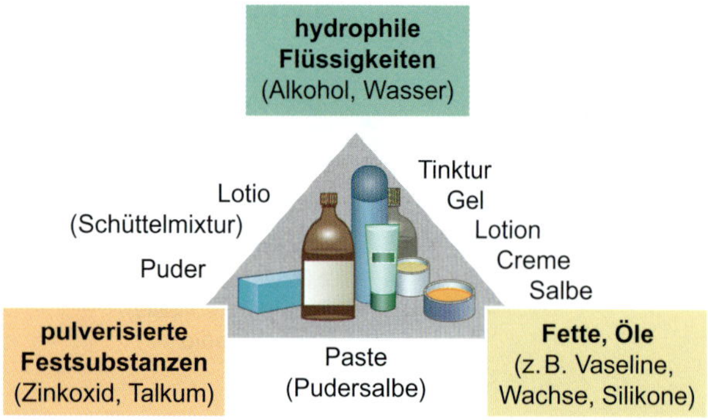

Abb. 17.9 Grundstoffe dermatologischer Lokaltherapeutika. [L255]

- **Stabilisatoren** (Konservierungsstoffe, Antioxidanzien) zur Stabilisierung der Mischung und zum Schutz vor Verderb
- **Duftstoffe**

17.2.2 Lokaltherapien – Durchführung und Beratung

Befinden erfragen, Zuwendung geben

Die Behandlung der Haut ist mehr als nur das Auftragen eines Lokaltherapeutikums oder das Anlegen eines Verbands. Pflegende achten vielmehr auf die Befindlichkeit der Patienten insgesamt und ihre psychische Verfassung und ermuntern sie, über ihre Gefühle, Sorgen und Ängste zu sprechen.

Durch die Hautbehandlungen erfahren Kinder und auch Erwachsene Zuwendung und Nähe, deshalb sollen sie mit Ruhe und Sorgfalt erfolgen.

Auftragen von Lokaltherapeutika und Verbände

Vorbereitung

- Für angenehme Raumtemperatur sorgen
- Benötigte Utensilien, z. B. Lokaltherapeutika, Spatel, Handschuhe, Verbandmaterialien bereitstellen
- Ggf. Bad oder Teilbad einlassen
- Patienten über das geplante Vorgehen (einschließlich der zeitlichen Dauer) informieren und auf unangenehme Begleiterscheinungen hinweisen, z. B. unangenehmer Geruch oder Verfärbung von Haut und Kleidung durch das Lokaltherapeutikum, Schmerzen

Durchführung

- Ggf. alten Verband und Reste des Lokaltherapeutikums entfernen, z. B. mit warmem Wasser, physiologischer Kochsalzlösung oder Öl, nach Arztanordnung (Teil-)Bad durchführen
- Haut bei gutem Licht beurteilen und Verbesserungen bzw. Verschlechterungen wahrnehmen, Patienten nach seiner Einschätzung und nach Nebenwirkungen fragen
- Verfalldatum der Produkte beachten (nicht alle enthalten Konservierungsmittel), bei Anbruch Datum vermerken
- Lokaltherapeutika in den verordneten Zeitintervallen auftragen, Menge bzw. Dicke nach Produkt und Arztanordnung, z. B. sehr dünn bei Glukokortikoiden, spateldick bei Salben zum Ablösen von Schuppen; zusätzliche Anordnungen zur Einwirkzeit und bei mehreren Präparaten zur Reihenfolge beachten

Hygiene beachten

Pflegefachpersonen tragen immer Einmalhandschuhe, um sich vor Sekreten, Erregern und/oder Wirkstoffen in Lokaltherapeutika zu schützen.

Sie entnehmen Salben und Cremes aus Tiegeln immer nur mit einem Spatel. Salben aus Tuben geben sie auf einen Spatel, eine Kompresse oder den behandschuhten Handrücken. Tinkturen und Mixturen können sie mit einer Spritze entnehmen. So wird eine Kontamination der Mittel und ihrer Verpackung vermieden.

Tab. 17.1 Grundstoffe und Grundstoffgemische in dermatologischen Lokaltherapeutika.

Grundstoff, -gemisch	Bestandteile	Wirkungsweise und Indikationen
Fett **Öl**	• Glyzeride auf pflanzlicher (z. B. Sheabutter), tierischer (z. B. Wollwachs), mineralischer (z. B. Paraffin) oder synthetischer (z. B. Silikon) Basis • Flüssige Glyzeride, meist auf pflanzlicher (z. B. Mandel-, Olivenöl) oder mineralischer Basis	• Sehr fettend • Pflegend, hautglättend • Okklusiv (dichtet die Haut ab und behindert die Abgabe von Wärme und Feuchtigkeit) • Weicht Schuppen und Krusten auf • Zum Einbringen von Wirkstoffen in die Haut (größere Tiefenwirkung) • Schwierig aufzutragen, schmierend → Fette z. B. zum Hautschutz, bei extrem trockener Haut, Psoriasis → Öle z. B. bei sehr trockener Haut als Ölbäder, als „Ölkappe" bei Psoriasis (➤ 17.6) der Kopfhaut
Salbe	Halbfeste, wasserfreie/-arme Zubereitung auf z. B. pflanzlicher oder mineralischer Basis	Fettend, dem Fett/Öl nahestehend → z. B. bei atopischer Dermatitis (➤ 17.4), Hautinfektionen (➤ 17.3)
Emulsion • **Creme** • **Lotion**	Wasser- und Fettanteil: • Wasser-in-Öl (W/Ö)-Emulsion, ca. 30 % Wasser • Öl-in-Wasser (Ö/W)-Emulsion, ca. 60 % Wasser	• Pflegend, hautglättend, schnell einziehend (das Wasser-Fett-Verhältnis bestimmt die Eigenschaften) • Gut auf größere Flächen auftragbar • Zum Einbringen von Wirkstoffen in die Haut → W/Ö-Emulsion bei normaler bis trockener Haut → Ö/W-Emulsion bei normaler bis fettiger Haut
Gel	Gelbildner und Wasser, ggf. mit Alkohol- und Fettanteil	• Kühlend • Juckreizlindernd, entzündungshemmend → z. B. bei Sonnenbrand, Insektenstichen, zur Hydrierung von Wunden, zum Ablösen von Belägen
Tinktur	Wasser-Alkohol-Lösung, z. B. auf pflanzlicher Basis	Kühlend, austrocknend, den hydrophilen Flüssigkeiten nahestehend → z. B. bei nässenden Läsionen, Mundschleimhauterkrankungen
Hydrophile Flüssigkeiten	Alkohol oder Wasser	• Kühlend, entzündungshemmend, juckreizlindernd • Evtl. desinfizierend • Austrocknend • Oberflächennahe Wirkung • Leicht aufzutragen, auch an behaarten Regionen anwendbar → bei wässriger Grundlage auch auf Wunden, Schleimhäuten
Lotio *(Schüttelmixtur)*	Flüssige Suspension durch Puder in einer Flüssigkeit	• Austrocknend • Juckreizlindernd, entzündungshemmend → z. B. bei juckenden, entzündlichen und nässenden Hauterkrankungen
(Pulverisierte) Festsubstanz *(Puder)*	Pulverisierte feste Mineralien, z. B. Talkum, Zinkoxid	• Austrocknend, kühlend • Saugt Sekret auf • Meist in Paste/Lotio, da sonst verklumpend → z. B. bei Juckreiz, nässenden Hauterkrankungen
Paste *(Pudersalbe)*	Gemisch aus Salbe und Puder, ohne Wasseranteil	• Okklusiv • Als Hautschutz vor Feuchtigkeit • Austrocknend → z. B. bei nässenden Hauterkrankungen

17

Tab. 17.2 Häufige Wirkstoffe dermatologischer Lokaltherapeutika.

Wirkgruppe/Bsp. Handelsname*	Wirkung	Wichtigste Indikationen	Besonderes
Antibiotika (gegen Bakterien, ➤ 13.2.4)			
• Fusidinsäure, z. B. Fucidine® • Mupirocin, z. B. InfectoPyoderm®	Antibakteriell	Bakterielle Hauterkrankungen (➤ 17.3), Sekundärinfektionen (sog. Superinfektionen) vorgeschädigter Haut	Vergleichsweise hohe Allergiegefahr
Antimykotika (gegen Pilze, ➤ 13.2.6)			
• Amorolfin, z. B. Loceryl® • Ciclopirox, z. B. Batrafen® • Clotrimazol, z. B. Antifungol® Hexal • Nystatin, z. B. Nystaderm® • Sertaconazol, z. B. Mykosert® • Terbinafin, z. B. Lamisil®	Gegen Pilze	Pilzbedingte Erkrankungen der Haut und Nägel (Mykosen ➤ 17.3)	Behandlung 1–2 Wochen länger als Sichtbarsein der Herde
Antiparasitika (gegen Parasiten)			
• Benzoylbenzoat, z. B. Antiscabiosum® 10 %/25 % • Dimeticon, z. B. Dimet® 20 • Permethrin, z. B. Infectoscab®, InfectoPedicul®	Parasitentötend, z. B. durch Lähmung, Ersticken	• Erkrankungen durch Läuse (➤ 17.3) • Skabies (Krätze ➤ 17.3)	Strenge Beachtung der Anwendungsvorschriften (toxisch, hautreizend)

Tab. 17.2 Häufige Wirkstoffe dermatologischer Lokaltherapeutika. (*Forts.*)

Wirkgruppe/Bsp. Handelsname*	Wirkung	Wichtigste Indikationen	Besonderes
Antipruriginosa (gegen Juckreiz)			
• Lokalanästhetika, z. B. Anesderm® • Polidocanol, z. B. Optiderm®	Juckreizlindernd durch oberflächennahe lokalanästhetische Wirkung	Juckreiz unterschiedlicher Ursache (➤ 17.1.2), z. B. bei Insektenstichen, Windpocken	
Antipsoriatika (zur Behandlung der Psoriasis = Schuppenflechte)			
Dithranol (= Cignolin), z. B. Dithranol Fagron® 1 %/3 %	Lokal zytostatische Wirkung → Verminderung der erhöhten Zellteilungsrate	Psoriasis (Schuppenflechte, ➤ 17.6), nur bei stationärer Behandlung	• Reizung, Braunfärbung der Haut (reversibel), Wäscheverfärbung (irreversibel) • Verwenden von Handschuhen beim Auftragen • Nicht in Gesicht/Genitalbereich
Vitamin-D-Abkömmlinge: • Calcipotriol, z. B. Daivonex® • Tacalcitol, z. B. Curatoderm® • Zusammen mit Glukokortikoiden, z. B. Daivobet®	Antientzündlich, Verminderung der erhöhten Zellteilungsrate	Psoriasis (Schuppenflechte, ➤ 17.6), v. a. im ambulanten Bereich	Nicht gleichzeitig mit Salizylsäure-Präparaten wegen eines Wirkungsverlusts des Vitamin D
Antiseptika (gegen Mikroorganismen auf Haut, Schleimhaut, in Wunden)			
Hautantiseptika: • Ethanol, Propanol, z. B. Softasept N®, Sterillium® **Schleimhautantiseptika:** • Chlorhexidin, z. B. Chlorhexamed® • Octenidin, z. B. Octenident® • Povidon-Iod, z. B. Braunol®, Betaisodona® **Wundantiseptika:** • Octenidin, z. B. Octenisept® • Polihexanid, z. B. Serasept® • Povidon-Iod, z. B. Braunol®, Betaisodona®	Gegen Bakterien (auch MRSA, nicht gegen Bakteriensporen), Pilze und begrenzt gegen Viren (oft gegen Viren mit Virushülle) Wirkung z. B. durch Eiweißdenaturierung, Veränderung der Zellmembranen	Zur Hände- und Hautdesinfektion vor pflegerischen Maßnahmen, Punktionen, Operationen Zur Prophylaxe/Therapie von Infektionen z. B. nach Zahnextraktion, vor invasiven Maßnahmen, z. B. Blasenkatheterismus • Bei akuten Wunden • Zur Infektionsprophylaxe bei infektionsgefährdeten und chronischen Wunden, bei infizierten Hauterkrankungen	Beachtung der Herstellerangaben bezüglich Indikationen, Kontraindikationen und Einwirkzeiten Povidon-Iod: strenge Indikationsstellung in Schwangerschaft, Stillzeit, nicht bei Schilddrüsenüberfunktion (Hyperthyreose)
Calcineurininhibitoren (Immunsuppression durch Hemmung eines Enzyms in den T-Zellen)			
• Pimecrolimus, z. B. Elidel® • Tacrolimus, z. B. Protopic®	Antientzündlich, immunsuppressiv	Allergische und entzündliche Hauterkrankungen (z. B. atopische Dermatitis)	• Statt Glukokortikoiden an empfindlichen Stellen • Max. 30 % der Körperoberfläche, sonst Störung des Kalziumhaushalts • Lichtschutz erforderlich
Glukokortikoide (Immunsuppression, antientzündlich, ➤ 12.2.3)			
• Gruppe 1 = schwach wirksam: z. B. Hydrocortisonacetat, etwa Hydrocutan® • Gruppe 2 = mittelstark wirksam: z. B. Hydrocortisonbutyrat, etwa Alfason®, Triamcinolon, etwa TriamGalen®Creme • Gruppe 3 = stark wirksam: z. B. Betamethason, etwa Bemon® • Gruppe 4 = sehr stark wirksam, z. B. Clobetasol, etwa Clobetasol acis®	Antientzündlich, immunsuppressiv	Allergische und entzündliche Hauterkrankungen (z. B. Ekzeme, Psoriasis)	• Bei Langzeitbehandlung Hautatrophie, Teleangiektasien (erweiterte Hautgefäße) → in Gesicht und Genitalbereich nur kurzzeitig • Bei Behandlung großer Flächen systemische Nebenwirkungen
Immunmodulatoren (beeinflussen das Immunsystem)			
Imiquomod, z. B. Aldara®	Hautreizend, entzündungsfördernd → Vernichtung der veränderten Zellen durch aktivierte Abwehrzellen	• Spitze Kondylome • Aktinische Keratosen, bestimmte Basalzellkarzinome	Strenge Indikationsstellung in Schwangerschaft und Stillzeit
Keratolytika (hornschichtlösend)			
Harnstoff, z. B. Basodexan® (10 %), ONYSTER® Nagelset (40 %)	Wasserbindend, juckreizmindernd, hornschichtaufquellend/-lösend	• Bis 10 %: Pflege trockener/rauer Haut • 10–30 %: Abschuppend • 40 %: Ablösung von Nägeln	
Salizylsäure, z. B. Squamasol®, Psorimed®, Verrucid®	Leicht antiseptisch, keratolytisch (hornschichtauflösend), auf gesunder Haut hautreizend	Entfernung von Schuppen, Hornhautschwielen, Hühneraugen, Warzen	Bei flächenhafter Anwendung v. a. bei Kindern toxisch

* In der Dermatologie werden darüber hinaus häufig individuell angefertigte Rezepturen eingesetzt.

17

Ggf. werden Körperteile oder der ganze Körper nach Auftragen des Lokaltherapeutikums mit einem Verband abgedeckt. Die Dauer des Verbands, z. B. eine Stunde oder bis zum nächsten Verbandwechsel, legt der Arzt fest.
Es gibt verschiedene Möglichkeiten für einen Verband:

- **Tuchverband.** Nach dem Eincremen den ganzen Körper in einem großen Bettlaken einschlagen, Patienten zusätzlich zudecken (➤ Abb. 17.10). Säuglingen und kleinen Kindern nach dem Eincremen einen langärmeligen Body anziehen. Durch die Wärme wird der Wirkstoff besonders gut von der Haut aufgenommen.
- **Schlauchverband.** Nach dem Auftragen des Lokaltherapeutikums einen Schlauch- oder Netzverband (z B. Stülpa®, tg® fix) über den betroffenen Körperteil ziehen.
- **Feuchtverband.** Mit der angeordneten Flüssigkeit (beispielsweise mit physiologischer Kochsalzlösung oder einem Antiseptikum) getränkte Kompressen oder Baumwolltücher auf die betroffene Stelle auflegen und mit einem trockenen Tuch und/oder Binden abdecken und/oder fixieren. Durch die Feuchtigkeit sollen Krusten gelöst, entzündliche oder nässende Dermatosen desinfiziert und gekühlt und Juckreiz gelindert werden.
- **Okklusionsverband.** Nach dem Aufbringen des Lokaltherapeutikums das betroffene Hautareal mit einer Haushaltsfolie luftdicht abdecken und mit einer Binde fixieren (➤ Abb. 17.11). Durch die feuchte Wärme unter der Folie wird der Wirkstoff noch besser resorbiert. Wegen der Gefahr der Hautmazeration verbleibt der Okklusionsverband in aller Regel nur eine begrenzte Zeit.

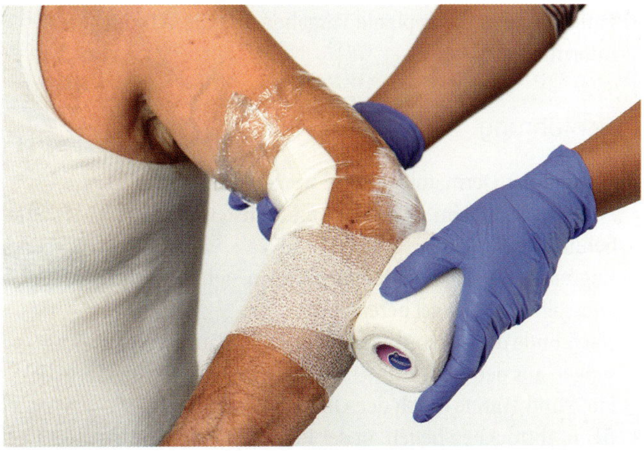

Abb. 17.11 Okklusionsverband am Ellenbogen. Nach Auftragen der Salbe wird der Ellenbogen mit Haushaltsfolie abgedeckt, eine Kompresse in der Ellenbeuge saugt Feuchtigkeit auf. Die Folie wird abschließend mit einer Binde fixiert. [K115]

Durchführung von Voll- oder Teilbädern

DEFINITION
Bad (in der Hydrotherapie): therapeutisches Eintauchen des Körpers oder einzelner Körperteile in ein Bademittel, z. B. in Wasser ohne bzw. mit Zusatz, ein Heilwasser oder Brei. Bäder in der Dermatologie können als Teilbäder (z. B. Arm-, Fuß-, Unterschenkelbad), Halbbäder (Wasser reicht im Sitzen bis zum Bauchnabel) oder Vollbäder (gesamter Körper ist im Wasser) durchgeführt werden.

Bei einem **Bad** wirken das Wasser mit seinem hydrostatischen Druck, die Wassertemperatur und die zugegebenen Wirkstoffe. In der Dermatologie werden Bäder therapeutisch angewendet, z. B. Ölbäder, Bäder mit Teer- oder desinfizierenden Zusätzen.

Wirkung auf das Herz-Kreislauf-System beachten

Je wärmer das Wasser, je länger die Badezeit und je tiefer der Körper im Wasser ist, desto stärker werden Herz und Kreislauf belastet. Pflegende überwachen Patienten während des Bads engmaschig, besonders solche mit bekannten Herz-Kreislauf-Erkrankungen.

Vorbereitung

Die pflegerischen Vorbereitungsmaßnahmen umfassen:

- Für angenehme Raumtemperatur sorgen
- Benötigte Utensilien bereitlegen, z. B. Handtücher, Badezusatz, evtl. Lokaltherapeutika oder Hautpflegeprodukte
- (Teil-)Bad einlassen, Temperatur nach Arztanordnung oder auf Wunsch des Patienten, Wassertemperatur mit Thermometer kontrollieren, evtl. Wassermenge abmessen, wenn der zugesetzte Wirkstoff in einer bestimmten Konzentration angeordnet ist
- Wirkstoff nach Herstellerangaben oder Arztanordnung hinzufügen, Unter- oder Überdosierungen vermeiden, nicht gleichzeitig Reinigungsmittel (z. B. Duschgel) verwenden

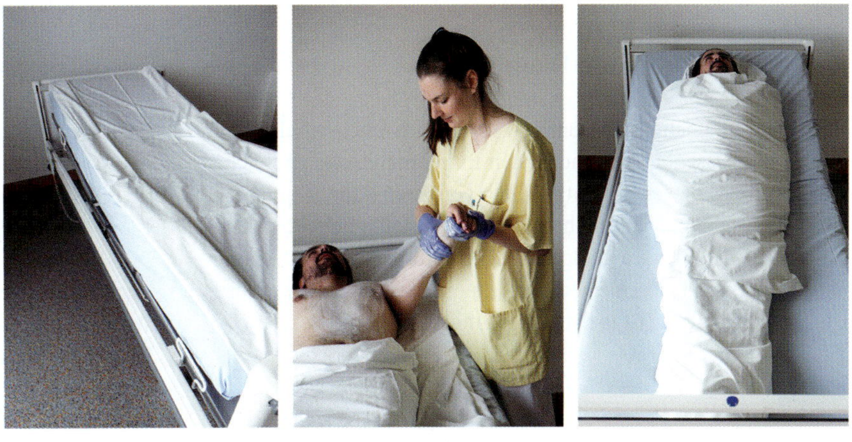

Abb. 17.10 Tuchverband. Zuerst zwei Leinentücher quer und überlappend über das Bett legen, sodass dieses ganz bedeckt ist (links). Dann Patienten am ganzen Körper einsalben (Mitte) und beide Leinentücher ganz eng um den Körper wickeln (rechts). Patienten anschließend mit der Bettdecke zudecken. [K115]

- Patienten über das geplante Vorgehen und die Wirkungsweise informieren

Durchführung

Ein Bad in der Dermatologie wird wie folgt durchgeführt:
- Patienten ggf. beim Auskleiden und Einsteigen in die Badewanne behilflich sein
- Engmaschig nach dem Befinden fragen, ggf. Blutdruck und Puls kontrollieren, Klingel bereitlegen
- Nach Ende der angeordneten Badedauer Patienten beim Aussteigen aus der Wanne unterstützen. Vorsicht bei Ölbädern, da Füße und Wanne durch den Ölfilm rutschig sind!
- Beim Abtrocknen helfen, in der Regel wird die Haut nur trockengetupft und nicht gerubbelt
- Falls angeordnet, Lokaltherapeutikum oder Pflegemittel auftragen und dann ggf. beim Ankleiden unterstützen

17

17.3 Hautinfektionen

Herpes labialis, Herpes genitalis, Herpes zoster ➤ 13.5.2

17.3.1 Impetigo contagiosa

DEFINITION

Impetigo contagiosa *(Impetigo vulgaris, Borken-, Eiter-, Grindflechte)*: oberflächliche, bakterielle Infektionskrankheit der Haut, vor allem im Kindesalter. Kennzeichen sind Blasen und Krustenbildung im Gesicht. Hochansteckend, dadurch kleine Epidemien in Kindergärten, Schulen, Ferienlager usw. Saisonale Häufung in der warmen Jahreszeit. Prognose gut.

Krankheitsursachen und -entwicklung

Die **Impetigo contagiosa** entsteht meist durch eine Infektion von Insektenstichen oder Bagatellverletzungen mit Bakterien wie Staphylokokken oder Streptokokken (➤ 13.4.2). Die Übertragung erfolgt v. a. durch Schmier- und Tröpfcheninfektion und wird durch unzureichende hygienische Verhältnisse und Abwehrschwäche begünstigt.

Klinische Zeichen und Diagnostik

Nach einer Inkubationszeit von 2–10 Tagen bilden sich vor allem im Mund- und Nasenbereich und an den Extremitäten oberflächliche Bläschen bzw. Blasen auf entzündlich geröteter Haut, die sich zu eitrigen Pusteln und dann zu honiggelben Krusten weiterentwickeln (➤ Abb. 17.12). Kratzen infolge des Juckens führt zur Verschleppung der Bakterien. Der Allgemeinzustand ist normalerweise nicht gestört. Die Diagnosestellung ist meist klinisch möglich.

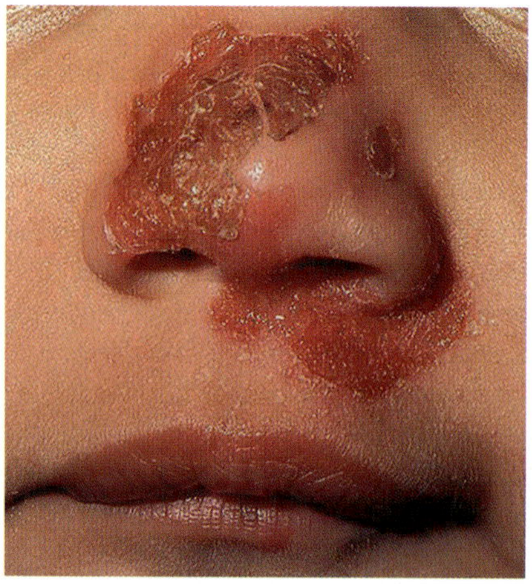

Abb. 17.12 Kind mit Impetigo contagiosa. Charakteristisch sind die honiggelben Krusten und Pusteln auf geröteter Haut. [E422]

Komplikationen

- Verschleppung der Bakterien mit Ausbreitung der Entzündung (z. B. in die Augen → Konjunktivitis ➤ Tab. 19.2)
- Bei sehr ausgedehntem Befall selten Glomerulonephritis als Zweiterkrankung (➤ 10.5, ➤ 13.4.2)

Behandlung

Die Infektion heilt zwar auch ohne spezifische Therapie ab, allerdings sind dann das Komplikationsrisiko und die Ansteckungsgefahr für andere höher. Deshalb sollte sie behandelt werden:
- Hautreinigung mit desinfizierender Lösung oder Syndets (z. B. Bode Stellisept® med)
- Bei lokal begrenztem Befall Antibiotika lokal, etwa Fusidinsäure (z. B. Fucidine® ➤ Tab. 17.2)
- Bei großflächigem Befall Antiseptika zum Ablösen der Krusten (z. B. Lavasept® als Gel, mit Octenisept® getränkte Kompressen oder als Gel) und systemische Antibiotikagabe (etwa Cephalosporine, Penizilline, Clindamycin ➤ 13.2.4)
- Abdecken der Herde mit dünnen Kompressen, um Kratzen und damit eine weitere Ausbreitung zu verhindern

Schutzmaßnahmen

Hoch ansteckend

Die Impetigo gilt bis zur Abheilung aller offenen Hautstellen als ansteckend. Bei Erkrankung ist ein Kontakt mit anderen Kindern zu vermeiden. Kindergarten oder Schule dürfen erst 24 Std. nach Beginn einer wirksamen antibiotischen Therapie und nach Abklingen der Eiterung bzw. ohne Behandlung nach Abheilen der Herde wieder besucht werden. [5]

- Tägliches Wechseln der Handtücher, Bettwäsche und Kleidung, Waschen bei 60 °C
- Penible Beachtung der Standardhygienemaßnahmen (➤ 12.2.1)

Beratung

Pflegefachpersonen beraten Eltern und Kinder bzw. Patienten zu folgenden Inhalten:

- Wunde Stellen und Krusten nicht berühren und nicht kratzen, um eine Weiterverbreitung der Bakterien zu verhindern
- Fingernägel kurz schneiden
- Engeren Kontakt mit Geschwistern nach Möglichkeit vermeiden
- Nach jedem engeren Kontakt mit dem Kranken eine hygienische Händedesinfektion durchführen bzw. zu Hause gründlich die Hände mit Wasser und Seife waschen (Flüssigseife, keine Seifenstücke benutzen). Zum Trocknen Einmalhandtücher oder personenbezogene Handtücher benutzen
- Umgehend erneut den Arzt aufsuchen, wenn sich der Schorf ausbreitet, weiter rötet und entzündet, wenn der Schorf nach drei Tagen Behandlung nicht abheilt oder wenn Fieber auftritt

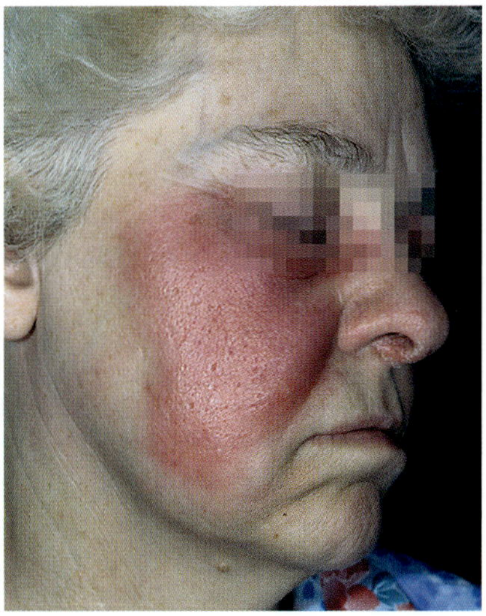

Abb. 17.13 Patientin mit Erysipel. [G888]

17.3.2 Erysipel

DEFINITION

Erysipel *(Wundrose)*: akute, flächenhafte bakterielle Infektion der Haut und Unterhaut mit Allgemeinsymptomen wie Fieber und reduziertem Allgemeinbefinden. In 75–80 % an der unteren Extremität, in 10–15 % im Gesicht lokalisiert. Häufig Rezidive mit zunehmendem Risiko eines Lymphödems.

Krankheitsursachen und -entwicklung

Eintrittspforten für die Bakterien (am häufigsten Streptokokken) sind meist kleine Hautläsionen wie z. B. Hauteinrisse (Rhagaden) bei Fußpilz. Die Erreger breiten sich beim **Erysipel** entlang der Lymphgefäße in der Lederhaut aus.

Klinische Zeichen und Diagnostik

Nach einer Inkubationszeit von wenigen Tagen entsteht an der Eintrittspforte eine scharf begrenzte, flammende Rötung und Schwellung (➤ Abb. 17.13), die vom Patienten als Brennen empfunden wird. Die Haut ist stark erwärmt, gespannt und glänzend. Der Patient fühlt sich krank, Fieber und Schüttelfrost sind möglich. Die regionalen Lymphknoten sind geschwollen und schmerzhaft.

Die Diagnosestellung erfolgt aufgrund der typischen klinischen Zeichen. Im Blut sind die Entzündungswerte (Leukozyten, CRP) erhöht.

Komplikationen

- Bei geschwächter Abwehrlage besteht das Risiko einer lokalen Nekrose, Einblutung oder schweren Haut- und Unterhautinfektion, bei systemischer Ausbreitung kann sich z. B. eine Endokarditis entwickeln.
- Nach Streptokokken-Infektion ist eine Glomerulonephritis als Streptokokken-Zweiterkrankung möglich (➤ 10.5, ➤ 13.4.2).
- Bei wiederkehrenden Erysipelen kann sich infolge einer Zerstörung von Lymphgefäßen ein chronisches Lymphödem (➤ 5.9) entwickeln.

Behandlung

Die nichtärztliche und ärztliche Behandlung umfasst:

- Eingeschränkte Bettruhe und Ruhigstellung des betroffenen Körperteils, z. B. Hochlagerung einer Extremität, breiige/flüssige Kost und Sprechverbot bei Gesichtserysipel
- Markieren des Erysipels mit einem wasserfesten Stift, damit eine Befundänderung nachvollziehbar ist
- Lokale Behandlung durch Kühlung mit Eisbeuteln, feuchte kühle Umschläge mehrmals täglich
- Orale Gabe von Penicillin V (z. B. Penicillin V-ratiopharm®) über 7–14 Tage, bei schweren Verläufen und Rezidiven stationäre Aufnahme mit Gabe von Penicillin G als Kurzinfusion. Bei Penizillinunverträglichkeit Clindamycin, Clarithromycin oder Moxifloxacin [6]
- Thromboseprophylaxe mit niedermolekularem Heparin (➤ 11.2.3)
- Ggf. Analgetika (➤ 2.5.13)
- Sanierung der Eintrittspforte, z. B. einer Hautpilzerkrankung oder Verletzung
- Therapie einer möglichen prädisponierenden Erkrankung wie Diabetes mellitus

Weitere pflegerische Betreuung

Eine Isolierung des Patienten ist nicht notwendig, da die Infektion unterhalb der Haut liegt. Nur an der Eintrittspforte befinden sich Krankheitserreger, die übertragen werden können.

Die Pflegenden kontrollieren regelmäßig Haut, Vitalzeichen, Bewusstsein und Temperatur, um eine Erregerausbreitung rechtzeitig zu erkennen.

17.3.3 Dermatomykosen

DEFINITION

Dermatomykosen *(Hautpilzerkrankung):* sehr häufige, oberflächliche Infektionskrankheit der Haut und Hautanhangsgebilde, oft verursacht durch **Dermatophyten** (Fadenpilze), seltener durch **Hefen** (*Sprosspilze,* meist *Candida*). Erkrankung in jedem Alter möglich.

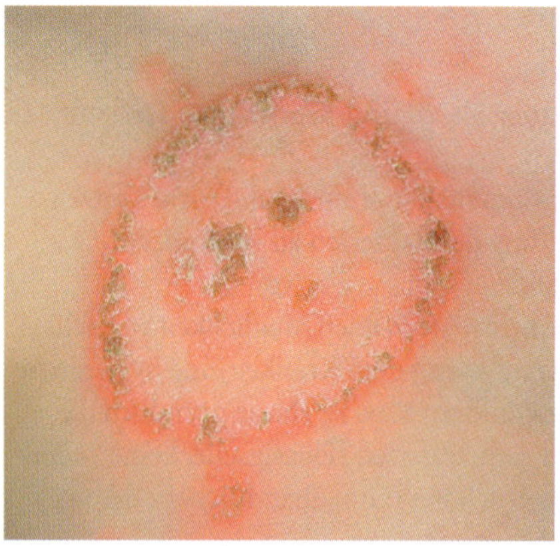

Abb. 17.15 Typischer scheibenförmiger Herd bei einer Dermatophyteninfektion der Haut an Körperstamm oder Extremitäten. [M591]

Dermatomykosen durch Dermatophyten

Krankheitsursachen und -entwicklung

Die zu den Fadenpilzen zählenden **Dermatophyten** sind überall verbreitet. Sie bevorzugen ein feuchtes Milieu, daher kommen sie in feuchtem Klima, bei starkem Schwitzen oder „feuchten Kammern" infolge Kleidung oder Schuhen gehäuft vor. Weitere begünstigende Faktoren sind Übergewicht, Diabetes mellitus, Allergien, Tumorleiden und Mangelernährung. Eine Übertragung erfolgt hauptsächlich über kontaminierte Gegenstände wie Badematten oder Schuhe.

Die Pilze befallen lediglich die Hornschicht bzw. den Nagel, Haarschaft oder -follikel. Als Folge entsteht eine lokale, evtl. auch eitrig-abszedierende Entzündung. Die Inkubationszeit beträgt 1–2 Wochen.

Klinische Zeichen und Diagnostik

Klinische Zeichen

Die Beschwerden hängen von der betroffenen Körperregion ab:

- Zehenzwischenräume: gerötete, schuppende und stark juckende Rhagaden (Hauteinrisse), evtl. mit bakterieller Sekundärinfektion (sog. Superinfektion, ➤ Tab. 13.1)
- Nägel: gelb-grünliche Verfärbung des Nagels, meist beginnend am freien Rand, Verdickung, höckerige Oberfläche (➤ Abb. 17.14)
- Haare: Abbrechen der Haare knapp oberhalb der Kopfhaut, rötliche Hautherde, evtl. mit Pusteln und Krusten
- Körperstamm und Extremitäten: scheibenförmige, relativ scharf begrenzte Herde mit einem geröteten, schuppenden und leicht erhabenem Randsaum, ringförmige Ausbreitung unter Abblassen in der Mitte (➤ Abb. 17.15). Bei dunkler Haut statt gerötete eher rötlichbraune oder lila Herde. Evtl. Juckreiz (➤ 17.1.2)

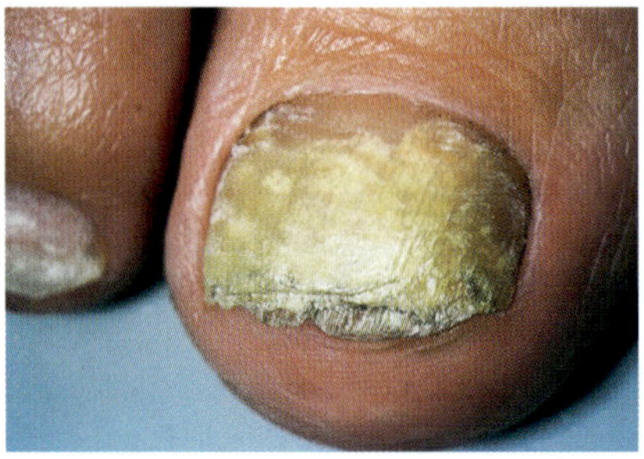

Abb. 17.14 Dermatophyteninfektion der Nägel. [E273]

Diagnostik

Die Verdachtsdiagnose ergibt sich aus dem klinischen Bild. Die Diagnosesicherung erfolgt durch mikroskopischen Erregernachweis oder Pilzkultur aus Hautschuppen, Haaren oder Nagelspänen. Vor der Kultur müssen Antimykotika mindestens eine Woche lang abgesetzt sein.

Infektionsquelle Tier

Bei Dermatophytenbefall sind Haustiere häufige Ansteckungsquellen und müssen deshalb vom Tierarzt untersucht werden.

Behandlung

- Unkomplizierte Dermatomykosen werden nach Anwendung eines Antiseptikums mit fungizider Wirkung (z. B. Octenisept®) mit lokalen Antimykotika (etwa Ciclopirox, Clotrimazol, ➤ Tab. 17.2) behandelt, bei starker entzündlicher Begleitreaktion in Kombination mit einem Glukokortikoid.
- Bei Nagelbefall von weniger als der Hälfte des Nagels reichen antimykotische Nagellacke über 9–12 Monate. Bei Befall über der Hälfte des Nagels wird die verdickte Nagelplatte mithilfe hochprozentiger Harnstoffsalben unter Okklusivverband mit Plastikfolie aufgelöst und der Nagel dann im warmen Fußbad abgetragen. Diese Behandlung muss einige Monate regelmäßig nach Gebrauchsanleitung durchgeführt werden. [7]
- Bei Erfolglosigkeit kommt ggf. die systemische Gabe eines Antimykotikums (z. B. Terbinafin, Itraconazol) in Betracht.

Weitere pflegerische Betreuung und Beratung

Entscheidend für den Behandlungserfolg und zur Vermeidung einer Re-Infektion ist, ein Milieu auf der Haut zu schaffen, das für Hautpilze

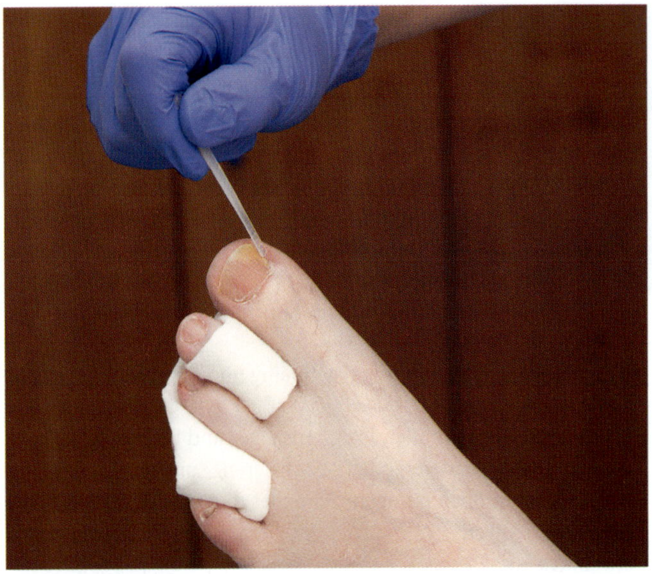

Abb. 17.16 Behandlung eines ausgeprägten Fußpilzes. Nach sorgfältigem Auftragen des Antimykotikums auf die betroffenen Stellen werden Kompressen in die Zehenzwischenräume eingelegt. Zusätzlich wird auf die Nägel ein antimykotisch wirkender Nagellack aufgetragen. [K115]

ungünstig ist. Gleichzeitig müssen Ansteckungsmöglichkeiten vermieden werden:

- Befallene Körperregionen sorgfältig trocknen (ggf. trockenföhnen) und trocken halten, beispielsweise durch Einlegen von Kompressen in Hautfalten und Zehenzwischenräume (➤ Abb. 17.16)
- Keine ausgedehnten Bäder nehmen, um ein Aufquellen der Oberhaut zu vermeiden
- Luftige und atmungsaktive Unterwäsche, Socken, Oberbekleidung tragen (z. B. aus Baumwolle), damit Schweiß verdunsten kann
- Kleidung mit Kontakt zur befallenen Haut, Handtuch und Waschlappen täglich wechseln und bei mind. 60 °C waschen
- Lederschuhe tragen statt Schuhe aus Synthetikmaterial, wenn möglich auch offene Schuhe. Schuhe mit desinfizierendem Spray behandeln (z. B. mit Sagrotan®-Spray)
- Nicht barfuß gehen, vor allem nicht dort, wo viele Menschen barfuß sind, z. B. beim Duschen in Hotels, Schwimmbädern und Sporteinrichtungen Badeschuhe tragen. Auf Teppichböden in Hotels empfiehlt sich das Anziehen von Hausschuhen. Familienmitglieder zuhause durch Tragen von Haus-/Badeschuhen schützen
- Fußpflegeutensilien (z. B. Nagelschere, Feile) entsorgen bzw. mit geeignetem Desinfektionsmittel desinfizieren

Hygiene im Rahmen von Pflegemaßnahmen beachten

- Immer Handschuhe tragen
- Bei der Körperpflege befallene Stellen zum Schluss waschen
- Einmalwaschlappen verwenden, Handtuch im Anschluss in die Wäsche geben

Soor

DEFINITION

Soor *(mukokutane Candidose, mukokutane Candidiasis):* Haut- und/oder Schleimhauterkrankung durch einen **Hefepilz,** am häufigsten **Candida albicans.** Meist opportunistische Erkrankung bei Abwehrschwäche.

Systemische Candidose ➤ 13.6.2

Krankheitsursachen und -entwicklung

Candida albicans gehört zur normalen Flora in Mund und oberen Atemwegen, teils auch im Verdauungs- und Genitaltrakt. Die Oberhaut (Epidermis) ist meist nicht besiedelt.

Bei lokaler oder allgemeiner Abwehrschwäche können sich die Pilze stark vermehren und in die Schleimhaut eindringen. Bei gesunden Menschen sind Candida-Infektionen deshalb selten, bei Kranken dagegen häufiger anzutreffen. Ausnahmen sind der Mund- und Windelsoor bei Säuglingen.

Klinische Zeichen

Eine Candida-Infektion der Zehenzwischenräume und Nägel sieht praktisch genauso aus wie eine Dermatophyteninfektion, nur dass die Nägel eher vom Wall aus befallen werden.

An Stamm und Extremitäten sind die Herde entzündlich gerötet, teils nässend mit Pustelbildung und einer durchgehenden Schuppenkrause sowie zahlreichen **Satellitenpusteln** am Rand (➤ Abb. 17.17).

An den Schleimhäuten werden unterschieden (Speiseröhrensoor ➤ 13.6.2, Vaginalsoor ➤ 20.4):

- **Mundsoor**
  - Bei Säuglingen weißliche, anfangs noch abwischbare Beläge auf geröteter Schleimhaut (Vorsicht – Verwechslungsgefahr mit Milchresten, ➤ Abb. 13.38), evtl. Schleimhautulzera und -blutungen. Evtl. schmerzbedingte Nahrungsverweigerung, Übergreifen auf Rachen und Speiseröhre
  - Bei Erwachsenen weiße bis bräunliche, nur schwer abstreifbare Beläge auf der Mundschleimhaut. Im Extremfall geschlossene Membranen bis in den Rachen. Mundtrockenheit, brennende Schmerzen
  - Bei alten Menschen häufig chronisch-schubweiser Verlauf, besonders oft an den Kontaktstellen von Zahnprothesen lokalisiert mit geröteter Schleimhaut und Erosionen

VORSICHT

Durch die schmerzbedingt unzureichende Nahrungs- und Flüssigkeitszufuhr besteht **Exsikkosegefahr,** besonders und teilweise sehr schnell bei Säuglingen und älteren Patienten mit Bewusstseinseinschränkungen (z. B. Demenz).

- **Windelsoor** (sehr häufig v. a. bei Babys im ersten Lebenshalbjahr, auch bei Erwachsenen mit Inkontinenzversorgung). Im Genitoanalbereich intensiv gerötete Haut, an den Rändern feiner Schuppensaum, Satellitenpusteln (➤ Abb. 17.17). Gelegentlich blutende Läsionen. Typischerweise gleichzeitig Mundsoor

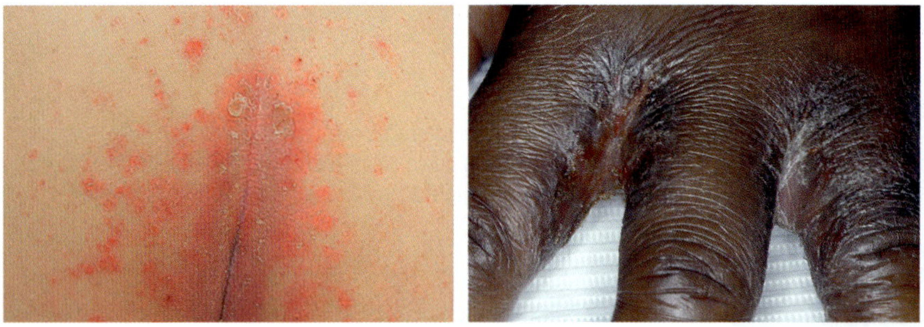

Abb. 17.17 Soor. Links im Bereich von Hautfalten bei heller Haut mit charakteristischen Satellitenpusteln. Rechts in den Fingerzwischenräumen bei dunkler Haut. [G013, G888]

Diagnostik

Die Diagnose wird meist klinisch gestellt. Ein Erregernachweis erfolgt aus Stuhlproben oder Abstrichen vom Rand der Herde. Nach dem Abstreichen wird der Watteträger für den Transport angefeuchtet, um ein Austrocknen der Erreger zu verhindern.

Komplikationen

Bei starker Abwehrschwäche können sich die Pilze in die Tiefe ausbreiten und zu einer **systemischen Candidose** (z. B. **Candida-Pneumonie**) führen, im Extremfall zur lebensbedrohlichen **Candida-Sepsis** *(Soor-Sepsis).*

Behandlung

Bei Hautbefall werden lokale Antimykotika mit z. B. Ciclopirox, Nystatin oder Clotrimazol eingesetzt (etwa Ciclopoli® Creme, Moronal® Salbe, Canesten® Creme), bei (Mund-)Schleimhautbefall ein nystatinhaltiges Mundgel (etwa Candio-Hermal® Mundgel) oder Nystatin-Suspension (etwa Adiclair® Susp.). Bei abwehrgeschwächten Erwachsenen wird zusätzlich systemisch Amphotericin B gegeben (z. B. Ampho-Moronal® Tabletten).

Aufgrund des opportunistischen Charakters von Candida-Infektionen müssen außerdem die auslösenden Faktoren beseitigt werden.

Prävention

Bei Immunsupprimierten, Diabetes-, Tumor- und HIV-Patienten sind ggf. eine prophylaktische antiseptische Behandlung von Haut und Schleimhaut sowie eine medikamentöse Soorprophylaxe mit einem Antimykotikum sinnvoll.

Weitere pflegerische Betreuung und Beratung

Bei Mundsoor:
- Mehrmals täglich Mundhöhle gründlich inspizieren
- Mund- und Zahnpflege intensivieren, besonders nach dem Essen, Antiseptikum zur Mundpflege verwenden (z. B. Octenident®)
- Einmalzahnbürsten benutzen, Zahnprothese in ein geeignetes Desinfektionsmittel einlegen (z. B. Chlorhexidin für 3–5 Min.)
- Verordnetes Antimykotikum nach der Mundpflege verabreichen bzw. auftragen, danach mindestens 30 Min. nichts essen und trinken lassen, Behandlung regelmäßig und ausreichend lange durchführen
- Bei Säuglingen Schnuller, Flaschensauger und Beißspielzeug verwerfen, vaporisieren oder desinfizieren. Zur Prophylaxe regelmäßig gründlich reinigen, Schnuller nicht mit dem eigenen Speichel reinigen

Bei Windelsoor:
- Hautsituation engmaschig kontrollieren und Verlauf beurteilen
- Wickelintervalle verkürzen, besonders saugfähige und atmungsaktive Einmalwindeln verwenden, zeitweise keine Windel tragen lassen, damit Luft an die Haut kommt
- Haut mit lauwarmem Wasser waschen, ggf. wenig haut-pH-neutrale Waschlotion verwenden
- Haut sorgfältig trocken tupfen
- Atmungsaktive Hautschutzcreme oder -lösung auftragen (z. B. Linola® Schutzbalsam, ➤ 17.5). Zinkpaste ist ungeeignet, da sie die Haut abdichtet und ein feucht-warmes Milieu unterstützt
- Bei ausgeprägtem Befall Antimykotikum nach Arztanordnung auftragen
- Nach dem Wickeln Hände desinfizieren, zu Hause reicht gründliches Händewaschen mit Seife

17.3.4 Hauterkrankungen durch Läuse

DEFINITION

Hauterkrankungen durch Läuse *(Pedikulosen):* vor allem durch Kopfläuse verursachte Hautveränderungen. In den letzten Jahren deutliche Zunahme von Kopflauserkrankungen, vielfach endemisch in Kindergärten oder Schulen. Übertragung durch engen Kontakt („Köpfe zusammenstecken"), deshalb v. a. Kindergarten- und Grundschulkinder (sowie ihre Familien) betroffen.

Krankheitsursachen und -entwicklung

Läuse sind flügellose Insekten. Die ca. 2–3 mm großen **Kopfläuse** (➤ Abb. 17.18) leben im Bereich der Kopfhaare, die mit ca. 1–2 mm kleineren **Filzläuse** im Bereich der Schamhaare. Befruchtete Weibchen legen pro Tag ca. 3–4 Eier, die **Nissen** (➤ Abb. 17.18), die mit einem wasserunlöslichen Kitt an die Haare geklebt werden. Nach acht Tagen schlüpfen die Larven, nach 2–3 Wochen sind sie geschlechtsreif. Läuse nehmen mehrmals täglich Blut durch Stiche auf. Ohne Blut überleben sie nur wenige Tage.

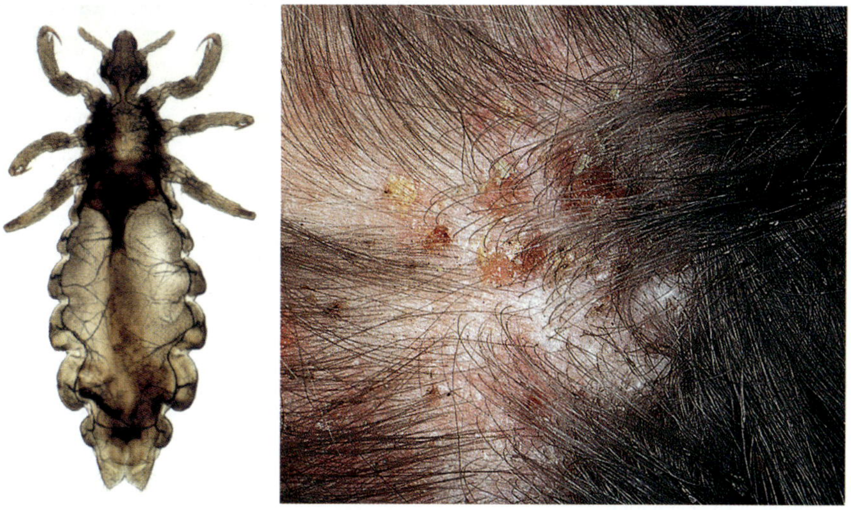

Abb. 17.18 Links Kopflaus (stark vergrößert), rechts Kopfhaar mit einigen Nissen sowie deutlichen Papeln und Sekundärveränderungen der Kopfhaut. [G952, E939-002]

Die Übertragung von Kopfläusen erfolgt in erster Linie durch direkten Kontakt, gelegentlich durch gemeinsam benutzte Bürsten/Kämme. Filzläuse werden hauptsächlich direkt über Geschlechtsverkehr, seltener indirekt über Wäsche und Matratzen übertragen.

Klinische Zeichen und Diagnostik

- Prädilektionsstelle der Kopfläuse sind die Regionen hinter den Ohren und am Nacken. Die Stiche führen zu hochroten, stark juckenden, quaddelähnlichen Papeln. Durch Kratzen entstehen Kratzeffekte, Sekundärinfektionen (sog. Superinfektionen) der aufgekratzten Stellen sind möglich.
- Filzläuse befallen Regionen mit Duftdrüsen, also Genitale, Achselhöhle und Augenwimpern. Ihre Stiche führen zu Rötungen und Juckreiz in der Genitalregion, der vor allem nachts stark ausgeprägt ist.

Nissen der Kopflaus sind mit dem bloßen Auge als weißliche, nicht abstreifbare Anhaftungen am Haarschaft zu erkennen (➤ Abb. 17.18). Diagnostisch wegweisend bei einem Filzlausbefall sind kleine, unscharf begrenzte rot-blaue Flecken *(taches bleues)* in der Genitalregion, die Stichstellen der Läuse entsprechen.

Behandlung

Nicht in Kindergarten/Schule

Eltern sind nach dem Infektionsschutzgesetz (➤ 13.2.3) verpflichtet, Meldung an die Gemeinschaftseinrichtung wie Schule oder Kindergarten zu machen. Nach korrekter Behandlung dürfen die Betroffenen Schulen und Kindergärten am Folgetag wieder besuchen. [5]

- Mittel der Wahl gegen Kopf- und Filzläuse ist Dimeticon (etwa Jacutin® Pedicul Fluid, NYDA®Lösung). Dimeticon ist ein Silikonöl und wirkt physikalisch durch Eindringen in die Atemöffnungen der Läuse, sodass sich keine Resistenzen entwickeln können. Es gilt als nebenwirkungsfrei, ist aber brennbar (Vorsicht – auch noch nach der Anwendung!). Dimeticon ist in jedem Lebensalter einsetzbar, selbst während Schwangerschaft und Stillzeit. Alternativen sind Insektizide wie etwa Permethrin, die jedoch wegen möglicher Resistenzen und neurologischer Komplikationen bei versehentlichem Verschlucken inzwischen kritisch gesehen werden. Pflegefachpersonen tragen das angeordnete Therapeutikum nach Herstellerangaben bzw. Arztanordnung gründlich auf und beachten die Einwirkzeit. Die Behandlung muss nach 8–10 Tagen wiederholt werden, um zwischenzeitlich geschlüpfte Weibchen vor der Eiablage abzutöten.
- Die toten Nissen müssen nach der Behandlung ausgekämmt werden. Die Haare werden dazu mit einer Haarpflegespülung nass gemacht und dann mit einem speziellen engzahnigen Nissenkamm (➤ Abb. 17.19) Strähne für Strähne ausgekämmt.
- Läuse und Nissen an Augenbrauen und Wimpern werden mit einer Pinzette nach mehrfacher Vorbehandlung mit Vaseline entfernt. Alternativ kommt 4%-ige Dimeticon-Lösung. in Betracht.

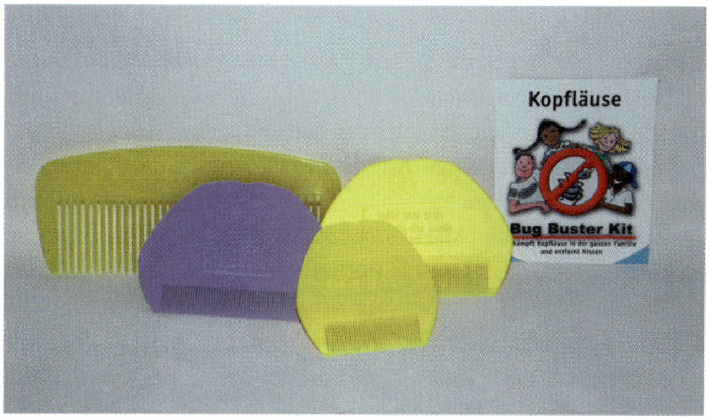

Abb. 17.19 Spezielles Kammset (Bug Buster Kit®) für die Entfernung von Läusen und deren Nissen. Der grobzinkige Kamm links dient zur Glättung der Haare vor dem Auskämmen. Danach wird mithilfe der feinzinkigen gelben Kämme Haarsträhne für Haarsträhne durchgekämmt. In den engstehenden Zinken bleiben die Läuse hängen und werden gut sichtbar, der lila Kamm ist für die Entfernung der Nissen. [M845]

Schutzmaßnahmen

Im Krankenhaus werden die Betroffenen in einem Einzelzimmer untergebracht, bei engem Kontakt tragen Pflegende Schutzkleidung (Handschuhe, Schutzkittel, Kopfhaube).

Beratung

Eltern geraten nicht selten bei der Diagnose „Läuse" in Panik. Pflegefachpersonen beraten sachlich zu den nötigen Maßnahmen:

- Alle Familienmitglieder auf Läuse untersuchen
- Verordnetes Mittel genau nach Anordnung bzw. Beschreibung anwenden, auch die Wiederholungsanwendungen
- Engen Kontakt mit Geschwisterkindern und anderen Familienmitgliedern vermeiden
- Haarbürsten und Kämme mit einer Zahnbürste oder Handwaschbürste gründlich reinigen und für eine Woche weglegen, alternativ entsorgen. Für jedes Familienmitglied eine eigene Bürste/Kamm besorgen

Es wird nicht mehr als notwendig erachtet, die komplette Umgebung, Bettwäsche und alle Spielsachen zu reinigen, zu waschen oder tiefzugefrieren, denn die Wahrscheinlichkeit, sich darüber anzustecken, ist gering. Läuse werden auf unbelebten Gegenständen schnell träge und unbeweglich und sterben nach drei Tagen. Wenn Eltern dennoch die Kleidung und Bettwäsche waschen und Polstermöbel absaugen wollen, dann sollte dies nur einmal und gleichzeitig mit der Behandlung erfolgen. [9]

17.3.5 Skabies

DEFINITION

Skabies *(Krätze):* ansteckende und stark juckende parasitäre Hauterkrankung, hervorgerufen durch die **Skabiesmilbe** *(Krätzemilbe, Krätzmilbe).*

Krankheitsursachen und -entwicklung

Erreger der **Skabies** ist die bis zu 0,5 mm große **Skabiesmilbe.** Da sie auf Luftatmung angewiesen ist, kommt sie nur nahe der Hautoberfläche vor, v. a. in der Hornschicht. Nach der Paarung auf der Hautoberfläche bohren die Weibchen Gänge in die Hornschicht und legen dort täglich mehrere Eier ab. Aus den Eiern entwickeln sich nach 2–3 Tagen Larven, die sich dann zu Nymphen entwickeln und wie die Männchen auf der Hautoberfläche unter Hornschuppen leben. Die Nymphen sind nach 2–3 Wochen geschlechtsreif, womit der Zyklus aufs Neue beginnt. Außerhalb der Haut können die Milben bei Zimmertemperatur ca. zwei Tage überleben, bei höheren Temperaturen kürzer, bei Kälte länger, allerdings werden die Milben dann weniger beweglich.

Die Übertragung erfolgt durch direkten Hautkontakt (Geschlechtspartner, in der Familie, bei der Pflege). Ausbrüche bei engen Wohnverhältnissen, in Einrichtungen für Menschen mit Behinderung und Pflegeeinrichtungen sind nicht selten. Die Inkubationszeit beträgt bei der Erstinfektion ca. 2–5 Wochen, bei einer erneuten Infektion nur wenige Tage.

Klinische Zeichen und Diagnostik

Erstsymptom der **gewöhnlichen Skabies** ist oft quälender Juckreiz, typischerweise besonders stark in der Nacht. Es entwickelt sich ein ekzemartiges Bild mit kleinen entzündlichen Knötchen und Bläschen sowie zahlreichen Kratzdefekten und evtl. eitrig-krustösen Herden bei bakterieller Sekundärinfektion (sog. Superinfektion). Die Erscheinungen sind, u. a. abhängig von Abwehrsituation und Hautpflege des Betroffenen, unterschiedlich stark ausgeprägt.

Bei Menschen mit Abwehrschwäche, aber auch Demenz entwickelt sich ein abweichendes Bild mit weniger Juckreiz, Verhornungen, Rötung, Schuppung und teilweise Krusten. Diese **Krustenskabies** *(Scabies crustosa)* ist wegen der hohen Milbenzahl äußerst ansteckend!

Die Diagnose erfolgt klinisch: mehrere Millimeter lange, strichförmige Milbengänge mit einem Milbenhügel am Ende (➤ Abb. 17.20), unter dem das Weibchen sitzt. Bevorzugte Stellen sind warme Körperregionen mit dünner Hornschicht: Finger- und Zehenzwischenräume, Hand- und Ellenbeugen, Achseln, Brustwarzen, Penisschaft und Knöchel. Bei Kratzdefekten, starker Hautrötung oder dunkler Hautfarbe sind die Milbengänge nur sehr schwer zu erkennen. Behaarter Kopf und Gesicht sind nur bei Kindern und ausgeprägter Abwehrschwäche befallen.

Im Zweifel kann mit einer Injektionsnadel ein Milbenhügel seitlich angebohrt und die Milbe hervorgezogen werden. Weitere direkte Milbennachweise sind die Dermatoskopie oder Mikroskopie des ausgekratzten Inhalts eines Milbengangs oder ein Klebebandabriss.

Behandlung

Antiparasitäre Behandlung

Erste Wahl ist die Lokaltherapie mit Permethrin 5 % Creme (z. B. Infectoscab®), die am günstigsten am Abend erfolgt (Anwendungsvorschriften genau beachten): [10], [11]

- Fingernägel kürzen und reinigen
- Duschen oder baden, um die Haut vor der Behandlung zu reinigen
- Danach mindestens 30 Min. warten, bis die Haut wieder trocken und normal temperiert ist, dann den Körper vom Hals abwärts

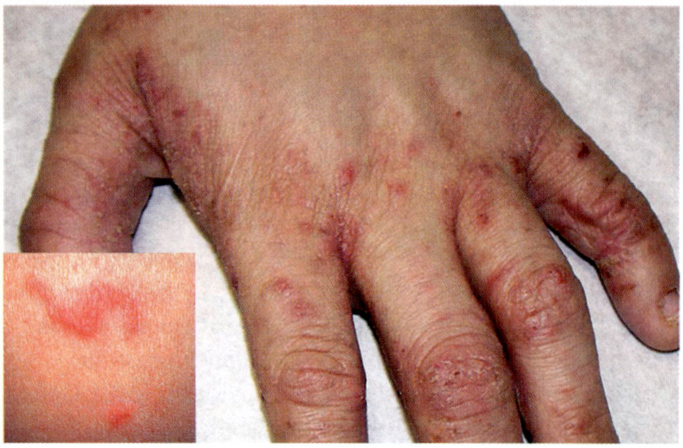

Abb. 17.20 Skabiesgänge und -knötchen an der Hand. Links unten Detailaufnahme eines anderen Patienten. [E536, M123]

mit Permethrin eincremen, darauf achten, dass alle Prädilektionsstellen erfasst werden
- Bei Säuglingen, Kleinkindern und alten Menschen den Kopf mitbehandeln
- Präparat 5–10 Min. einziehen lassen, frische Wäsche anziehen, Bettwäsche und Handtücher wechseln, da sich in der Wäsche Hautschuppen mit Skabiesmilben befinden
- Baumwollhandschuhe und ggf. zusätzliche Einmalhandschuhe (z. B. beim Toilettengang) während der gesamten Einwirkzeit tragen, evtl. Permethrin erneut auftragen
- Permethrin nach 8–12 Stunden abduschen (werden die Hände vorher gewaschen, erneut Permethrin auftragen)
- Wiederholung der Behandlung nach einer Woche bei Erwachsenen u. a. bei Befall der Handflächen/Fußsohlen, ausgedehntem Befall

Ein abweichendes Vorgehen (z. B. Vorgehen bei Stillenden) wird vom Arzt angeordnet.

Sehr gut wirksam ist auch Ivermectin oral (z. B. Iveraxiro®, nicht bei Schwangeren und jüngeren Kindern). Es wird v. a. eingesetzt, wenn die aufwändige Lokaltherapie nicht zuverlässig möglich ist oder erfolglos war, etwa in Einrichtungen, bei Menschen mit Behinderung oder massiv geschädigter Haut.

Bei Krustenskabies wird eine mehrfache Kombination aus lokaler und oraler Therapie empfohlen.

Nach zwei, vier und sechs Wochen ist eine ärztliche Kontrolle notwendig.

Schutzmaßnahmen

Meldepflicht und Maßnahmen beachten

Erkrankte und Erkrankungsverdächtige dürfen keine Gemeinschaftseinrichtungen besuchen. Ein Besuch ist bei gewöhnlicher Skabies nach der Lokaltherapie bzw. 24 Std. nach Ivermectintherapie wieder möglich. [5] Bei einer einzelnen Skabies-Erkrankung besteht keine Meldepflicht, wohl aber bei Auftreten in einer Gemeinschaftseinrichtung (z. B. Krankenhaus, Kindergarten, Schule). Der Leiter der Einrichtung muss dann nach dem Infektionsschutzgesetz (IfSG) umgehend das zuständige Gesundheitsamt informieren. Amtsarzt und Einrichtungs- bzw. Pflegedienstleitung legen die notwendigen Maßnahmen fest: Am gleichen Tag werden, unabhängig von Symptomen, alle engen Kontaktpersonen behandelt, d. h. alle Menschen mit länger als 5–10 Min. dauerndem Körperkontakt mit dem Erkrankten, Pflegende, Betreuer kleiner Kinder, in Einrichtungen für Menschen mit Behinderung/Demenz alle Mitbewohner des Zimmers. Eine Therapiewiederholung sollte nach acht Tagen erfolgen. [10], [11]

Pflegefachpersonen berücksichtigen folgende Schutzmaßnahmen: [11]
- Bei jedem direkten Patientenkontakt Einmalhandschuhe, bei Kindern und Pflegebedürftigen auch Schutzkittel tragen
- Hände nach Ausziehen der Handschuhe gründlich mit Wasser und Waschlotion waschen, eine Händedesinfektion allein ist nicht ausreichend wirksam
- Wäsche und Bettwäsche mit direktem Hautkontakt wechseln, bei mindestens 60 °C waschen und im Trockner trocknen
- Gegenstände (z. B. Blutdruckmanschette) mit Heißdampf behandeln
- Hitzeempfindliche Gegenstände in einem dicht verschlossenen Plastiksack drei Tage bei 21 °C aufbewahren oder 2 Std. bei −25 °C (!) tiefgefrieren. Nach neueren Erkenntnissen reichen auch 5 Std. bei „normalen“ Gefrierschranktemperaturen [10]
- Evtl. Polstermöbel, Kissen und Teppichböden, bei denen längerer direkter Hautkontakt bestanden hat, gründlich absaugen. Alternativ für mindestens 48 Std. nicht benutzen

Bei Krustenskabies sind weitere Maßnahmen erforderlich, v. a. stationäre Aufnahme, Isolierung, Therapiewiederholung, täglicher Wäschewechsel, weitere Reinigungsmaßnahmen.

Weitere pflegerische Betreuung

Nach Entfernung des Lokaltherapeutikums die Haut des Patienten mit fetthaltigen Pflegemitteln nachbehandeln. Bei weiterbestehendem Juckreiz oder skabiesbedingtem Ekzem nach Arztanordnung eine glukokortikoidhaltige Salbe auftragen bzw. ein orales Antihistaminikum einnehmen.

Beratung

Normalerweise lässt der Juckreiz unter der Behandlung schnell nach, kann aber unter Umständen auch länger anhalten *(postskabiöser Juckreiz)*. Er ist aber kein Hinweis auf das Versagen der Therapie, sondern durch die abgetöteten Skabiesmilben, deren Eier und Exkremente bedingt.

An Skabies erkrankte oder krankheitsverdächtige Pflegende dürfen erst wieder arbeiten, wenn ein ärztliches Attest die Unbedenklichkeit bescheinigt.

17.3.6 Warzen

DEFINITION

Warzen *(Verrucae)*: virusbedingte, gutartige Hautwucherungen (➤ Abb. 17.21). Überwiegend harmlos mit hoher Spontanheilungsquote, aber ansteckend und kosmetisch störend.

Warzen (Übersicht ➤ Tab. 17.3) sind virusbedingte, erhabene Hautveränderungen, meist mit einer Epithelhyperplasie einhergehend. Sie sind überwiegend harmlos, können sich aber bei Menschen mit Abwehrschwäche oder vorhandenen Hauterkrankungen (z. B. atopische Dermatitis) erheblich ausbreiten.

Häufigste Verursacher sind die über 200 Typen **humaner Papillomviren** *(HPV)*. Bedeutsam ist, dass die sog. *High-Risk-Typen* nicht nur Warzen verursachen, sondern an der Karzinomentstehung beteiligt sind, insbesondere im Genitalbereich. Deshalb wird bei den im Genitoanalbereich lokalisierten **spitzen Kondylomen** eine Typ-Identifizierung durch PCR angestrebt. Die Impfung gegen bestimmte HPV-Typen wird in Deutschland für alle Jugendlichen von 9 bis 14 Jahren empfohlen (➤ Tab. 17.3, ➤ Tab. 13.3). [12]

17

Tab. 17.3 Die häufigsten Warzen.

Ursache	Übertragung	Klinische Zeichen	Behandlung	Besonderes
Verruccae vulgares (gewöhnliche Warzen)				
Humane Papillomviren *(HPV)*, u. a. Typ 1–4	• Meist direkter Kontakt, Schmierinfektion • Vor allem Kinder und Jugendliche	• Bis erbsgroße Knötchen v. a. an Händen und Füßen, die mit zunehmender Größe rauer und höckerig werden (➤ Abb. 17.21) • An der Fußsohle „nach innen gedrückt" **(Dornwarzen)** und dadurch schmerzhaft	• Abwarten (hohe Tendenz zur Spontanheilung) • Lokal z. B. Salizylsäure (etwa Verrucid® N), 5-Fluorouracil in Kombination mit Salizylsäure (etwa Verrumal®) • Entfernung z. B. durch Kryotherapie (Vereisung), Kürettage	• Tragen von Badeschuhen beim Besuch von Schwimmbad, Sauna usw., danach Hautdesinfektion • Trockenhalten der Füße
Spitze Kondylome (Feig-, Schleimhautwarzen, Condylomata acuminata)				
Humane Papillomviren, meist Low-risk-Typen 6 und 11; seltener High-Risk-Typen 16, 18, 31	• Sexueller Kontakt, Schmierinfektion • Vor allem Erwachsene von 20 bis 40 Jahren	• Hautfarbene, anfangs kleine Knötchen im Genitalbereich, die zu läppchenartigen, gefurchten Gebilden auswachsen • Typ-Nachweis durch PCR zur Erkennung der High-Risk-Typen	• Lokal z. B. Podophyllintoxin 0,5 % Lsg. (etwa Condylox®), Imiquimod 5 % Creme (etwa Aldara®) • Entfernung u. a. durch Kürettage, Laser, Diathermieschlinge	• Mituntersuchung des Sexualpartners • Impfung gegen bestimmte Typen verfügbar (siehe Text)
Mollusca contagiosa (Dellwarzen)				
Virus der Pockengruppe	• Direkter Kontakt, Schmierinfektion • Vor allem Kinder	• Hautfarbene, kleine weiche Knötchen mit zentraler Delle. Beim Quetschen/Anritzen Austritt eines weißlichen, stark virushaltigen Breis • Vor allem an Gesicht, Rumpf, großen Beugen, Genitale	• Häufig Spontanheilung (nach Monaten) • Lokal z. B. Kaliumhydroxid-Lösung 5 % (etwa Infectodell®), Imiquimod (etwa Aldara®) • Ausdrücken/Entfernen z. B. mit scharfem Löffel, gebogener Pinzette, Kryotherapie	Keine Schwimmbadbesuche, kein gemeinsames Baden mit anderen Kindern

17

17.4 Atopische Dermatitis

DEFINITION

Atopische Dermatitis *(Neurodermitis, atopisches Ekzem, endogenes Ekzem)*: multifaktoriell bedingte, chronisch-rezidivierende entzündliche Hauterkrankung mit den klinischen Merkmalen Juckreiz, trockene Haut, Rötung, Nässen, Schuppen und Krustenbildung (➤ Abb. 17.22). Manifestation meist in den beiden ersten Lebensjahren, mit einem Vorkommen von ca. 15 % häufigste chronische Hauterkrankung im Kindesalter. Oft Besserung mit zunehmendem Alter, Häufigkeit bei Erwachsenen ca. 3 %. Bei ca. 50 % der Betroffenen gleichzeitige Überempfindlichkeit gegen natürliche Umweltstoffe wie Pollen, Hausstaubmilben, Tierhaare, Nahrungsmittel mit Entwicklung anderer *atopischer Erkrankungen* (allergischer Schnupfen, allergisches Asthma, allergische Augenbindehautentzündung).
Atopie: genetisch bedingte Bereitschaft des Immunsystems, auf Allergene mit einer gesteigerten IgE-Bildung zu reagieren.
Dermatitis: Hautentzündung, welche v. a. die Lederhaut betrifft.
Ekzem: Sammelbegriff für nichtinfektiöse, entzündliche Hauterkrankungen mit Epithelschädigung, die überwiegend mit Jucken einhergehen.
Teilweise werden „Dermatitis" und „Ekzem" gleichbedeutend benutzt.

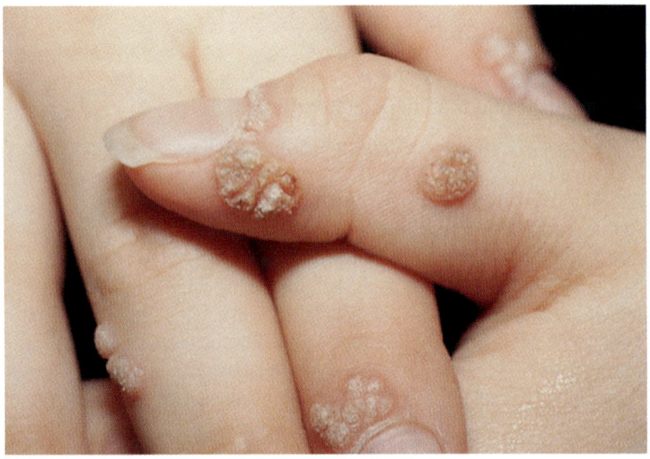

Abb. 17.21 Typisches Erscheinungsbild von Verrucae vulgares an den Fingern. [G550-002]

Krankheitsursachen und -entwicklung

Die **atopische Dermatitis** (➤ Abb. 17.22) hat eine genetische Basis (Erkrankungsrisiko bei einem betroffenen Elternteil 35 %, bei zwei betroffenen Elternteilen 70 %). Diese führt zu einer Fehlfunktion der Hautbarriere mit trockener Haut sowie verschiedenen Auffälligkeiten des Immunsystems (veränderte T-Helferzell-Aktivierung/Botenstoffproduktion, oft vermehrte IgE-Produktion). Der Barrieredefekt erleichtert außerdem das Eindringen von Allergenen.

Genetische Veranlagung und die verschiedensten endogenen und exogenen Einflussfaktoren (➤ Abb. 17.23) lösen dann die sichtbare Hautentzündung aus.

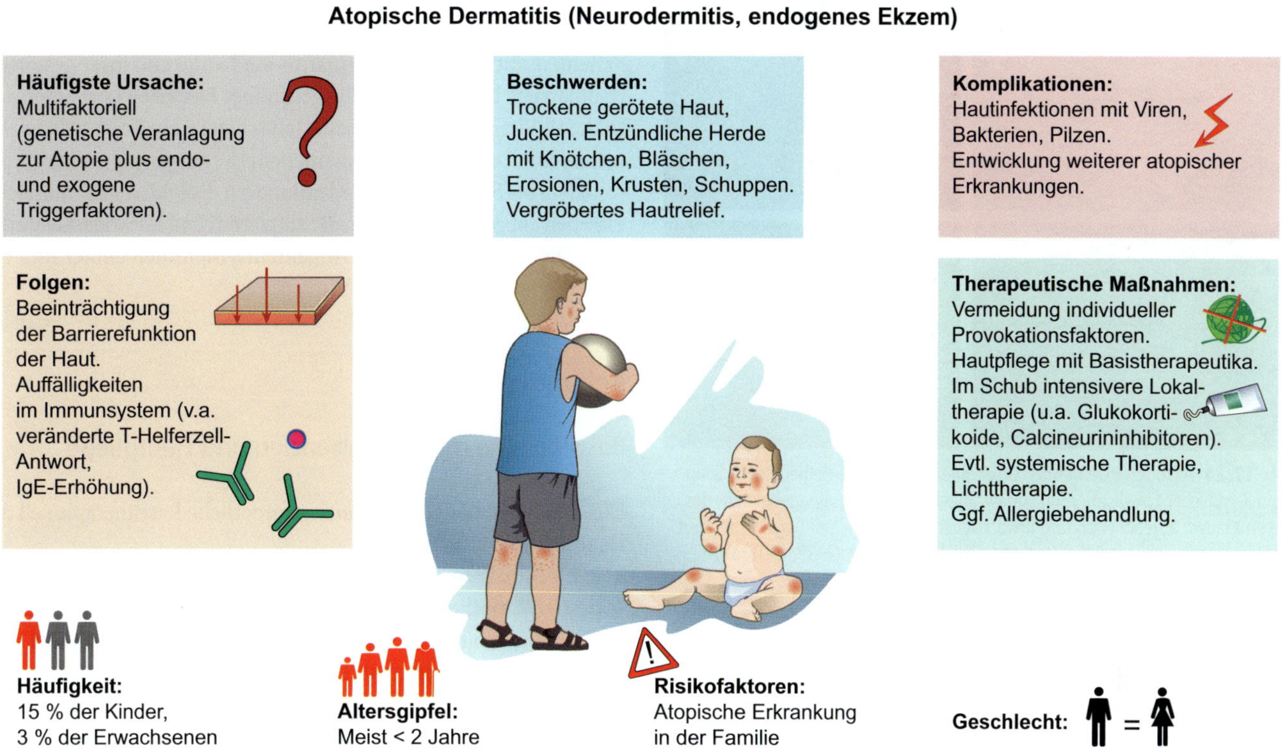

Abb. 17.22 Übersicht atopische Dermatitis. [L255]

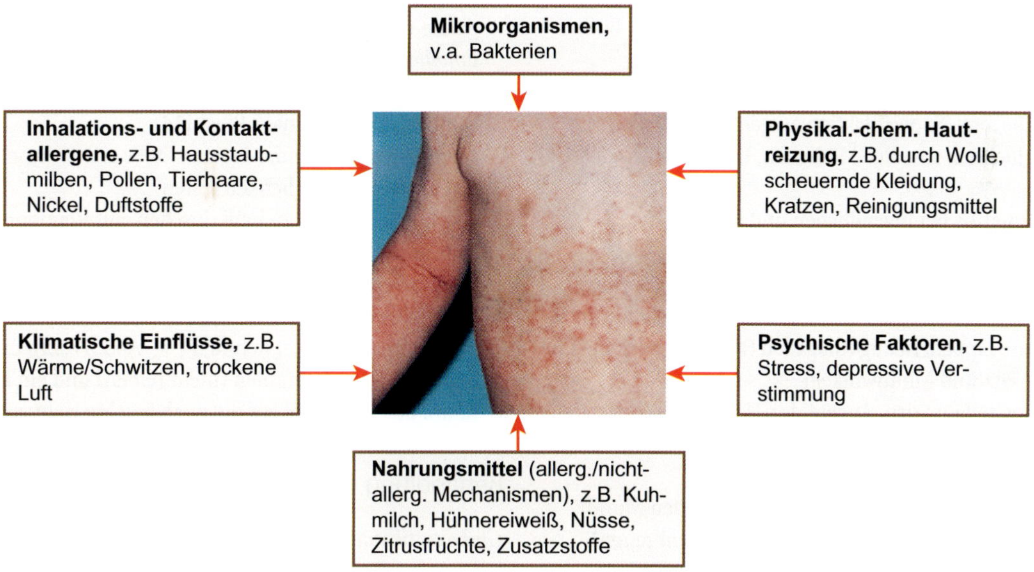

Abb. 17.23 Provokationsfaktoren der atopischen Dermatitis (Auswahl). [C113]

Klinische Zeichen und Diagnostik

Leitsymptome sind Juckreiz, sehr trockene Haut und je nach Lebensalter unterschiedlich ausgeprägte Ekzeme:

- Atopische Dermatitis bei Säuglingen (➤ Abb. 17.24)
  - Beginn oft um den dritten Lebensmonat
  - Stark nässender Charakter mit Rötungen, Bläschen, Erosionen und Krustenbildung („Milchschorf")
  - Zunächst an Wangen, Stirn und übrigem Kopf, erst später auch an Rumpf und Streckseiten der Extremitäten, Aussparung der Windelregion
  - Besserung oder Übergang in ein Ekzem des Kindesalters

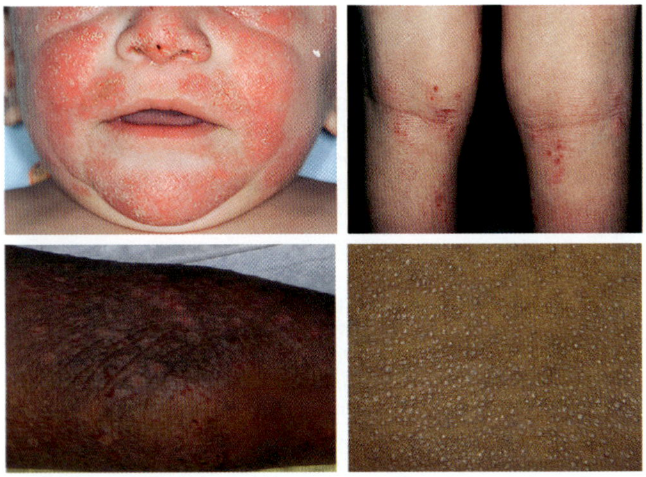

Abb. 17.24 Atopische Dermatitis. Links oben gerötete Herde bei einem Säugling mit typischer Lokalisation im Gesicht. Rechts oben sog. Beugenekzem des älteren Kindes, Jugendlichen und Erwachsenen. Unten Erscheinungsformen auf dunklerer Haut, dabei rechts unten papulöse Form. [T409, G939, G1003-002, E355-026]

- Atopische Dermatitis bei Kindern (➤ Abb. 17.24)
  - Rückgang des nässenden Charakters, stattdessen Verstärkung der entzündlichen Komponente und beginnende **Lichenifikation** (Vergröberung des Hautreliefs)
  - Insgesamt sehr trockene Haut **(Sebostase),** teils diffus gerötet und von feinen Schuppen bedeckt
  - Lokalisation v. a. Gesicht, Hals inkl. Nacken, große Gelenkbeugen (Ellenbeugen, Handgelenke, Kniekehlen), Hände, Fußrücken
  - Extremes Jucken mit Kratzattacken, dadurch evtl. Auslösung neuer Schübe, evtl. Superinfektion aufgekratzter Stellen
  - Durch den Juckreiz ständige Müdigkeit, Unleidlichkeit der Kinder
- Atopische Dermatitis bei Jugendlichen und Erwachsenen (➤ Abb. 17.24)
  - Entzündliche Infiltrationen und Lichenifikationen, kleine juckende Knötchen am ganzen Körper, ständiger starker Juckreiz, trockene Lippen, häufig Rhagaden (Hauteinrisse) an Ohrläppchenansatz und Mundwinkeln
  - Prädilektionsstellen: Stirn, Augenlider, Hals, oberer Brustbereich, Schultergürtel, große Gelenkbeugen, Hand- und Fußrücken
  - Charakteristische Begleitsymptome: Blässe um den Mund, **Hertoghe-Zeichen** (seitliche Lichtung der Augenbrauen), **Dennie-Morgan-Falte** (doppelte Unterlidfalte), **weißer Dermografismus** (Weißwerden der Haut auf mechanische Reizung)

Bei Menschen mit dunkler Hautfarbe sieht die entzündete Haut eher lila-grau als rot aus, sie haben öfter Papeln, die Linien an der Handinnenfläche sind ausgeprägter und es sind häufiger die Streckseiten und das Gesicht betroffen. [13]

Die Diagnose erfolgt in aller Regel klinisch.

Komplikationen

Patienten mit atopischer Dermatitis sind aufgrund ihrer gestörten Hautbarriere besonders anfällig gegenüber Bakterien (v. a. Staphylokokken), Viren, aber auch Pilzen. Gefürchtet ist ein **Eczema herpeticatum** durch eine Erstinfektion mit dem Herpes-simplex-Virus Typ 1 vor allem bei Säuglingen und Kleinkindern. Es bilden sich zahlreiche Bläschen am gesamten Körper, die aufplatzen und infektionsgefährdet sind. Die Infektion geht mit Allgemeinsymptomen einher und erfordert eine Behandlung mit Virostatika.

Behandlung

Basistherapie mit Emmollienzien und Hautpflege

Die .schubunabhängig auf Dauer erforderliche Basistherapie soll die Hautfunktionen verbessern:

- 2- bis 3-mal pro Tag den Körper mit einem individuell angepassten **Emolliens** (Basistherapeutikum, Vehikel-Substanzen ohne Wirkstoffe) eincremen: fetthaltige Salbengrundlage bei trockener, hydratisierende Öl-in-Wasser-Emulsion bei weniger trockener Haut. Das Präparat sollte möglichst keine Kontaktallergene (z. B. Duft-, Farbstoffe) enthalten [14]
- Bei älteren Kindern und Erwachsenen ggf. Präparate mit Harnstoffzusatz zur zusätzlichen Hydratisierung der Haut einsetzen. Bei kleinen Kindern evtl. eine sehr niedrige Harnstoffkonzentration versuchen (brennt anfänglich auf der Haut). Solche Präparate mit nicht pharmakologisch aktiven Wirkstoffen werden *Emollienzien plus* genannt [14]
- Bei starkem Juckreiz polidocanolhaltige Externa ausprobieren (z. B. Balneum Hermal® Plus) [14]
- Neue Produkte an einer kleinen Stelle an der Innenseite des Unterarms auf Verträglichkeit testen
- Nur kurz und nicht zu heiß duschen, auf Reinigungsprodukte ganz verzichten bzw. nur lokal anwenden
- Fingernägel kurz halten
- Regelmäßig Vollbäder mit rückfettenden Ölen (z. B. Balmandol®, Eucerin pH5 Ölbad®) nehmen (➤ Abb. 17.25), die Haut nach dem Baden trockentupfen (nicht reiben) und ein Basistherapeutikum oder Körperöl auf die noch feuchte Haut auftragen

Behandlung im akuten Schub

Glukokortikoide ➤ 12.2.3

Bei einem Schub zusätzlich (Substanzen ➤ Tab. 17.2): [13], [14]

- Bei einem milden Schub sind 1- bis 2-mal täglich zusätzlich lokale schwächer wirksame Glukokortikoide (z. B. Alfason® 0,1 % Creme) Mittel der Wahl. Bei unzureichender Wirkung, in Hautgebieten, in denen Glukokortikoide möglichst wenig/kurzzeitig angewandt werden sollen (z. B. Gesicht), oder zur Einsparung von Glukokortikoiden sind die topischen **Calcineurininhibitoren** Pimecrolimus und Tacrolimus (z. B. Elidel®/Protopic®, ab 3 Monaten bzw. 2 Jahren) möglich, die als Immunmodulatoren die Funktion der T-Lymphozyten beeinflussen. Nach Abklingen des Ekzems kann

zur Rezidivvermeidung (sog. **proaktive Therapie**) z. B. über drei Mo. zweimal wöchentlich mit Glukokortikoiden oder Calcineurininhibitoren weiterbehandelt werden, um Rezidive zu vermeiden.
- Bei einem mittelschweren Schub sind lokal stärker wirksame Glukokortikoide (z. B. Momecutan® Fettcreme) und/oder topische Calcineurininhibitoren angezeigt.
- Bei einem schweren Schub können systemische Therapien angezeigt sein. Orale Glukokortikoide kommen kurzzeitig zum Durchbrechen eines schweren Schubes in Betracht. Seit langem zugelassen bei schwerer atopischer Dermatitis v. a. bei Erwachsenen ist Ciclosporin A. Neuere Optionen mit altersabhängiger Zulassung sind monoklonale Antikörper gegen Interleukin/-rezeptoren (Dupilumab, z. B. Dupixent®, Tralokinumab, z. B. Adtralza®, alle s.c.-Injektion), und Januskinasehemmer (Abrocitinib, z. B. Cibinqo®, Baricitinib, z. B. Olumiant®, Upadacitinib, z. B. Rinvoq®, ➤ 2.5.8, ➤ 14.2.3).
- Nach dem Prinzip „feucht auf feucht" werden im akuten Stadium kurzzeitig feuchte, kühle Umschläge aufgetragen, ggf. mit Antiseptikum wie z. B. Octenisept®. Keine fetthaltigen Externa.
- Bakterielle Sekundärinfektionen (sog. Superinfektionen) werden mit lokalen Antiseptika, bei schwerer Ausprägung mit systemischer Antibiotikagabe behandelt.
- Eine Lichttherapie (Fototherapie) kann bei Jugendlichen und Erwachsenen mit mittelschwerer bis schwerer atopischer Dermatitis unterstützend eingesetzt werden, darf aber nicht mit topischen Calcineurininhibitoren oder Ciclosporin A kombiniert werden.

Vermeidung von Auslösefaktoren

Individuelle Auslösefaktoren sollen für jeden Betroffenen erkannt und möglichst gemieden werden. [14]

Ernährungstherapie

Eine besondere Diät ist nicht erforderlich, insbesondere ist von „Pauschaldiäten" abzuraten. Nahrungsmittelallergien vom Typ I (bei Kindern besonders häufig auf Milch, Ei, Weizen, Soja ➤ 12.3) oder Verschlechterung des Hautzustands nach etwa einem Tag auf bestimmte Lebensmittel sind aber nicht selten. Sinnvoll ist das Führen eines Ernährungs-, Lebensstil- und Juckreiztagebuchs, um solche Zusammenhänge zu objektivieren. Bei nachgewiesener Unverträglichkeit soll der Betroffene die entsprechenden Nahrungsbestandteile meiden (Vorsicht – evtl. versteckt auch in Fertigprodukten, ➤ 12.3). Bei Kindern empfiehlt sich bei Unverträglichkeit von Kuhmilch, Ei und Weizen eine erneute Testung nach 1–2 Jahren Karenz.

Allergiebehandlung

Allergien werden nach den üblichen Grundsätzen behandelt (➤ 12.2.2).

Weitere pflegerische Betreuung

Pflegefachpersonen führen die angeordnete Lokaltherapie behutsam durch bzw. leiten Betroffene dazu an (➤ 17.2.2). Kinder werden altersentsprechend mit in die Behandlung einbezogen. Dabei beobachten die Pflegenden auch die Stimmungslage des Patienten, zeigen Verständnis und machen Mut.

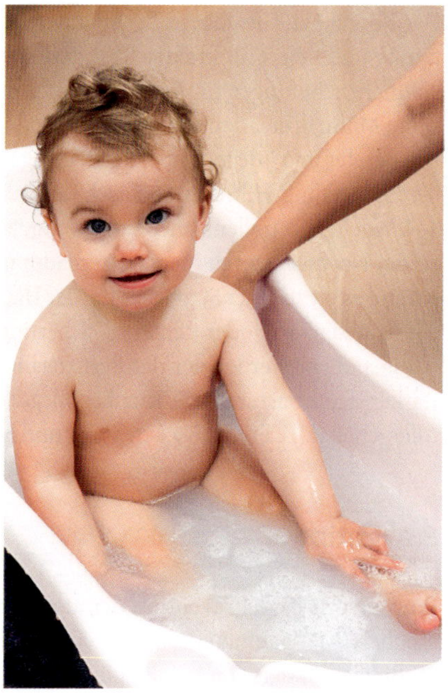

Abb. 17.25 Kleinkind in einem rückfettenden Ölbad. [K115]

Sie führen im Rahmen der Hautbehandlung eine differenzierte Hautbeobachtung durch, um den Behandlungserfolg zu überprüfen. Gegebenenfalls ist auch das Anfertigen von Fotos sinnvoll.

Durch regelmäßige Temperaturkontrollen kann eine Sekundärinfektion (sog. Superinfektion) frühzeitig erkannt werden.

Beratung

Beratungsinhalte betreffen besonders den häufig unerträglichen Juckreiz. Pflegefachpersonen informieren über Möglichkeiten, den Juckreiz zu lindern und Sekundärinfektionen zu vermeiden (➤ 17.1.2, ➤ Abb. 17.26).

Zu vermeiden sind extreme Kälte und Hitze, Sportarten mit starkem Schwitzen und Schwimmen in chlorhaltigem Wasser, da diese den Juckreiz verstärken können. Insgesamt ist körperliche Betätigung aber wichtig für das Allgemeinbefinden.

Bei der Kleidung sollte auf Textilien aus Wolle verzichtet und stattdessen nicht reizende Kleidung aus Baumwolle bevorzugt werden. Empfehlenswert ist bei Kindern mit schwerer atopischer Dermatitis ggf. auch Wäsche mit eingearbeitetem Silberfaden. Diese silbernitrathaltige Kleidung wirkt antibakteriell und juckreizlindernd.

Da viele Betroffene in Stress- und Krisenzeiten eine Verschlechterung der Hautsituation erleben, beraten Pflegende zu Entspannungstechniken und Maßnahmen zur Stressprävention. Evtl. ist eine Verhaltenstherapie sinnvoll.

Pflegefachpersonen leiten ggf. zur s. c-Injektion an.

Impfungen sollten nach den Impfempfehlungen der STIKO durchgeführt werden, möglichst aber nicht im akuten Schub.

17

Der Kontakt zu Gleichbetroffenen unterstützt die Krankheitsbewältigung und liefert oft praktische Ratschläge. Strukturierte interdisziplinäre Schulungen für Betroffene und Angehörige sind eine wirksame Maßnahme, denn hier lernen sie durch Ärzte, Psychologen, Diätberater und Pflegefachpersonen den ganzheitlichen Umgang mit der Erkrankung. Hilfreich sind auch stationäre Rehamaßnahmen von 4–6 Wochen in pollenarmer Umgebung, z. B im Hochgebirge oder an der Nordsee. Durch Meerwasserbäder und natürliches UV-Licht kommt es oft zu einer Stabilisierung der Haut. Kuranträge werden bei der Krankenkasse oder Rentenversicherung gestellt.

Jugendliche werden vor der Berufswahl beraten, dass Berufe mit starker Hautbelastung (z. B. Krankenpflege) oder Kontakt zu potenten Allergenen (z. B. Frisör, Bäcker, Maler und Lackierer) ungünstig sind.

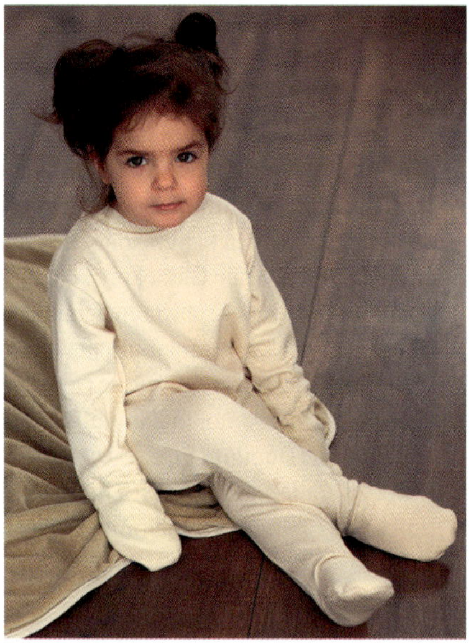

Abb. 17.26 Neurodermitis-Overall für Säuglinge und Kleinkinder mit integrierten Handschuhen und Fußteilen. Nachts angezogen soll er verhindern, dass sich das Kind bei Juckreiz Hautdefekte kratzt. [V701]

Prävention

Eine zuverlässige Prävention der atopischen Dermatitis ist nicht möglich (Maßnahmen der Allergieprävention empfohlen ➤ 12.3). Studien zur Frage, ob bei Säuglingen die tägliche Emmolenzientherapie ab den ersten Lebenswochen das Risiko einer atopischen Dermatitis vermindert, zeigten uneinheitliche Ergebnisse [14].

17

17.5 Kontaktekzeme

DEFINITION

Kontaktekzem *(Kontaktdermatitis):* lokal begrenzte Hautentzündung infolge einer Unverträglichkeitsreaktion, beim **irritativ-toxischen Kontaktekzem** durch direkten Kontakt der Haut mit hautreizenden Substanzen, beim **allergischen Kontaktekzem** nach Kontakt der Haut mit einer Substanz, auf die der Betroffene allergisch ist. Nach zeitlichem Verlauf unterteilt in **akute, subakute und chronische Kontaktekzeme.** Mit ca. 15–20 % häufige Erkrankung. Prognose bei Meiden der ursächlichen Substanz gut.

Krankheitsursachen und -entwicklung

Die häufigeren **irritativ-toxischen Kontaktekzeme** entwickeln sich nach direktem Kontakt mit hautreizenden Substanzen. Dazu gehören Laugen, Säuren, Lösungsmittel, anorganische Öle wie Schmieröle, Friseurchemikalien, pflanzliche Stoffe (Zitrusschalen, verschiedene Gemüse), Urin, Stuhl. Entsprechend gibt es Berufsgruppen mit häufigem Vorkommen irritativ-toxischer Kontaktekzeme wie z. B. Maurer, Friseure, Maler/Lackierer und auch Pflegende.

Das seltenere **allergische Kontaktekzem** (u. a. durch berufliche Allergene, Pflasterklebstoff, Nickel in Schmuck) ist überwiegend eine Typ-IV-, selten eine Typ-I-Allergie (➤ 12.3). Hier muss also vor den Beschwerden eine Sensibilisierung gegen das Allergen stattgefunden haben.

Klinische Zeichen und Diagnostik

Klinisch sind irritativ-toxische und allergische Kontaktekzeme kaum zu unterscheiden:

- Beim akuten Kontaktekzem bildet sich innerhalb von Stunden eine Hautrötung und bei stärkerer Ausprägung zahlreiche, eher brennende als juckende Bläschen (➤ Abb. 17.27). Die Blasen platzen und hinterlassen nässende Läsionen, die verkrusten und abheilen, falls die auslösende Substanz gemieden wird. Das irritativ-toxische Kontaktekzem ist auf die Stelle des Kontakts beschränkt, beim allergischen Kontaktekzem sind Streuherde möglich.
- Das chronische Kontaktekzem beginnt allmählich mit Hauttrockenheit und Rötung, bis zum Vollbild kann sich der Prozess über Jahre hinziehen. Die irritierenden Substanzen bzw. Allergene führen zu einer Störung der Hautbarriere, wodurch wiederum vermehrt schädigende Substanzen eindringen können, die einen chronischen Entzündungsprozess in der Haut unterhalten. Bei fortdauerndem Kontakt bildet sich eine verdickte, schuppende Haut mit vergröbertem Hautrelief, Rhagaden (Hauteinrissen) und entzündungsbedingten Pigmentverschiebungen. Begleitet werden die Hautveränderungen von starkem Juckreiz.

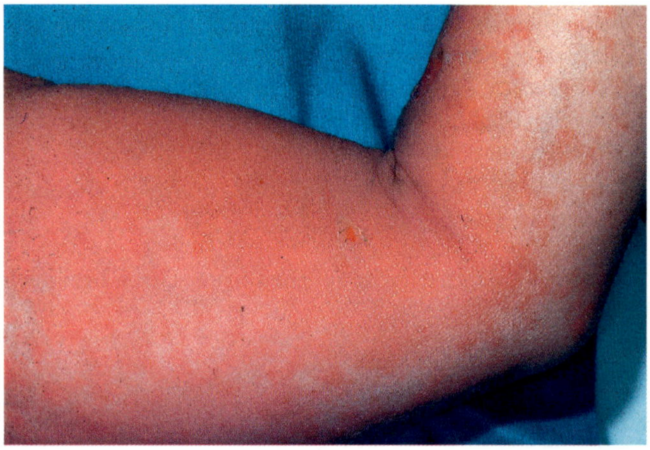

Abb. 17.27 Allergisches Kontaktekzem. [T427]

Die Diagnose wird aufgrund der typischen Klinik, der Anamnese, einer Allergietestung und ggf. einer Hautbiospie gestellt. Oft ist es schwierig, die auslösende Substanz oder das verursachende Allergen zu finden und damit zwischen irritativ-toxischem und allergischem Kontaktekzem zu unterscheiden.

Behandlung

Wichtigste therapeutische Maßnahme beim Kontaktekzem ist das Meiden der irritativen Substanz beziehungsweise des auslösenden Allergens.

Wichtig sowohl in der Therapie als auch in der Prävention ist eine regelmäßige und an den Hautzustand angepasste Basistherapie. Sie bessert Entzündung und Pruritus und unterstützt die Wiederherstellung der physiologischen Hautfunktion. [15]

Akute Kontaktekzeme sprechen schnell auf glukokortikoidhaltige Lokaltherapeutika an. Bei akuten Ekzemen sind i. d. R. Gele, Lotionen oder Cremes günstig. Bei starkem Juckreiz können Antihistaminika oral gegeben werden, bei sehr ausgeprägten Befunden kurzzeitig systemische Glukokortikoide. Auch bei chronischen Kontaktekzemen stehen lokale Glukokortikoide an erster Stelle, jedoch in einer fetthaltigeren Grundlage (Salbe). [15] Bei starker Verhornung wird zuerst mit Salizylsäurepräparaten entschuppt, damit die Glukokortikoide bis zu ihrem Wirkort eindringen können.

Windeldermatitis und Inkontinenz-assoziierte Dermatitis

Windeldermatitis beim Säugling und **Inkontinenz-assoziierte Dermatitis** *(IAD)* sind Sonderformen der irritativ-toxischen Kontaktdermatitis. Das feucht-warme Milieu, Urin- und Stuhlkontakt (insbesondere bei Diarrhö) in Verbindung mit mechanischer Reibung und ungeeigneten Reinigungs- und Pflegeprodukten lassen die Hornschicht aufquellen und schädigen die Schutzbarriere der Haut. Es kommt zu einer Rötung im gesamten Intimbereich, nachfolgend zu Papelbildung und Schuppung bis zu nässenden Erosionen. Mikroorganismen können leichter eindringen, eine bakterielle Sekundärinfektion (sog. Superinfektion) führt zur Impetigo (➤ 17.3), eine mykotische zum Windelsoor (➤ 17.3).

Wichtigste Behandlungsmaßnahme ist häufiges Wickeln, am besten alle zwei Stunden über den Tag und einmal in der Nacht. Die Haut wird mit klarem Wasser gereinigt, danach trocken getupft oder vorsichtig geföhnt. Falls möglich wird das Kind täglich 1–2 Std. ohne Windel gelassen. Zur Entzündungshemmung und Linderung des Juckreizes sind ggf. Sitzbäder mit Schwarztee oder unter Zusatz von synthetischen Gerbstoffen (z. B. Tannolact®) möglich.

Bei Erwachsenen wird die Inkontinenzversorgung häufig erneuert. Die Hautreinigung erfolgt schonend und mit weichen Materialien. Eingetrocknete Stuhlreste können mit einem feuchten Einmalwaschlappen aufgeweicht werden. Nach Möglichkeit werden zumindest zeitweise größere Vorlagen statt Inkontinenzslips verwendet. Evtl. ist ein Blasendauerkatheter notwendig, bis die Dermatitis abgeheilt ist.

Bei Sekundärinfektionen mit Bakterien oder Pilzen ist auf Arztanordnung eine zusätzliche Behandlung mit antibiotischen bzw. antimykotischen Externa notwendig.

Schutz der Haut vor Urin und Stuhl

Eine wichtige präventive Maßnahme ist der Schutz der Haut vor Urin und Stuhl. Dafür stehen heute moderne Hautschutzprodukte zur Verfügung (z. B. Menalind® professional protect, Linola® Hautschutzcreme, Cavilon® Hauschutzcreme, TENA-Barrier Cream®), die die Feuchtigkeit zuverlässig von der Haut fernhalten, aber die Hautporen nicht verstopfen und die Hautatmung nicht behindern. Sie werden, oft nur alle 2–3 Tage, sehr dünn auf die Haut aufgetragen und hinterlassen einen transparenten Schutzfilm. Durch Waschen wird der Film nach und nach entfernt und muss erneuert werden. Weiche Zinkpaste hat ebenfalls eine hautschützende Wirkung, trocknet die Haut aber eher aus. Außerdem behindert sie die Hautatmung, hemmt u. U. die Aufnahmefähigkeit der Windel/Inkontinenzversorgung und muss bei jeder Reinigung entfernt und erneuert werden. [1]

Weitere pflegerische Betreuung

Pflegefachpersonen unterstützen den Patienten ggf. beim Aufbringen der Lokaltherapeutika (➤ 17.2.1). Sie geben außerdem Ratschläge für den Umgang mit Juckreiz (➤ 17.1.2).

Prävention

Auf klebende Verbandmaterialien wird nach Möglichkeit verzichtet. Stattdessen können Wundauflagen mit hautfreundlicher Silikonbeschichtung verwendet oder die Wundauflage mit Mullbinde oder Schlauchmull fixiert werden.

Pflegende vermeiden zum Eigenschutz Hautkontakt zu Substanzen, die erfahrungsgemäß hautreizend wirken oder besonders häufig Allergien hervorrufen, z. B. durch das Tragen von Handschuhen. Die Handschuhe sollten aber nicht länger als nötig getragen werden, da sie ein feuchtes Klima schaffen. In gefährdeten Berufen sind außerdem konsequenter Hautschutz und Hautpflege wichtig.

17.6 Psoriasis

DEFINITION

Psoriasis *(Schuppenflechte):* chronisch-entzündliche, autoimmun (mit-)bedingte Hauterkrankung mit meist schubweisem, selten kontinuierlichem Verlauf, gekennzeichnet durch gesteigerte Zellneubildung der Oberhaut und daraus resultierend schuppende Herde. Betrifft ca. 2 % der Bevölkerung mit einem ersten Altersgipfel bei 20–30 und einem zweiten bei 50–60 Jahren.

Krankheitsursachen und -entwicklung

Die **Psoriasis** ist multifaktoriell verursacht:

- Eine genetische Veranlagung führt zu einer erhöhten Entzündungsbereitschaft der Haut mit einer überschießenden Abwehrreaktion.
- Damit eine Psoriasis bzw. ein Schub ausbricht, sind jedoch zusätzliche äußere und/oder innere Triggerfaktoren erforderlich. Dies sind u. a.
  - Mechanische und chemische Hautreize, beispielsweise Verletzungen, enge Kleidung, Sonnenbrand, Reinigungsmittel

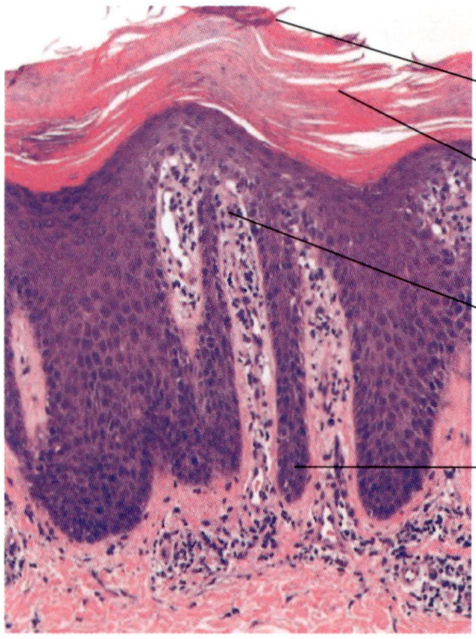

Abb. 17.28 Histologischer Befund bei Psoriasis. [E730-004]

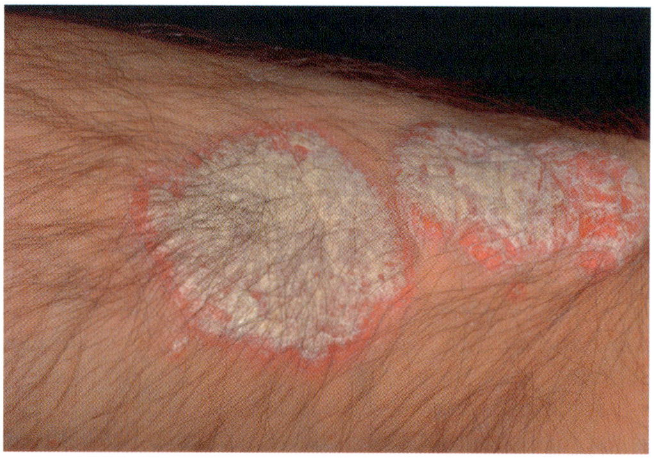

Abb. 17.29 Psoriasisherde mit typischer scharfer Begrenzung und silbrig-weißen Schuppen auf gerötetem Grund. [R285]

- Infektionen, v. a. Streptokokkeninfektionen der oberen Luftwege
- Alkoholkonsum, Rauchen
- Medikamente (z. B. β-Blocker, Lithium)
- Psychische Faktoren, etwa Stress
- Klimatische Einflüsse (Verschlechterung im Herbst/Winter)

Aktivierte Lymphozyten wandern in die Haut ein und führen zu einer sich selbst unterhaltenden Entzündungsreaktion mit starker Vermehrung der Keratinozyten (hornbildende Zellen) und übermäßiger Verhornung (➤ Abb. 17.28).

Die Psoriasis betrifft jedoch nicht nur Haut und Nägel. Etwa 20 % der Betroffenen haben gleichzeitig eine Gelenkentzündung **(Psoriasisarthritis),** auch weitere Autoimmunerkrankungen wie etwa chronisch-entzündliche Darmerkrankungen treten gehäuft auf. Außerdem ist das Risiko für bestimmte Herz-Kreislauf- und Stoffwechselerkrankungen erhöht, möglicherweise durch Entzündungsbotenstoffe.

Nicht auf die Haut begrenzt

Die Psoriasis wird heute als systemische chronisch-entzündliche Erkrankung angesehen.

Klinischer Befund und Diagnostik

Die Psoriasis kann in verschiedene klinische Formen eingeteilt werden, von denen die **Psoriasis vulgaris** *(Plaque-Psoriasis)* weitaus am häufigsten ist. Die Herde sind typischerweise schmerzlos, jucken aber oft. Sie sind scharf begrenzt, entzündlich gerötet und mit charakteristischen silbrig glänzenden Schuppen bedeckt (➤ Abb. 17.29). Symmetrisch verteilt können die Einzelherde wenige Millimeter bis über handtellergroß sein (➤ Abb. 17.30). Prädilektionsstellen sind die Streckseiten der Extremitäten (Ellenbogen, Knie, Steißregion und der behaarte Kopf). Typisch ist auch ein Befall um den Bauchnabel und der Analfalte. Bei Menschen mit dunkler Hautfarbe können die verhornenden Herde rötlich, aber auch lila-braun sein und sowohl Hypo- als auch Hyperpigmentierungen auftreten.

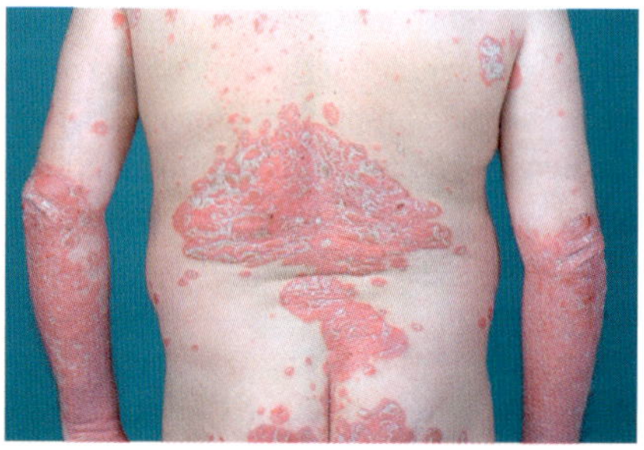

Abb. 17.30 Ausgeprägte Psoriasis vulgaris. [G864]

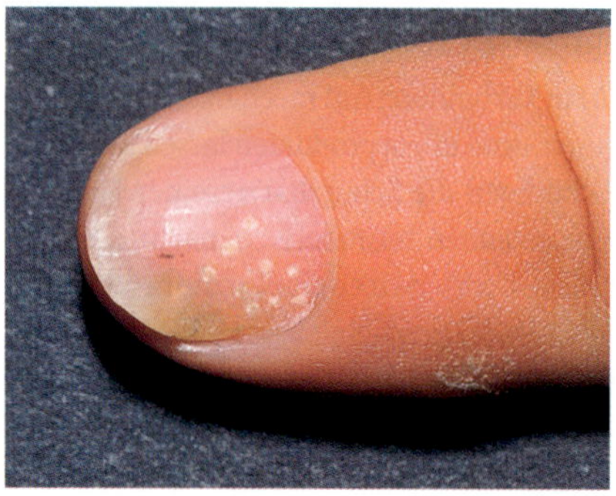

Abb. 17.31 Nagelpsoriasis mit Tüpfeln, Ölfleck und Lösung des distalen Nagelendes vom Nagelbett. [M123]

Bei Kindern zeigen sich v. a. nach Infektionen exanthemartige Bilder mit punktförmigen Hautveränderungen.

Ungefähr 40 % der Betroffenen haben Nagelveränderungen (➤ Abb. 17.31), v. a. **Ölflecke** (bräunliche Flecken), **Tüpfelnägel** (kleine Eindellungen), **Krümelnägel** (zuerst Verdickung, dann Zerfall des Nagels), Splitterblutungen.

Die Diagnosestellung ist meist klinisch aufgrund der **Psoriasisphänomene** möglich:

- **Kerzenwachsphänomen.** Kratzen an einem Psoriasisherd führt zu wachsartigen Schuppen, die an Kerzenwachs erinnern.
- **Phänomen des letzten Häutchens.** Beim Weiterkratzen erscheint unter den wachsartigen Schuppen ein dünnes, glänzendes Häutchen.

- **Phänomen des blutigen Taus** *(Auspitz-Phänomen)*. Ein weiteres Kratzen führt zur Verletzung des Häutchens und Eröffnung der oberen Lederhaut, es kommt zu punktförmigen Blutungen aus den Kapillaren.
- **Köbner-Phänomen** *(isomorpher Reizeffekt)*. Mechanische Reizung, beispielsweise Kratzen, provoziert neue Psoriasisherde.

Im Zweifel kann eine Biopsie mit nachfolgender histologischer Untersuchung helfen.

Behandlung

Individuelles Therapiekonzept

Wie bei jeder chronischen Erkrankung wird das Therapiekonzept an die individuelle Patientensituation angepasst. Dabei werden Schwere und Verlaufsform der Psoriasis berücksichtigt, aber auch Leidensdruck, Therapieadhärenz, Vortherapien und Komplikationen, Begleiterkrankungen und nicht zuletzt das soziale Umfeld.

Psoriasis-Basistherapie

Bei Menschen mit Psoriasis ist eine sorgfältige tägliche Basishautpflege, auch im erscheinungsfreien Intervall, unverzichtbar. Dazu bieten sich rückfettende wirkstofffreie Salbengrundlagen (z. B. Dexeryl®) oder harnstoffhaltige Lotionen (z. B. Excipial® U Lipolotio, ISO-UREA Milch) an. Zur gezielten Beseitigung von Schuppenauflagerungen stehen Salizylsäurepräparate 3–10 % (z. B. Squamasol®) zur Verfügung. Diese unterstützen auch das Eindringen von therapeutischen Wirkstoffen.

Hautreinigung und -pflege, Haarpflege

Die erkrankte Haut benötigt eine angepasste Reinigung und Pflege, hautschädigende Noxen sollen vermieden werden:

- Hautreinigung mit Syndets ohne Farb-, Duft- und Konservierungsstoffe und mit einem pH-Wert von 5–6 (z. B. pH5-Eucerin®, Dermowas®)
- Auf die Hautsituation abgestimmte Hautpflege
- Haarwäsche mit einem milden Shampoo (z. B. Physiogel®), bei stärkerer Kopfschuppung mit einem Zink-Pyrithion-haltigen Shampoo (z. B. von Head & Shoulders®)
- Anlegen einer Kopfkappe (➤ Abb. 17.32) mit einem Lokaltherapeutikum bei Beteiligung der Kopfhaut
- Kurzhalten der Nägel, möglichst keine Nagelirritationen z. B. durch Feuchtarbeiten, Hand- und Nagelpflege mit fettenden Produkten
- Nach Möglichkeit Vermeiden enger Kleidung, Chemikalien, starker Austrocknung der Haut, Sonnenbrand und Verletzungen

Medikamentöse Behandlung der leichten Psoriasis

Eine leichte Psoriasis wird durch Lokaltherapeutika behandelt. Hauptwirkmechanismen sind Entzündungshemmung und verminderte Zellteilung der Keratinozyten in der Oberhaut (Substanzen ➤ Tab. 17.2): [16], [17]

- **Glukokortikoide** (➤ 12.2.3). Sowohl als Monotherapie (z. B. Advantan®) als auch in Kombination mit Vitamin D_3 (z. B. Daivobet®)
- **Calcineurininhibitoren** (z. B. Elidel®, Protopic®). Vor allem nach kurzzeitiger Vortherapie mit Glukokortikoiden, zur Erhal-

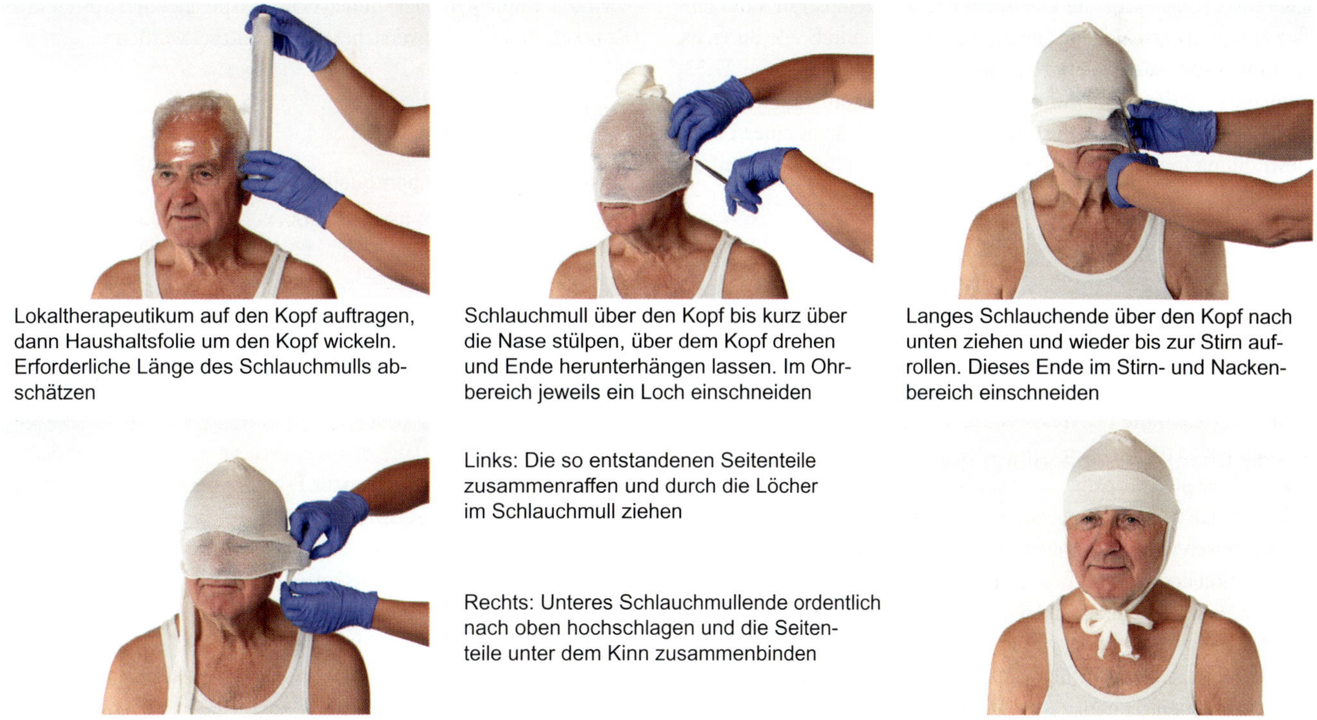

Lokaltherapeutikum auf den Kopf auftragen, dann Haushaltsfolie um den Kopf wickeln. Erforderliche Länge des Schlauchmulls abschätzen

Schlauchmull über den Kopf bis kurz über die Nase stülpen, über dem Kopf drehen und Ende herunterhängen lassen. Im Ohrbereich jeweils ein Loch einschneiden

Langes Schlauchende über den Kopf nach unten ziehen und wieder bis zur Stirn aufrollen. Dieses Ende im Stirn- und Nackenbereich einschneiden

Links: Die so entstandenen Seitenteile zusammenraffen und durch die Löcher im Schlauchmull ziehen

Rechts: Unteres Schlauchmullende ordentlich nach oben hochschlagen und die Seitenteile unter dem Kinn zusammenbinden

Abb. 17.32 Anlegen einer okklusiven Kopfkappe nach Auftragen eines Lokaltherapeutikums auf die Kopfhaut. [K115]

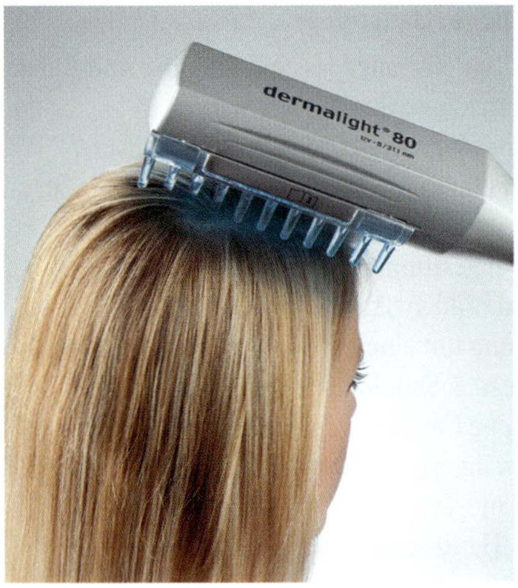

Abb. 17.33 Lichttherapie. Lichtkamm zur Behandlung der Kopfhaut und kleinerer Hautpartien. [V732]

tungs- und Intervalltherapie. Besonders in Gesicht, Leisten und Genitoanalbereich, da keine Hautatrophien als Nebenwirkungen
- **Vitamin-D_3-Präparate** (z. B. Curatoderm®, Calcipotriol Hexal®). Nicht gleichzeitig mit Salizylsäurepräparaten wegen eines Wirkungsverlusts des Vitamin D_3
- **Synthetische Teerabkömmlinge** wie etwa Dithranol (nur als Substanz erhältlich). Gut wirksam, aber wegen Verfärbungen im ambulanten Bereich selten eingesetzt
- **Tazaroten,** ein Retinoid. Zur lokal begrenzten Anwendung, auch in Kombination mit Glukokortikoiden. Während der Behandlung keine übermäßige UV-Exposition

Physikalische Therapie

Lichttherapie

Die Psoriasis spricht oft auf Lichttherapie (Fototherapie) an. Zum Einsatz kommen verschiedene Spektren des UV-A- und UV-B-Bereichs, die mittels spezieller Lampen oder eines Lichtkamms (➤ Abb. 17.33) appliziert werden. In schweren Fällen ist eine Fotochemotherapie (**PUVA** = Psoralen + UV-A) möglich. Hier werden vor einer UV-A-Bestrahlung fotosensibilisierende Medikamente *(Psoralene)* auf die Haut aufgetragen oder oral verabreicht.

Lasertherapie

Ein Excimer-Laser erlaubt die gezielte UV-B-Bestrahlung einzelner Herde, entsprechend wird er v. a. bei umschriebenem Befall eingesetzt. Die Herde können nach mehrwöchiger Therapie völlig abheilen. [17]

Medikamentöse Behandlung der mittelschweren und schweren Psoriasis

Mittelschwere und schwere Psoriasis-Formen bedürfen einer systemischen Behandlung. Als Erstes werden i. d. R. Ciclosporin (z. B. Sandimmun Neoral®), Fumarsäure (z. B. Fumaderm®), Methotrexat (z. B. Lantarel®) und Retinoide wie Acitretin (z. B. Acicutan®) eingesetzt. Bei (zu erwartender) Erfolglosigkeit oder gleichzeitiger Psoriasisarthritis werden Biologika (➤ 14.2.3) gegeben, etwa Adalimumab (z. B. Humira®), Apremilast (z. B. Otezla®), Brodalumab (z. B. Enbrel®) oder Guselkumab (z. B. Tremfya®). [17]

Wegen teils ernster Nebenwirkungen erfordern alle systemischen Behandlungen regelmäßige ärztliche Kontrollen.

Besonderheiten bei Kindern und Jugendlichen

- Lokaltherapeutika erster Wahl bei Kindern und Jugendlichen sind Vitamin-D_3-Präparate, ggf. kombiniert mit einem Glukokortikoid. Für das Gesicht und die Hautfalten sind Calcineurininhibitoren als Kurzzeittherapie geeignet (alle ➤ Tab. 17.2).
- Glukokortikoide als Lokaltherapeutika sind empfehlenswert, allerdings sollten wegen möglicher systemischer Nebenwirkungen vorzugsweise mittelpotente Kortikoide der Gruppe 2 und 3 (➤ Tab. 17.2) eingesetzt werden.
- Bei mittelschwerer bis sehr schwerer Psoriasis wird systemisch behandelt, v. a. mit den Biologika Adalimumab, Ixekizumab und Secukinumab, ggf. auch mit Acitretin, Ciclosporin, Etanercept, Fumarsäure, Methotrexat oder Ustekinumab. [18]
- Eine zusätzliche Lichttherapie (Fototherapie) ist bei Unwirksamkeit der genannten Therapien und strenger Überwachung der Gesamtdosis grundsätzlich möglich.

Klimatherapie

Eine Klimatherapie über mindestens 4–6 Wochen hat oft einen günstigen Einfluss auf die Erkrankung, insbesondere als kombinierte Balneo-Klimatherapie z. B. am Toten Meer, an Nord- oder Ostsee und im Hochgebirge. Natürliche UV-Strahlung und Bäder in Salzwasser, welche entzündliche Botenstoffe aus der Hornschicht lösen, können eine längerfristige Remission und psychische Stabilisierung bewirken. Klimatherapien können beim entsprechenden Kostenträger (Kranken- oder Rentenversicherung) beantragt werden.

Psychosoziale Betreuung

Einschränkung der Lebensqualität

Eine Psoriasis bedeutet für die Betroffenen eine teils erhebliche Einschränkung der Lebensqualität mit Beeinträchtigung des Alltags- und Berufslebens, vor allem bei Befall sichtbarer Areale und schweren Verlaufsformen. So wird aus Schamgefühl verdeckende Kleidung getragen, Schwimmbadbesuche werden gemieden. Es resultiert ein geringes Selbstwertgefühl mit einem gestörten Körperbild. Psychische Störungen wie Depressionen, Alkohol- und Nikotinabusus finden sich statistisch häufiger als in der gesunden Bevölkerung.

Psychische Belastungen können die Psoriasis verstärken, einen Schub auslösen und den Teufelskreis von Jucken und Kratzen aufrechterhalten.

Pflegende begleiten die Betroffenen empathisch und sind Ansprechpartner in Krisenmomenten. Gleichermaßen Betroffene sind ebenfalls wertvolle Unterstützer bei der Krankheitsannahme und -bewältigung, weshalb der Kontakt zu einer Selbsthilfegruppe angeraten werden sollte.

Psychologische Begleitung zur Stärkung des Selbstwertgefühls und das Erlernen von Entspannungstechniken und Maßnahmen der Stressprävention können sinnvoll sein.

Beratung

Pflegende raten Patienten mit Psoriasis zur Teilnahme an einer strukturierten Schulung. Gut informierte Patienten können eher eine optimistische Grundeinstellung entwickeln, wenn sie wissen, wie die Krankheit gemanagt werden kann und was sie dazu beitragen können.

Grundsätzlich wird zu einer gesunden Lebensweise insgesamt geraten, z. B. zu körperlicher Bewegung, gesunder Ernährung, ggf. Gewichtsreduktion, Nikotinkarenz und geringem Alkoholkonsum.

17.7 Hautmale

Nävuszellnävus

DEFINITION

Nävuszellnävus *(Naevus pigmentosus, melanozytärer Nävus, Leberfleck, Muttermal):* nestförmige Anhäufung pigmentbildender Zellen (Nävuszellen oder Melanozyten) in der Haut.

Etwa 1 % der Neugeborenen hat einen angeborenen **Nävuszellnävus.** Sehr viel häufiger sind die erworbenen Nävuszellnävi, die sich ab der Kindheit entwickeln. Die klinische Erscheinungsform variiert von glatt über kugelig bis behaart.

Angeborene größere Nävi werden aufgrund des Entartungsrisikos und drohender Stigmatisierung meist kurz nach der Geburt operativ entfernt. Alternativ kann durch oberflächliches Abschleifen der beiden oberflächlichen Hautschichten **(Dermabrasio)** oder durch eine Laserbehandlung evtl. eine Aufhellung, aber meist keine vollständige Entfernung erreicht werden.

Verändern Nävuszellnävi ihre Form, Farbe, Größe oder Begrenzung, sind sie entzündet oder leicht verletzlich, müssen sie ebenfalls operativ entfernt werden.

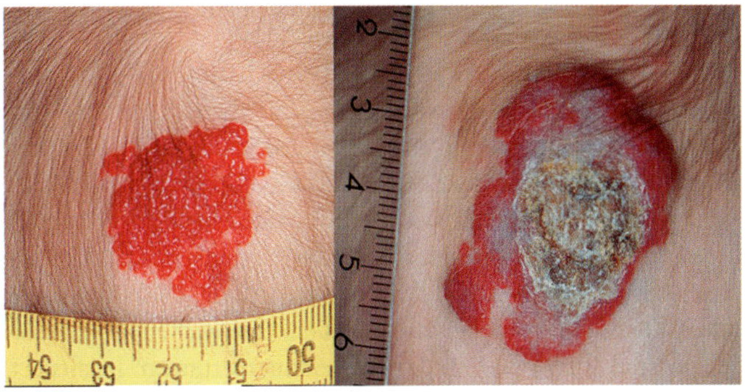

Abb. 17.34 Säuglingshämangiom. Links Säuglingshämangiom am behaarten Kopf. Rechts Rückbildung des Hämangioms in der Mitte zwei Monate später. [K314]

VORSICHT

Das **Risiko einer malignen Entartung** steigt mit Anzahl und Größe der Nävi. Bei multiplen Nävi sollten daher konsequenter Hautschutz und regelmäßige fachärztliche Kontrollen erfolgen. Pflegende leiten Patienten mit Nävi zur Selbstkontrolle nach der ABCDE-Regel an (➤ 17.8).

Gefäßtumoren

Feuermal

DEFINITION

Feuermal *(Naevus flammeus, Portweinfleck):* angeborene Fehlbildung oberflächlicher Blutgefäße in der Haut.

Feuermale kommen meist einzeln vor und sind oft einseitig v. a. in Gesicht, Stirn und Nacken lokalisiert. Form und Größe der scharf begrenzten Flecken variieren stark, die dunkelrote bis rot-violette Färbung ist durch einen Spatel wegdrückbar. *Mediale Feuermale* (z. B. im Nacken als sog. *Storchenbiss*) sind harmlos und bilden sich von selbst weitgehend zurück. *Laterale Feuermale* hingegen sind selten, häufig mit anderen Gefäßfehlbildungen etwa in Auge oder Gehirn sowie mit Fehlbildungs-Syndromen assoziiert und bilden sich nicht von selbst zurück. Bei Behandlungsbedürftigkeit hat sich mittlerweile eine Laserbehandlung durchgesetzt.

Hämangiom

DEFINITION

Hämangiom *(Blutschwamm):* schwammartiger, gutartiger Gefäßtumor mit Lokalisation vor allem in Kopf- und Nackenbereich. Vorkommen bei fast 5 % aller Neugeborenen und Säuglingen, Frühgeborene und Mädchen deutlich häufiger betroffen.

Bei **Hämangiomen** werden verschiedene Formen unterschieden:

- Das **kapilläre Hämangiom** (➤ Abb. 17.34) baut sich aus engen kapillären Blutgefäßen auf. Es ist der häufigste Gefäßtumor und tritt als hellrote Erhabenheit in Erscheinung. Kapilläre Hämangiome bilden sich in über 80 % der Fälle spontan zurück.
- Das **kavernöse Hämangiom** bildet aufgeweitete blutgefüllte Hohlräume und ist von hell- bis dunkelroter Farbe. Seine Rückbildungstendenz ist geringer.
- **Senile Hämangiome** sind kirschrot, harmlos und zeigen sich vor allem am Rumpf bei Frauen im mittleren bis höheren Alter.

Säuglingshämangiome (➤ Abb. 17.34) sind überwiegend kapilläre Hämangiome. Sie entwickeln sich oft im ersten Lebensmonat, wachsen bis zum zweiten Lebensjahr und bilden sich dann meist wieder zurück. Wegen dieser guten Rückbildungstendenz wird in der Mehrzahl der Fälle abgewartet. Eine Therapie erfolgt bei sehr auffälligen Hämangiomen mit drohender Stigmatisierung und bei Beeinträchtigung benachbarter Organe, etwa falls ein Hämangiom die Sicht oder die Nasenatmung behindert. Therapie erster Wahl ist die orale Behandlung mit dem β-Blocker Propanolol (z. B. Hemangiol®-Lsg.). Therapie der zweiten Wahl ist die Laser- oder Kryotherapie. [19]

17.8 Primäre bösartige Hauttumoren

DEFINITION

Primäre bösartige Hauttumoren *(Hautkrebs):* von der Haut selbst ausgehende bösartige Tumoren. **Basalzell- und Plattenepithelkarzinom** in Deutschland mit über 200.000 Neuerkrankungen jährlich bei weitem am häufigsten [20]. Beide werden auch als **weißer** *(heller, nicht-melanotischer)* **Hautkrebs** zusammengefasst und vom **malignen Melanom** als *schwarzem Hautkrebs* abgegrenzt.

Sonnenstrahlen wirken sich auf das seelische Befinden positiv aus und werden zudem für die Bildung des lebensnotwendigen Vitamin D in der Haut benötigt. Sie haben aber auch negative Seiten: die Hautalterung wird beschleunigt und das Risiko, später einen bösartigen Hauttumor zu entwickeln, steigt nach intensiver Sonnenexposition oder Sonnenbränden stark an.

Risikofaktor Sonneneinstrahlung

Für alle bösartigen Hauttumoren ist Sonneneinstrahlung ein wesentlicher Risikofaktor. Die Häufigkeit bösartiger Hauttumoren ist in den letzten Jahrzehnten stark gestiegen. Aufgrund veränderten Freizeitverhaltens und unzureichenden Sonnenschutzes in der Vergangenheit sowie durch einem Anstieg alter Menschen sind kurz- und mittelfristig weiter ansteigende Erkrankungszahlen zu erwarten.

KLIMA UND UMWELT

Aufgrund des Klimawandels („Miniozonlöcher", weniger Bewölkung) ist eine Zunahme der jährlichen Sonnenscheinstunden zu erwarten. Wichtigste Maßnahme zur langfristigen Minimierung der Hautkrebserkrankungen ist konsequenter Sonnenschutz z. B. durch Schaffen von Schattenplätzen, Anpassung von Tagesabläufen, Sonnenschutz jedes Einzelnen.

Entgegen landläufiger Ansicht erkranken auch Menschen mit dunkler Haut an bösartigen Hauttumoren, wenn auch erheblich seltener als Menschen mit heller Haut. Da die Tumoren schlechter erkennbar sind als auf heller Haut und seltener an sie gedacht wird, werden bösartige Hauttumoren bei Menschen mit dunkler Haut nicht selten erst spät diagnostiziert. Entsprechend benötigen auch Menschen mit dunkler Haut einen (an den Hauttyp angepassten) Sonnenschutz.

Prävention

Pflegefachpersonen informieren über schädliche Folgen einer zu hohen UV-Exposition und das damit verbundene erhöhte Risiko für bösartige Hauttumoren und beraten über Möglichkeiten der Prävention: [21]

- Langsames Gewöhnen der Haut an die Sonne im Frühjahr/im Urlaub
- Meiden der senkrecht einfallenden und damit besonders intensiven Sonnenstrahlen in der Mittagszeit (etwa von 11–16 Uhr, genauer: 2 Std. vor und nach dem lokalen Sonnenhöchststand)
- Tragen geeigneter Kleidung, Kopfbedeckung (besonders wichtig bei Säuglingen und Männern mit lichtem/fehlenden Kopfhaar), ggf. Sonnenbrille
- Auf unbedeckte Hautstellen 30 Min. vor einem Aufenthalt im Freien großzügiges (!) Auftragen einer Sonnenschutzcreme mit Sonnenschutzfaktor, der sowohl auf den Hauttyp als auch auf die Stärke der Sonneneinstrahlung abgestimmt ist. Apps, die den regionalen UV-Index angeben, können helfen, die Sonnenintensität einzuschätzen. Im Handel erhältliche Sonnenschutzcremes weisen Lichtschutzfaktoren zwischen 20 und 50+ auf. Erneutes Auftragen nach dem Baden und alle 2 Std.
- Unbedingtes Vermeiden von Sonnenbränden
- Keine Nutzung von Solarien
- Ggf. Schutz vor UV-Belastung am Arbeitsplatz (z. B. beim Schweißen)
- Inanspruchnahme der **Hautkrebs-Früherkennungsuntersuchungen** (sog. *Hautkrebs-Screening*) für Versicherte ab 35 Jahren alle zwei Jahre

Besonders wichtig ist der Schutz vor Sonneneinstrahlung bei Babys, Kleinkindern, hellhäutigen Menschen, Berufstätigen, die viel im Freien arbeiten, und Menschen, die Immunsuppressiva einnehmen.

Aufmerksam sein

Pflegefachpersonen sollten bei allen Pflegemaßnahmen, insbesondere bei der Körperpflege, die Haut der Patienten auf Veränderungen beobachten. Finden sich juckende oder blutende Hautveränderungen oder fallen Besonderheiten in der Pigmentierung und Größe auf, könnte sich dahinter ein maligner Hauttumor verbergen. Pflegende leiten die Patienten außerdem zur regelmäßigen Selbstkontrolle der Haut an.
In Zweifelsfällen muss immer ein Arzt hinzugezogen werden, der verdächtige Hautveränderungen ggf. operativ entfernt und einer histologischen Untersuchung zuführt.

17.8.1 Basalzellkarzinom

DEFINITION

Basalzellkarzinom *(Basaliom):* mit knapp ¾ der nicht-melanotischen Hautkrebserkrankungen nicht nur häufigster bösartiger Hauttumor, sondern häufigste Krebsart der hellhäutigen Bewohner in Nordeuropa überhaupt. [20] Lokalisation in über 80 % im Gesicht oberhalb der Linie Mundwinkel-Ohrläppchen. Manifestation in der Regel nach dem 50. Lebensjahr. Extrem seltene Metastasierung, daher früher als *semimaligne* bezeichnet. Von allen malignen Hauttumoren die beste Prognose bei vollständiger Entfernung.

Krankheitsursachen und -entwicklung

Basalzellkarzinome gehen von den basalen Schichten der Oberhaut oder der äußeren Wurzelscheide des Haarfollikels aus.

Hauptrisikofaktoren sind chronische UV-Schädigung der Haut und genetische Faktoren, seltener chemische Karzinogene (z. B. Arsen), physikalische Faktoren (z. B. Röntgenbestrahlung, Verbrennungen) oder eine systemische Immunsuppression. Entsprechend sind Basalzellkarzinome überwiegend an den „Sonnenterrassen" lokalisiert, also den Hautarealen, die häufig dem Sonnenlicht ausgesetzt sind (z. B. der Stirn).

Klinische Zeichen und Diagnostik

Am häufigsten sind knotige Basalzellkarzinome (➤ Abb. 17.35), vor allem im Gesicht: zunächst bildet sich ein kleines, hautfarbenes Knötchen mit einzelnen Teleangiektasien (Gefäßerweiterungen), das langsam größer wird mit einem erhabenen, perlschnurartigen Rand. Bei dunkler Haut sind die Teleangiektasien kaum erkennbar, nicht selten ist der Herd dunkler als die umliegende Haut. Es gibt aber auch flache (besonders am Rumpf) oder narbenförmige Basalzellkarzinome (➤ Abb. 17.35). Da das Basalzellkarzinom schmerzlos ist, fällt es häufig lange nicht auf. Immer verdächtig sind wiederholte Blutkrusten oder Schorf an der gleichen Stelle (durch Eröffnung der erweiterten Gefäße). In fortgeschrittenen Stadien ulzeriert das Basalzellkarzinom und wächst zerstörend in die Tiefe, setzt aber nur extrem selten Metastasen.

Die Verdachtsdiagnose wird klinisch gestellt, ergänzt z. B. durch Dermatoskopie. Bei fortgeschrittenen Karzinomen können MRT/CT sinnvoll sein (Eindringen in umgebende Knochen?).

Behandlung

Operative Therapien

Basalzellkarzinome werden, wenn irgend möglich, operativ entfernt, entweder mit ausreichend Sicherheitsabstand oder mit sparsamer Entfernung und nachfolgender histologischer Untersuchung *aller* Resektionsränder auf Tumorfreiheit (**mikrografisch kontrollierte Chirurgie** = *MKC*). Ggf. muss nachreseziert werden. Bei fortgeschrittenen Tumoren wird die Behandlung je nach Einzelfall interdisziplinär geplant. [22]

Nichtoperative Therapien

Falls der Patient inoperabel ist oder eine Operation aus anderen Gründen ausscheidet, kommen v. a. in Betracht:

- Strahlentherapie (➤ 2.5.11)
- Lokale Immun- oder Chemotherapie mit Imiquimod-Creme (z. B. Aldara®) bzw. 5-Fluorouracil (z. B. Efudix®)
- Fotodynamische Therapie (Auftragen einer lichtsensibilisierenden Substanz plus nachfolgende Lichttherapie)

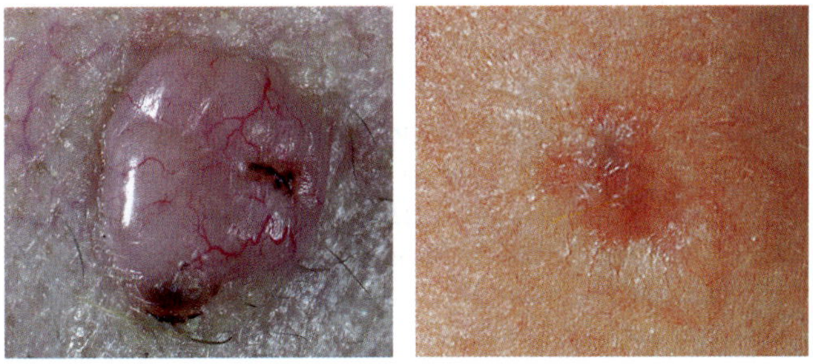

Abb. 17.35 Basalzellkarzinome. Links knotiges Basalzellkarzinom mit gut sichtbaren Teleangiektasien, rechts narbenförmiges Basalzellkarzinom. [G888, R240]

- Kryotherapie (Vereisung) mit flüssigem Stickstoff
- Lasertherapie
- (Systemische) zielgerichtete Therapien (etwa Vismodegib, z. B. Erivedge®) [22]

Weitere pflegerische Betreuung

Pflegefachpersonen führen die postoperative Wundbehandlung durch, angepasst an die durch die Operation entstandene Wunde. In dermatologischen Praxen und Kliniken führen sie ggf. weitere Behandlungen durch, z. B. die fotodynamische Therapie.

17.8.2 Plattenepithelkarzinom der Haut

DEFINITION

Plattenepithelkarzinom der Haut *(Stachelzellkarzinom, spinozelluläres Karzinom, veraltet: Spinaliom):* bei hellhäutigen Menschen zweithäufigster, bei Menschen mit dunkler Haut teilweise häufigster bösartiger Hauttumor durch Entartung epidermaler Keratinozyten. Erkrankung überwiegend älterer Menschen, Männer häufiger betroffen als Frauen. Vergleichsweise späte, bevorzugt lymphogene Metastasierung und relativ gute Prognose bei Plattenepithelkarzinomen sonnenexponierter Hautareale. Deutlich schlechtere Prognose bei UV-unabhängigen Plattenepithelkarzinomen der Lippen, Zunge oder Genitalregion.

Krankheitsursachen und -entwicklung

Hauptrisikofaktor beim **Plattenepithelkarzinom der Haut** ist die Gesamtdosis der UV-Strahlen im Laufe des Lebens in Abhängigkeit vom Hauttyp. Dementsprechend treten 90 % der Plattenepithelkarzinome an lichtexponierten Bereichen wie Gesicht und Kopf auf. Weitere ursächliche Faktoren können langjährige Wunden, Hautentzündungen und Narben (größere Bedeutung bei Menschen mit dunkler Haut), Einnahme von Immunsuppressiva (➤ 12.2.4) oder humane Papillomviren (HPV, ➤ 17.3, ➤ 17.8) sein.

Eine Kombination aus hochprozentigem Alkohol, Nikotin, schlechter Mundhygiene und ungesunder Ernährung erhöht das Risiko von Plattenepithelkarzinomen der Mundschleimhaut und Zunge.

Klinische Zeichen und Diagnostik

Ein Plattenepithelkarzinom kann sich auf veränderter oder normal aussehender Haut entwickeln. Es kann zu Beginn als kleiner schmerzloser Knoten oder als warzenähnliche Hautveränderung in Erscheinung treten. Wächst der Tumor weiter, wird er im Randbereich typischerweise sehr fest und wulstig, beginnt im Zentrum zu zerfallen (➤ Abb. 17.36) und kann spontan bluten.

Bei klinischem Verdacht erfolgt eine Biopsie mit histologischer Untersuchung zur Diagnosesicherung. Je nach Tumorgröße ist eine Ausbreitungsdiagnostik erforderlich, um eine Lymphknotenmetastasierung zu erfassen.

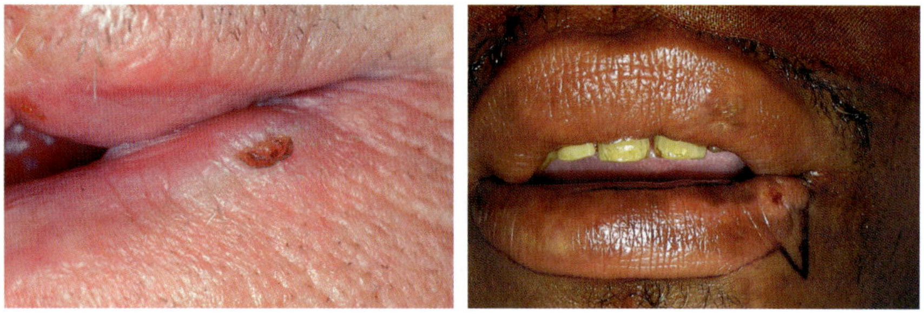

Abb. 17.36 Plattenepithelkarzinome der Unterlippe (rechts mit weiteren aktinischen Keratosen). [E433, G1299]

Behandlung

Bei einem invasiven Plattenepithelkarzinom ist die Therapiemethode der ersten Wahl eine Entfernung im Gesunden mit ausreichendem Sicherheitsabstand und mikroskopischer Kontrolle der chirurgischen Resektionsränder (MKC). Ist eine operative Entfernung nicht möglich, sollte eine Strahlentherapie erfolgen.

Erstwahlmedikamente bei metastasiertem Plattenepithelkarzinom sind Checkpoint-Inhibitoren (Immuntherapie, ➤ 2.5.9). [23]

Entsprechend hängen die pflegerischen Maßnahmen stark von der gewählten Therapieform ab.

Aktinische Keratosen

Aktinische Keratosen *(solare Keratosen)* sind die häufigsten In-situ-Karzinome (➤ 2.5.2, ➤ Abb. 17.37) der Haut, verursacht durch Langzeit-Sonnenschäden v. a. bei hellem Hauttyp an dem Sonnenlicht ausgesetzten Hautbezirken.

Aktinische Keratosen entwickeln sich ohne Schmerzen und oft unbemerkt. Klinisch findet sich zu Beginn eine Schuppung, später bilden sich Krusten bzw. eine Verhornung auf meist geröteter Haut. Die betroffenen Hautstellen sind trocken und rau und werden daher eher durch Tasten als durch Inspektion festgestellt. Die 1 mm bis 2 cm großen Herde werden leicht mit harmlosen **Altersflecken** (altersbedingte Pigmentstörungen) verwechselt.

Aktinische Keratosen können in Plattenepithelkarzinome übergehen, bei Abwehrschwäche häufiger. Hinweise sind u. a. zunehmende Verhärtung, Wachstum, Ulzeration/Blutung, Farbveränderung, Juckreiz oder Schmerzen. Eine sichere Unterscheidung ist klinisch nicht möglich.

Aktinische Keratosen sollten immer behandelt werden. Welche Behandlung gewählt wird (z. B. Auftragen von Lokaltherapeutika, operative Entfernung, Kryochirurgie, Laser- oder fotodynamische Therapie), hängt vom Einzelfall ab, z. B. von der Größe des Herdes.

Betroffene Patienten sind über notwendige Lichtschutzmaßnahmen aufzuklären (Sonne meiden, textiler Lichtschutz, Hut tragen, wirksame Lichtschutzpräparate, z. B. Daylong actinica®).

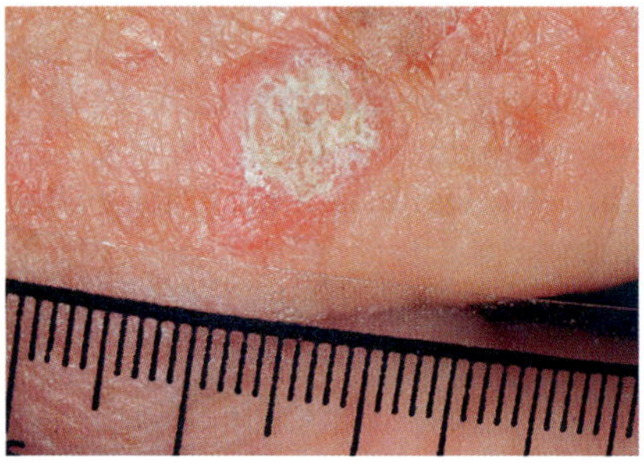

Abb. 17.37 Aktinische Keratosen. [K314]

17.8.3 Malignes Melanom

DEFINITION

Malignes Melanom *(schwarzer Hautkrebs):* bösartiger und früh metastasierender Hauttumor durch Entartung pigmentbildender Zellen der Haut. In gut ⅔ der Fälle Entwicklung auf unauffälliger Haut, in knapp ⅓ auf bestehenden Nävuszellnävi. Vorkommen v. a. bei hellhäutigen Menschen. Tumor mit weltweit schnell zunehmender Erkrankungsrate, in Deutschland mehr als 23.000 Neuerkrankungen jährlich. Vor der Pubertät sehr selten, danach mit steigendem Alter häufiger werdend, mittleres Erkrankungsalter bei Frauen 63, bei Männern 69 Jahre. Überlebensrate stark stadienabhängig. [20]

Krankheitsursachen und -entwicklung

Maligne Melanome können überall auf der menschlichen Haut auftreten, von sonnenexponierten Arealen bis hin zu Fußsohlen, Nägeln, Mundbereich und sogar im Auge *(Aderhautmelanom)*. Bei Menschen mit heller Haut sind sonnenexponierte Hautpartien im Verhältnis häufiger betroffen als bei Menschen mit dunkler Haut.

Als Hauptrisikofaktor gelten exzessive Sonnenbestrahlungen mit Sonnenbränden vor allem in der Kindheit und hohe Dosen von UV-Strahlen z. B. durch Solarien. Menschen mit hellem Hauttyp, roten Haaren und vielen Nävi haben ein erhöhtes Risiko. Auch eine genetische Disposition mit familiärer Häufung von malignen Melanomen ist bekannt.

Zu Beginn wachsen Melanome typischerweise horizontal und bleiben oberflächlich. Je nach Melanomtyp wachsen sie dann unterschiedlich schnell in die Tiefe vor, wodurch sich die Prognose deutlich verschlechtert. Melanome metastasieren bereits sehr früh lympho- und hämatogen.

Klinische Zeichen und Diagnostik

Das klinische Erscheinungsbild variiert von einem flachen Fleck bis zu einem Knötchen oder einer warzenartigen Veränderung, die Farbe von hautfarben, rot, braun, grau bis zu schwarzen Schattierungen. In fortgeschrittenen Stadien führen geringe Reize wie z. B. Abtrocknen zu Blutungen, Juckreiz, Entzündungen und nachfolgenden Ulzerationen.

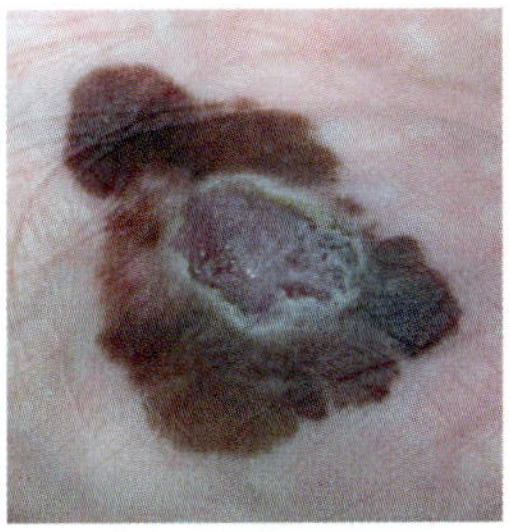

Asymmetrie: ungleichmäßig

Begrenzung: unscharf, unregelmäßig, polzyklisch

Coloration (Färbung): variabel mit unterschiedlichen Farbnuancen

Durchmesser: größer als 5 mm

Entwicklung: Veränderung eines Herdes (Wachstum, Bildung einer Erhabenheit)

Abb. 17.38 ABCDE-Regel. Die ABCDE-Regel ist eine Merkhilfe für den Verdacht auf Bösartigkeit bei pigmentierten Hautmalen. [M591]

VORSICHT

Die Merkmale der **ABCDE-Regel** wecken bei einem Nävus den Verdacht auf ein malignes Melanom (➤ Abb. 17.38).

Sehr heimtückisch sind die fast hautfarbenen oder rötlichen **amelanotischen Melanome,** da sie in der Regel zu spät erkannt werden.

Jeder melanomverdächtige Herd sollte entfernt und histologisch untersucht werden. Meist sind weitere Untersuchungen zum Staging notwendig.

Behandlung

Einzige Chance auf Heilung bietet die operative Entfernung des Melanoms mit ausreichend Sicherheitsabstand. Im histologischen Präparat wird die Eindringtiefe des Melanoms gemessen, da sie von erheblicher prognostischer Bedeutung ist. Bei Lymphknotenmetastasen werden auch die entsprechenden Lymphknotenstationen operativ entfernt. Auch Metastasen sollten, wenn irgend möglich, operiert werden. Bei größeren oder metastasierten Tumoren werden (zusätzlich) Strahlen-, Laser-, Immun-, zielgerichtete oder Chemotherapien eingesetzt. [24]

Die pflegerische Behandlung und Betreuung des Patienten richtet sich nach seinem Zustand und den therapeutisch durchgeführten Maßnahmen.

17

Aufgaben zur Pflegesituation

Beim Waschen des Gesichts ertastet Pflegefachfrau Ute Kramer bei der Patientin Frau Gräwe eine raue Hautstelle an der Stirn, etwa so groß wie ein Ein-Cent-Stück. Als sie die Patientin darauf anspricht, sagt diese, sie habe die Hautveränderung ebenfalls bemerkt, sie jedoch für einen Altersfleck gehalten. Ihr sei allerdings aufgefallen, dass sich das betroffene Hautareal in den letzten Wochen verhärtet anfühle und zeitweise jucke oder sogar schmerze. Ute Kramer beschließt, die diensthabende Ärztin über die Hautveränderung zu informieren und eine dermatologische Untersuchung anzuregen.

1. Frau Gräwe leidet unter Pruritus bei trockener Haut. Wie ist Pruritus definiert? Mit welchen Fragen kann die Situation differenziert eingeschätzt werden?
2. Benennen Sie Pflegemaßnahmen, die zur Linderung des Pruritus beitragen können.
3. Frau Gräwe pflegt ihre Haut gelegentlich mit einer Öl-in-Wasser-Emulsion. Beurteilen Sie dieses Hautpflegeprodukt hinsichtlich der Eignung für Frau Gräwes Haut. Was würden Sie ihr zur Hautreinigung und -pflege raten?
4. Zeigen Sie auf, auf welche Erkrankung die Hautveränderung auf Frau Gräwes Stirn hindeuten könnte.
5. Erläutern Sie, welche diagnostischen Maßnahmen zur Diagnosesicherung erfolgen müssen.
6. Zeigen Sie auf, welche Behandlungsansätze im Falle der Bestätigung der Verdachtsdiagnose zur Verfügung stehen.

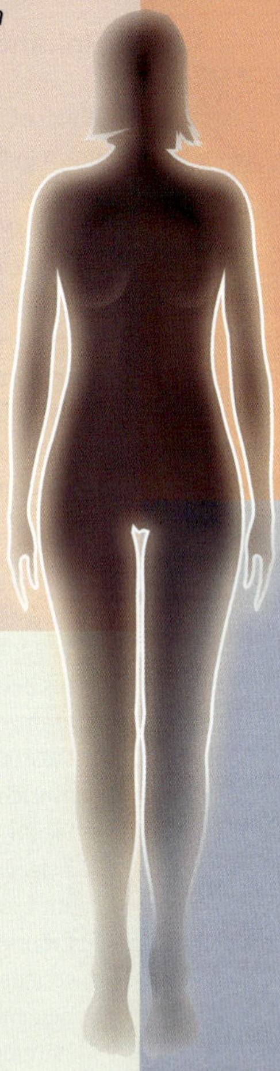

ATOPISCHE DERMATITIS (NEURODERMITIS)

Chronisch-rezidivierende entzündliche Hauterkrankung. Erstmanifestation meist in den beiden ersten Lebensjahren. Oft gleichzeitig Überempfindlichkeit gegen natürliche Umweltstoffe (z.B. Tierhaare)

Ursache: multifaktoriell (atopische Erkrankung)
Leitsymptome:
- Trockene Haut, Juckreiz, Hautrötung
- Herde bei Säuglingen oft an Kopf, Rumpf und Streckseiten der Extremitäten mit Bläschen, Erosionen, Krusten
- Später Knötchen, Vergröberung des Hautreliefs, v.a. an Stirn, Hals und großen Beugen

Behandlung:
- Kontinuierliche Basispflege der Haut, Meiden individueller Auslöser
- Im Schub zusätzlich v.a. lokale Glukokortikoide, Calcineurininhibitoren, ggf. systemische Medikation
- Ggf. Allergiebehandlung

KONTAKTEKZEM

Lokal begrenzte Hautentzündung

Ursache: Allergie oder Hautkontakt mit hautreizender Substanz
Leitsymptome:
- Akutes Kontaktekzem – Hautrötung, Bläschen, Brennen/Jucken
- Chronisches Kontaktekzem – trockene, gerötete Haut, Schuppen, Rhagaden (Einrisse), vergröbertes Hautrelief

Behandlung:
- Meiden der verursachenden Substanz
- Lokal Glukokortikoide
- Hautpflege

PSORIASIS (SCHUPPENFLECHTE)

Chronisch-entzündliche Hauterkrankung mit meist schubweisem Verlauf, gekennzeichnet durch gesteigerte Zellneubildung der Oberhaut und daraus resultierend schuppenden Herden

Ursache: multifaktoriell
Leitsymptome: gerötete, mit Schuppen bedeckte Herde, v.a. an den Extremitätenstreckseiten, evtl. Nagel-, Gelenkbefall
Behandlung:
- Konsequente Basispflege der Haut, z.B. regelmäßige rückfettende, wirkstofffreie Salben
- Im Schub v.a. lokale Glukokortikoide, Calcineurininhibitoren, Vit.-D_3-Abkömmlinge
- Ggf. Lichttherapie, systemische Medikation

BÖSARTIGE HAUTTUMOREN

Unterteilt in Basalzellkarzinome, Plattenepithelkarzinome (Lokalisation bei beiden v.a. an dem Sonnenlicht ausgesetzten Hautstellen), malignes Melanom (Lokalisation überall am Körper)

Ursache: Hauptrisikofaktor UV-Belastung (Sonnenlicht), v.a. bei heller Haut
Leitsymptome:
- Basalzellkarzinome – oft Knötchen mit Gefäßerweiterungen und einem perlschnurartigen Rand. Extrem selten Metastasen
- Plattenepithelkarzinome – oft knotig fest, mit Verhornung, später ulzerierend. Selten Metastasen
- Malignes Melanom – unregelmäßiges oder sich veränderndes „Muttermal“. Frühe Metastasierung

Behandlung:
- Möglichst operative Entfernung im Gesunden

Abb. 17.39 Übersicht über die Hauterkrankungen. [L275]

KAPITEL

18

Robert Gürkov, Walter Schädle

Pflege von Menschen mit Erkrankungen von Hals, Nase und Ohren

18

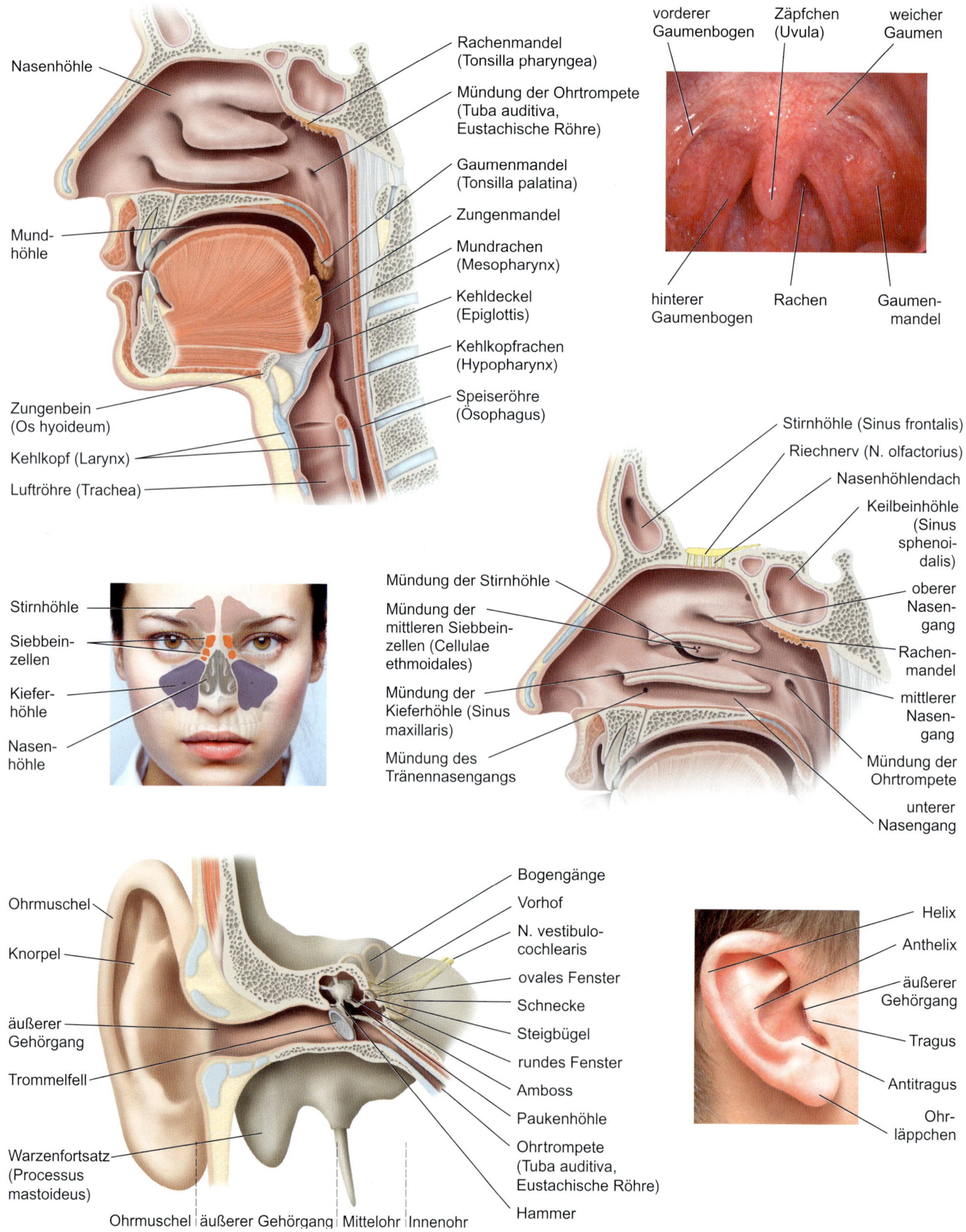

Abb. 18.1 [L275, E402-004, J787]

Pflegesituation

Der 63-jährige Gastronom Werner Knop betreibt seit über 30 Jahren eine eigene Kneipe. Er raucht seit seiner Jugend täglich ca. 40 Zigaretten. Seit dem Tod seiner Frau vor 10 Jahren fühlt sich Herr Knop oft einsam. Daher hat er es sich zur Gewohnheit gemacht, allabendlich vor dem Abschließen der Kneipe mit seinem Stammgast Klaus einige Absacker zu trinken, um nach den oft langen Arbeitstagen ein wenig Gesellschaft zu haben und die nötige Bettschwere zu erlangen. Herr Knop telefoniert täglich mit seiner 86-jährigen Mutter, die in einem Pflegeheim lebt. Ihr war vor einiger Zeit aufgefallen, dass sich die Stimme ihres Sohnes ungewohnt heiser anhörte, und sie hatte ihn gebeten, dies durch einen Arzt abklären zu lassen. Herr Knop hatte die heisere Stimme zunächst auf die trockene Kneipenluft geschoben und den Wunsch seiner stets besorgten Mutter ignoriert. In letzter Zeit haben sich zu der zunehmenden Heiserkeit jedoch ein ständiges Halskratzen, ein Räusperzwang und ein quälender Husten gesellt. Als auch noch Schluckbeschwerden und eine Schwellung seitlich am Hals hinzukommen, sucht Herr Knop schließlich seine Hals-Nasen-Ohren-Ärztin auf, die ihn nach einer Kehlkopfspiegelung und Hals-Sonografie in die Hals-Nasen-Ohren-Klinik überweist.

Die Nase läuft, das Ohr ist zu, der Hals kratzt – häufigste Erkrankungen in der **Hals-Nasen-Ohren-Heilkunde** sind zweifellos *Infektionen der oberen Luftwege* (➤ 18.4), *Mandelentzündungen* (➤ 18.4.2) sowie *Mittelohr- und Nasennebenhöhlenentzündungen* (➤ 18.4.3, ➤ 18.4.4) als deren Komplikationen. Sie können in jedem Alter auftreten, betreffen aber mit Ausnahme der Nasennebenhöhlenentzündungen besonders Kinder mit einem jahreszeitlichen Gipfel im Winterhalbjahr und werden konservativ behandelt. Sehr häufig bei Klein- und Kindergartenkindern sind außerdem *vergrößerte Rachenmandeln (kindliche Polypen* ➤ 18.2.4*)*, die Nasenatmung und Gehör behindern und entfernt werden müssen.

Ein weiterer Schwerpunkt sind *Störungen des Gehörs* (➤ 18.3) – geschätzt über 15 Millionen Menschen in Deutschland sind schwerhörig. Schwerhörigkeit ist bereits beim Neugeborenen möglich, wird aber mit zunehmendem Alter häufiger. Die Behandlung richtet sich nach der Ursache und kann konservativ wie operativ sein. In jedem Alter ist die frühzeitige Erkennung und Behandlung von Hörstörungen wichtig, um Kontakt zu Mitmenschen zu ermöglichen und Abschottung und Isolierung zu vermeiden. Bei Kindern sind die Optimierung des Gehörs und ggf. eine entsprechende Förderung außerdem unerlässlich für eine normale Sprachentwicklung. Pflegefachpersonen treffen in allen Pflegebereichen auf schwerhörige Menschen, deshalb ist es wichtig, dass sie die Prinzipien im Umgang mit ihnen kennen (➤ 18.3).

Tinnitus (Ohrgeräusche ➤ 18.1.2) ist ebenfalls in erster Linie ein Problem bei Erwachsenen. Ungefähr drei Millionen Erwachsene in Deutschland haben einen chronischen Tinnitus mit Krankheitswert in unterschiedlicher Ausprägung. Betroffene benötigen Unterstützung, mit dem Tinnitus leben zu lernen, denn oft lässt er sich nicht beseitigen. Auch *Schwindel* (➤ 18.1.3) beeinträchtigt das Leben zahlreicher Menschen. Er geht meist auf eine Störung der Gleichgewichtsorgane im Innenohr zurück.

In der zweiten Lebenshälfte nehmen *Karzinome* zu, wobei *Kehlkopfkarzinome* (➤ 18.6) die häufigsten bösartigen Tumoren im HNO-Bereich sind. Diese Tumoren müssen möglichst radikal entfernt werden. Nicht selten wird hierdurch die Anlage eines *Tracheostomas* notwendig (➤ 18.2.8). Dies ist für die Patienten und Patientinnen (im Folgenden als „Patientinnen" zusammengefasst) wegen der Störung des Körperbilds und der erheblichen Konsequenzen im Alltag ein sehr einschneidendes Erlebnis, dessen Bewältigung intensive und umfangreiche Betreuung erfordert. Bei vielen Betroffenen besteht ein (mitursächlicher) Alkohol- und/oder Nikotinmissbrauch, der die Probleme verstärkt.

18.1 Pflegerische und medizinische Diagnostik

Ausgangspunkt der pflegerischen und medizinischen Diagnostik sind die Beschwerden der Patientin und Auffälligkeiten bei der Patientenbeobachtung.

Neben **Schnupfen und Niesen** sind v. a. häufig:

- **Behinderte Nasenatmung**
- **Heiserkeit**
- **Ohrenschmerzen** (➤ 18.1.1)
- **Otorrhö**
- **Schwerhörigkeit** (➤ 18.3)
- **Tinnitus** (*Ohrgeräusche* ➤ 18.1.2)
- **Schwindel** (➤ 18.1.3)

DEFINITION

Otorrhö *(Ohrausfluss, Ohrenlaufen):* Sekretion aus dem äußeren Gehörgang, verursacht z. B. durch Entzündungen, Verletzungen, Fremdkörper oder Tumoren. Je nach Ursache seröses, eitriges (putrides), blutiges (hämorrhagisches) Sekret, fötide (stinkend) oder nichfötide, mit akutem, rezidivierendem oder chronischem Verlauf.

18.1.1 Ohrenschmerzen

DEFINITION

Ohrenschmerzen *(Otalgie):* ein- oder beidseitige, akute oder chronische Schmerzen im oder um das Ohr.

Ohrenschmerzen werden am häufigsten durch Entzündungen hervorgerufen. Im Vordergrund stehen dabei die akute Mittelohrentzündung (Otitis media acuta, ➤ 18.4.4) und die meist durch lokale Maßnahmen behandelbare **Entzündung des äußeren Gehörgangs** *(Otitis externa)*. Seltener sind akut bedrohliche Entzündungen wie etwa eine akute Warzenfortsatzentzündung (*Mastoiditis,* ➤ 18.4.4).

Außerdem können Rachenerkrankungen zu ins Ohr ausstrahlenden Schmerzen führen, z. B. die Mandelentzündung (*Angina*

18

tonsillaris, ➤ 18.4.2). Daher sind Ohrenschmerzen immer Anlass für eine vollständige HNO-ärztliche Untersuchung.

Begleitsymptome wie Kopfschmerzen, Otorrhö, Hörminderung, Tinnitus, Schwindel oder Schluckbeschwerden können auf die Ursache hindeuten. Bei Säuglingen und Kleinkindern sind Ohrenschmerzen schwer zu erkennen. Neben Schreien bzw. Quengeln kann häufiges Fassen an das Ohr ein Hinweis sein.

Die Behandlung ist ursachenabhängig, ggf. ist außerdem die Gabe von Schmerzmitteln nötig.

Pflegerische Betreuung

Pflegefachpersonen führen die angeordneten ärztlichen Maßnahmen durch. Bei leichten Ohrenschmerzen wird milde Wärme als angenehm empfunden, z. B. durch Rotlicht oder Kirschkernkissen. Auch eine Zwiebelkompresse aus geschnittenen, in ein Tuch gelegten Zwiebeln wirkt oft lindernd.

Pflegende geben außerdem je nach Ursache folgende Ratschläge:

- Äußeren Gehörgang nicht mit Wattestäbchen oder anderen Gegenständen säubern
- Bei häufigem Schwimmen Badekappe oder Ohrstöpsel verwenden, um den Gehörgang vor Reizung zu schützen und eine Infektion *(Bade-Otitis)* zu vermeiden
- Bei starker Lärmbelastung Gehörschutz benutzen
- Bei Schnupfen (➤ 18.4.1) und Nasennebenhöhlenentzündung (➤ 18.4.3) kurzzeitig schleimhautabschwellende Nasentropfen verwenden, um ein Zuschwellen der Ohrtrompete zu vermeiden

18

18.1.2 Tinnitus

DEFINITION

Tinnitus: Wahrnehmung von (sehr unterschiedlichen) Ohrgeräuschen ohne äußere Schallquelle. Kann akut oder chronisch, nur zeitweilig oder immer vorhanden sein.

Der **Tinnitus** wird unterteilt in den seltenen **objektiven Tinnitus** mit messbarer „innerer Schallquelle" (z. B. pulssynchrone Ohrgeräusche bei Halsgefäßverengungen) und den häufigen **subjektiven Tinnitus,** der nur von der Patientin wahrgenommen wird. Dieser kann zahlreiche Ursachen haben, z. B. eine Verlegung des Gehörgangs durch Ohrenschmalz, Infektionen, Hörminderung (➤ 18.3), Hydropische Ohrerkrankung (früher M. Menière, ➤ 18.5) oder bestimmte Medikamente. Häufig lässt sich aber trotz Diagnostik keine Ursache finden **(idiopathischer Tinnitus).** Es wird heute davon ausgegangen, dass auch beim idiopathischen Tinnitus ein krankhafter Prozess im Ohr am Beginn steht, der dann über Verarbeitungsprozesse im Gehirn zu den Ohrgeräuschen führt. Lautstärke und Charakter (Klingen, Pfeifen, Rauschen, Sausen) sind sehr unterschiedlich, ebenso der Leidensdruck der Patientin. Belastungen und Stress verstärken den Tinnitus meist.

Die Diagnostik umfasst eine Untersuchung durch HNO-Arzt bzw. -Ärztin (im Folgenden als „Ärztin"-bezeichnet, ➤ 18.1.4) einschließlich Hörtests und Gleichgewichtsprüfung sowie eine orientierende neurologische Untersuchung. Weitere Untersuchungen, etwa eine MRT des Gehirns, sind je nach Befund erforderlich.

Die Behandlung ist schwierig. Fassbare Ursachen und verstärkende Faktoren (auch an Halswirbelsäule und Zähnen) werden möglichst behandelt.

Die weitere Therapie des chronischen (subjektiven) Tinnitus umfasst darüber hinaus die Information und Beratung der Patientin *(Counceling)* sowie je nach Einzelfall verschiedene hörtherapeutische Maßnahmen (etwa hörtherapeutische Übungen, Hörgeräteversorgung), eine tinnitusspezifische kognitive Verhaltenstherapie und möglicherweise die Behandlung begleitender psychischer Störungen. Spezifisch gegen den Tinnitus wirksame Medikamente gibt es nicht. [1]

18.1.3 Schwindel

DEFINITION

Schwindel *(Vertigo):* zusammenfassende Bezeichnung für die verschiedensten subjektiven Störungen der Orientierung im Raum mit Empfinden von Scheinbewegungen.

Mit dem Begriff **Schwindel** beschreiben Betroffene ganz unterschiedliche Beschwerden wie Benommenheit, Unsicherheit beim Gehen und Stehen, das Gefühl, dass sich die Umwelt dreht oder dass man sich wie in einem Aufzug nach oben und unten bewegt.

Gelegentlich ist Schwindel physiologisch, etwa:

- Schwindel während/nach Bewegungen (z. B. Karussellfahren)
- Die **Reisekrankheit** *(Kinetose)* durch „nicht zueinander passende" Meldungen verschiedener Systeme bei ungewohnten Bewegungen
- Der **physiologische Höhenschwindel** infolge eines Widerspruchs zwischen der durch Gleichgewichtssinn und Tiefensensibilität vermittelten Stabilität und optisch erscheinender „Haltlosigkeit"

Krankhaftem Schwindel kann eine Funktionsstörung des peripheren sensorischen Systems – Auge, Gleichgewichtsorgan oder Tiefensensibilität – oder eine Störung der zentralen Verarbeitung in Hirnstamm oder Kleinhirn zugrunde liegen (➤ Tab. 18.1).

Bei der Anamnese wichtig ist, wie lange der Schwindel anhält (Sekunden, Minuten, ständig vorhanden), ob er eine „Richtung" hat (z. B. Drehen nach links/rechts), ob es spezifische Auslöser wie etwa Lageänderung oder Kopfdrehung gibt und ob Begleitbeschwerden (Übelkeit, Hörminderung) vorhanden sind.

LERNHILFE

Anamnese bei Schwindel

ADAC-Regel: **A**rt, **D**auer, **A**uslöser, **C**o-Syndrome

Zentraler Bestandteil der Diagnostik ist die Untersuchung der Gleichgewichtsorgane des Innenohres anhand der Analyse von Augenbewegungen (➤ 18.1.4) [2]. Je nach Verdachtsdiagnose folgen weitere Untersuchungen (z. B. auf orthostatische Hypotonie, ➤ 4.1.5, CT, MRT).

Tab. 18.1 Übersicht über mit Schwindel einhergehende Erkrankungen.

Kurzcharakterisierung	Behandlung
Gutartiger (benigner) Lagerungsschwindel	
• Häufig, wahrscheinlich durch Ablösung kleiner Otolithen (Statolithen, „Ohrensteine", Kalziumkristalle im Gleichgewichtsorgan), die bei Lageänderung „umherrollen" • Anfallsartiger Drehschwindel (max. wenige Minuten), ausgelöst durch bestimmte Lagewechsel, mit heftiger Übelkeit, bei wiederholtem Lagewechsel nachlassend	• Sog. **Befreiungsmanöver** mit passivem Lagewechsel der Patientin durch die Ärztin, um die Otolithen aus dem hinteren Bogengang in den Vorhof zu befördern • Lagerungstraining • Prognose insgesamt sehr gut
Migräne-assoziierter Schwindel	
• Anfallsweiser Schwindel • Meist begleitet vom typischen Migränekopfschmerz	➤ 15.1.9
Hydropische Ohrerkrankung (M. Menière)	
Plötzlicher Drehschwindel (mind. 20 Min.), einseitige Schwerhörigkeit, Tinnitus (➤ 18.1.2)	➤ 18.5
Akute idiopathische periphere Vestibulopathie (akute unilaterale Vestibulopathie, Neuritis vestibularis)	
• Einseitiger, wahrscheinlich entzündlich verursachter Ausfall des Gleichgewichtsorgans • Dauerdrehschwindel über Tage mit heftigem Erbrechen (bei jeder Lageänderung) und Gleichgewichtsstörung (Fallneigung) • Keine Hörminderung, keine Schmerzen	• Glukokortikoide, ggf. Flüssigkeitsersatz i. v. • Kurzzeitig Antiemetika (z. B. Vomex A®) • Möglichst bald Gleichgewichtstraining, damit das Gehirn die Funktionsstörung auszugleichen lernt • Insgesamt gute Prognose
Phobischer Schwankschwindel	
• Meist anfallsartiger diffuser/Schwankschwindel mit Gang-/Standunsicherheit, aber ohne Stürze und ohne krankhafte organische Befunde • Oft in Situationen, die häufig Phobien o. a. Angststörungen auslösen	Counseling, je nach (psychiatrischer) Grunderkrankung, oft Verhaltenstherapie (➤ 16.2.2)
Schädel-Hirn-Trauma	
Schwindel unterschiedlicher Ursache und Charakteristik	➤ 15.14
Bogengangsdehiszenzsyndrom	
Schwindel und Nystagmus („Augenzittern", ➤ 18.1.4) auf laute Geräusche, Geräuschüberempfindlichkeit	Operativer Verschluss/Abdeckung der ursächlichen Öffnung im Bogengang
Multiple Sklerose	
Schwindel unterschiedlicher Charakteristik, auch als Erstsymptom	➤ 15.7
Schlaganfall/TIA	
Schwindel, meist mit weiteren neurologischen Auffälligkeiten	➤ 15.4.1

Pflegerische Betreuung

Schwindel ist ein häufiges Problem alter Menschen und nicht selten kann keine klare Ursache gefunden werden. Neben der Optimierung möglicher Teilursachen (z. B. neue Brille, gute Blutdruckeinstellung, ausreichende Flüssigkeitszufuhr, Überprüfung von Medikamenten) sind Maßnahmen zur Sturzprophylaxe wichtig, z. B.:

- Stolperfallen entfernen
- Feste Schuhe tragen
- Gehhilfen verwenden
- Balance- und Kraftübungen durchführen

Bei ausgeprägter Schwindelneigung soll die Patientin nicht allein aufstehen. Weitere Maßnahmen werden bei Übelkeit und Erbrechen notwendig (➤ 8.1.3).

18.1.4 HNO-ärztliche Untersuchung

Allergietests ➤ 12.1.2

Bestandteil jeder **HNO-ärztlichen Untersuchung** sind Anamnese und Untersuchung [3]. Die Untersuchung erfolgt an einem speziellen HNO-ärztlichen Untersuchungsplatz (➤ Abb. 18.2).

Beim „Aufrufen" der Patientinnen beachten Pflegefachpersonen, dass schwerhörige Menschen Lautsprecherdurchsagen möglicherweise nicht hören, und gehen deshalb persönlich auf die Betroffenen zu. Patientinnen mit starkem Schwindel und ältere Menschen benötigen evtl. Hilfe beim Gang zum Untersuchungsstuhl. Ältere Säuglinge und Kleinkinder werden auf dem Schoß (am besten eines Elternteils) gehalten. Da viele Menschen die Untersuchung als sehr unangenehm empfinden, ist einfühlsame und beruhigende Begleitung in allen Altersgruppen wichtig. Bei Kindern werden die Eltern einbezogen, da deren Verhalten das des Kindes stark beeinflusst.

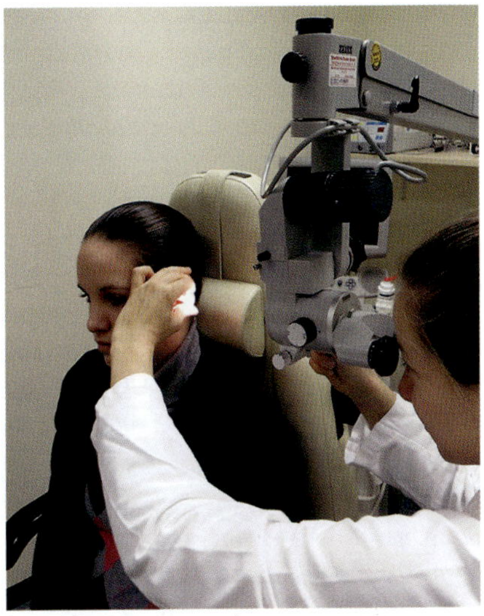

Abb. 18.2 HNO-ärztlicher Untersuchungsplatz und Untersuchung mit dem Ohrmikroskop. Die Untersucherin führt einen Ohrtrichter in den äußeren Gehörgang ein und beurteilt Gehörgang und Trommelfell dann mit einem Mikroskop. Kinderärztinnen und Allgemeinmedizinerinnen verwenden stattdessen ein Otoskop, ein Handgerät mit integrierter Beleuchtung und Lupe, auf die der Ohrtrichter aufgesetzt wird. [K352]

Untersuchung der Ohren

Bei der **Untersuchung der Ohren** geht die Untersucherin „von außen nach innen" vor:

- Zuerst werden das Ohr und dessen Umgebung inspiziert (Rötung, Schwellung, abstehende Ohrmuschel, Bläschen, Austritt von Blut oder Eiter?).
- Danach zieht die Ärztin behutsam an der Ohrmuschel, drückt auf den Tragus, klopft auf den Warzenfortsatz und fragt die Patientin jeweils nach Schmerzen.
- Anschließend werden äußerer Gehörgang und Trommelfell mit dem **Otoskop** oder dem **Ohrmikroskop** (➤ Abb. 18.2) untersucht.
- Ggf. folgen Hör- und/oder Gleichgewichtsprüfungen.

Untersuchung der Nase

Nach der Inspektion (z. B. Deformierung? Rötung?) dient die **vordere Rhinoskopie** der Beurteilung des Nasenvorhofs sowie der vorderen Abschnitte der Nasenhaupthöhle (➤ Abb. 18.3). Die Untersucherin benutzt hierfür eine **Stirnlampe** sowie ein **Nasenspekulum,** das in geschlossenem Zustand in die Nase eingeführt und dort vorsichtig geöffnet wird.

Es folgt die **Nasenendoskopie** (*Nasenhöhlenspiegelung,* ➤ Abb. 18.3), bei der Nasenhaupthöhle, Nasengänge und Mündungen der Nasennebenhöhlen sowie der Nasen-Rachen-Raum eingesehen werden können (Sekret? Polypen? Verlegung der Ohrtrompete?).

Untersuchung des Kehlkopfs

Aufgrund seiner Lage unterhalb des Rachens ist der Kehlkopf nicht ohne weiteres einsehbar. Es gibt verschiedene Formen der **Laryngoskopie** *(Kehlkopfspiegelung):*

- Einfachste Untersuchung ist die **indirekte Laryngoskopie** mit einem kleinen Spiegel. Die Untersucherin hält die herausgestreckte Zunge der Patientin mit einer Hand fest und führt mit der anderen einen abgewinkelten Spiegel in den Rachen der Patientin.

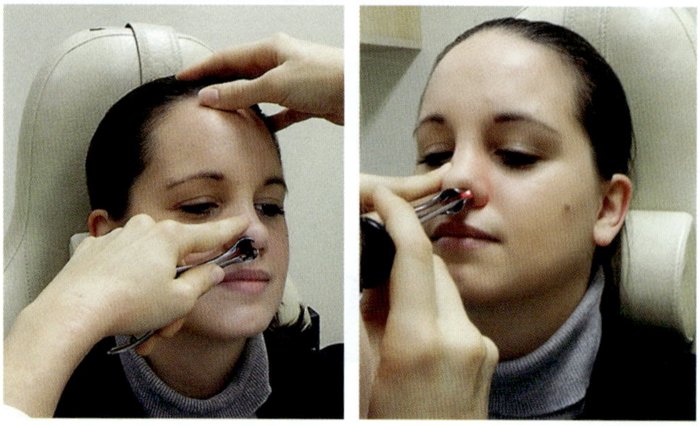

Abb. 18.3 Untersuchung der Nase. Links vordere Rhinoskopie, rechts Nasenendoskopie. [K352]

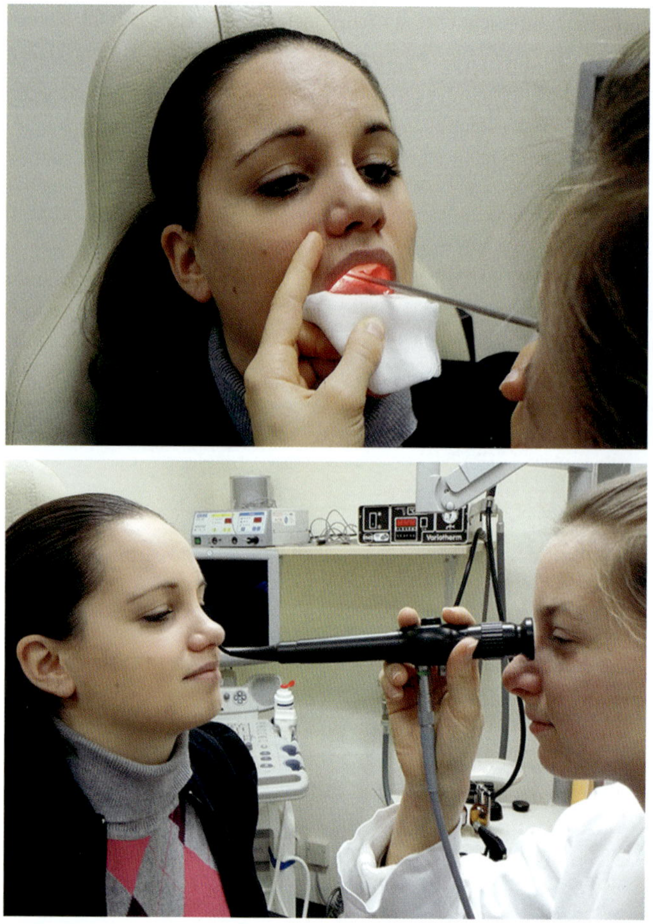

Abb. 18.4 Oben Lupenlaryngoskopie mit einem starren, unten Rhinopharyngolaryngoskopie mit einem flexiblen Endoskop. [K352]

- Bei der **Lupenlaryngoskopie** wird ein starres Lupenendoskop vergleichbar dem Spiegel in den Rachen eingeführt (➤ Abb. 18.4).
- Weitere Möglichkeit ist die **Rhinopharyngolaryngoskopie** *(Betrachtung von Nasenhöhle, Rachen und Kehlkopf)* mit einem flexiblen Endoskop, das durch die Nase eingeführt wird (➤ Abb. 18.4).
- Aufwendigste Untersuchung ist die **direkte Mikrolaryngoskopie** mit einem starren Endoskop, das bei weit überstrecktem Kopf tief in den Rachen vorgeschoben wird. Im Gegensatz zu den vorgenannten Untersuchungen, bei denen allenfalls eine Lokalanästhesie des Rachens nötig ist, erfordert die direkte Laryngoskopie eine Vollnarkose. Sie kann nicht nur diagnostischen, sondern auch therapeutischen Zwecken dienen, z. B. der Entfernung kleiner Tumoren.

Untersuchung der Mundhöhle und des Rachens

Mundhöhle und **Oropharynx** können mit der Stirnlampe beurteilt werden. Dabei werden mit einem Spatel Zunge und Wangen weggedrückt, um alle Regionen einsehen zu können. In der Mundhöhle werden die Ausführungsgänge der Speicheldrüsen, die Schleimhaut und die Zähne beurteilt. Bei Tonsillen und Gaumenbögen achtet die Untersucherin auf Symmetrie, Beweglichkeit und Oberflächenbeschaffenheit. Außerdem werden die Lymphknotenstationen im Kieferwinkel, unter dem Kinn und am Hals getastet und ggf. sonografisch untersucht.

Gleichgewichtsprüfungen

Gleichgewichtsprüfungen dienen v. a. der Objektivierung und Abklärung von Schwindel. Neben verschiedenen **Stand- und Gehversuchen** mit geschlossenen Augen (Unsicherheit? Fallneigung?) zählen hierzu v. a. **Nystagmusprüfungen.** [4]

DEFINITION
Nystagmus *(Augenzittern):* unwillkürliche, rhythmische Augenbewegungen, meist ruckartig mit einer langsamen und einer schnellen Komponente.

Für die **Nystagmusprüfungen** wird der Patientin eine starke Brille aufgesetzt, welche es ihr unmöglich macht, einen Punkt zu fixieren, die **Frenzel-Brille** (➤ Abb. 18.5):

- Zuerst schaut die Ärztin, ob in Ruhe ein **Nystagmus** zu sehen ist. Ein solcher **Spontannystagmus** ist immer krankhaft.
- Durch leichtes, passives Schütteln des Kopfes, bestimmte Lagerungen und Lagerungswechsel lässt sich evtl. ein Nystagmus provozieren. Diese Formen des Nystagmus sind durch Schäden des Gleichgewichtsorgans bedingt.
- Spülung der Gehörgänge mit unterschiedlich temperiertem Wasser und Drehen auf einem Drehstuhl rufen auch beim Gesunden einen Nystagmus hervor. Hier achtet die Untersucherin besonders auf Seitenunterschiede, um *periphere und zentrale Störungen des Gleichgewichtssystems* mit Ursache in Innenohr bzw. Gehirn zu unterscheiden.

Alternativen zur Beobachtung des Nystagmus mit dem bloßen Auge sind die Aufzeichnung der Augenbewegungen mithilfe einer **Videobrille** *(Videookulografie)* und die **Elektronystagmografie** *(ENG)* mit Anbringen von Elektroden an den Schläfen.

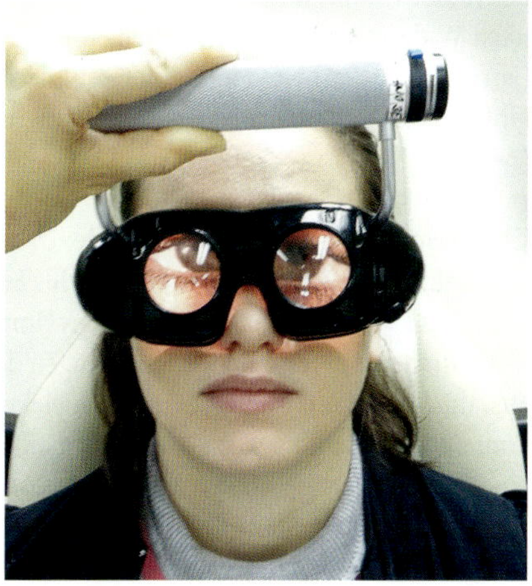

Abb. 18.5 Frenzel-Brille. Die Patientin kann nicht mehr mit den Augen fixieren. Die Untersucherin sieht die Augen der Patientin stark vergrößert und beleuchtet und kann dadurch einen Nystagmus gut erkennen. [K352]

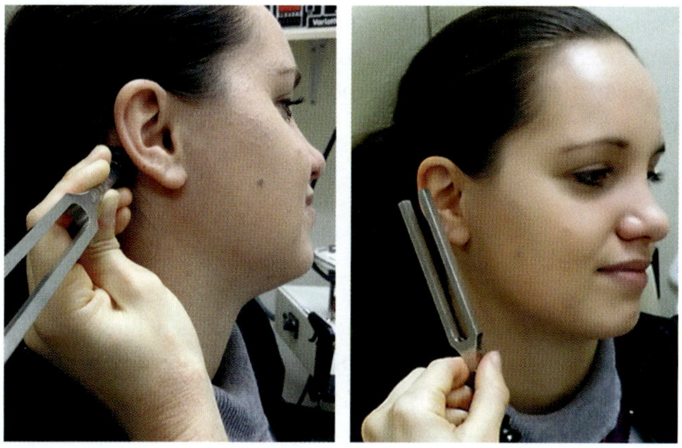

Abb. 18.6 Rinne-Versuch. Links Aufsetzen der Stimmgabel auf den Warzenfortsatz, rechts anschließendes Halten der Stimmgabel vor das Ohr. [K352]

Beim **Kopfimpulstest** (ohne Frenzel-Brille) fixiert die Patientin mit ihrem Blick die Nasenspitze der untersuchenden Ärztin, während diese den Kopf der Patientin mit schnellen, kurzen Bewegungen zur Seite dreht. Korrekturbewegungen der Augen weisen auf eine Schädigung des Gleichgewichtsorgans hin.

LERNHILFE
Die **A**ugen und die **O**hren sind das **A** und **O** bei der Schwindeluntersuchung.

18.1.5 Hörtests

DEFINITION
Hörtest: systematische Prüfung des Gehörs.

Hörtests dienen der genauen Einschätzung einer (vermuteten) Hörminderung und der Eingrenzung ihrer Ursache.

Stimmgabelprüfungen

Stimmgabelprüfungen werden klinisch orientierend durchgeführt, bedürfen aber der Mitarbeit der Patientin. Daher sind sie z. B. bei Kindern nur bedingt anwendbar.

Rinne-Versuch

Der **Rinne-Versuch** vergleicht Luft- und Knochenleitung am selben Ohr (➤ Abb. 18.6). Die Untersucherin hält die Stimmgabel zuerst auf den Warzenfortsatz, bis die Patientin den Ton nicht mehr hört, und danach vor den äußeren Gehörgang. Normalerweise hört man den Ton dann wieder, weil die Luftleitung besser funktioniert als die Knochenleitung. Bei *Schallleitungsschwerhörigkeit (SLS),* also beeinträchtigter Luftleitung (➤ 18.3), ist dies nicht der Fall.

Weber-Versuch

Für den **Weber-Versuch** wird die Stimmgabel mitten auf dem Schädel der Patientin platziert. Gesunde und beidseits schwerhörige

Menschen nehmen den Ton in beiden Ohren gleich laut wahr. Bei einseitiger Schallleitungsschwerhörigkeit hört die Patientin den Ton auf dem erkrankten Ohr lauter, bei einseitiger *Schallempfindungsschwerhörigkeit* (*SES,* Ursache in Innenohr, Hörnerv oder Gehirn, ➤ 18.3) auf dem gesunden Ohr.

Audiometrie

Mit der **Audiometrie** gelingt eine weitaus genauere Einschätzung einer Hörminderung. Es gibt **subjektive Tests,** die nur bei kooperativen Patientinnen möglich sind, und **objektive Tests,** die z. B. auch bei Kleinkindern/Neugeborenen zur Anwendung kommen können.

Subjektive Tests

Tonschwellenaudiometrie

Die Patientin sitzt in einer schallisolierten Kabine. Durch Nacheinander-Einspielen unterschiedlich lauter Töne verschiedener Frequenzen werden für beide Ohren seitengetrennt die **Hörschwellen** sowohl für Luftleitung (über Kopfhörer) als auch für Knochenleitung (durch Anlage eines vibrierenden Schallkopfs auf dem Warzenfortsatz) bestimmt. Die spezifische Hörschwelle wird für jede Frequenz einzeln grafisch dokumentiert. Durch Verbinden der einzelnen Schwellenpunkte erhält man beim Normalhörigen fast deckungsgleiche, horizontale Linien für Luft- und Knochenleitung. Verschiedene Erkrankungen des Ohrs gehen mit charakteristischen Hörverlusten im Hoch- oder Tieftonbereich und daher mit Kurvenänderungen im **Tonschwellenaudiogramm** einher (➤ Abb. 18.7).

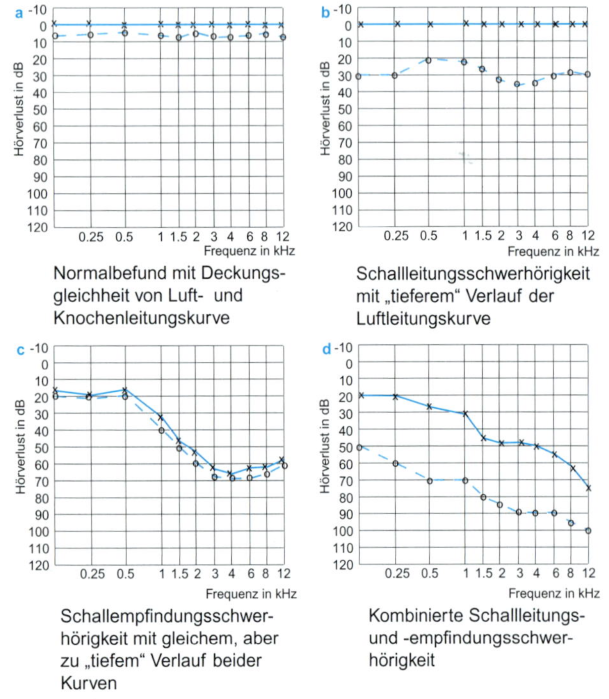

Abb. 18.7 Audiogramme bei Normalhörigem und verschiedenen Formen der Schwerhörigkeit. [M477]

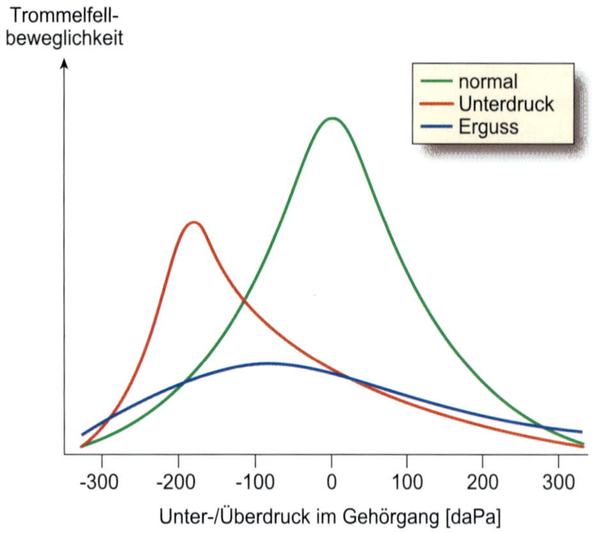

Abb. 18.8 Tympanogramme (grün = Normalbefund). Bei Tubenventilationsstörungen mit Unterdruck im Mittelohr liegt der Gipfel im negativen Bereich (linksverschoben, rot). Bei Flüssigkeit im Mittelohr (Paukenerguss, ➤ 18.3) verläuft die Kurve viel zu flach (blau). [L141]

Sprachaudiometrie

Um das Sprachverständnis der Patientin zu testen, werden ihr in der **Sprachaudiometrie** über Kopfhörer mehrsilbige Zahlen und einsilbige Wörter vorgespielt. Die Untersucherin erhöht bei jeder Testreihe die Lautstärke. Anhand des Prozentsatzes verstandener Wörter und Zahlen kann das Sprachverständnis abgeschätzt werden.

Objektive Tests

Tympanometrie

Trommelfell und Gehörknöchelchenkette setzen dem eintreffenden Schall einen Widerstand entgegen, der als **Impedanz** bezeichnet wird. Entspricht der Druck im Mittelohr etwa dem der Außenwelt, so ist die Impedanz am niedrigsten oder umgekehrt die Trommelfellbeweglichkeit am größten.

Für die **Tympanometrie** *(Impedanzmessung)* wird der äußere Gehörgang abgedichtet. Dann werden Töne über eine spezielle Sonde in den Gehörgang und damit zum Trommelfell geleitet, die je nach Widerstand des Trommelfells unterschiedlich stark reflektiert (zurückgeworfen) werden. Beim Gesunden ergibt sich eine typische gipfelförmige Kurve mit einem Maximum beim normalen Luftdruck (➤ Abb. 18.8).

Elektrische Reaktionsaudiometrie

Die **elektrische Reaktionsaudiometrie** *(ERA)* ist eine Sonderform des EEGs (➤ 15.1.12): Stimulation des Ohrs mit akustischen Reizen löst entlang der Hörbahn Veränderungen der elektrischen Aktivität aus, die von außen durch Oberflächenelektroden abgeleitet werden können. Abweichungen von der „Normalkurve“ erlauben nicht nur eine Quantifizierung, sondern auch eine Lokalisation der Hörstörung (z. B. Hörnerv, Hirnstamm). Die Patientin muss für die Untersuchung ruhig liegen.

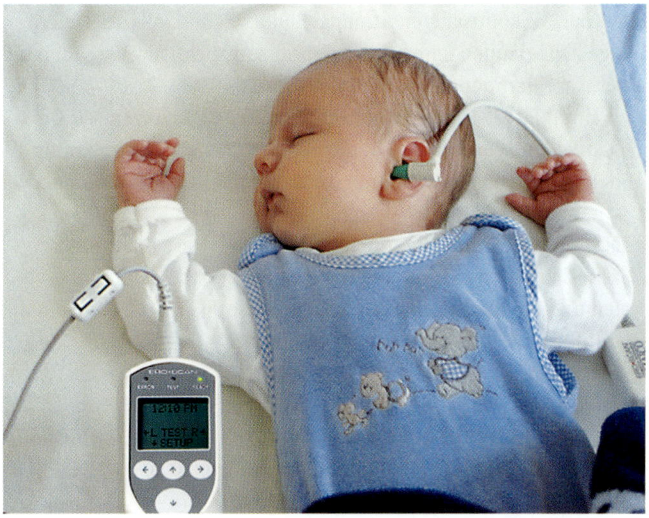

Abb. 18.9 Ableitung der otoakustischen Emissionen bei einem Neugeborenen. [V589]

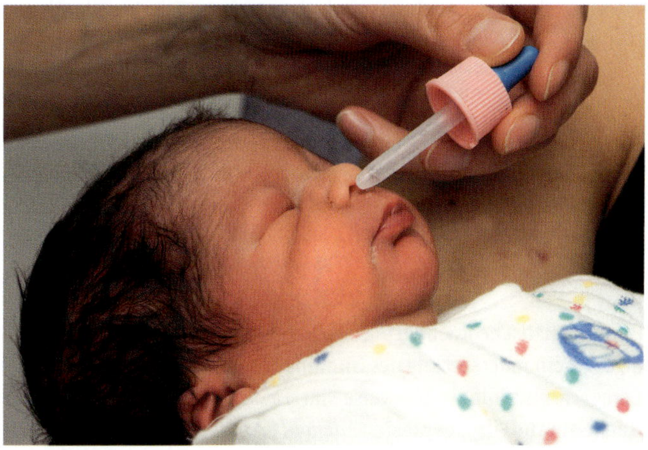

Abb. 18.10 Einbringen von Nasentropfen bei einem Säugling. Das Kind liegt in Rückenlage, die nach dem Einbringen noch eine Minute beibehalten wird. [K115]

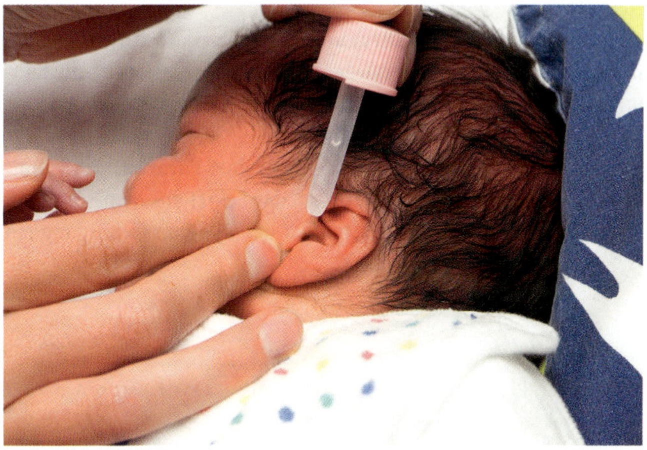

Abb. 18.11 Einbringen von Ohrentropfen bei einem Säugling. Das Kind liegt in Seitenlage. Die Pflegefachperson schiebt den Tragus mit einem Finger leicht in Richtung Nase, um den äußeren Gehörgang zu strecken. Mit der anderen Hand bringt sie die Ohrentropfen ein. [K115]

Die elektrische Reaktionsaudiometrie wird besonders bei Säuglingen und Kleinkindern eingesetzt (ggf. in Vollnarkose), um die Hörschwelle eindeutig zu bestimmen.

Otoakustische Emissionen

Die äußeren Haarzellen des Innenohrs verstärken eintreffende Schallreize durch aktive Schwingungen. Diese werden über das Mittelohr zurück zum äußeren Gehörgang geleitet und können dort durch hochempfindliche Mikrofone als Schallsignal nachgewiesen werden (**evozierte otoakustische Emissionen,** *evozierte OAE*).

Auf der Messung der otoakustischen Emissionen beruht beispielsweise das **Neugeborenen-Hörscreening** zur Erkennung der angeborenen Schwerhörigkeit (➤ Abb. 18.9). Es erfolgt am 3.–5. Lebenstag, meist noch in der Geburtsklinik (➤ Tab. 2.3). Bei Ausbleiben der evozierten otoakustischen Emissionen muss eine weitere Abklärung erfolgen.

18.2 Spezielle pflegerische und medizinische Maßnahmen

18.2.1 Einbringen von Salben und Tropfen in Nase und Ohr

Einbringen von Nasentropfen und -salben

- Vor dem **Einbringen** von **Nasentropfen** und **-salbe** Patientin bitten, sich die Nase zu schnäuzen. Bei Säuglingen und Kleinkindern Sekret im Naseneingang mit einem Papiertaschentuch entfernen.
- Kopf leicht nach hinten neigen lassen und verordnete Tropfenzahl bzw. Salbenstrang zunächst in ein Nasenloch einbringen, anderes Nasenloch zuhalten und Patientin auffordern, das Medikament vorsichtig hochzuziehen. Danach Nasentropfen bzw. -salbe in das andere Nasenloch einbringen (➤ Abb. 18.10). Nasensalbe kann auch mit einem Watteträger vorsichtig in der Nasenhöhle verteilt werden. Das muss nach Operationen an/in der Nase aber mit äußerster Vorsicht geschehen.

Einbringen von Ohrentropfen

- **Ohrentropfen** in der Hand anwärmen, sie sollen mindestens Raumtemperatur haben
- Patientin auffordern, sich auf die Seite zu legen, Kleinkind in Seitenlage bringen
- Bei Erwachsenen und größeren Kindern Ohrmuschel leicht nach hinten und oben ziehen, um den äußeren Gehörgang zu strecken. Bei Säuglingen und Kleinkindern einen Finger vor dem Ohr auf den Tragus legen und leicht in Richtung Nase schieben (➤ Abb. 18.11)
- Angeordnete Tropfenzahl in den Gehörgang einträufeln
- Patientin auffordern, noch einige Minuten in dieser Position zu bleiben. Vorsichtiges Reiben am Tragus unterstützt die Verteilung der Tropfen im Gehörgang

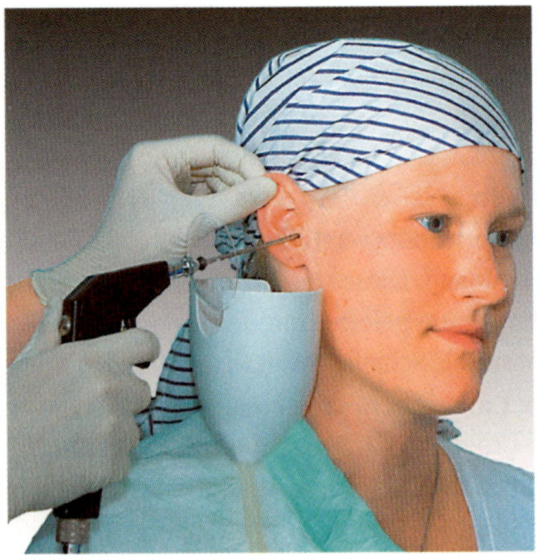

Abb. 18.12 Ohrspülung. Mit einer speziellen Ohrspritze wird körperwarmes Leitungswasser (37 °C) mit vorsichtigem Druck in den Gehörgang eingebracht, während gleichzeitig die Ohrmuschel nach hinten oben gezogen wird. Das ablaufende Wasser wird mit einer Ohrtulpe oder Nierenschale aufgefangen. [M270]

Keine Watte ins Ohr

Keine Watte in den äußeren Gehörgang einbringen! Zum einen würden die Tropfen dadurch aufgesogen, zum anderen entstünde durch die Watte eine feuchte Kammer, die das Bakterien- und Pilzwachstum fördert.

18.2.2 Ohrspülung

Eine **Ohrspülung** (*Spülung des äußeren Gehörgangs* ➤ Abb. 18.12) soll Fremdkörper oder einen Zeruminalpfropf aus dem äußeren Gehörgang entfernen. Bei einem Trommelfelldefekt darf sie nicht durchgeführt werden, daher muss vor einer Ohrspülung immer eine Otoskopie erfolgen!

Pflegefachpersonen führen die Spülung auf Arztanordnung durch. Eventuell kann es notwendig sein, einen sehr harten Ohrschmalzpfropf vorher mit einem geeigneten Mittel (z. B. Otowaxol®) aufzuweichen. Während der Spülung beobachten die Pflegenden die Patientin und fragen besonders nach Schwindel und Übelkeit. Der Erfolg der Spülung wird mit dem Otoskop kontrolliert (➤ 18.1.4).

18.2.3 Spezielle Pflege bei Nasentamponade

DEFINITION

Nasenbluten *(Epistaxis):* Blutung aus den Gefäßen der Nasenhöhle. Häufig durch Verletzung oberflächennaher Gefäße in der gefäßreichen Nasenschleimhaut, z. B. nach starkem Schnäuzen oder Schlag auf die Nase. Gehäuftes Auftreten außerdem unter Einnahme von Antikoagulanzien und Thrombozytenaggregationshemmern (➤ 11.2.2, ➤ 11.2.3). Manchmal Zeichen einer Erkrankung, etwa einer Gerinnungsstörung oder eines Bluthochdrucks.

Eine **vordere Nasentamponade** wird notwendig, wenn **Nasenbluten** nicht durch einfache Maßnahmen wie Zusammendrücken der Nasenflügel, aufrechtes Hinsetzen und Coldpack/kalten Waschlappen im Nacken zu stoppen ist.

Die Ärztin bringt das Tamponadenmaterial in die Nasenhöhle ein (➤ Abb. 18.13), alternativ kann ein mit Kochsalzlösung blockbarer *Epistaxiskatheter* gelegt werden. Während des Einbringens der Tamponade beruhigen die Pflegenden die Patientin und fixieren ggf. den Kopf. Sie kontrollieren Atmung, Blutdruck und Puls der Patientin. Pflegefachpersonen leiten die Patientin zum richtigen Verhalten bei einer Nasentamponade an:

- Während der Liegezeit der Tamponade von 2–3 Tagen soll sie häufig den Mund spülen und trinken, um einer Austrocknung der Mundschleimhaut durch die zwangsläufige Mundatmung vorzubeugen.
- Nach Entfernen der Tamponade soll sie die Nase nicht schnäuzen, sich körperlich schonen, auf Rauchen und Alkohol verzichten und die Nasenhöhle vorsichtig und sorgfältig pflegen (z. B. mit Bepanthen® Augen- und Nasensalbe).

18.2.4 Spezielle perioperative Pflege bei Adenotomie und Einlage von Paukenröhrchen

DEFINITION

Rachenmandelhyperplasie *(Adenoide, kindliche Polypen):* sehr große Rachenmandeln mit behinderter Nasenatmung und **Tubenbelüftungsstörung** als Folge. Typische Erkrankung des Klein- und Kindergartenkinds. Leitsymptome ständige Mundatmung, nächtliches Schnarchen, näselnde Sprache, Schwerhörigkeit, gehäufte Mittelohrentzündungen und evtl. beeinträchtigte Sprachentwicklung.
Adenotomie *(AT):* chirurgische Abtragung stark vergrößerter Rachenmandeln.
Paukenerguss: Flüssigkeitsansammlung im Mittelohr.
Parazentese: Schnitt in das Trommelfell.
Paukenröhrchen: Röhrchen, das chirurgisch in das Trommelfell eingelegt wird und die Belüftung des Mittelohrs sicherstellen soll.

Der lymphatische Rachenring ist bei kleinen Kindern durch die ständige Auseinandersetzung des Immunsystems mit noch unbekannten Erregern physiologischerweise stark ausgeprägt. Bei der häufigen **Rachenmandelhyperplasie** *(Adenoide, kindliche Polypen)* wird die Rachenmandel so groß, dass sie die Nasenatmung behindert und die Öffnung der Ohrtrompete im Rachen verlegt. Es kommt zu einer **Tubenbelüftungsstörung** *(Mittelohrbelüftungsstörung)* mit Unterdruck im Mittelohr und häufig einem Paukenerguss (➤ Tab. 18.5). Als Folge hört das Kind schlecht.

Entsprechend ist die **Abtragung der hyperplastischen Rachenmandel,** die *Adenotomie,* eine der häufigsten Operationen bei Klein- und Kindergartenkindern. In Vollnarkose wird das Gewebe über den Mund abgetragen.

In aller Regel wird die Adenotomie mit einer **Parazentese** (Schnitt in das Trommelfell) kombiniert und das Sekret aus dem Mittelohr abgesaugt. Oft wird gleichzeitig über den äußeren Gehörgang ein

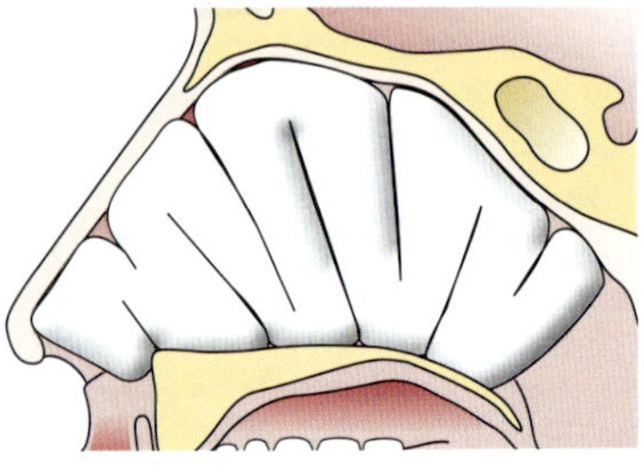

Abb. 18.13 Vordere Nasentamponade bei Blutungen in der Nasenhöhle. [L141]

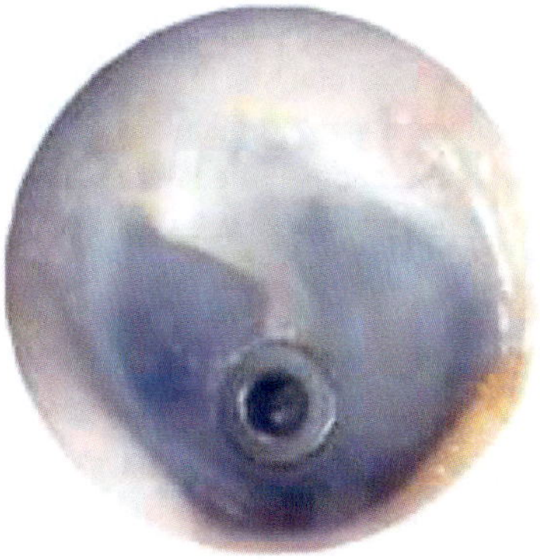

Abb. 18.14 Liegendes Paukenröhrchen im ohrmikroskopischen Bild [S700-T720].

Paukenröhrchen (➤ Abb. 18.14) eingesetzt. Dadurch wird die Belüftung des Mittelohrs sichergestellt und ein Wiederauftreten des Paukenergusses verhindert. *Kurzzeitröhrchen* stoßen sich von selbst nach 6–12 Monaten in den äußeren Gehörgang ab, *Dauerröhrchen* werden von der HNO-Ärztin ambulant entfernt.

Adenotomie und Paukenröhrcheneinlage erfolgen überwiegend ambulant. Bei weiter entferntem Wohnort kann jedoch wegen der Nachblutungsgefahr eine stationäre Überwachung nötig sein. Ein Paukenröhrchen kann bei Erwachsenen unter Lokalanästhesie in der HNO-Praxis eingelegt werden.

Operativer Zugang

Der operative Zugang erfolgt über Mund bzw. äußeren Gehörgang.

Präoperative pflegerische Betreuung

Neben den allgemeinen präoperativen Maßnahmen sind keine weiteren Maßnahmen notwendig. Typischerweise handelt es sich um kleine Kinder. Sie werden altersentsprechend informiert und die OP-Vorbereitung wird kindgerecht gestaltet (z. B. buntes OP-Hemd, Emla®-Pflaster vor Venenpunktion, Aufblasen und Bemalen eines Handschuhs). Die Eltern (falls nicht möglich, eine vertraute Pflegende) sollten bis zur Narkoseeinleitung bei dem Kind bleiben. Ruhiges und sicherheitsvermittelndes Verhalten von Pflegefachpersonen beruhigt Eltern und Kind.

Postoperative pflegerische Betreuung

Postoperativ wird die Patientin noch für ein paar Stunden überwacht, bis sie vollständig wach ist. Bei Kindern können die Eltern selbstverständlich im Aufwachraum anwesend sein. Danach ist eine Entlassung nach Hause möglich. Patientin bzw. Eltern werden über die Nachblutung als wichtigste Komplikation informiert. Hinweise auf eine Nachblutung können sein:

- Ausspucken oder Herauslaufen von Blut aus dem Mund
- Häufiges Schlucken, um das Blut zu schlucken, kaffeesatzartiges Erbrechen

Bei einer Blutung soll umgehend das Krankenhaus aufgesucht werden.

Bei Schmerzäußerung bzw. Anzeichen für Schmerzen erfolgt eine Schmerzbehandlung nach Arztanordnung.

Beratung

Bei liegendem Paukenröhrchen soll das Mittelohr vor Wasser geschützt werden:

- Vor dem Duschen/Baden ein wenig Vaseline oder handelsübliche Hautcreme zwischen die Finger nehmen und einen Wattebausch so drehen, dass er möglichst gut in den Gehörgang passt
- Beim Baden darauf achten, dass der Kopf nicht unter Wasser kommt, Haare so waschen, dass kein Wasser in den äußeren Gehörgang gelangt
- Patientinnen bzw. Eltern über die Möglichkeit einer **Schwimmotoplastik** informieren: Sie wird vergleichbar einem Hörgerätepassstück von der Hörgeräteakustikerin individuell angefertigt und schützt das Mittelohr vor Spritzwasser
- Beim Schwimmen (kein Tauchen, kein Springen) zusätzlich eine eng anliegende Badekappe tragen.

18.2.5 Spezielle perioperative Pflege bei Tonsillektomie

DEFINITION

Tonsillektomie *(TE)*: Entfernung der Gaumenmandeln.
Tonsillotomie: Teilentfernung der Gaumenmandeln.

Bei der **Tonsillektomie** werden die Gaumenmandeln in Vollnarkose entfernt.

Hauptindikation sind *chronisch-rezidivierende Mandelentzündungen* (➤ 18.4.2). Eine Tonsillektomie ist außerdem notwendig beim *Peritonsillarabszess* (➤ 18.4.2), bei *Schlafapnoesyndrom* (➤ 3.2.3) infolge Atemwegsverlegung durch viel zu große Mandeln sowie dem **Tonsillenkarzinom** (dann ggf. mit Entfernung weiterer Strukturen).

Etwa die Hälfte aller Tonsillektomien erfolgt bei Kindern und Jugendlichen. Bei jüngeren Kindern bis etwa vier Jahren werden die Gaumenmandeln wegen ihrer Bedeutung für die Immunabwehr wenn irgend möglich nicht entfernt.

Haben sehr große Tonsillen (oft in Kombination mit Rachenmandelhyperplasie) zu einem kindlichen Schlafapnoesyndrom und/oder zu Paukenergüssen geführt, wird heute oft eine **Tonsillotomie** durchgeführt (Teilentfernung der Tonsillen mit geringerer Nachblutungsgefahr im Vergleich zur Tonsillektomie).

Häufigste Komplikation ist die Nachblutung, weshalb eine stationäre Überwachung von 4–7 Tagen notwendig ist.

Operativer Zugang

Die Tonsillektomie erfolgt durch den Mund (➤ Abb. 18.15).

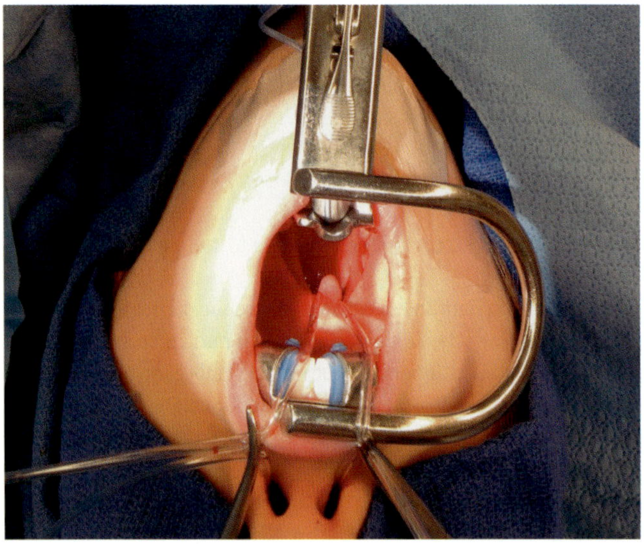

Abb. 18.15 Operativer Zugang bei Tonsillektomie und Adenotomie. [G953]

Präoperative pflegerische Betreuung

Die präoperative Pflege entspricht der bei Adenotomie (➤ 18.2.4).

18

Postoperative pflegerische Betreuung

Pflegefachpersonen führen die allgemeinen postoperativen Beobachtungen durch, inspizieren regelmäßig die Mundhöhle und achten v. a. auf Zeichen einer Nachblutung (z. B. aus dem Mund fließendes Blut, Bluterbrechen). Die Lagerung erfolgt mit leicht erhöhtem Oberkörper. Ein Coldpack im Nacken, der regelmäßig gewechselt wird, soll das Nachblutungsrisiko senken.

Ernährung

4–6 Std. nach der Operation darf die Patientin schluckweise Tee trinken, am Abend auch mit der Nahrungsaufnahme beginnen:

- Zunächst flüssige/breiige Kost anbieten, eher kalte Speisen
- Auf scharfe, raue Speisen sowie säure- und kohlensäurehaltige Getränke verzichten, kein Alkohol und Nikotin
- Vor allem bei Kindern auf eine ausreichende Flüssigkeitszufuhr achten, ggf. muss die Infusionstherapie weitergeführt werden
- In den ersten Tagen rechtzeitig vor der Nahrungsaufnahme ein Schmerzmittel (am besten als Tropfen oder Zäpfchen) verabreichen, Schmerzsituation erfragen

Körperpflege

- Wegen der Nachblutungsgefahr in den ersten Tagen nicht heiß duschen
- Mund mehrmals täglich ausspülen, z. B. mit Kamillentee, Bepanthen®-Lösung oder einer antiseptisch wirkenden Lösung (z. B. Octenidol®), nicht gurgeln
- Ab dem ersten postoperativen Tag vorsichtiges Zähneputzen mit einer neuen Zahnbürste, mentholfreie Zahnpasta verwenden oder zunächst ganz auf Zahnpasta verzichten. Bei kleineren Kindern übernehmen die Eltern oder Pflegenden vorsichtig die Zahnpflege

Beratung

Pflegefachpersonen informieren die Patientinnen bzw. die Eltern über die Gefahr einer Nachblutung (größtes Risiko am Operationstag und um den 4.–7. Tag, wenn sich die Wundbeläge ablösen) und wie sie diese bestmöglich vermeiden können:

- Nicht heiß duschen, nicht baden
- Körperliche Anstrengung vermeiden
- Auf Sonnenbäder, Solarium, Sauna verzichten
- Keine rauen, harten oder körnigen Lebensmittel essen
- Hals von innen (kalte Getränke, Eis) und außen (Coldpack, kalter Waschlappen) kühlen, wodurch auch das Wundgebiet abschwillt

Bei einer Nachblutung soll die Patientin sofort die nächste Klinik aufsuchen, währenddessen den Halsbereich kühlen und das Blut nicht schlucken, sondern ausspucken.

18.2.6 Spezielle perioperative Pflege bei Nasenoperationen

DEFINITION

Rhinoplastik: Korrektur des Nasengerüstes z. B. bei Nasendeformität.
Septumplastik: Begradigung der Nasenscheidewand bei (deutlicher) Nasenscheidewandverkrümmung.
Conchotomie: Verkleinerung in aller Regel der unteren Nasenmuscheln bei vergrößerten Nasenmuscheln und behinderter Nasenatmung.
Kieferhöhlenfensterung: Schaffen eines Abflusses von der Kiefer- zur Nasenhaupthöhle zur Belüftungsverbesserung bei wiederholten/komplizierten Kieferhöhlenentzündungen.
Nasennebenhöhlenoperation: Erweiterung der Ausführungsgänge, Entfernen stark veränderter Schleimhaut und Polypen im Bereich einer oder mehrerer Nasennebenhöhlen bei chronischer oder komplizierter Nasennebenhöhlenentzündung.

Teilweise sind auch bei **Nasenoperationen** minimal-invasive Verfahren etabliert, etwa die *Radiofrequenz-Conchotomie* oder *endoskopische Nasennebenhöhlenoperationen.* Die meisten Operationen erfordern eine Vollnarkose und einen kurzen stationären Aufenthalt. Einige, z. B. die Radiofrequenz-Conchotomie, sind ambulant und/oder unter Lokalanästhesie möglich.

Operativer Zugang

Operiert wird meist von der Nasenhaupthöhle aus. Insbesondere bei Nasennebenhöhlenoperationen wird gelegentlich von einem anderen Zugang aus operiert, z. B. dem Mundhöhlenvorhof.

Präoperative pflegerische Betreuung

Neben den allgemeinen präoperativen Maßnahmen sind keine weiteren Maßnahmen notwendig.

Postoperative pflegerische Betreuung

Neben den allgemeinen postoperativen Kontrollen inspizieren die Pflegenden den Rachen und den **Nasenverband** (Nasenschleuder, ➤ Abb. 18.16) auf Zeichen einer Nachblutung und achten auf die korrekte Lage der Tamponade. Sie wechseln die Nasenschleuder bei Durchfeuchtung.

Oberkörperhochlagerung und Coldpack im Nacken sollen einer Nachblutung vorbeugen. Dazu wird ggf. im stationären Bereich die Dauerkühlung mit einem Hilotherapiegerät durchgeführt.

Eine Nasentamponade (➤ Abb. 18.13) verbleibt in der Regel 1–2 Tage, eine innere Nasenschiene 3–4 Tage und eine externe Nasenschiene (heute meist aus thermoplastischem Material oder Aluminium statt aus Gips) etwa acht Tage. Während dieser Zeit ist die Nasenpflege nur eingeschränkt möglich. Pflegefachpersonen leiten die Patientinnen an, den Naseneingang mit einer Nasensalbe (➤ 18.2.1) zu pflegen, um trockene Blutkrusten zu vermeiden. Nach der Entfernung der Tamponade bzw. inneren Nasenschiene erfolgt die Nasenpflege nach Arztanordnung mit Nasensalbe, Nasensprays oder einer Nasendusche.

Beratung

Die Patientinnen werden vor der Entlassung zu Verhaltensweisen beraten, um Komplikationen zu vermeiden:

- Nacken regelmäßig kühlen
- Keine azetylsalizylsäurehaltigen (z. B. Aspirin®) Schmerzmittel einnehmen, Nachblutungsgefahr
- Mund- und Lippenpflege mindestens 3-mal täglich durchführen, um der Austrocknung der Mundschleimhaut durch die Mundatmung vorzubeugen
- Bis drei Wochen nach der Operation nicht zu heiß duschen und zu heiß Haare waschen, nicht die Nase schnäuzen, nur mit offenem Mund niesen, körperliche Anstrengung vermeiden, Sauna, Sonnenbaden und Flugreisen unterlassen, nicht rauchen

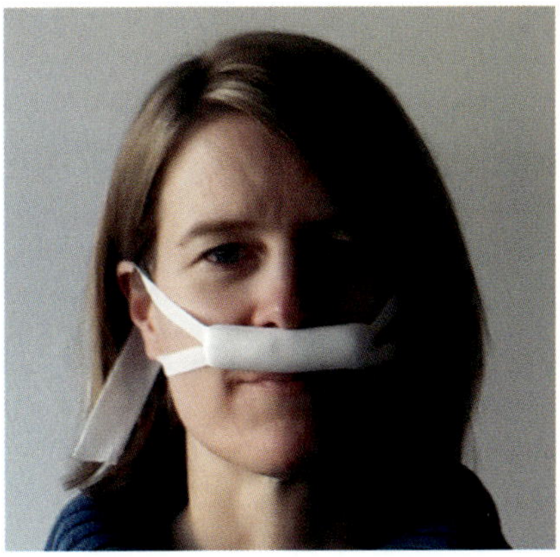

Abb. 18.16 Nasenverband. Die eingearbeitete Saugkompresse in der Mitte nimmt aus der Nase auslaufendes Sekret auf. Der Nasenverband kann mittels Ohrenschlaufen oder eines Knotens am Hinterkopf angelegt und fixiert werden [O124].

18.2.7 Spezielle perioperative Pflege bei Ohroperationen

DEFINITION

Otoplastik: Korrektur einer Ohrdeformität, z. B. das „Anlegen" abstehender Ohren.
Ohrmuschelrekonstruktion: Nachbildung einer fehlenden/fehlgebildeten Ohrmuschel, häufig mit Rippenknorpelentnahme.
Gehörgangsplastik: Erweiterung des Gehörgangsdurchmessers bei verengtem äußeren Gehörgang mit häufigen Entzündungen oder Hörverlust.
Tympanoplastik: Operationen zur Wiederherstellung von Trommelfell und/oder Gehörknöchelchenkette bei bleibenden Trommelfelldefekten bzw. Zerstörung der Gehörknöchelchen durch Entzündung, Verletzung oder Tumor.
Cholesteatomoperation: komplette Entfernung des vom *Cholesteatom* (chronische Knocheneiterung im Mittelohr, ➤ 18.4.4) befallenen Gewebes mit nachfolgender Tympanoplastik.
Hörverbessernde Operationen: z. B. **Mittelohrprothese** als Ersatz für zerstörte Gehörknöchelchen, **Stapesplastik** bei Otosklerose mit Ersatz nur des Steigbügels, knochenverankerte Hörgeräte, Implantation von Hörgeräten, Cochlea-Implantation (➤ 18.3)
Labyrinthektomie: Ausschaltung oder Entfernung des Innenohrs. Ausschaltung z. B. bei Hydropischer Ohrerkrankung (M. Menière) nach Ausschöpfen aller konservativen Therapiemöglichkeiten, Entfernung bei Tumoren.

Parazentese und Paukenröhrcheneinlage ➤ 18.2.4, ➤ Abb. 18.14
Spezifische Komplikationen nach **Ohroperationen** sind vor allem (vorübergehender) Schwindel, Tinnitus, Otorrhö, Hörverschlechterung und eine Schädigung des N. facialis.

Operativer Zugang

Der operative Zugang erfolgt entweder über den Gehörgang oder über einen Hautschnitt hinter dem Ohr.

Präoperative pflegerische Betreuung

Pflegefachpersonen führen die allgemeinen präoperativen Maßnahmen durch.

Lange Haare werden zusammengebunden. Dann werden die Haare etwa zwei Fingerbreit um das Ohr herum gekürzt bzw. entfernt (hausinterne Richtlinien beachten), bei ausgedehnten Eingriffen eine entsprechend größere Fläche. Ein Pflaster am Haaransatz verhindert, dass Haare ins Operationsgebiet fallen (➤ Abb. 18.17).

Postoperative pflegerische Betreuung

Neben den allgemeinen postoperativen Beobachtungen achten Pflegende besonders auf Austritt von Blut und Sekret aus dem Ohr, Vor-

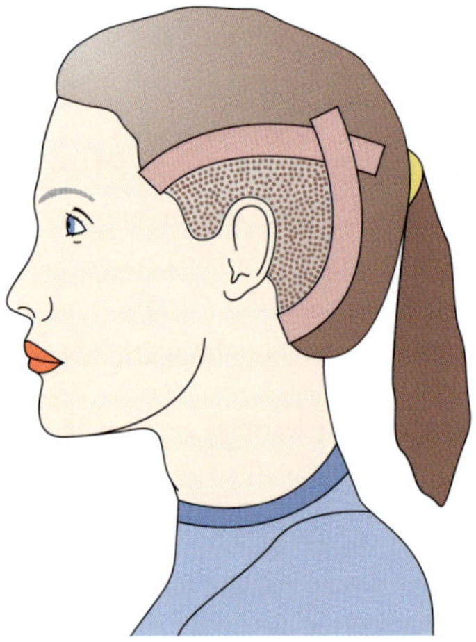

Abb. 18.17 Haarkürzung/-entfernung für eine Ohroperation. Ein Pflaster verhindert, dass die Haare ins OP-Gebiet fallen. [L141]

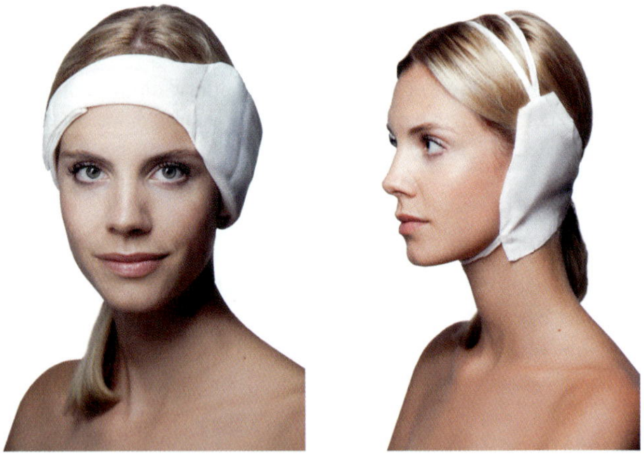

Abb. 18.18 Links gebrauchsfertiger steriler Ohrverband, rechts unsteriler Ohrklappenverband. [V916]

handensein bzw. Entwicklung einer Gesichtslähmung. Sie fragen die Patientin nach Schwindel und Kopfschmerzen.

Übelkeit und Schwindel sind nach Innenohroperationen nicht selten, ggf. ordnet die Ärztin eingeschränkte Bettruhe an. Die Patientinnen sollen dann nicht allein aufstehen, z. B. zur Toilette.

Bei den meisten Ohroperationen liegt eine Tamponade im äußeren Gehörgang, die die Ärztin wechselt. Die Fäden werden nach etwa einer Woche gezogen, die Tamponade in der Regel noch für mindestens eine weitere Woche belassen. Der locker aufliegende äußere **Ohrverband** wird am ersten postoperativen Tag gewechselt, bei kooperativen Patientinnen genügt dann i. d. R. eine **Ohrklappe/** ein **Ohrklappenverband** (➤ Abb. 18.18).

Patientinnen nach Tympano- oder Stapesplastik dürfen die Nase drei Tage gar nicht und danach nur vorsichtig schnäuzen. Die Belüftung des Mittelohrs wird durch schleimhautabschwellende Nasentropfen verbessert.

Pflegefachpersonen beachten, dass manche Patientinnen mit Ohroperationen hochgradig schwerhörig sind, und gestalten die Kommunikation entsprechend, beispielsweise laut und langsam sprechen, Blickkontakt herstellen, Mimik und Gestik einsetzen, aufschreiben.

Beratung

Pflegende beraten die Patientinnen zu Verhaltensmaßnahmen, um Komplikationen zu vermeiden, die auch den Operationserfolg gefährden können:

- Nase nicht schnäuzen, auslaufendes Sekret nur abwischen
- Mit offenem Mund niesen
- Den Kopf nicht ruckartig bewegen
- Keine Manipulationen am oder im Ohr ausführen
- Die Haare in den ersten Tagen nicht oder nur mit einer Pflegenden waschen

18.2.8 Tracheotomie, Tracheostomie und Tracheostoma

DEFINITION

Tracheotomie *(Luftröhrenschnitt):* Eröffnung der Luftröhrenvorderwand. Kann erfolgen durch Operation oder durch Punktion und Dilatation.
Tracheostoma: durch Tracheotomie entstandene Verbindung zwischen Außenwelt und Luftröhre. Kann vorübergehend oder auf Dauer angelegt sein.

Indikationen für eine Tracheotomie ➤ Tab. 18.2

Techniken der Tracheotomie

Bei der **Tracheotomie** (➤ Abb. 18.19) wird auf Höhe der 2.–4. Trachealknorpelspange eine Verbindung zwischen Luftröhre und Außenwelt geschaffen. Grundsätzlich lassen sich *operative* von *perkutanen dilatativen Verfahren* unterscheiden. Welches Verfahren angewendet wird, wird je nach individueller Patientensituation entschieden (➤ Tab. 18.2). [5]

VORSICHT

Nach der Tracheotomie kann die Patientin bei geblockter Trachealkanüle (➤ Abb. 18.26) oder wenn der Kehlkopf entfernt wurde (Laryngektomie ➤ Abb. 18.38) nur noch über das Tracheostoma atmen! Einen anderen Weg für die Luft gibt es nicht mehr.

Tracheotomie bei Kindern

Bei Kindern wird eine Tracheotomie wenn irgend möglich vermieden, weil die Gefahr einer dauerhaften Schädigung von Kehlkopf und Luftröhre sehr groß ist. Dafür werden z. B. längere Intubationszeiten in Kauf genommen. Etwa bei *subglottischer Trachealstenose* (Luftröhrenverengung unterhalb der Stimmritze) oder *Tracheomalazie* (➤ Tab. 18.2) kann aber eine Tracheotomie unumgänglich sein. Sie erfolgt dann wegen des engen kindlichen Atemwegs und der weichen Knorpel immer operativ. Eine Punktionstracheotomie ist erst ab 14–16 Jahren möglich. [5]

Tab. 18.2 Indikationen für eine Tracheotomie

Notfalltracheotomie	Geplante Tracheotomie
• Entzündung, Schwellung und Ödem der oberen Atemwege, z. B. nach Insektenstich • Fremdkörperaspiration • Beidseitige Rekurrensparese nach Schilddrüsenoperation (➤ 6.2.3) • Verbrennungen in Gesicht und Hals • Verletzungen, Verätzungen im Mund-Rachen-Raum • Unbeherrschbare Intubationsprobleme, z. B. im Rahmen einer Reanimation oder Narkoseeinleitung In der Regel Anlage durch Punktion und Dilatation, weil eine Rückverlegung angestrebt wird.	• Absehbare längerfristige Beatmung • Fortschreitende neuromuskuläre Erkrankungen mit Versagen der Atemmuskulatur • Querschnittssyndrom oberhalb C 4 (➤ 15.13) • Chronisch-obstruktive Atemwegserkrankungen, wenn eine nichtinvasive Beatmung nicht (mehr) möglich ist • Schädel-Hirn-Verletzungen, Hirnstamminfarkte, Hirntumoren mit Beeinträchtigung des Atemzentrums und/oder Dysphagie • Entfernung des Kehlkopfs bei Kehlkopfkarzinom (Laryngektomie ➤ 18.6) • Tumoren im Hals-Nasen-Rachen-Bereich, palliative Tumorbehandlung zur Verbesserung der Atemsituation • Erkrankungen der Luftröhre, z. B. **Tracheomalazie** (Luftröhreninstabilität durch zu weiche Knorpelspangen) • Zur dauerhaften Bronchialtoilette In der Regel Anlage operativ und mit epithelisiertem Tracheostoma (siehe Text)

Punktionstracheotomie

Bei der **Punktionstracheotomie** *(perkutane Dilatationstracheotomie, PDT, minimalinvasive Tracheotomie)* wird die Luftröhrenvorderwand unter bronchoskopischer Kontrolle mit einer Kanüle von außen punktiert. Mittels Kunststoffdilatatoren, Klemme oder Zange wird die Öffnung dann so weit aufgedehnt, bis eine Trachealkanüle eingeführt werden kann.

Die Punktionstracheotomie ist das Verfahren der Wahl, wenn auf einer Intensivstation eine Beatmung über länger als eine Woche, aber nicht dauerhaft notwendig ist.

Aufwand, Komplikationen und Kosten sind bei der Punktionstracheotomie geringer als bei der operativen Tracheotomie. Nach schrittweiser Entwöhnung und **Dekanülierung** (Entfernung der Trachealkanüle) verschließt sich das Stoma in der Regel von selbst und das kosmetische Ergebnis ist besser. Allerdings ist das Stoma in der Regel weniger stabil und meist auch kleiner/enger, sodass nur eine kleinere Kanüle verwendet werden kann.

Im Laufe der Zeit zeigt das Stoma oft Schrumpfungstendenz und neigt zu hyperplastischen Schleimhautwucherungen (Granulome, „wildes Fleisch"). Kanülenwechsel gestalten sich in der Praxis häufig problematischer. [5]

Operative Tracheotomie und Tracheostomie

Kehlkopfkarzinom ➤ 18.6

Eine **operative Tracheotomie** *(chirurgische/plastische/konventionelle Tracheotomie)* erfolgt bei Patientinnen, die dauerhaft ein Tracheostoma benötigen. Haut, Halsmuskulatur und Schilddrüsenisthmus werden durchtrennt und die Luftröhre zwischen 2. und 3. oder 3. und 4. Knorpelspange eröffnet, ggf. mit Inzision einer Knorpelspange.

Das entstandene Stoma wird plastisch versorgt, indem Halshaut und Schleimhaut des Stomas zirkulär miteinander vernäht werden **(Tracheostomie).** Durch die Operation ist die Gefahr einer Nachblutung oder Infektion größer. Das so entstandene **epithelisierte**

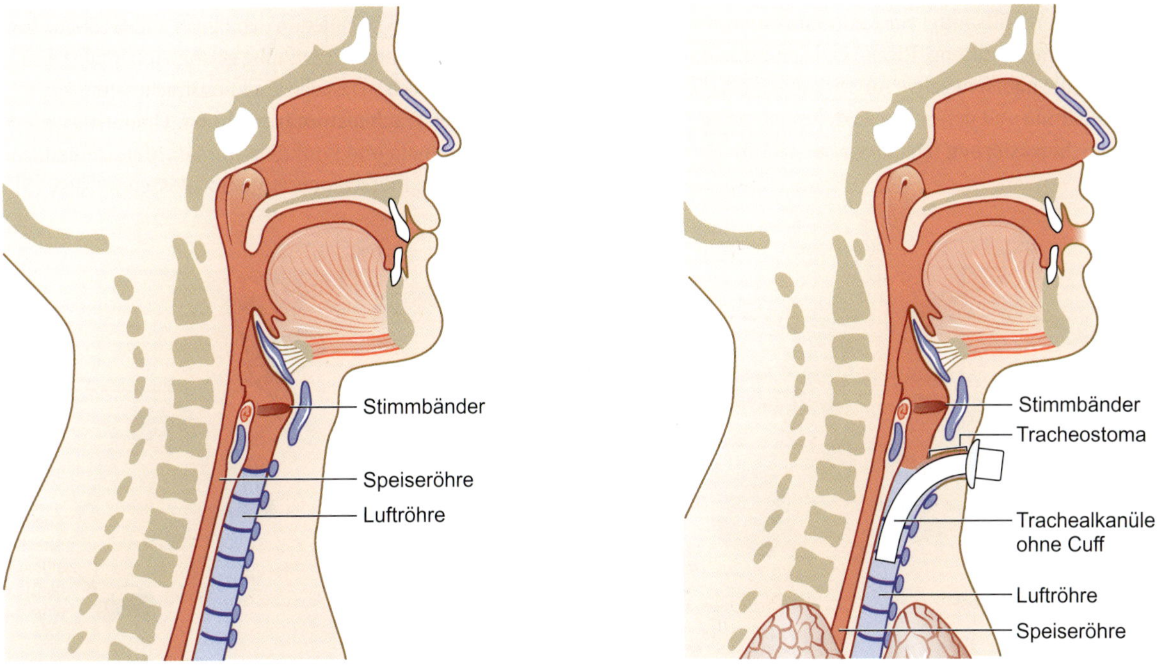

Abb. 18.19 Links (physiologische) Situation vor der Tracheo(s)tomie. Rechts Situation nach einer Tracheostomie bei erhaltenem Kehlkopf und eingelegter Trachealkanüle ohne Cuff. Situation mit geblockter Trachealkanüle und zum Sprechen ➤ Abb. 18.26. [L126]

Tracheostoma ist aber größer und stabil, eine Schrumpfungstendenz besteht nicht, Kanülenwechsel sind in der Regel unproblematisch. Nach Dekanülierung ist ein operativer Verschluss des Stomas erforderlich. [5]

Bei einer Tracheostomie im Rahmen einer Kehlkopfentfernung (Laryngektomie ➤ 18.6) wird außerdem der oberste intakte Luftröhrenknorpel an die Halshaut angenäht und damit die Luftröhre an der Halshaut fixiert.

Folgen und Komplikationen eines Tracheostomas

Auch wenn das Tracheostoma (➤ Abb. 18.19) der Betroffenen kurzfristig oder auf Dauer den Atemweg sichert, darf nicht übersehen werden, dass Tracheostoma und Trachealkanüle einschneidende Folgen haben.

- Da die Atmung nicht mehr durch die Nase erfolgt, fallen deren Funktionen (Anfeuchtung, Erwärmung, Reinigung der Atemluft, Riechen) weg. Infolge der fehlenden Anfeuchtung und Erwärmung der Atemluft können die Atemwegssekrete eindicken, v. a. bei mangelnder Atemgasklimatisierung (➤ 18.2.9).
- Die Sekretbildung ist durch Reizung der Trachealschleimhaut oft vermehrt.
- Bei einer Schluckstörung können Speichel sowie Nahrung und Flüssigkeit in die Trachea aspiriert werden, sammeln sich zunächst oberhalb des geblockten Cuffs und laufen dann aus dem Stoma heraus (als *parastomales Sekret* bezeichnet) (➤ Abb. 18.20) links). Das birgt die Gefahr einer Hautmazeration in der Stomaumgebung.
- Der Wegfall des Stimmritzenschlusses als Druck- und Pressventil erschwert Husten und Bauchpresse (z. B. bei der Ausscheidung).
- Die eingeschränkte oder fehlende Sprechfähigkeit erfordert spezielle Techniken/Hilfsmittel zur Kommunikation.
- Die fehlende Rachenbelüftung, Riech- und Schmeckfähigkeit bei geblockter Kanüle haben negative Auswirkungen auf die orale Nahrungsaufnahme und den Schluckakt, besonders bei schon bestehender Schluckstörung (*Dysphagie* ➤ 15.1.8).

Auch vielfältige Komplikationen sind möglich:

- Nachblutung nach der Tracheotomie
- Verlegung der Kanüle durch Sekret
- Stomainfektion und **Tracheitis** *(Luftröhrenentzündung)*
- Verletzung der Trachealschleimhaut und des Tracheostomas durch die (unpassende) Kanüle, einen zu stark geblockten Cuff, beim Kanülenwechsel oder durch traumatisches Absaugen
- **Granulome** (Gewebeneubildung, „wildes Fleisch") im Stomakanal durch mechanische Belastung/Reibung der Trachealkanüle bei einem Punktionstracheostoma
- **Luftröhreninstabilität** durch Aufweitung der Luftröhre und/oder Tracheomalazie (zu weiche Knorpelspangen) infolge hoher Cuffdrücke
- **Trachealstenosen** durch narbige Abheilung von Verletzungen oder Entzündungen der Trachealschleimhaut, besonders häufig in den Luftröhrenbereichen nahe dem Stoma und im Bereich des Ringknorpels **(subglottische Stenose)**

Tracheostomaverschluss

Bei vielen Patientinnen kann, in der Regel nach längerer, schrittweiser Entwöhnung von der Trachealkanüle, die Entscheidung zur Dekanülierung und zum **Tracheostomaverschluss** getroffen werden. Es gibt zwei Möglichkeiten des Tracheostomaverschlusses: [5]

- **Dekanülierung und Selbstverschluss.** Bei einem Punktionstracheostoma wird der Kanülendurchmesser schrittweise reduziert, sodass sich das Stoma verkleinert. Gleichzeitig kann sich die Patientin schrittweise an den steigenden anatomischen Totraum und höheren Atemwegswiderstand gewöhnen. Entwickelt sich keine Atemnot, wird die Kanüle nach einigen Tagen ganz entfernt und das Stoma mit einem Pflaster luftdicht verschlossen. Beim Sprechen, Husten und Pressen soll die Patientin den Finger auf das Stoma halten, damit keine Luft durch die Öffnung gelangt. Innerhalb von 3–5 Tagen verschließen sich so fast alle Punktionstracheostomata.
- **Operativer Tracheostomaverschluss.** Operativ angelegte Tracheostomata und Punktionsstomata, die sich nicht von selbst verschließen, müssen operativ verschlossen werden. [5]

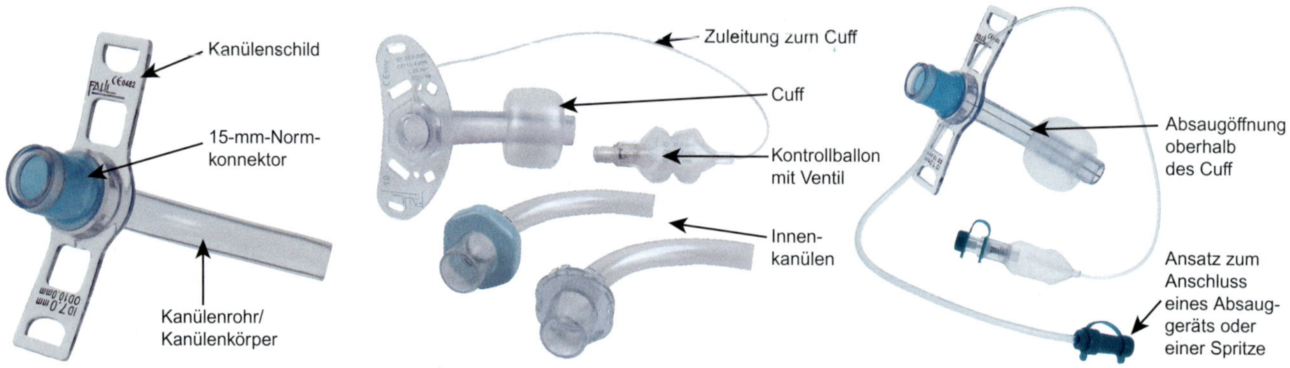

Abb. 18.20 Verschiedene Trachealkanülen. Links Trachealkanüle ohne Cuff und ohne Innenkanüle (einteiliges System), Mitte Trachealkanüle mit Cuff und zwei Innenkanülen (mehrteiliges System), rechts Trachealkanüle mit subglottischer Absaugung. Hierüber können nicht geschluckter aspirierter Speichel und ggf. Nahrung/Flüssigkeit unterhalb der Glottis und oberhalb des Cuffs abgesaugt werden. [V090]

NOTFALL

Nach dem Tracheostomaverschluss muss die Patientin sorgfältig überwacht werden. Atemnot (z. B. durch Luftröhrenkollaps oder narbige Verengung) ist immer ein Alarmzeichen. Anfangs ist eine Wiedereröffnung mit einem Killian-Spekulum möglich, später muss die Betroffene re-tracheotomiert werden.

18.2.9 Trachealkanülen und Tracheostomapflege

DEFINITION

Trachealkanüle: röhrenförmiges Medizinprodukt, heute meist aus Kunststoff, das über das Tracheostoma in die Trachea eingeführt wird.
Atemgasklimatisierung *(Atemgaskonditionierung):* künstliche Anwärmung und Anfeuchtung der Einatemluft, wenn die oberen Luftwege durch Tracheotomie umgangen werden.

Arten von Trachealkanülen

Zubehör/Hilfsmittel für Trachealkanülen ➤ Tab. 18.3, ➤ Abb. 18.21, ➤ Abb. 18.22, ➤ Abb. 18.23, ➤ Abb. 18.25

Es gibt eine Vielzahl von Trachealkanülen (➤ Abb. 18.20). Die Auswahl ist abhängig von der individuellen Patientensituation. Auswahlkriterien sind:
- Material, z. B. extra flexibel oder starrer
- Außendurchmesser (A. D./O. D.), Innendurchmesser (I. D.), Länge (Standardlänge, extra kurz oder lang), jeweils in Millimeter angegeben
- Krümmungswinkel der Trachealkanüle, in Grad angegeben
- Mit oder ohne Cuff. Trachealkanülen mit Cuff werden bei schwerer Schluckstörung (➤ 15.1.8) und bei (Heim-)Beatmung eingesetzt

Tab. 18.3 Zubehör und Hilfsmittel für Menschen mit Trachealkanüle.

Zubehör/Hilfsmittel	Kurzcharakterisierung
Cuffdruckmesser	• Zur Messung des Drucks im Cuff der Trachealkanüle (➤ Abb. 18.21), Maßeinheit cmH_2O • Cuffdruckkontrolle mehrmals täglich, insbesondere nach Umpositionierungen; Soll-Cuffdruck 20–28 cmH_2O, um Druckstellen an der Trachealschleimhaut zu vermeiden
Kanülenhalteband	• Zur Fixierung der Trachealkanüle • Aus unterschiedlichen Materialien, in verschiedenen Stärken und mit verschiedenen Verschlusstechniken
Trachealkompressen	• Zur Polsterung des Kanülenschilds und zur Aufnahme von paratrachealen Sekreten • Aus unterschiedlichen Materialien (z. B. Mull, Vlies, Polyurethanschaum, mit Aluminiumbedampfung) und Stärken (ein-, mehrlagig)
Gleitgel für den Kanülenwechsel	• Wasserlöslich, klar, fettfrei • Meist in kleinen, sterilen Einzelportionen
Stomareinigungstücher	• Zur Reinigung der Stomaumgebung • Getränkt mit einer milden Reinigungslösung • Aus einer Spenderdose oder einzelverpackt
Hautschutzprodukt	Zum Schutz der Haut vor Feuchtigkeit in der Stomaumgebung; als Flüssigkeit oder Creme, wasserabweisend, fettfrei und atmungsaktiv, z. B. Cavilon® Hautschutzcreme
Absauggerät mit Absaugschlauch und Schlauchverbinder (Fingertip), Absaugkatheter	• Zum Absaugen endotracheal oder von Speichel aus Mund, Nase, Rachen und parastomal • Absauggerät: betrieben über die zentrale Vakuumanlage (Krankenhaus), mit Elektropumpe mit Druck-Sog-Wandler mit/ohne Akku (ambulante Pflege und Pflegeeinrichtungen) • Absaugkatheter: verschiedene Größen und Arten (Standardabsaugkatheter, atraumatische Katheter, geschlossenes Absaugsystem)
HME (Heat and Moisture Exchanger)	• Zur passiven Atemgasklimatisierung • Meist mit Partikel-, Bakterien- und Virenfilter (HME-F), teilweise mit Möglichkeit der Sauerstoffgabe oder Kohlendioxid-Messung (➤ Abb. 18.22)
Inhalationsgerät	• Zur zusätzlichen Anfeuchtung der Atemwege, Verbesserung der Konsistenz zäher Sekrete (Atemwegssekrete sollten viskös, nicht flüssig sein), Medikamentenverabreichung • Druckluft-, Ultraschall- oder Mikropumpenvernebler
Sprechventil	• Zum Sprechen mit einer entblockten Trachealkanüle bei erhaltenem Kehlkopf (➤ Abb. 18.25) oder in Verbindung mit einer Stimmprothese bei entferntem Kehlkopf (Laryngektomie ➤ 18.6)
Tracheostoma-Abdichtung	• Zur Abdichtung von großen Stomata, zum Ausgleich von Unebenheiten, für eine bessere Fixierung der Kanüle im Stoma • Platten aus unterschiedlichen Materialien (z. B. Schaumstoff, Silikon, mit Gel), mit/ohne Klebefläche; individuell gefertigte Epithese/Abdichtungen
Platzhalter, Stomabutton	• Zum intermittierenden oder dauerhaften Offenhalten des Tracheostoma, wenn eine Trachealkanüle (zeitweise) nicht mehr benötigt wird • In unterschiedlichen Ausführungen erhältlich
Tracheostomaschutz	• Zum Schutz vor Eindringen von Staub u. a., teilweise Anfeuchtung, Anwärmung der Einatemluft • Zum Schutz vor Wassereintritt beim Duschen • Als Schutzlätzchen, -rolli, -schal, -tuch (➤ Abb. 18.23), als spezielle Abklebungen und Duschschutz

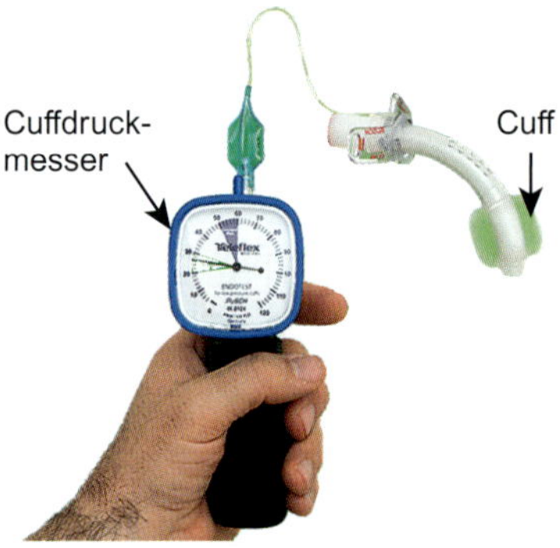

Abb. 18.21 Cuffdruckmesser, angeschlossen an einer geblockten Trachealkanüle. Der Cuffdruck ist bei 26 cmH_2O und damit im „grünen" Bereich. Vor Verwendung einer Trachealkanüle mit Cuff wird so geprüft, ob der Cuff intakt ist. [M251]

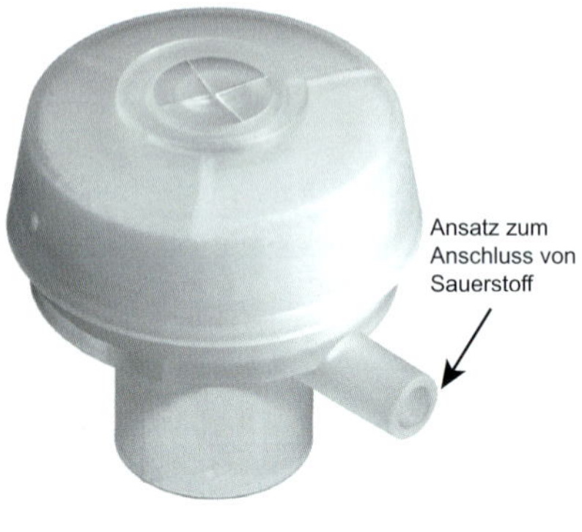

Abb. 18.22 Heat and Moisture Exchanger (HME, „künstliche/feuchte Nase") zum Aufsetzen auf eine Trachealkanüle, hier mit zusätzlicher Möglichkeit der Sauerstoffgabe. Das spezielle Material speichert die Wärme und Feuchtigkeit aus der Ausatemluft, bei der Inspiration werden diese an die Einatemluft abgegeben. [V733]

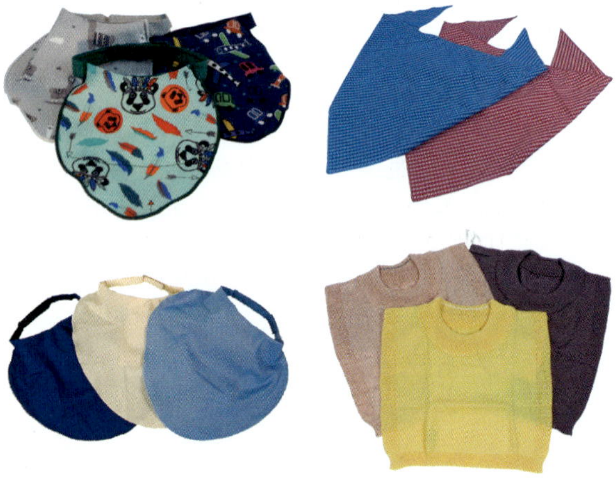

Abb. 18.23 Alternativen zur Trachealkanüle für Menschen mit epithelisiertem Tracheostoma, die nicht beatmet werden. Oben Schutzschals für Kinder und Erwachsene, unten links Schutztücher, unten rechts Schutzrollis. Sie verdecken und schützen das Tracheostoma und haben teilweise HME- und Filterfunktion. [V394]

- Mit oder ohne subglottische Absaugung
- Mit oder ohne Innenkanüle (Inlet)
- Ein- oder mehrteilige (verschiedene Innenkanülen) Systeme
- Mit oder ohne verstellbares Kanülenschild
- Mit oder ohne Stimmoption bzw. Fensterung (➤ Abb. 18.26)
- Alternativen zur Kanüle, z. B. Button oder Platzhalter

NOTFALL

Bei jeder Patientin mit einer Trachealkanüle müssen **Materialien für den Notfall** (z. B. Verlegung, versehentliches Herausrutschen der Kanüle) bereitstehen:
- Funktionsfähiges Absauggerät und Absaugkatheter
- Trachealkanüle der angeordneten Größe und eine Größe kleiner
- 10-ml-Spritze und Schere, um bei drohender Erstickungsgefahr eine vorhandene Blockung zu entfernen und das Kanülenhalteband aufzuschneiden
- Trachealspreizer/-dilatator
- Alles zum Abkleben des Tracheostomas (außer bei Patientinnen nach Laryngektomie! ➤ 18.6)
- Handbeatmungsbeutel mit Mund-Nasen-Maske bzw. Beatmungstrichter bei Menschen nach Laryngektomie
- Ggf. Notfallmedikamente, z. B. schnellwirksames Bronchospasmolytikum
- Ggf. alles zur Sauerstoffgabe

Atemgasklimatisierung

Bei einer geblockten Trachealkanüle (➤ Abb. 18.26) entfallen Luftbefeuchtung und -erwärmung durch die Nase, die unteren Atemwege können die Luft nur noch zu 10–20 % (statt 100 %) anfeuchten. Dies hat Folgen für die Selbstreinigung der unteren Atemwege (mukoziliäre Clearance): die Flimmerhärchen verlangsamen ihre Bewegung, die Sekrete dicken ein (Borkenbildung bis zur Atemnot durch eine verlegte Kanüle ist möglich) und es kommt zum Sekretstau in der Lunge mit der Gefahr von Minderbelüftung und Pneumonie.

Bei Patientinnen mit einer Trachealkanüle muss die Einatemluft auf Dauer angefeuchtet und angewärmt werden. Dazu wird ein **Heat and Moisture Exchanger** (*HME, feuchte* bzw. *künstliche Nase,* ➤ Abb. 18.22, ➤ Tab. 18.3) auf die Kanüle aufgesetzt: das Material im Inneren ist stark wasseranziehend, nimmt die Feuchtigkeit und Wärme der Ausatemluft auf und gibt sie bei der nächsten Inspiration an die Einatemluft ab. Moderne HME sind außerdem Partikel-, Viren- und Bakterienfilter. [6]

In der Regel inhalieren Betroffene mehrmals täglich, damit die Sekrete viskös (zähflüssig) bleiben und abgehustet oder (endotracheal) abgesaugt werden können.

Mit zunehmender Stabilität bzw. Abheilung des Tracheostomas verzichten viele Laryngektomierte (➤ 18.6) (zeitweise) auf eine Trachealkanüle. Schutz der unteren Atemwege (z. B. vor Fremdkörpern) und Anfeuchtung der Atemluft bleiben aber unabdingbar und können durch Schutztuch, -lätzchen, -schal, -shirt oder -rolli erfolgen. Diese haben teilweise eine integrierte HME-Funktion (➤ Abb. 18.23).

Tracheostomapflege, Trachealkanülenwechsel

Ziele der **Tracheostomapflege** (➤ Abb. 18.24) sind eine intakte Haut um das Tracheostoma (z. B. keine Druckschäden unter dem Kanülenschild, keine Mazeration der Umgebungshaut, keine Infektionen), eine sichere Fixierung der Trachealkanüle und freie Atmung.

Bei einem neu angelegten Tracheostoma wird ein aseptischer Verbandwechsel durchgeführt, bis es „abgeheilt" und reizlos ist. Nach ca. 2–4 Wochen kann die Tracheostomapflege mit Stomareinigungs-

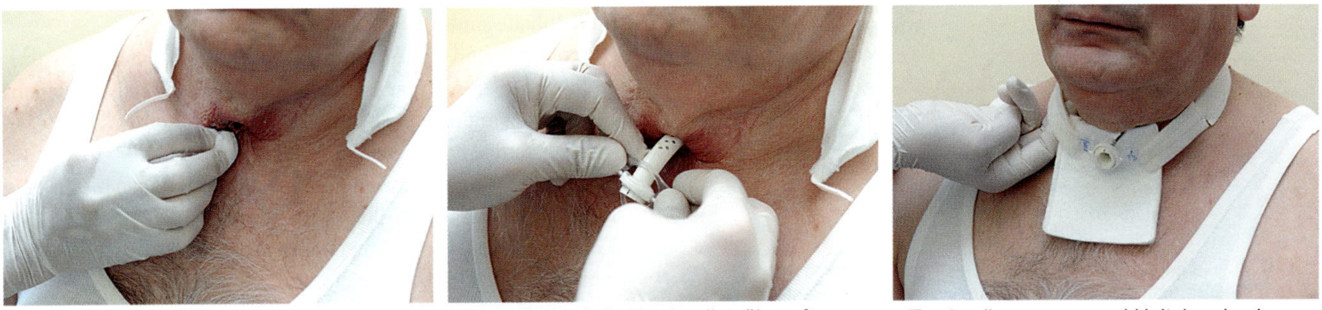

Nach Entfernung von Trachealkompresse und Trachealkanüle Umgebungshaut reinigen, ggf. desinfizieren, dann Tracheostoma mit einer Taschenlampe inspizieren. Bei Bedarf Hautpflege- oder Hautschutzprodukt auftragen.

Gleitmittel auf die Trachealkanüle auftragen, dann Kanüle am Kanülenschild anfassen und vorsichtig dem Tracheostomaverlauf entsprechend einführen: leicht schräg oder gerade ansetzen und im Stoma sofort nach unten führen. Bei Husten ruhig weiterarbeiten.

Trachealkompresse und Halteband anlegen, Halteband schließen (mit Platz für zwei Finger unter dem Band). Ggf. Innenkanüle einsetzen und HME-Filter aufsetzen. Patienten nach Befinden fragen, Atmung beobachten und ggf. endotracheal absaugen.

Abb. 18.24 Tracheostomapflege und Trachealkanülenwechsel. [M270]

tüchern oder Kompressen (aus der 100er Packung) und NaCl 0,9 % erfolgen. [7]. Eine routinemäßige und prophylaktische Desinfektion (z. B. mit Octenisept®) der Haut um das Stoma ist nicht notwendig [8]

Bei starker Sekretion aus dem Tracheostoma wird ein Hautschutzprodukt (z. B. Cavilon® Langzeit-Hautschutzcreme) aufgetragen und die Trachealkompressen werden bei Durchfeuchtung gewechselt. Bei trockener oder gereizter Haut kann Stomaöl oder eine Wund- und Heilsalbe dünn aufgetragen werden.

Der **Trachealkanülenwechsel** (➤ Abb. 18.24) erfolgt nach Arztanordnung (in der Regel zunächst wöchentlich), bei Trachealkanülen mit Cuff und bei beatmeten Patientinnen immer zu zweit. Innenkanülen werden mehrmals täglich entnommen und gereinigt, die Außenkanüle nach Herstellerempfehlung, in der Regel mindestens wöchentlich. Die maximale Liegezeit der Kanüle nach Herstellerangabe ist zu beachten.

Erster Kanülenwechsel immer Arztaufgabe

Der erste Trachealkanülenwechsel muss immer von einer Ärztin durchgeführt werden. So lassen sich Komplikationen und Notfälle vermeiden, die durch anatomische Varianten oder operationstechnische Besonderheiten entstehen können. Verläuft der erste Wechsel komplikationslos, kann der Kanülenwechsel an erfahrene Pflegefachpersonen delegiert werden.

Sprechventile

Stimmrehabilitation nach Laryngektomie ➤ 18.6

Das Sprechen ist mit einer Trachealkanüle stark eingeschränkt, mit einer geblockten Kanüle unmöglich (➤ Abb. 18.26 links). Mithilfe von **Sprechventilen** können Betroffene wieder sprechen.

Zum Sprechen muss die Ausatemluft durch den Kehlkopf mit den Stimmbändern gelangen. Voraussetzungen bei erhaltenem Kehlkopf sind:

- Ein evtl. vorhandener Cuff ist entblockt.
- Es ist eine Öffnung (Sieb, Fenster) im Kanülenrohr. Diese ist in der Regel notwendig, damit die Patientin ausreichend ausatmen kann.
- Die Ausatemluft gelangt nicht über die Kanüle, sondern über Kehlkopf und Mund bzw. Nase nach außen. Dafür ist ein Sprechventil notwendig (➤ Abb. 18.25), das sich mittels eines Kläppchens (selten) oder einer sich bewegende Membran bei der Einatmung öffnet und bei der Ausatmung verschließt („Einwegventil"), sodass die Luft beim Ausatmen nur den Weg über den Kehlkopf an den Stimmbändern vorbei nehmen kann (➤ Abb. 18.26).
  - Heutige Sprechventile können auf jede Kanüle mit 15-mm-Normkonnektor aufgesteckt werden (➤ Abb. 18.25 unten).
  - Alternativ bieten einige Hersteller Kanülen an, bei denen das Sprechventil bereits in die (gefensterte) Innenkanüle integriert ist, die bei Bedarf eingesetzt wird (➤ Abb. 18.25 Mitte).
  - Für beatmete (Langzeit-)Patientinnen gibt es besondere Sprechventile.
- Über das Tracheostoma entweicht nicht zu viel Luft, denn diese fehlt zum Sprechen. Ggf. ist das Stoma „abzudichten", z. B. mit einem Hydrokolloidverband, Silikonpad oder einer maßangefertigen Silikonabdichtung (Epithese ➤ Tab. 18.3). [6]

Umgang mit Sprechventilen

- Der Einsatz des Sprechventils muss ärztlich anordnet werden.
- Sprechventile dürfen nur eingesetzt werden bei Patientinnen mit erhaltenem Kehlkopf sowie bei Patientinnen mit Kehlkopfentfernung *und* Stimmprothese (➤ 18.6).
- Sprechventile dürfen nur bei entblockter Kanüle und/oder gefensterter/gesiebter Kanüle verwendet werden.
- Bei Verwendung eines Sprechventils wird die Einatemluft nicht angefeuchtet und angewärmt, deshalb sind häufigeres Inhalieren und die zwischenzeitliche Verwendung eines HME notwendig.
- Bei entblockter Trachealkanüle besteht evtl. Aspirationsgefahr.
- Es kann eine Weile dauern, bis die Patientin das „neue Sprechen" beherrscht, ggf. ist Sprech- und Atemtraining nötig.
- Zum Sprechen soll die Patientin nach Möglichkeit sitzen.
- Kann die Patientin nicht gut ausatmen, muss sofort das Sprechventil entfernt und nach der Ursache gesucht werden.

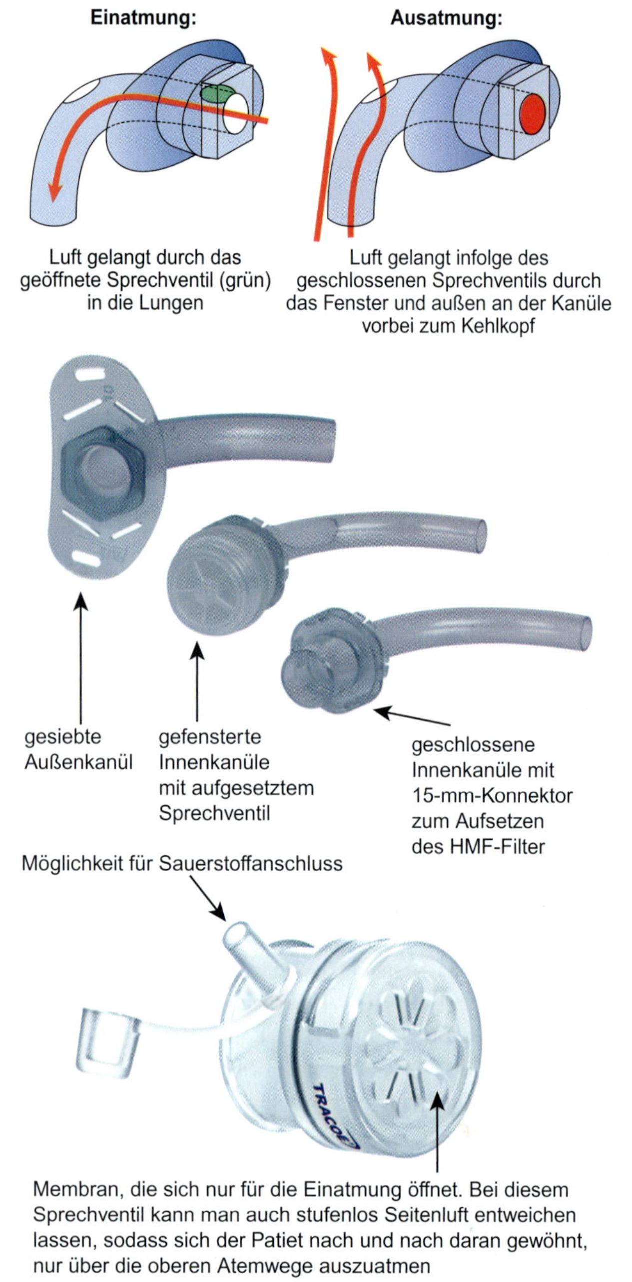

Abb. 18.25 Sprechventile. Oben Funktionsweise eines Sprechventils, hier mit Kläppchen. Mitte gesiebte Außenkanülen mit zwei Innenkanülen zur wahlweisen Verwendung. Unten Sprechventil (mit Membran) mit Sauerstoffanschluss (TRACOE phon assist®) zum Aufsetzen auf alle Trachealkanülen mit 15-mm-Konnektor. [L141, V394, V721]

Beratung

Beratungsziele bei Patientinnen mit Tracheostoma sind die bestmögliche Bewältigung der neuen Situation und größtmögliche Unabhängigkeit. Dazu sollten die Betroffenen schon vor der Tracheotomie über die Beeinträchtigungen und Folgen (➤ 18.2.8) informiert werden.

Weitere Inhalte sind:

- Patientinnen und ggf. Angehörige zur Tracheostomapflege, zum endotrachealen Absaugen und Trachealkanülenwechsel anleiten
- Im Umgang mit den Geräten (Absaug-, Inhalationsgerät), Trachealkanüle und Zubehör, Duschschutz schulen
- Möglichkeit zum Austausch mit anderen Betroffenen bieten, Kontakt zu einer Selbsthilfegruppe vermitteln
- Kontakt zum Sozialdienst herstellen wegen einer Anschlussheilbehandlung und eventuell notwendiger beruflicher Veränderungen
- Frühzeitig Logopädin einschalten, um die Erfolgsaussichten einer späteren logopädischen Therapie in Bezug auf Sprechen oder Dekanülierung zu steigern
- Männern die Nassrasur empfehlen, Beginn an Hals und Kinn

Können weder Patientin noch Angehörige die Stomapflege erlernen, wird ein ambulanter Pflegedienst hinzugezogen.

Kinder mit Tracheostoma und Trachealkanüle

In Deutschland leben mehrere Tausend Kinder und Jugendliche mit einem Tracheostoma, mit oder ohne Beatmung. Die Kinder sollen an eine Klinik mit Tracheostoma-Sprechstunde und an ein sozialpädiatrisches Zentrum angebunden sein.
Aufgrund des Wachstums müssen Kanülengröße und -lage 1- bis 3-mal pro Jahr kontrolliert werden. Bei kleinen Kindern wird aufgrund der engen Atemwege keine Innenkanüle verwendet, da diese den Luftstrom weiter erschweren würde. Trachealkanülen mit Cuff werden möglichst bis ins frühe Jugendalter vermieden, um Druckschäden der Luftröhre zu vermeiden. Kinder, die sehr früh eine Trachealkanüle bekommen haben, tolerieren sie in der Regel gut. Versuchen Kinder immer wieder, die Kanüle zu entfernen, kann die Ursache z. B. eine unpassende, schmerzende Kanüle sein.
Sprachentwicklung ist grundsätzliches Ziel. Ein Sprechventil kann nur verwendet werden, wenn ausreichend Ausatemluft an der Kanüle vorbei zum Kehlkopf gelangt. Die Möglichkeiten eines Kindes mit Tracheostoma hängen insgesamt stark von der Grunderkrankung ab (Schluckstörungen? Behinderung? Beatmungspflicht?).
Die Familien sollen möglichst selbstständig sein, deshalb werden die Eltern in der Versorgung angeleitet, einschließlich kanülenassoziierter Notfälle. Die Kinder werden altersentsprechend mit eingebunden. Eltern und Geschwisterkinder sind psychisch stark belastet. Daher sollte frühzeitig nach Entlastungsmöglichkeiten (im Alltag, Familienfreizeiten) gesucht werden. [9]

Unterstützte Kommunikation

DEFINITION

Unterstützte Kommunikation (*UK,* engl. *augmentative and alternative communication,* kurz *AAC*): Ergänzen oder Ersetzen von Lautsprache als Erweiterung der kommunikativen Möglichkeiten für Menschen, die sich nicht, noch nicht, nicht mehr oder nur noch sehr eingeschränkt lautsprachlich verständigen können. [10]

Für die erste Zeit postoperativ, in der Lernphase oder wenn eine Patientin das Sprechen mit Sprechventil nicht erlernt, müssen andere Kommunikationsmöglichkeiten im Rahmen einer **unterstützten Kommunikation** angeboten werden.

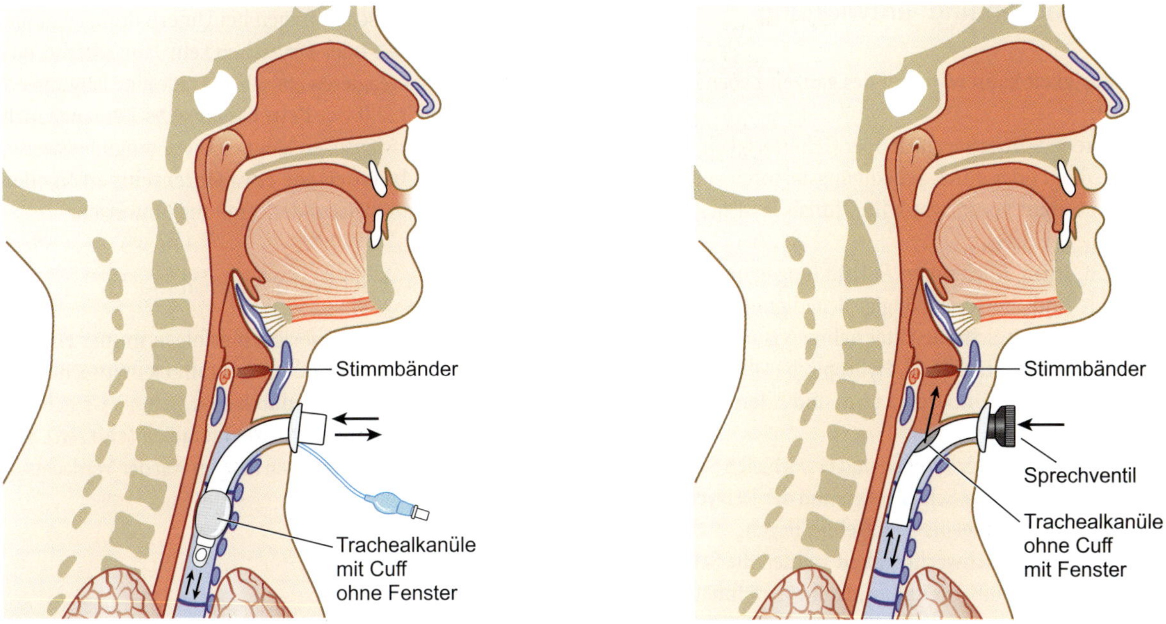

Abb. 18.26 Links Trachealkanüle mit Cuff und ohne Fenster/Sieb im Kanülenrohr, wie sie bei Beatmung oder schwerer Dysphagie benutzt wird. Sprechen ist nicht möglich, da die Ausatemluft durch den geblockten Cuff nicht zu den Stimmbändern gelangt. Rechts Sprechen mit gefensterter Trachealkanüle und aufgesetztem Sprechventil bei Spontanatmung. Das Sprechventil schließt sich bei der Ausatmung und verhindert, dass die Luft über die Kanüle entweicht. So kann die Ausatemluft an der Kanüle vorbei und durch das Fenster zu den Stimmbändern gelangen. [L126]

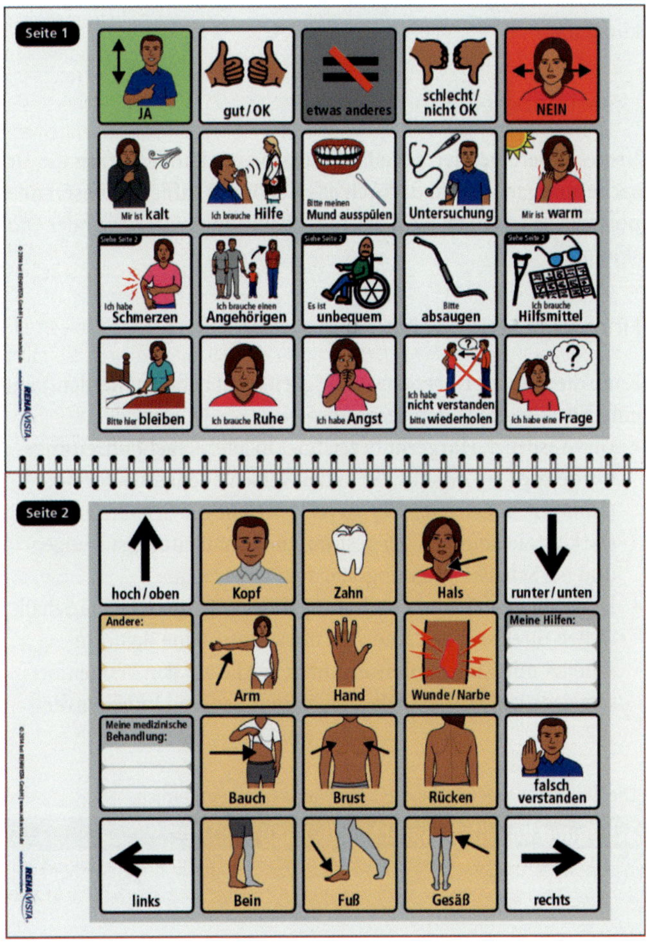

Abb. 18.27 Auszug aus einem Buch mit Kommunikationstafeln für den medizinischen Bereich. [V421]

Mittel und Strategien dabei sind:

- Körpereigene Mittel, z. B. Mimik und Gestik, vereinbarte Handzeichen, Ja-Nein-Code
- Nichtelektronische Kommunikationsmittel, z. B. Stift und Papier, Themenlisten, Bilder und Piktogramme, Alphabet- und Kommunikationstafeln (➤ Abb. 18.27)
- Elektronische Kommunikationsmittel, z. B. Schreiben am Computer, Stimmverstärker, Kommunikationshilfen mit Sprachausgabe, Personennotrufsystem [10]

18.3 Schwerhörigkeit

DEFINITION

Schwerhörigkeit *(Hypakusis):* angeborene oder erworbene, schnell oder langsam entstehende, reversible oder irreversible Einschränkung des Hörens. Unterteilt in

- **Schallleitungsschwerhörigkeit** *(SLS)* mit Ursache in den Schall zuleitenden Teilen des äußeren Ohrs und des Mittelohrs
- **Schallempfindungsschwerhörigkeit** *(SES)* mit Ursache in Innenohr, Hörnerv oder Hörbahn

Gehörlosigkeit *(Taubheit):* Üblicherweise definiert als Hörverlust ≥ 120 dB.

In Deutschland besteht bei über 15 Millionen Menschen eine **Schwerhörigkeit** oder **Gehörlosigkeit.**

Schätzungen zufolge sind ungefähr 0,1–0,3 % der Neugeborenen, 5 % der Erwachsenen im mittleren Alter, aber mehr als 50 % der 70- bis 75-Jährigen und über 85 % der über 80-Jährigen betroffen [11], [12].

Krankheitsursachen und -entwicklung

Eine Schwerhörigkeit kann während des ganzen Lebens entstehen (➤ Tab. 18.4):

- Eine angeborene Schwerhörigkeit oder Gehörlosigkeit kann genetisch bedingt oder durch Schädigungsfaktoren vor oder während der Geburt verursacht sein. Oftmals lässt sich die Ursache aber nicht klären.
- Verletzungen, Lärm, Infektionen/Entzündungen und Toxine/Medikamente sind altersunabhängige Schädigungsfaktoren.
- Ab dem mittleren Erwachsenenalter nehmen Durchblutungsstörungen, Hörsturz (➤ Tab. 18.5), Hydropische Ohrerkrankung (M. Menière ➤ 18.5), Tumoren, Lärm- und Altersschwerhörigkeit (➤ Tab. 18.5) zu.

Die Ursache kann bei der angeborenen und erworbenen Schwerhörigkeit auf dem ganzen Weg der Schallwellen und der Reizverarbeitung von der äußeren Ohrmuschel bis zum Gehirn liegen.

- Bei der **Schallleitungsschwerhörigkeit** werden die Schallwellen nicht regelrecht über äußeres und Mittelohr zum Innenohr weitergeleitet.
- Üblicherweise wird als zweite Hauptform die **Schallempfindungsschwerhörigkeit** mit Ursache in Innenohr **(sensorische Schwerhörigkeit),** Hörnerv **(neurale Schwerhörigkeit)** oder Hörbahn im Gehirn **(zentrale Schwerhörigkeit)** differenziert.

18

Klinische Zeichen und Diagnostik

Klinische Zeichen

Schwerhörige und gehörlose Säuglinge fallen oft durch unzureichende oder fehlende Reaktion auf akustische Reize auf, zuverlässig ist dies aber nicht. Ab Ende des ersten Lebensjahres befolgen die Kinder Aufforderungen nur unzureichend. Dies wird nach wie vor häufig als Nichtgehorchen, Unaufmerksamkeit oder später Lernbehinderung verkannt.

Im Babyalter lautieren („lallen") die Kinder zunächst normal, verstummen dann jedoch wieder und die normalerweise im zweiten Lebensjahr einsetzende Sprachentwicklung ist verzögert, gestört oder fehlt. Auch eine im Kleinkindalter entstehende Schwerhörigkeit, z. B. infolge einer unbehandelten Rachenmandelhyperplasie mit Paukenergüssen, führt zu einer gestörten Sprachentwicklung.

Keine Klagen

Jüngere oder von Geburt an schwerhörige Kinder klagen in aller Regel nicht über schlechtes Hören, da sie „es nicht anders kennen".

Schwerhörige Menschen fragen bei Unterhaltungen auffällig häufig nach, stellen Radio oder Fernsehen sehr laut, überhören z. B. Telefonklingeln oder reagieren „falsch". Gerade eine langsam entstehende Schwerhörigkeit fällt der Betroffenen selbst oft lange nicht auf und besonders ältere Menschen leugnen diese möglicherweise.

Weitere Beschwerden wie etwa Ohrenschmerzen oder Tinnitus können auf eine evtl. Grunderkrankung hinweisen.

Diagnostik und Schweregradeinteilung

Bei Verdacht auf Schwerhörigkeit erfolgen immer eine vollständige HNO-ärztliche Untersuchung und (altersentsprechende) Hörtests (➤ 18.1.4, ➤ 18.1.5). Hierdurch lässt sich die Ursache der Schwerhörigkeit eingrenzen und ihr Schweregrad einschätzen (➤ Tab. 18.4).

Die weiteren Untersuchungen hängen von der Verdachtsdiagnose ab.

Behandlung

Schwerhörigkeit beeinträchtigt die Betroffenen in ihrer Kommunikation und Beziehung zu den Mitmenschen und dadurch in allen Bereichen ihres Lebens (Beruf, Freizeit, Partnerschaft, Verkehr).

Bei Kindern kommen außerdem Entwicklungsstörungen hinzu, die Auswirkungen auf das gesamte weitere Leben des Kindes haben können.

Ursachenbeseitigung

Insbesondere bei der Schallleitungsstörung kann vielfach die Ursache angegangen und dadurch das Gehör wesentlich gebessert oder normalisiert werden, etwa bei Tubenbelüftungsstörungen oder Otosklerose.

Hörgeräte und Cochlea-Implantate

Kann die Ursache einer Schwerhörigkeit nicht behoben werden, kann eine Hörhilfe das Hören verbessern.

- Der Ausdruck **Hörgerät** bezeichnet in aller Regel **Luftleitungshörgeräte** (➤ Abb. 18.28) in den verschiedenen Bauformen *(Hinter-dem-Ohr-, Im-Ohr-Geräte),* welche die Schallreize verstärken. Sie kommen bei bestimmten Schallleitungsstörungen und bei Schallempfindungsstörung in Betracht.
- Daneben gibt es **Knochenleitungshörgeräte,** welche die Schallwellen direkt auf den Knochen übertragen. Eine Bauform arbeitet mit **Knochenleitungsbügeln,** die auf den Warzenfortsatz gedrückt werden. Die andere Bauform sind **knochenver-**

Tab. 18.4 Schweregradeinteilung der Schwerhörigkeit nach WHO [13], [14]. Die Schweregradeinteilung ist allerdings nicht einheitlich.

Grad		Hörverlust [dB]	Beeinträchtigung im Alltag (Sprachentfernung 1 m)
1	**Geringgradig**	26–40	Verstehen normal lauter Sprache (jedoch Probleme bei Hintergrundgeräuschen)
2	**Mittelgradig**	41–60	Verstehen lauter Sprache
3	**Hochgradig**	61–80	Verstehen nur sehr lauter Sprache
4	**Hörreste/an Taubheit grenzend**	≥ 81	Kein Sprachverständnis

Tab. 18.5 Übersicht über die Ursachen von Schwerhörigkeit (Auswahl).

Erkrankung	Kurzcharakterisierung	Behandlung
Schallleitungsschwerhörigkeit (Ursache im äußeren oder Mittelohr)		
Angeborene Fehlbildungen	Beispielsweise Fehlbildungen des äußeren Ohrs, Gehörgangsatresie	• Möglichst operative Korrektur • Sonst Hörgerät
Verlegung des äußeren Gehörgangs	• **Zeruminalpfropf** (Verlegung des äußeren Gehörgangs durch Ohrenschmalz) • Fremdkörper, Wasser (nach dem Baden) • Schwellung bei Entzündung → Druck im Ohr, Schwerhörigkeit, bei Entzündung außerdem Schmerzen	Beseitigung der Ursache, z. B. durch Ohrspülung (➤ 18.2.2), Ohrenschmalz-/Fremdkörperentfernung durch die Ärztin
Trommelfellperforation	Verletzung des Trommelfells z. B. durch Explosion, Ohrfeige, Wattestäbchen → Stechender Schmerz mit sofortiger Schwerhörigkeit	• Abdeckung (sog. Schienung) des Lochs z. B. mittels Silikonstreifen • Bei Erfolglosigkeit Tympanoplastik (➤ 18.2.7)
Mittelohrentzündung ➤ 18.4.4		
Seromukotympanon *(chronischer Paukenerguss)*	• Lang anhaltende Tubenfunktionsstörung mit Umbau der Mittelohrschleimhaut, die dann ein schleimiges Sekret produziert, das zu einem chron. Paukenerguss führt • Bei Kindern häufig, oft beidseits, meist infolge Rachenmandelhyperplasie (➤ 18.2.4) • Bei Erwachsenen seltener, oft einseitig, bei (chron.) Nasennebenhöhlenentzündung (➤ 18.4.3), **Nasenpolypen** *(gutartige Schleimhautwucherungen),* Nasen-Rachen-Tumoren → Druck im Ohr (stört Kinder oft nicht), evtl. Ohrenschmerzen. Evtl. zusätzliche Symptome durch die Grunderkrankung	• Ursachenbeseitigung, z. B. Adenotomie (➤ 18.2.4) • Parazentese, Absaugen des Ergusses, ggf. Einlage eines Paukenröhrchens (➤ 18.2.4) • Bei Kindern mit bereits eingetretener Sprachentwicklungsstörung Logopädie
Otosklerose	• Beginn meist im mittleren Alter, Frauen häufiger betroffen als Männer • Aus unklarer Ursache beidseits Umbauprozesse des knöchernen Labyrinths, sodass der Steigbügel im ovalen Fenster fixiert wird → Fortschreitende Schwerhörigkeit, oft Tinnitus, keine Schmerzen	• Hörgerät • Teilweiser oder vollständiger Ersatz des Steigbügels (Stapesprothese)
Schallempfindungsschwerhörigkeit (Ursache in Innenohr, Hörnerv oder Hörbahn des Gehirns)		
Angeborene Innenohrschwerhörigkeit	Genetisch bedingt, nach prä-/perinatalen Infektionen oder toxisch, nach Sauerstoffmangel unter der Geburt, aus unklarer Ursache → Schwerhörigkeit/Gehörlosigkeit, evtl. weitere Symptome je nach Ursache	• Hörverbesserung durch Hörgerät, Cochlea-Implantat (➤ Abb. 18.29) • Hör-, Sprachförderung der betroffenen Kinder
Infektiöse, toxische/medikamentöse Innenohrschädigung	• Bei unzureichend behandelter bakterieller Mittelohrentzündung, Meningitis, Masern, Mumps u. a. • Bei bestimmten Antibiotika, Zytostatika, Diuretika etc. → Schwerhörigkeit/Gehörlosigkeit, evtl. weitere Symptome je nach Ursache	• In Akutphase hochdosiert Glukokortikoide (➤ 12.2.3) • Hörverbesserung durch Hörgerät, Cochlea-Implantat • Bei Medikation mit hohem Risiko regelmäßige Hörtests, ggf. Umstellung der Medikation
Innenohrschädigung durch Lärmexposition	Schädigung der Sinneszellen durch akutes oder chronisches Lärmtrauma (Knall, Explosion, Rockkonzert, langjährige Lärmbelastung im Beruf, durch ständiges lautes Musikhören) → Schwerhörigkeit/Gehörlosigkeit, bei akutem Lärmtrauma meist mit Tinnitus	• Lärmvermeidung • Hörverbesserung durch Hörgerät, Cochlea-Implantat
Idiopathischer Hörsturz	• Ursache unbekannt (Infektion? Durchblutungsstörungen?) • Altersgipfel um 50 Jahre • Einseitige, plötzliche Innenohrschwerhörigkeit, oft mit Tinnitus (➤ 18.1.2), Druck im Ohr, evtl. mit Schwindel	• Hochdosiert Glukokortikoide (systemisch und/oder intratympanal = ins Mittelohr), Schonung • Evtl. später Hörverbesserung durch Hörgerät, Cochlea-Implantat
Altersschwerhörigkeit *(Presbyakusis)*	Multifaktoriell bedingte Schädigung der Sinneszellen → Beidseitige Schwerhörigkeit, beginnend im Hochtonbereich, etwa ab 50 Jahren, oft mit Tinnitus	• Lärmvermeidung • Hörverbesserung durch Hörgerät
Hydropische Ohrerkrankung *(M. Menière)* ➤ 18.5		
Akustikusneurinom (eig. *Vestibularisschwannom)*	Gutartiger Tumor (der Schwann-Zellen) des N. vestibulocochlearis, v. a. ab ca. 50. Lebensjahr → Tinnitus, einseitige Schwerhörigkeit, evtl. Schwindel, evtl. weitere Symptome, z. B. Fazialisparese (➤ 15.10.1)	• Operative Entfernung • Alternativ Strahlentherapie

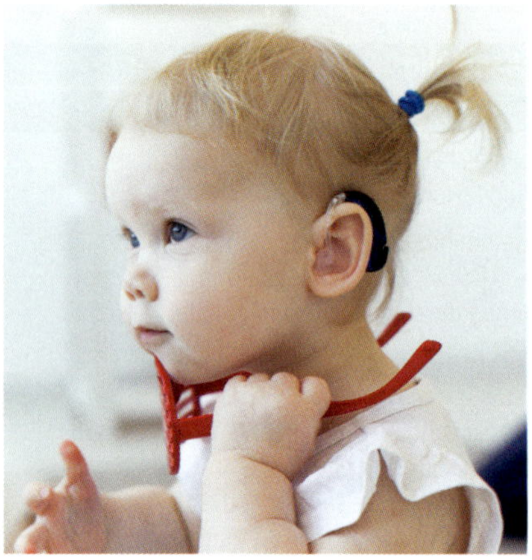

Abb. 18.28 Kind mit Hörgerät. Im Gegensatz zu Erwachsenen bevorzugen viele Kinder bunte Hörgeräte. [J787]

ankerte Hörgeräte,** bei denen eine Titanschraube operativ in den Schädelknochen implantiert wird (➤ Abb. 18.29). Nach der Heilungsphase wird das Hörgerät von außen auf die Schraube gesteckt. Knochenleitungshörgeräte werden bei beeinträchtigter Luftleitung eingesetzt, z. B. bei Fehlbildungen von Gehörgang und Gehörknöchelchen.

- Eine weitere Möglichkeit sind **teil- oder vollimplantierte Hörgeräte.** Hierzu zählen v. a. die verschiedenen **Mittelohrimplantate,** die den Schall in Vibrationen umsetzen und diese auf die Gehörknöchelchen übertragen.
- Beim **Cochlea-Implantat** handelt es sich nicht um einen Verstärker, sondern um eine **elektronische Hörprothese** für hochgradig Schwerhörige oder Gehörlose mit Innenohrschädigung, aber intaktem Hörnerv. Ein Hörgerät wandelt Schallreize in elektrische Impulse um und überträgt sie auf ein Implantat unter der Haut. Dieses Implantat leitet die Impulse zu in der Schnecke implantierten Elektroden weiter, die dann den Hörnerv stimulieren (➤ Abb. 18.29).

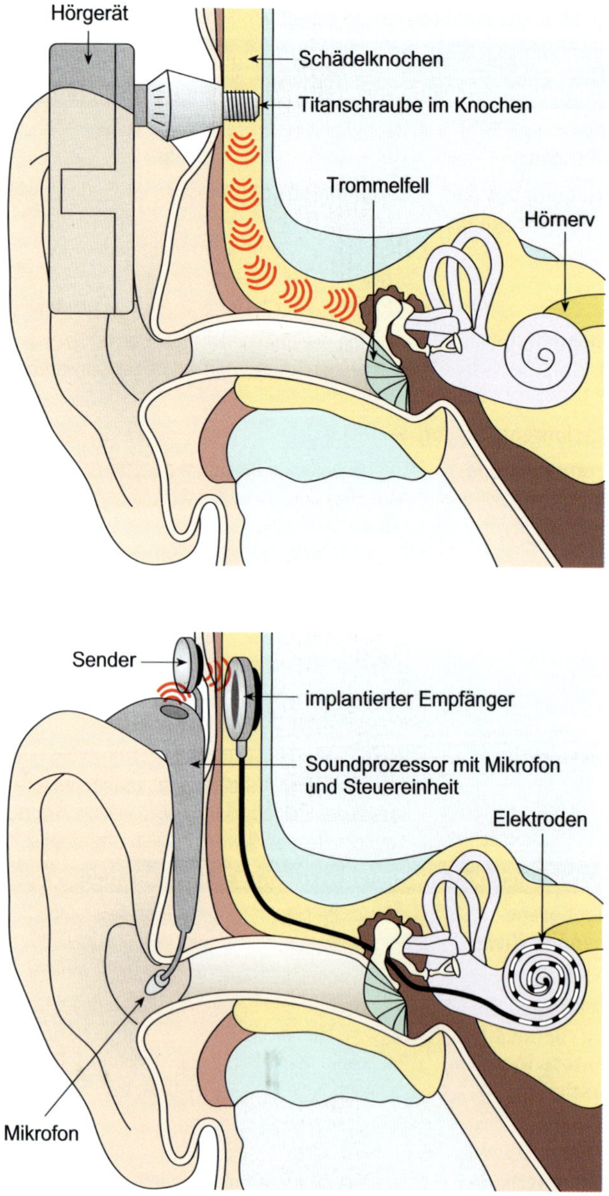

Abb. 18.29 Oben Funktionsweise eines knochenverankerten Hörgeräts, unten eines Cochlea-Implantats. [L141]

Weitere Therapien

Je nach Ursache, Ausprägung und Manifestationszeitpunkt der Schwerhörigkeit sind umfangreiche Begleitmaßnahmen nötig, etwa Hörtraining und Logopädie. Dies gilt in besonderem Maße für Kinder, die vor dem Spracherwerb schwerhörig oder gehörlos geworden sind.

Psychosoziale Betreuung und Rehabilitation

Schwerhörige und gehörlose Menschen benötigen eine umfassende, interdisziplinäre Betreuung:

- Betroffene und Angehörige sollten die Schwerhörigkeit als individuelles Merkmal annehmen lernen und nicht als Makel sehen. Trotz Hörhilfen ist das Hören nicht „normal" und z. B. für das Sprachverständnis ein „hörfreundliches" Umfeld nötig. Dieses wird durch einen offenen, unbefangenen Umgang erfahrungsgemäß erleichtert. Möglicherweise ist psychotherapeutische Unterstützung sinnvoll.
- Insbesondere Eltern hochgradig schwerhöriger und gehörloser Kinder müssen viele Entscheidungen treffen (z. B. Lautsprache und/oder Gebärdensprache, ➤ Abb. 18.30, Schulform). Für Jugendliche stellt sich die Frage der Berufswahl.
- Es gibt etliche Alltagshilfen, die entsprechend den individuellen Bedürfnissen ausgewählt und ggf. angepasst werden müssen, z. B. Licht-/Vibrationsalarm statt akustischer Signale, Funkübertragungs(FM)-Anlagen für Vorlesungen/Besprechungen, spezielle Empfänger fürs Fernsehgerät, Ankopplung akustischer Signale an das Smartphone.
- Hörgeschädigte Menschen haben außerdem Anspruch auf spezielle Rehabilitationsmaßnahmen sowie ggf. einen Schwerbehindertenausweis.

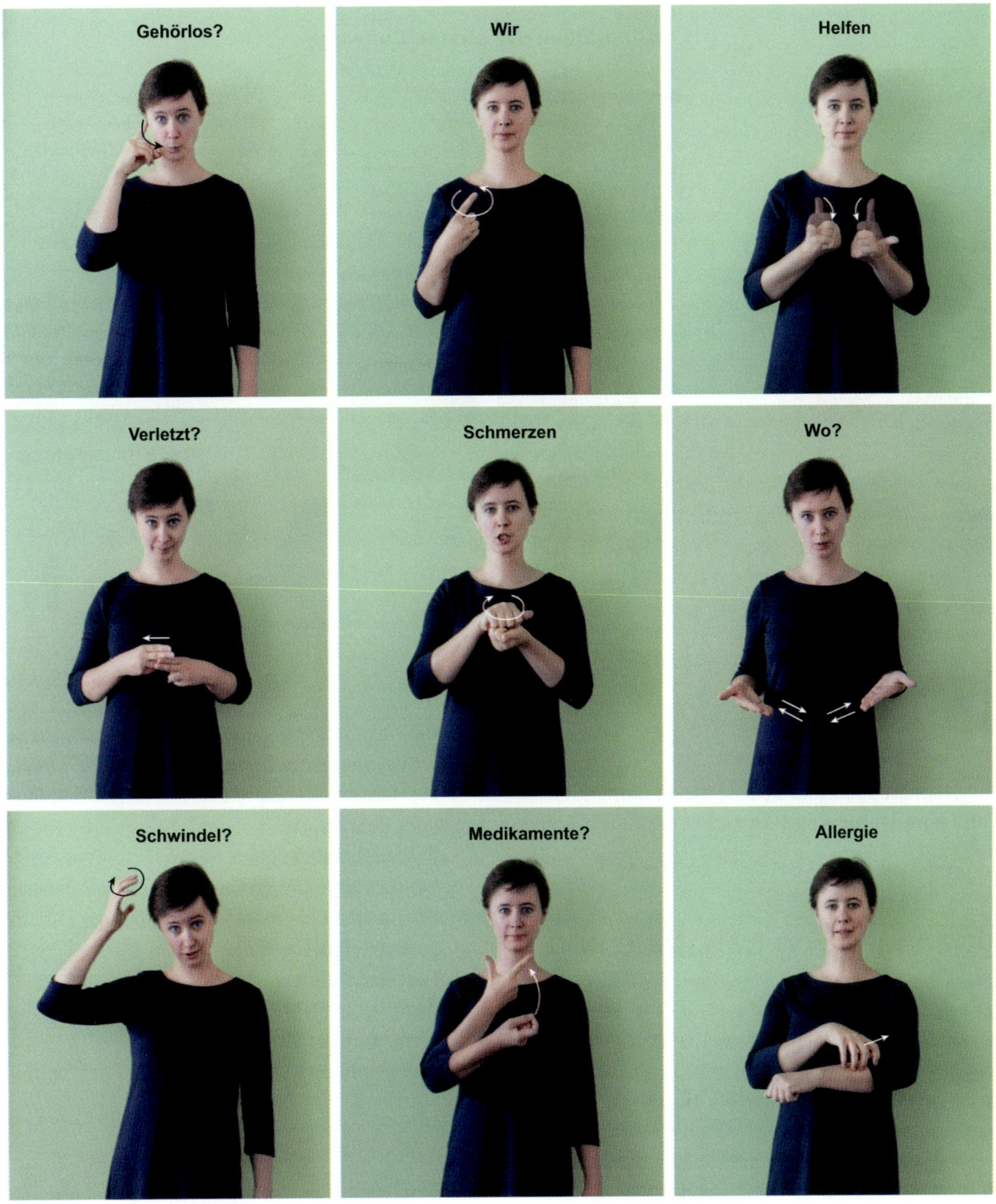

Abb. 18.30 Gebärdensprache. Gebärdensprachen sind eigenständige, visuelle Sprachen. [O1082]

Weitere pflegerische Betreuung

Der Umgang mit schwerhörigen Menschen erfordert Geduld und Verständnis auf beiden Seiten. Pflegefachpersonen informieren andere Mitarbeitende über die eingeschränkte Hörfähigkeit.

Viele Betroffene haben gelernt, von den Lippen abzulesen, weshalb gute Beleuchtung, Gesichtswendung zur Betroffenen beim Sprechen sowie langsames, lautes und deutliches Sprechen in kurzen Sätzen wichtig sind. Mimik und Gestik können das Gesagte unterstützen. Hat die Patientin ein Hörgerät, soll sie es für Gespräche verwenden. Ggf. kann auch Aufschreiben hilfreich sein.

Für wichtige Gespräche, beispielsweise eine Operationsaufklärung, kann es notwendig werden, eine Gebärdensprachendolmetscherin hinzuzuziehen, falls die Patientin die Gebärdensprache beherrscht.

Prävention

Vielen Ursachen der Schwerhörigkeit kann man nicht vorbeugen. Ganz wichtig ist es aber, durch Gehörschutz in Beruf und Freizeit allzu großen Lärm zu vermeiden und den Ohren auch mal eine „Auszeit“ zu gönnen.

Die Kinder-Vorsorgeuntersuchungen sehen nach dem Neugeborenen-Hörscreening weitere Hörtests bei der Kinderärztin vor. Haben Eltern zwischenzeitlich den Verdacht, dass ihr Kind wiederholt nicht richtig hört, sollten sie jedoch keinesfalls bis zum nächsten „routinemäßigen“ Hörtest warten, sondern die Kinder- oder HNO-Ärztin aufsuchen.

18

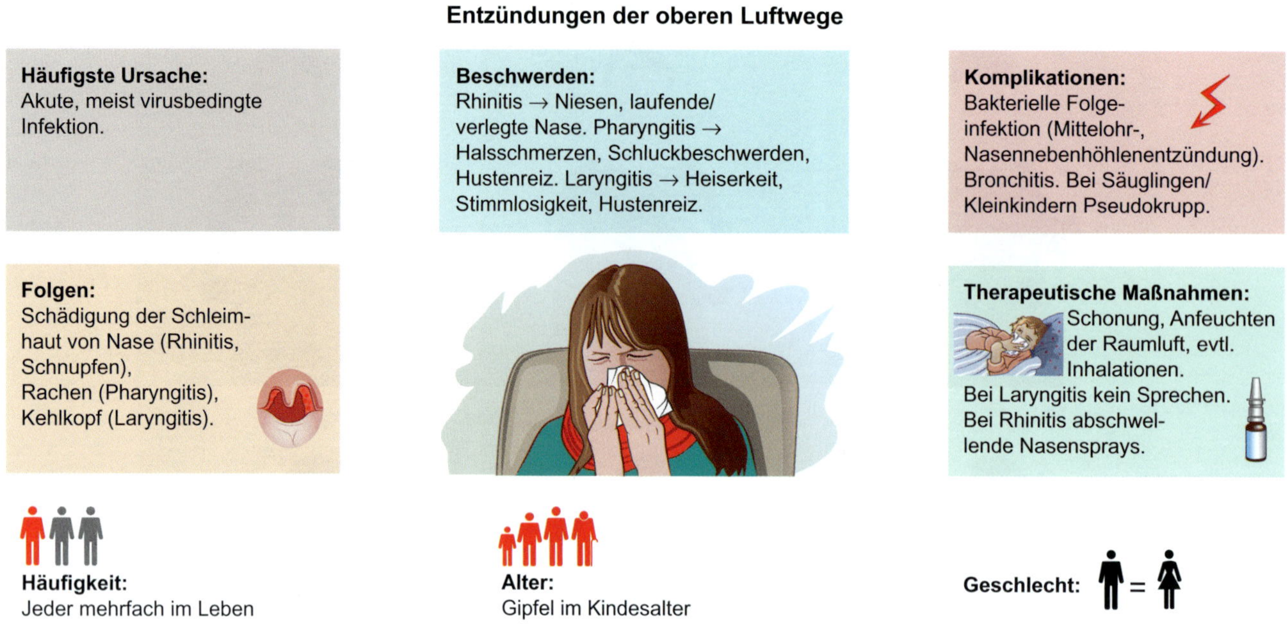

Abb. 18.31 Übersicht Entzündungen der oberen Luftwege. [L255]

Beratung

Verschiedene Selbsthilfegruppen und Portale bieten umfangreiche Informationen und können die Betroffenen bei der Bewältigung wirksam unterstützen.

18.4 Entzündungen von Hals, Nase und Ohren

18.4.1 Entzündungen der oberen Luftwege

Rhinitis, Pharyngitis und Laryngitis

DEFINITION

Rhinitis (umgangssprachlich *Schnupfen*): Nasenschleimhautentzündung.
Pharyngitis: Rachenentzündung.
Laryngitis: Kehlkopfentzündung.

Krankheitsursachen und -entwicklung

Bei **Entzündungen der oberen Luftwege** (➤ Abb. 18.31) handelt es sich meist um akute Infektionen, ganz überwiegend durch Viren. Die häufigsten Erreger sind **Corona-**, **Rhino-**, **Adeno-**, **Influenza-** sowie **Parainfluenzaviren,** die durch Kontakt- und Tröpfcheninfektion übertragen werden. Je nach hauptsächlich betroffenem Atemwegsabschnitt werden **Rhinitis** *(Nasenschleimhautentzündung, Schnupfen)*, **Pharyngitis** *(Rachenentzündung)* und **Laryngitis** *(Kehlkopfentzündung)* unterschieden.
Weitere Ursachen sind:

- Bei der Rhinitis
  - Allergien (**allergischer Schnupfen,** beispielsweise Heuschnupfen, ➤ 12.3), die zu akuter oder chronischer Rhinitis führen können
  - Bei chronischer Rhinitis die **vasomotorische Rhinitis,** ausgelöst durch verschiedenste Auslöser bei Ungleichgewicht des vegetativen Nervensystems mit zu starkem Parasympathikus
- Bei der Pharyngitis
  - Bakterielle Infektionen
  - Bei chronischer Pharyngitis z. B. länger dauernde Reizungen der Rachenschleimhaut durch trockene Luft, gastroösophagealen Reflux (➤ 8.3)
- Bei der Laryngitis
  - Bakterielle Infektionen, Reizgasinhalation, Überbeanspruchung der Stimme
  - Bei chronischer Laryngitis wie bei Pharyngitis

Klinische Zeichen und Diagnostik

Akute infektiöse Entzündungen der oberen Luftwege beginnen nach einer Inkubationszeit von wenigen Tagen meist mit Unwohlsein, evtl. Kopf- und Gliederschmerzen sowie (leichtem) Fieber.

- Hauptbeschwerden bei der Rhinitis sind Niesen, Übersekretion der Nasenschleimhaut („laufende Nase") und in der Folge eine zunehmende Verlegung der Nase durch die Schleimhautschwellung.
- Die Pharyngitis zeigt sich vor allem durch Kratzen im Hals, Halsschmerzen, Schluckbeschwerden und Hustenreiz/Räuspern.
- Leitsymptome der Laryngitis sind Hustenreiz, Heiserkeit und Stimmlosigkeit.

Nicht selten gehen die Bilder ineinander über oder treten kombiniert auf.

Bei nichtinfektiösen akuten und chronischen Entzündungen der oberen Luftwege fehlen die infektionsbedingten Allgemeinbeschwerden.

Bei banalen Virusinfektionen der oberen Luftwege reichen Anamnese und Untersuchung diagnostisch aus. Weitergehende Untersuchungen (etwa Allergietests, ➤ 12.1.2) können bei Verdacht auf andere Ursachen oder bei Komplikationen nötig sein.

Komplikationen

- Bakterielle Superinfektion der geschädigten Schleimhaut, z. B. Nasennebenhöhlenentzündung (➤ 18.4.3)
- Bei einer Laryngitis im Säuglings- und Kleinkindalter **Pseudokrupp-Anfall**

NOTFALL

Der **Pseudokrupp** *(subglottische Laryngitis, stenosierende Laryngitis)* ist eine Sonderform der Laryngitis vom (älteren) Säuglings- bis zum Kindergartenalter mit Schwellung des Kehlkopfausgangs. Die Anfälle treten v. a. abends und in der Nacht auf. Leitsymptome sind leichtes Fieber, Heiserkeit, bellender Husten und evtl. inspiratorischer Stridor oder Dyspnoe.
Erstmaßnahmen sind:
- Kind hochnehmen, beruhigen und möglichst in feuchte, kühle Umgebung bringen
- Bei Weiterbestehen der Beschwerden Kortison-Supp. verabreichen
- Bei Erfolglosigkeit oder bedrohlicher Atemnot (selten) Rettungsdienst/Notärztin rufen

Die Prognose ist insgesamt gut. Wegen der häufigen Rezidive sollten Eltern Kortison-Suppositorien (Zäpfchen) zu Hause haben.

Behandlung

Die meisten Infektionen der oberen Luftwege klingen unter symptomatischen Maßnahmen von selbst innerhalb einer guten Woche ab:
- Schonung, Bettruhe je nach Befinden
- Reichliche Flüssigkeitszufuhr zum Flüssighalten der Atemwegssekrete
- Keine zu trockene Raumluft, evtl. Dampfinhalationen, feuchtwarme Hals- oder Brustwickel
- Bei Rhinitis ggf. Sympathomimetika als Nasentropfen, welche die Blutgefäße in der Nase verengen und dadurch abschwellend wirken (z. B. Nasivin®). Anwendung jedoch nicht länger als eine Woche, da sich sonst eine **Rhinitis medicamentosa** (*Arzneimittel-Rhinitis* mit Dauerschwellung der Nasenschleimhaut) entwickeln kann
- Bei Laryngitis absolute Stimmruhe
- Ggf. fiebersenkende Maßnahmen, z. B. Wadenwickel, Paracetamol (gegen Fieber und Kopfschmerzen)
- Antibiotika bei bakteriellen Infektionen

Bei Entzündungen anderer Ursache ist oft die Ursachenbeseitigung vorrangig, etwa Meiden des Allergens, Nikotinverzicht.

Schutzmaßnahmen

Pflegende leiten die Patientin zum hygienegerechten Verhalten an, z. B. Husten/Niesen in ein vorgehaltenes Papiertaschentuch oder in die Ellenbeuge, Benutzung von Papiertaschentüchern, die danach gleich in den Abwurf entsorgt werden, Abstand zu anderen Menschen.

Sind Pflegende selbst erkältet und arbeiten trotzdem, achten sie penibel auf die Einhaltung der Standardhygienemaßnahmen und desinfizieren zusätzlich nach jedem Niesen, Husten und Naseputzen die Hände. Bei Kontakt mit Patientinnen tragen sie einen Mundschutz.

Beratung

In Herbst und Winter treten typischerweise Erkältungskrankheiten auf. Pflegefachpersonen beraten zu vorbeugenden Maßnahmen:
- Luftfeuchtigkeit in der Wohnung bei 40–60 % halten (darunter trocknen die Schleimhäute aus, darüber steigt das Risiko einer Schimmelbildung)
- Angemessene Kleidung tragen, kalte und nasse Füße oder durchnässte Kleidung vermeiden
- Große Menschenansammlungen vermeiden, Abstand zu offensichtlich erkälteten Menschen einhalten
- Händeschütteln vermeiden, regelmäßig Hände waschen, Hand-Gesicht-Kontakte reduzieren
- Immunsystem durch ausgewogene Ernährung, Sauna/Wechselduschen und körperliche Aktivität mittlerer Intensität stärken

Epiglottitis

DEFINITION

Epiglottitis: Kehldeckelentzündung, überwiegend bei Klein- und Kindergartenkindern durch das Bakterium **Haemophilus influenzae.** Heute selten, aber lebensbedrohlich.

Die infolge der Impfung heute seltene **Epiglottitis** ist eine bakterielle Entzündung des Kehldeckels (Epiglottis), meist durch das Bakterium **Haemophilus influenzae** (➤ 13.4.2, ➤ Tab. 13.4). Sie tritt überwiegend bei Kindern im Kindergartenalter auf.

NOTFALL

Bekommt ein krankes Kind mit (hohem) Fieber und Halsschmerzen eine kloßige Sprache, starken Speichelfluss und Atemnot (oft mit Stridor), besteht der Verdacht auf eine **Epiglottitis.** Das Kind wird schnellstmöglich, aber ruhig ins Krankenhaus gebracht. Es besteht das Risiko, dass die Schwellung die Atemwege so verengt, dass Erstickungsgefahr eine Intubation bzw. Tracheotomie erforderlich macht.

Unter rechtzeitiger Therapie heilt die Epiglottitis meist folgenlos ab.

18.4.2 Angina tonsillaris

DEFINITION

Angina tonsillaris (*Mandelentzündung, Tonsillitis,* oft kurz *Angina*): infektiöse Entzündung der Gaumenmandeln. Häufige Erkrankung mit einem Altersgipfel im Schulalter.

Krankheitsursachen und -entwicklung

Bei der **akuten Angina tonsillaris** handelt es sich um eine infektionsbedingte Entzündung der Gaumenmandeln. Die Erreger sind überwiegend Viren (z. B. *Adeno-, Coxsackie-, Parainfluenza-Viren, Epstein-Barr-Virus*), gelegentlich Bakterien (dann meist **Streptokokkenangina** durch β-*hämolysierende Streptokokken der Gruppe A,*

18

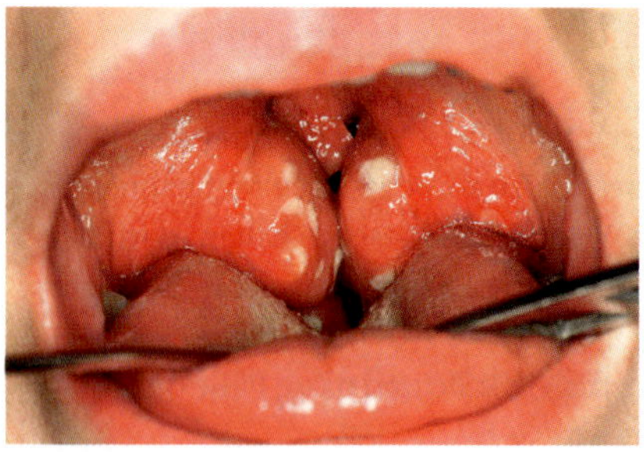

Abb. 18.32 Akute Angina tonsillaris mit eitrigen Belägen auf den Gaumenmandeln. [R424]

➤ 13.4). Hauptübertragungswege sind Kontakt- und Tröpfcheninfektion.

Klinische Zeichen und Diagnostik

Leitsymptome der Angina tonsillaris sind beeinträchtigtes Allgemeinbefinden, Fieber, Halsschmerzen, evtl. mit Ausstrahlung ins Ohr, und Schluckbeschwerden. Schneller Beginn, Fieber über 38 °C, ausgeprägte Beschwerden und vergrößerte Halslymphknoten sprechen eher für eine bakterielle Ursache, zusätzlicher Husten eher für eine virale. [15]

Bei der Inspektion sind die Tonsillen gerötet und geschwollen. Bei der bakteriellen Angina werden in der Folge Eiterstippchen und schließlich zusammenfließende eitrige Beläge sichtbar (➤ Abb. 18.32).

18

Oft ist die Unterscheidung zwischen Virus- und Streptokokkenangina schwierig. Dann können ein Streptokokken-Schnelltest und eine CRP-Bestimmung sinnvoll sein.

Komplikationen

- Als Akutkomplikation kann es zu einer **Peritonsillitis** mit Entzündung des umgebenden Bindegewebes kommen. Daraus wiederum kann sich ein **Peritonsillarabszess** entwickeln. Typische Symptome sind kloßige Sprache, einseitig betonte Schmerzen, evtl. Kieferklemme und Atembehinderung. Bei der Inspektion erscheint die betroffene Seite gerötet und stark geschwollen.
- Unbehandelt kann eine Streptokokkenangina zu *rheumatischem Fieber* und *Poststreptokokken-Glomerulonephritis* führen (➤ 10.5, ➤ 13.4.2).
- Außerdem ist Übergang in eine **chronische Angina tonsillaris** möglich, bei der Erreger in der Tiefe der Gaumenmandeln verbleiben und die Entzündung immer wieder aufflackern lassen.

Spezielle Formen der Angina tonsillaris

Spezielle Formen der Angina tonsillaris sind v. a.:

- Die Angina bei **Scharlach.** Erreger sind *β-hämolysierende Streptokokken der Gruppe A,* die zusätzlich das **Scharlach-Exotoxin** bilden. Dadurch kommt es zum kleinfleckigen Scharlach-Exanthem mit „Himbeerzunge" und Blässe um den Mund. Der Scharlach tritt hauptsächlich bei Kindern auf.
- Die Angina im Rahmen einer **infektiösen Mononukleose** *(Pfeiffer-Drüsenfieber).* Erreger ist das *Epstein-Barr-Virus* (*EBV* ➤ 13.5.2), betroffen sind v. a. Jugendliche. Vielfach besteht eine Leber- und Milzvergrößerung. Charakteristisch sind atypische Lymphozyten im Blutbild.

Behandlung

Allgemeinmaßnahmen

Die Patientinnen sollten sich schonen. Bei einer bakteriellen Ursache fühlen sie sich in aller Regel so krank, dass auch Kinder von selbst Bettruhe einhalten.

Die Halsbeschwerden können durch kalte Halswickel, Mundpflege mit desinfizierenden Substanzen, Lutschen von schmerzlindernden Halstabletten und weiche Kost gelindert werden.

Medikamentöse Behandlung

Die medikamentöse Behandlung der Streptokokken-Angina (einschließlich der Scharlach-Angina) besteht in Penizillingabe, bei Allergie der Gabe von Cephalosporinen oder Makroliden (➤ 13.2.4) [15].

Eine Mitentzündung der Mandeln im Rahmen viraler Infektionen und die infektiöse Mononukleose werden symptomatisch behandelt.

Symptomatisch kann außerdem z. B. Ibuprofen zur Fiebersenkung und Schmerzlinderung gegeben werden. Azetylsalizylsäure sollte nicht genommen werden, da Komplikationen eine akute Tonsillektomie erfordern können und Azetylsalizylsäure die Blutungsgefahr erhöht.

Operative Behandlung

Ein Peritonsillarabszess erfordert zusätzlich zur Antibiotikagabe eine Abszessentlastung oder eine Tonsillektomie, möglichst noch während des Akutstadiums **(Abszesstonsillektomie).** Bei über längere Zeit immer wiederkehrenden Anginen ist ebenfalls eine Tonsillektomie anzuraten (➤ 18.2.5).

Schutzmaßnahmen

Bei einer Streptokokken-Angina wird die Patientin bis 24 Std. nach Beginn einer wirksamen Antibiotikabehandlung im Einzelzimmer isoliert und es werden die Schutzmaßnahmen bei Kontakt- und Tröpfcheninfektion eingehalten (➤ 13.2.1). Betroffene dürfen Gemeinschaftseinrichtungen nicht besuchen, was erkrankungsbedingt allerdings ohnehin nicht möglich ist.

Beratung

Patientinnen mit infektiöser Mononukleose sollen wegen der Gefahr der Milzruptur ungefähr acht Wochen keinen Sport treiben und sich insgesamt körperlich schonen.

18.4.3 Nasennebenhöhlenentzündung

DEFINITION

Nasennebenhöhlenentzündung *(Sinusitis):* entzündliche Prozesse der Nasennebenhöhlen. Akut oder chronisch, eine, mehrere oder alle Nebenhöhlen betreffend.

Krankheitsursachen und -entwicklung

Auslösender Faktor der **akuten Nasennebenhöhlenentzündung** ist überwiegend eine Virusinfektion, die sich von der Nasenhaupthöhle über die Mündungen der Nasennebenhöhlen kontinuierlich in die Nebenhöhlen fortsetzt. Nahezu jede Rhinitis geht mit einer leichten, oft unbemerkten Beteiligung der Nebenhöhlen einher. Schwillt aber die Mündung der Nasennebenhöhle in die Nasenhöhle über mehrere Tage zu, so kommt es nicht selten zur bakteriellen Folgeinfektion und zur klinisch manifesten Nasennebenhöhlenentzündung. Am häufigsten sind die **Kieferhöhlenentzündung** *(Sinusitis maxillaris)* und die **Siebbeinzellenentzündung** *(Sinusitis ethmoidalis).* Gelegentlich kommt es zur **Stirnhöhlenentzündung** *(Sinusitis frontalis),* selten zur **Keilbeinhöhlenentzündung** *(Sinusitis sphenoidalis).*

Eine **chronische Nasennebenhöhlenentzündung** ist bedingt durch lang andauernde Verlegung der Nebenhöhlenmündungen, etwa bei Allergien, **Nasenscheidewandverkrümmung** *(Septumdeviation)* oder Nasenpolypen. Eine (einseitige) Kieferhöhlenentzündung kann auch durch die Zähne verursacht werden.

Da sich die Nebenhöhlen erst während der Kindheit entwickeln, treten Kiefernhöhlen- und Siebbeinzellenentzündung erst ab ungefähr zwei Jahren, Stirn- und Keilbeinhöhlenentzündung erst ab dem Grundschulalter auf.

Klinische Zeichen und Diagnostik

Bei der akuten Nasennebenhöhlenentzündung haben die Patientinnen zusätzlich zu Erkältungssymptomen Kopfschmerzen mit einem Maximum über der jeweiligen Nebenhöhle. Bei einer Kiefer- oder Stirnhöhlenentzündung verstärken sich die Schmerzen beim Bücken. Die Diagnose wird durch Rhinoskopie und Nasenendoskopie (verlegte Nasennebenhöhlenmündungen, evtl. Eiter) sowie Sonografie gestellt [16].

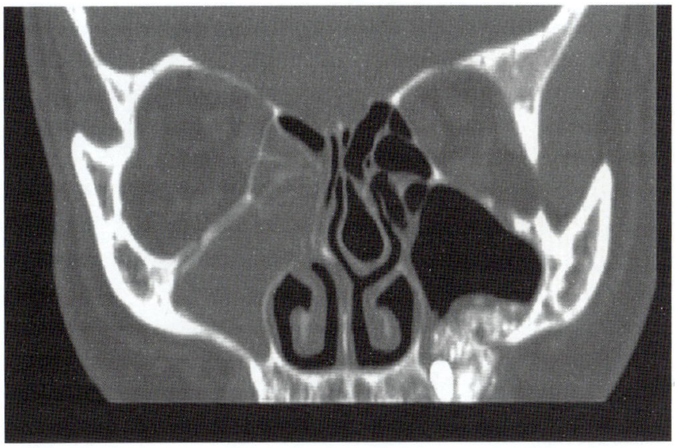

Abb. 18.33 CT bei Entzündung von Kieferhöhle und Siebbeinzellen rechts. Die betroffenen Nasennebenhöhlen sind luftleer und verschattet. [T532]

Die Symptome der chronischen Nasennebenhöhlenentzündung sind ähnlich, aber meist schwächer. Häufig läuft ständig Sekret den Rachen hinunter *(Post-nasal drip)* und führt zu Räusperzwang. Die HNO-ärztliche Untersuchung umfasst Rhinoskopie und Endoskopie, zur Bildgebung steht die CT im Vordergrund (➤ Abb. 18.33).
Komplikationen ➤ Tab. 18.6

Behandlung

Die akute Nasennebenhöhlenentzündung wird durch abschwellende Nasentropfen und in ausgeprägten Fällen sowie bei Risikopatientinnen durch Antibiotika behandelt. Bei der chronischen Nasennebenhöhlenentzündung werden vielfach lokale Glukokortikoide (als Nasenspray) eingesetzt. Bei Erfolglosigkeit erfolgt eine (endoskopische) Nasennebenhöhlenoperation. [16]

Tab. 18.6 Komplikationen bei Nebenhöhlenentzündung. Komplikationen im Bereich der Augenhöhle werden auch als **orbitale Komplikationen** zusammengefasst.

Komplikation	Kurzcharakterisierung	Behandlung
Muko-, Pyozele	Schleim- bzw. Eiteransammlung in der Nasennebenhöhle → Druckschmerz, bei Auftreten in der Stirnhöhle evtl. Verdrängung des Auges mit Doppelbildern	Operative Sanierung
Orbitaödem	→ Schwellung und Rötung der Augenlider bei normaler Augenbeweglichkeit (➤ Abb. 18.34)	Antibiotika i. v., Nasentropfen, evtl. Glukokortikoide
Orbitalphlegmone	→ Massive Schwellung und Verfärbung der Lider, Bewegungseinschränkungen des Auges, Doppelbilder, evtl. Sehverschlechterung bis zur Erblindung	Hochdosiert Antibiotika i. v., schnellstmögliche operative Sanierung
Entzündung der umgebenden Weichteile und Knochen	Meist von Stirnhöhlen oder Siebbeinzellen ausgehend → v. a. Rötung, Schwellung der Stirnhaut, Lidödem, evtl. Abszessbildung, Druckschmerz im medialen Augenwinkel, eingeschränkte Augenbeweglichkeit	Hochdosiert Antibiotika i. v., abgesehen von leichten Fällen operative Sanierung, Abszesseröffnung
Endokranielle Komplikationen	Ausbreitung der Entzündung ins Gehirn → Schmerz, schwere Allgemeinsymptome, evtl. Meningitiszeichen (➤ 15.6), bei Abszess Hirndruckzeichen (➤ 15.1.2), evtl. Herdsymptome, bei Sinus-cavernosus-Thrombose Augensymptome	Abszesseröffnung, operative Nebenhöhlensanierung. Bei Sinusthrombose Heparinisierung

18

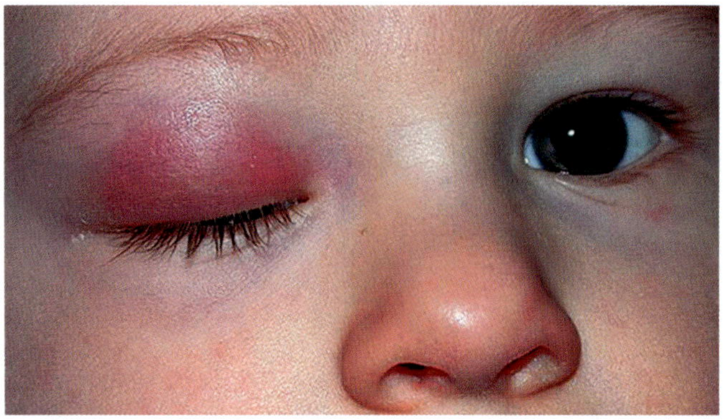

Abb. 18.34 Orbitaödem bei einem zweijährigen Kind mit Nebenhöhlenentzündung. [E307]

Pflegerische Betreuung und Beratung

Bei einer akuten unkomplizierten Sinusitis sind keine weiteren pflegerischen Maßnahmen notwendig. Bei chronischer Sinusitis bringt Rotlicht oft Linderung. Menschen, die zu Nasennebenhöhlenentzündungen neigen, sollen bei einem Schnupfen kurzzeitig schleimhautabschwellende Nasentropfen verwenden.

18.4.4 Mittelohrentzündung

DEFINITION

Mittelohrentzündung *(Otitis media):* akute oder chronische Entzündung der Mittelohrschleimhaut.

Otitis media acuta

DEFINITION

Akute Mittelohrentzündung *(Otitis media acuta, OMA):* infektiös verursachte, akute Entzündung der Mittelohrschleimhaut. Vor allem bei jüngeren Kindern auftretend (⅔ aller Kinder haben bis zum Alter von drei Jahren mindestens eine akute Mittelohrentzündung).

Krankheitsursachen und -entwicklung

Eine **akute Mittelohrentzündung** entsteht überwiegend durch Aufsteigen von Erregern aus dem Rachen über die Ohrtrompete ins Mittelohr. Die akute Mittelohrentzündung ist (zunächst) meist viral bedingt. Bakterien wie etwa Pneumokokken oder Haemophilus influenzae können jedoch komplizierend hinzutreten und eine **eitrige Mittelohrentzündung** verursachen.

In der Paukenhöhle bildet sich ein Erguss, der die Beweglichkeit des Trommelfells beeinträchtigt.

Klinische Zeichen und Diagnostik

Die Patientin hat stechende, pulsierende Ohrenschmerzen mit Hörminderung, möglicherweise Fieber, manchmal auch Gleichgewichtsstörungen. Bei Trommelfellruptur hört der Schmerz schlagartig auf.

Atypisches Bild bei Kleinkindern

Mittelohrentzündungen sind bei Kleinkindern häufig der Grund von Ohrenschmerzen, die jedoch oft noch nicht geäußert werden können. Teilweise überwiegen Allgemeinsymptome, beispielsweise Magen-Darm-Beschwerden.

Die Diagnose wird durch Otoskopie bzw. Ohrmikroskopie gestellt (gerötetes, vorgewölbtes oder perforiertes Trommelfell ➤ Abb. 18.36).

Komplikationen

Häufigste Komplikation einer unzureichend behandelten, schweren Mittelohrentzündung ist die **Mastoiditis,** die *Entzündung des Warzenfortsatzes.* Besonders gefährdet sind Säuglinge und Kleinkinder. Die Mastoiditis zeigt sich durch ausbleibende Besserung bzw. abermalige Zustandsverschlechterung bei Mittelohrentzündung und eine gerötete, druckschmerzhafte Schwellung hinter dem Ohr (Ohr erscheint abstehend ➤ Abb. 18.35).

Weitere Komplikationen sind:

- **Labyrinthitis** (Entzündung des Gleichgewichtsorgans, Leitsymptome Drehschwindel, Erbrechen, Nystagmus, Schallempfindungsschwerhörigkeit)
- Meningitis (➤ 15.6)
- Fazialisparese (➤ 15.10.1)
- Intrakranielle Abszesse und Sinusthrombose. Leitsymptome der intrakraniellen Komplikationen sind neurologische Störungen zusammen mit einem schweren Krankheitsbild

Behandlung

Bei leichten Verläufen kann unter Bettruhe, abschwellenden Nasentropfen zur Wiederherstellung der Mittelohrbelüftung und Schmerzmittelgabe zugewartet werden.

Bei beidseitigem oder schwerem Verlauf, ausbleibender Besserung binnen 2–3 Tagen und Säuglingen unter sechs Monaten wird antibiotisch behandelt.

Weitere pflegerische Betreuung

Die weitere pflegerische Betreuung umfasst die Gabe von Nasen- und Ohrentropfen (➤ 18.2.1) sowie evtl. Maßnahmen bei Komplikationen.

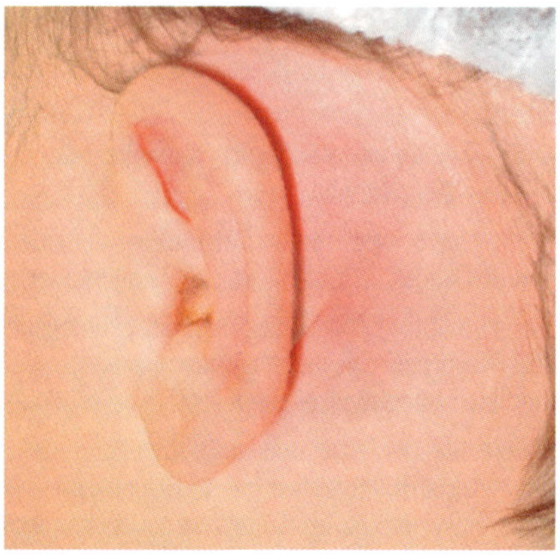

Abb. 18.35 Mastoiditis bei einem Kleinkind. [T570]

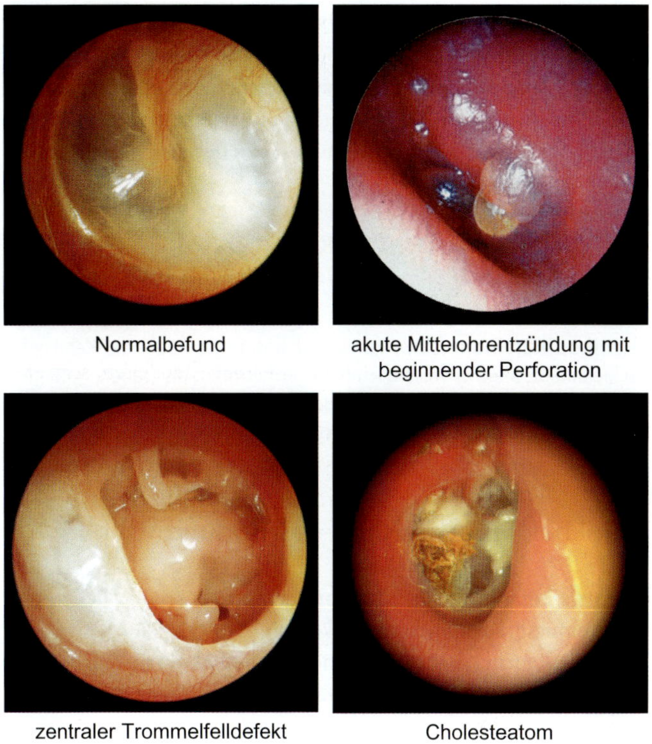

Abb. 18.36 Verschiedene Trommelfellbefunde in der Otoskopie/Ohrmikroskopie. [V221, E869, O639]

Beratung

Bei ausgeprägter, infektionsbedingter Behinderung der Nasenatmung sollten kurzzeitig schleimhautabschwellende Nasentropfen bzw. -sprays angewendet werden.

Chronische Mittelohrentzündung

DEFINITION

Chronische Mittelohrentzündung *(Otitis media chronica):* chronische Entzündung der Mittelohrschleimhaut mit Otorrhö, Trommelfelldefekt und Hörminderung. Unterteilt in **chronische Schleimhauteiterung** und **chronische Knocheneiterung,** fast immer mit Entwicklung eines **Cholesteatoms.**

Krankheitsursachen und -entwicklung

Bei der **chronischen Mittelohrentzündung** gibt es zwei Formen mit unterschiedlicher Entstehung:

- Die **chronische Schleimhauteiterung** ist Folge wiederholter akuter Mittelohrentzündungen. Die Mittelohrschleimhaut verändert sich zu einem sekretbildenden Epithel. Der Knochen ist intakt.
- An der Entstehung der **chronischen Knocheneiterung** ist meist eine lang dauernde Tubenbelüftungsstörung mit beteiligt. Kennzeichnend sind verhorntes Plattenepithel im Mittelohr und Knochenbeteiligung. Fast immer bildet sich ein **Cholesteatom** *(Perlgeschwulst),* eine Ansammlung weißlicher Plattenepithelschuppen, welche die umliegenden Gewebe weiter zerstört.

Klinische Zeichen und Diagnostik

Wegweisend sind Otorrhö (bei der Knocheneiterung fötide riechend), Hörminderung und ein Trommelfelldefekt, bei der Schleimhauteiterung in der Mitte, bei der Knocheneiterung am Rand des Trommelfells (➤ Abb. 18.36). Ohrenschmerzen bestehen meist nicht.

Komplikationen

Bei der chronischen Knocheneiterung bzw. beim Cholesteatom kommt es durch die fortschreitende Gewebezerstörung zu schweren Komplikationen wie z. B. Zerstörung des Innenohrs, Fazialisparese (➤ 15.10.1) oder intrakraniellen Abszessen.

Behandlung

Bei der chronischen Schleimhauteiterung wird der Gehörgang gesäubert und die Entzündung im Mittelohr mit antibiotikahaltigen Ohrentropfen behandelt. Wenn das Mittelohr trocken ist, folgt eine Tympanoplastik (➤ 18.2.7).

Bei chronischer Knocheneiterung und Cholesteatom wird immer operiert. Alle entzündeten Strukturen und Cholesteatommassen werden entfernt und die zerstörten Strukturen bestmöglich wiederhergestellt.

Weitere pflegerische Betreuung

Pflegende verabreichen nach Arztanordnung Nasen- und Ohrentropfen (➤ 18.2.1). Weitere Maßnahmen ergeben sich durch mögliche Komplikationen und weitere therapeutische Maßnahmen (➤ 18.2.4)

Beratung

Beratungsinhalte ergeben sich aus den durchgeführten Maßnahmen (➤ 18.2.4).

18.5 Hydropische Ohrerkrankung

DEFINITION

Hydropische Ohrerkrankung *(Morbus Menière):* oft anfallsweise auftretende Innenohrerkrankung mit typischer Trias aus Drehschwindel, Hörverlust und Tinnitus. Altersgipfel im mittleren Erwachsenenalter.

Krankheitsursachen und -entwicklung

Bei der **Hydropischen Ohrerkrankung** kommt es aus unklarer Ursache zu einer krankhaften Endolymphansammlung (Hydrops) im häutigen Labyrinth. Wahrscheinlich reißt dadurch stellenweise die Reissner-Membran, sodass sich Endolyphme und Perilymphe vermischen.

Klinische Zeichen und Diagnostik

Die Hydropische Ohrerkrankung betrifft Gleichgewichts- *und* Hörorgan, wenn auch in variabler Gewichtung:

- Schwindelattacken (Dauer 20 Min. bis mehrere Stunden), oft mit Übelkeit und Erbrechen, Nystagmus (➤ 18.1.3)
- Einseitiger Hörverlust (zunächst vor allem im Tieftonbereich)
- Einseitiger Tinnitus (➤ 18.1.2)
- Evtl. plötzliche Sturzattacken

Eine sichere Diagnose setzt mindestens zwei Anfälle voraus und kann mit einem speziellem Innenohr-MRT bestätigt werden.

Behandlung

Behandlung des akuten Anfalls

Ein akuter Anfall wird mit Antiemetika (➤ 8.1.14), ggf. auch zentral wirksamen Sedativa behandelt.

Die Patientin soll Bettruhe einhalten, da durch den Drehschwindel Sturzgefahr besteht. Danach begleiten sie die Pflegenden zunächst beim Aufstehen. Bei Erbrechen achten sie auf ausreichende Flüssigkeitszufuhr.

Behandlung nach dem Anfall

18

Ob und wie nach dem Anfall behandelt wird, hängt von der Ausprägung der Beschwerden ab. In Betracht kommen:

- Salzarme Ernährung
- Gleichgewichts- und Bewegungstraining zur Kompensation von Ausfällen im Gleichgewichtsorgan
- Einbringen von Glukokortikoiden in die Paukenhöhle durch transtympanale Injektion
- Einlage eines Paukenröhrchens (wirkt bei einem Teil der Betroffenen, ➤ 18.2.4)
- Gentamicininjektion in die Paukenhöhle zur Ausschaltung des Gleichgewichtsorgans (das Antibiotikum Gentamicin schädigt das Gehör vergleichsweise wenig und selten)
- Endolymphatische Shuntoperation mit Eröffnung des Saccus endolymphaticus und dadurch Drainage des vermuteten Endolymphstaus
- Bei höhergradiger Schwerhörigkeit Versorgung mit Hörgerät oder Cochlea-Implantat
- Als allerletzte Therapieoption **Labyrinthektomie** (Entfernung des Gleichgewichtsorgans) oder **vestibuläre Neurektomie** (Durchtrennung des Gleichgewichtsnervs)

Psychologische Betreuung

Bei häufigen Anfällen werden nicht wenige Betroffene auch durch die Unvorhersehbarkeit der Anfälle zunehmend unsicher, depressiv und entwickeln Angststörungen. Dann empfiehlt sich eine psychologische Mitbetreuung.

Weitere pflegerische Betreuung

Abhängig vom Allgemeinbefinden unterstützen die Pflegenden die Patientinnen bei den Lebensaktivitäten und überwachen die Vitalzeichen. Während der Bettruhe leiten sie sie zu Bewegungsübungen an.

18.6 Kehlkopfkarzinom

DEFINITION

Kehlkopfkarzinom *(Larynxkarzinom):* bösartiger Tumor der Kehlkopfschleimhaut. Männer wesentlich häufiger betroffen als Frauen, mittleres Erkrankungsalter 67 Jahre. 5-Jahres-Überlebensrate knapp 65 %. [17]
Laryngektomie: vollständige chirurgische Entfernung des Kehlkopfes.

Krankheitsursachen und -entwicklung

Hauptrisikofaktoren des **Kehlkopfkarzinoms** sind Rauchen und Alkoholmissbrauch, nicht selten kombiniert: 90 % aller Betroffenen sind (Ex-)Raucher, 50 % zeigen einen Alkoholmissbrauch. Über 90 % der Kehlkopfkarzinome sind Plattenepithelkarzinome.

Klinische Zeichen und Diagnostik

Klinische Zeichen

Die klinischen Zeichen hängen von genauer Lokalisation und Größe des Tumors ab:

- **Supraglottische Karzinome** führen, meist erst spät, v. a. zu Schluckbeschwerden.
- Beim häufigen **Stimmlippenkarzinom** *(Glottiskarzinom)* kommt es oft schon früh zu Heiserkeit.
- Leit-, aber Spätsymptome **subglottischer Karzinome** sind Dyspnoe (➤ 3.1.1) und Stridor (➤ 3.1).

VORSICHT

Heiserkeit kann bei vielen Erkrankungen auftreten, z. B. bei Erkältung, Stimmüberlastung oder gutartigen **Stimmlippenknötchen.** Sie kann aber auch Erstsymptom des Kehlkopfkarzinoms sein. Daher sollte bei Erwachsenen jede Heiserkeit über vier Wochen Dauer ärztlich abgeklärt werden.

Nicht selten sind geschwollene Halslymphknoten durch Metastasen das erste bemerkte Krankheitszeichen.

Diagnostik

Ergibt die (indirekte) Laryngoskopie den Verdacht auf ein Kehlkopfkarzinom (➤ Abb. 18.37), wird in Vollnarkose eine Biopsie entnommen und die genaue Tumorausdehnung bestimmt. Kleine Tumoren werden direkt vollständig entfernt. Außerdem erfolgen eine Bronchoskopie (➤ 3.1.6) und eine Ösophagogastroduodenoskopie (➤ 8.1.11) zur Suche nach Zweittumoren in Luftwegen bzw. oberem Magen-Darm-Trakt. [18]

Sonografie, CT und MRT dienen der weiteren Metastasensuche im Bereich von Hals, Thorax und Abdomen.

Behandlung

Operative Behandlung

Primärtherapie der Wahl ist meist die operative Entfernung des Tumors. Unterschieden werden *stimmerhaltende* und *nicht stimmerhaltende Operationen* (in erster Linie die Laryngektomie):

- Kleine Tumoren werden überwiegend laser- oder mikrochirurgisch operiert, z. B. mit Entfernung einer Stimmlippe **(Chordektomie)**.
- Etwas größere Tumoren werden durch **Kehlkopfteilresektion** behandelt.
- Bei weit fortgeschrittenen Tumoren ist meistens eine **Laryngektomie** *(vollständige Kehlkopfentfernung)* notwendig. Durch die Entfernung des Kehlkopfs werden Luft- und Speiseweg getrennt. Um die Atmung sicherzustellen, wird die Luftröhre am Hals nach außen geführt (➤ Abb. 18.38). Teilweise müssen Nachbarstrukturen entfernt werden, die entstehenden Defekte werden nach Möglichkeit plastisch rekonstruiert. Zusätzlich kann eine **Neck dissection** („Halsausräumung") mit Entfernung der Halslymphknoten und evtl. weiterer Halsweichteile erforderlich sein.

Tracheostoma nach Laryngektomie

Nach Laryngektomie besteht das Tracheostoma immer lebenslang mit allen daraus resultierenden Folgen (➤ 18.2.8). Es gibt keine Verbindung mehr vom Mund-Nasen-Raum zur Luftröhre, vielmehr endet diese an der vorderen Halswand (➤ Abb. 18.38). Da der Kehlkopf mit den Stimmbändern fehlt und die Luft nun einen völlig anderen Weg nimmt, ist die Stimmrehabilitation zudem schwieriger als bei Menschen mit Tracheostoma und erhaltenem Kehlkopf (➤ 18.2.9).

Strahlen- und Radiochemotherapie

Postoperativ erfolgt vielfach eine adjuvante Strahlen- oder Radiochemotherapie (➤ 2.5.11). Bei kleinen Tumoren kann auch eine Strahlentherapie als alleinige Behandlung in Betracht kommen. Bei größeren Tumoren werden zunehmend multimodale Therapiekonzepte erwogen, auch mit primärer Radiochemotherapie. [18]

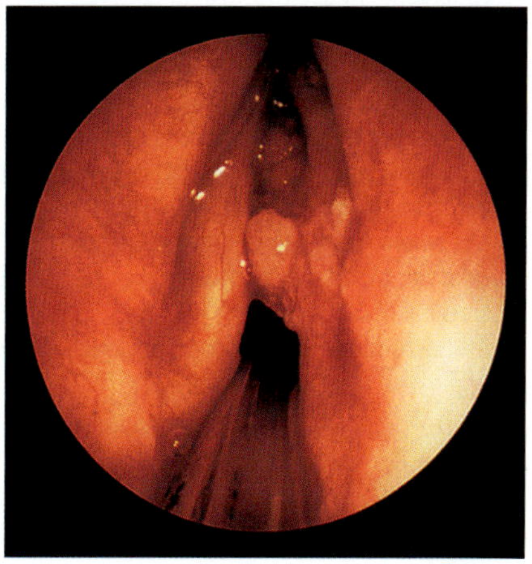

Abb. 18.37 Stimmlippenkarzinom. [E307]

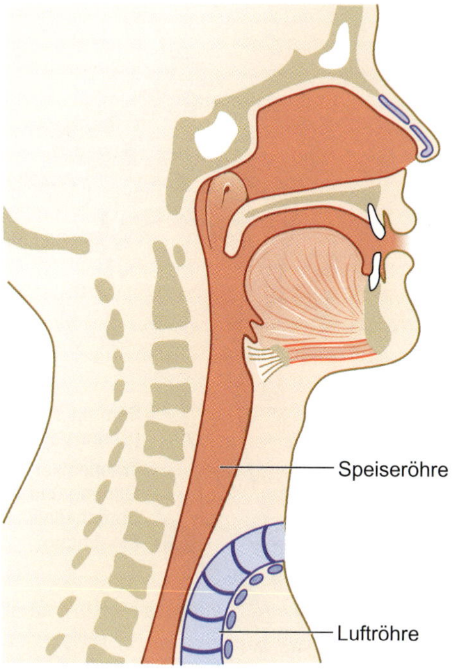

Abb. 18.38 Anatomische Situation nach Laryngektomie. Die Luftröhre endet nun an der vorderen Halswand und ist dort zirkulär angenäht, Speise- und Luftweg sind auf Dauer getrennt. Physiologische Situation ➤ Abb. 18.1, ➤ Abb. 18.19. [L126]

Stimmrehabilitation

Die **Stimmrehabilitation** ist extrem wichtig – viele Betroffene empfinden den Verlust der Stimme als größte Belastung. Es gibt mehrere Möglichkeiten einer Ersatzstimme (➤ Abb. 18.39):

- Verfahren der Wahl ist heute häufig die Anlage einer **Stimmprothese mit Ventilmechanismus** *(Shunt-Ventil)*, die auch Laryngektomierten das Tragen eines Sprechventils ermöglicht. In eine operativ angelegte Fistel zwischen Luft- und Speiseröhre wird eine Stimmprothese eingesetzt, deren Ventil den Luftweg nur von der Luftröhre in die obere Speiseröhre und den Rachen freigibt (➤ Abb. 18.39). Im Rachen erzeugt der Luftstrom Schleimhautschwingungen (Pseudo-Stimmlippe), die zur Stimmbildung genutzt werden können. Damit die Ausatemluft über das Shunt-Ventil geleitet wird, muss
  - die Patientin während der Ausatmung mit dem Finger das Tracheostoma verschließen oder
  - ein spezielles Sprechventil (z. B. Laryvox® Hands-Free Sprechventil) verwenden, das auf eine Trachealkanüle aufgesetzt (➤ Abb. 18.39) oder in eine spezielle, aufgeklebte Basisplatte (z. B. Laryvox® Tape) eingesetzt wird. Bei der normalen Ausatmung strömt die Luft über das Sprechventil wieder heraus. Erhöht sich allerdings der Druck bei der Ausatmung zum Sprechen, verschließt sich das Sprechventil automatisch und

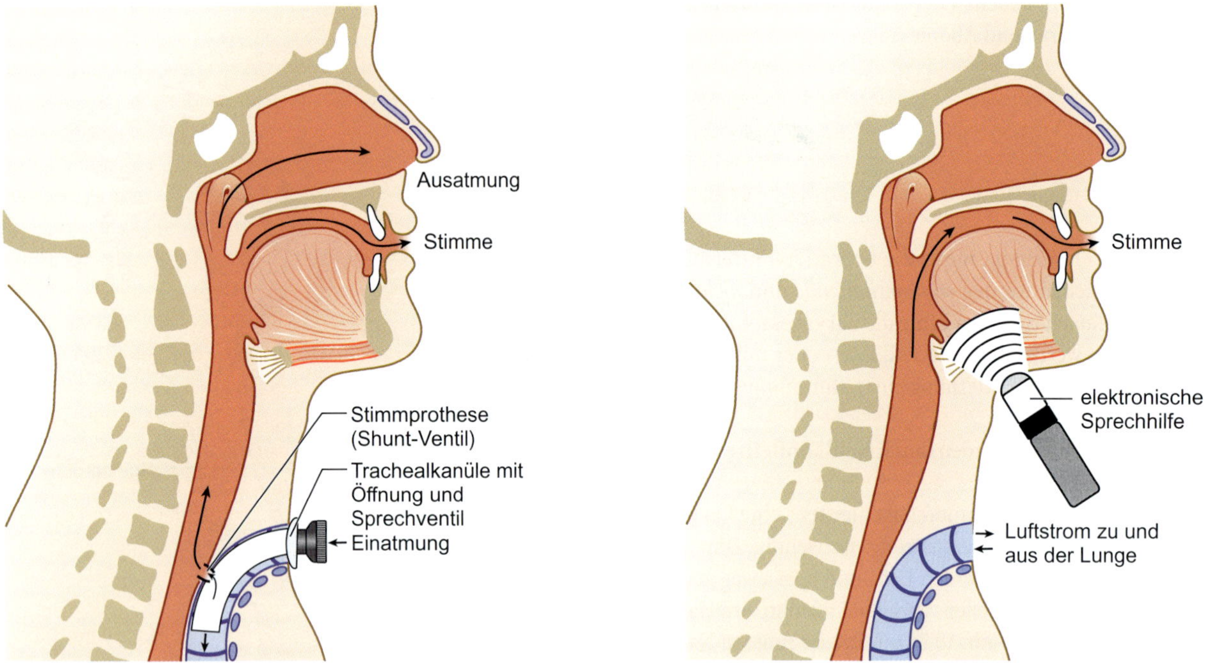

Abb. 18.39 Möglichkeiten der Stimmrehabilitation. Links Sprechen mit einer Stimmprothese, rechts Sprechen mit einer elektronischen Sprechhilfe. [L126]

die Ausatemluft wird über die Stimmprothese in die Speiseröhre geleitet. So ist fingerfreies Sprechen möglich. Es besteht ein gewisses Aspirations- und Infektionsrisiko, außerdem muss die Prothese regelmäßig durch die Ärztin gereinigt bzw. gewechselt werden. Die Technik ist leicht zu lernen und ermöglicht ein flüssiges Sprechen, weshalb die Zufriedenheit bei den Betroffenen hoch ist.

- Lange bekannt ist die **Ösophagusersatzstimme** *(Ruktusstimme)*. Die Patientin lernt, Luft in den oberen Ösophagusabschnitt zu schlucken, die Luft schnell wieder herauszupressen und auch hier zur Stimmbildung innerhalb des Rachens zu nutzen. Sie ist aufwendig zu erlernen, ein fließendes Sprechen ist damit nicht möglich. Die Patientin ist aber unabhängig von technischen Hilfsmitteln. Die Methode wird heute nur noch selten erlernt. Die Atmung erfolgt über die Trachealkanüle.
- **Elektronische Sprechhilfen** („Elektrolarynx") erzeugen Schwingungen. Hält die Patientin die Sprechhilfe an den Mundboden, werden die Schwingungen auf den Mundboden übertragen und die Betroffene kann wie gewohnt sprechen (➤ Abb. 18.39). Allerdings klingt das Stimmbild relativ blechern und monoton und setzt gute Artikulationsbewegungen voraus. [19]

Präoperative pflegerische Betreuung vor Laryngektomie

Neben den allgemeinen präoperativen Maßnahmen wird die Patientin über die Konsequenzen der Laryngektomie einschließlich der Möglichkeiten der Stimmrehabilitation informiert. Sie sollte schon vor der Operation mit einer Logopädin oder gleichermaßen Betroffenen sprechen können. Pflegefachpersonen zeigen der Patientin die Hilfsmittel (z. B. Trachealkanüle, Stimmprothese, Absauggerät), die sie im Anschluss benötigt (➤ Abb. 18.40). Außerdem werden Kommunikationsmöglichkeiten für die Zeit nach der Operation abgesprochen, in der durch die geblockte Trachealkanüle keine verbale Sprache möglich ist.

Postoperative pflegerische Betreuung nach Laryngektomie

Tracheotomie und Tracheostoma ➤ 18.2.8

NOTFALL

Bei einem **Atemstillstand** ist eine Mund-zu-Nase- oder Mund-zu-Mund-Beatmung bei laryngektomierten Patientinnen nicht möglich! In diesem Fall wird folgendermaßen vorgegangen:

- Patientin in Rückenlage bringen
- Hals und Brustkorb frei machen
- Kopf nackenwärts strecken
- Tracheostoma um die Kanüle herum reinigen
- Innenkanüle (wenn verwendet) entfernen, Außenkanüle unbedingt belassen
- Mit einem speziellen Beatmungstrichter/einer Stomabeatmungsmaske oder per Mund die Durchgängigkeit der Kanüle testen, ggf. endotracheal absaugen
- Mund-zu-Stoma-Atemspende beginnen [19]

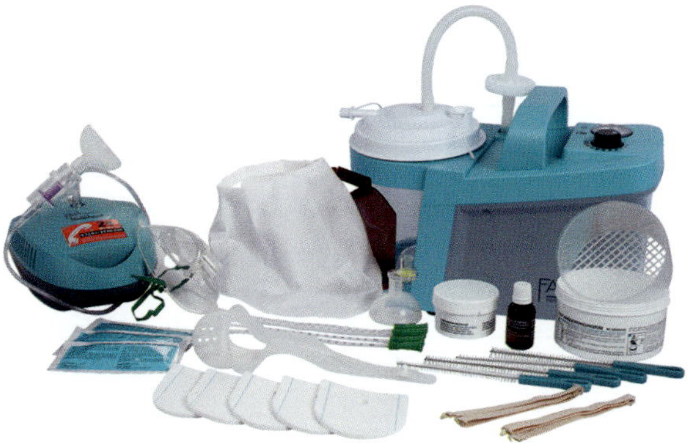

Abb. 18.40 Erstausstattungsset für laryngektomierte Patientinnen mit allen benötigten Hilfsmitteln. [V394]

Atmung, Sekretmanagement und Tracheostomapflege

Postoperativ hat die Patientin zunächst eine Trachealkanüle mit Cuff (➤ Abb. 18.26), um eine Aspiration von Blut oder Sekreten zu vermeiden.

Anfangs ist die Sekretion oft erhöht als Reaktion der Luftröhrenschleimhaut auf die Kanüle, sodass endotracheales Absaugen erforderlich ist.

Besteht keine Nachblutungsgefahr mehr und ist die Sekretion zurückgegangen, bekommt die Patientin eine Trachealkanüle ohne Cuff und die Stimmrehabilitation kann beginnen.

Die Patientin trägt einen Heat and Moisture Exchanger (HME) auf der Kanüle, der die Einatemluft passiv anfeuchtet und anwärmt (➤ 18.2.9, ➤ Abb. 18.22). Bei Bedarf inhaliert sie zusätzlich mit physiologischer Kochsalzlösung.

Pflegefachpersonen überwachen engmaschig die Atmung. Plötzliche oder schleichend einsetzende Atemnot kann auf eine Verlegung der Kanüle oder Stimmprothese durch Blut oder Sekrete hinweisen.

Maßnahmen bei Atemnot

Bei Atemnot wird die Innenkanüle (wenn verwendet) entfernt, gereinigt und endotracheal über die Trachealkanüle abgesaugt, ggf. muss ein kompletter Trachealkanülenwechsel erfolgen. Bei zähem, borkigem Sekret kann eine Spülung unter Bronchoskopie durch die Ärztin mit physiologischer Kochsalzlösung und anschließendem Absaugen notwendig werden.

Tracheostomapflege und Trachealkanülenwechsel folgen den üblichen Grundsätzen (➤ 18.2.9). Die Patientin wird baldmöglichst zur selbstständigen Durchführung (vor einem Spiegel sitzend) und zum eigenständigen Absaugen angeleitet. Das muss achtsam geschehen, denn das erste Mal das Loch im Hals zu sehen, kann Bestürzung auslösen. Bei Bedarf werden Angehörige angeleitet.

Hat die Patientin eine Stimmprothese, wird diese zweimal täglich und bei Funktionsbeeinträchtigung mit einer speziellen Bürste gereinigt, um Verkleben des Ventils mit zähen Atemwegssekreten oder Nahrungsresten zu verhindern.

Ernährung

Laryngektomierte Patientinnen werden postoperativ etwa zehn Tage über eine enterale Sonde ernährt, da Schmerzen, Schwellung und Sensibilitätsstörung im Operationsgebiet zu Schluckstörungen führen können.

Nach einer Röntgenkontrolle kann mit dem Kostaufbau begonnen werden. In der Folge können die Patientinnen bedingt normal essen. Wichtig sind gutes Kauen und langsames Trinken, damit die Flüssigkeit nicht aus der Nase herausläuft. Riechen ist kaum oder gar nicht mehr möglich, ebenso Kühlpusten der Nahrung. Infolge einer Bestrahlungstherapie oder durch Narbenbildung im Operationsgebiet kann es zu Einschränkungen der Schluckfähigkeit kommen.

Körperpflege

Das Tracheostoma muss dauerhaft vor dem Eindringen von Wasser geschützt werden. Ein spezieller Duschschutz soll den Wassereintritt verhindern. Pflegende unterstützen die Patientin in der ersten Zeit bei der Körperpflege und leiten sie zum Duschen und Haarewaschen mit dem Tracheostoma an.

Männer sollen sich nass rasieren, denn bei der Trockenrasur können Haare in das Tracheostoma eingeatmet werden.

Während der Zeit der Nahrungskarenz ist eine sorgfältige Mundpflege notwendig.

Da sich laryngektomierte Patientinnen nicht mehr die Nase schnäuzen können, ist regelmäßige Nasenpflege erforderlich.

Kommunikation

Bis zum Beginn der Stimmrehabilitation müssen alternative Kommunikationsmöglichkeiten angewendet werden (unterstützte Kommunikation ➤ 18.2.9). Frühestmöglich beginnt die Stimmrehabilitation mit einer Logopädin abhängig von der gewählten Kommunikationsart.

Beratung

Beratung und Schulung der Patientin sollten bereits präoperativ beginnen und peri- und postoperativ intensiv erfolgen.
Sie umfassen:

- Patientin und Angehörigen die Möglichkeit bieten, sich mit anderen Betroffenen auszutauschen
- Durch Kontakt zum Sozialdienst eine Anschlussheilbehandlung und evtl. anschließende mögliche Veränderungen im weiteren Berufsleben einleiten
- Psychoonkologische Begleitung anbieten
- Mit der Patientin die erfolgreiche Bewältigung verschiedener Probleme im späteren Alltag besprechen, z. B. Verhalten bei Erkältung, Verwendung eines akustischen Notrufgeräts, Notfallausweis, Information von Angehörigen, Freunden, Nachbarn und Hinweis am/im Auto, wie im Notfall mit einem „Halsatmer" umzugehen ist, spezielle Beatmungsmaske bei sich führen
- Auf die Notwendigkeit einer Alkohol- und Nikotinentwöhnung zur Rezidivprophylaxe hinweisen. Strategien und Anlaufstellen aufzeigen

Nach der Primärtherapie sind regelmäßige Nachsorgeuntersuchungen von größter Bedeutung, um mögliche Rezidive früh zu erkennen und zu behandeln.

Aufgaben zur Pflegesituation

In der HNO-Klinik äußert der behandelnde Arzt nach der Anamnese und einer ersten körperlichen Untersuchung den Verdacht, Herrn Knops Beschwerden könne ein Kehlkopfkarzinom zugrunde liegen, und nimmt ihn zur weiteren Diagnostik stationär auf. Unglücklicherweise bestätigt sich der Verdacht. Da der Tumor bereits fortgeschritten ist und sich auf die Halslymphknoten und -weichteile ausgebreitet hat, müssen bei Herrn Knop eine Laryngektomie und eine Neck dissection durchgeführt werden. Zudem soll postoperativ eine adjuvante Strahlentherapie erfolgen. Am Abend vor der Operation wendet sich Herr Knop nach dem allabendlichen Telefonat mit seiner Mutter an Pflegefachfrau Brigitte Schnitker. Er sorge sich, wie es nach der Operation weitergehen und wie er allein mit dem Tracheostoma zurechtkommen solle. Und ein Leben ohne Stimme könne er sich beim besten Willen nicht vorstellen.

1. Welche Risiko- und Einflussfaktoren begünstigen die Entstehung eines Larynxkarzinoms? Welche treffen auf Herrn Knop zu?
2. Welche Untersuchungen dienen der Diagnosesicherung bei Verdacht auf ein Larynxkarzinom?
3. Welche Behandlungsoptionen kommen beim Vorliegen eines Larynxkarzinoms in Betracht?
4. Welche prä- und postoperativen Pflegemaßnahmen müssen im Zusammenhang mit der Laryngektomie erfolgen? Welche Komplikationen sind möglicherweise zu erwarten?
5. Beschreiben Sie das Vorgehen bei der Trachealkanülenpflege und beim Trachealkanülenwechsel sowie beim Absaugen der Atemwege.
6. Herr Knop kann sich ein Leben ohne Stimme nicht vorstellen. Welche Möglichkeiten der Stimmrehabilitation stehen ihm zur Verfügung?
7. Hinsichtlich welcher Aspekte der Alltagsbewältigung und Lebensführung sollte Herr Knop beraten werden?

ENTZÜNDUNGEN VON NASE, RACHEN, MANDELN UND OHREN

Überwiegend akute, meist virusbedingte Infektionen von oberen Luftwegen, Gaumenmandeln oder Mittelohr

Hauptformen:
- Rhinitis (Schnupfen), bedingt durch Virusinfektion der Nasenschleimhaut
- Pharyngitis, meist durch Viren verursachte Rachenschleimhautentzündung
- Laryngitis (Entzündung der Kehlkopfschleimhaut), am häufigsten durch Viren
- Angina tonsillaris, überwiegend durch Bakterien (Streptokokken) hervorgerufene Gaumenmandelentzündung
- Nasennebenhöhlenentzündung (Sinusitis), oft bakterielle Folgeinfektion der Nasennebenhöhlenschleimhaut
- Mittelohrentzündung (Otitis media), durch Viren oder Bakterien bedingte akute Entzündung der Mittelohrschleimhaut

Leitsymptome: Allgemeinbeschwerden plus
- Niesen, „laufende“, später „verstopfte“ Nase bei Rhinitis
- Kratzen/Schmerzen im Hals, Schluckbeschwerden, Hustenreiz bei Pharyngitis
- Heiserkeit, „keine Stimme“, Hustenreiz bei Laryngitis
- Schluckbeschwerden, Halsschmerzen bei Angina tonsillaris
- Kopfschmerzen, Schmerzen über der Nebenhöhle bei Nasennebenhöhlenentzündung
- Druck im Ohr, Ohrenschmerzen, Hörminderung bei Mittelohrentzündung

Behandlung:
- Bei den häufigen Virusinfektionen symptomatisch mit Schonung, ggf. Fiebersenkung, Analgetika gegen Kopfschmerzen, organspezifischen Maßnahmen (z.B. kein Sprechen bei Laryngitis)
- Abschwellende Nasentropfen bei Rhinitis, Mittelohr-, Nasennebenhöhlenentzündung
- Antibiotika bei bakterieller Angina tonsillaris, Mittelohr-, Nasennebenhöhlenentzündung
- Bei chron. Verlauf/Komplikationen bakterieller Infektionen Operation, z.B. Tonsillektomie (Gaumenmandelentfernung)

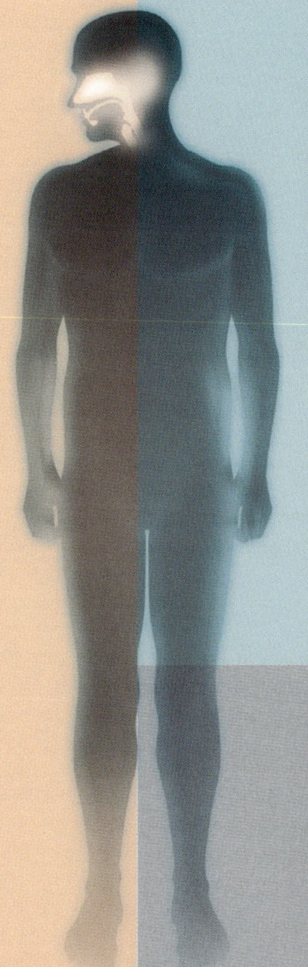

SCHWERHÖRIGKEIT

Hörminderung über ca. 25 dB.
Schallleitungsschwerhörigkeit mit Ursache im äußeren oder Mittelohr, sodass die Schallwellen nicht regelrecht auf das Innenohr übertragen werden.
Schallempfindungsschwerhörigkeit mit Ursache in Innenohr, Hörnerv oder Gehirn, sodass die Schallwellen nicht richtig in „Hörsignale“ übersetzt, die Signale nicht weitergeleitet oder wahrgenommen werden.

Ursachen: zahlreiche, pränatal und während des gesamten (postnatalen) Lebens
Leitsymptome: insbesondere bei langsamer Entstehung und/oder Einseitigkeit bei Erwachsenen lange unbemerkt. Häufig zuerst Probleme bei hohen Tönen (Telefonklingeln) und beim Sprachverständnis bei Umgebungsgeräuschen. Bei Kindern gestörte Sprach- und letztlich Gesamtentwicklung. In allen Altersgruppen je nach Ausprägung Probleme in Schule/Beruf, sozialen Kontakten
Behandlung
- Möglichst Ursachenbeseitigung
- Hörhilfen (Hörgeräte, Cochlea-Implantat) und weitere technische Hilfsmittel
- Rehabilitationsmaßnahmen, psychosoziale Betreuung

KEHLKOPFKARZINOM

(Plattenepithel)Karzinom der Kehlkopfschleimhaut

Ursachen: v.a. Rauchen, Alkoholmissbrauch
Symptome: Heiserkeit, Schluckbeschwerden, Dyspnoe, Stridor, vergrößerte Halslymphknoten
Behandlung:
- Tumorentfernung, möglichst durch stimmerhaltende Operation, evt. jedoch durch Laryngektomie (Kehlkopfentfernung) mit Tracheostomaanlage und Stimmverlust
- Evtl. adjuvante und/oder Chemotherapie
- Nach Laryngektomie umfassende Betreuung und Rehabilitation, u.a. mit Schulung im Umgang mit dem Tracheostoma, Stimmrehabilitation (Stimmprothese, Ösophagusersatzstimme, elektronische Sprechhilfe)

Abb. 18.41 Übersicht über Hals-Nasen-Ohren-Erkrankungen. [L275]

18

KAPITEL

19 Pflege von Menschen mit Augenerkrankungen

Bettina Julia Mehne, Ira-Anne Fröhlich

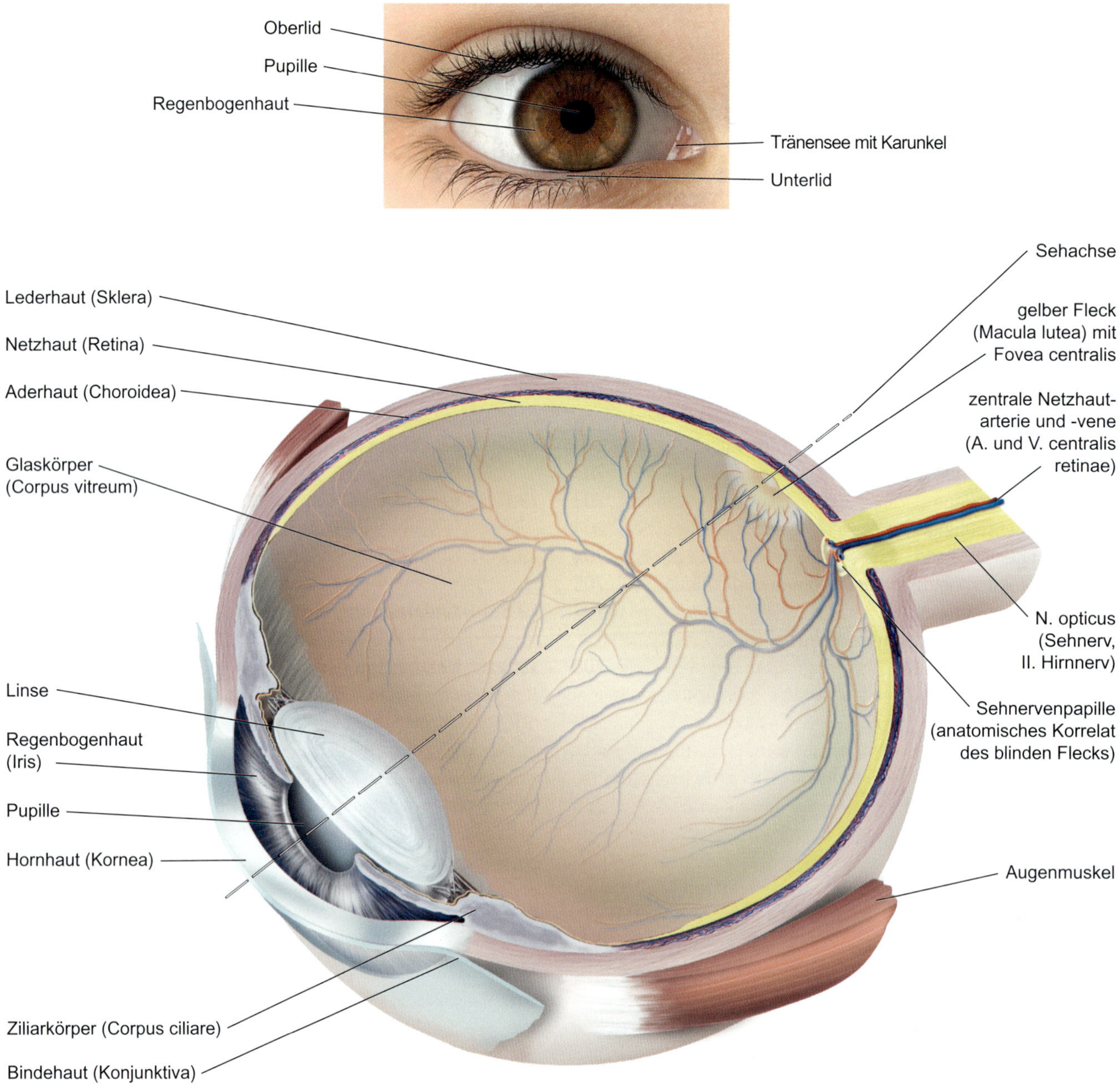

Abb. 19.1 [L275, J787]

Pflegesituation

Nachdem der 5-jährige Nico eine schwere Mittelohrentzündung mit starken Schmerzen und hohem Fieber überstanden hat, fällt seinen Eltern auf, dass er sich anders verhält als vor der Erkrankung. Nico reibt sich sehr häufig die Augen. Nicht nur wie bislang, wenn er müde wird, sondern immer wieder zwischendurch. Außerdem stolpert er wiederholt über seine eigenen Füße. Beim abendlichen Ritual des Vorlesens ist Nico deutlich passiver als sonst – er konsumiert mehr, als dass er wie bisher den Bildern und dem Text aufmerksam mit den Augen folgt. Nicos Eltern haben zudem bemerkt, dass Nico plötzlich schielt. Bei der anstehenden U9-Vorsorgeuntersuchung teilen Nicos Eltern ihre Beobachtungen dem Kinderarzt mit, der daraufhin den Eltern rät, mit Nico einen Augenarzttermin zu vereinbaren. Auch für den Augenarzt besteht gleich die Vermutung, dass Nico unter Strabismus leiden könnte.

Augenerkrankungen sind in jedem Alter möglich. Häufigstes chronisches Augenproblem bei Kindern und Jugendlichen hierzulande ist mit schätzungsweise 30–50 % eine *Fehlsichtigkeit. Schielen* (➤ 19.4) tritt bei ungefähr 5 % aller Kinder auf. Da gerade kleine Kinder meist nicht über schlechtes Sehen klagen, achten Pflegende bei allen Kindern bewusst auf Schielen und Zeichen einer Sehminderung. Vom Kindes- bis zum mittleren Erwachsenenalter spielen *Verletzungen und Fremdkörper* von Binde- und Hornhaut eine große Rolle. Akute *Augenentzündungen* sind in jedem Alter recht häufig (➤ 19.3).

Mit zunehmendem Alter beklagt mehr als die Hälfte aller Menschen eine allmählich zunehmende *Sehminderung* (➤ 19.1.1), welche überwiegend durch eine *Katarakt* („grauer Star“ ➤ 19.6), ein *Glaukom* („grüner Star“ ➤ 19.7), eine *diabetische Retinopathie* (Netzhautschädigung ➤ 19.1.1) oder die *altersabhängige Makuladegeneration* (➤ 19.8) bedingt ist. Aufgrund der überragenden Bedeutung des Sehsinns empfinden die meisten Betroffenen eine Sehminderung als sehr einschränkend und beängstigend.

Die fachgerechte Anwendung von Augentropfen, -salben und -verbänden beeinflusst die Prognose einiger Augenerkrankungen erheblich. Pflegefachpersonen können hier maßgeblich zur Erhaltung oder Verbesserung beitragen und die Therapie entscheidend unterstützen. Durch gewissenhafte Beobachtung können Notfälle wie Glaukomanfall oder Netzhautablösung frühzeitig erkannt und dauerhafte Schäden für den Patienten bzw. die Patientin (im Folgenden als „Patienten“ zusammengefasst) evtl. abgewendet werden.

In erster Linie werden die Patienten von niedergelassenen Augenärzten und -ärztinnen (im Folgenden als „Ärzte“ bezeichnet) behandelt und betreut, in großen Praxen werden mittlerweile auch Operationen durchgeführt. Abteilungen für **Augenheilkunde** *(Ophthalmologie)* für die Behandlung von Patienten mit komplizierten Augenerkrankungen oder in schlechtem Allgemeinzustand gibt es v. a. in Krankenhäusern der Maximalversorgung. Ein spezieller Bereich der Augenheilkunde ist die **Orthoptik.** Schwerpunkte sind Prävention, Diagnostik und Behandlung von Störungen des beidäugigen Sehens, Augenbewegungsstörungen und Schielen.

19.1 Pflegerische und medizinische Diagnostik

Die häufigsten Beschwerden und (fast) ohne Hilfsmittel zu erhebenden Befunde bei Augenerkrankungen sind:

- **Augenrötung** und/oder **Sekretabsonderung** der Lider und/oder der Bindehaut

Augenrötung

- Rötung der Augenumgebung → z. B. Entzündung von Lidern, Tränendrüse
- Rötung des „Weißen“ im Auge, Gefäße stärker sichtbar als normal → Entzündung der vorderen Augenabschnitte, am häufigsten der Bindehaut (➤ Abb. 19.2, ➤ 19.3), selten Glaukomanfall (dann extreme Schmerzen ➤ 19.7)
- Flächiges Rot, keine Gefäße sichtbar → **Hyposphagma** (Einblutung in die Bindehaut, z. B. bei älteren Menschen, Bluthochdruck, Einnahme von Antikoagulanzien, ➤ Abb. 19.2), das sich innerhalb von 1–2 Wochen von selbst zurückbildet

- **Fremdkörpergefühl**
- Schmerzen (z. B. als Druckschmerz, Bewegungsschmerz)
- **Sehminderung**
- **Sehstörungen** (in Form von z. B. Fusseln, Lichtblitzen, Zacken, Wolken, Schatten)
- **Schielen,** Sehen von **Doppelbildern**

19.1.1 Sehminderung

DEFINITION

Sehminderung: Reduktion der Sehschärfe und/oder Einschränkung des Gesichtsfelds.
Sehbehinderung: Sehvermögen trotz optimaler Korrektur ≤ 30 % auf dem besseren Auge, d. h. der Betroffene erkennt einen Gegenstand, den ein Normalsichtiger aus 100 m Entfernung erkennt, erst aus 30 m Entfernung. [1]
Hochgradige Sehbehinderung: Sehrest ≤ 5 % auf dem besseren Auge. [1]
Blindheit (im Sinne des Gesetzes): Sehrest ≤ 2 % auf dem besseren Auge oder Gesichtsfeld ≤ 5°. [1]
Auch Gesichtsfeldeinschränkungen oder -ausfälle können zu Sehbehinderung oder Blindheit im Sinne des Gesetzes führen.
Amaurose: Fehlen jeglicher Wahrnehmung von Licht oder Bewegung.

Eine **Sehminderung** (➤ Abb. 19.3) kann plötzlich oder langsam entstehen, mit oder ohne weitere Begleitsymptome wie etwa Schmerzen auftreten und eines oder beide Augen betreffen. Während eine langsam entstehende Sehminderung Betroffenen teilweise lange nicht auffällt, sind Menschen mit einer plötzlichen Sehminderung meist hochgradig verunsichert.

Sehminderung und Doppelbilder schränken den Alltag und das Fahrvermögen teils erheblich ein. Unterstützung und praktische Ratschläge finden Betroffene u. a. beim Deutschen Blinden- und Sehbehindertenverband (DBSV) e. V.

Warnzeichen der Sehminderung bei kleinen Kindern

Bei Säuglingen und Kleinkindern ist eine Sehminderung oft nur schwer zu erkennen. Pflegefachpersonen achten v. a. auf folgende Warnzeichen:

- Sichtbare Veränderungen am Auge, z. B. Schielen, „große“ Augen, Pupille nicht schwarz, ungleich große Pupillen, Trübung des Auges, Nystagmus (Augenzittern ➤ 18.1.4)

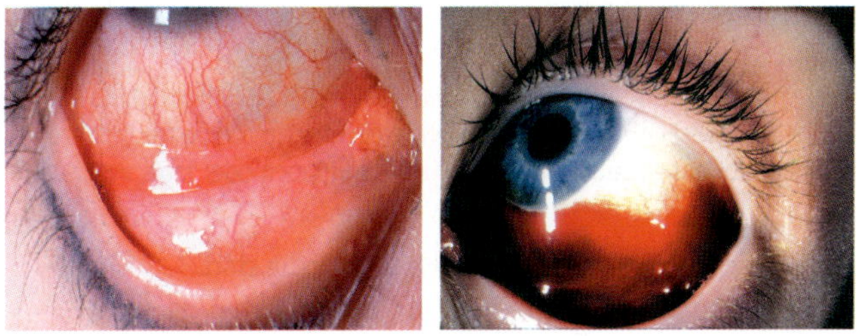

Abb. 19.2 Links Augenrötung mit verstärkt sichtbaren Gefäßen, wie sie typisch für eine Konjunktivitis (Bindehautentzündung) ist. Rechts Hyposphagma, eine flächige, aber harmlose Einblutung in die Bindehaut. [G954, T132]

19

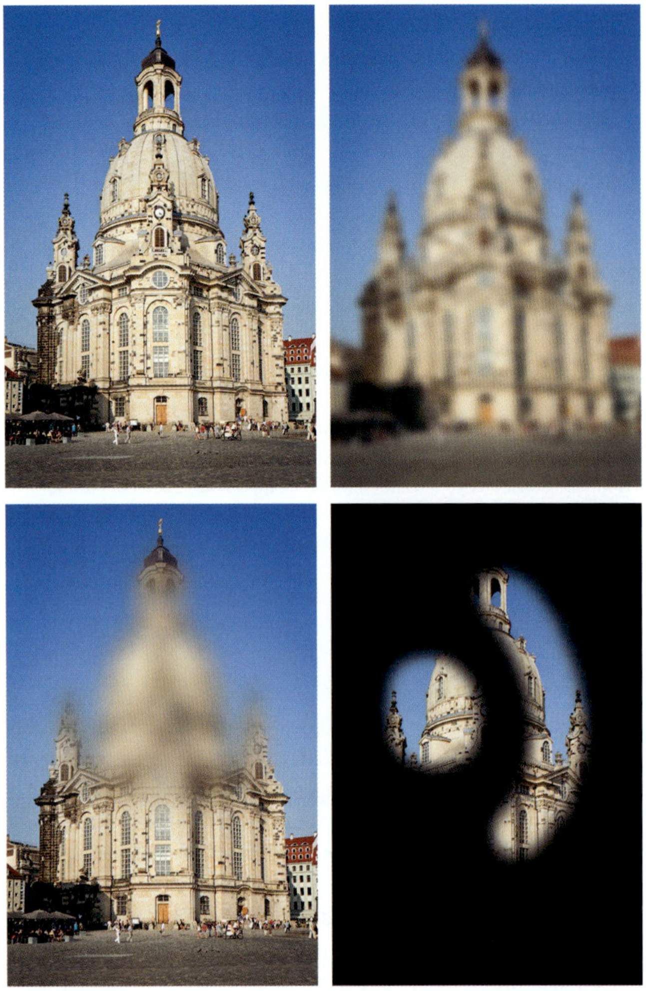

Abb. 19.3 Sehminderung. Links oben Seheindruck eines Normalsichtigen. Rechts oben „verschleiertes" Bild bei Katarakt (Linsentrübung ➤ 19.6), links unten zentraler Gesichtsfeldausfall bei altersabhängiger Makuladegeneration (➤ 19.8), rechts unten ausgeprägte Gesichtsfeldausfälle bei fortgeschrittenem Glaukom (➤ 19.7). [J787]

- Kein Blickkontakt, kein Verfolgen von (geräuschlosen) Gegenständen, häufiges Reiben am Auge, Abwehrreaktion auf Licht oder Zuhalten eines Auges
- Auffallende Ungeschicklichkeit im Vergleich zu Gleichaltrigen

Schnell entstehende Sehminderung

NOTFALL

Eine **akute Sehminderung** ist ein augenärztlicher Notfall und muss sofort abgeklärt werden! Manchmal besteht eine Chance auf Sehverbesserung nur durch Behandlung innerhalb der ersten Stunden oder Tage.

Die häufigsten Ursachen akuter Sehminderung sind:
- Hornhautdefekte/-entzündungen
- Verschlechterung einer feuchten altersabhängigen Makuladegeneration (➤ 19.8)
- Netzhautablösung (➤ 19.9)
- Durchblutungsstörungen (überwiegend bei älteren Menschen), z. B. bei TIA/Schlaganfall (➤ 15.4.1), Riesenzellarteriitis (➤ 12.4.2), (Zentral-)Arterien-/Venenverschluss am Auge (schmerzlos)
- **Sehnervenentzündung** (*Neuritis nervi optici,* oft im frühen bis mittleren Erwachsenenalter), z. B. bei Multipler Sklerose (➤ 15.7), Allgemeininfektionen, toxisch
- Akuter Glaukomanfall (➤ 19.7, mit extremen Schmerzen)

DEFINITION

Arterienverschluss am Auge: Verschluss der Zentralarterie der Netzhaut **(Zentralarterienverschluss)** oder eines ihrer Äste. Ursache in 95 % Thromboembolie bei Arteriosklerose/Vorhofflimmern, in 5 % Riesenzellarteriitis. Leitsymptom akuter, schmerzloser, einseitiger Sehverlust bzw. akute Sehminderung/Gesichtsfeldausfall. Nach wenigen Stunden irreversible Netzhautschäden. Therapieversuch durch systemische Lyse innerhalb der ersten Stunden möglich, Prognose bezüglich einer Visusverbesserung insgesamt aber schlecht.

Venenverschluss am Auge: Verschluss der Zentralvene der Netzhaut **(Zentralvenenverschluss)** oder eines ihrer Äste. Anfangs oft symptomarm, später Sehminderung/Gesichtsfeldausfall variabler Ausprägung. Meist thrombotisch verursacht und überwiegend einseitig. Behandlung der Wahl meist wiederholte Injektion von Antikörpern gegen VEGF in den Glaskörper, Prognose besser als bei Arterienverschluss.

Langsam entstehende Sehminderung

Bei der langsam entstandenen Sehminderung dominieren:
- Brechungsfehler (➤ 19.5)
- Katarakt (➤ 19.6)
- Trockene altersabhängige Makuladegeneration (➤ 19.8)
- Glaukom (➤ 19.7)
- Diabetische Retinopathie

Eine seltene, aber ernste Ursache ist z. B. das **Aderhautmelanom.**

DEFINITION

Aderhautmelanom *(uveales Melanom):* insgesamt seltener, aber häufigster bösartiger Tumor des Auges, ausgehend von pigmentierten Zellen der Aderhaut. Metastasierung möglich. Oft Zufallsbefund, Leitsymptome ansonsten Sehminderung, Schatten-, Schlierensehen, Gesichtsfeldausfälle. Behandlung am häufigsten durch Strahlentherapie.

Diabetische Retinopathie

Die **diabetische Retinopathie** (➤ Abb. 19.5) ist die Manifestation der diabetischen Mikroangiopathie (➤ 7.5.8) an der Netzhaut und in Industrieländern eine der häufigsten Erblindungsursachen. Es kommt zu Gefäßveränderungen *(Mikroaneurysmen),* Netzhautödem, Netzhautblutungen sowie krankhaften Gefäßneubildungen *(Neovaskularisationen).* Komplikationen sind Makulaödem, Netzhautablösung, Glaskörperblutung und Augeninnendruckanstieg.

Da Symptome lange fehlen, werden regelmäßige augenärztliche Kontrollen mit Untersuchung des Augenhintergrunds ab Diabetesdiagnose empfohlen (Ausnahme Kinder). Wichtigste Behandlungsverfahren sind die Lasertherapie veränderter Netzhautbereiche sowie die Injektion von Antikörpern gegen VEGF in den Glaskörper (➤ 19.8). Bei Komplikationen können operative Eingriffe am Auge nötig werden.

Das Risiko lässt sich durch gute Blutzuckereinstellung und Behandlung aller Herz-Kreislauf-Risiken deutlich senken.

19.1.2 Augenärztliche Untersuchung

Die **augenärztliche Basisuntersuchung** umfasst die Prüfung der Fern- und Nahsehschärfe (ohne bzw. mit Korrektur eines evtl. bestehenden Brechungsfehlers), eine Inspektion des Auges mit Hilfe der Spaltlampe (➤ Abb. 19.4) und eine Beurteilung des Augenhintergrunds. Der Patient sitzt hierzu auf dem höhenverstellbaren Untersuchungsstuhl, vor dem die notwendigen Untersuchungsgeräte schwenkbar angebracht sind. Kleine Kinder können auf dem Schoß eines Elternteils oder einer Sitzerhöhung sitzen. Falls notwendig wird die Pupille vorher durch Augentropfen erweitert (➤ 19.2.4), um einen besseren Einblick zu erhalten.

Weitere Untersuchungen einschließlich bildgebender Verfahren folgen je nach Bedarf.

Sehschärfenprüfung

DEFINITION

Sehschärfe *(Visus):* Fähigkeit des Auges, Muster und Konturen in der Umwelt zu erkennen. Die normale Sehschärfe ist altersabhängig und liegt bei unter 20-Jährigen bei 1,0–1,6.

Eine **Sehschärfe** von 1,0 („100 %“) wird erreicht, wenn man zwei Punkte mit einem Abstand von 1,5 mm aus 5 m Entfernung noch als getrennt wahrnehmen kann. Bei einem höheren Auflösungsvermögen kann die Sehschärfe folglich Werte über 1,0 annehmen.

Die **Sehschärfenprüfung** erfolgt an jedem Auge einzeln mittels Sehzeichen definierter Größe, die dem Patienten an einer Projektionsfläche oder Tafel definierten Abstands gezeigt werden. Bei Kindern werden die **LEA-Tafeln** mit vier Symbolen oder **E-Haken** verwendet, bei Erwachsenen in der Regel **Buchstaben, Zahlen** oder **Landolt-Ringe** (Ringe mit einer kleinen Öffnung, deren exakte Position angegeben werden soll).

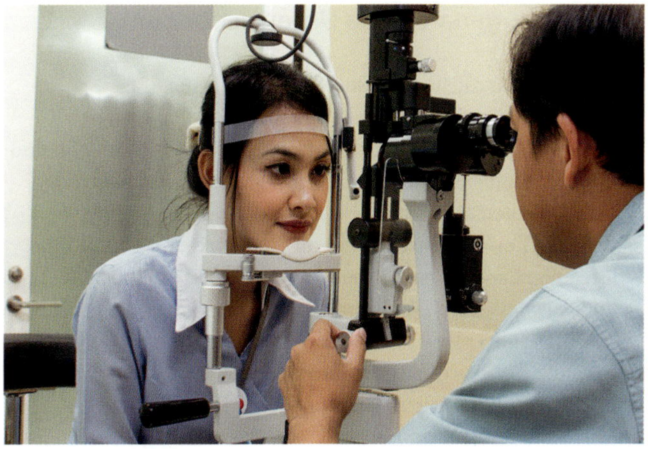

Abb. 19.4 Spaltlampenuntersuchung. [J787]

Brillenglasbestimmung

Mit Hilfe von Steckgläsern in einem Probegestell oder dem **Phoropter,** der das schnelle Vorschalten verschiedener Gläser erlaubt, kann die Brillenglasstärke bestimmt werden, mit der der Patient am besten sieht. Kann der Patient (z. B. ein Kleinkind) keine oder nur unzureichende Angaben machen, wird die Brechkraft der Augen und damit die Glasstärke mittels **Skiaskopie** (Beobachtung der Netzhautreflexe bei unterschiedlichen vorgehaltenen Gläsern) und evtl. mit Hilfe eines **Refraktometers** (durch Blick in ein Gerät) bestimmt. Davor werden evtl. pupillenerweiternde, akkomodationsmindernde Augentropfen verabreicht.

Spaltlampen- und Augenhintergrunduntersuchung

Bei der **Spaltlampenuntersuchung** (➤ Abb. 19.4) sitzt der Patient dem Arzt gegenüber und legt Kinn und Stirn auf bzw. an eine Stütze. Der Arzt kann das Auge des Patienten durch das **Spaltlampenmikroskop** i. d. R. ca. 6- bis 30-fach vergrößert betrachten und durch Schwenken des einfallenden schmalen Lichtstrahls („Lichtspalts“) die Strukturen des vorderen Augenabschnitts dreidimensional beurteilen. Auffällig sind z. B. Asymmetrien, Rötungen, Trübungen.

Zur **Augenhintergrunduntersuchung** dient zumeist die **indirekte Ophthalmoskopie** *(indirekte Augenhintergrundspiegelung, Funduskopie):*

- Diese ist im Rahmen der Spaltlampenuntersuchung möglich, indem der Arzt eine kleine Lupe in den Strahlengang zwischen Spaltlampe und Auge des Patienten hält, wodurch eine umgekehrte, dreidimensionale, starke Vergrößerung kleiner Netzhautabschnitte erreicht wird.
- Ohne die Spaltlampe benötigt der Arzt eine Lichtquelle nah am eigenen Auge (zur Beleuchtung des Patientenauges) und eine spezielle Lupe nahe dem Patientenauge. Er erhält dann ein umgekehrtes, ca. 1,5- bis 4-fach vergrößertes Bild der Netzhaut.

Beurteilt werden können u. a. Sehnervenpapille, Makula, Netzhaut und Netzhautgefäße (➤ Abb. 19.5). Zum besseren Einblick werden die Pupillen meist medikamentös erweitert. Der Patient ist anschließend für mehrere Stunden fahruntauglich.

Augeninnendruckmessung

DEFINITION

Augeninnendruck: Druck, der von innen auf die Augenwände ausgeübt und durch das Kammerwasser innerhalb des Auges verursacht wird. Als normal gelten 10–21 mmHg mit tageszeitlichen Schwankungen ≤ 5 mmHg.

Gängiges Verfahren zur **Augeninnendruckmessung** *(Tonometrie)* in Arztpraxen ist heute die **Non-Kontakt-Tonometrie** *(Luftstoß-Tono-*

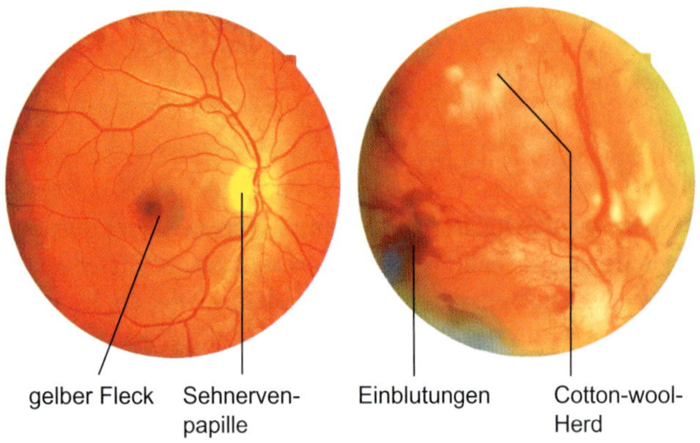

Abb. 19.5 Augenhintergrundbefunde, links Normalbefund, rechts Befund bei diabetischer Retinopathie (Netzhautschädigung). Der „gelbe Fleck" (Macula lutea, kurz Makula) enthält in der Mitte die Stelle mit den meisten Zapfen und ist damit Ort des schärfsten Sehens. An der Sehnervenpapille (dem Sehnervenaustritt) besteht ein physiologischer Gesichtsfelddefekt, deshalb heißt diese Stelle auch „blinder Fleck". Hier treten auch die zentrale Netzhautarterie und -vene ein bzw. aus. [R423]

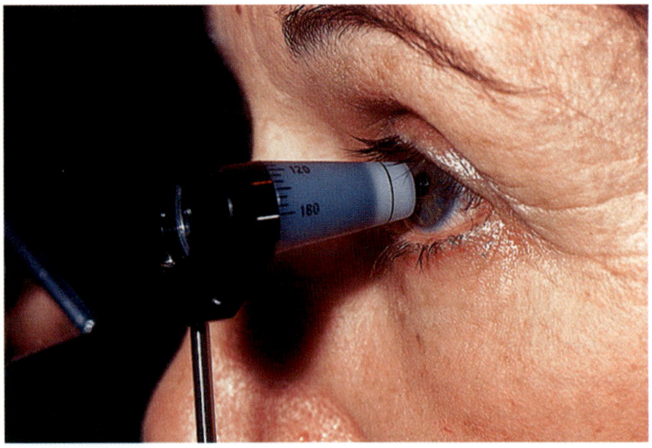

Abb. 19.6 Augeninnendruckmessung, hier Applanationstonometrie. Die Hornhaut wird durch gefärbte Augentropfen betäubt. Dann wird ein Stempel auf die Hornhaut aufgesetzt und durch Fluoreszenz-Effekte die Kraft gemessen, die erforderlich ist, um die Hornhaut abzuplatten. [E282-008]

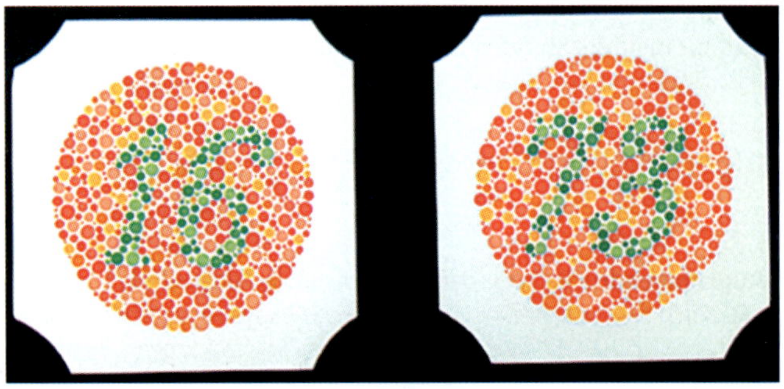

Abb. 19.7 Ishihara-Tafeln. Die aus verschiedenfarbigen Punkten zusammengesetzten Bilder enthalten Zahlen. Ein Patient mit Farbsinndefekt erkennt nicht alle richtig. [E431]

metrie) durch Luftstoß. Goldstandard ist nach wie vor die Messung mittels **Goldmann-Applanationstonometer** (➤ Abb. 19.6). Erhöhte Werte sind u. a. Leitsymptom des Glaukoms (➤ 19.7) und erfordern eine weitere Abklärung durch Kontrollmessungen, Inspektion des Sehnervenkopfs und Gesichtsfelduntersuchung.

Gesichtsfelduntersuchung

DEFINITION

Gesichtsfeld: gesehener Bereich bei unbewegtem Auge. Abhängig von Helligkeit, Kontrast und Bewegung.

Die **Gesichtsfelduntersuchung** *(Perimetrie)* erfolgt in einem abgedunkelten Raum. Der Patient sitzt vor einer Halbkugel und fixiert mit einem Auge einen zentralen Leuchtpunkt, das andere Auge wird abgedeckt. Über 3–10 Min. werden dem Patienten weitere Leuchtpunkte in der Halbkugel dargeboten. Sobald er diese wahrnimmt, soll er ein Signal geben. Am Ende erstellt das Gerät ein Bild des Gesichtsfelds. Die Untersuchung ist stark von der Mitarbeit des Patienten abhängig.

Nicht wahrgenommene Bereiche heißen **Skotome** *(Gesichtsfelddefekte)* und sind oft charakteristisch für bestimmte Erkrankungen (➤ Abb. 19.3, ➤ Abb. 19.25). Sie können reversibel oder dauerhaft sein. Deckende (also übereinstimmende) Defekte im beidäugigen zentralen Gesichtsfeld können zur Fahruntauglichkeit führen.

Eine allmähliche Einschränkung des Gesichtsfelds kann u. a. durch Untergang von Sehnervenfasern beim Glaukom (➤ 19.7) sowie durch Tumoren von Auge oder Gehirn im Verlauf der Sehbahn entstehen. Akute Gesichtsfelddefekte sind meist durch Netzhautschäden, Gefäßverschlüsse, Glaskörperblutung, (Sehnerven-)Entzündungen oder Migräneanfälle bedingt.

Farbsehprüfung

Eine **Farbsehprüfung** ist z. B. für bestimmte Führerscheingutachten (Boot, Taxi, Bus) und bei manchen Augenerkrankungen nötig. Üblich ist eine grobe Prüfung mit sog. **Ishihara-Tafeln** (➤ Abb. 19.7).

Weitere augenärztliche Untersuchungen

Weitere augenärztliche Untersuchungen umfassen u. a.:

- **Untersuchung der Augenbeweglichkeit,** indem man den Patienten in alle neun Blickrichtungen sehen lässt. Auffällig sind „Hinterherbleiben" eines Auges, ruckartige Bewegungen oder vom Patienten angegebene Doppelbilder
- **Prüfung der Tränensekretion** durch **Schirmer-Test** mit Einlegen von Lackmuspapierstreifen in den unteren Bindehautsack und Ausmessen der Verfärbung durch die Tränenflüssigkeit (normal ca. 15 mm nach 5 Min.)
- **Prüfung der Hornhautsensibilität** durch vorsichtiges Berühren beider Augen mit einem Wattetupfer zur Feststellung einer Seitendifferenz (→ bei Herpeskeratitis vermindert)
- **Prüfung der Pupillenreaktion** (➤ 15.1.10, ➤ Abb. 15.14)

19

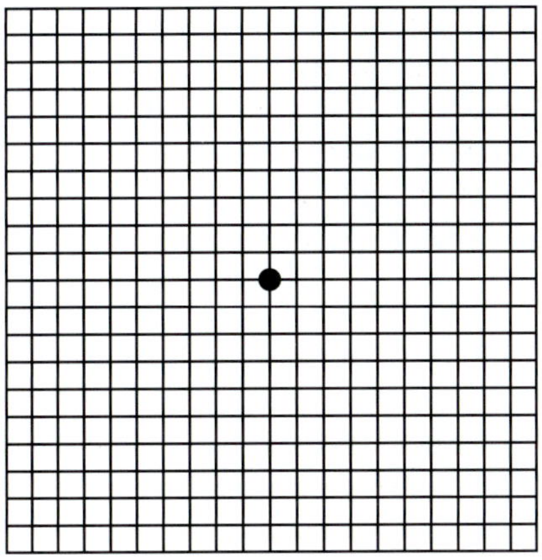

Abb. 19.8 Amsler-Test. Fixiert der Patient mit einem Auge den Punkt in der Mitte des Amsler-Netzes und sieht er dann Bereiche im übrigen Gitter wellig oder verzerrt, so kann dies ein Hinweis auf eine Makulaerkrankung sein. Der Test ist auch zur Selbstdurchführung z. B. bei Hochrisikopatienten oder zur Verlaufskontrolle geeignet. [G955]

- **Amsler-Test** (➤ Abb. 19.8) zur Erkennung von Verzerrtsehen *(Metamorphopsien)*, z. B. bei altersabhängiger Makuladegeneration
- **Prüfung des dreidimensionalen Sehens** durch Testbilder, für deren Erkennen beidäugiges Sehen erforderlich ist (z. B. *Lang-Stereotest*)
- **Schielwinkelbestimmung** z. B. durch **Ab- und Aufdecktest** (*Cover-/Uncover-Test* ➤ Abb. 19.9). Beim Schielen kommt es beim Ab- bzw. Aufdecken zu Einstellbewegungen der Augen. Der Schielwinkel wird bestimmt, indem so lange Prismengläser unterschiedlicher Stärke vorgehalten werden, bis keine Einstellbewegungen mehr zu beobachten sind.

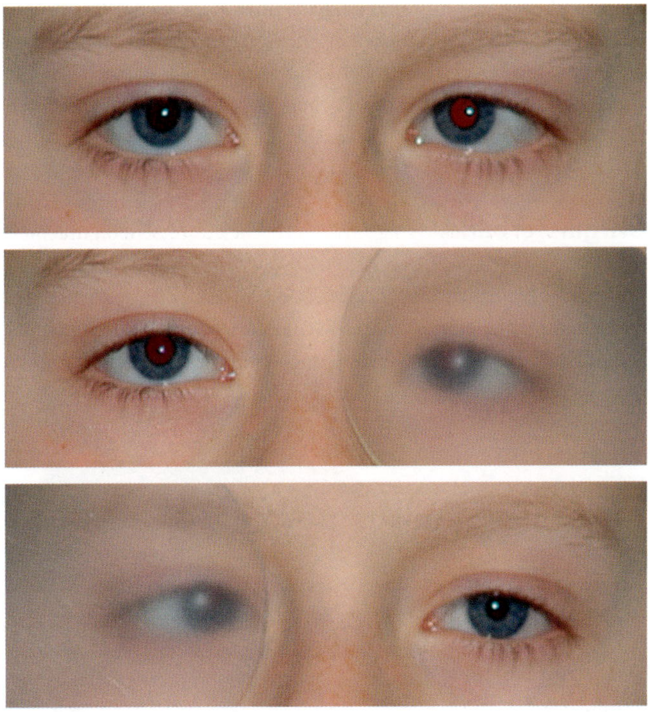

Abb. 19.9 Schielwinkelbestimmung durch Abdecktest. Oben Einwärtsschielen des linken Auges. Abdecken des schielenden linken Auges führt nicht zu einer Einstellbewegung (Mitte), wohingegen Abdecken des fixierenden rechten Auges zu einer Bewegung des linken Auges in die Geradeausposition führt (unten). [G580]

Pflegerische Betreuung

Pflegefachpersonen verabreichen auf Arztanordnung pupillenerweiternde Augentropfen rechtzeitig vor der Untersuchung und begleiten den seheingeschränkten Patienten in den Untersuchungsraum. Nach Arztanordnung entfernen sie ggf. einen Augenverband und halten bzw. fixieren den Kopf des Patienten während der Untersuchung, z. B. bei unruhigen Patienten.

19.1.3 Bildgebende Verfahren

Bei unzureichendem Einblick auf den Augenhintergrund erfolgt eine **Sonografie,** wobei eine kleine Sonde auf das Auge aufgesetzt wird. In der Regel werden zur Messung von Distanzen im Auge der eindimensionale A-Scan und zur flächenhaften Darstellung des Augapfels der zweidimensionale B-Scan eingesetzt.

Bei der **Fluoreszenzangiografie** *(FLA, FAG)* wird zuerst ein Farbstoff am Arm intravenös injiziert. Mit einer Spezialkamera und Lichtfiltern zeitnah aufgenommene Bilder stellen dann Veränderungen des Augenhintergrunds dar, insbesondere der Netzhautgefäße (➤ Abb. 19.28).

Die **optische Kohärenztomografie** *(OCT)* ist ein computergestütztes Verfahren, das mit Laserlicht arbeitet. Innerhalb von Sekunden werden berührungslos und schmerzfrei Netzhautquerschnitte erstellt, die histologischen Schnittbildern ähneln und feinste Veränderungen der Netzhautschichtung (➤ Abb. 19.10), des Sehnervenkopfs oder der Gefäße *(OCT-Angiografie)* zeigen.
Selten kommen CT bzw. MRT zum Einsatz.

19.2 Spezielle pflegerische und medizinische Maßnahmen

Umgang mit Menschen mit Sehbehinderung

Eine (starke) Sehminderung kann soziale Kontaktfähigkeit und Allgemeinbefinden eines Menschen erheblich beeinträchtigen und reaktiv zu Aggressionen, aber auch Depressionen führen.
Im Umgang mit Betroffenen achten Pflegefachpersonen immer auf eine klare, deutliche Ansprache. Sie respektieren die Privat- und Intimsphäre des Patienten. Dazu gehört, ihn immer vorab zu informieren, was mit ihm geschehen soll, vor allem wenn er angefasst werden soll. Beim Betreten des Patientenzimmers stellt sich die eintretende Person vor und teilt den Zweck ihres Besuchs mit. Ggf. bieten Pflegende dem Betroffenen ihre Unterstützung bei Alltagsaktivitäten an.

19.2.1 Lidrandpflege

Die **Lidrandpflege** *(Lidrandhygiene)* ist eine wichtige pflegerische Maßnahme, um eine *Blepharitis* (Lidrandentzündung ➤ Tab. 19.2) zu behandeln und zu verhindern, dass diese chronisch wird.

Benötigt werden ein Gefäß mit gut warmem Wasser (ca. 40 °C), Mullkompressen/Wattepads und Wattestäbchen, alternativ mit Reinigungslösung getränkte Wattepads.

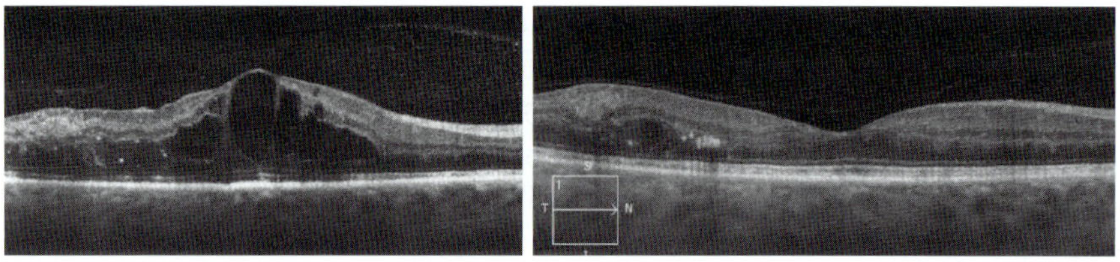

Abb. 19.10 Optische Kohärenztomografie (OCT). Links deutlich sichtbares Makulaödem infolge diabetischer Retinopathie (➤ 19.1.1). Rechts Befund vier Wochen nach Injektion eines Antikörpers gegen VEGF in den Glaskörper. [E848-002]

Durchführung:

- Feucht-warme Kompresse auf die geschlossenen Augen auflegen, um das ölige Sekret der Meibom-Drüsen zu verflüssigen, nach 2 Min. Kompresse erneuern
- Kompresse abnehmen. Mit Wattestäbchen Ober- und Unterlid zu den Wimpern hin massieren, um das verflüssigte Sekret auszustreichen
- Lidränder mit Mullkompresse/Wattepad oder Wattestäbchen nasenwärts reinigen (für jedes Auge eine saubere Kompresse/Pad verwenden), nach Arztanordnung ggf. spezielle Reinigungslösung (BelphaSol®) verwenden

Der Patient wird angeleitet, die Lidrandpflege zu Hause zweimal täglich fortzuführen (Dauer erkrankungsabhängig).

19.2.2 Augenspülung

Eine **Augenspülung** soll das Auge von Fremdkörpern und schädigenden Substanzen befreien.

Benötigt werden Spülflüssigkeit (in der Regel NaCl 0,9 %), vorzugsweise in spezieller Augenspülflasche, Lokalanästhetikum (z. B. Novesine® 0,4 Augentropfen), Zellstofftupfer, Wattestäbchen, Auffangschale und Nässeschutz, Handschuhe, evtl. Lidhalter.

Durchführung:

- Lokalanästhesierende Augentropfen in das betroffene Auge eintropfen, Wartezeit 1 Min.
- Patienten auffordern, den Kopf zur betroffenen Seite zu neigen
- Auge offenhalten (mit Tupfer oder Lidhalter), ggf. mit Wattestäbchen Augenlider nach außen stülpen (ektropieren)
- Nässeschutz auflegen und Auffangschale platzieren
- Auge mit leichtem Druck spülen, Patient währenddessen auffordern, nach oben, unten und zur Seite zu schauen.

19.2.3 Augenverbände

Augenverbände stellen das Auge ruhig und schützen es vor äußeren Einflüssen. In der Kombination mit Augentropfen oder -salben haben sie zudem einen therapeutischen Effekt.

Einfacher Augenverband

Für einen **einfachen Augenverband** (➤ Abb. 19.11) wird eine sterile, ovale Augenkompresse leicht schräg von der Nasenwurzel nach außen Richtung Jochbein aufgelegt. Die Fixierung erfolgt mit zwei Streifen eines hautfreundlichen Pflasters, die von der Mitte der Stirn zur Seite unten geklebt werden. Ggf. werden vorher Augentropfen oder -salbe nach Arztanordnung eingebracht.

Augenverband mit Siebklappe

Nach einem operativen Eingriff wird ggf. zusätzlich eine **Plastikklappe** über die Kompresse geklebt, um das Auge vor Druck von außen zu schützen. Diese Klappe kann danach auch noch einige Zeit ohne Kompresse verwendet werden, z. B. in der Nacht.

Bei einer Plastikklappe mit Löchern spricht man von einer **Siebklappe** (➤ Abb. 19.11).

Uhrglasverband

Der gebrauchsfertige **Uhrglasverband** (➤ Abb. 19.11) besteht aus durchsichtigem Plexiglas, eingefasst in Pflasterstreifen. Er dichtet das Auge ab und verhindert so die Austrocknung der Hornhaut, wenn das

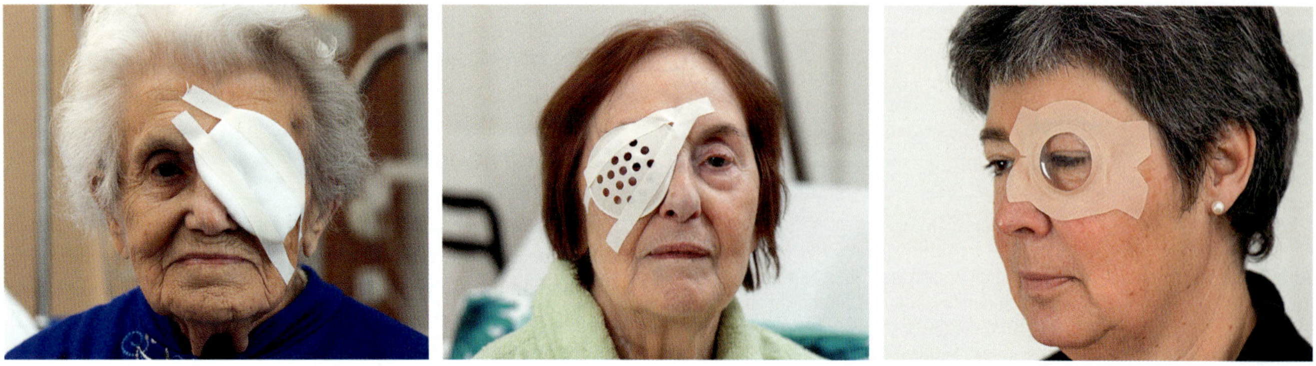

Abb. 19.11 Von links nach rechts einfacher Augenverband, Augenverband mit Siebklappe und Uhrglasverband. [K115]

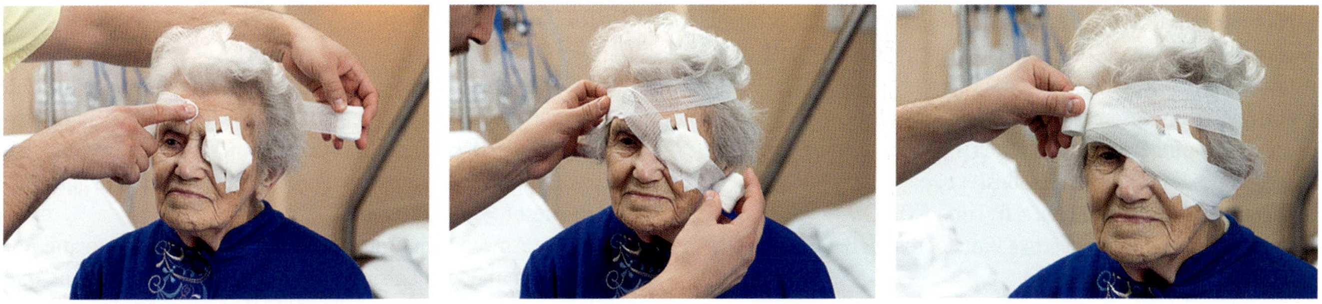

Abb. 19.12 Rollverband. Zuerst wird mit Kompressen und Pflasterstreifen ein Druckverband angelegt. Dann wickelt die Pflegefachperson die Binde beginnend an der Stirn in Kreistouren um den Kopf, immer abwechselnd über das Auge und den Nacken zurück zur Stirn. [K115]

Augenlid nicht vollständig schließt, z. B. nach Schlaganfall oder bei Fazialisparese (➤ 15.10.1).

Druckverband

Ein **Druckverband** (➤ Abb. 19.12) soll nach Operationen eine Lidschwellung oder Druckaufbau im Auge verhindern. Eine sterile Augenkompresse wird gefaltet und auf das geschlossene Auge gelegt. Diese wird mit einer zweiten Kompresse oder einem sterilen Pflaumentupfer abgedeckt. Dann erfolgt die Pflasterfixierung.

Rollverband

Ein **Rollverband** (➤ Abb. 19.12) wird am ersten Tag nach einer Enukleation (Augapfelentfernung) angelegt, um eine Nachblutung mit Hämatombildung zu verhindern. Er verstärkt den Druckverband, indem zusätzlich eine elastische Binde über das Auge und den Kopf gewickelt wird. Auf das Ohr darf kein Druck ausgeübt werden.

Pflegerische Betreuung

Art und Dauer des Augenverbands sowie weitere Maßnahmen werden vom Arzt angeordnet. Pflegende erklären dem Patienten (nochmals) Wirkung und Notwendigkeit und leiten ihn zur selbstständigen Durchführung an, falls der Verband über längere Zeit getragen werden muss.

VORSICHT

Keine (starken) Manipulationen am frisch operierten Auge!

Die Entfernung des Augenverbands geschieht sehr vorsichtig. Mit der einen Hand zieht die Pflegende das Pflaster langsam von oben nach unten ab. Die andere Hand hält die Haut gespannt, um die empfindliche Gesichtshaut zu schützen. Der Verband wird in der Regel täglich gewechselt, wenn er sich gelockert hat oder bei Beschwerden auch häufiger. Vor Aufbringen des neuen Verbands werden Ober- und Unterlid und Lidspalte ggf. vorsichtig mit Kochsalzlösung und sterilen Kompressen von Sekret und/oder Salbenresten nasenwärts gereinigt.

19.2.4 Lokaltherapeutika: Augentropfen und -salben

Die Behandlung mit **Augentropfen und -salben** hat einen hohen Stellenwert in der Augenheilkunde. Augentropfen wirken kürzer als Augensalben und müssen deshalb häufiger verabreicht werden, beeinträchtigen aber das Sehen nur kurzzeitig, da sie nicht „schmieren". Häufig werden deshalb tagsüber Augentropfen und zur Nacht Augensalbe angewendet.

Bei Kontaktlinsenträgern sollen nur Augenmedikamente ohne Konservierungsmittel in das Auge eingebracht werden, da sich Konservierungsmittel in der Linse anreichern und toxisch wirken können. Salben sind ungünstig, da sie einen Schmierfilm auf der Linse bilden.

Bei Kindern werden ebenfalls möglichst Augentropfen gewählt: Sie sind leichter für die Eltern anzuwenden als Salben, die Kinder reiben meist weniger am Auge und es besteht keine Gefahr einer salbenbedingten Sehverschlechterung.

Eine ausführliche Aufklärung und möglichst geringe Anzahl an verordneten Tropfen steigern die Therapieadhärenz des Patienten.

KLIMA UND UMWELT

Augentropfen sind teilweise in Einzelbehältnissen und Flaschen verfügbar. Bei Dauergebrauch sind Flaschen ressourcenschonender und sollen daher bevorzugt werden. Bei sehr seltenem Gebrauch können aber zwei oder drei Einzelbehältnisse umweltschonender sein als eine ganze Flasche zu öffnen und dann fast alle Augentropfen und die Flasche wegzuwerfen.

Wirkstoffe

Gebräuchliche Wirkstoffgruppen und Substanzen in Augentropfen und -salben sind:

- **Antibiotika** gegen bakterielle Infektionen, etwa Gentamicin (z. B. Gentamicin Pos® Augensalbe), Ofloxacin/Moxifloxacin (z. B. Floxal® bzw. Vigamox®, Breitspektrumantibiotika, auch für Kinder zugelassen)
- **Virostatika** gegen Herpes-Virus-Infektionen, etwa Aciclovir (z. B. AciVision®), Ganciclovir (z. B. Virgan®, klares Gel, Vorteil für Berufstätige und Autofahrer)
- **Glukokortikoide** zur Entzündungshemmung (möglichst kurzzeitig), etwa Prednisolon (z. B. Predni Ophtal®), Dexamethason (z. B. Dexamethason Augensalbe Jenapharm®)

- **Nichtsteroidale Antirheumatika** zur Entzündungshemmung, etwa Diclofenac (z. B. Voltaren Ophtha®), Ketorolac (z. B. Acular®)
- **Antiglaukomatosa** zur Senkung des Augeninnendrucks (v. a. durch Verminderung der Kammerwasserproduktion, Verbesserung des Kammerwasserabflusses)
  - β-Blocker (etwa Timolol, z. B. Timo-COMOD®)
  - Prostaglandinanaloga (etwa Bimatoprost, z. B. Lumigan®, Tafluprost, z. B. Taflotan®)
  - α_2-Agonisten (etwa Clonidin, z. B. Clonid-Ophtal®, Brimonidin, z. B. Brimonidin-AL®)
  - Carboanhydrasehemmer (etwa Dorzolamid, z. B. Trusopt®, Brinzolamid, z. B. Azopt®)
- Kombinationspräparate sind möglich und verbessern die Drucksenkung sowie die Therapieadhärenz, beispielsweise β-Blocker plus Prostaglandinanalogon (z. B. Ganfort®)
- **Lokalanästhetika** zur akuten/kurzfristigen Betäubung, z. B. Proparakain-POS®
- **Mydriatika** zur Pupillenerweiterung, z. B. Neosynephrin-POS®, Mydrum® (für Kinder). Der Patient darf wegen der Sehverschlechterung kein Fahrzeug lenken!
- **Antiallergika** bei allergisch bedingten Augenentzündungen, z. B. Zaditen®, Allergo-Vision®
- **Tränenersatzmittel** gegen Keratokonjunktivitis sicca (trockene Augen), etwa bei verminderter Tränensekretion, Verletzungen oder unvollständigem Lidschluss, z. B. Hylo-COMOD®, Artelac®, Corneregel®. Empfohlen auch zusätzlich bei antiglaukomatöser und antibiotischer Lokaltherapie, um den eigenen Tränenfilm zu unterstützen und zu stabilisieren, der durch viele dieser Lokaltherapeutika geschädigt wird

19

VORSICHT

Durch die teils auch ausgeprägte Wirkung der „nur" lokal verabreichten Augentropfen können diese mitunter erhebliche allgemeine Nebenwirkungen haben und sind bei einigen Allgemeinerkrankungen oder in Verbindung mit systemischer Medikation sogar kontraindiziert!

Pflegerische Betreuung

Ältere Kinder, Jugendliche und Erwachsene können zur Applikation von Augentropfen oder -salben sitzen oder liegen. Bei Säuglingen und Kleinkindern werden Augentropfen und -salben ausschließlich im Liegen appliziert. Eine zweite Person hält den Kopf und ggf. auch die Arme fest (> Abb. 19.13).

Korrekte Anwendung und sorgfältige Hygiene im Umgang mit Augentropfen und -salben sind von entscheidender Bedeutung und verhindern Sekundärinfektionen und Verletzungen an den Augen:

- Augentropfen und -salben ausschließlich patientenbezogen und am richtigen Auge verwenden (daher Packung immer mit Name und Auge beschriften): OD = oculus dexter = RA = rechtes Auge, OS = oculus sinister = LA = linkes Auge, OU = oculi uterque = BA = beide Augen.
- Anbruchdatum auf der Packung vermerken. Angebrochen dürfen Augentropfen und -salben meist nur 4–6 Wochen verwendet werden.
- Angeordnete Zeiten einhalten, Patienten informieren. Kontaktlinsen werden vor der Anwendung in der Regel entfernt und erst nach einer angemessenen Wartezeit (20–30 Min.) wieder eingesetzt.
- Hände vor und nach der Anwendung desinfizieren.
- Bei Augenentzündungen Einmalhandschuhe tragen.
- Suspensionen vor Anwendung schütteln. Lagerungstemperatur beachten. Patienten spüren bei Selbstapplikation bei gekühlten Tropfen besser, ob diese auch in den Bindehautsack getropft sind.
- Auge auf Auffälligkeiten (Rötung, Sekretabsonderung, Verletzungen) kontrollieren, evtl. Salben-/Tropfenreste mit einem Tupfer (ggf. mit NaCl angefeuchtet) entfernen.
- Beim sitzenden Patienten Kopf etwas nach hinten beugen lassen. Dann das Unterlid mit einem Tupfer (z. B. Zelletten®) leicht nach unten ziehen und einen Tropfen des angeordneten Medikaments senkrecht in den Bindehautsack tropfen (> Abb. 19.13) bzw. einen etwa 1 cm langen Strang Augensalbe in den Bindehautsack geben (> Abb. 19.14). Handkante dabei an der Stirn des Patienten abstützen, um einen sicheren Halt zu haben und eine

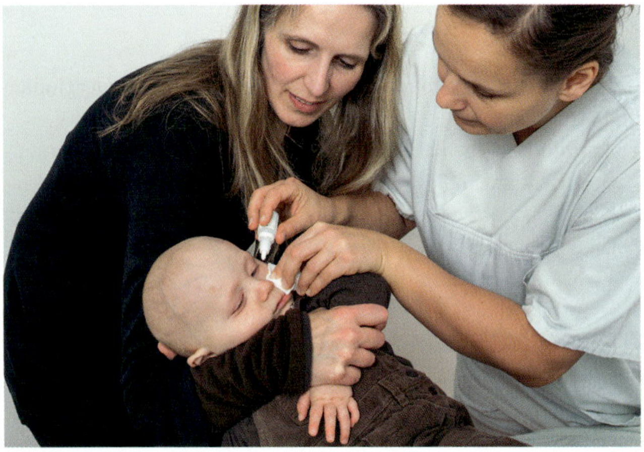

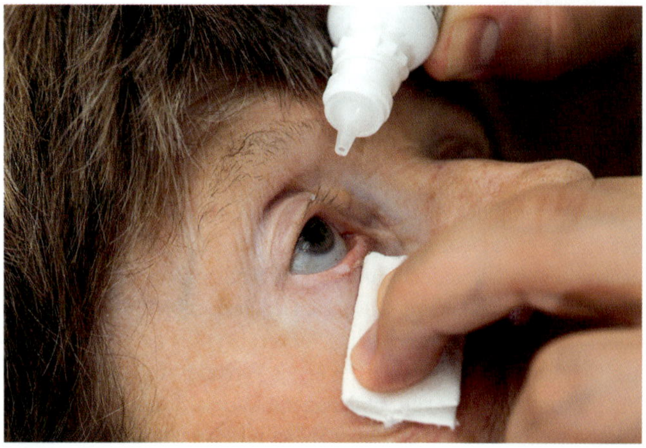

Abb. 19.13 Einbringen von Augentropfen. Links Halten eines Kleinkinds für die Applikation, rechts Applikation bei einem Erwachsenen. [K115]

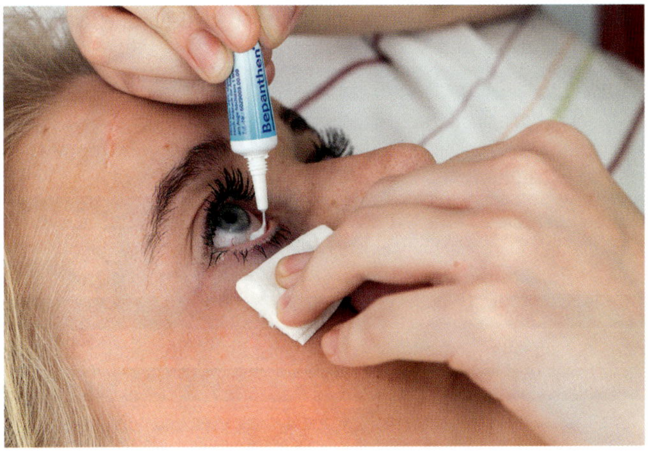

Abb. 19.14 Einbringen von Augensalbe in den Bindehautsack. [K115]

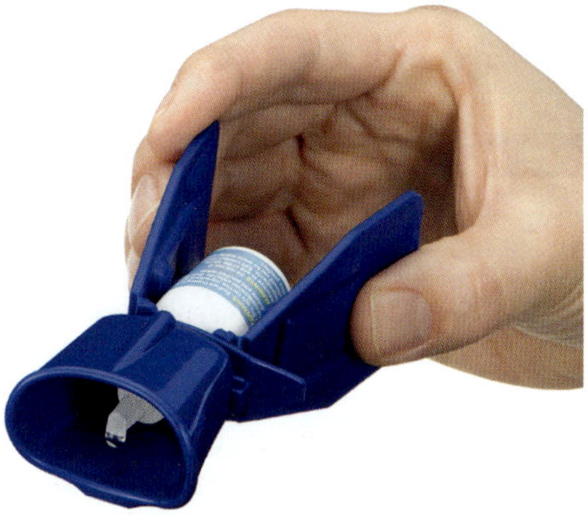

Abb. 19.15 Applikationshilfe für die Selbstapplikation von Augentropfen. Hilfsmittel, hier Autodrop® und Autosqueeze™ kombiniert, erleichtern es, die Flasche zusammenzudrücken, das Auge „zu treffen" und es dabei nicht mit der Flasche zu berühren. [V712]

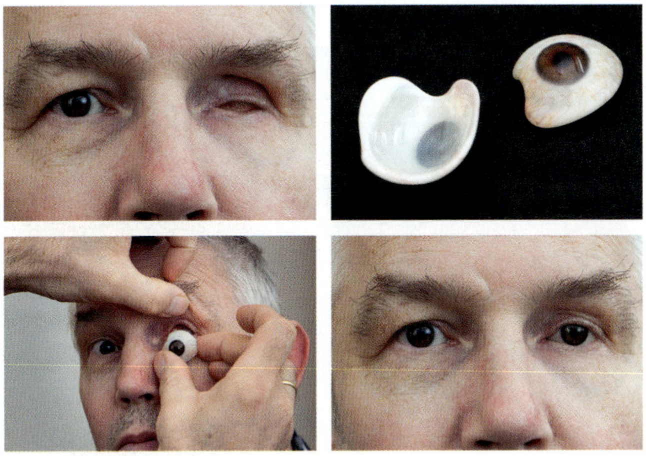

Abb. 19.16 Augenprothese. Oben links Patient nach Enukleation. Oben rechts Augenprothesen. Unten links Einsetzen der Prothese. Unten rechts Patient mit Prothese. [K115]

Berührung der Tropfenflasche mit Wimpern oder Auge zu vermeiden.

- Bei mehreren Medikamenten zwischen den Applikationen mindestens 5–10 Min. Abstand lassen, „unangenehme" (brennende) Augentropfen zuletzt verabreichen.
- Direkt nach der Tropfen- oder Salbenapplikation Patienten bei noch geöffnetem Auge kurz in alle Richtungen blicken und das Auge danach vorsichtig für ca. 2 Min. schließen (nicht kneifen!) lassen. Ein leichter Fingerdruck im inneren Lidwinkel vermindert die systemische Aufnahme. Medikamentenreste an Wimpern/Lidern entfernen.

Pflegefachpersonen leiten ggf. den Patienten oder Angehörige zur korrekten Verabreichung an. Applikationshilfen für Augentropfen (➤ Abb. 19.15) können die Selbstanwendung erleichtern und Verletzungen der Hornhaut vorbeugen.

Oberstes Gebot: Regelmäßigkeit!

Augentropfen bzw. -salben müssen verlässlich und regelmäßig nach verordnetem Schema in das Auge eingebracht werden. Ist der Patient dazu nicht selbst in der Lage, übernehmen dies Pflegende oder Angehörige. Sind gleichzeitig Tropfen und Salbe angeordnet, werden zuerst die Tropfen appliziert und danach die Salbe.

19.2.5 Augenprothesen

DEFINITION

Augenprothese *(Kunstauge):* bemalte Schale aus Glas oder Kunststoff zum kosmetischen Ausgleich nach Augenverlust.

Nach **Enukleation eines Auges** (Entfernung des Augapfels), z. B. wegen eines Tumors oder schwerster Verletzung, wird ein kugeliges Implantat operativ in die Augenhöhle eingesetzt und Augenmuskeln und Bindehaut darüber vernäht. In den verbleibenden schmalen Spalt zwischen Lidern und Bindehaut kann dann eine **Augenprothese** eingesetzt werden, die im Erscheinungsbild bestmöglich dem gesunden Auge angeglichen wird (➤ Abb. 19.16).

Pflegerische Betreuung

Die Entfernung des Augapfels und die damit einhergehende deutlich sichtbare Veränderung im Gesicht stellt für die Patienten fast immer eine große Belastung dar. Die meisten wünschen deshalb eine Augenprothese. Pflegende nehmen dem Betroffenen Berührungsängste im Umgang mit dem veränderten „Restauge" und der Prothese und leiten den Patienten, ggf. auch Angehörige, in Handhabung und Pflege ein. Augenprothesen können und sollen Tag und Nacht getragen werden.

Einsetzen einer Augenprothese

- Augenprothese mit Kochsalzlösung anfeuchten
- Oberlid hochziehen

- Prothese vorsichtig unter das Oberlid schieben (der schmalere Teil zeigt zur Nase), dann Unterlid etwas hinunterziehen und die Prothese in die Augenhöhle gleiten lassen (➤ Abb. 19.16)

Herausnehmen einer Augenprothese und Reinigung

Die Augenprothese wird einmal täglich, am besten über einer weichen Unterlage, entnommen:
- Mit dem Finger leicht gegen den Rand oder die Mitte der Prothese drücken, um sie zu lockern
- Unterlid herunterziehen und Prothese mit Zeigefinger und Daumen fassen oder mit dem Zeigefinger unter die Prothese fahren und sie in die Hand gleiten lassen

In der Regel reicht die Reinigung der Prothese mit Leitungswasser. Vorsicht: Es besteht Bruchgefahr, wenn die Prothese ins Waschbecken fällt, deshalb Wasserspiegel einlaufen lassen. Die Augenhöhle bedarf keiner besonderen Reinigung.

19.2.6 Spezielle perioperative Pflege bei Augenoperationen

DEFINITION

Augenoperation: zusammenfassende Bezeichnung für Operationen an Augapfel und Umgebung, Augenlidern, Augenbindehaut, Tränendrüsen und -wegen sowie äußeren Augenmuskeln. In Deutschland deutlich über eine Million Augenoperationen jährlich, davon weitaus am häufigsten **intravitreale operative Medikamenteneingaben** *(IVOM)* und **Kataraktoperationen** (Linsenaustausch wegen einer getrübten Linse).

Augenoperationen können nach verschiedenen Kriterien eingeteilt werden, z. B. nach der operierten Struktur (➤ Tab. 19.1), nach der Grunderkrankung (Katarakt-, Glaukom-, Schieloperation, refraktive Chirurgie) oder nach der Technik (z. B. mikrochirurgisch, mittels Laser).

Minimalinvasive Augenchirurgie

In der **minimalinvasiven Augenchirurgie** wird mit modernsten Operationsverfahren und mikrochirurgischen Geräten versucht, das gewünschte Behandlungsergebnis möglichst schonend und mit schneller Rehabilitation zu erreichen. Auch verschiedene Laserverfahren kommen hierbei zum Einsatz.

Viele Augenoperationen können unter Lokalanästhesie (Tropfanästhesie, Injektion von Lokalanästhetika um oder hinter den Augapfel) durchgeführt werden, etwa die sehr häufige Kataraktoperation (➤ 19.6). Dies ist für den Patienten meist angenehmer und zudem ressourcenschonender. Beispielsweise bei Kindern oder bei Operationen, die eine absolute Ruhigstellung des Kopfs und der Augen über eine längere Zeit erfordern, ist eine Vollnarkose nötig.

Zahlreiche Operationen sind heute ambulant möglich (z. B. Katarakt-, Lidoperationen). Patienten mit komplexen Eingriffen oder erhöhtem Komplikationsrisiko werden stationär aufgenommen.

Tab. 19.1 Einteilung der Augenoperationen nach der operierten Struktur (Auswahl).

Lidoperationen
• Lidrekonstruktion nach Verletzung oder Tumorentfernung • Korrektur eines nach innen oder außen gekehrten Lides (**Entropium** bzw. **Ektropium**)
Tränenwegsoperationen
Erweiterung einer angeborenen oder erworbenen Tränenwegsstenose (➤ 19.3) durch (vorübergehendes) Einlegen eines Silikonschlauchs
Augenmuskeloperationen
Verlagerung oder Verkürzung von Augenmuskeln bei Schielen
Bindehautoperationen
Entfernung von Fremdkörpern, Tumoren und anderen Veränderungen an der Bindehaut
Sklera- und Sklera-Bindehaut-Operationen
• **Eindellende Operation** bei Netzhautablösung (Wiederanlegen der Netzhaut von außen durch Aufnähen einer Plombe oder eines Bandes ➤ 19.9) • **Trabekulektomie** (Entfernung eines kleinen Stückchens Sklera und Trabekelwerk) zur Kammerwasserableitung unter die Bindehaut (sog. Sickerkissen) bei Glaukom (➤ 19.7)
Hornhautoperationen
• Fremdkörperentfernung • **Refraktive Chirurgie** mit Abtragen von Teilen der Hornhaut zur Korrektur von Brechungsfehlern (➤ 19.5) • **Hornhauttransplantation** *(Keratoplastik)* bei trüber Hornhaut mit entsprechender Sehminderung, extremen Hornhautverkrümmungen oder schweren Hornhautverletzungen
Regenbogenhaut- und Ziliarkörperoperationen
• **Iridektomie** (mikrochirurgisch) bzw. **Iridotomie** (mittels Laser) mit Schaffen einer künstlichen Verbindung zwischen Hinter- und Vorderkammer zur Verbesserung des Kammerwasserabflusses z. B. bei (Engwinkel-) Glaukom (➤ 19.7) • **Ziliarkörperverödung** mittels Laser oder Kälte zur Verminderung der Kammerwasserproduktion bei Glaukom (➤ 19.7)
Linsenoperationen
Kataraktoperation mit Ersatz der eigenen Augenlinse durch eine Kunstlinse (➤ 19.6, ➤ Abb. 19.23)
Glaskörperoperationen
Vitrektomie (Entfernung des Glaskörpers), etwa bei bleibender Glaskörperblutung oder bestimmten Ausprägungen der Netzhautablösung (➤ 19.9)
Netzhautoperationen
Verschiedene Koagulationsverfahren (z. B. Laserkoagulation) u. a. bei Netzhautrissen, krankhaften Gefäßen der Netzhaut

Operativer Zugang

Der operative Zugang zum Augapfel erfolgt in aller Regel von vorne über den Rand der Hornhaut oder über die Binde- und Lederhaut. Gersten- und Hagelkörner werden fast immer über einen Bindehautschnitt innen (also von der Lidrückseite) entfernt.

Präoperative pflegerische Betreuung

Um die Verweildauer der Patienten im Krankenhaus möglichst kurz zu halten, werden präoperativ notwendige Untersuchungen und Maßnahmen nach Möglichkeit ambulant durchgeführt. Bei ambulanten Operationen werden die Patienten am Operationstag empfangen und auf dem Weg zur Operation begleitet. Pflegende nehmen Ängste ernst und klären ggf. noch offene Fragen.

Eltern können ihr Kind bis zur OP-Schleuse oder bis zum Operationsraum begleiten.

Ggf. erhält der Patient angeordnete Augentropfen am OP-Tag oder auch schon am Vorabend, z. B. um die Pupille weit zu stellen oder eng zu halten.

Postoperative pflegerische Betreuung

Sowohl nach Operationen in Allgemein- als auch nach solchen in Lokalanästhesie führen Pflegende folgende Beobachtungen durch:

- Vitalzeichenkontrolle
- Kontrolle des Bewusstseins (v. a. Orientierung)
- Frage nach Allgemeinbefinden, Schwindel, Schmerzen
- Kontrolle des Augenverbands auf korrekten Sitz und sichere Fixierung

Die Art des Augenverbands (➤ 19.2.3) und die Häufigkeit des Verbandwechsels sind vom Arzt angeordnet, ebenfalls eine begleitende Lokaltherapie mit Augentropfen oder -salben (➤ 19.2.4).

Der erste Verbandwechsel wird, sofern keine anderslautende Anordnung vorliegt, am ersten postoperativen Tag durchgeführt und es wird meist mit einer regelmäßigen antibiotischen und glukokortikoidhaltigen Lokaltherapie über mehrere Tage bis Wochen (je nach Eingriff) begonnen (➤ 19.2.4). Im Rahmen des Verbandwechsels reinigen die Pflegenden Lider und Lidspalte vorsichtig mit sterilen Kompressen und Kochsalzlösung.

NOTFALL

Schmerzen im/am Auge können immer auf eine Erhöhung des Augeninnendrucks hinweisen. Bevor Pflegende Schmerzmittel verabreichen, informieren sie den Augenarzt, damit dieser den Augeninnendruck misst.

Beratung

- Gelegentliches Jucken oder Fremdkörpergefühl am/im Auge sind normal und verschwinden mit der Zeit. Wichtig ist, nicht am frisch operierten Auge zu reiben.
- Warnsymptome, bei denen sich der Patient beim Augenarzt vorstellen soll, sind z. B. starke Schmerzen, Lichtblitze, Übelkeit.
- Der Patient erhält eine genaue Verordnung für seine Augenmedikamente und wird auf die Bedeutung einer konsequenten Lokaltherapie hingewiesen.
- Duschen und Haarewaschen sind nach einigen Tagen möglich, dabei soll aber kein Shampoo in die Augen gelangen.
- Körperliche Anstrengung, Sport, Schwimmen und Saunabesuche sind in den ersten zwei Wochen generell ungünstig. Die genaue Dauer und weitere Vorsichtsmaßnahmen hängen von der durchgeführten Operation ab.
- Gegen die erhöhte Lichtempfindlichkeit ist das Tragen einer Sonnenbrille mit UV-Schutz sinnvoll.
- Autofahren ist erst möglich, nachdem der Augenarzt eine ausreichende Sehleistung festgestellt hat.
- Der Patient wird auf erforderliche Nachkontrollen oder ggf. das Entfernen von Fäden durch den Augenarzt hingewiesen.

19.3 Entzündungen des vorderen Augenabschnitts

DEFINITION

Entzündung des vorderen Augenabschnitts: Entzündung der vorderen Augenanteile von Lidern und Tränenwegen über Horn- und Bindehaut bis zur Regenbogenhaut (➤ Tab. 19.2).

Augenentzündungen kommen in jedem Alter vor und können fast alle Strukturen des Auges betreffen. Im Praxisalltag am häufigsten sind **Entzündungen des vorderen Augenabschnitts** (Übersicht ➤ Tab. 19.2, ➤ Abb. 19.17).

Krankheitsursachen und -entwicklung

Augenentzündungen sind meist durch Bakterien, Viren, Fremdkörper oder immunologische Vorgänge bedingt, seltener z. B. durch Pilze, Parasiten, Toxine, Verätzungen oder Verbrennungen.

Klinische Zeichen und Diagnostik

Die Patienten beklagen zumeist Rötung, Schmerzen, Lichtempfindlichkeit, Juckreiz, Schwellung und/oder Sekretabsonderung an einem oder beiden Augen.

Zur Diagnosestellung reichen oft Anamnese und Spaltlampenuntersuchung (➤ 19.1.1).

Tränenwegsstenose bei Säuglingen

Bei Säuglingen wird der Ductus nasolacrimalis (Tränennasengang) recht häufig durch eine zarte Membran verengt, was immer wieder zu Tränenträufeln und Sekretabsonderungen mit verklebten Lidern führen kann. Ausgeprägte Bindehaut- oder Tränensackentzündung sind eher selten. In über 90 % löst sich die **Tränenwegsstenose** von selbst, gefördert durch regelmäßige **Tränensackmassage** durch die Eltern. Ansonsten werden die Tränenwege bereits im ersten Lebensjahr ggf. in Sedierung oder Vollnarkose sondiert und gespült und bei wiederholter Erfolglosigkeit vorübergehend ein dünner Silikonschlauch eingelegt.

Behandlung

Die Behandlung erfolgt überwiegend mit Lokaltherapeutika (➤ 19.2.4). Kontaktlinsenträger sollten bei Horn- und Bindehaut-

Tab. 19.2 Häufige Entzündungen des vorderen Augenabschnitts.

Erkrankung	Krankheitsursache	Klinische Zeichen	Behandlung/pflegerische Betreuung
Blepharitis *(Lidrandentzündung)*	Meist multifaktorielle, oft chronische Entzündung der Lidränder	Gelegentlich Rötung, Brennen, Sekretion/Krusten, Fremdkörpergefühl/Jucken des gesamten Lidrands	• Regelmäßige Lidrandpflege (➤ 19.2.1) • Ggf. antibiotische/glukokortikoidhaltige Augensalbe (➤ 19.2.4)
Gerstenkorn *(Hordeolum)*	Akute bakterielle Infektion der Lidranddrüsen	Lokalisierte, hochrote, schmerzhafte Lidrandschwellung) (➤ Abb. 19.17)	• Lidrandpflege • Antibiotische und/oder antiseptische Augensalbe • Rotlicht 3-mal 10 Min. täglich
Hagelkorn *(Chalazion)*	Chronische Entzündung infolge Sekretstaus in einer Meibom-Talgdrüse	Lokalisierte, kugelige, schmerzlose Schwellung am Lidrand (➤ Abb. 19.17)	• Zunächst konservativ (→ Gerstenkorn) • Oft operative Entfernung
Episkleritis *(Entzündung des Bindegewebes zwischen Sklera und Konjunktiva)*	Oft unklare Ursache, gelegentlich im Rahmen von Systemerkrankungen	Diffuse, meist schmerzlose Augenrötung oder linsengroße, knotige *(noduläre)* Verdickung mit umgebender Rötung	• Abwarten (meist Rückbildung von selbst innerhalb von 10–14 Tagen), Tränenersatzmittel • Ggf. antientzündliche/glukokortikoidhaltige Augentropfen
(Infektiöse) Keratitis *(Hornhautentzündung)*	Bakterien, Viren (Herpes-simplex-, Varizella-Zoster-Virus, Adenoviren), Pilze, Amöben u. a.	• Schmerzen, starkes Fremdkörpergefühl, Tränen, Lichtempfindlichkeit, Sehverschlechterung • Bei Herpesinfektion Sensibilitätsminderung • Gelegentlich Hornhautgeschwüre, Zellen/Fibrin in der Vorderkammer (**Hypopyon** ➤ Abb. 19.17)	• Befeuchtende, antibiotische/virostatische, ggf. glukokortikoidhaltige Augentropfen • Ggf. zusätzlich systemische Therapie • Bei tiefem Defekt Amniondeckung, ggf. Hornhauttransplantation • Bei herpesbedingter Keratitis unbemerkt schwere Hornhautschäden möglich (schmerzlos → oft verspätete Behandlung)
Keratokonjunktivitis sicca *(trockenes Auge)*	Multifaktorielle Erkrankung des Tränenfilms und der Augenoberfläche v. a. durch Umweltfaktoren (Klimaanlage, Bildschirmarbeit), als Nebenwirkung von antiglaukomatösen Augentropfen oder bei Systemerkrankungen	Fremdkörpergefühl, Brennen, oberflächliche Hornhautdefekte, Sehverschlechterung, Müdigkeit, oft Tränen der Augen	• Regelmäßige Anwendung von Tränenersatzmitteln • Ggf. antientzündliche Therapie/Verbandlinse/Punctum-Plugs (kleine Stöpselchen zum Verschließen des unteren Tränenpünktchens → weniger Abfluss)
Reizkonjunktivitis *(einfache Bindehautentzündung)*	Staub, UV-Licht, Brechungsfehler, verminderte Tränensekretion etc.	Rötung, Fremdkörpergefühl, Brennen, Jucken, Tränen	• Ursachenbeseitigung • Tränenersatzmittel • Evtl. vorübergehend gefäßverengende Augentropfen
Infektiöse Konjunktivitis	Meist Bakterien oder Viren	Rötung, Brennen, eitrige (bakteriell) oder wässrige (viral) Sekretabsonderung, Lidschwellung (➤ Abb. 19.2)	Antiseptische oder antibiotische Augentropfen
Allergische Konjunktivitis	Allergische Reaktion, z. B. auf Gräser, Pollen, Tierhaare, Hausstaub	• Rötung, Schwellung, Brennen, Tränen, starker Juckreiz • Oft begleitende HNO-Symptome	• Antiallergische, gefäßverengende, entzündungshemmende Augentropfen • Tränenersatzmittel
Iritis/Iridozyklitis *(Uveitis anterior, Entzündung der Regenbogenhaut und ggf. des Ziliarkörpers)*	Oft unklare Ursache (idiopathisch), sonst Bakterien, Viren, im Rahmen von autoimmun mitbedingten, v. a. rheumatischen Erkrankungen	• (Meist einseitig) Rötung, starke Schmerzen, Tränen, Lichtempfindlichkeit • Oft enge Pupille (Reizmiosis), Zellen/Eiter in der Vorderkammer	• Antientzündliche Augentropfen, medikamentöse Pupillenerweiterung • Bei rheumatischen Erkrankungen im Kindesalter oft schmerzlose Uveitiden → regelmäßige augenärztliche Kontrollen • Komplikation: dauerhafte Verklebungen **(Synechien),** Augeninnendruckanstieg, Katarakt

entzündungen bis zur Abheilung eine Brille tragen und die Linsen danach ggf. austauschen.

Der Patient soll Augenreiben mit den Händen vermeiden, weil ansonsten die Gefahr besteht, dass die Erreger auf das andere Auge übertragen werden. Zu Hause werden Seife und Handtücher möglichst von anderen Familienmitgliedern getrennt, um eine Ansteckung zu vermeiden.

Prävention

Grundlage der Prävention von Augenentzündungen ist das Einhalten einschlägiger Hygieneregeln, besonders das Waschen der Hände vor Augenkontakt, keine Anwendung von reizenden Kosmetika oder abgelaufenen Medikamenten im Augenbereich sowie eine sorgfältige Reinigung und Pflege von Kontaktlinsen.

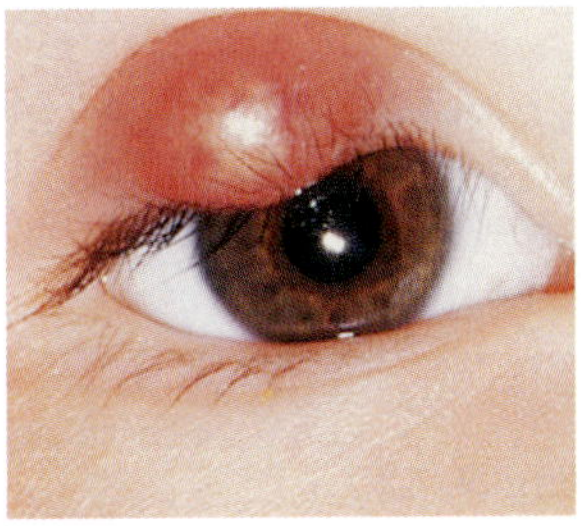
Gerstenkorn

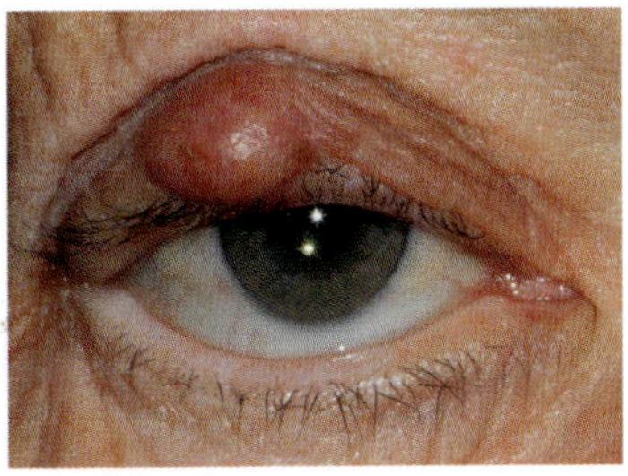
Hagelkorn

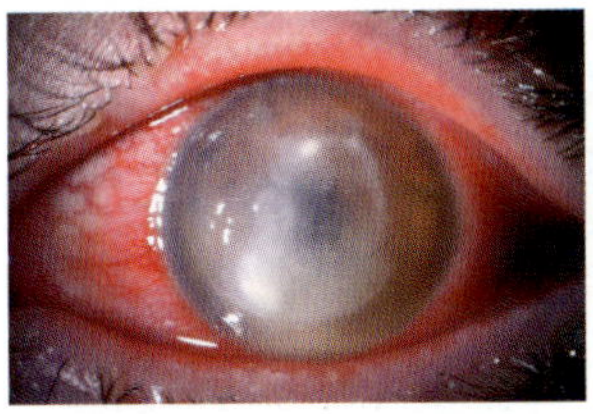
bakterielle Keratitis mit Eiteransammlung in der Vorderkammer

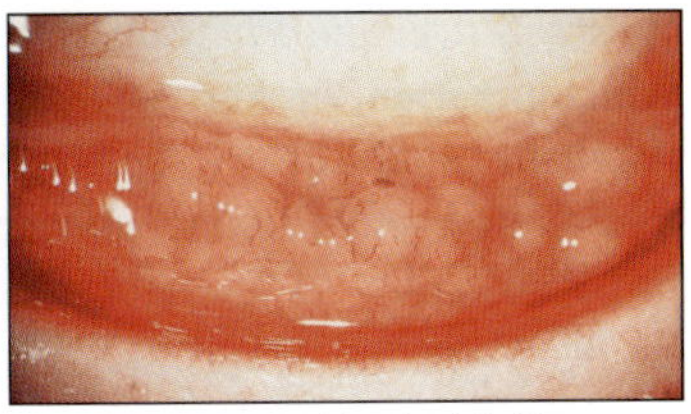
Chlamydien-Konjunktivitis mit großen Bindehautfollikeln

Abb. 19.17 Entzündungen des vorderen Augenabschnitts. [G550-002, G967, T867, F531-002]

19.4 Schielen

DEFINITION

Schielen *(Strabismus):* ungleiche Blickrichtung durch intermittierende oder ständige Fehlstellung eines oder beider Augen. Unterteilt in *Einwärts-, Auswärts-, Höhen-, Verrollungsschielen* und alle Kombinationen derselben. Häufigkeit in Deutschland ca. 5 %.

Amblyopie *(Schwachsichtigkeit):* entwicklungsbedingtes Defizit des Sehens, meist verursacht durch im Kindesalter nicht oder nur unzureichend korrigierte Brechungsfehler und/oder Schielen. Selten hervorgerufen durch organische Augenerkrankungen im Kindesalter (z. B. Katarakt). Nur bis ca. zum 12. Lebensjahr vollständig oder teilweise reversibel bzw. therapierbar.

Krankheitsursachen und -entwicklung

Beim kindlichen **Schielen** spielen erbliche Faktoren, Erkrankungen in der Schwangerschaft, Brechungsfehler oder Anomalien am Auge eine Rolle. Ein plötzliches kindliches Schielen kann zudem nach Infektionskrankheiten mit hohem Fieber, Verletzungen und bei anderen Erkrankungen auftreten.

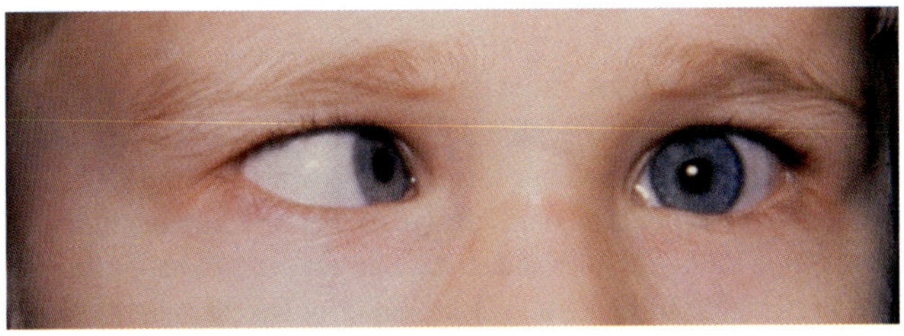

Abb. 19.18 Deutliches Einwärtsschielen bei einem Kleinkind. [E792-002]

Im Erwachsenenalter tritt Schielen meist im Rahmen von Augenmuskellähmungen oder -blockaden (z. B. durch Verletzungen, endokrine Orbitopathie, Durchblutungsstörungen) neu auf. Auch ZNS-Erkrankungen wie Multiple Sklerose oder Schlaganfall können zu Augenbewegungsstörungen und Doppelbildern führen.

Bei alten Menschen beobachtet man häufiger den gutartigen sog. *Strabismus im Senium,* der mit kleinwinkligem Schielen und Doppelbildern in die Ferne einhergeht.

Klinische Zeichen und Diagnostik

Größere Schielwinkel fallen oft durch Abweichung des betroffenen Auges auf (➤ Abb. 19.18).

Bei Kindern können außerdem häufiges Reiben oder Zwinkern der Augen, Kopfschiefhaltung, häufiges Stolpern oder Anstoßen durch fehlendes dreidimensionales Sehen, Unlust am Lesen und Konzentrationsprobleme auf ein Schielen hindeuten. Ein gelegentlich verniedlichend als „Silberblick" bezeichneter **Mikrostrabismus** mit einem Schielwinkel unter 5° bleibt jedoch oft lange unbemerkt und hat teils erhebliche Folgen.

Jugendliche und Erwachsene sehen bei neu aufgetretenem Schielen meist störende Doppelbilder, bekommen oft Kopfschmerzen und gehen deshalb zum Augenarzt. Die Doppelbilder können manchmal durch eine entsprechende Kopfhaltung vermieden werden (Kopfzwangshaltung).

Diagnostisch sind v. a. Auf- und Abdecktests (➤ 19.1.2) bedeutsam. Zusammen mit der Beweglichkeitsprüfung ergeben sich diagnostische Hinweise auf mögliche Ursachen. Beim erworbenen Schielen ist gelegentlich eine neurologische Untersuchung notwendig.

VORSICHT

Ein **neu aufgetretenes Schielen** sollte in jedem Alter zeitnah abgeklärt werden.

Komplikationen

Vor allem beim Blick nach unten auftretende Doppelbilder bergen eine hohe Sturzgefahr z. B. beim Treppensteigen.

Bei Kindern können schielbedingte störende Doppelbilder vom kindlichen Gehirn „ausgeblendet" werden. Als Folge wird das Sehen von den zuständigen Gehirnregionen jedoch nicht richtig er- oder wieder verlernt. Eine bleibende, u. U. erhebliche Sehschwäche **(Amblyopie)** ist die Folge. Dabei gilt: je jünger ein Kind, desto gefährlicher. Bei Kleinkindern kann schon Verdecken eines Auges über wenige Stunden (z. B. durch starke Schwellung, Augenklappe, Salbe) zu Schäden führen.

Behandlung

Brillenanpassung

Erster Schritt ist die Korrektur von Brechungsfehlern durch **Brillenanpassung,** die schon bei Säuglingen ab sechs Monaten möglich

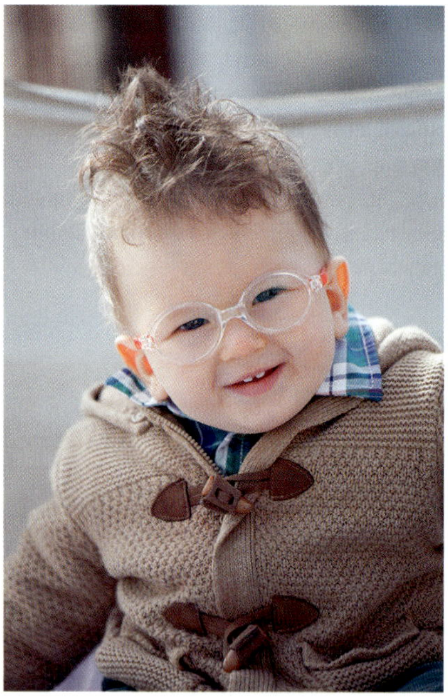

Abb. 19.19 Kleinkind mit Brille. Eine Kinderbrille sollte einen flexiblen Rahmen, einen breiten, flachen Nasensteg und Kunststoffgläser haben. [J787]

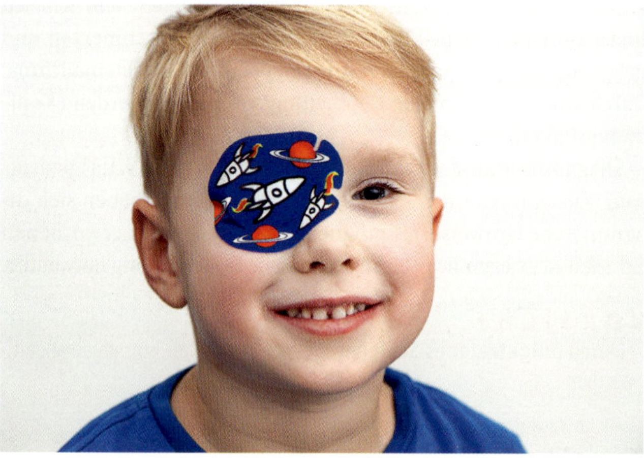

Abb. 19.20 Pflasterokklusion. Kinder sollten aussuchen dürfen, ob sie lieber ein unauffälliges oder ein buntes Pflaster haben möchten. [K115]

ist (➤ Abb. 19.19). Doppelbilder werden entweder mit Prismen (als Gläser oder Folien) oder mit Mattierung/Okklusion des stärker betroffenen Auges behoben.

Okklusionstherapie

Bei bereits vorhandener Amblyopie wird das schwächere Auge bei Kindern durch **Okklusionstherapie** trainiert: Das besser sehende, bevorzugte Auge wird nach alters- und schweregradabhängigem Schema an mehreren Tagen der Woche für mehrere Stunden mit einem lichtundurchlässigen Augenpflaster abgeklebt (➤ Abb. 19.20). Je jünger das Kind ist, desto erfolgversprechender ist die Behandlung. Bei unzureichender Mitarbeit kann die Pupille des gesunden Auges medikamentös erweitert und dadurch eine vorübergehende Sehschwäche hervorgerufen werden. Der Therapieerfolg muss regelmäßig kontrolliert und die Therapie ggf. angepasst werden.

Durchhaltevermögen unverzichtbar

Das regelmäßige und ausreichend lange Aufkleben und Entfernen des Pflasters erfordert hohe Kooperativität von Eltern und Kindern, ist jedoch entscheidend für das spätere Sehvermögen des Kindes.

Schieloperation

Perioperative Pflege bei Augenoperationen ➤ 19.2.6
Möglicherweise (bei Kindern in ca. 50 %) ist eine *Operation an den äußeren Augenmuskeln* (Muskelverlagerung, -verkürzung), kurz **Schieloperation,** zur Korrektur des Schielwinkels notwendig. Komplikationen sind sehr selten, postoperative Beschwerden gering (v. a. Fremdkörpergefühl, leichte Schmerzen).

Weitere pflegerische Betreuung

Postoperativ ist eine regelmäßige antibiotische, glukokortikoidhaltige und pflegende Lokaltherapie durch den Patienten selbst, die Eltern oder Pflegende erforderlich (➤ 19.2.4). Auf Sport, Schwimmen, Kosmetika sowie Manipulationen am Auge sollte für 2–3 Wochen verzichtet werden.

Prävention

Nur ca. 10 % aller Fehlsichtigkeiten und Stellungsfehler werden bei den Kindervorsorgeuntersuchungen U1–U7 entdeckt. Da die Erfolgschancen aber bei frühzeitiger Therapie am größten sind, wird eine augenärztlich-orthoptische Untersuchung im ersten, dritten, vierten und sechsten Lebensjahr empfohlen, bei Auffälligkeiten sofort, bei betroffenen Verwandten zeitnah.

19.5 Brechungsfehler

DEFINITION

Brechungsfehler *(Refraktionsanomalie):* Entstehen eines unscharfen Bilds auf der Netzhaut durch Anomalien des Auges (Länge des Augapfels, Brechkraft der Augenlinse, Krümmung der Hornhaut). Unterteilt in **Weitsichtigkeit** *(Hyperopie),* **Kurzsichtigkeit** *(Myopie),* **Stabsichtigkeit** *(Astigmatismus)* und **Altersweitsichtigkeit** *(Alterssichtigkeit, Presbyopie).*
Dioptrie *(dpt):* Maßeinheit für die Brechkraft eines optischen Systems (Auge, Linse), definiert als Kehrwert der Brennweite dieses Systems in Metern. Eine Linse mit einer Brennweite von 50 cm hat 1/0,5 m = 2 dpt.

Krankheitsursachen und -entwicklung

Bei **Normalsichtigkeit** bildet das optische System des Auges (bestehend aus Hornhaut, Pupille, Vorder- und Hinterkammer, Linse und Glaskörper) Gegenstände scharf, verkleinert, seitenverkehrt und auf dem Kopf stehend auf der Netzhaut ab. Bei **Brechungsfehlern** ist dieses feine Gefüge gestört, sodass das Bild auf der Netzhaut unscharf ist, vergleichbar mit einem Projektor, der im falschen Abstand zur Projektionsfläche steht (➤ Abb. 19.21).

- Bei **Weitsichtigkeit** *(Hyperopie)* ist der Augapfel entwicklungsbedingt zu kurz oder die Brechkraft des optischen Systems zu gering. Der Brennpunkt des Auges (das scharfe Bild) befindet sich hinter der Netzhaut.

- Bei **Kurzsichtigkeit** *(Myopie)* ist es umgekehrt und der Brennpunkt liegt vor der Netzhaut.
- Bei **Stabsichtigkeit** *(Astigmatismus)* ist die Hornhaut in einer Richtung stärker gekrümmt als in einer anderen **(Hornhautverkrümmung).** Dadurch wird jeder Bildpunkt auf der Netzhaut als unscharfer Strich abgebildet und alles verschwommen gesehen.
- Die **Altersweitsichtigkeit** *(Alterssichtigkeit, Presbyopie)* ist durch Elastizitätsverlust der Linse und hierdurch verminderte „Zoom-Funktion" des Auges verursacht. Die mögliche maximale Brechkraft der Linse nimmt ab und der *Nahpunkt* (also der nächste am Auge liegende Punkt, der gerade noch scharf auf der Netzhaut abgebildet werden kann) entfernt sich zunehmend.

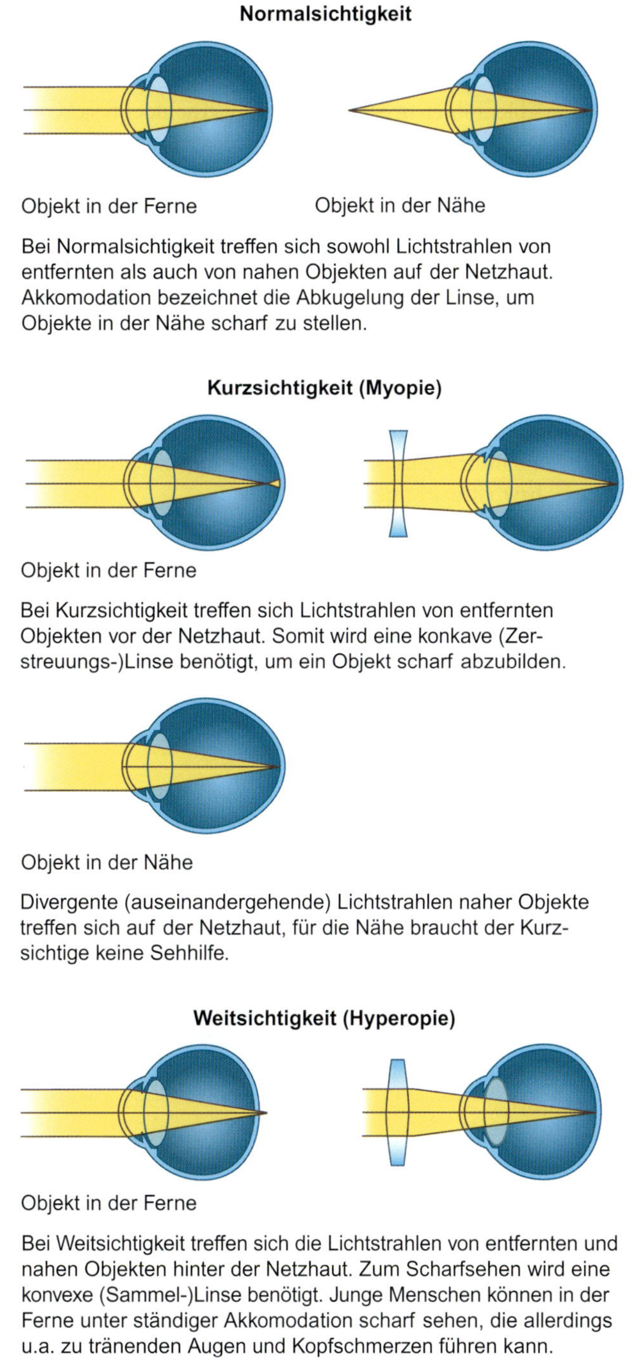

Abb. 19.21 Strahlengang bei Normal-, Kurz- und Weitsichtigkeit, jeweils ohne und mit Korrektur durch Brillengläser. [L255]

Klinische Zeichen und Diagnostik

Weitsichtige sehen überwiegend in der Nähe schlecht und in der Ferne besser/gut, weil sie die fehlende Brechkraft zum Teil bzw. ganz durch **Akkomodation** (Anpassung der Brechkraft des Auges an die Objektentfernung durch Veränderung der Linsenkrümmung) ausgleichen können. Dies strengt jedoch meist an und kann z. B. zu Müdigkeit und Kopfschmerzen führen. Mit zunehmendem Alter wird die Akkomodationsfähigkeit geringer und die Beschwerden nehmen zu.

Umgekehrt sehen Kurzsichtige in der Ferne schlecht und in der Nähe gut. Dies kann das Auge selbst nicht korrigieren.

Beim Astigmatismus sehen Betroffene in Nähe wie Ferne verschwommen, ebenfalls mit Kopfschmerzen und „angestrengten", tränenden Augen als möglichen Folgen.

Die Altersweitsichtigkeit beginnt sich meist Mitte des fünften Lebensjahrzehnts bemerkbar zu machen – der Betroffene hält Texte und Bilder immer weiter von den Augen weg, um scharf zu sehen. Im Alltag fällt außerdem eine merkliche Verzögerung beim Fixationswechsel von Objekten in verschiedenen Abständen auf.

Die Diagnose einer Fehlsichtigkeit erfolgt durch Sehschärfenprüfung in Nähe und Ferne bzw. Brechkraftmessung (➤ 19.1.2).

Komplikationen

Mögliche Folgen bei Fehlsichtigkeit sind:

- Bei Kindern Amblyopie (➤ 19.4) des schlechter sehenden Auges sowie bei starker Weitsichtigkeit Einwärtsschielen (➤ 19.4), da die Nah-Akkomodation physiologischerweise mit der Konvergenz (Pupillenbewegung zur Mitte hin) gekoppelt ist (z. B. beim Lesen)
- Bei starker Weitsichtigkeit Glaukomanfall (➤ 19.7), weil die Augenvorderkammer bei einem sehr kurzen Augapfel meist sehr flach ist
- Bei ausgeprägter Kurzsichtigkeit Netzhautdefekte bis hin zur Netzhautablösung (➤ 19.9)
- Bei sehr starker und unregelmäßiger Hornhautverkrümmung **Keratokonus** (kegelförmig vorgewölbte, dünne Hornhaut), der zunächst mit formstabilen Kontaktlinsen ausgeglichen wird, aber bei Zunahme eine Operation an der Hornhaut und evtl. sogar eine Hornhauttransplantation erfordern kann.

Behandlung

Korrektur durch Brillengläser oder Kontaktlinsen

Bei den oben genannten Brechungsfehlern ist fast immer eine Korrektur durch **Brillengläser** möglich (➤ Abb. 19.21):

- Bei Weitsichtigkeit hilft eine Brille mit **Sammellinse** (*Plus-Dioptrien,* in der Mitte dicke und am Rand dünne = *konvexe Gläser*).
- Kurzsichtigkeit wird durch eine **Zerstreuungslinse** *(Streulinse)* korrigiert (*Minus-Dioptrien,* Gläser am Rand dicker als in der Mitte = *konkave Gläser*).
- Bei der Stabsichtigkeit bricht ein **Zylinderglas** das Licht entsprechend der Hornhautverkrümmung so, dass auf der Netzhaut ein scharfes Bild entsteht. Eine Kombination mit obigen Glästertypen ist möglich.

LERNHILFE

Konkave – konvexe Brillengläser

Kon**kav** – zum **Kaf**fee trinken (wie ein Trinkgefäß, also Ränder dicker als Mitte). Entsprechend ist das konvexe Glas innen dicker als am Rand. [2]

Den gleichen Effekt haben **Kontaktlinsen,** kleine Schalen aus Silikon oder Kunststoff, welche direkt auf das Auge aufgesetzt werden. Vorteile bieten Kontaktlinsen besonders bei ausgeprägten Brechungsfehlern („dicke" Gläser, Verzerrungen am Rand), sehr großen Brechkraftunterschieden der Augen und beim Sport. Voraussetzung für komplikationsfreies Tragen sind sorgfältige Reinigung und Pflege der Linsen nach Herstellerangaben.

Bei stark zunehmender Kurzsichtigkeit (durch viel Naharbeit) sollen vor allem im Schulalter folgende Verfahren das Fortschreiten der Kurzsichtigkeit verlangsamen und dadurch deren Komplikationen reduzieren: [3]

- Optische Verfahren. Sie verändern den Strahlengang so, dass das scharfe Bild im Bereich des gelben Flecks *auf* der Netzhaut, außerhalb davon aber *vor* der Netzhaut liegt *(periphere Defokussierung).* Dies soll dem Auge den Wachstumsreiz nehmen.
  - Besondere **multifokale Tageskontaktlinsen** haben verschiedene Brechungszonen.
  - **DIMS-Brillengläser** *(DIMS = defocus incorporated multiple segments)* haben mehrere eingeschliffene Segmente.
  - **Ortho-K-Linsen** *(Orthokeratologie-Linsen).* Diese Linsen werden über Nacht ins Auge eingesetzt, verformen die Hornhaut mechanisch und verändern dadurch deren Brechkraft. Tagsüber muss keine Sehhilfe getragen werden.
- Abendliche Gabe niedrig dosierter Atropin-Augentropfen (in Deutschland derzeit noch keine Zulassung für diese Dosierung/Indikation).

Refraktive Chirurgie

Brechungsfehler können bei stabiler Sehschärfe und Mindestdicke der Hornhaut auch operativ durch **refraktive Chirurgie** behoben werden. Standard sind derzeit die **LASIK** *(Laser-in-situ-Keratomileusis)* und die **ReLEx-SMILE** *(Refraktive Lentikel-Extraktion/small incision lenticule extraction).* In beiden Fällen wird durch Abtragen von Hornhautstroma die Brechkraft verändert.

Bei starker Kurzsichtigkeit, bei der sehr viel Hornhaut abgetragen werden müsste, kann alternativ eine künstliche Linse mit der erforderlichen fehlenden Brechkraft operativ vor der eigenen Augenlinse verankert werden.

Die pflegerischen Maßnahmen entsprechen in etwa der prä- und postoperativen Pflege bei anderen Augenoperationen (➤ 19.2.6).

Weitere pflegerische Betreuung

Brechungsfehler führen in der Regel nicht zu erhöhter Pflegebedürftigkeit.

Beratung

Im Kindes- und Jugendalter vermindern täglicher Aufenthalt im Freien über mindestens 2 Std. und regelmäßige Unterbrechungen von Naharbeit das Risiko einer Kurzsichtigkeit bzw. deren Fortschreiten.

Bei der Altersweitsichtigkeit können Beschwerden (Kopfschmerzen, Müdigkeit, große Anstrengung) durch helles Licht und Schrift mit gutem Kontrast reduziert werden. Reicht dies nicht (mehr), wird eine Lese- bzw. Gleitsichtbrille notwendig.

19.6 Katarakt

DEFINITION

Katarakt *(grauer Star):* Trübung der Augenlinse. Ganz überwiegend erworben und typische Erkrankung des älteren Menschen. Unter Behandlung sehr gute Prognose.

Krankheitsursachen und -entwicklung

Erworbene Katarakt

Altersbedingte Katarakt

Bei 90 % aller Betroffenen handelt es sich um eine **altersbedingte Katarakt** *(Altersstar).* Durch biochemische Stoffwechselvorgänge verdichtet sich die Linse, wird trüb und vermindert lichtdurchlässig. Risikofaktoren sind u. a. Rauchen, Adipositas und UV-B-Strahlung (Sonnenlicht).

Katarakt oft unbemerkt

Bei über 90 % der über 75-Jährigen lassen sich Linsentrübungen nachweisen, jedoch beklagen nur 50 % davon eine subjektive Seheinschränkung.

Weitere erworbene Kataraktformen

Verschiedene Einflüsse können in jedem Alter zu einer Linsentrübung führen, z. B. andere Augenerkrankungen *(Cataracta complicata)* oder -operationen, Verletzungen, metallische Fremdkörper, ionisierende Strahlung, lang dauernde Glukokortikoidtherapie, Hämodialyse und diverse Systemerkrankungen (z. B. Diabetes mellitus).

Angeborene Katarakt

Die **angeborene** *(kongenitale)* **Katarakt** macht ca. 1 % aller Fälle aus (Häufigkeit ca. 3 von 10.000 Neugeborenen). Es gibt erbliche Formen und es bestehen Zusammenhänge z. B. zu einigen Stoffwechselerkrankungen, Trisomie 21 oder mütterlichen Infektionen während der Schwangerschaft. Vor allem einseitige Formen bleiben aber meist ursächlich unklar.

Klinische Zeichen und Diagnostik

Erstsymptome sind oft zunehmende Lichtempfindlichkeit durch gesteigerte Lichtstreuung/Blendung und verminderte Sehschärfe in Dunkelheit und Regen. Bei der altersbedingten Katarakt nimmt meist ab dem achten Lebensjahrzehnt die Sehschärfe schleichend ab, die Patienten geben typischerweise an, sie sähen wie durch einen trüben, grauen Schleier. Die Diagnose ist durch Spaltlampenuntersuchung möglich. Heute selten ist die Linse schon mit bloßem Auge sichtbar weiß getrübt (**reife Katarakt,** *Cataracta matura,* ➤ Abb. 19.22).

VORSICHT
Die nur langsam fortschreitende Sehminderung führt bei vielen Patienten unbemerkt zu **Fahruntauglichkeit!**

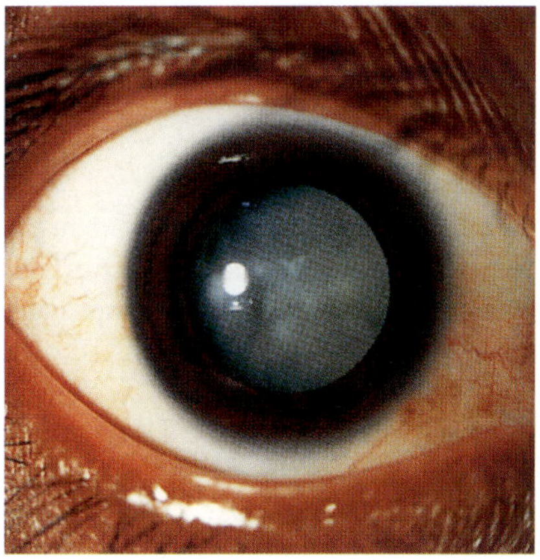

Abb. 19.22 Weit fortgeschrittene Katarakt. [E326]

Komplikationen

- Bei der sog. **überreifen Katarakt** kann verflüssigtes Linsenmaterial den Kammerwinkel verlegen und zu einem Glaukomanfall (➤ 19.7) führen.
- Bei Kindern kann eine einseitige Linsentrübung eine Amblyopie verursachen (➤ 19.4).

Behandlung

Erworbene Katarakt: Kataraktoperation

Die Behandlung besteht fast immer in der **Kataraktoperation** mit Entfernung der trüben Linse durch **Phakoemulsifikation** (Verflüssigung durch Ultraschall mit anschließendem Absaugen des Linsenmaterials) und Einsetzen einer passenden Kunstlinse (➤ Abb. 19.23). Entweder wird eine Linse eingesetzt, die für das Sehen in der Ferne berechnet ist, sodass der Patient postoperativ (nur) für die Nähe eine Brille braucht, oder es wird umgekehrt eine Linse für das Sehen in der Nähe implantiert und der Patient benötigt für die Ferne eine Brille. Es gibt auch Multifokallinsen (für Nähe und Ferne), sie erreichen aber noch nicht die Abbildungsqualität monofokaler Linsen und werden nicht von gesetzlichen Krankenkassen erstattet. Ebenfalls zuzahlungspflichtige Speziallinsen können eine vorliegende Hornhautverkrümmung korrigieren. [4]

In Deutschland werden jährlich schätzungsweise 700.000–800.000 Kataraktoperationen durchgeführt, meist ambulant unter lokaler Tropfanästhesie [5]. Sofern keine anderen Augenerkrankungen vorliegen, kann wieder eine volle Sehkraft erreicht werden.

Komplikationen sind äußerst selten. Eine Sehverschlechterung typischerweise 3–12 Wochen postoperativ ist meist durch entzündliche Flüssigkeitsansammlung in der Makula verursacht **(zystoides Makulaödem)** und wird medikamentös behandelt. Eine später einsetzende allmähliche Sehverschlechterung ist überwiegend durch **Nachstar** (Trübung der hinteren Linsenkapsel durch Fibrosebildung) bedingt und kann durch einmalige Laserbehandlung innerhalb von Minuten behoben werden.

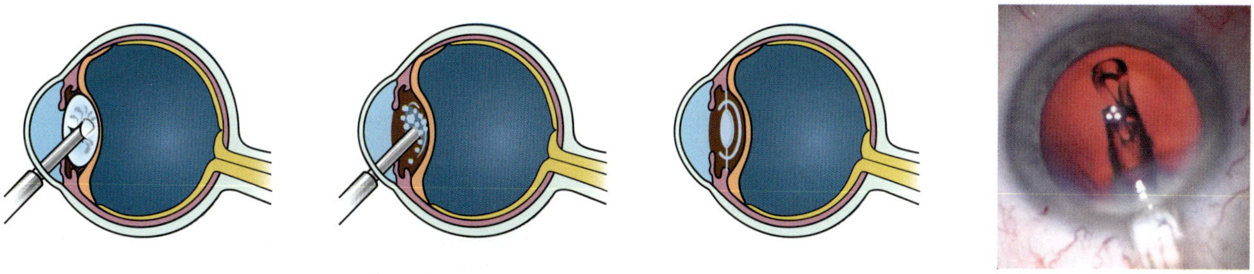

Eröffnen der Linsenkapsel und Einführen des Phakoemulsifikationsgeräts

Zertrümmern (Emulsifikation) und Absaugen der getrübten Linse

Einsetzen der Hinterkammerlinse in den leeren Kapselsack

Implantation der zusammengefalteten Hinterkammerlinse in den Kapselsack

Abb. 19.23 Kataraktoperation mit Implantation einer Hinterkammerlinse. [L255, E282-008]

Behandlung bei angeborener Katarakt

Bei nur leichter Katarakt können Beobachtung, medikamentöse Weitstellung der Pupille und/oder Okklusionstherapie (➤ 19.4.4) des besseren Auges ausreichen. Bei ausgeprägter Trübung mit Gefahr einer Schwachsichtigkeit (Amblyopie ➤ 19.4) ist jedoch eine zeitnahe Entfernung der trüben Linse angezeigt. Die Kunstlinsenimplantation erfolgt aufgrund des noch voranschreitenden Wachstums des Augapfels meist erst ab zwei Jahren. Bis dahin wird die fehlende Brechkraft durch eine Kontaktlinse ausgeglichen.

Weitere pflegerische Betreuung

Perioperative Pflege bei Augenoperationen ➤ 19.2.6
Postoperativ erhält der Patient einen Augenverband mit antibiotika- und glukokortikoidhaltiger Augensalbe (z. B. Dexa-Gentamicin® ➤ 19.2.3 ➤ 19.2.4). Anschließend werden über 2–3 Wochen mehrfach täglich Augentropfen mit denselben Wirkstoffen angewandt. Bei stark gerötetem, eitrigem Auge, starken Schmerzen, Übelkeit und/oder plötzlicher Sehminderung verständigen die Pflegenden sofort den Augenarzt.

Beratung

Pflegefachpersonen informieren den Patienten (nochmals), dass mehrere Wochen lang regelmäßig Augentropfen eingebracht werden müssen, und leiten ihn zur Selbstapplikation an (➤ 19.2.4).

Von Sport, starker körperlicher Anstrengung, langem und tiefem Bücken, Manipulation (z. B. Reiben, Waschen) und Kosmetika im Augenbereich wird in den ersten 2–3 postop. Wochen abgeraten.

Eine Brillenanpassung wird nach frühestens 4–6 Wochen empfohlen, da die Refraktionswerte bis dahin aufgrund des Heilungsvorgangs noch schwanken können. Überbrückend kann der Patient eine (preiswerte) Übergangsbrille oder Lesehilfe tragen.

19.7 Glaukom

DEFINITION

Glaukom *(grüner Star):* Gruppe von Erkrankungen mit fortschreitender, irreversibler Schädigung des Sehnervs und daraus resultierend Gesichtsfeldausfällen bis zur Erblindung. In Deutschland geschätzt mehr als 900.000 Betroffene. [6] Weltweit zweithäufigste Erblindungsursache.

Krankheitsursachen und -entwicklung

Glaukome lassen sich nach verschiedenen Kriterien einteilen:

- Nach Zeitpunkt in **angeborenes** oder **erworbenes Glaukom**
- Nach Entstehung in **primäres** oder **sekundäres Glaukom** (im Rahmen anderer Augen- oder Allgemeinerkrankungen oder als Komplikation ärztlicher Maßnahmen)
- Nach Anatomie des Kammerwinkels in **Offen-** oder **Engwinkelglaukom**

Erworbenes Glaukom

Risikofaktoren **erworbener Glaukome** sind u. a. Alter, Geschlecht, genetische Veranlagung, ein erhöhter Augeninnendruck *(intraokularer Druck, IOD,* normal 10–21 mmHg), erhöhte tageszeitliche Schwankungen des Augeninnendrucks sowie Erkrankungen und Medikamente. [7]

Offenwinkelglaukom
Das **primäre Offenwinkelglaukom** *(POWG)* macht über 90 % aller Glaukome bei Erwachsenen aus. Betroffen sind ca. 2,5 % der 40- bis 80-Jährigen (0,4 % der 40-Jährigen, 1,4 % der 60-Jährigen, 5,3 % der 80-Jährigen) [7]. Typisch sind Beginn im Erwachsenenalter, Augeninnendruck > 21 mmHg, glaukomtypische Sehnervenschäden und Gesichtsfelddefekte sowie ein unauffälliger Kammerwinkel. Sind alle Kriterien außer dem erhöhten Augeninnendruck erfüllt, spricht man von einem **Normaldruckglaukom.**

Sekundäre Offenwinkelglaukome entstehen u. a. durch Abflussbehinderungen vor, im oder hinter dem Trabekelwerk, z. B. infolge kleiner Regenbogenhaut- oder Linsenteilchen, Entzündungen, Verletzungen oder neu gebildeter Gefäße (**Rubeosis iridis,** etwa im Rahmen einer diabetischen Retinopathie).

Engwinkelglaukom
Beim **Engwinkelglaukom** (des Erwachsenen) ist der Kammerwinkel primär oder sekundär eingeengt. Dadurch steigt der Augeninnendruck chronisch oder akut (**Winkelblock** ➤ Abb. 19.24).

Angeborenes Glaukom

Ungefähr eins von 10.000 Neugeborenen hat ein primäres **angeborenes** *(kongenitales)* **Glaukom.** Durch eine Fehlentwicklung des Kammerwinkels ist der Kammerwasserabfluss behindert.

Klinische Zeichen und Diagnostik

Klinische Zeichen

Die meisten Glaukomformen bereiten lange keine Beschwerden und sind auch von außen nicht sichtbar. Die entstehenden Gesichtsfelddefekte (Skotome) bemerkt der Betroffene aufgrund des langsamen Fortschreitens und des beidäugigen Sehens oft erst spät. Einige Glau-

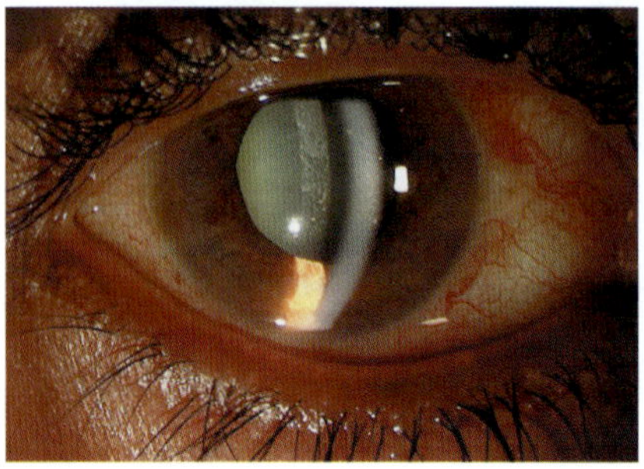

Abb. 19.24 Akutes Winkelblockglaukom in der Spaltlampenuntersuchung. Die Vorderkammer ist extrem flach (am Rand sogar aufgehoben), das Auge stark gerötet. [E849-002]

komformen können bunte Kreise um Lichtquellen oder vorübergehendes Verschwommensehen verursachen.

Bei kleinen Kindern kann es durch hohe Augeninnendrücke bis zum fünften Lebensjahr zu einer Dehnung des Augapfels und auffallend großen Augen **(Buphthalmus)** kommen, die oft als „schön" angesehen werden, jedoch augenärztlich abgeklärt werden müssen. Eine evtl. begleitende Amblyopie muss regelmäßig kontrolliert und ggf. therapiert werden.

NOTFALL

Beim **Glaukomanfall** *(akutes Glaukom, akutes Winkelblockglaukom, akuter Winkelblock)* führt eine akute Verlegung des (engen) Kammerwinkels zu raschem Anstieg des Augeninnendrucks bis über 30 mmHg. Leitsymptome sind starke Augen- und Kopfschmerzen, plötzliche Sehminderung und Übelkeit bis zum Erbrechen.
Ein Glaukomanfall ist ein augenärztlicher Notfall, der schnellstmöglich behandelt werden muss. Unbehandelt besteht die Gefahr dauerhafter Sehminderung bis zur Erblindung.

Diagnostik

Wichtigste Untersuchungen sind Augeninnendruckmessungen, Kammerwinkelbeurteilung, Spaltlampen-, Augenhintergrund- und Gesichtsfelduntersuchung (➤ Abb. 19.4, ➤ Abb. 19.5, ➤ Abb. 19.25). Evtl. erfolgen bildgebende Verfahren zur Messung der Hornhautdicke und Darstellung des Sehnervenkopfs.

Komplikationen

Beim Engwinkelglaukom droht der Glaukomanfall. Dieser kann, ebenso wie unzureichende Behandlung bei allen Glaukomformen, zu irreversiblen Sehnervenschäden bis zur Erblindung führen.

Eine lang dauernde lokale Glaukomtherapie kann ein „trockenes Auge" verursachen.

Behandlung

Primäres Ziel ist der Erhalt der Sehnervenfasern durch Senkung des Augeninnendrucks. Dies erfolgt durch Verminderung der Kammerwasserproduktion oder Verbesserung des Kammerwasserabflusses. Bei sekundären Glaukomen wird zudem eine Beseitigung der zugrundeliegenden Störung angestrebt, was jedoch nicht immer möglich ist.

Medikamentöse Behandlung

Die medikamentöse Behandlung besteht v. a. in der Gabe augeninnendrucksenkender Lokaltherapeutika (➤ 19.2.4, ➤ Abb. 19.26), üblicherweise als Erstes Prostaglandinanaloga. [8] Es sollte mit nur einem Wirkstoff begonnen und erst bei unzureichender Wirkung auf Kombinationstherapien umgestiegen werden – möglichst Kombinationspräparate, da mit steigender Anzahl der verordneten Tropfen die Therapieadhärenz sinkt. Wegen der oft lebenslang notwendigen Gabe sind konservierungsmittelfreie Medikamente zu bevorzugen.

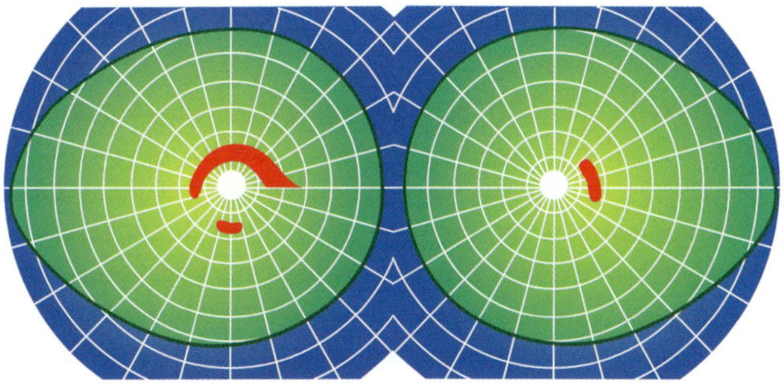

Abb. 19.25 Perimetriebefund mit typischen bogenförmigen Gesichtsfeldausfällen bei Glaukom. Ohne Behandlung werden die hier noch sehr kleinen Skotome immer größer. [L255]

Pflegefachpersonen verabreichen die angeordneten Augentropfen (➤ 19.2.4) und beobachten den Patienten auf Allgemeinbefinden, Übelkeit und Erbrechen und Schmerzen. Gibt der Patient starke einseitige Schmerzen an, soll vor der Schmerzmittelgabe der Augeninnendruck bestimmt werden, da ein Glaukomanfall möglich ist. Das Auge ist dann sehr rot und die Pupille reagiert nicht auf Licht.

Systemisch wirkende Präparate werden meist nur kurzzeitig gegeben. Sie senken den Augeninnendruck durch harntreibende und kammerwasserproduktionssenkende Wirkung (z. B. Glaupax®) oder osmotisch bedingte Flüssigkeitsverschiebung (z. B. Mannitol).

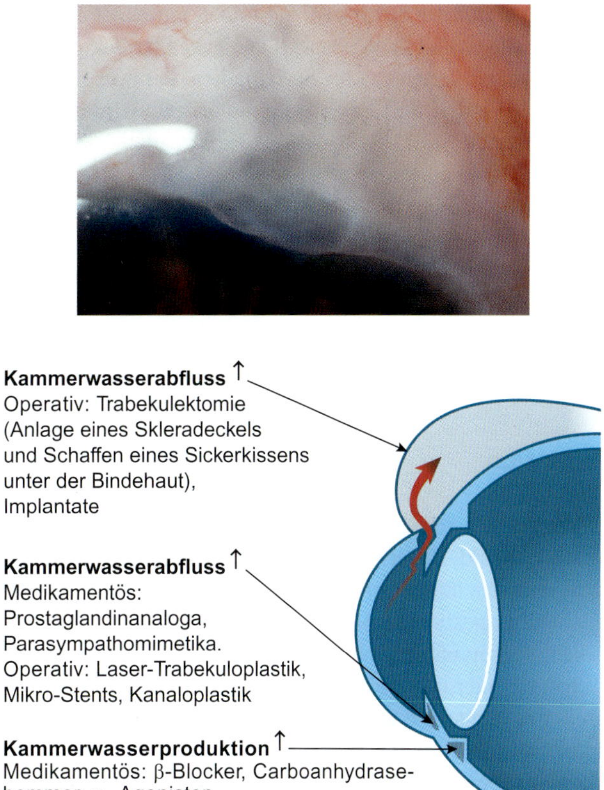

Abb. 19.26 Oben Sickerkissen, unten Übersicht über die Therapiemöglichkeiten bei Glaukom. [E940, L255]

Invasive Verfahren

Bei unzureichendem Erfolg der medikamentösen Therapie sind invasive Verfahren angezeigt (➤ Abb. 19.26, perioperative Pflege ➤ 19.2.6). Beispielsweise wird bei den verschiedenen **Laser-Trabekuloplastiken** der Kammerwasserabfluss durch Lasern des Trabekelwerks verbessert. Die sog. *selektive Lasertrabekuloplastik* ist inzwischen auch als Primärtherapie zugelassen und als Alternative zur Augentropfenapplikation anerkannt (Problem der Patientenadhärenz angesichts der lebenslangen Therapiedauer). **Zyklophoto- bzw. -kryokoagulation** zerstören Teile des Ziliarkörpers und senken dadurch die Kammerwasserproduktion. [8], [9]

Alternativ oder zusätzlich erfolgen vor allem bei fortgeschrittenen Befunden operative Verfahren, bei denen gewebserweiternde Schnitte oder Implantate mit dünnen Silikonröhrchen oder winzigen Ventilen/Stents zusätzliche Abflusswege für das Kammerwasser schaffen. [8]

Beim kongenitalen Glaukom wird das Kind bereits frühzeitig operiert.

Behandlung des Glaukomanfalls

Beim Glaukomanfall wird der Augeninnendruck möglichst rasch durch Lokaltherapeutika und systemische Medikation gesenkt. Schmerzen und Erbrechen werden mit Analgetika und Antiemetika symptomatisch gelindert.

Danach wird an beiden Augen chirurgisch oder mittels Laser ein kleines Loch in der Regenbogenhaut und damit eine Verbindung zwischen Hinter- und Vorderkammer geschaffen (**Iridektomie** bzw. **Iridotomie**), um weitere Anfälle zu verhindern. Das Loch kann meist so platziert werden, dass es vom Oberlid bedeckt wird und somit nicht sichtbar ist.

19

Weitere pflegerische Betreuung

Der Patient wird, wenn möglich, zur selbstständigen Applikation der Augentropfen angeleitet (➤ 19.2.4). Die richtige und regelmäßige Anwendung der Lokaltherapeutika ist entscheidend für den Erhalt des Gesichtsfelds über viele Jahre.

Prävention

Die irreversiblen Sehnervenschäden entwickeln sich typischerweise lange unbemerkt. Daher werden allen über 40-Jährigen augenärztliche Kontrollen mit Augeninnendruckmessung (keine Leistung der GKV) und Inspektion der Sehnerven in Zeitabständen nach individuellem Risikoprofil empfohlen. Bei betroffenen engen Verwandten sollen diese Untersuchungen bereits früher und öfter erfolgen. Auffälligkeiten sollten mittels Sehnervenanalyse (z. B. OCT) und Gesichtsfelduntersuchung weiter abgeklärt werden.

Bei einem engen Kammerwinkel kann zur Vorbeugung eines Glaukomanfalls eine Laser-Iridotomie erfolgen.

19.8 Altersabhängige Makuladegeneration

DEFINITION

Altersabhängige Makuladegeneration *(AMD):* ursächlich unklare, fortschreitende Schädigung der Netzhaut im Makulabereich. Dadurch zunehmender Verlust der zentralen Sehschärfe. In den westlichen Industrieländern häufigste Erblindungsursache (Erblindung im Sinne des Gesetzes). In Deutschland ca. 500.000 überwiegend ältere Betroffene mit Spätstadien und knapp 7 Millionen Menschen mit Frühstadien. [6]

Krankheitsursachen und -entwicklung

Die **altersabhängige Makuladegeneration** (➤ Abb. 19.27) ist eine multifaktorielle Erkrankung, bei der u. a. das Alter, eine genetische Prädisposition sowie das Rauchen als Risikofaktoren identifiziert wurden.

In den äußeren Netzhautschichten anfallende Stoffwechselprodukte werden unzureichend abgebaut, lagern sich über Jahre in Form sog. **Drusen** in und unter der Netzhaut ein und häufen sich an. Dies beeinträchtigt die Nähr- und Sauerstoffversorgung der Netzhaut.

- Bei der **trockenen AMD** kann es im Spätstadium am hinteren Augenpol zu Ablagerungen und Zelltod landkartenartiger Anordnung kommen *(geografische Atrophie)*. Folge ist ein irreversibler Sehverlust in den betroffenen Arealen.
- Bei der **feuchten AMD** bilden sich durch den Sauerstoffmangel neue, aber „undichte" Gefäße aus der Aderhaut *(chorioidale Neovaskularisationen)*. Diese durchbrechen die Barriere zur Netzhaut bevorzugt an deren dünnster Stelle, der Makula, und können dort zu Blutungen und Flüssigkeitseinlagerungen und dadurch auch zu Zelltod und Vernarbung führen (➤ Abb. 19.28).
- Im Endstadium droht bei beiden Formen ein irreversibler Verlust der zentralen Sehschärfe **(Zentralskotom).** Beide Formen können ineinander übergehen und einander abwechseln.

Klinische Zeichen und Diagnostik

Oft sieht der Arzt bei der Augenhintergrunduntersuchung bereits vor den ersten subjektiven Beschwerden des Patienten Drusen und/oder Pigmentverschiebungen im Bereich des schärfsten Sehens.

Meist erst relativ spät bemerken die Patienten typischerweise beim Lesen eine Abnahme der zentralen Sehschärfe sowie Verzerrungen von Linien und Buchstaben **(Metamorphopsien).** Diese lassen sich mit dem sog. Amsler-Gitter (➤ 19.1.2) auch zu Hause als Selbsttest leicht überprüfen. Bei der feuchten Form können Blutungen und Flüssigkeitseinlagerungen innerhalb kurzer Zeit zu erheblichen Symptomen führen.

Die Fluoreszenzangiografie stellt geschädigte Areale, Flüssigkeitsansammlungen und Gefäßneubildungen dar (➤ Abb. 19.28). Zusätzlich und zur Verlaufskontrolle kommt die optische Kohärenztomografie (OCT) zum Einsatz (➤ 19.1.3).

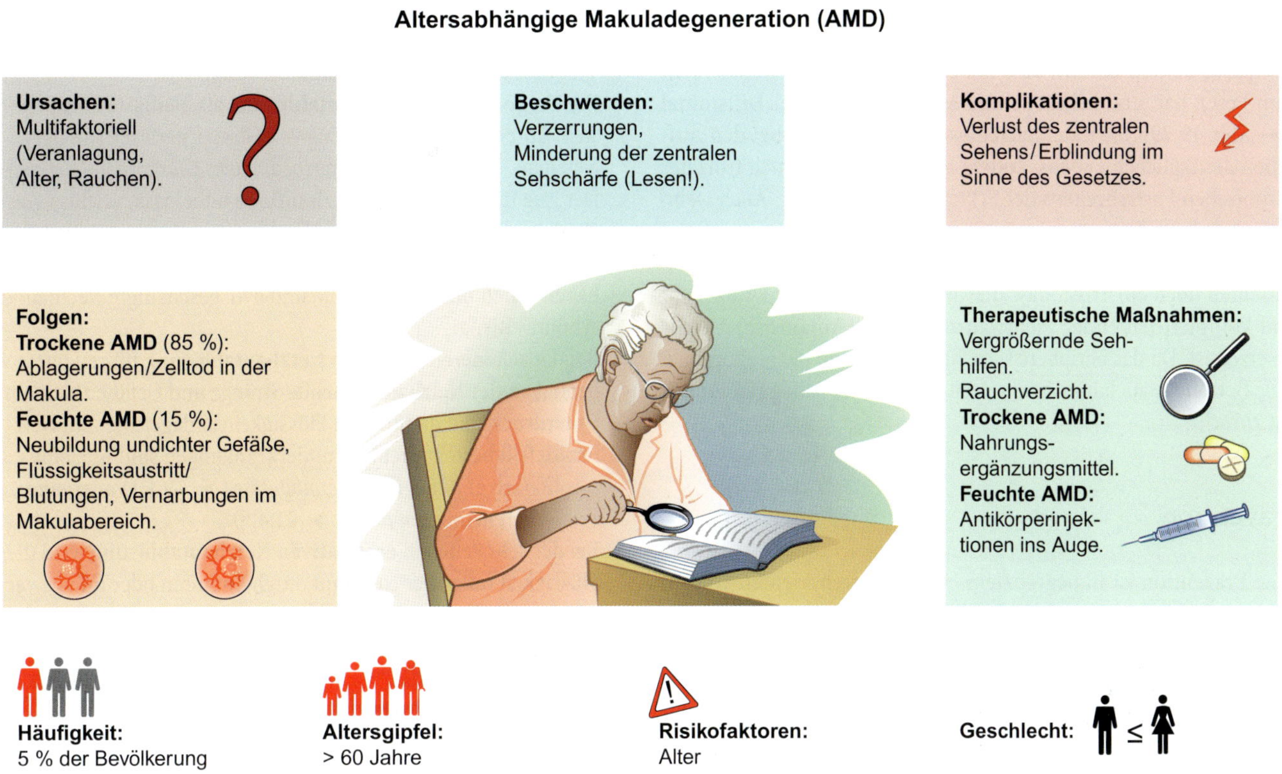

Abb. 19.27 Übersicht altersabhängige Makuladegeneration (AMD). [L255]

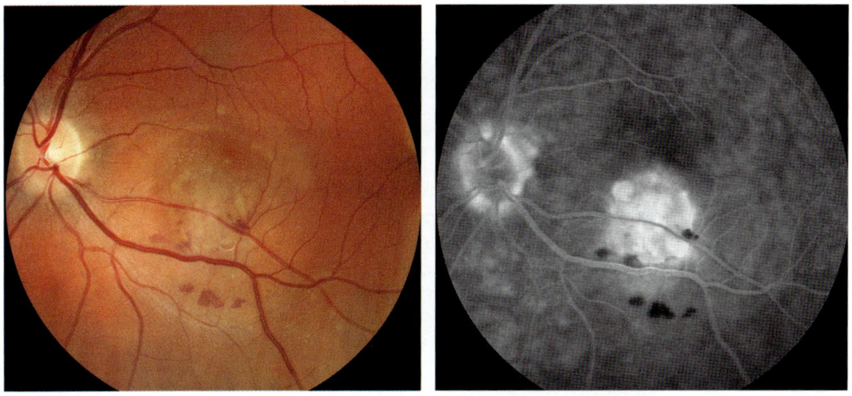

Abb. 19.28 Altersabhängige Makuladegeneration. Links Augenhintergrundbefund bei feuchter AMD mit Exsudaten, Blutungen und Gefäßneubildungen. Rechts Fluoreszenzangiografie mit Hyperfluoreszenz (zu starkem Leuchten) infolge des Flüssigkeitsaustritts aus den abnormen Gefäßen. [G1340]

Komplikationen

Makulablutungen und -vernarbungen können zu absoluten Ausfällen im zentralen Gesichtsfeld führen.

Behandlung

Patienten mit bestimmten Formen trockener AMD wird die Einnahme spezieller Ergänzungspräparate empfohlen (Kombinationspräparate mit Vitamin C und E, Zink, Kupfer, β-Karotin und Lutein plus Zeaxanthin), welche das Risiko für eine fortgeschrittene AMD um rund 25 % reduzieren können. [10], [11] In den USA sind außerdem Komplementinhibitoren zur intravitrealen (in den Glaskörperraum) Injektionen zugelassen, welche das Voranschreiten hemmen sollen.

Goldstandard bei feuchter AMD ist die intravitreale Injektion von Antikörpern gegen *VEGF (vascular endothelial growth factor)*, einen Gefäß-Wachstumsfaktor. [10], [12] So soll die Neubildung krankhafter Gefäße gebremst werden. „First-Line"-Therapie sind die Antikörper Aflibercept (z. B. Eylea®), Brolucizumab (Beovu®), Faricimab (Vabysmo®) und Ranibizumab (z. B. Lucentis®). Häufig wird primär jedoch Bevacizumab (Handelsname Avastin®) angewandt, das für diese Indikation nicht zugelassen ist, aber vergleichbare Ergebnisse zeigt. Die Injektionen sind oft über viele Jahre in präparatabhängigen Abständen (oft alle 4–8 Wochen) erforderlich.

Auf Rauchen soll der Patient auf jeden Fall verzichten [10].

Weitere pflegerische Betreuung

Pflegende achten darauf, dass der Patient genügend helles Licht zum Lesen hat, und helfen bei der Auswahl geeigneter Hilfsmittel (➤ Abb. 19.29). Sie unterstützen, soweit notwendig, bei den Aufgaben des täglichen Lebens. Zudem ist positiver Zuspruch trotz des chronischen Fortschreitens der Erkrankung notwendig: Auch wenn im Endstadium ein Verlust der Lesefähigkeit droht und eine (zentrale) Erblindung im Sinne des Gesetzes vorliegen kann, so ist es vielen Patienten doch ein Trost, dass dies nicht mit absoluter Dunkelheit und komplett fehlender Lichtwahrnehmung (Amaurose) gleichzusetzen ist. Da das periphere Gesichtsfeld erhalten bleibt, kommen viele Betroffene auch mit Visuswerten unter 0,1 im Alltag erstaunlich gut zurecht.

Prävention

Eine Prävention ist in begrenztem Umfang durch Meiden von Zigarettenrauch und starker UV-Belastung der Augen möglich, da diese die Entwicklung einer altersabhängigen Makuladegeneration begünstigen können. Zudem wird eine ausgewogene, mediterrane Ernährung vor allem mit grünen Blattsalaten und Gemüsen empfohlen. Betroffene oder Verwandte können zu Hause regelmäßig einen Amsler-Selbsttest (➤ 19.1.2, ➤ Abb. 19.8) durchführen und sich bei Veränderungen zeitnah beim Augenarzt vorstellen.

19.9 Netzhautablösung

DEFINITION

Netzhautablösung *(Ablatio retinae, Amotio retinae):* Trennung der Netzhaut von dem sie versorgenden Pigmentepithel. Augenärztlicher Notfall, der unbehandelt zur Erblindung des betroffenen Auges führen kann, bei rechtzeitiger Operation jedoch meist eine gute Prognose hat. In Deutschland ca. 8.000 Neuerkrankungen jährlich, Altersgipfel 6.–7. Lebensjahrzehnt.

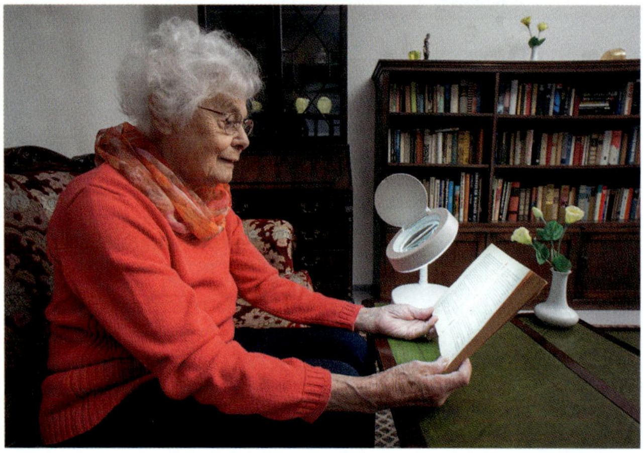

Abb. 19.29 Tisch-Lupenleuchte als Beispiel einer vergrößernden Sehhilfe. Sie ermöglicht vergrößertes Sehen und bietet gleichzeitig helles Licht. [K115]

Krankheitsursachen und -entwicklung

Es gibt drei Formen der **Netzhautablösung:**

- Die **rhegmatogene Netzhautablösung** als häufigste Form entsteht durch mechanischen Zug von Glaskörperfasern an der Netzhaut, etwa bei einer *(altersbedingten) Glaskörperabhebung.* Der Zug führt zu einem **Netzhautloch oder -riss,** verflüssigter Glaskörper gelangt zwischen Netzhaut und Pigmentepithel und trennt diese voneinander (➤ Abb. 19.32). Stark Kurzsichtige haben durch ihre vorgedehnte und evtl. geschädigte Netzhaut ein erhöhtes Risiko.
- Bei der selteneren **traktiven Netzhautablösung** führen tangential an der Netzhaut ziehende Stränge und Gefäße zu einem Unterdruck und dadurch zu Flüssigkeitseinlagerung. Ein Netzhautdefekt besteht nicht. Grunderkrankungen sind u. a. eine (proliferative) *diabetische Retinopathie* (➤ 19.1.1) oder eine *Frühgeborenenretinopathie* (➤ 21.4.5).
- Bei der sehr seltenen **exsudativen Netzhautablösung** wird die Flüssigkeit unter der Netzhaut durch Tumoren oder infolge verschiedener Netzhauterkrankungen gebildet.

Klinische Zeichen und Diagnostik

Einer rhegmatogenen Netzhautablösung können Warnzeichen vorausgehen: das Sehen von Lichtblitzen **(Photopsien)** auf dem betroffenen Auge, die durch Zug an der Netzhaut entstehen und sich bei schnellen Kopf- und Augenbewegungen verstärken, sowie ein „Rußregen" durch Verletzung kleiner Netzhautgefäße. Dieser darf nicht verwechselt werden mit den **Mouches volantes,** harmlosen Glaskörpertrübungen, die wie kleine Mücken im Gesichtsfeld mitfliegen.

VORSICHT

Patienten, die erstmals **Lichtblitze, fliegende Punkte, ein „C"** o. Ä. sehen oder bei denen sich solche Beschwerden ändern oder verstärken, sollten sich möglichst zeitnah bei einem Augenarzt zur Kontrolle vorstellen.

Typisches Symptom der Netzhautablösung ist ein Gesichtsfelddefekt *(Skotom)* in Form eines grauen oder schwarzen Schattens, der sich von außen ins Gesichtsfeld schiebt. Bei einer Ablösung in der oberen Netzhauthälfte ist der Gesichtsfelddefekt unten und umgekehrt. Schmerzen bestehen nicht.

Die Diagnostik erfolgt durch Augenhintergrundspiegelung bei weitgestellter Pupille (➤ Abb. 19.30). Dabei lässt sich meist sowohl die Ablösung als auch deren Ursache (z. B. ein Netzhautriss) feststellen.

Komplikationen

Eine rhegmatogene Netzhautablösung der oberen Netzhauthälfte kann, da die eingedrungene Flüssigkeit durch die Schwerkraft nach unten sinkt und die Schichten weiter trennt, schnell fortschreiten und die Makula mit ablösen. Dies verschlechtert die Prognose bezüglich des Sehvermögens erheblich.

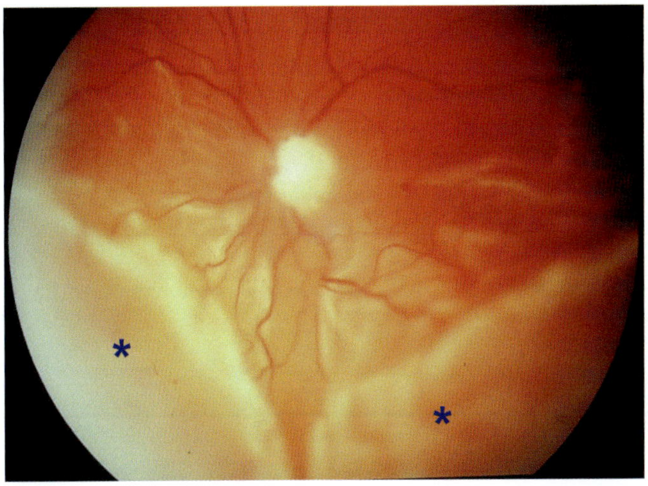

Abb. 19.30 Augenhintergrund bei Netzhautablösung (bei * die abgelösten Bezirke). [E844]

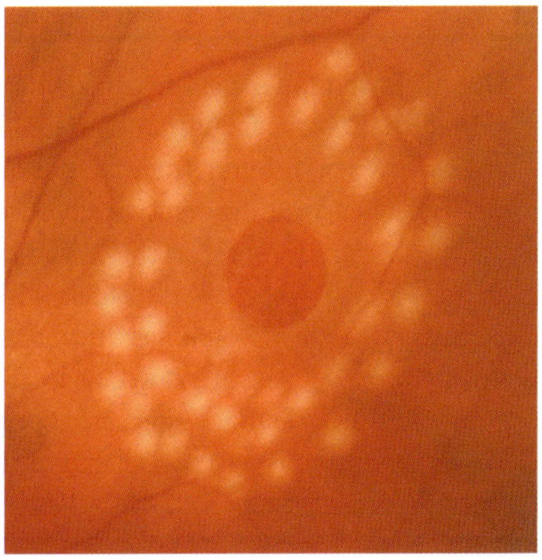

Abb. 19.31 Lasertherapie bei Netzhautablösung. Das Netzhautloch ist durch die Laserherde „abgeriegelt". [G753-002]

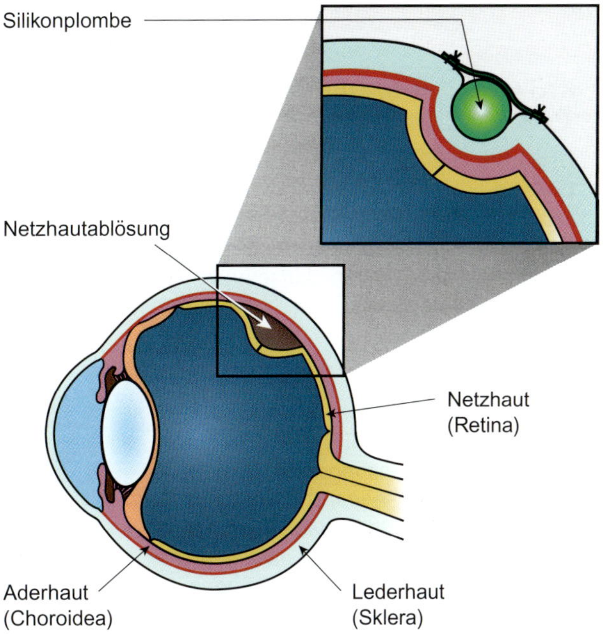

Abb. 19.32 Aufgenähte Silikonplombe bei Netzhautablösung. Die Plombe drückt Sklera, Aderhaut und Pigmentepithel von außen an die abgelöste Netzhaut. [L255]

Behandlung

Erstmaßnahmen

Patienten mit rhegmatogener Netzhautablösung sollten bis zur Behandlung starke Erschütterungen (auch Treppenlaufen) und ruckartige Augenbewegungen (einschließlich Lesen) möglichst vermeiden.

Operative Behandlung

Perioperative Pflege bei Augenoperationen ➤ 19.2.6

Die operative Behandlung einer Netzhautablösung ist abhängig von deren Ursache: [13]

- Bei einer rhegmatogenen Netzhautablösung muss zunächst der auslösende Defekt verschlossen bzw. abgeriegelt werden. Bei kleiner Ablösung reicht hierfür teilweise eine Laser- oder Kältetherapie (➤ Abb. 19.31), infolge derer die Netzhaut vernarbt und dadurch verklebt. Evtl. wird zusätzlich operativ eine **Silikonplombe** (➤ Abb. 19.32) oder bei mehreren Defekten ein **Silikonband** *(Cerclage)* auf bzw. um den Augapfel genäht, um Aderhaut und Pigmentepithel wieder an die (vorgewölbte) Netzhaut zu drücken.
- Bei großen Defekten einer rhegmatogenen Netzhautablösung oder bei traktiver Netzhautablösung erfolgt die Laser- und/oder Kälte-Behandlung nach (teilweiser) Entfernung des Glaskörpers über die vordere Binde- und Lederhaut (**Pars-Plana-Vitrektomie,** *PPV*). Anschließend wird Gas oder Silikonöl als Ersatzmedium ins Auge gegeben, das als Druckverband von innen wirkt. Abhängig vom verwendeten Material muss der Patient postoperativ für eine gewisse Dauer eine bestimmte, vom Arzt angeordnete Kopfhaltung einnehmen. Pflegende achten darauf, dass der Patient diese auch einhält. Ein Gas wird vom Auge selbst durch Flüssigkeit ersetzt, Öl muss hingegen in einem zweiten Eingriff wieder entfernt werden.
- Bei der exsudativen Netzhautablösung ist die Behandlung der Grunderkrankung vorrangig.

Weitere pflegerische Betreuung

Erschütterungen sind ungünstig für den Heilungsverlauf. Der Patient soll etwa zwei Wochen keinen Sport treiben, Lesen und körperliche Anstrengungen sowie Treppensteigen sind möglichst zu vermeiden.

Prävention

Stark Kurzsichtigen und Menschen nach Netzhautablösung an einem Auge werden Netzhautkontrollen alle 1–2 Jahre empfohlen. Durch Lasertherapie können gefährdete Areale ggf. innerhalb von Minuten fast schmerzlos umstellt und das Risiko einer (erneuten) Netzhautablösung damit gesenkt werden.

Aufgaben zur Pflegesituation

Der Augenarzt untersucht seinen kleinen Patienten Nico sehr gründlich. Neben der augenärztlichen Basisuntersuchung führt er bei Nico den Ab- und Aufdecktest durch. Zusammen mit einer Beweglichkeitsprüfung der Augen bestätigt der Augenarzt die Diagnose des Strabismus. Um eine Verschlechterung der bereits bestehenden Amblyopie zu vermeiden, wird Nico zunächst eine Brille verschrieben. Kombiniert wird die Brille mit einer Okklusionstherapie. Der Augenarzt weist Nicos Eltern darauf hin, dass möglicherweise dennoch eine Schieloperation nötig werden könne. Diese sei bei 50 % der betroffenen Kinder trotz konservativer Therapie erforderlich.

1. Was wird unter Strabismus verstanden? Welche Ursachen kommen dafür in Frage?
2. Was können Eltern tun, um eine augenärztliche Untersuchung für ihr Kind erträglicher zu machen?
3. Beschreiben Sie den Ab- und Aufdecktest.
4. Wie wird die Okklusionstherapie durchgeführt? Und was ist ihr Ziel?
5. Welche Folgen drohen für Nico, wenn der Strabismus nicht behandelt würde?

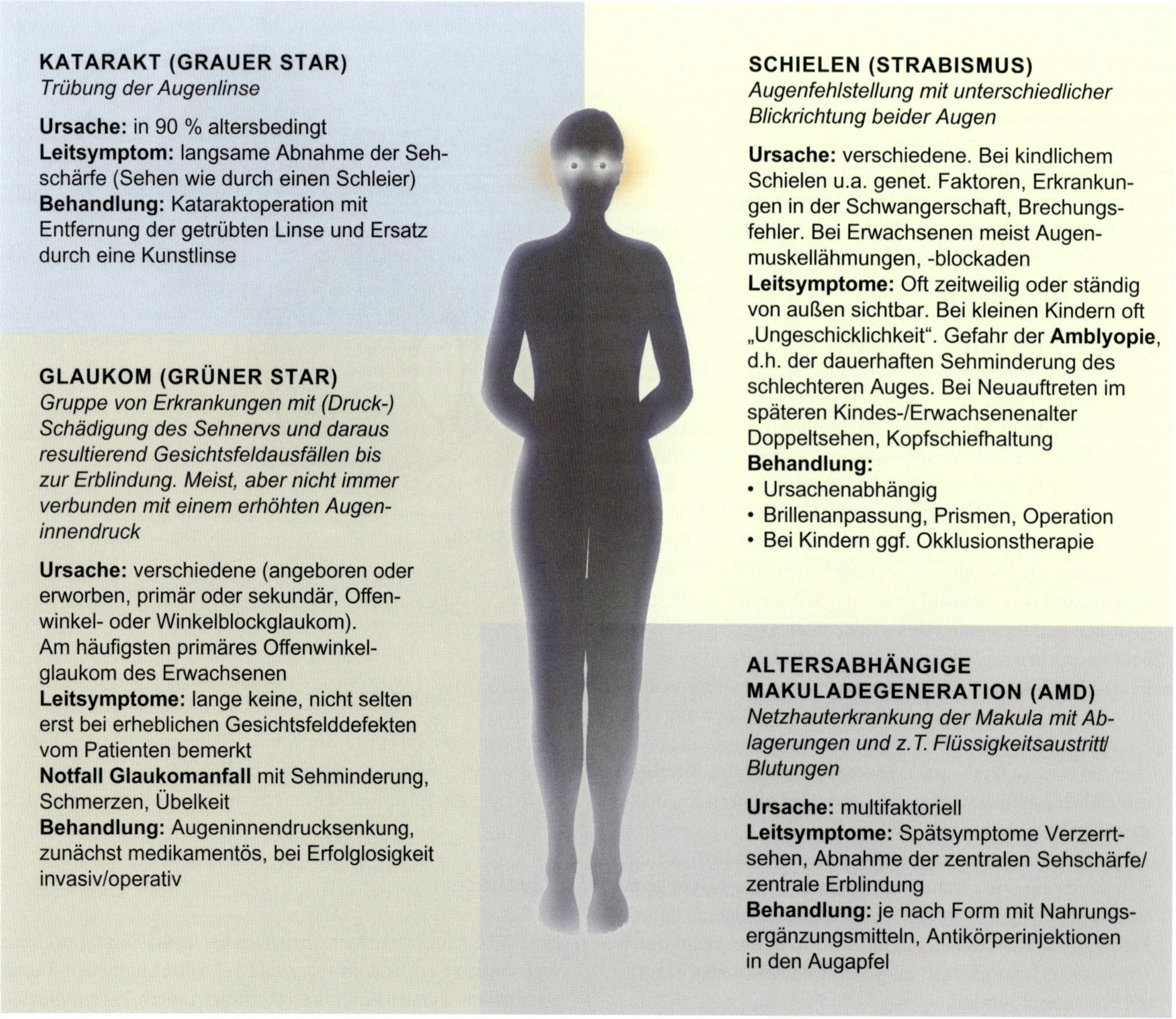

Abb. 19.33 Übersicht über Augenerkrankungen. [L275]

KAPITEL

20

Stefanie Weber, Christine Keller

Pflege von Mädchen und Frauen mit Erkrankungen der Geschlechtsorgane

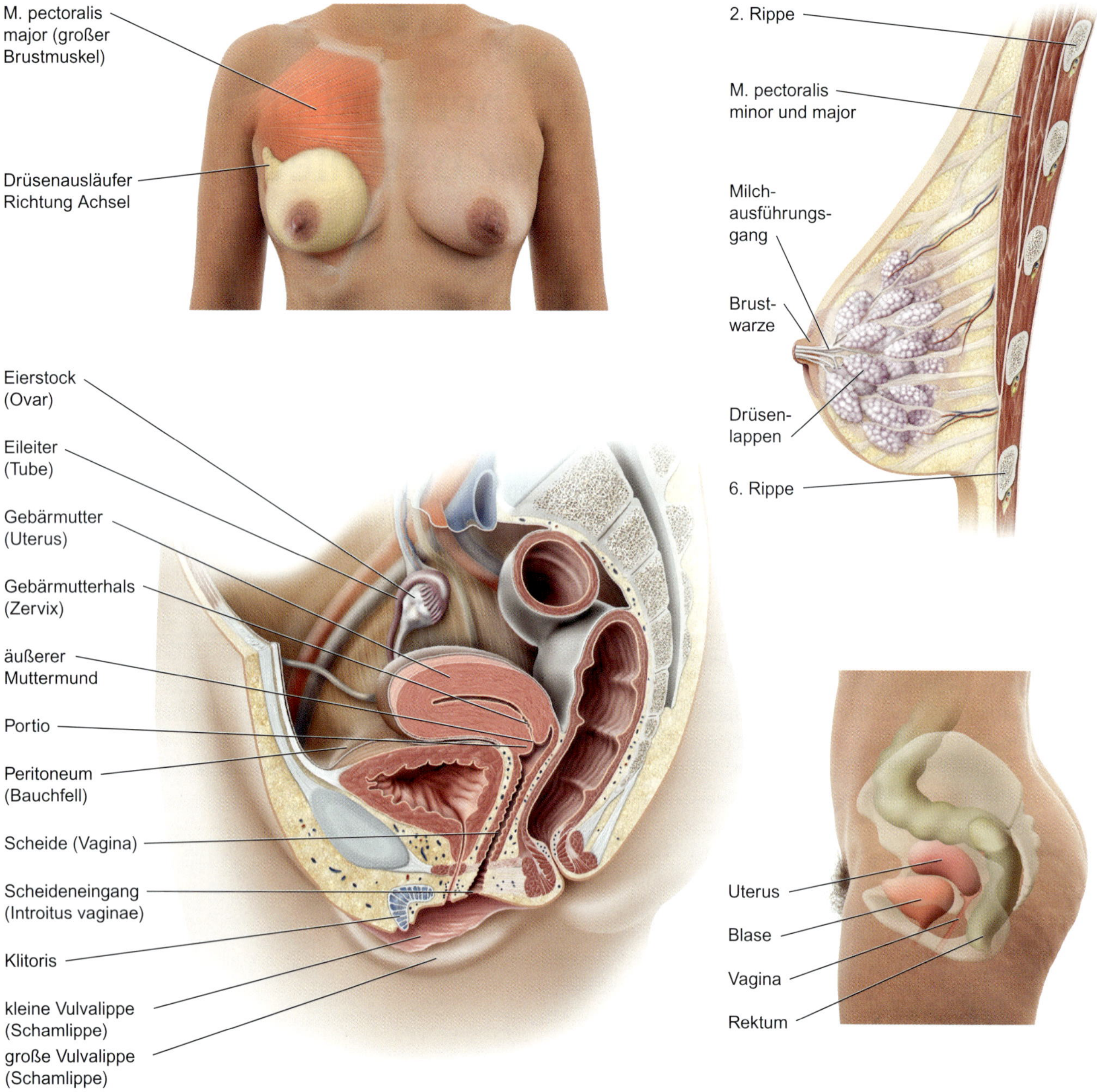

Abb. 20.1 [L275, K115]

Pflegesituation

Frau Senger, 35 Jahre alt, ist seit fünf Jahren verheiratet und lebt mit ihrer Familie in einem Einfamilienhaus. Sie hat zwei Kinder im Alter von sechs und drei Jahren. In zwei Monaten will Frau Senger wieder in das Berufsleben einsteigen, da die Familie das Geld gut gebrauchen kann. Wie gewohnt duscht Frau Senger morgens, um gut in den Tag zu starten. Dabei tastet sie einen Knoten in der rechten Brust. Beunruhigt vereinbart sie einen Termin bei ihrer Gynäkologin. Differenzialdiagnostisch erfolgen durch die Gynäkologin weitere Untersuchungen. Nach Ausschluss verschiedener Erkrankungen steht die Diagnose schnell fest: ein 3,5 cm großes Mammakarzinom im oberen äußeren Quadranten. Die Gynäkologin bespricht mit ihr mögliche Therapieoptionen und erklärte Frau Senger, dass in ihrem Fall eine Chemotherapie nötig sei, um den Tumor zu verkleinern, und im Anschluss eine brusterhaltende Operation durchgeführt werden müsse. Postoperativ sei eine adjuvante perkutane Bestrahlung notwendig. Frau Senger stimmt diesen Therapieverfahren sofort zu, um schnellstmöglich wieder gesund zu werden.

Die **Gynäkologie** *(Frauenheilkunde)* ist sicher eines der sensibelsten Fachgebiete. Viele Erkrankungen der Geschlechtsorgane sind in der Gesellschaft nach wie vor ein Tabuthema, mit Schamgefühlen behaftet und für die betroffenen Frauen daher oftmals unangenehm.

Unerfüllter Kinderwunsch, Fehl- oder gar Totgeburt oder die Entfernung von Gebärmutter oder Brust betreffen die Frau unmittelbar in ihrer Weiblichkeit und führen häufig zu Lebenskrisen oder Störungen im Selbstbild.

Entsprechend brauchen Pflegende neben Fachwissen viel Sensibilität und Einfühlungsvermögen und auch die Fähigkeit und den Mut, über intime und sehr persönliche Themen mit der Patientin zu sprechen.

Eine Besonderheit in gynäkologischen Praxen ist, dass die Beratung gesunder Frauen sehr viel Raum einnimmt, v. a. bezüglich Empfängnisverhütung, Schwangerschaft (➤ Kap. 21) und Wechseljahren (Klimakterium ➤ 20.1.2).

Entzündungen der Geschlechtsorgane (➤ 20.4) sind in jedem Alter möglich. Gynäkologische Erkrankungen, die typischerweise junge Frauen und Frauen im mittleren Lebensalter betreffen, sind *Gebärmuttermyome* (➤ 20.7) und *Endometriose* („versprengte" Gebärmutterschleimhaut ➤ 20.6). Auch der *Brustkrebs* (*Mammakarzinom* ➤ 20.3), der häufigste bösartige Tumor bei Frauen überhaupt, kann schon früh auftreten. *Gebärmutterschleimhautkrebs* (*Endometriumkarzinom* ➤ 20.9) und *Descensus-Erkrankungen* („Senkungszustände" ➤ 20.10) sind dagegen Erkrankungen älterer Frauen.

Schwangere Frauen mit drohender Fehlgeburt oder Patientinnen nach Fehl- und Totgeburt (➤ 21.1.8) werden in vielen Kliniken nicht auf einer Wochenstation, sondern auf einer gynäkologischen Station betreut.

Frauen mit gynäkologischen Erkrankungen werden v. a. in Akutkrankenhäusern gepflegt. Kleine Eingriffe erfolgen vielfach ambulant. Frauen mit fortgeschrittenen Tumorerkrankungen werden auf Palliativstationen oder von Palliativteams und Pflegefachpersonen ambulanter Pflegedienste in der häuslichen Umgebung betreut.

20.1 Pflegerische und medizinische Diagnostik

Wegweiser der Diagnostik sind die Beschwerden der Frau und die Patientenbeobachtung. Besonders häufige Beschwerden und Veränderungen sind:

- **Jucken** und **Brennen** im Genitalbereich, am häufigsten entzündlich bedingt, aber auch durch andere Hauterkrankungen oder ein Vulvakarzinom

DEFINITION

Vulvakarzinom: eher seltener bösartiger Tumor, meist Plattenepithelkarzinom, der äußeren Geschlechtsorgane der Frau. Mit zunehmendem Alter ansteigende Häufigkeit. Häufig ursächlicher Zusammenhang mit einer Infektion mit **humanen Papillomviren** (*HPV* ➤ Tab. 13.9). Leitsymptome Jucken, Schmerzen, Wundgefühl, sichtbare Veränderungen. Therapie operativ durch Entfernung des Tumors mit Sicherheitsabstand. Im Maximalfall **Vulvektomie** mit Entfernung von Vulvalippen, Klitoris. Ggf. zusätzliche Entfernung von Lymphknoten.

- **Vaginaler Fluor** *(Ausfluss, Scheidenausfluss)*, z. B. bei Infektionen (oft gelblich, grünlich, evtl. übelriechend, teils mit Jucken/Brennen), Tumoren (oft wässrig, „fleischwasserfarben", häufig übelriechend). Geringe Mengen eines klar-weißlichen, nicht riechenden Fluors sind normal
- **Menstruationsstörungen** (➤ 20.1.1) und vaginale Blutungen außerhalb der Menstruation
- **Unterbauchschmerzen,** etwa
  - Akute einseitige Unterbauchschmerzen, z. B. bei Eileiterschwangerschaft (➤ 21.1.7), Komplikationen infolge Eierstockzysten/-tumoren (etwa Ruptur einer Eierstockzyste)
  - Akute beidseitige Schmerzen bei Adnexitis (*Eileiterentzündung* ➤ 20.4)
  - Mittig lokalisiert z. B. bei Dysmenorrhö (➤ 20.1.1)
- **Knoten in der Brust,** immer karzinomverdächtig (➤ 20.1.3)
- **Klimakterische Beschwerden** (➤ 20.1.2)

20.1.1 Menstruationsstörungen

DEFINITION

Menstruationsstörungen *(Zyklusstörungen):* Störungen von Häufigkeit, Dauer oder Stärke der Regelblutung oder starke Beschwerden im Zusammenhang mit der Regelblutung.

Menstruationsstörungen sind eines der häufigsten Symptome in der Gynäkologie. Sie können Ausdruck verschiedener Erkrankungen sein (➤ Tab. 20.1).

Diagnostisch erfolgen neben Anamnese (evtl. Führen eines Menstruationskalenders) und gynäkologischer Untersuchung v. a. die Messung der Basaltemperatur (morgens vor dem ersten Aufstehen) über einen längeren Zeitraum, (vaginale) Sonografie und Blutuntersuchungen.

Immer abklärungsbedürftig

Eine **Postmenopausenblutung** erfordert immer weitere Diagnostik, da sie Haupt- und oft erstes Symptom eines Endometriumkarzinoms ist.

20.1.2 Klimakterische Beschwerden

DEFINITION

Klimakterium *(Wechseljahre der Frau):* Phase zwischen dem Ende der vollen Fortpflanzungsfähigkeit (ca. 45. Lebensjahr) und etwa dem 60. Lebensjahr. Unterteilt in **Prämenopause** (ca. 45. Lebensjahr bis zur Menopause) und **Postmenopause** (Zeit nach der Menopause).
Menopause: Zeitpunkt der letzten Regelblutung im Leben einer Frau. Kann nur rückwirkend bestimmt werden (wenn über ein Jahr keine Regelblutung mehr aufgetreten ist).

Etwa ab dem 45. Lebensjahr kommt es zur zweiten großen hormonellen Umstellung im Leben jeder Frau, dem **Klimakterium** oder den *Wechseljahren.* In der **Prämenopause** stellen die Eierstöcke langsam ihre Funktion ein, Östrogen- und Gestagenproduktion sinken, die Fortpflanzungsfähigkeit nimmt ab und erlischt. Die Regelblutung wird unregelmäßig und hört meist mit 50–55 Jahren ganz auf. Der Zeitpunkt der letzten Regelblutung heißt **Menopause.**

Tab. 20.1 Übersicht über die Menstruationsstörungen.

Bezeichnung	Symptome	Mögliche Ursachen
Dysmenorrhö	Schmerzhafte Regelblutung	• Endometriose (➤ 20.6) • Myome (➤ 20.7)
Störungen der Blutungsstärke		
Hypermenorrhö	Verstärkte Regelblutung (> 5 Vorlagen am Tag)	• Endometriose (➤ 20.6) • Myome (➤ 20.7) • **Uteruspolyp** (gutartiger Tumor der Gebärmutterschleimhaut) • Gerinnungsstörungen, Antikoagulation (➤ 11.2.3)
Hypomenorrhö	Schwache Regelblutung (< 2 Vorlagen am Tag)	• In den Wechseljahren • Anwendung hormoneller Kontrazeptiva (z. B. Pille)
Störungen der Blutungsdauer		
Menorrhagie	Verlängerte Regelblutung (> 6 Tage)	• Myome (➤ 20.7) • Endometriose (➤ 20.6)
Brachymenorrhö	Verkürzte Regelblutung (< 3 Tage)	Hormonelle Störungen
Menometrorrhagien	Verlängerte und verstärkte Blutung mit Zwischenblutungen	• Myome (➤ 20.7) • Hormonelle Störungen
Polymenorrhö	Zyklusdauer < 25 Tage	Hormonelle Störungen
Störungen der Blutungshäufigkeit		
Oligomenorrhö	Zyklusdauer > 33 Tage	Hormonelle Störungen
Amenorrhö	• Primäre Amenorrhö: keine Periodenblutung bis Ende des 16. Lebensjahrs • Sekundäre Amenorrhö: Ausbleiben der Blutung länger als drei Monate	• Primäre Amenorrhö: kompletter Verschluss des Hymens (Jungfernhäutchens), fehlende Gebärmutter, Chromosomenanomalien, hormonelle Störungen • Sekundäre Amenorrhö: Schwangerschaft, Menopause, hormonelle Störungen
Postmenopausenblutung	Erneut auftretende Blutung nach der Menopause	• Endometriumkarzinom (➤ 20.9) • Uteruspolyp • Gerinnungsstörungen, Antikoagulation (➤ 11.2.3)

Viele Frauen haben während dieser Umstellungsphase unterschiedlich ausgeprägte Beschwerden, v. a. Hitzewallungen, Nervosität, Herzjagen, Schlafstörungen und depressive Verstimmung. Sie sind teilweise durch die sinkenden Geschlechtshormonspiegel bedingt, teilweise aber auch durch andere, z. B. psychosoziale Faktoren. Später bilden sich die Brustdrüsen zurück, die Schambehaarung wird weniger, das Vaginalepithel dünner und empfindlicher, durch den beschleunigten Knochenabbau steigt das Osteoporoserisiko.

Die subjektiven Beschwerden sind häufiger Beratungsanlass in gynäkologischen Praxen. Die Frauen werden über die physiologischen Vorgänge in dieser Lebensphase informiert und zu einer aktiven Lebensgestaltung ermutigt. Weitere Beratungsschwerpunkte sind eine gesunde Ernährung, Nikotinverzicht, „vernünftiger" Umgang mit Alkohol und Osteoporoseprophylaxe (➤ 14.5.1). Viele Frauen können ihre Beschwerden mit Bewegung, Entspannung (z. B. Yoga, Autogenes Training, Meditation) und pflanzlichen Mitteln (u. a. Frauenmantel, Traubensilberkerze, Johanniskraut, Mönchspfeffer, Wild Yam) gut lindern.

Die sog. **Hormonersatztherapie** *(HET, HRT)* wird heute differenzierter gesehen als früher. Eine Frau unter 60 Jahren ohne Risikofaktoren mit starken Beschwerden sollte ausführlich informiert und ihr zu einer Hormonersatztherapie geraten werden. Die systemische Östrogengabe sollte transdermal erfolgen, um das Herz-Kreislauf-Risiko (einschließlich das venöser Thrombosen) nicht zu erhöhen. Bei noch vorhandener Gebärmutter muss mit einem Gestagen kombiniert werden, weil sonst das Risiko für ein Endometriumkarzinom (➤ 20.9) steigt. Das Brustkrebsrisiko ist mit den modernen, bioidentischen Hormonpräparaten nicht mehr stark erhöht, Brustkrebs ist aber nach wie vor eine Kontraindikation.

Die Behandlungsdauer ist individuell und beschwerdeabhängig. Bei genitalen Beschwerden hilft eine lokale Östrogenanwendung, z. B. durch Cremes. [1]

20.1.3 Gynäkologische Untersuchung

Die **gynäkologische Untersuchung** ist für die Patientin eine sehr intime und oft unangenehme Situation. Sie erfordert besonderes Feingefühl von den beteiligten Personen. Generell sollte zusätzlich zu Arzt oder Ärztin (im Folgenden als „Ärztin" bezeichnet) immer noch eine weibliche Person anwesend sein. Das schützt den Untersucher bzw. die Untersucherin (im Weiteren „Untersucherin" genannt) vor einer späteren Anzeige wegen sexuellen Missbrauchs während der gynäkologischen Untersuchung. Die Untersuchungsinhalte sind immer die gleichen, die Reihenfolge kann variieren. Nach Abschluss der Untersuchungen und Ankleiden werden die Ergebnisse und möglicherweise weiterführende Untersuchungen mit der Patientin besprochen.

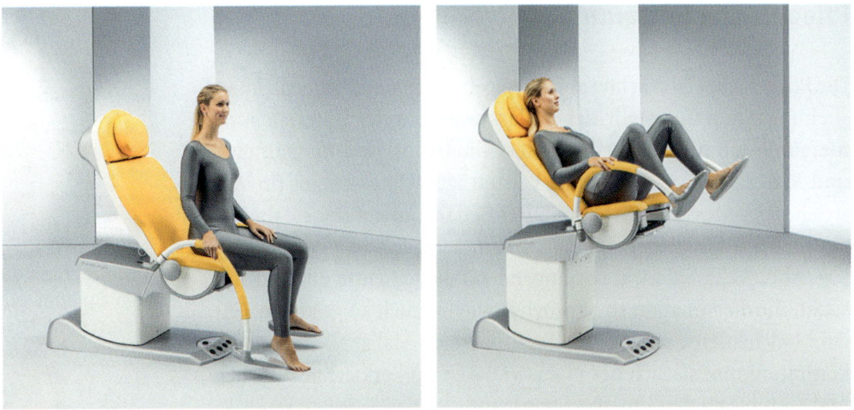

Abb. 20.2 Gynäkologischer Untersuchungsstuhl. Die Patientin nimmt Platz und stellt ihre Füße auf die Fußstützen (alternativ sind auch Knieschalen zur Beinlagerung erhältlich). Danach wird der Stuhl gekippt, sodass die Patientin in Steinschnittlage liegt, also in Rückenlage mit gebeugten Hüften und Knien und etwa 60° abgespreizten Beinen. Die Rückenlehne kann bei Bedarf bis in die Horizontale gebracht werden. [V696]

Untersuchung auf dem gynäkologischen Stuhl

Meist beginnt die Untersuchung mit der Untersuchung der Geschlechtsorgane auf dem **gynäkologischen Stuhl** (➤ Abb. 20.2). Dafür hat die Patientin die untere Körperhälfte in einer Kabine entkleidet und auf dem gynäkologischen Stuhl Platz genommen. Unmittelbar vor der Untersuchung wird der Stuhl so gekippt, dass die Patientin in **Steinschnittlage** liegt.

- Zuerst wird das äußere Genitale beurteilt. Sichtbare Veränderungen können auf eine Infektion oder ein Vulvakarzinom hindeuten.
- Dann werden mit Hilfe von **Spekula** (*Spiegel* ➤ Abb. 20.3) Portio, äußerer Muttermund und Vaginalschleimhaut beurteilt, möglicherweise Abstriche entnommen und ggf. der pH-Wert der Scheide mit einem pH-Stäbchen gemessen (normal 4,0). Durch die Aufforderung zum Pressen kann die Ärztin beurteilen, ob eine Senkung des inneren Genitales (➤ 20.10) vorliegt.
- Bei der **vaginalen Tastuntersuchung** (➤ Abb. 20.4) tastet die Ärztin mit einem oder zwei Fingern in der Scheide der Frau Gebärmutter, Eileiter und Eierstöcke *(Adnexe)*. Sie drückt mit der freien Hand auf den Bauch der Patientin, um die Beweglichkeit und die Größe der Gebärmutter abzuschätzen. Um die unteren seitlichen Haltebänder der Gebärmutter *(Parametrien)* beurteilen zu können, muss sie gleichzeitig mit einem Finger vaginal und einem anderen rektal tasten.

Ist eine *transvaginale Sonografie* (➤ 20.1.5) erforderlich, so erfolgt sie nach der Tastuntersuchung. Danach wird die Frau gebeten, sich anzuziehen und dann den Oberkörper zu entkleiden.

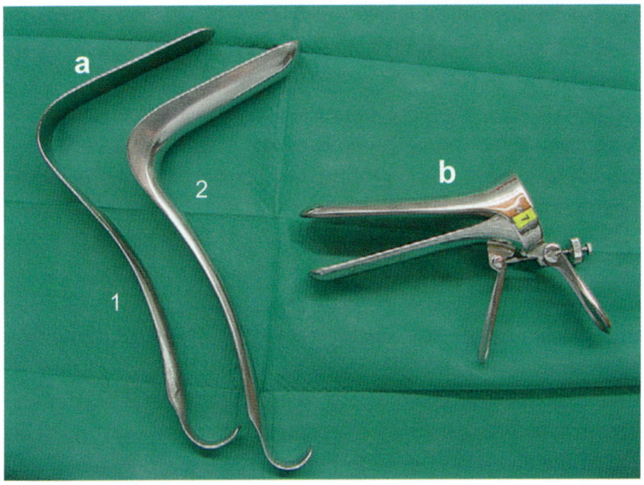

Abb. 20.3 Untersuchungsmaterialien für die gynäkologische Untersuchung. (a) zweiblättriges Spekulum (1 vorderes, 2 hinteres Blatt), (b) selbsthaltendes Spekulum. [M438]

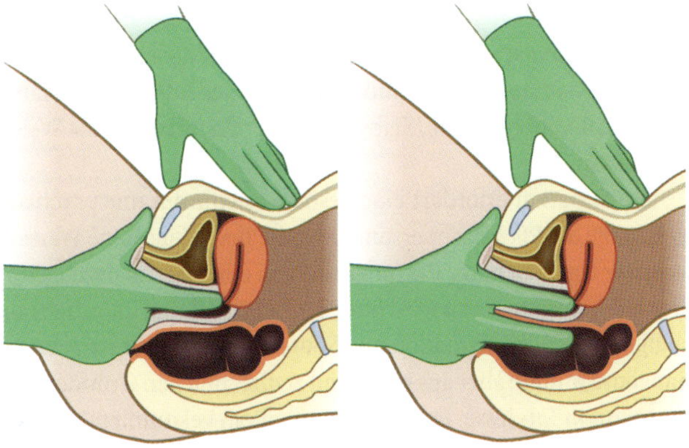

Abb. 20.4 Links vaginale, rechts rektovaginale Tastuntersuchung. [L255]

Nie vollständig unbekleidet

Die Patientin sollte während der Untersuchung nie komplett entkleidet sein, sondern immer nur im Bereich des Ober- *oder* Unterkörpers.

Inspektion und Tastuntersuchung der Brust

Die Untersuchung der Brust beginnt mit der **Inspektion** bei herunterhängenden, in die Hüfte gestützten und über den Kopf erhobenen Armen. Dadurch werden Asymmetrien und schlechte Verschieblichkeit einer Brust besser sichtbar. Durch die **Tastuntersuchung der Brust** sollen mögliche Knoten oder Entzündungen entdeckt werden. Die Patientin steht dazu vor der sitzenden Untersucherin und hat die Hände in die Hüften gestützt. Die Untersucherin palpiert nun zunächst beide Brüste der Patientin und anschließend beide Achseln sowie den Bereich ober- und unterhalb der Schlüsselbeine, um hier möglicherweise vergrößerte Lymphknoten zu finden.

Pflegerische Betreuung

Die Pflegefachperson achtet auf einen gelüfteten und warmen Untersuchungsraum und stellt sicher, dass während der Untersuchung niemand den Raum betritt. Sie legt die benötigten Instrumente und Materialien (z. B. Spekula, Watteträger, Objektträger für Abstriche, pH-Messstreifen) bereit. Bei Bedarf unterstützt sie die Patientin beim Auskleiden und hilft ihr auf den gynäkologischen Stuhl (➤ Abb. 20.2). Sie wirkt beruhigend auf die Patientin ein und versucht, ihr die Situation so angenehm wie möglich zu gestalten. Für ein Mädchen/eine junge Frau, die zum ersten Mal zur Gynäkologin kommt, nimmt sie sich besonders viel Zeit und erklärt ausführlich und einfühlsam den Untersuchungsgang.

Während der Untersuchung reicht sie die Materialien an und hilft ggf. bei der Abstrichentnahme, indem sie das obere Spekulum (beim zweiblättrigen Spekulum) hält. Deshalb tragen Pflegende immer Handschuhe.

Nach der Untersuchung unterstützt die Pflegefachperson die Patientin ggf. beim Absteigen vom Untersuchungsstuhl und beim Ankleiden. Sie entsorgt die Materialien und bereitet den Untersuchungsraum für die nächste Untersuchung vor.

Beratung

Pflegefachpersonen informieren die Frauen über die Selbstuntersuchung der Brust und leiten sie dazu an (➤ Abb. 20.5). Die Selbstuntersuchung erfolgt am besten wenige Tage nach Einsetzen der Menstruation vor dem Spiegel bei gutem Licht. Unterstützt wird die Anleitung durch ein Infoblatt, das den Untersuchungsablauf darstellt. Besonders Frauen nach Brustkrebs sollten ihre Brust einmal monatlich selbst untersuchen.

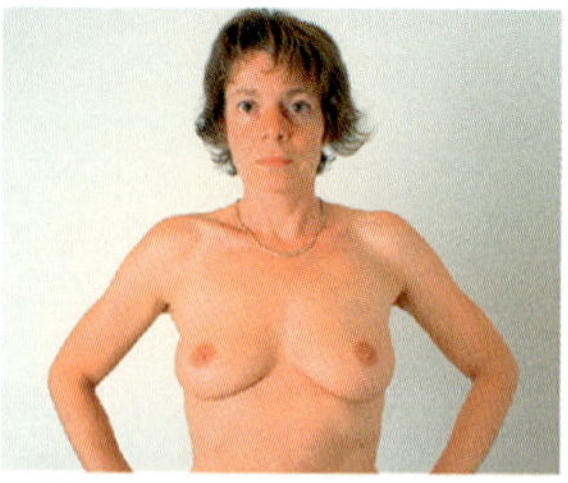

a) Betrachten der Brust vor dem Spiegel, zuerst mit auf die Hüften gestützten Armen, ...

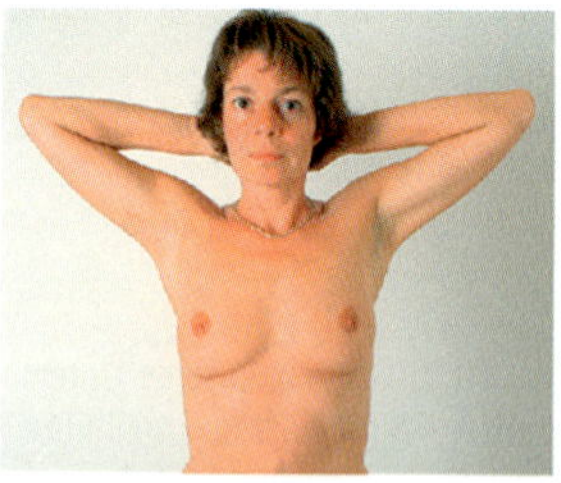

b) ... anschließend mit erhobenen Armen (aus verschiedenen Blickwinkeln).

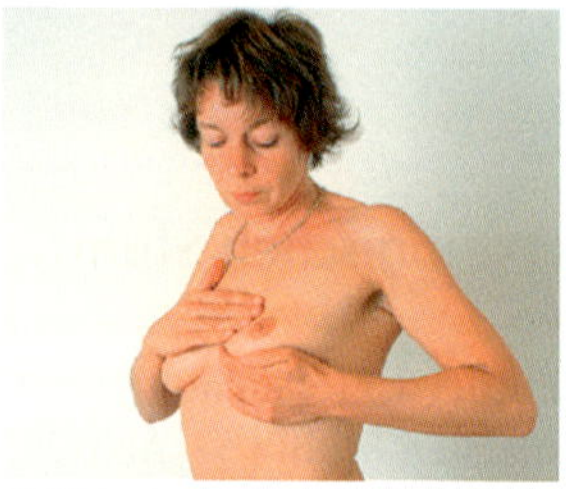

c) Abtasten aller vier Quadranten der Brust im Stehen nach einem festen Muster.

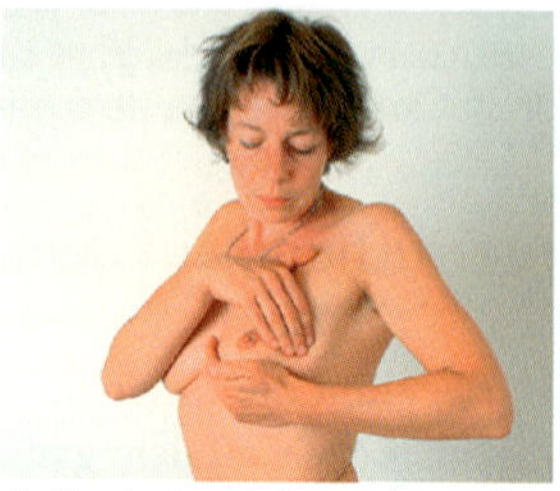

d) Nach der Untersuchung im Stehen Zusammendrücken der Brustwarze mit Daumen und Zeigefinger (Sekretaustritt? Farbe des Sekrets?).

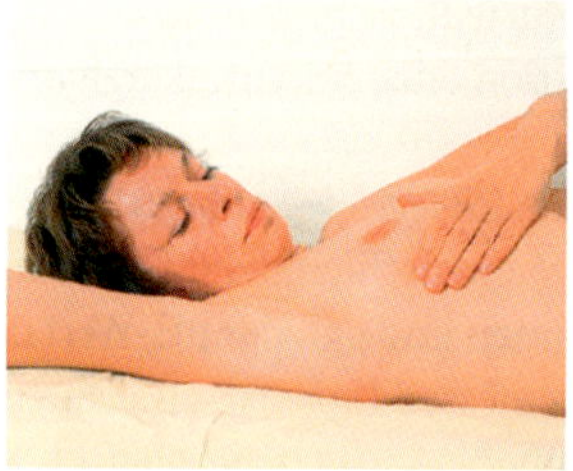

e) Wiederholung der Brustuntersuchung im Liegen.

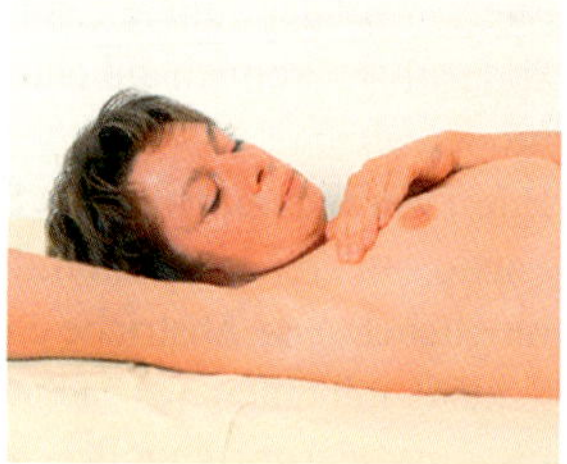

f) Abschließend Untersuchung der Achselhöhlen auf vergrößerte und veränderte Lymphknoten.

Abb. 20.5 Selbstuntersuchung der Brust. [K115]

Vorgehen bei Vergewaltigung

In die gynäkologische Ambulanz kommen auch Mädchen und Frauen nach Vergewaltigung. Sie befinden sich in einer Ausnahmesituation, die sich z. B. durch Ängste, Selbstvorwürfe, Erstarrung oder Weinen zeigen kann.

Diese Situation erfordert eine besonders einfühlsame psychische Begleitung: die Pflegefachperson bringt die Betroffene ohne Wartezeit sofort zur Untersuchung, die möglichst von einer Ärztin durchgeführt wird. Die betroffene Frau wird über die Untersuchung informiert und darüber, dass Dokumentation und Spurensicherung für sie zwar sehr unangenehm sind, aber aus straf- und zivilrechtlichen Gründen nötig und in ihrem Interesse. Ist die Patientin allein gekommen, motiviert die Pflegende die Patientin, eine Vertrauensperson anzurufen. Außerdem gibt sie ihr die Kontaktdaten einer Selbsthilfegruppe.

Nach Vergewaltigung sind besondere Untersuchungen und Dokumentationen zur Überführung des Täters nötig, z. B. Sicherstellung der Kleidung (falls die Frau sie noch nicht gewechselt hat), Ganzkörperuntersuchung auf Verletzungen, Auskämmen der Schamhaare zur Sicherstellung von Täterhaaren, Abstriche zum Spermanachweis, Blutuntersuchungen auf HIV, Lues und Gonorrhö, Schwangerschaftstest (für „negative“ Ausgangswerte, Wiederholung nach Wochen bzw. Monaten notwendig). In vielen Häusern gibt es Notfallchecklisten oder -koffer, damit nichts vergessen wird. Besteht die Möglichkeit, dass eine Schwangerschaft eintreten könnte, erhält die Betroffene die „Pille danach“.

Sexueller Kindesmissbrauch

Ein besonderes Problem ist der sexuelle Missbrauch von Kindern und Jugendlichen unter 14 Jahren. Körperliche Anzeichen sind Veränderungen im Genitoanalbereich (einschließlich Entzündungen, erniedrigter Tonus des Afterschließmuskels) und „ungewöhnliche“ Verletzungen. Weitere Hinweise sind beispielsweise eine dem Alter nicht angemessene sexualisierte Sprache oder Gestik. Verhaltensänderungen u. a. Auffälligkeiten sind ebenfalls Hinweise, aber von Menschen, die das Kind nicht kennen, schwer feststellbar.

Nach **§ 4 Bundeskinderschutzgesetz** sollte bei Verdacht auf Kindeswohlgefährdung als Erstes der Kontakt zu den Sorgeberechtigten gesucht werden, also in aller Regel den Eltern, und ihnen die Inanspruchnahme von Hilfen nahegelegt werden. Pflegende und Ärztinnen können auch zunächst eine *Beratung durch das Jugendamt* zur Einschätzung einer Kindeswohlgefährdung in Anspruch nehmen; die Daten der Betroffenen werden dabei pseudonymisiert. Halten sie ein *Tätigwerden des Jugendamts* für erforderlich, etwa weil die Eltern tatverdächtig sind oder die Bemühungen um eine Kooperation der Eltern erfolglos bleiben, so dürfen Pflegende und Ärztinnen dem Jugendamt alle erforderlichen Daten (ohne Pseudonymisierung) zur Verfügung stellen. Die Polizei darf nur bei unmittelbarer, anders nicht abwendbarer Gefahr eingeschaltet werden, etwa wenn die Sorgeberechtigten und möglichen Täter bzw. Täterinnen die stationäre Aufnahme eines schwerer verletzten Kindes ablehnen. In Krankenhäusern sollten Pflegefachpersonen der zuständigen (Ober-)Ärztin ihren Verdacht mitteilen. Oft gibt es *Kinderschutzgruppen,* die rund um die Uhr telefonisch kontaktiert werden können und das weitere Vorgehen koordinieren. Aufgabe von Pflegefachpersonen sind v. a. die Beobachtung des Kindes, auch in seiner Beziehung zu Eltern und Besuchern, und die Dokumentation dieser Beobachtungen (getrennt von der „normalen" Pflegedokumentation). [2] Im ambulanten Bereich Tätige sollten Kontakt zu einer Beratungsstelle aufnehmen und sich individuell (ohne Namensnennung von Täter und Opfer) beraten lassen.

20.1.4 Abstriche

Es gibt verschiedene **Abstriche** im gynäkologischen Bereich, die nicht immer alle entnommen werden:

- **Krebsvorsorgeabstrich** *(zytologischer Abstrich, PAP-Abstrich)* zur zytologischen Untersuchung. Hierfür wird Zellmaterial von äußerem Muttermund und Zervikalkanal (Gebärmutterhalskanal) gewonnen (➤ Abb. 20.6) und auf einen Objektträger gestrichen. Der Abstrich wird sofort mit einem speziellen Fixierspray besprüht, damit die Zellen erhalten bleiben, und dann zur **zytologischen Untersuchung** geschickt. Der Befund wird nach der *Münchner Klassifikation* in Gruppen nach **Papanicolaou** eingeteilt, in **Gruppe I** (unauffällig) bis **Gruppe V** (bösartige Zellen).
- **HPV-Abstrich** auf die verschiedenen Hochrisiko-HPV-Typen. Zellen aus dem Zervikalkanal werden vergleichbar dem Krebsvorsorgeabstrich entnommen und zum molekulargenetischen Nachweis viralen Erbguts (z. B. mittels PCR, ➤ 13.1.4) ins Labor gegeben.
- Abstrich zur Anfertigung eines **Nativpräparats.** Hierfür wird mit einem sterilen Wattestäbchen aus dem hinteren Scheidengewölbe Sekret entnommen und auf einen Objektträger mit zwei Tropfen NaCl 0,9 % ausgestrichen. Unter dem Mikroskop wird z. B. eine normale Vaginalbesiedelung mit *Döderlein-Bakterien,* eine Pilz- oder bakterielle Infektion diagnostiziert.

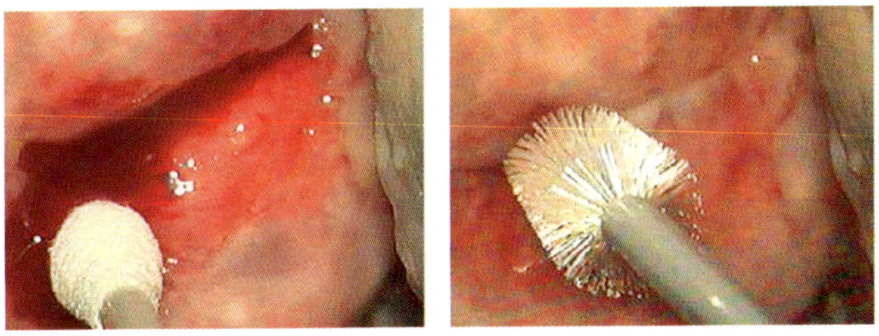

Abb. 20.6 Krebsvorsorgeabstrich, links mit einem Wattestäbchen vom äußeren Muttermund, rechts mit einem Bürstchen aus dem Zervikalkanal. Mittlerweile gibt es auch Bürstchen für beide Abstriche gleichzeitig. [M438]

- **Mikrobiologischer Abstrich** zur Untersuchung auf eine Keimbesiedelung (➤ 13.1.4).
  - Prophylaktisch in der Schwangerschaft zum Ausschluss einer Infektion
  - Bei pathologischem Scheiden-pH-Wert
  - Bei V. a. auf eine vaginale Infektion, z. B. mit Chlamydien (Bakterien, die durch Geschlechtsverkehr übertragen werden und häufiger Auslöser einer Adnexitis sind, ➤ 13.8, ➤ 20.4)
  - Aus einer infizierten Wunde

Abstriche

Für die Abstriche werden ein geeigneter Träger und ein Trägermedium benötigt. Auf dem Laborschein müssen das Untersuchungsmaterial, der Entnahmeort und die geforderte Untersuchung vermerkt werden. Der Abstrich wird umgehend in ein mikrobiologisches oder zytologisches Labor gebracht.

20.1.5 Bildgebende Verfahren

Das am häufigsten eingesetzte bildgebende Verfahren ist die **Sonografie** (➤ Abb. 20.7). Damit können fast alle Erkrankungen des inneren Genitales diagnostiziert oder ausgeschlossen werden.

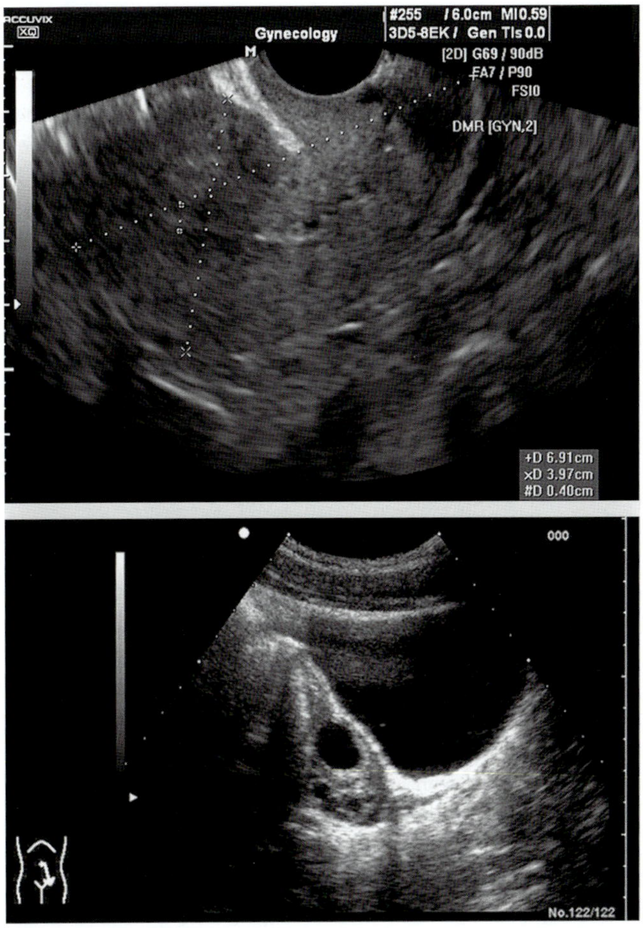

Abb. 20.7 Sonografie-Normalbefunde. Oben Gebärmutter im Längsschnitt, unten Eierstock. Das dunkle Oval im Eierstock ist ein sprungbereiter Follikel. [M455, M512]

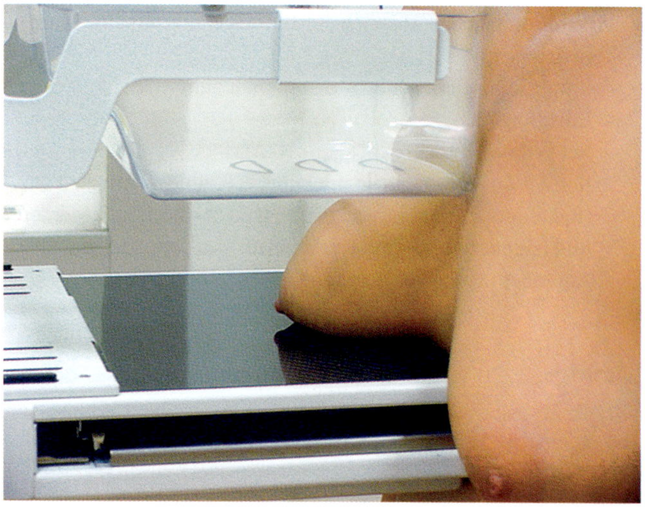

Abb. 20.8 Durchführung der Mammografie. [M438]

Die **transvaginale Sonografie** (durch die Scheide) erfolgt mittels einer speziellen Ultraschallsonde, welche in die Scheide eingeführt wird. Darstellbar sind Gebärmutter, Eierstöcke, Harnblase und *Douglas-Raum* (Bereich der Bauchhöhle zwischen Gebärmutter und Rektum, in dem sich bei Entzündungen oft Flüssigkeit ansammelt). Bei Patientinnen, bei denen ein transvaginaler Ultraschall nicht sinnvoll oder möglich ist (z. B. bei sehr großer Gebärmutter bzw. wenn die Patientin noch nie Geschlechtsverkehr hatte), erfolgt eine **transabdominale Sonografie** *(durch die Bauchdecke).*

Auch die **weibliche Brust** kann mittels Sonografie z. B. auf einen Tumor oder einen Abszess untersucht werden.

Die **Mammografie** (➤ Abb. 20.8, ➤ Abb. 20.21) ist eine spezielle Röntgenuntersuchung der weiblichen Brust zur Brustkrebs-Früherkennung. Sie wird sowohl zum Screening (➤ 20.3) und zur Frühdiagnostik bei gefährdeten Frauen als auch zur weiteren Abklärung bei konkretem Verdacht eingesetzt.

Bei speziellen Fragestellungen, z. B. bei bösartigen Gebärmuttertumoren mit der Frage der Ausdehnung auf angrenzende Organe, wird evtl. eine MRT oder CT benötigt.

20.1.6 Endoskopische Untersuchungen

Bei der **Kolposkopie** werden mit dem **Kolposkop** (eine Art Lupe mit integrierter Lichtquelle) die Scheide und insbesondere die Portio (in die Scheide ragender Teil der Gebärmutter) genau auf mögliche Veränderungen beurteilt. Durch Betupfen mit Essigsäure und ggf. Jod (**Essigsäure**- bzw. **Schiller-Jod-Probe**) können veränderte Bereiche sichtbar gemacht und gezielt Proben entnommen werden.

Die **Hysteroskopie** ist die *Spiegelung der Gebärmutter*, etwa bei Verdacht auf Gebärmutterschleimhautkrebs (Endometriumkarzinom ➤ 20.9). Ein **Hysteroskop** (Endoskop mit Lichtquelle und Kamera) wird in die Gebärmutter eingeführt und diese dann von innen betrachtet. Oft wird die Hysteroskopie mit einer **Abrasio** (*Ausschabung* ➤ 20.2.5) kombiniert.

Die **Laparoskopie** bezeichnet die Spiegelung der Bauchhöhle. Sie kann diagnostischen und/oder therapeutischen Zwecken dienen (➤ 20.2.5, ➤ 9.1.3).

Pflegerische Betreuung

Kolposkopie und diagnostische Hysteroskopie brauchen keine spezielle pflegerische Vor- und Nachsorge (Pflege nach Abrasio ➤ 20.2.5).

Für eine Laparoskopie erhält die Patientin meist am Vortag ein orales Abführmittel oder ein Klysma. Die weiteren Maßnahmen entsprechen einer allgemeinen OP-Vorbereitung und orientieren sich am Hausstandard.

Postoperativ führen die Pflegenden Vitalzeichenkontrollen und Wundbeobachtungen durch. In der Regel kann die Patientin nach einer diagnostischen Laparoskopie am gleichen Tag aufstehen, trinken und essen.

20.2 Spezielle pflegerische und medizinische Maßnahmen

20.2.1 Genitalspülung

Mit der **Genitalspülung** kann das äußere Genital schonend gereinigt werden, wenn das Waschen mit dem Waschlappen zu schmerzhaft wäre, z. B. nach einer Vulvektomie (➤ 20.1), und kein Bidet zur Verfügung steht oder die Patientin nicht aufstehen kann. Folgende Materialien werden benötigt (➤ Abb. 20.9):

- Händedesinfektionsmittel, Einmalhandschuhe
- Bettschutz
- Steckbecken für Frauen
- Gefäß mit lauwarmem Wasser, ggf. Zusatz (z. B. Arnikatinktur)
- Einmalwaschlappen und Handtuch
- Vorlagen und Netzhöschen/Slip

Steckbecken unterschieben und Patientin auffordern, die leicht angestellten Beine zu spreizen. Die Position auf dem Steckbecken ist passend, wenn die Spülflüssigkeit sicher in das Steckbecken ablaufen kann. Dann Genitalbereich einschließlich Innenseiten der Oberschenkel abspülen (➤ Abb. 20.10), dabei auch die Vulvalippen spreizen, um den Harnröhren- und Vaginaleingang zu reinigen. Blutreste ggf. vorsichtig mit einem Einmalwaschlappen entfernen. Steckbecken entfernen. Genitalbereich trockentupfen und Patientin beim Einlegen der Vorlagen und Anziehen des Slips behilflich sein.

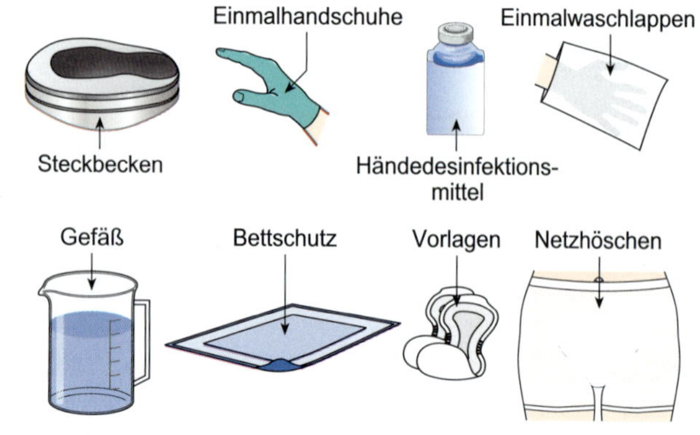

Abb. 20.9 Materialien für eine Genitalspülung. [L141]

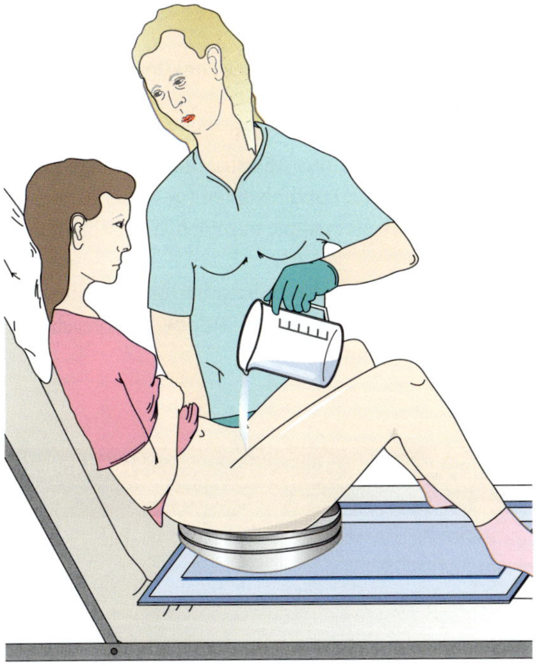

Abb. 20.10 Durchführung einer Genitalspülung. [L141]

20.2.2 Beratung zur Empfängnisverhütung

Es gibt eine Vielzahl von Möglichkeiten der **Empfängnisverhütung** *(Kontrazeption, Schwangerschaftsverhütung)*, die je nach individueller Situation der Frau bzw. des Paares ausgewählt werden. Unterschieden werden sog. natürliche Verhütungsmethoden, Barrieremethoden, chemische und hormonelle Methoden (➤ Tab. 20.2).

Die Sicherheit einer Empfängnisverhütungsmethode wird durch den **Pearl-Index** angegeben. Er misst, wie viele von 100 Frauen, die eine bestimmte Verhütungsmethode verwenden, innerhalb eines Jahres dennoch schwanger werden. Ein Pearl-Index von 10 bedeutet also, dass von 100 Frauen, die diese Methode verwendeten, nach einem Jahr 10 schwanger waren.

20.2.3 Hormone und Antihormone

Östrogene und Gestagene, die **weiblichen Geschlechtshormone,** werden unter dem Einfluss übergeordneter Steuerungshormone v. a. in den Eierstöcken gebildet (➤ Abb. 20.11). Eine genau abgestimmte Sekretion aller Hormone ist für die Funktionen des weiblichen Körpers unerlässlich.

Auch einige Erkrankungen der Geschlechtsorgane sind hormonabhängig. So reagiert beispielsweise das „versprengte" Gebärmutterschleimhautgewebe bei Endometriose (➤ 20.6) auf Hormone genauso wie solches in der Gebärmutter. Brustkrebs- und Gebärmutterschleimhautkrebszellen (➤ 20.3, ➤ 20.9) tragen auf ihrer Oberfläche oft Hormonrezeptoren für Östrogen und/oder Progesteron, sodass diese das Tumorwachstum beschleunigen *(hormonabhängige Tumoren)*. Entsprechend lassen sich diese Erkrankungen durch die Gabe von **Hormonen oder Antihormonen** in ihrem Verlauf beeinflussen.

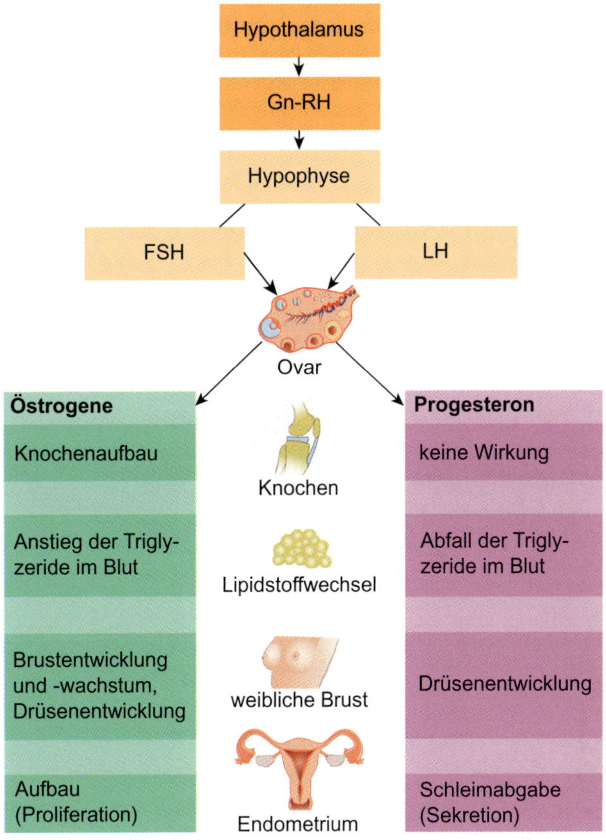

Abb. 20.11 Hierarchie der weiblichen Geschlechtshormone. Gn-RH = Gonadotropin-Releasing-Hormon, FSH = follikelstimulierendes Hormon, LH = luteinisierendes Hormon. [L255]

Stimulationstherapien

Stimulationstherapien sollen in aller Regel bei unerfülltem Kinderwunsch die Eizellreifung der Frau fördern und so einen Eisprung auslösen.

- Clomifen gehört zu den **selektiven Östrogen-Rezeptor-Modulatoren** *(SERM)*. Diese docken an alle Östrogen-Rezeptoren an, wirken teilweise agonistisch (wie Östrogene) und teilweise antagonistisch (entgegengesetzt). Clomifen (z. B. Clomifen-ratiopharm®) täuscht in Hypothalamus und Hypophyse einen Östrogenmangel vor und stimuliert dadurch die FSH- und LH-Sekretion der Hypophyse. Es kann als Tablette geschluckt werden.
- Bei Erfolglosigkeit oder vor In-vitro-Fertilisation („Reagenzglasbefruchtung" ➤ 20.11) kommen teils komplizierte Kombinationstherapien mit Clomifen, **GnRH-Analoga** (siehe unten), **GnRH-Antagonisten** (GnRH-Gegenspieler, z. B. Cetrorelix, etwa Cetrotide®) und **Gonadotropinen** (FSH, z. B. Gonal-f®, LH, z. B. Luveris®, HCG, z. B. Ovitrelle®) zum Einsatz. Abgesehen von Clomifen müssen diese Substanzen injiziert werden (oft s. c.-Injektion durch die Frau selbst).

Wichtige Risiken sind ein Überstimulationssyndrom. Mehrlingsschwangerschaften kommen gehäuft vor.

DEFINITION

Überstimulationssyndrom *(ovarian hyperstimulation syndrome, OHSS)*: ursächlich unklare, überschießende Reaktion der Eierstöcke auf die Stimulation v. a. mit Anschwellen der Eierstöcke, Flüssigkeits- und Eiweißaustritt in die Bauchhöhle sowie erhöhter Thromboseneigung durch die Eindickung des Blutes. In ausgeprägter Form lebensbedrohlich.

Östrogen- und Gestagentherapien

Östrogene und Gestagene sind Steroidhormone. Sie können als Tabletten geschluckt werden und wirken dann wie die körpereigenen Hormone.

Niedrig dosierte Östrogene und/oder Gestagene werden vor allem gegeben:

- Zum Hormonersatz bei Fehlen oder Funktionsstörungen der Eierstöcke
- Zur Empfängnisverhütung (➤ Tab. 20.2)
- Zur Behandlung bestimmter Menstruationsstörungen, von Endometriose (➤ 20.6) und Myomen (➤ 20.7)
- Zur sog. Hormonersatztherapie nach den Wechseljahren (➤ 20.1.2)

Hochdosierte Gestagene werden palliativ bei fortgeschrittenem Mamma- und Endometriumkarzinom (➤ 20.3, ➤ 20.9) gegeben, um das Tumorwachstum zu bremsen.

Tab. 20.2 Übersicht über die Methoden zur Empfängnisverhütung (Auswahl).

Methode(n)	Funktionsweise	Vor- und Nachteile (+ bzw. –)	Pearl-Index*
Natürliche Verhütungsmethoden (Zeitwahlmethode)			
Begrenzung des ungeschützten Geschlechtsverkehrs auf die unfruchtbaren Tage	Messung der Basaltemperatur *plus* Beurteilung der Zervixschleimkonsistenz → Berechnung der fruchtbaren Tage	+ Ohne Hilfsmittel möglich, keine Nebenwirkungen – Nur bei sehr regelmäßigem Zyklus sicher, an den fruchtbaren Tagen muss mit Kondom o. Ä. verhütet werden	1–3**
Mechanische Verhütungsmethoden (Barrieremethoden)			
Kondom *(Präservativ)*	Dünne Hülle aus unterschiedlichen Kunststoffen, die vor dem Verkehr über den erigierten Penis gestülpt wird und das Eindringen von Spermien in die Scheide verhindert	+ Günstig, keine Hormone, jederzeit spontan verfügbar, Schutz vor sexuell übertragbaren Krankheiten – Häufig Anwendungsfehler	2–12
Diaphragma *(Scheidenpessar)*	Runde Kappe aus Silikon, die vor dem Verkehr in die Scheide bis direkt vor den Muttermund eingeführt wird und das Eindringen von Spermien verhindert	+ Günstig, keine Hormone, wiederverwendbar – Größenanpassung durch Ärztin nötig, wird häufig als störend empfunden, sollte zusammen mit spermizidem Gel verwendet werden	Bis 20***
Chemische Verhütungsmethode			
Spermizide	Gele, Zäpfchen o. Ä., die 10 Min. vor dem Geschlechtsverkehr in die Scheide eingeführt werden und die Spermien abtöten/lähmen	+ Keine Hormone, rein lokale Wirkung, unkompliziert – Oft Hautreaktion an Vagina oder Penis, Wartezeit muss eingehalten werden	3–21
Hormonelle Verhütungsmethoden			
Orale Kontrazeptiva: • **(Anti-Baby-)Pille** (Östrogen-Gestagen-Kombination) • **östrogenfreie Pille** (nur Gestagen)	Orale Einnahme einmal täglich zur gleichen Uhrzeit. Unterdrückung des Eisprungs, Hemmung des Spermienaufstiegs, unzureichende Vorbereitung der Gebärmutterschleimhaut auf die Einnistung einer Eizelle	+ Einfach anzuwenden, meist gut verträglich, sehr sicher – Rezeptpflichtig, substanz- und dosisabhängige Nebenwirkungen durch Hormone (z. B. Gewichtszunahme, erhöhtes Thromboserisiko)	0,1–3
Hormonimplantat	Implantation eines Stäbchens unter die Haut, das drei Jahre kontinuierlich Gestagen abgibt	+ Keine Anwendungsfehler, meist gut verträglich – Implantation durch Ärztin nötig, gelegentlich Zwischenblutungen, sehr teuer	0–0,08
Intrauterinpessar (IUP, Spirale)			
Kupfer- oder Hormonspirale	Auslösen einer lokalen Entzündung und Behinderung des Spermienaufstiegs (Kupferspirale) oder lokale Gestagenabgabe (Hormonspirale)	+ Keine Anwendungsfehler – Einlage durch Ärztin nötig, gelegentl. Unterbauchschmerzen, bei Kupferspirale erhöhtes Risiko einer aufsteigenden Genitalinfektion	Kupferspirale 0,3–0,8 Hormonspirale 0,16
Operative Verhütungsmethode			
Sterilisation der Frau/des Mannes	Operative Durchtrennung der Eileiter der Frau/der Samenstränge des Mannes	+ Sehr sicher, nach der Operation keine Nebenwirkungen mehr – Operation mit entsprechenden Risiken, nicht rückgängig zu machen	♂ 0,1 ♀ 0,2–0,3

* Immer korrekte Anwendung vorausgesetzt, bei Anwendungsfehlern teils erheblich höher
** Nur bei der Kombination aus Temperatur- und Zervixschleimmethode, nicht bei den sog. Kalendermethoden
*** Bei Anwendung zusammen mit Spermizid 2–6

Nebenwirkungen von Hormonen

Hauptnebenwirkungen von Östrogenen und Gestagenen sind Übelkeit, Gewichtszunahme, Ödeme, Spannungsgefühl in den Brüsten, psychische Verstimmungen und ein erhöhtes Risiko von Venenthrombosen. Substanz- und dosisabhängig sind eine Erhöhung des kardiovaskulären Risikos (v. a. bei Raucherinnen) und negative Stoffwechselwirkungen möglich. Bei langjähriger Hormonersatztherapie ist das Brustkrebsrisiko (leicht) erhöht.

Antihormonelle Therapien

Antihormonelle Therapien in der Gynäkologie sind ganz überwiegend *antiöstrogene* Therapien, welche den Östrogenspiegel im Körper senken sollen. Hauptindikation ist der hormonabhängig wachsende Brustkrebs (➤ 20.3). Ein Teil der Substanzen wird auch zeitlich begrenzt bei Endometriose (➤ 20.6) oder Gebärmuttermyomen ➤ 20.7) gegeben, die ebenfalls östrogenabhängig sind.

- **GnRH-Analoga** *(Gonadotropin-Releasing-Hormon-Analoga)* wirken bei längerdauernder Gabe nach anfänglicher Stimulation hemmend auf die Hypophyse und damit auf die Östrogenproduktion in den Eierstöcken. Beispiele sind Goserelin (z. B. Zoladex®) und Leuprorelin (z. B. Enantone®-Gyn). Ein 1-, 3- oder 6-Monats-Depot wird s. c. verabreicht, je nach Präparat und Zeitraum als Injektion oder Implantat.
- Tamoxifen (z. B. Nolvadex®) ist ein **selektiver Östrogen-Rezeptor-Modulator** *(SERM)* mit östrogenantagonistischer (also östrogen-entgegengesetzter) Wirkung an Brustdrüsen- und Brustkrebszellen. An Gebärmutterschleimhautzellen hingegen wirkt es ähnlich wie Östrogene. Es kann als Tablette eingenommen werden.
- **Östrogen-Rezeptor-Antagonisten** wie Fluvestrant (z. B. Faslodex®, i. m.-Injektion) wirken an *allen Zellen* mit Östrogenrezeptoren östrogenantagonistisch.
- **Aromatase-Inhibitoren,** beispielsweise Anastrozol (z. B. Arimidex®) und Exemastan (z. B. Aromasin®), vermindern über Enzymhemmung die Umwandlung von Androgenen in Östrogene in den Geweben und damit den Hauptentstehungsweg der Östrogene nach den Wechseljahren.

Durch den Östrogenabfall kommt es zu typischen Wechseljahresbeschwerden (➤ 20.1.2). Außerdem gibt es substanzabhängige Nebenwirkungen wie etwa Gebärmutterschleimhautveränderungen bis hin zum Endometriumkarzinom (➤ 20.9) bei Tamoxifen.

20.2.4 Spezielle perioperative Pflege bei Operationen an der weiblichen Brust

DEFINITION

Brusterhaltende Operation: Entfernung eines Teils der weiblichen Brust (z. B. *Tumor-, Quadrantektomie*) unter Erhalt der übrigen Brust.
Mastektomie: Entfernung der weiblichen Brust.
Brustrekonstruktion: Brustwiederherstellung durch körpereigenes Gewebe oder körperfremdes Material (Implantat).

Operationen an der weiblichen Brust umfassen ein weites Spektrum von Eingriffen, z. B.:

- **Brustvergrößerung, Brustverkleinerung,** überwiegend aus kosmetischen Gründen
- **Abszessinzision** *(-spaltung)* bei Brustdrüsenabszess
- **Tumorektomie.** Entfernung eines gut- oder bösartigen Tumors (Form der brusterhaltenden Operation bei Brustkrebs ➤ 20.3, ➤ Abb. 20.12)
- **Quadrantektomie.** Entfernung des tumortragenden Brustviertels *(Quadranten),* Form der brusterhaltenden Operation bei Brustkrebs
- **Mastektomie** *(Brustamputation, Ablatio mammae).* Entfernung der weiblichen Brust, bei Mammakarzinom oder (abgesehen von der modifiziert radikalen Mastektomie) auf Wunsch der Frau bei hohem Brustkrebsrisiko (➤ Abb. 20.12)
  - **Einfache Mastektomie.** Entfernung der Brustdrüse einschließlich der Brustmuskelfaszie, der Haut und der Brustwarze
  - **Modifiziert radikale Mastektomie.** Zusätzlich zur einfachen Mastektomie **Axilladissektion** (Entfernung der Achsellymphknoten)

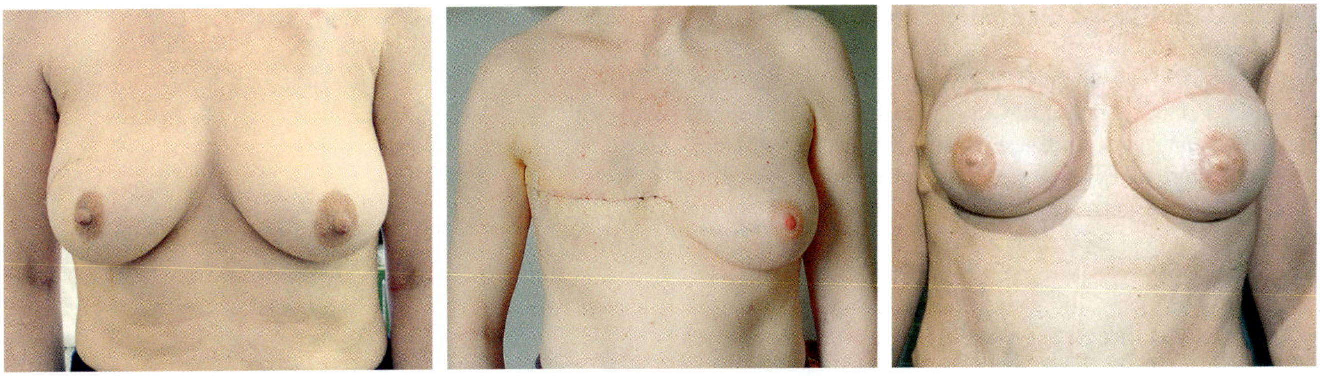

Abb. 20.12 Brustoperationen. Links Patientin nach brusterhaltender Operation, Mitte Patientin nach Mastektomie, rechts nach Brustrekonstruktion mit körpereigenem Gewebe und Implantat). [M438, G446]

- **Hautsparende Mastektomie.** Entfernung der Brustdrüse und der Brustwarze, jedoch Erhalt von möglichst viel Haut, da dies die Rekonstruktion mittels Implantat erleichtert
- **Brustwarzenerhaltende Mastektomie** *(subkutane Mastektomie).* Sonderform der hautsparenden Mastektomie mit Erhalt auch der Brustwarze
- Bei bereits vorhandenem Karzinom immer Entfernung und nachfolgende Untersuchung des **Wächter-Lymphknotens** (*Sentinel-Node,* erster Lymphknoten im Lymphabflussgebiet) in der Achsel, ggf. auch weiterer Lymphknoten

- **Brustrekonstruktion** mittels Implantaten (➤ Abb. 20.12) oder körpereigenem Gewebe z. B. von Bauch, Rücken oder Gesäß

Die Hauptkomplikationen entsprechen den allgemeinen Operationskomplikationen (v. a. Blutung, Infektion, Wundheilungsstörung, Nervenschädigung). Spezifische Komplikationen nach Achsellymphknotenentfernung sind Sensibilitätsstörungen, Lymphödem (➤ 5.9) und Beweglichkeitseinschränkung des Arms.

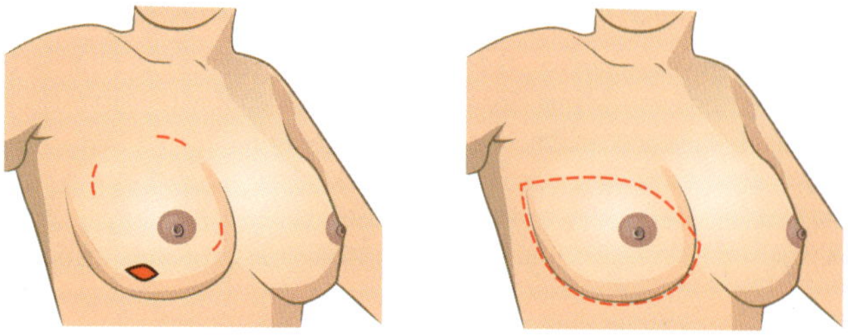

Abb. 20.13 Links mögliche Schnittführungen bei brusterhaltender Operation. Eine weitere Möglichkeit ist ein Hautschnitt in der Umschlagfalte unter der Brust (submammär). Rechts klassische Schnittführung bei Mastektomie. [L255]

Operativer Zugang

Der operative Zugang erfolgt im Bereich der Brust, wobei zahlreiche Schnittführungen möglich sind (Auswahl ➤ Abb. 20.13). Bei brusterhaltender Brustkrebsoperation kann ein zweiter Hautschnitt in der Achselhöhle zur Lymphknotenentfernung erforderlich sein.

Präoperative pflegerische Betreuung

Psychoonkologische Betreuung ➤ 20.3, ➤ 2.5.12

Die präoperative Pflege entspricht den allgemeinen Vorbereitungen vor Operationen. Abführmaßnahmen sind nicht notwendig. Ggf. rasieren/kürzen die Pflegenden die Haare im Bereich die Achselhöhle.

Bei geplanter Mastektomie kann schon vor der Operation eine Erstversorgungsprothese bestellt werden.

20

Postoperative pflegerische Betreuung

Psychische Begleitung nach Mastektomie und psychoonkologische Betreuung ➤ 20.3

Postoperative Überwachung und Pflege entsprechen denen nach Operationen in Vollnarkose außerhalb des Magen-Darm-Trakts. Die Frau darf trinken und leichte Kost zu sich nehmen, sobald sie vollständig wach ist. Wurde eine Drainage gelegt, so beobachten die Pflegenden Fördermenge, Sog und Austrittsstelle.

Atmung

Operation und eingelegte Sog-Drainage verursachen Schmerzen und können zu einer Schonatmung mit Pneumoniegefahr führen. Pflegende leiten die Patientin zur Vertiefung der Atmung an und verabreichen Schmerzmittel nach Arztanordnung.

Bewegung

In der Regel wird die Patientin noch am OP-Tag mobilisiert. Ggf. benötigt die Patientin Unterstützung bei der Körperpflege und beim Ankleiden, insbesondere, wenn Achsellymphknoten entfernt wurden und unter der Achsel eine Wundfläche besteht, welche die Beweglichkeit im Schultergelenk einschränkt. Pflegefachpersonen weisen die Patientin auf die Gefahr von Muskelverspannung und einer Kontraktur im Schultergelenk hin, wenn dieses länger in einer Schonhaltung gehalten wird. Durch Physiotherapie erlernt die Patientin geeignete Bewegungsübungen. Sie soll immer wieder vor dem Spiegel die korrekte Haltung kontrollieren.

Lymphödemprophylaxe am Arm

Je mehr Lymphknoten entfernt wurden, desto größer ist die Gefahr eines Lymphödems (➤ 5.9) von Hand und Arm der operierten Seite.

Nach Lymphknotenentfernung soll die Patientin den Arm postoperativ im Bett oder beim Sitzen am Tisch erhöht und leicht abduziert lagern (➤ Abb. 20.14), um einem Lymphödem bestmöglich vorzubeugen. Dafür ist ein Keilkissen sehr gut geeignet, alternativ kann mit einem normalen Kissen ein „Keil" geformt werden.

Die Gefahr eines Lymphödems besteht zeitlebens. Die Patientinnen werden daher bezüglich Maßnahmen der **Lymphödemprophylaxe** beraten:

- Arm nicht länger herunterhängen lassen
- Regelmäßig Bewegungsübungen nach Anleitung der Physiotherapeutin durchführen (➤ Abb. 5.32)

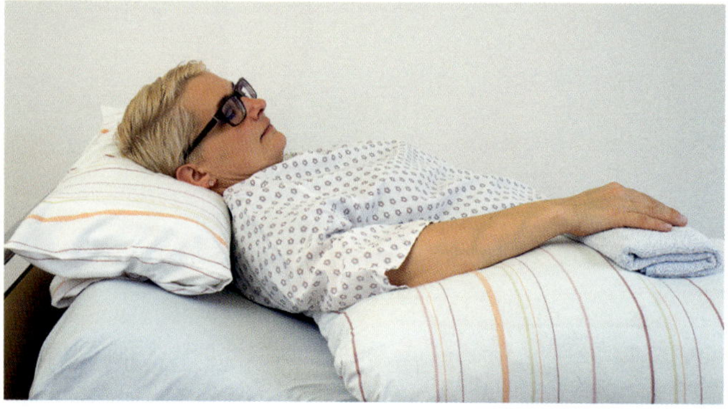

Abb. 20.14 Erhöhte Lagerung des Arms auf der betroffenen Seite nach Lymphknotenentfernung. [K115]

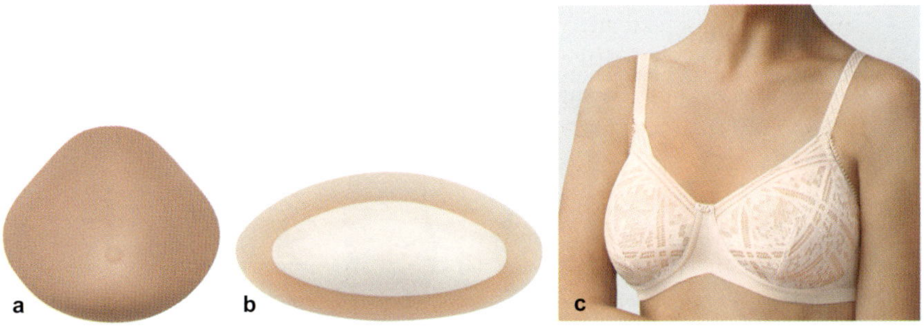

Abb. 20.15 Optischer Ausgleich nach Brustentfernung durch Brustprothese. Links Vorderseite einer Büstenhalterprothese, in der Mitte Rückseite einer Teil-/Ausgleichsprothese, die es in unterschiedlichen Formen und Größen gibt, oft selbsthaftend. Rechts BH mit (von außen nicht sichtbaren) eingearbeiteter Tasche, in die die Prothese eingelegt wird. [V158]

- Keine schweren Gegenstände heben und auf der betroffenen Seite tragen, schwere Handtaschen auf der anderen Seite tragen
- Verletzungen, z. B. bei der Gartenarbeit oder der Nagelpflege, vermeiden
- Einengende Kleidung oder Schmuck vermeiden
- Längere Sonneneinstrahlung und Wärmebehandlungen auf der betroffenen Seite vermeiden
- Darauf achten, dass Blutdruckmessungen und Blutabnahmen immer auf der nicht operierten Seite erfolgen
- Bei beginnendem Lymphödem Lymphdrainage verordnen lassen, ggf. ist eine weiterführende Kompressionstherapie notwendig (➢ 5.9)

Möglichkeiten des optischen Ausgleichs mit Prothesen

Erfolgt keine Brustrekonstruktion, kann die Frau eine Vollprothese oder individuelle Ausgleichsprothese (Teilprothese) mit einem BH tragen.

Sog. Erstversorgungsprothesen für die erste Zeit nach der Operation sind sehr leicht und weich und können schon früh nach der Operation in einem BH getragen werden. Danach gibt es zwei Möglichkeiten (➢ Abb. 20.15):

- Wird die Prothese auf die Haut aufgeklebt oder ist sie selbsthaftend, kann ein normaler BH getragen werden.
- Alternativ wird eine Silikonprothese in die Tasche eines speziellen BHs gelegt.

20.2.5 Spezielle perioperative Pflege bei Operationen am inneren Genitale

DEFINITION

Ovarektomie: Eierstockentfernung.
Adnexektomie: Entfernung von Eierstock und Eileiter.
Salpingektomie: Eileiterentfernung
Hysterektomie: Gebärmutterentfernung.

Bei **Operationen am inneren Genitale** handelt es sich um Operationen an Scheide (Vagina), Gebärmutter (Uterus), Eileitern (Tuben) oder Eierstöcken (Ovarien).

Es kann sich dabei um kleine, ambulant durchführbare Eingriffe handeln (z. B. Abrasio ➢ Abb. 20.17), aber auch um sehr belastende und große Operationen.

Die wichtigsten Operationen am inneren Genitale sind:

- Entfernung von Eierstockzysten unter Erhalt des Eierstocks
- **Ovarektomie.** Eierstockentfernung, z. B. bei schwerer Endometriose (➢ 20.6), gut- und bösartigen Tumoren, vorbeugend bei sehr hohem Risiko eines Ovarialkarzinoms (Eierstockkrebs ➢ 20.5). Meist nicht isoliert durchgeführt, sondern im Rahmen einer Adnexektomie, da der Eileiter allein keine Funktion mehr hat, aber maligne entarten kann
- Operationen am Eileiter mit Erhalt des Eileiters, z. B. bei Eileiterschwangerschaft (➢ 21.1.7), Wiedereröffnung eines verschlossenen Eileiters bei unerfülltem Kinderwunsch
- **Salpingektomie.** Eileiterentfernung, z. B. einseitig, wenn bei einer Eileiterschwangerschaft kein Eileitererhalt möglich ist, beidseitig zur Sterilisation
- **Adnexektomie.** Entfernung von Eierstock und Eileiter, z. B. bei großen, nicht anders beherrschbaren Abszessen, bei bösartigen Tumoren von Eierstock, Eileiter oder Gebärmutter
- Entfernung von Endometrioseherden (➢ 20.6)
- **Konisation.** Herausschneiden eines kegelförmigen Gebärmutterhalsstücks um den Zervikalkanal (➢ Abb. 20.16), bei Vorstufen oder sehr kleinem Zervixkarzinom (➢ 20.8)
- **Abrasio uteri** *(Ausschabung, Kürettage).* Abtragung der oberflächlichen Gebärmutterschleimhaut
  - Diagnostisch z. B. bei unklaren Blutungen, Karzinomverdacht, dann als **fraktionierte Abrasio** *(Zervix-Corpus-Curettage, C-C-C),* d. h. getrennte Ausschabung von Zervikalkanal und Gebärmutterhöhle, um etwaige Veränderungen zuordnen zu können (➢ Abb. 20.17)
  - Therapeutisch z. B. nach Fehlgeburt
- **Myomenukleation.** Ausschälung eines Gebärmuttermyoms (➢ 20.7) unter Erhalt der Gebärmutter
- **Hysterektomie** *(Gebärmutterentfernung),* z. B. bei mehreren Myomen, bösartigen Tumoren
- **Beckenbodenplastik.** Weitestmögliche Wiederherstellung der Stützfunktion des Beckenbodens bei Descensus genitalis (Genitalsenkung ➢ 20.10). Teilweise mit Hysterektomie, vorderer und/oder hinterer **Scheidenplastik** *(Kolporrhaphie)* mit Raffung des umgebenden Bindegewebes und ggf. operativer Fixierung des Scheidenstumpfs (z. B. an den Bändern der entfernten Gebärmutter). Ggf. Verwendung von Fremdmaterialien (Kunststoffnetzen, tierischen Bindegeweben), falls eine Stabilisierung mit körpereigenem Gewebe nicht möglich ist

Bei bösartigen Tumoren werden in aller Regel die regionären Lymphknoten mit entfernt und untersucht. Bei ausgedehnten Tumoren

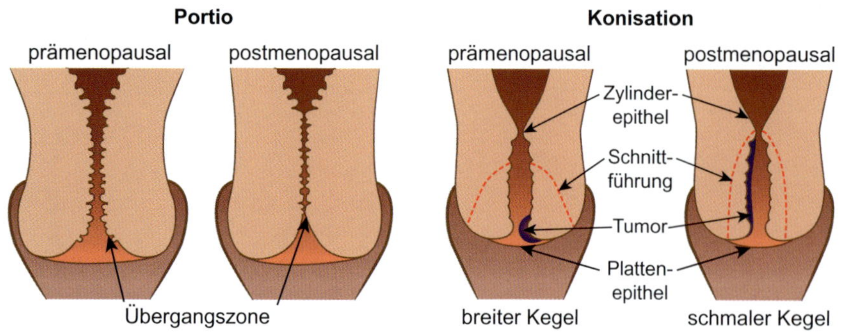

Abb. 20.16 Konisation. Die Lage der Übergangzone zwischen dem Zylinderepithel des Gebärmutterhalses und dem Plattenepithel der Scheide, wo sich am ehesten Karzinome entwickeln, ist altersabhängig. Bei der Frau im fortpflanzungsfähigen Alter liegt sie im äußeren Bereich der Portio (Teil der Gebärmutter, der in die Scheide hineinragt), bei der Frau nach der Menopause hat sie sich in den Zervikalkanal „zurückgezogen". Entsprechend wird bei der Konisation vor der Menopause ein breiter und danach ein schmaler Kegel entfernt. [L255]

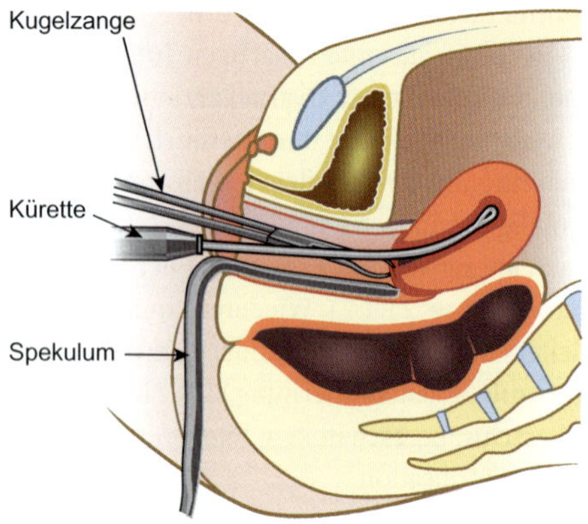

Abb. 20.17 Abrasio uteri. Nach Aufdehnung des Zervikalkanals werden Zervikalkanal und Gebärmutterhöhle getrennt ausgeschabt, um evtl. Veränderungen lokalisieren zu können. [L255]

kann auch die (Teil-)Entfernung weiterer Beckenorgane wie z. B. von Darmanteilen notwendig sein.

Heute werden viele Operationen vaginal oder laparoskopisch (➤ 20.1.6) durchgeführt, also minimalinvasiv unter Einsatz einer Kamera und speziellen Instrumenten. So wird den Patientinnen der große Bauchschnitt mit den möglichen Komplikationen erspart.

20

Hysterektomie

Trotz rückläufiger Zahlen ist die **Hysterektomie** *(Gebärmutterentfernung)* nach wie vor eine der häufigsten größeren gynäkologischen Operationen. Sie wurde 2023 etwa 70.000-mal in Deutschland durchgeführt [3], überwiegend wegen gutartiger Erkrankungen.

Bei der **suprazervikalen Hysterektomie** wird der Gebärmutterkörper entfernt, der Gebärmutterhals (Zervix) aber belassen. Bei der **einfachen** *(totalen)* **Hysterektomie** wird die ganze Gebärmutter entfernt, jedoch nicht Eileiter und Eierstöcke. Die verschiedenen Formen der **radikalen Hysterektomie** beinhalten zusätzlich die oberen Anteile der Vagina und zumindest Teile der Parametrien (➤ 20.1.3), evtl. auch Lymphknoten.

Welches Verfahren gewählt wird (➤ Tab. 20.3), hängt ab u. a. von der Grunderkrankung und davon, ob die Frau Kinder vaginal entbunden hat. Hauptkomplikationen sind Blutungen, Infektionen und Verletzung von Nachbarorganen (z. B. Blase, Darm).

Operativer Zugang

Prinzipiell sind bei Operationen am inneren Genitale drei operative Zugänge möglich, die teilweise auch kombiniert werden:

- Über eine Laparotomie (Bauchschnitt ➤ Abb. 8.21), entweder über einen Längsschnitt vom Nabel zum Schambein *(mediane Unterbauchlaparotomie)* oder einen Querschnitt an der Schamhaargrenze (*Pfannenstiel-*, sog. *Bikinischnitt*)
- Laparoskopisch, also über mehrere kleine Einschnitte im Bereich des Abdomens
- Vaginal, also durch die Scheide

Präoperative pflegerische Betreuung

Es gelten die allgemeinen Maßnahmen der präoperativen Pflege. Die weiteren präoperativen pflegerischen Maßnahmen variieren abhängig von der Operation und werden hausintern häufig in Standards festgelegt (➤ Tab. 20.4).

Operationen am inneren Genitale werden u. a. bei möglicher oder sicherer Tumorerkrankung durchgeführt. Die Frauen befinden sich in einer psychischen Ausnahmesituation, besonders wenn die Gebärmutter und auch die Eierstöcke entfernt werden sollen. Gesprächsbereitschaft, die Frage nach dem Befinden und nach Ängsten, das Anerkennen von Trauer und anderen Gefühlen über die Erkrankung und den Verlust der Organe können den Patientinnen bei der Bewältigung helfen.

Postoperative pflegerische Betreuung

Auch die postoperative Pflege und Überwachung entspricht den allgemeinen Prinzipien, modifiziert je nach durchgeführter Operation (➤ Tab. 20.5).

Lymphödemprophylaxe am Bein

Wurden Lymphknoten im kleinen Becken entfernt, besteht die Gefahr von Lymphödemen (➤ 5.9) in den Beinen. Die Beine werden auf einem Kissen erhöht gelagert, alternativ kann das Fußteil des Bettes etwas nach oben gestellt werden.

Tab. 20.3 Operative Möglichkeiten der Hysterektomie (Gebärmutterentfernung).

Verfahren	Vorgehen	Vor- und Nachteile (+ bzw. –)
Laparoskopischer Zugang		
Laparoskopische suprazervikale Hysterektomie *(LASH)*	Laparoskopische Entfernung des Corpus uteri (Gebärmutterkörpers) unter Erhalt der Zervix (des Gebärmutterhalses)	+ Kleinerer Eingriff, geringeres Risiko für Beckenbodensenkung als bei kompletter Entfernung – Risiko einer Tumorzellverschleppung bei unerwarteter Malignität im histologischen Befund (Corpus uteri wird in der Bauchhöhle zerkleinert und durch die Einstichstellen entfernt)
Total laparoskopische Hysterektomie *(TLH)*	Laparoskopisches Lösen der Gebärmutter und Entfernung durch die Scheide	+ Komplette Entfernung ohne Risiko der Tumorzellverschleppung – Größeres Risiko der Beckenbodensenkung, nur möglich bei nicht zu großer Gebärmutter und vorherigen vaginalen Entbindungen
Offene Operation		
Abdominale Hysterektomie	Entfernung des Corpus uteri oder der ganzen Gebärmutter nach Bauchschnitt	+ Kein Risiko einer Tumorzellverschleppung, auch bei sehr großem Uterus/ohne vorherige vaginale Entbindungen möglich – Größerer Eingriff, höheres Risiko allg. OP-Komplikationen, längere Erholungsphase
Vaginaler Zugang (durch die Scheide)		
Vaginale Hysterektomie	Komplette Entfernung der Gebärmutter durch die Scheide	+ Sehr schonend, keine sichtbare Narbe – Nur komplette Entfernung möglich, nur bei nicht zu großer Gebärmutter und vorherigen vaginalen Entbindungen
Kombiniert laparoskopisch-vaginaler Zugang		
Laparoskopisch assistierte vaginale Hysterektomie *(LAVH)*	Lösen der Gebärmutter teils laparoskopisch, teils von vaginal. Dann Entfernung durch die Scheide	+/– Wie bei total laparoskopischer und vaginaler Hysterektomie

Tab. 20.4 Spezielle präoperative Maßnahmen bei Operationen am inneren Genitale. Hausinterne Standards ggf. abweichend.

	Abrasio/Konisation	Operationen mit Laparotomie/abdominale Hysterektomie	Vaginale Hysterektomie
Rasur/Haarkürzung	Evtl. Kürzen der Haare der großen Vulvalippen	Rasur/Clipping der Haare im Bereich des Abdomens einschließlich Schamhügel und Leisten	I.d.R. nur Kürzen der Schamhaare
Darmreinigung	Keine	• Am Vortag orales Abführmittel oder am Vorabend/OP-Tag Suppositorium • Bei ausgedehnten abdominalen Eingriffen ggf. Reinigungseinlauf oder orthograde Darmspülung	
Nahrungsabbau und -karenz	Ab 6 Std. vor der Operation nichts mehr essen, Trinken klarer Flüssigkeiten bis 2 Std. vor der Operation möglich	• Ab 6 Std. vor OP nichts mehr essen • Bei ausgedehnteren Eingriffen ab Mittag des Vortags nur noch flüssige Nahrung • Wenig Trinken klarer Flüssigkeiten bis 2 Std. vor der OP möglich (alternativ Infusion)	Ab 6 Std. vor der Operation nichts mehr essen, Trinken klarer Flüssigkeiten bis 2 Std. vor der Operation möglich

Die lebenslange Lymphödemprophylaxe umfasst:

- Kompressionsstrümpfe tragen, möglicherweise eine Entstauungstherapie
- Auf einengende Hosen, Gürtel, Socken und Schuhe verzichten
- Langes Sitzen und Stehen auf der Stelle vermeiden, stattdessen gehen und häufig die Beine hochlegen
- Regelmäßig Bewegungsübungen nach Anleitung der Physiotherapeutin im Liegen, Stehen oder Sitzen durchführen (➢ Abb. 5.31)
- Überlastung vermeiden
- Baden, Sonnenbaden, Solarium, Sauna und andere Wärmebehandlungen vermeiden
- Sich vor Verletzungen bei der Nagelpflege oder durch Barfußlaufen schützen
- Bei V.a. Umfangszunahme Beinumfang messen

Beratung

Die Entlassungsberatung wird an die jeweilige Situation angepasst. Allgemein gilt:

- Kein schweres Heben und Tragen, möglichst keine ruckartigen Bewegungen
  - Zur Schonung des Beckenbodens nach Descensus-Ps
  - Zur Vermeidung einer Nahtdehiszenz (Auseinanderweichen der Wundränder) und einer Narbenhernie (Narbenbruch) nach abdominalen Operationen
- Sorgfältige Intimhygiene nach vaginalen Operationen, um eine aufsteigende Infektion zu vermeiden. Veränderter Ausfluss, z. B. übelriechend, ist Zeichen für eine Infektion
- Je nach Erkrankung und Operation Verzicht auf Geschlechtsverkehr für sechs Wochen.

Tab. 20.5 Spezielle postoperative Maßnahmen bei Operationen am inneren Genitale (ggf. abweichende hausinterne Standards beachten).

	Abrasio/Konisation	Diagnostische/therapeutische Laparoskopie	Abdominale Hysterektomie	Vaginale Hysterektomie
Urinausscheidung	Achten auf Spontanurin bis 6 Std. postoperativ (evtl. durch liegende Tamponade erschwert)	Achten auf Spontanurin bis 6 Std. postoperativ	• Kontrolle der Urinausscheidung • Ggf. Katheterpflege (häufig transurethraler, evtl. auch suprapubischer Blasenkatheter) • Ggf. Blasentraining, Restharnbestimmung bei liegendem suprapubischem Blasenkatheter (Arztanordnung)	
Wundbeobachtung und -versorgung	• Auf Nachblutung achten (am OP-Tag periodenstark) • Entfernen einer Tamponade innerhalb von 24 Std.	• Beobachtung der Wunde • Aseptischer Verbandwechsel • Drainagenkontrolle und -versorgung	• Beobachtung der Wunde • Aseptischer Verbandwechsel • Drainagenkontrolle und -versorgung	Vorlagenkontrolle auf Nachblutung
Genitalhygiene	• 1- bis 2-mal täglich und nach jeder Stuhlausscheidung, bei selbstständigen Patientinnen möglichst durch Bidetbenutzung, ansonsten mit Einmalwaschlappen am Waschbecken oder im Bett • Anleitung der Patientinnen zur hygienischen Händedesinfektion vor und nach der Intimpflege • Bei immobilen Patientinnen Genitalspülung (➤ 20.2.1) durch die Pflegenden			
Mobilisation	Sofortmobilisation		Je nach Patientin und OP: • Am OP-Tag an den Bettrand • Ab 1. postop. Tag Aufstehen und Gehen, tägl. Steigerung	Sofortmobilisation
Ernährung	Essen und Trinken i. d. R. sofort möglich, wenn alle Schutzreflexe vorhanden sind		Je nach OP: • Tee und abends leichte Kost • Ggf. Kostaufbau über mehrere Tage	Essen und Trinken i. d. R. sofort möglich, wenn alle Schutzreflexe vorhanden sind

- Die Patientin motivieren, auch mit dem Partner über die Situation und etwaige Veränderungen zu sprechen
- Bei beginnendem Lymphödem Lymphdrainage verordnen lassen und ggf. Lymphologen aufsuchen (➤ 5.9)

Krebsfrüherkennungsuntersuchungen

Nach suprazervikaler Hysterektomie sind gynäkologische Krebsvorsorgeuntersuchungen auch nach der Operation erforderlich, da der Gebärmutterhals erhalten und somit ein Zervixkarzinom (➤ 20.8) weiter möglich ist.

20

20.3 Mammakarzinom

DEFINITION

Mammakarzinom (*Brustkrebs* ➤ Abb. 20.18): bösartiger Tumor des Brustdrüsengewebes. In Deutschland mit gut 70.000 Neuerkrankungen (zuzüglich ca. 6.000 In-situ-Karzinomen) jährlich häufigste Krebserkrankung bei Frauen. Mittleres Erkrankungsalter 65 Jahre, jedoch ⅙ der Erkrankungen bei unter 50-Jährigen. Prognose tumor- und stadienabhängig, 5-Jahres-Überlebensrate insgesamt über 85 %. Bei Männern sehr selten (gut 700 pro Jahr). [4] Metastasierung in abnehmender Häufigkeit in Knochen, Lunge und Pleura, Lymphknoten, Leber.

Krankheitsursachen und Entwicklung

70–80 % der **Mammakarzinome** gehen von den Milchgängen aus (*Mammakarzinom no special type = NST,* früher *duktale Karzinome*). Mit 10–15 % am zweithäufigsten sind *lobuläre Mammakarzinome* mit Ursprung in den Milchläppchen.

Risikofaktoren des Mammakarzinoms sind u. a.:
- Genmutationen, am häufigsten der Gene **BRCA 1** und **BRCA 2** (ca. 5 % der Fälle)
- Frühe Menarche, späte Menopause
- Bestimmte Vorerkrankungen der Brust
- Starkes Übergewicht (Adipositas)
- Keine Schwangerschaft
- Kein oder nur kurzes Stillen
- Längere Hormonersatztherapie nach den Wechseljahren
- Rauchen
- Hoher Alkoholkonsum

Klinische Zeichen und Diagnostik

Das Mammakarzinom bleibt meist lange symptomlos. Die Frauen bemerken typischerweise beim Duschen oder bei der Selbstuntersuchung einen schmerzlosen, schlecht verschieblichen Knoten in der Brust, gelegentlich fällt dieser auch dem Partner zuerst auf. Am häufigsten ist der obere äußere Quadrant betroffen (➤ Abb. 20.19).

Weitere klinische Zeichen eines Karzinoms sind Hautveränderungen (➤ Abb. 20.20), Einziehung der Brustwarze oder eine neue entstandene Asymmetrie der Brüste. Selten kommt es zu einem einseitigen Ausfluss aus der Brustwarze.

Auch im Rahmen der jährlichen Vorsorgeuntersuchung bei der Frauenärztin oder beim Mammografie-Screening werden viele Mammakarzinome entdeckt.

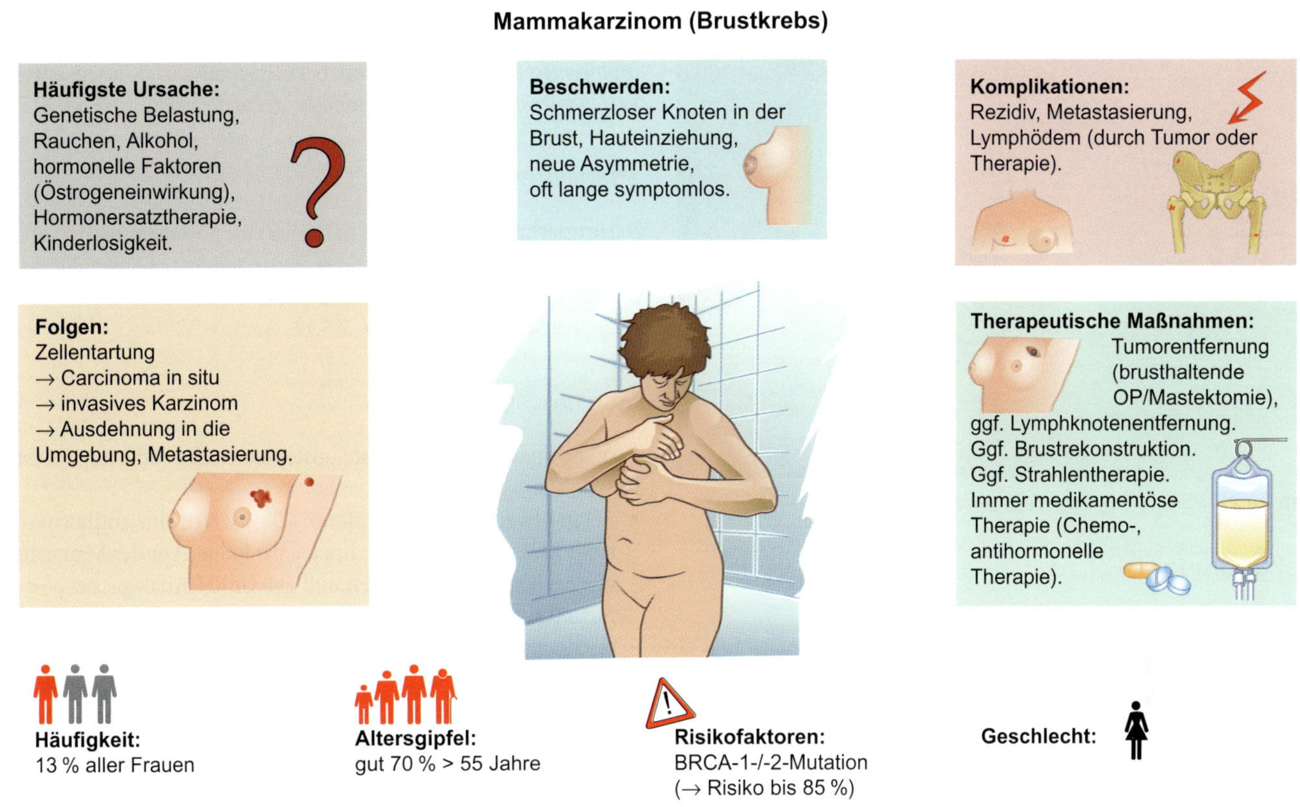

Abb. 20.18 Übersicht Mammakarzinom. [L255]

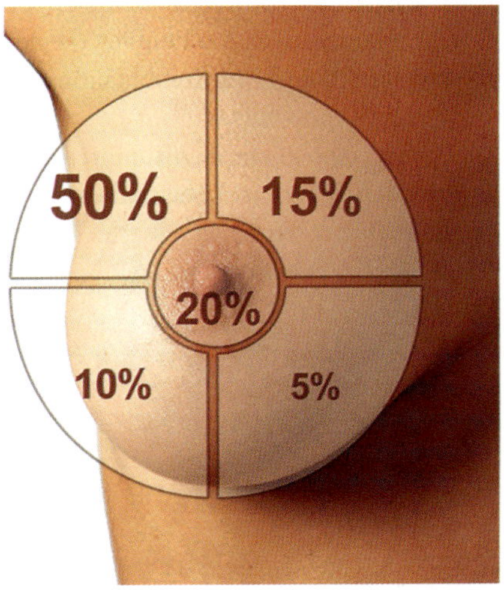

Abb. 20.19 Ungefähre Verteilung der Mammakarzinome auf die Quadranten. [S007-1-23, M650]

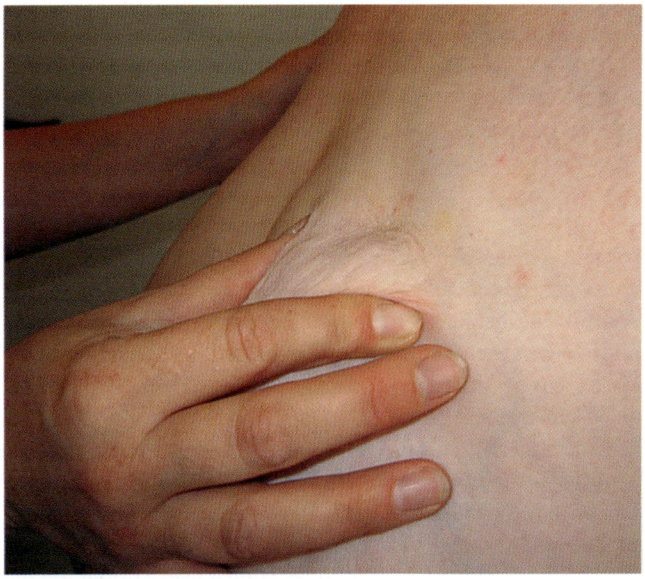

Abb. 20.20 Hauteinziehung bei Mammakarzinom. Eine Hauteinziehung auf seitlichen Druck (statt wie normal eine Vorwölbung nach außen) ist charakteristisch für ein Mammakarzinom. [M453]

Bei Verdacht auf ein Mammakarzinom erfolgen eine Mammografie (➤ Abb. 20.21) und Mammasonografie beidseits, eine Sonografie beider Achseln sowie eine Biopsie in Lokalanästhesie unter Sono- oder Mammografiekontrolle mit einer speziellen Nadel.

Zur Ausbreitungsdiagnostik (Suche nach möglichen Metastasen) können außerdem Skelettszintigrafie, Sonografie sowie CT von Oberbauch und/oder Thorax nötig sein.

Tumormarker (Ca 15–3, CEA, ➤ 2.5.4) eignen sich nicht zur Diagnostik, sondern nur zur Verlaufskontrolle.

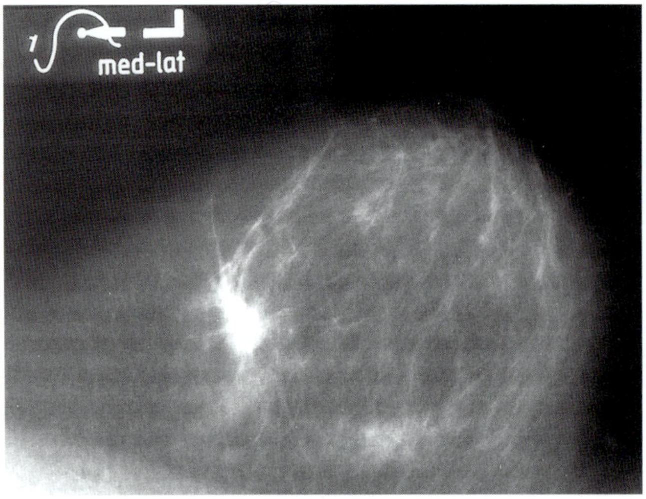

Abb. 20.21 Mammakarzinom in der Mammografie. [T464]

Behandlung

Multimodales Therapiekonzept

Die Behandlung des (invasiven) Mammakarzinoms ist multimodal. Sie richtet sich nach der Tumorhistologie (mikroskopische Untersuchung des entfernten Gewebes), dem Tumorstadium (➤ 2.5.4, ➤ Tab. 2.5) und dem Alter der Patientin und umfasst immer eine Operation, eine postoperative medikamentöse und oft auch eine Strahlentherapie.

Die folgenden Ausführungen konzentrieren sich auf die Behandlung nach der Erstdiagnose. Operation, Bestrahlung und die genannten medikamentösen Therapien werden aber auch beim Rezidiv und palliativ bei metastasiertem Mammakarzinom eingesetzt. Für das Mammakarzinom ist ein Disease-Management-Programm (DMP ➤ 2.1.4) verfügbar.

20

Operative Behandlung

Lokal begrenzte Krebsvorstufen und kleine Tumoren werden meist brusterhaltend operiert (➤ 20.2.4). Dies ist heute bei 75 % der Frauen der Fall. Nur bei bestimmten histologischen Typen, großen oder **multizentrischen Tumoren** (mit mehreren Herden) erfolgt eine Mastektomie (Entfernung der weiblichen Brust ➤ 20.2.4), zunehmend hautsparend.

Standardverfahren zur Achsellymphknotenuntersuchung ist die **Sentinel-Lymphknoten-Entnahme** nach vorheriger Markierung. Der *Wächter-* oder *Sentinel-Lymphknoten* ist der erste Lymphknoten auf dem Abflussweg der Lymphe aus der Brust. Er kann präoperativ mittels Einspritzung von Farbe oder radioaktiver Lösung um die Brustwarze oder über den Tumor markiert werden. Sind keine oder lediglich Mikrometastasen (bis 2 mm Durchmesser) im Sentinel-Lymphknoten vorhanden, ist keine Axilladissektion nötig. [5]

Auf Wunsch der Patientin kann bereits bei der Erstoperation eine Brustrekonstruktion erfolgen (Wiederaufbau der Brust ➤ 20.2.4).

Postoperativ wird vor dem weiteren Therapieentscheid der histologische Befund abgewartet. Er umfasst Tumorstadium, Grading (➤ 2.5.4), *Östrogen-*, *Progesteron-* und *HER2-Rezeptor-Status* (*HER2 = epidermaler Wachstumsfaktor-Rezeptor 2*) sowie in bestimmten Fällen den *Ki67-Proliferationsindex* (zur Einschätzung der Zellteilungsrate) und einen *Multigentest* (Genexpressionstest, bei therapeutischen Konsequenzen).
Perioperative Pflege bei Operation an der weiblichen Brust ➤ 20.2.4

Strahlentherapie

Bei brusterhaltender Therapie ist immer eine postoperative perkutane Bestrahlung (durch die Haut) der operierten Seite notwendig, nach Mastektomie nur bei Risikofaktoren. [5]
Pflege bei Strahlentherapie ➤ 2.5.11

Systemische Therapien

Fast alle Frauen erhalten heute postoperativ eine (adjuvante) systemische Therapie: [5]

- Bei positiven Hormonrezeptoren schließt sich eine antihormonelle Therapie über 5–10 Jahre an, bei Frauen vor der Menopause in aller Regel mit Tamoxifen und ggf. GnRH-Analoga, bei postmenopausalen Frauen mit Tamoxifen, gefolgt von einem Aromatasehemmer oder nur mit Aromatasehemmern (➤ 20.2.3). Bei Hochrisikopatientinnen wird auch eine Chemotherapie empfohlen.
- Bei HER2-positiven Tumoren wird ein Jahr lang der gegen den HER2-Rezeptor gerichtete Antikörper Trastuzumab gegeben (➤ 2.5.8), kombiniert mit einer Chemotherapie (gleichzeitig oder nacheinander).
- Eine eventuell indizierte antihormonelle Therapie erfolgt erst nach Abschluss der Chemotherapie.
- Bei triple-negativen Karzinomen (keine Hormon-, keine HER2-Rezeptoren) wird eine Kombinationschemotherapie angeraten (➤ 2.5.7).

Bei Patientinnen mit großen Tumoren wird der Operation eine neoadjuvante (präoperative) Chemotherapie vorgeschaltet, um die Operationsbedingungen zu verbessern.
Pflege bei Chemotherapie ➤ 2.5.7

Psychoonkologische Betreuung

Supportive Therapien und pflegerische Betreuung ➤ 2.5.12

Breast-Care-Nurse

Pflegeexpertinnen für Brusterkrankungen begleiten Brustkrebspatientinnen von der Diagnosestellung bis zur Nachsorge. Durch entsprechende Weiterbildung sind sie besonders befähigt, Frauen in dieser Ausnahmesituation fachlich wie auch psychisch zu unterstützen. Dabei entscheidet die Patientin, wie oft und welche Form der Hilfe sie in Anspruch nehmen möchte. Angehörige werden auf Wunsch mitbegleitet. Allerdings sind die verschiedenen Weiterbildungen bezüglich Inhalt und zeitlicher Dauer noch nicht einheitlich geregelt. [6]

Frauen mit (Verdacht auf ein) Mammakarzinom befinden sich in einer Ausnahmesituation, und ihre psychische Begleitung ist von besonderer Bedeutung. Alle Frauen müssen sich mit der Diagnose einer lebensbedrohlichen Erkrankung auseinandersetzen (➤ 2.5.12).

Frauen vor bzw. nach einer Mastektomie sind zusätzlich mit dem Verlust einer Brust konfrontiert, dem sichtbaren Symbol der Weiblichkeit. Als sehr belastend werden die präoperative Ungewissheit und der erste postoperative Verbandwechsel erlebt, der deshalb mit Bedacht durchgeführt wird.

Jeder Organverlust muss verarbeitet werden und oft wird der Verlust der Brust „betrauert". Unsicherheit, Angst, aber auch Verzweiflung und Wut sind Gefühle, die in einer solchen Situation normal sind und nicht bewertet werden dürfen. Selbstwertgefühl und Weiblichkeit werden häufig stark in Frage gestellt, besonders in der Beziehung zum Partner. Für Pflegende ist es wichtig, die Patientin aktiv auf ihr Befinden anzusprechen, denn nicht jede Frau spricht von sich aus über ihre Gefühle. Kontakt zu betroffenen Mitpatientinnen, einer Selbsthilfegruppe, einer Psychoonkologin oder einer Krebsberatungsstelle können beim Bewältigungshandeln unterstützend sein. Es ist aber zu beachten, dass jede Frau ihren eigenen Weg geht – ein Gespräch oder die Teilnahme an einer Selbsthilfegruppe dürfen nicht erzwungen werden. Die Anschlussheilbehandlung ist eine weitere Möglichkeit, fern vom Alltag, sich von der Operation und den Folgen zu erholen und mit der Erkrankung leben zu lernen. [7]

Weitere pflegerische Betreuung

Abhängig von Allgemeinzustand und der durchgeführten Behandlung unterstützen die Pflegenden die Patientinnen bei den täglichen Lebensaktivitäten, z. B. bei der Körperpflege und Mobilisation.

Bei zu später Diagnose, nicht kurativ behandelbarem Rezidiv oder Metastasen stehen palliative pflegerische Maßnahmen und die Begleitung in der Endphase des Lebens im Vordergrund.

Pflege bei Malignom-assoziierten Wunden

Ein fortgeschrittenes Mammakarzinom kann die Haut durchbrechen (exulzerieren), sodass eine geschwürartige **Malignom-assoziierte Wunde** mit Exsudation und oft starker Geruchsbildung entsteht (➤ Abb. 20.22). Bei Tumoreinbruch in ein Gefäß kommt es zu Spontanblutungen.

Malignom-assoziierte Wunden stellen für alle Beteiligten eine große Belastung dar. Das Auftreten von Hautveränderungen macht die Tumorerkrankung äußerlich sichtbar. Die palliative Behandlung hat Beschwerdelinderung und Erhöhung der Lebensqualität zum Ziel, eine Wundheilung wird nicht angestrebt. Dafür entsprechen die Maßnahmen nicht immer der klassischen Wundversorgung. [8] Pflegerische und therapeutische Maßnahmen sind:

- Schmerztherapie, bei Bedarf vor einem Verbandwechsel schnellwirksames Schmerzmittel verabreichen
- **Wund- und Exsudatmanagement**
  - Verbandwechsel so häufig wie nötig, so selten wie möglich durchführen
  - Wunde mit antiseptischer Lösung reinigen/spülen, ggf. auch Antibiotikum lokal anwenden (z. B. Metronidazol-Lösung), Lösung immer anwärmen. Mechanische Reinigung vorsichtig durchführen oder vermeiden (Gefahr von Blutung, Schmerzen); großflächige Wunden ggf. ausduschen (unter Beachtung der hygienischen Nachsorge)
  - Wundauflagen mit Supraabsorbern, Alginaten, Polyurethan-Schaumkompressen wählen, bei starker Exsudation ggf. auch Inkontinenzprodukte. Wundrand und -umgebung vor Exsudat schützen (z. B. mit Cavilon®). Keine Wundauflagen verwenden, die mit der Wunde verkleben könnten oder eine Klebefläche haben, stattdessen Auflagen mit wundseitiger Silikonbeschichtung und Fixierung mit besonders hautfreundlichem Pflaster, Mullbinden, aufgeschnittene Netzhöschen
- **Geruchsmanagement.** Antiseptische Wundspüllösung, Antibiotikum lokal oder systemisch (Metronidazol), silber- oder aktivkohlehaltige Wundauflagen anwenden, um geruchsbildende anaerobe Bakterien zu eliminieren; Chlorophyll-Lösung oder -Tabletten in Verband zur Geruchsbindung einbringen; ggf. Wunde (kurzzeitig) mit (Haushalts-)Folie abdecken, wenn die Patientin z. B. außer Haus gehen möchte. Mit Wundexsudat beschmutzte Kleidung und Bettwäsche sofort wechseln, häufig lüften; Kräuterduftkissen, ätherische Öle (frische Düfte, z. B. Zitrone) auf den Verband aufträufeln oder im Zimmer aufstellen, Geruchsbinder Nilodor® als Raumspray oder Tropfen (auf den Verband aufträufeln). Vorsicht – klassische Raumsprays überdecken den Geruch häufig nur und schaffen einen unangenehmen „Duftmix"
- **Blutungsmanagement.** Spontan- und Kontaktblutungen sind für die Betroffene beängstigend. Vorbeugend möglichst wenig an der Wunde manipulieren, Verband umsichtig wechseln, keine verklebenden Wundauflagen benutzen. Bei Blutung Blutungsstelle leicht komprimieren, mit Eiswürfeln/Kühlelement kühlen, Kalziumalginat-Kompresse/-Tamponade oder blutstillendes Medikament (z. B. Sangustop®) auflegen; ggf. chirurgische Intervention nötig [8]

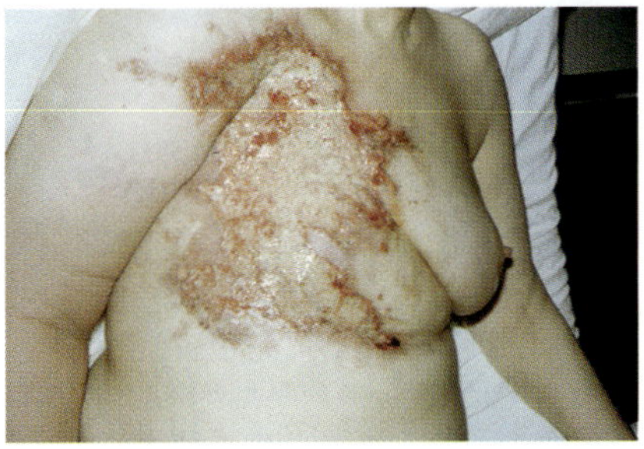

Abb. 20.22 Malignom-assoziierte Wunde der Brust durch ein Rezidiv eines Mammakarzinoms. Die Brustdrüse wurde schon entfernt. [V220]

Prävention

Frauen ab 30 Jahren haben einmal jährlich Anspruch auf eine Krebsfrüherkennungsuntersuchung mit Abtasten der Brüste. Zusätzlich werden im **Mammografie-Screening-Programm** alle Frauen von 50–75 Jahren jedes zweite Jahr zur Mammografie eingeladen. Hier fallen vor allem Vorstufen und sehr kleine Tumoren auf, die noch keine Symptome verursachen. Kritiker geben jedoch eine Übertherapie zu bedenken, da ein Teil der Frauen nie eine manifeste Erkrankung entwickelt hätte.

Frauen mit erhöhtem Brustkrebsrisiko benötigen intensivere Früherkennungsuntersuchungen und eine Beratung in speziellen Zentren. BRCA-positive Frauen (siehe Kapitelanfang) haben ein sehr hohes Brust- und Eierstockkrebsrisiko. Bei ihnen kommen außerdem eine vorbeugende Mastektomie und Adnexektomie nach abgeschlossener Familienplanung in Betracht, um der Tumorentwicklung „zuvorzukommen".

Beratung

Pflegende beraten betroffene Frauen insbesondere über die Wichtigkeit der regelmäßigen Nachkontrollen und zur Selbstuntersuchung der Brust (➤ Abb. 20.5). Weiterer Schwerpunkt ist die lebenslang nötige Lymphödemprophylaxe bzw. -therapie ➤ 5.9).

20.4 Entzündliche Erkrankungen des weiblichen Genitales

DEFINITION

Vulvitis: Entzündung des äußeren weiblichen Genitales.
Kolpitis *(Vaginitis):* Scheidenentzündung.
Zervizitis: Entzündung der Schleimhaut des Zervikalkanals.
Endometritis: Entzündung der Schleimhaut des Gebärmutterkörpers.
Salpingitis: Eileiterentzündung.
Adnexitis: Entzündung von Eileiter und Eierstock.
Pelvic inflammatory disease: zusammenfassende Bezeichnung für Entzündungen von Gebärmutter, Eileiter und Eierstock sowie die **Pelveoperitonitis** (auf das kleine Becken begrenzte Bauchfellentzündung).

Krankheitsursachen und Entwicklung

Entzündungen des weiblichen Genitales sind meist aufsteigende Entzündungen. Als Erreger kommen alle im Genitoanalbereich vorkommenden Bakterien, Viren und Pilze in Frage, außerdem *sexuell übertragbare Keime* (➤ 13.8), insbesondere *Chlamydia trachomatis* und *Treponema pallidum.*

Risikofaktoren für Vulvitis und Kolpitis sind u. a. abwehrschwächende Grunderkrankungen, Östrogenmangel, Schwangerschaft und Antibiotikabehandlung. Das Aufsteigen von Erregern in die Gebärmutter wird durch vorangegangene Geburt oder Eingriffe in der Gebärmutter (z. B. Abrasio, ➤ 20.2.5) erhöht. Auch bei liegendem Kupfer-Intrauterinpessar (➤ Tab. 20.2) steigt das Risiko für aufsteigende Infektionen deutlich.

Klinische Zeichen und Diagnostik

Eine **Vulvitis** oder **Kolpitis** ist bei bakterieller Infektion relativ symptomarm. Oft fällt den betroffenen Frauen lediglich ein veränderter, weiß-gelblicher und übelriechender Fluor vaginalis (Ausfluss) auf. Bei Pilzinfektionen (meist **Vaginalsoor** = *Soor-Kolpitis* durch Candida albicans) ist der Fluor gelblich-bröckelig und geruchslos. Außerdem besteht starker Juckreiz.

Je weiter eine Infektion ins innere Genitale aufsteigt, desto schmerzhafter wird sie für die Patientin:

- Bei einer **Endo-/Myometritis** klagen die Patientinnen gelegentlich über wehenartige Krämpfe im Unterleib, außerdem kommt es zu blutigem, übelriechendem Ausfluss.
- Bei einer **Adnexitis** haben die Frauen starke Unterleibsschmerzen, die häufig auf einer Seite stärker sind.

Die Übergänge sind fließend.

Zur Diagnostik gehört nach Inspektion, Spekulumeinstellung und vaginaler Untersuchung (➤ 20.1.3) die pH-Wert-Bestimmung (bei bakteriellen Infektionen > 4,5). Im Nativpräparat können Pilze oder bestimmte Bakterien sofort nachgewiesen werden (➤ 20.1.4). Die Erregerkultur aus einem Abstrich dient der Keimbestimmung und Resistenztestung (➤ 13.1.4).

Bei fortgeschrittenen Entzündungen des inneren Genitales werden außerdem die Entzündungswerte im Blut bestimmt, bei einer Adnexitis sonografiert (Eileiterverdickung? Flüssigkeitsansammlungen?).

Komplikationen

Komplikationen bei Entzündungen des inneren Genitales sind v. a.:

- Als Akutkomplikationen **Pelveoperitonitis** (Bauchfellentzündung im Beckenbereich, Peritonitis, ➤ 8.1.7), Sepsis (➤ 13.3) oder Abszessbildung
- Als Spätkomplikation Eileiterverschluss (➤ Abb. 20.23), Unfruchtbarkeit

Behandlung

Medikamentöse Therapie

Bei einer Vulvitis und Kolpitis reichen lokale Antimykotika oder Antibiotika. Begünstigende Faktoren werden möglichst beseitigt (siehe Beratung).

Alle anderen Entzündungen erfordern eine systemische Antibiotikagabe, die bei einer Endometritis oft und bei einer Adnexitis immer i. v. begonnen wird. Bei Endometritis und Adnexitis werden zwei bzw. drei Antibiotika kombiniert, da meist kein eindeutiger Erregernachweis gelingt. Zusätzlich werden anfangs Schmerzmittel gegeben, z. B.

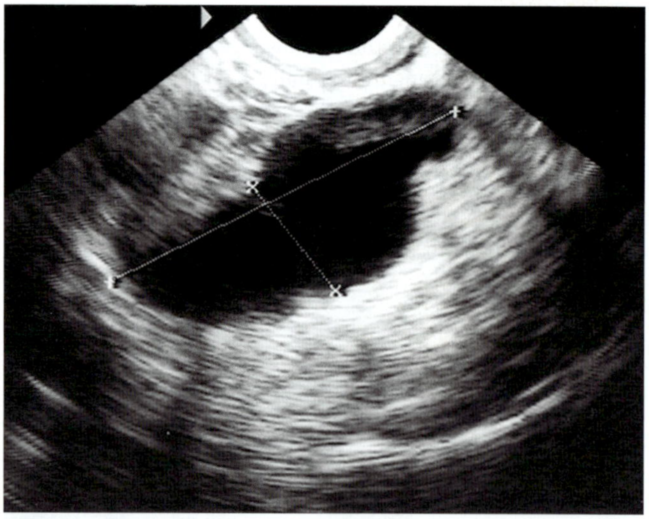

Abb. 20.23 Sonografischer Befund eines erweiterten, flüssigkeitsgefüllten Eileiters, wie er als Folge eines Eileiterverschlusses nach Adnexitis entstehen kann. [M453]

entzündungshemmende nichtsteroidale Antirheumatika (➤ 2.5.13). Ein liegendes Intrauterinpessar wird vor der Behandlung entfernt.

Pflegerische Betreuung

Pflegefachpersonen achten wegen der Infektionsgefahr auf eine gute Basishygiene und leiten auch die Patientinnen dazu an:
- Häufiger Wechsel der Vorlagen und der Unterwäsche. Beobachtung des Ausflusses auf Aussehen, Menge und Geruch
- 2- bis 3-mal täglich und nach jeder Stuhlausscheidung Intimpflege, wenn vorhanden auf einem Bidet, ansonsten mit Einmalwaschlappen am Waschbecken. Bei bettlägerigen Patientinnen 2- bis 3-mal täglich Genitalspülung durchführen (➤ 20.2.1)
- Einbringen des angeordneten Lokaltherapeutikums (Vaginalovula, Scheidenzäpfchen oder -tabletten) in den hinteren Teil der Vagina, in der Regel abends vor dem Schlafengehen, damit nicht zu viel davon ausfließt, Vorlage als Wäscheschutz verwenden. Bei Bedarf übernehmen das die Pflegenden
- Ggf. Lokaltherapeutikum im äußeren Intimbereich auftragen
- Hygienische Händedesinfektion nach jeder Intimpflege, zu Hause reicht Händewaschen mit Wasser und Seife

Beratung

Schwerpunkt der Beratung ist die Vermeidung von Rezidiven:
- Bei infektiöser Ursache Mituntersuchung und ggf. Mitbehandlung des Partners, um einen „Ping-Pong-Effekt" zu vermeiden. Die Behandlung beider muss ausreichend lange durchgeführt werden
- Gute tägliche Intimhygiene, aber keine übermäßige Verwendung von Seifen, keine routinemäßige Desinfektion des Intimbereichs, keine Scheidenspülungen, gründliches Abtrocknen nach dem Waschen

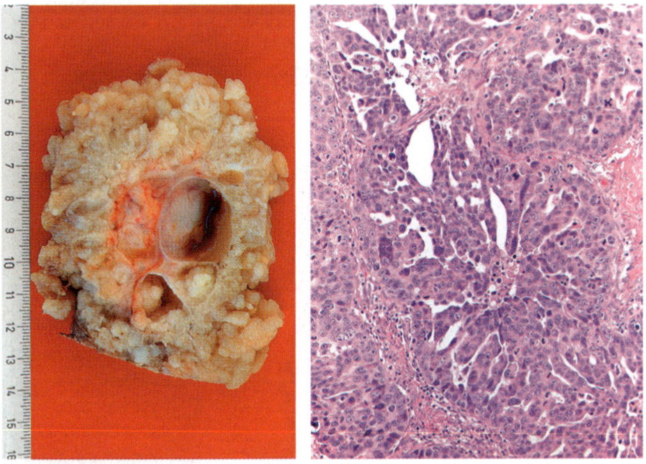

Abb. 20.24 Ovarialkarzinom. Links makroskopischer Befund, rechts histologisches Präparat. [R285]

- Unterwäsche aus atmungsaktiven Materialien, Verzicht auf Vorlagen mit Plastikfolie
- Möglichst keine reibende oder zu eng sitzende Unterwäsche oder Hosen

20.5 Ovarialkarzinom

DEFINITION

Ovarialkarzinom *(Eierstockkrebs):* bösartiger Tumor, ausgehend vom Eierstockepithel. Mit gut 3 % aller Tumoren bei Frauen eher selten, aber aufgrund der überwiegend späten Diagnose mit insgesamt eher schlechter Prognose. [4]

Krankheitsursachen und Entwicklung

Die häufigsten Risikofaktoren für die Entwicklung eines **Ovarialkarzinoms** (➤ Abb. 20.24) sind:
- Genmutationen, v. a. BRCA-1- und -2-Mutationen (➤ 20.3)
- Kinderlosigkeit
- Frühe Menarche und späte Menopause

Durch die Einnahme oraler Kontrazeptiva (Pille) sinkt das Risiko eines Ovarialkarzinoms.

Klinische Zeichen und Diagnostik

Meist macht der Tumor lange keine Beschwerden, sodass die Patientinnen oft erst in einem fortgeschrittenen Tumorstadium eine Ärztin aufsuchen. Mögliche Symptome sind Völlegefühl, Bauchumfangsvermehrung, unklare Abdominalbeschwerden, Stuhlunregelmäßigkeiten, häufiges Wasserlassen und unklare Gewichtsabnahme.

Bei der vaginalen Untersuchung lässt sich gelegentlich eine Resistenz im Unterbauch tasten, große Tumoren können auch durch die Bauchdecke getastet werden.

Erste technische Untersuchung ist die vaginale Sonografie. Der weiteren Diagnostik und dem Staging (Ausbreitung auf Nachbarorgane? Fernmetastasierung? ➤ 2.5.4) dienen Verfahren wie etwa eine CT.

Zur Diagnosesicherung und Einschätzung, ob eine komplette Tumorentfernung möglich ist, erfolgt in einem Teil der Zentren eine diagnostische Laparoskopie.

Behandlung

Kurative Therapien

Supportive Therapien und pflegerische Betreuung ➤ 2.5.12

Oberstes Ziel ist die operative Entfernung des gesamten Tumors. Ist dies aufgrund des fortgeschrittenen Stadiums nicht möglich, wird der Tumor weitestmöglich entfernt. Nach Längslaparotomie werden Gebärmutter, beide Eileiter und Eierstöcke, großes Netz, Appendix

20

und meist auch die Lymphknoten entlang der Aorta und Beckenschlagader beidseits entfernt. Ggf. sind Resektionen befallener Nachbarorgane nötig, etwa von Darmanteilen. Nur sehr selten reicht nach ausführlicher Beratung die Entfernung von Eierstock und Eileiter auf der betroffenen Seite, um bei jungen Frauen die Fruchtbarkeit zu erhalten. [9]

Im Anschluss an die Operation folgt fast immer eine Chemotherapie (➤ 2.5.7), bei fortgeschrittenen Tumoren evtl. ergänzt durch zielgerichtete Therapie (Antikörper, PARP-Inhibitoren, ➤ 2.5.8). [9]

Palliative Therapien

Bei einem Rezidiv wird je nach Situation der Patientin (palliativ) mit Chemotherapie und ggf. zusätzlich zielgerichteten Therapien behandelt.

Psychosoziale Begleitung und psychoonkologische Betreuung

Eine multiprofessionelle psychische Begleitung (➤ 2.5.12) ist von herausragender Bedeutung. Neben der Tumorerkrankung müssen die Patientinnen auch den Verlust von Gebärmutter und Eierstöcken verarbeiten. Für Frauen mit Kinderwunsch ist dieser auf physiologischem Weg nicht mehr erfüllbar.

Weitere pflegerische Betreuung

Die perioperative Pflege entspricht der einer ausgedehnten abdominalen Operation. Bei Darmbeteiligung ist ggf. eine Enterostomaanlage (➤ 8.2.2) geplant. In diesem Fall wird präoperativ eine orthograde Darmreinigung durchgeführt und der Nahrungsabbau erfolgt über zwei Tage.

Postoperativ werden die Frauen ggf. ein oder zwei Tage auf einer Intensiv- oder Wachstation betreut. Nahrungsaufbau und Mobilisation berücksichtigen die Größe der Operation und die individuelle Situation der Patientin.

Weitere pflegerische Maßnahmen sind abhängig vom Allgemeinzustand und den begleitenden Therapien.

Prävention

Dem Ovarialkarzinom kann nicht vorgebeugt werden, auch Früherkennungsuntersuchungen haben sich bislang als ineffektiv erwiesen. Hochgradig gefährdete Frauen mit BRCA-1- und -2-Mutationen (➤ 20.3) werden deshalb zur vorbeugenden Entfernung von Eileitern und Eierstöcken beraten.

Beratung

Pflegende weisen die Frau auf die Nachsorgetermine hin und vermitteln Adressen von Selbsthilfegruppen.

20.6 Endometriose

DEFINITION

Endometriose: Vorkommen von Gebärmutterschleimhaut (Endometrium) außerhalb der Gebärmutterhöhle (Cavum uteri). Unterteilt in **Endometriosis genitalis interna** *(Adenomyosis uteri)* mit Herdlokalisation in der Gebärmutter, **Endometriosis genitalis externa** mit Herden außerhalb der Gebärmutter im kleinen Becken (z. B. Eileitern, Eierstöcken, Darm, Harnblase) und **Endometriosis extragenitalis** mit Herden außerhalb des kleinen Beckens (z. B. Nabel, Lunge ➤ Abb. 20.25). Betroffen sind ca. 10 % aller Frauen.

Krankheitsursachen und Entwicklung

Die Entstehung der **Endometriose** ist bis heute nicht eindeutig geklärt. Es gibt verschiedene Theorien, wie es zur Verschleppung der Gebärmutterschleimhaut kommt. Am gängigsten ist aktuell die Theorie der *retrograden Periodenblutung* aus den Eileitern in die Bauchhöhle. Auch eine Mitbeteiligung von Bakterien wird diskutiert.

Das Wachstum der Endometrioseherde wird von Östrogenen stimuliert. Deshalb tritt die Endometriose erst nach der Pubertät auf und bilden sich die Herde nach den Wechseljahren bzw. nach der Entfernung beider Eierstöcke von selbst zurück. Gestagene hemmen das Wachstum der Herde.

Klinische Zeichen und Diagnostik

Leitsymptom bei symptomatischen Frauen sind Schmerzen (aufgrund der Herdlokalisation meist im Unterbauch), die wenige Tage

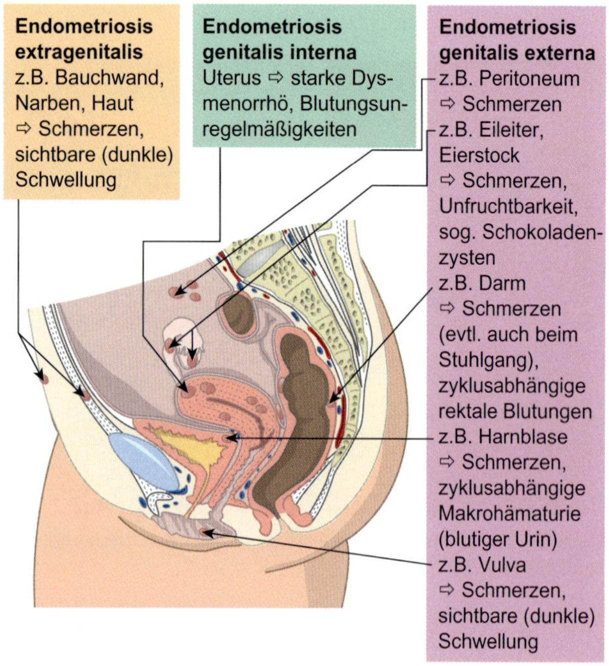

Abb. 20.25 Lokalisation, Einteilung und Symptome der Endometriose. [L138]

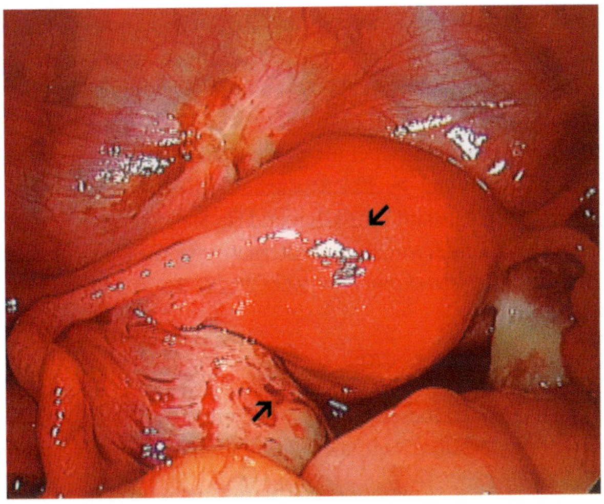

Abb. 20.26 Endometrioseherde (→) in der Laparoskopie. [M436]

vor der Menstruation beginnen, stärker werden und sich nach Einsetzen der Menstruation bessern. Mit der Zeit können die Schmerzen infolge z. B. von Vernarbungen ihren engen zeitlichen Bezug zur Menstruation verlieren.

Die genauen Symptome hängen von der Lokalisation der Herde ab (➤ Abb. 20.25). Bei Lokalisation im Darm kann es beispielsweise zu zyklusabhängigen rektalen Blutungen kommen, bei Lokalisation in Hautnähe/Narben zu langsam wachsenden, dunkel gefärbten (altes Blut) Schwellungen. Auch ein unerfüllter Kinderwunsch kann Hinweis auf eine Endometriose sein.

Durch die Vielzahl möglicher Beschwerden liegt meist ein langer Zeitraum zwischen dem Auftreten erster Symptome und der Diagnose mit dem Aufsuchen vieler verschiedener Ärzte.

Am wichtigsten: Anamnese

Zyklusabhängige Beschwerden sollten stets an eine Endometriose denken lassen!

Bei der gynäkologischen Untersuchung können evtl. Endometrioseherde in der Scheide, bei der Sonografie blutgefüllte Zysten in den Eierstöcken gesehen werden. Entscheidend in der Diagnostik ist aber die Laparoskopie (➤ Abb. 20.26).

Behandlung

Eine kausale Behandlung gibt es nicht. Alle Behandlungen dienen der Symptomkontrolle über einen möglichst langen Zeitraum und richten sich nach der individuellen Situation der Patientin. Eine asymptomatische Endometriose bei einer Frau ohne Kinderwunsch muss nicht behandelt werden.

- „Goldstandard" ist die operative, i. d. R. laparoskopische Entfernung aller Endometrioseherde. Bei Uterusbeteiligung und abgeschlossener Familienplanung ist auch eine Hysterektomie möglich.
- Um eine ausgeprägte Endometriose vor der Operation zu verringern oder um das symptomfreie Intervall nach einer Operation zu verlängern, kann die Eierstockfunktion medikamentös durch GnRH-Analoga oder hochdosierte Gestagene (Einnahme ohne Pause) unterdrückt werden. Ist nur die Gebärmutter befallen, kommt auch die Einlage einer gestagenhaltigen Spirale in Betracht.
- Bei (weiter) unerfülltem Kinderwunsch schließt sich an die Operation ggf. eine Kinderwunschbehandlung an (➤ 20.11).

Pflegerische Betreuung

Die pflegerischen Maßnahmen sind abhängig von der Behandlung (➤ 20.2.5).

20.7 Uterusmyome

DEFINITION

Uterusmyome: gutartige Tumoren der glatten Gebärmuttermuskulatur (Myometrium). Mit ca. 25 % der über 30-jährigen Frauen häufig, aber nicht selten symptomlos und mit insgesamt guter Prognose.

Krankheitsursachen und Entwicklung

Man vermutet, dass bei Frauen mit **Myomen** ein hormonelles Ungleichgewicht mit Überwiegen des Östrogeneinflusses vorliegt, denn das Wachstum von Myomen wird durch Östrogene stimuliert. Deshalb treten sie auch erst nach der Pubertät auf. Bei vielen Myomen spricht man von **Uterus myomatosus.**

Klinische Zeichen und Diagnostik

Ein Teil der Frauen hat gar keine Beschwerden. Ansonsten hängen die Symptome von der Lokalisation der Myome ab:

- Bei *intramuralen Myomen* (in der Gebärmutterwand) und *submukösen Myomen* (unter der Schleimhaut) dominieren Blutungsstörungen (*Menometrorrhagien* = verlängerte und verstärkte Regelblutung) und Dysmenorrhö. Die Blutverluste können zur Anämie (➤ 11.3) führen.
- *Subseröse Myome* (an der Oberfläche) führen am ehesten durch Druck auf umgebende Organe zu Beschwerden.
- *Zervikale Myome* können Entbindungshindernisse darstellen.
- Große *intraligamentäre Myome* (in den Uterushaltebändern) können einen Harnstau verursachen.

Bei der Spekulumuntersuchung (➤ 20.1.3) können zervikale oder submuköse Myome sichtbar sein, die aus dem Zervikalkanal „herauswachsen". Größere Myome oder ein Uterus myomatosus können bei der Untersuchung getastet werden.

Bei der vaginalen Sonografie lassen sich die Myome als runde, glatt berandete Raumforderung abgrenzen (➤ Abb. 20.27).

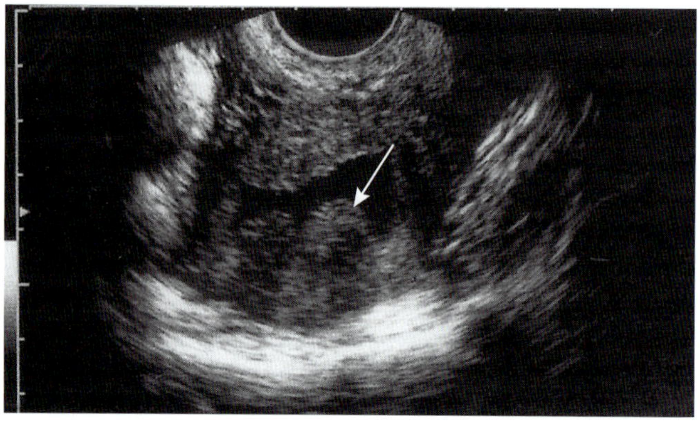

Abb. 20.27 Sonografischer Befund zweier Myome. [G957]

Komplikationen

Hauptkomplikationen sind:

- Unfruchtbarkeit oder Fehlgeburten
- Hypermenorrhö durch unzureichende Kontraktion des Uterus während der Regelblutung
- *Stieldrehung* mit starken Schmerzen bei subserösen Myomen
- Entartung zum *Leiomyosarkom* (sehr selten)

Behandlung

Myome, die keine Beschwerden bereiten und nicht schnell wachsen, müssen nicht behandelt werden. Bei Behandlungsbedürftigkeit gibt es medikamentöse, interventionelle und operative Therapiemöglichkeiten:

- Medikamentös können Gestagene (auch gestagenbetonte Pillen) oder GnRH-Analoga (➤ 20.2.3) eingesetzt werden. Sinnvoll ist diese medikamentöse Therapie vor allem bei jungen Frauen mit Kinderwunsch, um große Myome zu verkleinern und dann uteruserhaltend operieren zu können.
- Vor allem bei einem einzelnen, großen Myom kann evtl. versucht werden, die blutversorgenden Gefäße interventionell über einen Katheter und unter Röntgenkontrolle zu verschließen *(Myomembolisation)*.
- Als uteruserhaltende Operation gibt es die *Myomenukleation* (*Myomausschälung* ➤ 20.2.5), die heute meist *laparoskopisch* erfolgt und insgesamt sehr schonend ist. Sie bietet sich v. a. für Frauen mit Kinderwunsch an. Alternative ist die Gebärmutterentfernung (*Hysterektomie* ➤ Abb. 20.28, ➤ 20.2.5).

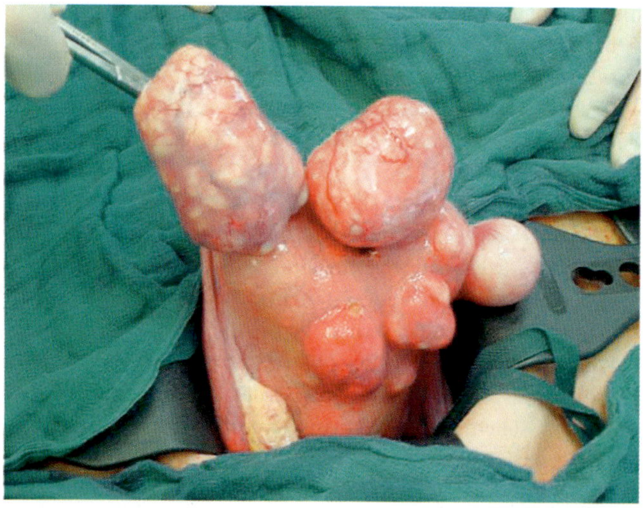

Abb. 20.28 Operationsbefund bei Hysterektomie wegen zahlreicher Myome. [R284]

Pflegerische Betreuung

Pflegefachpersonen führen die pflegerischen Maßnahmen bei laparoskopischer Operation, vaginaler oder abdominaler Hysterektomie durch (➤ 20.2.5).

20.8 Zervixkarzinom

DEFINITION

Zervixkarzinom *(Gebärmutterhalskrebs)*: bösartiger Tumor mit Ursprung in den Zellen des Gebärmutterhalses. Derzeit etwa 2 % aller Tumorneuerkrankungen bei Frauen, mittleres Erkrankungsalter 54 Jahre, 5-Jahres-Überlebensrate ca. 65 %. [4]

Krankheitsursachen und Entwicklung

Bei **Zervixkarzinomen** (➤ Abb. 20.29) handelt es sich in ca. 80 % um Plattenepithelkarzinome, die sich ganz langsam über *Dysplasie* (Zellveränderungen als mögliche Krebsvorstufen) und *Carcinoma in situ* (Karzinom bei noch intakter Basalmembran) entwickeln. Risikofaktoren sind vor allem:

- Infektion mit bestimmten Hochrisikotypen von Humanen Papillomviren (HPV ➤ Tab. 13.9)
- Häufig wechselnde Geschlechtspartner und früher erster Geschlechtsverkehr (vermutlich aufgrund des höheren Risikos für eine HPV-Infektion)
- Erhebliche Abwehrschwäche
- Rauchen
- Langjährige Einnahme hormoneller Kontrazeptiva (Pille)

Klinische Zeichen und Diagnostik

Oft werden Vorstufen eines Zervixkarzinoms oder ein Zervixkarzinom durch Früherkennungsuntersuchung (PAP-Abstrich ➤ 20.1.4) erkannt, bevor die Frau Beschwerden hat. Erstsymptome sind ansonsten oft vaginale Blutungen oder vermehrter, übelriechender vaginaler Ausfluss (Fluor). Spätsymptome sind z. B. Harnstau (durch tumorbedingte Blockade des Urinabflusses aus dem Harnleiter in die Blase) oder ein Lymphödem der Beine.

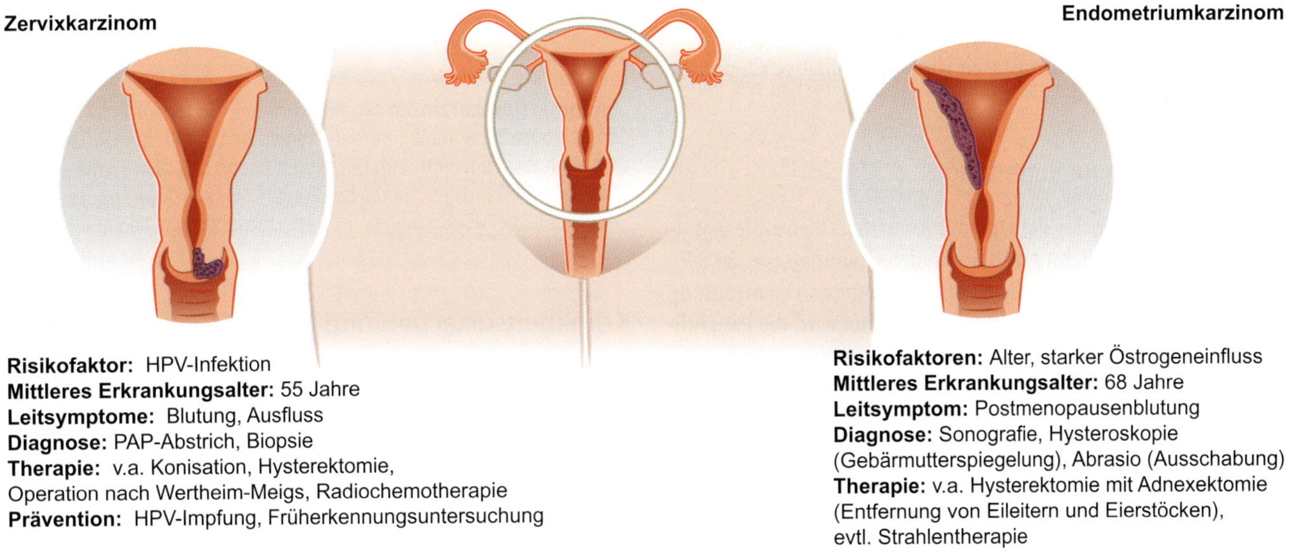

Abb. 20.29 Gegenüberstellung von Zervix- und Endometriumkarzinom. [L255]

Die Diagnostik umfasst:

- Gynäkologische Untersuchung
  - Spekulumeinstellung (auffällige Oberfläche des äußeren Muttermundes, aus dem Zervikalkanal wachsender Tumor)
  - Vaginale Tastuntersuchung (Ausbreitung des Tumors in Blase, Darm oder Bindegewebe seitlich der Gebärmutter?)
  - Biopsieentnahme
- Vaginale Sonografie und Sonografie der Nieren zur Bestimmung der Tumorgröße und Suche nach lokalen Komplikationen (Harnstau?)
- Evtl. MRT des Beckens
- Evtl. CT von Thorax und Abdomen

Behandlung

Die Therapie richtet sich nach dem Stadium der Erkrankung: [10]

- Bei Krebsvorstufen und sehr kleinen Tumoren ist (bei bestehendem Kinderwunsch) die *Konisation* (➤ Abb. 20.16) ausreichend. Wichtig ist, dass das gesamte veränderte Gewebe entfernt wird.
- Ansonsten sowie bei etwas größeren Tumoren erfolgt eine **radikale Hysterektomie** (➤ Tab. 20.3) mit stadienabhängig unterschiedlichem Resektionsausmaß.
- Hat das Karzinom die Gebärmutter überschritten, aber das untere Scheidendrittel bzw. die Beckenwand noch nicht erreicht, erfolgt eine **Operation nach Wertheim-Meigs** mit Entfernung der Gebärmutter (Hysterektomie ➤ 20.2.5), ihrer Bänder bis zur Beckenwand, des oberen Scheidendrittels, der Lymphknoten entlang der Beckenarterien beidseits und, wenn diese befallen sind, auch entlang der Aorta. Je nach Tumortyp und Alter der Frau können die Eierstöcke belassen werden oder müssen mit entfernt werden.
- Bei größeren Tumoren (z. B. mit Blasen- oder Darmbefall), Lymphknotenmetastasen, aber auch allgemeiner Inoperabilität der Frau erfolgt keine große Operation, sondern lediglich ein operatives (laparoskopisches) Staging. Die Behandlung besteht in einer (kurativen) *Radiochemotherapie* aus perkutaner Bestrahlung, Chemotherapie und nachfolgender Kontaktbestrahlung, in aller Regel nach dem Afterloading-Verfahren (➤ Abb. 20.30). Pflege bei Strahlentherapie ➤ 2.5.11, Pflege bei Chemotherapie ➤ 2.5.7, supportive Therapien ➤ 2.5.12.
- Bei einer Kombination aus (großer) Operation und Radiochemotherapie steigen die Nebenwirkungen überproportional an. Deshalb erfolgt sie risikoabhängig nur dann, wenn sich postope-

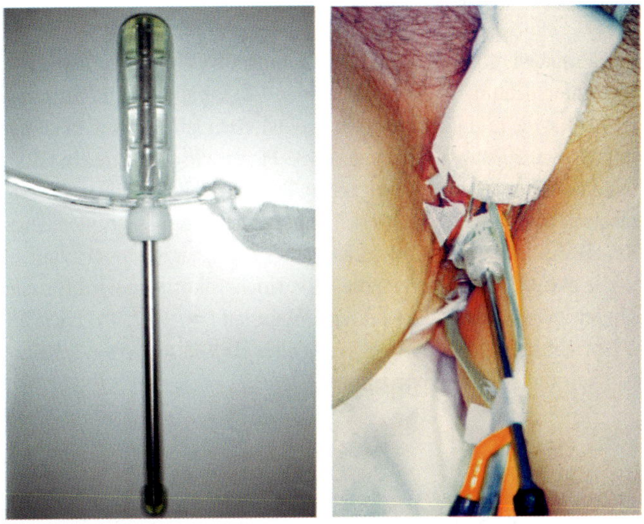

Abb. 20.30 Afterloading-Verfahren bei Vaginal- und Endometriumkarzinom. Das Afterloading-Verfahren ist eine Form der Kontaktbestrahlung (➤ 2.5.11). Ein Applikator (links ein Vaginalapplikator) wird in Scheide bzw. Gebärmutterhöhle eingeführt. Mittels eines Afterloading-Geräts wird das radioaktive Material dann automatisch in den Applikator gebracht und nach einer bestimmten Zeit wieder entfernt. Sonden in Harnblase und Darm messen die Strahlenbelastung dort (rechtes Bild). [T192]

20

rativ durch die histologische Untersuchung ein höheres Tumorstadium herausstellt als angenommen.
- Bei Vorliegen von Fernmetastasen wird eine palliative Chemotherapie eingesetzt.

Weitere pflegerische Betreuung

Die perioperative Pflege bei der Operation nach Wertheim-Meigs entspricht der einer ausgedehnten abdominalen Operation (➤ 20.2.5). Bei geplanter Darmresektion wird eine orthograde Darmspülung notwendig, sonst reicht ein Klysma. Postoperativ wird die Patientin nach offener Operation nach Wertheim-Meigs meist einen Tag auf einer Intensiv- oder Wachstation überwacht.

Je nach Ausmaß der Operation benötigen die Patientinnen Unterstützung bei den Lebensaktivitäten, v. a. bei der Körperpflege und Mobilisation.

Im Rahmen ausgedehnter Operationen werden Nerven irritiert oder verletzt, sodass es zu einer (vorübergehenden) Inkontinenz oder Blasenentleerungsstörung kommen kann. Während der Liegezeit des suprapubischen Blasenkatheters wird die Patientin deshalb zum Blasentraining angeleitet. Die Ärztin legt den Beginn fest, etwa ab dem sechsten postoperativen Tag:
- Suprapubischen Katheter abklemmen
- Bei Füllungsdruck spontan Urin lassen
- Katheter öffnen und Restharnmenge bestimmen

Das Blasentraining kann u. U. mehrere Wochen dauern und erfolgt, bis der Restharn < 50 ml ist.

Nach Lymphknotenentfernung oder -bestrahlung sind Maßnahmen der Lymphödemprophylaxe an den Beinen (➤ 20.2.5, ➤ 5.9) von Anfang an und auf Dauer notwendig.

Prävention

Die jährliche Früherkennungsuntersuchung auf Gebärmutterhalskrebs (Tastuntersuchung, PAP-Abstrich ➤ 20.1.4) für alle über 20-jährigen Frauen hat die Erkrankungszahlen in den letzten Jahrzehnten erheblich gesenkt. Seit 2020 wird bei Frauen ab 35 Jahren alle drei Jahre ein HPV-Test zusammen mit dem zytologischen Abstrich der Portio und des Zervikalkanals entnommen. Dies hat sich aufgrund des engen Zusammenhangs von HPV-Infektion und Entwicklung eines Zervixkarzinoms etabliert.

Die aktive Impfung gegen die HPV-Hochrisikotypen wird für *alle* Kinder zwischen 9 und 14 Jahren empfohlen (➤ 13.2.10). Hiervon verspricht man sich einen Rückgang aller HPV-assoziierten Erkrankungen, auch des Zervixkazinoms.

Beratung

Pflegerische Beratungsschwerpunkte betreffen die Nachsorgeuntersuchungen und die Maßnahmen zur Lymphödemprophylaxe (➤ 5.9).

Eine Anschlussheilbehandlung ist sinnvoll, um sich von den Strapazen der Operation zu erholen. Sie bietet auch die Möglichkeit, durch den Kontakt mit Gleichbetroffenen und Psychoonkologen die Krebserkrankung und den Verlust der Organe zu verarbeiten.

20.9 Endometriumkarzinom

DEFINITION

Endometriumkarzinom *(Korpuskarzinom, Gebärmutterschleimhautkrebs):* bösartiger Tumor, ausgehend von den Zellen der Gebärmutterschleimhaut (Endometrium). Derzeit mit knapp 5 % aller Tumoren fünfthäufigster bösartiger Tumor bei Frauen. Vor der Menopause selten, Altersgipfel bei 65–85 Jahren. 5-Jahres-Überlebensrate knapp 80 %. [4]

Krankheitsursachen und Entwicklung

Überwiegend handelt es sich bei den **Endometriumkarzinomen** (➤ Abb. 20.29, ➤ Abb. 20.31) um Adenokarzinome, deren Wachstum durch Östrogene gefördert wird. Die übrigen gehören unterschiedlichen histologischen Typen an und wachsen hormonunabhängig. Seit 2022 erfolgt bei der Diagnosestellung eine molekulare Diagnostik, um den Tumortyp und die Prognose besser einzugrenzen. Die frühere Unterscheidung in Typ I und II ist damit hinfällig.

Risikofaktoren für das Endometriumkarzinom sind u. a.: [11]
- Hohes Alter
- Starkes Übergewicht (Adipositas)
- Diabetes mellitus Typ 2
- Frühe Menarche (erste Menstruation), späte Menopause (➤ 20.1.2)
- Vorangegangenes Mammakarzinom mit Tamoxifen-Therapie
- Hormonersatztherapie mit Östrogenen ohne Gestagene

Klinische Zeichen und Diagnostik

Leitsymptom sind vaginale Blutungen, bei Frauen vor der Menopause (letzte Regelblutung) in Form von Unregelmäßigkeit der Regelblutung (verlängert, Zwischen-, Dauer-, Schmierblutung, ➤ 20.1.1), bei älteren Frauen als Postmenopausenblutung (➤ 20.1.2).

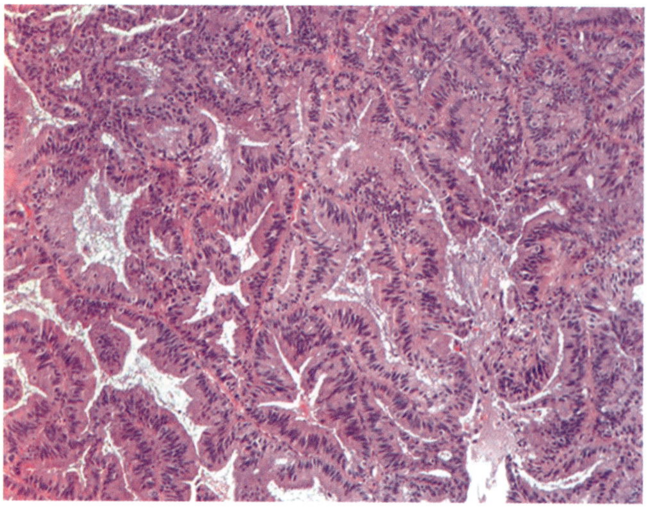

Abb. 20.31 Gut differenziertes Endometriumkarzinom (Adenokarzinom ➤ Tab. 2.4). Die drüsige Struktur ist noch gut zu erkennen. [F630]

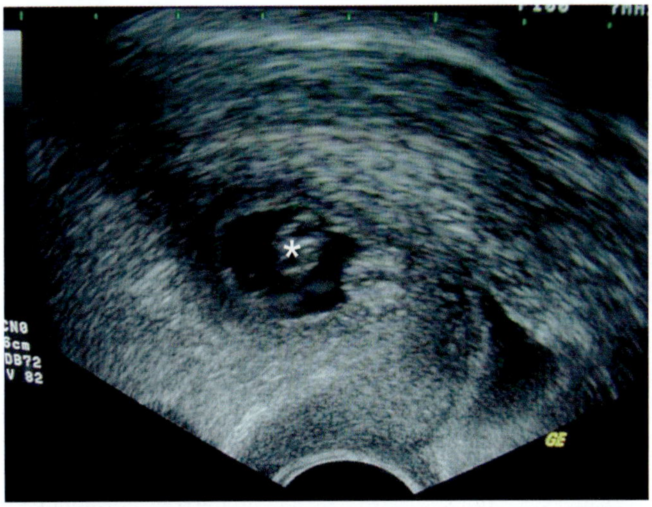

Abb. 20.32 Sonografiebefund bei Endometriumkarzinom. In der Gebärmutterhöhle stellt sich ein Tumor dar (*), umspült von Flüssigkeit (schwarz). [R284]

Bei weit fortgeschrittenen Tumoren kann es zu übelriechendem Ausfluss (Fluor) durch Tumorzerfall oder zu blutigem Urin/Stuhlgang durch Einwachsen des Tumors in Blase/Darm kommen.

In der Spekulumeinstellung (➤ 20.1.3) zeigt sich gelegentlich zerfallendes Tumorgewebe im Zervikalkanal. Bei der vaginalen Tastuntersuchung lässt sich die Gebärmutter möglicherweise vergrößert und mit aufgelockerter Struktur tasten. In fortgeschrittenen Stadien ist der Tumor evtl. mit dem Rektum verwachsen oder wächst bis in die Scheide. (Vaginal-)Sonografisch zeigt sich eine Gebärmutterschleimhautverdickung und/oder ein Tumor (➤ Abb. 20.32).

Zur Diagnosesicherung ist eine *Hysteroskopie mit Abrasio* (Gebärmutterspiegelung mit Ausschabung ➤ Abb. 20.17) und nachfolgende pathologische Untersuchung des gewonnenen Gewebes erforderlich, denn die Kenntnis des Tumortyps ist Voraussetzung für die Therapieentscheidung. [11

Zur lokalen Ausbreitungsdiagnostik kann eine MRT des Beckens sinnvoll sein. Zum Ausschluss einer Fernmetastasierung sollte bei einem fortgeschrittenen Karzinom eine CT Thorax/Abdomen erfolgen. [11]

Behandlung

Erster Schritt ist die *Hysterektomie mit Adnexektomie* (Entfernung der Gebärmutter mit beiden Eierstöcken und Eileitern). Prinzipiell kommen alle verfügbaren Techniken in Betracht (➤ Tab. 20.3), die Gebärmutter muss aber vollständig entfernt werden. Ob die Lymphknoten beidseits entlang der Beckenarterien sowie der Aorta und evtl. auch das große Netz *(Omentektomie)* entfernt werden, hängt von molekularem Tumortyp und Stadium ab. Teilweise wird die Sentinel-Lymphknoten-Technik angewendet, um unnötige Lymphknotenentfernungen und ihre Folgen zu vermeiden. Postoperativ folgt bei hohem Risiko oder fortgeschrittenem Karzinom eine Strahlentherapie (Kontakt- und/oder perkutane Bestrahlung), ggf. in Kombination mit einer Chemotherapie. [11]

Palliativ werden u. a. Operation, Strahlentherapie, hochdosiert Gestagene und Chemotherapien eingesetzt.

Pflegerische Betreuung

Die pflegerischen Maßnahmen entsprechen denen des Zervixkarzinoms (➤ 20.8).

Beratung

Auch die Beratungsschwerpunkte entsprechen denen des Zervixkarzinoms (➤ 20.8).

20.10 Descensus genitalis

DEFINITION

Descensus genitalis *(Genitalsenkung):* zusammenfassende Bezeichnung für v. a. **Descensus uteri** *(Gebärmuttersenkung)* und **Descensus vaginae** *(Scheidensenkung)* mit Tiefertreten von Gebärmutter bzw. Scheide, im Extremfall mit **Uterusprolaps** *(Gebärmuttervorfall),* also Hervortreten der Gebärmutter vor den Scheideneingang.

Die Häufigkeit ist schwer zu schätzen, leichte Formen mit eingerechnet (die nicht immer zum Arztbesuch führen), wohl 30–50 % aller postmenopausalen Frauen.

Krankheitsursachen und Entwicklung

Der **Beckenboden** ist eine bindegewebig-muskuläre „Platte“, welche die Beckenhöhle nach unten begrenzt. Er hält die Bauch- und Beckenorgane in ihrer Position und ist wichtig für die Kontinenz. Bei Frauen ist der Beckenboden infolge des Durchtritts der Scheide einerseits weniger „stabil“ als bei Männern und andererseits durch seine Stützfunktion während der Schwangerschaft und die Überdehnung während der Geburt stärker belastet.

Ist die Stützfunktion des Beckenbodens beeinträchtigt, so kann die Gebärmutter tiefer treten (**Descensus uteri,** *Gebärmuttersenkung* ➤ Abb. 20.33) und im Extremfall teilweise oder ganz vor den Scheideneingang sinken (*Partial-* bzw. *Totalprolaps/-vorfall* ➤ Abb. 20.34). Die tiefer tretende Gebärmutter zieht immer die Scheide mit sich (**Descensus vaginae,** *Scheidensenkung*). Ist besonders der vordere Beckenbodenanteil geschädigt, bildet sich eine **Zystozele** (Vorwölbung der Harnblase in die Scheide) aus. Umgekehrt wölbt sich bei einer **Rektozele** der Mastdarm von hinten in die Scheide vor.

Die wichtigsten Risikofaktoren sind:

- Mehrere vaginale Geburten, vor allem bei hohem Geburtsgewicht des Kindes
- Übergewicht (Adipositas)
- Häufig/chronisch erhöhter Druck im Bauchraum, z. B. bei Obstipation, häufigem Heben schwerer Lasten
- Bindegewebsschwäche

20

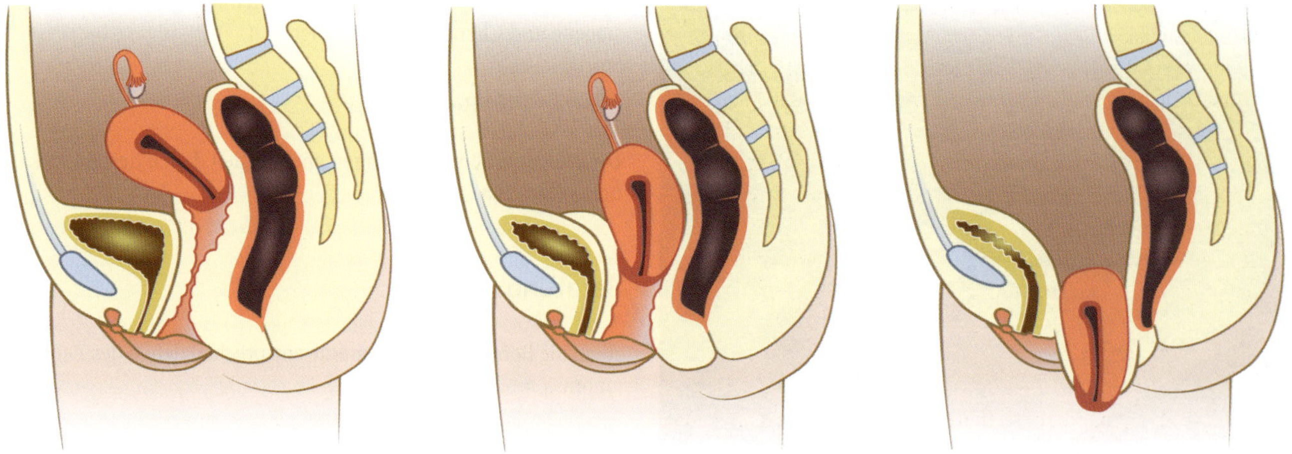

Abb. 20.33 Links normale Lage der Gebärmutter, Mitte Descensus uteri (Gebärmuttersenkung), rechts Uterusprolaps (Gebärmuttervorfall). [L255]

Klinische Zeichen und Diagnostik

Die häufigsten Symptome sind Ziehen im Unterbauch, Druckgefühl nach unten, vaginales Fremdkörpergefühl, uncharakteristische Kreuz- und Unterbauchschmerzen, Veränderungen beim Stuhlgang und Wasserlassen sowie eine Belastungsinkontinenz (➤ 10.1.4).

Beim Prolaps (➤ Abb. 20.34) kommen Schwierigkeiten und Schmerzen beim Sitzen auf harter Unterlage hinzu.

Die gynäkologische Untersuchung in Ruhe und unter Belastung (Husten, Pressen) erlaubt eine Schweregradeinschätzung des Descensus. Ggf. sind weitere Untersuchungen wie etwa Sonografie oder urodynamische Untersuchung (➤ 10.1.9) sinnvoll.

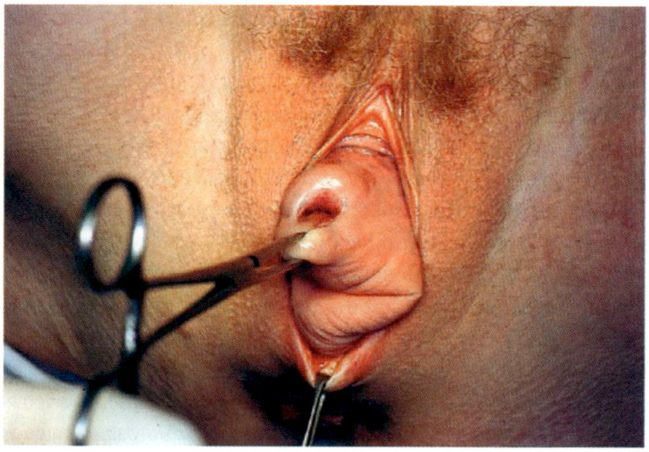

Abb. 20.34 Uterusprolaps. [G958]

Behandlung

Die Behandlung hängt von Form und Schweregrad des Descensus, Wunsch und Zustand der Patientin ab: [12]

- Eine Möglichkeit der konservativen Behandlung ist konsequentes, gezieltes **Beckenbodentraining** nach Anleitung durch eine Physiotherapeutin, ggf. unterstützt durch die Anwendung von **Vaginalkonen** mit unterschiedlichen Gewichten (➤ Abb. 20.35). Vaginalkonen sind tamponähnliche Gewichte, welche die Patientin in die Scheide einführt und dort eine Zeitlang durch die Beckenbodenspannung halten soll.
- **Pessare** in Würfel-, Siebschalen- oder Ringform, die von der Patientin morgens vaginal eingeführt und abends wieder entfernt werden, sollen die Gebärmutter wieder in ihre ursprüngliche Position bringen und halten. Ist die Patientin dazu nicht in der Lage, gibt es Pessarformen, die von der Ärztin eingelegt und alle 4–6 Wochen gewechselt werden (als Dauertherapie nur bei Inoperabilität). Die Pessartherapie wird begleitet von lokaler Östrogengabe zur Verminderung von Komplikationen im Bereich der Scheide.

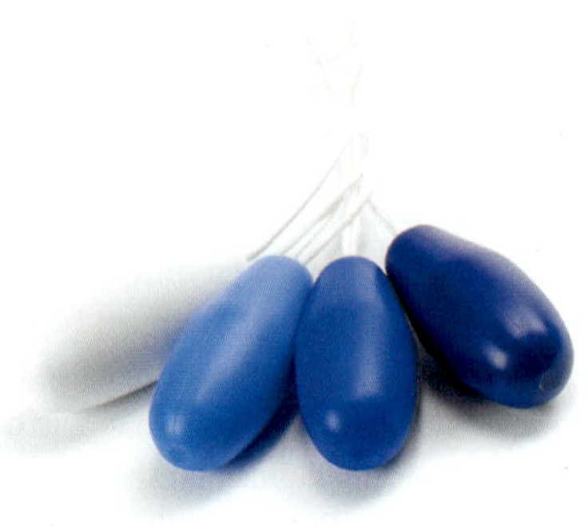

Abb. 20.35 Vaginalkonen. Die Konen sind alle gleich groß, haben aber unterschiedliche Gewichte. Abhängig vom Hersteller liegen die Gewichte zwischen 10 g und 70 g. [V614]

- Werden die Beschwerden durch konservative Behandlung nicht ausreichend gebessert, wird operiert. Häufigstes Verfahren ist eine **vaginale Hysterektomie mit Beckenbodenplastik** (➤ 20.2.5), bei Inkontinenz ggf. ergänzt durch Zusatzeingriffe. Es gibt auch uteruserhaltende Verfahren. Bei älteren, multimorbiden Frauen, die keinen Geschlechtsverkehr mehr haben und auch nicht mehr wünschen, kommt auch eine **Kolpokleisis** (operativer Scheidenverschluss) in Betracht. Pflegende führen die allgemeinen prä- und postoperativen Maßnahmen durch, abhängig von der geplanten Operation (➤ 20.2.5).

Weitere pflegerische Betreuung

Eventuell sind Maßnahmen bei Inkontinenz notwendig (➤ 10.1.4).

Prävention

Vorbeugend wirken v. a. konsequente Rückbildungsgymnastik nach der Geburt (➤ 21.3.1) über mehrere Monate und das Vermeiden der oben genannten Risikofaktoren. Pilates ist ein sanftes Ganzkörpertraining, das besonders Becken-, Bauch- und Rückenmuskulatur stärkt und für Frauen in jedem Alter geeignet ist.

Beratung

Ärztin und Pflegefachpersonen beraten Patientinnen v. a. über vermeidbare Risikofaktoren sowie die Beckenbodengymnastik zur Stärkung des Beckenbodens. Diese wird in aller Regel unter Anleitung einer Physiotherapeutin erlernt und dann zu Hause eigenständig weitergeführt. Teilweise bieten auch Vereine und Volkshochschulen entsprechende Kurse an. Die konsequente Durchführung ist Voraussetzung für den dauerhaften Erfolg. Betroffene sollten zeitlebens schweres Heben vermeiden.

20.11 Unerfüllter Kinderwunsch

DEFINITION

Sterilität: Ausbleiben einer Schwangerschaft nach einem Jahr ungeschütztem, regelmäßigem Geschlechtsverkehr.
Infertilität: bei der Frau Unfähigkeit, eine eingetretene Schwangerschaft auszutragen. Beim Mann meist synonym zu Sterilität verwendet.

Schätzungsweise 10–15 % der Paare in Deutschland bleiben ungewollt kinderlos. Die höchste Wahrscheinlichkeit, einen Kinderwunsch zu verwirklichen, besteht für Männer wie Frauen im Alter zwischen 20 und 25 Jahren. Aus gesellschaftlichen Gründen liegt heute das durchschnittliche Alter, in dem Frauen ihr erstes Kind bekommen, bei etwa 30 Jahren.

Der **unerfüllte Kinderwunsch** ist ein sehr sensibles Thema und für die Betroffenen meist eine starke psychische Belastung.

Krankheitsursachen und Entwicklung

Die Ursache einer ungewollten Kinderlosigkeit liegt in etwa 40 % bei der Frau, in etwa 40 % beim Mann und in den übrigen Fällen bei beiden oder ist nicht zu klären. Mögliche Ursachen sind u. a.:

- Bei der Frau
  - Funktionsstörungen der Eierstöcke unterschiedlichster Ursache, etwa durch unzureichend ausgebildete Eierstöcke bei Chromosomenanomalien, ausbleibende Stimulation bei Hypothalamus- oder Hypophysenstörungen oder frühere Chemotherapie
  - Fehlbildungen der Gebärmutter, Myome
  - Funktionsstörungen der Eileiterschleimhaut oder Verklebung der Eileiter, z. B. nach Adnexitis (➤ 20.4)
  - Veränderungen im Bereich der Zervix, etwa mangelnde Qualität des Zervixschleims, Vernarbungen
- Beim Mann v. a. zu wenige, zu unbewegliche oder fehlgeformte Spermien im Ejakulat, beispielsweise infolge Störungen der Hodenfunktion unterschiedlichster Ursache (etwa Varikozele, ➤ Tab. 22.1, Hodenentzündung ➤ Tab. 22.1, zu spät behandelter Hodenhochstand, ➤ 22.3) oder Verschluss der Samenwege

Lebensstilfaktoren

Rauchen, starker Alkoholkonsum und Drogenmissbrauch wirken sich bei beiden Geschlechtern ungünstig auf die Fruchtbarkeit aus, ebenso wie bestimmte Medikamente. Auch psychische Belastungssituationen (beruflicher Stress, aber auch „Zeugungsstress") und unbewusste Ängste können Ursache eines unerfüllten Kinderwunsches sein.

Diagnostik

Die Diagnostik bei der Frau umfasst:

- Ausführliche Anamneseerhebung, gynäkologische Untersuchung (➤ 20.1.3)
- Transvaginale Sonografie (➤ 20.1.5)
- Zyklusdiagnostik mit Basaltemperaturmessung, Bestimmung von Hormonkonzentrationen im Blut und Transvaginalsonografie zu festgelegten Zeitpunkten
- Ggf. Laparoskopie (➤ 20.1.6) zum Ausschluss von anatomischen Besonderheiten oder starken Verwachsungen und ggf. Entfernung von Endometrioseherden (➤ 20.6). Intraoperative Überprüfung der Eileiterdurchgängigkeit mittels **Chromopertubation** (Einspritzen blauen Farbstoffs von unten in die Gebärmutter; tritt der Farbstoff durch die Eileiter aus, sind diese durchlässig)

Beim Mann erfolgen v. a.:

- Ausführliche Anamnese (Hodenhochstand? Mumps?) und Untersuchung (z. B. Varikozele? ➤ 22.1.3)
- Untersuchung des Ejakulats auf Anzahl und Funktionstüchtigkeit der Spermien (Spermiogramm, ➤ 22.1.4)
- Bestimmung der Hormonkonzentrationen im Blut
- Sonografie der Hoden
- Ggf. Hodenbiopsie

Tab. 20.6 Reproduktionsmedizinische Behandlungen bei unerfülltem Kinderwunsch (Auswahl).

Vorgehen	Einsatz (v.a.) bei
Intrauterine Insemination	
Einspritzen des Ejakulats in die Gebärmutter kurz vor dem Eisprung	Leicht eingeschränkter Beweglichkeit/Anzahl der Spermien im Ejakulat
Stimulationstherapien	
Förderung der Eizellreifung durch Hormone (➤ 20.2.3)	Hormonellen Störungen der Frau, Vorbereitung für IVF, ICSI, TESE, MESA
In-vitro-Fertilisation (IVF, „Reagenzglasbefruchtung")	
Hormonelle Stimulationstherapie, transvaginale Eizellpunktion, Zusammenbringen von Ejakulat und Eizelle in einem Gefäß, dort Befruchtung ohne spezielle Maßnahmen. Nach 2–6 Tagen Bebrütung Einbringen von max. drei Embryonen in die Gebärmutter	Weiblichen Ursachen der Infertilität wie z. B. verklebte Eileiter, unklare Ursache
Intrazytoplasmatische Spermieninjektion (ICSI)	
Wie IVF, jedoch mit Einbringen eines mikroskopisch ausgewählten Spermiums in die Eizelle	Stark eingeschränkter Beweglichkeit/Anzahl der Spermien im Ejakulat
Testikuläre Spermienextraktion (TESE), mikrochirurgische epididymale Spermienaspiration (MESA)	
Wie ICSI, jedoch operative Spermiengewinnung aus Hoden (TESE) bzw. Nebenhoden (MESA)	(Fast) völligem Fehlen der Spermien im Ejakulat

Behandlung

Feststellbare Ursachen wie etwa Schilddrüsenunterfunktion, Varikozele, verschlossene Eileiter oder Samenwege werden möglichst beseitigt. Ist dies nicht möglich oder nicht ausreichend, gibt es spezielle **reproduktionsmedizinische Behandlungen** (➤ Tab. 20.6). Sie erfolgen in spezialisierten Kinderwunschpraxen oder -kliniken und werden von den Krankenkassen nur teilweise bezahlt.

Beratung

Die Paare werden über Chancen und Risiken der unterschiedlichen Behandlungsoptionen aufgeklärt. Dazu gehört auch, keine unrealistischen Hoffnungen zu schüren, denn auch die moderne Reproduktionsmedizin vermag längst nicht allen Paaren den Kinderwunsch zu erfüllen.

Wichtig ist eine einfühlsame psychologische Betreuung der Paare von Beginn an. Sie stehen oft unter großem psychischen Druck, gegenseitige Schuldzuweisungen sind häufig. Einem Teil der Paare ist Kontakt zu gleichermaßen Betroffenen eine Hilfe.

Die Paare werden ermutigt, über den Behandlungen das „normale" Leben nicht zu vernachlässigen, Hobbys weiterzupflegen und über neue Lebensziele nachzudenken, sollte sich der Kinderwunsch nicht erfüllen.

Aufgaben zur Pflegesituation

Heute wird Frau Senger zur Vorbereitung der am Folgetag stattfindenden brusterhaltenden Operation ins Krankenhaus aufgenommen. Die Pflegefachfrau Melanie Münther übernimmt die präoperative Vorbereitung. Am OP-Tag ist Frau Senger am späten Nachmittag nach erfolgreicher brusterhaltender Tumorentfernung wieder zurück auf der Station. Dort hat Melanie Münther an diesem Tag Spätdienst und übernimmt auch die postoperative Versorgung von Frau Senger. Melanie Münther erhält folgende Informationen aus dem OP-Bericht: es wurden eine Quadrantektomie und eine axillare Lymphonodektomie durchgeführt. Frau Senger ist wach und ansprechbar und klagt über Schmerzen. Sie hat eine Tachypnoe, einen RR von 140/90 mmHg und einen Puls von 84 Schlägen/min. Die Drainage hat bis jetzt 150 ml Wundsekret gefördert. Die Pflegefachperson Melanie Münther positioniert den operierten Arm auf einem Kissen leicht hoch.

1. Frau Senger konsultierte nach ihrem Tastbefund ihre Gynäkologin. Welche weiteren Untersuchungen wurden dort durchgeführt?
2. Benennen Sie Risikofaktoren, die die Entstehung eines Mammakarzinoms begünstigen.
3. Frau Senger wird nach dem multimodalen Therapiekonzept behandelt. Was verbirgt sich hinter diesem Konzept und wie sieht es ganz konkret bei Frau Senger aus?
4. Häufig kommt es bei Patientinnen mit einem Mammakarzinom zu einem Lymphödem. Wie entsteht ein Lymphödem? Welche prophylaktischen Maßnahmen sind zu ergreifen?
5. Welche Empfehlungen würden Sie Frau Senger in Bezug auf das Tragen eines BHs geben?
6. Bei Frau Senger steht die Entlassung an. Welchen Beratungs- und Anleitungsbedarf sehen Sie bei Frau Senger, bezogen auf den Umgang mit ihrer Erkrankung? Planen Sie ein konkretes Beratungsgespräch, in dem Sie alle wichtigen Aspekte ansprechen.

ENDOMETRIOSE
Vorkommen von Gebärmutterschleimhaut (Endometrium) außerhalb der Gebärmutterhöhle

Ursache: unklar
Leitsymptome: je nach Lokalisation der „versprengten" Schleimhaut, z.B. Dysmenorrhö u.a. Schmerzen (anfangs in zeitl. Zusammenhang zur Menstruation), unerfüllter Kinderwunsch
Behandlung:
- Vor allem weitestmögliche (laparoskopische) Entfernung der Herde
- Ggf. antihormonelle Therapie

MYOME
Gutartige Tumoren der glatten Gebärmuttermuskulatur

Ursache: unklar, östrogen-abhängiges Wachstum
Leitsymptome: teilweise symptomlos, sonst verlängerte und verstärkte Regelblutung, Dysmenorrhö
Behandlung:
- Gestagen-betonte Pille, zeitlich befristet andere Hormongaben
- Myomenukleation (-ausschälung)
- Nach abgeschlossener Familienplanung Hysterektomie (Gebärmutterentfernung)

UNERFÜLLTER KINDERWUNSCH
Ursache: bei der Frau z.B. Hormonstörungen, verklebte Eileiter. Beim Mann z.B. zu wenige normale Spermien. Teils nicht zu klären
Behandlung:
- Falls möglich Ursachenbeseitigung
- Ansonsten z.B. Förderung der Eizellreifung durch Hormone, reproduktionsmedizinische Therapien („Reagenzglasbefruchtung")

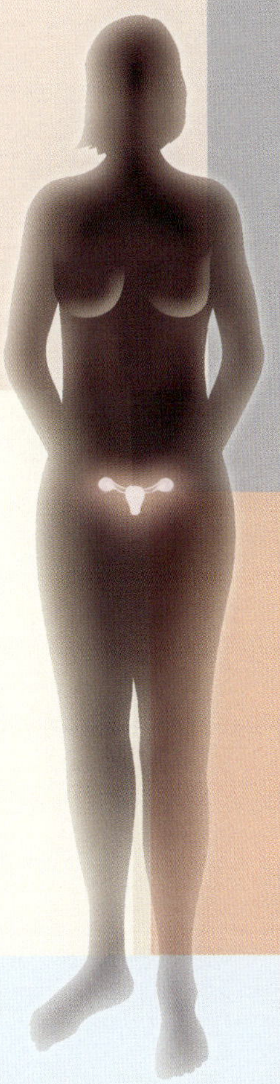

MAMMAKARZINOM
Bösartiger Tumor des Brustdrüsengewebes

Ursache: multifaktoriell, Ursache bleibt abgesehen von Patientinnen mit BRCA-Mutation meist unklar, oft hormonabhängiges Wachstum
Leitsymptome: schmerzloser Knoten (schlecht verschieblich), Hautveränderungen, neue Asymmetrie der Brüste
Behandlung:
- Immer multimodal
- Stets mit Operation und Hormon- und/ oder Chemotherapie
- Oft auch mit Strahlentherapie der Restbrust bzw. des Tumorbettes

DESCENSUS GENITALIS
Tiefertreten des Uterus, im Extremfall bis vor den Scheideneingang (Prolaps)

Ursache: multifaktoriell.
Genet. Veranlagung zur Bindegewebsschwäche plus Belastungen, z.B. vaginale Geburten, erhöhter Druck im Bauchraum
Leitsymptome: „Druck nach unten", Unterbauch- und Kreuzschmerzen, Belastungsinkontinenz
Behandlung:
- Zunächst immer konservativ mit Beckenbodengymnastik
- Bei Erfolglosigkeit Operation (am häufigsten Hysterektomie und Beckenbodenplastik)

Abb. 20.36 Übersicht über Erkrankungen der weiblichen Geschlechtsorgane. [L275]

KAPITEL

21

Martina Pfob, Pia Steinfartz

Pflege von Schwangeren, Wöchnerinnen und Neugeborenen

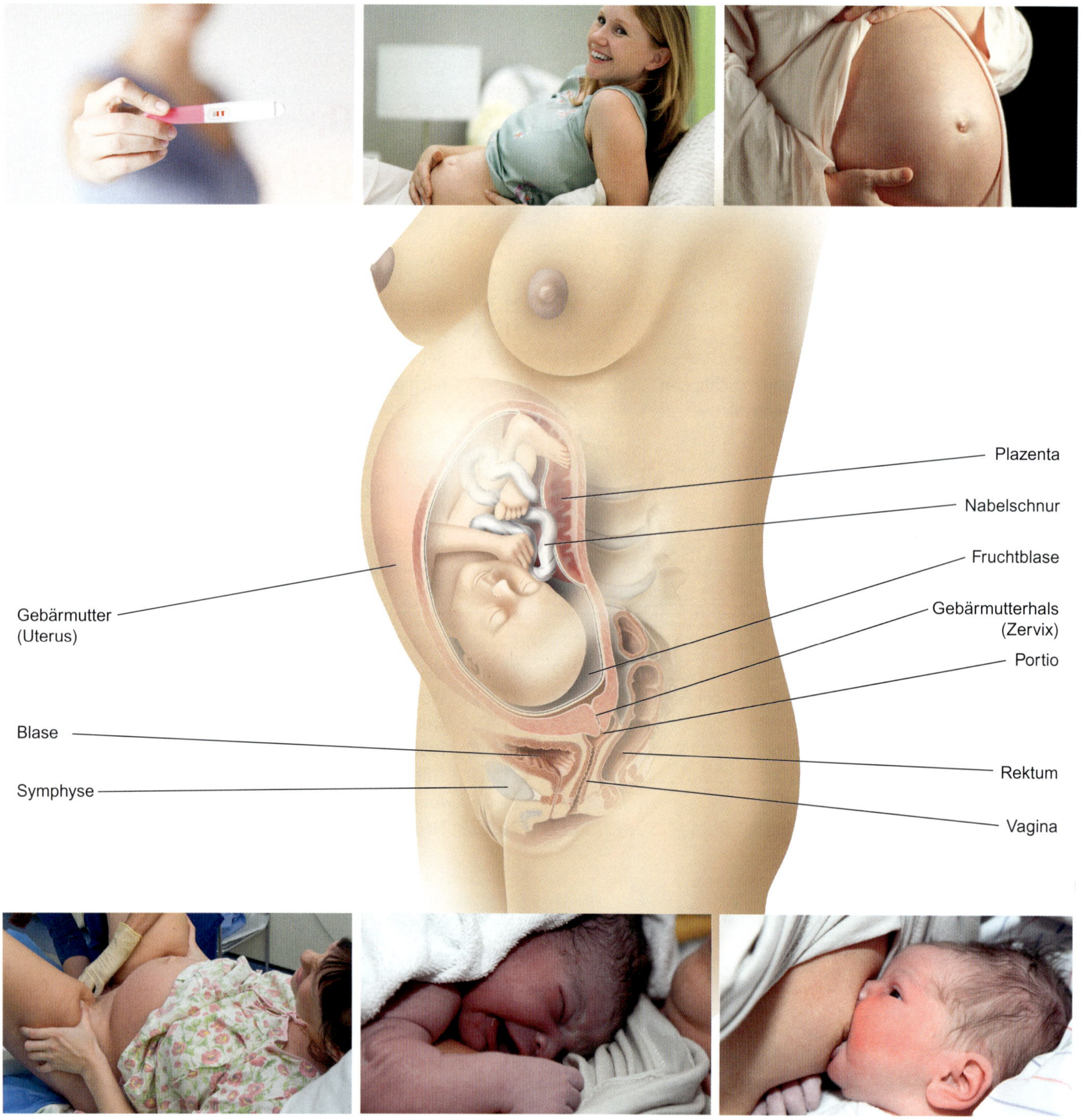

Abb. 21.1 [L275, J787]

Pflegesituation

Mary Akintola, 36 Jahre, hat vor zwei Tagen ihr erstes Kind, Joanna, in der 38. Schwangerschaftswoche spontan entbunden. Das Neugeborene hatte ein Geburtsgewicht von 4.200 g und einen APGAR-Wert von 7/10/10. Bei der U1 ergaben sich keine Auffälligkeiten. Die Vitamin-K-Prophylaxe wurde planmäßig durchgeführt und auch der Blutzucker wurde gemessen. Pflegefachfrau Melanie Meise arbeitet seit ihrem Examen vor einem Jahr auf der integrativen Wochenbettstation und betreut als Bezugsperson Frau Akintola und Joanna. Die Wöchnerin ist sehr liebevoll im Umgang mit ihrem Kind, aber auch schnell verunsichert. Besonders beim Stillen benötigt Frau Akintola noch Unterstützung und Anleitung.

Wohl kaum ein anderes Ereignis verändert das Leben einer Frau bzw. eines Paares so stark wie eine Schwangerschaft und Geburt. Abhängig von der Lebenssituation kann eine Schwangerschaft mit größtem Glück, aber auch mit zwiespältigen Gefühlen und existenziellen Ängsten verbunden sein, besonders für die Frau.

In der Betreuung von Schwangeren, Gebärenden und Wöchnerinnen gibt es zwei Besonderheiten: zum einen handelt es sich überwiegend nicht um die Betreuung kranker, sondern um die Begleitung gesunder Frauen in einer besonderen Lebensphase. Zum anderen muss stets nicht nur die Frau selbst, sondern auch das (ungeborene) Kind bedacht werden.

Pflegefachpersonen betreuen die Frauen bzw. Paare in ganz unterschiedlichen Situationen:

- Gesunde Schwangere werden i. d. R. von niedergelassenen Gynäkologen, Gynäkologinnen und Hebammen versorgt. Einige kommen aber z. B. für weitergehende Untersuchungen in die Klinik.
- Frauen mit Schwangerschaftskomplikationen werden vielfach und teils lange stationär gepflegt, meist auf gynäkologischen Stationen. Sie durchleben Phasen des Hoffens und des Bangens um ihr ungeborenes Kind.
- Als Geburtsort wählen fast alle Frauen das Krankenhaus und bleiben meist auch die ersten Tage mit dem Neugeborenen dort, entweder getrennt – die Frau auf einer *geburtshilflichen Station,* das Baby auf der *Neugeborenenstation* – oder zusammen auf einer *integrativen Wochenbettstation.*

Ganz überwiegend ist diese Phase von Freude geprägt, gelegentlich von Ängsten, Sorgen und Zweifeln und – glücklicherweise selten – von Ratlosigkeit, Trauer und Verzweiflung. Um all diesen Frauen gerecht zu werden, braucht es nicht nur Fachkompetenz, sondern auch Einfühlungsvermögen.

21.1 Pflegerische und medizinische Betreuung in der Schwangerschaft

Schwangerschaftsdauer

Die Schwangerschaftsdauer wird in **Schwangerschaftswochen,** kurz **SSW,** angegeben.

- **SSW p. c.** *(Schwangerschaftswochen post conceptionem):* Schwangerschaftsdauer seit der Befruchtung (Empfängnis, Konzeption). Vor allem gebräuchlich, wenn es um die Organentwicklung beim Embryo geht. Normale Schwangerschaftsdauer 38 Wochen
- **SSW p. m.** *(Schwangerschaftswochen post menstruationem):* Schwangerschaftsdauer seit dem ersten Tag der letzten Menstruation. Klinisch gebräuchliche Zählweise, z. B. im Mutterpass. Normale Schwangerschaftsdauer 40 Wochen

Drei „Schwangerschaftsdrittel"

- **Erstes Schwangerschaftsdrittel** *(erstes Trimenon/Trimester, Frühschwangerschaft)* bis Ende der 12. SSW p. m.
- **Zweites Schwangerschaftsdrittel** *(zweites Trimenon/Trimester, Mitte der Schwangerschaft)* von Anfang der 13. bis Ende der 27. SSW p. m.
- **Drittes Schwangerschaftsdrittel** *(drittes Trimenon/Trimester, Spätschwangerschaft)* von Anfang der 28. SSW p. m. bis zur Geburt

Die „Grenze" zwischen zweitem und drittem Schwangerschaftsdrittel wird teilweise auch früher gezogen.

21.1.1 Schwangerenberatung

Schwangerenberatung umfasst ganz unterschiedliche Beratungsangebote durch die verschiedensten Träger, z. B. zu sozialen und wirtschaftlichen Hilfsmöglichkeiten für Schwangere, zu Pränataldiagnostik, zu familienfördernden Leistungen, zu Sexualität und Empfängnisverhütung (nach der Geburt) und zu Fragen eines Schwangerschaftsabbruchs (sog. Schwangerschaftskonfliktberatung ➤ 21.1.10).

Sieht man von Beratungen zu Eingriffen wie etwa invasiver oder nichtinvasiver Pränataldiagnostik ab, konzentriert sich die Schwangerenberatung durch Arzt oder Ärztin (im Folgenden als „Ärztin" bezeichnet), Hebamme und Pflegefachpersonen vor allem auf die Beratung zu einem gesundheitsfördernden Lebensstil. Ziele sind eine bestmögliche Gesundheit der werdenden Mutter, die Vermeidung elterlicher Anpassungs- und Belastungsstörungen und eine ungestörte Entwicklung des Kindes.

KLIMA UND UMWELT

Aufgrund eingeschränkter Anpassungsfähigkeit sind Schwangere, Wöchnerinnen, Neugeborene und Kleinkinder besonders durch Hitze gefährdet. Bei ihnen sind Hitzeschutzmaßnahmen wie etwa Aufenthalt in Innenräumen/im Schatten oder ausreichende Flüssigkeitszufuhr besonders wichtig.

Außerdem konnte durch Untersuchungen ein Zusammenhang zwischen Hitze und schlechter Luftqualität einerseits und fetalen Fehlbildungen, fetalen Wachstumsstörungen und Frühgeburtlichkeit andererseits hergestellt werden. Beispielsweise konnten Feinstaubablagerungen in Plazenta, fetalen Organen und Kreislaufsystem nachgewiesen werden. Höchstwahrscheinlich können diese die Zellen des ungeborenen Kindes schädigen und Entzündungsprozesse in seinem Körper verursachen.

Ernährung

In der frühen Schwangerschaft sind Appetitmangel, Übelkeit und Neigung zum Erbrechen häufig. Die Schwangere soll auf eine ausreichende **Nahrungs- und Flüssigkeitsaufnahme** achten. Am verträglichsten ist eine ausgewogene, abwechslungsreiche Ernährung mit 5–6 kleineren Portionen über den Tag verteilt. Mineralwasser oder ungesüßte Kräuter- und Früchtetees sollten den Hauptanteil der täglichen Flüssigkeitszufuhr von mind. 2 l ausmachen.

In der zweiten Schwangerschaftshälfte ist verstärktes Hungergefühl typisch. Hier soll einer übermäßigen Gewichtszunahme (normale Gewichtszunahme ➤ Abb. 21.2) durch vitamin- und ballaststoffreiche Ernährung entgegengewirkt werden – das Kind „braucht" pro Tag im zweiten Schwangerschaftsdrittel nur 250 kcal und im dritten 500 kcal/Tag mehr. [1] Auf gewichtsreduzierende Diäten soll aber während Schwangerschaft und Stillzeit verzichtet werden, weil im Fett gespeicherte Schadstoffe freigesetzt würden.

Der Vitamin- und Mineralstoffbedarf ist in der Schwangerschaft erhöht. Der Jodbedarf wird durch zwei Meeresfischmahlzeiten pro Woche, Verwendung von jodiertem Speisesalz und tägliche Einnahme von 100–200 µg Jodid gedeckt (➤ 6.2.1). Fisch enthält außerdem langkettige Omega-3-Fettsäuren. Wird auf Fisch verzichtet, sollte die Omega-3-Fettsäure Doxohexaensäure (DHA) supplementiert werden. Täglich Milch und Käse deckt den Kalziumbedarf. Ein-

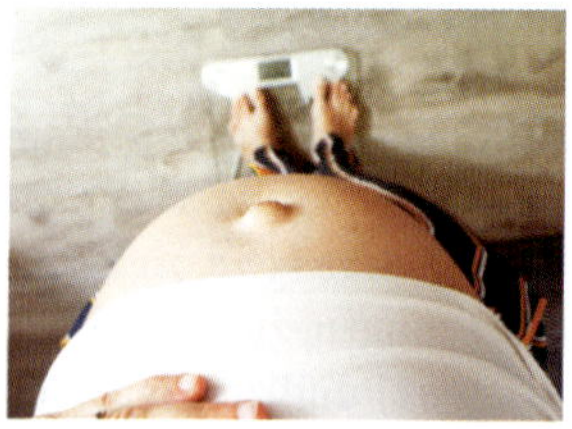

Kind	3,5 kg
Fruchtwasser	1,0 kg
Plazenta	0,5 kg
Gebärmutter	1,0 kg
Blutvolumenzunahme	1,5 kg
Wassereinlagerungen und Zunahme Fettgewebe	3,5 kg
Summe	11,0 kg

Abb. 21.2 Durchschnittliche Gewichtszunahme der Schwangeren. Sehr schlanke Frauen können ruhig etwas mehr zulegen, bei kräftigen Frauen sollte es weniger sein. [J787]

nahme von täglich mindestens 0,4 mg Folsäure vor der Empfängnis (mindestens vier Wochen vor Beginn der Schwangerschaft) und in der Frühschwangerschaft senkt die Gefahr eines Neuralrohrdefekts (➤ 15.3.1). Bei niedrigem Hämoglobin verordnet die Ärztin Eisentabletten. [1]

Eine vegetarische Ernährung mit Milch, Milchprodukten und Eiern ist bei sorgfältiger Auswahl der übrigen Lebensmittel möglich. Eine vegane, also rein pflanzliche Ernährung in der Schwangerschaft wird kontrovers diskutiert. Auf jeden Fall müssen Supplemente (v. a. Kalzium, Eisen, Jod, Folsäure, Vitamin B_{12}) eingenommen werden, um einem Nährstoffmangel beim Ungeborenen mit dauerhaften Schäden des Kindes vorzubeugen.

Ärztliche Begleitung und qualifizierte Ernährungsberatung sind unbedingt erforderlich. [1]

Die Schwangere soll folgende Speisen einschränken: koffeinhaltige Getränke (wie Kaffee, schwarzer/grüner Tee, Cola), Süßigkeiten („leere" Kalorien), Kochsalz (Ödemprophylaxe), ballaststoffarme Lebensmittel (Obstipationsgefahr), bei Neigung zu Sodbrennen auch säurehaltige, scharf gewürzte, fette und gebratene Speisen. Ganz verzichten soll sie auf Alkohol, Nikotin und Drogen (➤ 21.4.6), rohe oder halbrohe Fleisch-, Fisch- oder Wurstwaren, rohe Eier, Weich- und Rohmilchkäse (Gefahr von Listeriose, Toxoplasmose, Salmonellose). [1]

Das Essen sollte möglichst kurz vor dem Verzehr zubereitet werden. Fertigsalate und Fertigobstsalate sind wegen einer häufigen Keimbelastung ungünstig.

Körper- und Hautpflege

Die Schwangere kann ihre Gewohnheiten zur **Körper-** und **Hautpflege** beibehalten, auch ein Vollbad ist erlaubt. Manche Schwangere neigen durch die erhöhte Hautdurchblutung zu vermehrtem Schwitzen und sollten Kleidung und Körperpflege entsprechend anpassen.

Mit fortschreitender Schwangerschaft wird die Haut am Bauch durch die Dehnung stark belastet. Durch leichte Zupfmassagen, sanfte Bürstenmassagen, kalte Güsse und der Pflege mit Hautpflege- und Massageölen kann der Haut Linderung verschafft werden. Eine zuverlässige Vorbeugung vor **Schwangerschaftsstreifen** (➤ Abb. 21.3) ist damit allerdings nicht möglich.

Während der Schwangerschaft besteht eine erhöhte Neigung zu Karies und Zahnfleischentzündungen. Daher sollte während der Schwangerschaft zweimal eine zahnärztliche Kontrolle erfolgen. Je nachdem, welche Zahnpflegemittel und welches Salz die Frau verwendet, kann die regelmäßige Einnahme von Fluoridtabletten empfohlen werden.

Scheidenspülungen verändern die physiologische Vaginalflora und sollen wegen der Gefahr der Keimverschleppung unterbleiben, eine normale Intimpflege ist völlig ausreichend.

Ausscheidung

Die Schwangere soll auf eine regelmäßige **Blasen-** und **Darmentleerung** achten. In der Schwangerschaft kommt es durch eine Tonusreduzierung des Darms häufig zu Obstipation, der mit ballaststoffreicher Kost, Quellmitteln oder ggf. Laxanzien (nach Arztrücksprache) begegnet werden kann.

In der Frühschwangerschaft ist durch die vermehrte Durchblutung der Blase, in der Spätschwangerschaft durch die Größenzunahme des Uterus vermehrter Harndrang möglich. Um einer Harnwegsinfektion vorzubeugen, sollte die Schwangere ausreichend trinken und die Blase bei Harndrang immer gleich entleeren.

Gefäßsystem

In der Schwangerschaft besteht eine verstärkte Neigung zu Varizen und Hämorrhoiden, deshalb soll längeres Stehen und Sitzen möglichst vermieden werden. Hat die Schwangere bereits Varizen, kann das

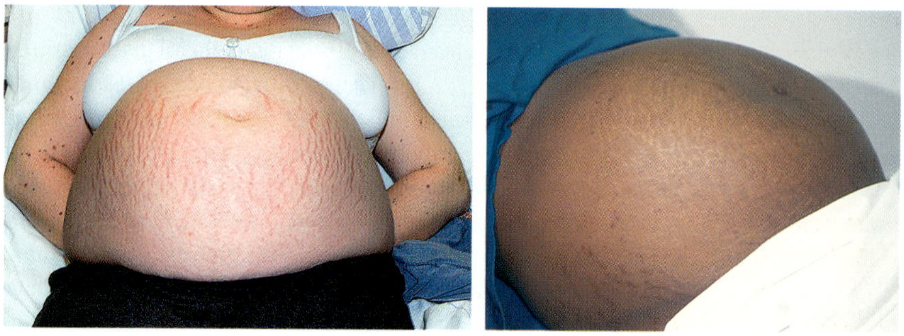

Abb. 21.3 Schwangerschaftsstreifen. Je nach Hautfarbe der Frau sehen diese Dehnungsstreifen eher rot, lila oder braun aus. Nach der Geburt blassen sie ab und werden dadurch weniger auffällig. [M439, G881]

regelmäßige Tragen von Kompressionsstrümpfen einer Verschlechterung und Thrombosen vorbeugen.

Haustiere

Für die meisten **Haustiere** gilt, dass das Ungeborene nicht gefährdet ist, sofern das Tier gesund ist und die Schwangere im Umgang mit dem Tier die Hygieneregeln sorgfältig beachtet. Vogel- und Nagerkäfige sollte die Schwangere nicht selbst säubern.

Problematischer sind Katzen, da sich Schwangere auch über Katzenkot mit Toxoplasmose infizieren können. Die Schwangere soll keine Katze neu anschaffen. Ist bereits eine Katze vorhanden, soll die Frau engen Kontakt mit dem Tier meiden. Die Katzentoilette soll täglich, aber möglichst nicht von der Schwangeren selbst gereinigt werden. Muss sie es (ausnahmsweise) selbst machen, soll sie Einmalhandschuhe tragen. Das Tragen von Einmalhandschuhen wird auch für Gartenarbeit empfohlen, da die Erde mit dem Kot streunender Katzen verunreinigt sein kann.

Berufstätigkeit

Der Arbeitgeber muss die Bestimmungen des **Mutterschutzgesetzes** *(MuSchG)* einhalten. Danach sind Tätigkeiten, die die Gesundheit von Mutter und Kind gefährden, nicht erlaubt. So darf eine Schwangere z. B. keine schweren Lasten heben oder mit gefährlichen Stoffen umgehen. Unter Umständen ist es nötig, ein generelles Beschäftigungsverbot auszusprechen.

Sport

Durch die Umstellung in der Frühschwangerschaft ist es möglich, dass die Frau zunächst leichter „außer Atem" gerät. Generell sind moderate **sportliche Betätigungen** wie z. B. Gymnastik, Spazierengehen, Schwimmen oder Radfahren sehr zu empfehlen. Die Geburt stellt für den Organismus einen Kraftakt dar, der mit einer gewissen Kondition besser zu bewältigen ist.

Von Leistungssport wird wegen der Gefahr der Sauerstoffunterversorgung des Kindes und daraus resultierend des Risikos vorzeitiger Wehen abgeraten, ebenso von Sportarten mit erhöhter Verletzungsgefahr.

Reisen

Grundsätzlich werden Reisen am besten für das zweite Schwangerschaftsdrittel geplant. Komplikationen treten hier eher selten auf und die Schwangeren fühlen sich meist recht wohl.

Vorab soll sich die werdende Mutter mit ihrer behandelnden Ärztin besprechen, da diese sie über das richtige Verhalten und evtl. notwendige Impfungen informieren kann. Von größeren Reisen mit Klimawechsel wird wegen der zusätzlichen Belastung abgeraten.

Sexualität

Bei einer normal verlaufenden Schwangerschaft bestehen keine Bedenken gegen Geschlechtsverkehr. Lediglich bei Komplikationen wie Blutungen oder einer drohenden Frühgeburt wird davon abgeraten.

Medikamente und Impfungen

Die **Verordnung von Arzneimitteln** ist aufgrund der teils unbekannten Gefahren für das Kind zurückhaltend und vorsichtig. Allerdings kann auch eine nicht behandelte Erkrankung ein Risiko für das Kind bedeuten (z. B. Epilepsie, HIV- und andere Infektionen), sodass im Einzelfall die Risiken gegeneinander abgewogen werden müssen. Die Schwangere soll keine Medikamente eigenmächtig einnehmen. Nähere Auskunft zu Arzneimitteln in Schwangerschaft und Stillzeit erteilt das *Pharmakovigilanz- und Beratungszentrum für Embryonaltoxikologie* der Charité-Universitätsmedizin Berlin (https://www.embryotox.de/).

Auch bei **Impfungen,** insbesondere Aktivimpfungen mit Lebend- oder Toxoidimpfstoffen, ist Vorsicht geboten. Eine Tetanusimpfung ist aber möglich. Explizit empfohlen werden die Influenzaimpfung ab dem zweiten Schwangerschaftsdrittel und eine Pertussis(Keuchhusten)-Impfung im dritten Schwangerschaftsdrittel (beide ggf. auch früher). Es handelt sich hierbei um Totimpfstoffe. Frauen, die eine Schwangerschaft planen, sollen mit der Gynäkologin ihren Impfschutz überprüfen und bei unvollständigem Impfschutz z. B. die Masern- oder Rötelnimpfung zuvor nachholen. Schwangeren ohne Grundimmunität gegen COVID-19 wird die Grundimmunisierung ab dem zweiten Schwangerschaftsdrittel empfohlen. Eine Auffrischungsimpfung wird gesunden Schwangeren außerhalb einer Pandemie nicht empfohlen. [2], [3]

Schwangerschaft und Drogenabhängigkeit

Drogen- und Alkoholabhängige bedürfen während der Schwangerschaft einer besonders intensiven Betreuung. Mögliche Folgen von Drogenkonsum während der Schwangerschaft sind Entwicklungsverzögerungen beim Kind, Fehlbildungen und Frühgeburten. Auch nach der Geburt brauchen die Frauen weitergehende Begleitung. [4]

Geburtsvorbereitung

Der Geburtsverlauf wird neben den körperlichen Faktoren auch durch die Psyche der Frau beeinflusst. Deshalb ist ein **Geburtsvorbereitungskurs** ab der 25. SSW empfehlenswert, in dem neben der Schwangerschaftsgymnastik Atemtechnik, Entspannungsübungen und z. B. ein Überblick über die Geburtsorte und Gebärpositionen weitere Inhalte sind.

Die Kosten für bis zu 14 Std. übernimmt die Krankenkasse, die Partnerteilnahme muss krankenkassenabhängig ggf. selbst bezahlt werden.

21.1.2 Schwangerschaftsvorsorgeuntersuchungen

DEFINITION

Unsichere und wahrscheinliche Schwangerschaftszeichen: Zeichen, welche eine Schwangerschaft möglich bzw. wahrscheinlich erscheinen lassen, etwa Ausbleiben der Menstruation, Spannen der Brüste, morgendliche Übelkeit, Gebärmuttervergrößerung, aber auch HCG-Nachweis im Schwangerschaftstest.
Sichere Schwangerschaftszeichen: Zeichen, welche vom Kind ausgehen (beispielsweise sonografisch darstellbarer Embryo, hörbare kindliche Herztöne, spürbare Kindsbewegungen) und somit eine Schwangerschaft beweisen.
HCG *(hCG, humanes Choriongonadotropin):* in der Plazenta gebildetes Hormon, das in der Frühschwangerschaft den Gelbkörper und damit die Schwangerschaft erhält. Nachweis in Blut oder Urin als Schwangerschaftsnachweis genutzt. Typischer Verlauf der Konzentration im Blut, Maximum ca. 10. SSW p. m. Außerdem Tumormarker u. a. für bestimmte Keimzelltumoren.

Meist lässt sich die Frau den ersten Arzttermin im ersten Monat nach Ausbleiben der Menstruation geben, wenn sie vermutet, schwanger zu sein, oder evtl. schon einen Schwangerschaftsselbsttest mit positivem Ergebnis gemacht hat. Bestätigt sich die Schwangerschaft, wird der Geburtstermin nach der **Naegele-Regel** errechnet:

Errechneter Geburtstermin

Errechneter Geburtstermin =
1. Tag der letzten Regel + 1 Jahr + 7 Tage – 3 Monate ± x
x = Abweichung vom 28-tägigen Zyklus in Tagen

Gegebenenfalls wird der Geburtstermin zusätzlich sonografisch abgeschätzt.

Untersuchungen nach den Mutterschafts-Richtlinien

Die **Mutterschafts-Richtlinien** sehen insgesamt 10–12 **Schwangerschaftsvorsorgeuntersuchungen** (➤ Tab. 21.1) vor. Bei Risiken oder Auffälligkeiten sind weitere Untersuchungen möglich. Risikoschwangerschaften sind u. a. Mehrlingsschwangerschaften, Schwangerschaften nach wiederholten Fehl- oder Frühgeburten, Schwangerschaften bei bestimmten mütterlichen Erkrankungen wie etwa Diabetes mellitus sowie Schwangerschaften mit/nach Komplikationen in der aktuellen/früheren Schwangerschaften.

Mehrlingsschwangerschaften

Mehrlingsschwangerschaften sind Schwangerschaften mit zwei oder mehr Kindern gleichzeitig. **Eineiige Mehrlinge** entstehen, wenn sich die Frucht in den ersten Tagen komplett teilt. Bei **mehreiigen Mehrlingen** sind mehrere Eizellen gleichzeitig herangereift und von verschiedenen Spermien befruchtet worden. Mit einem spontanen Auftreten von 1 : 85 am häufigsten sind **Zwillinge,** etwa ⅔ davon zweieiige. Fruchtbarkeitsbehandlungen erhöhen die Mehrlingshäufigkeit. Kinder und Mutter sind stärker gefährdet als bei Einlingsschwangerschaften (z. B. Mangelentwicklung, Frühgeburt, Geburtskomplikationen, Gestosen).

Erster Schritt der medizinischen-pflegerischen Diagnostik ist auch in der Geburtshilfe die Anamnese. Viele Schwangere haben gewisse Befindlichkeitsstörungen durch die Schwangerschaft. Häufig sind Müdigkeit, morgendliche Übelkeit und (leichtes) Erbrechen in der Frühschwangerschaft sowie verminderte Belastbarkeit, Atemnot, Sodbrennen und geschwollene Füße gegen Ende der Schwangerschaft. Davon abzugrenzen sind die Symptome drohender Schwangerschaftskomplikationen, z. B. **vaginale Blutungen** und **vorzeitige Wehen** (➤ 21.1.4, ➤ 21.1.5).

Tab. 21.1 Umfang der Schwangerenvorsorgeuntersuchungen nach den Mutterschafts-Richtlinien.
SSW = Schwangerschaftswoche p. m. [5]

Zeitpunkt	Untersuchungen
Jede Untersuchung*	Gewichtsbestimmung, Blutdruckmessung, Urinuntersuchung (v. a. auf Glukose, Eiweiß), Hämoglobinbestimmung bei der ersten und dann ab der 24. SSW je nach Vorbefund (oft bei jeder Untersuchung), körperliche und gynäkologische Untersuchung u. a. mit Kontrolle der kindlichen Herztöne (sobald feststellbar)
Erstuntersuchung	Blutuntersuchung: Blutgruppe, Rhesusfaktor, Antikörpersuchtest, Rötelnantikörpertiter (falls keine sichere Immunität), Lues-Suchtest, HIV-Test (falls gewünscht). Urinuntersuchung auf Chlamydien. Bei besonderen Risiken oder auf Wunsch der Schwangeren (keine Kassenleistung) Diagnostik auf weitere Infektionen, beispielsweise Toxoplasmose, Zytomegalie, Ringelröteln, Listeriose
9.–12. SSW	Erstes Ultraschall-Screening (z. B. Ein-/Mehrlinge, Sitz der Schwangerschaft in der Gebärmutter, Größe und Herzaktion des Embryos)
Ab der 12. SSW	Bei Rhesus-negativen Schwangeren Bestimmung des fetalen Rhesusfaktors (aus mütterlichem Blut)
19.–22. SSW	Zweites Ultraschallscreening (Basis- oder erweiterte Basis-Ultraschall-Untersuchung mit zusätzlicher Beurteilung z. B. von Kopf/Gehirn, Rücken, Herz)
24.–27. SSW	Zweiter Antikörpersuchtest
25.–28. SSW	Screening auf Gestationsdiabetes (Schwangerschaftsdiabetes) durch oralen Glukosetoleranztest
29.–32. SSW	Drittes Ultraschallscreening
Möglichst spät	Blutuntersuchung auf Hepatitis B, falls keine sichere Immunität

* Bis zur 32. SSW p. m. alle vier Wochen, danach alle zwei Wochen

Vorgesehen sind neben gynäkologischen und Blut- und Urinuntersuchungen auch drei **Basis-Ultraschalluntersuchungen** (➤ Abb. 21.5). Alle Ergebnisse werden im **Mutterpass** dokumentiert, den die Schwangere möglichst immer bei sich haben sollte.

Die Untersuchungen umfassen auch ein Screening auf den mit 8,5–9,6 % der Schwangeren recht häufigen **Gestationsdiabetes** (*Schwangerschaftsdiabetes,* auch ➤ 7.5), der als Vorform des Diabetes mellitus Typ 2 angesehen wird [6], [7]. Bei der Entstehung spielen u. a. die in der Schwangerschaft physiologische Insulinresistenz, Veranlagung, Übergewicht und Lebensstil eine Rolle. Die Mutter hat meist keine Beschwerden. Akut ist das Risiko u. a. von hypertensiver Schwangerschaftserkrankung (➤ 21.1.9) und Frühgeburt (➤ 21.4.5) erhöht, das Neugeborene ist oft (zu) groß und gleichzeitig durch Atem- und Stoffwechselstörungen gefährdet. [7]

Blutgruppenunverträglichkeiten

Mutter und Kind können unterschiedliche, evtl. unverträgliche Blutgruppen haben. Bei solchen **Blutgruppenunverträglichkeiten** können mütterliche Antikörper gegen kindliche Erythrozyten über die Plazenta das Ungeborene erreichen und zum Abbau der kindlichen Erythrozyten führen. Am häufigsten ist die **Rhesusunverträglichkeit,** wenn eine Rhesus-negative (Rh-negative) Frau z. B. durch Transfusion, vorherige Fehlgeburt oder Geburt in Kontakt mit Rh-positivem Blut gekommen ist. Die daraufhin gebildeten Antikörper führen bei einer folgenden Schwangerschaft mit einem Rh-positiven Kind zu Anämie (Blutarmut), Gelbsucht und Ödemen des Ungeborenen bis hin zum Tod des Kindes **(Morbus haemolyticus fetalis et neonatorum).**

Zwei Antikörpersuchtests in der Schwangerschaft sollen eine Antikörperbildung der Mutter und damit eine kindliche Gefährdung aufdecken. Bei Rh-negativen Schwangeren wird bei Einlingsschwangerschaften der kindliche Rhesusfaktor aus dem mütterlichen Blut bestimmt. Bei Rh-positivem Kind sowie bei Rhesus-negativen Schwangeren mit Mehrlingsschwangerschaft folgt eine **Rhesus-Prophylaxe** *(Anti-D-Prophylaxe).* Dabei werden der Mutter Anti-D-Immunglobuline i. v. oder i. m. verabreicht, welche kindliche Erythrozyten mit dem Antigen D im mütterlichen Kreislauf abfangen und neutralisieren, bevor sie das Immunsystem der Mutter zur Bildung von Antikörpern aktivieren. Auch nach einer Fehlgeburt sowie nach der Geburt des Rh-positiven Kindes erhält die Mutter eine (weitere) Dosis Anti-D-Immunglobuline.

Gynäkologische Untersuchung in der Schwangerschaft

Die gynäkologische Untersuchung in der Schwangerschaft entspricht im Wesentlichen der bei nicht schwangeren Frauen. Hinzu kommen die Beurteilung der Gebärmuttergröße anhand des Fundusstands (➤ Abb. 21.4) sowie die Beurteilung von Gebärmutterhalslänge und Muttermund.

Pflegerische Betreuung

Die Aufgaben der Pflegefachpersonen entsprechen denen bei einer gynäkologischen Untersuchung (➤ 20.1.3). Bei stationär aufgenommenen Schwangeren kontrollieren sie Blutdruck und Gewicht und beobachten den Verlauf von Wehen und Blutungen.

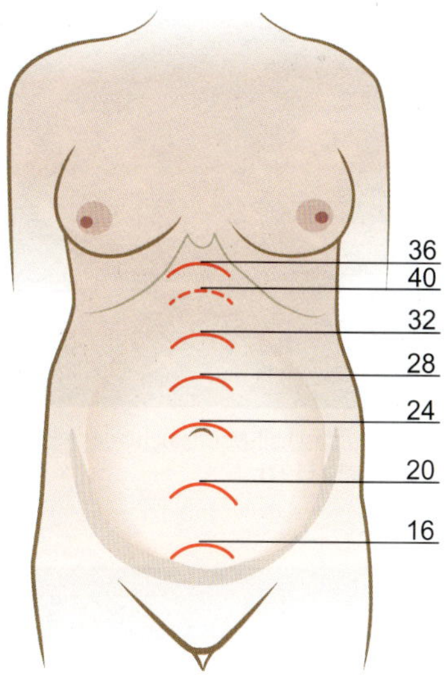

Abb. 21.4 Fundusstand in der Schwangerschaft. [L255]

21.1.3 Weitergehende Pränataldiagnostik

DEFINITION

Pränataldiagnostik ***(PND):*** Gesamtheit aller diagnostischen Bemühungen, Informationen über den Embryo bzw. Feten zu erhalten, insbesondere das Vorhandensein kindlicher Erkrankungen. Üblicherweise unterteilt in **nichtinvasive und invasive Pränataldiagnostik.**

Nichtinvasive Pränataldiagnostik

Die **nichtinvasive Pränataldiagnostik** umfasst insbesondere:

- Sonografien, z. B.
  - Die drei routinemäßigen Ultraschalluntersuchungen in der Schwangerschaft (➤ Tab. 21.1, ➤ Abb. 21.5, ➤ Abb. 21.6)
  - Den sog. **Feinultraschall,** eine besonders genaue Sonografie mit hochauflösenden Geräten durch speziell Qualifizierte zur Fehlbildungssuche in der 19.–22. SSW p. m.
  - **3-D-/4-D-Ultraschalluntersuchungen,** mit denen sich z. B. Herzfehler besser darstellen lassen.
- Bestimmung von Hormonkonzentrationen im Blut der Mutter, etwa von AFP (erhöht bei Neuralrohrdefekten, ➤ 15.3.1) und HCG (erhöht z. B. beim Down-Syndrom, ➤ 21.4.6)
- Das **Ersttrimesterscreening.** Dies ist eine Kombination aus Ultraschalluntersuchung, Hormon- und Eiweißbestimmungen im Blut der Schwangeren in der 12.–14. SSW p. m., aus denen die Wahrscheinlichkeit einer kindlichen Chromosomenstörung errechnet werden kann. Das Ersttrimesterscreening gehört nicht zu den Kassenleistungen nach Mutterschaftsrichtlinien, einige Kassen beteiligen sich aber an den Kosten
- Der **nichtinvasive Pränataltest** (*NIPT,* ab der 10. SSW p. m.). Im mütterlichen Blut vorhandenes kindliches Erbmaterial (zellfreie fetale DNA) wird aufgespürt und auf kindliche Chromosomenstörungen untersucht. Der NIPT auf Trisomie 13, 18 und 21 wird in begründeten Einzelfällen als Kassenleistung übernommen. Oft ist Kombination mit einer Ultraschalluntersuchung sinnvoll.

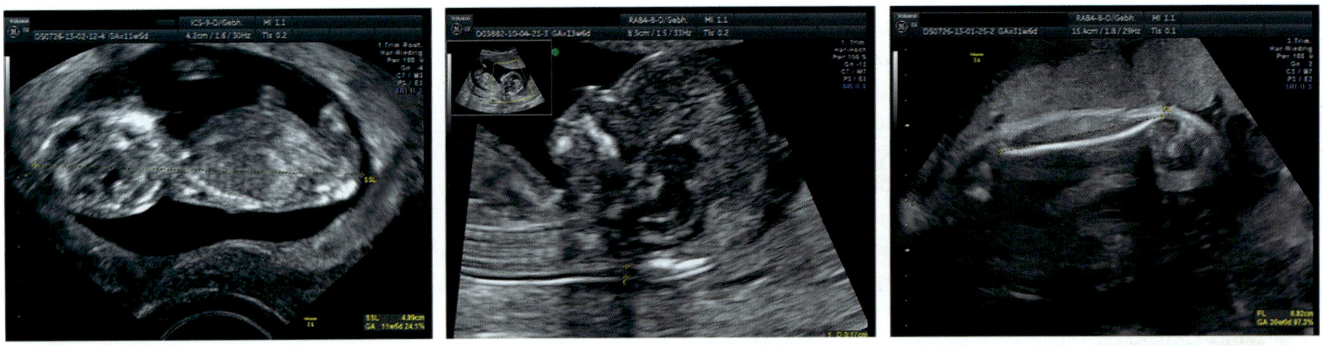

Abb. 21.5 Ultraschall-Normalbefunde, links aus dem ersten Screening, Mitte aus der 15. SSW (kindlicher Kopf), rechts aus der 35. SSW (Messung der Oberschenkelknochenlänge). [T192]

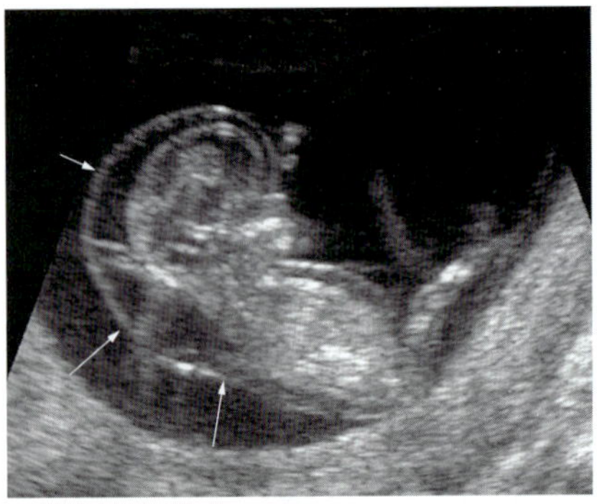

Abb. 21.6 Erhöhte Nackentransparenz (Pfeile) Ende der 11. SSW p.m. Ein solches „Nackenödem" deutet auf eine kindliche Chromosomenstörung hin. [M435]

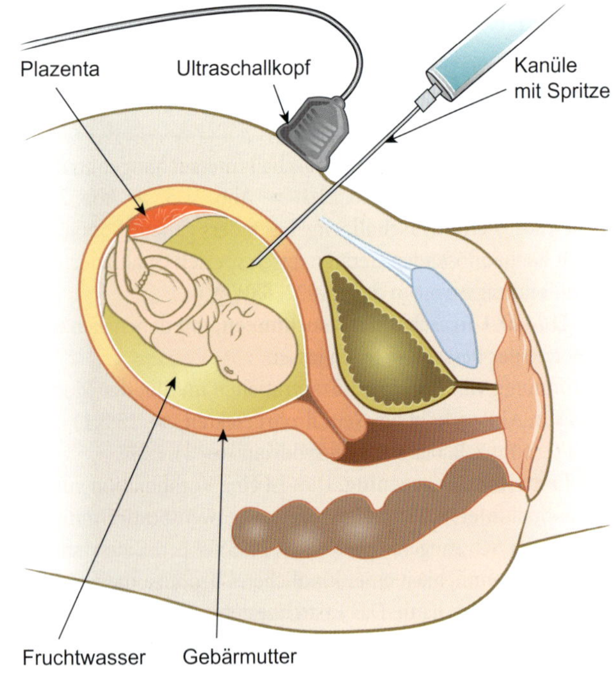

Abb. 21.7 Amniozentese. [L255]

Invasive Pränataldiagnostik

Zur **invasiven Pränataldiagnostik** gehören:

- **Chorionzottenbiopsie** (*CVS*, meist in der 12. SSW p. m.). Kindliches Gewebe wird von der Scheide aus (transzervikal) oder durch die Bauchdecke (transabdominal) aus der Plazenta entnommen. Angaben zur Chromosomenzahl dauern meist einen Tag, zur Chromosomenstruktur 1–3 Wochen, auch Einzelgenmutationen sind prinzipiell feststellbar.
- **Amniozentese** (*Fruchtwasseruntersuchung*, meist in der 15.–18. SSW p. m). Unter Ultraschallkontrolle werden durch die Bauchdecke der Schwangeren ca. 15 ml Fruchtwasser aus der Fruchtblase entnommen (➤ Abb. 21.7). Zur Chromosomenanalyse werden die darin befindlichen (kindlichen) Amnionzellen ca. 14 Tage angezüchtet und die Chromosomen auf Zahl und Struktur analysiert. Ein sog. **FISH-Schnelltest** (*Fluoreszenz-in-situ-Hybridisierung* ➤ Abb. 21.8) schließt durch Analyse von Interphasenkernen unkultivierter fetaler Zellen (z. B. Fruchtwasserzellen) innerhalb kürzester Zeit ca. 85 % aller relevanten Chromosomenstörungen aus. Weiter möglich ist z. B. eine AFP-Bestimmung im Fruchtwasser. AFP ist bei Neuralrohrdefekten i. d. R. erhöht.
- **Nabelschnurpunktion** (etwa ab der 18. SSW p. m.). Die Nabelschnurvene wird punktiert und fetales Blut entnommen. Hauptindikationen sind der Verdacht auf eine fetale Anämie (➤ 11.3) oder bestimmte Infektionen. Außerdem ist sie für einige Behandlungen des Ungeborenen nötig, z. B. eine Bluttransfusion.

Alle Verfahren der invasiven Pränataldiagnostik bergen ein Fehlgeburtsrisiko von etwa 0,5–1 %. Sie erfolgen deshalb nur bei erhöhtem Risiko einer kindlichen Schädigung (z. B. Alter der Mutter > 35 Jahre, Auffälligkeiten in der Sonografie, genetische Erkrankung in der Familie) *und* Konsequenzen eines krankhaften Befundes (oft Schwangerschaftsabbruch, selten Behandlung des Ungeborenen).

Chorionzottenbiopsie, Amniozentese und Nabelschnurpunktion sind ambulant möglich. Nach dem Eingriff muss die Schwangere zwei Stunden Bettruhe einhalten und sich danach schonen. Für den Folgetag wird sie zur Ultraschallkontrolle einbestellt.

21

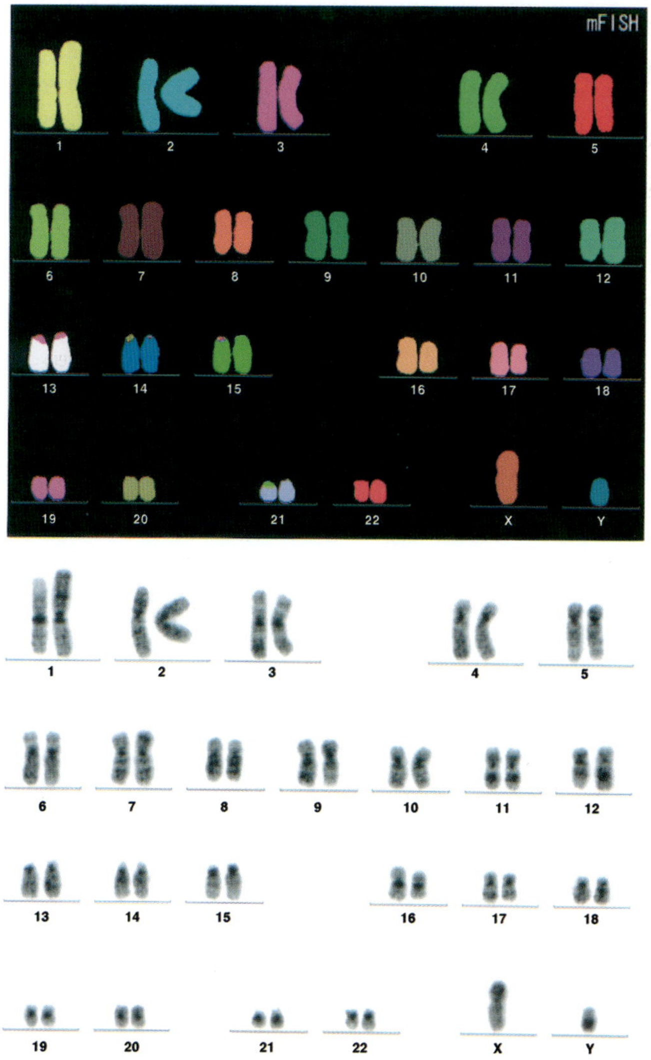

Abb. 21.8 Oben Multicolor-FISH, unten konventionelles Karyogramm (Normalbefunde). [F911–002]

Pflegerische Betreuung

Pflegefachpersonen begleiten die Schwangere bzw. das Paar einfühlsam vor, während und nach der Untersuchung, nehmen Ängste wahr und beantworten Fragen nach Untersuchungsablauf und möglichen Komplikationen. Sie assistieren bei der Untersuchung und leiten im Anschluss das Untersuchungsmaterial an das Labor weiter. Sie informieren die Schwangere, sich bei Beschwerden unverzüglich zu melden.

Ethische Aspekte

Entscheiden sich werdende Eltern für pränatale Diagnostik, sollten sie schon im Vorfeld die Entscheidung getroffen haben, wie sie mit einem etwaigen negativen Befund umgehen werden. Pränataldiagnostik ist nicht sinnvoll, wenn die Eltern die Erwartung, ein gesundes Kind zu bekommen, nur bestätigt haben wollen. Was ist, wenn sich diese Erwartung dann nicht bestätigt oder unklar ist?

Pränataldiagnostik ist ethisch umstritten, weil die Konsequenz einer schweren kindlichen Schädigung häufig ein Schwangerschaftsabbruch ist. Kritiker fürchten eine verstärkte Diskriminierung von Menschen mit Behinderung. In besonderem Maße umstritten ist der nichtinvasive Pränataltest. Das ethische und rechtliche Dilemma ist das Recht der Mutter auf Selbstbestimmung gegenüber dem Recht des Kindes auf Leben. Im Weiteren geht es auch um die Frage, wann Leben lebenswert ist oder wann nicht und wer überhaupt darüber entscheiden darf.

Da das Wissen um eine kindliche Schädigung das Paar in schwere Gewissenskonflikte stürzen kann, muss die Schwangere beziehungsweise das Paar vorher über Möglichkeiten und Grenzen der Pränataldiagnostik und die möglichen Folgen eines krankhaften Befundes aufgeklärt werden.

Recht auf Beratung

Das **Gendiagnostikgesetz** *(GenDG)* verpflichtet Ärzte seit 2010 zur ausführlichen Beratung werdender Eltern über vorgeburtliche genetische Untersuchungen. Im **Schwangerenkonfliktgesetz** *(SchKG)* ist festgelegt, dass jede Schwangere kostenlose psychosoziale Beratung in Anspruch nehmen kann, auch im Rahmen einer Entscheidung für eine pränatale Diagnostik. Beratungsstellen für Schwangere bieten neutrale Beratungen an.

21.1.4 Vaginale Blutungen

Vaginale Blutungen in der Schwangerschaft sind vergleichsweise häufig, v. a. im ersten und letzten Schwangerschaftsdrittel. Sie können harmlos sein, aber auch auf eine Störung der Schwangerschaft hinweisen:

- Im ersten Schwangerschaftsdrittel v. a. auf einen nicht entwicklungsfähigen Embryo, *Extrauteringravidität* (➤ 21.1.7) und *Fehlgeburt* (➤ 21.1.8)
- Im letzten Schwangerschaftsdrittel v. a. auf (drohende) *Frühgeburt* (oft gleichzeitig Wehen ➤ 21.1.5) und *Komplikationen von Seiten der Plazenta* (evtl. gleichzeitig Schmerzen, Kreislaufstörungen ➤ Abb. 21.9)

Zu jedem Zeitpunkt der Schwangerschaft können außerdem schwangerschaftsunabhängige gynäkologische Erkrankungen zu einer vaginalen Blutung führen, z. B. Uteruspolyp oder Zervixkarzinom (➤ 20.8). Teilweise bleibt die Ursache trotz Diagnostik unbekannt.

NOTFALL!

Jede **Blutung in der Schwangerschaft** muss abgeklärt werden – möglicherweise sind Kind und/oder Mutter gefährdet!

Die Diagnostik umfasst:

- Anamnese (Zeitdauer und Stärke der Blutung? Schmerzen?)
- Sonografie (Kindliche Herzaktionen? Auffälligkeiten der Plazenta?)
- Gynäkologisch-geburtshilfliche Untersuchung
- Evtl. Blutuntersuchungen (z. B. HCG)
- Evtl. CTG (Kardiotokografie, ➤ 21.2.2, ab zweitem Trimenon)

Schwangere mit Blutungen sollten nach Möglichkeit auf einer gynäkologischen Station betreut werden und nicht auf einer Wochenstation, insbesondere, wenn nicht klar ist, ob die Schwangerschaft erhalten werden kann.

Die weiteren Maßnahmen hängen von der Ursache der Blutung ab (➤ 21.1.7, ➤ 21.1.8, ➤ 21.1.9).

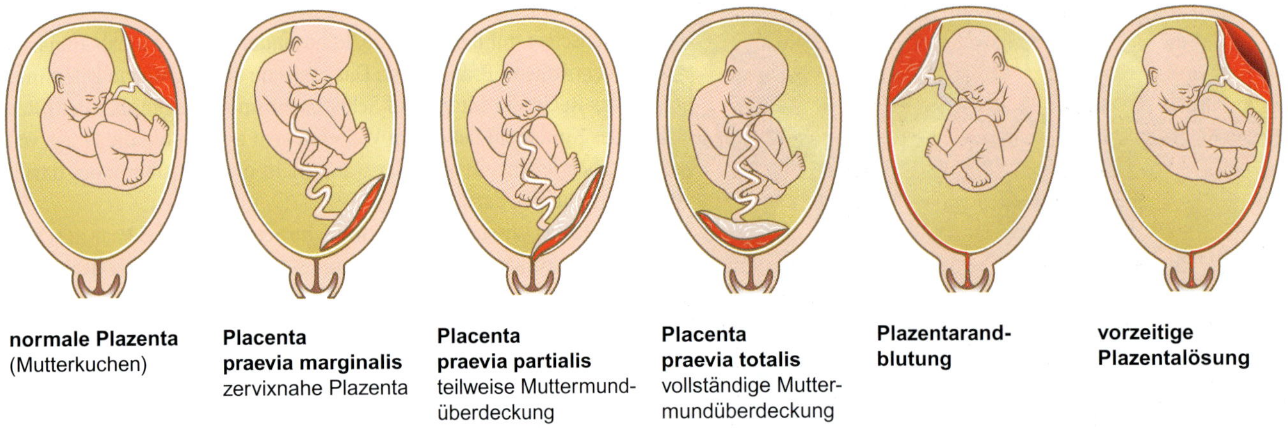

Abb. 21.9 Übersicht über vaginale Blutungen infolge Plazentakomplikationen. Während die Placenta praevia und die Plazentarandblutung typischerweise schmerzlos sind, hat die Schwangere bei der vorzeitigen Plazentalösung starke Schmerzen. Je nach Ausprägung sind Mutter und Kind (in unterschiedlicher Gewichtung) gefährdet. [L255]

Bei drohender Frühgeburt wird die Schwangere in eine Klinik mit angeschlossener Kinderklinik oder ein **Perinatalzentrum** mit geburtshilflicher *und* neonatologischer Abteilung verlegt. Die Perinatalzentren unterscheiden sich in Ausstattung und Personal, Level 1 ist die höchste Versorgungsstufe.

Pflegerische Betreuung

Pflegende achten auf eine ruhige Atmosphäre im Zimmer und vermitteln selbst Ruhe und Sicherheit.
Die weiteren pflegerischen Maßnahmen sind:

- Engmaschig Vitalzeichen kontrollieren und nach dem Allgemeinbefinden fragen
- Schwangere nach Stärke, Farbe, Beschaffenheit, Geruch und Regelmäßigkeit der Blutung und nach begleitenden Beschwerden wie z. B. Schmerzen fragen
- Gespräche anbieten und Sorgen um den Verlust des Kindes ernst nehmen
- Bettruhe nach Arztanordnung einhalten lassen
- Bei der Körperpflege unterstützen und notwendige Prophylaxen durchführen

Weitere pflegerische Maßnahmen ergeben sich durch die Behandlung, z. B. bei einer Tokolyse (➤ 21.1.6).

21.1.5 Vorzeitige Wehen

DEFINITION

Wehen: rhythmische Muskelkontraktionen der Gebärmutter. Dauer 20–60 Sek. mit Anstieg, Höhepunkt und Abfall der Wehe.
Vorzeitige Wehen: Zervix- und damit geburtswirksame Wehen (Wehen, die den Gebärmutterhals verkürzen und/oder den Muttermund erweitern) vor dem Ende der 37. SSW p. m. (Frühgeburt ➤ 21.4.5)

Wehen treten nicht nur bei der Geburt, sondern schon etwa ab der 20. SSW p. m. auf (➤ Abb. 21.10). Diese Wehen bereiten den Körper auf die Geburt vor. Sie sind unregelmäßig, nicht oder allenfalls gering schmerzhaft und nicht **zervixwirksam.** Die Frauen beschreiben sie oft als „Hartwerden" des Bauches.

Vorzeitige Wehen hingegen eröffnen den Muttermund und führen letztlich zur Frühgeburt (bei 50 % der Frühgeburten sind vorzeitige Wehen beteiligt).
Die Ursachen können sowohl von der Mutter als auch vom Kind ausgehen, z. B.:

- Körperliche oder psychische Überbelastung der Mutter, Infektionen, Gebärmuttermyome (➤ 20.7)
- Mehrlingsschwangerschaft, Chromosomenstörungen oder Fehlbildungen des Kindes

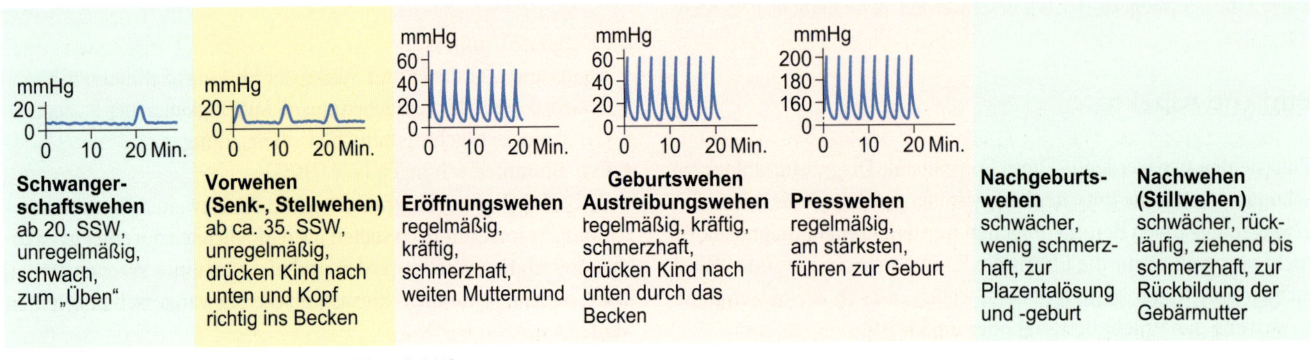

Abb. 21.10 Die verschiedenen Arten von Wehen. [L141]

Neben Anamnese und Untersuchung erfolgen CTG (➤ 21.2.2), Sonografie und evtl. eine Dopplersonografie zur Beurteilung, ob das Ungeborene (noch) ausreichend mit Blut versorgt wird.

Die Behandlung hängt von der Ursache ab. Bei leichten Wehen soll sich die Schwangere körperlich schonen und psychischen Stress vermeiden. Bei andauernden und/oder stärkeren Wehen muss sie in der Regel Bettruhe einhalten, wie streng, ist u. a. vom CTG-Befund abhängig.

Pflegerische Betreuung

Schwangere mit deutlichen Wehen im CTG werden auf einer gynäkologischen Station aufgenommen, am besten in einem Perinatalzentrum.

Pflegefachpersonen achten auf eine ruhige Atmosphäre, ggf. weisen sie Besucher auf die Notwendigkeit der Ruhe hin. Sie wissen um die sehr belastende Situation der werdenden Mutter: Sie hat Angst, das Ungeborene zu verlieren, und möchte alles dafür tun, dass dies nicht passiert. Auf der anderen Seite muss sie tage- und wochenlang Bettruhe in einem kleinen Krankenzimmer einhalten. Pflegende erkennen ihre Ausnahmesituation und ggf. Stimmungsveränderungen an und begleiten sie einfühlsam.

Die weiteren pflegerischen Maßnahmen sind:

- Notwendigkeit der Bettruhe erklären, bevorzugt in Linksseitenlage zur besseren Blutversorgung des Kindes
- Becken und Beine leicht hochlagern, um den Muttermund zu entlasten. Dazu ganze Bettebene leicht kopfwärts stellen und Kopfteil entsprechend erhöhen
- Vitalzeichen einschließlich Atmung und Temperatur kontrollieren
- Allgemeinbefinden und psychische Situation beobachten
- Bei der Körperpflege unterstützen oder vollständig übernehmen
- Notwendige Prophylaxen aufgrund der Bettruhe durchführen, v. a. Thrombose-, Obstipations- und Pneumonieprophylaxe
- Notwendige Maßnahmen bei Tokolyse durchführen (➤ 21.1.6)
- Schwangere informieren, sich bei Zunahme der Wehen und/oder Blutung, hartem Bauch mit Ziehen oder Schmerzen oder Fruchtwasserabgang sofort zu melden

21.1.6 Tokolytika

DEFINITION

Tokolytika *(Wehenhemmer):* Medikamente zur Hemmung von Wehen.

Tokolytika dienen der Wehenhemmung:

- Bei drohender Frühgeburt (24.–34. SSW) infolge vorzeitiger zervixwirksamer Wehen (➤ 21.1.5). Hier soll durch eine Tokolyse Zeit gewonnen werden für eine Lungenreifeförderung durch Glukokortikoide (➤ 12.2.3) und ggf. eine Verlegung in ein Perinatalzentrum.
- Bei erheblicher kindlicher Gefährdung durch die Wehen unter der Geburt. Die Geburt muss dann schnellstmöglich durch Kaiserschnitt beendet werden.

Kontraindikationen sind z. B. eine hohe Gefährdung für Mutter und/oder Kind durch ein Fortsetzen der Schwangerschaft, etwa bei intrauterinen Infektionen – hier ist die kindliche Gefährdung durch die Infektion meist größer als die durch Frühgeburt. Nach der 34. SSW erfolgt keine Tokolyse mehr.

Eingesetzt werden v. a.:

- Atosiban (z. B. Tractocile®), ein Oxytocinrezeptorantagonist (Oxytocin löst Wehen aus)
- Fenoterol (z. B. Partusisten®), ein β_2-Sympathomimetikum (➤ 3.2.4)
- Nifedipin (z. B. Adalat®, Off-Label-Use = nicht für diese Indikation zugelassen), ein Kalziumantagonist (➤ 4.2.2)

Pflegerische Betreuung

Die pflegerischen Maßnahmen bei Tokolyse sind:

- Regelmäßige Puls-, Blutdruck-, ggf. Blutzucker- und Gewichtskontrollen, Beobachtung der Haut und des Allgemeinbefindens, um Nebenwirkungen wie Tachykardie, Hypertonie, Wassereinlagerungen (v. a., wenn gleichzeitig Kortison zur Lungenreifung gegeben wird), Hyperglykämie, Schwitzen, Schwindel, Unruhe, Tremor, depressive Verstimmung rechtzeitig zu bemerken
- Intravenöse Gabe nur mittels Infusions- oder Spritzenpumpe, weil eine genaue Dosierung notwendig ist. Infusion bzw. Spritze sofort wechseln, wenn sie leer ist
- Weitere Maßnahmen bei vorzeitigen Wehen (➤ 21.1.5).

21.1.7 Extrauteringravidität

DEFINITION

Extrauteringravidität *(EUG, ektope Gravidität):* Schwangerschaft mit Einnistung der Frucht außerhalb der Gebärmutterhöhle. Häufigkeit ca. 1 % aller Schwangerschaften (mit dem Alter der Mutter steigendes Risiko).

Krankheitsursachen und -entwicklung

Etwa 1 % der Schwangerschaften sind **Extrauteringraviditäten** außerhalb der Gebärmutterhöhle, ganz überwiegend **Eileiterschwangerschaften** (*Tubargraviditäten* ➤ Abb. 21.11). Hauptrisikofaktor sind Eileiterschädigungen unterschiedlichster Ursache (beispielsweise nach Entzündungen im Beckenbereich, früheren Eingriffen am Eileiter, früheren Extrauteringraviditäten), aber auch Rauchen.

Die Frucht entwickelt sich anfangs normal, stirbt aber fast immer nach wenigen Wochen durch Nährstoffmangel ab.

Klinische Zeichen und Diagnostik

Die Symptome einer Extrauteringravidität hängen davon ab, wo sich die Frucht eingenistet hat, also wie viel Platz sie zum Wachsen hat:

- Zunächst kommt es mit Ausbleiben der Menstruation und Brustspannen zu den normalen Zeichen einer Schwangerschaft.

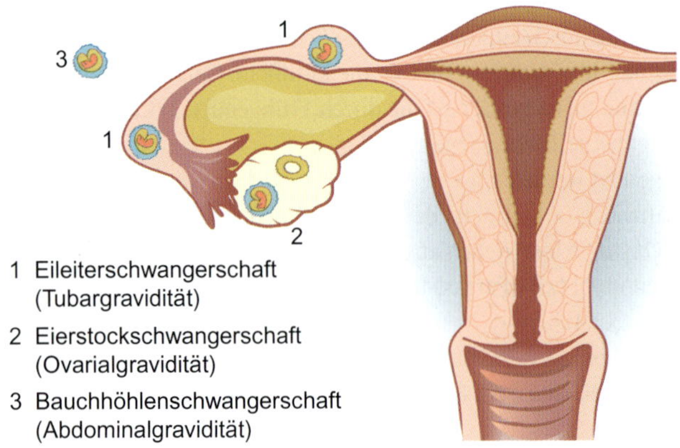

Abb. 21.11 Hauptformen der Extrauteringravidität. Weitaus am häufigsten sind Eileiterschwangerschaften. [L255]

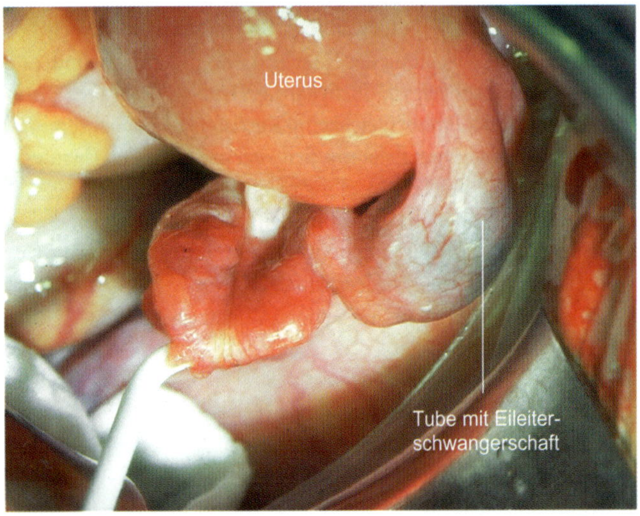

Abb. 21.12 Operationssitus bei Extrauteringravidität im engen, gebärmutternahen Teil des Eileiters. Der Eileiter ist gebärmutternah deutlich verdickt. [T194]

- Bei der sehr häufigen Eileiterschwangerschaft stirbt die Frucht in der 5.–8. SSW p. m. ab, bei einer Eileiterschwangerschaft im gebärmutternahen engen Teil eher in der 5.–6. SSW, bei einer Eileiterschwangerschaft im gebärmutterfernen weiten Teil eher in der 7.–8. SSW. Die Frau bekommt (einseitige) Unterbauchschmerzen und eine vaginale Blutung. Platzt der (gebärmutternahe) Eileiter, entwickeln sich rasch ein Schock und ein akutes Abdomen.

Hauptmittel zur Diagnostik nach der klinischen Untersuchung sind Blutuntersuchung und Sonografie:

- Im Blut v. a. zu niedriger HCG- und Progesteronwert
- Sonografisch keine Frucht in der Gebärmutterhöhle, Eileiterverdickung, evtl. freie Flüssigkeit im Abdomen

Im Zweifel erfolgt eine Laparoskopie (➤ 20.2.5, ➤ Abb. 21.12).

Komplikationen

Häufigste Komplikation sind innere Blutungen bis zum Schock (➤ 4.10) binnen kürzester Zeit.

Behandlung

Die Frau wird auf einer gynäkologischen Station aufgenommen. Um eine lebensbedrohliche Blutung frühzeitig zu erkennen, sind engmaschige Vitalzeichenkontrollen notwendig.

NOTFALL!

Stärkste Bauchschmerzen mit Übelkeit und Erbrechen, Tachykardie und Hypotonie, ggf. Fieber, Unruhe und Kaltschweißigkeit sind Alarmzeichen, die sofortige Arztinformation erfordern.

Wird die Diagnose früh gestellt und hat die Frau noch keine Beschwerden, kann medikamentös mit dem Zytostatikum Methotrexat behandelt werden, das die Frucht zum Absterben bringt. Bei Beschwerden oder darstellbarer Herzaktion muss die Frucht laparoskopisch (➤ 20.2.5) oder durch offene Operation entfernt werden, möglichst unter Erhalt des betroffenen Eileiters.

Abhängig von der Art der Operation (Laparoskopie oder Laparotomie) führen Pflegende die notwendigen prä- und postoperativen Maßnahmen durch (➤ 20.2).

Psychische Begleitung

Die Frauen befinden sich in einer psychischen Ausnahmesituation. Sie müssen den Verlust der Schwangerschaft bzw. des Kindes betrauern und haben Angst, möglicherweise keine (weiteren) Kinder mehr bekommen zu können.

Pflegefachpersonen führen einfühlsame und ehrliche Gespräche. Sie weisen auf Selbsthilfegruppen hin, denn der Austausch mit gleichbetroffenen Frauen kann den Bewältigungsprozess unterstützen.

Beratung

Fragen nach einer möglichen weiteren Schwangerschaft und dem erneuten Risiko einer Extrauteringravidität sollten ehrlich beantwortet werden: ist noch mindestens ein Eileiter vorhanden, ist eine erneute Schwangerschaft auf natürlichem Weg möglich, die Chancen sind aber vermindert. Konnte der betroffene Eileiter erhalten werden, so besteht bei einer erneuten Schwangerschaft über diesen Eileiter ein deutlich erhöhtes Risiko einer abermaligen Extrauteringravidität. Die Frauen müssen hierüber informiert werden und die Warnzeichen kennen, bei denen sie sofort eine Ärztin aufsuchen sollen.

21.1.8 Fehlgeburt

DEFINITION

Fehlgeburt *(Abort):* vorzeitige Beendigung einer Schwangerschaft mit einem Gewicht des Ungeborenen unter 500 g und Fehlen jeglicher Lebenszeichen. Unterteilt in **Frühabort** und **Spätabort,** wobei die Grenze meist bei der zwölften, seltener bei der 16. SSW gezogen wird. Mit ca. 20 % aller bemerkten Schwangerschaften vergleichsweise häufig.
Zur Abgrenzung:
Totgeburt: Geburt eines Kindes mit einem Gewicht über 500 g und Fehlen jeglicher Lebenszeichen.
Lebendgeburt: Geburt eines Kindes, bei dem nach Durchtrennen der Nabelschnur Herzschlag oder Atmung des Kindes eingesetzt haben oder die kindliche Seite der Nabelschnur pulsiert hat, unabhängig vom Gewicht des Kindes.

Krankheitsursachen und -entwicklung

Fehlgeburten können verschiedene Ursachen haben, v. a.:

- Einnistungsstörungen
- Kindliche Chromosomenstörungen (z. B. Trisomien und Monosomien, also das drei- bzw. einfache Vorhandensein eines Chromosoms, ➤ Tab. 21.5) – häufigste Ursache überhaupt
- Fehlbildungen der Gebärmutter
- Vorzeitige Öffnung des Muttermundes
- Rhesusunverträglichkeit (➤ 21.1.2)
- Mütterliche Erkrankungen, z. B. bestimmte Blut-, Autoimmunerkrankungen, mütterliche und kindliche Infektionen
- Medikamente, radioaktive Strahlung

Einteilung nach Verlauf

- **Abortus immens.** *Drohende Fehlgeburt* bei noch lebendem Embryo/Fötus
- **Abortus incipiens.** *Beginnende,* nicht mehr abwendbare *Fehlgeburt* bei noch lebendem oder schon totem Embryo/Fötus
- **Abortus incompletus.** *Unvollständige Fehlgeburt* mit Resten von Embryo/Fötus, Plazenta oder Eihäuten in der Gebärmutter
- **Abortus completus.** *Vollständige Fehlgeburt* ohne Verbleib von Schwangerschaftsresten in der Gebärmutter
- **Missed abortion.** *Verhaltende Fehlgeburt* mit abgestorbenem Embryo/Fötus, der aber nicht ausgestoßen wird
- **Habitueller Abort.** *Wiederholte Fehlgeburten* (≥ 3 Fehlgeburten vor der 20. SSW)

Klinische Zeichen und Diagnostik

Leitsymptome sind vaginale Blutung (➤ 21.1.4), Unterbauchschmerzen (evtl. wehenartig, ➤ 21.1.5), Gewebeabgang und Blasensprung (➤ 21.2.3). Die klinischen Zeichen hängen dabei sehr stark von der Schwangerschaftsdauer ab: Bei einer sehr frühen Fehlgeburt hält die Frau die vaginale Blutung oft für eine verspätete Menstruation und geht gar nicht zur Ärztin, sofern sie noch keinen Schwangerschaftstest gemacht hat. Späte Fehlgeburten können einen geburtsähnlichen Verlauf nehmen.

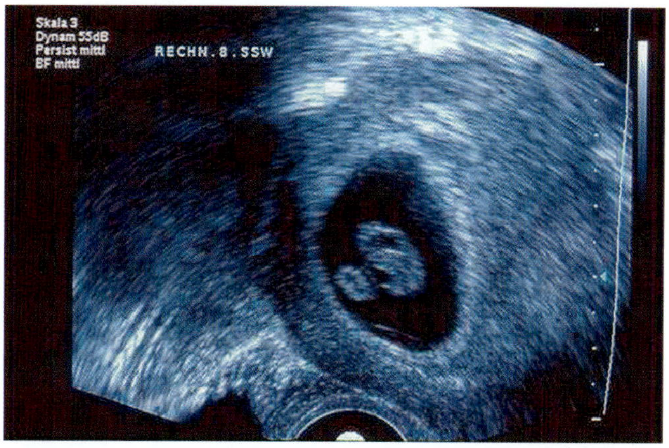

Abb. 21.13 Sonografie bei Frühabort. Die Fruchtblase ist entrundet, es besteht eine Diskrepanz zwischen errechneter und sonografisch festgestellter Schwangerschaftswoche (rechnerisch 8., sonografisch 7. SSW). Die normalerweise zu diesem Zeitpunkt bereits darstellbaren Herzaktionen fehlen. [M438]

Bei der Untersuchung ist die Gebärmutter vergrößert. Evtl. ist der Muttermund eröffnet und es ist Blut oder Gewebe sichtbar. Mithilfe der Sonografie kann ab Ende der 6. SSW p. m. anhand vorhandener oder fehlender Herzaktionen festgestellt werden, ob der Embryo bzw. Fötus noch lebt oder nicht (➤ Abb. 21.13).

Bei wiederholten Fehlgeburten und unklarer Ursache ist außerdem eine Ursachensuche sinnvoll.

Komplikationen

- **Febriler/septischer Abort** mit Infektion von Fruchthöhle, Gebärmutterschleimhaut, evtl. Eileiter und mit nachfolgendem **Tuboovarialabszess** (Abszess in Bereich von Eileiter und Eierstock)
- Gerinnungsstörungen, wenn die abgestorbene Frucht mehrere Wochen nicht ausgestoßen wird
- Blutverlust
- Thrombose, Lungenembolie

Behandlung

Bei (drohender) Fehlgeburt oder Totgeburt befindet sich die Frau bzw. das Paar in einer absoluten Ausnahmesituation. Nach der Information über den Verlust des Kindes benötigt das Paar häufig erst einmal etwas Zeit, bevor die notwendigen medizinischen Maßnahmen eingeleitet werden:

- Bei einer drohenden Fehlgeburt soll sich die Frau schonen (➤ 21.1.1, ➤ 21.1.2), ggf. werden Progesteron oder Magnesium gegeben.
- Bei einer frühen Fehlgeburt wird in aller Regel eine Abrasio (➤ 20.2.5) durchgeführt, um sicherzustellen, dass keine Gewebereste in der Gebärmutter verblieben sind. Es hat sich aber gezeigt, dass bei einer sehr frühen Fehlgeburt und sonografisch leerer Gebärmutterhöhle auch zugewartet werden kann, ob der HCG-Spiegel auf Null absinkt.

- Bei einer späten Fehlgeburt wird die Ausstoßung der Frucht ggf. durch Prostaglandingabe (➤ 21.2.5) unterstützt. Die Frau wird im Kreißsaal von einer Hebamme betreut, wichtig ist eine ausreichende Schmerzbekämpfung.
- Je nach Schwangerschaftsdauer sollten noch vor der Geburt vorsichtig die Wünsche im Umgang mit dem gestorbenen Kind erfragt werden. In vielen Kliniken wird ein Foto des Kindes gemacht. Lehnt die Frau das Foto ab, wird es in der Akte aufbewahrt und kann ihr auf Wunsch später ausgehändigt werden.
- Ist die Frau Rh-negativ, erfolgt eine Rhesusprophylaxe (➤ 21.1.2).
- Nach einer späten Fehlgeburt muss der Milcheinschuss ggf. medikamentös unterdrückt werden (etwa durch Dostinex® ➤ 21.3.2).

Psychische Begleitung

Ein besonderer pflegerischer Schwerpunkt ist die psychologische Begleitung der Betroffenen (teilweise sind die folgenden Maßnahmen abhängig von der Schwangerschaftsdauer):

- Achtung der Frau als Mutter
  - Immer von Kind oder Baby und Geburt sprechen, Begriffe wie Embryo, Fötus, Frucht oder Ausstoßung vermeiden
  - Gespräche über das verlorene Kind führen, z. B. nach dem ausgewählten Namen fragen
  - Gespräche über Hoffnungen und verlorene Träume führen
  - Keine Aussagen wie „Sie haben doch schon ein Kind", „Sie sind jung und können noch viele Kinder bekommen", „Es wäre schlimmer, wenn die Schwangerschaft schon weiter fortgeschritten gewesen wäre" verwenden
- Unterstützen beim Kennenlernen und Abschied nehmen. Beides sind wichtige Voraussetzungen, um nicht lebenslang nach dem „Verlorenen" zu suchen und die Trauer irgendwann abzuschließen
  - Abnabeln anbieten
  - Der Mutter bzw. dem Paar anbieten, das Kind zu sehen, Ablehnung aber respektieren und nach einigen Stunden nochmals anbieten. Kind vorher in eine Decke wickeln oder ankleiden
  - Den Eltern ungestörte Zeit mit ihrem Kind einräumen, sie auf Wunsch aber auch begleiten
- Das Kind „wirklich" machen
  - Foto anfertigen, Haarsträhnchen abschneiden, Fuß- oder Handabdruck anfertigen, Handtuch aufheben, in dem das Kind eingewickelt war
  - Eltern ermuntern, dem Kind einen Namen zu geben, wenn das noch nicht geschehen ist
  - Für lebendgeborene Kinder, die sterben werden, Taufe ermöglichen. Kann kein Geistlicher schnell genug herbeikommen, darf jeder getaufte Mensch eine Nottaufe vornehmen, sie kann dann unter Angabe eines Zeugen dem zuständigen Pfarramt gemeldet werden
  - Eltern ermuntern, der Umwelt ein Zeichen zu geben, z. B. durch eine Anzeige in der Heimatzeitung, Gemeindeblatt oder einen Brief, der an Verwandte und Freunde verschickt wird
  - Sie über die Möglichkeit einer Beerdigung oder einer privat organisierten Trauerfeier informieren
  - Sie ermuntern, sich eigene Rituale für das tote Kind zu überlegen
- Unterstützung bei der Trauer
  - Eltern ermuntern, alle Gefühle zuzulassen und für sie einen Ausdruck zu finden, jeder trauert anders und hier gibt es kein „richtig" oder „falsch"
  - Sie ermuntern, auch fachliche Fragen zu stellen, um das ganz zu verstehen, ggf. Ärztin und Hebamme hinzuziehen
  - Über die Bedeutung der Trauerarbeit informieren und Möglichkeiten der Unterstützung nennen, z. B. Pfarrer/Seelsorger, Psychologe, Selbsthilfegruppe, Literatur zum Thema, Tagebuch schreiben, Malen, Meditieren

Weitere pflegerische Betreuung

Frauen nach einer Fehl- oder Totgeburt werden immer auf einer gynäkologischen Station aufgenommen, auf Wunsch und wenn möglich in einem Einzelzimmer.

Die pflegerischen Maßnahmen entsprechen denen nach einer Abrasio (➤ 20.2.5) bzw. Geburt ➤ 21.2). Je weiter die Schwangerschaft fortgeschritten war, umso deutlicher finden auch Rückbildungsprozesse statt, die überwacht werden müssen. Nach Möglichkeit betreut eine erfahrene Pflegefachperson die Patientin bzw. das Paar, weitere Personen (z. B. Auszubildende) sollten außen vor bleiben.

Der Entlassungszeitpunkt richtet sich (innerhalb des medizinisch Vertretbaren) nach dem Wunsch der Frau, viele möchten schnell nach Hause.

Prävention

Eine Vorbeugung ist nur begrenzt möglich, v. a. durch Behandlung mütterlicher Erkrankungen wie etwa Infektionen oder Gerinnungsstörungen.

Beratung

Eltern benötigen Informationen zur Meldung beim Standesamt und zu Möglichkeiten der Bestattung:

- Nach § 31 **Personenstandsverordnung** *(PStV)* muss jede Lebendgeburt dem Standesamt angezeigt und beurkundet werden, zudem tot geborene Kinder mit einem Gewicht ≥ 500 g oder wenn sie die 24. SSW erreicht haben. Trifft nichts hiervon zu, gilt das Kind als Fehlgeburt, eine Meldung ist nicht notwendig. Eltern können aber eine Fehlgeburt melden und eine Bescheinigung für ihr verlorenes Kind ausstellen lassen. Eine Fehlgeburt ist auch zu beurkunden, wenn sie Teil einer Mehrlingsgeburt ist, bei der mindestens ein Kind angezeigt werden muss.
- Nach dem **Bestattungsgesetz** *(BestG)* werden nach dem PStG anzeigepflichtige Kinder in der Regel auch bestattet. In den meisten Bundesländern (Bestattungen sind auf Länderebene geregelt) besteht auch die Möglichkeit, Fehlgeburten zu bestatten. Viele

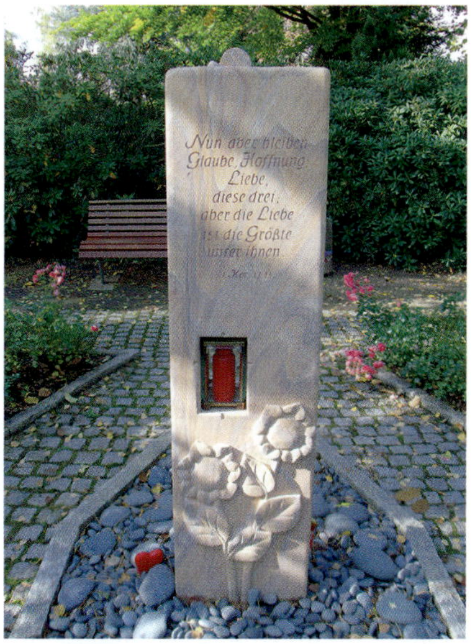

Abb. 21.14 Anonyme Grabstelle für sog. Sternenkinder. [W301]

Gemeinden bieten die Möglichkeit der Bestattung in einer anonymen Grabstelle für sog. *Sternen-, Schmetterlings- oder Engelskinder* (➤ Abb. 21.14). Die Eltern haben dann einen Ort zum Trauern, ohne die Kosten für ein Grab aufbringen zu müssen.

Nach einer Totgeburt gelten die Mutterschutzfristen wie nach einer normalen Geburt, die Frau darf bis zum Ablauf von acht Wochen nicht beschäftigt werden. Eine Fehlgeburt (< 500 g) ist im medizinischen Sinne keine Geburt, somit besteht kein Anspruch auf Mutterschutz. Die behandelnde Ärztin kann eine Arbeitsunfähigkeitsbescheinigung ausstellen.

21.1.9 Gestosen

DEFINITION

Gestosen: zusammenfassende Bezeichnung für mehrere schwangerschaftsbedingte Erkrankungen unklarer Ursache. Unterteilt in:

- **Frühgestosen** in der ersten Schwangerschaftshälfte, v. a. **übermäßiges Schwangerschaftserbrechen** *(Hyperemesis gravidarum)* mit einer Häufigkeit von 0,5–1 % der Schwangerschaften
- **Spätgestosen** in der zweiten Schwangerschaftshälfte, also die verschiedenen Schweregrade **hypertensiver Schwangerschaftserkrankungen.** Häufigkeit ca. 7 % der Schwangerschaften. [8]

Krankheitsursachen und -entwicklung

Gestosen werden als Ausdruck einer gestörten Anpassung des mütterlichen Organismus an die Schwangerschaft gesehen. Ihre Ursachen sind nach wie vor unklar.

- Bei den **Frühgestosen** werden erhöhte Hormonkonzentrationen (u. a. HCG) als ursächlich angenommen, darüber hinaus z. B. psychische Faktoren.
- Den **Spätgestosen** liegen nach heutigem Wissen immunologische Prozesse zugrunde, die zu Änderungen im mütterlichen Prostaglandinstoffwechsel führen. Folgen sind eine Gefäßengstellung und gesteigerte Thrombozytenaktivierung und daraus resultierend eine Blutdruckerhöhung sowie Durchblutungsstörungen.

Klinische Zeichen und Diagnostik

Übermäßiges Schwangerschaftserbrechen

Übelkeit und gelegentliches (morgendliches) Erbrechen etwa von der 6.–14. SSW p. m. sind normal und schaden dem Kind nicht. Beim **übermäßigen Schwangerschaftserbrechen** erbricht die Schwangere täglich über 3-, evtl. sogar 10-mal, nicht selten über den ganzen Tag. Die Folgen sind Gewichtsverlust, Dehydratation (➤ 10.10.2), Kreislaufregulationsstörungen, Elektrolytentgleisungen und eine metabolische Alkalose (➤ 10.12).

Die Diagnose erfolgt klinisch, zur Gefährdungseinschätzung sind Blutuntersuchungen erforderlich.

Hypertensive Schwangerschaftserkrankungen

Leitsymptom der **hypertensiven Schwangerschaftserkrankungen** sind Blutdruckwerte über 140/90 mmHg in der zweiten Schwangerschaftshälfte. [8]

- Bei einer **Schwangerschaftshypertonie** *(Gestationshypertonie)* ist bei einer Schwangeren der Blutdruck *erstmalig* unterschiedlich stark erhöht, es liegen aber weder Proteinurie (➤ 10.1.2) noch andere Beschwerden vor.
- Bei einer **Präeklampsie** besteht zusätzlich zur Blutdruckerhöhung (die auch vor der Schwangerschaft schon vorhanden gewesen sein kann) mindestens eine *neu aufgetretene* Organmanifestation, z. B. Proteinurie > 300 mg/24 Std. Typisch sind außerdem rasch zunehmende Bein- oder Gesichtsödeme. Bei einem Blutdruck > 160/110 mmHg, neurologischen Symptomen (Kopfschmerzen, Sehstörungen, aber keine epileptischen Anfälle), Nierenfunktionseinschränkung, Leberbeteiligung, Lungenödem, Abfall der Thrombozyten o. a. Blutbildauffälligkeiten oder zurückbleibendem kindlichen Wachstum spricht man von einer **schweren Präeklampsie.**
- Das **HELLP-Syndrom** ist gekennzeichnet durch Hämolyse *(hemolysis)*, erhöhte Leberwerte *(elevated liver enzymes)* und niedrige Thrombozytenzahl *(low platelets)*.
- Bei der **Eklampsie** kommt es zu tonisch-klonischen epileptischen Anfällen (➤ 15.5), für die keine andere Ursache gefunden werden kann. Sie bedeutet Lebensgefahr für Mutter und Kind.

Blutdruck nicht immer erhöht

HELLP-Syndrom und Eklampsie sind auch bei normalen Blutdruckwerten möglich!

Ergibt sich infolge Blutdruckmessungen und Urinuntersuchungen der Verdacht auf eine hypertensive Schwangerschaftserkrankung, umfasst die weitere Diagnostik je nach Ausprägung: [8]

- Regelmäßige Blutdruckkontrollen, ggf. Langzeitblutdruckmessung

21

- Messung der Proteinausscheidung im Urin
- Blutuntersuchungen (Blutbild, Gerinnung, Leber-, Nierenwerte)
- Sonografie zur Beurteilung des kindlichen Befindens und Wachstums, Doppler-Sonografie zur Einschätzung des Blutflusses durch die Plazenta und damit der kindlichen Versorgung
- Regelmäßige CTGs bis hin zur kontinuierlichen CTG-Ableitung

Komplikationen

20–24 % der perinatalen Mortalität und 10–15 % aller mütterlichen Todesfälle stehen in Zusammenhang mit Präeklampsie oder Eklampsie (Hauptkomplikationen ➤ Abb. 21.15).

DEFINITION

Plazentainsuffizienz: Unfähigkeit der Plazenta, einen ausreichenden Stoffaustausch zwischen Mutter und Kind zu gewährleisten. Ursachen der *chronischen Plazentainsuffizienz* z. B. Spätgestose, Diabetes mellitus, Rauchen. Dadurch Zurückbleiben des kindlichen Wachstums, erhöhte Gefahr eines Sauerstoffmangels bei zusätzlichen Belastungsfaktoren wie etwa der Geburt. Ursache der *akuten Plazentainsuffizienz* mit unmittelbarer Bedrohung des Kindes z. B. Nabelschnurknoten.

Behandlung

Leichte Gestosen können ambulant durch Schonung und Stressvermeidung behandelt werden. Bei Frühgestosen werden kleine Flüssigkeits- und Nahrungsmengen meist besser vertragen als große.

In ausgeprägten Fällen werden die Frauen stationär aufgenommen. Beim übermäßigen Schwangerschaftserbrechen werden Flüssigkeits- und Elektrolythaushalt durch Infusionen ausgeglichen, ggf. wird die Frau vorübergehend parenteral ernährt. Nach Zustandsstabilisierung wird die Kost langsam aufgebaut.

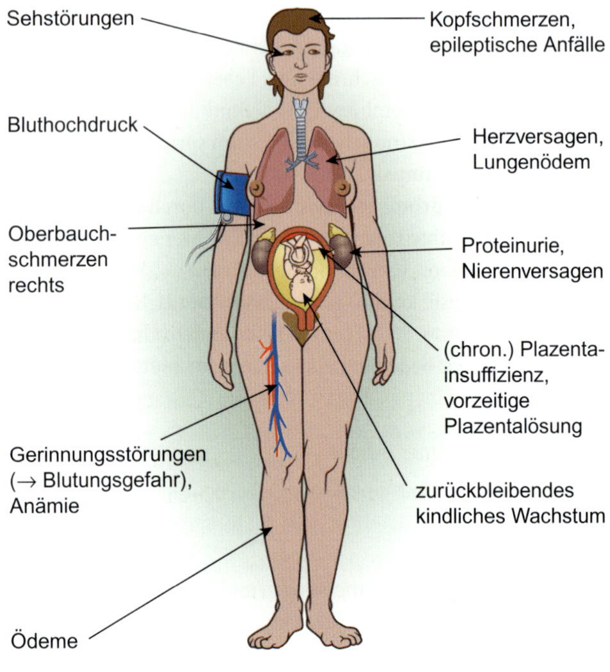

Abb. 21.15 Symptome und Komplikationen von Präeklampsie und Eklampsie. [L255]

Bei den hypertensiven Schwangerschaftserkrankungen sind z. B. Blutdruck ≥ 160/110 mmHg trotz ausreichend Ruhe zu Hause, Präeklampsie und Eklampsie Indikationen zur stationären Aufnahme:

- Die Schwangere wird in einem ruhigen Zimmer, möglichst einem Einzelzimmer, untergebracht und von Reizen abgeschirmt.
- Sie soll je nach Schweregrad gelockerte oder strenge Bettruhe einhalten und möglichst viel auf der linken Seite liegen, da dies für die Blutversorgung (V. cava) des Ungeborenen am besten ist. Außerdem wird dadurch die Magenentleerung unterstützt und einem möglichen Sodbrennen entgegen gewirkt.
- Sie erhält die notwendige Unterstützung bei der Körperpflege und notwendige Prophylaxen wie Pneumonie-, Thrombose- und Obstipationsprophylaxe.
- Die Flüssigkeitszufuhr wird durch eine Einfuhrkontrolle überwacht, bei Bedarf wird eine Bilanzierung erstellt, Gewicht und Ödemverlauf werden kontrolliert.
- Es wird auf eine mögliche Proteinurie geachtet. Diese äußert sich durch trüben, schaumigen Urin. Ein direkter Proteinnachweis gelingt mittels Urin-Streifenschnelltests.
- Das Befinden von Mutter und Kind wird engmaschig, ggf. kontinuierlich überwacht.
- Der Blutdruck wird langsam gesenkt, vorzugsweise mit dem sonst nicht gebräuchlichen α-Methyldopa, aber z. B. auch mit Nifedipin. Bei einem hypertensiven Notfall (hier: akut RR ≥ 160/110 mmHg) über 15 Min. Dauer mit vitaler Gefährdung ist eine unverzügliche medikamentöse Blutdrucksenkung erforderlich, z. B. durch Urapidil oder Nifedipin i. v.
- Bei schwerer Präeklampsie und Eklampsie wird Magnesiumsulfat i. v. zur Vorbeugung/Behandlung der Krämpfe gegeben.
- Generell ist die einzig kausale Behandlung die Entbindung. Bei der Entscheidungsfindung (Einleitung der Geburt gegenüber Fortsetzen der Schwangerschaft) müssen die Schwangerschaftsdauer und die mütterliche Gefährdung berücksichtigt werden.
- Ist eine Entbindung vor Ende der 24. SSW notwendig, so sollte die Entscheidung über primär lebenserhaltende oder palliative Therapie des Kindes mit den medizinisch Betreuenden und den Eltern im Sinne eines „shared decision making" gemeinsam erörtert werden.
- In der 25.–34. SSW wird möglichst versucht, die Schwangerschaft fortzuführen, zusätzlich werden Glukokortikoide (➤ 12.2.3) zur Förderung der Lungenreifung beim Kind gegeben.
- Auch nach einer terminnahen Geburt werden Mutter und Kind insbesondere in den ersten Tagen intensiv überwacht. Stillen ist in aller Regel trotz blutdrucksenkender Medikamente möglich.

Weitere pflegerische Betreuung

Die Pflegenden führen die notwendigen Kontrollen durch, die Häufigkeit ist abhängig von der Situation der Schwangeren.

Nach dem Erbrechen unterstützen sie die Schwangere ggf. bei der Mundpflege und wechseln verschmutzte Kleidung und Bettwäsche.

Wenn keine spezielle Kost (z. B. salzarm, eiweißreich) oder Nahrungsaufbau angeordnet ist, fragen sie nach den Wünschen und Vorlieben und worauf gerade Appetit besteht.

Pflegende beobachten, ob (bestimmte) Besuche die Schwangere in Unruhe oder Stress bringen, und sprechen dann die Situation an. Es kann sinnvoll sein, die Besuche zu „dosieren", aufreibende Gesprächsthemen sollten vermieden werden.

Bei allen medizinisch und pflegerisch notwendigen Maßnahmen beachten Pflegefachpersonen, dass sich die Schwangere in einer Ausnahmesituation befindet und Angst um sich und das Kind hat. Durch eine ruhige und vertrauensvolle Atmosphäre geben sie ihr die Möglichkeit, über diese Ängste und Gefühle zu sprechen. Die Pflegenden selbst führen alle Maßnahmen ruhig durch und vermitteln Sicherheit.

Prävention

Einnahme niedrig dosierter Azetylsalizylsäure (➤ 11.2.2) bis zur vollendeten 34.–36. SSW senkt bei Frauen mit Risikofaktoren (beispielsweise einer schweren Präeklampsie in einer vorangegangenen Schwangerschaft) das Risiko hypertensiver Schwangerschaftserkrankungen.

Beratung

Wird die Schwangere entlassen oder von vornherein ambulant betreut, wird sie beraten, sich viel zu schonen und Aufregungen zu vermeiden. Zur Senkung des Blutdrucks und zur Verbesserung der plazentaren Durchblutung soll sie häufiger liegen, bevorzugt in Linksseitenlage. Pflegende leiten zur Blutdruckselbstmessung und Gewichtskontrolle sowie der Kontrolle der Eiweißausscheidung im Urin an. Die Frau soll sich bei Blutdruckkrisen, Kopf- und Oberbauchschmerzen, Ohrenschmerzen, Schwindel und Erbrechen unverzüglich bei einer Ärztin vorstellen.

Konnten die blutdrucksenkenden Medikamente bis zur Entlassung nicht abgesetzt werden, so soll sich die Frau baldmöglichst ihrer Ärztin vorstellen.

Nach der Entbindung sind regelmäßige Blutdruckselbstmessungen und eine ärztliche Kontrolle nach drei Monaten (z. B. auf Nierenschäden) sinnvoll. Von einer erneuten Schwangerschaft muss in aller Regel nicht abgeraten werden.

21.1.10 Schwangerschaftsabbruch

DEFINITION

Schwangerschaftsabbruch *(Abtreibung, Abruptio, induzierter Abort):* absichtliche Beendigung einer Schwangerschaft vor (extrauteriner) Lebensfähigkeit des Embryo bzw. Feten.

Gesetzliche Regelung

In Deutschland sind Schwangerschaftsabbrüche aus kriminologischer oder medizinischer Indikation nach § 218 **Strafgesetzbuch** *(StGB)* nicht rechtswidrig:

- Eine **kriminologische Indikation** liegt nach einer Vergewaltigung vor sowie bei Mädchen vor Vollendung des 14. Lebensjahrs. Hier gilt eine Frist bis zur vollendeten 12. SSW p. c. Es gibt keine Beratungspflicht, aber einen Anspruch auf Beratung (auf Wunsch der Schwangeren).
- Eine **medizinische Indikation** ist gegeben, wenn die Fortsetzung der Schwangerschaft eine Gefahr für die körperliche oder seelische Gesundheit der Schwangeren darstellen würde und diese Gefahr nicht auf andere zumutbare Weise behoben werden kann. Diese Indikation liegt auch vor, wenn aus ärztlicher Sicht mit einer erheblichen gesundheitlichen Schädigung des Kindes zu rechnen ist und dadurch die Gesundheit der Frau gefährdet würde. Zwischen der Feststellung einer kindlichen Schädigung und dem Ausstellen der Indikationsbescheinigung müssen drei volle Kalendertage liegen. Die Ärztin ist zur Beratung und zur Vermittlung z. B. von Selbsthilfegruppen oder Behindertenverbänden verpflichtet, wobei die Frau die Angebote ablehnen kann. Eine gesetzliche Frist für den Schwangerschaftsabbruch aus medizinischer Indikation gibt es nicht, sie ist aber indirekt durch die extrauterine Lebensfähigkeit des Ungeborenen gegeben.

Ein Schwangerschaftsabbruch bleibt außerdem nach der **Beratungsregelung** bis zum Ende der 12. SSW p. c. straffrei, wenn die Schwangere den Abbruch verlangt und sich vorher in einer anerkannten Schwangerschaftskonfliktberatungsstelle hat beraten lassen. Diese **Schwangerschaftskonfliktberatung** dient dem Schutz des ungeborenen Lebens. Sie soll ermutigen und der Frau helfen, eine „verantwortliche und gewissenhafte" Entscheidung zu treffen. Der Abbruch darf frühestens am vierten Tag nach dem Tag vorgenommen werden, an dem die Beratung abgeschlossen wurde. Die Ärztin, die den Schwangerschaftsabbruch ausführt, darf nicht gleichzeitig Beraterin sein.

Die Kosten für einen Abbruch aus kriminologischer und medizinischer Indikation werden von der Krankenkasse übernommen, bei anderen Gründen muss die Schwangere die Kosten tragen, evtl. mit Unterstützung durch das Sozialamt.

Durchführung

Die Durchführung des Schwangerschaftsabbruchs hängt von der Schwangerschaftsdauer ab:

- Bis zur 10. SSW p. c. ist ein medikamentöser Abbruch mit dem Prostaglandinantagonisten Mifepriston (z. B. Mifegyne®) möglich. Der Embryo stirbt ab und wird, meist nach zusätzlicher Prostaglandingabe, ausgestoßen.
- Bis zum Ende der 12. SSW p. c. kann die Schwangerschaft durch Saug- oder instrumentelle Kürettage (Abrasio ➤ 20.2.5) nach vorheriger Vorbereitung des Muttermunds durch lokale Prostaglandingabe (➤ 21.2.5) abgebrochen werden.
- Nach der 12. SSW muss eine geburtsähnliche Abstoßung des Feten medikamentös eingeleitet werden.

  Bei Rh-negativen Frauen wird eine Rhesusprophylaxe durchgeführt (➤ 21.1.2).

Auf Wunsch erfolgt eine Beratung zur Schwangerschaftsverhütung.

Eine gynäkologische Nachuntersuchung findet nach vier Wochen statt.

Pflegerische Betreuung

Die Frau wird auf einer gynäkologischen Station aufgenommen. Die pflegerischen Maßnahmen entsprechen denen bei einer Fehlgeburt, ggf. mit Abrasio (➤ 20.2.5), oder denen nach einer Geburt (➤ 21.2.9), wenn die Schwangerschaft weit fortgeschritten war.

Bei einer medikamentösen Austreibung muss nach der Medikamentengabe die vaginale Blutung auf den Abgang des Feten untersucht werden. Die Frauen bekommen einen Toilettenstuhl bzw. ein Steckbecken.

Pflegende werden mit ihren eigenen ethisch-moralischen oder auch religiösen Einstelllungen konfrontiert, denn sie pflegen auch Frauen, die sich aus persönlichen Gründen gegen das Kind entschieden haben. Jede Frau, egal aus welchem Grund der Schwangerschaftsabbruch durchgeführt wurde, muss den Verlust des Kindes betrauern und meist auch mit Schuldgefühlen leben lernen. Für Pflegefachpersonen sollten folgende Prinzipien gelten:

- Entscheidung der Frauen respektieren, nicht hinterfragen oder gar verurteilen
- Pflegeanamnese besonders taktvoll erheben, eine wertfreie Haltung in der Kommunikation und bei pflegerischer Unterstützungen vermitteln, Gespräche anbieten
- Jegliches Verhalten (z. B. Weinen, aber auch große Abgeklärtheit) als Bewältigungshandeln verstehen und nicht bewerten
- Frauen den Kontakt zu einer Selbsthilfegruppe empfehlen

Pflegende sollten auch entscheiden dürfen

In vielen gynäkologischen Kliniken ist es üblich, dass Pflegefachpersonen, die gegen eine Abtreibung sind, nicht die Versorgung der Frauen übernehmen müssen.

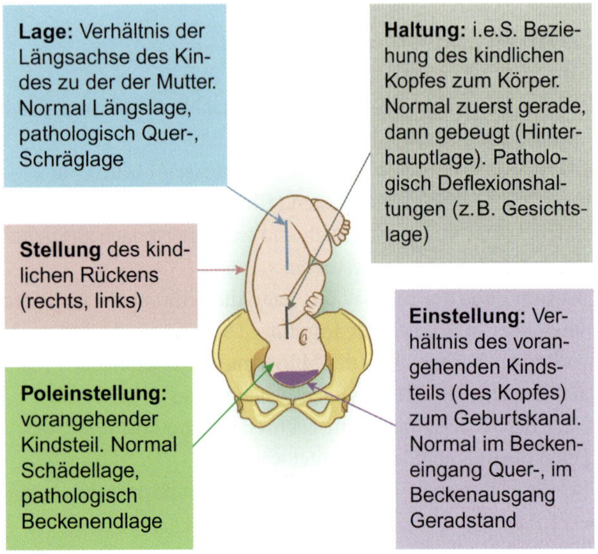

Abb. 21.16 Wichtige Begriffe zur Position des Kindes vor und unter der Geburt. [L255]

21.2 Pflegerische und medizinische Betreuung während der Geburt

21.2.1 Untersuchungen vor und während der Geburt

Die **Untersuchungen kurz vor und während der Geburt** haben zum Ziel abzuschätzen, ob die Geburt demnächst bevorsteht, ob eine vaginale Geburt möglich erscheint und ob die Geburt regelrecht fortschreitet.

In der Spätschwangerschaft und zu Beginn der Geburt tasten Ärztin oder Hebamme (➤ Abb. 21.16):

- Die **Beschaffenheit** von Gebärmutterhals und Muttermund
- Die **Lage** des Kindes in der Gebärmutter
- Die **Stellung** des kindlichen Rückens
- Die **Poleinstellung,** also welcher Teil des Kindes im Geburtskanal vorangeht
- Die **Haltung,** das ist die Beziehung der kindlichen Körperteile zueinander, insbesondere die des kindlichen Kopfes zum Rumpf

Physiologisch: vordere Hinterhauptslage

Physiologisch ist zur Geburt die **vordere Hinterhauptslage,** d. h.:

- Das Kind liegt längs in der Gebärmutter **(Längslage)** mit dem Kopf nach unten **(Schädellage).**
- Sein Kopf sitzt im Beckeneingang quer **(hoher Querstand)** und ist praktisch gerade (indifferent, **Hinterhauptslage**), nach der Drehung unter der Geburt zeigt der Hinterkopf zum Bauch der Mutter (nach vorne).

Aus dieser Ausgangsposition heraus kann sich das Kind am besten durch Drehung sowie Beugung des Kopfes dem mütterlichen Becken anpassen und benötigt bei der Geburt den wenigsten Platz.

Während der Geburt werden zunächst das Weiterwerden des Muttermunds und die Position des kindlichen Kopfs ertastet, im weiteren Verlauf das Tiefertreten und Drehen des Kindes (➤ 21.2.3).

Die Tastuntersuchungen werden ergänzt durch die engmaschige oder ständige Kontrolle der kindlichen Herztöne, heute am häufigsten durch **CTG** (➤ 21.2.2). Bei Verdacht auf kindliche Gefährdung ist nach dem Blasensprung und bei ausreichender Weite des Muttermunds außerdem die Kapillarblutentnahme aus der kindlichen Kopfschwarte zur pH-Bestimmung möglich **(Mikroblutuntersuchung).**

21.2.2 CTG

DEFINITION

CTG *(Kardiotokografie):* gleichzeitige, kontinuierliche Registrierung und Aufzeichnung der kindlichen Herzfrequenz und der Wehentätigkeit.

Das **CTG** ist heute das Standardverfahren zur Kontrolle von Wehentätigkeit und kindlicher Herzfrequenz. Da es für die vorgeburtliche Herzfrequenz in Ruhe und bei der „Belastung“ Wehe Normwerte gibt, ermöglicht das CTG eine Beurteilung des kindlichen Befindens in der Spätschwangerschaft und unter der Geburt.

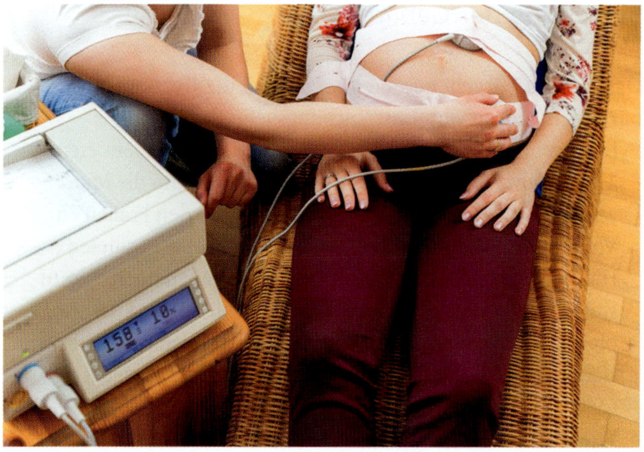

Abb. 21.17 Durchführung eines CTG. Ultraschallkopf und Wehendruckmesser werden mit elastischen Gurten am Bauch der Schwangeren befestigt. [J787]

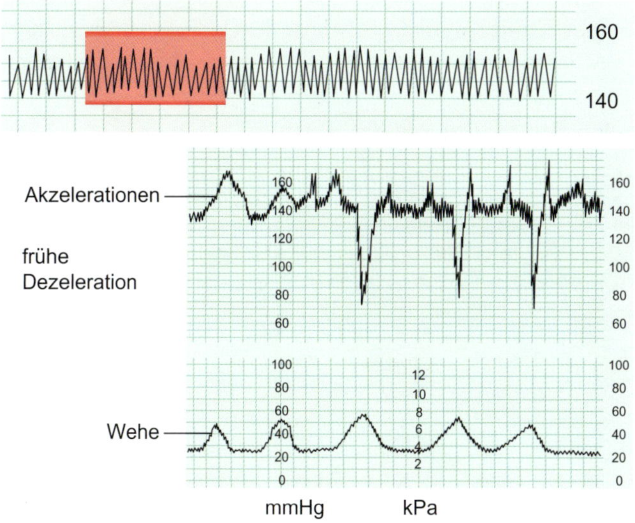

Abb. 21.18 CTG-Befunde. Oben ist eine Grundfrequenz ca. 145/Min. mit Schwankungen von ca. 20/Min. um die Grundfrequenz erkennbar. [L190, A400]

Die kindliche Herzfrequenz *(Kardiogramm)* wird mittels Ultraschall, die Wehen *(Tokogramm)* mittels eines Druckmessers gemessen. Dazu werden ein Ultraschallkopf und ein Wehendruckmesser in aller Regel mit einem elastischen Gurt am Bauch der Mutter angebracht und mit einem Computer verbunden (➤ Abb. 21.17). Die Daten werden auf einem Monitor angezeigt und in Form von zwei Kurven auf einem Papierstreifen aufgezeichnet (➤ Abb. 21.18).

In immer mehr Kliniken können die gewonnenen Daten auf Fernmonitore übertragen werden *(Telemetrie)*. Dies ermöglicht eine zentrale Überwachung mehrerer Schwangerer gleichzeitig und gibt der Gebärenden mehr Bewegungsfreiheit, ohne die Sicherheit des Kindes zu gefährden.

Wichtige Kriterien der CTG-Beurteilung sind (➤ Abb. 21.18):

- Wehenhäufigkeit, -stärke und -verlauf
- Kindliche Herzfrequenz
  - **Grundfrequenz** = mittlere Herzfrequenz des Kindes (normal 120–160/Min.)
  - **Bandbreite und Variabilität** = Veränderungen der Grundfrequenz. Normalerweise ist die kindliche Herzfrequenz nicht immer gleich, sondern bewegt sich mit einer Schwankungsbreite von 10–25 Schlägen/Min. um die Grundfrequenz
  - **Akzelerationen** = Ansteigen der kindlichen Herzfrequenz, z. B. bei den normalen Bewegungen des Kindes
  - **Dezelerationen** = Absinken der Herzfrequenz des Kindes, z. B. als Reaktion auf eine Wehe. Immer kontrollbedürftig, möglicherweise Warnzeichen eines Sauerstoffmangels

DEFINITION

Vena-cava-Kompressionssyndrom *(Rückenlage-Schock-Syndrom):* Abnahme des mütterlichen Herz-Zeit-Volumens mit Blutdruckabfall, Schwindel und Atemnot bei der Schwangeren und Minderdurchblutung der Plazenta durch Druck der Gebärmutter auf die untere Hohlvene in Rücklage. In der Spätschwangerschaft häufig und durch Einnehmen der Linksseitenlage zu verhindern bzw. binnen kürzester Zeit zu beheben.

Durchführung

- Kindslage und -stellung bestimmen und Elektroden entsprechend anbringen, da die kindlichen Herztöne am günstigsten an der Herzhinterwand erfasst werden können
- Sonografiegel auf den Herzton-Transducer (Schallkopf) geben und bei normaler Schädellage auf bzw. unterhalb des Nabels auflegen und mit dem Gurt fixieren
- Tokografie-Aufnehmer mit einem elastischen Gurt (Gummi- oder Textilgurt) über dem Gebärmutterfundus befestigen
- Aufzeichnung kontrollieren, bei guter Aufzeichnung den Papiervorschub auf 1 cm/Min. einstellen, CTG über mindestens 30 Minuten registrieren lassen
- Lageveränderungen, durchgeführte Maßnahmen (z. B. gynäkologische Untersuchung) oder Einnahme von Arzneimitteln auf dem CTG dokumentieren
- Nach Beendigung CTG entfernen und Aufzeichnung der Ärztin zur Bewertung vorlegen
- Schwangere über das Ergebnis des CTG und sich daraus ergebende Konsequenzen informieren

21.2.3 Betreuung während der Geburt

DEFINITION

Geburt: Vorgang, bei dem das Ungeborene aus dem Mutterleib in die Außenwelt gelangt. Beginnt mit dem Einsetzen regelmäßiger, geburtswirksamer Wehen oder dem Blasensprung und endet mit der Ausstoßung der Plazenta (➤ Abb. 21.19, ➤ Abb. 21.20). Unterteilt in:

- **Eröffnungsphase** bis zur vollständigen Öffnung des Muttermunds. Dauer bei Erstgebärenden etwa 6–10 Std., bei Mehrgebärenden kürzer
- **Austreibungsphase** von der vollständigen Öffnung des Muttermunds bis zur Geburt des Kindes. Letzte Phase **Pressphase,** während der die Gebärende die Wehen durch aktives Mitpressen unterstützt. Dauer der Austreibungsphase bei Erstgebärenden bis zwei Stunden, bei Mehrgebärenden meist ½–1 Std.
- **Nachgeburtsphase** mit Ablösung und Ausstoßung von Plazenta und Eihäuten. Dauer bis zu einer Stunde

- **Postplazentarphase** in den ersten zwei Stunden nach Geburt der Plazenta mit noch vergleichsweise vielen Komplikationen.

Blasensprung: Reißen der Fruchtblase und Abgang von Fruchtwasser.
- **Vorzeitiger Blasensprung** vor Einsetzen der Wehen mit Gefahr der aufsteigenden Infektion
- **Frühzeitiger Blasensprung** im Verlauf der Eröffnungsphase
- **Rechtzeitiger Blasensprung** bei vollständig erweitertem Muttermund am Ende der Eröffnungsphase

Etwa 98 % der Babys in Deutschland kommen in einem Krankenhaus zur Welt, ungefähr 1,5 % in einem Geburtshaus und 0,5 % zu Hause. In der Klinik werden die Gebärenden in aller Regel von einer Hebamme und einer Gynäkologin betreut. Bei ca. 58 % der 2022 erstgeborenen Kinder waren die Mütter 30 Jahre alt oder älter [9].

Die meisten Frauen kommen während der Eröffnungsphase ins Krankenhaus, entweder weil sie (regelmäßige) Wehen haben oder weil Schleim oder Fruchtwasser abgegangen ist. Sie werden dort von der Hebamme empfangen, die sie untersucht und ein CTG schreibt.

Betreuung der Gebärenden

Das weitere Vorgehen und entsprechend die **Betreuung der Gebärenden** hängen vom Untersuchungsbefund ab:
- Bei regelmäßigen Wehen, jedoch noch nicht weit eröffnetem Muttermund und kindlichem Wohlergehen, kann die Mutter weiter mobil bleiben. In vielen Kliniken wird den Frauen ein Vollbad zur Entspannung und Wehenförderung angeboten. Hierbei überwachen Pflegende oder Hebammen die Kreislaufsituation. Puls und Blutdruck werden während der Eröffnungsphase alle zwei, die Temperatur alle vier Stunden kontrolliert, Geburtsfortschritt und kindliches Befinden durch wiederholte vaginale Untersuchungen bzw. CTGs überprüft.
- Wird die Gebärende mit Wehen und bereits eröffnetem Muttermund aufgenommen, so wird sie direkt in den Kreißsaal geleitet und dort bis zur Geburt des Kindes durch Hebammen betreut. Die Anwesenheit einer vertrauten Person, falls die Gebärende dies

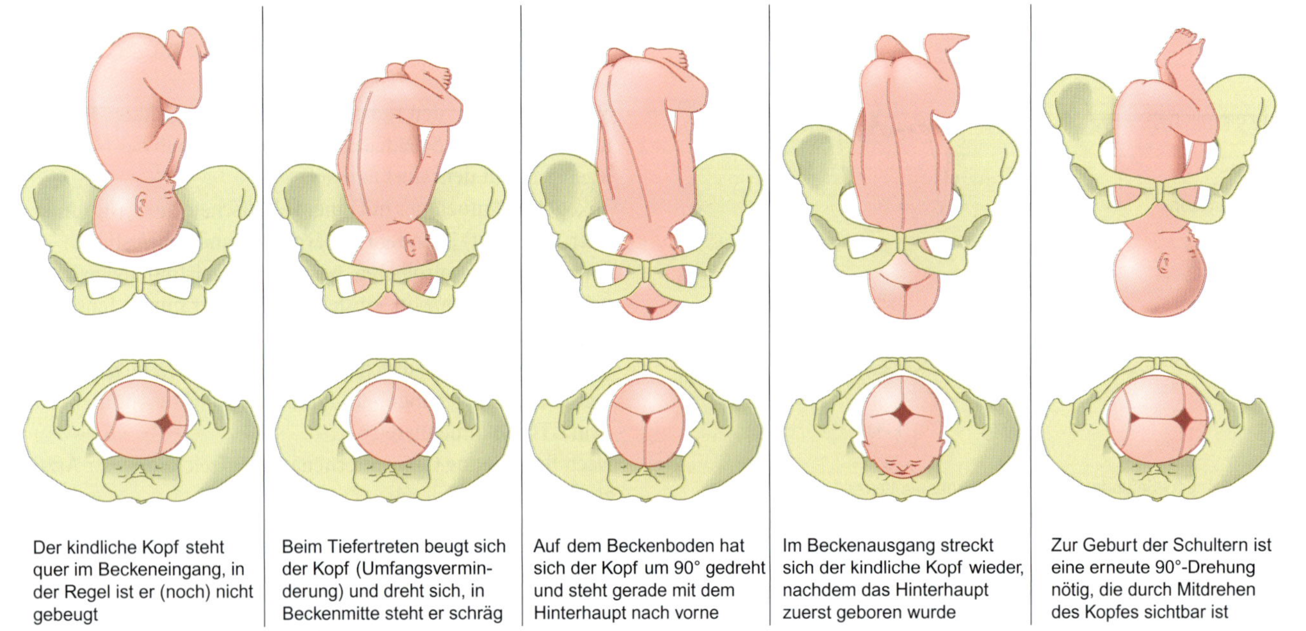

Abb. 21.19 Durchtritt des Kindes durch das mütterliche Becken während der (normalen) Geburt. [L190]

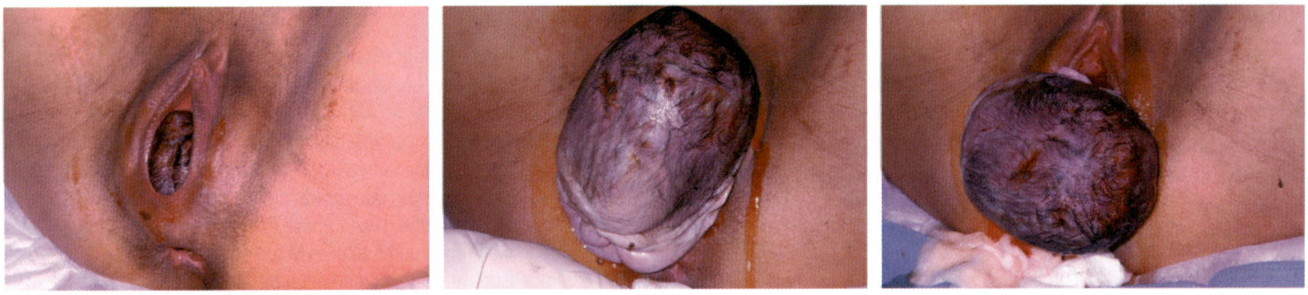

Abb. 21.20 Geburt. Zuerst kommt es zum Einschneiden des Kopfes (Sichtbarwerden des Kopfes während einer Wehe, links). Der Kopf streckt sich, das Hinterhaupt wird zuerst geboren, gefolgt von Vorderhaupt und Gesicht (Mitte). Zur Geburt der Schultern ist eine erneute Drehung nötig, von außen sichtbar an der (erneuten) Drehung des Kopfes. [M434]

wünscht, ist heute üblich. Die meisten Kliniken bieten unterschiedliche Gebärpositionen und die verschiedenen Hilfsmittel dafür an.
- Bei einem vorzeitigen Blasensprung ohne Wehen erfolgen zunächst eine Sonografie und ein CTG. Sitzt der Kopf des Kindes noch nicht fest im Becken der Frau, muss sie wegen der Gefahr eines **Nabelschnurvorfalls** strenge Bettruhe einhalten. Beim Nabelschnurvorfall fällt die Nabelschnur vor den Kopf des Kindes und kann eingeklemmt werden, was binnen kürzester Zeit zu Sauerstoffmangel des Kindes führt. Auch aufsteigende Infektionen der Mutter oder des Kindes sind durch den vorzeitigen Blasensprung möglich. Setzen Wehen nicht von selbst ein, wird die Geburt spätestens nach 24 Std. aufgrund der Infektionsgefahr eingeleitet. Nur wenn es noch weit hin bis zum errechneten Geburtstermin und das Kind entsprechend unreif ist, wird die Geburt unter engmaschigen Kontrollen hinausgezögert. Dann werden zudem Glukokortikoide gegeben, um die **Lungenreifung** beim Kind zu fördern. Während der strengen Bettruhe benötigt die Frau z. B. Unterstützung bei der Körperpflege.
- Wird ein Kaiserschnitt notwendig, so werden die Haare im Bereich des Mons pubis entfernt und ein transurethraler Blasenkatheter gelegt.

Schmerzlindernde Maßnahmen

Die Wehen, die Eröffnung des Muttermundes und die starke Dehnung der Weichteile durch das Tiefertreten des Kindes in den Geburtskanal verursachen Schmerzen, welche die Frau insbesondere bei einer langen Geburt oder nur kurzen Wehenpausen zermürben und erschöpfen. Angst und Anspannung der Mutter verstärken die Schmerzen.

Maßnahmen zur Schmerzlinderung haben entsprechend mehrere Ansätze:
- Angstreduktion durch Information über den Geburtsverlauf und die Möglichkeiten der Schmerzreduktion (sowohl in Geburtsvorbereitungskursen als auch unter der Geburt), psychische Begleitung durch vertraute Personen (meist den Partner), Hebamme, Pflegende und Ärztin
- Nichtmedikamentöse muskelentspannende Maßnahmen, z. B. warmes Bad, Atemtechniken, Musik, ätherische Öle, Homöopathie und Akupunktur
- Muskelentspannende Medikamente, z. B. Buscopan®, und Opioid-Analgetika, z. B. Meptid® (Nebenwirkung Sedierung der Mutter, evtl. Atemdepression beim Kind), in der Eröffnungsphase
- **Pudendusblock,** d. h. Injektion von Lokalanästhetika um den N. pudendus nahe den Sitzbeinhöckern und damit Lokalanästhesie im Bereich von Beckenboden, unterem Scheidendrittel, Vulva und Damm, in der Austreibungsphase
- **Periduralanästhesie** *(PDA),* also Injektion von Lokalanästhetika in den Epiduralraum (➤ Abb. 21.21). Ziel ist, den Schmerz gezielt auszuschalten, die Motorik aber zu erhalten, damit die Gebärende aktiv mitpressen kann. Allerdings Kreislaufreaktionen und Geburtsverlängerung möglich. Auch für einen Kaiserschnitt geeignet.

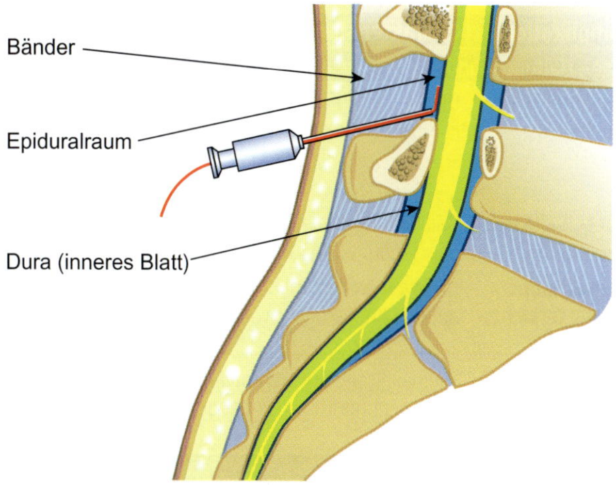

Abb. 21.21 Prinzip der Periduralanästhesie (Dura = Dura mater = harte Hirn- bzw. Rückenmarkshaut). [L255]

Pflegerische Maßnahmen bei/nach Periduralanästhesie

- Blutdruck- und Pulskontrollen, da die Gefahr eines Blutdruckabfalls mit Bradykardie besteht
- Temperaturkontrollen, da durch die Gefäßweitstellung ein Temperaturabfall begünstigt wird, besonders in kühler Umgebung
- Achten auf Blasenentleerung bis spätestens 4–6 Std. nach der Geburt, da durch fehlenden Harndrang die Gefahr einer Überdehnung der Blase besteht
- Frage nach Kopfschmerzen, die möglich werden, wenn die harte Rückenmarkshaut durchstochen und das Anästhetikum fälschlicherweise spinal appliziert wurde
- Kontrolle von Motorik und Sensibilität in den Beinen, besonders vor dem ersten Aufstehen

21.2.4 Geburtskomplikationen

Die meisten Geburten verlaufen ohne größere Probleme. Es kann aber auch ohne Vorliegen von Risikofaktoren und nach normalem Geburtsbeginn zu **Geburtskomplikationen** kommen. Teilweise sind Schwierigkeiten schon vor der Geburt absehbar.

Hauptgefahren von Geburtskomplikationen sind Geburtsverzögerung und -stillstand mit dem Risiko einer kindlichen Schädigung, insbesondere eines Sauerstoffmangels. Teilweise ist auch die Mutter gefährdet.

Je nach Art und Schwere der Komplikation kann zugewartet oder konservativ behandelt werden oder muss die Geburt binnen kürzester Zeit durch Kaiserschnitt oder vaginaloperative Entbindung beendet werden (➤ Tab. 21.2).

Tab. 21.2 Geburtskomplikationen (Auswahl).

Komplikation	Charakterisierung	Folgen	Geburtshilfliches Vorgehen
Lage-, Haltungs- und Einstellungsanomalien			
Beckenendlage (ca. 5 %)	Der kindliche Kopf liegt oben, Steiß, Fuß bzw. Füße gehen voran	• Unzureichende Dehnung des Geburtskanals • Gefahr des Nabelschnurvorfalls • Gefahr des kindlichen Sauerstoffmangels durch Nabelschnureinklemmung vor Geburt des Kopfes	• Evtl. vaginale Entbindung (v. a. bei Mehrgebärenden und eher kleinem Kind) • Meist Kaiserschnitt
Quer-, Schräglage (< 1 %)	Das Kind liegt quer bzw. schräg in der Gebärmutter	Unmöglichkeit einer vaginalen Geburt	Immer Kaiserschnitt
Vorderhaupt-, Stirn-, Gesichtslage	Nicht der Hinterkopf, sondern ein anderer Kopfteil geht voran	Vergrößerung des kindlichen Kopfumfangs → erhöhter Platzbedarf → stark verzögerte Geburt, vaginale Geburt unmöglich	• Evtl. vaginale bzw. vaginaloperative Entbindung • Oft Kaiserschnitt
Hoher Geradstand	Der kindliche Kopf steht gerade und nicht quer im Beckeneingang	Geburtsstillstand, da sich der Kopf nicht richtig ins mütterliche Becken „hineindrehen" kann	• Versuch, den Kopf durch Wechsellagerung in den Querstand zu drehen • Falls dies nicht gelingt Kaiserschnitt
Missverhältnis			
Im Vergleich zum mütterlichen Becken zu großer Kopf	Kindlicher Kopf und mütterliches Becken „passen nicht" zueinander, z. B. bei großem Kind, Beckenanomalien	Verzögerter Geburtsverlauf oder Geburtsstillstand	• Evtl. Versuch einer vaginalen Entbindung • Bei Geburtsstillstand/kindl. Gefährdung Kaiserschnitt
Wehenstörungen			
Wehenschwäche	Zu schwache, zu kurze und/oder zu seltene Wehen	Verzögerter Geburtsverlauf oder Geburtsstillstand	• Nichtmedikamentöse/medikamentöse Wehenanregung • Ggf. operative Beendigung der Geburt (Kaiserschnitt oder vaginaloperativ)
Hyperaktive Wehenstörung	Zu häufige, zu starke, unkoordinierte Wehen	• Verzögerter Geburtsverlauf oder Geburtsstillstand • Bei mechanischem Hindernis als Ursache Gefahr der **Uterusruptur** (Zerreißen der Gebärmutterwand). Akuter Notfall!	• Wehenhemmung • Ggf. operative Beendigung der Geburt
Hypertone Wehenstörung	Grundtonus der Gebärmutter zu hoch	Verzögerter Geburtsverlauf oder Geburtsstillstand durch verminderte Wehenwirkung	• Schmerzmittelgabe, kurzzeitige Wehenhemmung • Ggf. operative Beendigung der Geburt
Nabelschnurkomplikationen			
Nabelschnurvorfall (ca. 0,5 %)	Vor allem bei unzureichender „Abdichtung" des Geburtskanals Vorfall der Nabelschnur vor das Kind nach dem Blasensprung (➤ 21.2.3)	Kompression der Nabelschnur → akuter Sauerstoffmangel des Kindes. Akuter Notfall!	• Beckenhochlagerung/Hochdrücken des Kindes zur Entlastung der Nabelschnur, Wehenhemmung • Sofortiger Not-Kaiserschnitt
Plazentastörungen			
Placenta praevia (ca. 0,4 %)	Plazentasitz am oder über dem inneren Muttermund (➤ Abb. 21.9)	Bei Blutung lebensbedrohlich für Mutter und Kind durch Blutverlust/Sauerstoffmangel!	Je nach Ausprägung bei leichter Blutung evtl. vaginaler Entbindungsversuch, bei ausgeprägter Überlagerung von Plazenta und Muttermund immer Kaiserschnitt
Mütterliche Geburtsverletzungen			
Zervixriss	Z. B. bei Pressen vor vollständiger Muttermunderöffnung	Einreißen von Gewebe im Bereich des Gebärmutterhalses	Operative Versorgung unmittelbar nach der Geburt
Dammriss	Vor allem bei sehr großem Kind/sehr schneller Geburt	Einreißen von Scheide/Damm, ggf. mit Beteiligung von Muskulatur (Grad II), Afterschließmuskel (Grad III) und Rektum (Grad IV)	Operative Versorgung unmittelbar nach der Geburt (Dammschnitt ➤ 21.2.7)
Kindliche Geburtsverletzungen			
Geburtsgeschwulst *(Caput succedaneum)*	Flüssigkeitsansammlung/Hämatom der Kopfschwarte am vorangehenden Teil des Kopfes	Teils große, teigige Schwellung, nicht durch Schädelnähte begrenzt	Spontane Rückbildung innerhalb weniger Tage
Kephalhämatom	Hämatom unter dem Schädelperiost durch Scherkräfte am Kopf unter der Geburt	Prall-elastische Schwellung, durch Schädelnähte begrenzt	Meist Ausheilen ohne besondere Behandlung über Wochen
Schlüsselbeinfraktur	Schlüsselbeinbruch durch Probleme der Schultergeburt	Schonhaltung des Arms, evtl. tastbare Stufe	Meist Ausheilen ohne besondere Behandlung
Armplexuslähmung	Zug an Arm oder Kopf während der Geburt	Je nach Form Herabhängen und Innenrotation des Armes oder gestörte Fingermotorik	Konservative Behandlung. Prognose abhängig von Form/Ursache/Schweregrad

21.2.5 Uteruskontraktionsmittel

DEFINITION

Uteruskontraktionsmittel *(Uterotonika, Wehenmittel):* Medikamente zur Wehenförderung („Wehentropf").

Uteruskontraktionsmittel stimulieren die Gebärmutter zu Kontraktionen:
- Prostaglandine (z. B. Minprostin®) und Oxytocin (z. B. Oxytocin HEXAL®) fördern *rhythmische* Kontraktionen. Sie werden zur Geburtseinleitung oder bei Wehenschwäche unter der Geburt sowie nach der Geburt bei **Uterusatonie** (unzureichender Uteruskontraktion mit starker Blutung) oder **unvollständiger Plazentalösung** eingesetzt. Oxytocin kann nur i. v. gegeben werden, Prostaglandine auch lokal (z. B. als Vaginaltablette). Die i. v. Gabe erfolgt möglichst als (Kurz-)Infusion.
- Methylergometrin (z. B. Nalador®) führt zur *Dauerkontraktion* des Uterus. Es darf daher nur nach der Geburt bei Uterusatonie sowie nach Fehlgeburten gegeben werden.

Die Hauptnebenwirkungen sind Unruhe, Kopfschmerzen und Tachykardie.

Pflegerische Betreuung

Vor der Geburt

Pflegende überwachen die Vitalzeichen der Frau. Engmaschig oder kontinuierlich werden CTGs geschrieben (➤ 21.2.2), um die Wehentätigkeit und die Reaktion des Ungeborenen zu kontrollieren/beobachten.

Neben der medikamentösen Wehenförderung können ein warmes Bad, körperliche Betätigung und Brustwarzenstimulation ebenfalls die Wehen anregen. Hebammen kennen häufig auch homöopathische Mittel oder führen eine Akupunktur durch.

Nach der Geburt

Pflegefachpersonen überwachen engmaschig die Vitalzeichen und kontrollieren die Blutung anhand der Vorlagen. Die Massage des Uterus („Wehen anreiben") soll die Kontraktion fördern. Kann die Blutung nicht gestoppt werden, bereiten die Pflegenden die Wöchnerin ggf. auf eine Hysterektomie vor.

21.2.6 Vaginaloperative Entbindung

DEFINITION

Vaginaloperative Entbindung: Beschleunigung der Austreibungsphase durch Vakuumextraktion oder/und Zangenentbindung. 2021 bei ca. 6,5 % aller Geburten. [10]

Indikationen für eine **vaginaloperative Entbindung** sind eine Geburtsverzögerung, ein Geburtsstillstand oder eine mütterliche oder kindliche Gefährdung in der Austreibungsphase. Voraussetzungen sind Schädellage des Kindes, ein ausreichend eröffneter Muttermund und ein bereits tief stehender kindlicher Kopf. Evtl. muss ein Dammschnitt (➤ 21.2.7) zum Platzgewinn durchgeführt werden:
- Für die **Vakuumextraktion** wird die Gebärende zunächst in Steinschnittlage gelagert. Danach wird die Saugglocke auf den kindlichen Schädel aufgesetzt, über 1–2 Min. ein Unterdruck aufgebaut (damit die Glocke „fest sitzt") und der kindliche Kopf dann *wehensynchron* mit 2–3 Wehen nach unten gezogen (➤ Abb. 21.22).
- Eine **Zangenentbindung** *(Forcepsentbindung)* ist zusätzlich bei Frühgeburten möglich. Die beiden „Löffel" der Zange werden nacheinander eingeführt, dann die Zange verschlossen und das Kind wehensynchron herausgezogen (➤ Abb. 21.22).

Nach Geburt des Kopfes werden Glocke bzw. Zange entfernt (Vakuum langsam mindern) und der übrige Körper normal geboren.

Nach der Geburt müssen sowohl die Frau als auch das Kind sorgfältig auf Komplikationen untersucht werden, z. B. Zervix- oder Scheidenrisse bei der Frau, Kopfverletzungen beim Kind (➤ Tab. 21.2). Die weitere pflegerische Betreuung übernehmen die Pflegenden auf der Wochen- bzw. Neugeborenstation (➤ 21.3, ➤ 21.4).

21.2.7 Dammschnitt

DEFINITION

Dammschnitt *(Episiotomie):* Durchtrennung des Damms in der Austreibungsphase zur Erweiterung des Beckenausgangs.

Ein **Dammschnitt** (➤ Abb. 21.23) wird durchgeführt, um z. B. bei vaginaloperativen Entbindungen „Platz zu schaffen", bei kindlicher Gefährdung die Geburt zu beschleunigen oder bei einer Frühgeburt den Druck auf den kindlichen Kopf zu verringern.

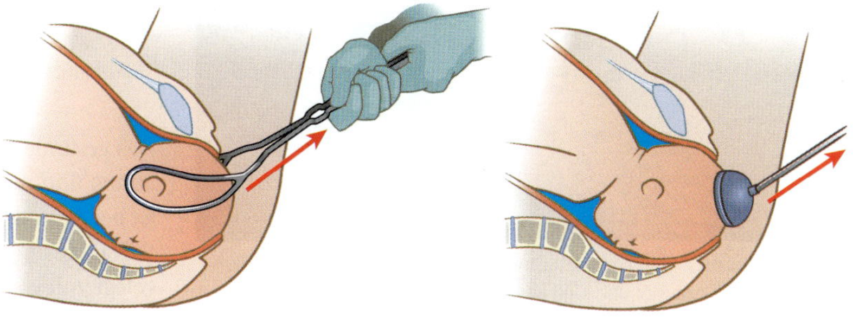

Abb. 21.22 Links Zangenentbindung, rechts Vakuumextraktion. [L255]

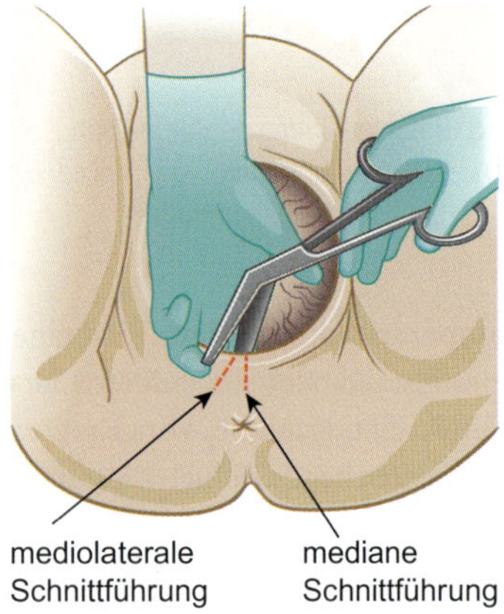

Abb. 21.23 Dammschnitt. Empfohlen wird die mediolaterale Schnittführung [12]. [L255]

Ein Dammschnitt zur Verhinderung eines *Dammrisses* erfolgt heute nicht mehr, da ein niedriggradiger Dammriss nach Versorgung genauso gut heilt und ein Dammschnitt höhergradige Dammrisse nicht verhindern kann.

Für einen Dammschnitt in der Pressphase auf dem Höhepunkt einer Wehe ist keine Anästhesie nötig. Die Ärztin spaltet den Damm von der Mittellinie ausgehend mit einer Schere. Nach der Geburt wird die Wunde gereinigt und desinfiziert und die einzelnen Schichten unter Lokalanästhesie verschlossen. Die weitere pflegerische Betreuung übernehmen die Pflegenden auf der Wochenstation (➤ 21.3.1).

21.2.8 Kaiserschnitt

DEFINITION

Kaiserschnitt *(abdominale Schnittentbindung, Sectio caesarea):* operative Entbindung durch Eröffnung von Bauchdecken und Gebärmutter. Meist aufgrund mütterlicher und/oder kindlicher Gefährdung, zunehmend aber auch auf Wunsch der Mutter. **Primäre Schnittentbindung** vor, **sekundäre Schnittentbindung** nach Beginn der Geburt. 2023 in Deutschland bei gut 31 % aller Geburten. [11]

Ein **Kaiserschnitt** (➤ Abb. 21.24) ist immer dann erforderlich, wenn Mutter und/oder Kind durch eine vaginale Geburt unverhältnismäßig

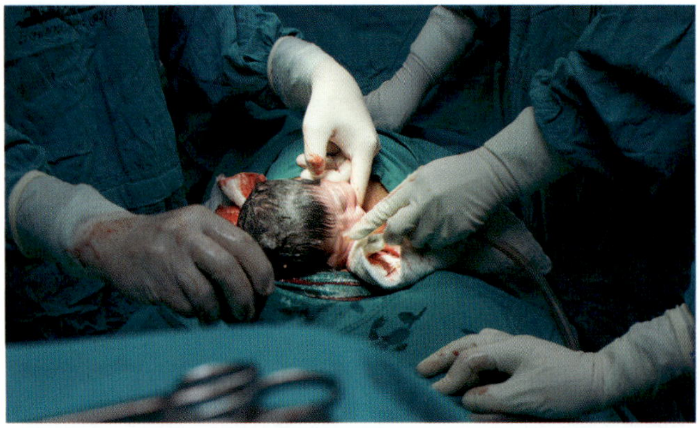

Abb. 21.24 Entbindung durch Kaiserschnitt. Ein Kaiserschnitt ist heute risikoarm, das Risiko ist für Mutter und Kind aber höher als bei komplikationsloser vaginaler Geburt. [J787]

stark gefährdet wären, etwa bei den meisten Mehrlingsschwangerschaften, Größenmissverhältnis zwischen Kind und Becken der Mutter, Lageanomalien (z. B. Beckenendlage) oder Nabelschnurvorfall. Dies kann vor der Geburt absehbar sein *(geplanter Kaiserschnitt)*, eine Notfallsituation kann sich aber auch unter der Geburt entwickeln *(Notsectio)*. Der sog. *Wunschkaiserschnitt* erfolgt ohne medizinische Indikation auf Wunsch der Mutter.

Ist genügend Zeit, wird zur Schmerzausschaltung meist eine Peridural- oder Spinalanästhesie gewählt, wohingegen im Notfall eine Vollnarkose erfolgt. Nach einem Hautquerschnitt knapp oberhalb der Schamhaargrenze werden Bauchdecken, Peritoneum, Gebärmutter und Eihäute eröffnet und das Kind entwickelt und abgenabelt. Anschließend wird die Plazenta gelöst und entfernt.

Wichtigste Komplikationen bei der Mutter (< 0,5 %) sind Blutungen, Gerinnungsstörungen, Verletzung von Organen oder Embolie. Bei etwa jeder zehnten Frau treten im Wochenbett Wundinfektionen oder Wundheilungsstörungen auf. Das Kind gilt als Risikoneugeborenes.

Präoperative pflegerische Betreuung

Die **präoperativen Maßnahmen** entsprechen denen einer abdominalen Hysterektomie (➤ 20.2.5).

Bei einer Notsectio muss alles sehr schnell gehen, trotzdem werden die Maßnahmen ruhig ausgeführt, um den werdenden Eltern Sicherheit zu vermitteln.

Die Pflegenden oder Hebamme entfernen die Schambehaarung bis zum Mons pubis und legen einen transurethralen Blasendauerkatheter.

In vielen Geburtskliniken ist es heute üblich, dass der Vater während der Sectio unter Periduralanästhesie anwesend sein kann, sodass ein früher Vater-Kind-Kontakt möglich ist.

Postoperative pflegerische Betreuung

Die postoperative pflegerische Betreuung übernehmen die Pflegenden auf der Wochenstation (➤ 21.3.1).

21.2.9 Betreuung von Mutter und Kind unmittelbar nach der Geburt

Erstversorgung des Neugeborenen

DEFINITION

Erstversorgung des Neugeborenen: alle Maßnahmen zur Überprüfung und Sicherstellung der kindlichen Vitalfunktionen unmittelbar nach der Entbindung.

Das gesunde, reife Neugeborene beginnt direkt nach der Geburt zu atmen und meist auch zu schreien. Absaugen von Mund und Nase ist bei gesunden Neugeborenen nicht notwendig.

Das (gesunde) Neugeborene wird auf Brust und Bauch der Mutter gelegt, mit vorgewärmten Tüchern abgetrocknet und mit einem vorgewärmten Tuch zugedeckt (➤ Abb. 21.25). Dies ist auch schon

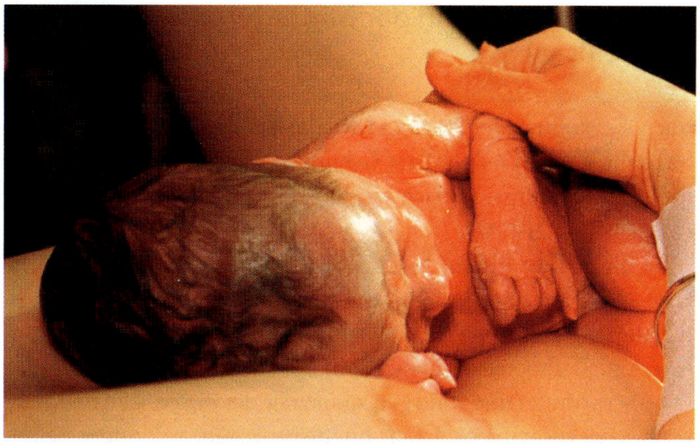

Abb. 21.25 Geschafft! Jetzt wird noch ein angewärmtes Tuch über das Neugeborene gelegt, und dann können Mutter und Kind sich erst einmal von den Strapazen der Geburt erholen. [J787]

vor dem Abnabeln möglich. Der Hautkontakt ist für das **Bonding** zwischen Eltern und Kind sehr wichtig. [12], [13] Um eine Verwechselung des Kindes auszuschließen, erhält es bereits hier sein Identifikationsarmbändchen.

DEFINITION

Bonding (*engl.* bond = Bund): Bindungsprozess zwischen Eltern und Kind. Von zahlreichen Faktoren beeinflusst, z. B. der eigenen Erziehung, aber auch von Ereignissen in Schwangerschaft, Geburt und Wochenbett.

Nach 1–5 Min. wird das Neugeborene abgenabelt, d. h. die Nabelschnur ca. 10 cm vom Bauch entfernt abgeklemmt und durchtrennt, oft vom Vater [12]. Eine Blutentnahme aus Nabelarterie und -vene zur Bestimmung von pH (normaler Nabelarterien-pH ≥ 7,2), pCO_2 und BE (base excess, alle ➤ 3.1.4) erleichtert die Einschätzung der kindlichen Sauerstoffversorgung unter der Geburt.

Parallel dazu ermitteln Hebamme/Ärztin eine, fünf und zehn Minuten nach der Geburt den **APGAR-Wert** (➤ Tab. 21.3).

LERNHILFE

APGAR-Wert

Der APGAR-Test wurde von der Ärztin Virginia Apgar entwickelt und nach ihr benannt. Schon bald wurden jedoch die Kriterien so formuliert, dass die Anfangsbuchstaben des Namens als Merkhilfe dienen. Im Deutschen sind zwei Versionen gebräuchlich:

APGAR =

- **A**ussehen, **P**uls, **G**rundtonus, **A**tmung, **R**eflexe *oder*
- **A**ussehen, **P**uls, **G**rimassieren, **A**ktivität und **R**espiration (Atmung) [12]

Bei Atemstörungen wird dem Kind zunächst Sauerstoff vorgelegt, ggf. auch Mund und Nase mit einem sterilen Katheter abgesaugt. Je nach Zustand müssen ggf. weitere Maßnahmen eingeleitet werden.

Vorbeugung des plötzlichen Kindstods (➤ 21.4.4) ist von Beginn an nötig. Das Vermeiden einer Atemwegsverlegung scheint in den ersten Lebensstunden besonders wichtig. Pflegende bzw. Hebammen informieren Eltern, beim Bauch-an-Bauch-Liegen auf freie Atemwege zu achten. [13]

VORSICHT!

Da immer unvorhergesehene Anpassungsprobleme bei Neugeborenen möglich sind, gibt es im Kreißsaal einen speziell ausgerüsteten **Erstversorgungsplatz mit Wärmebett.** Die betreuende Hebamme/Pflegefachperson überprüft vorab Vorhandensein und Funktionstüchtigkeit von Wärmequelle, Sauerstoffanschluss, Beatmungsbeutel mit PEEP-Ventil, Absaugung und Absaugkatheter, Pulsoximeter (➤ 3.1.4), Monitor und Notfallmedikamenten.

Erstuntersuchung des Neugeborenen

Nach dem ersten Kennenlernen wird das Neugeborene nochmals kurzzeitig von der Mutter getrennt. Der genaue Zeitpunkt kann z. B. davon abhängig gemacht werden, ob Maßnahmen bei der Mutter nötig sind. Unter einer Wärmelampe werden grobe Verschmutzungen durch Blut, *Mekonium* (erster Stuhlgang) oder Fruchtwasser mit

Tab. 21.3 APGAR-Test. Der APGAR-Wert wird nach einer, fünf und zehn Minuten bestimmt und gibt Auskunft über den Zustand des Neugeborenen unmittelbar nach der Geburt.

APGAR-Test				
Kriterium		**Punkte**		
		0	**1**	**2**
A	Aussehen (Hautfarbe)	Blass, generalisierte Zyanose	Akrozyanose (Körper „spitzen" bläulich)	Rosig
P	Puls (Herzfrequenz)	0	< 100/Min.	> 100/Min.
G	Grundtonus (Muskeltonus, Aktivität)	Schlaff	Beugehaltung, Tonus reduziert	Gut, mit Spontanbewegungen
A	Atmung (Respiration)	Keine	Langsam, unregelmäßig	Gut, schreiend
R	Reflexe (Grimassieren)	Keine Reaktion	Grimassieren	Deutliche Abwehr mit Husten, Niesen
Auswertung				
APGAR 7–10	Normale Anpassung, „lebensfrisches" Kind			
APGAR 4–6	Mäßige Depression = erfordert eine erhöhte Beobachtung			
APGAR 0–3	Schwere Depression = Risikokind, muss in eine Kinderklinik			

einem weichen Waschlappen oder einer Kompresse entfernt. Die *Käseschmiere* schützt die Haut vor Austrocknung und wird daher belassen. Das Neugeborene wird nicht routinemäßig gebadet.

Nun erfolgt auch die endgültige Versorgung des Nabels: der Nabelschnurrest wird mit einer sterilen Nabelklemme ca. 2–3 cm vom Nabelring bzw. Hautansatz abgeklemmt. Die restliche Nabelschnur wird mit einer sterilen Schere abgeschnitten, der Nabelstumpf mit 70 % Alkohol desinfiziert und mit einer sterilen Kompresse geschützt (Hausstandard beachten).

Bei Risikokindern wird ein längerer Nabelschnurrest belassen, damit ggf. ein Nabelvenen- oder Nabelarterienkatheter gelegt werden kann.

Die Temperatur des Neugeborenen wird rektal gemessen. Das Körpergewicht wird mittels einer digitalen Waage ermittelt. Zur Feststellung der Körperlänge wird ein Maßband entlang der Hüft- und Kniebeugung angelegt. Bei der Verwendung einer Messmulde darf das Bein des Kindes keinesfalls gewaltsam gestreckt werden, da es zu einer Kapselschädigung im Hüftgelenk kommen kann. Der Kopfumfang wird anhand des Hutmaßes, der Brustumfang auf Höhe der Brustwarzen festgestellt.

In aller Regel wird dann die **Neugeborenen-Erstuntersuchung (U1)** durch Hebamme, Gynäkologin oder ggf. Kinderärztin durchgeführt. Erfolgt die U1 nicht im Kreißsaal, wird sie im Laufe des ersten Lebenstages nachgeholt. Das Neugeborene wird klinisch untersucht (z. B. Inspektion des Mundes, Auskultation von Herz und Lungen, Achten auf Fehlbildungen und geburtsbedingte Weichteilverletzungen) und hinsichtlich seiner Reifezeichen beurteilt (➤ Abb. 21.26). Weitere Maßnahmen wie etwa Sondierung von Nase oder Speiseröhre sind nur bei Auffälligkeiten nötig.

Bei der U1 erhält das Kind auch Vitamin-K-Tropfen zur Prävention von Blutungen durch Vitamin-K-Mangel, denn aufgrund der funktionellen Unreife kann die Leber Vitamin K noch nicht ausreichend aus dem Darm aufnehmen. In Deutschland erfolgt eine orale **Vitamin-K-Prophylaxe** durch dreimal 2 mg Vitamin K: nach der Geburt, am 4.–7. Lebenstag und in der 3.–6. Lebenswoche.

Weitere Versorgung der Mutter und Aufenthalt im Kreißsaal

Nach Ausstoßung der Plazenta wird die Plazenta auf Vollständigkeit beurteilt. Die Mutter wird auf Geburtsverletzungen untersucht und diese ggf. versorgt. Danach wird die Mutter gesäubert und beim Umziehen unterstützt.

Ist die Mutter Rhesus-negativ oder hat sie die Blutgruppe 0, so wird dem Kind Blut zur Blutgruppenbestimmung abgenommen. Ist die Mutter Rhesus-negativ und das Kind Rhesus-positiv, so erhält sie eine Anti-D-Prophylaxe (➤ 21.1.2).

Geht es Mutter und Kind gut, können sie die weitere Zeit im Kreißsaal wieder zusammen oder in unmittelbarer Nähe verbringen, selbstverständlich mit dem Vater. Eine möglichst ungestörte Zeit im Kreißsaal wirkt sich positiv auf Bonding und Stillen aus und lässt die neue Familie „zusammenwachsen". Während dieser Zeit kontrollieren Hebamme bzw. Pflegende regelmäßig den Zustand von Mutter und Kind.

Bei sehr ruhigen Neugeborenen oder Verdachtsmomenten wird vor der Verlegung aus dem Kreißsaal die Sauerstoffsättigung mittels Pulsoximetrie (➤ 3.1.4) gemessen. Anpassungsstörungen, Infektionen oder Herzfehler können so frühzeitig erkannt werden. Ansonsten ist der beste Zeitpunkt für eine Pulsoximetrie 24–48 Std. nach der Geburt [14].

Übergabe an die Wöchnerinnenstation

Bei unauffälligem Verlauf der Postplazentarphase (➤ 21.2.3) und guter Anpassung des Neugeborenen können Mutter und Kind nach etwa zwei Stunden auf Station verlegt werden.
Die übernehmende Pflegefachperson benötigt folgende Informationen:

- Über die Wöchnerin
  - Name und Alter
  - Erst- oder Mehrgebärende

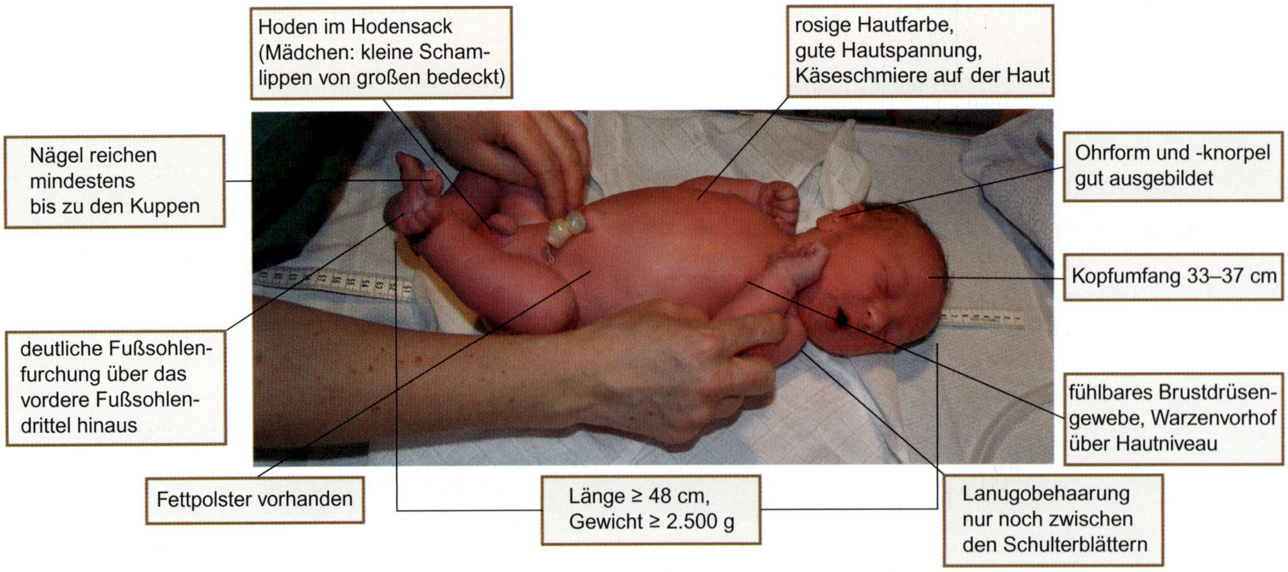

Abb. 21.26 Reifezeichen des Neugeborenen. [J787]

- Geburtsmodus (z. B. Spontangeburt, Kaiserschnitt), Verlauf der Geburt, Höhe des Blutverlustes, Dammschnitt oder Dammriss, Verlauf der Postplazentarphase
- Art der Schmerzlinderung, weitere Medikamente
- Vitalzeichen, Allgemeinbefinden und psychischer Zustand (z. B. Wunschkind oder ungewolltes Kind, Partner)
- Mobilisation, wenn ja mit/ohne Komplikationen
- Blasenentleerung: spontan oder mit Unterstützung
- Stillwunsch
- Ärztlich angeordnete Maßnahmen
- Über das Neugeborene
  - Geschlecht
  - Gesundheitszustand, APGAR, Komplikationen und festgestellte Auffälligkeiten
  - Ernährung, beispielsweise ob/wann erstmalig angelegt, Glukoselösung
  - Von Hebamme oder Kinderärztin angeordnete Maßnahmen

21.3 Pflegerische und medizinische Betreuung der Wöchnerin

21.3.1 Betreuung und Beratung von Wöchnerinnen

DEFINITION

Wochenbett *(Kindbett, Puerperium):* etwa 6–8 Wochen dauernde Phase von der Ausstoßung der Plazenta bis zur Rückbildung aller Schwangerschaftsveränderungen u. a. mit tief greifender Hormonumstellung, Rückbildung der Gebärmutter, Wundheilung und Ingangkommen der Milchproduktion bei der Mutter.

Post partum *(p. p., postpartal, lat.* post = nach, parere = gebären): nach der Geburt (bezogen auf die Mutter).

Nach der Aufnahme auf die Station braucht die Wöchnerin Ruhe, denn sie ist von der Geburt erschöpft. Zugleich beginnen die umfangreichen Rückbildungen an den verschiedenen Organen. Und es gibt die Verantwortung für ein Kind, das ernährt und versorgt werden muss. In dieser Situation brauchen besonders Erstgebärende Gespräche, Unterstützung und Beratung.

Uterusrückbildung

Die **Uterusrückbildung** (von 1.000 g nach der Geburt auf 50–70 g) geschieht durch den Abfall der Schwangerschaftshormone und die Wochenbettwehen. Die regelhafte Rückbildung wird durch die tägliche Kontrolle des Fundusstands (➤ Abb. 21.27) überwacht. Zuvor soll die Wöchnerin die Blase entleeren.

Bestimmung des Fundusstands

- Mit der senkrecht stehenden und leicht fußwärts in den Bauch gedrückten Handkante den Fundus der Gebärmutter tasten (➤ Abb. 21.27)

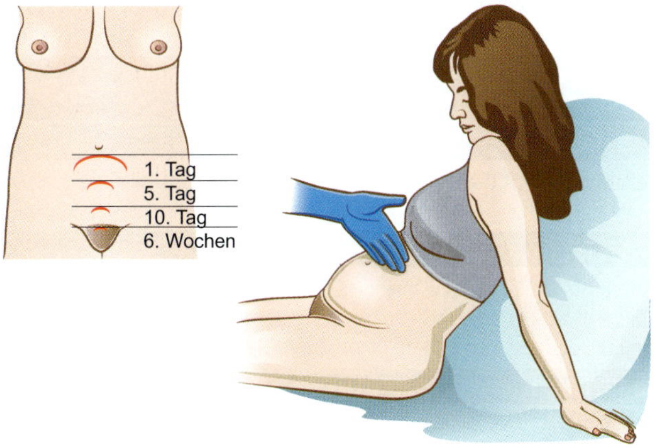

Abb. 21.27 Uterusrückbildung im Wochenbett. Links Fundusstand bzw. Uterusgröße im Verlauf des Wochenbetts, rechts Überprüfung des Fundusstands. [L255]

- Hand kippen, sodass sie auf dem Bauch aufliegt, und Abstand zwischen Uterusfundus und Nabel bzw. Symphyse in Querfingern angeben

Am ersten Tag nach der Geburt steht der Fundus einen Querfinger unterhalb des Nabels, zwei Wochen nach der Geburt kann der Fundus abdominal nicht mehr getastet werden (➤ Abb. 21.27).

Maßnahmen zur Förderung der Uterusrückbildung

Es gibt verschiedene Maßnahmen, um die Uterusrückbildung zu fördern:

- Frühmobilisation und Rückbildungsgymnastik
- Stillen (Ausschüttung von Oxytocin, das auch die Uterusrückbildung fördert)
- Massage des Fundus („Wehen anreiben")
- Cold-Pack auf die Gebärmutter
- Rückbildungstee (beispielsweise mit Frauenmantel, Melisse, Hirtentäschel)

Wochenfluss

Nach der Ausstoßung der Plazenta ist innen in der Gebärmutter eine große Wundfläche, die in den Folgewochen heilt. Der **Wochenfluss** *(Lochien, Lochialfluss)* besteht aus Wundsekret und verflüssigten Zelltrümmern. Er ist anfangs blutig und wird mit der Zeit blasser und flüssiger, bevor er nach 4–6 Wochen versiegt (➤ Tab. 21.4).

Pflegerische Betreuung

- Wochenfluss auf Menge, Farbe, Geruch und Beimengungen kontrollieren. Wöchnerin über die normale Stärke und Veränderungen des Wochenflusses informieren, damit sie Abweichungen selbst erkennen kann. Normal sind maximal zwei Vorlagen in der ersten Stunde, dann eine Vorlage alle zwei Stunden, danach immer weniger. Der normale Geruch ist fad, Veränderungen deuten auf eine Infektion hin.

Tab. 21.4 Veränderung des Wochenflusses im Wochenbett (p. p. = post partum = nach der Geburt).

Farbe, Konsistenz	Menge pro Tag	Gebärmutterwunde
1.–5. Tag p. p.		
Rein blutig	100–200 ml	Blutstillung noch unvollständig, viele Erythrozyten
6.–12. Tag p. p.		
Rotbraun-bräunlich, dünnflüssig	Stark abnehmend (ca. 50 ml)	Zunehmende Gefäßdrosselung in der Uteruswand, Beimischung von Serum, Lymphe, Leukozyten, Bakterien
Ab 13. Tag p. p.		
Schmutzig-gelb, rahmig	< 5 ml	Abstoßung von nekrotischem, verflüssigtem Zellmaterial
Ende der 3. Woche p. p.		
Grau-weißlich, wässrig-serös	< 5 ml	Zunehmende Epithelisierung
4.–6. Woche p. p.		
Versiegen der Lochien		Wundheilung abgeschlossen

- Genitalspülung (➤ 20.2.1) durchführen, wenn die Frau die Intimpflege nicht selbst durchführen kann, z. B. nach einem Kaiserschnitt.

KLIMA UND UMWELT

Hauptbestandteile klassischer Binden, Tampons und Stilleinlagen sind Baumwolle, Kunststoffe und Zellulose. Baumwolle benötigt in der Herstellung viel Wasser und ist häufig mit Pestiziden belastet, die Kunststoffe sind kaum abbaubar und die Zellulose stammt häufig aus illegalem Holzschlag und hat weite Transportwege. Außerdem werden synthetische Zusatzstoffe wie Weichmacher oder Duftstoffe verwendet. Nachhaltiger sind beispielsweise Einlagen aus Stoff, Bio-Binden aus umweltfreundlicheren, zertifizierten Materialien oder waschbare Perioden-/Wochenbettunterwäsche. [15], [16] Menstruationstassen oder -scheiben sind (wie auch Tampons) wegen des Infektionsrisikos für Wöchnerinnen nicht geeignet.

Beratung

Der Wochenfluss ist primär nicht infektiös, aber nach 24–48 Std. mit Keimen besiedelt und damit eine Infektionsquelle. Die Wöchnerin benötigt Informationen zur Hygiene:

- Vorlagen häufig wechseln, keine Tampons benutzen
- Unterwäsche täglich wechseln und bei Kontamination sofort, in den ersten Tagen sind Einmalslips sinnvoll
- Intimpflege nach jedem Toilettengang auf einem Bidet oder eine Genitalspülung durchführen, Handtuch danach in die Wäsche geben
- Nach Vorlagenwechsel und Intimpflege hygienische Händedesinfektion durchführen, zu Hause reicht gründliches Händewaschen
- Kontakt von Wochenfluss mit der Brust oder dem Neugeborenen sorgfältig vermeiden, z. B. nicht mit kontaminierten Händen an die Brust fassen, Kind nicht im Bett auf Stellen legen, die Kontakt mit den Lochien gehabt haben könnten
- Kein Wannenbad nehmen, während der Wochenfluss noch fließt, Duschen ist erlaubt

Ausscheidung

Direkt nach der Geburt besteht eine Tonusverminderung der Blasenmuskulatur mit vermindertem Harndrang bei gleichzeitig einsetzender Harnflut (bis 4 l in 24 Std.) durch die Ausschwemmung von Ödemen.

Die Pflegefachpersonen führen folgende Beobachtungen, Maßnahmen und Beratungen durch:

- Die Wöchnerin soll die Wichtigkeit einer regelmäßigen Urinausscheidung kennen.
- Sie soll spätestens sechs Stunden nach der Geburt Spontanturin lassen. Sie darf aber nicht unter Druck gesetzt werden, deshalb für eine ruhige Atmosphäre sorgen, nach Möglichkeit auf die Toilette bringen.
- Die Blasenentleerung kann mit einfachen Maßnahmen angeregt werden, z. B. Wasser laufen lassen, Hände in warmes Wasser tauchen, feucht-warme Auflage auf die Blase legen.
- Bei weiter ausbleibendem Spontanurin können Spasmolytika gegeben werden oder Medikamente, die den Tonus des Blasenmuskels steigern.
- Um eine Blasenüberdehnung mit Überlaufblase zu vermeiden, wird bei ausbleibendem Spontanurin acht Stunden nach der Geburt einmalkatheterisiert.

Auch am Darm besteht eine Tonusverminderung mit Obstipationsgefahr, die durch wenig Bewegung noch verstärkt wird. Hinzu kommt, dass viele Wöchnerinnen mit Dammriss oder -schnitt die Defäkation aus Angst vor Schmerzen unterdrücken. Die Frau sollte am 2.–3. Tag p. p. Stuhlgang haben. Pflegefachpersonen führen folgende Maßnahmen durch:

- Frühmobilisation, Wöchnerin zur Bewegung anhalten
- Ballaststoffreiche Kost, ausreichend Flüssigkeitszufuhr
- Ggf. Schmerzmittelgabe und leichtes Laxans nach Arztanordnung
- Ggf. Kolonmassage
- Bei Blähungen Fenchel-, Kümmeltee anbieten, Karminativa (z. B. Dimeticon-Trpf.), feucht-warme Bauchauflage

Körperpflege

Die Wöchnerin kann bei gutem Allgemeinbefinden und Kreislaufverhältnissen duschen, evtl. erfolgt das erste Waschen auch im Sitzen am Waschbecken mit Unterstützung einer Pflegefachperson. Die Frau kann die Körperpflege wie gewohnt durchführen. Frauen, die stillen, sollen jedoch die Brustwarzen nicht mit Duschgel einseifen, um den Hydrolipidfilm der Haut nicht zu entfernen. Um einer Mastitis vorzubeugen, sollten für Brust- und Genitalbereich getrennte Waschlappen und Handtücher verwendet werden.

Nach jedem Toilettengang soll sich die Wöchnerin sorgfältig die Hände waschen oder desinfizieren, ebenso vor dem Stillen und vor dem Kontakt mit dem Baby.

Durch die Hormonumstellung kann die Wöchnerin vermehrt Haare verlieren. Dies ist aber in der Regel zeitlich begrenzt.

Bewegung

Wegen der erhöhten Thrombosegefahr im Wochenbett soll die Frau frühestmöglich in Begleitung einer Pflegefachperson aufstehen:

- Nach einer normalen Entbindung 2–4 Std. nach der Geburt
- Nach Kaiserschnittentbindung, Periduralanästhesie, Mehrlings- oder Zangengeburt etwas später, spätestens am ersten Tag p. p.
- Nach Komplikationen während der Schwangerschaft oder unter der Geburt (etwa Beckenringlockerung, tiefe Beinvenenthrombose) nach Arztrücksprache

Vor dem Aufstehen sind anfangs kreislaufanregende Übungen zur Vermeidung eines Kreislaufkollapses sinnvoll.

Pflegerische Betreuung nach vaginaloperativer Entbindung

Die Pflegenden achten besonders auf:

- Auffälligkeiten in Bewegung, Trinkverhalten und Allgemeinbefinden beim Kind, weil Gehirnverletzungen nicht ausgeschlossen werden können. Eine evtl. Geburtsgeschwulst (➤ Tab. 21.2) wird auf Hautabschürfungen untersucht
- Blutungen oder eine verzögerte Uterusrückbildung (➤ 21.3.3) bei der Wöchnerin.

Pflegerische Betreuung nach Dammschnitt

Auf der Wochenstation übernehmen Pflegefachpersonen oder Hebammen die Nachsorge des Dammrisses oder -schnitts (➤ 21.2.7). Sie kontrollieren die Dammnaht einmal täglich auf Zeichen eines Hämatoms, einer Wundheilungsstörung oder Dehiszenz (Auseinanderweichen der Wundränder).

Die Wöchnerin kann die Dammnaht nach Anleitung meist selbstständig versorgen.

- Nach jedem Toilettengang sorgfältige Intimpflege durchführen, wenn möglich Spülung des Intimbereichs auf einem Bidet oder Genitalspülung (➤ 20.2.1)
- Vorlagen mit Wochenfluss regelmäßig wechseln
- Auf einem weichen Kissen, zwei Sandsäcken oder Sitzring sitzen
- Bei Hämatom Intimbereich mit Cold-Pack kühlen
- Bei starkem Spannungs- oder Schmerzgefühl Wund- und Heilsalbe oder anästhesierende Salbe auftragen
- Für weichen Stuhlgang sorgen durch ausreichende Flüssigkeitszufuhr, ballaststoffreiche Ernährung und ggf. leichtes Laxans
- Bei stärkeren Schmerzen ein Schmerzmittel anfragen

Pflegerische Betreuung nach Kaiserschnitt

Die postoperativen Maßnahmen entsprechen denen einer abdominalen Hysterektomie (➤ 20.2.5). Die Mobilisation erfolgt, wenn es der Allgemeinzustand zulässt, am Tag der Geburt.

Hinzu kommen die Maßnahmen der Betreuung und Beratung einer Wöchnerin. Will die Mutter stillen, wird das Kind frühestmöglich an die Brust gelegt. Frauen nach Kaiserschnitt brauchen in den ersten Tagen etwas mehr Unterstützung, auch bei der Versorgung des Kindes, denn sie haben nicht nur die hormonelle Umstellung, Rückbildung und die neue Situation mit dem Kind zu bewältigen, sondern auch eine Operation mit den körperlichen Folgen.

Die psychische Situation nach einem Kaiserschnitt ist bei den Frauen unterschiedlich. Die Spanne reicht von uneingeschränkter Freude (nach Wunschkaiserschnitt oder wenn das Kind trotz Komplikationen gesund auf die Welt gekommen ist) über zwiespältige Gefühle (z. B. „Verpassen" des Geburtserlebnisses) bis hin zum Empfinden des Kaiserschnitts als Versagen oder Trauma. Letzteres kann die Identifikation mit dem Kind und die Annahme erschweren. Pflegefachpersonen und Hebamme versuchen solche Gedanken zu erspüren, nehmen die Gedanken und Gefühle der Frau ernst und bieten ihr Gespräche an. Manchen Frauen hilft es, wenn sie hören, dass es anderen Frauen genauso geht.

Pflegende stellen auf Wunsch den Kontakt zu gleichbetroffenen Wöchnerinnen her und informieren über Selbsthilfegruppen und umfangreiche Literatur zum Thema.

Wochenbett- und Rückbildungsgymnastik

Der Beckenboden trägt in der Schwangerschaft das Gewicht des Kindes. Unter der Geburt muss er sich stark dehnen, um den Durchtritt des Kindes zu ermöglichen. Eine intakte Beckenbodenmuskulatur ist aber notwendig, um die inneren weiblichen Geschlechtsorgane zu tragen und die Harnblase zu verschließen.

Die Bauchdecke wird während der Schwangerschaft maximal gedehnt und erleidet häufig Einrisse im Bindegewebe (Schwangerschaftsstreifen ➤ Abb. 21.3).

Ziele der Wochenbett- und Rückbildungsgymnastik sind:

- Anregung von Kreislauf, Atmung und Stoffwechsel
- Unterstützung der Blasen- und Darmentleerung
- Thromboseprophylaxe
- Unterstützung der Uterusrückbildung und des Wochenflusses
- Festigung von Bauch- und Beckenbodenmuskulatur (Descensusprophylaxe, ➤ 20.10)
- Wiedererlangung der Figur vor der Geburt
- Förderung des physischen und psychischen Wohlbefindens

Die **Wochenbettgymnastik** (➤ Abb. 21.28) beginnt am zweiten Tag nach der Geburt und wird von einer Hebamme oder Physiotherapeutin angeleitet. Die Wöchnerin wird beraten, diese zu Hause eigenständig fortzuführen.

Nach etwa 6–8 Wochen kann die Frau mit einem Kurs zur **Rückbildungsgymnastik** beginnen, der ebenfalls von einer Hebamme oder Physiotherapeutin geleitet und für mindestens sechs Monate empfohlen wird.

Frauen, die sechs Monate nach der Geburt unter Stressinkontinenz und Gebärmuttersenkung leiden, wird ein **gezieltes Beckenbodentraining** empfohlen. [17]

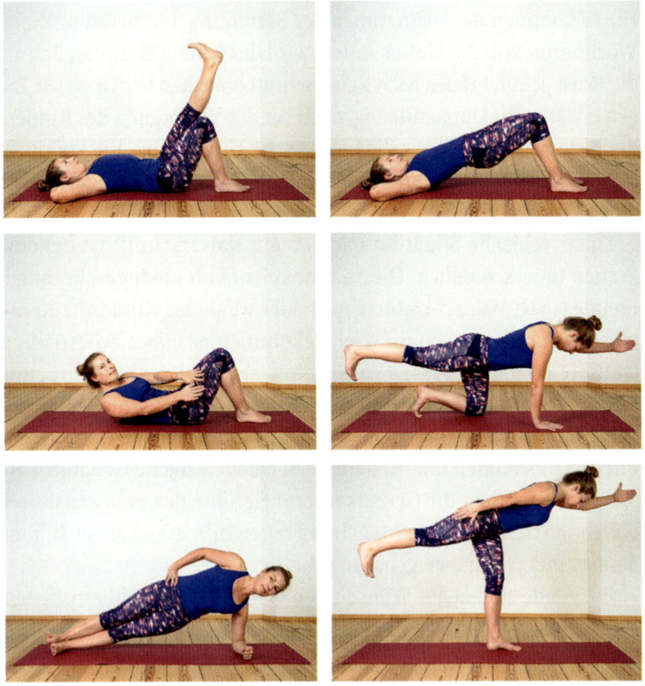

Abb. 21.28 Einfache Übungen im Wochenbett. Bei allen Übungen soll bewusst der Beckenboden angespannt werden. [K115]

Psychische Veränderungen im Wochenbett

Etwa 40–80 % aller Frauen (die Zahlen schwanken stark) erleben wenige Tage nach der Geburt den sog. **Babyblues** *(postpartales Stimmungstief)*, eine leichte, vorübergehende Verstimmung, die meist nach Stunden bis Tagen von selbst wieder abklingt.

Ursächlich liegt wahrscheinlich ein Zusammenspiel verschiedenster Faktoren zugrunde: für Frauen ist die Geburt eines Kindes eine sehr einschneidende, evtl. auch traumatische Erfahrung. Sie sind in der Regel von der Geburt erschöpft und haben v. a. nach einer operativen Entbindung möglicherweise Schmerzen. Das Kind fordert zusätzlich Aufmerksamkeit und die gestörte Nachtruhe durch das Kind (und das der Zimmernachbarin) führt zu Schlafmangel. Durch die hormonelle Umstellung 2–4 Tage nach der Geburt (Östrogen und Progesteron fallen ab, Prolaktin steigt) verstärkt sich die emotionale Empfindlichkeit: Die Frauen sind erschöpft, reizbar, ängstlich, schwankend in ihrer Stimmung (Glücksgefühle wechseln mit Traurigkeit) und beginnen rasch zu weinen.

Meistens helfen Aufklärung bezüglich der Ursachen, Ruhe (ggf. Besucherbegrenzung) und Unterstützung durch den Partner oder nahestehende Personen.

Postpartale Depression und Psychose

Vom Babyblues abzugrenzen sind die *postpartale Depression* und *postpartale Psychose:*

- Eine (behandlungsbedürftige) **postpartale Depression** *(Wochenbettdepression)* tritt bei etwa 10–15 % der Mütter im ersten Jahr nach der Geburt auf und beginnt schleichend. Leitsymptome sind v. a. Antriebslosigkeit, innere „Leere", Ängste, Zwangsgedanken, Schuldgefühle, aber auch körperliche Beschwerden (u. a. Kopfschmerzen, Herzbeschwerden, Schwindel). Die Beschwerden halten Wochen bis Monate an. Die Behandlung hängt vom Schweregrad der Depression ab (➤ 16.8).
- Die **postpartale Psychose** *(Wochenbett-, Puerperalpsychose)* ist mit 0,1–0,2 % deutlich seltener, aber die schwerwiegendste psychiatrische Komplikation im Wochenbett. Sie zeigt sich oft akut in den ersten zwei Wochen nach der Entbindung u. a. durch Unruhe, Stimmungsschwankungen, Halluzinationen, Angst-, Erregungs- und Verwirrtheitszustände sowie Wahnvorstellungen. Wegen der Gefährdung für Mutter und Kind ist in aller Regel eine unverzügliche Einweisung in eine psychiatrische Klinik erforderlich.

Auch 10 % der Väter entwickeln während der Schwangerschaft oder innerhalb des ersten Jahres nach der Geburt depressive Symptome. Weiterhin ist eine Wechselwirkung zwischen mütterlichen und väterlichen Stimmungstiefs bekannt.

Beratung

Nach einer Spontangeburt ohne Komplikationen wird die Frau am 3.–4. Tag p. p. entlassen, nach einem Kaiserschnitt am 5.–7. Tag. Frauen, die sich für eine ambulante Geburt entschieden haben, gehen in der Regel 4–6 Std. danach nach Hause.

In einem abschließenden Beratungsgespräch sprechen die Pflegenden folgende Inhalte an:

- Die Frau hat Anspruch auf **Hebammennachsorge,** die Mutter *und* Kind umfasst. In den ersten zehn Tagen kommt die Hebamme in aller Regel einmal täglich nach Hause, ggf. auch häufiger oder länger. Die Hebamme achtet auf die Rückbildung der Gebärmutter, den Wochenfluss und die Wundheilung (z. B. nach Kaiserschnitt oder Dammriss). Weiterhin berät sie bei Stillproblemen, Milchstau oder Rückbildungsproblemen und leitet zur Wochenbettgymnastik an. Sie beobachtet und beurteilt Allgemeinzustand, Entwicklung, Trinkverhalten und Ausscheidungen des Kindes und unterstützt die Frau ggf. im Umgang und in der Pflege (z. B. der Nabelpflege) des Babys. Bei Bedarf berät die Hebamme auch zu sozialen Hilfen und Unterstützungsangeboten.
- Die Maßnahmen der Intimpflege sollen bis zum Versiegen des Wochenflusses beibehalten werden, die Maßnahmen zur Brustpflege bis zum Ende der Stillzeit.
- Bei einer nicht stillenden Frau setzt die Menstruation nach 5–10 Wochen wieder ein, bei einer stillenden Frau ist dies ganz unterschiedlich und kann nicht vorhergesagt werden. Die Frau muss wissen, dass Stillen kein sicherer Schutz vor einer Schwangerschaft ist. Mit dem Geschlechtsverkehr sollte auf jeden Fall bis zum Versiegen des Wochenflusses gewartet werden. Der Zeitpunkt des ersten Geschlechtsverkehrs sollte darüber hinaus von der inneren Bereitschaft der Frau dazu abhängig gemacht werden.
- Bei einem unauffälligen Wochenbettverlauf sollte die Frau nach 4–6 Wochen zur nächsten gynäkologischen Untersuchung gehen. Bei Fieber, Atemnot, Brustschmerzen, Unterbauchschmerzen, plötzlichem Abbrechen des Wochenflusses soll sie umgehend ihre Ärztin aufsuchen.

- Nach einer normalen spontanen Entbindung wird empfohlen, die nächste Schwangerschaft frühestens nach einem halben Jahr zu planen, nach einem Kaiserschnitt frühestens nach einem Jahr, damit sich Gebärmutter und Beckenboden ausreichend erholt haben.
- Die Mutter wird über die **Rachitisprophylaxe** informiert: der Säugling erhält ab der zweiten Lebenswoche für mindestens ein Jahr lang täglich eine Tablette mit 500 IE Vitamin D, am besten in Kombination mit ¼ mg Fluorid zur Kariesprophylaxe. Die Tablette wird auf einen Löffel mit etwas Wasser gegeben, löst sich darin auf und kann so dem Säugling in den Mund geträufelt werden. Alternativ gibt es auch Tropfen. Außerdem weisen Pflegende auf die U3 in der 4.–6. Lebenswoche bei der Kinderärztin hin.

21.3.2 Stillen

DEFINITION

Laktation: Bildung von Milch in der weiblichen Brustdrüse.
Kolostrum *(Vormilch):* dickflüssige, eiweiß- und immunglobulinreiche Vormilch, die vor dem eigentlichen Milcheinschuss in den ersten 1–4 Tagen p. p. gebildet wird.
Milcheinschuss: Beginn der eigentlichen Milchbildung, um den 4. Tag p. p.
Kindliche Stillreflexe: Such-, Saug- und Schluckreflex, die das Gestilltwerden ermöglichen.
Mütterliche Stillreflexe: Prolaktin-, Milchfluss- und Brustwarzenerektionsreflex, die das Stillen von Seiten der Mutter ermöglichen (➤ Abb. 21.29).

Stillen ist die beste Form der Säuglingsernährung. Gleichzeitig fördert Stillen die Mutter-Kind-Beziehung, und eine lange Stillzeit mindert das mütterliche Brustkrebsrisiko und das kindliche Allergierisiko.

Von der *Weltgesundheitsorganisation und dem Kinderhilfswerk der Vereinten Nationen* wurde 1991 die **Initiative Babyfriendly Hospital** ins Leben gerufen. Ein zentraler Aspekt dieser Initiative ist die Förderung des Stillens. Geburtshilfliche Kliniken können die Bezeichnung „Stillfreundliches Krankenhaus“ erwerben, wenn sie verschiedene Kriterien erfüllen. [18]

Etwa vier Tage nach der Geburt kommt es durch die hormonelle Umstellung und das wiederholte Anlegen zum **Milcheinschuss/zur initialen Brustdrüsenschwellung:** Die Brust wird größer, ist warm und spannt, evtl. hat die Frau eine leicht erhöhte Temperatur. Bei verzögertem Milcheinschuss oder geringer Milchbildung ist es wichtig, dass die Wöchnerin ausreichend trinkt.

Stilltees, meist bestehend aus Fenchel, Kümmel und/oder Anis, regen nicht die Milchbildung an, sondern wirken lediglich entblähend. Sie sind als Phytotherapeutikum einsetzbar. Mehr als 1–2 Tassen/Tag sollten nicht davon getrunken werden. Das Wichtigste für eine gute Milchbildung ist das regelmäßige Anlegen des Neugeborenen alle 1,5–2 Std. mit je mindestens 15 Min. je Seite.

Nicht wenige Frauen haben zu Beginn Probleme beim Stillen, vor allem wunde Brustwarzen und Milchstau, die auf ein Problem beim Anlegen oder unzureichendes Trinken hindeuten und kein Grund zum Abstillen sind. Pflegefachpersonen, ggf. mit einer Weiterbildung

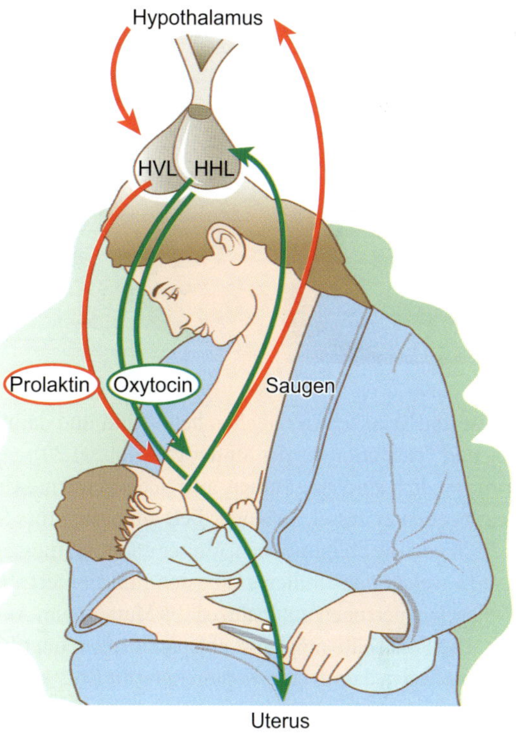

Abb. 21.29 Mütterliche Stillreflexe. Durch Saugen an der Brust wird Prolaktin im Hypophysenvorderlappen (HVL) ausgeschüttet, was die Milchbildung steigert („Die Nachfrage regelt das Angebot“). Das Saugen an der Brust fördert auch die Oxytocinabgabe im Hypophysenhinterlappen (HHL), den Milchtransport in Richtung Brustwarzen und die Uterusrückbildung. Durch Berührung und Saugen richtet sich die Brustwarze auf und das Kind kann sie besser fassen. [L255]

zur Stillberaterin, leiten die Wöchnerinnen gut zu den verschiedenen Stilltechniken an.

Vorbereitung auf das Stillen

In einem Geburtsvorbereitungskurs erhalten die Schwangeren Informationen zum Thema Säuglingsernährung und Stillen. So kann sich die Frau gedanklich bereits mit dem Thema befassen und Überlegungen zur Realisierung im Familien- und Berufsalltag machen.

Während der Schwangerschaft sind keine besonderen Vorbereitungen auf das Stillen notwendig. „Abhärten“ der Brustwarzen wird nicht mehr empfohlen.

Das Neugeborene wird schon im Kreißsaal erstmalig angelegt, da Saug- und Suchreflex des Kindes 30 Minuten nach der Geburt besonders stark ausgeprägt sind. Dieser erste Stillversuch sollte nicht durch z. B. Untersuchungen unterbrochen werden.

Stillpositionen und Stilltechnik

Nicht immer klappt das Stillen auf Anhieb. Die richtige **Stilltechnik** und eine entspannte **Stillposition** vermeiden oft Komplikationen an

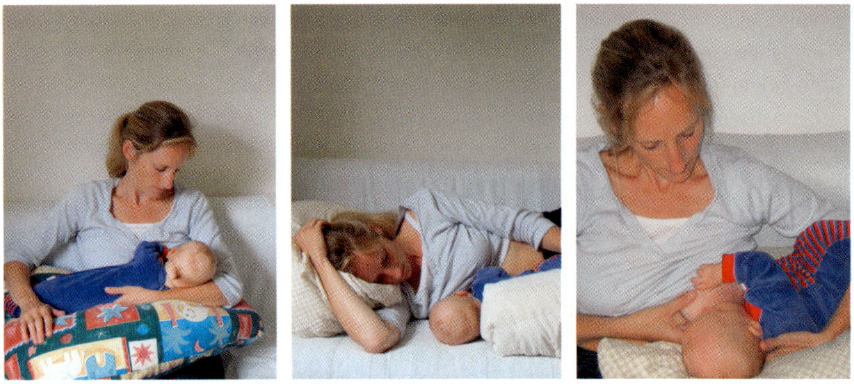

Abb. 21.30 Verschiedene Stillpositionen. Links sitzend im Wiegegriff, in der Mitte auf der Seite liegend, rechts sitzend im Rückengriff. [O408]

der Brust und Trinkschwierigkeiten beim Kind und damit Enttäuschung und Frustration bei der Mutter (➤ Abb. 21.30).

Grundsätzlich sind eine ruhige, ausreichend warme Umgebung und ein bequemer Sessel, Sofa oder Bett am besten fürs Stillen. Es gibt verschiedenste Stillpositionen. Mutter und Kind müssen herausfinden, in welcher das Stillen am besten funktioniert. Hebamme oder Pflegefachpersonen unterstützen die Mutter beim Anlegen des Kindes. Die Frau sollte möglichst entspannt sitzen oder liegen und das Kind so liegen, dass es ohne Kopfdrehung die Brustwarze erreicht.

Die richtige Stilltechnik

- Kind zur Brust bringen, sodass es Bauch an Bauch mit der Mutter liegt und gut den ganzen Warzenvorhof umfassen kann, gleichzeitig darf die Nasenatmung nicht behindert sein.
- Gesunde Kinder ab libitum (*lat.* nach Belieben) füttern, d. h. das Kind bestimmt Stilldauer und -rhythmus. Neugeborene trinken i. d. R. alle 1,5–3 Std. und sollten spätestens nach 3 Std. geweckt werden, auch nachts.
- Brust erst wechseln, wenn das Kind aufhört an ihr zu trinken. Beim nächsten Stillen mit der Brust beginnen, mit der aufgehört wurde.
- Bei gestillten Kindern möglichst keinen Schnuller oder Flaschensauger verwenden, um eine „Saugirritation/Saugverwirrung" zu vermeiden.
- Kind nicht von der Brust ziehen, sondern zunächst einen Finger in seinen Mundwinkel stecken und Mund vorsichtig öffnen.

Pflege der Brust und Förderung der Milchbildung

Um einen beschwerdefreien Milchfluss zu erreichen und um einem Milchstau und einer **Mastitis** (*Brustdrüsenentzündung* ➤ 21.3.4) vorzubeugen, sind folgende Maßnahmen wichtig:

- Hygienische Händedesinfektion vor dem Stillen, zu Hause reicht sorgfältiges Händewaschen. Kontakt der Brust mit den Lochien vermeiden
- Gut sitzenden BH oder Still-BH tragen. Stilleinlagen saugen auslaufende Muttermilch auf, diese wechseln, bevor sie die Haut aufweichen
- Ausgetretene Muttermilch nicht abwaschen, sondern trocknen lassen. Beim Duschen Brustwarzen nicht einseifen
- Für Ruhe und Entspannung beim Stillen sorgen, sich nicht selbst oder von anderen unter Druck setzen (lassen)
- Milchfluss anregen z. B. mit warmen Duschen, feuchtwarmer Auflage, Ausstreichen der Brust zur Brustwarze hin oder sanftem Massieren (ggf. mit einem Milchbildungsöl, beispielsweise von Weleda)
- Bei jedem Stillen immer an beiden Brüsten anlegen, um einen Milchstau zu vermeiden, beim nächsten Stillen dann mit der letzten Brust beginnen
- Bei Bedarf Stillhilfsmittel verwenden wie Warzenformer (zum Aufrichten der Brustwarzen), Warzenschoner (verhindern den Druck der Kleidung auf die Brustwarzen zwischen dem Stillen) oder Stillhütchen (bei Flach-, Hohl- oder Schlupfwarzen)
- Bei Schwierigkeiten oder Beschwerden frühzeitig mit einer Hebamme oder erfahrenen Pflegefachperson sprechen.

Stillhindernisse

„Echte" **Stillhindernisse** sind insgesamt eher selten und können von der Mutter oder vom Kind ausgehen.

- Bei **absoluten Stillhindernissen** (z. B. Zytostatikabehandlung, schwere Allgemeinerkrankungen der Mutter, bestimmte kindliche Stoffwechselstörungen) muss die Mutter abstillen.
- Bei **relativen Stillhindernissen** kann ein vorübergehendes oder generelles Abpumpen (➤ Abb. 21.31) sinnvoll sein, die Muttermilch wird vorübergehend verworfen (z. B. bei mütterlicher Infektion) oder dem Neugeborenen per Flasche oder Sonde verabreicht (z. B. bei kindlichen schweren Herzfehlern, Lippen-Kiefer-Gaumen-Spalten).

Umgang mit Muttermilch

Abgepumpte Muttermilch kann bei Zimmertemperatur vier Stunden aufbewahrt werden, nach dem Auftauen tiefgekühlter Muttermilch soll diese ebenfalls nach spätestens vier Stunden gefüttert werden. Im Kühlschrank (nicht in der Kühlschranktür) kann Muttermilch 72 Std. aufbewahrt werden, tiefgekühlt sechs Monate. Gefrorene Milch soll schonend aufgetaut werden, am besten über Nacht im Kühlschrank.

Zum Transport (z. B. in die Kinderklinik) darf die Kühlkette nicht unterbrochen werden, deshalb immer eine Kühltasche mit Kühlakkus verwenden.

Muttermilch soll schonend erwärmt werden, unter fließendem Wasser oder in einem Flaschenwärmer. Das Erwärmen in der Mikrowelle ist nicht empfehlenswert. [19]

Ernährung der Stillenden

Stillende Frauen sollen sich ausgewogen und gesund ernähren und dabei auch häufige Nahrungsmittelallergene wie Eier, Fisch, Milch und Nüsse zu sich nehmen. [20] Außerdem ist vor allem ausreichendes Trinken wichtig. Pflegende beraten, dass Genussgifte wie Koffein, Alkohol und Nikotin in die Muttermilch übergehen. Ein mäßiger Gewichtsverlust in der Stillzeit ist normal, stärkeres Abnehmen ist aber nicht anzustreben, da sich sonst die im Fettgewebe gespeicherten Gifte lösen und direkt in die Muttermilch übergehen.

Abstillen

Möchte eine Frau nicht stillen, muss ihre Entscheidung akzeptiert werden. In diesem Fall, bei absoluten Stillhindernissen oder einer Totgeburt wird die Milchbildung noch vor dem Milcheinschuss unterdrückt **(primäres Abstillen).** Die Wöchnerin erhält nach Arztanordnung einen **Prolaktinhemmer,** etwa Bromocriptin (z. B. Pravidel®), Cabergolin (z. B. Dostinex®). Prolaktinhemmer vermindern die Prolaktinausschüttung der Hypophyse. Hauptnebenwirkungen sind ZNS-Nebenwirkungen (z. B. Benommenheit, Angstzustände), Magen-Darm- und Kreislaufstörungen. Zusätzlich wird der Frau empfohlen, die Brust zu kühlen und einen straff sitzenden BH zu tragen.

Sekundäres Abstillen ist die Unterdrückung einer bestehenden Laktation, z. B. zur Beendigung der gewünschten Stillzeit. Beim **natürlichen Abstillen** werden Stillzeiten und -häufigkeiten nach und nach verkürzt und die Stillmahlzeiten durch andere Nahrung ersetzt, wie schnell oder langsam entscheiden Mutter und Kind. Aufgrund der geringeren Nachfrage wird weniger Milch gebildet. Pfefferminz- und Salbeitee unterstützen das Abstillen. Eine medikamentöse Unterstützung des Abstillens wird nur in medizinisch dringlichen Fällen empfohlen.

21.3.3 Wochenbetterkrankungen des Uterus

Verzögerte Uterusrückbildung

Bei einer **verzögerten Uterusrückbildung** *(Subinvolutio uteri)* steht der Gebärmutterfundus höher als für den Wochenbetttag normal (➤ 21.3.1, ➤ Abb. 21.27). Weitere Krankheitszeichen bestehen nicht. Besonders häufig betroffen sind z. B. Frauen nach Mehrlingsgeburten oder Frauen, die schon mehrere Kinder geboren haben.

Therapeutisch werden Nachwehen und damit Uterusrückbildung durch regelmäßige Blasen- und Darmentleerung, Bewegung, häufiges Stillen und ggf. Kontraktionsmittel gefördert (➤ 21.2.5).

Lochialstau

Ist der Muttermund z. B. durch Blutgerinnsel oder Reste der Eihaut verlegt, kann der Wochenfluss nicht abfließen und staut sich in der Gebärmutterhöhle. Leitsymptome dieses **Lochialstaus** sind Fieber, Kopfschmerzen, viel zu geringer Wochenfluss und eine zu große, druckschmerzhafte Gebärmutter.

Die Behandlung besteht in einer Förderung der Uterusrückbildung, Gabe von muskelentspannenden Medikamenten und evtl. einer instrumentellen Dehnung des Muttermundes.

Endometritis puerperalis

Die **Endometritis puerperalis** entsteht meist durch aufsteigende Infektion der Gebärmutterschleimhaut z. B. mit E. coli, Strepto- oder Staphylokokken (➤ 13.4.2). Ist auch das Myometrium betroffen, so spricht man von einer **Endomyometritis puerperalis.** Risikofaktoren sind u. a. Rückbildungsverzögerung und Lochialstau.

Die Frau bekommt, meist in der ersten Wochenbettwoche, Fieber und Kopfschmerzen und fühlt sich schlecht. Der Wochenfluss ist verstärkt und übelriechend, die Gebärmutter zu groß. Die Blutuntersuchung zeigt erhöhte Entzündungswerte (erhöhtes CRP, Leukozytose). Therapeutisch sind Kontraktionsmittel und Antibiotika (nach Antibiogramm) erforderlich.

NOTFALL!

Lebensbedrohliche Komplikation ist die **Puerperalsepsis** mit hohem Fieber, Schüttelfrost, Tachykardie und Tachypnoe bis zum Schock. Die Frau muss intensivmedizinisch betreut werden. Neben Kontraktionsmitteln und Antibiotika ist eine medikamentöse Thromboseprophylaxe mit Heparin nötig.

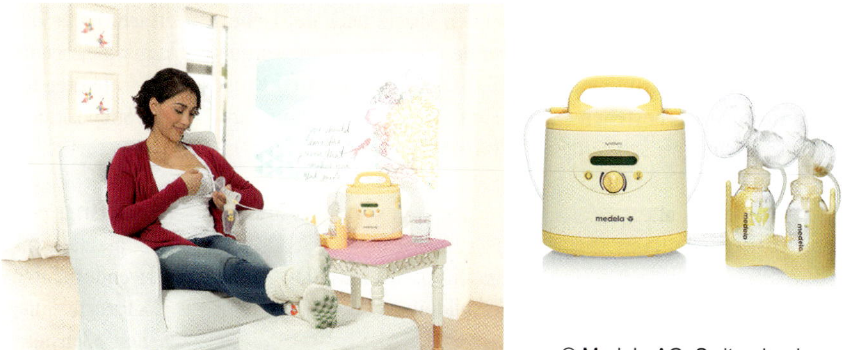

Abb. 21.31 Wöchnerin beim Abpumpen mit einer elektrischen Milchpumpe. [U144]

© Medela AG, Switzerland

Pflegerische Betreuung und Beratung

Die Pflegenden kontrollieren dreimal täglich die Temperatur, um eine beginnende Infektion frühzeitig zu erkennen.

Die Wöchnerin wird informiert, dass eine regelmäßige Blasen- und Darmentleerung den Bauch entspannt und die Uterusrückbildung unterstützt. Ggf. werden Maßnahmen zur Unterstützung und Förderung der Urin- und Stuhlausscheidung notwendig.

Regelmäßige Bewegung und Wochenbettgymnastik, Bauchlagerung, häufigeres Anlegen des Kindes und Massage und Kühlen des Uterus fördern ebenfalls seine Kontraktion und Rückbildung.

Bei Fieber sind Maßnahmen zur Fiebersenkung notwendig und eine Unterstützung bei den Lebensaktivitäten. Bei Bedarf wird die Versorgung des Neugeborenen durch Pflegende übernommen.

Bei Endometritis ist eine sorgfältige Intimpflege notwendig unter Beachtung notwendiger hygienischer Maßnahmen. Die Wöchnerin soll unbedingt den Kontakt der infektiösen Lochien mit ihren Brüsten und dem Kind vermeiden.

21.3.4 Mastitis puerperalis

DEFINITION

Mastitis (puerperalis): Brustdrüsenentzündung im Wochenbett, eine der häufigsten Wochenbettkomplikationen.

Krankheitsursachen und -entwicklung

Die **Mastitis (puerperalis)** wird heute als Kontinuum gesehen zwischen leichten Formen durch Behinderung des Milchflusses und unzureichende Brustentleerung und schweren bakteriellen Infektionen. Letztere sind in 90 % der Fälle verursacht durch Staphylococcus aureus oder Streptokokken, die aus dem Nasen-Rachen-Raum des Kindes oder über Hände auf die mütterliche Brustwarze gelangen und durch kleine Hauteinrisse in die Brust eindringen.

Risikofaktoren sind ein **Milchstau** durch Milchgangsverschluss, einengende Kleidung, unzureichende Brustentleerung oder zu viel Milch.

21

Klinische Zeichen und Diagnostik

Am häufigsten tritt eine Mastitis im ersten Monat nach der Geburt auf, in ¾ der Fälle einseitig. Leitsymptome sind Schmerzen, Rötung, Schwellung, Überwärmung und Verhärtung der betroffenen Brust. Definitionsgemäß bestehen – im Gegensatz zum Milchstau – außerdem Allgemeinbeschwerden und/oder Fieber (➤ Abb. 21.32).

Komplikationen

Wichtigste Komplikation ist die Abszessbildung.

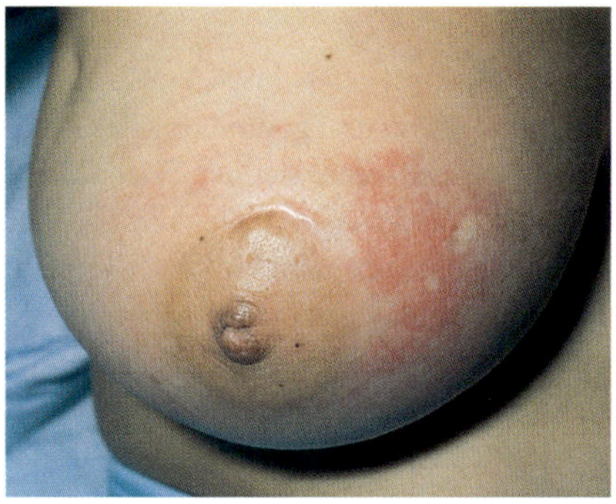

Abb. 21.32 Mastitis. [G881]

Behandlung

Die Behandlung ist stadienabhängig:

- In der frühen Phase der Mastitis steht das Kühlen der entzündeten Brust (z. B. mit Eisbeuteln oder Quarkumschlägen) im Vordergrund. Abstillen ist bei einem reifen, gesunden Kind nicht erforderlich. Zur Entlastung des Brustdrüsengewebes soll die Wöchnerin die Brust in regelmäßigen Abständen entleeren, beispielsweise durch Ausstreichen (auch wenn dies schmerzhaft ist) oder ggf. durch zusätzliches Abpumpen. Das Trinken von 1–2 Tassen Pfefferminz- oder Salbeitee reduziert eine übermäßige Milchbildung. Evtl. wird die Milchproduktion der Brust mit Medikamenten etwas gedrosselt.
- Bei ausgeprägter Entzündung oder ausbleibender Besserung innerhalb eines Tages werden zusätzlich (stillverträgliche) Antibiotika gegeben, Schmerzmittel oder ein fiebersenkendes Mittel.
- Hat sich bereits ein Abszess gebildet, muss dieser ggf. chirurgisch behandelt werden.

Bei einer leichten (d. h. beginnenden, örtlich begrenzten) Mastitis kann die Mutter weiter stillen. In schweren bzw. fortgeschrittenen Fällen kann das Abstillen erforderlich sein:

- Die Frau sollte die Flüssigkeitszufuhr einschränken. Trinken von Salbeitee hemmt die Milchbildung.
- Medikamentös können Prolaktinhemmer eingesetzt werden, etwa Bromocriptin (z. B. Pravidel®), Cabergolin (z. B. Dostinex® ➤ 21.3.2).

Weitere pflegerische Betreuung

Die Wöchnerin soll sich körperlich schonen. Bei Bedarf erhält sie Unterstützung bei der Versorgung des Neugeborenen.

Pflegende beobachten, ob die Mutter überfordert ist oder sich selbst zu sehr unter Druck setzt (die Brust schmerzt und die Frau fühlt sich krank, gleichzeitig ist das Stillen bzw. Abpumpen problematischer, als sie sich evtl. vorgestellt hat). Durch einfühlsame Gespräche und Beratung zu z. B. Stillpositionen und -technik kann der Frau Hilfe gegeben werden.

Beratung

Pflegende beraten die Frauen zur **Michstau-** und **Mastitisprophylaxe:**

- Korrekte Anlegetechnik beachten (➤ 21.3.2)
- Bei Milchstau Kind alle 2–3 Std. anlegen, ggf. Brust ausstreichen und von der Milch entlasten

- Milchfluss mit lokaler Wärme anregen
- Hygieneregeln einhalten (➤ 21.3.2), besonders das gründliche Händewaschen vor dem Stillen
- Wunde Brustwarzen mit einer Wund- und Heilsalbe behandeln
- Psychische Probleme, die ggf. Auswirkungen auf das Stillen haben, mit einer vertrauten Person besprechen oder professionelle Hilfe in Anspruch nehmen

21.4 Pflegerische und medizinische Betreuung des Neugeborenen

21.4.1 Neugeborenenpflege

In den meisten Kliniken werden die Neugeborenen im **Rooming-in-System** versorgt, d. h., das Kind ist im Zimmer der Wöchnerin und wird von ihr weitgehend selbstständig versorgt. Die Mutter wird informiert, das Kind nicht länger unbeaufsichtigt zu lassen. Wenn sie kurz weggeht, soll das Bettgitter am Beistellbettchen hochgestellt sein. Bei Bedarf kann sie das Neugeborene zeitweise in die Fürsorge der Pflegenden geben.

In vielen Geburtskliniken wird heute die **integrative Wochenbettpflege** praktiziert. Hier werden Wöchnerin und Neugeborenes nicht mehr getrennt voneinander versorgt, sondern auf einer Station von Gesundheits- und Krankenpflegerinnen bzw. Kinderkrankenpflegerinnen und Hebammen.

Beobachtung des Kindes

Mindestens einmal pro Schicht erfassen und dokumentieren Pflegefachpersonen Hautfarbe, Allgemeinzustand (Lebhaftigkeit), Trinkverhalten, Atmung (35–45 Atemzüge/Min.), Mekonium- bzw. Stuhl- und Urinausscheidung.

Die normale Herzfrequenz bei einem ruhigen Neugeborenen liegt bei 120–140 Schlägen/Min., der Blutdruck zwischen 80/40 und 90/50 mmHg.

Warnsymptome

Auffällige Atmung (z. B. zu wenige Atemzüge), auffällige Hautfarbe (z. B. Blaufärbung, extreme Blässe), Körpertemperatur außerhalb der Norm, abnorme Ruhe, wenig Bewegungen, Trinkschwäche, schrilles Schreien, Zittern bis hin zu Krämpfen, fehlender Muskeltonus können auf eine postnatale Anpassungs- oder Stoffwechselstörung oder eine andere ernsthafte Erkrankung hinweisen. In einem solchen Fall muss unverzüglich eine Kinderärztin informiert werden.

Hautveränderungen des Neugeborenen

Das Kind erhält während der Schwangerschaft über die Plazenta Hormone, die bei ihm sog. **Schwangerschaftsreaktionen** auslösen. Diese verschwinden nach kurzer Zeit von selbst:

- **Milien** (*Comedones neonatorum,* ➤ Abb. 21.33) sind weiße Pünktchen auf Nase und Wangen. Es handelt sich um eine Talgstauung durch Verhornung der obersten Epithelschicht.

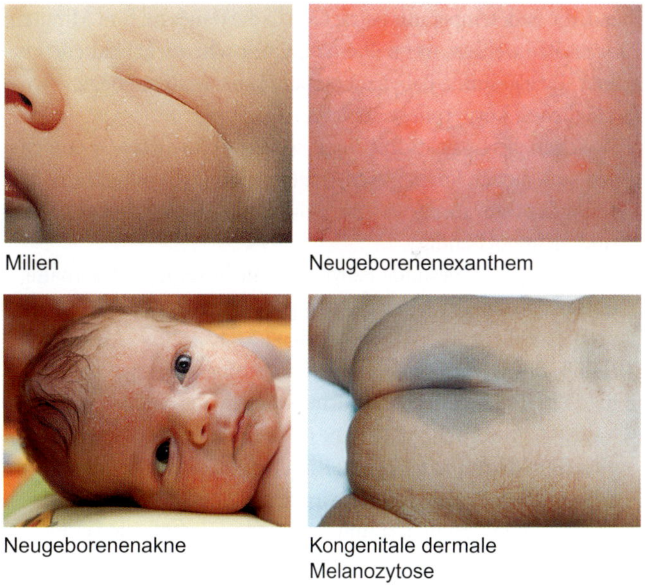

Abb. 21.33 Hautveränderungen des Neugeborenen. [G550–002, J787, E422, G794]

- Bei einer **Neugeborenenakne** (➤ Abb. 21.33) treten Hautunreinheiten ähnlich der Pubertätsakne an Nase, Stirn, Wangen auf.
- Ein weißlicher **Vaginalausfluss** *(Fluor neonatorum)* oder sogar eine leichte Vaginalblutung bei Mädchen ist Folge einer Östrogenwirkung. Bei Mädchen und Jungen ist eine Brustdrüsenschwellung durch Prolaktin möglich, evtl. sogar mit Sekretion sog. *Hexenmilch.*

Nicht hormonell bedingt sind:

- Die **kongenitale dermale Melanozytose** (*Sakral-, Steißfleck,* früher auch *Mongolen-, Hunnenfleck* ➤ Abb. 21.33), ein unregelmäßiger, bläulicher Fleck an Gesäß, Oberschenkel oder Rücken, der bis zur Pubertät von selbst abblasst.
- Der rötliche bis blaurötliche **Storchenbiss** *(Naevus flammeus),* häufig im Nacken, an Stirn oder Oberlid lokalisiert (➤ 17.7).
- Das **Neugeborenenexanthem** (*Exanthema toxicum neonatorum* ➤ Abb. 21.33), 1–2 mm große Hautknötchen unklarer Ursache, die sich am zweiten Lebenstag bilden und nach 2–3 Tagen wieder abheilen.
- **Saugwälle/Lippenpolster** vorwiegend bei gestillten Kindern durch eine Verdickung der Epithelschicht. Diese Polster ermöglichen einen luftdichten Abschluss des Mundes beim Saugen. Sie dürfen aufgrund der Verletzungsgefahr (Einrisse) nicht entfernt werden und gehen von selbst wieder weg.

Körperpflege

Körperpflege und **Wickeln** des Neugeborenen erfolgen unter einem Wärmestrahler, um einen **Wärmeverlust** zu vermeiden. Zu Hause soll die Raumtemperatur mindestens 20 °C betragen.

Routinemäßiges oder gar tägliches **Baden** wird nicht mehr empfohlen. In der Regel ist ein wöchentliches Wannenbad völlig ausrei-

chend, die Badetemperatur beträgt 37 °C, die Dauer ca. fünf Minuten. Badezusätze werden, wenn überhaupt, nur sehr zurückhaltend eingesetzt. Eine gesunde Babyhaut braucht keine weitere Pflege.
Zur täglichen Körperpflege gehören:

- **Waschen** des Gesichts mit einem weichen Waschlappen, Augen von außen nach innen waschen. Bei Bedarf (z. B. Schwitzen) Teil- oder Ganzkörperwaschung durchführen, Waschzusätze sind nicht notwendig.
- **Hautpflege.** Die gesunde Babyhaut braucht keine routinemäßige Hautpflege. Bei trockener, schuppiger oder juckender Haut geeignete Hautpflegeprodukte verwenden (> 17.1.2, > Abb. 17.7).
- **Nabelpflege.** Der 1–2 cm lange Nabelstumpf trocknet nach und nach ein und fällt nach etwa acht Tagen ab. Bis dahin ist eine Nabelpflege notwendig. Ob eine offene oder geschlossene Nabelpflege praktiziert wird, ist von Klinik zu Klinik unterschiedlich. Bei der **offenen Nabelpflege** wird der Stumpf einmal am Tag gereinigt und desinfiziert und dann offen gelassen, die Windel soll unterhalb des Nabels enden, ggf. wird eine kleine Schlitzkompresse unter die Nabelklemme gelegt (> Abb. 21.34). Bei der **geschlossenen Nabelpflege** wird nach Reinigung und Desinfektion des Nabelstumpfs eine Schlitzkompresse unter die Nabelklemme gelegt und der Nabel mit einem Verband abgedeckt. Auch Aufbringen von Puder (z. B. Medphano®-Silberpuder, Weleda Wecesin® mit Arnika und Ringelblume) wird unterschiedlich gehandhabt und empfohlen
- **Haarpflege.** Mit dem Waschlappen über das Köpfchen waschen oder mit einer weichen Bürste bürsten. Evtl. vorhandenen Schorf mit Öl aufweichen und vorsichtig entfernen, was sich entfernen lässt.
- **Intimpflege.** Urinnasse Windel zu/nach jeder Mahlzeit wechseln, Waschen ist in der Regel nicht notwendig. Nach Stuhlgang Intim- und Gesäßbereich mit klarem Wasser waschen oder mit Feuchttüchern reinigen, angetrocknete Stuhlreste mit ölgetränktem Läppchen entfernen. Bei Bedarf (z. B. Windeldermatitis, Durchfall) kann eine atmungsaktive Hautschutzlösung oder -creme aufgetragen werden (> 17.5).
- **Wickeln.** Als Anhaltspunkt gilt, dass bei jedem Stillen/Füttern gewickelt wird. Sehr hungrige Kinder erst füttern, dann wickeln, auch weil die Darmperistaltik angeregt wird. Kinder, die zum Spucken neigen, werden vor dem Füttern gewickelt.
- **Kleiden.** Säuglinge haben im Verhältnis zu ihrem Körpergewicht eine große Körperoberfläche, deshalb kühlen sie leichter aus. Besonders viel Wärme geht über den Kopf verloren. Auf der anderen Seite muss eine Überhitzung des Kindes durch zu warme Kleidung vermieden werden. Die Mutter muss nach und nach ein Gefühl für die richtige Kleidung entwickeln, sie soll überprüfen, ob sich die Haut des Kindes zu kalt oder zu warm anfühlt und ob Anzeichen für Frieren oder Schwitzen erkennbar sind.

Frauen, die ihr erstes Kind bekommen haben, sind häufig unsicher im Handling, z. B. beim Wickeln und vor allem beim Baden. Pflegefachpersonen leiten sie bei Bedarf an und weisen besonders auf die fehlende Kopfkontrolle des Neugeborenen und jungen Säuglings hin. Bei allen Lageveränderungen, besonders beim Hochnehmen, muss das Köpfchen gestützt werden.

Ernährung

Muttermilch

Muttermilch ist ernährungsphysiologisch optimal auf die Bedürfnisse des Säuglings abgestimmt, schützt das Kind durch die in ihr enthaltenen Immunglobuline vor vielen Infektionen und kann das Allergierisiko mindern. Im ersten Lebensjahr sollen Säuglinge gestillt werden, mindestens bis zum Beginn des 5. Monats (also volle vier Monate). [21]

Neugeborene nehmen physiologischerweise in den ersten 3–4 Tagen nach der Geburt ab. Das Zufüttern von Glukose-Stärke-Lösung oder Säuglingsnahrung ist bei reifen und gesunden Neugeborenen nicht erforderlich. Es kann erwogen werden, wenn der Gewichtsverlust über 10 % beträgt und/oder Zeichen einer Exsikkose oder einer Hypoglykämie bestehen. Hier muss den Eltern die Notwendigkeit des Zufütterns erklärt werden. Nach zwei Wochen sollte das Kind sein Geburtsgewicht wieder erreicht haben.

Auch beim Stillen wird Aufstoßen-Lassen am Ende der Mahlzeit empfohlen. Häufig wird das „Bäuerchen" mit leichtem Klopfen auf dem Rücken unterstützt. Wichtig ist jedoch nur, dass sich das Kind in einer möglichst aufrechten Position entspannt und die Luft entweichen kann.

Ernährung mit industrieller Säuglingsnahrung

Kann oder will die Frau nicht stillen, gibt es eine Vielzahl **industriell hergestellter Säuglingsnahrungen,** die auf Kuh- oder Ziegenmilch basieren. Da Kuhmilch sich qualitativ und quantitativ in ihrer Nährstoffzusammensetzung von Muttermilch unterscheidet, wird sie an

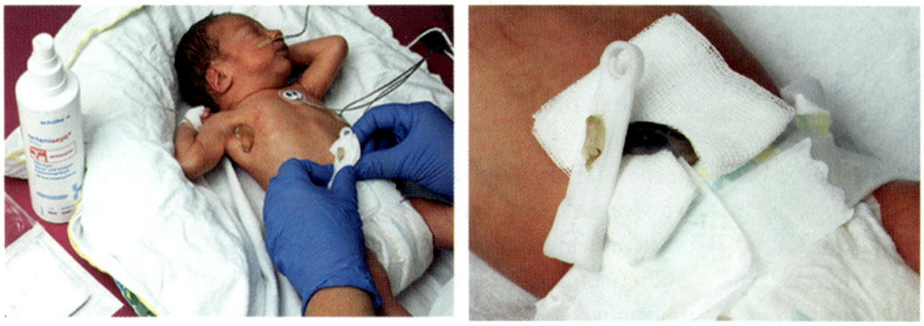

Abb. 21.34 Nabelpflege. Links Reinigen des Nabels mit einer sterilen Kompresse, anschließend Desinfektion. Rechts untergelegte Schlitzkompresse. [K115]

die Muttermilch angepasst. Eine völlige Anpassung ist allerdings bis heute nicht möglich. [21]

Eine EU-Verordnungen definiert spezifische Anforderungen an industrielle Säuglingsnahrungen, u. a.:

- Energie, Kohlenhydrat-, Eiweiß-, Fett-, Vitamin-, Mineralstoffgehalt (inkl. Eisen, Jod)
- Kohlenhydratarten (Glukose/-sirup, Laktose, Maltose, Maltodextrine, Saccharose, Frukto-/Galakto-Oligosaccharide, Stärke)
- Proteinbasis (Kuh-, Ziegenmilch, Sojaproteinisolate)
- Gehalt an unverzichtbaren Aminosäuren und L-Carnitin
- Gehalt an Taurin, Cholin
- Gehalt an Linol-, Linolen-, Doxahexaensäure (DHA), Phospholipiden
- Mögliche Zusätze (z. B. Inositol), maximale Pestizidrückstände, Deklarationspflichten (22)

Unterschieden werden folgende Formen:

- **Säuglingsanfangsnahrung** eignet sich zur ausschließlichen Ernährung in den ersten 4–6 Monaten und kann danach während des ganzen ersten Lebensjahrs gefüttert werden, begleitend zur Beikost.
  - Milchen mit der Vorsilbe „Pre“ enthalten Laktose (Milchzucker) als alleiniges Kohlenhydrat.
  - Mit „1“ gekennzeichnete Nahrung enthält zusätzlich Stärke. Die Milch wird dadurch sämiger und hält länger satt, birgt aber die Gefahr einer Überfütterung und kann daher nicht ad libitum (nach Belieben) gegeben werden, sondern in angegebener Dosierung und Menge.
- **Folgenahrung** ist weniger an die Muttermilch angepasst (höhere Nährstoffdichte, Energiegehalt) und kann frühestens ab dem sechsten Lebensmonat gefüttert werden. Notwendig ist sie nicht, weil in diesem Alter auch mit Beikost begonnen werden kann.
- **Hypoallergene (HA-)Nahrung** mit stark aufgespaltenen (hydrolisierten) Eiweißen soll weniger allergen sein. Da es aber für die derzeit (2024) verfügbaren Milchen keine hinreichenden Belege für eine allergiepräventive Wirkung gibt, können sie für Risikokinder nicht pauschal empfohlen werden.

Gewichtskontrolle

Zur Gewichtskontrolle wird das Neugeborene anfangs einmal täglich entkleidet und gewogen.

Eine sog. **Stillprobe** mit Wiegen vor und nach dem Stillen (Windel dazwischen nicht wechseln) erfolgt nur, wenn das Neugeborene bis zum fünften Lebenstag noch nicht zugenommen hat oder das Geburtsgewicht nach zwei Wochen noch nicht wieder erreicht wurde.

Ausscheidung

Pflegefachpersonen achten auf die Urin- und Stuhlausscheidung des Neugeborenen: erste Urinausscheidung nach spätestens 24 Std., erste Stuhlausscheidung nach spätestens 48 Std. Fehlende Urin- und Stuhlausscheidung kann auf Erkrankungen und Fehlbildungen hinweisen, bei fehlendem Stuhlgang besteht die Gefahr eines **Mekoniumileus.**

Das Neugeborene lässt in den ersten 1–2 Tagen nach der Geburt nur 1- bis 2-mal täglich Urin. In der ersten Lebenswoche steigt die Miktionsfrequenz auf 6- bis 8-mal am Tag und mit zunehmender Trinkmenge auf zehn und mehr.

Die erste Stuhlausscheidung *(Mekonium, Kindspech)* des Neugeborenen ist grün-schwarz, zäh-klebrig und geruchlos. Bei voll gestillten Kindern ist der Stuhlgang gelb-grünlich, dünn bis pastenartig und riecht leicht säuerlich. Bei Kindern, die mit industrieller Säuglingsnahrung ernährt werden, ist der Stuhl deutlich geformter, hellbraun und mit deutlichem Geruch. Die Häufigkeit des Stuhlgangs ist sehr variabel, von fünfmal am Tag bis nur alle drei Tage (normal, wenn der Bauch weich ist und das Kind sich wohl fühlt).

Betreuung nach Geburtsverletzungen

Im Rahmen der Übergabe erfahren die Pflegefachpersonen auch von **Geburtsverletzungen des Neugeborenen** (➤ Tab. 21.2). Geburtsgeschwulst und Kephalhämatom benötigen keine besonderen pflegerischen Maßnahmen, ihr Verlauf wird lediglich beobachtet und dokumentiert. Die Mutter bzw. die Eltern werden informiert, dass es sich um unkomplizierte Geburtsfolgen handelt.

Neugeborene mit Schlüsselbeinfraktur werden vorsichtig gelagert und hochgehoben. Die Pflegenden zeigen den Eltern das korrekte An- und Ausziehen: beim Ausziehen des Oberteils wird erst der gesunde Arm ausgezogen, dann der Arm mit der verletzten Schulter. Das Anziehen geschieht genau umgekehrt.

Bei Plexusverletzungen wird der betroffene Arm am Körper fixiert. Das Kind wird nicht auf diese Seite gelagert. Die Eltern werden informiert, dass ggf. Physiotherapie notwendig wird, um Kontrakturen zu vermeiden, wenn sich die Lähmung nicht innerhalb von ein paar Tagen bessert.

Alle Geburtsverletzungen werden im Rahmen der U-Untersuchungen kontrolliert.

21.4.2 Weitere Untersuchungen des Neugeborenen

Bleiben Mutter und Kind nach der Geburt im Krankenhaus, so wird dort in aller Regel die **Neugeborenen-Basisuntersuchung** durchgeführt, die **U2** (Zeitspanne 3.–10., spätestens 14. Lebenstag). Das Kind wird gründlich untersucht und die Neugeborenenreflexe werden geprüft. Außerdem bekommt es die zweite Dosis Vitamin K (➤ 21.2.9) und in den Monaten Oktober bis März idealerweise auch die (passive) RSV-Impfung (➤ 13.2.10).

Im Rahmen der U2 erfolgt meist auch das **Neugeborenen-Screening auf Hormon- und Stoffwechselstörungen,** u. a. Hypothyreose (➤ 6.5), adrenogenitales Syndrom (➤ Tab. 6.1), Phenylketonurie (➤ 7.1.2), Defekte des Fettsäurenabbaus (z. B. MCAD-Mangel ➤ 7.1.2), Mukoviszidose (➤ 3.3), Sichelzellanämie (➤ 11.3) und schwere kombinierte Immundefekte (➤ 12.5). Diese Erkrankungen sind zunächst symptomarm, aber langfristig folgenschwer und können bei frühzeitiger Diagnose und Therapie gemildert werden. Für die Untersuchung werden dem 36–72 Stunden alten Baby wenige

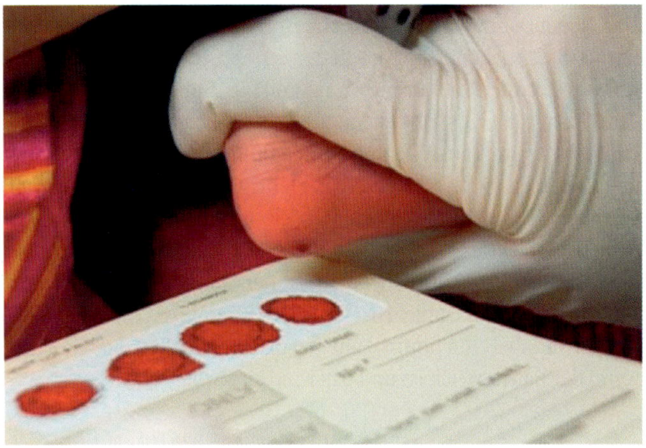

Abb. 21.35 Kapillarblutentnahme für das Neugeborenen-Screening. [F859–001]

Tropfen Kapillarblut aus der Ferse (alternativ venöses Blut) entnommen und auf eine Filterpapierkarte getropft (➤ Abb. 21.35). Verunreinigungen der Testkarte (z. B. durch Cremes jeglicher Art, Stuhl) müssen vermieden werden, die Testkartenfelder dürfen nicht mit bloßen Fingern berührt werden. Die Karte wird 2–4 Std. an der Luft getrocknet (keinen Fön, Lampe o. Ä. benutzen, nicht auf die Heizung legen, vor Sonne und Verunreinigung schützen) und an das Screening-Labor versandt. [23]

Ebenfalls meist noch in der Geburtsklinik erfolgt das Neugeborenen-Hörscreening auf angeborene Schwerhörigkeit (➤ 18.3).

Bei besonders hohem Risiko kann auch die normalerweise im Rahmen der U3 vorgesehene Hüftsonografie zur Erkennung der Hüftgelenkdysplasie (➤ 14.3.1) vorgezogen und in der Geburtsklinik durchgeführt werden.

21.4.3 Frühkindliche Regulationsstörung

DEFINITION

Frühkindliche Regulationsstörung: Störungen der Verhaltensregulation bei Säuglingen und Kleinkindern (bis drei Jahre) mit einer zu starken Ausprägung alterstypischer Probleme als Leitsymptom, z. B. exzessives Schreien, Fütter-, Schlafstörungen. Multifaktorielle Entstehung. In der Regel gestörte Interaktion zwischen Kind und Eltern, die (Mit)Ursache oder Folge der Störung sein kann.

21

Neugeborene und ihre Eltern haben eine Reihe von Aufgaben zu bewältigen: Das Kind muss das Leben außerhalb des Mutterleibs meistern, sich an seine Umwelt anpassen und einen Tag-Nacht-Rhythmus entwickeln. Auch für die Eltern, meist v. a. die Mutter, ändert sich der Lebensrhythmus fundamental. Eltern und Kind müssen sich aneinander gewöhnen und eine Beziehung aufbauen. Dies alles gelingt nicht immer problemlos.

5–20 % der Neugeborenen entwickeln eine **frühkindliche Regulationsstörung.** Die Ursachen sind multifaktoriell und liegen mit unterschiedlicher Gewichtung bei Kind *und* Eltern (etwa Temperament und verspätete/gestörte Verhaltensregulation des Kindes, psychische Belastungen/Störungen der Eltern, ungünstige Eltern-Kind-Interaktionsmuster). Leitsymptome sind:

- **Sehr ausgeprägtes Schreien** (*Schreibaby,* nach M. Wessel „mehr als drei Stunden pro Tag für mindestens drei Tage pro Woche für mindestens drei Wochen“ ➤ Abb. 21.36). [24] Bis zum Alter von drei Monaten als belastendes Problem, danach als Regulationsstörung klassifiziert
- Schlafprobleme (als Störung klassifiziert ab einem Jahr)
- **Fütter- und Gedeihstörungen,** ein Baby jenseits des Neugeborenenalters ist z. B. zu schläfrig oder umgekehrt zu unruhig, um sich füttern zu lassen

Diese Probleme treten bis zu einem gewissen Maß bei vielen Säuglingen auf. Die Spannbreite des Normalen ist groß, die Definitionen sind unscharf und gerade beim Schreien ist die Belastungsgrenze der Eltern sehr unterschiedlich. Früher wurde wegen des oftmals geblähten Bauchs von *Dreimonatskoliken* gesprochen. Tatsächlich sind Magen-Darm-Erkrankungen (z. B. gastroösophagealer Reflux) selten die Ursache, denn auch das Luftschlucken beim Schreien führt zu Blähungen. Dennoch muss an körperliche Ursachen innerhalb und außerhalb des Abdomens gedacht werden. Auch psychische Probleme der Eltern wie etwa eine postpartale Depression (➤ 21.3.1) müssen ausgeschlossen werden.

Die Störung ist meist vorübergehend, kann aber die Eltern bis an ihre Belastungsgrenze bringen. Der Stress beeinflusst wiederum das Kind und die Eltern-Kind-Beziehung negativ und kann mit dazu führen, dass aus einer vorübergehenden eine dauerhafte Störung wird.

VORSICHT!

Exzessives Schreien steigert das Misshandlungsrisiko! Dazu gehört auch **Schütteln.** Wird ein Kind heftig geschüttelt, besteht die Gefahr eines **Schütteltraumas** *(Shaken Baby Syndrom)* mit schweren Hirnverletzungen bis hin zum Tod des Säuglings.

Da der Säugling sich nicht mit Worten äußern bzw. diese verstehen kann, setzt die Behandlung bei den Eltern an. Erster Schritt ist eine Beratung: Günstig sind z. B. ein regelmäßiger Tagesrhythmus ohne übermäßig viele Reize (z. B. Fernseher, Musik, ständige „Bespaßung“) und eine ruhige Umgebung beim Füttern. Auch bei Beruhigungsversuchen sollte übermäßige Stimulation z. B. durch zu heftiges Schaukeln vermieden werden.

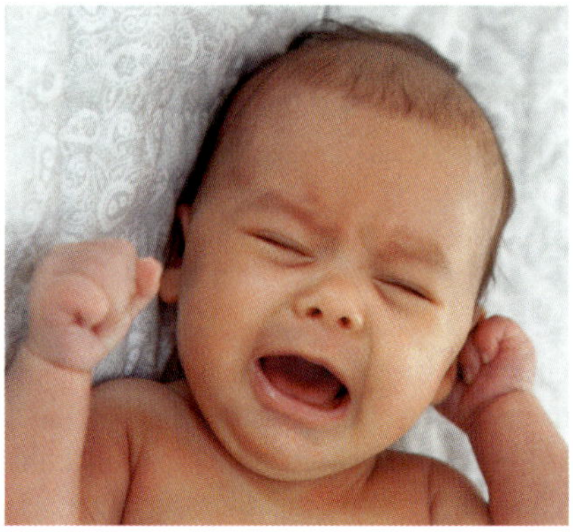

Abb. 21.36 Schreiender Säugling. Schreien ist für den Säugling die einzige Möglichkeit, Unwohlsein oder unbefriedigte Bedürfnisse zu äußern. Helfen Beruhigungsmanöver nicht und/oder schreit das Baby sehr viel, können Überforderung und Erschöpfung der Bezugspersonen die Folge sein. [J787]

Kurzzeitiges **Pucken** *(Swaddling)*, also enges Einwickeln des Säuglings in ein Tuch oder einen speziellen Pucksack, kann versucht werden. Pucken birgt allerdings auch Gefahren und ist deshalb umstritten: Kind daher nur auf den Rücken legen und nicht unbeaufsichtigt lassen, Gefahr eines Wärmestaus v. a. im Sommer beachten, nicht zu eng und nicht zu oft/lange wickeln, um die Atmung bzw. die Hüftgelenksentwicklung nicht zu behindern.

Bei Überforderung sollen die Eltern Entlastung suchen, beispielsweise das Kind stundenweise durch den Partner, Freunde, Großeltern betreuen lassen oder, wenn sie allein sind und das Kind sehr lange schreit, kurzzeitig in ein anderes Zimmer gehen. Reicht dies nicht, können Alltagssituationen per Video aufgezeichnet, mit einem Kinderpsychologen analysiert und dann bessere Verhaltensmuster erarbeitet werden.

21.4.4 Prävention des plötzlichen Kindstods

DEFINITION

Plötzlicher Kindstod *(SIDS, sudden infant death syndrome, Krippentod)*: schneller, unerwarteter Tod eines Babys jenseits des Neugeborenenalters oder eines Kleinkinds im Schlaf, ohne dass hierfür eine Ursache gefunden werden kann. Altersgipfel im 2.–4. Lebensmonat, wenige Prozent ereignen sich im zweiten Lebensjahr. In Deutschland Rückgang von über 1.000 Fällen/Jahr in 1986–1991 auf unter 100 Fälle/Jahr in 2020–2023 [25].

Der **plötzliche Kindstod** ist eine der häufigsten Todesursachen im Säuglingsalter.

Das Kind verstirbt im Schlaf. Die genaue Ursache ist bis heute nicht geklärt. Man konnte aber einige Risikofaktoren ausmachen, die einen plötzlichen Kindstod begünstigen, und darauf basierend Präventionsmaßnahmen entwickeln (➤ Abb. 21.37): [26]

- Rauchfreie Umgebung, schon während der Schwangerschaft
- Möglichst langes Stillen im ersten Lebensjahr
- Raumtemperatur im Schlafzimmer maximal 18 °C
- Schlafen des Kindes im eigenen Bett im Schlafzimmer der Eltern. Schadstoffarme, nicht zu weiche Matratze. Horizontale Position (keine Schrägstellung der Unterlage). Kein Betthimmel, Bettumrandung, Nestchen oder Fell, da diese die Belüftung des Betts vermindern und einen Wärmestau begünstigen. Spielzeuge und Kuscheltiere beim schlafenden Kind entfernen
- Schlafen in Rückenlage
- Kein festes Einwickeln („Pucken", „Swaddling") des Kindes
- Jahreszeitlich angepasster Schlafsack in der richtigen Größe statt einer Bettdecke, da ein Schlafsack nicht hochrutschen und die Atmung behindern kann
- Anbieten, aber kein Erzwingen eines Schnullers

Informationsbroschüren können beim Beratungsgespräch hilfreich sein.

In Wachzeiten oder unter Beobachtung ist auch die Seitenlage möglich, besonders nach dem Füttern dient sie als Aspirationsschutz, die Lagerung auf der rechten Seite begünstigt die Magenentleerung. Lagerung in Bauchlage soll nur in Wachzeiten und unter Aufsicht erfolgen.

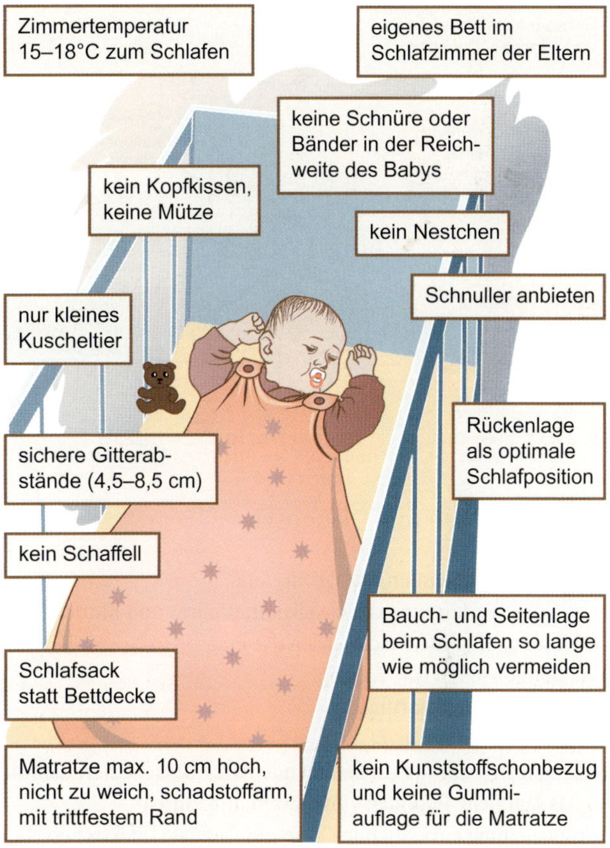

Abb. 21.37 Empfehlungen für die Lagerung und die Schlafumgebung von Säuglingen [L255]

21.4.5 Frühgeburt und Betreuung von Frühgeborenen

DEFINITION

Frühgeburt: Geburt zwischen der 24. und der vollendeten 37. SSW p. m. In Deutschland ca. 8 % der Geburten und Hauptursache der **perinatalen Mortalität,** d. h. der kindlichen Sterblichkeit von der 22. SSW p. m. bis eine Woche nach der Geburt. Gefährdung des **Frühgeborenen** (➤ Abb. 21.39) v. a. durch Unreife der Organe, besonders von Lungen, Gehirn und Darm. Grenze der Lebensfähigkeit etwa in der 23.–24. SSW p. m. bzw. einem Gewicht von 400 g. Prognose umso besser, je näher die Geburt am Termin erfolgt.
2020 betrug die perinatale Mortalität der nach weniger als 28 SSW geborenen Kinder in Deutschland ca. 35 %. [27] Überlebende Kinder hatten teilweise allerdings bleibende Schäden, die lebenslange Unterstützung erfordern.

Frühgeburt

Krankheitsursachen und -entwicklung

Zahlreiche mütterliche/psychosoziale und kindliche Risikofaktoren und Ursachen können zu einer Frühgeburt führen (➤ Abb. 21.38).

21

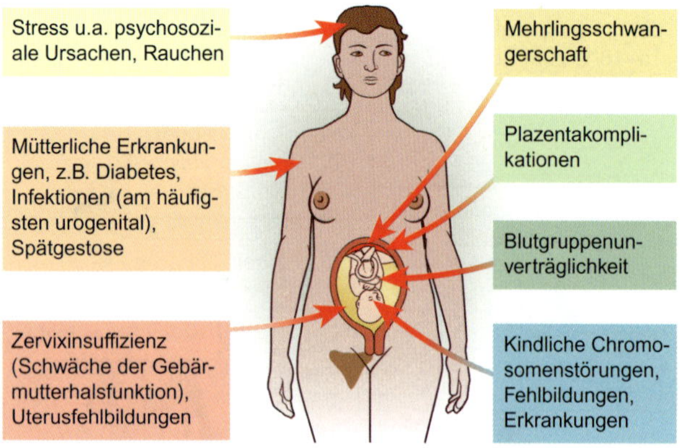

Abb. 21.38 Übersicht über die Ursachen einer Frühgeburt. [L255]

Klinische Zeichen und Diagnostik

Zeichen einer drohenden Frühgeburt sind:
- Vorzeitige Verkürzung des Gebärmutterhalses und Muttermunderöffnung, oft ohne Beschwerden der Frau
- Vorzeitige Wehen (➤ 21.1.5)
- Vorzeitiger Blasensprung
- Vaginale Blutung (➤ 21.1.4)

Die Diagnostik soll die (evtl. behandelbare) Ursache herausfinden und das kindliche Befinden einschätzen, u. a. durch:
- Untersuchung einschließlich Tests auf vaginale Infektionen
- Urinuntersuchung auf Harnwegsinfekt (➤ Tab. 21.1)
- Sonografische Messung der Zervixlänge
- CTG (➤ 21.2.2), fetale Sonografie, Doppler-Sonografie zur Beurteilung von kindlichem Befinden und Blutversorgung

Behandlung

Bei einer drohenden Frühgeburt vor Ende der 36. SSW p. m. wird die Schwangere je nach Schwangerschaftsdauer in ein Perinatalzentrum oder eine Geburtsklinik mit angeschlossener Kinderklinik verlegt, um einen Transport des frühgeborenen Kindes zu vermeiden. Die Behandlung besteht je nach Ursache in: [27]
- Behandlung erkennbarer Ursachen, z. B. Infektionen
- Bei vorzeitiger Muttermundöffnung evtl. Muttermundumschlingung durch **Cerclage** (Tabaksbeutelnaht um den Muttermund) oder **Cerclage-Pessar** (Silikonring, der vaginal eingeführt wird und den Muttermund „stützen" soll)
- Im Einzelfall (gelockerte) Bettruhe der Schwangeren, Reizabschirmung
- Medikamentöser Wehenhemmung (➤ 21.1.6, in der 23.–34. SSW p. m.) zum Zeitgewinn, jedoch keine Dauertokolyse
- Lungenreifeförderung beim Kind durch zweitägige Glukokortikoidgabe i. m. (bis Ende der 34. SSW p. m.), verbessert nachgewiesenermaßen die Chancen des Kindes

Lungenreifung

Die Gabe von Glukokortikoiden regt die Bildung von Surfactant in der Lunge an. Surfactant wird erst ab etwa der 24. SSW gebildet. Er verhindert den Kollaps der Alveolen und erleichtert die Atmung. Bei Frühgeburten, insbesondere bis zur 34. SSW, besteht ein mehr oder weniger ausgeprägter Surfactant-Mangel. Durch die Lungenreifebehandlung soll ein Atemnotsyndrom bei Frühgeborenen verhindert werden.

Zeichnet sich ab, dass die Geburt nicht weiter verzögert werden kann, wird das Kind meist durch Kaiserschnitt entbunden, da dies für das Frühgeborene schonender ist.

Prävention

Durch Ausschaltung von Risikofaktoren und Behandlung von Grunderkrankungen lässt sich ein Teil der Frühgeburten verhindern oder zumindest die Schwangerschaft verlängern. Ansätze sind v. a.: [27]
- Rauchverzicht in der Schwangerschaft, Vermeiden von starkem Stress und schwerer körperlicher Belastung
- Behandlung mütterlicher Infektionen, z. B. Harnwegs-, Scheideninfektionen. Evtl. Selbstmessung des Scheiden-pHs durch die Frau mittels eines speziellen Handschuhs und Vorstellung beim Gynäkologen bei pH ≥ 4,5, jedoch ist hierzu die Datenlage schwach
- Bei vorangegangen Frühgeburten Kontrolle der Zervixlänge durch den Gynäkologen, ggf. Cerclage, vaginale Progesterongabe

Betreuung von Frühgeborenen

Wohl des Kindes an erster Stelle

Jedes Kind hat Anspruch auf Behandlung und Betreuung, die seinen individuellen Bedürfnissen angemessen sind, unabhängig von seinen Lebens- und Überlebensaussichten. Dazu gehören Grundversorgung, Linderung von Leiden und Schmerzen, bestmögliche Pflege und menschliche Zuwendung. [28]

Die Entscheidung, ob eine primär lebenserhaltende oder primär palliative Betreuung besser ist, ist insbesondere in der 23.–25. SSW extrem schwierig (hohes Risiko von Langzeitschäden bei Überleben). Es ist wichtig, sich mit den Eltern über deren Wertvorstellungen und die möglichen Behandlungsoptionen in Sinne einer partizipativen Entscheidungsfindung (➤ 2.1.1) auszutauschen. Dies ist (auch) für die lebenslange Verarbeitung der Situation für die Eltern wesentlich. Je nach weiterem Verlauf kann eine Neubewertung der Situation nötig sein. [28]

Ärztinnen dürfen keine Behandlungen durchführen, wenn ein bestimmtes Therapieziel nicht (mehr) erreichbar ist. Eltern können in diesem Fall auch keine Maßnahmen einfordern. Maßstab ist das Wohl des Kindes. [28]

Je kürzer die Schwangerschaftsdauer ist, desto größer ist das Risiko sowohl für Akutkomplikationen als auch für Folgeschäden. Auch die zunächst lebensrettenden medizinischen Maßnahmen können zu Folgeproblemen führen.

- Ein Hauptproblem von Frühgeborenen (➤ Abb. 21.39) sind **Atemstörungen,** entsprechend erhalten Frühgeborene Sauerstoff oder werden beatmet.
  - Das **Atemnotsyndrom** ist verursacht durch einen Mangel an Surfactant, der die Alveolen vor dem Kollabieren schützt. Deshalb erhält die Mutter bei einer drohenden Frühgeburt vor der 34. SSW Glukokortikoide zur Förderung der kindlichen Lungenreife. Nach der Geburt kann heute künstlicher Surfactant in die Atemwege gegeben werden.
  - **Atempausen** sind durch Unreife des Atemzentrums bedingt.
- Oft prognosebestimmend sind **Gehirnschäden,** die sowohl durch Ischämie (Minderdurchblutung) als auch durch Hirnblutung bedingt sein können (die Gehirngefäße bei Frühgeborenen zerreißen leichter als die des reifen Neugeborenen). Sie zeigen sich oft nicht sofort und können nicht kausal, sondern nur durch angemessene Förderung des Kindes gebessert werden.
- Ein häufiges Problem des Herz-Kreislauf-Systems ist ein **persistierender** (offen bleibender) **Ductus Botalli,** sodass Blut aus der Aorta zurück in die Lungen fließt mit daraus resultierenden Lungen- und Herzproblemen (➤ 4.3). Oft gelingt bei Frühgeborenen ein Verschluss durch Gabe von Prostaglandinsynthesehemmern). Ansonsten ist ein katheterinterventioneller oder minimalinvasiver operativer Verschluss möglich (➤ 4.2.5).
- Auch die Darmschleimhaut ist besonders empfindlich. Die **nekrotisierende Enterokolitis** *(NEC)* ist eine lebensbedrohliche Darmentzündung durch Minderdurchblutung und Infektion bei gleichzeitiger oraler Ernährung. Hier sind eine parenterale Ernährung, Antibiotikabehandlung und ggf. eine Operation nötig.
- Die **Frühgeborenenretinopathie** (Netzhautschäden des Frühgeborenen) durch neu gebildete, krankhafte Gefäße ist durch zu hohe Sauerstoffkonzentrationen bei einer notwendigen Beatmung verursacht und heute seltener als früher.
- Oft bestehen **Temperaturregulations- und Trinkstörungen** (unzureichender Schluckreflex), das **Infektionsrisiko** ist erhöht.
- An Stoffwechselgefahren sind v. a. ein erhöhtes Risiko von **Hypoglykämien** (➤ 7.5.7) und ein verlängerter **Neugeborenenikterus** (➤ 21.4.7) bedeutsam.

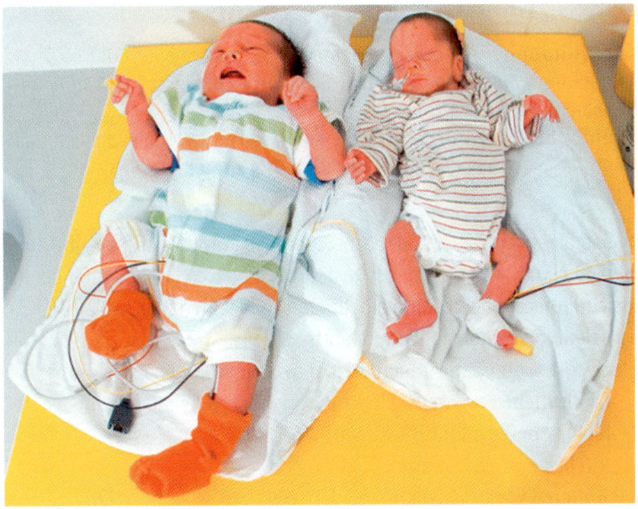

Abb. 21.39 Links reifes Neugeborenes, rechts Frühgeborenes. [K115]

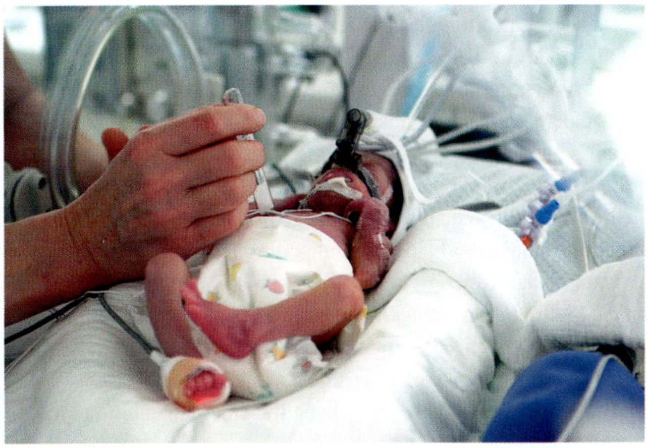

Abb. 21.40 Frühgeborenes in einem Inkubator. Durch die seitlichen Öffnungen können medizinisch-pflegerische Maßnahmen durchgeführt werden. [J787]

Pflegerische Betreuung

DEFINITION

Inkubator *(Brutkasten):* allseitig abgeschlossenes Bett, in dem ein spezielles Klima für das frühgeborene Kind hergestellt werden kann. Die Luft im Inkubator wird erwärmt und angefeuchtet und durch einen Bakterienfilter gereinigt. Außerdem ist es möglich, kontrolliert Sauerstoff zuzuführen.

Späte Frühgeborene können oft von Anfang an in einem **Wärmebett** versorgt werden, ansonsten wird das zu früh geborene Kind nur mit einer Windel bekleidet in einem **Inkubator** versorgt (➤ Abb. 21.40). Die komplette pflegerische Versorgung des Kindes erfolgt im Inkubator, die große Klappe wird nur wenn unbedingt nötig geöffnet, z. B. für eine Sonografie.

Pflegefachpersonen benötigen für den Umgang mit einem Inkubator eine spezielle Einweisung nach der Medizinprodukte-Betreiberverordnung. Sie beachten die notwendigen hygienischen Maßnahmen, um das Kind vor Infektionen zu schützen. Vor jedem Hineingreifen ist eine hygienische Händedesinfektion notwendig. Alle sauberen Pflegeutensilien werden über die obere Klappe eingeschleust, schmutzige Windeln usw. über die untere Klappe ausgeschleust.

DEFINITION

NIDCAP *(Neonatal Individualized Developmental Care and Assessment Programm):* Pflegekonzept für das Handling von Frühgeborenen nach dem Prinzip „So wenig wie möglich, so viel wie nötig". Ziel ist, bei bestmöglicher Überwachung und Förderung, das Frühgeborene so wenig wie möglich zu stören und zu stressen, z. B. durch grelles Licht, laute Geräusche oder Gespräche, zu viele unterschiedliche Pflegefachpersonen.

Bei Frühgeborenen sind die Vitalfunktionen teils instabil. Ein Schwerpunkt ist daher die Überwachung der Vitalzeichen:

- Atmung, v. a. Atemfrequenz und Atemrhythmus, Pulsoximetrie (➤ 3.1.4), **Kapnografie** (CO_2-Bestimmung in der Ausatemluft bei beatmeten Kindern)
- Temperatur (kontinuierlich durch rektale Temperatursonde)
- Puls (mit Elektroden über Monitor)
- Blutdruck (kontinuierliche nichtinvasive Blutdruckmessung)

Der bei sehr unreifen Frühgeborenen unzureichende Saug- und Schluckreflex und die damit einhergehende Trinkschwäche erfordert eine Ernährung über Magensonde, im Idealfall mit Muttermilch. Wegen der geringen Magenkapazität und der verzögerten Magenentleerung bekommt das Kind nur eine sehr geringe Nahrungsmenge, z. B. 12-mal 1 ml. Sobald Alter und Allgemeinzustand es zulassen, beginnen Trinkversuche. Pflegende achten auf Darmgeräusche und eine regelmäßige Stuhlausscheidung, die ggf. unterstützt wird.

Gemäß dem **Konzept des minimalen Handlings** finden Körperpflegemaßnahmen zurückhaltend statt. Die Haut wird mit klarem Wasser gewaschen. Pflegende achten auf Hautschäden, z. B. durch die EKG-Elektroden oder Fixierung der Magensonde.

Die Frühchen werden zur Vorbeugung einer Hirnblutung mit 30° erhöhtem Oberkörper gelagert.

Ziel aller Maßnahmen ist nicht nur die bestmögliche körperliche, sondern auch seelische Entwicklung des Kindes. Das Licht in Wärmebett oder Inkubator ist möglichst über Tag gedämpft und nachts so dunkel wie möglich, „technische" Geräusche werden minimiert, positive Erfahrungen des Kindes gefördert. Eltern werden ermutigt, ihr Kind zu berühren, zu streicheln und mit ihm zu reden, auch pflegerische Maßnahmen beginnen vorsichtig mit einleitenden Berührungen. Eine Mullwindel, die die Mutter vorher am Körper getragen hat, vermittelt positive Geruchserfahrungen.

Psychische Betreuung der Eltern

Die zu frühe Geburt ihres Kindes stellt für Eltern ein „kritisches Lebensereignis" dar. Statt Freude über die Geburt erleben sie Hilflosigkeit und Angst um das Leben ihres Kindes, manche Mütter haben Versagensgefühle, weil sie ihr Kind nicht austragen konnten. Körperliche Belastungen (z. B. durch einen Kaiserschnitt, durch lange Anfahrten in die Kinderklinik) und die Trennung vom Kind kommen hinzu. Das therapeutische Team nimmt alle Ängste und Fragen ernst, erklärt Maßnahmen und beantwortet Fragen. Baldmöglichst sollen die Eltern Kontakt zu ihrem Kind aufnehmen und werden in den therapeutisch-pflegerischen Prozess mit einbezogen.

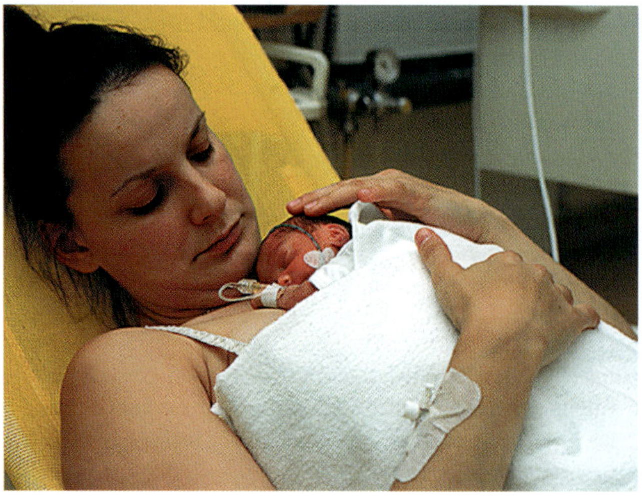

Abb. 21.41 Känguruing. Der intensive Kontakt von Mutter und Kind ist wichtig für den Beziehungsaufbau und wirkt sich nachgewiesenermaßen positiv auf die weitere Entwicklung des Frühgeborenen aus. [K115]

DEFINITION

Känguruing *(Kängurumethode):* Methode, bei der das Frühchen unbekleidet in Bauchlage auf die nackte Brust der Mutter (oder auch des Vaters) gelegt wird.

Känguruing ist bei stabilen Frühgeboren eine stundenweise Alternative zur Versorgung im Inkubator. Von dem Haut-zu-Haut-Kontakt profitieren Kind und Mutter bzw. Vater gleichermaßen. Das Kind spürt den Herzschlag der Mutter, nimmt ihren Geruch und ihre Stimme wahr – so wie es im Mutterleib auch wäre. Die Eltern lernen ihr Kind kennen, verlieren Berührungsängste und können aktiv etwas für sein Wohlbefinden tun. Pflegefachpersonen sorgen dafür, dass die Mutter eine bequeme Position in einem Liegesessel mit Lehnen hat, und geben ihr dann das nur mit einer Windel bekleidete Kind (➤ Abb. 21.41).

Beratung

Die Kinder werden auf die normale Neugeborenenstation verlegt, wenn Atmung und Kreislauf stabil sind. Nach Hause werden die Kinder entlassen, wenn sie ein Körpergewicht von mindestens 2.500 g haben, was meist nahe dem errechneten Geburtstermin der Fall ist.

Fortwährende Elternberatungen während der stationären Behandlung, ein gutes Entlassungsmanagement und sozialmedizinische Nachsorge (schnellstmögliche Anbindung an ein sozialpädiatrisches Zentrum/SPZ) stärken die Kompetenzen der Eltern, verbessern die Prognose für das Kind und steigern die Lebensqualität von Eltern und Kind.

Viele Eltern profitieren von dem Kontakt mit Gleichbetroffenen, die sie entweder in der Klinik oder über eine Selbsthilfegruppe kennenlernen.

21.4.6 Angeborene Fehlbildungen

DEFINITION

Fehlbildung: angeborene Anomalie mit funktioneller oder sozialer Bedeutung durch eine vorgeburtliche Entwicklungsstörung, z. B. angeborener Herzfehler.

Fehlbildungssyndrom: typische Kombination von Fehlbildungen und Entwicklungsstörungen mit einheitlicher Ursache, z. B. Down-Syndrom.

Schätzungsweise 4–7 % aller Neugeborenen kommen mit **Fehlbildungen** zur Welt, welche ihre Lebensfähigkeit oder Lebensqualität beeinträchtigen und behandlungsbedürftig sind (Übersicht ➤ Tab. 21.5). Ursächlich können zugrunde liegen:

- Chromosomenstörungen oder Einzelgenveränderungen
- Mütterliche Stoffwechselerkrankungen, z. B. (schlecht eingestellter) Diabetes mellitus (➤ 7.5)
- Infektionen der Schwangeren
- Andere exogene Schädigungsfaktoren, z. B. Alkohol-, Drogenkonsum, Medikamente

Tab. 21.5 Übersicht über die häufigsten Fehlbildungen, Fehlbildungs- und exogen (durch äußere Schädigungsfaktoren) bedingten Syndrome.

Syndrom	Klinische Kurzcharakterisierung
Häufigste Fehlbildungen	
Vorhofseptumdefekt (➤ 4.3)	Loch in der Herzscheidewand zwischen rechtem und linkem Vorhof → Blutfluss vom linken in den rechten Vorhof. Oft symptomlos, bei großen Defekten evtl. Gedeihstörung, Infektanfälligkeit, selten Leistungsminderung
Ventrikelseptumdefekt (➤ 4.3)	Loch in der Herzscheidewand zwischen rechter und linker Herzkammer → Blutfluss von der linken in die rechte Kammer. Kleine Defekte symptomlos, bei größeren Tachypnoe, Infektanfälligkeit, Trinkschwäche, Gedeihstörung durch Herzinsuffizienz
Verengung von Nierenbecken, Harnleiter; Harnleitererweiterung	Abhängig von Form und Ausprägung v. a. Harnwegsinfektionen (➤ 10.4), Funktionsstörung bis zu Funktionslosigkeit der Niere auf der betroffenen Seite (➤ 10.6.2)
Hypospadie (➤ 22.3)	Harnröhrenfehlmündung an der Penisunterseite
Lippen-Kiefer-Gaumen-Spalte	Ein- oder beidseitige, sehr unterschiedlich ausgeprägte Verschlussstörung und damit Spaltbildung von Lippen, Kiefer und/oder Gaumen
Ösophagusatresie	Speiseröhrenverschluss, evtl. mit Fistel zur Luftröhre → viel (schaumiger) Speichel, Erbrechen, kein Trinken möglich, evtl. Husten, Dyspnoe, Zyanose
Gastroschisis *(Bauchwandspalte)*	Bauchwanddefekt → Verlagerung von Bauchorganen (Darm) nach außen (→ keine Umhüllung)
Nabelschnurbruch *(Omphalozele)*	Verlagerung von Bauchorganen (Darm) in die Nabelschnur (→ mit Umhüllung)
Rektum-/Analatresie	Verschluss von Rektum/Anus, evtl. mit Fistel → keine Ausscheidung von Mekonium oder Ausscheidung mit Urin/ an falscher Stelle
Klumpfuß (➤ 14.3.2)	Ein- oder beidseitige, komplexe Fußfehlbildung. Auffälligstes Merkmal Einwärtsdrehung des Fußes, sodass die Fußsohle nach innen (zur Mitte) und nicht nach unten zeigt
Hüftgelenkdysplasie/-luxation (➤ 14.3.1)	Verknöcherungsstörung und Deformierung der Hüftpfanne, evtl. mit (Teil-)Verrenkung des Hüftkopfes
Polydaktylie	Überzählige Finger oder Zehen
Neuralrohrdefekte	• **Spina bifida** (➤ 15.3.1): Spaltbildung der Wirbelsäule mit Vorwölbung der Hirnhäute bzw. Austreten von Hirnhäuten und Rückenmark • **Anenzephalus:** schwerste Hirnfehlbildung mit Fehlen des Schädeldachs und wesentlicher Gehirnteile
Mikrozephalus	Zu kleiner Kopf, meist infolge eines zu kleinen Gehirns
Häufigste genetisch bedingte Fehlbildungssyndrome	
Down-Syndrom (*Trisomie 21*, siehe Text)	Typisches Erscheinungsbild (z. B. nach außen schräg ansteigende Lidachsen), gehäuft Fehlbildungen innerer Organe, individuell sehr unterschiedlich ausgeprägte Intelligenzminderung
Klinefelter-Syndrom *(Trisomie 47, XXY)*	Nur bei Jungen. Symptome eher gering: Hochwuchs, zu kleine Hoden, geringe Schambehaarung, Brustwachstum, Zeugungsunfähigkeit, evtl. verzögerte Entwicklung, variable Zeichen eines Testosteronmangels
Turner-Syndrom *(Monosomie, XO)*	Nur bei Mädchen. Hand- und Fußrückenödeme, **Flügelfell** (*Pterygium colli* = Hautfalten seitlich am Hals), evtl. Fehlbildungen innerer Organe. Kleinwuchs. Ganz überwiegend Ausbleiben der Pubertät, Unfruchtbarkeit
Exogen bedingte Syndrome – bei Erkrankungen bzw. Infektion der Mutter	
Fetales Alkoholsyndrom (siehe Text)	Auffälligkeiten v. a. des Gesichts. Gehäuft Fehlbildungen innerer Organe. Entwicklungsverzögerung, Verhaltensprobleme
Diabetische Embryofetopathie (➤ 7.5)	Gehäuft Fehlbildungen, z. B. des Herzens. Neugeborene groß, aber unreif
Zytomegalieembryofetopathie (➤ 13.5.2)	Bei leichten Formen psychomotorische Retardierung im Kleinkindalter, bei schweren Formen erhebliche ZNS-, Hörschäden
Rötelnembryopathie (➤ Tab. 13.4)	Trübung der Augenlinse (➤ 19.6), Hörschäden/Taubheit, Herzfehler *(Gregg-Syndrom)*. Oft Mikrozephalie, geistige Behinderung
Toxoplasmosefetopathie (➤ 13.7.1)	Oft Früh- bzw. Mangelgeburt. Hydrozephalus (➤ 15.2.5), Verkalkungen im Gehirn, Chorioretinitis (Ader-Netzhaut-Entzündung), Leber- und Milzvergrößerung, Ikterus (Gelbsucht), Entwicklungsstörungen

Nicht selten bleibt die Ursache aber unbekannt (wahrscheinlich multifaktoriell verursacht).

Der gleiche Schädigungsfaktor kann dabei je nach Zeitpunkt seines Einwirkens unterschiedliche Schädigungen hervorrufen, da sich die Organe in bestimmten Phasen ausbilden und während dieser Zeit am empfindlichsten für Störungen jeglicher Art sind.

Vorbeugung pränataler Schädigungen

Vorbeugung vor pränatalen Schädigungen ist nur begrenzt möglich:
- Kompletter Verzicht auf Alkohol und Nikotin
- Schutz vor Infektionen durch Beachtung einiger Hygiene- und Ernährungsregeln (➤ 21.1.1) sowie Überprüfung und ggf. Vervollständigung des Impfschutzes vor einer Schwangerschaft
- Einnahme von Folsäure und Jod (➤ 21.1.1) und ggf. bestmögliche Einstellung chronischer Erkrankungen mit evtl. Änderung der Medikation bereits vor einer geplanten Schwangerschaft
- Keine Medikamenteneinnahme ohne Arztrücksprache
- Einhaltung der einschlägigen Arbeitsplatzvorschriften, z. B. kein Umgang mit Zytostatika

Diagnostik und Behandlung hängen von Ursache und Ausprägung der Schädigung ab. Oft ist eine genetische Beratung der Eltern zur Einschätzung des Wiederholungsrisikos sinnvoll.

Down-Syndrom

DEFINITION

Down-Syndrom: typische Symptomkombination u. a. mit Gesichtsauffälligkeiten, Minderwuchs, gehäuften Fehlbildungen und individuell sehr unterschiedlicher Intelligenzminderung durch **Trisomie 21,** also dreifaches Vorhandensein des Chromosoms 21. Mit einer Häufigkeit von etwa 1 : 600 Neugeborenen häufigste Chromosomenstörung. Lebenserwartung von Menschen mit Down-Syndrom derzeit durchschnittlich 60 Jahre.

Ursächlich liegt dem **Down-Syndrom** meist eine Fehlverteilung des Chromosom 21 bei der Bildung der mütterlichen Eizellen zugrunde. Das Risiko nimmt mit steigendem Alter der Mutter zu. Häufig führt die Trisomie 21 zur Fehlgeburt.

Äußerlich am auffälligsten ist das Gesicht mit nach außen ansteigenden Lidachsen, **Epikanthus** (Hautfalte am inneren Augenwinkel), weitem Augenabstand, breitem Nasenrücken, flachem Profil und großer Zunge (➤ Abb. 21.42). Der Muskeltonus ist zu niedrig („schlaff"). Fehlbildungen treten gehäuft auf, z. B. hat etwa die Hälfte der Kinder einen Herzfehler. Das Risiko für Infektionen und Leukämien ist erhöht. Die körperliche und geistige Entwicklung ist verzögert.

Die meisten Menschen mit Down-Syndrom sind als Erwachsene kleinwüchsig und haben eine mäßige Intelligenzminderung (➤ 16.3.1). Bestimmte Erkrankungen treten bei ihnen häufiger bzw. früher auf, z. B. Adipositas, Alzheimer-Demenz, Hypothyreose, Seh- und Hörstörungen. [29].

Die Verdachtsdiagnose wird durch Chromosomenuntersuchung gesichert, eine pränatale Diagnose ist möglich (➤ 21.1.3).

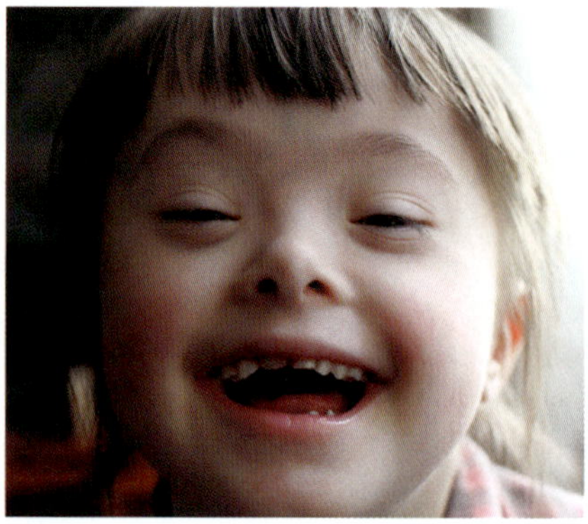

Abb. 21.42 Down-Syndrom. Kinder mit Down-Syndrom sind zwar beeinträchtigt und bestimmte Gesundheitsprobleme treten gehäuft auf. Sie können ein glückliches und (begrenzt) selbstständiges Leben führen. [J787–107]

Eine kausale Behandlung ist nicht möglich. Wichtig sind zum einen die rechtzeitige Diagnose und Behandlung von solchen Erkrankungen, die bei Kindern mit Down-Syndrom gehäuft auftreten, z. B. Fehlbildungen oder Schwerhörigkeit. Zum anderen ist eine umfassende Frühförderung des Kindes u. a. mit Physio- und Ergotherapie entscheidend.

Die meisten Betroffenen können zumindest Grundkenntnisse im Lesen, Schreiben und Rechnen erwerben sowie mit einer gewissen Unterstützung berufstätig sein und selbstständig leben. Für die Eltern ist der Austausch mit anderen Eltern oftmals eine große Hilfe.

Fetales Alkoholsyndrom

DEFINITION

Fetales Alkoholsyndrom *(FAS, Alkoholembryofetopathie):* durch Alkoholkonsum (➤ 16.11) der Mutter bedingte Schädigung des Kindes mit Gesichtsauffälligkeiten, Fehlbildungen, Intelligenzminderung und Verhaltensauffälligkeiten.

Genaue Häufigkeit unklar. Häufigkeit des fetalen Alkoholsyndroms in Deutschland schätzungsweise 0,4 %. Häufigkeit aller **fetalen Alkoholspektrumstörungen** *(FASD),* also einschließlich leichterer Störungen oder Störungen mit nur einem Teil der Symptome (die dann oft nicht diagnostiziert werden), wohl mehr als 1,5 %. [30]

Schwer betroffene Kinder sind bei der Geburt zu klein und zu leicht und zeigen Gesichtsauffälligkeiten (z. B. kurze Lidspalten, verbreiterter Nasenrücken, schmale Oberlippe, flaches Mittelgesicht mit zu gering ausgeprägtem *Philtrum* = Rinne zwischen Nase und Oberlippe, fliehendes Kinn). Fehlbildungen treten gehäuft auf.

Am stärksten ist aber das Gehirn geschädigt, was zu variabler Entwicklungsstörung, Einschränkungen neuropsychologischer Funktionen (z. B. Sprache, Feinmotorik, Aufmerksamkeit, soziale Fertigkeiten) und/oder Intelligenzminderung führt. [30] Gerade emotionale und Verhaltensauffälligkeiten sind für Kinder, Eltern und andere Betreuende sehr belastend und können auch ohne sichtbare Veränderungen vorliegen, sodass Vergesslichkeit, Unruhe und Aggressionen oft als „böser Wille" gedeutet und nicht als Krankheitszeichen erkannt werden.

Hauptsäule der Behandlung ist eine kontinuierliche und an das Krankheitsbild angepasste Förderung und Umfeldgestaltung. Die meisten Betroffenen brauchen auch als Erwachsene Unterstützung.

21.4.7 Neugeborenengelbsucht

DEFINITION

(Physiologische) Neugeborenengelbsucht *(Neugeborenenikterus, Icterus neonatorum, Hyperbilirubinämie des Neugeborenen):* physiologischer Bilirubinanstieg im Blut mit sichtbarer Gelbfärbung von Haut und Augenbindehaut (*Ikterus* ➤ 9.1.1) wenige Tage nach der Geburt (stärkste Ausprägung am 5.–6. Lebenstag mit Bilirubin im Blut von max. 15 mg/dl).

Pathologische Neugeborenengelbsucht: krankhaft früher, starker oder langer Bilirubinanstieg. Gefährlich bei Einlagerung von Bilirubin in sich entwickelnde Kerngebiete im Gehirn. Prognose bei rechtzeitiger Behandlung sehr gut.

Krankheitsursachen und -entwicklung

Bilirubin ist ein Abbauprodukt der Erythrozyten, das normalerweise in der Leber umgewandelt (konjugiert) und dann ausgeschieden wird. Bei Neugeborenen kann Bilirubin durch die noch unreife Leber nicht ausreichend abgebaut werden, lagert sich in den Geweben ein und führt zur **physiologischen Neugeborenengelbsucht** mit sichtbarer Gelbfärbung der Haut.

Bei weiteren Belastungsfaktoren wie etwa Frühgeburt, Infektionen, Blutgruppenunverträglichkeit, Leber-, Hormon- oder Stoffwechselerkrankungen, oft aber auch aus unklarer Ursache, ist dieser Bilirubinanstieg zu früh, zu stark oder zu lang. Man spricht dann von **pathologischer Neugeborenengelbsucht.**

Klinische Zeichen und Diagnostik

Typisch ist eine verstärkte Gelbfärbung der Haut und des „Weißen" am Auge. Die Kinder fallen außerdem durch Schläfrigkeit, Trinkschwäche und Dunkelfärbung des Urins auf.

Heute erfolgt in allen Kliniken ein Screening mittels transkutaner (durch die Haut) Bilirubinbestimmung, dem bei auffälligen Werten eine Bilirubinbestimmung im Blut folgt. Weitere Untersuchungen können zur Ursachensuche nötig sein.

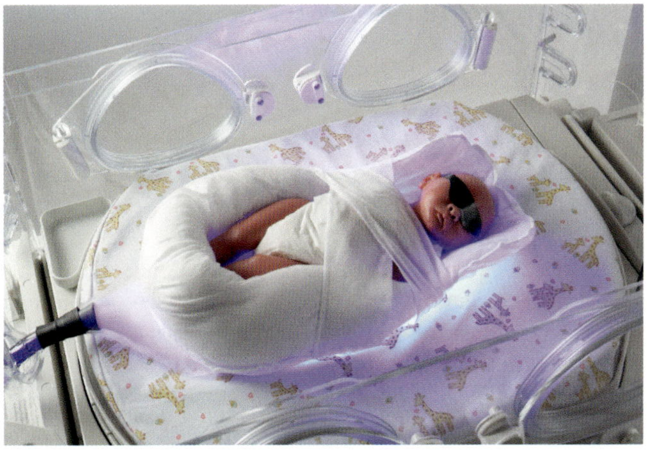

Abb. 21.43 Fototherapie mit fiberoptischer Matte bei Neugeborenenikterus. [V409]

Komplikationen

Steigt die Serumkonzentration des indirekten Bilirubins über eine lebenstagabhängige Konzentration, so tritt Bilirubin ins Gehirn über und schädigt die Nervenzellen. Dieser **Kernikterus** *(Bilirubinenzephalopathie)* kann zu bleibenden Seh-, Hör- und Bewegungsstörungen sowie körperlicher und geistiger Entwicklungsbeeinträchtigung führen.

Behandlung

Ob und welche Behandlung erforderlich ist, hängt von der Ursache, dem Alter des Kindes und der Bilirubinkonzentration ab. Ggf. wird außerdem die Ursache behandelt.

Unterbrechung des enterohepatischen Kreislaufs

Das in den Darm ausgeschiedene Bilirubin wird teilweise in tieferen Darmabschnitten wieder rückresorbiert. Häufiges Stillen und ggf. kleine Mengen industrieller Säuglingsmilch hemmen die Bilirubinrückresorption und fördern so die Bilirubinausscheidung mit dem Stuhl.

Fototherapie

Oberhalb bestimmter Grenzen, die vom Lebenstag des Kindes und der Schwangerschaftsdauer abhängen und aus entsprechenden Nomogrammen abgelesen werden können, erfolgt eine **Fototherapie** (➤ Abb. 21.43). Durch Bestrahlung mit blau-grünem Licht (Wellenlänge etwa 455 nm) wird das in der Haut eingelagerte wasserunlösliche (indirekte) Bilirubin in die wasserlösliche Form umgewandelt und kann anschließend ausgeschieden werden.

In der Regel ist die Fototherapie für 1–2 Tage (mit Bestrahlungspausen) erforderlich. Anfangs wird häufig kontinuierlich bestrahlt, bis das Serumbilirubin gesunken ist, dann in 4- bis 6-stündigen Intervallen.

Das Neugeborene wird für die Bestrahlung in ein Wärmebett gelegt. Die Fototherapielampen werden in 60 cm Abstand über dem Kind platziert (Herstellerangaben beachten). Eine Alternative sind fiberoptische Matten, auf die das Baby gelegt wird und mit denen das Kind teilweise auch im Arm gehalten/gestillt werden kann. Um eine möglichst große Bestrahlungsfläche zu erhalten, wird das Kind nur mit einer Windel bekleidet und alle 2–4 Std. umgelagert. Die Augen des Kindes werden mit einer Fototherapiebrille geschützt. Eine weitere Möglichkeit sind Systeme aus Strahlereinheit, lichtdurchlässiger Auflage und Decke, die in ein normales Säuglingsbett eingelegt werden (z. B. Bilibed®). Die Bestrahlung erfolgt von unten, eine Schutzbrille ist nicht nötig.

Mögliche Nebenwirkungen der Fototherapie sind eine Erhöhung der Körpertemperatur und als Folge ein erhöhter Flüssigkeitsverlust.

Austauschtransfusion

Bei sehr hohen Bilirubinwerten oder Erfolglosigkeit der Fototherapie erfolgt eine **Austauschtransfusion,** bei der über die Nabelvene fast das gesamte kindliche Blut ersetzt wird. Deshalb muss der Nabelschnurrest mit sterilen, mit 0,9-prozentiger Kochsalzlösung befeuchteten Kompressen ständig feucht gehalten werden.

Pflegerische Betreuung

Die Kinder sind müde und schlapp, gleichzeitig sollen sie mehr trinken, was einige Geduld erfordern kann.

Aufgaben zur Pflegesituation

Am dritten Morgen nach der Geburt sieht Frau Akintola blass und unausgeschlafen aus und möchte eigentlich nicht aufstehen. Pflegefachperson Melanie Meise erkundigt sich nach dem Befinden von Frau Akintola. Diese berichtet, dass die letzte Nacht sehr anstrengend gewesen sei, Joanna habe überhaupt nicht trinken wollen und das Stillen habe überhaupt nicht funktioniert. Außerdem seien ihre Brüste gerötet und fühlten sich heiß und gespannt an. Nachdem Frau Akintola ihre Blase entleert hat, kontrolliert Melanie Meise auch noch den Fundusstand. Auf die Frage nach dem Wochenfluss berichtet Frau Akintola, dass dieser nach wie vor sehr blutig sei und sie häufig am Tag ihre Vorlagen wechseln müsse.

1. Frau Akintola hat Joanna in der 38. Schwangerschaftswoche entbunden. Was bedeuten die Bezeichnungen SSW p. c. und SSW p. m.?
2. Während der Schwangerschaft hatte die Schwangere die Möglichkeit, pränatale Diagnostiken durchführen zu lassen. Welche Pränataldiagnostik kann Frau Aktinola neben den Schwangerschaftsvorsorgeuntersuchungen in Anspruch nehmen?
3. Frau Akintola hat Joanna auf natürliche Weise entbunden. Eine natürliche Geburt ist jedoch nicht immer möglich. In welchen Fällen ist ein Kaiserschnitt erforderlich?
4. Beurteilen Sie das Ergebnis des APGAR-Tests von Joanna. Worüber gibt dieser Test Auskunft?
5. Im Rahmen der Erstuntersuchung erhält Joanna prophylaktisch Vitamin K. Erläutern Sie, warum diese Prophylaxe bei Neugeborenen notwendig ist.
6. Die Brüste von Frau Akintola sind heiß, gerötet und gespannt. Auf welche Erkrankung deuten diese Symptome hin und welche weiteren Symptome können beobachtet werden? Mit welchen Maßnahmen kann die Situation verbessert und wie kann Frau Akintola bezüglich des Stillens beraten werden?
7. Was ist der so genannte Wochenfluss und wie verändert sich dieser im Wochenbett?
8. Worüber gibt der Fundusstand Auskunft und wie wird er bestimmt?

HYPERTENSIVE SCHWANGERSCHAFTS-ERKRANKUNGEN (SPÄTGESTOSEN)

Mit Blutdruckerhöhung einhergehende Erkrankungen der zweiten Schwangerschaftshälfte

Mit steigendem Schweregrad unterteilt in **Schwangerschaftshypertonie** *(gute Prognose),* ***Präeklampsie*** *und* ***Eklampsie***

Ursache: pathologischer Prostaglandinstoffwechsel → letztlich Durchblutungsstörungen bei Mutter und Kind
Leitsymptome:
- Blutdruck > 140/90 mmHg in der zweiten Schwangerschaftshälfte bei vorher normalem Blutdruck
- Bei Präeklampsie zusätzlich Proteinurie, meist Ödeme
- Schwerstform Eklampsie mit epileptischem Anfall der Schwangeren, lebensbedrohlich für Mutter und Kind

Behandlung:
- Schonung, Reizabschirmung
- Evtl. medikamentöse Blutdrucksenkung
- Bei schweren Formen oft vorzeitige Beendigung der Schwangerschaft nötig

FRÜHGEBURT

Geburt vor Ende der 37. SSW p.m. Gefährdung des Kindes durch Grunderkrankung und Unreife, v.a. bei < 1.500 g Gewicht

Ursache: zahlreiche mütterliche oder kindliche Ursachen, oft unklar
Behandlung:
- Bei drohender Frühgeburt möglichst Behandlung der Ursache, ggf. Wehenhemmung
- Bis Ende der 34. SSW p.m. Glukokortikoidmedikation der Mutter zur Beschleunigung der kindlichen Lungenreifung
- Möglichst stressarme Pflege des Frühgeborenen in einem Inkubator, Unterstützung der Vitalfunktionen, Förderung der Eltern-Kind-Beziehung

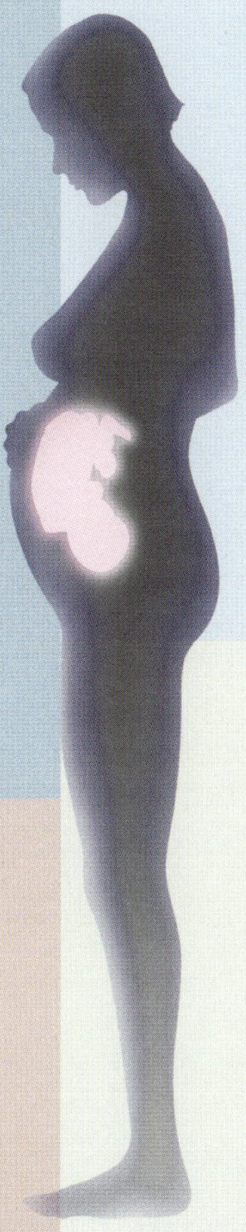

MILCHSTAU/MASTITIS PUERPERALIS (BRUSTDRÜSEN-ENTZÜNDUNG)

Generell während der ganzen Stillzeit möglich, häufig aber am Anfang

Ursache: Unzureichende Brustentleerung mit Rückstau der Milch
Leitsymptome:
- Bei Milchstau Verhärtung, Schmerzen, leichte (lokale) Rötung/Überwärmung der betroffenen Brust
- Bei Mastitis zusätzlich Allgemeinsymptome

Behandlung:
- Gute Brustentleerung (häufiges Anlegen, Ausstreichen)
- Kühlen der Brust (nach dem Stillen)
- Evtl. Antibiotika

NEUGEBORENENGELBSUCHT

Physiologische Neugeborenengelbsucht beim wenige Tage alten Neugeborenen (Bilirubinanstieg durch Erythrozytenabbau, Unreife der Leber). Bei krankhafter Neugeborenengelbsucht Anstieg zu früh, zu hoch, zu lang

Ursache: Belastungsfaktoren wie Frühgeburt, Infektionen, Blutgruppenunverträglichkeit, Leber-, Hormon- oder Stoffwechselerkrankungen. Oft unklar
Leitsymptome: „Gelber als normal" aussehendes, schläfriges und schlecht trinkendes Kind
Behandlung:
- Meist häufige Mahlzeiten und Fototherapie ausreichend
- In sehr ausgeprägten Fällen Austauschtransfusion

Abb. 21.44 Übersicht über Erkrankungen in Schwangerschaft und Wochenbett. [L275]

KAPITEL

22

Jörg Schmal, Dietmar Trautz

Pflege von Jungen und Männern mit Erkrankungen der Geschlechtsorgane

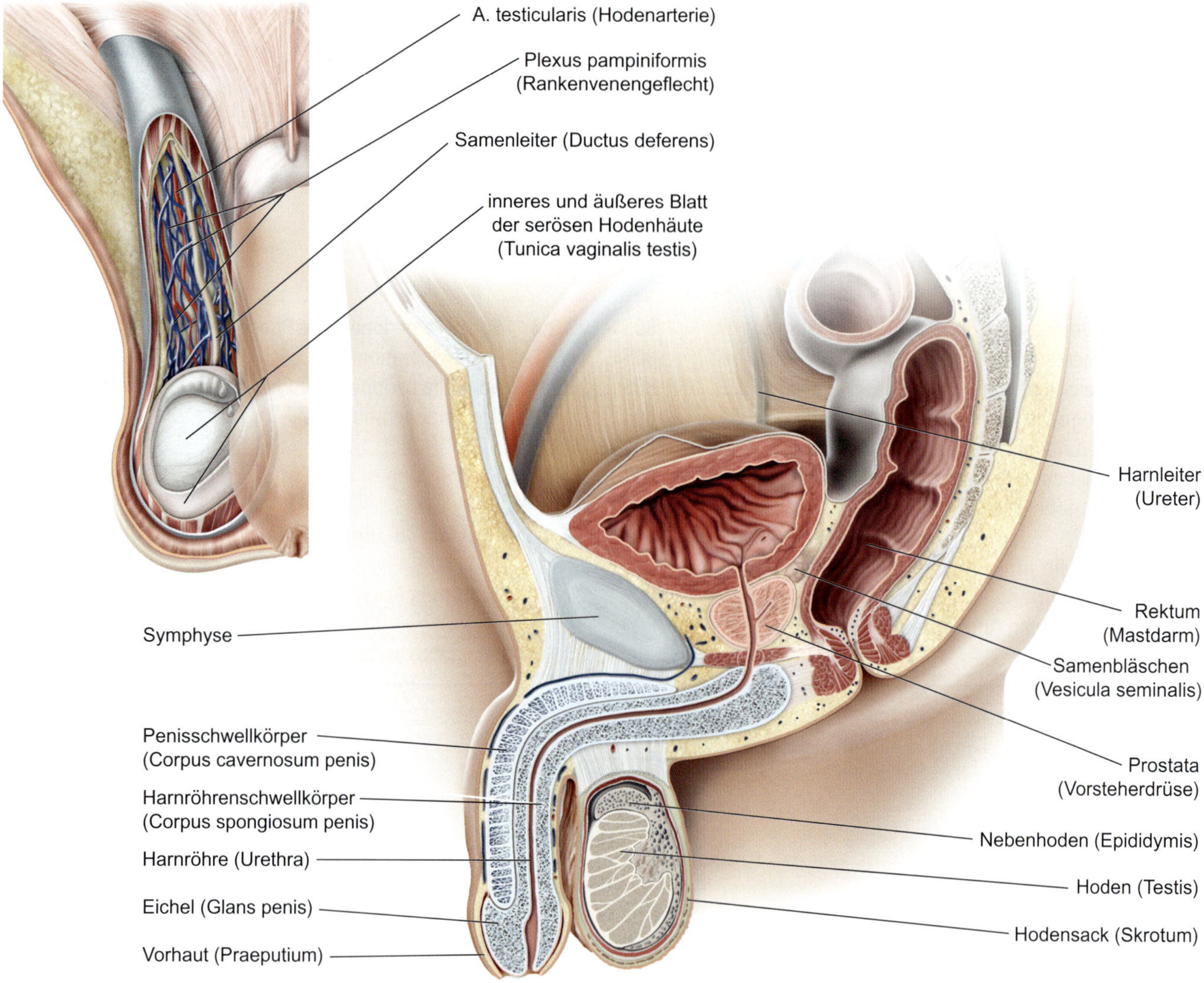

Abb. 22.1 [L275]

Pflegesituation

Johannes Fischer ist 58 Jahre alt und seit 30 Jahren mit seiner Frau Michaela verheiratet. Beide führen eine vertrauensvolle, harmonische Beziehung und haben zwei inzwischen erwachsene Söhne. Bisher sind Herr und Frau Fischer immer gesund gewesen. In letzter Zeit hat Herr Fischer allerdings immer wieder mal Schmerzen bei der Miktion, teilweise tritt auch Harnstau auf – obwohl er Druck auf der Harnblase hat, kann er kein Wasser lassen. Daraufhin vereinbart er, vor allem auf Drängen seiner Ehefrau, einen Termin bei seinem Urologen. Die jährliche Früherkennungsuntersuchung, die ihm als gesetzlich Versichertem seit seinem 45. Lebensjahr zusteht, hat er bisher nur sehr sporadisch in Anspruch genommen – die letzte Untersuchung hatte er vor sechs Jahren.

Der Urologe führt sowohl eine digitale rektale Untersuchung als auch eine Sonografie der Prostata durch und nimmt zudem Blut ab, um den PSA-Wert zu bestimmen. Die Ergebnisse der Untersuchungen sind besorgniserregend, sodass zudem eine Prostatastanzbiopsie angeordnet wird. Die Biopsie bestätigt die vorläufige Verdachtsdiagnose: Herr Fischer ist an einem Prostatakarzinom erkrankt.

Erkrankungen der männlichen Geschlechtsorgane betreffen den intimsten Bereich der Kinder, Jugendlichen und Männer. Sie sind stark schambesetzt und die Betreuung Betroffener erfordert besondere Sensibilität.

Die Ursachen sind häufig altersabhängig:

- Bei Säuglingen und Kleinkindern führen v. a. Fehlbildungen und Entwicklungsstörungen wie z. B. *Hodenhochstand, Phimose*

(➢ 22.3) *oder falsche Harnröhrenmündungen (Hypospadie, Epispadie)* zum Arztbesuch.
- Am häufigsten bei Jugendlichen und Männern bis zum mittleren Lebensalter sind *Entzündungen der Harnröhre* (➢ 10.4), teilweise durch sexuell übertragbare Erreger (➢ 13.8) ausgelöst, und *Hodentumoren.*
- Im Alter sind *Erkrankungen der Prostata* sehr häufig: fast jeder ältere Mann hat ein *benignes Prostatasyndrom* durch *benigne Prostatahyperplasie* (gutartige Prostatavergrößerung), wenn auch in sehr unterschiedlicher Ausprägung (➢ 22.5). Das *Prostatakarzinom* ist bei Männern der häufigste bösartige Tumor überhaupt (➢ 22.6).

Diese Erkrankungen werden von Urologen und Urologinnen (im Folgenden „Urologe" genannt) behandelt. Die **Urologie** umfasst außerdem die (weitergehende) Diagnostik, minimalinvasive und operative Behandlung von Erkrankungen der Nieren und ableitenden Harnwege sowie der Harninkontinenz und überschneidet sich hier mit der *Nephrologie* (➢ Kap. 10) bzw. *Gynäkologie* (➢ Kap. 20).

Sexuell übertragbare Erkrankungen ➢ 13.8

22.1 Pflegerische und medizinische Diagnostik

Urethrozystoskopie ➢ 10.1.10

Leitbeschwerden oder durch Beobachtung feststellbare Krankheitszeichen bei Erkrankungen der männlichen Geschlechtsorgane sind:
- **Schmerzen** (➢ 22.1.1)
- **Hodenschwellung** (➢ 22.1.2)
- **Beschwerden bei Wasserlassen** (➢ 10.1.1) **oder Stuhlgang,** z. B. bei Prostataerkrankungen durch die räumliche Nähe der Prostata zu Harnröhre und Rektum

Erektionsstörung

Fertilitätsstörung ➢ 20.11

Ein psychisch besonders belastendes Symptom ist die **Erektionsstörung** *(erektile Dysfunktion).* Die Erektionen sind über mindestens sechs Monate für einen Geschlechtsverkehr zu schwach oder zu kurz andauernd. Betroffen sind besonders v. a. ältere Männer. [1]

Die Ursachen sind zahlreich: urologische Erkrankungen (z. B. Schwellkörperschäden), Allgemeinerkrankungen (z. B. Diabetes mellitus ➢ 7.5, Herz-Kreislauf-Erkrankungen ➢ Kap. 4), neurologische Erkrankungen (z. B. Polyneuropathie ➢ 15.10.2, operationsbedingte Nervenschädigung, Rückenmarkschädigung ➢ 15.13), hormonelle Erkrankungen (z. B. Testosteronmangel), aber auch Nikotin-, Alkohol- und Drogenmissbrauch oder Medikamente (z. B. β-Blocker ➢ 4.2.2). Rein psychisch bedingte Formen sind eher selten, teilweise liegen mehrere Ursachen gleichzeitig vor.

Diagnostik und Therapie hängen von der vermuteten Ursache ab.
- Zuerst sollte versucht werden, die Ursache zu beseitigen.
- Symptomatisch steht heute die Behandlung mit *Phosphodiesterase-5-Hemmern* (z. B. Sildenafil, etwa Viagra®) im Vordergrund (nicht z. B. bei Medikation mit Nitraten, ausgeprägter Hypertonie), die bei Bedarf als (Schmelz-)Tablette eingenommen werden und die Erektion verstärken.
- Ggf. ist eine psychotherapeutische Mitbetreuung sinnvoll.
- Bei Erfolglosigkeit kommen die *Selbstinjektion von Medikamenten in den Schwellkörper, Gele zum Einbringen in die Harnröhre, Vakuumpumpen* oder *Schwellkörperprothesen* in Betracht.

22.1.1 Schmerzen

Viele *urologische Erkrankungen* verursachen früher oder später **Schmerzen,** die aufgrund der hohen Sensibilität der männlichen Geschlechtsorgane teilweise sehr stark sind. Insbesondere die Hoden sind sehr schmerzempfindlich. Die verschiedenen Schmerzformen (Dauerschmerz, Koliken), zeitlicher Verlauf und Begleitbeschwerden/-befunde erlauben häufig Rückschlüsse auf die Ursache.

22.1.2 Hodenschwellung

Die Hoden sind nicht nur schmerzempfindlich, sondern neigen auch zu Schwellungen. **Hodenschwellungen** (➢ Tab. 22.1) können plötzlich oder langsam entstehen und mit oder ohne Schmerzen oder anderen Begleitsymptomen einhergehen. Wegen ernsthafter Grunderkrankung und einer evtl. Hodenschädigung bei verspäteter Therapie muss jede Hodenschwellung abgeklärt werden.

NOTFALL!

Akutes Skrotum bezeichnet meist einseitige, akute Hodenschmerzen mit Hodenschwellung und oft auch Rötung der betroffenen Hodensackhälfte (➢ Abb. 22.2). Vergleichbar mit dem akuten Abdomen (➢ 8.1.7) ist das akute Skrotum ein Notfall, der sofortiger Diagnostik bedarf! In bis zu einem Fünftel liegt eine Hodentorsion (➢ Tab. 22.1) vor. [2]

22.1.3 Urologische Untersuchung

Inspektion und Palpation

Penis und Hoden sind aufgrund ihrer Lage außerhalb des Körpers einer allgemeinen Untersuchung mit **Inspektion und Palpation** gut zugänglich. Der Untersucher achtet u. a. auf:
- Veränderungen von Größe und Form, z. B. Hodenschwellung, Verkrümmung des Penis
- Veränderung der Hautfarbe, z. B. gerötet, bläulich-livide
- Beweglichkeit der Vorhaut
- Ausfluss aus der Harnröhre

Selbstuntersuchung des Hoden

Alle jungen Männer ab ca. 20 Jahren, besonders aber Risikopatienten (etwa junge Männer nach früherem Hodenhochstand) sollten ihre Hoden selbst untersuchen, um z. B. ein Karzinom frühzeitig zu entdecken. Pflegefachpersonen leiten zur Selbstuntersuchung an und stellen Informationsflyer zur Verfügung: [3]
- Monatlich an einem festgelegten Tag durchführen
- Warm duschen oder baden, weil dies den Hodensack entspannt
- Hodensack und Hoden zunächst mit geöffneter Handfläche von unten tasten. Hoden leicht auf und ab bewegen, um ein Gefühl für Größe und Gewicht des Hodens zu erhalten
- Jeden Hoden mit beiden Händen sorgfältig abtasten. Zeige- und Mittelfinger liegen unter, der Daumen liegt auf dem Hoden. Hoden zwischen Daumen und Fingern auf- und abrollen, um Unebenheiten oder Knoten zu ertasten. Nebenhoden tasten, der dem Hoden hinten oben anliegt (➢ Abb. 22.3)
- Abschließend vor einem Spiegel nach Veränderungen schauen, z. B. Schwellungen im Bereich des Hodensacks.

Tab. 22.1 Übersicht über mit einer Hodenschwellung einhergehende Erkrankungen [L255].

Definition und Krankheitsentstehung	Schemazeichnung	Klinische Zeichen	Diagnostik, Behandlung
Hodentorsion			
Drehung des Hodens um die Längsachse des Samenstrangs durch plötzliche Kontraktion des M. cremaster (Hodenhebermuskel) → zunächst venöse Abflussstörung, dann arterielle Durchblutungsstörung	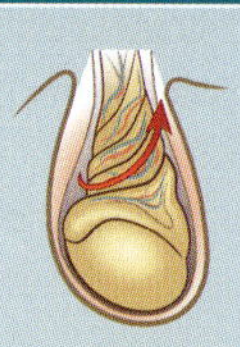	• Vor allem bei Säuglingen und Jugendlichen (➤ Abb. 22.2) • Plötzliche Hodenschwellung, Rötung • Extremer Druckschmerz, der bei Anheben des Hodens stärker wird **(positives Prehn-Zeichen),** Schmerzausstrahlung in Leiste/Unterbauch • Übelkeit	• Urologischer Notfall, Gefahr der irreversiblen Hodenschädigung! • (Farb-)Duplexsonografie • Schnellstmöglich Operation mit „Zurückdrehen" und Fixierung des Hodens (*Detorquierung, Orchidopexie* ➤ 22.2.2)
Hodenentzündung (Orchitis) und Nebenhodenentzündung (Epididymitis)			
Bakterielle Entzündung infolge Aufsteigens von Keimen über den Samenleiter bei Harnröhren- oder Prostataentzündung. Sonderfall: viral bedingte **Mumps-Orchitis** (nach der Pubertät)	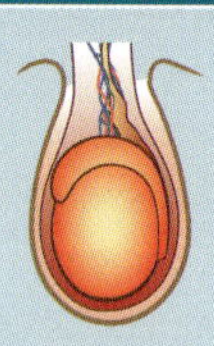	• Vor allem Jungen/Männer über zehn Jahren • Über Stunden zunehmende Hodenschwellung mit Rötung, Überwärmung, Schmerz (wird beim Anheben besser = **negatives Prehn-Zeichen**)	• Sonografie, Duplexsonografie, evtl. Blut-, Urinuntersuchung • Schonung • Hodenhochlagerung, Kühlung • Bei bakterieller Ursache Antibiotika (Tetrazykline, z. B. Doxycyclin)
Hämatom			
Blutansammlung infolge einer Verletzung	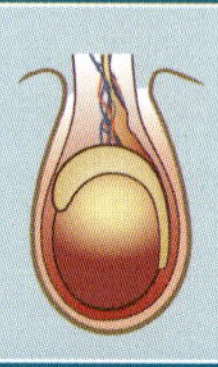	• Jedes Lebensalter • Hodenschwellung, blau-rote Verfärbung, Schmerzen	• Sonografie • Bei leichter Verletzung konservatives Vorgehen, oft aber Operation
Varikozele			
Erweiterung des Venengeflechts um den Samenleiter und in der Folge der Venen um den Hoden → evtl. Hodenschädigung durch Temperaturerhöhung	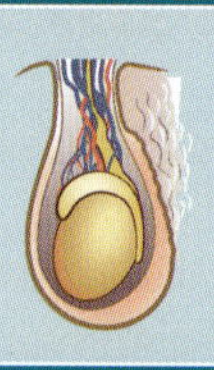	• Vor allem junge Erwachsene, links häufiger als rechts • Langsam entstehende, schmerzlose Hodenschwellung, im Stehen „Krampfadern" am Hodensack • Evtl. „Ziehen"	• Sonografie, Duplexsonografie • Operation, meist laparoskopisch, mit Unterbindung der gestauten Venen
Hydrozele			
Vermehrt Flüssigkeit zwischen Hoden und Hodenhülle	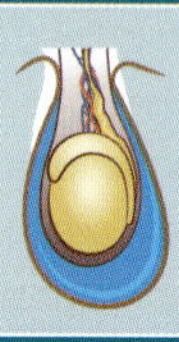	Langsam entstehende, schmerzlose Hodenschwellung	• Sonografie • Operation mit Entfernung eines Teils oder der ganzen Hydrozelenwand
Nebenhodenzyste (Spermatozele)			
Zyste am Nebenhoden	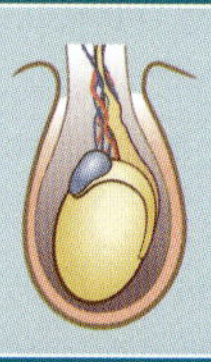	• Langsam entstehende Schwellung am oberen Hodenpol • Meist schmerzlos, aber oft druckschmerzhaft • Evtl. Schweregefühl, „Ziehen"	• Sonografie • Bei Beschwerden oder Größenzunahme operative Entfernung der Zyste
(Große) Leistenhernie ➤ 8.15			
Hodentumor			
Fast immer bösartige (Keimzell-)Tumoren, unterteilt in **Seminome** und **Nichtseminome**	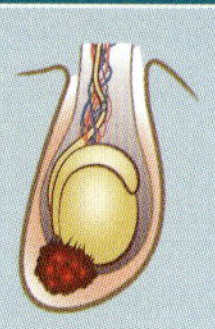	• In 70 % Männer zwischen 20 und 40 Jahren • Langsam entstehende, schmerzlose Hodenschwellung/-knoten • Bei großem Tumor Schweregefühl, Ziehen	• Sonografie • Tumormarkerbestimmung im Blut (v. a. AFP = α-Fetoprotein, HCG = humanes Choriongonadotropin ➤ 2.5.4) • Metastasensuche, u. a. mit CT Thorax, Abdomen • Operative Hodenentfernung. Je nach Tumorart, -stadium Chemotherapie • Insgesamt sehr gute Prognose

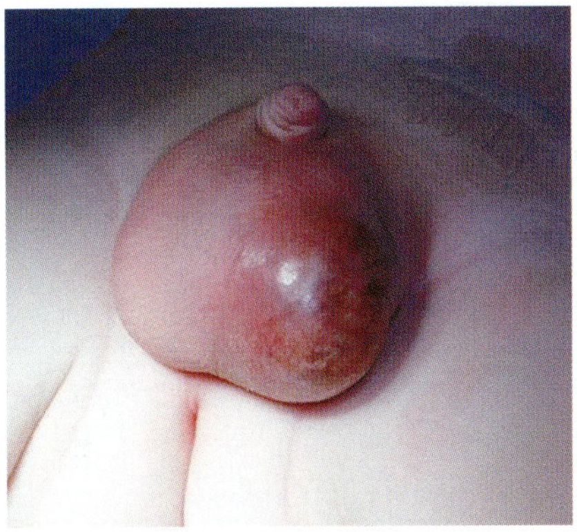

Abb. 22.2 Akutes Skrotum mit Hodenschwellung und deutlicher rot-bläulicher Verfärbung bei einem kleinen Jungen mit Hodentorsion. [R232]

Digital-rektale Untersuchung der Prostata

Die Prostata kann durch **digital-rektale Untersuchung** *(DRU)* auf Größe, Form, Abgrenzbarkeit, Druckschmerz, Konsistenz, Knoten, Verhärtungen und Fluktuation (Flüssigkeitsbewegung) beurteilt werden.

Die Untersuchung erfolgt am leicht vornüber gebeugt stehenden Patienten, in Knie-Ellenbogen-, Seiten- oder Steinschnittlage. Die digital-rektale Untersuchung ist meist schmerzlos (Ausnahme sind Prostataentzündungen), jedoch für die meisten Männer schambesetzt und daher unangenehm.

22.1.4 Laboruntersuchungen

Urinuntersuchung ➤ 10.1.3

PSA-Bestimmung im Blut

Wichtigster Tumormarker (➤ 2.5.4) in der Urologie ist das **PSA** *(prostataspezifisches Antigen)*, der Tumormarker des Prostatakarzinoms. Das PSA ist einer der ganz wenigen Tumormarker, die nicht nur in der Verlaufskontrolle, sondern (wenn auch mit Einschränkungen) auch in Screening und Diagnostik Bedeutung haben.

Der PSA-Wert wird vor einer digital-rektalen Untersuchung der Prostata bestimmt, da er durch den Druck auf die Prostata steigen kann. Aus dem gleichen Grund sollte der Mann zwei Tage vorher auf Fahrradfahren verzichten.

Der PSA-Wert kann auch beim benignen Prostatasyndrom und einer Prostataentzündung erhöht sein.

Harnröhrenabstrich

Bei Verdacht auf eine Harnröhren- oder Prostataentzündung oder eine sexuell übertragbare Erkrankung (STD ➤ 13.8) wird für Erregerkultur und Antibiogramm (➤ 13.1.4) ein **Harnröhrenabstrich** mit einem entsprechenden Entnahmesystem für Abstriche entnommen, ggf. nach vorheriger Prostatamassage.

Die letzte Miktion muss vor Entnahme mindestens drei Stunden zurückliegen. Das Genital und die Harnröhrenmündung werden zuvor mit Wasser und Seife gewaschen.

Spermauntersuchung

DEFINITION

Spermiogramm: Auszählung und Beurteilung der Spermien u. a. auf Konzentration im Ejakulat, Aussehen und Beweglichkeit. Normal sind ein Ejakulatvolumen ≥ 1,5 ml und eine Spermienkonzentration ≥ 15 Mill./ml, von denen sich ≥ 32 % vorwärtsbewegen.

Eine **Spermauntersuchung** *(Ejakulatuntersuchung)* wird v. a. aus zwei Gründen durchgeführt:

- Bei Verdacht auf Hoden- oder Prostataentzündung: Leukozyten? Erreger? (➤ Tab. 22.1, ➤ 22.4)
- Mit biochemischer Untersuchung (z. B. Fruktose, Carnitin) und **Spermiogramm** zur Beurteilung der Zeugungsfähigkeit bei Verdacht auf Zeugungsunfähigkeit (*Infertilität*, unerfüllter Kinderwunsch ➤ 20.11) oder nach Sterilisation des Mannes (Vasektomie) zur Kontrolle

Für ein Spermiogramm gewinnt der Patient das Sperma durch Masturbation nach 2–7 Tagen sexueller Enthaltsamkeit, um ein Maximum an gesunden Spermien beim Samenerguss zu erhalten.

22.1.5 Bildgebende Verfahren

Bildgebendes Verfahren erster Wahl in der Urologie ist wegen sofort verfügbarer Bilder und fehlender Strahlenbelastung die **Sonografie.** Die transkutane Sonografie („von außen") stellt Hoden (➤ Abb. 22.4), Schwellkörpergewebe des Penis sowie bedingt Prostata und Harnröhre dar.

Bei der **transrektalen Sonografie** *(TRUS)* wird ein stabförmiger Ultraschallkopf in den Darm eingeführt. Aufgrund der räumlichen Nähe ist die Prostata besser einsehbar als bei transabdominaler Sono-

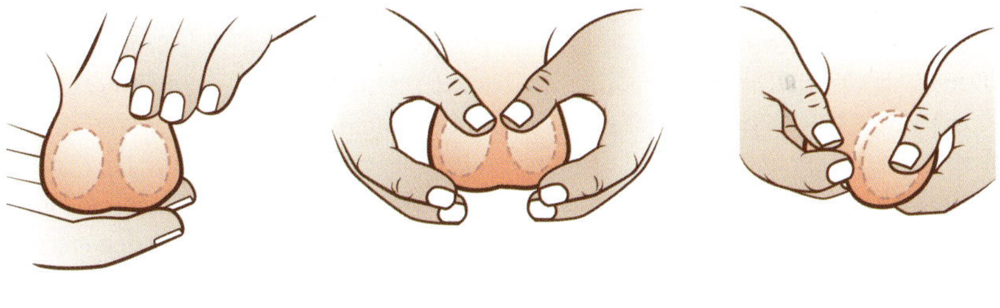

Abb. 22.3 Selbstuntersuchung des Hodens. Zuerst Hodensack und Hoden mit der geöffneten Hand leicht auf und ab bewegen (links). Dann jeden Hoden zwischen Daumen und Zeige- und Mittelfinger hin und her rollen (Mitte). Abschließend Nebenhoden abtasten (rechts). [L255]

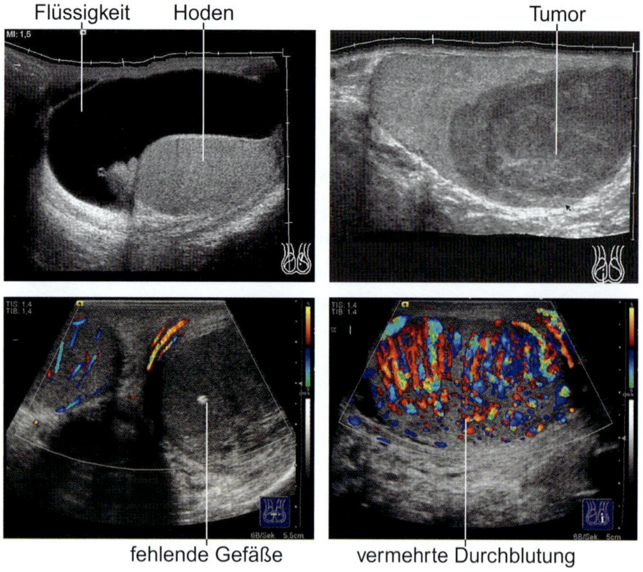

Abb. 22.4 Sonografiebefunde bei verschiedenen Hodenerkrankungen. Die (Farbduplex-)Sonografie erlaubt eine schnelle Unterscheidung zwischen Flüssigkeitsansammlung (links oben bei Hydrozele) und solidem Gewebe (rechts oben bei Seminom) sowie fehlender Durchblutung (links unten bei Hodentorsion) und Durchblutungssteigerung (rechts unten bei Hodenentzündung). [M383]

grafie, zur Früherkennung des Prostatakarzinoms eignet sich die Sonografie allerdings nicht.

Die farbkodierte **Doppler-** oder **Duplexsonografie** wird insbesondere am Hoden zur Beurteilung der Durchblutung angewandt (➤ Abb. 22.4).

Bei unklaren Sonografiebefunden oder bestimmten Fragestellungen hat das MRT einen sehr hohen Stellenwert, wohingegen Röntgenverfahren einschließlich CT wegen der Strahlenbelastung kaum durchgeführt werden.

22.1.6 Prostatabiopsie

DEFINITION

Prostatabiopsie: Gewebeentnahme aus der Prostata. Wichtigste diagnostische Maßnahme bei Verdacht auf Prostatakarzinom (➤ 22.6).

Bei der **Prostatabiopsie** wird Gewebe aus der Prostata entnommen und histologisch untersucht. Indikation ist ein Prostatakarzinomverdacht aufgrund eines auffälligen Tastbefunds bei der rektalen Untersuchung, eines verdächtigen Ultraschallbefunds oder eines erhöhtes PSA-Werts. Eine Biopsie ist ambulant möglich.

Vor der Prostatabiopsie kann ein MRT der Prostata zur Lokalisierung krebsverdächtiger Bezirke durchgeführt werden. So kann die Biopsie zielgenauer erfolgen.

Derzeit am gebräuchlichsten ist die **transrektale Prostatastanzbiopsie** unter Ultraschallkontrolle (➤ Abb. 22.5). Sie ist durch Lokalanästhesie der Schleimhaut fast schmerzlos: Über eine Ultraschallrektalsonde werden Prostata und Biopsienadel sonografisch dargestellt. Die Biopsienadel, eine dünne Hohlkanüle, wird blitzschnell in die Prostata hinein„geschossen" und wieder herausgezogen.

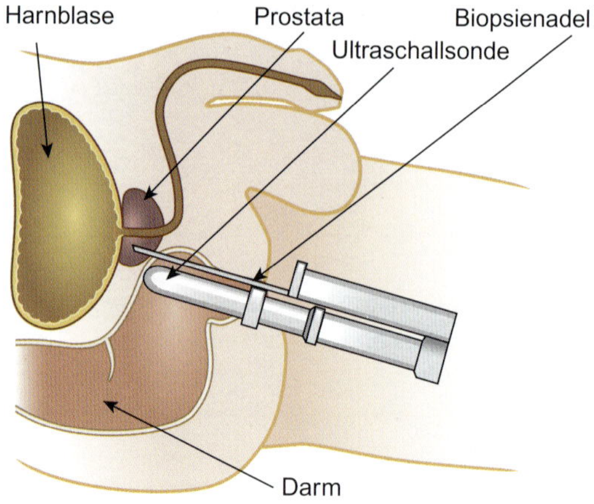

Abb. 22.5 Transrektale Prostatabiopsie. [L255]

Insgesamt werden 10–12 Proben aus verschiedenen Bereichen der Prostata entnommen. Danach wird die Entnahmestelle vorübergehend tamponiert, z. B. mit einer Mullkompresse. Alternative ist die **transperineale Prostatabiopsie** über den Damm.

Wichtigste, aber insgesamt seltene Komplikationen sind Infektionen und Blutungen.

Pflegerische Betreuung

- Der Patient wird informiert, Medikamente mit Einfluss auf die Blutstillung (etwa Azetylsalizylsäure, Cumarine ➤ 11.2.2) zur Vermeidung von Blutungskomplikationen ½–1 Woche vor der Biopsie abzusetzen. Zur Vorbeugung einer bakteriellen Entzündung erhält er einen Tag vor bis vier Tage nach dem Eingriff Antibiotika, etwa Tetrazykline (z. B. Doxycyclin, ➤ 13.2.4).
- Das Rektum wird vor der Biopsie mittels eines Miniklistiers oder eines Klysmas gereinigt.
- Nach der Biopsie kontrollieren Pflegefachpersonen Vitalzeichen und Urinausscheidung. Ggf. ist bei einem Harnverhalt eine Katheterisierung erforderlich. Die rektal eingebrachte Tamponade wird nach ca. 4–6 Std. vorsichtig gezogen.

Beratung

Pflegende beraten den Patienten zu folgenden Aspekten: [4]

- Ein Druckgefühl nach dem Eingriff gilt als normal, geringe Blutbeimengungen in Urin und Stuhl sind nach einer Prostatabiopsie ebenfalls normal, im Ejakulat **(Hämospermie)** sogar noch Wochen nach dem Eingriff. Bei größeren Blutbeimengungen, Fieber, Schüttelfrost, Störungen beim Wasserlassen oder starken Schmerzen soll ein Arzt oder eine Ärztin (im Folgenden als „Arzt" bezeichnet) aufgesucht werden.
- In den ersten Tagen nach der Biopsie soll der Patient sich schonen und viel trinken, um Blutreste aus der Harnröhre zu spülen.
- In den ersten fünf Tagen soll intensive Wärmeeinwirkung auf die Beckenregion vermieden werden.

22

- Heben schwerer Lasten oder Fahrrad fahren ist erst nach vier Wochen wieder erlaubt.
- Geschlechtsverkehr muss nicht eingeschränkt werden.

22.2 Spezielle pflegerische und medizinische Maßnahmen

22.2.1 Hormone und Antihormone

Das männliche Geschlechtshormon Testosteron wird im Hoden gebildet und beeinflusst zahlreiche Körpergewebe, umgekehrt ist das Hodengewebe Zielgewebe für übergeordnete Hormone. Entsprechend können einige urologische Erkrankungen durch Hormone und Antihormone (➤ Abb. 22.6) behandelt werden.

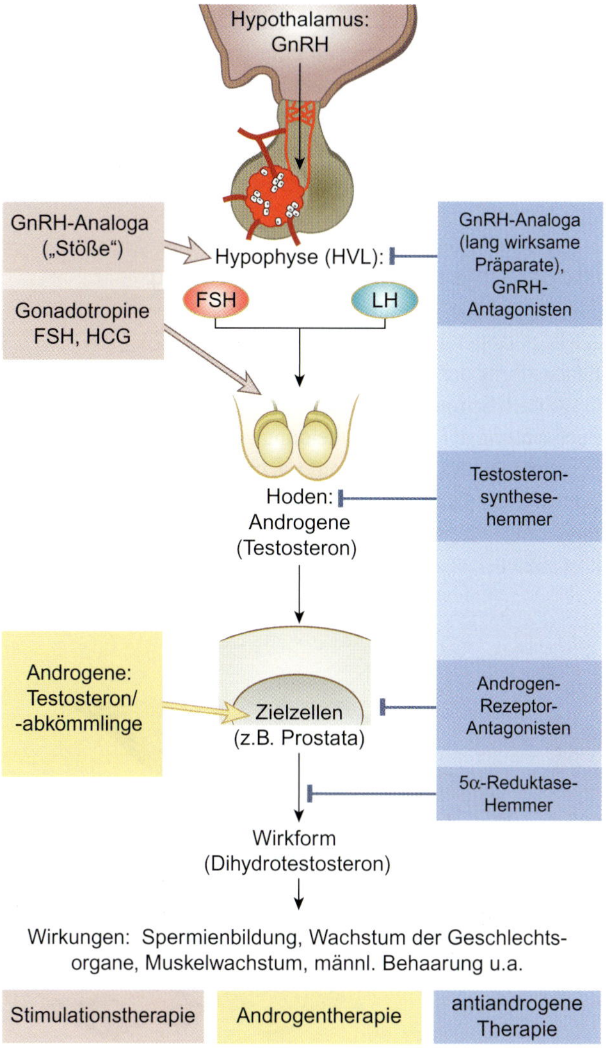

Abb. 22.6 Übersicht über die Hierarchie der männlichen Geschlechtshormone und die Hormontherapien in der Urologie. → Stimulation, ⊢ Hemmung. [L255]

Stimulationstherapien

GnRH-Analoga fördern in „Stößen" die FSH- und LH-Sekretion und damit die Keimdrüsentätigkeit. Sie werden als Nasenspray dreimal täglich (z. B. Kryptocur®) bei Säuglingen mit Hodenhochstand (➤ 22.3) gegeben, damit der Hoden in den Hodensack wandert. Nebenwirkungen sind Unruhe, Schlafstörungen und eine „Minipubertät" mit vorübergehender Penisvergrößerung und Schambehaarung.

Gonadotropine stimulieren die Hoden. **FSH** (z. B. Gonal®, s. c.-Injektion) wird bei Männern mit Zeugungsunfähigkeit (Fertilitätsstörung, Sterilität ➤ 20.11) und nachgewiesenem FSH-Mangel eingesetzt, **HCG** bei Säuglingen mit Hodenhochstand (z. B. Brevactid®, i. m.-Injektion ➤ 22.3).

Androgentherapie

Von außen zugeführte **Androgene** (Testosteron/-abkömmlinge) wirken wie körpereigenes Testosteron. Sie stehen als Depotpräparat zur i. m.-Injektion (z. B. Nebido®) oder zur transdermalen Verabreichung (durch die Haut, z. B. Testogel®) zur Verfügung. Eingesetzt werden sie bei Jungen mit ausbleibender Pubertät (ggf. in Kombination mit Gonadotropinen) sowie als Hormonersatz bei Männern mit nachgewiesenem Testosteronmangel. Eine Überdosierung wirkt negativ auf die Geschlechtsorgane (z. B. Hodenatrophie) und den Gesamtorganismus (z. B. Blutdruckanstieg) und muss unbedingt vermieden werden.

Antiandrogene Therapien

Die verschiedenen **antiandrogenen Therapien** senken den Testosteronspiegel. Hauptindikation ist das Prostatakarzinom (➤ 22.6), das hormonabhängig wächst. Einzelne Substanzen werden außerdem bei der Prostatahyperplasie (➤ 22.5) eingesetzt.

- Bei dauernd hohen Konzentrationen sinkt die Hypophysenempfindlichkeit gegenüber GnRH-Analoga und in der Folge die Testosteronfreisetzung (nach anfänglichem Anstieg). Entweder werden Depotpräparate injiziert (etwa Goserelin, z. B. Zoladex®, Leuprorelin, z. B. Trenantone®) oder hormonabgebende Implantate eingesetzt.
- **GnRH-Antagonisten** blockieren die GnRH-Rezeptoren der Hypophyse, sodass die Hoden nicht mehr stimuliert werden. Beispiel ist Degarelix (z. B. Firmagon®, s. c.- oder i. m.-Injektion eines Depotpräparats).
- **Androgen-Rezeptor-Antagonisten** (etwa Bicalutamid, z. B. Casodex®, Flutamid, z. B. Fluta-cell®) und das **Gestagen** Cyproteronacetat (z. B. Androcur®) besetzen die Rezeptoren, welche die Androgenwirkung an den Zielzellen vermitteln. Apalutamid (z. B. Erleada®) und Enzalutamid (z. B. Xtandi®) sind ebenfalls Androgen-Rezeptor-Antagonisten, jedoch mit zusätzlichen Angriffspunkten.
- **Testosteronsynthesehemmer,** beispielsweise Abirateron (z. B. Zytiga®), vermindern über Enzymhemmung die Testosteron-

bildung. Als Sonderfall können die **5α-Reduktase-Hemmer** eingestuft werden, welche die Umwandlung des Testosterons in seine aktive Form verhindern, etwa Finasterid (z. B. Proscar®) oder Dutasterid (z. B. Avodart®).

Nebenwirkungen durch den Testosteronabfall sind Hitzewallungen, sexuelle Funktionsstörungen, Gynäkomastie (Vergrößerung der männlichen Brustdrüse), Gewichtszunahme, erhöhtes Osteoporoserisiko (➤ 14.5.1), Schwäche und psychische Begleiterscheinungen wie depressive Verstimmungen.

22.2.2 Spezielle perioperative Pflege bei Hodenoperationen

DEFINITION

Funikulolyse: Lösung des Samenstrangs.
Funikuloorchidolyse: Lösung von Samenstrang und Hoden.
Orchidopexie: Fixierung („Festnähen") eines Hodens in seiner normalen Lage an der Innenseite des Hodensacks.
Detorquierung *(Detorsion):* „Zurückdrehen" eines um seine Längsachse verdrehten Samenstrangs bzw. Hodens.
Vasektomie: Unterbindung der Samenleiter zur Sterilisation.
Orchiektomie: Entfernung eines Hodens bei schwerster Schädigung oder bösartigem Tumor.

Hauptindikationen von **Hodenoperationen** im Kindesalter sind:

- Hodenhochstand (➤ 22.3). Hier müssen Hoden und Samenstrang mobilisiert, in den Hodensack verlagert und dort fixiert werden (**Funikuloorchidolyse** und **Orchidopexie**).
- Hodentorsion (➤ Tab. 22.1, ➤ Abb. 22.2). Zur Wiederherstellung der Durchblutung muss der Hoden „zurückgedreht" werden **(Detorquierung).** Danach wird er ebenfalls in seiner normalen Lage im Hodensack fixiert, um einer erneuten Torsion vorzubeugen. Bei irreparabler Schädigung des Hodens muss dieser entfernt werden **(Orchiektomie).**

Wichtigste Ursachen für Hodenoperationen bei Erwachsenen sind:

- Varikozele (➤ Tab. 22.1). Hier erfolgt eine Unterbindung der zuführenden Hodenvene, teils laparoskopisch.
- Hydrozele und Nebenhodenzyste (➤ Tab. 22.1). Bei der Hydrozele wird die Hydrozelenwand ganz oder teilweise, bei der Nebenhodenzyste die Zyste entfernt.
- Hodenkarzinom (➤ Tab. 22.1). Es ist immer eine Orchiektomie erforderlich, teils auch eine Entfernung von Lymphknoten.
- Sterilisation. Die Unterbindung der Samenleiter **(Vasektomie)** ist ein kleiner Eingriff, aber nur anzuraten, wenn der Mann die Familienplanung sicher abgeschlossen hat.

Auch schwere Entzündungen mit Abszessbildung oder Verletzungen können eine Operation erforderlich machen.

Operativer Zugang

Der operative Zugang bei Hodenoperationen erfolgt über einen Hautschnitt im Bereich der Leiste oder des Hodensacks.

Präoperative pflegerische Betreuung

Pflegende führen eine präoperative Vorbereitung für eine Operation in Allgemeinanästhesie außerhalb des Magen-Darm-Trakts nach hausinternem Standard durch.

Vor einer Orchiektomie wird der Patient über die Möglichkeit informiert, Sperma für den Fall eines späteren Kinderwunsches einfrieren zu lassen **(Kryokonservierung).** Ggf. werden die erforderlichen Maßnahmen eingeleitet. Er sollte auch wissen, dass an der Stelle des fehlenden Hodens eine Prothese zum optischen Ausgleich implantiert werden kann.

Postoperative pflegerische Betreuung

Spezielle postoperative Beobachtungen sind:

- Beobachtung des Hodens auf Schwellung und Hämatombildung, Frage nach Schmerzen
- Beobachtung der Urinausscheidung
- Beobachtung des Verbands auf Nachblutung
- Kontrolle der Drainage bei Hydrozele, Entfernung der Drainage meist am 1.–2. postoperativen Tag, wenn kaum mehr Wundsekret abfließt

22

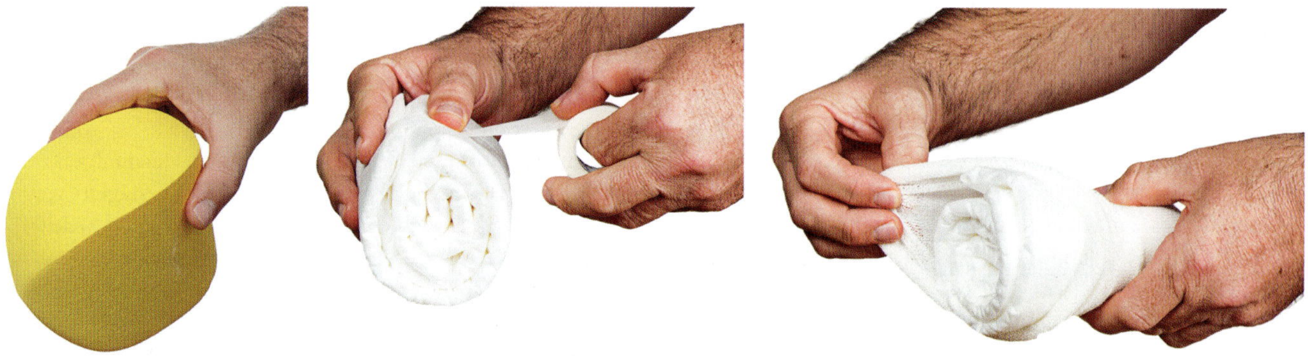

Abb. 22.7 Hodenbänkchen. Links gebrauchsfertiges Hodenbänkchen. Mitte und rechts selbst hergestelltes Hodenbänkchen. Eine schmale Inkontinenzvorlage wird der Länge nach zusammengerollt und die Rolle mit Pflaster fixiert (Mitte). Darüber kann dann ggf. Schlauchmull gezogen werden (rechts). [K115]

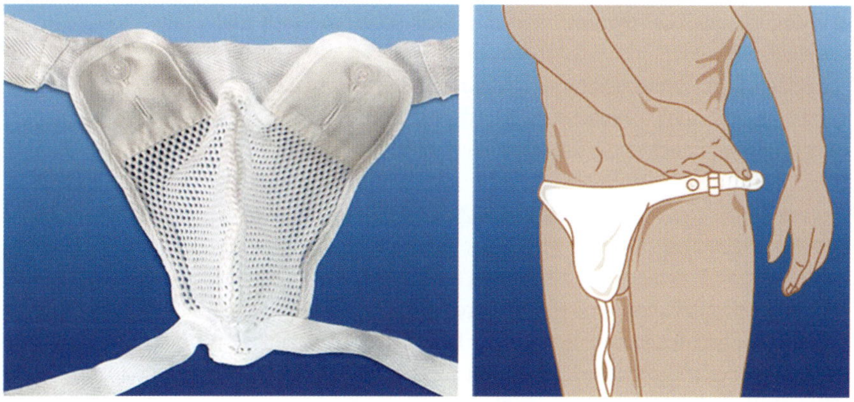

Abb. 22.8 Hodensuspensorium, links gebrauchsfertiges Produkt, rechts Anlegen. Ein Hodensuspensorium verhindert ein schmerzhaftes Herabhängen des Hodens beim Aufstehen und garantiert einen sicheren Halt. [U157]

Folgende Maßnahmen sollen Hodenschwellung und -schmerzen minimieren:

- Einhalten eingeschränkter Bettruhe, kurzzeitige Mobilisation nur für Toilettengänge und zur Körperpflege
- Hochlagerung des Hodens im Liegen bei leicht abgespreizten Beinen auf einem **Hodenbänkchen** (➤ Abb. 22.7), beim Aufstehen und Gehen Tragen eines **Hodensuspensoriums** (➤ Abb. 22.8)
- Kühlung des Hodens z. B. mit Kühlkompressen
- Ggf. Verwendung eines Bettbogens bei schmerzhaftem Druck durch die Bettdecke
- Beachtung der Hodenlage bei Positionierungsmaßnahmen, um den Hoden z. B. nicht zwischen den Oberschenkeln einzuklemmen
- Tragen von engen Unterhosen für einen sicheren Halt des Hodens

VORSICHT!

Pflegefachpersonen kontrollieren bei **Patienten mit Hodenbänkchen** regelmäßig die Lage, um ein Verrutschen oder ein Einklemmen des Hodens zu vermeiden. Dies gilt v. a. bei unruhigen Menschen mit eingeschränkter Compliance oder bei Kindern mit großem Bewegungsdrang.

Beratung

Pflegende beraten den Patienten zu folgenden Aspekten:

- Eine Hodenoperation und auch die Entfernung eines Hodens hat in aller Regel keine negativen (körperlichen) Auswirkungen auf das Sexualleben. Pflegende erfragen Ängste bezüglich Zeugungsunfähigkeit und erektiler Dysfunktion (➤ 22.1) und nehmen diese ernst. Auf Wunsch des Patienten beziehen sie auch die Partnerin mit ein.
- Körperliche Anstrengungen, z. B. durch Geschlechtsverkehr und Sport, sollen in den ersten Wochen vermieden werden bzw. werden individuell besprochen.
- Nach erfolgter Vasektomie können noch monatelang befruchtungsfähige Spermien im Ejakulat enthalten sein. Zu Beginn ist daher eine zusätzliche Verhütung zu empfehlen.
- Auf Wunsch werden Kontakte zu psychoonkologischer Beratung und Selbsthilfegruppen bei Hodenkrebs vermittelt.

22.2.3 Spezielle perioperative Pflege bei Prostataoperationen

DEFINITION

Prostataresektion: Entfernung von Prostatagewebe.
Prostatektomie: Entfernung der Prostata.

Wegen der großen Anzahl von Prostataerkrankungen bei älteren Männern gehören **Prostataoperationen** zu den häufigsten urologischen Operationen. Jährlich werden in Deutschland wohl ca. 80.000 Prostataresektionen und ca. 30.000 Prostatektomien durchgeführt. [5]

Prostataresektion

Bei einer **Prostataresektion** wird die Prostata *teilweise* entfernt. Weitaus häufigste Indikation ist das benigne Prostatasyndrom durch Prostatahyperplasie (➤ 22.5). Ziel der Operation ist die Verbesserung des Wasserlassens durch Entfernung des Prostatagewebes am Blasenausgang, das die Harnröhre einengt.

- Am häufigsten erfolgt dies über die Harnröhre, **transurethrale Prostataresektion** oder kurz *TUR-P* genannt (➤ Abb. 22.9). Mit einem über die Harnröhre eingeführten *Resektoskop* wird das einengende Prostatagewebe unter Sicht mit einer Elektroschlinge Span für Span entfernt und das „abgehobelte“ Gewebe ausgespült. Weitere Verfahren setzen Laser oder Mikrowellen zur Gewebezerstörung ein.
- Bei einer sehr ausgeprägten Prostatavergrößerung kann so nicht genügend Gewebe entfernt werden. In diesem Fall werden in der **offenen Adenomenukleation** Bauchdecke und Harnblase eröffnet *(transvesikaler Zugang)* und das einengende Gewebe mit dem Finger herausgelöst, wie eine Mandarine aus ihrer Schale.

Das entfernte Gewebe wird immer histologisch untersucht.

Hauptkomplikationen sind Blutungen, Infektionen, Harnröhrenkomplikationen, z. B. Verengungen, eine (vorübergehende) Harninkontinenz und eine **retrograde Ejakulation** (Ejakulation in die Harnblase statt nach außen, „trockener Orgasmus“).

Speziell nach TUR-P ist eine Entgleisung des Wasser- und Elektrolythaushalts durch in den Blutkreislauf aufgenommene Spülflüssig-

22

keit möglich, das **TUR-Syndrom** u. a. mit Übelkeit, Verwirrtheit und Kreislaufstörungen.

Nach einer Prostataresektion verbleibt immer Restgewebe (die sog. Kapsel ➤ Abb. 22.10), sodass ein Rezidiv eines benignen Prostatasyndroms und auch ein Prostatakarzinom möglich sind.

Prostatektomie

Bei einem Prostatakarzinom (➤ 22.6) wird das *gesamte* Drüsengewebe einschließlich der Samenbläschen, der Endstücke der Samenleiter und (meist) der umgebenden Lymphknoten entfernt (➤ Abb. 22.10). Diese **radikale Prostatektomie** *(radikale Prostatovesikulotomie, RP, RPE)* erfolgt zunehmend als minimalinvasive (laparoskopische) Operation, auch roboterassistiert. Die Operation ist auch *transabdominal retropubisch* (über einen Schnitt oberhalb des Schambeins) oder *transperineal* (vom Damm her) möglich. Evtl. kann nervenschonend operiert werden, also die beiden hinten-seitlich an der Prostata zum Penis hinunterziehenden Gefäß-Nerven-Bündel erhalten werden, welche an Erektion und Kontinenz beteiligt sind. Zunehmend werden lediglich die Sentinel-Lymphknoten entnommen, d. h. die ersten Lymphknoten im Abflussgebiet.

Eine Hauptkomplikation der radikalen Prostatektomie ist die Harninkontinenz (➤ 10.1.4) durch Nervenschädigung und Verletzung des Blasenschließmuskels, da die Harnröhre im Bereich der Prostata mit entfernt wird und Harnblasenausgang und Harnröhre im Schließmuskelbereich neu vernäht werden. Durch intensive Physiotherapie über Monate ist oft eine Besserung zu erzielen. Sehr häufig sind außerdem Erektionsstörungen (➤ 22.1). Hier kann medikamentös versucht werden, eine Besserung zu erreichen. Postoperativ ist der Patient immer zeugungsunfähig.

Operativer Zugang

Prostataoperationen können transurethral (über die Harnröhre), nach Laparotomie (durch die Bauchdecke) mit dem Sonderfall des minimalinvasiven Vorgehens sowie transperineal (über den Damm) durchgeführt werden (➤ Abb. 22.11).

Präoperative pflegerische Betreuung

Die präoperative pflegerische Betreuung umfasst neben den üblichen Vorbereitungen für eine Operation in Allgemeinanästhesie:

- Einüben des bauchdeckenschonenden Aufstehens über die Seitenlage
- Beckenbodentraining zur Kontinenzförderung unter Anleitung eines Physiotherapeuten

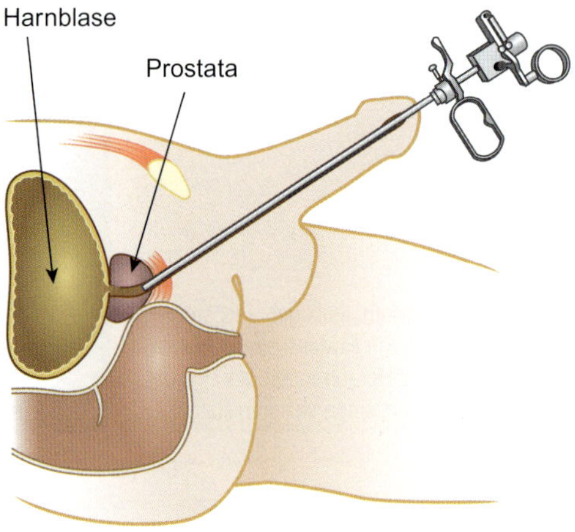

Abb. 22.9 Transurethrale Prostataresektion (TUR-P). Das einengende Prostatagewebe wird durch die Harnröhre mit dem Resektoskop „abgehobelt“. [L255]

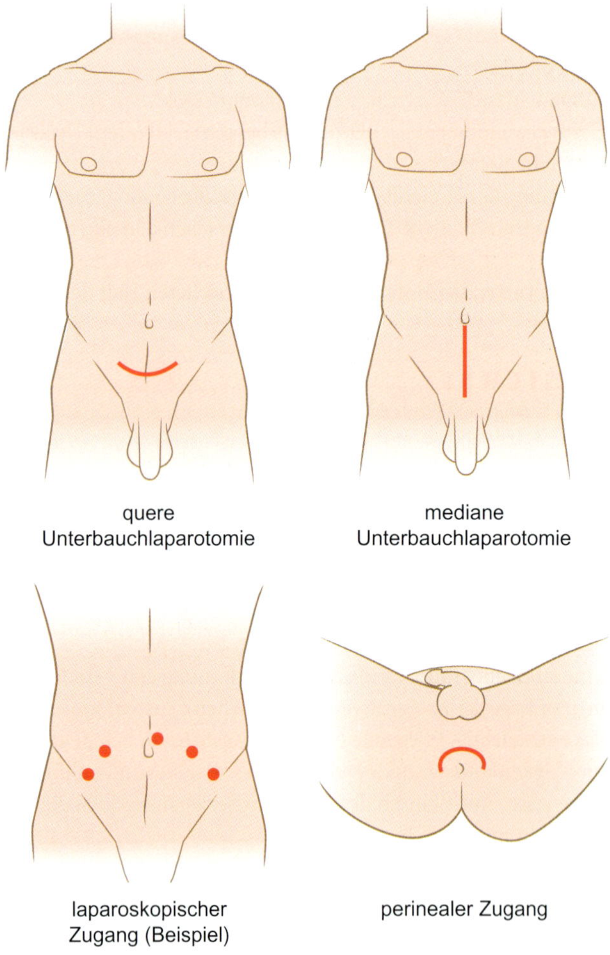

Abb. 22.11 Operative Zugänge bei Prostataoperationen. [L255]

22

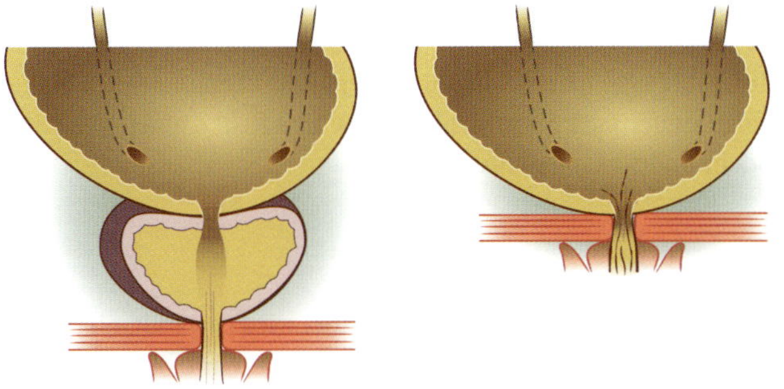

Abb. 22.10 Zustand nach Prostataresektion (links, Rest-Prostatagewebe = rosa) und radikaler Prostatektomie (rechts). [L255]

Tab. 22.2 Spezielle postoperative Maßnahmen bei Prostataresektion und Prostatektomie. [6], [7]

Prostataresektion	Prostatektomie
• Spülung des Wundgebiets über einen dreilumigen transurethralen Blasenspülkatheter (➤ 10.2.1) oder bei Adenomenukleation über einen suprapubischen (Zufluss) und transurethalen Katheter (Abfluss): – Spülung mit physiologischer Kochsalz- oder Ringerlösung bis zum 2.–3. Tag (einschl.) oder bis die Spülflüssigkeit hell ist – Überwachung und Bilanzierung der Spülung, um ein Einfließen der Spülflüssigkeit in den Bauchraum über eine Verletzung in der Blase frühzeitig zu erkennen – Menge und Einlaufgeschwindigkeit nach Arztanordnung, diese orientiert sich u. a. an der Ausprägung der Hämaturie – Vorsicht – Gefahr einer **Blasentamponade** mit Harnverhalt infolge einer Verlegung durch Blutkoagel. Bei Verdacht Arztinformation, damit das Koagel manuell mittels einer Blasenspritze ausgespült werden kann • Beachtung der größeren Blockungsmenge zur Blutstillung (bis 100 ml), Reduzierung nach Arztanordnung • Nach Entfernung des Spülkatheters Patient zum reichlichen Trinken anhalten (ca. 1,5–3 l/Tag). • Bei suprapubischem *und* transurethralem Katheter Belassen des suprapubischen Katheters bis zum 10.–14. Tag • Beckenbodentraining, Blasentraining und Restharnbestimmung nach Entfernung des transurethralen Blasenverweilkatheters – in Verbindung mit Beckenbodentraining	• Belassen des transurethralen Dauerkatheters für 4–21 Tage. Die Blockung dient dem Anastomosenschutz • Vermeiden von Anastomosenverletzungen: – Beim versehentlichen Herausrutschen des Katheters unverzüglich Arztinformation, kein Legen eines neuen Katheters – In den ersten postoperativen Wochen keine Darmrohre, Klistiere, Suppositorien • Kontrolle und Wechsel des Wundverbands nach Arztanordnung • Kontrolle der Drainage und der Fördermenge • PDA-Katheter und Infusionspumpe zur Schmerztherapie • Anhalten zum reichlichen Trinken
• Ggf. Hodenbänkchen (➤ Abb. 22.7), Kühlung des Hodens zur Prophylaxe bzw. Behandlung einer Hodenschwellung • Kein Anspannen der Bauchdecke, z. B. bei Positionierungen oder Pressen beim Stuhlgang, zur Vermeidung einer Nachblutung	

Postoperative pflegerische Betreuung

Die postoperative pflegerische Betreuung ist bei Prostataresektion und Prostatektomie unterschiedlich (➤ Tab. 22.2).

Beratung

Die **Beratung** nach Prostataresektion und Prostatektomie umfasst folgende Aspekte:

- Bis zur vollständigen Wundheilung (Prostataresektion ca. sechs Wochen, Prostatektomie bis zu drei Monaten)
  - Obstipationsprophylaxe, um ein Pressen bei der Defäkation zu vermeiden
  - Langsame Steigerung der körperlichen Belastung, kein Heben von Lasten über 5 kg
  - Vermeiden von Druck auf Prostata und Damm durch aufrechtes Sitzen über einen längeren Zeitraum (z. B. durch Fahrrad fahren), ggf. Verwendung eines Sitzrings (➤ Abb. 22.12)
  - Verzicht auf Geschlechtsverkehr
  - Keine Vollbäder und Saunabesuche
- Maßnahmen bei Harninkontinenz und kontinenzfördernde Maßnahmen (➤ 10.1.4)
  - Verwendung von Inkontinenzhilfsmitteln, z. B. Vorlagen und Netzhosen
  - Beckenbodentraining
  - Anleitung zum Führen eines Miktionstagebuchs, um auch kleine Erfolge durch das Beckenbodentraining sichtbar zu machen. Dazu die nasse Vorlage wiegen und mit einer trockenen vergleichen, um die abgegangene Urinmenge zu erheben; Dokumentation mit Uhrzeit und Datum
- Psychosoziale Betreuung (v. a. nach karzinombedingter Prostatektomie)
  - Motivation zu den regelmäßigen Nachsorgeuntersuchungen
  - Vermittlung von Selbsthilfegruppen, Gesprächspartnern u. a. zur Verbesserung des Selbstbilds
  - Erläuterung von Hilfen bei Erektionsstörungen (➤ 22.1)
- Nach Prostatektomie Möglichkeit einer rehabilitativen Anschlussheilbehandlung

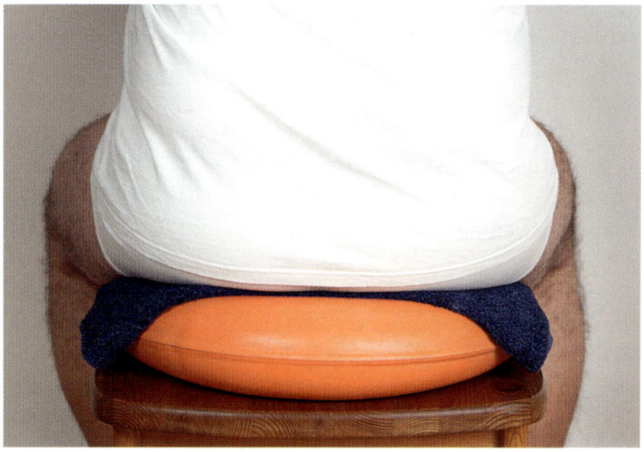

Abb. 22.12 Sitzring, der den Druck auf Prostata und Damm reduziert. [K115]

22.3 Fehlbildungen und Entwicklungsstörungen

Hodenhochstand

DEFINITION

Hodenhochstand *(Maldescensus testis):* zeitweilige oder dauerhafte Lage eines oder beider Hoden außerhalb des Hodensacks. Mit 0,7–3 % aller männlichen Neugeborenen (und bis zu 30 % bei Frühgeborenen) häufigste Hodenerkrankung bei Neugeborenen. [8]

Krankheitsursachen und -entwicklung

Beim **Hodenhochstand** ist der Hoden nicht wie physiologisch vom Bauchraum durch den Leistenkanal in den Hodensack gewandert, sondern auf seinem Weg „liegengeblieben" oder hat einen falschen Weg genommen. Die Ursachen sind multifaktoriell und im Einzelfall unklar.

Die erhöhte Temperatur durch die Lage in Bauchhöhle oder Leistenkanal schädigt das Hodengewebe. [8]

Klinische Zeichen und Diagnostik

Beide Hoden sollten bei männlichen Neugeborenen im Hodensack zu tasten sein. Beim Hodenhochstand ist dies ein- oder beidseits nicht der Fall. Unterschieden werden (➤ Abb. 22.13):

- **Pendelhoden,** die sich zwischen Hodensack und Leistenkanal hin und her schieben lassen (Normvariante)
- **Gleithoden,** die im Bereich des äußeren Leistenrings liegen und sich zwar unter Zug in den Hodensack ziehen lassen, aber immer wieder in ihre ursprüngliche Lage zurückgleiten
- **Leistenhoden,** die sich im Leistenkanal tasten, aber nicht in den Hodensack bewegen lassen
- **Bauchhoden,** die auch im Leistenkanal nicht tastbar sind
- **Ektope Hoden,** die außerhalb des „normalen" Wegs des Hodenabstiegs liegen, z. B. an der Peniswurzel

Die Diagnosestellung erfolgt klinisch, ggf. ergänzt durch eine Sonografie zur genauen Ortung des fehlgelagerten Hodens, bei weiterer Unklarheit auch Blutuntersuchungen und Laparoskopie. [8]

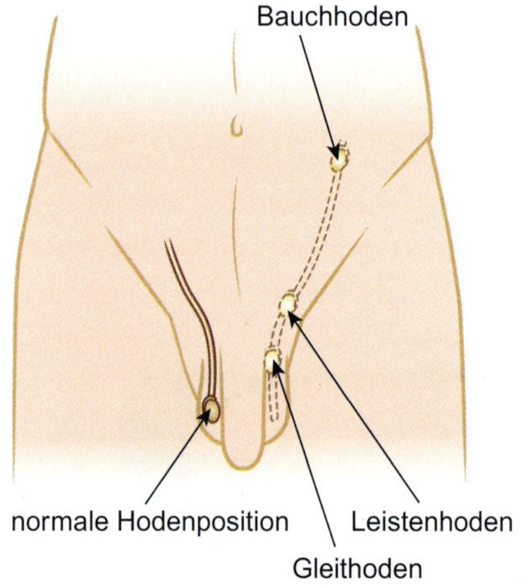

Abb. 22.13 Formen des Hodenhochstands (ohne Hodenektopie). [L255]

Komplikationen

Häufigste Folge ist eine spätere Infertilität (Zeugungsunfähigkeit infolge zu geringer Spermienbildung). Das Risiko eines bösartigen Hodentumors ist ebenfalls erhöht.

Behandlung

Bis zum Ende des ersten Lebenshalbjahrs wird gewartet, ob die Verlagerung in den Hodensack noch „nachgeholt" wird. Bleibt diese aus, wird behandelt, um (weitere) Schäden des Hodens zu vermeiden. Die Behandlung sollte mit dem ersten Geburtstag abgeschlossen sein. Ausnahme ist der Pendelhoden, der nicht behandlungsbedürftig ist.

Erster Schritt ist eine mehrwöchige Hormontherapie mit GnRH, HCG oder beiden (➤ 22.2.1). Bei Versagen wird der Hoden operativ in den Hodensack verlagert und dort fixiert (*Orchido-/Funikulolyse, Orchidopexie* ➤ 22.2.2).

Spezielle perioperative Pflege bei Hodenoperationen ➤ 22.2.2

Beratung

Pflegende informieren Eltern, dass für ihren Sohn ab dem 15. Lebensjahr wegen des trotz Behandlung erhöhten Tumorrisikos die regelmäßige Selbstuntersuchung der Hoden besonders wichtig ist (➤ 22.1.3). [8]

Phimose

DEFINITION

Phimose *(Vorhautverengung):* Unmöglichkeit, die Vorhaut vollständig und atraumatisch über die Eichel (Glans penis) zurückzuziehen. Im Säuglingsalter normal. Häufigkeit der (entwicklungsbedingten) primären Phimose bei Jugendlichen 0,6–1,5 %. [9]

Krankheitsursachen und -entwicklung

Inneres Vorhautblatt und Eichel sind beim Säugling verklebt und lösen sich erst nach und nach, zumeist bis zum Abschluss der Pubertät. Bleibt diese Verklebung bestehen oder ist die Vorhaut sehr eng, liegt eine **primäre Phimose** vor. Eine **sekundäre Phimose** kann sich in jedem Alter als Folge z. B. der entzündlichen Hauterkrankung *Lichen sclerosus* entwickeln. Pflegende informieren die Eltern neugeborener Jungen, dass ein Zurückziehen der Vorhaut z. B. zum Waschen nicht nötig ist. Bei zu frühen Versuchen kann es zu Einrissen der Vorhaut und in der Folge zu einer narbigen Phimose kommen.

Klinische Zeichen und Diagnostik

Kinder sind meist beschwerdefrei. Krankheitswert erlangt die Phimose erst bei Beschwerden, etwa beim Wasserlassen (z. B. Aufblähen der Vorhaut) oder durch Entzündung. Bei Erwachsenen bestehen außerdem Beschwerden beim Geschlechtsverkehr.

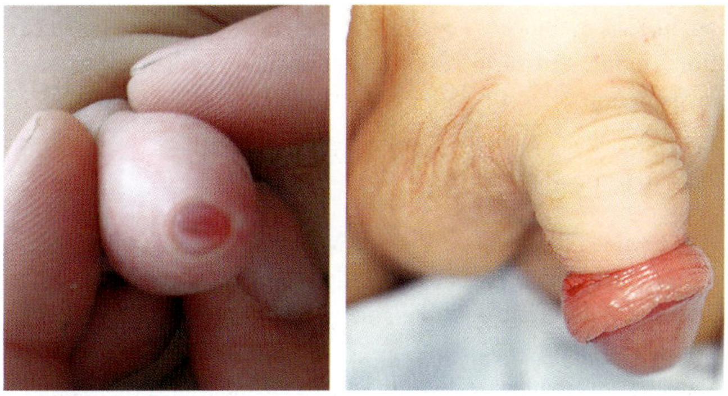

Abb. 22.14 Links Phimose, rechts Paraphimose, jeweils bei einem kleinen Jungen. [R232, F432]

Die Diagnose wird klinisch gestellt (➤ Abb. 22.14). Die klinische Untersuchung erfolgt altersgerecht in einer kindergerechten Umgebung durch erfahrene Untersuchende [9].

Komplikationen

Häufigste Komplikationen sind Entzündungen von Vorhaut, Eichel **(Balanitis)** und Harnwegen.

NOTFALL!

Ein urologischer Notfall ist die **Paraphimose,** bei der sich die zurückgezogene Vorhaut nicht mehr über die Eichel zurückschieben lässt und einen Schnürring bildet (➤ Abb. 22.14). Folge ist eine Abschnürung und Durchblutungsstörung von Vorhaut und Eichel. Die Reposition erfolgt entweder nach Lokalanästhesie durch Auspressen des Ödems, gelegentlich unter regionaler Anästhesie oder Vollnarkose.

Behandlung

Erste Wahl ist die Behandlung mit einer Glukokortikoidsalbe (z. B. 0,1%-ige Betamethasonsalbe), die 2-mal täglich für maximal drei Monate aufgetragen wird.
Bei älteren Kindern, Jugendlichen und Erwachsenen ist eine (ambulante) Operation nötig, bei Kindern in Vollnarkose, bei Jugendlichen oder Erwachsenen in Lokalanästhesie.

- Bei der **Zirkumzision** *(Beschneidung)* wird die Vorhaut teilweise oder ganz entfernt und die Reste des äußeren und inneren Vorhautblatts werden vernäht. Die Eichel liegt danach teilweise oder vollständig frei. Alternative bei Säuglingen ist die Beschneidung z. B. mittels eines Plastibell®-Rings, bei der die Vorhaut nur eingeschnitten und dann durch den untergeschobenen und fixierten Ring abgeschnürt wird, sodass sie von selbst abfällt.
- Bei der seltener praktizierten **Erweiterungsplastik** wird die Vorhaut erhalten und erweitert.

Pflegerische Betreuung

Die postoperative Pflege umfasst folgende Beobachtungen und Maßnahmen:

- Beobachtung auf Schwellung und Verlauf der Wundheilung, bei Schwellung des Penis diesen hochlagern und kühlen
- Beobachtung der Urinausscheidung
- Beobachtung auf Nachblutung
- Schmerzbeobachtung, Bettbogen, um den Druck der Bettdecke auf das Wundgebiet zu reduzieren, keine beengende Kleidung
- Vorsichtiges Waschen und Trocknen des Penis ab dem ersten postoperativen Tag
- Aufbringen einer Wundheilungssalbe (z. B. Panthenol®) mit einem Watteträger. Bei kleinen Kindern danach Anlegen einer Windel, größere Kinder und Erwachsene tragen eine Netzhose mit Einlage oder eine Unterhose. Windel bzw. Einlage unverzüglich bei Verunreinigung wechseln und Intimbereich reinigen
- Regelmäßiges Zurückstreifen der Vorhaut, falls diese nicht vollständig entfernt wurde, um ein Verkleben zu vermeiden

Beratung

Pflegende gehen bei der Beratung auf folgende Aspekte ein:

- Hautverlust kann zu einem Sensibilitätsverlust führen, der die Sexualität beeinflussen kann.
- Bei nicht vollständiger Entfernung der Vorhaut sollte der Patient auf Zeichen einer erneuten Phimose achten, z. B. Spannungsgefühl bei einer Erektion.
- Die Patienten sollten drei Wochen postoperativ keinen Geschlechtsverkehr haben.
- Balanitis und Phimose beim Erwachsenen können Hinweis auf einen unentdeckten Diabetes mellitus sein, bei wiederholtem Auftreten sollte dieser daher ausgeschlossen werden.
- Die lokale Behandlung und Manipulation am Penis kann den Jungen sexuell erregen und/oder als übergriffig oder überwältigend empfunden werden. Altersabhängig sollte der Junge die Behandlung selbst durchführen, ansonsten eher der Vater als die Mutter. [9]
- Pflegende informieren außerdem zu Unterstützungsangeboten bei Verdacht auf kindliche Verhaltensauffälligkeiten oder psychische Beeinträchtigungen.

Hypo- und Epispadie

Hypo- und Epispadie sind mit ca. 0,5 % relativ häufige Fehlbildungen von Penis *und* Harnröhre.

- Bei der häufigen Hypospadie mündet die Harnröhre nicht auf der Eichel, sondern ventral an der Penisunterseite. Dadurch ist der Penis immer oder nur bei der Erektion nach ventral verkrümmt.
- Bei der seltenen Epispadie liegt die Harnröhrenmündung auf der Dorsalseite (Oberseite) des Penis. Sie ist oft mit Inkontinenz verbunden. Der Penis ist nach dorsal verkrümmt.

Beide Fehlbildungen lassen sich durch einfache Untersuchung feststellen.

Die Therapie sollte um den ersten Geburtstag beginnen. Oft sind mehrere Operationen nötig, um die Harnröhrenmündung zu verlagern und den Penis bestmöglich zu rekonstruieren. Die Epispadie ist dabei schwerer zu korrigieren.

22.4 Prostataentzündung

DEFINITION

Prostataentzündung *(Prostatitis):* Entzündung der Vorsteherdrüse. Altersgipfel bei 40–50 Jahren, ca. 15 % erkranken mindestens einmal im Leben, damit häufigste urologische Erkrankung überhaupt. [10]

Krankheitsursachen und -entwicklung

Hauptursache der **akuten Prostataentzündung** ist eine bakterielle Infektion der Prostata, aufsteigend über Harnröhre und Harnblase. Die **chronische Prostataentzündung** ist kein einheitliches Krankheitsbild *(chronische bakterielle Prostatitis, chronische Prostatitis/chronisches Beckenschmerzsyndrom)*. Bei ca. 30 % der Männer dauert die Entzündung länger als ein Jahr [10].

Klinische Zeichen und Diagnostik

Symptome sind Druck und Schmerzen in Hoden und Damm, die sich beim Sitzen verstärken, sowie aufgrund der räumlichen Nähe zu Harnblase bzw. -röhre und Darm verzögertes, häufiges (Pollakisurie) und schmerzhaftes (Dysurie) Wasserlassen, häufiger Stuhldrang und Schmerzen beim Stuhlgang. Bei der chronischen Prostatitis sind die Beschwerden milder als bei der akuten. Patienten mit akuter Prostataentzündung haben oft ausgeprägtes Krankheitsgefühl und evtl. Fieber.

Die Diagnose wird durch eine *vorsichtige* digital-rektale Untersuchung (➤ 22.1.3, bei akuter Prostataentzündung sehr schmerzhaft!) und eine Urinuntersuchung einschließlich Urinkultur bestätigt.

Zusätzlich können ein Harnröhrenabstrich und eine Sonografie erfolgen. Bei chronischer Prostataentzündung lassen sich nicht immer Erreger nachweisen.

Komplikationen

Komplikationen der akuten Prostataentzündung sind:

- Harnverhalt
- Chronische bakterielle Prostataentzündung (Entzündung länger als drei Monate)
- **Prostataabszess,** evtl. mit Notwendigkeit einer operativen Behandlung, Übergreifen der Entzündung auf den Hoden und Nebenhoden, **Urosepsis** (vom Urogenitaltrakt ausgehende Sepsis, ➤ 13.3)

Behandlung

Die Therapie der akuten Prostatitis erfolgt antibiotisch, etwa mit Tetrazyklinen (z. B. Doxycyclin AL®) oder Cephalosporinen (z. B. Cefuroxim-CT®).

Die Behandlung der chronischen Prostatitis ist schwierig. Eingesetzt werden je nach vermuteter Ursache u. a. Antibiotika, antientzündliche Medikamente (z. B. Ibuprofen, etwa Nurofen®, ➤ 2.5.13, ➤ 14.2.2), α_1-Blocker (➤ 22.5), pflanzliche Präparate (etwa Nomon® mono, Prosturol® Supp), aber auch Techniken zur Muskelentspannung.

Pflegerische Betreuung

- Pflegende führen entsprechende Maßnahmen bei Fieber durch.
- Sie beobachten die Urinausscheidung (Harnverhalt?), ggf. ist die Anlage eines transurethralen oder suprapubischen Katheters notwendig.
- Bei schmerzhafter Defäkation ist eine Obstipationsprophylaxe sinnvoll.
- Pflegefachpersonen fragen nach Schmerzen und führen schmerzlindernde Maßnahmen durch, z. B. feucht-warme Auflagen in Unterbauch, Schambeinregion, Damm oder Flanken.
- Patienten mit akuter Prostataentzündung sollen eingeschränkte Bettruhe einhalten.

Prävention und Beratung

Zusätzlich zu einer gesunden Lebensweise ist zu beachten:

- Hygienische Grundprinzipien bei der Intimpflege einhalten
- Reichlich trinken, um Erreger aus Harnblase und -röhre zu spülen
- Außerhalb fester Partnerschaften zur Infektionsprophylaxe nur geschützten Geschlechtsverkehr haben
- Becken möglichst warm halten z. B. nasse Badebekleidung ausziehen, nicht lange auf hartem, kühlem Untergrund sitzen
- Überlastungen des Beckenbereichs z. B. durch Sportarten wie Reiten oder Fahrradfahren vermeiden
- Bei erneuten Beschwerden unverzüglich Arzt aufsuchen

22.5 Benignes Prostatasyndrom

DEFINITION

Benignes Prostatasyndrom *(BPS):* variable Kombination aus Beschwerden, Blasenausgangsverengung und (erhöhtem) Prostatavolumen, meist verursacht durch eine **benigne Prostatahyperplasie** (*BPH, gutartige Prostatavergrößerung* ➤ Abb. 22.16). Sehr häufige Erkrankung älterer Männer: ca. 50 % der über 60-Jährigen und ca. 80 % der über 70-Jährigen sind betroffen, jedoch mit sehr unterschiedlich ausgeprägten Beschwerden [11]. Unbehandelt meist langsames Fortschreiten.

Krankheitsursachen und -entwicklung

Bei älteren Männern vergrößern sich die um die Harnröhre gelegenen (periurethralen) Anteile von Prostatadrüse und -bindegewebe (➤ Abb. 22.15). Bei der Entstehung dieser **benignen Prostatahyperplasie** *(Prostataadenom)* spielen viele Faktoren eine Rolle, z. B. erbliche Veranlagung, Hormonhaushalt (Testosteronverminderung), Lebensstil und metabolisches Syndrom.

Die vergrößerten, knotigen Teile drängen das normale Prostatadrüsengewebe nach außen (die sog. „Kapsel") und engen die Harnröhre im Blasenausgangsbereich ein.

22

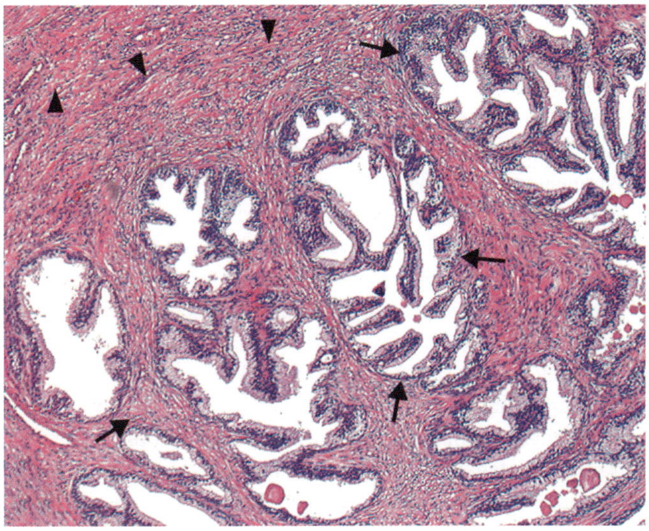

Abb. 22.15 Benigne Prostatahyperplasie im histologischen Bild mit hyperplastischen Drüsen (Pfeile) und Muskelzellwucherung (Pfeilspitzen). [R285]

Klinische Zeichen und Diagnostik

Wegweisend sind verschiedene Beschwerden beim Wasserlassen, die als **LUTS** *(lower urinary tract symptoms = Symptome des unteren Harntaktes)* zusammengefasst werden:

- Verzögerter Miktionsbeginn (sog. Anwartzeit)
- Weniger Druck beim Wasserlassen, dünnerer Harnstrahl
- Unkontrollierbarer Harndrang bei zunehmender Blasenfüllung
- Nachträufeln nach Beendigung des Wasserlassens
- Nächtliches Wasserlassen (Nykturie)

Da die Beschwerden langsam entstehen (Stadien ➤ Tab. 22.3), nehmen die betroffenen Männer oft erst spät pflegerisch-medizinische Hilfe in Anspruch.

Standardisierte Fragebögen wie etwa der **IPSS** *(International Prostate Symptom Score)* objektivieren den Leidensdruck. [11], [12]

Unterschiedliche Ausprägung

Es gibt Männer mit vergleichsweise kleiner Prostata und starken Beschwerden und es gibt Betroffene mit großer Prostata und relativ wenig Symptomen. Zudem sind die Beschwerden individuell unterschiedlich gewichtet.

Die Diagnose erfolgt durch digital-rektale Untersuchung der Prostata. Mittels Sonografie werden das Prostatavolumen sowie Restharn in der Blase (➤ Abb. 22.17) bestimmt und eine Nierenstauung ausgeschlossen oder festgestellt. Eine Urinuntersuchung klärt, ob ein Harnwegsinfekt vorliegt. Außerdem wird der Tumormarker *PSA (prostataspezifisches Antigen)* im Blut bestimmt. Zur objektiven Beurteilung des Harnstrahls kann eine Harnstrahlmessung (*Uroflowmetrie* ➤ 10.1.9) erfolgen. [13]

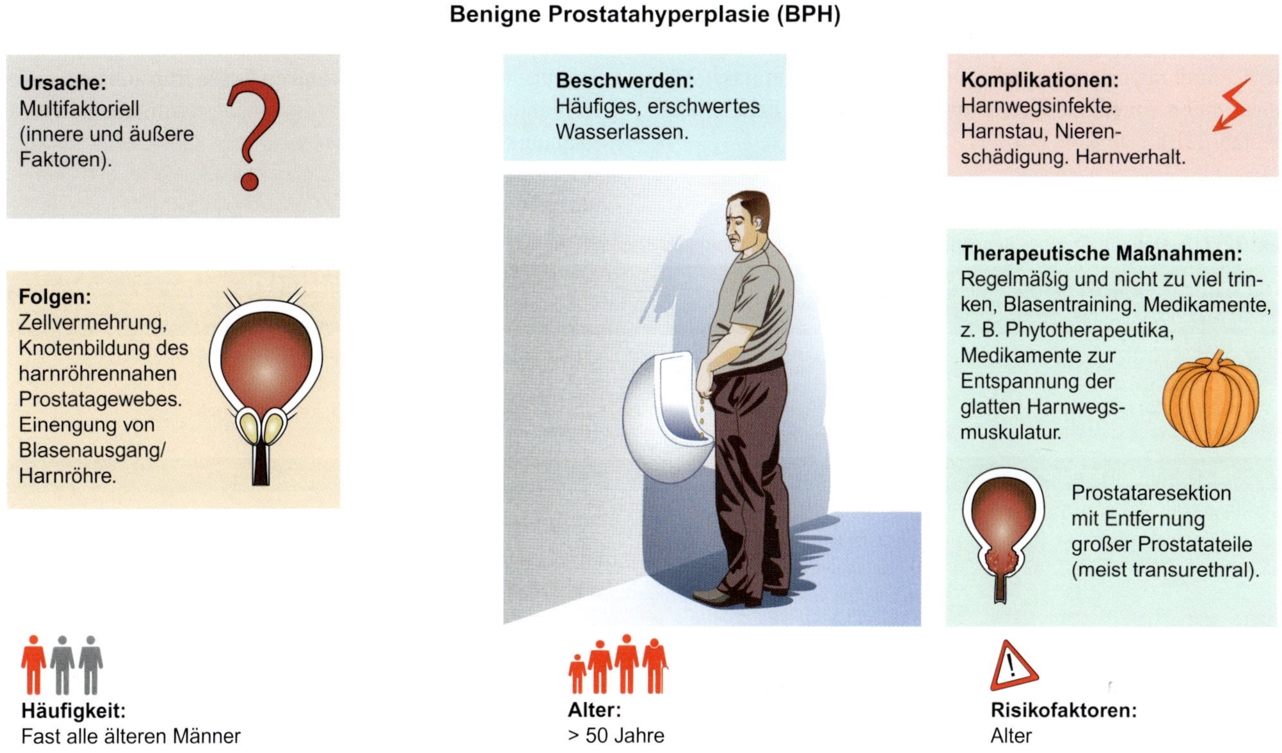

Abb. 22.16 Übersicht benigne Prostatahyperplasie. [L255]

22

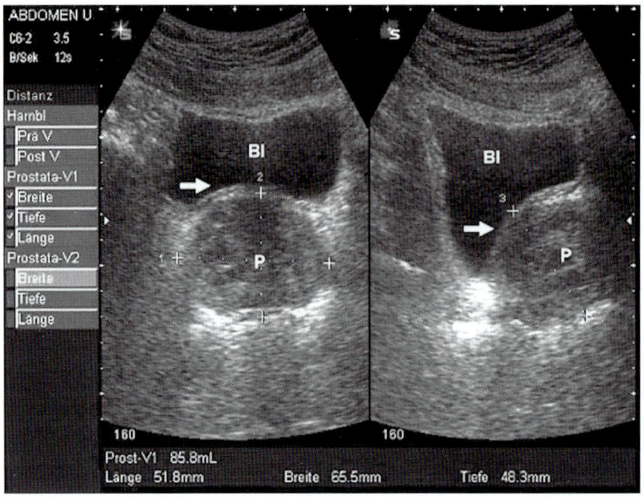

Abb. 22.17 Sonografiebefund bei deutlich vergrößerter Prostata (P) mit Anhebung des Blasenbodens (Bl) und Restharnbildung. [M381]

Komplikationen

Hauptkomplikationen sind:
- Harnwegsinfektionen
- Hypertrophie der Harnblasenmuskulatur, sog. **Balkenblase**
- Restharnbildung, Harnverhalt
- Harnstau, Nierenfunktionseinschränkung

Behandlung

Die Behandlung orientiert sich an den Phasen und umfasst Allgemeinmaßnahmen, medikamentöse und operative Behandlung (➤ Tab. 22.3).

Allgemeinmaßnahmen

Allgemeinmaßnahmen sind: [13] [14]
- Insgesamt ca. 1,5 l Flüssigkeitszufuhr pro Tag, gleichmäßig über den Tag verteilt, vor bestimmten Aktivitäten und abends zur Vermeidung einer Nykturie kein übermäßiges Trinken, abends keine Diuretika
- Vermeidung von harnblasenreizenden Lebensmitteln, z. B. Kaffee, Alkohol, scharfen Gewürzen
- Zur Miktionserleichterung gegebenenfalls lokal (feuchte) Wärme anwenden
- Ausstreichen der Harnröhre nach dem Wasserlassen zur Vermeidung eines „Nachträufelns“
- Kein langes Sitzen mit Druck auf Damm und Prostata
- Keine Überdehnung der Blase, z. B. durch Nicht-auf-die-Toilette-Gehen oder rasches Trinken großer Flüssigkeitsmengen
- Keine Kälteexposition, z. B. nasse Badebekleidung rasch wechseln
- Blasentraining

Blasentraining
Dem Blasentraining kommt v. a. in den ersten beiden Stadien große Bedeutung zu, um die Blasenkapazität zu vergrößern und die Zeit zwischen den Miktionen auszudehnen: [11], [13], [14]
- Führen eines Miktionstagebuchs über 3–5 Tage zur Ermittlung der zugeführten Flüssigkeiten und Ausscheidungsintervalle
- Dann Erstellung eines persönlichen Trink- und Ausscheidungsplans mit festgelegten Miktionszeiten, z. B. zweistündlicher Toilettengang tagsüber. Zu diesen wird die Toilette auch aufgesucht, wenn kein Harndrang besteht
- Erlernen von Ablenkungstechniken, bei zu früh aufkommendem Harndrang z. B. Atem- und Entspannungstechniken, gezielte Anspannung des Beckenbodens

Tab. 22.3 Symptome, Stadien, Behandlung und Beratung bei benignem Prostatasyndrom.

Symptome	Behandlung	Beratungsaspekte
Stadium 1: Reizstadium		
• Verzögerter Miktionsbeginn (➤ 10.1.1) • Abgeschwächter, dünner Harnstrahl • Pollakisurie, Nykturie (➤ 10.1.1)	Ziel: Verbesserung von Symptomen und Leidensdruck. Maßnahmen: • Allgemeinmaßnahmen (siehe Text) • Evtl. pflanzliche Arzneimittel	• Allgemeinmaßnahmen (siehe Text) • Krankheitsverlauf • Kontrolluntersuchungen
Stadium 2: Restharnstadium		
• Restharnbildung (➤ 10.1.6) • Harnwegsinfektionen (➤ 10.4) • Evtl. Inkontinenz (➤ 10.1.4)	Ziel: Verbesserung von Restharnbildung und Harninkontinenz. Maßnahmen: • Medikamente (siehe Text) • Operation, v. a. TUR-P (transurethrale Resektion der Prostata ➤ 22.2.3)	• Therapiemöglichkeiten • Durchführung von Beckenbodentraining • Umgang mit Inkontinenzhilfsmitteln • Ggf. Beratung nach Prostataresektion (➤ 22.2.3)
Stadium 3: Dekompensationsstadium		
• Harnverhalt, Überlaufblase (➤ 10.1.6) • Harnrückstau bis zu den Nieren, evtl. Nierenfunktionseinschränkung	Ziel: Beseitigung des Harnstaus, Erholung der Nieren. Maßnahmen: • Entlastung durch transurethrale/suprapubische Katheterisierung (➤ 10.2.1) • Anschließend Operation. Ist diese unmöglich, dauerhafte Katheterisierung	• Hygienischer Umgang mit transurethralem/suprapubischem Katheter • Beratung nach Prostataresektion (➤ 22.2.3)

- Wöchentliche Verlängerung der miktionsfreien Intervalle um ungefähr 15–30 Min. bis hin zu einem Zeitintervall von insgesamt 3–4 Std.
- Förderung der Motivation während des mehrere Monate dauernden Prozesses, z. B. durch Teilnahme an einer Selbsthilfegruppe

Medikamentöse Behandlung

Medikamente zur Behandlung der benignen Prostatahyperplasie sind v. a.: [11], [13], [14]

- **Pflanzliche Arzneimittel** (Phytotherapeutika). Ihre Wirksamkeit ist bislang nicht nachgewiesen, sie können aber die subjektiven Beschwerden bessern. Eingesetzt werden u. a. Extrakte der Sägezahnpalme (z. B. SabalUNO®), Phytosterole/β-Sitosterin (z. B. Harzol®), Brennnesselwurzelextrakte (mit in z. B. Prostagutt® duo), Kürbiskernextrakte (z. B. Granu Fink® Prosta forte) sowie Mischpräparate (z. B. Prostagutt® duo).
- **α_1-Blocker,** etwa Alfuzosin (z. B. Alfuzosin beta®), Tamsulosin (z. B. Prostacure®). Es wird angenommen, dass sie über eine Blockade der α_1-Rezeptoren die Muskulatur der unteren Harnwege entspannen und dadurch das Wasserlassen verbessern. Hauptnebenwirkungen sind Magen-Darm-Beschwerden, Kopfschmerz, Abgeschlagenheit, Schwindel und Blutdruckregulationsstörungen.
- **Phosphodiesterase-5-Hemmer** (z. B. Tadalafil, etwa Cialis®). Bekannt aus der Behandlung der Erektionsstörungen, entspannen sie ähnlich wie α_1-Blocker die glatte Muskulatur.
- **5α-Reduktase-Hemmer,** z. B. Finasterid (etwa Finapil®) und Dutasterid (etwa Avodart®). Im Gegensatz zu den vorgenannten Substanzen verkleinern sie die Prostata durch antiandrogene Wirkung (➤ 22.2.1).
- **Muskarinrezeptor-Antagonisten** (z. B. Tolterodin, etwa Detrusitol® ➤ Tab. 10.4). Sie werden bei starkem Harndrang empfohlen. Bei Restharnbildung dürfen sie nicht gegeben werden.
- Kombinationspräparate, z. B. aus α_1-Blockern und 5α-Reduktase-Hemmern (z. B. Duodart®).

Operative Behandlung

Bessern Allgemeinmaßnahmen und Medikamente das Wasserlassen nicht ausreichend, kommt es zu wiederholten Harnwegsinfekten oder besteht ein Harnstau, wird operiert. Operation der Wahl ist meist die TUR-P (spezielle perioperative Pflege bei Prostataoperation ➤ 22.2.3), bei der das einengende Gewebe um die Harnröhre entfernt wird. Alternative sind z. B. verschiedene Laserverfahren. [11], [13], [14]

Weitere pflegerische Betreuung

Die weitere pflegerische Betreuung umfasst vor allem den fachgerechten Umgang mit einem transurethralen bzw. suprapubischen Blasenkatheter und die diesbezügliche Anleitung des Patienten, insbesondere wenn er mit der Harnableitung nach Hause entlassen wird. *Beratung* ➤ Tab. 22.3

22.6 Prostatakarzinom

DEFINITION

Prostatakarzinom *(Prostatakrebs):* bösartiger Tumor, ausgehend von den Drüsenzellen der Vorstehergröße.
Mit ca. 65.000 Neuerkrankungen jährlich in Deutschland häufigster bösartiger Tumor bei Männern, jedoch mit relativ guter Prognose (5-Jahres-Überlebensrate etwa 90 %). Vor dem 50. Lebensjahr selten, die meisten Betroffenen sind älter als 65 Jahre. [15]

Krankheitsursachen und -entwicklung

Die Ursache des **Prostatakarzinoms** ist letztlich unklar. Androgene (männliche Geschlechtshormone) wirken wachstumsfördernd.

Das Prostatakarzinom entsteht überwiegend in der *äußeren* Zone der Prostata. Deswegen wird das Wasserlassen zunächst nicht beeinträchtigt.

Klinische Zeichen und Diagnostik

In frühen Stadien haben die Männer nur selten Beschwerden. Erst spät treten z. B. Beschwerden beim Wasserlassen oder durch Harnstau, sexuelle Funktionsstörungen, Allgemeinbeschwerden oder Symptome durch Metastasen auf. Die Diagnostik umfasst: [16]

- Eine digitale rektale Untersuchung (➤ 22.1.3)
- Die Bestimmung des Tumormarkers PSA (➤ 22.1.4)
- Eine Ultraschalluntersuchung (➤ 22.1.5)
- Ggf. ein MRT der Prostata (➤ Abb. 22.18)
- Eine Prostatabiopsie (➤ 22.1.6)

Unverzichtbar: Biopsie

Kein bildgebendes Verfahren, sondern nur der histologische Tumornachweis kann die Verdachtsdiagnose bestätigen.

Nach Diagnosesicherung folgen abhängig vom individuellen Patientenrisiko (z. B. Tumorgröße, Tumorgrad) bildgebende Verfahren zur Ausbreitungsdiagnostik, in erster Linie MRT (➤ Abb. 22.18), CT, Skelettszintigrafie, Ganzkörper-PET/CT, PSMA-PET (PSMA ist ein Antigen, das fast nur auf Prostatakarzinomzellen vorkommt. [16]

Behandlung

Die Behandlung richtet sich nach Tumorart und -größe, Patientenzustand und -wunsch.

Gerade beim Prostatakarzinom kann es sehr schwierig sein abzuschätzen, ob ein Mann von der Behandlung profitieren oder nur unter ihren Nebenwirkungen leiden wird. Männer sollen deshalb je nach individueller Situation auch informiert werden über: [16]

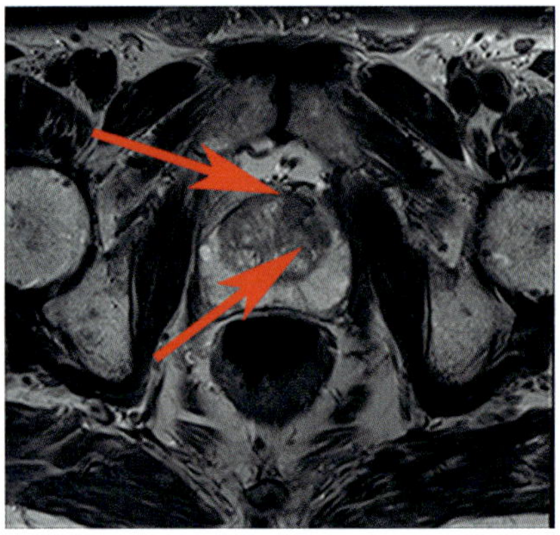

Abb. 22.18 MRT bei Prostatakarzinom. Die Pfeile zeigen auf das (histologisch gesicherte) Prostatakarzinom. [F228–001]

- *Aktive Überwachung* **(Active Surveillance),** d. h. engmaschige ärztliche Überwachung mit dem Ziel, später noch *kurativ* zu behandeln; bei Männern mit lokal begrenztem Niedrigrisiko-Karzinom mittlerweile empfohlen
- *Abwartendes Verhalten* **(Watchful Waiting)** mit späterem, *palliativem* Vorgehen bei Beschwerden; bei Männern mit einer voraussichtlichen weiteren Lebenserwartung unter zehn Jahren

Kurative Therapien

Ist der Tumor auf die Prostata begrenzt und sind keine Metastasen nachgewiesen, ist eine kurative Therapie möglich. Zur Verfügung stehen: [16]

- Die *radikale Prostatektomie* (➤ 22.2.3)
- Eine Strahlentherapie
  - *Perkutane Strahlentherapie* (durch die Haut) nach vorheriger dreidimensionaler Bestrahlungsplanung und/oder
  - *Brachytherapie,* also Bestrahlung „von innen" durch kleine radioaktive Teilchen, die über Hohlnadeln kurzzeitig oder auf Dauer in die Prostata eingebracht werden

Hauptnebenwirkungen beider Behandlungsformen sind Inkontinenz und Erektionsstörungen, bei Strahlentherapie auch Reizung des Enddarms.

Betroffene Männer sollen vor der Entscheidung die Möglichkeit haben, von einem Urologen *und* einem Strahlentherapeuten aufgeklärt zu werden.

Je nach individuellem Risiko kann postoperativ eine adjuvante Strahlentherapie oder nach Bestrahlung eine zeitlich befristete antiandrogene Hormontherapie (➤ 22.2.1) angeraten werden.

Der Therapieerfolg kann mit dem Tumormarker PSA beurteilt werden.

22

Palliative Therapien

Bei fortgeschrittenen oder metastasierten Tumoren erfolgt eine antiandrogene Hormontherapie (➤ 22.2.1). Zusätzlich oder bei Therapieversagen sind Chemotherapie, zielgerichtete Therapien oder eine PSMA-Radioligandentherapie möglich. [16], [19]. Das Radioligandentherapeutikum (Pluvicto®) trägt auf der einen Seite das Radionuklid ^{177}Lu und bindet mit der anderen spezifisch an PSMA, sodass die Karzinomzellen gezielt zerstört werden.

Psychoonkologische Betreuung und Beratung

Die Diagnose Prostatakrebs löst bei den Patienten zunächst einen Schock aus. Neben der Krisenhilfe und Unterstützung bei der Krankheitsbewältigung (➤ 2.5.12) sind das veränderte Körperbild und der Umgang mit Therapienebenwirkungen Schwerpunkte der psychoonkologischen Betreuung und pflegerischen Beratung. Da die Thematik sehr schambehaftet ist, gehen Pflegefachpersonen äußerst sensibel vor: [17]

- Anbieten, die Lebenspartnerin/den Lebenspartner an Beratungen teilnehmen zu lassen, da diese den Bewältigungsprozess unterstützen können
- Auswirkungen auf das körperliches Erscheinungs- und Selbstbild und das Sexualleben ansprechen (sich nicht mehr als „ganzer Mann" fühlen, sich „verstümmelt" fühlen). Auf Hilfsmittel bei Erektionsstörungen hinweisen (➤ 22.1)
- Zum Umgang mit Harn- und Stuhlinkontinenz beraten (Harninkontinenz ➤ 10.1.4), notwendige Prophylaxe von Harnwegsinfektionen erläutern
- Bei therapiebedingter Gynäkomastie über die Möglichkeit der operativen Reduktion des Brustdrüsengewebes informieren
- Bedeutung von körperlicher Betätigung erläutern, die sowohl die Lebensqualität bei Krebserkrankungen verbessert als auch einer Gewichtszunahme durch antiandrogene Therapien entgegenwirkt
- Zur Teilnahme am sozialen Leben ermutigen, um Isolation und depressiver Verstimmung entgegenzuwirken
- Kontakt zu Selbsthilfegruppen oder Online-Foren vermitteln
- Möglichkeit einer rehabilitativen Anschlussheilbehandlung ansprechen

Alte Menschen nicht benachteiligen

Laut einer Studie erhalten ältere Patienten im Gegensatz zu jüngeren weniger Informationen zur Selbsthilfe und Rehabilitationsmöglichkeiten. Pflegende informieren und beraten Patienten aller Altersgruppen gleichermaßen. [18]

Weitere pflegerische Betreuung

Die weitere pflegerische Betreuung ist abhängig von der Behandlung:

- Perioperative Pflege bei Prostataoperationen (➤ 22.2.3),
- Pflege bei Bestrahlung (➤ 2.5.11),
- Pflege bei Chemotherapie (➤ 2.5.7)
- Förderung der Kontinenz bzw. Maßnahmen bei Inkontinenz (➤ 10.1.4)

Prävention

Die Maßnahmen zur Primärprävention im Sinne einer Minimierung des individuellen Risikos entsprechen denen der allgemeinen Krebsprävention: [16]

- Übergewicht reduzieren, Normalgewicht anstreben
- Mäßige bis starke körperliche Aktivität an mindestens fünf Tagen der Woche

- Gesund ernähren mit reichlich pflanzlichen Produkten bei gleichzeitiger Reduktion tierischer Lebensmittel wie Fleisch, Milch und Milchprodukte
- Alkoholkonsum reduzieren
- Nicht rauchen

Zur Sekundärprävention haben alle gesetzlich krankenversicherten Männer ab 45 Jahren Anspruch auf eine jährliche Früherkennungsuntersuchung mit rektal-digitaler Untersuchung der Prostata, die allerdings recht viele Tumoren „übersieht". Das PSA-Screening, also die PSA-Bestimmung im Blut bei Beschwerdefreien, ist wegen zahlreicher Überdiagnosen und -therapien (mit entsprechenden Nebenwirkungen) umstritten.

Aufgaben zur Pflegesituation

Die Diagnose Prostatakarzinom stellt sowohl für Herrn Fischer als auch für seine Ehefrau einen riesigen Einschnitt in ihr bisheriges Leben dar. Beide haben große Zukunftsängste, sie sorgen sich vor allem um die Heilung bzw. Prognose und eine mögliche Harninkontinenz. Herr Fischer hat besonders Angst vor Erektionsstörungen. Sie besprechen alle Optionen mit dem behandelnden Urologen. Nachdem eine Metastasierung durch weitere Diagnostik ausgeschlossen werden konnte, entscheidet sich Herr Fischer nach langen Gesprächen mit seiner Frau und seinem Urologen für die radikale Prostatektomie als kurative Therapie. Beiden sind die möglichen Nebenwirkungen und Komplikationen bekannt, allerdings steht Herrn Fischers Gesundheit an oberster Stelle. Für die kommende Woche ist der Operationstermin angesetzt.

1. In welchen Patientenpositionen kann die digital-rektale Untersuchung der Prostata durchgeführt werden und was wird dabei beurteilt?
2. Was sagt der PSA-Wert aus und worauf muss vor der PSA-Wert-Bestimmung geachtet werden?
3. Welche Sonografieverfahren zur Darstellung der Prostata stehen zur Diagnostik zur Verfügung?
4. Über welche Aspekte hinsichtlich des Verhaltens nach einer Prostatastanzbiopsie musste Herr Fischer beraten und aufgeklärt werden?
5. Welche weiteren Therapieoptionen kommen beim Prostatakarzinom noch in Betracht?
6. Benennen Sie spezielle postoperative Pflegemaßnahmen nach Prostatektomie.
7. Welche beiden gefürchteten Hauptkomplikationen kann eine Prostatektomie mit sich bringen?

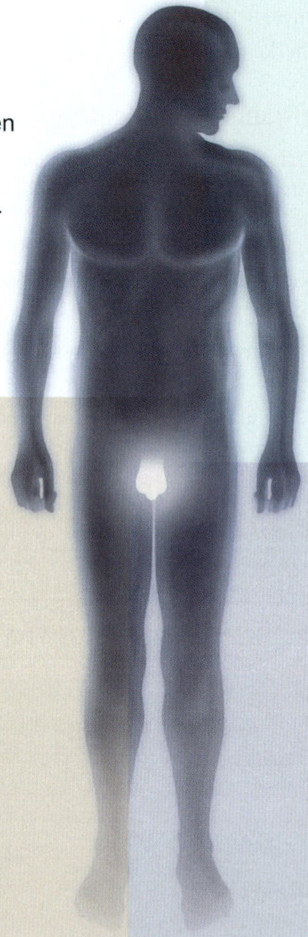

PHIMOSE (VORHAUTVERENGUNG)

Vorhaut kann nicht hinter die Eichel gezogen werden. Abzugrenzen von der physiologischen Verklebung von Eichel und Vorhaut bei Säuglingen und Kleinkindern

Ursache: angeboren oder sekundär erworben, z.B. durch Entzündung
Leitsymptome: Entzündungen, Beschwerden beim Wasserlassen
Behandlung:
- Bei kleinen Jungen Auftragen von Hormoncreme auf die Vorhaut
- Bei Versagen oder über 8-Jährigen Erweiterungsplastik oder Zirkumzision (Beschneidung)

BENIGNES PROSTATASYNDROM

Verengung der Harnröhre durch benigne Prostatahyperplasie (übermäßiges Wachstum der harnröhrennahen Prostatateile) bei älteren Männern

Ursache: multifaktoriell, z.B. erbliche Veranlagung, Hormonhaushalt (Testosteronverminderung), Lebensstil
Leitsymptome: Beschwerden beim Wasserlassen, Harnverhalt, Harnstau mit Nierenkomplikationen
Behandlung:
- Verhaltensänderung, z.B. keine Überdehnung der Blase, Beckenbodentraining
- Medikamentös
- Prostataresektion (teilweise Prostataentfernung)

PROSTATAKARZINOM

Bösartiger, oft langsam wachsender Tumor des älteren Mannes, meist in den äußeren Prostatateilen

Ursache: unklar, Wachstumsförderung durch Androgene (männliche Geschlechtshormone)
Leitsymptome: keine Frühsymptome. Erst spät z.B. Beschwerden beim Wasserlassen, durch Harnstau, sexuelle Funktionsstörungen, Allgemeinbeschwerden, Symptome durch Metastasen
Behandlung:
- Je nach individueller Situation
- Radikale Prostatektomie (Prostataentfernung) oder Strahlentherapie bei kurativer Absicht
- Antiandrogene Hormontherapie bei palliativer Zielsetzung
- Bei hohem Alter/Begleiterkrankungen evtl. Abwarten mit der Möglichkeit einer späteren Hormontherapie

HODENHOCHSTAND

Lage des Hodens in Bauchhöhle oder Leistenbereich

Ursache: unklar
Leitsymptome: keine subjektiven Beschwerden, aber Gefahr der Hodenschädigung
Behandlung:
- Mit ungefähr sechs Monaten Hormonbehandlung
- Bei Versagen operative Verlagerung des Hodens in den Hodensack

Abb. 22.19 Übersicht über Erkrankungen der männlichen Geschlechtsorgane. [L275]

KAPITEL

23 Blutwerte

Nicole Menche

- Zur Röhrchenfarbe die hausinternen Standards beachten. Oft sind die Laborwertfelder auf dem Anforderungsschein mit der entsprechenden Röhrchenfarbe unterlegt/umrahmt. Für Spezialuntersuchungen (z. B. Spurenelemente) gibt es besondere Röhrchen mit weiteren Farben
- Stets hausinterne Normwerte beachten, da ein Teil der Werte methoden- und somit laborabhängig ist.

Tab. 23.1 Wichtige Laborwerte. Monovetten [V153], BD Vacutainer® [V342]

Laborgröße	Normwert Erwachsene	Normwert Kinder > 1 Jahr (teils weiter altersabhängig)	Häufig verändert …
Serum mit Gerinnungsaktivator ohne weitere Zusätze/mit Trenngel			
EuroNorm 14820	DIN/ISO 6710 (in ISO 6710:2017 empfohlen)		
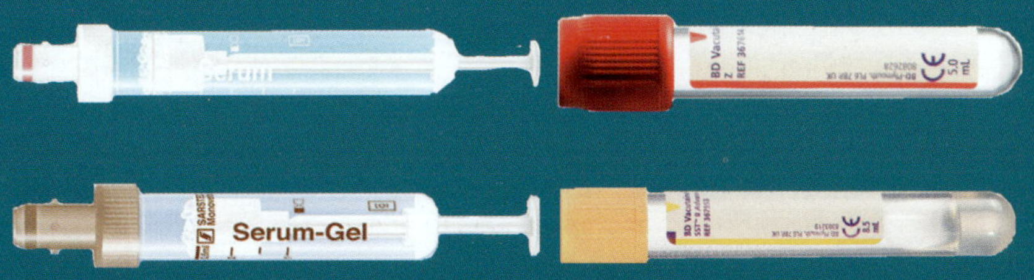			
Li⁺-Heparinat-Blut/-Plasma mit Gel			
EuroNorm 14820	DIN/ISO 6710 (in ISO 6710:2017 empfohlen)		
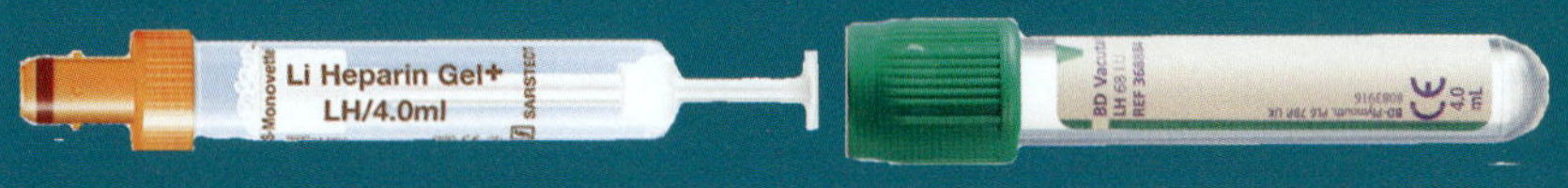			
Für klinische Chemie, Serologie, viele Hormon- und Medikamentenspiegel			
Albumin	34–50 g/l	37–51 g/l	Siehe Gesamteiweiß
Alkalische Phosphatase *(AP, ALP)*	♀ 55–105 U/l, ♂ 40–130 U/l	49–363 U/l	↑ bei Gallenstau, Leber-, Knochenerkrankungen
ALT *(ALAT, Alanin-Aminotransferase)*	♀ < 35 U/l, ♂ < 50 U/l	< 70 U/l	↑ bei Lebererkrankungen
AST *(ASAT, Aspartat-Aminotransferase)*	♀ < 35 U/l, ♂ < 50 U/l	< 45 U/l	↑ bei Leber-, Herz-, Muskelerkrankungen
Bilirubin (gesamt)	< 1,1 mg/dl (< 18,8 µmol/l)	< 1,0 mg/dl (< 17,1 µmol/l)	↑ bei Lebererkrankungen, Gallenstau, Hämolyse
BNP	< 100 ng/l (alters- und geschlechtsabhängig)		↑ v. a. bei Herzinsuffizienz
Chlorid *(Cl^-)*	95–105 mmol/l	96–109 mmol/l	↑ ↓ bei Störungen des Wasser-/Elektrolythaushalts
Cholesterin (gesamt)	< 200 mg/dl (< 5,2 mmol/l)	< 200 mg/dl (< 5,2 mmol/l)	↑ bei Fettstoffwechselstörungen
CK *(Kreatinphosphokinase, Kreatinkinase)*	Ambulant: ♀ < 170 U/l, ♂ < 190 U/l, CK-MB (Herzform der CK) < 10 µg/l	< 142–177 U/l	↑ bei Muskel-, Herzerkrankungen (Herzinfarkt!)

Tab. 23.1 Wichtige Laborwerte. Monovetten [V153], BD Vacutainer® [V342] (*Forts.*)

Laborgröße	Normwert Erwachsene	Normwert Kinder > 1 Jahr (teils weiter altersabhängig)	Häufig verändert …
CRP *(C-reaktives Protein)*	< 5 mg/l	< 5 mg/l	↑ bei Entzündungen
Cystatin C	< 50 J. < 0,92 mg/l, > 50 J. < 1,02 mg/l	< 0,94 mg/l	↑ bei Nierenfunktionseinschränkung
Gesamteiweiß	65–85 g/l	57–80 g/l	↓ bei Mangelernährung, Lebererkrankungen, nephrotischem Syndrom ↑ bei chron. Entzündungen, Dehydratation
Gesamt-LDH *(Laktatdehydrogenase)*	< 250 U/l	< 300 U/l	↑ bei Herz-, Leber-, Muskelerkrankungen, Hämolyse
γ-Glutamyl-Transferase *(γ-GT, GGT)*	♀ < 40 U/l, ♂ < 60 U/l	< 22 U/l	↑ bei Lebererkrankungen, Gallenstau
Harnsäure	♀ < 6 mg/dl (< 357 µmol/l), ♂ < 7 mg/dl (< 416 µmol/l)	< 5–7 mg/dl (< 295–416 µmol/l)	↑ bei Gicht
Harnstoff *(Urea)*	10–50 mg/dl (1,7–8,3 mmol/l)	10–45 mg/dl (1,7–7,5 mmol/l)	↑ bei Nierenfunktionseinschränkung
HDL-Cholesterin	♀ > 45 mg/dl (1,2 mmol/l), ♂ > 40 mg/dl (1 mmol/l)	> 35 mg/dl (0,9 mmol/l)	↓ bei Fettstoffwechselstörungen
Kalium *(K^+)*	3,6–5,0 mmol/l	3,3–4,6 mmol/l	↑ ↓ bei Störungen des Säure-Basen-/ Elektrolythaushalts ↑ bei Nierenfunktionseinschränkung
Kalzium *(Ca^{2+})*	2,2–2,6 mmol/l (8,6–10,3 mg/dl)	2,2–2,7 mmol/l (8,7–10,7 mg/dl)	↑ ↓ bei Störungen des Elektrolythaushalts, Nebenschilddrüsenerkrankungen
Kreatinin *(Krea)*	♀ < 1,0 mg/dl (88 µmol/l), ♂ < 1,2 mg/dl (104 µmol/l)	< 0,4–0,8 mg/dl (< 31–72 µmol/l)	↑ bei Nierenfunktionseinschränkung
LDL-Cholesterin	< 115 mg/dl (3 mmol/dl), bei hohem Risiko/ manifester Arterioskl. weniger	< 130 mg/dl (3,3 mmol/l)	↑ bei Fettstoffwechselstörungen
Lipase	< 60 U/l	< 30–40 U/l	↑ bei Bauchspeicheldrüsenentzündung
Magnesium *(Mg^{2+})*	0,7–1,1 mmol/l (1,7–2,6 mg/dl)	0,6–1,0 mmol/l (1,5–2,6 mg/dl)	↑ ↓ bei Störungen des Elektrolythaushalts ↑ bei Nierenfunktionseinschränkung
Natrium *(Na^+)*	135–145 mmol/l	134–143 mmol/l	↑ ↓ bei Störungen des Wasser-/Elektrolythaushalts
NT-proBNP	< 125 ng/l bzw. < 300 ng/l (nicht-akute bzw. akute Situation; alters-, geschlechts- und nierenfunktionsabhängig)		↑ v. a. bei Herzinsuffizienz
(Gesamt-)Thyroxin *(T_4)* **Freies Thyroxin** *(fT_4)*	56–123 µg/l (72–158 nmol/l) 10–16 ng/l (13–21 pmol/l)	49–123 µg/l (63–158 nmol/l) 9–17 ng/l (12–22 pmol/l)	↑ ↓ bei Schilddrüsenfunktionsstörungen
Transferrinsättigung *(TfS)*	16–45 %	5,2–44 %	↑ ↓ bei Anämien, Entzündungen
(Gesamt-)Trijodthyronin *(T_3)* **Freies Trijodthyronin** *(fT_3)*	0,8–1,8 µg/l (1,2–2,8 nmol/l) 2,5–4,4 ng/l (3,9–6,7 pmol/l)	0,8–2,5 µg/l (1,3–3,9 nmol/l) 1,9–5,9 ng/l (3–9,1 pmol/l)	↑ ↓ bei Schilddrüsenfunktionsstörungen
Triglyzeride *(Neutralfette)*	< 150 mg/dl (1,7 mmol/l)	< 100–120 mg/dl (1,1–1,4 mmol/l)	↑ bei Fettstoffwechselstörungen
(Kardiales) Troponin T *(cTn)*	< 14 ng/l (stark methodenabhängig)		↑ v. a. bei Herzinfarkt
TSH *(Thyroidea stimulierendes Hormon)*	0,4–4 mU/l	0,5–4,5 mU/l	↑ ↓ bei Hypophysen-, Schilddrüsenfunktionsstörungen

Tab. 23.1 Wichtige Laborwerte. Monovetten [V153], BD Vacutainer® [V342] (*Forts.*)

Laborgröße	Normwert Erwachsene		Normwert Kinder > 1 Jahr (teils weiter altersabhängig)		Häufig verändert …
EDTA-Blut: für Blutbilduntersuchungen, HbA1c, einige Medikamentenspiegel					
EuroNorm 14820 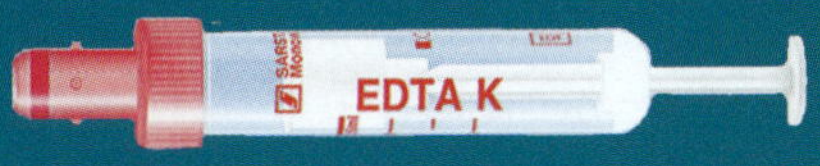			DIN/ISO 6710 (in ISO 6710:2017 empfohlen) 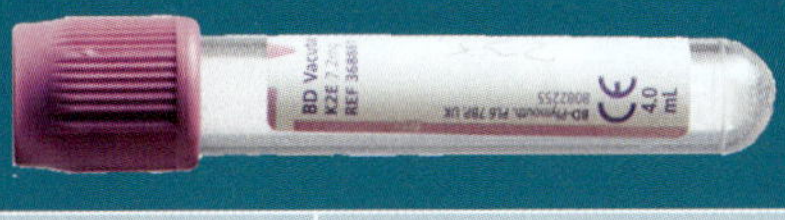		
Differenzialblutbild	**Zellen/nl**	**% Leukos**	**Zellen/nl***	**% Leukos****	↑↓ v. a. bei Infektionen, nicht-infektiösen Entzündungen, Knochenmarkschäden, Leukämien u. a. Bluterkrankungen, aber auch Cushing-Syndrom
Segmentkernige Granulozyten	3–5,8	50–70	1,6–7,6	30–75	
Stabkernige Granulozyten	0,15–0,4	3–5	0–1,2	0–10	
Lymphozyten	1,5–3	25–45	1,3–4,2	13–55	
Eosinophile Granulozyten	< 0,25	1–4	< 0,4	< 5	
Basophile Granulozyten	< 0,05	< 1	< 0,12	< 1	
Monozyten	0,3–0,5	3–7	0,1–1,1	4–10	
Erythrozyten *(Erys, rote Blutkörperchen)*	♀ 3,5–5,0/pl, ♂ 4,3–5,9/pl		3,9–5,1/pl		↓ bei Anämie ↑ bei Polyglobulie, Dehydratation
Erythrozyten-Indizes					↑↓ bei den verschiedenen Anämien
MCV = mittleres korpuskuläres Volumen	80–96 fl (80–96 μm^3)		73–101 fl (73–101 μm^3)		
MCH = mittleres korpuskuläres Hb	28–33 pg (1,7–2 fmol)		23–32 pg (1,4–2 fmol)		
MCHC = mittlere Hb-Konzentration der Erys	33–36 g/dl Ery (20–22,3 mmol/l)		26–36 g/dl Ery (16–22,3 mmol/l)		
% Hypo = Anteil hypochromer Erythrozyten	1–5 %				
RDW = Erythrozytenverteilungsbreite	< 15 %				
Hämatokrit *(Hk, Hkt)*	♀ 34–44 %, ♂ 36–48 %		31–48 %		↓ bei Anämie ↑ bei Polyglobulie, Dehydratation
Hämoglobin *(Hb, roter Blutfarbstoff)*	♀ 12,0–15 g/dl (7,5–9,3 mmol/l), ♂ 13,6–17,2 g/dl (8,4–10,7 mmol/l)		10,5–17,0 g/dl (6,5–10,6 mmol/l)		↓ bei Anämie ↑ bei Polyglobulie, Dehydratation
HbA_{1c}	< 6 % (< 42 mmol HbA_{1c}/mol Hb)		< 5,6 % (< 38 mmol HbA_{1c}/mol Hb)		↑ bei Diabetes mellitus
Leukozyten *(Leukos, weiße Blutkörperchen)*	4–10/nl (4.000–10.000/µl)		4–12/nl (4.000–12.000/µl)		↑↓ v. a. bei Infektionen, nicht-infektiösen Entzündungen, Knochenmarkschäden, Leukämien u. a. Bluterkrankungen
Retikulozyten *(Retis)*	0,4–2,3 %		1,1–3,5 %		↓ bei Knochenmarkschäden ↑↓ bei den verschiedenen Anämien
Thrombozyten *(Thrombos, Blutplättchen)*	150–400/nl (150.000–400.000/µl)		150–380/nl (150.000–380.000/µl)		↓ bei zu hohem Verbrauch (z. B. immunologisch), Knochenmarkschäden ↑ nach Infektionen, Milzentfernung, bei bösartigen Bluterkrankungen

Tab. 23.1 Wichtige Laborwerte. Monovetten [V153], BD Vacutainer® [V342] (*Forts.*)

Laborgröße	Normwert Erwachsene	Normwert Kinder > 1 Jahr (teils weiter altersabhängig)	Häufig verändert …
Zitratblut (1:9): für Blutgerinnungsuntersuchungen			
EuroNorm 14820 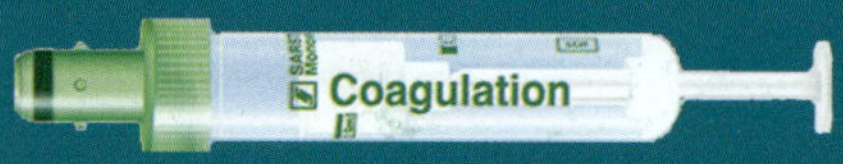	DIN/ISO 6710 (in ISO 6710:2017 empfohlen) 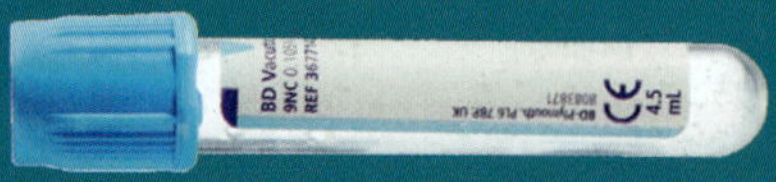		
Antithrombin *(AT)*	80–130 %	80–130 %	↓ bei Sepsis, Verbrauchskoagulopathie, nephrotischem Syndrom, familiär (→ erhöhte Thromboseneigung)
D-Dimere	< 0,5 mg/l		↑ bei Thrombose, Embolie, Lyse
Fibrinogen	1,8–4 g/l	2,1–4 g/l	↓ bei Leberfunktionsstörungen, Verbrauchskoagulopathie ↑ Entzündungen, familiär (→ erhöhte Thromboseneigung)
INR *(International Normalized Ratio)*	0,85–1,15	0,85–1,15	↑ bei Gerinnungsstörungen
PTT *(aktivierte partielle Thromboplastinzeit, aPTT)*	28–40 Sek.	28–40 Sek.	↑ bei Gerinnungsstörungen
Quick *(Prothrombin-, Thromboplastinzeit, TPZ)*	80–130 %	80–130 %	↓ bei Gerinnungsstörungen
Thrombinzeit *(TZ, Plasmathrombinzeit, PTZ)*	17–24 Sek.	17–24 Sek.	↑ bei Gerinnungsstörungen
Fluorid: für Blutzucker-, Laktatbestimmung, Bestimmungen aus Vollblut			
EuroNorm 14820 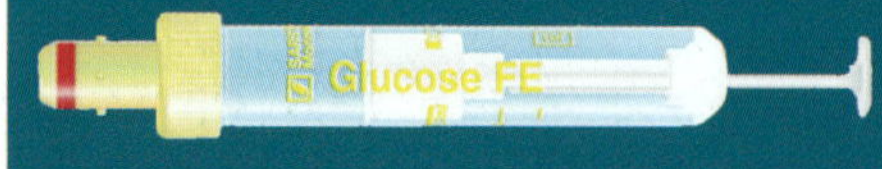	DIN/ISO 6710 (in ISO 6710:2017 empfohlen) 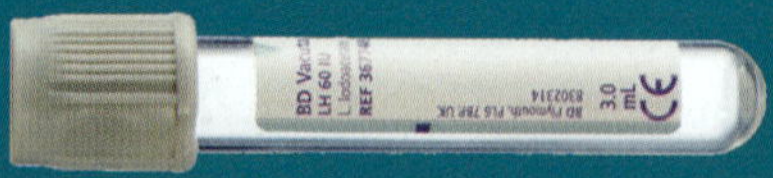		
Blutzucker *(BZ, Glukose)*, **nüchtern**	Plasma < 100 mg/dl (< 5,6 mmol/l)	Plasma < 100 mg/dl (< 5,6 mmol/l)	↑ bei Diabetes mellitus
Zitratblut (1:4): Für BSG-Bestimmung			
EuroNorm 14820 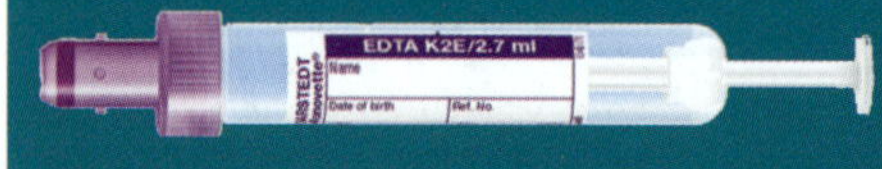	DIN/ISO 6710 (in ISO 6710:2017 empfohlen) 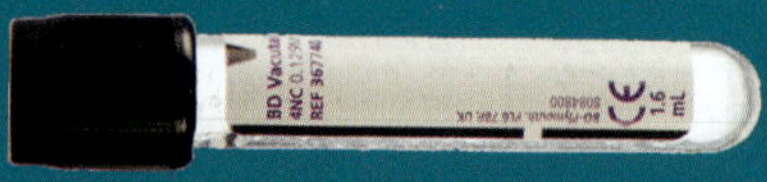		
BSG *(Blutkörperchensenkungsgeschwindigkeit, BKS, BSR)*	♀ < 50 J. ≤ 20 mm/1. Stunde, ≥ 50 J. ≤ 30 mm/1. Stunde ♂ < 50 J. ≤ 15 mm/1. Stunde, ≥ 50 J. ≤ 20 mm/1. Stunde		↑ bei Entzündungen, bestimmten Bluterkrankungen, weit fortgeschrittenen Tumoren, Anämie ↓ bei Polyglobulie

* Teilweise mit weiterer, hier nicht wiedergegebener Alters- und/oder Geschlechtsabhängigkeit
** Ab zwei Jahren

Anhang

Literatur

Kapitel 1

[1] Bundesministerium der Justiz. Pflegeberufegesetz. https://www.gesetze-im-internet.de/pflbg (letzter Zugriff: 08.06.2024).
[2] Bundesinstitut für Berufsbildung. Rahmenlehrpläne der Fachkommission nach § 53 PflBG. Reihe Schriften der Fachkommission nach § 53 PflBG. https://www.bibb.de/dienst/publikationen/de/16560 (letzter Zugriff: 08.06.2024).
[3] Ausbildungs- und Prüfungsverordnung für die Pflegeberufe. § 3 Praktische Ausbildung. https://www.gesetze-im-internet.de/pflaprv/BJNR157200018.html (letzter Zugriff: 14.08.2024).
[4] Bundeszentrale für gesundheitliche Aufklärung. Krankheit, Stand 06/2022. https://leitbegriffe.bzga.de/alphabetisches-verzeichnis/krankheit/ (letzter Zugriff: 08.06.2024).
[5] AOK. Krankheit. https://www.aok.de/pp/lexikon/krankheit/ (letzter Zugriff: 08.06.2024).
[6] Vereinigung der Pflegenden in Bayern. Vorbehaltsaufgaben. https://www.vdpb-bayern.de/vorbehaltsaufgaben/ (letzter Zugriff: 08.06.2024).
[7] Bundesministerium für Gesundheit. Pflegeausbildung: Ausbildungsmodule zur Übertragung von Heilkunde auf Pflegefachpersonen veröffentlicht. Pressemitteilung vom 01.07.2021. https://www.bundesgesundheitsministerium.de/presse/pressemitteilungen/2021/3-quartal/pflegeausbildung-ausbildungsmodule (letzter Zugriff: 08.06.2024).
[8] Bundesinstitut für Berufsbildung. Standardisierte Module zum Erwerb erweiterter Kompetenzen zur Ausübung heilkundlicher Aufgaben, Stand 2022. Reihe Schriften der Fachkommission nach § 53 PflBG. https://www.bibb.de/dienst/publikationen/de/17717 (letzter Zugriff: 08.06.2024).
[9] Bundesagentur für Arbeit. Aufbau und Ablauf eines Studiums. https://www.arbeitsagentur.de/bildung/studium/aufbau-ablauf (letzter Zugriff: 08.06.2024).
[10] Deutsches Pflegeportal. Fort- und Weiterbildungen in der Pflege finden. https://www.deutsches-pflegeportal.de/fortbildung-weiterbildung/pflege (letzter Zugriff: 08.06.2024).
[11] Deutsches Pflegeportal. Studiengänge in der Pflege. https://www.deutsches-pflegeportal.de/studium/pflege (letzter Zugriff: 08.06.2024).

Kapitel 2

[1] Verfassung der Weltgesundheitsorganisation. Deutsche Übersetzung. Stand Juli 2020. https://fedlex.data.admin.ch/filestore/fedlex.data.admin.ch/eli/cc/1948/1015_1002_976/20200706/de/pdf-a/fedlex-data-admin-ch-eli-cc-1948-1015_1002_976-20200706-de-pdf-a.pdf (letzter Zugriff: 15.01.2024).
[2] Robert-Koch-Institut. Klimawandel und Gesundheit, Stand 12/2023. https://www.rki.de/DE/Content/GesundAZ/K/Klimawandel_Gesundheit/Klimawandel_Gesundheit_node.html (letzter Zugriff: 15.01.2024).
[3] Bundesärztekammer (BÄK). CO_2-Fußabdruck Gesundheitssektor. https://www.bundesaerztekammer.de/themen/aerzte/klimawandel-und-gesundheit/co2-fussabdruck-gesundheitssektor (letzter Zugriff: 15.01.2024).
[4] Bundesärztekammer (BÄK). Handlungsfelder im Krankenhaus zur Klimaneutralität, Stand 08/2022. https://www.bundesaerztekammer.de/fileadmin/user_upload/BAEK/Themen/Klimawandel/Handlungsfelder_im_Krankenhaus_zur_Klimaneutralitaet.pdf (letzter Zugriff: 15.01.2024).
[5] Gesetz über die Pflegeberufe (Pflegeberufegesetz – PflBG). http://www.gesetze-im-internet.de/pflbg/BJNR258110017.html (letzter Zugriff: 15.01.2024).
[6] Robert Koch-Institut (Hrsg.). Gesundheit in Deutschland. Gesundheitsberichterstattung des Bundes. Gemeinsam getragen von RKI und Destatis. Berlin: Robert Koch-Institut, 2015.
[7] Bundesärztekammer: Richtlinie gemäß § 16 Abs. 1 S. 1 Nr. 1 TPG für die Regeln zur Feststellung des Todes nach § 3 Abs. 1 S. 1 Nr. 2 TPG und die Verfahrensregeln zur Feststellung des endgültigen, nicht behebbaren Ausfalls der Gesamtfunktion des Großhirns, des Kleinhirns und des Hirnstamms nach § 3 Abs. 2 Nr. 2 TPG, Fünfte Fortschreibung. Stand Juli 2022. https://www.bundesaerztekammer.de/fileadmin/user_upload/BAEK/Themen/Medizin_und_Ethik/RichtlinieIHA_FuenfteFortschreibung.pdf (letzter Zugriff: 15.01.2024).
[8] Gemeinsamer Bundesausschuss. Disease-Management-Programme. https://www.g-ba.de/themen/disease-management-programme/ (letzter Zugriff: 22.01.2024).
[9] Deutscher Berufsverband für Pflegeberufe. Schulgesundheitspflege. https://www.dbfk.de/de/berufspolitik/schulgesundheitspflege/ (letzter Zugriff: 15.01.2024).
[10] Großkopf V. Rechtsdepesche. Die Qualitätsanforderungen zur Behandlung chronischer und schwerheilender Wunden werden angehoben, Stand 02/2022. https://www.rechtsdepesche.de/qualitaetsanforderungen-zur-behandlung-chronischer-wunden-angehoben/ (letzter Zugriff: 14.01.2024).
[11] Robert Koch-Institut und Gesellschaft der epidemiologischen Krebsregister in Deutschland e.V. (Hrsg.). Krebs in Deutschland für 2019/2020. Berlin: Robert Koch-Institut, 2023.
[12] Deutsche Gesetzliche Unfallversicherung e.V. (DGUV, Hrsg.). Zytostatika im Gesundheitsdienst. Hamburg: DGUV, 03/2022.
[13] Beason R. Billias C, Menon M. Antineoplastic Extravasation Prevention, Management. Pharmacy Times Oncology Edition 2021; 3(5): 111–114.
[14] Naegele M. Paravasate vermeiden. In: Bibliomed Verlag, Die Schwester Der Pfleger 7/2015.
[15] Deutsche Gesellschaft für Hämatologie und Medizinische Onkologie e.V. (Hrsg.). Onkopedia Leitlinien. Antiemese bei medikamentöser Tumortherapie. Stand Mai 2021. https://redaktion.onkopedia.com/onkopedia/de/onkopedia/guidelines/antiemese-bei-medikamentoeser-tumortherapie/@@guideline/html/index.html (letzter Zugriff: 17.01.2024).
[16] Herrstedt J, Clark-Snow R, Ruhlmann CH, Molassiotis A et al. on behalf of the participants of the MASCC/ESMO Consensus Conference 2022. 2023 MASCC and ESMO guideline update for the prevention of chemotherapy- and radiotherapy-induced nausea and vomiting. https://www.esmoopen.com/action/showPdf?pii=S2059-7029%2823%2901436-9 (letzter Zugriff: 17.01.2024).
[17] Leitlinienprogramm Onkologie (Deutsche Krebsgesellschaft, Deutsche Krebshilfe, AWMF). S3-Leitlinie Supportive Therapie bei onkologischen PatientInnen. Stand Februar 2020. https://www.leitlinienprogramm-onkologie.de/fileadmin/user_upload/Downloads/Leitlinien/Supportivtherapie/LL_Supportiv_Langversion_1.3.pdf (letzter Zugriff: 17.01.2024).
[18] Leitlinienprogramm Onkologie (Deutsche Krebsgesellschaft, Deutsche Krebshilfe, AWMF). Patientenleitlinie Supportive Therapie, Februar 2018. https://www.leitlinienprogramm-onkologie.de/fileadmin/user_upload/Downloads/Patientenleitlinien/Patientenleitlinie_Supportive_Therapie-1740018.pdf (letzter Zugriff: 17.01.2024).
[19] Elad S, Cheng, KKF, Lalla RV et al. for The Mucositis Guidelines Leadership Group of the Multinational Association of Supportive Care in Cancer and International Society of Oral Oncology (MASCC=ISOO). MASCC = ISOO Clinical Practice Guidelines for the Management of Mucositis Secondary to Cancer Therapy. Cancer 2020; 126: 4423–4431.
[20] Leppla L, Naegele M, Rebafka A, Koller, A. Orale Kryotherapie bei Hochdosis-Melphalan vor autologer Stammzelltransplantation. Onkologische Pflege 2016; 6(1): 40–46.
[21] Deutsche Krebshilfe (Hrsg.) Die blauen Ratgeber. Bewegung und Sport bei Krebs. Bonn: 2021.
[22] Heinemann C, Reinert E (Hrsg.). Kinder krebskranker Eltern – Prävention und Therapie für Kinder, Eltern und die gesamte Familie. Stuttgart: Kohlhammer, 2011.

[23] Fley G, Schneider F (Hrsg.) Pflege Heute Pädiatrische Pflege. München: Elsevier 2019.
[24] Jankowski C, Carpenter KM, Aranha O, Ballinger T et al. NCCN Clinical Practice Guidelines in Oncology (NCCN Guidelines®) Cancer-Related Fatigue. Version 2.2023 – January 30, 2023. https://bookcafe.yuntsg.com/ueditor/jsp/upload/file/20230204/1675489752081091327.pdf (letzter Zugriff: 18.01.2024).
[25] Deutsche Fatigue Gesellschaft. Die Erkrankung Fatigue: Symptome, Behandlung, Umgang. https://deutsche-fatigue-gesellschaft.de/ (letzter Zugriff: 18.01.2024).
[26] Deutsche Krebshilfe (Hrsg.). Die blauen Ratgeber. Fatigue. Chronische Müdigkeit bei Krebs. Bonn: 2021.
[27] Fabi A, Bhargava R, Fatigoni S, et al. Cancer-related fatigue: ESMO Clinical Practice Guidelines for diagnosis and treatment. Annals of Oncology 2020; 31(6): 713–723
[28] Deutsches Krebsforschungszentrum – Krebsinformationsdienst: Bewegung und Sport bei Krebs. https://www.krebsinformationsdienst.de/alltag-mit-krebs/sport-und-bewegung (letzter Zugriff: 18.01.2024).
[29] IASP Terminology. Pain. https://www.iasp-pain.org/terminology?navItemNumber=576#Pain (letzter Zugriff: 16.05.2023).
[30] Deutsches Netzwerk für Qualitätsentwicklung in der Pflege: Expertenstandard Schmerzmanagement in der Pflege, Aktualisierung 2020. Osnabrück: Deutsches Netzwerk für Qualitätsentwicklung in der Pflege an der Fachhochschule Osnabrück, 2020.
[31] WHO Guidelines for the pharmacological and radiotherapeutic management of cancer pain in adults and adolescents. Stand Januar 2019. https://apps.who.int/iris/rest/bitstreams/1173681/retrieve (letzter Zugriff: 18.01.2024).

Kontaktadressen

Deutsche Fatigue Gesellschaft e.V.: https://deutsche-fatigue-gesellschaft.de
Deutsche Gesellschaft für Schmerzmedizin e.V.: https://www.dgschmerzmedizin.de/
Deutsches Krebsforschungszentrum: https://www.dkfz.de/de/index.html
Deutsche Gesetzliche Unfallversicherung (DGUV) Fachbereich Gesundheitsdienst und Wohlfahrtspflege: https://www.dguv.de/de/praevention/fachbereiche_dguv/gesund_wohlfahrt/index.jsp
Deutsche Schmerzgesellschaft e.V.: https://www.schmerzgesellschaft.de/
Deutsche Schmerzliga e.V.: https://schmerzliga.de/
Krebsinformationsdienst (des Deutschen Krebsforschungszentrums): https://www.krebsinformationsdienst.de/
Stiftung Deutsche Krebshilfe: https://www.krebshilfe.de/

Weiterführende Literatur

Ewers A, Gnass I, Nestler N, Schüßler N et al. Kompendium Schmerz – Für Schmerzexperten in Pflege- und Gesundheitsberufen. Bern: Hogrefe, 2021
Haider-Strutz I. Allgemeine Pathologie. Ein Lehrbuch für Pflege- und andere Gesundheitsberufe. 3. A. Wien: Facultas, 2022.
Keller C, Radatz A. Pflegewissen Wunde, 3. A. München: Elsevier, 2024.
Kränzle S, Schmid U, Seeger C (Hrsg.). Palliative Care: Praxis, Weiterbildung, Studium. Berlin: Springer, 2023.
Leischner H. BASICS Onkologie. 6. A. München: Elsevier, 2023.
Nennstiel S. BASICS Allgemeine Pathologie. 3. A. München: Elsevier, 2019.
Jahn P, Gaisser A, Bana M, Renner C (Hrsg.). Onkologische Krankenpflege, 7.A. Berlin: Springer, 2024
Pleyer C. Onkologie: Verstehen – Wissen – Pflegen, 2. A. München: Elsevier, 2017.
Protz K, Timm JH. Moderne Wundversorgung, 10. A. München: Elsevier, 2022.
Thomm M. Schmerzmanagement in der Pflege, 2. A. Berlin: Springer, 2016.

Kapitel 3

[1] Deutsches Ärzteblatt, News vom 11.09.2023. Klimawandel ist besondere Bedrohung für Menschen mit Lungenerkrankungen. https://www.aerzteblatt.de/nachrichten/145875/Klimawandel-ist-besondere-Bedrohung-fuer-Menschen-mit-Lungenerkrankungen (letzter Zugriff: 08.01.2024).
[2] Deutsche Gesellschaft für Allgemeinmedizin und Familienmedizin e.V. (DEGAM, federführende Fachgesellschaft). S3-Leitlinie Akuter und chronischer Husten. https://register.awmf.org/assets/guidelines/053-013l_S3_akuter-und-chronischer-Husten_2022-01.pdf (letzter Zugriff: 08.01.2024).
[3] Thomas L (Hrsg.). Labor und Diagnose. Elektronische Auflage, Release 5, freigegeben 01.04.2024. https://www.labor-und-diagnose.de/ (letzter Zugriff: 18.05.2024).
[4] Deutsche Gesellschaft für Pneumologie und Beatmungsmedizin (DGP) e.V. S2k-Leitlinie Langzeit-Sauerstofftherapie, Stand 07/2020. https://www.awmf.org/uploads/tx_szleitlinien/020-002l_S2k_Langzeit_Sauerstofftherapie_2020-08.pdf (letzter Zugriff: 08.01.2024).
[5] Berufsgenossenschaft Rohstoff und chemische Industrie: Sauerstoff – M 034 DGUV Information 213–073, Stand September 2018. https://downloadcenter.bgrci.de/resource/downloadcenter/downloads/M034_Gesamtdokument_2018-10-17.pdf (letzter Zugriff: 08.01.2024).
[6] Deutsche Gesellschaft für Pneumologie und Beatmungsmedizin e.V. S3 Leitlinie Sauerstoff in der Akuttherapie beim Erwachsenen, Stand 06/2021. https://register.awmf.org/assets/guidelines/020-021l_S3_Sauerstoff-in-der-Akuttherapie-beim-Erwachsenen_2021-06-verlaengert.pdf (letzter Zugriff: 08.01.2024).
[7] Grensemann J, Simon M, Wachs C, Kluge S. High-Flow-Sauerstofftherapie – Chancen und Risiken. Der Pneumologe 2022; 19(1):21–26.
[8] Windisch W, Dreher M, Geiseler J, et al. Nichtinvasive und invasive Beatmung als Therapie der chronischen respiratorischen Insuffizienz– Revision 2017. Pneumologie 2017; 71: 722–795.
[9] Deutsche Gesellschaft für Allgemeinmedizin und Familienmedizin, Deutsche Gesellschaft für Pneumologie und Beatmungsmedizin (Hrsg.). DEGAM S1-Handlungsempfehlung Klimabewusste Verordnung von inhalativen Arzneimitteln. Stand Januar 2024. https://register.awmf.org/assets/guidelines/053-059l_S2k_Klimabewusste-Verordnung-Inhalativa_2024-04.pdf (letzter Zugriff: 18.03.2024).
[10] Kurzen JL, Zortea A, Steinack C. Pleuraerguss. Swiss Medical Forum. 2022; 22(17/18): 291–297
[11] Meyer R. Spontanpneumothorax: Abwartende Haltung ist möglich. Deutsches Ärzteblatt 7/2020 Supplement Perspektiven der Pneumologie & Allergologie 1/2020: 9
[12] Kommission für Krankenhaushygiene und Infektionsprävention (KRINKO) beim Robert Koch-Institut: Anforderungen an die Hygiene bei Punktionen und Injektionen. Bundesgesundheitsblatt – Gesundheitsforschung – Gesundheitsschutz 2011; 54: 1135–1144.
[13] Deutsche Stiftung Organtransplantation (DSO). Jahresbericht 2023. Frankfurt: DSO, 2024.
[14] Oczenski, W. Atem – Atemhilfen, 11. Aufl. Stuttgart, Thieme 2023. 351–353.
[15] Mukoviszidose e.V. & Mukoviszidose Institut gGmbH (Hrsg.). Deutsches Mukoviszidose-Register – Berichtsband 2022. Bonn: Mukoviszidose-Register, 2023.
[16] RKI-Ratgeber für Ärzte. Influenza (Teil 1): Erkrankungen durch saisonale Influenzaviren. Stand August 2024. https://www.rki.de/DE/Content/Infekt/EpidBull/Merkblaetter/Ratgeber_Influenza_saisonal.html (letzter Zugriff: 14.08.2024).
[17] Deutsche Gesellschaft für Pneumologie und Beatmungsmedizin e.V. (Hrsg., federführende Fachgesellschaft). S3-Leitlinie Epidemiologie, Diagnostik und Therapie erwachsener Patienten mit nosokomialer Pneumonie, Stand März 2024. https://register.awmf.org/assets/guidelines/020-013l_S3_Epidemiologie-Diagnostik-Therapie-erwachsener-Patienten-nosokomiale-Pneumonie__2024-03.pdf (letzter Zugriff: 24.07.2024).
[18] Deutsches Ärzteblatt, News vom 24.08.2023. Sprunghafter Legionellenanstieg: Ärzte sollen jede Pneumonie überprüfen. https://www.aerzteblatt.de/nachrichten/145472/Sprunghafter-Legionellenanstieg-Aerzte-sollen-jede-Pneumonie-ueberpruefen (letzter Zugriff: 09.01.2024).
[19] Deutsche Gesellschaft für Pneumologie und Beatmungsmedizin e.V. (DGP, federführende Fachgesellschaft). S3-Leitlinie Behandlung von erwachsenen Patienten mit ambulant erworbener Pneumonie. Stand April

2021. https://register.awmf.org/assets/guidelines/020-020l_S3_Behandlung-von-erwachsenen-Patienten-mit-ambulant-erworbener-Pneumonie__2021-05.pdf (letzter Zugriff: 09.01.2024).
[20] Deutsche Gesellschaft für Pädiatrische Infektiologie (DGPI) und Gesellschaft für Pädiatrische Pneumologie (GPP, federführende Fachgesellschaften). S2k-Leitlinie Management der ambulant erworbenen Pneumonie bei Kindern und Jugendlichen (pCAP). https://register.awmf.org/assets/guidelines/048-013l_S2k_Management-ambulant-erworbene-Pneumonie-Kinder-Jugendlichen-paediatric-community-acquired_pneumonia-pCAP_2024-01_1.pdf (letzter Zugriff: 18.05.2024).
[21] Deutsches Ärzteblatt, News vom 22.03.2023. Erfolgreiche Präventionsstrategien zur Reduktion von Krankenhauspneumonien. https://www.aerzteblatt.de/nachrichten/141659/Erfolgreiche-Praeventions-strategien-zur-Reduktion-von-Krankenhauspneumonien (letzter Zugriff: 09.01.2024).
[22] Individuell erstellte Abfrage des SurvStat@RKI 2.0. https://survstat.rki.de/Content/Query/Create.aspx (letzter Zugriff: 09.01.2024).
[23] Robert Koch-Institut (Hrsg.). RKI-Ratgeber Tuberkulose. Stand März 2024. https://www.rki.de/DE/Content/Infekt/EpidBull/Merkblaetter/Ratgeber_Tuberkulose.html (letzter Zugriff: 29.03.2024).
[24] Deutsche Gesellschaft für Pneumologie und Beatmungsmedizin e.V. (DGP, federführende Fachgesellschaft). S2k-Leitlinie Tuberkulose im Erwachsenenalter. Stand Juni 2022. https://register.awmf.org/assets/guidelines/020-019l_S2k_Tuberkulose-im-Erwachsenenalter_2023-09.pdf (letzter Zugriff: 14.08.2024).
[25] Robert Koch-Institut (Hrsg.). Bericht zur Epidemiologie der Tuberkulose in Deutschland für 2022. Berlin: Robert Koch-Institut; 2023.
[26] Global Initiative for Asthma (GINA). Global Strategy for Asthma Management and Prevention. Updated May 2024. https://ginasthma.org/wp-content/uploads/2024/05/GINA-2024-Strategy-Report-24_05_22_WMS.pdf (letzter Zugriff: 14.08.2024).
[27] Deutsche Gesellschaft für Pneumologie und Beatmungsmedizin e.V. (DGP, federführende Fachgesellschaft). S2k-Leitlinie Fachärztliche Diagnostik und Therapie von Asthma. Stand März 2023. https://register.awmf.org/assets/guidelines/020-009l_S2k_Fachaerztliche-Diagnostik-Therapie-von-Asthma_2023-03.pdf (letzter Zugriff: 10.01.2024).
[28] Kahnert K, Jörres RA, Behr J, Welte T. Diagnostik und Therapie der COPD und ihrer Komorbiditäten. Deutsches Ärzteblatt 2023; 120(25): 434–444.
[29] Global Initiative for Chronic Obstructive Lung Disease (GOLD). Global Strategy for Prevention, Diagnosis and Management of for Chronic Obstructive Lung Disease. 2024 Report. https://goldcopd.org/wp-content/uploads/2023/12/GOLD-2024_v1.1-1Dec2023_WMV.pdf (letzter Zugriff: 10.01.2024).
[30] DEBRA. Deutsche Studie zum Rauchverhalten. https://www.debra-study.info/ (letzter Zugriff: 29.01.2025).
[31] Deutsche Gesellschaft für Suchtforschung und Suchttherapie e.V. (DG-Sucht, federführende Fachgesellschaft). S3-Leitlinie Rauchen und Tabakabhängigkeit: Screening, Diagnostik und Behandlung. Stand März 2021. https://register.awmf.org/assets/guidelines/076-006l_S3_Rauchen-_Tabakabhaengigkeit-Screening-Diagnostik-Behandlung_2021-03.pdf (letzter Zugriff: 10.01.2024).
[32] Robert Koch-Institut und Gesellschaft der epidemiologischen Krebsregister in Deutschland e.V. (Hrsg.). Krebs in Deutschland für 2019/2020. Berlin: Robert Koch-Institut, 2023.
[33] Deutsche Gesellschaft für Pneumologie und Beatmungsmedizin e.V. (DGP) und Deutsche Krebsgesellschaft e.V. (DKG, federführende Fachgesellschaften). S3-Leitlinie Prävention, Diagnostik, Therapie und Nachsorge des Lungenkarzinoms. Stand März 2024. https://register.awmf.org/assets/guidelines/020-007OLl_S3_Praevention-Diagnostik-Therapie-Nachsorge-Lungenkarzinom_2024-03.pdf (letzter Zugriff: 22.03.2024).
[34] Urheber unbekannt.
[35] Deutsche Gesellschaft für Angiologie - Gesellschaft für Gefäßmedizin e.V. (DGA, federführende Fachgesellschaft). S2k-Leitlinie Diagnostik und Therapie der Venenthrombose und Lungenembolie. Stand September 2023. https://register.awmf.org/assets/guidelines/065-002l_S2k_Venenthrombose-Lungenembolie_2023-09.pdf (letzter Zugriff: 10.01.2024).

Kontaktadressen

AG Lungensport in Deutschland e.V.: www.lungensport.org
Bundeszentrale für gesundheitliche Aufklärung (BZgA): www.rauchfrei-info.de
Deutsche Atemwegsliga e.V.: www.atemwegsliga.de
Deutsche Emphysemgruppe (DEG) e.V.: www.emphysem.de
Deutsche Krebsgesellschaft (DKG) e.V.: www.krebsgesellschaft.de
Deutsche Krebshilfe e.V.: www.krebshilfe.de
Deutsche Lungenstiftung e.V.: www.lungenstiftung.de
Deutscher Allergie- und Asthmabund (DAAB) e.V.: www.daab.de
Deutsches Zentralkomitee zur Bekämpfung der Tuberkulose: www.dzk-tuberkulose.de
Global Initiative for Asthma (GINA): http://ginasthma.org
Global Initiative for Chronic Obstructive Lung Disease (GOLD): www.gold-copd.org
Kompetenznetz ambulant erworbene Pneumonie: www.capnetz.de
Krebsinformationsdienst des Deutschen Krebsforschungszentrums (DKFZ): www.krebsinformationsdienst.de
Mukoviszidose e.V. – Bundesverband Selbsthilfe bei Cystischer Fibrose (CF): www.muko.info
Robert Koch-Institut (RKI): www.rki.de
Selbsthilfe Lungenkrebs e.V.: www.selbsthilfe-lungenkrebs.net
Stop TB Partnership, World Health Organization: www.stoptb.org

Weiterführende Literatur

Hannemann P. Gut leben mit COPD, 3. A. Hannover, Schlütersche 2022
Krenek B. Atem-Physiotherapie. München, Elsevier 2023.
Oczenski W. Atem – Atemhilfen, 11. Aufl. Stuttgart, Thieme 2023.
Rutte R, Sturm S. Atemtherapie, 4. A. Berlin, Springer 2024.
Schellenberg M, Iberl G. Pflegewissen Pneumologie, 2. A. Berlin, Springer 2024.

Kapitel 4

[1] Statistisches Bundesamt (Destatis). Todesursachen 2023. Pressemitteilung vom 30. September 2024. https://www.destatis.de/DE/Presse/Pressemitteilungen/2024/08/PD24_317_23211.html (letzter Zugriff: 1.11.2024).
[2] Deutsche Herzstiftung. UN-Klimagipfel: Klimawandel bedroht auch Herz und Kreislauf. Pressemitteilung vom 01.12.2023. https://herzstiftung.de/service-und-aktuelles/presse/pressemitteilungen/un-klimagipfel (letzter Zugriff: 22.01.2024).
[3] Deutsche Gesellschaft für Neurologie (Hrsg.). Synkopen. Langfassung, Stand Januar 2020. https://register.awmf.org/assets/guidelines/030-072l_S1_Synkopen_2020-04.pdf (letzter Zugriff: 22.01.2024).
[4] Burger H, Nowak B, Wiegand U et al. Jahresbericht 2021 des Deutschen Herzschrittmacher- und Defibrillator-Registers. Teil 1: Herzschrittmacher. https://pacemaker-register.de/wp-content/uploads/Jahresbericht-2021-des-Deutschen-Herzschrittmacher-und-Defibrillatorregister-Teil-1-HSM.pdf (letzter Zugriff: 23.01.2024).
[5] Deutsche Gesellschaft für Thorax-, Herz- und Gefäßchirurgie (DGTHG). DGTHG-Leistungsstatistik 2022. https://www.dgthg.de/sites/default/files/DGTHG-Leistungsstatistik 2023-free access_1.pdf (letzter Zugriff: 18.05.2024).
[6] Deutsche Stiftung Organtransplantation (DSO). Jahresbericht 2023. Frankfurt: DSO, 2024.
[7] Kompetenznetz Angeborene Herzfehler. Angeborene Herzfehler. Klinische Relevanz, Überlebensrate und Häufigkeit. https://www.kompetenznetz-ahf.de/wir/presse/zahlen-und-fakten/ (letzter Zugriff: 23.01.2024).
[8] Bundesärztekammer, Kassenärztliche Bundesvereinigung, Arbeitsgemeinschaft der Wissenschaftlichen Medizinischen Fachgesellschaften (Hrsg.). Nationale VersorgungsLeitlinie Chronische Herzinsuffizienz. Langfassung Version 4.0, Stand Dezember 2023. Online publiziert 08.01.2024. https://www.leitlinien.de/themen/herzinsuffizienz/pdf/herzinsuffizienz-vers4-0.pdf (letzter Zugriff: 23.01.2024).
[9] Böhm M, Perings C, Bauersachs J. et al. Kommentar zum Focused Update 2023 der ESC zu den ESC- Leitlinien 2021 zur Diagnose und Be-

handlung der akuten und chronischen Herzinsuffizienz. Die Kardiologie 2024; 18(1): 28–35.
[10] Wissenschaftliches Institut der AOK. Gesundheitsatlas Deutschland Koronare Herzkrankheit. Berlin: WidO, 2022.
[11] Knuuti J, Wijns W, Saraste A, et al. 2019 ESC Guidelines for the diagnosis and management of chronic coronary syndromes. European Heart Journal 2019; 40(00): 1–71.
[12] Bundesärztekammer, Kassenärztliche Bundesvereinigung, Arbeitsgemeinschaft der Wissenschaftlichen Medizinischen Fachgesellschaften (Hrsg.). Nationale VersorgungsLeitlinie Chronische KHK. Langfassung Version 7.0, Stand August 2025. https://www.leitlinien.de/themen/khk/pdf/khk-vers7-0.pdf (letzter Zugriff: 31.10.2024).
[13] Giannitsis E, Hamm CW, Zahn R, Katus HA. Kommentar zur vierten Universellen Definition des Myokardinfarkts der gemeinschaftlichen ESC/ACCF/AHA/WHF Task Force. Der Kardiologe 2019; 13(6): 337–345.
[14] Deutsche Gesellschaft für Kardiologie – Herz-und Kreislaufforschung e.V. (Hrsg.): ESC Pocket Guidelines. Therapie des akuten Herzinfarktes bei Patienten mit ST-Streckenhebung (STEMI), Version 2017. https://leitlinien.dgk.org/files/2018_Pocket_Leitlinie_STEMI_Internetversion_Neu.pdf (letzter Zugriff: 25.01.2024).
[15] Thiele H., Bauersachs J., Mehilli J. et al.: Kommentar zu den 2020er Leitlinien der Europäischen Gesellschaft für Kardiologie (ESC) zum Management des akuten Koronarsyndroms ohne persistierende ST-Strecken-Hebungen. Der Kardiologe 2021; 15(1): 19–31.
[16] 2023 Byrne RA, Rossello X, Coughlan JJ et al. 2023 ESC Guidelines for the management of acute coronary syndromes. 2023; 44(38): 3720–3826.
[17] Deutsche Gesellschaft für Kardiologie – Herz-und Kreislaufforschung e.V. (Hrsg.). Akutes Koronarsyndrom: Leitlinien für das Management des akuten Koronarsyndroms (Version 2023) (ESC/DGK Pocket-Leitlinien). Grünwald: Börm Bruckmeier Verlag GmbH, 2024
[18] Einecke D. Wearables zur Arrhythmie-Detektion. CME 2023; 20(6): 16.
[19] Willems S, Gunawardene MA, Eickholt C et al. Medikamentöse, interventionelle und chirurgische Therapiestrategien bei Vorhofflimmern. Deutsches Ärzteblatt 2022; 119(1–2): 11–21.
[20] Deutsches Ärzteblatt, News vom 13.04.2023. US-Kardiologen: Hypertonie im Kindes- und Jugendalter hat Langzeitfolgen für die Gesundheit. https://www.aerzteblatt.de/nachrichten/142348 (letzter Zugriff: 25.01.2024).
[21] Bundesärztekammer, Kassenärztliche Bundesvereinigung, Arbeitsgemeinschaft der Wissenschaftlichen Medizinischen Fachgesellschaften (Hrsg.). Nationale VersorgungsLeitlinie Hypertonie. Langfassung Version 1.0, Stand Juni 2023. https://www.leitlinien.de/themen/hypertonie/version-1 (letzter Zugriff: 25.01.2024).
[22] Mancia G, Kreutz R, Brunström M, Burnier M et al. 2023 ESH Guidelines for the management of arterial hypertension The Task Force for the management of arterial hypertension of the European Society of Hypertension. Journal of Hypertension 2023; 41(12): 1874–2071.

Kontaktadressen

Bundesverband Herzkranke Kinder e.V.: www.bvhk.de
Deutsche Gesellschaft für Kardiologie – Herz- und Kreislaufforschung (DGK) e.V.: www.dgk.org
Deutsche Gesellschaft für Pädiatrische Kardiologie (DGPK) e.V.: www.dgpk.org
Deutsche Gesellschaft für Prävention und Rehabilitation von Herz-Kreislauf-Erkrankungen (DGPR) e.V.: www.dgpr.de
Deutsche Gesellschaft für Thorax-, Herz- und Gefäßchirurgie (DGTHG) e.V.: www.dgthg.de
Deutsche Herzstiftung e.V.: www.herzstiftung.de
HERZKIND e.V.: www.herzkind.de
Deutsche Hochdruckliga (DHL) e.V. – Deutsche Gesellschaft für Hypertonie und Prävention: www.hochdruckliga.de
Kompetenznetz Angeborene Herzfehler e.V.: www.kompetenznetz-ahf.de
Kompetenznetz Vorhofflimmern e.V.: www.kompetenznetz-vorhofflimmern.de

Weiterführende Literatur

Christ J. BASICS Kardiologie, 6. A. München: Elsevier 2022.
Danzer S, Maier A. Leitfaden kardiologische Pflege, 3. A. Stuttgart: Kohlhammer 2021.
EKG Basic Set – Herzrhythmusstörungen, EKG-Auswertung – medizinische Taschenkarten. Erkrath: Hawelka Verlag 2014.
Gesenverg S, Voigt I. Pflegewissen Kardiologie. Berlin: Springer 2017.
Stierle U, Weil J. Klinikleitfaden Kardiologie, 7. A. München. Elsevier 2020.

Kapitel 5

[1] Sauer K, Rothgang H, Glaeske G. Barmer GEK Heil- und Hilfsmittelreport 2014. Siegburg: Asgard Verlagsservice GmbH. 2014.
[2] Initiative Chronische Wunden. Definitionen: Gangrän. https://www.icwunden.de/wundwissen/standards-definitionen/#A (letzter Zugriff: 01.06.2024).
[3] Dissemond J. Die ICW empfiehlt den Begriff Ulcus cruris mixtum zukünftig nicht mehr zu verwenden. In: Wundmanagement medical special 2/2023. https://medical-special.de/die-icw-empfiehlt-den-begriff-ulcus-cruris-mixtum-zukuenftig-nicht-mehr-zu-verwenden/ (letzter Zugriff: 29.01.2024).
[4] Deutsche Gesellschaft für Phlebologie und Lymphologie e.V. u.a. Diagnostik und Therapie des Ulcus cruris venosum. Stand Januar 2024. https://register.awmf.org/assets/guidelines/037-009l_S2k_Diagnostik-Therapie-Ulcus-cruris-venosum__2024-01_1.pdf (letzter Zugriff: 01.02.2024).
[5] Ingwersen M, Kunstmann I, Oswald C et al. Bewegungstraining bei peripherer arterieller Verschlusskrankheit. Deutsches Ärzteblatt 2023; 120(51–52): 879–885.
[6] Protz K. Grundlagen und Wirkweise der Kompression. In: Protz K, Dissemond J, Kröger K. Kompressionstherapie – Ein Überblick für die Praxis. Berlin: Springer, 2016.
[7] Konsensusempfehlung des WundDACH – der deutschsprachigen Wund-Fachgesellschaften ICW, SAFW & AWA. Empfehlungen zur Kompressionstherapie bei Patienten mit Ulcus cruris venosum. 1. Auflage 2016.
[8] Deutsche Gesellschaft für Phlebologie (federführende Fachgesellschaft). Leitlinie Medizinische Kompressionstherapie der Extremitäten mit Medizinischem Kompressionsstrumpf (MKS), Phlebologischem Kompressionsverband (PKV) und Medizinischen adaptiven Kompressionssystemen (MAK), Stand 2018 (zurzeit in Überarbeitung). https://register.awmf.org/de/leitlinien/detail/037-005 (Zugriff: 24.08.2024).
[9] Gielen S, Wienbergen H, Reibis R et al. Kommentar zu den neuen Leitlinien (2021) der Europäischen Gesellschaft für Kardiologie (ESC) zur kardiovaskulären Prävention. Die Kardiologie 2022; 16(6): 439–454.
[10] Bundesministerium für Gesundheit. Bestandsaufnahme (Langversion). Bewegungsförderung bei Kindern und Jugendlichen in Deutschland. Stand Dezember 2022. https://www.bundesgesundheitsministerium.de/fileadmin/Dateien/5_Publikationen/Praevention/Berichte/BMG_Bestandsaufnahme_Bewegung_Kinder_und_Jugendliche_Langversion_bf.pdf (letzter Zugriff: 02.02.2024).
[11] Deutsche Gesellschaft für Angiologie - Gesellschaft für Gefäßmedizin e.V. (DGA, federführende Fachgesellschaft). S3-Leitlinie Diagnostik, Therapie und Nachsorge der peripheren arteriellen Verschlusskrankheit. Stand September 2024. https://register.awmf.org/assets/guidelines/065-003l_S3_Diagnostik-Therapie-Nachsorge-periphere-arterielle-Verschlusskrankheit_2024-10.pdf (letzter Zugriff: 04.11.2024).
[12] Nordanstig J, Behrendt C-A, Baumgartner I, Belch J et al. European Society for Vascular Surgery (ESVS) 2024 Clinical Practice Guidelines on the Management of Asymptomatic Lower Limb Peripheral Arterial Disease and Intermittent Claudication. European Journal of Vascular and Endovascular Surgery 2024; 67(1): 9–96.
[13] Hardung D, Behne A, Boral M et al. Antithrombotische Therapie der peripheren arteriellen Verschlusskrankheit. Deutsches Ärzteblatt 2021; 118(31–32): 528–535.
[14] Keller C. Pflege Wissen Wunden 3. A. München: Elsevier, 2024.
[15] Urheber unbekannt.

[16] Deutsche Gesellschaft für Phlebologie (DGP, federführende Fachgesellschaft). S2k-Leitlinie Diagnostik und Therapie der Varikose. Stand März 2019. https://register.awmf.org/assets/guidelines/037-018l_S2k_Varikose_Diagnostik-Therapie_2019-07-abgelaufen.pdf (letzter Zugriff: 05.02.2024).
[17] De Maeseneer MG, Kakkos SK, Aherne T, Baekgaard N et al. European Society for Vascular Surgery (ESVS) 2022 Clinical Practice Guidelines on the Management of Chronic Venous Disease of the Lower Limbs. European Journal of Vascular and Endovascular Surgery 2022; 63(2): 184–267.
[18] Deutsche Gesellschaft für Angiologie – Gesellschaft für Gefäßmedizin e.V. (DGA, federführende Fachgesellschaft). S2k-Leitlinie Diagnostik und Therapie der Venenthrombose und Lungenembolie. Stand September 2023. https://register.awmf.org/assets/guidelines/065-002l_S2k_Venenthrombose-Lungenembolie_2023-09.pdf (letzter Zugriff: 05.02.2024).
[19] Thieme D, Linnemann B, Mühlberg K et al. Kompressionstherapie bei akuter tiefer Beinvenenthrombose und zur Prävention des postthrombotischen Syndroms. Deutsches Ärzteblatt 2024; 121(6): 188–194.
[20] Deutsche Gesellschaft für Angiologie – Gesellschaft für Gefäßmedizin e.V. (federführende Fachgesellschaft). S3-Leitlinie Prophylaxe der venösen Thromboembolie (VTE). Stand Oktober 2015. https://register.awmf.org/assets/guidelines/003-001l_S3_VTE-Prophylaxe_2015-10-abgelaufen_01.pdf (letzter Zugriff: 05.02.2024).
[21] Gesellschaft Deutschsprachiger Lymphologen (GDL, federführende Fachgesellschaft): Diagnostik und Therapie der Lymphödeme. Stand Juli 2019. https://register.awmf.org/assets/guidelines/058-001l_S2k_Diagnostik_und_Therapie_der_Lymphoedeme_2019-07-abgelaufen.pdf (letzter Zugriff: 05.02.2024).
[22] Gültig O, Miller A, Zöltzer H (Hrsg). Leitfaden Lymphologie, 2. A. München: Elsevier 2021.

Kontaktdressen

Berufsverband der Phlebologen und Lymphologen e.V.: https://bvphlebologie.de
Deutsche Gefäßliga e.V.: www.deutsche-gefaessliga.de
Deutsche Gesellschaft für Angiologie–Gesellschaft für Gefäßmedizin (DGA) e.V.: www.dga-gefaessmedizin.de
Deutsche Gesellschaft für Gefäßchirurgie und Gefäßmedizin (DGG) e.V.: https://www.gefaesschirurgie.de/
Deutsche Gesellschaft für Lymphologie (DGL) e.V.: www.dglymph.de
Deutsche Gesellschaft für Phlebologie und Lymphologie (DGP) e.V.: www.phlebology.de
Deutsche Gesellschaft Venen e.V. (DGV): www.dgvenen.de
Deutsche Venenliga (DVL) e.V.: www.venenliga.de
Initiative Chronische Wunden (ICW) e.V.: www.icwunden.de
Lymphselbsthilfe e.V. – Bundesverband für lymphostatische Erkrankungen: www.lymphselbsthilfe.de

Weiterführende Literatur

Gültig O, Miller A, Zöltzer H (Hrsg). Leitfaden Lymphologie, 2. A. München: Elsevier 2021
Protz K. Moderne Wundversorgung. 10 A. München: Elsevier, 2022.

Kapitel 6

[1] Karow T. Allgemeine und Spezielle Pharmakologie und Toxikologie. 32. A. Köln: Thomas Karow Verlag, 2023.
[2] Bundesinstitut für Risikobewertung: Jodversorgung in Deutschland wieder rückläufig – Tipps für eine gute Jodversorgung. Stand Februar 2021. https://www.bfr.bund.de/cm/343/jodversorgung-in-deutschland-wieder-ruecklaeufig-tipps-fuer-eine-gute-jodversorgung.pdf (letzter Zugriff: 29.01.2024).
[3] Arbeitskreis Jodmangel. Algen – gute Jodlieferanten? https://jodmangel.de/2015/algen-gute-jodlieferanten/ (letzter Zugriff: 29.01.2024).
[4] DAZ online. Beratungs-Quickie. L-Thyroxin morgens nüchtern – muss das sein? 29.03.2018. https://www.deutsche-apotheker-zeitung.de/news/artikel/2018/03/29/l-thyroxin-morgens-nuechtern-muss-das-sein (letzter Zugriff: 29.01.2024).
[5] Deutsche Gesellschaft für Nuklearmedizin e.V. (DGN, Hrsg.). DGN-Handlungsempfehlung (S1-Leitlinie) Radioiodtherapie bei benignen Schilddrüsenerkrankungen. Stand Juni 2022. https://register.awmf.org/assets/guidelines/031-003l_S1_Radioiodtherapie_benigne_Schilddruesenerkrankungen_2023-04.pdf (letzter Zugriff: 29.01.2024).
[6] Chirurgische Arbeitsgemeinschaft Endokrinologie (CAEK) (federführender Hrsg.) der Deutschen Gesellschaft für Allgemein- und Viszeralchirurgie (DGAV). S2k-Leitlinie Operative Therapie benigner Schilddrüsenerkrankungen. Stand Dezember 2021. https://register.awmf.org/assets/guidelines/088-007l_S2k_operative_Therapie_benigner_Schilddruesenerkrankungen_2022-06_1_01.pdf (letzter Zugriff: 29.01.2024).
[7] Deutsche Gesellschaft für Ernährung e.V. Referenzwert Jod – Empfohlene Jodzufuhr, Stand 2020. https://www.dge.de/wissenschaft/referenzwerte/jod/ (letzter Zugriff: 30.01.2024).
[8] Kassenärztliche Bundesvereinigung (Hrsg.). Empfehlungen zur Labordiagnostik Ausgabe 1/2022. Hypothyreose. https://www.kbv.de/media/sp/KBV_LaborDiagnostik_Hypothyreose.pdf (letzter Zugriff: 30.01.2024).
[9] Robert Koch-Institut und Gesellschaft der epidemiologischen Krebsregister in Deutschland e.V. (Hrsg.). Krebs in Deutschland für 2019/2020. Berlin: Robert Koch-Institut, 2023.
[10] Filetti S, Durante C, Hartl D, Leboulleux S et al.Thyroid cancer: ESMO Clinical Practice Guidelines for diagnosis, treatment and follow-up. Annals of Oncology 2019; 30(12): 1856–1883.
[11] Ärzteblatt. Schilddrüsenkrebs: Radiojodtherapie bei Low-Risk-Tumoren meist nicht notwendig. Nachricht vom 31. März 2022. https://www.aerzteblatt.de/nachrichten/132452/Schilddruesenkrebs-Radiojodtherapie-bei-Low-Risk-Tumoren-meist-nicht-notwendig (letzter Zugriff: 30.01.2024).

Kontaktadressen

Arbeitskreis Jodmangel e.V.: www.jodmangel.de
Deutsche Gesellschaft für Endokrinologie (DGE) e.V.: www.endokrinologie.net
Forum Schilddrüse e.V.: www.forum-schilddruese.de
Netzwerk Hypophysen- und Nebennierenerkrankungen e.V.: www.glandula-online.de
SchilddrüsenLiga Deutschland e.V.: www.schilddruesenliga.de

Weiterführende Literatur

Derwahl K-M, Grünwald F. Diagnostik und Therapie von Schilddrüsenerkrankungen: Ein Leitfaden für Klinik und Praxis. Berlin: Lehmanns, 2019.
Hinneburg I. Beratungspraxis Schilddrüsenerkrankungen. Stuttgart: Deutscher Apotheker Verlag, 2011.
Marischler C. Basics Endokrinologie, 3. A. München: Elsevier, 2020.
Wormer EJ. Hashimoto. Kompakt Ratgeber. 3. A. Murnau: Mankau-Verlag, 2017.

Kapitel 7

[1] Deutsches Netzwerk für Qualitätsentwicklung in der Pflege (Hrsg.). Expertenstandard zur Sicherung und Förderung der oralen Ernährung in der Pflege. 1. A. Osnabrück: 2017.
[2] Deutsche Diabetes Gesellschaft. DDG Akademie für Gesundheitsfachkräfte – Weiterbildung Diabetesedukation. https://www.ddg.info/diabetesedukation#e14654 (letzter Zugriff: 21.11.2024).
[3] Schmeisl GW. Schulungsbuch Diabetes. 10. A. München: Elsevier, 2023.
[4] Robert Koch-Institut. Häufig gestellte Fragen zu Insulingabe. https://www.rki.de/SharedDocs/FAQ/Krankenhaushyg/Insulingabe/Krankenhaushyg_Insulingabe.html#FAQId2436806 (letzter Zugriff: 21.02.2024)
[5] Hofmann L. Gesund zunehmen – Untergewicht als Herausforderung. In: Ernährung im Fokus 02/2020. https://www.bzfe.de/fileadmin/resources/eif/PDFs/Highlights/eif_2002_gesund_zunehmen_herausforderung_untergewicht.pdf (letzter Zugriff: 21.02.2024).
[6] Deutsche Gesellschaft für Ernährungsmedizin e.V. Leitlinie der Dt. Gesellschaft für Ernährungsmedizin (DGEM). Ethische und rechtliche

Gesichtspunkte der Künstlichen Ernährung. Aktuelle Ernährungsmedizin 2013; 38 (02): 112–117.
[7] Deutsche Gesellschaft für Ernährungsmedizin e. V. (federführende Fachgesellschaft). Leitlinie der Dt. Gesellschaft für Ernährungsmedizin (DGEM) in Zusammenarbeit mit der GESKES, der AKE und der DGG: Klinische Ernährung in der Geriatrie. Aktuelle Ernährungsmedizin 2013; 38: e11–e48.
[8] Schienkiewitz A, Kuhnert R, Blume M, Mensink GBM. Übergewicht und Adipositas bei Erwachsenen in Deutschland – Ergebnisse der Studie GEDA 2019/2020-EHIS. Journal of Health Monitoring 2022; 7(3): 23–30.
[9] Deutsche Adipositas-Gesellschaft e. V. (federführende Fachgesellschaft). Therapie und Prävention der Adipositas im Kindes- und Jugendalter. Stand August 2019. https://www.awmf.org/leitlinien/detail/ll/050-002.html (letzter Zugriff: 22.02.2024).
[10] Bundesärztekammer (BÄK), Kassenärztliche Bundesvereinigung (KBV), Arbeitsgemeinschaft der Wissenschaftlichen Medizinischen Fachgesellschaften (AWMF). Nationale VersorgungsLeitlinie Typ-2-Diabetes – Langfassung. Stand Mai 2023. https://www.leitlinien.de/themen/diabetes/langfassung/diabetes-vers3-0.pdf (letzter Zugriff: 22.02.2024).
[11] Deutsche Adipositas-Gesellschaft e. V. (federführende Fachgesellschaft). S3-Leitlinie Prävention und Therapie der Adipositas. Stand Oktober 2024. https://register.awmf.org/assets/guidelines/050-001l_S3_Praevention-Therapie-Adipositas_2024-10.pdf (letzter Zugriff: 22.11.2024).
[12] Fink J, Seifert G, Blüher M et al. Adipositaschirurgie. Deutsches Ärzteblatt 2022; 119(5): 70–79.
[13] Deutsche Diabetes Gesellschaft, Deutsche Diabetes-Hilfe (Hrsg.). Deutscher Gesundheitsbericht Diabetes 2024. Wiesbaden: MedTriX, 2023.
[14] Schwarz T, Niederau C, Pleus S, Tytko A et al. Definition, Klassifikation, Diagnostik und Differenzialdiagnostik des Diabetes mellitus: Update 2024. Diabetologie und Stoffwechsel 2024; 19 (Suppl 2): S125–S137.
[15] Schäfer-Graf U, Laubner K, Hummel S et al. Gestationsdiabetes mellitus (GDM), Diagnostik, Therapie und Nachsorge. Diabetologie und Stoffwechsel 2024; 19 (Suppl 2): S214–S225.
[16] Skurk T, Bosy-Westphal A, Grünerbel A et al. Empfehlungen zur Ernährung von Personen mit Typ-2-Diabetes mellitus. Diabetologie und Stoffwechsel 2024; 19 (Suppl 2): S251–S269.
[17] Esefeld K, Kress S, Behrens M et al. Diabetes, Sport und Bewegung. Diabetologie und Stoffwechsel 2024; 19 (Suppl 2): S279–S289.
[18] Haak T, Fritsche A, Füchtenbusch M et al. Therapie des Typ-1-Diabetes. Diabetologie und Stoffwechsel 2023; 18 (Suppl 2): S142–S153.
[19] Landgraf R, Aberle J, Birkenfeld AL et al. Therapie des Typ-2-Diabetes. Diabetologie und Stoffwechsel 2024; 19 (Suppl 2): S155–S166.
[20] Bundesärztekammer, Kassenärztliche Bundesvereinigung, Arbeitsgemeinschaft der Wissenschaftlichen Medizinischen Fachgesellschaften (Hrsg.). Nationale VersorgungsLeitlinie (NVL) Typ-2-Diabetes – Version 3. Stand Mai 2023. https://www.leitlinien.de/themen/diabetes/pdf/diabetes-vers3-0.pdf (letzter Zugriff: 23.02.2024).
[21] Morbach S, Eckhard M, Koller A et al. Diabetisches Fußsyndrom. Diabetologie und Stoffwechsel 2024; 19 (Suppl 2): S348–S360.
[22] Kröger K, et al. Stellungnahme Vorfußentlastungsschuh bei Diabetischem Fußsyndrom. In: Wundmanagement 2015; 2: 60–62. https://www.icwunden.de/wp-content/uploads/2023/09/SD_ICW_Vorfuss_web.pdf (letzter Zugriff: 23.02.2024).
[23] Deutsche Diabetes-Gesellschaft (DDG). Anerkannte Schulungs- und Behandlungsprogramme nach den Richtlinien der Deutschen Diabetes-Gesellschaft. Stand 2020. https://www.ddg.info/behandlung/zertifizierung/schulungsprogramme (letzter Zugriff: 23.02.2024).
[24] Urheber unbekannt.
[25] Deutsche Gesellschaft für Lipidologie e. V. (DGFL – Lipid-Liga). Empfehlungen zur Diagnostik und Therapie von Fettstoffwechselstörungen. https://www.lipid-liga.de/empfehlungen/ (letzter Zugriff: 23.02.2024).

Kontaktadressen

Arbeitsgemeinschaft Adipositas im Kindes- und Jugendalter e. V.: https://adipositas-gesellschaft.de/aga/
Deutsche Adipositas Gesellschaft (DAG) e. V.: www.adipositas-gesellschaft.de
Deutsche Diabetes Gesellschaft (DGG) e. V.: www.ddg.info
Arbeitsgemeinschaft Diabetischer Fuß: www.ag-fuss-ddg.de
Arbeitsgemeinschaft für klinische Ernährung (AKE): www.ake-nutrition.at
Deutsche Gesellschaft für Ernährung (DGE) e. V.: www.dge.de
Deutsche Gesellschaft für Ernährungsmedizin (DGEM) e. V.: www.dgem.de
Deutsche Gesellschaft für Lipidologie (DGFF) e. V. (Lipid-Liga): http://www.lipid-liga.de
European Society for Clinical Nutrition and Metabolism (ESPEN): www.espen.org
Kompetenznetz Adipositas: www.kompetenznetz-adipositas.de

Weiterführende Literatur

Biesalski HK, Grimm P Nowitzki-Grimm S. Taschenatlas Ernährung. 8. A. Stuttgart: Thieme, 2020.
Deutsche Gesellschaft für Ernährung, Österreichische Gesellschaft für Ernährung, Schweizerische Gesellschaft für Ernährung (Hrsg.). Referenzwerte für die Nährstoffzufuhr. 2. Ergänzungslieferung, 5.akt. Ausgabe 2019. Neustadt/Weinstraße: Neuer Umschau Buchverlag, 2015.
Deutsches Netzwerk für Qualitätsentwicklung in der Pflege (Hrsg.). Expertenstandard Ernährungsmanagment zur Sicherstellung und Förderung der oralen Ernährung in der Pflege, 1. A, 2017.
Heseker H, Heseker B. Die Nährwerttabelle 2023/2024. 8. A. Neustadt/Weinstraße: Neuer Umschau Buchverlag, 2019.
Höfler E, Sprengart P. Praktische Diätetik: Grundlagen, Ziele und Umsetzung der Ernährungstherapie. 2. A. Stuttgart: Wissenschaftliche Verlagsgesellschaft 2018.
Schmeisl G W. Schulungsbuch Diabetes. 10. A. München: Elsevier, 2023.
Schrader R, Hirsch A, Dreyer M. Gut leben mit Typ-1-Diabetes. 10. A. München: Elsevier, 2022.
Kasper H: Ernährungsmedizin und Diätetik. 13. A. München: Elsevier, 2020.
Löser C, Jordan A, Wegner E. Mangel- und Unterernährung: Strategien und Rezepte: wieder zu Kräften kommen und zunehmen. Stuttgart: TRIAS, 2019.
Metternich von Wolf K. Die Diabetes-Journal-Nährwert-Tabelle: BE, KE und Kalorien auf einen Blick. 4. A. Wiesbaden: MedTriX 2023.
Müller UA, Egidi E, Klinge A, Wolf G (Hrsg.). ELSEVIER ESSENTIALS Diabetes. 1. A. München: Elsevier, 2021.
Team boq. Ernährungsmanagement: Arbeitshilfe zur praktischen Umsetzung Expertenstandard Konkret Bd. 6. Hannover: Vincentz Network, 2012.
Hauner H, Wirth A (Hrsg.). Adipositas: Ätiologie, Folgekrankheiten, Diagnostik, Therapie. 5. A. Heidelberg: Springer, 2024.

Kapitel 8

[1] Manthey CF, Epple HJ, Keller KM et al. S2k-Leitlinie Gastrointestinale Infektionen. Stand November 2023. https://register.awmf.org/assets/guidelines/021-024l_S2k_Gastrointestinale_Infektionen_2023-11_1.pdf (letzter Zugriff: 26.02.2024).
[2] Gesellschaft für Pädiatrische Gastroenterologie und Ernährung (GPGE, federführende Fachgesellschaft). S2k-Leitlinie akute infektiöse Gastroenteritis im Säuglings-, Kindes- und Jugendalter. Version 4.1 – Juni 2024. https://register.awmf.org/assets/guidelines/068-003l_S2k_AGE-Akute-infektioese-Gastroenteritis-Saeuglinge-Kinder-Jugendliche-2024-07.pdf (letzter Zugriff: 24.07.2024).
[3] Layer P, Andresen V, Allescher H et al. Update S3-Leitlinie Reizdarmsyndrom: Definition, Pathophysiologie, Diagnostik und Therapie. Gemeinsame Leitlinie der Deutschen Gesellschaft für Gastroenterologie, Verdauungs- und Stoffwechselkrankheiten (DGVS) und der Deutschen Gesellschaft für Neurogastroenterologie und Motilität (DGNM). Zeitschrift für Gastroenterologie 2021; 59: 1323–1415.
[4] Andresen V, Becker G, Frieling T et al. Aktualisierte S2k-Leitlinie chronische Obstipation der Deutschen Gesellschaft für Gastroenterologie, Verdauungs- und Stoffwechselkrankheiten (DGVS) und der Deutschen Gesellschaft für Neurogastroenterologie und Motilität (DGNM). Zeitschrift für Gastroenterologie 2022; 60: 1–45.
[5] Assmann SL, Keszthelyi D, Kleijnen J et al. Guideline for the diagnosis and treatment of Faecal Incontinence – A UEG/ESCP/ESNM/ESPCG col-

laboration. United European Gastroenterology Journal 2022; 10(3): 251–286.
[6] Deutsches Netzwerk für Qualitätssicherung in der Pflege. Expertenstandard Kontinenzförderung in der Pflege. Osnabrück: DNQP, 2024.
[7] Götz M, Biecker E., Dechêne A et al. Addendum zur S2k-Leitlinie Gastrointestinale Blutungen der Deutschen Gesellschaft für Gastroenterologie, Verdauungs- und Stoffwechselkrankheiten (DGVS). Zeitschrift für Gastroenterologie 2022; 60: 1139–1145.
[8] Leitlinie der Fachgesellschaft Stoma, Kontinenz und Wunde e.V. zur Stomaversorgung, Stand 2011. https://www.fgskw.org/wp-content/uploads/FgSKW_LeitlinienStand2011.pdf (letzter Zugriff: 26.02.2024).
[9] Deutsche Gesellschaft für Gastroenterologie, Verdauungs- und Stoffwechselkrankheiten (DGVS, federführende Fachgesellschaft). S2k-Leitlinie Gastroösophageale Refluxkrankheit und eosinophile Ösophagitis. Zeitschrift für Gastroenterologie 2023; 61: 1–72.
[10] Fischbach W, Bornschein J, Hoffmann JC et al. Aktualisierte S2k-Leitlinie Helicobacter pylori und gastroduodenale Ulkuskrankheit. Zeitschrift für Gastroenterologie 2023; 61: 544–606.
[11] Karow T, Lang-Roth R. Allgemeine und spezielle Pharmakologie 2024/2025. 32. A. Köln: Thomas Karow, 2023.
[12] Eras® Society. Guidelines. https://erassociety.org/guidelines/ (letzter Zugriff: 03.06.2024).
[13] Standl T. Das moderne Fast-Track-Konzept 2.0. Anästhesiologie & Intensivmedizin 2021; 62:452–462.
[14] Robert Koch-Institut und Gesellschaft der epidemiologischen Krebsregister in Deutschland e.V. (Hrsg.). Krebs in Deutschland für 2019/2020. Berlin: Robert Koch-Institut, 2023.
[15] Deutsche Gesellschaft für Gastroenterologie, Verdauungs- und Stoffwechselkrankheiten (DGVS, federführende Fachgesellschaft). S3-Leitlinie Diagnostik und Therapie der Plattenepithelkarzinome und Adenokarzinome des Ösophagus. Version 4.0 – Dezember 2023. https://www.dgvs.de/wp-content/uploads/2023/04/LL-OeCA-v4.0_Langversion_ZfG_05_2024_final.pdf (letzter Zugriff: 27.02.2024).
[16] Deutsche Gesellschaft für Hämatologie und Medizinische Onkologie e.V. Onkopedia-Leitlinie Magenkarzinom. Stand Mai 2023. https://redaktion.onkopedia.com/onkopedia/de/onkopedia/guidelines/magenkarzinom/@@pdf-latest?filename=magenkarzinom.pdf (letzter Zugriff: 27.02.2024).
[17] Leitlinien der DGP Sektion Pflege: Ernährung und Flüssigkeit in der letzten Lebensphase. Stand Juni 2014. https://www.dgpalliativmedizin.de/images/stories/pdf/Leitlinie_Ernährung_end.pdf (letzter Zugriff: 28.02.2024).
[18] Leitlinienprogramm Onkologie. Erweiterte S3-Leitlinie Palliativmedizin für Patienten mit einer nicht-heilbaren Krebserkrankung. Stand September 2020. https://register.awmf.org/assets/guidelines/128-001OLl_S3_Palliativmedizin_2020-09_02.pdf (letzter Zugriff: 28.02.2024).
[19] Robert Koch-Institut. SurvStat@RKI 2.0 Web-basierte Abfrage der Meldedaten gemäß Infektionsschutzgesetz (IfSG). https://survstat.rki.de/ (letzter Zugriff: 28.02.2024).
[20] Robert Koch-Institut (Hrsg.). Clostridioides (früher Clostridium) difficile. RKI-Ratgeber für Ärzte, Stand 02/2018. https://www.rki.de/DE/Content/Infekt/EpidBull/Merkblaetter/Ratgeber_Clostridium.html (letzter Zugriff: 28.02.2024).
[21] Kommission für Krankenhaushygiene und Infektionsprävention. Hygienemaßnahmen bei Clostridioides difficile-Infektion (CDI). Bundesgesundheitsblatt 2019; 62(7): 906–923.
[22] Felber J, Bläker H, Fischbach W et al. Aktualisierte S2k-Leitlinie Zöliakie der Deutschen Gesellschaft für Gastroenterologie, Verdauungs- und Stoffwechselkrankheiten (DGVS). Zeitschrift für Gastroenterologie 2022; 60: 790–856.
[23] Sturm A, Atreya R, Bettenwort D et al. Aktualisierte S3-Leitlinie „Diagnostik und Therapie des Morbus Crohn" der Deutschen Gesellschaft für Gastroenterologie, Verdauungs- und Stoffwechselkrankheiten (DGVS). Version 4.1 – März 2024. https://www.dgvs.de/wp-content/uploads/2024/03/Leitlinien_LL-MC_final_18.03.24.pdf (letzter Zugriff: 20.03.2024).
[24] Deutsche Gesellschaft für Gastroenterologie, Verdauungs- und Stoffwechselkrankheiten (DGVS, federführende Fachgesellschaft). Aktualisierte S3-Leitlinie Colitis ulcerosa. Stand Januar 2024. https://www.dgvs.de/wp-content/uploads/2024/01/Leitlinie-Colitis-ulcerosa_Leitlinie_final_22.01.24.pdf (letzter Zugriff: 28.02.2024).
[25] Andric M, Kalff JC, Schwenk W et al. Empfehlungen zur Therapie der akuten Appendizitis. Der Chirurg 2020; 91 (9): 700–711.
[26] Deutsche Gesellschaft für Allgemein- und Viszeralchirurgie e.V. (DGAV, federführende Fachgesellschaft). S1-Leitlinie Empfehlungen zur Therapie der akuten Appendizitis bei Erwachsenen. Stand Dezember 2021. https://register.awmf.org/assets/guidelines/088-011l_S1_Therapie-akute-Appendizitis-bei-Erwachsenen_2021-12.pdf (letzter Zugriff: 29.02.2024).
[27] Deutsche Gesellschaft für Hämatologie und Medizinische Onkologie e.V. Onkopedia-Leitlinie Kolonkarzinom. Stand Januar 2024. https://www.onkopedia.com/de/onkopedia/guidelines/kolonkarzinom/@@pdf-latest?filename=kolonkarzinom.pdf (letzter Zugriff: 29.02.2024).
[28] Deutsche Gesellschaft für Hämatologie und Medizinische Onkologie e.V. Onkopedia-Leitlinie Rektumkarzinom. Stand April 2024. https://redaktion.onkopedia.com/onkopedia/de/onkopedia/guidelines/rektumkarzinom/@@pdf-latest?filename=rektumkarzinom.pdf (letzter Zugriff: 18.05.2024).
[29] Deutsche Gesellschaft für Koloproktologie (federführende Fachgesellschaft). S3-Leitlinie Hämorrhoidalleiden. Langfassung. Stand April 2019. https://register.awmf.org/assets/guidelines/081-007l_S3__H%C3%A4morrhoidalleiden_2019-07_01-abgelaufen.pdf (letzter Zugriff: 24.05.2023).

Kontaktadressen

Deutsche Gesellschaft für Gastroenterologie, Verdauungs- und Stoffwechselkrankheiten (DGVS) e.V.: www.dgvs.de
Deutsche ILCO e.V., Selbsthilfe für Stomaträger und Menschen mit Darmkrebs: www.ilco.de
Deutsche Krebsgesellschaft (DKG) e.V.: www.krebsgesellschaft.de
Deutsche Morbus Crohn/Colitis ulcerosa Vereinigung (DccV) e.V.: www.dccv.de
Deutsche Zöliakie Gesellschaft (DZG) e.V.: www.dzg-online.de
Krebsinformationsdienst (des Deutschen Krebsforschungszentrums): https://www.krebsinformationsdienst.de/
Fachgesellschaft Stoma, Kontinenz und Wunde (FgSKW) e.V.: www.fgskw.org
Kompetenznetz Darmerkrankungen: www.kompetenznetz-darmerkrankungen.de
Selbsthilfe Stoma-Welt e.V.: www.stoma-welt.de/
Selbsthilfegruppe für Speiseröhrenerkrankungen (SHG-S) e.V.: www.speiseroehrenerkrankungen.de
Stiftung Deutsche Krebshilfe: www.krebshilfe.de

Weiterführende Literatur

Enders G. Darm mit Charme: Alles über ein unterschätztes Organ. 11. A. Berlin: Ullstein, 2017.
Fasano A, Flaherty S. Die ganze Wahrheit über Gluten: Alles über Zöliakie, Glutensensitivität und Weizenallergie. München: Südwest Verlag, 2015.
Gesellschaft für Rehabilitation bei Verdauungs- und Stoffwechselkrankheiten e.V. Mobus Crohn – Colitis ulcerosa: 222 Fragen und Antworten für Betroffene und Angehörige. Lengerich: Pabst Science Publishers 2016.
Gruber G (Hrsg.) Ganzheitliche Pflege bei Patienten mit Stoma: Praxis und Beratung – stationär und ambulant. Heidelberg: Springer, 2017.
Hasler G. Die Darm-Hirn-Connection. Stuttgart: Klett-Cotta, 2022.
Rosin U, Berg T, Layer P (Hrsg.). Klinikleitfaden Gastroenterologie und Hepatologie. München: Elsevier, 2022.
Schröder S, Rey J (Hrsg.). Pflege konkret Innere Medizin. 8. A. München: Elsevier, 2022.
von zur Mühlen M, Keller C (Hrsg.). Pflege konkret Chirurgie. 6. A. München: Elsevier, 2022.
Seiderer-Nack J. Der große Patientenratgeber M. Crohn und Colitits ulcerosa. Germering: Zuckschwerdt, 2013.

Stoll-Salzer E, Wiesinger G. Stoma- und Kontinenzberatung. 2. A. Stuttgart: Thieme, 2012.
Tilg H, Zoller H. Basics Gastroenterologie. 2. A. München: Elsevier, 2020.
Ulmicher A. Morbus Crohn – Colitis ulcerosa Ratgeber: Diagnostik, Therapie – Ganzheitliche Ansätze. Books on Demand, 2012.

Kapitel 9

[1] Kommission für Krankenhaushygiene und Infektionsprävention. Anforderung an die Hygiene bei Punktionen und Injektionen, Stand 2011. Bundesgesundheitsblatt 2011; 54(9/10): 1135–1144.
[2] Deutsches Krebsforschungszentrum (Hrsg.). Alkoholatlas Deutschland 2022. https://www.dkfz.de/de/tabakkontrolle/download/Publikationen/sonstVeroeffentlichungen/Alkoholatlas-Deutschland-2022_dp.pdf (letzter Zugriff: 05.03.2024).
[3] Deutsche Hauptstelle für Suchtfragen. Alkohol - Zahlen, Daten, Fakten. https://www.dhs.de/suechte/alkohol/zahlen-daten-fakten (letzter Zugriff: 05.03.2024).
[4] Global burden of disease alcohol collaborators. Population-level risks of alcohol consumption by amount, geography, age, sex, and year: a systematic analysis for the Global Burden of Disease Study 2020. Lancet 2022; 400: 185–235.
[5] Deutsche Hauptstelle für Suchtfragen. Empfehlungen zum Umgang mit Alkohol. https://www.dhs.de/fileadmin/user_upload/WK_der_DHS_-_Empfehlungen_zum_Umgang_mit_Alkohol.pdf (letzter Zugriff: 05.03.2024).
[6] Söchtig M. Ernährung und Enzymsubstitution bei exokriner Pankreasinsuffizienz. https://medical-tribune.ch/news/gastroenterologie/10097380/ernahrung-und-enzymsubstitution-bei-exokriner-pankreasinsuffizienz/ (letzter Zugriff: 06.03.2024).
[7] ONKO-Internetportal. Ernährung bei Bauchspeicheldrüsenkrebs. https://www.krebsgesellschaft.de/onko-internetportal/basis-informationen-krebs/krebsarten/bauspeicheldruesenkrebs/ernaehrung-bei-bauchspeicheldruesenkrebs.html (letzter Zugriff: 08.03.2024).
[8] Deutsche Stiftung Organtransplantation (DSO). Jahresbericht 2023. Frankfurt: DSO, 2024.
[9] Robert Koch-Institut. SurvStat@RKI 2.0 Web-basierte Abfrage der Meldedaten gemäß Infektionsschutzgesetz (IfSG). https://survstat.rki.de/ (letzter Zugriff: 06.03.2024).
[10] Dudareva S, Faber M, Zimmermann R et al. Epidemiologie der Virushepatitiden A bis E in Deutschland. Bundesgesundheitsblatt – Gesundheitsforschung – Gesundheitsschutz 2022; 65: 149–158.
[11] Cornberg M, Sandemann L, Protzer U et al. S3-Leitlinie der Deutschen Gesellschaft für Gastroenterologie, Verdauungs- und Stoffwechselkrankheiten (DGVS) zur Prophylaxe, Diagnostik und Therapie der Hepatitis-B-Virusinfektion. Zeitschrift für Gastroenterologie 2021; 59: 691–776.
[12] Karow T. Allgemeine und Spezielle Pharmakologie und Toxikologie 2024/25. 32. A. Köln: 2023.
[13] Deutsche Gesellschaft für Gastroenterologie, Verdauungs- und Stoffwechselkrankheiten (DGVS, federführende Fachgesellschaft). Addendum „Antivirale Therapie der chronischen Hepatitis-D-Virusinfektion" zur S3-Leitlinie „Prophylaxe, Diagnostik und Therapie der Hepatitis-B-Virusinfektion" der Deutschen Gesellschaft für Gastroenterologie, Verdauungs- und Stoffwechselkrankheiten (DGVS). Stand Juli 2023. https://www.dgvs.de/wp-content/uploads/2023/07/Addendum-HDV_11.07.23.pdf (letzter Zugriff: 06.03.2024).
[14] Deutsche Gesellschaft für Urologie e.V. (DGU, federführende Fachgesellschaft). S3-Leitlinie Epidemiologie, Diagnostik, Therapie, Prävention und Management unkomplizierter, bakterieller, ambulant erworbener Harnwegsinfektionen bei Erwachsenen (HWI). Stand April 2024. https://register.awmf.org/assets/guidelines/043-044l_S3_Epidemiologie-Diagnostik-Therapie-Praevention-Management-Harnwegsinfektione-Erwachsene-HWI_2024-09.pdf (letzter Zugriff: 08.11.2024)
[15] Robert-Koch-Institut. RKI-Ratgeber für Ärzte: Hepatitis B und D. Stand Mai 2016. https://www.rki.de/DE/Content/Infekt/EpidBull/Merkblaetter/Ratgeber_HepatitisB.html (letzter Zugriff: 06.03.2024).
[16] Deutsche Gesellschaft für Ernährungsmedizin (DGEM) e.V. (federführende Fachgesellschaft). S2k-Leitlinie Klinische Ernährung in der Gastroenterologie (Teil 1) – Leber. Version 2.0 – März 2024. https://register.awmf.org/assets/guidelines/073-024l_S3_Klinische-Ernaehrung-Gastroenterologie-Teil-1-Leber_2024-04.pdf (letzter Zugriff: 24.07.2024)
[17] Alt-Epping B et al. Klug entscheiden in der Inneren Medizin. Zehn neue Empfehlungen. Deutsches Ärzteblatt 2021; 118(11): 576–581.
[18] Urheber unbekannt.
[19] Gutt C, Schläfer S, Lammert F. Behandlung von Gallensteinleiden. Deutsches Ärzteblatt 2020; 117(9): 148–149.
[20] Deutsche Gesellschaft für Gastroenterologie, Verdauungs- und Stoffwechselkrankheiten (DGVS, federführende Fachgesellschaft). S3-Leitlinie Pankreatitis – Leitlinie der Deutschen Gesellschaft für Gastroenterologie, Verdauungs- und Stoffwechselkrankheiten (DGVS). Stand September 2021. Zeitschrift für Gastroenterologie 2022; 60: 419–521
[21] Beyer G, Hoffmeister A, Lorenz P et al. Akute und chronische Pankreatitis. Deutsches Ärzteblatt 2022; 119 (29–30): 495–501
[21] Robert Koch-Institut und Gesellschaft der epidemiologischen Krebsregister in Deutschland e.V. (Hrsg.). Krebs in Deutschland für 2019/2020. Berlin: Robert Koch-Institut, 2023.
[23] Deutsche Gesellschaft für Gastroenterologie, Verdauungs- und Stoffwechselkrankheiten (DGVS, federführende Fachgesellschaft). S3-Leitlinie Exokrines Pankreaskarzinom. Stand März 2024. https://register.awmf.org/assets/guidelines/032-010OLl_Exokrines-Pankreaskarzinom_2024-04.pdf (letzter Zugriff: 24.04.2024).

Kontaktadressen

Anonyme Alkoholiker Interessensgemeinschaft e.V.: www.anonyme-alkoholiker.de
Arbeitskreis der Pankreatektomierten e.V.: www.bauchspeicheldruese-pankreas-selbsthilfe.de
Bundeszentrale für gesundheitliche Aufklärung (BZgA): www.bzga.de
Deutsche Gesellschaft für Gastroenterologie, Verdauungs- und Stoffwechselkrankheiten (DGVS) e.V.: www.dgvs.de
Deutsche Krebsgesellschaft (DKG) e.V.: www.krebsgesellschaft.de
Deutsche Leberhilfe e.V.: www.leberhilfe.org
Deutsche Leberstiftung: www.deutsche-leberstiftung.de
Kompetenznetz Hepatitis (Projekt der Deutschen Leberstiftung): www.kompetenznetz-hepatitis.de
Lebertransplantierte Deutschland e.V.: www.lebertransplantation.eu
Online Selbsthilfe Alkohol: www.selbsthilfealkohol.de
Ständige Impfkommission am Robert-Koch-Institut (STIKO): www.rki.de/DE/Content/Kommissionen/STIKO/stiko_node.html
Stiftung Deutsche Krebshilfe: www.krebshilfe.de
Verein leberkrankes Kind e.V.: www.leberkrankes-kind.de

Weiterführende Literatur

Biesalski HK et al. Taschenatlas Ernährung. 8. A. Stuttgart: Thieme, 2020.
Kasper H. Ernährungsmedizin und Diätetik. 13. A. München: Elsevier, 2020.
Löser C (Hrsg.). Unter- und Mangelernährung. Stuttgart: Thieme, 2011.
Rosin U, Berg T, Layer P (Hrsg.). Klinikleitfaden Gastroenterologie und Hepatologie. München: Elsevier, 2022.
Schröder S, Rey J (Hrsg.). Pflege konkret Innere Medizin. 8. A. München: Elsevier, 2022.
Tilg H, Zoller H. Basics Gastroenterologie. 2. A. München: Elsevier, 2020.
von zur Mühlen M, Keller C (Hrsg.). Pflege konkret Chirurgie. 6. A. München: Elsevier, 2022.
Weimann A, Schütz T, Ohlrich S et. al. Ernährungsmedizin – Ernährungsmanagement – Ernährungstherapie. 2. A. Landsberg/Lech: Ecomed Medizin, 2019.

Kapitel 10

[1] Deutsches Netzwerk für Qualitätsentwicklung in der Pflege (DNQP) (Hrsg.) Expertenstandard Kontinenzförderung in der Pflege, 1. Aktualisierung. Osnabrück 2024.

[2] Schmal J. Harninkontinenz – eine einsame Last. Der Druck nimmt zu. Heilberufe 2013; 65(12): 40–42.
[3] Deutsche Gesellschaft für Gynäkologie und Geburtshilfe e.V. (DGGG, federführende Fachgesellschaft). S2k-Leitlinie Harninkontinenz der Frau. Stand Januar 2022. https://register.awmf.org/assets/guidelines/015-091l_S2k_Harninkontinenz-der-Frau_2022-03.pdf (letzter Zugriff: 30.03.2024)
[4] Deutsche Gesellschaft für Kinder- und Jugendpsychiatrie, Psychosomatik und Psychotherapie (DGKJP), Deutsche Gesellschaft für Kinder- und Jugendmedizin (DGKJ, federführende Fachgesellschaften). Interdisziplinäre S2k-Leitlinie: Enuresis und nicht-organische (funktionelle) Harninkontinenz bei Kindern und Jugendlichen. Stand Mai 2021. https://register.awmf.org/assets/guidelines/028-026l_S2k_Enuresis-und-nicht-organische-funktionelle-Harninkontinenz_2021-12.pdf (letzter Zugriff: 30.03.2024)
[5] von Gontard A, Kuwertz-Bröking. Enuresis und nicht-organische (funktionelle) Harninkontinenz bei Kindern und Jugendlichen – klinische Leitlinie zur Diagnostik und Therapie. Zeitschrift für Kinder- und Jugendpsychiatrie und Psychotherapie 2023; 51(5): 375–400.
[6] Deutsche Gesellschaft für Urologie, Deutschsprachige Medizinische Gesellschaft für Paraplegiologie (federführende Fachgesellschaften). S2k-Leitlinie Management und Durchführung des Intermittierenden Katheterismus (IK) bei neurogener Dysfunktion des unteren Harntraktes. https://register.awmf.org/assets/guidelines/043-048l_S2k_Management-Durchfuehrung-Intermittierender-Katheterismus-neurogene-Dysfunktion-unterer-Harntrakt_2020-02_1_01.pdf (letzter Zugriff: 30.03.2024).
[7] KRINKO Kommission für Krankenhaushygiene und Infektionsprävention (Hrsg.). Prävention und Kontrolle Katheter-assoziierter Harnwegsinfektionen. Empfehlungen der Kommission für Krankenhaushygiene und Infektionsprävention (KRINKO) beim Robert Koch-Institut. Bundesgesundheitsblatt – Gesundheitsforschung – Gesundheitsschutz 2015; 58(6): 641–650.
[8] Deutsche Gesellschaft für Nephrologie (federführende Fachgesellschaft). Dialysestandard Krankenhaus. S1-Leitlinie Anforderungen an die Strukturqualität für intermittierende und kontinuierliche Nierenersatztherapie im Krankenhaus. Stand Juli 2022. https://register.awmf.org/assets/guidelines/090-004l_S1_Anforderungen-an-die-Strukturqualitaet-intermittierende-kontinuierliche-Nierenersatztherapie-im-Krankenhaus_2022-07.pdf (letzter Zugriff: 02.04.2024).
[9] Kauer R. Ernährung für Menschen mit Niereninsuffizienz. In: Breuch G, Müller E (Hrsg.). Fachpflege Nephrologie und Dialyse 6. A. München: Elsevier: 2019. S. 313–318.
[10] S1-Leitlinie der Deutschen Gesellschaft für Ernährungsmedizin (DGEM) in Zusammenarbeit mit der AKE, GESKES und DGfN. Enterale und parenterale Ernährung von Patienten mit Niereninsuffizienz. Stand 2015. https://www.dgem.de/sites/default/files/PDFs/Leitlinien/S1-Leitlinien/073-009l_S1_Ern%C3%A4hrung_enteral_parenteral_Niereninsuffizenz_2015-01.pdf (letzter Zugriff: 02.04.2024).
[11] Wiederhold D. „Pflege von Lebensadern" Dialyse-Shunts. Die Schwester Der Pfleger 2013; 52(3): 254–257.
[12] Wagner M. Kälte reduziert Schmerzen bei der Shunt-Punktion. Die Schwester Der Pfleger 2018; 57(3): 40–42.
[13] Deutsche Stiftung Organtransplantation (DSO). Jahresbericht Organspende und Transplantation in Deutschland 2023. Frankfurt: DSO, 2024.
[14] Springer Medizin Verlag, 06.12.2013. Leitlinien-Update Harnwegsinfektionen. https://www.springermedizin.de/leitlinien-update-harnwegsinfektionen/26501908 (letzter Zugriff: 02.04.2024).
[15] Klingeberg A, Willrich N, Schneider M et al. Erfassung der Resistenzanteil bei ambulant erworbenen unkomplizierten Harnwegsinfektionen. Deutsches Ärzteblatt 2024; 121(6): 175–181.
[16] KDIGO 2021 Clinical Practice Guideline for the Management of Glomerular Diseases. Kidney International 2021;100(4S): 1–276.
[17] Deutsche Gesellschaft für Allgemeinmedizin und Familienmedizin e. V. (DEGAM). S3-Leitlinie. Versorgung von Patienten mit chronischer nicht-dialysepflichtiger Nierenerkrankung in der Hausarztpraxis. Stand 2019. https://register.awmf.org/assets/guidelines/053-048l_S3_Versorgung-von-Patienten-mit-nicht-dialysepflichtiger-Niereninsuffizienz__2021-01.pdf (letzter Zugriff: 02.04.2024)
[18] Gesellschaft für Pädiatrische Nephrologie (federführende Fachgesellschaft) S2e-Leitlinie Idiopathisches Nephrotisches Syndrom im Kindesalter: Diagnostik und Therapie. Stand Juni 2020. https://register.awmf.org/assets/guidelines/166-001l_S2e_Idiopathisches_Nephrotisches_Syndrom_Kinderalter_2020-09-verlaengert.pdf (letzter Zugriff: 02.04.2024).
[19] Bienholz A, Kribben A. KDIGO-Leitlinien zum akuten Nierenversagen. Deutsche Übersetzung. Nephrologe 2013; 8(3): 247–251.
[20] Gesellschaft für Pädiatrische Nephrologie (federführende Fachgesellschaft). S2k-Leitlinie Hämolytisch-Urämisches Syndrom im Kindesalter. Stand Juli 2022. https://register.awmf.org/assets/guidelines/166-002l_S2k_Haemolytisch-Uraemisches-Syndrom-im-Kindesalter_2022-07.pdf (letzter Zugriff: 02.04.2024).
[21] Kidney Disease: Improving Global Outcomes (KDIGO). KDIGO 2024 Clinical Practice Guideline for the Evaluation and Management of Chronic Kidney Disease. https://kdigo.org/wp-content/uploads/2024/03/KDIGO-2024-CKD-Guideline.pdf (letzter Zugriff: 02.04.2024)
[22] Arbeitskreis Harnsteine der Akademie der Deutschen Urologen (Hrsg.). S2k-Leitlinie zur Diagnostik, Therapie und Metaphylaxe der Urolithiasis, Aktualisierung 2018, Stand Mai 2019. https://register.awmf.org/assets/guidelines/043-025l_S2k_Diagnostik_Therapie_Metaphylaxe_Urolithiasis_2019-07_1-abgelaufen.pdf (letzter Zugriff: 02.04.2024).
[23] Robert Koch-Institut und Gesellschaft der epidemiologischen Krebsregister in Deutschland e.V. (Hrsg.). Krebs in Deutschland für 2019/2020. Berlin: Robert Koch-Institut, 2023.
[24] Gesellschaft für Pädiatrische Onkologie und Hämatologie (federführende Fachgesellschaft). S1-Leitlinie Nephroblastom (Wilms-Tumor) https://www.awmf.org/leitlinien/detail/ll/025-004.html (letzter Zugriff: 02.04.2024).
[25] Deutsche Gesellschaft für Urologie (DGU), Deutsche Gesellschaft für Hämatologie und Medizinische Onkologie (DGHO, federführende Herausgeber). S3-Leitlinie Diagnostik, Therapie und Nachsorge des Nierenzellkarzinoms. Stand Februar 2023. https://register.awmf.org/assets/guidelines/043-017OLl_S3_Diagnostik-Therapie-Nachsorge-Nierenzellkarzinom_2023-02.pdf (letzter Zugriff: 02.04.2024).
[26] Deutsche Gesellschaft für Urologie (DGU), Deutsche Krebsgesellschaft (DKG, federführende Fachgesellschaften). S3-Leitlinie Früherkennung, Diagnose, Therapie und Nachsorge des Harnblasenkarzinoms. Stand März 2020. https://www.leitlinienprogramm-onkologie.de/leitlinien/harnblasenkarzinom/ (letzter Zugriff: 02.04.2024).
[27] Zieschang M. Behandlung der Hyperkaliämie bei Erwachsenen. Arzneiverordnung in der Praxis 2023; 50 (1): 14–29.

Kontaktadressen

Bundesverband Niere e.V.: www.bundesverband-niere.de
Deutsche Gesellschaft für Nephrologie (DGfN) e.V.: www.dgfn.eu
Deutsche ILCO e.V.: www.ilco.de
Deutsche Kontinenz Gesellschaft e.V.: www.kontinenz-gesellschaft.de
Deutsche Krebsgesellschaft (DKG) e.V.: www.krebsgesellschaft.de
Deutsche Krebshilfe e.V.: www.krebshilfe.de
Fachverband nephrologischer Berufsgruppen (fnb) e.V.: www.nephro-fachverband.de
International Society for Peritoneal Dialysis (ISPD): www.ispd.org
Krebsinformationsdienst des Deutschen Krebsforschungszentrums (KID): www.krebsinformationsdienst.de
Kuratorium für Dialyse und Nierentransplantation (KfH) e.V.: www.kfh-dialyse.de
Selbsthilfe-Bund Blasenkrebs (ShB) e.V.: www.blasenkrebs-shb.de
Web-Community von Thomas und Bettina Wörpel: www.dialyse-online.de

Weiterführende Literatur

Manski D. Urologie: Online Lehrbuch für Ärzte. https://www.urologielehrbuch.de/index.html; auch als Buch bestellbar, Stand Oktober 2022.
Breuch G, Müller E (Hrsg.). Fachpflege Nephrologie und Dialyse 6. A. München: Elsevier, 2019.

Breuch G, Servos W (Hrsg.). Dialyse für Einsteiger. 5. A. München: Elsevier, 2021.
Kassumeh S, Reindl-Schwaighofer R, et al. Basics Nephrologie und Rheumatologie 2. A. München: Elsevier, 2023.
Pommer W, Vychytil A. Praxis der Peritonealdialyse. 1.A. : Pabst Science Publishers, Lengerich/Westfalen, 2020.
Schröder S, Rey J (Hrsg.). Pflege konkret Innere Medizin. 8. A. München: Elsevier, 2022.
Servos W, Haack S. Taschenwissen Pflege Dialyse. 1. A. München: Elsevier, 2024.
Mühlen von zur M, Keller C (Hrsg.). Pflege konkret Chirurgie Urologie, Orthopädie. 6. A. München: Elsevier, 2022.
Wolf G, et al. (Hrsg.). Nephrologie. München: Elsevier, 2020.

Kapitel 11

[1] Deutsche Gesellschaft für Hämatologie und Medizinische Onkologie e.V. Onkopedia-Leitlinie Thrombozytopenien. Stand November 2023. https://www.onkopedia.com/de/onkopedia/guidelines/thrombozytopenien/@@pdf-latest?filename=thrombozytopenien.pdf (letzter Zugriff: 11.03.2024).
[2] Netzwerk Patienten- und Familienedukation in der Pflege e.V. Konzept zur Erstellung von „Mikroschulungen" am Beispiel der „subkutanen Injektion". https://patientenedukation.de/sites/default/files/downloads/Mikroschulung_allgemein_scInjektion_%202008.pdf (letzter Zugriff: 11.03.2024).
[3] Urheber unbekannt.
[4] GKV-Spitzenverband. GAmSi-Telegramm. Umsatz- und Verordnungs-Entwicklung bei Blutverdünnern. Dezember 2023. https://www.gkv-90prozent.de/ausgabe/35/kurzmeldungen/35_gamsi-telegramm/35_gamsi-telegramm.html (letzter Zugriff: 12.03.2024).
[5] Bundesärztekammer. Richtlinie zur Gewinnung von Blut und Blutbestandteilen und zur Anwendung von Blutprodukten (Richtlinie Hämotherapie). Gesamtnovelle 2023. Stand Juli 2023. https://www.bundesaerztekammer.de/fileadmin/user_upload/BAEK/Themen/Medizin_und_Ethik/Richtlinie-Haemotherapie-2023_neu2.pdf (letzter Zugriff: 12.03.2024).
[6] Paul-Ehrlich-Institut (Hrsg.). Hämovigilanzbericht 2021. https://www.pei.de/SharedDocs/Downloads/DE/newsroom/pflichtberichte/haemovigilanzberichte/haemovigilanz-bericht-2021.pdf (letzter Zugriff: 12.03.2024).
[7] Vorstand der Bundesärztekammer (Hrsg.). Querschnitts-Leitlinien zur Therapie mit Blutkomponenten und Plasmaderivaten, Geamtnovelle 2020. https://www.bundesaerztekammer.de/fileadmin/user_upload/_old-files/downloads/pdf-Ordner/MuE/Querschnitts-Leitlinien_BAEK_zur_Therapie_mit_Blutkomponenten_und_Plasmaderivaten-Gesamtnovelle_2020.pdf (letzter Zugriff: 12.03.2024).
[8] Deutsches Register für Stammzelltransplantationen. Jahresbericht 2023. https://www.drst.de/drst/download/jb2023.pdf (letzter Zugriff: 25.07.2024).
[9] Deutsche Gesellschaft für Hämatologie und Medizinische Onkologie e.V. (Hrsg.). Asplenie und Hyposplenismus. Stand Mai 2020. https://redaktion.onkopedia.com/onkopedia/de/onkopedia/guidelines/asplenie-und-hyposplenismus-frueher-praevention-von-infektionen-und-thrombosen-nach-splenektomie-oder-funktioneller-asplenie (letzter Zugriff: 12.03.2024).
[10] Deutsche Gesellschaft für Hämatologie und Medizinische Onkologie e.V. (Hrsg.). Onkopedia Leitlinie Eisenmangel und Eisenmangelanämie. Stand Juli 2022. https://redaktion.onkopedia.com/onkopedia/de/onkopedia/guidelines/eisenmangel-und-eisenmangelanaemie (letzter Zugriff: 12.03.2024).
[11] Robert Koch-Institut und Gesellschaft der epidemiologischen Krebsregister in Deutschland e.V. (Hrsg.). Krebs in Deutschland für 2019/2020. Berlin: Robert Koch-Institut, 2023.
[12] Deutsche Gesellschaft für Hämatologie und Medizinische Onkologie e.V. (Hrsg.). Onkopedia Leitlinie Akute Lymphatische Leukämie (ALL). Stand Mai 2022. https://www.onkopedia.com/de/onkopedia/guidelines/akute-lymphatische-leukaemie-all (letzter Zugriff: 12.03.2024).
[13] Deutsche Gesellschaft für Hämatologie und Medizinische Onkologie e.V. (Hrsg.). Onkopedia Leitlinie Akute Myeloische Leukämie (AML). Stand August 2023. https://www.onkopedia.com/de/onkopedia/guidelines/akute-myeloische-leukaemie-aml (letzter Zugriff: 12.03.2024).
[14] Deutsche Gesellschaft für Hämatologie und Medizinische Onkologie e.V. (Hrsg.). Onkopedia Leitlinie Chronische Lymphatische Leukämie (CLL). Stand September 2024. https://redaktion.onkopedia.com/onkopedia/de/onkopedia/guidelines/chronische-lymphatische-leukaemie-cll/@@guideline/html/index.html (letzter Zugriff: 12.11.2024)
[15] Deutsche Gesellschaft für Hämatologie und Medizinische Onkologie e.V. (Hrsg.). Onkopedia Leitlinie Chronische Myeloische Leukämie (CML). Stand Juni 2018. https://www.onkopedia.com/de/onkopedia/guidelines/chronische-myeloische-leukaemie-cml (letzter Zugriff: 13.03.2024).
[16] Ärzteblatt.de. CML: Kombination von Nilotinib mit Interferon führt häufiger zu tiefen Remissionen. Nachricht vom 15.12.2023. https://www.aerzteblatt.de/nachrichten/148098/CML-Kombination-von-Nilotinib-mit-Interferon-fuehrt-haeufiger-zu-tiefen-Remissionen (letzter Zugriff: 13.03.2024).
[17] European Group for Blood and Marrow Transplantation – Nurses Group (EBMT). Adhärenz bei Anti-Tumoralen Therapien. https://www.ebmt.org/practical-guides-adherence-oral-anti-tumour-therapies (letzter Zugriff: 12.03.2024).
[18] Deutsche Gesellschaft für Hämatologie und Medizinische Onkologie e.V. (Hrsg.). Onkopedia Leitlinie Hodgkin Lymphom. Stand Dezember 2023. https://www.onkopedia.com/de/onkopedia/guidelines/hodgkin-lymphom (letzter Zugriff: 12.03.2024).
[19] European Oncology Nursing Society (EONS). Broschüre Periphere Neuropathie/Peripheral Neuropathy. http://www.epaac.eu/images/END/Final_Deliverables/D10.5-Peripheral_Neuropathy_PEPS.pdf (letzter Zugriff: 12.03.2024).

Kontaktadressen

Asplenie-Net, Prävention bei Splenektomie und Asplenie: www.asplenie-net.org
Deutsche Hämophiliegesellschaft (DHG) e.V.: www.dhg.de
Deutsche Kinderkrebsstiftung der Deutschen Leukämie Forschungshilfe: www.kinderkrebsstiftung.de
Deutsche Knochenmarkspenderdatei (DKMS) gGmbH: www.dkms.de
Deutsche Leukämie- & Lymphom-Hilfe (DLH) e.V.: www.leukaemie-hilfe.de
Deutsche Stammzellspenderdatei (DSSD) gGmbH: www.stammzellspenderdatei.de
European Oncology Nursing Society (EONS): www.cancernurse.eu
Geschwisterkinder Netzwerk e.V.: www.geschwisterkinder-netzwerk.de
Informationsportal der Charité zu Blut- und Gerinnungskrankheiten bei Kindern und Jugendlichen: www.kinderblutkrankheiten.de
Interessengemeinschaft Hämophiler (IGH) e.V.: www.igh.info
Internationales Register für schwere angeborene Neutropenien (SCNIR): www.severe-chronic-neutropenia.org/de
Kompetenznetz Leukämien: www.kompetenznetz-leukaemie.de
McDonald's Kinderhilfe Stiftung: www.mcdonalds-kinderhilfe.org

Weiterführende Literatur

Broschüren und Filme der KMT-Zentren, z. B. des Universitätsklinikums Freiburg (www.uniklinik-freiburg.de/medizin1/behandlung/zentren-und-sektionen/sektion-allogene-stammzelltransplantation/information-fuer-patienten.html) (Letzter Zugriff: 12.03.2024).
Jahn P, Gaisser A, Bab M. Renner C (Hrsg.). Onkologische Krankenpflege. 7. A. Heidelberg: Springer, 2024.
Michl M. Basics Hämatologie. 6. A. München: Elsevier, 2023.
Pleyer C. (Hrsg.). Onkologie: Verstehen-Wissen-Pflegen. 2 A. München: Elsevier, 2017.
Schleucher N, Barth J, Krämer I. Vademecum Hämatologie und Onkologie. Von der Therapie bis zur Pflege. 4. A. München: Zuckschwerdt, 2022.
Vehling-Kaiser U. Hämatologie und Onkologie. Basics für medizinisches Fachpersonal und Pflegeberufe. 8. A. München: Zuckschwerdt, 2020.
Westerwelle G. Zwischen zwei Leben. München: Btb Verlag, 2016.

Kapitel 12

[1] Thamm R, Poethko-Müller C, Hüther A, Thamm M. Allergische Erkrankungen bei Kindern und Jugendlichen in Deutschland – Querschnittergebnisse aus KiGGS Welle 2 und Trends. Journal of Health Monitoring 2018; 3(3): 3–17.

[2] Heidemann C, Scheid-Nave C, Beyer AK et al. Gesundheitliche Lage von Erwachsenen in Deutschland – Ergebnisse zu ausgewählten Indikatoren der Studie GEDA 2019/2020-EHIS. Journal of Health Monitoring 2021; 6(3): 3–23.

[3] Wahn V. Die Warnzeichen für einen Immundefekt erkennen. https://www.immundefekt.de/primaere-immundefekte-pid#warnzeichen (letzter Zugriff: 18.03.2024).

[4] Deutsche Dermatologische Gesellschaft e.V. (DDG) (federführende Fachgesellschaft). S3-Leitlinie Durchführung des Epikutantests mit Kontaktallergenen und Arzneimitteln. https://register.awmf.org/de/leitlinien/detail/013-018 (letzter Zugriff: 18.03.2024).

[5] Kommission für Krankenhaushygiene und Infektionsprävention beim Robert Koch-Institut (RKI). Anforderungen an die Hygiene bei der medizinischen Versorgung von immunsupprimierten Patienten. Bundesgesundheitsblatt – Gesundheitsforschung – Gesundheitsschutz. 2021; 64: 232–264.

[6] Kommission für Krankenhaushygiene und Infektionsprävention beim Robert Koch-Institut (RKI). Infektionsprävention im Rahmen der Pflege und Behandlung von Patienten mit übertragbaren Krankheiten. Empfehlungen der Kommission für Krankenhaushygiene und Infektionsprävention (KRINKO) beim Robert Koch-Institut. Bundesgesundheitsblatt – Gesundheitsforschung – Gesundheitsschutz. 2015; 58: 1151–1170.

[7] Exner M, Simon A, Stiftung Deutsche Leukämie- und Lymphom-Hilfe (Hrsg.). Infektionen? Nein, danke! Wir tun was dagegen! 6. A. 2021. https://hygiene-tipps-fuer-kids.de/files/download/pdf/Hygiene_Immunsuppression_ihph_DLH_VAH_2021_6Auflage.pdf (letzter Zugriff: 18.03.2024).

[8] Pfaar O, Ankermann T, Augustin M et al. Leitlinie zur Allergen-Immuntherapie bei IgE-vermittelten allergischen Erkrankungen. Allergologie 2022; 45(9): 643–702.

[9] Kieseritzky K. So gut wirkt eine orale Immuntherapie. Allergo Journal International 2022; 31: 11.

[10] Ärzteblatt. Erdnussallergie: Tägliches Hautpflaster fördert Desensibilisierung. Nachricht vom 12.05.2023. https://www.aerzteblatt.de/nachrichten/143138/Erdnussallergie-Taegliches-Hautpflaster-foerdert-Desensibilisierung (letzter Zugriff: 19.03.2024).

[11] Mahler V, Kleine-Tebbe J, Vieths S. Immuntherapien von Allergien. Aktueller Stand. Bundesgesundheitsblatt – Gesundheitsforschung – Gesundheitsschutz. 2020; 63: 1341–1356.

[12] Allergieinformationsdienst. Mikrobiomforschung. Stand März 2023. https://www.allergieinformationsdienst.de/forschung/mikrobiom-forschung.html#c193901 (letzter Zugriff: 07.06.2023).

[13] Deutsche Gesellschaft für Allergologie und klinische Immunologie e.V. (DGAKI), Deutsche Gesellschaft für Kinder- und Jugendmedizin e.V. (DGKJ; federführende Fachgesellschaften). S3-Leitlinie Allergieprävention. Stand November 2022. https://register.awmf.org/assets/guidelines/061-016l_S3_Allergiepraevention_2022-11.pdf (letzter Zugriff: 19.03.2024).

[14] Deutsche Gesellschaft für Allergologie und klinische Immunologie (federführende Fachgesellschaft). Leitlinie zu Akuttherapie und Management der Anaphylaxie – Update 2021. Allergo Journal International 2021; 30(1): 1–25

[15] Aringer M, Günther C. Systemischer Lupus erythematodes: Strukturierte Diagnostik – Erfolg versprechende Therapie. Deutsches Ärzteblatt 2023; 120(6) Supplement Perspektiven der Immunologie: 6–10

[16] Deutsche Gesellschaft für Rheumatologie e.V. (DGRh, federführende Fachgesellschaft). S2k-Leitlinie Management der Großgefäßvaskulitiden. Stand Juli 2020. https://register.awmf.org/assets/guidelines/060-007l_S2k_Management_Großgefäßvaskulitiden_2020-08.pdf (letzter Zugriff: 19.03.2024).

[17] Deutsche Gesellschaft für Immunologie e.V. (Hrsg.). Leitlinie Diagnostik auf Vorliegen eines primären Immundefektes (PID). Stand Oktober 2017. https://www.awmf.org/leitlinien/detail/ll/112-001.html (letzter Zugriff: 19.03.2024).

Kontaktadressen

Arbeitsgemeinschaft Allergiekrankes Kind (AKK) e.V.: www.aak.de
Arbeitsgemeinschaft pädiatrische Immunologie (API) e.V.: www.api-ev.eu
Arztinformationen zu primären Immundefekten und unserem Immunsystem: www.immundefekt.de
Bundesverband Neurodermitis e.V.: www.neurodermitis.net
Bundeszentrale für gesundheitliche Aufklärung (BZgA): www.bzga.de
Deutsche Gesellschaft für Allergologie und Klinische Immunologie (DGAKI) e.V.: www.dgaki.de
Deutsche Gesellschaft für Immunologie (DGfI) e.V.: www.dgfi.org
Deutsche Gesellschaft für Krankenhaushygiene (DGKH) e.V.: www.krankenhaushygiene.de
Deutsche Gesellschaft für Rheumatologie (DHRh) e.V.: www.dgrh.de
Deutsche Haut- und Allergiehilfe (DHA) e.V.: https://www.haut-und-allergiehilfe.de/
Deutscher Allergie- und Asthmabund (DAAB) e. V.: www.daab.de
Deutsche Selbsthilfe Angeborene Immundefekte (dsai) e.V.: www.dsai.de
Gesellschaft für Kinder- und Jugendrheumatologie (DGJR) e.V.: www.gkjr.de
Kommission für Krankenhaushygiene und Infektionsprävention beim Robert-Koch-Institut (KRINKO): www.rki.de/DE/Content/Kommissionen/KRINKO/krinko_node.html
Lupus Erythematodes Selbsthilfegemeinschaft e.V.: www.lupus-rheumanet.de
Stiftung Deutscher Polleninformationsdienst: www.pollenstiftung.de
Sklerodermie Selbsthilfe e.V.: www.sklerodermie-selbsthilfe.de

Weiterführende Literatur

Berger P, Vasentin-Lewedei J. Hygiene in Pflegeeinrichtungen. 2. A. München: Elsevier, 2022.
Elsevier (Hrsg.). Hygiene für Pflegeberufe. 5. A. München: Elsevier, 2015.
Häcker B. Immunologie für Dummies. 7. A. Weinheim/Bergstraße: Wiley-VCH, 2021.
Schmetzer O. Basics Immunologie. 4. A. München: Elsevier, 2023.
Schneider M (Hrsg.). Lupus erythematodes: Information für Erkrankte, Angehörige und Betreuende. 4.A. Heidelberg: Springer, 2023.
Schwartzkopf A. Praktische Hygiene in der Pflege. 1. A. Stuttgart: Kohlhammer, 2020.
Schwartzkopf A. Praxiswissen für Hygienebeauftragte. Anleitungen für stationäre Pflegeeinrichtungen einschließlich Rehabilitationseinrichtungen, für ambulante Dienste und Krankenhäuser. 5. A. Stuttgart: Kohlhammer, 2021.
Witzke O, Moog P, Heemann U. Leben mit Kollagenosen und Vaskulitiden: Ein Ratgeber für Patienten. 3.A. Germering: Zuckschwerdt, 2015.

Kapitel 13

[1] Robert Koch-Institut. Neue Schätzung zur Krankheitslast durch Krankenhaus-Infektionen. Pressemitteilung vom 15.11.2019. www.deutsches-gesundheitsportal.de/2019/11/15/neue-schaetzung-zur-krankheitslast-durch-krankenhaus-infektionen/ (letzter Zugriff: 22.03.2024).

[2] Abele-Horn M, Hamprecht A, Herrmann M, et al. Prävention von Infektionen, die von Gefäßkathetern ausgehen. Hinweise zur Blutkulturdiagnostik. Informativer Anhang 1 zur Empfehlung der Kommission für Krankenhaushygiene und Infektionsprävention (KRINKO) beim Robert Koch-Institut. Bundesgesundheitsblatt – Gesundheitsforschung – Gesundheitsschutz 2017; 60: 216–230.

[3] World Health Organization (WHO). Global technical consultation report on proposed terminology for pathogens that transmit through the air. Genf: World Health Organization, 2024.

[4] Kommission für Krankenhaushygiene und Infektionsprävention (KRINKO) beim Robert Koch-Institut. Infektionsprävention im Rahmen der Pflege und Behandlung von Patienten mit übertragbaren Krankheiten. Ergänzt 2023. https://www.rki.de/DE/Content/Infekt/Krankenhaushygie-

ne/Kommission/Downloads/Infektionspraev_Pflege_Diagnostik_Therapie.pdf (letzter Zugriff: 22.03.2024).

[5] European Centre for Disease Prevention and Control. Antimicrobial resistance in the EU/EEA (EARS-Net) - Annual epidemiological report for 2022. Country summaries - antimicrobial resistance in the EU/EEA 2022. https://www.ecdc.europa.eu/sites/default/files/documents/Country_profiles_2022_2023_2.pdf (letzter Zugriff: 22.03.2024).

[6] Kommission für Krankenhaushygiene und Infektionsprävention (KRINKO) beim Robert Koch-Institut. Hygienemaßnahmen bei Infektionen oder Besiedlung mit multiresistenten gramnegativen Stäbchen. Empfehlung der Kommission für Krankenhaushygiene und Infektionsprävention (KRINKO) beim Robert Koch-Institut (RKI). Bundesgesundheitsblatt – Gesundheitsforschung – Gesundheitsschutz 2012; 55: 1311–1354.

[7] Netzwerk Hygiene in Sachsen-Anhalt. Aufnahmecheckliste zum Screening auf MRSA, 4MRGN und VRE nach Risikobewertung. https://verbraucherschutz.sachsen-anhalt.de/fileadmin/Bibliothek/Politik_und_Verwaltung/MS/LAV_Verbraucherschutz/hysa/Aufnahmecheckliste_Screening_MRSA_MRGN_VRE_03_2019.pdf (letzter Zugriff: 22.03.2024).

[8] Kommission für Krankenhaushygiene und Infektionsprävention (KRINKO) beim Robert Koch-Institut. Empfehlungen zur Prävention und Kontrolle von Methicillinresistenten Staphylococcus aureus-Stämmen (MRSA) in medizinischen und pflegerischen Einrichtungen. Empfehlung der Kommission für Krankenhaushygiene und Infektionsprävention (KRINKO) beim Robert Koch-Institut. Bundesgesundheitsblatt – Gesundheitsforschung – Gesundheitsschutz 2014; 57: 696–732.

[9] Kommission für Krankenhaushygiene und Infektionsprävention (KRINKO) beim Robert Koch-Institut. Infektionsprävention in Heimen. Bundesgesundheitsblatt – Gesundheitsforschung – Gesundheitsschutz 2005; 48: 1061–1080.

[10] Landeszentrum Gesundheit in NRW in Kooperation mit den MRE-Netzwerken in NRW. Methicillin-resistenter Staphylococcus aureus (MRSA). Infektionsprävention in Alten- und Pflegeheimen. Stand August 2018. https://www.lzg.nrw.de/_php/login/dl.php?u=/_media/pdf/inf_schutz/krankenhaushygiene/mre-netzwerk/mrsa_infektionspraevention_altenheime.pdf (letzter Zugriff: 22.03.2024).

[11] MRE-Netzwerke in Niedersachsen (Hrsg.). Methicillin-resistente Staphylococcus aureus (MRSA). Ambulante Pflegedienste. Stand März 2017. https://www.mre-netzwerke.niedersachsen.de/dokumente/aertze_und_ambulante_dienste/informationen-und-materialien-fuer-aerzte-ambulante-pflegedienste-und-kranken--und-rettungstrasportdienste-132062.html (letzter Zugriff: 22.03.2024).

[12] Landeshauptstadt München, Gesundheitsreferat. Merkblatt Hygienemaßnahmen für alle Pflegebedürftigen mit Nachweis von MRSA (Methicillinresistenter Staphylococcus aureus) in der ambulanten und stationären Pflege. Stand Juni 2022. https://stadt.muenchen.de/dam/jcr:2ae8b4fb-ea53-43c1-a2eb-ce196fcb85db/merkblatt_mrsa.pdf (letzter Zugriff: 22.03.2024).

[13] Gesetz zur Verhütung und Bekämpfung von Infektionskrankheiten beim Menschen (Infektionsschutzgesetz – IfSG). https://www.gesetze-im-internet.de/ifsg/ (letzter Zugriff: 22.03.2024).

[14] Robert Koch-Institut. Empfehlungen für die Wiederzulassung zu Gemeinschaftseinrichtungen gemäß § 34 Infektionsschutzgesetz. Stand März 2023. https://www.rki.de/DE/Content/Infekt/EpidBull/Merkblaetter/Wiederzulassung/Wiederzulassung_Tabelle.pdf (letzter Zugriff: 22.03.2024).

[15] Deutsche Gesetzliche Unfallversicherung e.V., Sachgebiet Gesundheitsdienst, Fachbereich Gesundheitsdienst und Wohlfahrtspflege (Hrsg.). Risiko Nadelstich. Stand August 2022. https://publikationen.dguv.de/widgets/pdf/download/article/3050 (letzter Zugriff: 22.03.2024).

[16] Deutsche AIDS-Gesellschaft e.V. (DAIG, federführende Fachgesellschaft). S2k-Leitlinie Medikamentöse Postexpositionsprophylaxe (PEP) nach HIV-Exposition. Stand Dezember 2021. https://register.awmf.org/assets/guidelines/055-004l_S2k_Medikamentoese-Postexpositionsprophylaxe-PEP-nach-HIV-Exposition_2022-06.pdf (letzter Zugriff: 25.03.2024).

[17] Stranziger J, Wunderle W, Nienhaus A, Kaiser B, et al. Verletzungen mit Infektionsrisiko: Was tun nach dem Stich? Deutsches Ärzteblatt 2019; 116 (14): 690–692.

[18] Robert Koch-Institut. Empfehlungen der Ständigen Impfkommission (STIKO) am Robert Koch-Institut 2025. https://www.rki.de/DE/Aktuelles/Publikationen/Epidemiologisches-Bulletin/2025/04_25.pdf?__blob=publicationFile&v=4 (letzter Zugriff: 29.01.2025).

[19] Evans L, Rhodes A, Alhazzani W, et al. Surviving sepsis campaign: international guidelines for management of sepsis and septic shock 2021. Intensive Care Medicine 2021; 47: 1181–1247.

[20] Aktionsbündnis Patientensicherheit e.V., Kampagnenbüro „#DeutschlandErkenntSepsis“. Deutschland erkennt Sepsis. https://www.deutschland-erkennt-sepsis.de/ (letzter Zugriff: 25.03.2024).

[21] Ärzteblatt. Nachrichten vom 02.10.2023. Sepsis mit effektiven Screeninginstrumenten besser erkennen. Nachricht vom 02.10.2023. https://www.aerzteblatt.de/nachrichten/146129/Sepsis-mit-effektiven-Screeninginstrumenten-besser-erkennen (letzter Zugriff: 25.03.2024).

[22] Royal College of Physicians. National Early Warning Score (NEWS) 2. https://www.rcplondon.ac.uk/projects/outputs/national-early-warning-score-news-2 (letzter Zugriff: 25.03.2024).

[23] Robert Koch-Institut. Antworten auf häufig gestellte Fragen zu Borreliose. Stand Juni 2021. https://www.rki.de/SharedDocs/FAQ/Borreliose/Borreliose.html (letzter Zugriff: 25.03.2024).

[24] Wilking H, Beermann S, Boone I, et al. Bakterielle Zoonosen mit Bedeutung für den öffentlichen Gesundheitsschutz in Deutschland – Vorkommen, Verbreitung und Übertragungswege. Bundesgesundheitsblatt – Gesundheitsforschung – Gesundheitsschutz 2023; 66 (6): 617–627.

[25] Robert-Koch-Institut. Lyme-Borreliose. RKI-Ratgeber. Stand April 2019. https://www.rki.de/DE/Content/Infekt/EpidBull/Merkblaetter/Ratgeber_LymeBorreliose.html (letzter Zugriff: 25.03.2024).

[26] Steinmüller M. Patienten mit Immunsuppression: Schwere Verläufe des Herpes zoster verhindern. Deutsches Ärzteblatt 2022; 119(9), Supplement Perspektiven der Dermatologie: 20–24

[27] Robert Koch-Institut. Windpocken (Varizellen), Gürtelrose (Herpes zoster). RKI-Ratgeber. Letzte Aktualisierung November 2019. https://www.rki.de/DE/Content/Infekt/EpidBull/Merkblaetter/Ratgeber_Varizellen.html#doc2374554bodyText2 (letzter Zugriff: 26.03.2024).

[28] Robert Koch-Institut. Gürtelrose (Herpes zoster): Antworten auf häufig gestellte Fragen zu Erkrankung und Impfung. Stand Januar 2024. https://www.rki.de/SharedDocs/FAQ/Herpes_zoster/FAQ-Liste.html (letzter Zugriff: 26.03.2024).

[29] Deutsche Gesellschaft für Pneumologie und Beatmungsmedizin e.V. (DGP, federführende Fachgesellschaft). S1-Leitlinie Long/Post-COVID – Living Guideline. Stand Mai 2024. https://register.awmf.org/assets/guidelines/020-027l_S1_Long-Post-Covid_2024-06_1.pdf (letzter Zugriff: 25.07.2024).

[30] Deutsche Gesellschaft für Internistische Intensivmedizin und Notfallmedizin e.V. (DGIIN), Deutsche Interdisziplinäre Vereinigung für Intensiv- und Notfallmedizin e.V. (DIVI), Deutsche Gesellschaft für Pneumologie und Beatmungsmedizin e.V. (DGP), Deutsche Gesellschaft für Infektiologie e.V. (DGI, federführende Fachgesellschaften). S3-Leitlinie Empfehlungen zur Therapie von Patienten mit COVID-19 – Living Guideline. Stand Januar 2024. https://register.awmf.org/assets/guidelines/113-001l_S3_Empfehlungen-zur-Therapie-von-Patienten-mit-COVID-19_2024-01_1.pdf (letzter Zugriff: 26.03.2024).

[31] Kommission für Krankenhaushygiene und Infektionsprävention (KRINKO) beim Robert Koch-Institut. Empfehlung Integration von SARS – CoV-2 als Erreger von Infektionen in der endemischen Situation in die Empfehlungen der KRINKO „Infektionsprävention im Rahmen der Pflege von Patienten mit übertragbaren Erkrankungen“. Bundesgesundheitsblatt – Gesundheitsforschung – Gesundheitsschutz 2023; 66(11): 1279–1301.

[32] Bundesministerium für Gesundheit (BMG). COVID-19 (Coronavirus-Erkrankung 2019). https://www.infektionsschutz.de/coronavirus/fragen-und-antworten/sich-und-andere-schuetzen/#tab-12364-c3761 (letzter Zugriff: 27.03.2024).

[33] Robert Koch-Institut. Empfehlungen zur Isolierung und Quarantäne bei SARS-CoV-2-Infektion und -Exposition https://www.rki.de/DE/Content/InfAZ/N/Neuartiges_Coronavirus/Quarantaene/Absonderung.html (letzter Zugriff: 27.03.2024).
[34] Robert Koch-Intstitut. Schätzung der Anzahl von HIV-Neuinfektionen in den Jahren 2022 und 2023 und der Gesamtzahl von Menschen, die Ende 2023 mit HIV in Deutschland leben. Epidemiologisches Bulletin 2024; 28: 3–20.
[35] UNAIDS. UNAIDS FACT SHEET 2024. https://www.unaids.org/sites/default/files/media_asset/UNAIDS_FactSheet_en.pdf (letzter Zugriff: 25.07.2024).
[36] Robert Koch Institut. RKI-Ratgeber HIV-Infektion/AIDS. Stand Juni 2022. https://www.rki.de/DE/Content/Infekt/EpidBull/Merkblaetter/Ratgeber_HIV_AIDS.html (letzter Zugriff: 27.03.2024).
[37] Schneider E, Whitmore S, Glynn MK, et al. Revised Surveillance Case Definitions for HIV Infection Among Adults, Adolescents, and Children Aged < 18 Months and for HIV Infection and AIDS Among Children Aged 18 Months to < 13 Years - United States, 2008. MMWR 2014; 63(3): 3–7.
[38] Deutsche AIDS-Gesellschaft (federführende Fachgesellschaft). Deutsch-Österreichische Leitlinien zur antiretroviralen Therapie der HIV-1-Infektion. Stand September 2020. https://register.awmf.org/assets/guidelines/055-001l_Antiretrovirale_Therapie_der_HIV_Infektion__2021-06-verlaengert.pdf (letzter Zugriff: 27.03.2024).
[39] Deutsche AIDS-Gesellschaft (federführende Fachgesellschaft). Deutsch-Österreichische Leitlinien zur HIV-Präexpositionsprophylaxe. Stand März 2024. https://register.awmf.org/assets/guidelines/055-008l_S2k_HIV-Praeexpositionsprophylaxe_2024-04_02.pdf (letzter Zugriff: 18.05.2024).
[40] Robert Koch-Institut. Toxoplasmose. RKI-Ratgeber. Letzte Aktualisierung Oktober 2018. https://www.rki.de/DE/Content/Infekt/EpidBull/Merkblaetter/Ratgeber_Toxoplasmose.html#doc2390224bodyText2 (letzter Zugriff: 27.03.2024).

Kontaktadressen

Berufsgenossenschaft für Gesundheitsdienst und Wohlfahrtspflege (BGW): www.bgw-online.de
Borreliose und FSME Bund Deutschland e.V. (BFBD): www.borreliose-bund.de
Bundeszentrale für gesundheitliche Aufklärung (BZgA): www.bzga.de (auch zur Prävention der HIV- u.a. sexuell übertragbarer Infektionen)
Deutsche AIDS-Gesellschaft (DAIG) e.V.: www.daignet.de
Deutsche AIDS Hilfe e.V.: www.aidshilfe.de
Deutsche Gesellschaft für Hygiene und Mikrobiologie (DGHM) e.V.: www.dghm.org
Deutsche Gesellschaft für Infektiologie (DGI) e.V.: www.dgi-net.de
Deutsche Sepsis-Gesellschaft (DSG) e.V.: http://www.sepsis-gesellschaft.de/
Deutsche Sepsis-Hilfe (DSH) e.V.: www.sepsis-hilfe.org
Robert-Koch-Institut (RKI): www.rki.de (mit zahlreichen Publikationen zu Infektionskrankheiten, Prävention und Hygienemaßnahmen)

Weiterführende Literatur

Berger P, Vasentin-Lewedei J. Hygiene in Pflegeeinrichtungen. 2. A. München: Elsevier, 2022.
Dettenkofer M, Frank U, Just HM, et al. (Hrsg.). Praktische Krankenhaushygiene und Umweltschutz. 4. A. Heidelberg: Springer, 2018.
Düllingen M, Kirov A, Unverricht H (Hrsg.). Hygiene und medizinische Mikrobiologie: Lehrbuch für Pflegeberufe. 7. A. Stuttgart: Schattauer, 2016.
Handl G. Angewandte Hygiene, Infektionslehre und Mikrobiologie. Ein Lehrbuch für Gesundheitsberufe und Medizinische Assistenzberufe. 4. A. Wien: Facultas Verlag, 2021.
Hoffmann C, Rockstroh J. HIV 2022/23. www.hivbuch.de zum Download oder über Formular als Print bestellbar.
Holtmann H, Nitschke J. BASICS Medizinische Mikrobiologie, Hygiene und Infektiologie. 6. A. München: Elsevier, 2023.
Hygiene für Pflegeberufe. 5. A. München: Elsevier, 2015.
Jung N, Rieg S, Lehmann C (Hrsg.). Klinikleitfaden Infektiologie. 1. A. München: Elsevier, 2021.
Kramer A, Assadian O, Exner M, et al. (Hrsg.). Krankenhaus- und Praxishygiene: Hygienemanagement und Infektionsprävention in medizinischen und sozialen Einrichtungen. 4. A. München: Elsevier, 2022.
Salzberger B. Therapie-Handbuch - Infektionskrankheiten und Impfungen. 1. A. München: Elsevier, 2022.
Schulz-Stübner S. Hygiene und Infektionsprävention. Fragen und Antworten: Über 950 Fakten für Klinik und Praxis. 3. A. Heidelberg: Springer, 2023.
Schwarzkopf A. Praktische Hygiene in der Pflege. 1. A. Stuttgart: Kohlhammer, 2020.
Schwarzkopf A. Praxiswissen für Hygienebeauftragte: Anleitungen für stationäre Pflegeeinrichtungen einschließlich Rehabilitationseinrichtungen, für ambulante Dienste und Krankenhäuser. 5. A. Stuttgart: Kohlhammer, 2021.
Spinner CD, Gürtler L, Jilg W, t al. Infektionskrankheiten von A bis Z: Erreger - Klinik - Diagnose - Therapie - Prävention mit aktuellen Impfempfehlungen. 1. A. Landsberg am Lech: ecomed Medizin, 2023.
Vonberg RP, Haese C. Medizinische Mikrobiologie für Dummies. 2. A. Weinheim/Bergstraße: Wiley-VCH, 2022.

Kapitel 14

[1] von der Lippe E, Krause L, Porst M et al. Prävalenz von Rücken- und Nackenschmerzen in Deutschland. Ergebnisse der Krankheitslast-Studie BURDEN 2020. Journal of Health Monitoring 2021; 16(S3): 2–14.
[2] Nationale VersorgungsLeitlinie Nicht-spezifischer Kreuzschmerz. Langfassung. 2. A. 2017. https://www.leitlinien.de/themen/kreuzschmerz/pdf/kreuzschmerz-2aufl-vers1-lang.pdf (letzter Zugriff: 05.04.2024).
[3] Kommission für Krankenhaushygiene und Infektionsprävention. Anforderung an die Hygiene bei Punktionen und Injektionen, Stand 2011. Bundesgesundheitsblatt 2011; 54(9/10): 1135–1144.
[4] Deutsche Gesellschaft für Orthopädie und Unfallchirurgie. Nachbehandlungsempfehlungen 2020. https://dgou.de/fileadmin/dgou/dgou/Dokumente/News/News/2020/2020_Nachbehandlungsempfehlungen.pdf (letzter Zugriff: 06.04.2024).
[5] GKV-Spitzenverband: Profilerhebungsbogen für die Versorgung mit Beinprothesen. https://www.gkv-spitzenverband.de/media/dokumente/krankenversicherung_1/hilfsmittel/fortschreibungen_aktuell/2019_3/20190326_Profilerhebungsbogen_Produktgruppe_24_Beinprothesen.pdf (letzter Zugriff: 07.04.2024).
[6] Statistisches Bundesamt. Die 20 häufigsten Operationen insgesamt (OPS 5). Vollstationär behandelte Patientinnen und Patienten in Krankenhäuser 2023. https://www.destatis.de/DE/Themen/Gesellschaft-Umwelt/Gesundheit/Krankenhaeuser/Tabellen/drg-operationen-insgesamt.html (letzter Zugriff: 26.11.2024).
[7] Fuchs J, Scheidt-Nave C, Kuhnert R. 12-Monats-Prävalenz von Osteoporose in Deutschland. Journal of Health Monitoring 2017; 2(3): 61–65.
[8] Dachverband Osteologie e.V. (Hrsg.). S3-Leitlinie Prophylaxe, Diagnostik und Therapie der Osteoporose bei postmenopausalen Frauen und bei Männern ab dem 50. Lebensjahr. Stand September 2023. https://register.awmf.org/assets/guidelines/183-001l_S3_Prophylaxe-Diagnostik-Therapie-der-Osteoporose_2023-11.pdf (letzter Zugriff: 08.04.2024).
[9] Dachverband Osteologie e.V. (Hrsg.). Leitlinie Physiotherapie und Bewegungstherapie bei Osteoporose. Langfassung. Stand April 2008. http://www.dv-osteologie.org/uploads/Leitlinie%20Physiotherapie/Langfassung_Physiotherapie-Leitlinie.pdf (letzter Zugriff: 08.04.2024).
[10] Kasperk HC. Zweckmäßige Diagnostik und medikamentöse Therapie der Osteoporose. https://www.akdae.de/fileadmin/user_upload/akdae/Arzneimitteltherapie/AVP/Artikel/2020-1-2/026.pdf (letzter Zugriff: 08.04.2024).
[11] Deutsche Gesellschaft für Rheumatologie und Klinische Immunologie e.V. (federführende Fachgesellschaft). S3-Leitlinie Diagnostik und Therapie der Gicht. Stand August 2024. https://register.awmf.org/assets/guidelines/060-005l_S3_Diagnostik-Therapie-Gicht_2024-08.pdf (letzter Zugriff: 26.11.2024).
[12] Muntau AC. Pädiatrie hoch2. 1.A. München: Elsevier, 2018.
[13] Schneider M, Baseler G, Funken O, et al. Interdisziplinäre Leitlinie Management der frühen rheumatoiden Arthritis. Stand Dezember 2019. https://register.awmf.org/assets/guidelines/060-002l_S3_Fruehe_

Rheumatoide-Arthritis-Management_2019-12_01.pdf (letzter Zugriff: 09.04.2024).
[14] Hasseli-Fräbel R, Müller Ladner U. Pharmakotherapie der rheumatoiden Arthritis: Vorteile und Limitationen. Deutsches Ärzteblatt 2021; 118(Supplement Perspektiven der Immunologie 1): 10–15.
[15] Smolen JS, Landewé RBM, Bergstra SA et al. EULAR recommendations for the management of rheumatoid arthritis with synthetic and biological disease- modifying antirheumatic drugs: 2022 update. Annals of the Rheumatic Diseases 2023; 82(1): 3–18.
[16] Deutsche Gesellschaft für Rheumatologie (DGRh, federführende Fachgesellschaft). S3-Leitlinie Axiale Spondyloarthritis inklusive Morbus Bechterew und Frühformen. Langfassung. Stand November 2018. https://register.awmf.org/assets/guidelines/060-003l_S3_Axiale-Spondyloarthritis-Morbus-Bechterew-Fruehformen-2019-10-abgelaufen.pdf (letzter Zugriff: 09.04.2024).
[17] Ramiro S, Nikiphorou E, Sepriano A et al. ASAS-EULAR recommendations for the management of axial spondyloarthritis: 2022 update. Annals of the Rheumatic Diseases 2023; 82(1): 19–34.
[18] Melf-Marzi A, Böhringer B, Wiehle M, Hausteiner-Wiehle C. Aktuelle Diagnose- und Therapieprinzipien beim komplexen regionalen Schmerzsyndrom. Deutsches Ärzteblatt 2022; 119(51/52): 879–886.
[19] Deutsche Gesellschaft für Orthopädie und Unfallchirurgie (DGOU, federführende Fachgesellschaft). S2e-Leitlinie Distale Radiusfraktur. Stand März 2021. https://register.awmf.org/assets/guidelines/012-015l_S2e_Distale_Radiusfraktur_2021-11_02.pdf (letzter Zugriff: 08.09.2023).
[20] Lesky J. Körperbild im Kontext von Amputation und Prothetik. Orthopädie Technik, 2020; 71(7): 50–56.

Kontaktadressen

Bundesselbsthilfeverband für Osteoporose (BfO) e.V.: www.osteoporose-deutschland.de
Bundesverband für Menschen mit Arm- oder Beinamputation (BMAB) e.V.: www.bmab.de
Dachverband Osteologie (DVO) e.V.: www.dv-osteologie.org
Deutsche Gesellschaft für Orthopädie und Unfallchirurgie (DGOU) e.V.: www.dgou.de
Deutsche Gesellschaft für Rheumatologie (DGRh) e.V.: www.dgrh.de
Deutsche Gesellschaft für Unfallchirurgie (DGU) e.V.: www.dgu-online.de
Deutsche Kinderrheuma-Stiftung: www.kinder-rheumastiftung.de
Deutsche Rheuma-Liga Bundesverband e.V.: www.rheuma-liga.de
Deutsche Vereinigung Morbus Bechterew e.V.: https://www.bechterew.de/
Gesellschaft für Kinder- und Jugendrheumatologie (GKJR) e.V.: www.gkjr.de/
OSD Osteoporose Selbsthilfegruppen Dachverband e.V.: www.osd-ev.org
Rheumastiftung: www.rheumastiftung.org

Weiterführende Literatur

Bonn H.W. Praxisbuch Gipsen. 2. A. Stuttgart: Wissenschaftliche Verlagsgesellschaft, 2013.
Ficklscherer A. BASICS Orthopädie und Unfallchirurgie. 7. A. München: Elsevier, 2023.
Füeßl L, Weidenbusch M, Gebhardt C et al. BASICS Nephrologie und Rheumatologie. 2. A. München: Elsevier, 2023.
Hebbauer C. Gips- und Castverbände. 1. A. Heidelberg: Springer, 2016.
Koesling C, Stiegler U, Krümmling D. Hüftgelenkersatz. 5. A. Idstein: Schulz-Kirchner, 2013.
Merk J, Horstmann T. Übungen für Knie und Hüfte. 2. A. Stuttgart: Thieme, 2020.
Mooren F, Knapp G, Reimers C.D. Therapie und Prävention durch Sport, Band 3: Orthopädie, Rheumatologie. 2. A. München: Elsevier, 2015.
Pfeil A, Oelzner P, Böttcher J et al. Rheumatologie kompakt. 1. A. München: Elsevier, 2023.
Schwarze D, Rixen D. Nachbehandlungskonzepte in der Orthopädie und Unfallchirurgie. 2. A. München: Elsevier, 2022.
Von zur Mühlen M, Keller C. Pflege konkret Chirurgie Orthopädie Urologie. 6. A. München: Elsevier, 2022.

Kapitel 15

[1] Bundesarbeitsgemeinschaft für Rehabilitation (BAR) e.V. (Hrsg.). 20 Jahre neurologisches Phasenmodell. BAR-Symposium 2015. https://www.bar-frankfurt.de/fileadmin/dateiliste/_publikationen/bar_report/pdfs/Tagungsbericht_20_Jahre_Neurologisches_Phasenmodell.pdf (letzter Zugriff: 17.04.2024).
[2] Bender A. Jox RJ, Grill E, et al. Wachkoma und minimaler Bewusstseinszustand – Systematisches Review und Metaanalyse zu diagnostischen Verfahren. Deutsches Ärzteblatt 2015; 112(14): 235–242.
[3] Deutsche Gesellschaft für Neurorehabilitation (federführende Fachgesellschaft). Neurologische Rehabilitation bei Koma und schwerer Bewusstseinsstörung im Erwachsenenalter – Living Guideline. Stand Dezember 2022. https://register.awmf.org/assets/guidelines/080-006l_S3_Neurologische-Rehabilitation-bei-Koma-und-schwerer-Bewusstseinsstoerung-im-Erwachsenenalter_2023-01-verlaengert.pdf (letzter Zugriff: 17.04.2024).
[4] Maurer-Karattup P, Giacino J, Luther M, Eifert B. Diagnostik von Bewusstseinsstörungen anhand der deutschsprachigen Coma Recovery Scale-Revised (CRS-R). Neurologie & Rehabilitation 2010; 16 (5): 232–246.
[5] Deutsche Gesellschaft für Neurologie (Hrsg.). Leitlinien für Diagnostik und Therapie in der Neurologie. Therapie des spastischen Syndroms. Stand November 2018. https://register.awmf.org/assets/guidelines/030-078l_S2k_Therapie_spastisches_Syndrom_2019-06-verlaengert.pdf (letzter Zugriff: 17.04.2024).
[6] Deutsche Gesellschaft für Neurologie (federführende Fachgesellschaft). Leitlinien für Diagnostik und Therapie in der Neurologie. Neurogene Dysphagien. Stand Mai 2020. https://register.awmf.org/assets/guidelines/030-111l_Neurogene-Dysphagie_2020-05_verlaengert_01.pdf (letzter Zugriff: 18.04.2024).
[7] Ickenstein GW, Hiller M, Müller R. Management der Oropharyngealen Dysphagie (OD) unter Anwendung eines standardisierten Schluckassessments im Rahmen eines Dysphagie-Management-Concepts (DMC). Neurologie & Rehabilitation 2014; 20 (2): 79–89.
[8] Deutsche Gesellschaft für Neurologie, Deutsche Migräne- und Kopfschmerzgesellschaft (federführende Fachgesellschaften). S1-Leitlinie Diagnostik und Therapie des Kopfschmerzes vom Spannungstyp. Stand Dezember 2023. https://register.awmf.org/assets/guidelines/030-077l_S1_Diagnostik-Therapie-Kopfschmerz-Spannungstyp_2024-03.pdf (letzter Zugriff: 18.04.2024).
[9] Deutsche Gesellschaft für Neurologie, Deutsche Migräne- und Kopfschmerzgesellschaft (federführende Fachgesellschaften). S1-Leitlinie Therapie der Migräneattacke und Prophylaxe der Migräne. Stand Juni 2024. https://register.awmf.org/assets/guidelines/030-057l_S1_Therapie-der-Migraeneattacke-Prophylaxe-der-Migraene_2024-06.pdf (letzter Zugriff: 27.07.2024).
[10] Deutsche Gesellschaft für Neurologie, Deutsche Migräne- und Kopfschmerzgesellschaft (federführende Fachgesellschaften). S1-Leitlinie Diagnostik und Therapie der Trigeminusneuralgie. Stand Oktober 2023. https://register.awmf.org/assets/guidelines/030-016l_Diagnostik-Therapie-_Trigeminusneuralgie__2024-01_1.pdf (letzter Zugriff: 18.04.2024).
[11] Wildemann B, Tumani H. Liquordiagnostik: Wegweisend für die Differenzialdiagnose. Deutsches Ärzteblatt Supplement Perspektiven der Neurologie 1/2019: 10–17.
[12] Deutsche Gesellschaft für Neurologie, Deutsche Gesellschaft für Liquordiagnostik und Klinische Neurochemie (Hrsg.). S1-Leitlinie Lumbalpunktion und Liquordiagnostik. Stand Juli 2019. https://register.awmf.org/assets/guidelines/030-141l_S1_Lumbalpunktion_und_Liquordiagnostik_2020-01.pdf (letzter Zugriff: 18.04.2024).
[13] Deutsche Gesellschaft für Neurologie (Hrsg.). S1-Leitlinie Diagnostik und Therapie des postpunktionellen und spontanen Liquorunterdruck-Syndroms. Stand Juni 2023. https://register.awmf.org/assets/guidelines/030-113l_S1_Diagnostik-Therapie-des-postpunktionellen-und-spontanen-Liquorunterdruck-Syndroms_2023-10.pdf (letzter Zugriff: 18.04.2024).

[14] VeBID. Definition Bobath-Konzept, deutsche Übersetzung aus dem Englischen, IBITA Homepage 2021. https://www.vebid.de/fileadmin/pdf/VeBID_Curriculum_2022_Definition.pdf (letzter Zugriff: 18.04.2024).
[15] Dammshäuser B. Bobath-Konzept in der Pflege – Grundlagen, Problemerkennung und Praxis, 2. A. München: Elsevier, 2012.
[16] Friedhoff M, Schieberle D. Praxis des Bobath-Konzepts, 3. A. Stuttgart: Thieme, 2014.
[17] Deutsche Gesellschaft für Neurorehabilitation (federführende Fachgesellschaft). S3-Leitlinie Rehabilitative Therapie bei Armparese nach Schlaganfall. Stand April 2020. https://register.awmf.org/assets/guidelines/080-001l_S3_Rehabilitative_Therapie_bei_Armparese_nach_Schlaganfall_2020-07.pdf (letzter Zugriff: 20.04.2024).
[18] Internationaler Förderverein Basale Stimulation® e.V.: Was ist basale Stimulation. http://www.basale-stimulation.de (letzter Zugriff: 18.04.2024).
[19] Bienstein, C., Fröhlich, A. Basale Stimulation in der Pflege – Die Grundlagen. 9. A. Bern: Huber, 2021.
[20] Nydahl P, Bartoszek H (Hrsg.) Basale Stimulation: Neue Wege in der Pflege Schwerstkranker, 7.A. München: Elsevier, 2020.
[21] Pickenbrock H, Ziegler V, Dressler D. Basismaßnahme mit Tücken – Lagerungstherapie in der Neurologie. Erschienen in: Die Schwester Der Pfleger 2014; 53(2): 142–146.
[22] Deutsche Gesellschaft für Neurologie (federführende Fachgesellschaft). S1-Leitlinie Intrakranieller Druck (ICP). Stand Februar 2023. https://register.awmf.org/assets/guidelines/030-105l_S1_Intrakranieller-Druck-ICP_2023-07.pdf (letzter Zugriff: 20.04.2024).
[23] Urheber unbekannt.
[24] Deutsche Gesellschaft für Neurologie, Deutsche Schlaganfall-Gesellschaft (federführende Fachgesellschaften). S2e-Leitlinie Akuttherapie des ischämischen Hirninfarktes. Version 5.1 inkl. Amendment Okt. 2022. https://register.awmf.org/assets/guidelines/030-046l_S2e_Akuttherapie-des-ischaemischen-Schlaganfalls_2022-11.pdf (letzter Zugriff: 20.04.2024).
[25a] Deutsche Gesellschaft für Neurologie, Deutsche Schlaganfall-Gesellschaft (federführende Fachgesellschaften). S2k-Leitlinie Sekundärprophylaxe ischämischer Schlaganfall und transitorische ischämische Attacke – Teil 1: Plättchenhemmer, Vorhofflimmern, Hypercholesterinämie und Hypertonie. https://register.awmf.org/assets/guidelines/030-133l_S2k_Sekundaerprophylaxe-ischaemischer-Schlaganfall-transitorische-ischaemische-Attacke-Teil-1_2022-07.pdf (letzter Zugriff: 20.04.2024).
[25b] Deutsche Gesellschaft für Neurologie, Deutsche Schlaganfall-Gesellschaft (federführende Fachgesellschaften). S2k-Leitlinie Sekundärprophylaxe ischämischer Schlaganfall und transitorische ischämische Attacke – Teil 2: Lebensstil, arterielle Stenosen, andere Antithrombotika-Indikationen, Hormone, Diabetes mellitus, Schlafapnoe. https://register.awmf.org/assets/guidelines/030-143l_S2k_Sekundaerprophylaxe-ischaemischer-Schlaganfall-transitorische-ischaemische-Attacke-Teil-2_2023-01.pdf (letzter Zugriff: 20.04.2024).
[26] Deutsche Gesellschaft für Neurologie (federführende Fachgesellschaft). Behandlung von spontanen intrazerebralen Blutungen. Stand April 2021. https://register.awmf.org/assets/guidelines/030-002l_S2k_Behandlung-von-spontanen-intrazerebralen-Blutungen_2022-03-verlaengert.pdf (letzter Zugriff: 22.04.2024).
[27] Hoh BL, Ko NU, Amin-Hanjani S et al. 2023 Guideline for the Management of Patients with Aneurysmal Subarachnoid Hemorrhage: A Guideline From the American Heart Association/American Stroke Association. Stroke. 2023; 54(7): e314–e370.
[28] Institut für Qualität und Wirtschaftlichkeit im Gesundheitswesen (IQWiG). gesundheitsinformation.de: Epilepsie. https://www.gesundheitsinformation.de/epilepsie.html (letzter Zugriff: 22.04.2024).
[29] Deutsche Gesellschaft für Neurologie, Deutsche Gesellschaft für Epileptologie (federführende Fachgesellschaften). S2k-Leitlinie Erster epileptischer Anfall und Epilepsien im Erwachsenenalter. Stand September 2023. https://register.awmf.org/assets/guidelines/030-041l_S2k_Erster-epileptischer-Anfall-Epilepsien-Erwachsenenalter_2023-09.pdf (letzter Zugriff: 22.04.2024).
[30] Fisher RS, Cross JH, D'Souza C, et al. Anleitung („instruction manual") zur Anwendung der operationalen Klassifikation von Anfallsformen der ILAE 2017. Zeitschrift für Epileptologie 2018; 31(4): 282–295.
[31] Bundesanstalt für Straßenwesen (Hrsg.). Begutachtungsleitlinien zur Kraftfahreignung. Stand Juni 2022. https://bast.opus.hbz-nrw.de/files/2664/Begutachtungsleitlinien+2022.pdf (letzter Zugriff: 22.04.2024).
[32] Deutsche Gesellschaft für Neurologie (federführende Fachgesellschaft). S2k-Leitlinie Ambulant erworbene bakterielle Meningoenzephalitis im Erwachsenenalter. Stand April 2023. https://register.awmf.org/assets/guidelines/030-089l-S2k_Ambulant-erworbene-bakterielle-Meningoenzephalitis-im-Erwachsenenalter_2023-05.pdf (letzter Zugriff: 22.04.2024).
[33] Deutsche Multiple Sklerose Gesellschaft Bundesverband, MS Forschungs- und Projektentwicklungs-gGmbH (Hrsg.). Berichtsband des MS-Register für das Jahr 2022. https://www.msregister.de/fileadmin/resources/public/documents/publications/reports/Report_Bericht_2022_V63.pdf (letzter Zugriff: 22.04.2024).
[34] Deutsche Gesellschaft für Neurologie (federführende Fachgesellschaft). S2k-Leitlinie Diagnose und Therapie der Multiplen Sklerose, Neuromyelitis Optica Spektrum und MOG-IgG-assoziierte Erkrankungen – Living Guideline. Stand November 2023. https://register.awmf.org/assets/guidelines/030-050l_S2k_Diagnose-Therapie-Multiple-Sklerose-Neuromyelitis-Optica-Spektrum-MOG-IgG-assoziierte-Erkrankungen_2024-01.pdf (letzter Zugriff: 22.04.2024).
[35] Deutsche Gesellschaft für Neurologie (federführende Fachgesellschaft). S2k-Leitlinie Parkinson-Krankheit. Stand Oktober 2023. https://register.awmf.org/assets/guidelines/030-010l_Parkinson_Krankheit_2023-11_1.pdf (letzter Zugriff: 22.04.2024).
[36] Robert Koch-Institut und Gesellschaft der epidemiologischen Krebsregister in Deutschland e.V. (Hrsg.). Krebs in Deutschland für 2019/2020. Berlin: Robert Koch-Institut, 2023.
[37] Deutsche Gesellschaft für Neurologie (federführende Fachgesellschaft). S2k-Leitlinie Therapie der Idiopathischen Fazialisparese (Bell's Palsy). Stand Februar 2022. https://register.awmf.org/assets/guidelines/030-013l_S2k_Therapie-Idiopathische-Fazialisparese-Bell%E2%80%99s-Palsy_2022-05.pdf (letzter Zugriff: 23.04.2024).
[38] Deutsche Gesellschaft für Neurologie (federführende Fachgesellschaft). S2k-Leitlinie Diagnostik und Therapie myasthener Syndrome, Stand November 2022. https://register.awmf.org/assets/guidelines/030-087l_S2k_Diagnostik-Therapie-myasthener-Syndrome_2023-05.pdf (letzter Zugriff: 23.04.2024).
[39] Deutsche Gesellschaft für Orthopädie und Unfallchirurgie (federführende Fachgesellschaft). S2k-Leitlinie Konservative, operative und rehabilitative Versorgung bei Bandscheibenvorfällen mit radikulärer Symptomatik. Stand Juli 2020. https://register.awmf.org/assets/guidelines/033-048l_S2k_Konservative-operative_rehabilitative-Versorgung-Bandscheibenvorfall-radikulae_2021-06_01.pdf (letzter Zugriff: 06.11.2023).

Kontaktadressen

Arbeitsgemeinschaft Spina Bifida und Hydrocephalus (ASBH) e.V.: www.asbh.de
BIKA – Bobath Initiative für Kranken- und Altenpflege e.V.: www.bika.de
Bobath-Gesellschaft Deutschland: www.bobath-konzept-deutschland.de
Bundesverband für die Rehabilitation der Aphasiker e.V.: www.aphasiker.de
Das Dsyphagiezentrum, Zentrum für Diagnostik und Therapie bei Schluckstörung: www.das-dysphagiezentrum.de
Deutsche Epilepsievereinigung e.V.: www.epilepsie-vereinigung.de
Deutsche Gesellschaft für Epileptologie (DGfE) e.V.: www.dgfe.org
Deutsche Gesellschaft für Muskelkranke (DGM) e.V.: www.dgm.org
Deutsche Hirnstiftung: www.hirnstiftung.org
Deutsche Multiple Sklerose Gesellschaft (DMSG) e.V.: www.dmsg.de
Deutsche Myasthenie Gesellschaft (DMG) e.V.: https://dmg.online/
Deutsche Parkinson Vereinigung (DPV) e.V.: www.dpv-bundesverband.de
Deutsche Schlaganfall-Gesellschaft (DSG) e.V.: www.dsg-info.de
Dyspagie-Netzwerk Südwest: www.dysphagie-netzwerk-suedwest.de

Förderverein F.O.T.T. e.V.: www.fott.eu/de
FOrmaTT GmbH (von F.O.T.T. -Instruktorinnen gegründete Gesellschaft): www.formatt.org
Informationszentrum Epilepsie: www.izepilepsie.de
Initiative Selbsthilfe Multiple Sklerose Kranker e.V.: www.multiple-sklerose-e-v.de
Internationaler Förderverein Basale Stimulation e.V.: www.basale-stimulation.de
Kompetenznetz Multiple Sklerose (KKNMS) e.V.: www.kompetenznetz-multiplesklerose.de
Kompetenznetz Parkinson e.V.: www.kompetenznetz-parkinson.de
Kompetenznetz Schlaganfall: www.kompetenznetz-schlaganfall.de
LiN-Arge e.V.: www.lin-arge.de
Schädel-Hirnpatienten in Not e.V.: www.schaedelhirnpatienten.de
Stiftung Deutsche Schlaganfallhilfe: www.schlaganfall-hilfe.de
Verein Patienten im Wachkoma – PIW e.V.: www.piw-ev.de

Weiterführende Literatur

Bartolome G, Schröter-Morsch H (Hrsg.). Schluckstörungen: Interdisziplinäre Diagnostik und Rehabilitation. 7. A. München: Elsevier, 2022.
Bender A, Rémi J, Feddersen B, et al. Kurzlehrbuch Neurologie. 4. A. München: Elsevier, 2022.
Bienstein C, Fröhlich A. Basale Stimulation® in der Pflege. Die Grundlagen, 9. A. Bern: Hogrefe, 2021.
Dammshäuser B. Bobath-Konzept in der Pflege – Grundlagen, Problemerkennung und Praxis. 2. A. München: Elsevier, 2022.
Davis PM. Hemiplegie, 2. A. Heidelberg: Springer, 2018.
Franke U. Arbeitsbuch Aphasie: Materialien für die Sprachtherapie und für zu Hause. 10. A. München: Elsevier, 2019.
Friedhoff M, Schieberle D. Praxis des Bobath-Konzepts – Grundlagen, Handling, Fallbeispiele. 3. A. Stuttgart: Thieme, 2014.
Gold K, Geiermann S (Hrsg.). Pflege konkret Neurologie Psychiatrie, 7. A. München: Elsevier, 2022.
Haas U. Pflege von Menschen mit Querschnittslähmung – Assessment, Probleme, Interventionen und Evaluation. 2. A. Bern: Huber, 2021.
Hofer A. Das Affolter-Modell®: Entwicklungsmodell und gespürte Interaktionstherapie. 2. A. Villingen-Schwenningen: Neckar-Verlag, 2023.
Kraft P, Köhrmann M. Praxishandbuch Schlaganfall – Prävention, Diagnostik, Therapie und Rehabilitation. München: Elsevier, 2020.
Mathys R, Straub J. Spastizität – Pflegerische Interventionen aus Sicht der Basalen Stimulation® und der Ortho-Bionomy®. Bern: Huber, 2010.
Nusser-Müller-Busch R. (Hrsg.): Die Therapie des Facio-Oralen-Trakts nach Kay Coombes. 5. A. Heidelberg: Springer, 2024.
Nydahl P. Wachkoma – Betreuung, Pflege und Förderung eines Menschen im Wachkoma. 4. A. München: Elsevier, 2016.
Nydahl P, Bartoszek G (Hrsg.). Basale Stimulation – Neue Wege in der Pflege Schwerstkranker. 7. A. München: Elsevier, 2020.
Pinto M. BASICS Neurologie. 7. A. München: Elsevier, 2023.
Prosiegel M, Weber S. Dysphagie. 3. A. Heidelberg: Springer, 2018.
Schneider B, Wehmeyer M, Grötzbach H. Aphasie. 7. A. Heidelberg: Springer, 2021.
Steinbach A., Donis J. Langzeitbetreuung Wachkoma – Eine Herausforderung für Betreuende und Angehörige. 3. A. Wien: Springer, 2019.

Kapitel 16

[1] Deutsche Gesellschaft für Psychiatrie und Psychotherapie, Psychosomatik und Nervenheilkunde (DGPPN). Basisdaten Psychische Erkrankungen. Stand November 2023. https://www.dgppn.de/schwerpunkte/zahlenundfakten.html (letzter Zugriff: 10.04.2024).
[2] Deutsche Gesellschaft für Psychiatrie und Psychotherapie, Psychosomatik und Nervenheilkunde (DGPPN), Deutsche Gesellschaft für Kinder- und Jugendpsychiatrie, Psychosomatik und Psychotherapie (DGKJP), Deutsche Gesellschaft für Sozialpädiatrie und Jugendmedizin (DGSPJ, federführende Fachgesellschaften). S3-Leitlinie ADHS bei Kindern, Jugendlichen und Erwachsenen. Stand 2018. https://register.awmf.org/de/leitlinien/detail/028-045 (letzter Zugriff: 11.04.2024).
[3] Deutsche Gesellschaft für Psychosomatische Medizin und Ärztliche Psychotherapie e.V. (DGPM, federführende Fachgesellschaft). S3-Leitlinie Behandlung von Angststörungen. Stand 2021. https://register.awmf.org/de/leitlinien/detail/051-028 (letzter Zugriff: 11.04.2024).
[4] Deutsche Gesellschaft für Psychiatrie und Psychotherapie, Psychosomatik und Nervenheilkunde e.V. (DGPPN, federführende Fachgesellschaft). S3-Leitlinie Zwangsstörungen – Langversion. Stand 2022. https://register.awmf.org/de/leitlinien/detail/038-017 (letzter Zugriff: 11.04.2024).
[5] Sonnek G, et al. (Hrsg.). Krisenintervention und Suizidverhütung. 3. A. Wien: Facultas, 2016.
[6] Deutschsprachige Gesellschaft für Psychotraumatologie e.V. (federführende Fachgesellschaft). S3-Leitlinie Posttraumatische Belastungsstörung. Stand 2019. https://www.awmf.org/leitlinien/detail/ll/155-001 (letzter Zugriff: 11.04.2024).
[7] Bundesärztekammer, Kassenärztliche Bundesvereinigung, Arbeitsgemeinschaft der Wissenschaftlichen Medizinischen Fachgesellschaften (Hrsg.). Nationale Versorgungsleitlinie unipolare Depression. Langfassung, Version 3.2, Stand 2023. https://www.leitlinien.de/themen/depression/version-3 (letzter Zugriff: 11.04.2024).
[8] Deutsche Gesellschaft für Neurologie, Deutsche Gesellschaft für Psychiatrie und Psychotherapie, Psychosomatik und Nervenheilkunde (Hrsg.). S3-Leitlinie zur Diagnostik und Therapie Bipolarer Störungen. Stand 2019. https://register.awmf.org/de/leitlinien/detail/038-019 (letzter Zugriff: 11.04.2024).
[9] Deutsche Gesellschaft für Neurologie, Deutsche Gesellschaft für Psychiatrie und Psychotherapie, Psychosomatik und Nervenheilkunde (Hrsg.). S3-Leitlinie Schizophrenie. Stand 2019. https://register.awmf.org/de/leitlinien/detail/038-009 (letzter Zugriff: 11.04.2024).
[10] Deutsches Ärzteblatt online. Nachrichten vom 04.05.2023. Essstörungen nehmen zu. https://www.aerzteblatt.de/nachrichten/142915/Essstoerungen-nehmen-zu (letzter Zugriff: 15.04.2024).
[11] Deutsche Gesellschaft für Psychosomatische Medizin und Ärztliche Psychotherapie e.V., Deutsche Gesellschaft für Kinder- und Jugendpsychiatrie, Psychosomatik und Psychotherapie (Hrsg., federführende Fachgesellschaften). Diagnostik und Therapie der Essstörungen. Stand Juli 2019. https://www.awmf.org/leitlinien/detail/ll/051-026.html (letzter Zugriff: 15.04.2024).
[12] Deutsche Hauptstelle für Suchtfragen, Pressemitteilung zum Jahrbuch Sucht 2023. https://www.dhs.de/fileadmin/user_upload/DHS_Jahrbuch_Sucht_2024_PM.pdf (letzter Zugriff: 02.05.2024).
[13] Die Drogenbeauftragte der Bundesregierung (Hrsg.). Jahresbericht 2021. https://www.bundesdrogenbeauftragter.de/assets/user_upload/PDF-Publikationen/DSB_2021_final_bf.pdf (letzter Zugriff: 15.04.2024).
[14] Der Beauftragte der Bundesregierung für Sucht- und Drogenfragen. Alkohol. https://www.bundesdrogenbeauftragter.de/themen/suchtstoffe-und-suchtformen/alkohol/ (letzter Zugriff: 15.04.2024).
[15] Institut für Therapieforschung. Epidemiologischer Suchtsurvey (ESA). Illegale Drogen 2021 Querschnitt. 10. Oktober 2023. https://www.esa-survey.de/ergebnisse/querschnitt/querschnitt-detailansicht/illegale-drogen-2021/ (letzter Zugriff: 15.04.2024).
[16] Deutsche Gesellschaft für Suchtforschung und Suchttherapie e.V. (DG-Sucht), Deutsche Gesellschaft für Psychiatrie und Psychotherapie, Psychosomatik und Nervenheilkunde e.V. (DGPPN, federführende Fachgesellschaften). S3-Leitlinie Screening, Diagnose und Behandlung alkoholbezogener Störungen. Stand Januar 2021. https://register.awmf.org/de/leitlinien/detail/076-001 (letzter Zugriff: 15.04.2024).
[17] Deutsche Gesellschaft für Psychiatrie und Psychotherapie, Psychosomatik und Nervenheilkunde e.V. (DGPPN), Deutsche Gesellschaft für Neurologie e.V. (DGN, federführende Fachgesellschaften). S3-Leitlinie Demenzen. Stand 2023. https://register.awmf.org/assets/guidelines/038-013l_S3_Demenzen-2023-11_1.pdf (letzter Zugriff: 15.04.2024).
[18] European Medicines Agency (EMA). News vom 14.11. 2024. Leqembi recommended for treatment of early Alzheimer's disease. (letzter Zugriff: 02.12.2024)

[19] Deutsches Netzwerk für Qualitätsentwicklung in der Pflege. Expertenstandard Beziehungsgestaltung in der Pflege von Menschen mit Demenz. Osnabrück: 2019.
[20] Deutsches Netzwerk für Qualitätsentwicklung in der Pflege. Expertenstandard Sicherung und Förderung der oralen Ernährung. 1. Aktualisierung. Osnabrück: 2017.
[21] Statistisches Bundesamt (Hrsg.). Todesursachen. Suizide. https://www.destatis.de/DE/Themen/Gesellschaft-Umwelt/Gesundheit/Todesursachen/Tabellen/suizide.html#119324 (letzter Zugriff: 16.04.2024).
[22] Nationales Suizid Präventions Programm. Information über Suizidalität und Suizid. https://www.suizidpraevention.de/daten-und-fakten (letzter Zugriff: 16.04.2024).

Kontaktadressen
ADHS Deutschland e.V.: www.adhs-deutschland.de
AGUS e.V. – Angehörige um Suizid: www.agus-selbsthilfe.de
Aktionskreis für Ess- und Magersucht Cinderella e.V.: www.cinderella-rat-bei-essstoerungen.de
ANAD e.V. Versorgungszentrum Essstörungen: www.anad.de
Anonyme Alkoholiker Interessengemeinschaft e.V.: www.anonyme-alkoholiker.de
autismus Deutschland e.V.: www.autismus.de
BASTA – Bündnis für psychisch erkrankte Menschen: www.seelischegesundheit.net, www.bastagegenstigma.de
Bundesfachverband Essstörungen (BFE) e.V.: www.bundesfachverbandessstoerungen.de
Bundeszentrale für gesundheitliche Aufklärung (BZgA): www.bzga.de
Deutsche Alzheimer Gesellschaft e.V.: www.deutsche-alzheimer.de
Deutsche Angst-Selbsthilfe (DASH) e.V.: www.angstselbsthilfe.de
Deutsche Gesellschaft für Bipolare Störungen (DGBS) e.V.: www.dgbs.de
Deutsche Gesellschaft für Psychiatrie und Psychotherapie, Psychosomatik und Nervenheilkunde (DGPPN) e.V.: www.dgppn.de
Deutsche Gesellschaft für Sozialpsychiatrie (GDSP) e.V.: www.dgsp-ev.de
Deutsche Gesellschaft für Systemische Therapie, Beratung und Familientherapie (DGSF) e.V.: https://dgsf.org/
Deutsche Gesellschaft für Suizidprävention (DGS) e.V.: www.suizidprophylaxe.de
Deutsche Hauptstelle für Suchtfragen (DHS) e.V.: www.dhs.de
Kreuzbund e.V., Suchtselbsthilfegruppe: www.kreuzbund.de
Psychiatrienetz: www.psychiatrie.de
Rauchfrei: www.rauchfrei-info.de
Stiftung Deutsche Depressionshilfe: www.deutsche-depressionshilfe.de
Systemische Gesellschaft, Deutscher Verband für systemische Forschung, Therapie, Supervision und Beratung (SG) e.V.: https://systemische-gesellschaft.de
Telefonseelsorge: www.telefonseelsorge.de
Zentrales adhs-netz: www.zentrales-adhs-netz.de

Weiterführende Literatur
Baer U, Schotte-Lange G. Das Herz wird nicht dement: Rat für Pflegende und Angehörige. 10. A. Weinheim: Beltz, 2019.
Benkert O. Pocket Guide Psychopharmka von A bis Z. 6. A. Heidelberg: Springer, 2021.
Buijssen H. Demenz und Alzheimer verstehen: Erleben, Hilfe, Pflege: Ein praktischer Ratgeber. 11. A. Weinheim: Beltz, 2019.
Validation in Anwendung und Beispielen. 8. A. München: Verlag E. Reinhardt, 2020.
Feil N, Klerk-Rubin V. Validation. Ein Weg zum Verständnis verwirrter alter Menschen. 12. A. München: Verlag E. Reinhardt, 2023.
Finzen A. Schizophrenie: Die Krankheit verstehen, behandeln, bewältigen. 3. A. Köln: Psychiatrie Verlag, 2019.
Gold K, Geiermann S (Hrsg.). Pflege konkret Neurologie Psychiatrie. 7. A. München: Elsevier 2022.
Gold K, Gühne M (Hrsg.). Einzel- und Gruppenaktivitäten in der psychiatrischen Pflege. München: Elsevier, 2008.
Grond E. Pflege Demenzkranker. 5. A. Hannover: Schlütersche, 2014.
Haupt WF, et al. Neurologie und Psychiatrie für Pflegeberufe. 11. A. Stuttgart: Thieme 2016.
Hoff T et al. (Hrsg.). Sucht im Alter – Maßnahmen und Konzepte für die Pflege. Heidelberg: Springer, 2017.
Kastner U, Löbach R, Schraut V. Handbuch Demenz. Fachwissen für Pflege und Demenz. 5. A. München: Elsevier 2022.
Lieb K. Intensivkurs Psychiatrie und Psychotherapie. 10. A. München: Elsevier, 2023.
Maier V. Kognitiv aktivierende Methoden bei Alzheimer Demenz. Saarbrücken: Verlag Dr. Müller, 2008.
Möller HJ, Laux G, Deister A, Möller HJ. Duale Reihe Psychiatrie. Psychosomatik und Psychotherapie. 7. A. Stuttgart: Thieme, 2021.
Sauter D, Abderhalden C, Needham I, Wolff S (Hrsg.): Lehrbuch Psychiatrische Pflege. 4. A. Göttingen: Hogrefe, 2032.
Sonneck G, Kapusta N, Tomandl G et al. (Hrsg.). Krisenintervention und Suizidverhütung. 3. A. Wien: UTB. 2016.
Thiel H, Traxler S, Niegot F (Hrsg.). Klinikleitfaden Psychiatrische Pflege. 5. A. München: Elsevier, 2021.
Thiel H, Jensen M, Traxler S (Hrsg.). Psychiatrie für Pflege-, Sozial- und Heilberufe. 6. A. München: Elsevier, 2020.
Volz A, Holzhüter F. Basics Psychiatrie. 4. A. München: Elsevier, 2019.

Kapitel 17

[1] Deutsches Netzwerk für Qualitätsentwicklung in der Pflege. Expertenstandard Erhaltung und Förderung der Hautintegrität in der Pflege, Sonderdruck. Osnabrück, Juni 2023.
[2] Augustin M, Wilsmann-Thele D, Körber A et al. Positionspapier: Diagnostik und Therapie der Xerosis cutis. Journal der Deutschen Dermatologischen Gesellschaft (JDDG) 2018; 16(Supplement4): 3–35.
[3] Deutsche Dermatologische Gesellschaft (federführende Fachgesellschaft). S2k-Leitlinie Diagnostik und Therapie des chronischen Pruritus. Stand Juli 2022. https://register.awmf.org/assets/guidelines/013-048l_S2k_Diagnostik-Therapie-des-chronischen-Pruritus_2022-09.pdf (letzter Zugriff: 29.04.2024).
[4] Weisshaar E, Ständer S, Gieler U, Matterne U. Entwicklung eines deutschsprachigen Fragebogens zur Erfassung von chronischem Pruritus (AGP-Fragebogen). Der Hautarzt 2011; 62(12): 914–927.
[5] Robert Koch-Institut. Empfehlungen für die Wiederzulassung zu Gemeinschaftseinrichtungen gemäß §34 Infektionsschutzgesetz. Stand März 2023. https://www.rki.de/DE/Content/Infekt/EpidBull/Merkblaetter/Wiederzulassung/Wiederzulassung_Tabelle.pdf (letzter Zugriff: 30.04.2024).
[6] Borst C, Symmank D. Pathogenese, Klinik und Therapie des Erysipels. Hautnah 2022; 21(1): 55–62.
[7] Deutsche Dermatologische Gesellschaft (federführende Fachgesellschaft). S1-Leitlinie Onychomykose. Stand Mai 2022. https://register.awmf.org/assets/guidelines/013-003l_S1_Onychomykose_2022-09_1.pdf (letzter Zugriff: 30.04.2024)
[8] Deutsches Netzwerk für Qualitätsentwicklung in der Pflege. Expertenstandard Förderung der Mundgesundheit in der Pflege. Osnabrück, Januar 2023.
[9] Deutsche Pediculosis Gesellschaft e.V. Häufige Fragen. http://www.pediculosis-gesellschaft.de/html/haufige_fragen.html (letzter Zugriff: 30.04.2024).
[10] Sunderkötter C, Wohlrab J. Hamm H. Epidemiologie, Diagnostik und Therapie der Skabies. Deutsches Ärzteblatt 2021; 118(41): 695–704.
[11] Robert Koch-Institut (Hrsg.). RKI-Ratgeber Skabies (Krätze). Letzte Aktualisierung März 2023. https://www.rki.de/DE/Content/Infekt/EpidBull/Merkblaetter/Ratgeber_Skabies.html (letzter Zugriff: 30.04.2024).
[12] Robert Koch-Institut (Hrsg.) Epidemiologisches Bulletin. Wissenschaftliche Begründung für die Empfehlung der HPV-Impfung für Jungen im Alter von 9–14 Jahren. Epidemiologisches Bulletin 2018; 26: 233–250.
[13] Wollenberg A, Werfel T, Ring J et al. Neurodermitis im Kindes- und Erwachsenenalter. Diagnostik und Therapie. Deutsches Ärzteblatt 2023; 120(13): 224–234.

[14] Deutsche Dermatologische Gesellschaft (federführende Fachgesellschaft). S3-Leitlinie Atopische Dermatitis. Stand Juni 2023. https://register.awmf.org/assets/guidelines/013-027l_S3_Atopische-Dermatitis-AD-Neurodermitis-atopisches-Ekzem_2024-01.pdf (letzter Zugriff: 30.04.2024)
[15] Deutsche Dermatologische Gesellschaft (federführende Fachgesellschaft). S1-Leitlinie Kontaktekzem. Stand September 2021. https://register.awmf.org/assets/guidelines/013-055l_S1_Kontaktekzem_2021-11.pdf (letzter Zugriff: 30.04.2024)
[16] Deutsche Dermatologische Gesellschaft (federführende Fachgesellschaft). S3-Leitlinie Therapie der Psoriasis vulgaris. Stand Februar 2021. https://register.awmf.org/assets/guidelines/013-001l_S3_Therapie-Psoriasis-vulgaris_2024-04.pdf (letzter Zugriff: 01.05.2024)
[17] Deutsche Dermatologische Gesellschaft (federführende Fachgesellschaft). S3-Leitlinie zur Therapie der Psoriasis vulgaris 2021. Appendix A: „Topische Therapie, Phototherapie, Sonstige Therapien, Schnittstellendefinition. https://register.awmf.org/assets/guidelines/013_D_Dermatologische_Ges/013-001a1_S3_Therapie-Psoriasis-vulgaris_2021-03-verlaengert.pdf (letzter Zugriff: 01.05.2024).
[18] Deutsche Dermatologische Gesellschaft (federführende Fachgesellschaft). S2k-Leitlinie. Therapie der Psoriasis bei Kindern und Jugendlichen. Stand Januar 2022. https://register.awmf.org/assets/guidelines/013-094l_S2k_Therapie-der-Psoriasis-bei-Kindern-und-Jugendlichen_2022-04-verlaengert.pdf (letzter Zugriff: 01.05.2024).
[19] Deutsche Gesellschaft für Kinderchirurgie (Hrsg.): Infantile Hämangiome im Säuglings- und Kleinkindesalter. Stand Oktober 2020. https://register.awmf.org/assets/guidelines/006-100l_S2k_Infantile-Haemangiome-Saeuglinge-Kleinkinder_2020-12-verlaengert.pdf (letzter Zugriff: 02.05.2024).
[20] Robert Koch-Institut und Gesellschaft der epidemiologischen Krebsregister in Deutschland e.V. (Hrsg.). Krebs in Deutschland für 2019/2020. Berlin: Robert Koch-Institut, 2023.
[21] Deutsche Krebsgesellschaft, Deutsche Dermatologische Gesellschaft (federführende Fachgesellschaften). S3-Leitlinie Prävention von Hautkrebs. Stand März 2021. https://register.awmf.org/assets/guidelines/032-052OLl_S3_Praevention-Hautkrebs_2021-09.pdf (letzter Zugriff: 02.05.2024).
[22] Deutsche Dermatologische Gesellschaft (federführende Fachgesellschaft). S2k-Leitlinie Basalzellkarzinom der Haut. Stand Januar 2024. https://register.awmf.org/assets/guidelines/032-021l_S2k_Basalzellkarzinom-der-Haut_2024-07.pdf (letzter Zugriff: 27.07.2024).
[23] Deutsche Dermatologische Gesellschaft (Hrsg.). S3-Leitlinie Aktinische Keratose und Plattenepithelkarzinom der Haut. Stand Dezember 2022. https://register.awmf.org/assets/guidelines/032-022OLl_S3_Aktinische_Keratosen-Plattenepithelkarzinom-PEK_2023-01.pdf (letzter Zugriff: 02.05.2024).
[24] Leitlinienprogramm Onkologie. S3 Leitlinie zur Diagnostik, Therapie und Nachsorge des Melanoms. Stand Juli 2020. www.leitlinienprogramm-onkologie.de/fileadmin/user_upload/Downloads/Leitlinien/Melanom/Melanom_Version_3/LL_Melanom_Langversion_3.3.pdf (letzter Zugriff: 02.05.2024).

Kontaktadressen

Arbeitsgemeinschaft Allergiekrankes Kind (AAK) e.V.: www.aak.de
Bundesverband Neurodermitis e.V.: www.neurodermitis.net
Deutsche dermatologische Gesellschaft (DDG) e.V.: www.derma.de
Deutsche Haut- und Allergiehilfe (DHA) e.V.: www.dha-allergien.de
Deutsche Pediculosis Gesellschaft e.V.: www.pediculosis-gesellschaft.de
Deutscher Allergie- und Asthmabund (DAAB) e.V.: www.daab.de
Deutscher Neurodermitis-Bund (DNB) e.V.: www.neurodermitis-bund.de
Deutscher Psoriasis Bund (DPB) e.V.: www.psoriasis-bund.de
Hautkrebs-Netzwerk Deutschland e.V.: www.hautkrebs-netzwerk.de
Nationale Versorgungskonferenz Hautkrebs (NVKH) e.V.: www.nvkh.de

Weiterführende Literatur

Adler Y. Hautkrankheiten im Blick: Ein Fotoatlas für die Kitteltasche. 3.A. Stuttgart: Wissenschaftliche Verlagsgesellschaft, 2015.
Moelleken M, Dissemond J. Blickdiagnosen Dermatologie. 2. A. München: Elsevier, 2023.
Sterry W. Kurzlehrbuch Dermatologie. 3. A. Stuttgart: Thieme, 2022.
Terhorst-Molawi D. Basics Dermatologie. 5. A. München: Elsevier, 2019.

Kapitel 18

[1] Deutsche Gesellschaft für Hals-Nasen-Ohren-Heilkunde, Kopf- und Hals-Chirurgie (federführende Fachgesellschaft). S3-Leitlinie Chronischer Tinnitus. Stand September 2021. https://register.awmf.org/assets/guidelines/017-064l_S3_Chronischer_Tinnitus_2021-09_1.pdf (letzter Zugriff: 10.05.2024).
[2] Gürkov R. Schwindel erkennen und behandeln. Hausarzt-Dialog 2018.
[3] Gürkov R. Basics Hals-Nasen-Ohrenheilkunde. 6. A. München: Elsevier, 2022.
[4] Gürkov R. Der Schwindel, der im Ohr entsteht. MMW Fortschritte der Medizin 2017; 159(15): 50–58.
[5] Klemm E, Nowak A (Hrsg.). Kompendium Tracheotomie und Atemwege. 2. A. Heidelberg: Springer, 2018.
[6] Bundesverband Medizintechnologie e.V.: Empfehlung für die Versorgung von tracheotomierten Patienten. Stand 2017. https://www.bvmed.de/download/empfehlung-tracheotomieversorgung-2017 (letzter Zugriff: 10.05.2024).
[7] Schneider-Stickler B, Kress P (Hrsg.). Tracheotomie und Tracheostomaversorgung – Indikationen, Techniken und Rehabilitation. Wien: Springer 2018.
[8] Empfehlung der Kommission für Krankenhaushygiene und Infektionsprävention: Prävention postoperativer Infektionen im Operationsgebiet. Bundesgesundheitsblatt – Gesundheitsforschung – Gesundheitsschutz 2018; 61: 448–473.
[9] Ferreira S. Besonderheiten bei der Betreuung und Pflege von Kindern mit Tracheostoma. In: Keller C. (Hrsg.): Fachpflege Außerklinische Intensivpflege. 2. A. München: Elsevier, 2021.
[10] Hennig B. Unterstützte Kommunikation. In: Keller C. (Hrsg.): Fachpflege Außerklinische Intensivpflege. 2. A. München: Elsevier, 2021.
[11] Deutscher Schwerhörigenbund e.V. www.schwerhoerigen-netz.de/fileadmin/user_upload/dsb/Newsletter/2022/04/10_Fakten_zum_Hoeren.PNG (letzter Zugriff: 11.05.2024).
[12] Döge J, Hackenberg B, O'Brien K et al. Prävalenz von Schwerhörigkeit sowie Hörgeräteversorgung in der Gutenberg-Gesundheitsstudie. Deutsches Ärzteblatt 2023; 120(7): 99–106.
[13] World Health Organisation Grades of Hearing Impairement. https://ec.europa.eu/health/scientific_committees/opinions_layman/en/hearing-loss-personal-music-player-mp3/figtableboxes/table-4.htm (letzter Zugriff: 11.05.2024).
[14] Deutscher Schwerhörigenbund e.V. (Hrsg.). DSB-Ratgeber 1. Hörschädigung – Was kann ich dagegen tun? Berlin: Deutscher Schwerhörigenbund, 2017.
[15] Prelog M. Tonsillitis. Wann und wie behandeln? Der Allgemeinarzt, 2017; 39(15): S. 52–55.
[16] Deutsche Gesellschaft für Allgemeinmedizin und Familienmedizin (DEGAM), Deutsche Gesellschaft für Hals-Nasen-Ohren-Heilkunde, Kopf- und Hals-Chirurgie (federführende Fachgesellschaften). S2k-Leitlinie Rhinosinusitis. Langfassung. Stand April 2017. https://www.awmf.org/leitlinien/detail/ll/017-049.html (letzter Zugriff: 11.05.2024).
[17] Robert Koch-Institut und Gesellschaft der epidemiologischen Krebsregister in Deutschland e.V. (Hrsg.). Krebs in Deutschland für 2019/2020. Berlin: Robert Koch-Institut, 2023.
[18] Leitlinienprogramm Onkologie der Arbeitsgemeinschaft der Wissenschaftlichen Medizinischen Fachgesellschaften e.V., Deutschen Krebsgesellschaft e.V. und Deutschen Krebshilfe (Hrsg.). S3-Leitlinie Diagnostik, Therapie und Nachsorge des Larynxkarzinoms. Langversion 1.1 November 2019.

https://register.awmf.org/assets/guidelines/017-076OLl_S3_Larynxkarzinom_2019-11-abgelaufen.pdf (letzter Zugriff: 12.05.2024).
[19] Bundesverband Medizintechnologie e.V.: Empfehlung für die Versorgung von laryngektomierten Patienten. www.bvmed.de/de/bvmed/publikationen/broschueren-hilfsmittel/empfehlung-laryngektomieversorgung-2014 (letzter Zugriff: 12.05.2024).

Kontaktadressen

Bundesverband Kehlkopf- und Kopf-Hals-Tumore e.V.: www.kehlkopfoperiert-bv.de
Deutsche Gesellschaft für Hals-Nasen-Ohrenheilkunde, Kopf- und Hals-Chirurgie e.V.: www.hno.org
Deutsche Tinnitus-Liga (DTL) e.V.: www.tinnitus-liga.de
Deutscher Bundesverband für Logopädie (dbl) e.V.: www.dbl-ev.de
Deutscher Gehörlosen-Bund (DGB) e.V.: https://dglb.de/
Deutscher Schwerhörigenverbund (DBS) e.V.: www.schwerhoerigen-netz.de
Stimmprothese.com: www.stimmprothese.com
Verband der LogopädInnen, Sprach- und SprechtherapeutInnen (VDLS) e.V.: www.vdls-ev.de

Weiterführende Literatur

Glunz M et al. Laryngektomie: Von der Stimmlosigkeit zur Stimme, 3. A. Heidelberg: Springer, 2019.
Gürkov R. Basics Hals-Nasen-Ohrenheilkunde. 6. A. München: Elsevier, 2022.
Klemm E, Nowak A. Kompendium der Tracheotomie und Atemwege, 2. A. Heidelberg: Springer, 2018.
Schneider-Stickler B, Kress P (Hrsg.). Tracheotomie und Trachestomaversorgung: Indikationen, Techniken und Rehabilitation. Wien: Springer 2019.
Schwegler H. Trachealkanülenmanagement, 4. A. Idstein: Schulz Kirchner Verlag, 2022.
Bundesverband Kehlkopf- und Kopf-Hals-Tumore e.V. Informationsmaterialien. www.kehlkopfoperiert-bv.de/informationsmaterialien.

Kapitel 19

[1] Definition Blindheit/Sehbehinderung. https://www.woche-des-sehens.de/infothek/zahlen-und-fakten/blindheit-und-sehbehinderung-in-deutschland#c200 (letzter Zugriff: 07.05.2024).
[2] Urheber unbekannt.
[3] Stellungnahme der Deutschen Ophthalmologischen Gesellschaft, des Berufsverbandes der Augenärzte Deutschlands und der Bielschowsky Gesellschaft für Schielforschung und Neuroophthalmologie. Empfehlungen bei progredienter Myopie im Kindes- und Jugendalter. Stand Juni 2022. https://www.augeninfo.de/stellungnahmen/progr_Myopie_Ki_Ju.pdf (letzter Zugriff: 07.05.2024).
[4] Lapp T, Wacker K, Heinz C et al. Kataraktoperation – Indikation, Technik und Kunstlinsenauswahl. Deutsches Ärzteblatt 2023; 120(21–22): 377–386.
[5] Berufsverband der Augenärzte Deutschlands e.V. (BVA). Katarakt (Grauer Star). Stand August 2022. https://www.augeninfo.de/offen/index.php?thema=412 (letzter Zugriff: 07.05.2024).
[6] Augenkrankheiten – Zahlen für Deutschland. Stand September 2020. https://www.woche-des-sehens.de/infothek/zahlen-und-fakten/augenkrankheiten-zahlen-fuer-deutschland (letzter Zugriff: 08.05.2024).
[7] Deutsche Ophthalmologische Gesellschaft, Berufsverband der Augenärzte Deutschlands (Hrsg.). S2e-Leitlinie Bewertung von Risikofaktoren für das Auftreten des Offenwinkelglaukoms. Stand März 2024. https://register.awmf.org/assets/guidelines/045-015l_S2e_Bewertung-Risikofaktoren-Offenwinkelglaukoms_2024-03.pdf (letzter Zugriff: 08.05.2024).
[8] Schuster AK, Erb C, Hoffmann EM, et al. Diagnostik und Therapie der Glaukome. Deutsches Ärzteblatt 2020; 117(13): 225–233.
[9] Gerste RD. Von topischer zu interventioneller Therapie: Paradigmenwechsel in der Glaukomtherapie. Deutsches Ärzteblatt 2023; 120(15): 666–668.
[10] Berufsverband der Augenärzte Deutschlands e.V., Deutsche Ophthalmologische Gesellschaft e.V. (Hrsg.) Leitlinie Nr. 21 Altersabhängige Makuladegeneration AMD. Stand Dezember 2023. http://augeninfo.de/leit/leit21.pdf (letzter Zugriff: 08.05.2024).
[11] Aktuelle Stellungnahme der Deutschen Ophthalmologischen Gesellschaft, der Retinologischen Gesellschaft und des Berufsverbandes der Augenärzte Deutschlands zu Nahrungsergänzungsmitteln bei altersabhängiger Makuladegeneration (AMD). http://cms.augeninfo.de/fileadmin/stellungnahmen/zu_Nahrungsergaenzungsmitteln_bei_AMD_Oktober_2014.pdf (letzter Zugriff: 08.05.2024).
[12] Stellungnahme der Deutschen Ophthalmologischen Gesellschaft, der Retinologischen Gesellschaft und des Berufsverbandes der Augenärzte Deutschlands. Anti-VEGF-Therapie bei der neovaskulären altersabhängigen Makuladegeneration. Stand Oktober 2022. https://www.augeninfo.de/stellungnahmen/Anti-VEGF-Therapie_neovask_AMD.pdf (letzter Zugriff: 08.05.2024).
[13] Bechrakis N.E., Dimmer A. Rhegmatogene Netzhautablösung – Epidemiologie und Risikofaktoren. Der Ophtalmologe 2018; 115: 163–178.

Kontaktadressen

Berufsverband der Augenärzte Deutschlands (BVA) e.V.): https://augeninfo.de/
Berufsverband der Orthoptik Deutschland (BD) e.V.: https://orthoptik.de
Bundesverband AUGE e.V., Selbsthilfe chronische Erkrankungen: www.bundesverband-auge.de
Bundesverband Glaukom-Selbsthilfe (BvGS) e.V.: www.bundesverband-glaukom.de
Deutsche Ophthalmologische Gesellschaft (DOG) e.V.: www.dog.org
Deutscher Blinden- und Sehbehindertenverband (DBSV) e.V.: www.dbsv.org
Fachbereich Glaukom-Kinder des Bundesverbandes Glaukom-Selbsthife e.V.: www.glaukom-kinder.de
Pro Retina Deutschland e.V., Selbsthilfe bei Netzhautdegeneration: www.pro-retina.de
AMD-Netz: www.amd-netz.de

Weiterführende Literatur

Berufsverband der Augenärzte Deutschlands e.V., Deutsche Ophthalmologische Gesellschaft e.V. (Hrsg.) Patientenbroschüre Schielen und Amblyopie. Stand 2023. www.augeninfo.de/patbrosch/schielen.php
Burk A, Burk R. Checkliste Augenheilkunde, 7. A. Stuttgart: Thieme, 2023.
Dahlmann C. BASICS Augenheilkunde, 5. A. München: Elsevier, 2020.
Fischnaller N. Sprich, damit ich dich sehe. 1. A. Bozen: Edition Raetia, 2010.
Hartmann B, Goertz W. Arbeitsplatz Augenpraxis – Wissen für medizinische Fachangestellte, 2. A. Berlin: Springer 2019.
Heussler F, Wildi J, Seibl M. (Hrsg.). Menschen mit Sehbehinderung in Alterseinrichtungen: Gerontagogik und gerontagogische Pflege – Empfehlungen zur Inklusion, 1. A. Zürich: Seismo, 2016.

Kapitel 20

[1] Deutsche Gesellschaft für Gynäkologie und Geburtshilfe (federführende Fachgesellschaft). Leitlinie Peri- und Postmenopause – Diagnostik und Interventionen. Stand Januar 2020. https://register.awmf.org/assets/guidelines/015-062l_S3_HT_Peri-Postmenopause-Diagnostik-Interventionen_2021-01.pdf (letzter Zugriff: 14.05.2024).
[2] Kinderschutzleitlinienbüro und Deutschen Gesellschaft für Kinderschutz in der Medizin (federführende Fachgesellschaften). S3+ Leitlinie Kindesmisshandlung, -missbrauch, -vernachlässigung unter Einbindung der Jugendhilfe und Pädagogik (Kinderschutzleitlinie). Stand Januar 2022. https://register.awmf.org/assets/guidelines/027-069l_S3_Kindesmisshandlung-Missbrauch-Vernachlaessigung-Kinderschutzleitlinie_2022-01-abgelaufen.pdf (letzter Zugriff: 14.05.2024)
[3] GENESIS-online (Datenbank des Statistischen Bundesamts). Operationen und Prozeduren an vollstationären Patienten: Deutschland, Jahre, Operationen und Prozeduren (1–4-Steller Hierarchie). https://www.destatis.de/DE/Themen/Gesellschaft-Umwelt/Gesundheit/Krankenhaeuser/Publikationen/Downloads-Krankenhaeuser/statistischer-bericht-operationen-prozeduren-5231401237015.xlsx?__blob=publicationFile (letzter Zugriff: 05.12.2024).

[4] Robert Koch-Institut und Gesellschaft der epidemiologischen Krebsregister in Deutschland (Hrsg.). Krebs in Deutschland für 2019/2020. Berlin: Robert Koch-Institut, 2023.
[5] Deutsche Gesellschaft für Gynäkologie und Geburtshilfe, Deutsche Krebsgesellschaft (federführende Fachgesellschaften). Interdisziplinäre S3-Leitliniefür die Früherkennung, Diagnostik, Therapie und Nachsorge des Mammakarzinoms. Stand Juni 2021. https://register.awmf.org/assets/guidelines/032-045OLl_S3_Mammakarzinom_2021-07.pdf (letzter Zugriff: 16.05.2024).
[6] Schulte D. Breast Care Nurses im Einsatz. In: Die Schwester Der Pfleger 2/2019, S. 16–19. https://www.bibliomed-pflege.de/sp/artikel/37329-breast-care-nurses-im-einsatz (letzter Zugriff: 16.05.2024).
[7] Wiedemann R. „Ich bin einfach nicht ganz". In: Die Schwester Der Pfleger 2/2019, S. 10–15.
[8] Leitlinienprogramm Onkologie. Erweiterte S3-Leitlinie Palliativmedizin für Patienten mit einer nicht-heilbaren Krebserkrankung, Stand 9/2020. https://register.awmf.org/assets/guidelines/128-001OLl_S3_Palliativmedizin_2020-09_02.pdf (letzter Zugriff: 16.05.2024).
[9] Deutsche Gesellschaft für Gynäkologie und Geburtshilfe, Arbeitsgemeinschaft Gynäkologische Onkologie (federführende Fachgesellschaften). S3-Leitlinie Diagnostik, Therapie und Nachsorge maligner Ovarialtumoren. Stand Januar 2024. https://register.awmf.org/assets/guidelines/032-035OLl_S3_Ovarialkarzinom_2024-10.pdf (letzter Zugriff: 05.12.2024).
[10] Deutsche Gesellschaft für Gynäkologie und Geburtshilfe, Arbeitsgemeinschaft Gynäkologische Onkologie (federführende Fachgesellschaften). S3-Leitlinie Diagnostik, Therapie und Nachsorge der Patientin mit Zervixkarzinom. Stand März 2022. https://register.awmf.org/assets/guidelines/032-033OLl_S3_Diagnostik_Therapie_Nachsorge_Zervixkarzinom_2022-03.pdf (letzter Zugriff: 16.05.2024).
[11] Deutsche Gesellschaft für Gynäkologie und Geburtshilfe, Arbeitsgemeinschaft Gynäkologische Onkologie (federführende Fachgesellschaften). S3-Leitlinie Endometriumkarzinom. Stand Juni 2024. https://register.awmf.org/assets/guidelines/032-034OLl_S3_Endometriumkarzinom_2024-07.pdf (letzter Zugriff: 27.07.2024).
[12] Deutsche Gesellschaft für Gynäkologie und Geburtshilfe, österreichische Gesellschaft für Gynäkologie und Geburtshilfe, schweizerische Gesellschaft für Gynäkologie und Geburtshilfe (Hrsg.). Diagnostik und Therapie des weiblichen Descensus genitalis. Stand November 2016. https://register.awmf.org/assets/guidelines/015-006l_S2e_Descensus_genitalis-Diagnostik-Therapie_2016-11-abgelaufen.pdf (letzter Zugriff: 16.05.2024).

Kontaktadressen

Brustkrebs Deutschland e.V.: www.brustkrebsdeutschland.de
Bundesverband Frauenberatungsstellen und Frauennotrufe – Frauen gegen Gewalt (bff) e.V.: www.frauen-gegen-Gewalt.de
Deutsche Gesellschaft für Gynäkologie und Geburtshilfe (DGGG) e.V.: www.dggg.de
Deutsche Gesellschaft für Lymphologie (DGL) e.V.: www.dglymph.de
Deutsche Gesellschaft für Palliativmedizin (DGP) e.V.: www.dgpalliativmedizin.de
Deutsche Menopause Gesellschaft e.V.: www.menopause-gesellschaft.de
Endometriose-Vereinigung Deutschland e.V.: www.endometriose-vereinigung.de
Frauenselbsthilfe Krebs (FSH) e.V.: www.frauenselbsthilfe.de
Krebsinformationsdienst, Deutsches Krebsforschungszentrum (dkfz): www.krebsinformationsdienst.de
Lymphselbsthilfe e.V.: www.lymphselbsthilfe.de
Wunschkind e.V.: www.wunschkind.de

Weiterführende Literatur

Goerke K, Junginger C (Hrsg.). Pflege konkret Gynäkologie Geburtshilfe, 7. A. München: Elsevier 2022.
Goerke K, Steller J, Valet A (Hrsg.). Klinikleitfaden Gynäkologie Geburtshilfe, 11. A. München: Elsevier 2021.
Kita B. Kraftzentrum Beckenboden: Ganzheitsmedizinische Therapie bei Blasenschwäche mit Beckenbodentraining für Frauen ab 50 plus. Würzburg: Diametric 2022.
Liesner F. Mein Beckenbodenbuch: Mehr Kraft, erfüllte Sexualität, beweglicher Rücken, 3. A. Stuttgart: Trias 2018.
Raith-Paula E, Frank-Herrmann P, Freundl G, Strowitzki T. Natürliche Familienplanung heute: Modernes Zykluswissen für Beratung und Anwendung, 6. A. Berlin: Springer Verlag 202020.
Senn B, Mayer H (Hrsg.). Gynäkologisch-onkologische Pflege. Bern: Hogrefe 2018.
Weber S. BASICS Gynäkologie und Geburtshilfe, 8. A. München: Elsevier 2023.

Kapitel 21

[1] Koletzko B, Cremer M, Flothkötter M et al. Ernährung und Lebensstil vor und während der Schwangerschaft – Handlungsempfehlungen des bundesweiten Netzwerks Gesund ins Leben. Geburtshilfe und Frauenheilkunde 2018; Sonderdruck. www.ble-medienservice.de/3589-2-ernaehrung-und-lebensstil-vor-und-waehrend-der-schwangerschaft.html (letzter Zugriff: 26.05.2024)
[2] Robert-Koch-Institut: Impfen: Häufig gestellte Fragen. Kann in der Schwangerschaft und Stillzeit geimpft werden? www.rki.de/SharedDocs/FAQ/Impfen/AllgFr_AllgemeineFragen/FAQ-Liste_AllgFr_Impfen.html (letzter Zugriff: 26.05.2024).
[3] Mitteilung der Ständigen Impfkommission am Robert Koch-Institut (RKI). Implementierung der COVID-19-Impfung in die allgemeinen Empfehlungen der STIKO 2023. Epidemiologisches Bulletin 2023; 21: 3–7.
[4] Deutsche Hauptstelle für Suchtfragen e. V.: Du bist schwanger … und nimmst Drogen? Informationen und Hilfen für Drogen, Alkohol und Nikotin konsumierende Schwangere, 6. Auflage 2020. www.dhs.de/fileadmin/user_upload/pdf/Broschueren/Du_bist_schwanger_und_nimmst_Drogen.pdf (letzter Zugriff: 26.05.2024).
[5] Mutterschafts-Richtlinien. Richtlinien über die ärztliche Betreuung während der Schwangerschaft und nach der Entbindung. Letzte Änderung April 2023. www.g-ba.de/richtlinien/19/ (letzter Zugriff: 26.05.2024).
[6] Reitzle L, Heidemann C, Krause L et al. Prävalenz von Gestationsdiabetes mellitus in Deutschland: Trend und Unterschiede nach regionaler sozioökonomischer Deprivation. Journal of Health Monitoring 2024; 9(2): 1–6.
[7] Schäfer-Graf U, Laubner K, Hummel S et al. Gestationsdiabetes (GDM). Diagnostik, Therapie und Nachsorge. Diabetologie 2024; 19 (Suppl 2): S214–225
[8] Deutsche Gesellschaft für Gynäkologie und Geburtshilfe e.V. (federführende Fachgesellschaft). S2k-Leitlinie Hypertensive Erkrankungen in der Schwangerschaft (HES): Diagnostik und Therapie. Stand Juli 2024. https://register.awmf.org/assets/guidelines/015-018l_S2k_Hypertensive-Erkrankungen-Schwangerschaft-HES-Diagnostik-Therapie_2024-07.pdf (letzter Zugriff: 27.07.2024).
[9] Statistisches Bundesamt, Wiesbaden. Lebendgeborene: Deutschland, Jahre, Alter der Mutter, Lebendgeburtenfolge. www-genesis.destatis.de/genesis/online?sequenz=tabelleErgebnis&selectionname=12612-0005#abreadcrumb (letzter Zugriff: 27.05.2024).
[10] Statistisches Bundesamt, Wiesbaden. Fast ein Drittel aller Geburten im Jahr 2021 durch Kaiserschnitt. Pressemitteilung Nr. N 009 vom 15. Februar 2023. www.destatis.de/DE/Presse/Pressemitteilungen/2023/02/PD23_N009_231.html (letzter Zugriff: 27.05.2024).
[11] Statistisches Bundesamt, Wiesbaden. Krankenhausentbindungen in Deutschland., https://www.destatis.de/DE/Themen/Gesellschaft-Umwelt/Gesundheit/Krankenhaeuser/Tabellen/krankenhausentbindungen-kaiserschnitt.html und Zahl der Geburten im Jahr 2023 auf niedrigstem Stand seit 2013, Pressemitteilung Nr. 174 vom 2. Mai 2024, https://www.destatis.de/DE/Presse/Pressemitteilungen/2024/05/PD24_174_126.html (letzter Zugriff: 08.12.2024). (letzter Zugriff: 27.05.2024).
[12] Deutsche Gesellschaft für Gynäkologie und Geburtshilfe, Deutsche Gesellschaft für Hebammenwissenschaft (federführende Fachgesell-

schaften). S3-Leitlinie vaginale Geburt am Termin. Stand Dezember 2020. https://register.awmf.org/assets/guidelines/015-083l_S3_Vaginale-Geburt-am-Termin_2021-03.pdf (letzter Zugriff: 27.05.2024).
[13] Gesellschaft für Neonatologie und pädiatrische Intensivmedizin (federführende Fachgesellschaft). S2k-Leitlinie Betreuung von Neugeborenen in der Geburtsklinik. Stand März 2021. https://register.awmf.org/assets/guidelines/024-005l_S2k_Betreuung-von-Neugeborenen-in-der-Geburtsklinik_2022-01.pdf (letzter Zugriff: 27.05.2024)
[14] Richtlinie des Gemeinsamen Bundesausschusses über die Früherkennung von Krankheiten bei Kindern (Kinder-Richtlinie). Fassung vom 18. Juni 2015, zuletzt geändert am 12.5.2023. www.g-ba.de/downloads/62-492-3190/Kinder-RL_2023-05-12_iK-2023-07-13.pdf (letzter Zugriff: 27.05.2024).
[15] BUND Landesverband Baden-Württemberg. Ökologische Perioden Produkte. 23.5.2019. www.bund-bawue.de/tipps/detail/tip/oekologische-perioden-produkte/ (letzter Zugriff: 28.05.2024).
[16] Stanzl E. Eine Regel ohne Müll. Naturschutz heute 2021; Heft 121: 32–33.
[17] Deutsche Gesellschaft für Gynäkologie und Geburtshilfe (federführende Fachgesellschaft). S22-Leitlinie Diagnostik und Therapie des weiblichen Descensus genitalis. Stand April 2016. https://register.awmf.org/assets/guidelines/015-006l_S2e_Descensus_genitalis-Diagnostik-Therapie_2016-11-abgelaufen.pdf (letzter Zugriff: 28.05.2024).
[18] Verein zur Unterstützung der WHO/UNICEF-Initiative „Babyfreundliches Krankenhaus" (BFHI) e.V.: 10 Schritte zu einer babyfreundlichen Einrichtung. www.babyfreundlich.org/eltern/die-10-schritte/ (letzter Zugriff: 28.05.2024).
[19] Bund deutscher Laktationsberaterinnen e.V.: Aufbewahrung von Muttermilch. 7.A. 2023. www.bdl-stillen.de/wp-content/uploads/2023/10/Aufbewahrung_Muttermilch_2023_eMail.pdf (letzter Zugriff: 28.05.2024).
[20] Deutsche Gesellschaft für Allergologie und klinische Immunologie, Deutsche Gesellschaft für Kinder- und Jugendmedizin (federführende Fachgesellschaften). S3-Leitlinie Allergieprävention. Stand November 2022. https://register.awmf.org/assets/guidelines/061-016l_S3_Allergiepraevention_2022-11.pdf (letzter Zugriff: 28.05.2024).
[21] Koletzko B, Bauer CP, Cierpka M, et al. Ernährung und Bewegung von Säuglingen und stillenden Frauen. Monatsschrift Kinderheilkunde. Sonderdruck September 2016.
[22] Europäische Kommission. Delegierte Verordnung (EU) 2016/127 der Kommission vom 25. September 2015 zur Ergänzung der Verordnung (EU) Nr. 609/2013 des Europäischen Parlaments und des Rates im Hinblick auf die besonderen Zusammensetzungs- und Informationsanforderungen für Säuglingsanfangsnahrung und Folgenahrung und hinsichtlich der Informationen, die bezüglich der Ernährung von Säuglingen und Kleinkindern bereitzustellen sind. https://eur-lex.europa.eu/legal-content/DE/TXT/PDF/?uri=CELEX:32016R0127&from=DE (letzter Zugriff: 28.05.2024).
[23] Gesellschaft für Neonatologie und pädiatrische Intensivmedizin (federführende Fachgesellschaft). S2k-Leitlinie Neugeborenen-Screening auf angeborene Stoffwechselstörungen, Endokrinopathien, schwere kombinierte Immundefekte (SCID), Sichelzellkrankheit, 5q-assoziierte spinale Muskelatrophie (SMA) und Mukoviszidose. Stand Februar 2019. https://register.awmf.org/assets/guidelines/024-012l_S2k_Neugeborenenscreening_2022-02-abgelaufen.pdf (letzter Zugriff: 28.05.2024).
[24] Kinder- und Jugendärzte im Netz. Schreibaby (Regulationsstörung, veraltet: Dreimonatskoliken). www.kinderaerzte-im-netz.de/krankheiten/schreibaby-regulationsstoerung-veraltet-dreimonatskoliken/was-ist-ein-schreibaby/ (letzter Zugriff: 28.05.2024).
[25] Statistisches Bundesamt, Wiesbaden. Tabellen. 23211-0001: Gestorbene: Deutschland, Jahre, Todesursachen. www-genesis.destatis.de/genesis//online?operation=table&code=23211-0001&bypass=true&levelindex=0&levelid=1701783781679#abreadcrumb (letzter Zugriff: 09.12.2024).
[26] Deutsche Gesellschaft für Schlafforschung und Schlafmedizin (federführende Fachgesellschaft). Leitlinie Prävention des Plötzlichen Säuglingstods (SIDS, Sudden infant death syndrome). Stand November 2022. https://register.awmf.org/assets/guidelines/063-002l_S1_Praevention-des-Ploetzlichen-Sauuglingstods_2022-12_01.pdf (letzter Zugriff: 28.05.2024).
[27] Deutsche Gesellschaft für Gynäkologie und Geburtshilfe (federführende Fachgesellschaft). S2k-Leitlinie Prävention und Therapie der Frühgeburt. Stand Oktober 2022. https://register.awmf.org/assets/guidelines/015-025l_S2k_Praevention-Therapie-Fruehgeburt_2022-09.pdf (letzter Zugriff: 28.05.2024).
[28] Gesellschaft für Neonatologie und Pädiatrische Intensivmedizin (federführende Fachgesellschaft). Leitlinie Frühgeborene an der Grenze der Lebensfähigkeit. Stand Februar 2021. https://register.awmf.org/assets/guidelines/024-019l_S2k_Frühgeburt_Grenze_Lebensfähigkeit_2021-01.pdf (letzter Zugriff: 28.05.2024).
[29] Levin J, Hasan A, Alejendre IA et al. Erkrankungen von Menschen mit Trisomie 21 im mittleren und höheren Lebensalter. Deutsches Ärzteblatt 2023; 120 (1–2): 14–24.
[30] Gesellschaft für Neuropädiatrie e.V. (GNP, federführende Fachgesellschaft). S3-Leitlinie Fetale Alkoholspektrumstörungen (FASD) bei Kindern und Jugendlichen - Diagnostik & Intervention – Living Guideline. Stand Mai 2024. https://register.awmf.org/assets/guidelines/022-025l_S3_Fetale-Alkoholspektrumstörungen-FASD-Kinder-Jugendliche-Diagnostik-Intervention_2024-05_1.pdf (letzter Zugriff: 28.05.2024).

Kontaktadressen

Arbeitsgemeinschaft Freier Stillgruppen (AFS) e.V.: www.afs-stillen.de
Bundesverband „Das frühgeborene Kind" e.V.: www.fruehgeborene.de
Berufsverband Deutscher Laktationsberaterinnen IBCLC e.V.: www.bdl-stillen.de
Bundesstiftung Mutter und Kind: www.bundesstiftung-mutter-und-kind.de
Bundesverband Verwaiste Eltern und trauernde Geschwister in Deutschland e.V., www.veid.de
BZgA: Kaiserschnitt. www.familienplanung.de/schwangerschaft/geburt/kaiserschnitt/
Das Kaiserschnitt Netzwerk: www.kaiserschnitt-netzwerk.de
Deutsche Gesellschaft für Ernährung (DGE) e.V.: Ernährung in Schwangerschaft und Stillzeit: www.dge.de/gesunde-ernaehrung/gezielte-ernaehrung/ernaehrung-in-schwangerschaft-und-stillzeit/
Donum Vitae – Zur Förderung des Schutzes des menschlichen Lebens e.V.: https://donumvitae.org/beratung-hilfe
Initiative „Babyfreundlich" e.V.: www.babyfreundlich.org
Initiative Regenbogen „Glücklose Schwangerschaft" e.V.: www.initiative-regenbogen.de
La Leche Liga Deutschland e.V.: www.lalecheliga.de
Nationale Stillkommission am Bundesinstitut für Risikobewertung: www.bfr.bund.de/de/nationale_stillkommission-2404.html
Netzwerk „Gesund- ins- Leben": www.gesund-ins-leben.de
pro familia-Bundesverband: www.profamilia.de
Rahel online, Selbsthilfe nach Abtreibung: www.rahel-ev.de
Verwaiste Eltern in Deutschland e.V.: www.verwaiste-eltern.de

Weiterführende Literatur

Bloemeke VJ. Alles rund ums Wochenbett: Hebammenwissen für die ersten 100 Tage nach der Geburt, 1. A. Murnau: Mankau, 2022.
Bloemeke VJ. Es war eine schwere Geburt. Wie schmerzliche Erfahrungen heilen. München: Kösel, 2015.
Deutsches Netzwerk für Qualitätsentwicklung in der Pflege und Verbund Hebammenforschung: Expertinnenstandard Förderung der physiologischen Geburt. Osnabrück, Dezember 2014.
Goerke K, Junginger C (Hrsg.). Pflege konkret Gynäkologie Geburtshilfe, 7. A. München: Elsevier, 2022.
Goerke K, Steller J, Valet A (Hrsg.). Klinikleitfaden Gynäkologie Geburtshilfe.,. 11. A. München: Elsevier, 2021.
Günther-Greene R. Tabu Abtreibung – Was Frauen fühlen und warum sie schweigen. Hamburg: Ellert & Richter, 2015.
Guóth-Gumberger M, Hormann E. Stillen: Einfühlsame Begleitung durch alle Phasen der Stillzeit, 3. A. München, Gräfe und Unzer, 2014.

Kainer F, Nolden A. Das große Buch zur Schwangerschaft. Umfassender Rat für jede Woche. 4. A. München: Gräfe und Unzer, 2018.
Lothrop H. Das Stillbuch, 3. A. München: Kösel, 2016.
Meissner B.R. Emotionale Narben aus Schwangerschaft und Geburt auflösen, 3. A. Selbstverlag, 2020.
Stadelmann I. Die Hebammensprechstunde: Schwangerschaft, Geburt, Wochenbett, Stillzeit – eine einfühlsame Begleitung mit Aromatherapie, Bachblüten, Homöopathie und Pflanzenheilkunde. Wiggensbach: Stadelmann, 2018
von Cramm D. Das Monats-Kochbuch für Schwangere: Monat für Monat die perfekte Nährstoffpower. München: Gräfe und Unzer, 2020.
Weber S. BASICS Geburtshilfe, 8. A. München: Elsevier, 2023.
Wolter H. Mein unsichtbares Kind – Begleitbuch für Frauen, Angehörige und Fachpersonen vor und nach einem Schwangerschaftsabbruch. Salzburg: edition riedenburg, 2015.

Kapitel 22

[1] Haensch CA, et al. S1-Leitlinie Diagnostik und Therapie der erektilen Dysfunktion Fortschr Neurol Psychiatr 2019; 87(04): 225–233.
[2] Deutsche Gesellschaft für Kinderchirurgie (Hrsg.). S2k-Leitlinie Akutes Skrotum. www.awmf.org/leitlinien/detail/ll/006-023.html (letzter Zugriff: 21.05.2024).
[3] Deutsche Gesellschaft für Urologie e.V. Selbstuntersuchung der Hoden. www.hodencheck.de/selbstuntersuchung.html (letzter Zugriff: 21.05.2024).
[4] Takeda Pharma (Hrsg.). Die Prostatastanzbiopsie. Gewebeentnahme aus der Prostata, 9.A. 2022. https://www.ukm.de/fileadmin/user_upload/Medizin/Zentren/Prostatazentrum/PDF/ukm-prostatazentrum-flyer-prostatastanzbiopsie-2023.pdf (letzter Zugriff: 21.05.2024).
[5] Statistisches Bundesamt (Destatis). Operationen und Prozeduren an vollstationären Patienten: Deutschland, Jahre, Operationen und Prozeduren (1–4-Steller Hierarchie. https://www-genesis.destatis.de/genesis//online?operation=table&code=23141-0101&bypass=true&levelindex=-0&levelid=1716282063967#abreadcrumb (letzter Zugriff: 21.05.2024).
[6] Menche N, Keller C, Teigeler B (Hrsg.) Pflege heute. 8.A. München: Elsevier, 2023.
[7] Von zur Mühlen M, Keller C (Hrsg.). Pflege konkret. Chirurgie Onkologie Urologie. 6.A. München: Elsevier, 2022.
[8] Deutsche Gesellschaft für Kinderchirurgie (Hrsg.) S2k-Leitlinie Hodenhochstand – Maldescensus testis. Stand August 2016. https://register.awmf.org/assets/guidelines/006-022l_S2k_Hodenhochstand_Maldescensus-testis_2018-08-abgelaufen.pdf (letzter Zugriff: 21.05.2024).
[9] Deutsche Gesellschaft für Kinderchirurgie (Hrsg.) S2k-Leitlinie Phimose und Paraphimose bei Kindern und Jugendlichen. Stand Dezember 2021. https://register.awmf.org/assets/guidelines/006-052l_S2k_Phimose-Paraphimose-Kinder-Jugendliche_2022-03_02.pdf (letzter Zugriff: 21.05.2024).
[10] Müller I. Prostataentzündung – Symptome und Behandlungen. Stand März 2022. https://www.prostata-hilfe-deutschland.de/prostata-news/prostataentzuendung-prostatitis (letzter Zugriff: 21.05.2024).
[11] Miernik A, Gratzke C. Aktuelle Therapie des benignen Prostatasyndroms. Deutsches Ärzteblatt 2020; 117(49): 843–854.
[12] Deutsche Gesellschaft für Urologie e.V. (Hrsg.) Fragebogen zum Wasserlassen (IPSS = engl. International Prostate Symptom Score). www.urologenportal.de/fileadmin/MDB/PDF/Ipss.pdf (letzter Zugriff: 21.05.2024).
[13] Deutsche Gesellschaft für Urologie e.V. (Hrsg). S2e-Leitlinie Diagnostik und Therapie des benignen Prostatasyndroms BPS). Stand Februar 2023. https://register.awmf.org/assets/guidelines/043-034l_S2e_Diagnostik_Therapie_benignes_Prostatasyndrom_2023-04.pdf (letzter Zugriff: 21.05.2024).
[14] Cornu JL, Gacci M, Hashim H et al. EAU Guidelines on Non-Neurogenic Male Lower Urinary Tract Symptoms (LUTS), incl. Benign Prostatic Obstraction (BPO). Stand 2023. https://d56bochluxqnz.cloudfront.net/documents/full-guideline/EAU-Guidelines-on-Non-Neurogenic-Male-LUTS-2023.pdf (letzter Zugriff: 21.05.2024).
[15] Robert Koch-Institut und Gesellschaft der epidemiologischen Krebsregister in Deutschland e.V. (Hrsg.). Krebs in Deutschland für 2019/2020. Berlin: Robert Koch-Institut, 2023.
[16] Deutsche Gesellschaft für Urologie (DGU, federführende Fachgesellschaft). S3-Leitlinie Prostatakarzinom. Stand Mai 2024. https://register.awmf.org/assets/guidelines/043-022OLl_S3_Prostatakarzinom_2024-06.pdf (letzter Zugriff: 27.07.2024).
[17] Glasen M, Hayder-Beichel D. Prostatakrebs: Betroffene professionell betreuen. Die Schwester Der Pfleger 2012; 51(10): 988–991.
[18] Ernstmann N, et al. Der ältere Prostatakrebspatient. Information und Einbezug in die Therapieentscheidung. Der Urologe 2013; 52(6): 847–852.
[19] Tauber R, Lunger L, Eiber M, Gschwend JE. Neue Tracer und Kombinationen bei der Radioligandentherapie des Prostatakarzinims. Die Urologie 2023; 62(7): 691–695.

Kontaktadressen

Berufsverband der deutschen Urologen (BvDU) e.V.: https://urologie-gestalten.de
Bundesverband Prostatakrebs Selbsthilfe (BPS) e.V.: www.prostatakrebs-bps.de
Informationszentrum für Sexualität und Gesundheit (ISG) e.V.: www.isg-info.de
Deutsche Gesellschaft für Urologie (DGU) e.V.: www.urologenportal.de
Deutsche Krebsgesellschaft (DKG) e.V.: www.krebsgesellschaft.de
Deutsche Krebshilfe: www.krebshilfe.de
Deutsche Kontinenz Gesellschaft e.V.: www.kontinenz-gesellschaft.de
Prostatakrebs-Diskussionsforum des Bundesverbands Prostatakrebs-Selbsthilfe (BPS): forum.prostatakrebs-bps.de
Prostata Hilfe Deutschland: www.prostata-hilfe-deutschland.de
Selbsthilfegruppe Impotenz: www.impotenz-selbsthilfe.de
Selbsthilfeverband Inkontinenz e.V.: www.selbsthilfeverband-inkontinenz.org
Stiftung Männergesundheit: www.stiftung-maennergesundheit.de

Weiterführende Literatur

Grasser T. Basiswissen Urologie. 8.A. Berlin: Springer 2024.
Hammes C, Heinrich E, Lingenfelder T, Cotic C. BASICS Urologie. 5.A. München: Elsevier, 2022.
Krebsinformationsdienst Deutsches Krebsforschungszentrum (Hrsg.) Männliche Sexualität und Krebs. 3.A. 2023. https://www.krebsinformationsdienst.de/service/iblatt/krebspatient-sexualitaet.pdf
Manski D. www.urologielehrbuch.de 16.A. Stand 2022.
Müller A. Spermiogramm nach den neuesten WHO-Kriterien. https://www.tellmed.ch/include_php/previewdoc.php?file_id=8752 (letzter Zugriff: 09.1.2021).
Stiftung Deutsche Krebshilfe (Hrsg.). Die Blauen Ratgeber. Hodenkrebs. Antworten. Hilfen. Perspektiven. Bonn: Stiftung Deutsche Krebshilfe, 2023.
Stiftung Deutsche Krebshilfe (Hrsg.). Die Blauen Ratgeber. Prostatakrebs. Antworten. Hilfen. Perspektiven. Bonn: Stiftung Deutsche Krebshilfe, 2020.
Von zur Mühlen M, Keller C (Hrsg.) Pflege konkret Chirurgie Orthopädie Urologie. 5.A. München: Elsevier, 2022.

Kapitel 23

Niederau C, Böhm, BO (Hrsg.). Klinikleitfaden Labordiagnostik. 8. A. München: Elsevier, 2024.
Thomas L (Hrsg.). Labor und Diagnose. Elektronische Auflage, freigegeben 01.04.2024. https://www.labor-und-diagnose.de/ (letzter Zugriff: 18.05.2024)

Abbildungs- und Tabellennachweis

Der Verweis auf die jeweilige Abbildungsquelle befindet sich bei allen Abbildungen im Werk am Ende des Legendentextes in eckigen Klammern.

A300	Reihe Klinik- und Praxisleitfaden, Elsevier/Urban & Fischer
A400	Reihe Pflege konkret, Elsevier/Urban & Fischer
B109	Dr. Margret Oethinger, Portland, Oregon (USA)
C113	W. Schönberger, Kinderheilkunde Gustav und Fischer 1992, 1.Aufl.
E273	Afzal M. Mir: Atlas of Clinical Diagnosis. Saunders, 2nd ed 2003
E282-008	Salmon, J. F.: Kanski's Clinical Ophthalmology: A Systematic Approach. Elsevier, 9. Aufl. 2020
E288	Forbes, C.; Jackson, W.: Color Atlas and Text of Clinical Medicine, 3rd ed. 2003, Elsevier Mosby
E307	Youngs, R.; Stafford, N. D.: ENT in Focus, 1st ed. 2005, ISBN: 978-0-443-10080-2, Churchill Livingstone
E326	Kanski, J.; Bowling, B.: Ophthalmology in focus, 1st ed. 2005, ISBN: 978-0-443-10030-7, Churchill Livingstone
E331	Lissauer, T./Clayden, G.: Illustrated Textbook of Paediatrics. Elsevier/Mosby, 3. Aufl. 2011
E355	Goldman, L./Aussiello, D. A.: Cecil Medicine. Elsevier/Saunders, 23. Aufl. 2007
E355-026	Goldman, L./Schafer, A. I.: Goldman - Cecil Medicine. Elsevier, 26. Aufl. 2020
E355-024	Goldman L./Schafer, A.: Goldman's Cecil Medicine. Elsevier/Saunders, 24. Aufl. 2012
E367	Hoffbrand AV, Pettit JE. Color Atlas of Hematology. 4th ed. St Louis: Elsevier Mosby; 2009
E376	Cameron, M. H./Monroe, L. G.: Physical Rehabilitation - Evidence-Based Examination, Evaluation and Intervention. Elsevier/Saunders, 2007
E382-002	Coughlin, M. J./Saltzman, C. L./Anderson, R. B.: Mann's Surgery of the Foot and Ankle. Elsevier/Saunders, 9. Aufl. 2014
E402-004	Drake, R. L./et al.: Gray's Anatomy for Students. Elsevier, 4. Aufl. 2020
E409	McIntosh, N./et al.: Forfar & Arneil's Textbook of Pediatrics. Elsevier/Churchill Livingstone, 7. Aufl. 2008
E422	Weston, W. L./Lane, A. T./Morelli, J. G.: Color Textbook of Pediatric Dermatology. Elsevier/Mosby, 4. Aufl. 2007
E426	Kanski, J. J.: Clinical Diagnosis in Ophthalmology, 1st ed. 2005, Elsevier/Mosby
E431	Pane, A/Simcock, P.: Practical Ophthalmology. Elsevier/Churchill Livingstone, 1. Aufl. 2005
E433	Neville B./et al.: Oral and Maxillofacial Pathology. Elsevier/Saunders, 3. Aufl. 2009
E434	Bolognia, J. L./Jorizzo, J. L./Papini, R. P.: Dermatology. Elsevier/Mosby, 2. Aufl. 2008
E437	Salvo, S. G.: Mosby's Pathology for Massage Therapists. Elsevier/Mosby, 2. Aufl. 2009
E460-003	Drake, R. L./et al.: Gray's Atlas of Anatomy. Elsevier, 2021
E501-002	Bonewit-West K. Clinical Procedures for Medical Assistants, Eleventh Edition. 2024 Elsevier Inc.
E536	Colledge, N. R./Walker, B. R./Ralston, S. H.: Davidson's Principles and Practice of Medicine. Elsevier/Churchill Livingstone, 21. Aufl. 2010
E538	Skarin, A. T./Wieczorek, T/Shaffer, K.: Atlas of Diagnostic Oncology. Elsevier/Mosby, 4. Aufl. 2010
E606-006	Walls RM. Rosens Emergency Medicine: Concepts and Clinical Practice 2 – Volume Set, Tenth Edition. Elsevier, 2022
E730-004	Klatt, E. C.: Robbins & Cotran Atlas of Pathology. Elsevier, 4. Aufl. 2021
E792-002	Coté, C. J./Lerman, J./Anderson, B. J.: A Practice of Anesthesia for Infants and Children. Elsevier, 6. Aufl. 2019
E844	Webb, L.: Manual of Eye Emergencies. Elsevier/Butterworth-Heinemann, 2. Aufl. 2004
E848-002	Gault, J.: Ophthalmology Secrets, 5.A. Elsevier, 2023
E849-002	Tandon, R./Sihota, R.: Parsons' Diseases of the Eye. Elsevier, 22. Aufl. 2015
E869	Probst, R./et al.: Hals-Nasen-Ohren-Heilkunde, Georg Thieme Verlag, 3. Aufl. 2008
E916	Stephenson, C.: Complementary Therapist's Guide to Conventional Medicine. Elsevier/Churchill Livingstone, 2011
E939-002	Habif, T. P./et al.: Skin Disease: Diagnosis and Treatment. Elsevier, 4. Aufl. 2018
E940	Bowling, B./Kanski, J. J.: Clinical Ophthalmology: A Systematic Approach. Elsevier/Saunders, 7. Aufl. 2011
E948-004	James WD et al. Andrews' Diseases of the Skin. Clinical Dermatology, 13th ed., Elsevier Saunders 2020
E1001	Petras, R. E./et al.: Differential Diagnosis in Surgical Pathology. Elsevier/Saunders, 3. Aufl. 2015
E1041	Feather, A./Randall, D./Waterhouse, M.: Kumar and Clark's Clinical Medicine. Elsevier, 10. Aufl. 2021
E1278	Jean L. Bolognia, Julie V. Schaffer: Dermatologie : L'essentiel, 2.A. Elsevier Maisson, 2023
F111-008	Pascoe VL, Fenves AZ, Wofford J, Jackson JM, Menter A, Kimball AB. The spectrum of nephrocutaneous diseases and associations: Inflammatory and medication-related nephrocutaneous associations. J Am Acad Dermatol. 2016;74(2):247-272. doi:10.1016/j.jaad.2015.05.042
F210-010	Teasdale, G./Jennett, B.: Assessment of Coma and Impaired Consciousness - A Practical Scale. The Lancet, 1974. 304(7872):81-4
F228-001	Othman, A. E./et al.: Feasibility of CAIPIRINHA-Dixon-TWIST-VIBE for dynamic contrast-enhanced MRI of the prostate. European Journal of Radiology, 2015. 84(11):2110-6
F320-001	Zakaria, Y./Hasan, E. A.: Reversed turnover latissimus dorsi muscle flap for closure of large myelomeningocele defects. Journal of Plastic, Reconstructive & Aesthetic Surgery, 2010. 63(9):1513-8
F381-002	Ruby, L.K/Cassidy, C.: Rheumatoarthritis of the hand and wrist. Hand Clinics, Elsevier 1996, Vol. 12, Issue 3
F384-003	Brandt, M. L.: Pediatric Hernias. Surgical Clinics of North America, 2008. 88(1):27-43
F385	Gavin A.E Wong, Neil H. Shear: Adverse Drug Interaction an Reaction in Dermatology: Current Issues of Clinical Rlevance, Journal. Dermatologic Clinics; Elsevier 2005

F394-002	Bellutti, M./et al.: Utility of double balloon enteroscopy for surveillance in intestinal polyposis syndromes. Techniques in Gastrointestinal Endoscopy, 2008. 10(3):96–100
F432	Johnson, P. R.V.: Paediatric Childhood circumcision. Surgery (Oxford), 2008. 26(7)314-16
F531-002	Moshirfar, M./et al.: Fourth-generation fluoroquinolone-resistant bacterial keratitis after refractive surgery. Journal of Cataract & Refractive Surgery, 2006. 32(3):515-8
F605-001	Mansour, M./et al.: Ankylosing Spondylitis: A Contemporary Perspective on Diagnosis and Treatment. Seminars in Arthritis and Rheumatism, 2007. 36(4):210-23
F630	Fambrini, M./et al: Levonorgestrel-Releasing Intrauterine System Alone as Primary Treatment in Young Women with Early Endometrial Cancer: Case Report. Journal of Minimally Invasive Gynecology, 2009. 16(5):630-3
F723-004	Aletaha, D./et al.: 2010 Rheumatoid arthritis classification criteria: An American College of Rheumatology/European League Against Rheumatism collaborative initiative. Arthritis & Rheumatology, 2010. 62(9):2569-81
F778-003	Shulman, K.et al.: The challenge of time: Clock-drawing and cognitive function in the elderly. International Journal of Geriatric Psychiatry, 1986. 1(2):135-40
F857-001	McKay, M. P./Garrison, H. G.: Commentary: Reducing Drunk Driving: What is the Role of Emergency Physicians? Annals of Emergency Medicine, 2005. 46(6)553–5
F859-001	Gladding, P.A./et al.: Posthumous diagnosis of long QT syndrome from neonatal screening cards. Heart Rhythm, 2010. 7(4):481–6
F882	Pasic, M./et al.: Transapical Aortic Valve Implantation in 175 Consecutive Patients. Excellent Outcome in Very High-Risk Patients. Journal of the American College of Cardiology, 2010. 56(10):813-20
F883	Kane, M.J./et al.: BION microstimulators: A case study in the engineering of an electronic implantable medical device. Medical Engineering & Physics, 2011. 33(1):7-16
F911-002	Kawano-Yamamoto, C./et al.: Establishment and characterization of a new erythroblastic leukemia cell line, EEB: Phosphatidylglucoside-mediated erythroid differentiation and apoptosis. Leukemia Research, 2006. 30(7):829-39
F923-001	Noble, S.: Other problems in palliative care. Medicine, 2008. 36(2):100-4
F944	Vittecoq, O./Kozyreff-Meurice, M./Auquit-Auckbur, I.: Main et poignet rhumatoïdes. Revue du Rhumatisme monographies, 2012. 79(3):173-183
F989-003	Frankenburg, W. K./Dodds, J. B.: The Denver Developmental Screening Test. The Journal of Pediatrics, 1967. 71(2):181-91
G013	Brinster, N. K./et al.: Dermatopathology: High-Yield Pathology. Elsevier/Saunders, 2011
G252	Alam, M./Silapunt, S.: Treatment of Leg Veins. Elsevier/Saunders, 2. Aufl. 2011
G446	Weiss, P. R.: Aesthetic and Reconstructive Surgery of the Breast TRAM Flap Breast Reconstruction. Elsevier/Saunders, 2010
G482	Banks, W. P.: Encyclopedia of Consciousness. Elsevier/Academic Press, 2009
G525	Abeloff, M.D./et al.: Abeloff's Clinical Oncology. Elsevier/Churchill Livingstone, 4. Aufl. 2008
G539	James, W. D./et al.: Andrews' Diseases of Skin: Clinical Dermatology. Elsevier/Saunders, 11. Aufl. 2011
G550-001	Zitelli, B. J./McIntire, S./Nowalk, A. J.: Zitelli and Davis' Atlas of Pediatric Physical Diagnosis. Elsevier/Saunders, 6. Aufl. 2012
G550-002	Zitelli, B. J./Nowalk, A. J./McIntire, S. C.: Zitelli and Davis' Atlas of Pediatric Physical Diagnosis. Elsevier, 7. Aufl. 2018
G550-003	Zitelli BJ et al. Zitelli and Davis' Atlas of Pediatric Physical Diagnosis, 8th Edition. Elsevier 2023
G580	Gräf, M./Lorenz, B.: How to deal with diplopia. Revue Neurologique, 2012. 168(10):720-8
G601	Stokes, M./Stack, E.: Physical Management for Neurological Conditions. Elsevier/Churchilld Livingstone, 3. Aufl. 2011
G602	Hewetson, T. et al.: An Illustrated Guide to Taping Techniques. Elsevier/Mosby, 2. Aufl. 2010
G753-002	Salmon, J. F.: Kanski's Clinical Ophthalmology. Elsevier/Saunders, 9th ed. 2020
G794	Perry, S./et al.: Maternal Child Nursing Care in Canada. Mosby Canada, 2nd ed. 2017
G862	Murray, P. R./Pfallner, M. A./Rosenthal, K. S.: Medical Microbiology. Elsevier, 9. Aufl. 2021
G864	Hochberg, M. C./et al.: Rheumatology. Elsevier, 7. Aufl. 2019
G881	Swartz, M. H.: Textbook of Physical Diagnosis: History and Examination. Elsevier, 8. Aufl. 2021
G887	Yanoff, M./Duker, J. S.: Ophthalmology. Elsevier, 5. Aufl. 2019
G888	Dinulos, J. G. H.: Habif's Clinical Dermatology: A Color Guide to Diagnosis and Therapy. Elsevier, 7. Aufl. 2021
G899	Kumar, V./Abbas, A. K./Aster, J. C.: Robbins & Cotran Pathologic Basis of Disease. Elsevier, 10. Aufl. 2021
G914	Jarvis, C./et al.: Jarvis's Health Assessment & Physical Examination. Elsevier, 3. A. 2021
G925	Eichenfield, L. F./et al.: Neonatal and Infant Dermatology. Elsevier/Saunders, 3. Aufl. 2015
G926	Scully, C.: Scully's Medical Problems in Dentistry. Elsevier/Churchill Livingstone, 7. Aufl. 2014
G930	ICD-10-CM/PCS Coding: Theory and Practice, 2021/2022 Edition. Elsevier/Saunders, 2021
G931	Heuer, A. J./Scanlan, C. L.: Wilkins' Clinical Assessment in Respiratory Care. Elsevier, 8. Aufl. 2018
G933	Elmunzer, B. J./et al.: Clinical Gastrointestinal Endoscopy. Elsevier, 3. Aufl. 2019
G934	Townsend, C.M./et al.: Sabiston Textbook of Surgery. Elsevier, 20. Auflage 2017
G936	Tyring, S. K./Lupi, O./Hengge, U. R.: Tropical Dermatology. Elsevier, 2. Aufl. 2017
G937	Howard, M. R./Hamilton, P. J.: Haematology. An Illustrated Colour Text. Elsevier/Churchill Livingstone, 4. Aufl. 2013
G938	Niederhuber, J. E./et al.: Abeloff's Clinical Oncology. Elsevier, 6. Aufl. 2020
G939	Gawkrodger, D. J./Ardern-Jones, M. R.: Dermatology: An Illustrated Colour Text. Elsevier, 7. Aufl. 2021
G942	Mahon, C. R./Lehman, D. C.: Textbook of Diagnostic Microbiology. Elsevier/Saunders, 6. Aufl. 2019
G943	Patterson, J. W.: Weedon's Skin Pathology. Elsevier, 5. Aufl. 2021
G944	Patton, K. T./Thibodeau, G. A.: The Human Body in Health and Disease. Elsevier, 7. Aufl. 2018
G945	VanMeter, K. C./Hubert, R. J.: Microbiology for the Healthcare Professional, Elsevier, 2. Aufl. 2016

G946	Goering, R. V./et al.: Mims' Medical Microbiology and Immunology. Elsevier, 6. Aufl. 2019
G946-002	Goering, R. V./et al.: Mims' Medical Microbiology and Immunology. Elsevier, 7. Aufl. 2025
G947	Grumezescu, A. M./Holban, A. M.: Milk-Based Beverages, Vol. 9. Elsevier, 2019
G949	Kliegman, R. M./et al.: Nelson Textbook of Pediatrics. Elsevier, 21. Aufl. 2020
G950	Cohen, J./Powderly, W.G./Opal, S. M.: Infectious Diseases. Elsevier, 4. Aufl. 2017
G951	Rich, R. R./et al.: Clinical Immunology: Principles and Practice. Elsevier, 5. Aufl. 2019
G952	Bowman, D. D.: Georgis' Parasitology for Veterinarians. Elsevier/Saunders, 11. Aufl. 2021
G953	Rothrock, J. C.: Alexander's Care of the Patient Surgery. Elsevier, 16. Aufl. 2019
G954	Adkinson, N. Jr./et al.: Middleton's Allergy: Principles and Practice. Elsevier/Saunders, 8. Aufl. 2014
G955	Pineda, R. II/Friedman, N. J./Kaiser, P. K.: The Massachusetts Eye and Ear Infirmary Illustrated Manual of Ophthalmology. Elsevier, 5. Aufl. 2021
G957	Magowan, B. A./Owen, P./Thomson, A.: Clinical Obstetric & Gynaecology. Elsevier, 4. Aufl. 2019
G958	Baggish, M. S./Karram, M. M.: Atlas of Pelvic Anatomy and Gynecologic Surgery. Elsevier, 4. Aufl. 2016
G959	Sorrentino, S. A./Remmert, L. N.: Mosby's Textbook for Nusing Assistants. Elsevier, 10. Aufl. 2021
G964	Sivapathasundharam, B.: Shafer's Textbook of Oral Pathology. Elsevier/India, 9. Aufl. 2020
G965	Perry, A. G./Potter, P. A./Ostendorf, W.: Nursing Interventions & Clinical Skills. Elsevier/Mosby, 6. Aufl. 2016
G966	Martin, R. J./Fanaroff, A. A./Walsh, M. C.: Fanaroff and Martin's Neonatal-Perinatal Medicine, 2-Volume Set: Diseases of the Fetus and Infant. Elsevier, 11. Aufl. 2020
G967	Mannis, M. J./Holland, E. J.: Cornea. Elsevier, 4. Aufl. 2017
G1003-002	James W, Elston D, McMahon P et al. Andrews' Diseases of the Skin Clinical Atlas, Second Edition. Elsevier, 2023
G1139-002	rad W. Neville, Douglas D. Damm, Carl M. Allen, Angela C. Chi: Oral and Maxillofacial Pathology, 5.A. Elsevier, 2023
G1156	Callen JP, Jorizzo JL, Bolognia JL et al. Dermatological Signs of Internal Disease, 4th ed. Philadelphia, Elsevier Inc., 2009
G1159	Bolognia J.L. et al. Dermatology Essentials, 2nd edition. Elsevier, 2022
G1260	Theodore X. O'Connell, Ryan A. Pedigo, Thomas E. Blair: Crush Step 1 - The Ultimate USMLE Step 1 Review, 3.A. Elsevier, 2022
G1268	Bonow R, Otto C. Valvular Heart Disease: A Companion to Braunwald's Heart Disease: Expert Consult, 5th Edition. Elsevier, 2021
G1340	Sadda, SriniVas R., MD: Ryan's Retina, 7.A. Elsevier, 2023
G1359	Griffin PA. Clinical Nursing Skills and Techniques, 11.A. Elsevier, 2025
H175-001	Beebe, H. G./et al.: Classification and grading of chronic venous disease in the lower limbs. A consensus statement. European Journal of Vascular and Endovascular Surgery, 1996. 12(4):487-92
H514-001	LeBlanc K, Campbell KE, Wood E, Beeckman D. Best Practice Recommendations for Prevention and Management of Skin Tears in Aged Skin: An Overview. J Wound Ostomy Continence Nurs. 2018;45(6):540-542. doi:10.1097/WON.0000000000000481
J751-109	iStock.com / Halfpoint
J787	Colourbox.com
J787-029	Colourbox.com/Pressmaster
J787-107	Colourbox.com/Denys Kuvalev
J812-013	Adobe Stock / ADDICTIVE STOCK
J812-014	Adobe Stock / S.Kuß
J812-015	Adobe Stock / tunedin
J812-016	Adobe Stock / aleutie
J812-017	Adobe Stock / DDRockstar
J814-001	Sigm.Freud Priv.Stiftung / Imagno / picturedesk.com
K115	Andreas Walle, Hamburg
K314	Anette Weyershäuser, Universitätsklinik und Poliklinik für Dermatologie und Venerologie. Martin-Luther-Universität Halle-Wittenberg.
K333	Helmut Tusch, Innsbruck
K352	Vincent Eichel, Baden-Baden
L106	Henriette Rintelen, Velbert
L115	Rainer Dunkel, Berlin
L141	Stefan Elsberger, Planegg
L143	Heike Hübner, Berlin
L190	Gerda Raichle
L255	Irina Kart, Berlin
L264	Claudia Flüss, München
L271	Matthias Korff, München
L275	Martin Hoffmann, Neu-Ulm
M114	Dr. med. Matthias Braun, Cuxhaven
M121	Nicole Menche, Langen
M123	Prof. Dr. med. Thomas Dirschka, Wuppertal
M161	M. Zimmer, Bammental
M232	Dietmar Kühn, Wittenberg
M235	Dr. Dr. med. Jürgen Luxem, Aschaffenburg
M251	Frank Kirsch, Schwäbisch Hall
M270	W. Schädle, Babenhausen
M291	Kerstin Protz, Hamburg
M322	Kai Gold, Ibbenbüren
M332	Dr. med. Andreas Ficklscherer, München
M342	Dr. med Gerhard-Walter Schmeisl, Bad Kissingen
M375	Prof. Dr. med. Dr. rer. nat. Ulrich Welsch, München
M381	Dr. med. Matthias Heitz, Hamburg
M383	Dr. med. Gotthard von Klinggräff, Hamburg
M389	Prof. Dr. med. Holger Strunk, Bonn
M434	PD Dr. Kai J. Bühling, Hamburg
M435	Prof. Dr. med. Rabih Chaoui, Berlin
M436	Prof. Dr. med. Reinhard Hackenberg, SLK-Kliniken, Heilbronn
M438	Prof. Dr. med. Marion Kiechle, München
M451	Prof. Dr. med. Ania Muntau
M453	Dr. med. Axel Valet, Frauenklinik Dillenburg
M455	Dr. med. Volker Duda, Marburg
M456	PD Dr. med. Andreas Bender, München; Abteilung für Neurologie, Klinikum der Universität München
M457	Dr. med. Gunther Fesl, München
M459	Dr. med. Jan Rémi, München; Abteilung für Neuroradiologie, Klinkum der Universität München
M470	Prof. Dr. med. Markus Düx, Frankfurt am Main
M477	Dr. Achim Franzen, Ruppiner Kliniken GmbH, Klinik für Hals-Nasen-Ohrenkrankheiten / Plastische Operationen, Neuruppin
M486	Prof. Dr. Evangelos Giannitsis, Heidelberg
M498	Prof. Dr. med. Theodor Klotz, Kliniken Noroberpfalz AG, Klinikum Weiden

M512	Dr. Peter Banholzer, München
M529	Prof. Dr. med. Peter E. Goretzki, Chirurgische Klinik I, Städtische Kliniken Neuss, Lukaskrankenhaus GmbH
M537	Prof. Dr. med Gunter Gruber, Augsburg
M555	Dr. med. Brigitte Gansera, Klinikum München Bogenhausen, Herzchirurgie
M562	Dr. Henrik Holtmann, Düsseldorf
M591	Dr. Kim-Christian Heronimus, Vivantes Klinikum im Friedrichshain
M614	Prof. Dr. Wolfgang Rüther, Hamburg
M650	Alperen Bingöl, Puhlheim
M719	Prof. Dr. Dieter Rixen, Berufsgenossenschaftliche Unfallklinik Duisburg GmbH, Duisburg
M720	Prof. Dr. Johannes Zeichen
M721	Sven Olaf Stange, Mühlenkreiskliniken, Minden
M732	Prof. Dr. Jonas Andermahr, Kreiskrankenhaus Mechernich GmbH, Mechernich
M845	Christine Keller, Glonn
M879	Dr. med. Christina Schwahn-Schreiber, Otterndorf (Lymphologic med. Weiterbildung)
M893	Prof. Dr. Otto Kollmar, Leitender Oberarzt, Universitätsmedizin Göttingen, Klinik für Allgemein-, Viszeral- und Kinderchirurgie
O124	Karin Kühnel, München
O204	Nicole Kopp, Olching
O408	Martina Gärtner, Gauting
O498	Martina Gühne, Münster
O559	Prof. Dr. R. Broll, Klinik für Chirurgie, Universitätsklinikum Schleswig-Holstein, Campus Lübeck
O562	Dr. med. Andreas Dubitzky, Hebertshausen
O578	Prof. Dr. Rolf Mesters, Münster
O639	Dr. med. Robert Gürkov, München
O683	Prof. Dr. M. Schmoeckel, Asklepiosklinik St. Georg, Hamburg, Herzchirurgie.
O1053	Axel Heußen, Praxis für Ergotherapie und Handrehabilitation, Köln
O1082	Andrea Ispan, München
P062	Prof. Dr. med. Harald Rupprecht, Klinikum Bayreuth GmbH, Bayreuth
P243	Manfred Vavrinek, Bergen
P550	Dr. Florian Schneider, Werneck
P774	Prof. Dr. med. Herbert Tilg, Innsbruck
R144	Souza-Offtermatt, G.: Intensivkurs Chirurgie. Elsevier/Urban & Fischer, 2004
R232	Mayatepek, E.: Pädiatrie. Elsevier/Urban & Fischer, 2007
R234	Bruch, H.-P./Trentz, O.: Berchtold Chirurgie. Elsevier/Urban & Fischer, 6. Aufl. 2008
R236	Classen, M. et al.: Innere Medizin. 6. Aufl. Elsevier / Urban & Fischer 2009.
R240	Rassner, G.: Dermatologie. Elsevier / Urban & Fischer, 9. Aufl. 2009.
R284	Kiechle, M.: Gynäkologie und Geburtshilfe. Elsevier/Urban & Fischer, 2. Aufl. 2011
R285	Böcker et al.: Pathologie, 5. Auflage, Elsevier GmbH, Urban & Fischer Verlag, München 2012
R299	Dirschka, T./Hartwig, R./Oster-Schmidt, C.: Klinikleitfaden Dermatologie. Elsevier/Urban & Fischer, 4. Aufl. 2011
R348	Andreesen/Heimpel: Klinische Hämatologie, 3. Aufl. 2009, Urban & Fischer Verlag/Elsevier GmbH
R349	Raschke, M. J./Stange, R.: Alterstraumatologie. Elsevier/Urban & Fischer, 2009
R415	Gruber, G./Hansch, A.: Blickdiagnosen Innere Medizin. Elsevier/Urban & Fischer, 2019
R423	Huch, R.; Jürgens, K. D.: Mensch Körper Krankheit. Elsevier/Urban & Fischer, 8. Aufl. 2019
R424	Nicolai, T./Götte, K.: Pädiatrische HNO-Heilkunde. Elsevier/Urban & Fischer, 2. Aufl. 2019
R425	Roessner, A./Müller-Hermelink, K./Kirchner, T.: Grundmann Kurzlehrbuch Pathologie. Elsevier/Urban & Fischer, 12. Aufl. 2014
R426	Schumacher, G./Neumann, U. P.: 20 Basis-Ops in der Allgemein- und Viszeralchirurgie. Elsevier/Urban & Fischer, 2016
R427	Wild, K./Fröhlich, E./Strunk, H.: Klinikleitfaden Sonographie Angiologie. Elsevier/Urban & Fischer, 2014
R499	Akram M. Shaaban: Diagnostische Bildgebung Onkologie, 1. Auflage. 2022 Elsevier
[S700]	Sobotta-Archiv aus Paulsen/Waschke. Sobotta Atlas der Anatomie. 25. A. 2022 © Elsevier GmbH
[S700-L127]	J. Mair aus Paulsen/Waschke. Sobotta Atlas der Anatomie. 25. A. 2022 © Elsevier GmbH
[S700-T720]	Sobotta-Archiv aus Paulsen/Waschke. Sobotta Atlas der Anatomie. 25. A. 2022 © Elsevier GmbH
S008-3	G. Kauffmann, E. Moser, R. Sauer: Radiologie, 3.Aufl., Elsevier GmbH, Urban & Fischer Verlag, München 2006
S008-4	Kauffmann, G./Sauer, R./Weber, W.: Radiologie. Elsevier/Urban & Fischer, 4. Aufl. 2011
T132	Th. Schneider, Quedlinburg
T192	Dr. med. Kay Goerke, Rheine Mathias Spital, Rheine
T194	Prof. Dr. med. Stefan Dieterle, Bochum
T195	Roman Bühler, Giengen/Brenz
T332-001	Dr. Volker Brinkmann, MPI für Infektionsbiologie
T381	Prof. Dr. M. Freund, Rostock
T409	Fotosammlung des Dr. von Haunerschen Kinderspitals, München
T417	Mayo Foundation for Medical Education and Research, Rochester
T420	Abteilung für Neuroradiologie, Klinikum der Universität München
T427	PD Dr. Barbara Hermes, Klinik für Dermatologie und Phlebologie, Vivantes Klinikum im Friedrichshain
T451	Prof. Dr. med. Stephan Miller, Abteilung für Radiologische Diagnostik, Radiologische Klinik, Universitätsklinikum Tübingen
T462	Prof. Dr. Dirk Zaak, Traunstein
T464	Uniklinik Frankfurt am Main, Institut für Diagnostische und Interventionelle Radiologie
T466	Prof. Dr. med. Werner Seeger, Zentrum für Innere Medizin, Universitätsklinikum Gießen
T532	Professor Yair Sharav, Jerusalem
T534	Prof. Dr. med. Matthias Sitzer, Klinik für Neurologie, Klinikum Herford
T570	Dr. med. Florian Cornelius Uecker, Berlin
T584	Prof. Dr. Joachim Grifka, Bad Abbach
T608	Aktion Saubere Hände, Charité Universitätsmedizin Berlin, Institut für Hygiene und Umweltmedizin, Direktorin: Prof. Dr. med. Petra Gastmeier
T726	Lymphologic med. Weiterbildung, Aschaffenburg
T742	Prof. Dr. med. Jochen Tröger, Radiologische Klinik, Pädiatrische Radiologie, Ruprecht-Karls-Universität, Heidelberg
T828	Prof. Dr. med. Michael Böhm, Universitätsklinikum des Saarlandes, Kardiologie, Angiologie und internistische Intensivmedizin.

T847	Robert-Bosch-Krankenhaus, Abteilung für Radiologie und Nuklearmedizin, Stuttgart
T867	Prof. Dr. Gerd Geerling, Klinik für Augenheilkunde, Universitätsklinikum Düsseldorf
T887	Prof. Dr. med. Stefan Zierz, Universitätsklinik und Poliklinik für Neurologie, Martin-Luther-Universität Halle-Wittenberg // Dr. med. Berit Jordan, Universitätsklinik und Poliklinik für Neurologie, Martin-Luther-Universität Halle-Wittenberg
T951-002	Klinikum am Steinenberg, Medizinische Klinik I, Reutlingen
T1105	Abteilung für Unfallchirurgie, Universitätsklinikum Regensburg
T1106	Neurochirurgische Klinik, Städtisches Klinikum Karlsruhe gGmbH
U106	R. Cegla GmbH & Co. KG, Montabaur
U107	Novo Nordisk Pharma GmbH, Mainz
U111	Hexal AG, Holzkirchen
U120	BODE Chemie GmbH, Hamburg
U136	Hoffmann-La Roche AG, Basel
U142-002	Abbott GmbH, Abbott Diabetes Care, Wiesbaden
U144	Medela Medizintechnik GmbH & Co Handels KG
U157	NOBAMED Paul Danz AG, Wetter
U222	Fresenius Kabi Deutschland GmbH, Bad Homburg
U223	B. Braun Melsungen AG
U234	Boehringer Ingelheim Pharma GmbH & Co. KG, Ingelheim am Rhein
U355	Trudell Medical International, London (CAN)
U377	Dexcom Deutschland GmbH, Mainz
U388	MEDA Pharma GmbH & Co. KG (a Viatris Company), Bad Homburg a. d. Höhe
U392	nal von minden GmbH, Regensburg
U393	Ypsomed GmbH, Burgdorf (CH)
V065	BORT Medical GmbH, Weinstadt-Benzach
V067	Pari GmbH, Starnberg
V084	Löwenstein Medical Technology GmbH & Co. KG, Hamburg
V088	Fisher & Paykel Healthcare GmbH, Schorndorf
V090	Smiths Medical Deutschland GmbH, Grasbrunn
V105	ATMOS MedizinTechnik GmbH & Co. KG, Lenzkirch
V130	Coloplast GmbH, Hamburg
V143	Thomashilfen für Behinderte GmbH & Co. Medico KG, Bremervörde
V153	Sarstedt AG & Co., Nümbrecht
V157	VYGON GmbH & Co. KG
V158	Amoena Medizin-Orthopädie-Technik GmbH, Raubling
V164	Otto Bock HealthCare GmbH, Duderstadt
V164	Otto Bock HealthCare GmbH, Duderstadt
V220	Paul Hartmann AG, Heidenheim
V221	KARL STORZ GmbH & Co. KG, Tuttlingen
V336	Roche Diagnostics GmbH, Mannheim
V342	Becton Dickinson GmbH, Heidelberg
V343	Dornier MedTech Europe, Wessling
V353	Medtro GmbH, Leimen-Gau
V394	Andreas Fahl Medizintechnik-Vertrieb GmbH, Köln
V409	GE Healthcare, Freiburg
V413	Bionic Medizintechnik GmbH, Friedrichsdorf
V420	Teleflex Medical GmbH, Kernen
V421	REHAVISTA GmbH, Bremen
V437	BestCon Food GmbH, Osnabrück
V459	Dr. Paul Koch GmbH, Frickenhausen
V481	medi GmbH & Co. KG, Bayreuth
V519	Schülke & Mayr GmbH, Norderstedt
V536	WGP-Produktdesign, Ellerau
V589	MAICO Diagnostic GmbH, Berlin
V595	Össur Deutschland GmbH, Frechen
V614	Yolana GmbH, Karlskron
V637	GTI medicare GmbH, Hattingen
V658	AIDAmed e.K. Ortho-Medical-System
V691	HEINE Optotechnik GmbH &Co
V696	Schmitz u. Söhne GmbH ß Co. KG, Wickede (Ruhr)
V699	Osthoff-Vertretungen, Erkrath
V701	Lotties GmbH & Co. KG, Siegenburg
V712	Owen Mumford GmbH, Großostheim-Ringheim
V713	B. u. W. Schmidt GmbH, Garbsen
V714	Berner International GmbH, Eimshorn
V719	Keewell Medical Technology Co., Ltd., Xiananyi lndustrial Zone, Pingzhou, Nanhai, Foshan, P.R.China
V721	TRACOE medical GmbH, Nieder-Olm
V725	DeVilbiss Healthcare GmbH, Mannheim
V730	DARCO (Europe) GmbH, Raisting
V731	Kapitex Healthcare Limited, Kapitex House, Wetherby, England
V732	Dr. Hönle Medizintechnik GmbH, Gilching
V733	Medisize BV, Hoofddorp (NL)
V741	JACE Systems GmbH, Auggen
V742	John GmbH, Treffurt
V850	INSULET GERMANY GMBH
V886	Vitility International B.V., Gilze (NL)
V913	SALJOL GmbH, Maisach
V914	Doro AB, Malmö (S)
V915	FGMD GmbH, Mittweida
V916	SPIGGLE & THEIS Medizintechnik GmbH, Overath
V1056	Erlebnismax & Tretrollermax, Laaber
V1057	Huntleigh Healthcare, Kleve
V1064	Dr. Schär AG, Burgstall
W233	Bundeszentrale für gesundheitliche Aufklärung (BZgA), Köln; Nutzung mit freundlicher Genehmigung der Bundeszentrale für gesundheitliche Aufklärung im Rahmen der "Alkohol? Kenn dein Limit" Kampagne
W301	Friedhofsverwaltung der Ev.-Luth. Kirchengemeinde Quickborn-Hasloh
W340	Deutsche Epilepsievereinigung, Berlin
W912-001	Mancia, G., et al.: 2013 ESH/ESC Guidelines for the management of arterial hypertension: The Task Force for the management of arterial hypertension of the European Society of Hypertension (ESH) and of the European Society of Cardiology (ESC). Journal of Hypertension, 2013. 31(7):1281–357
W985	Mukoviszidose-Förderverein Halle (Saale) e.V.
W987	International Society for Heart and Lung Transplantation (ISHLT)
X221	Robert Koch-Institut, Berlin
X221-024	Norbert Bannert, Gudrun Holland/RKI, Berlin
X221-025	Muhsin Özel, Gudrun Holland/RKI, Berlin
X221-026	Hans R. Gelderblom, Freya Kaulbars, Andrea Schnartendorf /RKI, Berlin
X221-027	Gudrun Holland 2013/RKI, Berlin
X221-028	Norbert Bannert, Kazimierz Madela/RKI, Berlin
X243	H. G. Beer/L. Filgueira, Oberasbach

Register

C

D

E

N

O

P

C. Keller (Hrsg.)

PFLEGEN

Grundlagen und Interventionen

Christine Keller (Hrsg.)

PFLEGEN

Grundlagen und Interventionen

4. Auflage

Mit Beiträgen von: Prof. Gabriele Bartoszek, Düsseldorf; Heike Baumeister, Köln; Heike Breitrück, Dortmund; Carsten Drude, Münster; Liane Emmersberger, Freising bei München; Sabine Hartz, Schenefeld bei Hamburg, Christa Junginger, Kusterdingen; Christine Keller, Glonn; Frank Kirsch, Schwäbisch-Hall; Tilman Kommerell, Friedrichshafen; Myrese Larkamp, Dortmund; Katrin Lauter, Rietberg; Dr. med. Sieglinde Müller, Homburg; Manfred Mürbe, Memmingen; Beate Naumer, Köln; Mathias Naumer, Köln; Andreas Parthum, Erlangen; Kerstin Protz, Hamburg; Agnetha Radatz, Eberswalde; Anna-Marie Salaja, Buchloe; Jannicke Schickert, Leipzig; Jörg Schmal, Waldburg; Prof. Dr. Astrid Stephan, Düsseldorf; Silke Weber, Erding

Pflegesituationen: Christina Eikel, Werne; Christoph Lambertz, Unna; Myrèse Larkamp, Dortmund

Autor der Vorauflage: Tobias Brentle, München

ELSEVIER

Elsevier GmbH, Bernhard-Wicki-Str. 5, 80636 München, Deutschland
Wir freuen uns über Ihr Feedback und Ihre Anregungen an kundendienst@elsevier.com

ISBN 978-3-437-25154-2
eISBN 978-3-437-05687-1

Aus Gründen der Barrierefreiheit sind die Bilder in elektronischen Ausgaben dieses Buches mit Alt-Text-Beschreibungen (Alternativ-Text) versehen, die von Elsevier bereitgestellt werden. Mehr Informationen erhalten Sie unter https://www.elsevier.com/about/accessibility.

Elsevier nimmt eine neutrale Position in Bezug auf territoriale Meinungsverschiedenheiten oder Zuständigkeitsansprüche in seinen veröffentlichten Inhalten ein, einschließlich Landkarten und institutionellen Zugehörigkeiten.

4. Auflage 2025

Wichtiger Hinweis
Die medizinischen Wissenschaften unterliegen einem sehr schnellen Wissenszuwachs. Der stetige Wandel von Methoden, Wirkstoffen und Erkenntnissen ist allen an diesem Werk Beteiligten bewusst. Sowohl der Verlag als auch die Autorinnen und Autoren und alle, die an der Entstehung dieses Werkes beteiligt waren, haben große Sorgfalt darauf verwandt, dass die Angaben zu Methoden, Anweisungen, Produkten, Anwendungen oder Konzepten dem aktuellen Wissensstand zum Zeitpunkt der Fertigstellung des Werkes entsprechen.
Der Verlag kann jedoch keine Gewähr für Angaben zu Dosierung und Applikationsformen übernehmen. Es sollte stets eine unabhängige und sorgfältige Überprüfung von Diagnosen und Arzneimitteldosierungen sowie möglicher Kontraindikationen erfolgen. Jede Dosierung oder Applikation liegt in der Verantwortung der Anwenderin oder des Anwenders. Die Elsevier GmbH, die Autorinnen und Autoren und alle, die an der Entstehung des Werkes mitgewirkt haben, können keinerlei Haftung in Bezug auf jegliche Verletzung und/oder Schäden an Personen oder Eigentum, im Rahmen von Produkthaftung, Fahrlässigkeit oder anderweitig übernehmen.

Für die Vollständigkeit und Auswahl der aufgeführten Medikamente übernimmt der Verlag keine Gewähr.
Geschützte Warennamen (Warenzeichen) werden in der Regel besonders kenntlich gemacht (®). Aus dem Fehlen eines solchen Hinweises kann jedoch nicht automatisch geschlossen werden, dass es sich um einen freien Warennamen handelt.

Bibliografische Information der Deutschen Nationalbibliothek
Die Deutsche Nationalbibliothek verzeichnet diese Publikation in der Deutschen Nationalbibliografie; detaillierte bibliografische Daten sind im Internet über https://www.dnb.de abrufbar.

25 26 27 28 29 5 4 3 2 1

In ihren Veröffentlichungen verfolgt die Elsevier GmbH das Ziel, genderneutrale Formulierungen für Personengruppen zu verwenden. Um jedoch den Textfluss nicht zu stören sowie die gestalterische Freiheit nicht einzuschränken, wurden bisweilen Kompromisse eingegangen. Selbstverständlich sind **immer alle Geschlechter** gemeint.

Planung: Martina Lauster, München
Projektmanagement: Nicole Kopp und Karin Kühnel, München
Redaktion: Christine Keller, Glonn
Rechteklärung: Lisa Neulinger, Ottobrunn
Herstellung: Dietmar Radünz, Leipzig
Satz: Thomson Digital, Noida/Indien
Druck und Bindung: Printer Trento S.r.l., Trento/Italien
Umschlaggestaltung: Favoritbuero, München
Umschlagherstellung: SpieszDesign, Neu-Ulm
Titelgrafiken: © shutterstock.com

Aktuelle Informationen finden Sie im Internet unter **www.elsevier.de**

Vorwort

Liebe Leserinnen, lieber Leser,
Sie beginnen Ihre Ausbildung zur Pflegefachfrau, zum Pflegefachmann. Am Ende werden Sie befähigt sein, Menschen aller Altersstufen in den unterschiedlichsten Pflegesituationen selbstständig, umfassend und prozessorientiert pflegen können.

PFLEGEN Grundlagen und Interventionen will Sie in Ihrer dreijährigen Ausbildung zur Pflegefachfrau, zum Pflegefachmann begleiten und bei der Erreichung des Ausbildungsziels unterstützen.

Wie schon in der Vorauflage steht das berufliche Handeln, also das praktische Tun im Mittelpunkt – selbstverständlich evidenzbasiert und theoretisch begründet, ohne die Theorie übergroß zu machen.

PFLEGEN Grundlagen und Interventionen ist – wie in der Vorauflage – in fünf Teile gegliedert.
Damit Ihnen Lesen, Lernen, Reflektieren und Anwenden leichter fällt, haben wir dieses Buch für Sie attraktiv gestaltet:

- Jedes Kapitel beginnt nun zusätzlich mit einem Inhaltsverzeichnis, sodass Sie sich im Kapitel leichter orientieren können.
- Die **Pflegesituation** am Anfang des Kapitels beschreibt eine typische Situation zum jeweiligen Thema oder Fachgebiet, wie Sie sie tagtäglich auch antreffen können. Der Fall wird am Ende des Kapitels weitergeführt.
- **Aufgaben zur Pflegesituation** am Ende des Kapitels laden Sie zur Wiederholung und Reflexion des Stoffs ein. Das können Sie alleine tun oder gemeinsam mit Ausbildungskollegen, Lehrern oder Ihren Praxisanleitern.
- **Abbildungen** mit erklärenden Legenden oder Beschriftungen und Schritt-für-Schritt-Fotoserien zeigen, was in der Praxis geschieht und ergänzen die Inhalte.
- Neue **Klima**- und **Umwelt-Kästen** zeigen die Folgen des Klimawandels für Menschen und insbesondere kranke Menschen auf. Zudem ist Umweltschutz und Schutz von Ressourcen insbesondere auch ein bedeutendes Thema im Gesundheitswesen und selbstverständlich jedes Einzelnen.
- Ein **Glossar** mit häufigen Fremdwörtern aus Medizin und Pflege vereinfacht das Auffinden und Lernen von Fachbegriffen und die Entwicklung einer Fachsprache.
- Großformatige Abbildungen am Ende der Kapitel in Teil IV zeigen einen Überblick für häufige Erkrankungen und stellen den Bezug zu Pflegen Gesundheits- und Krankheitslehre her.

Mit PFLEGEN Grundlagen und Inventionen haben Sie ein Grundlagenwerk in der Hand, dass Sie während Ihrer Ausbildung und in den anschließenden Start ins Berufsleben begleiten soll. Es soll Ihnen Sicherheit in Ihrer täglichen Arbeit mit Patienten und Bewohnern vermitteln und beim Erwerb einer beruflichen Handlungskompetenz unterstützen.

Alle Autoren, die Herausgeberin und der Verlag wünschen Ihnen eine erfolgreiche Ausbildung und Zufriedenheit, Spaß und Erfolg in der Pflege. Sie haben sich einen besonderen Beruf ausgewählt, der Ihnen neben Herausforderungen auch vielseitige berufliche Perspektiven bietet.

Glonn im Januar 2025
Christine Keller (Herausgeberin)

Geleitwort zur 4. Auflage

Liebe Leserinnen und Leser,
erneut liegt mit der 4. Auflage des Werks *PFLEGEN Grundlagen und Interventionen* eine komplett überarbeitete Version dieses so beliebten grundständigen Fachbuchs für die Pflegeausbildung vor. Dabei handelt es sich wieder einmal um eine „echte" Neuauflage, die insbesondere die neuen Entwicklungen in der Pflege & Pflegeausbildung aufgreift und abbildet.

Die generalistische Ausrichtung wurde bereits in der ersten Auflage von *PFLEGEN Grundlagen und Interventionen* konsequent umgesetzt – seinerzeit ein vielleicht noch mutiger Schritt, heute der leitende Standard in allen seriösen Pflegefachbüchern für die Ausbildung.

Die Pflege als eigenständige Profession befindet sich nach wie vor in einem Wandel – die zahlreichen Professionalisierungstendenzen in Deutschland belegen dies. Auch die Politik scheint dieses erkannt zu haben und hat daher in den vergangenen Jahren zahlreiche Gesetze auf den Weg gebracht, die unmittelbare Auswirkungen auf die Profession Pflege und damit auch auf die Pflegeausbildung haben.

Nachdem nun einige Jahre seit der Einführung des generalistisch ausgerichteten Pflegeberufegesetzes vergangen sind, zeigt sich in den Statistiken ein eindeutiger Trend: Auszubildende wählen fast ausschließlich den Abschluss zur Pflegefachfrau/Pflegefachmann bzw. Pflegefachperson. Diese Entwicklung gibt den Autorinnen und Autoren, sowie der Herausgeberin von *PFLEGEN Grundlagen und Interventionen* recht und ermutigt sie, genau diesen Weg weiterzuverfolgen.

Die neuen und zukünftigen Auszubildenden in den verschiedenen Pflegesettings müssen mit entsprechender Fachliteratur begleitet werden. Diese ist dem Verlag mit der Neuauflage von *PFLEGEN Grundlagen und Interventionen* wieder einmal gelungen. Auszubildende werden nun auch von Entscheidungsträgern in den Pflegeeinrichtungen, Krankenhäusern und ambulanten Diensten als zukunftsweisender Erfolgsfaktor für eine gelungene Unternehmensausrichtung betrachtet.

Als Vorsitzender des **Bundesverbandes Lehrende Gesundheits- und Sozialberufe (BLGS) e.V.** und als Mitglied im **Deutschen Pflegerat** unterstütze ich diese Entwicklung außerordentlich und empfehle die Neuauflage von *PFLEGEN Grundlagen und Interventionen* sowohl den Lernenden als auch den Lehrenden als begleitende Fachlektüre für eine generalistisch ausgerichtete Pflegeausbildung.

Münster, November 2024
Carsten Drude

Herausgeberin

Christine Keller, M.A.: Krankenschwester, Lehrerin für Pflegeberufe, Studium Bildungswissenschaften, Systemische Beratung (M.A.), Qualitätsberaterin für Einrichtungen im Gesundheitswesen, Wundexpertin (ICW), Pain Nurse, Ethiberaterin für Einrichtungen im Gesundheitswesen (AEM). Glonn

Autorinnen und Autoren

Prof. Gabriele Bartoszek, MScN: Gesundheits- und Krankenschwester, Fachweiterbildung für Intensivpflege und Anästhesie, Klinische Pflegeforschung, Professur für Pflegewissenschaft und Pädagogik, Fliedner-Fachhochschule. Düsseldorf

Heike Baumeister, M.A.: Lehrerin Pflege und Gesundheit (M.A.), Pflegewissenschaftlerin B.SC., Gesundheits- und Kinderkrankenschwester, Leitung der Weiterbildung für Pädiatrische Intensivpflege und Pflege in der Anästhesie bei den Kliniken der Stadt Köln gGmbH, Praxisbegleitung für Basale Stimulation nach Prof. Dr. Fröhlich, Zertifizierte Anwenderin MH Kinästhetics Köln. Köln

Heike Breitrück: Palliative Care, Krankenschwester, Pflegefachkraft für außerklinische Intensivpflege, Fachkraft für Palliative Care (Erwachsene und Kinder), Pflegedienstleitung (§80 SGB XI), Hospizfachkraft, Trauerbegleiterin (BVT), Kursleitung Palliative Care/ Palliativmedizin, Moderatorin zum Curriculum Palliative Praxis, Pflegeberaterin, Wundmanagerin (ICW), Pflege- und Sozialcoach. Dortmund

Carsten Drude: Gesundheits- und Krankenpfleger, Dipl.-Pflegewissenschaftler (FH), M.A. Schulleitungsmanagement, Geschäftsführer des Alexianer Bildungszentrums Gesundheit & Soziales in Münster, Vorsitzender des Bundesverbandes Lehrende Gesundheits- und Sozialberufe (BLGS) e.V. Münster

Christina Eikel: Gesundheits- und Krankenpflegerin, Berufspädagogin für Pflege und Gesundheit (M.A.), pädagogische Mitarbeiterin des Canisius Campus Dortmund gGmbH – Katholische Akademie für Gesundheitsberufe. Werne

Liane Emmersberger: Fachkrankenschwester für Intensivpflege und Anästhesie, zertifizierte Kinästhetik-Trainerin mit Unterrichtsqualifikation Kinästhetik Infant Handling, Gesundheits- und Fitnesstrainerin, artgerecht Elterncoach, AFS Stillberaterin, Aus- und Fortbildungsreferentin beim artgerecht projekt und bei Arbeitsgemeinschaft Freier Stillgruppen, selbstständig in Deutschland, Österreich und Schweiz sowie teilzeitangestellt in einem Gesundheitszentrum. Freising bei München

Sabine Hartz: Kinderkrankenschwester, Lehrerin für Pflegeberufe, Trainerin für Kinaesthetics Infant Handling/in der Erziehung/für pflegende Angehörige, selbstständig. Schenefeld bei Hamburg

Christa Junginger: Gesundheits- und Krankenpflegerin, Lehrerin für Pflegeberufe, Social Bachelor of Business Administration, Pflegepädagogin (B.A.) am beruflichen Schulungszentrum Hechingen. Kusterdingen

Frank Kirsch: Gesundheits- und Krankenpfleger, Fachweiterbildung für Intensiv- und Anästhesiepflege, Fachkraft für Palliative Care, Geriatrie, u. a. Dozent in einem Bildungsinstitut sowie Arbeit in der direkten Pflege. Schwäbisch-Hall

Tilman Kommerell: Gesundheits- und Krankenpfleger, Pflegepädagoge (B. A.), Experte für neue Lerntechnologien (FH). Friedrichshafen

Christoph Lambertz: Gesundheits- und Krankenpfleger, Fachkrankenpfleger für Intensivpflege und Anästhesie, Lehrer Pflege und Gesundheit (M.A.), Pädagogischer Mitarbeiter am Canisius Campus Dortmund gGmbH – Katholische Akademie für Gesundheitsberufe. Dortmund.

Myrèse Larkamp: Gesundheits- und Krankenpflegerin, Berufspädagogin im Gesundheitswesen (M.A.), Schulleitungsmanagement (M.A.), Schulleitung des Franziskus-Campus für Gesundheitsberufe Ahlen I Beckum I Hamm I Sendenhorst I Warendorf und Leitung des Institus für Bildung im Gesundheitswesen (I.Bi.G.) der St. Barbara-Klinik Hamm-Hessen, Dortmund

Katrin Lauter: Gesundheits- und Krankenpflegerin, Berufspädagogin im Gesundheitswesen (M.A.); Pädagogische Mitarbeiterin Zentrale Akademie für Berufe im Gesundheitswesen GmbH Gütersloh. Rietberg

Dr. med. Sieglinde Müller: Ärztin, Dozentin, Medizinische Technologin für Laboratoriumsanalytik. Bildungszentrum am Universitätsklinikum des Saarlandes. Homburg

Manfred Mürbe: Jurist, Vorsitzender Richter am Oberlandesgericht München a.D. und Rechtsanwalt. Memmingen

Beate Naumer: Diplom-Berufspädagogin (FH), Schulleitung für Pflegeberufe (M.A.), Leitung des Ausbildungszentrums für Gesundheitsberufe der Kliniken Köln. Köln

Mathias Naumer: Fachapotheker für klinische Pharmazie, Krankenhausbetriebswirt (TÜV). Köln

Andreas Parthum: Gesundheits- und Krankenpfleger, Fachweiterbildung Intensivpflege und Anästhesie, Dipl. Gesundheits- und Pflegewissenschaftler, Berufsfachschule für Pflege, Klinikum am Europakanal. Erlangen

Kerstin Protz: Krankenschwester, Studium zur Managerin im Sozial- und Gesundheitswesen (MSG), Projektmanagerin Wundforschung im Comprehensive Wound Center (CWC) am Uniklinikum Hamburg-Eppendorf. Vorstandsmitglied Wundzentrum Hamburg e.V. Hamburg. Hamburg

Agnetha Radatz: Gesundheits- und Krankenpflegerin, Pflegepädagogik (B.A.), angewandte Bildungswissenschaften (M.A.), Pain Nurse, Fachtherapeutin Wunde ICW, Pflegebegleiterin für Wund- und Trachealkanülenmanagement. Dozentin an der PflegeLeicht Akademie. Eberswalde

Anna-Marie Salaja: Gesundheits- und Krankenpflegerin, Pflegepädagogin (B.A.), Lektorin für Pflege und Rettungsdienst. Buchloe

Jannicke Schickert: Krankenschwester, Berufspädagogin im Gesundheitswesen (M.A.). Schulmanagement (M.A.), Schulleitung der Medizinischen Berufsfachschule am Universitätsklinikum Leipzig. Leipzig

Jörg Schmal: Gesundheitswissenschaftler (M.A.), Pflegepädagoge (B.A.), Gesundheits- und Krankenpfleger. Waldburg

Prof. Dr. Astrid Stephan: Lehrgebiet Pflegewissenschaft, Fliedner Fachhochschule Düsseldorf in der Kaiserswerther Diakonie. Düsseldorf

Silke Weber: Krankenschwester, Praxisanleiterin, Fachkraft für Hygiene und Infektionsprävention. Erding

Verfasserinnen und Verfasser der Pflegesituationen

Verfasserin der Pflegesituationen 3, 5, 7, 12, 16, 20, 22, 23, 24 und 27 ist Christina Eikel.
Verfasserin der Pflegesituationen 1, 2, 8, 10, 11, 18, 21, 25, 26, 29 und 30 ist Myrèse Larkamp.
Verfasser der Pflegesituationen 4, 6, 9, 13, 14, 15, 17, 19, 28 und 31 ist Christoph Lambertz.

Hinweis zu den Pflegesituationen

Die Namen der Patientinnen und Patienten, die Beschreibungen ihrer Erkrankungen, die Orte und Situationen sind alle realitätsnah, aber frei erfunden. Jegliche Ähnlichkeiten mit echten Personen und Geschehnissen sowie Orten und Institutionen sind daher rein zufällig und nicht beabsichtigt.

Fehler gefunden?

An unsere Inhalte haben wir sehr hohe Ansprüche. Trotz aller Sorgfalt kann es jedoch passieren, dass sich ein Fehler einschleicht oder fachlich-inhaltliche Aktualisierungen notwendig geworden sind.
Sobald ein relevanter Fehler entdeckt wird, stellen wir eine Korrektur zur Verfügung. Mit diesem QR-Code gelingt der schnelle Zugriff.

https://else4.de/978-3-437-25154-2

Wir sind dankbar für jeden Hinweis, der uns hilft, dieses Werk zu verbessern. Bitte richten Sie Ihre Anregungen, Lob und Kritik an folgende E-Mail-Adresse: kundendienst@elsevier.com

Glossar

Fachausdruck	Bedeutung/Übersetzung
a-, ab-	ohne, weg, ab
Abdomen	Bauch, Unterleib
Abszess	abgegrenzte Eiteransammlung in einem Hohlraum, der durch Einschmelzung von Gewebe entstanden ist
adaptiv	sich anpassend, anpassungsfähig
Adipositas	Fettsucht, starkes Übergewicht
Adhärenz	Therapietreue bei gemeinsam (Patient, Arzt) getroffenen Verabredungen
auditiv	akustisch, das Gehör/den Hörsinn betreffend
adult	erwachsen, im Erwachsenenalter auftretend
aerob	mit Sauerstoff, Sauerstoff benötigend
Affekt; Affektivität	Gefühl; Stimmungs-, Gefühlslage
afferent	zum Zentrum hinführend
Aphasie	zentrale Sprachstörung nach abgeschlossener Sprachentwicklung
Akinese	hochgradige Bewegungsarmut/Bewegungslosigkeit
akut	schnell auftretend, heftig
-algesie	Schmerz, -empfindlichkeit
Allergen	Allergie hervorrufendes Antigen
Allergie	erworbene Überempfindlichkeit gegen körperfremde, an sich harmlose Substanzen
ambulant	ohne Krankenhausaufenthalt
Aminosäure	Grundmolekül der Eiweiße
Amnesie	Erinnerungslücke, Symptom bei Erkrankungen des Gehirns
Amputation	Abtrennung eines Körperteils
anaerob	ohne Sauerstoff (auskommend)
anal	den Anus (Darmausgang) betreffend
Analgetikum	Schmerzmittel
Anämie	„Blutarmut", Mangel an Hämoglobin (roter Blutfarbstoff), meist einhergehend mit zu wenigen Erythrozyten (roten Blutkörperchen)
Anamnese	Kranken(vor)geschichte, systematische Befragung zur Vorgeschichte einer Erkrankung
Anaphylaxie	schwere, den ganzen Körper betreffende allergische Reaktion
anatomisch	den Bau des menschlichen Körpers betreffend
Angina	Engegefühl, Beklemmung; z.B. Angina tonsillaris = Mandelentzündung
Angiografie	(Kontrastmittel-)Gefäßdarstellung
Anorexie	Appetitlosigkeit, Inappetenz
anterior	(nach) vorne, vorderer
anti-	gegen, dagegen, entgegen, nicht

Fachausdruck	Bedeutung/Übersetzung
Antibiogramm	Ergebnis der Empfindlichkeitsprüfung von Bakterien auf Antibiotika
Antibiotikum	Medikament gegen bakterielle Infektionen
Antigen	jedes Molekül, das vom Immunsystem über dessen Rezeptoren erkannt wird
Antihypertensivum	blutdrucksenkendes Medikament
Antikoagulans	Gerinnungshemmer
Antikörper	vom Abwehrsystem als Antwort auf ein Antigen produzierter, strukturell passender Abwehrstoff (Eiweiß), Immunglobulin
Antimykotikum	Medikament gegen pilzbedingte Infektionen
Antitussivum	Hustenstiller
antiphlogistisch	entzündungshemmend
antipyretisch	fiebersenkend
Antisepsis	Reduzierung, Vernichtung von Keimen (z.B. auf der Haut), damit von ihnen keine Infektionsgefahr mehr ausgeht
Antiseptikum, Mehrzahl: Antiseptika	chemische Substanz mit antimikrobieller (gegen Mikroorganismen) Wirkung
Anurie	(fast) fehlende Urinausscheidung
Aorta	Hauptschlagader/größte Arterie des Körpers
Aphasie	erworbene Sprachstörung (Sprache, Sprachverständnis) infolge einer Hirnschädigung
Apnoe	Atemstillstand
Apolex	apoplektischer Insult, Schlaganfall = Symptomkomplex aufgrund Durchblutungsstörung einer Gehirnarterie
Applikation; applizieren	Anwendung, Gebrauch, z.B. von Arzneimitteln; anwenden
arrhythmisch	unregelmäßig
Arterie	vom Herzen wegführendes Blutgefäß
Arteriosklerose	i.d.R. Bezeichnung für Arterienerkrankungen mit Gefäßwandveränderungen (z.B. Fetteinlagerung) und Gefäßverengung/-verschluss, „Gefäßverkalkung"
Arthritis	Gelenkentzündung
Arthrose	degenerative Gelenkerkrankung, „Gelenkverschleiß"
Asepsis	Keimfreiheit
Aspiration	Eindringen von festem Material (z.B. Nahrung) oder Flüssigkeit in die unteren Atemwege; silent aspiration = stille Aspiration, da kein Husten
Assessment	in Medizin/Pflege systematische Einschätzung eines Zustands/Gesundheitsproblems mithilfe spezieller Instrumente, z.B. Fragebögen, Skalen
asymptomatisch	ohne Beschwerden
Asystolie	Pulslosigkeit, Herzstillstand

Fachausdruck	Bedeutung/Übersetzung
Aszitis	Flüssigkeit in der Bauchhöhle
Atelektase	unvollständig/nicht belüftete und (tw.) kollabierte Alveolen
Ätiologie	(Lehre von der) Ursache einer Erkrankung
auditiv	das Hören/den Gehörsinn betreffend
Auskultation	Abhören des Körpers, typischerweise mit dem Stethoskop
auto-	selbst-, eigen-
autonom	selbstständig, unabhängig
Bakterium	Einzeller ohne Zellkern
benigne	gutartig
bi-	zwei-, mit zwei, zweifach, doppelt
Biografie	Lebensgeschichte eines Menschen
Biopsie	Entnahme einer Gewebeprobe aus dem lebenden Körper mit nachfolgender Untersuchung des Gewebes
Blutgasanalyse	Bestimmung des Partial-(Teil-)drucks von Sauerstoff und Kohlendioxid, des pH-Werts und weiterer Werte im Blut
Body-Mass-Index	Maß für die Gewichtsbeurteilung, setzt Körpergröße und -gewicht zueinander in Beziehung
brady-	verlangsamt, (zu) langsam
Bradykardie	verlangsamte Herzfrequenz, verminderte Pulsfrequenz
Bradypnoe	verlangsamte Atmung, verminderte Atemfrequenz
Bronchodilatator	Medikament, das die Bronchien erweitert
Bronchoskopie	Spiegelung/Endoskopie der unteren Atemwege
bukkal	Arzneimittelgabe in die Wangentasche
Burnout-Syndrom	„ausgebrannt sein", Begriff für körperliche, geistige und seelische Erschöpfung
Case Management	Fallmanagement; sektorenübergreifende Arbeitsmethode bei Patienten mit hohem Unterstützungsbedarf
Cave	Vorsicht! Achtung!
Charge	bestimmte Menge an Produkten, Arzneimitteln, die in einem definierten Produktionsprozess hergestellt und mit einer Nummer kenntlich gemacht wird
Chemotherapie	heute i.d.R. gleichbedeutend mit der Behandlung (von Krebserkrankungen) mit Zytostatika
chronisch	sich langsam entwickelnd, lang dauernd
Computertomografie (CT)	computergestütztes radiologisches Verfahren zur Erstellung von zwei- oder dreidimensionalen Schnittbildern des Körpers
Coolout-Syndrom	„auskühlen", sich distanzieren, um in Konflikt zwischen eigenem Anspruch und Realität handlungsfähig zu bleiben
COPD	chronisch-obstruktive Lungenerkrankung, am häufigsten durch Rauchen verursacht
Coping	Bewältigung, engl. to cope = bewältigen, überwinden

Fachausdruck	Bedeutung/Übersetzung
Débridement	Wundreinigung, Entfernung von Belägen, abgestorbenen Belägen durch verschiedenste Maßnahmen
Defäkation	Vorgang der Stuhlausscheidung
Defibrillation	notfallmäßige Verabreichung von Gleichstromstößen über ein spezielles Gerät (Defibrillator, „Defi") auf den Brustkorb zur Beendigung lebensbedrohlicher Herzrhythmusstörungen
degenerativ	durch Verschleiß/Abnutzung bedingt
Dehiszenz	Auseinanderklaffen, z.B. einer Wunde
Dehydratation	Flüssigkeitsmangel, Verminderung des Körperwassers
Dekompensation	Entgleisung, Unvermögen des Körpers einen krankhaften Zustand/verminderte Funktionsfähigkeit durch Gegenregulationsmechanismen auszugleichen, sodass es zu Krankheitszeichen kommt
Dekubitus	Druckschaden der Haut und darunterliegender Gewebe, „Wundliegen", „Aufliegen"
Delir, Delirium	akuter Verwirrtheitszustand, veraltet: Durchgangssyndrom
Depression	psychische Erkrankung mit krankhaft niedergedrückter Stimmung, Interesse-, Antriebslosigkeit
Dermatitis	Entzündung der Haut
dermatologisch	die Haut/Hauterkrankungen betreffend
Desinfektion	gezielte Keimreduktion durch ein geeignetes Desinfektionsverfahren
dexter, dextra	rechts
di-	zwei-, doppel-; durch; auseinander; zwischen
Diabetes	i.d.R. kurz für Diabetes mellitus (Zuckerkrankheit)
Diagnose	Erkennen und Benennen einer Erkrankung anhand von Symptomen und Untersuchungsbefunden
Diarrhö	Durchfall; Stuhlentleerung häufiger als dreimal am Tag
Diastole	Erschlaffungsphase, im weiteren Sinne eines Hohlorgans, im engeren Sinne des Herzens
Differenzialdiagnose	(Abzugrenzende) Erkrankung mit ähnlichen Krankheitszeichen
diffus	ausgebreitet, ohne feste Grenze
Disposition	Veranlagung, Neigung, Anfälligkeit zu einer/für eine Erkrankung
distal	weiter vom Rumpfansatz der Gliedmaßen/der Körpermitte entfernt
Diurese	Harnausscheidung
dorsal	rückenwärts, am Rücken, zu Hand-/Fußrücken hin (nur an Hand bzw. Fuß)
Drainage	Ableitung von Körperflüssigkeit (nach außen)
dys-	abweichend von der Norm, krankhaft, erschwert
Dysarthrie	Sprechstörung, Beeinträchtigung der Sprechmotorik durch Erkrankung/Schädigung von Gehirn, Nerven oder Muskeln

Fachausdruck	Bedeutung/Übersetzung
Dysfunktion	Funktionsstörung
dysfunktional	unerwünschtes Verhalten; unzureichende, unzweckmäßige Funktion
Dysphagie	Schluckstörung
Dyspnoe	erschwerte Atmung, Atemnot
Dyssomnie	Schlafstörung
Dysurie	erschwertes oder unangenehmes Wasserlassen
Echokardiografie (Echo)	Ultraschalluntersuchung des Herzens
efferent	vom Zentrum wegführend
Effloreszenz	„Hautblüte", sichtbare krankhafte Hautveränderungen
Elektroenzephalografie (EEG)	Aufzeichnung der elektrischen Aktivität des Gehirns
Elektrokardiografie (EKG)	Aufzeichnung der elektrischen Aktivität des Herzmuskels
Elektrolyt	i.d.R. Bezeichnung für in Flüssigkeit gelöste, als Ionen vorliegende Körpermineralien, z.B. Natrium (Na^+), Chlorid (Cl^-)
Embolus	in ein Gefäß eingeschwemmtes körpereigenes oder -fremdes Material, welches sich im Gefäß „festsetzt" und es (teilweise) verschließt
Embolie	teilweiser/vollständiger Verschluss eines Blutgefäßes durch ein Blutgerinnsel, das an einer anderen Stelle entstanden ist
Emesis	Erbrechen
Empowerment	Selbstermächtigung, Hilfe zur Selbsthilfe
Emulsion	Gemenge aus Wasser und Fett, die sich nur durch einen Emulgator miteinander verbinden, z.B. Lotion, Creme
endo-	(nach) innen, innerhalb
endogen	im Körper selbst entstehend
endokrin	mit innerer Sekretion, d.h. Sekretabgabe ins Blut
endokrinologisch	das Hormonsystem betreffend
Endoskopie	Spiegelung, Untersuchung von Körperhöhlen/Hohlorganen mittels eines röhren- oder schlauchförmiges Instrument mit Lichtquelle (Endoskops)
Enhanced Recovery after Surgery/ERAS	Konzept der beschleunigten Genesung nach einem chirurgischen Eingriff
enteral, entero-	den Darm betreffend
Enterostoma	künstlicher Darmausgang
Entzündung	Abwehrreaktion des Organismus
Epidemie	Erkrankungswelle, d.h. zeitlich und örtlich begrenzte massive Häufung einer Krankheit mit einheitlicher Ursache (meist einer Infektionskrankheit)
epikutan	auf der Haut
Epithel	flächige, gefäßlose Gewebeart, die v.a. die Körperoberflächen bedeckt und Drüsengewebe bildet
Ergotherapie	Behandlungsform, die Menschen für sie wesentliche Handlungen und Aktivitäten v.a. durch gezielte Übungen und/oder Hilfsmittel (wieder) ermöglichen soll
Erguss	verstärkte Flüssigkeitsansammlung

Fachausdruck	Bedeutung/Übersetzung
Erythrozyt	rotes Blutkörperchen
essenziell	lebensnotwendig; wichtig; selbstständig, ohne erkennbare Ursache
Evidence-based Nursing (EBN)	auf Beweisen (wissenschaftlichen Erkenntnissen) basierende Pflege
exo-	(nach) außen, außerhalb
exogen	von außen kommend
exokrin	mit äußerer Sekretion, d.h. Sekretabgabe an eine (innere oder äußere) Körperoberfläche
Exspiration	Ausatmung
Exsikkose	„Austrocknung". Uneinheitlich benutzter Begriff, z.B. für die Folgen, klinischen Zeichen oder allgemein die Dehydratation oder nur die hypertone Dehydratation
Exsudat	Blutplasmaaustritt in Gewebe bei Entzündungen
fakultativ	möglich, bei Möglichkeit
Fast-Track-Chirurgie	„Schnellspur-Chirurgie"; Konzept, bei dem sowohl die prä- wie auch postoperative Phase verkürzt wird
Fatigue	krankhafte Müdigkeit/Erschöpfung auf der körperlichen, sozialen und psychischen Ebene, z.B. bei Krebserkrankung
fixieren	festhalten, befestigen
Flatulenz	rektaler Abgang von Blähungen
Fraktur	Knochenbruch
funktionell	die Funktion betreffend; ohne organische Ursache
gastral	den Magen betreffend
gastroenterologisch, gastrointestinal	den Magen-Darm-Trakt/Magen-Darm-Erkrankungen betreffend
Gastroskopie	Magenspiegelung, -endoskopie
Gen	Erbanlage, genetische Informationseinheit
generalisiert	den ganzen Körper betreffend
genetisch	erblich bedingt, zur Vererbungslehre gehörend
genital	die Geschlechtsorgane betreffend
Gerogogik	Alterspädagogik, beschäftigt sich mit Lernen im Alter
Glukokortikoide	Gruppe von Nebennierenrindenhormonen
Glukose (Glucose)	Traubenzucker, Dextrose, wichtiger Einfachzucker
-grafie	Aufzeichnung, Darstellung
gustatorisch	den Geschmackssinn betreffend
Halluzinationen	Wahrnehmungsstörung, Wahrnehmen von Sinneseindrücken, die nicht da sind
Hämatemesis	Bluterbrechen
hämatologisch	das Blut/die Bluterkrankungen betreffend
Hämatom	Bluterguss
Hämaturie	zu viele rote Blutkörperchen/Blut im Urin
Hämoglobin	roter Blutfarbstoff
Hämoptyse	Husten mit blutigem Sputum
haptisch	den Tastsinn betreffend, meint eher das aktive tastende Erkunden

Fachausdruck	Bedeutung/Übersetzung
hemi-	halb-, halbseitig
Hemiparese	unvollständige Lähmung einer Körperhälfte
Hemiplegie	vollständige Lähmung einer Körperhälfte
histologisch	die Gewebelehre betreffend, feingeweblich
hormonal	das innersekretorische System betreffend
human	menschlich, den Menschen betreffend
Hygiene	Lehre von der Verhütung von Krankheiten und der Erhaltung der Gesundheit
hyp-	(zu) niedrig, unter
Hypakusis	Schwerhörigkeit
hyper-	(zu) hoch, übermäßig
Hyperglykämie	zu hoher Blutzucker
Hypergranulation	Gewebeneubildung, überschießende Gewebebildung, „wildes Fleisch"
Hyperhydratation	Erhöhung des Körperwassers
Hyperhidrosis	gesteigertes Schwitzen
Hyperthermie	Überwärmung (kein Fieber), weil der Körper keine Wärme abgeben kann
Hyperthyreose	Schilddrüsenüberfunktion
Hypertonie	zu hoher Druck, erhöhte Spannung. Meist zu hoher Blutdruck, zu hohe Muskelgrundspannung
Hyperventilation	über den Bedarf gesteigerte Lungenbelüftung
Hypervolämie	zu viel Flüssigkeit in den Blutgefäßen
hypo-	(zu) niedrig, unter
Hypoglykämie	zu niedriger Blutzucker
Hypothalamus	lebenswichtiger Abschnitt des Zwischenhirns, Regulationszentrum für vegetative Vorgänge und Hormonhaushalt
Hypotonie	zu niedriger Druck, zu niedrige Spannung. Meist zu niedriger Blutdruck, zu niedrige Muskelgrundspannung
Hypovolämie	Flüssigkeitsmangel in den Blutgefäßen
Hypoxämie	verminderter Sauerstoffgehalt des Bluts
idiopathisch	selbstständig, primär, ohne fassbare Ursache
Immunität	erworbene Unempfänglichkeit gegen Krankheitserreger oder deren Toxine
immunologisch	das Abwehrsystem betreffend
Indikation	Heilanzeige; Umstand, bei dem eine Maßnahme, Arzneimittel angezeigt ist
infantil	kindlich, im Kindesalter auftretend
Infarkt	Gewebeuntergang infolge Sauerstoffmangels bei Durchblutungsstörung
Infektion	Übertragung, Haften, Eindringen und anschließende Vermehrung von Erregern (z.B. Bakterien, Viren) in einem Organismus
Infektionskrankheit	Kranksein, typische Symptome als Folge einer Infektion
infektiös	erregerbedingt. Oft, aber nicht korrekt auch: ansteckend
infra-	unter, unterhalb

Fachausdruck	Bedeutung/Übersetzung
Inhalation	Einatmen von Flüssigkeiten oder Gasen, Form der Medikamentenapplikation
injizieren, Injektion	(eine Flüssigkeit in den Körper) einspritzen, „Spritze"
Inkontinenz	Unvermögen, Stuhl oder Harn willkürlich zurückzuhalten
Inkubationszeit	Zeit zwischen Ansteckung und Ausbruch einer Infektionskrankheit
Inspektion	Betrachtung mit den Augen
Inspiration	Einatmung
Insuffizienz	unzureichende Funktionstüchtigkeit
inter-	zwischen, dazwischen
Interaktion	Austausch, Wechselwirkung
intermittierend	zeitweilig, mit Unterbrechungen
Intertrigo	„Hautwolf", Hautentzündung/Wundsein in Hautfalten
Intervention, intervenieren	Eingreifen, dazwischengehen; in der Medizin: therapeutische oder pflegerische Maßnahme
Intoxikation	Vergiftung
intra-	in, innerhalb
Intraarteriell, i.a.	in der/die Arterie
intrakutan	in der/die Haut
Intramuskulär. i.m.	in der/den Muskel
Intravenös, i.v.	in der/die Vene
Intubation	Einführen eines Tubus (spezielles Rohr) über Mund oder Nase in die Luftröhre zur Beatmung bzw. Sicherung der Atmung
invasiv	(in den Körper) eindringend, die körperliche Unversehrtheit verletzend
irreversibel	unumkehrbar, nicht rückgängig zu machen
Ischämie	unzureichende Durchblutung eines Organs, Körperteils oder Körperbereichs
-itis	meist: Entzündung
Joule	(SI-)Einheit der Energie
juvenil	jugendlich, im Jugendalter auftretend
Kachexie	bedrohliches Untergewicht, Auszehrung
Kalorie	(veraltetes) Maß für die Energie, in der Medizin insbesondere des Energiehalts von Nahrungsmitteln
Kapillare	kleinstes Gefäß, z.B. Blutkapillare
kardial	das Herz betreffend
kardiologisch	das Herz/die Herzerkrankungen betreffend
kardiovaskulär	das Herz-Kreislauf-System betreffend
Karzinom	bösartiger epithelialer Tumor (Krebserkrankung)
Katheter	starre „Röhre" oder flexibler Schlauch, der zu Diagnostik oder Therapie in eine Körperhöhle oder einen Körperhohlraum eingeführt wird
kaudal	nur am Stamm: steißwärts, nach unten
kausal	ursächlich

Fachausdruck	Bedeutung/Übersetzung
Kernspintomografie, auch: Magnetresonanztomografie (MRT)	computergestütztes bildgebendes Verfahren, dass durch ein starkes Magnetfeld Schichtbilder vom Körper liefert
-kinese	Bewegung, v.a. Veränderungen der Bewegung, z.B. Bradykinese (verlangsamte Bewegungen)
Kinaesthetics, Kinästhetik	Bewegungskonzept zur Förderung von kraft- und bewegungsökonomischer Bewegung
Koloskopie	Dickdarmspiegelung, -endoskopie
Koma	tiefe, länger dauernde Bewusstlosigkeit
Kompensation	Ausgleich eines krankhaften Zustands/verminderter Funktionsfähigkeit durch Gegenregulationsmechanismen
Komplikation	unerwünschte, an sich nicht dazugehörende Verschlimmerung/Folge einer Erkrankung oder eines Eingriffs
Kompression	Ausübung von Druck
komprimieren	zusammenpressen
kon-	zusammen, mit
kongenital	angeboren
konservativ	ohne Operation; erhaltend
Konsistenz	Beschaffenheit, im Sinne von flüssig, weich oder fest
Konstitution	Summe der überwiegend genetisch bedingten, vergleichsweise stabilen Eigenschaften eines Menschen, insbesondere im Hinblick auf Belastbarkeit, Gesundheit, Krankheit
Konstriktion	Engstellung eines Hohlorgans, z.B. eines Gefäßes
Kontamination	Verunreinigung eines Gegenstands, Wunde, z.B. mit Bakterien
Kontinenz	Fähigkeit, Harn und Stuhl willkürlich zurückzuhalten
kontinuierlich	ununterbrochen, zusammenhängend
Kontraindikation	Gegenanzeige; Umstand, bei dem sich eine Maßnahme, Arzneimittel verbietet
Kontraktur	dauerhafte Verkürzung/Schrumpfung von Weichteilen mit der Folge einer eingeschränkten Gelenkbeweglichkeit oder Gelenkfehlstellung
kranial	kopfwärts, nach oben
Krise	Ausnahmezustand
kurativ	heilend, mit dem Zweck der Heilung
kutan	die Haut betreffend
Lähmung	teilweiser oder vollständiger Verlust der Muskelkraft
Laparoskopie	Spiegelung/Endoskopie der Bauchhöhle
latent	verborgen, ohne Symptome
lateral	seitlich, seitwärts (liegend)
Laxans, Laxanzien	Abführmittel
Letalität	Tödlichkeit einer Erkrankung. Zahl der an einer Krankheit Verstorbenen geteilt durch die Zahl der Erkrankten
Leukozyt	weißes Blutkörperchen
lokal, lokalisiert	örtlich begrenzt, umschrieben

Fachausdruck	Bedeutung/Übersetzung
Lokalanästhetikum	Medikament zur lokalen (örtlichen) Betäubung
Lokaltherapeutikum	Medikament zur lokalen (örtlichen) Anwendung auf Haut oder Schleimhaut
lymphatisch	die Lymphe/Lymphorgane betreffend
Lymphödem	durch Lymphstau bedingte Flüssigkeitseinlagerungen im Gewebe mit nachfolgenden Gewebeveränderungen
Magnetresonanztomografie (MRT)	computergestütztes, mit Magnetfeldern und Radiowellen (und damit ohne Strahlenbelastung) arbeitendes Verfahren zur Erstellung von zwei- oder dreidimensionalen Bildern des Körpers
makro-	(zu) groß
Makrohämaturie	sichtbares Blut im Urin
makroskopisch	in der Medizin: mit dem bloßen Auge sichtbar
maligne	bösartig
Malnutrition	teils zusammenfassende Bezeichnung für Unter- und qualitative Mangelernährung, teils Synonym zu Unterernährung
manifest	offenbar, erkennbar; Gegenteil von latent
Mazeration	Aufweichen der Epidermis durch dauerhafte Feuchtigkeit
medial	in der Mitte gelegen, mittelwärts
Mekonium	erster Stuhlgang eines Neugeborenen
metabolisch	den Stoffwechsel betreffend
Metastase	Tochtergeschwulst, Absiedelung (eines bösartigen Tumors, eines Infektionserregers bei Sepsis)
Meteorismus	Blähungen, Gasansammlung im Magen-Darm-Trakt
-metrie	Messung
mikrobiologisch	die (Lehre von den) Kleinstlebewesen betreffend
Mikroorganismus	nicht mit dem bloßen Auge sichtbares Kleinstlebewesen, z.B. Bakterium, Protozoon
mikroskopisch	in der Medizin: mithilfe eines Mikroskops sichtbar; sehr klein
Miktion	Wasserlassen, Vorgang der Urinausscheidung
Mobilisation	in der Pflege alle Maßnahmen, welche die Bewegungsfähigkeit fördern
Mobilität	Beweglichkeit, Bewegungsfähigkeit; auch: geistig-emotionale Mobilität
Monitoring	systematische Patientenüberwachung, oft unterstützt durch Geräte, z.B. Pulsoximeter, EKG-Ableitung, kontinuierliche Blutdruckmessung
mono-	einzig, einzeln, allein
Morbidität	Häufigkeit einer bestimmten Erkrankung in einer bestimmten Bevölkerung. Oft angegeben pro 100.000 Einwohner
Morbus	Krankheit (Abkürzung M.)
Mortalität	Zahl der Todesfälle in einem bestimmten Zeitraum in einer bestimmten Bevölkerung. Oft Zahl der Todesfälle pro 1.000 Einwohner und Jahr

Fachausdruck	Bedeutung/Übersetzung
motorisch	die Bewegung/den Bewegungsablauf betreffend; im Zusammenhang mit Nervenzellen solche Nervenzellen, die Bewegungen steuern
Motorik	Gesamtheit der bewussten, willkürlichen Bewegungen
mukoziliäre Clearance	Selbstreinigungsmechanismus der peripheren Atemwege
multi-	viel, viel-, mehrfach
multifaktoriell	durch viele (innere/genetische und äußere) Faktoren bedingt
Mutation	Erbgutveränderung; Stimmbruch (in der Pubertät)
Nahrungskarenz	Nüchternheit
Neglect-Sydrom	Wahrnehmungsstörung die Betroffenen nehmen eine Seite am Körper und/oder im Raum nicht wahr
Nekrose	Zelltod durch Zellschädigung
nephrologisch	die Nieren/Nierenerkrankungen betreffend
nerval	die Nerven betreffend, durch das Nervensystem vermittelt
neurogen	durch das Nervensystem bedingt
neurologisch	das Nervensystem /die Krankheiten des Nervensystems betreffend
Non-Touch-Prinzip	oft im Rahmen der Wundversorgung gebraucht; sterile Materialien (z.B. Kompressen) werden nur steril berührt, z.B. mit sterilem Handschuh, steriler Pinzette
nosokomial	zum Krankenhaus gehörend. Im Zusammenhang mit Infektionen solche Infektionen, die im Zusammenhang mit einer medizinischen Maßnahme erworben werden
nuklearmedizinisch	die medizinische Anwendung radioaktiver Medikamente betreffend
Nykturie	vermehrtes nächtliches Wasserlassen
obligat	regelmäßig dazugehörend, unvermeidlich, unerlässlich
Obstipation	Verstopfung
Obstruktion	teilweise oder vollständige Verlegung der Lichtung eines Hohlorgans
Ödem	krankhafte Flüssigkeitsansammlung im Raum zwischen den Zellen
olfaktorisch	die Nase/den Geruchssinn betreffend
oral	dem Mund betreffend, über den Mund
Orthostase	Stehen, aufrechte Körperposition
orthostatische Dysregulation	Kreislaufregulationsstörung mit Blutdruckabfall, insbesondere beim Wechsel vom Liegen zum Stehen
Ösophagogastroduodenoskopie/ÖGD	Spiegelung/Endoskopie von Speiseröhre, Magen und Zwölffingerdarm
olfaktorisch	den Geruchssinn betreffend
Oligurie	krankhaft erniedrigte Urinmenge
onkologisch	Krebserkrankungen betreffend
Obstipation	Verstopfung, weniger als drei Stuhlausscheidungen pro Woche

Fachausdruck	Bedeutung/Übersetzung
oral	den Mund betreffend, durch den Mund
orthopädisch	die Erkrankungen des Bewegungsapparats betreffend
Orthopnoe	schwerste Form der Atemnot
Osteoporose	„Knochenschwund", Verminderung der Knochenmasse und -architektur
Oxygenierung	Sauerstoffbildung an Hämoglobin, Sauerstoffsättigung im Blut
palliativ	die Beschwerden lindernd, auf Beschwerdelinderung ausgerichtet, eine Heilung wird nicht angestrebt
Palpation	Abtasten, Tastuntersuchung
Pandemie	sich über mehrere Kontinente ausbreitende Epidemie
para; Paravasat	entlang, neben; Arzneimittel/Infusion, das/die versehentlich außerhalb das Blutgefäßes verabreicht wurde
parenteral	unter Umgehung des Magen-Darm-Trakts
Parese	unvollständige Lähmung/Kraftminderung, oft als „Schwäche" bezeichnet
Parotitis	Ohrspeicheldrüsenentzündung
partial	teilweise
-pathie	Krankheit; Heilmethode; Gefühl
pathogen	krankheitsverursachend
Pathogenese	Krankheitsentstehung und -entwicklung (Weg von der Krankheitsursache bis zur Erkrankung)
Pathologie	Lehre von den Krankheiten
pathologisch	die Lehre von den Krankheiten betreffend; krankhaft
Pathophysiologie	Lehre von den krankhaften Vorgängen und Funktionsstörungen im Körper
peri-	um ... herum, in der Nähe
perioperativ	um die Operation herum, also vor, während und nach der Operation
peripher	in den äußeren Körperzonen, weg vom Körperzentrum; beim Nervensystem: außerhalb von Gehirn und Rückenmark
Perkussion	Beklopfen, Klopfuntersuchung
perkutan	durch die Haut hindurch
Physiologie	Lehre von den normalen Vorgängen im Körper
physiologisch	die Lehre von den normalen Lebensvorgängen betreffend; normal, beim gesunden Menschen auftretend
Physiotherapie	meist Oberbegriff für (aktive und passive) Bewegungstherapie und physikalische Therapie
plantar	die Fußsohle betreffend
Pneumonie	Lungenentzündung
Pollakisurie	häufiger Harndrang mit immer nur kleinen Urinmengen beim Wasserlassen
poly-	viel, viel-, zahlreich
Polyurie	krankhaft erhöhte Urinmenge

Fachausdruck	Bedeutung/Übersetzung
post-	hinter, nach, nachher
posterior	nach hinten, hinterer
potentiell, potenziell	möglicherweise
prae-, prä-	vor, vorher
Prävention; präventiv	Vorbeugung; vorbeugend, verhütend
Presbyakusis	Altersschwerhörigkeit
primär	erstrangig, ursprünglich, ohne andere Ursachen
Primary Nursing	Bezugspflege, Bezugspersonenpflege, primäre Pflege
Prognose	zu erwartender Krankheitsverlauf
progredient	fortschreitend
Prophylaxe; prophylaktisch	Vorbeugende medizinische/pflegerische Maßnahme; (einer Erkrankung) vorbeugend
Protein	Eiweiß
proximal	auf den Rumpfansatz der Gliedmaßen/der Körpermitte zu
Pruritus	Jucken, Juckempfindung
psychisch	die Seele betreffend
psychogen	seelisch bedingt, ohne körperliche Ursache
Psychose	schwere psychische Erkrankung mit gestörtem Bezug zur Realität und oft auch zur eigenen Person
Psychomotorik	durch die Psyche geprägte Bewegungen
pulmonal	die Lunge betreffend
Pulsoximetrie	nichtinvasive Messung der Sauerstoffsättigung im Blut
Punktion	Einstechen mit spezieller Nadel in Gefäße, Körperhöhlen, Organe
re-	zurück, wieder, entgegengerichtet
Reanimation	Wiederbelebung
Reflex	unwillkürliche, rasche Antwort des Körpers auf einen Reiz
Reflux	Rückfluss, z.B. vom Magensaft in die Speiseröhre
Regeneration	Erholung, Erneuerung
regionär, regional	auf eine Körperregion bezogen
Rehabilitation	Wiederherstellung der Fähigkeiten eines Erkrankten/Verletzten
rektal	den Mastdarm betreffend
Rektoskopie	Mastdarmspiegelung, endoskopie
renal	die Nieren betreffend
Resilienz	psychische „Widerstandsfähigkeit"
Resistenz	Widerstandsfähigkeit gegenüber Umwelteinflüssen
respiratorisch	die Atmung betreffend
retrograd	rückläufig (zeitlich oder örtlich); entgegen der normalen Flussrichtung; rückwirkend
reversibel	umkehrbar
Rezidiv, rezidivierend	Rückfall, immer wiederkehrend
Salutogenese	Konzept, das fragt, wie Menschen auch unter erheblichen Belastungen gesund bleiben

Fachausdruck	Bedeutung/Übersetzung
Sarkopenie	fortschreitender Verlust von Skelettmuskelmasse
Screening	Reihenuntersuchung, d.h. systematische Untersuchung Beschwerdefreier auf eine Erkrankung
Sedativum	Beruhigungsmittel
Sekretion	Substanzabgabe durch Drüsen/-zellen
sekundär	an zweiter Stelle, nachfolgend, als Folge einer (anderen) Erkrankung
semi-	halb, teilweise
Sensibilität	alle Wahrnehmungen, die nicht von spezialisierten Sinnesorganen kommen, Fühlen
Sensitivität	richtig-positiv-Rate eines Tests. Fähigkeit eines Tests, ein bestimmtes Merkmal/eine bestimmte Erkrankung zu erkennen. Zahl der positiven = auffälligen Testbefunde geteilt durch die Gesamtzahl der Merkmalsträger/Erkrankten
sensorisch	die Sinne/Wahrnehmung betreffend
serös	wässrig, serumähnlich; die dünnen, glatten Häute betreffend, welche u.a. die Bauchorgane überziehen
Shared Decision Making	geteilte Entscheidungsfindung, z.B. zwischen Patient und Pflegefachperson
sinister, sinistra	links
Szintigrafie	Bildgebung, nachdem vorher eine spezifische radioaktive Substanz verabreicht wurde, die sich in entsprechendem/n Organ/en anreichert
somatisch	körperlich
Sonografie	Ultraschalluntersuchung
Soor, Candidose	Haut-, Schleimhautinfektion mit Hefepilzen (Candida)
Sozialisation	Hereinwachsen in die Gesellschaft und Verinnerlichung von Normen
Sputum	Auswurf, ausgehustetes Bronchialsekret
stationär	gleich/unverändert bleibend; mit Krankenhausaufenthalt
Status	Zustand, Verfassung; in der Medizin ist im Zusammenhang mit Erkrankungen i.d.R. ein besonders lang anhaltender Anfall gemeint, z.B. bei der Epilepsie (Status epilepticus)
Stenose	Verengung eines Hohlorgans
Sterilisation	keimfrei machen (Abtöten aller Mikroorganismen einschließlich ihrer Sporen); Unfruchtbarmachung (Aufhebung der Fortpflanzungsfähigkeit)
Stimulation	Anregung (von Zellen, Geweben oder Organen, aber auch psychosozial)
Singultus	Schluckauf
Stoma	künstlich geschaffene Körperöffnung, also Verbindung zwischen einem Hohlorgan (etwa Darm) und der Hautoberfläche
Stomatitis	Entzündung der Mundschleimhaut
-stomie	Schaffen einer künstlichen Körperöffnung; Veränderung im Mund

Fachausdruck	Bedeutung/Übersetzung
Stridor	pfeifendes oder ziehendes Atemgeräusch bei der Ein- und/oder Ausatmung
Stroke Unit	Schlaganfall-Abteilung
sub-	unter, unterhalb, niedriger
subfebril	erhöhte Temperatur (37,5 – 38,0°C), aber noch kein Fieber (ab 38,1°C)
subkutan	unter die Haut (z.B. Injektion)
sublingual	unter der Zunge
superior	oberer, oben liegend
supra	über, oberhalb
suprapubisch	oberhalb des Schambeins
Symptom	Krankheitszeichen
symptomatisch	die Symptome betreffend, auf die Symptome zielend, Symptome verursachend; bezeichnend
Syndet	syntetic detergens, künstliches Reinigungsmittel
Syndrom	zusammengehörender Symptomenkomplex
Syndrom der reaktionslosen Wachheit	früher: „Wachkoma", Coma vigile, apallisches Syndrom; funktioneller Ausfall (von Teilen) der Großhirnfuntkionen
Synkope	kurz dauernder Bewusstseinsverlust
systemisch	den ganzen Organismus betreffend
Systole	Kontraktionsphase, im weiteren Sinne eines Hohlorgans, im engeren Sinne des Herzens
Szintigrafie	mit radioaktiven Substanzen arbeitendes bildgebendes Verfahren
tachy-	beschleunigt, (zu) schnell
Tachykardie	beschleunigter Herzschlag, erhöhte Herzfrequenz
Tachypnoe	beschleunigte Atmung, erhöhte Atemfrequenz
taktil	den Tastsinn betreffend, meint eher das passive Fühlen
Therapie	Behandlung
Thorax	Brustkorb
Thromboembolieprophylaxe	alle Maßnahmen, die eine Becken- und Beinvenenthrombose vorbeugen wollen, mit der nachfolgenden Gefahr einer Lungenembolie
Thrombophlebitis	Entzündung einer oberflächlichen Vene
Thrombose	Bildung eines Gerinnsels (Thrombus) in einem Blutgefäß beim lebenden Menschen
Thrombozyt	Blutplättchen
Thrombus	Blutgerinnsel in Blutgefäß oder Herz beim Lebenden
Tinnitus	Wahrnehmung von Ohrgeräuschen ohne äußere Schallquelle
Toxin	Gift
toxisch	giftig, durch Gift bedingt
Tracheostoma	durch Tracheotomie entstandene Verbindung von außen in die Luftröhre
Tracheotomie	Luftröhrenschnitt, Eröffnung der Trachealvorderwand
trans-	(hin)durch, über

Fachausdruck	Bedeutung/Übersetzung
Transfer	Übergang, in der Pflege insbesondere Bewegungsübergang bei der Mobilisation; Übertragung, z.B. von chemischen Gruppen, eines Embryos aus dem Reagenzglas in die Gebärmutter; Anwendung einer erlernten Lösungsstrategie bei einer anderen Fragestellung
Transfusion	(i.v.)-Gabe von Blut oder Blutbestandteilen des Patienten selbst oder eines anderen Spenders
transkutan	durch die Haut hindurch
transurethral	durch/über die Harnröhre, z.B. über die Harnröhe eingeführter Blasenkatheter
Trauma	(körperliche oder seelische) Verletzung, Wunde
traumatisch	ein Trauma betreffend, durch ein Trauma bedingt, durch Gewalteinwirkung
Tumor	Schwellung, Geschwulst
Unterstützte Kommunikation	jegliche Formen der Kommunikation, die die Lautsprache ersetzen oder unterstützen
Ulcus, Ulkus	Geschwür, d.h. tiefer Haut- oder Schleimhautdefekt
uni-	ein, einmal, einheitlich
urologisch	die harnbildenden/harnableitenden Organe und ihre Erkrankungen betreffend
Urtikaria	Nesselsucht, Rötung der Haut mit Quaddeln, Juckreiz
vaginal	die Scheide betreffend
Varikosis	Krampfadern, Krampfaderleiden
Varize	erweiterte oberflächliche Vene
vaskulär	die (Blut-)Gefäße betreffend
vegetativ	das autonome (vegetative) Nervensystem betreffend
Vene	zum Herzen hinführendes Blutgefäß
Ventilation	Lungenbelüftung
ventral	bauchwärts (nur am Rumpf), vorn
verbal	mit Worten, mithilfe von Sprache
vestibulär	das Gleichgewichtsorgan betreffend
Vigilanz	Wachsamkeit, auch: Wachheit
Virus	winzig kleiner Krankheitserreger ohne zelluläre Struktur und eigenen Stoffwechsel
viruzid	Viren inaktivierend
visuell	den Sehsinn betreffend, über das Sehen
viszeral	die Eingeweide betreffend
Vulnerabilität	Anfälligkeit, Verletzlichkeit, Empfindlichkeit
Work-Life-Balance	Ausgewogenheit zwischen Arbeit und Privatleben
Xerostomie	Mundtrockenheit
zentral	zur Körpermitte hin; beim Nervensystem: in Gehirn und Rückenmark
zerebral	das Gehirn/Großhirn betreffend
zervikal	den Hals betreffend; den Gebärmutterhals betreffend
zirkulär	kreisförmig
Zyanose	bläuliche Verfärbung der Haut und Schleimhäute infolge von Sauerstoffmangel im Blut
Zystitis	Harnblasenentzündung

Abkürzungen

↑	Werte ansteigend bzw. oberhalb der Norm
↓	Werte abfallend bzw. unterhalb der Norm
+	vergleiche mit, siehe, Querverweis
<	kleiner
>	größer
®	Registered Name, Handelsname
°C	Grad Celsius
A. Aa.	Arterie, Arterien (lat. Arteria, Arteriae)
AAPV	allgemeine ambulante Palliativversorgung
A.D.	Außendurchmesser
Abb.	Abbildung
ABEDL®	Aktivitäten, Beziehungen und existenzielle Erfahrungen des Lebens
ACE	Angiotensin-Converting-Enzym
ACTH	adrenocorticotropes Hormon
ADH	antidiuretisches Hormon
ADHS	Aufmerksamkeitsdefizit- und Hyperaktivitätssyndrom
ADS	Aufmerksamkeitsdefizit-Syndrom
AED	automatisierter externer Defibrillator
AIDS	Acquired Immune Deficiency Syndrome (erworbenes Immundefektsyndrom)
ALS	(1) Advanced Life Support (erweiterte Reanimationsmaßnahmen), (2) Amyotrophe Lateralsklerose
ALT	Alanin-Aminotransferase
AMG	Arzneimittelgesetz
AMV	Atemminutenvolumen
ANP	Advanced Nursing Practice
AP	Anus praeter
APP	ambulante psychiatrische Krankenpflege
ASE	atemstimulierende Einreibung
AST	Aspartat-Aminotransferase
AT II/III	Antithrombin II/III
ATL	Aktivitäten des täglichen Lebens
AV	Atrioventrikularknoten
AWR	Aufwachraum
AZ	Atemzug
AZV	Atemzugvolumen
BÄK	Bundesärztekammer
BB	Blutbild
BDSG	Bundesdatenschutzgesetz
BfArM	Bundesinstitut für Arzneimittel und Medizinprodukte
BGA	Blutgasanalyse
BGB	Bürgerliches Gesetzbuch
BI	Barthel-Index
BLS	Basic Life Support (Basismaßnahmen zur Reanimation)
BMG	Bundesministerium für Gesundheit
BMI	Body-Mass-Index
B.Sc.	Bachelor of Science
BSG	Blutsenkungsgeschwindigkeit
BTHG	Bundesteilhabegesetz
BtM(G)	Betäubungsmittel(gesetz)
BZ	Blutzucker (korrekt: Blutglukosekonzentration)
bzw.	beziehungsweise
ca.	circa (ungefähr)
cal	Kalorie
CDD	chemisch definierte Diät
Ch	Charrière (1 Ch = ⅓ mm Durchmesser)
Ch.-B.	Chargenbezeichnung
CK	Kreatinkinase
CO_2	Kohlendioxid
COPD	Chronic Obstructive Pulmonary Disease (chronisch obstruktive Atemwegserkrankung)
CPAP	Continious Positive Airway Pressure (kontinuierlicher positiver Atemwegsdruck)
CPR	Cardiopulmonary Resuscitation (kardiopulmonale Reanimation)
CRPS	Chronic Regional Pain Syndrome (chronisches regionals Schmerzsyndrom)
CT	Computertomogramm, Computertomografie
CVI	chronisch venöse Insuffizienz
d. h.	das heißt
DA	Dosieraerosol
DBfK	Deutscher Berufsverband für Pflegeberufe
DBVA	Deutscher Berufsverband für Altenpflege
DD	Differenzialdiagnose
DGE	Deutsche Gesellschaft für Ernährung
DIN	Deutsches Institut für Normierung
DKG	Deutsche Krankenhausgesellschaft
DM	Diabetes mellitus
DNA	Deoxyribonucleic Acid (Desoxyribonukleinsäure)
DNQP	Deutsches Netzwerk für Qualitätsentwicklung in der Pflege
DPV	Deutscher Pflegeverband
DPR	Deutscher Pflegerat
DRG	Diagnosis Related Groups (diagnosebezogene Fallgruppen)
EBM	Evidence-based Medicine
EBN	Evidence-based Nursing
EE	enterale Ernährung über Sonde
EEG	Elektroenzephalogramm
EFQM	European Foundation for Quality Management
EHEC	enterohämorrhagische Escherichia coli
EK	Erythrozytenkonzentrat
EL	Esslöffel
EKG	Elektrokardiogramm
EMG	Elektromyogramm
EOG	Elektrookulogramm
EPUAP	European Pressure Ulcery Advisory Panel
ERAS	Enhanced Recovery after Surgery
ERCP	endoskopische retrograde Cholangiopanreatikografie
ERV	exspiratorisches Reservevolumen
ESAS	Edmonton Symptom Assessment Scale
EzPAP	Easy Positive Airway Pressure (leichter positiver Atemwegsdruck)
FDT	Funktionelle Dysphagietherapie
FEV1	Einsekundenkapazität (forciertes exspiratorisches Volumen in einer Sekunde)
FFP	(1) Fresh Frozen Plasma (gefrorenes Frischplasma), (2) Face Filtering Piece (partikelfiltrierender Atemschutz)

FiO_2	inspiratorische Sauerstoff-Fraktion
FKJ	Feinnadelkatheterjejunostomie
fMRI	funktionellen Kernspintomografie
F.O.T.T.®	Facio-oraler-Trakt-Therapie
FSME	Frühsommer-Meningoenzephalitis
G	Gauge
GDS	geriatrische Depressionsskala
GFP	gefrorenes Frischplasma
GRS	Gesichter-Ratingskala
HA-Nahrung	hypoallergene Nahrung
Hb	Hämoglobin
hCG	humanes Choriongonadotropin
HdO-Gerät	Hinter-dem-Ohr-Gerät
HF	Herzfrequenz
HFOT	High-Flow-Sauerstofftherapie
Hg	Hydrargyrum (Quecksilber)
HIV	humanes Immundefizienzvirus
HME	Heat and Moisture Exchanger („feuchte Nase“)
HMV	Herzminutenvolumen
HPE	heimparenterale Ernährung
HSV	Herpes-simplex-Virus
Hz.	Handzeichen
HZV	Herzzeitvolumen
i. a.	intraarteriell
IAD	inkontinenz-assoziierte Dermatitis
i. a.	intraartikulär
i. c.	intrakutan
ICD	International Statistical Classification of Diseases and Related Health Problems
ICN	International Council of Nurses
ICR	Interkostalraum (Zwischenrippenraum)
I. D.	Innendurchmesser
i. d. R.	in der Regel
IE	Internationale Einheit
IfSG	Infektionsschutzgesetz
iFOBT	immunologischer Stuhlbluttest
i. m.	intramuskulär
IMC	Intermediate Care (Wachstation)
IMST	interdisziplinäre-multimodale Schmerztherapie
i. o.	intraossär
IO-Gerät	Im-Ohr-Gerät
IPK	intermittierende pneumatische Kompression
IRV	inspiratorisches Reservevolumen
ISK	intermittierender Selbstkatheterismus
i. th.	intrathekal
IUP	Intrauterinpessar
i. v.	intravenös
IVA	Integrierte Validation (nach Richards)
J	Joule
kcal	Kilokalorie
kg	Kilogramm
KG	Körpergewicht
kHz	Kilohertz
KI	(1) Kontraindikation. (2) künstliche Intelligenz
kJ	Kilojoule
KKL	Kompressionsklasse
KOF	Körperoberfläche
KRINKO	Kommission für Krankenhaushygiene und Infektionsprävention am Robert Koch-Institut
KTQ	Kooperation für Transparenz und Qualität im Krankenhaus
KUSS	Kindliche Unbehagens- und Schmerzskala
l	Liter
LA	Lebensaktivitäten
lat.	lateinisch
LDH	Laktatdehydrogenase
Lj.	Lebensjahr
M.	Morbus
M., Mm.	Muskel, Muskeln
max.	maximal
MD	Medizinischer Dienst
MD-Bund	Medizinischer Dienst Bund
MDR	Medical Device Regulation
mg	Milligramm
mg/dl	Milligramm pro Deziliter
MIC	minimalinvasive Chirurgie
Min., min	Minute
mind.	mindestens
Mio.	Million
MJ	Megajoule
MKS	medizinische Kompressionsstrümpfe
ml	Milliliter
mmHG	Millimeter Quecksilbersäule (Blutdruckwert)
mmol/l	Millimol pro Liter
MMST	Mini Mental Status Test
MNA	Mini Nutritional Assessment
MNS	Mund-Nasen-Schutz
MPAMIV	Medizinprodukte-Anwender- und Informationsverordnung
MPBetreibV	BetreibV Medizinprodukte-Betreiberverordnung
MPDG	Medizinprodukterecht-Durchführungsgesetz
MRE	multiresistente Erreger
MRSA	multiresistenter Staphylokokkus aureus
MRT	Magnetresonanztomografie (Kernspintomografie)
ms	Millisekunde(n)
M. Sc.	Master of Science
MTPS	medizinische Thromboseprophylaxestrümpfe
MUST	Malnutrition Universal Screening Tool
N., Nn.	Nerv, Nerven (lat. Nervus, Nervi)
NaCl	Natriumchlorid (Kochsalz)
nCPAP	Nasal Continuous Positive Airway Pressure (nasale kontinuierliche Überdruckbeatmung)
NDD	nährstoffdefinierte Diät
NANDA	North American Nursing Diagnosis Association
NBI	Neues Begutachtungsinstrument
NFC	nadelfreies Konnektionsventil
NIV	noninvasive Ventilation
NMR	Nuclear Magnetic Resonance (Kernspintomografie)
NRS	nummerische Ratingskala
NSV	Nadelstichverletzung
NW	Nebenwirkung(en)
O_2	Sauerstoff
ÖGD	Ösophagogastroduodenoskopie
ONS	orale Nahrungssupplemente
O/W	Öl in Wasser
OP	Operation
OPS	Operationen- und Prozedurenschlüssel
OSAS	obstruktives Schlafapnoesyndrom
Osm	osmotische Konzentration
osmol/l	osmotischer Druck

PAL	Physical Acitivity Level (körperlicher Aktivitätsfaktor)
PAP	Positive Airway Pressure (positiver Atemwegsdruck)
pAVK	periphere arterielle Verschlusskrankheit
PCA	Patient-Controlled Analgesia (patientenkontrollierte Analgesie)
pCO_2	Kohlenstoffdioxidpartialdruck
PDL	Pflegedienstleitung
PDK	Periduralkatheter
PE	(1) parenterale Ernährung, (2) Probeexzision (Entnahme einer Gewebsprobe)
PEG	perkutane endoskopische Gastrostomie
PEJ	perkutane endoskopische Jejunostomie
PEMU	pflegerische Erfassung von Mangelernährung und deren Ursachen
PEP	Positive Expiration Pressure (positiver Ausatemdruck)
PET	Positronenemissionstomografie
PflBG	Pflegeberufegesetz
PflAPrV	Ausbildungs- und Prüfungsverordnung für die Pflegeberufe
PflegeVG	Pflegeversicherungsgesetz
pH	Maß für Stärke der sauren oder basischen Wirkungen einer wässrigen Lösung
PKV	phlebologischer Kompressionsverband
PLMD	Periodic Limb Moving Disorder (Syndrom der periodischen Gliedmaßenbewegungen)
PNP	Polyneuropathie
PNS	peripheres Nervensystem
pO_2	Sauerstoffpartialdruck
PPS	Prothrombinkonzentrat
PQsG	Pflege-Qualitätssicherungsgesetz
PSA	persönliche Schutzkleidung
PSG	(1) Pflegestärkungsgesetz, (2) Polysomnografie
PTBS	posttraumatische Belastungsstörung
PTT	Partial Thromboplastin Time (partielle Thromboplastinzeit)
PU	Polyurethan
PVA	Polyvinylalkohol
PVC	Polyvinylchlorid
REM	Rapid Eye Movement (schnelle Augenbewegung)
QM	Qualitätsmanagement
QMS	Qualitätsmanagementsystem
REM	Rapid Eye Movement
rh, Rh-neg.	Rhesus-negativ
Rh, Rh-pos.	Rhesus-positiv
RKI	Robert Koch-Institut
RLS	Restless-Legs-Syndrom
RNA	Ribonucleic Acid (Ribonukleinsäure)
RöV	Röntgenverordnung
RR	Blutdruck
SAB	Subarachnoidalblutung
SaO_2/SpO_2	arterielle Sauerstoffsättigung
SAPV	spezielle ambulante Palliativversorgung
SBAS	schlafbezogene Atemstörungen
s. c.	subkutan (unter die Haut)
Sek.	Sekunde
SGB	Sozialgesetzbuch
SHT	Schädel-Hirn-Trauma
SIS®	Strukturierte Informationssammlung
SIDS	Sudden Infant Death Syndrome (plötzlicher Säuglings-/Kindstod)
SPECT	Single-Photon-Emissions-Computertomografie
SRS	Smiley-Ratingskala
SRW	Syndrom der reaktionslosen Wachheit
SSW	Schwangerschaftswoche
Std.	Stunde
StGB	Strafgesetzbuch
STH	somatotropes Hormon
Tab.	Tabelle
TENS	transkutane elektronische Nervenstimulation
TEP	Totalendoprothese
TFG	Transfusionsgesetz
tgl.	täglich
TK	Thrombozytenkonzentrat
TPE	totale parenterale Ernährung
TQM	Total Quality Management (umfassendes Qualitätsmanagement)
Tr.	Tropfen
TRBA	Technische Regeln für biologische Arbeitsstoffe
TSH	Thyreoidea-stimulierendes Hormon
TPG	Transplantationsgesetz
TTS	transdermales therapeutisches System
TVT	tiefe Venenthrombose
U	Unit (engl. Einheit)
u. a.	unter anderem
UAW	unerwünschte Arzneimittelwirkung
usw.	und so weiter
u. U.	unter Umständen
V., Vv.	Vene, Venen (lat. Vena, Venae)
V. a.	Verdacht auf
V.A.C.	Vacuum Assisted Closure (Vakuumversiegelung)
VAS	visuelle Analogskala
v. g.	ventrogluteal
Vit.	Vitamin(e)
VK	Vitalkapazität
VKOF	verbrannte Körperoberfläche
Vol.-%	Volumenprozent
VRP	Vario Resistance Pressure (variierender Widerstandsdruck)
VRS	verbale Ratingskala
vs.	versus (gegenüber, im Gegensatz zu)
WBVG	Wohn- und Betreuungsvertragsgesetz
W/O	Wasser in Öl
WHO	World Health Organisation (Weltgesundheitsorganisation)
z. B.	zum Beispiel
ZNS	zentrales Nervensystem (Gehirn und Rückenmark)
ZVD	zentraler Venendruck
ZVK	zentraler Venenkatheter
µg	Mikrogramm (10^{-6} g)
µl	Mikroliter (10^{-6} l)

Inhaltsverzeichnis

I Berufsbild Pflege

KAPITEL

1

Carsten Drude

Pflege im Wandel der Zeit

Pflegesituation

Vor Kurzem hat Yaren Özcan ihre Ausbildung zur Pflegefachfrau begonnen. Aktuell befindet sie sich noch in ihrem ersten Theorieblock, in dem vor allem das Ankommen in der Pflegeausbildung im Mittelpunkt steht. In dem Zusammenhang erfährt Frau Özcan viel über die nationalen und internationalen Entwicklungen des Pflegeberufs und wird hinsichtlich eines beruflichen Selbstverständnisses professioneller Pflege sensibilisiert. Ziel des Unterrichts ist es, die Entwicklung einer beruflichen Identifikation anzubahnen. Des Weiteren erlernt sie in dem Einführungsblock erste Inhalte zur Förderung und Erhaltung von Mobilität im Kontext von Gesundheitsförderung und Prävention. Die dritte inhaltliche Säule liegt auf der Unterstützung von Menschen in ihrer Selbstversorgung. In diesem Kontext erfolgt eine Vorbereitung auf den folgenden Orientierungseinsatz, den die Auszubildenden bei ihren Trägern der praktischen Ausbildung absolvieren. Frau Özcan absolviert diesen in einem Krankenhaus auf einer internistischen Station.

Auszubildende in einem Pflegeberuf antworten auf die Frage nach ihrer Motivation oft: *„Ich möchte einen sozialen Beruf ergreifen, in dem ich mit Menschen zu tun habe."* Diese soziale Motivation äußert sich auch häufig in dem Satz: *„Ich möchte Menschen helfen – für mich gibt es nichts Befriedigenderes als das Lächeln im Gesicht einer Patientin oder Bewohnerin."*

Gerade in gesundheitspolitischen Krisenzeiten, wie z. B. während der Coronapandemie, zeigte sich die Bedeutsamkeit des Pflegeberufs, die sich nicht zuletzt in umfassender Wertschätzung auf allen Ebenen von Politik und Gesellschaft widerspiegelte. Auch die Tatsache, dass es sich beim Pflegeberuf um einen sehr krisenfesten Beruf handelt, spielt bei der Ausbildungsplatzwahl junger Menschen eine Rolle.

Neben diesen Gründen sind für viele Auszubildende auch die **Vielfalt des Pflegeberufs** und die Karriereperspektiven entscheidend. Der Pflegeberuf hat in der Tat viele Berufsfelder und Arbeitsplatzmöglichkeiten, die sich nicht mehr nur im Krankenhaus abspielen (➤ Kap. 2). Diese Vielfalt liegt aber nicht nur in der erweiterten Umgebung der zu pflegenden Menschen und den konkreten Pflegesettings wie z. B. Einrichtungen der ambulanten und stationären Altenpflege, dem klassischen Akutkrankenhaus, einer Pflegeeinrichtung

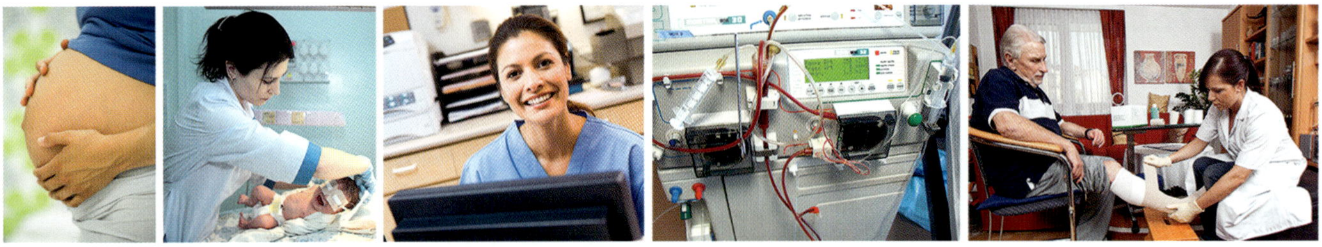

Abb. 1.1 So verschieden wie die Patienten und die Pflegenden sind, so verschieden sind auch die Settings, in denen Pflege stattfindet. [J787]

mit psychiatrischem Schwerpunkt oder einer Kinderintensivstation. Auch veränderte Anforderungen wie z. B. Beratung und Anleitung von Patientinnen und Patienten (im Folgenden als „Patienten" bezeichnet) und Angehörigen (➤ 5.3.1) gehören heute zu den zentralen Aufgaben von Pflegefachpersonen. Daneben stellen die Anforderungen einer zunehmend multikulturelleren und diversen Gesellschaft die Pflegenden vor neue Herausforderungen, denen bereits in der Ausbildung Rechnung getragen werden muss. Darüber hinaus spielt das Lebensalter der Pflegeempfänger bei der professionellen Pflege zwar nach wie vor eine zentrale Rolle, gilt aber nicht mehr als das einzig bedeutsame Kriterium zur Festlegung der Ausbildungsinhalte.

Die Ausbildung in der Pflege bildet heute all die Bereiche ab, in denen Pflege notwendig werden kann. Das beinhaltet neben den direkten Pflegeempfängern auch deren Bezugspersonen und die jeweilige Umgebung, in der die Pflege stattfindet (➤ Abb. 1.1).

1.1 Das Pflegeberufegesetz

Der Pflegeberuf in Deutschland unterlag in den vergangenen Jahren massiven Veränderungen. Am 1. Januar 2020 ist in Deutschland das **Gesetz über die Pflegeberufe** *(Pflegeberufegesetz – PflBG)* in Kraft getreten. [1], [2] In diesem Gesetz wurden die vormals getrennten Berufe der Gesundheits- und Krankenpflege, Gesundheits- und Kinderkrankenpflege sowie Altenpflege zu einer einheitlichen, generalistischen Ausbildung zusammengeführt (➤ 1.1.8). Es besteht aber nach wie vor die Möglichkeit, einen spezialisierten Abschluss in der Gesundheits- und Kinderkrankenpflege oder in der Altenpflege zu erwerben (➤ 1.1.6).

Auch der akademische Zugang zum Pflegeberuf (➤ 1.1.7) ist im PflBG verankert. Nach Abschluss des Studiums erhalten die Absolventen den Zusatz „Bachelor" in ihrer Berufszulassungsurkunde. Am 16.12.2023 trat in diesem Zusammenhang das **Pflegestudiumstärkungsgesetz** *(PflStdStG)* in Kraft. [21] Darin ist unter anderem die Finanzierung der während des Studiums vorgesehenen Praktika in den jeweiligen Einsatzbereichen geregelt. Damit werden Pflegestudierende im Vergleich zu Auszubildenden an einer Pflegeschule finanziell nicht schlechter gestellt.

1.1.1 Führen der Berufsbezeichnung

Pflegefachperson mit Spezialabschluss in der Kinderkrankenpflege oder Altenpflege ➤ 1.1.6

Das PflBG ist zunächst einmal als ein Berufszulassungsgesetz zu verstehen, d. h., die **Berufsbezeichnung Pflegefachfrau/Pflegefachmann,** ggf. mit dem akademischen Grad Bachelor, ist gesetzlich geschützt. Um sie zu führen, bedarf es der Erlaubnis (§ 1 PflBG), für die festgelegte Voraussetzungen erfüllt sein müssen (§ 2 PflBG).

Diese Berufsbezeichnung dürfen Absolventinnen und Absolventen der generalistischen Berufsausbildung führen.

1.1.2 Vorbehaltene Tätigkeiten

Tätigkeiten, die nur Pflegefachfrauen und -männer durchführen dürfen

Erstmalig in der deutschen Gesetzgebung für Pflegeberufe werden Pflegefachpersonen Tätigkeiten zugeschrieben, die sie eigenständig und eigenverantwortlich erbringen dürfen. Im § 4 PflBG sind die *Vorbehaltenen Tätigkeiten* beschrieben.
Diese sind:

- Erhebung und Feststellung des Pflegebedarfs
- Organisation, Gestaltung und Steuerung des Pflegeprozesses
- Analyse, Evaluation, Sicherung und Entwicklung der Qualität der Pflege

Vorbehaltene Tätigkeiten meint auch, dass keine andere Berufsgruppe diese Aufgaben ausführen darf bzw. damit beauftragt werden darf (§ 4 PflBG Abs. 3).

Seit der letzten Gesetzesnovelle zu den ursprünglich getrennten drei Pflegeausbildungen (Gesundheits- und Krankenpflege, Gesundheits- und Kinderkrankenpflege, Altenpflege) in den Jahren 2002–2004 hat sich gezeigt, dass eine Trennung der Ausbildung mit der Orientierung am Lebensalter der Pflegeempfänger als einzigem Strukturkriterium den Anforderungen im Pflegealltag nicht mehr entspricht. Im Pflegeberufegesetz werden jetzt auch in der Bundesrepublik Deutschland – wie bereits in den meisten europäischen Nachbarländern seit Jahren praktiziert – die Ausbildungen in der Pflege generalistisch in einer gemeinsamen Pflegeausbildung zusammengeführt. Dabei werden sowohl im theoretischen als auch im praktischen Teil der Ausbildung sämtliche Bereiche der Pflege durchlaufen. Eine Schwerpunktbildung im Bereich der Altenpflege oder der Pädiatrie ist in der praktischen Ausbildung aber möglich und muss im Ausbildungsvertrag als „Vertiefung" ausgewiesen sein. Der gewählte Schwerpunkt wird in der Ernennungsurkunde ausgewiesen.

Die spezialisierten Berufsabschlüsse in der Gesundheits- und Kinderkrankenpflege und in der Altenpflege sind weiterhin möglich (➤ 1.1.6).

1.1.3 Ausbildungsziel und berufliche Handlungskompetenz

DEFINITION

Kompetenz *(lat. competere = zusammentreffen, stimmen):* zu etwas fähig sein, die Fähigkeit haben, etwas tun zu können, *und* Zuständigkeit, Befugnis, etwas tun zu dürfen.
Berufliche Handlungskompetenz: Summe der Erfahrungen, des Wissens und der Fertigkeiten, die einen Menschen befähigen, seine beruflichen Aufgaben (hier: pflegerische Aufgaben) und Anforderungen verantwortlich und eigenständig zu bewältigen und zu reflektieren.

Das **Ausbildungsziel** für den Erwerb der Berufsbezeichnung Pflegefachfrau/Pflegefachmann ist im § 5 PflBG Abs. 1 formuliert:

„Die Ausbildung zur Pflegefachfrau oder zum Pflegefachmann vermittelt die für die selbstständige, umfassende und prozessorientierte Pflege von Menschen aller Altersstufen […] fachlichen und personalen Kompetenzen einschließlich der zugrunde liegenden methodischen, sozialen, interkulturellen und kommunikativen Kompetenzen und der zugrunde liegenden Lernkompetenzen […]." [1], [2]

Die bereits im Gesetzestext enthaltene **kompetenzorientierte Ausrichtung** des Ausbildungsziels zieht sich daher wie ein roter Faden durch alle weiteren Bereiche der Pflegeausbildung. Dies lässt sich an der Umgestaltung von Unterrichtsinhalten (z. B. von der Fachsystematik hin zur Handlungssystematik), an Beurteilungsformularen oder auch an Prüfungsmethoden erkennen.

Die als letztendliches Ziel angesehene **berufliche pflegerische Handlungskompetenz** setzt sich aus den folgenden Teilkompetenzen zusammen (➤ Abb. 1.2):

- Fachkompetenz
- Methodenkompetenz
- Sozialkompetenz
- Personalkompetenz
- Interkulturelle Kompetenz
- Kommunikative Kompetenz
- Lernkompetenz

Beispiele pflegerischer Handlungskompetenz in der Praxis

Eine Auszubildende im 2. Ausbildungsjahr befindet sich im Praxiseinsatz auf einer kardiologischen Station und soll dort einen Patienten mit muslimischem Glauben bei der morgendlichen Körperpflege unterstützen, der nach einem Herzinfarkt eingeschränkte Bettruhe einzuhalten hat.

- **Fachkompetenz:** Die Auszubildende verfügt über das pflegerische Fachwissen, wie und mit welchen Mitteln die Körperpflege bei einem Patienten durchzuführen ist. Sie kennt zudem die physiologischen und pathophysiologischen Zusammenhänge des Krankheitsbilds und mögliche Komplikationen.
- **Methodenkompetenz:** Die Auszubildende weiß, welche Schritte sie in welcher Reihenfolge durchführen muss. Sie kennt die erforderlichen Materialien und stellt diese strukturiert zusammen.
- **Sozialkompetenz:** die Auszubildende verfügt über ein empathisches Verständnis (Mitgefühl) für die Situation des Patienten und spricht mit ihm in einem angemessenen Verhältnis.
- **Personalkompetenz:** Die Auszubildende kann ihrem Praxisanleiter mitteilen, wenn sie sich überfordert fühlt. Sie erkennt dabei auch eigene Entwicklungsmöglichkeiten, um zukünftig professioneller zu handeln.
- **Interkulturelle Kompetenz:** Der Patient hat aufgrund seiner religiösen Orientierung ggf. besondere Anforderungen hinsichtlich der Ernährung. Die Auszubildende hat dieses bereits beim pflegerischen Anamnesegespräch erkannt und kann dem Patienten einen entsprechend abgestimmten Ernährungsplan anbieten.
- **Kommunikative Kompetenz:** Die Auszubildende erkennt den individuellen Gesprächs- und Beratungsbedarf des Patienten und seiner Angehörigen. Sie führt Gespräche und Beratungen in einem angemessenen Sprachniveau.
- **Lernkompetenz:** Die Auszubildende weiß um die Bedeutung, ihr Wissen zu erweitern, sie weiß, wie und wo sie Wissensdefizite aufarbeiten kann und kennt ihre bevorzugten Lernmethoden.

Das **Ausbildungsziel** wird in § 5 PflBG Abs. 3 weiter differenziert: [1]
Selbstständig sollen Pflegefachfrauen und -männer folgende Aufgaben ausführen:

- Erhebung und Feststellung des individuellen Pflegebedarfs und Planung der Pflege
- Organisation, Gestaltung und Steuerung des Pflegeprozesses
- Durchführung der Pflege und Dokumentation der angewendeten Maßnahmen
- Analyse, Evaluation, Sicherung und Entwicklung der Qualität der Pflege
- Bedarfserhebung und Durchführung präventiver und gesundheitsfördernder Maßnahmen

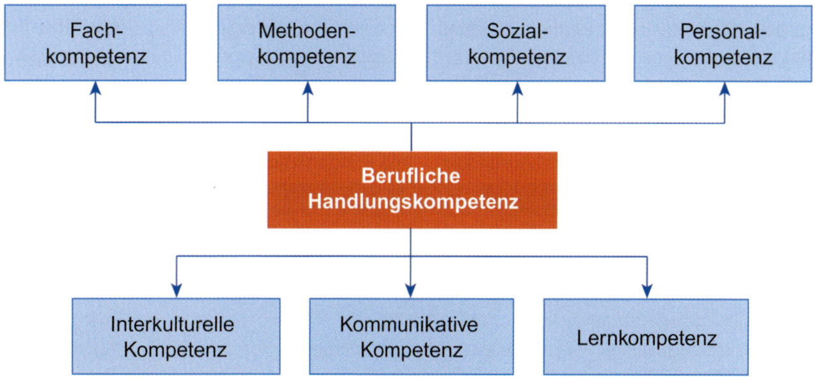

Abb. 1.2 Die Teilkompetenzen, die zusammen zu einer beruflichen pflegerischen Handlungskompetenz führen und das Ziel der Ausbildung darstellen. [L143]

- Beratung, Anleitung und Unterstützung von zu pflegenden Menschen […]
- Erhaltung, Wiederherstellung, Förderung, Aktivierung und Stabilisierung individueller Fähigkeiten der zu pflegenden Menschen […]
- Einleitung lebenserhaltender Sofortmaßnahmen bis zum Eintreffen der Ärztin oder des Arztes […]
- Anleitung, Beratung und Unterstützung von anderen Berufsgruppen […]

Eigenständig sollen ärztlich angeordnete Maßnahmen durchgeführt werden, insbesondere Maßnahmen der medizinischen Diagnostik, Therapie oder Rehabilitation.

Interdisziplinär sollen die Pflegefachfrauen und -männer mit anderen Berufsgruppen fachlich kommunizieren und effektiv zusammenarbeiten […].

Zu guter Letzt soll ein professionelles, ethisch fundiertes Pflegeverständnis und berufliches Selbstverständnis entwickelt und gestärkt werden.

1.1.4 Ausbildungs- und Prüfungsverordnung

In der **Ausbildungs- und Prüfungsverordnung für die Pflegeberufe** *(PflAPrV)* aus dem Jahr 2018 werden die im Pflegeberufegesetz eher grob gefassten Aspekte konkretisiert (➢ Tab. 1.1). [3]

- Im **Teil 1** ist die berufliche Pflegeausbildung zur Pflegefachfrau bzw. zum Pflegefachmann geregelt.
  - Abschnitt 1: Gliederung der Ausbildung und Inhalte, u. a. Stundenanteile der theoretischen und praktischen Ausbildung mit konkreten Inhalten, Praxisanleitung und -begleitung, Leistungsbewertungen; Kompetenzorientierung als zentrales Gliederungsmerkmal.
  - Abschnitt 2: alle Details für die staatliche Prüfung.
- Im **Teil 2** sind die Sonderabschlüsse Gesundheits- und Kinderkrankenpfleger/in und Altenpfleger/in geregelt (➢ 1.1.1).
- Im **Teil 3** ist die hochschulische Pflegeausbildung geregelt.

Dauer und Struktur der Ausbildung

Die Gesamtdauer der Ausbildung beträgt wie bisher drei Jahre in Vollzeit. Sie besteht aus

- theoretischem und praktischem Unterricht an einer Pflegeschule,
- der praktischen Ausbildung bei einem Ausbildungsträger.

Der Theorieanteil liegt bei mindestens 2.100 Unterrichtsstunden, die praktische Ausbildung muss mindestens 2.500 Stunden umfassen.

Die Gesamtverantwortung für die Ausbildung trägt die Pflegeschule. Sie prüft u. a. auch, ob der Ausbildungsträger der praktischen Ausbildung den Ausbildungsplan einhält.

Die im Pflegeberufegesetz als Ausbildungsziel (§ 5 PflBG) formulierte berufliche Handlungskompetenz (➢ 1.1.3) wird in der PflAPrV weiter konkretisiert: in den **Anlagen 1 und 2** für den generalistischen Abschluss Pflegefachfrau/Pflegefachmann, in der **Anlage 3** für den Spezialabschluss Gesundheits- und Kinderkrankenpfleger/in, in der **Anlage 4** für den Spezialabschluss Altenpfleger/in (➢ 1.1.6) und in der **Anlage 5** für die hochschulische Pflegeausbildung.

Im Rahmen der staatlichen Prüfung zur Pflegefachfrau bzw. zum Pflegefachmann müssen die Absolventen in fünf **übergeordneten Kompetenzbereichen** *(PflAPrV Anlage 2)* Kompetenzen nachweisen: [3]

- I. Pflegeprozesse und Pflegediagnostik in akuten und dauerhaften Pflegesituationen verantwortlich planen, organisieren, gestalten, durchführen, steuern und evaluieren
- II. Kommunikation und Beratung personen- und situationsorientiert gestalten
- III. Intra- und interprofessionelles Handeln in unterschiedlichen systemischen Kontexten verantwortlich gestalten und mitgestalten
- IV. Das eigene Handeln auf der Grundlage von Gesetzen, Verordnungen und ethischen Leitlinien reflektieren und begründen
- V. Das eigene Handeln auf der Grundlage von wissenschaftlichen Erkenntnissen und berufsethischen Werthaltungen und Einstellungen reflektieren und begründen.

1.1.5 Rahmenlehrpläne und Rahmenausbildungspläne

Im Zuge des Gesetzgebungsverfahrens zum neuen Pflegeberufegesetz hat der Gesetzgeber festgelegt, dass eine Fachkommission aus Expertinnen und Experten aus dem pflegepädagogischen (Hochschul-)Bereich die Inhalte der neuen Ausbildung konkretisieren soll. Diese Fachkommission hat im Sommer 2019 **Rahmenpläne der Fachkommission** nach § 53 PflBG veröffentlicht. Diese Rahmenpläne müssen in einem 5-jährigen Rhythmus aktualisiert werden, daher wurde bereits im Jahr 2024 der Rahmenausbildungsplan neu aufgelegt.

Diese **Rahmenpläne** gliedern sich wie folgt: [4]

- **Teil I:** Hier werden der theoretische Hintergrund und die Arbeitsweise der Fachkommission erläutert. Es handelt sich dabei um den Begründungsrahmen, der u. a. die Konstruktionsprinzipien der Lehrpläne erklärt.
- **Teil II:** Hier werden die konkreten **Rahmenlehrpläne** für den theoretischen Unterricht dargestellt. Um an einer Pflegebildungseinrichtung ein schulinternes Curriculum zu gestalten, dienen diese Ausarbeitungen als Grundlage. Die Einteilung wurde dabei in *curriculare Einheiten (CE)* vorgenommen (➢ Tab. 1.2).

Tab. 1.1 Pflegeberufegesetz und Ausbildungs- und Prüfungsverordnung für die Pflegeberufe: Gegenüberstellung.

Pflegeberufegesetz	Ausbildungs- und Prüfungsverordnung
• Beschreibt den übergeordneten Rahmen • Regelt den Schutz der Berufsbezeichnung (Pflegefachmann/Pflegefachfrau sowie die Spezialabschlüsse Gesundheits- und Kinderkrankenpflege/Altenpflege) • Beschreibt Vorbehaltstätigkeiten • Definiert das Ausbildungsziel und die korrelierenden Kompetenzen • Reguliert übergeordnete vertragliche Inhalte (Ausbildungsvertrag, Pflichten der Auszubildenden, Pflichten des Ausbildungsträgers …)	• Beschreibt den konkreten Rahmen für die Ausbildung • Regelt den Inhalt und die Gliederung der Ausbildung • Beinhaltet die Vorschriften für die Praxisanleitung und Praxisbegleitung • Regelt sämtliche Details zur Zwischen- und Abschlussprüfung • Regelt in den Anlagen 1–5 sämtliche Inhalte der theoretischen und praktischen Ausbildung

Tab. 1.2 Curriculare Einheiten in den Rahmenlehrplänen der Fachkommission [4] (gekürzt).

Curriculare Einheit (CE)	Inhalt
• CE 01	• Ausbildungsstart – Pflegefachfrau/Pflegefachmann werden
• CE 02	• Zu pflegende Menschen [...] unterstützen
• CE 03	• Erste Pflegeerfahrungen reflektieren
• CE 04	• Gesundheit fördern und präventiv handeln
• CE 05	• Menschen in kurativen Prozessen pflegerisch unterstützen
• CE 06	• In Akutsituationen sicher handeln
• CE 07	• Rehabilitatives Pflegehandeln im interprofessionellen Team
• CE 08	• Menschen in kritischen Lebenssituationen begleiten
• CE 09	• Menschen bei der Lebensgestaltung unterstützen
• CE 10	• Entwicklung und Gesundheit in Kindheit und Jugend fördern
• CE 11	• Menschen mit psychischen Gesundheitsproblemen unterstützen

- **Teil III:** Hier werden die konkreten **Rahmenausbildungspläne** für den praktischen Teil der Ausbildung dargestellt.

Theoretischer und praktischer Unterricht

Der **theoretische und praktische Unterricht** findet in der Regel an Pflegeschulen durch fachlich und pädagogisch qualifizierte Lehrkräfte statt.

Die Lehrkräfte der Pflegeschule führen auch **Praxisbegleitungen** während der Ausbildungseinsätze durch (§ 5 PflAPrV), mindestens ein Besuch je Orientierungs-, Pflicht- und Vertiefungseinsatz.

Praktische Ausbildung

Die **praktische Ausbildung** findet überwiegend beim Träger der praktischen Ausbildung statt. Das können zugelassene Krankenhäuser, stationäre Pflegeeinrichtungen oder ambulante Pflegedienste sein. Weitere Pflichteinsätze, z. B. in der Pädiatrie oder Psychiatrie, können auch in anderen geeigneten Einrichtungen durchgeführt werden (§ 7 PflBG).

Einsätze beim Träger der praktischen Ausbildung

Der Auszubildende soll mind. 1.300 Std. der 2.500 Std. beim Träger der praktischen Ausbildung im Einsatz sein – für den Orientierungseinsatz, für einen Pflichteinsatz und den Vertiefungseinsatz.

Die praktische Ausbildung gliedert sich in: (➤ Abb. 1.3, ➤ Tab. 1.3)

- Orientierungseinsatz
- Pflichteinsätze
- Vertiefungseinsatz
- Einsätze zur freien Verfügung

Praxisanleitung

Einrichtungen der praktischen Ausbildung müssen Praxisanleitung sicherstellen. Der Gesetzgeber hat die Praxisanleitung deutlich aufgewertet (§ 4 PflAPrV):

- Die Praxisanleitung muss mind. 10 % der praktischen Ausbildungszeit umfassen und geplant und strukturiert stattfinden.
- Als Praxisanleiter ist befähigt, wer eine berufspädagogische Zusatzqualifikation von mindestens 300 Std. (bisher 200 Std.) absolviert hat und jährliche 24 Std. berufspädagogische Fortbildung nachweisen kann (war bisher nicht notwendig). Praxisanleiter sollen mindestens ein Jahr Berufserfahrung in dem Fachbereich haben, indem sie Praxisanleitungen durchführen.

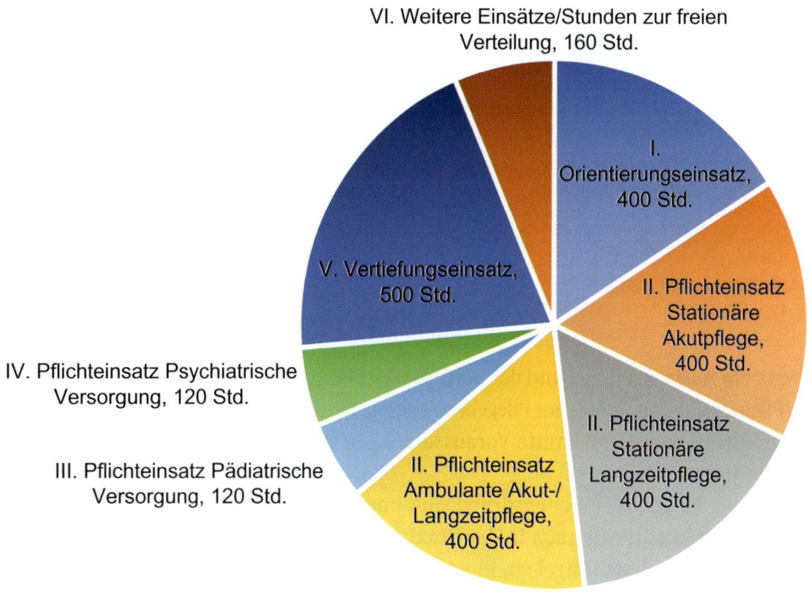

Abb. 1.3 Stundenverteilung der praktischen Pflegeausbildung. [O999]

Tab. 1.3 Stundenverteilung der praktischen Pflegeausbildung, verteilt auf die drei Ausbildungsdrittel (PflAPrV, Anlage 7). [3]

Praxiseinsatz	Stunden
Erstes und zweites Ausbildungsdrittel	Summe der Stunden 1.720
I. Orientierungseinsatz beim Träger der praktischen Ausbildung (flexibel gestaltbar)	400
II. Pflichteinsätze in den drei allgemeinen Versorgungsbereichen	
1. Stationäre Akutpflege (Krankenhaus)	400
2. Stationäre Langzeitpflege (Pflegeeinrichtung, Altenheim)	400
3. Ambulante Akut-/Langzeitpflege	400
III. Pflichteinsatz in der pädiatrischen Pflege	120
* Zum Wahlrecht ➤ 1.1.6	
Drittes Ausbildungsdrittel	Summe der Stunden 780
IV. Pflichteinsatz in der psychiatrischen Versorgung	120
1. Allgemein-, geronto-, kinder- oder jugendpsychiatrische Versorgung	
2. Bei Ausübung des Wahlrechts nach § 59 Abs. 2 PflBG* nur kinder- oder jugendpsychiatrische Versorgung	
3. Bei Ausübung des Wahlrechts nach § 59 Abs. 3 PflBG* nur gerontopsychiatrische Versorgung	
V. Vertiefungseinsatz im Bereich eines Pflichteinsatzes	500
Im Bereich eines Pflichteinsatzes nach II bis IV.1 Im Bereich des Pflichteinsatzes nach II.3 auch mit Ausrichtung auf die ambulante Langzeitpflege	
Für das Wahlrecht nach § 59 Abs. 2 PflBG* im Bereich des Pflichteinsatzes nach III	
Für das Wahlrecht nach § 59 Abs. 3 PflBG* im Bereich des Pflichteinsatzes nach II.2 oder nach II.3 mit Ausrichtung auf die ambulante Langzeitpflege	
VI. Weitere Einsätze/Stunden zur freien Verteilung	
1. Weiterer Einsatz (z. B. Pflegeberatung, Rehabilitation, Palliation) – Bei Ausübung des Wahlrechts nach § 59 Abs. 2 PflBG* nur in der Versorgung von Kindern und Jugendlichen – Bei Ausübung des Wahlrechts nach § 59 Abs. 3 PflBG* nur in der Versorgung von alten Menschen	80
2. Zur freien Verteilung Im Versorgungsbereich des Vertiefungseinsatzes	80
* Zum Wahlrecht ➤ 1.1.6	

Tab. 1.4 Mögliche Berufsabschlüsse und Berufsbezeichnungen im Pflegeberufegesetz von 2020.

1. und 2. Ausbildungsdrittel	3. Ausbildungsdrittel	Berufsbezeichnung
Generalistische Ausbildung in Theorie und Praxis		Pflegefachfrau/Pflegefachmann
Generalistische Ausbildung in Theorie und Praxis an einer Hochschule (mind. 3 Jahre)		Pflegefachfrau/Pflegefachmann + akademischer Grad Bachelor of Science (B.Sc.)
Generalistische Ausbildung in Theorie und Praxis	Vertiefung Pädiatrie in der Praxis	Pflegefachmann/Pflegefachfrau (+ in der Urkunde Vermerk Vertiefung Pädiatrie)
	Vertiefung Altenpflege in der Praxis	Pflegefachmann/Pflegefachfrau (+ in der Urkunde Vermerk Vertiefung Altenpflege)
	Vertiefung Pädiatrie in der Theorie und Praxis	Gesundheits- und Kinderkrankenpflegerin/Gesundheit- und Kinderkrankenpfleger
	Vertiefung Altenpflege in der Theorie und Praxis	Altenpflegerin/Altenpfleger

1.1.6 Wahlrecht und Berufsabschlüsse

Neben dem Ausbildungsziel und der Berufsbezeichnung Pflegefachfrau/Pflegefachmann werden im Pflegeberufegesetz weitere Abschlüsse ermöglicht, wenn bestimmte Voraussetzungen erfüllt werden (➤ Tab. 1.4).

Die ersten beiden Ausbildungsdrittel sind immer generalistisch, sowohl in der Theorie als auch in der Praxis. Dabei wird im Ausbildungsvertrag bereits festgelegt, in welchem der Pflichtbereiche der Vertiefungseinsatz im dritten Ausbildungsdrittel geleistet wird (➤ Tab. 1.3, Abschnitt V). Diese Festlegung stellt zugleich die Weichen für eine mögliche spätere Spezialisierung und den Berufsabschluss:

- **Pflegefachfrau/Pflegefachmann:** Auszubildende führen die generalistische Pflegeausbildung im dritten Jahr weiter und erlangen den Berufsabschluss Pflegefachfrau/Pflegefachmann, unabhängig davon, wo sie ihren Vertiefungseinsatz leisten.
- **Gesundheits- und Kinderkrankenpfleger/in:** Auszubildende, die eine Vertiefung im Bereich Pädiatrische Pflege gewählt haben, können zwischen dem 18. und 22. Ausbildungsmonat

entscheiden, ob sie den eigenständigen Abschluss Gesundheits- und Kinderkrankenpfleger/in anstreben oder die generalistische Ausbildung weiterführen wollen. Voraussetzung ist, dass die Bildungseinrichtung den Theorieunterricht für den Spezialabschluss anbieten kann.
- **Altenpfleger/in:** Auszubildende, die eine Vertiefung im Bereich der stationären oder ambulanten Langzeitpflege gewählt haben, können zwischen dem 18. und 22. Ausbildungsmonat entscheiden, ob sie den eigenständigen Abschluss Altenpfleger/in erwerben oder die generalistische Ausbildung weiterführen wollen. Voraussetzung ist, dass die Bildungseinrichtung den Theorieunterricht für den Spezialabschluss anbieten kann.

Wird eine Spezialisierung im dritten Ausbildungsdrittel gewählt, muss neben der praktischen Ausbildung auch die theoretische Ausbildung entsprechend ausgerichtet sein. Befürworter dieser Spezialabschlüsse versprechen sich ein höheres Maß an Kompetenzen im jeweiligen Bereich.

Wer sich für eine **Spezialisierung** im Bereich der Gesundheits- und Kinderkrankenpflege oder der Altenpflege entscheidet, sollte beachten, dass die hierbei erworbenen Kompetenzen ausschließlich für die Versorgung von Kindern und Jugendlichen bzw. von alten Menschen bescheinigt werden. Das Kompetenzniveau liegt daher in einem anderen Bereich im Vergleich zur generalistischen Ausbildung. Die Spezialisierung hat außerdem Auswirkungen auf die Vorbehaltsaufgaben und Anerkennung des Berufsabschlusses im Ausland, die damit nicht automatisch gegeben ist. Vorbehaltsaufgaben dürfen von Altenpfleger/innen und Gesundheits- und Kinderkrankenpfleger/Innen nur für die Altersgruppe ausgeübt werden, für die sie ausgebildet wurden. [5]

Anerkennung der Berufsabschlüsse in der EU

Die neue generalistische Pflegeausbildung wird durch die *EU-Richtlinie über die Anerkennung von Berufsqualifikationen* (Richtlinie 2013/55/EU, in Kraft seit dem 1. Januar 2014) in den anderen EU-Mitgliedsstaaten automatisch anerkannt. Damit ist mit der weiterhin dreijährigen Pflegeausbildung an berufsbildenden Schulen im Gesundheitswesen innerhalb Europas ein deutscher Sonderweg möglich – im Vergleich zu den hochschulischen Qualifikationen in vielen anderen EU-Mitgliedstaaten.
Für die beiden Spezialabschlüsse (Gesundheits- und Kinderkrankenpflege, Altenpflege) gilt die Anerkennung in den EU-Mitgliedsstaaten nicht automatisch. Sie muss ggf. besonders betrachtet und individuell anerkannt werden. Will z. B. ein ausgebildeter Altenpfleger in einem anderen EU-Staat arbeiten, ist dies je nach Arbeitsmarktbedarf grundsätzlich möglich, jedoch wird dessen Ausbildung nicht in gleichem Maße wie die einer in diesem Land ausgebildeten Pflegefachkraft anerkannt. Dies schlägt sich u. a. in einer geringeren Entlohnung sowie in fehlenden Aufstiegs-, Weiterbildungs- und Studienmöglichkeiten in diesem Land nieder. [6], [7]

Der Gesetzgeber hat vorgesehen, dass nach fünf Jahren (konkret: Ende 2025) zu prüfen ist, wie viele Auszubildende tatsächlich die Spezialisierung gewählt haben. Es bleibt also abzuwarten, ob die Spezialabschlüsse dann weiterhin Bestand haben werden.

Für Personen, die vor Einführung der generalistischen Pflegeausbildung eine Ausbildung nach dem bisherigen Kranken- bzw. Altenpflegegesetz (➤ 1.4.3) begonnen bzw. abgeschlossen haben, behalten die Berufsbezeichnungen Gesundheits- und (Kinder-)Krankenpfleger/in und Altenpfleger/in ihre Gültigkeit (➤ Tab. 1.4).

1.1.7 Pflegerische Bildung in akademischen Strukturen

Pflegewissenschaft und Evidence-based Nursing ➤ Kap. 8

Bis zur Etablierung des primärqualifizierenden Pflegestudiums und auch noch darüber hinaus herrschte in Deutschland seit Anfang der 1990er-Jahre bis heute eine „klassische" Einteilung der pflegerischen Studiengänge vor, mit folgenden drei Ausrichtungen:
- **Pflegemanagement:** ursprünglich auf die Leitung von Pflegeeinheiten, Stationen, Wohnbereichen und Krankenhäusern sowie stationären Pflegeinrichtungen ausgerichtet. Studieninhalte waren neben Personal- und Organisationsentwicklung auch immer betriebswirtschaftliche und juristische Themen.
- **Pflegewissenschaft:** forschungsorientierte Schwerpunkte als Studieninhalt. Die heutzutage unter *Evidence-based Nursing* (EBN ➤ 8.2) bekannten Inhalte wurden hier schon früh aufgegriffen.
- **Pflegepädagogik:** Vorbereitung für die Lehrtätigkeit an Bildungseinrichtungen des Gesundheitswesens. Inhalte sind Didaktik/Fachdidaktik, Methodik und weitere zugehörige Themenbereiche, die für die Unterrichtsvorbereitung und -durchführung von Bedeutung sind.

Mit Einführung des Pflegeberufegesetzes und des Pflegestudiumstärkungsgesetzes wurde in Deutschland erstmalig auch eine Pflegeausbildung in akademischen Strukturen als grundständiger Zugang zum Pflegeberuf etabliert. Es ist nun uneingeschränkt möglich, den Abschluss Pflegefachfrau/Pflegefachmann auch mit dem Zusatz „Bachelor" an entsprechenden Einrichtungen/Hochschulen zu erlangen (PflBG § 37, 38, 39 – hochschulische Pflegeausbildung).

„Die primärqualifizierende Pflegeausbildung an Hochschulen befähigt zur unmittelbaren Tätigkeit an zu pflegenden Menschen aller Altersstufen und verfolgt gegenüber der beruflichen Pflegeausbildung […] ein erweitertes Ausbildungsziel."

Zusammengefasst handelt es sich dabei um folgende Aspekte (kompletter Text: § 37, Abs. 3, 1–5 PflBG):
- Steuerung und Gestaltung hochkomplexer Pflegeprozesse auf der Grundlage wissenschaftsbasierter Entscheidungen
- Vertieftes Wissen über Grundlagen der Pflegewissenschaft
- Erschließen von Forschungsgebieten der professionellen Pflege
- Kritisch-reflexive und analytische Auseinandersetzung mit theoretischem und praktischem Wissen
- Mitwirkung an Qualitätsmanagementkonzepten, Leitlinien und Expertenstandards

Neben der im PflBG enthaltenen primärqualifizierenden hochschulischen Pflegeausbildung existieren auch weiterhin **Modelle,** die einen Zugang zu einem pflegerischen Berufsabschluss und gleichzeitig einen Bachelorgrad ermöglichen (➤ Abb. 1.4). Diese führten auch zur Festsetzung des akademischen Zugangs zur Pflegebildung im Pflegeberufegesetz. Grundsätzlich werden zwei Zugangswege unterschieden:

1. **Grundständige/primärqualifizierende Studienmodelle:** Die komplette theoretische Ausbildung findet an der Hochschule

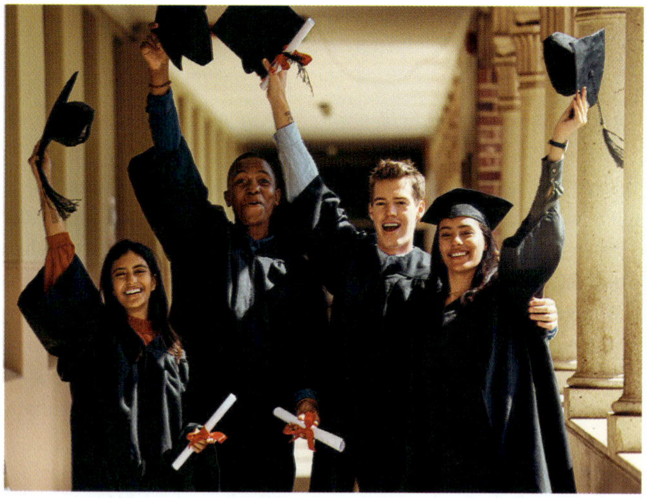

Abb. 1.4 Im europäischen Ausland längst Normalität, in Deutschland erst seit Kurzem als Regelfall der Primärausbildung möglich: der Erwerb eines akademischen Abschlusses in einem Pflegestudiengang. [J787]

statt. Die Praxiseinsätze werden als Praktika betrachtet, die in kooperierenden Praxiseinrichtungen absolviert werden.

2. **Duale Studienmodelle:** Das Hochschulstudium wird parallel zur beruflichen Ausbildung durchgeführt. Theorieinhalte werden sowohl an der Hochschule als auch an der Pflegebildungseinrichtung gelehrt. Es erfolgt eine Anerkennung von Theorieleistungen in Form von Creditpoints (einseitig nur von einem Lernort oder gegenseitig, ➤ 1.3). Idealerweise findet eine Kooperation oder Abstimmung zwischen der Pflegebildungseinrichtung und der Hochschule bezüglich Inhalten, Vernetzung und Zeitplan statt.

Berufserfahrenen Pflegefachkräften stehen unter bestimmten Voraussetzungen außerdem weitere Studiengänge offen, die mit einem Bachelor oder Master abgeschlossen werden können.

Advanced Nursing Practice

Ein Studiengang **Advanced Nursing Practice** *(ANP)* ist praxisorientiert. Er dient dazu, wissenschaftliches Handeln in die pflegerische Praxis einzubinden. Die Studierenden lernen – neben der Vertiefung von Fachwissen – u. a. wissenschaftliches Arbeiten, Forschungsmethoden und Forschungsanwendungen. Bachelor- und Masterabschluss sind möglich.

Advanced Practice Nurses *(APN)* spezialisieren sich im Studium meist auf einen Themenbereich und gelten nach dem Abschluss als Experten in diesem Gebiet. Fachthemen sind z. B. Onkologie, Palliative Care, Demenz, Intensivmedizin und Anästhesie, Wundmanagement, Schmerzmanagement. [8]

Physician Assistance

Mit einem Bachelor oder Master Physician Assistance (B. Sc./M. Sc.) können Pflegefachpersonen Ärzte bei der Diagnosestellung, Behandlung und Dokumentation unterstützen. Ein Medizinassistent darf nach ärztlicher Delegation z. B. eine Anamnese erheben und körperliche Untersuchungen durchführen, Gefäßzugänge legen, kleine Wunden nähen, unterstützend Patienten aufklären und beraten. [9]

Würde man den im europäischen Ausland üblichen, über lange Jahre etablierten Weg der Pflegebildung gehen wollen, dürfte in Deutschland die komplette Pflegeausbildung nur noch in akademischen Strukturen stattfinden. Dies ist zum jetzigen Zeitpunkt und vermutlich auch in den kommenden Jahren nicht umsetzbar und politisch nicht gewollt. Hauptgründe hierfür sind die fehlenden finanziellen Ressourcen für eine Umstrukturierung sowie die damit zusammenhängenden fehlenden Kapazitäten an den Hochschulen. Folgt man Empfehlungen des Wissenschaftsrats, so erscheint eine Akademikerquote von 10–20 % eines Ausbildungsjahrgangs als realistisch. [10]

Die zunehmende wissenschaftliche Arbeitsweise und die damit einhergehenden Prozesse an den Hochschulen führten dazu, dass zahlreiche Bachelor- und Masterarbeiten mit einem pflegewissenschaftlichen Inhalt auf dem Markt sind. Der Nutzen dieser Arbeiten wird teilweise infrage gestellt, es gibt jedoch auch Projekte, die einen unmittelbaren Bezug zur Patienten-/Bewohnerversorgung haben (➤ 8.1, ➤ 8.2).

1.1.8 Pro und Kontra der generalistischen Pflegeausbildung

Es gibt zahlreiche Befürworter, aber auch einige Gegner der generalistischen Ausbildung. Bedeutsam ist dabei, dass mit der Zusammenführung der Pflegeberufe ein grundlegend neues Verständnis der Pflegebildung einhergeht. Generalistische Pflegeausbildung bedeutet nicht das Zusammenlegen der „besten Inhalte" aus den bisherigen drei Grundausbildungen. Es handelt sich vielmehr um die Ausbildung in einem völlig neuen Beruf, dessen Kernmerkmal nicht das Lebensalter des Pflegeempfängers als einziges Kriterium ist.

Gründe für die Zusammenführung der Berufsgruppen waren bei der Entwicklung des Pflegeberufegesetzes u. a. folgende: [11], [12], [13]

- **Demografischer Wandel.** Damit ist in erster Linie das Ungleichgewicht zwischen der immer älter werdenden Bevölkerung und den nachwachsenden Generationen gemeint, deren Angehörige später einen Pflegeberuf ergreifen können. Die Generalistik „sammelt" die potenziellen Bewerber in einem Pool und erweitert die Arbeitsmöglichkeiten nach der Ausbildung.
- **Epidemiologische Veränderungen.** Der zunehmend schnellere Fortschritt und Wissenszuwachs in der Medizin erlaubt immer mehr therapeutische Maßnahmen bei Menschen höheren Lebensalters. Diese leiden gleichzeitig oft unter chronischen Krankheiten und demenziellen Erkrankungen. So wird z. B. in stationären Pflegeeinrichtungen vermehrt pflegetechnisch orientiertes Wissen benötigt, während gleichzeitig in Kliniken die Zahl demenziell erkrankter Patienten wächst – hier sind Know-how und Konzepte aus der Altenpflege gefragt. Die Generalistik führt die ursprünglich getrennten Fachgebiete zusammen.
- **Fachkräftemangel.** Sämtliche Berufsgruppen im Gesundheitswesen leiden unter mangelndem Nachwuchs, wobei gleichzeitig materielle und finanzielle Ressourcen geringer werden. Die Generalistik trägt durch ihre vielfältige Ausrichtung dazu bei, dass das gesamte Gesundheitswesen für Schulabsolventen interessanter und attraktiver wird.
- **Einspuriges Bildungssystem.** Der bisherige „klassische" Weg der dreijährigen Berufsausbildung ist nicht durchlässig. Mit

einer einseitig ausgerichteten Ausbildung sind Absolventen nach den drei Ausbildungsjahren oft am Ende der Karriereleiter angelangt, sofern sie nicht über eine Hochschulzugangsberechtigung verfügen. Die Generalistik ermöglicht durch ihre pauschale Anerkennung im europäischen Bildungssystem eine Durchlässigkeit in jede Richtung. So steht Absolventen dieser Ausbildung auch ein Hochschulstudium offen.

Dagegen stehen folgende **Gründe,** die häufig **gegen** die generalistische Pflegeausbildung angeführt werden:

- Die hohe Fachkompetenz, beispielsweise im Bereich der Gesundheits- und Kinderkrankenpflege, geht verloren, da die Schüler nur noch kurze Praxiseinsätze im pädiatrischen Pflegebereich absolvieren werden.
- Der ursprüngliche Altenpflegeberuf, der schon seit Langem unter Nachwuchsmangel leidet, wird noch mehr an Attraktivität verlieren, da sich kaum jemand mehr für einen Schwerpunkt in der Altenpflege entscheiden wird.

Diese Argumentation ist nachvollziehbar, doch die generalistische Ausbildung deckt **alle** pflegerischen Settings ab. Einzig die Spezialisierung folgt, wie es in vielen Berufen üblich ist, erst nach der Ausbildung durch Fort- und Weiterbildungen (➤ 1.3).

Befürworter der Generalistik berufen sich stets auf bereits durchgeführte wissenschaftliche Studien und Modellversuche zu diesem Thema. Exemplarisch sei hier auf das Projekt „Pflegeausbildung in Bewegung" (PiB, 2004–2008) [13] verwiesen, das unter Federführung des Bundesministeriums für Familie, Senioren, Frauen und Jugend durchgeführt wurde.

Aufgrund der aktiven politischen Arbeit verschiedenster Interessengruppen ist kurz vor der letzten Lesung des Pflegeberufegesetzes im Bundestag noch der Weg der spezialisierten Ausbildungen in der Altenpflege und in der Gesundheits- und Kinderkrankenpflege als jeweils weiterer möglicher Berufsabschluss beschritten worden (➤ 1.1.6). In den kommenden Jahren wird sich herauskristallisieren, wie sich diese Spezialisierungstendenzen auswirken und welche Ausbildungswege sich in Deutschland dauerhaft etablieren.

1.2 Modelle zur Entwicklung von Pflegekompetenz

Die Entwicklung einer **beruflichen pflegerischen Handlungskompetenz** (➤ 1.1.3) beginnt mit dem ersten Tag der Berufsausbildung und ist mit dem Erwerb der Führung der Berufsbezeichnung Pflegefachfrau bzw. Pflegefachmann nicht abgeschlossen. *„Lebenslanges Lernen wird dabei als Prozess der eigenen beruflichen Biografie verstanden und die fortlaufende persönliche und fachliche Weiterentwicklung als notwendig anerkannt."* (§ 5 Abs. 1 PflBG). [1], [2]

Wann ist eine Pflegefachperson „erfahren" oder gar ein Experte im Pflegeberuf? Und an welchen Kriterien von Wissen und Können kann das festgemacht werden? Nachfolgend werden zwei Modelle vorgestellt, die die Entwicklung von **Pflegekompetenz** beschreiben.

1.2.1 Stufen zur Pflegekompetenz nach Patricia Benner

Patricia Benner (geb. 1942, amerikanische Pflegetheoretikerin) beschreibt in ihrem Modell *From Novice to Expert: Excellence and Power in Clinical Nursing Practice* 1984 (Deutsch: Stufen der Pflegekompetenz) **fünf Kompetenzstufen,** die deutlich in Verbindung mit Zeit und Erfahrung stehen ([14], ➤ Abb. 1.5):

- **Anfänger.** Er verfügt über keinerlei Erfahrungen mit den Situationen, in denen er tätig werden soll. Deshalb richtet er sein Handeln ganz an Regeln aus, wenn sie ihm bekannt werden. Anfänger sind Auszubildende am Anfang der Pflegeausbildung, aber auch Pflegefachpersonen, die in einen neuen Arbeitsbereich (z. B. in die Anästhesie) wechseln. Anfänger brauchen einfache und kompakte Informationen über Merkmale des Arbeitsbereichs und Regeln.
- **Fortgeschrittener Anfänger.** Er verfügt über erste Berufserfahrung. Sich wiederholende Situationen werden zunehmend bewusster und

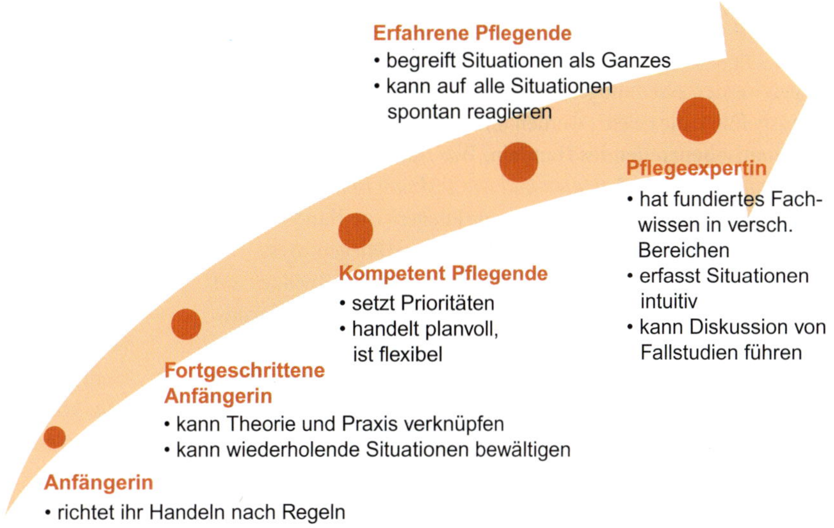

Abb. 1.5 Patrica Benners Modell beschreibt fünf Stufen der Entwicklung von Kompetenz – vom Neuling in der Pflege zum Pflegeexperten. Dafür sind Zeit, Aus- und spezifische Fort- und Weiterbildungen und Erfahrungen entscheidend. Lehrende in der Pflege (Pflegepädagogen, Praxisanleitende, Verantwortliche in der Fort- und Weiterbildung) müssen die jeweilige Kompetenzstufe beachten und die Lernenden dort abholen. [L143]

können bewältigt werden, Verknüpfungen zwischen Theorie und Praxis können hergestellt werden. Fortgeschrittene Anfänger sind Auszubildende im Verlauf der Ausbildung und Pflegefachpersonen am Ende des Einarbeitungsprozesses in den Fachbereich.

- **Kompetente Pflegende.** Sie kann planvoll handeln, d. h. Prioritäten setzen und Arbeitsabläufe planen; Arbeitsgeschwindigkeit und Flexibilität können noch weiterentwickelt werden. Eine allgemein kompetente Pflegende ist eine Auszubildende am Ende der Ausbildung nach dem Erwerb der Berufsbezeichnung oder eine Pflegefachperson, die zwei bis drei Jahre in einem Fachbereich arbeitet.
- **Erfahrene Pflegende.** Sie kann Situationen als Ganzes wahrnehmen und ist so flexibel, dass sie auf *alle* anfallenden Situationen spontan reagieren kann. Sie kann z. B. Zustandsverschlechterungen des Patienten erkennen, noch bevor es messbare Veränderungen gibt, und dann adäquat und individuell darauf reagieren. Eine erfahrene Pflegefachperson wird man nach drei bis fünf Jahren in einem Fachbereich. Bleibt als Frage: Was fördert – außer der Zeit – den Aufstieg zur erfahrenen Pflegefachperson?
- **Pflegeexperte.** Er hat einen großen Erfahrungsschatz und kann jegliche Situationen im Gesamten intuitiv einschätzen, d. h., er braucht keine analytischen Prinzipien (Regeln, Richtlinien) mehr, um Handlungen daraus abzuleiten. Die Schwierigkeit von Pflegeexperten ist, dass sie ihr Wissen kaum in Worte fassen können. Pflegeexperte ist, wer fundiertes Fachwissen in verschiedensten Bereichen hat und eine überdurchschnittliche praktische Fach- und Methodenkompetenz, was Berufserfahrung in verschieden Fachbereichen voraussetzt. Nach Benner erreichen nicht alle Pflegefachpersonen die Stufe des Pflegeexperten.

1.2.2 Modell nach Christa Olbrich

Christa Olbrich (geb. 1945, deutsche Pflegepädagogin) beschreibt in ihrem **Modell der Pflegekompetenz vier Dimensionen des pflegerischen Handelns.** Die notwendigen Kompetenzen innerhalb der jeweiligen Dimensionen müssen nacheinander aufgebaut werden ([15], ➤ Abb. 1.6):

- **Dimension des regelgeleiteten Handelns.** *Was sind die Inhalte der Pflege und wie werden sie ausgeführt?* Pflegerische Handlungen werden systematisch und nach Grundregeln und Prinzipien ausgeführt, die gelehrt werden und in Fachbüchern stehen.
- **Situativ-beurteilendes Handeln.** *Was bedeutet diese pflegerische Handlung für den Patienten und wie wirksam ist die Methode? Wo und wann wird Pflege wirksam?* Pflegerische Handlungen können reflektiert werden, Ziele und Pläne (Pflegeprozess ➤ Kap. 7) können im Vorhinein festgelegt und individuell auf den Patienten ausgerichtet werden. Pflegende können begründen, warum sie was in einer konkreten Situation tun.
- **Reflektierendes Handeln.** *Womit beschäftigt sich Pflege?* Pflegefachpersonen können ihre eigene Rolle bewusst wahrnehmen und vor dem Hintergrund eines beruflichen und persönlichen Menschenbilds reflektieren. Sie haben einen bewussten Umgang mit den Pflegeempfängern und reflektieren diesen.
- **Aktiv-ethisches Handeln.** *Warum wird Pflege ausgeführt und auf der Grundlage welcher Werte und ethischen Grundhaltungen?* Pflegefachpersonen werden aktiv durch ihr Handeln, Kommunizieren oder Streiten auf der Basis von Werten. Damit unterstützen sie die Pflegeempfänger in einer ethischen Dimension (➤ 5.2). Ggf. formulieren sie durch Reflexion auch Grenzen, wenn eigene Vorstellungen keinen Erfolg haben.

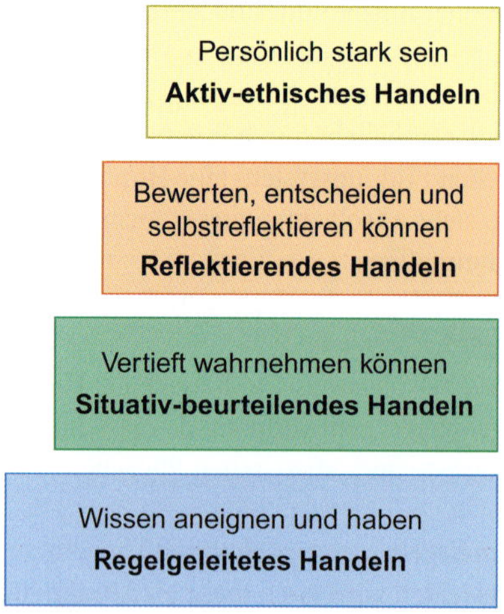

Abb. 1.6 Entwicklung von Pflegekompetenz in vier Dimensionen nach Christa Olbrich. [L143]

Christa Olbrich hat ihr Modell und die Dimensionen der Pflegekompetenz in den **Europäischen Qualifikationsrahmen** (*EQR*, Übersetzungsinstrument zur Vergleichung europäischer Bildungsabschlüsse [16]) eingepasst.

Frau Olbrich beschreibt in ihrem Modell auch die Ebenen des Lernens und ordnet sie den Dimensionen des pflegerischen Handelns zu: [15]

- **Deklaratives Lernen.** Was muss man wissen? Fakten, Regeln, Fachwissen, das kognitiv gelernt und aufgesagt (deklariert) werden kann.
- **Prozedurales Lernen.** Wie macht man etwas? Praktische Fertigkeiten in Verbindung mit Fachwissen bei der Durchführung von Pflegemaßnahmen.
- **Konditionales Lernen.** Wo und wann finden das erworbene Wissen und die entwickelten Fertigkeiten Anwendung? Für jede ganz individuelle praktische Pflegesituation situativ immer die richtigen Entscheidungen treffen können.
- **Reflektives Lernen.** Warum ist mir das Lernen wichtig? Lernen, über sich selbst nachzudenken, die eigenen Interessen, Motivationen und Einstellungen hinterfragen, um Wertmaßstäbe zu reflektieren und zu entwickeln.
- **Identitätsförderndes Lernen.** Was löst das Lernen in mir aus? Nachdenken über eigene Erfahrungen, Vorstellungen, Wünsche, Gefühle und Gedanken, z. B. auch Wahrnehmen von Hilflosigkeit, Wut, Abneigung, um eine stabile und sensible Berufsidentität zu entwickeln.

1.3 Fort- und Weiterbildungen

DEFINITION

Fortbildung: Bildungsmaßnahme nach Berufsabschluss mit geringer Zeitdauer. Der Fokus liegt auf der Aktualisierung, Erneuerung bzw. Ergänzung bereits vorhandenen Wissens, das für die Berufsausübung erforderlich ist. Die Maßnahme kann fachbezogen oder von allgemeiner Ausrichtung sein (z. B. Schulung im Umgang mit einem neuen EDV-System zur Pflegedokumentation).

Weiterbildung: Bildungsmaßnahme nach Berufsabschluss mit mittlerer bis längerer Zeitdauer. Der Fokus liegt auf der Neuerarbeitung oder Vertiefung von Fachwissen. Die Maßnahme ist meist fachlich ausgerichtet, gesetzlich geregelt (z. B. Fachkrankenpfleger/in für gerontopsychiatrische Pflege) und oft mit einem finanziellen und persönlichen Aufstieg verbunden.

Creditpoint *(engl. credit = Anerkennung, point = Punkt)*: Einheit, mit der eine im Studium erbrachte Leistung anerkannt wird.

Wie in allen anderen Berufen muss auch im Pflegeberuf das Konzept des lebenslangen Lernens greifen. Viele Arbeitgeber setzen voraus, dass ihre Mitarbeiter eigenverantwortlich an der eigenen **Fort- und Weiterbildung** interessiert sind und diese mitgestalten. Demgemäß haben Fort- und Weiterbildungsmaßnahmen im Pflegebereich eine große Bedeutung. In jüngster Zeit stehen sie teilweise in Konkurrenz zu den zahlreichen Studienangeboten für Pflegende. Viele Weiterbildungen wurden von den Anbietern daher bereits frühzeitig **modular strukturiert,** um eine Creditpoint-Anerkennung von erworbenem Wissen möglich zu machen. Das bedeutet, dass eine Pflegekraft mit einer Fachweiterbildung, z. B. im Bereich der Anästhesie- und Intensivpflege, einzelne Module davon bei einem pflegewissenschaftlichen Studium geltend machen kann.

Beispiele für **Weiterbildungen** für Pflegefachpersonen:

- Fach(kranken)pflege in den Bereichen Anästhesie/Intensivmedizin, Operationsdienst (➤ Abb. 1.7), Psychiatrie/Gerontopsychiatrie, ambulante Pflege
- Palliative Care/Onkologie
- Praxisanleitung
- Hygienebeauftragte(r)

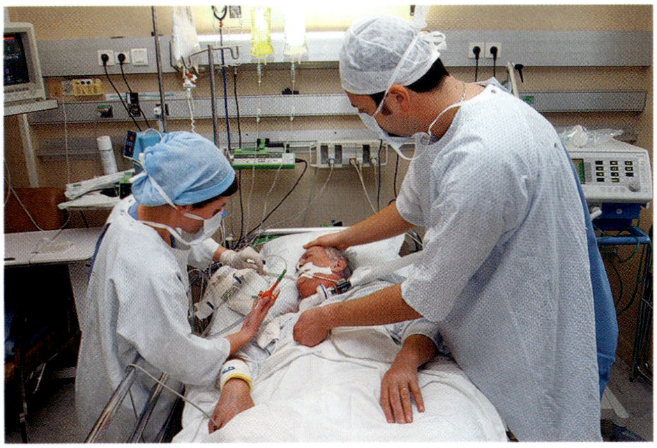

Abb. 1.7 Nach der dreijährigen Pflegeausbildung haben Pflegefachfrauen und -männer eine Vielzahl von Möglichkeiten, sich im erlernten Beruf weiterzuqualifizieren, z. B. für die Intensivstation. [J787]

Die Handhabung auf gesetzlicher Ebene unterliegt in der Regel den Bundesländern, daher existieren viele Unterschiede bezüglich der Verortung auf Gesetzesebene. Viele Weiterbildungen wurden bisher auf Basis von Empfehlungen der *Deutschen Krankenhausgesellschaft* (DKG) gestaltet. Im Zuge der weiteren Professionalisierung der Pflegeberufe (➤ 1.5) sollte diese Aufgabe der Strukturierung und Genehmigung zukünftig in den Aufgabenbereich der **Pflegekammer** fallen. Auch die Überprüfung von Pflegenden, die eine Fort- oder Weiterbildung besucht haben, sollte dann der Pflegekammer obliegen. Pflegekammern sollten das momentan existierende System ablösen, die **Registrierung beruflich Pflegender (RbP).** In diesem System konnten und können sich alle beruflich Pflegenden freiwillig registrieren. In einem Abstand von zwei Jahren wird überprüft, ob eine bestimmte Punktzahl bei Maßnahmen der Fort- oder Weiterbildung erreicht wurden. Leider kommt die Etablierung von Pflegekammern in den einzelnen Bundesländern aus verschiedensten Gründen nicht wie erhofft voran. Teilweise konnten beruflich Pflegende bisher nicht ausreichend von der Bedeutung einer Pflegekammer für die Professionalisierung überzeugt werden. [17]

1.4 Geschichte der Pflege

Die Pflege hilfsbedürftiger oder kranker Menschen entwickelte sich parallel zur Heilkunde. Archäologische Funde aus der Frühgeschichte belegen, dass bereits vor rund 7.000 Jahren (Jungsteinzeit, Neolithikum) massive operative Eingriffe vorgenommen wurden. Forscher fanden z. B. Schädel aus dieser Zeit, die Spuren der gezielten Eröffnung des Knochens *(Trepanation)* aufweisen und zugleich Heilungstendenzen zeigen. Sie beweisen, dass die Betroffenen die Manipulationen zumindest für einige Zeit überlebten. [16] Ohne pflegerische Unterstützung wäre dies nicht möglich gewesen.

Im Unterschied zu den Heilberufen formierten die frühen Pflegedienstleister jedoch nie eine eigenständige Profession. Die Versorgung von Kranken – bezogen auf den Ausgleich ihrer fehlenden Alltags- und Selbstpflegekompetenzen – blieb über lange Zeit ein Betätigungsfeld für Laien oder Menschen, die sich in erster Linie über moralisch bzw. ethisch begründete Motive definierten.

1.4.1 Pflege im Mittelalter

Aus der Sicht eines modernen Menschen wirkt das europäische **Mittelalter** wie eine Epoche widersprüchlicher Interessen. Einerseits brachte es überragende kulturelle Leistungen hervor, z. B. in der Architektur, andererseits war es zahlreichen Irrtümern unkorrigierbar verhaftet. Sie waren fast ausschließlich auf einer einseitig menschenbezogenen Weltsicht begründet, die z. B. den Planeten Erde als selbstverständlichen Mittelpunkt des Universums betrachtete. Die Ursache dafür lag auch in dem massiven Einfluss, den die katholische Kirche auf das Geistesleben und den Alltag nahm. Sie steckte die Pflichten der Menschen klar ab und stellte den Lohn für alle Anstrengungen, die sich nicht unmittelbar auf den Broterwerb richteten, für das Leben nach dem Tod in Aussicht.

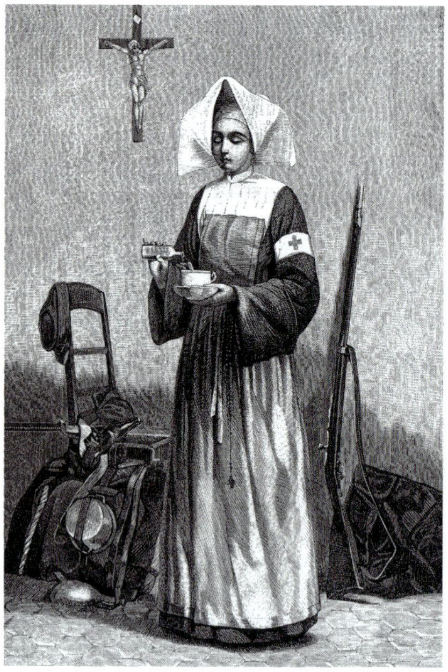

Abb. 1.8 Am Anfang wurde die Krankenpflege oft von Ordensleuten übernommen. [J812–009]

Die Pflege von hilfsbedürftigen Menschen bedeutete daher eine Last, die sich nur auf der Basis der **Caritas** *(Nächstenliebe als christlicher Tugend)* oder der **Diakonia** *(Dienst am Menschen)* leisten ließ. In der Gesellschaft hatte sich noch kein ethisches Bewusstsein durchgesetzt, das allen Mitgliedern ein unverbrüchliches Recht auf würdige Lebensumstände garantiert hätte. Deshalb übernahmen vor allem Ordensleute die mildtätigen Aufgaben gegenüber den Kranken und Alten (➤ Abb. 1.8). Da es der christlichen Lehre entspricht, den Armen einen Teil vom eigenen Überfluss abzugeben, stifteten wohlhabende Bürger in zahlreichen Städten Spitäler, die der Versorgung kranker und schwacher Menschen, aber auch der Armenspeisung sowie der Beherbergung Reisender gewidmet waren. In diesen Häusern herrschte oft nicht nur ein strenger Tagesablauf, sondern auch sehr schlechte hygienische Bedingungen, sodass die Bewohner unter Infektionen und ausgedehnten Wunden litten.

Die pflegerische Arbeit übernahmen entweder angestellte, aber ungelernte Dienstboten oder andere Bewohner. Die medizinische Versorgung lag oft in der Hand von Badern oder Feldschern (Wundärzte), die meist keine geregelte Ausbildung vorweisen konnten, sondern ihre Kenntnisse in der Behandlung von Krankheiten, Anwendung von Bädern und anderen körperbezogenen Tätigkeiten im besten Fall von Lehrmeistern aus demselben Metier erworben hatten.

1.4.2 Entstehung des Pflegeberufs

Die **Neuzeit** brachte in Europa zahlreiche Erkenntnisse auf medizinischem Gebiet, die in eine erhebliche Entwicklung der therapeutischen Möglichkeiten mündete, v. a. in operativen Disziplinen. Parallel war es notwendig, Pflegende strukturiert auf ihre Aufgaben vorzubereiten. In Deutschland engagierte sich der Arzt, Gynäkologe und Apotheker **Franz Anton Mai** (oder May; 1742–1814) zuerst in der Ausbildung des Pflegepersonals. Er gründete im April 1782 in Mannheim die erste Krankenpflegeschule (Öffentliche Schule zur Erziehung wohl unterrichteter Krankenwärter) und veröffentlichte im selben Jahr das Lehrbuch „Unterricht für Krankenwärter", das mehrere Auflagen erlebte. In dieser Schule, die nach wenigen Jahren wieder geschlossen wurde, weil Mai als Universitätsprofessor nach Heidelberg berufen wurde, war eine dreimonatige Ausbildungszeit vorgesehen.

In Österreich hielt ab 1812 der Arzt **Maximilian Florian Schmidt** (1784–1846) an Wochenenden Vorlesungen zur Krankenpflege in den Räumen der Universität Wien. Zunächst hatte er damit wenig Erfolg. Während der Choleraepidemie in den 1830er-Jahren stieg jedoch das Interesse sprunghaft, sodass Hunderte Menschen – auch solche, die sich lediglich auf die Versorgung erkrankter Familienmitglieder vorbereiten wollten – seinen Unterricht besuchten, der auch eine praktische Schulung im Allgemeinen Krankenhaus in Wien umfasste. Im Vorwort zu seinem Lehrbuch „Unterricht für Krankenwärter" (1831) schrieb Schmidt: *„Was ist wichtiger und wohltätiger, als demjenigen zu nützen, der bewußtlos oder sich selbst zu helfen unfähig ist, und wie oft oder größtentheils, (....), hängt von guter Pflege und Wartung die Erleichterung und Genesung des Kranken ab? Wie kann ohne dieselbe der geschickteste Arzt wirken?"* [19]

Die Krankenpflegerin **Friederike Wilhelmine** (1800–1842) und ihr Ehemann, der Pfarrer **Theodor Fliedner** (1800–1864), gründeten 1836 in Kaiserswerth am Niederrhein die „Bildungsanstalt für evangelische Pflegerinnen", aus der später das Sozialunternehmen der Kaiserswerther Diakonie hervorging. Die in dieser Schule ausgebildeten Krankenpflegerinnen waren international im Einsatz und lebten nach ordensähnlichen Regeln, zu denen die Prinzipien Armut, Gehorsam und Ehelosigkeit gehörten. Inzwischen hat sich die Schwesternschaft geöffnet, auch verheiratete Frauen gehören ihr an. Als verbindendes Element gilt nach wie vor der christliche Glaube.

In Großbritannien ist die Entwicklung der modernen Krankenpflege vor allem mit dem Namen **Florence Nightingale** (1820–1910, ➤ Abb. 1.9 a) verbunden. Die Tochter aus großbürgerlichem Haus hatte erhebliche Widerstände zu überwinden, bis sie – auch von ihrer Familie – die Erlaubnis erhielt, sich dem Beruf der Krankenpflege zu widmen. Damals gaben vor allem die nicht ordensgebundenen Krankenpflegerinnen häufig Anlass zu Kritik, weil sie vielfach korrupt

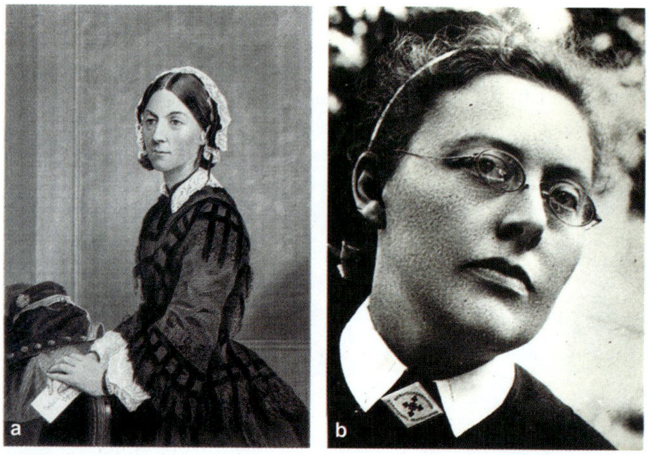

Abb. 1.9 Zwei Frauen, die untrennbar mit der Krankenpflege verbunden sind, weil von ihnen wesentliche Impulse für die neuzeitliche Krankenpflege ausgingen: die Engländerin Florence Nightingale (a) und die Deutsche Agnes Karll (b). [J812–10, W267]

und drogen- bzw. alkoholabhängig waren. Der besondere Verdienst Nightingales besteht darin, dass sie sich als erste Stimme aus der Krankenpflege selbst öffentlichkeitswirksam zu Wort meldete. Unabhängig von dem Berufsstand der Ärzte formulierte sie u. a. in ihrem Buch „Notes on Nursing“ die Forderung, Krankenpflege mit einer angemessenen Ausbildung sowie eigenständigen Aufgaben zu versehen. Sie wandte dazu wissenschaftliche Methoden an, entwickelte die erste Pflegetheorie (➤ 8.3.2) und betonte die Bedeutung der Hygiene, obwohl sie die Existenz von Krankheitserregern nicht anerkannte.

In Deutschland setzte die Krankenschwester **Agnes Karll** (1868–1927, ➤ Abb. 1.9 b) wesentliche Impulse für die Entstehung der eigenständigen Berufe in der Pflege. Nach zehn Jahren in der ambulanten Arbeit widmete sie sich der Berufspolitik und gehörte 1903 in Berlin zu den Mitbegründerinnen der Berufsorganisation der Krankenpflegerinnen sowie der Säuglings- und Wohlfahrtspflegerinnen Deutschlands (BOKD). Aus diesem Verein entstand der *Deutsche Berufsverband für Pflegeberufe* (DBfK ➤ 1.5) hervor, über den Deutschland *im International Council of Nurses* (ICN), dem Zusammenschluss von über 130 nationalen Pflegeverbänden, vertreten ist.

1.4.3 Entwicklung der gesetzlichen Grundlagen für Pflegeberufe

Die Entstehung der **gesetzlichen Grundlagen für Pflegeberufe** zog sich über fast 100 Jahre hin. Bereits zu Beginn des 20. Jh. forderten politisch engagierte Vertreter der professionellen Pflege entsprechende Regelungen. Sie waren vor allem von Motiven der Emanzipation und der Durchsetzung von Frauenrechten motiviert. Traditionell galt die Pflege als Aufgabe für Frauen und war eng mit ihrer Rolle in der Gesellschaft verbunden. Passend zu dem damaligen weiblichen Image galten weniger die Beherrschung von theoretischem und praktischem Wissen als vielmehr Tugenden wie Mitleid oder Opferbereitschaft als Eignungsvoraussetzung für die Pflegearbeit. Demzufolge schien es nicht erforderlich, für ein angemessenes Entgelt zu sorgen oder andere strukturelle Voraussetzungen der Berufsausübung zu schaffen.

Krankenpflegegesetze

Preußen erließ 1906 das erste Gesetz zur Regelung von Pflegeberufen. Die **Vorschriften über die staatliche Prüfung von Krankenpflegepersonen** legten u. a. fest, dass beruflich Pflegende eine einjährige Ausbildung zu absolvieren hatten, die mit einer Prüfung abschloss. Einige Jahre später, in 1917, entstand ein Regelwerk für die Kinderkrankenpflege.

Unter nationalsozialistischer Herrschaft trat 1938 ein deutschlandweites **Gesetz zur Ordnung der Krankenpflege** in Kraft. Darin war geregelt, dass die Leitung von Krankenpflegeschulen in der Hand eines Arztes liegen musste. Obwohl das Gesetz niemals vollständig umgesetzt wurde, blieb es bis fast zum Ende der 1950er-Jahre gültig. In einem **Krankenpflegegesetz** wurden 1957 in der Bundesrepublik die Pflegeberufe neu gefasst, u. a. mit folgenden Änderungen:

- Fachaufsicht der obersten Landesgesundheitsbehörden über die Prüfungen
- Zusammenfassung der Kranken- und Kinderkrankenpflege
- Gleichstellung der psychiatrischen Pflege
- Zweijährige Ausbildung mit anschließendem einjährigem Praktikum

Dieses Gesetz wurde mehrfach novelliert. 1965 nahm man die einjährige Ausbildung zur Krankenpflegehilfe auf, führte ein Mindestalter bei Ausbildungsbeginn sowie die mittlere Reife als Voraussetzung ein. Die Ausbildung wurde auf 1.200 theoretische Stunden in drei Jahren verlängert und das Anerkennungsjahr entfiel.

Das letzte **Krankenpflegegesetz (KrPflG)** trat im Januar 2004 in Kraft. Es wurde durch das **Pflegeberufegesetz (PflBG)** (➤ 1.1) am 01.01.2020 abgelöst.

Altenpflegegesetze

Nach Ende des Zweiten Weltkriegs stand Deutschland vor einer ähnlichen Problematik wie heute: einem demografischen Wandel, der zwangsläufig durch die Kriegsopfer herbeigeführt wurde. Einer großen Zahl älterer Menschen standen nur wenige junge Menschen gegenüber, die deren professionelle Pflege übernehmen konnten. So kristallisierte sich ein Bedarf an Fachexpertise heraus, der in der Krankenpflege so nicht vorhanden war. Mitte der 1960er-Jahre verabschiedete *der Deutsche Verein für öffentliche und private Fürsorge* daher eine Entschließung zum **Berufsbild der Altenpflege,** in der deren sozialpflegerischer Schwerpunkt begründet wurde.

Als erstes Bundesland legte Nordrhein-Westfalen 1969 eine Ausbildungs- und Prüfungsordnung fest, und fünf Jahre später war nahezu in allen westdeutschen Bundesländern die zweijährige Ausbildung verbindlich. Doch erst in den 1980er-Jahren erfolgten eine Angleichung und die gegenseitige Anerkennung der Altenpflegeausbildung in den jeweiligen Bundesländern, wenngleich sich die Ausbildungsformen und -inhalte noch deutlich unterscheiden konnten. Die Erweiterung der Ausbildungszeit auf drei Jahre, von denen das letzte Jahr als Praktikum abzuleisten war, wurde zuerst 1984 von Berlin eingeführt.

Im August 2003 wurde nach jahrzehntelanger Vorarbeit das bundeseinheitliche **Altenpflegegesetz (AltPflG)** verabschiedet, dessen grundlegendes Ausbildungsziel wie folgt formuliert war:

„Die Ausbildung in der Altenpflege soll die Kenntnisse, Fähigkeiten und Fertigkeiten vermitteln, die zur selbstständigen und eigenverantwortlichen Pflege einschließlich der Beratung, Begleitung und Betreuung älterer Menschen erforderlich sind.“

Auch dieses Gesetz wurde durch das **Pflegeberufegesetz (PflBG)** (➤ 1.1) am 01.01.2020 abgelöst.

Entwicklung der Pflegeberufe in der DDR

In der DDR gab es das Berufsbild der Altenpflege nicht. In den stationären Einrichtungen, „Feierabendheime“ genannt, versorgten Krankenpflegekräfte die alten Menschen. Die Ausbildung dauerte zunächst zwei Jahre und umfasste 400 Theoriestunden. Zu Beginn der 1950er-Jahre wurde vom Ministerium für Arbeit und Gesundheitswesen ein **dreistufiges Ausbildungssystem** in der Kranken- und Kinderkrankenpflege eingeführt:

- Die **Unterstufe** entsprach der pflegerischen Grundausbildung.
- In der **Mittelstufe** erwarben die Pflegenden die Qualifizierung, um als Stations-, Gemeinde- oder OP-Pflegekräfte arbeiten zu können.
- Die berufsbegleitende **Oberstufe** befähigte zur Lehrtätigkeit oder zu Leitungsfunktionen.

Die Ausbildung für jede dieser Stufen dauerte zwei Jahre, wobei das Examen nach der ersten Hälfte abzulegen war und das zweite Jahr der praktischen Ausbildung diente. Zusätzlich bildete man in der DDR „Facharbeiter für Krankenpflege" in anderthalbjährigen Kursen aus. Ihre Qualifikation entsprach der der Alten- und Krankenpflegehelfern. Bereits ab 1963 wurden in der DDR erste Studiengänge für Krankenpflege eingerichtet.

1.5 Professionalisierung und Berufspolitik

DEFINITION

Professionalisierung: Entwicklung eines Berufs zur Profession.
Profession: Beruf, der zentrale gesellschaftliche Werte vertritt und Aufgaben erfüllt, die für den Fortbestand der Gesellschaft notwendig sind. Erfordert ein besonderes Maß an wissenschaftlich gewonnenem Fachwissen und Fachkönnen. [20]

Aufgrund der aktuellen Gesetzgebung etabliert sich die Pflegebildung in akademischen Strukturen in Deutschland (➤ 1.1.7) mehr und mehr. Gemäß der obigen Definition ist die Pflege also auf dem Weg der Professionalisierung. Der zitierten Definition ist allerdings noch ein weiteres Merkmal hinzuzufügen, das charakteristisch für die Professionalisierung eines Berufs ist: **ein hoher Grad an beruflicher Organisation.** Doch wie steht es mit dem Grad an beruflicher Organisation in der Pflege? Derzeit ist davon auszugehen, dass ca. 10 % der beruflich Pflegenden in einem Berufsverband organisiert sind. Das ist sehr niedrig, da es sich um die größte Berufsgruppe im Gesundheitswesen mit ca. 1–1,2 Mio. Angehörigen handelt.
Folgende berufsständische Organisationen existieren derzeit oder sind im Entstehen begriffen:

- **Berufsverband.** Hierbei handelt es sich um einen freiwilligen Zusammenschluss von Interessenvertretern eines bestimmten Berufsstands. Berufsverbände für die Pflege sind z. B. **Deutscher Pflegeverband (DPV), Deutscher Berufsverband für Pflegeberufe (DBfK)** und **Deutscher Berufsverband für Altenpflege (DBVA).** Die Interessen werden dabei nach innen und außen vertreten, also z. B. gegenüber der eigenen Berufsgruppe und auch gegenüber politischen Personen und Gremien. Die Einflussnahme, z. B. auf Gesetzgebungsverfahren, ist zwar gering und häufig abhängig von persönlichen Kontakten, doch werden Vertreter der Berufsverbände bei Gesetzgebungsverfahren als Fachexperten zu Anhörungen geladen und treten dort für die Interessen ihrer Mitglieder ein.
- **Dachverband.** Zusammenschluss von mehreren Berufsverbänden, die eine ähnliche Interessenlage vertreten, mit dem Ziel, Kräfte zu bündeln und z. B. gegenüber dem Gesetzgeber stärker aufzutreten. Im **Deutschen Pflegerat (DPR)** sind u. a. DPV und DBfK organisiert.
- **Gewerkschaft.** Interessenvertretung für Angestellte und Arbeitnehmer, d. h. abhängig beschäftigte Personen, zur Vertretung vor allem wirtschaftlicher, arbeitsorganisationaler und sozialer Interessen. Gewerkschaften sind in der Regel als Arbeitnehmervertreter an Tarifverhandlungen bezüglich Vergütung und Arbeitszeitplanung beteiligt.
- **Pflegekammer.** Organ der Selbstverwaltung der Pflegenden. Hauptaufgabe ist die Selbstregulierung der Standards für Richtlinien und Vorschriften der Berufsgruppe. Die Kammer erfasst die beruflich Pflegenden und überwacht z. B. deren Fort- und Weiterbildungen (➤ 1.3), erlässt eine Berufsordnung für die Pflegenden und überwacht deren Einhaltung. Damit entlastet sie den Staat von diesen Aufgaben. Aufgrund des Föderalismus in der Bundesrepublik Deutschland ist die Einrichtung von Kammern Aufgabe der Bundesländer. Ein späterer Zusammenschluss auf Bundesebene ist denkbar und sinnvoll. Zum Zeitpunkt der Neuauflage dieses Buchs existieren Pflegekammern in Rheinland-Pfalz und Nordrhein-Westfalen. Die Gründung einer Bundespflegekammer wird ebenfalls weiter vorangetrieben. Der jeweils aktuelle Stand kann unter https://bundespflegekammer.de nachgelesen werden.

Aufgaben zur Pflegesituation

Frau Özcan hat heute ihren ersten Frühdienst im Orientierungseinsatz auf der internistischen Station. Ihre Praxisanleiterin, Korinna Lauter, hat sie bereits an einem Hospitationstag während des Einführungsblocks kennengelernt. Frau Lauter hat heute einen Praxisanleitertag, sodass sie ausreichend Zeit hat, um die neue Auszubildende in den Arbeitsbereich einzuführen. Neben Yaren Özcan ist ein weiterer Auszubildender auf dieser Station eingesetzt. Manuel Klein ist im zweiten Ausbildungsdrittel. Yaren Özcan hat noch nicht ganz verstanden, wie die Ausbildung seit 2020 in der Praxis abläuft.

1. Die Praxisanleiterin und Manuel Klein erklären Yaren Özcan, was sich mit dem Pflegeberufegesetz verändert hat. Was können die beiden v. a. über die praktischen Einsätze und die Praxisanleitung sagen.?
2. Was sind für Sie Kennzeichen professioneller Pflege?
3. Wie würden Sie die Charakteristika/Prinzipien der generalistischen Pflegeausbildung beschreiben?
4. Nennen Sie drei Unterschiede zwischen der Ausbildung zum Pflegefachmann/zur Pflegefachfrau und der Ausbildung zum Gesundheits- und Krankenpfleger/zur Gesundheits- und Krankenpflegerin bzw. Altenpfleger/Altenpflegerin.
5. Warum haben Sie sich für eine pflegerische Ausbildung entschieden? Finden Sie diese Ziele im Ausbildungsziel der Pflegeausbildung?
6. Wie würden Sie Ihr berufliches Selbstverständnis beschreiben? Diskutieren Sie das mit anderen Auszubildenden, die Sie an ihren Praxisorten treffen.

KAPITEL

2

Christa Junginger

Berufsfelder der Pflege

Pflegesituation

Tobias Nölke befindet sich am Beginn seiner Ausbildung zum Pflegefachmann. Im derzeit stattfindenden Einführungsblock erhält er einen Überblick über die gesetzlichen Grundlagen seiner Berufsausbildung zum Pflegefachmann. Besonders interessant findet er die gesetzlichen Vorgaben nach § 7 PflBG. Dort ist die Durchführung der praktischen Ausbildung geregelt. Im Unterricht werden den Auszubildenden mögliche Einsatzorte vorgestellt, die im Zusammenhang mit der praktischen Ausbildung und auch nach Abschluss der Berufsausbildung zur Verfügung stehen.

Das Pflegeberufegesetz ➤ 1.1

Im Jahr 2023 waren in Deutschland knapp 1,7 Mio. Pflegende sozialversicherungspflichtig beschäftigt. Etwas mehr als 4 von 5 Pflegenden sind Frauen. Teilzeitbeschäftigung ist weit verbreitet, etwa ⅗ arbeiten mit verringerter Arbeitszeit. 30 % der Pflegenden sind als Helfer tätig, 62 % als Pflegefachpersonen und 7 % als spezialisierte Experten. [1]

Mit dem Pflegeberufegesetz (PflBG) von 2020 umfasst die professionelle Pflege die Betreuung und Pflege von Menschen in allen Lebensphasen und Altersstufen sowie in den unterschiedlichsten Pflegesettings bzw. den verschiedensten Pflegeinstitutionen. Pflegefachpersonen können u. a. wählen zwischen Allgemein- und Fachkrankenhäusern, Rehabilitationseinrichtungen, der stationären Langzeitpflege, der ambulanten Pflege, der Mitarbeit in Medizinischen Versorgungszentren (MZV), sie können sich aber auch für Funktionsbereiche in Kliniken, für Hospize für Erwachsene oder Kinder, Behinderteneinrichtungen oder spezialisierte Wohngemeinschaften für außerklinische Intensivpatienten entscheiden.

Trotz dieser strukturellen Änderungen in der Pflegeberufeausbildung (➤ 1.1) sind die jeweiligen Aufgabengebiete in den einzelnen Arbeitsbereichen, insbesondere in den akutstationären Einrichtungen, weiterhin spezifisch ausgerichtet bzw. nach Arbeitsdisziplinen organisiert. Teils finden auch innerhalb der entsprechenden Einrichtungen weitere Untergliederungen statt, diese sind dann i. d. R. Fachdisziplinen zugeordnet.

Auch wenn sich die Berufsausbildung und die Berufsbezeichnung (➤ 1.1.1) geändert haben, geht es prinzipiell in allen Pflegesettings immer um die bestmögliche Versorgung von kranken Kindern, Jugendlichen, Erwachsenen und älteren Menschen, Rehabilitanden, sterbenden Menschen oder Menschen mit Behinderung.

2

2.1 Krankenhäuser

DEFINITION

Krankenhaus *(Klinik, Klinikum, Hospital, Spital):* Einrichtung, in der durch ärztliche und pflegerische Hilfestellung Erkrankungen, Leiden oder Körperschäden festgestellt, geheilt oder gelindert werden sollen oder Geburtshilfe geleistet wird, und in der die zu versorgenden Personen untergebracht und verpflegt werden (➤ Abb. 2.1). [2]

In Deutschland sind die Bundesländer für ausreichende Krankenhausbetten verantwortlich. Sie erstellen sog. Krankenhauspläne und entscheiden über die Zulassung von Kliniken und Betten. Ziel ist eine flächendeckende medizinische Versorgung der Bevölkerung. 2023 gab es insgesamt 1.874 Krankenhäuser. [3] Es kann festgestellt werden, dass seit der Jahrtausendwende ein kontinuierlicher Bettenabbau (2000: 559.651 Betten, 2023: 476.924) stattgefunden hat, was auch einen Einfluss auf die Beschäftigungsmöglichkeiten für Pflegefachpersonen in den Kliniken haben dürfte. Demnach sind weitere Veränderungen und Konzentrationsprozesse in der Krankenhauslandschaft denkbar.

2.1.1 Träger von Krankenhäusern

Krankenhäuser unterscheiden sich nach der **Art des Trägers,** also nach demjenigen, der das Krankenhaus betreibt und bewirtschaftet. Manche Träger haben sich auf Schwerpunkte/Spezialisierungen festgelegt.
In Deutschland gibt es drei Möglichkeiten für Trägerschaften: [4]

- Öffentliche Träger (Kommunen/Städte, Landkreise, Länder, Bund, Sozialversicherungsverbände, Knappschaften); sie machen etwa 30 % aus, stellen jedoch etwa die Hälfte aller Krankenhausbetten
- Freigemeinnützige Träger (Kirchen, Wohlfahrtsverbände, Stiftungen, Vereine)
- Private Träger (Ärzte, Ärztegruppen, Kapitelgesellschaften/Krankenhauskonzerne/Joint Ventures)

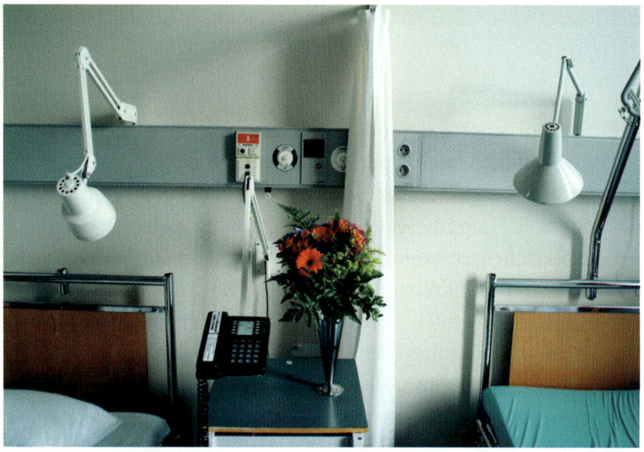

Abb. 2.1 V. a. schwere Erkrankungen erfordern unter Umständen eine dauerhafte ärztliche Beobachtung, pflegerische Betreuung oder eine aufwendige Behandlung. Diese Leistungen können nur in Krankenhäusern mit entsprechenden Spezialisten, sachdienlicher Ausstattung und erforderlichen medizintechnischen Geräten erbracht werden. [J787–098]

Die **Träger von Krankenhäusern** sind noch überwiegend öffentlich und freigemeinnützig. Es zeichnet sich als Trend ab, dass private Trägerschaften zunehmen, wohingegen die öffentlichen Trägerschaften kontinuierlich im Abnehmen begriffen sind. Das könnte den Sicherstellungsauftrag bzw. die Verpflichtung des Staates, eine ausreichende Krankenhausversorgung der Bürgerinnen und Bürger zu garantieren, in eine Schieflage bringen.

Teilweise gibt es zudem (vorwiegend regionale) Klinikverbünde. Bei dieser Gesellschaftsform bilden mehrere Krankenhäuser eine strategische Partnerschaft. Mit dieser bieten sie ihre Leistungen teils zwar standortkonzentriert, aber verwaltungstechnisch und administrativ innerhalb einer Trägerorganisation als Verbundversorgung an.

Zugehörigkeit zu einer christlichen Kirche bei konfessionellen Trägern oft erwünscht

Gerade bei konfessionellen Trägern (sog. Tendenzbetrieben, d. h., es stehen nicht ökonomische Ziele im Vordergrund, sondern geistig-ideelle oder konfessionelle Ziele) kann es sein, dass sie von ihren Mitarbeitern die Zugehörigkeit zu einer christlichen Kirche erwarten oder wünschen. Bei allen anderen Pflegeinstitutionen ist dies keine Bewerbungs-, Einstellungs- und Anstellungsvoraussetzung.

2.1.2 Krankenhausarten und Versorgungsstufen

Es kann zwischen verschiedenen **Krankenhausarten bzw. -typen** unterschieden werden – i. d. R. anhand ihres Versorgungsumfangs und ihrer Tätigkeitsschwerpunkte.

Für die Versorgungsstufen spielt die Anzahl der Fachabteilungen und der Betten eine Rolle. Grundsätzlich werden **vier Versorgungsstufen** unterschieden, bundesländerspezifische Abweichungen sind möglich (➤ Tab. 2.1). [4]

Universitätskliniken

Universitätskliniken decken i. d. R. das ganze Spektrum der medizinischen Versorgung ab. Es sind hochmoderne Krankenhäuser, deren medizinisches und pflegerisches Angebot sich auf zahlreiche Fachkliniken bzw. -disziplinen erstreckt. Mit hochqualifiziertem Fachpersonal, interdisziplinärer Diagnostik und Therapie sind sie die Gesundheitszentren mit der höchsten medizinischen Versorgungsqualität, die sich nach dem aktuellsten Stand der Wissenschaft richtet. Universitätskliniken behandeln oft auch Patientinnen und Patienten (im Folgenden als „Patientinnen" bezeichnet), die in anderen Krankenhäusern nicht (mehr) adäquat versorgt werden können oder die aufgrund ihrer Erkrankung die bestmögliche medizinische und pflegerische Fachkompetenz benötigen. Insofern erstreckt sich das Patienteneinzugsgebiet auch weit über die eigentliche Region hinaus.

Universitätskliniken erfüllen zudem als Hochleistungskrankenhäuser durch eine unmittelbare Anbindung an die medizinische Fakultät einer Universität immer auch einen Forschungs- und Lehrauftrag innerhalb ihrer Fachgebiete.

Tab. 2.1 Überblick über die verschiedenen Arten von Krankenhäusern, Versorgungsstufen, Differenzierungen und Funktionsbereiche (mod. nach [4]).

Krankenhausarten/Krankenhaustypen	Versorgungsstufe	Differenzierung	Funktionsbereiche
• Universitätskliniken • Allgemeinkrankenhäuser • Fachkrankenhäuser, Spezialkliniken • Belegkrankenhäuser • Praxiskliniken • Tages- und Nachtkliniken • Krankenhausergänzende Einrichtungen	• Grundversorgung • Regelversorgung • Schwerpunktversorgung • Maximalversorgung	• Allgemeinkrankenhaus • Kinderkrankenhaus • Fachkrankenhaus	• Ambulanz (Poliklinik) • Diagnostik, z.B. Endoskopie, Röntgen • Operationsabteilung • Intensivpflegestation • Diagnostik-, Spezialtherapieeinheit, z.B. Stroke Unit

Allgemeinkrankenhäuser

Alle Krankenhäuser sind sogenannte **Allgemeinkrankenhäuser,** entsprechend der klassischen Definition zur stationären medizinisch-pflegerischen Versorgung. Sie sind auf eine unmittelbare konservative oder operative medizinische Akutversorgung kranker Menschen aus- und eingerichtet. Eine rasche und i. d. R. wohnortnahe Versorgung ist gewünscht.

Innerhalb der deutschen Kliniklandschaft gibt es eigenständige **Kinderkliniken** bzw. Kliniken für Kinder- und Jugendmedizin. Sie konzentrieren sich auf die medizinische und pflegerische Betreuung von Kindern von der Geburt (bzw. Frühgeburt) bis zur Adoleszenz. Darum bezeichnen sich manche Häuser als Klinik für Allgemeinpädiatrie und Neonatologie. Eine Universitätskinderklinik bzw. eine Kinderklinik der Maximalversorgung (➤ Tab. 2.1) bietet spezialisierte Fachdisziplinen für Kinder, z. B. Kinderherzchirurgie, Rheumatologie, pädiatrische Endokrinologie, Neuropädiatrie, Kinderonkologie, Kinderintensivmedizin und Neonatologie.

Fachkrankenhäuser/Spezialkliniken

Fachkrankenhäuser/Spezialkliniken sind (Fach-)Zentren, die sich fachlich auf bestimmte Krankheiten oder Krankheitsgebiete spezialisiert haben und damit einem spezialisierten Versorgungsauftrag nachkommen. Typische Beispiele sind Herzzentren, Zentren für Menschen mit Brandverletzung, Fachkrankenhäuser für Pneumologie, Neurologie, Orthopädie, Psychiatrie, Suchterkrankungen oder Psychosomatik, Geriatrie, Spezialkliniken, z. B. für Menschen mit chronischen Schmerzen, Wirbelsäulenverletzungen oder Stoffwechselerkrankungen.

Eine Sonderrolle nehmen **Justizvollzugskrankenhäuse**r ein, in denen kranke inhaftierte Menschen stationär behandelt werden können oder sonstige Therapienotwendigkeiten erhalten.

Eine weitere Besonderheit sind die **berufsgenossenschaftlichen (Unfall-)Kliniken,** die sich sektorenübergreifend der Versorgung von Menschen nach Arbeitsunfällen oder mit einer Berufskrankheit widmen.

Wenige **Tropenkliniken** sind auf tropentypische (Reise-)Erkrankungen (insbesondere Infektionserkrankungen) spezialisiert.

Die fünf **Bundeswehrkrankenhäuser** in Deutschland haben einen besonderen Schwerpunkt im Bereich Akut- und Notfallmedizin. Sie haben auch eine Zulassung zur Behandlung von „Zivilpatienten", wovon eines ebenfalls eine Abteilung für Infektiologie und Tropenmedizin unterhält.

Belegkrankenhäuser

In **Belegkrankenhäusern** wird die ärztliche Leistung nicht durch angestellte Ärzte erbracht, sondern durch niedergelassene Vertragsärzte (Belegärzte). Häufig gibt es in einem Belegkrankenhaus Vertragsärztinnen und -ärzte (im Folgenden als „Ärztinnen" bezeichnet) unterschiedlicher Fachdisziplinen, z. B. Chirurgen, Urologen, Gynäkologen und HNO-Ärztinnen. Das Krankenhaus stellt die Räumlichkeiten, z. B. Operationssäle, auch Medizinprodukte und Pflegefachpersonen zur Verfügung und sorgt für die Unterkunft und Verpflegung der Patientinnen. Für Patientinnen hat dies den Vorteil, dass sie von „ihrer" niedergelassenen Ärztin operiert werden können.

Praxiskliniken

Praxiskliniken sind Unternehmen, die von niedergelassenen Ärztinnen geführt werden. In einer größeren Praxis besteht die Möglichkeit für kleinere ambulante Operationen. Eine Anästhesistin wird meist von außen hinzugerufen, wenn eine Operation geplant ist. Typisch sind Praxiskliniken in den Bereichen Orthopädie, Dermatologie, ästhetische und plastische Chirurgie, Abdominalchirurgie und Augenheilkunde. Die operierte Patientin wird i. d. R. noch einige Stunden postoperativ überwacht und anschließend nach Hause entlassen, kann aber auch noch über Nacht überwacht werden.

Tages- und Nachtkliniken

Tages- und Nachtkliniken bieten teilstationäre Behandlung an, v. a. dann, wenn sich die Behandlung über einen längeren Zeitraum erstreckt, eine ununterbrochene stationäre Anwesenheit aber nicht notwendig ist. Typische Beispiele sind onkologische oder psychiatrische Tageskliniken sowie Tages- und Nachtkliniken für geriatrische Patientinnen.

Krankenhausergänzende Einrichtungen

Häufig werden **krankenhausergänzende Einrichtungen,** z. B. medizinische Versorgungszentren (MVZ), Dialysezentren, Tageskliniken, Praxiskliniken, Trainings- und Rehabilitationszentren, Physio- und Logopädiepraxen, Blutspendezentralen oder Rettungsdienst an Krankenhäusern angesiedelt – obwohl diese organisatorisch unabhängig vom Krankenhaus sind.

Sinn und Zweck ist, dass diese Einrichtungen im Bedarfsfall auf eine entsprechende fachliche Kooperation und klinische Ausstattung zurückgreifen können, wodurch den Patienten eine medizinische Rundumversorgung zur Verfügung steht, ohne dass ein stationärer Aufenthalt für sie notwendig wird.

Krankenhäuser der Grund- und Regelversorgung

Die meisten Akutkrankenhäuser kommen gleichzeitig dem gesellschaftlichen und gesundheitspolitischen Versorgungsauftrag der sogenannten **Grund- und Regelversorgung** (> Tab. 2.1) für die umliegende Bevölkerung nach. Diese Grund- und Regelversorgung entspricht somit einer gesundheitlichen Basisversorgung.

- Im Rahmen der **Grundversorgung** muss ein Krankenhaus die Versorgung auf den Gebieten der inneren Medizin und allgemeinen Chirurgie gewährleisten.
- Bei der **Regelversorgung** gibt es neben den Fachdisziplinen der Grundversorgung noch weitere Fachabteilungen, häufig Gynäkologie und Geburtshilfe, Hals-, Nasen-, Ohrenheilkunde, Orthopädie oder Augenheilkunde.

Krankenhäuser der Schwerpunktversorgung

Krankenhäuser der **Schwerpunktversorgung** haben noch weitere Fachdisziplinen, z. B. Pädiatrie, Neurologie, Mund-, Kiefer- und Gesichtschirurgie. Sie sind für überörtliche Schwerpunktaufgaben hinsichtlich Diagnostik und Therapie verantwortlich bzw. zuständig.

Krankenhäuser der Maximalversorgung

Krankenhäuser der **Maximalversorgung** bieten ein sehr breites Leistungsspektrum und Fachdisziplinen an, z. B. noch Hämatologie, Endokrinologie, Herz- und Neurochirurgie, Transplantationsmedizin, Dermatologie, Strahlentherapie und Radioonkologie. In diesen Krankenhäusern stehen notwendigerweise auch hochdifferenzierte medizinisch-technische Einrichtungen und Großgeräte zur Verfügung. Hier werden auch Patienten mit besonders seltenen oder schweren Erkrankungen behandelt.

Insbesondere die Universitätskliniken nehmen zusätzlich zu ihren Verpflichtungen zur Forschung und Lehre die Aufgaben der Maximalversorgung wahr.

2.1.3 Fachdisziplinen und Funktionsbereiche

Im Allgemeinen sind Krankenhäuser in ihrer organisationsinternen Struktur nach **Fachdisziplinen bzw. -abteilungen** aufgebaut. Es gibt z. B. die Hauptfachgebiete der Chirurgie oder Inneren Medizin oder die Psychiatrie.

Innerhalb der Fachdisziplinen sind weitere Fachbereiche möglich, z. B. in der Chirurgie die Bereiche Traumatologie, Herz- und Gefäßchirurgie, Kinderchirurgie und viele weitere. Innerhalb der konservativen Therapie gibt es als Unterabteilungen z. B. die Kardiologie oder die Gastroenterologie. Bei der Psychiatrie kann die Kinder- und Jugendpsychiatrie ebenso wie die Gerontopsychiatrie ein fachliches Teilaufgabenfeld sein. Die Untergliederung großer medizinischer Disziplinen in fachspezifische Teildisziplinen ermöglicht es, dass die Patienten gemäß ihrem vorherrschenden Erkrankungsbild auf den dafür entsprechenden Stationen behandelt werden.

Je nach medizinischer Fachsparte sind die Patienten entweder im Erwachsenalter bzw. durchaus auch älter oder, wie im Bereich der Geburtshilfe, wenige Lebenstage alt oder in der Kinder- und Jugendpsychiatrie im Kindes- und Jugendalter. Es gibt aber teilweise auch altersgemischte Fachabteilungen, in denen Kinder, Jugendliche und Erwachsene behandelt werden, z. B. die Orthopädie, Hals-Nasen-Ohren-Heilkunde und Ophthalmologie oder Urologie.

Weitere funktionale und organisatorische Unterteilungen bilden die **Funktionsbereiche.** Dazu zählen die Ambulanzen (manchmal auch als Polikliniken bezeichnet), Operationsabteilungen, Überwachungs- bzw. Intensivpflegeeinheiten und alle Funktionsbereiche, die diagnostischen und/oder therapeutischen Zwecken dienen (z. B. Röntgenabteilung, Herzkatheterlabor, Strahlentherapie).

In sehr großen Kliniken gibt es oft mehrere **Intensivstationen** mit Zugehörigkeit zu einzelnen Fachdisziplinen, während in kleineren Häusern eher eine Intensiveinheit für alle Abteilungen zuständig ist. Überwiegend handelt es sich dabei um Erwachsenenmedizin, während in Intensiveinheiten der Neonatologie ausschließlich frühgeborene Kinder gepflegt und behandelt werden.

Ferner gibt es **Diagnostik- und Spezialtherapieeinheiten,** die Patienten je nach Beschwerde- oder Erkrankungsbild überwachen und versorgen. In einer Stroke Unit werden Kranke mit einem Schlaganfall intensivmedizinisch und interdisziplinär erstbehandelt. Eine ähnliche Organisationseinheit ist die Chest Pain Unit. Dort werden Patientinnen mit unklaren Brustschmerzen erstversorgt mit dem Ziel einer raschen und adäquaten Behandlung im Fall eines akuten Koronarsyndroms.

2.1.4 Organisation und Pflegemanagement

Organisation der Pflegearbeit > Kap. 6

Hinsichtlich der **Organisationsstrukturen** und Abteilungsgrößen gibt es in Allgemeinkrankenhäusern große Variationsbreiten. Es gibt Stationseinheiten mit bis zu 20 Patientinnen, aber auch Stationen mit einer weit höheren Patientenzahl. Dementsprechend bemisst sich die Personalbesetzung. Das Pflegepersonal selbst arbeitet i. d. R. im Drei-Schicht-Dienst bzw. im 24-Stunden-Betrieb über die 7-Tage-Woche hinweg. In Praxiskliniken, Tages- oder Nachtkliniken sind die Dienstzeiten entsprechend anders, z. B. gibt es vornehmlich eine Fünftagewoche.

Hierarchisch an oberster Stelle in der Pflege steht die **Pflegedienstleitung,** in Krankenhäusern auch Pflegedirektorin genannt. Sie verantwortet den größten Personalbereich im Krankenhaus, die Pflege. Sie ist das Bindeglied zwischen Medizin, Verwaltung und Pflege, verantwortlich u. a. für die Organisationsentwicklung und Kommunikationsstruktur im Pflegebereich, häufig auch Mitglied der Krankenhausleitung. Größere Krankenhäuser haben dazuhin meist Fachbereichs-Pflegedienstleitungen.

Für gewöhnlich ist auf der Stations- und Funktionsebene eine **Stationsleitung** als verantwortliche Führungskraft für ein Pflegemitarbeiterteam zuständig. Inzwischen hat sich für die Stationsleitung auch die Bezeichnung **Fachkraft zur Leitung einer Pflege- oder Funktionseinheit** etabliert. Idealerweise hat diese wiederum eine Schichtleitungsvertretung, die ebenfalls administrative und organisatorische Aufgaben wahrnimmt und Vorgesetztenfunktion und -aufgaben innehat. Alle pflegerischen Mitarbeiterinnen sind der Stationsleitung unterstellt. Ihr obliegen z. B. die Teamkoordination, die Erstellung von Dienst- und Urlaubsplänen und die Umsetzung der Vorgaben der Krankenhausleitung.

2.1.5 Personal im Krankenhaus

Das pflegerische Personal auf Allgemeinstationen besteht aus **Pflegefachpersonen.** Eventuell ist auch **Assistenzpersonal** eingesetzt, das den Pflegefachpersonen zuarbeitet bzw. Aufgaben nach Delegation übernimmt. Dazu zählen z. B. Gesundheits- und Krankenpflegehelfer und Stationsassistenten bzw. -hilfen.

In vielen Krankenhäusern werden **Auszubildende in der Pflege (Pflegeschülerinnen)** auf den verschiedenen Stationen wochenweise eingesetzt. Das Pflegeberufegesetz legt die verbindlichen Einsätze in der praktischen Ausbildung fest (➤ 1.1.5). Auch Auszubildende in der Pflege die ihre Ausbildung bei einem Träger einer stationären Pflegeeinrichtung oder eines ambulanten Pflegedienstes absolvieren, müssen einen Einsatz in der stationären Akutpflege leisten.

Schließlich können als Hilfspersonal noch **Praktikantinnen,** die ein freiwilliges soziales Jahr absolvieren oder einen Bundesfreiwilligendienst leisten, vorübergehend zum Mitarbeiterteam einer Station gehören.

Außerdem arbeiten in verschiedenen Fachbereichen Pflegefachpersonen mit Weiterqualifizierungsabschlüssen, z. B. für die Intensiv-/Anästhesiepflege, die Pflege in der Endoskopie, in der Onkologie, der Nephrologie, der Psychiatrie oder im Operationsdienst. [5] Pflegefachpersonen arbeiten auf den Stationen und Funktionsbereichen v. a. mit Ärzten zusammen.

Abhängig von der Fachdisziplin und bei Bedarf werden weitere Berufsgruppen aus dem Gesundheitswesen mit eingebunden oder hinzugezogen, wie z. B. Physio- und Ergotherapeutinnen, Logopädinnen, Sozialarbeiterinnen bzw. -pädagoginnen, Diätassistentinnen, Heilpädagoginnen, Psychoonkologinnen, Klinikseelsorgerinnen. Im Bereich der Kinder- und Jugendtherapie können Erzieherinnen und Lehrerinnen hinzukommen. Das bedeutet, dass auf den Stationen ein multiprofessionelles Kompetenzteam tätig ist und eine berufsgruppenübergreifende Zusammenarbeit notwendig ist.

In Einzelfällen wird die konsiliarische Expertise anderer Fachdisziplinen – meist auf Arztebene – angefragt und eingeholt, z. B. wenn auf einer kardiologischen Station eine Patientin ein zusätzliches gynäkologisches Problem hat.

2.1.6 Pflegeaufgaben

Auf den Allgemeinstationen wie auch den Überwachungseinheiten verantworten die Pflegefachpersonen alle vorbehaltenen Tätigkeiten (➤ 1.1.2). Sie führen selbstständig alle Maßnahmen durch, die mit Erreichen des Ausbildungsziels (§ 5 PflBG), d. h. dem Bestehen der Abschlussprüfung, von Pflegefachmännern und -frauen übernommen werden dürfen (➤ 1.1.3). Abhängig von der Patientensituation werden sie mit präventiven, kurativen, rehabilitativen oder palliativen Pflegemaßnahmen tätig (➤ 5.1.2).

Pflegefachpersonen führen eigenständig ärztlich angeordnete Maßnahmen durch und assistieren dem Arzt bei diagnostischen und therapeutischen Maßnahmen wie Visite oder Verbandwechseln. Ein weiterer Schwerpunkt pflegerischer Arbeit ist die Information, Beratung und Anleitung von Patienten und auf Wunsch auch von Angehörigen (➤ 5.3).

Und nicht zuletzt sind Pflegefachpersonen verantwortlich, Mitarbeitende einzuarbeiten und die praktische Ausbildung von Auszubildenden in der Pflege gemeinsam mit den Praxisanleitern sicherzustellen.

2.2 Stationäre Pflegeeinrichtungen

DEFINITION

Stationäre Pflegeeinrichtung (Pflegeheim, Altenheim, Heim): selbstständig wirtschaftende Einrichtungen, in denen pflegebedürftige Menschen
- unter Anleitung von ausgebildeten Pflegefachpersonen gepflegt werden,
- ganztägig (vollstationär) oder entweder tagsüber oder nachts (teilstationär) untergebracht und versorgt werden (§ 71 SGB XI).

Auch als stationäre Langzeitpflege bezeichnet.

Im § 71 Abs. 4 SGB XI ist weiter festgelegt, was *keine* Pflegeeinrichtungen sind:
- Einrichtungen zur medizinischen Vorsorge und Rehabilitation, Einrichtungen zur Teilhabe an schulischer Bildung oder Arbeitsleben von kranken Menschen oder Menschen mit Behinderungen
- Krankenhäuser (➤ 2.1)
- Wohnsituationen und -formen, die nur für die Unterbringung und Verpflegung der Bewohnerinnen und Bewohner (im Folgenden „Bewohnerin“ genannt) sorgen, aber nicht von einer verantwortlichen Pflegefachperson geleitet werden, z. B. betreutes Wohnen, Wohnstifte, Wohngemeinschaften (➤ 2.4.1). Bei Pflegebedürftigkeit oder notwendigen medizinischen Maßnahmen bzw. Verordnungen werden diese von einem ambulanten Pflegedienst (➤ 2.3) erbracht.

2.2.1 Träger von stationären Pflegeeinrichtungen

2023 gab es in Deutschland 16.505 Pflegeheime (2015 waren es 13.593), davon 11.250 für die vollstationäre Dauerpflege. [6] Grundsätzlich gibt es wie bei den Krankenhäusern drei Möglichkeiten für Trägerschaften:
- Öffentliche Träger
- Freigemeinnützige Träger
- Private Träger

Die Verteilung der Pflegeeinrichtungen auf die Träger ist aber anders als bei den Krankenhäusern. Stationäre Pflegeeinrichtungen befinden sich seltener in kommunaler Hand, die Mehrheit der Einrichtungen wird von freigemeinnützigen Trägern (z. B. Caritas, Diakonie, Deutsches Rotes Kreuz, Arbeiterwohlfahrt, Arbeiter-Samariter-Bund) betrieben, gefolgt von privaten Trägern, die meist größere Gesellschaften sind.

2.2.2 Differenzierung und Schwerpunktsetzung

Es gibt drei traditionelle **Heimtypen**: [7]

- Altenwohnheime: hier leben die Bewohnerinnen relativ eigenständig in einer kleinen Wohnung mit eigener Küche, i. d. R. kann die Verpflegung auch in einer Cafeteria eingenommen werden.
- Altenheime: hier leben Bewohnerinnen oft auch in kleinen Appartements und nutzen die hauswirtschaftliche und pflegerische Betreuung durch die Einrichtung.
- Pflegeheime: hier leben die Bewohnerinnen i. d. R. in Einzel- oder Doppelzimmern, die eine umfassende pflegerische und hauswirtschaftliche Versorgung benötigen.

Die meisten Einrichtungen bieten heute eine Kombination der drei traditionellen Heimtypen an (➤ Abb. 2.2).

In den **Wohnbereichen** leben überwiegend ältere und alte Menschen, die teils rüstig bzw. altersentsprechend gesund sind. Andere Bewohnerinnen haben Alterseinschränkungen und -erkrankungen, weshalb sie teilweise Pflege und Betreuung benötigen. Wieder andere haben zudem Krankheiten und/oder Behinderungen, die ihren Pflegebedarf erhöhen können. Für Pflegende bedeutet dies, dass die Bewohnerinnen einen sehr individuellen Unterstützungs- und Pflegebedarf haben, der sich im Verlauf auch verändert.

In vollstationären Pflegeeinrichtungen leben meist Bewohnerinnen mit einer Einstufung in die Pflegegrade 2–5. Für diese ist eine selbstständige Lebensführung vielfach nur noch in eingeschränkter Weise möglich. Viele stationäre Pflegeeinrichtungen nehmen vorübergehend – für bis zu acht Wochen – im Rahmen der **Kurzzeit- oder der Verhinderungspflege** Pflegegäste auf.

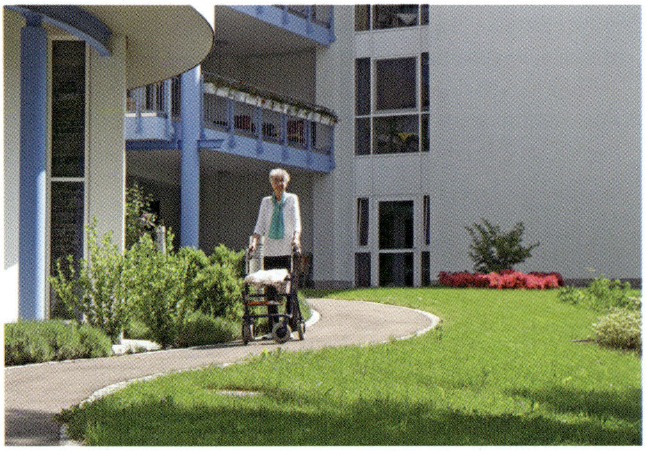

Abb. 2.2 Stationäre Pflegeeinrichtungen haben sich auf die ganz- oder halbtägige Betreuung von pflegebedürftigen Menschen spezialisiert. Im Mittelpunkt stehen die Pflege und Betreuung, weniger die medizinische Behandlung von Krankheitsbildern. Der Einrichtungsträger übernimmt die Gesamtverantwortung für die Unterkunft, Verpflegung, Pflege, Betreuung und Aktivierung. Ziel ist auch, den Bewohnern ein wohnliches Ambiente zu ermöglichen. [J787]

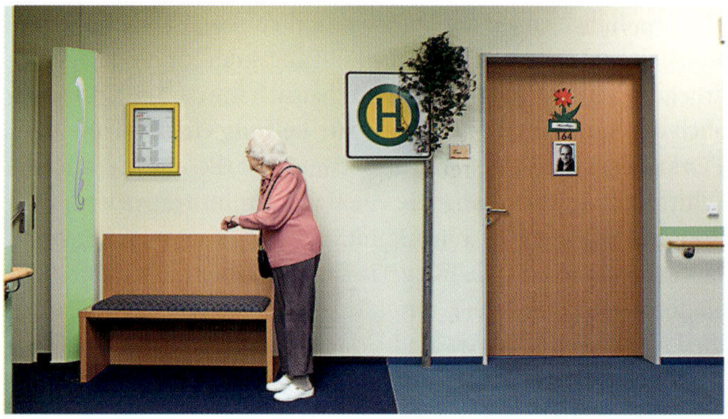

Abb. 2.3 Scheinbushaltestelle im Flur einer stationären Pflegeeinrichtung für Menschen mit demenziellem Syndrom. Sie dient als Anlaufstelle für Bewohnerinnen, die den Drang verspüren, die Einrichtung verlassen zu müssen, und auf der Bank auf den vermeintlich bald kommenden Bus warten. Nach kurzer Wartezeit haben sie ihr Vorhaben jedoch vergessen und können von den Pflegenden hier abgeholt und wieder für andere Aktivitäten gewonnen werden. [K115]

Stationäre Pflegeeinrichtungen spezialisieren sich zunehmend. So gibt es z. B. Pflegeeinrichtungen oder -bereiche für Menschen mit Multipler Sklerose oder demenziellem Syndrom (➤ 23.3.2) im Konzept der „beschützenden Betreuung" (➤ Abb. 2.3) oder für Menschen im Syndrom der reaktionslosen Wachheit. Relativ selten sind stationäre Pflegeeinrichtungen speziell für jüngere Bewohner zwischen Mitte 20 bis Mitte 50 Jahren, gleichermaßen für ältere Menschen mit Substanzmittelabhängigkeit (z. B. Alkohol oder Drogen) oder zur Pflege von Menschen mit HIV bzw. Aids.

Teilstationäre Versorgungen sind als Tages- oder Nachtpflege konzipiert. Hier werden Menschen stundenweise betreut, wenn die häusliche Pflege tagsüber oder nachts nicht ausreichend sichergestellt ist, z. B. bei Berufstätigkeit des Angehörigen. Aufwendungen für Betreuung und ggf. für medizinische und pflegerische Maßnahmen werden bis zu einem Höchstbetrag von der Pflegekasse übernommen. Die Kosten für Unterkunft und Verpflegung muss der Tages- oder Nachtgast selbst tragen. [7]

Weiter gibt es stationäre Pflegeeinrichtungen, die sich mit ihren Angeboten insbesondere an ältere Menschen mit Migrationshintergrund richten. Eine große Ausnahme sind bislang Pflegeeinrichtungen, in denen Menschen (im Alter) leben, die ihre sexuelle Identität als homosexuell bezeichnen und darum in ein Pflegeheim einziehen möchten, in dem sie auch im Alter selbstbestimmt ihre Homosexualität leben können.

2.2.3 Bauliche Strukturen und Organisation

Bauliche Anforderungen

Stationäre Pflegeeinrichtungen müssen baulichen Anforderungen entsprechen, die auf Bundesebene durch die **Heimmindestbauverordnung** und durch länderspezifische Vorgaben geregelt sind. So müssen Einrichtungen z. B. barrierefrei sein, über eine entsprechende Anzahl von Sanitäranlagen verfügen und hygienische Notwendigkeiten berücksichtigen. Die Zimmer der Bewohnerinnen müssen eine bestimmte Mindestgröße haben.

Auf der anderen Seite sollen besonders die Wohnbereiche, Zimmer und Gemeinschaftsräume der Bewohnerinnen wohnlich und heimelig sein. In vielen stationären Pflegeeinrichtungen dürfen Bewohnerinnen deshalb eigene Möbel mitbringen.
Stationäre Pflegeeinrichtungen bestehen aus folgenden Räumlichkeiten:

- Eingangsbereich/Foyer
- Verwaltungs- und Wirtschaftsräume, hierzu gehören auch Küche, Umkleide- und Aufenthaltsbereiche von Mitarbeitern und Mitarbeiterinnen
- Wohnbereiche (früher auch Stationen genannt), die bei neuen Häusern kleinere Einheiten mit Aufenthalts- und Essbereichen sind, einschließlich Dienstzimmer für die Pflegenden, Sanitäranlagen, Lagerräumen. Die Gemeinschafträume laden Bewohnerinnen und auch Besucher ein, sich zwanglos zu treffen und gemeinsame Mahlzeiten einzunehmen. Diese Räumlichkeiten werden auch für Beschäftigungs-, Aktivierungs- und Unterhaltungsangebote oder gemeinsame Feiern genutzt
- Außenbereich, der einlädt, draußen zu verweilen. Die Außenanlage muss so gestaltet sein, dass sie auch von Bewohnerinnen mit einer Geheinschränkung, z. B. mit Unterarmgehstützen, Rollator oder Rollstuhl einfach erreichbar und zu nutzen ist. Überdies müssen Sitzgelegenheiten zum Ausruhen vorhanden sein, wovon manche mit Schutz vor Sonnenbestrahlung und Regendach ausgestattet sein sollten (➤ Abb. 2.2).

2.2.4 Organisationsstrukturen

Organisation der Pflegearbeit ➤ Kap. 6

Die **Organisationsstrukturen** ähneln denen im Krankenhaus (➤ 2.1.4). Statt von Stationen oder Abteilungen wird hier eher von Wohnbereichen gesprochen, das sind Wohneinheiten, in denen 15 bis 25 Bewohnerinnen leben. Diese werden in vollstationären Pflegeeinrichtungen 24 Std. am Tag (meist im Drei-Schicht-System) und sieben Tage pro Woche betreut. In teilstationären Einrichtungen sind die Versorgungszeiten kürzer, meist 8 Std. pro Tag und auch nur von Montag bis Freitag.

Eine stationäre Pflegeeinrichtung wird von einer Einrichtungsleiterin (auch Heimleiterin genannt) geleitet, die v. a. für die wirtschaftlichen Belange und die Umsetzung von geltendem Recht verantwortlich ist.

Größere Einrichtungen haben i. d. R. eine Pflegedienstleitung. Bei ihr liegt die pflegerische Gesamtleitung. Für die Position einer **verantwortlichen Pflegefachperson** muss neben einer abgeschlossenen Berufsausbildung in der Pflege und Berufserfahrung auch noch eine Weiterbildung für leitende Funktionen mit mindestens 460 Std. absolviert worden sein. [5]

Die Wohnbereiche werden von einer **Wohnbereichsleitung** und ggf. ihrer Stellvertretung geleitet. Ihnen unterstellt sind Pflegende aller Qualifikationsstufen, Auszubildende in der Pflege und Praktikanten.

2.2.5 Personal in stationären Pflegeeinrichtungen

Pflegepersonal und weitere Mitarbeitende

Die **personelle Besetzung** der Wohnbereiche ist an die Größe bzw. die Bewohnerzahl und die Pflegegrade angepasst. Das Team in den Wohnbereichen besteht aus Pflegefachpersonen, Pflegehelferinnen, Betreuungskräften, Hilfspersonal, hauswirtschaftlich tätigen Mitarbeiterinnen und Pflegeauszubildenden. Im Sinne einer fachkompetenten, an pflegewissenschaftlichen Erkenntnissen orientierten Pflege ist prinzipiell ein möglichst hoher Anteil an Pflegefachpersonen im Verhältnis zum ungelernten Personal anzustreben. Die Personalberechnung ist seit Juli 2023 neu geregelt. [8], [9]

In Wohnbereichen, z. B. mit Menschen mit demenziellem Syndrom oder im Syndrom der reaktionslosen Wachheit, werden mehr Pflegefachpersonen benötigt. Diese haben bestenfalls eine spezialisierte Weiterbildung in Gerontopsychiatrie oder neurologischer Pflege und Wachkomapflege absolviert. Im Team sollte es auch Pflegefachpersonen mit einer Weiterbildung zur Palliativpflegekraft oder Palliative Care für Pflegende geben (➤ Kap. 25).

Weit stärker als in Krankenhäusern wirken in stationären Pflegeeinrichtungen Ehrenamtliche oder auch Mitglieder aus Förderkreisen bei der Betreuung der Bewohner mit.

Medizinische Versorgung

Die kassen(zahn)ärztliche Bundesvereinigung muss die **medizinische Versorgung** der Bevölkerung sicherstellen und demzufolge auch für Bewohnerinnen in stationären Einrichtungen. Die Einrichtungen sind verpflichtet, den Pflegekassen mitzuteilen, wie sie die haus-, fach- und zahnärztliche Versorgung sowie die Arzneimittelversorgung organisiert haben. Es gibt verschiedene Möglichkeiten:

- Jede Bewohnerin hat ein Anrecht auf ihre persönliche Hausärztin, die sie bei Bedarf aufsucht oder die zur Hausvisite kommt.
- Die Pflegeeinrichtung schließt Kooperationsverträge mit niedergelassenen Ärztinnen ab, in denen u. a. auch Visiten, Rufbereitschaft und Versorgung an Wochenenden oder Feiertagen geregelt ist.
- Es steht den Pflegeeinrichtungen frei, eine Ärztin anzustellen, wenn die Versorgung nicht ausreichend durch niedergelassene Ärztinnen sichergestellt werden kann.

Ähnliches gilt z. B. für Physiotherapeutinnen oder Logopädinnen, die meist in die Pflegeeinrichtungen kommen und die Bewohnerinnen während dieser Hausbesuche behandeln.

Seit 2017 haben Bewohnerinnen einen Anspruch auf zusätzliche Betreuung und Aktivierung, die über die notwendigen Pflegemaßnahmen hinausgehen. Ziele sind Zuwendung, Austausch mit anderen Menschen und die Förderung des Lebens in Gemeinschaft. Die Leistungen werden im vollen Umfang von der Pflegekasse getragen, indem sie **Betreuungskräfte** finanziert. Betreuungskräfte nach § 43b SGB XI haben eine Ausbildung absolviert, die in der Betreuungskräfte-Richtlinie geregelt ist. [10]

2.2.6 Pflegeaufgaben

Es gelten grundsätzlich die in ➢ 2.1.6 formulierten Pflegeaufgaben.

Stationäre Pflegeeinrichtungen bieten den pflegebedürftigen Bewohnerinnen eine umfassende Pflege und Betreuung an. Dabei erfolgt die Versorgung rund um die Uhr. Die individuellen Pflegeinterventionen sind ressourcenorientiert; sie sollen körperliche, geistige, psychische und soziale Kompetenzen und Fähigkeiten der Bewohnerinnen erhalten bzw. fördern und wenn möglich verbessern. Mit aktivierender Pflege sollen sie verloren gegangene Kompetenzen wiedererlangen.

2.3 Ambulante Pflegedienste

DEFINITION

Ambulanter (mobiler, häuslicher) Pflegedienst (auch Tourenpflege genannt): Einrichtung, die Pflege- und Unterstützungsbedürftige und ggf. ihre pflegenden Angehörigen bei der Pflege zu Hause unterstützt und den Familien weitere Unterstützung und Hilfe im Alltag anbietet. Diese häusliche Pflegehilfe wird erbracht, um die Selbstständigkeit der Pflegebedürftigen so weit wie möglich zu erhalten. Nach § 37 SGB V dient häusliche Pflege auch zur Unterstützung einer ambulanten ärztlichen Versorgung (Sicherungspflege) oder zur Vermeidung eines Krankenhausaufenthalts (Vermeidungspflege).

Die Pflegeversicherung übernimmt für Pflegebedürftige ab dem Pflegegrad 2 sog. ambulante Pflegesachleistungen bis zu einem Höchstbetrag pro Pflegegrad und Monat. Zusätzlich steht Pflegebedürftigen zu Hause bereits ab Pflegegrad 1 ein Entlastungsbetrag von 125 € pro Monat zu, z. B. für die Finanzierung einer Nachbarschaftshilfe, aber auch eine Tages- oder Kurzzeitpflege (➢ 2.2.2). [11], [12]

Das Leistungsangebot der **ambulanten Pflegedienste** ist vielfältig:

- Unterstützung bzw. Übernahme von körperbezogenen Pflegemaßnahmen wie Körperpflege, Ernährung und Ausscheidung, Bewegung
- Pflegerische Betreuungsmaßnahmen wie Hilfe bei der Gestaltung des Alltags, Aufrechterhaltung sozialer Kontakte
- Häusliche Krankenpflege nach § 37 SGB V wie Medikamentengabe, Injektionsverabreichung, Verbandswechseldurchführung
- Beratung der Pflegebedürftigen und ihrer pflegenden Angehörigen zu pflegerischen Themen wir Dekubitusprophylaxe, aber auch zu Hilfsmitteln und Wohnraumanpassung, Hilfsangeboten wie Pflegeberatung, Fahrdiensten, Essensbelieferung, Sozialangeboten
- Hilfen bei der Haushaltsführung wie Einkaufen, Kochen oder Putzen

Die Vergütung erfolgt abhängig von den erbrachten Tätigkeiten:

- Durch Pflegekassen nach SBG XI für häusliche Pflegehilfe, z. B. für die morgendliche Grundversorgung
- Durch die Krankenkasse nach § 37 SGB V für häusliche Krankenpflege, z. B. Verbandwechsel, Arzneimittelgabe und nach § 38 SGB V für Hilfe im Haushalt
- Ggf. nach SGB XII Sozialhilfe bei unzureichendem Vermögen oder Versichertenstatus
- Durch den Pflegebedürftigen selbst für zusätzlich vereinbarte Leistungen

2.3.1 Träger von ambulanten Pflegediensten

2023 gab es in der Deutschland 15.549 ambulante Pflegedienste einschließlich ambulanter Betreuungsdienste. [6]

Grundsätzlich gibt es wie bei den Krankenhäusern und stationären Pflegeeinrichtungen drei Möglichkeiten für Trägerschaften:

- Öffentliche Träger
- Freigemeinnützige Träger
- Private Träger

Die Trägerschaften sind anders verteilt als bei den Krankenhäusern und stationären Pflegeeinrichtungen. Die meisten ambulanten Dienste sind in privater Hand und in privat-gewerblicher Unternehmensführung betrieben. Schon deutlich seltener sind freigemeinnützige Träger (z. B. Caritas, Diakonie, Deutsches Rotes Kreuz, Arbeiter-Samariter-Bund, Johanniter). Gelegentlich betreiben auch öffentliche Träger, z. B. Kommunen, einen ambulanten Pflegedienst. [12]

2.3.2 Organisation und Pflegemanagement

Ambulante Pflegedienste müssen einen Zulassungsantrag bei den Landesverbänden der Pflegekassen stellen. Für die Zulassung müssen sie bestimmte Kriterien erfüllen: [5]

- Selbstständig wirtschaftendes Unternehmen mit eigenen Geschäftsräumen
- **Verantwortliche Pflegefachkraft** (Pflegefachperson mit zumindest zweijähriger Berufserfahrung und einer Leitungsweiterbildung von mindestens. 460 Std.), alternativ ist ein erfolgreich beendetes Studium im Bereich Pflegemanagement möglich. Die Stellvertreterin muss dieselben Kriterien erfüllen
- Weitere Qualitätskriterien, z. B. ausreichendes und geeignetes Personal (je nach Bundesland sind mindestens 2–4 Vollzeitkräfte vorgeschrieben)
- 24-Stunden-Rufbereitschaft muss während 7 Tagen gewährleistet sein.
- Qualitätsmanagement, Dokumentationssystem, Hygieneplan und anderes.

Der **Medizinische Dienst der Krankenversicherung** (MD ➢ 2.4.6) prüft regelmäßig, ob der ambulante Pflegedienst alle gesetzlichen und fachlichen Vorgaben erfüllt. [17]

Zwischen dem Pflegedienst und den Pflegekassen wird ein Versorgungsvertrag abgeschlossen, der Pflegedienst erhält eine **IK-Nummer (Institutionskennzeichen).** Diese sind die Grundlagen für die Abrechnung von Pflegesachleistungen.

Die Hauptbetriebszeiten eines ambulanten Pflegedienstes sind:

- Geschäftszeiten der Verwaltung üblicherweise zwischen 8 und 16 Uhr
- 24-Stunden-Rufbereitschaft während 7 Tagen für Notsituationen
- Pflegezeiten i. d. R. in Früh- und Spätdiensten, teilweise bedeutet das für die Pflegenden geteilten Dienst. Die Besuchshäufigkeit ist individuell, auch die Uhrzeiten können individuell abgesprochen werden. Manche Pflegebedürftigen werden nur einmal in der Woche, z. B. zum Duschen, besucht, andere täglich, und manche Klienten erhalten auch abends einen Pflegebesuch. Der ambulante Pflegedienst kommt auch an den Wochenenden und an Feiertagen.

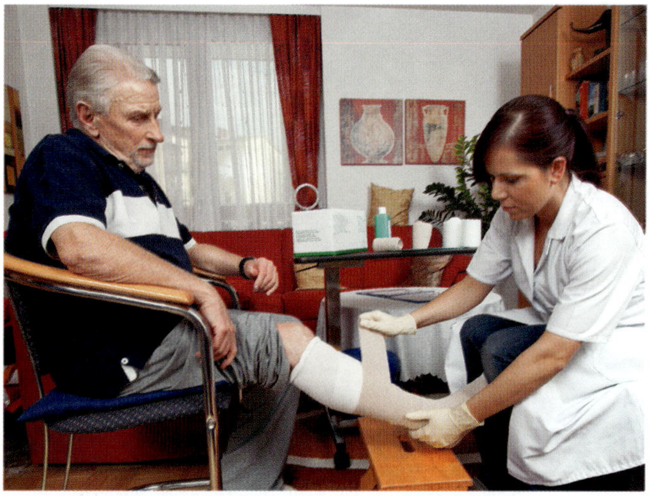

Abb. 2.4 Ambulante Pflege ermöglicht vielen älteren und kranken Menschen zu Hause zu leben, auch indem Angehörige sie vor Ort unterstützen. [J787]

Pflegeorganisatorisch wird ein ambulanter Pflegedienst von einer verantwortlichen Pflegefachperson geleitet. Sie kann die Geschäftsführung selbst sein oder eine angestellte Pflegefachperson. Verantwortliche Pflegefachperson (Pflegedienstleitung) und Stellvertretung sind hauptverantwortlich für einen reibungslosen Ablauf der Besuche der Pflegefachpersonen und Hilfskräfte bei den Pflegebedürftigen. Sie erstellen die Touren- bzw. Einsatz- oder Besuchspläne sowie die Dienst- und Urlaubspläne für die Mitarbeiter.

Außerdem ist die Pflegedienstleitung erste Ansprechperson für die Klienten und ihre Angehörigen, die Sozialversicherungsträger, den MD (➤ 2.4.6), Haus- und Fachärzte, teils auch für Sanitätsfachhäuser, Apotheken, Pflegeschulen und andere.

2.3.3 Differenzierung und Schwerpunktsetzung

Ambulante Dienstleister offerieren ihr Pflegedienstleistungsangebot i. d. R. ausschließlich in der häuslichen Pflege. Die Pflegenden suchen die unterstützungsbedürftigen Menschen in ihren Privaträumen auf und pflegen sie in ihrem persönlichen und gewohnten Umfeld (➤ Abb. 2.4). Angepasst an den jeweiligen Pflegebedarf kann es sich um allgemeine Pflegeunterstützung und -angebote handeln, nach ärztlicher Verordnung wird auch medizinische Behandlungspflege durchgeführt. Ebenso kann eine Versorgung im hauswirtschaftlichen Bereich in einen Pflegebesuch integriert sein. Ambulante Dienste führen auch Pflegeberatungen durch, sowohl für Pflegebedürftige selbst als auch für deren Angehörige.

Wenige ambulante Pflegedienste haben sich auf **häusliche Kinderkrankenpflege** spezialisiert. Sie betreuen Kinder, die aufgrund schwerer oder chronischer Krankheit dauerhafte pflegerische oder medizinische Unterstützung brauchen.

Ambulante psychiatrische Krankenpflege *(APP)* ist eine weitere Spezialisierung für ambulante Pflegedienste. Sie ist häufig in Programmen der Integrierten Versorgung eingebunden und soll Krankenhausaufenthalte verkürzen oder verhindern. Aufgaben dieser ambulanten Pflegedienste sind z. B. Information und Anleitung im Umgang mit Medikamenten, Hilfe in akuten Krisensituationen und Erarbeitung von Bewältigungsstrategien, Unterstützung bei der Tagesgestaltung und selbstständigen Lebensführung. [13]

Die **stationsäquivalente psychiatrische Behandlung** *(STäB)* ist eine fachärztlich geleitete häusliche Behandlung durch ein multiprofessionelles Behandlungsteam, u. a. mit Pflegefachperson, Psychologin, Ergo- und Physiotherapeutin. Ziel ist, die frühzeitige Entlassung aus der Klinik zu ermöglichen bzw. einen Klinikaufenthalt zu verhindern. Die Patientin muss mindestens einmal täglich zu Hause aufgesucht werden. Rechtliche Grundlage ist § 115d Abs. 2 SGB V, der die stationsäquivalente psychiatrische Behandlung seit 2017 als abrechenbare Krankenhausleistung beschreibt. [14]

Ambulante häusliche Intensivpflege (auch: außerklinische Intensivpflege, AKI) wird von ambulanten Pflegediensten übernommen, die sich auf Patientinnen mit der Notwendigkeit einer permanenten pflegerischen Interventionsbereitschaft zur Sicherung der Vitalparameter und/oder notwendige und aufwendige medizinisch-pflegerische Maßnahmen außerhalb der Klinik spezialisiert haben. Das sind i. d. R. Patientinnen mit einem Tracheostoma und/oder Beatmung. Ambulante häusliche Intensivpflege findet statt:

- Als häusliche Einzelversorgung (1:1-Pflege), oft während 24 Std., ggf. auch weniger (➤ Abb. 2.5)
- In spezialisierten Wohngruppen

Die rechtliche Grundlage stellt die *Außerklinische Intensivpflege-Richtlinie (AKI-RL)* dar, die differenziert regelt, welche Patientinnen wann außerklinische Intensivpflege erhalten und welche Qualifikationen die verantwortliche Pflegefachperson und Mitarbeiterinnen haben müssen. [15]

Pflegedienste in der ambulanten häuslichen Intensivpflege spezialisieren sich meist auf die Betreuung von Erwachsenen oder von Kindern und Jugendlichen (➤ Abb. 2.5).

Einige ambulante Pflegedienste haben sich auf **ambulante onkologische und Palliativpflege** spezialisiert (Palliative Care ➤ Kap. 25). Sie betreuen onkologische Patienten, teilweise mit komplexem Therapiebedarf (z. B. Ernährung über einen Port), und schwerstkranke und sterbende Patienten im häuslichen Umfeld. Die ambulante Palliativversorgung wird durch die *allgemeine ambulante Palliativversorgung*

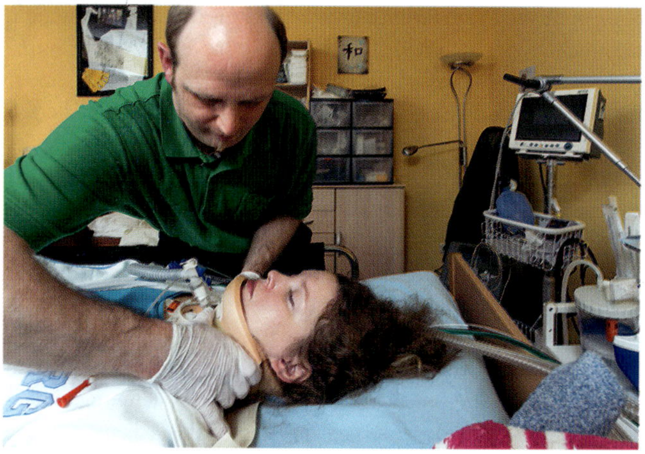

Abb. 2.5 Spezialisierte Pflegedienste gewährleisten die Intensivpflege im häuslichen Umfeld. [K115]

(AAPV) erbracht, die um die *spezialisierte ambulante Palliativversorgung (SAPV)* ergänzt werden kann. SAPV ist dann angezeigt, wenn für die Linderung von Schmerzen und/oder weiteren Symptomen spezifische palliativmedizinische und -pflegerische Kenntnisse und Erfahrungen, eine 24-Stunden-Rufbereitschaft sowie eine besondere Zusammenarbeit der verschiedenen Akteure nötig sind. [16] Diese pflegerische Versorgung bedarf einer ärztlichen Verordnung nach § 37b SGB V. Bislang wird dieses häusliche Palliativpflegeangebot meist in einem Versorgungsnetz von ambulanten Diensten, Ärzten und teils auch beteiligten Krankenhäusern ermöglicht, die zusammen ein Palliativteam (➤ 25.2.3) bilden.

Zusätzlich bieten manche ambulanten Pflegeinstitutionen **Tagespflege** an (in sehr seltenen Einzelfällen auch Nachtpflege). Meist halten sie dazu an ihrem Einrichtungsstandort Räumlichkeiten für die Tagesbetreuung älterer Menschen vor.

2.3.4 Personal in ambulanten Pflegediensten

Bei ambulanten Pflegediensten arbeiten Pflegefachpersonen, teilweise mit einer Weiterqualifizierung in Palliative Care. Es gibt Pflegehelferinnen, Auszubildende in der Pflege, Familienpflegerinnen, Hauswirtschafterinnen, Betreuungskräfte und Hilfskräfte. Der verantwortlichen Pflegefachperson obliegt es, die Mitarbeitenden entsprechend ihren Qualifikationen einzusetzen.

Als Einstellungs- sowie Arbeitsvoraussetzung müssen die Pflegenden meist die Fahrerlaubnis der Klasse 3 bzw. B für Personenkraftwagen vorweisen können.

2.3.5 Pflegeaufgaben und Herausforderungen

Es gelten grundsätzlich die in ➤ 2.1.6 formulierten Pflegeaufgaben. Hinzu kommen u. a. Hilfen bei der Haushaltsführung, Hilfen zum Erhalt sozialer Kontakte und Hilfen bei körperbezogenen Maßnahmen, die nicht grundsätzlich von Pflegefachpersonen erbracht werden müssen (➤ Abb. 2.6).

Die besonderen Anforderungen an die Pflegenden und anderen Mitarbeitenden liegen v. a. darin, dass sie als *Besucher in den Privaträumen* der zu Pflegenden ihrer Arbeit nachgehen und sich auf die räumlichen, gegenständlichen und strukturellen Vor-Ort-Bedingungen einlassen müssen. Üblicherweise erhalten sie im Rahmen ihrer Vertrauensstellung einen Hausschlüssel zum unkomplizierten Wohnungszutritt. Alle Mitarbeitenden von ambulanten Pflegediensten müssen respektvoll darauf achten, dass sie stets den Gaststatus einnehmen.

Die Pflege im privaten Umfeld kann eine stärkere Selbstbestimmtheit sowie aktivere Einforderung von individueller Pflege und Betreuung durch die zu Pflegenden und ihre Angehörigen bewirken. Diese drängen ggf. stärker darauf, dass z. B. Zeiten und Abläufe nach ihren Wünschen und Belangen gestaltet werden oder dass besondere Vorlieben und Gewohnheiten unbedingte Berücksichtigung finden. Pflegende u. a. Mitarbeitende von ambulanten Pflegediensten brauchen eine hohe Flexibilität und die Bereitschaft, sich immer wieder neu auf die individuellen Notwendigkeiten einzustellen.

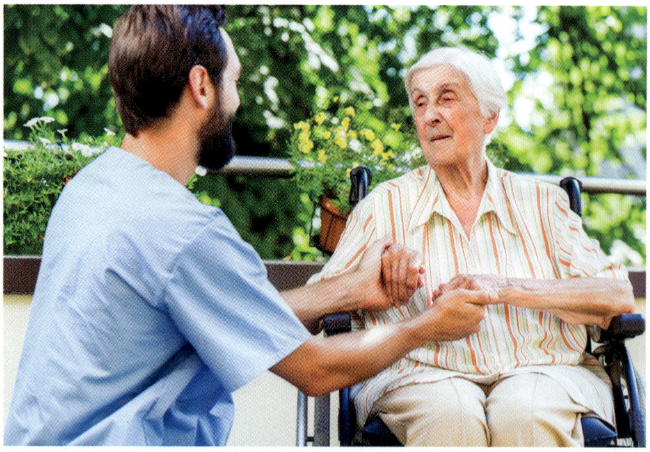

Abb. 2.6 Ein ambulanter Pflegedienst unterstützt Pflegebedürftige und ggf. ihre Angehörigen bei der Pflege zu Hause. Zur Unterstützung gehören u. a. hauswirtschaftliche Tätigkeiten, körperbezogene Pflegemaßnahmen, Aufrechterhaltung von sozialen Kontakten, Beratung und Anleitung, aber auch häusliche Krankenpflege nach SGB V wie Medikamentengabe und Verbandwechsel. [J787–047]

Eine weitere Herausforderung ist, dass Pflegende und andere Mitarbeitende nahezu immer alleine unterwegs sind, d. h., sie haben vor Ort keine unmittelbare Kollegin, mit der sie sich beraten und absprechen können. Auch während der Fahrten von einem zum nächsten Klienten sind sie auf sich selbst gestellt. Schlechtes Wetter und unterschiedlichste Verkehrslagen können zu erheblichem Zeitdruck führen.

Pflegefachpersonen sind verpflichtet, bei ihren zu Pflegenden Risiken und Probleme zu erfassen (Ernährungs- und Flüssigkeitsrisiko, Sturz-, Dekubitus-, Thrombosegefährdung, Probleme bei Inkontinenz, Demenz und Körperpflege) und sie und ggf. ihre Angehörigen zu erforderlichen Maßnahmen zu beraten. [17]

Die Dokumentation der erbrachten Leistungen ist ein unerlässlicher Teil der Aufgaben der Pflegenden und anderen Mitarbeitenden. Die Pflegedokumentation dient der Qualitätssicherung und als Nachweis für die Abrechnung der spezifisch erbrachten Pflegeleistungen mit den Sozialkassen.

2.4 Weitere Berufsfelder

2.4.1 Alternative Wohnformen

DEFINITION

Alternative Wohnformen: weitere Wohnformen neben den stationären Pflegeeinrichtungen und häuslichem Wohnen, typischerweise für das Wohnen im Alter oder in bestimmten Krankheitssituationen. Länderspezifisch sind unterschiedliche Bezeichnungen üblich, rechtliche Vorgaben können variieren.

Alternative Wohnformen sind u. a.: [18]

- Generationsübergreifendes Wohnen (Mehrgenerationswohnen)
- Seniorenhausgemeinschaften
- Seniorenwohngemeinschaften
- Betreutes Wohnen
- Ambulant betreute Wohngemeinschaften

Bei diesen Wohnalternativen wird üblicherweise beachtet, dass die Bauten bzw. Räumlichkeiten barrierefrei sind, eine Notrufausstattung haben und über einen Außenbereich verfügen. Im Idealfall bietet das Wohnumfeld eine gute Infrastruktur (z. B. Einkaufsmöglichkeiten).

Es sind alle **Modelle der Trägerschaft** möglich, bei den Demenz-Wohngruppen gibt es auch Wohngemeinschaften, die auf privaten Initiativen basieren. Teilweise sind Wohneinheiten des betreuten Wohnens an eine stationäre Pflegeeinrichtung (➤ 2.2) organisatorisch, oft auch räumlich angebunden.

Allen Wohnformen liegt das Bedürfnis Älterer zugrunde, möglichst im gewohnten Lebensumfeld eine ausgewogene Balance zwischen Selbsthilfe und ggf. der Nutzung fachprofessioneller Pflege und anderer Hilfen zu finden. Die **organisatorischen Ausrichtungen** sind deshalb so, dass Pflegefachpersonen und andere Mitarbeitende bedarfsorientiert in den Privathaushalt kommen, um die Bewohner dort mit ihrer Fachexpertise zu unterstützen. Meist handelt es sich dabei um Pflegefachpersonen, evtl. auch mit Weiterbildung in der Gerontopsychiatrie, Onkologie, Palliativpflege oder außerklinischer Intensivpflege und Beatmung. Weitere Unterstützung können Pflegehelfer, Betreuungskräfte, Fachkräfte für hauswirtschaftliche Hilfen, Sozialarbeiter u. a. bieten.

Betreutes Wohnen

Betreutes Wohnen, auch als Servicewohnen bezeichnet, bevorzugen und wählen viele vitale ältere Menschen statt einem frühen (präventiven) Einzug in eine klassische stationäre Einrichtung (➤ 2.2.2). Sie schätzen es, weiterhin ihren eigenen Haushalt zu führen, jedoch dabei auf individuell wählbare Serviceleistungen, wie z. B. ein optionales Mittagstischangebot, zurückgreifen zu können. So können sie bei Bedarf gezielt pflegerische Unterstützung erhalten – in ihren Privaträumen. Zunehmend entscheiden sich für diese Lebens- und Wohnform auch Menschen mit Behinderung.

Mehrgenerationenwohnen

Ein herausragendes Merkmal des **Mehrgenerationenwohnens** ist das gemeinschaftliche Wohnen von Menschen verschiedener Altersstufen. Kennzeichen ist ein gemeinsames Miteinander. Dabei ist es den Bewohnern wichtig, ihre Individualität und Unabhängigkeit gewahrt zu wissen. Sie sind entweder Mieter oder Eigentümer ihrer Wohneinheit, darüber hinaus gibt es bei dieser Wohnform Gemeinschaftsräume zur sozialen Begegnung.

Die **Haushaltsgrößen** können variieren, vom Singlehaushalt bis zur mehrköpfigen Familie. Alltägliche Hilfeleistungen werden zwischen den Haushalten ausgetauscht. So kümmert sich z. B. eine Rentnerin tagsüber um den Hund eines jungen berufstätigen Paars, das sich dafür mit der Fensterreinigung in deren Wohnung revanchiert. Mit solchen auf Gegenseitigkeit beruhenden sozialen Netzwerken wird längeres Wohnen in der eigenen Häuslichkeit gefördert. Bei Bedarf kann ein ambulanter Pflegedienst hinzugezogen werden, jedoch werden häufig einfachere Pflegeleistungen durch die generationenübergreifende Hausgemeinschaft erbracht bzw. mit nachbarschaftlichem Engagement ergänzt.

Demenz-Wohngruppe

Bei der **Demenz-Wohngruppe** möchten die Betroffenen bewusst nicht in einer Pflegeeinrichtung leben. In einer Wohngruppe leben i. d. R. sechs bis zehn demenziell Erkrankte, die je nach Unterstützungsbedarf von einem Pflegedienst betreut werden. Soweit möglich, wird dabei auf Erhalt ihrer Autonomie und Selbstständigkeit geachtet. Alltag und Tagesgestaltung werden in der Gemeinschaft bewältigt, dabei beteiligen sich die Bewohnerinnen entsprechend ihren Kompetenzen. Auch die Einbindung und Mitwirkung von Angehörigen/Freunden ist erwünscht.

2.4.2 Rehabilitationseinrichtung

DEFINITION

Rehabilitationseinrichtung: spezialisierte Einrichtung für die Rehabilitation, d. h. die Wiedereingliederung durch medizinische Wiederherstellung, berufliche Wiederbefähigung und soziale Wiedereingliederung.
Anschlussheilbehandlung (AHB): ganztätige ambulante oder stationäre Leistung zur medizinischen Rehabilitation.

Grundlage von Rehabilitation und Wiedereingliederung (➤ 5.1.2) ist das **SGB IX – Rehabilitation und Teilhabe von Menschen mit Behinderung.**

Die Leistungen zur Teilhabe umfassen nach § 4 SGB IX alle Maßnahmen, die

- Behinderung abwenden, beseitigen, mindern oder eine Verschlimmerung verhüten,
- Einschränkungen der Erwerbsfähigkeit oder Pflegebedürftigkeit vermeiden, mindern oder überwinden,
- Teilhabe am Arbeitsleben dauerhaft sichern,
- die persönliche Entwicklung fördern und eine möglichst selbstständige und selbstbestimmte Lebensführung ermöglichen.

Träger von Rehabilitationsmaßnahmen können die gesetzlichen Krankenkassen, die Bundesagentur für Arbeit, die gesetzliche Unfallversicherung, die gesetzliche Rentenversicherung, Träger der öffentlichen Jugendhilfe und Sozialhilfeträger sein.

Rehabilitationseinrichtungen sind teils eigenständige Kliniken, z. B. der Deutschen Rentenversicherung (DRV), Vertragskliniken, wie z. B. das Müttergenesungswerk oder privat geführte Häuser. Sie können als Rehabilitationsabteilung innerhalb eines klinischen Verbunds organisiert sein.

Als Genehmigungsprinzip steht immer der Grundsatz „ambulant vor stationär“ im Vordergrund. Rehabilitation findet statt als

- **ambulante Rehabilitation,** d. h., die Patientin ist über Nacht zu Hause, weshalb die Rehabilitationsmaßnahmen wohnortnah stattfinden müssen,
- **stationäre Rehabilitation,** d. h., die Patientin wird für einen meist schon im Voraus festgelegten Zeitraum in einer Rehabilitationsklinik aufgenommen.

Im Rahmen der Rehabilitation kann auch die **Früherkennung und -förderung behinderter oder von Behinderung bedrohter Kinder bzw. Jugendlicher** im Vordergrund stehen. Frühförderung ist ein Leistungsangebot für Kinder ab der Geburt bis zum Alter von sechs Jahren. Manchmal wird sie auch als Entwicklungsrehabilitation bezeichnet. Rechtliche Grundlage ist § 46 SGB IX und die Frühförderungsverordnung (FrühV). [19]

Hauptziel ist es, Kinder mit einer (drohenden) Behinderung und ihren Familien die bestmögliche Förderung zukommen zu lassen. D. h., Beeinträchtigungen müssen baldmöglichst erkannt werden, damit betroffene Kinder frühestmöglich unterstützt werden können. Das kann über sozialpädiatrische Zentren und interdisziplinäre Frühförderstellen ermöglicht werden.

Eine **medizinische Rehabilitation (Anschlussheilbehandlung, AHB)** kann z. B. bei onkologischer Erkrankung, nach Schlaganfall oder bei psychischen Erkrankungen angezeigt sein.

Ab dem 70. Lj. besteht ggf. ein Anspruch auf eine **geriatrische Rehabilitation.**

Ein noch beinahe unbekannter Angebotszweig der **stationären Rehabilitation** richtet sich an **pflegende Angehörige.** Rechtsgrundlage ist SGB XI § 42a. [20] Wer ein pflegebedürftiges Familienmitglied ab dem Pflegegrad 1 in dessen Wohnung umsorgt, kann eine Rehabilitation für pflegende Angehörige beantragen. Ansprech- und Genehmigungspartner sind in diesen Fällen die gesetzlichen Krankenkassen. Das Leitprinzip „ambulant vor stationär" muss hier nicht beachtet werden, da es für pflegende Angehörige fast unmöglich ist, ein ambulantes Rehabilitationsangebot in die Tagesstruktur einzupassen. Um während des Reha-Aufenthaltes die Versorgung der Pflegebedürftigen abzusichern, ist es seit 1. Juli 2024 möglich, dass diese ebenfalls in einer Rehaklink oder in einer vollstationären Pflegeeinrichtung aufgenommen werden. [21]

In Rehabilitationseinrichtungen sind Mitarbeitende unterschiedlichster Qualifikationen beschäftigt: Ärztinnen, Pflegefachpersonen, Therapeutinnen (z. B. Physio- und Ergotherapeutinnen, Logopädinnen, Psychologinnen, Psycho- und Soziotherapeutinnen), Ernährungsexpertinnen, Sozialpädagoginnen bzw. -arbeiterinnen und andere. Gelegentlich besteht eine Zusammenarbeit mit Selbsthilfegruppen; ihre Mitglieder können die Rehabilitanden zielgruppenspezifisch und mit der Erfahrung und dem Wissen aus eigener Krankheitsbetroffenheit kompetent informieren und beraten (➤ Abb. 2.7).

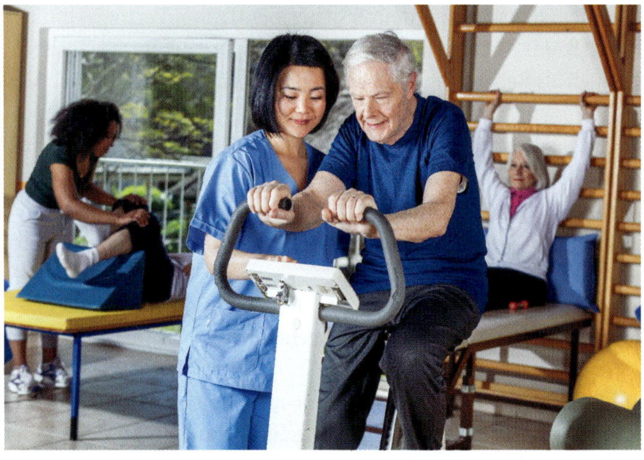

Abb. 2.7 In Rehabilitationseinrichtungen unterstützen verschiedene Berufsgruppen die medizinische Wiederherstellung und die soziale und berufliche Wiedereingliederung nach Krankheit oder Unfall. [J787]

2.4.3 Betreute/stationäre Wohnformen für Menschen mit Behinderung

DEFINITION

Behinderung: körperliche, seelische, geistige oder Sinnesbeeinträchtigungen, die den betroffenen Menschen an der gleichberechtigten Teilhabe an der Gesellschaft mit hoher Wahrscheinlichkeit länger als sechs Monate hindern können. Behinderung liegt auch vor, wenn der Körper- und Gesundheitszustand von dem für das Lebensalter typischen Zustand abweicht (§ 2 SGB IX).

Wohnformen für Menschen mit Behinderung: Wohnformen, die Menschen mit Behinderung ein möglichst selbstständiges und selbstbestimmtes Wohnen und Leben ermöglichen bei gleichzeitig bestmöglicher Assistenz und Unterstützung für die Selbstständigkeit und Selbstbestimmtheit.

Heilpädagogisches Heim oder Internat: stationäre Einrichtungen zur Erziehung, Förderung, Pflege und Betreuung von Kindern, Jugendlichen und jungen Volljährigen mit Behinderung nach §§ 33, 34 SGB VIII – Kinder- und Jugendhilfe.

Immer mehr **erwachsene Menschen mit Behinderung** wollen selbstbestimmt leben. Der Grundsatz „ambulant vor stationär" und das Prinzip der Dezentralisierung haben das frühere klassische Modell des Behindertenheims abgelöst.

Nach Art. 19 der *UN-Behindertenrechtskonvention* und *SGB IX (Rehabilitation und Teilhabe von Menschen mit Behinderung)* besteht ein grundsätzlicher Vorrang der ambulanten Hilfen – z. B. einzelbetreutes Wohnen, ambulant betreute Wohngemeinschaft, Außenwohngruppen – vor dem stationären Wohnen in einer Behinderteneinrichtung.

Der Begriff **Inklusion** (volle und vorbehaltlose Zugehörigkeit aller Menschen zur Gesellschaft, unabhängig von der Art und Schwere der Behinderung) sieht ein Leben in den „eigenen" vier Wänden in familienähnlichen Strukturen vor, welche auch soziale und heilpädagogische Unterstützung bieten. Tagsüber arbeitet der überwiegende Teil der Bewohnerinnen in einer Werkstatt für behinderte Menschen oder besucht eine (Tages-)Förderstätte. Die Begleitung der erwachsenen Bewohnerinnen erstreckt sich darauf, individuelle Kompetenzen zu fördern, Leistungsreserven zu nutzen und die Hilfen anzubieten, die für die Lebensbewältigung darüber hinaus nötig sind. Mitarbeitende solcher Einrichtungen sind z. B. Pflegefachpersonen, Pflegehelferinnen, Sozialpädagoginnen, Heilerziehungspflegerinnen bzw. -pädagoginnen und Erzieherinnen, vereinzelt Musik- und Kunsttherapeutinnen. Werkstätten mit Förder- und Betreuungsbereichen sind ggf. auf unterschiedliche Behinderungen spezialisiert, z. B. für körperbehinderte, geistig behinderte Menschen oder Menschen mit Autismus. [22]

Eine besondere Gruppe sind **Kinder und Jugendliche mit Behinderungen.** Sie können befristet (z. B. zur Entlastung der Familie) oder dauerhaft in einem heilpädagogischen Heim und Internat leben, in dem neben der Pflege die Erziehung, Schulbildung, Förderung und Betreuung im Vordergrund stehen. Heime und Internate sind über Tag und Nacht an fünf bis sieben Tagen pro Woche geöffnet. Da es sich bei heilpädagogischen Heimen und Internaten auch um familienergänzende und -entlastende Einrichtungen handelt, sind die Sorgeberechtigten bei allen wesentlichen Entscheidungen zu beteiligen und einzubinden. [23]

2.4.4 Palliativeinrichtung, Hospiz

Palliative Care ➤ Kap. 25

Pflegefachpersonen können auch auf speziellen Palliativstationen, in stationären Einrichtungen für Palliative Care (Hospize ➤ Abb. 2.8) oder in der ambulanten Palliativpflege tätig werden (➤ 25.2.3). Die Therapie- und Pflegeziele in der palliativen Lebensphase eines Menschen unterscheiden sich von denen in anderen Einrichtungen im Gesundheitswesen, was sich auch in der Ausstattung dieser Einrichtungen und den pflegerischen Aufgaben zeigt.

Für alle Mitarbeitenden in diesen Einrichtungen bedeutet die berufliche Konfrontation mit Unheilbarkeit von Krankheit, Leiden, Sterben und Tod auch, dass sie sich mit ihrer eigenen Endlichkeit auseinandersetzen müssen. Daneben brauchen Pflegefachpersonen weitere Kompetenzen für die Betreuung und Begleitung von Menschen in palliativen Pflegeprozessen (➤ 25.5). Eine Weiterbildung im Bereich Palliative Care ist hilfreich und wird von den Trägern oft auch gewünscht. Pflegefachpersonen, die in der spezialisierten ambulanten Palliativversorgung (SAPV) arbeiten, benötigen eine Weiterbildung Palliative Care für Pflegefachberufe.

Pflegefachpersonen sind im Rahmen von Palliative Care in einem multiprofessionellen Team tätig (➤ 25.2.3).

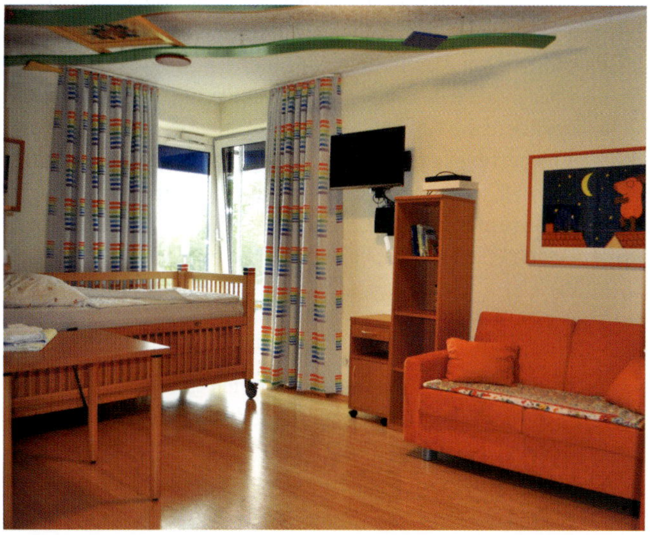

Abb. 2.8 Hospize sind kleine Einrichtungen, die Menschen mit unheilbaren Erkrankungen in ihrer letzten Lebensphase begleiten, wenn eine Krankenhausbehandlung nicht nötig und eine häusliche Pflege nicht möglich ist. Die personelle und räumliche Ausstattung ist den speziellen Anforderungen der Betroffenen und ihrer Angehörigen angepasst.
Kinderhospize nehmen Kinder und auf Wunsch auch deren Eltern auf, um der Familie während der letzten Lebensphase gemeinsame Zeit zu ermöglichen. Damit kann zugleich einer Überlastung der Eltern durch eine Minderung der familiären Pflegeverantwortung entgegengewirkt werden. [T1116, K413]

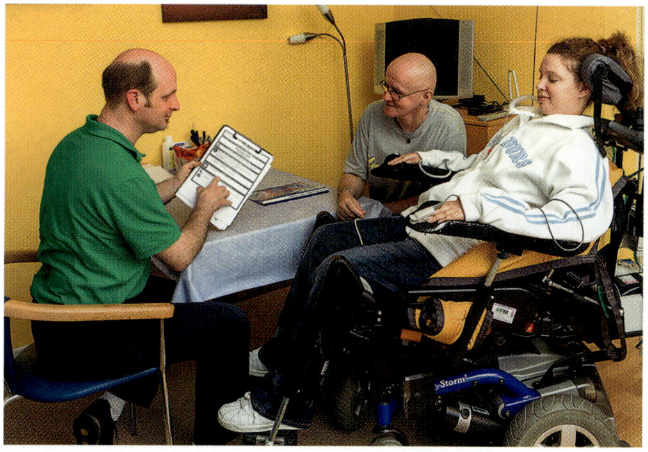

Abb. 2.9 Beratung zu Hause: Um den individuellen Pflegebedarf abgestimmt auf die häuslichen Bedingungen und insbesondere für die pflegebedürftige Person festzustellen, macht der Pflegeberater einen Hausbesuch. [K115]

2.4.5 Pflegeberatung

DEFINITION

Pflegeberatung: umfassende Beratung von Pflegebedürftigen nach § 7a SGB XI mit dem Ziel, ihnen eine umfassende Unterstützung bei der Inanspruchnahme und Auswahl notwendiger Hilfe- und Pflegeleistungen zu geben und auf die erforderlichen Maßnahmen hinzuwirken. [24]

Mit dem Pflege-Weiterentwicklungsgesetz von 2008 wurde die **Pflegeberatung** im Sozialgesetzbuch 11 (SGB XI – Soziale Pflegeversicherung) verankert.

Die Pflegekassen sind verpflichtet, diese Beratung im Sinne eines Einzelfallmanagements für ihre pflegebedürftigen Versicherten anzubieten. Pflegebedürftige, die Leistungen aus der Pflegeversicherung erhalten, haben einen Anspruch auf persönliche Beratung durch eine Pflegeberaterin in einem Pflegestützpunkt, in ihrer häuslichen Umgebung oder in der Einrichtung, in der sie leben (➤ Abb. 2.9).

Mit der Pflegeberatung soll der **individuelle Hilfebedarf** ermittelt und ein **Versorgungsplan** erstellt werden. Pflegeberaterinnen kümmern sich auch um die Umsetzung der erforderlichen Maßnahmen, z. B. Einholung von Genehmigungen und Kostenübernahmen, Auswahl eines geeigneten Dienstleisters.

Die Beratung entspricht somit der Durchführung eines individuellen und umfassenden Fallmanagements, manchmal wird hierbei auch von **Case Management** (➤ 6.3) gesprochen.

Pflegeberaterinnen sind vorwiegend bei den Kranken- und Pflegekassen angestellt, arbeiten in sogenannten Pflegestützpunkten oder in den Sozialdiensten von Krankenhäusern. Für ihre Beratungsaufgabe benötigen sie nach § 7a Abs. 3 Satz 3 SGB XI eine Zusatzqualifikation. Zur Pflegeberaterin können sich neben Pflegefachkräften auch Sozialarbeiterinnen oder Sozialversicherungsfachangestellte weiterqualifizieren. [24]

2.4.6 Medizinischer Dienst

Pflegebedürftigkeit ➤ Kap. 4.2

DEFINITION

Medizinischer Dienst (MD): sozialmedizinischer Beratungs- und Begutachtungsdienst der gesetzlichen Kranken- und Pflegeversicherung. Er stellt sicher, dass die Leistungen der Kranken- und der Pflegeversicherung nach objektiven medizinischen und pflegerischen Kriterien allen Versicherten zu gleichen Bedingungen zugutekommen. Er stellt auch sicher, dass unnötige oder sogar schädliche Versorgungen vermieden werden. [25]

Pflegebegutachtung: Verfahren zur Feststellung der Pflegebedürftigkeit nach § 18 SGB XI und Bestimmung eines Grads der Pflegebedürftigkeit. Voraussetzung dafür, dass Versicherte Leistungen der Pflegeversicherung (z. B. Sachleistungen, Pflegegeld, Kurzzeit-, Verhinderungspflege oder Hilfsmittel) beantragt haben. [25]

Eine weitere berufliche Möglichkeit für Pflegefachpersonen ist die Tätigkeit als **Pflegesachverständige** beim MD. Die Aufgaben der Pflegesachverständigen basieren auf § 18 SGB XI. Beantragt eine Versicherte bei ihrer Pflegekasse Leistungen (z. B. Pflegesachleistungen, Pflegegeld, Pflegehilfsmittel und wohnumfeldverbessernde Maßnahmen, Tagespflege, Kurzzeit- oder vollstationäre Pflege), muss festgestellt werden, ob und in welchem Pflegegrad (Grad 1–5, ➤ 4.2) eine Pflegebedürftigkeit vorliegt. Im Zuge dieser Antragstellung übergibt die Pflegekasse einen Begutachtungsauftrag an den MD. Nach Terminabsprache bzw. Anmeldung besucht die Gutachterin zum Zweck der Begutachtung das Versicherungsmitglied persönlich. Dieser Besuch kann zu Hause stattfinden, in einer stationären Pflegeeinrichtung oder im Krankenhaus.

Pflegefachpersonen können auch im Rahmen von **Qualitätsprüfungen** in ambulanten Pflegediensten und stationären Pflegeeinrichtungen für den MD tätig werden. In diesen stichprobenartigen Kontrollen wird geprüft, ob die pflegebedürftigen Menschen angemessen versorgt werden. Die Qualitätsprüfungen erfolgen nach Qualitätsprüfungsrichtlinien für die unterschiedlichen Einrichtungen. [26]

2.4.7 Prävention

Ein (noch) wachsendes Berufsfeld in der Pflege ist der Aufgabenbereich der **Gesundheitsprävention.** Hier finden sich Mitwirkungsmöglichkeiten z. B. in Feldern der öffentlichen Gesundheitsvorsorge und zunehmend bei Public-Health-Programmen. Dazu gehört etwa die präventive Beratung im Auftrag der Gesundheitsämter. Sie umfasst u.a. die Durchführung von Aufklärungs- und Informationsstunden zu Gesundheitsthemen wie Sucht, humanes Immundefizienzvirus (HIV), Vorbeugung von Zivilisationserkrankungen usw. in Schulklassen.

Ein weiteres Arbeitsfeld ist die Übernahme von Prozessverantwortlichkeit zum Aufbau eines **betrieblichen Gesundheitsmanagements** in Betrieben und Unternehmen. Das kann von der fachlichen Begleitung zur Erstellung eines Präventionsprogramms über die Implementierung des Konzepts bis zur konkreten Durchführung von Gesundheitsangeboten am Arbeitsplatz reichen.

Die Weltgesundheitsorganisation (WHO) möchte den Präventivansatz einer Gesundheitsstärkung in der Bevölkerung mit der **Familiengesundheitspflege** voranbringen. [27] Durch *Family Health Nursing* sollen familien- und gesundheitsorientierte gemeindenahe Dienste in die Kommunen gebracht werden. Um dieses Ziel zu erreichen, wird bereits eine zweijährige Fachqualifizierung angeboten, mit der sich Pflegefachpersonen zur Familiengesundheitspflegerin weiterbilden lassen können. Mit diesem noch jungen Betätigungsfeld öffnet sich für die Pflegenden eine neue Fachperspektive.

Insbesondere die Gesundheitsförderung und -prävention wird das berufliche Tätigkeitsfeld Pflegender in naher Zukunft erweitern und bereichern. Es handelt sich um den ausbaufähigen Gesundheitsbereich **Consumer Health Care,** der sich für die verantwortliche Mitarbeit von Pflegenden noch weiter öffnen muss.

Aufgaben zur Pflegesituation

Herr Nölke erhält, wie auch die anderen Auszubildenden seines Kurses, einen Ausbildungsplan, anhand dessen er nachvollziehen kann, in welchen Einsatzorten seine praktische Ausbildung durchgeführt wird. Dabei wird zwischen Orientierungseinsatz, Pflicht- und Vertiefungseinsätzen unterschieden (➤ Tab. 1.3). Zudem ist in dem Plan aufgelistet, in welchen Versorgungsbereichen er im Rahmen der praktischen Ausbildung eingesetzt wird. Der Auszubildende ist sehr überrascht, als er erfährt, dass er neben einem Einsatz in der Pädiatrie auch in einer psychiatrischen Klinik und dem örtlichen Gesundheitsamt eingesetzt werden soll. Außerdem wird er im zweiten Ausbildungsjahr in einer Tagespflegeeinrichtung für Menschen mit Behinderung praktische Ausbildungserfahrung sammeln. Er fragt sich, was das mit seiner Pflegeausbildung zu tun hat. Daraufhin beschäftigt sich Herr Nölke intensiv mit den verschiedenen pflegerischen Einsatzorten.

1. Beschreiben Sie die Unterschiede zwischen Akutkrankenhäusern, Schwerpunktkliniken und Fachkrankenhäusern.
2. Was bedeutet Grund- und Regelversorgung?
3. Welche Einrichtungen gehören zu den Langzeitversorgungsbereichen?
4. Nennen Sie vier verschiedene Schwerpunkte ambulanter Pflegeinrichtungen.
5. Beschreiben Sie den pflegerischen Schwerpunkt von Palliativeinrichtungen und Hospizen.
6. Warum hat, Ihrer Ansicht nach, der Gesetzgeber darauf geachtet, dass Auszubildende ein breites Spektrum an Pflegeeinrichtungen in ihrer Ausbildung kennenlernen?
7. Recherchieren Sie nach Fort- und Weiterbildungsmöglichkeiten für Pflegefachpersonen.

II Situation des Patienten und seiner Angehörigen

KAPITEL

3

Tilman Kommerell

Pflege im Kontext von Entwicklung und Alter

Pflegesituation

Jonas ist drei Jahre alt und als Frühgeborenes zur Welt gekommen. Die ersten Wochen nach der Geburt lag Jonas auf der neonatologischen Station. Dort standen die Stabilisierung seiner Vitalfunktionen und die weitere körperliche Reifung im Fokus. Nach dem Erreichen des Normalgewichts konnte Jonas auf die Säuglingsstation verlegt und schließlich nach Hause entlassen werden. Jonas hat sich im häuslichen Umfeld körperlich und motorisch gut entwickelt, sodass sich die alleinerziehende Mutter Anja Tillmann dazu entschlossen hat, Jonas nach einem Jahr Elternzeit in die Tagesbetreuung zu geben, um in Teilzeit ihrem Beruf als Augenoptikerin wieder nachgehen zu können.

Pflegende begleiten Menschen in vielen Lebensphasen und -situationen. Einige Pflegetheoretikerinnen sehen Pflege nicht nur im Zusammenhang mit Gesundheit, Krankheit oder Alter, sondern stellen eine Beziehung zu den lebenslangen Entwicklungsprozessen her:

- **Nancy Roper** definiert Pflege in einem „Fünfeck“ aus Lebensspanne, Individualität, Lebensaktivitäten, Abhängigkeit – Unabhängigkeit, sozioökonomischen Faktoren (➤ 8.3.3). [1]
- **Dorothea E. Orem** formuliert entwicklungsbedingte Selbstpflegeerfordernisse: Der Mensch muss sich selbst pflegen, um gesund zu bleiben. Ein Anlass für diese Selbstpflege ist u. a. die Entwicklung im Laufe des Lebens (➤ 8.3.6). [2], [3]
- **Monika Krohwinkel** betont den Zusammenhang zwischen Pflege und Entwicklung bei zwei ihrer 13 ABEDL® (Aktivitäten, Beziehungen und existenzielle Erfahrungen des Lebens) explizit (➤ 8.3.5): [4]
  - Sich beschäftigen lernen und sich entwickeln können
  - Mit den existenziellen Erfahrungen des Lebens umgehen können

Entwicklungsbegleitende Pflege

Neben einer Erkrankung kann auch ein Lebensabschnitt oder ein kritisches Lebensereignis Ursache für die Pflegebedürftigkeit eines Menschen sein. Pflegefachpersonen beziehen das Alter und die Lebenserfahrung (Biografiearbeit ➤ 23.13.6) in ihr Pflegehandeln ein. Deutlich wird dies in den folgenden Beispielen, bei denen die Erkrankung Diabetes mellitus stets dieselbe ist. Die unterschiedlichen Anforderungen an das Pflegehandeln ergeben sich aus dem Alter und der Lebenssituation der Betroffenen:

- Eine 32-jährige Frau mit Diabetes mellitus bringt ein gesundes Neugeborenes zur Welt.
- Ein 14-jähriger pubertierender Junge erfährt, dass er einen Diabetis Typ I entwickelt hat.
- Ein 84-jähriger Mann leidet seit über 20 Jahren an Diabetes mellitus Typ II, der Ursache mehrerer Sekundärerkrankungen ist: Er ist fast blind, leidet an einer chronischen Wunde am Unterschenkel durch ein diabetisches Fußsyndrom und an einer

3

Niereninsuffizienz, die so ausgeprägt ist, dass der Arzt eine Dialyse in Erwägung zieht.

Lebensphasen und -umstände

Die **Lebensphasen und -umstände** des Betroffenen und seiner Angehörigen bestimmen die Art der pflegerischen Dienstleistung. Um den Einfluss dieser Faktoren auf die Pflege einschätzen zu können, sind Grundkenntnisse über die physiologische Entwicklung des Menschen erforderlich. Dazu gehören:

- **Anlage oder Umwelt.** Entwicklung als Anlage (genetisch definiertes Programm) oder von der Umwelt (Impulse von außen) ausgelöst
- **Typische Entwicklungsstufen (-phasen)** und die jeweils zu bewältigenden Herausforderungen (Entwicklung als Anpassung an veränderliche Lebensumstände)
- **Typische Lebensereignisse,** erfreuliche wie unerfreuliche, die die Lebensgeschichte gestalten (Entwicklung als Bewältigung von Lebensereignissen)

3.1 Entwicklungs- und Lebensabschnitte

DEFINITION

Entwicklung: alle Veränderungen im Verhalten, Wahrnehmen und Können, die der Mensch im Lauf seines Lebens vollzieht.
Entwicklungspsychologie: Teilgebiet der Psychologie, das sich der Erforschung und Beschreibung der Entwicklung des Menschen über die gesamte Lebensspanne widmet.

3.1.1 Entwicklung als Interaktion zwischen Anlage und Umwelt

Am Beginn der entwicklungspsychologischen Forschung stand die Frage, inwiefern die menschliche **Entwicklung** genetisch gesteuert oder von Umgebungsfaktoren beeinflusst ist. Studien mit eineiigen Zwillingen im Vergleich zu zweieiigen Zwillingen geben Anhaltspunkte, ob und wie die Entwicklung genetisch „programmiert" ist. Wäre Entwicklung vor allem genetisch bestimmt, müsste die Entwicklung eineiiger Zwillinge ähnlicher als die zweieiiger Zwillinge verlaufen. Trotz auffälliger Ähnlichkeiten fand man große Unterschiede, wenn die Zwillinge unterschiedlichen sozialen Schichten angehörten. [5] Inzwischen konzentriert sich die entwicklungspsychologische Forschung weniger auf die Frage, welche Anteile Anlage und Umwelt an der menschlichen Entwicklung haben, als darauf, wie die Faktoren zusammenwirken. [5], [6]

Interaktionsmodell der Entwicklung

Die menschliche Entwicklung ist als **Interaktion** *(Austausch, Wechselwirkung)* von Anlage und Umwelt zu verstehen. Das Verhalten hat eine vererbte Grundlage – z. B. sind anatomisch-physiologische Voraussetzungen nötig, um sprechen zu können –, wird aber vor allem durch Lernprozesse ausgestaltet. Der Einfluss der Umgebung zeigt sich z. B. daran, welche Sprache oder welchen Dialekt ein Kind sprechen lernt.

3.1.2 Entwicklung als Auseinandersetzung mit Entwicklungsaufgaben

Entwicklung von Bewusstsein und Verhalten ➤ 23.2.1

Stufenmodell nach Erikson

In einem **Stufenmodell der psychosozialen Entwicklung** stellt der Psychoanalytiker **Erik H. Erikson** (1902–1994) die Entwicklung des Menschen von der Geburt bis zum Tod in acht Stufen dar. Jede Stufe umfasst einen zu lösenden Konflikt. Nach Eriksons Ansicht ist der Mensch aufgefordert, seine eigene Position zwischen zwei Polen zu finden (➤ Tab. 3.1, ➤ Tab. 23.1).

An Eriksons Modell ist die Vorstellung noch immer aktuell, dass sich die Identität eines Menschen in Auseinandersetzung mit der Umgebung und den Anlagen entwickelt. Das Modell hilft nicht nur, die menschliche Entwicklung nachzuvollziehen, es dient auch dazu, Entwicklungsstörungen als unvollständig bearbeitete Entwicklungsstufen zu verstehen. Menschen können die nächste Stufe erst angehen, wenn sie die vorherige Stufe bewältigt haben. Entwicklungen lassen sich demnach weder beschleunigen noch verzögern.

Stufenmodell nach Havighurst

In ähnlicher Weise stellte der amerikanische Psychologe **Robert J. Havighurst** (1900–1991) die menschliche Entwicklung in Stufen dar. Auch Havighurst betrachtet **Entwicklung als lebenslanges Überwinden von Problemen und Aufgaben.** Dabei stellen sich in jedem Lebensabschnitt spezifische Entwicklungsaufgaben (➤ Tab. 3.2):

- Ihre Bewältigung führt zu Glück und Erfolg.
- Versagen macht unglücklich und stößt auf Ablehnung durch die Gesellschaft. [8]

Im Unterschied zu Erikson formuliert Havighurst die Entwicklungsaufgaben nicht als Krise oder Konflikt, sondern eher als (neutrale) Aufgabe.

Tab. 3.1 Stufenmodell der Entwicklung nach Erik H. Erikson. [7]

Phasen	Psychosoziale Krisen
I. **Säuglingsalter**	Grundvertrauen ↔ Grundmisstrauen
II. **Kleinkindalter**	Autonomie ↔ Scham und Zweifel
III. **Spielalter**	Initiative ↔ Schuldgefühl
IV. **Schulalter**	Regsamkeit ↔ Minderwertigkeit
V. **Adoleszenz**	Identität ↔ Identitätskonfusion
VI. **Frühes Erwachsenenalter**	Intimität ↔ Isolierung
VII. **Erwachsenenalter**	Generativität ↔ Stagnation
VIII. **Alter**	Integrität ↔ Verzweiflung

Tab. 3.2 Entwicklungsaufgaben nach Havighurst. [8]

Mittlere Kindheit (6–12 Jahre)	Adoleszenz (12–18 Jahre)	Frühes Erwachsenenalter (18–30 Jahre)
Körperliche Geschicklichkeit lernen, die für gewöhnliche Spiele notwendig ist	Neue und reifere Beziehungen zu Altersgenossen beiderlei Geschlechts aufbauen	Einen Partner auswählen
Eine positive Einstellung zu sich als einem wachsenden Organismus aufbauen	Die männliche/weibliche Geschlechterrolle übernehmen	Mit dem Partner leben lernen
Ein angemessenes männliches/weibliches soziales Rollenverhalten lernen	Die eigene körperliche Erscheinung akzeptieren und den Körper effektiv nutzen	Eine Familie gründen
Lernen, mit Altersgenossen zurechtzukommen	Emotional von Eltern und anderen Erwachsenen unabhängig sein	Eine Familie versorgen und betreuen
Grundlegende Fertigkeiten im Lesen, Schreiben, Rechnen entwickeln	Sich auf Ehe und Familienleben vorbereiten	Ein Heim herstellen, den Haushalt organisieren
Konzepte und Denkschemata entwickeln, die für das Alltagsleben notwendig sind	Sich auf eine berufliche Karriere vorbereiten	Ins Berufsleben einsteigen
Gewissen, Moral und eine Werteskala entwickeln	Werte und ein ethisches System erlangen, das als Leitfaden für das Verhalten dient (Ideologie entwickeln)	Verantwortung als Staatsbürger übernehmen
Persönliche Unabhängigkeit erreichen, Einstellungen gegenüber sozialen Gruppen und Institutionen entwickeln	Sozial verantwortliches Verhalten erstreben und erreichen	Eine angemessene soziale Gruppe finden

Kritik an den Modellen von Erikson und Havighurst

Mittlerweile werden die Modelle von Erikson und Havighurst kontrovers diskutiert, weil

- sie starr strukturiert erscheinen und kaum Spielraum für individuelle Entwicklungen zu bleiben scheint,
- alternative Lebenswege, z. B. Partnerlosigkeit, Homosexualität, gewollte oder ungewollte Kinderlosigkeit, darin keinen Platz haben,
- Störfaktoren und Risiken, z. B. Krankheit, Tod naher Angehöriger, Scheidung, Arbeitslosigkeit, unberücksichtigt bleiben.

Für die praktische Pflegearbeit liefern Erikson und Havighurst jedoch eine wichtige Erkenntnis: **Leben = Bewältigung = Entwicklung.**

Jeder Mensch entwickelt zwangsläufig Bewältigungsstrategien (➤ 3.4.4), auf die er in Lebenskrisen zurückgreift.

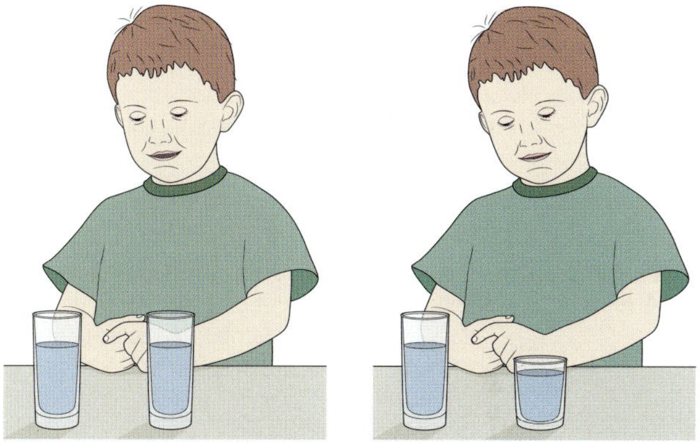

Abb. 3.1 Umschüttversuch nach Piaget. Obwohl das Kind die Flüssigkeit erst in zwei gleichen Gläsern gesehen hat und beobachtet hat, wie die Flüssigkeit in ein kleineres und dickeres Glas gefüllt wurde, ist es bis zu einer gewissen Altersstufe überzeugt, dass in dem hohen Glas mehr Flüssigkeit ist. [9] [L264]

Modell der kognitiven Entwicklung nach Piaget

Jean Piaget (1896–1980) teilte die Entwicklung von Kindern in Stadien ein, die einen Wandel vom konkreten Wahrnehmen der Umgebung bis zum hypothetisch-abstrakten Denken nachzeichnen. [9] Besonders bekannt ist sein Umschüttversuch (➤ Abb. 3.1):

- Zwei gleich geformte Gläser sind gleich hoch mit Saft gefüllt.
- Der Versuchsleiter füllt eines der Gläser in ein hohes, schlankes Glas um und verschüttet dabei weder Flüssigkeit noch fügt er welche hinzu. Das Kind schaut genau zu.
- Bedingt durch die Formen steht jetzt der Saft in den Gläsern unterschiedlich hoch.
- Bis zu einer bestimmten Entwicklungsstufe sind Kinder überzeugt, im hohen, schlanken Glas sei mehr Saft.

Nach Piaget gibt es **vier Phasen der kognitiven Entwicklung (Entwicklung des Denkens):**

1. **Sensomotorische Phase (Säuglingsalter):** das Kind sammelt Erfahrungen mit seinen Sinnesorganen und Bewegungen. Es krabbelt herum, nimmt Dinge in den Mund und erfährt so seine Umgebung.
2. **Präoperationale Phase (Kindergarten- und Vorschulalter):** das Denken ist noch voller logischer Irrtümer, da es stärker von der Wahrnehmung als von der Logik beherrscht ist. So glauben Kinder zu Beginn der präoperationalen Phase z. B., dass ein Junge zu einem Mädchen werden kann, wenn er mit mädchentypischem Spielzeug, z. B. Puppen, spielt.
3. **Phase der konkreten Operationen (Grundschulalter):** die Wahrnehmung beherrscht das Denken nicht mehr so stark. Das Kind kann Situationen aus verschiedenen Perspektiven betrachten.
4. **Phase der formalen Operationen (Jugendalter):** der Jugendliche kann Probleme vollständig abstrakt bearbeiten und sich auch mit unrealistischen Annahmen auseinandersetzen.

Für diese Entwicklungsphasen gilt: [9]

- Sie sind universell, kommen also in allen Kulturen vor.
- Das kindliche Denken unterscheidet sich fundamental vom Denken Erwachsener.
- Die Übergänge von Stufe zu Stufe sind fließend.
- Das einer Stufe zugeordnete Lebensalter ist nur ein Anhaltspunkt, es gibt individuell große Unterschiede.

„Entwicklungshilfe" im Sinne von Jean Piaget bedeutet, die selbstständige Entwicklung zu ermöglichen und anzuregen. Die menschliche Entwicklung verläuft umso positiver, je mehr Möglichkeiten der Betroffene erhält, sich aktiv mit seiner Umwelt auseinanderzusetzen.

Die Kenntnis dieser Entwicklungsschritte hilft, das altersspezifische Verständnis eines Kindes vom Körper, seinen Funktionen und Krankheiten zu berücksichtigen (➤ Tab. 3.3). Wichtig ist die altersgemäße Aufklärung eines Kindes bezüglich seiner Erkrankung und den notwendigen Therapiemaßnahmen (➤ Abb. 3.2). Kinder haben das Recht, ihrem Alter und Verständnis entsprechend informiert zu werden (Artikel 4 der Charta Kind im Krankenhaus [10]).

Tab. 3.3 Krankheitsverständnis in den verschiedenen Entwicklungsphasen (erstellt von Regina Nienhaus).

Alter	Körper- und Krankheitsverständnis	Gefühle und Selbstbild
Kinder von 2 bis 6 Jahren	• Kenntnis einiger Körperteile (Herz, Knochen, Lunge, Magen), denen eine Funktion (Atmen/Luft, Blut, Essen) zugeschrieben wird; jedoch noch kein detailliertes Organverständnis • Magisch-animistische Krankheitsvorstellung in Verbindung mit äußeren Ursachen • Krankheit und Schmerzen können durch eine egozentrische Sicht als Strafe für falsches Handeln angesehen werden • Anerkennen der Krankheit nur, wenn Symptome sichtbar sind, die kommen und gehen (Hautrötung, Ausschlag, Fieber) • Keine genaue Schmerzwahrnehmung, Ursachen von Schmerzen werden immer äußerlich gesucht, bei inneren Ursachen sind die Aussagen über Schmerzen eher vage • Maßnahmen gegen Schmerzen können auch rituellen Charakter haben (z. B. auf die Wunde pusten) • Behandlungen werden besser ertragen, wenn sie etwas Positives zur Folge haben • Eine gute Erklärung gibt Sicherheit; im Vordergrund steht das Vertrauen, nicht die Vermittlung des Krankheitsbilds	• Das Selbst wird definiert durch Aktivitäten, Kompetenzen und gehorsames Verhalten • Ab ca. 4 Jahren treten selbstwertende Gefühle auf: Stolz, Scham, Peinlichkeit, Schuld • Kinder brauchen Bestätigung und eine Bewertung ihres Verhaltens • Selbstwertgefühl sollte gestärkt werden (Hinweise auf Stärken und Fähigkeiten)
Kinder von 7 bis 11 Jahren	• Trennung von körperlichen und geistigen Fähigkeiten ist möglich • Anatomie des Körpers ist bekannt • Details (z. B. Sauerstofftransport, Atmung, Blutkreislauf) werden verstanden • Sprachliches Verständnis orientiert sich noch am Konkreten. Kinder nehmen Aussagen wörtlich und können z. B. Ironie nicht verstehen • Erkennen von Ursachen einer Krankheit (z. B. Gift, Bakterien); Kinder können Symptome und Ursachen nennen, haben aber noch kein Verständnis von Zusammenhängen • Wissen, dass Behandlungen eine Krankheit lindern oder heilen • Unterscheidung zwischen verschiedenen Schmerzen (verletzungs- und krankheitsbedingter Schmerz) • Psychische Aspekte gewinnen an Bedeutung (Wut, Heimweh)	• Erstmals Schaffung privater Bereiche • Abweichungen vom „Normalen" werden erkannt, das Selbstbild wird mit anderen verglichen • Ständig wahrgenommene Defizite im Vergleich zu anderen können zu Schamgefühlen führen • Rückmeldungen wirken stärkend • Kleine Schritte der Krankheitskontrolle und Behandlung geben Kindern mit einer chronischen Erkrankung Selbstständigkeit, sie fühlen sich der Krankheit nicht mehr so ausgeliefert • Eine sachliche, problembewältigende Sicht der Krankheit kann jetzt gefördert werden
Kinder und Jugendliche ab 12 Jahren	• Komplexe Prozesse und Wirkungsketten können verstanden und berücksichtigt werden • Bildung eigener Meinungen und Ideale • Planung der eigenen Zukunft • Gefahr der Überschätzung eigener kognitiver Fähigkeiten • Gefahr der Überschätzung durch andere (körperliche Entwicklung geht der kognitiven Entwicklung oft voraus) • Entwicklung eines präzisen Krankheitsverständnisses • Schmerz und dessen Signalfunktionen werden erkannt und als internes Geschehen gesehen • Wechselwirkung zwischen physischen und psychischen Ursachen kann erkannt werden, die Unterscheidung verschiedener Schmerzarten (Lokalisation, Qualität, Stärke) ist möglich • Orientierung an Gleichaltrigen (Krankheitsmanagement, Alkohol, Fastfood, Ausgehen) • Ablösung von den Eltern und der elterlichen Kontrolle	• Beschäftigung mit eigener Attraktivität und Leistungsfähigkeit, eine positive Bewertung des Körpers spielt eine große Rolle (Selbstbewusstsein, Krankheitsmanagement bei chronischen Erkrankungen) • Neue wichtige Entwicklungsaufgaben und Bereiche: Freundschaft, Partnerschaft, Sexualität, Beruf

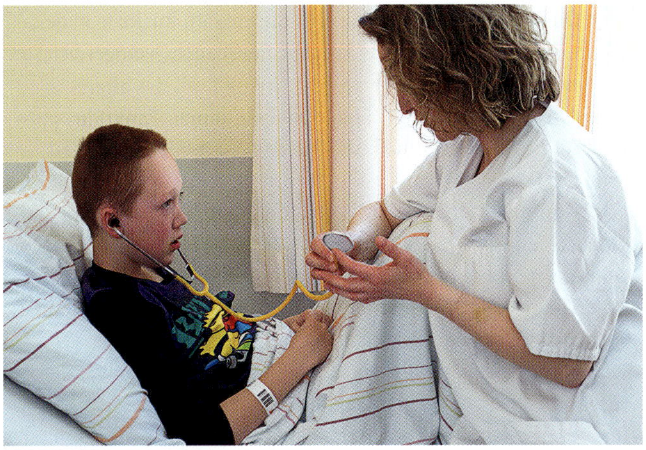

Abb. 3.2 Wichtig ist die altersgemäße Aufklärung eines Kindes bezüglich seiner Erkrankung und den nötigen Therapiemaßnahmen. [K115]

3.2 Rahmenbedingungen der Entwicklung

Motorische Entwicklung des Kindes ➤ 20.2

Entwicklungspsychologische Erkenntnisse sind vor allem nützlich, wenn sie Hinweise geben, wie die Entwicklung zu fördern ist. Die Entwicklung verläuft in Stufen und lässt sich nicht beschleunigen (➤ 3.1).

Sie lassen sich jedoch gezielt steuern, indem zur rechten Zeit – passend zur Entwicklungsstufe – die richtigen Impulse gesetzt werden (➤ 3.2.2).

Zunächst soll jedoch geklärt werden, mit welchen Strategien sich menschliche Entwicklung beeinflussen lässt.

3.2.1 Einflussfaktoren auf die Entwicklung

Der deutsche Psychologe und Gerontologe **Paul B. Baltes** (1939–2006) unterschied drei **Einflussfaktoren auf die Entwicklung:** [12]

- **Altersbezogene Einflüsse.** Mit dem Lebensalter in Zusammenhang stehend, z. B. Körperwachstum, hormonelle Veränderungen oder – im höheren Alter – auch Abbauprozesse.
- **Kulturelle Einflüsse.** Hierzu gehören außer Sprache, Wertevorstellungen und Wohlstand alle weiteren Lebensumstände, die für örtliche und zeitliche Bedingungen charakteristisch sind, unter denen ein Individuum aufwächst.
- **Individuelle (nicht normative) Einflüsse, die nur wenige Menschen betreffen.** Dazu gehören z. B. kritische Lebensereignisse wie ein Unfall, das Zerbrechen der Ehe der Eltern, Arbeitslosigkeit oder der Verlust naher Angehöriger.

3.2.2 Zeitfenster in der Entwicklung

Zeitfenster in der Entwicklung beschreiben das Zusammenspiel von menschlichen Anlagen und Einflüssen der Umgebung (➤ Tab. 3.4). Sobald ein Mensch aufgrund der in ihm angelegten Fähigkeiten zu einem nächsten Entwicklungsschritt bereit ist, wirken Impulse aus der Umwelt besonders förderlich. Kommen diese Impulse zu früh oder zu spät – also außerhalb des Zeitfensters – entfalten sie eine geringere Wirkung.

Beim Erlernen des Sprechens z. B. zeigt sich dieses Zeitfenster deutlich. Entdecken die Eltern oder der Kinderarzt Probleme bei der Sprachentwicklung zu spät, z. B. angeborene Defekte im Nasen-Rachen-Raum oder eingeschränktes Hörvermögen, muss das Kind oft monatelang intensiv üben, um das Defizit auszugleichen und normal sprechen zu lernen.

Tab. 3.4 Zeitfenster (sensible Perioden) in der Entwicklung. [6], [13]

	Zeitfenster	Neue Erkenntnisse	Richtige Förderung
Musik	3–10 Jahre	Musikalische Betätigung verbessert viele intellektuelle Fertigkeiten. US-Forscher entdeckten, dass Klavierunterricht und Chorgesang das räumliche Vorstellungsvermögen und das logische Denken fördern	• Viel mit Kindern singen, ihnen Melodien vorspielen • Das Kind mit einem Instrument vertraut machen, wenn es Interesse zeigt • Das Notensystem sollte zur Zeit der Einschulung erlernt werden, weil Kinder in diesem Alter spielerisch mit Symbolen umgehen
Motorik	7. Schwangerschaftswoche (beurteilbar mittels Ultraschall) bis ca. 4 Jahre	Für zielgerichtete Aktionen ist die motorische Großhirnrinde zuständig. Erst am Ende des 2. Lj. haben sich die Bewegungsschaltkreise so weit verfestigt, dass Purzelbäume oder Balancieren möglich sind	• Gesunde Kinder haben einen natürlichen Bewegungsdrang, eine spezielle Förderung ist hier nicht nötig • Ist der Bewegungsdrang nicht ausreichend ausgeprägt, ggf. gezielt fördern bzw. einen Experten konsultieren
Sprache	Geburt bis ca. 10 Jahre	Die Schaltkreise in der Hörrinde zur Analyse von Wörtern formen sich im Alter von 1 Jahr. Danach nimmt das Geplapper der Kinder Lautform und Rhythmus der Muttersprache an. Schon in diesem Alter können sich Kinder eine zweite Muttersprache perfekt aneignen. Ab dem 10. Lj. nimmt diese Fähigkeit ab	• Viel mit dem Kind reden, dabei Kindersprache vermeiden und die treffenden Begriffe benutzen • Gegebenenfalls Erlernen einer Fremdsprache vor dem 10. Lj. beginnen
Emotionen	6 Monate bis vermutlich zur Pubertät	Der frontale Cortex (Hirnbereich hinter der Stirn) ist im 2. Lj. besonders aktiv. Traumatische Erfahrungen während der Kindheit führen zu gestörter Stressverarbeitung	Kind auch bei Misserfolgen unterstützen und ein positives Selbstwertgefühl aufbauen

Die Zeitfenster bestehen für die körperliche sowie für die seelische Entwicklung. Havighurst (➤ 3.1.2) spricht von **Sensitive Periods** *(empfindsamen Zeitspannen)* oder **Teachable Moments** *(gelehrigen Augenblicken).* [14]

So ist es z. B. die Entwicklungsaufgabe der Pubertät, sich von den Eltern und deren Ansichten und Vorschriften zu lösen, eigene Wege zu gehen und dabei eigene, auch negative Erfahrungen zu machen, um letztlich selbst zu bestimmen: „Was will ich, was ist gut und was ist schlecht für mich?“

Erkrankt ein Elternteil schwer oder für längere Zeit, während sich das Kind in der Pubertät befindet, wird der nötige Ablösungsprozess ggf. durch Rücksicht auf den Kranken überlagert. Studien von Cummings und Davies haben gezeigt, dass eine psychische Erkrankung eines Elternteils sich besonders bei pubertierenden Kindern nachhaltig schädlich auswirkt. [15]

3.2.3 Das Alter

Menschen in höherem **Alter** sehen sich vor besondere Aufgaben gestellt. Einerseits müssen sie sich von Fähigkeiten verabschieden, weil manche Körperfunktionen nachlassen. So nehmen u. a. Seh- und Hörleistung sowie Muskelkraft und Knochenstabilität ab. Andererseits können sie – auch wegen der größeren Zeitressourcen durch das Ausscheiden aus dem Beruf – andere Schwerpunkte setzen. Ihre Lebenserfahrung und der immense Wissensschatz, den sie gesammelt haben, ermöglichen eine umfassendere Sicht auf Probleme. Insbesondere die emotionale Intelligenz lässt sich auch in höherem Alter beständig erweitern. Die positive Erfahrung, alle bisherigen Entwicklungsaufgaben (➤ 3.1.2) gemeistert zu haben, ist eine wichtige Ressource in dieser Lebensphase.

Das Selbstwertgefühl alter Menschen wird durch die Fähigkeit bestärkt, den notwendigen Wechsel der Schwerpunkte in der Lebensführung anzunehmen und aktiv zu gestalten (➤ Abb. 3.3).
Um das **Altern (Alt-Werden)** und das **Alter (Alt-Sein)** zu erforschen und zu verstehen, gab es zwischen 1950 und etwa 1990 im Wesentlichen vier Theorien:

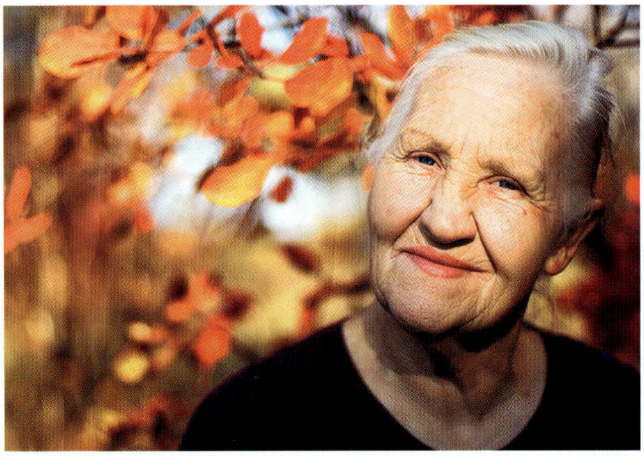

Abb. 3.3 Das Altern bringt neben vielen neuen Herausforderungen auch Chancen und Möglichkeiten, die es zu ergreifen gilt. [J787]

1. Die **Disengagement-Theorie** [16] nimmt den Rückzug in den Blick. Loslassen können als Aufgabe heißt auch, weniger belastet zu sein.
2. Die **Aktivitätstheorie** [17] dagegen betont den aktiven Lebensstil, wenn sich auch Inhalt und Ausdauer der Aktivität verändern.
3. Die **Kompetenztheorie** [18] greift den Aspekt heraus, dass der Mensch im Alter die Erfahrungen aus bisherigen Lebensphasen einsetzen und selbstständig handeln kann.
4. Die **Theorie der Alternsformen** unterstreicht die Individualität, die auch im hohen Alter nicht verloren geht. Sowohl der Vergleich über die Jahre hinweg als auch der Vergleich mit anderen Menschen gleichen Alters zeigt deutliche Unterschiede.

Viele gesellschaftliche Veränderungen, wie etwa die Auflösung der Einheitsbiografie oder der Wandel des traditionellen Bildes von Ehe und Familie, lassen Alterstheorien heute überholt erscheinen. Es gibt weder *das* Alter, noch *das* Altern.

3.3 Sozialisation

DEFINITION

Sozialisation: Prozess, in dessen Verlauf ein Mensch in die Gesellschaft hineinwächst, ihre Normen verinnerlicht sowie Beziehungen zu anderen Individuen aufbaut und pflegt.

Das menschliche Leben vollzieht sich in steter Auseinandersetzung zwischen dem Individuum und der Gesellschaft, zu der es gehört. Die kulturelle Umgebung prägt die Entwicklung des Einzelnen (➤ 3.2.1), und jedes Individuum gestaltet die kulturelle Umgebung mit. Sie lässt sich deshalb als Summe der Einzelleistungen ihrer Mitglieder verstehen.

3.3.1 Begriff und Bedeutung

Der **Begriff der Sozialisation** hat sich gewandelt:
- Zeitliche Begrenzung. Früher war die Sozialisation auf das Kinder- und Jugendalter begrenzt. Sie endete, wenn das Ziel, ein erwachsenes Mitglied der Gesellschaft zu sein, erreicht war.
- Einseitige Beschränkung. Früher wurde stärker betont, dass sich das Kind oder der Jugendliche an die Gesellschaft anzupassen habe; entsprechend wurde kaum beachtet, in welcher Weise alle Individuen (auch Kinder und Jugendliche) die Gesellschaft prägen.

Das **aktuelle Verständnis** von Sozialisation geht davon aus, dass sie
- lebenslang dauert,
- dem Erwerb von Verhaltensweisen dient,
- sich über die Beziehung zu Mitmenschen vollzieht,
- ein Verständnis von sich selbst ermöglicht,
- zur Teilhabe an der Gesellschaft und zu deren Veränderung befähigt,
- zu Spannungen führt: „Passe ich mich an oder grenze ich mich ab?“

3.3.2 Lebenslange Sozialisation

Der **Sozialisationsprozess** *(Vorgang der Sozialisation)* dauert lebenslang und teilt sich in drei Phasen:

1. Die **primäre Sozialisation** findet vor allem in kleinen, vertrauten Gruppen statt, wie Familie oder Gleichaltrige (➤ 13.3.1), und schließt mit der Herausbildung einer personalen Identität des Individuums ab. Die in dieser Phase verinnerlichten Normen, Werte und Verhaltensweisen gelten als stabil, können sich aber in der sekundären Sozialisation ändern.
2. Die **sekundäre Sozialisation** bereitet das Individuum auf seine Rolle in der Gesellschaft vor. Sie dauert bis zum Ende des Erwachsenwerdens und vollzieht sich nicht nur im Elternhaus bzw. in der Familie, sondern auch in der Schule sowie in Peergroups (➤ 13.3.2). Diese Gruppe ist ein Spielfeld, um Grenzen auszutesten, den Umgang mit anderen zu lernen und den Übergang ins Erwachsensein zunächst in einem geschützten Raum zu erfahren.
3. Die **tertiäre Sozialisation** vollzieht sich im Erwachsenenalter und bezeichnet die Anpassungen, die das Individuum in Interaktion mit seiner sozialen Umwelt ständig vornimmt. Da Sozialisation als lebenslanger Prozess zu verstehen ist, kann auch im beruflichen Bereich (berufliche Sozialisation) und darüber hinaus von tertiärer Sozialisation gesprochen werden.

Sozialisation und Erziehung

DEFINITION

Erziehung: durch Bezugspersonen gesteuerter Teil der Sozialisation, mit dem Ziel, Veränderung von Persönlichkeitsmerkmalen herbeizuführen, insbesondere bei Kindern und Jugendlichen.

Erziehung findet nicht nur im Elternhaus statt, sondern auch im weiteren familiären Umfeld, in pädagogischen Einrichtungen wie Kindergarten oder Schule und unter Freunden (➤ Abb. 3.4).

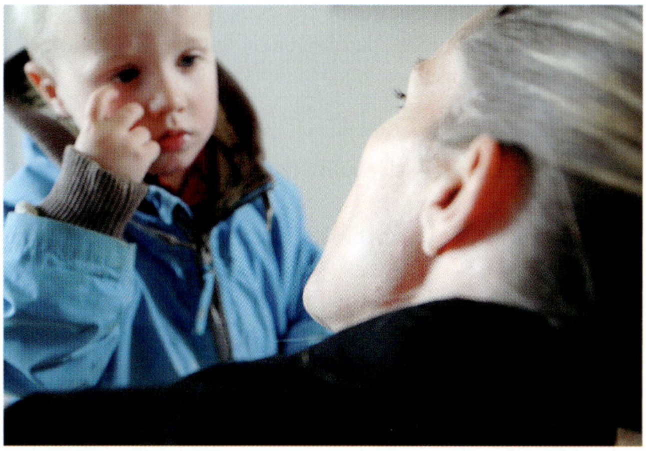

Abb. 3.4 Erziehung findet – je nach Alter – nicht nur, aber maßgeblich im Elternhaus statt. [J787]

Erziehungswissenschaftler betrachten Sozialisation kritisch:

- **Jean-Jacques Rousseau** (1712–1778) entwickelte ein Bild von Erziehung, das den Heranwachsenden vor den schädlichen Einflüssen der Gesellschaft schützen müsse. Nach seiner Ansicht besteht die Gefahr, dass Erziehung zu einer Dressur entartet, die den Zögling seiner natürlichen Fähigkeiten beraubt. [19]
- **Johann Heinrich Pestalozzi** (1746–1827) dagegen betrachtet Erziehung als eine notwendige Maßnahme, um schädliche Triebe des Menschen zu begrenzen und ihn zu einem wertvollen Teil der Gesellschaft zu formen. [20]

Die Entwicklung gelingt, wenn ein Kompromiss zwischen freier Entfaltung und der Anpassung an die gesellschaftlichen Gegebenheiten entsteht, anders ausgedrückt: ein Kompromiss zwischen individueller Freiheit und sozialer Verantwortung.

3.3.3 Störungen der Sozialisation

Ungünstige Bedingungen können die harmonische Entwicklung stören. In großen Teilen der Welt leiden Kinder unter Hunger und Armut, sodass ein geregelter Entwicklungsprozess nicht möglich ist. Sozialisationsprozesse sind auch in wohlhabenden Ländern stark von Lebensumständen beeinflusst, z. B. Einkommen und Bildung der Eltern. Weitere Einflüsse sind Krankheiten und Behinderungen.

Obwohl Sozialisation ein lebenslanger Prozess ist (➤ 3.3.2), sind Kindheit und Jugendalter die wichtigsten Phasen. Ob ein Mensch zu einem eigenständigen Mitglied der Gesellschaft heranwächst oder nicht, hängt im Wesentlichen von drei Faktoren ab:

- **Soziabilisierung** ist Voraussetzung dafür, dass Sozialisation überhaupt möglich wird. „Soziabel" beschreibt, „fähig zu sozialen Kontakten" zu sein. Die Soziabilisierung bezieht sich auf die erste Phase des Sozialisationsprozesses (1. Lebensjahr ➤ 3.3.2) und bezeichnet die Entwicklung des Urvertrauens beim Säugling als Voraussetzung für soziale Handlungsfähigkeit. Kinder, die dieses Urvertrauen („Die Welt ist gut") nicht erwerben, drohen psychisch und physisch zu verkümmern.
- **Enkulturation** bezeichnet das (automatische) Erlernen von Kulturtechniken, also Sprache, Fertigkeiten, Techniken, Fähigkeiten, Normen, Werte, Sitten und Gebräuche einer Gesellschaft. Viele Soziologen verstehen Sozialisation ausschließlich im Sinne der Enkulturation. Sie erfassen damit die Anpassungsleistungen, die ein Individuum befähigen, in einer bestimmten Kultur leben und überleben zu können.
- **Individuation** oder **Personalisation** betont den Aspekt der Eigenständigkeit. Sozialisationsprozesse umfassen mehr als eine reine Anpassung. Anders wäre die Veränderung der Gesellschaft nicht denkbar. Eltern „lernen" von ihren Kindern, Lehrer von ihren Schülern. Derartige Aktivitäten befähigen die Individuen zu kritischen Ich-Leistungen.

Für die Pflege bedeutsame Ereignisse

Im Zusammenhang mit Erkrankungen und ähnlichen kritischen Lebensereignissen (➤ 3.4.3) hat die Sozialisationsforschung zwei

für die Pflege **bedeutsame Erkenntnisse** hervorgebracht:
- Erkrankungen und Behinderungen können die Sozialisation stören.
- Chronische Krankheiten, bleibende Behinderungen oder ein Umzug in eine stationäre Pflegeeinrichtung verändern die Lebensumstände des Betroffenen und seiner Angehörigen enorm. Die Anpassung an solche belastenden Veränderungen ist ein Prozess, der sich wie die (tertiäre) Sozialisation (➤ 3.3.2) gestaltet.

3.4 Lebensbewältigung

3.4.1 Leben und Lernen

Um das Thema **Lebensbewältigung** besser zu verstehen, ist es hilfreich, zunächst zu betrachten, wie der Mensch lernt. Die Subjekttheorie des Lernens geht davon aus, dass Lernprozesse nicht nur durch Erfolg, sondern auch durch Misserfolg ausgelöst werden:
- Stehen Menschen vor einer Aufgabe, die sie lösen können, handeln sie aus **Erfahrung** so, wie es ihnen in der Situation nützlich erscheint, ohne über Alternativen nachzudenken.
- Scheinbar unlösbare Aufgaben lösen eine **Diskrepanzerfahrung** aus. Die Diskrepanz (Missverhältnis) besteht zwischen den zur Lösung erforderlichen und den vorhandenen Fähigkeiten. Der in diesem Fall zu leistende Lernvorgang hat das Ziel, neue Fähigkeiten zu erwerben und so das Missverhältnis zu beseitigen. [21]

Beispiel: eine Pflegeschülerin hat gelernt, den Blutdruck möglichst *nicht* am gelähmten Arm eines Schlaganfallkranken zu messen und auch möglichst *nicht* an dem Arm, an dem eine Infusion über eine Venenverweilkanüle läuft. Sie kommt mit diesen Kenntnissen so lange zurecht, bis sie auf einen Patienten mit einer Hemiparese (Halbseitenlähmung) rechts trifft, bei dem am linken Handrücken eine Venenverweilkanüle liegt. Wo soll sie den Blutdruck messen? Sie wird vielleicht eine erfahrene Kollegin oder den Arzt fragen und dabei lernen, dass man den Blutdruck auch am Bein messen kann.

Menschen reagieren in beruflichen und privaten Situationen auf diese Weise. Solange sie glauben, die anstehenden Aufgaben bewältigen zu können, handeln sie selbstständig und basierend auf ihren Erfahrungen. Wenn sie vermuten, dass die Situation neue Strategien erfordert, bemühen sie sich, dazuzulernen. Dieser Lernvorgang umfasst zwei wesentliche Aspekte: Der Lernende eignet sich neue, praktische Kenntnisse an, z. B. am Bein Blutdruck zu messen, und erfährt auf einer übergeordneten Ebene, dass scheinbar unlösbare Situationen lernend zu bewältigen sind.

Das Lernen auf der übergeordneten Ebene führt dazu, dass sich der Mensch im Lauf des Lebens verschiedene **Bewältigungsstrategien** aneignet:
- Jemanden um Rat bitten, z. B. eine kenntnisreichere Person fragen
- Selbst recherchieren, z. B. in der Fachliteratur oder im Internet
- Ziele beharrlich verfolgen, z. B. Probleme sinnvoll lösen

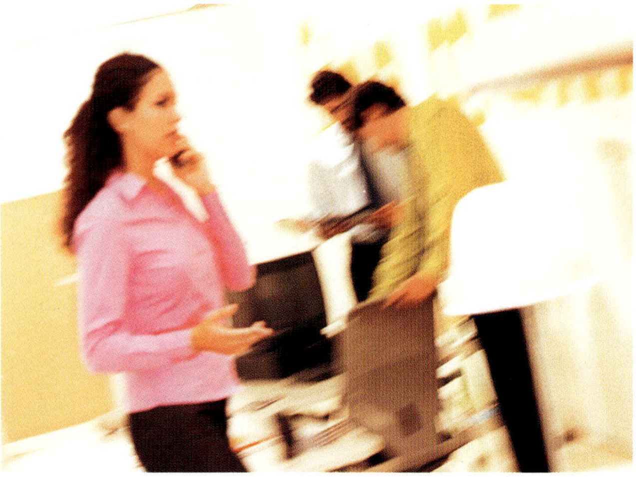

Abb. 3.5 Jeder Mensch entwickelt bei Stress individuelle Bewältigungsstrategien. [J787]

3.4.2 Leben und Stress

Anforderungen im Pflegeberuf ➤ Kap. 11
Stress und Stressmodell ➤ 11.4.1
Burnout-Syndrom ➤ 11.4.2

Die amerikanischen Psychologen **Richard Lazarus** (1922-2022) und **Susan Folkman** (geb. 1938) untersuchten typische Bewältigungsstrategien. Ihre Ausgangshypothese war, dass **Stress** (➤ 11.4.1) auftritt, wenn ein Ungleichgewicht zwischen den Anforderungen und den Fähigkeiten (Ressourcen) besteht. In dieser Vermutung ist die Parallele zum eingangs geschilderten Lernen erkennbar (Diskrepanzerfahrung).

Die Forscher ermittelten acht typische Stressreaktionen (Bewältigungsstrategien), die sie als **Ways of Coping** *(Wege der Bewältigung)* 1984 veröffentlichten (➤ Abb. 3.5, siehe auch ➤ Tab. 11.4): [22]
- Konfrontierendes Coping
- Distanzierung
- Selbstkontrolle
- Suche nach sozialer Unterstützung
- Selbstbeschuldigung
- Wunschdenken, Vermeidung
- Geplantes Problemlösen
- Positive Umdeutung

Stress bedeutet in diesem Zusammenhang eine Herausforderung und unterscheidet sich damit von dem krank machenden Disstress (➤ 11.4.1). Die acht Wege der Bewältigung sind wertfrei formuliert und erlauben keine Aussage darüber, ob sie zum Ziel führen oder den Betroffenen befriedigen.

Acht typische Stressbewältigungsstrategien

Ein Beispiel macht die Unterschiede der acht **Bewältigungsstrategien** deutlich:

Eine Pflegende fühlt sich von ihrer Vorgesetzten ungerecht behandelt. Sie hat das Gefühl, dass sie immer zuerst gefragt wird, falls jemand einspringen soll, und dass der Dienstplan ihre Wünsche nicht berücksichtigt. Soeben hat sie entdeckt, dass sie an einem der nächsten Tage zum Spätdienst eingeteilt ist, obwohl ihre Tochter Geburtstag feiert. Diesen Tag hatte sie rechtzeitig als 'Wunschfrei' an entsprechender Stelle vermerkt.

Ihre Reaktion wäre je nach Bewältigungsstrategie:

- **Konfrontierendes Coping** (Bewältigung durch Auseinandersetzung, durch Kampf). Zur Stationsleitung gehen, „auf den Tisch hauen", deutlich sagen: „Ich brauche einen freien Tag!"
- **Distanzierung** (zeitlich oder örtlich Abstand gewinnen). Nicht sofort mit der Stationsleitung reden; Wut und Enttäuschung sind keine guten Ratgeber.
- **Selbstkontrolle** (sich selbst beherrschen, kontrollieren). Die ungünstigen Dienste akzeptieren, die Geburtstagsfeier verschieben.
- **Suche nach sozialer Unterstützung** (Angehörige, Freunde oder Berater aufsuchen). Eine befreundete Kollegin fragen, ob sie den Dienst tauscht; den Betriebsrat einschalten.
- **Selbstbeschuldigung** (die Ursache und die Verantwortung ausschließlich bei sich selbst sehen). „Warum habe ich auch so einen Beruf gewählt? Es war klar, dass man in diesem Beruf Schichtdienst hat und häufig einspringen muss!"
- **Wunschdenken, Vermeidung** (unrealistische Erwartungen hegen, die Situation vermeiden oder verdrängen). „Vielleicht kommt jemand zufällig zu mir, weil er an diesem Tag einen Arzttermin hat und deswegen lieber im Spätdienst arbeiten will. Vielleicht kommt meine Tochter nachher aus der Schule und sagt, sie möchte ihre Geburtstagsfeier auf den folgenden Tag verschieben, weil ihre beste Freundin keine Zeit hat."
- **Geplantes Problemlösen** (mögliche Lösungen finden, Vor- und Nachteile abwägen, entscheiden). Für beide Möglichkeiten, „Geburtstagsfeier verschieben" und „Dienst tauschen", jeweils die Vor- und Nachteile für sich und die Tochter abschätzen und dann die günstigere Lösung wählen.
- **Positive Umdeutung** (im Schlimmen/Schlechten das Gute sehen wollen). „Wie gut, dass ich Dienst habe, wahrscheinlich regnet es und die Geburtstagsfeier fällt aus; wir verschieben sie und alle sind glücklich."

3.4.3 Kritische Lebensereignisse

DEFINITION

Kritische Lebensereignisse *(Critical Life Events):* einschneidende Erlebnisse, die den Betroffenen (zunächst) überfordern; umfassen erfreuliche und unerfreuliche Situationen gleichermaßen.

Besonders **kritische Ereignisse im Leben** (➤ Abb. 3.6), die weder mit den vorhandenen Fähigkeiten noch mit den bewährten Strategien zu bewältigen sind, sollten eigentlich dazu führen, bei der Wahl der Strategie besonders aufmerksam zu sein. Allerdings sind sie mit starken Emotionen verknüpft. Die Betroffenen sind stark belastet und nicht in der Lage, konstruktiv nachzudenken. Ängstlich, verunsichert und mit dem Gefühl, überfordert zu sein, greifen sie daher auf bisher bewährte Strategien zurück, die oft nicht angemessen sind.

Ob ein Lebensereignis **kritisch** *(einschneidend)* ist, hängt eher damit zusammen, wie stark es die Lebensumstände des Betroffenen ändert, nicht so sehr damit, ob er es als erfreulich oder unerfreulich betrachtet (➤ Abb. 3.6).

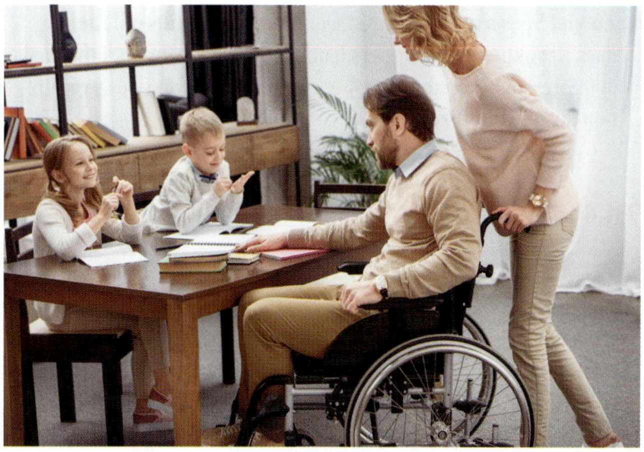

Abb. 3.6 Die Diagnose einer schwerwiegenden oder chronischen Erkrankung oder eine dauerhafte Behinderung sind immer ein kritisches Lebensereignis. Das hat weitreichende Folgen für den Betroffenen, aber auch für seine Familie und sie müssen einen Weg finden, Krankheit oder Behinderung und Therapienotwendigkeiten ins Leben zu integrieren. Ob eine gute Bewältigung gelingt, hängt von verschiedenen Faktoren ab. [J787]

Arten kritischer Lebensereignisse

DEFINITION

Life-Event-Forschung *(engl. life = Leben, event = Ereignis; Life Event Research):* wissenschaftliche Erkundung kritischer Lebensereignisse mit dem Ziel, die Wirkung auf die körperliche und seelische Gesundheit eines Menschen zu erfassen.

Eine der bekanntesten Arbeiten der Life-Event-Forschung stammt von den amerikanischen Psychiatern **Thomas Holmes** und **Richard Rahe** (1967) und lieferte im Wesentlichen zwei Erkenntnisse: [23]

- **Stress ist messbar.** Im ersten Teil bewerteten rund 400 Befragte eine Liste von vorgegebenen Lebensereignissen, wobei als Maß der Tod eines Ehegatten auf 100 (maximaler Stresswert) festgesetzt wurde. So entstand eine Stresswert-Messskala (➤ Tab. 3.5).

Tab. 3.5 Stresswert-Messskala nach Holmes und Rahe ([23]; Auswahl). Je höher die Punktzahl, desto stärker fühlt sich der Betroffene gestresst. Mithilfe dieser Skala können Pflegende gegebenenfalls die Belastung eines Patienten oder seiner Angehörigen einordnen.

Ereignis	Stresspunkte
Tod des Ehepartners	100
Scheidung	73
Trennung vom Ehepartner	65
Gefängnisstrafe	63
Tod eines nahen Familienmitglieds	63
Unfall oder Krankheit	53
Heirat	50
Fristlose Entlassung/Arbeitslosigkeit	47
Versöhnung mit Ehegatten	45
Pensionierung	45

- **Zu viel Stress macht krank.** Der zweite Teil der Studie zeigt, dass Krankheiten besonders häufig auftreten, wenn bei mehr als 300 Stresspunkten die Bewältigungsmöglichkeiten des Betroffenen ausgeschöpft sind.

3.4.4 Bewältigung

DEFINITION

Bewältigung *(Coping,* engl. *to cope with = etwas bewältigen):* alle Gedanken, Gefühle und Handlungen, die als Reaktion auf ein belastendes Ereignis auftreten.

3

Welche Reaktionen auf ein belastendes Ereignis auftreten, die dessen **Bewältigung** *(Coping)* dienen, zeigt z. B. die Forschung von Lazarus und Folkman (➤ 3.4.2). Unterschieden werden (➤ Abb. 3.7):

- **Problemorientiertes Coping** hat das Ziel, den zugrunde liegenden Konflikt zu lösen. Beispiele:
  - Kämpfen, stark sein, das Problem beseitigen oder zumindest verkleinern
  - Flüchten, sich schützen, sich zurückziehen, die Ursache meiden
  - Verhandeln, Kompromisse finden, Ausgleich schaffen, vorbeugen
  - Beratung suchen, um Hilfe bei der Problemlösung bitten
- **Emotionsorientiertes Coping** hat das Ziel, dass sich der Betroffene möglichst wohl fühlt. Beispiele:
  - Entspannung, Verleugnung, Verdrängung
  - Ablenkung, Fantasien (Was wäre, wenn …)
  - Sich bei jemandem ausweinen, trösten lassen

  Beide Strategien haben – je nach Situation – ihre Berechtigung.

Internales und externales Coping

Beim **problemorientierten Coping** lassen sich wiederum zwei Formen unterscheiden:

- **Internales** *(nach innen gerichtetes)* **Coping:** Problemlösung durch Veränderung des Betroffenen oder seiner Haltung, z. B. „Ich muss mich zusammenreißen!", „Ich muss lernen, damit zurechtzukommen."
- **Externales** *(nach außen gerichtetes)* **Coping:** Problemlösung durch Änderung des Umfelds und seiner Bedingungen, z. B. „Ich brauche einen Pflegedienst, der rund um die Uhr erreichbar ist." „Meine Familie könnte mich besser unterstützen, das ist doch wirklich nicht zu viel verlangt!"

Beide Formen des problemorientierten Copings sind berechtigt und sinnvoll. Je nach Situation kann eine Mischung aus internalem und externalem Coping zielführend sein.

Gelingende und misslingende Bewältigung

Gelingende Bewältigung führt zu tragfähigen, langfristigen, nachhaltigen Lösungen und hilft, Folgeschäden zu vermeiden. Eine Reihe

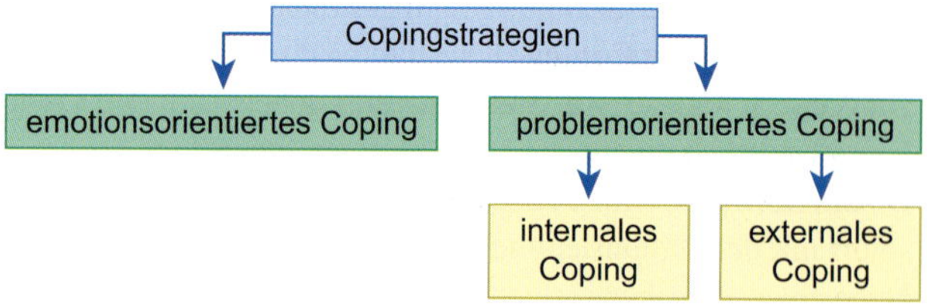

Abb. 3.7 Überblick über mögliche Copingstrategien. [L234]

von Begriffen unterscheiden die gelingende und der **misslingenden Bewältigung:**

- **Adäquates** *(passendes)* vs. **inadäquates** *(nicht passendes)* Coping
- **Adaptives** *(angepasstes, angemessenes)* vs. **maladaptives** *(schlecht angepasstes, nicht angemessenes)* Coping
- **Funktionales** *(funktionierendes)* vs. **dysfunktionales** *(nicht/ schlecht funktionierendes)* Coping.

Bei allen Bezeichnungen geht es letztlich darum, gute, nachhaltige und dauerhafte Lösungen vom jeweiligen Gegenteil zu unterscheiden. Die Ausgewogenheit der Strategie gibt Aufschlüsse darüber, ob die Bewältigung gelingt:

- Ist sie auf die Problemlösung gerichtet?
- Ist sie auf die Emotionen gerichtet (inneres Einverständnis mit der Lösung)?
- Ist sie nach innen gerichtet (persönlicher Änderungsbedarf)?
- Ist sie nach außen gerichtet (Änderung des Umfelds nötig)?

Bewältigungsstrategien, die alle vier Formen des Copings einbeziehen, sind meist erfolgreicher als einseitige Bemühungen (➤ Abb. 3.7).

Bedeutung des Copings für die Pflege

Auch in der Pflege ist die **Unterscheidung zwischen emotions- und problemorientiertem Coping** bedeutsam. Wenn ein Mensch soeben erfahren hat, dass er ernsthaft erkrankt ist, wird er kaum in der Lage sein, direkt an der Problemlösung zu arbeiten. Meist benötigt er Zeit, um die schlechte Nachricht so weit zu verkraften, dass er sich auf Behandlungsmethoden und Heilungschancen konzentrieren kann.

In den meisten Fällen ist eine **Kombination aus emotions- und problemorientiertem Coping** angebracht. Es wird jedoch Phasen geben, in denen eine der beiden Strategien vorteilhafter ist.

Am Beispiel eines Patienten mit einem neu angelegten künstlichen Darmausgang am Dickdarm (Kolostomie) lassen sich mögliche Phasen zeigen:

- **Schock.** Beim ersten Verbandwechsel sieht er, dass neben der Operationswunde ein Beutel klebt, in den sich Stuhlgang entleert. Angewidert wendet er sich ab und schaut zum Fenster, bis der Verbandwechsel beendet ist.
- **Fragen.** In den folgenden Tagen macht sich der Patient Gedanken, wie es zu Hause weitergehen soll. Kann er seine Frau dazu überreden, die Kolostomie zu versorgen? Werden seine Freunde und Arbeitskollegen etwas davon merken?
- **Angst.** Die Entlassung ist für den nächsten Tag geplant. Der Patient hat Angst: Hat er schon genug geübt, sein Stoma mit Platte und Beutel zu versorgen? Was kann, soll, darf er essen?

Was ist, wenn eine der Komplikationen eintritt, von denen die Stomatherapeutin gesprochen hat?
Dieser typische Verlauf zeigt, dass es Phasen gibt (Schock und Angst), in denen emotionsorientiertes Coping im Vordergrund steht. In der Phase der Fragen ist der Patient am ehesten für problemorientiertes Coping zugänglich. Das bedeutet, dass eine effektive Unterstützung beim Coping nur **zum richtigen Zeitpunkt** wirksam ist.

3.4.5 Krise als Chance

Menschen, die mit schwerwiegenden bzw. lebensbedrohlichen Situationen konfrontiert sind, beschreiben manchmal im Nachhinein, dass sie durch diese Ereignisse gestärkt oder positiv verändert wurden. Das Phänomen beruht darauf, dass eine Krise das bisherige Leben erschüttert, alles infrage stellt oder einen „ins Chaos" stürzt (➤ Abb. 3.8).

Entscheidend ist, dass die Betroffenen die Krise in der Aufarbeitung als Chance begreifen. Zu einem Menschen, der lebensbedrohlich erkrankt ist oder hilflos am Boden liegt, zu sagen „Du musst dies als Chance begreifen!", wäre jedoch zynisch und verletzend.

Die Begleitung in Krisenzeiten kann darauf gerichtet sein, neben dem Chaos, der Erschütterung und der Verletzung auch die Chance zum Neubeginn zu sehen. Einen solchen Perspektivenwechsel herbeizuführen, ist eine therapeutische Aufgabe und geschulten Fachleuten vorbehalten.

DEFINITION
Krise *(Krisis, Lebenskrise)*: zeitlich begrenzter Ausnahmezustand, der durch ein akutes, emotional bedeutsames Ereignis ausgelöst ist, das die Lebensumstände grundlegend ändert. Da bisherige Bewältigungsstrategien versagen, führt die Krise zu einem Gefühl der Bedrohung und zum Verlust des seelischen Gleichgewichts (Definition in Anlehnung Caplan 1964, zit. n. [24]).

Je nach der individuellen Lebensgeschichte kann eine **Krise** bei einer bestehenden Belastung auch durch ein relativ unbedeutendes Ereignis ausgelöst werden. Ohne Vorbelastung wird nur ein relativ schwerwiegendes Ereignis eine Krise auslösen. Umgangssprachlich ist mit dem Wort „Krise" eine gefährliche Entwicklung, Zuspitzung oder Verschärfung gemeint. Im Krankheitsverlauf bezeichnet der Begriff die entscheidende Phase (Krisis), in der sich herausstellt, ob der Mensch die Krankheit besiegen kann.

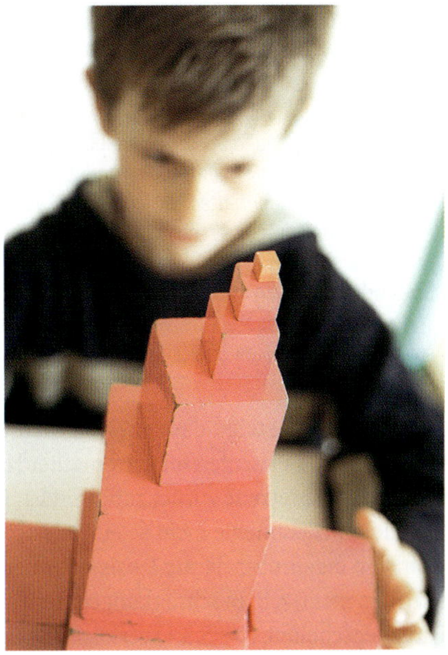

Abb. 3.8 Zusammenbruch und Chaos. Ein Kind baut aus Bauklötzen einen Turm. Gerade will es die Mutter rufen, die seinen Turm bewundern soll, da bricht der Turm in sich zusammen. Das tut weh und birgt doch gleichzeitig die Chance, alles nochmals neu – und dann vielleicht stabiler – aufzubauen. [J787]

Bekannte Risikofaktoren für Krisen sind z. B.:
- Armut
- Vernachlässigung
- Psychisch kranke, drogen- oder alkoholabhängige Eltern
- Missbrauchserfahrungen
- Anhaltende extreme Stressbedingungen, etwa chronische Krankheiten, Behinderungen in der Familie
- Traumatische Erfahrungen, etwa Naturkatastrophen, Kriege, Tod eines nahestehenden Menschen

Obwohl diese Risikofaktoren sehr gut erforscht sind und der Zusammenhang zwischen ihnen und dem Auftreten von Entwicklungsstörungen nachgewiesen ist, werden nicht alle Menschen bzw. Kinder, die solchen Bedingungen ausgesetzt sind, krank oder nehmen Schaden in ihrer Entwicklung.

Krisenbewältigung

Die **Krisenbewältigung** unterscheidet sich von der Bewältigung unproblematischer Lebensereignisse (➤ 3.4.2), indem sie den Betroffenen (zunächst) überfordert. Sich eingestehen zu müssen, der krisenauslösenden Situation hilflos gegenüberzustehen, führt zum Gefühl, bedroht zu werden, und löst Versagensängste aus.

Unter dem emotionalen Druck ist ein geordnetes Nachdenken über Ursache, Auslöser und geeignete Gegenmaßnahmen fast unmöglich. Wahrscheinlicher sind panische Reaktionen und der Rückgriff auf gewohnte Strategien, obwohl diese offenkundig unwirksam sind.

Das Setting aus unlösbarem Problem, Bedrohung, Angst und Hilflosigkeit führt oft dazu, dass sich Betroffene nicht selbst aus der Krise befreien können. Angebote professioneller Krisenintervention (psychotherapeutische Krisenintervention) können hilfreich sein.

Resilienz

Pathogenese und Salutogenese ➤ 5.1.3
Empowerment in der Pflege ➤ 5.1.4

DEFINITION
Resilienz *(lat. resilire = zurückspringen, abprallen)*: seelische Widerstandsfähigkeit, Unverwüstlichkeit.
Vulnerabilität *(Verletzlichkeit, Empfindlichkeit)*: Gegenteil von Resilienz.

Beim Thema Gesundheit und Krankheit fand in den vergangenen Jahrzehnten ein Perspektivenwechsel statt. Man konzentriert sich nicht mehr ausschließlich darauf, wie Kranke zu behandeln oder Risikogruppen zu schützen sind, sondern stellt die Frage, wie Gesunde trotz widriger Lebensumstände gesund bleiben können (➤ 5.1.3). Übertragen „Krise und Krisenbewältigung" vollzog sich ein ähnlicher Wandel.

3

Der Begriff **Resilienz** taucht zum ersten Mal in einer Studie der amerikanischen Entwicklungspsychologin ***Emmy E. Werner*** (1929-2017) auf. Sie untersuchte mit ihrem Team 40 Jahre lang die Entwicklung von fast 700 Kindern, die 1955 auf der Hawaii-Insel Kauai geboren wurden. Für einen Teil der Kinder waren die sozialen Bedingungen so schlecht, dass mit Störungen in der Entwicklung zu rechnen war. Doch nicht alle „Risikokinder" zeigten die befürchtete Entwicklung. Ein Drittel entwickelte sich zu gesunden, leistungsfähigen und zuversichtlichen Erwachsenen. Offensichtlich waren sie **resilient,** d. h. widerstandsfähig gegenüber negativen sozialen Einflüssen. [25]

Resilienz ist nicht angeboren, sondern entwickelt sich in der Auseinandersetzung mit widrigen Umständen. Demzufolge sind gesunde Kinder von Eltern in sozial gesicherten Verhältnissen wahrscheinlich wenig resilient, weil sie nie herausgefordert wurden, ihre Widerstandsfähigkeit zu trainieren. Resilienzfördernde Umstände sind z. B.:

- Enge emotionale Beziehungen
- Akzeptanz, Achtung, Selbstwertgefühl
- Unterstützung, Anleitung
- Vorbilder (z. B. Eltern, Lehrer)
- Positive Erfahrungen
- Bereits erlebte schwierige Situationen
- Schwierige Situationen bei Freunden

Resilienzzeichen

Die sieben Säulen der Resilienz (➤ Abb. 3.9) sind: [26]

- Optimistisch sein
- Unabänderliche Situationen akzeptieren
- Sich auf die Lösung (und nicht auf das Problem) konzentrieren und zu Lösungen kommen
- Opferrolle verlassen und aktiv werden
- Verantwortung ergreifen, übernehmen
- Kontakte entwickeln, Netzwerke knüpfen, Hilfe suchen
- Zukunft planen, nach vorne schauen

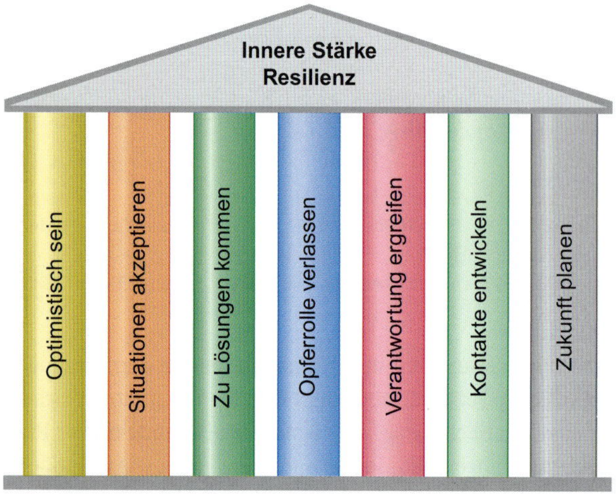

Abb. 3.9 Die 7 Säulen der Resilienz. [L143]

Kritik am Resilienzkonzept

Allerdings ist das Resilienzkonzept in die Kritik geraten: [27]

- Resilienz ist zugleich Ursache und Folge von erfolgreicher Bewältigung (Henne-Ei-Problematik).
- Aus ethischer Sicht ist es geboten, gute Lebensbedingungen zu schaffen, statt die Widerstandsressourcen gegenüber schlechten Bedingungen zu fördern.
- Resilienz lässt sich nur schwer messen, somit ist es fast unmöglich zu beurteilen, ob die Resilienz durch eine Maßnahme gefördert werden konnte.

3.4.6 Pflegerische Unterstützung bei der Bewältigung von kritischen Lebensereignissen und Krisen

Empowerment in der Pflege ➤ 5.1.4

Pflegende haben die Aufgabe, Menschen bei der **Bewältigung von kritischen Lebensereignissen und Krisen zu unterstützen:**

- Entwicklungen begleiten, ohne zu versuchen, sie zu beschleunigen oder zu verzögern (➤ 3.2)
- Zeitfenster für die Entwicklung beachten und reagieren, solange diese Fenster offen sind (➤ Tab. 3.4)
- Ausgleich zwischen Anforderungen und individuellen Eigenheiten (Gewohnheiten, Bedürfnissen) herstellen
- Störungen der Anpassung erkennen und beheben
- Eine Häufung kritischer Lebensereignisse (➤ Tab. 3.5) als potenziell krank machende erkennen
- Zur Ausgewogenheit emotionaler und problemlösender Strategien beitragen und die Strategien daraufhin betrachten, ob sie nachhaltig, günstig oder schädlich sind (➤ 3.4.4)

Adhärenz fördern

Selbstbestimmung des Patienten ➤ 5.2.3

DEFINITION

Adhärenz *(engl. adherence; Einhalten, Befolgen, Therapietreue):* Einhalten von Verordnungen und anderen Vereinbarungen, die Arzt oder Therapeuten gemeinsam mit dem Patienten verabredet haben. Im Gegensatz zum Begriff **Compliance** *(= Einhalten, Befolgen von ärztlichen Anordnungen)* geht Adhärenz von gemeinsam gesteckten Zielen im Rahmen des Behandlungsprozesses aus. Das Gegenteil ist Non-Adhärenz.
Shared descision making: Form der Kommunikation zwischen Arzt, Therapeuten, Pflegefachpersonen und Patient mit dem Ziel, eine Entscheidung gemeinsam und gleichberechtigt zu treffen.

Studien haben gezeigt, dass etwa die Hälfte aller Krankenhauseinweisungen von Patienten mit chronischer Herzinsuffizienz auf mangelnde **Therapietreue** zurückzuführen ist. Die Betroffenen nehmen z. B. Herzmedikamente nicht so ein, wie verordnet, erhöhen bei Unwohlsein eigenmächtig die Dosis oder beachten ergänzende Vorschriften nicht, z. B. Beschränkungen der Trinkmenge. Beratung und Patientenschulung (➤ 5.3.1) verfolgen das Ziel, die Adhärenz zu fördern, indem sie die Betroffenen darin unterstützen, ihre Erkrankung zu akzeptieren und die mit der Therapie verbundenen Belastungen zu bewältigen.

Untersuchungen identifizierten eine Vielzahl von Prädiktoren („Voraussager") für eine schlechte Adhärenz, die sich nach der WHO in fünf Gruppen zusammenfassen lassen (➤ Abb. 3.10):

- Patientenbezogene Faktoren
- Krankheitsbezogene Faktoren
- Therapiebezogene Faktoren
- Soziale und ökonomische Faktoren
- Faktoren in der medizinischen Betreuung, durch das Gesundheitssystem bedingte Faktoren

An diesen Faktoren müssen Ärzte und Therapeuten ansetzen, um eine bestmögliche Therapietreue zu erreichen. Ein entscheidender Aspekt ist dabei, den Patienten als mündigen und aktiven Partner in den Therapieprozess einzubeziehen und mit ihm gemeinsam die Therapieziele und -maßnahmen festzulegen **(shared decision making ➤ 5.2.3).**

Werden vereinbarte Maßnahmen nicht eingehalten, muss der Behandler durch motivierende Gespräche herausfinden, was die Ursache sein könnte. Vielleicht kommt der Patient „nur" mit dem Arzneimittel oder der Applikationsform nicht zurecht, was sich z. B. durch die Unterstützung der Familie einfach ändern ließe. [28]

Kontrollüberzeugung wiederherstellen

DEFINITION

Kontrollüberzeugung: subjektives Empfinden, eine Situation kontrollieren zu können. Subjektiv heißt, dass es nicht darauf ankommt, ob diese Überzeugung berechtigt ist, sondern allein darauf, dass der Betroffene glaubt, die Umstände zu beherrschen.

Häufig lösen Krankheit oder Pflegebedürftigkeit einen Kontrollverlust aus. Um die Heilungschancen zu verbessern, ist es notwendig, die **Kontrollüberzeugung** wiederherzustellen bzw. zu stärken. Pflegende erreichen dies, indem sie Betroffenen Verantwortung zugestehen, z. B.:

- Medikamente selbst richten lassen
- Vitalwerte, z. B. Temperatur, Blutdruck, Blutzucker, eigenständig kontrollieren lassen
- Zeitpunkt und Häufigkeit der Körperpflege selbst bestimmen lassen
- Zeiten des Aufstehens und Zubettgehens an die Lebensgewohnheiten anpassen
- Angehörige so in die Pflege einbeziehen, dass die Familie möglichst ohne fremde Hilfe zurechtkommt
- Aktivierend statt kompensatorisch pflegen (➤ 5.1.1)

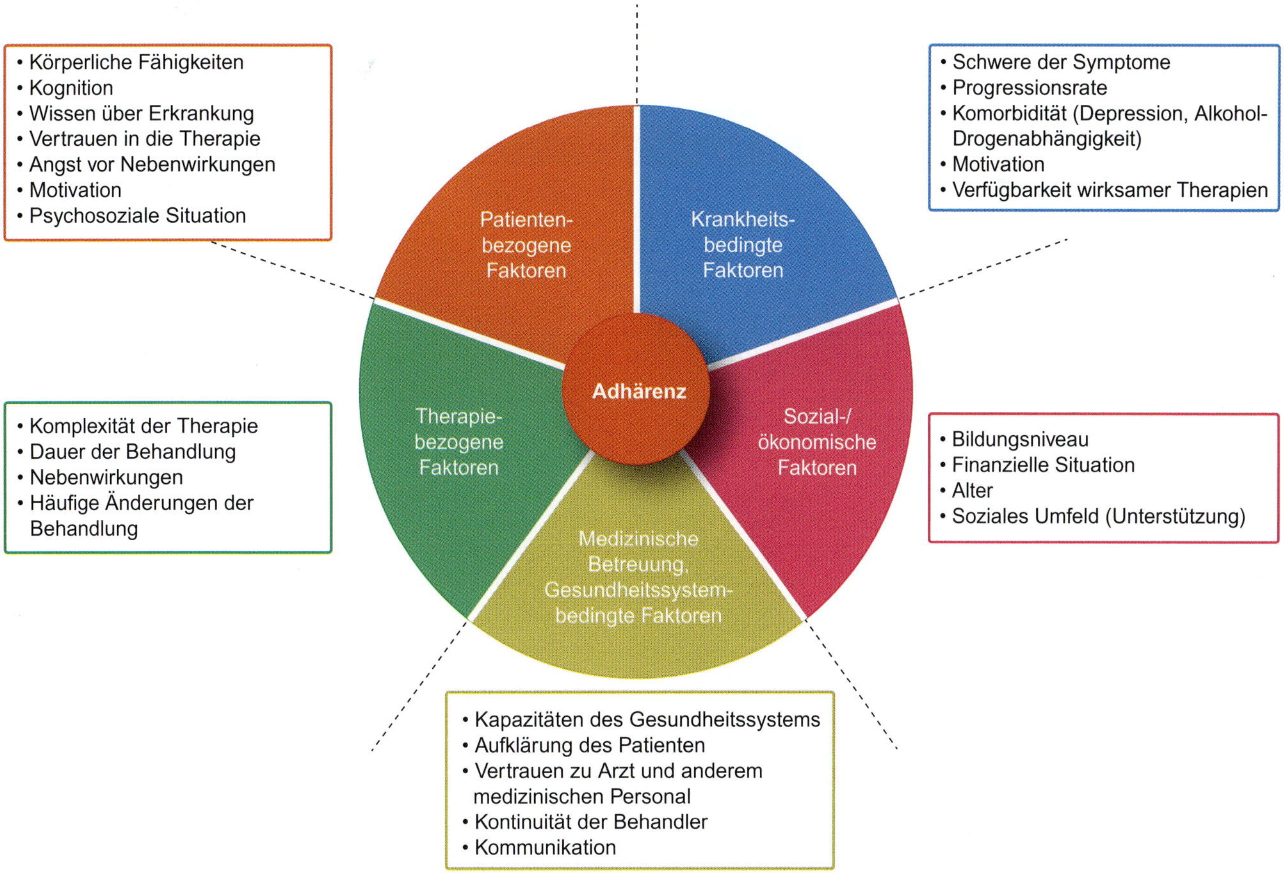

Abb. 3.10 Therapietreue bei chronischen Erkrankungen hängt von verschiedensten Faktoren ab und ist verantwortlich für nachhaltige Behandlungserfolge. Nach der WHO gibt es fünf verschiedene Gruppen von Faktoren, die die Adhärenz beeinflussen und die von Ärzten und Pflegenden beachtet werden sollten. [L143]

3.4.7 Pflegerisch bedeutsame kritische Ereignisse

Anforderungen im Pflegeberuf ➤ Kap. 11
Strategien zum Umgang mit belastenden Anforderungen ➤ 11.5

Pflegende begleiten Patienten nicht nur in der Krankheit und Pflegebedürftige nicht nur in ihrer Hilflosigkeit, sondern auch in der Auseinandersetzung mit der Situation und der Bewältigung aller Veränderungen, die sie mit sich bringt. Bei chronisch oder mehrfach Erkrankten sowie bei Menschen mit Behinderung ist diese Begleitung besonders herausfordernd und langwierig. Wenn keine Heilung möglich ist oder die Patienten in die Sterbephase eintreten, sehen sich Pflegende ganz besonderen Herausforderungen ausgesetzt.

Chronisch und mehrfach erkrankte Menschen

DEFINITION

Krankheitsbewältigung: vom Individuum unternommene Anstrengungen, um mit der Krankheitssituation und ihren zahlreichen biografischen, sozialen, alltagsweltlichen und krankheitsbezogenen Implikationen (Folgen) umzugehen. [29]

Da medizinische Fortschritte chronische Erkrankungen zwar nicht heilen, aber den Krankheitsverlauf verlangsamen können, nimmt die Zahl **chronisch Erkrankter** zu. Je älter chronisch Erkrankte werden, desto wahrscheinlicher ist es, dass sie an **mehreren Erkrankungen** leiden *(Multimorbidität).* Diese Tendenz wird zunehmen und einen hohen Pflegebedarf verursachen.

Die Soziologin **Doris Schaeffer** (geb. 1953) und der Pflegewissenschaftler **Martin Moers** haben Forschungsergebnisse darüber, wie sich Betroffene bei chronischen Erkrankungen verhalten, im *Phasenmodell zum Charakter des Bewältigungshandelns chronisch Erkrankter* gebündelt. [29] Das Modell stellt die „Binnenperspektive" des Patienten in den Mittelpunkt. Einschränkend gilt, dass sich nicht alle chronisch Erkrankten genau so verhalten, wie es in den sechs Phasen (➤ Tab. 3.6) beschrieben ist.

Herausforderung für chronisch Erkrankte

Menschen mit chronischen Krankheiten können im Gegensatz zu akut bzw. vorübergehend Erkrankten nicht darauf hoffen, dass die Behandlung ihre Lebensführung und -qualität auf den Stand vor der Erkrankung zurückführt. Sie müssen lernen, ihr Leben trotz und mit der Erkrankung zu meistern, d. h., Krankheitsfolgen und Therapienotwendigkeiten ins tägliche Leben integrieren.

Menschen mit Behinderungen

Häufig nennt man **Menschen mit Behinderung** auch *„Menschen mit besonderen Bedürfnissen"* oder *„Andersfähige".* Diese Bezeichnungen

Tab. 3.6 Phasenmodell des Bewältigungshandelns nach Schaeffer und Moers. [29]

Phasen	Krankheitsgeschehen	Erleben der Krankheitssituation	Bewältigungshandeln	Krankheitsmanagement	Umgang mit der Patientenrolle
1. Vor der Diagnose	Erste Krankheitssymptome	Irritation und Beunruhigung	Normalisierung der Krankheitssymptome	Abwarten bzw. kognitive Vermeidung	
2. Manifestation chronischer Krankheiten	Krisenhafte Zuspitzung der Krankheitssymptome: Diagnosestellung	Biografische Zäsur	Schockbedingte Irritation der Handlungsfähigkeit: „Trudeln"	Orientierungslosigkeit	Passiver Patient
3. Restabilisierung	Beginn der Langzeitbehandlung, verbunden mit Umstellungs- und Anpassungserfordernissen	Erleichterung, Hoffnung auf Renormalisierung des durch die Krankheit irritierten Lebens	Langsame Wiedererlangung der Handlungsfähigkeit, Herauskristallisierung einer Bewältigungsstrategie	Hohe Compliance, aber: Umgang mit chronischer Krankheit wie mit einer Akuterkrankung	Vorbildlicher und aktiver Patient
4. Leben im Auf und Ab der Krankheit	Wechsel von relativer Stabilität, erneuter Instabilität mit Krisen, und abermaliger Restabilisierung: ständige Veränderung der Bewältigungsanforderungen	Erkennen der Bedeutung von Chronizität: Irritation der Hoffnung auf Rückkehr zur Normalität, Leben lernen mit und trotz chronischer Krankheit	Oberflächliche Anpassung des Bewältigungshandelns an die Krankheitsrealität, unter Beibehaltung der entwickelten Bewältigungsstrategie	„Großzügigere" Compliance bzw. Adhärenz	„Normaler" Patient
5. Einsetzen der Abwärtsentwicklung	Sich sukzessiv beschleunigende Krankheitsdynamik und rasch steigende, zugleich komplexer werdende Bewältigungsanforderungen	Überforderung, Verunsicherung, Verzweiflung, Verbitterung, Kampf um Lebensperspektiven trotz Voranschreitens der Krankheit	Rettungsversuche der nicht mehr tragfähigen Bewältigungsstrategie und beharrliches Festhalten am Bild des handlungsfähigen Patienten	Wechselhafte Compliance mit tendenzieller Vernachlässigung des Krankheitsmanagements	Wandel zum „kritischen" Patienten
6. Beschleunigung der Abwärtsentwicklung und Sterben	Voranschreitender Verlust der körperlichen und psychischen Integrität	Angst, trichterförmige Verengung der Lebensperspektive	Endgültiger Verlust der Handlungsfähigkeit	Erdulden	Leidender Patient

können missverständlich sein, da die Fähigkeiten und Bedürfnisse behinderter Menschen nicht „besonders" sind, sondern genauso vielfältig wie die nicht behinderter Menschen. Um die Ressourcen, Entwicklungs- und Fördermöglichkeiten zu betonen, ist auch der Begriff „Menschen mit besonderen Herausforderungen" üblich.
Bei Betrachtung der Situation eines Unfallopfers, das z. B. nach einem Verkehrsunfall querschnittsgelähmt und auf den Rollstuhl angewiesen ist, fallen zahlreiche Veränderungen auf (➤ Abb. 3.6):

- Veränderte Rolle in der Familie und Rücksichtnahme der Angehörigen
- Einrichtung eines rollstuhlgerechten Arbeitsplatzes und Reaktion der Arbeitskollegen, z. B. übertriebenes Mitleid oder Stigmatisierung
- Veränderte Teilhabe an gesellschaftlichen Ereignissen, z. B. Kino, Theater, Sportveranstaltungen, Freizeitangeboten

Versteht man Sozialisation als Spannung zwischen Anpassung und Veränderung der Bedingungen (➤ 3.3.2), erkennt man auch in diesem Fall die wechselseitigen Ansprüche von Individuum und Gesellschaft.
Der Rollstuhlfahrer wird z. B. von der Gesellschaft erwarten:

- Verkehrsmittel auf die Bedürfnisse von Rollstuhlfahrern abzustimmen
- Ein flächendeckendes Netz behindertengerechter Toiletten bereitzustellen
- Öffentliche Einrichtungen und Kaufhäuser rollstuhlgerecht einzurichten
- Kosten für Behandlung und Rehabilitation zu tragen

Die Gesellschaft wird vom Rollstuhlfahrer erwarten:

- Nach seinen Möglichkeiten zu seinem Lebensunterhalt beizutragen und einer Berufstätigkeit nachzugehen, auch wenn diese nicht unbedingt seinen Neigungen und Begabungen entspricht
- Sein Schicksal anzunehmen
- Soweit irgend möglich seine Aufgaben in Familie, Arbeitsleben und Kommune zu erfüllen

Übertritt in stationäre Pflegeeinrichtungen

Der **Übertritt in stationäre Pflegeeinrichtungen** zählt ebenfalls zu den kritischen Lebensereignissen. [30] Welche enormen Veränderungen die Aufgabe des eigenen Wohnraums mit sich bringt, ist leichter zu verstehen, wenn man sie aus der Perspektive des Betroffenen betrachtet (➤ Abb. 3.11):

- „Wie viel von dem, was mir bisher im Leben lieb war, darf ich mitnehmen oder beibehalten?"
- „Wie weit muss ich mich – nur weil ich pflegebedürftig bin – an die Regeln der Einrichtung, ihren Tagesablauf, die Eigenheiten des Personals anpassen?"

Die *Empfehlungen der Bundesinteressenvertretung für alte und pflegebetroffene Menschen* sehen vor, beim Einzug in stationäre Einrichtungen so viel Individualität wie möglich zu bewahren, und zu diesem Zweck eine ausführliche Pflegeanamnese (➤ 7.1.2) und Biografie (➤ 23.13.6) zu erstellen.

Dieser letzte Umzug bedeutet den Verlust der Wohnung und damit auch z. B. der Möbel, der gewohnten Umgebung, der Nachbarn und vertrauter Geräusche und Gerüche sowie die Notwendigkeit, sich in eine fremdbestimmte Struktur einfügen zu müssen. So beklagten befragte Bewohner von Einrichtungen Identitätsverluste und beschrieben ein Gefühl der Machtlosigkeit und einen Mangel an Selbstbestimmtheit, z. B.: [30]

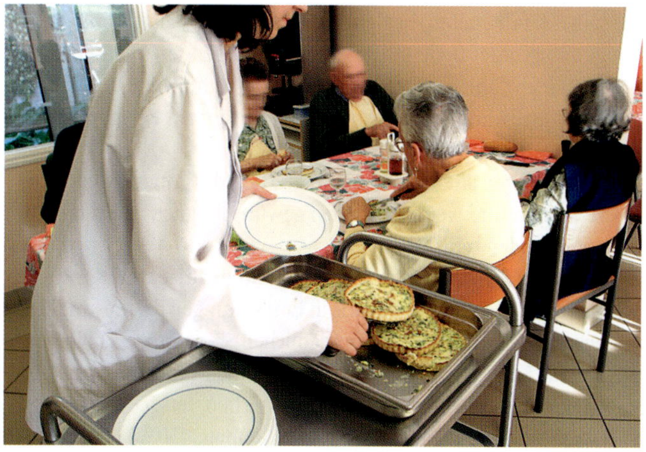

Abb. 3.11 Der Umzug in eine Pflegeeinrichtung geht für viele Menschen mit einem Kontrollverlust einher, etwa weil sie dort als Bewohner nicht so kochen können, wie sie es zeitlebens gewohnt waren. [J787]

- Essen zu müssen, was auf dem Speiseplan steht
- Aufwachen und aufstehen zu müssen, wenn die Pflegenden Zeit für die Morgentoilette haben
- Den Tagesablauf nach den Gegebenheiten der Einrichtung und den Mitbewohnern ausrichten zu müssen

Eine relative Zufriedenheit stellt sich oft erst nach einem Eingewöhnungsprozess ein, der bis zu 12 Monate dauern kann. Nach dieser Zeit gewinnen die Bewohner die Kontrolle über ihr Leben zurück und beginnen, ihren neuen Wohnort als Heimat zu bezeichnen. [30]

Pflege in der Sterbephase

Palliative Care bei Kindern und Jugendlichen ➤ 25.3.13
Anforderungen an Pflegende in der peri- und postmortalen Phase ➤ 25.4.1
Pflegerische Versorgung des Leichnams ➤ 25.4.2

Der **Sterbeprozess** ist eine endgültige und unumkehrbare Entwicklungsphase, in der es möglich ist, das Leben sinnvoll abzuschließen. Sofern die Sterbenden dazu in der Lage sind, resümieren sie in dieser Zeit noch einmal ihren Lebensweg: die glücklichen und traurigen Momente, die erreichten und unerreichten Ziele. Häufig liegt dabei der Fokus auf markanten Aspekten, die über das Lebensende hinausreichen: Nachkommen, die sich an sie erinnern, oder Leistungen, die im Gedächtnis bleiben.

Für den Sterbenden, seine Angehörigen und die Pflegenden ist die Unausweichlichkeit des Sterbens eine Herausforderung: Was jetzt noch gesagt oder getan werden kann, ist einmalig, es gibt keine zweite Chance.

Deswegen ist Zeit zu haben das wichtigste Qualitätsmerkmal gelungener **Sterbebegleitung.** Allerdings bestimmt der Sterbende selbst die Gelegenheiten, zu denen er ein Gespräch benötigt.

Da sein, Hände halten, begleiten und trösten ist als Uraufgabe der Pflege von größter Bedeutung. Wenn die Pflegenden mit Sterbenden und Toten einfühlsam und fachlich versiert umgehen, können Angehörige und andere Bezugspersonen mit ihrem eigenen Trauerprozess beginnen.

Kinder sollten altersgerecht zum Sterben des Angehörigen informiert werden und wenn von ihnen gewünscht auch in Kontakt mit dem Sterbenden sein.

An diesem Punkt können Anspruch und Realität kollidieren. Personalmangel, Hektik und Unruhe in Einrichtungen des Gesundheitswesens behindern oftmals einen friedlichen Sterbeprozess. Die Studie *Sterben im Krankenhaus* zeigt die bestehenden Probleme: [31]

- 90 % der Befragten wollen zu Hause sterben, tatsächlich sterben jedoch 90 % aller Menschen im Krankenhaus (50 %) oder in Pflegeeinrichtungen (40 %).
- 34 % der befragten Ärzte oder Pflegekräfte gaben an, dass Sterbende nur unzureichend mit Schmerzmitteln versorgt sind.
- Nur 17 % der Befragten beurteilten die räumliche Umgebung als gut oder sehr gut.
- 43 % der befragten Ärzte und Pflegefachkräfte gaben an, dass bei Sterbenden unnötige lebensverlängernde Maßnahmen ergriffen werden.

Die Hospizbewegung versucht dem entgegenzuwirken: örtliche Hospizvereine bieten mit ihren ehrenamtlichen Mitarbeitern Sterbebegleitung an. Weniger als 5 % der Sterbenden können in stationären Hospizen betreut werden.

Stationäre Pflegeeinrichtungen und Krankenhäuser brauchen eine Sterbekultur, die denen ein einfühlsamen und souveränen Umgang mit dem Sterbenden, seinen Angehörigen und Mitbewohnern bzw. Mitpatienten garantiert ist.

Aufgaben zur Pflegesituation

Nach einem anstrengenden Arbeitstag hatte Anja Tillmann ihren Sohn Jonas vor einiger Zeit von der Tagesbetreuung abgeholt. Beim Betreten der Einrichtung war die Erzieherin Silvia Schmuck auf Anja Tillmann zugekommen, um mit ihr über Jonas zu sprechen. Silvia Schmuck berichtete ihr, dass Jonas nach ihrer Einschätzung in seiner motorischen Entwicklung gegenüber gleichaltrigen Kindern verlangsamt sei. Dabei hatte sie einige Beispiele benannt, u. a. das Malen eines Bilds, ihr Kind habe Probleme, den Stift richtig festzuhalten. Frau Schmuck hatte auch beobachtet, dass Jonas hin und wieder in sein frühkindliches Verhalten, das Robben, zurückverfallen sei, um sich fortzubewegen. Die Erzieherin hatte Anja Tillmann empfohlen, einen Termin beim Kinderarzt zu vereinbaren, um dort gezielte Untersuchungen zu Jonas motorischer Entwicklung durchführen zu lassen. Nach der Untersuchung von Jonas bestätigt der Pädiater die Feststellungen der Erzieherin. Er empfiehlt, die Motorik intensiv zu fördern. Die Frühförderung soll einerseits durch Therapeuten erfolgen, andererseits durch Anja Tillmann. Sowohl die berufliche Belastung als auch die neue private Situation durch die gezielte Förderung von Jonas stellten für Anja Tillmann eine Herausforderung dar.

1. Warum ist es Ihrer Meinung nach sinnvoll, bei Jonas eine intensive Frühförderung anzubahnen?
2. Jonas weist Defizite in seiner motorischen Entwicklung auf. Wie sollte die Motorik im dritten Lebensjahr entwickelt sein?
3. Für Anja Tillmann besteht die Gefahr, dass die zusätzliche intensive Frühförderung von Jonas negativen Stress auslöst. Welche Stressbewältigungsstrategien halten Sie bei Frau Tillmann für geeignet?
4. Wie könnte die Erzieherin Silvia Schmuck Frau Tillmann und Jonas unterstützen, um diese herausfordernde Situation gut zu bewältigen?
5. Damit Frau Tillmann konsequent beim Üben bleibt, d. h., der Therapie treu bleibt, müssen von professioneller Seite bestimmte Faktoren berücksichtigt sein. Auf was sollten Kinderarzt, Physiotherapeut, Ergotherapeut und Erzieherin in diesem Sinne unbedingt beachten?

KAPITEL

4 Pflegesituation, Pflegebedürftigkeit und Pflegephänomene

Tilman Kommerell (4.1, 4.3), Jörg Schmal (4.2)

Pflegesituation

Marianne Gropper sorgt sich um ihren 79-jährigen Vater Herrn Schulze. Dieser lebt seit dem Tod seiner Frau vor zwei Jahren allein in einer kleinen Mietwohnung. Herr Schulze ist Diabetiker und war zuletzt vor drei Monaten wegen einer Blutzuckerentgleisung im Krankenhaus. Inzwischen hat er auch ein diabetisches Fußulkus entwickelt, welches er bislang selbst mehr schlecht als recht behandelt hat. Da er seinem Hausarzt gegenüber erwähnt hatte, die Wunde selbst mit „Hausmitteln" – einmal sogar mit Quark – zu versorgen, hat dieser nun häusliche Krankenpflege angeordnet. In letzter Zeit zeigt Herr Schulze nur wenig Bereitschaft konstruktiv an seiner Genesung mitzuarbeiten. Auch kommt er mit der Bewältigung des Alltags offenbar immer schlechter zurecht. Marianne Gropper wohnt mit ihrem Mann in einer anderen Stadt 50 km entfernt und ist beruflich stark eingebunden. Alle zwei Wochen besucht sie ihren Vater am Wochenende, erledigt für ihn Einkäufe, die er selbst nicht mehr besorgen kann, und macht ihm die Wäsche. Bei ihren Besuchen bemerkt sie immer häufiger, dass ihr Vater unrasiert ist, seine Medikamente vergessen oder das Geschirr seit Tagen nicht gespült hat. Auch riecht es in der Wohnung unangenehm, da Herr Schulze seine Inkontinenzschutzhosen anscheinend nicht gewechselt oder sie im Küchenabfall entsorgt hat. Bisher hat Herr Schulze professionelle Unterstützung abgelehnt, aber schließlich kann ihn Frau Gropper doch überzeugen, dass es so nicht weitergeht. Er willigt ein, einen Pflegegrad zu beantragen und einen ambulanten Pflegedienst in Anspruch zu nehmen.

Es ist normal, dass Neulinge in der Pflege, wenn sie z. B. zum ersten Mal einen Verbandwechsel (➤ 30.4) durchführen sollen, ausschließlich mit der Pflegehandlung selbst beschäftigt sind. Für die komplexe Maßnahme müssen sie viele Details koordinieren, z. B. alle Materialien vollständig richten und patientennah ablegen, einen Abwurf bereitstellen, klären, wer verbindet und wer assistiert, in der richtigen Reihenfolge vorgehen, auf Hygiene und Sterilität achten, die Wunde beobachten und dabei den Patienten nicht aus dem Blick verlieren.

Mit zunehmender Kompetenz weitet sich der Blick der Pflegenden, und sie sind in der Lage, neben dieser unmittelbar handlungsbezogenen Koordination immer mehr Rahmenbedingungen einzubeziehen, die die Situation beeinflussen.

➤ Abb. 4.1 zeigt exemplarisch die Rahmenbedingungen, die für Herrn Schulze (Patient), Frau Gruber (Pflegefachfrau) und die Umgebung bedeutend sind und die für das Handeln der Pflegenden und die Reaktion des Patienten bestimmend wirken.

4.1 Pflegesituationen

DEFINITION

Eine **Pflegesituation** ist durch zahlreiche Faktoren bestimmt, die in folgende Kategorien einzuteilen sind:
- **Pflegeanlass.** Wie und warum ist der Pflegebedarf entstanden, aus welchem Grund ist professionelle Pflege erforderlich?
- **Patientin, Patient** (im Folgenden als „Patientin" bezeichnet). Welche Faktoren beeinflussen die Haltung, die Reaktionen und das Handeln der Patientin in der Situation?
- **Pflegefachfrau, Pflegefachmann** (im Folgenden als „Pflegefachfrau" bezeichnet). Wie und warum handelt die Pflegefachfrau? Wie nimmt sie den Pflegeanlass und die Patientin wahr?
- **Umgebung.** Wo findet die Pflegehandlung statt? Welche personellen, finanziellen oder strukturellen Faktoren spielen eine Rolle?

Die bestimmenden Faktoren lassen sich jeweils unterscheiden in:
- **Objektive Faktoren.** Messbare, überprüfbare Tatsachen.
- **Subjektive Faktoren.** Einschätzungen, Vermutungen, Gefühle (Gefühlsreaktionen) oder Zuschreibungen. [1]

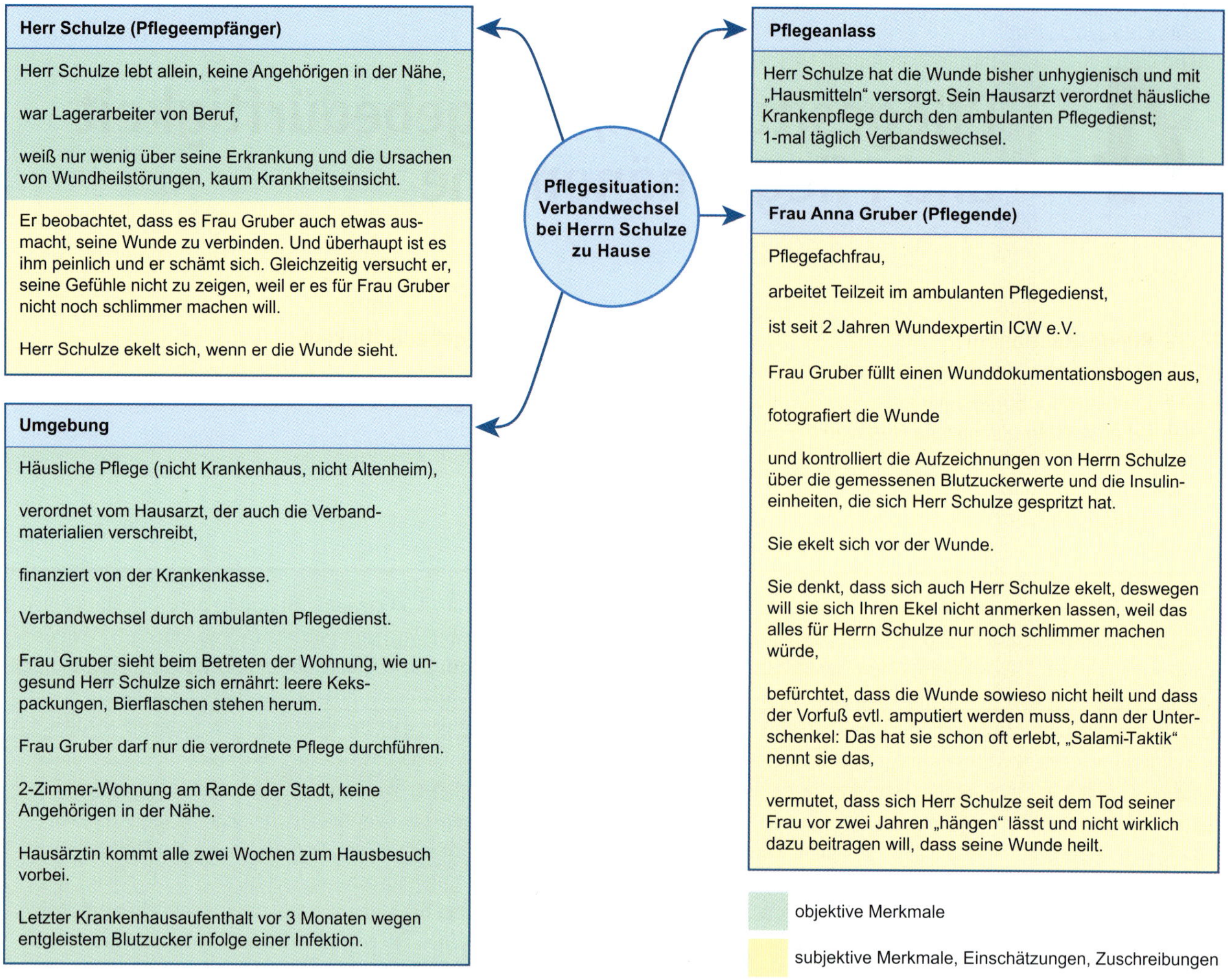

Abb. 4.1 Rahmenbedingungen der Pflegesituation von Herrn Gruber „Verbandwechsel bei einem diabetischen Fußsyndrom mit Nekrose am linken Vorfuß", durchgeführt von der Pflegefachfrau Anna Gruber. [L234]

Die Pflegetheoretikerin Hildegard Peplau (➤ 8.3.7) betrachtet die Beziehung der Interaktionsteilnehmer (Pflegende und Patientin) als den Kern jeder **Pflegesituation:** *„Die entscheidenden Elemente in Pflegesituationen sind offensichtlich die Pflegekraft, der Patient und das, was zwischen ihnen vorgeht."* [2]

Die vier bestimmenden Merkmale einer Pflegesituation sind in ➤ Abb. 4.1 erläutert.

4.1.1 Komponenten der Pflegesituation

Diese werden weiter an der Pflegesituation erläutert.

Pflegeanlass

Der **Pflegeanlass** *(Grund, Ursache)* dafür, dass der Patient Herr Schulze den Verbandwechsel nicht selbst durchführen kann oder darf, liegt in seinem Mangel an Selbstpflegefähigkeiten (➤ 8.3.6) und seinem Wissensdefizit begründet. Die Hausärztin ist der Meinung, dass Herr Schulze nicht in der Lage ist, seine Wunde selbstständig hygienisch korrekt zu verbinden. Herr Schulze hatte im Gespräch erwähnt, die Wunde mit ungeeigneten Hausmitteln behandelt zu haben, einmal sogar mit Quark. Deswegen ordnete die Hausärztin häusliche Krankenpflege an. Weitere subjektive Gründe für den Bedarf an professioneller Pflege ergeben sich aus der Einschätzung der Pflegefachfrau Anna Gruber, die bei Herrn Schulze mangelnde Bereitschaft feststellt, konstruktiv an der Genesung mitzuarbeiten (Adhärenz ➤ 3.4.6). Darüber hinaus beobachtet Frau Gruber weitere Risikofaktoren, die bei der Grunderkrankung Diabetes mellitus Wundheilungsstörungen wahrscheinlich machen, z. B. Ernährungsfehler.

Patient

Adhärenz ➤ 3.4.6

Der **Patient** Herr Schulze nimmt großen Einfluss auf die Pflegesituation. Objektive Faktoren, z. B. die Wundverhältnisse, Ergebnisse von

Wundabstrichen, Körpertemperatur, Durchblutung der Wundregion, die aktuelle und langfristige Stoffwechsellage (Blutzuckerwerte), Lagerung und Bewegung des betroffenen Beins, bestimmen den Heilungsverlauf wesentlich. Auch subjektive Faktoren, z. B. seine Einstellung zur Krankheit und den Heilungschancen, die Bereitschaft, Unangenehmes in Kauf zu nehmen und Gewohnheiten zu ändern, Stimmung und Selbstbild, entscheiden über den Verlauf der Wundheilung

Pflegende

Die **Pflegenden** bringen ihre Erfahrung und beruflichen Qualifikationen in die Situation ein. Frau Gruber ist seit 2 Jahren Wundexpertin ICW e. V.

Objektive Faktoren, die ihr Handeln beeinflussen, sind z. B. die Daten, die sie mithilfe des Wunddokumentationsbogens erhebt, und die Eintragungen von Herrn Schulze in sein Diabetiker-Tagebuch (Blutzuckerwerte, Insulindosis).

Zu den **subjektiven beeinflussenden Faktoren** gehört die Erfahrung der Pflegefachfrau, dass bei solchen Wunden die Amputation des Vorfußes oder Unterschenkels droht. Dieses Wissen beeinflusst ihre Wahrnehmung und ihr Handeln. Weil die Hausärztin die geeigneten, aber teuren Verbandmittel nicht verschreibt, sondern sich auf eine Packung unsteriler Kompressen pro Woche beschränkt, vermutet die Pflegende, dass die Ärztin eine Heilung der Wunde für unwahrscheinlich hält.

Umgebung

Personelle, finanzielle und strukturelle Faktoren der **Umgebung** bestimmen die Pflegesituation (mindestens) genauso wie die handelnden Personen. Herr Schulze lebt allein, seine Frau ist vor zwei Jahren gestorben. Das Alleinsein belastet ihn und mindert seine Bereitschaft, alles dafür zu tun, gesund zu werden. Als Lagerarbeiter verdiente er früher nicht viel, seine Rente reicht lediglich für ein bescheidenes Leben. Ihm fehlen finanzielle Ressourcen, um z. B. eine Haushaltshilfe zu bezahlen.

Strukturen, die die Pflegesituation beeinflussen, sind z. B. die Eigenheiten des deutschen Gesundheitswesens mit der Trennung zwischen stationärer und ambulanter Versorgung und zwischen Pflege- und Krankenversicherung. Frau Gruber ist der Meinung, dass Herr Schulze dringend eine Diabetikerschulung benötigt, denn sie weiß, dass die Wunde nicht heilen wird, solange der Blutzucker unzureichend eingestellt ist. Ihr Auftrag und die ärztliche Verordnung beziehen sich aber nur auf den Verbandwechsel. Deswegen kann sie nur diese Leistung abrechnen.

4.1.2 In Pflegesituationen handeln

Das Pflegeberufegesetz ➤ 1.1
Ausbildungsziel und berufliche Handlungskompetenz ➤ 1.1.3

Professionelles **Handeln in Pflegesituationen** ist an aktuelle Bedingungen gebunden und wird von diesen mitbestimmt. Pflegende haben somit nicht nur im Blick, was sie als Nächstes tun wollen, sondern erfassen alle Einflüsse und Umstände. Pflegehandeln lässt sich nicht aus dem Zusammenhang der Pflegesituation lösen, es ist durch die Pflegesituation bestimmt und beeinflusst sie zugleich *(Wechselwirkung)*. [3]

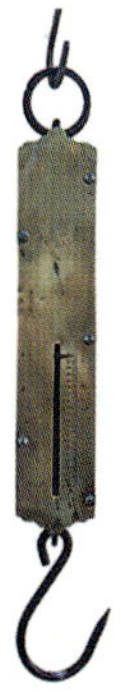

Abb. 4.2 Mit Kompetenz und Performanz verhält es sich wie mit der Schwerkraft und dem Gewicht. Schwerkraft und Kompetenz sind nicht messbar, Performanz und Gewicht (selbst nur wenige Gramm, wie hier mit einer Federwaage) dagegen schon. [J787]

Das Pflegeberufegesetz legt fest, über welche beruflichen Handlungskompetenzen Pflegende verfügen müssen, um in komplexen Pflegesituationen professionell handeln zu können.

Kompetenz ist keine statische Größe, sondern liegt in unterschiedlicher Ausprägung vor und kann sich entwickeln. Dies geschieht nicht linear, sondern dynamisch über eine längere Zeitspanne hinweg. Kompetenz ist abhängig von Wissen, Erfahrungen, Werthaltung und Motivation. Erst wenn die Kompetenz in unmittelbar beobachtbaren Handlungen deutlich wird, zeigt sich die **Performanz** *(beobachtbares Verhalten, in dem Kompetenz sichtbar wird)*. Performanz kann anhand festgelegter Kriterien gemessen werden. Kompetenz als solche ist nicht messbar (➤ Abb. 4.2). Aufgrund der gezeigten Performanz lässt sich jedoch auf die vorhandenen Kompetenzen schließen.

Die Pflegesituation aus unterschiedlichen Perspektiven

Patientinnen und Pflegende

Die deutsche Pflegewissenschaftlerin Astrid Elsbernd stellt in ihren Forschungsarbeiten vier wesentliche Unterschiede zwischen der Sicht der **Patientinnen (oder Bewohnerinnen)** und der Sicht der **Pflegenden** fest (➤ Tab. 4.1): [4]

Die verschiedenen Perspektiven von Pflegenden und Patientinnen führen zu unterschiedlichen Wahrnehmungen einer Situation – und damit auch zu einer unterschiedlichen Interpretation (Deutung). Es ist fast so, als lebten Pflegende und Patientinnen in zwei Welten, was zu Konflikten führen kann.

Pflegesituationen sind also „spannungsgeladen", weil die darin Handelnden:

- **Unterschiedliche Rollen** haben (➤ Abb. 4.3):
  - „Patientin" bedeutet die Geduldige, die Ertragende, ihre Rolle ist eher passiv, hinnehmend.
  - Pflegende als Helfende und Handelnde sind überwiegend aktiv.
- **Verschiedene Ziele** verfolgen:
  - Die Patientin möchte über die Pflegeleistung Zuwendung und Aufmerksamkeit erfahren.
  - Pflegende möchten die Arbeit zügig und fachlich korrekt erledigen.

- Auf **eigene Handlungsmuster** zurückgreifen:
  - Die Patientin vertraut auf bewährte Bewältigungsstrategien (Coping ➤ 3.4.4), sie bewältigt Leiden, Schmerzen, Krankheit.
  - Pflegende verlassen sich auf Routine, Erfahrung, sie bewältigen die anfallende Arbeit.
- Über **ungleiche Ressourcen** verfügen:
  - Während die Patientin viel Zeit hat, z. B. Langeweile verspüren, haben Pflegende kaum Zeit.
  - Pflegende haben einen Vorsprung im Fachwissen, obwohl die Patientin ihr subjektives Krankheitserleben besser kennt als jede andere. [5]

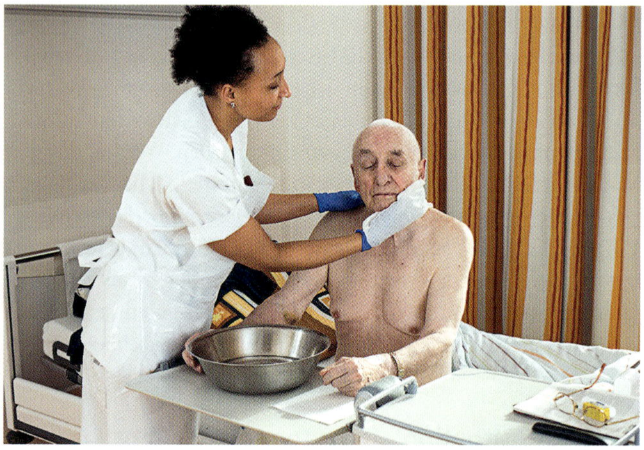

Abb. 4.3 Pflegesituation mit der typischen Rollenverteilung: der Patient lässt die Handlungen der Pflegenden bei der Körperpflege „über sich ergehen". [K115]

Pflegebedarf und Pflegeerfordernis

Ein weiteres Beispiel für die unterschiedliche Sicht der Beteiligten auf Pflegesituationen ist die Unterscheidung zwischen **Pflegebedarf** und **Pflegeerfordernis.**

Vermutlich hat keine Betroffene ein wirkliches Bedürfnis, an heißen Sommertagen Kompressionsstrümpfe zu tragen, obwohl sie einsieht, wie wichtig eine Kompression bei Varikosis ist. Um Komplikationen zu vermeiden, ist diese Maßnahme jedoch erforderlich *(Pflegerfordernis).* Dagegen ist es der Betroffenen ein Bedürfnis, zur Toilette zu gehen, sich durch Körperpflege sauber und erfrischt zu fühlen oder ein schmackhaftes Essen zu sich zu nehmen *(Pflegebedarf).*

Vor allem bei einer akuten Erkrankung nimmt die erforderliche, meist von der Ärztin angeordnete Behandlungspflege einen großen Raum ein. Für den Erfolg der Therapie ist die Umsetzung dieser Maßnahmen erforderlich. Sie widerspricht aber häufig den Bedürfnissen der Patientinnen, z. B. wenn sie vor einer Untersuchung nüchtern bleiben sollen oder parenteral ernährt werden. Auch wenn die Pflegenden die notwendigen Handlungen außerordentlich professionell, geschickt und routiniert ausführen, wird die Betroffene dafür nur in geringem Maß „dankbar" sein.

Pflegebedarf und Pflegebedürftigkeit

Die Begriffe **Pflegebedarf** und **Pflegebedürftigkeit** werden häufig gleichbedeutend synonym verwendet. Tatsächlich aber betonen sie unterschiedliche Gesichtspunkte: [8]

- Pflegebedarf nimmt eher den Bedarf eines Individuums an Pflege (Maßnahmen) in den Blick; es geht somit eher um die von der Betroffenen empfundene, subjektive Sicht.
- Pflegebedürftigkeit steht eher für das Ergebnis einer objektiven Beurteilung von Art und Umfang erforderlicher Pflege. Diese Funktion der objektiven Beurteilung hat der Begriff der Pflegebedürftigkeit vor allem im Zusammenhang mit der Pflegeversicherung (➤ 4.2).

Tab. 4.1 Die vier wesentlichen Unterschiede zwischen der Sicht von Patientinnen und der Sicht der Pflegenden.

Sicht der Patientinnen	Sicht der Pflegenden
Sie konzentrieren sich auf das aktuelle Befinden (Momentaufnahme), es hat einen höheren Stellenwert.	Sie betrachten die Entwicklung des Befindens über eine längere Zeit, der Genesungsverlauf hat einen höheren Stellenwert.
Sie nehmen Pflegende und deren Stimmung und Fähigkeiten, mit Pflegebedürftigen umzugehen, aufmerksam wahr. Wegen des Gefühls, abhängig zu sein, ist es für sie wichtig, dass diese freundlich und zugewandt agieren.	• Sie registrieren selten die Stimmungen oder das seelische Befinden der Patienten. Bis zu einem gewissen Maß halten sie schlechte Stimmung, Gereiztheit oder Angst für „normal". Es gehört aus ihrer Sicht zur Situation im Krankenhaus oder einer Pflegeeinrichtung, sich nicht wohlzufühlen. • Sie richten ihr Augenmerk verstärkt darauf, ob Patientinnen diese unangenehme Situation bewältigen oder ob sie in der Lage sind, sich damit abzufinden.
Sie nehmen Pflegende anonymisiert (unpersönlich) wahr und bauen selbst in und nach außerordentlich gelungenen Pflegesituationen selten eine tiefere emotionale Beziehung zu den Pflegenden auf. Sie messen dem Aufbau einer tieferen emotionalen Beziehung zu den Pflegenden nur geringe Bedeutung bei.	Sie nehmen Patientinnen nicht anonymisiert wahr und erinnern sich noch nach Jahren an bestimmte Auffälligkeiten. Sie messen dem Aufbau einer emotionalen Beziehung zu den Patientinnen einen hohen Stellenwert bei.
• Für sie ist wichtig, ob die Pflegehandlungen in einer persönlichen, zugewandten Art erfolgen, es zählt weniger das Was als das Wie. • Extraleistungen nehmen einen hohen Stellenwert ein.	• Für sie ist ihr Pflegehandeln „normal". Sie empfinden es nur als Besonderheit, wenn sie eine pflegerische Leistung nicht erbringen können. • Auch die Orientierung an den Bedürfnissen der Patientinnen ist für sie alltäglich, sodass ihnen vor allem auffällt, wenn die Bedürfnisse unberücksichtigt bleiben. Besonders (positiv) bewerten sie Situationen, in denen sie Patientinnen Sonderleistungen anbieten.

4.1.3 Lebenswelten und soziale Netzwerke

Soziale Netzwerke und soziale Unterstützung ➤ 13.3.2

DEFINITION

Lebenswelten im Sinne des § 20 (4) Nr. 2 SGB V (Krankenversicherung): für die Gesundheit bedeutsame, abgrenzbare soziale Systeme insbesondere des Wohnens, des Lernens, des Studierens, der medizinischen und pflegerischen Versorgung sowie der Freizeitgestaltung einschließlich des Sports.

In der *Ottawa-Charta* (WHO 1986) wird Gesundheit ausdrücklich in den Bezug zur **Lebenswelt** gestellt, seither hat diese Perspektive ihren festen Platz bei der Betrachtung von Gesundheit und Krankheit sowie Pflege und Pflegebedürftigkeit.

Vor allem in der Pflege von älteren Menschen, chronisch Kranken und Menschen mit Behinderungen ist die Frage von zentraler Bedeutung, welche Unterstützungsangebote die Lebenswelt bereit hält: Wie weit sind Arztpraxis, Apotheke, Krankenhaus, Sanitätsfachgeschäft usw. entfernt und sind diese barrierefrei zu erreichen? Ältere Menschen wollen durch entsprechende Unterstützungsangebote so lange wie möglich in der gewohnten Umgebung wohnen bleiben oder durch spezielle Angebote (z. B. Demenzdorf) in Einrichtungen leben, die dem bisher Gewohnten möglichst nahekommen.

Der Begriff der Lebenswelt wird sowohl im SGB V wie auch von Spitzenverband der gesetzlichen Krankenkassen gleichbedeutend mit *Setting* verwendet. [6] Die Betrachtung der Lebenswelt eines Menschen umfasst somit mehr als die unmittelbare Umgebung (➤ 4.1.1). Aber genauso wie bei der Umgebung nehmen Pflegende die Lebenswelt einer Pflegebedürftigen nicht einfach so hin, sondern gestalten sie aktiv mit.

Gelungene Beispiele sind die Entwicklung und Umsetzung von Demenzdörfern und Mehrgenerationenhäusern, aber auch die sog. Quartiersentwicklung, bei der schon bei der Planung von Stadtvierteln auf die Bedürfnisse älterer Menschen und von Menschen mit Behinderungen geachtet wird (➤ 2.4.1, ➤ 2.4.3).

Soziale Netzwerke

DEFINITION

Soziales Netzwerk (engl. *Social Network*): System sozialer Beziehungen einzelner Menschen – Institutionen und Fachpersonen, aber auch informelles und alltägliches Hilfssystem.

In ähnlicher Weise wie bei der Betrachtung von Lebenswelten erschließen die **sozialen Netzwerke** eine weitere Perspektive auf die Situation pflegebedürftiger Menschen. Während die Lebenswelten räumlich eher eng gefasst sind, umspannen soziale Netzwerke im Internetzeitalter die ganze Welt.

Unter sozialen Netzwerken werden in den Pflege- und Gesundheitsberufe nicht die allseits bekannten Netzwerke wie Facebook oder Instagram verstanden, sondern jede Form sozialer Beziehungen und Interaktionen.

Wie die Betrachtung und Analyse sozialer Netzwerke die Perspektive auf eine Pflegesituation (➤ 4.1) verändern kann, zeigt folgendes

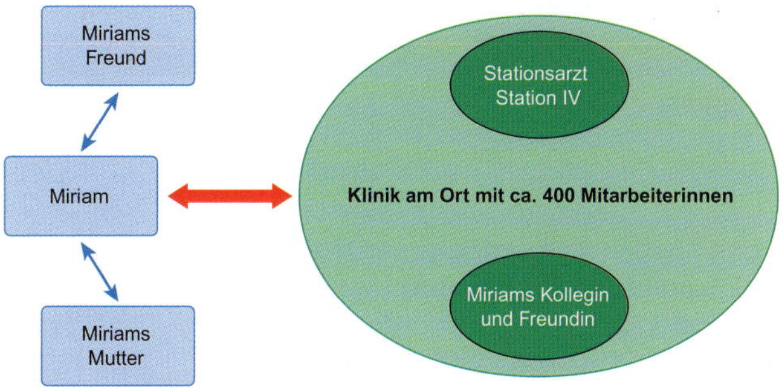

Abb. 4.4 Soziales Netzwerk: stabile Beziehungen sind wichtig in Krankheits- und Krisensituationen, hier am Beispiel von Miriam. [L143]

Beispiel:
Miriam ist Pflegefachfrau und arbeitet in der Klinik. Ihre Mutter ist an Amyotropher Lateralsklerose (ALS, fortschreitende neurologische Erkrankung) erkrankt und seit Kurzem auf den Rollstuhl angewiesen. Miriam steht vor der Frage, ob sie ihre Arbeit aufgeben und die Pflege der Mutter übernehmen soll. Ihr Freund meint dazu, sie sei als Tochter und als Pflegefachfrau dazu geeignet und verpflichtet. Auf den ersten Blick scheint diese Argumentation schlüssig. Aus der Perspektive sozialer Netzwerke (➤ Abb. 4.4) wird jedoch schnell klar, was Miriam verliert, wenn sie ihr Arbeitsverhältnis kündigt. Ihre Stationsärztin hat ihr angeboten, jederzeit mit Fragen zu ihr zu kommen, wenn ihr bei der Behandlung ihrer Mutter irgendetwas unklar ist. Außerdem arbeitet auf der Station noch Miriams Kollegin, mit der sie befreundet ist und bei der sie Trost und Halt findet. Wenn die (in ➤ Abb. 4.4 rot markierte) Beziehung gekappt wird, gehen aller Voraussicht nach weitere Beziehungen zu Bruch. Aus der Perspektive sozialer Netzwerke ist also eine Lösung (z. B. Teilzeitarbeit) zu suchen, die möglichst viele Beziehungen erhält, auch die zu Miriams Freund.

Pflegende achten darauf, dass Beziehungen nicht gekappt werden, sondern eher weitere stabile Beziehungen zur Unterstützung in Krankheit und Krisensituationen geschaffen werden, z. B. durch Kontakt mit Selbsthilfegruppen, Arbeitskreisen pflegender Angehöriger, ehrenamtlich Engagierten, Sozialarbeiterinnen und den Pflegeberatungsstellen.

4.2 Pflegebedürftigkeit

Rund 5,2 Millionen Menschen nehmen jeden Monat Leistungen der Pflegeversicherung in Anspruch. Die meisten Leistungsempfängerinnen und -empfänger, rund 4,3 Millionen, erhalten ambulante Leistungen. Stationär gepflegt werden rund 0,9 Millionen Menschen (Stand 2022). [7]

Im **Sozialgesetzbuch XI** (SGB XI, Pflegeversicherung) ist definiert, wer pflegebedürftig ist und deshalb Leistungen aus der Pflegeversicherung (➤ 9.2.4) erhalten soll (und wer nicht). Erst ab einem bestimmten Maß an **Pflegebedürftigkeit** besteht ein Anspruch auf Leistungen aus der Pflegeversicherung. Damit diese in einem für alle Empfänger vergleichbaren Umfang und damit gerecht gewährt werden können, wird die Pflegebedürftigkeit so definiert, dass die Leistungsansprüche messbar und überprüfbar sind (➤ Tab. 4.2).

4

Tab. 4.2 Übersicht über die Pflegegrade und Leistungen (Stand 2023). [8]

	Pflegegrad 1	Pflegegrad 2	Pflegegrad 3	Pflegegrad 4	Pflegegrad 5
Definition	Geringe Beeinträchtigung der Selbstständigkeit	Erhebliche Beeinträchtigung der Selbstständigkeit	Schwere Beeinträchtigung der Selbstständigkeit	Schwerste Beeinträchtigung der Selbstständigkeit	Schwerste Beeinträchtigung der Selbstständigkeit mit besonderen Anforderungen an die pflegerische Versorgung
Punktwert bei pflegebedürftigen Personen (§ 15 SGB XI Abs. 3)	12,5 bis < 27 Punkte	27 bis < 47,5 Punkte	47,5 bis < 70 Punkte	70 bis < 90 Punkte	90 bis 100 Punkte
Punktwert bei Kindern im Alter bis zu 18 Monaten (§ 15 SGB XI Abs. 7)	–	12,5 bis < 27 Punkte	27 bis < 57,5 Punkte	47,5 bis < 70 Punkte	70 bis 100 Punkte
Häusliche Pflege					
Pflegegeld (§ 37 SGB IX) (selbst beschaffte Pflege, z. B. Angehörige)		316 €	545 €	728 €	901 €
Pflegesachleistungen (§ 36 SGB XI) (ambulante Pflege)		724 €	1.363 €	1.693 €	2.095 €
Entlastungsbeitrag (§ 45b SGB XI)	Bis zu 125 €				
Verhinderungspflege (§ 39 SGB XI) durch nahe Angehörige		474 €*	817,50 €*	1.092 €*	1.351,50 €*
Wohngruppenzuschlag für neue Wohnformen wie Pflege-WGs	214 €				
Anschubfinanzierung für die Gründung ambulant betreuter Wohngruppen	2.500 € pro Person 10.000 € pro Wohngruppe				
Wohnumfeldverbessernde Maßnahmen, je Maßnahme	4.000 € bzw. 16.000 €, wenn mehrere Anspruchsberechtigte zusammenwohnen				
Pflegehilfsmittel	Max. 40 € pro Monat				
Digitale Pflegeanwendungen	Max. 50 € pro Monat				
Teilstationäre Pflege					
Tages- und Nachtpflege (§ 41 SGB XI) (teilstationäre Pflege)	125 €**	689 €	1.298 €	1.612 €	1.995 €
Kurzzeitpflege	125 €**	1.774 €, bis zu 8 Wochen pro Jahr			
Vollstationäre Pflege					
Leistung bei vollstationärer Pflege (§ 43 SGB XI)	125 €***	770 €	1.262 €	1.775 €	2.005 €

* bei Verhinderungspflege durch eine sonstige Person bis zu 1.612 € pro Kalenderjahr
** Einsetzung des Entlastungsbeitrags nach § 45b SBG XI
*** Zuschuss bei Wahl vollstationärer Pflege nach § 43 SGB XI Abs. 3

Nicht in der Pflegebedürftigkeit enthalten und damit auch nicht von der Pflegeversicherung finanziert ist die Pflegebedürftigkeit aufgrund einer akuten Erkrankung, da die daraus resultierenden Pflegeleistungen (besonders zur Vermeidung stationärer Behandlung) von der Krankenversicherung (Sozialgesetzbuch/SGB V) übernommen werden.

DEFINITION

Pflegebedürftigkeit: laut § 14 SGB XI (Begriff der Pflegebedürftigkeit) sind Personen pflegebedürftig, die eine gesundheitlich bedingte Beeinträchtigung der Selbstständigkeit oder der Fähigkeiten aufweisen und deshalb der Hilfe durch andere bedürfen. Dabei muss es sich um Personen handeln, die körperliche, kognitive oder psychische Beeinträchtigungen oder gesundheitlich bedingte Belastungen oder Anforderungen nicht selbstständig kompensieren oder bewältigen können. Die Pflegebedürftigkeit muss auf Dauer, voraussichtlich für mindestens 6 Monate, und mit mindestens der in §15 festgelegten Schwere bestehen.

Der **Pflegebedürftigkeitsbegriff** wurde im Zuge des *zweiten Pflegestärkungsgesetzes (PSG II)* reformiert. Der neue Pflegebedürftigkeitsbegriff ist mit dem 01.01.2017 in Kraft getreten. In der zuvor gültigen Einstufung zur Pflegebedürftigkeit wurden Zeitwerte in den vier Dimensionen Körperpflege, Ernährung, Mobilität und hauswirtschaftliche Tätigkeiten erhoben.

Der seit 2017 gültige Pflegebedürftigkeitsbegriff folgt einem auf wissenschaftlichen Elementen fußenden Verständnis. Demnach ist pflegebedürftig, wer aufgrund fehlender Ressourcen (körperlich, kognitiv, psychisch) dauerhaft oder vorübergehend in sechs zu beurteilenden Lebensbereichen (Modulen, ➤ Abb. 4.5) auf die Hilfe anderer angewiesen ist. [7] Somit bestimmt nicht länger der Faktor Zeit den Umfang der Pflegebedürftigkeit.

Durch die Umsetzung des neuen Pflegebedürftigkeitsbegriffs soll der Mensch nicht mehr defizitorientiert betrachtet werden; vielmehr ist der Fokus auf die Ausprägung der Selbstständigkeit gerichtet.

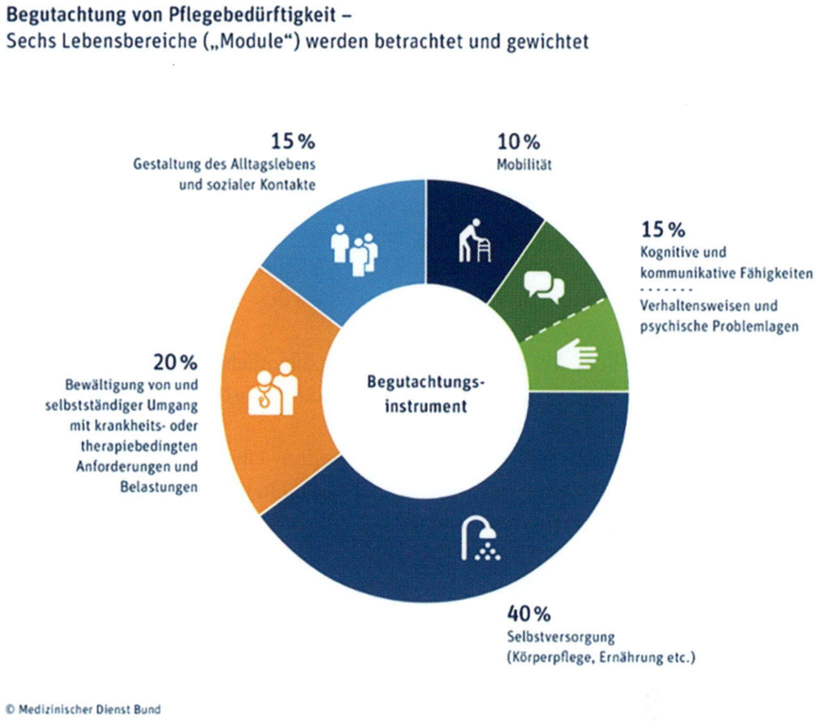

Abb. 4.5 Die Einstufung in einen von fünf Pflegegraden erfolgt anhand von sechs Modulen sowie weiteren zwei für die abschließende Einschätzung. [W295]

Diese Neudefinierung soll somatisch, psychisch und kognitiv beeinträchtigte Pflegebedürftige gleich behandeln. Zudem erhalten die spezifischen Beeinträchtigungen pflegebedürftiger Kinder mehr Beachtung. [7], [9]

Begutachtungsassessment zur Feststellung von Pflegebedürftigkeit

Mithilfe des **Neuen Begutachtungsinstrument der sozialen Pflegeversicherung** *(NBI)* wird das Maß der Pflegebedürftigkeit in fünf Grade unterschieden. [9]

Dazu werden im Rahmen der Begutachtung durch den *Medizinischen Dienst (MD)* sechs Themenbereiche (Module ➤ Abb. 4.5) geprüft. Dabei werden Punkte vergeben, die wiederum mit einer prozentualen Verteilung gewichtet werden. Letztendlich werden die Punkte aller Module addiert. Aus dem Summenwert ergibt sich der **Grad der Pflegebedürftigkeit.**

Inhalte der Module (➤ Abb. 4.5) sind:

- **Modul 1 Mobilität.** Positionswechsel im Bett, Halten einer stabilen Sitzposition, Umsetzen, Fortbewegen innerhalb des Wohnbereichs, Treppensteigen
- **Modul 2 Kognitive und kommunikative Fähigkeiten.** Erkennen von Personen aus dem näheren Umfeld, örtliche und zeitliche Orientierung, Erinnern an wesentliche Ereignisse oder Beobachtungen, Steuern von mehrschrittigen Arbeitshandlungen, Treffen von Entscheidungen im Alltagsleben, Verstehen von Sachverhalten und Informationen, Erkennen von Risiken und Gefahren, Mitteilen von elementaren Bedürfnissen, Verstehen von Aufforderungen, Beteiligen an einem Gespräch
- **Modul 3 Verhaltensweisen und psychische Problemlagen.** motorisch geprägte Verhaltensauffälligkeiten, nächtliche Unruhe, selbstschädigendes und autoaggressives Verhalten, Beschädigen von Gegenständen, physisch aggressives Verhalten gegenüber anderen Personen, verbale Aggression, andere pflegerelevante vokale Auffälligkeiten, Abwehr pflegerischer und anderer unterstützender Maßnahmen, Wahnvorstellungen, Ängste, Antriebslosigkeit bei depressiver Stimmungslage, sozial inadäquate Verhaltensweisen, sonstige pflegerelevante inadäquate Handlungen
- **Modul 4 Selbstversorgung.** Waschen des vorderen Oberkörpers, Körperpflege im Bereich des Kopfes, Waschen des Intimbereichs, Duschen und Baden einschließlich Waschen der Haare, An- und Auskleiden des Oberkörpers, An- und Auskleiden des Unterkörpers, mundgerechtes Zubereiten der Nahrung und Eingießen von Getränken, Essen, Trinken, Benutzen einer Toilette oder eines Toilettenstuhls, Bewältigen der Folgen einer Harninkontinenz und Umgang mit Dauerkatheter und Urostoma, Bewältigen der Folgen einer Stuhlinkontinenz und Umgang mit Stoma, Ernährung parenteral oder über Sonde, Bestehen gravierender Probleme bei der Nahrungsaufnahme bei Kindern bis zu 18 Monaten, die einen außergewöhnlich pflegeintensiven Hilfebedarf auslösen
- **Modul 5 Bewältigung von und selbstständiger Umgang mit krankheits- oder therapiebedingten Anforderungen und Belastungen in Bezug auf**
  - Medikation, Injektionen, Versorgung intravenöser Zugänge, Absaugen und Sauerstoffgabe, Einreibungen sowie Kälte- und Wärmeanwendungen, Messung und Deutung von Körperzuständen, körpernahe Hilfsmittel
  - Verbandswechsel und Wundversorgung, Versorgung mit Stoma, regelmäßige Einmalkatheterisierung und Nutzung von Abführmethoden, Therapiemaßnahmen in häuslicher Umgebung
  - Zeit- und technikintensive Maßnahmen in häuslicher Umgebung, Arztbesuche, Besuche anderer medizinischer oder

therapeutischer Einrichtungen, zeitlich ausgedehnte Besuche medizinischer oder therapeutischer Einrichtungen, Besuch von Einrichtungen zur Frühförderung bei Kindern
  - Einhalten einer Diät oder anderer krankheits- oder therapiebedingter Verhaltensvorschriften
- **Modul 6 Gestaltung des Alltagslebens und sozialer Kontakte.** Gestaltung des Tagesablaufs und Anpassung an Veränderungen, Ruhen und Schlafen, sich beschäftigen, Vornehmen von in die Zukunft gerichteten Planungen, Interaktion mit Personen im direkten Kontakt, Kontaktpflege zu Personen außerhalb des direkten Umfelds
- **Modul 7 Außerhäusliche Aktivitäten,** z. B. Nutzung öffentlicher Verkehrsmittel, Teilnahme an kulturellen, religiösen oder sportlichen Veranstaltungen
- **Modul 8 Haushaltsführung,** z. B. Einkaufen, Zubereitung einfacher Mahlzeiten, Umgang mit finanziellen Angelegenheiten

Modul 7 und 8 fließen nicht in die Berechnung des Pflegegrads mit ein. Sie dienen lediglich einer abschließenden Einschätzung.

Bei pflegebedürftigen Kindern wird laut § 15 Abs. 6 SGB XI der Pflegegrad durch einen Vergleich der Beeinträchtigung ihrer Selbstständigkeit und ihrer Fähigkeiten mit altersentsprechend entwickelten Kindern ermittelt.

Beratung bei Pflegebedürftigkeit

Viele Menschen haben Angst vor **Pflegebedürftigkeit.** Auch die Vorstellung, Angehörige, mitunter auch die eigenen Kinder, durch die eigene Pflegebedürftigkeit sowohl finanziell als auch persönlich zu belasten, beschäftigt die Menschen. [10], [11]

Pflegende beraten pflegebedürftige und potenziell von Pflegebedürftigkeit betroffene Menschen sowie deren Angehörige bezüglich des Antragsverfahrens und stellen bei Bedarf Kontaktdaten von unterstützend tätigen Institutionen zur Verfügung. Auf folgende Punkte ist während der Beratung u. a. hinzuweisen: [7], [13]

- Der individuelle Anspruch auf Pflegeberatung ist gesetzlich verankert (§§ 7, 7a, 7b SGB XI).
- Es besteht die Notwendigkeit, sich zur Antragstellung mit der Pflegeversicherung oder dem zuständigen Pflegestützpunkt in Verbindung zu setzen. Dies kann auch formlos geschehen.
- An- oder Zugehörige können dazu bevollmächtigt werden.
- Die Beauftragung des Medizinischen Dienstes (MD) erfolgt durch die Pflegeversicherung.
- Es sollte ein Pflegetagebuch (➤ Abb. 4.6) mit Aussagen zum Pflegeaufwand und dem Grad der Selbstständigkeit geführt werden [14]. Das Pflegetagebuch kann den Gutachtern helfen, die Pflegebedürftigkeit richtig einzuordnen. Zudem hilft es, wichtige Einschränkungen nicht zu übersehen und Entwicklungen besser nachzuvollziehen. Wichtig ist, dass das Pflegetagebuch dem neuen Begutachtungsinstrument entspricht.
- Die Pflegeperson sollte bei der MD-Begutachtung anwesend sein.
- Gegen den Bescheid der Pflegekasse kann innerhalb eines Monats formlos Widerspruch erhoben werden.
- Wer soll pflegen? Angehörige oder ambulanter Pflegedienst?
- Zwischen häuslicher, teilstationärer oder stationärer Pflege ist abzuwägen.
- Auch an neue Wohnformen wie Pflege-Wohngemeinschaften denken; hier kann bei den Pflegegraden 1–5 zusätzlich ein Wohngruppenzuschlag von bis zu 214 € beantragt werden. Daneben existieren auch Möglichkeiten zur Anschubfinanzierung mit bis zu 2.500 € pro Person oder bis zu 10.000 € pro Wohngruppe (§ 45e SGB XI).
- Pflegeversicherung und Pflegestützpunkt beraten zu stationären Pflegeeinrichtungen und ambulanten Diensten und erstellen Kostenvoranschläge. Sie geben u. a. Informationen zur
  - Förderung von Maßnahmen zur Verbesserung des Wohnumfelds bei allen Pflegegraden (§ 40 SGB XI)
  - Förderung von Pflegehilfsmitteln, z. B. Einmalhandschuhe mit bis zu 40 € pro Monat (§ 40 SGB XI)
  - Beantragung von technischen Hilfsmitteln
  - Sozialen Absicherung der Pflegeperson (Renten-, Arbeitslosen-, Kranken- und Pflegeversicherung)
  - Möglichkeit der Kurzzeitpflege (§ 42 SGB XI).
- Weiterführende Informationen können beim MD oder Bundesministerium für Gesundheit (BMG) eingeholt werden.
- Angehörige auch auf potenziellen Anspruch auf Pflegeunterstützungsgeld (§ 44a SGB XI) und/oder Freistellung durch Pflegezeitgesetz (Pflege-ZG) informieren.

Der Begriff der Pflegebedürftigkeit wird auch in Zukunft einem Wandel unterworfen sein, da er im Zuge der gesellschaftlichen, politischen und sozialen Veränderungen immer wieder angepasst werden muss.

Modell der drei Nachhaltigkeitsebenen

Im Modell der drei Nachhaltigkeitsebenen werden die drei Ebenen **Ökologie, Soziales** und **Ökonomie** genannt. Eine nachhaltige Entwicklung ist nur dann möglich, wenn alle drei Ebenen gleichzeitig und gleichberechtigt umgesetzt werden.

Nachhaltigkeit ist damit mehr als Klimaneutralität. Gemäß den Zielen für nachhaltige Entwicklung der *UN-Agenda 2030* soll laut Artikel 3 ein gesundes Leben für alle Menschen gewährleistet und das Wohlbefinden gefördert werden (20). Durch eine Stärkung der Pflege, den verbesserten Umgang mit Pflegebedürftigen und die Optimierung sozial- und gesundheitspolitischer Strukturen wird der Weg in eine nachhaltige Umwelt gegangen. [16]

4.3 Pflegephänomene

DEFINITION

Phänomen *(griech. phainein = sichtbar machen, sehen lassen):* Erscheinung oder Erscheinungsform.

Phänomenologie: philosophische Denkrichtung, die sich auf die Eigenheiten der Erscheinung von Realität zum Erkenntnisgewinn des Menschen konzentriert.

Pflegephänomen: für die Pflege relevanter und häufig wiederkehrender Aspekt, der den Gesundheitszustand beeinflusst und Anlass für Pflege gibt. Im Zusammenhang von Erkennen und Handeln beschreibt die Pflegeintervention, was Pflegende tun, und das Pflegephänomen, warum sie es tun. Pflegephänomene können körperlich (z. B. Harninkontinenz, Schmerzen), psychisch (z. B. Demenz, Verwirrtheit), seelisch (z. B. Trauer, Hoffnung) oder sozial (z. B. Einsamkeit, Problem bei der Selbstversorgung) in Erscheinung treten.

Menschen interpretieren automatisch, was sie sehen und erkennen. Ihre Erkenntnisse unterliegen jedoch der Gefahr der Fehlinterpretation.

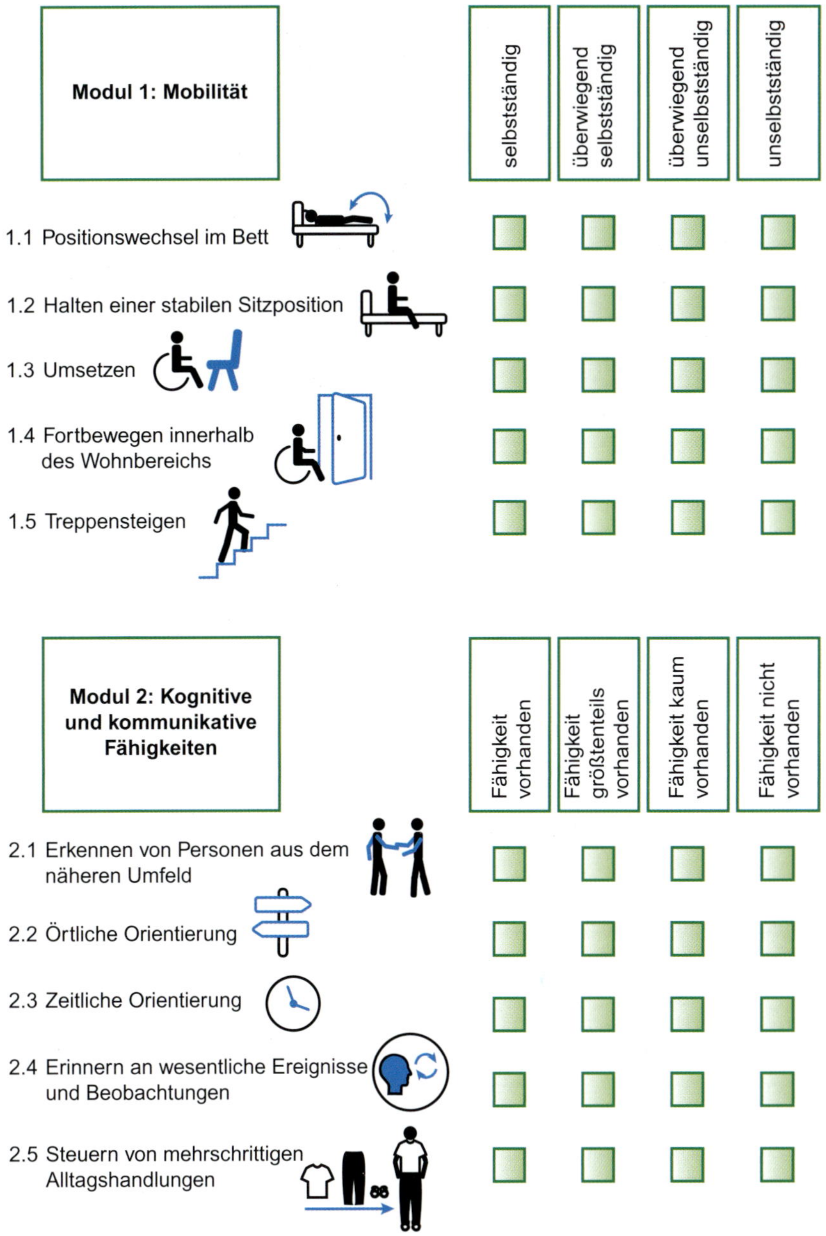

Abb. 4.6 Mit einem Pflegetagebuch (Teilausschnitt aus 2 Modulen) können An- und Zugehörige den pflegerischen Unterstützungsbedarf darstellen und bei der Pflegebegutachtung dem MD vorlegen – um erstmalig einen Pflegegrad für den Pflegebedürftigen zu bekommen, einen Antrag auf Pflegeleistungen zu stellen oder den Pflegegrad zu erhöhen. Verschiedene Anbieter stellen ausdruckbare Pflegetagebücher online zur Verfügung oder sie sind im Buchhandel erhältlich.
In einem Pflegetagebuch wird der Pflegaufwand in verschiedenen Bereichen von selbstständig bis unselbstständig eingeordnet (in Anlehnung an [15]). [L138]

Geht es in der Pflege tatsächlich darum, entscheiden zu wollen, was wirklich ist? Welchen Vorteil brächte es der Pflege, allgemein gültig entscheiden zu können, was Pflege und was Pflegebedürftigkeit ist? Die Pflegewissenschaftlerin Sylvia Käppeli sagt dazu: „*Im Gegensatz zur Medizin fragt die Pflege nach der subjektiven Bedeutung der Dinge für den erlebenden Menschen, Pflege orientiert sich damit am individuellen Erleben des Einzelnen.*“ [17]

Beispiel: Eine Patientin hat so starke Schmerzen, dass sie nicht schlafen, nicht arbeiten und nicht essen kann. Die behandelnde Ärztin untersucht die Kranke und vergleicht dann die Ergebnisse mit denen vieler anderer Schmerzpatientinnen, die sie aufsuchten oder von denen sie Kenntnis erlangte. Auf dieser Basis stellt sie die Diagnose und legt die Therapie fest. Sie schließt also vom Einzelnen auf das Allgemeingültige. Die Ärztin denkt: eine Behandlung, die in vielen Fällen wirksam war, wird auch in diesem Fall wirken.

In Ergänzung dazu gehen Pflegende umgekehrt vor: ausgehend vom allgemeinen Wissen über Schmerzen planen sie ihre Maßnahmen für diesen einzelnen Fall. Sie besprechen mit der Schmerzpatientin, welche Strategien helfen könnten, besser in den Schlaf zu finden oder Speisen zu sich zu nehmen. Außerdem eruieren sie, welche Unterstützung erforderlich ist, um die Betroffene zu befähigen, diese Aktivitäten möglichst selbstbestimmt auszuführen. Die Pflegenden bedenken parallel: was in diesem Fall hilfreich ist, muss in anderen Fällen nicht unbedingt sinnvoll sein (➤ Abb. 4.7).

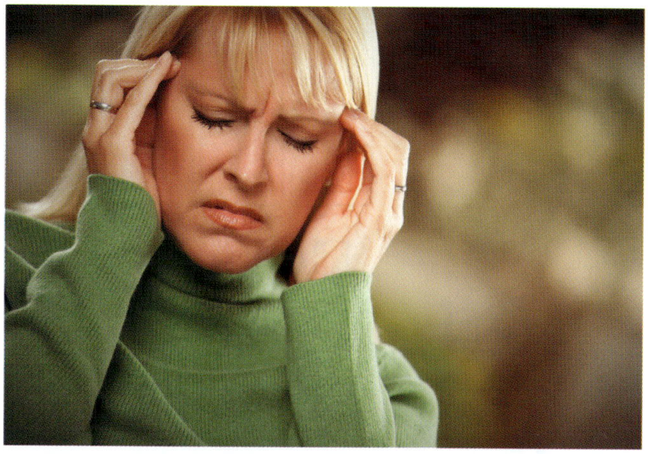

Abb. 4.7 Das Pflegephänomen Schmerz ist äußerst vielschichtig und sehr individuell. Für geeignete pflegerische Handlungen ist nicht nur die Schmerzursache oder die Unterscheidung in akute oder chronische Schmerzen wichtig. Vielmehr gilt es auch herauszufinden, welche Bedeutung die Betroffene dem Schmerz gibt, wie er sie in ihren Lebensaktivitäten einschränkt und welche Bewältigungsstrategien sie schon ausprobiert hat. [J787–024]

Pflegephänomene als Ordnungssystem

Der *International Council of Nurses* (ICN, Weltbund der professionell Pflegenden) entwickelt seit 1989 eine **Internationale Klassifikation für die Pflegepraxis (ICNP)** in Form eines Projekts (www.icnp.info). Es soll der Pflege eine einheitliche Sprache geben, die es ermöglicht, in der Berufsgruppe der Pflegenden sowie international Informationen ohne Missverständnisse auszutauschen.

Zunächst unterscheidet die ICNP, vergleichbar mit dem Pflegeprozess (➤ Kap. 7), **Pflegephänomene** als Gründe, Ursachen oder Anlässe für Pflegeinterventionen (Pflegemaßnahmen), die zu definierten Pflegeergebnissen führen (➤ Abb. 4.8).

Mithilfe der ICNP lässt sich aus einem **Pflegephänomen** eine **Pflegediagnose** (➤ 7.2.2) ableiten, indem Pflegende das Pflegephänomen in acht Achsen (Dimensionen) näher beschreiben: [18]

1. **Fokus.** (Teil-)Bereich der Pflege, um den es aktuell geht, z. B. Mobilität, Schmerzen
2. **Beurteilung.** Beschreibung der Ausprägung oder Qualität, z. B. eingeschränkt, erhöht oder vermindert
3. **Häufigkeit.** Wie oft tritt das Phänomen auf, z. B. beständig oder wiederkehrend?
4. **Dauer.** Akut oder chronisch
5. **Topologie.** Lage oder Richtungsbezeichnung, z. B. rechts, links, innen, außen, oben
6. **Körperstelle.** Genaue Lokalisation, Ort oder anatomische Region, z. B. Bein, Arm, Ohr, Nase
7. **Wahrscheinlichkeit.** Wie wahrscheinlich sind Risiken oder Chancen?
8. **Träger.** Person, Familie oder Gesellschaft

In gleicher Weise definieren sich auch die **Pflegeinterventionen** *(Pflegemaßnahmen* ➤ *7.5)* mithilfe von acht Achsen:

1. **Handlungstyp.** Art des Pflegehandelns, z. B. Untersuchen, Unterstützen, Organisieren
2. **Ziel, Objekt.** Ausrichtung der Handlung, z. B. Wunde, Venenkatheter, Essgewohnheiten
3. **Mittel.** Verwendete Materialien, z. B. Verbandstoff, Fragebogen, Kältepackung
4. **Zeit.** Dauer oder Zeitpunkt der Handlung, z. B. nach der Operation, bei der Aufnahme
5. **Topologie.** Lage oder Richtungsbezeichnung, z. B. innen, außen, oben
6. **Ort.** Körperstelle, anatomische Region, Fuß, Bein, Knöchel, Brust, Schädel
7. **Weg.** Form der Applikation, z. B. subkutan, rektal, intravenös
8. **Pflegeempfängerin.** Zielgruppe oder Zielperson, an die sich die Pflegehandlung richtet, z. B. Person, Familie, Gruppe, Gesellschaft

Die ICNP definiert **Pflegeergebnisse** als Veränderungen der Pflegediagnosen. Wenn sich die Ausgangsdiagnose „zeitweise mittlere bis starke Schmerzen am rechten Knöchel außen" durch die Anwendung einer Kältepackung in die Diagnose „selten leichte Schmerzen am rechten Knöchel außen" verwandelt, zeigt sich das Ergebnis im Unterschied zwischen der Pflegediagnose vor und nach der Pflegeintervention (➤ Tab. 4.3).

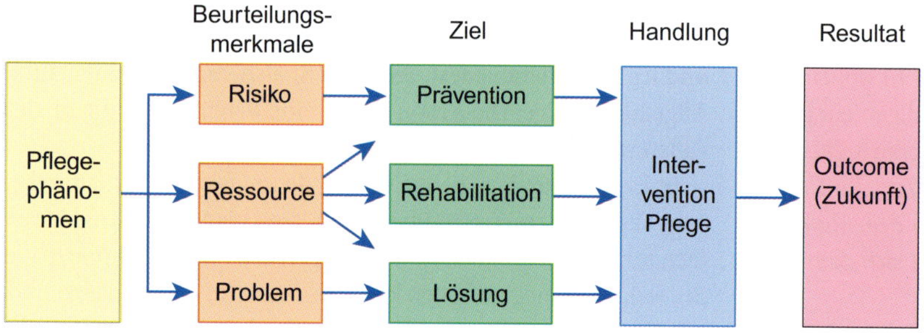

Abb. 4.8 Die Struktur der ICNP ähnelt dem Pflegeprozess. Sie unterscheidet jedoch nicht individuelle Pflegeprobleme, sondern häufig vorkommende Pflegephänomene. [L234]

Tab. 4.3 Ausgangspflegediagnose, Pflegeintervention und Ergebnispflegediagnose am Beispiel von Schmerzen, die nach der Operation einer Sprunggelenkfraktur auftreten. Das Ergebnis der Intervention ist anhand der Unterschiede zwischen Ausgangs- und Ergebnisdiagnose sichtbar.

Pflegediagnose vor der Intervention		Intervention		Pflegediagnose nach der Intervention	
Fokus	Schmerz	**Handlungstyp**	Behandlung	**Fokus**	Schmerz
Beurteilung	Mittel bis stark	**Ziel, Objekt**	Patient	**Beurteilung**	Leicht
Häufigkeit	Zeitweise	**Mittel**	Kältepackung	**Häufigkeit**	Selten
Dauer		**Zeit**	Nach der OP, bis Linderung	**Dauer**	
Topologie	Außen	**Topologie**	Außen	**Topologie**	Außen
Körperstelle	Knöchel	**Ort**	Knöchel	**Körperstelle**	Knöchel
Wahrscheinlichkeit		**Weg**		**Wahrscheinlichkeit**	
Träger	Person	**Patient**	Person	**Träger**	Person

Aufgaben zur Pflegesituation

Herr Schulze erhält seit einem Monat Unterstützung durch einen ambulanten Pflegedienst. Die Pflegefachpersonen unterstützen ihn morgens und abends bei der Körperpflege, beim An- und Auskleiden und der Inkontinenzversorgung. Sie übernehmen die Wundversorgung und stellen die Medikamenteneinnahme sicher. Als Marianne Gropper ihren Vater am Wochenende fragt, ob er mit der Betreuung zufrieden sei, klagt er, dass die Pflegefachpersonen immer in Eile seien und kaum Zeit für ihn hätten. Auch sehe er keinen Fortschritt bei der Wundheilung. Marianne Gropper ist überrascht, da ihr Vater deutlich fitter und gepflegter wirkt und sich auch der Wundzustand augenscheinlich gebessert hat. Pflegefachfrau und Wundexpertin Anna Gruber, die Herrn Schulze die ganze Woche über morgens betreut hat, bestätigt im Gespräch ihren Eindruck. Herr Schulze benötige schon deutlich weniger Unterstützung als am Monatsbeginn. Er helfe aktiv bei der Pflege mit und sei schon wieder in der Lage, sich den Oberkörper selbst zu waschen. Auch der Wundzustand habe sich deutlich verbessert.

1. Welche Pflegeanlässe sehen Sie bei Herrn Schulze?
2. Wieso nehmen der Pflegebedürftige und die Pflegenden die Situation unterschiedlich wahr?
3. Wo sind die Leistungsansprüche gegenüber der Pflegeversicherung geregelt? Welche Leistungen nimmt Herr Schulze in Anspruch?
4. Wie und anhand welcher Kriterien erfolgt die Feststellung von Pflegebedürftigkeit?
5. Welche Kriterien treffen auf Herrn Schulze zu?

III Grundlagen pflegerischen Handelns

KAPITEL

5 Eckpfeiler des pflegerischen Handelns

Tilman Kommerell

Pflegesituation

Herr Damir Darzi ist 74 Jahre alt. Seit dem Tod seiner Frau lebt er alleine in einer Eigentumswohnung. Seine Tochter lebt mit ihrer Familie weiter weg, sodass sie nur selten zu Besuch kommt. Bei Herrn Darzi wurde vor zwei Jahren ein Typ-II-Diabetes diagnostiziert, der mit Insulin behandelt wird. Dieses verabreicht Herr Darzi sich selbst nach einem vom Diabetologen erstellten Schema. Die Blutzuckerkontrollen führt er ebenfalls selbst durch. Vor einem halben Jahr wurde bei Herrn Darzi von seinem Hausarzt ein diabetisches Fußsyndrom festgestellt. Seitdem kommt zweimal täglich ein ambulanter Pflegedienst zur Versorgung der chronischen Wunde am Fuß. Heute ist die Pflegefachfrau Sharmila Paneru zum Verbandswechsel vor Ort.

Wie Sozialarbeiter, Lehrer oder Seelsorger gehören Pflegende zu den helfenden oder Dienstleistungsberufen. Ihnen ist gemeinsam, dass sie sich mit einem Mangel beschäftigen:

- Der Lehrer verdient sein Geld mit dem fehlenden Wissen der Schüler.
- Der Seelsorger verdient sein Geld mit dem Mangel an Fürsorge für die Seele.
- Der Sozialarbeiter verdient sein Geld mit dem Mangel an Chancengleichheit sozial ausgegrenzter Menschen.
- Pflegende verdienen ihr Geld mit den nicht ausreichenden Selbstpflegefähigkeiten von Patientinnen und Patienten bzw. Bewohnerinnen und Bewohnern (im Folgenden als „Patienten" bzw. „Bewohner" bezeichnet) und der Notwendigkeit einer medizinischen Behandlung.

Wie der Psychoanalytiker Wolfgang Schmidbauer in seinem Buch „Die hilflosen Helfer" [1] beschreibt, haben Angehörige der helfenden Berufe kein wirkliches Interesse, so zu arbeiten, dass die Mängel anschließend behoben sind. Sie agieren häufig auf eine Art, die Hilfsbedürftigkeit und Abhängigkeit fördert und Selbstständigkeit verhindert.

Eine besonders negative Ausprägung dieser Gefahr ist das sogenannte **Helfersyndrom** (➤ 11.4.3): Wenn es mir nur dann gut geht, wenn es dem Hilfebedürftigen schlecht geht und ich deswegen als Helfer in der Not auftreten kann, habe ich kein wirkliches Interesse daran, zu helfen. Ich bin vielmehr daran interessiert, Hilfsbedürftigkeit und Abhängigkeit zu erhalten.

Wohl verstanden haben alle Lehrer, Sozialarbeiter, Seelsorger und Pflegende die Aufgabe, sich soweit irgend möglich überflüssig zu machen.

5.1 Ziele der Pflege

Ein konstruiertes *Beispiel* verdeutlicht die Schwierigkeit, Hilfe angemessen und zielgerichtet zu leisten. Eine Gruppe von Menschen in der Wüste ist vom Verdursten bedroht. Eine Hilfsorganisation verfügt über eine Geldsumme, mit der sie entweder Trinkwasser für sieben Tage beschaffen oder drei Brunnen für eine dauerhafte Wasserversorgung graben kann. Entscheidet man sich für die Lieferung von Trinkwasser, entsteht das ursprüngliche Problem nach sieben Tagen erneut, und die Menschen werden verdursten. Entscheidet man sich dafür, Brunnen zu graben, kommt die Hilfe zu spät. Bis die Brunnen Wasser liefern, wären die Betroffenen ebenfalls verdurstet.

Die Lösung liegt in der Kombination: sinnvolle Hilfe **kompensiert** als Sofortmaßnahme den Mangel an Trinkwasser **und aktiviert** den Zugang zu eigenen Quellen *(Ressourcen)*.

5.1.1 Kompensatorische und aktivierende Pflege

DEFINITION

Kompensatorische Pflege: gleicht Einschränkungen dadurch aus (= *kompensiert*), dass die Pflegende die Handlung anstelle des Patienten durchführt.
Aktivierende Pflege: stellt die Handlungsfähigkeit des Patienten (wieder) her und *(re-)aktiviert* seine Selbstpflegefähigkeiten.

Im Pflegealltag hat jede Pflegehandlung **kompensatorische** und **aktivierende** Anteile. Wenn sich z. B. nach einem Schlaganfall ein Betroffener nicht selbst waschen kann, kompensieren Pflegende dies durch Übernahme der Körperpflege. Sie achten aber darauf, jede mögliche Eigenaktivität des Betroffenen zu fördern und ihn so weit als möglich mit der weniger betroffenen Seite agieren zu lassen.

5

Als Regel gilt: so wenig kompensatorische Pflege wie nötig, so viel aktivierende Pflege wie möglich.

Kompensatorische Pflege
- ist nötig, wenn der Betroffene selbst nicht in der Lage ist, die Handlung durchzuführen, und wenn durch Unterlassen ein Schaden droht,
- ist auf Defizite (Einschränkungen, Mangel an Fähigkeiten) gerichtet,
- erfordert aus dem Blickwinkel der Pflegenden häufig weniger Zeit und erzielt (scheinbar) bessere Ergebnisse als die aktivierende Pflege,
- lässt den Patienten seine Hilflosigkeit deutlich spüren,
- schafft Abhängigkeit von Pflege oder fremder Hilfe.

Aktivierende Pflege (➤ Abb. 5.1)
- ist möglich, wenn der Betroffene über die nötigen Fähigkeiten verfügt,
- nimmt die Ressourcen des Betroffenen in den Blick, erhält und fördert sie,

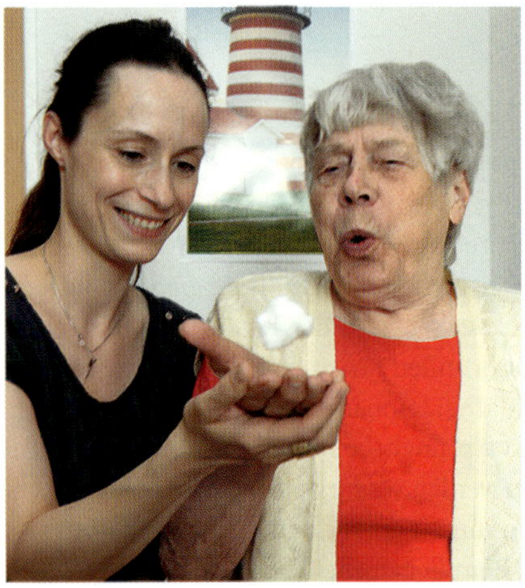

Abb. 5.1 Aktivierende Pflege fördert die vorhandenen Ressourcen der Patientin, hier bei der Pneumonieprophylaxe. [K157]

- erfordert aus Sicht der Pflegenden (zumindest zunächst) mehr Zeit und bringt manchmal schlechtere Ergebnisse, wenn die Betroffenen anfangs nicht gut zurechtkommen,
- kann dem Betroffenen seine Kontrollüberzeugung (➤ 3.4.6) zurückgeben,
- schafft Unabhängigkeit und stärkt das Selbstwertgefühl.

Zeitdruck im Arbeitsalltag hindert Pflegende, die Chancen der aktivierenden Pflege zu nutzen. Außerdem bringt die sehr kurze Verweildauer der Patienten im Krankenhaus mit sich, dass Pflegende dort die Erfolge aktivierender Pflege kaum erfahren. In Einrichtungen der Langzeitpflege dagegen stellt sich nach dem anfänglich erhöhten Aufwand mittelfristig ein Zeitgewinn ein, weil viele der Betroffenen lernen, einige Aktivitäten wieder eigenständig auszuführen.

Die Pflegeversicherung betont die Aktivierung nach dem Grundsatz *Vorrang der Rehabilitation vor Pflege* (§ 11 und 31 SGB XI). [2] In der Regel wird z. B. eine geriatrische Rehabilitation nur genehmigt, wenn damit Pflegebedürftigkeit gemindert oder vermieden werden kann.

5.1.2 Ziele und sozialpflegerische Maßnahmen der Pflege

Im Pflegeberufegesetz sind pflegerische Zielsetzungen in §5 aufgezählt: [3]
- „Präventiv, kurativ, rehabilitativ und palliativ" sind pflegerische Zielsetzungen mit starkem Bezug zu Krankheit und Medizin
- „Sozialpflegerisch" beschreibt einen Aufgabenbereich, der z. B. das Leben gesunder älterer Menschen in den Blick nimmt (Lebenswelten ➤ 4.1.3)

Wichtig für die Pflege insgesamt ist der Bezug zu allen Wissenschaftsbereichen, z. B. Medizin, Psychologie, Soziologie, Gerontologie, Ethik.

DEFINITION

Präventive Pflege *(lat. praevenire = zuvorkommen, verhüten):* Pflege mit dem Ziel, Gesundes gesund zu erhalten und Krankheit oder Folgeschäden vorzubeugen.
Kurative Pflege *(lat. curare = heilen):* Pflege mit dem Ziel, bei der ärztlichen Therapie mitzuwirken und einen eigenen Beitrag zur Behandlung und Heilung zu leisten (Vorbehaltene Aufgaben ➤ 1.1.2).
Rehabilitative Pflege *(lat. rehabilitare = wiederherstellen):* Pflege mit dem Ziel, die Wiedereingliederung in die Gesellschaft und die Teilhabe zu fördern.
Palliative Pflege *(lat. palliare = mit einem Mantel bedecken):* Pflege mit dem Ziel, Trost, Halt und Begleitung anzubieten, ganzheitlich zu wirken, d. h. auch psychologische, spirituelle oder soziale Aspekte einzubeziehen (➤ Kap. 25).
Sozialpflegerische Maßnahmen *(sozial = das Zusammenleben betreffend):* Maßnahmen der Pflege, z. B. bei der Wohnraumgestaltung, Erhaltung von sozialen Kontakten.

Für das Verständnis dieser fünf Pflegezielrichtungen ist es wichtig zu beachten, dass sie nicht festlegen, **wo** sie stattfinden, sondern ausschließlich **wozu** sie dienen und welche Ziele sie verfolgen: rehabilitative Pflege ist nicht auf spezielle Rehabilitationskliniken beschränkt, sondern beginnt z. B. nach einem Schlaganfall bereits während der Akutbehandlung auf der Intensivstation oder der Stroke Unit (Station

Tab. 5.1 Gesundheitsförderung und Prävention als Aufgaben der Pflege.

	Gesundheitsförderung	Primäre Prävention	Sekundäre Prävention	Tertiäre Prävention
Blickwinkel	• Gesundheit fördern • Widerstandsressourcen (Resilienz) stärken (➤ 3.4.5)	Risiko minimieren, bevor eine Krankheit ausbricht	Krankheit früh erkennen, möglichst schon im symptomlosen Vorstadium	Verschlechterung, Komplikationen bei bestehender Erkrankung vermeiden
Zielgruppe	Gesamtbevölkerung, auch Gesunde	Risikogruppen, Merkmalsträger	Risikogruppen, aber auch Gesamtbevölkerung, falls Risikolage unklar	Erkrankte
Ziel	Gesunden Lebensstil beibehalten oder erlernen	Weniger risikoreichen Lebensstil erlernen und annehmen	Bessere Heilungschancen durch Früherkennung sichern	Weitere (Folge-)Schäden vermeiden
Beispiele/ Maßnahmen	• Gesundheit und Bewegung • Gesundheit und Ernährung • Gesundheit und Stressbewältigung (➤ 3.4.2)	• Bewegung verbessern • Gewicht reduzieren • Ernährung umstellen • Impfungen	• Vorsorgeuntersuchungen für Kinder • Krebsvorsorgeuntersuchung	Prophylaxen, z. B. Verschlechterung von Asthma bronchiale vermeiden durch Meiden auslösender Noxen

zur Erstbehandlung von Schlaganfallpatienten). Palliative Pflege findet nicht nur in Hospizen statt, sondern in allen Einrichtungen, die Menschen auf dem letzten Teil ihres Lebenswegs begleiten.

Präventive Pflege

Der sozialmedizinische Begriff **Prävention** bedeutet Vorbeugung von Krankheiten. Im Zusammenhang mit dem Paradigmenwechsel von der Pathogenese zur Salutogenese (➤ 5.1.3) gehört die Gesundheitsförderung zum Aufgabenspektrum Pflegender (➤ Tab. 5.1).

Während die sekundäre und tertiäre Prävention traditionell als Aufgaben der Pflege gelten, sind die Aktivitäten der Pflege im Bereich der Gesundheitsförderung und primären Prävention noch entwicklungsbedürftig.

Prophylaxen

DEFINITION

Prophylaxe *(griech. prophylaxis = Vorposten, Wachposten):* Pflegemaßnahme zur Vorbeugung einer (weiteren) Erkrankung oder Verschlechterung des Gesundheitszustands.

Da Prophylaxen wie Dekubitus- (➤ 17.9) oder Thromboembolieprophylaxe (➤ 15.4) in der Regel bei Patienten mit entsprechendem Risiko oder bestehender Erkrankung notwendig sind, zählen sie zur tertiären Prävention (➤ Tab. 5.1).

Kurative Pflege

Mit **kurativer Pflege** ist therapeutische Pflege gemeint. Sie leistet einen eigenständigen Beitrag zur Genesung des Patienten. Pflegende unterstützen auch den Arzt in seinem therapeutischen Bemühen, verabreichen die von ihm angeordneten Arzneimittel und führen spezifische Maßnahmen der Behandlung aus.

Diese Anteile der therapeutischen Pflege, die auf eine Arztanordnung zurückgehen, nehmen einen großen Raum in der täglichen Arbeit Pflegender ein. Dennoch ist nicht zu vergessen, dass jedes pflegerische Gespräch, jede Lagerung, jede Mobilisation eine gezielte therapeutische Qualität entfaltet – ohne jeweils ausdrücklich ärztlich verordnet zu sein.

Rehabilitative Pflege

Rehabilitation hat das Ziel, definierten Personengruppen zu helfen, ihre Fähigkeiten zu entfalten und einen Platz in der Gesellschaft zu finden (Definition in Anlehnung an die Deutsche Gesellschaft für Rehabilitation, [4]):
- Menschen, die körperlich, geistig oder seelisch eingeschränkt sind und die ihre Behinderung oder deren Folgen nicht selbst überwinden können
- Menschen, denen eine solche Behinderung droht

Rehabilitative Pflege richtet sich auf die Entdeckung und Entfaltung von Fähigkeiten und Kräften, um eine Wiedereingliederung in die Gesellschaft zu erreichen.

Palliative Pflege

Palliative Pflege als Bestandteil der **Palliative Care** (➤ Kap. 25) umfasst die Begleitung, Betreuung und Pflege von Menschen, die an einer unheilbaren und in absehbarer Zeit zum Tode führenden Krankheit leiden. In der Palliativmedizin und -pflege stehen die ganzheitliche Behandlung von Schmerzen und anderer Begleitsymptome sowie die Linderung von seelischen, sozialen und spirituellen Problemen im Mittelpunkt.

Das Ziel ist, so lange wie möglich eine hohe Lebensqualität zu erhalten, den Patienten ein selbstbestimmtes, würdevolles Leben zu ermöglichen und den Angehörigen zur Seite zu stehen, damit sie Krankheit und Trauer bewältigen können. Dabei stehen der Betroffene **und** seine Angehörigen im Zentrum der Bemühungen.

Die **Weltgesundheitsorganisation** *(WHO)* definiert Palliativmedizin sinngemäß als aktive, ganzheitliche Behandlung von Patienten mit einer progredienten, weit fortgeschrittenen Erkrankung und einer begrenzten Lebenserwartung zu der Zeit, in der die Erkrankung nicht mehr auf kurative Behandlung anspricht und die Beherrschung der Schmerzen, anderer Krankheitsbeschwerden, psychischer, sozialer und spiritueller Probleme höchste Priorität besitzt. [5]

Der Anspruch palliativer Pflege lässt sich sehr gut mit dem der kurativen Pflege vereinbaren: auch Menschen, die höchstwahrscheinlich gesund werden, haben einen Anspruch auf eine „aktive, ganzheitliche Behandlung" und die „Beherrschung der Schmerzen" sowie die „Bearbeitung ihrer psychischen, sozialen und spirituellen Probleme".

Sozialpflegerische Maßnahmen

Sozialpflegerische Maßnahmen definieren sich in der Abgrenzung zur auf Krankheit bezogene Pflege und umfassen Konzepte der Aktivierung und Beschäftigung, der Unterstützung bei hauswirtschaftlichen Tätigkeiten, der Teilhabe am familiären und kommunalen Leben, der Wohnraumgestaltung und Quartiersentwicklung.

Die fünf Ziele und Maßnahmen der Pflege in der Pflegepraxis

Die Unterscheidung in die **fünf möglichen Ziele und Maßnahmen der Pflege** ist nicht so zu verstehen, dass sich Pflegende jeweils nur einem dieser fünf Aspekte widmen. In jeder Pflegesituation finden sich gute Gründe, präventive, kurative, rehabilitative, palliative und sozialpflegerische Pflegeziele zu erreichen (➤ Tab. 5.2).

5.1.3 Gesundheitsförderung als Aufgabe der Pflege

Im Ausbildungsziel des Pflegeberufegesetzes [3] wird unter anderem die *Bedarfserhebung und Durchführung präventiver und gesundheitsfördernder Maßnahmen* als besondere Ausrichtung der Ausbildung erwähnt. Damit ist die Gesundheitsförderung eine wichtige Aufgabe der Pflege. Der Prozess, Krankheit und Pflegebedürftigkeit vorzubeugen, wurde angetrieben durch Entwicklungen in den Wissenschaften, z. B. Medizin, Psychologie und der relativ jungen Gesundheitswissenschaft. Auch im Bereich der Gerontologie (Altersforschung) forschen Wissenschaftler nicht nur nach Pflegebedarfen im Alter, sondern auch danach, wie Pflegebedürftigkeit im Alter vermieden werden kann. [6]

Folgende Schlagworte und Konzepte sind eng damit verbunden:

- Von der Pathogenese zur Salutogenese
- Von der Risiko- zur Ressourcenorientierung
- Widerstandskräfte statt krankheitsbedingte Schädigung betrachten
- Resilienz (➤ 3.4.5) fördern, statt nur Stress vermeiden und Krisen bewältigen

Alle Konzepte gleichen sich in zwei Gesichtspunkten:

- Sie achten weniger auf das, was den Patienten fehlt (Defizitorientierung), sondern mehr auf die gesunden Anteile.
- Sie setzen auf Vorbeugung statt auf Strategien zur Heilung.

Tab. 5.2 Die fünf Ziele und Maßnahmen der Pflege in der Praxis anhand von drei Fallbeispielen.

Fallbeispiel	Präventive Pflege	Kurative Pflege	Rehabilitative Pflege	Palliative Pflege	Sozialpflegerische Maßnahmen
Ein junger Mann wird auf die Operation eines Leistenbruchs vorbereitet	• Haarkürzung zur Vorbeugung von Wundheilungsstörungen • Nahrungskarenz zur Vorbeugung einer Aspiration	• Verbandwechsel • Infusionstherapie • Schmerztherapie • Mobilisation am OP-Tag	Tipps zur Wiederaufnahme der Berufstätigkeit und zum Heben von Lasten	• Gespräch zur Minderung der Angst vor der Operation bzw. Narkose • Schmerzlinderung	• Angehörige informieren, wann sie sinnvollerweise nach der OP zu Besuch kommen sollten • Ausfertigen einer Arbeitsunfähigkeitsbescheinigung veranlassen
Eine gesunde Frau hat ein gesundes Neugeborenes zur Welt gebracht	• Beratung, an der Rückbildungsgymnastik teilzunehmen • Stillberatung zur Vermeidung einer Brustentzündung • Hygienetipps zum Umgang mit dem Wochenfluss	• Behandlung des Dammschnitts • Behandlung einer Rhesusunverträglichkeit	• Erste Mobilisation mit einer Pflegefachfrau • Vorbereitung auf die Zeit nach der Entlassung aus der Klinik • Hausbesuche der Hebamme	• Trost bei Belastungen, wie Schlafdefizit oder Stillschwierigkeiten • Partner einbeziehen • Begleitung bei einer Wochenbettdepression	• Auf Hausbesuche durch die Hebamme (Kassenleistung) hinweisen • Über Mutterschutz und Elternzeit beraten und die Beantragung
Ein älterer Mann wird nach einem Schlaganfall vom Krankenhaus in eine stationäre Pflegeeinrichtung verlegt	• Kontrakturenprophylaxe • Arbeit nach dem Bobath-Konzept, um Spastizität zu vermeiden	• Behandlung der schlaffen Lähmung am rechten Arm • Wiederanbahnen von Sensibilität und Motorik	• Training zum Wiedererlangen früherer Fähigkeiten, sich selbst waschen und kleiden zu können	• Trost und Zuwendung, wenn sich Fortschritte nicht so rasch einstellen wie erwartet • Motivieren und auch kleine Erfolge loben	• Übertritt ins Heim bewältigen helfen • Zu Pflegegrad und Leistungen aus der Pflegeversicherung beraten

Pathogenese und Salutogenese

DEFINITION

Pathogenese *(griech. pathos = Leiden, genesis = Werden, Entstehen; Entstehung von Krankheit):* Denkrichtung, gemäß der Krankheiten im Sinne des Ursache-Wirkungs-Prinzips zu heilen sind. Motto: „Wenn ich weiß, was krank macht, dann weiß ich auch, wie ich mich vor dieser Krankheit schützen und wie ich sie heilen kann."

Salutogenese *(lat. salus = Gesundheit, Heil; griech. genesis = Werden, Entstehen; Entstehung von Gesundheit):* Denkrichtung, die berücksichtigt, dass manche Menschen trotz erheblicher Belastung mit Krankheitserregern oder Risikofaktoren gesund bleiben. Frage: „Wie bleibe ich gesund?"

Aaron Antonovsky ist einer der Begründer der **Salutogenese** und hat den fundamentalen Unterschied zur **Pathogenese** in der Public-Health-Parabel beschrieben (➤ Abb. 5.2).

Public-Health-Parabel

Ein Arzt steht am Ufer eines schnell fließenden Flusses und hört die verzweifelten Schreie einer ertrinkenden Frau. Er springt ins Wasser, holt die Frau heraus und beginnt die künstliche Beatmung. Als sie wieder zu atmen beginnt, hört er einen weiteren Hilfeschrei. Der Arzt springt wieder ins Wasser und holt einen weiteren Ertrinkenden, trägt ihn ans Ufer und beginnt mit der künstlichen Beatmung. Und als dieser zu atmen beginnt, hört er wieder einen Hilferuf … Und so geht es weiter. Der Arzt ist so damit beschäftigt, Ertrinkende zu retten, dass er keine Zeit findet, stromaufwärts nachzusehen, weshalb so viele Menschen ins Wasser stürzen und warum sie nicht schwimmen können. [7]

Das **Modell der Salutogenese** beschreibt ein komplexes Gefüge von Bedingungen, die Gesundheit (nicht Krankheit) erklären sollen (➤ Abb. 5.2). **Generalisierte Widerstandsressourcen** (u. a. Wissen/Intelligenz, materielle Ressourcen, Bewältigungsstrategien, soziale Unterstützung, stabile Überzeugungen, präventive Gesundheitsorientierung) in Verbindung mit Lebenserfahrung führen zu **Kohärenzgefühl** *(Sense of Coherence):*

- Gefühl der Verstehbarkeit, also der Überzeugung, dass das eigene Leben verstehbar, kognitiv klar und strukturiert ist
- Gefühl der Bewältigbarkeit, also der Zuversicht, dass die Anforderungen und Belastungen des Lebens zu bewältigen sind
- Gefühl der Sinnhaftigkeit, also dem Grundgefühl, dass das eigene Leben sinnvoll ist und Anforderungen es wert sind, sie zu durchgehen

Menschen mit einem hohen Kohärenzgefühl sind besser in der Lage mit Stressoren umzugehen, sie bewegen sich im **Gesundheits-Krankheit-Kontinuum** mehr auf der gesunden Seite.

In der Pflege wird der Wandel von der rein pathogenetischen zu einer mehr und mehr salutogenetischen Sicht auch am Konzept des Empowerments (➤ 5.1.4) deutlich.

5.1.4 Empowerment in der Pflege

DEFINITION

Empowerment *(engl. power = Kraft):* Stärkung von Selbstständigkeit, Selbstbestimmung und Befähigung; also Hilfe zur Selbsthilfe. Zielt darauf ab, Menschen zu befähigen, durch Nutzung personaler und sozialer Ressourcen ihre soziale Lebenswelt und ihr Leben selbst zu gestalten. [8]

„Power" wird im Deutschen umgangssprachlich für Kraft, Macht oder Energie verwendet.

Analog dazu wäre Empowerment die Be*kräft*igung, Bevoll*mächt*igung oder *Energie*zuführung.

Übertragen auf die Pflege geht es beim **Empowerment** darum, Patienten, Bewohnern und Angehörigen Kraft, Macht und Energie zukommen zu lassen, damit sie selbst für Heilung oder Genesung sorgen oder trotz Krankheit ein selbstbestimmtes Leben führen können. Pflegende befähigen Menschen dazu, sich so weit wie möglich selbst zu helfen und nicht auf fremde Hilfe angewiesen zu sein durch den Ausbau vorhandener Ressourcen, statt sich einseitig auf die Risiken zu konzentrieren.

Empowerment bedeutet in Analogie zur Public-Health-Parabel (➤ 5.1.3), Menschen schwimmen zu lehren, damit sie lernen, im Fluss des Lebens zurechtzukommen, und nicht darauf angewiesen sind, dass Helfer sie vor dem Ertrinken retten.

5

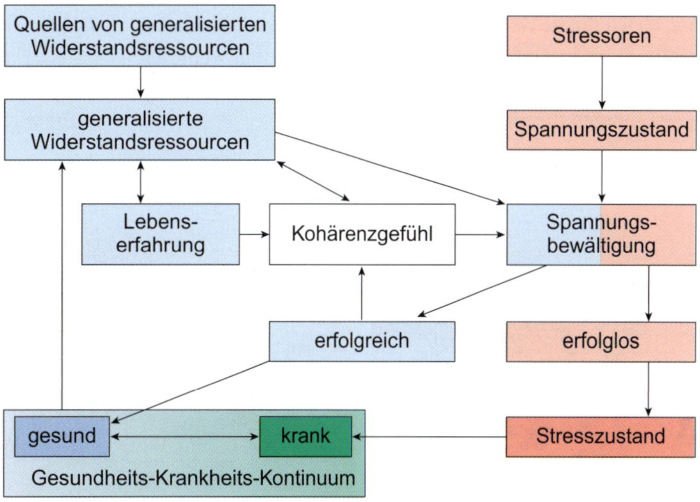

Abb. 5.2 Modell der Salutogenese nach Aaron Antonovsky (vereinfacht). Ein ausgeprägtes Kohärenzgefühl in Verbindung mit Widerstandsressourcen ermöglicht angemessene und lösungsorientierte Reaktionen auf unterschiedlichste Belastungen und ist damit von zentraler gesundheitsfördernder Bedeutung. [L190]

Menschen mit chronischen und unheilbaren Erkrankungen erleben sich selbst häufig als „ausgeliefert“ oder „vom Schicksal geschlagen“, und erkennen viel zu selten, welche Chancen sie haben, ihr Leben zu gestalten. Der beste Wunsch für einen chronisch Kranken wäre demzufolge: *„Ich wünsche dir den Mut, Dinge zu ändern, die du ändern kannst. Ich wünsche dir die Geduld, Dinge zu ertragen, die sich nicht ändern lassen. Aber vor allem wünsche ich dir die Weisheit, das eine vom anderen zu unterscheiden.“*

Häufig fehlt es an dem Wissen, welche Faktoren den Verlauf chronischer Erkrankungen beeinflussen und wie sie sich verändern lassen. Der Pflegepädagoge Johannes Nau stellt in einem Artikel eine Liste von **Strategien des Empowerments** in der Pflege vor: [9]

- Selbstwertgefühl stärken
- Die erlernte Erwartung, hilflos zu sein, in die Erwartung umwandeln, selbst agieren zu können
- Die eigene Unsicherheit aushalten und Konflikte eingehen
- Gegenseitige Unterstützung stabilisieren
- Einschüchterungsversuchen von außen begegnen
- Belastung privater Beziehungen durchstehen, z. B. mit pflegebedürftigen Angehörigen
- Orientierung im Irrgarten gut gemeinter Ratschläge entwickeln
- Soziale Netze (wieder) aufbauen
- Handlungs- und Durchsetzungsfähigkeit erlangen
- Sich mit anderen zusammenschließen, um gemeinsame Interessen besser durchsetzen zu können

Empowerment und Pflegepraxis

Viele selbstständige Patienten erhalten im Krankenhaus ihre Medikamente täglich gerichtet und zugeteilt, als traue man ihnen nicht zu, die ärztlichen Anordnungen eigenverantwortlich umzusetzen. Nach dem Krankenhausaufenthalt sind sie zu Hause auf sich allein gestellt und sollen vom ersten Tag können, was sie nie gelernt haben. Viele Schwierigkeiten treten deshalb erst zu Hause auf. Sie führen zu erneuten Krankenhausaufenthalten oder Arztbesuchen. Lernt ein Patient hingegen schon in der Klinik, die verordneten Medikamente selbst vorzubereiten und einzunehmen, lassen sich Schwierigkeiten sofort klären. Pflegende können auf Fragen reagieren, z. B. „Ich bin mir nicht ganz sicher, ob ich meine Herztablette heute schon genommen habe. Was ist schlimmer: die Gefahr der doppelten Dosierung, wenn ich eine weitere Tablette nehme, oder das Risiko einer Unterdosierung, wenn ich erst morgen die nächste Tablette nehme?“

Diabetiker erhalten im Krankenhaus in der Regel das Essen auf einem Tablett fertig portioniert. Wie sollen die Betroffenen unter diesen Bedingungen lernen, selbst auf die Kalorienzahl und die erlaubte Kohlenhydratmenge zu achten? Sinnvoller wäre es, das Essen als Buffet anzubieten und die Patienten bei der Zusammenstellung ihrer Mahlzeiten zu beraten, damit sie später die Auswahl selbst treffen können. Zudem muss bei Diabetikern ein- oder mehrmals täglich der Blutzucker kontrolliert werden. Je früher die Betroffenen in der Klinik mit den entsprechenden Geräten vertraut gemacht werden, desto sicherer sind sie bei der Entlassung im Umgang damit (➤ Abb. 5.3).

Beratung und Anleitung (➤ 5.3.1) vermitteln den Betroffenen nicht nur die Fähigkeit, selbst zu handeln. Sie ermöglichen ihnen auch, selbst Verantwortung zu übernehmen, und stärken ihre Kontrollüberzeugung (➤ 3.4.6). Ziel ist es, das Bewusstsein für die persönliche Verantwortung zu entwickeln und ein Gefühl des Ausgeliefertseins zu verhindern. Pflegende beachten, dass es jedoch auch Patienten gibt, die versuchen, sich vor dieser Verantwortung zu drücken, und stattdessen eine Opferrolle annehmen. Es gilt, dieses Verhaltensmuster aufzudecken und zu bearbeiten, damit die Betroffenen lernen, ihren Fähigkeiten zu vertrauen (➤ 3.4.5).

5.2 Ethische Grundlagen der Pflege

DEFINITION

Ethik *(griech. ethos = Charakter, Sinnesart):* Lehre vom Handeln gemäß der Unterscheidung von „Gut und Böse"; die Lehre von Kriterien für richtiges und falsches Handeln. Ethik sucht nach allgemeingültigen Werten, die moralisch korrektes Handeln bestimmen sollen.

5.2.1 Begriffe und Bedeutung

Ethisches Handeln

Was bedeutet es, ethisch zu handeln? Ein Beispiel zeigt, wie man Haltungen und Handlungen von Pflegenden betrachten kann: ein Patient bittet eine Pflegefachperson, ihm eine Tasse Kaffee zu bringen und die Tageszeitung vom Kiosk zu holen. Diese entgegnet auf seine Bitte: „Dafür habe ich keine Zeit!“ Objektiv betrachtet verfügt die Pflegende jedoch über eine tägliche bzw. wöchentliche Arbeitszeit. Dafür wird sie bezahlt, und das steht auch so in ihrem Arbeitsvertrag.

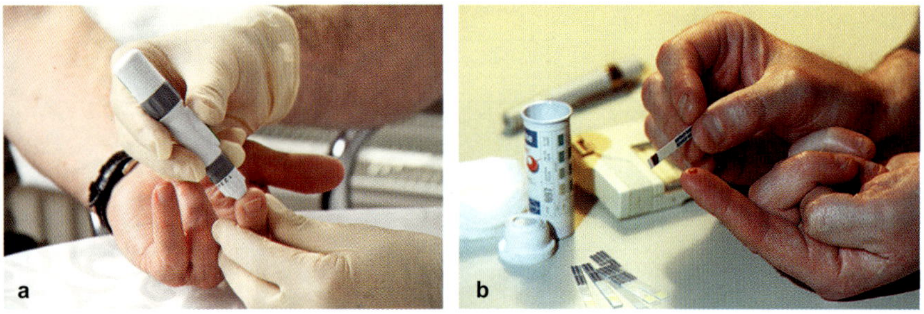

Abb. 5.3 Zum Empowerment in der Pflegepraxis gehört es, den Patienten anzuleiten. Also nicht wie im Bild (a) einfach einen Blutzuckertest vorzunehmen, sondern den Patienten so zu schulen, dass er die Kontrolle selbst durchführen kann (b). [J787]

Sie denkt allerdings, dass sie wichtigere Aufgaben zu erledigen hätte als solche Botengänge.

Wie entscheidet eine Pflegefachperson, wofür sie sich Zeit nimmt, und wofür nicht? Wie bewertet sie die Dringlichkeit der Anliegen ihrer Patienten? Wie setzt sie Prioritäten? Anhand dieses einfachen Beispiels lassen sich zwei wichtige Aussagen treffen:

- Ethik fragt nach den **Werten,** die den Entscheidungen, Haltungen und Handlungen zugrunde liegen.
- Es lohnt sich, die bestimmenden Werte zu betrachten – sowohl bei kleinen, häufig zu treffenden Entscheidungen als auch bei den großen ethischen Fragen, etwa zur Sterbehilfe, Organspende oder Gentechnik.

Ethisch handeln heißt, bewusst darauf zu achten, welche Werte durch Entscheidungen tangiert sind. Wenn eine Pflegende z. B. bei der Dienstübergabe den besprochenen Patienten nicht beim Namen nennt, sondern von „der Galle" spricht, berührt das die Menschenwürde des Patienten. Wenn die neue, unerfahrene Pflegende, weil sie noch in der Probezeit ist und sich nicht zu wehren traut, in die Gruppe mit den angeblich „nervigen Patienten" eingeteilt wird, berührt dies die Menschenwürde von Mitarbeiterin und Patienten. Diese Beispiele illustrieren einen weiteren Grundsatz: **ethische Werte sind allgemeingültig und unteilbar.** Sie gelten für alle Menschen, z. B. Mitarbeiter, Patienten, Bewohner, Angehörige.

Ethische Werte

Was sind **ethische Werte,** und welche gibt es? Diese Frage lässt sich nicht leicht klären, da kulturelle und religiöse Einflüsse zu unterschiedlichen Haltungen führen. Außerdem verändern sich Werte im Lauf der Zeit. Nachhaltigkeit ist ein relativ junger Wert. Er entstand im Zusammenhang mit dem Umweltschutz und spielt inzwischen auch bei sozialen Fragen (z. B. Nachhaltigkeit der Rentenversicherung) eine Rolle. Gerechtigkeit war früher in der Pädagogik gleichbedeutend mit Chancengleichheit und Gleichbehandlung. Aktuell versteht man unter Gerechtigkeit jedoch ein Konzept individueller Förderung, also den Versuch, jedem Individuum gerecht zu werden.

Über alle Religionen und Kulturen hinweg können die allgemeinen **Menschenrechte** als Wertesystem gelten. Am 10. Dezember 1948 verabschiedete die Vollversammlung der *Vereinten Nationen (UN)* in der Resolution 217A 30 Artikel zu den Menschenrechten, die von vielen Ländern in die Landesverfassung übernommen wurden. [10] Darin enthaltene Werte sind z. B. Menschenwürde, Schutz des Lebens, Selbstbestimmung, Gerechtigkeit, Freiheit und Frieden.

Ethisches Handeln in der Pflegepraxis

Für die Arbeit im Pflegealltag ist die **Charta der Menschenrechte** zu unhandlich. Folgende Dokumente geben ebenfalls Anhaltspunkte und führen pflegespezifische Aspekte genauer aus:

- **Pflege-Charta,** in der pflegerischen die Patientenrechte aufgeführt sind: www.pflege-charta.de
- **Ethik-Kodex des International Council of Nurses (ICN):** www.dbfk.de/de/expertengruppen/onkologische-pflege/web_ICN_Ethikkodex.pdf
- **Berufsordnung für professionell Pflegende:** deutscher-pflegerat.de/wp-content/uploads/2020/04/Rahmenberufsordnung.pdf
- **Charta zur Betreuung schwerstkranker und sterbender Menschen in Deutschland,** herausgegeben von der Deutschen Gesellschaft für Palliativmedizin und vom Deutschen Hospiz- und Palliativ-Verband: www.charta-zur-betreuung-sterbender.de
- **Ratgeber für Patientenrechte** des Bundesministeriums für Gesundheit und des Bundesministeriums für Justiz und Verbraucherschutz: www.bundesgesundheitsministerium.de/fileadmin/Dateien/5_Publikationen/Gesundheit/Broschueren/BMJ_Patientenrechte_Broschuere_bf.pdf

Ethisch handeln im Beruf (➤ Abb. 5.4) bedeutet:

- **Die der gängigen Berufspraxis zugrunde liegenden Werte zu analysieren**

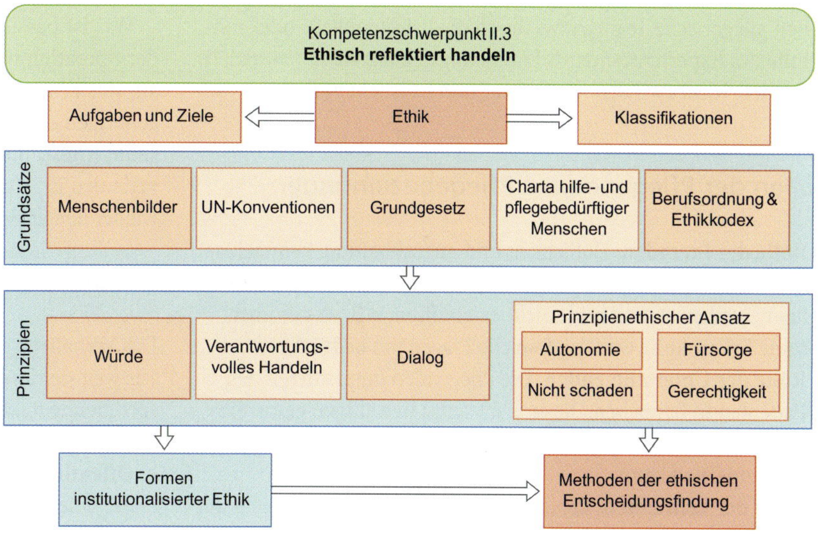

Abb. 5.4 Theoretische Grundlagen ethisch orientierten Handelns – ein vereinfachtes Erklärungsmodell. [P104, L231]

Beispiel: Untersuchung der Kommunikation zwischen Pflegenden und Menschen, deren Muttersprache nicht Deutsch ist. Werden diese Menschen z. B. weniger umfassend über Pflegemaßnahmen informiert in der Annahme, dass sie Erklärungen sowieso nicht verstehen? Behalten Pflegende in der Kommunikation eine respektvolle Haltung bei, oder verwenden sie eine kindliche oder befehlende Sprache, wie z. B. „Du! Jetzt aufstehen! Waschen!"?

- **Aus Werten Regeln für berufliches Handeln abzuleiten**
  Beispiel: das Bundesverfassungsgericht leitete aus dem Wert der Menschenwürde das „Recht auf informationelle Selbstbestimmung" ab. Es ist das Recht des Einzelnen, ausschließlich allein über die Preisgabe und Verwendung seiner persönlichen Daten zu bestimmen.

5.2.2 Aufbau und Gestaltung von Pflegebeziehungen

Eine grundlegende Arbeit zur **Gestaltung von Pflegebeziehungen** stammt von der Pflegetheoretikerin Hildegard Peplau (➤ 8.3.7). [11]

Sie beschreibt in vier Phasen, wie eine gute Beziehung zwischen Pflegenden und Patienten aufgebaut, genutzt und schließlich auch beendet wird:

1. **Orientierung.** Wenn Pflege- oder Hilfsbedürftigkeit eintritt, muss sich der Betroffene neu ausrichten, Angst und Unsicherheit überwinden. Pflegende und Patient orientieren sich aneinander und lernen sich gegenseitig kennen.
2. **Identifikation.** Pflegende und Patient bestimmen gemeinsam den Pflegebedarf und finden Ressourcen, sie **identifizieren** Probleme, Ziele und Erwartungen.
3. **Nutzung.** In dieser Phase zieht der Patient den größten Nutzen aus der Beziehung zur Pflegenden. Er arbeitet aktiv am Genesungsprozess mit und lernt zunehmend, seine Situation selbst zu bewältigen.
4. **Ablösung.** Peplau sieht in dieser Phase einen befreienden Prozess. Der Patient lebt unabhängig von pflegerischer Unterstützung, ist gut vorbereitet, zu Hause allein zurechtzukommen. Ein strukturiertes Ausschleichen aus der Beziehung findet in Deutschland allerdings meist nicht statt. Nur vereinzelt schließen pflegerische Teams, etwa durch die Brückenpflege oder mithilfe des Expertenstandards Entlassungsmanagement (➤ 6.2.2), die tiefe Kluft zwischen stationärer und häuslicher Pflege.

Rollen der Pflegenden in Pflegebeziehungen

- **Rolle der Fremden.** Höflichkeit und Zurückhaltung kennzeichnen diese Rolle. Die Pflegenden versuchen, den Patienten näher kennenzulernen und seine Sicht zu erfahren, z. B. was er über seine Erkrankung weiß und welche Fragen ihn bedrücken.
- **Rolle der Unterstützenden.** Die Pflegenden unterstützen den Patienten in Bereichen, die er nicht selbst bewältigen kann. Sie geben Informationen zum Behandlungsplan, damit der Betroffene dazulernen kann.
- **Rolle der Lehrenden.** Peplau bezieht sich ausdrücklich nicht auf das „**Be**lehren". Vielmehr vermitteln Pflegende dem Patienten das benötigte Wissen und leiten ihn so an, dass er später allein zurechtkommt (➤ 5.3.1).
- **Rolle der Führenden.** Die Pflegenden verfügen über einen Wissensvorsprung. Daher gehen sie voran und führen den Patienten. Dies erfolgt in einer partnerschaftlichen Atmosphäre.
- **Rolle der Beratenden.** Sie hat nach Peplau die größte Bedeutung und ist in allen Phasen wichtig. Beratung zielt darauf, die Kontrolle an den Patienten zurückzugeben.

Neben den Rollen, die Pflegende im Laufe der Beziehungsentwicklung übernehmen, weisen Patienten ihnen manchmal weitere Rollen zu. Die Zuweisungen basieren auf unterschiedlichen Motiven, z. B. fühlen sie sich durch das Verhältnis zu den Pflegenden an vertraute Personen, z. B. die Mutter, erinnert. Peplau bezeichnet sie als **Ersatzrollen.** Die Pflegenden müssen entscheiden, ob sie diese Form der Beziehung führen wollen, oder sich behutsam dagegen wehren.

Peplaus Modell ist verbreitet, weil es praxisnah darstellt, wie eine Pflegebeziehung Vertrautheit und Nähe gewinnen kann. Ebenso wichtig ist es später, erneut die nötige Distanz herzustellen (Ablösung), um dem Betroffenen seine Autonomie zurückzugeben.

Nähe trotz Distanz

DEFINITION

Professionelle Distanz in der Pflege: körperlicher und emotionaler Abstand zwischen Pflegenden und Patienten. Nähe trotz Distanz in der Pflege: Neutralität, Objektivität und professioneller Abstand bei gleichzeitiger emotionaler Nähe, Einfühlsamkeit und Vertrautheit.

Ein Patient unterzieht sich einem Routineeingriff, weder durch die Operation noch durch die Narkose entsteht akute Lebensgefahr. Trotzdem hat er große Angst und vertraut sich der Pflegenden an, die ihn auf die Operation vorbereitet. Er teilt ihr mit, was zu tun wäre, wenn er nach der Operation nicht mehr aufwachen sollte. Die Operation verläuft gut und die Pflegende schaut einige Tage später nochmals nach dem Patienten. Scheinbar ohne konkreten Anlass raunzt dieser die Pflegende an: „Jetzt reißen Sie sich mal zusammen! Wir sind schließlich nicht zusammen zur Schule gegangen!"

Was ist passiert? Die Pflegende und der Patient kamen sich vor der Operation sehr nahe. Der Patient vertraute der Pflegenden etwas an, was er unter alltäglichen Umständen nur seinen nächsten Angehörigen erzählen würde. Er hat sie unfreiwillig, gezwungen durch seine Angst, ins Vertrauen gezogen. Nachdem die Operation gut verlaufen ist, stellt er durch sein aggressives Verhalten den Abstand wieder her, er geht auf Distanz.

Räumliche Nähe und Distanz

Das Verhalten von Gesprächspartnern wird auch dadurch bestimmt, wie weit sie **räumlich** voneinander entfernt sind. Abstände und entsprechende Reaktionen variieren kulturbedingt. Für Mitteleuropäer gelten vier Distanzen (➤ Abb. 5.5):

- **Öffentliche Distanz.** Bei Begegnungen auf der Straße oder in der Öffentlichkeit versuchen die meisten Menschen automatisch einen Abstand von mehr als 3,5 m zwischen sich und anderen

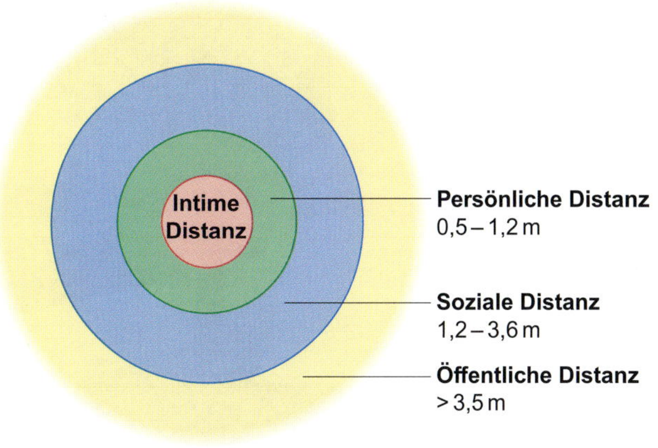

Abb. 5.5 Die vier Distanzzonen im mitteleuropäischen Kulturkreis. [L234]

Passanten einzuhalten. Ausnahmen bilden z. B. Fußgängerzonen oder Schlangen an der Kasse.

- **Soziale Distanz.** Bei offiziellen Gesprächen, z. B. im Bewerbungsgespräch oder bei formellen Anlässen, sind 1,2–3,6 m angemessen.
- **Persönliche Distanz.** Ein Abstand von ca. 0,5–1,2 m ist typisch für persönliche Gespräche unter Vertrauten, Freunden, langjährigen Kollegen.
- **Intime Distanz (Tabuzone).** Sie ist so klein, dass jederzeit Körperkontakt möglich ist, beträgt also weniger als eine Armlänge. Es ist ein Zeichen von Vertrautheit, sich während eines Gesprächs zu berühren.

Treffen Pflegende z. B. einen ehemaligen Patienten beim Einkaufen, werden sie selbstverständlich auf die entsprechende Distanz achten (soziale Distanz). Im Pflegealltag ist zeitweise nötig, in die intime Distanz einzudringen. Gleichzeitig gilt für Patienten und Bewohner, dies zuzulassen.

Pflegende und Patienten kommen sich körperlich nah, z. B. bei der Körperpflege oder Eingriffen in der Intimregion, etwa dem Legen eines Blasenkatheters oder der Rasur der Intimregion vor einer Operation. Pflegende und Patienten nähern sich in der Pflege auch emotional stark an, z. B. durch den Wunsch nach gegenseitigem Vertrauen und das Bedürfnis, sich in den anderen hineinzuversetzen.

Pflegende und Patienten distanzieren sich voneinander z. B. dadurch, dass eine Pflegefachperson für mehrere Patienten oder umgekehrt für einen Patienten mehrere Pflegende zuständig sind. Schichtdienst und Verkürzung der Verweildauer im Krankenhaus lassen häufig keine Nähe im Sinne von Verbundenheit oder Vertrauen entstehen.

Spannungen oder **Konflikte** können sich aus dem Unterschied zwischen erforderlicher und gewünschter Nähe bzw. Distanz ergeben, z. B.:

- Waschungen der Intimregion sind erforderlich, aber unerwünscht, und rufen manchmal Abwehrreaktionen des Betroffenen hervor (➤ 17.3.1, ➤ 17.3.2).
- Manche Patienten und Bewohner wünschen, einer Pflegefachperson Privates oder Intimes anvertrauen zu können. Dies kann Abwehrreaktionen der Pflegenden auslösen, etwa weil sie sich nicht vereinnahmen lassen will oder sich durch das Anvertraute belastet fühlt.
- Schicht- oder Personalwechsel verhindern die Kontinuität der Pflege und schaffen Distanz, auch in Situationen, in denen Nähe und Vertrautheit gewünscht sind.

„Was vorgeht zwischen Pflegenden und Patienten, scheint mit den Erwartungen zusammenzuhängen, die von beiden Seiten an die Rolle des Kranken und die Rolle der Pflegeperson geknüpft werden. Wenn sich Pflegende im Klaren sind über die Art einiger dieser Erwartungen, dann kann die Beziehung zwischen Pflegeperson und Patient neu überprüft und vielleicht nutzbringender, therapeutischer wirkend gestaltet werden.“ [11]

Dynamik und Überlagerung

Die Aussage „so nah und doch so fremd“ kennzeichnet häufig die Qualität von Beziehungen zwischen Pflegenden und Patienten oder Bewohnern. In Pflegesituationen kommen sie sich sehr nahe. Trotzdem wissen die Beteiligten meist wenig voneinander und bleiben sich trotz der momentanen Nähe seltsam fremd. Aus dem Wunsch heraus, liebevoll, einfühlsam und individuell gepflegt zu werden, entsteht das Bedürfnis nach Vertrauen. Emotionale Nähe und Vertrautheit sind gewünscht. Andererseits erwarten Patienten und Bewohner ein gewisses Maß an Neutralität und Objektivität, mit anderen Worten, eine **professionelle Distanz.** Sie wollen sicher sein, dass die Entscheidungen über Pflege und Behandlung rational getroffen werden, also auf der Basis vernünftiger Überlegungen.

Im Pflegealltag geht es also nicht darum, entweder nah *oder* distanziert zu sein, sondern vielmehr nah und gleichzeitig distanziert. Unter dem Stichwort „Distanz trotz Nähe“ schreibt eine Patientin, die an fortschreitendem Muskelschwund (progressive Muskeldystrophie) leidet und auf fremde Hilfe angewiesen ist:

„Obwohl die Assistentinnen mich waschen und ankleiden, sage ich ihnen genau, wie das geschehen soll und wähle meine Kleidung für den Tag selbst aus. Die Meinung oder der Geschmack der Assistentinnen spielt dabei keine Rolle. Obwohl die Assistentinnen die Wohnungstür öffnen, lassen sie ohne meine Erlaubnis niemanden in meine Wohnung und bieten den Besuchern weder einen Platz noch Getränke an. Das ist meine Aufgabe. Obwohl sie meine Post aus dem Briefkasten nehmen, sortieren sie die nicht und entscheiden z. B. nicht, ob und welche Werbung weggeworfen wird.

Als Begleitung zu Terminen halten sich die Assistentinnen im Hintergrund, die Gesprächsführung liegt bei mir. Sie dürfen sich nicht einmischen. Sie unterstützen meine Lebensweise praktisch, aber ich entscheide meine Angelegenheiten allein und rechtfertige mich deswegen nicht mehr.

Zeitweise ist es schwierig, trotz der allzu großen Nähe eine gewisse Distanz herzustellen. Die Assistentinnen erfahren viele private und intime Dinge von mir und über mich, aber sie gehören nicht zu mir, nicht zu meiner Familie oder zu meinem Freundeskreis. Ich fühle mich als öffentliche Person, da sich ständig eine Assistentin in meiner Nähe, in meiner Wohnung aufhält. Aber sie sind Gast in meiner Wohnung und

5

so bewegen sie sich auch. Sie erleben mich in jeder Lebenslage, ob es mir gut oder schlecht geht, ob ich eine gute oder schlechte Nachricht erhalte, ob ich mich wohl fühle, streite, traurig oder ungerecht bin. All das wird von den Assistentinnen, die zwangsläufig mit meinem Leben zu tun haben, registriert und insgeheim mit Sicherheit auch bewertet." [12]

Dieses Beispiel bezieht sich nicht nur auf den Gegensatz zwischen Nähe und Distanz, sondern illustriert auch die Notwendigkeit zu helfen, ohne zu bevormunden. Alle Menschen haben ein Recht, selbstbestimmt zu leben, unabhängig davon, ob sie hilfs- bzw. pflegebedürftig sind oder nicht.

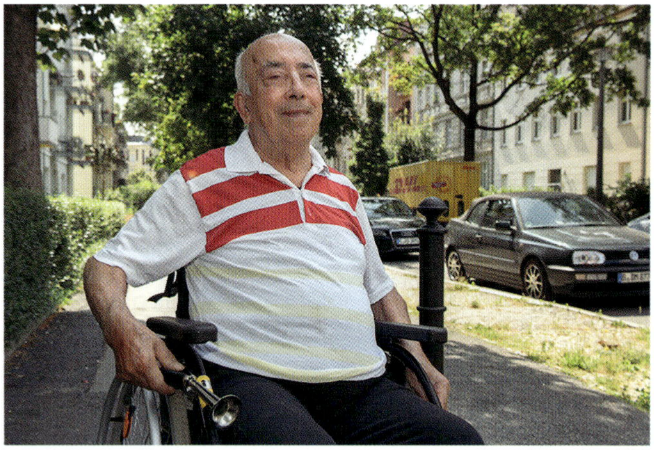

Abb. 5.6 Auch wenn es für ihn anstrengender sein mag, den Rollstuhl selbst zu bewegen, so ist das selbstständige Handeln für diesen Mann doch ein großer Gewinn. [K157]

5.2.3 Selbstbestimmung des Patienten

Helfersyndrom ➤ 11.4.3

Helfen zu wollen ist ein häufig genanntes Motiv, einen Pflegeberuf zu erlernen. Viele Bewerber äußern sich so oder so ähnlich in Vorstellungsgesprächen. Vielleicht denken sie, dass der Interviewer eine solche Aussage erwartet, oder sie glauben, dass Helfen per se etwas Positives ist.

5

Negative Auswirkungen des Helfens

Jeder Mensch möchte frei sein, d. h. Meinungen vertreten, Entscheidungen treffen und nach eigenen Vorstellungen handeln. Dieses Postulat (nicht beweisbare Aussage) stammt von dem Philosophen Immanuel Kant.

Menschen, die auf Hilfe angewiesen sind, sind nicht frei oder fühlen sich zumindest nicht so. Sie sind abhängig von Hilfe und damit z. B. auf Mitmenschen oder finanzielle Zuwendungen angewiesen. Bestimmte Formen von Hilfeleistungen können diese Abhängigkeit verstärken, im Extremfall den Betroffenen regelrecht entmündigen, beispielsweise:

- Ein Bewohner mit Schluckstörungen erhält jeden Tag dieselbe passierte Kost: Kartoffelpüree, Hackfleischsoße und Gemüsebrei. Doch er besitzt eine Schluckstörung, keine Kaustörung, und jedes beliebige Essen, auch sein Lieblingsgericht, ließe sich pürieren.
- „Hilfreiche" Angehörige entscheiden bei Menschen, die sich nicht selbst ankleiden können, häufig ohne zu fragen, **was** die Pflegebedürftigen anziehen wollen.
- Eine Aussage wie „Komm, gib her, ich mach das schon!", so gut sie auch gemeint ist, nimmt dem Hilfsbedürftigen nicht nur seine Selbstbestimmung, sie verhindert auch, dass er Handlungsabläufe wieder lernt, die ihm krankheitsbedingt verloren gegangen sind.

Helfer hegen bei dieser Form der Unterstützung meist keine böse Absicht. Sie wollen den eingeschränkten Menschen entlasten und bemerken nicht, dass sie ihn mit der Missachtung seiner eigenen Fähigkeiten (➤ Abb. 5.6) weiter in die Hilflosigkeit drängen und damit zunehmende Abhängigkeit erzeugen.

Autonomie und Selbstbestimmung

Adhärenz fördern ➤ 3.4.6

DEFINITION

Autonomie *(griech. autonomia = sich selbst Gesetze gebend):* Selbstständigkeit, Unabhängigkeit, Selbstverwaltung oder Entscheidungsfreiheit, z. B. das Recht, Angelegenheiten selbst zu bestimmen.
Selbstbestimmung: Fähigkeit eines Menschen, frei nach eigenem Willen zu handeln.

Professionelle Hilfe bzw. professionelle Pflege soll negative Folgen von Erkrankungen minimieren und den Hilfebedürftigen größtmögliche **Autonomie** gewähren.

Von großer Bedeutung im Zusammenhang mit Erkrankungen und deren Behandlung ist die **Selbstbestimmung.** Es genügt nicht, den Betroffenen z. B. bei der Einwilligung in eine Operation oder Narkose eigenverantwortlich entscheiden zu lassen. Er muss für die Bildung einer tragfähigen Meinung über die notwendigen Informationen und Kenntnisse verfügen. Erst unter dieser Voraussetzung kann er eine **informierte Einwilligung** *(Informed Consent* ➤ 9.1.1*)* abgeben. Auch Tom Beauchamp und James Childress fordern in ihrem ersten der vier weltweit anerkannten medizinethischen Prinzipien, dass Patienten sich ohne Zwang und manipulative Einflussnahmen – nach eingehender Information – für oder gegen eine Maßnahmen entscheiden können.

Manche Pflegefachpersonen meinen, für den Patienten oder Bewohner entscheiden zu müssen, da er nicht umfassend informiert ist oder die Tragweite seiner Entscheidung nicht überblickt. Damit entscheiden sie über den Patienten und Bewohner.

Um dies zu vermeiden, muss die Entscheidungsfähigkeit erst hergestellt werden, indem die fehlenden Informationen übermittelt werden und die Tragweite der zu treffenden Entscheidung erläutert wird. Dies geschieht am besten mit der Methode **Shared Decision Making** *(partizipative Entscheidungsfindung).*

Shared Decision Making

Die *geteilte Entscheidungsfindung* ist zunächst eine Haltung, die den Patienten und Bewohner als Entscheider und die Pflegefachpersonen als Experten in einer Art kommunizieren lässt, dass eine von beiden Seiten getragene, geteilte Entscheidung möglich wird. Dazu ist es notwendig, Informationen auszutauschen, mitzuteilen:

- Der Experte teilt sein Expertenwissen mit dem Entscheider.
- Der Entscheider teilt seine Beweggründe und Präferenzen mit dem Experten.

Beide Seiten stellen sich gegenseitig Fragen und beantworten ehrlich die Fragen des anderen. Die gemeinsam gefundene und gemeinsam getragene Entscheidung erhöht die Erfolgschance der Behandlung und Pflege.

Patientenautonomie

Körperverletzung und Autonomie ➤ 9.1.1

DEFINITION

Patientenautonomie: Patienten haben ein Recht darauf, fachgerecht aufgeklärt zu werden, damit sie einer Behandlung unter Abwägung aller Vor- und Nachteile zustimmen oder sie ablehnen können (informierte Einwilligung). Eine Behandlung ohne Zustimmung ist unzulässig und strafbar.

Voraussetzungen für **Patientenautonomie:**

- Freiheit, Freiwilligkeit der Entscheidung
- Kompetenz, die Tragweite der Entscheidung zu erkennen, Vor- und Nachteile, Risiken und Chancen abwägen zu können
- Umfassende Information

Der selbstbestimmte, frei entscheidende Patient ist allerdings eine Idealvorstellung, denn

- er ist nicht wirklich frei,
- er ist nicht freiwillig krank,
- er verfügt oft nicht über die nötige Kompetenz,
- er kann nicht vollständig informiert sein.

Es ist die Aufgabe von Medizinern und Pflegenden, sich diesem Ideal so weit wie möglich zu nähern.

Die Schwierigkeit, Patienten mit unterschiedlichem intellektuellem Auffassungsvermögen und sehr verschiedener Einsichtsfähigkeit bezüglich der Erkrankung und der Tragweite der Behandlung kann nichts daran ändern, dass es notwendig ist, die Selbstbestimmung möglichst optimal zu unterstützen.

Angemessenheit des Informationsumfangs

Auch der behandelnde Arzt kann nicht alles wissen, was es theoretisch zur Erkrankung und den angezeigten Therapien zu wissen gibt. Der Betroffene aber muss mindestens über die voraussichtlichen Folgen seiner Behandlung und der Bedeutung einer Weigerung, sich behandeln zu lassen, informiert sein. In diesem Zusammenhang ist jedoch die Verhältnismäßigkeit zu wahren. Es ist nicht zwingend notwendig, jeden Patienten über die Therapiekosten, sehr selten auftretende unerwünschte Wirkungen oder andere Umstände zu informieren, die nicht unmittelbar mit seiner persönlichen Krankheitsgeschichte zu tun haben.

Autonomie als Pflicht

Patientenautonomie gilt nicht nur im Fall einer Erkrankung, sondern erstreckt sich auf das gesamte Leben. Menschen haben das Recht, frei und unbeschwert zu leben. Es liegt aber auch in ihrer Verantwortung, wenn sie dabei Gesundheitsrisiken eingehen. Aus dem Postulat „keine Freiheit ohne Verantwortung" lassen sich **Pflichten** ableiten:

- Mitverantwortung für die eigene Gesundheit übernehmen
- Sich gesund ernähren, ausreichend bewegen, Stress gesund bewältigen
- An Früherkennung und Vorsorgeuntersuchung teilnehmen
- Sich aktiv selbst informieren
- Ein Bewusstsein für die Kosten der Krankenbehandlung entwickeln

Fehlende Selbstbestimmungsfähigkeit

Viele Erkrankungen, etwa Verletzungen des Schädels oder des Gehirns, Schlaganfall oder Demenz, führen zum **Verlust der Selbstbestimmungsfähigkeit.** Bewusstlose oder bewusstseinsgestörte Patienten können nicht selbst entscheiden. Um für einen solchen Fall trotzdem sicherzustellen, dass der eigene Wille entscheidend ist, kann man Vorsorge treffen. Für die Vorausverfügung des Willens sieht der Gesetzgeber drei Möglichkeiten vor, die miteinander kombinierbar sind: Vorsorgevollmacht, Betreuungsverfügung, Patientenverfügung (➤ 9.2.1).

5.2.4 Einbindung in Strukturen

DEFINITION

Hierarchie *(griech. hierarchia = heilige Führung, Herrschaft):* Rangordnung bzw. Anordnung von Personen gemäß ihrer unterschiedlichen Kompetenzen.
Autorität *(lat. autoritas = Ansehen, Einfluss, Gewicht):* Macht, Einfluss bzw. Geltung einer Person.

Pflegeeinrichtungen wie Krankenhäuser (➤ Abb. 5.7), stationäre Pflegeeinrichtungen (➤ Abb. 5.8) oder Sozialstationen sind meist nach einer klaren **Hierarchie** gegliedert, also einer Struktur, die durch vorgesetzte und nachgeordnete Mitarbeiter gekennzeichnet ist.

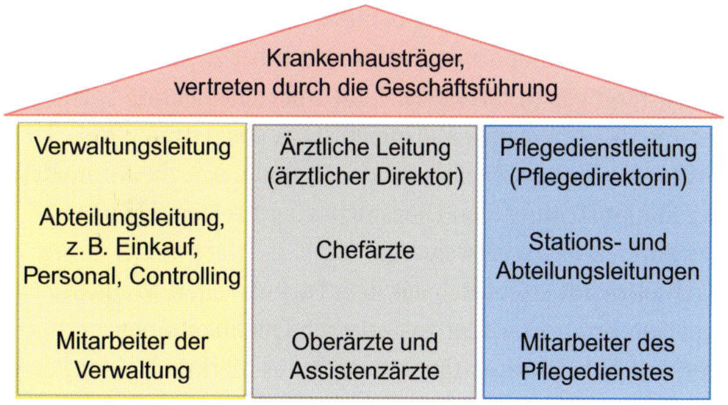

Abb. 5.7 Hierarchie eines Krankenhauses. [L234]

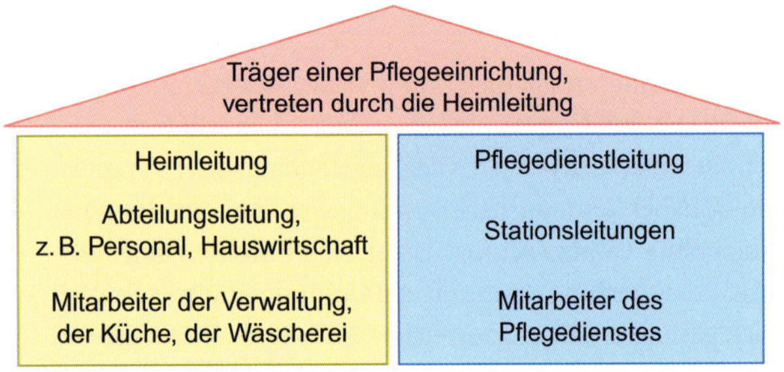

Abb. 5.8 Hierarchie einer stationären Pflegeeinrichtung. [L234]

Hierarchie

Hierarchien haben den Vorteil, Zuständigkeiten und Weisungsbefugnisse zu klären und an Funktionen zu binden. Wenn alle Beteiligten die Hierarchie beachten, entfaltet sie eine gewisse Schutzwirkung für die Mitarbeiter. Eine Pflegedienstleitung sieht z. B. beim Rundgang durch das Haus, dass auf einer Station auffallende Unordnung herrscht. Die Wäschesäcke türmen sich auf dem Flur, die Tabletts vom Mittagessen sind noch nicht abgeräumt und der Getränkewagen für die Bewohner ist verschmutzt, alle Flaschen sind leer. Hält sich die Pflegedienstleitung nicht an die Hierarchie („Dienstweg"), wird sie vielleicht die nächste Pflegende ansprechen, die sie antrifft, und für die Unordnung tadeln. Vielleicht liegt aber die Ursache in einem Notfall oder der plötzlichen Erkrankung einer Kollegin. Die angesprochene Pflegende wird sich zu Unrecht gerügt fühlen.

Spricht die Pflegedienstleitung – gemäß der Hierarchie – den Stationsleiter an und bittet ihn, besser für Ordnung zu sorgen, kann sich dieser schützend vor seine Mitarbeiter stellen und erklären, warum bestimmte Arbeiten bis jetzt noch nicht erledigt wurden.

Hierarchien

- ordnen Zuständigkeiten und Weisungsbefugnisse,
- entfalten Schutzwirkung, wenn sie „von oben nach unten" beachtet werden.

Hierarchien sind an sich weder gut noch schlecht, sondern bilden lediglich ein Ordnungselement. Ob sie sich positiv oder negativ auf das Betriebsklima auswirken, ist durch ihre Ausgestaltung und den Führungsstil bestimmt.

Autorität

Die als positiv empfundene **Autorität** eines Menschen lässt sich am Respekt und der Achtung bemessen, die ihm andere entgegenbringen. Negativ empfundene Autorität führt zu verängstigten und unselbstständigen Mitarbeitern. Man unterscheidet drei Formen von Autorität, die im Idealfall alle **gleich stark ausgeprägt** sind:

- **Amtsautorität** ergibt sich aus der Stellung, z. B. die Kompetenz der Stationsleitung, den Dienstplan zu schreiben, Urlaub zu gewähren oder zu verweigern.
- **Fachautorität** ergibt sich aus dem Fachwissen, z. B. aus der langjährigen Erfahrung oder zusätzlichen Qualifikationen.
- **Persönlichkeitsautorität** ergibt sich aus Merkmalen der Person, z. B. einem sicheren Auftreten und sprachlicher Gewandtheit. Auch Alter und Aussehen spielen dabei eine Rolle.

Autoritätskonflikte

Autoritätskonflikte entstehen, wenn die drei Autoritätsarten unterschiedlich stark oder einseitig ausgeprägt sind. Zieht sich z. B. eine Stationsleitung immer mehr aus der Pflege zurück und beschäftigt sich zunehmend mit Verwaltungsaufgaben, entsteht die Gefahr, dass sie einen Teil ihrer Fachautorität einbüßt. Um sich den Mitarbeitern gegenüber trotzdem durchsetzen zu können, wird sie sich umso mehr auf ihr Amt berufen. Aussagen wie „Solange ich hier die Leitung bin, wird das so gemacht, wie ich sage!" weisen auf übertriebene Amtsautorität und einen Mangel an Fachautorität hin. Früher oder später werden die Mitarbeiter solche Begründungen nicht mehr akzeptieren; die Leitung wird bei fachlichen Fehlentscheidungen weiter an Autorität verlieren, ein Autoritätskonflikt entsteht. Häufig ist zu beobachten, dass dieser Prozess den Pflegenden in Leitungsposition nicht bewusst ist. Sie sehen deshalb meist keine Notwendigkeit, den aufwendigen Weg zur Wiederherstellung ihrer Fachautorität einzuschlagen, sondern betonen in strittigen Situationen ihr Amt und ihre Weisungsbefugnis noch deutlicher.

Einbringen und Durchsetzen von Ideen

Erhebliche Konflikte können auch entstehen, wenn z. B. neue und unerfahrene Mitarbeiter eigene **Ideen einbringen und durchsetzen** wollen. Oft kommt es dann zu gruppendynamischen Prozessen, die eine Folge der Ablehnung dieser als Störung empfundenen Verbesserungsvorschläge durch das Stationsteam (Gruppe) sind.

Gruppen entwickeln üblicherweise ein großes Beharrungsvermögen. Sie halten an gewohnten Strukturen fest und versuchen sich zu stabilisieren, indem sie Veränderungen pauschal abwehren, insbesondere solche, die von Personen angestoßen sind, die nicht als vollwertige Mitglieder gelten – also gewissermaßen von außen kommen. Die Reaktion der Gruppe auf eine Idee einer neuen Mitarbeiterin besteht also zunächst darin, den Vorschlagenden auszugrenzen und gleichzeitig seine Meinung abzulehnen: „So lange bist du schließlich noch nicht bei uns! Schau dir doch erst mal genau an, wie *wir* das hier machen!"

Betriebliches Vorschlagswesen

Da viele berechtigte Verbesserungsvorschläge durch solche Elemente des Beharrens bereits im Keim erstickt werden, haben viele Betriebe im Zuge der Qualitätssicherung ein **betriebliches Vorschlagswesen** eingerichtet. Dort können alle Mitarbeiter ihre Ideen einreichen, falls gewünscht auch anonym. In manchen Einrichtungen werden Vorschläge auch prämiert, wenn sie zur Verbesserung der Qualität oder zu Einsparungen führen.

Whistleblowing

DEFINITION

Whistleblowing *(engl. whistle = Pfeife, to blow = blasen; verpfeifen, verraten):* Bekanntmachung von Missständen erheblicher Tragweite (z. B. strafbare Handlungen, Verstöße gegen die Menschenwürde), nachdem andere Möglichkeiten, diese zu beseitigen, gescheitert sind oder unwirksam scheinen.

Der Ausdruck „jemanden verpfeifen“ ist wie „petzen“ negativ besetzt. Ein positives Beispiel ist dagegen ein Schiedsrichter, der in einer Partie eines Mannschaftssports zur Trillerpfeife greift, weil ein Foul vorliegt. Sein Pfeifen sorgt für Fairness und schützt so die Gesundheit der Spieler.

Whistleblowing hat beide Bedeutungen, negative wie positive. Im Zusammenhang mit Pflegeberufen erlangte dieses Thema in Deutschland eine besondere Bedeutung durch eine Altenpflegerin in Berlin, die menschenunwürdige Zustände in ihrer Pflegeeinrichtung anzeigte und veröffentlichte. Sie war daraufhin fristlos entlassen worden. Diese Kündigung wurde zunächst gerichtlich bestätigt. Erst eine Beschwerde vor dem *Europäischen Gerichtshof für Menschenrechte (EGMR)* rehabilitierte die Pflegerin. Die Bundesrepublik wurde verurteilt, der Altenpflegerin eine Entschädigung zu zahlen und eine gesetzliche Regelung zu schaffen, die Hinweisgeber schützt. [13]

Mit dem im Mai 2023 in Kraft getretenen *Hinweisgeberschutzgesetz* kommt der Gesetzgeber dieser Aufforderung nach. Das Gesetz schützt die Hinweisgeber, die Verantwortung übernehmen und Missstände aufdecken, vor Benachteiligungen, die ihnen wegen ihrer Meldung drohen und sie davon abschrecken können. [14], [15]

Sich gegen die Interessen des eigenen Betriebs zu stellen und massive interne Probleme öffentlich zu machen, erfordert ein erhebliches Maß an Zivilcourage. Oft müssen die enthüllenden Mitarbeiter persönliche Nachteile in Kauf nehmen und mit dem (zumindest vorübergehenden) Verlust ihres Arbeitsplatzes rechnen. Die Mitgliedschaft in einem Berufsverband oder einer Gewerkschaft kann in solchen Fällen Rechtsbeistand, Unterstützung und Beratung liefern.

5.2.5 Mitwirkung an ethischen Entscheidungen

DEFINITION

Ethisches Dilemma: Situation, in der sich mehrere Handlungsoptionen, die einander ausschließen, zur Lösung anbieten.
Ethikkomitee *(Ethikarbeitskreis):* Arbeitsgruppe von Mitarbeitenden mit besonderer Qualifikation, die in einer Einrichtung Leitlinien und Handlungsempfehlungen zur Bearbeitung häufig auftretender ethischer Fragestellungen entwickeln, entsprechende Fortbildungen für die Mitarbeitenden organisieren und auf Anfrage an ethischen Fallbesprechungen mitwirken.
Ethische Fallbesprechung: strukturiertes Verfahren zur ethischen Entscheidungsfindung in einem konkreten Fall unter Beteiligung unterschiedlicher Professionen.

Ethische Dilemmata

Ethische Entscheidungen (➤ 5.2.1) sind besonders schwer zu treffen, wenn ein **ethisches Dilemma** vorliegt. Ein solches Dilemma entsteht z. B., wenn künstliche Ernährung das Leben eines unheilbar Erkrankten erhält, aber gleichzeitig sein Leiden verlängert. In dieser Situation stehen sich zwei ethische Werte gegenüber: Leben erhalten und Leiden lindern. Sie schließen sich aus, denn um das Leiden zu mindern, wäre es angebracht, die künstliche Ernährung zu beenden (oder nicht zu beginnen). Die Erhaltung des Lebens erfordert die Einleitung und Fortführung der künstlichen Ernährung. Weitere häufige Dilemmata in Medizin und Pflege sind z. B.:

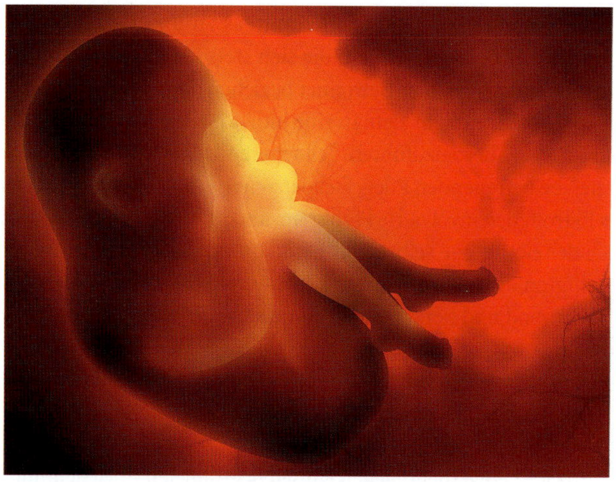

Abb. 5.9 Die pränatale Diagnostik und daraus folgende mögliche Entscheidungen der Betroffenen können ein ethisches Dilemma nicht nur für die betroffene Frau verursachen. Auch Pflegende können vor einem ethischen Problem stehen, wenn sie an einem Schwangerschaftsabbruch mitwirken sollen. [J787]

- Im Lauf des Lebens
  - Pränatale Diagnostik (➤ Abb. 5.9): vorgeburtliche Untersuchung des ungeborenen Kinds, die häufig in die Entscheidung, das Kind auszutragen oder abzutreiben, mündet
  - In-vitro-Fertilisation (künstliche Befruchtung): Befruchtung mehrerer Eizellen, von denen nur eine eingepflanzt wird
  - Fragen am Ende des Lebens, z. B. Umsetzung der Patientenverfügung (➤ 9.2.1), Sterbehilfe (➤ 9.1.4)
- Auf ethische Werte bezogen
  - Selbstbestimmungsrecht des Betroffenen versus freiheitsentziehende Maßnahmen bei Selbst- und Fremdgefährdung
  - Gerechtigkeit bei Verteilung begrenzter finanzieller Mittel, Belastung der Solidargemeinschaft aller Versicherten versus Anspruch des Einzelnen, für seine Behandlung maximale Ressourcen zur Verfügung zu haben

Ethikkomitee und ethische Fallbesprechung

Um solche Entscheidungen sachlich begründet treffen zu können, wurden in Krankenhäusern oder Einrichtungen der Langzeitpflege (z. B. stationäre Altenhilfe, Behindertenhilfe, Hospize) **Ethikkomitees** eingerichtet, die im Auftrag des Trägers der Einrichtung oder auf Anfragen von Mitarbeitern, Patienten oder Angehörigen tätig werden.

Das Ethikkomitee als unabhängige Instanz

Hier arbeiten Ärzte, Pflegende, Seelsorger, Psychologen und andere Berufsgruppen zusammen, ggf. auch Vertreter aus Patientenorganisationen. Meist als Stabstelle des Trägers organisiert, stehen Ethikkomitees außerhalb der Hierarchie einer Einrichtung und haben eine beratende Funktion. Als Qualifikation zur Teilnahme an Ethikkomitees ist eine Weiterbildung empfohlen, etwa zum Ethikberater. Sie kann an Instituten für Ethik in der Medizin an Universitäten absolviert werden.
Die vom Ethikkomitee erarbeiteten Leitlinien und Handlungsempfehlungen beziehen sich nicht auf einen konkreten Fall, sondern gelten als allgemeine Richtschnur für die Mitarbeitenden der Einrichtung im Umgang mit ethischen Fragestellungen.

Von den Beratungen der Ethikkomitees zu unterscheiden sind **ethische Fallbesprechungen,** die sich stets auf einen bestimmten Patienten, Klienten oder Bewohner beziehen. Sie haben das Ziel, für ein konkretes Problem zeitnah eine individuelle ethisch begründete Entscheidung herbeizuführen. Teilnehmende sind die behandelnden Ärzte, die betreuenden Pflegefachpersonen, weitere in die Betreuung des Betroffenen involvierte Fachkräfte und ggf. Angehörige, mitunter auch der Betroffene selbst. Das Ethikkomitee kann auf Wunsch der Beteiligten als neutrale Instanz an einer solchen Fallbesprechung moderierend und beratend teilnehmen.

Ethische Entscheidungsfindung

Um zu einer einvernehmlichen ethisch begründeten Entscheidung zu gelangen, gibt es verschiedene Modelle, die ein strukturiertes Vorgehen unterstützen. Ein Beispiel ist das Ulmer Modell [16], das neben der Klärung individueller Fragen auch grundsätzliche Abwägungen einbezieht:

- Was ist – allgemein gesehen – gut, richtig bzw. schlecht, falsch?
  - Gut ist beispielsweise Leben erhalten, Leiden lindern, Schaden abwenden.
- Was ist das Ziel, was ist gewollt?
  - Eine das Leben verkürzende Handlung, z. B. die Beendung der künstlichen Ernährung eines Patienten, kann gerechtfertigt sein durch das Ziel, Leiden zu lindern und den eingetretenen Sterbeprozess nicht unnötig zu verlängern.
  - Heiligt der Zweck die Mittel? Ist es vertretbar, ein Medikament zur Schmerzstillung (Zweck) zu verabreichen, auch wenn – etwa durch die unerwünschten Wirkungen des Medikaments – der Betroffene früher stirbt?
- Gibt es religiöse oder kulturelle Regeln, die zu beachten sind und die gleichsam über den menschlichen Entscheidungen stehen (sollen)?
  - Etwa die in vielen Religionen bestehende Vorschrift, dass der Mensch nicht über das Leben eines Mitmenschen entscheiden darf.
- Wie würden Menschen (aus sich heraus, mit eigenem Sachverstand) entscheiden? Welche von Menschen festgelegten Normen sind zu beachten?
  - Etwa die „Solidargemeinschaft" im Gesundheitswesen: Was darf die Behandlung eines Patienten kosten? Wie stark dürfen die Gesunden mit Krankenversicherungsbeiträgen belastet werden?
- Welche Regeln gelten? Sind Vorschriften ethischer, religiöser oder juristischer Art bindend?
  - Dazu sind z. B. Stellungnahmen der Kirchen oder Grundsatzentscheidungen der Gerichte heranzuziehen.
- Kann es in diesem speziellen Fall geboten sein, sich über die Regeln hinwegzusetzen?
  - Unterliegt dieser Fall besonderen Bedingungen, die eine Ausnahme von der Regel rechtfertigen?
- Genügt es, in guter Absicht entschieden zu haben, obwohl niemand voraussagen kann, wie sich der Fall entwickeln wird?
  - Ist z. B. die Absicht, einem Erkrankten Hunger und Durst zu ersparen, ein hinreichender Grund für die Fortführung einer künstlichen Ernährung? Wie ist die Tatsache zu bewerten, dass viele schwerstkranke Menschen weder Durst noch Hunger spüren, aber durch eine Nahrungszufuhr zusätzlich belastet werden?
- Ist es hinzunehmen, dass eine Entscheidung erst in der Rückschau durch den eingetretenen Erfolg gerechtfertigt wird? Welche Folgen haben die verschiedenen Entscheidungsmöglichkeiten?
  - Die Klärung erfordert eine weitere Beobachtung, mit der zu prüfen ist, ob eine Entscheidung, die zur Linderung von Leiden gefällt wurde, tatsächlich Leiden gelindert oder unbeabsichtigt neues Leid verursacht hat.

Um solche und ähnliche Fragen sachlich begründet und individuell zu klären, sollten die Teilnehmenden des Ethikkomitees nicht persönlich mit der Pflege oder Behandlung des Betroffenen betraut sein (Neutralität). Sie holen die relevanten Informationen von den behandelnden Ärzten und dem Pflegeteam ein, wägen die verschiedenen Antworten auf die Leitfragen in einer moderierten Diskussion gegeneinander ab und arbeiten letztlich ein **ethisches Konsil** *(Ratschlag)* aus. Dies entspricht dann der Empfehlung, die das Ethikkomitee dem behandelnden Arzt für diesen Fall gibt. Die Entscheidung und die Verantwortung dafür liegen jedoch nach geltender Rechtsprechung immer beim behandelnden Arzt.

5.3 Beratung, Anleitung und Schulung

DEFINITION

Beratung: Vermittlung von Expertenwissen, mit dem sich ein individuelles, spezifisches Problem lösen lässt.
Anleitung: strukturierte, geplante Unterweisung zum Erwerb von praktischen Fähigkeiten.
Schulung: Kombination aus Beratung und Anleitung.

Der häufig gebrauchte Begriff **Pflegeberatung** kann verschiedene Bedeutungen tragen:

- Pflegeberatung im Auftrag der Pflegekassen: Erstberatung nach § 7a SGB XI bei erstmaliger Beantragung von Leistungen der Pflegekasse und Beratung nach § 37.3 SGB XI verpflichtend ab Pflegegrad 2 bei ausschließlichem Bezug von Pflegegeld (➤ 2.4.5, ➤ 4.2).
- Beratung z. B. von älteren Menschen zum Thema „Pflege", etwa darüber, was sie tun sollten, um für den Fall der Pflegebedürftigkeit im Alter vorzusorgen, oder darüber, welche Angebote ambulanter und stationärer Pflege bzw. betreuten Wohnens verfügbar sind (➤ Abb. 5.10).
- Kollegiale Beratung zwischen Pflegenden, z. B. darüber, wie mit herausfordernden Situation umzugehen ist oder wie man chronische Wunden verbindet (➤ 11.5).
- Beratung von (gesunden oder kranken) Menschen, Patienten, Bewohnern und Angehörigen.

Für die pflegerische Beratung von Patienten verwendet man auch die Begriffe Patientenedukation und Schulung, z. B. Diabetikerschulung. Beratung und Anleitung ist im Sinne von Empowerment (➤ 5.1.4) insbesondere bei chronischen Erkrankungen bedeutsam.

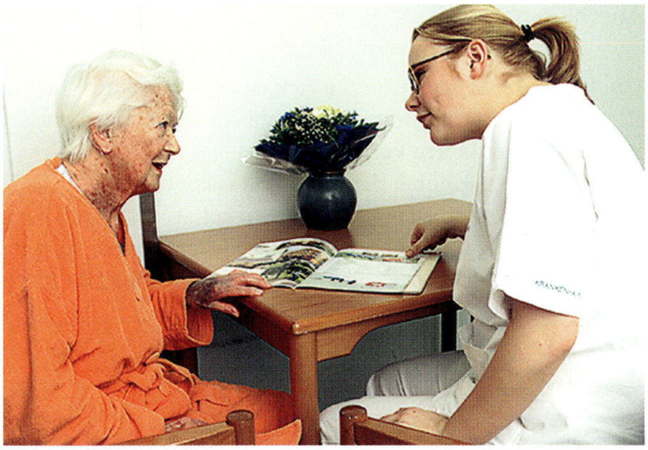

Abb. 5.10 Eine Pflegeberatung findet möglichst in einem ruhigen Raum statt, in dem sich beide Gesprächspartner auf Augenhöhe begegnen. [K115]

5.3.1 Beratung, Anleitung und Schulung von Betroffenen und Angehörigen

DEFINITION

Beratungsbedarf: ausgelöst durch ein Informationsdefizit, das sich durch Äußerungen oder Fragen von Patienten, Bewohnern oder deren Angehörigen zeigt. Ist dem Betroffenen nicht immer bewusst, da er Mängel im eigenen Wissen oft nicht erkennt.

Die wenigsten Ratsuchenden formulieren einen ausdrücklichen Wunsch wie: „Können Sie mich bitte dazu beraten?" **Beratungen** kommen meist zustande, weil der Ratgeber den **Bedarf** in Gesprächen feststellt. So äußert sich z. B. ein Patient, der eben erfahren hat, dass er an einem insulinpflichtigen Diabetes mellitus leidet: „Ich weiß nicht, ob ich auf alles verzichten will!" Er teilt in diesen Worten mit, dass er glaubt, wegen der Erkrankung auf seine Lieblingsspeisen verzichten zu müssen. In dieser – teilweise falschen – Annahme erkennt die Pflegefachperson den Beratungsbedarf und fragt nach: „Wäre es Ihnen recht, wenn ich Ihnen einmal erkläre, was Sie trotz Diabetes alles essen dürfen?"

Pflegende achten bei der Vorbereitung einer Beratung darauf, dass auch sie ein Informationsdefizit haben können. Sie wissen häufig zu wenig über den Patienten oder Bewohner, seine Kenntnisse oder Befürchtungen und andere Erfahrungen mit seiner Erkrankung.

Wechselseitiges Informationsdefizit

Pflegende sind Experten für die Sache, wissen jedoch wenig über den Ratsuchenden. Ratsuchende sind Experten für ihre individuelle Situation, wissen jedoch wenig über die Sache. [17]

Beratung als Angebot

Beratungen schlagen fehl, wenn sie beim Ratsuchenden das Gefühl der Hilflosigkeit verstärken und ihm vor allem bewusst machen, wie wenig er kann oder weiß. Eine geglückte Beratung fördert die Selbstständigkeit, die Selbstbestimmungsfähigkeit und das Selbstbewusstsein (➤ 5.2.3).

Daher formulieren Pflegende **Ratschläge als Angebot,** möglichst zeigen sie mehrere Alternativen, sodass dem Ratsuchenden Entscheidungsspielraum bleibt. Die beste Beratung bleibt sinnlos, wenn der Ratsuchende zwar korrekte Informationen erhält, sich durch die Fakten aber so bedrängt fühlt, dass er die Ratschläge ablehnt.

Ablauf einer gelungenen Beratung

Kontaktphase

Die **Kontaktphase** dient dem Kennenlernen und der Herstellung der grundlegenden Rahmenbedingungen. Dazu gehört die Aussage oder Frage des Ratsuchenden, mit der er seinen Beratungsbedarf signalisiert, z. B.: „Ich weiß nicht, wie es zu Hause weitergehen soll!" Das Kontaktthema ist in dieser Situation also die Unsicherheit über die künftige häusliche Versorgung.
Wenn die Pflegefachperson darin einen Beratungsbedarf erkennt, wird sie zunächst die Rahmenbedingungen für ein förderliches Gespräch herstellen (➤ Abb. 5.10):

- Einen ruhigen Raum aufsuchen
- Störungen, z. B. durch Telefonanrufe, abstellen
- Gespräch auf Augenhöhe ermöglichen (➤ Abb. 5.10)
- Sich der Gesprächsbereitschaft versichern
- Freundliche Gesten zeigen, gegebenenfalls etwas zu trinken anbieten

Sind gute Voraussetzungen gegeben, wird die Pflegefachperson versuchen, durch verständnisvolles Zuhören (➤ 21.2.3) und gegebenenfalls gezieltes Nachfragen das Beratungsthema aus dem Kontaktthema zu entwickeln. Hinter dem Kontaktthema „Unsicherheit über die weitere häusliche Versorgung" können verschiedene **Beratungsthemen** stecken:

- **Akzeptanz.** Werden meine Angehörigen mich und mein Kranksein annehmen? Wie reagieren sie, wenn ich nach Hause komme, aber noch nicht gesund bin?
- **Finanzielle Sorgen.** Wer bezahlt z. B. Pflege, Medikamente, Hilfsmittel, die ich zu Hause benötige? Wo muss ich die entsprechende Finanzierung beantragen?
- **Tagesablauf.** Wie lässt sich meine Versorgung zu Hause auch nachts sicherstellen?

Abhängig von der Art der Erkrankung ergeben sich eine Fülle weiterer Fragen für die Zeit nach dem Krankenhausaufenthalt: Was darf ich essen, was und wie viel darf ich trinken, wie muss ich meine Medikamente einnehmen, oder was ist, wenn ich die Medikamente vergessen habe?

Die Kontaktphase schließt ab, wenn eine zugewandte Gesprächsatmosphäre hergestellt ist und aus dem Kontaktthema das Beratungsthema abgeleitet wurde.

Analysephase

Sobald das Beratungsthema feststeht, unterliegen Pflegende leicht der Versuchung, den Ratsuchenden mit Informationen und gut gemeinten Ratschlägen zu überschütten. Doch es ist wichtig, zunächst zu **analysieren,** was der Betroffene zum Thema bereits weiß und welche

Fragen er hat. Auch Halbwissen oder Fehlinformationen sollten vor dem Beginn der eigentlichen Beratung aufgedeckt werden, damit sie im Anschluss sinnvoll bearbeitet werden können.

Vielen Diabetikern ist z. B. klar, dass sie sich beim Verzehr von Zucker oder Süßigkeiten stärker zurückhalten sollten als bisher. Der Zusammenhang zwischen ihrer Stoffwechsellage und Bewegung, also dem Kalorienbedarf, ist ihnen häufig weniger bekannt.

Auch im Sinne der Ziels, Selbstständigkeit und Selbstbewusstsein des Betroffenen zu stärken, ist die Abfrage von bereits bestehendem Wissen sinnvoll. „Ich sehe, Sie wissen schon recht gut Bescheid, vielleicht kann ich da noch etwas ergänzen!" wäre eine freundliche, motivierende Überleitung zum Hauptteil des Beratungsgesprächs.

Angebotsphase

In der **Angebotsphase** eröffnen Pflegende dem Ratsuchenden Handlungsmöglichkeiten. Der Ratsuchende soll selbst entscheiden, was er künftig tun will oder welche Aspekte er beachten möchte. Diese Phase dauert – verglichen mit den anderen Gesprächsabschnitten – am längsten und bildet den **Kern des Beratungsgesprächs.**

Weil Ratsuchende meist eher durch nonverbale als durch verbale Kommunikationsmuster verraten, ob sie gewillt sind, das Gesagte anzunehmen oder abzulehnen, achten Pflegende in dieser Gesprächsphase besonders darauf, ob sich Haltung, Mimik oder Gestik des Ratsuchenden ändern, was die Zeichen bedeuten könnten und in welcher Stimmung der Gesprächspartner sich befindet (➤ 21.1.3).

Prüfungsphase

Viele Kommunikationstheorien beschäftigen sich mit dem Sender-Empfänger-Problem (➤ 21.2). Missverständnisse entstehen leicht, weil beim Empfänger eine andere Nachricht ankommt, als der Sender beabsichtigt hat. Um solche Missverständnisse zu bereinigen, schließt sich an die Angebotsphase die **Prüfungsphase** an. Pflegende vergewissern sich, ob der Ratsuchende die Informationen tatsächlich so verstanden hat, wie sie gemeint waren.

Um auch in dieser Phase auf gleicher Augenhöhe zu bleiben, setzen Pflegende die Ratsuchenden keinesfalls einer Prüfungssituation aus. Eine gute Frage, um das Verständnis zu überprüfen, ist dagegen: „Sie haben nun einiges über das Thema erfahren. Wie würden Sie dieses Wissen praktisch umsetzen?" Ist der Betroffene in der Lage, eigene Ideen für die Zukunft zu entwickeln, ergeben sich daraus für ihn drei Vorteile:

- Er hat offensichtlich verstanden, worum es geht.
- **Er** kontrolliert die Situation, **er** wählt aus den Optionen aus, **er** setzt sie in Handlungen um – und gewinnt so seine Kontrollüberzeugung (➤ 3.4.6) zurück.
- Er legt sich fest – zumindest verbal –, dass er den Worten auch Taten folgen lassen will.

Abschlussphase

Um den Effekt auf den Beratenen zu verstärken und ihm zu helfen, sich auf die Umsetzung festzulegen, schließt die Beratung mit der **Planung des konkreten Vorgehens** ab.

Symbolisch, z. B. durch Handschlag, bekräftigen die Gesprächspartner, was ab sofort zu beachten oder zu tun ist.
Beispiel: „Also gut, ab sofort messen Sie jeden Morgen vor dem Aufstehen Ihren Blutdruck und führen ein Tagebuch über die Messwerte."

Verstärker

Viele Menschen lassen sich nicht gern beraten und haben Hemmungen, um Informationen zu bitten, z. B. Autofahrer, die lieber eine halbe Stunde suchen, anstatt jemanden nach dem Weg zu fragen. Oft kostet es die Ratsuchenden Überwindung, Unwissenheit zuzugeben und sich für ein Beratungsgespräch zu öffnen.

Wenn aber die Beratung bis zur Abschlussphase erfolgreich verlaufen ist, können Pflegende sie **positiv verstärken.** Dabei vermitteln sie, dass es nicht ehrenrührig ist, Rat zu suchen. Im Gegenteil, die Beratenen verzeichnen einen Gewinn.

Beispiel: „Vielen Dank für Ihre Geduld, ich glaube, Sie wissen jetzt viel besser, was Sie trotz Diabetes essen dürfen und was nicht." Dieser Satz verknüpft den Verstärker „Zugewinn an Sicherheit" mit der Beratung und ebnet dem Ratsuchenden den Weg in künftige Beratungsgespräche.

Darüber hinaus können auch Verstärker des Beratungsinhalts sinnvoll sein: „Wenn Sie sich an die besprochenen Regeln halten, können Sie weitgehend alles essen, was Sie möchten." So verbindet sich der Verstärker „Freiheit in der Ernährung" mit der Einhaltung von Regeln. Diese Einsicht kann es dem Ratsuchenden erleichtern, Verhaltensmuster einzuhalten, weil sie die unmittelbare Belohnung dafür sichtbar werden lässt.

Anleitung und Schulung

In der Beratung geht es darum, ein Informationsdefizit zu beseitigen. Das Ziel einer **Anleitung** oder **Schulung** ist hingegen, neue Fähigkeiten zu erwerben, z. B. zu lernen, sich selbst Insulin zu spritzen oder eigenständig Kompressionsstrümpfe anzuziehen.

Die Anleitung eines Patienten, Bewohners oder Angehörigen unterscheidet sich kaum von der des Berufnachwuchses (➤ 5.3.2). Es handelt sich stets um einen **Prozess,** der idealerweise vier Schritte umfasst (➤ Tab. 5.3). Das in der Tabelle skizzierte Vorgehen ist grundsätzlich sinnvoll, egal ob es sich beim angeleiteten Menschen um einen Patienten, Angehörigen oder einen Auszubildenden handelt.

Tab. 5.3 Anleitung und Schulung eines Patienten/Bewohners oder Angehörigen in einer pflegerischen Handlung oder Technik.

	1. Vorbereiten	2. Vorführen	3. Ausführen	4. Einüben
Aktivitäten des Anzuleitenden	• Grundkenntnisse auffrischen (Theorie vor Praxis) • Bei Unklarheiten mutig fragen	• Aufmerksam zuschauen • Fragen möglichst anschließend stellen	• Geplantes Vorgehen dem Anleitenden zunächst erläutern • Auf die Handlung, nicht auf den Anleitenden konzentrieren	Sich darum bemühen, die Tätigkeit in nächster Zukunft öfter auszuführen
Aktivitäten des Anleitenden	• Zu erlernende Tätigkeit nach bestehenden Kenntnissen auswählen • Interesse wecken • Hemmungen abbauen • Theoretische Kenntnisse überprüfen • Maßnahme einschließlich möglicher Störungen erklären	• Komplexe Maßnahmen in Teilschritte zerlegen • Aufmerksamkeit auf die entscheidenden Punkte lenken • Falls möglich, Handlungsablauf langsam ausführen und an geeigneten Stellen unterbrechen	• Genaue Beobachtung, bei Fehlern möglichst „sanft" eingreifen • Kritik: richtiges Loben, Fehler benennen und verbessern • Zahl weiterer Kontrollen festlegen	• Nach wie vor kontrollieren • Anforderungen langsam steigern: – 1. Ziel: exakt und sicher – 2. Ziel: schnell und routiniert
Hinweise/Tipps	Manchmal ist es notwendig zu sagen, wie ein Handlungsablauf keinesfalls erfolgen darf	Vorführen ist mehr als eine gemeinsame Durchführung mit dem Anzuleitenden	Eine einmalige Kontrolle genügt nicht, um sicherzustellen, dass der Anzuleitende die Tätigkeit beherrscht, daher diesen Schritt wiederholen	• Manche Schwierigkeiten treten erst später auf • Ungeübte neigen unter Zeitdruck dazu, nachlässig zu arbeiten

Umgang mit Hilfsmitteln und Medizinprodukten

Medizinprodukterecht ➤ 9.2.7

DEFINITION

Hilfsmittel: Gegenstände nach *§ 33 SGB V (Hilfsmittel-Richtlinie* [18]), die erforderlich sind, um den Erfolg der Krankenbehandlung zu sichern, einer drohenden Behinderung vorzubeugen oder eine Behinderung auszugleichen. Kassen müssen diese insbesondere dann zur Verfügung stellen, wenn sie im *Hilfsmittelverzeichnis der gesetzlichen Krankenversicherung* gelistet sind. Hilfsmittel sind i. d. R. Medizinprodukte.

Pflegehilfsmittel: technische Hilfsmittel (z. B. Pflegebett, Lagerungshilfen) und Verbrauchsprodukte (z. B. Einmalhandschuhe, Betteinlagen) nach *§ 40 SGB XI* [19] sollen die häusliche Pflege erleichtern. Sie dienen keinen medizinischen Zwecken. Pflegehilfsmittel sind häufig auch Medizinprodukte.

Medizinprodukte: nach *Artikel 2 Abs. 1 Medical Device Regulation (MDR)* Instrumente, Apparate, Geräte, Reagenzien, die vom Hersteller zur Diagnose, Heilung, Linderung/Kompensierung und In-vitro-Untersuchung bestimmt sind. Auch Produkte zur Empfängnisverhütung oder -regelung und Produkte für die Reinigung, Desinfektion, Sterilisation von Medizinprodukten. Beispiele sind elektrische Geräte (wie Absauggerät), medizinische Verbrauchsartikel (wie Wundauflagen), medizinisch-technische Instrumente und Produkte (wie Spritzen, Insulinpen, Blasenkatheter, Unterarmgehstützen), Diagnosegeräte (wie Blutzuckermessgerät), Instrumentendesinfektionsmittel. [20]

Beim **Umgang mit Hilfsmitteln und Medizinprodukten** sind im Wesentlichen drei Aspekte zu beachten:

- Anschaffung der notwendigen *und* geeigneten Hilfsmittel, Medizinprodukte
- Sicherer Umgang bzw. Anwendung durch Pflegende
- Einweisung von Patienten und Angehörigen

Pflegehilfsmittel sind Leistungen der Pflegeversicherung, über ihre Notwendigkeit entscheidet ein Gutachter des Medizinischen Dienstes, der auch die Einstufung in Pflegegrade vornimmt. **Hilfsmittel** und **Medizinprodukte** werden zu Lasten der Krankenversicherung von Ärzten mittels Rezept verordnet, können aber auch selbst gekauft werden (z. B. Blutdruckmessgerät, Rollator).

Wegen der geteilten Zuständigkeit von Pflege- und Krankenversicherung und der häufig auftretenden Unsicherheit über Anspruch und Finanzierung benötigen Patienten und ihre Angehörigen häufig Beratung zur Versorgung mit Hilfs- und Pflegehilfsmitteln. In vielen Kliniken übernimmt dies der Sozialdienst in Absprache mit dem behandelnden Arzt, z. B., um die weitere häusliche Versorgung zu sichern. Weiterhin beraten auch Pflegestützpunkte und Pflegeberater (➤ 2.4.5, ➤ 4.2).

Die Voraussetzungen für einen sachgerechten Umgang mit Medizinprodukten ist in der **Medizinprodukte-Betreiberverordnung (MPBetreibV)** geregelt (➤ 9.2.7). Diese Verordnung regelt das Betreiben und Anwenden von Medizinprodukten, u. a. auch die Einweisung von Anwendern (z. B. Pflegefachpersonen) in den korrekten Umgang mit einem Medizinprodukt (§ 4 MPBetreibV, § 10 MPBetreibV für Medizinprodukte der Anlage 1 [21]).

Erst wenn die Pflegefachperson selbst die Bedienung und Anwendung eines Medizinprodukts verstanden hat und es sicher beherrscht, kann und darf sie ihr Wissen in einer Schulung an Patienten und Angehörige weitergeben (➤ Abb. 5.11).

Eine Schulung in der Handhabung von (Pflege-)Hilfsmitteln ist absolut notwendig, damit Patienten und Angehörige sie sinnvoll einsetzen können. Häufiges Hindernis ist die Bedienungsanleitung in zu kleiner, schlecht lesbarer Schrift oder die darin verwendete Fachsprache. Manchmal verweigern Patienten die erforderlichen (Pflege-) Hilfsmittel aus Scham. Ältere Menschen lehnen z. B. ein Mobiltelefon mit vergrößerter Tastatur ab, weil sie fürchten, dessen auffälliges Aussehen könnte sie stigmatisieren. Aus ähnlichen Gründen kostet es viele Menschen mit Gehbehinderung große Überwindung, zum ersten Mal mit dem Rollator auf die Straße zu gehen.

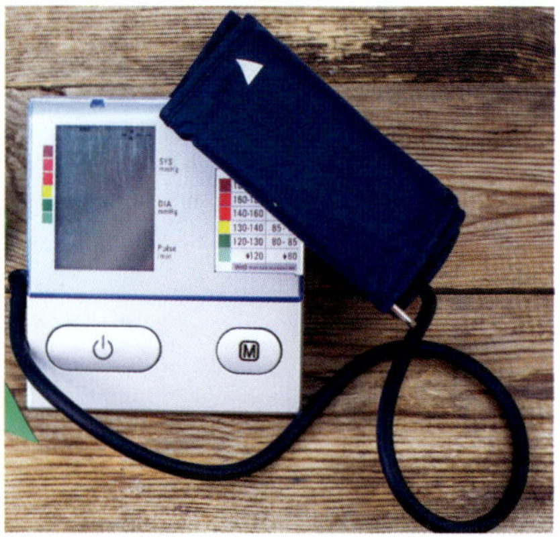

Abb. 5.11 Nur wenn der Pflegende selbst die Bedienung eines medizinischen Produkts, wie hier eines Blutdruckmessgeräts, verstanden hat, kann und darf er Patienten im sicheren Umgang damit schulen. [J787]

5.3.2 Anleitung von Auszubildenden in der Pflege

DEFINITION

Anleitung *(Praxisanleitung)*: strukturierter, geplanter praktischer Unterricht zum Erwerb von praktischen Fähigkeiten, der mindestens aus drei, idealerweise aus vier Schritten besteht:

1. Gezielte Vorbereitung
2. Begleitete Durchführung
3. Sichernde Nachbereitung
4. Kontrolliertes Einüben

Die Verpflichtung zur **Anleitung** ist im Pflegeberufegesetz (➤ 1.1) und der Ausbildungs- und Prüfungsverordnung für die Pflegeberufe § 4 (➤ 1.1.5) begründet. Auch die Sicherheit für den Patienten und Bewohner gebietet eine umfassende und sachgerechte Anleitung.

Gezielte Vorbereitung

Die **gezielte Vorbereitung** klärt, ob der Anzuleitende über alle Voraussetzungen verfügt, die folgenden Erläuterungen und Demonstrationen verstehen zu können. So prüft die anleitende Pflegefachperson z. B., welche theoretischen Kenntnisse zum Ablauf und zu den verwendeten Materialien vorhanden sind. Dazu kann sie den Anzuleitenden bitten, die Materialien in der Reihenfolge zu richten, in der sie in der eigentlichen Pflegehandlung zum Einsatz kommen. Es gehört auch zur Vorbereitung, die noch offenen Fragen zu klären.

Begleitete Durchführung

Die **begleitete Durchführung** umfasst üblicherweise die Demonstration, das überwachte Nachvollziehen und die Einübung der vermittelten Pflegetätigkeit. Sie kann aber auch darin bestehen, den Anzuleitenden in Anwesenheit der anleitenden Pflegefachperson selbstständig eine Tätigkeit ausführen zu lassen und sein Vorgehen anschließend zu reflektieren bzw. den Ablauf in Kooperation zwischen anleitender und anzuleitender Pflegefachperson gemeinsam auszuführen. Je nach Komplexität der Tätigkeit kann es erforderlich sein, einzelne Schritte öfter zu wiederholen. Eine Anleitung nach dem Motto „Einmal gezeigt reicht!“ funktioniert nicht.

Auch in der späteren Einübungsphase begleitet der Anleitende den Lernenden intensiv und steht für Probleme oder Fragen zur Verfügung.

Sichernde Nachbereitung

In der **sichernden Nachbereitung** klärt der Anleitende u. a. folgende Fragen:

- War die eben gezeigte Durchführung ein Zufallstreffer?
- Was kann der Anzuleitende wirklich?
- Wie kann er das Gelernte auf ähnliche Situationen übertragen?
- Was war gelungen, was nicht, und wo besteht noch Übungsbedarf?

Unterbleibt die Nachbereitung z. B. aufgrund von Zeitmangel, reduziert sich das Lernen in der Praxis auf ein Zufallsprodukt. Ein Anzuleitender lernt z. B. die subkutane Heparininjektion zur Thromboembolieprophylaxe. Zufällig war es so, dass bei allen Übungsgelegenheiten die Injektion rechts oberhalb des Bauchnabels erfolgte. In der irrigen Annahme, das habe immer so zu sein, nimmt der Anzuleitende seine erste selbstständig ausgeführte Heparininjektion an einem Patienten vor, der am darauffolgenden Tag an der Gallenblase operiert werden soll, und verursacht ein größeres Hämatom im Bereich der geplanten Schnittführung.

Eine sichernde Nachbereitung, die klärt, welche Prinzipien der jeweiligen Handlung auf ähnliche Situationen übertragbar sind und durch welche Faktoren sich Unterschiede ergeben, kann helfen, solche Fehler zu vermeiden.

Kontrolliertes Einüben

Obwohl allein die ersten drei Schritte viel Zeit kosten, kann der Angeleitete auch anschließend noch nicht völlig eigenständig agieren. Manche Fragen und Schwierigkeiten ergeben sich erst in der selbstständigen Ausführung. Deshalb ist es hilfreich, wenn der Anleitende auch in dieser Phase für Fragen zur Verfügung steht.

Gerade bei der Anleitung des Berufsnachwuchses besteht eine große Gefahr, dass unter Zeitdruck die Geschwindigkeit eine größere Bedeutung erhält als die Genauigkeit. Ziel des **kontrollierten Einübens** ist daher, unter Beibehaltung der korrekten Regeln für die Ausführung allmählich immer routinierter und damit zeitsparender zu handeln. In dieser Phase achtet der Anleitende stichprobenartig darauf, ob die Pflegehandlung sachgerecht erfolgt.

Aufgaben zur Pflegesituation

Nach der Versorgung der chronischen Wunde am Fuß, die bis jetzt keinerlei Heilungstendenz zeigt, fällt der Pflegefachfrau Sharmila Paneru auf dem Wohnzimmertisch ein Blatt Papier auf, auf dem Herr Darzi offenbar seine Blutzuckerwerte notiert hat. Die Werte waren in den vergangenen Tagen scheinbar regelmäßig deutlich zu hoch. Die Pflegende spricht Herrn Darzi darauf an. Herr Darzi äußert, dass seine Werte schon immer in diesem Bereich lägen und er einfach die angeordneten Insulineinheiten spritze. Es zeigt sich auch, dass Herr Darzi sich oft nicht an die vorgeschriebene Ernährung hält. Immer wieder isst er Süßes, am liebsten Kekse und Kuchen. Seit seine Frau nicht mehr lebt, achtet er nicht mehr richtig auf sein Essverhalten. Die Pflegefachpersonen des ambulanten Pflegedienstes haben den Eindruck, dass Herr Darzi seine Erkrankung nicht ernst nimmt. Auch seine Tochter versucht bei Besuchen immer wieder, ihm die Notwendigkeit der Ernährungsumstellung zu verdeutlichen. Herr Darzi äußerte oft, ihm gehe es gut, er habe keine Schmerzen und verstehe nicht, warum alle immer so besorgt um ihn seien.

Im Gespräch mit der Pflegefachfrau äußert er, dass er mit seiner Erkrankung und dem Umgang damit überfordert sei. Ihm mache auch zu schaffen, dass die Wunde am Fuß seine Mobilität und Selbstständigkeit immer mehr einschränke. Nach dem Tod seiner Frau habe er sich immer mehr zurückgezogen und kaum Hilfe zugelassen. Damit sei nun Schluss. Er bittet Frau Paneru um Unterstützung und eine Beratung hinsichtlich seines Ernährungsverhaltens und seiner Erkrankung insgesamt.

1. Aufgrund der bestehenden Vorerkrankung ist es sinnvoll, bei Herrn Darzi eine aktivierende Pflege durchzuführen. Begründen Sie die Auswahl von Maßnahmen der „aktivierenden Pflege".
2. Herr Darzi leidet unter einem Diabetes mellitus Typ II und einem diabetischen Fußsyndrom. Welche Präventionsart steht bei Herrn Darzi im Vordergrund?
3. Herr Darzi äußert im Gespräch mit der Pflegefachperson, dass er mit dem Umgang seiner Erkrankung überfordert ist. Wie kann die Pflegefachperson bei Herrn Darzi Hilfe zur Selbsthilfe (Empowerment) leisten?
4. Welches Ziel sollte bei der Beratung zur Ernährung bei Herrn Darzi im Vordergrund stehen?
5. Sharmila Paneru möchte auch noch einmal die korrekte Injektionstechnik überprüfen. Planen und beschreiben Sie eine Anleitungssituation zur Durchführung einer subkutanen Injektion zur Insulingabe bei Herrn Darzi. Berücksichtigen Sie dabei die vier Schritte einer Anleitung.

KAPITEL

6

Anna-Marie Salaja

Organisation der Pflegearbeit

Pflegesituation

Herr Ahrens ist 67 Jahre alt und wurde vor drei Wochen ins Krankenhaus eingeliefert. Beim Frühstück war seiner Frau aufgefallen, dass seine Sprache verwaschen war und sein rechter Mundwinkel herunterhing. Ihr Mann äußerte, sich nicht wohlzufühlen und sich noch einmal hinlegen zu wollen. Als Herr Ahrens aufstand, gab sein rechtes Bein nach und er stürzte. Beim Eintreffen des von Frau Ahrens alarmierten Notarztes war es Herrn Ahrens nicht möglich, sich verbal zu äußern. Seine rechte Körperhälfte war von einer schlaffen Lähmung betroffen. Der Notarzt äußerte den Verdacht eines Schlaganfalls eines linksseitigen Mediainfarkts, welcher sich in der Klinik bestätigte. Nach der auf der Stroke-Unit eingeleiteten Lysetherapie war die Aphasie nur noch leicht ausgeprägt, die Hemiparese rechts (Halbseitenlähmung) bestand jedoch fort. Herr Ahrens wird seit der Verlegung auf eine neurologische Station von der Pflegefachfrau Dina Milic begleitet, welche als Primary Nurse für seine Versorgung verantwortlich ist. Täglich trainiert Herr Ahrens mit dem Physiotherapeuten und der Logopädin, um seine motorischen Fähigkeiten und seine Sprechfähigkeit zu verbessern. Bei der heutigen Fallbesprechung, an der neben Frau Milic auch der Stationsarzt, die Oberärztin und die beiden Therapeuten teilnehmen, wird Herr Ahrens im Beisein seiner Frau der Vorschlag gemacht, ihn baldmöglichst in eine Rehaklinik zu verlegen.

6.1 Pflegeorganisationssysteme

DEFINITION

Pflege(organisations)system: Form der Arbeitsorganisation in einer Pflegeeinrichtung; bestimmt die Struktur der Arbeitsabläufe und die Verantwortungsbereiche.

Pflegeorganisationssysteme helfen, Arbeitsaufgaben in der Pflege zu koordinieren und zielgerichtet durchzuführen. Das Pflegesystem ordnet z. B. jeder Pflegefachperson einen bestimmten Aufgaben- und Verantwortungsbereich zu. Dies ist vor allem aufgrund des hohen Leistungs- und Kostendrucks im Gesundheitswesen erforderlich. Der Umgang mit Ressourcen wie Personal, Zeit und Material wird geplant und effektiv eingesetzt. Ziel von Pflegesystemen ist es, alle Arbeitsabläufe patientenorientiert, effektiv und strukturiert zu gestalten. Mit einer gut funktionierenden Arbeitsorganisation wird die Wirtschaftlichkeit der Pflege gesteigert. Ebenso zu beachten sind angemessene Arbeitsbedingungen für die Pflegenden der Einrichtung.

Das Pflegeorganisationssystem trifft keine inhaltlichen Aussagen, sondern setzt Ziele für die Pflege.
Es werden in der Literatur drei verschiedene Pflegesysteme unterschieden:

- Funktionspflege
- Bereichspflege
- Primary Nursing/Bezugspflege

In der Pflegepraxis sind Misch- oder Übergangsformen weit verbreitet. Grundsätzlich zeigt sich in Deutschland jedoch eine Tendenz zu einer ganzheitlichen Sichtweise im Gesundheitswesen. Folglich hat sich in den meisten Pflegeeinrichtungen ein patienten- und mitarbeiterorientiertes Pflegesystem durchgesetzt.

6.1.1 Funktionspflege

DEFINITION

Funktionspflege *(funktionelle Pflege, Stationspflege):* unterteilt Pflegehandlungen nach Funktionen (Einzeltätigkeiten). Diese Teilaufgaben werden den Pflegenden entsprechend ihrer Qualifikation zugeordnet und von diesen bei allen Patienten durchgeführt.

Der Grundgedanke der **Funktionspflege** stammt aus der industriellen Produktion. In der Fließbandarbeit sind alle Arbeitenden auf eine bestimmte Tätigkeit spezialisiert. Durch diese systematische Arbeitsteilung kann die Produktivität gesteigert und die Qualität der Arbeitsergebnisse verbessert werden. Ziel ist es, in kurzer Zeit viel Leistung zu erbringen.

Übertragen auf die Pflege bedeutet dies, dass jede Pflegende auf eine oder mehrere bestimmte Aufgaben spezialisiert ist. Die Arbeitszuteilung erfolgt aufgrund der jeweiligen Qualifikation. Eine Pflegefachperson übernimmt z. B. die Infusionstherapie oder die Wundversorgung bei allen Patientinnen. Hilfskräfte oder Auszubildende führen die Vitalzeichenkontrolle oder die Körperpflege durch (➤ Abb. 6.1).

Eine entscheidende, zentrale Rolle übernimmt in diesem Pflegesystem die Stationsleitung. Sie trägt die Gesamtverantwortung, koordiniert die Abläufe, delegiert Aufgaben und steht im Kontakt mit anderen Berufsgruppen. Bei ihr laufen alle patientenbezogenen Informationen zusammen.

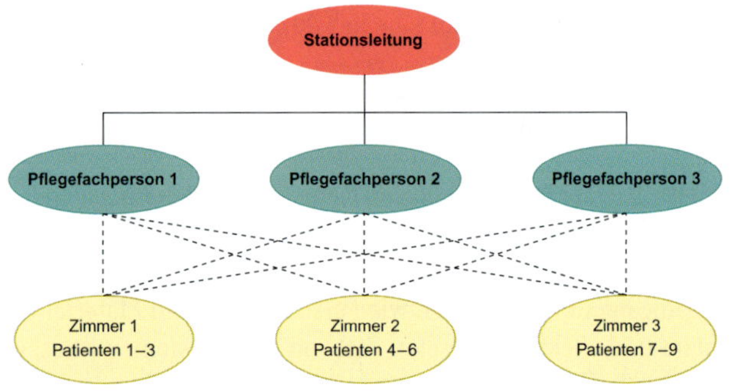

Abb. 6.1 Bei der Funktionspflege übernimmt jede Pflegende bestimmte Pflegehandlungen für alle Patientinnen, z. B. die Blutdruckmessung. Sie geht dazu von Zimmer zu Zimmer. [L143]

Kennzeichnend für die Funktionspflege ist, dass die Arbeitsorganisation sich an den Stationsabläufen und Routinen orientiert. Die Versorgung der Patientinnen und Patienten (im Folgenden „Patientinnen“ genannt) ergibt sich aus einer Summe an Einzeltätigkeiten. Leistungserbringung steht im Vordergrund.

Vorteile

- Feste Aufgabenbereiche für weniger qualifizierte Pflegende
- Einsparung von Personalkosten
- Spezialisierte Pflegende als Experten in ihrem Tätigkeitsbereich
- Relativ hohe Effektivität auch bei Personalengpässen

Nachteile

- Fehlende Bezugsperson für Patientinnen: Pflegende sind nur für ihren Aufgabenbereich zuständig, kein Aufbau einer intensiven Pflegebeziehung zu Patientinnen
- Keine ganzheitliche Sichtweise auf die Patientin
- Gefahr der hierarchischen Bewertung von Pflegemaßnahmen: Abwertung einfacher patientennaher Tätigkeiten als minderwertig oder weniger anspruchsvoll
- Eingeschränkter Verantwortungsbereich für Mitarbeitende: kein Überblick über Pflege- und Versorgungsbedarf, wenig Entfaltungsmöglichkeiten, sinkende Motivation, mangelnde Berufszufriedenheit, hohe Personalfluktuation
- Einseitige Spezialisierung, monotone Arbeitsabläufe
- Autorität der Stationsleitung: zentralistische Delegation von Aufgaben, strenge Hierarchie
- Koordinationsprobleme: Doppelarbeiten/Arbeitsüberschneidungen
- Mangelnde Ausbildungsqualität: kein Erlernen von ganzheitlicher Pflege und Zusammenhängen

6.1.2 Bereichspflege

DEFINITION

Bereichspflege *(Gruppenpflege, Zimmerpflege):* unterteilt eine Station in mehrere Bereiche bzw. Patientengruppen (vier bis zwölf Patientinnen). Für jede Schicht erfolgt eine feste Zuordnung einer Patientengruppe zu einer Pflegefachperson. Diese trägt die Verantwortung für alle patientenbezogenen Tätigkeiten, die Pflegeplanung und den Pflegeprozess in ihrem Bereich. Auch in der ambulanten Pflege sind Bereiche üblich, die v. a. durch örtliche Bedingungen entstehen, um die Fahrtwege kurz zu halten.

Der Grundgedanke der **Bereichspflege** ist die ganzheitliche Sichtweise des Menschen. Neben den körperlichen Bedürfnissen sollen auch psychische, soziale und spirituelle Aspekte in der Pflege berücksichtigt werden. Die Pflege wird demnach als Einheit betrachtet und nicht in einzelne pflegerische Tätigkeiten an Patientinnen unterteilt. Im Mittelpunkt stehen das Bedürfnis der Patientin nach einer festen Ansprechpartnerin und eine individuelle, patientenzentrierte Pflege (➤ Abb. 6.2).

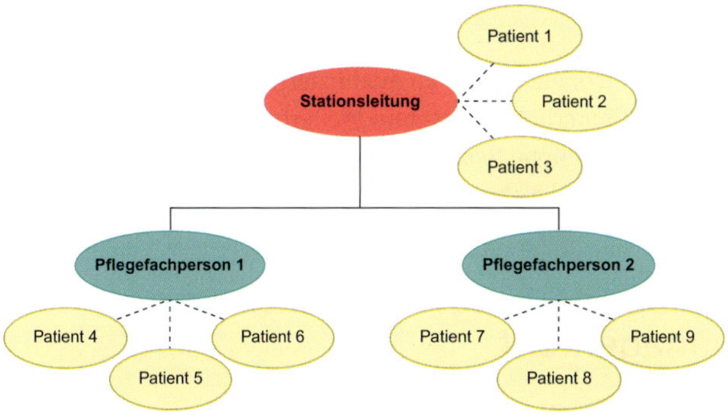

Abb. 6.2 Bei der Bereichspflege übernimmt eine Pflegefachperson pro Schicht als feste Bezugsperson die Betreuung einer bestimmten Gruppe von Patientinnen. Sie ist in diesem Zeitraum für alle anfallenden pflegerischen Aufgaben verantwortlich. [L143]

Die verantwortliche Pflegefachperson ist für alle anfallenden Pflegehandlungen zuständig. Sie führt die Pflegeanamnese durch, erstellt oder aktualisiert die Pflegeplanung und übernimmt pflegerische Maßnahmen wie Körperpflege, Verbandwechsel oder Mobilisation. Bei Bedarf erfolgen Anleitung, Schulung oder Beratungsgespräche. Die Pflegenden arbeiten selbstständig, unabhängig und eigenverantwortlich. Für ihre Patientengruppe fungieren sie als Ansprechpersonen für andere Berufsgruppen und führen administrative Aufgaben aus. Ihre Zuständigkeit endet mit der Übergabe an die nächste Schicht. Die Stationsleitung übernimmt Führungs- und Koordinationsaufgaben. Sie erledigt patientenferne Tätigkeiten und steht als Ansprechperson für die einzelnen Gruppen zur Verfügung. Daneben kann sie auch selbst die Pflege einer Patientengruppe übernehmen.

Vorteile

- Eine feste Bezugsperson pro Schicht für Patientinnen: vertrauensvolle Pflegebeziehung möglich, höhere Patientenzufriedenheit
- Ganzheitliche Sicht von Pflegenden auf die Patientinnen
- Überschaubare Patientengruppe und intensivere Pflegebeziehung: geringerer Informationsverlust, kürzere Wegzeiten
- Handlungs- und Entscheidungsfreiraum für Pflegende: Übernahme von Verantwortung, Steigerung von Motivation und Zufriedenheit der Mitarbeitenden
- Höheres Lernpotenzial für Auszubildende: Erfassen von Zusammenhängen und Erlernen der beruflichen Handlungskompetenz

Nachteile

- Hoher Anteil an qualifiziertem Personal erforderlich
- Pflegende sind nicht über andere Patientengruppen informiert
- Gruppenbildung: eventuell Abnahme von Hilfsbereitschaft und Kollegialität im Team
- Rahmenbedingungen: höhere Anzahl an Hilfsmitteln (z. B. Wäschewagen, Blutdruckmessgerät) für einzelne Bereiche erforderlich

6.1.3 Primary Nursing

DEFINITION

Primary Nursing *(Bezugspflege, Bezugspersonenpflege, primäre Pflege):* teilt jeder Patientin von der Aufnahme bis zur Entlassung eine feste Bezugspflegefachperson (Primary Nurse, PN) zu. Die PN trägt die Gesamtverantwortung für ihre Patientinnen und ist während des gesamten Aufenthalts für deren Pflege verantwortlich. In ihrer Abwesenheit werden Pflegemaßnahmen von einer stellvertretenden Pflegefachperson (Associate Nurse, AN) entsprechend der Pflegeplanung der PN durchgeführt.

Das Konzept des **Primary Nursing** wurde Ende der 1960er-Jahre von Marie Manthey in den USA entwickelt. Seit den 1980er-Jahren ist es in den USA, in Großbritannien und Skandinavien weitverbreitet, erste Pilotprojekte in Deutschland gab es in den 1990er-Jahren. Inzwischen zeichnet sich ein zunehmendes Interesse ab. Vor allem Altenpflegeeinrichtungen und ambulante Pflegedienste arbeiten vermehrt mit Primary Nursing.

Der Grundgedanke des Primary Nursing ist, eine individuelle, ganzheitliche Betreuung mit größtmöglicher Kontinuität zu erreichen. Im Vordergrund der Arbeitsorganisation steht die Patientenorientierung. Eine Pflegefachperson übernimmt die Tätigkeit als Primary Nurse für eine bestimmte Zahl an Patientinnen (durchschnittlich fünf bis sieben Patientinnen). Damit ist sie 24 Stunden pro Tag und 7 Tage die Woche für die Versorgung dieser Patientengruppe verantwortlich (➤ Abb. 6.3).

Aufgaben einer **Primary Nurse** sind (vgl. vorbehaltene Aufgaben ➤ 1.1.2):

- Pflegeanamnese erheben
- Pflegeprobleme und Ressourcen identifizieren und priorisieren
- Pflegeplanung in Absprache mit der Patientin erstellen
- Pflegemaßnahmen durchführen
- Erreichen der Pflegeziele prüfen und Erfolg der Pflege bewerten
- Pflegeprozess steuern
- Organisation und Koordination von Behandlung und Therapie
- Ansprechperson für andere Berufsgruppen
- Beziehungsaufbau zur Patientin und deren Angehörigen
- Beratung und Anleitung
- Entlassungsmanagement

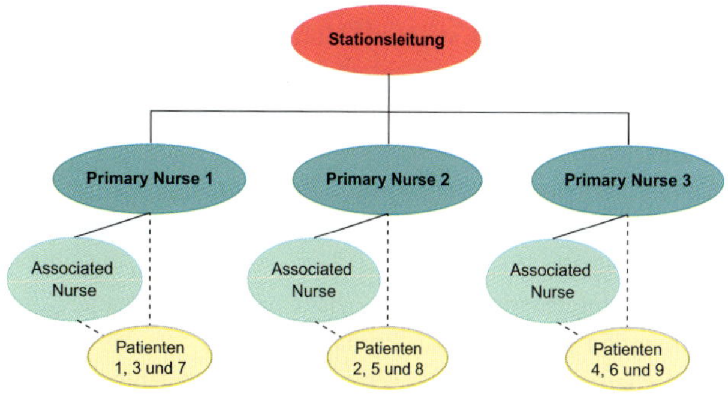

Abb. 6.3 Beim Primary Nursing ist eine Pflegefachperson für eine bestimmte Gruppe von Patientinnen während des gesamten Aufenthalts verantwortlich. Sie übernimmt pflegerische Tätigkeiten, Pflegeplanung und Koordination von Aufnahme bis Entlassung. In ihrer Abwesenheit delegiert sie Aufgaben an die Associate Nurses. [L143]

6

Grundsätzlich führt die Primary Nurse die Pflege selbst durch, bei Bedarf delegiert sie diese an andere Pflegende. Die von der Primary Nurse erstellte Pflegeplanung ist für alle anderen Pflegenden verbindlich und wird auch in Abwesenheit der PN eingehalten. Lediglich bei akuten Veränderungen im Zustand einer Patientin ist eine sofortige Reaktion und Abweichung vom Pflegeplan möglich. Um eine Transparenz in der Pflege zu erreichen, werden alle Schritte und Ergebnisse dokumentiert sowie Entscheidungen begründet. Gleichzeitig ist eine Pflegefachperson während ihrer Arbeitszeit als *Associate Nurse* stellvertretend für andere Patientinnen tätig, deren Primary Nurse nicht im Dienst ist. Ist die Zusammenarbeit zwischen Primary Nurse und einer Patientin nicht zufriedenstellend, so ist auch ein Wechsel möglich.

Die Stationsleitung ist im Pflegesystem des Primary Nursing für eine entsprechende Dienstplangestaltung und sinnvolle Verteilung der Patientinnen zuständig. Ihr Aufgabenbereich konzentriert sich auf Stationsmanagement und Mitarbeiterführung. Zusätzlich arbeitet sie in der Regel als Associate Nurse.

Auszubildende können einer Primary Nurse fest zugeteilt sein.

Patientenferne Tätigkeiten, wie z. B. Bestellungen, Essensanforderungen, Reinigungs- oder Verwaltungsarbeiten, werden häufig von Stationsassistentinnen und Stationshilfen übernommen.

Unterscheidung zwischen Primary Nursing und Bezugspflege

Häufig werden die beiden Begriffe synonym verwendet. Unter Experten ist **Primary Nursing** ein Pflegeorganisationssystem und **Bezugspflege** eine therapeutische Haltung von Pflegenden. Beide verfolgen das Ziel eines vertrauensvollen Beziehungsaufbaus und einer größtmöglichen Kontinuität in der Betreuung von Patientinnen.

Vorteile

Neben den Vorteilen der Bereichspflege (➤ 6.1.2) kommen zusätzlich folgende Aspekte zum Tragen:

- Bezugsperson für den gesamten Aufenthalt und Pflegeprozess: intensiver Kontakt, effektive Pflegebeziehung, Sicherheit und Vertrauen für Patienten und Angehörige, erhöhte Patientenzufriedenheit
- Hohe Handlungskompetenz für Pflegende: Autonomie und Eigenverantwortlichkeit, steigende Motivation und Zufriedenheit der Mitarbeitenden
- Gewährleistung einer individuellen, ganzheitlichen und kontinuierlichen Pflege
- Klare Verantwortungsbereiche und Kommunikationswege
- Transparenz der pflegerischen Leistung durch die kontinuierliche Betreuung
- Geringer Informationsverlust: jegliche patientenbezogene Kommunikation erfolgt über die Primary Nurse
- Wirtschaftlichkeit: gezielter Personaleinsatz, effiziente Arbeitsweise, überprüfbare Wirksamkeit der Pflege

Nachteile

- Hoher Personalaufwand an qualifizierten Pflegefachpersonen mit kontinuierlicher Fort- und Weiterbildung
- Gegebenfalls hohe Belastung der Pflegenden durch enge Pflegebeziehung und Nähe zur Patientin

6.2 Überleitungs- und Entlassungsmanagement

Eine zentrale Umstrukturierung im Gesundheitswesen war die Finanzierung der Krankenhausleistungen durch **Fallpauschalen (DRG-System, Diagnosis Related Groups),** die mit dem *Krankenhausfinanzierungsgesetz* im Jahr 2004 eingeführt wurde, um mit einem „durchgängigen, leistungsorientierten und pauschalierendem Vergütungsverfahren" die Wirtschaftlichkeit zu gewährleisten. [1] Diese führte im Krankenhauswesen zu steigenden Fallzahlen und kürzerer Verweildauer. Die Weiterbehandlung in einer Reha-Einrichtung oder die Verlegung in eine Langzeitpflegeeinrichtung ist deshalb häufig notwendig. Da Krankenhäuser die Kontinuität der Versorgung sicherstellen müssen, gewinnt das **Überleitungs- und Entlassungsmanagement** mit einer intensiveren pflegerischen Betreuung zunehmend an Bedeutung.

6.2.1 Grundsätze des pflegerischen Entlassungsmanagements

DEFINITION

Pflegerisches Entlassungsmanagement *(Überleitungspflege):* Prozess zur Unterstützung der Patientin und ihrer Angehörigen bei der Bewältigung der Verlegung oder Entlassung vom Krankenhaus in eine andere Einrichtung oder nach Hause. Ziel: Probleme nach der Entlassung durch ein frühzeitiges Erfassen von Pflege- und Unterstützungsbedarf sowie systematische Planung und Organisation der Weiterversorgung vorbeugen.
Schnittstelle: Verbindungsstelle bzw. der Übergang zwischen zwei Versorgungsbereichen.
Pflegeüberleitung: pflegerische Anteile des Entlassungsmanagements. Handlungen beim einrichtungsübergreifenden Übergang zur Sicherung von Pflegequalität und -kontinuität.

Schnittstellenproblematik

Die Entlassung oder Verlegung einer Patientin ist eine zentrale **Schnittstelle** in der Betreuung von pflegebedürftigen Menschen. Damit die Versorgung der Patientin gewährleistet ist, müssen Vertreter der beteiligten Einrichtungen oder Abteilungen miteinander in Kontakt treten. Sie tauschen Informationen aus und übergeben Prozesse wie Verbandwechsel, Mobilisation oder die Verwendung von Hilfsmitteln (➤ Abb. 6.4).
Man unterscheidet dabei:

- **Interne Schnittstellen:** Überschneidung der Verantwortungsbereiche von verschiedenen Berufsgruppen einer Einrichtung
- **Externe Schnittstellen:** Übergang von einer Institution in die nächste

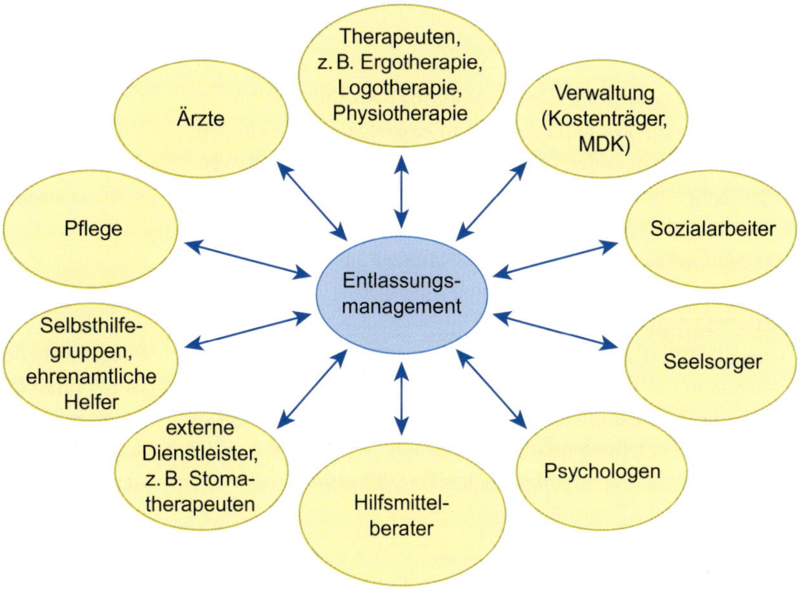

Abb. 6.4 Das Entlassungsmanagement ist eine multidisziplinäre Aufgabe. [L234]

Häufige Schnittstellen im Rahmen der Entlassung sind:

- Interne Verlegung in eine andere Fachabteilung innerhalb der Einrichtung
- Externe Verlegung in eine andere Einrichtung: Rehaklinik, Pflegeheim, Kurzzeitpflege, Hospiz u. a.
- Entlassung nach Hause: Angehörige, ambulante Pflegedienste
- Zusammenarbeit verschiedener Berufsgruppen: Pflegende, Sozialarbeiterinnen, Klinikärztin, niedergelassene Ärztin, Physiotherapeutin
- Wechsel des Kostenträgers
- Einschalten des Medizinischen Diensts (MD ➤ 2.4.6)

An Schnittstellen zwischen verschiedenen ambulanten und stationären Versorgungsanbietern treten häufig Probleme auf und es kommt zu **Versorgungsbrüchen.** Ursachen sind fehlende Informationen, mangelhafte Kommunikationswege und unklare Zuständigkeitsbereiche. Sie führen zu Unsicherheiten oder Unterbrechungen in der Betreuung der Patientin. Dadurch kann es zu einer Wiedereinweisung der Patientin in die Klinik kommen, dem sogenannten *Drehtüreffekt.* Dies ist mit hohen Kosten für das Krankenhaus verbunden, weil bei einer Wiederaufnahme mit gleicher Diagnose die Versorgungskosten nicht von der Krankenkasse übernommen werden können. Die Defizite in der Versorgungskontinuität von Patientinnen verursachen somit höhere Kosten im Gesundheitssystem. Ziel ist deshalb eine bessere Vernetzung und Kooperation zwischen den Versorgungsinstanzen. Eine systematische Vorgehensweise und klare Strukturen wirken der Schnittstellenproblematik entgegen und gewährleisten eine angemessene, kontinuierliche Versorgungsqualität. Der Expertenstandard „Entlassungsmanagement in der Pflege" (➤ 6.2.2) bildet dafür eine entsprechende Grundlage.

Berufsfelder der Pflege ➤ Kap. 2

Überleitungsmanagement außerhalb des Krankenhauses

Überleitungs- und Entlassungsmanagement betreffen alle Einrichtungen und Personengruppen, die an der Betreuung und Versorgung von Patientinnen beteiligt sind. Die Grundsätze des Entlassungsmanagements und die Problematik von Versorgungsbrüchen sind folglich auch für weitere Schnittstellen gültig, wie z. B. bei Überleitung von der häuslichen Pflege oder dem Pflegeheim ins Krankenhaus oder bei einer Verlegung zwischen Langzeitpflegeeinrichtungen.

Aktuelle Umsetzung des Entlassungsmanagements

Das *Versorgungsstärkungsgesetz der gesetzlichen Krankenversicherungen* strebt eine Verbesserung des Krankenhaus-Entlassungsmanagements an. Seit Oktober 2017 existiert ein Rahmenvertrag, der Krankenhäuser, Krankenhausärztinnen und Krankenkassen verpflichtet, ein standardisiertes Entlassungsmanagement für Patientinnen einzuführen. [2] Für stationäre Rehabilitationseinrichtungen gilt ebenfalls seit Februar 2019 ein Rahmenvertrag. [3]

Organisationsformen

In Kliniken und Pflegeeinrichtungen gibt es für ein strukturiertes pflegerisches Entlassungsmanagement drei unterschiedliche **Organisationsformen:**

- **Zentral:** eine spezialisierte Pflegefachperson bzw. ein Team ist für das Entlassungsmanagement aller Patientinnen und Abteilungen verantwortlich.
- **Dezentral:** das Entlassungsmanagement gehört zum Aufgabengebiet der Pflegenden der jeweiligen Abteilung.
- **Kombiniert:** spezialisierte Pflegefachpersonen bzw. Sozialarbeiterin werden nur bei komplexen Entlassungsplanungen von den Pflegenden der Station hinzugezogen.

Ziele

Für Patienten und Angehörige

- Kontinuierliche, angemessene Versorgung (> Abb. 6.5)
- Vermeidung von Komplikationen und zusätzlichen Belastungen
- Informiert sein über den Ablauf der Entlassung, die weitere Versorgung, Beratungsangebote und Ansprechpartnerinnen
- Mitwirkung und Mitgestaltung bei der Entlassungsplanung, z. B. Versorgungsbedarf ermitteln, Entlassungszeitpunkt festlegen

Für Pflegefachpersonen

- Frühzeitiges Entlassungsmanagement, vor allem Ermittlung des Unterstützungs- und Pflegebedarfs
- Förderung der Ressourcen von Patientinnen und Angehörigen/Eltern durch Anleitung und Beratung
- Vermeidung von Versorgungsbrüchen an Schnittstellen

Für Versorgungseinrichtungen

- Effizienter Mitteleinsatz und Reduktion der Kosten
- Vermeidung des Drehtüreffekts (Wiederaufnahmen aufgrund von unzureichender Entlassungsplanung)
- Sicherstellen einer angemessenen Versorgungsqualität
- Verbesserung von Kooperation und Vernetzung an Schnittstellen und zwischen Berufsgruppen

Studienergebnisse

- Eine Studie zur Entlassungsvorbereitung im Krankenhaus kommt zu dem Ergebnis, dass ein großer Teil der Patientinnen sich nicht ausreichend über ihre Entlassung informiert fühlt. Auch das Erlernen von praktischen Fähigkeiten zur Vorbereitung auf die Zeit nach der Entlassung fehlt häufig. Dagegen erhöht eine gezielte Einbindung der befragten Patientinnen in die Entlassungsvorbereitungen den Grad der Zufriedenheit. [4]
- Die Ergebnisse einer Literaturstudie und einer empirischen Risikoanalyse zeigen, dass 50 % der Patientinnen im Krankenhaus einen erhöhten Bedarf für ein Entlassungsmanagement haben.

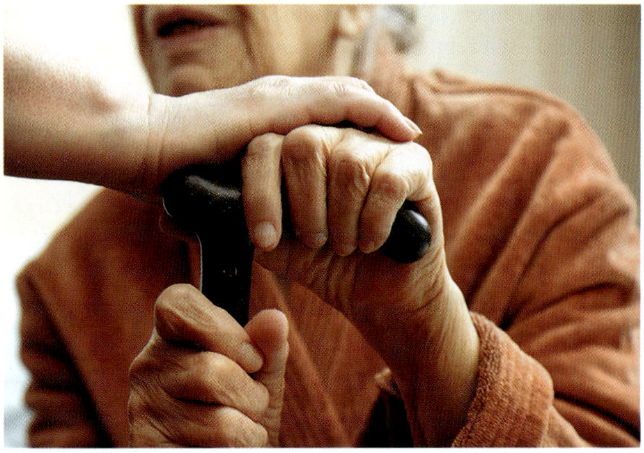

Abb. 6.5 Pflegende übernehmen im Entlassungsmanagement eine koordinierende Rolle und vermitteln bei der Zusammenarbeit der beteiligten Berufsgruppen. [J787]

  Besondere Risikofaktoren für einen erhöhten Bedarf sind das Vorhandensein eines Pflegegrads und der Erhalt einer Endoprothese, z. B. eines künstlichen Hüft- oder Kniegelenks. [5]
- Der *Expertenstandard Entlassungsmanagement in der Pflege* (> 6.2.2) empfiehlt aufgrund von Studien, dass Pflegefachpersonen durch ihre Nähe zu Patientin und Angehörigen eine Koordinierungsfunktion im Entlassungsprozess übernehmen sollten. [3]

Aufgaben von Pflegenden

Pflegende haben im Entlassungsmanagement eine zentrale Position. Durch ihren engen und häufigen Kontakt mit Patientinnen und Angehörigen übernehmen sie in der Regel die Planung und Koordination der Entlassung. Sie vermitteln bei der Zusammenarbeit der beteiligten Berufsgruppen. Die Ärztin informiert die Patientin, Angehörige und Pflegende über den Stand der Therapie und mögliche Weiterbehandlungen. Sie legt Zeitpunkt und Anlass der Entlassung fest.

Die wesentlichen Aufgaben von Pflegenden beim Entlassungsmanagement **(Pflegeüberleitung)** werden im Folgenden beschrieben.

Allgemeine Aufgaben

- Information und Beratung zu Unterstützungs- und Pflegebedarf, z. B. Umgang mit Hilfsmitteln, Elternschulung, häusliche Pflege
- Herstellung der Kommunikation zwischen den einzelnen Versorgungsinstanzen
- Einbeziehung von anderen Berufsgruppen und externen Dienstleistern, z. B. Stomatherapeutinnen, Physiotherapeutinnen, Sozialarbeiterinnen, Seelsorgerinnen, Diätassistentinnen, Selbsthilfegruppen
- Sicherstellung der Hilfsmittelversorgung und Vorbeugung von Versorgungslücken, z. B. Medikamente und Pflegeutensilien für 1–2 Tage mitgeben
- Koordination von Terminen, z. B. Informieren aller Beteiligten über Entlassungszeitpunkt
- Unterstützung der Patientin beim Einpacken der persönlichen Gegenstände

Aufgaben bei interner Verlegung in eine andere Fachabteilung

- Vorbereitung der Dokumentationsunterlagen, z. B. Pflegedokumentation, Befunde, Patientenakte
- Information der Pflegenden der weiterbehandelnden Einrichtung bzw. Abteilung über den physischen, geistigen und psychosozialen Zustand der Patientin, aktuelle Pflegeprobleme und Ressourcen – in der Regel schriftlich

Aufgaben bei externer Verlegung oder Entlassung

Beispielsweise bei Verlegung in eine Reha- oder Fachklinik, bei Überleitung in die ambulante Pflege, in ein Pflegeheim oder Hospiz:
- Information über Entlassung an den Sozialdienst melden, z. B. für Hilfe bei Auswahl eines Pflegedienstes, eines Hospizes oder einer Reha-Einrichtung

- Informationsgespräche für Patientin und Angehörige/Eltern zur Klärung von Fragen, Bedürfnissen und Sorgen
- Information der weiterbehandelnden Personen und Einrichtungen, z. B. Hausärztin, Onkologin, Reha-Einrichtung, Physiotherapeutin, über den Entlassungstermin
- Erstellung eines Überleitungsberichts auf Basis der Pflegedokumentation
- Vorbereiten und Mitgeben von patienteneigenen Unterlagen, z. B. Arztbrief, Röntgenbilder, Versicherungskarte
- Organisation des Transports

Erstellen des Pflegeüberleitungsberichts

Der **Pflegeüberleitungsbericht** oder Pflegeüberleitungsbogen wird bei jeder Art von Überleitung oder Entlassung von Pflegefachpersonen erstellt. Es werden darin in schriftlicher Form alle notwendigen Informationen festgehalten, die für die weitere Betreuung und eine ganzheitliche Pflege der Patientin erforderlich sind. Kliniken, Pflegeeinrichtungen oder ambulante Pflegedienste haben in der Regel eine einrichtungsinterne Vorlage zur Erstellung des Pflegeüberleitungsberichts (➤ Abb. 6.6). Folgende Aspekte werden dabei berücksichtigt:

- Kontaktdaten: Ansprechpartner in der Klinik, Angehörige, Betreuerin
- Pflegeprobleme und Ressourcen, entsprechend den ATL/ABEDL® (➤ 8.3) oder den Pflegediagnosen
- Fähigkeiten, Einschränkungen, Hilfsmittelbedarf und Hilfsmittel (mitgeben)
- Kontinenzprofil (➤ 19.3.4, ➤ Tab. 19.15), Ergebnisse aus weiteren Assessments, z. B. zu Schmerz
- Hautzustand und Pflegemittel
- Patientenverfügung, Betreuungsverfügung, Vorsorgevollmacht (➤ 9.2.1)
- Besondere Wünsche und Bedürfnisse
- Lebensgewohnheiten

VORSICHT

Pflegende informieren die Patientin ehrlich über eine bevorstehende Verlegung oder Entlassung, um ihr den Übergang zu erleichtern. Wird die Betroffene aus vermeintlicher Rücksichtnahme falsch, lückenhaft oder gar nicht über die bevorstehende Überleitung aufgeklärt, wird ihr der Wechsel unnötig erschwert.

Weitere Bereiche des Überleitungsmanagements

Auch außerhalb des Krankenhauses treten Schnittstellen in der Versorgung von pflegebedürftigen Menschen auf.

Krankenhauseinweisung

Eine **Krankenhauseinweisung** beschreibt den Übergang eines Menschen aus einer stationären Pflegeeinrichtung oder aus der häuslichen Versorgung ins Krankenhaus. Pflegefachpersonen im Bereich der Altenpflege bzw. der ambulanten Pflege übernehmen dabei die Koordination und Kooperation der Überleitung. Aufgaben sind:

- Hausärztin bzw. Notärztin kontaktieren, die ggf. die Krankenhauseinweisung anordnet
- Transport organisieren
- Überleitungsbericht vorbereiten
- Unterlagen, z. B. Arztbrief, Überweisungsschein, Überleitungsbericht, elektronische Gesundheitskarte, Hilfsmittel und Medikamente mitgeben
- Tasche mit persönlichen Gegenständen, z. B. Kleidung, Toilettenartikel, Hausschuhe, packen
- Angehörige, Betreuerin und Einrichtungsleitung informieren
- Kontaktaufnahme mit dem Krankenhaus

Ambulante Versorgung

Die **ambulante Versorgung** ist ein Sonderbereich in der Gesundheitsversorgung, da in der Regel immer mehrere Berufsgruppen an der Betreuung eines pflegebedürftigen Menschen beteiligt sind. Neben den Pflegenden des ambulanten Pflegedienstes sind häufig Hausärztin, Therapeutinnen, Angehörige und Nachbarinnen involviert. Weitere Kontakte können Hospiz- und Palliativdienste, Fußpflegerin, Friseurin, Beratungsstellen, Ämter, Amtsgericht oder der Medizinische Dienst (MD) sein.

Für eine gute Zusammenarbeit sind das Schnittstellenmanagement und die Koordination der verschiedenen Bereiche besonders wichtig. Durch persönliche Kontakte wird der Informationsfluss zwischen den einzelnen Personen- und Berufsgruppen besonders sinnvoll gefördert.

Im Rahmen von Entlassungsmanagement und Pflegeüberleitung führen Pflegefachpersonen in der ambulanten Versorgung folgende Aufgaben durch:

- Vorgespräche mit Sozialdienst/Überleitungskraft des Krankenhauses führen
- Häuslichen Umgebung für die Entlassung der Patientin vorbereiten
- Erforderlichen Materialien, z. B. Pflegebett, Sondennahrung, Verbandmaterial organisieren bzw. bereitstellen
- Angehörigen anleiten und in Medizinprodukte einweisen
- Ansprechpartnerin sein bei Problemen
- Wartung von Medizinprodukten organisieren

Pflegeberatung durch Pflegestützpunkte

Pflegebedürftige Menschen und Angehörige haben nach dem SGB XI einen gesetzlichen Anspruch auf **Pflegeberatung** (➤ 2.4.5). Bei Pflegekassen und bei kommunalen Stellen wurden dafür **Pflegestützpunkte** eingerichtet. Sie dienen als regionale und zentrale Anlaufstellen für Betroffene und Angehörige.

Kompetente Pflegeberaterinnen (➤ 2.4.5) unterstützen dort bei der Organisation von Pflege und bieten umfassende, unabhängige Auskunft und Beratung. Des Weiteren übernehmen Pflegestützpunkte auch Aufgaben in der Koordination und Vernetzung von Versorgungsangeboten. Auf diese Weise können sie Überleitung und Entlassungsmanagement unterstützen und der Schnittstellenproblematik vorbeugen.

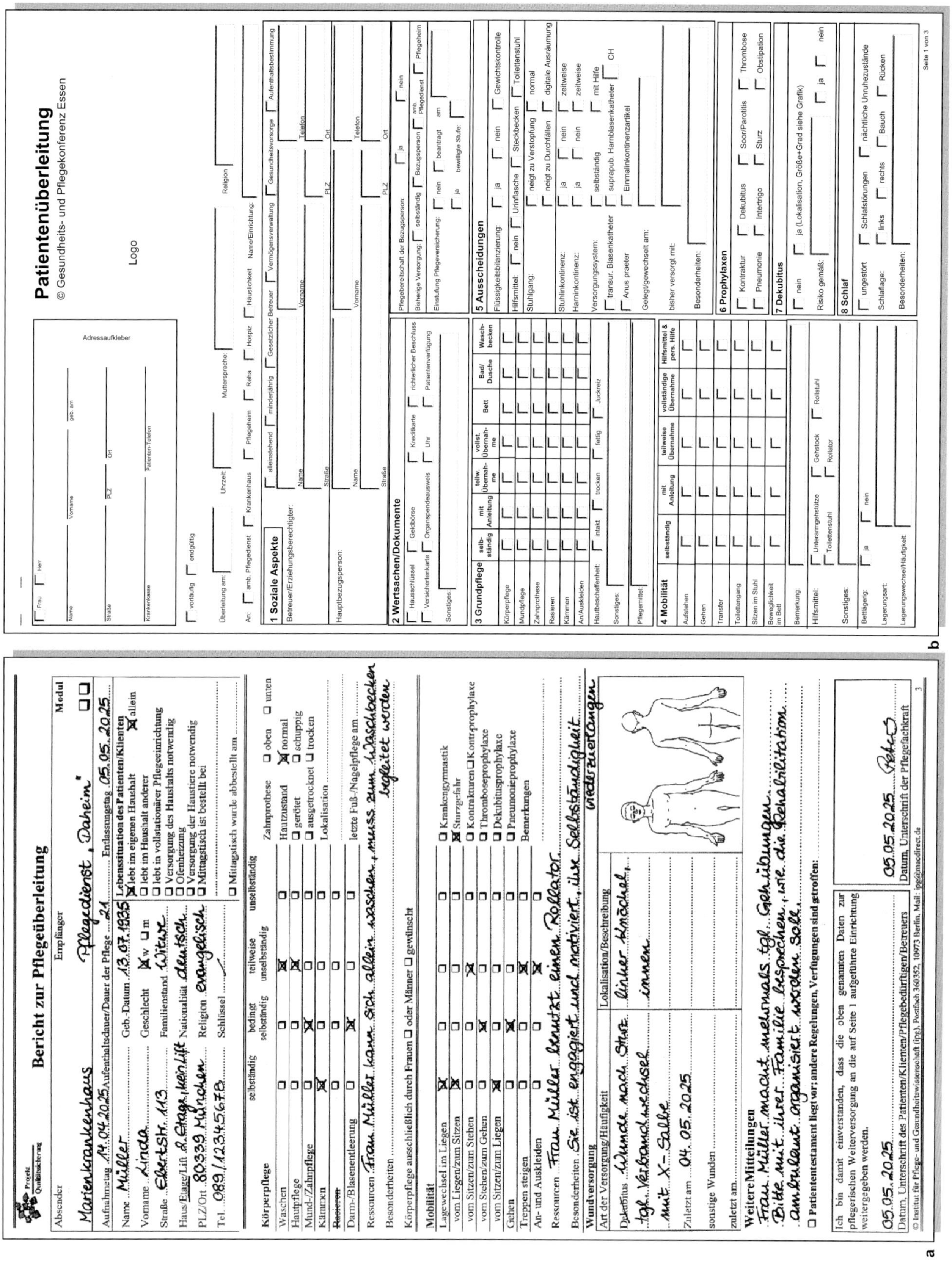

Abb. 6.6 Beispiele für Pflegeüberleitungsbögen: a) Pflegeüberleitungsbogen eines Krankenhauses [T221, M672], b+c) Vorder- und Rückseite eines Pflegeüberleitungsbogens einer Altenpflegeeinrichtung. [W861]

Name **Vorname**

Geb.-Datum

9 Ernährung

☐ selbständig ☐ braucht Anregung ☐ braucht Hilfe
☐ Schluckstörung ☐ mundgerechte Zubereitung ☐ vollständige Hilfe

Letzte Mahlzeit:

Sondenkost: ☐ ja ☐ nein

Sondentyp: Sonde gelegt am:

Verabreichung per: ☐ Ernährungspumpe ☐ Schwerkraft ☐ Spritze

tägliche Menge Sondenkost: ml Tee: ml

tägliche Kalorienzufuhr: kcal

Orale Ernährung zusätzlich: ☐ ja ☐ nein

tägliche BE: tägliche Trinkmenge ml BMI:

☐ Parenterale Ernährung ☐ Nahrungskarenz
☐ Trinkverhalten selbständig ☐ Anhalten zum Trinken

10 Spezielle Aspekte

MRE: ☐ nein ☐ ja/Anlage ☐ nicht untersucht

Palliativpflege: ☐ nein ☐ ja

Allergien: ☐ nein ☐ ja Allergiepaß vorhanden ☐

Art:

Pilzinfektion: ☐ nein ☐ ja, (Lokalisation siehe Grafik)

Wunden: z.B. OP-Wunden, Ulcus cruris ☐ nein ☐ ja, (Lokalisation siehe Grafik)

Wundschmerz: ☐ nein ☐ ja

Herzschrittmacher ☐ nein ☐ ja Letzte Kontrolle am:

11 Bewusstseinslage

☐ wach/ansprechbar ☐ soporös ☐ komatös ☐ somnolent

Kommunikation	ohne Einschränkung	mit Einschränkung	zeitweise eingeschränkt
Sprache	☐	☐	☐
Sprachverständnis	☐	☐	☐
Gehör	☐	☐	☐
Sehen	☐	☐	☐
Schrift	☐	☐	☐

Orientierung/ Psyche	ja	nein	zeitweise
Zeitlich	☐	☐	☐
Persönlich	☐	☐	☐
Örtlich	☐	☐	☐
Situativ	☐	☐	☐
Weglauftendenz	☐	☐	☐

12 Atmung

☐ unauffällig ☐ kardialer Stau ☐ Schmerzen
☐ Husten ☐ Verschleimung ☐ Auswurf
☐ Rauchen ☐ Asthma ☐

☐ Tracheostoma ☐ Silberkanüle ☐ Silikonkanüle

☐ Absaugen Kanülengröße:

Kanülenart:

13 Spezielle Überwachung

☐ Blutdruck ☐ Port ☐ Einfuhr
☐ Atmung ☐ Puls ☐ Ausfuhr
☐ Schmerz ☐ Temperatur ☐ Gewicht

14 Therapien

☐ Physiotherapie ☐ Ergotherapie ☐ Logopädie

15 Schulung

Art der Anleitung:

Wer wurde geschult:

16 Medikamente

Einnahme: ☐ selbständig ☐ Bereitstellen der Tagesration ☐ Überwachung der Einnahme letzte Medikation: Uhrzeit

Injektion: ☐ selbständig ☐ mit Anleitung ☐ vollständige Übernahme Marcumarpass ☐ nein ☐ ja

Insulinverabreichung per: ☐ Pen ☐ Spritze ☐ Insulinpumpe

Blutzuckerkontrollen : ☐ morgens ☐ mittags ☐ abends Häufigkeit: ☐ x täglich ☐ x wöchentlich

17 Mitgegebene Unterlagen

☐ Labor ☐ Vorberichte ☐ Bilder ☐ Arztbrief ☐ Medi-Plan ☐ Sonstiges (z.B. Anlage MRE)

☐ Der Überleitungsbogen wurde der Patientin / dem Patienten mitgegeben. Patientin / Patient übergibt die Unterlagen persönlich.

18 Bisherige Versorgung/Bemerkung/Besonderheiten:

Integrierte Versorgung

19 Lokalisation / Grad / Größe / Materialempfehlung:

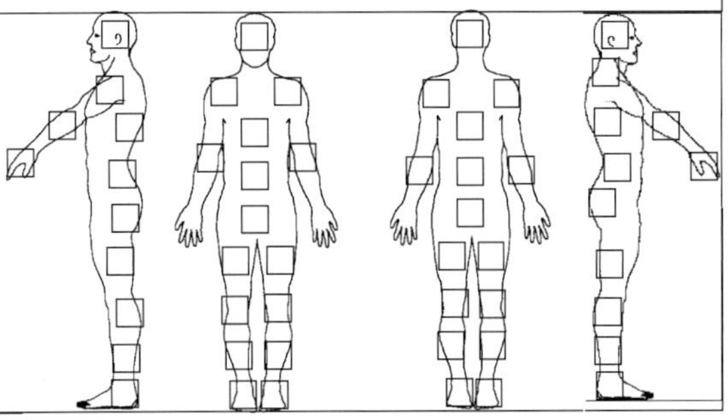

Stand: 29.10.2012

Telefon-Nummer Datum Name/Unterschrift der Pflegefachkraft

Seite 2 von 3

c

Abb. 6.6 *(Forts.)* Beispiele für Pflegeüberleitungsbögen: a) Pflegeüberleitungsbogen eines Krankenhauses [T221, M672], b+c) Vorder- und Rückseite eines Pflegeüberleitungsbogens einer Altenpflegeeinrichtung. [W861]

6.2.2 Expertenstandard Entlassungsmanagement in der Pflege

Der **Expertenstandard Entlassungsmanagement in der Pflege** wurde für Krankenhäuser erstellt und scheint auch bei Entlassungen aus Fach- und Rehakliniken sowie der Kurzzeitpflege sinnvoll. Er gilt als wissenschaftlich fundierte und praxiserprobte Grundlage für den Aufbau eines systematischen und strukturierten Entlassungsmanagements. Die Kernaussagen des Expertenstandards sind in einer Tabelle auf den Ebenen Struktur, Prozess und Ergebnisse dargestellt. [6]

Der Aufbau des Standards ist an die Stufen des Pflegeprozesses angepasst. Das heißt, dass die Umsetzung des Entlassungsmanagements anhand eines Prozesses mit den bekannten vier Schritten abläuft: Assessment, Planung, Durchführung und Evaluation. [6] Innerhalb des Prozesses definiert der Expertenstandard für das Entlassungsmanagement sechs Schritte bzw. Hauptaufgaben:

1. Kriteriengeleitete Einschätzung des poststationären Unterstützungsbedarfs
2. Entwicklung einer individuellen Entlassungsplanung
3. Information, Beratung und Schulung von Patientin und Angehörigen zur Vermittlung von Wissen und Fähigkeiten für die poststationäre Versorgung
4. Abstimmung des Entlassungstermins mit Patientin, Angehörigen und weiterversorgenden Einrichtungen
5. Überprüfung der Entlassungsplanung spätestens 24 Std. vor der Entlassung
6. Auswertung des Entlassungsprozesses durch Kontaktaufnahmen mit Patientin, Angehörigen oder der weiterversorgenden Einrichtung innerhalb von 48–72 Std.

Assessment: kriteriengeleitete Einschätzung

Im Rahmen des **Assessments** schätzen Pflegefachpersonen den Pflege- und Unterstützungsbedarf von Patientinnen ein. Das Assessment besteht dabei aus zwei Teilen:

- Initiales Assessment (Ersteinschätzung)
- Differenziertes Assessment (Umfassende Informationssammlung)

Initiales Assessment

Das **initiale Assessment** ist eine **kriteriengeleitete Ersteinschätzung,** die bei allen im Krankenhaus aufgenommenen Patientinnen durchgeführt wird. Ziel ist es, die Patientinnen zu identifizieren, die voraussichtlich Unterstützungsbedarf nach der Entlassung benötigen. Durch dieses Assessment kann bei Patientinnen mit einem erhöhten poststationären Versorgungsrisiko oder erwartbarem Unterstützungsbedarf eine individuelle Entlassungsplanung frühzeitig angebahnt werden.

Die Ersteinschätzung soll innerhalb von 24 Std. nach der Krankenhausaufnahme stattfinden und im weiteren Verlauf überprüft und ggf. aktualisiert werden. Sie wird von Pflegenden im Rahmen der Pflegeanamnese (➤ 7.1.2) durchgeführt und folgt festgelegten Fragen, z. B. nach sozialer Situation und Wohnumgebung.

Differenziertes Assessment

Das **differenzierte Assessment** ist eine umfassende Informationssammlung. Sie wird nur bei Patientinnen durchgeführt, bei deren Ersteinschätzung ein erhöhtes poststationäres Versorgungsrisiko oder Unterstützungsbedarf identifiziert wurde. Ziel ist es, deren Probleme zu erkennen und den konkreten Bedarf des Patienten und seiner Angehörigen zu ermitteln.

Entwicklung einer individuellen Entlassungsplanung

Im zweiten Arbeitsschritt erfolgt eine **individuelle Entlassungsplanung.** Grundlage hierfür ist das vorangegangene Assessment. Die Pflegenden überlegen gemeinsam mit der Patientin, den Angehörigen und beteiligten Berufsgruppen, mit welchen Maßnahmen ein komplikationsloser Übergang zur Versorgung nach der Entlassung gewährleistet werden kann. In die Maßnahmenplanung werden einerseits Unterstützungsangebote mit aufgenommen, die Patientin und Angehörige während des Krankenhausaufenthalts auf die Entlassung vorbereiten, z. B. Beratungsgespräche durch Sozialarbeiterinnen, Übungen mit Physiotherapeutinnen oder Anleitungen zu pflegerischen Tätigkeiten durch Pflegende. Andererseits umfasst die Maßnahmenplanung auch Vorbereitungen für die Situation nach der Entlassung. Dazu werden Maßnahmen geplant, wie z. B. die Kontaktaufnahme mit einem Pflegeheim, die Ausstattung der häuslichen Umgebung mit Hilfsmitteln oder das Beantragen eines Pflegegrads bei der Pflegekasse. Am Ende des Arbeitsschritts liegt eine individuelle Entlassungsplanung vor.

Durchführung

Im dritten Schritt wird die individuelle Entlassungsplanung umgesetzt. Die **Durchführung** umfasst zwei Handlungsbereiche:

- **Information, Beratung und Schulung** zur direkten Unterstützung der Patientin und ihrer Angehörigen, z. B. Pflegehilfsmittel bei Inkontinenz oder zur Mobilisation, Pflegetechniken wie das Aufstehen aus dem Bett oder das Verabreichen von Injektionen. Ziel ist es, die Kompetenzen von Patientin und Angehörigen zu erhöhen. Wissen und Fähigkeiten von Patientin und Angehörigen zur poststationären Pflegesituation stehen im Vordergrund.
- **Koordination und Kommunikation** zur Regelung der nachstationären Versorgungssituation und zur **Abstimmung des Entlassungstermins**
  - Unterstützung bei der Entscheidungsfindung, z. B. Einrichtungen, Pflegedienst, Hilfsmittel, Medizinprodukte
  - Informationsweitergabe, z. B. an Sozialdienst, Therapeutinnen
  - Organisatorische Absprachen und Terminvereinbarungen
  - Kontaktaufnahme zu nachstationären Einrichtungen oder beteiligten Berufsgruppen
  - Antragstellung, z. B. für einen Pflegegrad, Rehabilitationn
  - Angebot der direkten Pflegeübergabe vor Ort im Krankenhaus für die weiterbetreuenden Personen

Evaluation: Überprüfung des Stands der Umsetzung

Der vierte und letzte Arbeitsschritt dient zur Evaluation. Der **Stand der Umsetzung** wird zu zwei Zeitpunkten **überprüft:**

- **Regelmäßig, spätestens 24 Std. vor der Entlassung.** Überprüfung aller Vorbereitungen, um sicherzustellen, dass die Entlassungsplanung bedarfsgerecht ist. So können bestehende Lücken oder Probleme früh erkannt und die Entlassungsplanung ggf. noch angepasst werden.
- **48–72 Std. nach der Entlassung.** Überprüfung der Umsetzung durch eine Kontaktaufnahme mit der Patientin, den Angehörigen oder der neuen Versorgungseinrichtung. Eventuell kann zur Lösung unvorhergesehener Probleme beigetragen werden. [3]

6.3 Case Management

DEFINITION

Case Management *(Fallmanagement):* fallbezogene und sektorenübergreifende Arbeitsmethode zur Unterstützung von Menschen mit komplexem Versorgungsbedarf. In einem Prozess der Zusammenarbeit wird der Bedarf eingeschätzt, Versorgungsangebote und Dienstleistungen werden geplant, umgesetzt, koordiniert und überwacht mit dem Ziel, Versorgungsqualität zu fördern und effiziente Ergebnisse zu erreichen.

Case Management bietet die Möglichkeit, unterschiedliche Versorgungsanbieter aus verschiedenen Sektoren miteinander zu verbinden, Grenzen zu überwinden und eine Unterstützung an die individuelle Bedarfssituation der Patientinnen anzupassen.

Ursprünglich stammt das Konzept des Case Managements aus den USA. Im US-amerikanischen Gesundheitssystem gibt es keine Krankenversicherungspflicht und Versorgungseinrichtungen sind weniger miteinander verknüpft. Dort sollten Case-Management-Konzepte dem Einzelnen eine Hilfestellung geben, um sich im Gesundheitssystem zurechtzufinden. In Deutschland kam das Interesse für Case Management zunächst aus dem Bereich der Sozialarbeit. Unter dem Begriff *Unterstützungsmanagement* wurden Konzeptbausteine aus den USA und Großbritannien auf das deutsche Sozialsystem übertragen. Basierend auf dem Diskurs der Sozialarbeit wurde Case Management dann in den 1990er-Jahren von der Gesundheitspolitik aufgegriffen und in Modellprojekten erprobt. Eine systematische Umsetzung ist bisher nicht erfolgt. Trotzdem hat das Case Management durch die Aufnahme von Pflegeberatung in das Pflegeversicherungsgesetz an Bedeutung gewonnen. [7]

Durch die Zunahme von chronischen Erkrankungen und der Zahl älterer multimorbider Menschen in Deutschland treten vermehrt komplexe Belastungssituationen auf. Fallsituationen mit einer Kombination aus physischen, psychischen und sozialen Problemstellungen sind häufiger. Hinzu kommt, dass die Strukturen des Gesundheitssystems undurchsichtig und schwer zu erfassen sind. Vor diesem Hintergrund gilt Case Management als ein nützliches Instrument der Steuerung. Es ermöglich eine kontinuierliche Betreuung und Begleitung der Patientin im Verlauf ihrer Krankheit. Kostenintensive Krankenhauseinweisungen, -wiedereinweisungen und Komplikationen werden auf diese Weise reduziert.

6.3.1 Grundsätze und Ziele

Allen Konzepten des Case Managements liegen gemeinsame Leitgedanken zugrunde. Diese sind in folgenden **Grundsätzen und Zielen** des Case Managements zusammengefasst: [8]

- Patientenorientierung
- Ressourcenorientierung
- Versorgungskontinuität
- Effektivität und Effizienz

Patientenorientierung

Case Management dient in erster Linie zur Unterstützung der Patientin in ihrer individuellen Lebenssituation. Im Sinne eines **ganzheitlichen Menschenbilds** werden nicht nur physische, sondern auch psychische, soziale, spirituelle und kulturelle Einflussfaktoren berücksichtigt. Im Vordergrund steht die persönliche Lebenswelt der Patientin (> Abb. 6.7).

Ressourcenorientierung

Die Planung und Umsetzung aller Maßnahmen orientiert sich an den Fähigkeiten und Ressourcen der Patientin und ihrer Angehörigen. Case Management regt selbstständiges und selbstbestimmtes Handeln an mit dem Ziel, **Hilfe zur Selbsthilfe** zu leisten. Durch die Einbeziehung der Ressourcen erfahren Patientinnen ein hohes Maß an sozialer Zuwendung, Information und Beratung.

Versorgungskontinuität

Kennzeichnend für das Case Management ist es, Patientinnen über einen längeren Zeitraum, bei Übergängen und Krisen oder über den gesamten Krankheitsverlauf hinweg zu begleiten. Ein verlässliches Versorgungskonzept wird aufgebaut. Dadurch entsteht eine

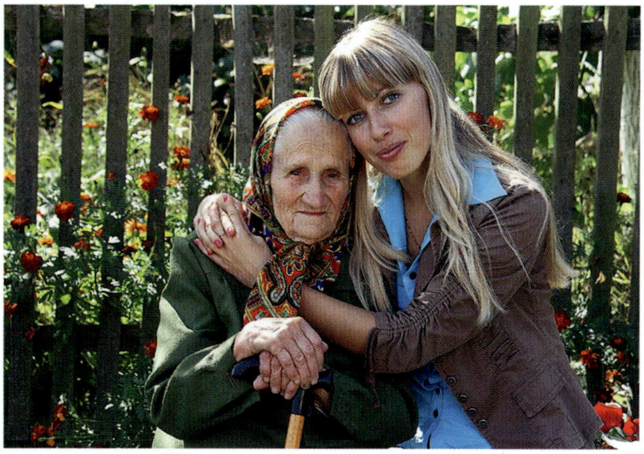

Abb. 6.7 Versorgung nach Maß. Die Maßnahmen im Rahmen des Case Managements werden an die individuelle Lebenswelt der Patientin angepasst. [J787]

6

Vernetzung von Hilfsangeboten aus unterschiedlichen Sektoren, Organisationen und Berufsgruppen.

Effektivität und Effizienz

Die bessere Nutzung von vorhandenen Ressourcen und die regelmäßige Überprüfung der Umsetzung ermöglichen eine individuelle Versorgung und ein frühzeitiges Erkennen von Problemen. Auf diese Weise soll insgesamt eine **wirkungsvolle und kostengünstige Betreuung** erreicht werden.

VORSICHT

Trotz einer Ausrichtung an wirtschaftlichen Kriterien und Managementkonzepten dürfen **Grundsätze wie Patientenorientierung und Hilfe zur Selbsthilfe** im Case Management nicht vernachlässigt werden!

6.3.2 Regelkreis

Der **Regelkreis** des Case Managements beschreibt die methodische Vorgehensweise mit logisch aufeinander aufbauenden Arbeitsschritten. Er ist vergleichbar mit dem Prozess des Entlassungsmanagements (➤ 6.2.2).

Die Stufen des Regelkreises sind: [9]

1. Identifikation der Patientin
2. Assessment (Bedarfserhebung)
3. Erstellung eines Versorgungsplans
4. Implementierung des Versorgungsplans
5. Monitoring der Leistungserbringung
6. Evaluation des Versorgungsplans

Konnte der Versorgungsplan umgesetzt werden, erfolgt nach der Evaluation eine **Abschlussevaluation.** Ergibt sich aus der Evaluation ein veränderter Versorgungsbedarf, so läuft der Prozess mit einem überarbeiteten Versorgungsplan erneut ab (➤ Abb. 6.8).

Im Unterschied zum Pflegeprozess ist der Regelkreis des Case Managements einrichtungsübergreifend angelegt und wird nur bei ausgewählten Patientinnen durchgeführt.

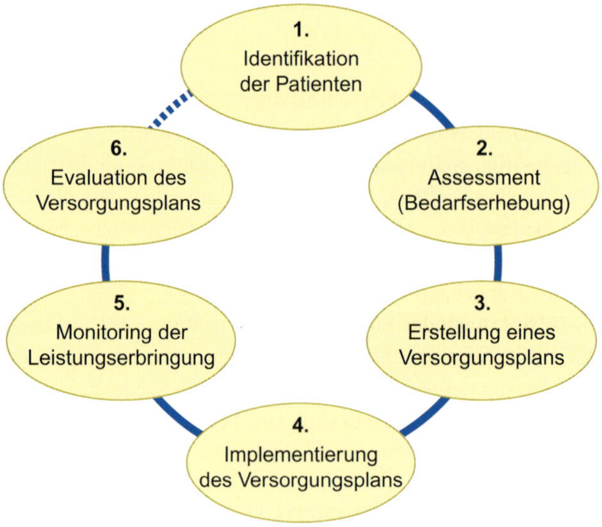

Abb. 6.8 Regelkreis des Case Managements. [L234]

6.3.3 Kernfunktionen

Case Management hat generell die Funktion, zwischen verschiedenen Leistungsanbietenden zu vermitteln und die Grenzen zwischen Versorgungsbereichen und -einrichtungen zu überbrücken. Bei genauer Betrachtung lassen sich drei **Kernfunktionen** des Case Managements unterscheiden:

- **Advocacy – anwaltschaftliche Funktion**
  - **Vertretung der Interessen** einer Patientin oder benachteiligten Menschen in schwierigen Lebenssituationen (Krankheit, Armut, Behinderung, Unfall, Arbeitslosigkeit) als „Anwalt" oder „Fürsprecher", beispielsweise gegenüber Behörden oder anderen Institutionen
  - **Zugang zu Angeboten schaffen und Ansprüche auf Leistungen sichern,** z. B. Beratung, Schulung und Hilfsmittel. Ziel: Patientin und Angehörige zu einer selbstständigen Bewältigung von Problemsituationen befähigen
- **Broker – vermittelnde Funktion**
  - **Unterstützungsangebote vermitteln** als neutrale Beratungsperson zur Entwicklung einer individuellen, optimalen Versorgungslösung
  - **Verhandlung mit Leistungsanbietern**
- **Gatekeeper – selektierende Funktion**
  - **Steuerung des Zugangs zu Versorgungsangeboten** im Hinblick auf Wirtschaftlichkeit und Nutzen. Ziel: Auswahl von geeigneten, erforderlichen Leistungen
  - **Schlüsselposition** zwischen Patientin und Versorgungssystem

6.3.4 Pflegefachpersonen als Case Manager

Die Kernfunktionen des Case Managements werden von einem **Case Manager** umgesetzt. Der Case Manager koordiniert z. B. die Versorgungsleistungen, informiert die Patientin, berät Angehörige und schafft eine Vernetzung von allen beteiligten Personen, Berufsgruppen und Einrichtungen. Er handelt autonom und trägt die Verantwortung für Ergebnisse, Ressourcenverbrauch und Kosten. Der Case Manager handelt auf drei Ebenen

- **Mikroebene:** Patientin und deren soziales Umfeld
- **Mesoebene:** Dienstleistungsorganisationen
- **Makroebene:** Gesellschaft, Gesundheitssystem

Für das Tätigkeitsfeld des Case Managers sind verschiedenste Kompetenzen erforderlich: medizinische Fachkenntnisse, pädagogische Fähigkeiten, kommunikative und soziale Kompetenzen spielen eine Rolle. Organisatorische Fertigkeiten, Verhandlungsgeschick und Sicherheit im Umgang mit Instanzen des Gesundheitssystems sind ebenfalls von Bedeutung.

Die Tätigkeit als Case Manager ist kein eigenes Berufsbild, sondern erfordert eine Zusatzqualifikation für verschiedene Gesundheitsprofessionen. In der Rolle des Case Managers sind je nach Setting Sozialarbeiterinnen, Medizinerinnen oder Pflegefachpersonen zu finden. Vor allem für die Pflege hat das Case Management zukünftig einen hohen Stellenwert, denn mit der Zunahme von pflegebedürftigen Menschen in der Gesellschaft erschließen sich im Bereich des Case Managements neue Tätigkeitsfelder für Pflegende.

6.4 Informationsmanagement

DEFINITION

Informationsmanagement: Umgang und Steuerung in Bezug auf Information und Kommunikation.

Das **Informationsmanagement** ist ein wesentlicher Bestandteil der Tätigkeit von Pflegenden, denn jeder Kontakt mit pflegebedürftigen Menschen und alle Pflegemaßnahmen erfordern Kommunikation und führen zu einem Gewinn an Informationen. Beispiele sind Informationen über den Allgemein- oder Bewusstseinszustand, Schmerzäußerungen, aktuelle Wünsche und Bedürfnisse, Fortschritte in der Genesung oder den Grad der Selbstständigkeit einer Patientin bzw. Bewohnerin.

Durch ihre Nähe und dauerhafte Präsenz bei den zu pflegenden Menschen übernehmen Pflegefachpersonen im Informationsmanagement eine Schlüsselrolle. Sie sind sowohl Ansprechpartnerinnen für Patientinnen, Bewohnerinnen und Angehörige als auch für alle an der Behandlung und Pflege beteiligten Berufsgruppen und Leistungsanbietende. Pflegende vertreten die Interessen der pflegebedürftigen Menschen, geben Informationen an andere Berufsgruppen weiter und notieren Veränderungen im Rahmen der Krankenbeobachtung.

Ein systematisches Informationsmanagement ist die Voraussetzung für das Gelingen des Pflegeprozesses. Pflegefachpersonen gewinnen Erkenntnisse mithilfe unterschiedlicher Informationsarten, Informationsquellen und Assessmentinstrumente (➢ 7.1). Wird eine Informationssammlung nur unzureichend durchgeführt, so können die daraus resultierenden Ressourcen, Probleme, Ziele und Maßnahmen nicht angemessen erfasst und geplant werden (➢ Kap. 7). **Instrumenten des Informationsmanagements** sind:

- Übergabe
- Pflegevisite
- Arztvisite
- Fallbesprechung
- Pflegestandards
- Pflegedokumentation

6.4.1 Mündliche Instrumente

Übergabe

Die mündliche **Übergabe** der Pflegenden an die Teamkollegen der folgenden Schicht gewährleistet die Weitergabe von aktuellen Informationen, z. B. Therapieveränderungen, Untersuchungen, veränderte Selbstpflegefähigkeit oder Termine. Die Übergabe unterstützt die schriftliche Dokumentation in Patientenakte, Pflegebericht und Durchführungsnachweis. Findet die Übergabe am Bett der Patientin statt, kann diese direkt miteinbezogen werden.

Pflegevisite

Die **Pflegevisite** ist ein regelmäßig stattfindendes Gespräch zwischen der betreuenden Pflegefachperson und der Pflegebedürftigen. Inhalte des Gesprächs sind pflegerische Problemstellungen und geplante Maßnahmen. Andere Personen wie Ärztinnen, Stationsleitung oder Therapeutinnen können hinzugezogen werden. Die pflegebedürftige Person wird in der Pflegevisite als aktive Beteiligte in die Pflege miteinbezogen. Ziel ist es, Pflegeprobleme richtig zu erfassen, Fragen zu klären und den Pflegeprozess zu evaluieren. Häufig werden alle Informationen anhand einer Checkliste zusammengetragen. Die Pflegevisite gilt als Instrument zur Qualitätskontrolle (➢ 6.5.2) in der Pflege. Beispiele für relevante Themen bei der Pflegevisite sind:

- Situation und Befinden des pflegebedürftigen Menschen
- Fragen, Wünsche und Bedürfnisse der Pflegebedürftigen und ihrer Angehörigen
- Überprüfen der Pflegedokumentation
- Überprüfen von vorhandenen Versorgungsstrukturen und Geräten

Arztvisite

Die **Arztvisite** dient zum Austausch zwischen Patientin, Ärztin, Pflegefachperson und anderen beteiligten Berufsgruppen (➢ Abb. 6.9). Im Vordergrund steht dabei die Therapie, die an aktuelle Gegebenheiten und Problemstellungen angepasst wird. Fragen vonseiten der Patientin werden geklärt und das weitere Vorgehen besprochen.

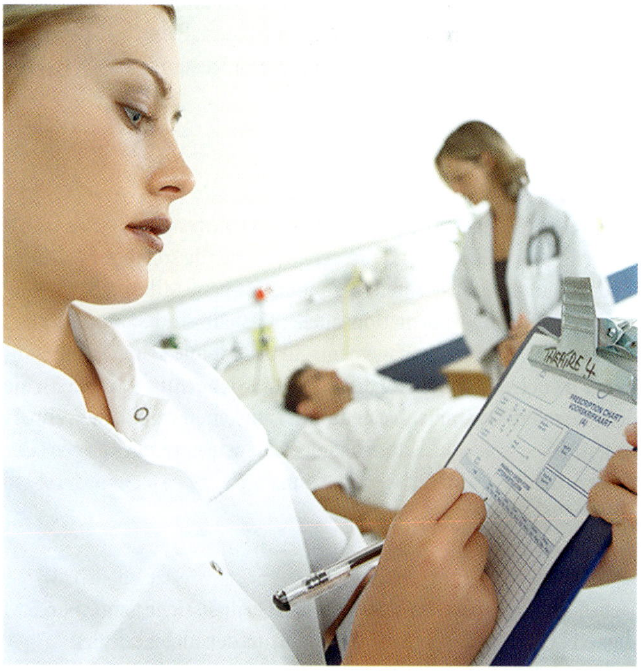

Abb. 6.9 Die bei der Arztvisite zwischen Ärztin, Patient und zuständiger Pflegefachperson ausgetauschten Informationen werden unmittelbar notiert, ebenso wie die in diesem Zusammenhang angeordneten weiteren Diagnose- und Therapieschritte. [J787]

Fallbesprechung

Die **Fallbesprechung** kommt bei besonders komplexen Pflege-, Krankheits- oder Versorgungssituationen zur Anwendung. Bei einem Treffen der verschiedenen Professionen (Pflegende, Ärztinnen, Therapeutinnen) wird die Gesamtsituation der Patientin vorgestellt. Ebenso fließt die Sicht der Betroffenen selbst mit ein. Dieser Überblick über alle notwendigen Fakten soll helfen, die Situation zu verstehen und zu bewerten, um daraus im Team entsprechende Handlungsschritte ableiten zu können. In den Bereichen Altenpflege, Psychiatrie oder Palliative Care (➤ Kap. 25) ist die Fallbesprechung ein fester Bestandteil der pflegerischen Arbeit. Die Fallbesprechung dient der Verbesserung des Pflegeergebnisses und ist somit ein wichtiges Instrument des Qualitätsmanagements (➤ 6.5.2).

6.4.2 Pflegestandards

DEFINITION

Pflegestandard, Pflegeleitlinie: festgelegte Norm für die Pflegequalität, nach Definition der WHO *„erreichbares und professionell abgestimmtes Leistungsniveau"*. [10]

Pflegestandards (➤ Abb. 6.10) sind sowohl in Krankenhäusern als auch in Pflegeeinrichtungen zu finden. Sie können sich auf pflegespezifische Tätigkeiten (z. B. Dekubitusprophylaxe, Verbandwechsel), Abläufe (z. B. OP-Vorbereitung, Notfallsituationen, Entlassung) oder organisatorische Themen (z. B. Einarbeitung) beziehen und geben Antwort auf folgende Fragestellungen:

- Wer führt die Tätigkeit aus?
- Wann wird die Tätigkeit ausgeführt (Zeitraum, Zeitpunkt)?
- Wie wird die Tätigkeit durchgeführt (Materialien, Techniken)?
- Was ist das Ergebnis der Maßnahme (Endzustand, Messwert)?

Ziele

Ein **Ziel der Pflegestandards** ist es, durch eine festgelegte Norm Orientierung für Mitarbeitende zu geben. Pflegende sollen ihr Handeln an den Standards ausrichten. Besonders für neue Mitarbeitende sind sie eine hilfreiche Informationsquelle. Deshalb sind Standards auch Teil des Informationsmanagements. In erster Linie gelten Pflegestandards jedoch als ein **Mittel der Qualitätssicherung** (➤ 6.5.3). Sie definieren ein Qualitätsniveau für die Tätigkeiten von Pflegefachpersonen, das sowohl von Mitarbeitenden als auch von Angehörigen oder Kostenträgern überprüft werden kann.

Merkmale

Damit Standards als Mittel der internen Qualitätssicherung (➤ 6.5.3) dienen können, müssen sie folgende Anforderungen erfüllen:

- **Eindeutige Formulierung.** Ein Standard muss so formuliert sein, dass sowohl die Tätigkeit als auch das Ergebnis der Maßnahme für alle Pflegenden klar definiert ist.
- **Umsetzbarkeit.** Ein Standard muss für die Anwendung in der Pflegepraxis geeignet sein. Er soll sowohl der Pflegefachperson als auch dem pflegebedürftigen Menschen nützen.
- **Möglichkeit der Erfolgskontrolle.** Ein Standard muss ein Leistungsergebnis vorgeben, sodass von außen überprüft und bewertet werden kann, ob das Ziel des Standards erreicht wurde.
- **Aktualität und Wissenschaftlichkeit.** Ein Standard muss sich an den aktuellen wissenschaftlichen Erkenntnissen orientieren.
- **Verbindlichkeit.** Ein Standard gilt als Dienstanweisung. Das heißt, er ist für alle Mitarbeitenden gültig und muss umgesetzt werden. Eine Abweichung vom Standard ist nur in begründeten Fällen möglich und muss dokumentiert werden.

Expertenstandards

Pflegewissenschaft und Evidence-based Nursing ➤ Kap. 8

Expertenstandards bilden ein deutschlandweites Qualitätsniveau für die Pflege. Sie werden vom *Deutschen Netzwerk für Qualitätsentwicklung in der Pflege (DNQP)* entwickelt. An der Erarbeitung der Expertenstandards sind Vertreter der Pflegewissenschaft und Pflegeexperten aus der Praxis beteiligt. Die Erstellung folgt einer international einheitlichen Vorgehensweise. Expertenstandards spiegeln den aktuellen Stand der Wissenschaft wider und werden in regelmäßigen Abständen aktualisiert. Sie stellen deshalb eine einrichtungsübergreifende, verbindliche Grundlage für Pflege dar und können bei juristischen Fragestellungen als Qualitätsnorm herangezogen werden. [11], [12]

Aufbau eines Expertenstandards

Der **Aufbau aller Expertenstandards** folgt einem einheitlichen Schema.

1. Entwicklung und Konsentierung

Vorgehensweise und Entstehungsprozess des Expertenstandards oder dessen Aktualisierung.

2. Expertenstandard

Expertinnenarbeitsgruppe: Informationen zu den Mitwirkenden.

Präambel: Einführung oder Vorwort zum Expertenstandard mit Hintergrundinformationen zum Kontext, z. B. Zielsetzungen, Voraussetzungen für die Anwendung, Literaturgrundlage und Stand der Forschung.

Tabelle „Expertenstandard": das eigentliche Kernelement des Expertenstandards. Auf einer Seite sind in einer knappen Übersicht die zentralen Aussagen des Standards zusammengefasst.

- Zielsetzung und Begründung des Expertenstandards
- Tabelle mit Strukturkriterien, Prozesskriterien und Ergebniskriterien basierend auf den Qualitätsdimensionen (➤ Tab. 6.3). Jeder Arbeitsschritt wird entsprechend der drei Aspekte gegliedert
  - *Strukturkriterien (S):* Voraussetzungen zu Einrichtung und Personal, z. B. Fähigkeiten und Kompetenzen der Pflegekraft, Material, Assessments, Dokumentation, Schulungsunterlagen

Pflegestandard
Verbandwechsel am zentralen Venenkatheter

Mögliche Probleme	Ziele
Infektion der Einstichstelle, z. B. bei durchgeblutetem oder lockerem Verband	Reizlose Einstichstelle
Eingeschränkte Mobilität durch ZVK, z. B. Angst vor „Schläuchen"	Patient ist über den Umgang mit dem Infusionssystem aufgeklärt Patient bewegt sich sicher und angstfrei
Hautschädigung durch Druckstellen oder Pflasterallergie	Intakte Haut
Schädigung der Vene durch mechanische Reizung/Bewegung des Katheters im Gefäß, z. B. bei unzureichender Fixierung des Katheters	Sichere Fixierung des Katheters ohne Zug oder Druck auf Katheter oder Infusionssystem

Maßnahme: Verbandwechsel

Häufigkeit:
- Verbandkontrolle pro Schicht; Palpation der Punktionsstelle durch den Verband bzw. Inspizieren der Punktionsstelle bei Folienverband
- Verbandwechsel alle 72 Stunden bei Gazeverband, bei Folienverband nach Herstellerangabe
- Sofortiger VW bei durchgeblutetem, verschmutztem oder lockerem Verband

Material:
- Hautdesinfektionsmittel
- Händedesinfektionsmittel
- 3 unsterile Handschuhe
- 1 steriles Pflaster für ZVK oder Folienverband
- Pflasterstreifen zur Fixierung
- Sterile Kugeltupfer und steriler einzelverpackter Handschuh, alternativ Pinzette ODER sterile Watteträger
- Abwurf
- Stift zur Beschriftung

Vorbereitung:
- Informationen zum ZVK einholen (Lokalisation, Liegedauer, Besonderheiten)
- Patient informieren über Maßnahme und Umgang mit ZVK
- Bequeme Lagerung des Patienten möglichst in sitzender Position, Kopf zur Seite oder Arm gestreckt
- Material bereitlegen
- Beschriftung des Pflasters mit Datum

Entfernen des Verbands:
- Hygienische Händedesinfektion
- Pflasterfixierung oberhalb des Verbands
- Unsterilen Handschuh anziehen
- Alten Verband ablösen und mit Handschuh entsorgen
- Hygienische Händedesinfektion

Inspektion der Einstichstelle:
- Rötung?
- Sekret/Blut neben der Einstichstelle?
- Hautzustand der Umgebungshaut?

Durchführung bei reizloser Einstichstelle
- Einstichstelle mit Hautdesinfektionslösung einsprühen und trocknen lassen
- Ggf. Pflasterreste entfernen

Reinigung bei verschmutzter Einstichstelle (z. B. Blutkrusten)
- Einstichstelle mit Hautdesinfektionsmittel einsprühen, einwirken lassen und erneut einsprühen
- Unsterile Handschuhe anziehen
- Reinigung der Umgebung der Einstichstelle mit sterilen Tupfern und Pinzette ODER mit sterilen Watteträgern, Wischrichtung nach außen, pro Tupfer nur einmal wischen, dann abwerfen
- Einstichstelle erneut mit Hautdesinfektionsmittel einsprühen und trocknen lassen

Anlegen des neuen Verbands
- Katheter unterpolstern
- Steriles Pflaster bzw. Folienverband aufbringen

Dokumentation
- Handzeichen für Durchführung
- Ergebnisse der Wundbeobachtung

Abb. 6.10 Beispiel für einen Pflegestandard. [L143]

  - *Prozesskriterien (P):* Informationen zur Durchführung und Umsetzung der Maßnahmen, z. B. Identifikation risikogefährdeter Patientinnen, Beratung und Schulung, Planung von Maßnahmen
  - *Ergebniskriterien (E):* messbares Ergebnis der Maßnahmen
- Kommentierung der Standardkriterien: ausführliche Erklärungen zu den Aussagen in der Tabelle

3. Literaturstudie/Literaturanalyse
Umfassende Fachinformationen, methodische Vorgehensweise und Literaturauswahl zum Expertenstandard.

4. Audit-Instrument
Audit-Instrumente (> ➤ 6.5.3) zur Überprüfung der erfolgreichen Implementierung des Expertenstandards in der Einrichtung.

5. Modellhafte Implementierung
Konzepte, Evaluation und Ergebnisse der modellhaften Implementierung in etwa 30 unterschiedlichen Einrichtungen im Gesundheitswesens.

Bisher veröffentlichte Expertenstandards (Stand: Dezember 2024)

- Dekubitusprophylaxe in der Pflege, 2. Aktualisierung 2017
- Entlassungsmanagement in der Pflege, 2. Aktualisierung 2019
- Ernährungsmanagement zur Sicherung und Förderung der oralen Ernährung in der Pflege, 1. Aktualisierung 2017
- Pflege von Menschen mit chronischen Wunden, 1. Aktualisierung 2015 (in Überarbeitung seit Herbst 2023)
- Schmerzmanagement in der Pflege, Aktualisierung 2020 (Zusammenführung des Expertenstandard Schmerzmanagement bei akuten Schmerzen und des Expertenstandard Schmerzmanagement bei chronischen Schmerzen)
- Sturzprophylaxe in der Pflege, 2. Aktualisierung 2022
- Kontinenzförderung in der Pflege, 2. Aktualisierung 2024; die Stuhlinkontinenz wurde neu aufgenommen
- Erhaltung und Förderung der Mobilität, 1. Aktualisierung 2020 (entwickelt und aktualisiert nach §113a SGB XI) [13], [14]
- Förderung der physiologischen Geburt, Veröffentlichung 2014; in Zusammenarbeit mit dem Verbund Hebammenforschung. Zur Zeit nicht erhältlich, Überarbeitung ab 2020 erforderlich
- Beziehungsgestaltung in der Pflege von Menschen mit Demenz, Veröffentlichung 2019 (in Überarbeitung seit Ende 2024)
- Förderung der Mundgesundheit in der Pflege, Veröffentlichung 2023; in Zusammenarbeit mit der Bundeszahnärztekammer, der Deutschen Gesellschaft für Alterszahnmedizin und der Arbeitsgemeinschaft Zahnmedizin für Menschen mit Behinderung oder besonderem medizinischen Unterstützungsbedarf
- Erhaltung und Förderung der Hautintegrität in der Pflege, 2024

Themenauswahl der Expertenstandards

Die Auswahl der **Themen für einen Expertenstandard** basiert auf folgenden Kriterien:

- Hohe Relevanz eines Themas für alle Pflegesettings
- Häufiges Auftreten eines pflegerischen Problems, meist begründet durch eine zunehmend alternde Bevölkerung (demografischer Wandel)
- Die Vermeidung, Verbesserung oder das Beheben des pflegerischen Problems ist durch pflegerische Interventionen möglich und wissenschaftlich belegt

Umsetzung der Expertenstandards in der Pflegepraxis

Die Expertenstandards sind so allgemein gestaltet, dass sie in allen Pflegesettings angewendet werden können. Sie gelten für Akut- und Langzeitpflege sowie für stationäre und ambulante Pflege. Die Gegebenheiten im direkten Pflegealltag sind je nach Pflegesetting und Einrichtung jedoch häufig sehr unterschiedlich. Deshalb muss jeder Expertenstandard für die Anwendung in der täglichen pflegerischen Arbeit angepasst werden. In Arbeitsgruppen oder speziellen Stabsstellen werden für die Expertenstandards entsprechende **Verfahrensanweisungen (VA)** oder **Regelungen zur Umsetzung** erarbeitet. Für die pflegerische Arbeit in der jeweiligen Einrichtung sind diese Verfahrensanweisungen entscheidend und bindend. Eine Verfahrensanweisung legt u. a. fest, wer welche Aufgabe, zu welchem Zeitpunkt, wie oft übernimmt und welche Dokumente dazu erforderlich sind (z. B. Anamnesebogen, Informationsmaterial für Patientinnen ➤ Tab. 6.1).

6.4.3 Pflegedokumentation

Pflegeprozess ➤ Kap. 7

DEFINITION
Pflegedokumentation: systematische, schriftliche Datensammlung zur Sicherung eines lückenlosen Informationsflusses; Teil der prozessorientierten Pflegeplanung.

Das wichtigste Instrument des Informationsmanagements in der Pflege ist die **Pflegedokumentation.** Durch die schriftliche Fixierung können Informationen aller Beteiligten zusammengetragen werden. Auf diese Weise stehen sämtliche Informationen jedem Teammitglied schnell und gesammelt zur Verfügung. Dokumentiert werden Beobachtungen und direkte Äußerungen, Messwerte, Untersuchungsbefunde, ärztliche Anordnungen, Therapien und durchgeführte (Pflege-)Maßnahmen. Das Dokumentationssystem ermöglicht eine übersichtliche Ordnung und die Nachprüfbarkeit aller Informationen.

Ziele

Die Pflegedokumentation hat verschiedene **Zielsetzungen:**

- **Informationsmanagement und lückenloser Informationsfluss.** Die Pflegedokumentation ist ein zentrales Arbeits- und Kommunikationsmittel. Sie umfasst alle wesentlichen Informationen und ist eine Arbeitsgrundlage für die an der Betreuung eines pflegebedürftigen Menschen beteiligten Personen. Die Pflegedokumentation unterstützt die Planung und Organisation der Pflege.

Tab. 6.1 Beispiel einer Verfahrensanweisung zum Expertenstandard Sturzprophylaxe eines ambulanten Pflegedienstes. [15]

	Strukturkriterien	Prozesskriterien	Ergebniskriterien
Auszug Ebene 1 aus **Expertenstandard Sturzprophylaxe in der Pflege**	**S1 Die Pflegefachkraft** verfügt über die Kompetenz zur Einschätzung eines Sturzrisikos.	**P1a Die Pflegefachkraft** identifiziert unmittelbar zu Beginn des pflegerischen Auftrags mittels eines Screenings systematisch das Sturzrisiko aller Menschen mit Pflegebedarf. Kann ein Sturzrisiko nicht ausgeschlossen werden, erfasst sie mittels einer vertieften Einschätzung systematisch die individuellen personen-, medikamenten- und umgebungsbezogenen Sturzrisikofaktoren. **P1b Die Pflegefachkraft** überprüft die Einschätzung des Sturzrisikos bei Veränderungen der Pflegesituation, nach einem Sturz und in individuell festzulegenden Zeitabständen.	**E1** Eine aktuelle, systematische Erfassung des individuellen Sturzrisikos liegt vor.
Auszug Ebene 1 aus **Verfahrensanweisung zum Expertenstandard Sturzprophylaxe in der Pflege**	**S1** • Alle 4 Jahre findet eine Fortbildung zum Thema Sturzprophylaxe in der Pflege statt. • Bei Aktualisierung des Expertenstandards findet eine Fortbildung statt. • Auf Wunsch der Pflegenden findet eine Fortbildung statt. • Jede Pflegefachperson trägt die Verantwortung, ihr Wissen zum Thema stetig zu aktualisieren. • Der aktuelle Expertenstandard einschl. Kommentierungen ist im Büro für alle Pflegenden zugänglich. • Pflegefachpersonen, die mit Patientinnen über Sturzrisiken und Interventionen sprechen, berücksichtigen deren Selbstbestimmungsrecht. Sie bieten Beratung und Schulung an, respektieren aber auch, wenn Patientinnen und deren Angehörigen keine Veränderung möchten.	**P1** • Die aufnehmende Pflegedienstleitung oder die zukünftige Bezugspflegekraft (Pflegefachperson) schätzt die Bewegungsfähigkeit im ersten Aufnahmegespräch ein und erkennt dabei, ob eine Sturzgefährdung vorliegt oder nicht. Im zweiten Aufnahmegespräch führt sie eine differenzierte Einschätzung der Sturzrisikofaktoren anhand des Dokuments „Einschätzung Sturzrisikofaktoren und Beratungsbogen bei Sturzgefährdung" durch. • Angehörige werden auf Wunsch der Patientin miteinbezogen. • Die Pflegefachperson führt eine Wohnungsbegehung gemeinsam mit Patientin und Angehörigen durch, sofern die Patientin innerhalb der Wohnung mobil ist. Bei Bedarf werden auch Garten, Terrasse u. Ä. auf Sturzrisikofaktoren hin untersucht. • Die Pflegefachperson wiederholt die Einschätzung, wenn sich der Gesundheitszustand bzw. die Pflegesituation der Patientin signifikant ändert, nach einem Krankenhaus-, Kurzpflegeaufenthalt oder nach einem Sturz. Wird ein neues Medikament angeordnet, überprüft sie, ob dieses ein Risikofaktor für die sichere Mobilität darstellt.	**E1** • Im Pflegeanamneseblatt ist dokumentiert, ob die Patientin sturzgefährdet ist oder nicht. • Bei vorliegender Sturzgefährdung sind die individuellen Risikofaktoren differenziert erfasst. • Alle an der pflegerischen Versorgung Beteiligten kennen das Sturzrisiko.

- **Nachweis der Leistung.** Nur dokumentierte Tätigkeiten gelten als durchgeführt. Mithilfe der Pflegedokumentation sind alle durchgeführten Eingriffe, Tätigkeiten oder Messungen schriftlich belegt. Dies ist einerseits eine Bestätigung für die Pflegefachperson selbst, andererseits können Pflegenden ihre Leistungen gegenüber der Einrichtung, den pflegebedürftigen Menschen oder Angehörigen rechtfertigen.
- **Abrechnungsgrundlage.** Anhand der Pflegedokumentation können den Kranken- und Pflegekassen die pflegerischen Leistungen in Rechnung gestellt werden.
- **Erfüllung der gesetzlichen Verpflichtung.** Die Pflegedokumentation ist im Pflegeberufegesetz sowie in den Sozialgesetzbüchern (SGB V, SGB XI) und in den Heimgesetzen der Bundesländer verankert. Die Einrichtung kommt somit einer gesetzlichen Verpflichtung nach.
- **Haftungsrechtliches Beweismittel.** Eine Pflegefachperson kann die ausgeführten pflegerischen Maßnahmen und ihre Durchführungsverantwortung mithilfe der Pflegedokumentation nachweisen. Bei Schadensersatzklagen oder rechtlichen Auseinandersetzungen dient die Pflegedokumentation als Beweismittel. Ist die Dokumentation jedoch mangelhaft, so kommt es zur **Beweislastumkehr.** Dies bedeutet, dass die Einrichtung nachweisen muss, dass die Maßnahmen korrekt durchgeführt wurden.
- **Instrument der Qualitätsentwicklung und -sicherung.** Die Pflegedokumentation hat eine zentrale Bedeutung für das Qualitätsmanagement einer Einrichtung (➤ 6.5). Die Überprüfung der Pflegequalität erfolgt oft anhand der Dokumentation. Zur Entwicklung und Verbesserung der Pflege gehört immer auch die Optimierung der Pflegedokumentation.
- **Professionalisierungsmerkmal.** Mit der Pflegedokumentation wird professionelles Pflegehandeln sichtbar gemacht. Zudem ist die Pflegedokumentation Teil einer aktuellen, an pflegewissenschaftlichen Erkenntnissen ausgerichteten Arbeitsweise.
- **Transparenz.** Die Pflegedokumentation verschafft Klarheit über die durchgeführten pflegerischen Leistungen und liefert detaillierte Informationen über die pflegebedürftige Person. Dies kann auch als Forschungsgrundlage oder für statistische Auswertungen genutzt werden.

Anforderungskriterien

Damit die Pflegedokumentation die oben genannten Ziele erreicht, muss sie **bestimmte Kriterien** erfüllen. Diese müssen bei der Durchführung der Pflegedokumentation stets beachtet werden.

Datenschutz und Aufbewahrung

Schweigepflicht ➢ 9.1.5

Die Pflegedokumentation unterliegt dem **Datenschutz** und darf nur für Personal zugänglich sein, das mit dem jeweiligen pflegebedürftigen Menschen arbeitet. Sie muss verschlossen oder sicher im Dienstzimmer aufbewahrt werden. Dokumentationsmappen dürfen beispielsweise nicht offen auf der Station herumliegen. Einzelne Dokumentationsblätter, z. B. Bewegungspläne, dürfen mit einem Deckblatt geschützt in der direkten Umgebung des Patienten belassen werden.

Der pflegebedürftigen Person selbst ist jederzeit Einsicht in die Dokumentation zu gewähren (Ausnahme: psychiatrische Pflege). In der ambulanten Pflege soll die Pflegedokumentation im Haushalt der zu Pflegenden bleiben.

Authentizität und Urkundenstatus

Die Pflegedokumentation gilt als Urkunde, d. h., die Authentizität (Echtheit) muss gewährleistet sein. Für Eintragungen in das Dokumentationssystem bedeutet das:

- Alle Eintragungen enthalten **Datum, Uhrzeit und Handzeichen.**
- Eintragungen dürfen nicht ausradiert, überklebt, mit Korrekturstift übermalt oder bis zur Unkenntlichkeit durchgestrichen werden; fehlerhafte Angaben werden mit einer einzelnen Linie durchgestrichen, sodass sie lesbar bleiben.
- Eintragungen erfolgen nur mit **dokumentenechten Stiften;** die Verwendung von Bleistift oder Füller ist nicht erlaubt.
- Eintragungen müssen in **leserlicher Schrift** erfolgen.
- Die durchführende Pflegefachperson dokumentiert alle Maßnahmen **persönlich.**
- Eintragungen sind **wahrheitsgetreu** und **wertneutral.**

Sicherheit und Eindeutigkeit

Alle Informationen müssen schnell und sicher auffindbar sein. Deshalb gilt:

- Eintragungen erfolgen ausschließlich in Fachsprache und mit standardmäßigen Abkürzungen der Einrichtung; umgangssprachliche Begriffe werden nur in Zusammenhang mit wörtlichen Aussagen eines pflegebedürftigen Menschen verwendet.
- Maßnahmen werden nur einmal an einer festgelegten Stelle dokumentiert; eine **doppelte Dokumentation** ist zu **vermeiden.** So darf z. B. keine Medikamentenauflistung oder Aufzählung der durchgeführten Pflegehandlungen im Pflegebericht erfolgen, wenn sie im Durchführungsnachweis bereits abgezeichnet wurde.
- Eintragungen erfolgen **zeitnah** zur durchgeführten Maßnahme, um fehlerhafte oder vergessene Einträge zu vermeiden.
- Maßnahmen werden stets nach der Durchführung und niemals im Vorfeld dokumentiert.
- Eintragungen enthalten aussagekräftige Formulierungen und pflegerisch-medizinische Begrifflichkeiten.
- Mit der Dokumentation muss ein **lückenloser und nachvollziehbarer Verlauf** gewährleistet sein. [16]

Pflegedokumentationssysteme

Ein **Pflegedokumentationssystem** soll helfen, die vielen Informationen gut zu strukturieren, sie einheitlich und nachvollziehbar darzustellen. Auf diese Weise können Informationen bei Bedarf schnell nachgelesen werden. Es besteht aus verschiedenen Formularen (➢ Tab. 6.2).

In den verschiedenen Pflegesettings werden unterschiedliche Pflegedokumentationssysteme angewendet. Es besteht die Möglichkeit, das System zu kaufen oder in der Einrichtung selbst ein System zu entwickeln, das optimal zu den Anforderungen der Einrichtung passt. Grundsätzlich unterscheidet man zwischen dem **papierbasierten Dokumentationssystem** (➢ Abb. 6.11) und dem **EDV-gestützten bzw. elektronischen Dokumentationssystem,** auch elektronische Patientenakte genannt (➢ Abb. 6.12).

Bei der papierbasierten Dokumentation werden alle Eintragungen per Hand auf vorgedruckten Papierformularen eingetragen. Viele Kliniken, Pflegedienste und Pflegeeinrichtungen arbeiten bereits mit elektronischer Dokumentation. Es besteht auch die Möglichkeit, beide Systeme zu kombinieren.

In diesem Fall wird z. B. das Risikoassessment oder die Pflegeplanung elektronisch erfasst, Untersuchungen werden über das EDV-System angeordnet und deren Befunde digital gesammelt, die Formulare für den Pflegebericht und das Kurvenblatt liegen jedoch weiterhin in Papierform vor.

Vorteile der elektronischen Patientenakte

Die elektronische Dokumentation bietet viele **Vorteile** gegenüber der papierbasierten Dokumentation. Immer mehr Einrichtungen im Gesundheitswesen, insbesondere Krankenhäuser, dokumentieren inzwischen elektronisch.

- Alle an der Pflege und Therapie beteiligten Personen können über ein EDV-System die patientenbezogenen Daten und die Dokumentation an den unterschiedlichsten Orten einsehen. Vor allem bei interdisziplinärer Verwendung des Systems sind alle Informationen für die verschiedenen Berufsgruppen schnell auffindbar und leicht verfügbar.
- Pflegestandards, Standardpflegepläne und Textbausteine als Formulierungshilfe sind im System hinterlegt und erleichtern der Pflegefachperson die Erstellung der Pflegeplanung.
- Im praktischen Umgang mit der Dokumentation profitieren Pflegende von der besseren Lesbarkeit und einem geringeren Risiko von Übertragungsfehlern.

Tab. 6.2 Bestandteile eines Pflegedokumentationssystems.

Allgemeine Formulare	
Stammblatt	Kurzübersicht mit patientenbezogenen Daten (z. B. Personalien, Diagnosen, Krankengeschichte, Telefonnummer der Angehörigen)
Anamnese und Biografie	Ausführliche Informationssammlung über Ressourcen, Probleme, Vorlieben und Wünsche der pflegebedürftigen Person sowie soziale Situation und biografische Besonderheiten; im Krankenhaus oft mit Stammblatt kombiniert
Kurvenblatt	Chronologische Darstellung des Krankheitsverlaufs; Dokumentation der wichtigsten Werte und Daten (z. B. Vitalwerte, Medikamentenverordnung und -verabreichung, Zu- und Ableitungen, Kostform)
Pflegeplanung	Pflegeprobleme und Ressourcen der Patientin mit geplanten Zielen und Maßnahmen, abgeleitet aus der Informationssammlung; dient zur Planung und Evaluation der Pflege entsprechend des Pflegeprozesses (➤ Kap. 7)
Pflegebericht	Bericht über den Verlauf der Pflege, Zustand und Befindlichkeit der pflegebedürftigen Person, enthält aktuelle Beobachtungen, Veränderungen und Reaktionen
Durchführungsnachweis	Dokumentation der durchgeführten Pflegemaßnahmen mittels Handzeichen, Datum und Uhrzeit
Befundmappe	Sammlung und Abheften aller Befunde, Untersuchungsergebnisse, Dokumentationsformulare und Krankengeschichte
Bedarfsorientierte Formulare	
Risikoassessment	Formulare und Skalen zur Einschätzung und Beurteilung von Risiken (z. B. Dekubitus, Sturz, Mangelernährung)
Wunddokumentation (➤ 30.5.9)	Dokumentation von Wundheilungsverläufen, Planung und Durchführung von Interventionen
Sturzprotokoll (➤ 20.5.7)	Dokumentation eines Sturzereignisses (Ursachen, Folgen, Interventionen)
Bewegungsförderungsplan (➤ 17.5.9, ➤ Abb. 17.56)	Dokumentation von Lagerungspositionen und Mobilisation der Patientin (Lage, Datum, Uhrzeit, Handzeichen)
Ernährungs- und Trinkprotokolle (➤ 18.2.2), **Flüssigkeitsbilanz** (➤ 19.1.2, ➤ Tab. 19.1)	Dokumentation der Nahrungs- bzw. Flüssigkeitsaufnahme, bei Bilanzierung zusätzliche Dokumentation der Ausfuhr (Urin-, Schweißmenge, Erbrechen)
Überwachungsbogen, z. B. postoperativ (➤ Abb. 29.5), Intensivpflegekurve (➤ Abb. 6.13)	Formular im Krankenhaus zur Dokumentation von engmaschiger Überwachung (z. B. Vitalzeichen, Drainagen, Verbände, Bewusstseinslage, Motorik und Sensibilität, Blutzuckerwerte)
Soziale Betreuung	Formular in der Altenpflege zur Dokumentation der Betreuung von Menschen mit erheblich eingeschränkter Alltagskompetenz

- Alle geplanten und erbrachten Maßnahmen sind im System einheitlich mit Datum, Uhrzeit und Benutzerkennung der durchführenden Person hinterlegt.
  Daraus resultieren verschiedene Vorteile:
  - Erleichterung der Leistungsabrechnung
  - Einfachere Erstellung von Entlassungs- und Überleitungsberichten
  - Senkung des Zeitaufwands für Dokumentation
  - Möglichkeit für systematische Datensammlung und -analyse
  - Erfüllung von haftungsrechtlichen Anforderungen
  - Steigerung von Transparenz und Struktur
  - Vereinfachung von Qualitätsprüfung und -sicherung
  - Steigerung der Professionalität

Kritik an der elektronischen Patientenakte

Die **Kritik** an der elektronischen Dokumentation bezieht sich vor allem auf die im System hinterlegten Formulierungen und Textbausteine für die Pflegeplanung. Sie sollen Zeit sparen, bergen jedoch die Gefahr, dass dadurch die Pflege zu wenig individuell geplant und gestaltet wird. Weitere Gründe sind der hohe Kosten- und Schulungsaufwand zur Einführung der EDV-gestützten Dokumentation. Erfolg und Zeitersparnis sind sehr stark von der Akzeptanz der Mitarbeitenden sowie deren Fähigkeit im Umgang mit dem neuen System abhängig. Bei hoher Fehleranfälligkeit des Systems, unzureichender Ausstattung mit Computern oder mangelhaften Kenntnissen im Umgang mit dem EDV-gestützten Dokumentationssystem sind die Vorteile nur begrenzt nutzbar.

Aufbau eines Pflegedokumentationssystems

Im **Aufbau unterscheiden sich die Pflegedokumentationssysteme** der unterschiedlichen Anbieter und trotz einrichtungsspezifischer Vorgaben meist wenig. In der Regel gibt es allgemeine Formulare, die bei allen Patientinnen zum Einsatz kommen. Je nach individuellem Pflegebedarf können einzelne Formulare (z. B. Bewegungsplan, Trinkprotokoll, Überwachungsbogen) zusätzlich ergänzt werden; (➤ Tab. 6.2) zeigt die wesentlichen Komponenten eines Pflegedokumentationssystems.

Unterschiede zwischen der Dokumentation in der Akut- und in der Langzeitpflege

Teile der Dokumentation im Krankenhaus, in der ambulanten Pflege und in stationären Pflegeeinrichtung sind weitgehend gleich. **Unterschiede** ergeben sich aus den Prioritäten in der Pflege.

Im **Krankenhaus** stehen Informationen der Krankenbeobachtung und Überwachung im Vordergrund. Vitalzeichen werden z. B. täglich, einmal pro Schicht oder öfter kontrolliert (➤ Abb. 6.13). In den Formularen gibt es deshalb mehr Platz für die Überwachung von Symptomen und Therapie. Veränderungen treten häufiger auf, Pflegemaßnahmen und Medikation müssen dementsprechend fast täglich angepasst werden. Da in der Akutpflege Pflegeprobleme oft krankheitsbezogen sind, treten diese bei Patientengruppen in ähn-

6

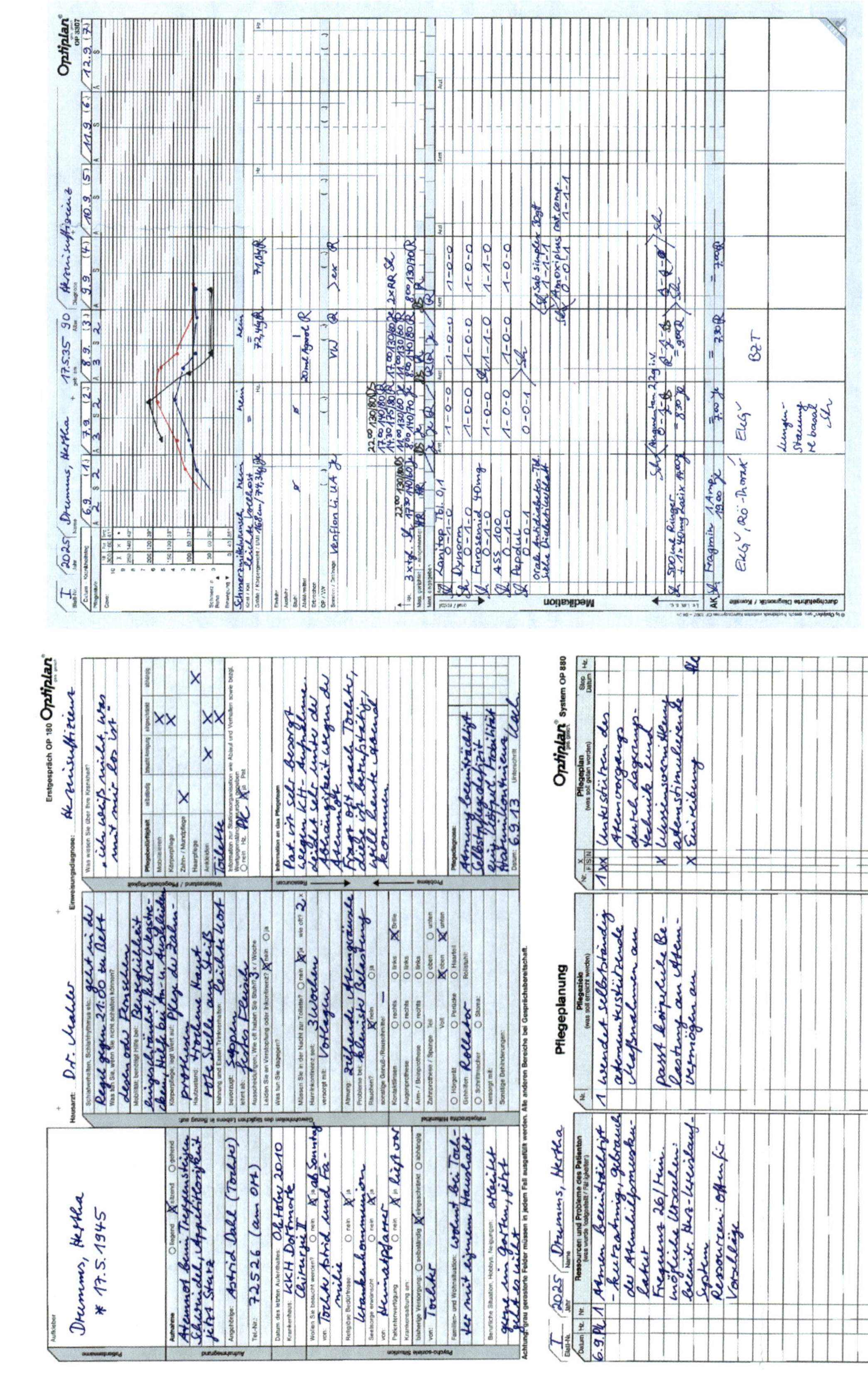

Abb. 6.11 Beispiel für die papierbasierte Dokumentation: Anamnese, Kurvenblatt, Pflegeplanung. [V161]

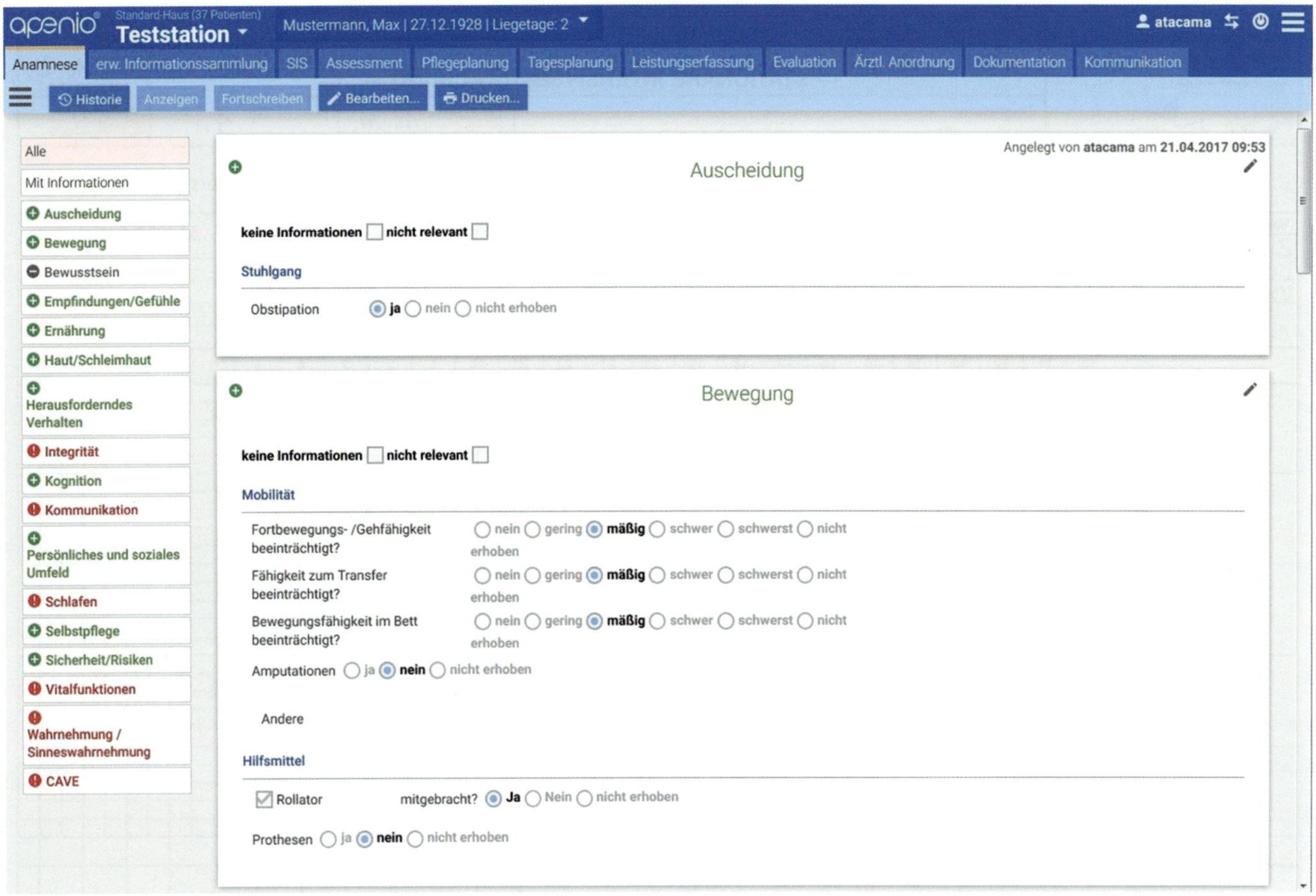

Abb. 6.12 Beispiel für die computergestützte Dokumentation: Pflegeplanung, Anamnese, Kurvenblatt, hier: Anamnese. [V547]

licher Form auf. Deshalb sind viele Aspekte der Pflegeplanung in standardisierter Version mit Textbausteinen im Vorfeld formuliert.

In der **Langzeitpflege** stehen eine ausführliche Anamnese und Biografie sowie eine individuellere Gestaltung der Pflegeplanung im Vordergrund. Die Aktualisierung von Therapie und Pflegeplanung erfolgt in regelmäßigen größeren Abständen (z. B. alle vier Wochen) und bei Bedarf. Die Lebens- und Alltagsgestaltung des pflegebedürftigen Menschen steht im Mittelpunkt der Pflege. Dennoch muss eine Veränderung der Krankheitssituation von der Pflegefachperson erkannt und in der Dokumentation erfasst werden.

6.4.4 Strukturmodell zur Entbürokratisierung der Pflegedokumentation

Das **Strukturmodell zur Entbürokratisierung der Pflegedokumentation** wurde im Rahmen eines Projekts des *Bundesministeriums für Gesundheit (BMG)* entwickelt. Ziel des Strukturmodells ist es, den Dokumentationsaufwand in der ambulanten und (teil-)stationären Langzeitpflege zu reduzieren und die Dokumentation praxistauglicher zu machen.

Seit Beginn der Implementierung des Strukturmodells in der Altenpflege mithilfe eines Projektbüros EinSTEP im Jahr 2015 arbeiten viele Einrichtungen mit dem Strukturmodell. EinSTEP bietet auf der Homepage www.ein-step.de vielfältige Informations- und Schulungsunterlagen. [17]

Die Pflegedokumentation nach dem Strukturmodell basiert auf dem Kerngedanken der **person-zentrierten Pflege** (➤ 23.13.3). Das heißt: die zu pflegende Person, ihre Sichtweise und individuelle Situation stehen im Mittelpunkt. Im Sinne der Selbstbestimmung wird die pflegebedürftige Person kontinuierlich in die Gestaltung der Pflege miteinbezogen.

Entscheidendes Merkmal und Grundlage des Strukturmodells ist die **strukturierte Informationssammlung (SIS®)**. Sie ist nicht als neues Formular im bestehenden Dokumentationssystem zu verstehen, sondern ein **wissenschaftsbasiertes Konzept** zur Neuausrichtung der Pflegedokumentation.

Das Strukturmodell lehnt sich an einen vierphasigen Pflegeprozess an und gliedert sich dementsprechend in vier Elemente ➤ Abb. 6.14. Im Vergleich zum sechsphasigen Pflegeprozesses werden hier die ersten drei Schritte (Anamnese, Probleme und Ressourcen, Ziele) zusammengefasst (➤ Tab. 7.1).

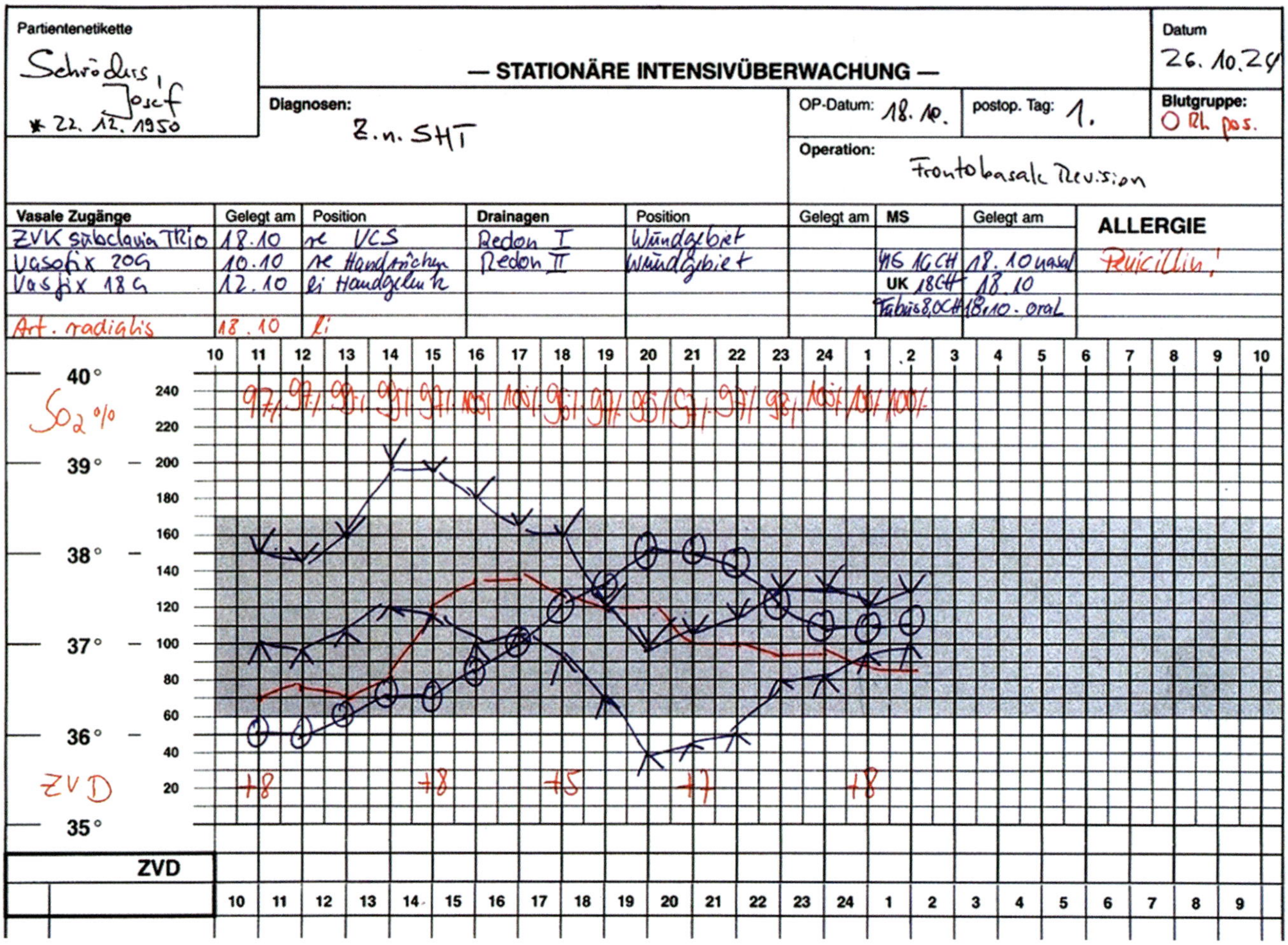

Abb. 6.13 Kurvenblatt aus der Intensivpflege als Beispiel für ein Formular zur engmaschigen Überwachung von Vitalzeichen und ggf. weiterer Parameter. [K183]

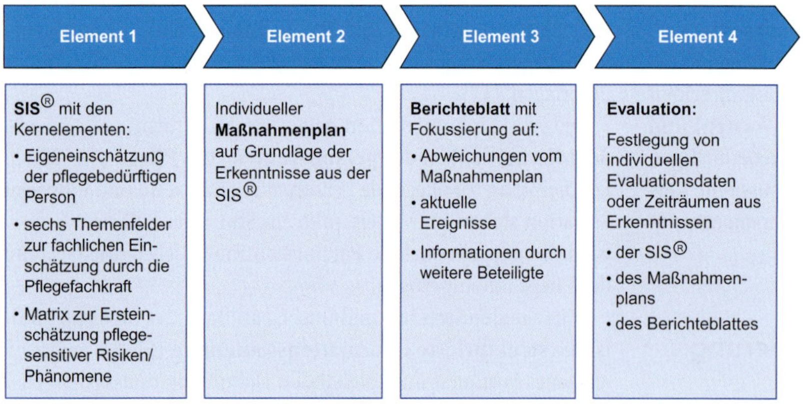

Abb. 6.14 Vier Elemente des Strukturmodells in Anlehnung an den vierphasigen Pflegeprozess [18]. [V738, L143]

Strukturierte Informationssammlung (SIS®)

Ausgangspunkt und Einstieg für die Pflege ist ein Assessment: die Einschätzung der Situation der pflegebedürftigen Person. Dies erfolgt im Rahmen des Aufnahmegesprächs mit einer **strukturierten Informationssammlung (SIS®).** Im Vordergrund steht die eigene Perspektive der pflegebedürftigen Person mit ihren aktuellen Wünschen, Bedürfnissen und Gewohnheiten sowie ihr Pflege- und Unterstützungsbedarf. Im Rahmen der Pflegedokumentation wird die SIS® in vier verschiedenen Abschnitte (A, B, C1 und C2) unterteilt, die aufeinander aufbauen (➤ Abb. 6.15).

Die SIS (R) ist für die ambulante Pflege, für die stationäre Langzeitpflege, für die Kurzzeit- und die Tagespflege erhältlich.

Feld A

Stammdaten
- Name der pflegebedürftigen Person
- Zeitpunkt und Art des Gesprächs (Erstgespräch/Folgegespräch)
- Handzeichen der Pflegefachperson
- Unterschrift der pflegebedürftigen Person (als Empfehlung)

Feld B

Leitfragen zur Einschätzung der eigenen Situation aus der Perspektive der pflegebedürftigen Person (wichtig: wörtliche Zitate, Originalton wiedergeben).
- Was bewegt Sie im Augenblick?
- Was brauchen Sie?
- Was können wir für Sie tun?

Bei kognitiv beeinträchtigen Personen können stellvertretend auch Angehörige oder Betreuerinnen miteinbezogen werden.

Feld C1

Die **Themenfelder 1–6** (➤ Abb. 6.15) sind Basis für die Dokumentation von pflegefachlicher Einschätzung und Beobachtungen von Unterstützungsbedarf bei Pflege und Betreuung, Ressourcen und mögliche Risiken sowie pflegerelevanten biografischen Informationen.
1. Kognitive und kommunikative Fähigkeiten
2. Mobilität und Beweglichkeit
3. Krankheitsbezogene Anforderungen und Belastungen
4. Selbstversorgung
5. Leben in sozialen Beziehungen
6. Wohnen/Häuslichkeit (nur stationäre Pflege), Haushaltsführung (nur ambulante Pflege)

Die Themenfelder orientieren sich an der Strukturierung des Begutachtungsinstruments (➤ 4.2) des *Medizinischen Dienstes (MD)* zur Erhebung der Pflegebedürftigkeit nach § 15 SGB XI).

Feld C2

Die **Risikomatrix** (➤ Abb. 6.15) stellt eine pflegefachliche Einschätzung der individuellen pflegespezifischen Risiken und Phänomene dar, basierend auf den Erkenntnissen der Themenfelder (Ankreuzen – ja/nein).

Wird die Kategorie „ja" angekreuzt, muss die Pflegefachperson zusätzlich entscheiden, ob ein **Differentialassessment** aus fachlicher Sicht erforderlich ist: „vertiefende Einschätzung notwendig" (Ankreuzen – ja/nein) [15].

Maßnahmenplan und Durchführungsnachweis, Berichteblatt

Die Pflegefachperson erstellt einen Maßnahmenplan – unterteilt in Pflegeleistungen und Maßnahmen der ärztlich verordneten Behandlungspflege. In einem geeigneten Durchführungsnachweis werden diese mit Handzeichen dokumentiert.

Im Berichteblatt dokumentieren Pflegende Abweichungen von geplanten Maßnahmen u. a. Besonderheiten.

Evaluation

Eine Evaluation findet in individuellen Abständen oder anlassbezogen statt, auch im Rahmen von Fallbesprechungen oder Pflegevisiten.

6.5 Qualitätsmanagement

DEFINITION

Qualitätsmanagement *(QM):* Instrument, um die Qualität der Strukturen und Prozesse in einer Einrichtung darzustellen und kontinuierlich zu verbessern. Es umfasst geregelte Maßnahmen der **Qualitätssicherung, Qualitätsentwicklung** und **Qualitätsverbesserung.** Nach DIN EN ISO 9000 umfasst das Qualitätsmanagement „aufeinander abgestimmte Tätigkeiten zum Leiten und Lenken einer Organisation bezüglich Qualität". [19]

Der geschichtliche Ursprung des **Qualitätsmanagements** liegt in der Industrialisierung. Obwohl es bereits in früheren Jahrhunderten Überlegungen zu Qualitätskontrollen gab, entstanden geregelte Prozesse im Sinne eines Qualitätsmanagements erst um 1950 in Japan. In den Folgejahren wurde das Qualitätsmanagement aus der Industrie in den Dienstleistungsbereich übertragen. Die Anfänge des Qualitätsmanagements im deutschen Gesundheitswesen liegen in den 1970er-Jahren. Heute ist Qualitätsmanagement eine zentrale Führungsaufgabe in ambulanten und stationären Einrichtungen des Gesundheitswesens. Dies belegen auch die strukturellen und gesetzlichen Vorgaben, die seit den 1990er-Jahren entwickelt wurden.

6

6.5.1 Gesetzliche Rahmenbedingungen

Kranken- und Pflegeversicherung ➤ 9.2.4

Gesetzliche Rahmenbedingungen für das Qualitätsmanagement im deutschen Gesundheitswesen liefern die Vorgaben zur Qualitätssicherung in den **Sozialgesetzbüchern** (SGB V, SGB XI). Sowohl Krankenhäuser als auch ambulante oder stationäre Pflegeeinrichtungen sind zur Einrichtung eines Qualitätsmanagements und zu Maßnahmen der internen und externen Qualitätssicherung (➤ 6.5.3) verpflichtet. Dabei gibt es unterschiedliche Regelungen für Krankenhäuser und Pflegeeinrichtungen. Ziel aller gesetzlichen Vorgaben ist es, die Pflegequalität zu sichern und weiterzuentwickeln.

Sozialgesetzbuch (SGB) Fünftes Buch (V) – Gesetzliche Krankenversicherung

Das **Sozialgesetzbuch (SGB) Fünftes Buch (V) – Gesetzliche Krankenversicherung** gilt in erster Linie für Krankenhäuser, Rehakliniken und niedergelassene Ärztinnen. Wesentliche Aussagen zum Qualitätsmanagement sind im Abschnitt „Sicherung der Qualität der Leistungserbringung" (§§ 135–139) festgelegt. Der *Gemeinsame Bundesausschuss (G-BA)* erlässt für Krankenhäuser verpflichtende Richtlinien zur Qualitätssicherung und zur Einrichtung eines internen Qualitätsmanagements. Seit 2019 gibt es zum Beispiel feste Pflegepersonaluntergrenzen für bestimmte Fachbereiche.

SIS®-stationär–
Strukturierte Informationssammlung

Name der pflegebedürftigen Person | Geburtsdatum | Gespräch am/Handzeichen Pflegefachkraft | pflegebedürftige Person/Angehöriger/Betreuer

Was bewegt Sie im Augenblick? Was brauchen Sie? Was können wir für Sie tun?

Themenfeld 1 – kognitive und kommunikative Fähigkeiten

Themenfeld 2 – Mobilität und Beweglichkeit

Themenfeld 3 – krankheitsbezogene Anforderungen und Belastungen

Seite 1 von 2

Name der pflegebedürftigen Person | Geburtsdatum | Gespräch am/Handzeichen Pflegefachkraft | pflegebedürftige Person/Angehöriger/Betreuer

Themenfeld 4 – Selbstversorgung

Themenfeld 5 – Leben in sozialen Beziehungen

Themenfeld 6 – Wohnen/Häuslichkeit

Erste fachliche Einschätzung der für die Pflege und Betreuung relevanten Risiken und Phänomene

	Dekubitus				Sturz				Inkontinenz				Schmerz				Ernährung				Sonstiges			
			weitere Einschätzung notwendig				weitere Einschätzung notwendig				weitere Einschätzung notwendig				weitere Einschätzung notwendig				weitere Einschätzung notwendig				weitere Einschätzung notwendig	
	ja	nein	ja	nein	ja	nein	ja	nein	ja	nein	ja	nein	ja	nein	ja	nein	ja	nein	ja	nein	ja	nein	ja	nein
1. kognitive und kommunikative Fähigkeiten	☐	☐	☐	☐	☐	☐	☐	☐	☐	☐	☐	☐	☐	☐	☐	☐	☐	☐	☐	☐	☐	☐	☐	☐
2. Mobilität und Beweglichkeit	☐	☐	☐	☐	☐	☐	☐	☐	☐	☐	☐	☐	☐	☐	☐	☐	☐	☐	☐	☐	☐	☐	☐	☐
3. krankheitsbezogene Anforderungen und Belastungen	☐	☐	☐	☐	☐	☐	☐	☐	☐	☐	☐	☐	☐	☐	☐	☐	☐	☐	☐	☐	☐	☐	☐	☐
4. Selbstversorgung	☐	☐	☐	☐	☐	☐	☐	☐	☐	☐	☐	☐	☐	☐	☐	☐	☐	☐	☐	☐	☐	☐	☐	☐
5. Leben in sozialen Beziehungen	☐	☐	☐	☐	☐	☐	☐	☐	☐	☐	☐	☐	☐	☐	☐	☐	☐	☐	☐	☐	☐	☐	☐	☐

Seite 2 von 2

Abb. 6.15 Dokumentationsblatt nach dem System des Strukturmodells der Bundesregierung: Strukturierte Informationssammlung und Risikomatrix. [V738-001]

Obwohl es im SGB V keine expliziten Regelungen für die Pflege gibt, werden indirekt Pflegefachpersonen als Leistungserbringer angesprochen, da alle pflegerischen Maßnahmen Dienstleistungen eines Krankenhauses sind. Außerdem gelten für die Pflege alle Vorgaben, die allgemein für die Gesundheitsversorgung formuliert sind.

Zentrale Aussagen für Pflegende im SGB V § 135a

- Alle Dienstleistungen im Krankenhaus müssen am aktuellen Stand der wissenschaftlichen Erkenntnisse ausgerichtet sein.
- Alle Leistungserbringer sind zur Qualitätssicherung verpflichtet.

Sozialgesetzbuch (SGB) Elftes Buch (XI) – Soziale Pflegeversicherung

Das **Sozialgesetzbuch (SGB) Elftes Buch (XI) – Soziale Pflegeversicherung** gilt für ambulante und stationäre Pflegeeinrichtungen und formuliert im Kapitel „Qualitätssicherung, Sonstige Regelungen zum Schutz der Pflegebedürftigen" explizit Rahmenbedingungen für das Qualitätsmanagement in der Pflege (§§ 112–117). Die Verantwortung für die Qualität einer Pflegeeinrichtung liegt beim Träger. Er ist verpflichtet, an Maßnahmen zur Qualitätssicherung und Weiterentwicklung teilzunehmen (§ 112). Grundsätze und Maßstäbe für die Qualität der Pflege sind ebenfalls festgelegt (§ 113). Neben den Maßnahmen der internen Qualitätssicherung erfolgt eine externe Qualitätssicherung durch die Prüfungen des Medizinischen Dienstes (MD), den Prüfdienst des Verbands der Privaten Krankenversicherung e. V. und von ihnen bestellte Sachverständige (§ 114).

Zentrale Aussagen für Pflegende im SGB XI

- Pflegende sind verpflichtet, ihr Handeln am aktuellen Stand der wissenschaftlichen Erkenntnisse auszurichten.
- Pflegende wirken an der Qualitätssicherung und Qualitätsprüfung der Einrichtung mit.

Heimgesetze

Heimrecht ➤ 9.2.2

Weitere rechtliche Rahmenbedingungen für das Qualitätsmanagement liefern die **Landesheimgesetze** der Bundesländer.

Zentrale Aspekte in allen Heimgesetzen:

- Die Pflegeeinrichtungen sind verpflichtet, ihre Leistungen am anerkannten Stand fachlicher Erkenntnisse auszurichten.
- Es besteht eine Dokumentations- und Aufbewahrungspflicht für alle relevanten Informationen über den Pflegebedürftigen.
- Die Überwachung der Pflegeeinrichtungen erfolgt durch die Heimaufsicht.
- Bei bestimmten Voraussetzungen kann der Heimbetrieb untersagt werden.
- Zur Qualitätssicherung erfolgt eine enge Zusammenarbeit von Heimaufsicht, MD, Pflegekassen und Sozialhilfeträger.

6.5.2 Grundlagen

Qualität und Pflegequalität

DEFINITION

Qualität: nach DIN ISO ist Qualität der Grad, in dem eine Gesamtheit von Merkmalen einer Einheit festgelegte Erfordernisse erfüllt. [20]

Pflegequalität: der Grad der Übereinstimmung zwischen der tatsächlich geleisteten Pflege und den bestehenden Erwartungen an die Pflegeleistung.

Mit **Merkmalen** sind kennzeichnende Eigenschaften gemeint, mit **Erfordernissen** Zielvorgaben oder Erwartungen, die im Vorfeld definiert oder vorgeschrieben werden. Für die Produktion einer Inkontinenzeinlage gibt es beispielsweise genaue Vorgaben zu hautverträglichem Material, Reißfestigkeit und Saugmenge. Man spricht nur dann von guter Qualität, wenn die produzierte Einlage genau diese Qualitätsmerkmale hat und somit die Erfordernisse bzw. Vorgaben erfüllt.

Diese Zusammenhänge können eingeschränkt auch auf den Bereich Pflege übertragen werden: Pflegequalität ist demnach der Grad der Übereinstimmung zwischen der tatsächlich geleisteten Pflege und den bestehenden Erwartungen an die Pflegeleistung. Dabei können die Erwartungen des pflegebedürftigen Menschen, der Pflegefachperson, der Einrichtung, des Kostenträgers sowie die gesetzlichen und wissenschaftlichen Vorgaben mit einfließen.

Pflegequalität am Beispiel Dekubitusprophylaxe

Eine Pflegefachperson führt bei einer Patientin Pflegemaßnahmen zur Dekubitusprophylaxe (➤ 17.9) durch. Die **Qualität** der Maßnahme ist hoch, wenn

- die Patientin sich wohlfühlt, schmerzfrei ist und keine druckbedingten Hautschäden vorliegen,
- die Pflegefachperson die Maßnahme nach hygienischen und wissenschaftlichen Standards durchführen konnte, ausreichend Zeit hatte und angemessene Materialien zur Verfügung standen,
- die Einrichtung eine niedrige Dekubitusrate vorweisen kann,
- die Vorgaben des Expertenstandards berücksichtigt wurden,
- alle Maßnahmen sachgerecht dokumentiert sind.

Dieses Beispiel zeigt, dass Pflegequalität viel komplexer ist als die Beschreibung von Qualität in der Industrie. Bei der Produktherstellung können die einzelnen Produktionsschritte und die Kriterien eines Produkts genau beschrieben werden. Die Pflege dagegen hat mit Menschen zu tun und muss in jeder Situation individuell angepasst werden. Pflegequalität ist von vielen Faktoren abhängig und wird von unterschiedlichen Erwartungen beeinflusst (➤ Abb. 6.16). Hier ist nicht immer eindeutig, welche Prozesse zu einem qualitativ hochwertigen Pflegeergebnis führen.

Qualitätsdimensionen nach Donabedian

Der Gesundheitswissenschaftler **Avedis Donabedian** entwickelte ein Modell, anhand dessen sich Pflegequalität definieren lässt (➤ Tab. 6.3).

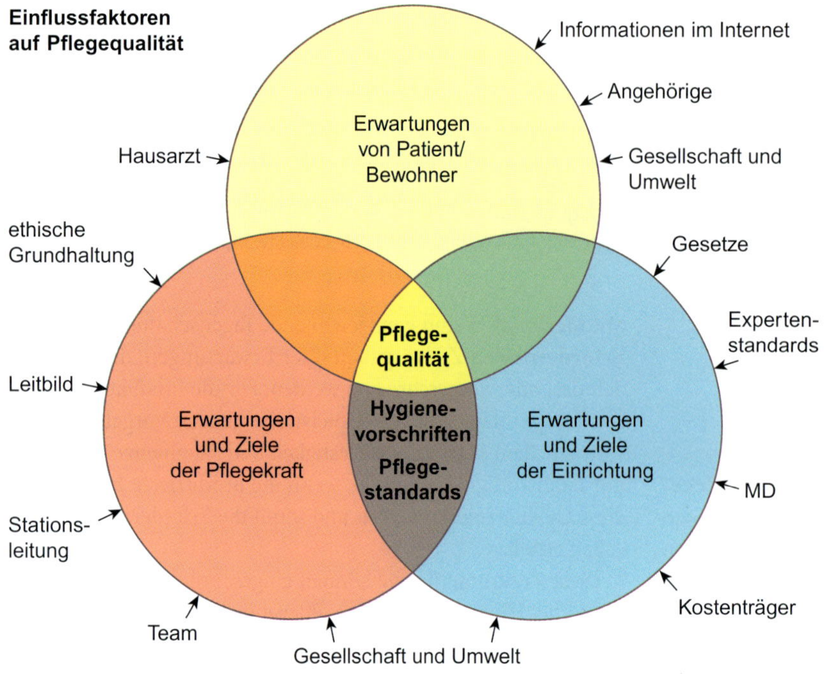

Abb. 6.16 Auf die Pflegequalität haben viele verschiedene Faktoren Einfluss. [L234]

Tab. 6.3 Qualitätsdimensionen nach Donabedian.

Qualitätsdimension	Definition	Beispiele
Strukturqualität	Bedingungen und Voraussetzungen, die die Qualität einer Pflegeleistung beeinflussen	• Qualifikation und Anzahl des Personals • Fachwissen der Pflegefachperson • Bauliche Gegebenheiten und Ausstattung mit Hilfsmitteln (z. B. Patientenliftern) • Organisationsform/Pflegesystem (z. B. Bezugspflege) • Ausstattung mit EDV • Finanzielle Ressourcen einer Einrichtung
Prozessqualität	Beschreibungen von Arbeitsprozessen und Arbeitsabläufen der Pflege, auch im Zusammenhang mit anderen Berufsgruppen und Abteilungen	• Pflegestandards zur Beschreibung der Leistungserbringung (z. B. Verbandwechsel, postoperative Pflege) • Klare Strukturierung der Aufgaben und Zuständigkeiten im Team • Verfahrensanweisungen und Formulare (z. B. Checklisten für OP-Vorbereitung)
Ergebnisqualität	Beschreibung der Gesamtergebnisse der Leistung einer Einrichtung oder Abteilung mit quantitativen und qualitativen Messungen	• Quantitative Ergebnisse: – Bettenauslastung einer Einrichtung – Anzahl der orthopädischen Operationen pro Jahr – Fluktuationsrate der Mitarbeitenden – Anzahl der Wundinfektionen • Qualitative Ergebnisse: – Mitarbeiter- und Patientenzufriedenheit – Einhaltung der Standards • Evaluation der Pflegeplanung

Pflegequalität setzt sich demnach aus den drei Qualitätsdimensionen **Strukturqualität, Prozessqualität** und **Ergebnisqualität,** die voneinander abhängig sind, zusammen. So sind für gute Pflegeergebnisse immer bestimmte Strukturen und Prozesse erforderlich. Will man die Qualität einer Pflegeleistung oder Einrichtung beurteilen, so lässt sich der aktuelle Qualitätszustand anhand der Qualitätsdimensionen nach Donabedian leichter prüfen. Es wird deutlich, an welchen Stellen Optimierungsbedarf besteht und wie die Qualität verbessert werden kann. Auch in den Expertenstandards (➤ 6.4.2) sind die Qualitätskriterien nach den Qualitätsdimensionen von Donabedian strukturiert (➤ Tab. 6.3).

In der Literatur werden die **Qualitätsdimensionen nach Donabedian** um eine vierte Dimension, die **Planungsqualität,** erweitert. Es handelt sich dabei um eine übergeordnete, vorgeschaltete Ebene zur Prüfung von Zielen, Bedarfen und Bedürfnissen. Pflegefachpersonen in der Leitungsebene stellen im Vorfeld eines Projekts beispielsweise zur Einführung eines neuen Standards folgende Fragen im Rahmen der Planungsqualität:

- Sind die Bedürfnisse und Bedarfe der Zielgruppe erfasst?
- Ist die Zielgruppe richtig ausgewählt?
- Sind Vorerfahrungen aus anderen Projekten berücksichtigt?

- Basiert die geplante Maßnahme auf wissenschaftlichen Erkenntnissen und Theorien?
- Ist die geplante Maßnahme die am besten geeignete, um das Ziel zu erreichen?

PDCA-Zyklus

DEFINITION

PDCA-Zyklus: Instrument, um die Qualität der Leistungen in einer Einrichtung zu planen, umzusetzen und zu verbessern.

Eine zentrale Aufgabe des Qualitätsmanagements einer Einrichtung im Gesundheitswesen ist es, vorhandene Prozesse wie Arbeitsabläufe, Zusammenarbeit und Schnittstellen (➤ 6.2.1) der verschiedenen Berufsgruppen und Abteilungen zu erfassen und darzustellen. Fragestellungen des Qualitätsmanagements können beispielsweise sein:

- Wie lange ist die durchschnittliche Wartezeit für Patientinnen in der Notaufnahme?
- Ist die Versorgung einer Patientin nach seiner Entlassung aus dem Krankenhaus sichergestellt?
- Wie zufrieden sind die Mitarbeitenden an ihrem Arbeitsplatz?

Die Darstellung der Prozesse und die Schritte der Qualitätsverbesserung erfolgen mithilfe des **PDCA-Zyklus.** Der PDCA-Zyklus umfasst vier Schritte (➤ Abb. 6.17, ➤ Tab. 6.4).

Instrumente des Qualitätsmanagements

Im Rahmen des Qualitätsmanagements gibt es für Einrichtungen des Gesundheitswesens verschiedene **Instrumente.** Ziel ist es, mithilfe dieser Instrumente bestimmte Qualitätskriterien zu messen und die Qualität zu verbessern. Häufige Instrumente für die gesamte Einrichtung sind:

- Leitbild der Einrichtung
- Benchmarking

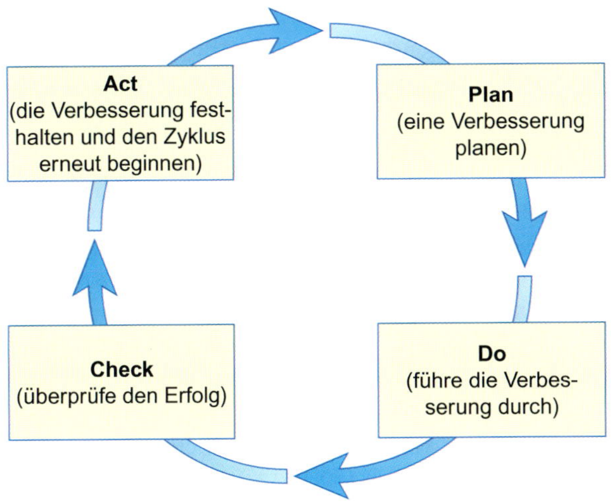

Abb. 6.17 PDCA-Zyklus. [L234]

Tab. 6.4 Schritte des PDCA-Zyklus.

Schritte	Aufgaben
P – Plan	• Ausgangssituation der Qualität analysieren (nach Donabedian ➤ Tab. 6.3) • Erwartungen des Kunden (Pflegebedürftige, Angehörige) definieren • Maßnahmen zur Qualitätsverbesserung planen
D – Do	Geplante Maßnahmen zur Qualitätsverbesserung durchführen
C – Check	• Erfüllung der Erwartungen (z. B. Patientenzufriedenheit) messen • Maßnahmen zur Qualitätsverbesserung und deren Ergebnisse überprüfen und gegebenenfalls anpassen
A – Act	Dauerhafte Umsetzung der Maßnahmen und Verbesserung der Qualität

- Qualitätszirkel
- Beschwerdemanagement
- Fehler- und Risikomanagement

Zur Optimierung der Pflegequalität werden folgende Instrumente verwendet:

- Fallbesprechung (➤ 6.4.1)
- Pflegevisite (➤ 6.4.1)
- Pflegestandards (➤ 6.4.2)
- Pflegedokumentation (➤ 6.4.3)
- Pflegeassessments (➤ 12.2.5)
- Pflegeprozess (➤ Kap. 7)
- Verwendung eines Pflegemodells (➤ 8.3)
- Mitarbeiterinnengespräch

Leitbild

Das **Leitbild** einer Einrichtung enthält wesentliche Leitgedanken, die als Handlungs- und Entscheidungsgrundlage für alle Mitarbeitenden dienen. Es bildet den Rahmen für die Betreuung und Pflege. Ziel des Leitbilds ist es, den Mitarbeitenden Orientierung zu geben und ein einheitliches Selbstverständnis zu schaffen. Auf diese Weise soll eine kontinuierliche Versorgungsqualität sichergestellt werden.

Typische Leitsätze vermitteln vor allem Werte, Ziele und Prioritäten. Sie beschreiben beispielsweise die Beziehung zu und den Umgang mit Patienten bzw. Bewohnern, Angehörigen, Mitarbeitenden, Umwelt und Gesellschaft. Viele Einrichtungen haben ein allgemein formuliertes Unternehmensleitbild und ein daraus abgeleitetes Pflegeleitbild, das sich konkret auf die Arbeit der Pflegenden bezieht.

Benchmarking

Benchmarking ist eine Methode, um Einrichtungen oder Abteilungen miteinander zu vergleichen. Der Vergleich erfolgt anhand von bestimmten Kriterien, den sogenannten Benchmarks (Referenzpunkten). Ziel ist, dass die Einrichtungen durch den Vergleich voneinander lernen, die Vorteile des anderen übernehmen und dadurch eine Qualitätsverbesserung erreichen.

Beispiel: Zwei Kliniken mit ähnlicher Größe und Ausstattung sind Benchmarkingpartner. Sie messen sich anhand folgender Kriterien

6

bzw. Benchmarks: Verweildauer der Patientinnen, Zufriedenheit der Patientinnen und Zufriedenheit der Mitarbeitenden. Im Vergleich zeigt sich, dass eine der beiden Kliniken eine wesentlich höhere Zufriedenheit der Mitarbeitenden aufweist. Aus der Mitarbeiterbefragung dieser Einrichtung geht hervor, dass die Angebote zu Supervision und Teambildung sowie Fort- und Weiterbildungsmöglichkeiten sehr geschätzt werden. Der Benchmarkingpartner kann aus diesem Ergebnis lernen und gegebenenfalls entsprechende Angebote in der eigenen Einrichtung umsetzen.

Qualitätszirkel

Ein **Qualitätszirkel** ist eine Arbeitsgruppe innerhalb der Einrichtung und besteht aus Mitarbeitenden verschiedener Berufsgruppen oder Abteilungen. Bei regelmäßigen Treffen während der Arbeitszeit werden Problemstellungen des Arbeitsalltags analysiert, Lösungsvorschläge erarbeitet und Verbesserungsmöglichkeiten nach Rücksprache mit der Leitung angeregt. Außerdem werden in einem Qualitätszirkel häufig Pflegeleitbild, Pflegestandards (➤ 6.4.2) und Möglichkeiten zur Verbesserung von Organisation und Zusammenarbeit entwickelt. Ziel des Qualitätszirkels ist eine kontinuierliche Weiterentwicklung der Qualität.

Beschwerdemanagement

Das **Beschwerdemanagement** ist eine professionelle Methode zum Umgang mit Beschwerden. Diese werden systematisch erfasst, dokumentiert und entsprechende Verbesserungsmaßnahmen eingeleitet. Dies führt dazu, dass Personen, die eine Beschwerde vorbringen, sich nicht nur ernst genommen fühlen, sondern auch die Qualitätsentwicklung der Einrichtung unterstützen. Ziel ist es, die Zufriedenheit von Patientinnen, Bewohnerinnen, Angehörigen und sonstigen Partnerinnen der Einrichtung sicherzustellen. Auf diese Weise soll ein positives Image in der Öffentlichkeit erreicht werden.

Fehler- und Risikomanagement

Das **Fehler- und Risikomanagement** beschreibt ein System zum strukturierten Umgang mit Fehlern – deren Entdeckung, Analyse und Korrektur. Ziel ist eine Fehlervermeidung und die Gewährleistung von Patientensicherheit. Die wichtigste Voraussetzung ist eine Unternehmenskultur, in der die Mitarbeitenden zu einem offenen, konstruktiven Umgang mit Fehlern ermutigt werden. Pflegefachpersonen sollen ohne Angst vor Schuldzuweisungen Fehler zugeben und dokumentieren können, um einen Lerneffekt für alle zu generieren. In Einrichtungen des Gesundheitswesens wird häufig **CIRS** (*engl. Critical Incident Reporting System,* Berichtsystem über kritische Vorkommnisse) verwendet. Im Rahmen des CIRS-Systems können alle Mitarbeitenden anonymisiert kritische Vorkommnisse, Fehler und Beinahe-Schäden melden. Die Meldungen werden analysiert und Verbesserungspotenziale erarbeitet.

Patientensicherheit ist ein zentraler Aspekt der Qualitätssicherung, denn die sichere Versorgung von Patientinnen bedeutet gleichzeitig die Vermeidung von Fehlern durch gute Organisation und funktionierende Prozesse. Unabhängige Patientenberatungsstellen, das Patientenrechtegesetz sowie das Aktionsbündnis Patientensicherheit stärken zunehmend die Rolle der Patientinnen und Patienten im Gesundheitssystem.

Mitarbeiterinnengespräch

Ein **Mitarbeiterinnengespräch** dient einem strukturierten Austausch, der Rückmeldung und dem Feedback zwischen der Pflegefachperson und ihren Vorgesetzten. Sie sind ein Instrument der Personalführung. Im Rahmen eines jährlichen Mitarbeiterinnengesprächs werden gemeinsam Ziele definiert und zu einem späteren Zeitpunkt deren Erreichung überprüft. Die Arbeitgeberin möchte damit einerseits die persönliche Weiterentwicklung der Mitarbeitenden fördern und andererseits sicherstellen, dass die Ziele der Einrichtung und entsprechende Qualitätsanforderungen von der Pflegefachperson umgesetzt werden.

6.5.3 Qualitätssicherung

DEFINITION

Audit *(engl. Rechnungsprüfung):* Überprüfung, inwiefern die Strukturen, Prozesse und Ergebnisse einer Einrichtung die notwendigen Anforderungen und Richtlinien, z. B. die Vorgaben der DIN ISO, erfüllen.

Interne Qualitätssicherung

Die **interne Qualitätssicherung** umfasst alle Maßnahmen zur Qualitätsprüfung, die **innerhalb der Einrichtung** unternommen werden. Interne Strukturen, Abläufe und Probleme werden erfasst und geprüft mit dem Ziel der Qualitätssicherung und -verbesserung. Neben dem Qualitätszirkel (➤ 6.5.2) ist auch das interne Audit von Bedeutung.

Beim **internen Audit** handelt es sich um eine systematische Überprüfung durch den Qualitätsbeauftragten der Einrichtung. Nach den *Qualitätsdimensionen von Donabedian* (➤ Tab. 6.3) werden Strukturen, Prozesse und Ergebnisse überprüft. So kann z. B. kontrolliert werden, ob die Pflegedokumentation korrekt durchgeführt wird. Bei Fehlern oder Mängeln werden Verbesserungsmaßnahmen besprochen und zu einem späteren Zeitpunkt deren Umsetzung überprüft.

Externe Qualitätssicherung

Die **externe Qualitätssicherung** umfasst Maßnahmen zur Qualitätsprüfung, die einrichtungsunabhängige Fachpersonen durchführen. Die Überprüfung erfolgt anhand von standardisierten Kriterien und es wird ein abschließender Qualitätsbericht verfasst.

Zertifizierung

Eine **Zertifizierung** ist eine Qualitätsprüfung durch eine anerkannte, unabhängige Institution, z. B. DIN ISO, KTQ, EFQM (➤ 6.5.4). Erfüllt eine Einrichtung die erforderlichen Kriterien, so wird ein Zertifikat über die erfolgreiche Prüfung ausgestellt. Es gibt unterschiedliche

Tab. 6.5 Qualitätsmanagementsysteme im Gesundheitswesen.

Bezeichnung	Kennzeichen
ISO-Normen *(International Organisation for Standardization)*	• Für Gesundheitseinrichtungen: DIN EN ISO 9001 • (DIN = Deutsches Institut für Normierung, EN = Europäische Norm) • Norm als Rahmen für den Aufbau eines Qualitätsmanagementsystems • Freiwillige Umsetzung internationaler Normen, Zertifizierung möglich
EFQM-Modell *(European Foundation for Quality Management)*	• Zusammenschluss aus europäischen Unternehmen • Modell für Einrichtungen zur Einschätzung der eigenen Qualität mit einem Punktesystem • Bewerbung für Qualitätspreis ab einer bestimmten Punktzahl, Zertifizierung durch einen externen EFQM-Assessor
KTQ *(Kooperation für Transparenz und Qualität im Krankenhaus)*	• Zusammenarbeit wichtiger Akteure im Gesundheitswesen, z. B. Deutscher Pflegerat, DKG, Bundesärztekammer • Selbstbewertungsverfahren für Gesundheitseinrichtungen, z. B. Krankenhäuser, Pflegeeinrichtungen, Arztpraxen • Freiwillige Zertifizierung möglich
TQM *(Total Quality Management)*	• Umfassendes Qualitätsmethode einer Einrichtung • Basis: Mitwirkung aller Mitarbeitenden • Ziel: langfristiger Geschäftserfolg, gesellschaftlicher Nutzen • Qualität und Kundenzufriedenheit stehen im Mittelpunkt

Institutionen zur Durchführung einer Zertifizierung, die jeweils an ein Qualitätsmanagementsystem (➤ 6.5.4) angebunden sind. Sowohl Kliniken als auch Pflegeeinrichtungen können sich zertifizieren lassen.

Externe Qualitätsprüfungen in der Alten- und ambulanten Pflege

Für Altenpflegeeinrichtungen und ambulante Pflegedienste sind **externe Qualitätsprüfungen** gesetzlich festgelegt. Sie werden vom *Medizinischen Dienst (MD)* und dem *Prüfdienst des Verbands der Privaten Krankenversicherungen e. V.* oder durch bestellte Sachverständige durchgeführt.

Im Auftrag der Pflegekassen oder der privaten Krankenkassen erfolgt in jeder ambulanten und stationären Pflegeeinrichtung einmal jährlich eine Regelprüfung. Entsprechen die Ergebnisse nicht den Vorgaben, so erfolgen weitere Wiederholungsprüfungen. Bei Beschwerden werden zusätzlich Anlassprüfungen beauftragt.

Die Heimaufsicht prüft, wie in den Landesheimgesetzen (➤ 6.5.1) vorgeschrieben, alle stationären Pflegeeinrichtungen.

6.5.4 Qualitätsmanagementsysteme

DEFINITION

Qualitätsmanagementsystem *(QMS):* Managementmethode zur Ausrichtung und Lenkung der Qualitätsentwicklung einer Organisation.

Die Umsetzung eines **Qualitätsmanagementsystems** unterstützt eine Einrichtung bei ihrer Qualitätsentwicklung mithilfe von systematischen Strukturen und Prozessen. Ziel ist es, bei allen Mitarbeitenden ein Qualitätsbewusstsein zu schaffen, Fehler und Kosten zu analysieren und kontinuierlich an Qualitätsverbesserungen zu arbeiten. Die wichtigsten Qualitätsmanagementsysteme für Einrichtungen im Gesundheitswesen sind in ➤ Tab. 6.5 aufgeführt.

Aufgaben zur Pflegesituation

Bei der Fallbesprechung erklärt die Oberärztin Herrn Ahrens, er habe große Fortschritte gemacht, bedürfe aber weiterhin der medizinisch-pflegerischen Betreuung und Unterstützung durch Therapeuten, um seine motorischen und sprachlichen Fähigkeiten möglichst vollständig wiederzuerlangen. Dies sei in einer neurologischen Rehaklinik gewährleistet. Während Herr Ahrens dem Vorschlag zustimmt, reagiert seine Frau besorgt. Die Fortschritte ihres Mannes seien insbesondere der guten Arbeit des Klinikteams zu verdanken. Man kenne ihren Mann in der anderen Klinik doch gar nicht und sie fürchte, die Versorgung und die Genesung ihres Mannes könnten darunter leiden. Die Oberärztin entgegnet, Frau Ahrens müsse sich keine Sorgen machen. In der Klinik gebe es ein Überleitungsmanagement, welches eben dazu diene, die Kontinuität der medizinisch-pflegerischen Versorgung und Therapie sicherzustellen.

1. Auf der neurologischen Station ist das Pflegeorganisationssystem das Primary Nursing. Welche Vorteile bietet dieses gegenüber anderen Pflegesystemen?
2. An der Versorgung von Herrn Ahrens sind unterschiedliche Berufsgruppen beteiligt. Welche weiteren Berufsgruppen bzw. Akteure können an der Versorgung pflegebedürftiger Personen beteiligt sein?
3. Was unterscheidet eine Fallbesprechung von einer Pflegevisite und von einer Arztvisite?
4. Welche Ziele verfolgt das Entlassungsmanagement?
5. An welchen Schnittstellen können bei der Verlegung oder Entlassung Probleme auftreten?
6. Welche Informationen benötigt die Rehaklinik, um die bestmögliche Versorgung von Herrn Ahrens zu gewährleisten?
7. Welchen Zweck erfüllt hierbei die Pflegedokumentation?

KAPITEL

7

Tilman Kommerell

Pflegeprozess

Pflegesituation

Die Auszubildende Laura Henne beginnt ihren Praxiseinsatz auf einer geriatrischen Station. Im Erstgespräch berichtet sie ihrer Praxisanleiterin Dinka Zulic, dass der Pflegeprozess ein zentrales Thema im letzten Theorieblock gewesen sei. Laura Henne äußert den Wunsch, gemeinsam mit ihrer Praxisanleiterin die Pflegeplanung in der Praxis anzuwenden. Die Praxisanleiterin willigt ein und schlägt vor, gemeinsam die pflegerische Versorgung von Frau Haselhoff zu übernehmen, einer 87-jährigen Patientin, die vor 2 Tagen wegen eines Magen-Darm-Infekts stationär aufgenommen wurde.

Begriff und Bedeutung

DEFINITION

Pflegeprozess: fortlaufende Abwägung von Entscheidungen über die Gestaltung der pflegerischen Dienstleistung. Die Pflegefachperson handelt im Idealfall gemeinsam mit der Patientin, dem Patienten bzw. der Bewohnerin, dem Bewohner (im Folgenden „Patient" bzw. „Bewohner" genannt) oder dessen Angehörigen aus, welche Pflegemaßnahmen nötig und sinnvoll sind.
Prozess *(lat. procedere = fortschreiten, vorangehen):* betont in der Pflege den in Schritte unterteilten, definierten und damit überprüfbaren Verlauf der Pflegebeziehung, die sich flexibel an die variablen Bedürfnisse des pflegebedürftigen Menschen anpasst.

Der **Pflegeprozess** bildet einen strukturierten Rahmen für die Entwicklung der Pflege im Lauf einer Pflegebeziehung. Er dient als detaillierte Handlungsanweisung und wirkt darauf hin, die Maßnahmen immer besser an die Bedürfnisse des Patienten anzupassen, um die gemeinsam erarbeiteten Ziele so gut wie möglich zu erreichen.
Wichtige **Eigenschaften** des Pflegeprozesses sind:

- **Dynamik.** Der Pflegeprozess passt sich den Bedürfnissen und Entwicklungen des Pflegebedürftigen an. Veränderte Bedingungen können z. B. durch den Erfolg einer Pflegestrategie oder die Veränderung des Krankheitsbilds verursacht sein. Deshalb ist es nicht sinnvoll, nur einmalig zu Beginn einer Pflegebeziehung (beim Erstkontakt, bei der Aufnahme ins Krankenhaus oder Pflegeeinrichtung) einen Pflegeplan zu erstellen. Zielgerichtete Pflege benötigt sorgfältige Beobachtung und flexible Reaktion auf den wandelbaren Zustand des pflegebedürftigen Menschen.
- **Disziplinorientierung.** Der Pflegeprozess klärt ausschließlich pflegerelevante Fragen. Er bildet die spezielle Struktur pflegerischer Arbeit ab, die sich in wesentlichen Punkten von der Aufgabe verwandter Berufsgruppen, z. B. Ärzten, Physiotherapeuten, unterscheidet.

Sinn und Zweck

Erwartungen an die Arbeit mit dem Pflegeprozess sind:

- Individuelle Wünsche des Patienten oder Bewohners sind erfasst und berücksichtigt.
- Bedürfnisse, vorhandene Fähigkeiten sowie und Einschränkungen sind erfasst.
- Die Selbstständigkeit des Patienten oder Bewohners ist optimal unterstützt.
- Die Qualität der Pflege steigt (➤ 6.5.2).
- Die Pflege erfolgt auf professionellem Niveau.
- Die Vermeidung unnötiger Routinearbeiten spart Zeit und Geld.

In stationären Pflegeeinrichtungen und in der ambulanten Pflege hat der Pflegeprozess darüber hinaus folgende Bedeutungen:

- Umsetzung der Vorgaben des *Medizinischen Dienstes (MD* ➤ 2.4.6)
- Sachgerechte Begründung der entstehenden Kosten sowie der Kategorisierung Betroffener in Pflegegrade (➤ 4.2)

Im deutschsprachigen Raum ist die Einteilung des Pflegeprozesses durch die Pflegewissenschaftlerinnen *Verena Fiechter* und *Martha Maier* weitverbreitet. [1] In den USA war *Lydia Hall* eine der ersten Pflegetheoretikerinnen, die den Pflegeprozess als Grundlage für die Planung und Auswertung der Pflegearbeit einforderte. [2] Interessant ist die Begründung: Es ging damals, in den 1950er- bis 1980er-Jahren, um die Aufwertung der Pflegearbeit im Vergleich zur Medizin.

Im **Pflegeberufegesetz (PflBG** ➤ 1.1) sind „die Erhebung und Feststellung des individuellen Pflegebedarfs" für die „Organisation, Gestaltung und Steuerung des Pflegeprozesses" sowie für „die Analyse, Evaluation, Sicherung und Entwicklung der Qualität der Pflege" als vorbehaltene Tätigkeit definiert. Das bedeutet, dass sie nur von dafür ausgebildeten Pflegefachpersonen ausgeführt werden dürfen. [3] Auch in den Rahmenplänen der Fachkommission nach § 53 PflBG ist der Pflegeprozess als berufsspezifische Arbeitsmethode und Grundlage pflegerischen Handels verankert. [4]

Schritte des Pflegeprozesses

In seiner ersten Fassung bestand der Pflegeprozess aus sechs Schritten. Inzwischen sind andere Formen mit vier oder fünf Schritten gebräuchlich. Das sechsschrittige Vorgehen ist jedoch gerade für Neulinge im Pflegeberuf leichter nachzuvollziehen und wird deshalb in diesem Lehrbuch vorgestellt (➤ Tab. 7.1). Erfahrene Pflegende können einige der Schritte zusammenfassen. Bei der Entscheidung, ob es sinnvoller ist, einen Prozess mit vier, fünf oder sechs Schritten heranzuziehen, spielt es auch eine Rolle, ob die Pflegenden mit **Pflegediagnosen** (➤ 7.2.2) arbeiten.

Pflegeplanung im Pflegeprozess

Obwohl professionell Pflegende die Pflegebedürftigkeit eines Menschen sorgfältig aus den zugänglichen Informationsquellen (z. B. Fragen an den Betroffenen und ggf. an seine Angehörigen, Arztbriefe, Pflegeberichte, eigene Beobachtung) erheben, bleibt die Beurteilung zunächst eine Vermutung *(Hypothese)*. Erst im Zuge der Pflegeausführung zeigt sich, ob sich die Einschätzung bewahrheitet *(Verifikation)*. Insofern ist der Pflegeprozess als ständiger Kreislauf von Hypothesenbildung und Verifikation zu verstehen (➤ Abb. 7.1).

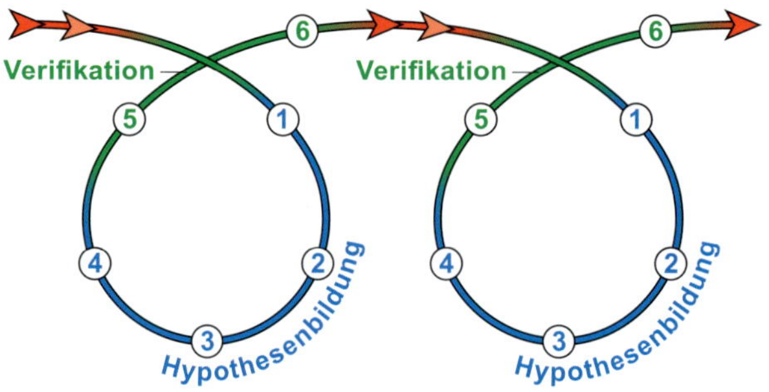

Abb. 7.1 Pflegeprozess als Kreislauf von Hypothesenbildung, d. h. von aufgestellten Vermutungen der Pflegenden, dass etwas so ist, und Verifikation, d. h. der Überprüfung, ob die Vermutung korrekt war. Dieser Prozess findet kontinuierlich statt. [L234]

Die **Pflegeplanung** entspricht dem Teil der Hypothesenbildung. Im Modell nach *Fiechter und Maier* (➤ Tab. 7.1) umfasst sie die Schritte 1–4. Zum **Pflegeprozess** gehört die Verifikation als korrigierendes Element. Erst dieser Schritt macht es möglich, pflegerische Hypothesen während der Ausführung der Pflegehandlungen (Schritt 5) zu evaluieren (Schritt 6), zu verifizieren oder gegebenenfalls zu überarbeiten und anzupassen.

7.1 Informationen sammeln

Die **Sammlung pflegerelevanter Informationen** bestimmt entscheidend die Qualität der pflegerischen Dienstleistung, die mithilfe des Pflegeprozesses erreicht werden soll.

Als mögliche **Informationsquellen** stehen Personen und Dokumente zur Verfügung:

- Patient oder Bewohner sowie Angehörige und andere Bezugspersonen

Tab. 7.1 Pflegeprozess in sechs, fünf oder vier Schritten im Vergleich.

	Sechs Schritte	Fünf Schritte	Vier Schritte
	z. B. nach Fiechter und Meier	**z. B. nach NANDA, für die Arbeit mit Pflegediagnosen**	**z. B. nach Dorothea Orem; auch WHO**
Pflegeprozess	1. Informationen sammeln	1. Informationen sammeln	1. Assessment: Informationen sammeln und Pflegeprobleme und Ressourcen identifizieren
	2. Pflegeprobleme und dazu passende Ressourcen identifizieren	2. Pflegediagnosen stellen	
	3. Pflegeziele festlegen	3. Pflegeziele festlegen und Pflegemaßnahmen planen	2. Planung: Pflegeziele festlegen und Pflegemaßnahmen planen
	4. Pflegemaßnahmen planen		
	5. Pflegemaßnahmen durchführen	4. Durchführung	3. Intervention: Durchführung
	6. Evaluation	5. Evaluation	4. Evaluation

- Andere Pflegende, z. B. in zuweisenden Einrichtungen
- Andere Berufsgruppen, z. B. Ärzte, Physiotherapeuten, Seelsorger
- Unterlagen, z. B. Patientenakte, Arztbriefe, Befunde
- Einweisungsschein oder Pflegeverlegungsbericht
- Pflegebericht und andere Teile des Dokumentationssystems (➤ 6.4.3, ➤ Abb. 7.2)

Fehlende, falsche oder falsch gedeutete Informationen können die Ausrichtung der Pflegeplanung erheblich behindern. Die Pflegenden achten deshalb bei der Informationssammlung besonders auf:

- **Umfang** *(Quantität)* der Informationen. Welche Angaben sind tatsächlich für den Beginn des Pflegeprozesses erforderlich?
- **Art** *(Qualität)* der Informationen. Sind die Angaben verlässlich und nachvollziehbar?

7.1.1 Umfang und Art der Informationen

Strukturierte Informationssammlung (SIS®) ➤ 6.4.4

Umfang der Informationen

Die professionelle Sammlung pflegerelevanter Informationen beschränkt sich zu Beginn auf einen **Umfang,** der geeignet ist, die Phase des Kennenlernens zu unterstützen. Pflegende und Patient bzw. Bewohner nähern sich einander zunächst an. Die Pflegenden erhalten später die Möglichkeit, den individuellen Bedarf sowie die bestehenden Ressourcen im Zuge der täglichen Arbeit genauer einzuschätzen. Der Betroffene lernt, eine Haltung zu seiner gegebenenfalls neuen Rolle als Pflegeempfänger sowie seiner Stellung in der Pflegebeziehung zu entwickeln.

Erhebt eine Pflegefachperson, z. B. beim Erstgespräch, zu viele Details, kann der Betroffene eine abwehrende Haltung einnehmen, weil er sich ausgefragt fühlt („gläserner Patient"). Solche Vorbehalte belasten die Entwicklung des Vertrauens, das Voraussetzung für eine tragfähige Pflegebeziehung ist.

So viel wie nötig und so wenig wie möglich

Mit der Beschränkung auf die wesentlichen Aspekte signalisiert eine erfahrene Pflegefachperson Respekt vor der Persönlichkeit des Betroffenen. Das erforderliche Maß der Informationen lässt sich anhand der Bedeutung des Pflegeprozesses bemessen. Die Informationssammlung muss begründete Entscheidungen darüber ermöglichen, welche Pflege ein Mensch braucht. Wenn die Pflegefachperson nicht weiß, ob der Betreffende seine Körperpflege, z. B. am Waschbecken, selbstständig durchführen kann oder ob er dabei Hilfe braucht, oder wenn sie nicht sicher einschätzen kann, ob er sturzgefährdet ist, hat sie noch nicht genügend Informationen erhoben.

Art der Informationen

Zur Beurteilung der **Art** *(Qualität)* erhobener Informationen unterscheiden Pflegende (➤ Abb. 7.2):

- Direkte und indirekte Informationen
- Subjektive und objektive Informationen

Die Qualität einer Informationssammlung ist besonders hoch, wenn sie alle vier Kategorien umfasst: direkte *und* indirekte, subjektive *und* objektive.

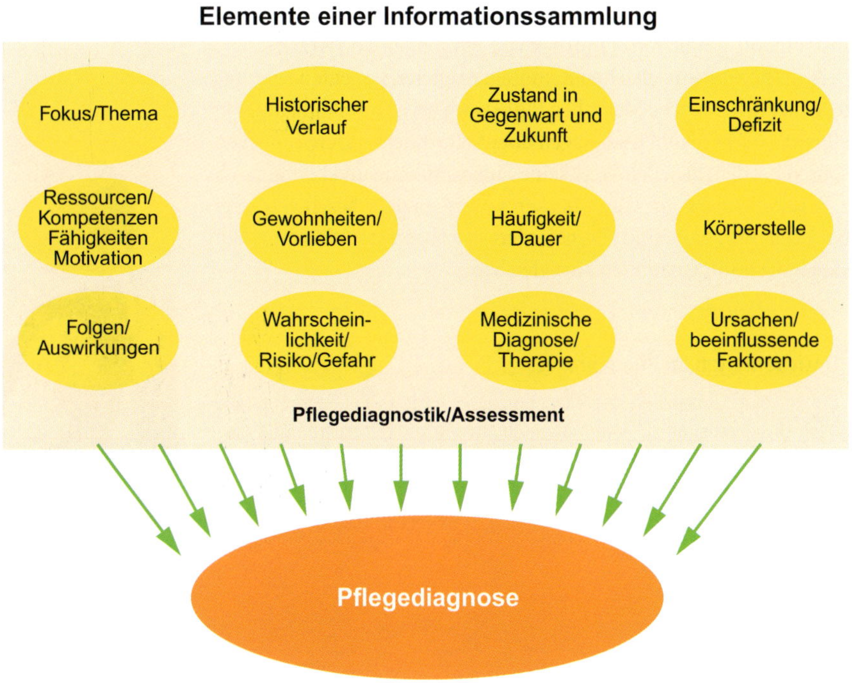

Abb. 7.2 Aspekte des diagnostischen Vorgehens im Pflegeprozess. [M595]

Direkte und indirekte Informationen

Direkte Informationen erhebt und erfährt die Pflegefachperson unmittelbar vom Patienten oder Bewohner. Dazu gehören eigene Beobachtungen, selbst gemessene Vitalzeichen sowie Hinweise, die sich unmittelbar aus dem Gespräch mit dem Patienten oder Bewohner ergeben.

Indirekte Informationen erhält die Pflegefachperson entweder über andere Personen, z. B. Angehörige, Arzt, Physiotherapeuten, oder aus Dokumenten, z. B. Befunden, Arztbriefen und Pflegeberichten.

Direkte Informationen scheinen sicherer, weil die Pflegefachperson sie selbst und unmittelbar vom Patienten oder Bewohner gewinnt. Bei indirekten Informationen besteht die Gefahr des Irrtums, der Verwechslung oder einer Fehleinschätzung.

Allerdings ist zu bedenken, dass Patienten und Bewohner auf verschiedene Pflegefachpersonen unterschiedlich reagieren, sodass ein Abgleich direkt gewonnener Information mit den Eindrücken anderer Mitglieder des Pflegeteams angebracht ist.

Subjektive und objektive Informationen

Subjektive Informationen spiegeln die persönliche Ansicht einer Person, ihren Eindruck oder ihre Einschätzungen wider.

Objektive Informationen sind messbar und lassen sich überprüfen, etwa Blutdruck, Größe oder Gewicht eines Patienten.

Umgangssprachlich wird „objektiv" oft mit „gerecht" und „allgemeingültig" gleichgesetzt, während „subjektiv" mit negativen Assoziationen im Sinne von „persönlich" oder „einseitig" verbunden ist. Diese Wertung ist in Pflege und Medizin problematisch. Die irrige Meinung, objektive Informationen seien die besseren Informationen, führt nicht selten dazu, dass die Behandelnden den Laborwerten und Untersuchungsbefunden, kurz allen messbaren Parametern, mehr vertrauen als dem Empfinden des Patienten oder dem (nicht durch Instrumente gestützten) Eindruck von Pflegenden und Ärzten.

Auch bei objektiv gleichen Befunden reagieren Patienten sehr unterschiedlich. Manche Menschen fühlen sich bei einem Blutdruck von 90/60 mmHg unwohl und klagen über Schwindel. Andere hingegen spüren bei dem gleichen Wert keine Einschränkung und können sich z. B. selbstständig am Waschbecken versorgen oder beschwerdefrei bewegen. Pflegende sind also gefordert, die objektiven Werte mit den subjektiven Informationen abzugleichen.

Unsicherheiten im Pflegeprozess

Die korrekte Umsetzung des Pflegeprozesses fordert Pflegende auf, bei allen Unsicherheiten zur Informationssammlung zurückzukehren und die Unsicherheiten durch das Einholen weiterer Informationen zu beseitigen (Dynamik im Pflegeprozess ➤ 7.6.2).

7.1.2 Erst- oder Anamnesegespräch

DEFINITION

Erst- oder Anamnesegespräch: Gespräch zur erstmaligen Erfassung wichtiger Informationen, die für die Pflege und die Behandlung nötig sind. Gleichzeitig stellt sich die Einrichtung vor, in die der Patient oder Bewohner aufgenommen wird (erster Eindruck). Mithilfe der in diesem Gespräch gewonnenen Informationen erarbeiten Pflegende eine Pflegeanamnese.

Für die Informationssammlung ist das **Erst- oder Anamnesegespräch** von besonderer Bedeutung. Die Pflegenden erheben bei dieser Gelegenheit viele relevante Informationen. Darüber hinaus erfragen sie Fakten, die für andere Berufsgruppen bedeutsam sind, z. B. Daten für Verwaltung, Abrechnung oder den behandelnden Arzt. Es ist selbstverständlich, dass sie diese mit großer Sorgfalt aufnehmen und entsprechend dokumentieren.

Trotz der Bedeutung der Informationssammlung für die Pflegenden und die anderen beteiligten Berufsgruppen ist nicht zu unterschätzen, dass der Pflegebedürftige meist während dieses Gesprächs den ersten unmittelbaren Kontakt zu der Einrichtung erlebt, in die er soeben aufgenommen wurde (➤ Abb. 7.3). Dabei spielen viele Emotionen eine Rolle, die nicht unmittelbar mit dem Pflegebedarf oder der vorliegenden Erkrankung zusammenhängen. Es ist möglich, dass die Patienten oder Bewohner von weitergehenden Sorgen bewegt werden, Vorbehalte haben, Ängste spüren und über ganz andere Themen sprechen wollen als jene, die mit den Fragen der Pflegenden abgedeckt sind.

Daraus ergeben sich Konsequenzen für die Gesprächsführung:

- Pflegende erheben die Informationen respektvoll, behutsam und unter Beachtung der Höflichkeitsregeln. In ambulanten Pflegesituationen sind sie sich bewusst, dass sie in der Privatsphäre des Betroffenen agieren und dort die Rolle eines Gasts einnehmen. Sie enthalten sich aller Äußerungen, die als ungerechtfertigte Eingriffe in die Autonomie ihres Gegenübers verstanden werden

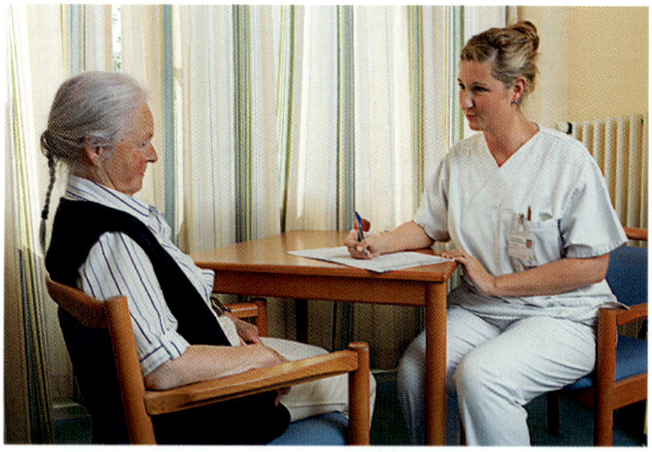

Abb. 7.3 Das Erstgespräch erfolgt in einer ruhigen, freundlichen Atmosphäre ohne Zeitdruck und dient nicht nur der Informationssammlung, sondern stellt dem Patienten oder Bewohner auch die Einrichtung vor. Zudem gibt es ihm Gelegenheit, Fragen zu stellen sowie Sorgen und Ängste zu äußern. Pflegende streben auch an, Einzelheiten bezüglich der familiären und sozialen Situation des Patienten zu besprechen. [K115]

könnten – selbst wenn in dem Haushalt hygienische oder andere Bedingungen herrschen, die ihren professionellen Maßstäben widersprechen.

- Bei der Auswahl der Informationen, die zu erheben sind, berücksichtigen Pflegende zuerst die Aspekte, die der Betroffene freiwillig über sich preisgeben möchte. Falls Lücken auftreten, versuchen sie, diese durch gezieltes Nachfragen zu schließen. Dabei kann es hilfreich sein, kurze Begründungen zu liefern, welchem Zweck die geforderten Informationen dienen.
- Im Kontakt mit chronisch kranken Menschen kommt dem subjektiven Empfinden des Betroffenen große Bedeutung zu. Es ist wesentlich für Pflegende zu erfahren, welche Bewältigungsstrategien mit Erfolg angewendet wurden und wie der Pflegebedürftige sich insgesamt mit der Erkrankung arrangieren kann. Auch die Beurteilung des sozialen Umfelds sowie der Ressourcen, die dem Erkrankten daraus erwachsen, verdient große Aufmerksamkeit.

Biografiearbeit

Das Wissen um die Lebensgeschichte eines Menschen beeinflusst den weiteren Pflegeprozess sehr stark. Bei der Informationssammlung sollen v. a. Gewohnheiten, Vorlieben und Abneigungen erfragt und Verhaltensweisen des Patienten/Bewohners nachvollziehbarer werden, aber auch Einstellungen, z. B. zu Krankheit, Alter, Behinderung. Das Berichten aus dem eigenen Leben setzt Vertrauen voraus und muss sich nach und nach im Pflegeprozess entwickeln. Häufig berichten Pflegebedürftige oder Angehörige schon im Erstgespräch über wichtige Lebensgeschehnisse.
Biografiearbeit *(Erinnerungspflege) ist* auch ein pflegerisch-therapeutischer Ansatz, die Lebensgeschichte eines Menschen zu rekapitulieren und mit ihm gemeinsam zu erinnern (➤ 23.13.6).

- Im Gespräch mit Kindern und Jugendlichen beurteilt die Pflegefachperson anhand der Äußerungen des Betroffenen seine altersbedingte Fähigkeit, die persönlichen Lebensumstände einzuordnen und daraus sinnvolle Schlüsse zu ziehen. Es ist wichtig, das Recht auf Vertraulichkeit – auch minderjähriger Menschen – zu beachten. Nicht alle Kenntnisse, die eine Pflegefachperson im Lauf des Gesprächs gewinnt, sind für die Ohren der Erziehungsberechtigten bestimmt. Es ist ratsam, im Detail nachzufragen, welche Aspekte vertraulich bleiben sollen und inwieweit das Kind oder der Jugendliche wünscht, seine Angehörigen ins Vertrauen zu ziehen. Manchmal ist ein ergänzendes Gespräch mit den Bezugspersonen (in Abwesenheit des Betroffenen) sinnvoll, um sich ein umfassenderes Bild machen zu können.

Tipps für das Erstgespräch

- **Personalien:** Pflegende können diese grundlegenden Daten (z. B. Name, Anschrift, Telefonnummer, Krankenversicherung) von einem Einweisungsschein oder einem ähnlichen Dokument übertragen und den Patienten bitten, kurz zu prüfen, ob die Angaben stimmen. Es empfiehlt sich nicht, für diese subjektiv unerheblich wirkenden Fakten eine längere Gesprächszeit aufzuwenden.
- **Gewohnheiten:** Fragen, etwa nach Genussmittelgebrauch, z. B. „Rauchen Sie?" oder „Trinken Sie Alkohol?", können die Befragten vor allem während eines Erstgesprächs verleiten, nicht wahrheitsgemäß zu antworten (➤ Abb. 7.4). Sie befürchten das Risiko, durch eine unbedachte Bemerkung stigmatisiert zu werden, weil sie zunächst nicht einschätzen können, welche Haltung die Pflegenden bzw. die Einrichtung zu diesen Themen vertreten. Falls die Patienten oder Bewohner Arzneimittel einnehmen, die im Zusammenhang mit Alkohol vermehrte Nebenwirkungen oder andere Risiken verursachen, ist es sinnvoll, dezidiert die Gründe für eine entsprechende Frage zu nennen. Dasselbe gilt für andere Lebensbereiche, etwa die Ernährungsgewohnheiten.

Bedeutung des Erstgesprächs

VORSICHT

Ein aus Sicht des Pflegebedürftigen **unbefriedigend geführtes Erstgespräch** kann leicht den Eindruck verstärken, dass sich der Patient oder Bewohner den Abläufen der jeweiligen Einrichtung im Gesundheitswesen unterordnen muss und seine Wünsche, Bedürfnisse, Fragen und Ängste keine Berücksichtigung finden.

Der erste Eindruck zählt, und deshalb ist es umso wichtiger, dass das Erstgespräch nicht nur aus Sicht der Pflegenden erfolgreich verläuft, indem sie alle relevanten Informationen erhalten, sondern sich auch für den neu aufgenommenen Patienten oder Bewohner befriedigend gestaltet. Um einen negativen ersten Eindruck zu vermeiden, reagieren erfahrene Pflegende im Gespräch kontinuierlich auf die Signale des Gegenübers (➤ 21.1.2). Sie stellen offene Fragen, auf die frei formulierte Entgegnungen möglich sind bis hin zur Verweigerung von Antworten. Erst anschließend übertragen sie die gewonnenen Informationen in die Dokumentation. Dabei wird deutlich, welche Angaben fehlen.

Da der Pflegeprozess stets auf einen (unterschiedlich langen) Zeitraum angelegt ist, lassen sich die Lücken mithilfe von Gesprächen schließen, die zu geeigneten Gelegenheiten stattfinden, z. B. nachdem der neue Bewohner einer stationären Pflegeeinrichtung sich in die

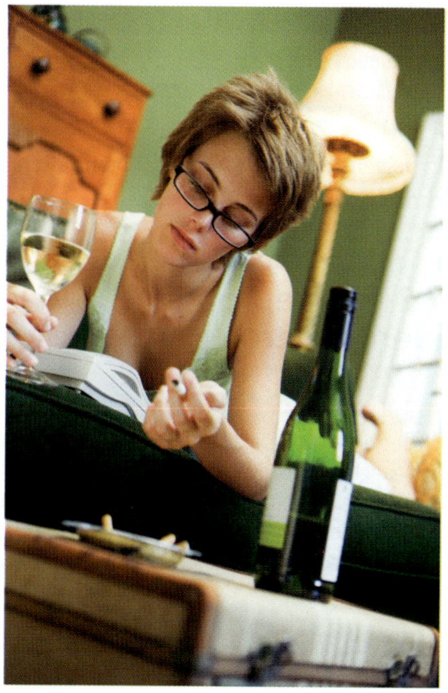

Abb. 7.4 Auch Fragen nach dem Genussmittelgebrauch gehören zum Erstgespräch. [J787]

fremde Situation eingelebt hat oder zumindest vertrauter mit ihr wurde.

Priorität genießen allerdings Informationen von lebenswichtiger Bedeutung. Die meisten Befragten verstehen, dass z. B. Allergien oder die Einnahme stark wirksamer Medikamente bereits im Erstgespräch erfasst werden müssen. Häufig sprechen sie diese Themen von sich aus an.

Vor- und Nachteile von Checklisten

Wenn Pflegende beim Erstgespräch eine **Checkliste,** ein Stammblatt oder ein ähnliches Formular verwenden, können sie mit seiner Hilfe eine vollständige Erhebung der grundlegenden Fakten erreichen.

Die enge Orientierung an einer solchen Checkliste birgt jedoch die Gefahr, dass sich der Patient oder Bewohner ausgefragt fühlt und sich dem Zwang ausgesetzt sieht, über Dinge zu reden, die er – zumindest in dieser Phase der Pflegebeziehung – lieber nicht offenlegen würde. Gleichzeitig nimmt ihm diese strikte Form der Gesprächsführung u. U. die Gelegenheit, Dinge anzusprechen, die ihm am Herzen liegen.

Wichtig ist es daher, dass sich das Erstgespräch nicht auf das Abarbeiten einer Checkliste beschränkt, sondern die Pflegefachperson sich ihrem Gegenüber mit Empathie zuwendet, dessen Bedürfnisse im Gesprächsverlauf berücksichtigt und flexibel auf überraschend auftauchende Themen reagiert.

Pflegeassessments

Pflegeassessments sind Screening- und Assessmentinstrumente (➤ 12.2.5), die die pflegerische Einschätzung systematisieren und damit unterstützen. Sie geben Hinweise auf pflegerelevante Probleme oder sichern das pflegerische Urteil ab. Häufig genutzte Pflegeassessments sind z. B.:
- *Mini Nutritional Assessment (MNA* ➤ Abb. 12.8) und *Malnutritional Universal Screening Tool (MUST)* zur Einschätzung der Ernährungssituation
- *Mini Mental Status Test (MMST)* zur Einschätzung von kognitiven Leistungen
- *Geriatrisches Basisassessment* zur Einschätzung der funktionellen Situation alter Menschen
- Verschiedene Schmerzassessments (➤ 24.4.1)

Expertenstandards (➤ 6.4.2) beinhalten Assessmentinstrumente zum jeweiligen Thema.

7.2 Pflegeprobleme und Ressourcen identifizieren

DEFINITION

Pflegeproblem: aktuelle Beeinträchtigung oder Gefahr, die als Folge einer gefährdeten oder beeinträchtigten Gesundheit oder durch die Lebensumstände entsteht und von Pflegenden professionelles Handeln erfordert.
Ressource: Fähigkeit, über die der Betroffene verfügt und die zur Bewältigung eines Pflegeproblems beitragen kann.

In diesem Schritt des Pflegeprozesses formulieren die Pflegenden auf Grundlage der vorhandenen Informationen die bestehenden **Pflegeprobleme.** Weil der Pflegeprozess der Entscheidung dient, fassen sie die Pflegeprobleme so, dass sie Einschränkungen, Defizite oder Schwierigkeiten beschreiben, die mithilfe professioneller Pflege zu bearbeiten sind. In diesem Sinn kann z. B. eine medizinische Diagnose (etwa: Herzinsuffizienz) für sich genommen niemals ein Pflegeproblem sein. Der Betroffene leidet zwar an dieser Erkrankung, doch die Pflegenden nehmen nicht die Behandlung dieser Fehlfunktion in den Fokus, sondern sie sind mit den Problemen befasst, die für den Erkrankten individuell daraus entstehen. Dies ist ein entscheidender Unterschied, der die Eigenständigkeit und professionelle Ausrichtung der Disziplin „Pflege" markiert.
Bei einem Menschen mit Herzinsuffizienz (medizinische Diagnose) können z. B. folgende Pflegeprobleme bestehen (Auswahl):
- Unsicherheit bezüglich der angemessenen täglichen Trinkmenge. Der Betroffene weiß nicht, ob er mit einer Beschränkung die Entwicklung von Beinödemen beeinflussen kann.
- Schnelle Erschöpfung bei der Körperpflege. Der Betroffene empfindet die morgendliche Körperpflege am Waschbecken als zu anstrengend und klagt über Atemnot und Schwindel.
- Der Betroffene ist nicht bereit, die verordneten Medikamente regelmäßig einzunehmen (Adhärenz und Compliance ➤ 3.4.6).

7.2.1 Pflegeprobleme erkennen und formulieren

Um **Pflegeprobleme** zu erkennen, geht die Pflegefachperson von den Informationen aus, die ihr zugänglich sind. Sie weiß z. B., dass die Körpertemperatur des Patienten erhöht ist. Diese Tatsache wirft die Frage auf, worin das individuelle Pflegeproblem besteht:
- Der Betroffene könnte durch das Fieber geschwächt sein und Unterstützung bei den Alltagsaktivitäten benötigen.
- Sein Dekubitusrisiko könnte erhöht sein.
- Ein erheblicher Flüssigkeitsverlust durch massives Schwitzen könnte eine Erhöhung der Trinkmenge nötig machen. Eine gleichzeitig bestehende Demenz verringert gegebenenfalls die Einsichtsfähigkeit oder die Fähigkeit, selbstständig zu trinken.

Anhand solcher (zusätzlich zu erhebender) Aspekte bestimmen Pflegende die jeweils zutreffenden Pflegeprobleme. Die sinnvolle **Formulierung eines Pflegeproblems** folgt der **PESR-Regel**:
- **P = Problem:** Beschreibung des Pflegeproblems
- **E = Entstehung:** Bestimmung der Ursachen
- **S = Symptome:** Beschreibung der Zeichen, die das Vorliegen des Problems beweisen
- **R = Ressourcen:** Nennung der Ressourcen, die der Problemlösung dienen

P = Problem

Pflegende unterscheiden zwei Arten von **Pflegeproblemen:**
- **Aktuelle** *(akute)* **Pflegeprobleme, d.h.** derzeit vorhandene Pflegeprobleme, die eine unmittelbare Intervention durch Pflegehandeln erfordern.
- **Potenzielle Pflegeprobleme** oder **Risiko-Pflegeprobleme** bestehen zum Zeitpunkt der Erhebung nicht, doch die Situation des

Erkrankten macht ihre Entstehung möglich (wahrscheinlich); sie erfordern präventives Handeln, z. B. die Anwendung von Prophylaxen (➤ 5.1.2).

Einige Pflegetheoretikerinnen prägten eigene Definitionen von Pflegeproblemen.

Monika Krohwinkel bezeichnet z. B. ein Pflegeproblem als „eine Einschränkung in einer oder mehreren ABEDL® (➤ 8.3.5), die der Betroffene nicht eigenständig, jedoch durch pflegerisches Handeln kompensieren kann". [5] Diese Definition ist vor allem in Einrichtungen der Altenhilfe gebräuchlich.

Dorothea Orem definiert ein Pflegeproblem über das Selbstpflegedefizit (➤ 8.3.6). Reichen die Fähigkeiten des Betroffenen aktuell nicht aus, um den Selbstpflegebedarf zu decken, besteht ein Selbstpflegedefizit, ein Pflegeproblem. Auch diese Formulierung ist in den Einrichtungen der Langzeitpflege gebräuchlich. Entsprechend dokumentieren die Pflegenden ein „Selbstversorgungsdefizit bei der Körperpflege", wenn ein Bewohner z. B. Hilfe bei der Morgentoilette benötigt.

E = Entstehung und Ursachen

Ursachen für Pflegeprobleme sind vielfältig und können aus Beeinträchtigungen der Gesundheit oder der persönlichen Leistungsfähigkeit resultieren. Dazu zählen z. B. akute Erkrankungen und die sich dadurch ändernden Lebensumstände, z. B. Krisen (➤ 3.4.3) und Phasen, die mit massiven Umstellungen einhergehen (etwa im Alter). Die Bedingungen des jeweiligen Befindens sind vielfältig und individuell unterschiedlich verursacht. Dies berücksichtigen Pflegende bei der Erfassung der Ursache.

Um aus dem Pflegeproblem die passende Pflegeintervention ableiten zu können, ist es sinnvoll, dessen Entstehung anzugeben. Ist jemand z. B. obstipationsgefährdet, weil er zu wenig trinkt und nicht ausreichend Ballaststoffe zu sich nimmt, wird die Pflegefachperson anders handeln, als wenn die Obstipationsgefahr auf Bewegungsmangel zurückzuführen ist.

Die Angabe der Entstehungsmechanismen ist auch für die spätere Evaluation (➤ 7.6) wichtig. Sobald eine Ursache behoben ist oder weitere Ursachen hinzukommen, ist das Pflegeproblem entsprechend zu überarbeiten.

S = Symptome

Die Angabe der **Symptome** eines Pflegeproblems hilft, Kriterien für den Zeitpunkt festzulegen, ab dem es als gelöst gelten kann, bzw. einzuschätzen, ob es sich verschlimmert. In Abgrenzung zum Symptombegriff in der Medizin (Krankheitszeichen) beschreiben Pflegende, wie der Betroffene das Problem persönlich wahrnimmt, z. B.:

- P = Pflegeproblem: Herr Schulze kann sich nicht selbst waschen
- E = Entstehung: … seit seinem Schlaganfall im Mai dieses Jahres
- S = Symptom: … mit schlaffer Lähmung des rechten Arms.
- R = Ressource: Er ist sehr motiviert, seine Selbstständigkeit zurückzugewinnen und nutzt jede Möglichkeit für Übungen.

R = Ressourcen

Ressourcen *(Potenziale)* bezeichnen im Zusammenhang mit dem Pflegeprozess Fähigkeiten des Betroffenen und seiner Umgebung, selbst zur Lösung oder Bearbeitung von Pflegeproblemen beizutragen. Als **übergeordnete** oder **globale Ressourcen** werden die individuellen Fähigkeiten bezeichnet, die sich nicht speziell auf ein Pflegeproblem beziehen, sondern als allgemein förderliche Bedingungen gelten können, z. B. gesundes Selbstbewusstsein, Mut, Optimismus, Kreativität, Lern- und Anpassungsfähigkeit, förderliche Beziehungen zu Angehörigen, finanzielle oder materielle Ausstattung. Um die konkreten Pflegemaßnahmen zielgerichtet zu planen, ordnen Pflegende die globalen Ressourcen dem jeweiligen Pflegeproblem zu und geben genau an, wie die einzelne Ressource zur Lösung oder Bearbeitung des Pflegeproblems einzusetzen ist.

Die Beachtung der Ressourcen hilft, sich von der Defizitorientierung, also dem ausschließlichen Blick auf Einschränkungen und Probleme zu entfernen, und zu einer **aktivierenden, rehabilitierenden Pflege** (➤ 5.1.1, ➤ 5.1.2) zu gelangen. Ähnlich wie der Perspektivenwechsel von der Pathogenese zur Salutogenese (➤ 5.1.3) bringt die Beachtung vorhandener Ressourcen viele Vorteile:

- Vermeidung unnötiger Abhängigkeit von Pflegeleistungen
- Entlastung für Pflegende und Angehörige
- Förderung von Adhärenz bzw. Compliance und Kontrollüberzeugung (➤ 3.4.6)
- Stärkung des Selbstbewusstseins (Selbstwertgefühl) des Patienten

7.2.2 Pflegediagnosen einbinden

DEFINITION

Pflegediagnose: Beurteilung der Reaktion eines Menschen, einer Familie oder einer größeren sozialen Gruppe auf ein bestehendes bzw. drohendes Problem mit der Gesundheit oder der Lebensführung.

Ein möglicher Zugang zur Arbeit mit **Pflegediagnosen** eröffnet sich, wenn Pflegende sich diese als Ausarbeitungen zu häufig vorkommenden Pflegeproblemen vorstellen. Sie entsprechen dem Vorgehen, das angezeigt wäre, wenn Pflegende nicht für jeden einzelnen Patienten oder Bewohner eine Planung erstellen müssten, sondern eine Gesamtplanung für all jene, die von diesem häufig vorkommenden Pflegeproblem betroffen sind. Pflegediagnosen bieten überdies den Vorteil, evidenzbasiert zu sein, d. h., ihre Aussagen sind mit dem aktuellen Stand der Pflegeforschung abgeglichen.

Im Wesentlichen entspricht dieses Vorgehen der Arbeitsweise in der Medizin. Zunächst stellt der Arzt die medizinische Diagnose. Sobald sie gesichert ist, ist auch die Behandlung definiert. Sie lässt sich z. B. ohne großen Aufwand von den Leitlinien herleiten, die inzwischen für sehr viele Erkrankungen den Stand der Wissenschaft repräsentieren und regelmäßig aktualisiert werden. Grundsätzlich beschreiten viele Berufe diesen Weg.

Wenn Pflegende kontinuierlich im Sinne des Pflegeprozesses arbeiten, stellen sie schnell fest, dass bestimmte Pflegeprobleme häufig vorkommen. Besonders in Einrichtungen der Langzeitpflege sind viele Bewohner oder Patienten immobil. Aus der Immobilität resultieren meist mehrere Pflegeprobleme, etwa die Dekubitus-, Pneumonie- oder Obstipationsgefahr. Daraus folgen rationale Fragen:

- Ist es notwendig, häufige Pflegeprobleme jedes Mal neu zu formulieren?
- Kann es sinnvoll sein, zu diesen häufig vorkommenden Problemen die entsprechenden Pflegeziele und Leitlinien für die Pflegemaßnahmen schematisch vorzugeben und die Kriterien zu bestimmen, mit deren Hilfe der Pflegeerfolg zu beurteilen ist?

Pflegediagnosen als Ordnungssystem

Pflegediagnosen dienen nicht nur als **Referenz** *(Nachschlagewerk)* für das Arbeiten im Pflegeprozess. Ihre Entstehung und Entwicklung sind stark mit dem Versuch verbunden, Pflege zu systematisieren. Zu diesem Zweck existieren neben den Ordnungssystemen für Krankheiten (z. B. *International Statistical Classification of Diseases and Related Health Problems/ICD* ➢ 26.9) auch Pflegeklassifikationssysteme, z. B. die *Internationale Klassifikation für die Pflegepraxis (ICNP* ➢ 4.3). Mit ihrer Einführung verbindet sich die Erwartung, Pflegeleistungen ähnlich wie medizinische Behandlung besser erfassen und abrechnen zu können.

Pflegediagnosen im Pflegeprozess

Im zweiten Schritt des **Pflegeprozesses** formulieren Pflegende die Pflegeprobleme. Vermuten sie, dass ein Problem häufig vorkommt, prüfen sie in einer Liste von Pflegediagnosen, ob es dort aufgeführt ist. Existiert eine passende Pflegediagnose, integrieren sie deren Ausarbeitungen in ihre Pflegeplanung und passen sie gegebenenfalls an.

Listen mit Pflegediagnosen sowie den dazugehörenden Erläuterungen (u. a. bestimmende Faktoren, Merkmale) sind von verschiedenen Organisationen erhältlich, z. B.:

- **ACENDIO** *(Association for Common European Nursing Diagnoses, Interventions and Outcomes)*
- **ENP** *(European Nursing Care Pathways)*
- **NANDA** *(North American Nursing Diagnosis Association* ➢ Abb. 7.5)

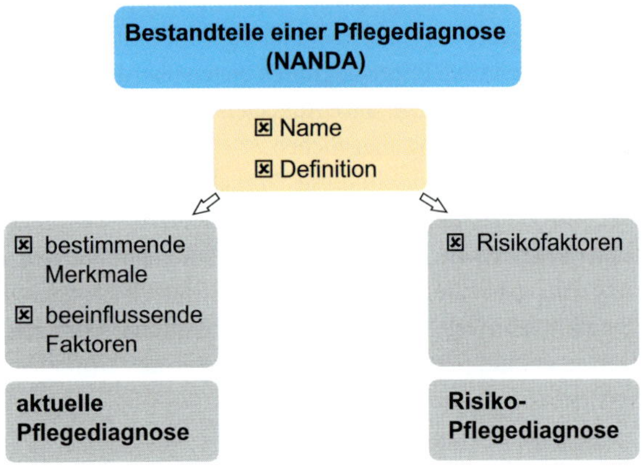

Abb. 7.5 Aufbau von Pflegediagnosen nach NANDA. [M595]

- **NIC** *(Nursing Interventions Classification)* und **NOC** *(Nursing Outcomes Classification)*
- **POP** *(praxisorientierte Pflegediagnostik)*

Einige der Listen liegen auch als Software vor und haben so Eingang in die EDV-gestützte Pflegeplanung gefunden.

Bei der Arbeit mit Pflegediagnosen bleiben die Schritte im Pflegeprozess im Prinzip erhalten (➢ Tab. 7.1). Wichtig ist, die Diagnosen nicht unkritisch zu übernehmen, sondern sorgfältig zu prüfen, ob sie die aktuelle Situation des Bewohners, Patienten vollständig abbilden.

Beispiel: Auf Arztanordnung erhält ein Patient mit ausgeprägter Herzinsuffizienz im Rahmen der Überwachung einen Blasendauerkatheter. Die betreuende Pflegefachperson identifiziert anschließend das Pflegeproblem „Gefahr eines Harnwegsinfekts bei liegendem Blasendauerkatheter". Sie findet eine Pflegediagnose mit entsprechenden Handlungsanweisungen. Daher beschließt sie, diese Formulierungen in ihre Pflegeplanung zu übernehmen. Allerdings passen nicht alle Empfehlungen für diesen Einzelfall. So listet die Diagnose auch die Maßnahme „viel trinken lassen" auf, die für andere Patienten durchaus sinnvoll ist. Menschen mit Herzinsuffizienz hingegen unterliegen oft einer strikten Beschränkung der Trinkmenge.

VORSICHT

Auch bei der Arbeit mit Pflegediagnosen bleibt die **Verantwortung** für die Entscheidungen im Pflegeprozess **bei den zuständigen Pflegefachpersonen** (Vorbehaltene Aufgaben ➢ 1.1.2).

7.3 Pflegeziele festlegen

DEFINITION

Pflegeziel: Zustand, der durch die Pflegemaßnahmen erreicht werden soll.

Pflegeziele stellen die logische Verbindung zwischen Pflegeproblemen und -maßnahmen her. Sie beschreiben, welchen Zweck die pflegerischen Handlungen in Bezug auf das Pflegeproblem erfüllen:

- Verbesserung des aktuellen Zustands
- Erhaltung des aktuellen Zustands
- Vermeidung von Komplikationen

Wenn z. B. ein Bewohner wegen einer Schluckstörung nicht essen kann, wäre das maximal zu erreichende Ziel, dass er die Nahrung sicher im Mund kauen und einspeicheln und bedarfsgerechte Speiseportionen problemlos verzehren kann (➢ Abb. 7.6). Wenn das nicht zu erreichen ist und die Schluckstörung trotz Therapie fortbesteht, könnte ein alternatives Ziel lauten, die Folgen zu minimieren.

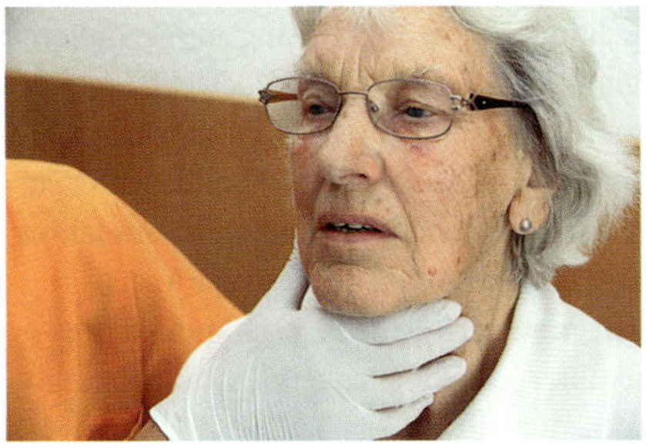

Abb. 7.6 Pflegerisches Schlucktraining hilft beeinträchtigten Menschen, bedarfsgerechte Speiseportionen problemlos zu verzehren. Dies kann ein Pflegeziel sein. [K333]

Dann formulieren Pflegende z. B.: „Die ausreichende Versorgung mit Nährstoffen und Flüssigkeit ist sichergestellt.“ Die Pflege ist dann in erster Linie darauf ausgerichtet, den aktuellen Ernährungszustand zu erhalten und außerdem andere Komplikationen – etwa eine Aspirationspneumonie – zu vermeiden.

Formulierung von Pflegezielen

Für die **Formulierung** von Pflegezielen gilt die **SMART-Regel** (➤ Abb. 7.7):

- **S** = spezifisch
- **M** = messbar
- **A** = attraktiv
- **R** = realistisch
- **T** = terminiert

Üblicherweise ist jedes Pflegeproblem mit einem entsprechenden Pflegeziel verbunden. Falls zu einem Pflegeproblem nur schwer ein passendes Ziel zu finden ist, kann dies ein Anzeichen dafür sein, dass das Problem nicht konkret genug gefasst wurde. Die SMART-Regel, wie sie hier für die Formulierung der Pflegeziele angewendet wird, stammt ursprünglich nicht aus der Pflege, sondern aus der Unternehmensführung (Festlegung von Unternehmenszielen).

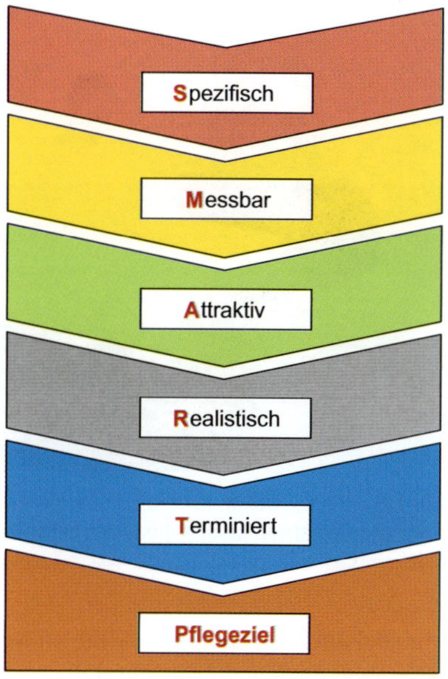

Abb. 7.7 SMART-Regel zur Formulierung von Pflegezielen. [L143]

S = Spezifität

Sinnvoll formulierte Pflegeziele geben konkret an, was der einzelne Patient oder Bewohner mithilfe der Pflege erreichen soll und wie lange diese Entwicklung voraussichtlich dauern wird. Sie sind sowohl auf die Person als auch auf die aktuelle Situation zugeschnitten. Allgemeine Formulierungen, etwa „größtmögliche Selbstständigkeit“ oder „Wohlbefinden“, genügen dieser Anforderung nicht.

M = Messbarkeit

Messbare Pflegeziele lassen sich vielfach in konkreten Maßeinheiten ausdrücken und sind damit jenseits subjektiver Betrachtung zu überprüfen. Wenn z. B. das Ziel festgelegt ist: „Frau Schulz trinkt 1,5 l täglich“, kann jedes Mitglied des Pflegeteams jederzeit mithilfe der Einfuhrkontrolle feststellen, ob das Ziel erreicht wurde oder nicht. Bei der Formulierung „Frau Schulz trinkt genügend“ wäre das nicht so leicht möglich, weil auch unter Pflegenden die Vorstellungen auseinandergehen, was „genügend“ ist.

Messbare Pflegeziele entfalten auch motivierenden Charakter – sowohl für die Pflegenden als auch für die Patienten oder Bewohner: Erst wenn klar ist, wohin die gemeinsamen Bemühungen führen sollen, werden alle Beteiligten mitarbeiten, das Ziel zu erreichen. Auf diese Art wird auch der Pflegeerfolg messbar.

A = Attraktivität

Der Patient oder Bewohner wird nur dann zielstrebig mitarbeiten, wenn das Ziel für ihn attraktiv ist. Die **Attraktivität** kann in einem Gewinn an Selbstständigkeit und Unabhängigkeit (Positives anstreben) oder in der Linderung von Beschwerden oder Störungen (Negatives beseitigen) bestehen.

Um die Mitarbeit des Patienten oder Bewohners zu gewinnen, ist es sinnvoll, die angestrebten Pflegeziele mit ihm oder seinen Angehörigen zu besprechen.

R = Realitätsbezug

Pflegeziele verwirklichen einen **Realitätsbezug,** wenn der Pflegebedürftige und die Pflegenden über die Ressourcen verfügen, es zu erreichen. Dabei ist die Grenze zwischen Förderung und Überforderung strikt zu beachten. Insbesondere bei allen Techniken der aktivierenden Pflege (➤ 5.1.1) besteht die Gefahr, das Ziel zu hoch zu stecken. Genauso wenig sinnvoll ist es, den angestrebten Zustand oder die aufzubauenden Fähigkeiten zu niedrig anzusetzen. Dies kann beim Patienten Langeweile und damit Desinteresse hervorrufen.

Zur Setzung realistischer Ziele dient die Unterscheidung in **Fern-** und **Nahziele.** Dazu entscheiden Pflegende, wie die Erfolge ihrer Arbeit schrittweise aufeinanderfolgen könnten. Da es sich um eine Projektion künftiger Ereignisse handelt, unterliegt auch diese Festlegung der fortlaufenden Überprüfung.

Beispiel: ein älterer Herr, Herr Burek, ist zu Hause gestürzt und hat sich eine Oberschenkelhalsfraktur zugezogen. Nachdem der Knochenbruch operativ versorgt wurde, soll die Mobilisation beginnen. Das Fernziel gleicht in diesem Fall einer Vision: Die Pflegenden streben an, dass der Patient nach Hause in seine gewohnte Umgebung zurückkehrt und sich dort selbstständig bewegen kann, ohne zu stürzen. Am ersten Tag nach der Operation scheint diese Vorstellung unrealistisch. Der Patient ist durch Schmerzen, die verordnete Schienenpositionierung sowie künstliche Zu- und Ableitungen in seiner Bewegungsfreiheit maximal eingeschränkt. Deswegen ist es sinnvoll, den Prozess in Stufen zu gliedern und die Aufmerksamkeit jeweils auf den nächsten Schritt zu lenken:

- Herr Burek sitzt am 1. postoperativen Tag an der Bettkante (➤ Abb. 7.8).

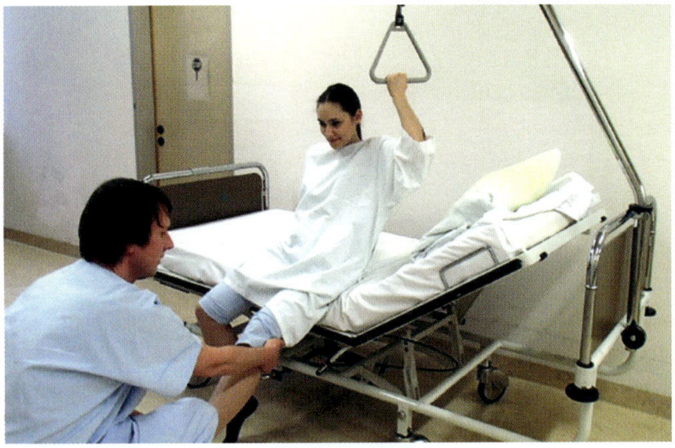

Abb. 7.8 Sitzversuche an der Bettkante kennzeichnen eine der ersten Stufen bei der postoperativen Mobilisation nach Schenkelhalsfrakturen. [M294]

- Er sitzt am 3. postoperativen Tag im Rollstuhl und führt das Waschen des Oberkörpers und die Mundpflege am Waschbecken durch.
- Er geht am 5. postoperativen Tag in Begleitung mit Unterarmgehstützen im Zimmer.
- Vor der Entlassung in die Anschlussheilbehandlung geht er begleitet auf dem Stationsflur auf und ab.

Das Arbeiten mit solchen abgestuften Zielen bietet zudem den Vorteil, dass die Patienten es nicht als großen Rückschlag empfinden, wenn sich ihre Fortschritte verzögern und sie die nächste Stufe etwas später erreichen.

T = Terminierung

Jedes Pflegeziel enthält eine Zeitangabe, die sich entweder auf eine Zeitspanne (z. B. täglich, alle 2 Tage) oder einen Zeitpunkt (Datum) bezieht, z. B.:

- Frau Schulze trinkt 1,5 l Tee oder Mineralwasser *täglich.*
- Herr Schneider hat spätestens *alle 2 Tage* Stuhlgang.
- Herr Schröder geht bis zum *12.08.2024* mit Gehhilfe sicher im Zimmer umher.

Im letzten Beispiel bedeutet das Datum, dass Herr Schröder dieses Ziel bis zu diesem Tag auf alle Fälle erreicht haben sollte oder dass an diesem Datum erneut zu prüfen ist, ob er z. B. mit den Hilfsmitteln zurechtkommt. Vor allem in Einrichtungen der Langzeitpflege überprüft der Medizinische Dienst (➤ 2.4.6), ob Pflegeziele mit Zeitvorgaben versehen sind.

Gelungene Zielformulierungen

Berufsanfängern fällt es oft schwer, **treffende Pflegeziele zu formulieren.** Es kann hilfreich sein, sich einer angemessenen Formulierung schrittweise zu nähern und dabei die SMART-Regel Schritt für Schritt abzuarbeiten. Beispiel: Herr Schneider ist Diabetiker und war bisher mit Tabletten eingestellt. Er muss jetzt den Umgang mit einem Insulinpen lernen. Auf die Frage „Was wünschen Sie sich für den Betroffenen?" antwortet eine Pflegeschülerin lapidar: „Dass er halt mit dem Insulinspritzen zurechtkommt!" Die Formulierung lässt sich mit der SMART-Regel verbessern:

- **S**pezifisch. Zur Vermeidung von Beliebigkeit ist es wichtig, den Betroffenen beim Namen zu nennen: *„Herr Schneider kommt zurecht."*
- **M**essbar. „Zurechtkommen" ist keine messbare Größe. Woran wäre überprüfbar, dass Herr Schneider sich die Injektionen problemlos eigenständig verabreichen kann? Als unerfahrener Patient kostet es ihn wahrscheinlich Überwindung, sich selbst eine Nadel durch die Haut zu stechen. Ebenso wird es ihn überfordern, die Insulinmenge in Abhängigkeit von seiner Ernährung und körperlichen Aktivität festzulegen. Genauer wäre: *„Herr Schneider spritzt sich die Insulindosis, die in dem angeordneten Schema für den aktuellen Blutglukosewert festgelegt ist."*
- **A**ttraktiv. Was ist der Gewinn für Herrn Schneider? Da er bald nach Hause möchte und ohne fremde Hilfe zurechtkommen will, ist das Pflegeziel für ihn attraktiv.
- **R**ealistisch. Ein Ziel ist realistisch, wenn die erforderlichen Ressourcen vorhanden sind. Zur Handhabung des Pens benötigt Herr Schneider Feinmotorik, gutes Sehvermögen, um die Zahlen abzulesen, und den Mut, sich selbst zu spritzen. Bei der ersten Anleitung durch die Pflegefachperson scheinen alle Ressourcen vorhanden zu sein. Das Ziel ist erreichbar.
- **T**erminiert. Herr Schneider soll am 14.03.2020 entlassen werden. Falls er sich wider Erwarten das Insulin zu diesem Zeitpunkt nicht eigenständig spritzen kann, müsste das Pflegeteam des Krankenhauses vor der Entlassung einen ambulanten Pflegedienst informieren. Aus diesem Grund verlegt die planende Pflegefachperson das Ziel auf ein Datum, das die Möglichkeit eröffnet, bis zum Tag der Entlassung entsprechend zu reagieren: *„Herr Schneider spritzt sich bis 12.08.2024 eigenständig die Insulindosis, die in dem angeordneten Schema für den aktuellen Blutglukosewert festgelegt ist."*

Alle weiteren Pflegemaßnahmen sowie die Beratungen, Schulungen und Anleitungen sind so zu planen, dass es möglich ist, das Pflegeziel in der angestrebten Zeitspanne zu verwirklichen.

7.4 Pflegemaßnahmen planen

DEFINITION

Pflegemaßnahmen planen: konkrete Festlegung, mit welchen Pflegehandlungen die Pflegeziele erreicht werden sollen. Ein gelungener Maßnahmenplan ist:

- So knapp wie möglich
- So detailliert wie nötig, sodass andere Pflegende ebenfalls nach diesem Plan arbeiten können
- Als Antwort auf die W-Fragen zu lesen. „Wer macht was, wie, womit, wann oder wie oft?"

Mit dem Schritt **Pflegemaßnahmen planen** schließt die Pflegeplanung ab. In dieser entscheidenden Phase zeigt sich die Qualität der bisherigen Schritte. Führt die Planung tatsächlich zu sicheren und begründeten Entscheidungen darüber, welche Maßnahmen die Patienten oder Bewohner tatsächlich benötigen?

Dieser Schritt erfordert eine umfangreiche Expertise. Deshalb erstellt üblicherweise eine verantwortliche Pflegefachperson

(z. B. Bezugspflegende ➤ 6.1.3) den Plan für einen Patienten oder Bewohner. Sie übernimmt dann nicht nur für sich selbst, sondern auch für alle anderen Pflegenden die Verantwortung, dass die Festlegung tatsächlich die angemessenen Pflegemaßnahmen umfasst.

Für die Festlegung der Pflegemaßnahmen ist Fachwissen und Erfahrung nötig (Vorbehaltene Aufgaben ➤ 1.1.2). Die Pflegefachperson schreibt den Maßnahmenplan ins Dokumentationssystem (➤ 6.4.3). Die anderen Mitglieder des Pflegeteams können dann die Durchführung der Pflegemaßnahmen sowie die jeweils erzielten Ergebnisse mit ihren Handzeichen schriftlich dokumentieren.

Im Rahmen der Übergaben oder Fallbesprechungen (➤ 6.4.1) lässt sich überprüfen, ob alle beteiligten Pflegenden mit dem Maßnahmenplan arbeiten können. Die Regel „So knapp wie möglich und so detailliert wie nötig" ist erfüllt, wenn mit der Dokumentation eine **kontinuierliche und einheitliche Pflege** gesichert ist.

Maßnahmenpläne sorgen z. B. dafür, dass jede Pflegefachperson bei einem Verbandswechsel dieselben Materialien verwendet.

Pflegestandards

Der Schritt „Pflegemaßnahmen planen" im Pflegeprozess ist in der praktischen Anwendung erheblich vereinfacht, wenn in der Einrichtung für häufig vorkommende Pflegehandlungen **Pflegestandards** (➤ 6.4.2) existieren. Statt einer individuell ausgearbeiteten Pflegeplanung genügt es in einem solchen Fall, die standardisiert vorgegebenen Maßnahmen umzusetzen oder sie an individuelle Gegebenheiten anzupassen.

Die Verantwortung, ob ein Pflegestandard im Einzelfall zutrifft oder ob davon abzuweichen ist, bleibt (➤ 7.2.2) bei der Pflegefachperson, die für die Planung verantwortlich zeichnet. Um im Pflegeprozess angemessen mit Pflegestandards umgehen zu können, prüft sie kritisch, ob seine schematisierten Anweisungen zu den im Einzelfall bestehenden Pflegeproblemen und -zielen passen. Ähnlich gehen Pflegende auch bei der EDV-gestützten Pflegeplanung vor. Weil in den Programmen die Maßnahmen für den individuellen Pflegeplan oft durch einfaches Anklicken auszuwählen sind, ist die Gefahr einer unkritischen Übernahme unpassender Tätigkeiten besonders groß.

7.5 Pflegemaßnahmen durchführen

Im fünften Schritt des Pflegeprozesses setzen Pflegende die **geplanten Maßnahmen praktisch um.** Das Spektrum der Aufgaben ist weit gespannt, z. B.:

- Originär pflegerische Interventionen, z. B. Hautpflege, Körperreinigung, Unterstützung der Ausscheidung
- Beratung und Schulung, z. B. zu Themen der Gesunderhaltung und Krankheitsvorsorge sowie zum Verhalten bei Erkrankungen
- Übernahme ärztlicher Tätigkeiten, z. B. Verabreichung von Medikamenten
- Umsetzung und Überwachung von Hygienerichtlinien, z. B. in Bezug auf Medizinprodukte, Hilfsmittel, infektiöse Erkrankungen

Bedeutung der Pflegeplanung

Auszubildende in der Pflege fragen oft, warum sie z. B. für die Prüfung eine Pflegeplanung erstellen sollen, obwohl sich der Zustand des Patienten während der pflegerischen Behandlung beständig ändert und damit die Planung bereits innerhalb von kurzer Zeit scheinbar hinfällig wird.

Genau an diesem Punkt wird der **Unterschied zwischen Pflegeplanung und Pflegeprozess** sichtbar. Die Pflegeplanung umfasst im 6-schrittigen Pflegeprozessmodell (➤ Tab. 7.1) lediglich die Schritte 1–4. Im Gegensatz dazu ist der Pflegeprozess darauf ausgerichtet, dass Pflegende die Planung während der Durchführung (Schritt 5) und der anschließenden Evaluation (Schritt 6) je nach Bedarf überarbeiten und anpassen.

Die **Pflegeplanung** liefert eine wichtige **Voraussetzung** für die praktische Umsetzung der Pflegemaßnahmen. Allerdings erhalten Pflegende auch während der Durchführung und der anschließenden Auswertung (➤ 7.6) neue Informationen. Sie sind gefordert, auf unvorhersehbare Änderungen zu reagieren, obwohl diese in der Pflegeplanung nicht berücksichtigt sind (➤ Tab. 7.2). In diesem Sinne dient die Pflegeplanung als eine Handlungsrichtlinie, die jederzeit Abweichungen im Sinne einer exakteren Ausrichtung auf die jeweiligen Bedingungen der Pflegesituation zulässt bzw. sogar explizit fordert.

Pflegefachpersonen sind durch ihre Qualifikation und Ausbildung in der Lage, sich spontan auf Veränderungen einzustellen. Ist z. B. für einen Patienten oder Bewohner die Unterstützung bei der Körperpflege am Waschbecken vorgesehen, weichen Pflegende von dieser Vorgabe ab, wenn der Betroffene am Morgen eine instabile Kreislaufsituation zeigt. Obwohl in solchen (eher selten auftretenden) Fällen begründet von der Planung abzuweichen ist, lässt sich daraus nicht ableiten, dass Pflegeplanungen überflüssig sind und es besser wäre, grundsätzlich ungeplant zu arbeiten.

Pflegeplanungen ermöglichen:

- Beachtung der Bedürfnisse und Fähigkeiten von Patienten bzw. Bewohnern
- Transparenz der pflegerischen Maßnahmen (für Patienten, Bewohner, Angehörige, andere Berufsgruppen)
- Abrechnung erbrachter und begründeter Pflegeleistungen

Tab. 7.2 Vorschlag zur Bewertung von Pflegeplanungen.

	Vorgehen wie geplant	Vorgehen weicht vom Plan ab
Zustand/Situation des Patienten/Bewohners hat sich geändert	Nicht korrekt. Die Änderung erfordert eine entsprechende Reaktion und anschließende Korrektur der Planung	Korrekt, wenn die Abweichung vom Plan zur Änderung der Situation passt
Zustand/Situation des Patienten/Bewohners hat sich nicht geändert	Korrekt, falls die Planung der Situation angemessen ist	Nicht korrekt. Falls die Planung angemessen ist, gibt es keinen Grund, davon abzuweichen

- Vereinheitlichung pflegerischer Maßnahmen
- Sichtbarkeit des Pflegeerfolgs
- Übernahme von Verantwortung, Vermittlung der Tatsache, dass Pflegende die Pflegemaßnahmen in eigener Kompetenz gestalten

7.6 Pflegemaßnahmen evaluieren

DEFINITION

Evaluation *(Auswertung, vgl. engl. value = Wert):* Überprüfung der im Pflegeprozess getroffenen Entscheidungen.

Evaluation findet im Pflegeprozess ständig statt, indem Pflegende während ihrer Arbeit die Reaktionen des Patienten oder Bewohners beobachten (➤ Abb. 7.9).

Darüber hinaus gehört es zur professionellen Pflegearbeit, die Ergebnisse der Maßnahmen in individuell festgelegten Zeitabständen geplant und strukturiert auszuwerten. Dabei stellen Pflegefachpersonen (Vorbehaltene Aufgaben ➤ 1.1.2) folgende Fragen:

- Sind die Pflegemaßnahmen wie geplant durchführbar?
- Treten unerwartete Schwierigkeiten oder Hindernisse auf?
- Welche Wirkungen erzielen die Pflegemaßnahmen beim Patienten oder Bewohner und wie reagiert er darauf?
- Kooperiert der Pflegebedürftige und unterstützt er seinerseits die Pflegeziele in der Form, die mit ihm besprochen ist?
- Wurden die Pflegeziele (teilweise) in der vorgegebenen Zeit erreicht?
- War der Aufwand zur Erreichung der Pflegeziele angemessen/höher/niedriger als erwartet?

Um eine sichere Auswertung zu ermöglichen, sind Pflegeziele hilfreich, die sich an der SMART-Regel (➤ 7.3) orientieren. Insbesondere das Kriterium der Messbarkeit lässt eine zuverlässige Feststellung zu, ob ein Pflegeziel erreicht wurde oder nicht. Je nach Ergebnis der Überprüfung stellen sich folgende Fragen:

- Das Pflegeziel wurde erreicht
  - Können Pflegemaßnahmen reduziert werden oder entfallen?
  - Müssen Pflegemaßnahmen weiterhin genauso durchgeführt werden, weil nur durch sie der erreichte Zustand beizubehalten ist?
- Das Pflegeziel wurde nicht erreicht
  - Ist es sinnvoll, weiterhin konsequent so zu arbeiten, wie es bislang vorgesehen war?
  - Sind zusätzliche oder völlig andere Pflegemaßnahmen sinnvoll?

7.6.1 Pflegeentscheidungen überprüfen

Mithilfe der Evaluation überprüfen Pflegefachpersonen ihre Pflegeentscheidungen. Sie vergleichen das tatsächliche Befinden des Patienten oder Bewohners mit den Zielen, die für den Zeitpunkt der Überprüfung angegeben waren. Falls dabei (erhebliche) Abweichungen zutage treten, ist es notwendig, die Planung anzupassen. Darüber hinaus überprüfen Pflegende standardmäßig die Schritte 1–4 des Pflegeprozesses (➤ Tab. 7.1), also den Teil, der als Pflegeplanung im engeren Sinne gilt:

- Ist die Informationssammlung vollständig?
- Sind während der Durchführung neue Informationen (Beobachtungen) hinzugekommen?
- Sind die formulierten Pflegeprobleme (noch) aktuell und spiegeln sie den tatsächlichen Pflegebedarf?
- Ist die PESR-Regel zur Formulierung von Pflegeproblemen (➤ 7.2.1) erfüllt?

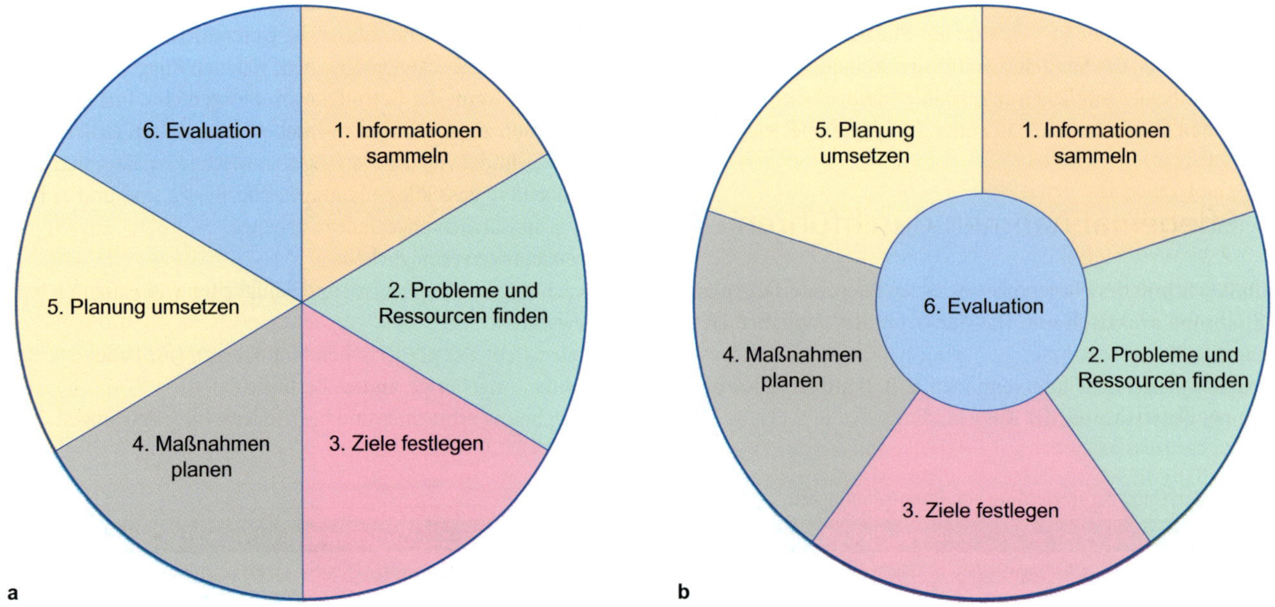

Abb. 7.9 Alle sechs Schritte des Pflegeprozesses sind gleichbedeutend in einem Kreis darstellbar (a). Der Evaluation kommt jedoch eine zentrale Bedeutung zu, denn sie findet kontinuierlich statt (b). [L234]

- Sind die erforderlichen Ressourcen vorhanden?
- Entsprechen die Pflegeziele der SMART-Regel (➤ 7.3) und sind sie aktuell? Welche Pflegeziele sind erreicht, welche nicht?
- Ist der Maßnahmenplan konkret und ausführlich genug, sodass alle Mitglieder des Pflegeteams einheitlich vorgehen können? Sind die geplanten Pflegemaßnahmen durchführbar und arbeitet der Betroffene wie erwartet mit?

7.6.2 Dynamik im Pflegeprozess

Um die Schritte des Pflegeprozesses zu erlernen und einzuüben, ist ein schrittweises Vorgehen sinnvoll. Mit zunehmender Erfahrung erkennen Pflegende die **Dynamik im Pflegeprozesses**. Sie arbeiten die Stufen nicht mehr nacheinander ab, sondern bedenken alle Faktoren gleichzeitig. Es ist dann problemlos möglich, auf einen bereits bearbeiteten Schritt zurückzukommen, um dort entscheidende Veränderungen vorzunehmen:

- Zurück zur Informationssammlung
  - Um Pflegeprobleme und die dazu passenden Ressourcen zu finden, überprüfen Pflegende die Informationssammlung auf Lücken und versuchen, diese umgehend zu schließen.
  - Bei der Überlegung, ob ein Pflegeziel realistisch ist, sind Nachfragen sinnvoll, inwieweit sich ein Patient oder Bewohner vorher selbst versorgt hat.
  - Die Informationssammlung ist zu ergänzen, sobald im Zuge der Pflegebeziehung neue Informationen hinzukommen, z. B. über die Intensität, mit der ein Patient oder Bewohner bei den Pflegemaßnahmen mitwirkt und sich aktivieren lässt.
- Zurück zu den Pflegeproblemen
  - Die Schwierigkeit, ein passendes Pflegeziel zu formulieren, kann in einer mangelnden Konkretisierung des Pflegeproblems begründet sein.
  - Sobald ein Pflegeziel erreicht ist, überarbeiten die Pflegenden umgehend die Aufstellung der Pflegeprobleme.
- Zurück zu den Pflegezielen
  - Wenn sich bei der Evaluation nicht plausibel feststellen lässt, ob ein Pflegeziel erreicht wurde oder nicht, überprüfen die Pflegenden das entsprechende Ziel nochmals und kontrollieren, ob die Kriterien der SMART-Regel (➤ 7.3) zutreffen. Besonders ist darauf zu achten, ob das Pflegeziel dem Kriterium der Messbarkeit genügt.
- Zurück zu den Pflegemaßnahmen
  - Wenn sich herausstellt, dass Mitglieder des Pflegeteams nicht genau wissen, was sie bei einem Patienten oder Bewohner tun sollen, ist es notwendig, die Pflegemaßnahmen konkreter zu formulieren (W-Fragen, ➤ 7.4).

Der Pflegeprozess lebt davon, die tatsächlich geleistete Pflege permanent an die Situation des Patienten oder Bewohners anzupassen. Die Bemühung um eine ständige Verbesserung der Dienstleistung folgt den Kriterien des Qualitätsmanagements (➤ 6.5.2). Die Arbeit des Pflegeprozesses bildet deshalb eine wichtige Säule der **Qualitätssicherung** in der Pflege (➤ 6.5.3). Um ein Mindestmaß von Pflegequalität sicherzustellen, prüft der Medizinische Dienst (MD) v. a. in Einrichtungen der Langzeitpflege, ob individuelle und aktuelle Pflegepläne vorliegen und wie sie umgesetzt werden.

Geeignete Pflegedokumentation notwendig

Einrichtungen im Gesundheitswesen brauchen ein geeignetes Dokumentationssystem (➤ 6.4.3), in Papierform oder elektronisch. Das Dokumentationssystem muss u. a. für die Pflegeplanung einfach und nachvollziehbare Anpassungen und Änderungen ermöglichen.

7.7 Planungsfehler vermeiden

Es bedarf erheblicher Erfahrung, **Planungsfehler zu vermeiden.** Günstig wirkt sich aus, dass der Pflegeprozess als selbstlernendes System angelegt ist. Durch den Kreislauf, in dem fortlaufend alle Elemente, von der Informationssammlung bis zur Evaluation, regelmäßig zu wiederholen sind, lassen sich anfängliche Fehleinschätzungen relativ leicht und weitgehend ohne das Risiko irreparabler Schäden korrigieren.

Im Folgenden sind einige Verbesserungsvorschläge aufgelistet, wie häufige auftretende Fehler vermieden werden können.

Konkrete statt vage Formulierung

Es ist wenig zielführend, mit Formulierungen wie „bei Bedarf" oder „eventuell" zu arbeiten.

- *Fehler:* Kommen solche Umschreibungen z. B. in der Formulierung der Pflegemaßnahmen vor, wirkt es wie die Weigerung der Pflegefachperson, eine klare Aussage zu treffen. Der Pflegeprozess soll jedoch sichere und begründete Entscheidungen hervorbringen. *Lösung:* Die Pflegefachperson geht zurück zur Informationssammlung und klärt den Bedarf bzw. die „Eventualität".
- *Fehler:* Ähnlich vage und damit unbrauchbar ist die Formulierung eines Pflegeziels wie „Nahrungsaufnahme ist gewährleistet". *Lösung:* Viel klarer ist dagegen folgendes Ziel: „Frau Schneider isst täglich drei Mahlzeiten (1/2 Portionen) mit gutem Appetit."

Positive statt negative Zielformulierung

Ein treffend formuliertes Pflegeziel drückt aus, was die Pflegenden mit ihren Maßnahmen erreichen wollen, nicht das, was zu vermeiden ist.

- *Fehler:* „kein Dekubitus", „keine Thrombose", „Kontrakturen vermeiden". *Lösung:* „intakte Haut an den dekubitusgefährdeten Stellen", „venöser Rückfluss ist gewährleistet", „Gelenke sind in allen Bewegungsgraden frei beweglich".

Medizinische Diagnosen sind keine Pflegeprobleme

- *Fehler:* Formulierungen wie „Patient hat Fieber" oder „Herzinsuffizienz" erfüllen die Anforderungen an Pflegeprobleme nicht. *Lösung:* Durch Nachfragen „Wo genau liegt das Problem, wenn der Patient Fieber hat?" findet die Pflegefachperson heraus, dass etwa aufgrund des dadurch bedingten Schwitzens das Dekubitusrisiko steigt, wegen des Flüssigkeitsverlusts das Thrombose- oder Obstipationsrisiko erhöht ist oder der Fiebernde sich zu schwach fühlt, um seine Körperpflege allein zu übernehmen. Die medizinische Diagnose „Herzinsuffizienz" erhält erst eine **pflegerelevante** Dimension, wenn die Pflegefachperson z. B. mithilfe der ABEDL® (➤ 8.3.5) überprüft, wo und wie der Betroffene durch die Erkrankung in seinen Alltagsaktivitäten eingeschränkt ist.

Fachlich korrekte Maßnahmen

- *Fehler:* Der häufig in Pflegeplanungen auftauchende Begriff „Toilettentraining". Bereits aus logischen Gründen ist das Wort falsch. Nicht die Toilette wird trainiert, sondern ein Pflegebedürftiger soll angemessene Unterstützung erhalten, damit er in individuell passenden Zeitabständen die Toilette besucht, anstatt einzunässen. Die fachliche Frage wäre, ob der regelmäßige Gang zur Toilette positiv wirkt (Expertenstandard Harnkontinenz, ➤ 19.3.4). *Lösung:* Sinnvoll sind die Begriffe „Miktionstraining" und „Kontinenztraining". Beim Miktionstraining übt der Betroffene die vollständige, also restharnfreie Entleerung der Blase. Dadurch verlängert sich das Intervall bis zum erneuten Auftreten eines Harndrangs. Beim Kontinenztraining dehnen Pflegende die Zeit zwischen Flüssigkeitsaufnahme und Toilettengang systematisch aus, bis die größtmögliche Kontinenzdauer erreicht ist.
- *Fehler:* Falsche Pflegemaßnahme bei einem Pflegeproblem, z. B. die Pflegemaßnahme „Eincremen gefährdeter Stellen" beim Pflegeproblem „fehlende Eigenbewegung". *Lösung:* Um sicher zu sein, welche Pflegemaßnahmen bei einem Pflegeproblem tatsächlich Wirkung erzielen, greifen Pflegende z. B. auf Expertenstandards (➤ 6.4.2) oder evidenzbasierte Pflegeinterventionen (EBN ➤ 8.2) zurück. Sie können sich auch fragen: „Ist die Pflegemaßnahmen fachlich korrekt bei diesem Problem, ist das Ziel mit dieser Maßnahme zu erreichen?"

Logische Schlüsse ziehen

- *Fehler:* Aufführung reiner Kontrollen als Lösung für Pflegeprobleme, z. B. die Nennung von Blutdruck- und Pulskontrollen beim Pflegeproblem „Sturzgefahr wegen Kreislaufproblemen und Schwindel". Obwohl es wichtig ist, die Vitalzeichen vor der Mobilisation zu überprüfen, trägt ihre Erhebung nicht dazu bei, Stürze zu vermeiden. *Lösung:* Erst die Festlegung, bei systolischen Werten unter 90 mmHg den Betroffenen nicht zu mobilisieren, vermeidet den Sturz.
- *Fehler:* Ähnlich fehlerhaft (unlogisch und fachlich falsch) sind unangemessene Kombinationen aus Pflegeproblemen und Pflegemaßnahmen, z. B. Vermeidung einer Hypoglykämie → regelmäßige Blutzuckerkontrollen; Exsikkose (Flüssigkeitsmangel) → Aus- und Einfuhrkontrolle.

Arztanordnungen und Pflegemaßnahmen

Selbstverständlich führen Pflegende Arztanordnungen korrekt aus. Da die Entscheidung über therapeutische Maßnahmen ausschließlich beim Arzt liegt, ist es nicht nötig, solche Verordnungen in die Pflegeplanung aufzunehmen.

- *Fehler:* Der Arzt ordnet an, dass ein Patient kontinuierlich 2 l Sauerstoff pro Min. erhalten soll. Es ist nicht notwendig, diese durch den Arzt schriftlich fixierte Maßnahme in den Pflegemaßnahmenplan aufzunehmen oder dafür (rückwirkend) ein Pflegeziel oder ein Pflegeproblem zu konstruieren. *Lösung:* Die Verabreichung von Sauerstoff ist als solche eine rein ärztliche Maßnahme. Ein pflegerelevantes Problem kann durch unerwünschte Wirkungen entstehen, z. B. „Austrocknung der Nasenschleimhaut". Pflegende erbringen also eine Transferleistung, um aus medizinischen Gegebenheiten Pflegeprobleme abzuleiten.

Aufgaben zur Pflegesituation

Bei Frau Haselhoff handelt es sich um eine 87-jährige Patientin, die aufgrund eines Magen-Darm-Infekts aktuell den überwiegenden Teil des Tages im Bett verbringt. Sie ist vollständig orientiert und versucht bei sämtlichen Pflegehandlungen mitzuwirken. Täglich erhält sie Besuch von ihrer Tochter. Frau Haselhoff und ihre Tochter haben ein sehr inniges Verhältnis zueinander. Die Tochter lebt mit ihrer Familie gemeinsam mit Frau Haselhoff in einem Haus. Aufgrund des Magen-Darm-Infekts ist Frau Haselhoff sehr geschwächt, sodass bisher der Großteil der Pflege übernommen werden musste. Bei der pflegerischen Versorgung stellen Laura Henne und die Praxisanleiterin Dinka Zulic fest, dass sich der Zustand von Frau Haselhoff deutlich verbessert hat. Frau Haselhoff wäscht sich selbstständig den Oberkörper und ist dabei sehr kommunikativ. Nach der Versorgung von Frau Haselhoff dokumentieren Laura Henne und die Praxisanleiterin die durchgeführte Pflege auf Grundlage der bereits vorhandenen Planung. Laura Henne bemerkt, dass viele der aufgeführten Pflegemaßnahmen in der aktuellen Situation von Frau Haselhoff nicht mehr sinnvoll sind. Gemeinsam mit Ihrer Praxisanleiterin verändert Laura Henne die Pflegeplanung, sodass die aktuelle Situation von Frau Haselhoff abgebildet wird.

1. Reflektieren Sie Ihre persönlichen Erfahrungen mit der Pflegeplanung in der Pflegepraxis.
2. Skizzieren Sie den Pflegeprozess als Kreislauf und erläutern Sie stichpunktartig die einzelnen Teilschritte. Warum ist es wichtig, eine Pflegeplanung regelmäßig zu überprüfen?
3. Identifizieren Sie jeweils drei aktuelle und drei potenzielle Pflegeprobleme und Ressourcen von Frau Haselhoff.
4. Formulieren Sie im nächsten Schritt zu Ihren Pflegeproblemen Ziele, die Sie mit Frau Haselhoff erreichen möchten. Berücksichtigen Sie dabei die SMART-Regeln.
5. Notieren Sie im Anschluss pflegerische Maßnahmen zur Zielerreichung bei Frau Haselhoff.

KAPITEL

8

Gabriele Bartoszek, Astrid Stephan (8.2), Tilman Kommerell (8.1, 8.3)

Pflegewissenschaft und Evidence-based Nursing (EBN)

Pflegesituation

Die Auszubildende Simone Krede befindet sich im zweiten Ausbildungsdrittel ihrer Ausbildung zur Pflegefachfrau. Sie hat bereits einige praktische Einsätze in unterschiedlichen Versorgungsbereichen absolviert, die im anschließenden Theorieblock evaluiert und besprochen wurden. Der Schwerpunkt des aktuellen Theorieblocks liegt auf der Anwendung pflegewissenschaftlicher Prinzipien und der Anbahnung von Evidence-based Nursing. Um die Auszubildenden für dieses Thema zu sensibilisieren, erläutert die Pflegepädagogin Kirstin Schilfert zunächst die historische Entwicklung der Pflegewissenschaft und fragt, woher die Pflege heutzutage ihr Wissen bezieht. Daraufhin wird in der Klasse kontrovers und hitzig diskutiert.

8.1 Pflegewissenschaft und Pflegeforschung

Dumm gelaufen
Ein Esel bringt regelmäßig Salzsäcke zum Markt. Auf dem Weg dorthin muss er durch einen Fluss. Er merkt, dass seine Last immer dann leichter wird, wenn er den Weg durchs etwas tiefere Wasser wählt. Fortan wendet er diese Strategie erfolgreich an. Als er jedoch an einen Teppichhändler verkauft wird, kommt er beim Überqueren des Flusses ums Leben.

Aus der Alltagserfahrung heraus zu handeln ist nicht von vornherein falsch, denn erfahrene Pflegefachpersonen können Berufsanfängern hilfreich zur Seite stehen. Erfahrungswissen wird erst dann problematisch, wenn es nicht hinterfragt oder überprüft wird. Dies wird in der Parabel vom Esel deutlich, denn die Strategie, die bei Salzsäcken wirksam ist, führt bei Teppichen zum Untergang.

8.1.1 Wissenschaftswissen und Alltagswissen

DEFINITION

Alltagswissen: Wissen, das durch Alltagserfahrungen entsteht. Es wird unsystematisch hergeleitet und ist in der Regel nicht verallgemeinerbar. Alltagswissen ist subjektiv (an die Person gebunden) und dadurch für andere nicht unbedingt nachvollziehbar.

Wissenschaftliche Erkenntnis *(auch Wissenschaftswissen):* Wissen, das durch wissenschaftliche Forschung gewonnen oder bestätigt wird. Es handelt sich um objektives Wissen, das nicht an die Person des Wissenschaftlers gebunden ist, sondern systematisch im Rahmen des Forschungsprozesses hergeleitet wird und überprüfbar ist.

Ein wichtiger Unterschied zwischen **Alltagswissen** und **wissenschaftlicher Erkenntnis** ist die sogenannte **Situationsgebundenheit** *(Situationsbezogenheit)*. Wissenschaftler schränken ihre Aussagen in der Regel auf die Gruppe von Menschen und auf die Situation ein, die sie erforscht haben. Die aus einer Studie gewonnene Erkenntnis lässt

Tab. 8.1 Gegenüberstellung von Alltagswissen und wissenschaftlicher Erkenntnis (in Anlehnung an [1]).

Alltagswissen	Wissenschaftliche Erkenntnis
Subjektiv; an die Person des Erfahrenen gebunden	Objektiv; unabhängig von der Person des Forschers
Ohne Angaben über die Situation, in der die Erfahrung gewonnen wurde; damit bleibt offen, für welche Situationen die Erfahrung gültig bzw. hilfreich ist	Mit klarer Angabe bzw. Einschränkung, für welche Zielgruppe in welcher Situation das Wissen gültig ist
Nicht beweisbar, begründbar („Das ist halt so", „Wir hatten doch bis jetzt Erfolg damit")	Beweisbar, überprüfbar, an Gütekriterien orientiert
Meist in den Köpfen der Erfahrenen vorhanden; selten schriftlich dokumentiert	In anerkannten wissenschaftlichen Zeitschriften oder Büchern und in einem wissenschaftlichen Sprachstil veröffentlicht; Veröffentlichung wurde vorab durch ein Gremium von anderen Forschern (Gutachtern) geprüft

sich somit nicht automatisch auf andere Patientinnen und Patientengruppen (im Folgenden „Patientinnen" genannt) oder Situationen übertragen.

Damit enttäuscht wissenschaftliche Erkenntnis mitunter Pflegende, die von der Forschung ein „Rezept" oder eine klare und allgemeingültige Regel erwarten. Weitere Unterschiede zwischen Alltagswissen und wissenschaftlicher Erkenntnis zeigt ➤ Tab. 8.1.

Im Folgenden wird erklärt, wie Pflegeforschung die Pflege als wissenschaftliche Disziplin bereichert, wie Pflegeforscher typischerweise vorgehen, welche Forschungsmethoden ihnen zur Auswahl stehen und wie sie die gewonnenen Daten auswerten und interpretieren.

8.1.2 Forschungsprozess

Der **Forschungsprozess** ist ein Problemlösungsprozess, der in vier Phasen abläuft (➤ Abb. 8.1):

1. Theoretische Phase
   - Problembeschreibung
   - Formulierung der Forschungsfrage
   - Wahl der Forschungsmethode (➤ 8.1.3)
2. Datenerhebungsphase (durch Forschungsmethode, ➤ 8.1.4)
3. Analysephase (Auswertung der erhobenen Daten)
4. Abschlussphase
   - Ergebnisdarstellung und -interpretation (➤ 8.1.5)
   - Veröffentlichung der Ergebnisse

Zu Beginn der theoretischen Phase besteht die Aufgabe des Forschers darin, ein **Problem zu beschreiben,** das mithilfe einer Forschungsarbeit (Studie) gelöst werden soll. Ein Anstoß zur Forschung ergibt sich auf unterschiedlichen Wegen, z. B. aus der täglichen Pflegepraxis oder aus einem persönlichen Interesse des Forschers heraus. Es ist

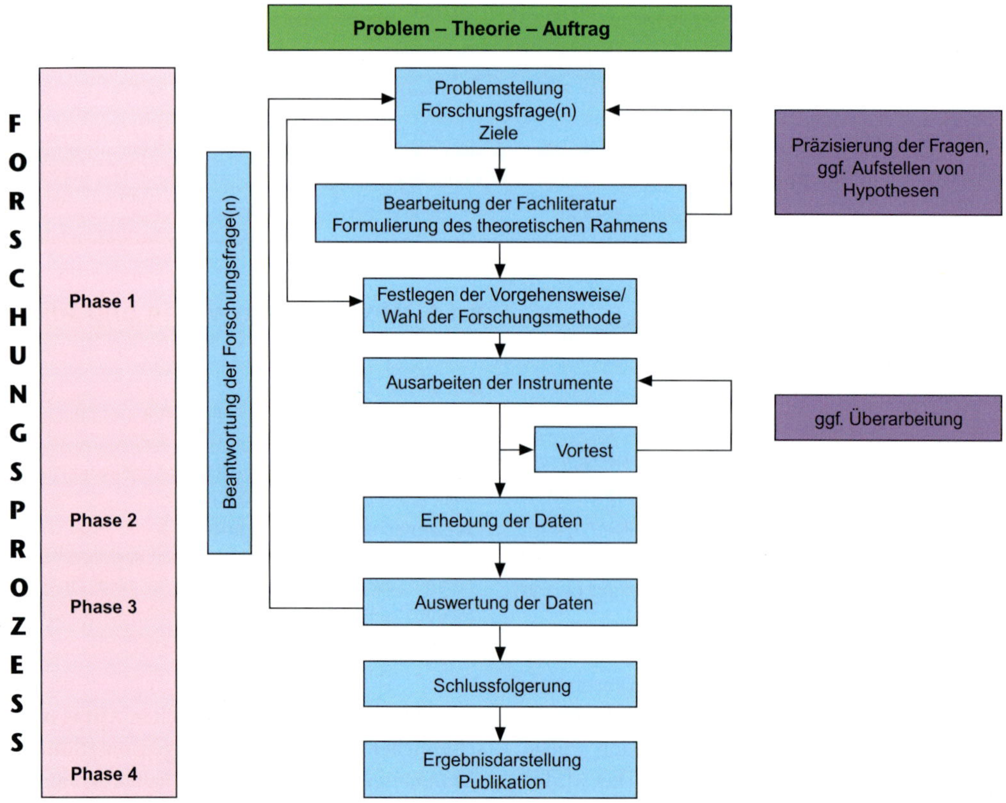

Abb. 8.1 Die einzelnen Phasen des Forschungsprozesses. [L143]

auch möglich, dass ein Auftraggeber mit einer konkreten Fragestellung an einen Forscher herantritt.

Beispiel Problembeschreibung

Freiheitsentziehende Maßnahmen (FEM ➤ 9.1.3, ➤ 20.5.8) sind ethisch problematisch und rechtlich, insbesondere, wenn sie bei Menschen mit demenziellen Erkrankungen eingesetzt werden, die solchen Maßnahmen nicht selbst zustimmen können. Der Nutzen von FEM muss gegen die zahlreichen, möglichen Nebenwirkungen abgewogen werden. Welche alternativen Maßnahmen können FEM reduzieren oder gänzlich vermeiden, ohne dass gleichzeitig z. B. das Sturzrisiko (Sturzprophylaxe ➤ 20.5.7) zunimmt? [2]

Im Anschluss an die Problembeschreibung wird eine **Forschungsfrage formuliert.** Die Frage dient einerseits dazu, die Problematik einzugrenzen, andererseits leiten sich aus ihr weitere Vorgaben für das Forschungsvorhaben ab, z. B. die Wahl des sogenannten Forschungsdesigns (➤ 8.1.3).

Eine „gute" Forschungsfrage
- lässt sich als W-Frage formulieren (Was? Wie? Warum?),
- ist mit dem gewählten Design (➤ 8.1.3) zu beantworten,
- ist für die Pflegepraxis, die Pflegewissenschaft oder die Gesellschaft von Bedeutung (relevant).

Beispiel Forschungsfrage

Zur Vermeidung von freiheitsentziehenden Maßnahmen wird häufig auf entsprechende Fortbildungen zurückgegriffen. Folgende Fragen müssen in diesem Zusammenhang geklärt werden:
- Reicht es aus, Leitungspersonen oder Multiplikatoren zu schulen oder müssen alle Pflegenden im Pflegebericht geschult werden?
- Werden die in der Schulung eingeübten Maßnahmen auch nachhaltig umgesetzt?
- In welchen Zeitabständen müssen die Schulungen wiederholt werden?

8.1.3 Forschungsansätze und -designs

Forschungsansätze

Zur Erforschung von pflegewissenschaftlichen Fragestellungen werden zwei grundlegend unterschiedliche **Ansätze** genutzt: der qualitative und der quantitative Forschungsansatz (➤ Tab. 8.2). Die Ansätze basieren auf gänzlich verschiedenen Auffassungen von Wissenschaft, sie gehen somit auch völlig unterschiedlich bei der Datensammlung, -auswertung und -interpretation vor.

Qualitative Forschung

Forscher, die einen **qualitativen Forschungsansatz** verwenden, haben zum Ziel, die Erfahrungen, das Erleben und die Lebenswelten von Menschen zu untersuchen. Sie gehen davon aus, dass menschliche Wahrnehmungen subjektiv sind und vom Einzelnen individuell interpretiert werden. Die Perspektive der sogenannten Subjekte, z. B. Patienten, Angehörige, Pflegepersonen, steht somit im Mittelpunkt des Forschungsinteresses. Um die subjektiven Sichtweisen von Menschen sichtbar und interpretierbar zu machen, nutzen qualitative Forscher offene bzw. nicht standardisierte Methoden, die auf einer Versprachlichung der Lebenswelt beruhen. **Versprachlichung** bedeutet in diesem Zusammenhang:
- Die Tonaufnahme eines Interviews wird vom Forscher aufgeschrieben (transkribiert) und dieser Text anschließend weiterbearbeitet (analysiert und interpretiert).
- Bei der teilnehmenden Beobachtung werden vom Forscher schriftliche Notizen (Feldnotizen) angefertigt werden, welche als Grundlage für die weitere Analyse dienen.

Quantitative Forschung

Der **quantitative Forschungsansatz** ist stark an einem mathematisch-naturwissenschaftlichen Verständnis ausgerichtet. Ziel ist es, messbare Merkmale und Handlungsweisen zu untersuchen. Auf diese Weise kann z. B.

8

Tab. 8.2 Qualitative und quantitative Forschung im Überblick (in Anlehnung an [3]).

	Qualitative Forschung	Quantitative Forschung
Ursprung	Sozial- und Geisteswissenschaften	Naturwissenschaften
Perspektive	Eintauchen in die subjektive Erlebniswelt des Betroffenen	Objektive, möglichst neutrale, distanzierte Sicht
Daten	„Weiche", realitätsnahe Daten, die interpretiert werden	„Harte", replizierbare Daten, die mittels mathematisch-statistischer Methoden ausgewertet werden
Ziele	Lebenswelten und Interaktionen: erforschen; **„verstehen wollen"**; Theorien entwickeln	Ursächliche Zusammenhänge klären, Stichproben auf die Gesamtheit übertragen; **„vorhersagen können"**; Theorien überprüfen
Vorgehen	Zirkulär, da z. B. im Forschungsverlauf gewonnene Erkenntnisse in den weiteren Verlauf einfließen und diesen gegebenenfalls verändern	Linear nach einem streng vorgegebenen Ablauf: • Formulierung von Hypothesen • Auswahl der Methode • Auswahl der Studienteilnehmer • Datenerhebung • Statistische Datenauswertung • Ergebnisse
Datenerhebung	Offene Methoden, z. B. Interview, Gruppendiskussion, (teilnehmende) Beobachtung	Standardisierte Methoden, z. B. Experiment, Längs- und Querschnittstudien
Datenauswertung	Interpretierend, z. B. mittels qualitativer Inhaltsanalyse	Statistisch-mathematisch

herausgefunden werden, wie eine Intervention wirkt oder wie häufig ein bestimmtes Phänomen in einer definierten Personengruppe vorkommt. Hierfür werden in der Regel Hypothesen (unbewiesene Vermutungen) aufgestellt, die anschließend getestet werden können. Die klassische Forschungsmethode der quantitativen Forschung ist das Experiment.

Forschungsdesign

DEFINITION

Forschungsdesign *(Untersuchungsdesign, Versuchsanordnung):* Überbegriff für alle Festlegungen, mit welcher Forschungsmethode die Forschungsfrage geklärt werden soll.
Studie: wissenschaftliche Untersuchung hinsichtlich einer Forschungsfrage.

Im Anschluss an die Formulierung der Forschungsfrage gilt es, die eigentliche Forschertätigkeit zu planen. Dazu legen Forscher das **Design** fest, dessen Wahl u. a. vom Forschungsansatz abhängt.

Forschungsdesigns werden in der Wissenschaft nach unterschiedlichen Kriterien eingeteilt. In Anlehnung an die Einteilung der Forschungsansätze lassen sich qualitative und quantitative Designs unterscheiden:

- **Qualitativ,** z. B. Grounded Theory, Phänomenologie, Ethnografie. Mithilfe qualitativer Designs lassen sich z. B. Fragen nach dem Erleben untersuchen
- **Quantitativ,** z. B. Interventionsstudien (experimentelle Studien, randomisiert kontrollierte Studien [RCT], quasi-experimentelle Studien), um kausale Zusammenhänge nachzuweisen, und Beobachtungsstudien zur Beschreibung von Häufigkeiten, um Unterschiede zwischen Gruppen nachzuweisen oder um Beziehungen zwischen Variablen aufzuzeigen. Quantitative Designs können z. B. Fragen nach den Auswirkungen von Pflegeintervention auf den Patienten klären

Eine weitere Unterscheidung lässt sich hinsichtlich der Zeitachse treffen:

- **Längsschnittstudie** *(längs der Zeitachse, prospektiv).* Untersuchungen finden zu mindestens zwei Zeitpunkten statt; es wird z. B. untersucht, wie lange Patienten nach einer entsprechenden Schulung eine prophylaktische Maßnahme eigenständig durchführen. Eine Längsschnittstudie untersucht also einen Vorher-nachher-Vergleich oder eine Entwicklung.
- **Querschnittstudie** *(quer zur Zeitachse, also zu einem Zeitpunkt).* Daten werden an einem Stichtag erhoben; es wird z. B. bei einer Gruppe von Patienten erfragt, welche prophylaktischen Maßnahmen sie kennen und selbst anwenden.
- **Ex-post-Studie** *(im Nachhinein, retrospektiv).* Es werden Informationen zu in der Vergangenheit liegenden Ereignissen/Erfahrungen erhoben; z. B. werden (ehemalige) Patienten zu ihren früheren Erfahrungen mit einer bestimmten Maßnahme befragt.

8.1.4 Mögliche Fehlerquellen

Forschungsvorhaben unterliegen Einflüssen, die zu **Fehlern** oder Verzerrungen der Ergebnisse führen können. Diese lassen sich in zwei große Gruppen einteilen:

- Bias (systematische Fehler)
- Confounding (Störfaktoren)

Bias (systematische Fehler)

In der Forschungsliteratur werden verschiedene Arten von **systematischen Fehlern** beschrieben (➤ Tab. 8.3). Ein systematischer Fehler liegt z. B. vor, wenn nicht der Zufall über die Gruppenzugehörigkeit entscheidet, sondern die Willkür: eine Studie sollte zeigen,

Tab. 8.3 Mögliche Fehlerquellen in und im Umgang mit wissenschaftlichen Studien. [4] In der Regel wird von examinierten Pflegefachpersonen erwartet, dass sie ihnen vorliegende Studien auf diese Fehler hin überprüfen können.

Fehler	Beschreibung	Beispiel/Empfehlung
Selection Bias *(engl. selection = Auswahl, bias = Ausrichtung)*	Fehler in der Zuteilung zur Interventions- bzw. Kontrollgruppe	Der Zufall soll über die Gruppeneinteilung bei Interventionsstudien entscheiden, beide Gruppen sollten ähnlich zusammengesetzt sein, z. B. Alter, Geschlecht, Vorerkrankungen usw., deswegen Randomisierung
Performance Bias *(engl. performance = Leistung, Durchführung)*	Fehler in der Durchführung	Bei z. B. der Austestung eines Medikaments sollen die Mitglieder der Wirkstoffgruppe und die der Placebogruppe absolut gleich behandelt werden; deswegen Doppelblindstudie
Detection Bias *(engl. detection = Ermittlung)*	Fehler in der Bewertung der Ergebnisse	Wenn der Untersucher weiß, wer den Wirkstoff bekommen hat und wer das Placebo, wird er vielleicht in der Beurteilung beeinflusst; deswegen Blindbewertung
Attrition Bias *(engl. attrition = Abnahme, Schrumpfung)* Follow-up Bias *(engl. follow-up = Folgen)*	Fehler durch vorzeitiges Ausscheiden aus der Studie	Während der Studie werden in einer Gruppe mehr Patienten verlegt, entlassen oder versterben als in der anderen Gruppe
Language Bias *(engl. language = Sprache)*	Fehler durch Sprachbarriere	Bei der Literaturrecherche werden nur Studien in der Muttersprache herangezogen
Publication Bias *(engl. publication = Veröffentlichung)*	Fehler aufgrund der (Nicht-)Veröffentlichung	Studien werden nicht nach ihrer tatsächlichen Qualität einbezogen, sondern je nachdem, ob und wo sie veröffentlicht wurden; in der Regel werden Studien, die im bekannten Magazin „Science" veröffentlicht werden, mehr beachtet als vergleichbare Studien in anderen Zeitschriften

dass Patienten, die eine Beratung erfahren, früher aus der stationären Behandlung entlassen werden können als Patienten ohne diese Beratung. Die Gruppeneinteilung wurde aber nicht ausgelost (Zufall, Randomisierung), sondern die „beratungsfähigen" Patienten wurden in die Beratungsgruppe eingeteilt, alle anderen kamen in die sogenannte Kontrollgruppe (ohne Beratung). Somit waren diese Gruppen sehr unterschiedlich zusammengesetzt, und alle Menschen mit Demenz waren z. B. in der Kontrollgruppe. Auch der Altersdurchschnitt in der Kontrollgruppe war deutlich höher als in der Beratungsgruppe. Ergebnis dieser Studie war tatsächlich, dass die Patienten in der Beratungsgruppe 1–2 Tage früher entlassen werden konnten. Ob das allerdings in der Beratung begründet lag, konnte nicht gezeigt werden. Es könnte genauso gut an anderen Faktoren, wie z. B. dem Alter oder der nicht vorhandenen Demenz, liegen.

Confounding (Einfluss von Störfaktoren)

Der **Einfluss von Störfaktoren** *(engl. to confound = durcheinanderbringen)* lässt sich am Beispiel einer Studie erläutern, die den Zusammenhang zwischen Kaffeegenuss und Herzinfarkt zeigen sollte: In der Gruppe der „Viel-Kaffee-Trinker" befanden sich (unbemerkt) mehr Raucher, da die Kombination aus extensivem Kaffeegenuss und Rauchen relativ häufig ist. In der Gruppe der „Wenig-Kaffee-Trinker" waren entsprechend weniger Raucher. So war es nicht der Kaffee, sondern der damit häufig verbundene Nikotinabusus, der den Herzinfarkt begünstigte. Allein die Tatsache, dass Befragte vielleicht eher zugeben, Kaffee zu trinken, aber nicht so gerne eingestehen, dass sie rauchen oder längere Zeit geraucht haben, kann die Untersuchungsergebnisse verfälschen. Weitere häufige Störfaktoren sind Alter oder Geschlecht der Studienteilnehmer. [5]

8.1.5 Gütekriterien

Forschungsarbeiten müssen **Gütekriterien (Qualitätsmerkmale)** aufweisen, die sich überprüfen lassen. Auch hier existieren Unterschiede zwischen quantitativer und qualitativer Forschung.
Gütekriterien **quantitativer Forschung** sind:

- **Objektivität** *(Nachprüfbarkeit)*. Wurden die Ergebnisse unabhängig von Einflüssen durch den Forscher erzielt? Kann die Studie von anderen Forschern in derselben Form wiederholt werden?
- **Reliabilität** *(Zuverlässigkeit)*. Kommen andere Forscher bei einer Wiederholung der Messung oder Beobachtung unter den gleichen Bedingungen zum identischen Ergebnis?
- **Validität** *(Gültigkeit)*. Wird durch das Forschungsdesign, den Fragebogen, das Assessmentinstrument genau das gemessen, was gemessen werden soll?

Zur Einschätzung der Güte **qualitativer Studien** gibt es verschiedene Kriterien unterschiedlicher Autoren. Mayring nennt die Folgenden: [6]

- **Verfahrensdokumentation**. Dokumentiert der Forscher den Forschungsprozess nachvollziehbar und detailliert?
- **Regelgeleitetheit**. Hält sich der Forscher an die Regeln qualitativer Forschung?
- **Nähe zum Gegenstand**. Lehnt sich der Forscher möglichst nahe an der Alltagswelt bzw. die natürliche Lebenswelt der untersuchten Personen an?
- **Kommunikative Validierung**. Werden die gewonnenen Ergebnisse anschließend mit den untersuchten Personen nochmals diskutiert?
- **Triangulation**. Werden verschiedene Verfahren angewendet bzw. verschiedene Datenquellen genutzt und die Ergebnisse miteinander verglichen?

8.2 Anwendung von Pflegeforschung – Evidence-based Nursing

DEFINITION

Evidence-based Nursing *(EBN, engl. evidence = Beweis, based = basierend, nursing = (Kranken-)Pflege):* Integration der derzeit besten wissenschaftlichen Belege in die tägliche Pflegepraxis unter Einbeziehung des theoretischen Wissens und der Erfahrung der Pflegenden, den Vorstellungen der Patientinnen und der vorhandenen Ressourcen. [7]

Es wäre wünschenswert, wenn die Mehrzahl der pflegerischen Handlungsweisen wissenschaftlich fundiert wäre. Dem ist jedoch leider nicht so. Oftmals basiert die pflegerische Praxis noch auf Ritualen und Expertenmeinungen.

Beispiel Dekubitusprophylaxe. Jahrelang standen routinemäßig angewandte Maßnahmen zur Hautpflege, Ernährung wie auch der Einsatz von Hilfsmitteln im Zentrum der pflegerischen Prophylaxe. Erst auf Basis wissenschaftlicher Erkenntnisse kam es zur Priorisierung der Bewegungsförderung. Denn Immobilität ist der Faktor, der das Dekubitusrisiko maßgeblich erhöht. Des Weiteren wurde der Nachweis erbracht, dass eine beträchtliche Anzahl der routinemäßig durchgeführten Maßnahmen eher schaden als nutzen, d. h., es kam zu einer Erhöhung des Dekubitusrisikos. So führte die Positionierung auf Sitzringen zu einer Erhöhung statt zu einer Verteilung des Auflagedrucks. Der Einsatz von mentholhaltigen Salben bewirkte einen anästhesierenden Effekt auf die Druckrezeptoren, und die daraus resultierende verminderte Druckwahrnehmung führte zu einer Verminderung der Eigenbewegung. Massagen in vorher druckbelasteten Hautarealen bewirkten eine Verschlechterung der Gewebedurchblutung. Daher sollten Hautpflegemittel nur in leichten kreisenden Bewegungen aufgebracht werden. [8]

Die als schädigend oder unwirksamen enttarnten Pflegemaßnahmen zur Dekubitusprophylaxe zeigen, wie unerlässlich die Forderung nach einer **auf wissenschaftlichen Erkenntnissen begründeten Pflege** ist.

Pflegende sind heute gefordert, Menschen während einer Krankheit oder in ihrem Bestreben nach Gesundheit auf Basis der aktuellsten und besten wissenschaftlichen Erkenntnis individuell zu unterstützen (SGB V § 135a Abs. 1). Auch das Pflegeberufegesetz besagt eindeutig, dass die Pflege „entsprechend dem allgemein anerkannten Stand pflegewissenschaftlicher, medizinischer und weiterer bezugswissenschaftlicher Erkenntnisse […]" zu erfolgen hat (Pflegeberufegesetz § 5 Abs. 2 ➤ 1.1). Genau hier setzt die Methode des **Evidence-based Nursing (EBN)** an.

Begriffserklärung

Evidence oder Evidenz?

In deutschen Veröffentlichungen findet sich oft die eingedeutschte Begrifflichkeit „evidenzbasierte Pflege". Dabei gilt es zu beachten, dass „Evidenz" im Deutschen eine andere Bedeutung hat als das englische „evidence". Der Duden definiert Evidenz als „vollständige Gewissheit" bzw. „unumstößliche Tatsache", während der englische Begriff mit „Beweis" bzw. „Begründung" übersetzt wird. Ist von Evidenz im Zusammenhang mit evidenzbasierter Pflege oder Praxis die Rede, so ist immer die englische Bedeutung gemeint.

Entstehung des Begriffs

Die historischen Wurzeln des Begriffs EBN stehen im unmittelbaren Zusammenhang mit dem Begriff **Evidence-based Medicine (EBM).** EBM gilt als Wegbereiter und Vorbild für EBN. Heute werden die Konzepte EBM und EBN neben vergleichbaren Denk- und Handlungsweisen der anderen Berufsgruppen des therapeutischen Teams unter dem Begriff Evidence-based Practice zusammengefasst. [9] Ein Hauptanliegen der Evidence-based-Bewegung ist die unabhängige Überprüfung der Wirksamkeit von Maßnahmen der Gesundheitsversorgung.

Unter der Zielsetzung, den derzeit besten wissenschaftlichen Beweis in die Pflege zu integrieren, wurde 1998 das Deutsche Zentrum für EBN, das *German Center for Evidence-based Nursing „sapere aude"* an der Universität Halle/Wittenberg gegründet. An diesem Ort forderte Philipp Melanchthon (Theologe, Weggefährte von Martin Luther) bereits vor 500 Jahren die Studierenden auf, „sich ihres eigenen Verstandes zu bedienen" und sich nicht auf die Vermittlung durch Eminenzen (Priester und Bischöfe) zu verlassen. [9] Im Jahr 2000 wurde das *Deutsche Netzwerk Evidenzbasierte Medizin (EbM-Neztwerk) e. V.* gegründet, in dem der Fachbereich „Gesundheitsfachberufe" aktiv ist.

8

8.2.1 Grundlagen des EBN

Aktuelles Forschungswissen

Die **Ziele von EBN** in Bezug auf das pflegerische Handeln sind hoch gesteckt: nicht die Studie, die einem gerade in die Hand fällt, sondern der aktuellste beste wissenschaftliche Kenntnisstand soll die Entscheidungsfindung in der Praxis leiten. Womit nicht gemeint ist, dass ältere Erkenntnisse grundsätzlich zu vernachlässigen sind. Es bedarf jedoch der Klärung (z. B. durch eine fundierte Literaturrecherche in einer Datenbank), ob sich die Wissensbestände erweitert oder bestehende Erkenntnisse widerlegt wurden.

Die sich ständig verändernden Wissensbestände in der Pflege erfordern eine **Kultur des lebenslangen Lernens,** verbunden mit einer **kritischen Reflexion des pflegerischen Handelns.** Pflegende müssen auf der Grundlage des aktuellen Wissens entscheiden, welche der bisher praktizierten Maßnahmen für ihre Patientinnen von Nutzen bzw. nicht mehr von Nutzen sind.

Tab. 8.4 Häufigkeit von tiefen Beinvenenthrombosen (TVT) mit/ohne Anwendung von oberschenkellangen medizinischen Thromboseprophylaxestrümpfen (MTPS). [11]

	Mit MTPS n = 1.256	Ohne MTPS n = 1.262
TBVT	126 (10,0 %)	133 (10,5 %)
Überleben und keine TVT	974 (77,5 %)	1.000 (79,2 %)
Tod vor TVT-Diagnostik	115 (9,2 %)	101 (8,0 %)
Fehlende Daten	41 (3,3 %)	28 (2,2 %)

n = Anzahl Patienten in dieser Gruppe

Beispiel: Thromboembolieprophylaxe bei bettlägerigen Patienten nach akutem Schlaganfall

Eine Gruppe von Wissenschaftlern ging zwischen 2001 und 2008 der Fragestellung nach, ob Patienten nach einem Schlaganfall durch das Tragen oberschenkellanger medizinischer Thromboseprophylaxestrümpfe (MTPS) eine geringere Anzahl an tiefen Beinvenenthrombosen (TVT) aufweisen im Vergleich zu Patienten, die keine oberschenkellangen MTPS tragen. [11] Die Ausgangslage der Studie war die positive Empfehlung zu MTPS in einer Leitlinie zur postoperativen Nachsorge zur Vermeidung von TVT. Im Unterschied zu chirurgischen Patienten war der präventive Nutzen bei Schlaganfallpatienten nicht ausreichend belegt.
Die Ergebnisse der kontrollierten Studie bei 2.518 Patienten nach einem Schlaganfall (➤ Tab. 8.4) zeigten, dass die Rate der diagnostizierten TBVT der Patientengruppe mit MTPS fast der Rate in der Gruppe ohne MTPS entspricht. Jedoch traten bei den Patienten mit MTPS unerwünschte Effekte auf, die von Hautläsionen bis hin zu nekrotischen Veränderungen reichten. [11] In der aktualisierten Fassung der Leitlinie von 2018 wird die Anwendung von MTPS daher aufgrund potenzieller Schäden und fehlenden Nutzens explizit nicht empfohlen. [12]

Daher ist dem „Mantra" von Sir Muir Gray, einem der Begründer der EBM in England, zu folgen: *„Wenn die Wirksamkeit von Interventionen nicht nachgewiesen ist, sorgt dafür, dass diese nicht länger angewandt werden"*: [13]

- **Hört auf, mit etwas anzufangen.** Wenn der Nutzen von Interventionen nicht nachweisbar ist, sorgt dafür, dass diese nicht eingeführt werden.
- **Fangt an, mit etwas aufzuhören.** Wenn die Wirksamkeit von Interventionen nicht nachgewiesen ist, sorgt dafür, dass diese nicht länger angewandt werden.
- **Fangt an, mit etwas richtig anzufangen.** Führt Interventionen ein, deren Nutzen nachgewiesen ist.

Das Beispiel zeigt: Pflegende können sich nicht mehr allein auf ihre Erfahrungen berufen und dem Patienten nach einem Schlaganfall das Tragen von MTPS empfehlen. Denn je stärker die vorliegende Evidenz (also der wissenschaftliche Beweis) ist, desto kleiner wird der Spielraum für meinungsbasierte Entscheidungen. Abweichungen von Empfehlungen, z. B. in Leitlinien, Expertenstandards, müssen begründet sein.

Weitere Komponenten

Forschungsergebnisse stellen nur eine Komponente der Entscheidungsfindung in der pflegerischen Versorgung dar. Evidenzbasierte Pflege er-

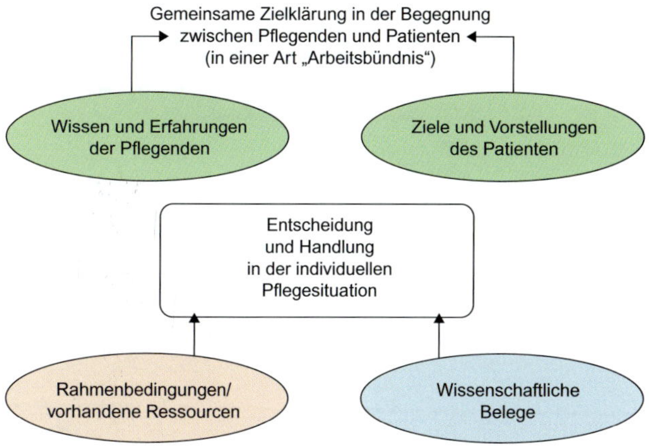

Abb. 8.2 Die vier Komponenten, die eine professionelle evidenzbasierte Pflege ausmachen. [A400]

fordert ein Zusammenspiel des derzeit besten Wissens aus der Forschung zur Beantwortung einer definierten Fragestellung *(externe Evidenz)*, der klinischen Expertise der Pflegenden *(interne Evidenz)*, der gegebenen Ressourcen und Rahmenbedingungen *(externe Evidenz)* und der Präferenzen und Werte des Patienten *(interne Evidenz)* (➤ Abb. 8.2). [14]

Praxisbeispiel für EBN

Beispiel: Patientenwunsch versus Fachwissen

Ein durch eine leichte Hemiparese rechts bewegungsbeeinträchtigter Schlaganfallpatient, der aufgrund einer früher erlebten tiefen Venenthrombose (TVT) leichte Kompressionsstrümpfe der Klasse 1 (vergleichbar mit MTPS) trägt, drängt darauf, diese im Bett zu tragen, so wie er es zu Hause auch macht. Der Patient äußert seine große Sorge, erneut an einer TVT zu erkranken, da in der Vergangenheit die Heparinisierung keinen ausreichenden Schutz für ihn bot. Welche Vorgehensweise ist angebracht?

Ein Szenario könnte sein:
Die Pflegefachperson informiert den Patienten über den fehlenden Nutzen von MTPS und erläutert die damit verbundenen Risiken der Blasen- und Nekrosenbildung. Sie berät ihn über weitere präventive Maßnahmen, z. B. Physiotherapie und vermehrtes Verlassen des Betts mit pflegerischer Hilfe. Sie weist auch darauf hin, dass nach aktuellen Forschungsergebnissen unklar ist, ob und wie sicher sich eine TVT und ihre Folgen durch die zusätzliche Bewegungsförderung verhindern lassen. Der Patient nimmt das zusätzliche Bewegungsangebot gerne an, drängt jedoch weiterhin auf das Tragen der MTPS. Die Pflegende findet mit dem Patienten den Kompromiss, dass er die MTPS nur so lange trägt, wie keine unerwünschten Nebenwirkungen auftreten. So kann dem Patienten seine Sorge genommen und das Risiko von unerwünschten Nebenwirkungen durch eine enge Beobachtung gemeinsam mit dem Patienten reduziert werden.

Wenngleich das beschriebene Szenario die Praxis mehr oder weniger vereinfachend abbildet, wird deutlich, dass das berufliche Können und Handeln der Pflegefachperson zusammen mit den Sichtweisen und Erwartungen des Patienten die „letzte Instanz" in der Umsetzung von EBN in einer individuellen Behandlungssituation ist.

8.2.2 Schritte der EBN-Methode

Die EBN-Methode begründet sich primär aus der Denktradition der Medizin, ihre Bezeichnung wurde von EBM abgeleitet. [15]

EBN als Methode umfasst ein schrittweises systematisches Vorgehen, analog zum Pflegeprozess (➤ Kap. 7). Die in ➤ Abb. 8.3 aufgezeigten Arbeitsschritte haben sich bewährt, die „beste" Evidenz zu finden, zu beurteilen und letztendlich die Entscheidung zur Problemlösung herbeizuführen.

1. **Formulierung der Fragestellung**: Entwicklung einer präzisen Fragestellung, die durch die Suche in der geeigneten Literatur beantwortet werden kann
2. **Literaturrecherche**: systematische Identifizierung der am besten geeigneten Studien
3. **Kritische Bewertung**: kritische Prüfung der Studien auf ihre Qualität und Aussagekraft (➤ 8.1.4, ➤ 8.1.5) möglichst mithilfe von festgelegten Kriterien zur Klassifikation
4. **Implementierung und Adaption**: Einführung und Anpassung der Forschungsergebnisse in die Praxis unter Berücksichtigung der Präferenzen des Patienten
5. **Evaluation**: Überprüfung der Anwendbarkeit der gewonnenen Erkenntnisse auf das Problem aus der Pflegepraxis.

Klassifikationssysteme für die Evidenz von Studien

Klassifikationssysteme dienen der Kennzeichnung der Studiengüte und somit der Qualität der Evidenz der ausgewählten Studien, z. B.
- **GRADE** (Grading of Recommendations Assessment, Development and Evaluation)
- **AHCPR** (Agency for Health Care Research and Quality)

Die höchste Studiengüte – und somit die stärkste Evidenz – weisen für die Frage nach der Wirksamkeit **randomisierte kontrollierte Studien (RCT)** auf. Bei einer Randomisierung werden die Probanden per Zufallsmechanismus gleichmäßig auf die Interventions- und die Kontrollgruppe verteilt. Expertenmeinungen und -berichte hingegen haben die niedrigste Güte und somit eine sehr niedrige Evidenz.

8.2.3 Vom Problem zur Fragestellung

Um gezielt nach aktueller wissenschaftlicher Literatur zu suchen, muss zunächst die dem Problem zugrunde liegende Fragestellung

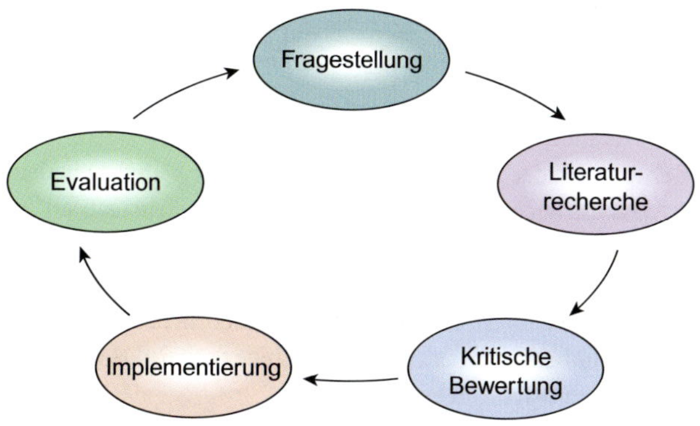

Abb. 8.3 Arbeitsschritte der EBN-Methode. [L264]

Tab. 8.5 P-I-K-E-Schema*. [16]

Kürzel	Schlüsselbegriffe	Elemente	Elemente aus dem Fallbeispiel
P	**Patient**	Steht für die Beschreibung der infrage stehenden Pflegebedürftigen bzw. der klinischen Problemstellung	Ein bettlägeriger Patient nach einem Schlaganfall ist gefährdet, an TVT zu erkranken
I	**Intervention**	Steht für die pflegerische Maßnahme, die mit anderen verglichen, überprüft oder neu eingeführt wird	MTPS (oberschenkellang)
K	**Kontrolle**	Steht für den Vergleich bzw. Alternative der infrage gestellten Intervention	Standardversorgung ohne MTPS (z. B. Heparinisierung, Mobilisierung)
E	**Ergebnismaß**	Steht für das Ergebnismaß, anhand dessen der Nutzen der Intervention gemessen wird	Zahl der TVT bei Anwendung von MTPS im Verhältnis zur Zahl der TVT ohne Anwendung der MTPS

* Im englischen Original: P-I-C-O (Patient, Intervention, Control, Outcome)

erarbeitet werden. Pflege und Medizin nutzen dazu das **P-I-K-E-Schema** (➤ Tab. 8.5).

Wenn die Beantwortung der Frage auf den Nutzen einer Intervention abzielt, kann die Anwendung von Schlüsselbegriffen wie im **P-I-K-E-Schema** hilfreich sein. In ➤ Tab. 8.5 wird beispielhaft die Fragestellung des vorherigen Fallbeispiels den Schlüsselbegriffen zugeordnet: *„Weisen Patienten nach einem Schlaganfall durch das Tragen oberschenkellanger MTPS eine geringere Anzahl an TVT auf als Patienten, die keine oberschenkellangen MTPS tragen?"*

Je nach Fragestellung bieten sich außer P-I-K-E (P-I-C-O) noch weitere Schemata an. Diese Schemata sowie ausführliche Beschreibungen relevanter Datenbanken stehen in dem Manual zur Literaturrecherche in Fachdatenbanken „RefHunter" zur Verfügung, das in einem Projekt der Martin-Luther-Universität Halle-Wittenberg und der Hochschule St. Gallen entwickelt wurde und frei zugänglich ist (https://refhunter.org/).

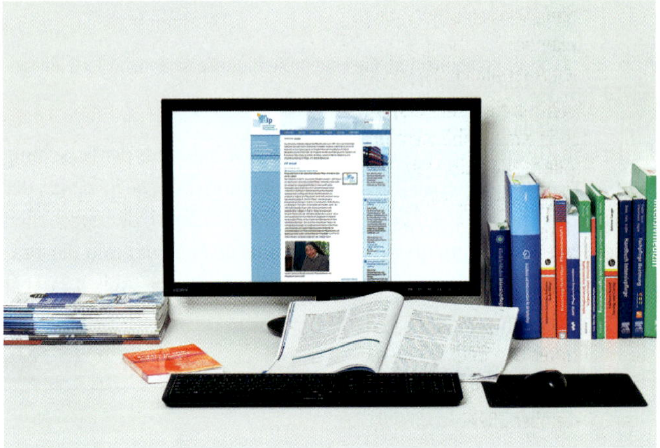

Abb. 8.4 Fachbücher und Fachzeitschriften sind nach wie vor eine tragende Säule der Wissensvermittlung und des Wissenserwerbs in der Pflege. Für wissenschaftsbasierte Fachinformationen greifen insbesondere akademisch ausgebildete Pflegefachpersonen auf elektronische Datenbanken für Medizin, Pflege und Gesundheitswissenschaften zurück. [K115]

8.2.4 Quellen für die beste Evidence

Fachliteratur

8

Das Lesen von **Fachzeitschriften** ist für den pflegefachlichen Austausch von hoher Bedeutung. Um jedoch einen wissenschaftlichen Überblick zu einem Schwerpunktthema, wie z. B. der Thromboembolieprophylaxe, zu erhalten, bedarf es eines gezielten Wissensmanagements durch die Nutzung von **Datenbanken.**

Allein über das wissenschaftliche Online-Suchportal *LIVIVO* (www.livio.de), die Zentralbibliothek für Medizin (mit deutscher Benutzeroberfläche), die wiederum die Suche in verschiedenen Datenbanken ermöglicht, werden zum Thema „Thromboembolieprophylaxe" 1.120 Fachartikel und Publikationen (davon 935 deutschsprachige) identifiziert (Stand 15.03.2024).

Bezogen auf das oben genannte Fallbeispiel (➤ 8.2.1) bedeutet dies, dass die Suche weiter auf die Erkrankung „Schlaganfall" und die Intervention medizinische Thromboseprophylaxestrümpfe eingeschränkt werden sollte. Mittels dieser Suchstrategie können 43 Fachartikel (davon 37 deutschsprachige) identifiziert werden. Als relevante Studie wurde der englischsprachige Fachartikel von Dennis et al. eingeschlossen. [11]

Für die Lösung pflegespezifischer Probleme ist es zukünftig unerlässlich, dass Pflegende den Zugang zu und den Umgang mit Datenbanken erlernen. Die deutschsprachige Online-Plattform LIVIVO ist für Einsteiger gut geeignet, da die verwendeten deutschen Suchbegriffe automatisch ins Englische übersetzt werden und so die internationale Literatur gleich mit recherchiert wird. Dabei können sowohl Artikel in Zeitschriften als auch Bücher zu pflegerelevanten Themen gesucht werden (➤ Abb. 8.4).

Aufgrund der umfangreichen Wissensbestände ist es unabdingbar, das vorhandene Wissen zu bündeln, zu bewerten und zusammenzuführen. Für Patienten, Praktiker oder Wissenschaftler ist es hilfreich, bereits aufbereitetes Wissen aus systematisch bewerteten Studien in Kurzzusammenfassungen zu nutzen, wie dies in Leitlinien oder den Nationalen Expertenstandards der Fall ist.

Leitlinien

Leitlinien (➤ Tab. 8.6) sind systematisch entwickelte Dokumente zur schnellen Entscheidungsfindung in spezifischen Pflegesituationen auf der Ebene des Patienten (z. B. Mundpflege in der Onkologie, Vermeidung von freiheitseinschränkenden Maßnahmen in der Altenpflege). Leitlinien haben einen Empfehlungscharakter. Zahlreiche Organisationen, von denen die meisten im internationalen *Leit-*

Tab. 8.6 Beispiele für wissenschaftlich gesicherte Pflegeleitlinien. [17]

Titel der Leitlinie	Link
Mundpflege in der letzten Lebensphase, Stand 2014	www.dgpalliativmedizin.de/images/stories/Leitlinie_Mundpflege_in_der_letzten_Lebensphase_end.pdf
Die Pflege von erwachsenen Personen mit Blasenkatheter, Stand 2015	https://pflege-beratung.ch/wp-content/uploads/2022/04/Leitlinie_Blasenkatheter_RWillener_ohne-backup.pdf
Pflegerische Versorgungskonzepte für Personen mit Demenzerkrankung, Stand 2009	https://portal.dimdi.de/de/hta/hta_berichte/hta215_bericht_de.pdf
Praxisleitlinie Vermeidung freiheitseinschränkender Maßnahmen in der beruflichen Altenpflege, Stand 2015	www.leitlinie-fem.de/download/LL_FEM_2015_Auflage-2.pdf
Sturzprävention für ältere und alte Menschen in Krankenhäusern und Langzeitpflegeeinrichtungen	www.klinikum-graz.at/cms/beitrag/10319567/9314021/
Sturzprophylaxe bei älteren Menschen in ihrer persönlichen Wohnumgebung, Stand 2012	https://portal.dimdi.de/de/hta/hta_berichte/hta255_bericht_de.pdf
S1-Leitlinie Soziale Teilhabe und Lebensqualität in der stationären Altenhilfe unter den Bedingungen der COVID-19-Pandemie, Stand 2020	www.awmf.org/uploads/tx_szleitlinien/184-001l_S1_Soz_Teilhabe_Lebensqualitaet_stat_Altenhilfe_Covid-19_2020-10_1.pdf
Stand Dezember 2024	

liniennetzwerk G-I-N (Guidelines International Network, www.g-i-n.net) vernetzt sind, haben Programme zur systematischen Erstellung evidenzbasierter Leitlinien (www.leitlinien.de/methodik) ausgearbeitet. Sowohl die Leitlinie als auch das Methoden-Manual sind zumeist öffentlich zugänglich.

Leitlinien werden zunehmend interdisziplinär entwickelt. Ein Beispiel hierfür ist die *S3-Leitlinie Schmerzassessment bei älteren Menschen in der vollstationären Altenhilfe,* publiziert bei der *Arbeitsgemeinschaft der wissenschaftlichen Medizinischen Fachgesellschaften (AWMF).* [18]

Über das *Zentrum für Qualität in der Pflege (ZQP)* steht eine Datenbank zur Verfügung, über die ausschließlich pflegerische Leitlinien und Standards in deutscher und englischer Sprache recherchiert werden können (https://pflegeleitlinien.zqp.de/). Die letzte Aktualisierung der Datenbank erfolgte im Dezember 2023).

Expertenstandards

Expertenstandards ➤ 6.4.2
Expertenstandard Entlassungsmanagement in der Pflege ➤ 6.2.2

Expertenstandards (➤ Abb. 8.5) geben methodengeleitet Empfehlungen für komplexe pflegerische Aufgaben (z. B. Schmerz- oder Ernährungsmanagement). Das zugrunde liegende Methodenpapier des *Deutschen Netzwerks für Qualitätsentwicklung in der Pflege (DNQP)*

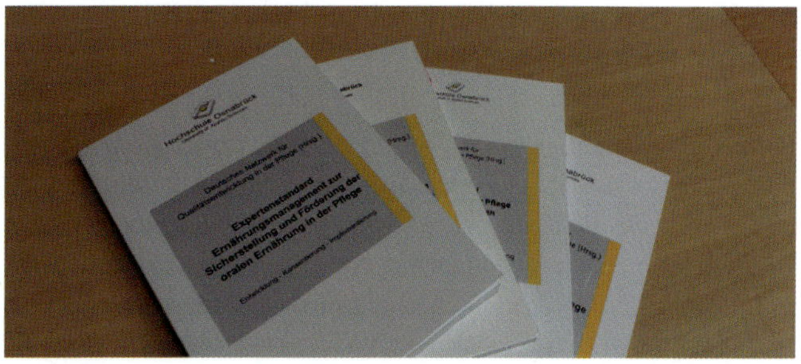

Abb. 8.5 Das DNQP hat seit dem Jahr 2000 zwölf Expertenstandards vorgelegt, die regelmäßig aktualisiert werden. Die Expertenstandards haben entscheidend zur Qualitätsentwicklung in der Pflege beigetragen. Teilweise werden die Expertenstandards mit weiteren Berufsgruppen entwickelt. [P644]

ist öffentlich zugänglich, die Expertenstandards sind als Volltext jedoch kostenpflichtig (www.dnqp.de); Auszüge werden kostenlos zum Download angeboten. Mit Inkrafttreten des Pflege-Weiterentwicklungsgesetzes (PfWG) in 2008 wurde den Vertragspartnern im SGB XI auferlegt, die Entwicklung und Aktualisierung wissenschaftlich fundierter Expertenstandards sicherzustellen. Zugelassene Pflegeeinrichtungen sind nunmehr verpflichtet, diese neuen Expertenstandards nach § 113a SGB XI anzuwenden. [19]

Bisher veröffentlichte Expertenstandards (Stand: Dezember 2024)

- Dekubitusprophylaxe in der Pflege, Aktualisierung 2017
- Entlassungsmanagement in der Pflege, Aktualisierung 2019
- Ernährungsmanagement zur Sicherung und Förderung der oralen Ernährung in der Pflege, Aktualisierung 2017
- Pflege von Menschen mit chronischen Wunden, Aktualisierung 2015 (in Überarbeitung seit Herbst 2023)
- Schmerzmanagement in der Pflege, Aktualisierung 2020 (Zusammenführung des Expertenstandard Schmerzmanagement bei akuten Schmerzen und des Expertenstandard Schmerzmanagement bei chronischen Schmerzen)
- Sturzprophylaxe in der Pflege, Aktualisierung 2022
- Kontinenzförderung in der Pflege, Aktualisierung 2024; die Stuhlinkontinenz wurde neu aufgenommen
- Erhaltung und Förderung der Mobilität, Aktualisierung 2020 [20]
- Förderung der physiologischen Geburt, Veröffentlichung 2014
- Beziehungsgestaltung in der Pflege von Menschen mit Demenz, Veröffentlichung 2019 (in Überarbeitung seit Ende 2024)
- Förderung der Mundgesundheit in der Pflege, Veröffentlichung 2023; in Zusammenarbeit
- Erhaltung und Förderung der Hautintegrität in der Pflege, Veröffentlichung 2024

Als weitere Quelle steht die schweizerische Forschungs- und IT-gestützte Wissensplattform *FIT Nursing Care* (www.fit-care.ch/home) zur Verfügung. Pflegefachpersonen haben nach erfolgter kostenpflichtiger Registrierung Zugang zu aktuellen, systematisch durch Expertinnen und Experten bewerteten, internationalen Forschungswissen in deutscher Sprache.

8.2.5 Entscheiden trotz schwacher Evidenz – Herausforderungen

Die ureigene Intention der EBN ist es, Unsicherheiten in der pflegerischen Versorgungspraxis offenzulegen und durch klinische Studien den Beweis für die bestmögliche Therapieoption aufzuzeigen, also für Maßnahmen, die einen höheren Nutzen als Schaden aufweisen.

Im Alltag der Pflege müssen häufig Entscheidungen über Pflegemaßnahmen getroffen werden, deren Wirksamkeit nicht mit ausreichender Sicherheit vorausgesagt werden können. [21] Oftmals sind Nutzen und Schaden einer Intervention abschätzbar, manchmal jedoch fehlen auch diese Informationen.

- Zum einen sind viele pflegerische Interventionen nicht oder nur unzureichend wissenschaftlich untersucht, z. B. ist nicht nachgewiesen, ob eine Mikrolagerung zur Vermeidung eines Dekubitus beiträgt. Hier müssen Entscheidungen auf anderer Basis von Erfahrungen getroffen und deren Erfolg evaluiert bzw. kontrolliert werden.
- Zum anderen müssen Lösungen für komplexe Versorgungssituationen unter Zeitdruck getroffen werden, z. B. wenn Bewohner plötzlich ein aggressives, herausforderndes Verhalten zeigen und einen Mitbewohner angreifen. Hier wird die Pflegefachperson durch spezifisches Wissen zu den betroffenen Bewohnern eine Handlungsoption wählen.

Eine Methode, die Pflegenden hilft, die eingesetzten Pflegeinterventionen zu evaluieren, sind z. B. Fallbesprechungen (6.4.1). Hier können Interventionen, deren Auswirkungen und klinische Besonderheiten gemeinsam im Team bewertet und dokumentiert werden. [22]

8.3 Pflegetheorien und Pflegemodelle

DEFINITION

Theorie *(griech. theoria = Anschauung, Überlegung):* jedes „Gedankengebäude", das Menschen befähigt, zu verstehen, zu planen und zu denken oder etwas einzusehen.

Der Begriff **Theorie** bezeichnet all das, was hinter einer Handlung steht – Gedanken, Vermutungen, Erwartungen, Gründe, Erfahrungen – und wird häufig in Abgrenzung zur Praxis (Tun, Handeln) verwendet, ist aber unweigerlich mit ihr verknüpft: Es gibt kein Handeln ohne Gedanken darüber, warum so (und nicht anders), wozu (in welcher Absicht, mit welchem Ziel), wie usw. gehandelt wird. Manchmal bekommt der Begriff „Theorie" als Gegenteil (Antonym) zu „Praxis" auch eine abwertende Bedeutung, z. B. wenn von „grauer Theorie" die Rede ist, die wenig oder nichts mit der Wirklichkeit zu tun hat, die abstrakt und ohne Bezug zur Praxis ist. Daher erscheint es auf den ersten Blick vielleicht mühsam, sich mit den Theorien zu beschäftigen, auf denen das Pflegehandeln beruht. Dennoch ist es wichtig, sich mit Pflegetheorien, also den Gedanken zum pflegerischen Handeln, auseinanderzusetzen, weil sie

- einen Bezugsrahmen für dieses Handeln liefern,
- dabei helfen, Gedanken über pflegerisches Handeln zu strukturieren,
- pflegerisches Handeln beschreiben und erklären und so Pflege für andere/die Gesellschaft sichtbar wird.

In diesem Kapitel werden nur einige wenige ausgewählte **Pflegetheorien** angesprochen.

Theorieentwicklung

Die **Theorieentwicklung** in der Pflege begann in den 1950er-Jahren. Pflegetheoretikerinnen in den USA versuchten, vorhandenes pflegerelevantes Wissen zu strukturieren. Diese ersten Theorien werden häufig als „große" oder „allgemeine" Theorien bezeichnet, da sie das Ziel haben, die Grundzüge der Pflege zu definieren. Die Theoretikerinnen gehen dabei der Frage nach, was Pflege ist und wie Pflege (idealerweise) sein sollte. Ihre Aussagen basieren jedoch nicht auf wissenschaftlichen, empirisch überprüfbaren Studien im eigentlichen Sinn. In der ersten Phase der Theorieentwicklung und der einsetzenden pflegewissenschaftlichen Diskussion herrschte der Anspruch vor, eine einzige, allgemeingültige Theorie der Pflege zu finden. Mit zunehmenden Forschungsaktivitäten entwickelten sich jedoch immer neue Theorieansätze, und seit Beginn der 1980er-Jahre setzte sich in der Pflegewissenschaft die Akzeptanz eines sogenannten **Theorienpluralismus** *(mehrere Theorien besitzen nebeneinander/zeitgleich Gültigkeit)* durch.

Die neueren Theorieansätze gehen verstärkt auf die Forderung ein, dass Pflegetheorien eine größere Praxisnähe haben sollten. Es erfolgte somit eine Hinwendung der Pflegewissenschaftler zur Entwicklung von bereichsbezogenen Theorien (*Theorien mittlerer bzw. geringer Reichweite,* ➤ 8.3.2), die konkrete Entscheidungshilfen für pflegerisches Handeln liefern.

8.3.1 Pflegekonzepte, Pflegemodelle und Pflegetheorien

Begriffsbestimmung

Ein **Konzept** beschreibt ein Pflegephänomen oder eine Gruppe von Phänomenen in einer verallgemeinernden Art und Weise. Als **Pflegephänomene** (➤ 4.3) werden Aspekte der Gesundheit bezeichnet, die für die pflegerische Praxis relevant sind und die beobachtet werden können, z. B. Angst, Erbrechen, Schlaflosigkeit. Konzepte werden auch als „kleinste Bausteine einer Theorie" bezeichnet.

Theorien bestehen somit aus einem Bündel von Konzepten. Sie werden für einen speziellen Zweck konstruiert, um z. B. eine Situation zu erklären. Daneben sind Theorien in der Lage, Situationen, Handlungen oder Ereignisse zu beschreiben und gegebenenfalls vorherzusagen.

Modelle haben folgende Merkmale: Reduktion von Wirklichkeit, Hervorhebung von bestimmten Perspektiven oder Aspekten der Wirklichkeit sowie Schaffung von Übersichtlichkeit.

Die Unterscheidung der Begriffe Pflegekonzept, Pflegemodell und Pflegetheorie fällt insofern nicht leicht, als diese Begriffe in der pflegewissenschaftlichen Literatur je nach Autor unterschiedlich definiert und verwendet werden. Auf der anderen Seite werden Pflegetheorien manchmal gleichbedeutend als Pflegemodelle bezeichnet, sodass eine Abgrenzung erschwert wird.

Pflegemodell und Pflegetheorie – Versuch einer Unterscheidung

Pflegemodell und **Pflegetheorie** können als zwei Seiten einer Medaille betrachtet werden: Beide haben nicht den Anspruch, die tatsächlich geleistete, reale, vielschichtige, kaum jemals völlig zu erfassende Pflege darzustellen. Dabei zielt der Begriff Pflege*modell* mehr darauf ab, dass es sich dabei um eine *bewusst vereinfachte Darstellung* handelt; während Pflege*theorie* den Gegenpol zur Pflegepraxis betont (über Pflege *nachdenken,* statt pflegend handeln).

8.3.2 Pflegetheorien

Klassifikation

Es gibt verschiedene Möglichkeiten, Pflegetheorien einzuteilen; drei gebräuchliche **Klassifikationen** sind:

- Historische Einteilung
- Einteilung nach Reichweite
- Einteilung nach Denkschulen

Die **historische Einteilung** (➤ Tab. 8.7) ist insofern interessant, als sie die Pflegetheorien in einen zeitgeschichtlichen Zusammenhang bringt. So war es z. B. in einer Zeit großer medizinischer Fortschritte aus Sicht der Pflegetheoretikerin *Lydia Hall* nötig, die Eigenständigkeit der Pflege zu betonen und herauszustellen, dass Pflegende in ihrer Arbeit auch auf medizinisches Wissen zurückgreifen (Applying Medical Knowledge): Auch Pflege ist Therapie.

Tab. 8.7 Bekannte Pflegetheorien in historischer Anordnung.

	Pflegetheoretikerin	Hauptwerk bzw. Theorie
1860	Florence Nightingale	Notes on Nursing
1952	Hildegard E. Peplau	Theorie der psychodynamischen Pflege; zwischenmenschliche Beziehungen in der Pflege
1961	Ida Jean Orlando	Die dynamische Pflegende-Patient-Beziehung; zwischenmenschlicher Prozess des Pflegens
1966	Virginia Henderson	Theorie der 14 Grundbedürfnisse des Menschen
1970	Martha Rogers	Pflege als Wissenschaft vom einheitlichen Menschen
1971	Dorothea E. Orem	Strukturkonzepte der Pflegepraxis; Selbstpflegefähigkeit und Selbstpflegedefizit
1971	Imogene M. King	Pflege als zwischenmenschlicher Prozess von Aktion, Reaktion, Interaktion und Transaktion
1974	Schwester Callista Roy	Das Anpassungsmodell der Pflege
1976	Nancy Roper, Winifred W. Logan, Alison J. Tierney	Elemente der Krankenpflege; 12 Lebensaktivitäten (LA)
1978	Madeleine Leininger	Sunrise-Modell
1980	Betty Neuman	The Neuman System Model

Auch können Pflegetheorien nach ihrer **Reichweite** eingeteilt werden:

- **Metatheorien** gehen auf einer übergeordneten Ebene allgemeinen Fragen nach, z. B. welche Arten von Theorien für die Pflege benötigt werden, außerdem analysieren und ordnen sie vorhandene Theorien.
- **Theorien großer Reichweite** machen allgemeingültige Aussagen zu dem, was Pflegende tun und wie sie es tun. Sie gelten als eher abstrakt.
- **Theorien mittlerer Reichweite** beschreiben ein abgestecktes Handlungsfeld.
- **Theorien geringer Reichweite** greifen konkrete, praxisnahe Probleme und Phänomene auf.

Afaf Meleis trug Ende der 1990er-Jahre die damals verfügbaren Pflegetheorien zusammen und ordnete sie nach **Denkschulen**: [23], [24]

- **Bedürfnistheoretikerinnen** wie z. B. *Virginia Henderson* und *Dorothea E. Orem* beantworten u. a. die Fragen: „Was tun Pflegende?“ „Was sind ihre Funktionen?“
- **Interaktionstheoretikerinnen** wie z. B. *Hildegard Peplau* und *Imogene King* stellen die Frage nach dem Wie in den Mittelpunkt: „Wie wird gepflegt?“
- **Ergebnistheoretikerinnen** fragen nach dem Warum der pflegerischen Fürsorge: „Warum und mit welchem Ergebnis wird gepflegt?“ Vertreterinnen sind u. a. *Martha E. Rogers* und *Dorothy E. Johnson.*

Anforderung an eine Pflegetheorie

DEFINITION

Metaparadigma (griech. *meta = über, paradigma = Denkmuster):* übergeordnete Schlüsselbegriffe einer wissenschaftlichen Disziplin.

Es gibt verschiedene **Anforderungen an Pflegetheorien.** Beispielhaft wird hier nur eine Anforderung an eine Pflegetheorie erläutert: das **Metaparadigma Pflege.** Es besteht gemäß *Fawcett* und *Erckenbrecht* aus den vier Schlüsselbegriffen: [25]

1. Person/Mensch
2. Gesundheit/Krankheit
3. Umwelt
4. Pflege

Von einer Pflegetheorie wird erwartet, dass sie mindestens je eine Aussage zu den vier Schlüsselkonzepten enthält, die im Metaparadigma Pflege zusammengefasst sind.

Pflegetheorien sagen somit etwas aus über **die Person, den Menschen, das Menschenbild,** z. B. wie sich Menschen selbst gesund erhalten, wodurch ihre Gesundheit gefährdet sein könnte und wie z. B. Pflegebedürftigkeit entsteht. Da Gesundheitsgefährdung oder Krankheit eine der häufigsten Ursachen für Pflegebedürftigkeit darstellt, sollte eine Pflegetheorie auch etwas zum Verständnis von **Gesundheit und Krankheit** beizutragen haben. Der Begriff **Umwelt** ist missverständlich und beinhaltet weit mehr als Umwelt im Sinne von Natur oder Umweltschutz. Mit Umwelt sind alle bestimmenden Faktoren gemeint, die das Leben, die Gesundheit des Einzelnen beeinflussen. Der Zugang zu Einrichtungen des Gesundheitswesens, die Erreichbarkeit von Beratungsstellen und Hilfsangeboten gehören in diesem Kontext ebenso zur Umwelt, wie z. B. die wirtschaftlichen und sozialen Leistungen eines Landes. Natürlich muss jede Pflegetheorie auch ihren Beitrag leisten, das Verständnis von **Pflege** als zwischenmenschliche Dienstleistung zu beleuchten.

8.3.3 Lebensaktivitäten nach Roper, Logan und Tierney

In den 1970er- und 1980er-Jahren entwickelten **Nancy Roper, Winifred W. Logan und Alison J. Tierney** ihren pflegetheoretischen Ansatz. Im Jahr 1982 erschien ihr Hauptwerk „Elemente der Krankenpflege". [26], [27]

Nancy Roper sagt von sich selbst, kein Pflegemodell, sondern ein **Modell des Lebens** entwickelt zu haben. Das Modell von Roper, Logan und Tierney besteht aus fünf wesentlichen Bestandteilen (➤ Abb. 8.6):

1. Die Lebensspanne von der Geburt bis zum Tod
2. Die fünf Umgebungsfaktoren: Umwelt, physiologische, psychologische, soziokulturelle und politisch-ökonomische Faktoren
3. Die **Lebensaktivitäten (LA)**: Für eine sichere Umgebung sorgen, Kommunizieren, Atmen, Essen und Trinken, Ausscheiden, Sich sauber halten und kleiden, Körpertemperatur regulieren, Sich bewegen, Arbeiten und Spielen, Sich als Mann, Frau fühlen und verhalten, Schlafen, Sterben
4. Die Individualität des Menschen
5. Das Kontinuum zwischen Abhängigkeit und Unabhängigkeit

Anwendungsbeispiel

Zur Analyse eines Pflegebedarfs und zur Planung, Durchführung und Auswertung der Pflege werden alle Bestandteile des Modells (➤ Abb. 8.6) untereinander in Beziehung gesetzt.

- Lebensspanne. Alle Lebensaktivitäten verändern sich mehrfach im Laufe des Lebens.
- Umgebungsfaktoren üben einen starken Einfluss auf den Einzelnen aus, prägende Faktoren sind z. B. Kultur, Sprache, Religion, Gesellschaftsordnung und Wohlstand.
- Die Lebensaktivitäten (LA) dienen der Befriedigung von Bedürfnissen (z. B. Essen, Trinken, Ausscheiden) bis hin zur Selbstverwirklichung.
- Trotz aller Gemeinsamkeiten ist jedes Menschenleben einzigartig, einmalig und unverwechselbar; individuelle Lebensgestaltung setzt entsprechende Freiheiten voraus.
- Abhängigkeit/Unabhängigkeit. Ganz zu Beginn des Lebens ist z. B. das Neugeborene völlig abhängig von seiner Umgebung, es könnte keinen Tag allein überleben, im Alter oder bei Krankheit nimmt die Abhängigkeit gegebenenfalls wieder zu, während in der Mitte (der Blüte) des Lebens ein Höchstmaß an (subjektiv empfundener) Unabhängigkeit besteht.

Um z. B. die Unterstützung bei der Körperpflege zu planen, achtet die Pflegende auf die altersentsprechenden Gewohnheiten oder altersbedingten Erfordernisse (z. B. bei der Hautpflege). Sie beurteilt, inwieweit der Betroffene von fremder Hilfe bei der Körperpflege abhängig

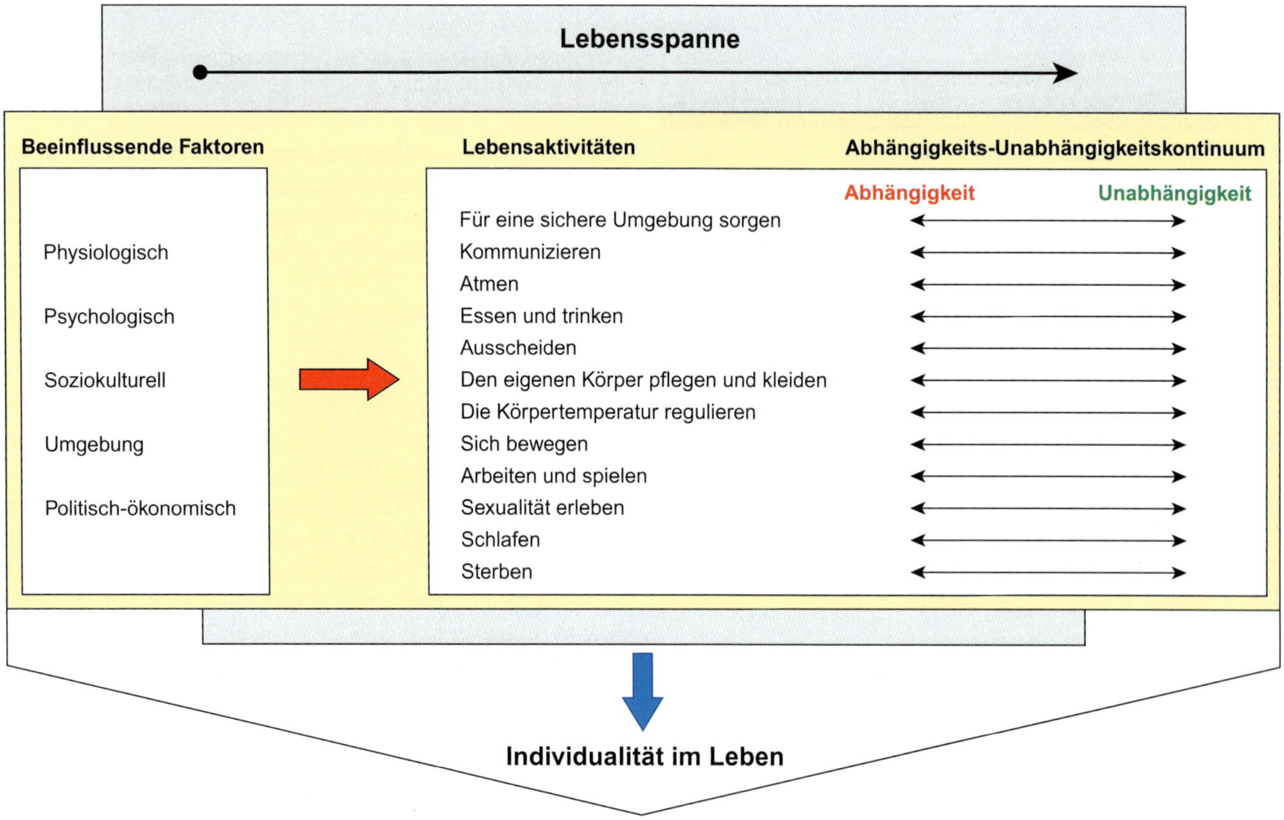

Abb. 8.6 Modell des Lebens nach Roper, Logan, Tierney. [L143]

ist oder nicht, und ob die Unabhängigkeit, z. B. durch eine Beratung oder Anleitung, wiederhergestellt werden kann. Weiter bezieht die Pflegekraft die Umgebungsfaktoren, etwa die finanzielle Situation (was kann sich der Betroffene leisten) oder die Mitwirkungsmöglichkeiten der Familie mit ein. Die Lebensaktivität „Sich sauber halten und kleiden" steht immer mit allen anderen Lebensaktivitäten in Beziehung. So sind z. B. bei Lähmungen (LA „Sich bewegen") die Fähigkeiten der Körperpflege eingeschränkt. Die Vorlieben für bestimmte Pflegeutensilien (z. B. Deo, Make-up) drücken die Individualität (LA „Sich als Mann, Frau oder Kind fühlen und verhalten") aus.

Auf die Frage, warum sie „Sterben" zu den Lebensaktivitäten zähle, antwortete Nancy Roper, dass Sterben für sie Teil des Lebens sei und dies nicht nur im eigentlichen Sterbeprozess: „Jedes Mal, wenn uns etwas misslingt und wir uns damit abfinden müssen, wenn die eigenen Kinder erwachsen werden und das Elternhaus verlassen, wenn das Arbeitsleben endet und der Übertritt in den Ruhestand folgt usw., in all diesen Fällen muss sich der Betroffene verabschieden. Der Tod ist der letzte große Abschied dieser Art." Roper versteht somit unter „Sterben", die Widrigkeiten des Lebens zu bewältigen, loslassen können und sich ein Scheitern oder Fehler einzugestehen.

8.3.4 Aktivitäten des täglichen Lebens nach Schwester Liliane Juchli

Die katholische Ordensschwester **Liliane Juchli** benennt in ihrem in den 1970er-Jahren entwickelten Modell **zwölf Aktivitäten des täglichen Lebens (ATL).** Diese stehen miteinander in Verbindung und beeinflussen sich gegenseitig: [28]

1. Wach sein und schlafen
2. Sich bewegen
3. Sich waschen und kleiden
4. Essen und trinken
5. Ausscheiden
6. Körpertemperatur regulieren
7. Atmen, Puls und Blutdruck
8. Sich sicher fühlen und verhalten
9. Raum und Zeit gestalten – arbeiten und spielen
10. Kommunizieren
11. Kind, Frau, Mann sein
12. Sinn finden im Werden, Sein, Vergehen

Einflussfaktoren auf die ATL sind neben körperlichen auch seelisch-geistige, soziale, wirtschaftliche, kulturelle, politische sowie gesellschaftliche Faktoren. Auch die Umwelt wirkt sich auf die ATL aus.

8.3.5 Fördernde Prozesspflege nach Monika Krohwinkel

Das Rahmenmodell der Fördernden Prozesspflege stammt von **Monika Krohwinkel** und ist vor allem in der deutschen Altenpflege weitverbreitet. [29], [30] Im Zusammenhang mit dem ersten von der Bundesrepublik Deutschland vergebenen Pflegeforschungsauftrag untersuchte Krohwinkel 1991 zunächst ihre Vorstellungen von einer ganzheitlich rehabilitierenden Pflege von Apoplexiekranken. Krohwinkels Erhebungen und Analysen in stationären und ambulanten Pflegeeinrichtungen erstrecken sich insgesamt über einen Zeitraum von fast 30 Jahren. Sie griff bei der Entwicklung ihres Modells auf vorbestehende Theorien, u. a. von Maslow, Rogers, Peplau und Henderson, zurück und entwickelte zunächst das AEDL®-Modell (Aktivitäten und existenzielle Erfahrungen des Lebens).

1999 erweitert Krohwinkel die AEDL® um den Aspekt der Beziehungen. Sie spricht nun von **Aktivitäten, Beziehungen und existenziellen Erfahrungen des Lebens, ABEDL®.** In der praktischen Anwendung werden die ABEDL® häufig als Struktur für Pflegeplanungen verwendet.

Die ABEDL® beinhalten:

1. Kommunizieren können
2. Sich bewegen können
3. Vitale Funktionen des Körpers aufrechterhalten können
4. Sich pflegen können
5. Essen und trinken können
6. Ausscheiden können
7. Sich kleiden können
8. Ruhen und schlafen können
9. Sich beschäftigen können
10. Sich als Mann/Frau fühlen können
11. Für Sicherheit in der Umgebung sorgen können
12. Soziale Bereiche des Lebens sichern können
13. Mit existenziellen Erfahrungen des Lebens umgehen können

Zu Krohwinkels Theorie gehören noch weitere Elemente:

- Pflegerahmenmodell zur Definition der Prozesspflege mittels primären pflegerischen Interesses, primärer pflegerischer Zielsetzung und primärer pflegerischer Hilfeleistung
- Pflegeprozessmodell (> Kap. 7) als individueller Problemlösungs- und Beziehungsprozess, unterteilt in vier Schritte
- Managementmodell zur Definition der Rahmenbedingungen der Pflege (zeitlich, personell, strukturell)

Um Monika Krohwinkels Theorie adäquat anzuwenden, sind alle Aspekte ihres Pflegemodells zu berücksichtigen.

8.3.6 Selbstpflegemodell von Dorothea E. Orem

Empowerment in der Pflege > 5.1.4
Beratung, Anleitung und Schulung > 5.3

Auch die Pflegetheorie von **Dorothea Elizabeth Orem** aus dem Jahr 1971 ist im deutschsprachigen Raum weitverbreitet. [31], [32] Orem rückt die Selbstpflege in den Mittelpunkt und geht zunächst vom gesunden Menschen aus: Jeder Mensch sorgt jederzeit selbst für sich und seine Gesundheit = Selbstpflege.

Orem unterscheidet drei Arten von Erfordernissen der Selbstpflege (Herausforderungen, > Abb. 8.7):

1. Universelle Selbstpflegeerfordernisse
2. Entwicklungsbedingte Selbstpflegeerfordernisse
3. Gesundheitsbedingte Selbstpflegeerfordernisse

Die **universellen (allgemeinen) Selbstpflegeerfordernisse** sind überall auf der Welt bei jedem Menschen vorhanden; sie erinnern stark an die Lebensaktivitäten (> 8.3.3) oder lebensnotwendigen Bedürfnisse: Essen, Trinken, Ruhen, Schlafen, Arbeiten, Ausscheiden.

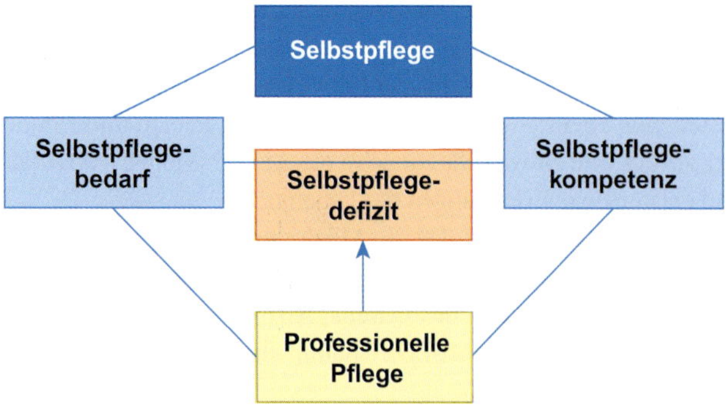

Abb. 8.7 Modell der Selbstpflege nach Orem. Im Mittelpunkt steht die Selbstpflege des gesunden Menschen. Im Laufe des Lebens entwickelt der Mensch Kompetenzen, mit denen er seinen Selbstpflegebedarf decken kann. Auch im Krankheitsfall soll er so viel wie möglich Verantwortung für sich selbst übernehmen. Erst wenn ein Selbstpflegedefizit besteht, wird professionelle Pflege notwendig – mit dem Ziel, die Selbstpflegefähigkeiten bestmöglich wiederherzustellen bzw. zu erhalten. [L143]

Die **entwicklungsbedingten Selbstpflegeerfordernisse** ergeben sich aus den Herausforderungen, die die lebenslange Entwicklung an das Individuum stellt (Havighurst, Erikson ➤ 3.1.2).

Die **gesundheitsbedingten Selbstpflegeerfordernisse** sind Folge von Gesundheitsstörung, Krankheit, Behinderung oder Einschränkung.

Bedeutend ist in diesem Zusammenhang die Betonung der **Selbstpflege**: Zunächst übernimmt also nach Orem der Mensch selbst – auch im Krankheitsfall – die Verantwortung für sich und seine Genesung. Umgekehrt hat Pflege die Aufgabe, z. B. durch Information, Beratung, Schulung und Anleitung, die Selbstpflegefähigkeiten wiederherzustellen oder so auszubauen, dass der Bedarf an Selbstpflege gedeckt ist.

Professionelle Pflege wird nach Orem erst dann benötigt, wenn ein **Selbstpflegedefizit** besteht, wenn also der Bedarf an Selbstpflege die Fähigkeiten zur Selbstpflege übersteigt (➤ Abb. 8.7). Dabei unterscheidet Orem drei **Pflegesysteme,** in denen professionelle Pflegende handeln:

1. Vollständig kompensatorisches Pflegesystem: Die Pflegende handelt stellvertretend für das Individuum.
2. Teilweise kompensatorisches Pflegesystem: Die Pflegende übernimmt teilweise Pflegemaßnahmen oder Handlungen des Individuums.
3. Unterstützend-erzieherisches Pflegesystem: Die Pflegende leitet einen Menschen an, Handlungen durchzuführen, zu denen es in der Lage ist.

Auf die Frage „Was verbinden Sie mit der Pflegetheorie von Dorothea E. Orem?“ antworten viele Auszubildende in den Pflegeberufen mit dem Stichwort „Selbstpflegedefizit“. Das ist zwar nicht falsch, doch im Mittelpunkt von Orems Modell steht nicht das Selbstpflegedefizit, sondern die Frage, wie Pflegende auf dieses zu reagieren haben. Im Idealfall handeln sie so, dass Betroffene wo immer möglich, gegebenenfalls unter Mithilfe der Angehörigen, zur Selbstpflege angeregt werden.

Merke: Die Hauptaufgabe der Pflege besteht darin, sich überflüssig zu machen.

8.3.7 Theorie der interpersonalen Beziehung von Hildegard E. Peplau

Hildegard Elizabeth Peplau stellt die menschliche Beziehung zwischen Patienten und Pflegeperson in den Mittelpunkt ihres 1952 veröffentlichten Modells. [33] Pflege ist danach ein therapeutischer zwischenmenschlicher Prozess, der u. a. dazu beiträgt, Gesundheit individuell zu ermöglichen.

Hauptelemente von Peplaus Theorie sind:

- Beschreibung psychodynamischer Pflege als Lern- und Entwicklungsprozess von Pflegeperson und Patienten
- Vier Phasen der Pflegeperson-Patient-Beziehung: Orientierung, Identifikation, Nutzung und Ablösung
- Beschreibung der Rollen, die Pflegepersonen in der Beziehung zum Patienten übernehmen: Fremder, Hilfsperson, Lehrer, Führungsperson, Ersatz, Berater

Peplaus Ausführungen zur Gestaltung einer erfolgreichen Pflegekraft-Patienten-Beziehung sind nach wie vor gültig und geben wichtige Impulse für das Entlassungsmanagement (➤ 6.2): eine vernünftige Ablösung erleichtert den Übertritt von der stationären Rundumversorgung in die häusliche Pflege.

Ähnliches gilt für die Verlegung von der Intensiv- auf die Normalstation: Fühlt sich der Patient abgeschoben, weil man ihm mitgeteilt hat, dass der Platz für einen anderen Schwerkranken benötigt wird, erlebt er einen Bruch in der Beziehung zu den Pflegenden. Er ist unter Umständen verunsichert und klingelt auf der Normalstation häufig, um sich zu vergewissern, dass er auch hier gut betreut und überwacht wird. Eine gelungene Ablösung gestaltet den Übertritt von der Intensiv- auf die Normalstation bewusst und kann solche Irritationen vermeiden helfen.

8.3.8 Trajectory-Work-Modell

Das **Trajectory-Work-Modell,** das **chronisch Kranke** fokussiert, wurde 1996 in den USA von der Krankenschwester und Pflegewissenschaftlerin **Juliet Corbin** und dem Soziologen **Anselm Strauss** entwickelt (*Corbin-Strauss-Modell* [34], [35]).

Trajectory *(engl. Flugbahn, Verlaufskurve)* symbolisiert das Auf und Ab im Verlauf einer chronischen Erkrankung. Corbin und Strauss widmeten sich insbesondere der Frage, wodurch Verschlechterungen oder Verbesserungen im Verlauf einer chronischen Erkrankung ausgelöst werden. Daraus leiten sich Strategien für Pflegende ab, den chronisch Kranken so zu betreuen, dass seine Lebensqualität möglichst lange auf einem möglichst hohen Niveau bleibt.

Durch ihre Forschungsarbeiten konnten Corbin und Strauss verschiedene typische Stadien im Verlauf von chronischen Erkrankungen identifizieren (➤ Abb. 8.8):

1. Stadium: Symptome ohne Diagnose
2. Stadium: Krise, Gesundheitsgefährdung
3. Stadium: akute Phase, häufig Klinikaufenthalt
4. Stadium: stabile Phase, relative Unabhängigkeit
5. Stadium: instabile Phase, Verschlechterung, Komplikationen
6. Stadium: abfallende Phase (keine Umkehr mehr möglich)
7. Stadium: Sterbephase

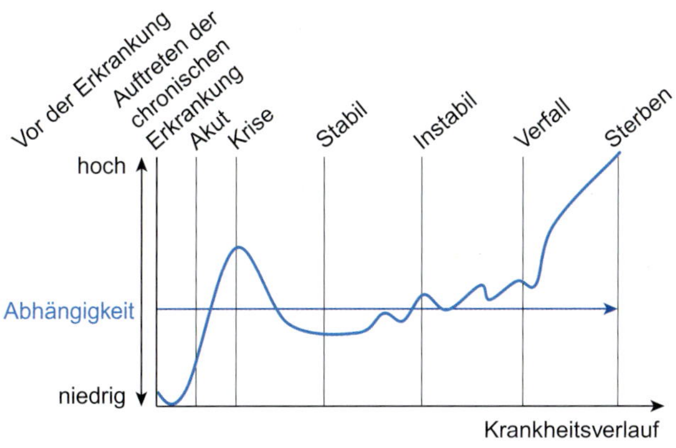

Abb. 8.8 Trajectory-Work-Modell. [L143]

Dabei durchläuft der Betroffene diese Stadien nicht streng in der angegebenen Reihenfolge. Er könnte z. B. im Krankheitsverlauf mehrfach zwischen dem 3., 4. und 5. Stadium hin und her wechseln, bevor sich letztlich weitere Verschlechterungen oder Komplikationen einstellen. Gerade bei Erkrankungen, die in Schüben verlaufen, z. B. Multiple Sklerose, sind solche Verläufe typisch. Ebenso typisch ist, dass Diabetiker in der Regel gut mit ihrer Erkrankung leben können (Stadium 4). Wenn aber durch Infektionen oder Veränderungen im Arbeits- oder Familienleben der Zucker entgleist, sind eventuell erneute Klinikaufenthalte zur Neueinstellung von Insulintherapie, Bewegung und Ernährung nötig. Anschließend sind viele Diabetiker wieder stabil und verbleiben lange in Stadium 4, bis sich eventuell Spätfolgen einstellen (Stadium 5).

Inzwischen gibt es eine Reihe von Studien auf der Basis des Trajectory-Work-Modells und davon abgeleitet wertvolle Hinweise für die Pflegenden im Umgang mit chronisch Kranken.

8.3.9 Weitere pflegerelevante Theorien

Interaktionsmodell nach Imogene M. King

Imogene Martina King baut ihr erstmals 1964 veröffentlichtes Pflegemodell auf einer von ihr entwickelten **Theorie der Zielerreichung** auf. [36] Zentraler Begriff ihres Modells ist die Interaktion (wechselseitige Beeinflussung, Austausch), insbesondere zwischen Patienten und Pflegeperson: Pflege ist zielgerichtete Interaktion. King unterscheidet drei **Interaktionssysteme**:

1. Personales System
2. Interpersonales System
3. Soziales System

Zum **personalen System** eines Menschen gehören seine Ich-Identität, sein Wachstum, seine Entwicklung, Zeit und Raum, in denen er sich befindet, und seine Wahrnehmung. Die Menschen in nächster Umgebung, etwa die Familie, bilden das **interpersonale (zwischenmenschliche) System.** Darin hat das Individuum eine bestimmte soziale Rolle und steht mit den Mitmenschen in einer Beziehung, die sich in Kommunikation, Interaktion und Transaktion ausdrückt. Das **soziale System** umfasst die weitere Umgebung, also größere Gruppen, aber auch die ganze Gesellschaft. Die drei Systeme beeinflussen sich ständig wechselweise und zielgerichtet. Dies überträgt King auf die Pflege, die zielgerichtet ist und aus einer ständigen Wechselwirkung zwischen Patienten und Pflegeperson besteht.

Kulturmodell nach Madeleine Leininger

Madeleine Leininger erforschte viele verschiedene Kulturen und untersuchte das Pflegeverständnis, das dort den jeweiligen Pflegehandlungen zugrunde lag. In ihrem Hauptwerk „*Nursing and Anthropology: Two Worlds to Blend*" (veröffentlicht 1970) stellte sie Unterschiede (Diversity) und kulturübergreifende Gemeinsamkeiten (Universality) fest. In ihrem **Sunrise Model** (➤ Abb. 8.9) gibt Leininger einen Überblick, wie sich Kultur, vor allem soziale Struktur und die Weltanschauung, auf Pflege auswirken kann. [37]

Transkulturelle Pflege nach ihrem Verständnis heißt, ganz bewusst die Werte, Normen und den Lebensstil einer Kultur zu studieren, um die Pflege daran auszurichten. Pflege bedeutet hier, zum Wohlbefinden beizutragen, den Lebensstil zu verbessern oder Einschränkungen zu akzeptieren.

Durch ihre Arbeit bereicherte Leininger das Pflegeverständnis und stellte heraus, dass praktisch geleistete Pflege immer von der jeweiligen Kultur geprägt ist. Allerdings trug sie nur indirekt etwas zur Lösung der Probleme bei, die auftreten können, wenn Pflegende und Patienten aus verschiedenen Kulturen stammen *(interkulturelle Pflege).*

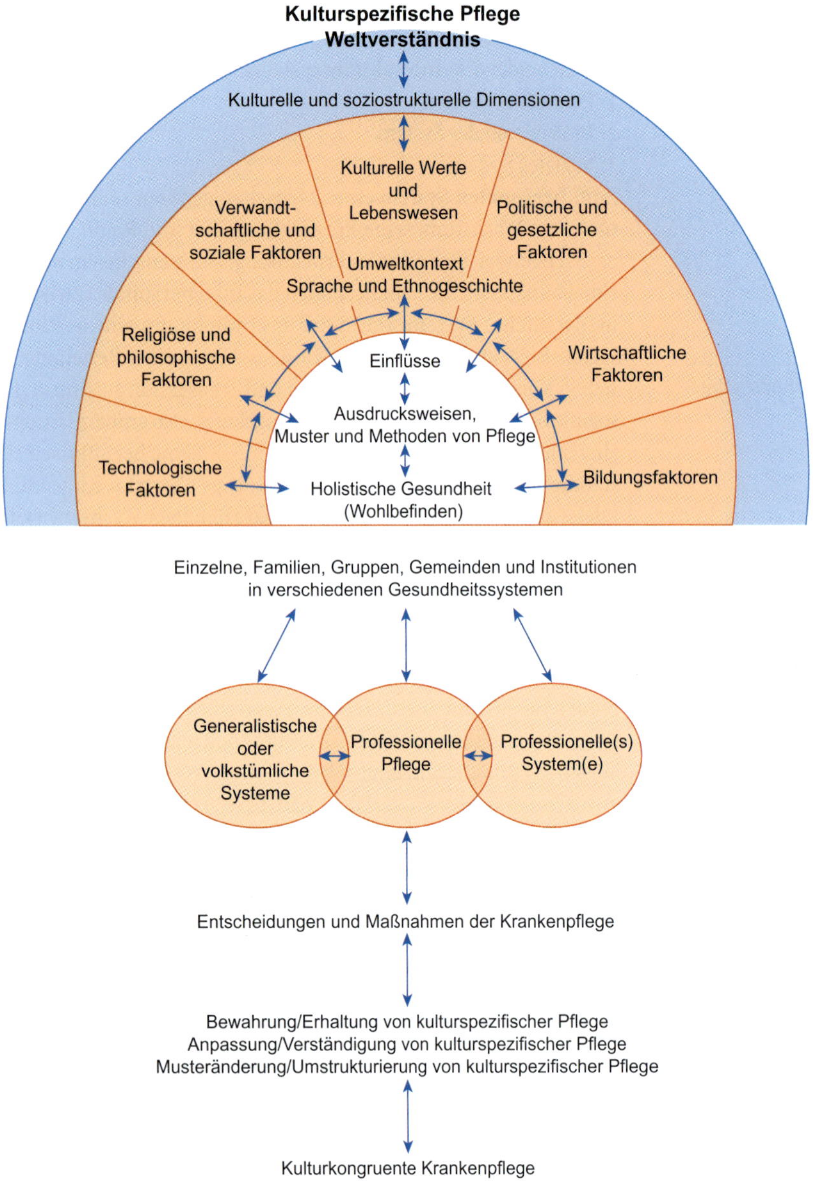

Abb. 8.9 Sunrise-Modell zur Darstellung der Theorie der kulturspezifischen Fürsorgediversität und -universalität (modifiziert nach Leininger 1991). [L143]

Aufgaben zur Pflegesituation

Die Diskussion in der Klasse entbrennt vor allen Dingen aufgrund der unterschiedlichen Erfahrungen in den Einsatzgebieten. Frau Krede beispielsweise berichtet von einem Gespräch mit einer Praxisanleiterin: „Ich habe meine Praxisanleiterin in meinem chirurgischen Einsatz gefragt, warum für alle Patienten der Station die gleiche Wundauflage benutzt wird, da wir im Unterricht unterschiedliche Auflagen für unterschiedliche Wunden kennengelernt haben. Als Antwort erwiderte sie mir, dass sich diese Wundauflage auf der Station bewährt habe und dass die Pflegenden dort schon immer so arbeiten würden. Diese Aussage hat mich sehr irritiert." Ein anderer Auszubildender erzählt, dass er in seinem letzten Einsatz gemeinsam mit seinem Praxisanleiter eine kleine Studie durchführen konnte und sogar Freiräume erhielt, um zu recherchieren. Dieses Beispiel greift die Pflegepädagogin Kirstin Schilfert auf und bereitet den Kurs darauf vor, im kommenden Theorieblock ebenfalls eine Studie durchzuführen.

1. Benennen Sie die vier Phasen eines Forschungsprozesses.
2. Welche Quellen/Ressourcen stehen in der zweiten Phase des Forschungsprozesses im pflegerischen Kontext zur Verfügung.
3. Beschreiben Sie den Unterschied zwischen qualitativer und quantitativer Forschung und geben Sie dazu jeweils ein Beispiel aus dem Forschungsgebiet der Pflege an.
4. Erläutern Sie den Begriff Evidence-based Nursing.
5. Nennen Sie die Arbeitsschritte der EBN-Methode.
6. Welche Quellen können Sie für die Pflegeforschung nutzen, um eine möglichst hohe Evidenz zu erzielen?
7. Wie beurteilen Sie die Aussage der Praxisanleiterin, von der Frau Krede berichtet?

KAPITEL

9

Manfred Mürbe

Rechtliche Grundlagen

Pflegesituation

Die Auszubildende Eleni Jordanu hat zur Vorbereitung auf den ersten praktischen Einsatz im Unterricht zahlreiche Informationen zu den rechtlichen Rahmenbedingungen in der Pflege erhalten. Neben strafrechtlich relevanten Aspekten wurden im Unterricht auch berufsbezogene Gesetze wie etwa das Unterbringungs-, das Betreuungs- und das Heimrecht, die EU-Regelungen über Medizinprodukte, das Infektionsschutzgesetz, das Arznei- und Betäubungsmittelrecht und zahlreiche weitere rechtliche Grundlagen thematisiert.

Eleni ist überrascht, wie viele unterschiedliche rechtliche Grundlagen für die Pflege relevant sind. Aufgrund des Unterrichts fühlt sie sich jedoch gut auf die Praxis vorbereitet.

9.1 Strafrecht in der Pflege

9.1.1 Körperverletzung und Aufklärung

Diagnoseaufklärung ➤ 26.1.2.
Rechtmäßigkeit einer Operation ➤ 29.1.1

DEFINITION

Körperverletzung: wird unterteilt in *körperliche Misshandlung* und *Gesundheitsschädigung.*
Körperliche Misshandlung: jede das körperliche Wohlbefinden oder die körperliche Unversehrtheit nicht nur unerheblich beeinträchtigende Handlung.
Gesundheitsschädigung: jedes Hervorrufen oder Steigern eines auch nur vorübergehend pathologischen Gesundheitszustands.

Der Tatbestand der **Körperverletzung** (§ 223 StGB) hat vor allem für das ärztliche Handeln eine zentrale Bedeutung. Nach der Rechtsprechung erfüllt auch jeder sachgerecht durchgeführte ärztliche Eingriff den Tatbestand einer (strafbaren) Körperverletzung. Hintergrund dieser Auffassung ist, dass nur so das Selbstbestimmungsrecht der Patientin, des Patienten (im Folgenden „Patient" genannt) gegen die (sachgerechte) Durchführung von Eingriffen, die nicht seinem Willen entsprechen, geschützt werden kann (➤ 5.2.3). Erst auf der Rechtfertigungsebene entfällt bei sachgerechten Eingriffen die Strafbarkeit dadurch, dass der *Patient in seine Behandlung wirksam eingewilligt hat* (§ 228 StGB). Basis dieser wirksamen Einwilligung ist wiederum das Vorliegen einer wirksamen **Aufklärung** durch den Arzt.

Voraussetzungen einer wirksamen Aufklärung

Eine wirksame Aufklärung eines Patienten durch den Arzt setzt voraus, dass der Patient über die Art der Durchführung eines Eingriffs, mögliche Alternativen, wesentliche Risiken und mögliche Folgen hinreichend und so rechtzeitig informiert wird, dass er sich seine Entscheidung angemessen überlegen kann (➤ Abb. 9.1). Nur bei besonderer Eile, etwa bei der Behandlung akuter Unfallverletzungen, sind Einschränkungen dieses Standards zulässig.

Auf eine **mutmaßliche Einwilligung** – das ist der Maßstab, den in der konkreten Situation ein „vernünftiger" Patient anlegen würde – kann sich ein Arzt hingegen nur berufen, wenn ein Patient vor einem Eingriff, etwa als Folge einer Bewusstlosigkeit, nicht befragt werden kann.

Aber nicht nur Ärzte, sondern auch Pflegende kommen in ihrem Berufsalltag rasch mit dem Tatbestand der Körperverletzung in Be-

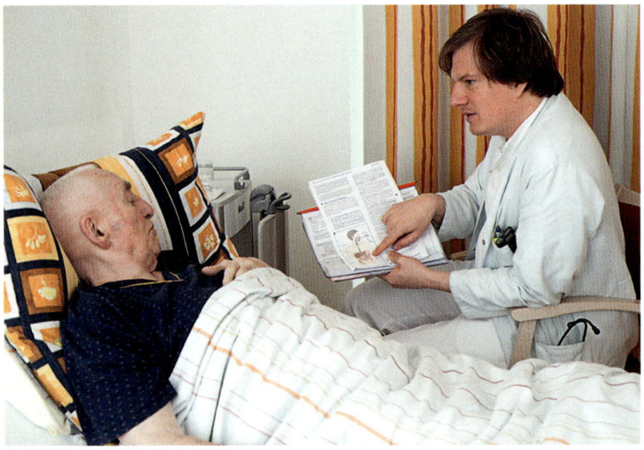

Abb. 9.1 Der Arzt klärt den Patienten über den bevorstehenden Eingriff auf. Das ist die Voraussetzung dafür, dass der Patient einem Eingriff zustimmen oder ihn ablehnen kann. [K115]

rührung: so ist eine Blutabnahme zweifellos eine körperliche Misshandlung und beim Zuführen von Medikamenten wird häufig die Voraussetzungen einer Gesundheitsbeschädigung erfüllt.

Schutz der Pflegefachperson vor Strafbarkeit

Trotz dieser Ausgangssituation wird die Pflegefachperson vor allem durch die Arbeitsteiligkeit ihres Berufsalltags weitgehend vor einer eigenständigen Strafbarkeit geschützt:

- **Absicherung durch die dem Arzt erteilte informierte Einwilligung.** Der Patient, der in seine Behandlung einwilligt, erklärt sich dadurch auch mit den für die Behandlung notwendigen pflegerischen Maßnahmen einverstanden; eine eigenständige Einwilligung für die Pflegenden ist nicht notwendig.
- **Vertrauen auf das Bestehen einer Einwilligung.** Gibt ein Arzt pflegerische Vorgaben, so darf sich die Pflegefachperson – es sei denn, das Gegenteil wäre ihr positiv bekannt – darauf verlassen, dass der Arzt die für sein Handeln notwendige Einwilligung besitzt.
- **Keine Haftung für ärztliche Fehler.** Erweist sich die vom Arzt vorgenommene Behandlung als fehlerhaft, so haftet die Pflegefachperson dafür nicht mit. Solange sie in ihrem Verantwortungsbereich sachgerecht gehandelt hat, trifft sie für den Fehler des Arztes keine Verantwortlichkeit.

Strafbarkeit der Pflegefachperson

Eine **Strafbarkeit** wegen Körperverletzung kann sich für die Pflegefachperson dann ergeben, wenn sie

- innerhalb ihres eigenen Verantwortungsbereichs vorwerfbare Fehler macht, beispielsweise die Verwechslung von Medikamenten,
- Aufgaben ausführt, die sie nicht übernehmen darf,
- auf ersichtliche Gefahrenlagen nicht durch Verständigung eines Arztes reagiert.

9.1.2 Delegation ärztlicher Tätigkeiten

DEFINITION

Delegation *(lat. delegare = hinschicken, übertragen, anvertrauen):* Übertragung von Aufgaben zur Arbeitsteilung.

Die Frage, in welchem Umfang Ärzte Aufgaben und Maßnahmen der von ihnen geschuldeten Behandlung durch nichtärztliche Mitarbeiter (insbesondere Pflegefachpersonen) ausführen lassen können, ist trotz ihrer großen praktischen Bedeutung bislang noch nicht umfassend geregelt.

Delegationsfähigkeit von ärztlichen Leistungen

Ausgangspunkt der Diskussion ist, dass ein Arzt die ihm obliegenden Leistungen grundsätzlich **persönlich** zu erbringen hat.

Einigkeit besteht in der Literatur auch noch darüber, dass es einige wenige **generell delegationsfähige Leistungen** gibt, wie Laborleistungen, Wechseln einfacher Verbände oder eines Dauerkatheters, und dass all die Leistungen, die wegen ihrer Schwierigkeit, ihrer Gefährlichkeit oder wegen der Unvorhersehbarkeit etwaiger Reaktionen ärztliches Fachwissen notwendig machen, **generell nicht delegationsfähig** sind. [1]

Im Einzelfall delegationsfähige Leistungen

Das sind ärztliche Maßnahmen wie etwa Injektionen, Infusionen und Blut- oder Gewebeentnahmen. Mit solchen Tätigkeiten darf ein qualifizierter nichtärztlicher Mitarbeiter beauftragt werden, wenn er die dazu hinreichende Qualifikation, Zuverlässigkeit und Erfahrung besitzt (z. B. Pflegefachperson mit einer Weiterbildung für Intensivpflege und Anästhesie) und ein persönliches Tätigwerden des Arztes nach Art und Schwere des Krankheitsbilds oder des Eingriffs nicht notwendig ist.

Gesetzliche Regelungen darüber, welche Leistungen nun delegationsfähig sind, finden sich nur indirekt:

- So erlaubt es das Recht der *Gesetzlichen Krankenversicherung* (§ 28 SGB V), dass die Partner der Bundesmantelverträge festlegen, welche Leistungen delegationsfähig sind und welche Anforderungen die damit betrauten Mitarbeiter erfüllen müssen. [2]
- Weiter finden sich über das Abrechnungsrecht dadurch Antworten, dass bestimmte Tätigkeiten von Mitarbeitern abrechenbar sind.
- Ausdrückliche **Arztvorbehalte** sind in vielen gesetzlichen Einzelregelungen wie etwa beim Recht des Schwangerschaftsabbruchs geregelt.

Eine gewisse Sicherheit für die Praxis ergibt sich aus der auf Basis des § 28 SGB V abgeschlossenen Vereinbarung zwischen *Kassenärztlicher Bundesvereinigung* und dem *GKV-Spitzenverband* über die Delegation ärztlicher Leistungen an nichtärztliches Personal im Rahmen der ambulanten vertragsärztlichen Versorgung, die zehn Leistungen nennt:

- Administrative Tätigkeiten
- Anamnesevorbereitung

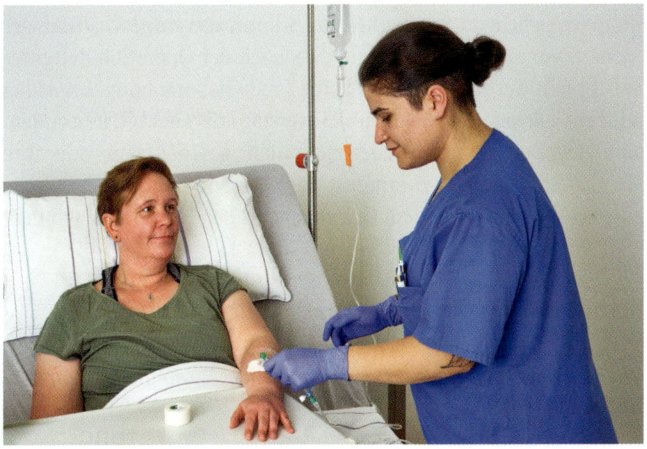

Abb. 9.2 Das An- und Abhängen von Infusionen gilt als grundsätzlich an Pflegefachpersonen delegierbare Maßnahme. Voraussetzung ist, dass diese sowohl die Technik einschließlich der Hygiene beherrschen und über die Infusionslösung (ggf. mit Arzneimittel) Bescheid wissen. [K115]

- Aufklärungsvorbereitung
- Technische Durchführung von Untersuchungen
- Früherkennung
- Hausbesuche
- Injektion/Infusion (➤ Abb. 9.2)
- Labordiagnostik
- Unterstützende Maßnahmen zur Diagnostik und zur Überwachung
- Unterstützende Maßnahmen zur Wundversorgung und zum Verbandwechsel

Umsetzung der Delegation

Wie die Delegation umgesetzt wird, hängt von der Art der Einrichtung des Gesundheitswesens ab, in der die Pflegende tätig ist (➤ Tab. 9.1):

- In einer Arztpraxis wird der Arzt diese Fragen unmittelbar durch eine Arbeitsanweisung gegenüber seinen Mitarbeitern regeln.
- In Krankenhäusern wird es hierfür einen Organisationsplan geben, den der ärztliche Direktor zu verantworten hat.
- In der ambulanten Pflege und der stationären Altenpflege erfolgt die Umsetzung der Delegation schließlich **mittelbar** und meist auch über mehrere Stufen:
  - Zunächst wird der außerhalb der Pflegeeinrichtung stehende Haus- oder Facharzt entsprechende Leistungen, wie z. B. einen regelmäßigen Verbandwechsel, schriftlich und eindeutig anordnen bzw. anfordern; dies kann über die Pflegedokumentation oder durch anderweitige Beauftragung der Pflegeeinrichtung geschehen.
  - In der Pflegeeinrichtung wird dann die verantwortliche Pflegefachperson (Pflegedienstleitung/PDL) – an deren berufliche Qualifikation besondere Voraussetzungen geknüpft sind – eine geeignete Pflegefachperson auswählen, die dann die konkrete ärztlich delegierte Maßnahme (etwa den Verbandswechsel) auszuführen hat. [3]

Verantwortlichkeit für die Delegation

Hier muss zwischen Arzt, verantwortlicher Pflegefachperson (PDL) und der ausführenden Pflegefachperson unterschieden werden (➤ Tab. 9.1):

- Die grundsätzliche Verantwortlichkeit bleibt immer beim Arzt. Er verantwortet die Maßnahme als solche, er muss sie ordnungsgemäß anordnen, er muss (ausgenommen die mittelbare Delegation) die Auswahl der herangezogenen Pflegefachperson verantworten und er muss die Ausführung der angeordneten Maßnahme und ihre Wirksamkeit kontrollieren.
- Bei einer mittelbaren Delegation trifft die Verantwortung für die Auswahl, und zunächst einmal auch für die Kontrolle der Umsetzung, die verantwortliche Pflegefachperson.

Eigene Verantwortlichkeit der Pflegefachperson

Für die eigene Verantwortlichkeit (➤ Tab. 9.1) der Pflegefachperson gilt:

- Die Anordnungsverantwortung bei der Übertragung ärztlicher Tätigkeiten auf eine Pflegefachperson liegt grundsätzlich beim

Tab. 9.1 Verantwortlichkeiten und Haftungen bei der Delegation ärztlicher Tätigkeiten auf nichtärztliches Personal.

Arzt	Ambulante Pflegedienste, stationäre Pflegeeinrichtung → verantwortliche Pflegefachperson (PDL)	Pflegefachperson
• **Anordnungsverantwortung** → Er haftet für die korrekte und vollständige Anordnung einer Maßnahme • **Auswahl- und Anleitungsverantwortung** → Er haftet für die Auswahl und Anleitung des nichtärztlichen Personals (bei unmittelbarer Delegation) • **Kontrollverantwortung** → Er haftet, dass die Maßnahme durchgeführt wurde, für deren Wirksamkeit und für die Kontrolle des nichtärztlichen Personals (bei der unmittelbaren Delegation) Es gibt grundsätzlich keinen „arztfreien Raum."	Hier werden die Maßnahmen an ein Pflegeunternehmen delegiert *(mittelbare Delegation)*. Dieses delegiert i. d. R. über die PDL die Maßnahmen an geeignete Pflegefachpersonen, ggf. auch im Rahmen von Stellenbeschreibungen, Verfahrensanweisungen usw. • **Anordnungsverantwortung** → Sie haftet für die korrekte Auswahl der Pflegefachperson und die Übermittlung der Delegation • **Organisationsverantwortung** → Sie haftet für die Überprüfung der Fähigkeiten der Pflegefachperson und deren Anleitung/Schulung in die Maßnahme • **Kontrollverantwortung**	• **Übernahmeverantwortung** → Sie ist qualifiziert und kann die Tätigkeit fachlich durchführen und damit übernehmen, wenn nein: **Übernahmeverschulden** • **Durchführungsverantwortung** → Sie haftet für Fehler bei der Durchführung der Maßnahme, einschl. Dokumentation

9

Arzt; die Pflegefachperson darf also grundsätzlich auf die Rechtmäßigkeit einer ärztlichen Anordnung vertrauen und die von ihr geforderte Maßnahme ausführen.
- Die Grenze für eine eigenständige Strafbarkeit der Pflegefachperson zieht das Übernahmeverschulden; sie darf nur solche Tätigkeiten übernehmen, für die sie ausgebildet oder sonst wie qualifiziert ist. Die Übernahme anderer Tätigkeiten muss sie ablehnen, weil sich hierauf die Einwilligung des Patienten, der stillschweigend von der notwendigen Qualifikation dieser Fachkräfte ausgeht, nicht erstreckt. Würde sie dennoch tätig, würde sie sich wegen Körperverletzung strafbar machen.
- Schließlich muss die Pflegefachkraft die ihr übertragene Aufgabe sachgerecht und richtig ausführen. Dies wird als Durchführungsverantwortung bezeichnet.

Wichtig: Remonstrationsrecht

Werden einer Pflegefachperson Tätigkeiten übertragen, die sie nach den eben genannten Grundsätzen nicht übernehmen darf, so darf sie einer solchen Aufforderung widersprechen. Diese Möglichkeit bezeichnet man als **Remonstrationsrecht.**

Das Remonstrationsrecht ist im Übrigen gleichzeitig eine **Remonstrationspflicht,** weil der Mitarbeiter auch den anordnenden Arzt darauf hinweisen muss, dass die von diesem gewollte Aufgabenübertragung nicht zulässig ist. Die Pflegefachperson muss auch eine Aufgabe ablehnen, die sie (momentan) nicht ausreichend beherrscht, z. B. endotracheales Absaugen, Handling eines zentralen Venenkatheters.

Vorbehaltene Tätigkeiten

Vorbehaltene Tätigkeiten sind Pflegefachpersonen erstmals im Pflegeberufegesetz von 2020 in § 4 zugeschrieben worden (➤ 1.1, ➤ 1.1.2). Damit verantworten sie diesen Aufgabenbereichen und haften auch dafür. Die Durchführung von Maßnahmen darf an geeignete Personen, z. B. Pflegehelferinnen und -helfer delegiert werden. Dabei gelten grundlegend die zuvor beschriebenen Delegationsgrundsätze.

9.1.3 Freiheitsberaubung

DEFINITION

Freiheitsberaubung: jeder auch nur vorübergehende Entzug der körperlichen Fortbewegungsfreiheit eines Menschen.

Freiheitsentziehende Maßnahmen ➤ 20.5.8

Vor allem dort, wo es um den Umgang mit mehr oder weniger hilflosen Menschen geht, stellt sich die Berührung mit dem Straftatbestand der **Freiheitsberaubung** (§ 239 StGB) als Berufsalltag von Pflegenden dar. Beispiele sind das Anbringen eines Bettgitters oder das Verschließen eines Gebäudebereichs. Beiden Maßnahmen haftet an sich nicht der Verdacht des Strafbaren an, denn sie verfolgen sachgerechte und billigenswerte Ziele, indem sie Verletzungen durch einen Sturz aus dem Bett oder das Verlassen des geschützten Bereichs durch einen Menschen mit Demenz vermeiden wollen.

Um sich nicht aus Unwissenheit wegen **Freiheitsberaubung** strafbar zu machen, muss man zunächst den Anwendungsbereich dieses Tatbestands kennen. Wichtig ist dabei vorab: das Einverständnis eines Betroffenen hebt die Strafbarkeit auf. Stimmt also ein geschäftsfähiger Mensch vor einer Operation zu, dass nach der Operation Bettgitter angebracht werden, so ist das keine Freiheitsberaubung. Im Alltag fehlt ein solches ausdrückliches Einverständnis aber oft, und zudem sind viele Betroffene entweder nicht mehr geschäftsfähig oder ihre Geschäftsfähigkeit ist zumindest fraglich. Und damit droht bereits eine Strafbarkeit unter dem Gesichtspunkt der Freiheitsberaubung.

Schutzbereich und strafbare Verhaltensweisen

Wie alle Menschen sollen auch Patienten oder Bewohner sich dorthin begeben können, wo sie gerne hinmöchten.

Schutzbereich:
- Fortbewegungsfreiheit eines Menschen, soweit er sie ausüben kann
- Natürlicher Fortbewegungswille ausreichend; Geschäftsfähigkeit nicht notwendig
- Damit auch geschützt: kleine Kinder, Menschen, die hochgradig an Demenz erkrankt sind

Strafbare Verhaltensweisen:
- Anbringen von Bettgittern oder Vorsatztischen (➤ Abb. 9.3)
- Fixierungen in jeder Form
- Verschließen von Zimmern, Gebäudeteilen oder Gebäuden
- Medikamentöse Einwirkungen zur Aufhebung der Fortbewegungsfähigkeit

Vermeidung der Strafbarkeit

Die häufig sachlich gegebene Notwendigkeit solcher Maßnahmen macht andererseits rechtliche Regelungen notwendig, die eine Strafbarkeit der Beteiligten vermeiden. Dafür müssen folgende Voraussetzungen eingehalten werden:
- **Vorherige Genehmigung durch das Betreuungsgericht.** Soweit Betroffene unter Betreuung stehen, kann das Betreuungsgericht, eine Abteilung des Amtsgerichts, zur Vermeidung nicht anders

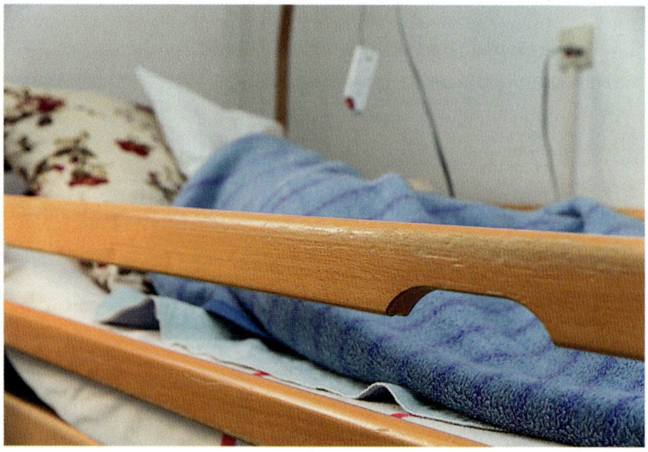

Abb. 9.3 Bereits das Anbringen eines Bettgitters ohne die Einwilligung des Patienten stellt einen Straftatbestand dar. [K157]

abwendbarer Gefahren freiheitsentziehende Maßnahmen genehmigen. Hat ein Betroffener eine Vorsorgevollmacht (➤ 9.2.1) errichtet, so muss sich sein Bevollmächtigter die Durchführung freiheitsentziehender Maßnahmen ebenfalls vorab durch das Betreuungsgericht genehmigen lassen.

- **Vorherige Einholung des Einverständnisses des Betroffenen.** Sie ist nur dort angebracht, wo die Geschäftsfähigkeit des Betroffenen eindeutig gegeben ist und die Maßnahmen voraussichtlich nur für einen vorübergehenden Zeitraum nötig werden, z. B. Zustand nach einer Operation. Aus Gründen der Beweissicherung muss eine solche Erklärung immer schriftlich vorliegen.
- **Kurzfristig eintretende, medizinische Notwendigkeit.** Sie rechtfertigt unter dem Gesichtspunkt des rechtfertigenden Notstands Akutmaßnahmen, die eine Freiheitsberaubung darstellen. Dabei sind folgende weiteren Voraussetzungen zu beachten:
  - Sofortige Beendigung nach Wegfall der Notwendigkeit
  - Unverzügliche nachträgliche Beantragung der Maßnahme beim Betreuungsgericht
  - Ist absehbar, dass die Maßnahme voraussichtlich mehr als eine halbe Stunde dauern wird, ist die richterliche Genehmigung beim Betreuungsgericht sofort zu beantragen
  - Anordnung nur durch den jeweils Verantwortlichen (Stationsarzt, Pflegedienstleitung einer stationären Pflegeeinrichtung usw.)
  - Lückenlose Dokumentation: Welche Art von Fixierung wurde angewandt? Wer hat die Fixierung durchgeführt? Warum? Wie lange? Welche alternativen Maßnahmen wurden vorher ergriffen? Wie wurde der Patient/Bewohner überwacht? (➤ Abb. 9.4)

Für Pflegende gilt für die Frage der Freiheitsberaubung im Übrigen dasselbe wie bei der Körperverletzung (➤ 9.1.1): wenn sie entsprechende Anordnungen ihrer Vorgesetzten erhalten, dürfen sie im Regelfall davon ausgehen, dass die notwendigen Voraussetzungen für die angeordnete Maßnahme vorliegen. Eine eigene Strafbarkeit droht nur dort, wo eigenmächtig gehandelt wird, erkennbar rechtswidrige Weisungen befolgt werden oder Fehler im eigenen Verantwortungsbereich gemacht werden, z. B. das nicht sachgerechte Anlegen einer erlaubten Fixierung.

Fixierungsprotokoll

Bitte Zutreffendes ankreuzen und alle erforderlichen Angaben ausfüllen.

Name, Vorname:______
Adresse:______

Betreuer:______
Diagnose:______

Grund der Fixierung: ☐ **Eigengefährdung** ☐ **Fremdgefährdung** ☐ **Aggression** ☐ **pathologische Unruhe**

Einwilligung des Patienten: ☐ **Vorhanden** ☐ **Nicht vorhanden**

Art der Fixierung: ☐ **Leibgurt** ☐ **Bettgitter** ☐ **Sitzgurt** ☐ **Sonstiges:**______

Anlegen der Fixierung *(Datum, Uhrzeit von/bis, Pflegemaßnahmen, Unterschrift und Beobachtungen dokumentieren)*	**Lösen der Fixierung** [z.B. zur Mobilisation] *(Datum, Uhrzeit von/bis, Pflegemaßnahmen Unterschrift und Beobachtungen dokumentieren)*

Anlagen: *Bitte anheften, bzw. zu den Akten legen.*
☐ **Einwilligung des Patienten**
☐ **Einwilligung des Betreuers**
☐ **Ärztliche Anordnung**
☐ **Genehmigung des Vormundschaftsgerichtes**

Abb. 9.4 Fixierungsprotokoll. [V492]

Werdenfelser Weg

In der Pflege sollten immer solche Maßnahmen Vorrang haben, die die Bewegungsfreiheit eines Menschen nicht einschränken. Ein Modell in dieser Richtung ist der im Landkreis Garmisch-Partenkirchen entwickelte „Werdenfelser Weg" (➤ 20.5.8). Durch eine enge Kommunikation und Vernetzung aller an der Pflege beteiligten Stellen gelingt es, Fixierungen auf das absolut notwendige Minimum zu beschränken. Weitere Informationen unter werdenfelser-weg-original.de.

9.1.4 Sterbehilfe

Palliative Care ➤ Kap. 25

DEFINITION

Sterbehilfe: Herbeiführung des (früheren) Todeseintritts durch Handlungen oder Unterlassungen eines Dritten. Man unterscheidet *aktive, passive* und *indirekte Sterbehilfe*, wobei weitere Abgrenzungen zur *Tötung auf Verlangen* und zur *Beihilfe zur Selbsttötung* vorzunehmen sind.
Aktive Sterbehilfe: jede Handlung, die durch aktives Tun zum Tod eines Menschen führt oder diesen zumindest beschleunigt, z. B. Einflößen von Gift.
Passive Sterbehilfe: Unterlassungen/Abbruch von Maßnahmen, die zum Tod eines Menschen führen oder diesen zumindest beschleunigen, z. B. Abschalten von Apparaten, Einstellung der Ernährung.
Indirekte Sterbehilfe: Hinnahme einer Lebensverkürzung aufgrund anderer Maßnahmen, z. B. durch Schmerzmedikation in der Palliativmedizin, in deren Folge eine Atemdepression oder Kreislaufkrise zum Tod führen kann.
Tötung auf Verlangen: Herbeiführung des Todes auf aktives, ernsthaftes Verlangen des Getöteten hin.
Beihilfe zur Selbsttötung (Suizid): Unterstützung der vom Betroffenen selbst vorgenommenen Selbsttötungshandlung, z. B. Beschaffen des Gifts, das dieser in Selbsttötungsabsicht einnimmt.

Das Stadium der Pflegebedürftigkeit ist oftmals die letzte Zeit vor dem Tod eines Menschen. Das bedingt, dass die Fragen zur **Sterbehilfe** zu den strafrechtlichen Themen zählen, die für die Ausbildung Pflegender bedeutsam sind (➤ Abb. 9.5).

Ebenso wie für zahlreiche andere Bereiche gilt, dass die Ausweitung medizinischer Möglichkeiten auch zu einer Ausweitung der rechtlichen Problemstellungen führte. In der Zeit nach dem Zweiten Weltkrieg war Sterbehilfe ein Tabuthema. Ein **Selbsttötungsversuch** war zwar straffrei, was aus rechtsdogmatischen Gründen auch die Straffreiheit der Beihilfe zur Selbsttötung bedingte. Wer einem noch selbst handlungsfähigen Sterbewilligen das zur Tat notwendige Gift verschaffte, blieb damit also straffrei.

Jede aktive Handlung aber, die zum Tod eines anderen Menschen führte oder ihn auch nur beschleunigte, auch wenn dieser unausweichlich und die letzte Lebensphase mit schweren Leiden verbunden war, war auch dann als **Tötung auf Verlangen** (§ 216 StGB) strafbar, wenn sie auf ernsthaften Wunsch des Betroffenen erfolgte. Problematisch war vor allem die Abgrenzung zur Beihilfe zur Selbsttötung, deren Anwendungsbereich nach Möglichkeit zurückgedrängt werden

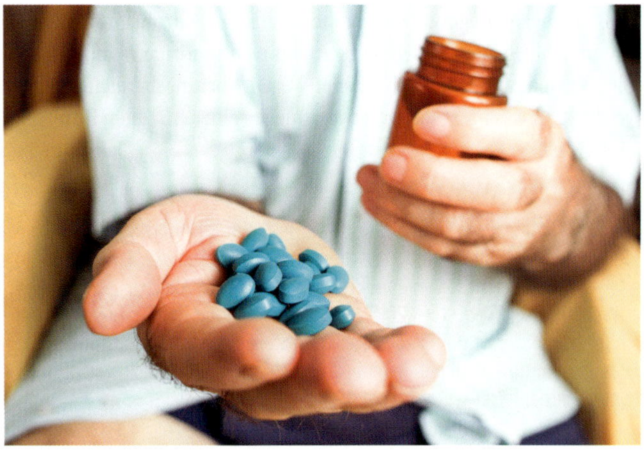

Abb. 9.5 Menschen wünschen sich ein schmerzloses und menschenwürdiges Sterben. In Situationen, in denen dies nicht gegeben ist und Patienten leiden, stellen sich für den Betroffenen, seine Angehörigen und Pflegende immer wieder Fragen rund um die Sterbehilfe. [J787–099]

sollte. Diese Abgrenzung erfolgte anhand der Frage, ob jemand den entscheidenden Schritt zum Tod noch selbst vollziehen konnte (in diesem Fall **Beihilfe zur Selbsttötung**) oder ob er den Tod billigend aus der Hand des anderen entgegennehmen musste (in diesem Fall Tötung auf Verlangen). Gerade beim völlig hilflosen Pflegefall war somit keine straffreie Beihilfe zur Selbsttötung mehr möglich.

Die in der Folgezeit einsetzenden medizinischen und gesellschaftlichen Entwicklungen führten dazu, dass verschiedene Formen der Sterbehilfe durch die Rechtsprechung zulässig wurden. Weil **aktive Sterbehilfe** aber zu einer Strafbarkeit wegen Tötung auf Verlangen führen würde, hat man die entsprechenden Fallgruppen der **passiven Sterbehilfe** zugeordnet, bei der durch das Unterlassen der entsprechenden Verhaltensweisen keine Strafbarkeit eintritt.

- **Abschalten der Apparate.** Moderne Medizin ermöglicht den Erhalt von Lebensfunktionen und damit die Verhinderung des Todeseintritts häufig für lange Zeit auch bei Menschen, die irreversibel geschädigt und unumkehrbar dem Tod preisgegeben sind. In solchen Fällen die Apparate einfach weiterlaufen zu lassen, wurde sowohl medizinisch als auch ethisch als verfehlt angesehen. Das Abschalten lebenserhaltender Maschinen in solchen Situationen wurde deshalb als das Unterlassen lebensverlängernder, nicht mehr gebotener Maßnahmen gewertet und bleibt so straffrei.
- **Statt zu leiden, kürzer leben.** Medikamente, die Menschen im Sterbeprozess vor Schmerzen bewahren oder sie lindern, belasten oft die Vitalfunktionen der Betroffenen so sehr, dass dadurch deren Leben verkürzt werden kann. Dennoch ist es nach heutiger Auffassung statthaft, diese Medikamente zu geben, um so die letzte Zeit des Lebens ein Stück menschenwürdiger zu gestalten (➤ Kap. 25).
- **Nahrungsentzug.** Die Ausweitung der Möglichkeiten zur künstlichen Ernährung hat ebenfalls bewirkt, dass viele Menschen, deren Erkrankung unumkehrbar zum Tod führt, noch lange Zeit und oft gegen ihren Willen am Leben erhalten werden können. Heute erachtet es die Rechtsprechung als zulässig, in solchen Situationen die weitere Ernährung einzustellen, wenn dies dem Willen entspricht, den ein Betroffener zu einer Zeit, in der er handlungs- und entscheidungsfähig war, geäußert hat.

Die beiden letztgenannten Alternativen werden auch als **indirekte Sterbehilfe** bezeichnet, weil hier Maßnahmen, die in erster Linie ein anderes Ziel verfolgen (z. B. Verringerung der Schmerzbelastung) letztlich doch zur (früheren) Herbeiführung des Todes beitragen. Der Gesetzgeber hat diese drängende und ethisch bedeutsame Problematik bislang weitgehend nicht geregelt. Ein vor einigen Jahren eingeführter Straftatbestand gegen die geschäftsmäßige Sterbehilfe (§ 217 StGB) wurde im Februar 2020 vom Bundesverfassungsgericht als verfassungswidrig angesehen und aufgehoben. Eine Neuregelung gibt es bislang noch nicht; auch im Jahr 2023 lehnte der Deutsche Bundestag zwei Gesetzentwürfe zu dieser Frage jeweils ab.

Stellungnahmen des Deutschen Ethikrats

Im Online-Angebot des Deutschen Ethikrats (www.ethikrat.org) finden sich unter Suchbegriffen wie „Suizid", „Sterbehilfe" usw. Stellungnahmen zum Thema Sterbehilfe.

9.1.5 Schweigepflicht

Der **Schweigepflicht** kommt für die in der Pflege Tätigen eine zentrale Rolle zu. Denn zum einen würden sich viele Menschen einem Arzt nicht oder zumindest nicht in vollem Umfang anvertrauen, wenn sie z. B. fürchten müssten, dass sich morgen ihr Arbeitgeber dort nach ihrem Befinden erkundigen kann. Das aber würde längerfristig zu einer deutlichen Verschlechterung der Gesundheitsversorgung insgesamt führen, weil gegen viele Erkrankungen nicht mehr rechtzeitig eingeschritten werden könnte. Zum anderen stellt Wissen in diesem Bereich einen Machtfaktor dar, der leicht missbraucht werden kann.

Schutz der Vertraulichkeit

Den Schutz der Vertraulichkeit erreicht man durch:

- **Datenschutz.** Das Datenschutzrecht sichert die Schweigepflicht nur indirekt ab, denn es hat einen anderen Ansatzpunkt: Es will nicht einen bestimmten Wissensbereich, etwa über den Gesundheitszustand anderer Menschen, vor Weitergabe schützen, sondern allgemein dort schützen, wo größere Mengen von Wissen in Form von Dateien vorhanden sind. Denn hier ist die Gefahr des Missbrauchs dieses Wissens besonders groß.
- **Arbeitsrecht.** In fast allen Arbeitsverträgen findet sich eine Klausel, wonach der Arbeitnehmer über Kenntnisse, die er im Rahmen seiner Beschäftigung erlangt, nach außen Stillschweigen zu wahren hat. Verstöße dagegen führen dann zunächst noch nicht zur Strafbarkeit. Doch sind auch die arbeitsrechtlichen Konsequenzen nicht unerheblich: Es drohen Abmahnungen und u. U. Betriebsbußen, und zumindest in schweren oder wiederholten Fällen auch der Verlust des Arbeitsplatzes durch eine ordentliche oder sogar fristlose Kündigung.
- **Strafrecht.** Strafrechtlich ist die Schweigepflicht ebenfalls weitgehend geschützt: denn der umfassende strafrechtliche Schutz

gegen die Verletzung von Privatgeheimnissen (§ 203 StGB) erfasst fast alle in Heil- und Pflegeberufen Tätigen. Im Übrigen schützt das Strafrecht aber nur bestimmte Geheimnisbereiche wie etwa das Briefgeheimnis (§ 202 StGB) oder das Post- und Fernmeldegeheimnis (§ 206 StGB).

Verletzung von Geheimnissen

DEFINITION

Geheimnis: nicht oder allenfalls einem eingeschränkten Personenkreis bekannte Tatsachen aus dem Lebens-, Berufs- oder Geschäftsbereich einer Person, die nicht offenkundig sind und dem Geheimhaltungswillen des Betroffenen unterliegen.

Offenbaren (eines Geheimnisses): Mitteilung des Geheimnisses an einen Dritten, der es ganz oder teilweise noch nicht kennt.

Im Bereich des Gesundheitswesens gilt die Strafbarkeit der **Verletzung von Privatgeheimnissen** im Wesentlichen für diejenigen Personen, deren Ausbildung in staatlich geregelten Heilberufen (z. B. Ärzte, Pflegefachpersonen, Physiotherapeuten, medizinische Fachangestellte) erfolgt ist oder die als Gehilfen – wie etwa Pflegehelfer – in solchen Berufsfeldern arbeiten. Neben den Pflegefachpersonen werden vor allem Arzthelfer von dieser Vorschrift erfasst, nicht aber zum Beispiel (mangels staatlich geregelter Ausbildung) die Heilpraktiker. Inhaltlich werden fremde Geheimnisse, also solche, die andere Personen betreffen, geschützt.

Geheimnisse sind z. B. der Gesundheitszustand einer Person, ein Versicherungsverhältnis oder auch bereits die Tatsache von Geschäftsbeziehungen zu einer bestimmten Firma.

Schließlich muss, damit eine Strafbarkeit eintritt, der Schweigepflichtige das Geheimnis offenbart haben. Es muss dem Schweigepflichtigen anvertraut oder sonst wie im Rahmen seiner beruflichen Tätigkeit bekannt geworden sein.

Wie bei anderen Straftatbeständen ist auch bei der Verletzung von Privatgeheimnissen eine **Tatbegehung durch Unterlassen** möglich. Ein Unterlassen setzt eine sogenannte Garantenstellung voraus (Position, die die Person verpflichtet, ein Rechtsgut vor Schaden zu schützen). Die Garantenstellung ergibt sich bei diesem Tatbestand bereits daraus, dass eine Person geheimhaltungspflichtig ist.

VORSICHT

Durch Unterlassen kann eine Verletzung von Privatgeheimnissen schon dadurch erfolgen, dass ein Schweigepflichtiger Vorgänge, die Geheimnisse enthalten, etwa Akten, Schriftstücke oder Briefe, offen für Dritte zugänglich herumliegen lässt. **Sorgfalt** im täglichen Verhalten ist in diesem Bereich also **unbedingt notwendig.**

Das Briefgeheimnis schützt verschlossene Briefe oder sonst verschlossen aufbewahrte Schriftstücke (z. B. das in den Tresor eingelegte Tagebuch) davor, dass ein Dritter sich vom Inhalt unter Verletzung des Verschlusses Kenntnis verschafft. In ähnlicher Weise wird heute auch das Ausspähen von Daten, die gegen einen unberechtigten Zugang besonders gesichert sind, bestraft. Das Post- und Fernmeldegeheimnis schützt vor allem gegen Ausspähung des Inhalts von Postsendungen oder von Telekommunikation während des Übermittlungsvorgangs.

Durchbrechung der Schweigepflicht

Schweigepflichten dürfen in zahlreichen Fällen aber auch durchbrochen werden. Für den Berufsalltag der Pflegenden ist ein sicheres Wissen um diese Fallgruppen unumgänglich:

- **Einwilligung der Betroffenen.** Der Inhaber eines Geheimnisses kann frei darüber entscheiden, ob er auf den Schutz der Verschwiegenheitspflicht verzichten will. Er kann z. B. seinen Arzt ermächtigen, einem Versicherer Auskunft über seinen Gesundheitszustand zu geben (➤ Abb. 9.6), oder einer Pflegefachperson erlauben, seine Kinder bei Krankheit zu benachrichtigen.
- **Mitteilungen im Behandlungs- oder Pflegeverbund.** Wer sich ärztlich behandeln oder in einem Heim pflegen lässt, der willigt durch diese Behandlung und Pflege auch darin ein, dass notwendige Informationen über ihn, etwa die Art seiner Erkrankung, auch an die weiteren in seine Behandlung oder Pflege eingebundenen Personen weitergegeben werden.
- **Gesetzliche Mitteilungspflichten oder Mitteilungserlaubnisse.** Überall dort, wo das Gesetz Mitteilungen vorschreibt (z. B. bei bestimmten übertragbaren Krankheiten, ➤ 9.2.6) oder zumindest erlaubt, muss die Schweigepflicht in diesem Umfang natürlich nicht beachtet werden.
- **Befugtes Handeln.** Strafbar ist nur die unbefugte Offenbarung von Geheimnissen. Eine Befugnis zur Offenbarung kann sich aus vielfältigen Umständen ergeben, die hier nicht alle dargestellt werden können. Zu denken ist an die zivilrechtliche Durchsetzung von Honoraransprüchen, wenn jemand Leistungen eines Schweigepflichtigen entgegengenommen, sie aber nicht bezahlt hat. Auch die Verteidigung gegen strafrechtlich relevante Vorwürfe rechtfertigt in der Regel eine Durchbrechung der Schweigepflicht. Schließlich kann auch die Abwendung von Gefahren für Dritte eine Befugnis zum Handeln darstellen, so z. B., wenn dem Lebenspartner eines Infizierten, der sich selbst nicht offenbart, dessen AIDS-Erkrankung mitgeteilt wird.

9.1.6 Meldepflichten

Es gibt Sachverhalte in der Arbeit von Pflegenden, die an bestimmte Stellen gemeldet werden müssen. Hintergrund solcher **Meldepflichten** ist meist der anders nicht erreichbare Schutz wichtiger Gemeinschaftsgüter. So kann die Ausbreitung einer hochinfektiösen und sehr gefährlichen Krankheit regelmäßig nur dann mit Aussicht auf Erfolg verhindert werden, wenn es gelingt, die ersten, noch wenigen daran erkrankten Personen so zu isolieren, dass sie andere Menschen nicht mehr anstecken können. Diese Isolierung kann aber nur durchgeführt werden, wenn die zuständigen Stellen überhaupt vom Auftreten einer solchen Erkrankung informiert werden (➤ 9.2.6).

Ein weiterer wichtiger Bereich, in dem Schweigepflichten durchbrochen werden müssen, ist der Verdacht auf Vernachlässigung, Misshandlung oder Missbrauch von Kindern (➤ Abb. 9.7). Seit 2012

Erklärung über die Entbindung von der Schweigepflicht der Heilberufe

Den/die nachfolgend benannten Arzt/Ärzte, Zahnarzt/Zahnärzte und/oder Angehörigen anderer Heilberufe sowie Bediensteten von Krankenanstalten und Behörden

____

____

____

____

(genauer Name, Vorname, Anschrift der Ärzte usw.)

entbinde ich

____

____

(genauer Name, Vorname, Anschrift, Geburtsdatum des Mandanten)

hiermit von seiner/ihrer gesetzlichen und vertraglichen Schweigepflicht unter der Bedingung, dass die Auskünfte nur schriftlich erteilt und dem/der von mir beauftragten Rechtsanwalt/Rechtsanwältin auf dessen/deren Anforderung in Kopie (gegen Auslagenerstattung) zugesandt werden.

____

____

(Name, Anschrift des/der beauftragten Rechtsanwalts/Rechtsanwältin)

Anlaß für die Notwendigkeit dieser freiwillig abgegebenen Erklärung ist (bitte ankreuzen).

☐ die Geltendmachung von Schadenersatzansprüchen aus dem Vorfall/Unfall vom ________________

☐ die Geltendmachung von Schadenersatzansprüchen aus der ärztlichen Behandlung vom ________________

☐ die Geltendmachung von Ansprüchen gegenüber dem Sozialleistungsträger ________________ (einschließlich der dortigen Akteneinsicht).

Der/die vorgenannte(n) Angehörige(n) der Heilberufe sowie Bedienstete(n) von Krankenanstalten und Behörden ist/sind befugt, allen als Beteiligte in Betracht kommenden Versicherungsgesellschaften, Gerichten, Strafverfolgungsbehörden, Rechtsanwälten/Rechtsanwältinnen und Sozialleistungsträgern über alle Umstände - einschließlich Vorerkrankungen - Auskunft zu geben, die mit dem vorbenannten Anlass im Zusammenhang stehen oder stehen können. Diese Erklärung gilt über meinen Tod hinaus.

____________________ ____________________

Ort, Datum Unterschrift (ggf. gesetzl. Vertreter)

Abb. 9.6 Erklärung über die Entbindung von der Schweigepflicht für Heilberufe. Die Entbindung von der Schweigepflicht kann auch für Pflegefachpersonen gegeben werden. Eine Schweigepflichtsentbindung kann jederzeit widerrufen werden. [L143]

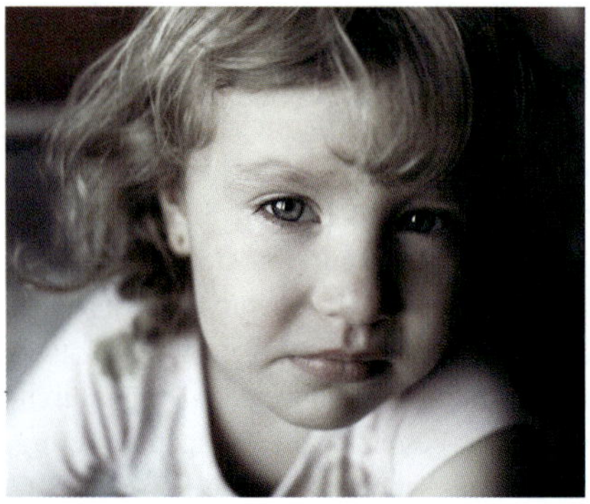

Abb. 9.7 Der Schutz eines Kindes wiegt stärker als die Schweigepflicht. Wenn Pflegefachpersonen oder Ärzte den Verdacht einer Kindeswohlgefährdung haben und die Symptome nicht ausreichend mit den Eltern klären können, sind sie verpflichtet, das Jugendamt zu informieren. [J787]

verpflichtet das **Kinderschutzgesetz (§ 4 KKG)** Ärzte, Pflegende, Lehrer, Erzieher und die Angehörigen einiger weiterer Berufe dann, wenn ein solcher Verdacht durch ein Gespräch mit dem zur Personensorge Berechtigten nicht abgeklärt werden kann, zu einer Meldung an das zuständige Jugendamt. Die Sorgeberechtigten müssen hierüber vorab informiert werden, sofern der wirksame Schutz des Kindes hierdurch nicht infrage gestellt wird.

Für den Pflegebereich sind vor allem auch die beiden nachfolgend dargestellten Meldepflichten von Bedeutung:

- Geburt oder Tod eines Menschen sind der nach dem **Personenstandsgesetz (PStG)** zuständigen Stelle anzuzeigen.

- Bestimmte übertragbare Krankheiten und das Auftreten bestimmter Krankheitserreger sind nach dem **Infektionsschutzgesetz (IfSG)** dem zuständigen Gesundheitsamt mitzuteilen (> 9.2.6).

9.2 Berufsbezogene Gesetze

9.2.1 Unterbringung und Betreuung

Der tägliche Sprachgebrauch unterscheidet **Betreuung** und **Unterbringung** nicht scharf. Fragt man den Grund hierfür genauer nach, so erscheint dies zunächst verwunderlich. Denn die Zielsetzungen beider Rechtsinstitute sind ganz unterschiedlich.

DEFINITION

Unterbringungsrecht: ausgerichtet auf die Abwehr von Gefahren, die von psychisch Kranken für die Allgemeinheit, für deren eigenes Leben oder für deren eigene Gesundheit ausgehen.
Betreuungsrecht: ausgerichtet auf die Sicherung der Teilnahme am täglichen Leben für solche Menschen, die ihre eigenen Interessen auf Grund einer Krankheit oder Behinderung selbst nicht mehr ausreichend wahrnehmen können.

Doch trotz dieser unterschiedlichen Zielsetzungen sind aus diesen Definitionen auch die Überschneidungen sichtbar, die die Unschärfe im täglichen Sprachgebrauch erklären. Ein psychisch Kranker wird aufgrund seiner fehlenden Einsichtsfähigkeit häufig auch seine eigenen Interessen nicht mehr sinnvoll wahrnehmen können und daher (zusätzlich) der Betreuung bedürfen, und Erkrankungen wie etwa Demenz, die zur Betreuungsbedürftigkeit führen, können auch eine psychische Komponente aufweisen.

Unterbringung

Das Recht der **Unterbringung** ist in zwei Bereiche aufgeteilt:

1. Als **Reaktion auf eine bereits begangene strafbare Handlung** gibt es das im Strafgesetzbuch (StGB) enthaltene und in der Bundesrepublik einheitlich geltende Maßregelrecht. Es sieht für psychisch kranke Straftäter, wenn von ihnen weiterhin die Gefahr erheblicher rechtswidriger Handlungen ausgeht, als Maßregeln die Unterbringung in einem psychiatrischen Krankenhaus (§ 63 StGB) oder in einer geschlossenen Entziehungsanstalt (§ 64 StGB) vor.
2. Nach Möglichkeit sollen aber psychisch Erkrankte erst gar keine Schäden anrichten. Die hierfür geschaffenen Rechtsvorschriften dienen der **Gefahrenabwehr** und sind im weiteren Sinn dem Polizeirecht zuzuordnen. Es handelt sich um Landesrecht, wobei die Inhalte des Unterbringungsrechts der Bundesländer aber weitgehend identisch sind. Soll eine Person nach diesen Bestimmungen **gegen ihren Willen** in einer geschlossenen Anstalt untergebracht werden, so müssen bestimmte Voraussetzungen erfüllt sein.

Voraussetzungen für eine Unterbringung

- **Einschlägige Erkrankung.** Der Betroffene muss psychisch krank oder als Folge von Geistesschwäche oder Sucht psychisch gestört sein.
- **Gefahrenlage.** Folge dieser Erkrankung muss sein, dass deshalb das Leben (Suizid) oder in erheblichem Umfang die Gesundheit des Betroffenen gefährdet ist oder dass die öffentliche Sicherheit und Ordnung in erheblichem Maß gefährdet wird (dies ist in erster Linie der Anspruch der übrigen Menschen auf Wahrung ihrer körperlichen Unversehrtheit).
- **Keine milderen Mittel.** Die Gefahrensituation darf nicht auch durch den Einsatz milderer Mittel, etwa einer Medikamentengabe, abwendbar sein.
- **Richterliche Anordnung.** Grundsätzlich bedarf jede Unterbringung der vorherigen richterlichen Genehmigung. Nur bei besonderer Dringlichkeit dürfen andere Stellen eine vorläufige Unterbringung anordnen, die dann aber unverzüglich durch das Betreuungsgericht zu bestätigen ist.

Betreuung

Ziel einer **Betreuung** (§ 1814 BGB) ist es, dass der davon Betroffene durch die Hilfe seines Betreuers ein so weit wie möglich „normales" Leben führen kann, wenn dies auf andere Weise, insbesondere mithilfe eines Bevollmächtigten oder anderer Hilfen, vor allem aus sozialen Rechten, nicht möglich ist. Deshalb hat man bewusst darauf verzichtet, die Geschäftsfähigkeit eines Betreuten einzuschränken. Auch ein Betreuter kann also grundsätzlich rechtswirksam handeln und dabei sogar die Maßnahmen seines Betreuers unwirksam machen. Um den damit verbundenen Gefahren begegnen zu können, gibt es allerdings den **Einwilligungsvorbehalt** (§ 1825 BGB). Er kann angeordnet werden, wenn andernfalls die Gefahr besteht, dass der Betreute sich oder sein Vermögen durch unüberlegtes Verhalten gefährdet. Ist die Anordnung ergangen, bedürfen von da an Rechtsgeschäfte des Betroffenen der Zustimmung seines Betreuers. So können unüberlegte Schritte des Betreuten verhindert werden.

Das Betreuungsrecht hat auch den persönlichen Kontakt zwischen Betreutem und Betreuer zum Ziel. Der Betreute soll nicht nur „eine Nummer sein, die verwaltet wird". Deshalb sieht das Gesetz vor, dass ein Betreuer nach Möglichkeit aus dem sozialen Nahbereich des Betreuten stammen soll. Damit wird eine Übernahme von Betreuungen durch Angehörige oder gute Freunde erleichtert. Berufsmäßig tätige Betreuer sollen nur noch dann zum Einsatz kommen, wenn eine Betreuung auf andere Weise nicht durchgeführt werden kann.

Eine Betreuung muss auch nicht umfassend, d. h. für die gesamte Personen- und Vermögenssorge, eingeführt werden. Vielmehr ist sie auf diejenigen Bereiche zu beschränken, wo Defizite des Betroffenen ihre Anwendung notwendig machen. So kann z. B. bei Betroffenen, die sich zwar selbst versorgen, aber beim Umgang mit Geld und dem „Papierkram" nicht mehr eigenständig handeln können, eine Betreuung nur für Vermögensangelegenheiten und den Rechtsverkehr mit Behörden angeordnet werden. Falls sich ein Mensch nicht mehr eigenständig versorgen kann, wird eine Betreuung nur für Wohnungsangelegenheiten und die Gesundheitsfürsorge eingerichtet. Die möglichen Aufgabenkreise eines Betreuers regelt das Gesetz nicht abschließend, sodass in der Praxis auch auf einen eher untypischen Bedarf sehr flexibel reagiert werden kann.

Voraussetzungen für eine Betreuung

- **Volljährigkeit des Betroffenen.** Eine Betreuung kann grundsätzlich nur für Volljährige (ab 18 Jahren) angeordnet werden. Für Kinder ist dieses Rechtsinstitut nicht notwendig, weil für sie im Regelfall durch die Eltern gesorgt wird.
- **Verlust der Fähigkeit zur eigenständigen Besorgung seiner Angelegenheiten.** Die Anordnung einer Betreuung setzt voraus, dass ein Betroffener seine Angelegenheiten ganz oder teilweise nicht mehr selbst erledigen kann.
- **Subsidiarität (= Nachrangigkeit) der Betreuung.** Immer dann, wenn andere Hilfen möglich und ausreichend sind, darf keine Betreuung angeordnet werden.
- **Verfahren von Amts wegen.** Ein Betreuungsverfahren kann zwar auf Antrag eingeleitet werden; notwendig ist ein Antrag aber nicht. Das Betreuungsgericht wird vielmehr auch und in der Praxis meistens von sich aus tätig, sobald es von einem Sachverhalt erfährt, der eine Betreuung notwendig machen könnte.
- **Richterliche Entscheidung aufgrund persönlicher Anhörung.** Eine Betreuung muss immer von einem Richter angeordnet werden. Dieser Richter darf dabei nicht (nur) vom Schreibtisch weg entscheiden, sondern muss sich durch eine persönliche Anhörung des Betroffenen einen unmittelbaren Eindruck von ihm verschaffen.
- **Regelmäßige Überprüfung.** Eine einmal angeordnete Betreuung läuft nicht für alle Zeit. Vielmehr muss sie in regelmäßigen Abständen durch das zuständige Gericht daraufhin überprüft werden, ob sie auch weiterhin noch notwendig ist.

Vorsorgevollmacht, Patienten- und Betreuungsverfügung

Der Grundsatz, dass eine Betreuung nur subsidiär angeordnet werden darf, führt auch dazu, dass man als Betroffener durch geeignete Vorsorgemaßnahmen die Notwendigkeit einer Betreuung ganz vermeiden oder zumindest inhaltlich selbst regeln kann, was mit einem in einer Betreuungssituation geschieht.

Hierfür gibt es die **Vorsorgevollmacht** (§ 1820 BGB), die **Patientenverfügung** (§ 1827 BGB) und die **Betreuungsverfügung** (§ 1816 Abs. 2 BGB), die zumindest schriftlich niederzulegen sind (➤ Abb. 9.8).

Vielfältige Literatur zum Thema

Es gibt zahlreiche Musterformulare im Buchhandel und über das Internet – etwa auf der Internetseite des Bundesministeriums der Justiz https://www.bmj.de>service>formulare_muster_node.

Recht verbreitet ist inzwischen auch die **notarielle Beurkundung** solcher Verfügungen, mit der in aller Regel jeder Zweifel an ihrer Wirksamkeit ausgeräumt wird.

Weiter bietet sie den Vorteil, dass damit dann auch Grundstücksgeschäfte getätigt werden können.

- **Vorsorgevollmacht.** Zu Zeiten voller Handlungsfähigkeit für den Fall des Verlusts der Fähigkeit zur eigenständigen Besorgung seiner Angelegenheiten erteilte Vollmacht, die es dann einer oder mehreren Personen ermöglicht, für den Betroffenen tätig zu werden. Liegt sie vor, ist eine Betreuung nicht mehr notwendig. Voraussetzung ist freilich, dass man dem Bevollmächtigten vertrauen kann. Wichtig: auch innerhalb der Familie sind Angehörige ohne Vorsorgevollmacht nicht zur Vertretung des Betroffenen berechtigt.

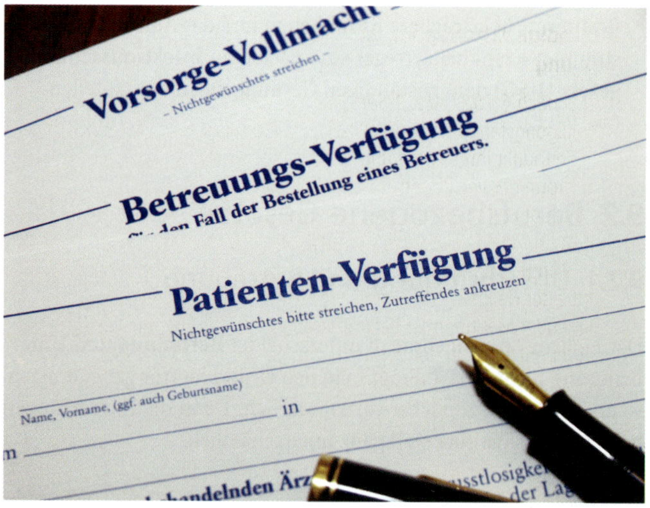

Abb. 9.8 Das Bundesministerium der Justiz, Verbraucherberatungen, Pflegeberatungsstellen, die Zentralstelle Patientenverfügung u. a. bieten umfangreiche Informationen und einfach auszufüllende Vordrucke. [J812–011]

Notvertretungsrecht für Ehegatten

Seit 2023 dürfen sich Ehegatten nach § 1358 BGB gegenseitig vertreten, auch wenn sie keine Vollmacht haben. Dieses Vertretungsrecht gilt nur für Angelegenheiten der Gesundheitsvorsorge einschließlich Untersuchungen und Therapien sowie freiheitsentziehende Maßnahmen und nur dann, wenn der Ehepartner selbst nicht handeln und entscheiden kann. Das Notvertretungsrecht ist auf sechs Monate begrenzt.

- **Betreuungsverfügung.** Mit ihr wird eine Betreuung zwar nicht vermieden, ein Betroffener kann damit aber schon vorab regeln, wer später einmal sein Betreuer werden soll. Es ist auch möglich, damit eine Betreuung nur für bestimmte Aufgabenkreise vorzuschlagen oder für verschiedene Aufgabenkreise verschiedene Personen vorzuschlagen. Das Betreuungsgericht muss einen Vorschlag, der in einer Betreuungsverfügung enthalten ist, in aller Regel beachten.
- **Patientenverfügung.** Festlegung eines Betroffenen, wie er für den Fall des Verlusts seiner eigenen Entscheidungsfähigkeit in Krankheits- oder Notfällen behandelt werden möchte. Eine solche Verfügung kann z. B. den Verzicht auf die Anwendung lebenserhaltender Apparatemedizin beinhalten (➤ 9.1.4). Falls nicht noch zusätzlich eine Vorsorgevollmacht vorliegt, muss trotzdem ein Betreuer bestellt werden. Für den Betreuer, einen Bevollmächtigten und den Arzt sind die in der Patientenverfügung getroffenen Anordnungen aber bindend, wenn davon auszugehen ist, dass sie auch für die aktuelle Situation des Betroffenen zutreffen.

Notwendige Kriterien für die Gültigkeit einer Patientenverfügung

Kriterien nach § 1827 Abs. 1 Satz 1 BGB

- Einwilligungsfähigkeit und Volljährigkeit des Verfassers der Verfügung zum Zeitpunkt ihrer Errichtung
- Schriftform der Verfügung
- Die Verfügung muss sich auf noch nicht unmittelbar bevorstehende (sonst: unmittelbare Einwilligung in eine Behandlung oder deren Verweigerung) Heilbehandlungen oder ärztliche Eingriffe beziehen
- Die Art der Heilbehandlungen oder Eingriffe, z. B. Ablehnung lebenserhaltender Maßnahmen bei unumkehrbar zum Tod führendem Krankheitsverlauf, muss in der Verfügung näher bestimmt werden.

9.2.2 Heimrecht

Stationäre Pflegeeinrichtungen ➤ 2.2

Der Begriff „Heim" taucht heute in den Gesetzen nicht mehr auf. Meist wird von stationären Pflegeeinrichtungen gesprochen. (➤ 2.2) Für das Vertragsrecht der „Heime" gilt Bundesrecht, nämlich das **Wohn- und Betreuungsvertragsgesetz (WBVG),** während die Regelungen über den Betrieb von „Heimen" und die Anforderungen an das Personal in den einzelnen Bundesländern jeweils landesrechtlich geregelt sind. Diese Landesgesetze haben aber insgesamt sehr ähnliche Inhalte.

Anwendbarkeit

Die **Anwendbarkeit** der oben angesprochenen Gesetze setzt voraus, dass

- in einer Einrichtung ältere Menschen und/oder pflegebedürftige oder behinderte Volljährige nicht nur vorübergehend aufgenommen werden,
- die Einrichtung entgeltlich betrieben wird,
- die Einrichtung unabhängig vom Bestand ihrer aktuellen Bewohner ist und
- den dort untergebrachten Menschen nicht nur Unterkunft, sondern auch Verpflegung und Betreuung angeboten wird.

Keine Anwendbarkeit

Keine Anwendung findet das Heimrecht dagegen auf:

- Krankenhäuser. Hier ist ein nur vorübergehender Aufenthalt des Patienten gewollt und zum zweiten ist die Behandlung auf Heilung und nicht auf Betreuung ausgerichtet.
- Betreutes Wohnen (➤ 2.4.1, ➤ 2.4.3). Hier nehmen die Bewohner Betreuungs- und Verpflegungsleistungen nur im Bedarfsfall an.
- Internate. Nutzer ist ein anderer Personenkreis (Schüler oder jüngere Erwachsene).
- Wohnheime. Hier werden in der Regel Verpflegung und Betreuung nicht angeboten.
- Familiär organisierte Pflege. Hier ist weder eine Einrichtung gegeben noch Entgeltlichkeit.
- Betreuung, die alte oder pflegebedürftige Menschen selbst organisieren. Hier fehlt die Unabhängigkeit vom Bestand der aktuellen Bewohner.

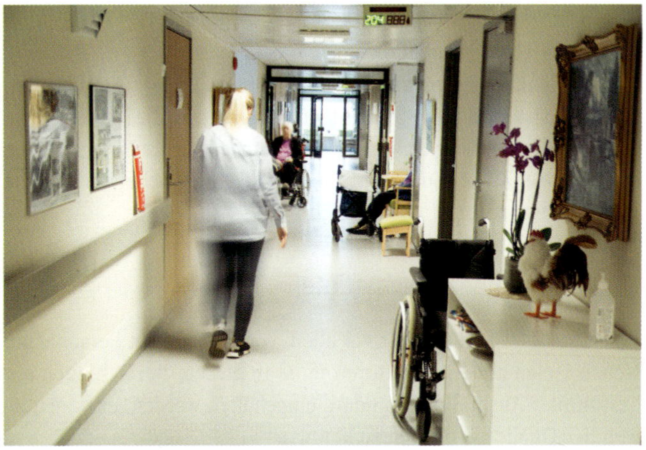

Abb. 9.9 Pflegeeinrichtungen haben eine Vielzahl von rechtlichen Vorgaben zu beachten, angefangen von baulichen Vorgaben über die Qualifikation der Beschäftigten bis hin zum Inhalt der Verträge, die mit den Bewohnern abgeschlossen werden. [J787]

Bedingte Anwendbarkeit

Für Einrichtungen der Kurzzeitpflege, der Tages- und der Nachtpflege, für Hospize und für ambulant betreute Wohngemeinschaften und Wohngruppen sind die Bestimmungen des Heimrechts nur in Teilbereichen anwendbar (➤ 2.4).

Regelungen

Der Betrieb einer stationären Pflegeeinrichtung muss gesetzlich geregelt werden, da die Nutzer ihre Interessen selbst meist nicht mehr angemessen wahrnehmen können (➤ Abb. 9.9).

Voraussetzungen für den Betrieb einer stationären Pflegeeinrichtung

- Zuverlässigkeit des Betreibers. Der Betreiber einer stationären Pflegeeinrichtung muss in persönlicher Hinsicht integer sein. Er darf insbesondere keine Vorstrafen im Bereich von Gewalt-, Vermögens- und Betäubungsmitteldelikten haben. Weiterhin muss er wirtschaftlich leistungsfähig sein, damit er keinen Anreiz hat, auf das Vermögen der Bewohner zuzugreifen.
- Einhaltung der Mindestanforderungen an die bauliche und personelle Ausstattung.
- Einhaltung der Mindestanforderungen an die Qualifikation der Beschäftigten.
- Einhaltung der Mindestanforderungen an den betrieblichen Ablauf, u. a.:
  - Ausreichende ärztliche und gesundheitliche Betreuung
  - Beachtung der Hygiene und des Infektionsschutzes (➤ Kap. 10)
  - Durchführung der Pflegeplanung (➤ Kap. 7) einschließlich Dokumentation
  - Sachgerechten und ordnungsgemäßen Umgang mit Arzneimitteln (insbesondere bei Lagerung und Verabreichung, ➤ Kap. 27)
  - Vorsorge für den Fall zunehmender Pflegebedürftigkeit der Bewohner.
- Qualitätssicherung der Pflege. Insoweit sind vor allem die vom Sozialgesetzbuch (SGB) vorgesehenen Rahmenvereinbarungen aller an der Pflege beteiligten Stellen zu nennen (➤ 6.5.3).

Bauliche Anforderungen

Die **baulichen Anforderungen** an stationäre Pflegeeinrichtungen beinhalten hauptsächlich Mindestanforderungen an die Raumgrößen, an vorzuhaltende Gemeinschaftseinrichtungen, an die Ausgestaltung barrierefreier Zugangsmöglichkeiten, an den Brandschutz und an die sanitäre Ausstattung.

Qualifikation der Beschäftigten

Eine gute Pflege hängt aber vor allem von geeignetem Personal ab. Neben vielen anderen Faktoren muss in diesem Bereich auch ein bestimmter Ausbildungsstandard eingehalten werden, um die notwendige Qualität erreichen zu können.

- **Leitung einer stationären Pflegeeinrichtung (Heimleitung, Einrichtungsleitung).** Sie muss wie der Betreiber der Einrichtung persönlich zuverlässig sein und darf deshalb nicht einschlägig vorbestraft sein. Sie muss Pflegefachperson sein oder ein vergleichbares Studium haben, eine Qualifikation zur Leitung einer stationären Einrichtung abgeschlossen haben und mindestens 1 Jahr hauptberuflich in einer Einrichtung des Sozial- oder Gesundheitsweisens tätig gewesen sein.
- **Leitung des Pflegedienstes (Pflegedienstleitung bzw. verantwortliche Pflegefachkraft.** Für die persönliche Zuverlässigkeit gelten dieselben Anforderungen wie für die Leitung der Einrichtung. Sie muss Pflegefachperson sein, eine Qualifikation zur Pflegedienstleitung oder eine Weiterbildung gerontopsychiatrische Pflege und Betreuung abgeschlossen haben oder die Voraussetzungen zur verantwortlichen Pflegefachkraft nach SGB XI § 71 erfüllen. [4], [5]
- **Pflegefachpersonen.** Pflegefachperson kann nur sein, wer diese Bezeichnung nach Maßgabe des Pflegeberufegesetzes führen darf (➤ 1.1). Die wichtigste Anforderung dafür ist entweder eine mit Erfolg abgeschlossene Ausbildung nach diesem Gesetz oder eine der anerkannten früheren Ausbildungen (Altenpfleger, Gesundheits- und (Kinder-)Krankenpfleger. Vorstrafen können im Einzelfall auch bei Pflegefachkräften gegen die notwendige Zuverlässigkeit sprechen. Fachkraftquote ➤ 2.2.4.
- **Hilfskräfte.** Es bestehen keine besonderen Anforderungen an die berufliche Vorbildung.

Besonderheiten der Nutzerverträge

Aufgrund der Schutzbedürftigkeit der Bewohner von stationären Pflegeeinrichtungen gilt für die vertraglichen Regelungen zwischen den Bewohnern und dem Betreiber der Einrichtung eine Reihe von Besonderheiten. Wichtig ist in diesem Zusammenhang auch, dass von den Regelungen des Wohn- und Betreuungsvertragsgesetzes **nicht zulasten der Bewohner abgewichen werden darf** (§ 16 WBVG). Von besonderer Bedeutung in den sogenannten Nutzerverträgen sind folgende Regelungen:

- **Keine ordentliche Kündigung durch den Betreiber** (§ 12 WBVG). Ältere Menschen sind in besonderem Maß darauf angewiesen, dass ihr Lebensmittelpunkt gesichert ist. Deshalb darf der Betreiber ihnen gegenüber den Vertrag nicht ordentlich kündigen. Eine außerordentliche Kündigung, etwa, weil ein Bewohner sein Entgelt nicht mehr bezahlt, bleibt dagegen möglich. Der Bewohner seinerseits kann jederzeit ordentlich kündigen.
- **Anpassung an Änderungen des Gesundheitszustands** (§ 8 WBVG). Im Rahmen des ihm Zumutbaren muss der Betreiber einer stationären Pflegeeinrichtung seine Leistungen an Veränderungen des Gesundheitszustands der Bewohner anpassen. Er darf also auch nicht deshalb kündigen, weil er eine zusätzlich notwendig gewordene Pflege nicht erbringen will.
- **Ende mit dem Tod** (§ 4 Abs. 3 WBVG). Im Gegensatz zu anderen Verträgen, die mit den Erben weiterlaufen, endet ein Nutzungsvertrag grundsätzlich mit dem Tod des Bewohners. Lediglich für bis zu zwei Wochen nach dem Tod des Bewohners darf von den Erben noch der Wohnentgeltanteil gefordert werden.
- **Schriftform des Vertrags** (§ 6 WBVG). Der Nutzungsvertrag ist schriftlich zu schließen.
- **Angemessenheit der Vergütung** (§ 7 WBVG). Das vom Bewohner zu bezahlende Entgelt darf auf seine Angemessenheit hin überprüft werden.
- **Keine Annahme von Geldgeschenken oder sonstigen erheblichen Vorteilen durch Beschäftigte.** Alle Beschäftigten einer stationären Pflegeeinrichtung dürfen von den Bewohnern weder Geld noch sonstige erhebliche geldwerte Leistungen annehmen. Dadurch soll verhindert werden, dass sich einzelne, wirtschaftlich stärkere Bewohner eine bevorzugte Behandlung erkaufen. Im Interesse sozialer Kontakte zwischen den Bewohnern und den Pflegekräften ist diesen aber die Annahme geringwertiger Aufmerksamkeiten wie etwa einer Tasse Kaffee oder von Plätzchen erlaubt.

9.2.3 Haftung im Zivilrecht

Trotz aller Sorgfalt kann es bei der Durchführung von Pflegemaßnahmen auch zu Schadensfällen kommen. Es kann sein, dass eine Pflegekraft durch eine Ungeschicklichkeit Arbeitsmaterial ihres Arbeitgebers beschädigt, es ist aber auch möglich, dass ein Patient durch Fehler einer Pflegenden Sach- oder Personenschäden erleidet.

Die **zivilrechtliche Haftung** ist hinsichtlich der Frage, wann eine Haftung dem Grunde nach eintritt, als auch welche Schäden im Einzelfall zu ersetzen sind, ein so weites Gebiet, dass eine auch nur halbwegs vollständige Darstellung hier nicht möglich ist. Schon das oben angesprochene Beispiel einer Schädigung des Arbeitgebers führt zu einigen Besonderheiten. Deshalb sollen hier nur einige wichtige Grundbegriffe erklärt werden: Die zivilrechtliche Haftung unterscheidet **vertragliche** und **deliktische Ansprüche.** Letzteres sind Ansprüche, die aus einer unerlaubten Handlung wie etwa der Körperverletzung (➤ 9.1.1) gegenüber einem anderen Menschen herrühren.

Vertragliche Ansprüche bestehen nur gegenüber einem Vertragspartner. Dabei haftet dieser allerdings nicht nur für eigenes Fehlverhalten, sondern auch für das Fehlverhalten derjenigen Personen, die er zur Ausführung seiner Verpflichtungen heranzieht. Schäden können im Rahmen einer vertraglichen Beziehung dadurch entstehen, dass

eine Vertragspartei ihre Leistungen zu spät, fehlerhaft oder ganz oder teilweise nicht erbringt. Weiterhin ist es möglich, dass die geschuldete Leistung als solche zwar sachgerecht erbracht wird, dabei aber andere Rechtsgüter des Vertragspartners zu Schaden kommen.
Beispiel: In einer Arztpraxis soll eine Blutentnahme durchgeführt werden. Diese wird auch sachgerecht vorgenommen, doch beim Verlassen des Behandlungszimmers rutscht der Patient aus und bricht sich den Arm, weil Nässe auf dem Fußboden nicht beseitigt worden war.

Für eine Pflegefachperson, die in einem Anstellungsverhältnis arbeitet, bedeutet dies: Persönlich wird sie gegenüber einem Patienten vertraglich nicht haften, weil nicht sie, sondern ihr Arbeitgeber Vertragspartner des Patienten ist. Dem Arbeitgeber wird bei der Prüfung, ob er haftet, das Fehlverhalten der bei ihm angestellten Pflegefachperson freilich zugerechnet.

Deliktische Ansprüche bestehen gegenüber jedermann, setzen also gerade keine vertragliche Beziehung zwischen Schädiger und Geschädigtem voraus. Sie greifen allerdings nur dann, wenn sogenannte **absolute Rechtsgüter** verletzt werden. Das sind vor allem Leben, körperliche Unversehrtheit, Gesundheit und Eigentum. Verursacht also eine Pflegekraft durch einen Fehler eine Verletzung des Patienten, so haftet sie ihm unmittelbar auf Schadensersatz. Ihr Fehlverhalten wird aber auch ihrem Arbeitgeber zugerechnet, es sei denn, er kann beweisen, die Pflegefachperson ordnungsgemäß ausgewählt, eingesetzt und überwacht zu haben. Das bedeutet z. B., dass der Arbeitgeber dann selbst haftet, wenn er unzureichend ausgebildete Kräfte beschäftigt.

Aus ihrem Arbeitsvertrag heraus hat die Pflegefachperson gegenüber ihrem Arbeitgeber allerdings regelmäßig einen Anspruch darauf, dass er sie intern von Schadensersatzansprüchen freistellt, also das bezahlt, was der Patient im Außenverhältnis von der Pflegefachperson zu bekommen hat.

9.2.4 Kranken- und Pflegeversicherung

Leistungen, die Pflegende in ihrem Berufsalltag erbringen, werden – sieht man von der gesetzlichen Unfallversicherung ab – von der **Kranken- oder Pflegeversicherung** finanziert, geregelt in den § V (Krankenversicherung) und § IX (gesetzliche Pflegeversicherung) der Sozialgesetzbücher (➤ Abb. 9.10).

Versicherungspflicht

Eine Pflicht zur Kranken- und Pflegeversicherung besteht vom Grundsatz her seit einigen Jahren für alle Menschen, die sich auf Dauer gerichtet in der Bundesrepublik aufhalten: **pflichtversichert** in der **gesetzlichen Krankenversicherung** sind alle Arbeitnehmer, die mehr als nur geringfügig beschäftigt sind und die monatlich (Stand 2024) nicht mehr als 5.775,00 Euro verdienen. Weiterhin pflichtversichert, unabhängig vom Einkommen, sind alle Lehrlinge und Praktikanten sowie Arbeitslose, Rentner, Studenten und die meisten Personen, die Leistungen der sozialen Grundsicherung erhalten. Über die Familienhilfe werden alle Angehörigen ohne wesentliches eigenes Einkommen in diesen Versichertenkreis einbezogen. **Freiwillig versichert** in der gesetzlichen Krankenversicherung können fast alle übrigen Personen sein.

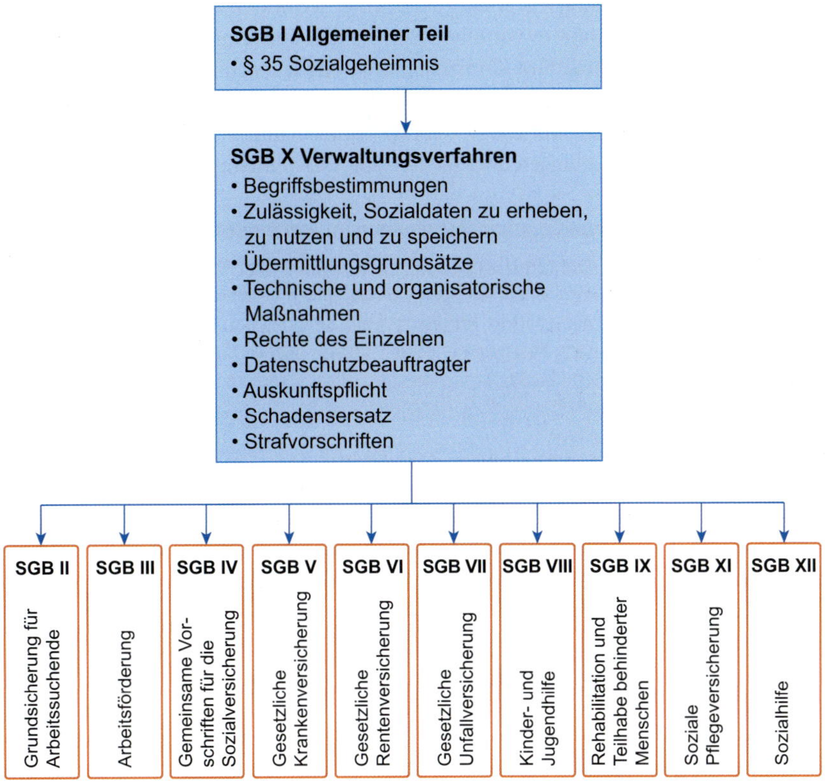

Abb. 9.10 Die Sozialgesetzbücher bilden die rechtliche Grundlage der sozialen Absicherung in der Bundesrepublik Deutschland. Das SGB V und das SGB XI haben in Medizin und Pflege die größte Bedeutung. [L143]

Wer nicht Mitglied einer gesetzlichen Krankenversicherung ist, muss eine **private Krankenversicherung** mit mindestens gleichwertigen Leistungsansprüchen unterhalten.

Gesetzlich Krankenversicherte sind gleichzeitig auch gesetzlich pflegeversichert. Alle übrigen Personen müssen wiederum eine mindestens gleichwertige private Pflegeversicherung unterhalten.

Leistungen

Pflegebedürftigkeit ➤ 4.2

DEFINITION

Krankheit: ein regelwidriger Körper- oder Geisteszustand, der ärztlicher Behandlung bedarf und/oder Arbeitsunfähigkeit zur Folge hat, und der voraussichtlich in absehbarer Zeit behoben oder zumindest spürbar gebessert werden kann. Die Ursache der Krankheit ist gleichgültig, sodass insbesondere auch Suchtleiden wie Alkohol- oder Drogensucht als Krankheit gelten.

Pflegebedürftigkeit: Pflegebedürftig ist, wer voraussichtlich für die Dauer von mind. sechs Monaten körperliche, kognitive oder psychische Beeinträchtigungen oder Belastungen nicht selbstständig kompensieren oder bewältigen kann (➤ 4.2).

Die Zuständigkeit von Kranken- oder Pflegeversicherung orientiert sich an den Begriffen von Krankheit und Pflegebedürftigkeit.
Neben den **Leistungen im Krankheitsfall** erbringt die **gesetzliche Krankenversicherung** (geregelt im SGB V) auch Leistungen zur Krankheitsverhütung und -prävention, zur Früherkennung von Krankheiten und bei Mutterschaft. Für Pflegekräfte von beruflichem Interesse sind in erster Linie die Leistungen bei Krankheit. Sie umfassen neben der Kostenübernahme für Untersuchungen sowie ambulante und stationäre Heilbehandlungen und der Gewährung notwendiger Arznei- und Pflegemittel u. a. folgende Leistungen:

- **Stellung von Hilfsmitteln.** Die Krankenkasse muss die Kosten für diejenigen Hilfsmittel übernehmen, die notwendig sind, um eine Krankenbehandlung erfolgreich durchführen zu können oder den Eintritt einer Behinderung zu vermeiden. Soweit es günstiger ist, sollen Hilfsmittel nicht angeschafft, sondern für den benötigten Zeitraum nur mietweise überlassen werden.
- **Häusliche Krankenpflege.** Auf häusliche Krankenpflege besteht dann ein Anspruch, wenn eine stationäre Krankenpflege notwendig wäre, aber nicht durchführbar ist oder durch die häusliche Krankenpflege eine stationäre Krankenpflege verhindert oder verkürzt werden kann.
- **Haushaltshilfe.** Kann ein Versicherter, in dessen Haushalt regelmäßig mindestens ein Kind unter 12 Jahren leben muss, wegen Krankheit seinen Haushalt nicht versorgen, so besteht Anspruch auf Stellung einer Haushaltshilfe.
- **Ambulante Palliativ- und Hospizversorgung.** Mit dieser Leistung sollen die notwendigen Voraussetzungen geschaffen werden, um Sterbenden einen Tod in der vertrauten häuslichen Umgebung zu ermöglichen.

Die hauptsächlichen **Leistungen der Pflegeversicherung** (geregelt im SGB XI) bestehen in der Bezahlung der Pflegesachleistungen für häusliche Pflege, stationäre Kurzzeitpflege, teilstationäre und vollstationäre Pflege.

Daneben muss die Pflegeversicherung aber auch für die Kosten notwendiger Pflegehilfsmittel eintreten, soweit nicht wegen des Vorliegens einer Krankheit oder Behinderung die Krankenkasse leistungspflichtig ist. Als Pflegehilfsmittel (➤ 5.3.1) werden dabei auch Kosten für eine Verbesserung des häuslichen Umfelds, die eine häusliche Pflege verbessern oder erleichtern, angesehen. Sie werden mit bis zu 4.000 Euro pro Versichertem oder, wenn in einem Haushalt mehr als vier Pflegebedürftige leben, mit max. 16.000 Euro bezuschusst. Darüber hinaus sieht das Gesetz für ambulant betreute Wohngruppen mit häuslicher pflegerischer Versorgung auch zusätzliche laufende Geldleistungen in Höhe von 214 Euro monatlich pauschal und bei der Gründung einer solchen Wohngruppe für eine altersgerechte oder barrierefreie Umgestaltung der Wohnung Zuschüsse von bis zu 2.500 Euro pro Bewohner (max. 10.000 Euro pro Wohnung) vor.

9.2.5 Arzneimittel- und Betäubungsmittelrecht

Arzneimittel verabreichen ➤ Kap. 27
Rechtliche Grundlagen ➤ 27.2.3

Arzneimittelgesetz

Das **Arzneimittelgesetz (AMG)** hat den Zweck, eine ordnungsgemäße Arzneimittelversorgung von Menschen sicherzustellen und dafür zu sorgen, dass die Sicherheit des Verkehrs mit Arzneimitteln gewährleistet ist. Neben einer Definition des Arzneimittelbegriffs enthält es vor allem Regelungen über Anforderungen an Arzneimittel, ihre Kennzeichnung, ihre Herstellung, ihre Zulassung und ihre Abgabe. Weiter schreibt das Arzneimittelgesetz vor, dass jedem Arzneimittel eine Gebrauchsinformation beizugeben ist, und enthält Regelungen über die Haftung von Arzneimittelherstellern.

Grundlegende Regelungen im Arzneimittelgesetz

- **Arzneimittel** (§ 2 AMG). Arzneimittel sind Stoffe oder Zubereitungen aus Stoffen, die zur Anwendung oder Verabreichung im oder am menschlichen Körper bestimmt sind und dort Krankheiten oder krankhafte Beschwerden heilen, lindern oder verhüten sollen, die physiologische Funktionen wiederherstellen, korrigieren oder beeinflussen sollen, oder die dort zur Erstellung einer medizinischen Diagnose verwendet werden.
- **Anforderung an Arzneimittel** (§§ 5–12 AMG). Arzneimittel dürfen keine nicht mehr vertretbaren Nebenwirkungen hervorrufen, sie dürfen nicht zu Dopingzwecken verwendet werden, nicht von minderer Qualität sein, nicht mit irreführenden Angaben versehen werden und bei der Abgabe nicht bereits abgelaufen sein.
- **Kennzeichnungspflichten** (§ 10 AMG). Arzneimittel, die in den Verkehr gebracht werden, sind umfänglich zu kennzeichnen. Sie müssen z. B. auf ihrem Behältnis oder ihrer äußeren Umhüllung ihren Hersteller, die Zulassungsnummer oder das Verfallsdatum angeben.

- **Herstellung von Arzneimitteln** (§ 13 AMG). Die gewerbs- oder berufsmäßige Herstellung von Arzneimitteln bedarf der Erlaubnis. Die für die Herstellung verantwortliche Person muss ihre Sachkunde nachweisen.
- **Zulassungspflicht** (§§ 21–37 AMG). Fertigarzneimittel dürfen nur in den Verkehr gebracht werden, wenn sie durch die zuständige Bundesoberbehörde zugelassen sind. Das Zulassungsverfahren sieht regelmäßig drei Stufen vor: Tierversuche, Versuche an gesunden Menschen, die sich freiwillig zur Verfügung stellen, und schließlich die klinische Prüfung, also die breitere Anwendung an erkrankten Menschen unter strenger Aufsicht.
- **Abgabe** (§§ 43–53 AMG). Man unterscheidet frei verkäufliche Arzneimittel, apothekenpflichtige Arzneimittel und verschreibungspflichtige Arzneimittel. Letztere dürfen nur von Ärzten, Zahnärzten oder Tierärzten verschrieben werden und sind ebenfalls apothekenpflichtig.
- **Gebrauchsinformation** (§ 11 AMG). Jedem Arzneimittel ist als Beilage oder Aufdruck auf der Verpackung eine Gebrauchsinformation beizufügen, die über Art und Umfang der Einnahme, Gegenanzeigen, Vorsichtsmaßnahmen, Verhaltensmaßnahmen für den Fall des Fehlgebrauchs und Nebenwirkungen informieren muss.
- **Haftung der Arzneimittelhersteller** (§§ 84–94a AMG). Trotz aller Sorgfalt bei der Zulassung können Arzneimittel schädliche Nebenwirkungen haben, die über ein vertretbares Maß hinausgehen und auf die entweder nicht oder nicht gehörig hingewiesen wurde. Tritt dieser Fall ein, ist der pharmazeutische Unternehmer, der das Arzneimittel hergestellt oder in den Verkehr gebracht hat, zum Schadensersatz verpflichtet.
- **Arzneimittel für Tiere.** Hierfür gibt es besondere Regelungen, nämlich die Verordnung (EU) 2019/6 und das Tierarzneimittelgesetz.

Betäubungsmittelgesetz

Zum Schutz vor Suchtgefahren ist der Umgang mit Betäubungsmitteln gesetzlich besonders streng geregelt. Als Betäubungsmittel gelten die in den Anlagen I–III des **Betäubungsmittelgesetzes (BtMG)** aufgeführten Stoffe und Zubereitungen.

- **Anlage I** enthält die nicht verkehrsfähigen Betäubungsmittel. Sie sind wie etwa LSD (Lysergid) oder Heroin therapeutisch ohne Bedeutung. Mit diesen Stoffen ist jeglicher Umgang verboten.
- **Anlage II** enthält die verkehrs-, aber nicht verschreibungsfähigen Betäubungsmittel. Arzneimittelhersteller und Apotheken dürfen mit diesen Stoffen zwar arbeiten, sie sind aber in ihrer Ausgangsform nicht verschreibungsfähig.
- **Anlage III** enthält schließlich die verschreibungsfähigen Betäubungsmittel, die mittels besonders gesicherter Rezepte verschrieben und an Patienten abgegeben werden dürfen.

Im stationären Betrieb gelten für den Umgang mit Betäubungsmitteln besondere Sicherheitsvorkehrungen (➤ 27.5).

9.2.6 Infektionsschutzgesetz

Das **Infektionsschutzgesetz (IfSG)** ist 2001 an die Stelle des früheren Bundesseuchengesetzes und des Gesetzes zur Bekämpfung der Geschlechtskrankheiten getreten. Seine Zielsetzung ist es, übertragbaren Krankheiten beim Menschen vorzubeugen, Infektionen möglichst frühzeitig zu erkennen und ihre weitere Verbreitung zu verhindern (➤ Abb. 9.11). Dazu ist es teilweise notwendig, dass unter Durchbrechung der ärztlichen Schweigepflicht beim Auftreten oder dem

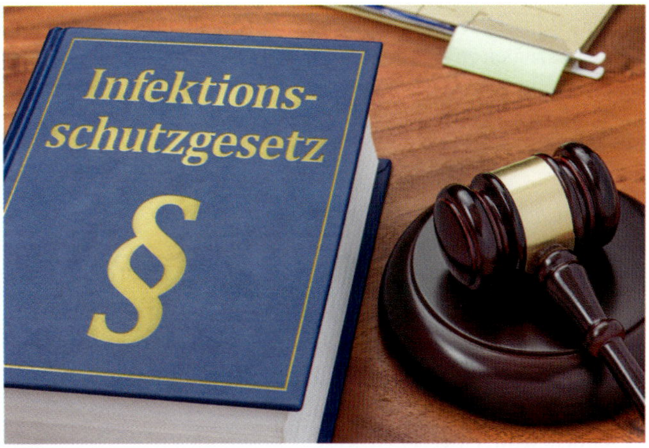

Abb. 9.11 Spätestens mit der Coronapandemie wird die überragende Bedeutung einer rechtlichen Regelung zur Abwehr von Infektionskrankheiten deutlich. Durch das Infektionsschutzgesetz und anschließende Verordnungen werden z. B. auch die Aufgaben des Robert Koch-Instituts, die Krankenhaushygiene, Impfungen, Wasser- und Lebensmittelhygiene geregelt. [J812–012]

Verdacht bestimmter Krankheiten oder auch schon bestimmter Krankheitserreger Meldepflichten eingeführt werden (➤ 9.1.6).

Im Folgenden werden die wichtigsten Regelungen des Infektionsschutzes erläutert.

Begriffsbestimmungen und Aufgaben des Robert Koch-Instituts

§ 2 IfSG bestimmt die für das Gesetz wichtigen Begriffe wie Krankheitserreger, Infektion, übertragbare Krankheiten oder Ausscheider. Wichtige Ziele des Gesetzes sind die Entwicklung von Konzepten zur Vorbeugung gegen das Auftreten übertragbarer Krankheiten, die Früherkennung von Infektionen und die Verhinderung ihrer Weiterverbreitung. Diese in *§ 4 des IfSG* beschriebenen Aufgaben nimmt das Robert Koch-Institut (RKI) wahr.

Sicherstellung der öffentlichen Gesundheit in besonderen Lagen

Die *§§ 5–5c IfSG* sind in ihrer jetzigen Fassung eine Konsequenz der Coronapandemie. Sobald der Deutsche Bundestag eine epidemische Lage von nationaler Tragweite festgestellt hat, erlaubt § 5 IfSG, dass das Bundesministerium für Gesundheit zahlreiche Maßnahmen durch Anordnungen und Rechtsverordnung treffen kann. Von besonderer Bedeutung ist dabei, dass zur Aufrechterhaltung der medizinischen Versorgung und verwandter Bereiche umfangreiche und weitgehende Abweichungen von bestehenden Regelungen angeordnet werden können. So kann etwa in Regelungen zur Versorgung mit Impfstoffen und Arzneimitteln eingegriffen werden oder es können Ablauf und Durchführung der Ausbildung zu medizinischen Berufen an die Notwendigkeiten einer epidemischen Lage angepasst werden.

§ 5b IfSG regelt die Vorhaltung von Schutzmasken in einer *„Nationalen Reserve Gesundheitsschutz"*, und § 5c IfSG legt fest, wie über die Zuteilung zu lebenswichtigen intensivmedizinischen Behandlungskapazitäten zu entscheiden ist, wenn beim Auftreten übertragbarer Krankheiten – wie etwa Corona – diese Kapazitäten für den Behandlungsbedarf insgesamt nicht ausreichen.

Meldewesen

In den *§§ 6–15 IfSG* ist das Meldewesen geregelt. Dabei muss unterschieden werden, was gemeldet werden muss, in welcher Weise Betroffene gemeldet werden müssen, wer zur Meldung verpflichtet ist und wie die Meldung durchzuführen ist:

- Bei bestimmten, vom Verlauf und/oder der Verbreitung her besonders schwerwiegenden Erkrankungen, wie z. B. Diphtherie, Tollwut, Poliomyelitis (Kinderlähmung), virusbedingtem hämorrhagischem Fieber (u. a. Ebola, Gelbfieber), Windpocken oder COVID-19, ist meist schon der Krankheitsverdacht, immer aber das Auftreten der Erkrankung oder der Eintritt des Todes bei einem Betroffenen zu melden (§ 6 IfSG) [6].
- Bei Krankheitserregern, die die in § 7 IfSG aufgeführten Krankheiten betreffen, ist, soweit eine akute Infektion anzunehmen ist, der direkte oder indirekte Nachweis solcher Erreger zu melden.
- In Bezug auf die Betroffenen besteht meist eine **namentliche Meldepflicht** (§ 9 IfSG) und im Übrigen eine **nicht namentliche Meldepflicht** (§ 10 IfSG).
- Zur Meldung verpflichtet sind vor allem behandelnde Ärzte, leitende Ärzte, wie z. B. der Ärztliche Direktor eines Krankenhauses, Leiter von stationären Pflegeeinrichtungen oder Leiter von Justizvollzugsanstalten, aber auch die sonstigen Angehörigen von Heil- und Pflegeberufen.
- In den §§ 11 ff. IfSG ist schließlich geregelt, an welche Stelle und auf welchem Weg eine Meldung zu erfolgen hat. Durch diese standardisierten Vorgaben soll gesichert werden, dass eine Information des maßgeblichen Entscheidungsträgers sowohl erfolgt als auch dort verlässlich wahrgenommen wird.

Wegfall der Meldepflicht

Eine Meldepflicht entfällt immer dann, wenn einem Verpflichteten der Nachweis vorliegt, dass die Meldung bereits erfolgt ist. Bestätigt also der Leiter einer Pflegeeinrichtung einer Pflegefachperson, dass er bereits eine entsprechende Mitteilung gemacht habe, so entfällt für die Pflegefachperson selbst die Meldepflicht (§ 8 IfSG).

Verhütung und Bekämpfung übertragbarer Krankheiten

Die Verhütung übertragbarer Krankheiten ist in *§§ 16–23 IfSG* geregelt. Darunter fallen u.a. Maßnahmen zur Schädlingsbekämpfung und das Impfwesen. Impfungen werden meist nur empfohlen, können aber auch – wie z. B. für Masern – verpflichtend angeordnet werden. Von besonderer Bedeutung sind schließlich die Bestimmungen zur Bekämpfung übertragbarer Krankheiten (§§ 24–32 IfSG):

- Entsprechende Behandlungen dürfen nur von Ärzten vorgenommen werden (§ 24 IfSG).
- Das zuständige Gesundheitsamt hat beim Verdacht oder dem Auftreten entsprechender Krankheiten die erforderlichen Untersuchungen durchzuführen (§ 25 IfSG). Hierzu darf insbesondere auch in zahlreiche grundrechtlich geschützte Bereiche eingegriffen werden. So sind etwa körperliche Untersuchungen oder leichte, ungefährliche Eingriffe wie Blutentnahmen oder die Vornahme von Abstrichen statthaft.
- Zur Verhinderung einer weiteren Ausbreitung dieser Krankheiten sind umfängliche Schutzmaßnahmen wie Veranstaltungs- oder Versammlungsverbote oder das Verbot des Verlassens oder Betretens bestimmter Bereiche statthaft (§ 28 IfSG). Eine dieser Maßnahmen ist die Quarantäne (§ 30 IfSG), mit der angeordnet werden kann, dass Betroffene in einem Krankenhaus oder anderen geeigneten Einrichtungen abgesondert untergebracht werden können.

9.2.7 Medizinprodukterecht

DEFINITION

Medizinprodukte (MP): alle einzeln oder miteinander verbunden verwendeten Instrumente, Apparate, Geräte, Software, Implantate, Reagenzien, Materialien oder andere Gegenstände, die für Menschen bestimmt sind und allein oder in Kombination einen oder mehrere spezifische medizinische Zwecke erfüllen sollen.

Das bis 2021 geltende **Medizinproduktegesetz** *(MPG)* ist durch die in der Europäischen Union einheitlich geltende **EU-Verordnung 2017/745 (Medical Device Regulation/MDR)** ersetzt worden. Vom MPG sind heute nur noch Zuständigkeitsregelungen in Kraft.

Die Zwecke der EU-Verordnung entsprechen aber denjenigen, die früher mit dem „nationalen" Medizinproduktegesetz erreicht werden sollten:

- Eine inhaltsgleiche Regelung des Verkehrs mit Medizinprodukten in sämtlichen EU-Staaten
- Gewährleisten der Sicherheit, Eignung und Leistung der Medizinprodukte
- Sorge für die Gesundheit und den erforderlichen Schutz der Patienten, Anwender und Dritter insbesondere durch sachgerechte Anforderungen an die Beschaffenheit und den Betrieb von Medizinprodukten
- Gewährleistung eines angemessenen Nutzens für die mit den Medizinprodukten in Berührung kommenden Patienten
- Die Erfassung ernsthafter Störungen beim Betrieb von Medizinprodukten wird jetzt durch die **Medizinprodukte-Anwender-melde- und Informationsverordnung (MPAMIV)** geregelt, die frühere Regelungen des MPG und der Medizinprodukte-Sicherheitsplanverordnung (MPSV) abgelöst hat

Das **CE-Zeichen** *(Communauté européenne* ➤ Abb. 9.12) bestätigt, dass vorgegebene Anforderungen eingehalten wurden. Das ist die Voraussetzung dafür, dass ein Medizinprodukt europaweit verkauft, betrieben und verwendet werden darf. Die 4-stellige Zahl beim CE-Zeichen ist die der sog. Benannten Stelle, die das Medizinprodukt „zugelassen" hat.

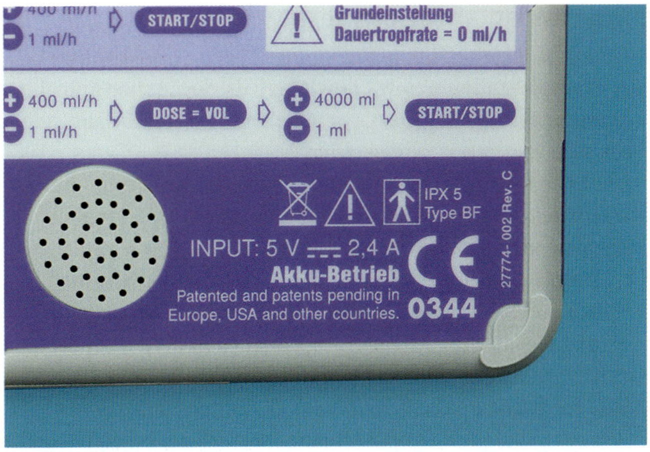

Abb. 9.12 CE-Zeichen auf dem Etikett eines Medizinprodukts. Die 0344 unter dem CE-Zeichen ist die Nummer der Benannten Stelle, der „Zulassungsstelle" für dieses Medizinprodukt. [K115]

Medizinprodukte-Betreiberverordnung (MPBetreibV)

Die **Medizinprodukte-Betreiberverordnung (MPBetreibV)** regelt das Betrieben und Anwenden, einschl. Errichten, Bereithalten, Instandhalten, Aufbereiten sowie sicherheits- und messtechnischer Kontrollen, und ist besonders für Betreiber von Gesundheitseinrichtungen und Anwender (z. B. Pflegefachpersonen) relevant.

Im *§ 2 MPBetreibV* werden Betreiber, Anwendung und Gesundheitseinrichtung definiert. Das ist insofern relevant, weil sich daraus jeweilige Pflichten ergeben (Pflichten des Betreibers § 3 MPBetreibV).

Im *§ 4 MPBetreibV* sind allgemeine Anforderungen für das Betreiben und Anwenden von Medizinprodukten festgelegt. Beispielsweise ist sehr differenziert beschrieben, dass Anwender in die ordnungsgemäße Handhabung von MP eingewiesen werden müssen (➤ Abb. 9.13). Sie müssen sich vor der Anwendung von der Funktionsfähigkeit und dem ordnungsgemäßen Zustand der MP überzeugen und die Gebrauchsanweisung lesen.

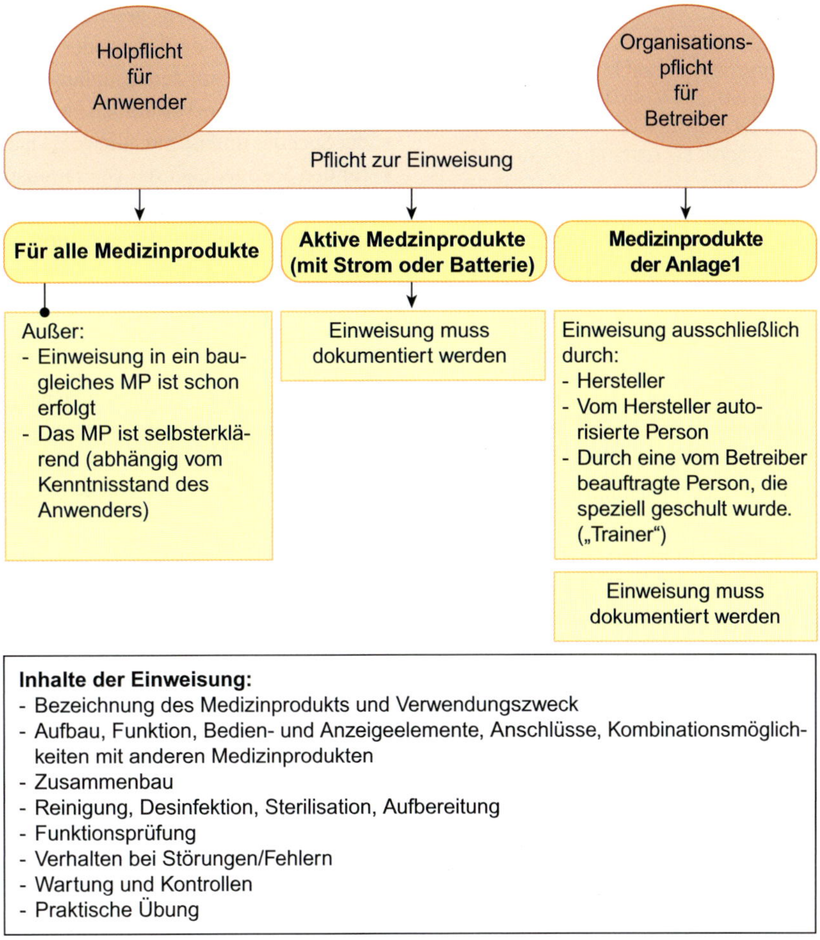

Abb. 9.13 Einweisung in Medizinprodukte nach §4 und §10 MPBetreibV. [L138]

9

Besondere Bedingungen an die Einweisung gelten für Medizinprodukte, die in der **Anlage 1 der MPBetreibV** aufgeführt sind (§ 10 MPBetreibV), z. B. Infusionspumpen, Beatmungsgeräte, Säuglingsinkubatoren. Da es sich um komplexe Medizinprodukte handelt, die bei Fehlbedienung schnell zu einer großen Gefahr für den Patienten werden, dürfen sie nur von bestimmten Personen eingewiesen werden (nicht nach dem Schneeballprinzip).

In weiteren Paragrafen sind u. a. das Instandhalten von Medizinprodukten (§ 7 MPBetreibV), die Aufbereitung von Medizinprodukten (§ 8 MPBetreibV), das Führen eines Bestandsverzeichnisses für elektrische Medizinprodukte (§ 13 MPBetreibV) und messtechnische Kontrollen (§ 14 MPBetreibV, für MP in der **Anlage 2 der MPBetreibV** und nach Herstellerangaben) geregelt.

Medizinprodukte-Anwendermelde- und Informationsverordnung (MPAMIV)

Diese Verordnung regelt die Meldungen von **mutmaßlich schwerwiegenden Vorkommnissen** bei Medizinprodukten sowie den Informationsaustausch der zuständigen Behörden. Betreiber und Anwender von Medizinprodukten, aber auch Ärzte und Zahnärzte, denen in Ausübung ihrer beruflichen Tätigkeit mutmaßliche schwerwiegende Vorkommnisse bekannt werden, haben hier gleichermaßen Meldepflichten *(§ 3 MPAMIV)*.

DEFINITION

Schwerwiegendes Vorkommnis: bezogen auf Medizinprodukte im Anwendungsbereich der Verordnung (EU) 2017/745:
- Fehlfunktion (einschließlich eines völligen Ausfalls),
- Verschlechterung der Eigenschaften oder der Leistung, unerwünschte Nebenwirkung,
- Anwendungsfehler aufgrund ergonomischer Merkmale oder

Eine Unzulänglichkeit der vom Hersteller bereitgestellten Informationen, die unmittelbar oder mittelbar zum Tod, zu einer vorübergehenden oder dauerhaften schwerwiegenden Verschlechterung des Gesundheitszustands eines Patienten, Anwenders oder einer anderen Person oder zu einer schwerwiegenden Gefahr für die öffentliche Gesundheit geführt hat, geführt haben könnte oder führen könnte.

Ein **Vorkommnis** hat die Ursache immer im Medizinprodukt selbst (im Gegensatz zu Anwenderfehlern). Demnach muss eine Meldung auch erfolgen, wenn ein spezifisches Risiko, dass von einem Medizinprodukt ausgeht, zu einer Schädigung führen könnte.

Meldeweg. Die Meldung solcher mutmaßlich schwerwiegenden Vorkommnisse hat unverzüglich an die zuständige Bundesoberbehörde, dem *Bundesinstitut für Arzneimittel und Medizinprodukte (BfArM)* zu erfolgen. Nach § 4 MPAMIV können aber auch betroffene Patienten und deren Angehörige eine direkte Meldung an die zuständige Bundesoberbehörde machen oder aber den behandelnden Arzt, Zahnarzt oder Händler (der seinerseits zur Weiterleitung verpflichtet ist) informieren.

Die zuständigen Bundesoberbehörden ihrerseits sind verpflichtet, auf ihren Internetseiten Hinweise zur Übermittlung solcher Meldungen zu veröffentlichen (§ 5 MPAMIV).

9.2.8 Transplantationsgesetz

Das **Transplantationsgesetz (TPG)** regelt die Spende und Entnahme aller menschlichen Organe, Organteile und Gewebe, die auf andere Menschen übertragen werden sollen. Nicht von diesem Gesetz erfasst ist die Spende von Blut. Das Gesetz enthält vor allem Bestimmungen zur Organisation von Transplantationen, zur Organentnahme bei Lebenden und Toten, sowie zur Organspende.

Die Organisation einer Transplantation erfolgt in drei Schritten:
1. Eine Koordinierungsstelle erfasst Möglichkeiten zur Organentnahme, die ihr von den Transplantationsbeauftragten der einzelnen Krankenhäuser genannt werden.
2. Die europäische Vermittlungsstelle (Eurotransplant) vergibt die vermittlungspflichtigen Organe (Herz, Niere, Leber, Lunge, Bauchspeicheldrüse und Darm).
3. Die Organübertragung selbst erfolgt dann in einem dafür zugelassenen Transplantationszentrum.

Organentnahme bei Lebenden

Eine Organentnahme bei Lebenden ist, vor allem um einen Organhandel zu unterbinden, nur zulässig, wenn
- kein Organ eines Verstorbenen zur Verfügung steht,
- der Spender volljährig, geschäftsfähig und bei der Spende einer Niere, eines Teils der Leber oder anderer nicht regenerationsfähiger Organe mit dem Empfänger nahe verwandt oder persönlich besonders verbunden ist,
- der Spender umfassend aufgeklärt ist,
- für den Spender über das Operationsrisiko hinaus keine weitere Gefährdung besteht und
- die Landeskommission zugestimmt hat.

Organentnahme bei Toten

Eine Organentnahme ist unter folgenden Voraussetzungen zulässig:
- Feststellung von Hirntod oder biologischem Tod: Zwei hierfür qualifizierte Ärzte, die mit der Organentnahme und der Transplantation nicht befasst sind, müssen unabhängig voneinander den Hirntod (nicht mehr behebbarer Ausfall der Gesamtfunktion des Großhirns, des Kleinhirns und des Hirnstamms) oder den biologischen Tod (länger als drei Stunden bestehender Herz-Kreislauf-Stillstand) des Spenders bestätigen.
- Es besteht kein Widerspruch gegen die Organentnahme.
- Vorliegen der Einwilligung zur Organspende: entweder schriftliche Einwilligung des Spenders zur Organspende, z. B. Organspendeausweis (➤ Abb. 9.14), oder Einholung des Einverständnisses des nächsten Angehörigen. Dieser hat den mutmaßlichen Willen des Verstorbenen zu beachten.
- Die Durchführung der Organentnahme erfolgt durch einen Arzt.

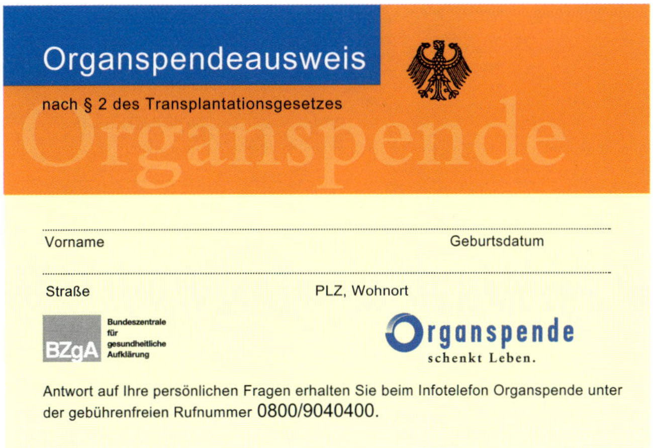

Organspendeausweis

nach § 2 des Transplantationsgesetzes

Organspende

Vorname Geburtsdatum

Straße PLZ, Wohnort

BZgA Bundeszentrale für gesundheitliche Aufklärung

Organspende schenkt Leben.

Antwort auf Ihre persönlichen Fragen erhalten Sie beim Infotelefon Organspende unter der gebührenfreien Rufnummer 0800/9040400.

Abb. 9.14 Organspendeausweis. [W233]

Regelung der Organspende

Für die Organspende gilt seit 2012 in Deutschland die **Entscheidungslösung.** Sie beinhaltet folgende Regelungen:

- Einwilligung in die Organspende. Sie ist ab dem 16. Lebensjahr möglich und kann auf bestimmte Organe beschränkt werden.
- Widerspruch gegen die Organentnahme. Ab Vollendung des 14. Lebensjahr möglich; Organe können für eine Organspende nicht verwendet werden.
- Übertragung der Entscheidung. Kann ausdrücklich auf eine namentlich benannte Person des Vertrauens erfolgen.
- Kein Vorliegen einer Entscheidung. Die Entscheidung erfolgt durch die nächsten Angehörigen.
- Nach der 2020 beschlossenen, erweiterten Zustimmungslösung werden die Menschen in Deutschland regelmäßig – etwa bei der Beantragung von Ausweisen oder beim Besuch des Hausarztes – über die Möglichkeit der Organspende informiert.
- Nach § 2a TPG richtet das Bundesinstitut für Arzneimittel und Medizinprodukte ein Register für Erklärungen zur Organ- und Gewebespende ein, in dem alle Personen ab 16 Jahren jederzeit Erklärungen zur Organ- und Gewebespende abgeben, ändern oder widerrufen können.

Aufgaben zur Pflegesituation

Eleni Jordanu absolviert ihren ersten praktischen Einsatz auf einer chirurgischen Station. Hier gehört die subkutane Verabreichung von Antikoagulanzien zu den typischen Aufgaben der Pflegefachpersonen. In den ersten zwei Wochen ist Eleni täglich durch ihre Praxisanleiterin begleitet worden. Heute ist sie erstmals mit einer anderen Pflegefachfrau – Andrea Reimers – eingeteilt. Soeben haben die beiden gemeinsam Frau Hähnel, welche gestern eine Knie-Totalendoprothese erhalten hat, bei der Körperpflege im Bett unterstützt. Während Eleni noch Ordnung im Zimmer schafft, macht sich Andrea Reimers bereits auf den Weg ins nächste Zimmer, da dort ein Patient geklingelt hat. Als sie das Zimmer verlässt, bittet sie die Auszubildende der Patientin noch die Injektion zur Thromboseprophylaxe zu verabreichen. „Das hast du doch schon mehrfach gesehen, oder? Da müsstest du doch eigentlich fit sein!", ruft sie ihr beim Hinausgehen zu. Eleni zögert. Zwar hat sie bei der Injektion tatsächlich schon mehrfach zugesehen, aber im Unterricht wurde die Technik der subkutanen Injektion noch nicht besprochen. Daher hatte die Praxisanleiterin Eleni bis jetzt auch immer nur zusehen und sie die Injektion nicht selbst durchführen lassen. Zu Frau Hähnel gewandt sagt Eleni: „Bitte entschuldigen Sie, Frau Hähnel, aber Ihre Spritze muss noch warten. Ich werde Frau Reimers bitten, gleich noch einmal zu Ihnen zu kommen und Ihnen die Spritze zu geben. Ich selbst habe das leider noch nie gemacht."

1. Hätte Eleni die Injektion durchführen dürfen oder war es richtig, diese abzulehnen? Begründen Sie Ihre Aussage.
2. Unter welchen Voraussetzungen dürfen ärztliche Maßnahmen an Pflegefachpersonen delegiert werden? Welche Verantwortungen hat dann die Pflegefachperson?
3. Welche Auswirkungen hat das Fehlen dieser Voraussetzungen auf die vom Patienten geäußerte Einwilligung in die Injektion?
4. Welcher Straftatbestand würde durch die Verabreichung der Injektion ohne Einwilligung des Patienten erfüllt?
5. Was ist zu tun, wenn ein Patient medizinischer oder pflegerischer Maßnahmen bedarf, jedoch nicht einwilligungsfähig ist?

KAPITEL

10 Hygiene

Silke Weber

Pflegesituation

Laura Peters hat vor Kurzem ihre Ausbildung in der Pflege begonnen. Während des ersten Theorieblocks hat sie viel Input erhalten, der sie auf ihren ersten praktischen Einsatz vorbereiten und ein erstes Verständnis für den Beruf verschaffen soll. Dabei ging es auch um hygienische Grundsätze und Prinzipien wie beispielsweise die Händehygiene oder den Umgang mit Medizinprodukten und Hilfsmitteln. Im Rahmen des Unterrichts wurde u. a. eingeübt, wann Indikationen für eine hygienische Händedesinfektion bestehen und wie die korrekte Händedesinfektion durchgeführt wird. Frau Peters fühlt sich dabei sehr sicher, da sie vor dem Ausbildungsbeginn schon ein Freiwilliges Soziales Jahr in einem Krankenhaus absolviert hat und dadurch Erfahrungen bei der Umsetzung von Hygieneprinzipien machen konnte.

Hygienemaßnahmen haben in der Pflege eine ganz besondere Bedeutung:

Laut *Nationalem Referenzzentrum für Surveillance von nosokomialen Infektionen* am *Robert Koch-Institut* traten bei einer Punkt-Prävalenz-Erhebung im Jahr 2022 in Deutschland bei 4,6 % der Patientinnen nosokomiale Erkrankungen auf, also Erkrankungen, die im Zusammenhang mit einer medizinischen Maßnahme stehen und vorher noch nicht bestanden. Über 70 % der nosokomialen Infektionen wurden während eines Krankenhausaufenthaltes erworben. Besonders auffallend ist, dass es kaum eine Veränderung zur Infektionshäufigkeit im Jahr 1994 gibt. [1]

Nosokomiale Infektionen > 10.2.5

10.1 Hygiene und Grundbegriffe der Hygiene

DEFINITION

Hygiene *(griech. hygieinos = der Gesundheit dienlich):* Lehre von der Verhütung der Krankheiten und der Erhaltung und Festigung der Gesundheit. Hierzu zählen alle Maßnahmen, welche der Erhaltung und Verbesserung der Gesundheit dienen und die zur Vermeidung oder Bekämpfung von Infektionen eingesetzt werden.

Die **Hygiene** unterteilt sich in folgende Teilbereiche:

- **Umwelthygiene.** Befasst sich mit den Einflüssen der Umwelt auf den Menschen. Arbeitsbereiche sind u. a. Wasser, Luft, Lärm,

Abfall, Hygiene in der Arbeitswelt, Hygiene der Lebensmittel, Kosmetika, Bedarfsgegenstände.
- **Sozialhygiene.** Befasst sich mit den Wechselwirkungen zwischen dem Einzelnen und der Gesellschaft. Die Arbeitsbereiche sind u. a. Hygiene in Medizin und Pflege, Vermeidung und Früherkennung von Erkrankungen, medizinische Mikrobiologie und Epidemiologie, Gesundheitsfürsorge, z. B. für chronisch Kranke oder Suchtpatientinnen.
- **Individualhygiene.** Befasst sich mit den Faktoren, die auf den Einzelnen einwirken und seine Gesundheit fördern oder schädigen. Arbeitsbereiche sind u. a. Ernährung, individuelle Vorbeugung von Krankheiten, Verhaltensweisen des Einzelnen, z. B. bei Krankheit, Psychohygiene und Stressprävention, z. B. im Berufsalltag.

Pflegefachpersonen sind in verschiedenen Teilbereichen tätig, die nicht immer scharf zu trennen sind, weshalb sie entsprechendes Fachwissen brauchen (➤ Tab. 10.1). Die aufgeführten Maßnahmen beziehen sich auf die Erhaltung und Förderung der eigenen Gesundheit und auf die der Patientinnen und Patienten bzw. der Bewohnerinnen und Bewohner (im Folgenden „Patientinnen" genannt).

Tab. 10.1 Bereiche der Hygiene, die für Pflegefachpersonen bedeutsam sind.

	Beispiele
Persönliche Hygiene	• Körperhygiene, z. B. Zahn-, Mund- und Haarhygiene • Händehygiene (➤ 10.4.2) • Husten- und Nies-Etikette
Sozialhygiene	• Gesundheitserziehung, z. B. Beratung, Schulung (➤ 5.3) • Früherkennung von Krankheiten (➤ Tab. 5.1)
Hygiene in Medizin und Pflege	• Umgang mit sterilen Materialien (➤ 10.5.3) • Standardhygienemaßnahmen (➤ 10.4) • Tragen von Schutzkleidung (➤ 10.4.4)
Arbeitshygiene	• Vermeiden von Infektionen, z. B. HIV, Hepatitis B (➤ 10.4.9, ➤ 31.14) • Vermeiden von berufsbedingten Erkrankungen, z. B. Bandscheibenvorfall, Arbeitsunfall • Umgang mit radioaktiver Strahlung oder krebserregenden Substanzen
Lebensmittelhygiene (➤ 10.4.8)	• Vermeiden von Erkrankungen, z. B. durch verdorbene Speisen • Korrekte Lagerung, Transport und Ausgabe von Speisen • Umgang mit enteraler Ernährung (➤ 18.8.2)
Umwelthygiene	• Wohnraumhygiene, z. B. Vermeidung von Schimmelbildung • Wasserqualität, z. B. sauberes, keimfreies Wasser • Abfallvermeidung und Umgang mit den verschiedenen Abfällen zu Hause wie in der Gesundheitseinrichtung (➤ 10.4.9)
Psychohygiene	• Erhalt, Aufbau und Nutzung sozialer Netzwerke (➤ 13.3.2) und Strukturen • Prävention psychischer Erkrankungen (➤ 11.5) • Stressprävention im Berufsalltag (➤ 11.4) • Bewältigung von Lebensereignissen (➤ 3.4.4)

10.2 Medizinische Mikrobiologie und Epidemiologie

DEFINITION

- **Medizinische Mikrobiologie:** Teil der Mikrobiologie, der sich mit pathogenen *(krank machenden)* Mikroorgansimen beschäftigt.
- **Mikroorganismen** *(Mikroben):* Kleinstlebewesen. In Medizin und Pflege sind solche bedeutsam, die beim Menschen Erkrankungen auslösen (können), u. a. Bakterien, Viren, Pilze, Parasiten. Auch als Erreger/Krankheitserreger oder Keime bezeichnet.
- **Epidemiologie:** wissenschaftliche Disziplin, die sich mit dem Auftreten, der Häufigkeit und Verbreitung, Risikofaktoren und der Behandlung von Krankheiten, im engeren Sinne von Infektionskrankheiten, beschäftigt.
- **Kontamination:** Verunreinigung von Flächen, Pflegeutensilien, Händen usw. mit Mikroorganismen. Die Kontamination kann sichtbar oder unsichtbar sein.
- **Infektion:** Eindringen von Mikroorganismen in den Körper sowie die Ansiedlung und Vermehrung.
- **Infektionskrankheit:** Vorhandensein von Krankheitszeichen (Symptomen) nach einer Infektion unterteilt in
  – Lokale (örtliche) Infektion
  – Allgemeininfektion (generalisierte, systemische Infektion), d. h., die Erreger haben sich im ganzen Körper ausgebreitet
- **Pathogenität:** Fähigkeit von Mikroorganismen, krankhafte Veränderungen in einem Organismus hervorzurufen.
- **Obligat pathogen:** Erreger, die auch für gesunde Menschen fast unvermeidlich krankmachend sind.
- **Fakultativ/opportunistisch pathogen** *(bedingt krank machend):* Erreger, die nur schwach krank machend sind, die gelegentlich zu einer Infektionskrankheit führen, v. a. bei Abwehrschwäche.
- **Immunität:** Unempfindlichkeit eines Organismus für eine Infektion mit pathogenen Erregern oder Erregertoxin.
- **Erworbene Immunität:** durch einen früheren Kontakt mit einem Krankheitserreger oder durch eine Schutzimpfung erworbene Unempfindlichkeit. Der Körper hat spezifische Antikörper gebildet.
- **Epidemie:** Erkrankungswelle. Zeitlich und örtlich begrenzte massive Häufung einer Erkrankung, meist einer Infektionskrankheit.
- **Pandemie:** sich über mehrere Kontinente ausbreitende Epidemie.
- **Infektionsprävention:** alle Maßnahmen zur Vermeidung der Weiterverbreitung übertragbarer Krankheiten, beginnend mit den rechtlichen Grundlagen über die persönliche Hygiene und die Basismaßnahmen bis hin zu den spezifischen Maßnahmen bei Infektionskrankheiten.

Das Wissen um die verschiedenen Mikroorganismen und den Schaden oder auch Nutzen, den sie anrichten können, hat überhaupt erst die Hygiene in der Medizin und Pflege begründet.

Die **medizinische Mikrobiologie** beschäftigt sich mit:
- Physiologie und Struktur der pathogenen Mikroorganismen
- Diagnostik der Mikroorganismen
- Therapie, Epidemiologie und Prävention der verursachten Erkrankungen

10.2.1 Physiologische Bakterienflora

DEFINITION

Physiologische Bakterienflora *(Normalflora, Standortflora, residente Hautflora, Mikrobiom):* physiologische (hauptsächlich) bakterielle Besiedlung der äußeren Haut des Menschen und der Schleimhäute von Mund und Rachen, oberen Atemwegen, Dickdarm und unterem Urogenitaltrakt. Hauptaufgabe ist die Schutzfunktion.

Die **physiologische Bakterienflora** eines Menschen (➤ Tab. 10.2) baut sich direkt nach der Geburt allmählich auf. Eltern, Angehörige, Ärzte und Pflegende übertragen über den direkten Kontakt ihre Keime. Neugeborene, die zu Beginn auf eine intensivmedizinische Behandlung angewiesen sind, wachsen in einer bakteriell unnatürlichen Umgebung auf und erfahren dadurch eine andere Besiedlung. Pflegende sorgen auch aus diesem Grund für einen direkten Kontakt der Mutter zu ihrem Kind, sobald deren Zustand dies zulässt. [2]

10.2.2 Pathogene Krankheitserreger

Infektionskrankheiten, ausgelöst durch **pathogene** *(krank machende)* **Erreger,** sind in der Medizin und Pflege eine gefürchtete Komplikation. Dies gilt vor allem für solche Erkrankungen, die leicht von einem Menschen auf den anderen übertragen werden können. Zu den typischen Krankheitserregern gehören:

- **Bakterien.** Einzeller ohne Zellkern, die eine Vielzahl von Erkrankungen verursachen können, z. B. Wundinfektionen, Durchfallerkrankungen, Lyme-Borreliose oder Tuberkulose
- **Viren.** Mikroorganismen, die sich in Wirtszellen vermehren und verantwortlich sind z. B. für Kinderkrankheiten wie Mumps, Masern, Röteln und Windpocken, aber auch für COVID-19 oder Influenza
- **Pilze.** Ein- oder mehrzellige Organismen mit Zellkern; sie haben Krankheitsbedeutung, wenn sie Haut, Nägel oder Schleimhäute (z. B. Mund, Vagina) befallen oder bei erheblicher Abwehrschwäche, z. B. bei Intensivpatientinnen
- **Parasiten.** Organismen, die sich von anderen Lebewesen (Wirt) ernähren oder diese zu Fortpflanzungszwecken befallen, z. B. Läuse und Flöhe, Würmer, Zecken als Überträger der Borreliose oder Plasmodien, die Malaria verursachen

KLIMA UND UMWELT

Der Klimawandel kann sich artspezifisch und regional unterschiedlich auf Tiere und Mikroorganismen auswirken. Zudem kann er die Etablierung neu eingeschleppter Arten begünstigen.
In Deutschland ist vor allem die Rötelmaus für die Übertragung von Hantaviren bedeutsam, die schwere Nierenerkrankungen bei Menschen hervorrufen können. Durch die Klimaerwärmung kann sich die Population dieser Mäuse vergrößern und das Risiko von Infektionen mit dem Hantavirus bei Menschen erhöhen.
Auch Stechmücken spielen eine bedeutende Rolle, sowohl als Lästlinge als auch als Überträger von Infektionserregern bei Mensch und Tier. Durch die Klimaerwärmung könnten sich bisher gebietsfremde Stechmücken in Deutschland verbreiten. Es konnte schon gezeigt werden, dass die Asiatische Tigermücke, die z. B. die Erreger für das Denguefieber und Gelbfieber sowie das West-Nil-Virus überträgt, regelmäßig über die Autobahnen aus dem Süden kommend, nach Deutschland eingeschleppt wird.
Die Japanische Buschmoskito wird heute in den südlichen Regionen Deutschlands als etabliert angesehen, ihre gesundheitliche Bedeutung wird bisher als eher gering eingeschätzt. [4], [5]

Tab. 10.2 Bakterien des physiologischen Haut- und Schleimhautmikrobioms und ihre Aufgaben.

Beispiele für Bakterien	Aufgabe	Pflege
Haut		
• Staphylokokken • Streptokokken • Mykobakterien	• Stabilisierung des physiologischen pH-Werts um 5,5 (Hydrolipidfilm Säureschutzmantel ➤ 17.1) • Schutzfunktion durch Blockierung pathogener Keime • Geruchsentwicklung in behaarten Körperregionen, an Handinnenfläche und Fußsohle	• Häufiges Waschen und Desinfizieren greift die Hautflora an, die Schutzfunktion wird herabgesetzt • Haut-pH-neutrale Seifen, klares Wasser, W/O-Lotionen verwenden (➤ 17.2)
Unterer Dünndarm, Dickdarm		
• Escherichia coli • Enterokokken • Anaerobier, z. B. Bacteroides • Laktobazillen	• Wehren die Ansiedelung pathogener Mikroorganismen ab • Sind beteiligt an der Verstoffwechselung und Nährstoffausnutzung der Nahrung • Bilden Vitamine und Fettsäuren • Stärken das Immunsystem allgemein • Beugen Allergien und Infektionen vor	• Da Stuhl zu ca. 20–30 % aus Bakterien besteht, ist ein hygienischer Umgang damit erforderlich, z. B. Schutzhandschuhe tragen, korrekte Wischrichtung bei der Intimpflege (➤ 17.3.6), korrekte Entsorgung, hygienische Händedesinfektion im Anschluss • Medikamente, z. B. Antibiotika, zerstören die physiologischen Darmbakterien und können zu Durchfällen führen
Mund		
• Streptokokken, z. B. Streptokokkus mutans • Hefen	• „Mundpolizei", Kontrollfunktion gegen Keime von außen	• Mund- und Zahnhygiene gewährleisten (➤ 17.5) • Soorprophylaxe (➤ 17.5.4) bei immungeschwächten Patientinnen
Urogenitaltrakt		
• Untere Harnwege: Streptokokken, Staphylokokken • Scheide: Laktobakterien *(Milchsäurebakterien)* u. a.	• Schutzfunktion, „Platzhalterfunktion" • Schaffung eines sauren pH-Werts (< 4,5) in der Scheide zur Verhinderung der Besiedlung durch andere Keime *(Döderlein-Flora)*	• Pflege des Intimbereichs mit Haut-pH-neutraler Waschlotion oder klarem Wasser, Verzicht auf desinfizierende Waschlotionen (➤ 17.2) • Zur Bestimmung von Keimen im Urin Mittelstrahlurin verwenden (➤ 19.1.2) • Hygienisches Arbeiten zur Vermeidung katheterassoziierter Infektionen (➤ 19.3.3)

Diagnosestellung

Zur **Diagnosestellung** einer Infektionserkrankung wird zunächst eine Anamnese erhoben, denn Erkrankungen im Umfeld der Patientinnen, Reisen, Tierkontakte oder medizinische Maßnahmen lassen im Vorfeld schon an bestimmte Erkrankungen denken.

Mikroorganismen verursachen mehr oder weniger starke Entzündungen im Körper mit typischen **Symptomen,** z. B. ein allgemeines Krankheitsgefühl, Kopf- und Gliederschmerzen, Fieber, Lymphknotenschwellung und/oder charakteristische Hautausschläge.

Lokale Entzündungszeichen (➤ Abb. 10.1) sind Rötung *(Rubor),* Schwellung *(Tumor),* Überwärmung *(Calor),* Schmerzen *(Dolor),* Funktionseinschränkung *(Functio laesa).*

Im Blut lässt sich die Entzündungsantwort des Körpers anhand verschiedener veränderter Parameter nachweisen (Labordiagnostik ➤ 26.4).

Der **direkte Nachweis eines Erregers** ist möglich durch:

1. Mikroskopischen Nachweis, z. B. bei Parasiten.
2. Erregerkultur (➤ Abb. 10.2). Nach der Gewinnung von Material (z. B. Blut, Urin, Stuhl, Sputum, Rachen-, Wund-, Vaginalsekret, Spitze eines Venenkatheters) wird dieses auf ein Nährmedium gegeben und im Brutschrank bebrütet.
3. Immunologischen Antigennachweis. Die Patientenprobe, z. B. ein Abstrich wird in ein Reagens mit spezifischen Antikörpern gegeben. Enthält die Probe den gesuchten Erreger, kommt es zu einer Reaktion, u. a. als Strektokokken- oder COVID-19-Schnelltest, Schwangerschaftstest.
4. PCR-Test zum Nachweis von Erreger-Erbsubstanz in einer Patientenprobe, z. B. bei MRSA-Schnelltests, Test auf SARS-CoV-2 (Coronavirus).

Der **indirekte Nachweis des Erregers** ist möglich über die Bestimmung von Antikörpern, die im Rahmen einer Infektion vom Immunsystem gebildet werden, sog. *Antikörpertiter.*

Wenn ein Erreger identifiziert wurde, kann die antimikrobielle Therapie spezifisch auf ihn ausgerichtet werden.

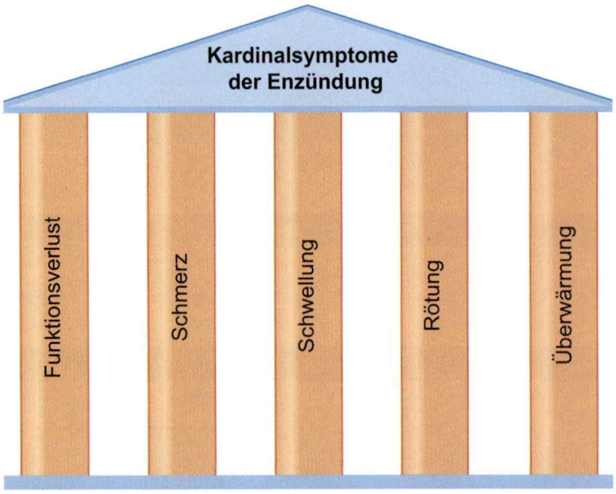

Abb. 10.1 Die fünf typischen Symptome einer lokalen Entzündung. Breitet sich die Entzündung weiter im Körper aus, kommen oft Lymphknotenschwellungen, Fieber und ein allgemeines Krankheitsgefühl hinzu. [L143]

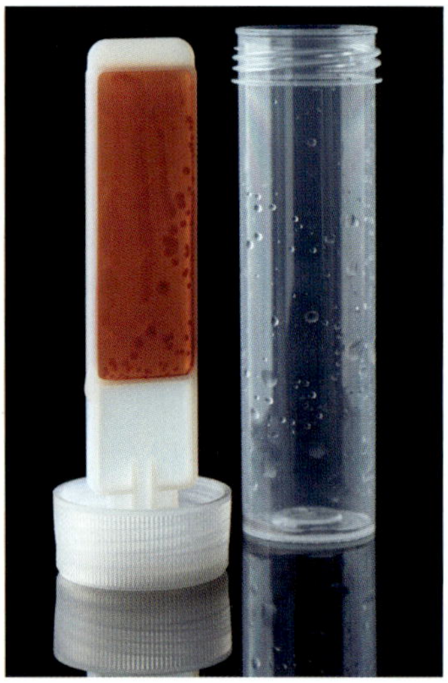

Abb. 10.2 Nachweis einer Harnwegsinfektion durch Keimnachweis im Urin. Durch Lagerung im Wärmeschrank (Bebrütung) haben sich die im Urin vorhandenen Keime auf dem Nährmedium vermehrt. Vorbereitung einer Urinkultur. ➤ Abb. 19.6. [K115]

10.2.3 Infektionskette

Ein Erreger gelangt von einer Infektionsquelle mittels Übertragung über eine Eintrittspforte in den Empfänger, der dann erkranken kann. Diese Abfolge heißt **Infektionskette** (➤ Abb. 10.3). Das Wissen, v. a. um die Übertragungswege, begründet die Maßnahmen der Hygiene.

Infektionsquellen

Infektionsquellen *(Reservoire von Mikroorganismen)* sind Orte, an denen Mikroorganismen leben, sich vermehren und von wo sie sich ausbreiten. Das können unbelebte Infektionsquellen sein, z. B. Wasser, Gegenstände, Nahrungsmittel, medizinische Geräte, oder lebende, wie gesunde und kranke Menschen und Tiere.

Infektionsquellen lassen sich wie folgt unterteilen:

- **Exogene Infektionsquellen = die** Keime stammen aus der unmittelbaren Umgebung und werden z. B. durch Kontakt mit Personen oder kontaminierten Gegenständen übertragen
- **Endogene Infektionsquellen = die** Keime stammen aus der physiologischen Bakterienflora (Standortflora ➤ 10.2.1, ➤ Tab. 10.2) und führen unter bestimmten Umständen, z. B. bei abwehrgeschwächten Menschen, zu einer Infektionskrankheit

Mögliche Infektionsquellen sind:

- Patientinnen, z. B. bei Kontakt mit Ausscheidungen
- Angehörige mit Erregerkolonisation wie z. B. MRSA (➤ 10.6.2), Herpes labialis (Lippenherpes)
- Pflegende, u. a. bei unzureichender Händedesinfektion
- Tiere, die von Parasiten befallen sind
- Pflanzen, durch Schimmelpilzbefall der Erde
- Pflegeutensilien/Medizinprodukte, die unzureichend desinfiziert oder sterilisiert wurden
- Alltagsgegenstände, z. B. Kugelschreiber, Türklinken
- Verschmutztes und kontaminiertes Wasser, z. B. mit Legionellen oder Pseudomonas aeruginosa
- Verdorbene Lebensmittel, u. a. durch Unterbrechung der Kühlkette, nicht eingehaltene Kühltemperaturen oder Garzeiten (➤ 10.4.8)

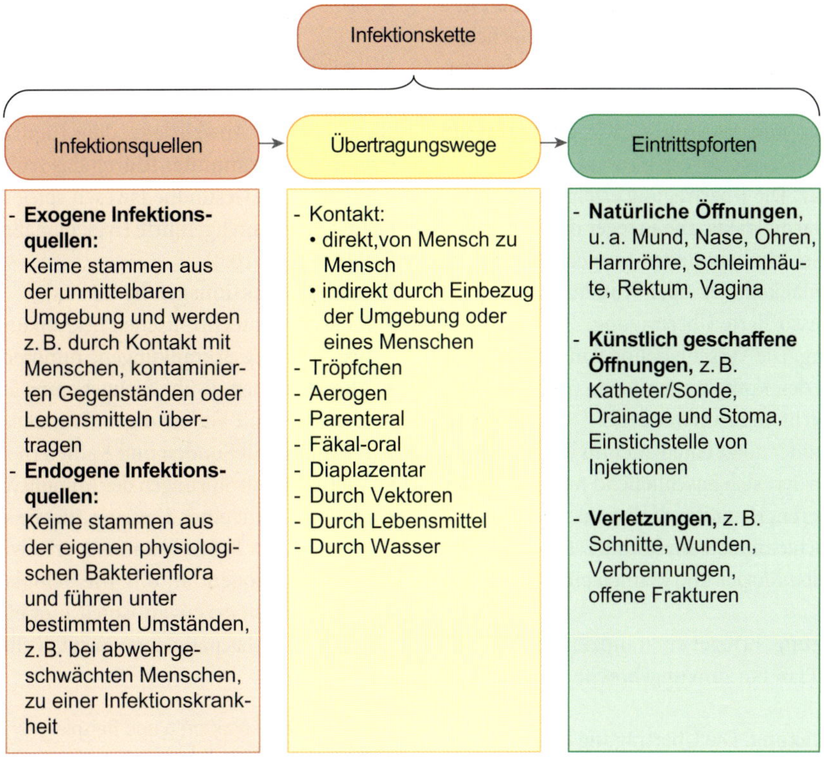

Abb. 10.3 Infektionskette von der Infektionsquelle zum Empfänger. [P554, L138]

Übertragungswege

Die Eigenschaften der verschiedenen Erreger bestimmen unter anderem die Übertragungswahrscheinlichkeit und den **Übertragungsweg** *(Transmissionswege)*. Bei den meisten Erregern sind mehrere Übertragungswege möglich. [3]

Übertragungswege sind:

- Kontaktübertragung (direkt und indirekt, ➤ Tab. 10.3)

Tab. 10.3 Kontaktübertragungen in der Pflege werden in zwei wesentliche Gruppen unterteilt.

Direkter Übertragungsweg	Indirekte Übertragungswege
• Von Person zu Person, z. B. Kopfläuse, Krätzemilben oder durch Geschlechtsverkehr, z. B. Hepatitis B und C, HIV → Dieser Übertragungsweg kommt in der Pflege von Patientinnen seltener vor.	• Übertragung unter Einbeziehung der Umwelt oder einer dritten Person: – unbelebte Umwelt wie Instrumente, Medizinprodukte, Pflegehilfsmittel – von einer Patientin über Pflegende (meistens über die Hände) zu einer anderen Patientin → Die Aufbereitung von Medizinprodukten, Hilfsmitteln und Oberflächen und die hygienische Händedesinfektion haben bei der Infektionsprävention in Gesundheits- und Gemeinschaftseinrichtungen eine große Bedeutung.

- **Tröpfchenübertragung.** Sonderform der Kontaktübertragung. Erreger werden mit den Tröpfchen direkt (z. B. beim Husten, Niesen, Absaugen) oder indirekt (z. B. kontaminiertes Taschentuch, Türklinke) übertragen. Der entscheidende Faktor für Tröpfcheninfektion ist, dass die Erreger direkt über die Schleimhäute des Mund-Nasen-Rachenraumes oder der Konjunktividen der Augen des Empfängers aufgenommen werden (= Eintrittspforte), z. B. durch Sekrete oder Exkrete einer Person in die Umgebung gelangen.
  - Respiratorische Tröpfchen sind im Regelfall deutlich größer als 5 µm, d. h., sie gelangen deshalb nicht in die Bronchiolen bzw. Alveolen.
  - Sie haben durch ihr Gewicht nur eine kurze Reichweite von 1–2 Meter in der Luft.
  - *Beispiele* sind das Norovirus, das Gastroenteritiden (infektiöse Magen-Darmentzündung) auslösen und z. B. beim Erbrechen frei werden kann; Meningokokken, Pneumokokken u. a., die Meningitis (Hirnhautentzündung) auslösen; Besiedelung mit MRSA (➤ 10.6.2) in den oberen Atemwegen, wenn eine Atemwegserkrankung mit Husten, Niesen und Auswurf besteht.
- **Aerogene Übertragung.** Sie findet durch *Tröpfchenkerne* statt.
  - Diese sind kleiner als 5 µm und können aufgrund des geringen Gewichts weiter mit der Luft getragen werden (Schwebeteilchen).

10

  - Die Tröpfchenkerne *(Aerosole)* gelangen mit der Atemluft in die tiefen Atemwege (Bronchiolen, Alveolen) und umgehen damit wichtige physikalische und immunologische Barrieren.
  - *Beispiele* sind das Masern-Virus, das Varicella-zoster-Virus, das Windpocken auslöst, und das SARS-CoV-2, das COVID-19 verursacht.
- **Parenterale Übertragung.** Die Übertragung erfolgt unter Umgehung des Magen-Darm-Trakts. Die Erreger dringen über nicht intakte Haut oder Schleimhaut in den Körper ein, z. B. entlang von oder über Gefäßkatheter, über Wunden oder durch Insektenstiche (= vektorassoziierte Übertragung).
- **Fäkal-orale Übertragung.** Die Verschleppung von erregerhaltigem Stuhl gehört zu den Kontaktinfektionen (der Begriff Schmierinfektion wird nicht mehr verwendet).
  Beispiel: Eine Pflegende unterstützt eine Patientin bei der Stuhlausscheidung und desinfiziert sich anschließend nicht ordnungsgemäß die Hände. Noroviren, Hepatitis-A-Viren u. a. gelangen ausschließlich über die Schleimhäute im Mund, z. B. bei der Nahrungsaufnahme, in den Körper und können eine Infektionskrankheit hervorrufen.
- **Diaplazentare Übertragung.** Erreger einer infizierten Schwangeren gelangen über die Plazenta zum ungeborene Kind, z. B. das Röteln-Virus.
- **Vektorassoziierte Übertagung.** Die Übertragung erfolgt über lebende Organismen (Vektoren), zumeist Insekten durch Stiche oder Bisse.
  Beispiele: Plasmodien werden über einen Mückenstich übertragen und lösen Malaria aus; die Frühsommer-Meningoenzephalitis (FSME) wird durch ein Virus ausgelöst, das durch einen Zeckenbiss übertragen wird.
- **Übertragung über Lebensmittel** *(alimentär, mit der Nahrungsaufnahme einhergehend).* Die Aufnahme von Erregern, z. B. Listerien oder Salmonellen, erfolgt über kontaminierte Nahrung und löst in der Regel Magen-Darmentzündungen aus.
- **Übertragung durch kontaminiertes Wasser.** Die Übertragung erfolgt beim Duschen, z. B. Legionellen, die eine Pneumonie verursachen können, oder beim Baden in verunreinigten Seen und durch das Essen von mit verunreinigtem Wasser gewaschenen Speisen. U. a. werden so EHEC-*(enterohämorrhagische Escherichia coli)*-Bakterien übertragen, die u. a. Durchfälle verursachen.

10.2.4 Eintrittspforten

Die Erreger müssen nicht nur zum Menschen kommen, sondern auch in ihn hinein. Das geschieht über **Eintrittspforten.**

Als Eintrittspforte können natürliche und künstliche Öffnungen sowie Verletzungen dienen:

- **Natürliche Öffnungen,** u. a. Mund, Nase, Ohren, Harnröhre, Schleimhäute, Rektum, Vagina
- **Künstlich geschaffene Öffnungen,** u. a. Eintrittsstellen von Kathetern/Sonden, Drainagen und Stomata, Injektionen

Verletzungen wie Schnitte, Wunden jeglicher Art, Verbrennungen, offene Frakturen stellen ebenfalls eine Eintrittspforte dar.

Empfänger

Nicht jeder Mensch wird nach Kontakt mit Mikroorganismen krank. Ob das geschieht oder nicht, hängt von verschiedenen Faktoren ab, u. a. seiner Abwehrlage, dem Impfschutz oder einer natürlich erworbenen Immunität (durch das frühere Durchmachen der Erkrankung). Im Gesundheitswesen spielen zudem auch korrekt oder nicht korrekt durchgeführte Hygienemaßnahmen eine entscheidende Rolle (➤ Tab. 10.4).

Besonders **infektionsgefährdet** sind:

- Menschen mit chronischen Erkrankungen, z. B. Diabetes mellitus, Atemwegserkrankungen, Tumoren
- Alte Menschen, Früh-, Neugeborene und Säuglinge
- Menschen mit Verletzungen, Wunden, auch durch operative Eingriffe und mit Sonden und Kathetern
- Menschen mit Störungen des Immunsystems, z. B. Leukämie, AIDS
- Menschen mit einer Therapie, die die körpereigene Abwehr herabsetzt, z. B. mit Immunsuppressiva, Zytostatika

Auch die Pathogenität, d.h. die Fähigkeit von Mikroorganismen Krankheiten zu erzeugen, spielt hier eine Rolle. Mit dem Begriff Virulenz wird das pathogene Ausmaß eines Erregers beschrieben.

Tab. 10.4 Risikofaktoren und Beispiele für das Entstehen einer nosokomialen Infektion. [6]

Risikofaktor	Definition	Beispiele
Patientenfaktoren	Bestehende krankheitsbedingte Beeinträchtigung und Abwehrschwäche der Patientinnen	• Frühgeborene und Lebendgeburten nach frühzeitigem Blasensprung • Hohes Alter • Schwere bzw. chronische Grunderkrankung • Mangelhafte Immunabwehr • Mangelernährung • Verlust der Schutzfunktion des Körpers, z. B. Hautdefekte wie Verbrennungen
Umweltfaktoren	Krankenhausumgebung enthält mehr Keime und stellt somit ein erhöhtes Risiko dar	• Nähe zu anderen Patientinnen • Mangelhafte Händedesinfektion des Personals • Unhygienische Oberflächen • Kontaminierte Gegenstände
Mikrobiologische Faktoren	Virulenz *(Infektionskraft)* der Erreger	• Überlebensfähigkeit in der Umgebung • Resistenzeigenschaften
Behandlungsfaktoren	Durch Diagnostik, Therapie und Pflege geschaffene Eintrittspforten oder bei Immunsupprimierung *(Unterdrückung des Immunsystems durch Medikamente)*	• Invasive Maßnahmen wie OPs • Invasive Diagnostik und Therapie, z. B. Blasenkatheterismus, Beatmung, Venenverweilkatheter • Gabe von Immunsuppressiva • Mangelndes hygienisches Arbeiten wegen Zeitdrucks

10.2.5 Nosokomiale Infektionen

DEFINITION

Nosokomiale Infektion: Infektion, die die Patientin im Zusammenhang mit einer medizinischen Maßnahme erworben hat, die z. B. im Krankenhaus, einer Pflegeeinrichtung oder auch in ambulanten Praxis erfolgt ist.
Nosokomialer Ausbruch: Auftreten von zwei oder mehr Infektionen, bei denen ein epidemischer Zusammenhang besteht, z. B. gleiche Station zur selben Zeit, ähnliche Maßnahmen. [6]

Das Risiko für das Auftreten von **nosokomialen Infektionen** ist dabei je nach Einrichtung oder Fachrichtung unterschiedlich und abhängig von den jeweiligen medizinischen und pflegerischen Maßnahmen und den zugrunde liegenden Erkrankungen der Patientinnen (➤ Tab. 10.4). Die höchsten nosokomialen Infektionsraten gibt es auf Intensivstationen. [6]

In Deutschland treten jährlich zwischen 400.000 und 600.000 nosokomiale Infektionen und 10.000 bis 20.000 dadurch verursachte Todesfälle auf. [1] Die häufigsten nosokomialen Infektionen sind: [7]

- Postoperative Wundinfektionen (➤ 30.1.3) 24 %
- Untere Atemwegsinfektionen (Pneumonien) 22 %
- Harnwegsinfekte aufgrund von Blasenkathetern (katheterassoziierte Harnwegsinfektionen ➤ 19.3.3*)* 19 %
- Primäre Blutstrominfektionen (gefäßkatheterassoziiert ➤ 28.2.5) 7 %
- SARS-Cov-2-Infektionen 5 %
- Clostridioides-difficile-Infektionen (Durchfallerkrankung) als Folge einer Antibiotikatherapie 15–20 % [8]

Vermeidung nosokomialer Infektionen in der Neonatologie

Frühgeborene, die bei Geburt weniger als 1.500 g wiegen und auf neonatologischen Intensivstationen behandelt werden, zählen zu den größten Risikogruppen für den Erwerb einer nosokomialen Infektion. Obwohl nur 1,2 % der Neugeboren mit einem solch niedrigen Geburtsgewicht zur Welt kommen und der neonatologischen Versorgung bedürfen, treten 61 % der nosokomialen Infektionen in der Gruppe der Neugeborenen auf. Daher hat die KRINKO eine spezielle Empfehlung zur Prävention nosokomialer Infektionen bei Neugeborenen veröffentlicht. [9], [10]

VORSICHT

Nosokomiale Infektionen haben weitreichende Folgen. Sie bedeuten für die betroffenen Patientinnen u. a. längere Liege- und Behandlungszeiten im Krankenhaus (durchschnittlich um 5 Tage), Schmerzen, zusätzliche Medikamenteneinnahmen. Zusätzlich treiben nosokomiale Infektionskrankheiten die Kosten im Gesundheitswesen immens in die Höhe, mindestens um 1,2 Milliarden pro Jahr. [11]

Vermeidung nosokomialer Infektionen

Maßnahmen zur **Vermeidung nosokomialer Infektionen** leiten sich aus den Empfehlungen der *Kommission für Krankenhaushygiene und Infektionsprävention (KRINKO)* am *Robert Koch-Institut (RKI)* ab und sind u. a.: [12]

- Fortlaufende systematische Erfassung, Analyse und Interpretation nosokomialer Infektionen zur Planung, Einführung und Evaluation von medizinischen Maßnahmen (*Surveillance*), z. B. Erfassung von Wundinfektionen
- Organisation einer einrichtungsinternen Hygiene (➤ 10.3), Ausbildung von Hygienefachpersonal und regelmäßige Schulung von pflegerischen und anderen Mitarbeitern
- Maßnahmen der persönlichen Hygiene (➤ 10.4.1)
- Maßnahmen der Händehygiene (➤ 10.4.2)
- Korrekter Umgang mit Berufs- und Schutzkleidung (➤ 10.4.3, ➤ 10.4.4)
- Impfung des Personals nach *Empfehlung der Ständigen Impfkommission (STIKO)*
- Isolierung von Patientinnen mit übertragbaren Krankheiten und dazugehörige Barrieremaßnahmen (➤ 10.6.1)
- Korrekte Reinigung (➤ 10.5.1), Desinfektion (➤ 10.5.2) und Sterilisation (➤ 10.5.3) von Pflegeutensilien, Medizinprodukten und Patientenumfeld
- Bewusstes Abwägen von diagnostischen und therapeutischen Maßnahmen, die mit einer Verletzung der Haut oder Schleimhaut einhergehen, z. B. Katheterisierung der Harnblase
- Zeitnahes Entfernen von Sonden und Drainagen (➤ 29.3.7)
- Korrekte präoperative Patientenvorbereitung, z. B. Haarentfernung (➤ 29.2.2)
- Beratung der Patientinnen bezüglich hygienischen Verhaltens, z. B. Niesen, Husten und Verwendung von Einmaltaschentüchern und deren korrekte Entsorgung
- Beratung von Angehörigen zu hygienegerechtem Verhalten, z. B. Einweisung in den Umgang mit Schutzkleidung und die hygienische Händedesinfektion

VORSICHT

Neben Patientinnen **können auch Mitarbeiter und Besucher an Infektionen erkranken bzw. durch erkrankte Patientinnen angesteckt werden**. Pflegende beachten daher die hygienischen Grundprinzipien und beraten Besucher zu hygienegerechtem Verhalten (➤ 10.4).

10.3 Organisation der Hygiene

Hygienisches Handeln in Einrichtungen des Gesundheitswesens kann nur dann erfolgreich und konsequent gelebt werden, wenn strukturelle Rahmenbedingungen gegeben sind (➤ Abb. 10.4).

Basis hygienischen Handelns sind die rechtlichen Rahmenbedingungen, wie z. B. das **Infektionsschutzgesetz (IfSG ➤ 9.2.6).** Das *Robert Koch-Institut (RKI)* hat (durch den in § 23 IfSG verankerten Auftrag) die *Kommission für Krankenhaushygiene und Infektionsprävention (KRINKO)* ins Leben gerufen und erstellt seitdem Richtlinien/Empfehlungen zum hygienischen Handeln in medizinischen und pflegerischen Einrichtungen.

Robert Koch-Institut

Das Robert Koch-Institut (RKI) ist das nationale Public-Health-Institut für Deutschland. Laut § 4 IfSG erfüllt es zwei wesentliche Aufgaben:
- Entwicklung von Konzepten zur Vorbeugung übertragbarer Krankheiten
- Entwicklung von Konzepten zur frühzeitigen Erkennung und Verhinderung der Weiterverbreitung von Infektionen

Man könnte auch sagen, seine Aufgabe ist es, Gesundheit zu schützen und Risiken zu erforschen. [13]

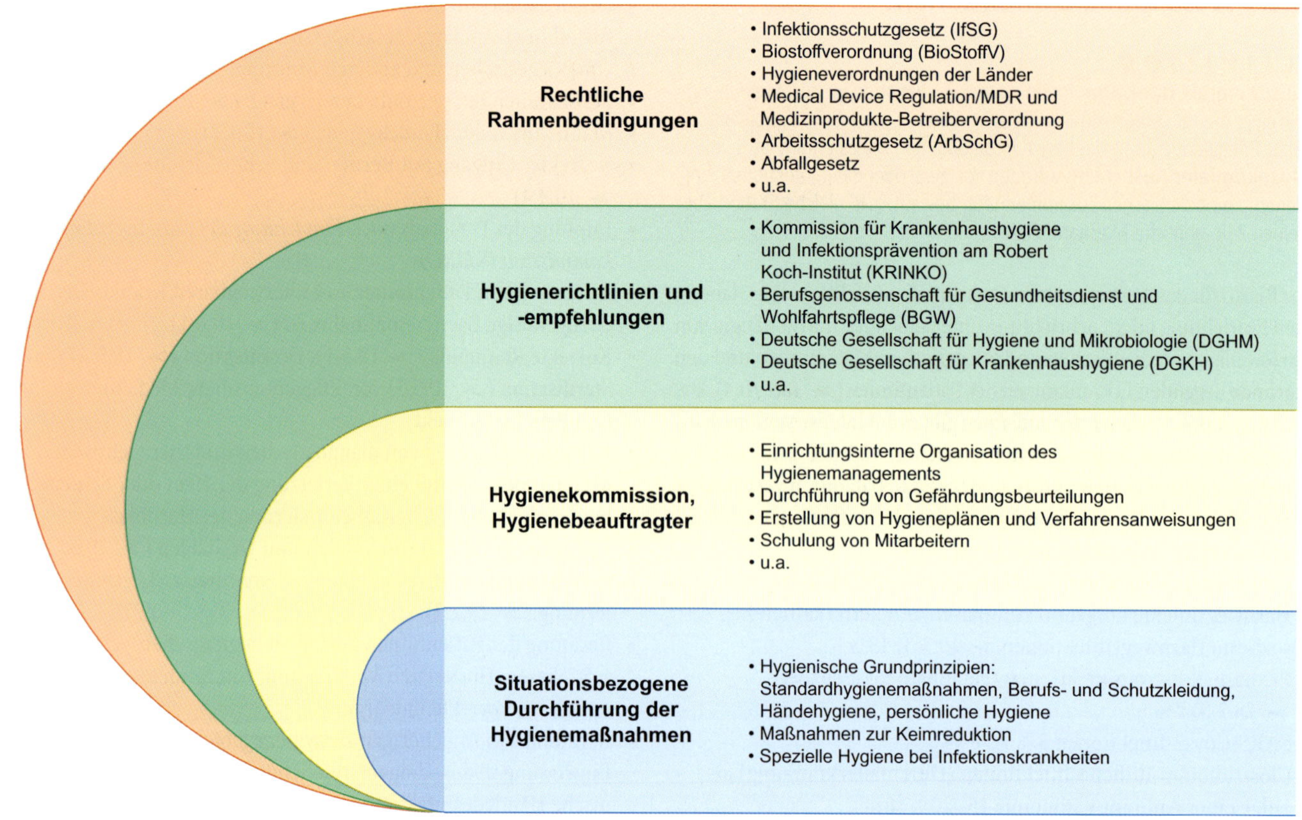

Abb. 10.4 Organisation und Struktur des hygienischen Handelns von „oben nach unten". [L143]

Gewisse hygienische Vorgaben, wie z. B. die Vorgaben zur Händehygiene (➤ 10.4.2), gleichen sich in den verschiedenen Gesundheitsbereichen, während sich andere unterscheiden, z. B. beim Umgang mit Wäsche (➤ 10.4.6) oder Lebensmitteln (➤ 10.4.8). Die verschiedenen Einrichtungen im Gesundheitswesen müssen die Maßnahmen an ihre Einrichtung anpassen und in einrichtungsspezifischen Hygienekonzepten (Hygieneplänen) darlegen. Maßgeblich sind hierbei stets die gesetzlichen Vorgaben und die Empfehlungen der KRINKO. So liegen z. B. für die Betreuung von Frühgeborenen oder Menschen in Pflegeheimen spezielle Empfehlungen zur Infektionsprävention vor. [14]

Grundstruktur der Hygieneorganisation

Maßnahmen zur Infektionsprävention betreffen meistens verschiedene Berufsgruppen und unterschiedliche Abteilungen in einer Einrichtung. Als Diskussions- und Entscheidungsgremium hat sich die **Hygienekommission** bewährt, in die Vertreter aller betroffenen Bereiche und Berufsgruppen entsandt werden.

Hygienekommission und hygienebeauftragte Pflegefachpersonen (Link Nurses)

Die Hygienekommission ist ein zentraler Bestandteil des Qualitäts- und Risikomanagements in Krankenhäusern und stationären Pflegeeinrichtungen und setzt sich aus unterschiedlichen Akteuren (aus der Medizin, Pflege, Hauswirtschaft, Technik und anderen hygienerelevanten Bereichen) zusammen. Aus der Pflege ist eine Fachkraft für Hygiene und Infektionsprävention mit spezifischer Weiterbildung und/oder eine Hygienebeauftragte Mitglied in der Hygienekommission. Weitere Informationen zur Organisationsstruktur und den Aufgaben einer Hygienekommission finden sich in der entsprechenden Empfehlung der KRINKO [14] und im Infektionsschutzgesetz.

Hygienebeauftragte Pflegefachpersonen (Link Nurses) haben sich auch in der ambulanten medizinischen und pflegerischen Versorgung als wichtig und sinnvoll erwiesen, z. B. in ambulanten Pflegeeinrichtungen und Operationszentren, Dialyseeinrichtungen oder in der außerklinischen Intensivbetreuung.

Verschiedene Institutionen bieten Fortbildungen und Qualifizierungsmaßnahmen an. Die Fortbildung umfasst nach den Empfehlungen der *Deutschen Gesellschaft für Krankenhaushygiene* mindestens 40 Std. Die Weiterbildung zur Fachkraft für Hygiene und Infektionsprävention umfasst 720 Std. [15], [16]

Hygiene-, Reinigungs- und Desinfektionsplan

DEFINITION

Hygieneplan: schriftliche Festlegung innerbetrieblicher Verfahrensweisen zur Infektionshygiene (nach § 36 IfSG). Der Hygieneplan enthält verbindliche Anweisungen zur Einhaltung und Gewährleistung von Hygienestandards.
Reinigungs- und Desinfektionsplan: verbindliche Richtlinie für alle in einer Einrichtung beschäftigten Mitarbeiter zur Einhaltung der Hygiene durch konkrete Anweisungen zur Reinigung und Desinfektion.

Der **Hygieneplan** regelt den gesamten Umgang mit Basis- und speziellen Hygienemaßnahmen. Diese unterscheiden sich in den unterschiedlichen Versorgungsfeldern, wie z. B. der stationären Langzeitversorgung im Pflegeheim oder der akutstationären Versorgung im Krankenhaus. Darin finden sich u. a. Regelungen zur Lebensmittel- und Abfallentsorgung, zur Surveillance (Überwachung) nosokomialer Infektionen und Maßnahmen zum Arbeitsschutz. Weitere Inhalte sind Vorgaben zu arbeitsmedizinischer Vorsorge, Vermeidung von Stich- und Schnittverletzungen, Umgang mit Tätigkeiten mit besonderen Gefahren (z. B. infektiöse Patientinnen, Zytostatika) und unter welchen Bedingungen z. B. der hygienegerechte Umgang mit Therapiehunden genehmigt werden kann. [17]

Der **Reinigungs- und Desinfektionsplan** ist Bestandteil des Hygieneplans. Er enthält dezidierte Angaben zu den zu verwendenden Reinigungs- und Desinfektionsverfahren.

Die Verantwortung für die Umsetzung der Hygienemaßnahmen in der Einrichtung hat der Arbeitgeber bzw. Betreiber. Somit hat er auch die Verantwortung für die Erstellung des Hygiene- und Reinigungs- und Desinfektionsplans. Diese Aufgabe kann er an die Hygienebeauftragten delegieren, die den Arbeitgeber so bei der Umsetzung von Infektionsschutzmaßnahmen unterstützen. [12]

Inhalte eines Reinigungs- und Desinfektionsplans

Der Reinigungs- und Desinfektionsplan legt Einzelheiten zur Reinigung, Desinfektion und Aufbereitung von Flächen, Pflegehilfsmittel und Medizinprodukte in bestimmten Bereichen fest, z. B. Sanitärbereich, Küche, Behandlungsräume oder Patientenzimmer.
Eine gesetzliche Vorgabe über Einzelheiten gibt es nicht, sodass dieser individuell an die speziellen Anforderungen angepasst werden kann.
Nach den **5 W's** sollten folgende Inhalte berücksichtig werden:
- **Was** wird gereinigt bzw. desinfiziert? Gegenstand und Maßnahme.
- **Womit** wird gereinigt bzw. desinfiziert? Wie lange ist die Einwirkzeit? Produkt und Verfahren.
- **Wie** wird das Produkt angewendet? Was ist bei der Durchführung zu beachten? Ausführung.
- **Wann** wird gereinigt bzw. desinfiziert? Häufigkeit und Intervalle.
- **Wer** reinigt bzw. desinfiziert? Verantwortlichkeit.

10.4 Standardhygienemaßnahmen

DEFINITION

Standardhygienemaßnahmen *(Basishygienemaßnahmen):* alle Maßnahmen, die ausnahmslos im Kontakt mit allen Patientinnen in allen Einrichtungen im Gesundheitswesen durchgeführt und eingehalten werden, um eine Übertragung von Mikroorganismen von einer Patientin auf andere Patientinnen, Besucher und Personal zu verhindern. [18]

10.4.1 Persönliche Hygiene

Jede/r in einer Gesundheitseinrichtung tätige Mitarbeiterin und Mitarbeiter hat die Pflicht, Hygiene zum Selbstschutz durchzuführen. Sie stellt ebenfalls eine Verpflichtung gegenüber den Patientinnen, aber auch den Kolleginnen dar.
Zur **persönlichen Hygiene** und einem hygienegerechten Äußeren gehören:
- Tägliche Körperpflege, um eine Schweiß- und Geruchsbildung zu vermeiden
- Tägliche Mundpflege und möglichst Verzicht auf den Verzehr von stark riechenden Substanzen, z. B. Knoblauch, Alkohol am Vortag vor dem Dienst
- Lange Haare zusammenbinden, da sie ein Keimreservoir darstellen und bei Pflegetätigkeiten leicht kontaminiert werden; nicht in die Haare greifen
- Verzicht auf jeglichen Schmuck an Händen (auch Ehering) und Unterarmen [17], da sie ein Keimreservoir darstellen, eine vollständige Desinfektion von Händen und Unterarmen verhindern und eine Verletzungsgefahr für die Patientinnen darstellen
- Piercings an sichtbaren Stellen sollten reizlos abgeheilt sein [17]
- Religiöse Kopfbedeckungen, beispielsweise Kopftücher, sind täglich zu wechseln und bei mindestens 60 °C zu waschen
- Nahrungsaufnahme des Personals nur in ausgewiesenen Pausenräumen

Impfungen in medizinischen Einrichtungen

In Einrichtungen des Gesundheitswesens kommt der Impfprophylaxe von medizinischem Personal eine besondere Bedeutung zu. Mitarbeiter haben ein erhöhtes Risiko, sich mit Infektionskrankheiten anzustecken und können diese an Patientinnen, Bewohnerinnen, Angehörige oder Kolleginnen weitergeben. Besonders geschützt werden müssen immungeschwächte und ältere Patientinnen, sowie sehr junge Menschen ohne ausreichenden Immunschutz, z. B. Früh- und Neugeborene.
Alle in medizinischen Einrichtungen Tätige sollten die von der *Ständigen Impfkommission (STIKO)* Standardimpfungen haben. Indikationsimpfungen ergeben sich aus Tätigkeiten in speziellen Bereichen, die ein erhöhtes Ansteckungs- bzw. Übertragungsrisiko für Infektionen aufweisen. [19]
Der Arbeitgeber muss eine umfassende Aufklärung zur Wichtigkeit von Impfungen anbieten, z. B. über Angebote der Betriebsärztin wie Impfsprechstunden.
Im Gegensatz zu anderen europäischen Ländern gibt es in Deutschland, bis auf eine Ausnahme, keine Impfpflicht. Im März 2020 trat in Deutschland das **Masernschutzgesetz** in Kraft. Darin ist festgelegt, dass nach 1970 geborene Personen, die in Gemeinschaftseinrichtungen oder medizinischen Einrichtungen arbeiten, einen Impfschutz gegen Masern vorweisen müssen. [20]

10.4.2 Händehygiene

Die **Händehygiene** verfolgt das Ziel, Erreger auf den Händen zu reduzieren und eine Keimverschleppung zu vermeiden. [21], [22]
Zu einer guten Händehygiene gehören die 3 Säulen:
- Händewaschen
- Haut- und Nagelpflege
- Händedesinfektion

Händewaschen

Händewaschen reduziert die Keimbelastung, ist jedoch nicht so effektiv wie die Händedesinfektion.

Die Hände werden unter fließendem Wasser befeuchtet und im Anschluss für mind. 20 Sek. eingeseift. Zum Waschen der Hände wird Flüssigseife aus Spendern verwendet, Stückseife werden nicht verwendet, da sich an ihr vermehrt Erreger anheften können. Die Haut unter den Nägeln und die Nagelfalze müssen gründlich gewaschen werden. Beim Waschen wird darauf geachtet, das Wasser nicht zu verspritzen. Der Wasserhahn wird nach dem Waschen mit dem Ellenbogen oder einem Papiertuch ausgestellt. Die Hände werden sorgfältig mit Einmalartikeln, z. B. Papiertüchern, abgetrocknet. In der ambulanten Pflege können saubere Handtücher verwendet werden, die nach einmaligem Gebrauch in die Wäsche gegeben werden. [23]

Das Händewaschen erfolgt:

- Bei optischer Verschmutzung, z. B. Schweiß oder Verunreinigung mit Sekreten wie Blut oder Stuhl
- Zur Entfernung von Bakteriensporen (z. B. bei Clostridioides) oder einzelligen Lebewesen wie Würmern
- Vor Dienstbeginn und nach Dienstende
- Nach dem Toilettengang
- Vor der Ausgabe und Zubereitung von Speisen sowie vor und nach der Pause
- Nach Kontakt mit Haustieren

Reihenfolge beachten

Prinzipiell ist in allen Einrichtungen im Gesundheitswesen die hygienische Händedesinfektion der Waschung vorzuziehen. Bei stark verschmutzten Händen hingegen müssen die Hände zuerst vorsichtig abgespült und dann gewaschen werden. Erst wenn die Hände gut abgetrocknet sind, erfolgt im Anschluss die Desinfektion.

Liegt nur eine punktuelle Verunreinigung vor, kann diese mit einem in Händedesinfektionsmittel getränkten Papiertuch vor der durchzuführenden Händedesinfektion entfernt werden. [21]

Haut- und Nagelpflege

Pflegende führen auch in der Freizeit eine sorgfältige **Haut- und Nagelpflege** durch, da ungepflegte Haut zu Rissen und Beschädigungen neigt und somit eine Eintrittspforte für Erreger darstellt. Desinfektionsmittel kann nur schwer in Risse und Unebenheiten vordringen.

10

Haut- und Nagelpflege im Pflegeberuf

- Hautpflegemittel ohne Duft- und Konservierungsstoffe bevorzugen.
- Spendern den Vorzug geben, um Kontamination auszuschließen, keine Salbentöpfchen verwenden. Bei Verwendung von Tuben darauf achten, dass es nicht zu einem Rücksog der Salbe in die Tube kommt.
- Hände vor dem Eincremen reinigen und gut abtrocknen.
- Regelmäßig und sorgfältig die Hände und Unterarme eincremen, z. B. vor der Pause, nach Dienstende; Handrückseiten, Nagelbett und Fingerkuppen berücksichtigen.
- Fingernägel kurz schneiden, die Nägel dürfen nicht über die Fingerkuppen herausragen (➤ Abb. 10.5).
- Keine künstlichen Fingernägel tragen wegen erhöhter Gefahr der Keimansiedlung und -übertragung.
- Keinen Nagellack verwenden, da Verunreinigungen schlechter sichtbar sind [21].
- Hände vor witterungsbedingter Beanspruchung schützen, z. B. bei Kälte Handschuhe tragen.

Händedesinfektion

Bei der **Händedesinfektion** wird hygienische und chirurgische Händedesinfektion unterschieden.

DEFINITION

Hygienische Händedesinfektion: Entfernung von transienter Hautflora (Erreger, die durch Berührung von Händen, Flächen oder Gegenständen im Laufe des Tages aufgenommen werden) als wichtigste Maßnahme zur Prävention von nosokomialen Infektionen.

Chirurgische Händedesinfektion: weitgehende Entfernung der transienten Hautflora und signifikante Reduzierung der residenten Hautflora (➤ 10.2.1) vor Durchführung eines sterilen Eingriffs, z. B. einer Operation.

Indikationen der hygienischen Händedesinfektion

Laut WHO besteht die **Indikation zur hygienischen Händedesinfektion** in folgenden Situationen: [21]

- Vor unmittelbarem Kontakt mit einer Patientin, auch vor Dienstbeginn
- Vor aseptischen Tätigkeiten, z. B. Entnahme von Utensilien aus dem Pflegewagen, An- und Abhängen einer Infusion, vor Durchführung eines Verbandwechsels
- Nach Kontakt mit potenziell infektiösen Materialien, z. B. Blut, Ausscheidungen
- Nach Kontakt mit Patientinnen, z. B. nach der Körperpflege oder dem Ausziehen der Handschuhe
- Nach Kontakt mit Oberflächen in der unmittelbaren Umgebung der Patientin, z. B. Bett, Nachttisch

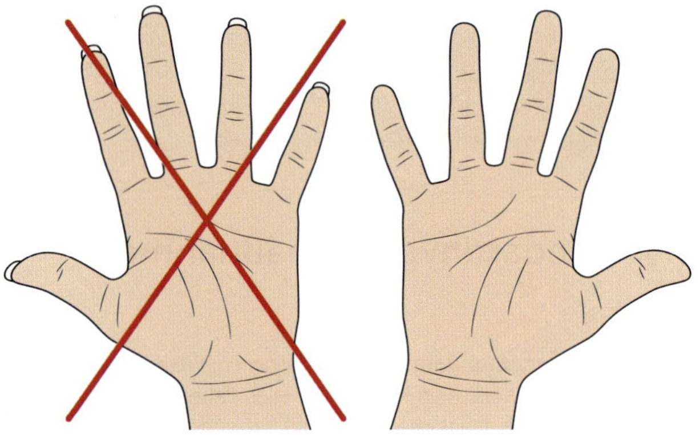

Abb. 10.5 Die Fingernägel von Pflegenden schließen wie bei der Hand rechts mit der Fingerkuppe ab. [L264]

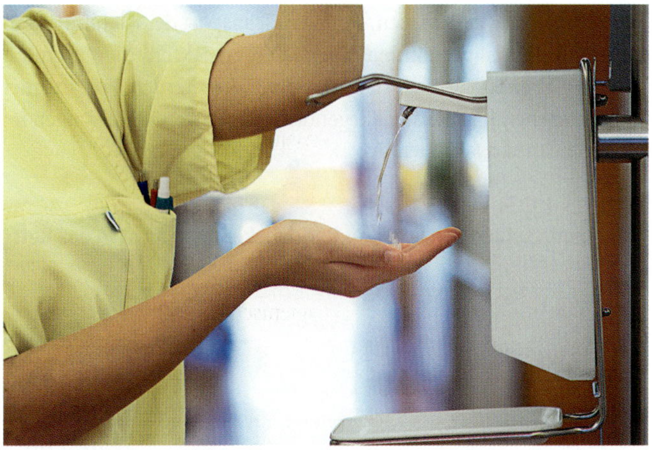

Abb. 10.6 Korrekte Bedienung des Wandspenders mit dem Ellenbogen. [K115]

Nutzung von Spendern mit Händedesinfektionsmittel

Während in **stationären Einrichtungen** fest montierte Desinfektionsmittelspender, die mit dem Ellenbogen bedient werden (➤ Abb. 10.6), zur Verfügung stehen, muss in der **ambulanten Pflege** auf Kitteltaschenflaschen oder mobile Spender zurückgegriffen werden. Deren Oberflächen müssen regelmäßig wischdesinfiziert werden (➤ Abb. 10.12), da die Kitteltasche potenziell kontaminiert ist bzw. die Flasche mit kontaminierten Händen angefasst wird. [24]

Durchführung der hygienischen Händedesinfektion

Zur **Durchführung der hygienischen Händedesinfektion** wählen Pflegende das korrekte Händedesinfektionsmittel, z. B. mit bakterizider und/oder viruzider Wirkung. Dabei beachten sie die Einwirkzeit und gehen wie in ➤ Abb. 10.7 vor. Es ist sehr wichtig, alle sechs Schritte (auch in einer anderen Reihenfolge) auszuführen, ein standardmäßiges Vorgehen einzuüben. Werden die Hände vor der Desinfektion gewaschen, müssen sie zunächst gründlich getrocknet werden.

VORSICHT

Vorzeitiges Trocknen der Hände beim Desinfektionsvorgang ist zu vermeiden. Sind die Hände bereits vor der Beendigung sämtlicher Schritte der hygienischen Händedesinfektion oder vor Ablauf der Einwirkzeit des Desinfektionsmittels (nach Herstellerangabe, in der Regel, 15–30 Sek.) getrocknet, muss erneut Desinfektionsmittel aufgetragen werden.

➤ Abb. 10.8 zeigt, welche Hautareale bei der Desinfektion häufig vernachlässigt werden. Pflegende lassen sich daher regelmäßig bei der Händedesinfektion beobachten, um ihre persönlichen Anwendungsfehler kennenzulernen und zu beheben.

Die hygienische Händedesinfektion ist nicht nur unter Gesichtspunkten der Infektionsprophylaxe sicherer als das herkömmliche Händewaschen mit Seife. Alkoholische, rückfettende Desinfektionsmittel sind daneben auch hautverträglicher. [21]

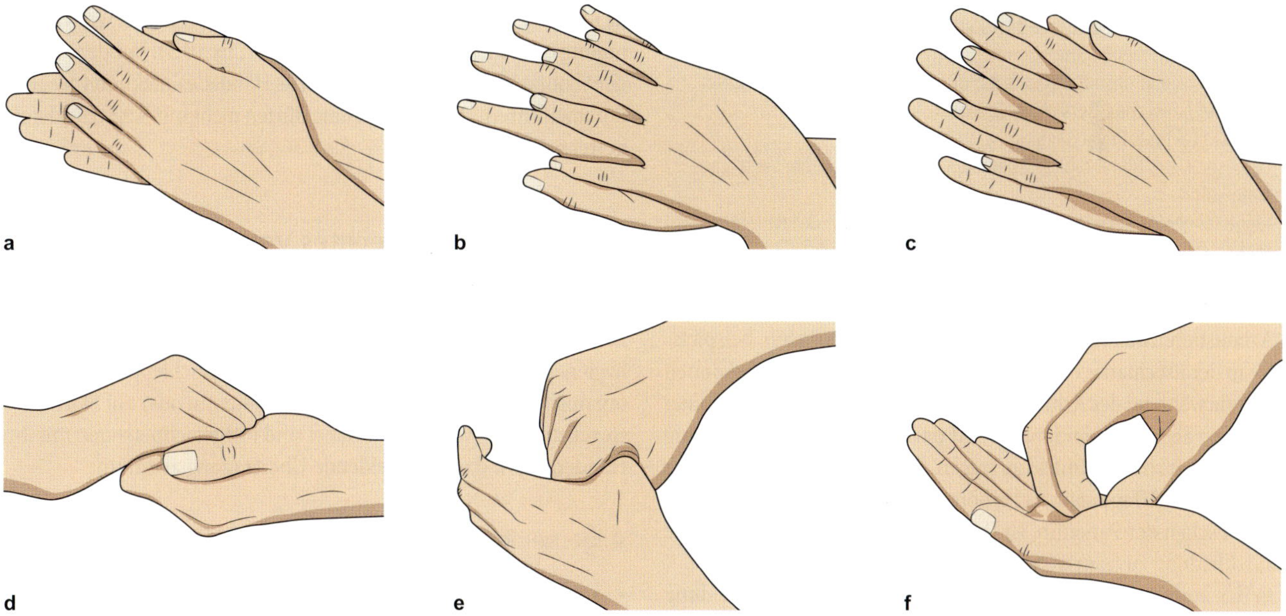

Abb. 10.7 Durchführung der hygienischen Händedesinfektion. (a) Handinnenflächen mit 3–5 ml Desinfektionslösung benetzen, Hände dazu aneinanderreiben, (b) mit der linken Hand die rechte Handaußenseite und die Zwischenräume der Finger benetzen, (c) mit der linken Hand die Zwischenräume der Finger von innen benetzen; diesen Vorgang mit der rechten Hand wiederholen, (d) mit dem Hakengriff die Hände abwechselnd ineinanderkrallen, (e) den linken Daumen mit der rechten Hand vollständig umschließen und mit einer kreisenden Bewegung vollständig benetzen, Vorgang mit der anderen Hand wiederholen, (f) Fingerkuppen der rechten Hand mit einer kreisenden Bewegung in der Handinnenfläche der linken Hand reiben, dabei auch leichten Druck auf die Fingernägel ausüben, sodass diese in Kontakt mit dem Desinfektionsmittel kommen, Vorgang mit der linken Hand wiederholen. Die Unterarme sind bei potenzieller Kontamination miteinzubeziehen. [L264]

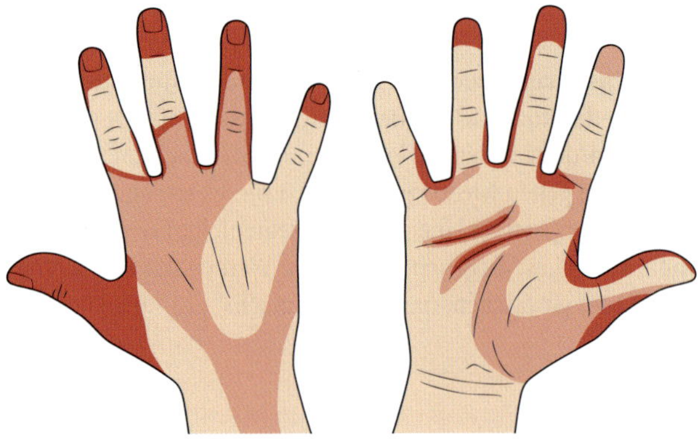

Abb. 10.8 Häufige bei der Händedesinfektion vernachlässigte Hautareale, sog. Benetzungslücken. [L264]

10.4.3 Berufskleidung

Pflegende tragen ihre **Berufsbekleidung** *(Dienst- oder Arbeitskleidung)*, um sich zu schützen und um ihre Zugehörigkeit zur Berufsgruppe zu signalisieren. In einem hygienisch besonders bedeutsamen Arbeitsumfeld, z. B. Intensivstation, OP-Abteilung, wird eine **Bereichsbekleidung** getragen. Das Tragen dieser Kleidung ist nur in dafür bestimmten Bereich zugelassen und erfordert einen sachgerechten Umgang, z. B. Bündchen an Armen und Beinen oder Hemd in der Hose tragen. [25]

Berufskleidung in der Pflege

Bei der Verwendung von Berufsbekleidung sind folgende Faktoren zu berücksichtigen: [26], [27], [28]
- Bewegungsfreundlich, z. B. nicht zu eng, nicht zu weit
- Atmungsaktiv, aus Baumwoll- oder Baumwollmischgewebe
- Gut wasch- und desinfizierbar, auch durch hohe Waschtemperaturen (nicht im häuslichen Bereich waschen)
- Kein Kontakt mit Privatkleidung
- Wechsel in der Regel täglich, spätestens nach 2 Tagen, bei Verschmutzung sofort
- Keine langen Ärmel, z. B. Strickjacke, bei der Arbeit an der Patientin
- Hygienische Händedesinfektion (➤ 10.4.2) vor dem Ankleiden

In Arbeitsbereichen mit geringen Hygieneanforderungen, beispielsweise in der Psychiatrie oder in Seniorenwohneinrichtungen, können Pflegende während der Arbeit private Kleidung tragen. Diese Kleidung dient dann als Berufskleidung und ist darum nur in der Einrichtung und nicht im privaten Umfeld zu tragen. Ein Wechsel findet auch hier spätestens alle 2 Tage statt. Bei erhöhter Kontaminationsgefahr, z. B. beim Duschen der Patientin, ist Dienstkleidung bzw. zusätzlich eine Schutzkleidung zu tragen (➤ Tab. 10.5). [25]

In der **ambulanten Pflege** ist Berufskleidung der Privatkleidung vorzuziehen. Obgleich aus infektionsprophylaktischer Sicht äußerst sinnvoll, übernehmen die Pflegedienste häufig nicht das Waschen der Kleidung für ihre Arbeitnehmer. Muss aus diesem Grund die Kleidung zu Hause gewaschen werden, ist eine Waschtemperatur von mindestens 60 °C einzuhalten. Um einer Kreuzkontamination vorzubeugen, ist es ratsam, die Kleidung separat von der Familienwäsche zu sammeln und zu waschen. Um beim Transport der Kleidung Kontaminationen zu vermeiden, muss die Berufskleidung geschützt von der Arbeitsstelle nach Hause transportiert werden, z. B. in einer verschlossenen Plastiktüte. Pflegende beachten die Anweisungen im Hygieneplan ihrer Einrichtung.

VORSICHT

Pflegende setzen sich mit ihrer Berufsbekleidung nicht in das Bett der Patientin. In Ausnahmefällen (z. B. zur Mobilisation) kann ein Handtuch untergelegt werden, welches im Anschluss sachgerecht entsorgt wird.

Arbeitsschuhe in der Pflege

Geeignete **Arbeitsschuhe** schützen vor Stürzen und sorgen für Standsicherheit und Tragekomfort. Sie sollen auch eine Kontamination der Füße der Pflegenden mit Körperausscheidungen und/oder Blut verhindern. Schuhe, die während des Pflegeeinsatzes getragen werden, sollen
- geschlossen sein, gut sitzen und eine eng anliegende Fersenkappe haben (keine Sandalen mit Fersenriemen),
- auch bei längerem Stehen und Gehen bequem sein (z. B. durch anatomische Form, dämpfende Sohle),
- rutschfest sein,
- atmungsaktiv sein und nach Dienstende gelüftet werden,
- abwaschbar, wasserabweisend und pflegeleicht sein (z. B. keine Stoffschuhe),
- wöchentlich gereinigt bzw. bei sichtbarer Verschmutzung durch Wischdesinfektion gesäubert werden. [27], [29]

10.4.4 Schutzkleidung

Schutzkleidung *(persönliche Schutzausrüstung, PSA)* schützt Pflegende und ihre Berufskleidung vor schädlichen Einflüssen wie Verunreinigung oder Infektion durch Keime (➤ Tab. 10.5). Vor dem Anlegen der Schutzkleidung ist die hygienische Händedesinfektion (➤ 10.4.2) durchzuführen. Die Pausenräume dürfen nicht mit Schutzbekleidung betreten werden.

10.4.5 Hygienegerechtes Verhalten bei Pflegemaßnahmen

Es gehört zu den fachlichen Anforderungen, Pflegemaßnahmen auch hygienegerecht durchzuführen. Ziel ist, die Verschleppung von Mikroorganismen von einer auf eine andere Patientin oder auf Flächen und Gegenstände zu vermeiden. Dabei sind Pflegefachpersonen mit ihren Händen meist das entscheidende Übertragungsmedium.

Allgemeine Hygieneregeln

- Topfpflanzen sind wegen der in der Erde lebenden Keime nicht erlaubt, wenn es Wunden und Eintrittsstellen gibt; Schnittblumen dürfen nicht in der Nähe von Pflegeutensilien und Sterilgut stehen und das Wasser muss regelmäßig gewechselt werden.
- Kissen und Lagerungsmaterialien dürfen in nicht auf den Boden, Stuhl oder Tisch abgelegt werden. Lässt es sich nicht vermeiden, muss die Fläche im Anschluss wischdesinfiziert werden.

Tab. 10.5 Anforderungen an Schutzbekleidung [26]–[28]. [L264, L143]

Schutzbekleidung	Verwendung	Anforderungen
Schutzhandschuhe (Einmalhandschuhe) 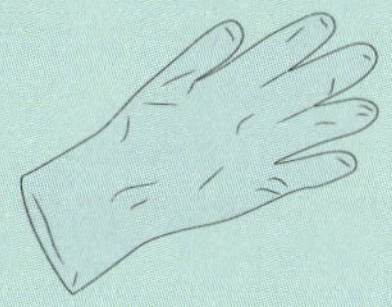	• Kontakt mit Blut, Sekreten oder kontaminierten Gegenständen, z. B. bei Verbandwechsel, Intimpflege, Absaugen • Schutz für Pflegende • Barriere, um z. B. bei Kontakt mit intimen Bereichen Distanz zu signalisieren	• Nicht mit feuchten Händen anziehen, Hände sorgfältig trocknen • Passende Größe und Material für Tragekomfort und Greifgefühl auswählen • Handschuhe zwischen den Patientenkontakten wechseln • Handschuhe zwischen verschiedenen Tätigkeiten (rein, unrein) wechseln • Nach Ablegen hygienische Händedesinfektion durchführen • Langes Tragen vermeiden, um die Haut vor Aufweichen durch Schweiß zu schützen (z. B. Handschuhe erst vor Pflegetätigkeit anziehen) • Handschuhe nur in Ausnahmefällen desinfizieren, dabei Materialverträglichkeit beachten (Herstellerangaben!), bei sichtbarer Verschmutzung stets Handschuhe ausziehen und dann Händedesinfektion durchführen [16] • Handschuhe ausziehen, ohne sich dabei zu kontaminieren (➤ 10.5.3, ➤ Abb. 10.17)
Schutzbrille 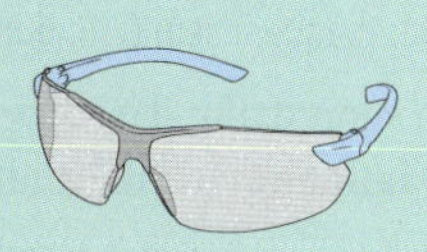	• Gefahr des Verspritzens erregerhaltigen Materials – Bei aerogen übertragbaren Infektionen • Umgang mit Chemikalien • Bestimmte diagnostische Maßnahmen, z. B. Bronchoskopie	• Korrekten, rutschfesten Sitz gewährleisten • Muss gute Sicht gewährleisten, d. h. beschlags- und spiegelarm sein
Schutzkittel, Schürze 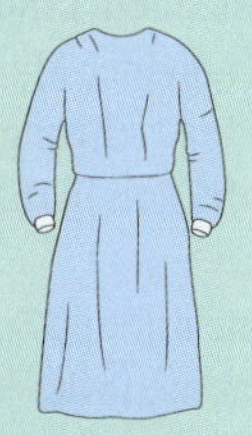	• Kontakt mit erregerhaltigem Material • Schutz vor Nässe, z. B. bei Körperpflege	• Nach Gebrauch mit Innenseite nach außen aufhängen, nach Schichtende entsorgen • Schutzkittel nur für dieselbe Patientin verwenden • Einmalartikel (z. B. Plastikschürze) sind kein Schutzkittelersatz, nach Gebrauch verwerfen • Kittel mit Bund an den Ärmeln tragen, wenn die Unterarme vor Kontamination geschützt werden müssen
Kopfhaube (Haarschutz) 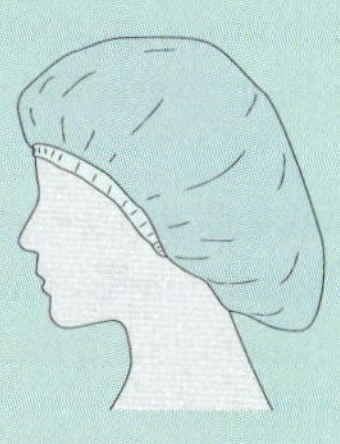	• Invasive Eingriffe, z. B. großer Wundverband oder Legen eines ZVK • Gefahr des Verspritzens erregerhaltigen Materials • Umkehrisolierung (➤ 10.6.1)	• Muss Kopf- und seitliche Barthaare sowie auch die Stirn komplett bedecken
Mund-Nasen-Schutz *(MNS)* 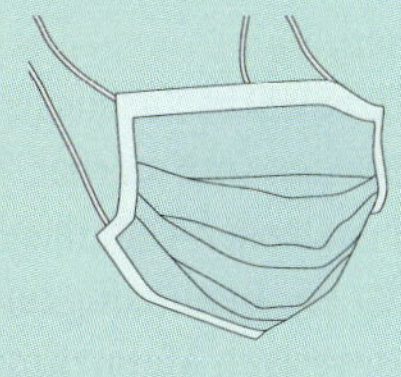	• Invasive Eingriffe mit Infektionsgefahr, z. B. Reinigung großer Wunden • Aerosolbildung, z. B. bei Niesen, Erbrechen, im OP • Transport von Patientinnen mit übertragbaren Erkrankungen • Isolierungsmaßnahmen bei bestimmten Erregern zum Schutz des Personals • Umkehrisolierung (➤ 10.6.1)	• Zum korrekten Sitz Nasenbügel anmodellieren und die Haltebänder eng stellen, sodass die Schutzmaske dicht an der Haut anliegt und schließt • Darf Sicht nicht beeinträchtigen • Muss seitliche Barthaare bedecken • Nicht herunterklappen • Unachtsame Bewegung, z. B. zur Sitzkorrektur der Maske, während der Arbeit vermeiden • Ein Mund-Nasen-Schutz kann auch angenehm bei Tätigkeiten sein, bei denen ein unangenehmer Geruch zu erwarten ist

Tab. 10.5 Anforderungen an Schutzbekleidung [26]–[28]. [L264, L143] *(Forts.)*

Schutzbekleidung	Verwendung	Anforderungen
FFP2/3-Maske *(Face Filtering Piece, partikelfiltrierender Atemschutz)* 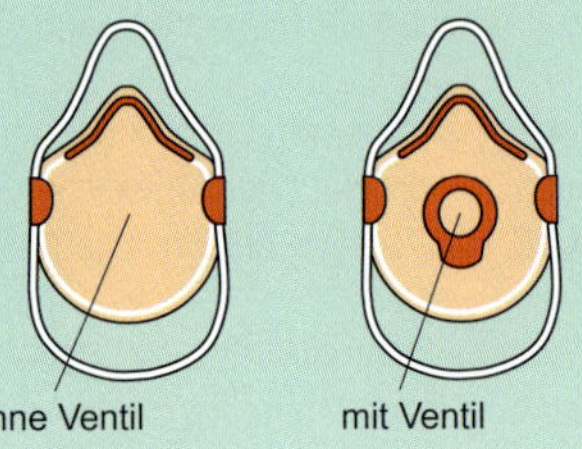	• Bei aerosol-übertragbaren Krankheiten (➤ 10.2.3) • Bei hoch ansteckenden Krankheiten, z. B. hämorrhagisches Fieber • Bei gesundheitsschädlichen und erbgutverändernden Dämpfen (z. B. Zytostatika)	• Dichtsitzend und flüssigkeitsdicht • Unterscheidung in FFP2 (filtert mind. 94 % der Partikel bis 0,6 µm) und FFP3 (filtert mind. 99,5 % der Partikel bis 0,6 µm) • Es gibt FFP-Masken ohne Ventil (lassen keine Aerosole herein und heraus, erschwertes Atmen) und mit Ausatemventil (erleichtertes Atmen, schützen aber nur den Träger, da sie Aerosole herauslassen)

- Pflegeutensilien (z. B. Blutdruckmessgerät), Verbandmaterialien (z. B. Pflasterrolle) oder Salbentuben und Dokumentationssysteme dürfen nicht im Patientenbett abgelegt werden. Pflegehilfsmittel wie Toilettenstuhl oder Waschschüssel und Medizinprodukte sind nach Vorgabe des Hygieneplans zu desinfizieren bzw. aufzubereiten.
- Sekret- und Katheterbeutel dürfen nicht auf dem Boden liegen, sie werden geeignet aufgehängt.
- Pflegefachpersonen setzen sich möglichst nicht ins Patientenbett, da sie so ihre Berufskleidung mit Erregern kontaminieren. Angehörige werden über die Kontaminationsgefahr informiert. Es empfiehlt sich, ggf. zum Schutz der Kleidung eine Unterlage zu verwenden, z. B. ein Handtuch.
- Pflegende tragen bei Gefahr des Kontakts mit Körperflüssigkeiten geeignete Schutzkleidung (➤ 10.4.4).
- Pflegende bleiben bei Erkältungskrankheiten möglichst zu Hause bzw. lassen sich ärztlich untersuchen. Bei leichteren Symptomen tragen sie einen Mund-Nasen-Schutz oder eine FFP2/3-Maske (➤ 10.4.4).
- Bei Infektionen an der Hand, z. B. Nagelbettentzündung, suchen sie den Haus- oder Betriebsarzt auf, der über das weitere Vorgehen entscheidet.

Diese Empfehlungen gelten insbesondere für Krankenhäuser und stationäre Pflegeeinrichtungen, denn hier besteht besonders die Gefahr, dass Keime von einer Patientin bzw. Bewohnerin zur anderen gelangen.

Aber auch in der ambulanten Pflege ist diese Gefahr gegeben, wenn Pflegende z. B. ein Blutdruckmessgerät bei verschiedenen Patientinnen zum Einsatz bringen. Und auch über die Hände und die Kleidung besteht die Gefahr einer Erregerübertragung.

In der ambulanten Pflege kann bei patienteneigenen Pflegeutensilien und Medizinproduten auf eine routinemäßige Desinfektion verzichtet werden. Sind keine resistenten Erreger vorhanden, reicht in der Regel eine normale Reinigung der patientennahen Umgebung mit handelsüblichen Reinigungsmitteln.

Hygieneregeln bei Pflege- und medizinischen Maßnahmen

Überlegtes und geplantes Handeln sorgt dafür, dass **Hygieneregeln bei Pflege- und medizinischen Maßnahmen** eingehalten werden können:

- Die erforderlichen Materialien vollständig vorbereiten und sinnvoll anordnen, um ein zügiges Vorgehen zu ermöglichen und Verzögerungen zu vermeiden. Es besteht ein erhöhtes Risiko der Erregerverbreitung, wenn während einer Maßnahme immer wieder Materialien geholt werden. Die Erfahrung zeigt, dass Handschuhwechsel und Händedesinfektion in diesem Fall weniger oft durchgeführt werden.
- Arbeitsbereiche in eine reine und eine unreine Seite trennen, insbesondere bei aseptischen Maßnahmen wie Verbandwechsel oder Legen eines Katheters.
- Fenster bei der Durchführung von Pflegemaßnahmen oder aseptischen Handlungen schließen, um Luftbewegungen, Durchzug, Staubaufwirbelung und damit den Eintrag von Mikroorganismen zu vermeiden.
- Größere, aufwendigere Maßnahmen, z. B. große Verbandwechsel, Legen eines transurethralen Blasenverweilkatheters oder Pflegemaßnahmen bei unruhigen Patientinnen, nach Möglichkeit mit einer Assistenzperson durchführen.
- Abwürfe (z. B. Abfalleimer, Wäschewagen, Spritzenabwurf) vorab bereitstellen, um kontaminiertes Material, z. B. alte Verbände, ohne Umwege entsorgen zu können.
- Non-Touch-Prinzip, z. B. bei Verbandwechseln: sterile Materialien wie Kompressen nur steril anfassen (mit steriler Pinzette, sterilem Handschuh) oder auf einer sterilen Unterlage abgelegt. Sterile Materialien erst unmittelbar vor Benutzung öffnen.
- Während der Durchführung von invasiven Maßnahmen sollen Pflegende sprechen oder husten vermeiden, ggf. tragen sie einen Mund-Nasen-Schutz.

KRINKO-Empfehlungen

Die *Kommission für Krankenhaushygiene und Infektionsprävention* hat für invasive Maßnahmen differenzierte Empfehlungen herausgeben, z. B.:

- Prävention postoperativer Wundinfektionen, Stand 2018
- Anforderungen an die Hygiene bei Punktionen und Injektionen, Stand 2011
- Prävention von Infektionen, die von Gefäßkathetern ausgehen, Teil 1 und 2, Stand 2017
- Prävention und Kontrolle Katheter-assoziierter Harnwegsinfektionen, Stand 2015
- Prävention Gefäßkatheter-assoziierter Infektionen bei Früh- und Neugeborenen, Stand 2018
- Prävention der nosokomialen beatmungsassoziierten Pneumonie, Stand 2013

Alle Empfehlungen stehen zum Download bereit unter www.rki.de/DE/Content/Infekt/Krankenhaushygiene/Kommission/Tabelle_gesamt.html

10.4.6 Umgang mit Wäsche

Auch beim **Umgang mit Wäsche** aus Gesundheitseinrichtungen kann ein Infektionsrisiko bestehen.

Pflegende beachten beim Sammeln, Lagern, Transport und der Aufbereitung der kontaminierten Textilien die erforderlichen Hygienevorgaben. Beim Umgang mit Patientenwäsche bestehen Unterschiede zwischen stationären Einrichtungen und ambulanter Pflege (➤ Tab. 10.6). [30]

Wäsche in stationären Pflegeeinrichtungen

Bewohnereigene Wäsche in Pflegeheimen kann in der Regel wie Wäsche im Privathaushalt gewaschen werden. Leiden Bewohner jedoch unter Erkrankungen mit übertragbaren Erregern (z. B. MRSA oder bei Ausbruch) muss die Leibwäsche, Handtücher und Waschlappen sowie Bettwäsche desinfiziert und in einem separaten Waschgang aufbereitet werden.

Tab. 10.6 Umgang mit Wäsche in stationären Einrichtungen und in der ambulanten Pflege.

Stationäre Einrichtungen	Ambulante Pflege
• Hygieneplan der Einrichtung beachten • Nach Kontakt mit Schmutzwäsche Hände desinfizieren • Infektiöse und normale Schmutzwäsche in getrennten Säcken (farblich kodiert) sammeln • Schmutzwäsche direkt in Säcke geben, nicht auf Boden oder Stuhl zwischenlagern • Schmutzwäsche täglich aus den Zimmern/der Station abtransportieren • Aufbereitung der Schmutzwäsche in der Einrichtung oder einer externen Wäscherei • Saubere Wäsche in geschlossene Schränke einsortieren, Wäsche nicht offen lagern (z. B. auf Pflegewagen, Tisch, Fensterbank)	• Patientenwäsche im Haushalt mitwaschen • Nach Kontakt mit Schmutzwäsche Hände desinfizieren • Kontaminierte Wäsche von Patientinnen mit Verdacht auf oder bestätigtem Erregernachweis (z. B. MRSA) ist als kontaminierte Wäsche bei mindestens ≥ 60 °C in einem separaten Waschgang zu waschen • Mit Blut und Stuhl verunreinigte Wäsche bei mindestens 60 °C in der Waschmaschine waschen; grobe Verunreinigungen (z. B. fester Suhl) vorher in der Toilette entsorgen • Gewaschene Wäsche erst in den Schrank legen, wenn sie vollständig getrocknet ist, um Schimmelbildung zu vermeiden

10.4.7 Umgang mit Ausscheidungen

Die **Entsorgung von Ausscheidungen** in Urinflaschen/Steckbecken erfolgt im Krankenhaus und stationären Pflegeeinrichtungen durch reinigende und desinfizierende Spülautomaten.

In der **ambulanten Pflege** werden Ausscheidungen über die Toiletten entsorgt. Pflegende tragen zum Eigenschutz Schutzhandschuhe, ggf. weitere Schutzkleidung. Sie achten darauf, dass keine Ausscheidungen verspritzt werden. Nach der Entleerung spülen sie Urinflasche und Steckbecken vorsichtig mit Leitungswasser aus. Bei infektiösen Erkrankungen erfolgt eine anschließende Wischdesinfektion mit einem Flächendesinfektionsmittel. Dies gilt besonders für übertragbare Durchfallerkrankungen.

10.4.8 Umgang mit Lebensmitteln

Umgang mit Sondennahrung ➤ 18.8.2

Unsachgemäßer **Umgang mit Lebensmitteln** kann zu einer Verunreinigung oder Kontamination führen und so die Gesundheit des Verzehrenden schädigen, z. B. durch Salmonellose oder eine Lebensmittelvergiftung.

Daher ist der Umgang mit Lebensmitteln nach dem **HACCP-Konzept** (engl. *hazard analysis and critical control points, Gefahrenanalyse und kritische Kontrollpunkte)* zu regeln. Krankenhäuser und stationäre Pflegeeinrichtungen legen dar, wie sie durch präventive und Kontrollmaßnahmen Erkrankungen im Zusammenhang mit Lebensmitteln und Speisen verhindern wollen – von der Lagerung und Zubereitung bis zur Patientin. Das Konzept ist durch die Lebensmittelhygieneverordnung geregelt. [31]

Wichtige Präventionsmaßnahmen

Zu den wichtigsten Präventivmaßnahmen gehören Maßnahmen der Basishygiene wie:

- Einhalten von Ordnung und Sauberkeit am Küchenarbeitsplatz
- Reinigung und Desinfektion der verwendeten Küchenutensilien
- Einhalten und Kontrollen von Lager- und Kühltemperaturen

Umgang mit Lebensmitteln in Krankenhäusern und stationären Pflegeeinrichtungen

Pflegende beachten in stationären Einrichtungen bei **Lagerung, Umgang** und **Entsorgung von Lebensmitteln:** [32], [33]

- Bedarfsgerechte Warenbestellung und anschließende Wareneingangskontrolle, z. B. Unversehrtheit der Verpackung oder Haltbarkeitsfristen
- Einhalten von Lagerungstemperaturen, z. B. Waren nicht ungeschützt oder in der Sonne stehen lassen
- Regelmäßige Kontrolle des Mindesthaltbarkeitsdatums (First-in-first-out-Prinzip beachten)
- Tägliche Überprüfung und Dokumentation der Kühlschranktemperatur
- Einhalten vor Kühlkette, z. B. bei beim Transport von der Küche auf die Stationen

- Kein Umgang mit Lebensmitteln bei akuten Erkrankungen, z. B. Magen-Darm-Infekt
- Keine Selbstbedienung am Buffet bei gastrointestinalen Erkrankungen
- Ausstattung von Buffets mit Husten-, Nies- und Spuckschutz
- Händedesinfektion vor und nach der Zubereitung von Speisen
- Trennen der Arbeitsbereiche in der Küche in reine und unreine Bereiche
- Anfassen von unverpackten Lebensmitteln nur mit Handschuhen oder Zubehör, z. B. Zangen
- Umfüllen von offenen Lebensmitteln in geschlossene Behälter, um Schädlingsbefall vorzubeugen
- Kein Rückfüllen oder erneutes Einfrieren von Lebensmitteln
- Verwenden von kochendem Wasser und einzeln verpackten Teebeuteln bei der Teezubereitung
- Regelmäßige Reinigung von Aufbewahrungsorten wie Schränken/Kühlschränken sowie z. B. von Toastern und Mikrowellen, und Entkalkung von Wasserkochern
- Mindestens tägliche Entsorgung von biologischen Abfällen, um Schädlingsbefall zu vermeiden

Aufwärmen von Mittagessen

Mittagessen in Krankenhäusern oder Gemeinschaftseinrichtungen darf nur wiedererwärmt werden (z. B. in der Mikrowelle), wenn es zuvor im Kühlschrank gelagert wurde. Anschließend ist eine Temperaturkontrolle durchzuführen: Kerntemperatur 70 °C für 2 Min., dazwischen mehrere Male umzurühren.

Umgang mit Lebensmitteln im häuslichen Bereich

Im **häuslichen Bereich** beachten die Pflegenden die Empfehlungen der Weltgesundheitsorganisation (WHO) und des Verbraucherschutzes zum Umgang mit Lebensmitteln (➤ Abb. 10.9). [34] Die fünf Schlüsselprinzipien sind in ➤ Tab. 10.7 aufgeführt.

Pflegende informieren und beraten Patientinnen und Angehörige zum hygienischen Umgang mit Lebensmitteln. Kann der Lebensmittelhygiene, z. B. infolge zunehmender Pflegebedürftigkeit oder Mobilitätseinschränkung, nicht mehr nachgegangen werden, ist die Inanspruchnahme eines sinnvollen Unterstützungsangebots, z. B. Lieferdienste, Einkaufshilfe oder hauswirtschaftliche Unterstützung, in Betracht zu ziehen.

Tab. 10.7 Prinzipien für den Umgang mit Lebensmitteln im Privathaushalt. [34], [35]

Maßnahme	Wann und Wie
1. Sauberkeit	
Hände waschen	• Vor und während der Nahrungszubereitung • Vor der Verarbeitung roh verzehrbarer Speisen • Nach Kontakt mit rohen Lebensmitteln, z. B. Fleisch • Nach Kontakt mit Abfällen • Vor dem Essen • Nach dem Toilettengang
Oberflächen und Küchenutensilien reinigen	• Vor und nach Gebrauch gründlich mit heißem Wasser oder in der Spülmaschine reinigen • Küchenutensilien nach Kontakt mit rohen Lebensmitteln oder Fisch besondere Beachtung schenken, z. B. Schneidebretter vor der weiteren Verwendung in der Spülmaschine reinigen • Auf den Gebrauch von Schwämmen verzichten • Unterschiedliche Tücher für Oberflächen und Geschirr verwenden • Reinigungsutensilien regelmäßig wechseln
Küchenbereich und Lagerräume vor Schädlingen, Insekten und Tieren schützen	• Lebensmittel in verschlossenen Behältnissen aufbewahren • Mülleimer abdecken und regelmäßig leeren • Reparaturen, z. B. an Rissen oder Löchern im Küchenbereich vornehmen (lassen) • Bei Befall Köder oder Fallen verwenden • Haustiere aus der Küche fernhalten
2. Rohe Lebensmittel von gekochtem Essen trennen	
Rohes Fleisch, Geflügel, Fisch und Meeresfrüchte von gekochten Speisen und roh verzehrbaren Lebensmitteln wie Salat trennen	• Bereits beim Einkauf, bei Lagerung im Kühlschrank und bei der Zubereitung trennen
Unterschiedliche Utensilien, z. B. Schneidebretter, für rohe und zubereitete Zutaten verwenden	• Nach Kontakt mit rohen Lebensmitteln Küchenutensilien heiß spülen oder in der Spülmaschine reinigen
Umverpackungen, z. B. Eierkarton, entfernen	• Vor der Lagerung im Kühlschrank oder in Schränken entfernen • Waren gut verschlossen verstauen
Tauwasser sofort entsorgen	• Alle Gegenstände und Flächen, die mit Tauwasser in Kontakt gekommen sind, gründlich mit heißem Wasser reinigen oder in der Spülmaschine spülen

Tab. 10.7 Prinzipien für den Umgang mit Lebensmitteln im Privathaushalt. [34], [35] (*Forts.*)

Maßnahme	Wann und Wie
3. Garprozess	
Lebensmittel vollständig durchgaren, besonders Eier, Fleisch, Geflügel, Fisch und Meeresfrüchte	• Lebensmittel auf > 65 °C erhitzen • Geflügel erhitzen, bis der Saft klar ist und das Fleisch im Inneren keine rosa Färbung mehr aufweist • Zur Überprüfung der Fleischtemperatur ggf. ein sauberes Thermometer verwenden; darauf achten, dass es beim Messen keinen Knochen berührt • Bei geringeren Temperaturen verlängerte Kochzeit beachten
Suppen und Eintöpfe möglichst auf > 70 °C erhitzen	• Suppen und Eintöpfe zum Kochen bringen • Mind. 1 Min. kochen lassen
Speisereste abkühlen und gekühlt lagern, dann wiedererwärmen bei 70 °C	• Mikrowellen erhitzen die Speisen nicht gleichmäßig und können kalte Stellen zurücklassen, daher zwischendurch umrühren • Nur mikrowellengeeignetes Geschirr verwenden, da manche Behältnisse beim Erhitzen Giftstoffe freisetzen
Rohmilch abkochen	Vor dem Verzehr
4. Sichere Temperatur beachten	
Zubereitetes Essen nicht länger als 2 Std. bei Raumtemperatur stehen lassen	• Bis zum Servieren die Mahlzeit erhitzt halten (mind. 60 °C) • Temperatur vor dem Servieren prüfen, gegebenenfalls erneut erhitzen
Gekochte und verderbliche Lebensmittel unverzüglich kühlen	• Vorzugsweise bei < 5 °C lagern • Vorausschauend kochen, Speisereste vermeiden • Zubereitete Speisen max. 3 Tage im Kühlschrank lagern
Lagerung im Kühlschrank/Gefrierfach	• Mindesthaltbarkeitsdatum beachten • Zubereitete Nahrungsmittel mit Zubereitungsdatum versehen
Tiefgefrorenes nicht bei Raumtemperatur auftauen	• Rasches Auftauen in der Mikrowelle nur zum sofortigen Verwenden der Auftauware • Langsames Auftauen im Kühlschrank möglich • Nach dem Auftauen nicht erneut einfrieren • Auffangschale für Auftauwasser verwenden, die LM sollen nicht im Auftauwasser liegen
5. Umgang mit Wasser und frischen Lebensmitteln	
Sauberes Wasser verwenden	• Beim Waschen von Früchten, Gemüse • Zum Händewaschen und zum Reinigen von Küchenutensilien • Zum Zubereiten von Getränken und Eis
6. Allgemeine Hinweise	• Bedarfsgerecht einkaufen (Hamsterkäufe vermeiden) • Saisonale Produkte bevorzugen • Gemüse und Obst vor dem Verzehr immer unter fließendem Wasser abwaschen • Beschädigtes oder faulendes Obst und Gemüse verwerfen • Aufgeblähte oder beschädigte Lebensmitteldosen oder -behältnisse nicht verwenden • Mindesthaltbarkeits-/Verfallsdatum beachten

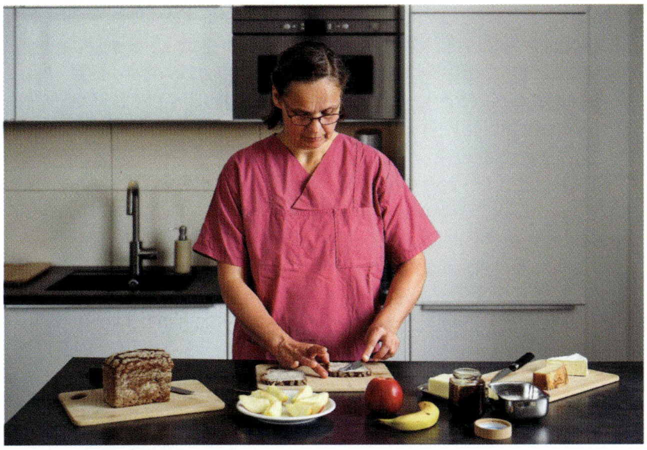

Abb. 10.9 Bei jeglichem Umgang mit Lebensmitteln, auch im häuslichen Bereich, beachten Pflegende die Grundsätze der Lebensmittelhygiene. In der ambulanten Pflege beraten sie bei Bedarf Patientinnen und Angehörige. [K115]

KLIMA UND UMWELT

Lebensmittelverschwendung

Lebensmittelverschwendung ist teuer, umwelt- und klimaschädlich! Jedes Jahr landen in Deutschland etwa 18 Mio. Lebensmittel in der Tonne – das entspricht 571 kg Lebensmittel/Sek. oder 78 kg/Person und Tag. An der Lebensmittelverschwendung sind Landwirtschaft, Handel, Gastronomie und Catering sowie Privathaushalte beteiligt. Dabei wären 90 % vermeidbar, angefangen von Obst und Gemüse, dass nicht dem Standardmaß entspricht, weiter bei Händlern, die bis zum Ende der Ladenzeit das volle Sortiment vorhalten und Kantinen, die keine kleinen Portionen anbieten. Verschwendete Lebensmittel verursachen unnötigen Verbrauch von Landflächen, Wasser, Energie und Ressourcen (z. B. Verpackung, Transporte). Pro Kopf werden so 2.700 l Wasser verschwendet und es entstehen so pro Kopf und Jahr 0,5 Tonnen Treibhausgas.

Aktiv werden gegen Lebensmittelverschwendung u. a. durch: [36]

- Regional, saisonal und biologisch kaufen, Produkte aus nachhaltiger Landwirtschaft bevorzugen
- Unverpackte Lebensmittel kaufen oder in Mehrweg-Verpackungen

- Tierische Lebensmittel in Maßen konsumieren
- Kleine Mengen kaufen
- Übrig Gebliebenes z. B. von einer Feier, mit der Familie oder Nachbarn teilen
- Einwandfreie (fast) abgelaufene Lebensmittel an die Tafel spenden oder zum halben Preis verkaufen
- Auch Obst und Gemüse ‚außerhalb der Norm' kaufen

Umgang mit Säuglingsnahrung

Beim **Umgang mit Säuglingsnahrung** (➤ 18.3.1) ist besondere Vorsicht geboten, da Neugeborene über eine noch reduzierte Immunabwehr verfügen. Daher werden ausschließlich saubere Utensilien verwendet. Trinkflaschen und Sauger werden bis mind. zum 4. Lebensmonat sterilisiert, alle zur Nahrungszubereitung und -verabreichung verwendeten Utensilien werden einmal täglich. ca. 5 Min. lang ausgekocht. Alternativ können sie auch mit einem Vaporisator dampfsterilisiert werden.

Pflegefachpersonen beraten Eltern im Umgang mit Säuglingsnahrungen.

Pulverförmige Säuglingsmilchnahrung darf erst kurz vor dem Verzehr zubereitet werden. Vor der Zubereitung ist eine Händewaschung u/o. Händedesinfektion durchzuführen. In den ersten Lebensmonaten sollte abgekochtes Leitungswasser oder gekauftes stilles Wasser verwendet werden. Das abgekochte Wasser sollte auf eine Wassertemperatur von 40–50 °C abkühlen, damit die hitzeempfindlichen Nährstoffe nicht zerstört werden. Nach der Zubereitung sind lange Standzeiten (> 2 Std. bei Raumtemperatur) und das Wiederaufwärmen zubereiteter Nahrung zu vermeiden. Nach Verwendung hat eine gründliche Reinigung der Utensilien bei mind. 65 °C in der Spülmaschine oder mit heißem Wasser zu erfolgen. Die Zubereitung ist immer zeitlich und räumlich getrennt von der Zubereitung anderer Lebensmittel durchzuführen. In Kliniken gibt es meist eine gesonderte Milchküche, in der eine hygienisch einwandfreie Zubereitung gewährleistet ist. [37]

Abgepumpte Muttermilch ist in verschlossenen sterilen Behältern aufzubewahren, die bei Lagerung mit dem Abpumpdatum versehen werden. Muttermilch:

- darf bei Zimmertemperatur 4–6 Std. aufbewahrt werden
- sollte innerhalb von 24 Std. verbraucht werden, wenn sie im Kühlschrank gelagert wird, andernfalls empfiehlt sich sofortiges Einfrieren
- ist bei Tiefkühlung (–18 °C) bis zu 6 Monate lagerungsfähig; tägliche Temperaturkontrollen sind durchzuführen. [38]

Gekühlte oder eingefrorene Muttermilch wird im Wasserbad oder unter sich langsam erwärmendem fließendem Wasser auf Trinktemperatur gebracht. Muttermilch darf nicht in der Mikrowelle erhitzt werden, da sich zum einen der Vitamingehalt vermindert, zum anderen besteht für den Säugling Verbrennungsgefahr. Muttermilch darf aus hygienischen Gründen nicht über private Muttermilchbörsen oder ähnliche Vermittlungsstellen bezogen werden. [39] Bei Frühgeborenen oder auf neonatologischen Intensivstationen ist eine regelmäßige mikrobiologische Untersuchung der Muttermilch oder abgepumpten Muttermilch auf z. B. E. coli, Klebsiellen oder MRSA angeraten. [10]

10

VORSICHT

Um eine bakterielle Besiedelung der Muttermilch **während des Transports von Muttermilch** (z. B. wenn das Kind in einer Kinderklinik liegt) zu vermeiden, darf die Kühlkette nicht unterbrochen werden. Die Flaschen werden aufrecht in einer Kühltasche mit ausreichend Kühlelementen transportiert. Eine Transportdauer von 8 Std. darf dabei nicht überschritten werden. Die Temperatur der Milch darf max. 15 °C betragen.

10.4.9 Entsorgung von Abfall

DEFINITION

Abfall: zu entsorgende feste, flüssige oder gasförmige Überreste. Eine sichere und ordnungsgemäße Abfallentsorgung vermeidet Krankheitsübertragungen und Umweltbelastungen.

Abfallentsorgung in Krankenhäusern und stationären Pflegeeinrichtungen unterscheidet sich von der in Privathaushalten, denn innerhalb von Einrichtungen geht die Gefahr einer Keimübertragung auch von Abfall aus. Zudem fallen mehr Abfallprodukte an, die für die Umwelt von Bedeutung ist. Darum wird Abfall im Gesundheitswesen nach den Vorgaben der *Bund/Länder-Arbeitsgemeinschaft Abfall (LAGA)* entsorgt (➤ Tab. 10.8). Die Art und Weise der Entsorgung muss im Hygieneplan festgelegt sein. Oberstes Ziel ist Gewährleistung einer ordnungsgemäßen und sicheren Entsorgung, um Krankheitsübertragungen und Umweltbelastungen zu vermeiden.

Aus finanziellen und infektionspräventiven Gründen setzen insbesondere Krankenhäuser vor allem auf Einwegprodukte. Trotzdem gibt es viele Möglichkeiten, Nachhaltigkeit und Umwelt- und Klimaschutz auch im Gesundheitswesens voranzutreiben.

KLIMA UND UMWELT

Abfallentsorgung

Bevölkerungs- und Wirtschaftswachstum verstärken den Druck auf die Ressourcen der Erde. Die Vermeidung von Abfällen, Verwertung von Rest- und Abfallstoffen als Sekundärrohstoffe und die energetische Verwertung von Abfällen können einen erheblichen Beitrag zum Ressourcenschutz leisten. [40]

Krankenhäuser sind der fünftgrößte Abfallproduzent, jährlich fallen hier 4,8 Mio. Tonnen Abfälle an. Dabei könnten lt. WHO etwa 85 % der Krankenhausabfälle prinzipiell recycelt werden, da sie nicht infektiös sind. Diese Botschaft ist angekommen. Die Benennung von Abfallbeauftragte/-manager und Abfalltrennung und Recycling gehören in vielen Einrichtungen inzwischen zum Standard.

Wird weniger Müll verbrannt, dann senkt das den CO_2-Ausstoß. Das deutsche Gesundheitswesen ist mit 5,2 % an der weltweiten Treibhausemmission beteiligt. Besonders klimaschädlich sind Narkosegase. Krankenhäuser setzen schon heute auf klimafreundlichere Narkosegase und auf einen sparsamen Verbrauch. Das reduziert auch Kosten, denn seit 2024 beträgt die Abgabe für eine Tonne CO_2 45 € (ab 2025 55 €). [41]

Grundsätzlich fallen in der **ambulanten Pflege** die gleichen Abfälle an wie im stationären Bereich. Sofern Patientinnen nicht an meldepflichtigen Erkrankungen leiden, wird bei der Pflege entstandener Abfall, wie z. B. Verbandmaterialien, benutzte Inkontinenzmaterialien, über den Hausmüll entsorgt. Zum Sammeln innerhalb der Wohnung eignen sich kleine Müllbeutel, die zugeknotet zügig in

Tab. 10.8 Entsorgung von Abfall. [42]

Abfallart	Beispiel	Sammlung und Entsorgung
Scharfe und spitze Gegenstände	• Kanülen • Skalpelle • Nadeln	• Sammlung in bruch- und stichfesten, fest verschlossenen Einwegbehältern (➤ Abb. 10.10) • Überfüllung vermeiden
Körperteile und Organe, Blutbeutel und Konserven	• Nicht verwendete Blutkonserven • Mit flüssigen Blutprodukten gefüllte Behältnisse wie Drainagebeutel • Amputate, entfernte Organe	• Zentrale Sammlung und Abholung • Teilweise nach Absprache Entsorgung über Abwasser möglich
Infektiöse Abfälle	• Abfälle von Patientinnen, von denen erhebliches Infektionsrisiko ausgeht, z. B. bei an Cholera oder Meningitis Erkrankten • Erreger von Krankheiten nach §6 und §7 IfSG	• Sammlung erfolgt in kompakten, reißfesten, feuchtigkeitsbeständigen und dichten Behältnissen • Behältnisse nicht überfüllen und entsprechend kennzeichnen
Nichtinfektiöser krankenhausspezifischer Abfall	• Wund- und Gipsverbände • Inkontinenzmaterial oder Einwegmaterial	• Sammlung in reißfesten, feuchtigkeitsbeständigen und dichten Mülltüten • Recycling von Verpackungsmaterialien, z. B. Kartonagen
Zytotoxische und zytostatische Medikamente	• Reste einer Infusionslösung • Reste von Trockensubstanzen • Spritzen mit Restinhalten	• Gesonderte Sammlung in stich- und bruchfesten und gekennzeichneten Gefahrgutbehältern, die fest verschlossen werden können • Abholung und Verbrennung in zugelassenen Verbrennungsanlangen
Arzneimittel	• Abgelaufene Medikamente • Verunreinigte Medikamente	• Können mit dem nichtinfektiösen, krankenhausspezifischen Abfall entsorgt werden • Nie über die Toilette oder Waschbecken entsorgen, da die Kläranlagen damit Probleme haben • Sind vor unbefugten Dritten zu schützen, insbesondere BTM-Pflaster: zusammenzukleben und z. B. in Tupfer gewickelt entsorgen
Wertstoffe	• Papier, Pappe • Glas • Plastik	Getrennte Sammlung und entsprechende Entsorgung
Speise- und Küchenabfälle	• Lebensmittelreste aus der Küche oder Kantine • Bioabfall	• Getrennte Sammlung in geschlossenen Behältnissen • Tägliche Entsorgung • Keine Verfütterung an Nutztiere

den Hausmüll gegeben werden. Spitze und scharfe Gegenstände, z. B. Kanülen oder Infusionssysteme, müssen zuvor in durchstichsicheren Einwegbehältern gesammelt werden (➤ Abb. 10.10). Dazu eignen sich leere und feste Reinigungsmittelflaschen aus Plastik. Gläser oder Glasflaschen sind wegen der Bruchgefahr nicht geeignet. Die vollen verschlossenen Behälter können dann über den Hausmüll entsorgt werden.

Opioidhaltige Schmerzpflaster

Opioidhaltige Schmerzpflaster, sog. transdermale Systeme/TTS (➤ 27.4.3), sind zusammenzukleben und z. B. in einem neutralen feuchten Papier eingewickelt zu entsorgen, um einem Missbrauch entgegenzuwirken. [43]

Vermeidung von Nadelstichverletzungen

Als Nadelstichverletzung (NSV) wird jede Stich-, Schnitt- und Kratzverletzung der Haut durch spitze (z. B. Kanülen, Lanzetten, Drähte) oder schneidende (z. B. Skalpelle, Fadenmesser) Instrumente bezeichnet, die mit Patientenmaterial verunreinigt ist. Solche Verletzungen können z. B. beim *Recapping* (Schutzkappe der Kanüle wird nach der Injektion wieder auf die Kanüle gesteckt), bei Injektionen und Blutentnahmen, beim Nähen von Wunden, bei pflegerischen Tätigkeiten entstehen.
Von besonderer Bedeutung ist dabei die Übertragung von Hepatitis-B- und -C-Viren und HIV auf medizinisches Personal.

Maßnahmen zur Prophylaxe von Nadelstichverletzungen sind:

- Gefährdungsbeurteilung einschl. Beurteilung von Arbeitsabläufen und Arbeitsplatzbedingungen durchführen. Schulung von Mitarbeitern zur Prophylaxe von Nadelstichverletzungen.
- Impfauffrischung des Personals gegen Hepatitis B anraten.
- Optimierung von Arbeitsabläufen und Arbeitsumgebung, z. B. für ausreichend Platz und Licht sorgen.
- Tragen von flüssigkeitsdichten Einmalhandschuhen bei entsprechenden Tätigkeiten.
- Sicherer Abwurf von spitzen und scharfen Gegenständen in einem speziellen bruch- und durchstechsicheren Behältnis (➤ Abb. 10.10). Behältnis muss am Arbeitsort stehen, damit ein Abwurf *sofort* erfolgen kann; Behältnis nur zwei Drittel befüllen und nicht nachschieben, um Verletzungen zu vermeiden; Behälter verschließen.
- Kein Recapping, d. h., niemals eine Schutzkappe auf eine benutzte Kanüle stecken.
- Keine Zwischenlagerung von scharfen und spitzen Gegenständen, z. B. auf einem Tablett, immer sofortige Entsorgung.
- Verwendung von Sicherheitskanülen (➤ Abb. 10.11, ➤ Abb. 28.6) bei Tätigkeiten und Arbeitsbereichen mit erhöhter Infektionsgefahr (z. B. in der Notaufnahme, in Bereichen mit fremdgefährdenden Patientinnen, bei Blutentnahmen). Anwenderinnen müssen im Umgang mit Sicherheitsgeräten geschult sein.
- Verwendung von nadelfreien Konnektionssystemen bzw. nadelfreien Arbeitsverfahren.
- Analyse von Unfälle mit spitzen und scharfen Gegenständen, um v. a. technische und organisatorische Verbesserungen einleiten zu können. [44]

Maßnahmen bei Nadelstichverletzung ➤ 31.13

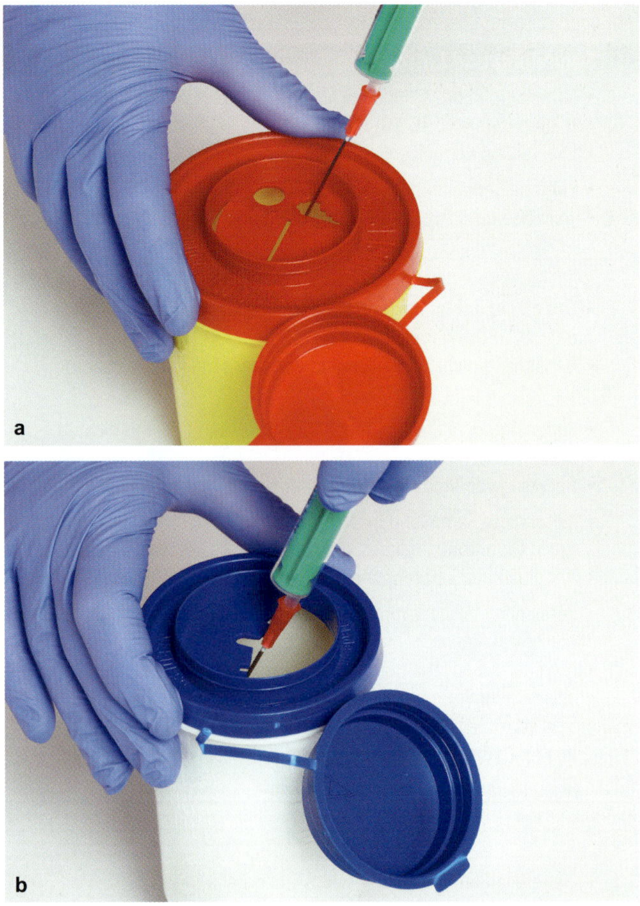

Abb. 10.10 Abwurfbehälter für Kanülen und andere spitze und scharfe Gegenstände. Diese sind in verschiedenen Größen erhältlich, bruch- und durchstechsicher und sicher verschließbar (a). An den unterschiedlichen Einkerbungen können Kanülen einfach von Spritzen getrennt werden (b). Immer nur bis zur Fülllinie befüllen. [K115]

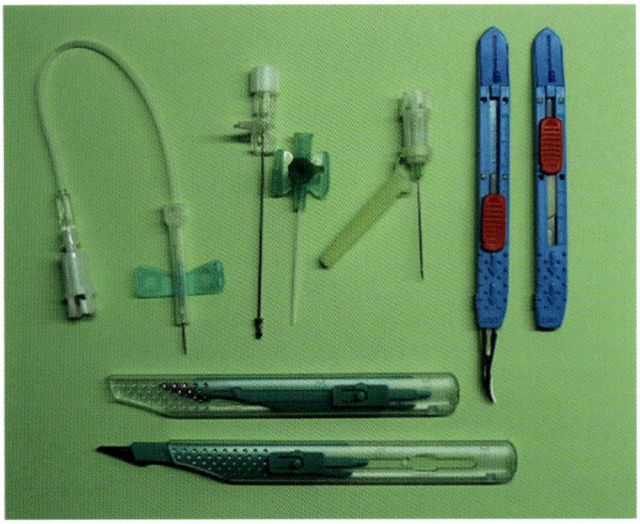

Abb. 10.11 Verschiedene Sicherheitsgeräte (von links nach rechts): Butterfly-System zur Blutentnahme, Venenverweilkanüle, Kanüle zur Injektion, Fadenmesser, Skalpell (unten). [M251]

10.5 Maßnahmen zur Keimreduktion

Zu den **Maßnahmen der Keimreduktion** zählen die Reinigung, die Desinfektion und die Sterilisation.

10.5.1 Reinigung

DEFINITION

Reinigung: Entfernung von Schmutz, Staub und sichtbaren Verunreinigungen, z. B. Blut oder Sekreten, auf Oberflächen. Eine Reinigung führt zu einer Keimreduktion, jedoch nicht zu einer Inaktivierung oder Abtötung der Keime. Die Mikroorganismen werden dabei mechanisch entfernt.

Die **Reinigung** erfolgt mittels Wasser, ggf. unter Zugabe von Reinigungssubstanzen (Tensiden). Diese sind dem Hygieneplan (➤ 10.3) zu entnehmen, um eine effektive Reinigung zu ermöglichen und Materialschäden zu vermeiden.
Eine Reinigung erfolgt beispielsweise

- beim Händewaschen,
- beim Waschen/Spülen von Geschirr,
- beim Wischen von Fußböden,
- bei Verschmutzung oder zur Befreiung von Staub, z. B. im Sanitärbereich, auf Ablagen

gemäß Angaben im Reinigungs- und Hygieneplan.
Medizinprodukte wie Instrumente, die desinfiziert oder sterilisiert werden, sind nach Gebrauch zuerst von sichtbaren Verschmutzungen, z. B. angetrocknetem Blut oder Geweberesten, zu reinigen. Eine vorhergehende Reinigung und Desinfektion des verunreinigten Instruments verhindert die Fixierung der Eiweiße auf den Instrumenten. [45]

10.5.2 Desinfektion

DEFINITION

Desinfektion: Prozess, bei dem Mikroorganismen abgetötet und inaktiviert werden, um einen Gegenstand, eine Fläche oder die Haut in einen Zustand zu versetzten, dass von ihm keine Infektionsgefährdung mehr ausgehen kann.

Desinfektion reduziert durch gezielte Anwendung die Keimbelastung, führt aber nicht zur Keimfreiheit. Dabei existieren unterschiedliche Wirksamkeitsbereiche (➤ Tab. 10.9).

Um Mikroorganismen effizient eliminieren zu können, stehen verschiedene **Desinfektionsverfahren** zur Verfügung. Das Verfahren richtet sich nach dem Desinfektionsgut (z. B. Fläche, Wäsche, Medizinprodukt, Haut) und dem Erreger. Desinfektionsverfahren werden in thermische und chemische Verfahren unterteilt (➤ Tab. 10.10).

Relativ neue Desinfektionsverfahren sind die **UV-C-Desinfektion** und die **Desinfektion mit Ozon,** einem Gas, das zur Desinfektion von Trinkwasser, Lebensmitteln und großen Räumen (z. B. Patientenzimmern, Aufzügen) nutzbar ist. Bei der UV-C- und Ozon-Desinfektion dürfen sich keine Menschen im Raum befinden, da sie auch Zellen zerstören können.

- Thermische Verfahren sind umweltverträglich und sicher in der Anwendung.
- Chemische Verfahren eignen sich zur Desinfektion von thermolabilen Materialien und großen Oberflächen.

Bei den chemischen Desinfektionsmitteln müssen immer die Herstellerangaben beachtet werden, z. B. in Bezug auf Dosierung, Materialverträglichkeit und Einwirkzeit. Zudem gilt es, den Hygiene-, Reinigungs- und Desinfektionsplan zu beachten.

Tab. 10.9 Wirkungsbereiche von Desinfektionsmitteln. [46]

Wirkbereich	Beschreibung	Beispiel
A = bakterizid, fungizid	Abtötung aller vegetativen Bakterienformen und Pilze sowie Pilzsporen	Staphylokokken einschl. MRSA, Streptokokken, Mykobakterien, Aspergillen, Candida albicans
B = – begrenzt viruzid – begrenzt viruzid PLUS – viruzid	Inaktivierung behüllter und unbehüllter Viren	Herpes-, Influenza-, Hepatitis-B-Viren, Noro-, Rota-, Adenoviren
C = sporozid	Abtötung von Sporen des Milzbranderregers	Bacillus anthracis
D = sporozid	Abtötung von Sporen des Gasbrand- und Tetanuserregers	Clostridium perfringens und tetani

Tab. 10.10 Desinfektionsverfahren und -mittel. [46], [47]

Verfahren/Wirkstoff	Anwendungsbereich	Zu beachten
Thermische Desinfektion		
Verbrennen	Abfälle	Nur in dafür vorgesehenen Anlagen
Pasteurisieren	Lebensmittel	• Verbrühungsgefahr • Je höher die Temperatur des Wassers und je länger diese einwirkt, desto wirksamer ist die Desinfektion
Kochen mit Wasser	Wäsche, Säuglingssauger und -flaschen	
Dampfdesinfektion	• Wäsche und Matratzen • Medizinprodukte, z. B. Instrumente aus dem OP • Pflegeartikel, z. B. Steckbecken	
Chemische Desinfektion		
Alkohole, z. B. Ethanol, Isopropanol	• Händedesinfektion • Hautantiseptik • Oberflächen	• Breites Wirkungsspektrum einschließlich Mykobakterien, Pilze und behüllte Viren • Sorgfältige Hautpflege nach häufiger Händedesinfektion • Preisgünstig • Bei großflächiger Anwendung Explosions- und Brandgefahr
Aldehyde/Aldehydabspalter, z. B. Formaldehyd	• Große Flächen • Instrumente • Räume	• Breitestes Wirkspektrum einschließlich Mykobakterien, behüllte und unbehüllte Viren, Pilze und ein Teil der Sporen • Langsame Wirkung • Gute Materialverträglichkeit • Potenziell allergen • Haut- und schleimhautreizend • Langzeitgefährdung bei chronischer Exposition → krebserregend • Geruchsbelästigung → ausreichendes Lüften
Halogene, z. B. Chlor, Jod	• Überwiegend begrenzt auf Trink- und Badewasser • Ausnahmsweise Flächen aufgrund von Materialunverträglichkeit	• Wirkspektrum ähnlich wie bei Aldehyden
Iod-abspaltende Verbindungen	• Haut und Schleimhaut • Wunden • Im Ausnahmefall Händedesinfektion	• Eiweißfehler (verminderte Wirksamkeit bei Vorhandensein von Eiweißen) • Gefährdung der Schilddrüse • Gefahr nicht entfernbarer Einfärbungen von Gewebe und Oberflächen
Oxidationsmittel, z. B. Peroxicarbonsäure	• Instrumente • Flächen • Wäsche	• Wirkspektrum wie bei Aldehyden • Gute Umweltverträglichkeit
Oberflächenaktive Substanzen, z. B. Biguanide (Lavasept®), Glucoprotamin (Incidin®), Octenidin und Phenoxyethanol (Octenisept®)	• Flächen • Schleimhaut • Wunde • Haut	• Emulgatorische (fettlösende) Wirkung • Schneller Wirkungseintritt • Einsatz im Küchenbereich möglich

Umgang mit Flächendesinfektionsmitteln

In vielen Einrichtungen des Gesundheitswesens werden für die Desinfektion von Flächen und Medizinprodukten **Tuchspendersysteme** (Wipes) eingesetzt (➤ Abb. 10.12). Es gibt zwei Möglichkeiten:

- Tuchspendersystem zum eigenständigen Befüllen nach Herstellerangaben: Vliestuchrolle (in unterschiedlicher Größe und Menge pro Rolle erhältlich) in den entsprechenden Behälter geben und mit gebrauchsfertiger Desinfektionslösung oder selbstangesetzter Lösung aus einem Konzentrat übergießen (unterschiedliche Desinfektionsmittel nutzbar). Der Behälter ist mehrfach verwendbar, muss aber vor Neubefüllung nach Herstellerangaben aufbereitet werden.
- Einmal-Tuchspendersysteme mit gebrauchsfertigen Vliestüchern. Tuchspendereimer und gebrauchsfertige Tücher sind begrenzt haltbar, sodass das Haltbarkeitsdatum auf der Verpackung notiert werden muss.

Bei der **Anwendung eines Flächendesinfektionsmittels** ist zu beachten:

- Immer Schutzhandschuhe tragen, die nach DIN EN ISO 374-1 chemikalienbeständig sein müssen.
- Die zu desinfizierende Fläche mit einem frischen Vliestuch unter leichtem Druck vollständig benetzen *(Wischdesinfektion)*; dadurch werden auch Schmutz und Staub als Infektionsquelle entfernt.
- Keine Zusätze wie Seifen oder Reinigungsmittel hinzugeben.
- Die desinfizierte Fläche wird in der Regel nicht nachgetrocknet. Soll trotzdem aus ästhetischen Gründen nachgewischt werden (z. B. trüber Bildwandler), darf dies erst nach Beendigung der Einwirkzeit erfolgen.
- Konzentration und Einwirkzeit nach Herstellerangaben beachten.
- Bei der laufenden täglichen Desinfektion der Fläche kann die Fläche nach Abtrocknung wieder genutzt werden.
- Nach Entnahme eines Desinfektionsmitteltuchs Behälter wieder schließen, um ein Austrocknen der Tücher zu verhindern.
- Standzeiten der Desinfektionsmittel nach Herstellerangaben beachten. [48]

Sprühdesinfektion mit Flächendesinfektionsmitteln: beim Sprühdesinfizieren bilden sich Aerosole, die eingeatmet werden, die Schleimhaut reizen und zu allergischen Reaktionen führen können. Aus diesem Grund eignet sich eine Sprühdesinfektion nur für Situationen, in denen eine Wischdesinfektion nicht möglich ist, z. B. auf Stoffmöbeln in Pflegeeinrichtungen oder Privathaushalten. Die Bestimmungen des Arbeitsschutzes sind zu beachten.

Pflegende reduzieren durch die **Durchführung der Desinfektion** die Keimbelastung und vermindern dadurch (nosokomiale) Infektionen. Angaben zu den verschiedenen praktischen Desinfektionsverfahren (➤ Tab. 10.11) finden sich im Reinigungs- und Desinfektionsplan (➤ 10.3).

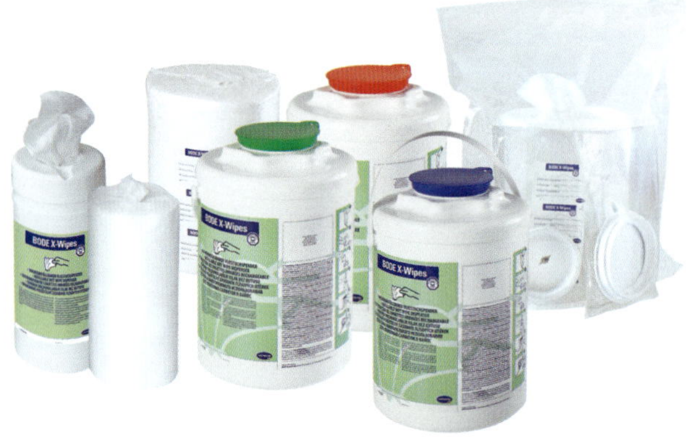

Abb. 10.12 Tuchspendersystem in unterschiedlichen Größen und mit verschiedenen Desinfektionsmitteln nutzbar. [U120]

Nachteile der chemischen Desinfektion

- Mikroorganismen können gegen einige Wirkstoffgruppen Resistenzen ausbilden und das Desinfektionsmittel unwirksam machen.
- Manche Wirkstoffe können durch Substanzen (z. B. Tenside, Proteine im Blut) gestört werden. Es kommt zum Seifen- oder Eiweißfehler, durch den die Desinfektionsmittel ihre Wirksamkeit verlieren.
- Chemische Desinfektionsmittel sind ätzend, entzündlich, reizend und können bei unsachgemäßer Anwendung Allergien oder Asthma auslösen.
- Desinfektionsmittel und Desinfektionsmittellösungen können durch zu lange Standzeiten oder falschen Umgang verkeimen.
- Chemische Desinfektionsmittel können zu Materialschädigung, Korrosion oder vorzeitigem Verschleiß führen. [51]

Wann immer möglich, ist der thermischen Desinfektion der Vorrang zu geben.

10.5.3 Sterilisation

DEFINITION

Sterilisation *(Keimfreiheit)*: vollständige Abtötung, irreversible Inaktivierung und Entfernung aller pathogenen und apathogenen Mikroorganismen.
Sterilgut: keimfreie Gegenstände durch Sterilisation, z. B. Instrumente wie Pinzette, Einmalartikel wie Kanülen.
Sterilbarrieresystem: Primarverpackung (Mindestverpackung, Schutzverpackung) von einem sterilen Produkt; schützt das Produkt vor Mikroorganismen.

Es wird zwischen physikalischen und chemisch-physikalischen Verfahren unterschieden (➤ Tab. 10.12).

Verpackungsarten von Sterilgut

Die **Verpackung des Sterilguts** muss den Inhalt vor der Kontamination durch Keime schützen und eine einfache aseptische Entnahme ermöglichen (➤ Abb. 10.14). Zudem müssen folgende Angaben ersichtlich sein: [52]

- Inhalt der Verpackung (eindeutige Bezeichnung des Medizinprodukts mit Größe, Modell und Seriennummer)
- Art der Sterilisation (Sterilisationsverfahren auf den Gegenstand abgestimmt, ➤ Tab. 10.12)
- Datum der Sterilisation, Verfallsdatum bzw. Sterilgutlagerfrist
- Chargennummer, um z. B. nachträglich als kontaminiert oder fehlerhaft deklarierte Produkte auszusortieren
- Kontrollstreifen, die sich bei Erreichen der Sterilisationstemperatur verfärben
- Eventuell Sicherheits- und Warnhinweise

Es werden zwei Verpackungsarten für Sterilgut unterschieden:

- **Mehrwegverpackungen,** z. B. Sterilisierbehälter aus Edelstahl mit Öffnungen und Filtern für Dampf und Luft
- **Einwegverpackungen,** z. B. Klarsichtverpackungen mit dem Vorteil, das verpackte Sterilgut sehen und einfach entnehmen zu können

Tab. 10.11 Durchführung verschiedener Desinfektionsverfahren mithilfe verschiedener Desinfektionsmittel. [47]–[52]

Desinfektion	Indikation	Durchführung
Hautdesinfektion	• Vor Injektionen • Vor Blutentnahme • Vor Punktionen, z. B. BZ-Messung • Vor Operationen	• Verwendung von sterilen bzw. sterilisierten (keimarmen) Tupfern, abhängig von der folgenden Maßnahme (➤ 26.6.1): • Sprüh- oder Wischdesinfektion: a) Sprühen – Wischen – Sprühen (➤ Abb. 10.13) b) Tupfer satt mit Desinfektionsmittel benetzen, zu desinfizierende Hautstelle abwischen • Trocknen lassen, Einwirkzeit nach Herstellerangaben beachten • Bei talgdrüsenreicher Hautregion längere Einwirkzeit, ebenso vor Maßnahmen mit hoher Invasivität (z. B. Gelenkpunktion)
Schleimhautdesinfektion	• Vor transurethraler Blasenkatheterisierung • Mundhygiene • Wunden, Nähte	• Sorgfältige Benetzung • Einwirkzeit nach Herstellerangabe beachten
Flächendesinfektion	• Bei Kontaminierung, z. B. durch Ausscheidungen, Blut • Im Rahmen der allgemeinen Infektionsprophylaxe = **routinemäßige** *(laufende)* **Desinfektion** des patientennahen Bereichs während der Pflege und Behandlung, eine Kontamination wird vermutet, muss aber nicht erkennbar oder sichtbar sein	• Um eine Eiweißfixierung zu vermeiden, zuerst die sichtbare Verschmutzung mit einem Einmalpapiertuch entfernen • Anschließend Fläche desinfizieren, dabei vollständig benetzen • Kein Nachtrocknen • Einwirkzeit nach Herstellerangabe beachten, bevor die Fläche wieder benutzt wird
	• **Gezielte Desinfektion,** z. B. als Schlussdesinfektion nach Entlassung, bei Ausbruchssituation und Auftreten spezieller Erreger oder bei erkennbarer Kontamination	
Bettendesinfektion	• Nach Benutzung • Bei Verschmutzung	• Zentrale oder dezentrale Aufbereitung, z. B im Zimmer des Pflegeempfängers • Komplette Aufbereitung des Bettes einschließlich des Zubehörs wie Bettgitter, Nachttische oder Bettgalgen • Arbeiten erfolgen von oben nach unten
Instrumentendesinfektion	Nach Benutzung	• Grobe Verschmutzungen, z. B. Blutreste, unmittelbar nach Verwendung entfernen • „Gelenke" öffnen, z. B. Scheren • Sammlung der Instrumente in geschlossenem Behälter zum Transport in die Aufbereitung

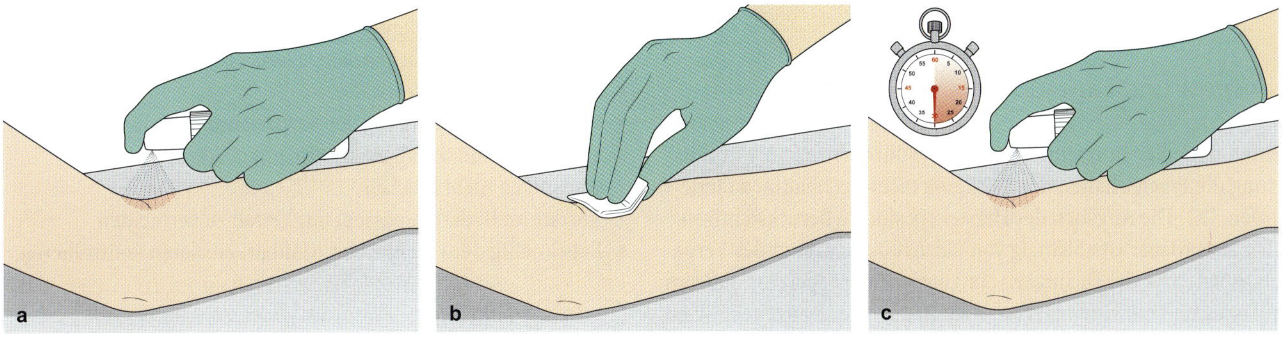

Abb. 10.13 Hautdesinfektion. Das Hautareal wird mit Desinfektionsmittel besprüht (a), mit einem Tupfer abgewischt (b) und erneut mit Desinfektionsmittel besprüht (c). Desinfektionsmittel abtrocknen lassen, die vom Hersteller angegebene Einwirkzeit beachten. [L264]

10

Tab. 10.12 Sterilisationsverfahren.

Verfahren	Besonderheit	Anwendungsbereich	
Physikalische Verfahren	• Dampfsterilisation mit feuchter Hitze *(Autoklavierung)* • Bei 134 °C als Standardverfahren	Dampfdurchlässige Verpackung wie Folien, Papier oder Container benötigt	• OP-Wäsche • Instrumente • Glas, Porzellan • Flüssigkeiten
	• Heißluftsterilisation, mittels heißer, trockener Hitze • Bei mind. 180 °C	Nur bei absolut hitzestabilen Instrumenten anwendbar	• Metalle • Labor-Glas, Porzellan • Öle, Pulver
	• Gammasterilisation • Sterilisation mit ionisierenden Strahlen	Nur industrielle Anwendung; Abtötung der Keime durch Strahlung	• Infusionssysteme • Spritzen • Verbandstoffe • Handschuhe
Chemisch-physikalische Verfahren (Niedrigtemperatursterilisation)	• Formaldehyd • Plasmasterilisation	Für thermolabile Materialien	• Optiken • Endoskope • Elektronische Instrumente

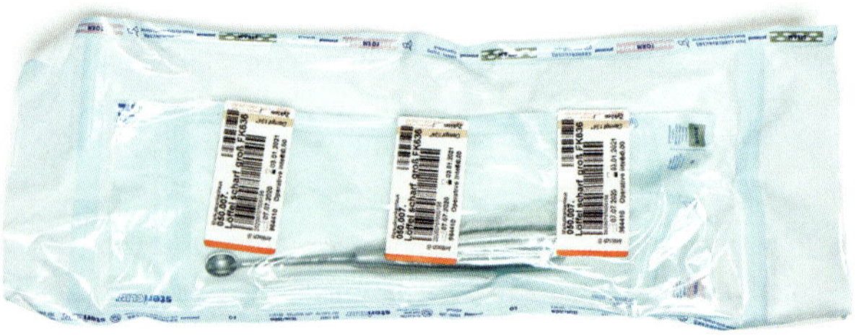

Abb. 10.14 Steriles Medizinprodukt in einem Sterilbarrieresystem. [K115]

Aufbereitung von Medizinprodukten

Nach §8 Abs. 1 Medizinprodukte-Betreiberverordnung ist die Aufbereitung von bestimmungsgemäß keimarm oder steril zur Anwendung kommenden Medizinprodukten mit geeigneten validierten Verfahren zu überprüfen, damit die Gesundheit von Patientinnen, Anwendern oder Dritten nicht gefährdet ist. Dies betrifft in erster Linie medizinische Einrichtungen wie Krankenhäuser oder Arztpraxen, die Sterilisationen durchführen.

Transport und Lagerung

Gemäß aktueller Empfehlungen dürfen durch Transport und Lagerung die Eigenschaften des Sterilguts nicht nachhaltig verändert werden. [52] Die Angaben des Herstellers sind zu berücksichtigen.

Die Lagerdauer ist abhängig von der Art und Qualität des Verpackungsmaterials, der Dichtigkeit der Lagerart, aber auch von äußeren Einflüssen und Einwirkungen (➤ Tab. 10.13). Die Lagerzeiten sollten risikobezogen in der Einrichtung festgelegt und bewertet werden.

Die **Lagerung** von Sterilgut berücksichtigt folgende Prinzipien: [53]

- Trockene, staubgeschütze, staubarme Lagerung, vorzugsweise in verschlossenen Schränken und Schubladen
- First-in-first-out-Prinzip: neu erhaltenes Sterilgut nach hinten räumen, auf das Verfallsdatum achten
- Lichtgeschützte Lagerung: Schutz vor UV-Strahlen, nicht in der Nähe von Fenstern und direkter Sonneneinstrahlung aufbewahren

Tab. 10.13 Empfohlene Lagerdauer für sterile Medizinprodukte. [53]

Art der Verpackung	Ungeschützte Lagerung (a)	Geschützte Lagerung
Sterilbarrieresystem	• Dient zum baldigen Verbrauch (b) • Ist als Lagerungsart zu vermeiden	6 Monate, jedoch nicht länger als das Verfallsdatum
Verpackungssytem (Kombination aus Sterilbarrieresystem und Schutzverpackung)	5 Jahre, sofern kein anders Verfalldatum von Hersteller festgelegt ist	

(a) In Regalen, in Räumen, die nicht der Raumklasse I oder II (OP-Bereiche) entsprechen.
(b) Baldiger Verbrauch meint die Anwendung bzw. Verbrauch des Produkts innerhalb von maximal 2 Tagen/48 Std.

- Getrennte Lagerung von sterilen und unsterilen Medizinprodukten
- Schutz vor Feuchtigkeit: feuchtes Sterilgut gilt als unsteril, daher z. B. nicht unter Waschbecken lagern
- Schutz vor Ungeziefer
- Schutz vor Beschädigung der Verpackung: Überfüllung von Schränken und Schubladen vermeiden, Sterilgutweichverpackungen nicht knicken
- Vorräte an Bedarf anpassen, um Verfall zu vermeiden
- Regelmäßig die Verfalls- bzw. Haltbarkeitsdaten kontrollieren

Hygienischer Umgang mit Sterilgut

Sterilgut wird teilweise in Gesundheitseinrichtungen aufbereitet und sterilisiert (z. B. Instrumente), während manche Produkte in der Industrie gefertigt und anschließend zugeliefert werden (z. B. Injektionsnadeln, Verbandstoffe).

Die **Entnahme von Sterilgut** beginnt mit einer **Kontrolle der Sterilgutverpackung** auf folgende Aspekte:

- Beschädigungen, z. B. durch spitze Instrumente

- Korrekte Sterilisation, z. B. anhand des Kontrollstreifens ersichtlich
- Sterilisationsverfallsdatum, z. B. abgelaufenes Verfallsdatum
- Feuchtigkeit, z. B. Kondenswasser, feuchte Verpackung

Darüber hinaus gehören zur **Vorbereitung:**

- Hygienische Händedesinfektion vor dem Öffnen der Verpackung
- Ausreichend große Arbeitsfläche
- Information der Patientinnen über steriles Arbeiten, sodass dieser nicht durch Unachtsamkeit die Sterilität aufhebt

Sachgerechte Entnahme von Sterilgut

- Verpackung erst direkt vor Benutzung des sterilen Produkts öffnen
- Arbeitsfläche, auf der das Sterilgut abgelegt wird, vorher desinfizieren.
- Sterile und unsterile Materialien, z. B. für einen Verbandwechsel, getrennt ablegen
- Verpackung vorsichtig an der Peel-Öffnung auseinanderziehen (➤ Abb. 10.15), Verpackung nicht durchstoßen oder aufreißen, dann kontaminationsfrei entfalten und darauf achten, dass das Produkt nicht berührt wird
- Steriles Produkt, z. B. Pinzette, Kompresse im Sterilbarrieresystem belassen oder auf eine sterile Fläche (steriles Tuch) abwerfen
- Beim Arbeiten wenig sprechen, Husten oder Niesen vermeiden, ggf. Mund-Nasen-Schutz tragen
- Staubaufwirbelungen vermeiden

Umgang mit sterilen Handschuhen

Sterile Handschuhe schützen die Patientin vor Infektionen, z. B. bei einer transurethralen Blasenkatheterisierung, beim Verbandwechsel, bei Punktionen. Die Außenflächen der Handschuhe müssen für die Tätigkeit steril bleiben. Besteht der Verdacht der Kontamination, z. B. beim Anziehen, müssen sie gewechselt werden.

Grundsätze der Verwendung steriler Handschuhe: [54]

- Ausreichend Platz für das Anziehen schaffen, Arbeitsfläche desinfizieren
- Hygienische Händedesinfektion durchführen (➤ 10.4.2)
- Handschuhe in vom Körper entfernter Handhaltung anziehen, um eine Kontamination durch die Arbeitskleidung zu vermeiden (➤ Abb. 10.16)

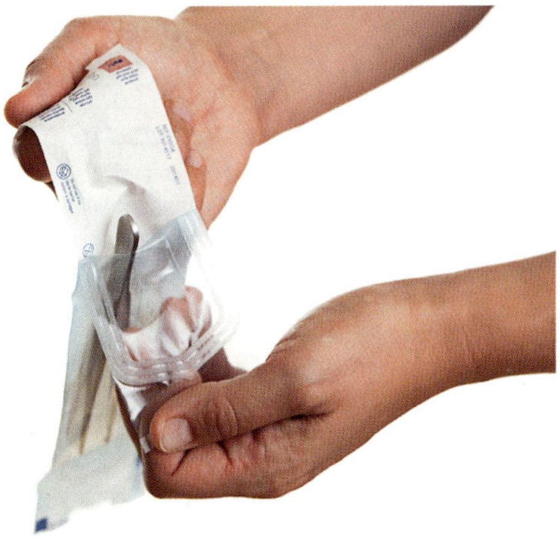

Abb. 10.15 Korrektes Öffnen einer Peel-Verpackung. [K115]

- Um eine Kontaminierung der sterilen Handschuhe zu vermeiden, ggf. eine zweite Person zum sterilen Anreichen von Instrumenten o. Ä. heranziehen
- Das Ausziehen steriler Handschuhe erfolgt wie beim Ausziehen unsteriler Schutzhandschuhe (➤ Abb. 10.17).

10.6 Spezielle Hygiene bei Infektionskrankheiten

Für die Überlegung, ob bei Patientinnen mit Infektionskrankheiten die Standardhygienemaßnahmen (➤ 10.4) ausreichen oder nicht, sind die Infektionsquellen und Übertragungswege des Erregers ganz wesentlich (➤ 10.2.3).

Alle Maßnahmen, die eine Weiterverbreitung des Erregers verhindern sollen, werden als **Barrieremaßnahmen** oder **erweiterte Hygienemaßnahmen** zusammengefasst. Diese umfassen:

- Räumliche Unterbringung (Isolierung)
- Persönliche Schutzausrüstung (PSA ➤ Tab. 10.5). Diese unterscheidet sich bei parenteral übertragbaren Infektionen von denen, die durch Tröpfchen oder aerogen oder durch Kontakt übertragen werden
- Spezielle Hygienemaßnahmen, z. B. im Umgang mit Wäsche, Abfall, laufender und Abschlussdesinfektion
- Möglichkeiten einer Impfung

Im Hygieneplan (➤ 10.3) der Einrichtung sind alle notwendigen Maßnahmen bei den typischen Infektionskrankheiten festzulegen.

10.6.1 Räumliche Isolierung

DEFINITION

Räumliche Isolierung *(lat. isola = Insel, Absonderung):* 1. Vorübergehende Separierung einer infektiösen Patientin, um eine Weiterverbreitung von Infektionserkrankungen innerhalb der Einrichtung oder auch in der Gesellschaft zu verhindern (= *Quellenisolierung).* 2. Vorübergehende Absonderung einer infektionsgefährdeten Patientin, um ihn vor den Erregern der Umwelt zu schützen (= *Umkehrisolation oder Schutzisolierung).*
Quarantäne: ähnlich wie Isolierung. Eher verwendet, wenn schon der Verdacht auf eine ansteckende Krankheit besteht. In der Coronapandemie allgegenwärtiger Begriff: krankheitsverdächtige und krankheitserwiesene Patientinnen werden isoliert, z. B. in häuslicher Quarantäne.

Isolierungsmaßnahmen sind in der Medizin seit vielen Jahren eine Maßnahme, um das Weiterverbreiten von ansteckenden Erkrankungen einzudämmen. Heute werden Isolierungsmaßnahmen eingesetzt, um eine Übertagung von Mikroorganismen von Patientin zu Patientin oder Personal zu verhindern oder um gefährdete Patientinnen zu schützen. Eine räumliche Isolierung ist keine Einzelmaßnahme, sondern immer Teil eines Maßnahmenbündels. [55]

Räumliche Isolierung abhängig vom Risiko

Isolierungsmaßnahmen werden nach Risikoeinschätzung und nach dem Übertragungsweg gewählt. Pflegende erklären der Patientin und ihren Angehörigen die Notwendigkeit der Maßnahmen.

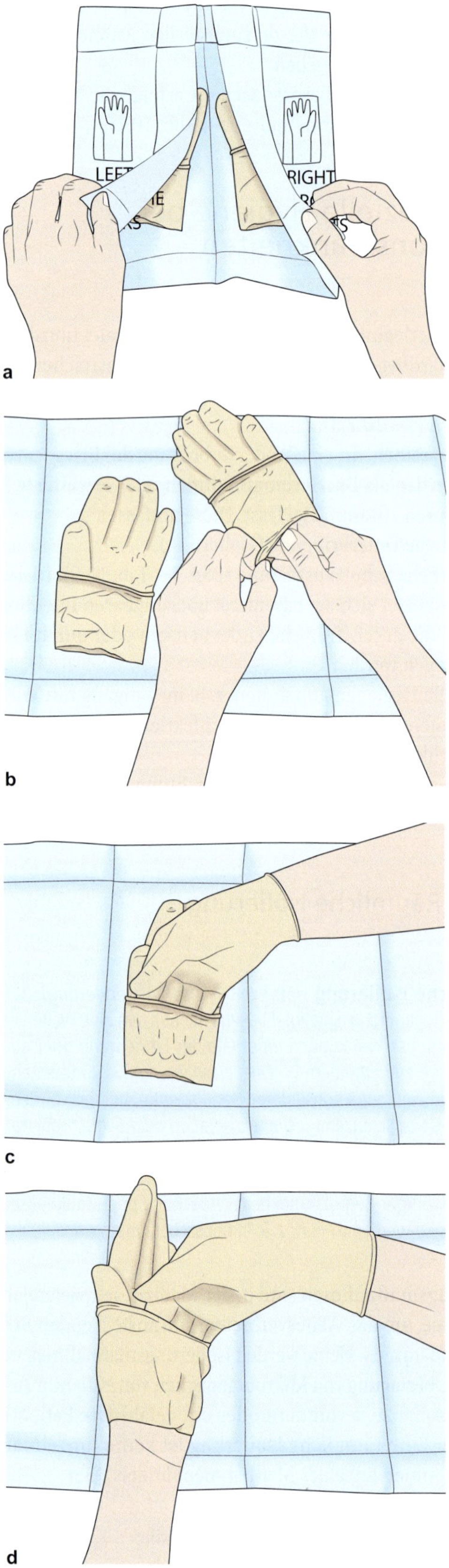

Die räumliche Isolierung ist eine wichtige Maßnahme in Krankenhaus, Pflegeeinrichtung u. a. Wohnformen und soll eine Verbreitung infektiöser Erkrankungen innerhalb der Einrichtungen verhindern, z. B. von Erkrankten durch Noroviren oder MRSA. Isolierungen richten sich gegen den Erreger und nicht gegen die Patientin, Bewohnerin. So spricht eine lokale Infektion, z. B. auf eine Wunde begrenzter MRSA, nicht gegen gesellschaftliche Teilnahme und Bewegungsfreiheit. [55]

Isolierungsmaßnahmen beziehen sich bei ihrer Durchführung auf

- das Infektionsschutzgesetz (es gibt nur wenige Erkrankungen mit einer gesetzlichen Isolierpflicht nach § 30 IfSG) und
- die Richtlinien der *Kommission für Krankenhaushygiene und Infektionsprävention (KRINKO)* am Robert Koch-Institut (➤ 10.3).

Psychische Betreuung isolierter Patientinnen

Isolierte Patientinnen benötigen psychische Betreuung, da sie in ihrem Bewegungs- und Kontaktraum stark eingeschränkt sind. Isolierung schadet nicht nur der Psyche, sondern darüber hinaus der Behandlungsqualität, da isolierte Patientinnen nicht die gleiche Zuwendung erhalten wie nicht isolierte.

Oftmals sind die Kontakte mit Pflegenden, die am längsten andauernden. Pflegende nehmen die Befürchtungen und Ängste der Betroffenen wahr, gehen darauf ein und bemühen sich, die veränderte Lebenssituation so angenehm wie möglich zu gestalten:

- Für Ablenkung und Beschäftigung sorgen, z. B. Fernsehen, Radio, Bücher, Zeitschriften, Hand-/Bastelarbeiten
- Information über Zweck und Dauer der Isolierungsmaßnahme
- Besuch ermöglichen, dabei Angehörige über Schutzmaßnahmen informieren
- Zimmer mit persönlichen Gegenständen wie Fotos ausstatten
- Bei Bedarf Seelsorger hinzuziehen
- Therapeutische Angebote in der palliativen Versorgung möglichst aufrechterhalten [56]

Kohortenisolierung

DEFINITION

Kohortenisolierung: gemeinsame Isolierung mehrerer durch gleichen Erreger infizierter Patientinnen bzw. Bewohnerinnen.

Abb. 10.16 Ein Paar sterile Handschuhe anziehen. (a) Verpackung an der Außenseite und am Rand anfassen, entfalten; ein Zurückfallen der Verpackung auf die Handschuhe vermeiden, dazu evtl. Verpackung leicht an den Seiten einknicken. (b) Rechtshänder schlüpfen zuerst mithilfe der linken Hand in den rechten Handschuh (Linkshänder umgekehrt): mit der linken Hand an die umgeschlagene Innenseite des linken Handschuhs fassen, mit der rechten Hand in den Handschuh gehen, dabei darauf achten, dass die Finger gleich in die richtige Position kommen. (c) Mit den Fingern der sterilen rechten Hand in den Umschlag des linken Handschuhs fahren, weit genug hineinfahren. (d) Linke Hand in den Handschuh bringen, Finger gleich in die richtige Position bringen, Umschlag vorsichtig übers Handgelenk nach unten ziehen. [L264]

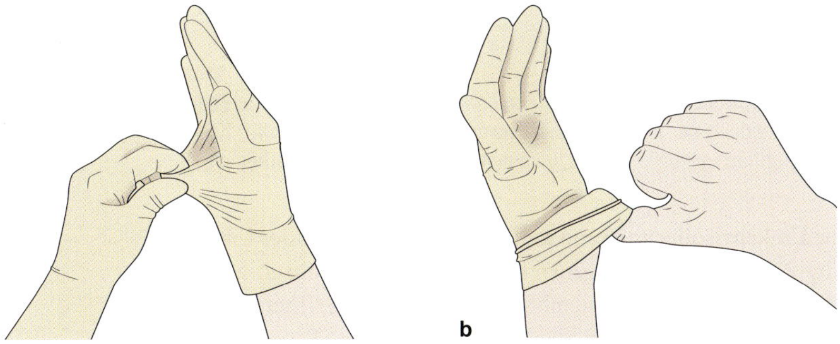

Abb. 10.17 Sterile und unsterile Handschuhe ausziehen, ohne die Unterarme zu kontaminieren. Mit einer behandschuhten Hand in die Handfläche der anderen Hand greifen und Handschuh ausziehen, verwerfen (a). Mit der jetzt handschuhfreien Hand unter den anderen Handschuh fahren und ihn nach oben ausziehen (b). Hygienische Händedesinfektion durchführen. [L264]

➤ Tab. 10.14 führt die unterschiedlichen pflegerischen Maßnahmen auf. Die Form der Isolierung und die zu ergreifenden Schutzmaßnahmen sind von der Art des Erregers und dem Übertragungsweg abhängig und müssen risikoadaptiert der jeweiligen Situation und Einrichtung angepasst werden.

Menschen in ihrem Zuhause

Bewohnerinnen in Pflegeeinrichtungen und alternativen Wohnformen (➤ 2.4.1) sind hier in ihrem Zuhause – anders als im Krankenhaus. Hygienemaßnahmen sind im Hinblick des Schutzes anderer Bewohner und Mitarbeiter, aber auch die jeweilige Bewohnerinnensituation achtsam anzupassen. Das schließt auch eine gute Information aller Beteiligten ein.

VORSICHT

Pflegende achten im Sinne des **Eigenschutzes** auf folgende Punkte:
- Strikte Einhaltung der erforderlichen Hygienemaßnahmen
- Bestehenden Impfschutz kontrollieren bzw. empfohlene Impfung durchführen lassen (Ansprechpartner ist der Betriebs- oder Hausarzt ➤ 10.4.1)
- Bei Schwangerschaft oder bestehendem Infekt bei Pflegenden, keine Pflege bei Patientinnen mit bestehenden Infektionskrankheiten durchführen lassen, dies gilt auch bei Verdachtsfällen.
- Maßnahmen vor dem Betreten des Zimmers gut planen, z. B. genügend Material mitnehmen, damit das Zimmer nicht zwischendurch verlassen werden muss

Tab. 10.14 Hygienemaßnahmen beim Umgang mit isolationspflichtigen Patientinnen, Bewohnerinnen.

Pflegerische Maßnahmen	Isolierungsmaßnahmen
Indikation	Bei Patientinnen, Bewohnerinnen mit meldepflichtigen Erkrankungen, bei denen eine Infektionsgefahr bei direktem Kontakt oder Kontakt mit Körperflüssigkeiten oder Ausscheidungen und per Tröpfcheninfektion/aerogene Infektion besteht, z. B. bei Norovirus, Masern, Lungentuberkulose, COVID-19
Information der Patientin/Bewohnerin und deren Angehörigen	• Dauer und Zweck der Isolierung • Übertragungswege (➤ 10.2.3) • Verhaltensregeln
Besuch	• Muss sich vor Betreten des Zimmers beim Pflegepersonal melden und wird z. B. durch ein Schild an der Tür darauf aufmerksam gemacht • Auf engste Angehörige beschränken, Besuch infektionsanfälliger Personengruppen abwägen • Beratung und Anleitung zu hygienischem Verhalten, z. B. Schutzkleidung, kein Essen während des Besuchs
Geschirr	Essenstablett zuletzt abräumen und ohne Umwege in die Küche bringen
Unterbringung	• Kohortenisolierung möglich • Bei Ansteckung über Ausscheidung: eigene Toilette • Einzelzimmer mit eigener Nasszelle und evtl. Schleuse • Klimaanlage mit virusdichtem Filter • Bei aerogen übertragbaren Erkrankungen Lüftung im Zimmer von der Haustechnik abkleben lassen
Schutzkleidung	Maßnahmen abhängig von Art der Erreger und Übertragungsweg: • Bei Gefahr der Tröpfcheninfektion Mund-Nasen-Schutz, bei aerogenem Übertragungsweg FFP2/FFP3-Maske • Einmalhandschuhe • Schutzkittel, der nach Kontamination verworfen wird
Händedesinfektion	Nach Verlassen des Zimmers hygienische Händedesinfektion durchführen
Verlassen des Zimmers durch die Patientin/Bewohnerin	• Unter Wahrung hygienischer Gesichtspunkte (Compliance der Patientin/Bewohnerin erforderlich) • Verlassen des Zimmers nur im Ausnahmefall nach Absprache oder zu therapeutischen bzw. diagnostischen Zwecken • Bei Tröpfchen- und aerogener Infektion trägt die Patientin/Bewohnerin einen Mund-Nasen-Schutz

Umkehrisolierung

DEFINITION

Umkehrisolierung *(Schutzisolierung, protektive Isolierung):* Maßnahme zur Vermeidung der Infektion einer abwehrgeschwächten Patientin, z. B. nach großflächiger Verbrennung, Immundefekten oder Zytostatikatherapie.

Eine **Umkehrisolierung** kann mittels einer Reduzierung der Umgebungskeime, der körpereigenen Keime oder durch frühzeitige Erkennung einer Infektion und mittels rasch beginnender Therapie die Patientin schützen. Hochgradig infektionsgefährdete Patientinnen (z. B. nach einer Knochenmarktransplantation) können auf einer **Sterilbetteinheit** *(Life Island)* untergebracht werden. Hier herrscht eine weitestgehend keimfreie Umgebung. ➤ Tab. 10.15 führt die bei einer Umkehrisolierung zu treffenden pflegerischen Maßnahmen auf.

Tab. 10.15 Pflegerische Maßnahmen bei der Umkehrisolierung. [57]

Ziel	Pflegerische Maßnahmen
Reduktion der Umgebungskeime	• Einzelzimmer mit Nasszelle, Verlassen des Zimmers nach Arztabsprache und mit Schutzmaßnahmen, z. B. Tragen eines Mund-Nasen-Schutzes • Vor Betreten des Zimmers Hände desinfizieren • Tragen von Schutzkittel, Mund-Nasen-Schutz, Einmalhandschuhen • Bei Transport der Patientin ihr einen Mund-Nasen-Schutz anlegen • Keimarme Kost, z. B. keine Rohkost, Rohmilchprodukte, kein Leitungswasser • Geräte und pflegerische Utensilien vor Verwendung desinfizieren • Besuch eingrenzen, lediglich gesunde Besucher zulassen • Beratung und Schulung von Angehörigen, z. B. Händedesinfektion, hygienischer Umgang
Reduktion der körpereigenen Keime	• Körperpflege mit desinfizierenden Waschsubstanzen • Nach Kontakt mit Ausscheidungen Handschuhe verwerfen, Hände desinfizieren und neue Handschuhe anziehen • Täglich Handtücher und Bettwäsche wechseln • Mund- und Zahnpflege mit antiseptischen Mundspülungen
Frühzeitiges Erkennen einer Infektion	• Regelmäßige Temperaturkontrolle • Inspektion der Haut und Schleimhäute • Beschwerden, z. B. Allgemeinbefinden, Husten, Schnupfen erfragen

10.6.2 Multiresistente Erreger

DEFINITION

Multiresistente Erreger *(MRE):* Keime, die aufgrund ihrer Resistenz (Widerstandsfähigkeit) gegen Antibiotika schwerer zu therapieren sind. Oft Erreger der physiologischen Bakterienflora von Haut und Schleimhäuten (➤ 10.2.1), die z. B. in Wunden oder bei abwehrgeschwächten Menschen eine Infektionskrankheit auslösen können. Sie erfordern besondere hygienische Maßnahmen.
MRSA (= Methicillin-resistenter Staphylokokkus aureus):. Methicillin ist ein Beta-Laktam-Antibiotikum aus der Klasse der Penicilline, das gegen grampositive Bakterien wirkte, insbesondere bei Stapyhlokokkeninfektionen. Seit 2014 nicht mehr auf dem Markt; Ersatzpräparate sind Oxacillin und Amoxicillin.
Staphylococcus aureus: fakultativ pathogenes (krank machend bei Immunschwäche) Bakterium. Ungefähr 25 % der Bevölkerung sind damit besiedelt, primär im Nasenvorhof, oft auch in weiteren Haut- und Schleimhautbezirken (z. B. Leisten, Rachen). Hauptübertragungsweg ist die direkte oder indirekte Kontaktinfektion.

In Deutschland erkranken jedes Jahr rund 54.500 Menschen an Infektionen durch multiresistente Erreger. Etwa zwei Drittel dieser Infektionen steht nach Angaben der des *Europäischen Zentrums für Prävention und Kontrolle von Krankheiten (ECDC)* mit einer medizinischen Behandlung in Zusammenhang. [58]

Mit dem Einsatz von Antibiotika entwickelten sich auch Resistenzen bei Bakterien, die einen Wirkverlust der Antibiotika mit sich bringen. Diesen multiresistenten Erregern (MRE), z. B. **Methicillin-resistenten Staphylokokkus aureus** *(MRSA)*, kommt große Bedeutung im pflegerischen und klinischen Alltag zu.

10

Risikofaktoren

Infektionen mit MRE treten vor allem in pflegerischen Einrichtungen und Krankenhäusern, aber auch im ambulanten Bereich auf. **Risikofaktoren,** die eine Infektion begünstigen, sind:

- Chronische Erkrankungen und Immunsuppression, z. B. Diabetes mellitus, Dialysepflicht
- Intravasale Zugänge, z. B. Gefäßkatheter
- Operative Eingriffe
- Großflächige Wunden, z. B. Dekubitus oder Verbrennungen, als Eintrittspforte
- Unsachgemäße Einnahme von Antibiotika, z. B. abgebrochene oder Langzeittherapie
- Längere Krankenhausaufenthalte und Behandlungen in Intensiveinheiten, auch in der ambulanten Intensivpflege
- Indirekter Kontakt über gemeinsam genutzte Gegenstände, z. B. Essenstablett

VORSICHT

Patientinnen und Pflegende können mit MRE, vor allem mit MRSA, besiedelt sein, ohne Krankheitserscheinungen zu zeigen. Ungefähr 25 % der Bevölkerung ist ständig mit MRSA besiedelt. Um eine Übertragung zu vermeiden, achten Pflegende auf die sorgfältige **Einhaltung der Standardhygienemaßnahmen** (➤ 10.4), v. a. die Händehygiene. [59]

Hygienemaßnahmen bei MRSA

Die **Hygienemaßnahmen bei MRSA** unterscheiden sich im stationären und ambulanten Bereich (➤ Tab. 10.16).

Tab. 10.16 Pflege bei MRSA. [59]–[63]

	Pflegerische Maßnahmen	
	Stationär	Ambulant
Allgemeine Hinweise	• Schulung des Pflegepersonals auch zur Erhöhung der Compliance und des Problembewusstseins • Einführung eines Hygienemanagements mit enger Zusammenarbeit im interdisziplinären Team • Teilnahme an einrichtungs- und sektorenübergreifenden Netzwerken • Einhaltung allgemeiner hygienischer Grundsätze (Standardhygienemaßnahmen ➤ 10.4) • Die Auswahl der Schutzmaßnahme, z. B. Schutzkleidung, ist vom Übertragungsweg abhängig	
Räumliche Unterbringung	• Isolierung in Einzelzimmer mit Nasszelle und Schleuse • Türen geschlossen halten • Kohortenisolierung möglich (➤ 10.6.1)	• Patientin bleibt in ihrem Wohnraum • Mitbewohner, Angehörige informieren • Standardhygienemaßnahmen einhalten • Schutzkittel bei körpernahen Tätigkeiten tragen
Schutz vor Kontamination	• Händehygiene durchführen, insbesondere Händedesinfektion von Pflegenden nach jeder pflegerischen Maßnahme • Einmalhandschuhe tragen (➤ Tab. 10.5) • Langärmliger Schutzkittel in Vorraum oder vor dem Zimmer anlegen • Mund-Nasen-Schutz tragen bei Nachweis im Nasen-/Rachenraum • Besucher und stationsfremdes Personal über Schutzmaßnahmen informieren • Der Patientin die Bedeutung des Händewaschens erklären, z. B. nach der Benutzung eines Taschentuchs	
	• Visite/Verbandwechsel o. Ä. erst am Ende der anderen Arbeiten durchführen • Transporte und Verlegungen nur bei strenger Indikation und unter Durchführung spezieller Schutzmaßnahmen wie Abdeckung von Wunden, Mund-Nasen-Schutz usw.	• Patientin am Ende der Tour versorgen • Patientin über spezielle Schutzmaßnahmen, z. B. Händehygiene, auch bei Verlassen der Wohnung informieren
Desinfektion und Reinigung	• Mindestens tägliche Flächendesinfektion (➤ 10.5.2) der patientennahen Bereiche, z. B. Bettgestell, Nachttisch, Türgriffe, durchführen • Bei Bedarf weitere Flächen desinfizieren • Alle Kontaktflächen, z. B. Membran des Blutdruckmessgeräts, nach Gebrauch desinfizieren • Hilfsmittel, z. B. Toilettenstühle, Blutdruckmessgeräte, patientenbezogen einsetzen • Geschirr routinemäßig desinfizierend reinigen, Essenstablett ohne Umwege in den Container oder die Küche bringen • Wäsche in geeigneten Wäschesäcken im Zimmer sammeln • Schlussdesinfektion des Zimmers nach Verlegung/Entlassung durchführen (lassen)	• Flächendesinfektion patientennaher Flächen während Sanierung und zur Schlussdesinfektion durchführen • Weitere Desinfektion des Bewohnerzimmers nach Hygieneplan der Einrichtung • Wäsche der Patientin bei mind. 60 °C waschen • Geschirr routinemäßig in der Spülmaschine reinigen bzw. Geschirr ohne Umwege in den Container oder Küche bringen
Abfallentsorgung	• Im Zimmer, Entsorgung am Ende einer Schicht • Entsorgung in dichten, kompakten, reißfesten Abfallbeuteln	• In reißfesten verschlossenen Abfallbeuteln über den Hausmüll entsorgen
Aufheben der Isolierung	Wenn drei Abstriche an drei aufeinanderfolgenden Tagen MRSA-negativ sind	
Verlegung/Entlassung	• Entlassung/Verlegung auch bei bestehender MRSA-Kolonisation möglich • Information an die nächste Einrichtung und/oder weiterbehandelnden Arzt, auch durch Nutzung von Übergabebögen • Aushändigung eines Informationsblatts und/oder Aufklärung, z. B. Gefährdung der Ansteckung bei Personen mit offenen Wunden	

MRSA-Screening

Pflegende nehmen nach Arztanordnung je einen Abstrich des Nasen-Rachen-Raums, der Perinealregion *(Bereich Genitalorganen, After, Damm)*, von Wunden, Stomata, Eintrittsstellen von Kathetern.

MRSA-Screenings können die nosokomiale Infektionsrate senken. Ohne sie bleibt ein Großteil der mit MRSA-besiedelten Patientinnen unerkannt. Im Hygieneplan können einrichtungsspezifische Personengruppen, die ein MRSA-Screening erhalten sollen, benannt werden.

Eine routinemäßige Kontrolle auf MRSA ist nicht vorgeschrieben. Ein Screening erfolgt z. B. in folgenden Situationen:

- Wiederaufnahme bekannter Patientinnen mit vorhergehender MRSA-Besiedlung
- Krankenhausaufenthalt (> 3 Tage) in den letzten 12 Monaten
- Auffällige Wunden, infizierte Katheter
- Regelmäßiger Kontakt zu landwirtschaftlichen Nutztieren
- Gehäuftes Auftreten in einem gemeinsamen Personenkreis, z. B. in der Familie
- Verlegung aus einer Einrichtung mit hoher MRSA-Prävalenz oder MRSA beim Zimmernachbarn
- Dialysepatientinnen
- Pflegeempfängerinnen mit chronischer Pflegebedürftigkeit und Antibiotikatherapie in den letzten 6 Monaten oder liegendem Katheter

Bei begründetem Verdacht auf eine MRSA-Kolonisation ist das Hygienefachpersonal zu informieren.

Dekolonisierung

Ziel einer **Dekolonisierung/Sanierung** ist, eine Infektion bei der Patientin und die MRSA-Weiterverbreitung zu verhindern. Sie ist in Krankenhäusern, Pflegeeinrichtungen und auch ambulant möglich. Grunderkrankungen und Sanierungshemmnisse (z. B. Diabetes, PEG, Katheter) werden vorher möglichst behandelt bzw. beseitigt.
Die MRSA-Dekolonisierung umfasst verschiedene Maßnahmen über 5–7 Tage, dafür stehen Sanierungssets zur Verfügung (➤ Abb. 10.18):

- **Nasale Dekolonisierung.** 3-mal täglich antibakteriell wirksames Mupirocin (z. B. Turixin® 2 %, InfectoPyoderm® 20 mg/g als Nasensalbe) mit einem Watteträger in die Nasenvorhöfe einbringen, anschließend die Nasenflügel zusammendrücken und durch behutsames Massieren die Salbe gleichmäßig verteilen.
- **Oropharyngeale Dekolonisierung.** 3-mal täglich Mund-Rachen-Raum mit einem Schleimhautantiseptikum wie Octenidin oder Chorhexidin (z. B. Octenidol®, ProntOral®, Chlorhexamed®) ausspülen oder aufsprühen, Einwirkzeit nach Herstellerangaben beachten.
- **Dekolonisierung der Haut und Haare.** Über mindestens 5 Tage einmal täglich den ganzen Körper und die Haare mit einer antiseptisch wirkenden Waschlotion (z. B. Stellisept® med, Octenisan® wash lotio), Reinigungsschaum (z. B. Prontoderm® Foam), Einmalwaschhandschuhen (z. B. Octinisan® Waschhandschuhe) oder Waschhaube für Kopf und Haare waschen. Auch ein Abreiben der Haut mit einem Antiseptikum ist möglich.
- **Dekolonisierung weiterer Bezirke.** Hautdefekte, chronische Wunden, Tracheostoma, Eintrittsstellen von Kathetern, Sonden, ggf. auch Vagina, Darm und Urethra müssen in die Sanierung miteinbezogen werden.

Diese Maßnahmen werden begleitet von:

- Täglichem Wechsel von Bett- und Körperwäsche bzw. Bekleidung, Waschlappen und Handtüchern

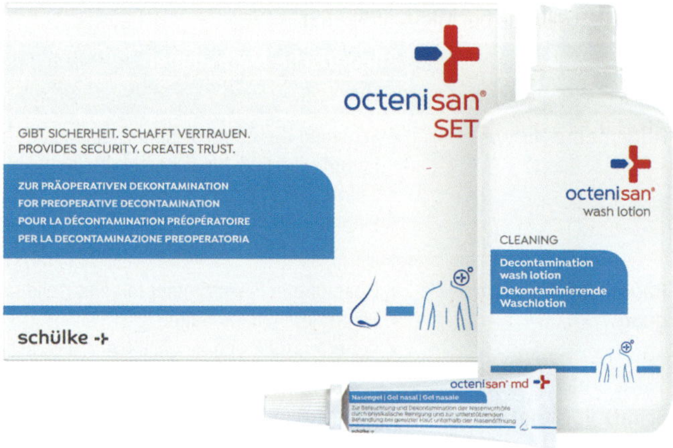

Abb. 10.18 MRSA-Sanierungsset (hier von Schülke) für einen 5-tägigen Sanierungszyklus mit dekontaminierender Waschlotion, und Nasengel. [V519]

- Verwendung von Einmalzahnbürsten, -haarkamm und -rasierer, alternativ Desinfektion der Utensilien, Deo-Spray statt Deo-Roller
- Mindestens einmal täglicher Wischdesinfektion der patientennahen Flächen

Nach Beendigung der MRSA-Sanierung wird bis zur Abnahme von Kontrollabstrichen mindestens drei Tage gewartet, damit Rückstände antimikrobieller Substanzen keine falsch-negativen Abstrichergebnisse erzeugen. Sind die Abstriche an drei aufeinanderfolgenden Tagen von Nase, Rachen, Wunden und anderen nachgewiesenen MRSA-Orten negativ, liegt ein (vorläufiger) Sanierungserfolg vor und die Isolierungsmaßnahmen können aufgehoben werden. Eine zweite Abstrichserie wird zwischen dem 3. und 6. Monat, eine dritte nach 12 Monaten durchgeführt.

Aufgaben zur Pflegesituation

Ihren ersten Einsatz hat Frau Peters bei einem ambulanten Pflegedienst. Dieser Bereich ist für sie völlig neu. Sie ist einer Pflegefachfrau zugeteilt, mit der sie in der ersten Woche gemeinsam zu den Pflegekunden fährt. Die Pflegefachfrau Vensana Botic teilt ihr bereits während der ersten Fahrt zu einer Pflegekundin mit, dass weniger Materialien als im Krankenhaus zur Verfügung stehen und dass sie sehr wirtschaftlich mit Handschuhen und Händedesinfektionsmittel umgehen soll. Bevor sie bei der ersten Pflegekundin ankommen, bekommt Frau Peters über diese Informationen. Es handelt sich um eine 80-jährige Dame, Klara Eberhofer, die morgens aus dem Bett ans Waschbecken mobilisiert, dort gewaschen und angezogen und im Anschluss an den Frühstückstisch begleitet wird.

Frau Peters wird mit der Pflege der Dame betraut, wobei ihr auffällt, dass nur ein Handtuch im Badezimmer hängt. Eine Packung mit Handschuhen ist auch nicht vorhanden. Laura Peters fragt bei der Pflegekundin nach, ob sie nicht noch ein zweites Handtuch für den Intimbereich hätte, woraufhin diese erwidert, dass sie sich immer nur mit einem Handtuch abtrockne.

Zum Waschen des Intimbereichs stehen Einmalwaschlappen zur Verfügung. Nach der Benutzung möchte Frau Peters diese im Mülleimer entsorgen, wird aber von der Pflegekundin gestoppt. „Die Waschlappen sind ganz frisch, die müssen Sie nicht wegwerfen. Die sind doch so teuer! Legen Sie sie einfach auf die Heizung, dann sind die morgen wieder trocken."

Zurück im Auto bietet ihre Kollegin der Auszubildenden Händedesinfektionsmittel aus ihrer Kitteltasche an. Nach der Händedesinfektion hat Frau Peters viele Fragen.

1. Welche Fragen hätten Sie in dieser Situation an Ihre Kollegin?
2. Wie verhält es sich mit Berufs- und Schutzkleidung in der ambulanten Pflege? Was ist hygienisch sinnvoll und notwendig?
3. An welchen Stellen oder Situationen in der morgendlichen Grundversorgung von Frau Eberhofer sollte die Auszubildende Laura Peters eine hygienische Händedesinfektion durchführen? Begründen Sie jeweils die Notwendigkeit. Welche Maßnahmen gehören im Weiteren zur Händehygiene?
4. Inwiefern ist der Gebrauch von Desinfektionsmittel aus der Kitteltasche kritischer zu betrachten als aus festmontierten Desinfektionsmittelspendern?
5. Finden Sie im vorgestellten Fall zwei mögliche Gefahren für die Entstehung einer Infektionskrankheit und beschreiben Sie die Entstehung anhand der Infektionskette. Benutzen Sie die Begrifflichkeiten der Infektionskette.
6. Wie kann Laura Peters gegenüber Frau Eberhofer ein zweites Handtuch und das Wegwerfen der Einmalwaschlappen argumentieren?
7. Was gehört im Weiteren – neben der Händehygiene – zum hygienegerechten Verhalten in der ambulanten Pflege?

KAPITEL

11

Myrèse Larkamp

Anforderungen im Pflegeberuf

Pflegesituation

Zum Ende seines ersten Einsatzes auf einer allgemeinchirurgischen Akutstation bemerkt der Auszubildende Danijel Alemu, dass er sehr schlecht und unruhig schläft und zudem immer stärkere Rückenschmerzen bekommt. Es ist seine erste Erfahrung im Krankenhaus, sodass ihm sowohl der Schicht- und Wechseldienst als auch die körperlichen und psychischen Belastungen neu sind.

11.1 Positive Aspekte des Pflegeberufs

In Deutschland arbeiten rund 1,7 Mio. Pflegende in der Pflege. Mit der Wahl eines Pflegeberufs entscheiden sich professionell Pflegende für einen sehr vielschichtigen, abwechslungsreichen und anspruchsvollen Beruf. Wer einen sozialen Beruf ergreift, ist meist sehr engagiert, will helfen und Positives bewirken. An die professionell Pflegenden werden jedoch bereits während der Ausbildung viele Anforderungen gestellt, die nicht nur die berufliche/dienstliche Ebene, sondern auch die psychische und physische Ebene betreffen. Neben den mitunter schwierigen und belastenden Anforderungen lassen sich dennoch auch viele positive Aspekte herausstellen, die der Beruf mit sich bringt. Vielfältige Studien, u. a. eine Studie *der Hochschule für Wirtschaft und Gesellschaft Ludwigshafen* aus dem Jahr 2020 haben gezeigt, dass trotz Stress, unzufriedenstellenden Arbeitsbedingungen und körperlich erschöpfender Arbeit die meisten Angehörigen dieses Berufsstands mit ihrer Arbeit und den berufsspezifischen Tätigkeiten zufrieden sind. [1] Gründe hierfür sind u. a.:

- Die **enge Zusammenarbeit** mit unterschiedlichsten Gruppen und Menschen wird als sehr positiv angesehen. Interprofessionelle Teamarbeit ist ein zentrales Thema in der Pflege. Sie stärkt das Zusammengehörigkeitsgefühl und somit die Arbeitszufriedenheit.
- Die **vielfältigen Arbeitsplatzoptionen** nach der Ausbildung bieten Pflegefachpersonen die Möglichkeit, sich einen Arbeitsbereich zu suchen, der ihren Stärken und Vorlieben entspricht. Pflegefachpersonen können wählen zwischen Krankenhaus, Langzeitpflegeeinrichtung und ambulanter Pflege. Regelmäßige Wechsel der Arbeitsbereiche sind inzwischen häufig und meist einfach bei einem Arbeitgeber möglich.
- Es bestehen viele **Fort- und Weiterbildungsangebote** für Angehörige des Pflegeberufs. Einhergehend mit der Professionalisierung des Pflegeberufs werden auch die pflegewissenschaftlichen **Studiengänge** bundesweit zunehmend ausgebaut, wodurch vielfältige Möglichkeiten bestehen, sich auch über die Ausbildung hinaus weiterzuentwickeln.
- Durch die helfenden Tätigkeiten, die Pflegende Tag für Tag am Patienten leisten, ernten sie von diesen sowohl **Respekt** als auch **große Dankbarkeit.** Dieses Erwidern positiver Gefühle überwiegt häufig die negativen Aspekte, die die Arbeit mit sich bringen kann. Nebenbei wird das „Helfenkönnen" für sich betrachtet schon als entscheidender Faktor angesehen, der die Attraktivität des Berufs mitbestimmt.
- Der Pflegeberuf erfordert neben der fachlichen auch ein großes Maß an Sozial- und Personalkompetenz. Das damit verbundene **Persönlichkeitswachstum** wird häufig als positiver Aspekt betrachtet.
- Das Forsa-Institut hat im Auftrag des Deutschen Beamtenbunds in der Bevölkerung Befragungen durchgeführt, die belegen, dass

das **Ansehen des Pflegeberufs** in der Gesellschaft sehr hoch ist. Bei den Umfragen steht dieser Beruf aktuell an zweiter Stelle der meistgeachteten Berufsgruppen. [2]
- Pflegefachpersonen sehen eine hohe **Sinnhaftigkeit in ihrer Arbeit.** Dies resultiert aus dem Erleben der eigenen Wirksamkeit und den sichtbaren Ergebnissen der Arbeit. Konkret setzt sich dies aus drei Aspekten zusammen: einer hohen Identifikation mit der eigenen Arbeit, der Wahrnehmung, mit der Tätigkeit einen wichtigen Beitrag für den Betrieb zu leisten, und der Gewissheit, einen gesellschaftlich wichtigen Beruf auszuüben. [3]

11.2 Belastende berufliche Faktoren

Leben und Stress ➤ 3.4.2

DEFINITION

Stressoren: externe und interne Faktoren, die zu einer Störung des gesundheitlichen Gleichgewichts führen können, z. B. Umweltbelastungen, soziale Konflikte, psychische Krisen/kritische Lebensereignisse, Krankheitserreger.

Neben den positiven Aspekten erfahren Pflegende diverse belastende Faktoren. Daher ist es wichtig, dass sie sich frühzeitig mit möglichen **Stressoren** auseinandersetzen, die ihnen im Berufsalltag begegnen können, um diese rechtzeitig zu erkennen und intervenieren zu können.

11.2.1 Schichtdienst

Schlafstörungen bei Schichtarbeit ➤ 22.3.1

DEFINITION

Schichtdienst/Schichtarbeit: Arbeitszeitgestaltung, bei der Arbeitnehmer versetzt und zu unterschiedlichen Zeiten eingesetzt werden, häufig nach einem rotierenden mehr oder weniger regelmäßigen System. In der Pflege in der Regel Drei-Schicht-System (Früh-, Spät-, Nachtdienst), in Funktionsbereichen meist Zwei-Schicht-System (Früh- und Spätdienst).
Biorhythmus: Schwankungen von Körperfunktionen im Tagesverlauf, die durch äußere (z. B. Licht) und innere Faktoren (z. B. Hormone) gesteuert werden. Alle Körperfunktionen des Menschen unterliegen einer Tages- und Nachtperiodik.

Schichtdienst, Abend- und Nachtarbeit sowie Arbeit am Wochenende gehören zu den atypischen Arbeitszeitlagen. Diese sind u. a. charakterisiert durch „unsocial hours". Das bedeutet, dass die Arbeitszeiten häufig nicht mit gesellschaftlichen Zeitmustern zusammenpassen, wie z. B. Öffnungszeiten von Schulen oder Kindergärten.

Ein Großteil der professionell Pflegenden arbeitet ständig, regelmäßig oder gelegentlich im Schichtdienst – viermal so häufig wie andere Berufsgruppen [3]. Zudem sind sie besonders stark von ständiger, regelmäßiger oder gelegentlicher Wochenendarbeit (73 %) und Nachtarbeit (31 %) betroffen. Dem Zugrunde liegt eine pflegerische Versorgung an 365 Tagen im Jahr und rund um die Uhr.

Vor allem der Schichtdienst wird als besonders belastend befunden. Es kommt zu Unregelmäßigkeiten im **Biorhythmus,** die sich in körperlichen Symptomen niederschlagen können (➤ Abb. 11.1).

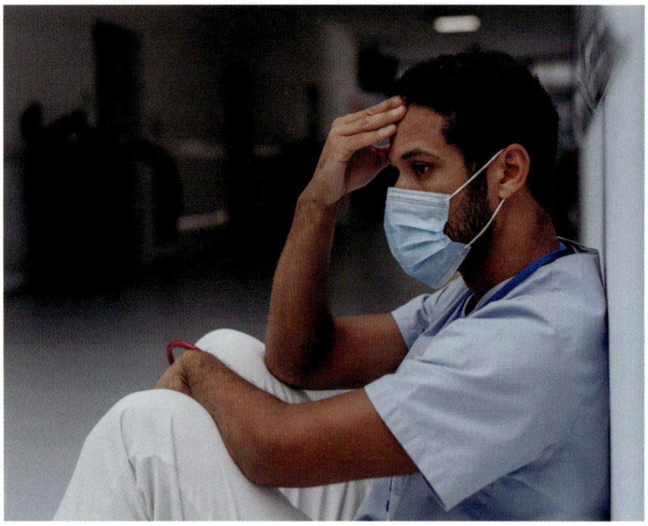

Abb. 11.1 Arbeiten im Schichtdienst, insbesondere in der Nacht, ist belastend, weil Pflegende gegen den Biorhythmus arbeiten. Wenn der Schlaf tagsüber nicht ausreichend erholsam ist, dann droht Erschöpfung im Nachtdienst. [J787]

Tab. 11.1 Körperfunktionen im Biorhythmus.

Körperfunktionen	Tagsüber	Nachts
Körpertemperatur	Zwischen 18:00 und 22:00 Uhr am höchsten	Zwischen 3:00 und 6:00 Uhr am niedrigsten
Ruhepuls	Beim Erwachsenen ca. 70 Schläge/Min.	Beim Erwachsenen ca. 50 Schläge/Min.
Atmung	Beim Erwachsenen ca. 12–20 Atemzüge/Min.	Beim Erwachsenen ca. 10–15 Atemzüge/Min., Atmung ist flacher und regelmäßiger
Verdauung	Magen-Darm-Trakt arbeitet	Magen-Darm-Trakt ruht
Muskulatur	Muskeln sind angespannt	Muskelspannung lässt nach

Der Mensch kann den Tag-Nacht-Rhythmus seines Körpers nur sehr bedingt beeinflussen. Die Arbeit im Schichtdienst stellt einen Widerspruch zum Biorhythmus (➤ Tab. 11.1) dar. Beim Wechsel von Früh-, Spät- und Nachtdiensten werden die Körperfunktionen zu wechselnden, oft nicht physiologisch vorgesehenen Tageszeiten in Anspruch genommen, was sich in unterschiedlichen körperlichen Symptomen widerspiegeln kann.

Die körperliche Leistungsfähigkeit ist ebenfalls mit den verschiedenen Körperfunktionen zu den unterschiedlichen Tageszeiten eng verknüpft.

Es ist möglich, dass häufiger Wechsel- und auch Schichtdienst z. B. zu Verdauungsproblemen, Schlafproblemen, Konzentrationsstörungen und auch Herz-Kreislauf-Erkrankungen führen kann, da der Biorhythmus durcheinandergebracht wird. Es werden Körperfunktionen zu Tageszeiten benötigt, an denen ihre Beanspruchung regulär gar nicht vorgesehen ist. [4]

Doch nicht alle Menschen, die nachts oder zu wechselnden Zeiten arbeiten, empfinden diese Bedingungen als gleichermaßen belastend oder unangenehm, und nicht jeder reagiert darauf mit gesundheitlichen Beschwerden.

Die Arbeit im Wechselschichtsystem bringt auch **Vorteile** mit sich. Neben einem erhöhten Lohn durch Schicht- und Nachtdienstzulagen erhalten Schichtarbeiter zusätzliche freie Tage, sodass verlängerte freie Wochenenden oder freie Tage unter der Woche keine Seltenheit darstellen. Viele Pflegende, die im Mehrschichtsystem arbeiten, schätzen es zudem, dass sie aufgrund von Früh-, Spät- oder Nachtdienst zu unterschiedlichen Tageszeiten frei haben und Tätigkeiten wie Behördengänge, Arztbesuche, Einkäufe usw. außerhalb der üblichen Stoßzeiten erledigen können.

Wissenschaftliche Empfehlungen zur Schichtplangestaltung

Neben der Einhaltung der gesetzlichen Regelungen zur Arbeitszeit, die im Arbeitszeitgesetz zu finden sind, gibt es arbeitswissenschaftliche Empfehlungen, die die Mitarbeiterzufriedenheit und -gesundheit trotz Schichtarbeit steigern kann: [5]

- Maximal drei aufeinanderfolgende Nachtdienste und das Vermeiden von Dauernachtdiensten, um gesundheitlichen Beschwerden und auch sozialer Isolation entgegenzuwirken.
- Eine Ruhephase von mindestens 24 Std. nach dem letzten Nachtdienst, besser noch 48 Std., um eine ausreichende Erholung zu gewährleisten.
- Vorwärtsrotation des Schichtplans (Frühdienst, Spätdienst, Nachtdienst), da sich dies vorteilhafter auf die Gesundheit auswirkt.
- Komplette freie Wochenenden sind einzelnen freien Tagen vorzuziehen.

Strategien zum Umgang mit Belastungen durch Schichtarbeit

Mit folgenden Maßnahmen lassen sich die körperlichen und seelischen **Belastungen,** die aufgrund von Schichtarbeit auftreten können, vermeiden oder zumindest verringern:

- Für ruhigen und erholsamen Schlaf sorgen, z. B. durch ein stark abgedunkeltes Schlafzimmer und Schutz vor Lärm.
- Alltag trotz unregelmäßiger Arbeitszeiten strukturieren, z. B. je nach Schicht feste Schlafens-, Aufsteh- und Mahlzeiten.
- Freizeitaktivitäten und Hobbys pflegen.
- Für ausreichend Bewegung, wenn möglich in der Natur, sorgen (➤ Abb. 11.2).

Besteht auf organisatorischer Ebene die Möglichkeit, trotz der Schicht- und Wechseldienste einen Rhythmus in die Abfolge der Dienste zu bringen, können dadurch Belastungen ebenfalls reduziert werden. [4] Kurze Wechsel von Spät- auf Frühdienst sollten vermieden werden. Pflegefachpersonen können sich vom Nachtdienst befreien lassen,

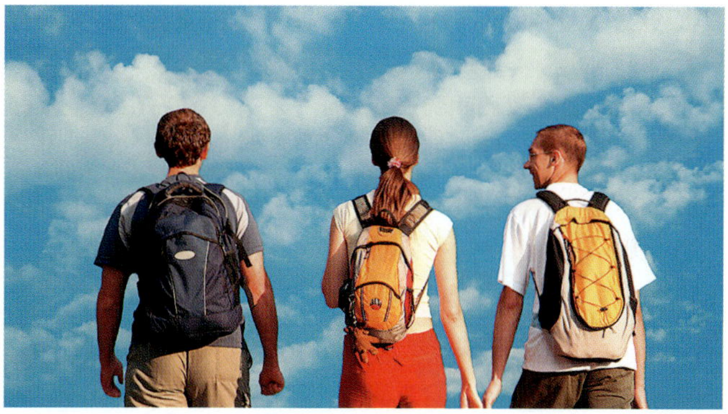

Abb. 11.2 Ausreichend Bewegung, vor allem draußen und mit Freunden, ist gut für Körper und Seele. [J787]

wenn sie mit einem Attest belegen, dass sich die Nachtarbeit nachteilig auf ihre Gesundheit auswirkt (§ 6 Abs. 4 ArbZG).

11.2.2 Körperliche Belastungen

Der Bewegungsapparat einer Pflegefachperson ist zahlreichen **Belastungen** ausgesetzt, da in der Pflege viele körperlich anstrengende Tätigkeiten durchgeführt werden, die bei unsachgemäßer Durchführung zu dauerhaften körperlichen Schädigungen führen können. 75 % der Pflegenden geben an, dass sie sehr häufig oder oft schwere körperliche Arbeit in ihrem Arbeitsbereich durchführen müssen. Zu den häufigsten Beschwerden der hohen körperlichen Anforderungen zählen Rücken-, Knie- oder Schulterbeschwerden durch das Betten, Positionieren und Mobilisieren von Patientinnen und Patienten bzw. Bewohnerinnen und Bewohner (im Folgenden als „Patienten" bezeichnet). [6]

Strategien zum Umgang mit körperlichen Belastungen

Erhaltung der Rückengesundheit ➤ 20.2

Um Über- bzw. Fehlbeanspruchungen der Muskel- und Skelettpartien zu vermeiden, ist es notwendig, sich frühzeitig eine rückengerechte Arbeitsweise (➤ Tab. 11.2) anzueignen. Als oberste Prämisse gilt, die **Prinzipien der Kinaesthetics** (➤ 20.5.1) zu nutzen, um Bewegungsabläufe so physiologisch und kräfteschonend wie möglich zu gestalten und vorhandene Ressourcen der Patienten zu nutzen.

Bei Bedarf werden geeignete Mobilisationshilfen (➤ 20.5.3) eingesetzt.

Von großer Bedeutung sind geeignete Schuhe, die nicht nur hygienischen Vorgaben entsprechen müssen (➤ 10.4.3). Sie sollen eine leichte Dämpfung im Fersenbereich haben, ein bequemes Fußbett und einen flachen Absatz. Wer den ganzen Tag auf den Füßen ist und mehrere Kilometer am Tag zurücklegt, sollte bei den Schuhen nicht sparen.

Tab. 11.2 Prinzipien einer kraft- und bewegungsökonomischen Arbeitsweise. [L234]

	Durchführung
Standfläche und -stabilität vergrößern 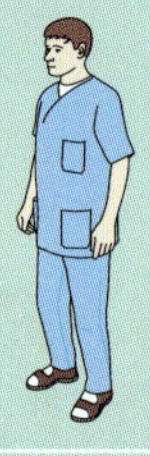	• Leichte Grätschstellung der Beine mit leicht angewinkelten Knien • Fuß- und Kniegelenke stehen in einer Achse übereinander • Der Winkel in den Kniegelenken sollte nie kleiner als 90° sein, um die Gelenkbelastung gering zu halten
Physiologische Sitzhaltung einnehmen 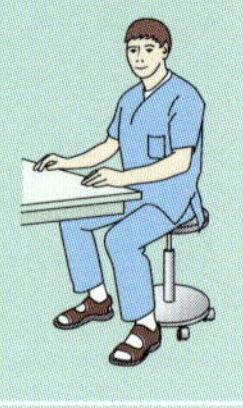	• Die Oberschenkel fallen leicht kniewärts ab • Die Füße stehen hüftbreit auseinander mit ganzer Sohle auf dem Boden • Das Becken ist leicht nach vorne gekippt • Die Unterarme liegen so auf der Tischplatte, dass der Winkel im Ellbogengelenk 90° beträgt
Umfeld organisieren 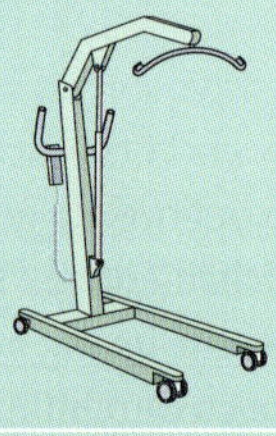	• Hilfsmittel, z. B. Lifter oder Rutschbrett, bereitstellen und gezielt und richtig einsetzen • Genug Platz zum Arbeiten schaffen • Bei Bedarf Unterstützung einer weiteren Pflegefachperson holen
Arbeitshöhe anpassen 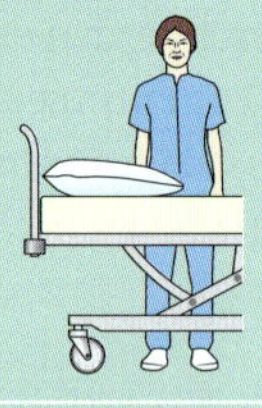	• Patientenbett auf Hüfthöhe der Pflegefachperson einstellen (bei zwei Personen ist die Körpergröße der kleineren Pflegenden ausschlaggebend) • Arbeiten in niedriger Höhe (z. B. Waschen der Füße des Patienten) in sitzender Position ausführen – ansonsten eignet sich der *Ein-Bein-Kniestand,* bei dem ein Bein auf dem Boden kniet und das andere Bein aufgestellt ist
Patientenressourcen nutzen 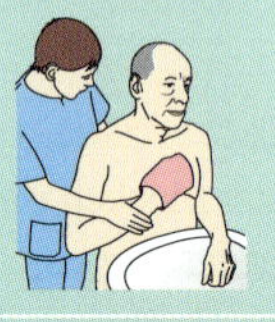	• Kinästhetische Grundprinzipien nutzen • Eigenaktivität des Patienten fördern und nutzen, auch wenn dies mehr Zeit in Anspruch nimmt
Korrekt heben, tragen und bücken 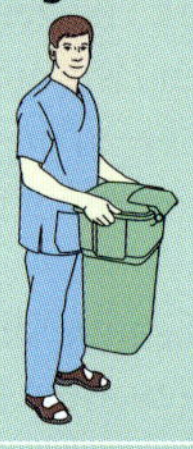	• Rotation in der Wirbelsäule vermeiden • Lasten so körpernah wie möglich tragen • Beim Bücken den Ein-Bein-Kniestand nutzen • Beim Heben und Absetzen von Lasten Körperspannung aufbauen und ruckartige Bewegungen vermeiden
Entlastungshaltung und Kräftigung suchen 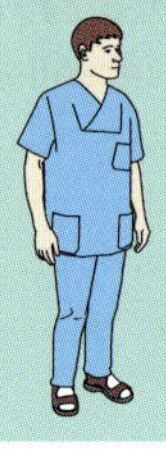	• Häufige Positionswechsel durchführen, sowohl im Sitzen als auch im Stehen • Im Stand Knie abwechselnd beugen und strecken • Bei längerem Stehen Gewichtsverlagerung durchführen

11.3 Belastungen in besonderen Pflegesituationen

11.3.1 Ekel und Scham

DEFINITION

Ekel: Übelkeit erregendes Gefühl des Widerwillens vor etwas, das als extrem unangenehm empfunden wird.
Scham: Gefühl, sich eine Blöße gegeben zu haben, verbunden mit einem quälenden Gefühl von Entwertung oder Entehrung. Beschämung und Verlegenheit sind mildere Formen von Scham.

Die Pflege von Patientinnen und Patienten, Bewohnerinnen und Bewohnern (im Folgenden „Patienten" genannt) bedeutet auch die Konfrontation mit ekelerregenden und schambesetzten Gefühlen. Ekel- und Schamgefühle haben primär wichtige Schutzfunktionen. Ekel zeigt auf, wo persönliche (Toleranz-)Grenzen liegen, und Scham schützt davor, Intimbereiche zu verletzen.

Ekel

Pflegende werden tagtäglich mit Situationen konfrontiert, die **Ekel** erregen können (➤ Abb. 11.3): mit großen, übel riechenden Wunden, Fäkalien, Sekreten, Verstümmelungen usw.

Das Gefühl des Ekels ist eine primäre Emotion: die Fähigkeit, Ekel zu empfinden, ist angeboren und z. B. Voraussetzung dafür, dass toxische und infektiöse Substanzen gemieden werden. Dennoch gilt die Entwicklung von Ekelgefühlen auch als Reaktion auf Sozialisationsvorgänge und wird daher wissenschaftlich den Affekten (Gemütsbewegungen) zugeordnet. Zudem gibt es kulturell unterschiedlich ausgeprägte bzw. sozialisierte Anteile am Ekel wie unterschiedliche Reaktionen auf verschiedene Speisen in verschiedenen Kulturen.

Ekel im pflegerischen Kontext kann für Pflegende sehr belastend sein. Einerseits haben Pflegende den Anspruch, Ekel unterdrücken zu müssen, andererseits ist er nicht immer unterdrückbar und kann zu Handlungsunfähigkeit und Kontrollverlust führen.

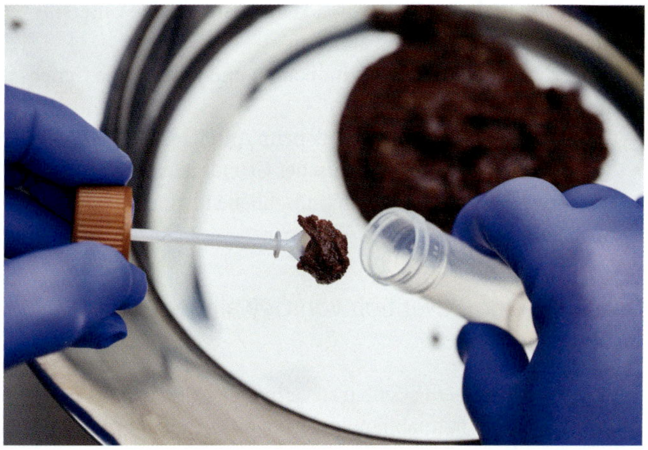

Abb. 11.3 Vor manchen Situationen, die einem in der Pflege begegnen, ekelt man sich – aber es gibt Strategien für den Umgang mit diesen Situationen. [K115]

Zusätzlich sind Pflegende die Personen, die häufig in ekelerregenden Situationen tätig werden, z. B. bei der Inkontinenzversorgung der Patienten oder bei der Behandlung großer, infizierter Wunden. Da sie nicht dem natürlichen Impuls nachgeben und sich der Situation entziehen können, führt das auf Dauer zur Frustration. Frustration wiederum kann über einen längeren Zeitraum in Aggression (➤ 11.3.2) münden, die auch die Patienten zu spüren bekommen. [7]

Daher ist es wichtig, dass Pflegende mit Ekelgefühlen in beruflichen Situationen umzugehen lernen und ein Ekelmanagement anwenden. Oberste Prämisse ist, negative Gefühle im Team anzusprechen und sich dort Unterstützung zu suchen. Das kann so aussehen, dass z. B. die Versorgung einer großen, übel riechenden Wunde im Wechsel von verschiedenen Pflegenden ausgeführt wird.

Strategien zum Umgang mit Ekel

- Vermeidung oder Reduktion von ekelerregenden Situationen durch prophylaktische Maßnahmen:
  - Dekubitusprophylaxe verhindert die Entstehung offener, übel riechender Wunden.
  - Ausreichende Flüssigkeitszufuhr verhindert den stechenden Geruch von konzentriertem Urin und sorgt dafür, dass ältere Patienten orientiert bleiben, was wiederum zur Folge hat, dass sie signalisieren können, wann sie urinieren oder defäkieren müssen.
  - Bereitstellen von Materialien, die ekelreduzierendes Arbeiten ermöglichen, z. B. Handschuhe, Desinfektionsmittel, Nierenschalen
- Größtmöglicher Schutz im Umgang mit ekelerregenden Substanzen oder Situationen:
  - Handschuhe und Schutzbekleidung (➤ 10.4.4) tragen
  - Tätigkeiten in belastenden Situationen zu zweit ausführen
  - Frischluftzufuhr bei ekelerregender Geruchsbelastung
- Abwehr von Ekelgefühlen durch Perspektivenwechsel:
  - Bewusste Konzentration auf die auszuführende Pflegetätigkeit, um ekelerregende Faktoren in den Hintergrund treten zu lassen. Wichtig ist dabei aber, dass sich Pflegende grundsätzlich Ekelgefühle zugestehen und Abwehrtechniken wie die Konzentration auf die Ausführung der Pflegetechnik bewusst temporär einsetzen
- Auszeit nach ekelerregenden Tätigkeiten:
  - Pause einlegen, u.a. an die frische Luft gehen
  - Zufuhr frischer Luft ermöglichen [7]

Scham

Ebenso wie der Ekel ist auch die **Scham** im Pflegealltag häufig präsent. Das betrifft die eigene Scham, aber auch das Wahrnehmen von Schamgefühlen bei Patienten. Pflege überschreitet oft Grenzen von Patienten, die Grenze der Privatheit, der Intimität und der Nacktheit. Das, was Pflegende mit Fachlichkeit, Routine und Gewohnheit meist selbstverständlich tun, löst bei den Patienten oft Schamgefühle aus, z. B. sich waschen lassen müssen, sich bei der Ausscheidung oder gar Inkontinenz versorgen lassen müssen, sich nackt zeigen müssen, etwas über das Leben und die Lebensschwierigkeiten erzählen müssen. [8]

11

Grundsätze zum Umgang mit Scham

Um mit den Schamgefühlen auf beiden Seiten konstruktiv umgehen zu können, bedarf es das Befolgen folgender Grundsätze: [7]

- Bewusstes Wahrnehmen fremder und eigener Scham
- Sich bewusst werden über das Eindringen in die Intimsphäre der Patienten (➤ 17.3.1, ➤ 17.3.2)
- Das Eindringen in die Intimsphäre kommunizieren, z. B. den Patienten darüber informieren, dass er zur Durchführung der Grundpflege ausgezogen wird
- Schutzmaßnahmen beachten, z. B. Sichtschutz, Handschuhe
- Intimsphäre des Patienten achten, z. B. nicht unnötig den Körper entblößen, Intimbereich abdecken, Schild „Bitte nicht stören" aufhängen, z. B. während der Körperpflege bei allen pflegerischen Maßnahmen Besucher aus dem Zimmer bitten
- Privatbereiche des Patienten achten und nicht ungefragt in sie eindringen, z. B. nicht ohne Erlaubnis Schrank und Nachtkästchen öffnen
- Ressourcen des Patienten nutzen, z. B. den Intimbereich so weit wie möglich selbst säubern lassen

Es kann ebenso vorkommen, dass Patienten in die Intimsphäre der Pflegenden eingreifen, indem sie sie z. B. unsittlich berühren oder zweideutige Kommentare fallen lassen. In solchen Momenten fühlen sich Pflegende ebenfalls oft hilflos und ausgeliefert. Entscheidend ist, dass solche Situationen reflektiert und besprochen werden. Zunächst hilft die Unterstützung des Teams oder der Leitung, aber auch ein Gespräch mit dem Patienten ist notwendig. Trotz der Scham oder auch Wut gegenüber dem Patienten sollte das Gespräch konstruktiv und sachlich geführt werden (➤ 21.2.4).

„Hüterin menschlicher Würde"

Wenn Scham als Hüterin der menschlichen Würde ans Licht geholt wird, kann sie vor den in der Pflege unvermeidlichen Grenzverletzungen bewahren und überflüssige Scham vermeiden helfen – bei denjenigen, die Pflege leisten, genauso wie bei denjenigen, die Pflege in Anspruch nehmen (müssen). Es wird fühlbar würdevoller – die Würde in der Pflege ist dann tastbar geworden. [8]

11.3.2 Aggression und Gewalt

DEFINITION

Aggression *(lat. aggredere = sich nähern, angreifen):* feindselige, ablehnende Haltung, z. B. als Reaktion auf dauerhafte Frustration bei Wünschen und Bedürfnissen.
Gewalt: Einsatz von physischem und/oder körperlichem Zwang gegenüber Menschen (auch gegenüber Tieren und Sachen). Der anderen Person soll Schaden zugefügt werden oder sie soll dem eigenen Willen unterworfen werden.

Gewalt in der Pflege ist leider keine Ausnahme mehr. Immer häufiger werden Fälle bekannt, in denen Pflegende Gewalt gegenüber Patienten angewendet haben. Mitunter gibt es aber auch Situationen, in denen Patienten Gewalt gegenüber Pflegenden ausüben. Besonders im Bereich der ambulanten Pflege kommt es vor, dass pflegende Angehörige Gewalt gegen die ihr anvertrauten Pflegeempfänger richten. Ursache für entstehende Gewalt sind häufig angestaute **Aggressionen,** deren Ursache multifaktoriell ist [9] (➤ Tab. 11.3).

Tab. 11.3 Ursachen für Aggression und Gewalt in der Pflege.

Perspektive der Patienten	Perspektive der Pflegenden und pflegenden Angehörigen
• Angst, Gefühl des Ausgeliefertseins • Gefühl des Nicht-Verstanden-Werdens • Gefühl, sich in einer emotional ausweglosen Situation zu befinden, z. B. aufgrund einer belastenden Diagnose • Krankheitsbilder, die mit einer erhöhten Gewaltbereitschaft einhergehen können, z. B. Demenzerkrankung (➤ 23.11) oder Schizophrenie • Verwirrtheitszustände (➤ 23.9) • Alkohol- oder Drogenmissbrauch	• Individuelle Belastungsfaktoren, z. B. berufliche oder familiäre Probleme • Stress und Überforderung, Zeitmangel und Zeitdruck (➤ 11.4.1) • Burnout-Syndrom (➤ 11.4.2) • Abstumpfung, Coolout (➤ 11.4.4) • Langfristig unterdrückte Gefühle, z. B. Ekel (➤ 11.3.1) • Unzufriedenheit mit struktureller Situation, z. B. Personalmangel, Ressourcenmangel, Platzmangel • Soziale Vereinsamung aufgrund der Pflegetätigkeit (bei pflegenden Angehörigen)

Aggression und Gewalt von Pflegenden gegenüber Patienten

In der Pflege gibt es sehr viele Formen von versteckter **Gewalt gegen Patienten** (➤ Abb. 11.4). Besonders ältere, pflegebedürftige Menschen und Menschen mit Demenz sind häufiger gewalttätigen Handlungen ausgesetzt. Manche Gewaltformen sind so subtil, dass der zu Pflegende keine Chance hat, sie als solche zu erkennen:

- Ausnutzen der Machtposition, z. B. durch Bloßstellen der Intimsphäre
- Ignorieren des Patienten
- Respektlose Kommunikation
- In hilfloser Situation zurücklassen, z. B. durch Positionieren der Klingel außerhalb der Patientenreichweite
- Hilfe vorenthalten, z. B. bewusst keine ausreichende Unterstützung bei der Mobilisation anbieten
- Körperliche Fixierung ohne Indikation und richterliche Genehmigung (➤ 9.1.3, ➤ 20.5.8)
- Grobes, barsches Verhalten, z. B. beim Anreichen des Essens
- Bewusste Missachtung hygienischer Grundsätze, z. B. zuerst Waschung des Genitalbereichs, anschließend Waschung des Gesichts mit dem gleichen Waschlappen

Strategien zur Prävention von Gewalt gegenüber Patienten

Um Gewalt gegenüber Patienten zu verhindern, sind unterschiedliche **Strategien** möglich, unabhängig davon, ob es sich um professionell Pflegende oder pflegende Angehörige handelt. Elementar ist die stetige Selbstreflexion des eigenen Pflegehandelns. Dazu gehört auch, sich über seine Gefühle und seine Einstellung zum Beruf/zur Pflege

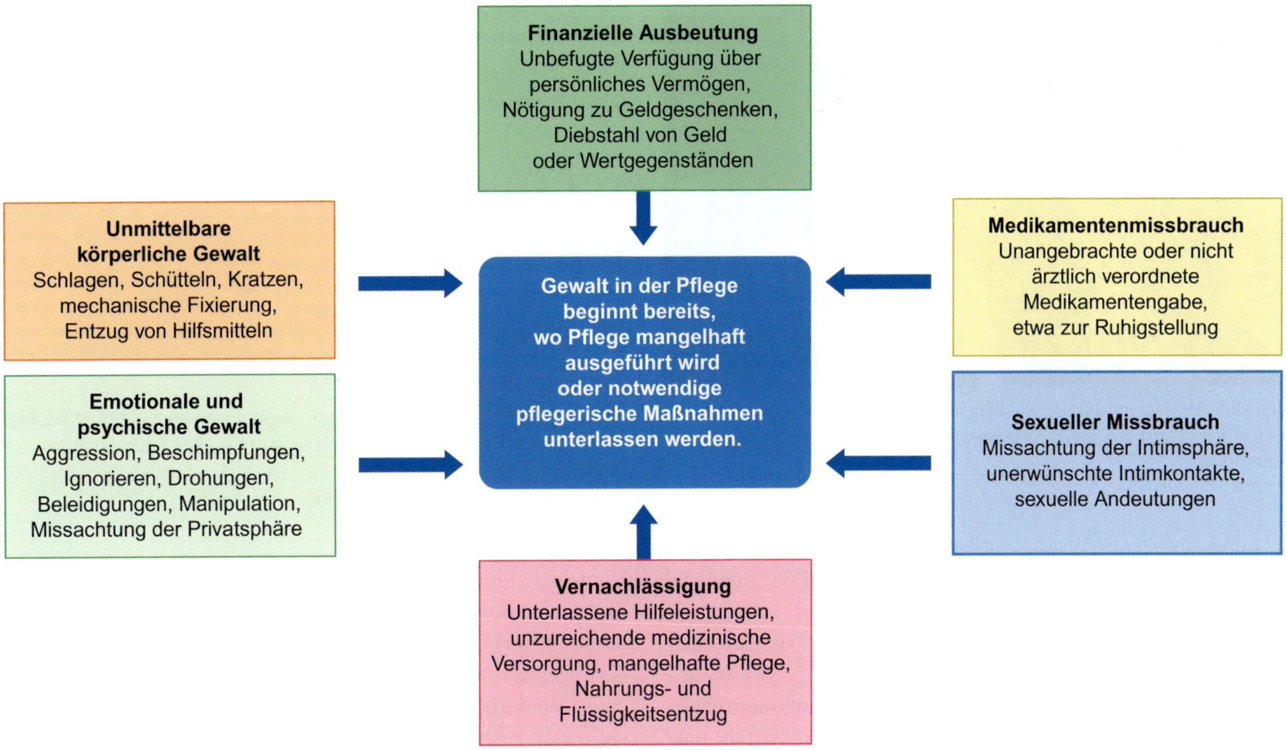

Abb. 11.4 Beispiele für Gewalt in der Pflege. Sie hat viele Gesichter und ist nicht immer auf den ersten Blick erkennbar. [L143]

bewusst zu werden. Die Kommunikation mit den Mitarbeitenden oder ggf. mit Familienmitgliedern ist ebenfalls wichtig, um im Sinne von kollegialer Beratung (➤ 11.5) Tipps und Hilfen zu erfahren.

Der Arbeitgeber kann zur Gewaltprävention beitragen, indem er die Arbeitsbedingungen gesundheitsfördernd gestaltet, z. B. durch ausreichend Pausen oder Vermeidung von Belastungsspitzen. Dadurch verhütet er die Überforderung der Pflegenden und schützt gleichzeitig die Patienten. In besonders gefährdeten Bereichen, z. B. in der Akutpsychiatrie oder auf Intensivstationen wird zusätzlich die Möglichkeit der externen Supervision angeboten.

Für pflegende Angehörige gibt es Beratungsstellen. Auch Selbsthilfegruppen können dazu beitragen, die eigene Haltung und das eigene Handeln zu reflektieren und Hilfestellung bieten.

Aggression und Gewalt von Patienten gegenüber Pflegenden

- Körperliche Übergriffe wie Kratzen, Schlagen, Anspucken
- Bewusst Mehraufwand erzeugen, wie z. B. Entleeren der Urinflasche auf den Boden
- Beleidigungen und Beschimpfungen
- Sexuelle Anzüglichkeiten und Übergriffe

Strategien zum Umgang mit aggressiven und gewaltbereiten Patienten

Verwirrtheitsprophylaxe ➤ 23.13.1
Person-zentrierte Pflege und Betreuung ➤ 23.13.3
Validation ➤ 23.13.4
Integrative Validation® nach Richard ➤ 23.13.5

Situationen, in denen Patienten gewaltbereites Verhalten zeigen, können durch aktives Zuhören und empathisches Verhalten oftmals entschärft werden. Dazu ist es vonseiten der Pflegenden wichtig, dass Verhalten der Patienten zu reflektieren und nicht persönlich zu nehmen. Das Verhalten kann in der Krankheit begründet liegen oder auch in der Unfähigkeit, mit der Situation umzugehen. Entscheidend ist, sich nicht auf die Gewalt einzulassen und durch Drohgebärden oder ebenfalls aggressives Verhalten den Patienten einschüchtern zu wollen. Falls eine Situation zu eskalieren droht, sollten Kollegen zur Unterstützung gerufen werden.

11.3.3 Sterben und Tod

Pflegerisch bedeutsame kritische Ereignisse ➤ 3.4.7
Sterben ➤ 25.4

Im Jahr 2023 sind in Deutschland rund 1.028.000 Menschen gestorben [10], davon rund 450.000 im Krankenhaus. [11] Stirbt ein Mensch in einer Einrichtung im Gesundheitswesen, erleben nicht nur dessen Angehörige einen Verlust, sondern oft auch die betreuenden Pflegenden. Dementsprechend empfinden auch sie Trauer (➤ Abb. 11.5), insbesondere dann, wenn der Verstorbene über einen längeren Zeitraum von ihnen begleitet wurde und eine Beziehung entstanden ist, oder wenn Kinder sterben. Da Ereignisse wie Schmerz, Leid und Tod zum professionellen Alltag von Pflegenden gehören

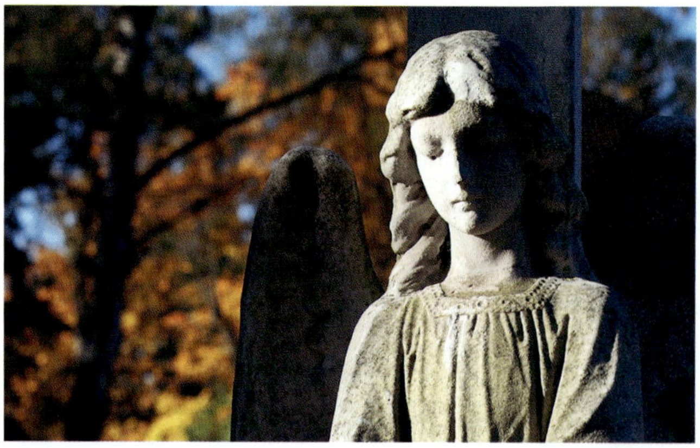

Abb. 11.5 Mit Tod und Sterben werden Pflegende fast täglich konfrontiert. Dies kann belastend sein, wenn diese keine Strategien zum Umgang damit kennen. [J787]

und bereits mit der Berufswahl antizipiert werden, können Pflegende eigene Trauerreaktionen oft nicht zulassen. Es kommt zu Scham und zur Verdrängung dieser Gefühle.

Auch das professionelle Selbstbild als Helfer kann Schaden nehmen. Das Sterben und die häufig damit einhergehenden Symptome wie Schmerzen sind gleichbedeutend mit einem Macht- und Kontrollverlust. Oft wird der Erfolg in Gesundheitsberufen an einer Heilung oder zumindest einer Verbesserung des Gesundheitszustands bemessen und bleibt infolgedessen in der Betreuung Sterbender aus. Darüber hinaus ist durch strukturelle Umstände wie Zeit- und Personalmangel die umfassende Begleitung des Patienten in der letzten Lebensphase z. T. nicht realisierbar. Diese Faktoren können zu fehlender Anerkennung durch sich selbst und andere führen, zu Versagensgefühlen und Frustration, aber auch zu Schuldgefühlen und Wut.

Wird Trauer nicht zugelassen, sondern verdrängt, kommt es zu Stress (➢ 11.4.1), Depressionen und emotionaler Erschöpfung, die sich in einem Burnout-Syndrom (➢ 11.4.2) manifestieren kann. [12]

Strategien zum Umgang mit Sterben und Tod

Da Pflegende immer wieder mit **sterbenden Patienten** in Berührung kommen, ist es entscheidend, Bewältigungsstrategien zu entwickeln, um solche Situationen zu verkraften. [13]

Gespräche im Team helfen, belastende Situationen der Sterbebegleitung zu verarbeiten. Darüber hinaus kann in Supervisionen durch den externen Berater eine professionelle Hilfe hinzugezogen werden (➢ 11.5). Grundsätzlich erleichtert das Zulassen der eigenen Trauer den Umgang mit der Situation. Auch dabei kann es helfen, sich einer Vertrauensperson innerhalb des Teams anzuvertrauen. Trotzdem ist es ebenso wichtig, eine professionelle und gesunde Distanz zum Thema Sterben und Tod zu entwickeln, um sich abgrenzen zu können und nicht gewissermaßen „emotional mitzusterben“. Es stellt eine große Herausforderung dar, diese Balance zwischen Anteilnahme und Distanz zu finden. Hilfreich ist es, sich bewusst zu machen, dass der Tod auch eine Erlösung sein kann.

Viele Pflegekräfte pflegen persönliche Rituale, wenn es zu einem Todesfall gekommen ist. Dazu gehören beispielsweise die abschließende (grund-)pflegerische Versorgung und die Verabschiedung vom Verstorbenen, das Öffnen des Zimmerfensters oder, je nach persönlicher Spiritualität und Religiosität, ein Gang in die Kapelle der Einrichtung.

11.4 Folgen beruflicher Belastungen

11.4.1 Stress

Lebensbewältigung ➢ Kap. 3.4

DEFINITION

Stress *(engl. Druck, Anspannung):* vegetativ-hormonelle Anpassungsreaktion des Organismus auf verschiedenste äußere Anforderungen, z. B. Arbeitsbelastungen, Hektik, Krankheit, aber auch auf unterschiedliche Reize, z. B. Gedanken, Gefühle, innere Bilder.

Die meisten Menschen kennen das Gefühl, nervös, gereizt, überfordert, hektisch und ausgelaugt zu sein. Häufig sind diese Gefühle das Resultat von anhaltenden **Stresssituationen.** Die Leistungsanforderungen im Beruf wie auch im Privatleben zwingen mitunter zu einer Lebensführung, die das individuelle Energiereservoir nahezu vollständig ausreizt. Lang anhaltender und als belastend empfundener Stress kann zu gesundheitlichen Problemen führen. Stress wirkt dabei auf mehreren Ebenen [14] (➢ Tab. 11.4).

Stress wird jedoch nicht nur negativ erlebt. Es lassen sich zwei Stressarten unterscheiden: [6]

1. **Eustress:** positiver Stress, der motivierend und beflügelnd wirkt und langfristig positive gesundheitliche Auswirkungen hat
2. **Disstress:** schädlicher, überfordernder, krank machender Stress, der auftritt, wenn nicht ausreichend Abwehrmechanismen und Bewältigungsstrategien vorhanden sind

Das Phänomen **Stress** ist so allgegenwärtig, dass sich verschiedene Psychologen und Mediziner mit diesem Thema beschäftigt haben.

Tab. 11.4 Mögliche Auswirkungen von Stress.

Auswirkungsebene	Auswirkungen
Vegetativ/körperlich	• Tachykardie • Hypertonie • Schwächung des Immunsystems • Magen-Darm-Beschwerden
Emotional	• Nervosität • Unzufriedenheit • Hilflosigkeit • Gereiztheit
Kognitiv	• Konzentrationsstörungen • Gedächtnisstörungen • Leistungsknick • Realitätsflucht
Verhaltensbedingt	• Kontaktarmut, sozialer Rückzug • Verschlossenheit • Vermehrter Konsum von Alkohol und/oder Nikotin

Allgemeines Adaptationssyndrom nach Hans Selye

Hans Selye (1907–1982) war ein kanadischer Mediziner, der sich als einer der Ersten mit dem Stresssyndrom wissenschaftlich auseinandersetzte. Er prägte nicht nur die Begriffe Eustress und Disstress, sondern ließ auch einen zeitlichen Aspekt in die Stressbetrachtung einfließen (➤ Abb. 11.6). [15]

Selye geht davon aus, dass Stressoren unterschiedlicher Art den Körper in Alarm versetzen. Die Alarmreaktion besteht aus physiologischen Veränderungen, wie Blutdruckveränderungen oder Tachykardie, durch die der Körper unmittelbar die Wiederherstellung seines normalen Funktionierens zu erreichen versucht. Dauert die stressauslösende Situation weiter an, folgt auf die Alarmreaktion die Phase der Resistenz, in der der Körper einen Widerstand gegenüber dem Stressor zu entwickeln scheint und alle Energiereserven aktiviert. Dauert die Stressphase immer weiter an, wird ein Punkt der Erschöpfung eintreten. Dann sind alle Energie- und Widerstandsreserven aufgebraucht, die Adaptation (Anpassung) an die Extremsituation bricht zusammen. Ein Zustand völliger Erschöpfung, der zum Tod führen kann, ist erreicht. [16]

Transaktionales Stressmodell nach Richard Lazarus

Der amerikanische Psychologe **Richard Lazarus** (1922–2003) schlägt vor, Stress als eine Transaktion (dynamische Wechselwirkung) zwischen einer Person und der Umwelt zu verstehen. In seinem **transaktionalen Stressmodell** nimmt er zwei Bewertungen einer Stresssituation vor (➤ Abb. 11.7):

1. Die **Erstbewertung (primäre Bewertung)** klärt, ob die vorhandene Stresssituation als günstig, ungünstig oder irrelevant eingeschätzt wird.
2. Die **Zweitbewertung (sekundäre Bewertung)** hingegen beantwortet die Frage, ob die betroffene Person die Fertigkeiten und Bewältigungsmöglichkeiten (Ressourcen) besitzt, um die Stresssituation zu bewältigen.

Die Einschätzung der Erstbewertung nimmt Bezug zum Eustress und Disstress, d. h., sie beurteilt die Situation als positiv herausfordernd oder negativ bedrohlich. Die Zweitbewertung zielt darauf ab, dass bei unzureichender oder fehlender Bewältigung zusätzlicher Stress entstehen kann. Stress ist folglich eine Dysbalance zwischen den Anforderungen, die eine Situation mit sich bringt, und den zur Verfügung stehenden Ressourcen eines Individuums (➤ 3.4.2). [17]

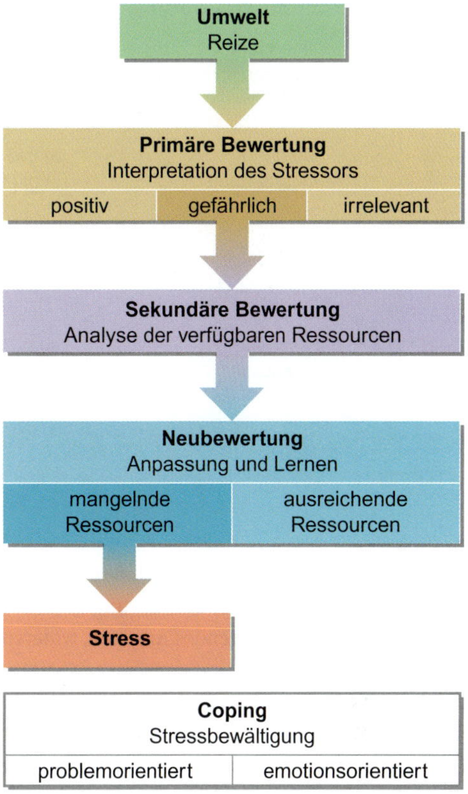

Abb. 11.7 Stressmodell nach Lazarus. Das Modell zeigt, dass verschiedene Menschen ein und denselben Stressor/Reiz ganz unterschiedlich bewerten und damit umgehen. [L231]

Stressbewältigungsstrategien können problemorientiert (konkrete Lösungssuche und Maßnahmen für die Bewältigung der Situation) oder/und emotionsorientiert (Versuche und Maßnahmen, um mit den entstandenen Emotionen umzugehen) sein. Im letzten Schritt findet eine Bewertung der zurückliegenden Situation statt, im besten Fall zeigt sich ein Lerneffekt.

Anforderungs-Kontroll-Modell nach Karasek

Der amerikanische Soziologe **Robert A. Karasek** untersuchte 1979 zwei Parameter bei Arbeitnehmern (➤ Abb. 11.8): Arbeitsanforderungen *(job demands)* und Handlungsspielraum *(job descision*

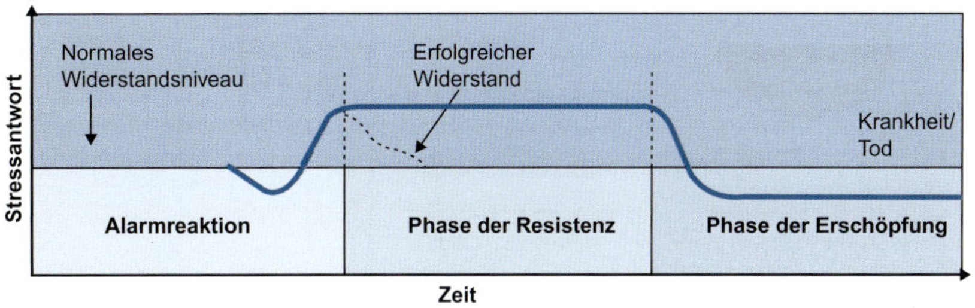

Abb. 11.6 Allgemeines Adaptationssyndrom nach Selye. [A400]

11

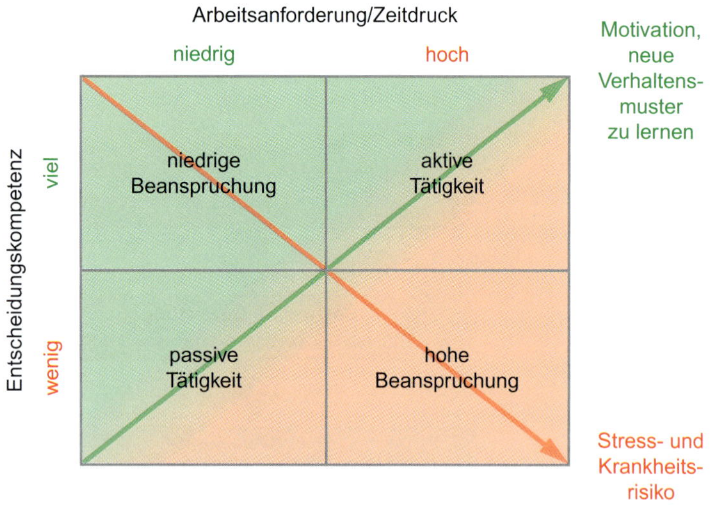

Abb. 11.8 Anforderungs-Kontroll-Modell nach Karasek. Arbeitnehmer mit wenig Entscheidungsspielraum bei gleichzeitig hohem Arbeitsanfall und geringer sozialer Unterstützung erleben ihre Arbeit als stressig. [L231]

latitude). Aus seiner Sicht sind Arbeitnehmer besonders stressgefährdet, wenn sie hohe Leistungsanforderungen (z. B. hoher Arbeitsanfall, schnelles und anstrengendes Arbeiten, widersprüchliche Anforderungen) einerseits haben, auf der anderen Seite aber kaum Kontrolle über den Arbeitsauflauf und wenig Entscheidungsspielräume haben (z. B. Arbeitsabläufe sind stark reglementiert, kein Mitspracherecht bei Entscheidungen, nicht hinzulernen können, sich nicht weiterqualifizieren können). Im Gegensatz dazu werden hohe Anforderungen bei gleichzeitig hoher Kontrolle über die Arbeitsabläufe als positive persönliche Herausforderungen gesehen. [18]
Nicht zu unterschätzen ist der dritte Einflussfaktor, die soziale Unterstützung, die aus vier positiven Aspekten besteht:

- Emotionaler Rückhalt, z. B. durch Vertrauen, Zuneigung, Empathie
- Rückhalt durch Informationen, z. B. Rat, geteiltes Wissen, Informationen
- Rückhalt durch Anerkennung, z. B. Wertschätzung, Feedback, Lob
- Instrumenteller Rückhalt durch praktische Hilfestellung

Personen, die sozialen Rückhalt erfahren, sind weniger anfällig für stressassoziierte Erkrankungen.

Modell der beruflichen Gratifikationskrisen nach Siegrist

Johannes Siegrist stellte 1996 in seinem Modell der beruflichen Gratifikationskrisen (➤ Abb. 11.9) fest, dass Menschen dann ge-

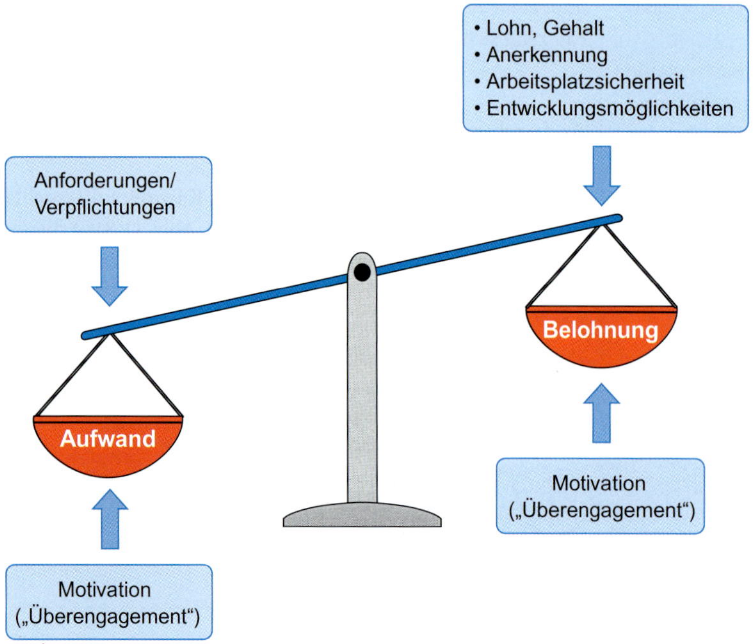

Abb. 11.9 Modell der beruflichen Gratifikationskrisen. Die Waage ist nicht im Gleichgewicht. Die betroffene Person kommt mit einem großen Aufwand den Arbeitsplatzanforderungen nach und erlebt, dass sie dafür nicht in ausreichender Form belohnt wird. Das entspricht dem Prinzip der verletzten Tauschgerechtigkeit. [L143]

stresst sind, wenn sie sich stark verausgaben und dafür nicht in angemessener Weise honoriert werden. Das kann auf längere Sicht nach Siegrist v. a. zu psychischen und psychosomatischen Erkrankungen führen.

Bei den Verausgabungen lassen sich zwei Faktoren unterscheiden, die **extrinsische Komponente,** die sich aus den Anforderungen und Verpflichtungen ergibt, und die **intrinsische Komponente,** die für die persönliche Verausgabungsneigung steht. Die Belohnungen bestehen nicht nur aus materiellen Aspekten wie Lohn oder Gehalt, sondern auch aus immateriellen Größen wie der Arbeitsplatzsicherheit, Entwicklungs- und Aufstiegsmöglichkeiten oder der erlebten Wertschätzung. [19]

Dieses Modell lässt sich z. B. auch auf alleinerziehende Mütter oder pflegende Angehörige übertragen.

Modell der „Stress-Ampel" nach Kaluza

Der deutsche psychologische Psychotherapeut **Gerd Kaluza** hat das Modell der **Stress-Ampel** entwickelt. Danach findet das Stressgeschehen auf drei Ebenen statt (➤ Abb. 11.10): [20]

1. **Stressoren.** Es gibt gesellschaftlich-politische Belastungsfaktoren (z. B. Berufe mit niedrigem Status, Globalisierung, Konkurrenzdruck, sich schnell entwickelnde Technologien), Belastungsfaktoren am Arbeitsplatz (z. B. Mobbing, wenig Autonomie, ungünstige Arbeitszeiten, sexuelle Belästigung) und alltägliche Belastungsfaktoren (z. B. Zeitnot, große familiäre Verpflichtungen, Konflikte, Unzufriedenheit mit der Wohnsituation).
2. **Persönliche Stressverstärker.** Stress ist immer das Ergebnis einer persönlichen Bewertung. Persönliche Stressverstärker sind der „eigene Anteil" des Menschen am Stressgeschehen, z. B. stressverstärkende Glaubenssätze und Gedanken wie „Am liebsten mache ich alles selbst!", „Ich will andere nicht enttäuschen!", „Bei mir muss alles perfekt sein!", „Ich habe hohe Erwartungen an mich!"
3. **Stressreaktionen.** Sie zeigen sich auf vier Ebenen (➤ Tab. 11.4). Je ausgeprägter die Stressreaktionen sind, umso größer ist die Gefahr von Erschöpfung, Krankheit und Burnout.

Durch die Entwicklung einer individuellen Stresskompetenz kann es Betroffenen gelingen, einen Weg aus der Burnout-Spirale zu finden. Für jede Ebene gibt es Möglichkeiten und Maßnahmen:

1. **Instrumentelle Stresskompetenz.** Anforderungen gezielt angehen, z. B. Prioritäten setzen, Zeitplan erstellen, Netzwerk pflegen und nutzen, bewusste Pausen machen, Konflikte identifizieren und aktiv angehen, Coaching in Anspruch nehmen
2. **Mentale Stresskompetenz.** Förderliche Einstellungen entwickeln, z. B. das Positive sehen, eigene Grenzen akzeptieren und Grenzen nach außen deutlich machen, sich eigene Erfolge deutlich machen, persönliche Stressverstärker identifizieren und daran arbeiten
3. **Regenerative Stresskompetenz.** Erholen und entspannen, z. B. Entspannungstraining/Meditation, Sport und Bewegung, die kleinen Dinge im Alltag bewusst genießen, gesunde Ernährung, Hobbys pflegen, sich mit Freunden treffen

11.4.2 Burnout-Syndrom

DEFINITION

Burnout *(engl. to burn out = ausbrennen, to feel burned out = sich ausgebrannt fühlen):* Begriff, der ursprünglich als Bezeichnung für die seelische Erschöpfung amerikanischer Sozialarbeiter geprägt wurde.

Burnout-Syndrom: Symptomkomplex mit Verlust der körperlichen und seelischen Leistungs- und Regenerationsfähigkeit. Häufig bei Angehörigen sozialer Berufe, die am Verlust von positiven Empfindungen und Achtung für den Patienten leiden.

In einem Pflegeberuf tätig zu sein bedeutet, häufig im Berufsalltag mit Lebensschicksalen und Hilflosigkeit konfrontiert zu werden. Pflegende erleben den Spagat zwischen Nähe und Distanz, zwischen Anteilnahme und Sich-abgrenzen-Können. Dieser Balanceakt kann

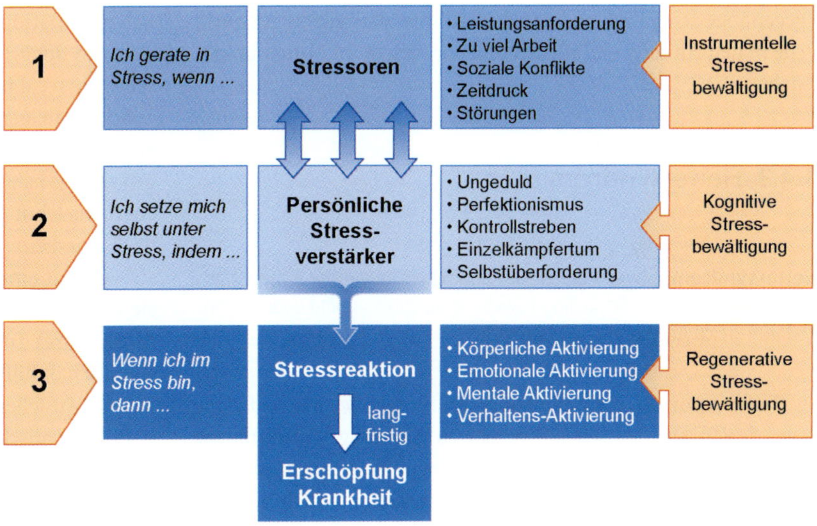

Abb. 11.10 Modell der „Stress-Ampel". Das Stressgeschehen findet auf drei Ebenen statt. Für jede Ebene können Stressbewältigungsstrategien gefunden und wirksam werden. (nach [20]) [H159–001, L143]

sehr belastend sein und Stress verursachen. Hauptursache des **Burnout-Syndroms** ist langanhaltender und nicht abwendbarer Stress (➤ 11.4.1). Es ist durch drei Merkmale gekennzeichnet, die häufig vom Betroffenen erst dann erkannt werden, wenn es bereits zu spät ist:

1. Die **emotionale Erschöpfung** bezieht sich auf das Gefühl einer Person, durch ihren Kontakt mit anderen Menschen überbeansprucht und ausgelaugt zu sein.
2. Die **Depersonalisierung** bezieht sich auf eine abgestumpfte und gefühlskalte Reaktion der Person gegenüber jenen Menschen, die gewöhnlich Empfänger der Dienstleistungen und Fürsorge sind.
3. Die **eingeschränkte persönliche Leistungsfähigkeit** bezieht sich auf eine Reduktion der eigenen Kompetenz, der persönlichen Einschätzungsfähigkeit im beruflichen Kontext und des erfolgreichen Arbeitens. [16]

Burnout-gefährdet sind besonders die Menschen, die voller Engagement, Motivation und Begeisterung ihren Beruf begonnen haben. Das liegt darin begründet, dass persönliche Erwartungen häufig nicht erfüllt und Leistungen nicht ausreichend wertgeschätzt werden.

Nach dem deutschen Psychologen **Matthias Burisch** werden sieben Phasen beschrieben, die aufeinander aufbauen und kennzeichnend für die Entstehung eines Burnouts sind (➤ Tab. 11.5). [21]

Auch wenn viele unterschiedliche Berufsgruppen gefährdet sind, an einem Burnout-Syndrom zu erkranken, neigen Angehörige sozialer Berufsgruppen häufiger zur Entwicklung eines solchen. Der Grund dafür liegt in drei Merkmalen, die für soziale Berufe, so auch Pflegeberufe, charakteristisch sind:

1. **Emotional belastende Arbeit.** Pflegende befinden sich häufig in emotional belastenden Situationen, da sie den psychischen, sozialen und physischen Problemen der Patienten ausgesetzt sind und von ihnen neben fachlicher Expertise zusätzlich emotionale Anteilnahme verlangt wird.
2. **Typische Persönlichkeitsmerkmale.** Pflegenden sagt man nach, dass sie besonders gefühlsbegabt und empathisch sind. Diese Charaktereigenschaften bestimmten einerseits die Wahl dieses Berufs, andererseits besteht aufgrund dieser Eigenschaften die Gefahr, sich nicht ausreichend abgrenzen zu können.
3. **Patientenzentrierte Orientierung.** Die ausgeprägte Empathie gegenüber den Patienten kann dazu führen, dass eigene Ansprüche in den Hintergrund rücken und der Patient im Mittelpunkt steht.

Tab. 11.5 Phasen des Burnout-Syndroms nach Burisch.

Phase	Kennzeichnende Kernsymptome
1. Anfangsphase	• Überengagement • Gefühl der Unentbehrlichkeit • Verdrängung von Misserfolgen • Energiemangel • Chronische Müdigkeit
2. Phase des reduzierten Engagements	• Desillusionierung • Verlust positiver Gefühle gegenüber den Patienten • Verlust von Empathie • Meidung von Kontakten • Negative Einstellung zur Arbeit
3. Phase der emotionalen Reaktion und Schuldzuweisung	• Depression • Hilflosigkeit • Reduzierung des Selbstwertgefühls • Ohnmachtsgefühle • Aggressionen gegenüber Kollegen, Familienmitgliedern oder Patienten
4. Phase des Abbaus	• Konzentrations- und Gedächtnisschwäche • Desorganisation • Verringerte Produktivität • Mangelnde Entscheidungsfähigkeit
5. Phase der Verflachung	• Gleichgültigkeit • Einsamkeit • Rückzug • Desinteresse
6. Phase der psychosomatischen Reaktion	• Schlafstörungen • Herzbeschwerden • Atembeschwerden • Kopfschmerzen • Verdauungsprobleme
7. Phase der Verzweiflung	• Hoffnungslosigkeit • Negative Einstellung zum Leben • Existenzielle Verzweiflung • Selbstmordabsichten

11.4.3 Helfersyndrom

DEFINITION

Helfersyndrom: übersteigerte pathologische Motivation, anderen zu helfen, um eine Helfer-Schützling-Beziehung aufzubauen und dadurch ein Bedürfnis nach Anerkennung zu stillen.

Das **Helfersyndrom,** das typisch für soziale und pflegerische Berufe ist, wurde von dem deutschen Psychologen **Wolfgang Schmidtbauer** Ende der 1970er Jahre erstmals beschrieben. Hintergrund war die Frage, warum gerade in helfenden Berufen die Entwicklung eines Burnout-Syndroms häufig vorkommt.

Der Umgang und die Arbeit mit Menschen stellen besondere Anforderungen an die Person des Helfers. Die Motivation zur Berufswahl hat häufig ihren Ursprung in der Erfahrung, in einer schwierigen Lebenssituation selber Hilfe erfahren zu haben. Andererseits besteht ein Bedürfnis nach Zuwendung und Anerkennung, das durch schwächere, abhängige Personen erfüllt wird.

Schmidtbauer untersuchte, ob die Ausprägung des Helfersyndroms einer bestimmten Persönlichkeitsstruktur bedarf. Seinen Forschungen zufolge haben sich Helfer in ihrer Kindheit weniger beachtet und eher abgelehnt gefühlt. [22] Daraus entwickelte sich das Bedürfnis nach Anerkennung, Zuneigung und Geborgenheit. So identifizieren sie sich mit einer perfekten Helferfigur, die anderen das gibt, was sie selbst nicht bekommen haben. Der Helferpersönlichkeit sind die Motive ihres Tuns nicht bewusst. Diese Menschen leben häufig in Gesellschaft hilfsbedürftiger Personengruppen, da deren Abhängigkeit ein Ausleben des Helfersyndroms gewährleistet.

Problematisch für die berufliche Arbeit wird ein ausgeprägtes Helfersyndrom, wenn die Gefahr besteht, abhängige, hilflose Menschen zur Befriedigung des eigenen Selbstwertgefühls zu gebrauchen oder ihre Abhängigkeit zu fördern. Auch erkennen die Helfer jenen Zeitpunkt nicht, an dem ihre Hilfe überflüssig wird und die Unterstützung reduziert werden kann. Da die Pflege oftmals darauf hinarbeitet, die Selbstständigkeit der Patienten zu erhalten oder zu fördern, kann das Bedürfnis nach Anerkennung und Abhängigkeit niemals grundlegend befriedigt werden. Das führt zu Frustrationen der Helfenden, was sich auch im Arbeitsklima widerspiegeln kann. [22]

11.4.4 Coolout-Syndrom

DEFINITION

Coolout *(engl. to cool out = auskühlen):* Phänomen, das komplementär zum Burnout auftritt und das das „Sich-kalt-Machen" als Reaktion auf berufliche Anforderungen beschreibt. „Sich kalt machen" bedeutet, sich so im beruflichen Alltag zu orientieren, dass man innerhalb der Dysbalance von Anspruch und Realität handlungsfähig bleibt.

Im Berufsalltag werden Pflegende immer wieder mit Situationen konfrontiert, die einen Widerspruch zwischen eigenen Normen und Werten und organisatorisch-betrieblichen oder auch hierarchisch vorgegebenen Bedingungen darstellen. Sie wissen z. B. um die Notwendigkeit und Sinnhaftigkeit der Mobilisation und Positionierung bewegungseingeschränkter Patienten, können diese aber aufgrund eines zu hohen Arbeitsaufkommens oder aufgrund Personalmangels nicht adäquat und häufig genug durchführen. Das Resultat ist eine Veränderung der eigenen Einstellungen, die dazu führt, mit diesem Widerspruch umgehen zu können.

Das **Coolout** fördert die Fähigkeit, die Diskrepanz zwischen Anspruch und Wirklichkeit in der Pflege auszuhalten. Es zeigt sich in unterschiedlichen Reaktionsmustern: [23]

- **Umdeuten der Situation.** Die „schwierigen" Arbeitsbedingungen werden als richtig umgedeutet. Die Betroffenen erkennen nicht, dass der normative Anspruch nicht erfüllt wird und bei den vorhandenen Bedingungen auch nicht erfüllt werden kann. Der Pflegealltag wird unkritisch und unreflektiert als das wahrgenommen, was der idealen Situation entspricht.
- **Anpassen an die Situation.** Die ungeeigneten Bedingungen des Alltags werden als richtig anerkannt. Obwohl sich die durchgeführte Pflege eher an ökonomischer Effizienz als an Patientenorientierung ausrichtet, wird diese Tendenz als die brauchbarere und richtige angesehen. Voraussetzung dafür ist, dass die Resonanz der Kollegen oder Vorgesetzten auf die ökonomische Pflege positiv ausfällt. Im Bewusstsein, dass die Patienten einen Nachteil davon ziehen, sehen sich die Pflegenden trotzdem genötigt, so zu handeln und sich anzupassen.
- **Beschönigen der Situation.** Es wird versucht, die ungeeigneten Bedingungen des Alltags durch Lösungsansätze zu relativieren. Hierbei werden die Widersprüche zwischen eigenen Ansprüchen und den realen Gegebenheiten erkannt und aufgrund dessen nach Lösungsvorschlägen gesucht, allerdings schwächen diese Lösungsvorschläge höchstens das Problem ab, lösen es aber nicht. Die Lösungsvorschläge bei diesem Reaktionsmuster sichern nur die Arbeitsabläufe, führen jedoch nicht zu einer patientenorientierten Pflege, z. B. wenn die Pflegenden Pflegemaßnahmen wegfallen lassen, die sie als nicht so wichtig erachten.
- **Reflektierte Hinnahme der Situation.** Die ungeeigneten Arbeitsbedingungen werden trotz des vorhandenen Widerspruchs hingenommen. Die Betroffenen erkennen, dass patientenorientierte Pflege innerhalb der vorhandenen Bedingungen nicht durchgeführt werden kann. Da es sich um eine Dilemmasituation handelt, die der Pflegende nicht ändern kann (arbeitet er patientenorientiert, schafft er zeitlich andere Aufgaben nicht und lässt seine Kollegen im Stich; arbeitet er zeiteffizient, wird er den Ansprüchen der Patienten nicht gerecht), führt dieses Bewusstsein zur Resignation.

11.5 Strategien zum Umgang mit belastenden Anforderungen

Präventive Selbstpflege

Bewältigung kritischer Lebensereignisse ➤ 3.4.4
Krise als Chance ➤ 3.4.5
Individuelle Stresskompetenzen entwickeln, Kaluza ➤ 11.4.1

Um arbeitsbedingte Belastungen gar nicht erst an sich herankommen zu lassen, ist es wichtig, bereits vor dem Auftreten von Stresssymptomen oder Überarbeitungserscheinungen Verantwortung für die eigene Gesunderhaltung zu übernehmen.

Die **präventive Selbstpflege** umfasst dabei alle Maßnahmen, die der Gesundheitsförderung und Krankheitsprävention dienen. Dazu gehört unter anderem eine gesunde Ernährung (z. B. viel Obst und Gemüse, wenig Fett, keine späten Mahlzeiten), ausreichend Bewegung (z. B. mehrmals die Woche spazieren oder joggen gehen) und genügend Schlaf. Doch auch soziale Kontakte, Freizeitunternehmungen und gelegentliche Auszeiten von privaten Verpflichtungen dienen dazu, die eigene Gesundheit zu stärken und resistenter gegen Belastungen zu machen.

Psychohygiene

DEFINITION

Psychohygiene *(griech. Psyché = Seele; hygieina = Gesundheit):* alle Maßnahmen, die die seelische Gesundheit erhalten und stressbedingten psychischen und psychosomatischen Erkrankungen vorbeugen.

Menschen, die ein ausgeglichenes Leben führen und über ein funktionierendes Stressmanagement verfügen, können mit Stress (➤ 11.4.1) positiv umgehen. Voraussetzung dafür ist zunächst das Identifizieren der Belastungsfaktoren und der persönlichen Reaktionen darauf.

Da die **Psychohygiene** einen Ausgleich für die Belastungen am Arbeitsplatz schafft, sind die dahinterstehenden Maßnahmen sehr individuell. Der eine nutzt Entspannungstechniken, wie Yoga oder autogenes Training, während der andere einen Ausgleich im musikalischen oder künstlerischen Bereich findet. Entscheidend ist, dass die Psychohygiene mit Selbstpflege einhergeht. Dazu gehören auch gesunde, ausgewogene Ernährung, ausreichend Bewegung und genügend Schlaf. [24]

Zeitmanagement und Arbeitsorganisation

Um Stress im Arbeitsalltag zu reduzieren, hilft es, Aufgaben zu priorisieren und sich, soweit es geht, die Arbeit sinnvoll ein- und aufzuteilen. Dazu gehört ein konstruktiver Umgang mit Störungen genauso wie die Fähigkeit, sich von manchen Aufgaben abzugrenzen. Damit ist gemeint, Nein zu sagen, wenn zusätzliche Aufgaben nur unter großem Zeitdruck erledigt werden können.

Kommunikation

Ein wichtiger Faktor für die Arbeitszufriedenheit ist das Betriebsklima. Dazu ist es notwendig, sich verständlich mitteilen zu können. Das betrifft sowohl die alltägliche, sachliche **Kommunikation** als auch Konfliktgespräche (➤ Kap. 21).

Auch das Ansprechen von persönlichen Belastungen im Team hilft, diese leichter verarbeiten und dadurch reduzieren zu können. Ungeliebte, stressverursachende Arbeiten können auf mehrere Mitarbeiter verteilt werden, um die Last Einzelner zu minimieren. Da Stress subjektiv und individuell eingeschätzt wird, empfinden andere Kollegen gegebenenfalls bestimmte Aufgaben oder auch den Umgang mit gewissen Patienten als nicht so belastend.

Konfliktgespräch

Als besondere Form der Kommunikation gilt das **Konfliktgespräch.** Die Arbeit in der Pflege ist sehr konfliktträchtig, da mit vielen unterschiedlichen Menschen und Berufsgruppen eng zusammengearbeitet wird. Auch wenn viele Menschen einem Konfliktgespräch lieber aus dem Weg gehen und eher konfliktscheu agieren, so ist es doch für das eigene Wohlbefinden notwendig, Konflikte konstruktiv zu klären, um sie aus der Welt zu schaffen. Unverarbeitete Konflikte beeinträchtigen die Leistungsfähigkeit und das Konzentrationsvermögen und verursachen weiteren Stress.

Supervision

Die **Supervision** ist eine Sonderform der Beratung für den beruflichen Bereich, die von einem externen Coach geleitet wird (➤ Abb. 11.11). Es geht um die Reflexion der beruflichen Arbeit, um zunächst einen Perspektivwechsel und daraus resultierend eine Steigerung der beruflichen Handlungskompetenz zu erreichen. Dies geschieht entweder im kollegialen Team oder in Form von Einzelsupervision. Durch die Beratung und Reflexion können Unsicherheiten und Konflikte gelöst werden, was eine höhere Arbeitszufriedenheit und dazu eine verbesserte psychische Gesundheit zur Folge hat.

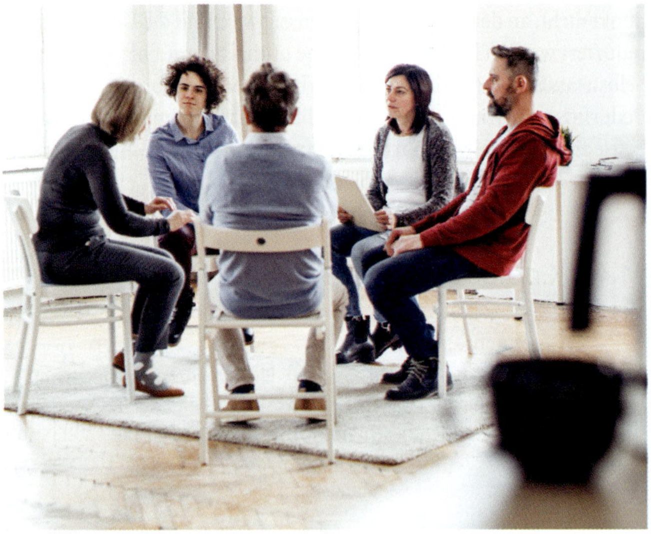

Abb. 11.11 In Supervisionen können Pflegende mit einem Coach über belastende Erfahrungen sprechen und nach geeigneten Lösungen suchen. Besteht diese Möglichkeit nicht, dann kann die kollegiale Beratung, die einen festen Schema folgt, einem Fallgeber bei der Lösungssuche zu helfen. [J787]

Kollegiale Beratung

Die **kollegiale Beratung** stammt ursprünglich aus dem pädagogischen Bereich und verfolgt das Ziel, kurzfristig zu aktuellen beruflichen Problemen adäquate und realisierbare Lösungen zu entwickeln. Die Besonderheit liegt darin, dass kein externer Berater hinzugezogen wird, sondern dass die Beratungssituation auf kollegialer Ebene stattfindet (➤ Abb. 11.11).

Kollegiale Beratung ist ein strukturiertes Beratungsgespräch, in dem Kollegen aus einem bestimmten Arbeitsfeld sich wechselseitig zu Problemen, Schlüsselthemen und beruflichen Fragen beraten und gemeinsame Lösungen entwickeln. Sie findet in Gruppen von sechs bis neun Personen statt, die in regelmäßigen Abständen zusammenkommen. Die Rollen „Fallgeber" und „Berater" werden jeweils neu verteilt. Ein „Moderator" führt durch den Beratungsprozess. Nach der Fallschilderung formuliert der Fallgeber eine Schlüsselfrage, zu der er Beratung wünscht. Lösungsorientiert geben ihm dann die Beratenden Ideen, Ratschläge, zeigen Perspektiven auf usw. [25]

Fort- und Weiterbildung

Die Teilnahme an **Fort- und Weiterbildungen** führt sowohl zur Weiterqualifizierung als auch zur Sicherung und Vertiefung der beruflichen Handlungskompetenz. Die Möglichkeit, neue Fähigkeiten und Fertigkeit zu erlernen und neues Wissen zu erwerben, trägt zu einer Steigerung des Selbstwertgefühls bei. Dadurch verbessert sich der Umgang mit Belastungsfaktoren, was wiederum mit einer Steigerung der Arbeitszufriedenheit einhergeht.

Aufgaben zur Pflegesituation

Während eines Spätdienstes wird Danijel Alamu von dem Pflegefachmann Piotr Jedynak darum gebeten, der Patientin Frau Stolle bei dem Transfer vom Bett in den Rollstuhl behilflich zu sein. Auf die Nachfrage, ob er ihr helfen könne, da die Patientin adipös sei und sie noch Schwierigkeiten beim korrekten Handling habe, entgegnete Herr Jedynak: „Ich habe gerade keine Zeit, sonst hätte ich dich ja jetzt nicht darum gebeten. Frau Stolle wird dir bestimmt helfen, wenn du es alleine nicht schaffst."

Nach dem geglückten, aber sehr schwierigen Transfer verspürt der Auszubildende wieder starke Schmerzen im Rücken. Während er im Dienstzimmer ihre Maßnahme in der Patientenakte dokumentiert, wird er von der Stationsleitung angesprochen und darüber informiert, dass er am folgenden Tag nun doch keinen Spätdienst, sondern Frühdienst habe, da eine Kollegin krank geworden sei. Zum Ende des Spätdienstes ist etwas Zeit und so kann der Auszubildende Danijel Alamu dem Pflegefachmann Piotr Jedynak von seinen momentanen Beschwerden berichten.

1. Welche Ratschläge kann der Pflegefachmann dem Auszubildenden zur Verbesserung der Rückenbeschwerden geben?
2. Welche Empfehlungen kann Herr Jedynak geben, um seinen Schlafstörungen entgegenzuwirken?
3. Nennen Sie drei typische Folgen beruflicher Belastungen in der Pflege.
4. Das Gespräch zwischen beiden Männern ist vertrauensvoll und so erzählt der Auszubildende, dass einige Maßnahmen, z. B. die Intimpflege, für ihn schamhaft sind. Wie kann der Pflegefachmann auf diese Aussage reagieren?

IV Beobachten, beurteilen, intervenieren

KAPITEL

12

Heike Baumeister

Grundlagen: wahrnehmen, beobachten, beurteilen, intervenieren

Pflegesituation

Frau Luise Otten, eine 75-jährige Dame, wird in Begleitung ihrer Tochter vom Rettungsdienst ins Krankenhaus gebracht. Pflegefachfrau Julia Arne führt ein Aufnahmegespräch mit der Tochter von Frau Otten, die am späten Nachmittag auf der internistischen Station, auf der sie tätig ist, aufgenommen wurde. Während des Gespräches erfährt Julia Arne, dass Frau Otten sich seit einigen Tagen nicht mehr wohlfühlte und immer schlechter Luft bekam. Jegliche Bewegungen, vor allem das Treppensteigen, stellten eine immer größere Kraftanstrengung für sie dar. Ihre Lippen verfärbten sich häufig bläulich, und sie brauchte mehrere Minuten, um wieder zu Atem zu kommen. Sogar bei der morgendlichen Versorgung habe die Tochter helfen müssen, da Frau Otten neuerdings zu geschwächt war, um sich eigenständig zu versorgen. Als die Tochter heute Nachmittag zu ihrer Mutter in die Wohnung kam, saß diese aufgerichtet im Bett und rang nach Luft. Ihr Gesichtsausdruck war voller Angst.

DEFINITION

Wahrnehmen: mehr oder weniger unbewusstes (automatisches) Aufnehmen und Verarbeiten von Sinneseindrücken – abhängig von z. B. momentaner Stimmung, Interessen, Motivation, Vorerfahrungen, Wissen, Vorurteilen.
Beobachten: bewusstes, zielgerichtetes und systematisches Vorgehen, um Informationen und Phänomene zu ermitteln und zu beurteilen, um dann Entscheidungen und Handlungen abzuleiten.
Patientenbeobachtung: zielgerichtetes und kriteriengeleitetes Beobachten von Patienten/Bewohnern auf der Grundlage von Fachwissen, im Anschluss Beurteilen und Einordnen der gemachten Beobachtungen in den Gesamtzusammenhang.

12.1 Wahrnehmen

Wahrnehmen ist eine der Grundlagen für menschliches Handeln. Ständig nehmen unsere Sinnesorgane Reize auf. Damit ein solcher Reiz ins Bewusstsein gelangt, muss eine bestimmte Reizschwelle überschritten werden. Das geschieht, wenn ein Reiz als wichtig eingestuft wird, was von Interessen, Stimmungslage, Vorerfahrungen u. a. abhängig. So kann sich auch im Laufe des Lebens die Wahrnehmung verändern und weiterentwickeln. Durch die zunehmende kognitive Verknüpfung von Sinneseindrücken mit bereits Erfahrenem und Gelerntem entwickeln Menschen eine immer individuellere Wahrnehmung. [1]

Wahrnehmung ist subjektiv

Wahrnehmung ist ein individueller, situativer und subjektiver Prozess. Sie kann z. B. durch Aufmerksamkeit gelenkt werden.
Die Beschreibung einer Wahrnehmung, also einer vermeintlichen Realität, kann nicht losgelöst vom Wahrnehmenden gesehen werden. Kernfrage dieser konstruktivistischen Denkweise: Wie wirklich ist die Realität, die man vermeintlich meint wahrzunehmen, wenn die Wahrnehmung doch z. B. durch eine individuelle Fokussierung, Interessen, Stimmung oder auch Erwartungen beeinflusst ist?

12.1.1 Reizaufnahme von Sinneseindrücken

Aus biologischer Sicht verfügt der Mensch über unterschiedliche **Wahrnehmungskanäle** bzw. Sinnesorgane, mit denen er entsprechende sensorische Reize (Sinneseindrücke) aufnehmen kann, das

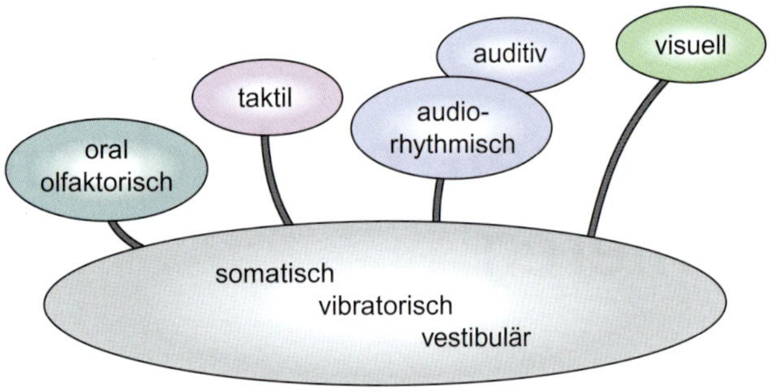

Abb. 12.1 Wahrnehmungsbereiche der Basalen Stimulation®. [G396, L264]

Konzept Basale Stimulation in der Pflege® z. B. spricht von **Wahrnehmungsbereichen** (➤ Abb. 12.1): [2]

- **Somatisch** – über die Haut kann der Mensch Berührungen, Temperatur und Schmerzen wahrnehmen (Oberflächensensibilität). Durch Sensoren/Rezeptoren in Muskeln, Sehnen und Gelenken erhält der Mensch Informationen zu Stellung der Extremitäten, Bewegung der Gelenke und Kraft der Muskeln, z. B. bei Bewegungen *(Tiefensensibilität/Propriozeption).*
- **Vibratorisch** – Vibrationseffekte erwirken eine Rückkoppelung vom bzw. zum Inneren des menschlichen Körpers (über Knochen, Gelenke, Organe), z. B. beim Gehen und Stehen, Krabbeln oder Springen.
- **Vestibulär** – über das Vestibulärsystem *(Gleichgewichtssinn)* erhält der Mensch Information über seine Lage im Raum, über Beschleunigung und Drehung, z. B. durch Lageveränderungen. Das Gleichgewicht wird gesichert und das Sehen koordiniert.

Diese ersten drei Wahrnehmungsbereiche entwickeln sich in der Embryonalzeit. Bereits ab der 12. SSW ist das ungeborene Kind in der Lage, vibratorische, vestibuläre und somatische Reize aufzunehmen. Diese bilden die Grundlage des Urvertrauens. [2]

Im weiteren Verlauf der Schwangerschaft und noch nach der Geburt entwickeln sich die weiteren Wahrnehmungsfähigkeiten:

- **Oral** – über den Mund können Gegenstände „erfahrbar" gemacht werden, die Zunge hat die höchste Dichte an Sinneszellen. Gustatorische Erfahrungen *(Geschmacksinn),* z. B. bei der Nahrungsaufnahme, sind weitere orale Wahrnehmungen.
- **Olfaktorisch** – über die Nase *(Geruchssinn)* können beim Riechen von Düften und sonstigen Gerüchen Emotionen ausgelöst werden. Der olfaktorische Sinn erfüllt eine Warnfunktion vor z. B. schlechtem Essen oder Feuer. Er ist auch im Schlaf aktiv.
- **Taktil-haptisch** – über die Hände und v. a. bei Säuglingen auch über die Füße werden Gegenstände wahrgenommen *(Tastsinn).* Die-taktil-haptische Wahrnehmung beschreibt Greiferfahrungen und Greifbilder um die Mehrdimensionalität von Gegenständen zu erfassen.
- **Auditiv (akustisch)** – über die Ohren *(Hörsinn/audiorhythmische Wahrnehmung)* nehmen Menschen Geräusche wahr, z. B. beim Hören von Musik, Klopfen, Trommeln und der menschlichen Sprache.
- **Visuell** – über die Augen *(Sehsinn)* nimmt jeder seine individuelle Welt wahr.

Wahrnehmung erfolgt ganzheitlich, die Wahrnehmungskanäle sind jedoch – auch entwicklungsbedingt – unterschiedlich aktiv. Während

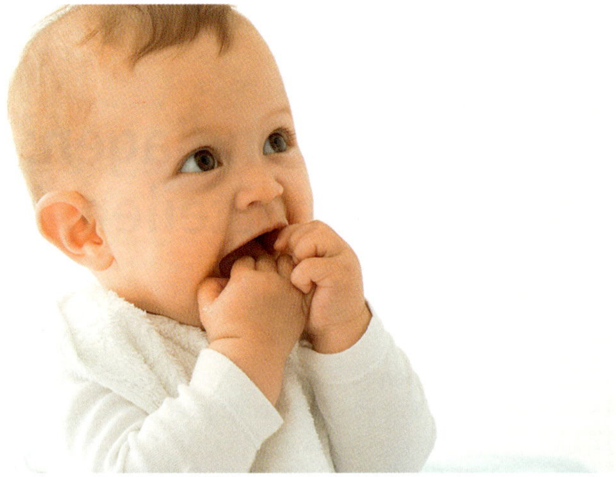

Abb. 12.2 Junge Säuglinge nehmen Gegenstände durch In-den-Mund-Nehmen (oral) wahr. Ältere Säuglinge erforschen die Gegenstände zusätzlich sehr gründlich mit den Händen (taktil-haptisch). [J787]

für Neugeborene und Säuglinge somatische Informationen in Form von guten Berührungen, Streicheln und im Arm der Eltern sein „über"-lebenswichtig ist, entdecken Kleinkinder und Kinder sich und die Außenwelt auf orale und taktil-haptische Weise (➤ Abb. 12.2). Für Jugendliche und Erwachsenen stehen Hören und Sehen meist im Zentrum der Wahrnehmung. [2]

Ältere Menschen erfahren zunehmende Einschränkungen in allen Wahrnehmungsbereichen. Dies betrifft zum einen die Reizaufnahme, z. B. durch Altersweitsichtigkeit, Altersschwerhörigkeit, Bewegungseinschränkungen, Sensibilitätsstörungen, und zum anderen die Bewertung und Einordnung von Sinnesreizen im Gehirn, z. B. bei Bewusstseinsveränderungen, kognitivem Abbau. Diese Einschränkungen machen häufig eine medizinische und pflegerische Unterstützung notwendig.

12.1.2 Sensibilität

Sensibilität und Wahrnehmung ➤ 23.3

Sensibilität beschreibt die Fähigkeit, Reize unterschiedlicher Art aus der Umwelt und dem eigenen Körper über einzelne Sinneszellen oder ganze Sinnesorgane wahrzunehmen (3, 6) (➤ Abb. 12.3):

- **Reizentstehung und -weiterleitung:** eine Sinneszelle oder ein Sensor wird durch einen Reiz erregt und Nervenimpulse werden ausgelöst und zum ZNS (zentrales Nervensystem) weitergeleitet.
  - Im Rückenmark und Hirnstamm erfolgen unbewusste Antworten in Form von Reflexen
  - Im Thalamus werden Wahrnehmungen gefiltert und gewichtet, aussortiert oder ins Großhirn weitergeleitet. Das ist notwendig, weil in jedem Moment eine Vielzahl von Reizen über die Sinnesorgane aufgenommen wird, was zu einer Reizüberflutung führen würde. Die Aufmerksamkeit auf eine Sinneswahrnehmung sorgt u. a. dafür, dass diese weiter ins Großhirn „durchgelassen wird"
  - Bewusstwerden der Sinneswahrnehmung, wenn ein Reiz in die sensorische Region in der Großhirnrinde gelangt

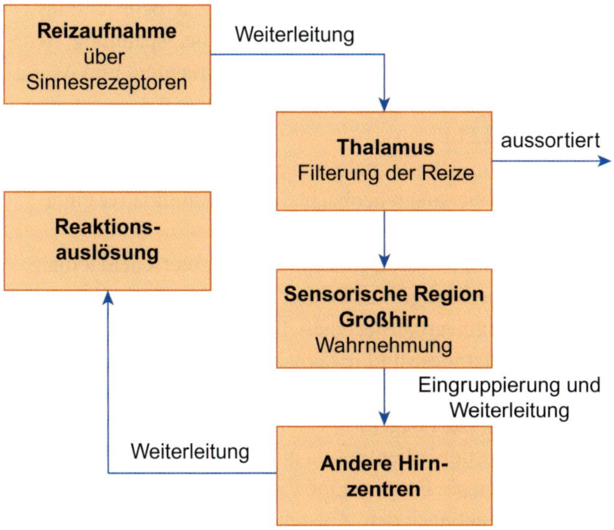

Abb. 12.3 Das Bewusstwerden von Sinneseindrücken. [L234]

- **Kategorisierung und Einsortierung** des eingegangenen Reizes und Vergleich mit bereits vorhandenen Mustern und Erinnerungen, evtl. Weiterleitung in andere Hirnzentren (z. B. limbisches System)
- **Weiterleitung** über herabsteigende (efferente) Nervenbahnen und **Reaktionsauslösung,** z. B. motorische Reaktionen und/oder emotionale Reaktionen. [3, 6]

Das Wahrnehmungsorgan Haut

Für die Pflege spielt das größte Wahrnehmungsorgan, die Haut, eine besondere Rolle. Sie bedeutet Schutz und Begrenzung, aber auch Kontaktfläche zur Außenwelt. Wahrnehmungserfahrungen über die Haut (somatisch ➤ 12.1.1) können nicht bewusst ausgeblendet werden.
Pflege ist ein Beruf, der „berührt". Das wichtigste „Arbeitsmedium" in der Pflege sind die Hände. Pflegende vermitteln und ermitteln in ihrem pflegerischen Tun ständig somatische Informationen, die von Patientinnen und Patienten, Bewohnerinnen und Bewohnern (im Folgenden „Patientinnen" genannt) ganz unterschiedlich wahrgenommen und bewertet werden. Mit diesem Wissen sollte jede Art von Berührung mit einer großen Achtsamkeit und Bewusstheit gemacht werden.

12.1.3 Prozess der Wahrnehmung aus psychologischer Sicht

Aus **psychologischer Sicht** ist die **Wahrnehmung** bzw. Bewertung von Sinnesreizen individuell und damit subjektiv, weil bei jedem Menschen unterschiedliche Interpretation, Selektion und Einordnung eine Rolle spielen, bedingt z. B. durch:

- Kulturellen Kontext, Einstellungen und Wertevorstellungen
- Biografie und Lebenserfahrung, soziale Situation
- Bedürfnisse, Motivation, emotionale Zustände

Das heißt, Reize/Wahrnehmungen haben individuell und situationsabhängig sehr unterschiedliche Effekte. *Beispiel:* Essensgerüche können z. B. auf einen hungrigen Menschen sehr anregend wirken, bei einer Patientin mit Gastroenteritis eher Übelkeit und Brechreiz auslösen. *Beispiel:* Ein Mensch mit Schmerzen kann diese deutlich zeigen, wenn er weiß, dass er dann Zuwendung bekommt, oder sie auch verstecken, wenn er gelernt hat, tapfer zu sein und Leiden mit sich auszumachen. *Beispiel:* Typische Diskussionen zu gewöhnlichen Lebenssituationen zeigen, wie unterschiedlich Menschen ein und dieselbe Situation wahrnehmen und interpretieren.
Bestimmte **physiologische und psychologische Einflussfaktoren** können bei Menschen zu Verzerrungen und Täuschungen von Wahrnehmungen führen, z. B.:

- Angeborene oder erworbene Erkrankungen der Wahrnehmungsorgane
- Neurologische Erkrankungen, die das Gehirn betreffen
- Psychische Erkrankungen, kognitive Veränderungen
- Drogenkonsum
- Reizüberflutung oder Reizdeprivation (Reizentzug)
- Habituation (Reizgewöhnung; *lat. Habitus = Aussehen, Haltung*)

Beispiele für widersprüchliche Wahrnehmungen sind auch optische Täuschungen (➤ Abb. 12.4), Phänomene, bei denen ein objektiver Reiz zu einer individuellen Verarbeitung und Wahrnehmung führt.

Selbst- und Fremdwahrnehmung

Der Mensch nimmt sich selbst meist anders wahr, als er von anderen wahrgenommen wird, d. h., Selbstwahrnehmung und Fremdwahrnehmung sind nicht zwingend identisch. Das lässt sich so erklären: Jeder Mensch beobachtet Menschen (auch sich selbst), Situationen, Verhalten durch seine ganz individuelle „Brille", eine Brille aus Lebenserfahrung, grundsätzlichen Überzeugungen, Werten, kulturellen Vorgaben und Vorurteilen usw. Diese „Brille" entwickelt sich im Rahmen von Erziehung und Sozialisation, aber auch durch positive und negative Lebensereignisse.
Aus der Summe von Selbstwahrnehmungen entsteht ein Selbstbild (Vorstellung von sich selbst), das meist sehr stabil und nur schwer veränderbar ist.
Sich selbst wahrnehmen und reflektieren bedeutet, das immer durch die eigene „Brille" zu tun, und diese ist höchst subjektiv, bewertet also auch die eigene Persönlichkeit und das eigene Verhalten subjektiv. Diese *blinden Flecken* (da, wo die eigene „Brille" nicht hinschaut) können sichtbar werden, wenn die eigene Wahrnehmung mit der Wahrnehmung durch andere abgeglichen wird, wenn sich der Mensch ein Feedback einholt. Feedback kann z. B. der Partner geben, die beste Freundin oder in professionellen Kontexten eine Kollegin, der Vorgesetzter oder eine Patientin. Ein Coach oder Supervisor gibt ebenfalls Feedback, einer Einzelperson oder einem Team.

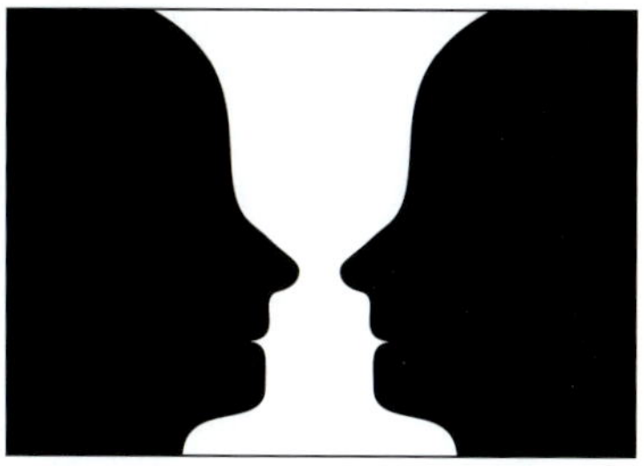

Abb. 12.4 Was zeigt diese Abbildung? Eine Vase oder zwei Gesichter? [L106]

12.2 Beobachten

Beobachten setzt im Gegensatz zum Wahrnehmen ein Bewusstsein und eine Absicht voraus. Beobachten ist ein aktiver, dynamischer, zielgerichteter Vorgang, bei dem die Aufmerksamkeit bewusst auf ein Objekt, ein Phänomen oder eine Situation gelenkt wird, um es genauer zu untersuchen.

Patientenbeobachtung ist die absichtsvolle und zielgerichtete Beobachtung von Patientinnen und Bewohnerinnen (in Folgenden „Patientinnen" genannt) im Rahmen von pflegerischen Handlungen. Mithilfe von Beobachtungskriterien (z. B. Beobachtungskriterien der Atmung ➤ 14.2), einfachen Hilfsmitteln (z. B. Waage, Blutdruckmessgerät) und Screening- und Assessmentinstrumenten (z. B. Schmerzscore für Neugeborene ➤ Abb. 12.7) sollen Beobachtungen möglichst systematisch, umfassend und vollständig gemacht werden – als Grundlage einer zielgerichteten, individuellen und professionellen Pflege.

12.2.1 Beobachtungsarten

Beobachtungsarten lassen sich vom Blickwinkel des Beobachters unterscheiden:

- **Subjektive Beobachtung.** Eine Person beobachtet eine andere Person oder einen Sachverhalt, die Beobachtung geschieht aus ihrem individuellen Blickwinkel (die individuelle „Brille" ➤ 12.1.3), mit ihren individuellen Maßstäben, d. h., Aufmerksamkeit, Gefühle, Werte, Vorurteile usw. beeinflussen die Beobachtungssituation. Mehrere Personen, die die gleiche Patientin oder Sachverhalt beobachten, kommen wahrscheinlich zu unterschiedlichen Beurteilungen. *Beispiel:* Eine Mutter beobachtet Essverhalten und Gewicht ihres Kindes. Ist es eine Mutter, die sehr auf gesunde Ernährung und Gewicht achtet, wird sie ihr Kind eher als zu dick einschätzen. In einer Familie, in der Übergewicht häufig ist, werden der Mutter einige Kilos zu viel beim Kind vermutlich nicht auffällig sein. *Beispiel:* Eine Pflegefachperson entdeckt auf der Bettdecke einer Patientin einige Flecken vom Mittagessen. Die hochbetagte Patientin im Bett schläft tief. Da die Pflegende einen sehr hohen Anspruch an das hygienische Arbeiten hat, würde sie die Bettdecke gerne sofort frisch beziehen. Ihre Kollegin hat einen anderen persönlichen Blickwinkel und hält sie davon ab, um die Patientin, „die der Fleck doch jetzt nicht stört", nicht zu wecken.
- **Objektive Beobachtung.** Eine Person oder ein Sachverhalt wird unabhängig vom persönlichen Blickwinkel beobachtet. Die Beobachtung geschieht auf sachlicher Ebene, Gefühle und Vorurteile der beobachtenden Person werden bestmöglich herausgehalten. Eine objektive Beobachtung ist schwierig, da Wahrnehmung und Beobachtung immer von individuellen Faktoren (der eigenen „Brille" ➤ 12.1.3) des Beobachtenden beeinflusst wird. Eine bestmögliche objektive Beobachtung wird erreicht durch:
  - Zuverlässige Messinstrumente (z. B. Waage, Fieberthermometer) und Einordnen der Messergebnisse nach evidenzbasierten Kriterien (z. B. Bewertung des BMI nach WHO-Vorgabe ➤ 18.2.3)
  - Professionelle Beobachtungskriterien (z. B. Beobachtung der Haut anhand der Kriterien Hautfarbe, -spannung, -temperatur, -oberfläche ➤ 17.1.2) oder Screening- und Assessmentinstrumente (z. B. Minimal Nutritional Assessment ➤ Abb. 12.8)
  - Beobachtung durch mehrere Personen (z. B. verschiedene Pflegefachpersonen beobachten die Eigeninitiative einer Patientin)

Abhängig davon, wer die Beobachter in ist, unterscheidet man:

- **Selbstbeobachtung.** Eine Person richtet ihre Beobachtung auf sich selbst und verbalisiert diese Beobachtungen. Im Rahmen der Pflegeanamnese und in täglichen Gesprächen kann die Patientin ihre körperlichen Symptome, Befinden und Gefühle beschreiben. Die Pflegefachperson nutzt die Fähigkeit zur Selbstbeobachtung der Patientin und gleicht deren Beobachtungen mit ihren eigenen ab. *Beispiel:* Eine Patientin berichtet, dass sie sich morgens direkt nach dem Aufstehen immer schlapp und schwindelig fühlt, erst nach dem Frühstück hat sie mehr Kraft und kann sich dann waschen. Die Patientin nach ihren Beobachtungen und ihrem Befinden zu fragen, dient auch dem Aufbau einer Beziehung zwischen Patientin und Pflegefachperson, sie fühlt sich mit ihrer Situation wahrgenommen und gesehen.
- **Fremdbeobachtung.** Eine Person richtet ihre Beobachtung auf eine andere Person. Fremdbeobachtung findet besonders in beruflichen Kontexten statt, z. B. eine Kinderärztin beobachtet den Entwicklungsstand eines Kindes, eine Praxisanleiterin beobachtet den Ausbildungsstand einer Schülerin, ein Vorgesetzter beobachtet den Leistungsstand einer Mitarbeiterin. **Patientenbeobachtung** ist die Beobachtung von Patientinnen im Rahmen pflegerischer Kontakte und die Grundlage pflegerischen Handeln. *Beispiel:* Die Pflegefachperson beobachtet während der Körperpflege einer Patientin deren gerötetes und überhitztes Gesicht sowie kühle Extremitäten. Sie objektiviert ihre Beobachtung, indem sie die Körpertemperatur, Puls und Blutdruck kontrolliert. Zusätzlich fragt sie die Patientin nach ihrem Befinden. *Beispiel:* Eine Pflegefachperson beobachtet, dass eine Patientin ihr Mittagessen nicht angerührt hat. Sie spricht die Patientin an, fragt nach dem Appetit und den Gründen. Zusätzlich objektiviert sie ihre Beobachtung und den Verdacht, dass die Patientin schon seit Tagen zunehmend weniger isst, indem sie ein Essprotokoll für die nächsten Tage führt. Sie fragt außerdem im pflegerischen Team, wie die Kolleginnen die Esssituation einschätzen.

Beobachtungen können in drei verschiedenen Kontexten gemacht werden: [1]

- **Teilnehmende Beobachtung** – die Beobachterin ist in einer Beobachtungssituation gleichzeitig auch ein Handelnder. *Beispiel:* Eine Pflegefachperson beobachtet den Hautzustand einer Patientin, während sie sie wäscht. Sie beobachtet ihre motorischen Fähigkeiten, während sie gemeinsam mit ihr aufsteht. *Beispiel:* Eine Praxisanleiterin beobachtet die pflegerischen Fähigkeiten einer Auszubildenden, während sie gemeinsam ein Patientenzimmer versorgen. Vorteil der teilnehmenden Beobachtung ist, dass sich die beobachtete Person nicht zwingend beobachtet fühlt und deshalb auch nicht versucht, sich so zu verhalten, wie es von ihr erwartet wird. Nachteil kann sein, dass die Beobachtende teilweise von der Beobachtung abgelenkt ist, weil sie gleichzeitig noch andere Dinge tut.

- **Nichtteilnehmende Beobachtung** – die Beobachterin ist nicht an der Situation beteiligt, sondern beobachtet aus einer neutralen Position heraus. *Beispiel:* Eine Pflegefachperson lässt sich von einer Patientin eine Insulininjektion demonstrieren, bevor diese nach Hause geht. *Beispiel:* Eine Physiotherapeutin lässt sich von einer Patientin das korrekte Gehen mit Unterarmgehstützen zeigen als Voraussetzung für die Entlassung. *Beispiel:* Die Praxisanleiterin lässt die Auszubildende ein Patientenzimmer eigenverantwortlich versorgen, sie ist lediglich Beobachterin und gibt ihr dann Rückmeldung. Vorteil der nichtteilnehmenden Beobachtung ist, dass die Beobachterin nur auf die Beobachtung konzentriert ist, so kann sie feststellen, was die Beobachtete tatsächlich alleine kann oder nicht. Nachteil ist, dass die Beobachtete gegebenenfalls im Stress ist („Prüfungssituation"), was auch ihre körperlichen Reaktionen und ihr Verhalten beeinträchtigen kann. Die Gefahr einer Verfälschung von Daten, Abläufen, Verhalten ist dann hoch.
- **Beobachtung im Rahmen pflegerischen Handelns:** Pflegende erfassen den körperlichen, psychischen und emotionalen Zustand einer Patientin bei allen pflegerischen Kontakten durch eine systematische, kriteriengeleitete und zielgerichtete Beobachtung **(Patientenbeobachtung ➢ 12.2.4).** Die ermittelten Daten liefern die grundlegende Voraussetzung zur Planung und Überprüfung einer individuellen Pflege (➢ Kap. 7). Sie liefern auch der behandelnden Ärztin Hinweise, ob die Therapie erfolgreich verläuft. Ein fachlicher Umgang mit den Daten im Sinne von Auswertung, Dokumentation und Weitergabe trägt dazu bei, potenziellen Gefährdungen für die Patientinnen vorzubeugen oder ein rechtzeitiges Eingreifen zu ermöglichen.

12.2.2 Beobachtungsprozess im Gesamten

Ähnlich wie der Wahrnehmungsprozess (➢ Abb. 12.3) verläuft auch der **Beobachtungsprozess** in mehreren aufeinanderfolgenden Schritten (➢ Abb. 12.5). Die ermittelten Informationen innerhalb eines Beobachtungsprozesses sind jedoch nicht statisch, sondern verändern sich dynamisch. Pflegerische Arbeitsabläufe müssen sich diesen Gegebenheiten anpassen (➢ Tab. 12.1).

12.2.3 Voraussetzung für Patientenbeobachtung

Pflegewissenschaft und Evidence-based Nursing (EBN) ➢ Kap. 8

DEFINITION

Explizites Wissen *(lat. explicare = loswickeln, ausbreiten):* empirisches oder in der Ausbildung erworbenes Wissen sowie aus Fachbüchern, Studien und Theorien angeeignetes Wissen.

Implizites Wissen *(lat. implicare = verwickeln, einwickeln):* nicht empirisches Wissen auf der Basis von Berufserfahrungen, „stilles Wissen", das nicht in Worte gefasst werden kann.

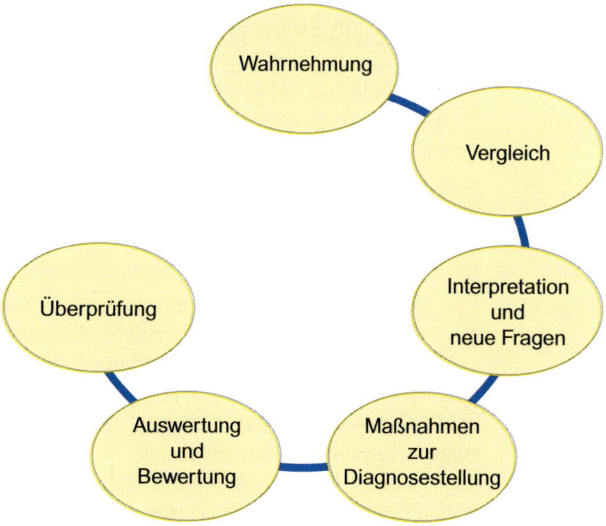

Abb. 12.5 Der Beobachtungsprozess. [L234, M976]

Voraussetzung für eine professionelle pflegerische, handlungsinitiierende Beobachtung ist das Vorhandensein von Fachwissen. Zu unterscheiden sind explizites und implizites Wissen.

Explizites Fachwissen für die Pflege sind u. a. Kenntnisse über physiologische und pathophysiologische Vorgänge im menschlichen Körper und über die Phasen menschlicher Entwicklung. Professionell Pflegende kennen zudem pflegewissenschaftliche Forschungsarbeiten, Theorien und Modelle. Pflegerisches Fachwissen schließt ebenso ein Grundwissen über relevante angrenzende Wissenschaften mit ein (z. B. Psychologie, Soziologie, Pädagogik). Um z. B. die beobachteten Vitalzeichen einer Patientin beurteilen zu können, muss ein Fachwissen bezüglich physiologischer Normwerte vorhanden sein. Explizites Wissen wird vor allem in Aus- und Fortbildungen erworben.

Implizites Wissen ergänzt und professionalisiert die Beobachtung in der Pflege. Beispielsweise ist eine Pflegende überzeugt, dass das Verhalten eines Kindes auf Schmerzen hindeutet. Sie kann es nicht empirisch belegen, aber ihre Erfahrung, ihr Gespür und ihre Intuition, ihre Empathie lassen sie in ihrer Einschätzung sicher sein.

Sowohl das explizite als auch das implizite Wissen bilden letztendlich die Grundlage der **beruflichen Handlungskompetenz** (➢ 1.1.3).

Den Menschen auf allen Ebenen erfassen

Pflegerische Beobachtung erfasst zudem den Menschen auf allen Ebenen. Er wird nicht auf seinen Körper reduziert, sondern als Einheit aus Körper, Geist, Seele und als soziales Wesen betrachtet. Bei jedem Kontakt zur Patientin können Pflegende körperliche, psychische, emotionale und soziale Phänomene beobachten, bewerten und entsprechende Handlungen initiieren.

Beobachtungen sind möglichst wertfrei durchzuführen. Pflegende sind sich ihrer **Subjektivität** und der möglichen **Einschränkungen** ihrer Beobachtungsfähigkeit bewusst. Um möglichst objektive Daten zu erhalten, sind Pflegende in der Lage, Störfaktoren zu erkennen und auszuschalten bzw. möglichst optimale Voraussetzungen für eine objektive Beobachtung zu schaffen. So muss z. B. eine ausreichende

Tab. 12.1 Die einzelnen Schritte des Beobachtungsprozesses in der Pflege (Patientenbeobachtung). [modifiziert nach 5]

Schritt	Beschreibung	Beispiel
1. Schritt	**Wahrnehmen des Phänomens:** Auswahl eines pflegerelevanten Phänomens (➤ 4.3) aus der Fülle aller anderen wahrgenommenen Eindrücke und Konzentrierung darauf	Der Pflegefachperson fällt auf, dass das Neugeborene kurz vor der Mahlzeit sehr zittrig und unruhig ist.
2. Schritt	**Vergleichen des beobachteten Phänomens** mit bereits bekannten Merkmalen auf der Basis von fachlichem oder Erfahrungswissen: Einordnung des beobachteten Phänomens	Die Zittrigkeit des Neugeborenen kann eine harmlose Begleiterscheinung der Unruhe sein, eine Entzugssymptomatik nach mütterlichem Nikotinabusus, ein Hinweis auf einen neurologischen Prozess (z. B. Krampfanfälle im Neugeborenenalter) oder auf einen niedrigen Blutzucker.
3. Schritt	**Überprüfen möglicher Interpretationen** durch eine tiefere Ergründung der Symptome und ihrer möglichen Ursache. **Neue Fragen** entstehen und müssen geklärt werden.	Zu welchem Zeitpunkt tritt die Zittrigkeit auf? Hat die Mutter in der Schwangerschaft geraucht? Hatte die Mutter Blutzuckerprobleme in der Schwangerschaft (Gestationsdiabetes)? Gab es diese Zittrigkeit schon einmal?
4. Schritt	**Auswählen geeigneter Maßnahmen zur Diagnosestellung:** Einsatz von verlässlichen Messinstrumenten, ein gezieltes Informationsgespräch mit der Patientin oder eine erweiterte zielgerichtete Beobachtung je nach Situationen. Pflegerisches Fachwissen ist dafür notwendig.	Die Pflegefachperson beobachtet das Kind auf weitere neurologische Auffälligkeiten. Sie überprüft die anamnestischen Daten der Kindsmutter und kontrolliert den Blutzuckerwert des Kinds mit einem Blutzuckermessgerät.
5. Schritt	**Bewerten der ermittelten Ergebnisse** als Grundlage für das nachfolgende professionelle Pflegehandeln	Der Blutzuckerwert des Kinds beträgt nur 40 mg/dl. Die Mutter hatte keinen Schwangerschaftsdiabetes, das Kind ist jedoch mit 2.300 g leicht untergewichtig. Auf Basis ihrer pflegefachlichen Expertise kennt die Pflegefachperson den möglichen ursächlichen Zusammenhang zwischen niedrigem Geburtsgewicht und Blutzuckerproblemen.
6. Schritt	**Überprüfen und Beobachtung der geplanten und durchgeführten pflegerischen und therapeutischen Maßnahmen**	Die Pflegefachperson informiert unverzüglich den Arzt. Dieser ordnet regelmäßige Blutzuckerkontrollen vor den Mahlzeiten an, die die Pflegefachperson fachgerecht durchführt. Sie sorgt zudem dafür, dass das Kind regelmäßig Nahrung zu sich nimmt, und beobachtet es weiterhin auf entsprechende körperliche Symptome, die auf eine Unterzuckerung hinweisen.

Lichtquelle installiert werden, um eine korrekte Wundbeobachtung durchführen zu können.

12.2.4 Ziele der Patientenbeobachtung

Pflegeprozess ➤ Kap. 7

Die Ergebnisse von Beobachtungen von Pflegenden tragen nachfolgend zur Diagnose- und Pflegediagnosebildung bei. Sie unterstützen den behandelnden Arzt bei der Therapieeinleitung und -kontrolle. Im Rahmen der *vorbehaltenen Tätigkeiten nach § 4 PflBG* (➤ 1.1.2) sind sie die Grundlage für die Feststellung des individuellen Pflegebedarfs, die Organisation und Steuerung des Pflegeprozesses und die Evaluation der Pflege.

Beobachtete Phänomene sind Bestandteil der Informationssammlung (Pflegeanamnese) innerhalb des Pflegeprozesses.

Kontinuierliche Beobachtungen sind Voraussetzungen für die Gestaltung einer individuellen prozesshaften Pflegebeziehung zwischen Pflegefachperson und Patientin (➤ Abb. 12.6):

- **Erkennen der individuellen Situation.** Pflegende erkennen in der aktuellen Pflegesituation den individuellen Unterstützungsbedarf der Patientinnen. *Beispiel:* Eine junge Frau ist nach längerer Bettlägerigkeit zu mobilisieren. Obwohl der Patientin eigentlich keine motorischen Funktionsstörungen hat, erkennt die Pflegefachperson die situative motorische Unsicherheit durch die längere Immobilität und unterstützt sie bei ihren ersten Gehversuchen.
- **Selbstpflegefähigkeit und Pflegebedürftigkeit einschätzen.** Die Autonomie und die Selbstpflegefähigkeit von Patientinnen zu erkennen und zu wahren, ist eine wichtige Aufgabe von Pflegenden. Sie beobachten und dokumentieren Ressourcen und deren Entwicklungspotenzial situativ und auch im prozesshaften Verlauf einer Pflegebeziehung. Sie erkennen Pflegebedürftigkeit und bieten entsprechende Unterstützung an. Als professionelle Reaktion auf vorhandene bzw. sich entwickelnde Ressourcen ziehen sie ihr pflegerisches Unterstützungsangebot angemessen zurück. *Beispiel:* Eine ältere Frau nach Schlaganfall ist anfangs nicht in der Lage, selbstständig zu essen. Ihr muss das Essen angereicht werden. Im Laufe ihrer Therapie erwirbt sie die Fähigkeit zur eigenständigen Nahrungsaufnahme mehr und mehr zurück. Pflegende erkennen diese Ressource und passen ihre Unterstützung den Fähigkeiten der Patientin entsprechend an.
- **Veränderungen feststellen.** Eine kontinuierliche Patientenbeobachtung ist wichtig, um pflege- und therapierelevante Veränderungen feststellen zu können. Diese Kontinuität ist die Grundlage, um Pflege und Therapie individuell und prozesshaft gestalten zu können. *Beispiel:* Die fortwährende Beobachtung eines venösen Beinulkus im Rahmen der Verbandwechsel zeigt, ob die durchgeführten Wundbehandlungsmaßnahmen und begleitenden Maßnahmen erfolgreich sind. Die Pflegefachperson

erkennt sowohl ein Fortschreiten der Wundheilung als auch eine Störung im Heilungsverlauf.

- **Pflegemaßnahmen evaluieren.** Die auf Basis der Pflegeanamnese und der Pflegediagnosestellung geplanten und durchgeführten Pflegemaßnahmen müssen kontinuierlich überprüft werden. Pflegende beobachten ihre Pflegemaßnahmen auf Wirksamkeit und Angemessenheit. *Beispiel:* Eine Pflegefachperson erkennt, dass ihre angewendeten Pflegemaßnahmen zur Pneumonieprophylaxe bei einer bettlägerigen Patientin erfolgreich sind. Die Patientin hat eine normale, ruhige und regelmäßige Atmung, keinen Husten, Aufwurf oder erhöhte Körpertemperatur. Es sind keine Hinweise auf eine Infektion der Atemwege vorhanden.
- **Therapieerfolg beurteilen.** Die Überwachung der medizinischen Therapie ist eine weitere wichtige Aufgabe in der Pflege. Pflegende beobachten die Auswirkungen von Therapiemaßnahmen auf deren Erfolg. *Beispiel:* Die Pflegefachperson beobachtet und überwacht am Monitor die Kreislauffunktion einer Patientin nach Herzinfarkt auf der Intensivstation. Sie erkennt, dass die verordneten kreislaufunterstützenden Medikamente wirksam sind, denn Herzfrequenz und Blutdruck sind normwertig.
- **Gefahren und Komplikationen frühzeitig erkennen.** Eine engmaschige Beobachtung von Patientinnen mit möglichen oder drohenden Gefahren kann diese rechtzeitig erkennen und Komplikationen vermeiden. *Beispiel:* Bei einem Frühgeborenen der 28. SSW besteht potenziell das Risiko einer respiratorischen Insuffizienz. Zum kontinuierlichen Monitoring der Vitalzeichen überwacht die Pflegefachperson die Atemqualität des Kindes engmaschig und vorausschauend. Sie erkennt interkostale Einziehungen, Nasenflügeln und wiederholte Atempausen als Zeichen einer respiratorischen Erschöpfung und leitet atemunterstützende Maßnahmen ggf. in Absprache mit dem Arzt ein.
- **Wünsche und Bedürfnisse feststellen.** Im Rahmen einer ganzheitlichen Pflege beobachten Pflegende neben körperlichen Phänomenen auch umgebende Faktoren. Gefühle, Ängste und soziale Aspekte beeinflussen den Menschen nachhaltig und bedürfen situativ ebenfalls professioneller pflegerischer Unterstützung. *Beispiel:* Eine Pflegefachperson in der häuslichen Pflege bemerkt bei ihrer Patientin eine zunehmende Traurigkeit und Antriebslosigkeit. Sie spricht diese daraufhin an und die Patientin äußert, einsam zu sein. Sie gibt ihre Beobachtungen an die Angehörigen der Patientin und an ihr Pflegeteam weiter.

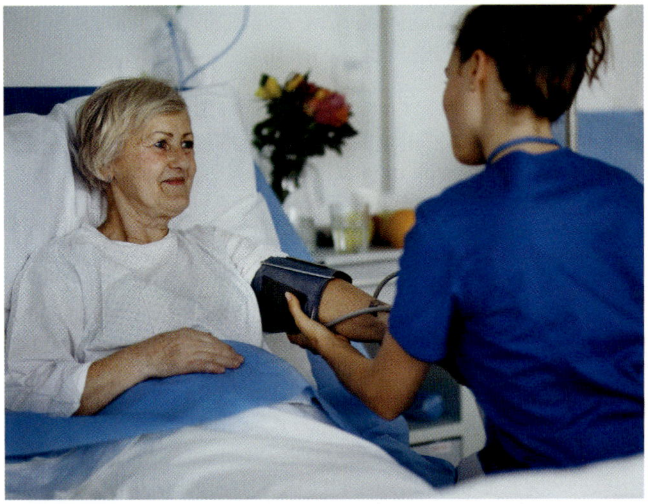

Abb. 12.6 Patientenbeobachtung ist Grundlage u. a. für die Steuerung des Pflegeprozesses. Pflegende beobachten immer absichtsvoll bei jedem Patientinnenkontakt und Gespräch mit ihren Sinnesorganen und mit Medizinprodukten und Hilfsmitteln. [J787]

12.2.5 Durchführung von Patientenbeobachtungen

Wichtige und häufige Patientenbeobachtungen

Folgende Beobachtungen und weitere werden von Pflegenden täglich systematisch und zielgerichtet erhoben:
- Bewusstsein (➤ 23.2.2), Orientierung (➤ 23.6.1), kognitive Fähigkeiten (➤ 23.4.1, ➤ 23.5.1), Schlaf (➤ 22.2)
- Kommunikation und Sprache (➤ Kap. 21)
- Vitalzeichen: Blutdruck (➤ 15.3.2), Puls (➤ 15.2.2), Temperatur (➤ 16.2), Atmung (➤ 14.2)
- Hautzustand (➤ 17.1.2), Wunden (➤ Kap. 30), Eintrittsstellen von Kathetern, Sonden u. a.
- Ernährungszustand (➤ 18.2.3), Appetit und Durst (➤ 18.2.1), Verträglichkeit der Nahrung
- Ausscheidungen: Urin (➤ 19.1.2), Stuhl (➤ 19.2.2), Erbrechen (➤ 19.4.2), Schweiß (➤ 16.5.2)
- Mobilität (20.3): Positionsveränderungen innerhalb des Bettes, Aufstehen, Sitzen und Gehen, Nutzung von Hilfsmitteln (➤ 20.5.3)

Abhängig von der Patienten- und Krankheitssituation werden Schwerpunkte bei den Beobachtungen hinsichtlich dessen gesetzt, was beobachtet wird, und wie häufig.

Für eine zielgerichtete und systematische Patientenbeobachtung stehen Pflegenden verschiedene Methoden und Hilfsmittel zur Verfügung.

Beobachten mit den Sinnesorganen

Pflegende beobachten Patientinnen in Pflegesituationen unter **Einbeziehung ihrer Sinnesorgane:** [4]
- **Mit den Augen** beobachten Pflegende z. B. Hautveränderungen, erkennen kritische Situationen am Überwachungsmonitor, beurteilen Wunden, Ausscheidungen und motorisches Verhalten, sehen Mimik und Gestik der Patientin und können Rückschlüsse auf ihr physisches und psychisches Empfinden ziehen.
- **Mit den Ohren** hören Pflegende z. B. Atemgeräusche, Husten, Sprachqualität. Sie hören Kinder weinen und nehmen verbale Äußerungen von Patientinnen wahr, hören Alarme an Infusionspumpen oder Monitoren.
- **Mit den Händen und Fingern** tasten und spüren Pflegende z. B. den Hautzustand, die Hauttemperatur, den Puls, ertasten ein verhärtetes Abdomen, eine gefüllte Harnblase usw. Auch emotionale Empfindungen und unmittelbare Reaktionen der Patientinnen auf Berührungen können mit den Händen gespürt werden, z. B. Angstschweiß, Gänsehaut oder muskuläre Anspannungen.

12

- **Mit der Nase** riechen Pflegende Atem- und Körpergerüche und Gerüche von Ausscheidungen. Gerüche sind häufig emotional besetzt und können entsprechende Reaktionen wie Ekel (➤ 11.3.1) auslösen.

Pflegende beobachten, im Gegensatz zu Apparaten, vielseitiger, richten ihre Aufmerksamkeit auf den gesamten Menschen und bringen Beobachtungen in Beziehung. Für viele Beobachtungen gibt es kein Messgerät, sodass die Beobachtungen mit den Sinnesorganen immer an erster Stelle stehen. Allerdings sind Wahrnehmungen über die Sinnesorgane nie hundertprozentig objektiv bzw. zu objektivieren, sie sind immer beeinflusst durch Aufmerksamkeit und Konzentration, Übung und Erfahrung, Erwartungen – hier ist der Mensch einer apparativen Untersuchung unterlegen.

Beobachten mit Instrumenten und Apparaten

Viele Beobachtungen von Pflegenden können mithilfe von **Instrumenten** und einfachen **Apparaten** unterstützt und objektiviert werden. *Beispiele:* Pflegende nutzen Fieberthermometer zur Messung der Körpertemperatur, Personenwaage zur Gewichtsermittlung und Blutdruckmessgerät, Pulsuhr oder Überwachungsmonitor zur Beobachtung der Herz-Kreislauf-Funktion, Urinflasche mit Graduierung zur Bestimmung der Urinmenge, Redon-Drainagen mit Skalierung zur Bestimmung der Menge an Wundsekret, Maßband zur Bestimmung eines Unterschenkelumfangs oder Lineal zur Ermittlung der Wundgröße. So ermittelte Informationen sind als objektiv zu bezeichnen. [4]

Daten sammeln mithilfe von Assessments

Informationen sammeln ➤ 7.1

DEFINITION

(Pflege-)Assessment *(engl. to assess = beurteilen, bewerten):* strukturiertes und systematisches Zusammentragen von Informationen zu einem bestimmten Thema mithilfe verschiedener Methoden, z. B. Befragung, Beobachtung, Nutzung technischer Geräte, Dokumentenanalyse, Anwendung strukturierter Assessmentinstrumente.

Screeninginstrument *(engl. to screen = aussieben, aussondern):* einfache Risikoskala, mit deren Hilfe sich eine potenzielle Gefährdung und/oder der Grad einer Gefährdung einschätzen lässt.

Assessmentinstrument: Einschätzungsskalen, Fragebogen, Checklisten, mit denen sich aus klinischen Beobachtungen gewonnene Daten strukturieren und bewerten lassen, um ein bestimmtes Pflegephänomen besser, konkreter zu erfassen. [4]

Im Rahmen einer **pflegerischen Datenerhebung** *(Pflegeassessment)* sollen alle pflegerelevanten Phänomene zielgerichtet erfasst werden. Hierfür stehen den Pflegefachpersonen inzwischen eine Reihe von **Screening- und Assessmentinstrumenten** zur Verfügung. Sie unterstützen eine kriteriengeleitete, zielgerichtete und ganzheitliche Informationssammlung, die als Grundlage für die Planung von Pflegemaßnahmen dient. Screening- und Assessmentinstrumente können nur unterstützend sein. Sie ersetzen weder das explizite noch das implizite Wissen und entbinden die Pflegenden nicht vom Denken.

Bekannte und häufig eingesetzte Screening- und Assessmentinstrumente sind z. B.:

- Assessments zur Erfassung von Schmerzen, z. B. Numerische Ratingskala (NRS), Visuelle Analogskala (VAS) zur Feststellung von Schmerzen und deren Stärke (➤ 24.4.2)
- Berner Schmerzscore für Neugeborene zur Erfassung von Schmerzen bei Neugeborenen (➤ Abb. 12.7)
- Brief Pain Inventory zur Erfassung von Auswirkungen von chronischen Schmerzen (➤ 24.4.2)
- Mini Nutritional Assessment zur Feststellung eines Risikos für Mangelernährung (➤ Abb. 12.8)
- PEMU-Assessment zur differenzierten Einschätzung der Ernährungssituation in der Langzeitpflege (➤ 18.2.1)
- Barthel-Index zur Einschätzung der Selbstpflegefähigkeiten in 10 Bereichen des täglichen Lebens (➤ Tab. 23.9)
- Diverse geriatrische Assessments, z. B. Mini-Mental-Status-Test zur Bestimmung von kognitiven Einschränkungen, geriatrische Depressionsskala zur ersten Einschätzung einer möglichen Depression, Tinetti-Mobilitätsskala zur Einschätzung von Balance und Gehfähigkeit (➤ 23.11, ➤ Tab. 23.9, ➤ 26.3)

Beim Einsatz von Assessment- und Screeninginstrumenten ist darauf zu achten, dass diese mindestens die klassischen Gütekriterien wie **Validität** (Gültigkeit), **Reliabilität** (Zuverlässigkeit) und **Objektivität** erfüllen.

Datenerhebung mithilfe von Gesprächen

In **Gesprächen** mit der Patientin, ihren Angehörigen oder im multiprofessionellen Team können Pflegende ihre Beobachtungen austauschen, vergleichen oder neue Aspekte hinzugewinnen.

Im Rahmen eines Aufnahme-/Anamnesegesprächs mit der Patientin und/oder ihren Angehörigen werden pflegerelevante Daten ermittelt (➤ 7.1.2). Solche Gespräche sollten zielgerichtet und leitfadengestützt erfolgen. Häufig kommen in weiteren Gesprächen immer wieder Informationen und Beobachtungen hinzu. Alle gewonnenen Daten sollten in geeigneten Anamnesebögen oder Stellen im Dokumentationssystem dokumentiert werden, damit sie dem gesamten multiprofessionellen Team zugänglich sind.

VORSICHT

Die **Beobachtungsfähigkeit hängt**, ähnlich wie die Wahrnehmungsfähigkeit (➤ 12.1.2), **von unterschiedlichen Faktoren** ab. Die Funktionsfähigkeit der Sinnesorgane ist bedeutend für die Fähigkeit zu beobachten. Umgebende Faktoren beeinflussen zusätzlich die menschliche Beobachtungsfähigkeit. Pflegende können situativ durch körperliche und psychische Faktoren in ihrer Beobachtungsfähigkeit beeinflusst sein. Typische Einflussfaktoren sind u. a.:

- Eingeschränkte körperliche Verfassung, z. B. Kopf- oder Rückenschmerzen
- Übermüdung durch Schichtarbeit
- Stress und Überforderung, hohe emotionale Belastung
- Zeitmangel
- Fehlende Motivation, Interesselosigkeit

Pflegende müssen ihre Beobachtungsfähigkeit schulen und professionalisieren. Theoretisches und praktisches Wissen verbessert die Fähigkeit zum zielgerichteten Beobachten. Nicht zuletzt sollten Pflegende in der Lage sein, eigene Stress- und Copingstrategien für sich zu entwickeln, um Beobachtungsfehler zu vermeiden (➤ Kap. 11).

UniversitätsSpital Zürich — **Dept. Frauenheilkunde Klinik für Neonatologie**

Name: ______________________

Berner Schmerzscore für Neugeborene (BSN)

Parameter	0	1	2	3	Zeit und Score				
Schlaf	Ruhiger Schlaf oder Phase physiologischer Wachheit	Oberflächlicher Schlaf mit Augenblinzeln	Erwacht spontan	Kann nicht einschlafen					
Weinen	Kein Weinen	Kurze Weinphase (weniger als 2 Minuten	Vermehrtes Weinen (mehr als 2 Minuten)	Vermehrtes und schrilles Weinen (mehr als 2 Minuten)					
Beruhigung	Keine Beruhigung notwendig	Weniger als 1 Minute zur Beruhigung nötig	Mehr als 1 Minute zur Beruhigung nötig	Mehr als 2 Minuten zur Beruhigung nötig					
Hautfarbe	Rosig	Gerötet	Leicht blass, evtl. marmoriert	Blass, marmoriert, zyanotisch					
Gesichtsmimik	Gesicht entspannt	Vorübergehendes Verkneifen des Gesichts	Vermehrtes Verkneifen des Gesichts und Zittern des Kinns	Dauerhaftes Verkneifen des Gesichts und Zittern des Kinns					
Körperausdruck	Körper entspannt	Vorwiegend entspannt, kurze Verkrampfung	Häufige Verkrampfung, aber auch Entspannung möglich	Permanente Verkrampfung					
Atmung	Normal und ruhig (Ausgangswert)	Oberflächlich, Zunahme der Frequenz um 10 bis 14 innerhalb von 2' und/oder thorakale Einziehungen	Oberflächlich, Zunahme der Frequenz um 15 bis 19 innerhalb von 2'. Vermehrt thorakale Einziehungen	Oberflächlich und unregelmässig. Deutliche Zunahme der Frequenz um gleich oder mehr als 20 innerhalb von 2' und/oder starke thorakale Einziehungen					
Kein Schmerz: 0-8 Punkte		**Schmerz:** ≥9 Punkte		**Total subjektive Indikatoren** ⇨					
Herzfrequenz	Normal (Ausgangswert)	Zunahme von 20 bpm oder mehr bpm vom Ausgangswert innerhalb von 2 **mit** Rückgang zum Ausgangswert innerhalb von 2'	Zunahme von 20 bpm oder mehr bpm vom Ausgangswert innerhalb von 2' **ohne** Rückgang zum Ausgangswert innerhalb von 2'	Zunahme von 30 bpm oder mehr bpm vom Ausgangswert oder vermehrte Bradykardien innerhalb von 2'					
O_2-Sättigung	Senkung von 0% bis 1,9%	Senkung von 2% bis 2,9%	Senkung von 3% bis 4,9%	Senkung von 5% und mehr					
			Kein Schmerz: 0-10 Punkte **Schmerz**: ≥ 11 Punkte	**Total Gesamtskala** ⇨					

© Cignacco & Stoffel, Frauenklinik INSELSPITAL, 2001 — O:\Kliniken\Neo\NEO_Pflege\Fachgruppen\Schmerz\Scoreblatt\Schmerzscore1.doc

Abb. 12.7 Berner Schmerzscore für Neugeborene. [T747]

Datenerhebung bei Kindern

Die **Datenerhebung bei** sehr jungen **Kindern** gestaltet sich anders, da Neugeborene und Säuglinge beispielsweise nicht in der Lage sind, sich wörtlich mitzuteilen. Die besonders gewissenhafte pflegerische Beobachtung der jüngsten Patienten ist daher von hoher Bedeutung. Für einige pflegerelvante Phänomene, z. B. Schmerzen, liegen altersentsprechende Assessmentinstrumente vor (➤ Abb. 12.7), die unterstützend eingesetzt sein können. Eltern können ihre Kinder meist sehr gut beobachten und ebenso wertvolle Informationen beitragen. In vielen Fällen, v. a. bei chronisch kranken und älteren Kindern sind sie ausgezeichnete Experten für ihr Kind. Je älter die Kinder werden, umso eher können sie Beschwerden, Wünsche und Bedürfnisse oder Ängste mitteilen.

Ältere Säuglinge und Kleinkinder reagieren auf Maßnahmen zur Datenerhebung oft ängstlich und ablehnend. Sie haben altersentsprechend keine Krankheitseinsicht und kein Verständnis für die Notwendigkeit von Maßnahmen (➤ Tab. 3.3). Hinzu kommt die fremde Umgebung und viele ihnen unbekannte Personen, denen sie misstrauen. Pflegende arbeiten in solchen Situationen sehr einfühlsam und vorsichtig. Sie versuchen, das Kind spielerisch auf die Maßnahme einzustimmen oder sorgen für eine altersentsprechende Ablenkung. Hilfreich ist auch hier der Einbezug der Eltern. Diese können häufig Maßnahmen, wie z. B. das Messen der Körpertemperatur, selber durchführen. Unangenehme oder schmerzhafte Prozeduren werden durch die Anwesenheit einer vertrauten Person meist deutlich besser akzeptiert.

Datenerhebung bei Menschen mit Veränderung von Bewusstsein, Kognition und Wahrnehmung

Bewusstsein und Verhalten ➤ Kap. 23

In jeder Lebensphase können unterschiedliche Veränderungen von Bewusstsein, Kognition und Wahrnehmung auftreten, die Pflegende bei der Beobachtung von vor allem subjektiven Phänomenen vor schwierige Herausforderungen stellen. Typische Patientengruppen sind z. B.:

- Menschen mit angeborenen kognitiven Einschränkungen
- Menschen im Koma und/oder mit Sedierung auf Intensivstationen
- Menschen im Syndrom der reaktionslosen Wachheit oder im minimalen Bewusstseinszustand (➤ 23.12)
- Menschen mit demenziellen Veränderungen (➤ 23.11)
- Menschen mit psychischen und psychiatrischen Erkrankungen

Mini Nutritional Assessment MNA®

Nestlé NutritionInstitute

Name: Vorname:

Geschlecht: Alter (Jahre): Gewicht (kg): Größe (m): Datum:

Füllen Sie den Bogen aus, indem Sie die zutreffenden Zahlen in die Kästchen eintragen. Addieren Sie die Zahlen des Screenings. Ist der Wert ≤ 11, fahren Sie mit dem Assessment fort, um den Mangelernährungs-Index zu erhalten.

Screening

A Hat der Patient während der letzten 3 Monate wegen Appetitverlust, Verdauungsproblemen, Schwierigkeiten beim Kauen oder Schlucken weniger gegessen?
0 = starke Abnahme der Nahrungsaufnahme
1 = leichte Abnahme der Nahrungsaufnahme
2 = keine Abnahme der Nahrungsaufnahme ☐

B Gewichtsverlust in den letzen 3 Monaten
0 = Gewichtsverlust > 3 kg
1 = nicht bekannt
2 = Gewichtsverlust zwischen 1 und 3 kg
3 = kein Gewichtsverlust ☐

C Mobilität
0 = bettlägerig oder in einem Stuhl mobilisiert
1 = in der Lage, sich in der Wohnung zu bewegen
2 = verlässt die Wohnung ☐

D Akute Krankheit oder psychischer Stress während der letzten 3 Monate?
0 = ja 2 = nein ☐

E Neuropsychologische Probleme
0 = schwere Demenz oder Depression
1 = leichte Demenz
2 = keine psychologischen Probleme ☐

F Body Mass Index (BMI): Körpergewicht (kg) / Körpergröße^2 (m^2)
0 = BMI < 19
1 = 19 ≤ BMI < 21
2 = 21 ≤ BMI < 23
3 = BMI ≥ 23 ☐

Ergebnis des Screenings (max. 14 Punkte) ☐☐

12-14 Punkte:	Normaler Ernährungszustand
8-11 Punkte:	Risiko für Mangelernährung
0-7 Punkte:	Mangelernährung

Für ein tiefergehendes Assessment fahren Sie bitte mit den Fragen G-R fort

Assessment

G Lebt der Patient eigenständig zu Hause?
1 = ja 0 = nein ☐

H Nimmt der Patient mehr als 3 verschreibungspflichtige Medikamente pro Tag?
0 = ja 1 = nein ☐

I Hat der Patient Druck- oder Hautgeschwüre?
0 = ja 1 = nein ☐

J Wie viele Hauptmahlzeiten isst der Patient pro Tag?
0 = 1 Mahlzeit
1 = 2 Mahlzeiten
2 = 3 Mahlzeiten ☐

K Eiweißzufuhr: Isst der Patient
- mindestens einmal pro Tag Milchprodukte (Milch, Käse, Joghurt)? ja ☐ nein ☐
- mindestens zweimal pro Woche Hülsenfrüchte oder Eier? ja ☐ nein ☐
- täglich Fleisch, Fisch oder Geflügel? ja ☐ nein ☐

0,0 = wenn 0 oder 1 mal «ja»
0,5 = wenn 2 mal «ja»
1,0 = wenn 3 mal «ja» ☐,☐

L Isst der Patient mindestens zweimal pro Tag Obst oder Gemüse?
0 = nein 1 = ja ☐

M Wie viel trinkt der Patient pro Tag? (Wasser, Saft, Kaffee, Tee, Milch ...)
0,0 = weniger als 3 Gläser / Tassen
0,5 = 3 bis 5 Gläser / Tassen
1,0 = mehr als 5 Gläser / Tassen ☐,☐

N Essensaufnahme mit / ohne Hilfe
0 = braucht Hilfe beim Essen
1 = isst ohne Hilfe, aber mit Schwierigkeiten
2 = isst ohne Hilfe, keine Schwierigkeiten ☐

O Wie schätzt der Patient seinen Ernährungszustand ein?
0 = mangelernährt
1 = ist sich unsicher
2 = gut ernährt ☐

P Im Vergleich mit gleichaltrigen Personen schätzt der Patient seinen Gesundheitszustand folgendermaßen ein:
0,0 = schlechter
0,5 = weiß es nicht
1,0 = gleich gut
2,0 = besser ☐,☐

Q Oberarmumfang (OAU in cm)
0,0 = OAU < 21
0,5 = 21 ≤ OAU ≤ 22
1,0 = OAU > 22 ☐,☐

R Wadenumfang (WU in cm)
0 = WU < 31
1 = WU ≥ 31 ☐

Assessment (max. 16 Punkte) ☐☐,☐
Screening ☐☐,☐
Gesamtauswertung (max. 30 Punkte) ☐☐,☐

Auswertung des Mangelernährungs-Index

24-30 Punkte	☐	Normaler Ernährungszustand
17-23,5 Punkte	☐	Risiko für Mangelernährung
Weniger als 17 Punkte	☐	Mangelernährung

Ref. Vellas B, Villars H, Abellan G, et al. *Overview of MNA® - Its History and Challenges.* J Nut Health Aging 2006; 10: 456-465.
Rubenstein LZ, Harker JO, Salva A, Guigoz Y, Vellas B. Screening for Undernutrition in Geriatric Practice: *Developing the Short-Form Mini Nutritional Assessment (MNA-SF).* J. Geront 2001; 56A: M366-377.
Guigoz Y. The Mini-Nutritional Assessment (MNA®) *Review of the Literature – What does it tell us?* J Nutr Health Aging 2006; 10: 466-487.

Mehr Informationen unter: www.mna-elderly.com

Abb. 12.8 Mini Nutritional Assessment: Screening und Assessment in einem Dokument. [V494]

Aufnahme-/Anamnesegespräche sollten in diesem Kontext, wenn möglich mit Angehörigen geführt werden, um eine Ausgangslage für die nachfolgenden Beobachtungen zu schaffen. Angehörige können Vorlieben und Abneigungen der Patientin mitteilen. Pflegende passen die Erhebung ihrer Daten an die Grundgegebenheiten an. Eine kontinuierliche Beobachtung ermöglicht es Pflegenden, Phänomene durch einen prozesshaften Vergleich besser einschätzen zu können. Hilfreich ist auch ein intensiver Austausch mit den Angehörigen der Patientin und innerhalb des multiprofessionellen Teams.

Die Beobachtung der Patientin und die Erhebung von Daten verlangen ein großes Einfühlungsvermögen. Pflegende müssen erkennen, wenn die Patientin in Stress kommt, z. B. durch eine Puls- oder Muskeltonuserhöhung, durch herausforderndes oder abwehrendes Verhalten. Pflegefachpersonen benötigen für alle diese Patientengruppen eine empathische und vorurteilsfreie Haltung und die Bereitschaft zur kontinuierlichen Beobachtung – aber auch die Bereitschaft zur Selbstwahrnehmung und Selbstreflexion, denn Patientinnen mit Veränderungen von Bewusstsein, Wahrnehmung und Kognition reagieren auch auf Pflegende.

12.2.6 Beobachtungsergebnisse dokumentieren

Durch zielgerichtete und systematische Beobachtungen erhalten Pflegende wichtige Informationen über eine Patientin und deren Umwelt.

Beobachtungsergebnisse systematisieren

Beobachtungsergebnisse können mithilfe eines geeigneten Pflegedokumentationssystems (➤ 6.4.3) systematisiert werden. Verschiedene Anbieter stellen papierbasierte oder EDV-gestützte Dokumentationssystem zur Verfügung. Diese orientieren sich häufig an Pflegetheorien, -modellen oder -konzepten, die alle Möglichkeiten für eine strukturierte Beobachtung und Dokumentation haben, z. B.:

- Lebensaktivitäten (LA) nach N. Roper, W. Logan, A. Tierney (➤ 8.3.3)
- Aktivitäten des täglichen Lebens nach L. Juchli (➤ 8.3.4)
- Aktivitäten, Beziehungen und existenziellen Erfahrungen des Lebens (ABEDL®) nach M. Krohwinkel (➤ 8.3.5)
- Strukturierte Informationssammlung (SIS®) im Rahmen des Projekts Entbürokratisierung der Pflegedokumentation (➤ 6.4.4)

Eine weitere Möglichkeit zur Analyse bietet das Klassifikationssystem der Pflegediagnosen, z. B. der *Nordamerikanischen Pflegediagnosenvereinigung (NANDA).* Innerhalb des Pflegeprozesses werden auf Basis der gewonnenen Informationen Pflegediagnosen erhoben (➤ 7.2.2). Pflegediagnosen sind ebenso wie medizinische Diagnosen standardisierte, feststehende, einheitliche Begriffe, die die Basis für die Planung angemessener Maßnahmen, in diesem Fall der Pflegemaßnahmen, bilden.

Regeln zur Dokumentation

Pflegefachpersonen sind verpflichtet, die aus der Beobachtung gewonnenen Daten zeitnah und lückenlos in das Dokumentationssystem einzutragen. **Regeln zur Dokumentation** von Beobachtungen sind: [4]

- Präzise, kurz und leicht verständlich. *Beispiel:* „Schleimhaut des Kolostomas ist rosig, feucht, leicht blutig, die peristomale Haut ist reizlos."
- Sachlich und objektiv. *Beispiel:* „Herr Müller verbringt den ganzen Vormittag im Bett." (Keine Interpretationen wie „Herr Müller ist adynamisch und wenig motiviert".)
- Zeitlich korrekte Zuordnung: Objektive Daten wie Vitalzeichen werden mit Zeitangabe, Menge, Größe und Maßeinheit dokumentiert. *Beispiel:* „3.7.2020, 15 Uhr, Temperatur 39 °C, RR 120/85 mmHg, Puls 95/Min."
- Kenntlichmachung subjektiver Daten bzw. Aussagen von Patienten. *Beispiel:* „Frau Meier sagt, sie habe heute weniger Appetit als gestern."

Aus der Gesamtheit aller pflegerelevanten Beobachtungen entsteht ein umfassendes Bild der individuellen Patientensituation. Die Betrachtung der Daten über einen längeren Zeitraum ermöglicht es, Einzelbeobachtungen in Relation zu anderen Werten zu setzen und somit einschätzen zu können. *Beispiel:* Eine einmalig erhöhte Körpertemperatur kann auch durch eine zu hohe Wärmezufuhr von außen bedingt sein. Erst bei wiederholt gemessenen erhöhten Körpertemperaturen kann von einer Regulationsstörung, z. B. Fieber, ausgegangen werden.

12.3 Beurteilen

DEFINITION

Beurteilen: Bewerten der Beobachtungsergebnisse auf der Basis pflegerischen Fachwissens und Feststellung von etwaigen Zusammenhängen zwischen den einzelnen Phänomenen.

Das **Beurteilen** der durch Beobachtung gewonnenen Daten setzt fachpflegerisches, physiologisches und pathophysiologisches Wissen voraus. Pflegende können beobachtete Daten auf der Basis dieses Fachwissen einschätzen und mögliche Auswirkungen erkennen. Sie kennen z. B. physiologische Normwerte und können ermittelte Werte mit diesen vergleichen. Die Beurteilung und professionelle Einschätzung von Beobachtungen führt zur Pflegediagnose bzw. zum Pflegeproblem und nachfolgend zur Planung, Durchführung und Evaluation von Pflegemaßnahmen (➤ Kap. 7).

Beispiel: Eine Pflegefachperson ermittelt den Blutdruck einer bettlägerigen älteren Bewohnerin. Der Wert liegt bei 90/60 mmHg. Aufgrund ihrer fachlichen Qualifikation weiß sie, dass der physiologische Normwert bei 120/80 mmHg liegt. Sie erkennt eine Hypotonie und vermutet die mangelnde körperliche Bewegung und eine zu geringe Flüssigkeitszufuhr als Ursachen. Sie führt daher eine unterstützende Mobilisation durch und bietet Getränke an. Sie kontrolliert den Blutdruck im weiteren Verlauf noch mehrmals.

Beurteilungsfehler

DEFINITION

Beurteilungsfehler: fehlerhaftes Bewerten von aus Beobachtung gewonnener Daten mit der möglichen Folge einer fehlerhaften Wahl von Pflegemaßnahmen.

Beurteilungsfehler können auf unterschiedliche Art und Weise entstehen. Die Interpretation von Beobachtungsmerkmalen, die stark subjektiv durch das Erleben und Wahrnehmen der Pflegenden geprägt ist, erhöht die Gefahr einer fehlerhaften Bewertung.

Eine nachfolgende Auswahl falscher Pflegemaßnahmen kann negative Auswirkungen auf die Patientin haben. Beispiele für häufige Beurteilungsfehler sind: [4]

- **Halo-Effekt.** Ein weniger stark hervortretendes Beobachtungsmerkmal wird von einem stark hervortretenden Merkmal überdeckt.
  Beispiel: Eine ältere Dame wird nach einem häuslichen Treppensturz mit einer blutenden Kopfverletzung ins Krankenhaus eingeliefert. Die Pflegefachperson richtet ihre ganze Aufmerksamkeit auf die Versorgung der Kopfwunde und erkennt nicht die ausgeprägte Schwerhörigkeit der Patientin.
- **Kontrasteffekt.** Beobachtungsmerkmale werden stärker wahrgenommen, wenn sie sich von der eigenen Person oder von Vergleichsgruppen deutlich unterscheiden.
  Beispiel: Auf einer Frühgeborenenstation wirkt ein normalgewichtiges, reifes Neugeborenes unverhältnismäßig groß und dick.
- **Logischer Fehler.** Persönliche Einstellungen und Erfahrungen können die objektive Urteilsbildung beeinträchtigen und zu falschen Schlussfolgerungen führen.
  Beispiel: Lungenkarzinome sind häufig Spätfolgen von langjährigem Nikotinabusus. Dies bedeutet jedoch nicht, dass alle Patientinnen mit Lungenkrebs starke Raucherinnen sind. Pflegende informieren sich über die individuelle Lebenssituation der Patientin, um eine adäquate Pflege oder ein Beratungsangebot planen zu können.
- **Erwartungsfehler.** Ein bestimmtes Verhalten wird erwartet bzw. vorhergesagt. Unbewusst wird durch das eigene Auftreten das erwartete Verhalten beim Gegenüber ausgelöst. Vorurteile dieser Art erschweren den Aufbau einer professionellen Patientin-Pflege-Beziehung.
  Beispiel: Bei der Übergabe berichtet eine Pflegefachperson, dass die Eltern des neu aufgenommenen Kindes sehr unfreundlich sind. Die nachfolgende Kollegin verhält sich den Eltern gegenüber distanziert und kurz angebunden. Die Eltern reagieren entsprechend, und die allgemeine Unfreundlichkeit der Eltern scheint bestätigt.

12.4 Intervenieren

DEFINITION

Intervention *(lat. intervenire = dazwischenschreiten):* Durchführen geplanter, individueller Pflegemaßnahmen als Ergebnis aus der Beobachtung und Beurteilung beobachteter Daten.

Die im Rahmen des Pflegeprozesses entwickelten Pflegemaßnahmen (➤ 7.4) werden sach- und fachgerecht von Pflegefachpersonen durchgeführt. Die zuvor beobachteten pflegerelevanten Merkmale der Patientin werden auf der Basis von Fachwissen und Intuition weiter beobachtet und bewertet und bilden die Grundlage der pflegerischen **Interventionen** – auch im Verlauf der pflegerischen Versorgung. Da Menschen unterschiedlich auf pflegerische Angebote reagieren, auch tagesabhängig, berücksichtigen Pflegende bei der Durchführung der geplanten Maßnahmen die Individualität der einzelnen Patientin und ihre Pflegesituation.

Beeinflussende Faktoren

Gesamtbild des Menschen ➤ Kap. 13

Verschiedene Faktoren können die Durchführung pflegerischer Interventionen beeinflussen, z. B. Alter, Religion, kulturelle Zugehörigkeit, soziale Situation. *Beispiel:* Muslimische Patientinnen benötigen möglicherweise eine andere Art pflegerischer Unterstützung bei der Körperpflege als eine Patientin mit einer westlichen Kultur- bzw. Religionszugehörigkeit, sie wünschen häufig eine gleichgeschlechtliche Pflegefachperson. *Beispiel:* Kleine Kinder sind in fremder Umgebung und bei fremden Menschen oft ängstlich, Maßnahmen müssen dann so geplant werden, dass eine Bezugsperson anwesend sein kann. *Beispiel:* Sehr geschwächte Patientinnen müssen in kleinen Schritten und mit Erholungspausen gewaschen und mobilisiert werden. Hinzu kommen stets persönliche Vorlieben und Abneigungen.

Patientenorientierte Pflege

Pflegefachpersonen müssen die Individualität der Patientinnen vorurteilsfrei erkennen und akzeptieren, auch die Einmaligkeit jeder Pflegesituation. Zwar lassen Pflegesituationen Vermutungen über den weiteren Verlauf zu, bleiben aber in der Situation stets einzigartig und nicht wiederholbar.

Beispiel: Eine Bewohnerin lehnt heute das Angebot einer atemstimulierenden Einreibung ab, am nächsten Tag kann sie sich durchaus anders entscheiden. Ebenso kann sich eine Patientin heute sehr aktiv an der Mobilisation beteiligen, sich morgen aber beim gleichen Angebot passiv verhalten.

Pflegende handeln patientenorientiert. Sie überprüfen und evaluieren die Wirksamkeit und Angemessenheit ihrer pflegerischen Interventionen im letzten Schritt des Pflegeprozesses (➤ 7.6) und passen Pflegemaßnahmen kontinuierlich an. [4] Das ist in Zeiten knapper personeller und zeitlicher Ressourcen eine große Herausforderung.

Person-zentrierte Pflege ➤ 23.13.3

Aufgaben zur Pflegesituation

Nach dem Aufnahmegespräch mit der Tochter fällt Julia Arne auf, wie aufgewühlt diese wirkt. Sie ist den Tränen nahe und scheint mit der aktuellen Situation überfordert. In dem Gespräch mit der Tochter hatte Frau Arne den Eindruck, ihr Atem rieche nach Alkohol. Julia Arne bittet die Tochter höflich, für einen kurzen Moment das Zimmer zu verlassen, um mit Frau Otten zu sprechen und eine pflegerische Inspektion durchzuführen. Dabei bemerkt sie, dass Frau Otten insgesamt einen sehr ungepflegten Eindruck macht. Auf dem Nachthemd befinden sich Kaffeeflecken, und es wirkt sehr verwaschen. Auch die Fingernägel sind schmutzig und offenbar seit längerer Zeit nicht mehr gepflegt worden. Frau Otten versucht mit Julia Arne zu sprechen, dies fällt ihr jedoch schwer, da ihre Zahnprothese nicht richtig im Mund befestigt ist. Frau Arne entfernt die Zahnprothese aus dem Mund und führt eine Mundinspektion durch. Sie ist erschüttert, wie borkig, verklebt und trocken die Mundschleimhaut ist. Nach Beendigung der pflegerischen Inspektion und Durchführung einer Mund- und Prothesenpflege verabschiedet sich die Pflegefachfrau freundlich und verlässt das Zimmer. Sie stellt sich die Frage, warum die augenscheinlich mit der Pflege ihrer Mutter überforderte Tochter keinen ambulanten Pflegedienst eingeschaltet hat.

1. Unterscheiden Sie die Begriffe „Wahrnehmung" und „Beobachtung".
2. Wenden Sie die einzelnen Schritte des Beobachtungsprozesses auf die Situation im Fallbeispiel an.
3. Im Rahmen der Krankenbeobachtung ist die Wahrnehmung mit den Sinnen sehr wichtig. Mit welchen Sinnen nimmt die Pflegefachfrau Frau Otten überwiegend wahr? Welche weiteren Möglichkeiten und Methoden zur Krankenbeobachtung kommen bei einer Patientenaufnahme infrage?
4. Nennen und beschreiben Sie knapp die Ziele der Patientenbeobachtung von Julia Arne im Rahmen der Aufnahme von Luise Otten.
5. Zu welchen Problemen kann es in der Patientenbeobachtung von Frau Otten kommen?
6. Zu welchen Beurteilungsfehlern kann es in der Situation zwischen der Pflegefachfrau und Frau Otten kommen?

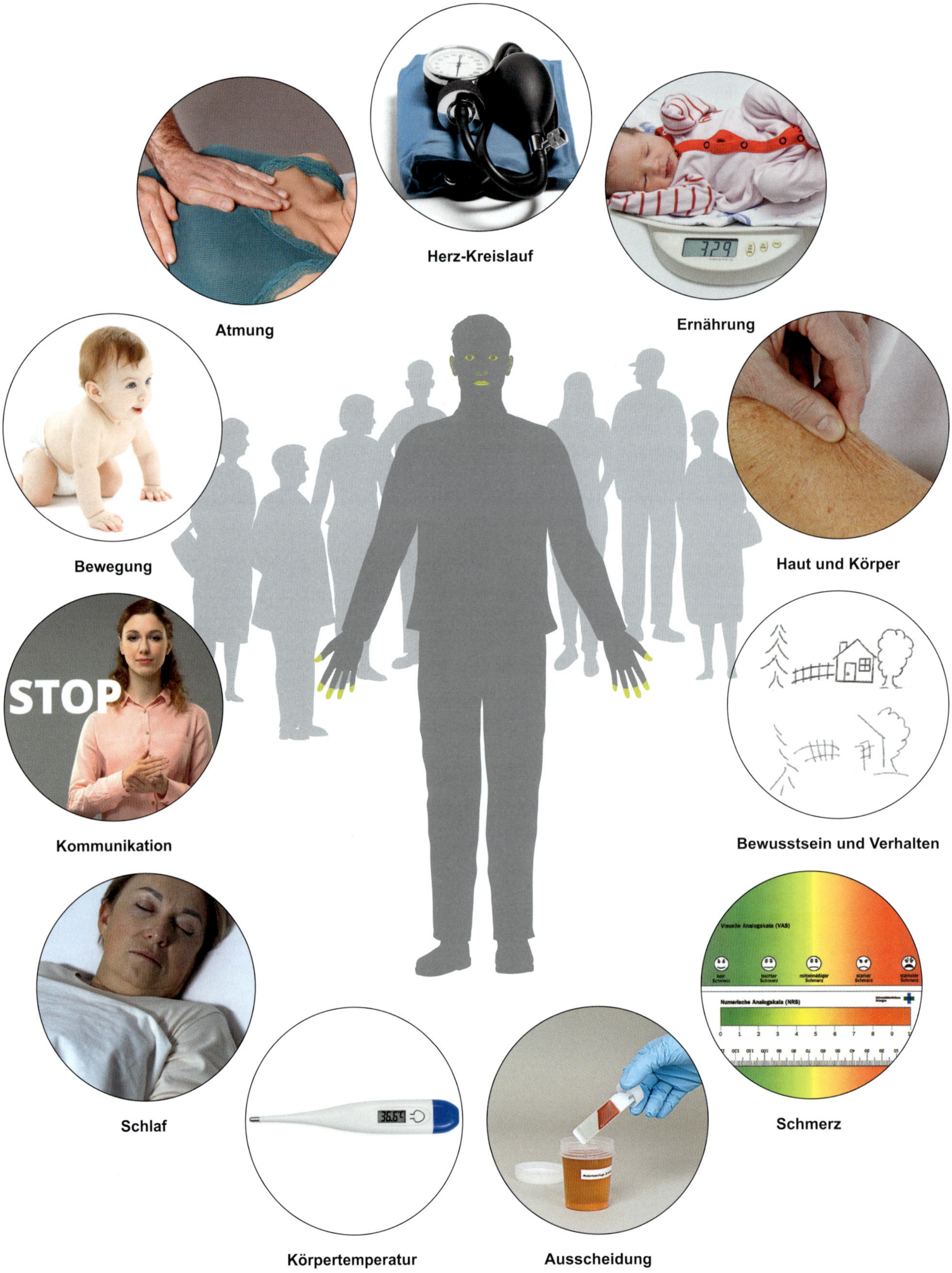

Abb. 12.9 Nicht nur diese Bereiche des Menschen werden von den Pflegenden wahrgenommen, beobachtet, beurteilt und interveniert. [L275]

KAPITEL 13

Jörg Schmal, Christine Keller (Familienzentrierte Pflege)

Gesamtbild des Menschen

Pflegesituation

Bei der Dienstübergabe für den Spätdienst erfährt die Pflegefachfrau Lorena Salvai, dass am Morgen der 67-jährige Herr Niemeyer aufgrund einer Synkope auf die internistische Station aufgenommen wurde. Herr Niemeyer sei in der Fußgängerzone kollabiert. Der Notarzt habe eine Tachyarrhythmie bei Vorhofflimmern festgestellt. Herr Niemeyer sei derzeitig orientiert und kreislaufstabil. Nebenbei bemerkt die übergebende Pflegefachfrau Uta Knapp, Herr Niemeyer wirke etwas „verwahrlost". Er sei unrasiert und trage zerschlissene Kleidung sowie eine notdürftig mit Klebeband reparierte Brille. Eine Krankenversichertenkarte habe er nicht bei sich. Sie vermute, er sei obdachlos, habe ihn jedoch nicht danach fragen wollen, um ihn nicht zu beschämen.

13.1 Gesamteindruck und Allgemeinzustand

DEFINITION

Gesamteindruck: Summe der ersten subjektiven Eindrücke über einen Menschen, die das eigene Verhalten beeinflussen und u. a. durch Gefühle und Erfahrungen geprägt sind.
Allgemeinzustand *(AZ):* körperliche, geistige und seelische Verfassung eines Menschen bei einer ersten Betrachtung, unabhängig von evtl. typischen Krankheitssymptomen.

Gesamteindruck und **Allgemeinzustand** spielen in pflegerischen Kontexten eine große Rolle. Ein *erster Eindruck* von einem Menschen entsteht in Sekundenschnelle beim ersten Kontakt und ist maßgelblich dafür, welches Bild wir dann von ihm haben. Diese Wahrnehmung ist höchst subjektiv und hängt von physiologischen und psychologischen Einflussfaktoren ab, aber auch von der eigenen Lebensgeschichte, kulturellem Hintergrund und Erziehung, Glaubenssätzen u. a. (➤ 12.1, ➤ Abb. 13.1). So entstehen schnell Beurteilungsfehler, wenn subjektive Wahrnehmung zu Bewertungen und Beurteilungen führt, die nicht mehr überprüft werden (➤ 12.3). Pflegefachpersonen machen sich immer wieder ihre eigenen Vorurteile und Stereotypien bewusst (positive oder negative Vorurteile über Verhaltensweisen und Persönlichkeitsmerkmale bestimmter Gruppen von Menschen). Sie gleichen ihre Wahrnehmung im professionellen Team ab und sind bereit, unabhängig vom ersten Eindruck, Patientinnen und Patienten, Bewohnerinnen und Bewohner (im Folgenden „Patienten" genannt) im Verlauf weiter kennenzulernen und ihre Beobachtungen weiter zu objektivieren.

Der **Allgemeinzustand** ist Bestandteil der medizinischen und pflegerischen Anamnese. Anhand verschiedener Beobachtungsbereiche entsteht ein erster Eindruck zu folgenden Aspekten:

- Erscheinungsbild, z. B. altersgerechtes Aussehen, Ernährungszustand, sichtbare Beeinträchtigungen, äußerer Körperzustand und Kleidung
- Kognitive Situation, z. B. Bewusstsein und Orientierung, Stimmungslage, Merk- und Handlungsfähigkeit (➤ Kap. 23)

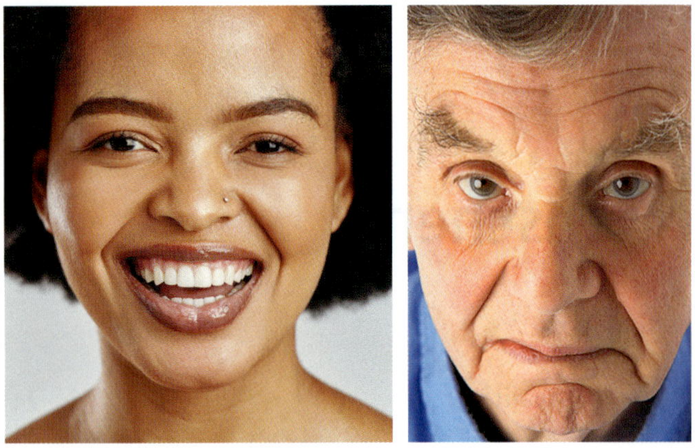

Abb. 13.1 Junge und attraktive Menschen werden von Pflegenden unbewusst vor älteren und weniger lächelnden Menschen (rechts) bevorzugt. [J787]

- Kommunikation und Sinneswahrnehmen, z. B. sprachliche Fähigkeiten, Hören und Sehen (➤ Kap. 21)
- Mobilität, z. B. Geh- und Bewegungsfähigkeiten (➤ Kap. 20) [1]

Eine erste Bewertung kann anhand einer Unterscheidung in einen guten, reduzierten oder schlechten Allgemeinzustand erfolgen. Für die Pflegenden ergibt sich dadurch eine erste Einschätzung der Fähigkeiten zur Selbstversorgung bzw. zum Unterstützungsbedarf des Patienten. Der erste Eindruck vom Allgemeinzustand eines Patienten muss dann durch eine differenziertere Patientenbeobachtung konkretisiert werden (➤ 12.2.3, ➤ 13.2–13.5, ➤ Kap. 14–24).

Der Gesamteindruck eines Menschen ist vergleichsweise nur ein Bruchteil seines tatsächlichen Lebens. Gesamteindruck und Allgemeinzustand sind Indizien und helfen Pflegenden, ein Bild zu formen. Viele nicht direkt sichtbare Kontextfaktoren, wie die Wohnsituation, die Sexualität, die Kultur und Religion, tragen ihren wesentlichen Teil zum Gesamtbild des Menschen bei.

13.2 Wohnsituation

DEFINITION

Wohnsituation: häusliches und räumliches Umfeld, in dem gewohnt wird. Die Wohnsituation ist für die Gesundheit von großer Bedeutung.

Die **Wohnsituation** beeinflusst die Gestaltung des Privatlebens, bietet als Rückzugsort Zuflucht und bestimmt durch das räumliche Umfeld, welche Kontakte, z. B. mit Nachbarn, eingegangen werden. Eine gesunde Wohnsituation schützt vor Krankheit oder hilft, diese zu bewältigen, während eine negative Wohnsituation die Gesundheit gefährdet.

13.2.1 Gesundes Wohnen

Gesundes Wohnen bedeutet weit mehr, als vier Wände und ein Dach über dem Kopf zu besitzen. Eine gesunde Wohnsituation stellt eine Ressource dar, da krank machende Faktoren ausgeschlossen werden und bei bereits eingetretener Erkrankung die Wohnung die zur Bewältigung nötige Ruhe und Kraft spendet. Auch der Antrieb, schneller in den eigenen Wohnraum zurückzukehren, wird als Ressource betrachtet.

Merkmale

Merkmale gesunden Wohnens sind u. a. (➤ Abb. 13.2): [2]

- Verfügbarkeit eigener Räume und Privatsphäre; ausreichende Größe mit Komfort
- Sicherheit
- Hygiene
- Barrierefreiheit
- Stabile und dauerhafte Bauweise
- Ausreichende Beschattung, Beheizung, Beleuchtung, Belüftung und sanitäre Anlagen
- Passendes soziales Umfeld
- Nähe zu Arbeitsstelle, öffentlichen Einrichtungen, Einkaufsmöglichkeiten und Orten zur Erholung
- Angemessenes Preis-Leistungs-Verhältnis der Wohnung

Beeinträchtigungen

Die Wohnsituation kann u. a. folgende **Risikofaktoren für Krankheiten** beinhalten: [3]

- Lärm, z. B. Straßenlärm an einer Durchfahrtsstraße
- Feuchtigkeit und Schimmelpilzbefall
- Kälte oder Hitze
- Vandalismus oder ein kriminelles Wohnumfeld
- Keine Sicht aus den Fenstern, wenig Tageslicht
- Fehlende Rückzugsmöglichkeiten
- Mangelnde Infrastruktur, keine Grünflächen

Treten Risikofaktoren gehäuft oder über längere Zeit hinweg auf, kann es zu psychischen Erkrankungen (Depression, Angstzuständen) oder physischen Krankheiten wie Asthma kommen. [4]

KLIMA UND UMWELT

Luftverschmutzung wirkt sich äußerst schädlich auf die Gesundheit der Bürger in Europa aus. Übermäßig hohe Konzentrationen von Luftschadstoffen – beispielsweise Staubpartikel, Stickstoffdioxid und Ozon – kosten jährlich etwa 400.000 Menschen in der EU vorzeitig das Leben. Menschen in den Städten sind am stärksten betroffen.
Luftschadstoffe führen zu vermehrten Schlaganfällen, Atemwegserkrankungen, Lungenerkrankungen und Lungenkrebs, Herz-Kreislauf-Erkrankungen, Leber- und Bluterkrankungen. [5]
Für die Luftreinhaltung braucht es globale politische Anstrengungen. Aber auch der Einzelne kann viel tun, z. B. öffentliche Verkehrsmittel benutzen, kurze Strecken mit dem Fahrrad fahren, Geschwindigkeit beim Autofahren reduzieren, Holzverbrennung in Kleinfeueröfen vermeiden, auf privates Silvesterfeuerwerk verzichten, energiesparende und emissionsarme Heizungen und Haushaltsgeräte kaufen, erneuerbare Energien nutzen, z. B. Solarthermieanlage, effiziente Wärmedämmung am Haus.

Eine risikoträchtige Wohnsituation tritt oft in Verbindung mit einem niedrigen sozioökonomischen Status (wenig Geld und Bildung) auf (➤ 13.3.4). Stigmatisierte Wohngegenden befinden sich deshalb schnell in einer Abwärtsspirale und erhalten einen „Ghetto-Charakter“. Laut der soziologischen Theorie der Broken Windows *(engl. zerbrochene Fensterscheibe)* nach Wilson und Kelling steht eine Verwüstung im Wohnumfeld mit einer ansteigenden Vernachlässigung

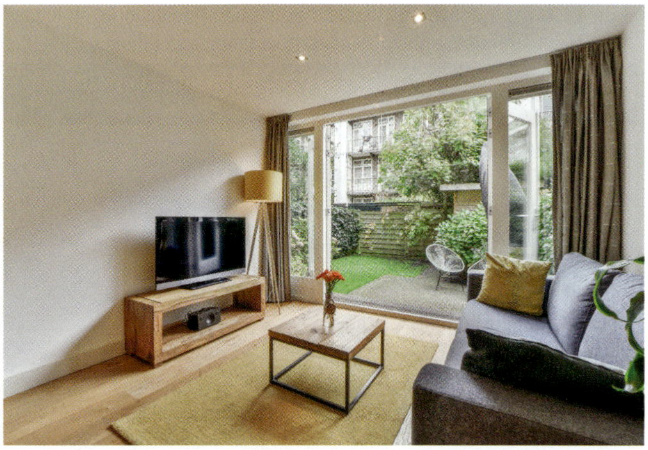

Abb. 13.2 Nicht jeder hat die Möglichkeit in einer hellen Wohnung mit Garten und mit guter Nachbarschaft zu leben. Insbesondere Wohnungsmangel und hohe Mieten in den Städten führen dazu, dass Menschen in ungeeigneten Wohnungen oder Umgebung leben, was auf Dauer krank machen kann. [J787]

des Umfelds sowie mit dem Anstieg von Kriminalität in Verbindung. Eine Verbesserung des Wohnumfeld führt im Umkehrschluss zu einer Reduktion von Belastungen. [6]

Kinder sind besonders stark durch die Wohnungsbedingungen geprägt, da sie sich die überwiegende Zeit im häuslichen Umfeld aufhalten.

WHO-Richtlinie Wohnen und Gesundheit

Die WHO hat 2018 eine *Richtlinie zur Förderung der wohnungsbezogenen Gesundheit* formuliert. Zu den wissenschaftlich fundierten Empfehlungen zählen: [7]

- Reduktion und Prävention der Überfüllung von Wohnraum
- Vermeidung von Kälte in Wohnräumen (auch durch ausreichende Isolierung)
- Vermeidung von Hitze in Wohnräumen
- Vermeidung von Verletzungsgefahren, z. B. durch Rauchmelder, Treppen- und Fensterschutz für Kleinkinder
- Barrierefreiheit und Zugänglichkeit für Menschen mit körperlichen Einschränkungen

13.2.2 Verwahrlosung

DEFINITION

Verwahrlosung *(Vermüllung):* ungeordneter chaotischer Lebenszustand, der von den Erwartungen der Gesellschaft und der Umwelt abweicht, oft mit Diskriminierung einhergehend.

Verwahrlosung geht über Ungepflegtheit hinaus und betrifft neben der Körperhygiene auch den Wohnbereich. Ambulant Pflegende stehen in engem Kontakt mit den Betroffenen und schätzen die Situation und Verwahrlosungstendenzen ab. Sie differenzieren zwischen einer Ausnahmesituation, z. B. akuter kurzfristiger Immobilität mit kurzfristiger Einschränkung in hygienischen Angelegenheiten, und einer tatsächlichen Verwahrlosungssituation.

Ursachen

Verwahrlosung kann zwei Personengruppen betreffen:

- Unabhängige mündige Erwachsene, die z. B. aufgrund psychischer Krankheit verwahrlosen
- Abhängige unmündige Kinder, Jugendliche und Menschen mit kognitiven Beeinträchtigungen, die aufgrund mangelnder Zuwendung gänzlich ohne ihr Zutun in einem verwahrlosten Zustand leben

Verwahrlosung kann auf mehrere **Faktoren** zurückgeführt werden *(multifaktoriell):*

- Psychische Erkrankungen, z. B. Schizophrenie
- Verminderter Allgemeinzustand durch körperliche Erkrankung, z. B. Mobilitätseinschränkung nach Operationen
- Verminderte Leistung der Sinnesorgane, z. B. Sehkraftverlust
- Alter, z. B. nachlassende Kräfte
- Biografisch nicht verarbeitetes Erlebnis, z. B. Versterben des Partners, Scheidung
- Reduzierung materieller und finanzieller Ressourcen
- Fehlendes soziales Netz und Abgleiten in Einsamkeit

Messie-Syndrom

Das **Messie-Syndrom** *(pathologisches Horten, Vermüllungssyndrom)* zeigt sich durch ein Defizit, Handlungen zu planen und zielgerichtet in alltägliche Aufgaben umzusetzen. Es kommt zur Unordentlichkeit, zwanghaftem Sammeln und Horten wertloser und verbrauchter Dinge, Versäumen von sozialen Pflichten, zunehmender Handlungsunfähigkeit und Hilflosigkeit angesichts des Chaos. Die Entstehung ist multifaktoriell, es kann auch ein Symptom bei anderen schwerwiegenden psychischen Störungen sein. [8], [9]

Anzeichen

Mögliche **Indizien** für Verwahrlosung:

- Reduzierte Körperhygiene, z. B. verkrustete Haut, beißender Schweißgeruch, fettige Haare, schmutzige und lange Fingernägel, Reizung und Rötung im Intimbereich, reduzierte Mundhygiene und schlechter Zahnstatus wie abgebrochene Zähne
- Kein dem Alter entsprechender Entwicklungsstand bei Kindern
- Auffällige Kleidung, z. B. zerrissen, abgetragen, stark verschmutzt
- Eventuell Parasitenbefall, z. B. Kopfläuse, Maden in Wunden
- Horten bzw. Sammeln von (unnützen) Gegenständen, die teilweise bis unter die Decke gestapelt werden
- Verschmutzte, zugemüllte Wohnung, z. B. Staub, Unrat, verdorbene Lebensmittel, Ungeziefer (➤ Abb. 13.3)
- Reduzierter Wohnradius, eingeschränkte Funktion der Wohnung, z. B. kein Kochen möglich
- Soziale Isolation oder kein Empfangen von Besuch zu Hause
- Ablehnende, banalisierende Haltung bei Hilfsangeboten
- Kein Wille zur Veränderung und kein Erkennen der verwahrlosten Situation
- Aggressives Verhalten bei Entfernen von Gegenständen oder Müll

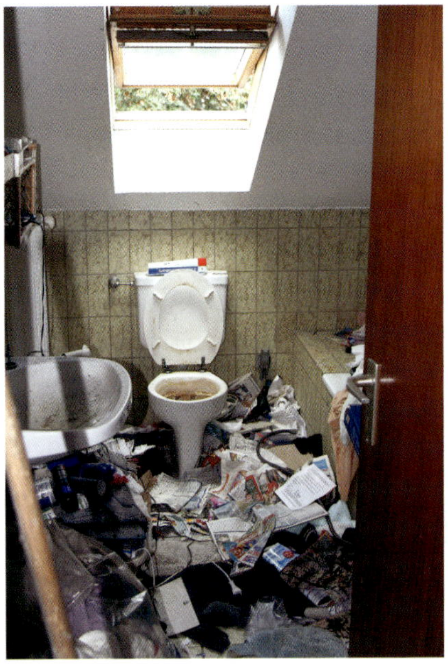

Abb. 13.3 Durch die Vermüllung reduziert sich nicht nur der Wohnradius erheblich, sondern auch die Gesundheit und die Lebensqualität im Allgemeinen. [J787]

Maßnahmen

Bei der Pflege verwahrloster Patienten sind folgende **vier Aspekte** für den Erfolg entscheidend:

1. Beziehung aufbauen
2. Respektvollen und vorurteilsfreien Umgang sicherstellen
3. Vertrauensbasis schaffen
4. An Entscheidungen beteiligen

Demgemäß treten Pflegende mit dem Betroffenen in den Dialog, um nicht über seinen Kopf hinweg zu entscheiden und damit das Vertrauensverhältnis zu gefährden. Gegebenenfalls ziehen sie Angehörige, Therapeuten, Sozialarbeiter oder Autoritätspersonen aus Sicht des Betroffenen hinzu, z. B. behandelnden Hausarzt, Vereinsvorstand, Geistlichen. Es ist von großer Bedeutung, die Ursache der Verwahrlosung auszumachen, damit die Maßnahmen effektiv greifen.

Maßnahmen bei Verwahrlosung (➤ Tab. 13.1): [10] Pflegende treten von Verwahrlosung betroffenen Patienten nicht wertend gegenüber, da nur selten eine eigene Verschuldung ursächlich ist. Das interdisziplinäre Team berät den Pflegeempfänger und die Angehörigen zu Maßnahmen, ergründet mit ihm die Ursachen und sichert durch den fortwährenden Kontakt Fortschritte. [10]

Tab. 13.1 Maßnahmen bei Verwahrlosung und Obdachlosigkeit in der akutstationären und ambulanten/langzeitstationären Pflege.

Akutstationäre Pflege	Ambulante/langzeitstationäre Pflege
Bettenbelegung planen (Berücksichtigung eventuell psychischer Beeinträchtigungen aufgrund der sozialen Isolation sowie des ggf. reduzierten Hygieneverhaltens)	Beziehung aufbauen und erhalten
Körperpflege bei Aufnahme, später Unterstützungs- und Hilfsangebote	Zur Körperpflege motivieren und dabei unterstützen
Ernährung gewährleisten und Symptomen einer Mangelernährung entgegenwirken	Regelmäßige Mahlzeiten einführen/organisieren, z. B. Essen auf Rädern, Teilnahme an gemeinsamen Mahlzeiten
Kommunikation (z. B. Biografiearbeit ➤ 23.13.6), um Gründe für Verwahrlosung und die frühere Einstellung des Patienten zur Ordnung in Erfahrung zu bringen	Kommunikation, um Patienten weiter zu motivieren, verwahrlosenden Tendenzen entgegenzuwirken
Entlassungsmanagement (➤ 6.2.2), um pflegerische, medizinische und soziale Weiterversorgung zu gewährleisten, auch die Vermittlung von Kontaktstellen	Brückenfunktion zu weiteren Helfern einnehmen, z. B. Gesundheitsamt, Angehörige
Wohlbefindens des Patienten steigern	
Wunden, Hautveränderungen behandeln	
Kleidung und Hygieneartikel bereitstellen bzw. organisieren	
Rückführung in ein soziales Netz fördern, z. B. Vereinsleben, Tagestreffpunkte, Nachbarschaftshilfe, eventuell Kontakt zu Vermieter suchen	
Eventuell Betreuungsantrag stellen (lassen), z. B. bei Störung der Selbstbestimmungsfähigkeit	

13.2.3 Obdachlosigkeit

DEFINITION

Obdachlosigkeit *(Wohnungslosigkeit):* obdachlos ist, wer ohne festen häuslichen Wohnsitz, in Einrichtungen der Wohnungslosenhilfe, in Notunterkünften, bei Freunden oder Verwandten Zuflucht gefunden hat, oder auf der Straße lebt.

Im Laufe des Jahres 2022 waren insgesamt ca. 607.000 Menschen in Deutschland zeitweise ohne Wohnung, ca. 50.000 lebten ganz ohne Unterkunft auf der Straße. [11]

Obdachlosigkeit und Gesundheit

Obdachlosigkeit hat mitunter auch wegen der drastisch reduzierten Lebensbedingungen **Einfluss auf den Gesundheitszustand.** Vor allem auf der Straße lebende Menschen zeigen deutliche gesundheitliche Defizite in Form von Mehrfacherkrankungen.

Laut den Ergebnissen der *Seewolf-Studie* bestand bei 74,5 % der Menschen ohne eigene Häuslichkeit eine psychiatrische Behandlungsbedürftigkeit. Bei 40,6 % wurden körperliche Schädigungen, z. B. Funktionseinschränkungen des Bewegungsapparats (25,3 %) oder Atemwegserkrankungen (28,4 %) erhoben. [12]

Ursachen

Ursachen für gesundheitliche Defizite sind u. a.: [13]

- Unzureichende Schlafmöglichkeiten
- Der Witterung ausgesetzt sein
- Mangelernährung
- Eingeschränkte Möglichkeiten zur Körperhygiene
- Individuelle Verhaltensweisen wie Drogen-, Alkohol- und Nikotinabusus (Abhängigkeit)
- Defizite im Krankenversicherungsstatus
- Seltenes Aufsuchen von Ärzten

Pflegerische Maßnahmen

Pflegerische Maßnahmen unterscheiden sich nach stationärer Pflege (bei der der Patient nicht immer freiwillig die Hilfe gesucht hat) und ambulanter Pflege *(aufsuchender Hilfe)*. Bei der ambulanten Pflege wird von den Pflegenden ein kontinuierlicher Kontakt angestrebt. [13] ➤ Tab. 13.1 führt diverse pflegerische Maßnahmen auf, wobei nicht immer scharf zwischen stationärer und ambulanter Pflege getrennt werden kann.

13.3 Lebensbereiche und Tagesgestaltung

13.3.1 Familie

DEFINITION

Familie: System, in dem abhängig von der Zusammensetzung eine gewisse Struktur besteht und das eine eigene Organisation der Lebenssituation seiner Mitglieder betreibt. *Soziologisch:* Lebensgemeinschaften, die durch Partnerschaft, Heirat, Lebenspartnerschaft, Adoption oder Abstammung entstanden, häufig Eltern und Kinder, aber auch weitere im Haushalt lebende Verwandte wie Großeltern.

Die **Familie** hat einen großen Einfluss auf den Menschen. Über 60 % der Erwachsenen erachten eine eigene Familie als sehr wichtig [14]. Kinder werden in ihr erzogen und sozialisiert, in diesem Rahmen werden ihnen Werte und Einstellungen vermittelt, die sie später an ihre eigenen Kinder weitergeben. In der Familie wird Kultur gelebt und weitergegeben, Verhaltensmuster werden übernommen, z. B. die Gestaltung des persönlichen Lebens. Die Familie steht in einer Wechselbeziehung zur Umwelt; zu ihr zählen alle Menschen, die eine Person individuell als zugehörig betrachtet.

Eine Familie ist ein komplexes System mit **Subsystemen** *(Untersystemen)*. Während die ganze Familie ein System darstellt, bilden z. B. die Eltern als Ehepaar ein Subsystem, in dem sie eine andere Rolle einnehmen als in ihrer Eigenschaft als Eltern. Auch Kinder bilden als Geschwister ein Subsystem und pflegen untereinander einen anderen Umgang als in ihrer Rolle als Kinder mit ihren Eltern (➤ Abb. 13.4).

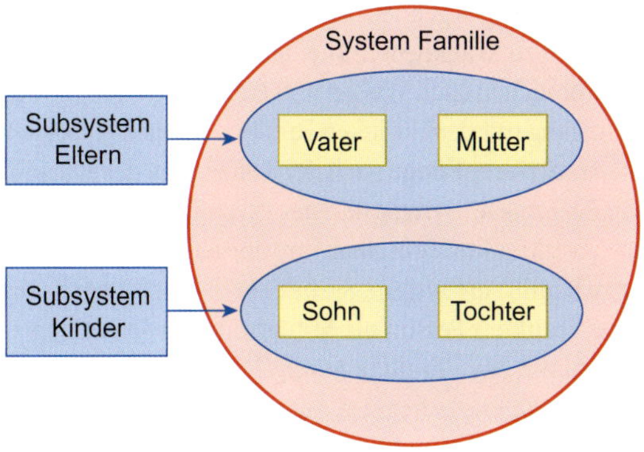

Abb. 13.4 Das System Familie besteht aus vielen verschiedenen Subsystemen, hier sind zwei Subsysteme dargestellt. [L234]

Familienstrukturen

Als **Familienstrukturen** werden die verschiedenen Formen des familiären Zusammenlebens (➤ Tab. 13.2) bezeichnet: [15]
- Anzahl der Familienmitglieder
- Rollen- und Arbeitsverteilung
- Interaktion in der Familie, untereinander und nach außen

Die Grenzen zwischen den Familienstrukturen sind fließend – zudem sind sie einem ständigen Wandel unterworfen. In der Bevölkerung ist ein breites Familienverständnis verankert. Familie ist für die Mehrheit dort, wo auch Kinder sind. Dazu zählen auch Alleinerziehende oder homosexuelle unverheiratete Paare mit Kindern. [14, 16]

Pflegende erheben in der Anamnese die Familienstruktur. Dabei werden alle Beteiligten, die dem familiären Netz angehören, betrachtet. Die familiäre Struktur stabilisiert den Einzelnen und wird deshalb als wichtige Ressource angesehen.

Familiengesundheit

Familiengesundheit ist von mehreren Faktoren abhängig:
- Erfüllung der Familienaufgaben (➤ Tab. 13.3)
- Erreichen von familiären Zielen wie Stabilität, Wachstum, Kontrolle und Spiritualität

Tab. 13.2 Vielfalt von Familienstrukturen. [15]

Familienstruktur	Aufbau	Besonderheiten
Moderne Kernfamilie	Vater und Mutter mit biologischen Kindern	• Definierte Familienaufgaben • Oft festgelegte Rollen
Familie mit alleinerziehendem Elternteil	Ein Elternteil ohne Partner mit Kindern	• Familienform ist durch das Eingehen neuer Partnerschaften immer im Wandel • Soziales Netz ist von großer Bedeutung [16] • 41,1–55,6 % der Haushalte von Alleinerziehenden sind armutsgefährdet [14, 17]
Stief- und Patchworkfamilie	Bestehende Familien gehen mit biologischen oder in die Partnerschaft mitgebrachten Kindern neue Lebensgemeinschaften ein	• Häufig Konflikte durch unterschiedliche bestehende Werte, Einstellungen und Verhaltensweisen • Viel Offenheit und Flexibilität nötig
Alternative Familienform	Lebensgemeinschaften, wie z. B. zwei alleinstehende Mütter oder religiöse Zusammenschlüsse	• Zusammenlegen von Ressourcen • Finanzielle Vorteile • Flucht aus misslicher Lage
Alleinstehende	Einzelhaushalt, z. T. mit Freundeskreis als Familienersatz	• Selbstständigkeit (Autonomie) • Soziales Netz von großer Bedeutung

Tab. 13.3 Familienaufgaben und Gesundheit. [15]

Familienaufgaben	Erklärung	Beispiel
Systemerhaltung	Jede Familie stellt ein System dar, das nach Selbsterhaltung strebt. Maßnahmen zur Erhaltung der Familie schenken Sicherheit und Geborgenheit. Entscheidend für die Gesundheit ist, wie gut die Familie ihr System erhalten kann	• Erfüllung der Grundbedürfnisse, z. B. Nahrung, Erhalt des Wohnorts • Sicherheit, z. B. finanzielle Absicherung • Überlieferung von Kultur • Erhalt von Tradition
Systemänderung	Jede Familie wird während ihres Bestehens mit Veränderungen konfrontiert. Diese können bei Migranten z. B. kultureller Art sein. Entscheidend für die Gesundheit ist, wie gut die Familie die Veränderung annimmt	• Gemeinsame Anpassung an Veränderungen • Einfluss anderer Kulturen • Eigene Werte prüfen und anpassen
Kohärenz *(Zusammenhang)*	Jede Familie hat spezielle Wege, um miteinander in Kontakt zu treten, zu bleiben und miteinander zu interagieren. Entscheidend für die Gesundheit der Familie ist die Zusammengehörigkeit, welche die Grundlage für soziale Unterstützung darstellt	• Bindungen in der Familie, z. B. eher kühler oder herzlicher Umgang • Förderung von Zusammengehörigkeit und Anteilnahme, z. B. Feste • Kommunikation • Unterstützung
Individuation *(Ich-Werdung)*	Jede Familie beinhaltet einzelne Individuen. Entscheidend für die Gesundheit ist, wie gut die Familie den Einzelnen in seiner Ich-Werdung unterstützt und akzeptiert	• Förderung des persönlichen Wachstums • Meinungsunterschiede akzeptieren • Hilfe bei der Suche nach Lebenszielen

- Gleiche Vor- und Einstellungen in der Familie, keine großen Abweichungen von den Vor- und Einstellungen des Umfelds
- Angstfreiheit
- Zufriedenheit

Pflegende betrachten bei Familien die gesundheitsbeeinflussenden Faktoren und bewerten diese, da eine gesunde Familie eine wichtige Ressource darstellt und eine weniger gesunde als belastend erlebt wird.

Mit der **Familiengesundheitspflege** *(Family Health Nursing)* sollen Versorgungslücken durch die Entwicklung von präventiven und gesundheitsfördernden Strategien im Setting Familie im deutschen Gesundheitswesen geschlossen werden. Familiengesundheitspfleger fungieren dabei als Schnittstelle zwischen verschiedenen Akteuren und begleiten und betreuen ihre Klienten. Eine zweijährige berufsbegleitende Weiterbildung zur *Family Health Nurse* wird vom Kompetenzzentrum Familiengesundheitspflege des *Deutschen Berufsverbands für Pflegeberufe (DBfK)* angeboten.

Familienzentrierte Pflege

In einer Familie hat jedes Familienmitglied eine zentrale Rolle. Wird jemand in der Familie krank, dann wird diese Rolle kurzzeitig oder auch dauerhaft frei. Familien mit einem chronisch kranken oder eingeschränkten Familienmitglied müssen die Rollen neu verteilen und sich ggf. auch mit ihren Überzeugungen zu Gesundheit, Krankheit und Behinderung auseinandersetzen. Das gelingt Familien nicht immer gleich gut.

„Niemand ist alleine krank." Krankheit, v. a. chronische Krankheit und Behinderung, haben immer Auswirkungen auf das ganze **Familiensystem.** Das gilt für körperliche und psychische Erkrankungen gleichermaßen [18]. Die Familie und ihr (chronisch) krankes oder behindertes Mitglied beeinflussen sich gegenseitig in vielfältiger Weise. Häufig werden Krankheit, Therapie- und Pflegenotwendigkeiten zum entscheidenden Bestandteil familiärer Interaktionen, ja zum ‚organisierenden Prinzip' innerhalb der Familie, um das sich jede Kommunikation und der Tagesablauf dreht [19].

Folgen von Krankheit und Behinderung für die Familie

- Körperliche und psychische Dauerbelastung mit der Gefahr der physischen und emotionalen Erschöpfung, Vernachlässigung von Hobbys, Interessen
- Ambivalente Gefühle gegenüber dem kranken Familienmitglied, alte oder schwelende Konflikte können sich verstärken
- Schuldgefühle, Rollenkonflikte innerhalb der Familie, z. B. Eheprobleme, zu wenig Zeit für gesunde Geschwisterkinder
- Festhalten, „Einfrieren" von Rollenkonstellationen und Bewältigungsmustern, fehlende Anpassung der Familie an die neuen Gegebenheiten
- Unbearbeitete Trauer, Schuld, Diskriminierung und Stigmatisierung
- Verlust von familiärer Privatheit und Spontanität, aber auch soziale Isolation und starke Binnenorientierung der Familie
- Diffuse, teilweise ungute Grenzen gegenüber dem Helfersystem, fehlende Distanz und Probleme mit professionellen Dienstleistern
- Finanzielle Belastung
- Zukunftsängste

Die Notwendigkeit, Familienmitglieder als Mitbetroffene zu sehen, scheint unabdingbar, denn Krankheit und Behinderung sind immer auch eine Familienangelegenheit. Pflegefachpersonen brauchen deshalb nicht nur Wissen zu Krankheiten, Therapien und speziellen Pflegemaßnahmen. Sie brauchen auch Wissen und Fähigkeiten, um die Familien in ihrem Umgang mit dem kranken Familienmitglied zu begleiten.

Familienzentrierte Pflege nach der Konzeption der Pflegewissenschaftlerin *Lorraine M. Wright* und der Psychologin *Maureen Leahey* richtet sich an erkrankte Menschen, ihre pflegenden Angehörigen und an die ganze Familie als System. Sie bezieht die wichtigen Bezugspersonen der erkrankten Person als Mitbetroffene von Anfang an und kontinuierlich mit ein: *„To think family!"* [20]

Familienzentrierte Pflege beginnt mit einer grundlegenden Haltung gegenüber den Familien und den folgenden Grundannahmen: [20]

- Die Familie ist in der Lage eine Balance zwischen Veränderung und Stabilität zu schaffen. Alle Ressourcen und Lösungen liegen

in der Familie, auch wenn die Familie sie momentan nicht sieht. Die Aufgabe von Pflegefachpersonen ist es, mit den Angehörigen Ressourcen zu finden und Stärken aufzuzeigen.
- Familien sind die Experten für ihre eigene Situation, d. h., Lösungen können nur aus der Familie kommen bzw. mit der Familie entwickelt werden – sie können nie von außen vorgegeben werden.
- Veränderung ist abhängig von der Wahrnehmung des Problems. Probleme, die Pflegende mit ihrer professionellen „Brille" wahrnehmen, können Familien ganz anders und unproblematisch sehen.
- Veränderung ist abhängig von der gemeinsamen Entwicklung von Zielen. Das bedeutet, Pflegende dürfen nicht ihre professionellen Ziele durchsetzen wollen, ohne die Bedürfnisse und Ziele der Familie zu erfragen und zu berücksichtigen
- Engagierte und wohlwollende Neutralität bedeutet, dass Pflegefachpersonen allen Lösungen, Meinungen, Werten usw. gegenüber neutral bleiben und interessiert nachfragen. Sie vermeiden den „erhobenen Zeigefinger" und die Position des allwissenden Experten.
- Allparteilichkeit bedeutet, dass Pflegefachpersonen allen Familienmitgliedern gleichermaßen gegenübertreten. Sie bewerten nie in „gute" und „schlechte" Angehörige und vermeiden Parteinahme.

Die Beziehung ist das Wichtigste

Der Beziehungsaufbau zwischen dem Pflegeteam, der erkrankten oder pflegebedürftigen Person sowie den Angehörigen ist die erste zielgerichtete pflegerische Handlung – und das ist kein zufälliges Geschehen.
Im weiteren Verlauf ist die regelmäßige Beziehungserhaltung und -gestaltung von besonderer Bedeutung – und nicht erst, wenn die Pflegesituation nicht wie gewünscht verläuft. [20]

Die Strukturen der Familie kennenlernen

Ein **Genogramm** bietet die Möglichkeit, die nächsten Bezugspersonen kennenzulernen und die Beziehungen der Familienmitglieder untereinander grafisch darzustellen. In einem **Ökogramm** können soziale Beziehungen außerhalb der Familie separat dargestellt werden.

Ein Genogramm wird mit der erkrankten Person und nach Möglichkeit mit seinen wichtigen Bezugspersonen zu Beginn des pflegerischen Auftrags erstellt. Es kann mit schriftlichen Formulierungen ergänzt werden und jeder Pflegeanamnese und Biografiearbeit hinzugefügt werden. Eingesetzt werden Genogramme vor allem in der Langzeitpflege, z. B. in der außerklinischen Intensivpflege, der Psychiatrie oder im Behindertenbereich.

Familiengespräche beginnen mit dem pflegerischen Auftrag. Das Erstgespräch dient in erster Linie dazu, die Familie kennenzulernen und mit dem Genogramm zu beginnen. Zukünftige Gespräche erhalten und fördern die Beziehung zwischen den Pflegefachpersonen und dem Familiensystem. Unstimmigkeiten können angesprochen und ausgeräumt werden, ehe sich Konflikte daraus entwickeln. Dabei zeigen die Pflegenden ihre Wertschätzung für die Leistungen der Familie. Diese geplanten Gespräche sollen in regelmäßigen Abständen stattfinden. Ein fester Ablauf schafft Sicherheit für alle Beteiligten. [20]

Weitere **Interventionen** für die Begleitung der Familie sind [20]:
- Stärken der Familie und der einzelnen Familienmitglieder anerkennen
- Informationen und Meinungen anbieten/erfragen, Ablehnung akzeptieren
- Emotionale Reaktionen anerkennen und ermuntern, diese zuzulassen
- Bewältigungshandeln jeglicher Art anerkennen und wertschätzen
- Familienmitglieder ermutigen, ‚ihre' Krankheitsgeschichte zu erzählen: „Wie erleben Sie die Situation?"
- Familienmitglieder ermutigen, sich Erholungspausen zu gönnen, Rituale zu entwickeln und Unterstützung im sozialen Umfeld zu suchen
- **Fragen stellen** (➤ Tab. 21.6, ➤ Tab. 21.7)**:** Beratung und Empfehlungen sind gut, sie werden aber oft zu früh und/oder ungefragt gegeben. Dann führen sie nicht selten zu Abwehr. Fragen sind häufig besser, z. B., um eine Situation besser zu verstehen, nach Zielen und Zukunftsperspektiven zu fragen oder den „Schweregrad" eines Problems zu erfassen (Skalierungsfrage). Auch eignen sich Fragen besser, um etwas über Ausnahmen und Ressourcen zu erfahren oder wie eine Situation individuell erlebt wird.

13.3.2 Soziale Netzwerke und soziale Unterstützung

Lebenswelten und soziale Netzwerke ➤ 4.1.3

DEFINITION

Soziales Netzwerk *(engl. Social Network):* System sozialer Beziehungen einzelner Menschen sowie informelles und alltägliches Hilfssystem.
Soziale Unterstützung *(engl. Social Support):* Qualität der Hilfestellung eines Unterstützungsgebers und eines Unterstützungsnehmers. Soziale Unterstützung resultiert aus sozialen Netzwerken. Ressource, da sie die Bewältigung von Problemen unterstützt.
Peergroup *(engl. peer = Kollege, Gleichaltriger, group = Gruppe):* Gruppe Gleichaltriger, Clique.

Soziale Netzwerke ähneln einem Netz, wobei die Knoten einzelne Personen oder Einrichtungen darstellen und die Stränge für den Austausch zwischen den Personen stehen (➤ Abb. 13.5), z. B. durch:
- Gespräche
- Zuneigung/Freundschaft
- Materielle Hilfe
- Ratschläge
- Konkrete Handlungen

Angehörige des sozialen Netzwerks sind u. a. Eltern, Freunde, Verwandte und Bekannte. Gerade bei Jugendlichen hat die Peergroup einen bedeutenden Einfluss auf die Qualität der **sozialen Unterstützung.** Wird z. B. in der Clique nicht geraucht, so ist das Risiko geringer, selbst mit dem Rauchen anzufangen. Rauchen jedoch alle im sozialen Netz, steigt dadurch das Risiko des Einzelnen, ebenfalls mit dem Rauchen zu beginnen.

13

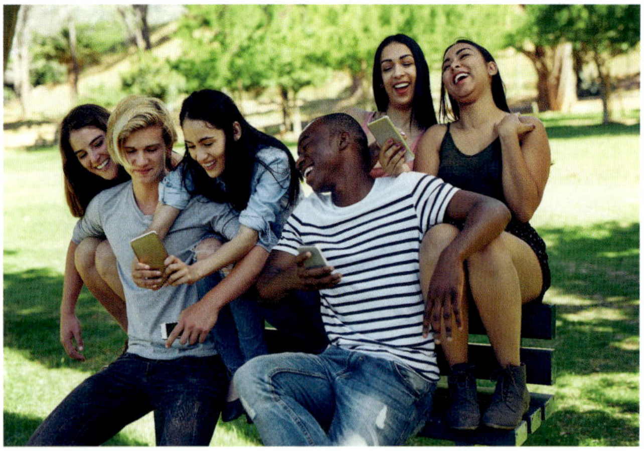

Abb. 13.5 Ein stabiles soziales Netz innerhalb und außerhalb der Familie erhält gesund und fängt Menschen auf, insbesondere in Übergangs- und Krisenzeiten. [J787]

Tab. 13.4 Netzwerkdimensionen. [21]

Netzwerkdimension	Beispiele
Struktur	• Größe, z. B. kleine Familie oder großer Bekanntenkreis im Stadtviertel • Vernetzung, z. B. unterschiedliche Freundeskreise oder ein gemeinsamer Freundeskreis der Netzwerkmitglieder • Dichte, z. B. weit verstreute Glaubensgemeinschaft oder dicht beieinanderliegend
Interaktion (Kontakte)	• Frequenz, z. B. täglich oder wöchentlich • Dauer, z. B. flüchtig und kurz oder lang • Art, z. B. telefonisch, online, privat
Inhalt, Funktion	• Belastung, z. B. Gruppenzwang beim Rauchen • Unterstützung, z. B. gemeinsame sportliche Aktivitäten
Evaluation	• Zufriedenheit der Menschen im Netzwerk • Gemeinsame Gespräche zur Zielerreichung

Die **Qualität** sozialer Netzwerke kann anhand diverser Kriterien *(Dimensionen)* bewertet werden (➤ Tab. 13.4).

Soziale Netzwerke und soziale Unterstützung beeinflussen den Gesundheitszustand und sind für den Erfolg gesundheitsfördernder und präventiver Maßnahmen wichtig. Sie helfen, Probleme aufzufangen, und wirken bei der Umsetzung von Lösungsstrategien unterstützend. Zudem regulieren sie Stressoren. Pflegende beziehen deshalb bei Beratungsgesprächen Angehörige mit ein, vermitteln an Beratungsstellen oder Selbsthilfegruppen und nehmen gezielt präventive Maßnahmen in ihre Pflegeplanung auf. [22]

Ungleiche Verteilung

Soziale Unterstützung ist nicht in allen Bevölkerungsgruppen gleich verteilt. Gerade Gruppen, die häufiger von gesundheitlichen Problemen bedroht sind, können seltener auf diese Ressource zurückgreifen. Dazu zählen Menschen mit geringem Bildungsgrad, ältere Menschen und Arbeitslose. [23]

13.3.3 Schule

DEFINITION

Schule: Bildungseinrichtung mit der Aufgabe zu lehren sowie Wissen und Können zu vermitteln.

Schule stellt eine bedeutende Sozialisationsinstanz dar. Kinder und Jugendliche werden dort in besonderem Maße für unsere Gesellschaft vorbereitet und in diese integriert. Daneben hat die Schule die Aufgabe, Gesundheitsförderung und Prävention als wichtige Bausteine in ihr tägliches Handeln mit einfließen zu lassen [24].

Schule und Gesundheit

Schule kann die **Gesundheit** positiv wie negativ beeinflussen. Zunehmender Stress wirkt sich negativ auf die Leistungen und die Gesundheit aus, während ein intaktes **soziales Schulnetzwerk** gesundheitsschädliche Problematiken frühzeitig erkennen und im wechselseitigen Dialog zur Ansprache bringen kann. Ein gesundes Schulnetzwerk kann motivieren, am Unterrichtsgeschehen teilzunehmen, und eine Genesung fördern.

Gehen Kinder oder Jugendliche nicht gerne zur Schule, müssen die Hintergründe in Erfahrung gebracht werden, z. B. Leistungsdruck der Eltern, Mobbing usw. Bei einer massiven Ablehnung gegen die Schule und gleichzeitigem Krankheitsfall muss berücksichtigt werden, dass das Kind oder der Jugendliche durch das Fernbleiben von der Schule einen **sekundären Krankheitsgewinn** *(Vorteil und Nutzen durch Erkrankung)* erhält.

Mit der Entscheidung über den Besuch einer weiterführenden Schule nach Abschluss der Grundschule werden erstmals Weichen gestellt, die maßgeblich über den weiteren sozialen Status entscheiden. Spätestens mit dieser Entscheidung bekommen Kinder zum ersten Mal den Druck der Leistungsgesellschaft zu spüren. [25]

Unterricht kranker Kinder und Jugendlicher

Unterricht im Krankenhaus oder zu Hause erfordert eine hohe pädagogische Kompetenz von den Unterrichtenden. Meist werden chronisch kranke oder Kinder mit Krebsleiden von sogenannten Krankenhauslehrern unterrichtet. Der Unterricht vermittelt ihnen Normalität, da sie sich oft wünschen, so schnell wie möglich wieder am Schulalltag teilnehmen zu können. Die Unterrichtseinheiten helfen, Wissenslücken zu schließen, den Anschluss nicht zu verlieren und Lernstrategien zu verbessern. Sie spornen dazu an, bald wieder am normalen Schulgeschehen teilzunehmen, was als motivierend erlebt wird.

Die Fortsetzung der bisher erreichten Schulbildung wird auch unter Artikel 7 der *EACH-Charta (Europäische Charta der Rechte des Kindes im Krankenhaus)* gefordert. [26]

13.3.4 Arbeit, Bildung und sozialer Status

Anforderungen im Pflegeberuf ➤ Kap. 11

DEFINITION

Arbeit *(Beschäftigung, Erwerbstätigkeit):* Tätigkeit an einem Arbeitsplatz oder als Selbstständiger mit einer Vergütung für erbrachte Leistungen.

Arbeit wird von Menschen im besten Fall als sinnstiftend erlebt und trägt einen wesentlichen Teil zur Gesunderhaltung bei.

Arbeitsumfeld

Das **Arbeitsumfeld** stellt eine bedeutende Größe für Arbeitnehmer dar. Ein ansprechendes Klima am Arbeitsplatz wirkt sich positiv auf die Gesundheit von Menschen aus und wird als Ressource angesehen. Ein offenes und zusammenarbeitendes Team kompensiert zudem den Ausfall eines Mitarbeiters, dessen Genesung durch die Vorstellung, an den Arbeitsplatz zurückkehren zu können, gefördert wird.

Angespannte Verhältnisse am Arbeitsplatz können sich hingegen als sehr belastend und stressfördernd auswirken. Druck und Überforderung, eine unzureichende Fehlerkultur, Konflikte sowie Mobbing können einer Genesung entgegenwirken und sowohl den Arbeitsalltag als auch die Rückkehr nach Krankheit erschweren. Ein drohender Arbeitsplatzverlust wirkt sich psychosozial belastend und damit gesundheitsschädigend aus [27]. Weitere Faktoren, die sich im Arbeitsleben belastend auswirken sind u. a. Ungleichgewicht von persönlichen Aufwendungen und Erträgen (Gratifikationskrise ➤ 11.4.1, ➤ Abb. 11.9), Ökonomisierung, unzureichende Führung, fehlender Arbeits- und Gesundheitsschutz. [88]

Arbeitszeiten

Schichtdienst ➤ 11.2.1

Die **Arbeitszeiten** beeinflussen den Lebensrhythmus Erwerbstätiger. So hat ein Patient, der einer langfristigen Beschäftigung im Wechselschichtdienst nachgegangen ist, einen anderen Tagesablauf als ein Patient, der zu festen Zeiten gearbeitet hat. Pflegende berücksichtigen die unterschiedlichen Lebensrhythmen ihrer Patienten bei ihrer Pflegeplanung und beraten, z. B. im Schichtdienst Tätige, bei Fragen der Gesunderhaltung (➤ Tab. 13.5, ➤ 11.2.1).

Work-Life-Balance

DEFINITION

Work-Life-Balance *(engl. work = Arbeit, life = Leben, balance = Ausgewogenheit):* Zustand, in dem Arbeit und Privatleben in Einklang stehen.

Die **Work-Life-Balance** wird vor allem von Soziologen und Psychologen als Definition und Begründungsansatz herangezogen, um die Zusammenhänge und Auswirkungen der unterschiedlichen Rollen

Tab. 13.5 Beratungsschwerpunkte für Arbeitskräfte im Schichtdienst. [28]

Veränderung	Beispiel	Mögliche Maßnahme
Schlafverhalten	• Unzureichender Schlaf (Qualität und Quantität) • Schlafstörungen	• Wochenschlafzeit je nach Schlaftyp anvisieren • Einschlafrituale • Keine Medikamente oder Alkohol • Licht- und Lärmquellen meiden
Soziales Umfeld	• Isolation • Erschöpfungsgefühl • Depression/Ängste	• Soziale Kontakte fest einplanen, dazu Freunden eventuell Dienstplan geben • An gemeinsamen Mahlzeiten mit der Familie teilnehmen
Essgewohnheiten	• Veränderte Arbeits- und Essenszeiten • Magen- und Darmbeschwerden	• Feste Essenszeiten nachts wie tagsüber • Vitaminreiche, ausgewogene Ernährung
Freizeitgestaltung	• Unzureichende Work-Life-Balance	• Aktive Freizeitgestaltung an der frischen Luft • Sport • Erholungsphasen einplanen

im Privat- und Erwerbsleben zu beschreiben. [29] Störungen des Gleichgewichts können auf zwei Wegen zustande kommen:

1. Arbeit stört das Privatleben: Übermäßig investierte Arbeitszeit führt zu einer Vernachlässigung der Familie, Hobbys, Freunde.
2. Privatleben stört die Arbeit: So können z. B. eine Scheidung oder neugeborene Kinder zu Stress und in dessen Folge zu einer Leistungsminderung am Arbeitsplatz führen.

Störungen des Gleichgewichts wirken sich negativ auf die Gesundheit aus, während eine Balance zwischen Arbeit und Freizeit als gesunderhaltende Ressource gilt (➤ Abb. 13.6).

Gratifikationskrise

Das Modell der **Gratifikationskrise** *(Effort Reward Imbalance, ERI)* wurde im Jahr 1996 von Johannes Siegrist entwickelt. Nach seinem Modell erkrankt ein Arbeitnehmer, wenn seine Arbeit und seine Mühen nicht ausreichend honoriert und entschädigt werden.

Das Ungleichgewicht zwischen persönlicher Aufwendung (z. B. in Form von Engagement oder Arbeitsleistung) und Ertrag (z. B. in

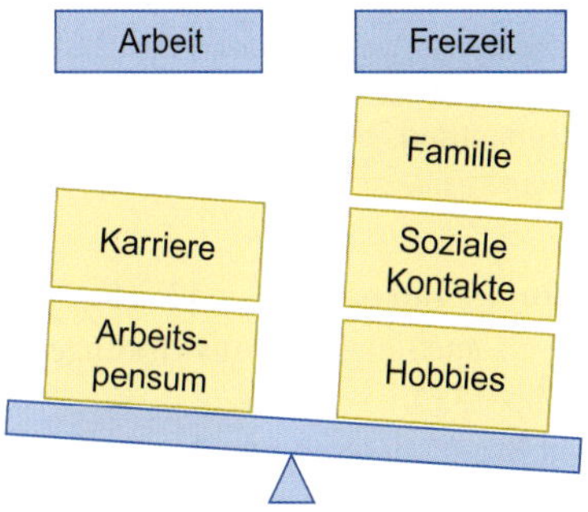

Abb. 13.6 Gerät die „Waage eines Menschen" aus der Balance, leidet entweder die Freizeit oder wie hier die Arbeit unter der einseitigen Mehrbelastung. [L234]

Form von adäquater Vergütung oder Weiterbildungs- und Aufstiegschancen) birgt ein hohes Stress- und Krankheitspotenzial (➤ 11.4.1, ➤ Abb. 11.9).

Besitzt ein Arbeitnehmer trotz großen Engagements und zufriedenstellender Leistungen keine Arbeitsplatzsicherheit und erhält er weiter nur Druck von außen oder eine Lohnkürzung, kann dieser Stress die Entstehung psychischer Leiden, z. B. Depression, Alkoholabhängigkeit, und physischer Leiden, z. B. kardiovaskuläre Erkrankungen, begünstigen. [30], [31]

Sozioökonomischer Status

DEFINITION

Sozioökonomischer Status: Merkmale menschlicher Lebensumstände wie Einkommen, Bildungsstand, Wohnort und Eigentumsverhältnisse etc.

Der **sozioökonomische Status** ist ein ausschlaggebender Faktor in vielen Studien bezüglich des Gesundheitszustands. Dabei gilt:

- Je niedriger der sozioökonomische Status, desto z. B. ungebildeter, ärmer sind Menschen.
- Je höher der sozioökonomische Status, desto z. B. gebildeter, vermögender sind Menschen.

Ein niedriger Bildungsstand und ein geringeres Einkommen gehen mit einem höheren Krankheitsrisiko einher. Dies liegt u. a. an der seltenen Inanspruchnahme präventiver und beratender Angebote von Menschen mit niedrigem sozioökonomischem Status.

Die **KiGGS-Studie** *(Kinder- und Jugendgesundheitssurvey)* macht deutlich, dass Kinder aus Familien mit niedrigem sozioökonomischen Status Defizite in personalen, familiären und sozialen Ressourcen haben und somit weniger Schutzmechanismen gegen Erkrankungen aufweisen. [32] Außerdem zeigen Kinder aus Familien mit niedrigem sozioökonomischem Status häufiger gesundheitsschädigende Verhaltensweisen wie erhöhten Fernsehkonsum, Konsum von Tabak, Konsum zuckerhaltiger Getränke oder reduzierte sportliche Aktivität und Bewegung. [33], [34], [35]

In Deutschland wachsen je nach Datenlage zwischen 14,5 und 20,7 % der Kinder mit einem Armutsrisiko auf. [14]

Ruhestand

DEFINITION

Ruhestand *(Pensionierung, Rente):* Zustand nach der Lebensarbeitszeit bzw. dem Ausscheiden aus dem Arbeitsleben mit der Erreichung des Rentenalters mit vollendetem 67. Lebensjahr.

Vorruhestand: vorzeitiges Ausscheiden aus dem Arbeitsleben vor dem 67. Lebensjahr.

Der **Ruhestand** hat Vor- und Nachteile und kann daher sowohl positive als auch negative Auswirkungen auf die Gesundheit haben (➤ Tab. 13.6).

Mit Beginn des Ruhestands bewerten Menschen häufig ihr Leben rückblickend. Fällt dieser Rückblick positiv aus, kann der Lebensabend erfüllt gelebt werden. Ein negatives Resümee kann in Depression und Resignation münden. Ein intaktes soziales Netz (➤ 13.3.2) kann die negativen Auswirkungen des Ruhestands auffangen und helfen, die Vorzüge des Ruhestands zu erkennen und zu genießen.

Tab. 13.6 Positive und negative Auswirkungen des Ruhestands.

Positive Auswirkungen	Negative Auswirkungen
Zeit für Hobbys, Reisen etc.	Strukturverlust durch Wegfallen gewohnter Aufgaben und Pflichten
Wiederentdeckung der Partnerschaft	Fehlende Sinnhaftigkeit hinter den verbleibenden Aufgaben
Kennenlernen der eigenen Persönlichkeit	Verlust sozialer Kontakte aus dem Arbeitsumfeld
Zeit für Kinder und Enkelkinder	Mögliche Geldnot infolge unzureichender Rentenauszahlungen

Arbeitslosigkeit und Gesundheit

DEFINITION

Arbeitslosigkeit: Wegfall der Erwerbstätigkeit und des selbst verdienten, geregelten Einkommens.

Langzeitarbeitslosigkeit: Arbeitslosigkeit, die länger als ein Jahr andauert.

Zum Zusammenhang von **Arbeitslosigkeit und Gesundheit** gibt es zwei Thesen: [36]

1. Arbeitslosigkeit führt zu einem erhöhten Krankheitsrisiko.
2. Krankheit führt zu einem erhöhten Arbeitslosigkeitsrisiko.

Die Lebensbedingungen Arbeitsloser unterscheiden sich von denen Erwerbstätiger:

- Wegfall des sozialen Prestiges durch reduziertes Einkommen und weniger materielle Wertgegenstände
- Wegfall geregelter Tagesstrukturen
- Reduzierte Qualität der Wohnsituation, z. B. kleine Wohnungen
- Wegfall sozialer Netzwerke

Gesundheitliche Folgen von Arbeitslosigkeit

Gesundheitliche Folgen von Arbeitslosigkeit äußern sich in psychischen, physischen und sozialen Defiziten. Arbeitslose haben im Vergleich zu Erwerbstätigen einen schlechteren Gesundheitszustand: [37]

- Fehlernährung: Männer sind häufig untergewichtig, während Frauen zu Übergewicht neigen
- Erhöhte Blutdruck- und Cholesterinwerte
- Psychische Erkrankungen wie Schizophrenie, Belastungsstörungen und Depression
- Alkoholmissbrauch
- Infektionskrankheiten

Arbeitslose weisen allgemein eine höhere Mortalität (Sterblichkeit) als Erwerbstätige auf.

Gesundheitsfördernde Interventionen bei Arbeitslosigkeit

Neben den präventiven Ansätzen zur Vermeidung von Arbeitslosigkeit und der Schaffung einer toleranten Einstellung gegenüber den einzelnen Schicksalen, die sich hinter der Arbeitslosigkeit verbergen, sind folgende **gesundheitsfördernden Interventionen bei Arbeitslosigkeit** von Bedeutung:

- Frühzeitige Integration ins Arbeitsleben
- Vermeidung von Erkrankung, Erhaltung von Gesundheit
- Finanzierung bzw. Bereitstellung von Geldern vonseiten des Staats
- Teilnahme an Selbsthilfegruppen

13.3.5 Tagesgestaltung

DEFINITION

Tagesgestaltung: Strukturierung des täglichen Ablaufs. Die Tagesgestaltung orientiert sich u. a. an den individuellen Bedürfnissen, den physischen und psychischen Ressourcen, Vorlieben, Verpflichtungen, inneren und äußeren Bedingungen, z. B. Motivation, Infrastruktur, Ressourcenzugänglichkeit.

Die Freiheit, seinen Tag selbst gestalten zu können und ihn mit Leben zu füllen, ist ein hohes Gut. Können gewohnte Strukturen nicht mehr ausgelebt werden, kann dies den Menschen krank machen: ein von außen übergestülpter Tagesablauf schränkt die persönliche Entfaltung ein und kann zur Resignation führen. In Gefängnissen existiert z. B. eine strenge Struktur. Der Freiheitsentzug geht hier auch mit einem Verlust der Freiheit in Bezug auf die individuelle Ausgestaltung des Tages einher. Umgekehrt kann das Fehlen einer Tagesstruktur und von Beschäftigungsmöglichkeiten zum Verlust von Orientierung und Motivation führen.

Kindheit und Jugend

Die Tagesgestaltung in der **Kindheit und Jugend** ist u. a. vom Alter abhängig. Während im Vorschulalter eine Kindertagesstätte, ein Kindergarten o. Ä. besucht wird, werden mit einsetzender Schulpflicht die ersten Schritte auf dem Weg der schulischen Bildung gegangen. Neben der Beeinflussung des Alltags durch den schulischen Stundenplan stehen oftmals individuelle Hobbys auf dem Wochenplan, da in Kindheit und Jugend häufig der Eintritt in Vereine oder Gemeinschaften (z. B. Fußball, Pfadfinder, Musikunterricht, Tanz) forciert wird. Mit dem Eintritt in die Pubertät gewinnt die Peergroup zunehmend an Bedeutung. Hier werden gemeinsame Interessen ausgebildet und verfolgt.

Laut der *EACH-Charta* haben **Kinder im Krankenhaus** das Recht, in medizinische Entscheidungen miteinbezogen und über diese informiert zu werden. [26] Dazu eignet sich ein **Stundenplan** bzw. für ältere Kinder ein **Wochenplan.** Dieser bietet den jungen Patienten Orientierung und Sicherheit in einem für sie (zumeist) ungewohnten Setting und Tagesablauf. Um nicht abschreckend zu wirken, sollte der Plan auch mit angenehmen Tätigkeiten gefüllt sein, z. B. Besuch der Eltern, Spielzeit, Vorlesezeit, (Lieblings-)Fernsehprogramm. Auch Eltern, Verwandte und Freunde profitieren davon, da sie wissen, wann Untersuchungen oder Therapien erfolgen.

Spiel in der Kindheit

Spielen in der Kindheit kann mit der Arbeit eines Erwachsenen verglichen werden. Dabei kommt dem Spiel eine große entwicklungspsychologische Bedeutung zu (➤ 20.5.5). Durch Spielen lernt ein Kind, mit seinen Fähigkeiten zu experimentieren und soziale, kognitive und emotionale Kompetenzen auszuprägen (➤ Abb. 13.7). Spielen erlaubt einem Kind, seine Welt zu erforschen und diese in einer „handelnden Auseinandersetzung“ zu begreifen. [38], [39]

Das Spielverhalten eines Kindes kann auch als dessen Sprache verstanden werden. Am Spiel können Interessen, Bedürfnisse, Ängste und soziale Fähigkeiten abgelesen werden. Ein Kind, das z. B. im Spiel mit einer Puppe über Erlebtes spricht, bewältigt auf diesem Weg vermutlich seine Eindrücke. Spielt ein Kind nicht, kann dies z. B. auf einen Verlust seiner Kräfte hindeuten. Pflegende achten auf Zeichen in der versteckten Sprache der Kinder und tragen ihre Eindrücke in das therapeutische Team hinein.

In pädiatrischen Einrichtungen gibt es zumeist **Spielzimmer.** Diese dienen in ihrer Funktion als Rückzugsort, um Spielen zu ermöglichen. Kinder im Krankenhaus haben hier die Chance, Kind zu sein und sich von Krankheit und Leiden abzugrenzen. Pflegerische und medizinische Verrichtungen wie Blutdruckmessung, Injektionen oder Blutentnahmen sollten nicht im Spielzimmer durchgeführt werden.

Es steht eine Vielzahl an Spielmöglichkeiten zur Verfügung (➤ Tab. 13.7). Diese haben sich altersgerecht an den individuellen Ressourcen, z. B. Möglichkeit, das Patientenzimmer zu verlassen, und Problemen, z. B. medizinischen Kontraindikationen, zu orientieren. Pflegende sorgen, in Absprache mit den Eltern, für ausreichendes und abwechslungsreiches Spielen. [40]

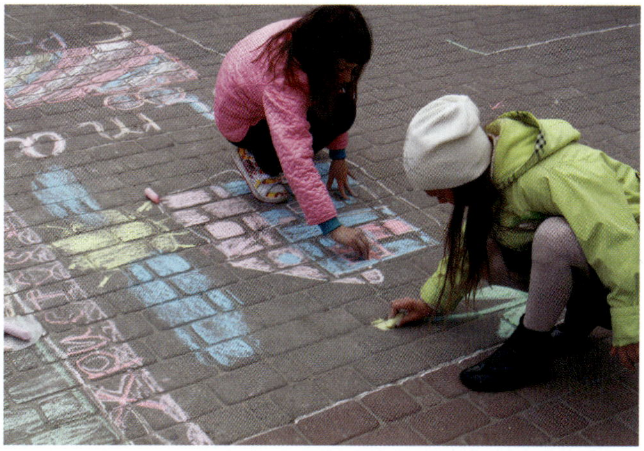

Abb. 13.7 Spielen und Freizeit mit Gleichaltrigen (Peers) sind in jedem Alter wichtig und trainieren soziale Fähigkeiten und Fertigkeiten. Auch für Kinder, die längere Zeit krank oder chronisch krank sind, müssen Kontakte mit Gleichaltrigen ermöglicht werden. [J787]

Tab. 13.7 Spielformen, ihre Beschreibung und Beispiele in entwicklungspsychologischer Reihenfolge (➤ 3.1.2), in Anlehnung an. [39]

Spielform	Beschreibung	Beispiel
Sensomotorisches Spiel (Funktionsspiel)	Wiederholte und ritualisierte Bewegungsabläufe und Geräusche	• Hand zum Mund führen • Nachahmung von Lauten • Guck-guck-Spiel
Entdeckungs- und Wahrnehmungsspiel (Explorationsspiel)	Erkundung, Erforschung und Entdeckung neuer Gegenstände, z. B. durch Fühlen und Riechen	• Spiel mit Objekten, z. B. Spielzeugautos • Greifen nach „neuen" Gegenständen
Bau-, Produktions- und Konstruktionsspiel	Nutzung eines oder unterschiedlicher (Spiel-)Materialien, die entweder kombiniert oder separat genutzt werden	• Bauklötze • Basteln • Papier, Buntstifte, Wasserfarben • Lego®, Duplo® oder Playmobil®
Bewegungsspiel	Durch Bewegung und Kooperation mit Mitspielern werden Aktivität, Körpergefühl, Motorik und der Abbau von Spannungen gefördert (➤ Abb. 20.30)	• Fangen • Verstecken und Suchen • Ballspiele
Musikspiel	Einklang mit Tönen und Stimmen sowie Kontrasterleben zwischen innerem und äußerem Ton entwickeln	• Gemeinsames Musizieren • Singen • Kombination mit Tanz möglich
Finger- und Handpuppenspiel	Spielszenen, die Kindern eine Möglichkeit zur Identifikation mit den Charakteren geben oder zum Nachdenken anregen	• Kasperle-Theater • „Kleines Theater" zur Bewältigung z. B. eines operativen Eingriffs
Rollenspiel	Zusammenspiel nach Verteilung fiktiver Rollen	• Familie/Helden spielen • Erlebtes verarbeiten/imitieren
Gemeinschaftsspiel (Gesellschaftsspiel)	Spiel mit fester Struktur und festgelegtem Ablauf	• Mensch ärgere dich nicht • Fang den Hut

Tagesgestaltung Jugendlicher

Um Jugendlichen **Anreize zur Tagesgestaltung** zu geben, muss zunächst deren Lebenswelt erforscht und verstanden werden. Grundsätzlich sind Lebenswelt und Tagesgestaltung sehr heterogen, sodass keine pauschalen Aussagen getroffen werden können. Jugendliche „ticken" also unterschiedlich – so die *Sinus-Studie.* [41]

Es lassen sich verschiedene Typen von Jugendlichen voneinander unterscheiden.

- Konservativ-bürgerliche Jugendliche: Familien- und Heimatorientierung mit Traditionsbewusstsein und Verantwortungsethik
- Sozialökologische Jugendliche: Nachhaltigkeits- und Gemeinschaftsorientierung mit sozialkritischer Grundhaltung und Offenheit für alternative Lebensentwürfe
- Expeditive Jugendliche: Erfolgs- und Lifestyleorientierung mit Suche nach neuen Grenzen und unkonventionellen Erfahrungen
- Adaptiv-pragmatische Jugendliche: Leistungs- und Familienorientierung mit hoher Anpassungsbereitschaft
- Experimentierfreudig-hedonistische Jugendliche: Spaß- und Szeneorientierung mit Fokus auf Leben im Hier und Jetzt
- Materialistisch-hedonistische Jugendliche aus der Unterschicht: Freizeit- und Familienorientierung mit ausgeprägten markenbewussten Konsumwünschen
- Prekäre Jugendliche: Orientierungs- und Teilhabebemühungen mit schwierigen Startvoraussetzungen und Durchbeißermentalität

Jugendliche im Dauerkrisenmodus

Die Verfasser der Studie *Jugend in Deutschland 2023* kommen zu dem Schluss, dass sich die Jugend in einem Dauerkrisenmodus befindet. Der Blick auf eine unsichere Zukunft wird nicht in jedem Fall gut bewältigt – fast die Hälfte der 14 bis 29 Jährigen zeigt stressbedingte Belastungen. Coronakrise, Klimawandel und kriegerische Ereignisse sorgen dafür, dass sich Jugendliche zunehmend unsicher fühlen. [42]

Laut dem *15. Kinder- und Jugendbericht* ist der Alltag der Jugendlichen durch Schule und Ausbildung klar strukturiert. In der Freizeit spielt Zeit mit dem Freundeskreis (➤ Abb. 13.7), die Nutzung neuer Medien, Fernsehen und Musikhören eine große Rolle. [89] Etwa ein Viertel der Jugendlichen integriert Sport fest in den Tagesablauf, ca. ein Zehntel spielt ein Musikinstrument oder singt. Jugendliche wachsen in Haushalten mit einem breiten Medienangebot auf. Diese Informationen sind wichtig für die Tagesgestaltung Jugendlicher in stationären Einrichtungen. So können Jugendlichen Bücher, der Zugang zu Radio und Fernsehen sowie zum Internet angeboten werden. Eine Fortführung der üblichen Gewohnheiten gibt Sicherheit und impliziert ein Stück Normalität. [43], [44]

Mit Beginn der Pubertät scheint die Familie in den Hintergrund zu rücken, doch wird sie weiter als emotionaler Rückzugsort und Beratungsstelle gesehen. Die Peergroup nimmt eine immer größere Rolle ein. [43]

Jugendliche wünschen sich in unsicheren Zeiten Halt, streben aber auch danach, neue Ufer zu erobern. Sie können zu riskantem Verhalten neigen; so fehlt ihnen z. T. in Gesundheitsfragen noch der

Weitblick. Dies kann sich z. B. in ungesundem Ernährungsverhalten, riskantem sexuellem Verhalten, Konsum von Genuss- und Suchtmitteln oder verminderter Compliance in Behandlungsverläufen zeigen. Auf dem Weg zur selbstständigen Lebensführung haben Jugendliche viele Entscheidungen zu treffen. So stehen sie beispielsweise vor der Wahl, den schulischen Bildungsweg weiterzuverfolgen, eine Ausbildungsstelle zu suchen oder sich um einen Studienplatz zu bewerben. [38]

Erwerbstätigkeit

Zur Zeit der **Erwerbstätigkeit** wird die Tagesgestaltung insbesondere durch den ausgeübten Beruf beeinflusst. So wirken sich auch die persönlichen Dienstzeiten auf den Tagesablauf aus. Die Organisation einer Woche im Wechselschichtdienst mit Wochenendarbeit unterscheidet sich z. B. von der Strukturierung einer Fünf-Tage-Woche mit gleichbleibenden Arbeitszeiten.

Mit der Erwerbstätigkeit festigen sich soziale Strukturen zunehmend. Beziehungen zu Arbeitskollegen festigen sich dabei ebenso wie im Freundeskreis. Auch die Gründung einer Familie fällt häufig in die Zeit der Erwerbstätigkeit. Individuelle Hobbys gewinnen an Raum, Interessen und Eigenheiten prägen sich aus.

Tagesgestaltung älterer Menschen

Die **Tagesgestaltung älterer Menschen** sollte sich an der Biografie orientieren. Wurde bisher bestimmten Hobbys nachgegangen, empfiehlt es sich, diese weiterzupflegen. Tagesabläufe und Gewohnheiten sind über die Lebensjahre gereift und gefestigt. Werden sie in Institutionen des Gesundheitswesens nicht ausreichend beachtet, schränkt dies die Lebensqualität ein.

In stationären Pflegeeinrichtungen und Tageskliniken informieren **Tages- und Wochenstrukturpläne** die Bewohner und Patienten über den täglichen Ablauf und die aktivierenden Angebote. Sie dienen sowohl der Transparenz als auch der Orientierung und geben damit Sicherheit. Die Strukturierung gewährt einen Ausblick auf den Tag bzw. die Woche: sowohl feste Termine wie sich wöchentlich wiederholende Gruppentreffen als auch variierende Termine wie saisonale Festivitäten oder der Besuch eines Friseurs werden in den Plänen notiert. Mithilfe eines Wochenplans kann sich der Bewohner einer stationären Einrichtung die passenden Angebote aussuchen.

➤ Tab. 13.8 stellt diverse Tagesgestaltungspunkte und ihre Zielsetzung vor. Das Akronym **EMMAS WELT** veranschaulicht dabei, welche Ziele Maßnahmen zur Tagesgestaltung in der Welt eines alten Menschen haben können.

Pflegende tragen auch **neue Vorschläge** für Tagesgestaltungspunkte vonseiten der Bewohner weiter. Die bestehenden Aktivitäten sollten in regelmäßigen Abständen auf ihren Zuspruch evaluiert werden.

Mittels eines Fragebogens oder eines Leitfrageninterviews kann die Zufriedenheit mit den Maßnahmen untersucht werden.

Tab. 13.8 EMMAS WELT: Zielsetzungen diverser Tagesgestaltungspunkte.

Zielsetzung	Exemplarischer Tagesgestaltungspunkt
Erleben von Gemeinschaft	Saisonale Festivitäten, Filmabende
Mobilität fördern	Seniorengymnastik, Bewegungsübungen, Tanzabende
Motorik fördern	Bastel- und Handwerksgruppen
Alltagsbewältigung	Orientierungstraining, Kochgruppe
Sinnhaftigkeit erleben	Gruppengespräche über belastende Situationen, Leseabende für Enkel
Wahrnehmung fördern	Sinnesstimulierung durch Tastspiele oder Duftsäcke
Entwicklung	Lernangebote, um Neues zu lernen, z. B. Computer- oder Handwerkskurse
Lebenslust, Spaß und Freude	Gemeinschaftliches Backen, Auftritte von Musikern
Teilhabe am sozialen Leben	Gemeinsame Ausflüge, Computerkurse und Internetnutzung

Geragogik

DEFINITION

Geragogik *(griech. geron = Greis, agein = hinführen. leiten; Alterspädagogik):* Bildungs- und Erziehungswissenschaft des alten Menschen. Gegenstand dieser Disziplin ist z. B. das erfolgreiche Lernen im Alter, die Gestaltung von Tagesangeboten oder auch die Beratung bezüglich sich verändernder Umstände wie Krankheit, Funktionsverlust oder Einsamkeit.

In der **Geragogik** gilt es, genauso wie in der Bildung anderer Altersstufen, für die geplante Veranstaltung Zielformulierungen zu treffen, eine Methodik und eine Sozialform zu wählen, das Setting vorzubereiten und sich an einem didaktischen Modell zu orientieren:

- **Ziele** definieren das anvisierte Ergebnis. Diese können in Grob- und Feinziele unterteilt werden. Aus einem abstrakten Grobziel werden mehrere genaue Feinziele abgeleitet.
- **Methodik** beschreibt den Weg zum Ziel, d. h., mit welchen Verfahrensweisen wird das vorab formulierte Ziel erreicht (z. B. Aktivierung, Spiel, Übungen).
- **Sozialform** meint die soziale Form, in der gelernt wird (z. B. Einzel-, Partner- oder Gruppenarbeit).
- Der Begriff **Setting** umschließt die räumlichen Strukturen, die vorhandene Zeit, die bereitzustellenden Materialien und Medien, die vorher vorbereitet werden.
- **Didaktik** *(Lehre vom Lernen und Lehren)* umfasst Modelle, die beschreiben wie am besten gelernt bzw. gelehrt wird.

Eine geragogische Veranstaltung durchläuft drei Phasen:

1. **Aufwärmen/Ankommen.** Im Fokus stehen die Orientierung und die Befriedigung des Sicherheitsbedürfnisses. Nach einer Begrüßung wird der Ablauf transparent gemacht. Anschließend erfolgt ein sanfter Einstieg in die Thematik.
2. **Aktivität.** Hier wird der hauptsächliche Inhalt der Veranstaltung abgehandelt. Durch einen methodisch ausgewogenen Wechsel, der die Patienten bzw. Bewohner aktiv teilhaben lässt, aber auch Passivität zulässt, werden die vorab formulierten Ziele erreicht.

3. **Ausklingen.** Beim Ausklingen wird zum einen auf die Veranstaltung zurückgeblickt, zum anderen ein Ausblick auf kommende Termine gegeben. Mittels einer Evaluation, z. B. im Rahmen eines kurzen Blitzlichts, kann die Veranstaltung reflektiert werden.

VORSICHT

Geragogische Veranstaltungen balancieren **auf einem schmalen Grat zwischen Über- und Unterforderung.** Während eine zu leicht empfundene Tätigkeit schnell langweilen kann, dämpft eine übermäßig schwierige die Motivation.

Beschäftigungsangebote

Beschäftigungsangebote sind stark von der Zielgruppe abhängig. So kann z. B. für eine Gruppe körperlich funktionseingeschränkter Menschen nicht das gleiche gymnastische Rahmenprogramm wie für rüstige Menschen ohne physische Einbußen geplant werden. Pflegende achten daher auf die zielgruppenspezifischen Eigenheiten. Was für den einen eine unterhaltsame Tätigkeit darstellt, langweilt andere, dabei spielt auch die Biografie eines Menschen eine wichtige Rolle. [45] Pflegende können zur Aktivierung und Tagesgestaltung auf einen großen Pool an Maßnahmen aus der Literatur zurückgreifen. Ziel sollte es sein, dass sich jeder Patient oder Bewohner in einigen der Beschäftigungsangebote wiederfinden kann (➤ Abb. 13.8).
Beispiele für Beschäftigungsangebote:

- Kulturelle Angebote, z. B. Lesekreis, Chor, Erinnerungsstunde, Filmabend, Arbeit mit einem Erinnerungskoffer
- Feste, z. B. Geburtstagsfeste, Faschingsveranstaltungen, saisonale Festivitäten
- Bewegungsübungen und Gymnastik, z. B. Krafttraining, Tänze, Dehnungsübungen
- Entspannungsübungen, z. B. Meditation, progressive Muskelrelaxation, Traumreisen
- Spiele, z. B. Gesellschaftsspiele, Kennenlernspiele
- Gehirntraining, z. B. Rätsel, Wahrnehmungs- und Denkübungen
- Gestaltung und Handwerk, z. B. Arbeiten mit Stoffen, Malen
- Hausarbeitstätigkeiten, z. B. Koch- und Backgruppen, Gartenarbeit
- Ausflüge, z. B. Besuch eines Restaurants, (Bus-)Kurzreise zu einer regionalen Sehenswürdigkeit

Aktivierungs- und Beschäftigungsangebote für Menschen mit Demenz

Demenzielles Syndrom ➤ 23.11
Person-zentrierte Pflege und Betreuung ➤ 23.13.3
Validation ➤ 23.13.4
Integrative Validation® nach Richard ➤ 23.13.6

Die **Aktivierungs- und Beschäftigungsangebote für Menschen mit Demenz** sind von der Ausprägung der demenziellen Veränderung abhängig. Mit zunehmender Symptomatik reduziert sich z. B. die Gedächtnisleistung, sodass die Konzentration nur mühevoll aufrechterhalten oder die Zielsetzung einer Aufgabe weniger gut verfolgt werden kann.

Mittels **Erinnerungspflege** (Biografiearbeit ➤ 23.13.6) können Erfahrungen aus dem Langzeitgedächtnis ans Tageslicht gefördert werden, was u. a. die Kommunikation anstößt oder zum Schwelgen in Erinnerungen einlädt. Dazu eignen sich z. B. Erinnerungskisten, Fotografien, alte, nicht mehr gebräuchliche Redewendungen oder Gegenstände, wie z. B. eine alte Schiefertafel.

Snoezelen

DEFINITION

Snoezelen *(niederl. snuffelen = schnüffeln, doezelen = dösen):* Methode zur Entspannungs- und Wahrnehmungsförderung. Durch das Setzen von gezielten Sinnesreizen kann das Wohlbefinden von demenziell erkrankten Menschen gesteigert werden.

Beschäftigungsangebote zur **Wahrnehmungsförderung** haben das Ziel, die Sinne des demenziell erkrankten Menschen anzusprechen. So

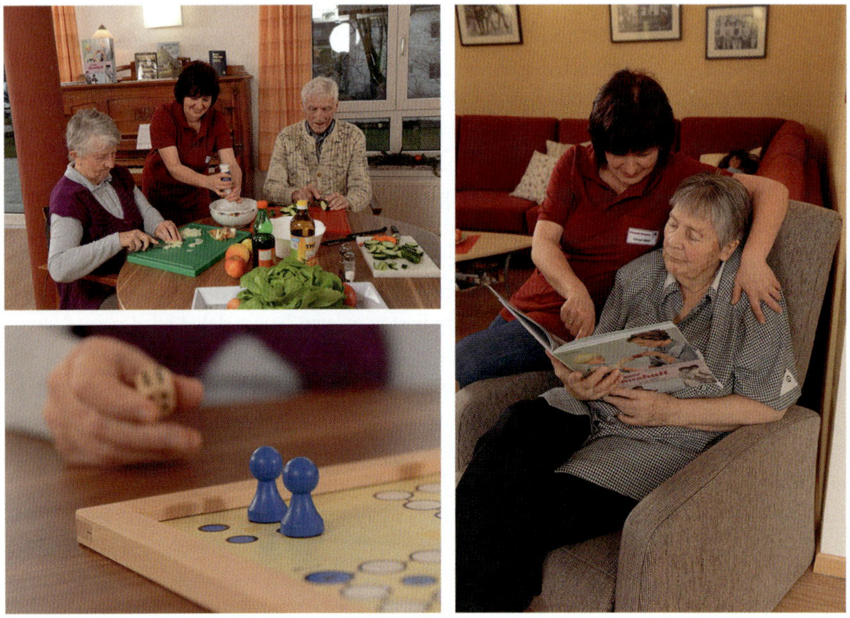

Abb. 13.8 Beschäftigung von Bewohnern muss ggf. unterstützt und angeleitet sein. Sie erhält soziale, körperliche und kognitive Fähigkeiten, und nicht zuletzt sorgt sie für Abwechslung und beugt Langeweile und Einsamkeit vor. [K407]

kann z. B. mittels Aromen der Geruchssinn (olfaktorischer Sinn) und durch Fingerfood der Geschmackssinn (gustatorischer Sinn) angeregt werden. Mit gezielten Klängen kann das Gehör (akustischer Sinn) stimuliert werden, z. B. durch das Erraten von Tierlauten.

Snoezelen kann sowohl in Gruppen- als auch in Einzelsitzungen angeboten werden. Neben speziell angelegten Snoezelenräumen oder -ecken stehen auch mobile Snoezeleneinheiten zur Verfügung. Durch das gezielte Setzen von optischen, akustischen, olfaktorischen und taktilen Reizen bei gleichzeitiger Abschirmung von störenden Außenreizen kann die Wahrnehmung gefördert werden. Pflegende begleiten den Patienten während einer Snoezeleneinheit, vermitteln Sicherheit, gehen auf seine Reaktionen ein und können so bei Bedarf Reize, die als unangenehm empfunden werden, reduzieren oder entfernen. Individuelle Snoezelenpläne unterstützen bei der passgenauen Anwendung. [46]

Pflegende finden in der Literatur weitere Anregungen zur Wahrnehmungsförderung, u. a. auch durch spielerische Methoden.

Aktivierungs- und Beschäftigungsangebote für bettlägerige Menschen

Aktivierungen und Beschäftigungsangebote bei bettlägerigen Menschen beugen u. a. einer **sensorischen Deprivation** (Entzug von Reizen und Eindrücken mit Folgen wie Orientierungs- und Teilnahmslosigkeit, Apathie) vor. Auch dienen sie der Förderung der Wahrnehmung, der Lebensqualität und dem Wohlbefinden.

Die Aktivierung von bettlägerigen Menschen stellt Pflegende immer wieder vor Herausforderungen, denen sie mit Kreativität und verschiedenen Methoden begegnen müssen. Pflegerische Maßnahmen können sich so z. B. an den Grundprinzipien der Basalen Stimulation® (➤ 23.13.2) orientieren. Kommunikation kann z. B. im Rahmen der Validation (➤ 23.13.4) oder der Reaktion auf Lautierungen (geräuschhafte Sprache, z. B. Stöhnen, Summen) erfolgen.

Auch bei bettlägerigen Patienten können aktivierende Maßnahmen zur Erinnerungspflege (Biografiearbeit ➤ 23.13.6) angewandt werden, z. B. das gemeinsame Betrachten eines Bilds. Zur Stimulierung der akustischen Sinne können z. B. Musikinstrumente mit einem Vibrationskörper wie das *Body-Tambura* genutzt werden, das auch in der palliativen Pflege zum Einsatz kommt. Durch Auflegen des Saiteninstruments auf den Körper werden dessen Klänge mittels Vibration übertragen. [47] Zudem kann das sanfte Summen von bekannten Liedern anregend wirken. Bewegungsübungen können sowohl passiv (z. B. Handmassage oder Durchbewegen der Arme) als auch aktiv (z. B. Luftballon werfen oder Übungen mit dem Theraband) erfolgen.

Alltagsbegleiter/Betreuungskräfte/Betreuungsassistenten

Zertifizierte Alltagsbegleiter/Betreuungskräfte nach §§ 43b, 45a/b & 53b SGB XI haben mindestens eine Ausbildung von 160 Unterrichtseinheiten und ein zweiwöchiges Praktikum absolviert. Es gibt bundesländerspezifische Unterschiede.
Sie unterstützen pflegebedürftige Menschen dabei, ein weitgehend selbstbestimmtes Leben zu führen. Das heißt, sie unterstützen und fördern die Alltagsgestaltung durch kreative, körperliche und soziale Aktivitäten und sichern die Teilnahme am gesellschaftlichen Leben.
Alltagsbegleiter arbeiten u. a. in stationären Pflegeeinrichtungen, Tageseinrichtungen, bei ambulanten Pflegediensten, in Behindertenwohnheimen oder -werkstätten, im betreuten Wohnen oder als persönliche Assistenz.

13.4 Sexualität

DEFINITION

Sexualität *(Geschlechtlichkeit):* Gesamtheit aller Einstellungen und Praktiken, die mit dem Geschlechtsleben als Mann oder als Frau verbunden sind. Sexualität ist ein Grundbedürfnis des Menschen.

Sexualität kann sich in verschiedener Weise ausdrücken, durch beipsielsweise Worte, sexuelle Praktiken oder Zärtlichkeiten wie Streicheln, und ist damit nicht nur auf die Körperlichkeit beschränkt.

Zudem gibt es verschiedene Orientierungsformen der Sexualität (➤ Tab. 13.9).

Die Sexualität stellt ein bedeutendes menschliches Grundbedürfnis dar. Deswegen beeinflusst seine Befriedigung oder auch Nichtbefriedigung das subjektive Wohlbefinden und nahezu alle menschlichen Bereiche: [48]

- Entwicklung
- Einstellungen
- Verhalten
- Psyche
- Gesellschaftliches Umfeld

13.4.1 Jugendsexualität

DEFINITION

Jugendsexualität: im Jugendalter sich entwickelnde und praktizierte Sexualität und Entwicklung eines neuen Körperbewusstseins.

Jugendliche sammeln die ersten sexuellen Erfahrungen zumeist zwischen dem 14. und 17. Lebensjahr. Dabei sind Mädchen und Jungen ähnlich häufig aktiv.

Diese ersten Erfahrungen prägen Jugendliche stark. So wird beispielsweise Trennungsschmerz in der Pubertät als besonders belastend erlebt. [49]

Bereits Jugendliche setzen sich mit der Frage nach dem Kinderwunsch auseinander. Mädchen spielen im Gegensatz zu Jungen häufig schon im Jugendalter mit dem Gedanken, einmal Kinder zu bekommen und eine Familie zu gründen. Für die Mehrzahl der Jugendlichen würde eine eintretende Schwangerschaft allerdings eine belastende Herausforderung darstellen.

Tab. 13.9 Orientierungsformen der Sexualität.

Form	Ausrichtung
Heterosexualität	Zuneigung zum anderen Geschlecht
Homosexualität	Zuneigung zum gleichen Geschlecht
Bisexualität	Zuneigung zum gleichen und zum anderen Geschlecht
Asexualität	Kein Verlangen nach Sexualität

Beratungsbedarf Jugendlicher bei Fragen zur Sexualität

Jugendliche erfahren sexuelle Aufklärung im Elternhaus, in der Peergroup, der Schule oder in speziellen Beratungseinrichtungen. Zudem beziehen sie Informationen über das Internet oder andere Medien. [49], [50]
Beratungsbedarf Jugendlicher bei sexuellen Fragen:

- Verhütung
- Geschlechtskrankheiten
- Beziehungsfragen
- Sexuelle Praktiken
- Schwangerschaft/Geburt
- Schwangerschaftsabbruch
- Sexuelle Belästigung, ca. 30 % der Jugendlichen haben bereits sexuelle Belästigung im Internet erlebt [86]
- Sexuelle Gewalt

Pflegende können Jugendliche zu sexuellen Fragen beraten und bei Bedarf Fachpersonen aus dem interdisziplinären Team hinzuziehen. Sie können auf Kontaktadressen verweisen und bei Bedarf Kontakt zu Einrichtungen in der Region vermitteln, um die sexuelle Gesundheit Jugendlicher zu gewährleisten.

13.4.2 LSBTTIQ-sensible Pflege

DEFINITION

LSBTTIQ-sensible Pflege *(LSBTTIQ = Abkürzung für* ***l****esbische,* ***s****chwule,* ***b****isexuelle,* ***t****ranssexuelle,* ***t****ransgender,* ***i****ntersexuelle und* ***q****ueere Menschen):* Erkennen der Relevanz von sexueller Orientierung und Geschlechteridentität in Pflegesituationen und -beziehungen.

Transsexualität, Transgender und Intersexualität

DEFINITION

Transsexualität: Wunsch, als Angehörige(r) nicht des angeborenen, sondern des jeweils anderen Geschlechts zu leben und anerkannt zu werden.
Transgender: geschlechtliches Selbstverständnis entspricht nicht dem zweigeschlechtlichen Gesellschaftsbild. Begriff wird oft mit Transsexualität gleichgesetzt, ist aber weitergefasst.
Intersexualität: Vorhandensein von physischen Merkmalen beider Geschlechter in einem Individuum.

Transsexuelle fühlen sich in den falschen Körper hineingeboren, ihrem eigenen anatomischen Geschlecht nicht zugehörig. Mögliche Behandlungswege bauen auf einer psycho- und sexualtherapeutischen Begleitung auf und können im weiteren Verlauf eine gegengeschlechtliche Hormontherapie oder operative Eingriffe nach sich ziehen.

Bei **Intersexuellen** stimmen dagegen geschlechtsbestimmende und geschlechtsdifferenzierende Merkmale des Körpers nicht überein. Die Betroffenen können nicht eindeutig dem männlichen oder weiblichen Geschlecht zugeordnet werden. Eltern von intersexuellen Kindern und Betroffene können auf vielfältige Beratungsangebote zurückgreifen, z. B. bei der *Internationalen Vereinigung intergeschlechtlicher Menschen (IVIM).*

Pflegende beachten mit Selbstverständlichkeit in Pflegesituationen ungeachtet von geschlechtsangleichenden Operationen, dem offiziellen Personenstand oder der Geschlechtsidentität die gewünschte Geschlechtsidentität und den gewünschten Namen mit der Ansprache. [51]

Homosexualität

Homosexuelle sind aufgrund ihrer sexuellen Orientierung häufig Diskriminierungen ausgesetzt. Gründe sind hierbei nicht selten religiöser Art. Das gilt selbst nach der Streichung der Homosexualität als Diagnose 1991 aus der ICD-Klassifikation (Entpathologisierung) und einer Stellungnahme von 2013 auf der 64. Generalversammlung des Weltärztebunds, in der u. a. festgehalten wurde, dass Homosexualität keine Krankheit ist und keiner Heilung bedarf. Seit dem 1. Oktober 2017 steht auch gleichgeschlechtlichen Paaren in Deutschland die Ehe offen.

Coming-out

Aufgrund der noch immer bestehenden Stigmatisierung fällt vielen Homosexuellen das **Coming-out** *(öffentliches Bekenntnis zur homosexuellen Neigung)* schwer (➤ Abb. 13.9). Hierbei kann das innere vom äußeren Coming-out unterschieden werden. Während das innere Coming-out für die persönliche Wahrnehmung steht, sich zum gleichen Geschlecht hingezogen zu fühlen, bezeichnet das äußere Coming-out den Zeitpunkt, an dem andere Personen über die sexuelle Neigung informiert werden. Im Schnitt haben Jugendliche ihr inneres mit 14 und ihr äußeres Coming-out mit 16 Jahren. [52] Jugendliche, die merken, dass sie sich zum eigenen Geschlecht hingezogen fühlen, benötigen z. T. Unterstützung, um eine gesunde sexuelle Identität auszubilden. Wachsen diese Jugendlichen in einem kritischen Umfeld auf, können psychische Erkrankungen und Suizidversuche u. a. aufgrund sozialer Isolation oder offener Anfeindungen die Folge sein. [53], [54]
Mögliche Unterstützungsangebote von Pflegenden sind z. B.: [55]

- Wertneutrale Gesprächsbereitschaft signalisieren
- Normalität homosexueller Orientierung betonen
- Mithilfe bei der Entwicklung von Strategien, diskriminierendem Verhalten zu begegnen
- Informationsbroschüren und Kontaktadressen zum Coming-out bereitstellen, z. B. Coming Out Day e. V.
- Beratung zu sexuellen Fragen

Druck des andauernden Coming-outs

Das Coming-out ist kein einmaliges Geschehen. Vielmehr scheint es situationsbedingt immer wieder notwendig zu sein. Homosexuelle Menschen müssen sich nicht selten immer wieder erklären. Aufgrund dieses andauernden Drucks des Coming-outs bevorzugen im Alter manche homosexuellen Menschen das Leben in einer LSBTTIQ-Gemeinschaft. [51]

Homosexualität im Alter

Homosexualität im Alter ist trotz zunehmender Akzeptanz in der Jugend ein komplexes Thema. Ältere homosexuelle Menschen blicken auf Jahre der Anfeindungen gegenüber ihrer sexuellen Orientierung zurück, in denen eine offene Ansprache oder ein Coming-out nur schwer denkbar waren. Dementsprechend haben viele ältere Menschen ihre Neigungen kaschiert und ein Doppelleben geführt.

Wurde die Neigung allerdings öffentlich publik gemacht, waren Traumatisierungen durch die öffentlich vorherrschende, negative

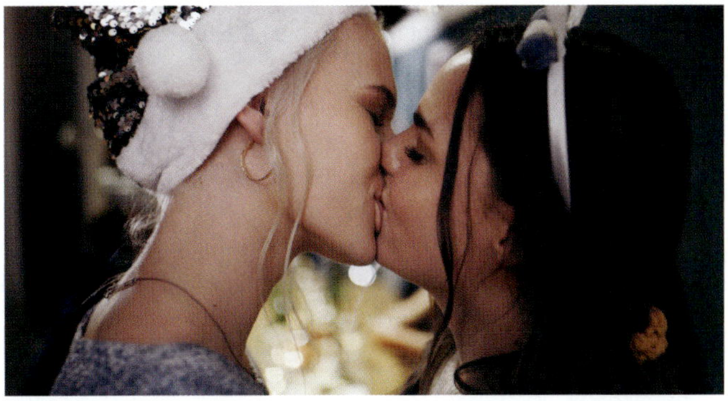

Abb. 13.9 Auch in vermeintlich aufgeklärten Gesellschaften fällt es Menschen immer noch nicht leicht, sich zur ihrer Homosexualität zu bekennen. Anfeindungen und Ausgrenzung innerhalb der Familie, im näheren Umfeld und in der Gesellschaft sind teilweise immer noch üblich. Seit 2017 sind Eheschließungen auch für homosexuelle Paare in Deutschland möglich. [J787]

Einstellung gegenüber gleichgeschlechtlicher Liebe keine Seltenheit. Im Alter laufen diese Menschen Gefahr, eine Retraumatisierung zu erleben, wenn sie gegenüber Gleichaltrigen oder voreingenommenen Pflegenden, von denen sie zudem in gewisser Weise abhängig sind, ihre Neigung offen ansprechen. So können sie in stationären Altenpflegeeinrichtungen z. B. von Mitbewohnern geschnitten oder beleidigt werden.

Ältere Menschen, die ihre homosexuelle Identität verschleiert haben, stehen im Alter nun vor der Frage eines Coming-outs. Diesem steht möglicherweise die Angst entgegen, Abneigung bei gleichzeitiger Abhängigkeit im Fall der Pflegebedürftigkeit zu erleben. [53] Pflegerische Maßnahmen zur Homosexualität im Alter: [51], [56]

- Mittels Biografiearbeit (➤ 23.13.6) – oft über einen längeren Zeitraum – Kenntnisse und Verständnis über die Lebenswelt, Erfahrungen, Gefühle, Ängste und Bedürfnisse des Patienten bzw. Bewohners erlangen
- Behutsame Abklärung, was im Umgang mit dem Körper gestattet ist und was beachtet werden soll
- Schutz vor Retraumatisierung durch eine offene Pflegekultur, die alternative Lebensformen gleichberechtigt behandelt
- Informationsdefizit reduzieren durch Schulung des Teams, z. B. Gesprächsführung und Förderung der Reflexion, Informationssammlung bei Schwulen- und Lesbengruppen
- Transparenz über Angebote bei Homosexualität im Alter schaffen, z. B. Treffen, Vereinigungen, Internetportale, alternative Wohnformen
- Konzeption eines Leitbilds, das die Homosexualität im Alter einschließt, und der Entwicklung von Broschüren und Plakaten
- Etablierung eines Beschwerdemanagements, um Diskriminierungen begegnen zu können

Qualitätssiegel Lebensort Vielfalt®

Das **Qualitätssiegel Lebensort Vielfalt®** ist eine Auszeichnung, die Alten- und Pflegeeinrichtungen erhalten, wenn diese die sexuelle und geschlechtliche Vielfalt ihrer Bewohner als wesentlichen Aspekt ihrer Persönlichkeit in struktureller, organisationspolitischer und personeller Hinsicht berücksichtigen und dies nachweisen. Das Qualitätssiegel wird vom Bundesministerium für Familie, Senioren, Frauen und Jugend gefördert.

13.4.3 Sexualität des Menschen mit Behinderung

Die **Sexualität des Menschen mit Behinderung** stellte bis vor Kurzem noch ein großes Tabu dar und ist noch heute als vorurteilsbelastet einzustufen. Dabei haben Menschen mit Behinderung die gleichen Bedürfnisse wie Menschen ohne Behinderung und damit auch das Bedürfnis nach Sexualität. [57] Dies kann zu einer Dilemmasituation führen. Auf der einen Seite wollen Pflegende Menschen mit Behinderung ihr Recht auf sexuelle Selbstbestimmung frei ausleben lassen, auf der anderen Seite wollen sie sie vor selbst- oder fremdgefährdendem Verhalten und den Konsequenzen, z. B. ungewollter Schwangerschaft, schützen.

Ziel muss es jedoch sein, die Autonomie (Selbstständigkeit) der Menschen mit Behinderung zu stärken und sie zu befähigen, die richtigen Entscheidungen zu treffen. Zunehmend erfahren sie deshalb eine **sexualpädagogische Aufklärung.**

Sexualpädagogische Aufklärung von Menschen mit Behinderung

Sie kann auf vielfältige Weise durchgeführt werden, z. B. im Rahmen von Einzelgesprächen, Filmabenden etc. Hierbei sind folgende Aspekte zu beachten: [58]

- Einfachheit, z. B. leichte Sprache
- Lebendigkeit, z. B. spielerische Methoden
- Wiederholung
- Anschaulichkeit, z. B. Filme
- Begreifbarkeit, z. B. Anschauungsmaterial

VORSICHT

Menschen mit Behinderung haben **das Recht auf sexuelle Selbstbestimmung.** Auch im Heim- oder Wohnbereich dürfen sexuelle Kontakte, z. B. zu anderen Heimbewohnern oder Sexualbegleitern (➤ 13.4.4), nicht reglementiert werden, da dies einen Eingriff in die persönliche Freiheit darstellt. [59] Laut *Artikel 23 der UN-Behindertenrechtskonvention (Achtung der Wohnung und der Familie)* sind Menschen mit Behinderung in allen Fragen, die Ehe, Familie, Elternschaft und Partnerschaft betreffen, gleich zu berechtigen.

Sexuelle Gewalt gegen Frauen mit Behinderungen

Bis zu 43 % der erwachsenen Frauen mit Behinderungen sind Opfer sexueller Gewalt. Bis zu 34 % mussten bereits im Kindes- und Jugendalter unter sexuellen Übergriffen leiden. Täter kommen dabei häufig aus dem engen sozialen Umfeld oder aus der Familie. Pflegende gehen deshalb bei Fragen bezüglich der Sexualität sensibel vor und bemühen sich, eine Vertrauensbasis zu schaffen. Auffälligkeiten werden gemeldet. [57], [60]

13

13.4.4 Sexualität des alternden Menschen

Sexualität im Alter wird vor allem in den jüngeren Generationen tabuisiert und als abstoßend empfunden. Dennoch bleibt der Mensch bis ins hohe Alter ein sexuelles Wesen. Altersbedingte Veränderungen und Erkrankungen verändern die Sexualität, machen sie jedoch nicht unmöglich. Zwar haben älteren Menschen zwischen 60 und 80 Jahren durchschnittlich weniger sexuelle Gedanken oder zeigen weniger sexuelle Aktivität als jüngere, doch zeigt das Erleben von Intimität und Geborgenheit kaum Unterschiede. [61]

Der alte Mensch besitzt seine individuellen sexuellen Vorlieben, die kulturell und gesellschaftlich geformt wurden: seine **persönliche Sexualbiografie.** Somit existiert nicht eine Form der Alterssexualität, sondern es gibt viele verschiedene Formen (➤ Abb. 13.10). Ein Drittel der 60- bis 80-jährigen Menschen ist sogar sexuell aktiver als der durchschnittliche junge Mensch zwischen 20 und 30 Jahren. [61]

Sexualität des alternden Mannes

Die **Sexualität des alternden Mannes** verändert sich erst ab dem 75. Lebensjahr bedeutend. Das Verlangen nach Sexualität nimmt ab, während das Verlangen nach Zärtlichkeit erhalten bleibt. Dennoch ist eine Vielzahl der älteren Männer noch sexuell aktiv.

Aufgrund hormoneller und vaskulärer Veränderungen und der erhöhten Morbidität haben ältere Männer eine längere Erregungsphase und eine erhöhte Refraktärzeit (Zeit, in der keine Erregung ausgelöst werden kann), weshalb es zu weniger sexuellen Handlungen kommt. Etwa ein Viertel der über 70- bis 80-Jährigen leidet an starken Erektionsstörungen. [62]

Sexualität der alternden Frau

Das Verlangen nach **Sexualität** nimmt bei Frauen mit den Wechseljahren ab. Verantwortlich dafür sind zunehmende, urogenitale Beschwerden und das verminderte Austreten schleimiger Flüssigkeiten zur Verbesserung der Gleitfähigkeit *(Lubrikation).* Da viele ältere Frauen ihre Männer überlebt haben, fehlen ihnen sexuelle Kontakte, nicht nur in Form von Zärtlichkeit.

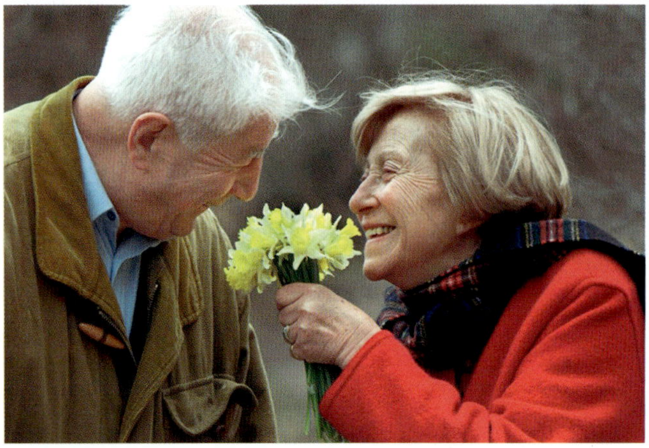

Abb. 13.10 Sexualität ist auch im Alter ein Thema, das es zu berücksichtigen gilt. [J787]

Sexualbegleiterinnen und -begleiter

Sexualbegleiterinnen und -begleiter sind Prostituierte, die sich auf ältere Personen oder Menschen mit Behinderungen spezialisiert haben, um deren Grundbedürfnis nach gelebter Sexualität zu befriedigen. [63] Ihr Service kann verschiedene Angebote enthalten:

- Massage
- Berührung
- Gespräche
- Geschlechtsverkehr

Die Klientinnen und Klienten fühlen sich nach der Befriedigung ihrer sexuellen Bedürfnisse meist entspannter und ausgeglichener. [64]

Sexualität in stationären Pflegeeinrichtungen

Sexualität gehört zu den Rechten der Bewohner einer Pflegeeinrichtung. Sie haben ein Recht auf Privatsphäre und auf ein selbstbestimmtes soziales und sexuelles Leben. Pflegende berücksichtigen die sexuellen Bedürfnisse der Bewohner. [65]

Maßnahmen zur Verbesserung der Sexualität

Maßnahmen zur Verbesserung der Sexualität in stationären Pflegeeinrichtungen schaffen günstige Voraussetzungen, die es den Bewohnern ermöglichen, ihre Sexualität auszuleben:

- Intimsphäre wahren/schaffen
  - Rückzugsräume für Bewohner von Doppelzimmern einrichten
  - Abschließbare Zimmer
  - Anklopfen
  - „Bitte nicht stören"-Schilder bei Besuch anbieten
- Professionelle Haltung der Pflegepersonen und des interdisziplinären Teams durch Signalisieren von Verständnis und Offenheit
- Begegnungsangebote für Bewohner schaffen, z. B. Veranstaltungen wie Tanz- oder Filmabende
- Möglichkeit der passiven Sexualassistenz, indem z. B. Zeitschriften besorgt oder Sexhilfsmittel bestellt werden können

Sexualität des demenziell beeinträchtigten Menschen

Demenz (➤ 23.3.2) führt in der Partnerschaft oft zu einer sexuellen Entfremdung, die sich durch Mangel an Zufriedenheit und Interaktion zeigt. Dafür sind u. a. ein fehlender emotionaler Zugang, eskalierende Situationen, Inkontinenz oder Verkennung des Partners verantwortlich. [66] Mit einem Verlust der Impulskontrolle kann es zu sexuell nötigendem Verhalten wie übermäßiger sexueller Aktivität, Masturbation in der Öffentlichkeit oder sexuell anzüglichen Bemerkungen kommen. [67]

Pflegende forschen nach den Ursachen, da z. B. das Verlangen nach einer intensiveren Intimwäsche auch als Bedürfnis nach Zuneigung gedeutet werden kann. [68]

Maßnahmen bei sexuell unangemessenem Verhalten

Sexuell unangemessenes Verhalten wird von Pflegenden als stark belastend erlebt. Darum muss im interdisziplinären Team nach Lösungen und Therapieoptionen gesucht werden, z. B.:
- Pflege durch Personen, die keine sexuelle Reaktion auslösen
- Patienten bzw. Bewohner über Unangemessenheit seines Verhaltens informieren
- Kontakt zu Patienten bzw. Bewohner nicht reduzieren
- Absprachen im interdisziplinären Team, um eine gemeinsame Haltung zu entwickeln
- Information des Patienten bzw. Bewohners vor pflegerischen Maßnahmen
- Ablenken, z. B. durch Hintergrundmusik
- Erwünschtes Verhalten verstärken, unerwünschtes Verhalten ignorieren [67]

Lebenspartner und pflegende Angehörige eines an Demenz erkrankten Menschen leiden oft sehr unter den Veränderungen und tragen ein hohes Risiko, psychisch sowie physisch zu erkranken. [66]

13.4.5 Sexualität des Menschen in der Palliative Care

Palliative Care ➤ Kap. 25

Das Thema **Sexualität bei palliativ gepflegten Menschen** ist in hohem Maße tabuisiert. Pflegende erleben oft eine doppelte Sprachlosigkeit, zum einen in der Konfrontation mit dem Thema Tod und zum anderen mit der Frage nach dem Ausleben der Sexualität. Doch auch schwer erkrankte und sterbende Menschen haben das Bedürfnis, ihre Sexualität auszuleben. Mit dem Blick auf eine ganzheitliche (holistische) Pflege muss auch der Wunsch, Sehnsüchte und Bedürfnisse in Belangen der Sexualität zu stillen, berücksichtigt werden. Dies sichert ein Stück Lebensqualität. Diese ist mitunter durch folgende Faktoren eingeschränkt, die sich wiederum auch auf die Sexualität auswirken: [69]
- Veränderungen des Körpers, z. B. durch Operationen, Amputationen
- Psychische Veränderungen, z. B. Depression, Grübeln, Fatigue, Auseinandersetzung mit Ängsten
- Soziale Konflikte, z. B. Reduzierung der Partnerschaft auf die Themen Krankheit und Tod, Streit, fehlende Intimität
- Therapeutisch bedingte Veränderungen, z. B. Schmerzen oder Libidoverlust durch Strahlen- oder Chemotherapie, Nebenwirkungen von Medikamenten

Eine schwere, gar unheilbare Krankheit bringt neben den körperlichen Beschwerden auch die Gefahr psychischer und sexueller Störungen mit sich. [70] Besonders Patienten, die nicht offen über ihre Sexualität reden können, sind gefährdet. Pflegende signalisieren daher eine offene und wertneutrale Gesprächshaltung. Dazu müssen sie u. a. ihre eigene Sexualität reflektieren und Kenntnisse über Hilfsmittel sowie Therapien besitzen. Ferner können sie an Experten, z. B. Selbsthilfegruppen oder Sexualtherapeuten, verweisen. Das **PLISSIT-Modell** (➤ Tab. 13.10) nach Jack S. Annon (entwickelt Mitte der 1970er Jahre) hilft Pflegenden, auf sexualitätsbezogene Probleme und Fragen von Patienten und Angehörigen einzugehen.

Das stufenweise Vorgehen dieses Modells erlaubt Pflegenden ein Vorgehen, das sich an den Bedürfnissen und Bedarfen des Patienten und dessen Angehörigen orientiert. Nach der Informationsbeschaffung, welche Probleme und Fragen den Patienten beschäftigen, können Pflegende gezielte Antworten und Ratschläge geben. Greifen die Anregungen zu kurz oder fehlt die nötige Fachexpertise, verweisen Pflegende an spezialisierte Fachpersonen und auf Internetseiten oder stellen Informationsbroschüren bereit, beispielsweise vom Krebsinformationsdienst oder Selbsthilfegruppen (z. B. Frauenselbsthilfe nach Krebs).

Tab. 13.10 PLISSIT-Modell modifiziert nach Annon. [69], [70] [G301]

Schritt		Pflegehandeln
P (Permission)	Erlaubnis	• Reflektion über eigene Sexualität • Annahme des Patienten als Mann oder Frau • Gesprächsbereitschaft signalisieren • Offenheit im Gespräch • Nähe schaffen und dabei Intimsphäre wahren
LI (Limited Information)	Begrenzte Information	• Informationsbedarf klären und beraten, z. B. zu – Nebenwirkungen von Therapien – Nebenwirkungen von Medikamenten – Auswirkungen des Krankheitsverlaufs auf den Körper, die Psyche und die Libido – sexuelle Störungen, z. B. Erektionsschwäche • Durch Aufklärung Patienten zur Entscheidungsfindung befähigen
SS (Specific Suggestions)	Spezifische Anregungen/ Vorschläge	• Konkrete Vorschläge machen • Praxisnahe Anregungen liefern, z. B. – Verwendung von Gleitgel – Stellungswechsel während des Sex – Aufbau eines Gesprächs mit dem Partner – Kryokonservierung (Einfrieren) von Sperma – Medikamente zur Steigerung der Libido
IT (Intensive Therapy)	Intensive Therapie	• Weiterleitung zu einer spezialisierten Fachkraft oder Selbsthilfegruppe, wenn pflegerische Beratung nicht greift, z. B. – Sexualtherapeuten – Sexualberatungsstellen – Selbsthilfegruppen – Paartherapeuten – Psychotherapeuten

13

13.5 Kultur, Spiritualität und Religion

DEFINITION

Kultur *(lat. cultura = Pflege des Körpers und Geistes):* Gesamtheit der geistigen, gestaltenden Leistungen einer Gemeinschaft.
Spiritualität *(lat. spiritualitas = zur Luft gehörig, Hauch oder Geist):* Geistigkeit, eine auf Geistiges oder Geistliches im religiösen Sinn ausgelegte Haltung oder Weltanschauung, z.T. mit Vorstellung einer geistigen transzendenten Verbindung.
Religion *(lat. religio = gewissenhaftes Befolgen):* Von einer Gemeinschaft angenommener bestimmter Glaube und das Bekenntnis dazu. Religion wird durch eine Lehre und Satzung festgelegt wie die Bibel oder der Koran.

Die Gesellschaft befindet sich in einem ständigen **kulturellen, spirituellen und religiösen Wandel.** Derzeit hat ca. jeder vierte in Deutschland lebende Mensch einen Migrationshintergrund.

DEFINITION

Migrationshintergrund: soziodemografisches Merkmal; besteht, wenn eine Person selbst oder mindestens ein Elternteil die deutsche Staatsangehörigkeit nicht durch Geburt besitzt.

Dadurch entsteht eine große Vielfalt mit vielen Möglichkeiten für die Gesellschaft. Doch die zunehmende Heterogenität (Vielseitigkeit) stellt auch eine Herausforderung dar. Wichtig ist es zunächst, Fremden offen gegenüberzustehen, Toleranz und Interesse zu signalisieren und sich seiner Vorurteile und seines persönlichen Bilds von anderen Kulturen und Religionen bewusst zu werden. [71]

13.5.1 Kulturelle und religiöse Besonderheiten

Pflegende werden in ihrer Arbeit oft mit **kulturellen, spirituellen und religiösen Besonderheiten** konfrontiert. Jede Glaubensgemeinschaft geht unterschiedlichen Ritualen nach und wünscht sich, diese auch im Krankheitsfall im Krankenhaus oder in einer Pflegeeinrichtung nicht aufgeben zu müssen. Kulturelle und religiöse Aspekte sind daher in der Pflege einzubeziehen. [72] Die häufigsten anzutreffenden Religionen im deutschsprachigen Raum und einige ausgewählte Besonderheiten werden in ➤ Tab. 13.11 aufgeführt.

Umgang mit Religion und Glauben

Der **Umgang mit Religion und Glauben** muss von Respekt geprägt sein. Dazu gehört u. a.:

- Heilige Schriften und Bücher, z. B. Bibel, Koran, nicht ohne Aufforderung berühren.
- Wichtige religiöse Feiertage berücksichtigen, z. B. Weihnachtsfest bei den Christen, Zuckerfest bei den Muslimen, Jom Kippur bei den Juden, Holi bei Hinduisten oder Bodhi bei Buddhisten.
- Unterschiedlichen religiös bedingten Einstellungen zur Organ- und Gewebespende anerkennen. So spricht z. B. aus christlicher und muslimischer Sicht (zumindest religiös) nichts gegen die Spende von Organen, während bei Juden eine Spende nach dem Tod in orthodoxen und konservativen Kreisen zum Teil kritisch diskutiert und nicht durchgeführt wird. Bei einer Lebendorganspende greift der Grundsatz Pikuach Nefesch, d. h., eine Organ- und Gewebespende ist dann zulässig, wenn sie einem anderen Menschen das Leben rettet. [73]
- Aufstellen oder Aufhängen von Statuen und Abbildungen, z. B. Kreuz, ermöglichen und belassen.
- Raum für religiöse Rituale schaffen (➤ Abb. 13.11), z. B. für eine ruhige Atmosphäre für Gebete sorgen.
- Spezielle Wünsche wie religiöse Bekleidung beachten und ermöglichen, z. B. Tragen einer Kippa bei männlichen Juden oder Kopftuch bei weiblichen Muslimen.
- Respekt vor Schamgefühl beachten, z. B. Privatsphäre schaffen.
- Kulturell und religiös bedingt unterschiedlichen Umgang mit Angehörigen und Besuchern respektieren und steuern, z. B. Zugang zu einem Besucherzimmer ermöglichen.
- Spezielle Geschlechterbeziehung berücksichtigen, z. B. Körperpflege einer muslimischen oder jüdischen Patientin durch weibliches Pflegepersonal oder deren Angehörige ermöglichen.
- Sensible die Bedürfnisse bei sterbenden Patienten erfragen und berücksichtigen, z. B. kein Berühren des Toten durch „Nichtgläubige", keine Feuerbestattung bei Muslimen.

Der Glaube unterstützt Menschen in Krankheit und Leid, spendet Trost und gibt Sicherheit. Pflegende ermöglichen ein Ausleben der Religion, um das Wohlbefinden der Patienten oder Bewohner zu steigern und zu verbessern. [74]

VORSICHT

Nicht verallgemeinern. Die Zugehörigkeit zu einer religiösen Gemeinschaft sagt nichts darüber aus, inwieweit für die Religion typische Gebräuche und Rituale ausgeübt und Glaubensvorschriften eingehalten werden. Durch den Dialog mit anderen Kulturen und Glaubensrichtungen können stereotype Menschenbilder reflektiert und die individuelle transkulturelle Kompetenz erhöht werden.

13.5.2 Transkulturelle Kompetenz

DEFINITION

Transkulturelle Kompetenz: Fähigkeit, individuelle Lebenswelten in unterschiedlichen Situationen zu erfassen und zu verstehen, und entsprechend zu handeln. Reflexion der eigenen Perspektive und Vermeidung von Stereotypisierung (➤ 13.1, [75]).

Transkulturelle Kompetenz bedeutet, die individuelle Lebenswelt des Patienten in den Pflegeprozess zu integrieren., u. a. die Biografie, die soziokulturellen Hintergründe, z. B. die Religion, und die äußeren Lebensbedingungen, z. B. das soziale Netzwerk und die Familie.

Bestrebungen transkulturell kompetent Pflegender sind u. a.: [76]

- Mit Patienten aus anderen Kulturen zu interagieren, um die entsprechende Kultur besser verstehen
- Das Hintergrundwissen, z. B. Herkunft und Sinn von Bräuchen, vermehren
- Toleranz und Vorurteilsfreiheit in der individuellen Pflegesituation aufbauen

Tab. 13.11 Religionen und ausgewählte Besonderheiten im Hinblick auf Glaube, Gebete, Essensgewohnheiten und Sterberituale.

Religion	Glaube	Gebete	Beispiele für besondere Essgewohnheiten	Beispiele für Sterberituale
Christentum	• Glaube an Gott, der drei Personen in sich vereint: Vater, Sohn und Heiliger Geist (Dreifaltigkeit) • Zentrale Elemente sind die Menschwerdung Gottes in Form von Jesus Christus, seine Auferstehung nach dem Tod, die Liebe zu Gott und die Nächstenliebe • Urkunde des Glaubens ist die Heilige Schrift, die Bibel	Stille, gesprochene oder gesungene Gebete, alleine oder in der Gemeinschaft im Gottesdienst	• Teilweiser Verzicht von Fleisch an Freitagen • Fastenzeiten (Unterschiede in der katholischen, evangelischen und orthodoxen Kirche), z. B. bei den Katholiken Osterfastenzeit (Beginn an Aschermittwoch und Ende in der Osternacht)	• Sakrament der Krankensalbung (katholisch) • Gemeinsames Beten • Halten der Hände • Auf Wunsch letzte Beichte und Absolution durch den Priester; alternativ dem Sterbenden die Chance geben, sich auszusprechen
Judentum	• Glaube an Gott (Jahwe) • Zentrales Element ist die Gerechtigkeit Gottes, der über den Menschen nach seinen Taten richtet • Urkunde des Glaubens ist vor allem die Tora (fünf Bücher Moses)	• Drei tägliche Gebete • Der Sabbat (Freitagabend bis Samstagabend) gilt als heilig	Koschere *(einwandfreie)* Nahrung, z. B.: • Fleisch von rituell geschlachteten (ausgebluteten) Tieren • Getrennte Aufbewahrung und Zubereitung von Milch- und Fleischprodukten	• Eventuell Hinzuziehen eines Rabbis • Der Sterbende und der Leichnam werden bis zur Beerdigung nicht allein gelassen • Gebete mit und für den Sterbenden • Nach dem Todeseintritt wird dem Verstorbenen eine Feder unter die Nase gehalten, um sich zu vergewissern, dass er nicht mehr atmet • Nächster Verwandter schließt die Augen des Verstorbenen • Arme werden neben den Körper gelegt, Arme nicht überkreuzen, Hände nicht falten • Eine Kerze wird angezündet
Islam	• Glaube an Gott (Allah) • Zentrale Elemente sind der Gehorsam gegenüber Gott, das Empfangen seiner Güte als Gläubiger und die Befolgung der „Fünf Säulen des Islam" • Das unverfälschte Wort Gottes ist der Koran (niedergeschrieben von Mohammed im Diktat von Allah)	• Fünf tägliche Gebete mit Ausrichtung nach Mekka (Salat) nach vorheriger Waschung • Almosengebet (Zakat) • Pilgerfahrt nach Mekka (Haddsch)	• Halal *(erlaubt):* Kalb-, Rind-, Schaf-, Ziegen- und Geflügelprodukte • Haram *(verboten):* Schweineprodukte • Verzicht auf Alkohol • Ramadan (Fastenmonat): Schwangere und Kranke sind nicht zum Fasten verpflichtet, sollten die Tage allerdings nachholen	• Vortragen des Glaubensbekenntnisses in der Sterbephase • Eventuell Kopf Richtung Mekka ausrichten • Waschung des Toten durch eine Person des gleichen Geschlechts oder den Ehepartner • Andersgläubige sollten bei Kontakt Handschuhe tragen • Nach dem Tod wird eine Trauerklage angestimmt • Bestattung noch am Todestag • Keine Verbrennung oder Obduktion des Leichnams • Die Wohnung der Familie wird für 3 Tage nach dem Tod zum Trauerhaus
Buddhismus	• Lehr-, Denktradition, Philosophie und Religion begründet von Siddharta Gautama, der nach der Erleuchtung Buddha genannt wurde • Zentrale Elemente sind der ewige Kreislauf von Geburt und Wiedergeburt (Reinkarnation), das Ausbrechen aus diesem Kreislauf, u. a. durch Mitgefühl, ethisches Verhalten, Meditation und Weisheit und das Streben nach dem Nirwana (einem Zustand frei von Leid)	Kurze Gebete und Meditation	• Unterschiede in der Auslegung • Prinzipiell kein übermäßiges Verzehren von Speisen, da dies Faulheit und Trägheit fördert • Hauptsächlich vegetarische Ernährung	• Letzte Gedanken beeinflussen im Buddhismus die nächste Wiedergeburt, daher werden ermutigende Worte ausgesprochen oder der Fokus auf heilsame Objekte gelegt, um kein negatives Karma heraufzubeschwören • Nach Herz- und Atemstillstand gilt der Leichnam noch nicht als tot, dieser muss nun vier Phasen bis zur Auflösung durchlaufen, der Verstorbene ist in dieser Zeit (max. 3 Tage) in Ruhe zu lassen
Hinduismus	• Zumeist Glaube an mehrere Gottheiten • Zentrale Elemente sind das bestehende Kastensystem, der Glaube an die Reinkarnation auch als Tier, Pflanze oder Gott, bestimmt durch die Handlungen im Leben (Karma) und das Streben nach dem Nirwana (Einigkeit mit dem Absoluten) • Existenz mehrerer heiliger Bücher, u. a. der Veden (Wissen)	• Morgengebet (Pujas) • Diverse weitere Gebetspraktiken • Meditation, Yoga	• Hauptsächlich vegetarische Ernährung • Fleisch gilt als Produkt der Tötung als unrein; einige Hindus verzehren auch Fleisch	• Vorlesen von Texten in der Sterbephase • Eventuell wird eine Flasche mit Wasser aus dem Ganges bereitgestellt • Sterbende und Verstorbene werden mit dem Kopf nach Süden gelegt (Ausrichtung zum Totengott Yama) • Waschung des Leichnams

Indem Pflegende sich in den Patienten hineinversetzen *(Empathie zeigen)* und seine Lebenswelt wahrnehmen, können sie eine kompetentere Pflege leisten und das Wohlbefinden steigern. Dabei berücksichtigen sie, dass abhängig vom kulturellen Hintergrund auch unterschiedliche Vorstellungen von Gesundheit und Krankheit existieren. Krankheit und Gesundheit werden bestimmten verschiedenen Ursachen zugeschrieben *(Kausalitätstheorien)*. Gerade ältere Patienten sehen diese Ursachen selten organmedizinisch bedingt, d. h., sie realisieren z. B. nicht, dass Fehlernährung und mangelnde Bewegung zu Diabetes mellitus Typ II beitragen können.
Beispiele für **unterschiedliche Krankheitskonzepte** [77] sind u. a.:

- Magisch-religiöse Ursachen (z. B. Krankheit als Bestrafung für Sünden)
- Naturgebundene Ursachen (z. B. schlechtes Wetter als Ursache für Depression)
- Verhältnisbezogene Ursachen (z. B. Stress am Arbeitsplatz führt zu Migräne)
- Gefühlsbezogene (emotive) Ursachen (z. B. Einsamkeit und Trauer machen krank)

Pflegende berücksichtigen und respektieren die Deutungen der Krankheitsursache und passen ihre pflegerischen Strategien an. So kann z. B. ein Gebet und das Ausleben der Religion Patienten Frieden und Sicherheit schenken, wenn sie der Auffassung sind, ihre Krankheit wäre eine Bestrafung.

VORSICHT

Kulturell bedingte Konflikte bleiben in einer multikulturellen Gesellschaft nicht aus. Pflegende suchen nach Lösungen für ein respektvolles und friedliches Miteinander. Die Basis dafür ist eine offene und stets sensible sowie achtsame Interaktion. [78] Pflegende suchen das Gespräch, um Missverständnisse aus dem Weg zu räumen. Bei sprachlich bedingten Hürden und Verständigungsproblemen kann es sinnvoll sein, einen Dolmetscher einzuschalten und fremdsprachige Informationsmaterialien einzusetzen.

Transkulturelle Pflege für diverse Altersgruppen

Transkulturelle Pflege erstreckt sich vom Kind bis zum Sterbenden über alle Altersgruppen.

Spezielle transkulturelle Pflege in der Kindheit

Pflegende treffen immer häufiger auf **Kinder** mit Migrationshintergrund. In der Pflegepraxis ist es eine große Herausforderung, Kontakt mit dem Kind und der Familie aufzubauen, wenn diese über mangelnde Sprachkenntnisse verfügen oder Pflegende ihnen vorurteilsbelastet gegenübertreten. Pflegende bemühen sich um einen Beziehungsaufbau zur Familie des Kindes, um eine Vertrauensbasis zu schaffen. In der Kooperation mit der Familie und dem sozialen Netz können Ressourcen geschaffen werden, die die Heilung begünstigen.
Zur speziellen transkulturellen Pflege in der Kindheit zählt u. a.: [79], [80]

- Erhebung traditioneller Pflege- und Heilmethoden bei den Eltern, um Hintergrundwissen zu erhalten und das Gesundheitsverständnis einschätzen zu können.

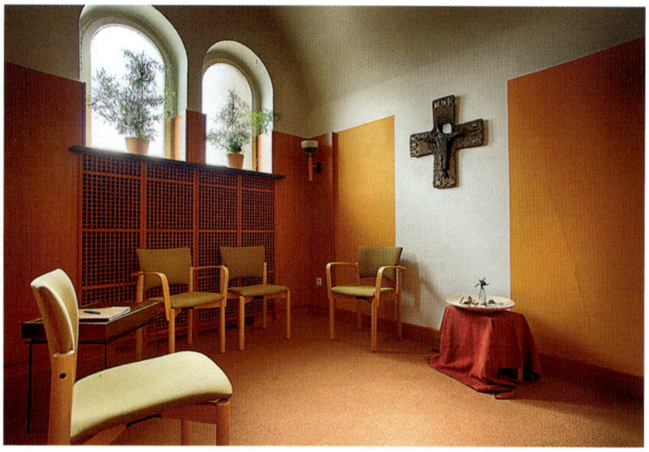

Abb. 13.11 Der „Raum der Stille" dient allen Bewohnern oder Patienten als Rückzugsort für Gebet und Meditation. [K115]

- Schmerzen werden je nach Kultur unterschiedlich geäußert; südeuropäische Kinder äußern Schmerzen offensiver, asiatische Kinder sind eher passiv.
- Oft deutliche Geschlechterunterschiede bezüglich sportlicher Aktivität in Familien mit Migrationshintergrund. Während Jungen eher Bestätigung durch Sport erhalten, ist Mädchen der Zugang zum Teil erschwert.
- Frühe Förderung von Bildung und Sprache anstoßen.
- Kranke Kinder sind keine Dolmetscher für die Anliegen der Eltern oder Sorgeberechtigten.
- In komplexen Fällen ggf. Einbezug der Familie unter Berücksichtigung der jeweiligen sozialen Rollen.

Spezielle transkulturelle Pflege des alternden Menschen

Während manche Migranten im **Alter** wieder in ihr Herkunftsland zurückziehen, bleiben zunehmend mehr in dem Land, in das sie migriert sind, da sie sich hier bereits heimisch fühlen. Pflegende ermöglichen Bewohnern von Pflegeeinrichtungen ein Altern, das ihre individuelle, über Jahrzehnte geprägte Lebenswelt berücksichtigt. Dazu kann der Wohnraum angepasst, ausreichend Besuch gewährleistet und ein kulturelles Rahmenangebot gemacht werden. Pflegende erschließen sich mittels Biografiearbeit das Leben des Bewohners, um ihr Handeln danach auszurichten. [81], [82]

Spezielle transkulturelle Pflege von Sterbenden

Stirbt ein Mensch in einer stationären oder ambulanten Einrichtung des Gesundheitswesens, gilt es, seine Kultur und seinen Glauben zu wahren, seinen Willen zu achten und im Rahmen der Möglichkeiten auf seine Wünsche einzugehen. Pflegende sollten sich bezüglich der unterschiedlichen Sterberituale informieren (➤ Tab. 13.11) und bei deren Ausgestaltung behilflich sein. Dazu können Pflegende sich auch bei den Angehörigen nach deren Unterstützungsbedarf erkundigen.

Auch wenn Pflegende im Lauf ihres Berufslebens öfters mit dem Tod konfrontiert werden, sollten sie sich bewusst sein, dass der Tod eines jeden Menschen eine einmalige und einschneidende Erfahrung im Leben darstellt. Pflegende begegnen daher dem Sterbenden und den trauernden Angehörigen mit Respekt. Können Sterberituale aus persönlicher Sicht nicht nachvollzogen werden, kann das Gespräch im Team, das bestenfalls eine Selbstreflexion auf den Weg bringt, helfen, ein besseres Verständnis zu entwickeln.

13.5.3 Spiritual Care

Palliative Care ➤ Kap. 25

DEFINITION

Spiritual Care *(spirituelle, sorgende Pflege):* Teilbereich der Palliative Care mit bewusstem Einbezug von religiösen und/oder spirituellen Aspekten in den Pflegeprozess.

Im Jahr 2002 hat die WHO ihre Definition der **Palliative Care** (➤ 25.1) überholt und auch der spirituellen Dimension einen festen Platz in der Problem- und Schmerzbehandlung von kranken und sterbenden Menschen eingeräumt. [83] **Spiritual Care** soll somit dazu beitragen, die Lebensqualität von Patienten und ihren Familien zu verbessern, die mit Problemen konfrontiert sind oder unter lebensbedrohlicher Krankheit leiden (➤ Abb. 13.12).

Palliative Care = Spiritual Care?

Spiritual Care ist ein Kind der Palliative Care und Hospiz-Bewegung um Cicely Saunders, und es finden sich zahlreiche Bezüge zwischen der Begleitung sterbenskranker Menschen in der „spirituellen Pflege".
Dennoch sind die Settings der palliativen Pflege nur exemplarisch und keinesfalls exklusiv für die Verortung von Spiritual Care zu verstehen.

Spiritual Care wird teilweise synonym mit dem Begriff Seelsorge gesetzt, meint aber viel mehr als das. Spiritual Care ist ein multiprofessioneller Ansatz. Basierend auf einem spirituellen Assessment

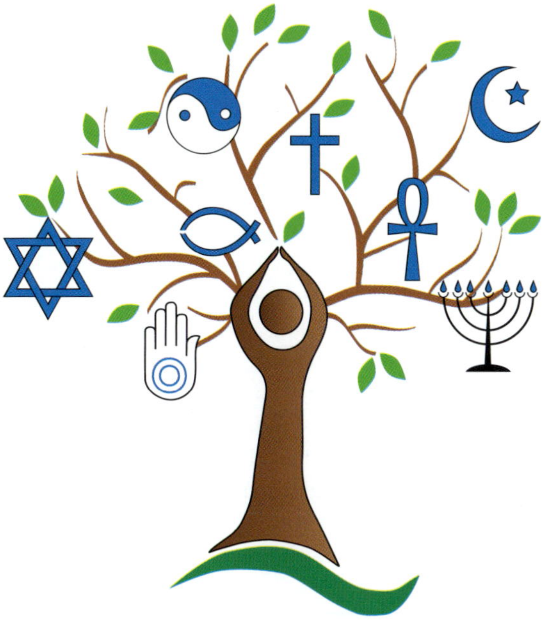

Abb. 13.12 In Krankheitszeiten und am Ende des Lebens finden viele Menschen Kraft und Trost durch Religion und Spiritualität. Pflegende achten diese Bedürfnisse und unterstützen den Betroffenen und seine Familie – auch wenn ihnen Religion und Rituale fremd sind. [L143]

können spirituelle Bedarfe identifiziert werden, woraus sich Interventionen ableiten lassen.

Beispiele für spirituelle Assessments sind HOPE (➤ Tab. 13.12) oder SPIR. [84, 85] Sie geben Pflegenden Orientierung für das Gespräch und damit Hilfestellung bei der Erkundung der spirituellen Bedürfnisse. Mit der Nutzung solcher Assessments folgen Pflegende auch den Empfehlungen der S3-Leitlinie Palliativmedizin, welche fordert, dem emotionalen Erleben und dem spirituellen Bedürfnis ausreichend Raum zu geben. [86]

Tab. 13.12 HOPE-Fragen zur spirituellen Anamnese. [87]

Bereich	Bedeutung	Fragestellungen (Beispiele)
H	Quellen von **H**offnung, Sinn, Trost, Stärke, Frieden, Liebe und Verbundenheit	• Ich frage mich, was Ihnen einen inneren Halt gibt? • Woraus schöpfen Sie Hoffnung, Trost, inneren Frieden und Liebe? • Was lässt Sie in schwierigen Zeiten stark bleiben?
O	**O**rganisierte Religion	• Gehören Sie einer Religions- oder Glaubensgemeinschaft an? • Wie wichtig ist Ihnen diese Gemeinschaft? • Welche Teile Ihrer Religion sind hilfreich für Sie? Gibt es Teile, die Sie als hinderlich empfinden?
P	**P**ersönliche Spiritualität und religiös-spirituelle **P**raxis	• Haben Sie unabhängig von Ihrer Religion religiös-spirituelle Überzeugungen? • Glauben Sie an Gott? • In welcher Beziehung stehen Sie zu Gott?
E	**E**ffekt auf medizinische Behandlung und Fragen in Zusammenhang mit dem Leben**sende**	• Hindert Ihre Krankheit Sie daran, Ihren Glauben auszuleben? • Kann ich etwas für Sie tun, damit Sie Ihren Weg zu den inneren Kraftquellen finden? • Gibt es Dinge, die wir aufgrund Ihrer Spiritualität beachten sollten?

Aufgaben zur Pflegesituation

Nach der Übergabe übernimmt Pflegefachfrau Lorena Salvai die Betreuung von Herrn Niemeyer. Als sie sein Zimmer betritt, um sich vorzustellen, fühlt sie sich bei seinem Anblick spontan an ihren Großvater erinnert, zu dem sie bis zu dessen Tod ein inniges Verhältnis hatte. Freundlich beginnt sie ein Gespräch mit Herrn Niemeyer und stellt einige Fragen, um den Anamnesebogen zu vervollständigen. Es stellt sich heraus, dass Herr Niemeyer sein Leben mit geringen finanziellen Mitteln bestreitet, jedoch keineswegs obdachlos ist. Er erzählt, er sei früher Unternehmer gewesen und habe eine Bürstenfabrik geleitet. Aufgrund der Konkurrenz durch die Baumärkte sei diese finanziell in Schieflage geraten. Um die Mitarbeiter zu halten, habe er sein ganzes Kapital in die Firma investiert, letztlich aber Insolvenz anmelden müssen. Heute lebe er von einer kleinen Rente, die er mit der Pflege der Außenanlagen eines anderen Krankenhauses aufbessere. Dort wohne er in einem Zimmer im Personalwohnheim. Geld vom Staat wolle er nicht annehmen. Er sei bescheiden und habe alles, was er brauche. Er engagiere sich ehrenamtlich bei der örtlichen Tafel, wo er auch seine Lebensmittel beziehe. Zudem sei er in der Gemeinde und im Chor aktiv und pflege zahlreiche Kontakte. Ob er etwas brauche, möchte Lorena Salvai wissen. „Nein danke, ich bin rundum zufrieden", antwortet Herr Niemeyer.

1. Beschreiben Sie, welche Aspekte sich auf die Personenwahrnehmung und Eindrucksbildung auswirken.
2. Inwiefern und warum nehmen die Pflegefachfrau Uta Knapp und Lorena Salvai Herrn Niemeyer unterschiedlich wahr?
3. Uta Knapp äußert, Herr Niemeyer wirke verwahrlost. Welche Indizien können im Falle von Herrn Niemeyer auf eine Verwahrlosung hindeuten?
4. Inwieweit stehen der sozioökonomische Status und die Gesundheit in Zusammenhang?
5. Trotz geringer materieller Ressourcen gibt Herr Niemeyer an, „rundum zufrieden" zu sein. Welche Lebensbereiche könnten zu seiner Zufriedenheit beitragen?
6. Welche Aspekte Ihres Lebens tragen zu Ihrer persönlichen inneren Zufriedenheit bei?

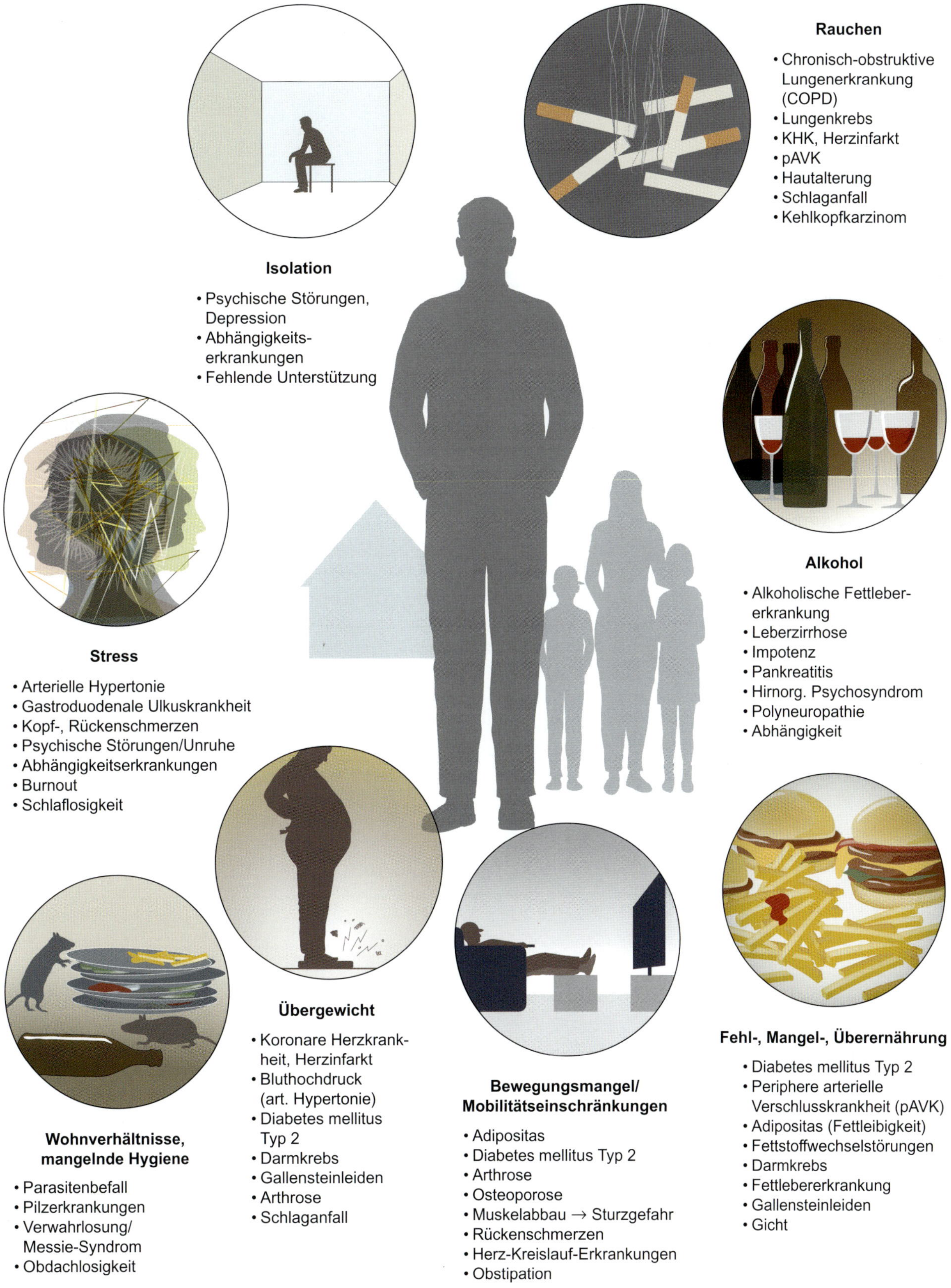

Abb. 13.13 Überblick über Erkrankungen, die mit dem Gesamtbild des Menschen zusammenhängen. [L275]

KAPITEL

14 Atmung

Christine Keller

Pflegesituation

Ben ist 8 Jahre alt und ein aufgewecktes Kind. Er tobt viel und ist für sein Leben gerne draußen. Eines Morgens meldet sich der Direktor von Bens Schule telefonisch im Büro von Bens Mutter. Ben habe im Sportunterricht einen Atemnotanfall erlitten. Der Sportlehrer habe umgehend den Notarzt alarmiert, der Ben vorsichtshalber in die Kinderklinik habe bringen lassen. Als die Mutter in der Klinik eintrifft, liegt Ben im Bett und isst ein Eis. Eine Auszubildende liest ihm gerade eine Geschichte vor. Nachdem die erleichterte Mutter ihren Sohn umarmt und sich überzeugt hat, dass es ihm gut geht, bittet sie die Auszubildende nachzufragen, ob der behandelnde Arzt Zeit für ein Gespräch habe, da sie noch immer sehr besorgt sei.

Ohne Atmung kein Leben!

Die Atmung gehört zu den vitalen Funktionen, d. h., sie muss in engen Parametern stabil sein - neben Blutdruck und Puls, Temperatur und Bewusstsein. Abweichungen sind schnell mit dem Leben nicht mehr vereinbar und müssen rasch erkannt und behoben werden.

Die Beobachtung der Atmung, das Erkennen von Atemstörungen und die Einleitung von prophylaktischen und therapeutischen Maßnahmen stellen somit lebenssichernde Maßnahmen dar.

14.1 Physiologische Grundlagen

14.1.1 Respirationstrakt

DEFINITION

Atmung *(Respiration):* Grundvoraussetzung menschlichen Lebens. Mit der Atmung bzw. mithilfe des Atmungssystems nimmt der Körper den Sauerstoff aus der Luft auf und gibt Kohlendioxid als Endprodukt des Stoffwechsels wieder an die Luft ab.

Respirationstrakt *(respiratorisches System, Atmungssystem):* Gesamtheit der Atemwege. Unterteilt in obere und untere Atemwege oder in luftleitende (anatomischer Totraum) und gasaustauschende (Alveolen) Atmungsorgane.

Die wichtigste Aufgabe der Atmung ist die Versorgung der Zellen mit Sauerstoff (O_2) und die Abatmung von Kohlendioxid (CO_2), das im Stoffwechsel permanent anfällt. Durch die **Ventilation** *(Belüftung)* gelangt sauerstoffreiche Luft in die Lungen. Durch **Diffusion** *(Ausgleich von Konzentrationsunterschieden)* gelangt der Sauerstoff aus den Alveolen in die Kapillaren und umgekehrt das Kohlendioxid zurück in die Alveolen, um dann ausgeatmet zu werden. Eine gute **Perfusion** *(Durchblutung)* der Lunge bzw. der Alveolen ist eine weitere Voraussetzung für die Atmung.

Durch die Abatmung von Kohlendioxid nimmt die Lunge auch an der Aufrechterhaltung des Säure-Basen-Haushalts teil.

Zu den oberen Atemwegen gehören **Nase, Pharynx** *(Rachen)* und **Larynx** *(Kehlkopf)*. Zu den unteren Atemwegen gehören **Trachea** *(Luftröhre)*, das **Bronchialsystem** und die **Lunge** mit der Gesamtheit der **Alveolen.** Gasaustausch findet ausschließlich in den Alveolen statt, alle anderen Atmungsorgane dienen ausschließlich der Luftleitung.

Bei der **Inspiration** *(Einatmung)* strömt die Luft durch die Weitung des Thorax und der Lunge in die Alveolen. Bei der **Exspiration** *(Ausatmung)* verengen sich Thorax und Lunge, und die Luft kann hinausströmen.

Das **Atemzentrum** in der **Medulla oblongata** *(verlängertes Rückenmark)* steuert die Atmung. Der Kohlendioxid- und Sauerstoffgehalt und der pH-Wert im Blut werden permanent von Chemorezeptoren gemessen und u. a. durch die Anpassung der Atmung konstant gehalten.

Die wichtigsten **Atemmuskeln** für die ruhige Atmung sind das **Diaphragma** *(Zwerchfell)* und die Mm. intercostales *(Zwischenrippenmuskeln)*. Zu den **Atemhilfsmuskeln** für die Einatmung gehören die Schulter- und Halsmuskulatur, für die Ausatmung die Bauchmuskulatur. Unter dem Begriff der **Atempumpe** werden die zentrale Steuerung der Atmung und die zugehörigen zentralen und peripheren Nerven, der knöcherne Thorax und die Atemmuskulatur zusammengefasst. [1]

14.1.2 Mukoziliäre Clearance

DEFINITION

Mukoziliäre Clearance *(mukus = Schleim, cilia = Flimmerhaar, clearance = Reinigung)*: Selbstreinigungsmechanismus der peripheren Atemwege.

Die **mukoziliäre Clearance** ist der wichtigste Reinigungsmechanismus der peripheren Atemwege. Diese sind bis in die Bronchiolen mit Schleimhaut überzogen, das aus Flimmer- und Drüsenepithel besteht. Staub und Mikroorganismen bleiben auf der Schleimhaut hängen und werden durch die Flimmerhärchen rachenwärts transportiert.

Täglich werden ca. 10 ml Schleim *(Mukus)* gebildet. Beim gesunden Menschen bleiben diese 10 ml unbemerkt und werden durch Verschlucken oder Schnäuzen entsorgt. [1]

KLIMA UND UMWELT

Der Klimawandel mit längeren und intensiveren Hitzeperioden hat insbesondere Auswirkungen auf Menschen mit Atemwegserkrankungen: [37], [36]

- Bei Hitze und wenig Regen findet wenig Bewegung von Luftmassen statt, dadurch verbleiben mehr Feinstaub, Ozon und auch Allergene in der Luft, das kann u. a. zu einer akuten Krankheitsverschlechterung bei Patientinnen mit COPD führen.
- Lange Hitze- und Trockenperioden können vermehrt Waldbrände verursachen. Dadurch gelangen vermehrt Schadstoffe in die Luft, die nicht nur bei Menschen mit Atemwegserkrankungen zu Atemproblemen führen können.
- Das Mortalitätsrisiko (Sterberisiko) sowohl von Menschen mit Atemwegserkrankungen als auch von ischämischen Herzerkrankungen steigt oberhalb von ca. 18 °C Tagesmittellufttemperatur stark an und erreicht eine Zunahme der Mortalität um bis zu 40 % an sehr heißen Tagen.
- Starkregen mit Überschwemmungen können toxisch sein, u. a. durch Schimmelbildung in Innenräumen.

Maßnahmen sind:

- Allgemeine Maßnahmen zur Bekämpfung des Klimawandels – neben politischen Entscheidungen ist jeder Einzelne gefordert
- Hitze-Warnsystem des Deutschen Wetterdienstes nutzen
- Pollenvorhersagen nutzen, z. B. mit einer App
- Orte mit starker Luftverschmutzung meiden (z. B. viel befahrene Straße), ggf. FFP 2-Maske tragen
- Handlungsempfehlungen bei Hitze beachten, z. B. nicht bei der größten Hitze rausgehen, ausreichend trinken, leichtes Essen bevorzugen
- Mit Atem- und Herzkreislauferkrankung keinen Urlaub in Hitzeregionen machen

14.2 Beobachtung und Datenerhebung

Die **Beobachtung der Atmung** ist eine zentrale pflegerische Überwachungsmaßnahme. Sie stellt die Grundlage für die weitere Pflege dar. Durch aufmerksames, kriteriengeleitetes und zielgerichtetes Beobachten der Atmung können Informationen gewonnen und weitere Entscheidungen abgeleitet werden. Bei der Beobachtung der Atmung werden Hör- und Sehsinn, aber auch Geruchs- und Tastsinn gefordert.

Patientinnen, die eine gezielte Atembeobachtung benötigen

Pflegende führen eine **gezielte Atembeobachtung** durch bei:

- Aufnahme einer Patientin, eines Patienten bzw. einer Bewohnerin, eines Bewohners (im Folgenden „Patientin“ genannt)
- Patientinnen mit Lungen- und/oder Herzerkrankungen, mit und ohne Sauerstoffgabe
- Frisch operierten Patientinnen
- Bewusstlosen und bewusstseinseingeschränkten Patientinnen
- Neugeborenen, vor allem Frühgeborenen
- Patientinnen mit Hirnverletzungen und -erkrankungen
- Schwerkranken Patientinnen und Intensivpatientinnen

Beobachtungskriterien

Gezielte **Beobachtung der Atmung** geschieht immer anhand der folgenden **Kriterien:**

- Atemtyp (➤ 14.3.1, ➤ 14.4.1)
- Atemfrequenz (➤ 14.3.2, ➤ 14.4.2)
- Atemtiefe/Atemintensität (➤ 14.3.3, ➤ 14.4.3)
- Atemrhythmus (➤ 14.3.4, ➤ 14.4.4)
- Atem(neben)geräusche (➤ 14.4.5)
- Atemgeruch (➤ 14.4.6)
- Sputum (➤ 14.4.7)
- Husten (➤ 14.4.8)

Datenerhebung

Die Pflegefachperson zählt während einer Minute die Atemzüge (Inspiration und Exspiration) = Atemfrequenz. Sie beobachtet auch die anderen Beobachtungskriterien.

Beeinflussung der Atmung

Die Atmung kann willkürlich beeinflusst werden, z. B. wenn sich die Patientin beobachtet fühlt. Deshalb beobachten Pflegende die Atmung unbemerkt, z. B. hält die Pflegefachperson nach der Pulsmessung das Handgelenk der Patientin noch eine Minute und zählt dabei die Atemzüge bzw. beobachtet die Atmung.

Bei Patientinnen, die sehr flach atmen, legt die Pflegefachperson eine flache Hand auf das Brustbein, die andere seitlich an den Brustkorb und spürt so die Atembewegungen (➤ Abb. 14.1). Alternativ kann die Pflegefachperson die Hand vor Nase und Mund halten, um die Luftbewegung zu spüren. Bei Säuglingen und Kleinkindern kann die Atemfrequenz auch durch Abhören mit dem Stethoskop erfasst werden.
Außerdem beobachtet bzw. erfragt die Pflegende:

- Die Ökonomie der Atmung. Setzt die Patienin die Atemhilfsmuskulatur ein? Sind die Atembewegungen seitengleich? Hat sie eine Schonatmung, die z. B. auf Schmerzen hinweisen kann?
- Das Gesamtbefinden der Patientin. Wie erlebt sie subjektiv ihre Atmung? Gibt sie Atemnot oder atemabhängige Schmerzen an? Gibt es psychische Faktoren, die ihre Atmung beeinflussen?
- Ist die Haut blass oder zyanotisch (➤ 14.4.10)?
- Wie sind Blutdruck, Puls und Temperatur (➤ Kap. 15, ➤ Kap. 16)?
- Besteht eine akute oder chronische Atemwegserkrankung? Welche Maßnahmen führt die Patientin, das Kind (bzw. die Eltern) regelmäßig oder bei Bedarf durch?
- Rauchgewohnheiten. Ist die Patientin Raucherin? Wie hoch ist ihr Tabakkonsum?

Die **Dokumentation** der ermittelten Beobachtungen erfolgt in einer Verlaufskurve („Fieberkurve"), einem speziellen Überwachungsblatt und/oder im Pflegebericht, z. B. „Herr K. gibt beim Einatmen in der rechten Lunge Schmerzen an und klagt über ständigen Reizhusten in der Nacht."

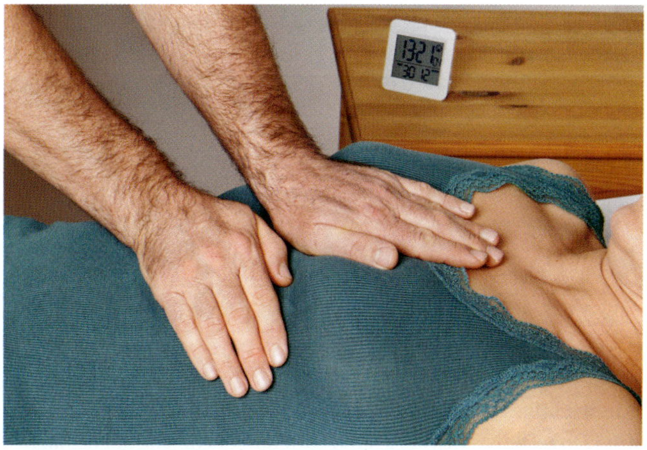

Abb. 14.1 Zählen der Atemzüge bei einer Patientin, die sehr flach atmet. Die aufliegenden Hände können das Heben (Einatmung) und Senken (Ausatmung) des Thorax erfühlen. Die Atemzüge werden während einer Minute gezählt. [K115]

14.3 Die physiologische Atmung

Eupnoe

Die physiologische Atmung *(Eupnoe)* geschieht unbewusst. Sie ist regelmäßig, gleichmäßig tief und in Beziehung zur Atemfrequenz ökonomisch, sie ist geräuschlos, geruchlos und erfolgt ohne Anstrengung.

14.3.1 Atemtyp

DEFINITION

Atemtyp: beschreibt, wie die Ventilation (Belüftung) bzw. die Atembewegungen hauptsächlich geschehen.

Grundsätzlich lassen sich **zwei Atemtypen** unterscheiden. Bei der **Bauchatmung** *(Abdominal- oder Zwerchfellatmung)* geschieht die Inspiration hauptsächlich durch die Senkung des Zwerchfells und die Vorwölbung des Bauchs. Bei der **Brustatmung** *(Kostal- oder Thorakalatmung)* heben hauptsächlich die Zwischenrippenmuskeln den Thorax. Eine Mischform kommt z. B. bei körperlicher Anstrengung vor. Ziel ist jeweils, durch eine Weitung des Thorax einen Unterdruck in den Lungen zu erzeugen, durch den die Luft in die Lungen einströmen kann.

14.3.2 Atemfrequenz

DEFINITION

Atemfrequenz *(AF/Min., engl. beats per minute/bpm):* Anzahl der Atemzüge pro Minute.
Atemzug *(AZ):* besteht aus der Einatmung (Inspiration), Ausatmung (Exspiration) und der endexspiratorischen Pause.
Ventilation *(Belüftung):* Vorgang der Inspiration und Exspiration. Voraussetzung dafür, dass Luft zwischen den Alveolen (Orte des Gasaustauschs) und der Atmosphäre transportiert wird.

Tab. 14.1 Normwerte der Atemfrequenz (Atemzüge [AZ] pro Minute) in Ruhe, abhängig vom Alter.

Alter	Atemfrequenz
Frühgeborene	50–70 AZ/Min.
Neugeborene	35–50 AZ/Min.
Kleinkind, 1 Jahr	25–30 AZ/Min.
Kind, 6 Jahre	20–25 AZ/Min.
Jugendlicher, 16 Jahre	15–20 AZ/Min.
Erwachsener	12–18 AZ/Min.

Ein wichtiges Beobachtungskriterium der Atmung ist die **Atemfrequenz.** Die Normalwerte für die Atemfrequenz sind altersabhängig (➤ Tab. 14.1).

Im Alter nimmt die Atemfrequenz wieder etwas zu, weil sich der Thorax und die Lunge häufig nicht mehr so gut ausdehnen können und so der Körper das kleinere Atemvolumen pro Atemzug durch eine Erhöhung der Atemfrequenz kompensiert.

Die **Relation** zwischen **Puls- und Atemfrequenz** beträgt vom 3. Lebensjahr an etwa **4 : 1.**

14.3.3 Atemtiefe und Atemintensität

DEFINITION

Atemtiefe: Größe des Atemzugs; Volumen, das bei einem Atemzug ausgetauscht wird (➤ Abb. 14.2). Abhängig von verschiedenen Faktoren, z. B. der Atemmechanik, Hindernissen im Atemweg, der körperlichen Belastung.
Atemintensität: Beschreibt die Atemtiefe in Beziehung zum Sauerstoffbedarf bzw. zum Anfall von Kohlendioxid im Körper.

Der Körper hat das Bestreben, möglichst ökonomisch zu atmen, sodass die **Atemtiefe** immer auch in Beziehung zur Atemfrequenz steht. Eine tiefe Atmung geht meist mit einer niedrigeren Atemfrequenz einher, eine oberflächliche, flache Atmung mit einer beschleunigten Atemfrequenz. Eine optimale **Atemintensität** ist dann gegeben, wenn alle Lungenbezirke gut belüftet sind, der Sauerstoffbedarf gedeckt ist

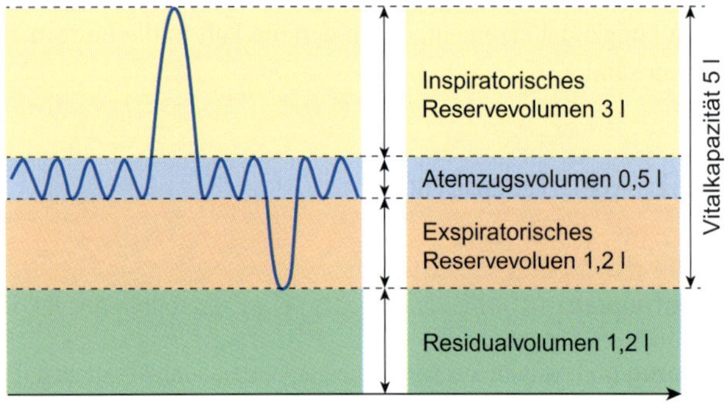

Abb. 14.2 Verschiedene Atemvolumina, ungefähre Werte für einen gesunden jungen Mann. Bei Frauen, kleineren und älteren Menschen sind die Werte niedriger. Das Residualvolumen ist die Luftmenge, die nach maximaler Ausatmung noch in der Lunge verbleibt. [L143]

und Kohlendioxidgehalt und pH-Wert im Blut innerhalb der Normwerte liegen.

Bei der Beobachtung der Atmung beurteilen Pflegende Atemintensität und -tiefe im Verhältnis zur Patientensituation.

Atem- bzw. Lungenvolumina

Atem- bzw. Lungenvolumina (➤ Abb. 14.2) lassen Rückschlüsse auf die Ventilation und Leistungsfähigkeit der Lungen zu. Diese werden im Rahmen einer Lungenfunktionsprüfung (Lufu, Spirometrie) gemessen. Bei der Bewertung müssen Körpergröße, Alter, Geschlecht und Trainingszustand berücksichtigt werden. [1]

- **Atemzugvolumen** *(AZV, Atemhubvolumen, Tidalvolumen):* Luftmenge, die bei ruhiger Atmung während eines Atemzugs geatmet wird; ca. 500 ml (6–8 ml pro kg Körpergewicht, berechnet mit dem Idealgewicht).
- **Atemminutenvolumen** *(AMV):* Luftmenge, die bei ruhiger Atmung während einer Minute geatmet wird. Berechnung: Atemzugvolumen × Atemfrequenz; ca. 8.000–10.000 ml.
- **Inspiratorisches Reservevolumen** *(IRV):* Luftmenge, die nach normaler Einatmung noch zusätzlich eingeatmet werden kann; ca. 3.000 ml.
- **Exspiratorisches Reservevolumen** *(ERV):* Luftmenge, die nach ruhiger Ausatmung noch zusätzlich ausgeatmet werden kann; ca. 1.200 ml.
- **Vitalkapazität** *(VK):* Luftmenge, die nach maximaler Einatmung maximal ausgeatmet werden kann (IRV + AZV + ERV); ca. 5.000 ml.
- **Exspiratorische Einsekundenkapazität** *(forciertes exspiratorisches Volumen in einer Sekunde, FEV_1):* Luftmenge, die nach maximaler Einatmung während der ersten Sekunde ausgeatmet werden kann = 70–80 % der Vitalkapazität.

14.3.4 Atemrhythmus

DEFINITION

Atemrhythmus: Abfolge und Regelmäßigkeit der Atemzüge.

Ein physiologischer **Atemrhythmus** ist durch die regelmäßige Abfolge etwa gleich tiefer Atemzüge gekennzeichnet. Das Verhältnis zwischen Ein- und Ausatmung beträgt 1 : 1,5 bis 1 : 2, d. h., die Ausatmung einschließlich endexspiratorischer Pause dauert etwa doppelt so lange wie die Einatmung.

14.4 Veränderungen der Atmung

14.4.1 Atemtyp

Von einer **Auxiliaratmung** *(auxiläre Atmung)* spricht man, wenn die Atemhilfsmuskulatur zur Unterstützung eingesetzt wird, z. B. bei Atemnot (➤ 14.4.9). Das ist bei körperlicher Anstrengung der Fall, aber auch bei schwerer Atemnot. Die Betroffene sitzt meist aufrecht im Bett, die Arme sind aufgestützt, und er atmet sehr angestrengt, im Gesicht zeigt sich Anspannung und Angst.

Eine **paradoxe Atmung** zeichnet sich durch eine asymmetrische Bewegung des Brustkorbs aus, z. B. bei Rippenserienfrakturen, Pneumothorax (Luftansammlung in der Pleurahöhle) oder Zwerchfelllähmung: Auf der betroffenen Seite senkt sich der Thorax bei der Einatmung und hebt sich bei der Ausatmung.

14.4.2 Atemfrequenz

Tachypnoe

DEFINITION

Tachypnoe (griech. *tachnypnoia = Schnellatmung):* erhöhte Atemfrequenz (beschleunigte Atmung), beim Erwachsenen > 20 Atemzüge/Min., bei Kindern entsprechend mehr Atemzüge als die Normfrequenz.

Physiologisch tritt eine **Tachypnoe** z. B. bei körperlicher Betätigung, Aufregung oder unvorbereitetem Aufenthalt in großer Höhe auf.

Pathologische Ursachen für eine Tachypnoe sind z. B. Schmerzen, Schilddrüsenüberfunktion, Fieber (Atemfrequenz steigt um ca. 7 AZ/Min. pro 1 °C Temperaturanstieg ➤ 16.3.3), Herz- und Lungenerkrankungen, Anämie. Der Körper versucht, den erhöhten Sauerstoffbedarf bzw. den Sauerstoffmangel durch eine Erhöhung der Atemfrequenz zu kompensieren.

Bradypnoe

DEFINITION

Bradypnoe (griech. *bradypnoia = Langsamatmung):* verminderte Atemfrequenz (verlangsamte Atmung), beim Erwachsenen < 12 Atemzüge/Min., bei Kindern entsprechend weniger Atemzüge als die Normfrequenz.

Physiologisch tritt eine **Bradypnoe** im Schlaf oder während tiefer Entspannung und bei trainierten Sportlern auf.
Pathologische Ursachen für eine Bradypnoe sind z. B.:

- Schädigung des Atemzentrums, z. B. bei Schädel-Hirn-Trauma, Hirnödem
- Vergiftungen, die Einfluss auf das Atemzentrum haben, z. B. durch Opiate
- Atempumpenschwäche, z. B. bei neuromuskulären Erkrankungen
- Stoffwechselerkrankungen, z. B. Schilddrüsenunterfunktion

Apnoe

DEFINITION

Apnoe (griech. *apnoia = Nicht-Atmung):* Atemstillstand. Sofortiges Handeln ist notwendig!

Eine **Apnoe** ist an folgenden Symptomen erkennbar:

- Atembewegungen des Thorax und Abdomens sind weder seh- noch fühlbar (➤ Abb. 14.1).
- Atemgeräusche an Nase und Mund sind weder fühl- noch hörbar.
- Der Betroffene ist/wird bewusstlos.
- Die Haut ist blass oder zyanotisch.

Mögliche Ursachen für eine Apnoe:

- Verlegung der Atemwege, z. B. durch Insektenstich, Aspiration, Tumor
- Schädigung des Atemzentrums, z. B. bei Schlaganfall
- Lähmung der Atemmuskulatur, z. B. bei amyotropher Lateralsklerose, hohem Querschnitt
- Folge eines Herzstillstands, z. B. nach Herzinfarkt
- Unreife des Atemzentrums bei Frühgeborenen
- Symptom bei Pertussis (Keuchhusten)

VORSICHT

Da der Sauerstoffmangel innerhalb von 5 bis 10 Min. zu irreversiblen Schäden an den Organen (vor allem am Gehirn) oder zum Tode führt, muss **bei einem Atemstillstand** unverzüglich mit der Reanimation (➤ 31.2) begonnen werden.

Schlafbezogene Atemstörungen ➤ 22.3.2

14.4.3 Atemintensität und Atemtiefe

DEFINITION

Hypopnoe, Hyperpnoe: Abnahme bzw. Zunahme der Atemtiefe mit oder ohne Veränderung der Atemfrequenz; Sauerstoffversorgung und Anfall von Kohlendioxid werden bei den beiden Begriffen nicht berücksichtigt.
Hypoventilation (griech. *hypo = unter, lat. ventilare = fächeln):* im Verhältnis zum Sauerstoffbedarf des Körpers und zum Anfall des Kohlendioxids im Körper zu geringe Atemtätigkeit. Meist durch zu flache, oberflächliche Atmung, aber auch durch zu niedrige Atemfrequenz. Es wird nicht ausreichend Kohlendioxid abgeatmet, was es zu einem erhöhten Kohlendioxidpartialdruck (pCO_2) im Blut *(Hyperkapnie)* führt.
Hyperventilation (griech. *hyper = über, lat. ventilare = fächeln):* erhöhtes Atemminutenvolumen (Atemvolumen pro Minute) über die Stoffwechselbedürfnisse hinaus. Es wird Kohlendioxid abgeatmet, was zu einem erniedrigten Kohlendioxidpartialdruck (pCO_2) im Blut *(Hypokapnie)* führt.
Schonatmung: oberflächliche Atmung aufgrund von Schmerzen im Brust- oder Bauchraum (z. B. postoperativ) oder körperlicher Schwäche.
Hypoxämie (griech. *hypo = unter, oxygenium = Sauerstoff, ämie = im Blut):* Sauerstoffmangel im Blut.
Hyperkapnie (griech. *hyper = über, kapnos = Gas):* Kohlendioxidüberschuss im Blut.

Hypoventilation

Eine **Hypoventilation** kann verschiedene Ursachen haben:

- Wenig körperliche Bewegung, Bettlägerigkeit
- Medikamente, die dämpfend auf das Atemzentrum wirken, z. B. Opioide, Benzodiazepine (hier wird auch der Begriff *Atemdepression* verwendet)
- Erkrankungen des Gehirns, die auch das Atemzentrum beeinträchtigen, z. B. Hirnstamminfarkt
- Schmerzbedingte Schonatmung, z. B. nach Bauch-, Thoraxoperation

- Erkrankungen der Lunge, z. B. Lungenödem, Sekretstau, Pneumonie
- Erkrankungen, die die Atemmuskulatur beeinträchtigen, z. B. Muskelerkrankungen, amyotrophe Lateralsklerose

Die Patientinnen haben eine flache, oberflächliche Atmung, die Atemfrequenz kann normal, erhöht oder erniedrigt sein. Es kommt zu einer **Minderbelüftung** einzelner Lungenabschnitte, und in der Folge nimmt auch die Lungendurchblutung in diesen Bezirken ab. Es kommt zur **Hyperkapnie,** bei klinisch relevanter Hypoventilation auch zur **Hypoxämie.** [2]

Hyperventilation

Bei einer **Hyperventilation** *(übermäßige Belüftung)* geht die Atemintensität über den Kohlendioxidanfall des Körpers hinaus, ggf. ist auch die Atemfrequenz beschleunigt. Es kommt zu einer **Hypokapnie** *(Abfall des Kohlendioxidgehalts im Blut).*

Eine Hyperventilation ist meist psychisch bedingt, z. B. bei Angst, Erregung. Das sogenannte **Hyperventilationssyndrom** tritt anfallsweise auf und zeigt sich durch eine beschleunigte und vertiefte Atmung. Durch die vermehrte Abatmung von Kohlendioxid kann es zu einem krampfartigen Zustand kommen, der **Hyperventilationstetanie.**

Eine Hyperventilation kann auch hormonelle, zentrale, stoffwechselbedingte oder medikamentöse Ursachen haben. Eine beschleunigte Atmung aufgrund von körperlicher Aktivität ist keine Hyperventilation! [2]

Maßnahmen bei Hyperventilation

Patientin zu einer ruhigen Atmung anleiten und sie in eine Plastiktüte ein- und ausatmen lassen. Dadurch atmet sie Luft mit dem abgeatmete Kohlendioxid wieder ein, der Kohlendioxidgehalt im Blut steigt dadurch an und der krampfartige Zustand löst sich auf.

Kußmaul-Atmung

Die **Kußmaul-Atmung** wird fälschlicherweise oft als pathologischer Atemrhythmus beschrieben. Kennzeichen dieser Atmung sind abnorm vertiefte, aber sehr regelmäßige Atemzüge (➤ Abb. 14.3). Sie tritt bei einer stoffwechselbedingten (metabolischen) Azidose auf, z. B. beim diabetischen oder urämischen Koma. Bei beiden Krankheitsbildern fallen vermehrt saure Stoffwechselprodukte an, der pH-Wert im Blut wird sauer *(Azidose).* Durch die Intensivierung der Atmung versucht der Körper vermehrt Kohlendioxid abgeatmet, um den niedrigen (sauren) pH-Wert wieder in den Normbereich zu bringen.

Bezeichnung	Atemmuster	Vorkommen bei ...
normale Ruheatmung	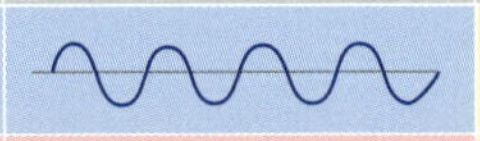	Gesunden
Kußmaul-Atmung	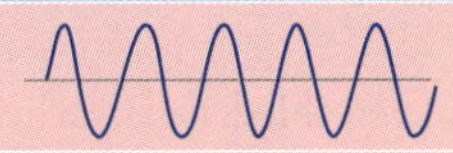	metabol. Azidose (z. B. diabetisches Koma)
Cheyne-Stokes-Atmung	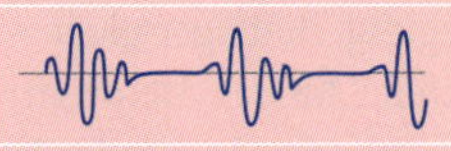	schwerer Herzinsuffizienz oder Enzephalitis, gelegentlich auch im Schlaf
Biot-Atmung	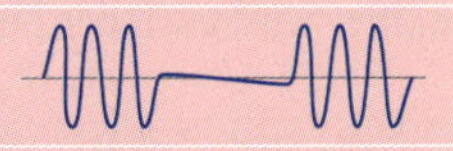	Hirnverletzung, Hirndrucksteigerung
Schnapp-Atmung	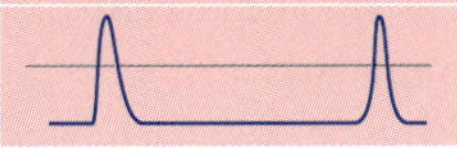	Frühgeborenen, kurz vor Todeseintritt

Abb. 14.3 Pathologische Atemmuster. [L190]

14.4.4 Atemrhythmus

DEFINITION

Partialdruck *(p; Teildruck):* Druckanteil des physikalisch gelösten Sauerstoffs (pO_2) oder Kohlenstoffs (pCO_2) am Gesamtluftdruck (gewöhnlich 760 mmHg). Der Partialdruck im Blut ist mit der Blutgasanalyse (➤ 14.4.11) messbar und gibt Auskunft über die Atem- und Lungenfunktion.

Physiologisch kann sich der Atemrhythmus bei körperlicher Anstrengung verändern, z. B. beim Heben einer schweren Last.

Pathologische Veränderungen des Atemrhythmus zeigen sich in einer veränderten Abfolge der Atemzüge, oftmals auch mit einer Veränderung von Atemfrequenz und Atemtiefe einhergehend. Typische pathologische Atemmuster sind (➤ Abb. 14.3):

- Cheyne-Stokes-Atmung
- Schnappatmung
- Biot-Atmung
- Nasenflügelatmung

Cheyne-Stokes-Atmung

Kennzeichen der **Cheyne-Stokes-Atmung** ist ein periodisches An- und Abschwellen der Atemzüge, gefolgt von einer Atempause. Dieser Atemtyp tritt bei einer schweren Schädigung des Atemzentrums auf und bei Herzerkrankungen infolge einer verlangsamten Blutströmung. Während der Atempause steigt der **Kohlendioxidpartialdruck im Blut** *(pCO_2)* an. Das Atemzentrum reagiert jetzt erst auf den stark erhöhten pCO_2, die Atemzüge werden tiefer. Ist dann das Kohlendioxid unter die Anreizschwelle gefallen, werden die Atemzüge wieder flacher, bis eine Atempause eintritt.

Physiologisch findet man die Cheyne-Stokes-Atmung auch im Schlaf oder bei einem raschen Aufstieg auf einen Berg.

Biot-Atmung

Kennzeichen der **Biot-Atmung** sind einige tiefe und regelmäßige Atemzüge, auf die eine Atempause folgt. Sie kommt bei Patientinnen mit erhöhtem Hirndruck, bei Meningitis (Hirnhautentzündung) und direkter Schädigung des Hirnstamms im Rahmen eines Schädel-Hirn-Traumas und bei Frühgeborenen mit unreifem Atemzentrum vor.

Schnappatmung

Kennzeichen der **Schnappatmung** sind einzelne schnappende Atemzügen zwischen langen Atempausen. Häufig geht ihr die Cheyne-Stokes-Atmung voraus. Die Schnappatmung ist oft Zeichen des nahenden Todes.

Nasenflügelatmung

Bei jeder Inspiration werden die Nasenflügel weit gebläht, um möglichst viel Luft einatmen zu können. Bei dieser Atmung handelt es sich nicht um einen pathologischen Atemrhythmus. Die **Nasenflügelatmung** kommt bei Atemnot vor, typischerweise bei Säuglingen und Kleinkindern, z. B. mit Pneumonie. Häufig fällt bei der Einatmung eine Einziehung der unteren und/oder seitlichen Interkostalräume auf.

14.4.5 Atem(neben)geräusche

DEFINITION

Atemgeräusche: Geräusche in der Lunge, die beim Abhören der Lunge mit dem Stethoskop (Auskultation) hörbar sind, selten mit dem bloßen Ohr hörbar.
Atemnebengeräusche: Geräusche, die bei der Ventilation hörbar sind, in der Regel durch Strömungshindernisse im Atemweg.

Physiologisch wird die Atmung bei körperlicher Anstrengung oder Erregung hörbar.
Pathologische **Atem(neben)geräusche** sind:
- Schnarchen (als häufigstes Atemgeräusch)
- Stridor
- Rasselgeräusche
- Schluckauf

Schnarchen

Schlafbezogene Atemstörungen, Schnarchen ➤ 22.3.2
Das häufigste Atemgeräusch während des Schlafens ist das **Schnarchen.** Rund 60 % der Männer und 40 % der Frauen, aber auch etwa 10 % der Kinder schnarchen. Die Häufigkeit steigt mit zunehmendem Alter an. Das Schnarchen entsteht durch flatternde Bewegungen des Gaumens und des Zäpfchens, z. T. auch des Zungengrunds und des Rachens beim Atmen. Nasenatmungsbehinderungen, z. B. durch Polypen oder das Zurückfallen der Zunge, können ebenfalls Ursachen sein. Zu unterscheiden ist das **gewöhnliche Schnarchen** vom **obstruktiven Schnarchen** und vom **Schlafapnoesyndrom** (➤ 22.3.2). [3], [4]

Stridor

Ein **Stridor** *(lat. Zischen, Pfeifen)* ist ein ziehendes oder pfeifendes Atemgeräusch, das bei verengten Atemwegen entsteht. Die Verengung bewirkt häufig auch eine Atemnot.

Der **inspiratorische Stridor** entsteht bei der Einatmung infolge einer Verlegung der großen extrathorakalen Atemwege, z. B. bei Einengung der Trachea durch eine vergrößerte Schilddrüse oder beim Pseudo-Krupp. Der **exspiratorische Stridor** tritt bei der Ausatmung auf infolge einer Verengung in den kleinen intrathorakalen Atemwegen, z. B. bei einem Asthma-bronchiale-Anfall. Inspiratorischer und exspiratorischer Stridor können auch in Kombination auftreten.

Ein **exspiratorisches Stöhnen** tritt typischerweise beim Atemnotsyndrom bei Früh- und Neugeborenen auf.

Rasselgeräusche

Rasselgeräusche *(RG)* sind pathologische Atemgeräusche in den Bronchien. Sie können deutlich hörbar oder spürbar sein, wenn man die Hand auf das Brustbein oder den Thorax der Betroffenen auflegt. Mithilfe des Stethoskops kann die Ärztin verschiedene Qualitäten unterscheiden:
- **Giemen und Brummen** trockene Atemgeräusche, die vor allem während der Exspiration zu hören sind. Durch verengte Atemwege, z. B. bei der chronisch-obstruktiven Bronchitis, werden Schleimfäden durch den Luftstrom in Bewegung gebracht.
- **Feuchte Rasselgeräusche** entstehen, wenn größere Mengen flüssigen Sekrets oder Flüssigkeiten mit dem Luftstrom verwirbelt werden, z. B. beim Lungenödem oder nach einer Aspiration.

Schluckauf

Schluckauf *(Singultus)* entsteht durch die Reizung des N. phrenicus, der das Zwerchfell innerviert. Dadurch entstehen ruckartige Kontraktionen des Zwerchfells, durch die schnell Luft in die Lungen strömt. An den Stimmbändern entsteht dann das typische Geräusch. Meist ist Schluckauf harmlos und vorübergehend, verursacht z. B. durch zu hastiges Trinken. Schluckauf kann auch ein Symptom nach Bauchoperationen oder bei Bauchfellentzündung sein. Selten tritt ein hartnäckiger oder gar chronischer Schluckauf auf. Entzündungen im Magen-Darm-Trakt, Stoffwechsel- und Hormonerkrankungen, Erkrankungen des N. phrenicus oder N. vagus oder Gehirnerkrankungen können dafür verantwortlich sein, oftmals wird keine Ursache gefunden.

Meist helfen diese Tipps: Luft anhalten, ein Glas Wasser trinken, ein Stück Zucker auf der Zunge zergehen lassen. Bei chronischem Schluckauf helfen Entspannungstechniken, Muskelrelaxanzien oder Antiepileptika. [5]

14.4.6 Atemgeruch

DEFINITION

Atemgeruch: besonders bei der Ausatmung wahrnehmbarer Geruch, der aus den Atemwegen und/oder Mund und Magen stammen kann.

Physiologisch ist der Atemgeruch normalerweise unauffällig, abhängig von der Mundhygiene und der Ernährung.

Pathologisch ist der Atemgeruch, wenn er auffällig, unangenehm oder gar übel ist, dann ist er meist ein Krankheitszeichen (➤ Tab. 14.2).

14

Tab. 14.2 Typische pathologische Veränderungen des Atemgeruchs und deren Ursachen.

Atemgeruch	Mögliche Ursachen
Übler Mundgeruch *(Foetor ex ore)*	Munderkrankungen, z. B. Stomatitis (Mundschleimhautentzündung), oder Magenerkrankungen, z. B. Gastritis (Magenschleimhautentzündung)
Azetongeruch (wie fauliges Obst oder Nagellackentferner)	Massive Hyperglykämie (Überzuckerung ➤ 31.8.2), diabetisches Koma, lange Hungerphase, oft in Kombination mit Kußmaul-Atmung (➤ 14.4.3)
Jauchig-stinkender Fäulnisgeruch	Zerfallsprozesse in den Atemwegen, z. B. Lungentumor, Lungengangrän
Ammoniakgeruch (stechend, penetrant, wie faule Eier)	Ammoniak kann von der Leber nicht mehr abgebaut werden, z. B. bei Leberzirrhose
Foetor hepaticus (erdiger Geruch oder Geruch nach frischer Leber)	Beim Untergang von Lebergewebe
Eitergeruch (fader, süßlicher Geruch)	Bakterielle Infektionen, z. B. Pneumonie, Diphtherie
Foetor uraemicus (nach Urin)	Nierenversagen im Endstadium (Urämie)

14.4.7 Sputum

DEFINITION

Sputum *(Auswurf, Expektoration):* ausgehustetes Bronchialsekret, in der Regel immer pathologisch.
Speichel *(Spucke):* Sekret, das von den Speicheldrüsen im Mund gebildet wird. Speichel wird physiologischerweise geschluckt.

Das Sekret, dass im Rahmen der mukoziliären Clearance (➤ 14.1.2) gebildet wird, bleibt in der Regel unbemerkt.

Die meisten Erkrankungen der Atemwege gehen mit einer vermehrten Bildung von Atemwegssekreten (**Sputum**) einher. Menge, Farbe/Beimengungen, Konsistenz und Geruch können wichtige Hinweise auf die zugrunde liegende Erkrankung geben (➤ Tab. 14.3).

Umgang mit Sputum

Für den **Umgang mit Sputum** gilt, dass es zunächst immer als infektiös anzusehen ist. Pflegende tragen daher immer Handschuhe, ggf. auch Mundschutz, Kopfschutz und Schutzkittel. Mit Sputum kontaminierte Flächen werden wischdesinfiziert.

Für die Sputumbeobachtung oder Sputumuntersuchung wird die Patientin aufgefordert, das Sputum in ein Gefäß abzuhusten. Bei Patientinnen mit Endotrachealtubus oder Trachealkanüle (➤ 14.5.10) kann Sputum endotracheal abgesaugt werden (➤ 14.5.8).

Sputum kann mikroskopisch (z. B. auf Epithelien, Blutbeimengungen), bakteriologisch (z. B. auf Bakterien, Pilze) und zytologisch (auf Tumorzellen) untersucht werden. Der Sputumbecher mit Deckel (➤ Abb. 14.4) wird täglich ausgetauscht.

Tab. 14.3 Charakteristische Sputumbeobachtungen. Die genannten Krankheiten sind Beispiele, bei auffälligem Sputum müssen weitere Untersuchungen erfolgen.

	Physiologisch	Pathologisch
Menge	Die Menge ist so gering, dass sie unbemerkt bleibt	Die Menge ist z. B. gesteigert bei: • Akuten Atemwegsinfektionen • Rauchern am Morgen: chronische Bronchitis • Untergang von Lungengewebe • Lungenödem (Flüssigkeit in der Lunge) • Mukoviszidose (angeborene Stoffwechselerkrankung) Gewöhnlich wird die größte Menge am Morgen abgehustet.
Farbe/Beimengung	Glasig-hell • Grau-schwarz durch Einatmen von Ruß und Staub • Weiß durch Einatmen von Mehl	Eine Farbveränderung entsteht durch Beimengungen von: • Blut: Abhusten von Sputum mit kleineren Blutbeimengungen *(Hämoptyse)* oder Abhusten von größeren Blutmengen *(Hämoptoe):* – Rot/rötlich-schaumig bei Lungenembolie (Thrombus in einer Lungenarterie) – Rotbraun/rostfarben bei Pneumonie • Eiter und Bakterien: – Gelb-grün bei akuter Bronchitis, Pneumonie (➤ 14.5.2) – Gelb, rein eitrig bei Lungenabszess (Eiteransammlung), Bronchiektasen (erweiterte Bronchien)
Konsistenz	Die Konsistenz ist abhängig von Eiweiß- und Flüssigkeitsanteil und der Menge an Luft. Sie kann von dünnflüssig bis fest mit folgenden Begriffen beschrieben werden: • Schaumig • Serös/dünnflüssig • Schleimig/viskös • Glasig/Fäden ziehend • Zähflüssig/zäh • Klumpig • Plättchenförmig/münzförmig • Purulent/putride = eitrig	
Geruch	Riecht nicht oder allenfalls fade	Bei bestimmten Erkrankungen kann das Sputum wie der Atem einen typischen Geruch annehmen (➤ 14.4.6)

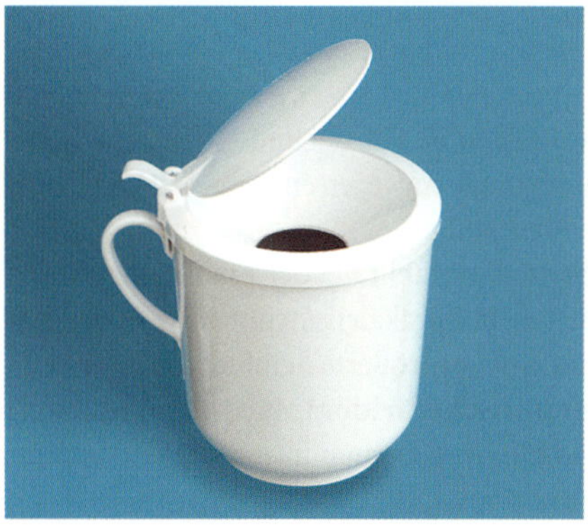

Abb. 14.4 Sputumbecher mit Deckel. [K115]

Die Patientin mit Auswurf wird zum hygienischen Umgang mit Sputum angeleitet:

- Andere Menschen nicht anhusten, Hand vor den Mund nehmen oder besser noch in ein Taschentuch abhusten
- Hände mehrmals am Tag gründlich waschen
- Taschentücher direkt in einen Abwurfbeutel entsorgen, nirgendwo zwischenlagern

14.4.8 Husten

DEFINITION

Husten *(Tussis):* Schutzmechanismus der unteren Atemwege, der willkürlich oder reflektorisch ausgelöst werden kann. Nach einer kurzen Einatmung wird bei geschlossener Stimmritze *(Glottis)* heftig ausgeatmet, der Stimmritzenverschluss aufgesprengt und mit dem schnellen Luftstrom Sekrete nach oben/außen befördert.
Räuspern: Schutzreflex, um Sekrete im Bereich des Rachens und Kehlkopfs nach oben zu befördern, um sie dann zu schlucken oder auszuspucken.

Husten stellt einen lebenswichtigen Schutzmechanismus dar, da durch die hohe Strömungsgeschwindigkeit Sekrete und Fremdkörper aus den Atemwegen herausgeschleudert werden können. Er ist ein Leitsymptom bei Atemwegserkrankungen, die meist harmlos sind. Mit dem Abklingen der Erkrankung verschwindet auch der Husten. [6]

Hustenauslösende Reize

- Reizung der Schleimhäute in den Atemwegen durch:
  - Kalte Luft
  - Einatmen von Gasen, Staub, Rauch
  - Erkrankungen der Atemwege, z. B. Laryngitis *(Kehlkopfentzündung),* Tracheitis *(Luftröhrenentzündung),* Bronchitis *(Entzündung der Bronchien),* Pneumonie *(Entzündung des Lungengewebes)*
- Fremdkörper in den Atemwegen durch:
  - Vermehrtes Sputum bei Rauchern, bei Atemwegserkrankungen
  - Aspirierte Nahrungsmittel, Erbrochenes, Fremdkörper
- Psychische Erregung, was sich meist in Form von Hüsteln äußert [6]

Hustenarten

- **Unproduktiver** *(trockener)* **Reizhusten:** Husten ohne Auswurf. Er tritt z. B. bei Atemwegsreizung durch Staub oder Rauch auf, bei Bronchialkarzinom oder Keuchhusten, und ist für die Betroffenen oft sehr quälend.
- **Produktiver** *(ergiebiger oder feuchter)* **Husten:** mit dem Husten wird auch Sputum abgehustet. Er tritt z. B. auf bei akuter und chronischer Bronchitis, bei Lungenabszess und Bronchiektasen.
- **Akuter Husten:** typisches Symptom bei Atemwegsinfektionen, z. B. grippalem Infekt oder akuter Bronchitis, häufig in Begleitung von Fieber, vermehrtem Sputum und allgemeinem Krankheitsgefühl. Mit Ausheilung der Erkrankung verschwindet auch der Husten.
- **Chronischer Husten:** hält länger als acht Wochen an und ist meist Zeichen einer chronischen Atemwegserkrankung, z. B. von Lungenemphysem oder chronisch-obstruktiver Bronchitis. Da ein chronischer Husten aber auch auf eine Tuberkulose, ein Bronchialkarzinom oder eine Herzerkrankung mit Lungenstauung hindeuten kann, muss er immer diagnostisch abgeklärt werden.
- **Stakkatoartiger Husten** (kurz, stoßend, schnell): nach tiefer, ziehender Einatmung folgen kurze, schnelle Hustenstöße. Tritt bei Keuchhusten (Pertussis, Entzündung der oberen Atemwege durch *Bordetella pertussis*) und Mukoviszidose (angeborene Stoffwechselerkrankung, bei der u. a. zähes Sekret in der Lunge gebildet wird) auf.
- **Bellender Husten:** typisches Symptom bei Entzündungen der Trachea, Pseudokrupp (Entzündung der Schleimhaut von Kehlkopf und Luftröhre durch Viren) und Diphtherie (Entzündung des Rachens durch *Corynebacterium diphtheriae*).

Behandlung von Husten

Grundsätzlich darf ein **produktiver Husten** nicht unterdrückt werden, da es zum Sekretstau in den Atemwegen, besonders in den Lungen, kommen kann. Stattdessen wird die Grunderkrankung behandelt. Mithilfe sogenannter **Expektoranzien** *(Hustenlöser* ➤ 14.5.6) kann die Bronchialsekretion gesteigert, der gebildete Schleim ‚verflüssigt' und der Abtransport gefördert werden.

Ein **unproduktiver Husten** kann die Betroffenen sehr quälen, vor allem in der Nacht. **Antitussiva** *(Hustendämpfer, Hustenstiller)* blockieren zentral am Hustenzentrum und peripher in den Atemwegen den Hustenreflex und lindern so den Hustenreiz. Die meisten Antitussiva sind Opiatabkömmlinge und müssen deshalb mit Bedacht eingesetzt werden. Brustwickel (➤ 14.5.6), Abklopfen (➤ 14.5.6), Erlernen einer geeigneten Hustentechnik (➤ 14.5.7) und Anwendung von PEP-Geräten (➤ 14.5.3) sind sinnvolle Ergänzungen. Pflanzliche Mittel, z. B. Spitzwegerich, Thymian, Eibischwurzel und Efeu (➤ Abb. 14.5) in Tees oder Hustensäften, können bei Husten ebenfalls sehr wirksam sein. [6]

14.4.9 Dyspnoe

DEFINITION

Dyspnoe (griech. *dys = schwierig, pnoia = Atmung; Atemnot):* erschwerte Atmung. (Subjektives) Gefühl, nicht genug Luft zu bekommen und die Atemtätigkeit steigern zu müssen. Zustand von Luftmangel.
Orthopnoe: schwerste Form der Dyspnoe mit Atemnot schon in Ruhe.

Ursachen

Eine **Dyspnoe** kann viele Ursachen haben, z. B.

- **Pulmonal** *(die Lunge betreffend):*
  - Erhöhter Atemwegswiderstand *(Resistance),* z. B. bei Fremdkörperaspiration, chronisch-obstruktiver Bronchitis

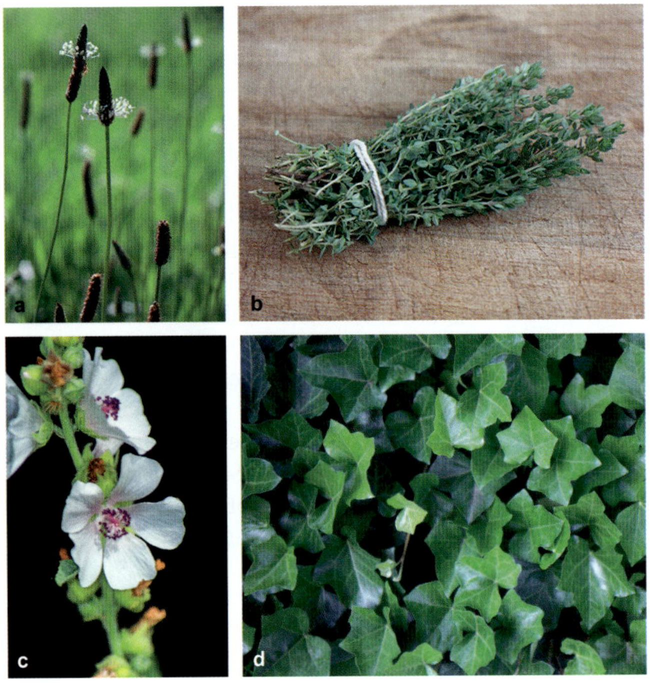

Abb. 14.5 Verschiedene Pflanzen besitzen hustenlindernde Eigenschaften, z. B. Spitzwegerich (a), Thymian (b), echter Eibisch (c) und Efeu (d). Als Tees und in Hustensäften können sie bei Husten verabreicht werden. [J787]

  - Verminderte Gasaustauschfläche, z. B. bei Pneumonie, Atelektasen (➤ 14.5.2), Pneumothorax
  - Verminderte Lungendehnbarkeit *(Compliance)*, z. B. bei Lungenfibrose, Skoliose, Pleuraerguss
  - Verminderte Durchblutung der Alveolen, z. B. bei Lungenembolie, pulmonaler Hypertonie
- **Kardial** *(das Herz betreffend):*
  - Akute dekompensierte Herzinsuffizienz
  - Herzinfarkt
  - Herzrhythmusstörungen
  - Perikarditis, Perikarderguss
- **Extrathorakal** *(außerhalb des Thorax):*
  - Verminderte Sauerstofftransportmöglichkeit bei Anämie
  - Adipositas (➤ 18.2.5)
  - Struma *(Vergrößerung der Schilddrüse)*
  - Neuromuskuläre Erkrankungen, z. B. Amyotrophe Lateralsklerose (ALS)
  - Psychische Faktoren, Depression, Angst, starke Schmerzen
  - Physiologisch bei körperlicher Anstrengung

Schweregrade

Die **Schweregrade** einer Dyspnoe können auf unterschiedliche Weise eingeteilt werden.

Die **Borg-Skala** eignet sich zur Selbsteinschätzung durch die Patientin. Die Einschätzung reicht von „keine Atemnot" (0 Punkte) über „mittelmäßige Atemnot" (3 Punkte) und „sehr schwerer Atemnot" (7 Punkte) bis zur „maximalen Atemnot" (10 Punkte). [8]

Tab. 14.4 ATS-Skala zur Bestimmung des Schweregrads einer Dyspnoe.

Grad	Symptome
0	Keine Dyspnoe, außer bei deutlicher körperlicher Anstrengung
1	Milde Dyspnoe. Atemnot bei raschem Gehen oder leichtem Anstieg
2	Mäßige Dyspnoe. Atemnot beim Gehen in der Ebene, Pausen zum Atemholen auch bei eigenem Tempo
3	Schwere Dyspnoe. Pausen beim Gehen schon nach einigen Minuten notwendig oder nach etwa 100 m im Schritttempo
4	Sehr schwere Dyspnoe. Zu kurzatmig, um das Haus zu verlassen. Atemnot schon beim Reden und/oder Ankleiden

Die **ATS-Skala** (nach der *American Thoracic Society,* ➤ Tab. 14.4) bietet ebenfalls eine Möglichkeit, den Schweregrad der Atemnot einer Patientin zu objektivieren. [9]

Kleinere Kinder können noch nicht differenziert ihre Beschwerden beschreiben. Zur Einschätzung einer Dyspnoe bzw. zur Beurteilung einer Verbesserung durch therapeutische Maßnahmen können kindgerechte Scores eingesetzt werden (➤ Abb. 14.6). [10]

Für Atemnot, die sich unter körperlicher Belastung zeigt, gibt es auch den Begriff der **Belastungsdyspnoe.** Patientinnen, die schon in Ruhe unter Atemnot leiden, haben eine **Ruhedyspnoe.**

Orthopnoe bezeichnet einen Zustand schwerster Atemnot, bei dem die Patientin nur noch aufrecht sitzend und unter Zuhilfenahme der Atemhilfsmuskulatur atmen kann.

Patientinnen mit Dyspnoe haben meist weitere Symptome, die Hinweise auf die Ursache liefern können:

- Tachy- oder Bradypnoe (➤ 14.4.2), auffällige Atemgeräusche (➤ 14.4.5)
- Tachykardie (➤ 15.2.3), Hyper- oder Hypotonie (➤ 15.3.3)
- Husten und Auswurf (➤ 14.4.8)
- Schwitzen (➤ 16.5.3)
- Blasse oder zyanotische Haut (➤ 14.4.10)
- Schmerzen im Bereich des Thorax oder Abdomens
- Motorische Unruhe
- Sichtbarer Einsatz der Atemhilfsmuskulatur (Muskulatur von Hals und Schultergürtel)
- Beklemmungsgefühl, Angst bis Todesangst

Säuglinge und Kleinkinder zeigen typischerweise noch:

- Nasenflügelatmung (➤ 14.4.4)
- Einziehungen am Brustkorb und im Abdomen
- Wenig Bewegung
- Oft größere Anhänglichkeit, Weinerlichkeit

Prävention und Gesundheitsberatung

Patientinnen mit Atemwegserkrankungen oder einem erhöhten Risiko dafür können selbst viel tun, um die Krankheitssituation zu stabilisieren und Komplikationen vorzubeugen.

Viele Maßnahmen, die der Unterstützung und Förderung der Atmung dienen, sind einfach, auch die Anwendung einfacher Atemgeräte. Pflegefachpersonen nehmen sich deshalb Zeit, den Patientinnen mit Atemübungen und/oder dem Atemgerät vertraut zu machen und deren Ziele zu erklären. Gegebenenfalls nimmt die Patientin auch an einer Schulung teil oder wird vom Physiotherapeuten angeleitet.

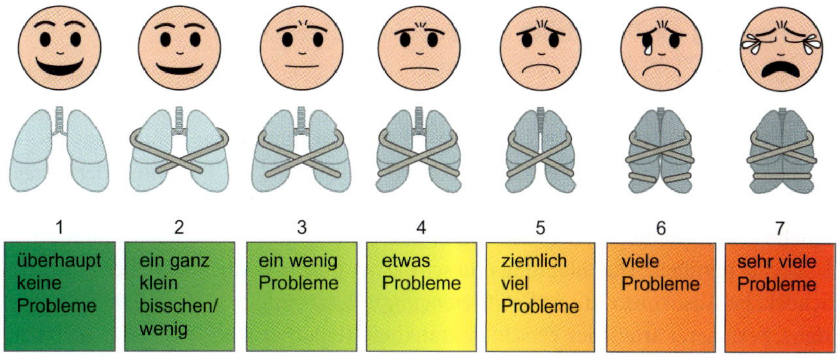

Abb. 14.6 Pediatric Dyspnea Scale (PDS). Dyspnoe-Skala für Kinder bis ca. 6 Jahre, um die Intensität der Atembeschwerden anzugeben. [F334–002]

Pflegerische Maßnahmen bei Dyspnoe

Akute Dyspnoe stellt für die Patientin immer eine essenzielle Bedrohung dar, nicht selten erlebt sie sie als lebensbedrohlich. Chronische Atemnot (z. B. bei chronisch-obstruktiven Lungenerkrankungen) schränkt die Betroffenen in allen Lebensaktivitäten ein. Eine **Dyspnoe** muss deshalb von Pflegenden und Ärzten immer ernst genommen und vorrangig behandelt werden.

NOTFALL

Erstmaßnahmen bei Atemnot:

- Um zusätzliche Hilfe rufen
- Patientin nicht allein lassen, sie beruhigen und ihr ein Gefühl von Sicherheit vermitteln
- Beengende Kleidung öffnen, ggf. Fenster öffnen
- Patientin in eine Position bringen, in der sie die Atemhilfsmuskulatur besser einsetzen kann (➤ 14.5.5)
- Patientin zu einer ökonomischen Atmung anleiten (➤ 14.5.3)
- Notfall- oder Bedarfsmedikamente nach Arztanordnung verabreichen
- Sauerstoffgabe unter sorgfältiger Beobachtung der Patientin oder nach Arztanordnung (➤ 14.5.9)
- Gegebenenfalls Bronchialsekret absaugen (➤ 14.5.8)
- Bewusstseinslage, Blutdruck, Puls und Atmung engmaschig kontrollieren
- Gegebenenfalls Verlegung auf die Intensivstation vorbereiten oder Notarzt rufen

14.4.10 Zyanose

DEFINITION

Zyanose: bläuliche Färbung von Haut und Schleimhäuten. Zeichen einer unzureichenden Sauerstoffversorgung.

Zyanose bezeichnet eine mit dem bloßen Auge sichtbare Blauverfärbung der Haut und Schleimhäute. [2]

- Bei der **zentralen Zyanose** ist die Sauerstoffsättigung des arteriellen Bluts unzureichend, d. h., der Sauerstoffpartialdruck ist im Blut ist erniedrigt. Ursachen sind Lungenfunktionsstörungen und/oder Herzerkrankungen. Die zentrale Zyanose betrifft immer den ganzen Körper. Sie ist daran zu erkennen, dass auch gut durchblutete Körperbereiche wie etwa die Zunge zyanotisch sind.
- Bei der **peripheren Zyanose** *(Ausschöpfungszyanose)* ist die Sauerstoffausnutzung der Gewebe gesteigert. Zugrunde liegt eine verminderte Durchblutung oder ein erhöhter Sauerstoffbedarf der Gewebe. Die periphere Zyanose kann den ganzen Körper (z. B. bei Herzinsuffizienz) betreffen und ist dann v. a. an den Akren (Nase, Lippen, Finger, Zehen) besonders deutlich sichtbar. Es können aber auch nur einzelne Körperteile zyanotisch sein, z. B. bei einer Beinvenenthrombose.

Bei neu aufgetretener oder sich verstärkender Zyanose informieren Pflegende unverzüglich den Arzt.

14.4.11 Pulsoximetrie und Blutgasanalyse

DEFINITION

Pulsoximetrie: nichtinvasives kutanes fotometrisches Verfahren zur Messung der arteriellen Sauerstoffsättigung (SaO_2; partielle Sauerstoffsättigung, SpO_2). Gleichzeitig erfolgt in der Regel auch das Messen der Pulsfrequenz.

Blutgasanalyse *(BGA):* Bestimmung der Teildrücke (➤ 14.4.4) der Atemgase Sauerstoff und Kohlendioxid im arteriellen oder arterialisierten Blut. Es werden weitere Parameter bestimmt, die Aussagen über den Säure-Basen-Haushalt machen.

Für die **Pulsoximetrie** wird ein Klemm- oder Klebesensor (➤ Abb. 14.7) an Finger, Ohrläppchen, Nase oder Zehe angebracht, der dann transkutan die arterielle Sauerstoffsättigung misst: die Lichtquelle sendet Licht zweier definierter Wellenlängen durch das Gewebe. Mit Sauerstoff gesättigtes Hämoglobin (in den Erythrozyten) absorbiert das Licht, im Gegensatz zu nicht mit Sauerstoff gesättigtem Hämoglobin. Der gegenüberliegende Fotodetektor misst, abgestimmt auf die Pulswelle, das nicht resorbierte Licht, und ein Mikroprozessor errechnet schließlich die Sauerstoffsättigung. [9]

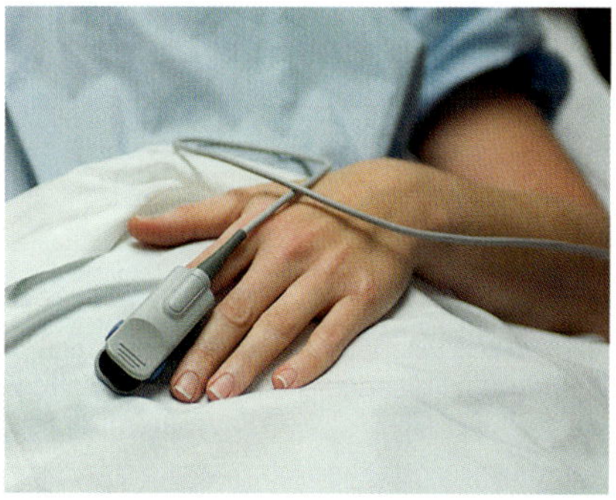

Abb. 14.7 Pulsoximeter mit einem Sensor für die Messung am Finger. Batteriebetriebenes Pulsoximeter (➤ Abb. 15.3). [J787]

14

VORSICHT

Zur **Vermeidung von Druckstellen** muss die Position des Sensors alle 2–3 Stdn. verändert werden.

Die angezeigte Prozentzahl sagt aus, wie viel Prozent des vorhandenen Hämoglobins in den Erythrozyten mit Sauerstoff gesättigt ist.
Normwert SaO_2/SpO_2: > 96 %, bei älteren Menschen > 93 %.
Mögliche **Fehlerquellen** bei der Messung sind:

- Schlechte periphere Durchblutung und schwacher Puls, z. B. im Schock, bei Vasokonstriktion *(Gefäßverengung)*, Herzinsuffizienz, peripherer arterieller Verschlusskrankheit, Hypothermie oder kaltem Messort
- Bewegung, z. B. Zittern
- Blutdruckmessung an derselben Extremität
- Lichteinfall von außen auf den Sensor
- Ikterus, Schmutz, Nagellack und andere Verfärbungen im durchstrahlten Bereich
- Verändertes Hämoglobin, z. B. bei Kohlenmonoxidvergiftung [9]

Sauerstoffsättigung und Sauerstoffversorgung

Trotz guter Sauerstoffsättigung kann die Sauerstoffversorgung des Körpers unzureichend sein, z. B. bei einer hochgradigen Anämie *(Blutarmut)!*

Die **Blutgasanalyse** ist eine Überwachungsmaßnahme u. a. bei Lungenerkrankungen und Sauerstoffgabe. Bei einer BGA werden die Partialdrücke (Teildrücke ➤ 14.4.4) der Atemgase Sauerstoff und Kohlendioxid, der pH-Wert und das Standardbikarbonat (Puffer im Säure-Basen-Haushalt) im arteriellen oder arterialisierten Blut gemessen. Die BGA erlaubt eine Beurteilung der Ventilation, des Gasaustauschs in der Lunge und der Säure-Basen-Situation im Körper.

Für eine Blutgasanalyse aus dem *arteriellen Blut* muss die Ärztin eine Arterie (i. d. R. die A. radialis oder A. femoralis) punktieren (➤ 26.6.7). Technisch einfacher und komplikationsloser ist die Abnahme von *arterialisiertem Kapillarblut* aus dem Ohrläppchen oder bei Kleinkindern aus der Ferse, wobei die Entnahmestelle vorher mit einer durchblutungsfördernden Salbe eingerieben wird. Blutgasanalysen werden in der ambulanten Pflege und der stationären Altenpflege selten durchgeführt.

14.5 Pflegerische Interventionen

Pflegerische Interventionen zur Förderung und Unterstützung der Atmung beginnen mit einer kriteriengeleiteten Beobachtung der Atmung (➤ 14.2, ➤ 14.3, ➤ 14.4).
Ziele der pflegerischen Interventionen sind:

- Die individuelle (Risiko-)Situation der Patientin bezüglich ihrer Atmung ist erkannt.
- Der Pflege-, Beratungs- und Prophylaxebedarf ist ermittelt.
- Die Selbstpflegefähigkeit bzw. Pflegebedürftigkeit ist eingeschätzt und geeignete Pflegemaßnahmen sind geplant.
- Veränderungen bezüglich der Atemsituation sind erkannt, nach Möglichkeit gemessen, z. B. durch Zählen der Atemzüge, mithilfe der ATS-Skala (➤ Tab. 14.4) oder anhand der Kriterien zur Beobachtung der Atmung (➤ 14.2) möglichst objektiv beschrieben.
- Notwendige Maßnahmen zur Unterstützung und Verbesserung der Atemsituation sind eingeleitet.
- Durchgeführte Pflegemaßnahmen sind evaluiert, die Patientin und ihr Therapieerfolg sind überwacht.
- Drohende Gefahren und Komplikationen bezüglich der Atmung (z. B. Pneumoniegefahr, Lungenembolie) sind frühzeitig erkannt bzw. abgewendet.
- Wünsche und Bedürfnisse der Patientin sind erfasst.

14.5.1 Einschätzung der individuellen Atemsituation und Feststellung von Gefährdungen

Die **Einschätzung der individuellen Atemsituation** ergibt sich durch die Beobachtungen (➤ 14.3) und die individuellen Risikofaktoren (z. B. vorbestehende Atemwegserkrankung, Rauchen). Sie ist die Voraussetzung für die Planung individueller prophylaktischer und/oder therapeutische Maßnahmen (➤ Abb. 14.8).

Die **Atemerfassungsskala** oder **Atemskala nach Bienstein** (➤ Tab. 14.5) wurde im Jahr 2000 von der Pflegewissenschaftlerin *Christel Bienstein* entwickelt. Sie ist in Deutschland in vielen Einrichtungen des Gesundheitswesens etabliert, wurde aber bis dato nicht wissenschaftlich evaluiert. Die Atemskala nach Bienstein kann daher als *nicht wissenschaftlich gestützte Empfehlung* gelten, die Atemsituation bei einer Patientin umfassend einzuschätzen. Sie unterstützt die

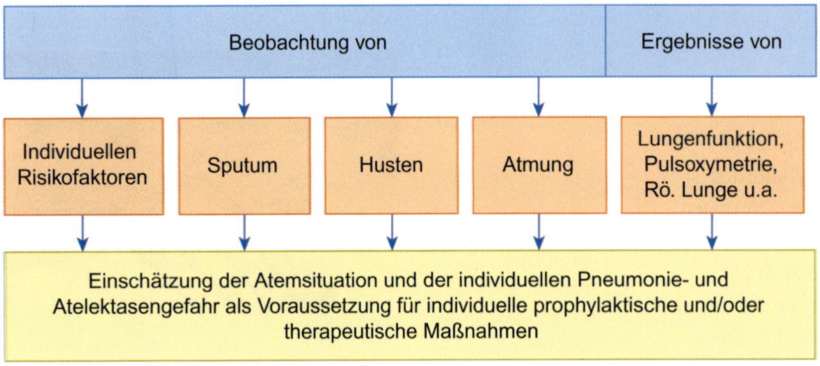

Abb. 14.8 Gezielte und individuelle Einschätzung der Atemsituation und Erkennen von Gefährdungen. [L143]

Tab. 14.5 Kategorien der Atemerfassungsskala nach Bienstein bzw. Risikofaktoren für eine Pneumonie. [T352]

• Eingeschränkte Mitarbeit bei atemtherapeutischen Maßnahmen (➤ 14.5.3) • Aktuelle Lungenerkrankung, z. B. akute Bronchitis • Frühere und/oder bestehende chronische Lungenerkrankung • Immunschwäche, z. B. Multimorbidität, Chemotherapie, Einnahme von immunsuppressiven Medikamenten • Rauchen und/oder Passivrauchen • Die Atmung beeinträchtigende Schmerzen, z. B. nach Operationen im Bauch, Thorax → Schonatmung • Manipulative oro-tracheale Maßnahmen, z. B. Mund- und Nasenpflege, endotracheales Absaugen (➤ 14.5.8), Tracheostoma (➤ 14.5.10)	• Schluckstörung mit Gefahr einer Aspiration (➤ 18.6) • Mobilitätseinschränkung (➤ 20.2), Immobilität (➤ 20.4) • Lungengefährdende Berufstätigkeit, z. B. mit Farben, Lacke, Stäube • Intubationsnarkose, Beatmung • Beeinträchtigte Bewusstseinslage, z. B. sedierte Patientinnen, Patientinnen im Syndrom der reaktionslosen Wachheit (➤ 23.12) • Oberflächliche, flache Atmung (➤ 14.4.3), z. B. bei allgemeiner Schwäche, neuromuskulären Erkrankungen • Pathologische Atemfrequenz und veränderter Atemrhythmus, Dyspnoe (➤ 14.4.2, ➤ 14.4.4, ➤ 14.4.9) • Einnahme atemdepressiver Medikamente, z. B. Opiate

Pflegenden bei der differenzierten Beobachtung und Beurteilung der individuellen Atemsituation. Das Ergebnis der zusammengezählten Punkte muss immer individuell kritisch beurteilt werden. [6]

14.5.2 Pneumonie- und Atelektasenprophylaxe

DEFINITION

Pneumonie (griech. *pneumon = Lunge; Lungenentzündung):* akute oder chronische Entzündung der Lungen, die die Alveolen und/oder das Interstitium umfasst. Ursachen können Erreger (Bakterien, Viren, Pilze, Mykoplasmen, Protozoen), Allergien, physikalisch-chemische Reize (Bestrahlung, Reizgase) oder Aspiration (z. B. Flüssigkeiten, Nahrungsbestandteile) sein.

Atelektase (griech. *ateles = unvollständig, ektasis = Ausdehnung):* nicht oder unvollständig belüftete Lungenabschnitte, die Alveolen sind teilweise oder vollständig kollabiert, in ihnen findet kein Gasaustausch mehr statt. Häufig sind es gestaute Sekrete, die zu *Minderbelüftung* führen. In der Folge kommt es zur *Minderdurchblutung* in diesen Lungenabschnitten. Je größer die nicht belüfteten Bezirke, umso eher leidet die Patientin unter Atemnot. Gestaute Sekrete stellen außerdem einen guten Nährboden für Erreger und damit für eine Pneumonie dar.

Einfache Atemwegserkrankungen sind bei Kindern häufig, da das Immunsystem noch nicht vollständig entwickelt ist. Sie heilen in der Regel unproblematisch ab. Gefahren ergeben sich, wenn eine Mittelohrentzündung hinzukommt oder bei schwerwiegenden Infektionskrankheiten wie Keuchhusten oder Pseudokrupp.

Junge und gesunde Menschen haben ein geringes Risiko für eine Atemwegserkrankung. Der klassische grippale Infekt in den Wintermonaten ist normalerweise nach einigen Tagen auskuriert, Komplikationen drohen kaum. Ganz anders die Situation bei kranken und älteren Menschen, bei Kindern und Erwachsenen mit einer vorbestehenden Atemwegserkrankung und bei Frühgeborenen und Säuglingen. Sie sind in hohem Maße von Atemwegskomplikationen bedroht. Besonders gefürchtet ist die Pneumonie, die für 70 % aller tödlich verlaufenden nosokomialen Infektionen (➤ 10.2.5) verantwortlich ist. Weitere gefährdete Patientengruppen sind in ➤ Tab. 14.5 aufgeführt.

Die folgenden pflegerischen Interventionen sollen nicht nur eine Pneumonie und Atelektasen verhindern, sondern auch bestehende chronische Atemwegserkrankungen, (subjektive) Einschränkungen der Atmung und die Atmung insgesamt verbessern. Alle pflegerischen Interventionen, die einen positiven Einfluss auf die Atmung der Patientin haben, dienen auch der **Pneumonie- und Atelektasenprophylaxe.**

14.5.3 Unterstützung und Förderung der Atmung

Gute Raumluft

Die Luft in Patientenzimmern ist oft schlecht, d. h., sie ist verbraucht, mit schlechten Gerüchen behaftet und vor allem während der Heizperiode im Winter häufig zu trocken. In trockener Luft können infektiöse Aerosole (z. B. mit Grippeerregern), die durch Sprechen, Husten, Niesen in die Luft gelangt sind, weite Strecken zurücklegen und stundenlang infektiös bleiben.

Behaglich und gesund ist die Raumluft bei 19–21 °C und einer relativen Luftfeuchtigkeit von ca. 50 %. Im Bad darf es mit 21–23 °C etwas wärmer sein, während im Schlafbereich/während der Nacht eine Temperatur von 18 °C für einen angenehmen Schlaf sorgt. Mit handelsüblichen Thermo-Hygrometern (➤ Abb. 14.9) lassen sich Temperatur und Luftfeuchtigkeit messen. [11]

Pflegerische Interventionen

2–4-mal täglich die Patientenzimmer, aber auch Flure, Gemeinschaftsräume u. a. lüften, je nachdem wo, wie oft und wie viele Menschen sich in einem Raum aufhalten. Sinnvoll ist das Lüften im Anschluss an das Kochen, Baden oder Putzen. Kurzes Querlüften oder Stoßlüften spart in der Heizperiode Energiekosten. Durch das Querlüften wird schnell und effektiv ein kompletter Luftaustausch hergestellt. [8] Luft-

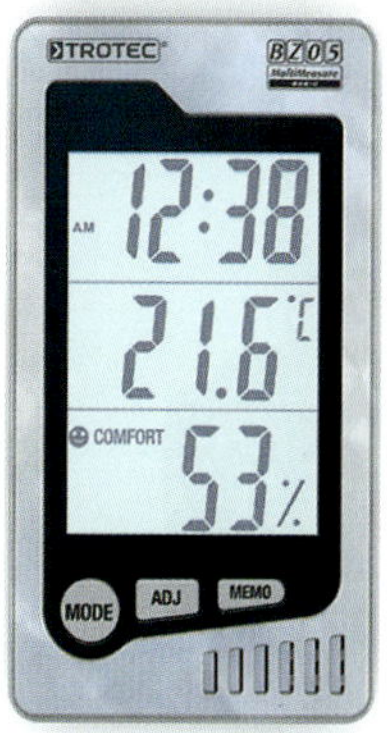

Abb. 14.9 Ein Thermo-Hygrometer gibt nicht nur Auskunft über die Raumtemperatur (hier 21,6 °C), sondern auch über die Luftfeuchtigkeit, hier sind es 53 %. [V604]

befeuchter sind in der Regel überflüssig. Regelmäßiges Lüften sorgt auch in den Wintermonaten für eine ausreichende Luftfeuchtigkeit. Es versteht sich von selbst, dass Rauchen und Passivrauchen gerade in geschlossenen Räumen eine schädigende Wirkung haben.

VORSICHT
Patientinnen dürfen **nicht der Zugluft ausgesetzt werden** – das gilt insbesondere für Säuglinge und Kleinkinder.

Mobilisation und Bewegung

Bei Bewegung jeglicher Art brauchen die Muskeln mehr Sauerstoff, und es fällt mehr Kohlendioxid an. Der Körper versucht, den erhöhten Sauerstoffbedarf zu decken, indem er die Atmung intensiviert. Gleichzeitig wird das vermehrt anfallende Kohlendioxid abgeatmet.

Studien belegen, dass Bewegung bei chronischen Atemwegserkrankungen Ausdauer und körperliche Belastbarkeit steigert. [12]

Pflegerische Interventionen

Aktive und/oder passive Bewegungsübungen, Frühmobilisation (➤ Abb. 14.10, ➤ 20.5.5, ➤ 20.5.4) und Laufen mehrmals am Tag sind also auch eine Maßnahme zur Förderung der Atmung und zur Pneumonieprophylaxe. Bei der Art der körperlichen Betätigung ist es wichtig, die Allgemein- und Atemsituation der Patientin zu beachten.

Im Alltag sind je nach körperlicher Leistungsfähigkeit Wandern, Walken, Radfahren, Tanzen, Schwimmen, Gymnastik, leichtes Krafttraining geeignet. [12]

Kinder sollen spielen und auch mal toben, ggf. muss Letzteres bei kranken Kindern auf ein gewisses Maß beschränkt werden.

VORSICHT
Leidet die Patientin schon **in Ruhe** unter **Atemnot** (➤ 14.4.9), ist Bewegung kontraindiziert. In einer solchen Situation muss zunächst die Ursache der Atemnot behandelt und die Atemsituation verbessert werden.

Atemtherapie

Atemtherapie gehört in den Aufgabenbereich der Pflege und der Physiotherapie. Meist kann der Physiotherapeut nur einmal täglich kommen, in der ambulanten Pflege oder dem Altenheim häufig nur zweimal in der Woche oder gar nicht – für eine wirksame Atemtherapie und Pneumonie- und Atelektasenprophylaxe nicht ausreichend. Da sich im Pflegealltag viele Möglichkeiten für atemtherapeutische Maßnahmen bieten, können Pflegefachpersonen und nach entsprechender Anleitung auch Angehörige/Eltern die Arbeit des Physiotherapeuten wirkungsvoll unterstützen. Im Idealfall haben sich beide Berufsgruppen und die Angehörigen bzw. Eltern abgestimmt. [7]

Ziele

- Bewusstmachen der Atmung
- Vertiefung der Atmung und damit Belüftung tieferer Lungenbezirke
- Stärkung und Training der Atemmuskulatur
- Entspannung bei Unruhe, Angst, Schlaflosigkeit
- Verlängerung der Gasaustauschzeit und damit Verbesserung des Gasaustauschs
- Förderung des thorakalen Sogs durch eine vertiefte Atmung, was wiederum den venösen Rückfluss zum Herzen unterstützt

Die **Häufigkeit der Wiederholung** richtet sich nach dem Vermögen der Patientin, fünf bis zehn Wiederholungen sind sinnvoll. Die Übungen sollen nach Möglichkeit mehrmals am Tag durchgeführt werden. Viele lassen sich in die morgendliche Grundversorgung mit einbauen oder beim Positionieren und Betten durchführen. [7]

Vorbereitungen

- Zimmer lüften
- Patientin nach Möglichkeit in eine Oberkörperhochlage bringen, an den Bettrand oder auf einen Stuhl setzen, auch Stehen ist möglich
- Gegebenenfalls rechtzeitig vorher ein Schmerzmittel verabreichen

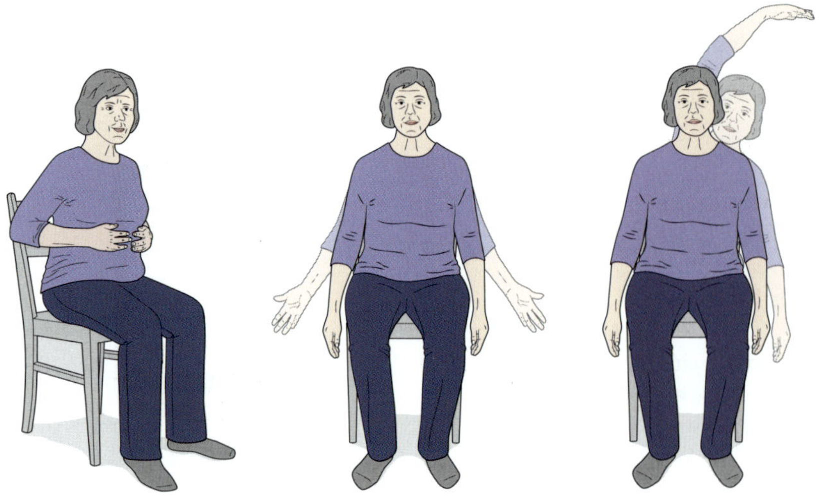

Abb. 14.10 Beispiele für aktive Bewegungsübungen zur Förderung der Atmung und zur Pneumonieprophylaxe. Die Bewegungsübungen können auch passiv durch die Pflegefachperson ausgeführt werden, sowohl im Bett als auch im Stuhl sitzend oder im Stehen.
Links: Die Patientin hat beide Hände an den Rippenbögen und versucht diese wegzuatmen. Mitte: Die Patientin nimmt mit der Einatmung die Arme nach oben und mit der Ausatmung wieder nach unten. Rechts: Die Patientin zieht mit einem Arm bei der Einatmung seitlich nach oben und nimmt bei der Ausatmung den Arm wieder nach unten, mit der nächsten Einatmung nimmt sie den anderen Arm nach oben. [L264]

- Die Atemwege sollen frei von Sekreten sein, ggf. vorher Maßnahmen zur Sekretlockerung und -entleerung (➤ 14.5.6) durchführen
- Ziel und Durchführung der Maßnahmen erläutern, ggf. demonstrieren

Einfache Atemübungen

VORSICHT

➤ 14.4.3

Pflegende achten bei allen Atemübungen darauf, dass die Patientin ruhig und gleichmäßig tief atmet und nicht tachypnoisch wird. Diese **Gefahr der Hyperventilation** besteht immer, wenn man sich bewusst auf die Atmung konzentriert.

Es gibt eine Vielzahl von **einfachen Atemübungen** (➤ Abb. 14.10). Die nachfolgend beschriebenen stellen nur eine kleine Auswahl dar.

- **Übung 1:** Patientin auffordern, tief und langsam durch die Nase einzuatmen und durch Mund oder Nase wieder auszuatmen.
- **Übung 2:** Patientin auffordern, tief und langsam durch die Nase in den Bauch einzuatmen; Ausatmung wie Übung 1.
- **Übung 3:** Patientin auffordern, tief und langsam durch die Nase in den Brustkorb einzuatmen; Ausatmung wie Übung 1.
- **Übung 4:** Patientin auffordern, tief und langsam durch die Nase einzuatmen und dann die Luft kurz anzuhalten; Ausatmung wie Übung 1.
- **Übung 5:** Patientin auffordern, beim Einatmen die Arme nach vorne oder nach oben zu nehmen, beim Ausatmen die Arme wieder langsam nach unten sinken zu lassen.
- **Übung 6:** Patientin auffordern, beim Einatmen die Schultern nach oben zu ziehen und den Oberkörper zu strecken, beim Ausatmen Schultergürtel und Oberkörper langsam zu senken und zu entspannen.
- **Übung 7:** Patientin auffordern, die Arme vor der Brust anzuwinkeln, sodass sich die Fingerspitzen berühren, beim Einatmen dann die Ellenbogen so weit wie möglich mit den Schultern nach hinten zu ziehen. Beim Ausatmen kommen die Ellenbogen wieder nach vorne, bis sich die Fingerspitzen berühren.
- **Übung 8: Airstacking** *(Luftanhäufung):* Patientin auffordern, einzuatmen, die Luft kurz anzuhalten und dies mehrmals zu wiederholen. Nach dem letzten Einatmen Patientin auffordern, nochmals 2 Sek. die Luft anzuhalten und dann mit der dosierten Lippenbremse (➤ nächste Seite) langsam auszuatmen.
- **Übung 9: Therapeutische Nasenenge:** Patientin auffordern, die Nasenflügel mit zwei Fingern leicht zusammenzudrücken und dann tief einzuatmen. Alternativ: ein Nasenloch ganz verschließen, wodurch ein Reflex zur Weitstellung der Bronchien ausgelöst wird. Die Patientin muss tiefer einatmen, um das gleiche Atemzugvolumen zu erreichen, was die Atemmuskulatur trainiert.

Kindgerechte Atemübungen

Kindern können Atemübungen spielerisch und mit einfachen Worten erklärt werden. So soll z. B. das Einatmen „den Bauch dick werden lassen", das Ausatmen lässt ihn „wieder dünn werden". Die Frequenz, mit der die Übungen ausgeführt werden, muss der Atemnormfrequenz des jeweiligen Alters entsprechen (➤ Tab. 14.1). Es kann sinnvoll sein, zunächst die Atemzüge des Kindes in Ruhe zu zählen. Singen und Lachen können die Atmung positiv unterstützen, ebenso das Spiel mit Seifenblasen oder einem kleinen Windrad.

14

Kontaktatmung

Bei der **Kontaktatmung** wird die Inspiration mittels Handkontakt betont. Die Pflegefachperson legt abwechselnd ihre Hände auf das Abdomen, das Brustbein, seitlich an den Brustkorb oder an die Flanken der Patientin (➤ Abb. 14.11). Dadurch kann sie ihre Bauch- und Brustatmung intensivieren.

Der Druck der Hände der Pflegefachperson während der Inspiration wird so dosiert, dass ihn die Patientin gut überwinden kann. Dazu wird sie aufgefordert „die Hände wegzuatmen". Durch eine leichte manuelle Kompression unterstützt die Pflegefachperson die Exspiration.

Die Kontaktatmung kann im Liegen, Sitzen oder Stehen durchgeführt werden. [7]

Ausatmen gegen Widerstand, PEP-Atmung

Bei der **PEP-Atmung** (engl. *positive expiratory pressure = positiver Ausatemdruck)* wirkt während der Ausatmung ein erhöhter Druck in den Bronchien und der Lunge. Dadurch wird der Tracheobronchialbaum stabilisiert, einem Kollaps von Bronchien und Alveolen wird

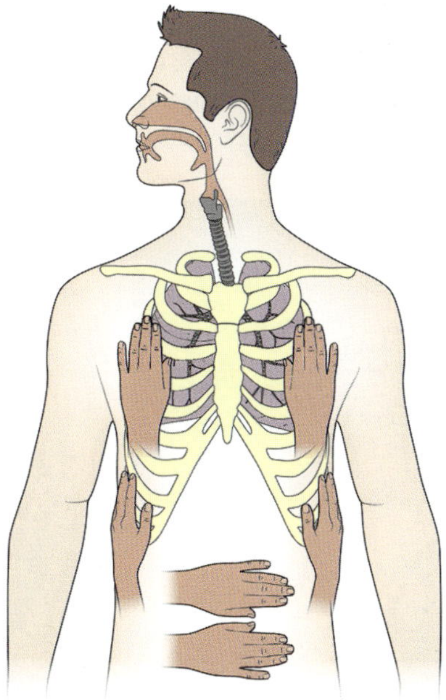

Abb. 14.11 Kontaktatmung. Durch die unterschiedliche Positionierung der Hände wird die Patientin angehalten, die Bauch- oder Brustatmung zu intensivieren. [L264]

vorgebeugt und einem Bronchospasmus entgegengewirkt. Durch die erleichterte Ausatmung werden in der Folge auch die Einatmung und damit die Sauerstoffversorgung verbessert. [13]

VORSICHT

Da das Ausatmen gegen einen Widerstand den Druck in den Atemwegen erhöht, werden diese Übungen **bei Patientinnen mit Lungenemphysem** (Alveolen sind irreversibel erweitert und zerstört, Blasen entstanden, in denen sich die Luft staut) **nicht durchgeführt**. Es besteht die Gefahr, dass Emphysemblasen platzen und ein Pneumothorax (Luft in der Pleurahöhle) entsteht.

Es gibt verschiedene Möglichkeiten für das Ausatmen gegen einen Widerstand:

Dosierte Lippenbremse

Bei der **dosierten Lippenbremse** schließt die Patientin ihre Lippen locker. Nach einer langsamen und tiefen Einatmung durch die Nase atmet sie durch den Mund und die locker geschlossenen Lippen aus. Das Ausatmen soll ohne Druck erfolgen und keine Ausatemgeräusche erzeugen. Die dosierte Lippenbremse ist die Technik schlechthin bei akuter Atemnot, z. B. nach körperlicher Anstrengung oder bei einem Asthmaanfall. [13]

Trinkhalm und Wasserglas

Bei der Übung **Trinkhalm und Wasserglas** atmet die Patientin langsam und tief durch die Nase ein und durch einen dicken Trinkhalm in ein wassergefülltes Glas aus. Die Eintauchtiefe des Trinkhalms ins Wasser bestimmt dabei die Stärke des Atemwegswiderstands. Es sollen nur wenige Luftblasen entstehen, denn dann atmet die Patientin langsam aus, und der erhöhte Atemwegswiderstand kann wirken. Die Übung mit der „Blubberflasche" bringt vor allem Kindern viel Spaß.

PEP-Geräte

VRP-Geräte ➤ 14.5.6

Einfache **PEP-Geräte** (z. B. BA-Tube®, PEP-Maske ➤ Abb. 14.12) wirken wie die dosierte Lippenbremse. Die Patientin atmet durch diese Geräte gegen einen Widerstand aus, der meist individuell eingestellt werden kann. Diese Hilfsmittel können sowohl zum Atemtraining als auch bei beginnender Atemnot eingesetzt werden. [13]

Atemtraining mit SMI-Trainern

Das **Atemtraining mit SMI-Trainern** (engl. *sustained maximal inspiration = anhaltend maximale Einatmung)* bewirkt eine anhaltende tiefe Einatmung. Dadurch wird die Inspiration verbessert und die Gasaustauschzeit verlängert, tief liegende Lungenbezirke werden belüftet. Mittels der Geräte bekommt die Patientin Rückmeldung über „ihre Leistung" und wird motiviert, diese ggf. zu verbessern. Damit sie ausschließlich durch den Mund einatmet, erhält die Patientin ggf. eine Nasenklemme. Kinder können mit diesen einfachen Geräten spielerisch Atemübungen erlernen.

Man unterscheidet **zwei Arten von SMI-Trainern:**

1. **Volumenorientierte Geräte** (➤ Abb. 14.13a), bei denen das zu erreichende Volumen vorgegeben wird (z. B. Voldyne® 5.000, Respiflo® 2.500/5.000). Je mehr Luft eingeatmet wird, umso höher steigt der Kolben in der großen Kammer. Die Patientin hat so eine Kontrolle über das eingeatmete Volumen. Die Geräte bieten die Möglichkeit, das zu erreichende Volumen vorab einzustellen (auf dem Beipackzettel findet sich eine Tabelle über Lungenvolumen abhängig vom Alter und der Größe bei Kindern, Frauen und Männern). Die Strömungsgeschwindigkeit soll so schnell sein, dass der seitliche Schwimmer zwischen den Markierungen gehalten wird. Nach dem Einatmen nimmt die Patientin das Mundstück aus ihrem Mund und atmet aus. Nach einigen normalen Atemzügen wiederholt sie die Übung mit dem Gerät.
1. **Floworientierte Geräte** (➤ Abb. 14.13b), bei denen die Einatemluft eine bestimmte Strömungsgeschwindigkeit erreichen muss, um einen oder mehrere Bälle in der Schwebe zu halten (z. B. Triflo® II, Mediflo® duo). Dazu umschließt die Patientin das Mundstück fest mit den Lippen und atmet kräftig und anhaltend ein, sodass ein oder zwei Bälle in der Schwebe gehalten werden. Nach der Einatmung nimmt sie das Mundstück aus dem Mund und atmet aus. Nach einigen normalen Atemzügen wiederholt die Patientin die Übung mit dem Gerät.

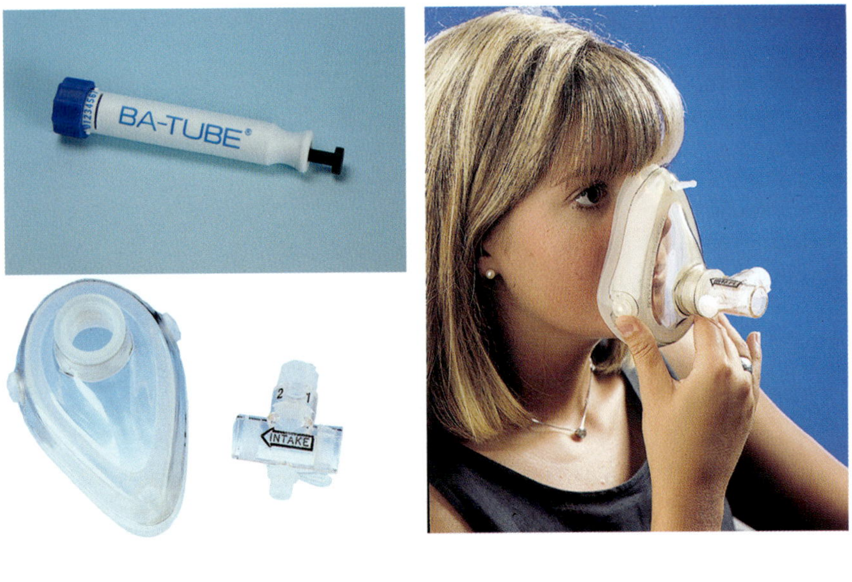

Abb. 14.12 Zwei unterschiedliche PEP-Geräte. Nach der Einatmung durch die Nase atmet die Patientin über den BA-Tube® aus, an dem der Widerstand eingestellt werden kann (links oben); Atmen über eine PEP-Maske, an der vier verschiedene Widerstände eingestellt werden können (links unten, rechts).
Die PEP-Atmung wird während 5–10 Atemzügen durchgeführt, dann erfolgt eine Pause und weitere Wiederholungen. Die Übungszeit liegt – abhängig von Vermögen der Patientin – bei etwa 10 Minuten. [V474, U106]

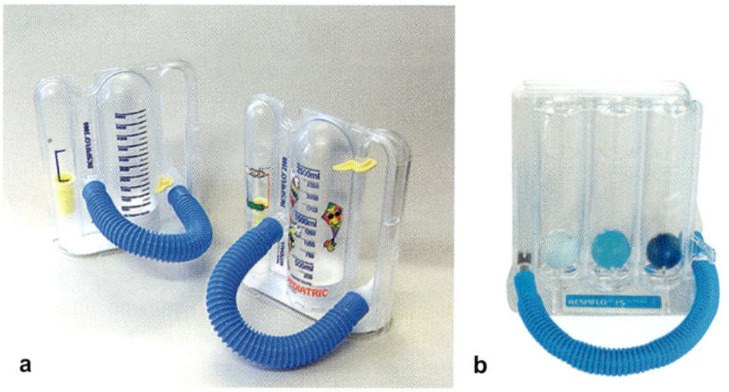

Abb. 14.13 Beispiele für SMI-Trainer, volumenorientiert (a) und floworientiert (b). [V474]

EzPAP®

Das **EzPAP®-Atemwegs-Überdrucktherapiesystem** (engl. *easy positive airway pressure = leichter positiver Atemwegsdruck)* ist ein kleines, handliches und tragbares Atemtherapiegerät (➤ Abb. 14.14). Mit dem Gerät wird ein positiver Atemwegsdruck (PAP) durch einen frei wählbaren Flow (Strömung) von 5 bis 15 l/Min. aufgebaut. Dieser positive Druck sorgt dafür, dass tiefer gelegene Lungenabschnitte besser belüftet und Atelektasen verhindert bzw. eröffnet werden. Die Lunge wird sanft gedehnt und die Lösung von Sekreten unterstützt.

Der Flow kann mit medizinischem Sauerstoff oder Druckluft erreicht werden. Das Gerät kann mit Mundstück oder Maske, z. B. bei Kindern oder Patientinnen, die keinen Lippenschluss haben, zum Einsatz kommen. Das EzPAP®-System ist die kostengünstige und technisch einfache Alternative zu klassischen CPAP-Geräten und kann mit Mundstück oder Maske angewendet werden, auch wenn es nicht dasselbe ist. Bei der EzPAP-Therapie ist der positive Atemwegsdruck nicht konstant wie bei der CPAP-Therapie. [14], [2]

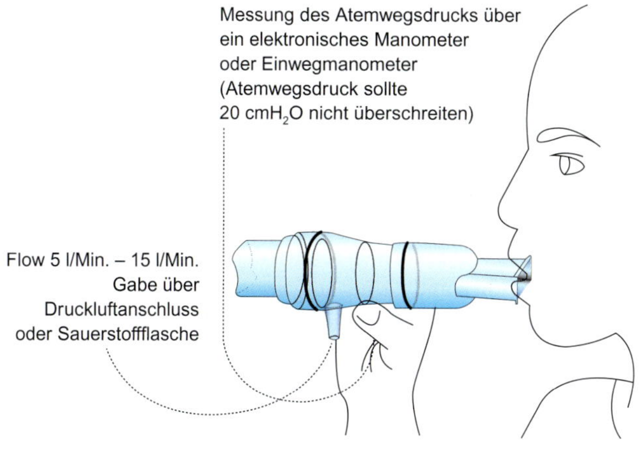

Abb. 14.14 EzPAP®-Gerät mit Mundstück. [L271]

CPAP-Atmung

Die **CPAP-Atmung** (engl. *continous positive airway pressure = kontinuierlicher positiver Atemwegsdruck)* ist eine „Beatmungsform", bei der auf die Spontanatmung der Patientin ein kontinuierlicher Druck wirkt. Atemfrequenz, Atemtiefe und Atemrhythmus bestimmt sie vollständig selbst. Der kontinuierliche Druck, auch am Ende der Ausatmung, sorgt dafür, dass die Alveolen nicht kollabieren und ggf. Atelektasen (➤ 14.5.2) in einem gewissen Umfang wieder eröffnet werden. Die Lunge wird insgesamt besser belüftet, der Gasaustausch verbessert. Diese Form der Atemtherapie wird bei Frühgeborenen, Schlafapnoesyndrom, chronisch-obstruktiven Lungenerkrankungen und im Weaning *(Beatmungsentwöhnung)* angewandt. Für die CPAP-Atmung gibt es spezielle Geräte (➤ Abb. 22.8); die Patientin kann über eine Nasen-Maske, eine Mund-Nasen-Maske, einen Endotrachealtubus oder eine Trachealkanüle (➤ 14.5.10) atmen.

14.5.4 Atemstimulierende Einreibung (ASE)

Basale Stimulation® ➤ 23.13.2

Die **atemstimulierende Einreibung (ASE)** ist eine Methode aus dem Konzept der **Basalen Stimulation®** (➤ 23.13.2) und verbessert die somatische Wahrnehmung. Die rhythmische Einreibung mit wechselndem Händedruck im Brust- und Rückenbereich kann auch im Rahmen der Atemtherapie eingesetzt werden.

Somatische Wahrnehmung und Stimulation

Über die Haut erfährt der Mensch permanent Reize, z. B. durch die Kleidung, einen Luftzug, Wärme- oder Sonneneinstrahlung **(somatische Wahrnehmung).** Sie alle entstehen in Zusammenhang mit Bewegung. Deshalb ist Bewegungsmangel einer der wesentlichen Gründe, warum bettlägerige und mobilitätseingeschränkte Menschen nach einiger Zeit unter einer Reizarmut zu leiden beginnen. Sie können sich „an nichts mehr reiben" und verlieren nach und nach das Gefühl für ihre Körpergrenzen und ihr Körperbild. **Somatische Stimulation** will dieser Reizverarmung vorbeugen. [15]

Wirkung der atemstimulierenden Einreibung

Die Atmung eines Menschen steht in enger Beziehung zu seiner körperlichen, seelischen und geistigen Befindlichkeit. Wahrnehmungsgestörte oder unruhige Menschen, Menschen, die unter Ängsten, Schmerzen oder depressiven Zuständen leiden, haben oft eine schnelle, oberflächliche und unregelmäßige Atmung. Eine solche Atmung führt zu einer Minderbelüftung der tieferen Lungenbezirke und stellt ein Pneumonie- und Atelektasenrisiko (➤ 14.5.2) dar. Der Gasaustausch ist beeinträchtigt. Wenig „Luft zu haben" bedeutet auch, wenig Kraft zu haben.

Die ASE ist ein kommunikativer Prozess zwischen Pflegefachperson und Patientin, bei dem Nähe, Entspannung und Sicherheit vermittelt werden können, gleichzeitig kann die Pflegefachperson Einfluss auf die Atmung der Patientin nehmen. Untersuchungen belegen

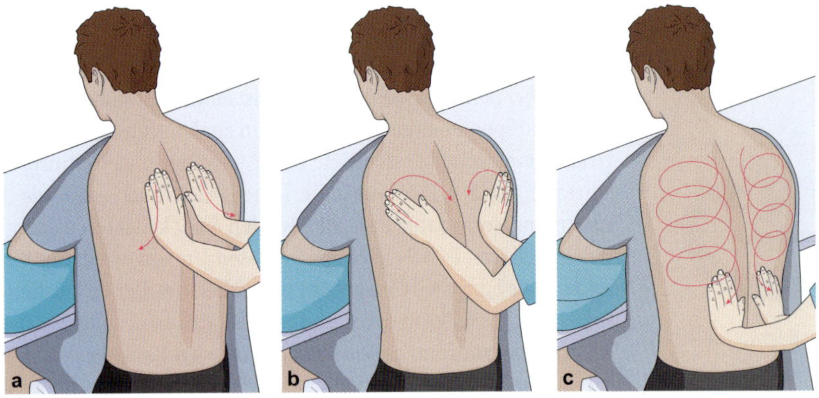

Abb. 14.15 Durchführung der ASE.
a) Die Hände streichen während der Ausatmung mit einem deutlichen Druck an der Wirbelsäule entlang nach unten.
b) Die Hände fahren während der Einatmung mit einem geringeren Druck in einem kreisförmigen Bogen nach außen und zur Wirbelsäule zurück.
c) Die Kreise werden immer ein Stück weiter steißwärts ausgeführt, bis sie oberhalb des Beckens angekommen sind. Dann beginnen die kreisenden Bewegungen wieder oben seitlich an der Wirbelsäule. [L264]

die atemregulierende, beruhigende und schlaffördernde **Wirkung der atemstimulierenden Einreibung.** Eine vertiefte Atmung löst körperliche und geistige Verspannungen. [15]

Vorbereitung

Für die Wirksamkeit der ASE sind **Vorbereitungen** notwendig. Die Pflegefachperson benötigt mind. 15 Min. ungestörte Zeit, um zu eigener innerer Ruhe zu finden und so während der ASE auf die Patientin beruhigend einwirken zu können. Der Zeitpunkt der ASE sollte sinnvoll gewählt werden und sich an den Zielen orientieren. Störungen von außen sollten während der ASE vermieden werden. Die Pflegefachperson trägt keine Handschuhe, ihre Hände sind warm. Eine Bodylotion oder ein Massageöl sorgen für leichte Bewegungen der Hände auf dem Rücken der Patientin.
Die ASE ist möglich, wenn die Patientin:

- Am Bettrand sitzt
- Seitlich oder verkehrt herum auf einem Stuhl sitzt
- Im Kutschersitz (➤ Abb. 14.18) sitzt
- Auf einem Stuhl sitzt, während ihr Oberkörper auf einem dicken Kissen auf einem Tisch liegt
- Sich in 90°- oder 135°-Positionierung (➤ 22.5.3) befindet
- Auf dem Bauch liegt

Wichtig ist, dass die Patientin während der ASE wirklich entspannt sitzt oder liegt, damit sie sich auf die Berührung konzentrieren und entspannen kann.

Durchführung

Die ASE wird in kreisenden Bewegungen durchgeführt. Sie beginnt am Nacken und führt nach unten, dabei wird auch der seitliche Brustkorb einbezogen. Die Finger sind geschlossen, damit die Hände als Ganzes erlebt werden. [16]

- Hände rechts und links der Wirbelsäule ansetzen.
- Mit der **Ausatmung** der Patientin beginnen. Mit einem *intensiven Druck* ein Stück an der Wirbelsäule entlang nach unten streichen. Der Druck wird vor allem mit Daumen und Zeigefinger ausgeübt (➤ Abb. 14.15a).
- Während der **Einatmung** drehen die Hände mit einem deutlich *geringeren Druck* nach außen und dann in einem kreisförmigen Bogen zurück zur Wirbelsäule. Der Druck während der Einatmung wird vor allem über die Kleinfingerkante ausgeübt (➤ Abb. 14.15b).
- Der nächste Kreis beginnt mit der Ausatmung und geht am Rücken ein Stück weiter nach unten (➤ Abb. 14.15c).
- Sind die Kreisbewegungen oberhalb des Beckens angekommen, nimmt die Pflegefachperson während einer **Einatmung** zunächst eine Hand nach oben und legt sie seitlich neben die Wirbelsäule, dann die andere Hand. Damit wird gewährleistet, dass der Körperkontakt durchgängig erhalten bleibt.
- **Atemrhythmus und -frequenz:**
  - Das Verhältnis der Ein- und Ausatmung beträgt 1 : 2, d. h., die Bewegung entlang der Wirbelsäule dauert etwa doppelt so lange wie der kreisförmige Bogen über die Rippen.
  - Die Pflegefachperson gibt die Atemfrequenz vor, d. h., sie nimmt ihre eigene ruhige und tiefe Atmung als Vorgabe (ca. 15–20 Atemzüge/Min.).
  - Variante: die Pflegefachperson holt die Patientin zunächst bei ihrer Atemfrequenz und ihrem -rhythmus ab, d. h., die Atmung der Patientin dient anfangs als Vorgabe. Nach und nach lässt die Pflegefachperson ihre Bewegungen ruhiger werden und nimmt zunehmend ihre ruhige Atmung als Vorgabe. Die Erfahrung zeigt, dass tachypnoische Patientinnen so schnell zu einer ruhigeren und tiefen Atmung gebracht werden können, zunächst aber auch die Akzeptanz ihrer Atmung erfahren. [16], [17]
- Einreibungszyklus 5- bis 8-mal wiederholen.
- Patientin während der ASE beobachten: Wird sie ruhiger? Lässt die Muskelspannung nach? Verändern sich Atemfrequenz und -rhythmus?
- **Zum Ende der ASE:** Rücken seitlich der Wirbelsäule mit deutlichen Druck und flächig aufgelegten Händen einige Male ausstreichen. Dabei werden die Hände ebenfalls wieder einzeln nach oben genommen, um einen Körperkontakt durchgängig zu halten.

Patientin beim Ankleiden behilflich sein und ggf. positionieren. Darauf achten, dass eine anschließende Ruhephase von mindestens 30 Min. gewährleistet ist.

Verwendung von ätherischen Ölen

Christel Bienstein, die Begründerin des Konzepts der Basalen Stimulation®, lehnt eine gleichzeitige Verwendung von riechenden Stoffen oder ätherischen Ölen ab. Bei der ASE soll das wechselseitige Spüren vorrangig sein, nicht das Riechen.
Im Einzelfall kann der überlegte Einsatz beruhigender Öle ausprobiert werden. Beruhigend sind z. B. Lavendel, Orangenblüte, Neroli, Sandelholz oder Ylang-Ylang. Voraussetzung ist aber, dass es sich um naturbelassene Öle in Apothekenqualität handelt und die Verträglichkeit an der Patientin getestet wurde (➤ 17.2.3). [16]

14.5.5 Atemunterstützende Positionierungen

Atemunterstützende Positionierungen stellen eine wirkungsvolle Maßnahme zur Pneumonie- und Atelektasenprophylaxe und -therapie dar (➤ 14.5.2). Mithilfe gezielter Positionierungen können die Lungenbelüftung verbessert, Atemnot gelindert und der Sekretabfluss gefördert werden. Voraussetzung ist, dass die Pflegefachperson weiß, mit welcher Positionierung sie welche Ziele erreichen kann.

Mobile Patientinnen mit Atemwegserkrankungen und Atemnot nehmen meist von sich aus die richtige Position ein. Bewegungseingeschränkte Patientinnen benötigen die Unterstützung einer Pflegefachperson.

Regelmäßiges Umpositionieren

Bei bettlägerigen Patientinnen besteht die Gefahr, dass die rückwärtigen und unteren Lungenbezirke nicht ausreichend belüftet werden. **Regelmäßiges Umpositionieren** sorgt dafür, dass alle Lungenbezirke abwechselnd belüftet werden. Außerdem werden Sekrete mobilisiert und können in Richtung Hauptbronchien abfließen, aus denen sie abgehustet oder abgesaugt (➤ 14.5.8) werden können. Typisch dafür ist, dass viele Patientinnen nach dem Umpositionieren husten müssen.

Alle Positionierungen sind möglich (➤ 22.5.3). Wichtig ist, dass die Bequemlichkeit und bestmögliche Aktivität der Patientin gewahrt bleiben. Bei den Positionierungen sind neben der Wirkung auf die Atmung und Lunge aber auch andere Aspekte zu beachten, u. a. die Dekubitusgefahr (➤ 17.9.4), die z. B. in der 90°-Positionierung für Ohr, Trochanter major und äußeren Fußknöchel erhöht ist.

Oberkörperhochpositionierung

Patientinnen mit Atemwegserkrankungen können mit **erhöhtem Oberkörper** (Langsitz im Bett) besser, leichter und tiefer durchatmen und effektiver abhusten. Wichtig ist, dass die Patientin im Bett so weit oben liegt, dass der Knick zwischen Kopf- und Mittel- bzw. Fußteil in Höhe seines Hüftknicks verläuft. Gegebenenfalls ist ein Handtuch als „Rutschbremse" unter den Sitzbeinhöckern sinnvoll.

VORSICHT

Liegt die Patientin zu weit unten im Bett, dann befindet sich der Bettknick unphysiologisch im Bereich des Oberkörpers, **die Patientin „hängt in der Kuhle"**. Das schränkt die Beweglichkeit des Oberkörpers ein und behindert die Thoraxbeweglichkeit, vor allem bei der Einatmung.

Da das Sitzen mit erhöhtem Oberkörper und gestreckten Beinen auf Dauer unangenehm ist, ist eine leichte Beugung in den Kniegelenken sinnvoll:

- Fußteil des Betts (Knieknick) leicht nach unten stellen, wenn das Bett diese Funktion hat, und/oder
- Knierolle einlegen, noch besser Kissen unter die Unterschenkel legen

Lässt sich die gesamte Bettebene verstellen, diese vom Fußende her *leicht* kopfwärts anheben, um einen zusätzlichen rutschbremsenden Effekt zu erzielen (➤ Abb. 14.16).

VORSICHT

Patientinnen, die ständig in Oberkörperhochpositionierung sitzen, haben ein erhöhtes **Dekubitusrisiko** im Bereich der Sitzbeinhöcker (➤ 17.9.2). Außerdem **sammeln sich Sekrete** in den Lungenunterlappen und den rückwärtigen Lungenbezirken. Deshalb muss die Oberkörperhochpositionierung immer mit anderen Positionierungen abgewechselt werden.

Positionierungen bei akuter Atemnot

Herzbettpositionierung

Mit der **Herzbettpositionierung** kann der venöse Rückfluss des Bluts zum Herzen gesenkt (z. B. bei dekompensierter Herzinsuffizienz) und die Atmung bei hochgradiger Atemnot (➤ 14.4.9) erleichtert werden. Sie ist eine Kombination aus Oberkörperhoch- und Beintiefpositionierung in Rückenlage (➤ Abb. 14.17). Wichtig ist, dass der Bettknick und der Hüftknick der Patientin übereinstimmen.

- Ganze Bettebene vom Fußteil her *leicht* kopfwärts anheben, damit die Patientin nicht so leicht nach unten rutschen kann.
- Das Kopfteil um ca. 80° hoch und das Fußteil nach unten stellen. Eine zusammengerollte Decke an den Füßen verhindert zusätzlich das Herunterrutschen.

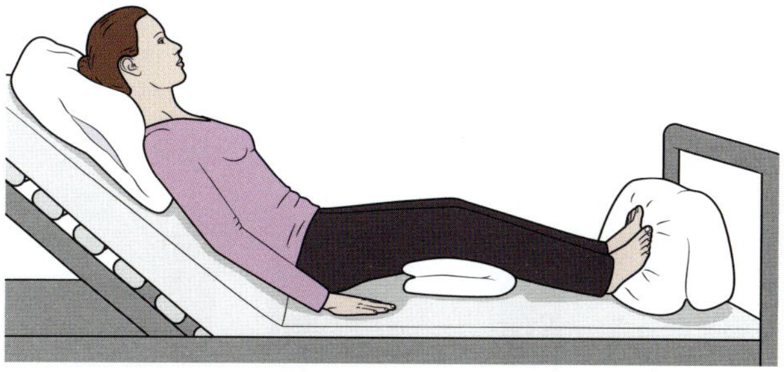

Abb. 14.16 Patientin in korrekter Oberkörperpositionierung mit Knierolle. Hüft- und Bettknick stimmen überein, ein Kissen an den Füßen verhindert das Herunterrutschen und begrenzt den Körper nach unten. [L264]

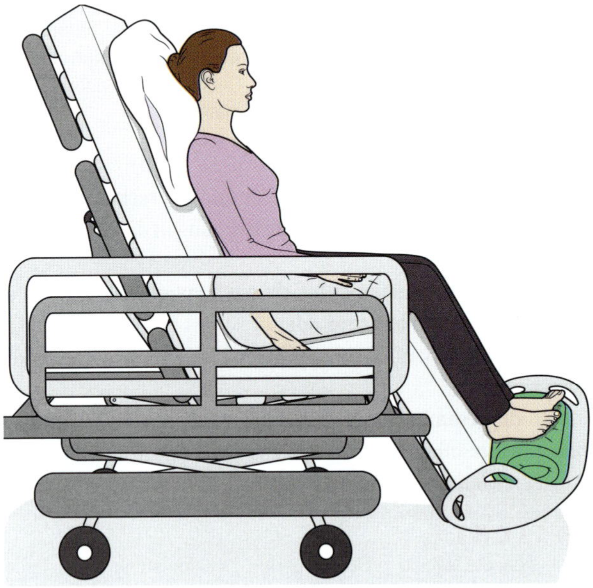

Abb. 14.17 Herzbettpositionierung. [L264]

- Wenn es die Patientin toleriert, die Arme auf Kissen seitlich vom Oberkörper positionieren. So verringert sich das Gewicht der Schultern auf den Brustkorb, der Brustkorb kann sich leichter heben/dehnen und die Atemhilfsmuskulatur wird unterstützt (➤ Abb. 14.17).

VORSICHT

Bei der Oberkörperhochpositionierung und vor allem bei der Herzbettpositionierung kann der arterielle Blutdruck gefährlich abfallen, ein **kardiogener Schock** (➤ 31.2, ➤ Tab. 31.4) droht. Deshalb ist eine regelmäßige Puls- und Blutdruckkontrolle wichtig. Ein Blutdruck ≤ 90 mmHg und ein Puls ≥ 100/Min. sind bedenklich. Die Positionierung muss unterbrochen werden, bis sich der Kreislauf stabilisiert hat.

Die aufrechte Position kann auch zu einer **Minderdurchblutung des Gehirns** führen. Eine schlechte Auswurfleistung des Herzens und eine niedrige Sauerstoffsättigung können zu Schwindel oder gar Bewusstlosigkeit führen. Deshalb wird die Patientin regelmäßig nach ihrem Befinden gefragt und die Positionierung bei Bedarf etwas flacher ausgeführt.

Atemerleichternde Körperpositionierungen

Atemerleichternde Körperpositionierungen (➤ Abb. 14.18) können helfen, das Luftvolumen in der Lunge zu steigern und die verengten Bronchien zu erweitern. Durch die Gewichtsentlastung von Armen und Schultergürtel wird die Atemmuskulatur entlastet. Gleichzeitig sinkt der Sauerstoffverbrauch, und die unteren Bereiche der Lunge werden besser belüftet. Besonders Patientinnen mit chronischen Atemwegserkrankungen, die immer wieder unter akuter Atemnot leiden, sollen diese Positionierungen kennen, denn mit ihnen lassen sich auch Angst und Panik verringern. [18]

Dehnpositionierungen

Mithilfe von **Dehnpositionierungen** werden verkürzte Muskeln wieder gedehnt, und gleichzeitig wird auch das Lungengewebe dehnfähiger. In den gedehnten Körperbereichen nimmt die Durchblutung zu, die Atmung wird zudem vertieft, die Lungen werden besser belüftet, der Strömungswiderstand in den Atemwegen reduziert und Sekrete gelockert.

Dehnpositionierungen sind therapeutische Positionierungen, die auch prophylaktisch eingesetzt werden können. Sie werden, abhängig von der Toleranz der Patientin, mehrmals am Tag für ca. 10–30 Min. angewendet. [7]

V-A-T-I-Positionierungen

Die **V-A-T-I-Positionierungen** (➤ Tab. 14.6) stellen eine einfache Möglichkeit der Atemunterstützung durch die Dehnung der Lunge dar. Abhängig von der Positionierung der Lagerungskissen können unterschiedliche Lungenbezirke besser bzw. gezielt gedehnt und damit belüftet werden. Für die Durchführung der Positionierung benötigt man zwei Kissen (20 × 80 cm) mit einer nicht zu dicken Füllung. Für kleine Kinder werden kleinere Kissen oder alternativ zusammengelegte Handtücher o. Ä. benötigt.

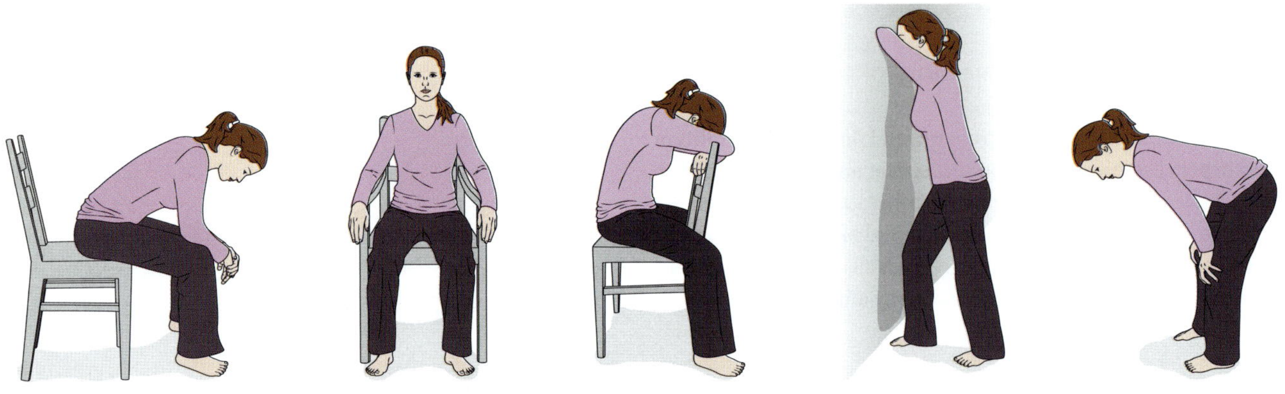

Abb. 14.18 Atemerleichternde Körperpositionierungen (von links nach rechts): Kutschersitz, Paschasitz, Stuhlstütze, Wandstellung, Torwartstellung. [L264]

Tab. 14.6 Durchführung und Wirkungsweise der V-A-T-I-Positionierungen. [L264]

Positionierung	Wirkungsweise	Durchführung
V-Positionierung 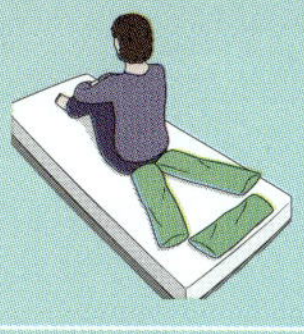	• Dehnung der unteren Lungenbezirke • Flankenatmung (Einbeziehung der seitlichen Thoraxbereiche) wird gefördert	• Patientin aufsetzen • Die beiden Kissen in V-Form positionieren, die V-Spitze liegt unter dem Sakralbereich des Patienten • Patientin auf die Kissen zurücklegen und Kopf mit einem separaten Kissen unterstützen
A-Positionierung 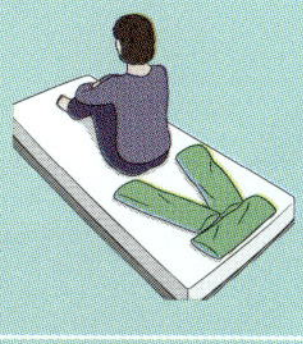	Dehnung der oberen Lungenbezirke	• Patientin aufsetzen • Die beiden Kissen in A-Form positionieren, die Spitze des A liegt zwischen den Schulterblättern der Patientin • Patientin auf die Kissen zurücklegen und Kopf mit einem separaten Kissen unterstützen
T-Positionierung 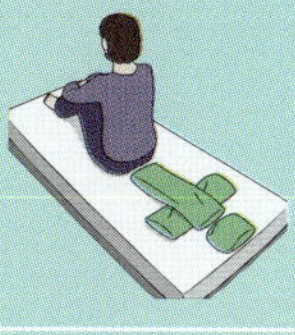	Dehnung der oberen, mittleren und unteren Lungenbezirke, je nach Position des Querkissens	• Patientin aufsetzen • Die beiden Kissen in T-Form positionieren, das senkrechte Kissen kommt unter der Wirbelsäule zum Liegen, die Höhe des Querkissens kann beliebig gewählt werden • Patientin auf die Kissen zurücklegen und Kopf mit einem separaten Kissen unterstützen
I-Positionierung 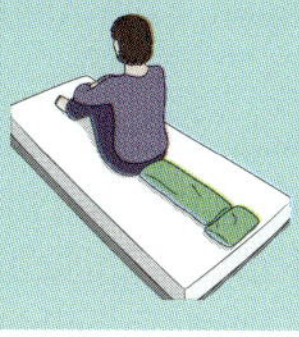	Wie bei T-Positionierung	• Anwendung bei einer sehr schlanken Patientin • Ein Kissen unter die Wirbelsäule der Patientin legen • Patientin auf das Kissen zurückgelegen und Kopf mit seinem separaten Kissen unterstützen

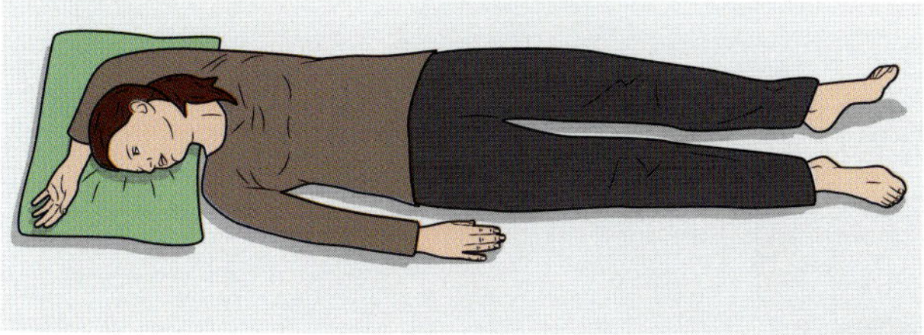

Abb. 14.19 Einfache Dehnpositionierung in Rückenlage. [L264]

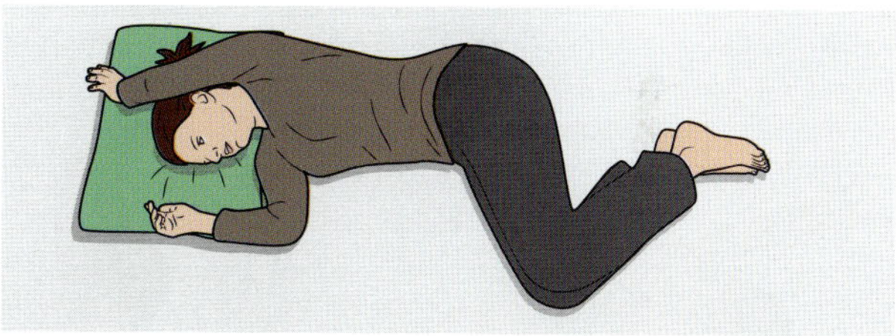

Abb. 14.20 Einfache Dehnpositionierung in 90°-Seitenlage. [L264]

Einfache Dehnpositionierungen

Positionierung in Rückenlage

- Patientin in Rückenlage bringen, Kopfteil kann etwas erhöht sein
- Kopf etwas zu einer Seite drehen, mit einem kleinen Kissen unterlagern
- Arm der Gegenseite über den Kopf legen, je höher der Arm positioniert wird, umso intensiver ist die Dehnung und umso größer wird die Atemfläche auf dieser Seite (➤ Abb. 14.19)

Positionierung in Seitenlage

- Patientin in 90°-Seitenlage bringen, Kopf mit einem geeigneten Kissen unterstützen
- Arm der oben liegenden Seite über den Kopf legen (➤ Abb. 14.20).
- In dieser Position bietet sich zusätzlich eine atemstimulierende Einreibung oder eine Vibrationsmassage an

Dehnpositionierungen speziell für Kinder

Bei Kindern werden Bewegungs- und Spieldrang genutzt, um Dehnungen von Thorax und Lunge zu erreichen. Die Anleitung ist kindgerecht (➤ Abb. 14.21, ➤ Abb. 14.22).

Halbmondpositionierung

- Patientin in Rückenlage bringen, Kopfteil kann etwas erhöht sein
- Kopf etwas zu einer Seite drehen und mit einem geeigneten Kissen unterlagern

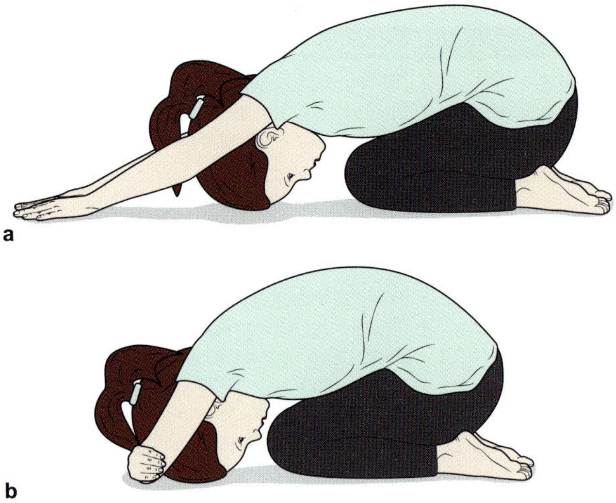

Abb. 14.21 Einfache Dehnpositionierungen für Kinder. Das Kind wird angeleitet, eine Rutschbahn nach vorne zu machen (a), sich so klein wie ein Päckchen zu machen (b). [L264]

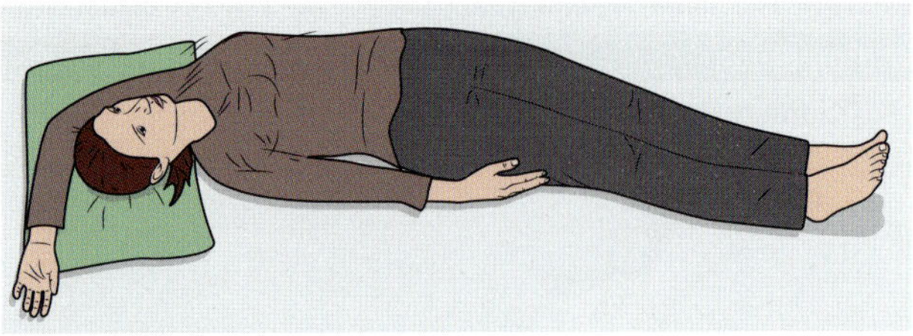

Abb. 14.23 Halbmondpositionierung. [L264]

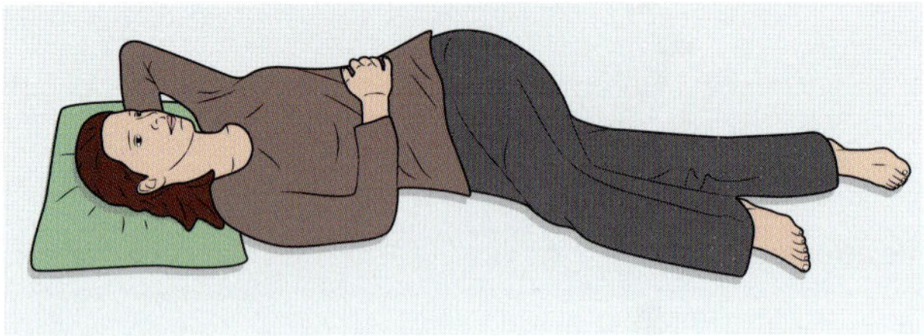

Abb. 14.24 Drehdehnpositionierung, [L264]

- Arm der Gegenseite über den Kopf oder auch unter den Kopf legen
- Die gestreckten Beine und die andere Hand, die auf der Matratze liegt, aufeinander zu bewegen, bis die Patientin eine halbmondähnliche Lage einnimmt (➤ Abb. 14.23).

Patientin während der Positionierungen beobachten und nach dem Befinden fragen. Gegebenfalls können Positionierungen, z.B. aufgrund von Schmerzen im Schultergelenk, nur bedingt ausgeführt werden.

Drehdehnpositionierung

- Patientin in eine 90°-Seitenlage bringen, Kopf mit einem geeigneten Kissen unterstützen
- Die Beine sind angenehm angewinkelt
- Oben liegenden Arm hinter oder neben den Kopf legen
- Nun langsam den Oberkörper in Richtung Rückenlage zurückdrehen, die Beine sollen ihre Position beibehalten (➤ Abb. 14.24)

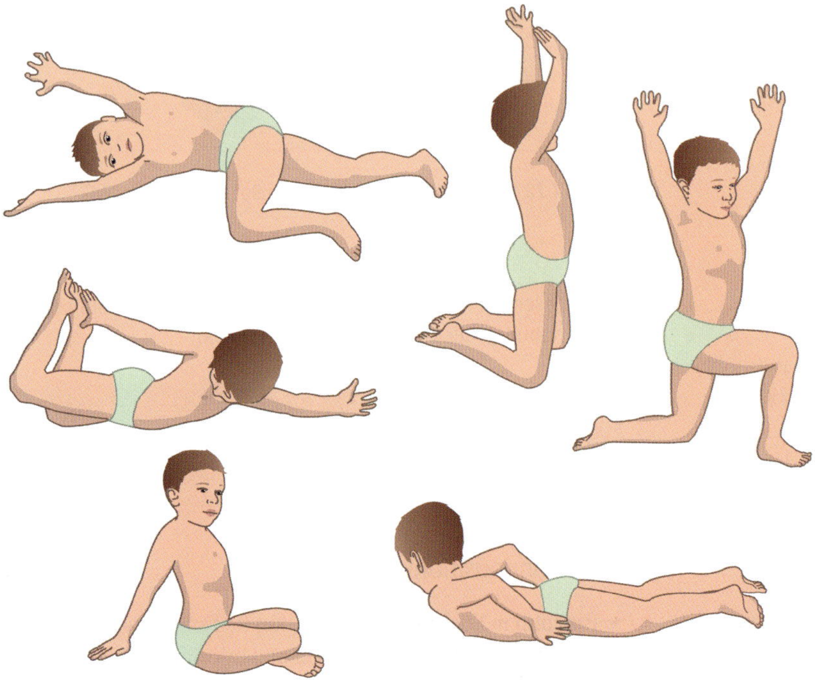

Abb. 14.22 Dehnung in Verbindung mit Bewegung vertieft die Atmung, trainiert die Atemmuskulatur, dehnt Thorax und Lunge und mobilisiert Sekrete. Kinder erlernen solche Übungen z. B. im Rahmen einer Asthmaschulung und können sie dann selbst durchführen. [L138]

14.5.6 Sekretkonsistenz verbessern und Sekrete lockern

Die ideale Konsistenz ist nicht flüssig

Der Begriff „Sekretverflüssigung" ist irreführend, denn flüssige Atemwegssekrete sind nicht das Ziel. Wird das Sekret durch sekretolytische Maßnahmen zu flüssig, kann es durch die Zilien (➤ 14.1.2) genauso wenig bewegt werden wie zu zähes Sekret, es verbleibt in der Tiefe und kann nicht abgehustet oder abgesaugt werden. Die Betroffene „ertrinkt" am eigenen Sekret.
Die optimale Sekretkonsistenz ist viskös (klibberig ➤ 14.4.7).

Festsitzende und zähe Sekrete sind bei vielen Atemwegserkrankungen typisch, weil die mukoziliäre Clearance (➤ 14.1.2) beeinträchtigt ist. Wenn die Sekrete nicht in der Lunge abgelöst werden und somit abgehustet werden können, verlegen/verstopfen sie die Alveolen und behindern oder verhindern den Gasaustausch (Atelektase ➤ 14.5.2). Hypoxämie und Hyperkapnie drohen (➤ 14.4.3). Als Folge der Minderbelüftung der Alveolen nimmt deren Durchblutung ab. Außerdem stellen festsitzende Sekrete einen Nährboden für Mikroorganismen und eine Gefahr für nachfolgende Pneumonie dar. Zudem belasten sie den Betroffenen, da er immer wieder Hustenreiz verspürt und versucht, die Sekrete abzuhusten.

Maßnahmen zur **Verbesserung der Sekretkonsistenz und Lockerung der Sekrete** (*Sekretmanagement)* sind deshalb bei der Prävention und Behandlung von Atemwegserkrankungen wichtig.

Ausreichende Flüssigkeitszufuhr

Eine **ausreichende Flüssigkeitszufuhr** ist Voraussetzung, damit die physiologischen und pathologischen Atemwegssekrete viskös und damit transportabel bleiben, und grundlegend für die Wirksamkeit von Expektoranzien.

Häufig lässt bei älteren Menschen das Durstgefühl nach, deshalb sollten bei diesen Patienten Strategien zur Förderung des Trinkens angewandt werden (➤ 18.5.3). Geeignete Getränke sind Mineralwasser, Saftschorlen, Tees, Husten- und Bronchialtees (Malve, Spitzwegerich und Thymian wirken schleim- und hustenlösend). Ungeeignet sind dagegen Milchgetränke, da sie die Verschleimung fördern.

VORSICHT

Bei Herz- und Niereninsuffizienz haben die Patientinnen häufig eine **Beschränkung der Flüssigkeitszufuhr**. Diese ist natürlich zu beachten.

Expektoranzien

Bei **Expektoranzien** handelt es sich um eine chemisch uneinheitliche Gruppe von Arzneimitteln, welche:

- Die Bronchialsekretion steigern
- Die bereits gebildeten Sekrete durch die Aktivierung von Enzymen viskös machen und damit die Ablösung des zähen Schleims von den Atemwegswänden ermöglichen (Sekretolytika, Mukolytika); Wirkstoffe: Acetylcystein (ACC®, Fluimucil®, Myxofat), Bromhexin (Bisolvon®, Bromhexin®), Ambroxol (Mucosolvan®, Ambroxol®), aber auch pflanzliche Öle wie Anis- und Fenchelöl
- Den Abtransport der Sekrete fördern, indem sie die Aktivität des Flimmerepithels steigern (Sekretomotorika); Wirkstoffe: Clenbuterol (Spiropent®, mit Ambroxol in Spasmo-Mucosolvan®). [19]

Voraussetzung für die Wirksamkeit der Expektoranzien ist eine ausreichende Flüssigkeitszufuhr. Nur wenn dem Körper genug Flüssigkeit zur Verfügung steht, kann er die Sekrete visköser machen.
Expektoranzien können auf verschiedene Arten verabreicht werden:

- Als Zusatz bei der Inhalation
- Oral als Tabletten, Brausetabletten, Granulat, Tropfen oder Saft
- Als Salbe über die Haut (Einreibung)
- Intravenös

Einreibung

Sogenannte Erkältungssalben wie Transpulmin® oder Stas®-Erkältungssalbe enthalten Eukalyptusöl, Kiefernadelöl, Kampfer, Menthol, Thymianöl, Anisöl u. a. Die Aufnahme dieser Stoffe, die nachweislich schleimlösend wirken, erfolgt über die Haut und durch das Einatmen der Dämpfe. Die Schlagfrequenz der Flimmerhärchen in den Atemwegen wird erhöht und der Schleimtransport nach außen begünstigt.

Einreibungen mit Erkältungssalben sind bei zähem, festsitzendem Schleim geeignet, aber nicht generell zur Pneumonieprophylaxe. Für die Anwendung wird ein ca. 5 cm langer Salbenstrang auf dem vorderen und hinteren Brustkorb der Patientin verteilt und leicht einmassiert.

Beim Einsatz von Erkältungssalben beachten

- Da die Gefahr von Hautreizungen besteht, sollte vor der ersten Anwendung die Salbe auf einer kleinen Hautstelle angewendet und auf ihre Verträglichkeit beobachtet werden.
- Die Inhaltsstoffe können sowohl atemwegserweiternd als auch -verengend wirken. Vor allem bei Patientinnen mit einer obstruktiven Lungenerkrankung (Asthma bronchiale, COPD) können Atemnot und Asthmaanfall ausgelöst werden.
- Bei Säuglingen und Kleinkindern dürfen Salben mit ätherischen Ölen nur verwendet werden, wenn diese ausdrücklich für Kleinkinder geeignet sind.

Maßnahmen für Betroffene sind:

- Hitze-Warnsystem des Deutschen Wetterdienstes nutzen
- Handlungsempfehlungen bei Hitze beachten, u. a. nicht in der heißesten Zeit rausgehen, für ausreichende Flüssigkeitszufuhr sorgen, leichtes Essen bevorzugen
- Pollenvorhersagen als Allergiker beachten
- Orte mit starker Luftverschmutzung meiden (z. B. stark befahrene Straßen), ggf. FFP2-Maske tragen

Brustwickel

Ein **Brustwickel** ist eine angenehme und wirkungsvolle Maßnahme, besonders bei einer akuten Erkältungskrankheit. Die feuchte Wärme fördert die Lungendurchblutung, wirkt entspannend, beruhigend und schleimlösend. Zugesetzte ätherische Öle (z. B. Erkältungssalbe) verstärken die Wirkung, der Zusatz von Zitronensaft wirkt antiseptisch, fiebersenkend, abwehrsteigernd und gibt einen frischen Geruch. Zudem tut die Zuwendung der Kranken gut, besonders Kindern.

Durchführung eines Zitronenwickels

- 1 l heißes Wasser (40–50 °C)
- Saft einer halben Zitrone ins heiße Wasser geben
- Baumwoll- oder Frottierhandtuch in die Zitronenlösung legen und gut auswringen
- Patientin die Temperatur prüfen lassen
- Handtuch faltenfrei um den Brustkorb der Patientin legen
- Zweites trockenes Tuch sofort darüberlegen, Schultern mit einer Jacke bedecken oder gut zudecken
- Wickel ca. 30 Min. belassen oder solange es der Patientin angenehm ist, währenddessen Vitalzeichen und Befinden kontrollieren
- Wickel entfernen und Haut ggf. waschen und abtrocknen
- Patientin nachruhen lassen [20]

Raumluftbefeuchtung und Inhalation

Raumluftbefeuchtung und Inhalation stellen aktive Maßnahmen dar, die Einatemluft mit Feuchtigkeit anzureichern, dadurch die Schleimhaut anzufeuchten und die Sekrete zu verflüssigen.

Raumluftbefeuchtung

Besonders in der Heizperiode fällt die relative Luftfeuchtigkeit *(Maß für die Sättigung der Luft mit Wasserdampf)* oft unter die für Wohn- und Arbeitsräume empfohlenen 40 % (optimal sind ca. 50 %). Diese geringe Luftfeuchtigkeit wirkt sich ungünstig auf das Wohlbefinden von Menschen aus (➤ 14.5.3). Besonders betroffen ist die mukoziliäre Clearance (➤ 14.1.2) in den Atemwegen: Der Selbstreinigungsmechanismus wird gestört, Sekrete dicken ein, verbleiben in den Atemwegen und erhöhen das Risiko für Atemwegsinfektionen. Jeder kennt das Problem der trockenen Nasenschleimhäute und Haut im Winter.

Bei der **Raumluftbefeuchtung** ist zwischen Haushaltsgeräten und Luftbefeuchtern in der Medizin und Pflege zu unterscheiden. Einfache Möglichkeiten der Wohnraumbefeuchtung sind:

- Regelmäßiges Lüften
- Zimmerpflanzen mit einem hohen Wasserverbrauch, z. B. Grünlilie
- Zimmerbrunnen
- Passive Luftbefeuchter (Verdunster), die an einem Heizkörper aufgehängt oder aufgestellt werden
- Wäsche in der Wohnung trocknen
- Raumluftbefeuchter: Verdampfer oder Ultraschallvernebler

Fachleute empfehlen, bevor man an eine aktive Luftbefeuchtung denkt, den Feuchtigkeitsgehalt der Raumluft zunächst mit einem Hygrometer zu messen (➤ Abb. 14.9). [11]

VORSICHT

Ab einer Luftfeuchtigkeit über 60 % ist Vorsicht geboten! Wenn die Luft an kalten Wandoberflächen abkühlt, kann sie weniger Feuchtigkeit aufnehmen, sodass dort die relative Luftfeuchtigkeit schnell auf über 70 % steigt – **Gefahr von Schimmelbildung** droht. Besonders gefährdet sind schlecht gedämmte Fenster und Außenwände.

Inhalation

DEFINITION

Inhalation (lat. *inhalare = anhauchen):* Einatmen von Flüssigkeiten oder Gasen zur Prophylaxe und Therapie von Atemwegserkrankungen oder als spezielle Form der Medikamentenapplikation.
Aerosol (griech. *aer = Luft, lat. solutio = Lösung):* feinste Verteilung schwebender fester oder flüssiger Stoffe in Gasen, z. B. in der Luft oder in speziellen Applikationsformen von Atemwegsmedikamenten.

Inhalationen können den Selbstreinigungsmechanismus der Atemwege (mukoziliäre Clearance ➤ 14.1.3) fördern, zähes Sekret befeuchten und dadurch visköser machen. Visköses (nicht flüssiges!) Sekret kann leichter abgehustet oder abgesaugt werden. Mithilfe von Inhalationen können Medikamente in die Atemwege eingebracht werden. Welche Art der Luftbefeuchtung bzw. Inhalation infrage kommt, hängt von der Art der Erkrankung ab (➤ Tab. 14.7). Je tiefer Flüssigkeit und Medikamente in die Atemwege gelangen sollen, desto kleiner müssen die Tröpfchen sein, und danach richtet sich die Auswahl der Maßnahme bzw. des Geräts.

Um Wasser inhalierbar zu machen, gibt es **drei Möglichkeiten.**

1. **Dampf:** feine, kondensierte Wassertröpfchen, z. B. Wasserdampfbad
2. **Aerosol:** mit Druckluft oder Treibgas aufgewirbeltes Wasser oder Medikamente aus Dosieraerosolen oder elektrisch betriebenem Vernebler (Druckluftvernebler, Düsenvernebler)
3. **Nebel:** allerfeinste Wassertröpfchen, die auf verschiedene Weise erzeugt werden können:
   - Mittels Mikropumpentechnik. Mit einem speziellen Aerosolgenerator (Mikropumpe) wird eine Schwingmembran in extrem schnelle Schwingungen versetzt, dabei entsteht aus Flüssigkeit ein sehr feiner Nebel
   - Mittels Ultraschall. Mit Ultraschall wird Wasser und/oder Inhalationslösung in Schwingung gesetzt, dabei entsteht ein Nebel aus allerfeinsten Tröpfchen

Die **Wirksamkeit einer Inhalationstherapie** hängt von verschiedenen Faktoren ab:

- **Atemfrequenz und Atemtiefe.** Je schneller und flacher die Atmung der Patientin ist, desto weniger Inhalat nimmt sie auf, da es nicht an den Wirkungsort gelangt. Eine tiefe und langsame Atmung transportiert dagegen 50–60 % des Inhalats an den Wirkungsort, in der Regel die kleineren Bronchien.
- **Lumenweite des Atemtrakts.** Bei Verengung der Atemwege durch Tumoren, Spasmen, Lungenödem oder Verschleimung kommt das Inhalat nicht an den gewünschten Wirkungsort, es schlägt sich weiter oben an den Atemwegswänden nieder und kann von dort aus keine lokale Wirkung entfalten.

Tab. 14.7 Inhalate, deren Wirkungsort und Anwendung.

	Dampf	Aerosol		Nebel
		Druckluftaerosol	Treibgasaerosol	
Tröpfchengröße	> 30 µm*	10–30 µm	10–15 µm	< 10 µm (Ø 3–5 µm)
Wirkungsort	• Mund • Nase • Nasennebenhöhlen • Rachen • Kehlkopf	• Luftröhre • Hauptbronchien • Große Bronchien • Kleine Bronchien		• Kleine Bronchien • Alveolen
Anwendung	• Schnupfen • Nasennebenhöhlenentzündung • Rachenentzündung • Kehlkopfentzündung	• Bronchitis • Mukoviszidose • Asthma bronchiale		• Gezielte Therapie bei Erkrankungen der tiefen Atemwege und der Lunge

1 µm (Mikrometer) = 1/1.000 mm

- **Tröpfchengröße.** Sie bestimmt die Eindringtiefe und damit den Wirkungsort. Das bedeutet, je kleiner die Tröpfchen, desto tiefer gelangen sie in die Atemwege (➤ Tab. 14.7).

Physiologische (isotone) Kochsalzlösung zur Inhalation
Kochsalz *(Natriumchlorid, NaCl)* **in der physiologischen Konzentration** *(0,9 %)* reicht häufig als Inhalat aus, um der belasteten oder erkrankten Bronchialschleimhaut bei der Reinigungsfunktion und der Verbesserung der Sekretkonsistenz zu helfen. Auch bei unproduktivem Hustenreiz und empfindlicher Bronchialschleimhaut ist physiologische Kochsalzlösung besonders gut verträglich. Durch die Anfeuchtung der Schleimhaut kann der Hustenreiz gemildert werden. NaCl 0,9 % hat im Gegensatz zu chemischen Wirkstoffen keine unerwünschten Wirkungen und wird deshalb bevorzugt angewendet.

Angebrochene Kochsalzlösung darf nur 24 Stunden im Kühlschrank aufbewahrt werden. Für die Inhalation daher am besten Kochsalzlösung aus 10-ml-Ampullen verwenden und Reste sofort verwerfen.

Mögliche Komplikationen bei der Inhalation

- **Infektionsgefahr der oberen und unteren Atemwege** durch unhygienischen Umgang mit dem Vernebler, Verneblerzubehör und der Inhalationslösung. Vor allem bei Ultraschall- und Mikropumpenverneblern gelangen Keime tief in die Atemwege. Deshalb sind die Hygieneprinzipien nach Herstellerangaben unbedingt einzuhalten. Reste der Inhalationslösung werden nach Beendigung aus der Verneblerkammer entfernt. Das Verfallsdatum der Inhalationslösungen ist zu beachten. Kochsalzlösung nur aus 10-ml-Ampullen verwenden.
- **Unerwünschte Wirkungen und Überdosierung von Medikamenten.** Die ärztliche Anordnung bezüglich der Dosierung und Häufigkeit der Inhalation ist einzuhalten. Die Patientin wird während und nach der Inhalation beobachtet, vor allem wenn sie die ersten Male inhaliert.
- **Sekretstau in den Atemwegen** durch unzureichende Entfernung der Sekrete aus den Atemwegen. Die Pflegefachperson achtet darauf, dass nach der Inhalation die gelösten und viskösen Sekrete aus den Atemwegen entfernt werden: Patientin zum Abhusten auffordern, Positionierungsdrainagen (➤ 14.5.7) durchführen, ggf. endotracheales Absaugen (➤ 14.5.8).

Wasserdampfbad

Mit dem **Wasserdampfbad** können Erkrankungen der oberen Atemwege bis zur Luftröhre behandelt werden, z. B. Nasennebenhöhlenentzündung, Kehlkopfentzündung. Bei einem Katarrh der oberen Atemwege ist dies ein bewährtes Hausmittel.

Durchführung

- 2 l Wasser erhitzen und in eine Schüssel füllen.
- Physiologische Kochsalzlösung herstellen (2 g Kochsalz auf 2 l Wasser) oder ggf. dem Wasser einen anderen Zusatz zufügen, wie Kamillentee oder -lösung, Bronchialbalsam.
- Die Patientin beugt ihren Kopf über die Schüssel mit dem dampfenden Wasser, Kopf und Schüssel sind mit einem Handtuch bedeckt (➤ Abb. 14.25).
- Die Patientin soll den heißen Dampf so lange einatmen, wie es angenehm ist, dann ihr Gesicht mit einem Waschlappen abkühlen und trocknen.

VORSICHT

Bei Wasserdampfbädern besteht **Verbrühungsgefahr**. Sie sind deshalb nicht für Menschen mit Demenz oder kleine Kinder geeignet.

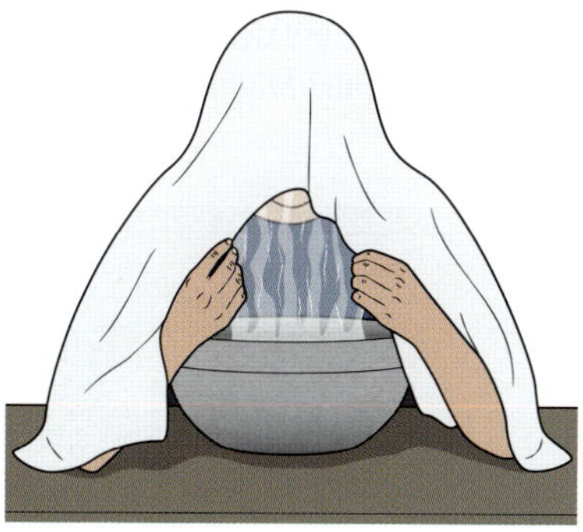

Abb. 14.25 Wasserdampfbad. [L264]

Dosieraerosole

Dosieraerosole *(DA)*, landläufig auch als Taschensprays bezeichnet, sind eine Darreichungsform für Arzneimittel, die zur Inhalation bestimmt sind. Bei einem Dosieraerosol wird der Wirkstoff in portionierten Dosen als **Aerosol** freigesetzt, d. h. als winzige Tröpfchen oder Stäube in einer Gasphase. Die Tröpfchengröße liegt dabei zwischen 0,5 und 6 µm, klein genug, um bis in die Bronchien zu gelangen. Ein Aerosol kann mechanisch, elektrisch oder durch Treibgas erzeugt werden.

Von Dosieraerosolen abgegebene Wirkstoffe werden inhaliert und gelangen so in die Atemwege, wo sie lokal wirken, aber z. T. auch systemisch resorbiert werden. Die Vorteile der lokalen Anwendung sind der schnelle Wirkungseintritt und die geringere Belastung des Gesamtorganismus durch das Medikament. DA werden hauptsächlich bei Atemwegserkrankungen eingesetzt, vor allem bei chronisch-obstruktiven Lungenerkrankungen (COPD) und Asthma bronchiale.
Wirkstoffe, die bei der Behandlung, v. a. bei Asthma bronchiale und COPD, zum Einsatz kommen, sind:

- **Bronchodilatatoren** *(Bronchospasmolytika)*. Substanzen, die durch Erschlaffung der Bronchialmuskulatur die Atemwege erweitern. Die Hauptvertreter sind
  - β_2-Sympathomimetika
  - Parasympatholytika (Anticholinergika)
  - Theophylline
- **Glukokortikoide.** Sie haben eine entzündungshemmende, abschwellende und antiallergische Wirkung auf die Bronchialschleimhaut.
- **Antientzündliche Substanzen.** Sie wirken ebenfalls entzündungshemmend und abschwellend.

Dosieraerosol mit Treibgas ohne Inhalationshilfe

Damit das Medikament an den Wirkort gelangt und entsprechend wirken kann, ist die korrekte Technik wichtig. Die Pflegefachperson leitet die Patientin an und korrigiert ggf. ihr Vorgehen bei der Anwendung des **DA mit Treibgas** (➤ Abb. 14.26):

- Nach Möglichkeit aufrecht hinsetzen, ggf. abhusten; kleine Kinder sitzen auf dem Schoß eines Elternteils oder einer Pflegefachperson
- Aerosolbehälter schütteln, Schutzkappe entfernen und Behälter so halten, dass der Boden nach oben zeigt
- Tief ausatmen
- Mundstück fest mit den Lippen umschließen; Kleinkinder inhalieren mit einer Mund-Nasen-Maske (➤ Abb. 14.27)

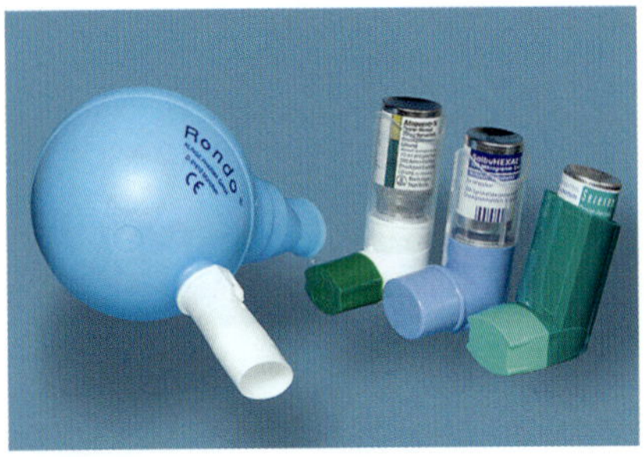

Abb. 14.26 Dosieraerosole mit Treibgas, links mit Inhalationshilfe, die rechten drei sind ohne Inhalationshilfe. [K115]

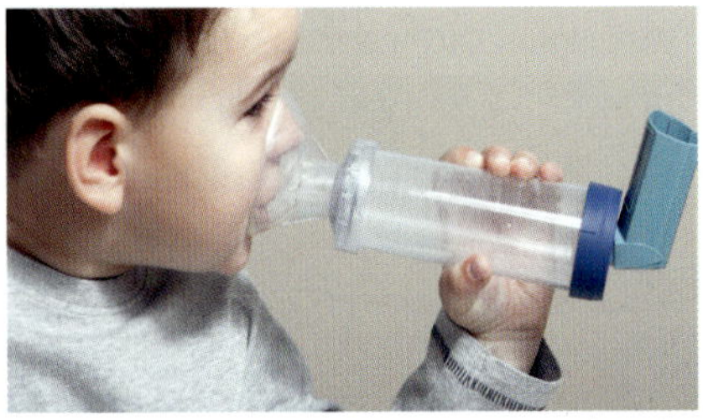

Abb. 14.27 Kleinkind inhaliert ein Dosieraerosol mithilfe eines Spacers und Mund-Nasen-Maske. [J787]

- Langsam und tief einatmen, dabei Druck auf den Behälter ausüben, damit die Dosis freigesetzt wird; bei Kindern muss ggf. die Atmung beobachtet werden, mit beginnender Einatmung dann einen Hub auslösen
- Luft für ca. 5–10 Sek. anhalten
- Langsam über die Nase ausatmen

Sind zwei Hübe verordnet, Vorgang wiederholen. [21]

KLIMA UND UMWELT

Die zu ihrer Therapie eingesetzten inhalativen Arzneimittel tragen in unterschiedlicher Ausprägung zum Klimawandel bei. Die treibgasbetriebenen Dosieraerosole (DA) haben im Vergleich zu Pulverinhalatoren (DPI) ein vielfach höheres Schädigungspotenzial für die Atmosphäre. Darüber hinaus verfügen DA nicht über ein Zählwerk. Daher kann die Restfüllmenge nicht zuverlässig abgeschätzt werden, was einen erhöhten Verbrauch begünstigt.
Die klimabewusste Verordnung von Pulverinhalatoren kann den CO_2-Fußabdruck um 0,5 tCO_2 reduzieren. [37]

Dosieraerosol mit Treibgas und Inhalationshilfe (Spacer)

Spezielle **Inhalationshilfen,** sog. Spacer, erleichtern die Anwendung von Dosieraerosolen (➤ Abb. 14.26, ➤ Abb. 14.27), vor allem bei Kindern und Patientinnen, die nicht in der Lage sind, Einatmung und Auslösen des DA zu koordinieren. Mit der Inhalationshilfe werden die Wirkstoffe besser inhaliert. Ein weiterer Vorteil ist, dass sich große Moleküle an der Innenwand der Inhalationshilfe ablagern und so nicht im Rachen oder Mund verbleiben. Die Pflegefachperson leitet die Patientin an und unterstützt sie ggf. bei der Inhalation:

- Nach Möglichkeit aufrecht hinsetzen
- Aerosolbehälter schütteln und Schutzkappe entfernen
- Dosieraerosol auf die Inhalationshilfe aufsetzen
- Gegebenenfalls Inhalationshilfe verschließen, wenn diese keinen Ventilmechanismus besitzt
- Nach Arztanordnung ein oder zwei Hübe des Dosieraerosols in die Inhalationshilfe geben
- Tief ausatmen
- Mundstück fest mit den Lippen umschließen
- Langsam und tief einatmen
- Luft für ca. 5–10 Sek. anhalten
- Langsam über die Nase ausatmen
- Vorgang ggf. wiederholen

Bei Patientinnen ohne festen Lippenschluss und kleinen Kindern kann statt eines Mundstücks eine Mund-Nasen-Maske verwendet werden (➤ Abb. 14.27. [21]

14

Korrekte Verabreichung inhalativer Glukokortikoide

Maßnahmen, um einen Soorbefall (➤ 17.5.4) im Mund- und Rachenraum zu vermeiden:

- Glukokortikoide nur mit einer Inhalationshilfe inhalieren, weil dann kaum Wirkstoff im Mund- und Rachenraum verbleibt
- Vor den Mahlzeiten inhalieren
- Nach Inhalation Zähne putzen oder Mund gründlich spülen
- Bei zusätzlicher Anordnung von Bronchodilatatoren diese immer zuerst inhalieren lassen; wenn nach einigen Minuten das Bronchialsystem erweitert ist, Glukokortikoid und/oder andere entzündungshemmenden Wirkstoffe inhalieren lassen

Pulverinhalator

Bei einem Pulverinhalator liegt der Wirkstoff als treibgasfreies Pulver vor. Es gibt verschiedene Systeme auf dem Markt, sodass die jeweilige Packungsbeilage zu beachten ist, besonders was die Bereitstellung der nächsten Dosis angeht (➤ Abb. 14.28). Die jeweilige Dosis wird durch die Einatmung angefordert. Zum Anfordern der Dosis **rasch, kräftig und möglichst tief einatmen.** Weiteres Vorgehen wie bei Dosieraerosolen mit Treibgas.

Auf keinen Fall darf in die Pulverinhalatoren hineingeatmet werden. [21]

Inhalation mit elektrisch betriebenem Vernebler

Elektrisch betriebene Vernebler *(Druckluftvernebler, kompressorbetriebenes Inhaliergerät)*, z. B. Breuer IH25® oder Pari Boy SX® sind einfache und stabile Inhalationsgeräte (➤ Abb. 14.29), die auch in der häuslichen Pflege und bei Kindern gut eingesetzt werden können. Ein Kompressor vernebelt das Inhalat. Im Krankenhaus geschieht die Vernebelung über die zentrale Druckluftvorrichtung.

Vorbereitung

- Gerät gemäß Gebrauchsanweisung in Betrieb nehmen
- Händedesinfektion durchführen
- Inhalationslösung nach ärztlicher Anordnung in die Verneblerkammer einfüllen
- Kompressor oder zentrale Druckluftversorgung mit der Verneblerkammer verbinden
- Mundstück oder Mund-Nasen-Maske aufsetzen

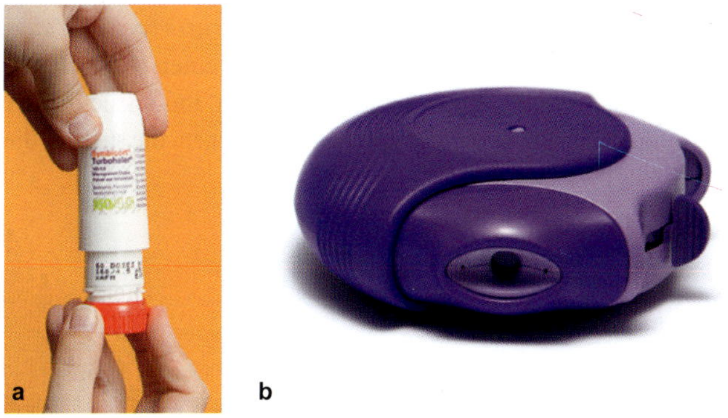

Abb. 14.28 Pulverinhalatoren. Turbohaler (a), Diskus (b). [K115, J787–097]

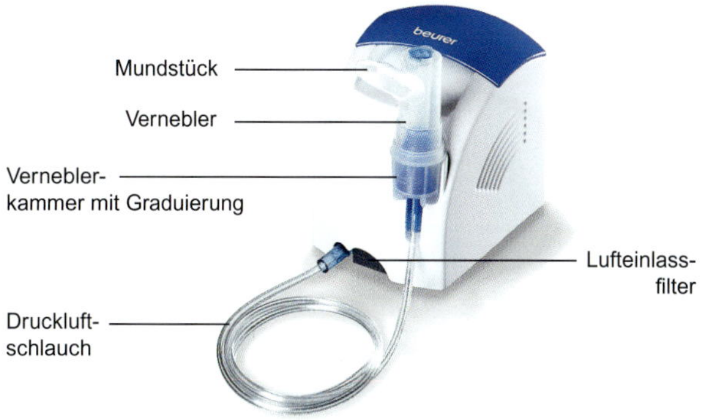

Abb. 14.29 Mobiler Druckluftvernebler. [V605]

- Patientin nach Möglichkeit aufrecht hinsetzen, ggf. zum Abhusten auffordern; kleine Kinder sitzen auf dem Schoß eines Elternteils oder einer Pflegenden

Durchführung

- Patientin auffordern, das Mundstück fest mit den Lippen zu umschließen bzw. die Maske auf Mund und Nase zu setzen
- Kompressor einschalten bzw. Druckluft öffnen
- Patientin auffordern, langsam und ruhig einzuatmen, die ausgeatmete Luft entweicht in der Regel über ein Ausatemventil
- Inhalationsdauer: 15–20 Min. oder bis die angeordnete Inhalationsmenge vernebelt ist
- Im Anschluss Verneblerteile nach Herstellerangaben oder Hygienestandard reinigen bzw. aufbereiten
- Bei der Verwendung einer Mund-Nasen-Maske Haut trocknen und ggf. eine Pflegecreme in diesem Bereich auftragen

Da durch die Inhalation Sekrete gelöst werden, kommt es im Anschluss häufig zu Hustenanfällen. Es ist deshalb sinnvoll, nicht unmittelbar nach dem Essen zu inhalieren, um Erbrechen zu vermeiden.

Inhalation mit Ultraschall- und Mikropumpenverneblern

Mikropumpenvernebler (➤ Abb. 14.30) verwenden einen speziellen Aerosolgenerator (Mikropumpe), der ein Niedriggeschwindigkeits-Feinpartikelaerosol erzeugt. Eine Schwingmembran wird durch Energiezufuhr in extrem schnelle Schwingungen versetzt, dadurch entsteht aus Flüssigkeit ein sehr feiner Nebel, der ebenfalls tief in das Bronchialsystem gelangt.

Ultraschallvernebler (➤ Abb. 14.30) versetzen Flüssigkeit mithilfe von Ultraschall in Schwingung. So entsteht ein Nebel aus allerfeinsten Tröpfchen, der bis in die kleinsten Bronchien gelangt.

Beide Vernebler sind, im Gegensatz zum Druckluftvernebler, sehr leise.

Manuelle Perkussion und Vibrationsmassage

Bei der **manuellen Perkussion** *(Abklopfen des Thorax)* und der **Vibrationsmassage** werden Schwingungen über den Brustkorb auf

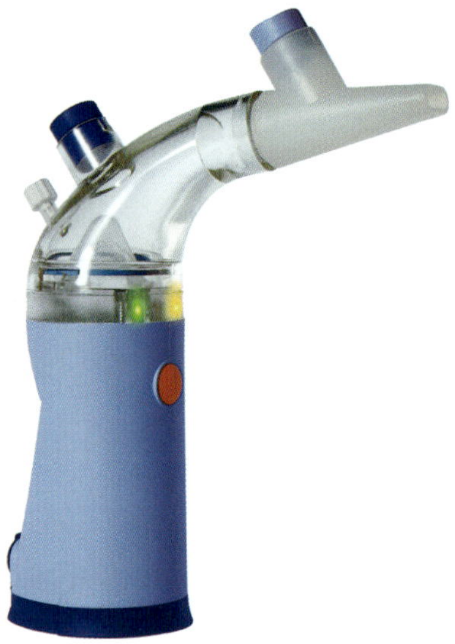

Abb. 14.30 Handlicher Ultraschallvernebler Multisonic® InfraControl 81610. [V479]

die Lunge übertragen. Diese lösen in den Bronchien Sekrete von den Wänden, die dann in Richtung Hauptbronchien abfließen können. Gleichzeitig werden die Schlagfrequenz der Flimmerhärchen und die Geschwindigkeit der Ausatemluft erhöht. Die Patientin sitzt dabei am Bettrand oder liegt in 90°- oder 135°-Seitenlage. [22]

Ist eine Inhalation angeordnet, ist es sinnvoll, diese vor dem Abklopfen oder der Vibrationsmassage durchzuführen.

Manuelle Perkussion

Es gibt verschiedene Techniken bei der **manuellen Perkussion:** mit der hohlen Hand, mit der geschlossenen Faust oder mit der Kleinfingerkante. Ein- oder beidhändiges Abklopfen ist möglich. Die Pflegefachperson achtet darauf, was der Patientin angenehm ist. Bei Kindern muss die Abklopfstärke deutlich reduziert werden. Beim Abklopfen ist Folgendes zu beachten:

- Nierenbereich und Wirbelsäule beim Abklopfen aussparen.
- Mindestens 5 Min. klopfen, um festsitzendes Sekret zu lösen.
- Immer von unten nach oben und von peripher nach zentral (hiluswärts) abklopfen (➤ Abb. 14.31).
- Liegt die Patientin in Seitenlage, dann die oben liegende Lungenhälfte abklopfen, Patientin umpositionieren und die andere Lungenhälfte abklopfen.
- Die Abklopfstärke muss der Patientin angenehm sein.
- Auf den Abklopfrhythmus achten: ruhiges, sanftes Abklopfen wirkt eher beruhigend, etwas schnelleres Abklopfen anregend.
- Im Anschluss ggf. Drainagepositionierung (➤ 14.5.7) durchführen, Patientin zum Abhusten auffordern, ggf. absaugen.

Die manuelle Perkussion ist heute weitgehend durch apparative Maßnahmen abgelöst, die in der Durchführung einfacher sind. [23]

Vibrationsmassage mit dem Vibrationsgerät

Bei der **Vibrationsmassage** mit dem Vibrationsgerät (z. B. Vibrax®) entstehen schüttelnde, viel feinere Bewegungen als beim Abklopfen. In der Regel besitzt das Gerät zwei Intensitätsstufen.

- Es gelten dieselben Prinzipien wie beim Abklopfen.
- In langsamer Stufe vibrieren. Eine höhere Frequenz wird nicht ausreichend in die Lunge übertragen. [23]

VORSICHT

Schädel-Hirn-Trauma und Hirnblutung, frischer Herzinfarkt und Lungenembolie, Tumoren und Metastasen in der Wirbelsäule, ausgeprägte Osteoporose, Rippen- und Wirbelfrakturen, erhöhte Blutungsneigung sind **Kontraindikationen für die Vibrationsmassage**.

Hochfrequenz-Brustwandoszillation

Bei der **Hochfrequenz-Brustwandoszillation** (engl. *HFCWO, high-frequency chest wall oscillation)* werden hochfrequente Vibrationen (5–20-mal pro Sekunde) über eine Weste auf den Thorax übertragen (➤ Abb. 14.32). Dadurch wird das Sekret von den Atemwegen gelöst. Durch die Be- und Entlastung der Thoraxwand werden „Mikro-Hustenstöße“ imitiert, durch die anfallende Sekrete in Richtung der größeren Atemwege transportiert werden. Dort können sie leichter abgehustet oder abgesaugt werden. Klinische Tests belegen die Wirksamkeit und insgesamt die Verbesserung der Lungenfunktion. Das Verfahren ist besonders geeignet bei Erkrankungen, die mit vermehrter Sekretbildung einhergehen (z. B. Mukoviszidose, COPD), und wenn ein Abhusten nicht mehr ausreichend möglich ist (z. B. bei amyotrophe Lateralsklerose, Muskeldystrophien), aber auch bei Patientinnen mit Atelektasen (➤ 14.5.2).

Die oszillierenden Westen gibt es von mehreren Herstellern und in verschiedenen Größen.

Eine Behandlungseinheit dauert 15–20 Min. und lässt sich mit anderen Techniken zur Freihaltung der Atemwege kombinieren. [24]

VRP-Geräte

VRP-Geräte (engl. *vario resistance pressure = variierender Widerstandsdruck)* sind PEP-Geräte (➤ 14.5.3), die einen wechselnden Widerstandsdruck in den Bronchien erzeugen, indem sie bei der Ausatmung Schwingungen *(Oszillationen)* erzeugen, die sich auf die

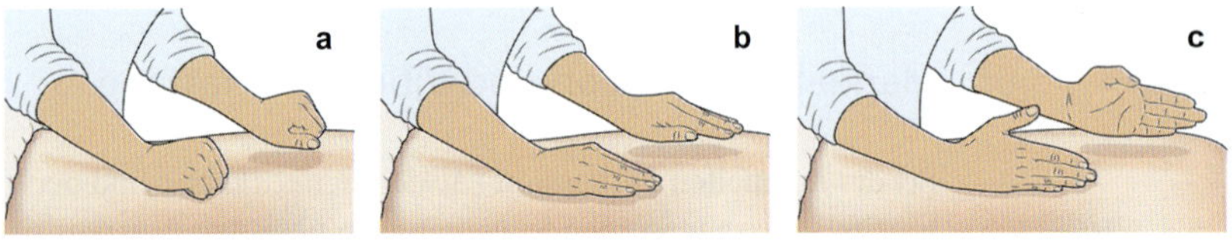

Abb. 14.31 Pflegende bei der manuellen Perkussion einer Patientin: mit der geschlossenen Faust (a), mit der hohlen Hand (b) und mit der Kleinfingerkante (c) [L264]

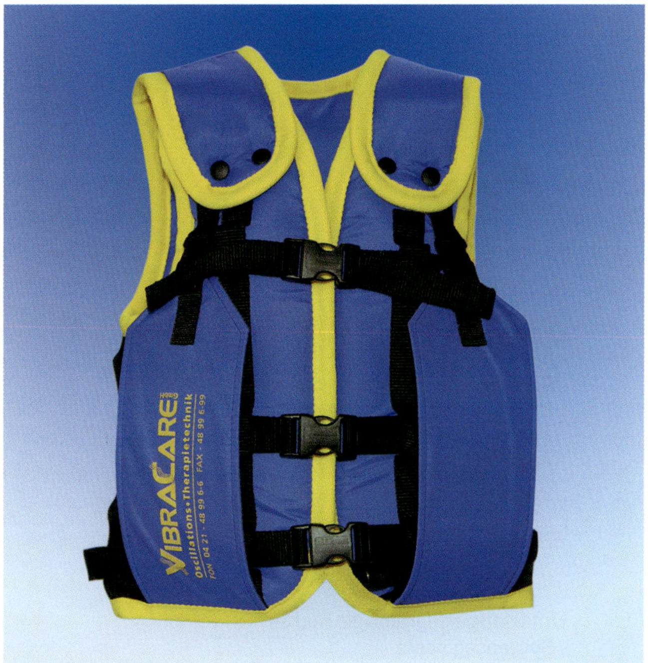

Abb. 14.32 HFCWO. Die Weste (hier: VibraVest®) wird mit Klettverschlüssen eng an den Thorax angelegt und dann über ein Schlauchsystem mit dem Generator verbunden. [V922]

Bronchien übertragen. Diese Schwingungen, auch *endobronchiale Perkussion* genannt,

- senken den Tonus der Bronchialmuskulatur,
- setzen die Viskosität des Bronchialsekrets herab und lösen zähe Sekret aus den Atemwegen,
- erhöhen die Schlagfrequenz der Zilien und verbessern die mukoziliäre Clearance,
- trainieren die Lungenfunktion und verbessern v. a. die Ausatmung,
- lindern Reizhusten und verbessern die Abhustefähigkeit. [7]

Beispiele für VRP-Geräte:

- Der **VRP-1®-Flutter** (> Abb. 14.33a) wird wie eine Pfeife benutzt. Bei der Ausatmung verlegt eine Kugel den Ausatemweg, die durch die Ausatmung in Bewegung gerät. Die Kugelbewegungen lassen die Schwingungen entstehen.
- Der **RC-Cornet®** (> Abb. 14.33b) ist ein gekrümmtes Rohr mit einem innen liegenden, schwingenden Schlauch. Atmet die Patientin durch das Gerät aus, dann entstehen Schwingungen, die wie oben beschrieben wirken.
- Das **Acapella®** (> Abb. 14.33c), das in verschiedenen Varianten erhältlich ist, kann sowohl mit Maske als auch mit Mundstück benutzt werden. Es gibt verschiedene Geräte mit unterschiedlichem exspiratorischem Atemwegswiderstand und Geräte, an denen dieser einstellbar ist.

Der Vorteil dieser und weiterer Atemtherapiegeräte ist, dass die Patientin sie unabhängig vom Pflegepersonal anwenden kann. Kinder können spielerisch an den Umgang mit diesen Geräten herangeführt werden. Bei den meisten Geräten kann der Ausatemwiderstand eingestellt werden bzw. es gibt sie mit unterschiedlichen Widerständen, sodass sie bei unterschiedlichen Altersstufen verwendet werden können. VRP-Geräte sind verordnungsfähig, können aber auch rezeptfrei gekauft werden.

Die Geräte sind einfach zu bedienen. Wichtig ist, dass die Patientin bzw. die Eltern auf eine ruhige Atmung achten.

Atemmuskelschwache Patientinnen können mit der Benutzung überfordert sein oder sich schnell erschöpfen. [7]

14.5.7 Unterstützung bei der Sekretentleerung

Wenn die Atemwegssekrete viskös und gelockert sind, ist darauf zu achten, dass die Patientin diese auch effektiv entfernt. Gegebenenfalls braucht sie dabei Unterstützung.

Drainagepositionierung

Die **Drainagepositionierung** nutzt das Prinzip der Schwerkraft und die Anatomie der Atemwege. Ziel ist, dass die Sekrete in der Richtung der Hauptbronchien abfließen, wo sie abgehustet oder abgesaugt werden können. Grundsätzlich muss der Lungenbezirk mit den gestauten Sekreten höher liegen als die Hauptbronchien.

Für eine effektive Drainagepositionierung (> Abb. 14.34) muss allerdings bekannt sein, in welchem Lappen und Segment die Sekrete gestaut sind. Dazu sind eine aussagekräftige **Auskultation** *(Abhören)* der Lunge durch die Ärztin und/oder ein Röntgenbild erforderlich, auf dem die sekretbelasteten Bezirke zu sehen sind. [7]

Da sich Sekrete meistens in den Unterlappen und den rückwärtigen Lungenbezirken stauen, stellen 135°-Positionierung (> 22.5.3) und eine leichte Kopftiefpositionierung effektive Positionierungen zur Sekretdrainage dar. Voraussetzung ist, dass die Patientin sie toleriert. Im häuslichen Bereich können vereinfachte Drainagepositionierungen durchgeführt werden (> Abb. 14.35).

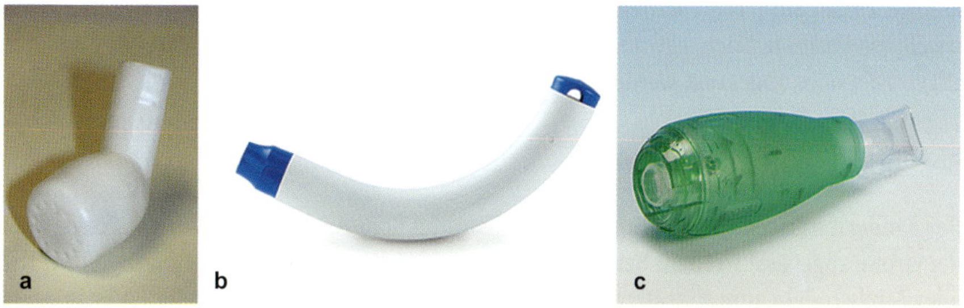

Abb. 14.33 Verschiedene VRP-Geräte. VRP-1®-Flutter (a), RC-Cornet® (b), Acapella® (c).
Nach Anleitung durch eine Pflegefachperson (Herstellerangaben beachten), kann die Patientin diese Geräte unabhängig anwenden. Dazu atmet die Patientin über die Nase ein und über das Atemtherapiegerät langsam aus. [V606, U106, V474]

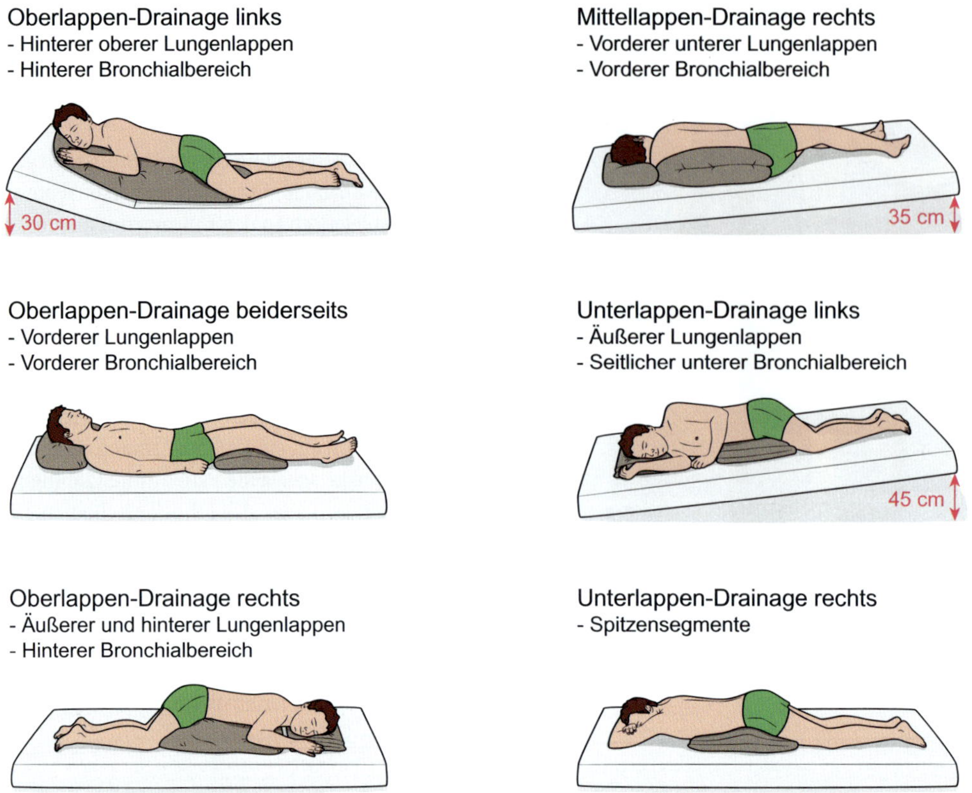

Abb. 14.34 Verschiedene Drainagepositionierungen. [L264]

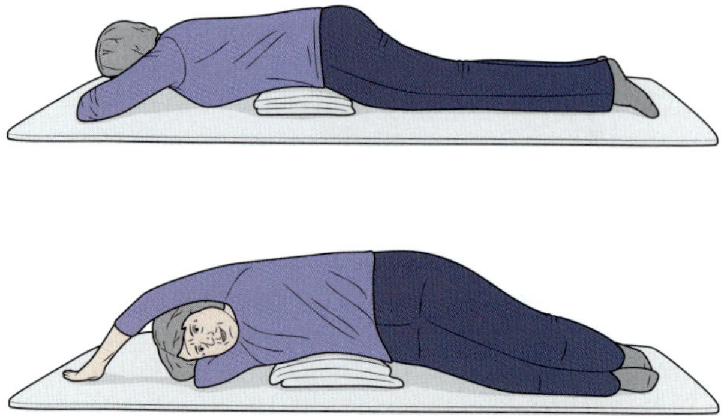

Abb. 14.35 Zwei einfache Drainagepositionierungen für den häuslichen Einsatz. Oben: Bauchlage mit einer zusammengelegten Decke unter der Taille. Unten: Seitenlage mit einer zusammengelegten Decke unter der Taille. [L264]

Die Lagerungen werden 1,5 bis 2 Std. nach der letzten Nahrungsaufnahme durchgeführt, die Patientin verbleibt 10 bis 15 Min. in der jeweiligen Position. Nach, ggf. auch vor dem Lagerungswechsel muss abgehustet oder abgesaugt werden. [7]

Besonderheiten bei Kindern

Bei Kindern müssen die Positionierungshilfsmittel dem Alter und der Größe angepasst werden. Bei Säuglingen kommen Waschlappen oder Mullwindeln zum Einsatz, bei Kleinkindern Moltontücher, bei Schulkindern kleine Kissen (➤ Abb. 14.36). Die Bauchpositionierung stellt für Säuglinge einen Risikofaktor für den plötzlichen Säuglingstod (➤ 22.4.1) dar und sollte deshalb nur in der Klinik unter kontinuierlicher Monitorüberwachung durchgeführt werden. Die Eltern werden darauf hingewiesen, das Kind zu Hause nicht unbeaufsichtigt in Bauchlage zu positionieren.

Abhusten von Sekreten

Viele Menschen wissen nicht, wie sie **effektiv abhusten** können. Oft ist ihnen das Abhusten unangenehm, und sie vermeiden es aus Angst vor Schmerzen. Dabei ist die effektive Entfernung von Sekreten aus den Atemwegen eine wichtige Maßnahme der Pneumonie- und Atelektasenprophylaxe (➤ 14.5.2). Die Pflegefachperson leitet die Patientin zum produktiven Abhusten an, dabei achtet sie darauf, nicht von ihm angehustet zu werden. Bei infektiösen Atemwegserkrankungen trägt die Pflegefachperson einen Mundschutz. Vor dem Abhusten ist eine Sekretverflüssigung und -lockerung sinnvoll (➤ 14.5.6).

Technik zum schonenden Abhusten

Die Patientin sitzt mit aufgerichtetem Oberkörper, ggf. leicht nach vorne gebeugt, damit sie die Bauchpresse besser einsetzen kann. Säuglinge und Kleinkinder sitzen auf dem Schoß eines Elternteils oder einer Pflegefachperson.

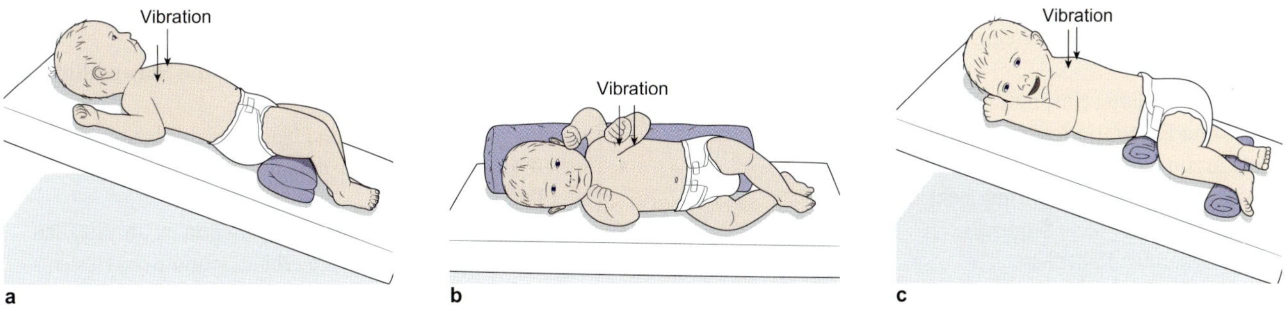

Abb. 14.36 Drainagepositionierung beim Säugling oder Kleinkind. Rückenpositionierung mit erhöhtem Oberkörper (a), Seitenpositionierung (b), Bauchpositionierung (c). [L264]

- Patientin anleiten, durch die Nase einzuatmen und dann mit kurzen, kräftigen Stößen zu husten.
- Sekrete im Rachen- und Kehlkopf können durch Räuspern nach oben befördert und ausgespuckt werden.
- Zum erneuten Husten erst wieder auffordern, wenn sich die Atmung wieder beruhigt hat.

Effektives Abhusten: Huffing

Der Beginn des **Huffings** entspricht dem des Hustens. Der Unterschied besteht darin, dass der Glottisschluss unterbleibt. Durch das Sprechen der Silbe „Huff" wird die Stimmritze geöffnet und der transpulmonale Druck ist geringer als beim normalen Ausatmen, sodass das Huffing weniger anstrengend für die Betroffenen ist. Durch die entstehende dynamische Kompression werden die Sekrete aus den kleineren in die größeren Atemwege gedrückt. [7]
Die Patientin sitzt wie beim schonenden Abhusten.

- Patientin anleiten, 1–2-mal auf die Silbe „Huff" auszuatmen, danach die Luft 2–3 Sek. lang anzuhalten, um dann den Vorgang zu wiederholen.
- Kinder sollen auf „Sch-sch-sch" ausatmen. Das erreicht man, indem man das Kind auffordert, Eisenbahn zu spielen.

Husten gegen einen Widerstand

Durch das **Husten gegen einen Widerstand** wird auch das Abhusten von Sekreten gefördert. Neben dem Einsatz von einfachen PEP-Geräten (➤ 14.5.4) kann auch mit der dosierten Lippenbremse (➤ 14.5.3) oder gegen den Fausttunnel (Hand wird zur Faust gemacht, sodass ein kleiner Tunnel bleibt) gehustet werden.

Husten nach operativen Eingriffen im Thorax-, Bauch-, Rückenbereich

Patientinnen **nach operativen Eingriffen im Thorax-, Bauch- und Rückenbereich** vermeiden das Husten aus Angst vor Schmerzen. Deshalb ist hier eine adäquate Schmerztherapie zunächst das Mittel der Wahl. Die Patientin muss über die Wichtigkeit des effektiven Abhustens aufgeklärt werden.

- Patientin soll mit aufgerichtetem Oberkörper, ggf. leicht nach vorne gebeugt, sitzen.
- Die Patientin oder die Pflegefachperson übt einen Gegendruck auf die schmerzende Stelle aus, indem sie z. B. mit der flachen Hand leicht auf die OP-Wunde drückt.
- Das Abhusten erfolgt wie oben beschrieben.

Mechanisch unterstütztes Husten

Beim **mechanisch unterstützten Husten** (engl. *mechanical insufflator-exsufflator, mechanische Insufflation-Exsufflation)* erzeugen Geräte zunächst einen Überdruck und schalten dann schnell auf Unterdruck um. Der Überdruck insuffliert eine Luftmenge in das Bronchialsystem. Der anschließende Unterdruck *(Sog)* zieht das Sekret aus den Bronchien in Richtung Trachea, bestenfalls in den Rachen, von wo es ausgespuckt oder abgeschluckt, abgehustet oder abgesaugt werden kann. Bei manchen Geräten kann auch zusätzlich eine Oszillation hinzugeschaltet werden. [23]

Insufflation-Exsufflation-Geräte (➤ Abb. 14.37) sind für Patientinnen geeignet, die keinen oder nur einen unzureichenden Hustenstoß bzw. Hustenkraft haben, z. B. bei neuromuskulären Erkrankungen, hohem Querschnittssyndrom.

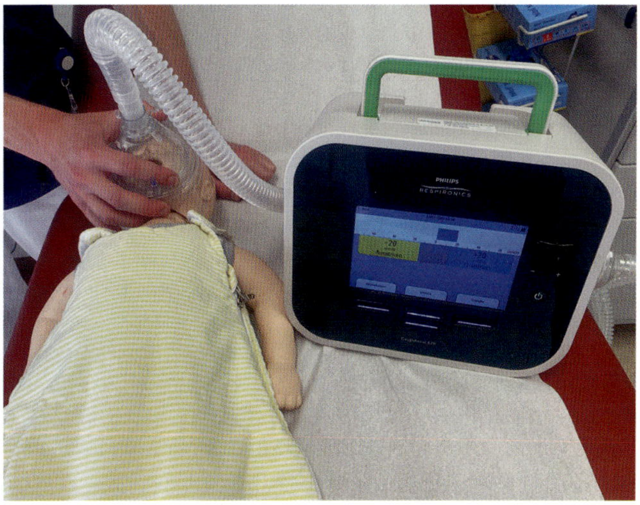

Abb. 14.37 Beispiel für ein Insufflations-Exsufflations-Gerät. *Cough-Assist®*, hier mit der Anwendung an einem Säugling über eine Mund-Nasen-Maske. [V925]

Eine solche apparative Hustenhilfe kann mittels Mund-Nasen-Maske oder über eine Trachealkanüle/einen Endotrachealtubus angewendet werden.
Die Geräteeinstellung (Inspirations- und Exspirationsdruck, Inspirations- und Exspirationszeit, Pause bis zur nächsten Inspiration) legt die Ärztin fest.
Eine typische Behandlungssitzung sieht so aus:
- 4–6 Atemzyklen = eine Sequenz
- 20–30 Sekunden Ruhephase
- Sequenzwiederholung
- Insgesamt 4–6 Sequenzen entsprechen einer Behandlungssitzung.

14.5.8 Absaugen von Atemwegssekreten

Das **Absaugen von Atemwegssekreten** und aspirierten Fremdkörpern (z. B. Lebensmitteln) stellt eine lebensnotwendige Maßnahme dar, vor allem wenn die Patientin nicht in der Lage ist, selbst ausreichend abzuhusten. Unterbleibt das Absaugen, staut sich Sekret in der Lunge, erzeugt Atelektasen (➤ 14.5.2), die den Gasaustausch behindern und früher oder später zu Atemnot und Pneumonie führen. In der pflegerischen Praxis ist auch der Begriff der **Bronchialtoilette** üblich.

Patientinnen, bei denen das Absaugen notwendig werden kann

Es ist wichtig jene Patientinnen zu identifizieren, bei denen das **Absaugen notwendig werden kann.** Diese müssen besonders daraufhin beobachtet werden, ob sie in der Lage sind, effektiv abzuhusten. Zu den Betroffenen zählen:
- Patientinnen mit erhaltenem Hustenreflex, die aber nicht (ausreichend) abhusten, weil
  - sie zu schwach sind, beispielsweise ältere oder schwer kranke Menschen
  - sie beim Husten große Schmerzen haben, z. B. Menschen mit einer gebrochenen Rippe, nach einer Operation an Bauch oder am Thorax
- Patientinnen mit fehlendem oder stark herabgesetztem Hustenreflex, z. B.
  - bei schwerer Bewusstseinseintrübung oder Koma
  - nach Laryngektomie *(Kehlkopfentfernung)*
- Patientinnen mit teilweiser oder totaler Schluckstörung mit Aspirationsgefahr, z. B:
  - nach einem Schlaganfall
  - mit fortschreitenden Muskelerkrankungen, z. B. amyotropher Lateralsklerose, Multipler Sklerose
- Patientinnen, die (vermutlich) aspiriert haben

Das Absaugen von Mund- und Nasen-Rachenraum wird z. B. notwendig, wenn die Patientin die Nase nicht schneuzen kann, wenn sie nicht räuspern kann oder aufgrund einer Schluckstörung ihren Speichel nicht ausreichend schlucken kann.

Indikation

Typische Symptome und Situationen lassen **die Notwendigkeit des Absaugens** erkennen:
- Patientin hüstelt pausenlos und bemüht sich, abzuhusten
- Hörbare ziehende, rasselnde oder brodelnde Atemgeräusche (➤ 14.4.5)
- Erschwerte Atmung, ggf. Atemnot: Patientin ist unruhig, hat Angst, Blutdruck und Puls sind erhöht, zyanotische Gesichtsfarbe (➤ 14.4.9, ➤ 14.4.10)
- Nach manueller Perkussion, Vibrationsmassage, mechanisch unterstütztem Husten (➤ 14.5.7)
- Nach schleimlösenden Maßnahmen, z. B. Inhalieren (➤ 14.5.7)
- Häufig nach Umpositionieren/Lagerungsdrainagen (➤ 14.5.7)
- Auf Wunsch der Patientin
- Sichtbares Sekret im Endortrachealtubus, in der Trachealkanüle (➤ 14.5.10)

Die Häufigkeit richtet sich nach der individuellen Situation. Ein routinemäßiges Absaugen, z. B. 1-mal pro Schicht, ist heute nicht mehr üblich. Es gilt das Prinzip: **So oft wie nötig, aber nicht öfter als nötig.**

Möglichkeiten und Methoden des Absaugens

Verschiedene **Möglichkeiten und Methoden des Absaugens** können unterschieden werden.
- **Absaugen der oberen Atemwege:** Absaugen von Mundhöhle, Nasenhöhle, Rachen
- **Absaugen der unteren Atemwege:** Absaugen von Kehlkopf, Trachea, Bronchialsystem
- **Orales Absaugen:** Absaugen über den Mund
- **Nasales Absaugen:** Absaugen über die Nase
- **Endotracheales Absaugen** (griech. *endo = innen, tracheal = auf die Luftröhre bezogen):* Absaugen in der Luftröhre
  - als blindes Absaugen, d. h., der Zugang erfolgt über Nase oder Mund (technisch sehr schwierig),
  - über einen Endotrachealtubus oder eine Trachealkanüle.
- **Bronchiallavage:** Einbringen von physiologischer Kochsalzlösung über Tubus, Trachealkanüle oder Bronchoskop, um stark eingetrocknetes Bronchialsekret zu lösen. Wegen der Gefahr, auf diesem Wege Keime aus einem Bereich in alle Lungenbereiche zu verschleppen, wird sie nicht mehr empfohlen und der bronchoskopischen Beseitigung der Vorzug gegeben. Die **bronchioalveoläre Lavage** *(BAL)* ist eine diagnostische Maßnahme aus dem Bereich der Pulmonologie zur gezielten Gewinnung von Krankheitserregern oder pathologischen Zellen.

Materialien

Absauggeräte

Es gibt verschiedene Arten von **Absauggeräten:**
- In Krankenhäusern werden Absauggeräte in der Regel über einen zentralen Vakuumanschluss betrieben (➤ Abb. 14.38)

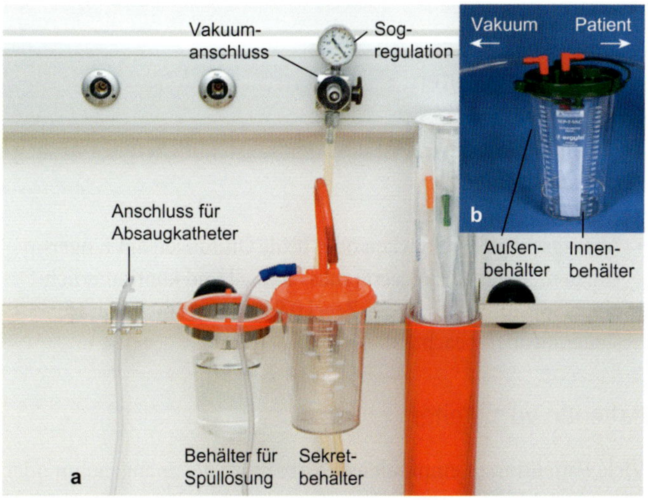

Abb. 14.38 Absauggerät mit zentralem Vakuumanschluss. [K183, K115]

- In der ambulanten (Intensiv-)Pflege und stationären Langzeitpflege sind Elektropumpen mit einem Druck-Sog-Wandler im Einsatz (➤ Abb. 14.39). Stationäre Absauggeräte müssen immer ans Stromnetz angeschlossen werden, mobile Absauggeräte haben einen Akku, können auch netzunabhängig betrieben werden

Absauggeräte sind prinzipiell gleich aufgebaut und technisch einfach zu bedienen. Mithilfe einer Vakuumpumpe im Inneren stellen sie einen Unterdruck (Sog) her.

- Der **Ein-Aus-Schalter** ist in der Regel ein Kippschalter.
- Das **Manometer** zeigt nur den Unterdruck im Absauggerät und nicht den im Absaugschlauch bzw. in der Lunge (beim endotrachealen Absaugen) ist wesentlich (!) geringer durch die Länge von Schlauch/Katheter und den Strömungswiderstand.
- Mit dem **Vakuumregler** lässt sich der Sog regeln bzw. reduzieren.
- Ein **Sekretgefäß** (aus Glas, Kunststoff, als Einmalsystem) sammelt die abgesaugten Sekrete.
- Ein **Bakterienfilter** verhindert das Eindringen von Bakterien und Flüssigkeiten in das Gerät. Der Filter muss regelmäßig auf Durchfeuchtung überprüft und ggf. ausgetauscht werden.

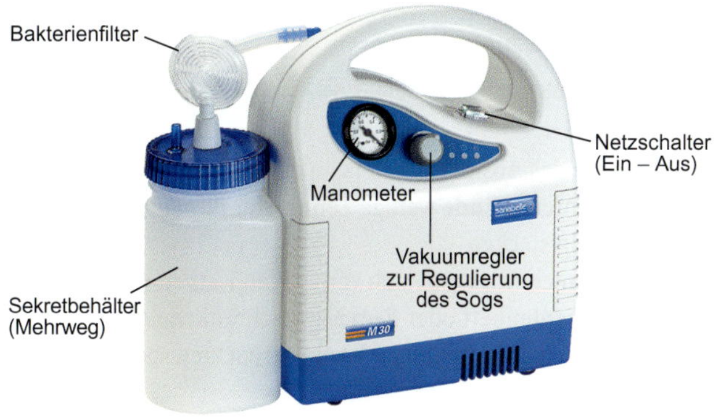

Abb. 14.39 Elektrisches Absauggerät. [V648]

Leistungsmerkmal von Absauggeräten

Die Leistung eines Absauggeräts wird als *Luftumsatz/Umluftleistung (Liter/Min.)* angegeben. Leistungsmerkmal ist, wie schnell der Sog aufgebaut wird und nicht der Sog selbst.
Für ein effektives Absaugen brauchen Absauggeräte einen Luftumsatz von ≥ 25 l/Min. [22]
Sog beim endotrachealen Absaugen nicht begrenzen (reduzieren), d.h., immer mit maximalem Sog saugen. Es ist nicht sinnvoll, die Leistungsfähigkeit eines Absauggeräts zu reduzieren, die Sekrettransportleistung dadurch herabzusetzen und den Absaugvorgang für die Patientinnen dadurch zu verlängern.

Absaugschlauch

Der **Absaugschlauch** wird an das Absauggerät angeschlossen, und zwar am Sekretgefäß. Absaugschläuche aus Kunststoff sind als Rollenware erhältlich. Das hat den Vorteil, dass die benötigte Länge individuell gewählt kann. Alternativ gibt es einzeln verpackte Absaugschläuche mit unterschiedlichen Längen.

Fingertip (Schlauchverbinder)

Der **Fingertip** verbindet Absaugschlauch und -katheter. Außerdem lässt sich mit ihm der Sog herstellen und unterbrechen: durch Verschließen der Öffnung mit dem Daumen entsteht ein geschlossenes System, durch die Vakuumpumpe im Absauggerät ein Unterdruck (Sog).

Absaugkatheter

Es gibt verschiedene Arten von **Absaugkathetern** (➤ Abb. 14.40). Pflegefachpersonen kennen die Unterschiede und wissen, welche Art von Absaugkatheter in der Einrichtung bzw. bei einer Patientin verwendet wird.

- **Standardkatheter:** gerade oder gebogen, in verschiedenen Größen mit zentraler Öffnung an der Katheterspitze und ggf.

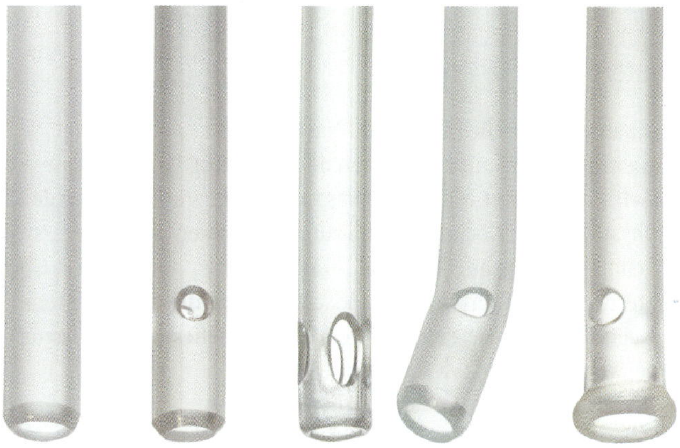

Abb. 14.40 Verschiedene Absaugkatheter. Von links nach rechts: Standardabsaugkatheter mit einer zentralen Öffnung, Standardabsaugkatheter mit zusätzlich 2 kleinen seitlichen Öffnungen, atraumatischer Absaugkatheter mit zusätzlich 3 großen seitlichen Öffnungen, gebogener atraumatischer Absaugkatheter mit zusätzlich 2 seitlichen Öffnungen, atraumatischer Absaugkatheter mit Wulst und zusätzlich 2 kleinen seitlichen Öffnungen. [K115]

zwei kleinen seitlichen Öffnungen. Bei diesen Kathetern besteht die Gefahr, dass sie sich an der Schleimhaut festsaugen. Deshalb werden sie auch *„traumatische Katheter"* genannt. Durch ihre Wirkung auf die Trachealschleimhaut beim endotrachealen Absaugen kann es zu Hämatomen und harmlosen Verletzungen kommen. Der Vorteil ist die bessere Distanzwirkung bei Flüssigkeiten durch die Konzentration des Sogs auf die Katheterspitze.
- **Atraumatische Katheter:** meist gerade und mit seitlichen, größeren Öffnungen (Augen). Die Fläche der seitlichen Öffnungen muss größer sein als die zentrale Öffnung. Beim Absaugen geht die Luftströmung über die zentrale und die seitlichen Öffnungen, dadurch wird ein Ansaugen der Katheterspitze an der Schleimhaut verhindert. Manche atraumatischen Katheter haben noch zusätzlich einen Wulst an der Katheterspitze, dessen Sinn sich aber nicht recht erschließt.
- **Geschlossenes Absaugsystem:** wird fast ausschließlich bei intubierten oder tracheotomierten beatmeten Patientinnen auf der Intensivstation (➢ 14.5.10) eingesetzt. Dieses spezielle System wird zwischen Tubus/Trachealkanüle und Tubusverlängerung („Gänsegurgel") eingebaut. Die Patientin kann nun jederzeit abgesaugt werden, ohne dass sie von der Beatmung genommen werden muss. Zudem hat dieses System hygienische Vorteile, da keine Aerosole entstehen, die die Pflegenden kontaminieren können.

Absaugkatheter gibt es in verschiedenen **Größen,** die farblich kodiert sind. Die Größen werden in **Charrière** (1 Ch = ⅓ mm) angegeben. Der Außendurchmesser darf nicht mehr als zwei Drittel des Innendurchmessers des Tubus oder der Trachealkanüle betragen, sonst wird das Vorschieben des Katheters schwierig. Typische Größen zum Absaugen über einen Endotrachealtubus oder eine Trachealkanüle:
- Neugeborene: Ch 6 (hellgrün) oder Ch 8 (blau)
- Kinder: Ch 8 (blau) oder Ch 10 (schwarz)
- Erwachsene: Ch 12 (weiß) oder Ch 14 (grün)

Diese Größen werden auch beim blinden endotrachealen Absaugen verwendet. Beim Zugang über die Nase wird der Katheter eher etwas kleiner gewählt. Bei sehr zähem Sekret kommt eventuell ein etwas größerer Absaugkatheter zum Einsatz.

Weitere Materialien

- Materialien für die Mund- und Nasenpflege
- Gleitmittel, ggf. mit anästhesierender Wirkung (z. B. Xylocain-Gel®), wenn über Mund und Nase abgesaugt wird, oder sterile physiologische Kochsalzlösung zum Anfeuchten des Katheters
- Schutzhandschuhe
- Steriler einzeln verpackter Handschuh, wenn die unteren Atemwege abgesaugt werden (und kein geschlossenes Absaugsystem verwendet wird) [25]
- Abwurf
- Behälter mit Wasser zum Durchspülen des Absaugschlauchs
- Mund-Nasen-Schutz, Schutzkittel, Schutzbrille bei Infektionsgefahr (z. B. bei offener Tbc, MRSA, COVID-19)

Durchführung

Material vorbereiten

Zu jedem Schichtbeginn ist die Funktionstüchtigkeit des Absauggeräts zu prüfen:
- Absauggerät einschalten
- Absaugschlauch abknicken oder beide Öffnungen am Fingertip zuhalten → das Absauggerät muss schnell und kontinuierlich einen Sog aufbauen (in der Regel 0,8 bar bzw. 800 mbar, Herstellerangaben beachten)

Patientin vorbereiten

Viele Patientinnen empfinden das Absaugen als unangenehm oder sogar bedrohlich, entsprechend umsichtig und vorsichtig gehen Pflegefachpersonen vor:
- Über die Notwendigkeit des Absaugens informieren, hinweisen, dass danach das Atmen leichter fällt; Kinder altersentsprechend informieren, dabei aber nichts beschönigen, Absaugen ist unangenehm
- Patientin ggf. vor dem Absaugen inhalieren lassen, um die Sekretkonsistenz zu verbessern (➢ 14.5.6)
- Gegebenenfalls einige Minuten vor dem Absaugen Sauerstoff verabreichen (*präoxygenieren* ➢ 14.5.9)
- Soll über die Nase abgesaugt werden, ggf. schleimhautabschwellende Nasentropfen einbringen
- Wenn möglich, Oberkörper erhöhen, damit die Patientin besser abhusten kann; alternativ Patientin in Seitenlage bringen, um bei Erbrechen das Aspirationsrisiko zu verringern; Säuglinge und Kleinkinder sitzen eventuell auf dem Schoß eines Elternteils
- Patientin auffordern, beim Absaugen zu husten, um Sekrete in die Trachea zu befördern
- Wenn vorhanden, Monitorüberwachung oder Pulsoximeter (➢ 14.5.9) einschalten
- Gegebenenfalls Magensonde unter Patientenniveau hängen oder öffnen, um Erbrechen und eventuell Aspiration von übermäßigem Magensekret zu vermeiden

Endotracheales Absaugen über einen Tubus oder eine Trachealkanüle

Verschiedene Absaugtechniken

Die Art des Katheters entscheidet über die jeweils korrekte Absaugtechnik.

- Verpackung des Absaugkatheters an der dafür vorgesehenen Stelle am hinteren Ende wenige Zentimeter öffnen, Katheter auf den Fingertip stecken
- Absaugschlauch mit dem noch verpackten Katheter ablegen, z. B. auf dem Patientenbett oder dem Nachtschränkchen
- Schutzhandschuhe anziehen, einzeln verpackten sterilen Handschuh über die Arbeitshand ziehen [25]
- Absaugkatheter steril aus der Verpackung entnehmen und so greifen bzw. verkürzen, dass er steril bleibt (➢ Abb. 14.41)

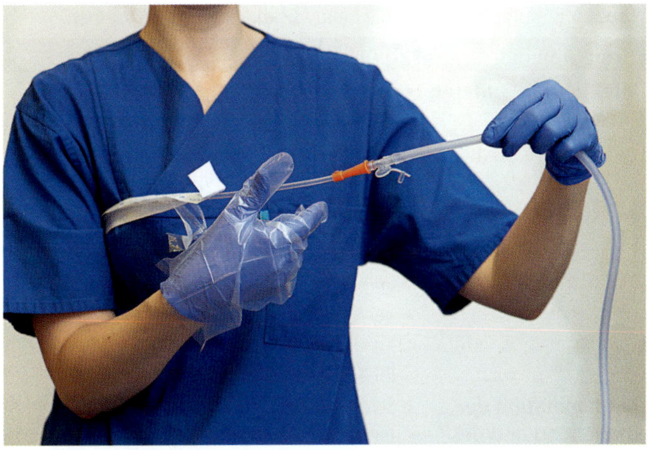

Abb. 14.41 Eine Möglichkeit der sterilen Entnahme eines Absaugkatheters aus der Verpackung. [K115]

- Mit der anderen Hand HME *(Heat-and-Moisture-Exchanger, feuchte Nase),* Sprechventil oder Beatmungsschlauch vom Tubus bzw. der Trachealkanüle entfernen und z. B. auf der Verpackung des sterilen Handschuhs ablegen
- Absaugkatheter vorsichtig und ohne Kraftaufwendung **mit Sog** in den Tubus/die Trachealkanüle einführen bis hörbar Sekret gesaugt wird, maximal bis ein Widerstand spürbar ist:
  - Bei **Standardabsaugkathetern** (➤ Abb. 14.40) kontrolliert ein Finger die Öffnung des Fingertips. Der Finger wird erst dann kurz gelöst, wenn sich der Katheter offensichtlich an der Schleimhaut unterhalb der Kanüle/des Tubus festgesaugt hat. Den Katheter **unter Sog** mit zwischen Daumen und Zeigefinger drehenden Bewegungen langsam durch die Kanüle führen, um dort so viel Sekret wie möglich zu entfernen, anstatt es in die Trachea vorzuschieben. Diesen Vorgang über die Kanülenspitze hinaus unter Kontrolle des Absauggeräusches fortsetzen, bis Husten ausgelöst wird. Absaugvorgang nicht stoppen, sondern vorgehustetes Sekret absaugen. Falls sich das Geräusch abrupt ändert, weil sich die Katheterspitze an der Schleimhaut angesaugt hat, Fingertip öffnen, Katheter zurückziehen und erneut Fingertip verschließen. Katheter unter leichtem Drehen zwischen den Fingern langsam herausziehen. Sobald Sekret angesaugt wird, nicht weiter herausziehen, sondern verweilen, bis kein Sekret mehr hörbar angesaugt wird.
  - Bei **atraumatischen Kathetern** bleibt der Fingertip während des gesamten Absaugvorgangs stets verschlossen. Ansonsten unterscheidet sich der Vorgang nicht von dem mit Standardabsaugkatheter.
- Absaugkatheter vom Fingertip entfernen
- Sterilen Handschuh über den Absaugkatheter stülpen, sodass der kontaminierte Katheter ganz im Handschuh verschwindet, verwerfen
- Absaugschlauch mit Leitungswasser durchspülen, Schlauch dann anheben, damit keine Wasserpfütze im Schlauch verbleibt
- Absaugschlauch in die dafür vorgesehene Halterung am Absauggerät hängen
- Handschuhe ausziehen und hygienische Händedesinfektion durchführen
- Gegebenenfalls nach einer Pause den Absaugvorgang wiederholen, wenn sich noch weiteres Sekret in den Atemwegen befindet. Vielleicht äußert auch die Patientin den Wunsch, noch einmal abgesaugt zu werden.

Patientenbeobachtung während und nach dem Absaugen

- Kann die Patientin abhusten?
- Können die Atemwegssekrete abgesaugt werden?
- Wie sieht das abgesaugte Sekret aus und welche Konsistenz hat es, z. B. gelblich, blutig, weißlich, flüssig oder zäh?
- Wie toleriert die Patientin den Absaugvorgang?
- Gibt es Zeichen für Komplikationen, z. B. starken Hustenreiz, Zyanose, Atemstörungen, Bewusstseinsveränderungen?
- Wie hoch sind Puls und Sauerstoffsättigung während und nach dem Absaugen?

Beim Absaugen beachten

- Es ist fachlich nicht korrekt, alle Patientinnen nach „Schema F" abzusaugen. Vielmehr bestimmt die jeweilige individuelle Situation die Größe des Absaugkatheters, die Absaugtiefe und -dauer sowie notwendige Hygienemaßnahmen. Ziel ist immer ein effektiver Absaugvorgang. Bei jeder Patientin muss das individuelle Vorgehen dokumentiert werden.
- Atraumatische Katheter (➤ Abb. 14.40) sind für das endotracheale Absaugen heute Standard. Aus wirtschaftlichen Gründen können Standardkatheter beim Absaugen des Nasen-, Rachen- und Mundraums eingesetzt werden, weil hier die Wirkung des atraumatischen Katheters nicht funktioniert.
- Kraftanwendungen beim Absaugen sind verboten, denn sie erhöhen das Verletzungsrisiko. Ebenso falsch wie unsinnig sind Kopfdrehmanöver während des Absaugens, mit der Vorstellung, dadurch besser in den rechten oder linken Hauptbronchus zu gelangen.
- Die Absaugdauer ist abhängig von der Notwendigkeit zum Absaugen. Bei kleinen Absaugkathetern kann die Patientin neben dem Absaugen weiteratmen oder beatmet werden (Absaugen über Tubusverlängerung mit Winkelstück und Absaugöffnung oder über ein geschlossenes System). Der Absaugvorgang wird abgebrochen und nach einer Pause wiederholt, wenn es die Patientin signalisiert.
- Nie den benutzten Absaugkatheter mit Wasser durchspülen. Das ist überflüssig, weil der Katheter weggeworfen wird und die Gefahr besteht, dass die Sekretreste am Katheter die Umgebung kontaminieren.
- Häufiges Absaugen reizt die Schleimhäute und regt die Sekretproduktion an. Das bedeutet: so häufig wie nötig, so wenig wie möglich absaugen und den Absaugvorgang effektiv und schonend durchführen.

Endotracheales Absaugen über Mund und Nase (blindes Absaugen)

Das **blinde endotracheale Absaugen** stellt eine Notfallmaßnahme dar, z. B. wenn die Patientin aspiriert hat.

- Eine zweite Pflegefachperson ist bei der Patientin, um sie zu beruhigen; bei einem Kind eine Bezugsperson bitten, dessen Hände festzuhalten, um Abwehrbewegungen zu vermeiden
- Absaugkatheter gut gleitfähig machen, ggf. Gleitmittel direkt ins Nasenloch einbringen
- Katheter über die Nase waagrecht (nicht nach oben stochern!) oder den Mund einführen und über den Rachen bis zum Kehlkopf vorschieben

- Patientin auffordern, ruhig und tief ein- und auszuatmen, dabei Katheter zügig aber vorsichtig weiterschieben, maximal bis zu einem Widerstand (Bifurkation)
- Absaugkatheter mit dem Absaugschlauch verbinden, Fingertip verschließen und Katheter unter Sog herausziehen, Katheter dabei leicht zwischen den Fingern hin- und herrollen

Nachbereitung und Dokumentation

- Patientin bequem positionieren
- Gegebenenfalls Vitalzeichenkontrolle durchführen
- Absaugvorgang dokumentieren: Reaktionen der Patientin, Menge und Aussehen des Sekrets

Komplikationen

Komplikationen (➤ Tab. 14.8) sind grundsätzlich möglich, können aber durch sorgfältiges und korrektes Handeln weitgehend vermieden werden. Das Absaugen muss unter Anleitung einer erfahrenen Pflegefachperson erlernt werden.

Tab. 14.8 Komplikationen, die beim Absaugen auftreten können.

Art der Komplikation	Prophylaktische Maßnahmen
Infektion der unteren Atemwege	• Tägliche Kontrolle des Bakterienfilters auf Durchfeuchtung und Verschmutzung, Wechsel nach Hygienestandard • Für jeden neuen Absaugvorgang einen neuen Absaugkatheter verwenden • Absaugkatheter, mit denen bereits Mund und Nase abgesaugt wurden, dürfen nicht zum endotrachealen Absaugen verwendet werden • Ver- und Entsorgung, Aufbereitung und Wechsel des Absaugzubehörs nach hausinternem Hygienestandard
Kontamination der Umgebung und des Personals mit Atemwegssekreten und -keimen	• Schutzkleidung bei Bedarf tragen, mindestens Schutzhandschuhe • Mit Sekret kontaminierte Oberflächen wischdesinfizieren • Beim Entleeren des Sekretgefäßes Schutzhandschuhe tragen, Verspritzen in die Umgebung (Toilette) vermeiden • Tägl. Wischdesinfektion des Absauggeräts inkl. des Absaugschlauchs
Verletzung der Schleimhaut in den Atemwegen	• Nur Absaugen, wenn notwendig • Verwendung von atraumatischen Absaugkathetern • Absaugkatheter darf nicht zu groß sein • Kein gewaltsames Einführen und Vorschieben des Absaugkatheters, diesen ggf. gleitfähig machen • Sichere Beherrschung der korrekten Absaugtechnik • Bei Standardabsaugkathetern Sog bei Schleimhautkontakt unterbrechen
Heftiger Hustenreiz mit Gefahr des Erbrechens und anschließender Aspirationsgefahr	• Absaugvorgang abbrechen, Patientin aufrecht hinsetzen und beruhigen, ggf. Absaugvorgang noch einmal wiederholen • Wenn vorhanden, Magensonde öffnen und unter Patientinnenniveau hängen Grundsätzlich ist Husten erwünscht, weil Sekrete aus den tieferen Atemwegen nach oben gehustet werden und abgesaugt werden können
Bronchospasmus	• Bei Patientinnen mit hyperreagiblem Bronchialsystem (z. B. bei Asthma, COPD, Kinder während einen viralen Infekts) Bronchospasmolytikum (➤ 14.5.6) als Dosieraerosol bereithalten
Heraushusten/ Herausrutschen von Tubus bzw. Trachealkanüle	Vor jedem Absaugvorgang sichere und korrekte Fixierung von Tubus bzw. Trachealkanüle überprüfen

14.5.9 Sauerstofftherapie

DEFINITION

Medizinischer Sauerstoff: Sauerstoff (O_2) für medizinische Zwecke, in einer Konzentration von mindestens 99,5 %.
Sauerstofftherapie: Verabreichen von Sauerstoff in einer Konzentration, die höher ist als die Sauerstoffkonzentration der Luft mit 21 %. Sie kommt vor allem zur Behandlung einer Hypoxämie (➤ 14.4.3) zum Einsatz.
Inspiratorische Sauerstoffkonzentration *(inspiratorische O_2-Fraktion, FiO_2):* gibt an, wie hoch der Sauerstoffanteil in der Atemluft ist, Angabe in Prozent oder als Dezimalzahl. Eine Sauerstoffkonzentration von 100 % entspricht einer FiO_2 von 1,0. Bei 21 % Sauerstoff beträgt die FiO_2 0,21.
Langzeit-Sauerstofftherapie (engl. *long-term oxygene therapy, LTOT):* dauerhafte Gabe von Sauerstoff für ≥ 15 Stunden täglich.

Eine **Sauerstofftherapie** hat zum Ziel, die Sauerstoffkonzentration im Blut zu erhöhen, indem der Einatemluft Sauerstoff zugefügt wird. Von einer notwendigen akuten Sauerstoffgabe (z. B. nach einem Herzinfarkt, postoperativ) ist die **Langzeitsauerstofftherapie (LTOT)** zu unterscheiden. Bei der LTOT (engl. long-term oxgen therapy) erhält die chronisch hypoxämische Patientin ≥ 15 Std./Tag Sauerstoff. [26]
Medizinischer Sauerstoff *(O_2)* ist ein Arzneimittel und darf nur auf ärztliche Anordnung verabreicht werden.
Der Arzt ordnet an:

- Sauerstoffquelle
- Art der Verabreichung, z. B. mittels Sauerstoffbrille
- Menge, z. B. 2 l/Min.
- Dauer der Verabreichung, z. B. kontinuierlich, bei Bedarf (dieser muss exakt festgelegt sein), max. über 2 Std.

Im Notfall dürfen Pflegende auch ohne ärztliche Anordnung bis zum Eintreffen des Arztes Sauerstoff verabreichen. Voraussetzung ist, dass die Pflegefachperson in den Umgang mit Sauerstoff eingewiesen ist.

Sauerstoffquellen

In Krankenhäusern und modernen Pflegeheimen ist Sauerstoff meist über ein **zentrales Gasreservoir** verfügbar. Über Wandanschlüsse (➤ Abb. 14.42) im Patientenzimmer kann der Sauerstoff entnommen werden. Alternativ kommen **Sauerstoffflaschen** (➤ Abb. 14.43, ➤ Abb. 14.45) oder **Flüssigsauerstofftanks** (➤ Abb. 14.46) zum Einsatz. In den Sauerstoffflaschen liegt der Sauerstoff in gasförmiger

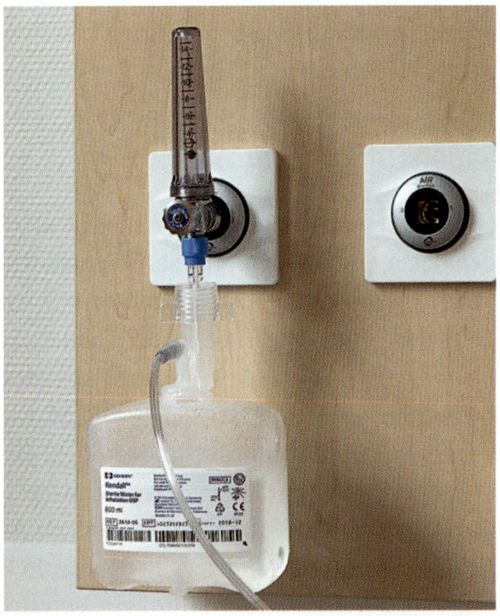

Abb. 14.42 Sauerstoffwandanschluss mit Sauerstoffdurchflussmesser (Flowmesser/Flowmeter) und sterilem destilliertem Wasser zur Anfeuchtung. [K115]

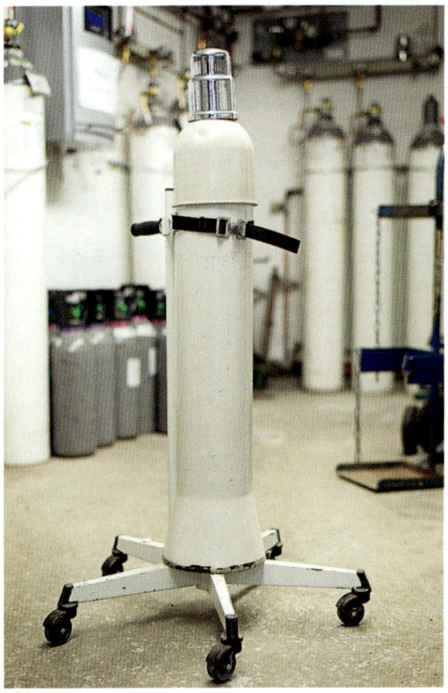

Abb. 14.43 Sauerstoffflasche auf fahrbaren Rollen. In der Flasche herrscht ein Druck von 200 bar, wenn sie voll ist. [K115]

Form vor, in den Sauerstofftanks in flüssiger Form. Eine weitere Sauerstoffquelle sind die **Sauerstoffkonzentratoren** (➤ Abb. 14.47, ➤ Abb. 14.48).

Sauerstoffflaschen

In einer **weißen Sauerstoffflasche** (nach EU-Richtlinie DIN EN ISO 1089 ➤ Abb. 14.43) wird das Gas Sauerstoff stark komprimiert und mit einem Druck von 200 bar eingefüllt. Der Sauerstoff in Flaschen besitzt eine Reinheit von 99,5 % (im Vergleich: Raumluft hat 21 % Sauerstoff). Sauerstoffflaschen gibt es in den Größen 1 l, 2 l, 10 l und 50 l. Um Sauerstoff aus einer Flasche zu verwenden, braucht es eine **spezielle Armatur** mit einem **Druckminderer** *(Druckwandler)*, der den Druck von 200 auf 5 bar reduziert (➤ Abb. 14.44). Mithilfe des **Feinregulierventils** wird die Sauerstoffmenge (l/Min.) eingestellt und am **Flowmesser** *(Flowmeter)* kontrolliert. Am **Manometer** *(Druckmesser)* kann der aktuelle Druck in der Flasche abgelesen werden und damit der Sauerstoffvorrat berechnet werden.

Berechnung des Inhalts einer Sauerstoffflasche

Beispiel: 10-l-Flasche, Manometerstand 90 bar; 2 l/Min. werden verabreicht.
Wie hoch ist der Sauerstoffrestinhalt in Litern?

$$10\ \text{l} \times 90\ \text{bar} = 900\ \text{barL (gesprochen: Liter)}$$

Wie lange reicht der Sauerstoff noch?

$$\frac{10\ \text{l} \times 90\ \text{bar}}{2\ \text{l/Min.}} = 450\ \text{Min.} = 7{,}5\ \text{Std.}$$

Sauerstoffflaschen haben den Nachteil, dass sie häufig nachgefüllt werden müssen. Eine 2-l-Flasche hält bei 2 l/Min. Entnahme nur ca. 3 h, eine 10-l-Flasche ca. 16 Std. Die Vorteile von Sauerstoffflaschen sind, dass kein Strom benötigt wird und es keine Geräuschbelästigung gibt. Sauerstoffflaschen sind vor allem für den Notfall, den Transport (➤ Abb. 14.45) und als Reservesystem geeignet.

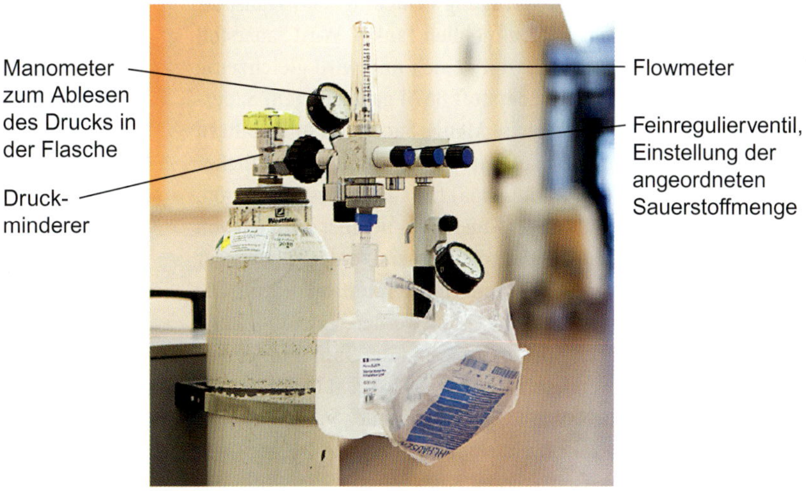

Abb. 14.44 Armatur für Sauerstoffflasche mit Druckminderer, Manometer, Feinregulierventil und Flowmeter. [K115]

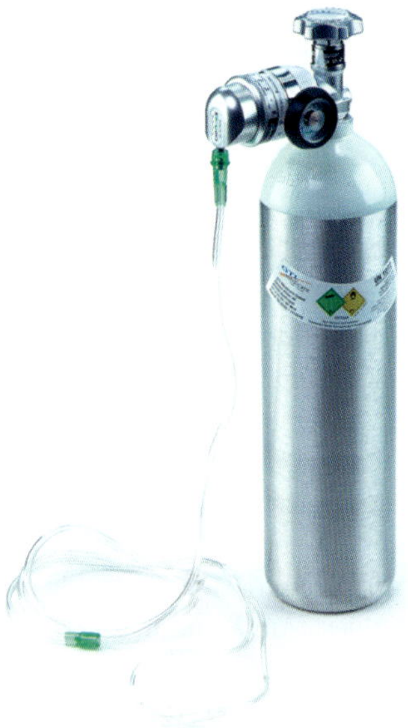

Abb. 14.45 Transportable 2-l-Sauerstoffflasche mit 200 bar, wenn gefüllt; hier mit angeschlossener Sauerstoffbrille. [V637]

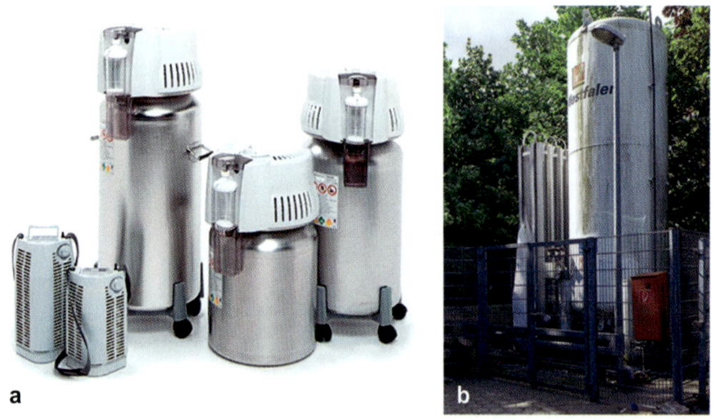

Abb. 14.46 Flüssigsauerstofftanks mit verschiedenen Fassungsvermögen und zwei kleine mobile Tanks links (z. B. Stroller®) (a). Im Vergleich dazu der Sauerstofftank eines Krankenhauses (b). [V084, K115]

Sauerstofftank mit Flüssigsauerstoff

Flüssigsauerstoff kommt vor allem zum Einsatz, wenn keine zentrale Sauerstoffversorgung zur Verfügung steht, und beim Transport von Patientinnen (dann in kleinen mobilen Tanks). Wird Sauerstoff abgekühlt (auf −183 °C), verflüssigt er sich und wird gleichzeitig verdichtet, sodass 1 l Flüssigsauerstoff 867 l gasförmigem Sauerstoff entspricht. So steht eine große Menge Sauerstoff in Behältern mit relativ kleinem Volumen zur Verfügung. Ein herkömmlicher **Flüssigsauerstofftank** (➤ Abb. 14.46a) fasst 40 l Flüssigsauerstoff, das sind über 34.000 l gasförmiger Sauerstoff mit einer Reinheit von fast 100 %. Der flüssige Sauerstoff wird mit einem Verdampfer wieder in ein Gas umgewandelt und auf Zimmertemperatur angewärmt. Die Dosierung (l/Min.) kann am Tank eingestellt werden. Eine Auffüllung ist nur 1–3-mal monatlich notwendig, wenn der Tank immer nur von einer Patientin verwendet wird. Strom wird nicht benötigt, und es gibt keine Geräuschbelästigung. Kleine (mobile) Sauerstofftanks können aus dem großen Tank leicht befüllt werden, was Patientinnen mehr Mobilität verleiht. Der Nachteil eines Flüssigsauerstofftanks ist, dass er durch eine Spezialfirma befüllt werden muss, was höhere Kosten verursacht.

Sauerstoffkonzentrator

Der **Sauerstoffkonzentrator** saugt Umgebungsluft an und filtert den darin enthaltenen Stickstoff heraus. Zur Patientin gelangt dann Sauerstoff in einer Konzentration von ca. 90–95 %, je nach eingestelltem Flow. Die Vorteile bestehen darin, dass der Konzentrator nicht nachgefüllt werden muss, selbstständig arbeitet, einfach in der Bedienung und relativ kostengünstig ist. Die Nachteile sind, dass ein Sauerstoffkonzentrator Strom benötigt, die Patientin örtlich relativ abhängig macht und einen Geräuschpegel von ca. 45–50 dB(A) hat. Der Standard-Sauerstoffkonzentrator (➤ Abb. 14.47) ist unhandlich, koffergroß und hat ein Gewicht von ca. 25 kg. Für Aktivitäten außer Haus stehen inzwischen Mikrokonzentratoren (➤ Abb. 14.48) mit aufladbarer Batterie und 12-V-Autoanschluss zur Verfügung.

VORSICHT

Vorsicht bei reinem Sauerstoff: korrekter Umgang mit Sauerstoffbehältern notwendig

- Flaschen dürfen nicht fallen und müssen deshalb liegend oder sicher angekettet stehend transportiert werden.
- Nur mit geschlossenem Ventil und aufgesetzter Schutzkappe transportieren.
- Absolutes Rauchverbot in der Nähe von Sauerstoffeinrichtungen. Sauerstoff selbst ist zwar nicht brennbar, fördert aber die Verbrennung.
- Vorsicht mit Fett: Die Ventile dürfen nicht mit Fetten oder Ölen in Kontakt kommen – Explosionsgefahr!
- Beim Öffnen von Ventilen keine Gewalt anwenden, keine Selbstreparaturen durchführen, sondern immer technischen Dienst informieren.
- Sauerstoffflaschen dürfen nicht in warmen Räumen oder in der Nähe von Heizungen gelagert werden.
- Leere und volle Flaschen immer getrennt voneinander aufbewahren. [27]

Grundsätze der Sauerstofftherapie

- Sauerstoff wird – mit Ausnahme der High-Flow-Sauerstofftherapie – der Patientin regelhaft als trockenes Gas zur Verfügung

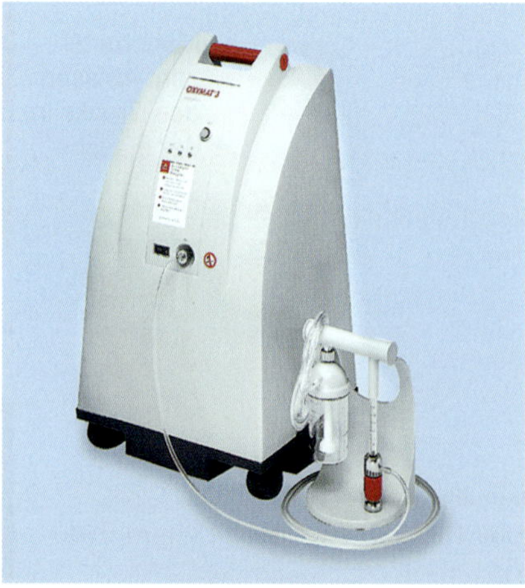

Abb. 14.47 Stationärer Standardsauerstoffkonzentrator, d. h., der Konzentrator muss an den Strom angeschlossen werden. [V083]

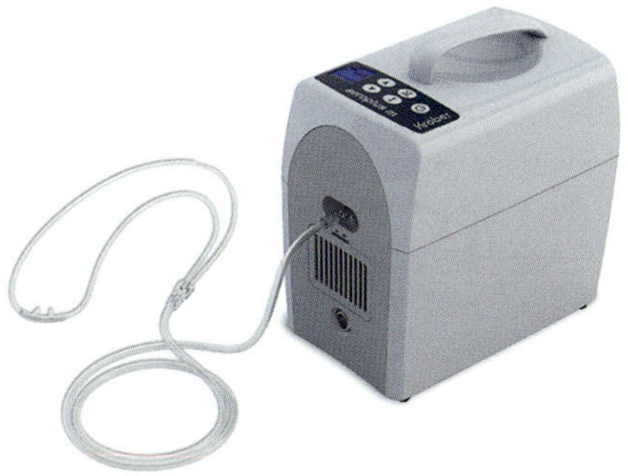

Abb. 14.48 Tragbarer Mikrosauerstoffkonzentrator mit Akku. Mobile Konzentratoren können auch über den Zigarettenanzünder im Auto angeschlossen werden. [V607]

gestellt. 2016 wurden im Rahmen einer Untersuchung keine Vorteile von Kaltwasser-Sprudlern (z. B. AquaPak®) für die mukoziliäre Clearance der Nasenschleimhaut und die Viskosität des Mukus festgestellt. [27]

- Hygienisch einwandfreies Arbeiten vermeidet nosokomiale Infektionen der Atemwege:
  - Hygienische Händedesinfektion vor jeder Manipulation am System.
  - Wenn Sauerstoffbefeuchtung gewünscht, dann mit sterilem Aqua dest.
  - Sauerstoffbefeuchter (Schläuche, Wasserbehälter, Gasverteiler und Flowmeter) sind während des Einsatzes bei einer Patientin alle 48 Std. wiederaufzubereiten bzw. zu erneuern. Ausnahme: ein steriler AquaPak darf benutzt werden, bis er leer ist. Eine Aufbereitung ist natürlich auch vor dem Einsatz bei einer anderen Patientin notwendig.
  - Die Patientin sollte vor der Sauerstoffverabreichung die Nase reinigen, ggf. ist die Verwendung schleimhautabschwellender Nasensprays notwendig. [28]

Sauerstoffapplikationssysteme

Um der Patientin Sauerstoff zu verabreichen, stehen verschiedene **Applikationssysteme** zur Verfügung.

Sauerstoffsonde/Nasensonde

Die **Sauerstoffsonde** ist ein dünner Plastikschlauch, der am vorderen Ende ein Schaumstoffpolster hat, das ca. 1 cm in ein Nasenloch eingeführt wird. Die Sonde wird an der Nase oder der Wange mit Pflaster fixiert (➤ Abb. 14.49). Die Patientin wird durch die Sonde in der Regel wenig beeinträchtigt.

Sauerstoffbrille

Die **Sauerstoffbrille** wird häufig bei einer Langzeit-Sauerstoffgabe eingesetzt. Die beiden Einflussstutzen werden in die Nasenlöcher eingeführt, die Schlaufen der Brille wie Ohrenbügel hinter die Ohren

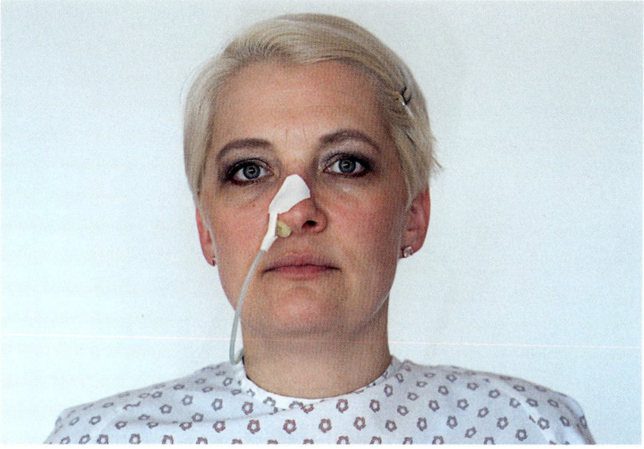

Abb. 14.49 Patientin mit Sauerstoffsonde. [K115]

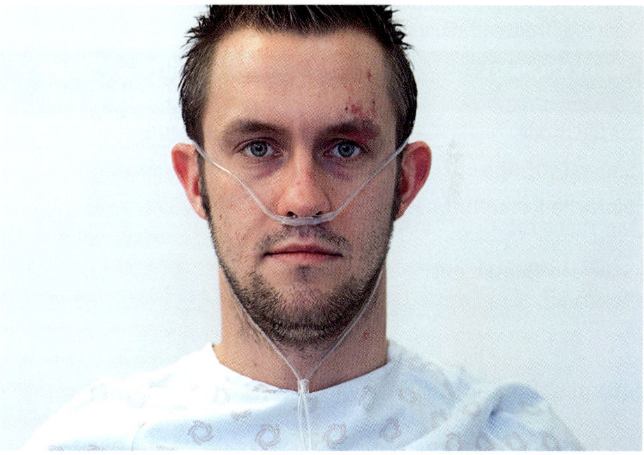

Abb. 14.50 Patient mit angelegter Sauerstoffbrille. [K115]

und von dort unter das Kinn geführt, wo sie stramm gezogen und mit einem Kunststoffring fixiert werden (➤ Abb. 14.50). Patientinnen empfinden die Sauerstoffbrille häufig als Fremdkörper. Außerdem besteht bei längerer Anwendung die Gefahr von Druckstellen in der Nase und hinter den Ohren.

Sauerstoffmaske

Eine **Sauerstoffmaske** wird auf Mund und Nase aufgesetzt und mit einem Gummiband am Hinterkopf befestigt (➤ Abb. 14.51). Die ausgeatmete Luft entweicht durch seitliche Löcher in der Maske. Viele Patientinnen fühlen sich durch die Maske eingeengt und behindert beim Sprechen, Essen und Trinken. In der Anästhesie und Notfallmedizin werden auch Sauerstoffmasken mit Sauerstoffreservoirbeutel eingesetzt, die die Verabreichung noch höhere Sauerstoffkonzentrationen ermöglichen (➤ Tab. 14.9).

VORSICHT

Der Sauerstoffflow darf bei der **Verabreichung über eine Sauerstoffmaske** nicht unter 5 l/Min. liegen, da es sonst zu einem CO_2-Stau in der Maske kommen kann.

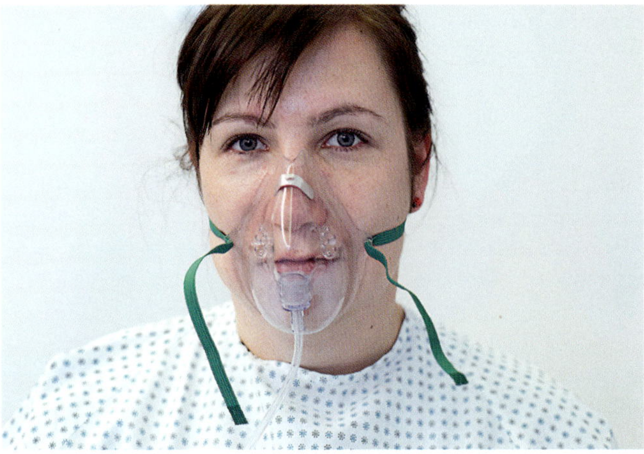

Abb. 14.51 Patientin mit Sauerstoffmaske. [K115]

Tab. 14.9 Möglichkeiten der Sauerstoffverabreichung und erreichbare Sauerstoffkonzentrationen.

Applikationsart	Flow (l/Min.)	Erreichbare Sauerstoffkonzentration
Nasensonde	1–4 l	30–40 %
Sauerstoffbrille	1–6 l	40–50 %
Einfache Sauerstoffmaske	5–10 l (mindestens 5 l)	40–60 %
Sauerstoffmaske mit Reservoir	6–10 l	80 %

Sauerstoffzuleitung im Wärmebett oder Inkubator

Bei Neugeborenen und Frühchen besteht die Möglichkeit, Sauerstoff im Inkubator oder geschlossenen Wärmebett zu verabreichen. Moderne Inkubatoren/Wärmebetten regulieren die Sauerstoffkonzentration automatisch, auch wenn kurzfristig die Klappe geöffnet wird.

Auswahl des geeigneten Systems

Bei der Auswahl des Applikationssystems müssen also die Bedürfnisse der Patienien oder Kindes berücksichtigt werden, ggf. spielen auch die angestrebte Sauerstoffkonzentration und der zu verabreichende Flow eine Rolle. Vom 100 % Sauerstoff (außer beim Sauerstoffkonzentrator), der die Sauerstoffquelle verlässt, kommen viel weniger in der Lunge der Patientin an, was auch durch das Applikationssystem bedingt ist (➤ Tab. 14.9).

Nasale High-Low-Sauerstofftherapie

DEFINITION

Nasale High-Flow-Sauerstofftherapie (engl. *high-flow-oxygene-therapy, HFOT; nasale High-Flow-Therapie, NHF):* Verabreichung eines Luft-Sauerstoff-Gemischs in der Konzentration von 21–100 % Sauerstoff mit einen hohen Atemgasfluss von bis zu 60 l/Min.

Die **nasale High-Flow-Sauerstofftherapie** ist eine Atemtherapieform, eine Alternative zur konventionellen Sauerstofftherapie über Nasenbrille oder -maske mit bis zu 15 l/Min. und zur nichtinvasiven Beatmung. Hier wird das Luft-Sauerstoff-Gemisch mit einer hohen Geschwindigkeit, einem hohen Flow von mindestens 15 l/Min. bis zu 60 l/Min. verabreicht.

Funktionsprinzip

Das High-Flow-Sauerstoff-Insufflationssystem besteht aus (➤ Abb. 14.52)

- Frischgasmischer oder Flowgenerator, über den die inspiratorische Sauerstoffkonzentration (FiO_2 in %), der Frischgasfluss (l/Min.) und die Temperatur des Atemgases (°C) eingestellt werden kann:
  - Im Frischgasmischer werden Sauerstoff und Druckluft (über eine zentrale Anlage im Krankenhaus) in eingestelltem Verhältnis gemischt.
  - Der Flowgenerator nimmt die Luft aus der Umgebung und den Sauerstoff aus einem Flüssigsauerstofftank (außerklinische Situation). *Beispiele:* FD 140 von Fa. Armstrong Medical, myAIRVO 2 und 850TM von Fa. Fisher & Paykel
- Aktivem Befeuchtungssystem, dass das Atemgas anfeuchtet und anwärmt
- Spezieller Nasenkanüle („Prongs“) zur komfortablen Verabreichung (ultraleicht, bessere Polsterung und angenehmerer Fixierung, Stutzen in der Nasen sind weicher und breiter als bei der normalen Sauerstoffbrille)

Ziele und Indikationen

Die **Ziele** der HFOT sind:

- Verbesserung der Ventilation, insbesondere der Inspiration durch den hohen Atemgasfluss und den positiven Atemwegsdruck
- Verbesserung der Oxygenierung (Anreicherung des Bluts mit Sauerstoff)
- Vermeidung eines endexspiratorischen Kollapses der Alveolen und Bronchiolen
- Verbesserung der Sekretmobilisation durch aktive Anfeuchtung und Anwärmung der Einatemluft, Steigerung der Husteneffektivität
- Essen und Trinken, Sprechen, Schlafen während der Atemtherapie sind möglich

Typische **Indikationen** sind:

- Lungenerkrankungen, die mit einer Hypoxämie (Sauerstoffmangel im Blut) einhergehen, beispielsweise Pneumonie, Lungenödem
- Chronisch-obstruktive Lungenerkrankungen
- Atemtherapie während Pause der nichtinvasiven Beatmung
- Weaning (Entwöhnung von der Beatmung)
- Atemtherapie nach Entfernung eines Endotrachealtubus (Extubation) bzw. einer Trachealkanüle (Dekanülierung)

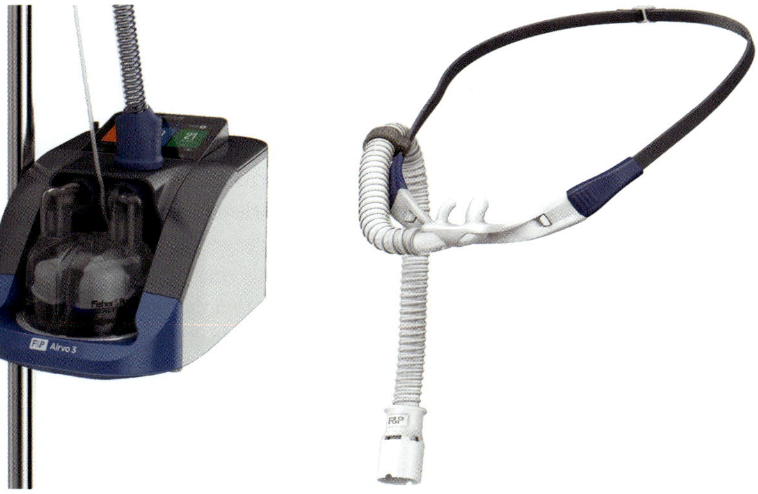

Abb. 14.52 Teil einer transportablen nasalen High-Flow-Sauerstofftherapieeinheit: Frischgasmischer mit Flowgenerator und aktivem Befeuchtungssystem (links). Spezielle Nasenkanüle (Highflowbrille) für Erwachsene rechts. [V088]

Überwachung und Beobachtung der Patientin

Alle Patientinnen mit einer Sauerstofftherapie (notfallmäßig, intermittierend, Langzeittherapie) müssen engmaschig **überwacht und beobachtet** werden:

- Vitalzeichenkontrolle: Atmung, Puls und Blutdruck
- Bewusstseinslage, z. B. Unruhe, Schläfrigkeit, Schwindel, verwaschene Sprache?
- Hautfarbe, z. B. Zyanose (generell, Lippen, Finger)?
- Druckstellen und Verletzungen durch Sonde oder Maske?
- Nasen- und Mundschleimhaut: Feuchtigkeitszustand? Läsionen?
- Sauerstoffdosierung: korrekte Einstellung nach Arztanordnung von l/Min. oder Sauerstoffkonzentration in %?
- Füllstand der Sauerstoffflasche und des Aqua-dest.-Behälters? Korrekter Sitz des Applikationssystems?

Eltern, deren Kinder zu Hause Sauerstoff bekommen, müssen frühzeitig in die Anwendung eingewiesen werden. Sie müssen Überwachungsschwerpunkte kennen sowie mögliche Gefahren und Komplikationen.

VORSICHT

Besondere Vorsicht ist bei Patientinnen mit chronisch-obstruktiven Atemwegserkrankungen (COPD) geboten. **Bei ihnen besteht die Gefahr der Atemlähmung.** Diese Menschen sind an einen ständig erhöhten Kohlendioxidgehalt im Blut gewöhnt, sodass ein erhöhter pCO_2 keinen Atemanreiz mehr darstellt, sondern nur einen Sauerstoffmangel (Hypoxämie). Wird diesen Patientinnen nun Sauerstoff verabreicht und steigt damit deren Sauerstoffgehalt im Blut an, fällt auch dieser Atemanreiz weg. Die Atmung wird immer oberflächlicher und langsamer, es wird zunehmend weniger Kohlendioxid abgeatmet. Der Anstieg von Kohlendioxid im Blut führt unerkannt zu einer Narkose mit Atemstillstand und unbehandelt zum Tod.

Trübt eine Patientin während einer Sauerstofftherapie zunehmend ein, muss dies als Zeichen eines CO_2-Anstiegs gewertet werden. **Die Sauerstoffzufuhr muss dann sofort abgestellt und die Ärztin informiert werden.**

Das bedeutet auch, dass die Sauerstoffmenge (l/Min.) bei chronisch-obstruktiven Lungenerkrankungen nicht unbedenklich gesteigert werden darf. Ein (leichter) Sauerstoffmangel ist als Atemantrieb gewünscht und notwendig. Diese Information brauchen unbedingt auch die Patientin und ggf. ihre Angehörigen, die nicht selten eigenständig die Sauerstoffmenge erhöhen. [28]

Überwachung von Kindern

Bei Kindern ist eine Sauerstofftherapie wegen der Gefahr von Nebenwirkungen besonders engmaschig zu überwachen, und auch die Indikation muss sorgfältig gestellt werden. Vor allem bei Früh- und Neugeborenen sollte die Sauerstoffkonzentration nicht über 40 % liegen, um eine Augenlinsenschädigung, Netzhautablösung, pulmonale Hämorrhagie, Lungenfibrose und weitere Nebenwirkungen zu vermeiden.

14.5.10 Umgang mit Tracheostoma und Trachealkanülen

DEFINITION

Tracheotomie *(Luftröhrenschnitt):* Eröffnung der Luftröhrenvorderwand. Kann erfolgen durch Operation **(operative Tracheotomie)** oder Punktion und Dilatation **(Punktionstracheotomie).**

Tracheostomie: Eröffnung der Lufröhrenvorderwand (Tracheotomie) durch ein operatives Verfahren und Anlage eines **epithelisierten Tracheostomas** durch zirkuläre Fixierung der Luftröhre mit der Halshaut.

Tracheostoma *(stoma = Mund, Öffnung):* nichtphysiologische Öffnung, die durch eine Tracheotomie entsteht, die Art und Weise bleibt bei dem Begriff unberücksichtigt. Das Tracheostoma kann vorübergehend (z. B. im Rahmen einer Notfallsituation) oder dauerhaft bzw. lebenslang (z. B. zur Langzeitbeatmung bei hohem Querschnitt, nach Kehlkopfentfernung) angelegt sein. [29]

Trachealkanülen: Sie dienen dem Offenhalten des Tracheostomas, aber auch, um eine Patientin darüber zu beatmen, zum Sprechen mittels Sprechaufsatz oder zum Aufsetzen einer feuchten Nase (HME ➤ bei Zubehör) und um darüber Sauerstoff zu verabreichen.

Auf die Indikationen für eine Tracheotomie bzw. Tracheostomie wird hier im Kapitel nicht weiter eingegangen, sondern auf weiterführende Literatur im Literaturverzeichnis verwiesen. Hier stehen der **Umgang mit Tracheostoma und Trachealkanülen** im Mittelpunkt.

Trachealkanülen

Trachealkanülen gibt es in unterschiedlichen Materialien und in den vielfältigsten Ausführungen, von der Standardkanüle bis hin zu

Kanülen für besondere Therapiezwecke und Patientensituationen. Einige Hersteller bieten auch maßgefertigte Kanülen an. Das breite Angebot trägt dem Umstand Rechnung, dass eine Trachealkanüle optimal auf die Bedürfnisse des einzelnen Patientin abgestimmt sein soll, besonders wenn es sich um eine Langzeitkanülenträgerin handelt.

Die Auswahl und Anpassung einer Trachealkanüle übernimmt die Ärztin. Trotz zunächst sorgfältig ausgewählter Kanüle kann es sein, dass diese nach Monaten oder Jahren nicht mehr optimal passt. Verschiedene Faktoren, z. B. Veränderungen am Tracheostoma oder der Trachealschleimhaut, können eine Neuanpassung notwendig machen. Dann muss eine neue, geeignetere Kanüle gefunden werden.

Aufbau

Grundsätzlich ist der **Aufbau einer Kanüle** immer derselbe (➢ Abb. 14.53). Sie besteht aus:

- **Kanülenrohr,** das unterschiedlich stark gebogen sein kann, sog. **Krümmungswinkel.**
- **Kanülenschild** (auch Flansch genannt), an dem das Haltebändchen befestigt wird. Es kann starr oder beweglich mit der Kanüle verbunden sein.
- Außenbogen vom Kanülenschild bis zur Kanülenspitze, er bestimmt die **Länge der Kanüle.**
- **Cuff** ist die aufblasbare Manschette oberhalb der Kanülenspitze.
- **Innendurchmesser** *(I. D.)* in Millimetern. Er bestimmt in der Regel die Größe. D. h., eine Trachealkanüle Gr. 8 hat in der Regel einen I. D. von 8 mm.
- **Außendurchmesser** *(A. D./O. D.)* in Millimetern. Die unterschiedlichen Außendurchmesser ergeben sich durch die Dicke der Kanülenwand (abhängig vom Material). Es gibt es zwei unterschiedliche Außen- bzw. Innendurchmesser (am Kanülenschild und an der Spitze), wenn sich die Kanüle konisch zur Spitze hin verengt. [30]

Materialien

Anhand des verwendeten Materials lassen sich Trachealkanülen grundsätzlich unterteilen:

- **Trachealkanülen aus 925er-Sterlingsilber.** Der entscheidende Vorteil von Silberkanülen ist, dass sie extrem dünnwandig sind und auch bei geringem Durchmesser relativ viel Luft durchlassen können. Dafür sind sie schwer, starr und ihr Tragekomfort ist bei Weitem geringer als der von Kunststoffkanülen. Silberkanülen sind fast nicht mehr im Einsatz.
- **Trachealkanülen aus Kunststoffen, u. a. Silikon, PU, PVC.** Die Hersteller verwenden unterschiedliche Kunststoffe, sodass die Kanülen unterschiedliche Härtegrade aufweisen. Eine Kunststoffkanüle hat fast nur Vorteile gegenüber den Silberkanülen:
  - Sie ist wesentlich leichter als eine Silberkanüle.
  - Das Material ist elastischer und thermosensibel, d. h., es passt sich durch die Körperwärme noch besser den individuellen anatomischen Gegebenheiten an.
  - Die Trachea wird weniger stark gereizt.
  - Kanülen können in vielen Varianten angeboten werden.
  - Eine durchsichtige Kanüle ist unauffälliger im Alltag.
  - Sie ist für Röntgenstrahlen durchlässig und kann auch während einer Strahlentherapie getragen werden.
  - Sie besitzt oft einen Röntgenkontraststreifen, mit dessen Hilfe sich ihre genaue Lage beim Röntgen bestimmen lässt.

Durchmesser

Die gute Passform einer Kanüle wird u. a. durch den **Kanülendurchmesser** bestimmt. Ein Kanülenträger wird auf Dauer weder mit einer zu großen noch mit einer zu kleinen Kanüle zurechtkommen.

Der Durchmesser der Trachealkanüle wird anhand des Tracheostomas ausgewählt. Eine Kanüle soll sich leicht und ohne große Reibung einführen lassen. Sie darf aber auch nicht zu klein sein und im Tracheostoma hin- und herrutschen. Eine im Durchmesser zu kleine Kanüle erhöht den Atemwegswiderstand bei der Spontanatmung, das Atmen wird für die Patientin anstrengender. Außerdem entweicht zu viel Luft neben der Kanüle, was bei der Verwendung von Sprechkanülen oder -aufsätzen das Sprechen erschwert.

Bei der Auswahl der Größen ist der **Außendurchmesser (A. D.)** unterhalb des Kanülenschilds (breiteste Stelle) entscheidend. Der **Innendurchmesser (I. D.)** spielt vor allem bei der Verwendung von Innenkanülen eine Rolle. So muss bedacht werden, dass sich das Lumen bei Kunststoffkanülen mit Innenkanülen (Inlet) verkleinert. Der Betroffene muss mehr Atemanstrengung aufwenden. Es ist in diesem Fall sicherzustellen, dass er dazu in der Lage ist. [31]

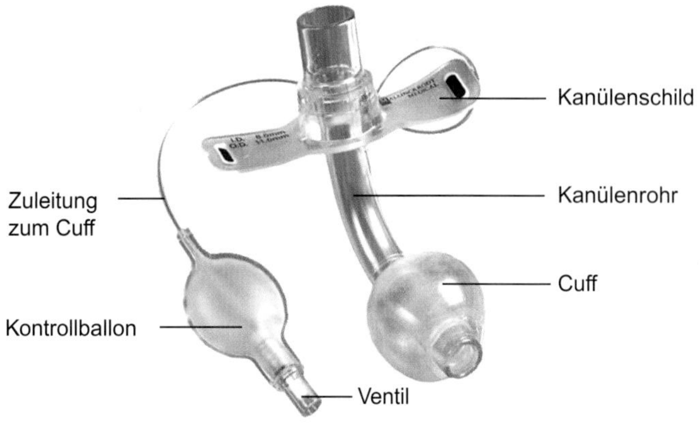

Abb. 14.53 Trachealkanüle mit Cuff. [U244]

VORSICHT

Die Größenangaben der Hersteller sind nicht einheitlich.
In der Regel bestimmt der Innendurchmesser der Kanüle die Größe, d. h., eine Kanüle Gr. 9 hat einen Innendurchmesser von 9 mm. Wird jedoch zusätzlich eine Innenkanüle verwendet, dann verkleinert sich der Innendurchmesser um ca. 1,5 mm, d. h., die Kanüle ist von der Atemdurchströmung tatsächlich kleiner als die angegebene Größe. Wenige Hersteller (z. B. Tracoe, Primed) geben die Größe anhand des Innendurchmessers der Innenkanüle an, wenn die Außenkanüle mit einer Innenkanüle verwendet wird.
Die Außendurchmesser in Millimeter variieren bei den Herstellern aufgrund der unterschiedlichen Materialien, die die Wandstärke mitbestimmt.

Längen

Die **Länge** ist das zweite wichtige Kriterium für eine gute Passform. Es gibt:

- Kanülen mit Normal- bzw. Standardlänge, abhängig von der Größe der Kanüle
- Extralange Kanülen, ggf. auch mit sich verjüngender Spitze, z. B. für Patientinnen mit tiefer liegenden Trachealstenosen, sehr große Patientinnen
- Extrakurze Kanülen, die zum Offenhalten des Stomas bei ansonsten stabiler Trachea dienen, bei sehr kleinen Patientinnen

Krümmungswinkel

Der **Krümmungswinkel** einer Kanüle muss zum Winkel Tracheostoma – Trachea passen. Es gibt grundsätzlich zwei verschiedene Krümmungswinkel:

- Standardkanülen sind im ca. ¼-Radius (90°–100°) gebogen
- Kanülen nach Jatho sind im ⅛-Radius gebogen, also weniger stark gekrümmt. Diese Kanülen kommen vor allem bei laryngektomierten Patientinnen zum Einsatz

Einige Hersteller stellen auch Sonderanfertigungen mit individuellen Krümmungswinkeln her.

Ohne oder mit Cuff – Ohne oder mit Innenkanüle

Kanülen ohne Cuff

Trachealkanülen ohne Cuff aus Silber oder Kunststoff können mit oder ohne **Innenkanüle** *(IK, Inlet)* verwendet werden (> Abb. 14.54). Die Innenkanüle hat den Vorteil, dass sie zum Reinigen entfernt werden kann, während die Außenkanüle in der Trachea verbleibt. Das ist vor allem bei instabilen Tracheostomata sinnvoll. Zudem wird die Trachealschleimhaut weniger gereizt. Außen- und Innenkanüle werden mittels spezieller Mechanismen sicher miteinander verbunden. Da diese Vorrichtungen bei den verschiedenen Herstellern unterschiedlich gestaltet sind, sollten sich Pflegende damit vertraut machen. Der Nachteil einer Innenkanüle ist, dass sie den Innendurchmesser verkleinert.

Trachealkanülen ohne Cuff werden immer verwendet, wenn keine Abdichtung der Trachea erforderlich ist. Die Kanüle dient dann:

- Zum Offenhalten des Tracheostomas
- Zum reizarmen Absaugen
- Zur Verabreichung von Sauerstoff
- Zum Aufsetzen einer feuchten Nase
- Zur Verwendung eines Sprechventils

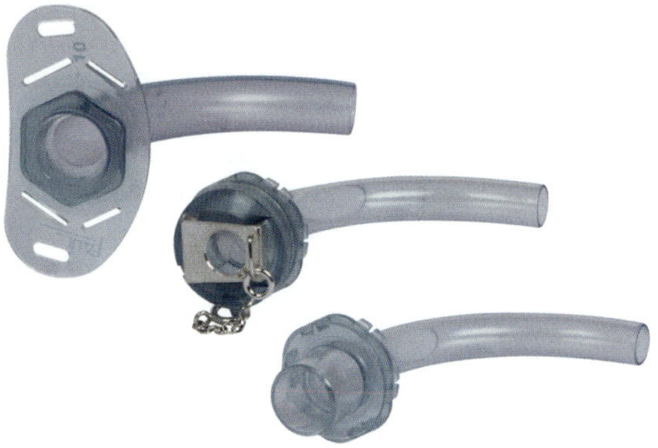

Abb. 14.54 Trachealkanüle ohne Cuff mit 2 Innenkanülen. Links: Außenkanüle mit Phonationsöffnung im Kanülenrohr. Mitte: Innenkanüle mit Phonationsöffnung im Kanülenrohr und Sprechventil. Rechts: Innenkanüle mit 15 mm-Konnektor (Universalaufsatz), z. B. um eine feuchte Nase aufzustecken. [V394]

Der überwiegende Teil der tracheotomierten Menschen trägt eine Kanüle ohne Cuff. Bei Säuglingen und Kleinkindern werden in der Regel keine Kanülen mit Cuff verwendet, da die Gefahr von Druckschäden an der Trachealschleimhaut durch den Cuff zu groß ist.

Kanülen mit Cuff

Der **Cuff** ist eine aufblasbare Manschette kurz oberhalb der Kanülenspitze (> Abb. 14.53). Über einen Zuleitungsschlauch wird der Cuff der allermeisten Kanülen mit Luft geblockt (wenige spezielle Hochdruckcuff-Trachealkanülen werden mit Aqua dest. geblockt). Mit einem geblockten Cuff wird die Trachea abgedichtet (> Abb. 14.55). Ein

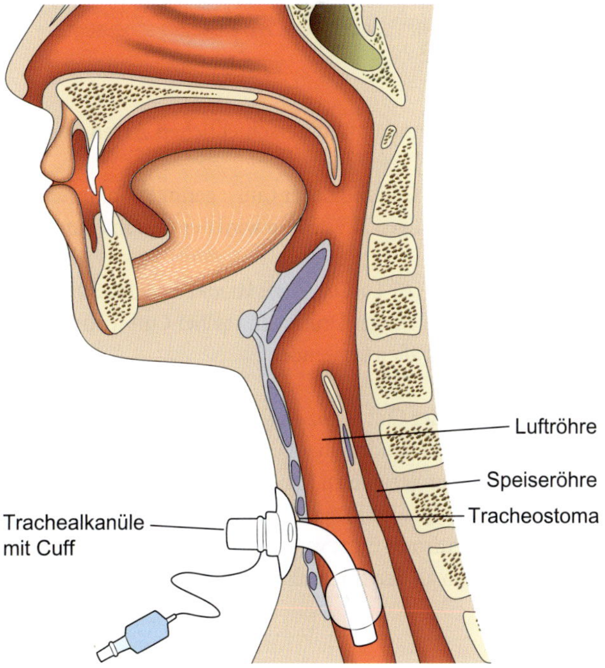

Abb. 14.55 Lage und Querschnitt eines Tracheostomas, hier mit geblockter Trachealkanüle. [L264]

spezieller Ventilmechanismus hält die Luft im Cuff, ein kleiner Kontrollballon vermittelt einen Eindruck über den Füllungszustand des Cuffs.
Gründe für die Verwendung einer **Trachealkanüle mit Cuff** sind: [31]

1. **Aspirationsprophylaxe.** Aspirierte Nahrung, Erbrochenes, Sekrete aus den oberen Atemwegen verbleiben oberhalb des Cuffs und gelangen nicht in die Lunge. Nachweislich ist der Cuff aber nicht 100%-ig für Flüssigkeiten dicht. So können dünnflüssige Sekrete und Magensaft am Cuff vorbei in die unteren Atemwege gelangen (*Mikroaspiration* oder *stille Aspiration*).
2. **Beatmung.** Die Trachea wird durch den geblockten Cuff abgedichtet, sodass ein seitliches Ausströmen der Luft verhindert wird. Es gibt aber auch Langzeit-Beatmungspatientinnen, die ohne geblockte Kanüle effektiv beatmet werden und die an der Kanüle vorbeiströmende Luft zum Sprechen nutzen.

Zum **Blocken** *(cuffen)* einer Trachealkanüle gibt es zwei Möglichkeiten: Das Blocken kann mit einer Spritze erfolgen, die korrekte Blockung wird anschließend mit einem Cuffdruckmesser kontrolliert (➤ Abb. 14.57), alternativ kann die Kanüle gleich mit dem Cuffdruckmesser geblockt werden.

Beim **Entblocken** *(entcuffen)* muss die Luft aktiv mit einer Spritze entfernt werden. Da bei maximal entblockten Niederdruckcuff relativ scharfkantige Falten entstehen, die die Trachealschleimhaut irritieren, empfiehlt es sich, ein wenig Luft in den Cuff zurückzugeben.

VORSICHT

Beim Entblocken eines Cuffs (z. B. zum Kanülenwechsel) fließen die Sekrete oberhalb des Cuffs (subglottische Sekrete, *subglottisch = unterhalb der Glottis, Stimmbandebene im Kehlkopf*) in die tiefen Atemwege. **Aspiration droht**, wenn die Patientin nicht ausreichend abhusten kann. Deshalb: zweite Pflegefachperson führt zunächst einen Absaugkatheter bis unterhalb der Trachealkanüle ein (Länge der Kanüle ist auf der Verpackung oder Kanüle genannt), dann entblockt die erste Pflegefachperson die Kanüle. Mit diesem Vorgehen werden subglottische Sekrete sofort abgesaugt.

Cuff-Arten

Trachealkanülen können mit unterschiedlichen **Arten von Cuffs** ausgestattet sein: [31]

- Hochdruck-Cuff (herkömmlicher Cuff): geringes Volumen, hoher Druck; bei wenigen Herstellern wird der Cuff mit Aqua dest. geblockt.
- Niederdruck-Cuff (*Hi-Lo-Cuff, High Volume Low Pressure Cuff*): großes Volumen, geringer Druck; ein solcher Cuff wird heute in den allermeisten Fällen verwendet.
- Schaumstoff-Cuff.
- Selbstregulierender Cuff *(Lanz-Cuff)*: werden typischerweise auf Intensivstation verwendet, aber heute auch selten.

Bei der Auswahl der geeigneten Kanüle muss auch der richtige Cuff berücksichtigt werden. Im Langzeitbereich werden heute (fast) ausschließlich Niederdruck-Cuffs verwendet, da bei diesen die Gefahr von Druckschäden an der Trachealschleimhaut geringer ist.

Risiken

Vor allem bei dauerhafter Blockung besteht das **Risiko von Druckschäden** an der Trachealschleimhaut. Diese Gefahr besteht immer, wenn der Cuffdruck über dem kapillären Perfusionsdruck in der Trachealwand liegt. Deshalb messen Pflegefachpersonen mehrmals am Tag den Druck im Cuff mit einem Cuffdruckmesser (➤ Abb. 14.57). Der Cuffdruck sollte 25–30 cmH_2O nicht überschreiten.

Trachealkanülen mit subglottischer Absaugung

Suctionaid- oder **Evac-Kanülen** haben eine Absaugvorrichtung oberhalb des Cuffs (➤ Abb. 14.56). Über diese Vorrichtung kann das Sekret, das sich oberhalb des Cuffs staut, abgesaugt werden **(subglottische Absaugung).** Dieses Sekret ist Speichel, der aufgrund einer Schluckstörung nicht geschluckt wird und in die Trachea gelangt. Der Speichel bleibt zunächst oberhalb des Cuffs und läuft auch aus dem Tracheostoma (*paratracheales Sekret*). Die Gefahr von Mikroaspirationen entlang des Cuffs in die unteren Atemwege kann durch das subglottische Absaugen reduziert werden.

Zubehör und Hilfsmittel

Kanülenhalteband

Um eine Kanüle sicher im Tracheostoma zu fixieren, ist ein **Kanülenhalteband** (Kanülentrageband ➤ Abb. 14.58a) unerlässlich. Kanülenhaltebänder gibt es in großer Auswahl als Einmalartikel oder zum mehrfachen Gebrauch, aus verschiedenen Materialien, mit verschiedenen Verschlusstechniken (Haken, Klettband), mit unterschiedlichen Möglichkeiten der Größenanpassung, in unterschiedlichen Farben (Weiß, Blau, Braun, Hautfarbe) und verschiedenen Stärken. Bei der Auswahl des Haltebändchens sind die individuelle Hautsituation und der individuelle Tragekomfort zu berücksichtigen.

Trachealkompressen

Auch bei **Trachealkompressen** ist ein großes Angebot verfügbar (➤ Abb. 14.58b, c). Trachealkompressen nehmen Sekrete auf und polstern das Kanülenschild ab. Ist beides nicht notwendig, kann auch auf eine Trachealkompresse verzichtet werden. Alle Kompressen sind

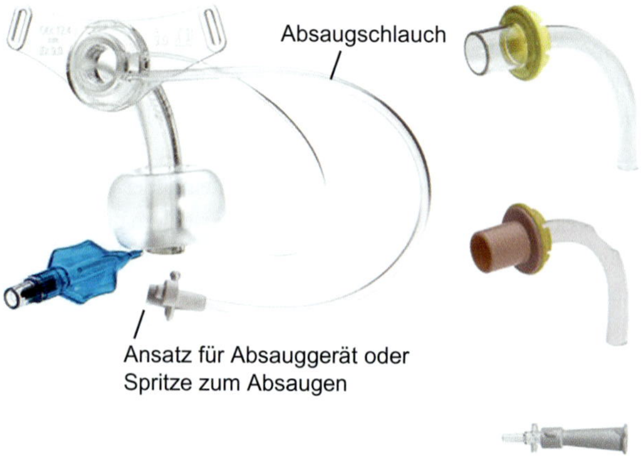

Abb. 14.56 Trachealkanüle mit Niederdruck-Cuff, zwei Innenkanülen und Möglichkeit zur subglottischen Absaugung. [V901]

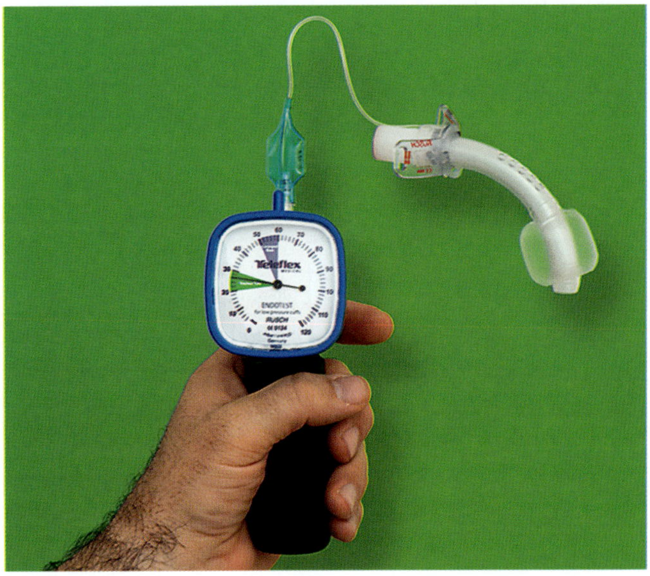

Abb. 14.57 Messen des Cuffdrucks mit einem Cuffdruckmesser. [K115]

fusselfrei und bleiben auch in feuchtem Zustand formstabil. Sie haben in der Mitte eine Öffnung, durch die die Kanüle geführt wird. Eine geschlitzte Kompresse ermöglicht den Kompressenwechsel, ohne dass die Kanüle entfernt werden muss. Sterile Trachealkompressen gibt es einzeln verpackt oder in Packungen mit mehreren Kompressen.

- Bei Trachealkompressen mit Aluminiumbedampfung wird die silbergraue Seite hautseitig aufgelegt. Die Kompresse verklebt nicht mit Blut und Sekret (➤ Abb. 14.58c).
- Einlagige Kompressen aus Vlies oder Mull sind dünn und tragen wenig auf, polstern aber nicht so gut und können nicht so viel Sekret aufnehmen (➤ Abb. 14.58b).
- Zwei- und dreilagige Kompressen aus Vlies nehmen deutlich mehr Sekret auf und transportieren es in das Kompresseninnere. Teilweise besitzen sie eine äußere, wasserundurchlässige Schicht. So kann die Kompresse nicht durchweichen, und die darüber getragene Kleidung ist geschützt.
- Kompressen aus Polyurethanschaum sind in der Lage, sehr viel Sekret aufzunehmen und polstern gut.

VORSICHT

Niemals eine 10×10-cm-**Mullkompresse** durch Einschneiden **zu einer Trachealkompresse umfunktionieren**, da sich einzelne Mullfäden lösen und ins Tracheostoma gelangen können.

HME

HME *(Heat and Moisture Exchanger),* auch als **künstliche oder feuchte Nase** bezeichnet (➤ Abb. 14.59a), nehmen die Wärme und Feuchtigkeit der Ausatemluft in dem speziellen Material im Inneren auf. Bei der Einatmung wird die durchströmende Einatemluft damit angewärmt und angefeuchtet. Diese sog. *passive Atemgasklimatisierung* ist notwendig, weil beim Atmen über die Trachealkanüle die Einatemluft nicht mehr über die Nase geht und angefeuchtet und angewärmt wird.

Moderne HME dienen auch als Partikel-, Bakterien- und Virenfilter.

Sprechventil

Ein **Sprechventil** (➤ Abb. 14.59b) ist, aufgesetzt auf eine Trachealkanüle, ein Einwegventil, das sich bei der Einatmung öffnet und die Luft über die Kanüle einströmen lässt. Bei der Ausatmung verschließt es sich und die Luft kann an der Trachealkanüle vorbei zum Kehlkopf strömen und die Patientin sprechen.

Absolute Voraussetzung: die Trachealkanüle **muss** entblockt sein, ggf. muss eine zusätzliche Öffnung im Kanülenrohr sein, damit die Patientin gut ausatmen kann.

Stomareinigungstücher

Stomareinigungstücher, die es einzeln verpackt oder in einer Spenderbox gibt, sind mit einer milden Reinigungslotion oder Öl getränkt und fusseln nicht. Sie entfernen überschüssiges Hautfett, Sekrete und Pflasterreste in der Stomaumgebung. Sie haben das früher übliche Stomaöl in Fläschchen weitgehend abgelöst.

Bei intakten Stomata reicht das tägliche Waschen der Stomaumgebung mit einem frischen Waschlappen und warmem Wasser aus.

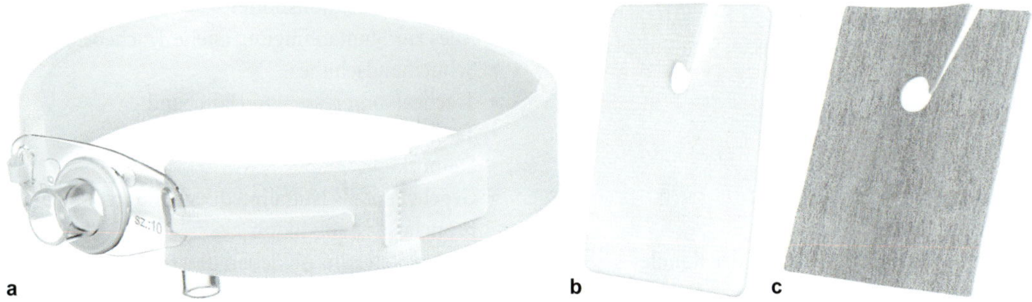

Abb. 14.58 Kanülenhalteband und verschiedene Trachealkompressen. Ein Kanülenhalteband mit Klettverschluss ermöglicht eine Anpassung an den Halsumfang (a). Eine einlagige Trachealkompresse aus Vlies ist ausreichend, wenn wenig/kein Sekret vorhanden ist (b). Die Trachelkompresse mit Aluminiumbedampfung (Metalline® Tracheo-Kompresse) verhindert das Ankleben an der Haut, z. B. unmittelbar postoperativ (c). [V726]

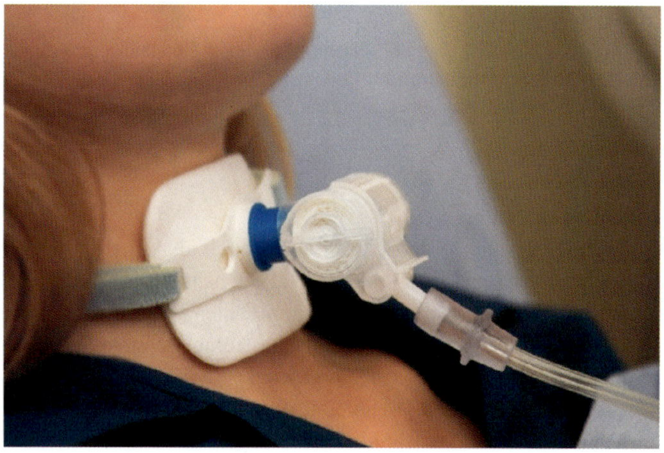

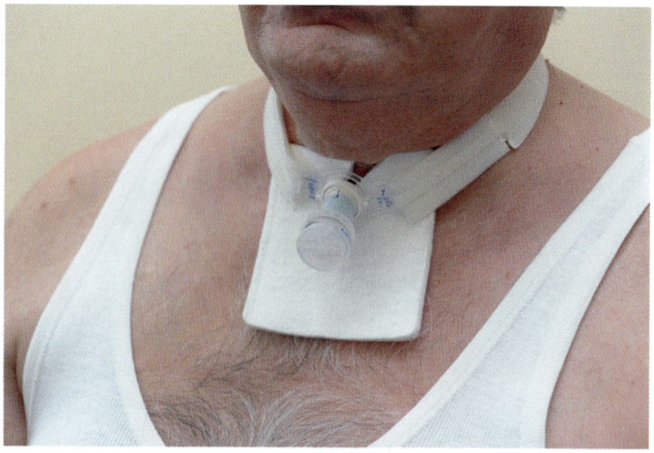

Abb. 14.59 Patientin mit Trachealkanüle und ausgesetztem HME-Filter (feuchte Nase) (a), Patient mit Trachealkanüle und ausgesetztem Spechventil (b). [V973, V088]

Hautschutzprodukte

Transparente **Hautschutzprodukte** bewahren die Haut vor Mazeration bei starker paratrachealer Sekretion bei Schluckstörung. Geeignete Produkte sind z. B. Optigard®-Hautschutzfilm, Cavilon®-Hautschutzfilm oder -Hautschutzcreme.

Zinkpasten u. Ä. sollten nicht mehr verwendet werden, da sie die Hautporen verschließen, die Hautatmung behindern und nur schwer wieder zu entfernen sind.

Trachealkanülenwechsel

Der erste **Trachealkanülenwechsel** nach der Tracheotomie sollte generell von einer Ärztin durchgeführt werden. Bei stabilem chirurgisch angelegtem Stoma kann ein Kanülenwechsel danach von erfahrenen Pflegefachpersonen durchgeführt werden, was insbesondere in der außerklinischen Intensivpflege üblich ist. Jede Pflegefachperson, die mit Trachealkanülenpatientinnen arbeitet, sollte die Prinzipien des Kanülenwechsels (➤ Abb. 14.60) kennen, um im Fall eines versehentlichen Herausrutschens oder einer Verlegung durch Sekret sicher handeln zu können.

VORSICHT

Der Hersteller legt die **maximale Liegezeit für seine Trachealkanülen** fest, die in der Regel vom Material abhängig ist. Die Pflegenden informieren sich anhand der Gebrauchsanweisung. Bleibt eine Trachealkanüle länger als vom Hersteller vorgesehen liegen, kann dieser im Schadensfall nicht in die Verantwortung genommen werden.

Indikationen

- Verlegtes Innenlumen mit Sekret oder Blut
- Wechsel auf einen anderen Kanülentyp
- Undichter Cuff oder sonstiges Problem mit der Kanüle
- Versehentliches Herausrutschen der Kanüle
- Zur Aufbereitung/Reinigung der Kanüle während der maximalen Liegezeit (die meisten Hersteller empfehlen eine wöchentliche Reinigung)
- Erreichen der maximalen Liegezeit nach Herstellerangaben, i. d. R. nach 28–29 Tagen

Materialien vorbereiten

- Neue Trachealkanüle bereitlegen. Bei einer Kanüle mit Cuff muss dieser auf Dichtigkeit geprüft werden. Bei Verwendung einer Einführhilfe stellt die Pflegefachperson sicher, dass sie versteht, wie diese nach dem Einführen der Kanüle entfernt wird. Bei verstellbarem Kanülenschild wird dieses in die richtige Position gebracht und arretiert. Bei allen (vorbereitenden) Maßnahmen darf die Sterilität der neuen Kanüle in dem Bereich, der in Tracheostoma und Trachea zum Liegen kommt, nicht aufgehoben werden.
- Zwei weitere Trachealkanülen bereitlegen: eine in gleicher Größe (Ersatz) und eine Kanüle eine Größe kleiner, für den Fall, dass sich die Kanüle nicht einführen lässt
- Trachealspreizer
- Beatmungsbeutel mit Beatmungsmaske
- Bei Kanülen mit Cuff: zwei 20 ml-Spritzen zum Entblocken und Blocken
- Absauggerät und -katheter
- Wasserlösliches Gleitmittel, alternativ physiologische Kochsalzlösung
- Händedesinfektionsmittel
- Alles zur Stomareinigung (siehe Tracheostomapflege)
- Schutzhandschuhe
- Trachealkompresse und Halteband
- Taschenlampe
- Stethoskop
- Gegebenenfalls Notfallmedikamente, z. B. schnellwirksames Bronchospasmolytikum
- Materialien zum Abkleben des Tracheostomas, z. B. Mullkompressen, Pflaster, für den Fall, dass sich die Kanüle nicht wieder-einführen lässt und die Patientin über eine Mund-Nasen-Maske und Beatmungsbeutel beatmet werden muss
- Nierenschale, Abwurf

Durchführung

Wichtig: Absprachen treffen, Ruhe ausstrahlen

Für einen reibungslosen Ablauf ist es notwendig, dass eine Pflegefachperson die Führung übernimmt, die zweite die Assistenz. Beide sprechen im Vorhinein das genaue Vorgehen ab, damit der Wechsel für die Patientin sicher und zügig geschieht. Das gibt ihr Sicherheit und Vertrauen.
Der Trachealkanülenwechsel ist für manche Patientinnen und für Kinder mit Ängsten verbunden. Pflegende bereiten sie deshalb umsichtig vor, strahlen Sicherheit aus und nehmen die Patientin mit ihren Ängsten ernst.

Die **Durchführung** kann mit einem Standard einen einheitlichen Rahmen bekommen. Aber vor allem bei Langzeitkanülenträgerinnen oder Langzeitbeatmungspatientinnen müssen immer individuelle Situation und Wünsche berücksichtigt werden, sodass Pflegende entsprechend vom Standard abweichen müssen.

Ein geplanter Trachealkanülenwechsel wird am besten von zwei Pflegefachpersonen durchgeführt, vor allem bei einer Kanüle mit Cuff und bei beatmeten Patientinnen (➤ Tab. 14.10). Nachfolgend ist ein möglicher Ablauf beschrieben:

- Patientin ggf. 3 Std. vor dem Wechsel nüchtern lassen, wenn starkes Husten mit der Gefahr des Erbrechens zu erwarten ist, ggf. Magensondenbeutel anschließen und öffnen
- Patientin in eine Oberkörperhochpositionierung bringen. Das ermöglicht ihr leichter abzuhusten und reduziert die Gefahr von Reflux mit Aspirationsgefahr beim Husten
- Pulsoximeter (➤ Abb. 14.7) anschließen, wenn vorhanden
- Bei Bedarf präoxygenieren, d. h. 3–5 Min. 100 % Sauerstoff (➤ 14.5.9) verabreichen, um eine „Sauerstoffreserve" zu schaffen
- Mund-Rachen-Raum absaugen und Mundpflege durchführen
- Lunge auskultieren, um einen Vergleich zum Auskultieren nach dem Kanülenwechsel zu haben

VORSICHT

Vorgehen, wenn sich die neue Kanüle nicht einsetzen lässt

- Kleinere Kanüle wählen
- Mit Trachealspreizer Stomakanal erweitern und versuchen, die Kanüle über den Spreizer einzuführen

Wenn dieses Vorgehen nicht zum Erfolg führt:

- Tracheostoma mit Kompressen abdecken und abkleben
- Mit der Maskenbeatmung beginnen, wenn es sich um eine Beatmungspatientin handelt
- Notruf absetzen

Nachsorge

- Patientin noch eine Weile in der Oberkörperhochlage belassen
- Cuff in den nächsten Minuten noch einige Male kontrollieren
- Lunge auskultieren
- Vitalzeichenkontrolle, vor allem Beobachtung der Atmung
- Dokumentation des Kanülenwechsels inkl. Angabe, ob es Komplikationen gab oder nicht
- Identifikationsnummer der Trachealkanüle in die Patientendokumentation kleben

Tab. 14.10 Möglicher Ablauf eines Trachealkanülenwechsels mit oder ohne Cuff bei einer Patientin ohne oder mit Beatmung. Die neue Trachealkanüle ist schon vorbereitet und auf Intaktheit geprüft.

1. Pflegefachperson (Führung, vorwiegend aseptisches Arbeiten)	2. Pflegefachperson (Assistenz)
Händedesinfektion durchführen und Schutzhandschuhe anziehen	
	Subglottischen Raum absaugen, wenn Trachealkanüle mit subglottischer Absaugung
Trachealkanüle festhalten, in der Position halten	• Kanülenhalteband lösen und Trachealkompresse entfernen • Tracheostomaumgebung reinigen, ggf. mit dem Absaugkatheter Sekrete am Stoma absaugen
Gegebenenfalls den Cuff der Kanüle entblocken, wenn 2. Pflegefachperson den Absaugkatheter eingeführt hat	• Endotracheal absaugen: Absaugkatheter ist ca. 1 cm unterhalb der Kanülenspitze • Alte Kanüle unter Absaugung entfernen, hochgehustete Sekrete noch mit absaugen, in Nierenschale ablegen, falls unerwartetes Problem mit der neuen Kanüle auftritt oder zum Nachverfolgen eines vermuteten Defekts
• Wenn möglich, d. h., wenn der Patent (kurzzeitig) spontan atmen kann, Tracheostoma soweit einsehbar mit einer Taschenlampe beurteilen, Tracheostomaumgebung beurteilen und reinigen, ggf. desinfizieren • Ist keine Spontanatmung bei einer Beatmungspatientin möglich, muss die Säuberung ohne weitere gründliche Inspektion sehr schnell erfolgen	
• Neue Kanüle der Anatomie folgend in das Stoma einführen; wenn die Patientin hustet, zügig weiterarbeiten • Ggf. Einführhilfe zügig entfernen	
Gegebenenfalls Beatmung anschließen oder HME (feuchte Nase) aufstecken ; Kanüle weiter festhalten	Cuff blocken
• Cuffdruck kontrollieren • Ggf. Innenkanüle einsetzen	• Trachealkompresse anlegen und Kanülenband einfädeln bzw. einhaken, sodass zwei Finger unter dem Halteband Platz sind • Halteband bei Bedarf mit Kompressen unterpolstern

Tracheostomapflege

Das Maß der Sterilität und die Häufigkeit der **Tracheostomapflege** geben immer wieder Anlass zur Diskussion. Generell helfen einrichtungsinterne Standards. Aber nicht jede Situation kann in einem Standard festgelegt sein, vielmehr muss die Pflegefachperson die individuelle Situation einschätzen und geeignete Maßnahmen auswählen, die in der Patientendokumentation nachvollziehbar festgehalten werden. Gerade Langzeittracheotomierte in der häuslichen Versorgung, der stationären Langzeitpflege oder Patientinnen in der außerklinischen Intensivpflege haben oft eigene Erfahrungen, Bedürfnisse und Wünsche.

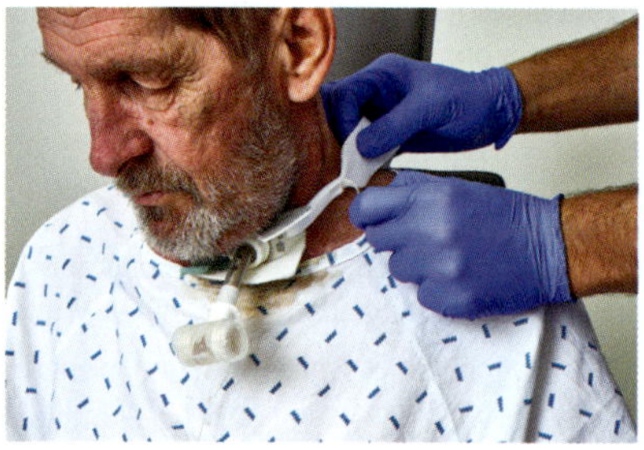

a Kanüle entblocken (ggf. unter gleichzeitiger endotrachealer Absaugung) und mitsamt der Trachelkompresse dem Stomaverlauf folgend entfernen

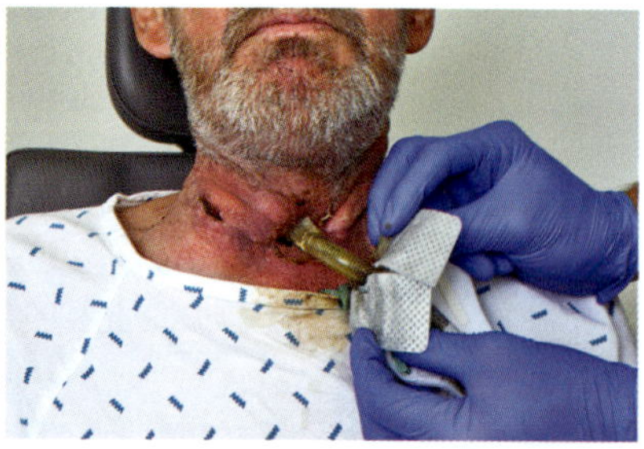

b Haut um das Tracheostoma reinigen, bei Bedarf rasieren; ganz vorsichtig am Stomaeingang reinigen (hier sind noch die Fäden von der Anlage der chirurgischen Tracheostomie zu sehen), ggf. desinfizieren und einen transparenten Hautschutz auftragen; Tracheostoma (soweit einsehbar) und Umgebungshaut beurteilen

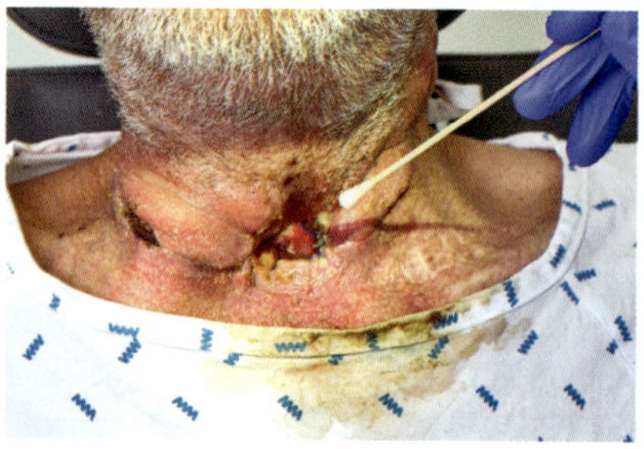

c Neu vorbereitete Kanüle: der Cuff ist entblockt und mit einem Gleitmittel benetzt, die neue Trachealkompresse ist schon angelegt, das Halteband auf einer Seite am Kanülenschild eingeführt

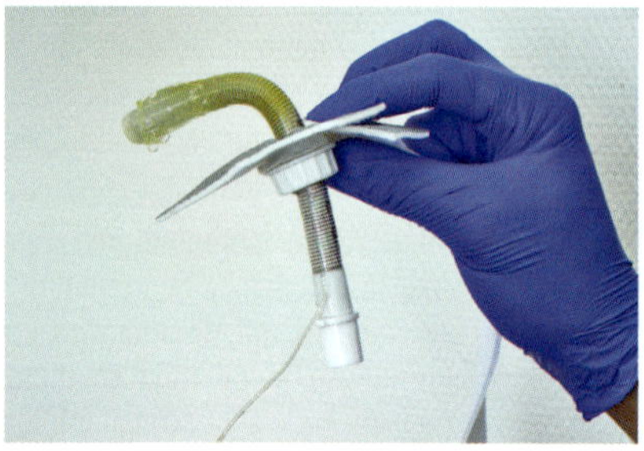

d Neue Kanüle dem Stomaverlauf folgende oder leicht schräg (von 5 oder 7 Uhr) in das Stoma einführen und weiter in die Trachea vorschieben, dann Kanüle blocken (mit Spritze oder Cuffdruckmesser)

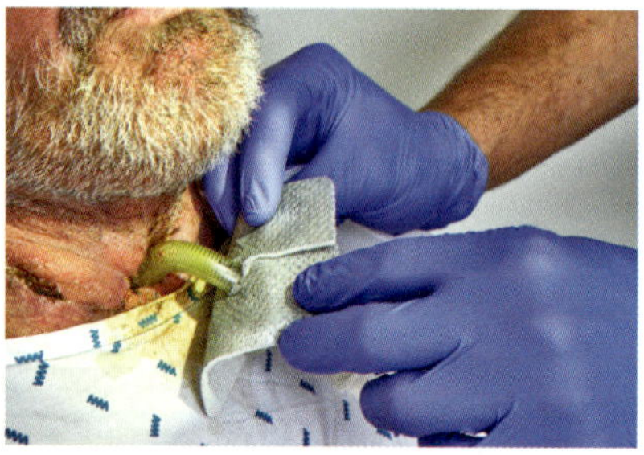

e Halteband schließen (2 Finger sollten seitlich unter das Halteband passen), feuchte Nase aufsetzen, Cuffdruck noch kontrollieren

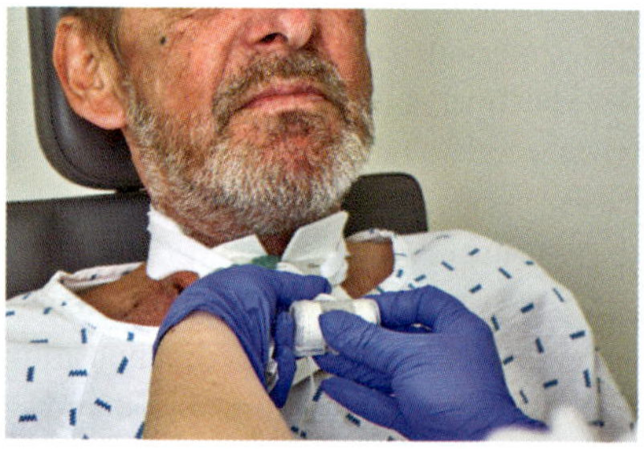

f Abschließend den Patienten nach seinem Befinden fragen, die Atmung beobachten und ein frisches Krankenhaushemd anziehen

Abb. 14.60 Wechsel einer Trachealkanüle mit Cuff bei einem spontanatmenden Patienten. [K115]

Ziele

- Hautschäden und Wundinfektionen ist vorgebeugt.
- Hautschäden und Wundinfektionen sind behandelt und heilen ab.
- Druckschäden unter dem Kanülenschild und im Bereich des Haltebands ist vorgebeugt.
- Die Trachealkanüle ist sicher fixiert.

Prinzipien

- Wurde ein Tracheostoma neu angelegt, gelten bei der Versorgung die Bedingungen des aseptischen Verbandwechsels. (➤ 30.4)
- Nach Abheilung der Wunde und Ausbildung eines Stomakanals nach 2–4 Wochen ist ein aseptischer Verbandwechsel nicht mehr zwingend erforderlich. Die Reinigung kann dann mit einem sauberen Waschlappen, Mullkompressen oder handelsüblichen Stomareinigungstüchern erfolgen. [32]
- Eine antiseptische Behandlung ist nur bei infizierten Wunden/Stomata indiziert. [33] Das bedeutet, dass die Epidermis um das Tracheostoma nicht routinemäßig desinfiziert werden muss. Zur Reinigung reichen physiologische Kochsalzlösung, Stomareinigungstücher (oder auch Leitungswasser in der häuslichen Versorgung). So bleibt auch die physiologische Bakterienflora der Haut (➤ 10.2.1) erhalten.
- Bei starker Sekretion aus dem Tracheostoma besteht die Gefahr der Mazeration, aus der sich eine Infektion der Haut entwickeln kann. Hier helfen moderne Hautschutzprodukte (z. B. Cavilon®), um die Feuchtigkeit von der Haut fernzuhalten, und geeignete Trachealkompressen.
- Bei Hautreizung oder sehr trockener Haut kann Stomaöl oder eine dünn aufgetragene Wund- und Heilsalbe (z. B. Calendumed®-Creme) die Haut um das Tracheostoma pflegen.

Benötigte Materialien

- Abwurf
- Händedesinfektionsmittel
- Unsterile Handschuhe
- Waschschüssel mit sauberem Wasser, sauberer Waschlappen und Handtuch
- Bei Bedarf neues Kanülenhalteband
- Individuell ausgewählte Trachealkompresse
- Cuffdruckmesser

- Zur **Reinigung:** 0,9-prozentige NaCI-Lösung, Stomareinigungstücher, klares Wasser
- Bei **Entzündung:** Schleimhaut verträgliches Desinfektionsmittel (z. B. Octenisept®)
- Bei **paratrachealer Sekretion und Mazerationsgefahr:** transparenter und atmungsaktiver Hautschutz, z. B. *Cavilon®*, *Cutimed PROTECT®*, *Secura®*, *Optigard®*
- Bei **Hautreizung, wunder oder trockener Haut:** Wund- und Heilsalbe, z. B. *Bepanthen®*, Stomaöl
- Für den **aseptischen Verbandswechsel:** steriler Einzelhandschuh, sterile Kompressen/Tupfer/Watteträger, steril verpackte Trachealkompresse

Durchführen

Nachfolgend ist eine mögliche **Durchführungsvariante** beschrieben. Manipulationen am Tracheostoma können Hustenreiz auslösen, deshalb sollte immer eine zweite Pflegende die Kanüle festhalten.

- Hygienische Händedesinfektion durchführen
- Ggf. Cuffdruck kontrollieren
- Unsterile Handschuhe anziehen und alte Trachealkompresse entfernen, Abwurf
- Ggf. parastomales Sekret vorsichtig am Stomaeingang unter dem Kanülenschild absaugen oder abwischen
- Kanülenhalteband lösen und bei Bedarf wechseln; die zweite Pflegende hält die Kanüle fest, um versehentliches Herausrutschen oder Heraushusten zu verhindern
- Reinigung der Stomaumgebung mit klarem Wasser, 0,9%-iger Kochsalzlösung oder Reinigungstüchern
- Ggf. Hautdesinfektion; der Einsatz steriler Materialien richtet sich danach, ob eine Wunde vorliegt oder nicht
- Stomaumgebung und Stoma, soweit einsehbar, inspizieren und beurteilen
- Hals der Patientin mit klarem Wasser waschen und gut trocknen, Hautfalten beobachten
- Bei Bedarf Hautschutz- oder Hautpflegeprodukt auftragen
- Neue Trachealkompresse anlegen
- Kanülenband einfädeln oder einhaken, zwei Finger sollen bequem zwischen Hals und Kanülenband passen
- Handschuhe ausziehen
- Hygienische Händedesinfektion durchführen
- Cuffdruck kontrollieren
- Atmung beobachten, Patientin nach ihrem Befinden fragen
- Dokumentation der Maßnahme

Beobachtungen während der Tracheostomapflege

- Zeigt der Stomaeingang Entzündungszeichen, Blut, Sekretion oder Hypergranulation?
- Ist die Haut in der Umgebung des Stomas gesund oder mazeriert, geschwollen, gespannt, schmerzempfindlich, verletzt?
- Ist die Haut im Bereich des Kanülenschilds und des Kanülenhaltebands intakt?
- Gibt es paratracheales Sekret (Speichel, der nicht geschluckt wird)?
- Wie toleriert die Patientin die Tracheostomapflege?

Aktueller Zustand bzw. Veränderungen im Pflegebericht dokumentieren, ggf. sind therapeutisch-pflegerische Veränderungen einzuleiten.

Aufbereitung von Trachealkanülen

Trachealkanülen sind immer Ein-Patienten-Produkte *(„single-patient-use“)* und dürfen nach Herstellerangaben ein- oder mehrmals gereinigt bzw. aufbereitet werden. Die Art und Weise der Aufbereitung findet sich in der Gebrauchsanweisung. Sind sie als Einmalprodukt *(„single-use“)* deklariert, dürfen nicht aufbereitet werden.

Kanülen gehören zu den **semikritischen Medizinprodukten,** da sie mit Schleimhaut in Berührung kommen. Damit eine Aufbereitung sachgerecht erfolgt, müssen die einzelnen Schritte im Hygieneplan oder in einer Verfahrensanweisung festlegen sein. [34]

Aufgaben zur Pflegesituation

Stationsarzt Dr. Rüther betritt kurz darauf in Begleitung der Pflegefachfrau Leonie Brunner das Zimmer. Bens Mutter erfährt, dass Doktor Rüther davon ausgehe, Ben habe einen Asthmaanfall erlitten. Er habe typische Symptome gezeigt: Husten zum Anfallsbeginn, eine erschwerte Ausatmung, pfeifende Atemgeräusche und das Abhusten zähen, glasigen Sekrets. Unmittelbar nach Verabreichung eines Bronchodilatators durch den Notarzt sei es Ben wieder besser gegangen. Auch erste Untersuchungsergebnisse deuteten darauf hin, dass Ben unter Asthma bronchiale leide. Es müsse allerdings weitere Diagnostik erfolgen.
Zur Überwachung solle Ben bis zum nächsten Tag in der Klinik bleiben. Die Mutter berichtet, Ben habe schon als Kleinkind häufig an Atemwegsinfekten gelitten. Sie sorge sich, dass sich das Asthma nachteilig auf Bens Entwicklung und Lebensgestaltung auswirken könne.
Pflegefachfrau Leonie Brunner bietet an, ihr und Ben schon erste Informationen zum Umgang mit der Erkrankung zu geben. Bens Mutter nimmt das Angebot dankend an, da sie viele Fragen hat.

1. Welche Kriterien umfasst die Atembeobachtung? Beschreiben Sie die physiologische Atmung für Ben anhand dieser Kriterien.
2. Welche Sofortmaßnahmen kann die Mutter bei einem akuten Asthmaanfall einleiten?
3. Anhand welcher Skalen kann die Mutter die Schwere einer Dyspnoe einschätzen?
4. Welche geeigneten atemerleichternden Lagerungen, Körperpositionen und Selbsthilfetechniken sollten Ben und seine Mutter erlernen, um bei einem Atemnotanfall angemessen reagieren zu können?
5. Welche Atemübungen kann Ben regelmäßig durchführen, um seine Lungenfunktion zu verbessern? Nennen Sie Übungen, die mit und ohne Verwendung spezieller Atemtrainer durchgeführt werden können.

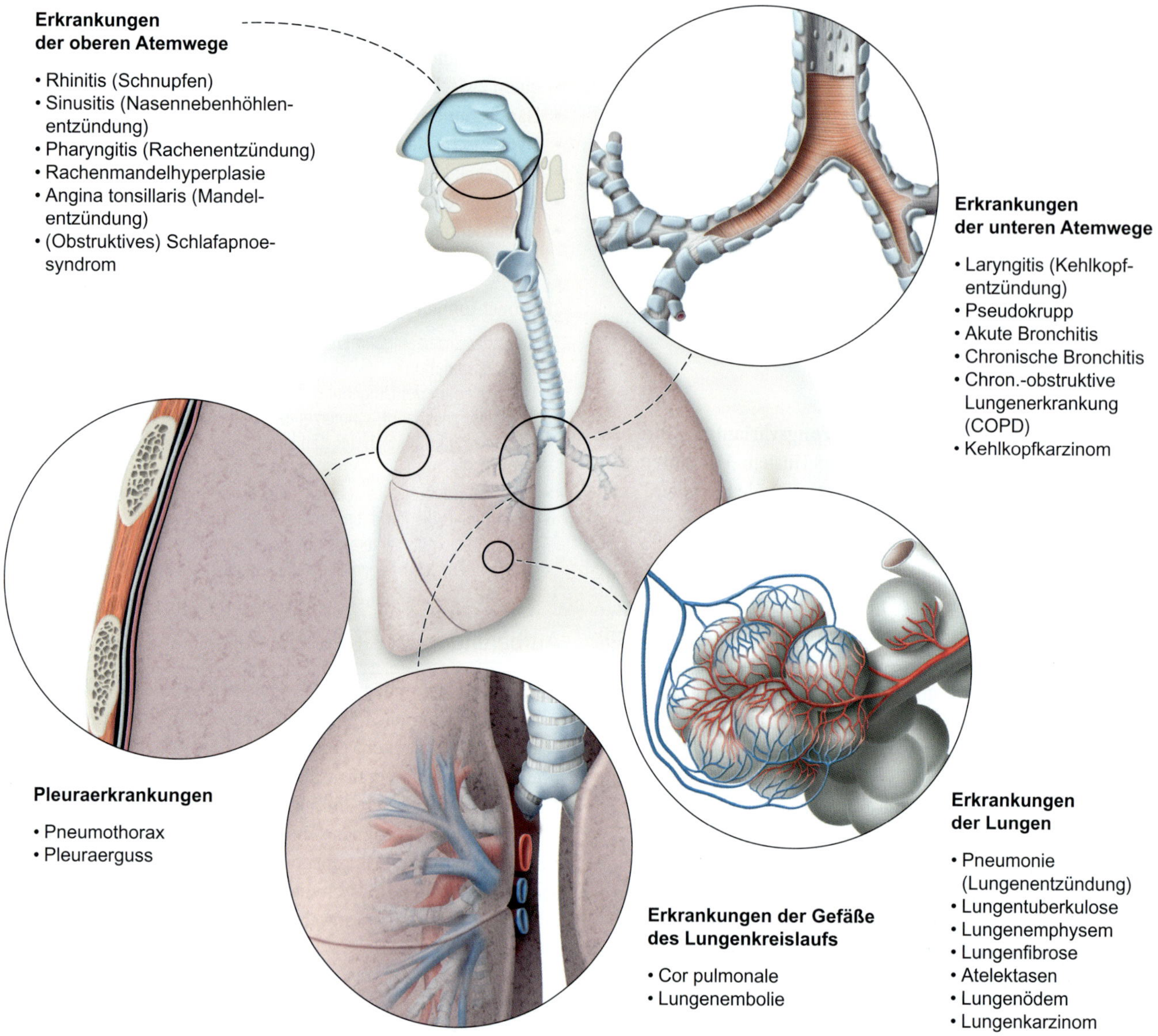

Abb. 14.61 Überblick über die wichtigsten Erkrankungen zum Thema Atmung [L275]

KAPITEL

15 Herz und Kreislauf

Beate Naumer

Pflegesituation

Herr Frohberg ist 48 Jahre alt und beruflich als Medizinproduktevertreter tätig. Täglich verbringt er zwischen beruflichen Terminen mehrere Stunden im Auto. Da er sich häufig von Fastfood ernährt und kaum Sport treibt, hat Herr Frohberg in den letzten Jahren stark zugenommen. Obwohl er seinen Beruf gerne ausübt, erlebt er ihn zeitweise auch als sehr stressig. Um bei den langen Fahrten zwischen den Terminen fit zu bleiben, trinkt Herr Frohberg täglich bis zu zehn Tassen Kaffee. Zudem raucht er etwa 20 Zigaretten am Tag. Abends ist der zweifache Vater meist erst spät wieder daheim und arbeitet dort oft noch am Laptop weiter, wenn die Familie schon zu Bett gegangen ist. Beim letzten Gesundheits-Check-up vor sechs Monaten hatte Herr Frohbergs Hausarzt einen deutlich erhöhten Blutdruck von 165/95 mmHg festgestellt und ihn eindringlich ermahnt, seinen Lebensstil zu ändern. Zur weiteren Diagnostik hatte er mit Herrn Frohberg einen Termin für eine 24-Stunden-Langzeitblutdruckmessung vereinbart. Diesen hatte Herr Frohberg allerdings aufgrund eines beruflichen Termins abgesagt und seitdem vor sich hergeschoben.

Das Herz ist das Zentrum des Herz-Kreislauf-Systems (kardiovaskuläres System). Es ist dafür verantwortlich, dass das Blut in den Blutgefäßen fließt.

Die Blutgefäße (Arterien und Venen) stellen die Transportwege dar, über die u. a. Sauerstoff, Kohlendioxid und Nährstoffe transportiert werden.

Das Messen von Puls und Blutdruck gehört zu den wichtigen pflegerischen Beobachtungsmaßnahmen, über die Rückschlüsse auf die Herz-Kreislauf-Funktion möglich sind. Puls und Blutdruck gehören neben der Atmung (➤ Kap. 14), der Temperatur (➤ Kap. 16) und dem Bewusstsein (➤ Kap. 23) zu den Vitalzeichen.

15.1 Physiologische Grundlagen

Das **Herz** ist der Motor und Antrieb der Blutversorgung des Körpers. Es ist ein Muskel, der mit jedem Schlag eine bestimmte Menge Blut auswirft. Diese Druckwellen setzen sich in den Arterien fort und sind als Pulswellen tastbar. Das Herz besteht aus zwei Herzhälften und diese jeweils aus Vorhof und Kammer. Vier Herzklappen sorgen dafür, dass das Blut in die richtige Richtung fließt. Das Herz schlägt durch den Sinusknoten autonom, d. h., der Antrieb für die Herztätigkeit liegt im Herzen selbst.

Arterien sind Gefäße die vom Herzen wegführen. Im Körperkreislauf transportieren sie sauerstoffreiches und kohlendioxidarmes Blut, im Lungenkreislauf fließt in ihnen sauerstoffarmes und kohlendioxidreiches Blut. Die größte Arterie ist die Aorta, die an der linken

15

Kammer anfängt. Die Muskelschicht der Arterien ist kräftiger als die der Venen, um dem Druck des vom Herzen kommenden Bluts standzuhalten. Das Blut fließt in den Arterien durch den Auswurf des Herzens und die sog. Windkesselfunktion.

Venen sind Gefäße, die zum Herzen hinführen und nur im Körperkreislauf sauerstoffarmes und kohlendioxidreiches Blut führen. Im Lungenkreislauf ist es genau umgekehrt. Venen besitzen Klappen, die den Rückfluss von Blut verhindern und gemeinsam mit weiteren Faktoren die Fließrichtung herzwärts ermöglichen. Die größte Vene ist die V. cava, die als obere und untere Hohlvene am rechten Vorhof endet.

Als **Herz-Kreislauf-System** werden das Herz und die Gesamtheit der Blutgefäße bezeichnet. Der **Körperkreislauf** *(großer Kreislauf)* beginnt an der linken Herzkammer und führt über Aorta und Arterien weiter zu den **Kapillaren.** Hier findet der Stoffaustausch (Sauerstoff, Kohlendioxid, Nährstoffe, Abbauprodukte des Zellstoffwechsels) zwischen Blut und den Zellen statt. Dann sammelt sich das Blut in kleinen Venen und gelangt über größere Venen und die obere und untere Hohlvene (V. cava superior und inferior) zum rechten Vorhof. Der **Lungenkreislauf** *(kleiner Kreislauf)* beginnt mit den Lungenarterien an der rechten Herzkammer und geht zur Lunge. Hier findet der Gasaustausch (Sauerstoff, Kohlendioxid) zwischen der Luft und dem Blut statt. Dann geht das sauerstoffreiche Blut über Venen zurück zum Herzen, der Lungenkreislauf endet mit vier großen Lungenvenen am linken Vorhof. [1]

15.2 Puls

DEFINITION

Herzfrequenz *(HF):* Anzahl der Herzschläge pro Minute.
Herzschlagvolumen *(Schlagvolumen):* Blutmenge, die das Herz bei jeder Systole *(Kontraktionsphase des Herzmuskels)* auswirft.
Herzminutenvolumen *(HMV; auch Herzzeitvolumen, HZV):* Herzfrequenz/Min. × Herzschlagvolumen.
Beispiel: 70 Schläge/Min. × 70 ml = 4.900 l Blut/Min.
Puls *(lat. pulsus = Stoß):* Anstoß des von der linken Herzkammer ausgeworfenen Bluts an den Arterienwänden. Diese Druckwellen breiten sich in den Arterien aus und sind über den herznahen oberflächlichen Arterien als **zentraler Puls** abhör- und tastbar, der **periphere Puls** kann an den herzfernen oberflächlichen Arterien getastet werden.

15.2.1 Physiologische Grundlagen

Bei jedem Herzschlag werden bei einem Erwachsenen ca. 70 ml Blut (Herzschlagvolumen) in die Aorta ausgeworfen und verlaufen als **Pulswellen** im Körper. Diese Pulswellen sind messbar. Innerhalb einer Minute werden so ca. 5 l Blut durch den Körper und die Lungen gepumpt.

Die normale Herzfrequenz liegt bei Erwachsenen zwischen 60 und 80 Schlägen pro Minute. Sie entspricht in der Regel auch der messbaren Pulsfrequenz. Die Werte für Säuglinge, Kinder und Jugendliche sind stark alters- und größenabhängig (➤ Tab. 15.1).

Tab. 15.1 Physiologische Herz- bzw. Pulsfrequenz; Richtwerte. [2]

Lebensalter	Richtwerte
Neugeborene (bis 28. Lt)	140/Min.
Kleinkinder (2.–3. Lj.)	120/Min.
Kinder (4.–12. Lj.)	95/Min.
Jugendliche (13.–18. Lj.)	90/Min.
Erwachsene (ab. 19. Lj.)	70/Min.
Ältere Menschen (ab ca. 60 Lj.)	80/Min.
Lt. = Lebenstag, Lj. = Lebensjahr	

15.2.2 Beobachtung und Datenerhebung

DEFINITION

Pulsfrequenz: altersabhängige Anzahl der tastbaren Pulswellen pro Minute (➤ Tab. 15.1).
Pulsdefizit: Differenz zwischen der peripher gemessenen **Pulsfrequenz** und der auskultatorisch oder apparativ gemessenen **Herzfrequenz** *(Anzahl der Herzschläge pro Minute).*
Pulsrhythmus: zeitliche Abfolge der Pulswellen (Herzschläge).
Pulsqualität: Füllungs- und Spannungszustand der Pulswelle.

Beobachtungskriterien

Bei der Messung des Pulses können Pflegende folgende **Kriterien beobachten und einschätzen:**

- **Pulsfrequenz.** Die Anzahl der gemessenen Pulswellen ist altersabhängig (➤ Tab. 15.1) und entspricht normalerweise der Herzfrequenz. Bei einem Pulsdefizit kommt nicht jede Pulswelle in der Peripherie an (z. B. wenn das Herzschlagvolumen zu gering ist), sodass der peripher gemessene Puls niedriger ist als die durch Auskultation des Herzens oder durch EKG ermittelte Herzfrequenz.
- **Pulsrhythmus.** Die Abfolge der Pulswellen erfolgt in etwa gleichen Abständen, d. h., der Puls ist rhythmisch. Er kann bei Kindern und Jugendlichen auch atemabhängig schwanken, bei der Einatmung etwas schneller sein als bei der Ausatmung.
- **Pulsqualität.** Sie hängt von der Menge des zirkulierenden Blutes (Füllungszustand der Gefäße), von der Elastizität der Gefäße und vom Schlagvolumen des Herzens ab. Normalerweise ist die Arterie gut gefüllt, gut zu tasten und weich.

Puls ertasten und messen

Die **manuelle Pulsmessung** wird als *Puls fühlen* oder *Puls tasten* bezeichnet. Beurteilt wird der Puls anhand der Beobachtungskriterien Pulsfrequenz, -rhythmus und -qualität.

Das (Er-)Tasten des Pulses erfordert Konzentration, Sensibilität und Erfahrung. Lernende in der Pflege sollten anfangs gemeinsam mit einer Pflegefachperson die Pulsmessung durchführen.

Allen Patientinnen und Patienten bzw. Bewohnerinnen und Bewohnern (im Folgenden als „Patienten" bezeichnet) wird die Maßnahme vor dem Messen erklärt. Besonders Kinder erhalten eine

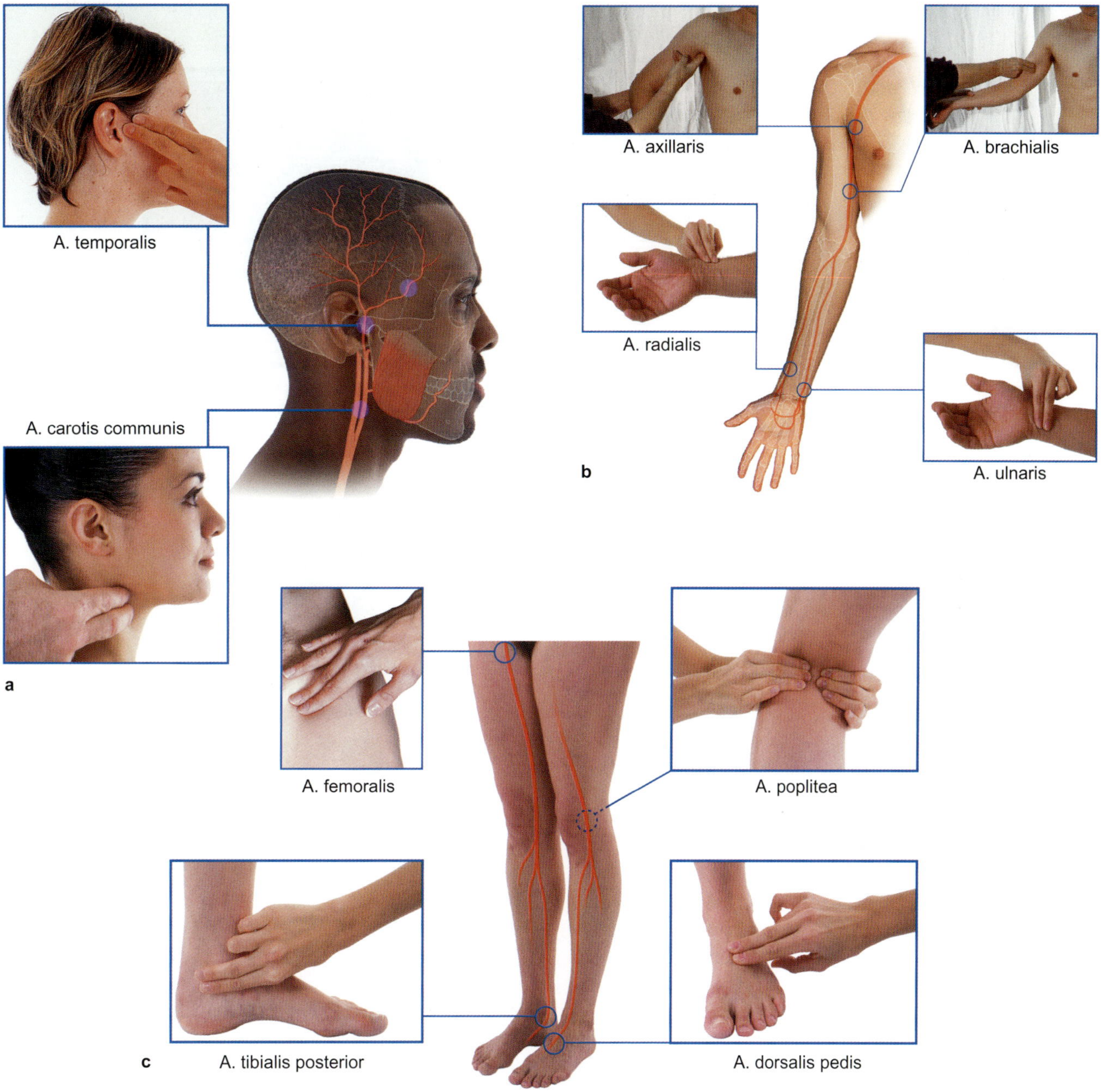

Abb. 15.1 Geeignete Taststellen zur Pulsmessung am Kopf (a), am Arm (b) und am Bein (c). [E402–004]

alters- und situationsgerechte Information. Das Messen des Pulses wird unter ruhigen Bedingungen und in möglichst entspannten Zustand durchgeführt, da sonst die Werte verfälscht hoch sein können.

Der Puls lässt sich überall dort tasten, wo eine Arterie gegen einen Widerstand gedrückt werden kann, z. B. gegen einen Knochen, Muskel oder eine Sehnenplatte (➤ Abb. 15.1).

Der **zentrale Puls** findet sich an großen herznahen Gefäßen, z. B. an der A. communis carotis (seitliches Halsdreieck) oder an der A. femoralis (Leiste). Die Messung an diesen Gefäßen wird dann durchgeführt, wenn sich ein peripherer Puls nicht oder kaum tasten lässt. Das ist z. B. bei Menschen im Schockzustand der Fall.

In der Regel wird der **periphere Puls** an der A. radialis (Handgelenk) gemessen. Dabei werden Zeige-, Mittel- und Ringfingerkuppe nahe an die Innenseite des Hand- und Daumengrundgelenks, d. h. längs der Speiche, angelegt. Durch leichten Druck lässt sich die A. radialis gegen die Sehnenplatte pressen, und die Druckwelle ist palpierbar (tastbar). Peripher an Füßen und Beinen wird der Puls z. B. bei arterieller Verschlusskrankheit (pAVK) gemessen.

Insbesondere bei Säuglingen ist es schwierig, den Puls an der A. radialis zu ertasten, da Fettpolster am Handgelenk oder starke Unruhe ein Auffinden erschweren. In diesem Fall kann der Puls an der A. temporalis (Schläfe) oder über der großen Fontanelle getastet werden.

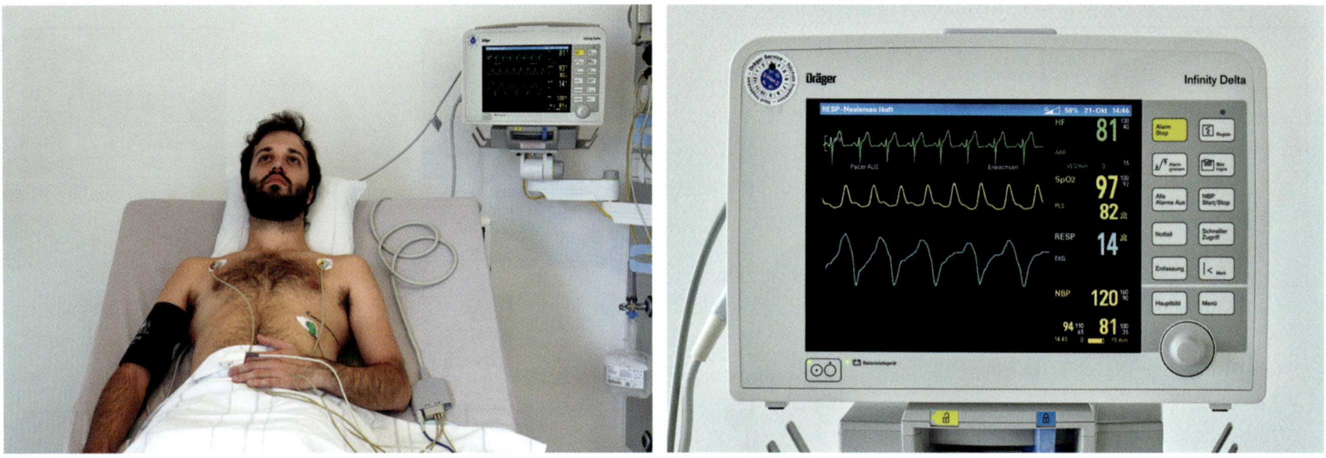

Abb. 15.2 Patient mit kontinuierlichem Monitoring. Links: Am Thorax aufgeklebte Elektroden, die über ein Kabel mit dem Überwachungsmonitor verbunden sind. Rechts: Überwachungsmonitor, u. a. werden Herzfrequenz (erste Kurve/Anzeige) und Blutdruck (zweite Kurve/Anzeige) angezeigt. [K115]

Puls zählen

Zum Pulszählen benötigen Pflegende eine Uhr mit Sekundenzeiger oder eine Digitaluhr, die die Sekunden zählen kann.
Das Zählen beginnt immer mit dem ersten Schlag (z. B. Zeiger der Uhr bei 12, Ziffer 0 bei einer digitalen Uhr) und dauert 15 Sekunden. Der ermittelte Wert wird mit 4 multipliziert, um die Zahl der Pulsschläge pro Minute zu erhalten. Bei Störungen in Rhythmus, Frequenz oder Qualität, z. B. bei einem sehr langsamen oder unregelmäßigen Puls, wird dieser stets eine Minute ausgezählt. Als Kontrolle kann auch der Puls am anderen Handgelenk ermittelt werden. Manchmal lässt sich der Puls nicht an einem peripheren Gefäß auffinden. Dann kann die Pulskontrolle bei größeren Kindern und Erwachsenen auch zentral an der A. carotis durchgeführt werden. Unterstützend ist eine erfahrene Pflegefachperson hinzuzuziehen. Die ermittelten Werte werden – soweit nicht bereits bekannt – bei gravierenden Abweichungen unverzüglich dem Arzt mitgeteilt.

Messung der Herzfrequenz durch Auskultation

Kann der Puls nicht sicher an einer peripheren oder zentralen Arterie gemessen werden (z. B. bei Säuglingen oder kleinen Kindern, im Schock) oder wird ein Pulsdefizit vermutet, kann die Herzfrequenz auch mittels **Auskultation** *(Abhören)* bestimmt werden.

Dazu legen die Pflegenden das Stethoskop in der Mitte des Sternums (Brustbein) in Herzgegend auf. Der normale Herzschlag erzeugt zwei Töne, von denen aber nur einer gezählt wird.

Apparative Methoden

Manches Mal ist es notwendig, Herzfrequenz und -rhythmus kontinuierlich zu überwachen (z. B. postoperativ, nach Herzinfarkt, auf der Intensivstation, bei Frühgeborenen). Dazu werden in der Regel drei Elektroden am Brustkorb aufgeklebt, die mittels Kabel mit einem Überwachungsmonitor verbunden werden, welcher die Herzfrequenz kontinuierlich ermittelt (➤ Abb. 15.2). Zusätzlich können Alarmgrenzen eingestellt werden, die durch Alarm Abweichungen von der Norm aufzeigen. Notfallsituationen sind so schneller erkennbar.

Bei der Pulsoximetrie (➤ 14.4.11) kann neben der arteriellen Sauerstoffsättigung auch die Pulsfrequenz bestimmt werden, kontinuierlich oder bei Bedarf. Dafür wird ein Pulsoximeter mit einem

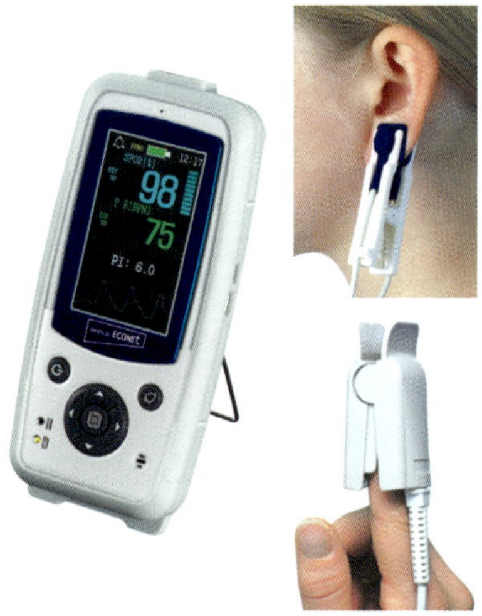

Abb. 15.3 Batteriebetriebenes Pulsoximeter. Rechts: Fingerclip-Sensor. Links: Anzeige der gemessenen Werte, oben die Sauerstoffsättigung (98%, ➤ 14.4.11), unten die Pulsfrequenz (75/Min.). [V792]

Messsensor am Finger, Ohrläppchen oder Fuß angebracht. Die gemessenen Werte werden am Display des Pulsoximeters angezeigt oder am Überwachungsmonitor (➤ Abb. 15.3).

VORSICHT

Messfehler können entstehen, wenn Pflegende beim Fühlen des Pulses ihren Daumen einsetzen. Oft wird so die eigene Pulswelle mit der des zu pflegenden Menschen verwechselt. Zu leichter oder zu starker Druck auf das Handgelenk führt ebenfalls zu verfälschten Werten. Auch eigene Hektik oder Ablenkung kann zu ungenauen Werten führen. In diesem Fall muss die Messung wiederholt werden.
Gerade am Anfang ist die Pulsmessung für Lernende in der Pflege nicht einfach, weder das Auffinden der Messstelle noch das Zählen und gleichzeitig auf die Uhr schauen. Sie dürfen sich dann nicht scheuen, eine Pflegefachperson um Hilfe zu bitten.
Auch bei apparativen Methoden können Messfehler auftreten, die einen Alarm auslösen. Häufig hat sich eine EKG-Elektrode gelöst oder der zu pflegende Mensch war zu unruhig. Bei der Pulsoxymetrie entstehen Fehlmessungen, z. B. bei schlechter arterieller Durchblutung, Bewegung, Nagellack. In diesen Fällen erfolgt eine manuelle Messung, um die aktuellen Werte zu überprüfen.

Indikationen für die Pulsmessung

Die Messung des Pulses ist eine einfache und schnelle Maßnahme, sodass gelten kann: lieber einmal mehr kontrollieren als zu wenig.

Pulsmessungen finden im Rahmen der Neuaufnahme bei jedem Patienten bzw. Bewohner statt, dann in der Regel einmal am Tag. Häufigere Messungen oder eine kontinuierliche Messung werden notwendig:

- Vor Mobilisationen, besonders bei schlechtem Allgemeinzustand
- Bei auffälligem Puls oder auffälligen anderen Vitalzeichen
- Nach diagnostischen Maßnahmen und Operationen
- Nach Unfällen und anderen Verletzungen
- Bei Herz-Kreislauf-Erkrankungen, Einnahme von herzwirksamen Medikamenten
- Bei Patienten auf Wach- und Intensivstationen

Dokumentation

Die Pflegende dokumentiert den Puls nach der Messung in der Patientendokumentation mit Uhrzeit und Hinweis auf Veränderung. Möglich ist die grafische Darstellung mit einem roten Stift (> Abb. 15.4). 1 Querstrich bedeutet 4 Pulsschläge, die Breite des Kästchens sind 24 Std., ggf. wird die genaue Uhrzeit dazugeschrieben. Sind häufigere Messungen notwendig (z. B. postoperativ), legen die Pflegenden ein spezielles Überwachungsblatt an.

Mittlerweile gibt es auch digitale Dokumentationsmöglichkeiten.

15.2.3 Veränderungen des Pulses

Ziel der Pulsbeobachtung ist, **Abweichungen von der Norm** festzustellen. Ein normaler Puls ist im Bereich der altersentsprechenden Frequenz, rhythmisch, gut gefüllt und weich (> 15.2.2).

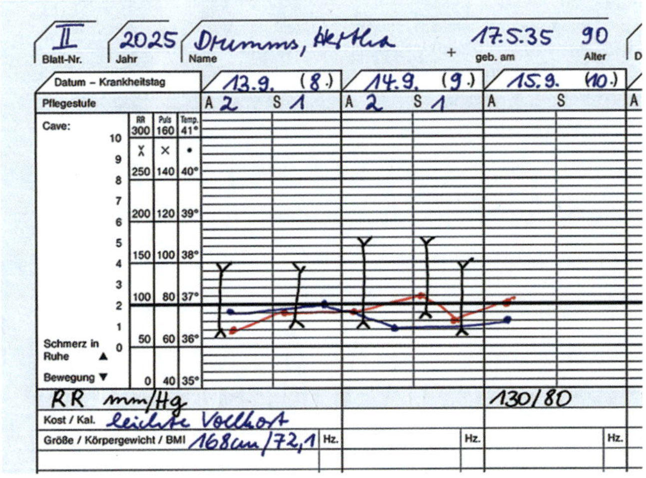

Abb. 15.4 Grafische Darstellung der Blutdruckwerte (schwarz) neben Temperatur (blau) und Pulswerten (rot) in der Dokumentation (hier von Optiplan GmbH/Kurvenblatt OP 3307). [V161]

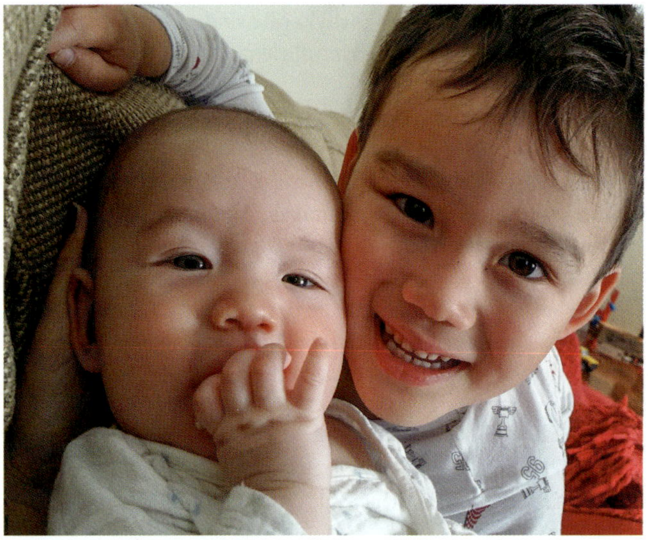

Abb. 15.5 Säuglinge und Kinder haben physiologischerweise eine höhere Pulsfrequenz als Erwachsene. [J787]

Physiologische Abweichungen

Es gibt bei Kindern und Erwachsenen **physiologische** *(natürliche)* **Abweichungen,** die von den Lebensumständen und Aktivitäten abhängen und nicht therapiebedürftig sind. Dazu gehören z. B.

- Lebensalter: Säuglinge und Kinder haben eine höhere Herzfrequenz (> Abb. 15.5, > Tab. 15.1).
- Geschlecht: Frauen haben einen leicht höheren Puls als Männer.
- Emotionale Veränderungen: bei Aufregung, Angst, Stress, Freude steigt die Herzfrequenz.
- Anregende Genussmittel: Kaffee und Nikotin lassen den Puls steigen.
- Verringerte Sauerstoffkonzentration in der Höhe (Aufenthalt im Gebirge): Der Körper versucht, das Sauerstoffdefizit durch eine erhöhte Herzfrequenz auszugleichen, nach Anpassung an die Umgebung sinkt der Puls wieder.
- Körperliche Aktivität: Bei Bewegung sind Sauerstoffbedarf und Herzfrequenz höher. Trainierte und Ausdauersportler dagegen haben in Ruhe oft einen niedrigen Puls, da das muskulöse Herz langsamer schlägt, aber mehr Volumen auswirft.
- Energieumsatz: Im Schlaf oder Hungerzustand sinkt die Herzfrequenz.

Pathologische Abweichungen

Veränderungen der Herzfrequenz

DEFINITION

Tachykardie (griech. *tachykardia = Schnellherzigkeit; erhöhte Herzfrequenz):* > 100 Schläge/Min. bei Erwachsenen; bei Kindern über dem altersabhängigen Normwert.

Paroxysmale Tachykardie: anfallsweise auftretende Tachykardie, die Beklemmungsgefühle, Angst und Dyspnoe *(erschwerte Atmung)* auslösen kann.

Bradykardie (griech. *bradikardia = Langsamherzigkeit; verminderte Herzfrequenz):* < 60 Schläge/Min. bei Erwachsenen; bei Kindern unter dem altersabhängigen Normwert.

Pathologische Ursachen der **Tachykardie** sind z. B.:

- Herzerkrankungen, z. B. Herzinsuffizienz
- Schockzustand
- Starke Schmerzen
- Innere oder äußere Blutungen
- Flüssigkeitsverluste, z. B. durch massive Durchfälle
- Gesteigerter Stoffwechsel aufgrund von Hormonveränderungen, z. B. Hyperthyreose *(Schilddrüsenüberfunktion)*
- Vergiftungen
- Medikamente mit Einfluss auf die Herztätigkeit

Häufig versucht das Herz durch schnelleres Schlagen ein unzureichendes Herzschlagvolumen auszugleichen.

Fieberbedingte Tachykardie

Bei Fieber (➤ 16.3) befindet sich der Körper in einer gesteigerten Stoffwechsellage. Pro 1 °C Temperaturanstieg erhöht sich die Herzfrequenz um 8–12 Schläge/Min.

Pathologische Ursachen der **Bradykardie** sind z. B.:

- Herzerkrankungen, z. B. Erregungsleitungsstörungen nach Herzinfarkt
- Überdosierung von Medikamenten mit Einfluss auf die Herztätigkeit, z. B. Betablocker
- Hirndrucksteigerung, z. B. durch ein Schädel-Hirn-Trauma
- Elektrolytentgleisungen, z. B. Hyperkaliämie
- Stoffwechselstörungen wie Hypothyreose *(Schilddrüsenunterfunktion)*
- Unterkühlung

Reflektorische Bradykardie

Bei Manipulationen am N. vagus (X. Hirnnerv), z. B. durch das Legen einer Magensonde oder beim endotrachealen Absaugen, kann es reflektorisch zu einer Bradykardie oder auch Asystolie kommen.

VORSICHT

Bei der **Asystolie** *(fehlende Kontraktion des Herzmuskels, Herzstillstand)* hat der Mensch keine Herztätigkeit mehr. Pflegende können weder einen peripheren noch zentralen Puls messen *(Pulslosigkeit)*.
In dieser Notfallsituationen muss unverzüglich der Arzt und das Pflegeteam informiert und mit der **Reanimation** (➤ 31.2) begonnen werden.

Veränderungen der Pulsqualität

Im Gegensatz zur Herzfrequenz lässt sich die **Qualität des Pulses** nicht immer so leicht ertasten. Es erfordert viel Übung, um die feinen Unterschiede in der Pulsspannung wahrzunehmen. Physiologisch ist ein gut gefülltes Blutgefäß mit nicht zu hartem Widerstand und nicht zur schwach tastbarem Puls. Die Härte der Pulswelle ist abhängig von der Kontraktion der Kammer bzw. dem systolischen Blutdruck. Die Füllung beschreibt die Blutmenge im Gefäß abhängig vom Herzschlagvolumen.

- **Druckpuls:** sehr hart, verlangsamt, z. B. bei Schädel-Hirn-Trauma
- **Harter Puls:** schwer oder kaum unterdrückbar, z. B. bei hohem Blutdruck
- **Weicher Puls:** sehr leicht unterdrückbar, schwach tastbarer Puls, z. B. bei Herzerkrankungen wie Herzinsuffizienz, niedrigem Blutdruck, Blut- und Flüssigkeitsmangel
- **Fadenförmiger Puls:** sehr schwach, schnell, kaum tastbar, z. B. im Schockzustand

Veränderungen des Pulsrhythmus

Bei einem **arrhythmischen Puls** *(Arrhythmie)* schlägt das Herz unregelmäßig (*Herzrhythmusstörung* ➤ Abb. 15.6). Bei der Pulsmessung stellen die Pflegenden fest, dass die Pulswellen ständig oder sporadisch unregelmäßig sind. Veränderungen sind:

- **Tachyarrhythmie:** Herzrhythmusstörung in Verbindung mit einer zu schnellen Herzfrequenz
- **Bradyarrhythmie:** Herzrhythmusstörung in Verbindung mit einer zu langsamen Herzfrequenz
- **Absolute Arrhythmie:** beschleunigte und absolut unregelmäßige Schlagfolge, häufig bei Erregungsleitungs- und -bildungsstörungen des Herzens

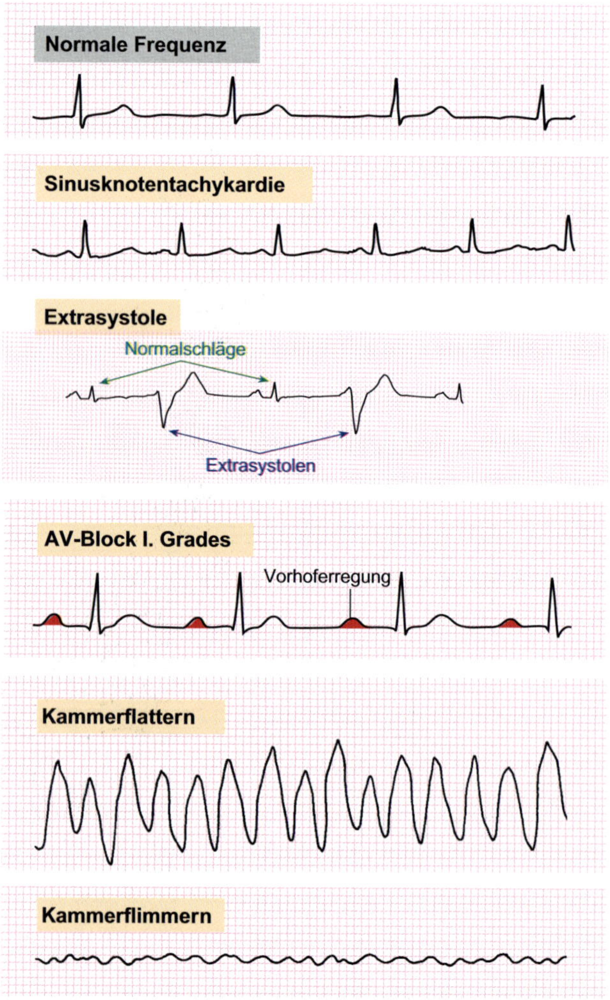

Abb. 15.6 Die häufigsten Herzrhythmusstörungen im EKG. Nicht alle lassen sich über die Pulsmessung eindeutig bestimmen. [B152]

- **Extrasystolen:** zusätzlicher Herzschlag zum normalen Herzrhythmus, wird auch als Herzstolpern wahrgenommen
- **Bigeminus:** Zwillingspuls, zwei dicht aufeinanderfolgende Herzschläge mit anschließender Pause
- **AV-Block:** Blockierung der Erregungsweiterleitung, evtl. tastbar als kleine Verzögerung zwischen zwei Schlägen

Unregelmäßiger Puls bei Kindern

Bei Kindern sind Herzrhythmusstörungen nicht selten, haben aber oft keine klinische Relevanz. Manchmal kommt es im Schlaf zu sogenannten **Dysrhythmien,** kurzzeitigen Variationen mit schnellen und langsamen Sequenzen, oder es können Extrasystolen auftreten, die aber nicht therapiebedürftig sind. Eine Langzeit-EKG-Untersuchung klärt evtl. pathologische Veränderungen. [3]

15.2.4 Interventionen

Außer der Pulsmessung wird zur Einschätzung der Herz-Kreislauf-Funktion bei Patienten auch der Blutdruck gemessen. Die Werte sind immer im Gesamtzusammenhang mit weiteren Vitalparametern (z. B. Atmung) zu beobachten. Veränderungen sind unverzüglich dem Arzt mitzuteilen. Dieser kann dann weitere diagnostische Maßnahmen wie ein EKG (➤ Abb. 15.6) einleiten oder eine Monitorüberwachung (➤ Abb. 15.2) anordnen. Ergänzend kann die differenzierte Dokumentation auf einem Überwachungsbogen erfolgen.

15.3 Blutdruck

15.3.1 Physiologische Grundlagen

DEFINITION

Blutdruck: Druck, den das strömende Blut auf die Gefäßwand ausübt.
Systole (griech. *systole = Zusammenziehung):* Anspannungs- und Auswurfphase, bei der sich der Herzmuskel zusammenzieht und das Blut in die Arterie gepresst wird.
Diastole *(griech. diastole = Ausdehnung):* Entspannungs- und Füllungsphase des Herzens.
Korotkow-Töne: Töne, die bei einer Blutdruckmessung den **Beginn der Systole** (erster hörbarer Ton) und das **Ende der Diastole** (letzter hörbarer Ton) markieren.
Blutdruckamplitude: Differenz zwischen dem systolischen und diastolischen Blutdruck. Bei einem Blutdruck von 120/80 mmHg liegt die Amplitude also bei 40 mmHg. Die Größe ist abhängig vom Schlagvolumen des Herzens. So ist z. B. im Schockzustand das Schlagvolumen herabgesetzt und die Blutdruckamplitude dementsprechend erniedrigt.

Der Blutdruck ist abhängig vom Herzzeitvolumen (HZV), der Elastizität der Blutgefäße und von der zirkulierenden Blutmenge. Er wird nach dem Erfinder der nichtinvasiven Blutdruckmessung, dem italienischen Arzt Scipione Riva-Rocci, mit **RR** abgekürzt und in der Einheit **mmHg** angegeben *(Hg = Hydrargyrum, das chemische Element Quecksilber; mmHg = Höhe der Quecksilbersäule in Millimetern).*

Bei einer **Blutdruckmessung** werden zwei Werte angegeben, der systolische und der diastolische Blutdruckwert. Während der **Systole** zieht sich der Herzmuskel nach der höchsten Anspannung zusammen (Anspannungs- und Auswurfphase) und wirft das Blut in die Aorta (Körperkreislauf) aus. Der Augenblick des höchsten Drucks ist der systolische Wert. Er beträgt ca. 135 mmHg beim Erwachsenen. Während der **Diastole** (Entspannungs- und Füllungsphase) füllt sich das Herz wieder mit Blut und der Blutdruck sinkt auf ca. 80 mmHg, den diastolischen Wert. Durch die sog. **Windkesselfunktion** der großen herznahen Arterien fließt aber dennoch das Blut im arteriellen Gefäßsystem kontinuierlich: Während der Systole dehnen sich die elastischen Arterienwände durch den hohen Druck, während der Diastole ziehen sie sich wieder zusammen und schieben das in der Aufdehnung gespeicherte Blut weiter Richtung Peripherie.

Wie bei der Pulsfrequenz sind die **physiologischen Blutdruckwerte** altersabhängig (➤ Tab. 15.2). Bei Kindern sind sie niedriger, bei älteren Menschen gelten etwas höhere Blutdruckwerte als physiologisch.

Tab. 15.2 Physiologische Blutdruckwerte in Abhängigkeit vom Lebensalter. [4]

Lebensalter	Blutdruck-Normwerte
Neugeborene (> 2.000 g bis 28. Lt.)	60/40 mmHg
Säuglinge (29. Lt.–1. Lj.)	80/60 mmHg
Kleinkinder (2.–3. Lj.)	95/60 mmHg
Kinder (4.–12. Lj.)	100/60 mmHg
Jugendliche (13.–18. Lj.)	110/70 mmHg
Erwachsene (ab 19. Lj.)	120/80 mmHg
Ältere Menschen (> 60 Jahre)	140/90 mmHg

Lt. = Lebenstag, Lj. = Lebensjahr

15.3.2 Beobachtung und Datenerhebung

Indikationen für die Blutdruckmessung

Pflegende haben die Aufgabe, eigenverantwortlich den Blutdruck bei Neuaufnahmen zu ermitteln. Verlaufskontrollen führen sie insbesondere in folgenden Fällen durch:

- Herz-Kreislauf-Erkrankungen oder Schwankungen der Blutdruckwerte
- Nach Operationen, Flüssigkeitsverlusten, Schock oder Traumen
- Einnahme von Medikamenten, die das Herz-Kreislauf-System beeinflussen

Die Ermittlung weiterer regelmäßiger Blutdruckkontrollen ist standardabhängig oder wird vom Arzt angeordnet.

Messmethoden

Zur Messung des Blutdrucks existieren verschiedene **Messmethoden.**

- Nichtinvasive indirekte Messung
  - Auskultatorische Blutdruckmessung
  - Elektronische (oszillometrische) Blutdruckmessung
- Invasive direkte Messung

Auskultatorische Blutdruckmessung

Für die **auskultatorische Blutdruckmessung** werden ein Blutdruckmessgerät mit Blutdruckmanschette und ein Stethoskop benötigt.

Das **Blutdruckmessgerät** (nach Recklinghausen) besteht aus einem Manometer mit Zeiger zum Ablesen des Blutdrucks, einem Ballon zum Aufpumpen der Manschette und einem Ventil zum Ablassen des Drucks in der Manschette. Das Messgerät wird einer Blutdruckmanschette verbunden (➤ Abb. 15.7).

Die **Blutdruckmanschette** muss zu Länge und Umfang des Oberarms passen, sie soll in ihrer Breite ca. ⅔ der Länge des Oberarms entsprechen (➤ Tab. 15.3). Verschlossen wird sie meist mit einem Klettverschluss.

Mittels **Stethoskop** können die Schallwellen gehört werden. Es gibt Stethoskope von unterschiedlicher Schallaufnahmequalität.

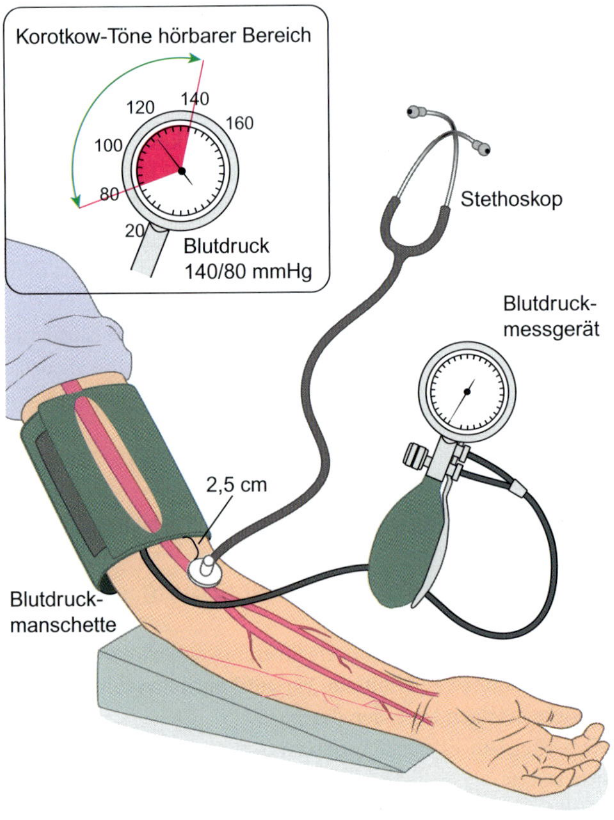

Abb. 15.7 Auskultatorische Blutdruckmessung. [L264]

Tab. 15.3 Richtwerte für die benötigte Breite der Blutdruckmanschette.

Lebensalter	Breite der Blutdruckmanschette
Frühgeborene	3 cm
Neugeborene	4 cm
Säuglinge	5 cm
Kleinkinder	7 cm
Schulkinder, Jugendliche	9–11 cm
Erwachsene	12–15 cm
Erwachsene (Oberschenkel)	18 cm

Pflegenden stehen zur Blutdruckmessung einfache Stethoskope mit Membran zur Verfügung.

Messorte

Normalerweise wird der Blutdruck am Oberarm gemessen.

VORSICHT

Eine Oberarmmanschette darf nicht angelegt werden:

- Nach Mamma-Ablatio *(Brustamputation)* und bei einem Lymphödem *(Flüssigkeitsansammlung im Zwischenzellraum)*
- Bei Shuntanlage *(arteriovenöse Gefäßverbindung zur Dialyse)*
- Bei arteriellen und venösen Gefäßzugängen/Kathetern
- Bei Lähmungen des Arms, z. B. bei Menschen mit einem Apoplex *(Schlaganfall)*

In diesen Fällen wird am anderen Arm gemessen.

In seltenen Fällen, z. B. bei Verbrennungen oder Gefäßverschlüssen an beiden Oberarmen, muss der Blutdruck an Ober- oder Unterschenkel gemessen werden. Auch hierfür gibt es spezielle größenangepasste Manschetten. Der erste tastbare Puls an der A. dorsalis pedes oder A. tibialis posterior (➤ Abb. 15.1) entspricht beim Ablassen des Drucks dem systolischen Blutdruck.

Durchführung

- Geeignete Blutdruckmanschette wählen
- Patienten über das geplante Vorgehen informieren, Kindern zusätzlich die Materialien zeigen
- Die Messung erfolgt stets im Sitzen oder Liegen am gleichen Arm. Nach körperlicher Anstrengung oder Aufregung 5–15 Min. mit der Messung warten
- Geräuschquellen wie Radio, TV ausschalten, während der Messung nicht sprechen
- Beengende Kleidung am Oberarm entfernen. Kleidung am Arm nur nach oben schieben, wenn diese dann nicht einengt
- Arm auf Herzhöhe positionieren, am besten liegt er auf dem Bett oder einem Tisch auf
- Ventil des Blutdruckgeräts öffnen und Manschette luftleer machen
- Blutdruckmanschette faltenfrei am Oberarm anlegen, die Gummischläuche liegen im Bereich der Ellenbeuge, die Manschette insgesamt 2–3 cm oberhalb der Ellenbeuge (➤ Abb. 15.7), Manschette schließen
- Stethoskop in die Ohren stecken
- Ventil des Blutdruckgeräts schließen
- Radialispuls (➤ Abb. 15.1) tasten und die Manschette aufpumpen, bis der Puls nicht mehr fühlbar ist. Dann noch um ca. 20–30 mmHg weiter aufpumpen
- Membran des Stethoskops in der Ellenbeuge über der A. brachialis aufsetzen und mit den Fingern fixieren
- Ventil mit der anderen Hand *langsam* öffnen, um den Druck langsam abzulassen
- Den ersten hörbaren Ton am Manometer ablesen **(systolischer Wert)** und Geräusche weiterverfolgen, bis der letzte Ton hörbar ist **(diastolischer Wert)**
- Luft komplett ablassen und Manschette abnehmen

Blutdruckmanschette optimal aufpumpen

Häufig wird die Blutdruckmanschette zu stark aufgepumpt, was zu einem starken Druckgefühl oder Schmerzen führt. Insbesondere Kinder verbinden dann die Blutdruckmessung mit Schmerzen, entwickeln Angstgefühle oder verweigern die Messung.
Das Tasten des Radialispulses (➤ 15.2.2) vor der ersten Messung gewährleistet das optimale Aufpumpen der Blutdruckmanschette. Ist peripher kein Puls mehr tastbar, kommt kein Blut mehr durch die aufgepumpte Manschette durch. Dann nur noch wenig mehr aufpumpen.
Wenn die Ausgangswerte des Patienten bekannt sind, kann auf das Tasten des Radialispulses verzichtet werden, das Aufpumpen erfolgt dann bis ca. 20 mmHg über dem letzten bekannten Wert.

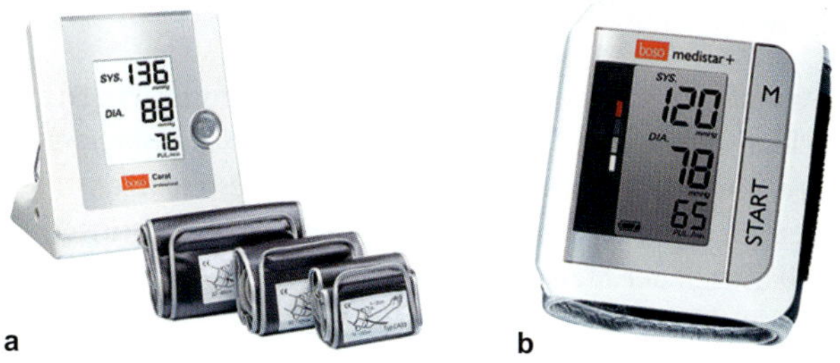

Abb. 15.8 Elektronische Blutdruckmessgeräte, für Handgelenk und Oberarm (mit verschieden großen Manschetten) (a) und für das Handgelenk (b). [V410]

Im Zusammenhang mit der Blutdruckmessung beobachten Pflegende **weitere Vitalzeichen** wie die Hautfarbe, das Bewusstsein, den Puls und das Allgemeinbefinden. Diese Parameter sind hilfreich, um den Gesamtzustand des Patienten zu erfassen und die Werte richtig zu interpretieren. Ein Mensch mit einem niedrigen Blutdruck kann z. B. kalte, blasse Extremitäten haben oder über Übelkeit und Schwindelgefühle klagen. Symptome eines hohen Blutdrucks sind u. a. gerötete Gesichtshaut und Kopfschmerzen.

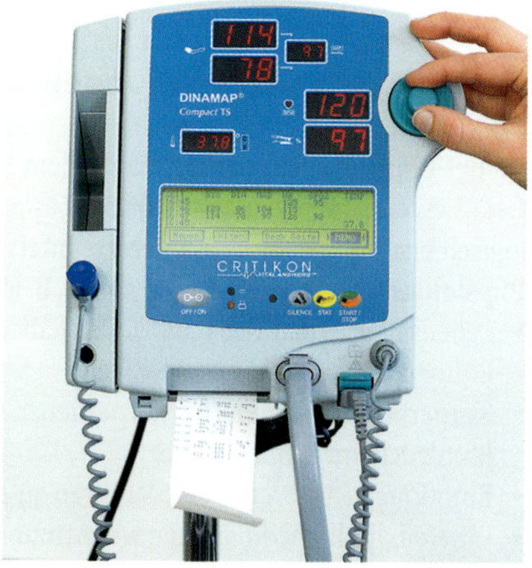

Abb. 15.9 Elektronisches Monitorgerät zur intermittierenden oder kontinuierlichen Blutdruckmessung. Es können Alarmgrenzen eingestellt werden, und die gemessenen Werte können ausgedruckt werden. [K115]

Blutdruckmessung bei Neugeborenen und Säuglingen

Bei Neugeborenen und Säuglingen hört man bei der auskultatorischen Blutdruckmessung die Koroktowtöne, d. h. den Pulsschlag bei der Blutdruckmessung (➤ 15.3.2), nicht. Deshalb wird bei ihnen der Blutdruck meist elektronisch am Unterschenkel gemessen (➤ Abb. 15.10). [5]

Fehlerquellen bei der Blutdruckmessung

Diese Umstände können zu verfälschten Blutdruckwerten führen:
- Unzureichende Ruhepause vor der Messung
- Abschnürende, enge Kleidung am Oberarm
- Falsch gewählte Manschettengröße
- Anlegen einer nicht völlig entleerten Manschette
- Undichte Stelle im Messsystem
- Zu schnelles oder zu langsames Ablassen des Manschettendrucks
- Starke Umgebungsgeräusche, z. B. Fernseher läuft
- Unruhige Menschen

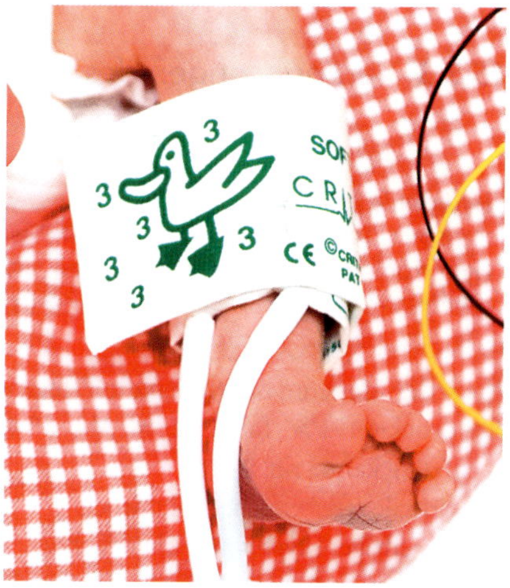

Abb. 15.10 Elektronische Blutdruckmessung bei einem Neugeborenen am Unterschenkel. [K115]

Elektronische Blutdruckmessung

Viele Menschen nutzen zu Hause einfache elektronische Blutdruckmessgeräte, die den Blutdruck am Handgelenk oder Oberarm messen. Diese Geräte zeigen in der Regel auch den Puls an (➤ Abb. 15.8).

In vielen Einrichtungen im Gesundheitswesen ist die **elektronische Blutdruckmessung** inzwischen zur intermittierenden oder kontinuierlichen Blutdruckmessung üblich. Die Geräte sind komplexer, z. B. lassen sich Alarmgrenzen einstellen, und sie speichern die Werte (➤ Abb. 15.9, ➤ Abb. 15.10). Wird eine kontinuierliche Messung durchgeführt, kontrollieren die Pflegenden regelmäßig den Hautzustand unter der Manschette und wechseln diese regelmäßig auf den anderen Arm.

Pflegende müssen in die Bedienung des Geräts eingewiesen worden sein.

Invasive direkte Blutdruckmessung

Die **invasive direkte Blutdruckmessung** wird ausschließlich auf Intensiv- und Wachstationen angewendet. Dafür wird eine dünne Kanüle (vergleichbar mit einer venösen Verweilkanüle) in die A. radialis oder A. femoralis eingeführt und angenäht. Bei Neugeborenen kann die direkte Messung auch über die Nabelarterie erfolgen. Die Kanüle wird mit einem speziellen Messsystem verbunden, das an einem Überwachungsmonitor angeschlossen wird. Ein Druckaufnehmer misst nun kontinuierlich den Blutdruck und zeigt systolischen, diastolischen und Mitteldruck kontinuierlich am Überwachungsmonitor an.

Dokumentation und Nachsorge

Der Patient wird auf Wunsch über das Ergebnis informiert und beim Ankleiden unterstützt. Blutdruckmessgerät und Stethoskop werden entsprechend dem Hygieneplan gereinigt bzw. desinfiziert.
Im Idealfall dokumentieren die Pflegenden den Blutdruckwert unmittelbar nach der Messung. Es gibt – außer der digitalen – noch zwei Möglichkeiten (➤ Abb. 15.4):

- Als Zahl in der dafür vorgesehenen Spalte für Blutdruck in der in der Patientendokumentation oder auf einem Überwachungsblatt
- Grafisch als Längsstrich mit zwei Pfeilen. 1 Querstrich bedeutet 10 mmHg

Physiologische Abweichungen

Da der Blutdruck von der Herzkraft, dem Schlagvolumen und dem Gefäßwiderstand beeinflusst wird, gilt es pathologische von physiologisch beeinflussenden Faktoren zu unterscheiden.
Physiologische Abweichungen sind z. B. abhängig von:

- Lebensalter (Säuglinge und Kinder haben einen niedrigeren Blutdruck)
- Körperlicher Aktivität (bei körperlicher Anstrengung steigt der Blutdruck, im Schlaf sinkt er)
- Emotionen (Ärger und Stress führen zu erhöhtem Blutdruck)
- Physiologische Bedingungen wie Atmung, Nahrungsaufnahme, Tagesrhythmus

15.3.3 Veränderungen des Blutdrucks

DEFINITION

Hypotonie (griech. *hypo = unter, tonos = Spannen):* Unterschreitung des altersgemäß normalen Blutdrucks, bei Erwachsenen systolisch < 90 mmHg.
Hypertonie (griech. *hyper = über, tonos = Spannen):* Überschreitung des altersgemäß normalen Blutdrucks, bei Erwachsenen systolisch > 140 mmHg.

Nach der Messung beurteilen die Pflegenden den altersgemäßen Blutdruckwert (➤ Tab. 15.2, ➤ Abb. 15.4, ➤ Tab. 15.5). Die Einschätzung kann sein:

- Normaler *(normotoner)* Blutdruck
- Zu niedriger *(hypotoner)* Blutdruck
- Zu hoher *(hypertoner)* Blutdruck

Ein gemessener Blutdruckwert muss immer auch in Bezug und Verlauf zur Pflegesituation beurteilt werden. So wird man bei einem Menschen mit bekannter Hypertonie ggf. andere Werte tolerieren als bei jemandem ohne eine Bluthochdruckdiagnose.

Hypotonie

Eine **physiologische Hypotonie** *(niedriger Blutdruck mit natürlicher Ursache)* liegt z. B. im Schlaf vor, im Hungerzustand oder bei Sportlern im Ruhezustand. Die **orthostatische Hypotonie** tritt auf, wenn ein Mensch lange gelegen hat und nun in die aufrechte Position kommt oder lange steht, ohne sich dabei ausreichend zu bewegen.

Pflegende sollten daher Patienten, insbesondere wenn sie längere Zeit gelegen haben, zum langsamen Aufstehen und dem Einhalten von Ruhepausen anhalten und deren Vitalzeichen aufmerksam beobachten.

Die **pathologische Hypotonie** tritt bei Herz-Kreislauf-Erkrankungen (z. B. nach Herzinfarkt), im Schock (z. B. nach größeren Blutverlusten) oder nach Operationen auf.

Vor allem Jugendliche und junge Erwachsene leiden häufiger unter niedrigem Blutdruck, ohne dass eine organische Ursache dafür gefunden werden kann.

Niedriger Blutdruck zeigt sich häufig auch mit Schwindel, Schwäche und Müdigkeit, Blässe, Kältegefühl. Oft besteht gleichzeitig eine Tachykardie.

Hypertonie

Zur **physiologischen Hypertonie** *(hoher Blutdruck mit natürlicher Ursache)* kommt es z. B. während körperlicher Anstrengung, bei Sport, Erregung und Wut. Aber auch Schmerzen führen zu einem erhöhten Blutdruck.

Eine **pathologische Hypertonie** tritt bei einer Vielzahl von Erkrankungen auf, z. B. bei Herz- und Lungenerkrankungen, Nierenerkrankungen, Arteriosklerose, Adipositas, Störungen im Hormonsystem. Manches Mal lässt sich eine organische Ursache für einen bestehenden Bluthochdruck finden. Eine Hypertonie kann in verschiedene Grade eingeteilt werden (➤ Tab. 15.4).

Abhängig von den gemessenen Werten lässt sich eine manifeste Hypertonie weiter nach Schweregraden einteilen. Bei Blutdruckwerten > 220/120 mmHg besteht ein **hypertensiver Notfall (Bluthochdruckkrise),** der lebensgefährlich ist.

Hoher Blutdruck zeigt sich häufig auch mit Kopfdruck, -schmerzen, Ohrensausen, rotem Kopf, Sehstörungen, Atemnot.

Für Kinder geben Tabellen eine Übersicht über die altersspezifischen Blutdrucknormwerte (➤ Tab. 15.5). Genauer kann die Einteilung der Normalwerte in Abhängigkeit von Alter und Größe auch an Perzentilenkurven abgelesen werden. Diese Kurven zeigen den jeweiligen Prozentrang einer Normalpopulation an.

15.3.4 Interventionen

Außer der Blutdruckmessung wird zur Einschätzung der Herz-Kreislauf-Funktion bei Patienten auch der Puls gemessen. Die Werte sind immer im Gesamtzusammenhang mit weiteren Vitalparametern (z. B. Atmung) zu beobachten. Veränderungen sind unverzüglich dem Arzt mitzuteilen. Dieser kann dann weitere diagnostische Maßnahmen einleiten, z. B. eine engmaschige Kontrolle des Blutdrucks, eine Langzeit-Blutdruckmessung oder ein elektronisches Monitoring (➤ Abb. 15.9).

Ergänzend kann die differenzierte Dokumentation der ermittelten Werte auf einem Überwachungsbogen erfolgen.

Tab. 15.4 Klassifikation des Blutdrucks und der Definition der Hypertonie-Grade. [6] [W315]

Kategorie	Systolisch (mmHg)		Diastolisch (mmHg)
Optimal	< 120	und	< 80 mmHg
Normal	120–129	und/oder	80–84 mmHg
Hoch normal	130–139	und/oder	85–89 mmHg
Grad 1 Hypertonie (leicht)	140–159	und/oder	90–99 mmHg
Grad 2 Hypertonie (mittelschwer)	160–179	und/oder	100–109 mmHg
Grad 3 Hypertonie (schwer)	≥ 180	und/oder	≥ 110 mmHg
Isolierte systolische Hypertonie	≥ 140	und	< 90 mmHg

Tab. 15.5 Physiologische und grenzwertige Blutdruckwerte zur Hypertonie bei Kindern und Jugendlichen. Zusammenfassung aus. [7]

Alter in Jahren	Größe in cm	Referenzwerte in mmHg		Grenzwerte in mmHg	
		Systole	Diastole	Systole	Diastole
3–5	94–123	95–100	58–61	108–113	69–72
6–7	112–137	97–103	60–63	110–116	70–73
8–7	123–149	99–106	61–64	112–120	72–75
10–11	133–162	102–110	63–66	115–125	74–77
12–13	142–177	106–115	65–68	120–131	75–79
14–15	153–187	110–121	67–70	125–139	78–82
16–17	155–189	112–125	69–73	127–140	80–85

VORSICHT

Symptome, die auf einen niedrigen Blutdruck hinweisen, erfordern rasches Handeln. Es droht ein **Kreislaufkollaps** mit plötzlicher kurz andauernder Bewusstlosigkeit, und der Betroffene kann stürzen.

Interventionen:

- Betroffenen in eine liegende Position bringen bzw. vorsichtig hinlegen, Verletzungsgefahren vermeiden
- Ihn ansprechen, beruhigen
- Puls fühlen, bei Tachykardie Beine anheben oder hochlagern, auch wenn der Betroffene wieder bei Bewusstsein ist
- Ggf. Arzt informieren
- Regelmäßige Blutdruck- und Pulskontrollen durchführen
- Situation/Vorfall dokumentieren

Kommt der zu Betroffene nicht innerhalb von wenigen Sekunden wieder zu Bewusstsein, Notfallmaßnahmen ergreifen (➤ 31.1).

Menschen mit dauerhaft niedrigem Blutdruck werden folgendermaßen beraten:

- Sich regelmäßig körperlich betätigen
- Gefäßtraining durchführen, z. B. Wechselduschen, Bürstenmassage am ganzen Körper
- Reichlich trinken
- Langsam aufstehen, vorher schon im Liegen oder Sitzen Fuß- und Beingymnastik zur Kreislaufanregung machen
- Längeres Stehen auf der Stelle vermeiden, stattdessen auf der Stelle gehen, in den Zehenspitzstand gehen, ggf. Kompressionsstrümpfe tragen

Menschen mit dauerhaft hohem Blutdruck können selbst einiges tun. Eine Änderung des Lebensstils wirkt sich positiv auf den Blutdruck aus, z. B.:

- Übergewicht reduzieren, ausgewogene gesunde Ernährung
- Sich regelmäßig bewegen, Ausdauertraining
- Stress reduzieren, Entspannungsmethoden nutzen
- An einem Raucherentwöhnungsprogramm teilnehmen

Pflegefachpersonen empfehlen die regelmäßige Selbstkontrolle des Blutdrucks. Sie weisen darauf hin, dass angeordnete Medikamente zur Blutdrucksenkung *(Antihypertensiva)* unbedingt nach Arztanordnung eingenommen werden müssen.

NOTFALL

Bei einem sehr hohen Blutdruck mit Werten über 220 mmHg systolisch droht eine **Bluthochdruckkrise** (hypertensive Krise) mit Kopfschmerzen, Sehstörungen und Schwindel. Gefürchtet sind Folgen wie Schlaganfall, Hirnblutung oder Herzinfarkt, die schnell lebensbedrohlich sind. Eine Bluthochdruckkrise muss deshalb unverzüglich behandelt werden. Der Arzt ist unverzüglich zu informieren.

Interventionen:

- Betroffenen in eine erhöhte Oberkörperposition bringen und beruhigen, nicht allein lassen
- Beengende Kleidung öffnen
- Ein blutdrucksenkendes Medikament, z. B. Nitrospray, als Aerosol in die Mundhöhle verabreichen, weitere Medikamente nach Arztanordnung
- Regelmäßige Kontrollen von Blutdruck, Puls, Atmung und Bewusstsein durchführen, ggf. kontinuierlich Blutdruckdruckmessung (➤ 15.9)

15.4 Thromboembolieprophylaxe

15.4.1 Physiologische Grundlagen

Die Venen transportieren entgegen der Schwerkraft das Blut zurück zum Herzen. Unterstützt wird diese Funktion von den Venenklappen und bei Bewegung durch den Einsatz der **Muskel-Venen-Pumpe** (➤ Abb. 15.11). Besonders die Wadenmuskulatur wird beim Gehen, Treppensteigen oder Fahrradfahren angeregt, sich zusammenzuziehen, um den Bewegungsablauf zu ermöglichen. Bei allen aktiven Bewegungen presst sich so der Muskel gegen die Venenwand, verkleinert das Lumen (Hohlraum) des Gefäßes und beschleunigt durch dieses Wechselspiel indirekt den venösen Rückfluss.

15.4.2 Pathophysiologie der Thrombose

DEFINITION

Thrombose: Bildung eines Blutgerinnsels **(Thrombus),** der in einem arteriellen oder venösen Gefäß oder im Herzen entstehen kann und ein Gefäß teilweise oder komplett verschließt.
Tiefe Venenthrombose *(TVT, Phlebothrombose):* Thrombose der tiefen Beinvenen, häufigste Form der Thrombose. Typische Anzeichen: Schwere- und Spannungsgefühl im betroffenen Bein, evtl. ziehender Schmerz, belastungsabhängiger Fußsohlen- oder Wadenschmerz, druckschmerzhafte Thrombosestelle, Ödembildung, warmes und evtl. bläulich (livide) verfärbtes Bein. [8]
Embolus: Thrombus, der sich aus der Gefäßwand gelöst hat und durch die Blutströmung weitertransportiert wird.
Embolie: Gefäßverschluss durch einen Embolus, d. h., Entstehungsort des Thrombus und Ort des Verschlusses sind nicht derselbe.
Lungenembolie *(LE):* Verschluss einer Lungenarterie durch einen Thrombus, der zu 80–90 % aus einer Beinvene stammt und als Embolus über die untere Hohlvene und das rechte Herz in eine Lungenarterie gelangt.
Venenklappeninsuffizienz: unzureichendes Schließen der Venenklappen, das Blut kann nicht komplett zum Herzen zurückgeleitet werden. Unterhalb der defekten Klappe kommt es durch Blutrückfluss zur Aussackung des Venensystems (➤ Abb. 15.11).
Varikosis: Erkrankung der oberflächlichen Beinvenen durch Aussackungen der Gefäße. Eine betroffene Vene wird auch **Varize** oder **Krampfader** genannt.

Es gibt drei grundlegende Faktoren, die die Entstehung einer tiefen Venenthrombose begünstigen. Nach Rudolf Virchow (deutscher Arzt, 1821–1902) werden sie **Virchow-Trias** genannt:

1. **Verlangsamte Blutströmung** *(Kreislauffaktor.* Je langsamer das Blut fließt, desto eher können sich Thrombozyten an den Gefäßwänden anheften und „zusammenballen". Bei immobilen Menschen (z. B. Bettlägerigkeit) oder bei langem Sitzen (z. B. langer Flug), wird die Muskel-Venen-Pumpe (➤ Abb. 15.11) nicht eingesetzt, und es kommt zu einer verlangsamten Blutströmungsgeschwindigkeit.
2. **Gefäßwandschäden** *(Wandfaktor.* Die Gefäßinnenwand (Intima) der Venen kann durch Verletzungen, Operationen oder Entzündungen oder altersbedingte Erkrankungen wie Varizen geschädigt sein. Dann heften sich Thrombozyten an, um die defekte Gefäßwand zu verschließen (Thrombozytenaggregation). Der Thrombus wächst, wenn sich immer mehr Thrombozyten anlagern.
3. Erhöhte **Blutgerinnungsneigung** *(Blutfaktor).* Sie ist z. B. erhöht nach größeren Traumen und Operationen, in der Schwangerschaft, bei der Einnahme bestimmter Medikamente (z. B. Antibabypille), bei Sepsis, bösartigen Tumorerkrankungen, Thrombophilie *(erhöhte Thromboseneigung).*

Am Entstehen einer Thrombose sind oft mehrere Faktoren beteiligt. So bedingt ein sehr hoher Flüssigkeitsmangel die Verlangsamung der Blutströmungsgeschwindigkeit wie auch eine erhöhte Gerinnungsneigung. Eine größere Operation führt nicht nur zu Gefäßwandschäden, sondern verändert auch die Blutströmungsgeschwindigkeit, da der Patient nicht sofort wieder mobil ist.

NOTFALL

Mikroembolien können unbemerkt verlaufen. Oft werden Bein- und Beckenvenenthrombosen erst durch das Auftreten einer Lungenembolie erkannt. **Symptome mit Verdacht auf eine Lungenembolie** sind plötzliche Luftnot mit Thoraxschmerzen, Tachykardie, Zyanose (Blaufärbung der Haut- und Schleimhäute) und prall gefüllte Halsvenen durch die Einflussstauung. Manchmal kommt es zu einer Schocksituation.

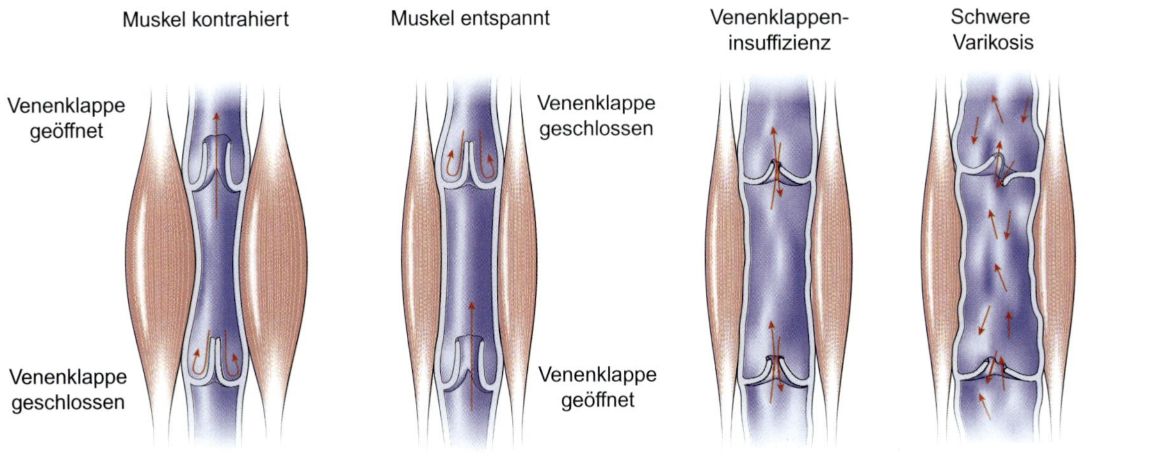

Abb. 15.11 Die Muskel-Venen-Pumpe funktioniert nur bei gesunden Venenklappen (links). Bei Venenklappeninsuffizienz und Varikosis kommt es zum Blutrückstau fußwärts (rechts). Der verlangsamte venöse Rückfluss und die unphysiologische Blutströmung begünstigen die Thrombenbildung. [L264]

Interventionen:
- Unverzüglich den Arzt informieren, gegebenenfalls Notfallruf auslösen
- Vitalzeichen kontrollieren und den Patienten beruhigen
- Bei stabiler Kreislaufsituation den Oberkörper des Patienten hochlagern, Sauerstoff geben

Je nach Diagnosestellung und Ausprägung der Symptome wird der Patient auf die Intensivstation verlegt.

Die **Therapie der Beinvenenthrombose** hat zum Ziel, eine Lungenembolie oder ein postthrombotisches Syndrom zu verhindern.

Der Patient erhält **Antikoagulanzien,** gegebenenfalls wird der Thrombus chirurgisch entfernt. Eine **Kompressionstherapie** dient der Akutbehandlung der Symptome. Dazu kann ein Kompressionsstrumpf Klasse II angepasst werden oder das Bein wird gewickelt. In der Regel darf und soll der Patient aufstehen, eine Immobilisierung ist zu vermeiden.
Alle Maßnahmen erfolgen nach Arztanordnung.

Postthrombotisches Syndrom

Ein **postthrombotisches Syndrom** entsteht, wenn eine tiefe Beinvenenthrombose nicht rechtzeitig erkannt wird und sich chronische Stauungserscheinungen am betroffenen Bein zeigen. Zu den Spätfolgen gehören Ödeme, Geschwüre *(Ulcus cruris venosum),* Hautveränderungen und eine ständige Blutstauung. Insbesondere die offene Wunde des Ulcus cruris venosum belastet viele Betroffene. Das gesamte Krankheitsbild des postthrombotischen Syndroms wird unter dem Begriff **chronisch venöse Insuffizienz (CVI)** zusammengefasst.

15.4.3 Thromboembolieprophylaxe

Ziel der **Thromboembolieprophylaxe** ist es, eine tiefe Beinvenenthrombose und damit eine mögliche Lungenembolie zu verhindern. Die Durchführung vorbeugender Maßnahmen gehört zu den gesundheitsfördernden und präventiven Aufgaben von Pflegefachpersonen.

Einschätzung und Bewertung des Thromboserisikos

Im Rahmen des Pflegeprozesses wird das **Thromboserisiko** eines Patienten eingeschätzt. Diese Informationssammlung erlaubt Pflegenden, mögliche Risikofaktoren zu erkennen und Interventionen einzuleiten. Informationen über die Vorerkrankungen und der aktuelle Pflegebedarf sind besonders wichtig. Aus der Summe der Risikofaktoren lässt sich das Thromboserisiko ableiten.

Risikofaktoren

Das individuelle Thromboserisiko eines Menschen setzt sich aus expositionellen und dispositionellen Risikofaktoren zusammen. [9]

Expositionelle Risikofaktoren sind akute Erkrankungen, Trauma, Operation und die damit verbundene Immobilisation. Das Thromboserisiko steigt mit zunehmender Immobilität, je nach Größe und Ausmaß von Verletzungen bzw. Traumen und operativen Eingriffen. Auch schwerwiegende zugrunde liegende internistische Erkrankungen, z. B. die chronisch-obstruktive Lungenerkrankung (COPD), erhöhen das Risiko. [9]

Dispositionelle Risikofaktoren sind angeboren oder erworben. Dazu zählen z. B. frühere Thrombosen und Thrombosen in der Familienanamnese, maligne (bösartige) Erkrankungen, Übergewicht und höheres Alter. Auch Nikotinabusus und Alkoholkonsum erhöhen das Thromboserisiko. [9]
Anhand der Risikofaktoren lässt sich abschätzen, ob ein hohes, mittleres oder geringes Thromboserisiko vorliegt:
- Ein **hohes Risiko** haben Menschen mit früheren Thrombosen und malignen Erkrankungen, Polytraumatisierte *(schwerwiegende Mehrfachverletzungen),* Patienten nach großen Operationen, nach Schlaganfall und Patienten auf der Intensivstation.
- Ein **mittleres Risiko** haben Menschen mit chronischer Herzinsuffizienz, einem höheren Lebensalter (> 60 Jahre), Übergewicht/Adipositas (BMI > 30) und akuten Infektionen.
- Ein eher **geringes Risiko** haben Kinder und Jugendliche. Eine Prophylaxe wird meist erst im Jugendalter empfohlen, sofern Risikofaktoren vorliegen.
- Geringere Risiken stellen auch Schwangerschaft und Wochenbett sowie stark ausgeprägte Varikosis und kleinere Verletzungen und operative Eingriffe dar.
- Das Risiko bei der Einnahme der Antibabypille oder von Hormonen, z. B. in den Wechseljahren, ist abhängig vom Wirkstoff. [9]

Skalen und Scores zum Einschätzen des Thromboserisikos

Auch in Skalen und Scores wie der „Messskala zur Einschätzung des Thromboserisikos nach Frowein" werden Risikofaktoren aufgelistet. Diese Skalen sind im deutschsprachigen Raum jedoch nicht ausreichend wissenschaftlich untersucht und evaluiert, sodass das alleinige Bewerten des Thromboserisikos nicht ausschließlich über eine Skala erfolgen sollte. Skalen und Scores bieten aber eine gute Möglichkeit, einzelne Risikofaktoren zu erkennen und durch zusätzliche Beobachtungen zu ergänzen. [10]

Maßnahmen zur Thromboembolieprophylaxe

Wurde eine Thrombosegefährdung erkannt, gilt es konkrete **Maßnahmen der Prophylaxe** zu planen und durchzuführen. Die Maßnahmen lassen sich unterteilen in: [9]
- Basismaßnahmen
- Physikalische Maßnahmen
- Medikamentöse Maßnahmen

Da die Virchow-Trias nur im Bereich der Blutströmungsgeschwindigkeit vonseiten der Pflege aktiv beeinflusst werden kann (> Tab. 15.6), konzentrieren sich die meisten pflegerischen Maßnahmen auf diesen Aspekt.

Basismaßnahmen

Zu den Basismaßnahmen gehören:
- Frühmobilisation
- Bewegungsübungen
- Anleitung zu Eigenübungen

Tab. 15.6 Beeinflussung der Virchow-Trias durch Pflegende.

Verlangsamte Blutströmung	Gefäßwandschäden	Erhöhte Blutgerinnungsneigung
Ziel: Förderung des venösen Rückflusses Beeinflussbar durch Pflegende mithilfe von **Basismaßnahmen** und Methoden der **physikalischen Therapie**	• Ziel: Information, Anleitung und Beratung bezüglich potenzieller Veränderungen wie Varizen • Gesundheitsförderung und Prävention, z. B. Ernährungsumstellung, Rauchentwöhnung	Ziel: Herabsetzen der Gerinnungsfähigkeit des Blutes Assistenz bei der **medikamentösen Maßnahmen** (z. B. Antikoagulanzien, Infusionen)

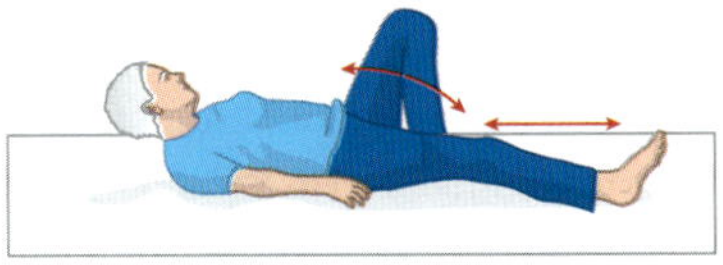

Beine abwechselnd in Hüft- und Kniegelenk beugen und strecken.

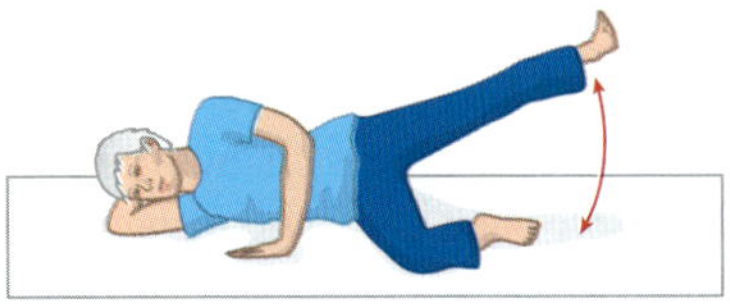

Oben liegendes Bein anheben und senken.

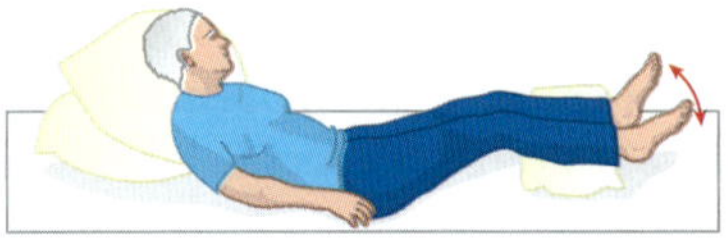

Zehen im Liegen anziehen und wieder strecken.

Abb. 15.12 Einfache Bewegungsübungen können auch im Bett, z. B. postoperativ, durchgeführt werden. [L138]

Alle Arten der **Bewegung** dienen dazu, den venösen Rückfluss zu fördern und zu beschleunigen. Der Patient wird über Sinn und Zweck informiert. Bei Bedarf werden die Angehörigen und Eltern angeleitet, um ihr Familienmitglied zu unterstützen.

Frühmobilisation: Pflegende unterstützen die Selbstpflegefähigkeiten des Patienten und halten ihn so früh wie möglich an, aufzustehen und einige Schritte zu gehen. Je nach Zustand ist ein schrittweises Mobilisieren notwendig (➤ 20.5.4, ➤ 29.3.3). Das Gehen bewirkt durch die Aktivierung der Muskel-Venen-Pumpe (➤ Abb. 15.11) eine Blutflusssteigerung und kann durch physikalische Maßnahmen unterstützt werden.

Aktive und passive Bewegungsübungen, Anleitung zu Eigenübungen: Gymnastikübungen können bei Bettruhe erfolgen, aber auch im Rahmen der Mobilisation.

Dazu wird der Patient zu Zehen- und Fußgymnastikübungen angeleitet (➤ Abb. 15.12), z. B.:

- Zehen krallen und lockern
- Zehen in Richtung Nasenspitze ziehen, kurz halten und lockern
- Fußsohlen gegen das Bettende drücken (**Achtung:** nicht bei neurologischen Erkrankungen, da eine Spastik ausgelöst werden kann)
- Füße in beide Richtungen kreisen, heranziehen und ausstrecken
- Beine im Wechsel anheben, das Knie beugen und strecken
- Bettfahrrad (➤ Abb. 15.13), Sprunggelenkbewegungsschiene einsetzen

Viele der Maßnahmen können mit anderen Pflegetätigkeiten kombiniert werden. So kann eine Frühmobilisation mit der Unterstützung bei der Körperpflege kombiniert werden, oder der Patient wird angehalten, vor dem Infusionswechsel noch eine Fußgymnastik durchzuführen. Physiotherapeuten unterstützen ebenfalls gezielt den Mobilisierungsprozess.

Basismaßnahmen können die medikamentöse Prophylaxe nicht ersetzen, umgekehrt sollte aber auch nicht auf diese Basismaßnahmen verzichtet werden. Sie wirken sich positiv auf Bewegungsapparat, Herz-Kreislauf-System und Atmung aus.

Die Pflegenden achten auch auf eine ausreichende Flüssigkeitszufuhr des Patienten. [9]

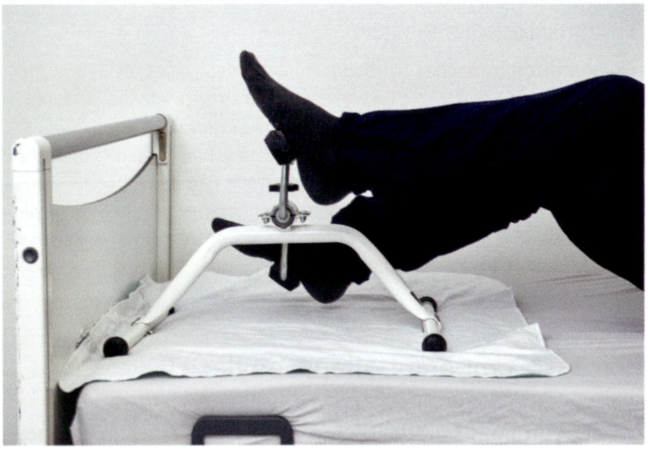

Abb. 15.13 Mit einem einfachen Bewegungstrainer („Bettfahrrad") können auch immobile Menschen die Muskel-Venen-Pumpe aktivieren. Diese Geräte sind auch elektrisch betrieben erhältlich. [K115]

Physikalische Maßnahmen

Zu den **physikalischen Maßnahmen** gehören das Anlegen von medizinischen Thromboseprophylaxestrümpfen *(MTPS)* und die intermittierende pneumatische Kompression *(IPK).*

Die Kompression von außen bewirkt einen dauerhaften Druck auf die **oberflächlichen Beinvenen.** Das Lumen wird verengt, und das Blut fließt schneller über die **Perforansvenen** *(Verbindungsvenen)* zu den **tiefen Beinvenen.** Da die Perforansvenen den Muskel durchziehen, bewirkt die Kompression den beschleunigten Weitertransport des Bluts in das tiefe Venensystem und von dort weiter zum Herzen. Unterstützt wird diese Wirkung durch den abnehmen Druckverlauf von den Fersen zum Oberschenkel.

Medizinische Thromboseprophylaxestrümpfe

Für die Wirkung der MTPS gibt es ebenso für das Wickeln der Beine im Rahmen der Thromboembolieprophylaxe keinen ausreichenden Wirksamkeitsnachweis. [9]

MTPS werden in der pflegerischen Praxis kaum mehr genutzt. Ausnahmen gibt es in einigen wenigen Fachbereichen, wie z. B. den Wöchnerinnenstationen. MTPS müssen von medizinischen Kompressionsstrümpfen (MKS) unterschieden werden (➤ Tab. 15.7). Beide bedürfen der ärztlichen Anordnung.

Bei **medizinischen Thromboseprophylaxestrümpfen** *(MTPS, MTS)*, früher auch Antithrombosestrümpfe (ATS) genannt, liegt der Druck im Bereich der Fußknöchel bei ca. 18 mmHg. Der venöse Rückfluss wird vor allem im Liegen gefördert. Das Tragen der MTPS wird von manchen Patienten nicht gut toleriert, so werden die Strümpfe im Bett oft als zu warm empfunden. Für bereits mobile Menschen sind MTPS eine unwirksame Maßnahme, denn beim Gehen unterstützt die geringe Kompression die Funktion der Muskel-Venen-Pumpe nur minimal.

VORSICHT

Kontraindikationen für eine Kompression

- Periphere arterielle Durchblutungsstörungen
- Periphere Neuropathie *(Sammelbegriff für Erkrankungen des peripheren Nervensystems)*
- Dekompensierte Herzinsuffizienz *(Herzschwäche)*
- Massive Ödeme *(Wasseransammlung im Gewebe)*
- Septische Phlebitis
- Nekrosen *(abgestorbene Gewebezellen)*
- Unverträglichkeit des Materials

Liegt eine lokale Hautschädigung vor, wie eine Entzündung oder Verbrennung, kann auch nur das gesunde Bein mit einem Strumpf versorgt werden.

Handhabung der MTPS

Der Hersteller legt fest, wie seine Strümpfe korrekt ausgemessen werden, evtl. ist ein spezielles Maßband notwendig um Länge und Beinumfang für die richtige Strumpfgröße zu bestimmen. Die verschiedenen Hersteller haben für die Größenbestimmung unterschiedliche Systeme. Ebenso sind ihre Vorgaben zum Handhabung (z. B. zum Waschen und zur Häufigkeit der Wiederverwendung) zu beachten.

Unbedingt korrekte Größe ermitteln!

Das korrekte Ermitteln der Größe ist notwendig, um eine effektive Prophylaxe zu gewährleisten. Ist der Strumpf zu groß, ist er wirkungslos, ist er zu klein, fördert er eher die Thrombosegefahr.

Kompressionsstrümpfe anziehen

Sowohl medizinische Thromboseprophylaxestrümpfe als auch medizinische Kompressionsstrümpfe werden so angezogen:

- Patienten über die Notwendigkeit der Strümpfe informieren und das Vorgehen erklären.
- Vor dem Ausmessen und Anziehen die Beine für 15–20 Min. zur Entstauung hochlagern lassen.
- Zum Anziehen den Strumpf auf die linke Seite drehen: mit der Hand in den Strumpf fassen, sodass die Fersenmarkierung auf dem Handballen liegt, anschließend den Strumpf über die Hand zurückstreifen, während die Ferse des Strumpfs festgehalten wird und im Strumpf bleibt (➤ Abb. 15.14a).
- Nun die Hand aus dem Strumpf herausziehen, die Öffnung mit beiden Händen fassen und über den Fuß des Patienten stülpen (➤ Abb. 15.14b).
- Den Strumpf über Ferse und Wade bis zum Oberschenkel hochziehen, glatt streichen, sodass keine Falten im Strumpf sind (➤ Abb. 15.14c).

Das Anziehen der Strümpfe kann auch durch den Einsatz von **Anziehhilfen** aus Metall erleichtert werden, über die der Strumpf vor dem Anziehen gestülpt wird (➤ Abb. 15.15).

Tab. 15.7 Übersicht über die verschiedenen Strümpfe zur Venenkompression. [10]

Merkmale	Stützstrümpfe	Medizinische Thromboseprophylaxestrümpfe (MTPS)	Medizinische Kompressionsstrümpfe (MKS)
Anpassung	–	Ausmessen der Beine durch Pflegende	Fachpersonal im Fachhandel
Größe	Richtet sich nach Schuh- oder Kleidergrößen	Verschiedene Größen: Umfang und Länge	Individuell
Bezug	Im freien Handel; nicht verordnungspflichtig	Im Fachhandel (Sanitätshaus, Apotheke); verordnungspflichtiges therapeutisches Hilfsmittel	Im Fachhandel (z. B. Sanitätshaus); verordnungspflichtiges therapeutisches Hilfsmittel
Form	Knie-, Oberschenkelstrümpfe oder Strumpfhosen	Knie- oder Oberschenkelstrümpfe	Knie- und Oberschenkelstrümpfe oder Strumpfhosen, auch für Hände und Arme
Kompressionsdruck im Fesselbereich	Leichte Kompression: 9–15 mmHg	Etwas stärkere Kompression 18 mmHg	Kompressionsklassen (KKL/CCL) I = 18–21 mmHg II = 23–32 mmHg III = 34–46 mmHg IV = mind. 49 mmHg
Anwendung	Berufstätige, die viel stehen, vor langen Autofahrten bzw. Langstreckenflügen	Vor allem nachts; bei Bettlägerigkeit und Menschen, die wenig aufstehen	Im Stehen und Gehen bei mobilen Menschen
Indikation	Förderung des venösen Rückflusses, Verhinderung von Ödemen	Vereinzelt zur Thromboembolieprophylaxe, z. B. perioperativ	Klasse I zur Thromboembolieprophylaxe; Klasse II–IV zur Therapie von Thrombosen; Venenerkrankungen oder bei Lymphabflussstörungen

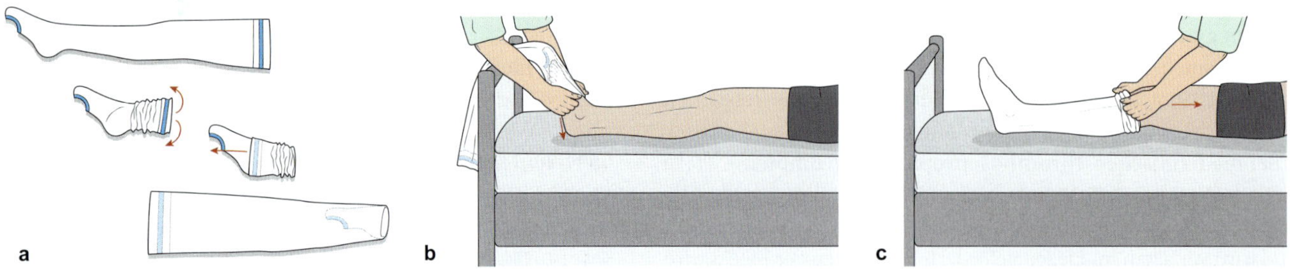

Abb. 15.14 Anziehen von Kompressionsstrümpfen. Strumpf auf links drehen, die Ferse bleibt im Strumpf (a), Strumpf über den Fuß des Patienten ziehen, er soll gut am Fuß sitzen (b), dann Strumpf am oberen Ende fassen und über den Fuß ziehen und weiter über die Wade und ggf. den Oberschenkel (c). [L264]

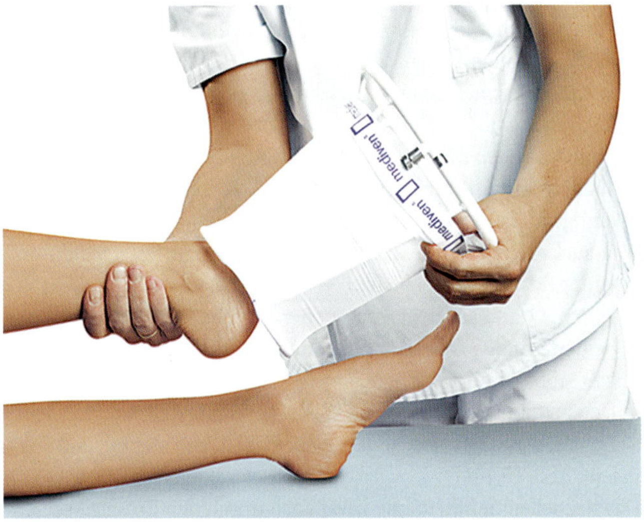

Abb. 15.15 Anziehen von Kompressionsstrümpfen mit Anziehhilfe: Strumpf auf rechts drehen, dann bis zum Fußteil in die Anziehhilfe einspannen. Strumpf mit Anziehhilfe über den Fuß bis etwa zur Wade schieben. Anziehhilfe entfernen, Strumpf weiter hochziehen, glatt streifen. [V481]

Nachsorge und Dokumentation

- Der Strumpf ist korrekt angezogen, wenn das Haftband, das den Strumpf in seiner Position hält, innen liegt und nicht einschnürt.
- Auf faltenfreien Sitz achten. Die Strümpfe sollten nicht nach unten gerollt werden, es besteht die Gefahr von Einschnürungen.

VORSICHT

Zehen im Sichtfenster beobachten und **Warnzeichen erkennen**. Blässe, Blaufärbung oder Sensibilitätsstörungen lassen auf einen zu engen Sitz der Strümpfe und Störungen der arteriellen Durchblutung schließen. Dann ist ein erneutes Ausmessen und Anpassen erforderlich.

- Falls der Patient es wünscht, können leichte Socken oder Teilsocken für den Zehenbereich über die Kompressionsstrümpfe gezogen werden.
- Das Tragen der Strümpfe und die Strumpfgröße werden dokumentiert.
- Die Strümpfe werden täglich ausgezogen, um die Beine zu waschen und die Haut zu beobachten.
- Die Strümpfe werden mindestens alle 2–3 Tage ausgetauscht und zum Waschen gegeben.
- Einige Hersteller bringen auf der Strumpfverpackung einen Barcode an, welcher abgelöst und zur Dokumentation der Waschgänge in die Kurve geklebt wird. MTPS lassen sich ca. zehnmal waschen (auf Herstellerangaben achten).
- Medizinische Thromboseprophylaxestrümpfe werden nach Arztanordnung getragen, sinnvollerweise bis der Patient wieder vollständig mobil ist.

Kompressionsverband

Im Ausnahmefall besteht die Möglichkeit, die Beine prophylaktisch mit einem Kompressionsverband zu versorgen. Dieser wird nur noch **sehr selten zur Prophylaxe** angelegt, da die Kompression nicht differenziert erfolgen kann. Die hauptsächliche Indikation für einen Kompressionsverband liegt im therapeutischen Bereich als **phlebologischer Kompressionsverband** *(PKV)* bei Menschen mit venösen Erkrankungen (z. B. chronisch venöse Insuffizienz, bestehende Thrombose) oder bei Lymphödem.

Das Wickeln der Beine erfordert Fachwissen, Übung und Erfahrung. Zu enges Wickeln kann zur Druckstellen (besonders an Knochenvorsprüngen), Taubheitsgefühl und Schmerzen oder auch zu Thrombosen führen. Wird zu locker gewickelt wird, hält der Verband nicht und ist wirkungslos.

Zum Wickeln eignet sich die *Wickeltechnik nach Fischer* oder *Pütter* (➤ Abb. 15.16).

Modifizierter Kompressionsverband nach Fischer oder Pütter

Gewickelt wird an jedem Bein zweimal, d. h., die erste Bindentour beginnt am inneren Zehengrundgelenk, die zweite **entgegengesetzt** am äußeren Zehengrundgelenk. Das hat den Vorteil, dass die Bindentouren den Muskel und die darunterliegenden Venen gleichmäßig komprimieren und der Kompressionsverband länger hält.
Begonnen wird am inneren Zehengrundgelenk zur Fixierung der ersten Bindentour. Hierbei ist zu beachten, dass der Anfang des Verbands nicht unter dem Fußballen liegt, um Störungen beim Gehen und Druckstellen zu vermeiden. Nach zwei zirkulären Umwicklungen des Mittelfußes beginnt die Umwicklung der Ferse mit Achtertouren. Ist die Fixierung der Ferse abgeschlossen, wird die Binde Richtung Knie in Rundtouren abgerollt und ca. 2 cm unter dem Knie mit Heftpflastern auf der Binde fixiert. Klammern sollten aus Verletzungsgründen nicht benutzt werden. Anschließend erfolgt die zweite Tour entgegengesetzt am gleichen Bein. Alternativ kann auch die erste Bindentour am Fußknöchel fixiert werden, bevor der Vorderfuß und die Ferse gewickelt werden.

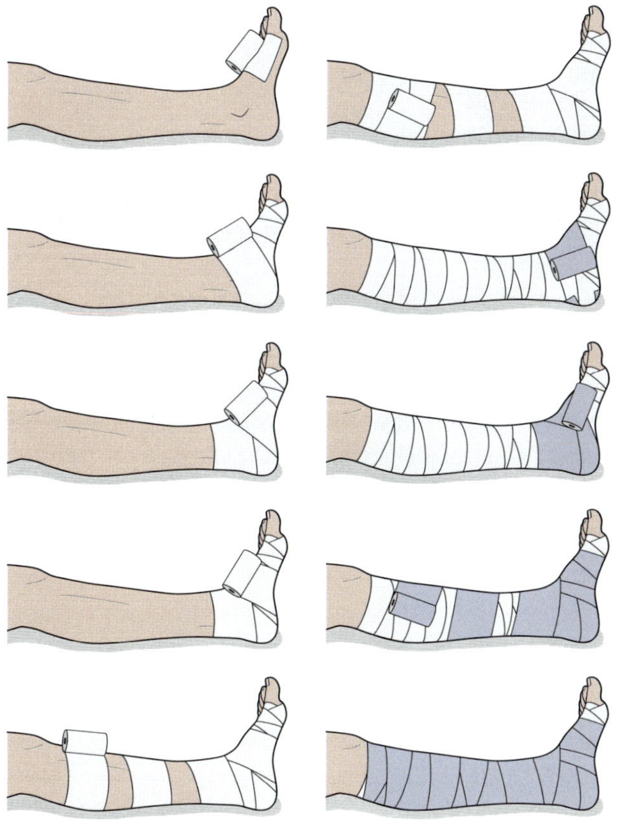

Abb. 15.16 Anlegen eines modifizierten Pütter-Verbands. [L264]

VORSICHT

Durchblutungsstörungen vermeiden bzw. frühzeitig erkennen.
Bei entsprechenden Anzeichen muss der Verband entfernt und neu gewickelt werden.

- Inspizieren der Beine im proximalen Bereich auf Einschnürungen, Hautrötungen und Ödeme
- Beobachtung und Inspektion der Füße und Zehen auf Blässe, Blaufärbung, Sensibilitätsstörungen, Kältegefühl, Schmerzen

Intermittierende pneumatische Kompression

Die **intermittierende pneumatische Kompression** *(IPK)* erfolgt bei Thromboserisikopatienten auf den Intensivstationen. Dabei werden dem Patienten Beinmanschetten angelegt, die sich automatisch abwechselnd mit Luft füllen und wieder leeren.

Anleitung zur „Venenpflege"

Um Gefäßwandschäden und damit Venenerkrankungen wie Varizen vorzubeugen, können Venen „gepflegt" werden. Information und Beratung unterstützen Menschen in ihrer Selbstpflege und Eigenverantwortung. Folgende Maßnahmen unterstützen die Muskel-Venen-Pumpe und schützen die Intima, die innere Schicht der Gefäßwände, die auch die Venenklappen bildet:

- Regelmäßig bewegen, z. B. Wandern, Schwimmen, Radfahren, Gymnastik, Treppen steigen
- Bei langem Stehen Beine gleichmäßig belasten und Positionen häufig wechseln, Beine zwischendurch hochlegen, Stütz- oder Kompressionsstrümpfe tragen
- Viel barfuß laufen (nicht bei peripherer arterieller Verschlusskrankheit, diabetischem Fußsyndrom)
- Absatzhöhe der Schuhe im Alltag variieren (die Muskel-Venen-Pumpe kommt bei hohen Schuhen kaum zum Einsatz)
- Bei langem Sitzen, z. B. auf Langstreckenflügen, regelmäßig aufstehen und Bewegungsübungen durchführen, Stütz- oder Kompressionsstrümpfe tragen
- Beine im Sitzen nicht übereinanderschlagen oder in der Kniekehle zu stark abknicken
- Einengende Hosen, Kniestrümpfe oder Unterwäsche vermeiden
- Fußsohlen mit Tennis- oder Igelball massieren
- Kneippgüsse, Wechselfußbäder, Wassertreten durchführen
- Auf gesunde Ernährung achten: ausreichend trinken, sich ausgewogen und ballaststoffreich ernähren, Übergewicht vermeiden, nicht rauchen, wenig Alkohol trinken

Medikamentöse Maßnahmen

Der dritte Faktor des Virchow-Trias ist die **Blutgerinnungsneigung.** Sie kann vor allem medikamentös beeinflusst werden.

Zu den gerinnungshemmenden Arzneimitteln (Antikoagulanzien) gehört vor allem das Heparin. Im Rahmen der Thromboembolieprophylaxe werden für einen begrenzten Zeitraum fraktionierte/niedermolekulare Heparine verordnet, die als subkutane Injektion (➤ 28.1.3) von den Pflegenden verabreicht werden.

Heparin verstärkt die Wirkung von *Antithrombin III (ATIII),* einem Plasmaprotein, das die Blutgerinnung hemmt.
Je nach Indikation werden High-Dose-Heparine oder Low-Dose-Heparine eingesetzt. Während Heparine in höheren Dosierungen (High Dose) vorwiegend aus therapeutischen Gründen verabreicht werden, bekommen Patienten zur Prophylaxe eine niedrigere Dosierung. Diese Medikamente unterteilen sich in:

- **Unfraktionierte Heparine:** bei Hochrisikopatienten mit einer Dosis von 15.000 IE 2–3-mal täglich
- **Fraktionierte/niedermolekulare Heparine:** z. B. bei Immobilität oder nach Operationen, 1-mal täglich als Fertigspritze, z. B. Clexane®

Pflegende beobachten die Einstichstelle auf lokale Hämatome oder Entzündungen sowie den Gesamtzustand des Patienten (Blutungsneigung, allergische Reaktionen).

Manchmal werden Patienten nach einem ambulanten Eingriff oder einer kurzen Aufenthaltsdauer in der Klinik diese Fertigspritzen mitgegeben. Pflegende informieren die Patienten und/oder ihre Angehörigen und Eltern über das Medikament, die Durchführung der subkutanen Injektion (➤ 28.1.3) und Beobachtung auf unerwünschte Wirkungen oder Hautveränderungen. Wenn abzusehen ist, dass der Patient sich selbst spritzen soll, sollte das Einüben im Rahmen einer kurzen Schulung bereits in der Klinik erfolgen.

15

Aufgaben zur Pflegesituation

Nach einem stressigen Arbeitstag und langwierigen Verhandlungen mit einem anspruchsvollen Kunden fühlt Herr Frohberg sich abends unwohl. Er klagt gegenüber seiner Frau über starke Kopfschmerzen und Schwindel. Als wenig später auch noch Sehstörungen hinzukommen, bringt seine Frau Herrn Frohberg ins nahegelegene Krankenhaus. In der Notfallaufnahme ermittelt die behandelnde Ärztin einen Blutdruck von 220/105 mmHg und nimmt Herrn Frohberg nach Verabreichung von 2 Hüben Nitrospray zur stationären Behandlung ins Krankenhaus auf. Auf der Station ermittelt die betreuende Pflegefachfrau Bettina Schweiger erneut die Vitalzeichen. Der Blutdruck ist mit 195/100 mmHg weiter deutlich erhöht, der am Handgelenk ermittelte Puls hart und kaum unterdrückbar.

1. Beschreiben Sie das Vorgehen bei der indirekten Blutdruckmessung.
2. Welche Fehlerquellen können hierbei die Werte verfälschen?
3. Wie schätzen Sie die bei Herrn Frohberg ermittelten Blutdruckwerte ein?
4. Welche Sofortmaßnahmen sind im Falle einer Bluthochdruckkrise zu ergreifen?
5. Während der Nacht wird bei Herrn Frohberg ein Monitoring durchgeführt. Was versteht man darunter und wie sieht es praktisch aus?
6. Nennen Sie die zentralen und peripheren Taststellen zur Ermittlung des Pulses.
7. Was ist unter dem Begriff Pulsqualität zu verstehen?
8. Um das Risiko dauerhafter Herz-Kreislauf-Erkrankungen und deren Folgeschäden zu minimieren, sollte Herr Frohberg seinen Lebensstil verändern. In welchen Bereichen sehen Sie Handlungs- und Beratungsbedarf?

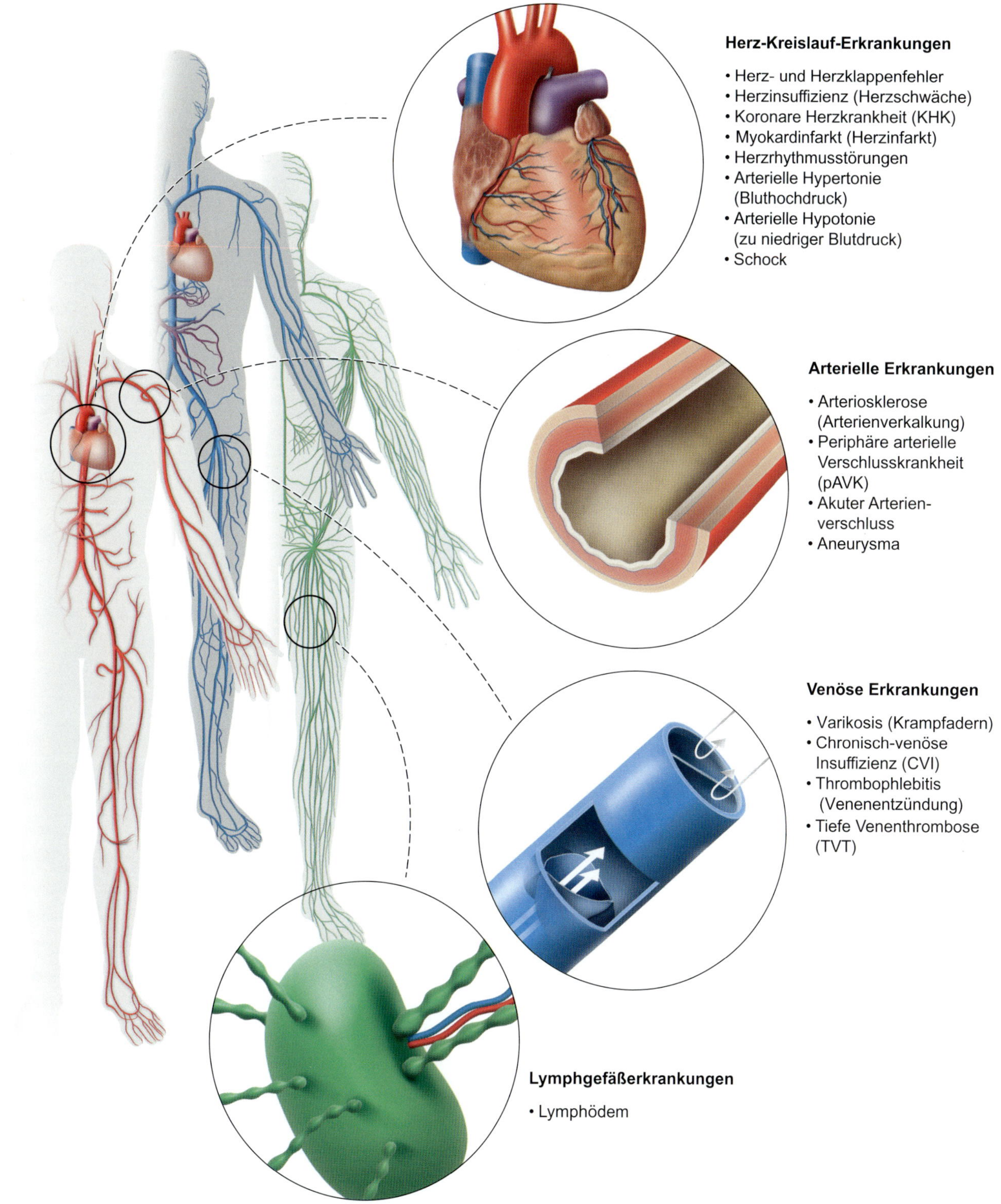

Abb. 15.17 Überblick über die wichtigsten Herz- und Kreislauferkrankungen. [L275]

KAPITEL

16 Körpertemperatur

Anna-Marie Salaja

Pflegesituation

Herr Groß, 75 Jahre alt, ist aufgrund seiner fortschreitenden COPD in das Altenpflegeheim St. Reginenstift eingezogen. Dort hat er sich mittlerweile sehr gut eingelebt und bereits viele Kontakte geknüpft. Seit gestern hat er allerdings sein Zimmer nicht mehr verlassen, da er sich sehr kraftlos und müde fühlt. Zudem äußert er, dass ihm das Atmen schwerfalle. Der zuständige Pflegefachmann Fejzulla Jashari ist darüber sehr beunruhigt und überprüft seine Vitalzeichen. Dabei ermittelt er mittels tympanaler Messung eine Körpertemperatur von 38,7 °C. Die Atmung ist oberflächlich und beschleunigt. Der Pflegefachmann verständigt den zuständigen Hausarzt, der Herrn Groß mit der Verdachtsdiagnose „akuter Atemwegsinfekt“ in die Klinik einweist.

16.1 Physiologische Grundlagen

DEFINITION

Körperkerntemperatur: Temperatur im Inneren des Rumpfs und des Kopfs, die physiologisch bei ca. 37 °C liegt und durch Regulationsmechanismen von Wärmebildung und Wärmeabgabe relativ konstant gehalten wird.

Körperschalentemperatur: Temperatur an der Haut und den Gliedmaßen, die je nach Körperregion zwischen 28 und 33 °C beträgt, stark von Außentemperatur und Durchblutung abhängt und somit größeren Schwankungen als die Kerntemperatur unterliegt.

Die Körpertemperatur entspricht einem Maß an Wärme im Körper, das für alle lebensnotwendigen Stoffwechselvorgänge erforderlich ist. Größere Abweichungen der Körperkerntemperatur sind ein Zeichen für Störungen. Die subjektive Wahrnehmung von Wärme und Kälte kann von der gemessenen Körpertemperatur abweichen und ist von Mensch zu Mensch unterschiedlich.

16.1.1 Physiologische Regulation der Körpertemperatur

Die **Regulation der Körpertemperatur** erfolgt im Hypothalamus, einem Teil des Zwischenhirns. Dort liegt das Wärmeregulationszentrum, das den **Soll-Wert** für die Körperkerntemperatur bestimmt. Gleichzeitig messen Thermorezeptoren in der Haut, in den Organen und im Rückenmark den aktuellen **Ist-Wert** der Körpertemperatur. Über Nervenimpulse gelangen Informationen des Ist-Werts in das Wärmeregulationszentrum. Durch äußere und innere Störfaktoren kann es zu einem Ungleichgewicht von Ist-Wert und Soll-Wert kommen. Stimmen Ist- und Soll-Wert nicht überein, so kann das Wärmeregulationszentrum Ausgleichsmaßnahmen einleiten. Bei zu niedriger Ist-Temperatur erfolgen Maßnahmen der Wärmebildung. Bei zu hoher Ist-Temperatur leitet das Wärmeregulationszentrum Schritte der Wärmeabgabe ein (➤ Abb. 16.1).

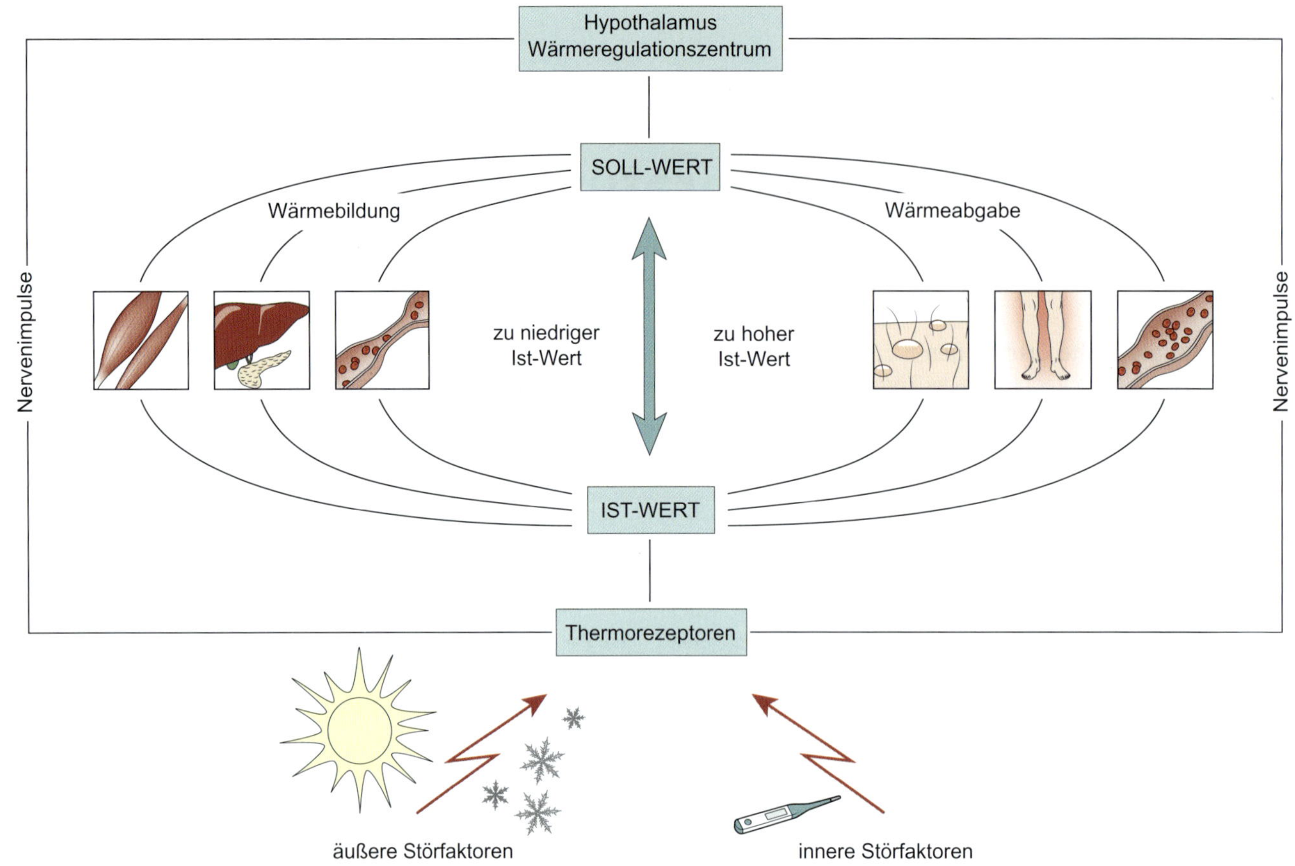

Abb. 16.1 Regelkreis der Wärmebildung und Wärmeabgabe zur Aufrechterhaltung der Körpertemperatur. [L264]

Zu niedrige Ist-Temperatur

Ursachen für eine **zu niedrige Ist-Temperatur** sind:
- Niedrige Außentemperatur
- Auftreten von Fieber in der Phase des Anstiegs (➤ 16.3.4)

Maßnahmen der **Gegenregulation** des Körpers sind:
- Reduktion des Wärmeverlusts
- Wärmebildung

Reduktion des Wärmeverlusts

Vasokonstriktion der Hautgefäße
Grundsätzlich leitet das Blut Wärme vom Körperkern bzw. aus dem Stoffwechsel in den Organen an die Körperoberfläche. Soll nun bei einem zu niedrigen Ist-Wert möglichst wenig Wärme verloren gehen, so erfolgt eine **Engstellung der Hautgefäße** *(Vasokonstriktion)*. Dies zeigt sich an einer kühlen und blassen Haut.

Wärmeisolation durch Gänsehaut
Mit der sogenannten **Gänsehaut** versucht der menschliche Organismus eine isolierende Luftschicht um den Körper zu bilden, indem die kleinen Haare auf der Haut aufgerichtet werden. Dieser evolutionsbiologische Reflex hat bei der geringen Körperbehaarung des Menschen jedoch nur einen unwesentlichen Effekt.

Wärmebildung

Der Körper kann durch eine erhöhte Grundspannung der Muskeln *(erhöhter Muskeltonus)* gezielt Wärme produzieren.

Wärmebildung geschieht dabei entweder bewusst durch verstärkte Bewegung oder unbewusst durch reflektorische Muskelkontraktionen, z. B. Frösteln, Zähneklappern oder ausgeprägt durch Schüttelfrost.

Wärme entsteht auch bei gesteigertem Stoffwechsel, beispielsweise beim Abbau von Nährstoffen durch die Verdauung. Somit kann auch durch Nahrungsaufnahme die Wärmeproduktion angeregt werden.

Zu hohe Ist-Temperatur

Ursachen für eine **zu hohe Ist-Temperatur** sind:
- Hohe Außentemperatur
- Körperliche Aktivität
- Fieberabfall (➤ 16.3.4)

Maßnahmen der **Gegenregulation** des Körpers sind verschiedene Möglichkeiten der Wärmeabgabe.

Wärmeabgabe

Ein Großteil der **Wärmeabgabe** erfolgt über die Körperoberfläche (Haut). Auch über Ausscheidung und Atmung kann der Körper Wärme abgeben. Folgende Mechanismen ermöglichen die Wärmeabgabe über die Haut:

- **Wärmeströmung** *(Konvektion):* Wärmeübertragung der Haut an die umgebende Luftschicht. Je kühler die Umgebungsluft, desto mehr Wärme kann abgegeben werden. Verstärkt wird dieser Effekt beispielsweise durch Ventilatoren, Wind oder Zugluft.
- **Wärmestrahlung** *(Radiation):* Der Körper kann Wärme durch Strahlung abgeben, z. B. an die Umgebung. Ist die Umgebung jedoch wärmer als die Haut, z. B. durch Heizung oder Sonnenstrahlen, so nimmt der Körper Wärmestrahlung auf.
- **Wärmeleitung** *(Konduktion):* Übertragung von Wärme durch direkten Kontakt, z. B. an die Kleidung.
- **Verdunstung** *(Evaporation):* Abgabe von Hautfeuchtigkeit über die Schweißdrüsen. Dieser Mechanismus des Schwitzens *(Perspiratio sensibilis)* erfolgt vor allem bei hohen Umgebungstemperaturen oder körperlicher Anstrengung (➢ 16.5). Auch in Ruhe verliert der Körper geringe Mengen an Wasser über Haut und Atemwege *(Perspiratio insensibilis).*

16.1.2 Besonderheiten der Temperaturregulation bei Kindern und älteren Menschen

Besonderheiten bei Kindern

Neugeborene und Säuglinge können keine Wärme durch Kältezittern bilden, besitzen jedoch besondere Fettdepots zur Kälteabwehr. Dieses sogenannte *braune Fettgewebe* kann durch Verbrennung vollständig in Wärme umgewandelt werden.

Kennzeichnend für Neugeborene und Säuglinge ist außerdem die Gefahr für **hohen Wärmeverlust.** Im Verhältnis zur Körpermasse besitzen sie eine sehr große Körperoberfläche. Vor allem über den Kopf, der ein Viertel der Körperoberfläche ausmacht, geht viel Wärme verloren. Zusätzlich ist das subkutane Fettgewebe zur Wärmeisolation geringer ausgeprägt. Pflegende achten bei Neugeborenen und Säuglingen besonders auf eine ausreichende Wärmezufuhr, z. B. durch eine Wärmelampe über dem Wickeltisch. Ein Mützchen (abhängig von der Außentemperatur) verhindert Wärmeverlust über den Kopf. Eltern werden zu diesem Sachverhalt beraten.

VORSICHT

Da bei **Frühgeborenen** das Wärmeregulationszentrum noch nicht ausgereift ist, ist der **Wärmeverlust** noch stärker ausgeprägt als bei Neugeborenen und Säuglingen.

Besonderheiten bei älteren Menschen

Das Wärmeempfinden von älteren Menschen ist herabgesetzt. Altersbedingte Erkrankungen wie Diabetes mellitus oder Arteriosklerose führen zu Durchblutungsstörungen und Sensibilitätsstörungen vor allem in den Extremitäten. Deshalb klagen ältere Menschen z. B. häufiger über kalte Füße.

16.2 Beobachtung und Datenerhebung

Die **Beobachtung und Messung der Körpertemperatur** gehört zur Erhebung der Vitalzeichen. Sie wird immer bei der Aufnahme einer Patientin, eines Patienten in einem Krankenhaus oder einer Bewohnerin, eines Bewohners (im Folgenden nur „Patientin" genannt) in einer Pflegeeinrichtung sowie bei der Übernahme in die ambulante Pflege durchgeführt. Die Maßeinheit für die Messung der Körpertemperatur ist Grad Celsius (°C). In den USA wird die Temperatur in Grad Fahrenheit (°F) angegeben.

16

Indikation

Die Häufigkeit der Temperaturkontrolle nach der Aufnahme ist je nach **Indikation** bei jeder Patientin unterschiedlich. Grundsätzlich bestimmen Krankheitsbild und Ausgangsmesswert die Häufigkeit der Temperaturkontrollen. Weitere Messungen sind auch zur Erfassung eines Temperaturverlaufs erforderlich. Daraus zieht die Pflegefachperson Rückschlüsse auf eine Erkrankung und beurteilt den Einfluss von pflegerischen und therapeutischen Maßnahmen wie beispielsweise einer Antibiotikatherapie.

Regelmäßige Temperaturmessungen erfolgen im Krankenhaus zwischen 1- und 4-mal täglich bzw. nach ärztlicher Anordnung. Indikationen für eine regelmäßige Temperaturkontrolle sind:

- Rektale Temperaturen über 37,5 °C
- Vor und nach Operationen zur rechtzeitigen Erkennung von Entzündungsprozessen
- Infektionskrankheiten zur Bestimmung und Therapie von Fieberspitzen
- Antibiotikatherapie zur Prüfung der Wirksamkeit
- Frühgeborene aufgrund eines unausgereiften Wärmeregulationszentrums
- Kranke Säuglinge und Kleinkinder wegen der Gefahr eines schnellen Fieberanstiegs

In Pflegeeinrichtungen oder in der ambulanten Pflege ist eine tägliche Temperaturkontrolle meist nicht erforderlich. Sie wird bei Verdacht auf eine erhöhte Körpertemperatur oder nach ärztlicher Anordnung durchgeführt.

Beobachtungskriterien

Neben der objektiven Temperaturmessung spielt auch die subjektive Einschätzung der Körpertemperatur anhand von **Beobachtungskriterien** eine wesentliche Rolle. Eine erhöhte Körpertemperatur kann oft noch vor dem Auftreten von Symptomen der erste Hinweis auf eine Erkrankung oder Komplikation wie eine Pneumonie (➢ 14.5.2) oder Wundinfektion (➢ 30.1.3) sein. Um diese rechtzeitig zu erkennen und eine Behandlung zu ermöglichen, achten Pflegende neben einer

Tab. 16.1 Beobachtungskriterien zur Körpertemperatur.

Beobachtungskriterium	Normaltemperatur	Niedrige Temperatur	Hohe Temperatur
Hautfarbe	• Rosig • Gut durchblutet	• Blass • Vor allem Lippen, Extremitäten, Akren (weit vom Rumpf entfernte Körperteile)	• Gerötet • Vor allem Wangen, Bauch
Hauttemperatur	• Warm	• Kühl, kalt • Vor allem Akren	• Heiß • Vor allem Stirn
Hautkonsistenz	• Normal	• Trocken • Schmerzempfindlich	• Teigig • Weich • Feucht • Druckempfindlich
Muskeltonus	• Normal	• Erhöht • Angespannt • Muskelzittern • Gänsehaut • Aktive Bewegung	• Niedrig • Schlaff • Reduzierte Körperbewegung
Verhalten	• Entspannt	• Reduzierter Antrieb • Angespannt	• Antriebsarm • Unruhig • Passiv

16

regelmäßigen Temperaturkontrolle auch auf Anzeichen einer veränderten Körpertemperatur (➤ Tab. 16.1) sowie Äußerungen der Patientin über ihr Hitze- und Kälteempfinden.

Datenerhebung

Für die **Erhebung der Körpertemperatur** stehen verschiedene Körperstellen (➤ 16.2.1) und Messtechniken (➤ 16.2.2) zur Verfügung. Die Auswahl von Messort und -methode werden bestimmt durch:

- Alter der Patientin
- Häufigkeit der Temperaturkontrolle
- Indikation der Messung
- Verfügbarkeit der Geräte
- Wünsche der Patientin

Zur besseren Vergleichbarkeit der Werte ist die Temperaturmessung in der Regel unter gleichen Bedingungen durchzuführen. Das heißt: **gleiche Tageszeit – gleicher Messort – gleiche Messtechnik.**
Bei der Messung werden außerdem folgende Aspekte beachtet:

- Keine Kälte- oder Wärmeanwendungen innerhalb 30 Min. vor der Messung
- Keine Messung nach Aufregung oder Anstrengung (Ruhephase von 10–20 Min. einhalten)
- Bei starken Abweichungen von der physiologischen Körpertemperatur Ärztin informieren

Dokumentation

Zur Temperaturmessung gehört auch die **Dokumentation der Messergebnisse** an entsprechender Stelle im Dokumentationssystem (➤ Abb. 16.2). In der Regel wird die Körpertemperatur in der Klinik in Form einer Verlaufskurve eingezeichnet, die häufig auch „Fieberkurve" genannt wird. Zu beachten ist dabei, dass unterschiedliche Messtechniken dargestellt werden müssen. Häufig wird z. B. eine rektale Temperaturmessung gesondert gekennzeichnet, z. B. durch Einkreisen des Punkts für den Messwert. Bei zusätzlichen Messungen wird gegebenenfalls die Uhrzeit festgehalten. Sind besonders häufige Temperaturkontrollen notwendig, legen Pflegende einen Überwachungsbogen an, indem auch die anderen Vitalzeichen übersichtlich dokumentiert werden können. Besonderheiten wie Schwitzen oder Schüttelfrost werden ebenfalls notiert.

16.2.1 Körperstellen für die Temperaturmessung

Folgende **Körperstellen** eignen sich für die Temperaturmessung (➤ Abb. 16.3)

- Im äußeren Gehörgang *(tympanal)*
- Im Mastdarm *(rektal)*
- Unter der Zunge *(sublingual)*
- Im Mund *(oral)*
- In der Achselhöhle *(axillar)*
- In der Leistenbeuge *(inguinal)*
- In der Scheide *(vaginal)*
- Auf der Haut *(dermal)*, z. B. an der Stirn

In der Intensivpflege werden außerdem invasive Verfahren zur Temperaturmessung verwendet. Mit elektronischen Sonden kann z. B. die Temperatur im Blut über einen Pulmonaliskatheter (Katheter im Stamm der zur Lunge führenden Arterien) oder die Temperatur in der Blase über einen Blasenkatheter gemessen werden. Messtechnik und Messdauer unterscheiden sich je nach Körperstelle.

16.2.2 Techniken der Temperaturmessung

In der Pflegepraxis werden unterschiedliche **Techniken zur Temperaturmessung** (➤ Tab. 16.2) verwendet.

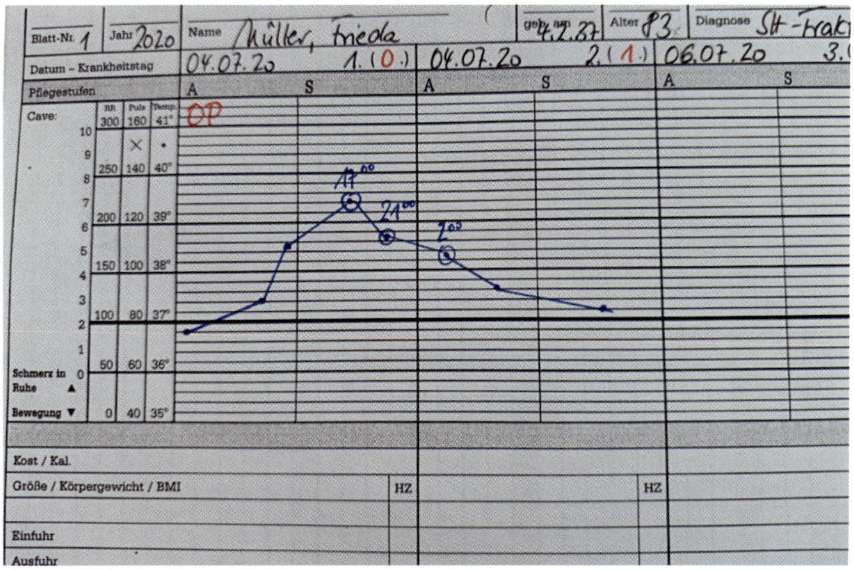

Abb. 16.2 Temperaturwerte werden im Dokumentationssystem („Fieberkurve") in blauer Farbe eingetragen. Ein Querstrich bedeutet in der Temperaturspalte 0,2 °C. [M845]

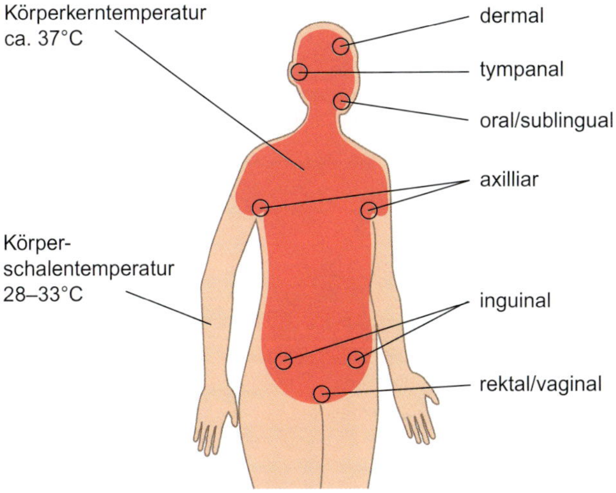

Abb. 16.3 Körperstellen für die Temperaturmessung. [L138]

Infrarot-Ohrthermometer

Mit dem **Infrarot-Ohrthermometer** (> Abb. 16.4) kann die Körpertemperatur im äußeren Gehörgang *(tympanal)* gemessen werden.

Funktionsweise

Das Körpergewebe sendet Wärme *(Infrarotstrahlung)* aus. Ein Infrarotsensor im konischen Teil des Ohrthermometers kann die Wärmestrahlung des Trommelfells messen, dessen Temperatur dank der guten Durchblutung mit der Körperkerntemperatur übereinstimmt.

Messdauer und Messgenauigkeit

Das Infrarot-Ohrthermometer ermöglicht durch die kurze Messdauer von 1–3 Sek. eine sehr schnelle Anwendung. Die Messgenauigkeit ist stark von der richtigen Handhabung abhängig. Bei korrekter Anwendung erfolgt eine relativ genaue Messung.

Anwendungshinweise

- Messung stets im selben Ohr, sonst geringfügige Abweichungen möglich
- Ausrichtung der Messsonde auf das Trommelfell, konischer Teil des Ohrthermometers soll den Gehörgang ganz abdichten
- Thermometer und Schutzhüllen trocken und staubfrei lagern
- Hörgeräte, Ohrstöpsel und Kopfhörer 20 Min. vor der Messung aus dem Ohr nehmen
- Größere Mengen Ohrschmalz vor der Messung entfernen
- Bei unruhigen Patientinnen oder Kindern Kopf halten
- Beachtung von Herstellerangaben [1]

Vorgehensweise

- Herausnehmen des Ohrthermometers aus der Halterung
- Schutzkappe aufsetzen (in der Regel Einmalschutzkappe vor jeder Messung)

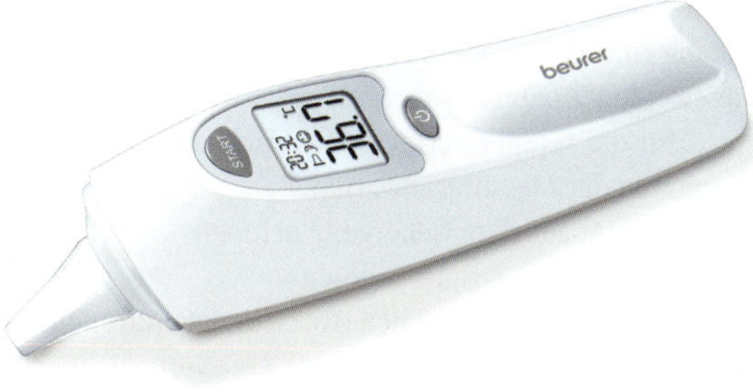

Abb. 16.4 Infrarot-Ohrthermometer mit Schutzhülle/-kappe über dem Infrarotsensor. [V605]

Tab. 16.2 Möglichkeiten der Temperaturmessung.

Körperstelle	Messtechnik	Vorteile	Nachteile	Kontraindikationen
Tympanal	• Infrarot-Ohrthermometer • Mit Schutzkappe in den äußeren Gehörgang einführen	• Kurze Messdauer • Angenehme Messmethode • Hohe Akzeptanz • Messung in allen Körperlagen • Unabhängig von Bewusstseinslage der Patientin • Körperkerntemperatur • Niedrige Verletzungsgefahr	• Ungenauer Messwert bei fehlerhaftem Einführen in den Gehörgang • Hoher Anschaffungspreis • Abhängig von Kooperation der Patientin (v. a. bei Kindern)	Längeres Liegen auf dem Ohr, Baden oder Schwimmen vor der Messung
Rektal	• Digitalthermometer oder Temperatursonde • Mit Schutzhülle unter leichten Drehbewegungen 2–3 cm in den Mastdarm einführen	• Körperkerntemperatur • Unabhängig von Bewusstseinslage der Patientin	• Unangenehme Messmethode, da Eingriff in die Intimsphäre • Geringe Akzeptanz • Gefahr von Verletzung und Keimverschleppung • Falsche Messwerte bei Stuhlgang im Rektum • Temperaturunterschiede je nach Messtiefe	• Neugeborene mit Analatresie • Nach Operationen oder bei Erkrankungen im rektalen Bereich • Bei hoher Blutungsneigung • Bei Immunsuppression
Oral/sublingual	• Digitalthermometer • In den Mund neben das Zungenbändchen einlegen • Mund während Messung geschlossen halten	• Leicht zugängliche Messmethode • Hohe Akzeptanz	• Abhängig von Kooperation und Bewusstseinslage der Patientin • Leicht beeinflussbar durch Umgebungsfaktoren • Abweichung von der Körperkerntemperatur um 0,3–0,5 °C	• Kinder • Verwirrte oder unruhige Patientinnen • Erkrankungen im Mund-Nasen-Rachen-Bereich • Mundatmung • Atemnot • Hustenreiz • Fazialisparese
Axillar	• Digitalthermometer • Einlegen in die trockene Achselhöhle • Darauf achten, dass Thermometerspitze vollständig mit Haut umschlossen ist • Oberarm während der Messung an den Körper drücken	• Angenehme Messmethode • Hohe Akzeptanz • Hohe Messgenauigkeit bei Neugeborenen	• Häufig ungenauer Messwert • Abhängig von der Kooperation und Bewusstseinslage der Patientin • Beeinflussbar durch äußere Faktoren und Lageveränderungen • Messung der Hauttemperatur • Abweichung von der Körperkerntemperatur um 0,5 °C	• Zentralisation des Kreislaufs • Kachexie
Inguinal	• Temperatursonde	• Kontinuierliche Überwachung	• Messung der Hauttemperatur	• Zentralisation des Kreislaufs

- Auf Start-Signalton oder Displayanzeige für Beginn warten
- Zur Streckung des Gehörgangs, Ohrmuschel der Patientin leicht nach hinten oben ziehen (➤ Abb. 16.5)
- Ohrthermometer mit leichter Drehbewegung vorsichtig in den Gehörgang einführen: Gehörgang muss ganz abgedichtet sein, die Messsonde schräg nach oben auf das Trommelfell gerichtet
- Starttaste für die Temperaturmessung drücken
- End-Signalton der Messung abwarten
- Ohrthermometer aus dem Gehörgang nehmen
- Messergebnis auf dem Display ablesen
- Schutzkappe durch Druck auf den Ablöseknopf entfernen und in den Abwurf entsorgen

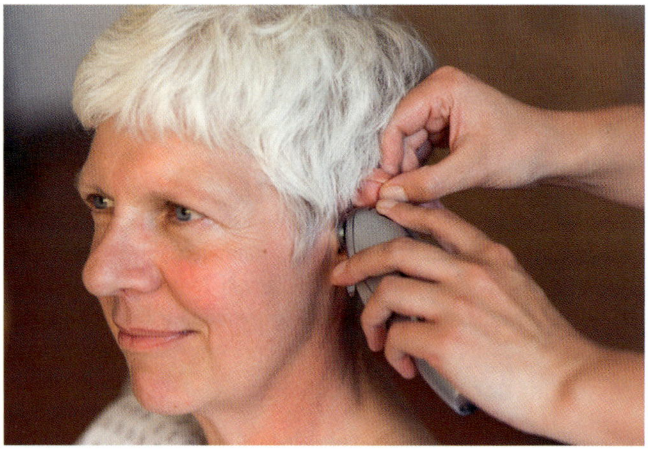

Abb. 16.5 Messung der Körpertemperatur mit einem Infrarot-Ohrthermometer im äußeren Gehörgang. [K115]

Fehlerquellen

- Behinderung des Messvorgangs durch Entzündungen oder Verstopfung mit Ohrschmalz
- Falsches Einführen des Thermometers in den Gehörgang
- Längeres Liegen auf dem Ohr, Baden oder Schwimmen vor der Messung
- Sehr hohe oder sehr niedrige Umgebungstemperaturen
- Fehlende oder fehlerhafte Schutzkappe
- Feuchter oder verschmutzter Infrarotsensor

Infrarot-Stirnthermometer

Das **Infrarot-Stirnthermometer** (➤ Abb. 16.6) basiert ebenfalls auf dem Funktionsprinzip der Infrarot-Wärmemessung. Es misst die Hauttemperatur an der Stirn, da hier die Wärme von den Temporalarterien abgegeben wird. Die Messgenauigkeit kann durch Schweißbildung, schlechte Durchblutung oder eine dickere Haut herabgesetzt sein.

Digitalthermometer

Das **Digitalthermometer** (➤ Abb. 16.7) dient zur Messung der Körpertemperatur im Mund, in der Achselhöhle und im Rektum. Die einfache Handhabung und eine quecksilberfreie, wasserdichte und bruchsichere Verarbeitung sind entscheidende Vorteile.

Seltener wird das Digitalthermometer zur vaginalen Temperaturmessung verwendet, z. B. zur Bestimmung der Basaltemperatur und dem Zeitpunkt des Eisprungs.

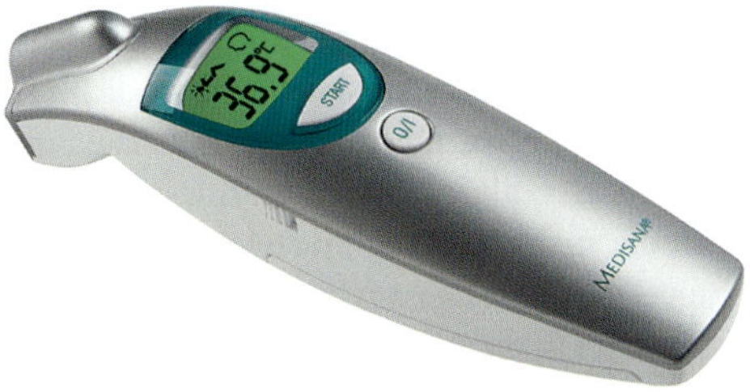

Abb. 16.6 Infrarot-Stirnthermometer. [V608]

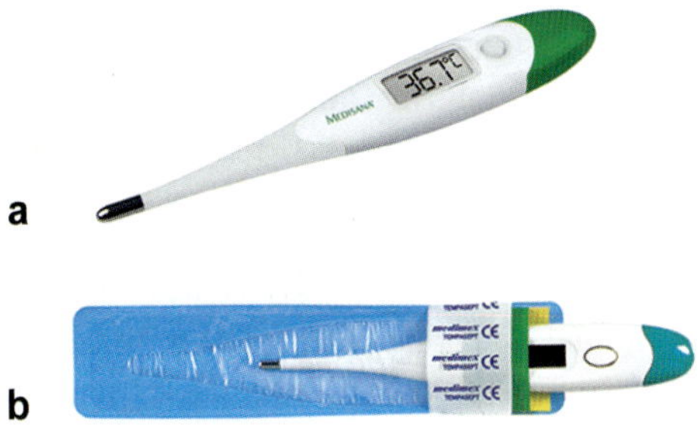

Abb. 16.7 Digitalthermometer (a), Digitalthermometer mit Schutzhülle für die rektale Messung (b). [V608, V609]

Funktionsweise

Die Temperaturmessung erfolgt über einen elektronischen Sensor, der seinen elektrischen Widerstand entsprechend der Temperatur verändert.

Messdauer und Messgenauigkeit

Die Messdauer mit dem digitalen Thermometer beträgt 60–90 Sek. Das Ende der Messung wird mit einem akustischen Signalton angedeutet und der Messwert wird im Display angezeigt. Die Messgenauigkeit hängt von der Messtoleranz des Sensors und dem Messort ab.

Anwendungshinweise

Orale/sublinguale Messung

- Lippen während der gesamten Messung geschlossen halten
- Keine heißen/kalten Getränke 15 Min. vor der Messung
- Sublinguale Temperaturen liegen 0,3–0,5 °C unter der Körperkerntemperatur (rektaler Messwert)
- Keine Anwendung bei
  - Kindern, verwirrten oder unruhigen Patientinnen (Gefahr des Zerbeißens)
  - Menschen mit Atemnot, Hustenreiz, Fazialisparese, Verletzungen im Mundbereich, Mundatmung (Verdunstungskälte bei geöffnetem Mund führt zu fehlerhaftem Messwert)

Axillare Messung

- Achselhöhle muss trocken sein
- Haut muss Thermometer ganz umschließen
- Axillare Temperaturen liegen 0,5 °C unter der Körperkerntemperatur (rektaler Messwert)
- Keine Anwendung bei
  - Zentralisation des Kreislaufs
  - kachektischen (ausgezehrten) Patientinnen (nur Ermittlung der Körperschalentemperatur)

Rektale Messung

- Unangenehmer Eingriff in die Intimsphäre der Patientin
- Gefahr der Verschleppung von Darmkeimen bei unsachgemäßer Anwendung
- Verletzungsgefahr der Darmschleimhaut
- Bei Säuglingen, Kindern und unruhigen Patientinnen Messung nur unter Aufsicht
- Keine Anwendung
  - bei Neugeborenen mit Analatresie
  - nach Operationen der Hämorrhoiden oder des Enddarms
  - bei Erkrankungen im rektalen Bereich, z. B. Analprolaps
  - bei Immunsuppression
  - bei hoher Blutungsneigung, z. B. Gerinnungsstörung

Vorgehensweise

Orale/sublinguale Messung

- Thermometer nach dem Einschalten neben dem Zungenbändchen im hinteren Teil des Munds unter die Zunge legen

- Lippen während der gesamten Messzeit geschlossen halten
- Messergebnis nach Signalton für Ende der Messung ablesen und dokumentieren
- Thermometer bei Patientin belassen oder nach Desinfektionsplan und Herstellerangaben aufbereiten

Axillare Messung

- Nach dem Einschalten Einlegen des Thermometers in die trockene Achselhöhle
- Oberarm seitlich fest an Körper drücken, Unterarm liegt auf der Brust, sodass die Haut das gesamte Thermometer umschließt
- Weiteres Vorgehen wie bei oraler Messung

Rektale Messung

- Thermometer in eine Schutzhülle stecken (➤ Abb. 16.7b)
- Spitze des Thermometers bei empfindlichen Patientinnen gleitfähig machen, z. B. mit Vaseline, Gleitmittel
- Patientin bevorzugt in Seitenlage mit angezogenen Beinen positionieren
- Thermometer unter leichten Drehbewegungen vorsichtig 2–3 cm tief in den After einführen
- Bei Kindern und verwirrten Patientinnen Thermometer während der Messung festhalten
- Nach der Messung Schutzhülle entsorgen
- Weiteres Vorgehen wie bei oraler Messung

Fehlerquellen

Orale/sublinguale Messung

- Beeinflussung des Messwerts durch kalte/warme Getränke
- Temperaturunterschiede je nach Lokalisation des Thermometers im Mund

Axillare Messung

- Ungenauer Messwert, z. B. durch Dislokation, Verdunstungskälte durch Achselschweiß, zu kurze Messdauer
- Messung der Hauttemperatur abweichend von der Körperkerntemperatur

Rektale Messung

- Temperaturunterschiede je nach Messtiefe bis zu 1 °C
- Aktuelle Veränderungen der Körperkerntemperatur nur verzögert messbar
- Fehlerhaftes Messergebnis durch Stuhlentleerung während der Messung

Temperatursonde

Die **Temperatursonde** (➤ Abb. 16.8) ist ein elektronisches Thermometer zur kontinuierlichen Überwachung der Körpertemperatur. Sie wird vor allem in der Intensivpflege oder während Operationen eingesetzt. Eine Messung kann über die Haut, beispielsweise in der Leistenbeuge, über Katheter oder durch Einführen der Sonde in das Rektum erfolgen.

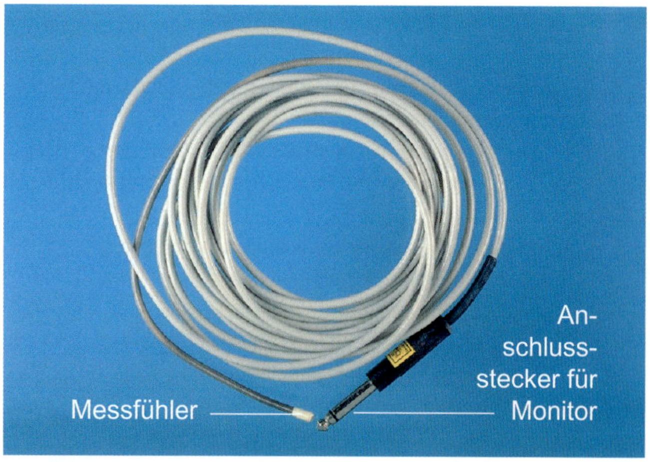

Abb. 16.8 Temperatursonde für die kontinuierliche Temperaturkontrolle. [K183]

Funktionsweise

Ein Temperaturfühler mit elektronischem Sensor befindet sich am Ende einer dünnen Sonde. Über einen Monitoranschluss werden kontinuierlich Messwerte angezeigt.

Evidenzbasierte Temperaturmessung

Studien zur Genauigkeit und Verlässlichkeit der Messmethoden kommen zu unterschiedlichen Ergebnissen. Deshalb gibt es keine eindeutige Empfehlung. Die rektale Temperaturmessung gilt als Goldstandard. Sie ist bei gleichbleibenden Temperaturwerten zuverlässig, reagiert allerdings nur langsam auf Veränderungen. Zudem besteht geringe Akzeptanz bei Patientinnen. Die rektale Messung wird deshalb hauptsächlich verwendet, wenn für Diagnostik und Behandlung eine hohe Messgenauigkeit erforderlich machen. [2], [3], [4] Die orale Temperaturmessung gilt als genauer im Vergleich zur tympanalen oder axillaren Temperaturmessung. [4], [5] Sie ist jedoch für Kinder unter 5 Jahren ungeeignet. Dies ist jedoch die Patientengruppe, bei der Fieber am häufigsten auftritt. Die Messung mit Ohrthermometer ist die am häufigsten befürwortete Methode für die Routineüberwachung im Krankenhaus. [4], [7] Die Studienergebnisse zur Genauigkeit variieren stark, entscheidend ist hier, dass das Ohr nach hinten gezogen wird (➤ Abb. 16.5). [4], [5] Einigkeit besteht über die Ungenauigkeit und die geringe Sensibilität der axillaren Temperaturmessung. Lediglich bei Neugeborenen zeigt sich eine hohe Messgenauigkeit. [6], [7], [9] Neuere Studien empfehlen eine orale oder rektale Temperaturmessung bei Kindern über 5 Jahren und Erwachsenen, da diese die höchste Genauigkeit in Bezug auf die Körperkerntemperatur aufweisen. [8], [9]

Infrarot-Stirnthermometer (➤ Abb. 16.6) zeigen im Vergleich mit anderen Messmethoden ungenaue Messergebnisse. Da die Messung sehr schnell geht und eine hohe Akzeptanz hat, können Infrarot-Stirnthermometer zum allgemeinen Screening verwendet werden, sind jedoch vor allem bei Kindern mit Fieber zu ungenau. Bei einer Körpertemperatur > 38,0 °C muss deshalb eine weitere tympanale, rektale oder orale Messung erfolgen. [3], [10], [11]

Die Leitlinie der *American Academy of Pediatrics* empfiehlt, bei Kindern unter 4 Jahren eine rektale Messung und bei älteren Kindern eine orale Temperaturmessung. Laut der britischen Leitlinie des *National Institute for Health and Care Excellence* werden Säuglinge bis zu vier Wochen axillar gemessen. Bei Kindern bis fünf Jahre wird eine axilläre oder tympanale Messung empfohlen, da die Messmethode eine hohe Akzeptanz aufweist, schnell geht und leicht anwendbar ist. Eine rektale oder orale Messung wird hier nicht empfohlen. [3], [12]

16.2.3 Temperaturmessung bei Kindern

Temperaturmessung bei Frühgeborenen

Für die **Temperaturmessung bei Frühgeborenen** stehen verschiedene Möglichkeiten zur Verfügung.

Axillare Messung

Bei Frühgeborenen mit einem Körpergewicht unter 1.500 g wird die Körpertemperatur grundsätzlich mit einem Digitalthermometer **axillar** gemessen (➢ Abb. 16.9). Diese Methode wird in einigen Kliniken sogar bei allen Frühgeborenen bevorzugt verwendet, da die Unterschiede zwischen axillarer und rektaler Temperatur gering sind. Nur bei auffälligen Temperaturveränderungen erfolgt eine rektale Messung.

Rektale Messung

Bei der **rektalen Messung** der Körpertemperatur besteht das Risiko der Darmperforation. Deshalb wird diese Methode nur bei Frühgeborenen über 1.500 g Körpergewicht oder zur kontinuierlichen Messung mit Temperatursonde angewendet. Die rektale Messung kann bei Früh- und Neugeborenen außerdem zur Gewöhnung an den rektalen Reiz führen. Das Abführen von Stuhlgang erfolgt dann ausschließlich als Folge auf eine Stimulation durch das Thermometer.

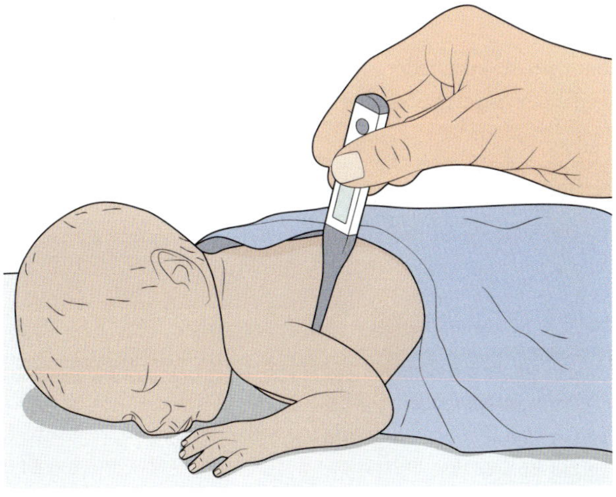

Abb. 16.9 Axillare Temperaturmessung beim Frühgeborenen. [L264]

Rektale Messung ohne Schutzhülle

Auf eine Plastikschutzhülle wird bei Frühgeborenen verzichtet, da sie zu Läsionen in der Darmschleimhaut führen kann.

Temperatursonde

Mit einer Temperatursonde (➢ Abb. 16.8) kann die periphere Hauttemperatur gemessen werden. Die Sonde wird hierfür z. B. auf den Fußrücken oder den Brustkorb geklebt. Diese Methode wird häufig bei unreifen Frühgeborenen oder zum Monitoring im Inkubator verwendet.

Temperaturmessung bei Neugeborenen, Säuglingen und Kleinkindern

Die Technik der **Temperaturmessung beim Kind** entspricht grundsätzlich der Messung beim Erwachsenen. Bei Aufregung oder Anstrengung ist auf eine ausreichende Ruhephase von 30 bis 60 Min. vor der Temperaturmessung zu achten.

Axillare Messung

Für genaue Messwerte wird der Oberarm des Kindes bei der axillaren Messung seitlich am Oberkörper festgehalten, der Unterarm wird quer über den Brustkorb gelegt (➢ Abb. 16.10).

Rektale Messung

Bei Säuglingen unter 3 Monaten darf das Thermometer nur mit äußerster Vorsicht rektal eingeführt werden. Da sich der Darmverlauf nach ca. 3 cm ändert, besteht auch hier Perforationsgefahr. Die Messung wird bei Neugeborenen, Säuglingen und Kleinkindern bevorzugt in Seitenlage durchgeführt. Das Thermometer wird bei Säuglingen max. 1,5 cm tief und bei Kindern max. 2,5 cm tief in den After eingeführt.

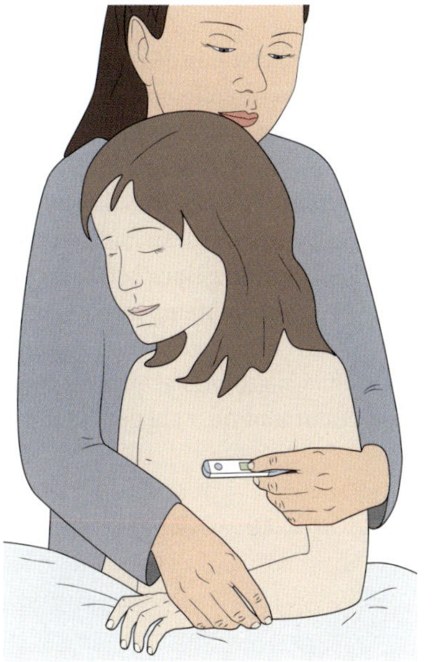

Abb. 16.10 Axillare Temperaturmessung beim Kind mit dem Digitalthermometer. Der Oberarm wird seitlich am Oberkörper festgehalten, der Unterarm liegt auf dem Brustkorb. [L264]

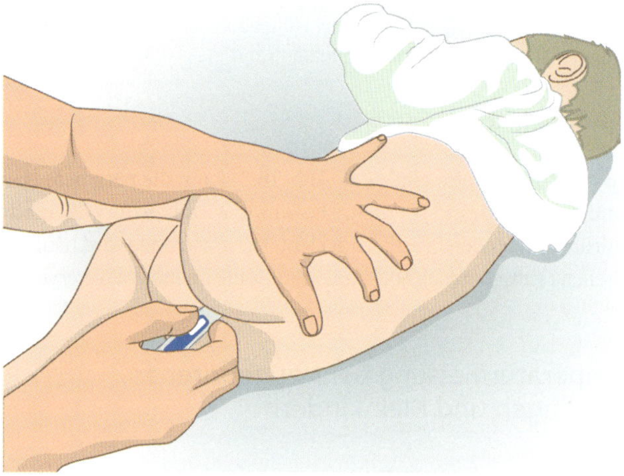

Abb. 16.11 Rektale Temperaturmessung beim Säugling. [L138]

Während der Messung wird das Thermometer festgehalten, die Beine werden in Beugestellung mit der freien Hand fixiert (➤ Abb. 16.11).

Orale/sublinguale Messung

Die orale Messung mit Digitalthermometer sollte nur bei älteren, kooperativen Kindern durchgeführt werden.

Tympanale Messung

Das Infrarot-Ohrthermometer (➤ Abb. 16.4) ist bei richtiger Anwendung für Kinder sehr gut geeignet. Bei Kindern unter einem Jahr wird die Ohrmuschel gerade nach hinten gezogen. Bei älteren Kindern erfolgt der Zug wie beim Erwachsenen nach schräg oben. [13]

16.2.4 Normwerte

Die Körpertemperatur in den Organen ist höher als die an der Körperoberfläche gemessene Temperatur. Man unterscheidet deshalb Kerntemperatur und Schalentemperatur (➤ 16.1):

- Die **Körperkerntemperatur** zeigt nur geringe Schwankungen und individuelle Unterschiede. Die Temperaturspanne der Kerntemperatur von 36,5 bis 37,4 °C ist als Soll-Wert im Wärmeregulationszentrum gespeichert.
- Die **Körperschalentemperatur** kann deutlich unter der Kerntemperatur liegen und variiert zwischen 28 und 37 °C. Sie wird stark von Umgebungsfaktoren beeinflusst, wie z. B. von Außentemperatur und Auswahl der Bekleidung.

Physiologische Abweichungen der Körpertemperatur

Schwankungen im Tagesrhythmus

Physiologische Schwankungen der Körperkerntemperatur zeigen sich in Abhängigkeit vom **Tagesrhythmus.** Aufgrund der geringen Stoffwechselaktivität im Körper liegen die niedrigsten Temperaturwerte am frühen Morgen. Der Zeitpunkt der höchsten Stoffwechselaktivität und somit das Temperaturmaximum ist am frühen Abend zwischen 17 und 18 Uhr messbar. Die Temperaturschwankungen im Lauf des Tages betragen bis zu 1 °C.

Schwankungen im Menstruationszyklus

Durch hormonelle Veränderungen ist bei Frauen der **Menstruationszyklus** Temperaturschwankungen unterworfen. In der ersten Zyklushälfte von der Menstruation bis zum Eisprung *(Ovulation)* ist die Körperkerntemperatur niedrig. Ab dem Zeitpunkt der Ovulation kommt es in der zweiten Zyklushälfte zu einem Temperaturanstieg von ca. 0,4 °C. Bleibt eine Befruchtung aus, sinkt die Körpertemperatur mit Beginn der nächsten Menstruation wieder ab.

Schwankungen bei Belastung

Auch **körperliche Anstrengung oder emotionale Anspannung** können zu einer vermehrten Stoffwechselaktivität und somit zu einer erhöhten Körperkerntemperatur führen.

16.3 Fieber

DEFINITION

Fieber: Überschreitung der Körperkerntemperatur von 38,0 °C als Folge einer zentralen Veränderung des Soll-Werts im Wärmeregulationszentrum.

Die Körpererwärmung bei **Fieber** wird entweder durch eine Verminderung der Wärmeabgabe, z. B. mittels Vasokonstriktion oder durch eine Steigerung der Wärmebildung, z. B. mithilfe von Schüttelfrost, erreicht. Fieber gehört zum **physiologischen Abwehrmechanismus** des Körpers, da durch die Temperaturerhöhung die Abwehrprozesse beschleunigt werden. Deshalb ist Fieber häufig das erste Symptom einer Erkrankung.

16.3.1 Schweregrade

Fieber wird in verschiedene **Schweregrade** unterteilt (➤ Tab. 16.3), die auf einer rektalen Messung der Körpertemperatur basieren.

VORSICHT

Eine Erhöhung der **Körpertemperatur über 42 °C** führt im Körper zur Eiweißgerinnung und folglich zum Tod des Menschen.

Tab. 16.3 Schweregrade bei Fieber.

Schweregrad	Höhe der Körpertemperatur
Subfebrile Temperatur	37,5–38,0 °C
Leichtes Fieber	38,1–38,5 °C
Mäßiges Fieber	38,6–39,0 °C
Hohes Fieber	39,1–39,9 °C
Sehr hohes Fieber	40,0–42,0 °C

16.3.2 Ursachen

Infektiöses Fieber

Das **infektiöse Fieber** tritt bei Infektionskrankheiten auf. Mikroorganismen oder deren Toxine wirken im Körper als exogene Pyrogene (von außen kommende, fieberauslösende Stoffe), die zu einer Fieberreaktion führen, indem sie den Soll-Wert im Wärmeregulationszentrum nach oben stellen (➤ 16.1.1). Gelangen Toxine in die Blutbahn, so spricht man vom **septischen Fieber.** Typisch sind dabei Schüttelfrost und Körpertemperaturen bis 40 °C.

Resorptionsfieber

Das **Resorptionsfieber** *(aseptisches Fieber)* tritt nach Operationen, größeren Verletzungen oder Verbrennungen auf. Es ist eine Reaktion des Körpers auf die Resorption (Aufnahme) von Gewebetrümmern, Wundsekret und Blutergüssen. Dabei gelangen fieberauslösende Abbauprodukte von abgestorbenen Zellen in die Blutbahn und führen zu einer Temperaturerhöhung. Da es sich hier um körpereigene Zellen handelt, spricht man von endogenen Pyrogenen. Typische Merkmale sind der Zeitpunkt (2–3 Tage nach der Operation oder dem Trauma), fehlende Anzeichen einer Infektion und eine Fieberhöhe bis 38,5 °C.

Zentrales Fieber

Das **zentrale Fieber** tritt bei einer Schädigung des Wärmeregulationszentrums auf. Ursachen sind Schädel-Hirn-Traumen, Schädeloperationen oder Gehirnentzündungen. Kennzeichen sind ein Temperaturanstieg auf meist über 40 °C und die Wirkungslosigkeit von fiebersenkenden Arzneimitteln und Maßnahmen.

Toxisches Fieber

Das **toxische Fieber** ist eine Reaktion des Organismus auf körperfremdes Eiweiß infolge von Bluttransfusionen und Impfungen oder wird durch Stoffe ausgelöst, die von malignen Tumoren gebildet wurden.

Fieber unbekannter Ursache

Als **Fieber unbekannter Ursache** *(FUO, fever of unknown origin)* bezeichnet man eine Temperaturerhöhung über 37,5 °C, die mindestens 3 Wochen besteht und nach einwöchiger stationärer Diagnostik noch ungeklärt ist.

16.3.3 Beobachtungskriterien

Die **Beobachtungsmerkmale** bei Fieber werden unterteilt in
- Erkennen von Begleitsymptomen
- Beobachtung des Fieberverlaufs

Begleitsymptome

Die folgenden **Symptome** treten häufig als Begleiterscheinung von Fieber auf.

Subjektive Begleitsymptome

- Allgemeines Krankheitsgefühl mit Müdigkeit, Abgeschlagenheit und Schwäche
- Kopf- und Gliederschmerzen
- Empfindlichkeit gegenüber Licht und Geräuschen
- Durstgefühl

Objektive Begleitsymptome

- Unruhe, Schlafstörungen, bei Säuglingen und Kleinkindern auch Schläfrigkeit, apathisches oder weinerliches Verhalten
- Beschleunigte Atemfrequenz durch erhöhten Sauerstoffbedarf
- Tachykardie (pro 1 °C Pulsanstieg um 8–12 Schläge/Min. ➤ 15.2.3) zur Steigerung des Herzminutenvolumens und Beschleunigung des Stoffwechsels
- Appetitlosigkeit, bei Säuglingen Trinkschwäche
- Trockene, belegte Zunge durch Flüssigkeitsverluste und verminderte Speichelproduktion
- Obstipation (➤ 19.2.4) durch verminderte Darmmotorik, Flüssigkeits- und Bewegungsmangel
- Oligurie (verminderte, konzentrierte Urinmenge ➤ 19.1.4, ➤ Tab. 19.5) durch Flüssigkeitsverluste beim Schwitzen

Fieber bei älteren Menschen

Durch eine langsamere Reaktion des Immunsystems haben ältere Menschen auch bei schweren Infektionen oft nur leichtes oder mäßiges Fieber. Sie neigen außerdem vermehrt zu Kreislaufproblemen, da das Herz oft geschwächt ist. Ältere Menschen haben zudem oft ein geringer ausgeprägtes Durstgefühl und trinken deshalb wenig. Bei Fieber besteht dadurch ein erhöhtes Risiko für ein Nierenversagen. Sie sollten deshalb regelmäßig zum Trinken aufgefordert werden.

Fieber bei Säuglingen und Kleinkindern

Viele Krankheitserreger sind für das Immunsystem von Säuglingen und Kleinkindern neu. Sie haben deshalb häufiger und höheres Fieber. Mit zunehmendem Alter des Kindes entwickelt sich das Immunsystem weiter, und die Infektionsverläufe werden weniger intensiv und kürzer.
- Bei schnellem Fieberanstieg: Gefahr eines Fieberkrampfs (➤ 16.3.5)
- Bei Säuglingen zwischen 0–3 Monaten mit Fieber über 38,0 °C: Arzt informieren

16.3.4 Fieberphasen

Fieber verläuft in **drei Fieberphasen** (➤ Abb. 16.12):
1. Fieberanstieg
2. Fieberhöhe
3. Fieberabfall

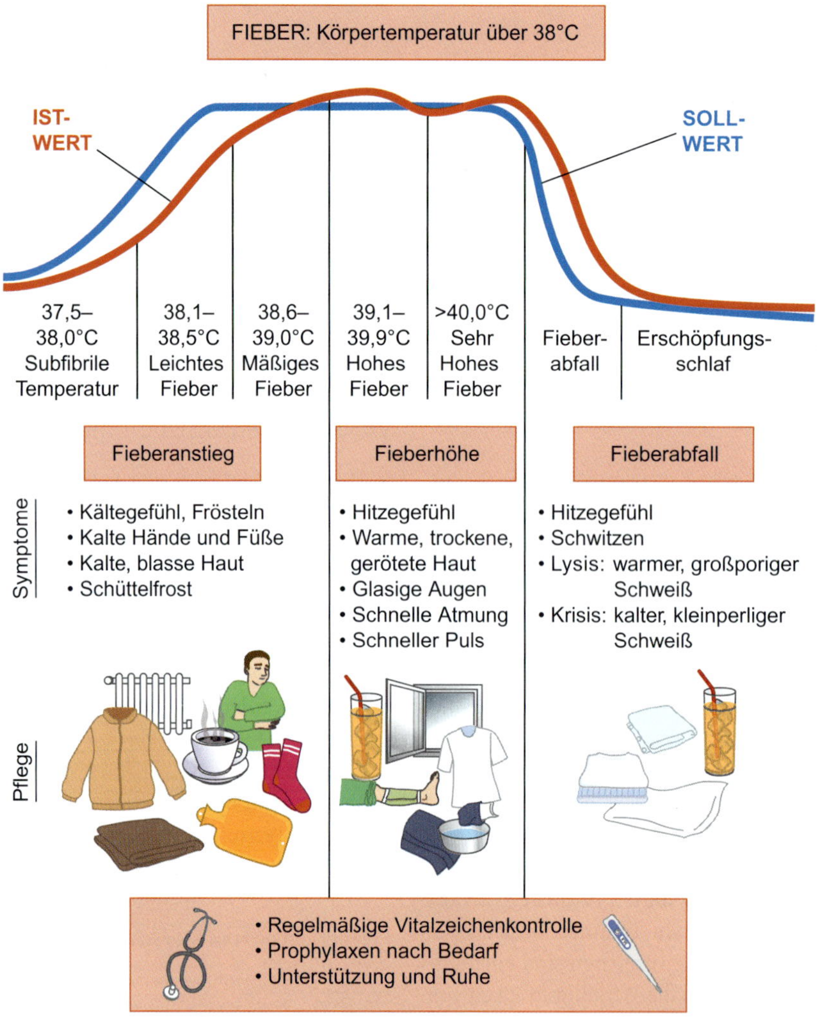

Abb. 16.12 Übersicht zu den Fieberphasen mit Symptomen und Pflegemaßnahmen. [L138]

Fieberanstieg

Symptome:

- Frösteln, Muskelzittern, Zähneklappern oder Schüttelfrost zur Wärmeproduktion
- Kalte, blasse Haut durch Gefäßengstellung

Die Phase des **Fieberanstiegs** wird durch eine Erhöhung des Soll-Werts im Wärmeregulationszentrum ausgelöst (➤ 16.1.1). Es besteht eine Differenz zwischen niedrigem Ist- und hohem Soll-Wert. Der Körper versucht deshalb, den Ist-Wert der Körpertemperatur anzupassen. Er vermindert die Wärmeabgabe durch Vasokonstriktion der Hautgefäße und regt gleichzeitig die Wärmeproduktion durch gesteigerte Muskelarbeit und erhöhte Stoffwechselaktivität an, was bei einem schnellen Fieberanstieg zu Schüttelfrost führen kann. Für diese Mechanismen benötigt der Körper vermehrt Energie und Sauerstoff. Deshalb sind Kreislauf und Atmung beschleunigt.

Pflege bei Fieberanstieg

Pflegende unterstützen die Mechanismen des Körpers, indem sie Wärme von außen zuführen und den Wärmeverlust so gering wie möglich halten. Geeignete Pflegemaßnahmen sind:

- Raumtemperatur erhöhen
- Patientin zudecken, eventuell wärmere Kleidung (Jacke, Socken) anziehen
- Warme Getränke anbieten
- Wärmflasche oder Heizdecke anbieten
- Bei Schüttelfrost: Patientin vor Verletzungen schützen, nicht allein lassen, Ruhe und Sicherheit vermitteln
- Regelmäßige Vitalzeichenkontrolle durchführen
- Ärztin benachrichtigen

Fieberhöhe

Symptome:
- Heiße, stark gerötete, trockene Haut
- Glasige Augen

Der Fieberanstieg mündet in die Phase der **Fieberhöhe,** wenn der Ist-Wert der Körpertemperatur das Niveau des Soll-Werts erreicht hat. Die Patientin friert nicht mehr, ihre Haut fühlt sich warm an. Wärmeproduktion und Stoffwechsel bleiben dabei weiterhin erhöht. Kennzeichen sind ein hoher Energiebedarf, beschleunigte Atmungs- und Pulsfrequenz. Durch die Hitze im Körper verliert die Patientin vermehrt Flüssigkeit über Haut und Atmung. Der Flüssigkeitsverlust kann bei Infektionen mit Erbrechen und Durchfällen zusätzlich verstärkt sein.

Die Patientin ist stark geschwächt, und weitere Begleitsymptome wie Appetitlosigkeit und Abgeschlagenheit treten auf. Es besteht ein erhöhtes Risiko für Komplikationen. Durch Flüssigkeitsverluste und Immobilität besteht die Gefahr von Thrombose, Obstipation, Pneumonie und Dekubitus. Bei Patientinnen mit Diabetes mellitus besteht zudem die Gefahr einer Hyper- oder Hypoglykämie.

VORSICHT
Besonders Säuglinge und ältere Menschen neigen bei Fieberhöhe zur Entgleisung des Wasserhaushalts. Es kann zu **Exsikkose (Austrocknung)** und Eintrübung kommen.

Pflege bei Fieberhöhe

Aufgabe von Pflegenden ist es, die Wärmezufuhr zu reduzieren, eine kontinuierliche Überwachung zu gewährleisten und Komplikationen vorzubeugen.
Entsprechende Pflegemaßnahmen sind:
- Raumtemperatur senken, Frischluftzufuhr ermöglichen, Zugluft vermeiden
- Lockere Kleidung, Decken entfernen
- Kühle Getränke anbieten
- Kühle Waschlappen auf die Stirn oder kühlende Waschung durchführen
- Fiebersenkende Wadenwickel anlegen (➢ 16.3.6)
- Fiebersenkende Arzneimittel nach Arztanordnung (➢ 16.3.6)
- Regelmäßige Vitalzeichenkontrolle durchführen
- Auf Anzeichen der Exsikkose (Dehydratation ➢ 17.1.7, ➢ 18.2.4) achten
- Flüssigkeitsbilanz (➢ 19.1.2) anlegen
- Auf ausreichende Flüssigkeitszufuhr achten
- Energiezufuhr durch vitaminreiche, kohlenhydratreiche und fettarme Kost sichern
- Auf regelmäßigen Stuhlgang achten
- Maßnahmen der Thrombose- (➢ 15.4), Obstipations- (➢ 19.3.6), Pneumonie- (➢ 14.5.2) und Dekubitusprophylaxe (➢ 17.9.5) durchführen
- Bei Patientinnen mit Diabetes mellitus: regelmäßige Blutzuckerkontrolle
- Bei Kindern: Zuwendung geben, trösten, für angemessene Beschäftigung sorgen (➢ Abb. 16.13)

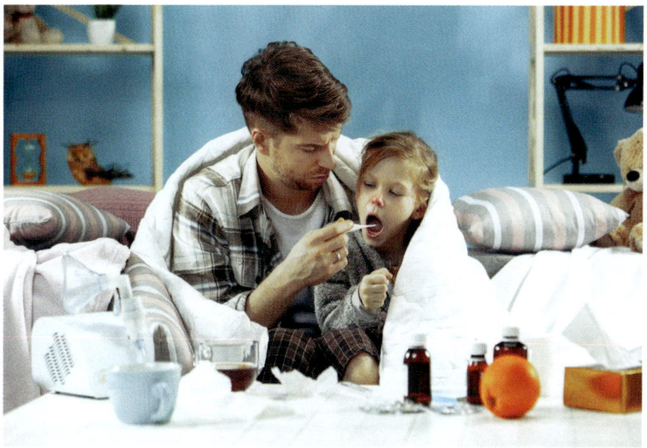

Abb. 16.13 Neben den entsprechenden Maßnahmen in den Fieberphasen brauchen Kinder vor allem Zuwendung und Trost und eine der Situation angemessene Beschäftigung. [J787]

Fieberabfall

Symptome:
- Heiße, schweißige Haut durch Gefäßweitstellung
- Schwitzen

Beim **Fieberabfall** sinkt der Soll-Wert im Wärmeregulationszentrum im Hypothalamus auf das physiologische Niveau (➢ 16.1.1). Zur Anpassung des Ist-Werts reagiert der Körper mit vermehrter Wärmeabgabe. Erfolgt diese Angleichung an den Soll-Wert langsam über mehrere Tage, so wird dieser Prozess als **Lysis** *(Auflösen des Fiebers)* bezeichnet und ist meist gut verträglich. Ein schneller Fieberabfall innerhalb von Stunden heißt **Krisis** *(kritischer Fieberabfall).* Bei der Krisis liegt eine hohe Kreislaufbelastung mit erhöhter Kollapsgefahr vor. Durch starkes Schwitzen und Immobilität besteht außerdem ein erhöhtes Risiko für Dekubitus und Intertrigo.

Das Auftreten von Fieber ist für den Organismus sehr belastend. Deshalb sind Patientinnen nach dem Fieberabfall häufig sehr erschöpft und brauchen Ruhe. Pflegende unterstützen die Patientin bei Aktivitäten und sorgen für ausreichende Ruhepausen. Die Mobilisation der Patientin nach dem Fieberabfall erfolgt zunächst nur in Begleitung der Pflegefachperson, denn durch die Flüssigkeitsverluste bei Fieber besteht Kollapsgefahr.

VORSICHT
Beim **schnellen Fieberabfall** kann es zu **Kreislaufversagen und Schock** kommen. Zur Erkennung eines Notfalls erfolgt beim Fieberabfall stets eine engmaschige Vitalzeichenkontrolle.

Pflege bei Fieberabfall

Während des Fieberabfalls achten Pflegende auf eine engmaschige Überwachung und eine Versorgung der Patientin bei starkem Schwitzen. Angemessene Pflegemaßnahmen sind:
- Engmaschige Vitalzeichenkontrolle (Blutdruck, Temperatur, Puls, Atmung ➢ Abb. 16.14) zur Erkennung eines schnellen Fieberabfalls
- Bettwäsche und Kleidung bei Bedarf wechseln

16

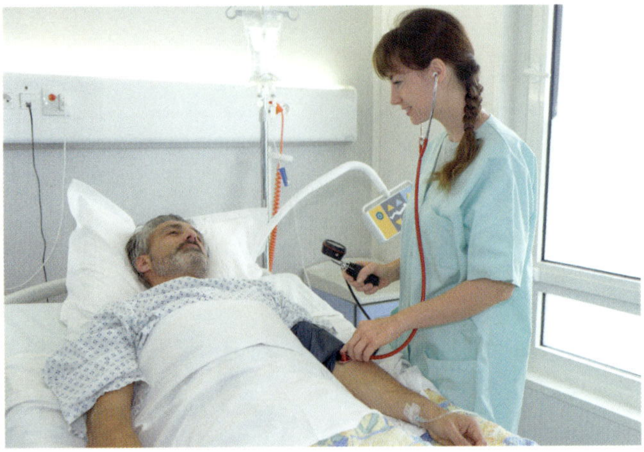

Abb. 16.14 Um die Gefahr eines Kreislaufversagens durch schnellen Fieberabfall früh zu erkennen, kontrollieren die Pflegenden neben der Temperatur auch den Puls und Blutdruck. [J787–023]

- Bei starkem Schwitzen Waschungen (➤ 16.3.6) anbieten
- Haut gut abtrocknen, vor allem in den Hautfalten, gegebenenfalls Kompressen einlegen
- Maßnahmen der Intertrigo- (➤ 17.1.10) und Dekubitusprophylaxe (➤ 17.9.5) durchführen
- Flüssigkeits- und Elektrolytzufuhr sichern, Flüssigkeitsbilanz (➤ 19.1.2) erstellen
- Für Ruhe sorgen, Kinder angemessen beschäftigen
- Unterstützung bei der Mobilisation

16.3.5 Begleiterscheinungen und Komplikationen

Schüttelfrost

DEFINITION

Schüttelfrost: Kältegefühl mit Zittern des ganzen Körpers und Zähneklappern, eventuell auch mit Gänsehautbildung.

Schüttelfrost tritt zu Beginn der Fieberanstiegsphase auf. Er ist eine Reaktion des Körpers, um Wärme zu erzeugen. Der Körper versucht dabei den niedrigen Ist-Wert der Körpertemperatur an den plötzlich stark erhöhten Soll-Wert im Wärmeregulationszentrum anzupassen (➤ Abb. 16.1). Die Ursache für einen Anstieg des Soll-Werts sind Krankheitserreger oder Toxine im Blut, die das Temperaturzentrum im Hypothalamus reizen. Das Zittern der Skelettmuskeln erfordert einen hohen Stoffwechsel und Sauerstoffverbrauch. Deshalb ist Schüttelfrost vor allem für schwer kranke Patientinnen sehr belastend.

Angelehnt an die Fieberphasen wird Schüttelfrost in vier Phasen unterteilt, die in ➤ Tab. 16.4 dargestellt sind.

Bei Patientinnen mit Schüttelfrost werden die gleichen pflegerischen Maßnahmen wie beim Fieberanstieg (➤ 16.3.4) durchgeführt. Weiter gilt im ersten Stadium des Schüttelfrosts:

- Patientin nicht allein lassen
- Verletzungen durch starkes Muskelzittern vorbeugen

Tab. 16.4 Die vier Phasen des Schüttelfrosts.

Phasen des Schüttelfrosts	Symptome
Phase 1 (Fieberanstieg)	• Muskelzittern • Zähneklappern • Kältegefühl, Frösteln • Blasse, zyanotische Haut
Phase 2 (Fieberhöhe)	• Unruhe, Ängstlichkeit • Durstgefühl • Trockene, heiße Haut
Phase 3 (Fieberabfall)	• Schweißausbrüche
Phase 4 (Erschöpfungsschlaf)	• Schlaf

Nach Abklingen des Muskelzitterns und geringem Verletzungsrisiko:

- Vitalzeichenkontrolle durchführen
- Blutkulturen abnehmen (➤ 26.4.4) zur Bestimmung der Erreger im Blut

Fieberdelir

DEFINITION

Fieberdelir (lat. *delirare* = wahnsinnig sein): akute Verwirrtheit im Verlauf von hochfieberhaften Zuständen. Charakteristisch sind Bewusstseinstrübungen, Wahnvorstellungen, Halluzinationen, ängstliche Erregung und motorische Unruhe.

Das **Fieberdelir** tritt bei länger anhaltenden, sehr hohen Körpertemperaturen auf. Im Vordergrund stehen deshalb Maßnahmen der Fiebersenkung. Beim Absinken des Fiebers zeigt sich eine Besserung der Symptome.

Fieberkrampf

DEFINITION

Fieberkrampf: zerebraler, tonisch-klonischer Krampfanfall im Säuglings- und Kleinkindalter, der bei einem schnellen Fieberanstieg auftritt. Die Ursache ist unbekannt, ca. 5 % aller Kinder mit Altersgipfel 1.–4. Lebensjahr sind betroffen.

Ein **Fieberkrampf** tritt meist zu Beginn einer fieberhaften Erkrankung auf und ist häufiger bei Körpertemperaturen über 40 °C. In der Regel dauert er wenige Minuten. Die Prognose des Fieberkrampfs insgesamt ist gut. Bei etwa zwei Dritteln der Kinder bleibt der Fieberkrampf ein einmaliges Ereignis. Bei einem Drittel kommt es bei späteren fieberhaften Erkrankungen erneut zum Fieberkrampf. Nur 1–2 % der Kinder nach einem Fieberkrampf leiden später an Epilepsie. [14]

Beim Auftreten eines Fieberkrampfs übernehmen Pflegende folgende Aufgaben:

- Schutz des Kindes vor Verletzungen (z. B. Sturz aus dem Bett)
- Kontinuierliche Überwachung von Bewusstsein und Vitalzeichen
- Benachrichtigung der Ärztin
- Medikamentöse Behandlung mit Antikonvulsiva *(krampflösenden Arzneimitteln)* nach Arztanordnung bei Krämpfen mit einer Dauer von über 15 Min. (z. B. Diazepam)

Tab. 16.5 Antipyretika.

Arzneimittel	Handelsname	Indikation	Nebenwirkungen	Kontraindikationen
Paracetamol	Ben-u-ron®	• Fieber • Leichte bis mäßig starke Schmerzen	• Gastrointestinale Beschwerden • Allergien	• Schwere Leber- und Nierenfunktionsstörungen • Suizidgefahr
Acetylsalicylsäure	Aspirin®	• Fieber • Leichte bis mäßig starke Schmerzen	• Hemmung der Blutgerinnung • Magen-Darm-Beschwerden bis zur Ulkusbildung • Hautveränderungen • ZNS-Störungen • Analgetika-Asthma	• Kinder und Jugendliche unter 16 Jahren (Gefahr des Reye-Syndroms) • Magen-/Duodenalgeschwüre • Asthma bronchiale • Schwangerschaft (Verengung des Ductus arteriosus) • Antikoagulanzien
Ibuprofen	Dolormin®, Nurofen®	• Schmerzen • Entzündungen • Fieber	• Gastrointestinale Beschwerden • ZNS-Störungen (Kopfschmerz, Schwindel) • Verschlechterung der Nierenfunktion • Hautveränderungen • Analgetika-Asthma	• Magen-/Duodenalgeschwüre • Schwere Leber- und Nierenschäden • Blutgerinnungsstörungen • Schwangerschaft
Metamizol	Novalgin®	• Hohes Fieber • Akute und chronische Schmerzen • Tumorschmerzen	• Leichte gastrointestinale Beschwerden • Allergie (schwere anaphylaktische Reaktion) • Agranulozytose (Zerstörung der Granulozyten, sehr selten)	Schwangerschaft (3. Trimenon)

- Medikamentöse Behandlung mit Antipyretika (*fiebersenkenden Arzneimitteln* ➤ 16.3.6)
- Durchführung von weiteren fiebersenkenden Maßnahmen
- Beruhigung der Eltern, Vermittlung von aufklärenden Gesprächen mit der Ärztin
- Eventuell Vorbereitung einer Lumbalpunktion zum Ausschluss weiterer Ursachen für Fieber und Krampfanfälle, z. B. Meningitis (Hirnhautentzündung), Enzephalitis (Gehirnentzündung)
- Genaue Protokollierung des Krampfanfalls

16.3.6 Fiebersenkende Maßnahmen

Medikamentöse Fiebersenkung

Als **medikamentöse Fiebersenkung** bezeichnet man die Gabe von **Antipyretika** (*fiebersenkenden Arzneimitteln*). Antipyretika hemmen die Bildung von Prostaglandinen. Diese Stoffe sind für die Entzündungsreaktion im Körper verantwortlich. Sie steigern den Soll-Wert im Wärmeregulationszentrum (➤ Abb. 16.1) und leiten Schmerzempfindungen weiter. Fiebersenkende Arzneimittel haben deshalb häufig auch antiphlogistische (*entzündungshemmende*) und analgetische (*schmerzlindernde*) Wirkungsweisen. Sie reduzieren somit auch Begleiterscheinungen wie Kopf- und Gliederschmerzen.

Fiebersenkende Medikamente bekämpfen nur das Symptom Fieber und nicht dessen Ursache. Eine kausale Therapie, z. B. mit Antibiotika, erfolgt zusätzlich nach einer ärztlichen Diagnose. Besteht der Verdacht auf eine infektiöse Erkrankung, so werden vor der Fiebersenkung Blutkulturen (➤ 26.4.4) zur Erregerbestimmung abgenommen.

Antipyretika werden oral, rektal oder intravenös verabreicht. Eine Übersicht über die häufigsten Arzneimittel zur Fiebersenkung gibt ➤ Tab. 16.5.

Physikalische Maßnahmen zur Fiebersenkung

Grundsätzlich leitet der Körper Wärme aus den Organen über die Blutgefäße an die Körperoberfläche. Durch eine Gefäßweitstellung, z. B. bei Fieberhöhe, wird dieser Mechanismus verstärkt. Die Wärmeabgabe kann durch **physikalische Maßnahmen** unterstützt werden.

Wadenwickel

Pflegende legen **Wadenwickel** zur physikalischen Fiebersenkung ab Körpertemperaturen von über 39 °C an. Während der Phase der Fieberhöhe unterstützt diese Maßnahme die Wärmeabgabe des Körpers durch zwei Prinzipien:

- Wärmeleitung: Der Körper kann vermehrt Wärme an die aufgelegten, kühlen Wickel abgeben.
- Verdunstung: Die Feuchtigkeit des Wickels kann durch Luftzirkulation verdunsten. Dabei entsteht Verdunstungskälte auf der Haut, welche wiederum die Wärmeabgabe steigert.

Grundregeln für das Anlegen von Wadenwickeln

- Wärmeabgabe ist nur bei weitgestellten Gefäßen möglich: alle Körperteile, besonders Extremitäten, müssen warm sein
- Körpertemperatur vor Beginn der Maßnahme bestimmen
- Wassertemperatur max. 5–10 °C unter der gemessenen Körpertemperatur wählen, eiskaltes Wasser führt zu Vasokonstriktion der Blutgefäße

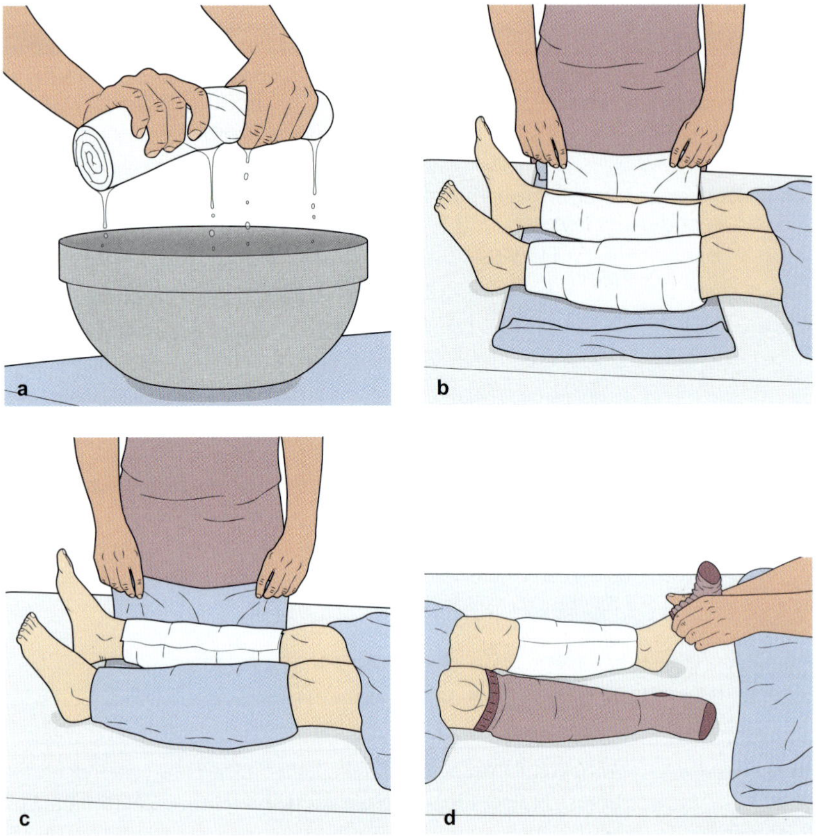

Abb. 16.15 Anlegen von Wadenwickeln beim Erwachsenen (a–c) und beim Kind (a, b, d)
Wärmedurchlässige Tücher, z. B. aus Baumwolle oder Leinen, werden ins Wasser eingetaucht und gut ausgewrungen, die Wassertemperatur sollte max. 5–10° unter der gemessenen Körpertemperatur liegen (a).
Die nassen Tücher werden locker um die Unterschenkel gelegt. Als Nässeschutz werden vorher Frotteetücher untergelegt (b).
Die Frotteetücher werden zur Vermeidung einer schnellen Verdunstung über die nassen Innentücher geschlagen (c).
Anlegen von Wadenwickeln beim Kleinkind unter Verwendung von Kniestrümpfen (d). [L264]

- Wickel wechseln, bevor diese warm sind und keine Wärmeabgabe mehr möglich ist
- Wickel 3–5-mal erneuern; einmalige, kurzfristige Kälteanwendungen führen zu reflektorischer Wärmebildung
- Nur wärmedurchlässiges Material für Wickel verwenden (z. B. Baumwolle, Leinen), plastikbeschichtete Umhüllungen führen zum Wärmestau
- Gelenke beim Anlegen der Wickel aussparen → Gefahr von rheumatischen Beschwerden
- Bestimmung der Körpertemperatur am Ende der Maßnahme zur Erfolgskontrolle
- Fieber um max. 1–1,5 °C absenken zur Vorbeugung eines schnellen Fieberabfalls mit hoher Kreislaufbelastung (➤ 16.3.4)
- Kontinuierlich Blutdruck, Puls, Temperatur und Hautfarbe überwachen, vor allem bei Kindern besteht das Risiko eines schnellen Temperaturabfalls aufgrund der großen Körperoberfläche

Bei Wadenwickeln unbedingt beachten

- Kontraindikation Kreislaufzentralisation: keine Wadenwickel anlegen bei kalten Händen und Füßen, Frösteln oder Frieren!
- Kein eiskaltes Wasser verwenden!
- Gefahr des Kreislaufkollapses, Fieber max. 1–1,5 °C senken!

Material

- Zwei Leinen- oder Baumwolltücher (Innentuch), zwei Frotteetücher (Außentuch), bei Kindern stattdessen ein Paar Kniestrümpfe
- Schüssel mit Wasser
- Eventuell Wasserzusatz, z. B. Pfefferminztee, Zitronensaft
- Thermometer zur Bestimmung der Wassertemperatur
- Gummituch oder andere wasserfeste Unterlage mit Stoffauflage

Durchführung

- Patientin informieren, Ausgangstemperatur messen
- Bettdecke bis zu den Knien hochschlagen
- Nässeschutz unter die Beine legen
- Baumwolltücher mit Wasser anfeuchten und gut auswringen (➤ Abb. 16.15a)
- Nasse Tücher locker und faltenfrei zwischen Knie und Knöchel zirkulär um die Unterschenkel legen (➤ Abb. 16.15b)
- Zur Vermeidung von schnellem Verdunsten: Frotteetücher über die nassen Innentücher legen bzw. beim Kind ein Paar Strümpfe überziehen (➤ Abb. 16.15c und d)
- Innentücher alle 8–10 Min. wechseln
- Wadenwickel 3–5 × innerhalb von 60 Min. wiederholen
- Temperaturkontrolle durchführen

VORSICHT

Physikalische Maßnahmen zur Fiebersenkung werden bei diesen **Warnzeichen** sofort abgebrochen bei:

- Frieren oder Frösteln der Patientin
- Schüttelfrost
- Gefühl des Unwohlseins bei Patientin
- Kalten Extremitäten
- Kreislaufstörungen
- Temperaturabfall von mehr als 1,5 °C

Fiebersenkende Körperwaschung

Fiebersenkende Körperwaschungen können die Wärmeabgabe des Körpers während der Fieberhöhe oder des Fieberabfalls unterstützen. Sie verfolgen die gleichen physikalischen Prinzipien wie das Anlegen von Wadenwickeln. Es werden Ganz- oder Teilwaschungen unterschieden. Die Patientin darf nicht frieren, und ihre Füße sollten warmgehalten werden. Die oben genannten Warnzeichen müssen beachtet werden.

Material
- Waschschüssel mit Wasser
- Zusätze, z. B. Pfefferminztee, Zitronensaft
- Waschlappen
- Handtuch

Durchführung
- Wassertemperatur ca. 10 °C unterhalb der Körpertemperatur wählen und eventuell Zusatz hinzugeben
- Patientin mit feuchtem Lappen zügig gegen die Haarwuchsrichtung waschen
- Feuchtigkeit auf der Haut trocknen lassen, um die Verdunstungskälte zu nutzen
- Patientin leicht zudecken zum Schutz vor Zugluft
- Mehrmaliges Wiederholen der Waschung ist möglich

16.4 Weitere Veränderungen der Körpertemperatur

16.4.1 Hypothermie

DEFINITION

Hypothermie *(griech. hypo = unter, thermos = warm; Unterkühlung):* Senkung der Kerntemperatur unter 35 °C. Lebensgefahr besteht bei einer Körpertemperatur unter 30 °C.

Ursachen

Ursachen für eine Hypothermie sind:
- Längere Aufenthalte in kalter oder nasser Umgebung, z. B. nach Ertrinkungs- oder Bergunfällen oder nach Alkoholkonsum
- Unreife des Wärmeregulationszentrums, z. B. beim Frühgeborenen
- Schock
- Verbrennungen, Verbrühungen mit hohen Wärmeverlusten
- Große Flüssigkeits- oder Blutverluste, z. B. nach Operationen
- Zentrale Störungen der Temperaturregulation, z. B. durch Hirntumor oder Intoxikation
- Künstlich erzeugte Hypothermie bei Herzoperationen *(kontrollierte Hypothermie)*

Beobachtungskriterien

Die Hypothermie ist durch einen **dreiphasigen Verlauf** gekennzeichnet. Je nach Schweregrad der Hypothermie lassen sich unterschiedliche Symptome beobachten, wie ➤ Tab. 16.6 zeigt.

Interventionen

Pflegende führen je nach Phase der Hypothermie unterschiedliche **Interventionen** durch. Alle Maßnahmen in der Versorgung einer Patientin mit Hypothermie zielen auf die Wiederherstellung der physiologischen Körpertemperatur ab. Die Erwärmung darf max. 1 °C pro Stunde betragen, um eine Belastung des Kreislaufs zu vermeiden. Bei Veränderungen des Bewusstseins und Störungen der Vitalfunktion werden Patientinnen intensivmedizinisch betreut.

Phase I

Passives, externes Erwärmen bei Temperaturen bis 32 °C durch:
- Erhöhen der Raumtemperatur auf 26–29 °C
- Warme Decken
- Warme Getränke

Tab. 16.6 Beobachtungsmerkmale bei Hypothermie.

Phase der Hypothermie	Körpertemperatur (rektal)	Schweregrad	Beobachtungsmerkmale/Symptome
Phase I: Erregung/Abwehr	37–34 °C	Leichte Hypothermie	Erhöhte Kälteabwehr durch: • Vasokonstriktion der Hautgefäße • Steigerung von Sauerstoffverbrauch, Puls und Blutdruck • Vermehrte Wärmeproduktion (Kältezittern)
Phase II: Erschöpfung	34–27 °C	Mäßige Hypothermie	• Fortschreitende Schmerzunempfindlichkeit • Puls- und Atemverlangsamung • Muskelstarre • Reflexabschwächung • Absinken des Energiestoffwechsels • Ab ca. 32 °C Bewusstlosigkeit
Phase III: Lähmung	27–22 °C	Schwere Hypothermie	Allmähliches Erlöschen aller autonomen Körperfunktionen bis hin zum Kältetod

Phase II und Phase III

Aktives, externes Erwärmen bei Temperaturen unter 32 °C in Verbindung mit einer intensivmedizinischen Überwachung:
- Warme Infusionslösungen
- Wärmematten, Heizdecken
- Inkubator oder Wärmebett für Frühgeborene, Neugeborene und Säuglinge
- Zentrale Wiedererwärmung mittels Hämodialyse- oder Hämofiltrationsgeräten (eigentlich zur Nierenersatztherapie)

VORSICHT

Kein aktives Erwärmen mit heißen Wärmequellen wie Heizstrahlern oder Wärmflaschen bei Patientinnen mit Hypothermie durchführen. Die dadurch ausgelöste oberflächliche Gefäßerweiterung mit Blutdruckabfall kann zu Schock und Herz-Kreislauf-Versagen führen.

Erfrierungen

DEFINITION

Erfrierung *(Congelatio):* akuter Gewebsschaden durch Kälteeinwirkung, vor allem infolge einer Mangeldurchblutung.

Erfrierungen können bereits bei beginnender Hypothermie auftreten. Grund hierfür ist die Engstellung der Hautgefäße *(Vasokonstriktion)* bei niedrigen Umgebungstemperaturen. Es lassen sich vier Schweregrade unterscheiden.
- **Erfrierung 1. Grades:** starke Rötung
- **Erfrierung 2. Grades:** Ödem- und Blasenbildung durch geschädigte Gefäßwände
- **Erfrierung 3. Grades:** Nekrosen *(Gewebstod)* durch Mangeldurchblutung
- **Erfrierung 4. Grades:** „Vereisung" des Gewebes durch Koagulationsnekrosen *(Gewebstod infolge von Eiweißgerinnung)*

Die Interventionen zur Wärmezufuhr bei Patientinnen mit Erfrierungen entsprechend den Maßnahmen bei Hypothermie.

16.4.2 Hyperthermie

DEFINITION

Hyperthermie *(griech. hyper = über, thermos = warm):* Überwärmung des Körpers durch zu starke Wärmezufuhr oder starke Wärmebildung bei fehlender Möglichkeit zur Wärmeabgabe. Der Soll-Wert der Körpertemperatur im Wärmeregulationszentrum bleibt physiologisch normal.

Ursachen

Ursachen für eine Hyperthermie sind:
- Flüssigkeitsmangel
- Reduzierte oder fehlende Fähigkeit zu schwitzen
- Hohe Umgebungstemperaturen
- Starke körperliche Aktivität
- Erhöhter Stoffwechsel
- Nebenwirkung der Narkose

Je nach Ursache werden unterschiedliche **Formen der Hyperthermie** unterteilt:

Hitzekollaps

Ein **Hitzekollaps** *(Hitzeerschöpfung)* wird von Flüssigkeits- und Elektrolytverlusten durch starkes Schwitzen verursacht. Vor allem im Stehen und Sitzen ist der venöse Rückfluss eingeschränkt, und das Blut versackt in den Beinen. Als Reaktion treten Zeichen des hypovolämischen Schocks auf: es kommt zu Blutdruckabfall, Pulsanstieg und Ohnmacht bis hin zur Bewusstlosigkeit. Begleitsymptome sind Kopfschmerzen und Schwindel.

Hitzschlag

Der **Hitzschlag** ist die schwerste Form der Hyperthermie und kann lebensbedrohliche Folgen haben. Er wird durch eine starke Wärmezufuhr bzw. -bildung bei fehlender Wärmeabgabe verursacht. Dadurch kommt es im Körper zu einem Wärmestau. Dies tritt auf bei hoher Luftfeuchtigkeit, zu dicker oder schweißundurchlässiger Kleidung, Flüssigkeitsmangel und körperlicher Anstrengung in Kombination mit hohen Umgebungstemperaturen. Anzeichen für einen Hitzschlag können sein: Körpertemperaturen über 40 °C, heiße, trockene Haut, Abgeschlagenheit, Kopfschmerzen, Schwindel, Übelkeit, Erbrechen, Schocksymptomatik. Bewusstseinsveränderungen können von Verwirrtheit bis zur Bewusstlosigkeit durch Hirnödem führen.

Sonnenstich

Der **Sonnenstich** ist ein Krankheitsbild, das nach intensiver Sonnenbestrahlung des Kopfes und des Nackens auftritt. Es kommt dabei zu einer Schwellung der Hirnhäute. Symptome des Sonnenstichs sind ein heißer, hochroter Kopf, Abgeschlagenheit, Kopfschmerzen, Schwindel, Übelkeit, Brechreiz und Tachykardie. Die Anzeichen können auch erst Stunden nach dem Aufenthalt in der Sonne auftreten.

VORSICHT

Besonders risikogefährdet für einen Sonnenstich sind Säuglinge und Kleinkinder. Deshalb **direkte Sonneneinstrahlung vermeiden** bzw. auf eine ausreichende Kopf- und Nackenabdeckung achten (➤ Abb. 16.16).

Durstfieber

Beim **Durstfieber** kann der Körper wegen eines Flüssigkeitsmangels keine Wärme abgeben; d. h., er ist unfähig zu schwitzen. Dies führt zu einem Anstieg der Körpertemperatur. Betroffen sind vor allem Neugeborene und Säuglinge. Beobachtungsmerkmale sind Anzeichen der Dehydratation (Austrocknung, ➤ 18.2.4) und Kreislaufsymptomatik.

Maligne Hyperthermie

Die **maligne Hyperthermie** ist eine lebensbedrohliche Narkosekomplikation mit ansteigender Körpertemperatur bis über 42 °C.

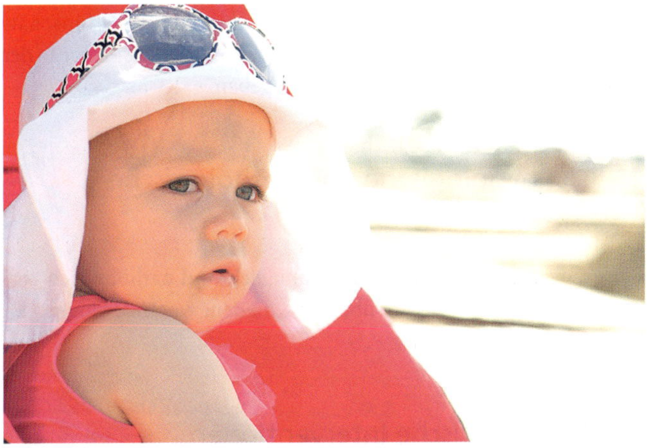

Abb. 16.16 Besonders Säuglinge und Kleinkinder sollten nicht ohne Kopfbedeckung in die Sonne. [J787]

Bei dieser seltenen erblichen Störung verursachen Narkosemittel und Muskelrelaxanzien eine Kalziumfreisetzung, die zu Muskelkrämpfen und starker Wärmebildung führt. Sofortmaßnahmen sind das Beenden der Narkose und eine Beatmung mit 100-prozentigem Sauerstoff.

Interventionen

Interventionen bei Hyperthermie sind physikalische Maßnahmen zur Senkung der Körpertemperatur. Pflegemaßnahmen bei Patientinnen mit Hitzekollaps, Hitzschlag, Sonnenstich und Durstfieber sind:

- Kühle Umgebung schaffen bzw. Patientinnen in den Schatten bringen
- Kleidung entfernen; auf lockere, schweißdurchlässige Kleidung achten
- Vitalzeichen und Bewusstsein kontrollieren
- Oberkörper 30° hochlagern; bei Ohnmacht Beine hochlagern; bei Bewusstlosigkeit stabile Seitenlage
- Kühle Getränke anbieten
- Kühlung durch feucht-kalte Umschläge oder Coldpacks (nie direkt auf die Haut legen)
- Flüssigkeitszufuhr gewährleisten und Flüssigkeitsbilanz (➤ 19.1.2) erstellen

Keine Antipyretika

Bei **Hyperthermie** sind Antipyretika (➤ 16.3.6) wirkungslos, denn es liegt keine Verschiebung des Soll-Temperaturwerts im Wärmeregulationszentrum vor.

16.5 Schweiß

16.5.1 Physiologische Grundlagen

DEFINITION

Schweiß: farbloses, dünnflüssiges Sekret der Schweißdrüsen in der Haut. Besteht zu 99 % aus Wasser, Kochsalz, Harnstoff, flüchtigen Fettsäuren und Cholesterin. pH-Wert: 4,2–7,0.

Hyperhidrosis *(griech. hyper = über; hidros = Schweiß)*: gesteigerte Schweißabsonderung des Körpers.
Hypohidrosis *(griech. hypo = unter; hidros = Schweiß)*: verminderte Schweißabsonderung des Körpers.

Schweiß wird von ca. 2 Mio. exokrinen Drüsen in der Unterhaut gebildet und an die Hautoberfläche abgegeben. Nur am Lippenrand, im Nagelbett, im Intimbereich (Eichel, Klitoris, kleine Schamlippen) und im Trommelfell sind keine Schweißdrüsen vorhanden. Besonders viele Schweißdrüsen finden sich auf Handflächen und Fußsohlen. Die vollständige Ausbildung der Schweißdrüsen erfolgt zwischen dem 2. und 3. Lebensjahr. Deshalb sind Säuglinge in ihrer Fähigkeit des Schwitzens eingeschränkt und besonders für einen Hitzestau anfällig.

Physiologischer Schweiß ist geruchlos, dünnflüssig, warm, großperlig und hat einen salzigen Geschmack. Frischer Schweiß ist geruchsneutral. Durch Beimengungen aus den Duftdrüsen in den Achselhöhlen und im Intimbereich kommt es zum geschlechtsspezifischen, dezenten Schweißgeruch. Unangenehmer Schweißgeruch entsteht durch bakterielle Zersetzungsprozesse und tritt vor allem in ungewaschenen oder schlecht belüfteten Körperregionen auf.

Die physiologische Schweißmenge beträgt etwa 400–1.000 ml/Tag. Kurzzeitig können auch Maximalwerte von ca. 2 l/Std. bzw. 10–12 l/Tag erreicht werden. Die Schweißbildung wird vom vegetativen Nervensystem, vor allem vom Sympathikus, gesteuert. Verschiedene Faktoren beeinflussen die Schweißproduktion, z. B.:

- Körperliche Anstrengung
- Nahrungsaufnahme
- Flüssigkeitshaushalt
- Erregungszustand, z. B. Stress, Wut, Sex
- Psychische Verfassung
- Hormonhaushalt, z. B. Klimakterium (Wechseljahre)
- Medikamente
- Außentemperatur und Luftfeuchtigkeit

Funktionen des Schweißes

Wärmeabgabe des Körpers

Schweiß dient der Regulation der Körpertemperatur. Die Verdunstung der Schweißflüssigkeit auf der Haut bewirkt einen Wärmeentzug (Verdunstungskälte). Durch dieses Abkühlen der Haut kann der Körper mehr Wärme aus den Organen an die Oberfläche ableiten.

Bildung des Hydrolipidfilms der Haut

Schweiß bildet zusammen mit dem Sekret der Talgdrüsen eine Hydrolipidschicht (Wasser-Fett-Film). Diese Mischung aus Fett und Feuchtigkeit wirkt schützend und wasserabweisend auf der Haut. Der niedrige pH-Wert des Schweißes sorgt außerdem für ein saures Milieu mit antibakterieller Wirkung. So kann Bakterienwuchs verhindert werden.

Ausscheidung von Stoffwechselendprodukten

Über den Schweiß gelangen Stoffwechselendprodukte an die Hautoberfläche. Toxine oder Abbauprodukte von Medikamenten können auf diese Weise ausgeschieden werden.

16.5.2 Beobachtungskriterien

Zur Krankenbeobachtung von Pflegenden gehört auch die **Beobachtung der Schweißsekretion.** Sie gibt Pflegenden Auskunft über die physische und psychische Situation der Patientin und dient vor allem zur Beurteilung der Herz-Kreislauf-Situation. Folgende Kriterien erlauben Rückschlüsse auf Erkrankungen und Hygieneverhalten:

- **Aussehen,** z. B. großperlig, kleinperlig, farblos, klar
- **Menge,** z. B. Hyperhidrosis, Hypohidrosis (➤ 16.5.3)
- **Geruch,** z. B. unangenehmer Geruch bei schlechter Körperhygiene, leberähnlich bei Leberzirrhose, azetonhaltig bei Hyperglykämie (erhöhtem Blutzuckerspiegel)
- **Konsistenz,** z. B. kalt, kleinperlig und klebrig bei Kreislaufbelastung, fettig-ölig bei Morbus Parkinson
- **Zeitliches Auftreten,** z. B. bei körperlicher Anstrengung, nachts, anfallsartig in den Wechseljahren, bei starken Schmerzen, bei Hypoglykämie (Unterzuckerung)
- **Lokalisation,** z. B. Stirn, Oberlippe, Handflächen
- **Begleitsymptome,** z. B. Blässe, Atemnot, hochroter Kopf

VORSICHT

Gefahr droht

- Kalter, klebriger und kleinperliger Schweiß ist ein Hinweis auf eine hohe Kreislaufbelastung. Vorsicht, Kreislaufkollaps droht!
- Starkes Schwitzen im Säuglings- und Kleinkindalter kann auf eine schwerwiegende Herzerkrankung hinweisen!

Pflegende nehmen starkes Schwitzen in die **Dokumentation** auf. Da die Schweißmenge nicht exakt gemessen werden kann, dient die Häufigkeit von Kleidungs- und Wäschewechsel als Einschätzungshilfe. Starke Schweißsekretion wird als geschätzte Menge in der Flüssigkeitsbilanz (➤ 19.1.2) mit angegeben.

16.5.3 Physiologische und pathologische Veränderungen

Die Schweißsekretion kann physiologisch und pathologisch verändert sein. Eine Übersicht über verschiedene Veränderungen gibt ➤ Tab. 16.7.

16.5.4 Pflegerische Interventionen

Pflege bei stark schwitzenden Patientinnen

Maßnahmen für die **Pflege bei stark schwitzenden Patientinnen** sind:

- Kühle Teilwaschungen oder schweißreduzierende Ganzkörperwaschungen mit lauwarmem Wasser, eventuell mit Zusatz, z. B. Salbeitee, durchführen
- Feuchte Lappen zum Abtupfen des Schweißes anbieten
- Schweißdurchlässige Kleidung, z. B. aus Baumwolle oder Leinen, anziehen
- Beim Abtrocknen nicht stark reiben, Druckeinwirkung an empfindlichen Stellen vermeiden
- Hautbeobachtung und angepasste Hautpflege
- Intertrigoprophylaxe (➤ 17.1.10)
- Dekubitusprophylaxe (➤ 17.9.5)
- Deodorants, Seifen und Pflegemittel zur Reduktion von Körpergeruch anwenden
- Flüssigkeits- und Elektrolytverlust ausgleichen, Getränke anbieten, eventuell Infusionstherapie

Aufgaben zur Pflegesituation

Herr Groß wird zur weiteren Diagnostik und Therapie auf eine internistische Station aufgenommen. Nach ausführlichen Untersuchungen hat sich die Verdachtsdiagnose „akuter Atemwegsinfekt“ bestätigt. Im Patientenzimmer angekommen, klagt Herr Groß gegenüber der Pflegefachfrau Acelya Turan über ein starkes Durstgefühl und Kopfschmerzen. Als Frau Turan Herrn Groß etwas zu trinken gibt, stellt sie fest, dass seine Haut sehr heiß und gerötet ist. Ihr fällt zudem auf, dass seine Atemfrequenz stark beschleunigt ist. Sie ermittelt seine aktuellen Vitalwerte. Die Körpertemperatur liegt bei 39,0 °C tympanal. Nach Rücksprache mit dem Stationsarzt beschließt Acelya Turan, zusätzlich zur medikamentösen Therapie eine kühlende Waschung durchzuführen. Anschließend zieht sie Herrn Groß lockere Kleidung an. Eine halbe Stunde später bringt sie Herrn Groß eine klare Brühe und einen Kamillentee. Herr Groß ist noch sehr geschwächt, sodass Frau Turan Herrn Groß die Suppe und den Tee anreicht.

1. Bitte erläutern Sie die Vorteile der tympanalen Temperaturmessung und beschreiben Sie, welche Besonderheiten dabei zu berücksichtigen sind.
2. Welche Fieber-Begleitsymptome sind bei Herrn Groß beobachtbar? Nennen Sie weitere objektive und subjektive Begleitsymptome.
3. Zur Fiebersenkung wird bei Herrn Groß eine kühlende Waschung durchgeführt. Erläutern Sie stichpunktartig, wie sich die Durchführung gestaltet.
4. Stellen Sie die Fieberphasen pathophysiologisch dar und zeigen Sie auf, in welcher Fieberphase sich Herr Groß befindet. Begründen Sie Ihre Einschätzung.
5. Welche pflegerischen Maßnahmen sollten im Fieberabfall durchgeführt werden?
6. Welche Gefahr droht bei Herrn Groß, wenn das Fieber zu schnell gesenkt wird? Wie lässt sich ein kritischer Fieberabfall erkennen?

Tab. 16.7 Physiologische und pathologische Veränderungen der Schweißsekretion.

Schweißveränderung	Definition	Physiologische Ursache	Pathologische Ursache
Hyperhidrosis	Gesteigerte Schweißsekretion, eventuell lokal begrenzt	• Angst • Adipositas • Genetische Veranlagung • Hohe Außentemperaturen • Körperliche Anstrengung	• Fieberabfall (warm und großperlig) • Ohnmacht, Schock (kalt, klebrig, kleinperlig) • Endokrinologische Erkrankungen (z. B. Schilddrüsenüberfunktion) • Neurologische Erkrankungen (z. B. Schlaganfall) • Morbus Parkinson (vor allem im Gesicht) • Einige Tumorerkrankungen
Hemihyperhidrosis	Gesteigerte Schweißsekretion einer Körperseite		• Gelähmte Seite bei Hemiplegie • Enzephalitis
Hypohidrosis/ Hyphidrosis	Verminderte Schweißbildung		• Flüssigkeitsverlust, Exsikkose • Hauterkrankungen (z. B. Ekzeme, Schuppenflechte mit Verlegung von Schweißdrüsengängen) • Arzneimittel (z. B. Atropin, Zytostatika) • Endokrinologische Erkrankungen (z. B. Schilddrüsenunterfunktion) • Neurologische Erkrankungen (z. B. Polyneuropathie, Schädigung peripherer Nerven)
Anhidrosis	Fehlende Schweißbildung		• Erbkrankheit • Verbrennungen • Läsion oder Degeneration der sympathischen Nervenbahnen
Bromhidrosis	Übel riechender Schweiß (bedingt durch bakterielle Zersetzung seiner Bestandteile)	Schlecht belüftete Körperstellen, Nahrungsmittel (z. B. Knoblauch)	• Bei Nierenerkrankungen (urinöser Geruch) • Bei Stoffwechselerkrankungen (fruchtähnlicher Geruch) • Bei Lungenerkrankungen (säuerlicher Geruch)
Nachtschweiß	Nächtlich-frühmorgendliche Schweißsekretion		• Fortgeschrittene Lungentuberkulose • Rheumatoide Arthritis • Störungen im Hormonhaushalt
Kaltschweißigkeit	Kalter, klebriger, kleinperliger Schweiß		Alarmzeichen für: • Lebensbedrohliche Erkrankung • Beginnenden Kreislaufkollaps/Schock • Hypoglykämie • Starke Schmerzen

Kinderkrankheiten

- Masern
- Mumps
- Dreitagefieber
- Röteln
- Ringelröteln

Erkrankungen im Brustraum

- Akute Bronchitis
- Virusgrippe (echte Grippe)
- Pneumonie
- Tuberkulose
- Legionärskrankheit/Legionellose
- Herzinnenhautentzündung (Endokarditis)
- Rippenfellentzündung (Pleuritis)

Erkrankungen im Bauchraum

- Gastroenteritis, z.B. durch Rota-, Noroviren, Salmonellen, Campylobacter, EHEC
- Typhus, Paratyphus
- Enteritis durch Clostridioides
- Akute Entzündung der Gallenwege (Cholezystitis, Cholangitis)
- Akute Virushepatitis (Leberentzündung)
- Akute Bauchspeicheldrüsenentzündung (Pankreatitis)
- Abszesse, z.B. an der Leber, Milz
- Colitis ulcerosa

Tropenerkrankungen

- Malaria
- Gelbfieber
- Dengue-Fieber

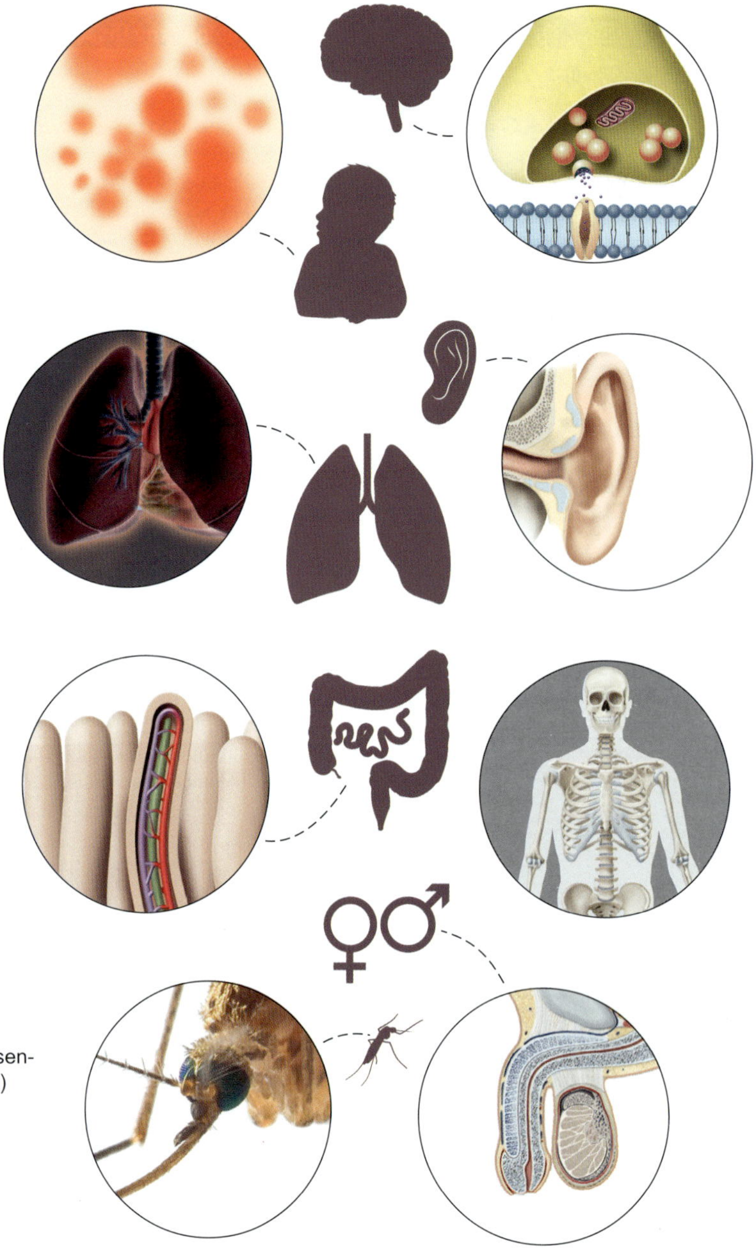

Erkrankungen der ZNS

- Hirnhautentzündung (Meningitis)
- Gehirnentzündung (Enzephalitis)
- FSME
- Meningokokkensepsis

Erkrankungen im Hals-Nasen-Ohrenbereich

- Mittelohrentzündung (Otitis media)
- Kehlkopfentzündung (Laryngitis)
- Scharlach
- Mononukleose (Pfeiffersches Drüsenfieber)
- Mandelentzüngung (Angina tonsillaris)
- Nasennebenhöhlenentzündung (Sinusitis)

Erkrankungen des Bewegungsapparats und der Haut

- Knochen- und Knochenmarkentzündung (Osteitis, Osteomyelitis)
- Gelenkentzündung (Arthritis), Gelenkemphysem (Eiteransammlung)
- Kollagenosen
- Rheumatisches Fieber
- Schleimbeutelentzündung (Bursitis)
- Erysipel/Phlegmone

Erkrankungen des Urogenitaltrakts

- Blasenentzündung (Zystitis)
- Nierenbeckenentzünung
- Nierenabszess
- Urosepsis
- Akute Glomerulonephritis
- Prostataentzündung (Prostatitis)
- Hodenentzündung (Orchitis), Nebenhodenentzündung (Epididymitis)
- Eierstock- und Eileiterentzündung (Adnexitis)

Weitere Ursachen

- Gefäßentzündung (Vaskulitis)
- Bei Tumoren, z.B. akute Leukämie, Hodgkin-Lymphom
- Arzneimittelfieber, z.B. bei Antibiotika, Zytostatika
- Resorptionsfieber, z.B. nach Verbrennungen, Blutergüssen
- Zentrales Fieber nach Schädel-Hirn-Traumata

Abb. 16.17 Überblick über die wichtigsten Erkrankungen mit Fieber [L275, T868, J787]

KAPITEL

17 Haut und Körper

Christine Keller

Pflegesituation

Frau Gräwe ist eine 83-jährige Dame, die sich bisher mithilfe ihrer Tochter, die in der Wohnung über ihr lebt, weitestgehend selbstständig versorgen konnte. Sie leidet an einer beginnenden Demenz und benötigt im Rahmen der Körperpflege Unterstützung und Anleitung, da sie ab und an Handlungsschritte vergisst und aufgrund ihres Alters in ihrer Beweglichkeit eingeschränkt ist. Gestern Abend ist sie auf dem Weg zur Toilette gestürzt und hat sich dabei eine Platzwunde an der Stirn zugezogen. Frau Gräwe wurde ins Krankenhaus gebracht, wo die Wunde genäht wurde. Am nächsten Morgen betritt die Pflegefachfrau Martyna Ruznak das Zimmer, in dem Frau Gräwe gemeinsam mit zwei weiteren Patientinnen untergebracht ist, und bietet an, sie bei der Körperpflege zu unterstützen. Frau Gräwe scheint es unangenehm zu sein, die Hilfe einer fremden Person in Anspruch nehmen zu müssen. Dennoch willigt sie in die Durchführung der Körperpflege ein, und die Pflegefachfrau beginnt mit der Vorbereitung der benötigten Utensilien.

17.1 Haut

17.1.1 Physiologische Grundlagen

DEFINITION

Haut *(Cutis, Derma):* größtes Organ des Menschen, aufgebaut aus den Schichten Oberhaut (Epidermis), Lederhaut (Dermis) und Unterhaut (Subkutis). Sie hat zahlreiche Funktionen.
Schleimhaut *(Tunica mucosa, Mukosa):* spezielle Art der Haut bzw. Schutzschicht, die innere Oberflächen (z. B. Mund, Nase, Magen, Darm) auskleidet. Im Gegensatz zur Haut besitzt die Schleimhaut keine Hornschicht und Haare, dafür aber meist Schleimdrüsen und ggf. Flimmerhärchen u. a.
Hautanhangsgebilde: spezialisierte Strukturen, die aus den Epithelzellen der Epidermis und Dermis hervorgehen und mit der Haut in enger Verbindung stehen: Haare, Nägel, Hautdrüsen (Talg-, Schweiß- und Milchdrüsen).
Physiologische Hautflora *(Bakterienflora, Standortflora):* natürliche, hauptsächlich bakterielle Besiedlung der äußeren Haut des Menschen und der Schleimhäute (z. B. von Mund, Urogenitaltrakt). Hauptaufgabe ist Schutzfunktion (➤ 10.2.1, ➤ Tab. 10.2).

17

Die **Haut** ist mit einer Fläche von 1,5–2 m^2 und einem Gewicht von etwa 3,5 kg das größte Organ des Menschen. Die Dicke variiert von 0,5 mm am Augenlid bis zu 6 mm an den Fußsohlen.
Die Haut hat mehrere **Funktionen:** [1]

- **Trenn- und Schutzfunktion.** Sie schützt den Körper vor schädlichen Umwelteinflüssen aus der Außenwelt, beispielsweise Wärme, Kälte, Krankheitserreger und mechanische Einflüsse. Außerdem schützt sie den Menschen vor übermäßigen Wasserverlusten.
- **Formgebungsfunktion.** Durch die Haut erhält der Körper sein Aussehen.
- **Sinnesfunktion.** Durch die Sinneszellen der Haut werden Berührungen, Temperaturen und auch Schmerz wahrgenommen.
- **Speicher- und Stoffwechselfunktion.** Die Haut kann z. B. Fett (bei Adipositas) speichern, Farbstoffe ablagern und Vitamin D unter Mithilfe von Sonnenlicht synthetisieren.
- **Aufnahme- und Ausscheidungsfunktion.** Sie kann Stoffe (z. B. Arzneimittel wie Impfstoffe, Insulin, medizinische Salben) von außen aufnehmen. Umgekehrt bildet sie Ausscheidungsprodukte (Schweiß, Talg) und scheidet Stoffwechselprodukte (z. B. Harnstoff) aus.
- **Temperaturregulationsfunktion.** Durch die Absonderung von Schweiß und die Weit- bzw. Engstellung der Blutgefäße trägt die Haut zur Konstanthaltung der Körpertemperatur bei.
- **Kommunikationsfunktion.** Die Haut spiegelt emotionale Reaktionen wie Freude, Erregung oder Angst wider. So lässt sich auch eine Aussage über den Gemütszustand eines Menschen treffen.

Hydrolipidfilm der Haut

Der **Hydrolipidfilm** (früher: Säureschutzmantel) der Haut besteht aus Talg, Schweiß, Elektrolyten und anderen Ausscheidungsprodukten. In Verbindung mit der physiologischen Bakterienflora der Haut entsteht ein *saurer pH-Wert* (um 5) auf der Hautoberfläche, der eine chemische Barriere, z. B. gegen pathogene Bakterien, darstellt. Die aus den Talgdrüsen stammenden Fette halten zudem die Haut geschmeidig und machen sie wasserabweisend.

17.1.2 Beobachtung der Haut und Datenerhebung

Die **Beobachtung der Haut** bei Patientinnen und Patienten, Bewohnerinnen und Bewohnern (im Folgenden nur „Patienten" genannt) ist für Pflegefachpersonen von großer Bedeutung. Nicht nur Hauterkrankungen oder ein beginnender Dekubitus (➤ 17.9) können so frühzeitig erkannt werden, auch zahlreiche innere und psychische Erkrankungen zeigen sich über typische Hautveränderungen. Durch eine aufmerksame, kriteriengeleitete und zielgerichtete Hautbeobachtung können Informationen gewonnen werden, die für die weitere Pflege und Behandlung bedeutsam sind. Pflegefachpersonen benutzen ihren Seh- und Tastsinn, aber auch den Geruchsinn.

Beobachtungskriterien

Gezielte **Beobachtung der Haut** geschieht anhand folgender **Kriterien:**

- Hauttyp
- Hautfarbe
- Hautoberfläche
- Hauttemperatur
- Hautspannung
- Sonstiges

Datenerhebung

Die Beobachtung der Haut erfolgt in verschiedenen Situationen:

- Jeder Patientenkontakt bietet Pflegefachpersonen die Möglichkeit, zumindest Teile der Haut wie Gesicht und Hände zu beobachten.
- Sie nutzen die Körperpflege, um ganz gezielt die Haut am ganzen Körper zu beobachten, z. B. auch in Hautfalten und im Genitalbereich.
- Bei dekubitusgefährdeten Patienten (➤ 17.9) nutzen sie jeden Positionswechsel, um die dekubitusgefährdeten Körperstellen zu beobachten.
- Pflegerische und therapeutische Interventionen wie Fußpflege, Wechsel der Inkontinenzversorgung, Verbandwechsel an einer OP-Wunde, Anziehen von Kompressionsstrümpfen bieten die Möglichkeit, die Haut mitzubeobachten.
- Pflegefachpersonen fragen Patienten nach Hautveränderungen, z. B. sichtbare Veränderungen, Juckreiz, Schmerzen.

Die **Dokumentation** von Hautveränderungen erfordert eine genaue Beschreibung der Veränderung und der Lokalisation, abgegrenzte Hautveränderungen können gemessen werden. Für die Dokumentation von Wunden gibt es spezielle Dokumentationsblätter (➤ 30.5.9). Ggf. wird die Hautbeschreibung durch ein Foto ergänzt. Eine Fotodokumentation ist auch zur Verlaufsbeurteilung einer Hautveränderung geeignet.

17.1.3 Die physiologische Haut

Die gesunde Haut

Die physiologische, d. h. die gesunde Haut, ist intakt, trocken, glatt, warm und gut durchblutet, elastisch.
Menschen haben unterschiedliche Hauttypen, die durch Haar- und Hautfarbe, Augenfarbe und Sonnenempfindlichkeit bestimmt sind. Es werden, abhängig vom Pigmentierungstyp, sechs Hauttypen unterschieden. Auch die Talgdrüsenproduktion ist individuell. Es gibt Menschen, die zeitlebens eher eine trockene Haut haben, andere eher eine fettige. Dasselbe gilt für die Schweißbildung und die Behaarung.

Physiologische altersbedingte Hautveränderungen

Im Laufe des Lebens verändert sich die die Hautsituation typischerweise (➤ Tab. 17.1, ➤ Abb. 17.1). Die jeweilige altersbedingte Hautsituation hat auch Auswirkungen auf die Reinigung und Pflege der Haut (➤ 17.2).

Die Haut von Neugeborenen und Säuglingen

Die **Säuglingshaut** besitzt physiologische Besonderheiten: [2]
- Die Epidermis ist nach der Geburt von **Käseschmiere** *(Vernix caseosa)* überzogen. Diese besteht aus abgeschilferten Zellen, Haaren und Talg und dient als natürlicher Hautschutz gegen die aufweichende Wirkung des Fruchtwassers. Nach der Geburt bewahrt sie die Haut vor dem Austrocknen. Die Käseschmiere wird mit den ersten Waschungen nach und nach entfernt, was zu einer vermehrten physiologischen Schuppung der Haut führt.
- Talg- und Schweißdrüsen sind noch nicht vollständig entwickelt. Das bedeutet, der schützende Fettfilm fehlt und die Haut trocknet schneller aus. Der Säureschutz der Haut ist noch nicht stabil, der pH-Wert ist über 6 (Erwachsene um 5,5) und macht die Babyhaut anfälliger für Bakterien und Pilze.
- Die Hautoberfläche ist bezogen auf das Körpergewicht doppelt so groß wie beim Erwachsenen. Daher ist auch die Wasser- und Wärmeabgabe über die Haut stark erhöht.
- Die Epidermis ist sehr dünn, daher besteht die Gefahr der Austrocknung. Die erhöhte Durchlässigkeit *(Permeabilität)* der Haut kann zu einer erhöhten Resorption von Medikamenten, Hautdesinfektionsmitteln und chemischen Stoffen in Hautpflegepräparaten führen. Zudem reagiert die kindliche Haut auf bestimmte Substanzen wie Stuhl, Urin, Speichel und manche Pflegemittel schnell mit Hautreizungen.
- Durch die noch geringe Melaninproduktion ist sie weniger pigmentiert. Säuglinge und Kleinkinder müssen daher vor direkter Sonneneinstrahlung besonders geschützt werden.
- Das Unterhautfettgewebe ist noch nicht vollständig entwickelt, sodass der Säugling kälteempfindlicher ist.

Die Altershaut

Unter diesem Begriff werden die typischen Hautveränderungen beschrieben, die sich mit zunehmendem Alter zeigen. Die Hautalterung beginnt mit dem 20. Lj., spätestens ab dem 40 Lj. sind die Veränderungen auch sichtbar. Hautalterung ist genetisch determiniert, ist aber auch abhängig von äußeren Faktoren im Verlauf des Lebens wie UV-Belastung, Alkohol- und Tabakkonsum, Stress.
Typische Veränderungen sind:
- Abnahme der Durchblutung in der Dermis → die Haut wird blasser und kühler.
- Abnahme der Talgproduktion, Abnahme von natürlichen Feuchthaltefaktoren (z. B. Hyaluronsäure), die Wasser in der Epidermis speichern

17

Tab. 17.1 Physiologische Veränderungen der Haut nach der Talgproduktion im Laufe des Lebens.

Kind	Jugendlicher	Erwachsener	Alter Mensch
Wenig Talgproduktion (➤ Kasten Säuglingshaut). Die Haut ist: • fettarm • wasserreich • empfindlich gegen äußere Reize, z. B. Sonne, Kälte, Wind	Hormonbedingte Hautveränderungen mit Beginn der Pubertät, insb. nimmt die Talgproduktion zu. Die Haut ist häufig: • fettig, v. a. im Gesicht, am Rücken • unrein, sog. Mittesser, Pickel bis hin zu schwerer Akne	Die Talgproduktion reguliert sich. Es gibt vier Hautsituationen bzgl. Talgproduktion: • normale Haut – weder zu viel noch zu wenig fettig, kaum Hautunreinheiten, Pickel • fettige *(seborrhoische)* Haut – großporig, glänzend, neigt zu Unreinheiten, Akne • Trockene *(sebostatische)* Haut – spannt, ist spröde/rau, schuppig, oft mit Juckreiz • Mischhaut – trockene Hautpartien und fettige, v. a. im Bereich Stirn, Nase	Die Talgproduktion lässt nach, mit weiteren typischen Veränderungen (➤ Kasten Altershaut). Die Haut ist: • dünn, pergamentartig • faltig • blass, kühl • trocken, schuppig, rissig, • spannt und juckt häufig (➤ 17.1.8)

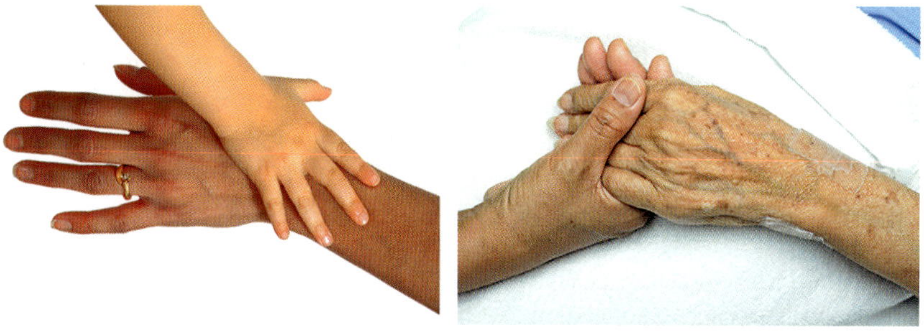

Abb. 17.1 Sichtbare Hautveränderungen im Laufe des Lebens. Von links nach rechts: die Haut eines Kindes, eines Jugendlichen, eines Erwachsenen und eines alten Menschen im Vergleich. [J787]

→ die Haut wird trocken, schuppig, spannt und neigt zu Juckreiz (➤ 17.1.8).
- Geschwindigkeit der Zellteilung in der Haut verlangsamt sich, Erneuerungsfähigkeit der Haut lässt nach → die Haut wird dünner bis hin zu pergamentartig, die Hautgefäße scheinen durch, v. a. auf Wangen und Nase. Die Wundheilung verlangsamt sich.
- Kollagen und Elastin werden abgebaut bzw. nicht mehr ausreichend neugebildet → die Haut verliert ihre Elastizität, Falten entstehen.
- Ungleichmäßige Zunahme der Melanin produzierenden Zellen *(Melanozyten)*, bes. an Hautstellen, die der Sonne ausgesetzt sind → Altersflecken, die eine harmlose Pigmentstörung sind.
- Abnahme der Elastizität der Blutgefäße in der Haut → Einreißen und Hämatombildung schon bei leichten mechanischen Reizen.

Insgesamt wird die Haut im Alter zunehmend empfindlicher und durchlässiger für äußere Einflüsse. Sie braucht deshalb eine sorgsame Reinigung und Pflege (➤ 17.2).

17.1.4 Hautfarbe

Die typische **Hautfarbe** eines Menschen ist abhängig von der individuellen Pigmentierung und der momentanen Durchblutung der Haut.

Physiologische Veränderungen

Physiologische Veränderungen der Hautfarbe sind:
- **Hautrötung.** Die Blutgefäße weiten sich, um Wärme abzugeben, z. B. bei körperlicher Anstrengung, bei Aufregung, bei Hitze und Überwärmung, beim Erröten (z. B. aus Scham), als reaktive Hyperämie nach Kältereiz (z. B. rote Nase im Winter). Eine Besonderheit sind angeborene Feuermale, die durch lokal begrenzte erweiterte Blutgefäße entstehen.
- **Hautblässe.** Die Blutgefäße verengen sich reflektorisch, z. B. bei Aufenthalt in kühlen Räumen oder bei Schreck. Menschen, die sich meist drinnen aufhalten, haben ebenfalls eine blasse Haut.
- **Blaufärbung.** Durch intensive Kälteeinwirkung mit starker Blutgefäßverengung erscheint die Haut blass-blau bis deutlich bläulich, besonders an Händen, Füßen und Lippen.
- **Hautbräune.** Durch Sonneneinstrahlung wird die Melaninbildung angeregt, und die Haut wird bräunlich bis tiefbraun, z. B. bei Menschen, die im Freien arbeiten. In der Schwangerschaft und im Alter kommt es oft an typischen Stellen zu einer lokalen Hyperpigmentierung. Angeboren sind Sommersprossen, die sich unter Sonneneinstrahlung verstärken. Muttermale sind gutartige braune Flecken unterschiedlicher Größe und Anzahl.
- **Striae (cutis distensae).** Dehnungsstreifen entstehen in der Unterhaut bei starker Dehnung, typischerweise in der Schwangerschaft an Bauch und Brüsten, aber auch bei Übergewicht. Zunächst sind die Striae bläulich-rötlich, später dann weißlich-gelblich.
- **Gelbfärbung.** Sie entsteht, wenn sich durch reichlichen Karottengenuss das Karotin (Provitamin A) in die Haut einlagert. Der **Neugeborenenikterus** *(Gelbsucht des Neugeborenen)* kann ebenfalls als physiologisch angesehen werden. Er entsteht durch einen vermehrten Hämoglobinabbau nach der Geburt bei gleichzeitig noch unreifer Leberfunktion.

Pathologische Veränderungen

Pathologische Veränderungen der Hautfarbe sind typische Symptome für Erkrankungen:
- **Hautrötung.** Sie ist immer Folge einer Blutgefäßerweiterung und vermehrten Hautdurchblutung, z. B. bei:
  - Fieber in der Phase der Fieberhöhe und des -abfalls (➤ 16.3.4)
  - Bluthochdruck *(Hypertonie* ➤ 15.3.3)
  - Verbrennungen, Sonnenbrand
  - Entzündungen, z. B. Wundinfektion, Gelenkentzündung; Rötung *(Rubor)* als eines von fünf typischen Entzündungszeichen (➤ 10.2.2, ➤ Abb. 10.1)
  - Hautinfektionen, z. B. bakterielle Infektionen wie Erysipel *(Wundrose)* und Impetigo contagiosa *(Eiterflechte)*, Intertrigo (➤ 17.1.10), Pilzinfektionen (➤ 17.8.2)
  - Kontaktekzemen *(lokal begrenzte Hautentzündung)* entweder durch Kontakt mit einer hautreizenden Substanz oder als allergische Reaktion
  - Dekubitus Kategorie I = nicht wegdrückbare Rötung (➤ 17.9.3, ➤ Tab. 17.16)
- **Hautblässe.** Sie entsteht typischerweise bei
  - Blutarmut *(Anämie)*, u.a. nach größeren Blutungen oder aufgrund von Erkrankungen, z. B. der Nieren oder des blutbildenden Systems
  - Herz-Kreislauf-Störungen, die mit einer verminderten Blutzirkulation einhergehen, z. B. im Schock, bei Kreislaufkollaps, bei niedrigem Blutdruck (➤ 15.3.3)
  - Peripherer arterieller Durchblutungsstörung *(pAVK)*
- **Blaufärbung.** Sie ist ein Zeichen für einen Sauerstoffmangel *(Zyanose,* ➤ 14.4.10).
- **Braune, schwarze, rote Hautstellen.** Treten sie neu auf, werden größer, sondern Sekret ab, ulzerieren usw., so sind sie immer verdächtig für einen Hauttumor.
- **Gelbfärbung.** Ikterus von Haut und Schleimhäuten (v. a. Augenbindehaut) ist ein Zeichen für Leber-, Gallenwegs- und Pankreaserkrankungen, häufig juckt die Haut auch.
- **Graufärbung.** Eine graue, schmutzig-gelbe Hautfarbe ist typisch für Nierenerkrankungen, dann oft auch mit Juckreiz. Sie tritt auch bei langen, schweren Erkrankungen auf, z. B. Tumorerkrankungen, und häufig am Ende des Lebens.

17.1.5 Hautoberfläche

Die physiologische **Hautoberfläche** ist intakt, abhängig von Alter und Talgproduktion, eher trocken oder fettig (➤ Tab. 17.1). Sie ist individuell behaart oder unbehaart, evtl. finden sich Hautmale (z. B. Muttermale, Feuermale, Hämangiome) oder Narben (verheilte Wunden).

Pathologische Veränderungen

Pathologische Veränderungen der Hautoberfläche sind meist auf den ersten Blick erkennbar, auch wenn die Beschreibung, Differenzierung und Diagnose oft gar nicht einfach ist.

DEFINITION

Effloreszenz *(Hautblüte):* krankhafte sichtbare Hautveränderung. Entweder als **Primäreffloreszenz** unmittelbar durch die Erkrankung bedingt oder als **Sekundäreffloreszenz** in der Folge einer Primäreffloreszenz entstanden.

Typische **primäre Effloreszenzen** sind:
- Fleck *(Makula)*
- Bläschen < 0,5 cm *(Vesicula)*, Blase > 0,5 cm *(Bulla)*
- Knötchen < 0,5 cm *(Papel)*, Knoten > 0,5 cm *(Nodus)*
- Quaddel *(Urtica)*
- Erosion (Hautdefekt, der nur die Oberhaut betrifft)

Typische **sekundäre Effloreszenzen** sind:
- Abszess *(Eiteransammlung)*
- Kruste *(Crusta)*
- Schuppen *(Squama)*, Schorf
- Geschwür *(Ulkus,* tiefer gehend)
- Narbe

Neben Effloreszenzen können auf der Hautoberfläche beobachtet werden:
- Verletzungen, Operationswunden, Eintrittsstellen, z. B. von Venenkathetern
- Hautblutungen, Blutergüsse *(Hämatome)*
- Hauttumoren, exulzerierende *(durch die Haut durchbrechende)* Tumoren
- Parasiten, z. B. Läuse, Krätzmilben

17.1.6 Hauttemperatur

Physiologische Regulation der Körpertemperatur ➤ 16.1.1

Die **Hauttemperatur** *(Körperschalentemperatur)* liegt je nach Durchblutung, Hautfeuchtigkeit und Raumtemperatur zwischen 28 und 33 °C.

Physiologischerweise nimmt die Hauttemperatur bei hoher Außentemperatur oder körperlicher Anstrengung durch eine Gefäßweitstellung und dadurch vermehrte Hautdurchblutung zu. So hält der Körper die Köperkerntemperatur konstant. Bei niedriger Außentemperatur oder bei Aufregung sinkt die Hauttemperatur durch Gefäßengstellung und dadurch verminderte Hautdurchblutung. Beim Schwitzen entsteht Verdunstungskälte auf der Haut und auch eine niedrigere Hauttemperatur.

Zu einer **pathologischen Erhöhung der Hauttemperatur** kommt es u. a.:
- Bei Fieber in der Phase der Fieberhöhe
- Bei Schilddrüsenüberfunktion *(Hyperthyreose)* infolge eines gesteigerten Grundumsatzes
- Lokal: bei Hautentzündungen und Entzündungen unter der Haut (z. B. Gelenkentzündung). Überwärmung *(Calor)* ist eines der fünf Entzündungszeichen (➤ 10.2.2, ➤ Abb. 10.1)

Zu einer **pathologischen Erniedrigung der Hauttemperatur** kommt es als Folge einer schlechten Durchblutung u. a.:
- Generalisiert: bei Herzinsuffizienz und niedrigem Blutdruck (➤ 15.3.3), bei orthostatischer Dysregulation (➤ 29.3.3) oder im Schock
- Lokal bei arterieller Durchblutungsstörung, typischerweise bei peripherer arterieller Verschlusskrankheit (pAVK) in den Beinen

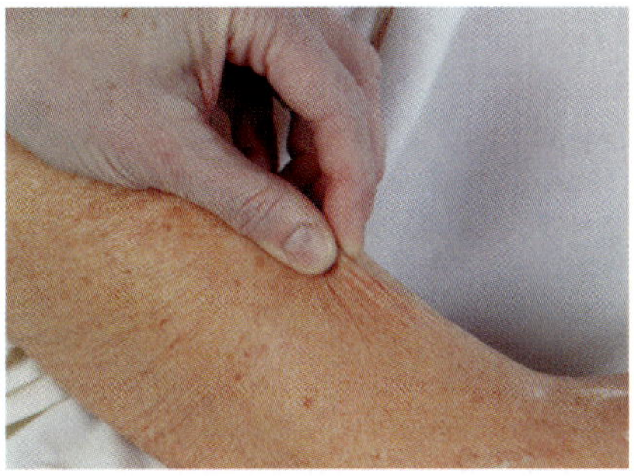

Abb. 17.2 Dehydrationstest bei Erwachsenen. Die abgehobene Hautfalte sollte sich unverzüglich zurückbilden, wenn keine Dehydratation vorliegt. [G929]

VORSICHT

Eine **Temperaturdifferenz der Haut** zwischen oberer und unterer Extremität kann beim Kind ein Hinweis auf einen **angeborenen Herzfehler** sein.

17.1.7 Hautspannung

Die **Hautspannung** *(Hautturgor)* wird durch den Flüssigkeitsgehalt der Haut (abhängig vom Flüssigkeitsgehalt des Körpers), die Hautelastizität und das Unterhautfettgewebe bestimmt. Im Laufe des Lebens lässt der Spannungszustand der Haut nach (➤ 17.1.3).

Ein **pathologisch herabgesetzter Hautturgor** ist typisch bei:
- Austrocknung (**Dehydratation** ➤ 18.2.4) durch Flüssigkeitsverlust und/oder mangelnde Flüssigkeitsaufnahme. Die Hautspannung lässt sich durch das Anheben einer Hautfalte überprüfen: Bei einer Dehydratation bleibt die Falte für einige Sekunden stehen (➤ Abb. 17.2).
- Mangelernährung und Kachexie durch fehlendes Unterhautfettgewebe (➤ 18.2.5).

Ein **pathologisch erhöhter Hautturgor** wird so unterschieden:
- Generalisiert: bei flächenhafter Flüssigkeitsansammlung im Gewebe (**Ödeme**), z. B. in den Beinen oder im Bauchraum. Wird die Haut darüber eingedrückt, kommt es zu einer Delle, die sich nur langsam zurückbildet (➤ Abb. 17.3). Mögliche Ursachen sind Herz- und Niereninsuffizienz, venöse Insuffizienz/Krampfadern, Lymphstau, Eiweißmangel im Blut, Leberzirrhose u. a.
- Lokal: Bluterguss, z. B. durch postoperative Nachblutung oder Verletzung, Hautentzündungen unterschiedlicher Ursache. Schwellung *(Tumor)* ist eines der fünf Entzündungszeichen (➤ 10.2.2).

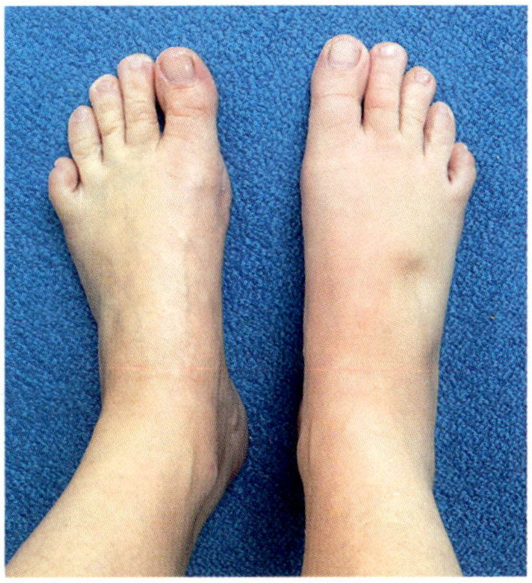

Abb. 17.3 Zeichen eines Ödems. Nach Druck auf die Haut entsteht eine Delle, die sich nur langsam zurückbildet. [O408]

17

17.1.8 Juckreiz

DEFINITION

Juckreiz, Jucken *(Pruritus):* unangenehme Empfindung, die das Verlangen zu kratzen, zu reiben, zu scheuern, zu rubbeln, zu kneten oder zu drücken verursacht. Eigenständige subjektive Sinnesqualität, die nicht objektiv messbar ist. [3]

Juckreiz tritt auf (➤ Abb. 17.4): [3], [4]

- *Akut* (z. B. bei Windpocken) oder *chronisch* (z. B. bei Neurodermitis, Niereninsuffizienz)
- *Lokalisiert* (z. B. bei Fußpilz, Insektenstich) oder *generalisiert* (z. B. bei Allergie auf ein Lebensmittel, Medikament)
- Bei *dermatologischen* (z. B. Schuppenflechte, Herpes labialis ➤ 17.5.2, Dermatomykosen ➤ 17.1.9) oder *nicht dermatologischen Erkrankungen* (z. B. Lebererkrankungen, Leukämie)
- *Ohne* oder *mit beeinflussende Faktoren*, wie z. B. Wärme oder Kälte, Stress, in der Nacht, im Winter

Das exzessive Kratzen führt zunächst zu einem Nachlassen des Juckreizes, weil der Schmerz den Juckreiz überdeckt. Die häufig entstehende zusätzliche Schädigung der Haut verursacht weitere Entzündungsprozesse in der Haut und ggf. bakterielle Sekundärinfektionen, welche wiederum den Juckreiz fördern **(Juck-Kratz-Zirkel).**

Juckende Haut zeigt oft typische weitere Symptome wie Trockenheit, Verdickung oder Vergröberung bzw. eine veränderte Hautoberfläche mit Pusteln, Blasen, Verkrustungen, Rötung. Typisch sind auch sichtbare Kratzspuren und oberflächliche Hautdefekte.

Maßnahmen bei Juckreiz

Wenn möglich und bekannt, wird die Ursache für den Juckreiz beseitigt. **Juckreizlindernde Maßnahmen** sind:

- Kühle Raumtemperatur, zu warme Kleidung oder Bettwäsche vermeiden
- Kleidung aus Baumwolle, Leinen bevorzugen, die nicht zu eng sitzt; wenig Waschmittel verwenden und keinen Weichspüler
- Zurückhaltende Hautreinigung (➤ 17.2.1), auf Reinigungsmittel verzichten oder medizinisches Produkt verwenden, sehr vorsichtig trocken tupfen
- Angepasste Hautpflege (➤ 17.2.2), in der Regel mit einem hohen Fettgehalt; medizinisches Produkt wählen, das frei von Farb-, Duft- oder Konservierungsstoffen ist; neue Produkte immer zunächst an einer kleinen Stelle testen
- Fingernägel kurz und sauber halten
- Bei starkem Juckreiz kalte Auflage (z. B. Handtuch aus dem Kühlschrank, Gefrierfach) auflegen, mit der Hand leichten Druck ausüben oder klopfen, statt kratzen
- Juckende Stellen mit Kleidung bedecken (z. B. Neurodermitis-Overall für Kinder), ggf. nachts Handschuhe anziehen (lassen)
- Verstärker (z. B. Stress, Schwitzen, bestimmte Allergene) herausfinden und bestmöglich ausschalten
- Für Ablenkung und Entspannung sorgen
- Juckreizstillende Salbe nach Arztanordnung auftragen, ggf. auch systemische Gabe eines Antihistaminikums *(Antiallergikum)*

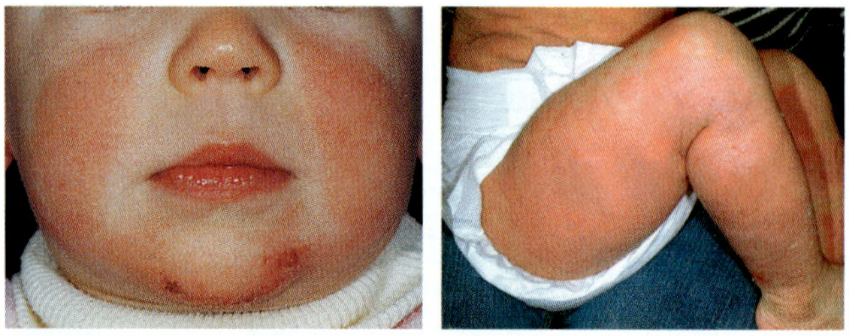

Abb. 17.4 Juckreiz kann viele Gründe haben, bei Kindern ist die atopische Dermatitis (Neurodermitis) eine häufige Ursache. Die Haut ist meist trocken, gerötet und zeigt oberflächliche Kratzeffekte. Juckende Haut braucht spezielle Maßnahmen der Reinigung und Pflege. [G888, E473-005]

17.1.9 Windeldermatitis, Inkontinenz-assoziierte Dermatitis

DEFINITION

Windeldermatitis: Sonderform der *toxischen Kontaktdermatitis* (Hautentzündung durch Kontakt mit hautreizenden Substanzen, v. a. Urin und Stuhl) bei Säuglingen in der Genitalregion. Wird nur für Säuglinge benutzt.
Inkontinenz-assoziierte Dermatitis *(IAD):* irritativ toxische Kontaktdermatitis des Erwachsenen in der Genitalregion als Folge einer Stuhl- und Harninkontinenz.

Windeldermatitis bzw. Inkontinenz-assoziierte Dermatitis entsteht durch:

- Aufquellen der Hornschicht der Epidermis durch Feuchtigkeit und Wärme (gefördert durch Windel- bzw. Inkontinenzversorgung) → Mikroorganismen können eindringen
- Restaktivität der Stuhlenzyme, die die greift die Hornschicht angreifen, besonders bei Diarrhö (Stuhl ist für die Haut sehr problematisch)
- Schädigung der Schutzbarriere der Haut durch den Ammoniak im Urin, der pH-Wert der Haut wird alkalischer
- Zu seltene Wechsel der Windel beim Säugling bzw. der Inkontinenzversorgung bei Erwachsenen
- Häufige und traumatische Hautreinigung, ungeeignete oder fehlende Hautpflege

Die Genitalregion zeigt dabei ein typisches **Erscheinungsbild** (➤ Abb. 17.5):

- Ekzembild mit Rötung, Schwellung, evtl. Bläschenbildung
- Schädigung bis Zerstörung der Epidermis mit Verlust ihrer Barrierefunktion → oberflächliche, nässende Hautstellen, evtl. leicht blutend
- Betroffener gibt Schmerzen an, teilweise auch Juckreiz
- Ggf. Hautentzündung durch Candida albicans (Hautpilzerreger), Escherichia coli, Staphylokokkus aureus u. a.

Bei Windeldermatitis zu beachten

Bei Windeldermatitis im Genitalbereich dürfen keine parfümierten Produkte (z. B. Feuchttücher) zur Reinigung verwendet werden, da diese Präparate auf wunder Haut brennen.

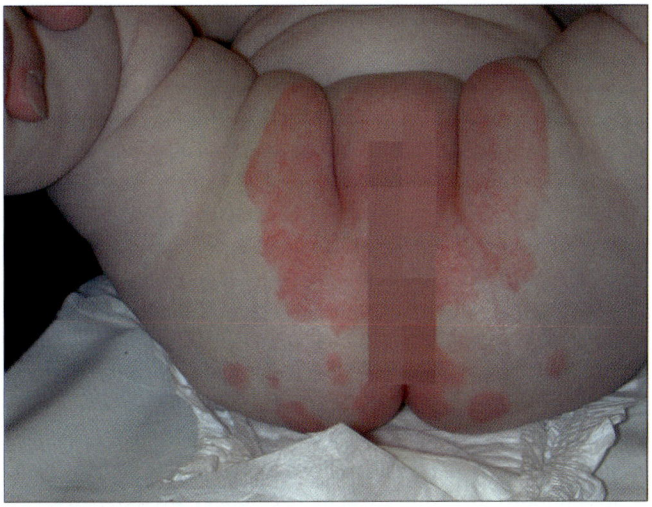

Abb. 17.5 Kind mit Windeldermatitis. [G925]

Prophylaxe

- Häufig wickeln bzw. Inkontinenzversorgung wechseln; Produkte verwenden, die die Feuchtigkeit in ein Gel verwandeln und die Haut so länger trocken halten
- Wenn möglich offen wickeln, d. h., Windel nicht verschließen, kleinstmögliche Versorgung wählen, zeitweise auf Windel/Inkontinenzversorgung verzichten
- Vorsichtige Hautreinigung (➤ 17.2.1), Rubbeln vermeiden, ggf. Stuhlreste mit weichen Öltüchern entfernen; angepasste Hautpflege (➤ 17.2.2)
- Sog. *Barrierecreme* auftragen, d. h. transparenten Hautschutz, der eine urin- und stuhlabweisende Schicht auf der Haut hinterlässt, ohne die Hautporen zu verstopfen, z. B. Linola® Hautschutzcreme, TENA Barrier Cream®, Cavilon Hautschutzcreme

Maßnahmen bei Windeldermatitis, IAD

- Die prophylaktischen Maßnahmen intensivieren, v. a. häufiger wickeln
- Betroffene Hautregion mit Kamillen- oder Schwarztee abtupfen
- Produkte mit den Inhaltsstoffen Zinkoxid, Lanolin, Lebertran, Dexpanthenol, Paraffin und Bienenwachs u. a. auftragen, z. B. Multilind® Wundschutz-Pflegecreme, WALA® Calcea Wund- und Heilcreme [5]

Windelsoor, Candidamykose. *Candida albicans* ist ein Hefepilz, der zur normalen Haut- und Schleimhautflora gehört. Bei einer Windeldermatitis, IAD ist die Gefahr groß, dass sich eine Pilzinfektion „aufpfropft". Ein solcher Hautsoor zeigt sich mit geröteten, nässenden Pusteln, am Rand ist die Haut schuppig, evtl. gibt es blutende Läsionen.

- Alle Maßnahmen der Prophylaxe durchführen
- Antimykotikum nach Arztanordnung auftragen; keine abdeckenden Pasten/Salben, weil sich darunter Candida albicans leicht vermehrt
- Nach dem Wickeln, Wechseln der Inkontinenzversorgung, Hände desinfizieren, zu Hause Hände gründlich waschen

17.1.10 Intertrigo und Intertrigoprophylaxe

DEFINITION

Intertrigo *(Wundsein, Hautwolf)*: oberflächliche Dermatitis *(Hautentzündung)*, die durch Reibung und Feuchtigkeit an Körperstellen entsteht, an denen Schweiß nicht verdunsten kann, v. a. in Hautfalten.

Die Schweißdrüsen der Haut produzieren täglich, weitgehend unbemerkt, mindestens 0,5 l Schweiß. Bei körperlicher Anstrengung und Fieber kann die Schweißproduktion auf 2 l und mehr steigen. An Körperstellen, an denen der Schweiß nicht verdunsten kann (weil keine Luft dorthin gelangt), weicht die Haut auf *(Mazeration)* und wird wund. Durch das feuchte und warme Milieu können Bakterien und Pilze in die Epidermis eindringen und sich vermehren – eine **Intertrigo** ist entstanden. Begünstigt wird die Entstehung, wenn zusätzlich Haut auf Haut reibt.

Risikofaktoren und bevorzugte Stellen

- Adipositas
- (Vermehrtes) Schwitzen
- Unzureichende Körperhygiene
- Ungeeignete Hautreinigungs- und Pflegeprodukte
- Bewegungsmangel, Bettlägerigkeit
- Kleidung aus nicht atmungsaktiven Kunstfasern, Bettunterlagen aus Gummi u. Ä.
- Empfindliche Haut, vorbestehende Hauterkrankungen

Gefährdet sind Körperstellen, an denen Schweiß nicht verdunsten kann: Achseln, unter den Brüsten, Bauchfalten, Leisten, Genitalbereich (Analfalte, bei Männern unter dem Hodensack), Zehenzwischenräume.

Symptome

Eine Intertrigo ist leicht zu erkennen (➤ Abb. 17.6):

- Die Haut nässt und ist hochrot.
- Die Epidermis ist aufgequollen, geschwollen, ggf. oberflächliche Defekte.
- Der Betroffene klagt über Schmerzen und Juckreiz.
- Die Intertrigo ist an exponierter Stelle: Hautfalten, die wenig belüftet sind.

Intertrigoprophylaxe

Die **Intertrigoprophylaxe** beginnt mit der täglichen Beobachtung aller Hautfalten. Zudem:

- 2-mal täglich alle intertrigogefährdeten Stellen mit klarem Wasser waschen und sorgfältig, aber vorsichtig trocknen, evtl. trocken föhnen
- Kleidung aus Leinen, Baumwolle, Wolle oder modernen Funktionsmaterialien empfehlen, die Schweiß verdunsten lässt
- Verschwitzte und feuchte Kleidung umgehend wechseln
- Inkontinenzmaterialien möglichst klein wählen, auf wasserdichte Unterlagen nach Möglichkeit verzichten

17

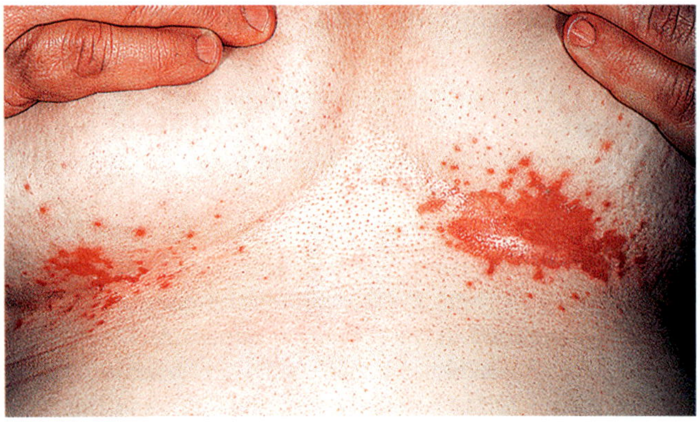

Abb. 17.6 Intertrigo unter den Brüsten. [E939–002]

- Kompressen, Baumwollläppchen in die Hautfalten einlegen; diese saugen den Schweiß auf und verhindern, dass Haut auf Haut liegt
- Arme und Beine nach Möglichkeit etwas vom Körper weg positionieren, um eine Belüftung zu ermöglichen
- Bei starkem Schwitzen schweißreduzierende Waschung mit Salbeitee durchführen

VORSICHT

Im Rahmen der Hautpflege **die Hautfalten nicht eincremen**, da das die Schweißverdunstung zusätzlich behindert und ein warmes und feuchtes Milieu begünstigt. Auch keinen Puder verwenden, da er mit Feuchtigkeit verklumpt und Reibung verursacht. Ausnahme: antimykotische Creme zur Behandlung einer Pilzinfektion nach Arztanordnung dünn auftragen (➤ 17.8.2).

17.2 Hautreinigung und Hautpflege

DEFINITION

Hautreinigung: alle Maßnahmen, die der Körperreinigung dienen, also Schmutz, Schweiß und abgestorbene Hautschuppen entfernen, z. B. Waschen, Duschen, Baden ohne oder mit Reinigungsprodukten.
Hautpflege: alle Maßnahmen und Produkte, die der Hautpflege dienen, die also den Hydrolipidfilm der Haut erhalten bzw. wiederherstellen.

Die **Hautreinigung und -pflege** verfolgt verschiedene Ziele:

- Die Haut ist sauber und trocken.
- Das Wohlbefinden des Patienten ist gefördert.
- Der physiologische Hydrolipidfilm bzw. Hautzustand ist erhalten bzw. wiederhergestellt, die Haut ist bedarfsgerecht gepflegt.
- Hautveränderungen sind frühestmöglich erkannt.
- Der Patient erfährt durch eine angemessene und geeignete Berührung emotionale Zuwendung. Wahrnehmungseingeschränkte Menschen erleben ihre Körpergrenzen, das Körpergefühl ist gefördert, z. B. Basale Stimulation® (➤ 17.3.3, ➤ 23.13.2).

17.2.1 Prinzipien für die Hautreinigung

Menschen pflegen unterschiedliche Gewohnheiten bei der Körperpflege und verwenden unterschiedlichste Produkte, vielleicht aus Gewohnheit, vielleicht aber auch ganz bewusst ausgewählt. Das gilt es von Pflegenden zu berücksichtigen. Die Aufgabe von Pflegefachpersonen ist, Patienten zu einer geeigneten Hautreinigung zu beraten, v. a. wenn die Haut Veränderungen und Hauterkrankungen zeigt. Folgende **Prinzipien** gelten für die Hautreinigung:

- **Waschtemperatur nicht zu heiß wählen.** Durch hohe Temperaturen wird der Haut Fett entzogen. Idealerweise liegt die Wassertemperatur bei etwa 34–35 °C, Säuglinge werden bei 37 °C gewaschen oder gebadet. Temperaturen unter 34 °C wirken anregend und sind morgens oder im Sommer ideal. Selbstverständlich wird der Patientenwunsch berücksichtigt.
- **Reinigungsmittel mit Vorsicht anwenden** (➤ Abb. 17.7). Meist ist warmes Wasser und ein Waschlappen für die Reinigung ausreichend. Bei Bedarf (z. B. bei Verschmutzung, Geruchsbildung) wird für Achseln, Genitalbereich oder Füße ein Reinigungsmittel verwendet, indem es sparsam auf den Wachlappen aufgetragen wird. Um Hautirritationen zu vermeiden, wird dieses mit klarem Wasser wieder abgewaschen.
- **Nicht zu lange duschen und baden.** Duschen dem Baden vorziehen. Durch langen Kontakt mit warmem Wasser weicht die Haut auf, und der Hornschicht werden wasserbindende Substanzen, insbesondere Eiweiße entzogen. Die Haut wird trocken. Auch für Neugeborene und Säuglinge gilt: 1–2 Bäder pro Woche sind ausreichend.
- **Sorgfältig abtrocknen.** Werden die Hautfalten nicht gut abgetrocknet, entsteht Intertrigogefahr (➤ 17.1.10). Das Abtrocknen sollte vorsichtig geschehen, bei sehr empfindlicher Haut wird nur trocken getupft, um zusätzliche Schäden auch mechanische Belastung zu vermeiden.

Hautreinigungsprodukte

Seife. Die klassische Seife ist alkalisch (pH-Wert > 7) und verändert dadurch den physiologischen sauren pH-Wert der Haut (um 5,5). Durch ihre starke Reinigungswirkung entfettet sie und trocknet stark aus. Zugesetzt werden z. B. rückfettende Substanzen, Duftstoffe, Desinfektionsmittel, die bei empfindlichen Menschen Allergien auslösen können. Daher sollten Seifen nur bei starker Verschmutzung oder sehr fettiger Haut angewendet werden.
Syndet (von *synthetic detergens).* Künstliches Reinigungsmittel mit waschaktiven Substanzen, die meist deutlicher milder für die Haut sind. Zudem ist der pH-Wert meist leicht sauer (**Haut-pH-neutral**), sodass der Hydrolipidfilm nicht so stark verändert wird. Als flüssige Syndets, Dusch- oder Badegels erhältlich, teilweise mit rückfettenden Substanzen, Duftstoffen, Desinfektionsmitteln.
Pflegefachpersonen empfehlen besonders Patienten mit vorbestehenden Hauterkrankungen oder Altershaut die sparsame Verwendung eines hochwertigen Reinigungsprodukts. Patienten mit Allergieneigung sollen medizinische Reinigungsprodukte bevorzugen, die möglichst wenig Allergene (z. B. Farb-, Duft-, Konservierungsstoffe) enthalten.

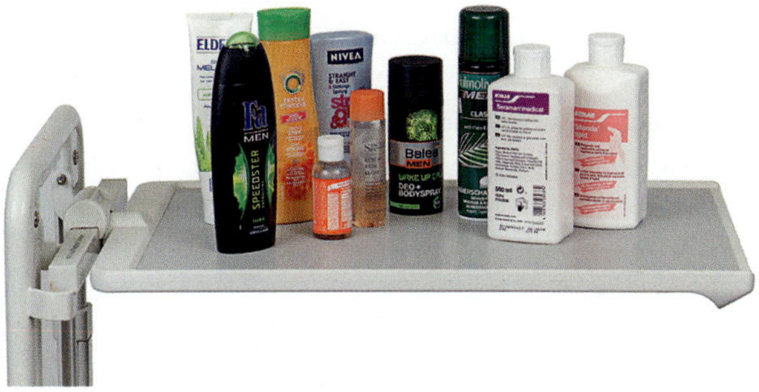

Abb. 17.7 Verschiedene Hautreinigungsprodukte. Nicht jedes ist für empfindliche, juckende oder trockene Haut geeignet. [K115]

KLIMA UND UMWELT

Ob Duschgel, Shampoo, Deo, Rasierschaum oder Kosmetik – ein Blick in den Badeschrank macht deutlich, wie verwenden alle eine Vielzahl von Kosmetik- und Körperpflegeartikeln und nicht alle sind für den Menschen und die Umwelt gut. Bei der täglichen Körperpflege gibt es also vielfältige Möglichkeiten Ressourcen und die Umwelt zu schonen:

- Keine Produkte kaufen, die flüssige Kunststoffe und Mikroplastik enthalten. Sie gelangen mit dem Abwasser in die Naturkreisläufe und können nur schwer abgebaut werden. Kleinstlebewesen, Fische und Vögel nehmen das Mikroplastik auf und letztendlich kommt es so auch wieder zum Menschen. Mikroplastik bindet zudem Schadstoffe, was es für Tiere und Menschen noch gefährlicher macht. Mit der kostenlosen ToxFox-App vom BUND lassen sich Hygieneartikel auf hormonelle Schadstoffe, Nanopartikel, Mikroplastik und flüssige Kunststoffe überprüfen. [6]
- Feste Seifen und Shampoos verwenden, denn sie sind in umweltfreundlichen Papierverpackungen oder ganz ohne Verpackung und sparen damit jedem Menge Plastik.
- Nachfüllpackungen verwenden oder in Geschäfte mit Nachfüllstationen gehen. Dadurch fällt weniger Verpackungsmaterial an, was den Rohstoffverbrauch und Abfall reduziert.
- Nach kompostierbaren Verpackungen (bestimmte Kunststoffe auf Pflanzen- oder Papierbasis) Ausschau halten, die eine umweltfreundliche Alternative zu herkömmlichem Plastik sind.
- Auf lokale Inhaltsstoffe und lokal hergestellte Produkte achten, weil dadurch der CO_2-Ausstoß, der mit dem Transport verbunden ist, reduziert werden kann.
- Nicht für die Umwelt, auch für den Menschen sind eine Vielzahl von Inhaltsstoffen bedenklich oder gar gesundheitsschädlich. Bei diesen Inhaltsstoffen sollten Verbraucher genauer hinschauen bzw. sich weitergehend informieren: Konservierungsmittel/-stoffe, UV-Filter, Titandioxid, Duftstoffe, Silikone, Parafine Mikroplastik und flüssige Kunststoffe, PEG-Verbindungen, Palmöl, Aluminium. [37]

17.2.2 Prinzipien für die Hautpflege

Die Haut verändert sich im Laufe des Lebens (➤ 17.1.3, ➤ Tab. 17.1). Zudem weist sie zeitlebens auch ganz individuelle Besonderheiten auf, manches Mal auch Hauterkrankungen. Für die Erhaltung und Unterstützung bzw. Wiederherstellung eines physiologischen Hautzustands (➤ 17.1.3) muss ein geeignetes Hautpflegeprodukt ausgewählt werden (➤ Abb. 17.8).

Hautpflegemittel

Zur **Hautpflege** werden in der Regel Emulsionen verwendet. **Emulsionen** bestehen aus einem Fett- und einem Wasseranteil. Abhängig vom Mischverhältnis unterscheidet man:

- **Öl-in-Wasser-Emulsion** *(O/W-Emulsion, Lotion).* Sie haben einem höheren Wasseranteil (ca. 60 %). Dadurch zieht die Lotion schnell ein. Hautpflegemittel bei normaler bis fettiger Haut. Manche Lotionen enthalten noch Substanzen wie Urea (Harnstoff), welche die Feuchtigkeit in der Haut binden können.
- **Wasser-in-Öl-Emulsion** *(W/O-Emulsion, Creme):* Sie haben einen niedrigeren Wasseranteil (ca. 30 %). Durch den höheren Fettanteil erhält die Haut mehr Pflege, die Creme zieht langsamer ein, und es bleibt ein leichter Fettfilm auf der Haut. Hautpflegemittel für die normale bis trockene Haut und für die Altershaut.

Fett und Öle auf pflanzlicher (z. B. Sheabutter, Mandel- oder Olivenöl), tierischer (z. B. Wollwachs) oder synthetischer Basis (z. B. Silikon) sind sehr fettend und hautglättend. Dicker aufgetragen lösen sie Schuppen und Krusten auf. Sie dichten die Hautporen ab und behindern die Hautatmung, evtl. sind sich schwieriger aufzutragen und schmieren lange nach.

VORSICHT

Es gibt eine Vielzahl **dermatologischer Lokaltherapeutika,** die, wie der Name schon sagt, für die therapeutische Anwendung bei spezifischen Hauterkrankungen geeignet sind - sie sind **nicht zur Hautpflege geeignet**. Hierunter fallen auch alle Produkte mit einem spezifischen Wirkstoff. D. h., diese Produkte sind *nicht* zur täglichen Hautpflege geeignet. Vielmehr werden sie für eine begrenzte Zeit bei einer bestimmten Indikation eingesetzt.

Puder besteht aus fein pulverisierten, festen Stoffen (Talkum, Zinkoxid, Stärke). Er schützt die Haut vor mechanischen Einflüssen, indem er die Reibung herabsetzt (im Sport). Puder bindet Feuchtigkeit und ist dadurch austrocknend und kühlend. Durch die Aufnahme von Feuchtigkeit entstehen feine Klümpchen, die in Hautfalten Reibung verursachen. Puder kommt bei juckenden und nässenden Hauterkrankungen zum Einsatz, heute eher selten.

Schüttelmixturen *(Lotio)* sind Puder in einer Flüssigkeit. Sie haben dieselben Eigenschaften und Indikationen wie Puder, lassen sich aber leichter auf die Haut aufbringen.

Pasten *(Pudersalbe)* sind ein Gemisch aus Salbe und Puder und haben keinen Wasseranteil. Pasten verstopfen die Poren, behindern die Hautatmung und entziehen der Haut Feuchtigkeit. Sie müssen mit Öl entfernt werden. Sie werden z. B. als Hautschutz bei Feuchtigkeit eingesetzt, oder wenn eine Austrocknung oder Okklusion (Abdeckung) gewünscht ist, heute eher selten.

Salben sind halbfeste, wasserfreie oder wasserarme Zubereitungen, die einen Fettfilm auf der Haut hinterlassen. Mittels Salben werden spezifische Wirkstoffe an oder in die Haut gebracht. Sie sind nur zur lokalen Hautbehandlung geeignet.

Gele bestehen aus Wasser und einem Gelbildner, ggf. mit wenig Fett oder Alkohol. Sie wirken kühlend und juckreizlindernd, evtl. desinfizierend, und werden bei Sonnenbrand, Insektenstichen oder auf Aufweichung von Belägen/Krusten und Hydrierung von Wunden eingesetzt.

Franzbranntwein u. a. alkoholische Präparate, z. B. mit Arnikazusatz, wurden und werden gerne zur Erfrischung, zur Regeneration nach größerer Muskelbeanspruchung oder nach Sportverletzungen zum Kühlen eingesetzt. Grundsätzlich ist bei intakter Haut nichts dagegen zu sagen. Wegen der entfettenden und austrocknenden Wirkung sollte Franzbranntwein u. Ä. nicht bei Altershaut angewendet werden bzw. sich eine rückfettende Hautpflege anschließen. Alternative: Im Kühlschrank gelagertes Wasser, dem einige Tropfen eines ätherischen Öls zugesetzt werden.

17

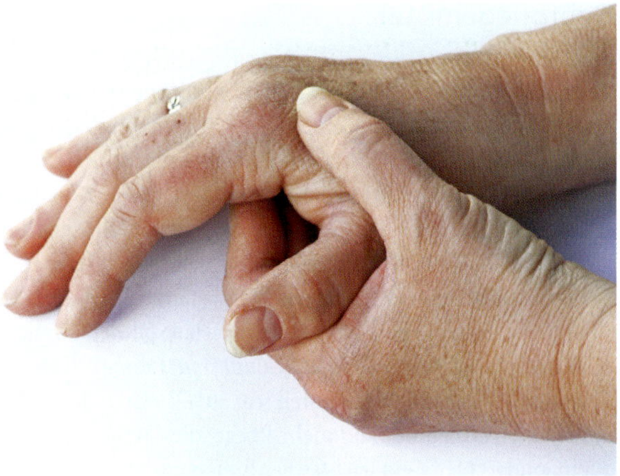

Abb. 17.8 Trockene Haut, insbesondere auch die Haut des älteren Menschen, braucht eine achtsame Reinigung und eine angepasste Hautpflege. Bei Pflegenden ist die Haut der Hände stärker belastet und benötigt ebenfalls eine gute Pflege. (➤ 10.4.2). [J787]

17.2.3 Ätherische Öle

DEFINITION

Ätherische Öle: konzentrierte Vielstoffgemische, die im Sekundärstoffwechsel von Pflanzen gebildet werden. Sie erfüllen für die Pflanze unterschiedliche Funktionen (z. B. chemische Waffe gegen Parasiten, Pilze), deren Wirkung auch am Menschen genutzt wird.
Fette Öle *(Basisöle, Trägeröle):* werden aus fetthaltigen Pflanzenteilen (z. B. Mandeln, Kokosnüsse) gewonnen. Sie dienen als Trägeröle für die ätherischen Öle (z. B. für ein Massageöl), haben selbst wertvolle Inhaltsstoffe und Wirkungen.
Aromapflege: Teilgebiet der Phytotherapie. Als alternative bzw. komplementäre Heil- und Pflegemethode wahlweise oder ergänzend zu klassischen schulmedizinischen Methoden eingesetzt. Die Anwendung von ätherischen Ölen setzt entsprechendes Wissen bzw. eine Ausbildung in Aromapflege voraus.

Ätherische Öle werden seit Langem in der Pflege eingesetzt, besonders gerne im Rahmen der Körperpflege und der Palliativpflege. Inzwischen hat die Chemie ätherische Öle, ihre Inhaltsstoffe und Wirkungsweisen gründlich untersucht. Sie wirken auf den Körper (z. B. antibakteriell, schmerzlindernd, verdauungsanregend, krampflösend, tonisierend, mukolytisch) und auf die Psyche (z. B. antidepressiv, angstlösend, stressmindernd, beruhigend, entspannend, anregend, belebend).

Ätherische Öle, die in der Pflege zum Einsatz kommen, müssen 100 % naturrein sein. Die häufigsten **Anwendungsformen in der Pflege** sind: [7]

- Über die Haut (perkutan), z. B. im Wasch-, Badewasser, in einem Hautpflege- oder Massageöl zur Ganzkörperpflege oder lokalen Einreibung, als Auflage oder Kompresse
- Über die Nase (Geruchssinn), z. B. als Duftlampe, Duftvlies, Duftstein, Raumspray, elektrischer Verdampfer

Pflegefachpersonen, die ätherische Öle anwenden, müssen Wirkung, Nebenwirkungen, Dosierung und Kontraindikationen kennen. Wenige Öle dürfen nicht in der Schwangerschaft und Stillzeit, bei sehr kleinen Kindern oder Epilepsie verwendet werden, bei einigen darf im Anschluss keine direkte Sonnenbestrahlung erfolgen.

Fette Öle wie Mandelöl, Jojobaöl, Nachtkerzenöl, Johanniskrautöl oder Kokosöl können zur Hautpflege verwendet werden, ggf. auch mit einem zugesetzten ätherischen Öl.

Aromapflege in Einrichtungen im Gesundheitswesen

In vielen Einrichtungen im Gesundheitswesen ist die Aromapflege inzwischen fester Bestandteil der Pflege. In der Regel gibt es dort fortgebildete Pflegefachpersonen, die für bestimmte Beschwerden ätherische Öle beschreiben, Mischungen herstellen und Anwendung- und Dosierungshinweise geben.
Typische Beschwerden, die durch ätherische Öle gebessert werden können sind: Unruhe, Schlafstörungen, Ängstlichkeit depressive Verstimmung, Blähungen und Magen-Darm-Krämpfe, Übelkeit, zähes Atemwegssekret. Bei sterbenden Patienten können ätherische Öle eine schöne Begleitung darstellen.
Die eigene Herstellung von Rezepturen sollte nur durch fortgebildete Fachpersonen erfolgen. Verschiedene Hersteller von qualitätsvollen ätherischen und fetten Ölen bieten fertige Mischungen für bestimmte Indikationen an. Vor der ersten Anwendung sollte die Verträglichkeit eines gebrauchsfertigen Öls (nicht als Konzentrat) an einer kleinen Körperstelle getestet werden. [7]

Ätherische Öle bei der Körperpflege

Gerade bei der Körperpflege werden ätherische Öle gerne genutzt und von vielen Patienten auch gerne gemocht. Diese Anwendungen sind möglich (➤ Tab. 17.2):

- Vollbad: 8 Trpf.; Fußbad/Waschung/fiebersenkender Wadenwickel: 2 Trpf. auf 2 l Wasser. Da sich Wasser und Öl nicht vermischen, muss ein Emulgator (z. B. etwas Salz, synthetischer Emulgator wie Mulsifan CPA) zugegeben werden.
- Badesalz: 3 Tassen Meersalz + 10 Trpf. ätherisches Öl + 1 EL fettes Öl gut vermischen; 1 EL fertiges Badesalz auf 2 l Wasser, bei einem Wannenbad entsprechend mehr. Hier ist das Salz der Emulgator.
- Hautpflege, lokale Einreibung: 100 ml fettes Öl + 10 bis 20 Trpf. eines ausgewählten ätherischen Öls. Alternativ: handelsfertige Mischung (z. B. von der Fa. Primavera).

17.3 Durchführung der Körperpflege

17.3.1 Bedeutung und Ziele

Körperpflege gehört zu den menschlichen Grundbedürfnissen. Dabei gehen die Vorstellungen über die Häufigkeit und Intensität und die Verwendung von Körperpflegeprodukten bei Menschen weit auseinander. Das hat mit der Erziehung und lebenslang gepflegten Gewohnheiten und Vorlieben zu tun. Gesellschaftliche, kulturelle oder religiöse Vorgaben fließen häufig mit ein, aber auch die finanziellen Möglichkeiten und räumlichen Gegebenheiten von Menschen.

Ab dem Kleinkindalter werden Kinder nach und nach an die Körperpflege herangeführt, im Alter von etwa 6 Jahren sind sie in der Lage, sich weitgehend selbst zu pflegen (➤ Abb. 17.9). In der Regel hält diese Selbstständigkeit bis ins hohe Alter an.

Erkrankungen und Behinderungen können die Selbstpflegefähigkeit für die Körperpflege einschränken oder unmöglich machen,

Tab. 17.2 Beispiele für ätherische Öle und ihre Wirkung auf den Menschen. ([7], [8])

Erfrischend, belebend, stimmungsaufhellend	Entspannend, beruhigend, angstlösend	Krampflösend im Magen-Darm-Trakt	Schmerzlindernd, muskelentspannend	Entzündungshemmend, bei Atemwegsbeschwerden wie Husten, zähe Sekrete
• Rosmarin • Zitrone • Bergamotte • Orange • Grapefruit • Orangenblüte • Petit Grain • Johanniskraut	• Lavendel • Orange • Kamille, röm. • Orangenblüte • Bergamotte • Johanniskraut • Rosenholz • Vetiver • Weihrauch	• Anis • Fenchel • Kümmel • Lavendel • Kamille • Orangenblüte • Ingwer • Basilikum • Rosmarin Bei Übelkeit: • Pfefferminze • Zitrone • Ingwer • Kümmel	• Bergamotte • Cajeput • Fichtennadel • Lavendel • Lavandin • Orangenblüte • Rose • Weihrauch	• Eukalyptus • Rosmarin • Pfefferminze • Salbei • Thymian • Kampfer • Melisse • Teebaum • Schwarzkümmel • Zitrone

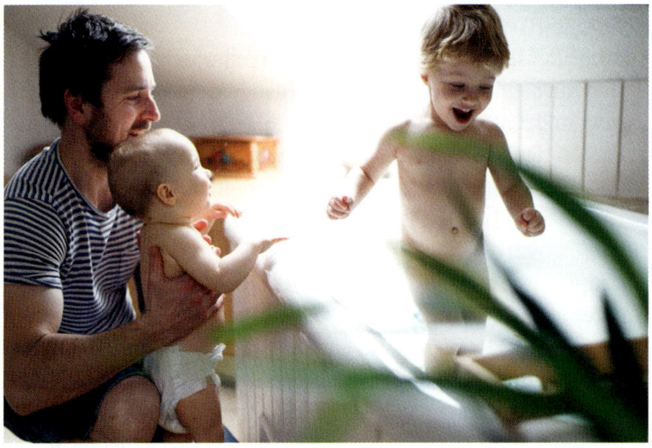

Abb. 17.9 Kleinkinder werden spielerisch an die Körperpflege herangeführt. Sie schauen sich auch die Körperpflegegewohnheiten bei den Eltern ab. So werden sie nach und nach selbstständiger. [J787]

z. B. Einschränkung oder Verlust der Geh- und Stehfähigkeit, der Beweglichkeit und Feinmotorik, des Sehens, des Antriebs und der Kognition. In solchen Situationen brauchen die Betroffenen Unterstützung bei oder Übernahme der Körperpflege durch Angehörige und/oder Pflegende.

Ziele der Körperpflege

Ziele der Körperpflege sind:

- Der Betroffene ist sauber und fühlt sich wohl, der Bildung von Körpergeruch ist vorgebeugt.
- Krankheiten durch mangelnde Körperhygiene (z. B. Mundschleimhautentzündung, Intertrigo, Windeldermatitis) ist vorgebeugt, notwendige Hygienemaßnahmen sind eingehalten.
- Veränderungen an der Haut, den Nägeln und Haaren, im und am Mund, im Bereich der Augen, Ohren, Nase sind frühzeitig erkannt.
- Der Patient ist durch Art und Umfang der Hilfestellung weder überfordert und unterfordert, eine größtmögliche Selbstständigkeit ist erreicht.
- Seine Wünsche, Gewohnheiten und Vorlieben sind berücksichtigt.
- Die Intimsphäre ist gewahrt, Schamgefühlen ist bestmöglich vorgebeugt, und der Patient wird angemessen berührt (➤ 17.3.2). Individuelle Ziele können hinzukommen (➤ 17.3.3).

Körperpflege ist mehr als Reinigung

Die Körperpflege bietet auch die Möglichkeit der zwischenmenschlichen Kontaktaufnahme (➤ Abb. 17.10). Bei kaum einer anderen Pflegemaßnahme können Pflegende Patienten so nah kommen, und nicht nur körperlich. Selbst bei Menschen, die nicht verbal oder anderweitig (sichtbar) reagieren können, sind Berührungen im Rahmen der Körperpflege, aber auch angebotene Wärme, Kälte, Gerüche usw. eine Form der Kommunikation. Berührung, Hautkontakt, den anderen pflegen kann Nähe, Zuwendung und Geborgenheit vermitteln, Stress und Angst lösen und für Entspannung sorgen (➤ 17.3.2).
Bewegungs- und wahrnehmungseingeschränkte Menschen erfahren ihren Körper und die Körpergrenzen in Abgrenzung zur Außenwelt (➤ 17.3.3).

Prinzipien rund um die Körperpflege

Was kennzeichnet eine gute Körperpflege? Hierzu gehen die Vorstellungen von Patienten und Pflegenden manches Mal weit auseinander. Aber auch unter den Pflegende gibt es unterschiedliche Vorstellungen und oft fest verankerte Ansichten.

Die Körperpflege ist individuell und berücksichtigt die Bedürfnisse und Wünsche des Patienten

- Eine personenzentrierte und bedürfnisorientierte Pflege setzt voraus, dass die Körperpflege an der individuellen Situation und den Wünschen des Patienten ausgerichtet wird, z. B. in Bezug auf Uhrzeit, Häufigkeit, Unterstützungsbedarf, Körperpflegemittel. Auch soziokulturelle oder religiöse Aspekte sind zu beachten.

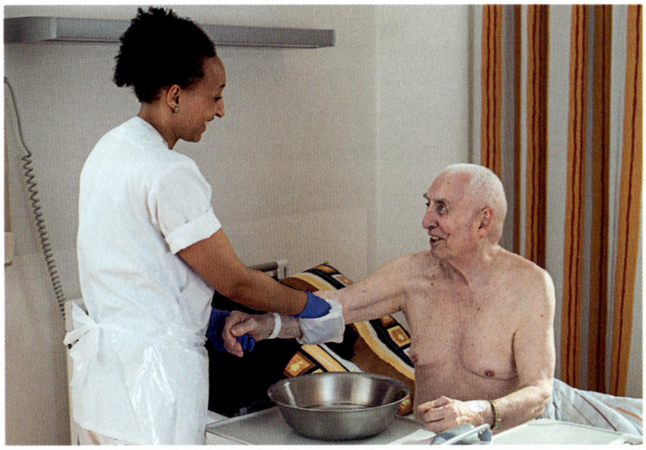

Abb. 17.10 Körperpflege dient nicht nur der Reinigung, sondern auch der Kontaktaufnahme zwischen Pflegefachperson und Patient. [K115]

- Die tägliche Körperpflege darf nicht zu einer unreflektierten Routine werden, einrichtungsinterne Standards für die Körperpflege müssen an die Patientensituationen angepasst werden.

Die Körperpflege ist sicher, der Patient fühlt sich sicher

- Pflegende holen notwendige Informationen ein, z. B. zu Mobilitätseinschränkungen, Schmerzen, Kreislaufsituation, Sturzgefahr.
- Sie achten auf eine sichere Mobilisation und verwenden geeignete Hilfsmittel, kreislaufinstabile oder schwache Patienten werden nicht alleine gelassen. Der Patient muss die Klingel immer erreichen können.
- Bei Bedarf werden die Anforderungen schrittweise gesteigert: Körperpflege im Bett, Körperpflege am Bettrand, Teilkörperpflege im Bad, Duschen (➤ Tab. 17.8).
- Der Patient darf nicht überfordert werden. Bei Bedarf erhält er rechtzeitig vor der Körperpflege ein Schmerzmittel, ggf. wird die Körperpflege in Etappen durchgeführt.
- Eine tägliche Ganzkörperwaschung ist nicht notwendig und wird auch von vielen Menschen zu Hause nicht täglich durchgeführt. Eine Teilwäsche (Gesicht, Hände, Intimbereich, bei Bedarf weitere Körperstellen) ist dann sinnvoll, wenn sich der Patient krank und schwach fühlt.
- Der Patient ist über das geplante Vorgehen informiert, einzelne Maßnahmen und Schritte werden mit Worten begleitet, die Informationen und Sprache sind an die Patientensituation angepasst.

Die Intimsphäre ist gewahrt, die Berührung ist angemessen

- Kaum eine andere Tätigkeit greift so tief in die Intimsphäre eines Menschen ein. Hinzu kommt, dass es viele Menschen als unangenehm erleben, wenn sie Hilfe bei der Körperpflege benötigen, Hilflosigkeit oder gar Scham entsteht (➤ 17.3.2).
- Pflegende, die im Laufe ihrer Berufstätigkeit eine Routine im Umgang mit intimen Maßnahmen entwickeln, beachten, dass kranke und pflegebedürftige Menschen diese Routine selten haben. Für sie ist die tägliche Körperpflege immer wieder ein Eingriff in die Intimsphäre.
- Pflege ist ein „Berührungsberuf", das ist ein besonderes Privileg. Die Hände einer Pflegefachperson sind das bedeutendste „Arbeitswerkzeug" (➤ 17.3.2). Aus diesem Grund darf Berührung nie unreflektiert und routiniert geschehen. Vielmehr soll Berührung immer achtsam und bewusst erfolgen und sich an den Bedürfnissen der berührten Person orientieren, d. h., die Pflegefachperson nimmt wahr, wie diese auf ihre Berührung reagiert, und passt die Berührung bei Bedarf an. [9]

Hygienegrundsätze sind beachtet

- Pflegende beachten die Grundsätze der Standardhygiene (➤ 10.4), besonders die Prinzipien der Händedesinfektion (➤ 10.4.2).
- Bei Kontakt mit Schleimhäuten (Mund- und Intimpflege) tragen sie Handschuhe, ebenso bei Kontakt mit potenziell infektiösem Material (z. B. Ausscheidungen, Blut).
- Beim Duschen und Baden schützen Pflegende ihre Dienstkleidung mit einer Plastikschürze.
- Wasserwechsel erfolgen bedarfsgerecht, z. B. wenn das Wasser verseift ist, vor und nach der Intimpflege.
- Pflegeutensilien und Schmutzwäsche (Leibwäsche, Bettwäsche, Handtücher und Waschlappen) werden hygienegerecht entsorgt bzw. aufbereitet (➤ 10.4.5, ➤ 10.4.6).
- Die Reinigung und bzw. Flächendesinfektion des Arbeitsplatzes und der patientennahen Umgebung erfolgt nach hausinternem Hygieneplan (➤ 10.5).

Therapeutische Ziele sind formuliert und therapeutische Konzepte angewendet

- Häufig ist die Reinigung nur ein Ziel für die Körperpflege. Oft kommen weitere pflegerische Ziele hinzu, die die Körperpflege zu einer pflegetherapeutischen Maßnahme machen (➤ 17.3.3).
- Auszubildende in der Pflege lernen nach und nach therapeutische Waschungen und ihre Ziele kennen.

Einmalhandschuhe bei der Körperpflege tragen

Einmalhandschuhe sind immer zu tragen, wenn die Gefahr des Kontakts mit potenziell infektiösem Material (Blut, Sekrete, Ausscheidungen) besteht (nach TRBA 250).
Sie sind auch zu tragen bei längerem Kontakt mit Wasser (z. B. bei der Körperpflege), weil dadurch die Hornschicht aufquellen und zu Schädigung der Hautbarriere führen kann. Sie müssen bei dem Auftragen/Einreiben von allergen, wirkstoffhaltigen und hautreizenden Produkten (z. B. Aktivgel, Rheumasalbe, Cortisonpräparaten) getragen werden. [10]

17.3.2 Berührung und Intimsphäre

Pflegebedürftige Menschen müssen **Berührung** am Körper ertragen. Dabei werden notwendigerweise im Pflegealltag auch intime Bereiche miteinbezogen, die sonst nur sehr vertrauten Personen „offengelegt" werden. Diese intime Begegnung zwischen Pflegebedürftigen und Pflegenden fordert ein hohes Maß an Einfühlungsvermögen, Berührungskompetenz und konkrete Maßnahmen zur Wahrung der **Intimsphäre.**

Private und intime Körperzonen

Bei der Körperpflege werden auch Berührungen an Körperbereichen notwendig, die privat oder gar intim sind, d. h., die normalerweise für fremde Menschen tabu sind.
Zu den privaten (für Familienangehörige und ggf. Freunde zugänglich) und intimen (nur für sehr nahestehende Personen wie Partner zugänglich) Körperzonen gehören Gesicht, vorderer Oberkörper/Brust, Intimbereich und Gesäß.

Patienten entwickeln häufig **Schamgefühle,** wenn sie von anderen Menschen abhängig werden und wenn Menschen in ihre Intimsphäre eindringen. Pflegende empfinden in diesen Situationen auch oft Scham, weil sie sich den intimsten Lebensbereichen der Patienten nicht entziehen können oder wenn sie das Gefühl haben, Erwartungen nicht erfüllen zu können.

Schamgefühl

Schamgefühle gehören zu den stärksten, unangenehmsten und intimsten menschlichen Gefühlen. Wer sich schämt, ist im Kern getroffen. Schamgefühle entstehen, wenn
- man sich herabgewürdigt oder missverstanden fühlt,
- man sich bei etwas ertappt fühlt oder in Verlegenheit gebracht wird,
- die Grenzen der Intimsphäre überschritten werden, z. B. wenn man sich nackt zeigen muss oder andere von sehr persönlichen Dingen erfahren.

Menschen haben in der Regel das Bedürfnis, sich vor Schamgefühlen zu schützen. Scham
- schützt unsere Intimität und trägt dazu bei, gesellschaftliche Regeln einzuhalten,
- ist ein Alarmsignal.

Schamgefühle zeigen sich auf vielfältige Art und Weise: Erröten oder Erbleichen, Schwitzen, Zittern, verlegenes Lächeln, zögernde Bewegungen, schnelles Hin- und wieder Wegsehen, nervöses Zupfen an der Kleidung, Muskelanspannung, Mundtrockenheit, Sprachlosigkeit, Gefühl der Gelähmtheit, Wut, Angst.
Gefühle der Scham sind bei pflegebedürftigen Menschen und Pflegenden kaum vermeidbar – ständig und auf Dauer können sie aber krank machen, für Schuldgefühle und sozialen Rückzug verantwortlich sein.
Pflegende müssen sich mit ihrer eigenen Scham auseinandersetzen. Sie sollen lernen, schambehafteten Situationen vorzubeugen oder sie bestmöglich zu gestalten. Bei Bedarf beraten sie auch pflegende Angehörige. [10]

Mit schambehafteten Situationen umgehen

Es gibt eine Vielzahl von konkreten Maßnahmen für den **Umgang mit schambehafteten Situationen bei der Körperpflege.** Unter anderem geht es um die Wahrung der Intimsphäre. [10]
- Nur so viel wie notwendig übernehmen, Selbstpflegekompetenzen erhalten und fördern, beispielsweise auch durch geeignete Hilfsmittel
- Nach Gewohnheiten und Bedürfnissen fragen, Wünsche berücksichtigen, über alle Maßnahmen informieren bzw. sie ankündigen, nie über den Patienten hinweg sprechen oder Entscheidungen treffen; Patienten fragen, ob das Vorgehen so in Ordnung ist
- Zuneigung und Wertschätzung vermitteln, auch über die Körperpflege hinaus
- Individuelle Schamgrenzen herausfinden, diesen Kontakt dann besonders rücksichtsvoll gestalten
- Wenn möglich, Körperpflege durch gleichgeschlechtliche Pflegefachperson durchführen
- Äußerungen wie „Sie brauchen sich nicht zu schämen“ helfen nicht, stattdessen besser durch Gespräche ablenken, Feingefühl zeigen
- Nur den Körperteil entkleiden, der gerade gewaschen wird, um das Gefühl der Entblößung zu vermeiden; andere Körperteile immer abdecken oder bekleiden
- Sichtschutz (im Mehrbettzimmer) aufstellen, Türschild „Bitte nicht stören“ aufhängen, Besucher aus dem Zimmer bitten, ggf. auch Mitpatienten/Mitbewohner
- Nicht zu zweit waschen
- Raum wenn möglich verlassen oder diskret wegdrehen, z. B. bei der Ausscheidung oder wenn sich der Patient den Intimbereich wäscht
- Privatbereiche wie Nachtschränkchen, Kleiderschrank nicht ohne Erlaubnis öffnen, sich nicht ungefragt ins Bett setzen
- Für Pflegende gilt: eigene Schamgefühle wahrnehmen und im Team thematisieren, sie nicht einfach übergehen, stattdessenden Gefühlen nachgehen und die Bedürfnisse hinter dem Schamgefühl erspüren

17

„Gute" Berührung gestalten

Basale Stimulation® ➤ 23.13.2

Gute Berührung ist eine Kunst

Gute Berührung ist eine Kunst, die es zu lernen gilt. Dafür ist es auch notwendig, dass Pflegende eigene Berührungshemmnisse im Kopf ausschalten. Eine gute Berührung beginnt also im Kopf und mit der Haltung, sich wertschätzend auf einen pflegebedürftigen Menschen einzulassen.
„Pflegende haben die Aufgabe, in dem Wissen um die tiefe Dimension der Berührung, diese professionell zu gestalten." [9]

Kennzeichen einer **professionellen Berührung** sind: [9]
- Wechselnden Bedarf an Berührung bei unterschiedlichen Patienten erkennen und beachten
- Den Pflegebedürftigen alleine berühren, nicht mit mehreren Personen gleichzeitig
- Anfang und Ende der Berührung deutlich durch eine eindeutige initiale und abschließende Berührung deutlich machen (Begrüßungs- und Abschiedsritual ➤ 23.13.2)
- Während einer Maßnahme die Berührung nicht unterbrechen, den Betroffenen nicht verlassen (setzt eine gute Planung voraus)
- Eindeutig, d. h., mit ausreichend Druck und flächig berühren, Körperteile im Ganzen nachmodellieren, wenn möglich auf Handschuhe verzichten; den Patienten fließend und ruhig berühren
- Als Pflegefachperson auch Empfänger sein, d. h. spüren, nachspüren, innehalten wie der Patient die Berührung erlebt und entsprechend darauf reagieren: *„Ich nehme dich wahr und ich reagiere auf dich.“*

17.3.3 Spezifische Konzepte und therapeutische Körperwaschungen

Therapeutische Waschungen ➤ 23.13.2, ➤ Tab. 23.12, ➤ Tab. 23.13

Spezifische Konzepte und therapeutische Körperwaschungen verfolgen neben der Körperreinigung und -pflege weitere ganz spezifische Ziele. Die Körperpflege kann dann als *pflegetherapeutische Maßnahmen* verstanden werden.

Grundsätzlich gilt, die Pflegefachperson muss das Ziel/die Ziele benennen können und wissen, wie sie die Körperpflege dafür modifizieren muss. Sie beobachtet den Patienten kontinuierlich und beachtet, dass nicht jede Waschung immer sofort oder bei jedem Patienten die gewünschte Wirkung zeigt.

Aktivierende Körperpflege

Kompensatorische und aktivierende Pflege ➤ 5.1.1

Aktivierende Körperpflege will die Selbstständigkeit und Unabhängigkeit des Patienten erhalten bzw. fördern. Die Hilfe zur Selbsthilfe soll ihm mehr Selbstvertrauen vermitteln und aufzeigen, wie er die Körperpflege mit Anleitung oder Unterstützung noch gut selbst durchführen kann (➤ Abb. 17.11):

- Patienten in Entscheidungen einbeziehen, nach Wünschen fragen
- Im Sitzen durchführen (Kontraindikationen beachten): im Herzbett im Bett (➤ 14.5.5), am Bettrand (nur bei ausreichender Rumpfstabilität), im Stuhl/Rollstuhl sitzend und nach Möglichkeit am Waschbecken
- Ressourcen herausfinden, Patienten seine Fähigkeiten aufzeigen, ihn motivieren, diese weiter auszubauen, Erfolge aufzeigen
- Bewegungen, die der Patient nicht alleine ausführen kann, als geführte Bewegungen ausführen, z. B.
  - Hand des Patienten mit der eigenen Hand im Waschlappen von oben greifen und gemeinsam waschen (➤ Abb. 17.11)
  - Bodylotion in die Hand des Patienten geben und sie über den Körper führen
  - Zahnbürste, Haarbürste usw. mit dem Patienten greifen und Maßnahme gemeinsam geführte Bewegung ausführen
- Zeit nehmen und Zeit lassen, Überforderung erkennen, ggf. Körperpflege in mehreren Etappen durchführen
- „Schlechtere“ Ergebnisse nach Möglichkeit zulassen, nicht „nachwaschen“

Pflegefachpersonen übernehmen so wenig wie möglich bei der Körperpflege. Stattdessen wird der Patient bei den nötigen Verrichtungen angeleitet. Aktivierende Körperpflege braucht allerdings auch Zeit und sie wird vom Pflegebedürftigen oft anstrengend erlebt.

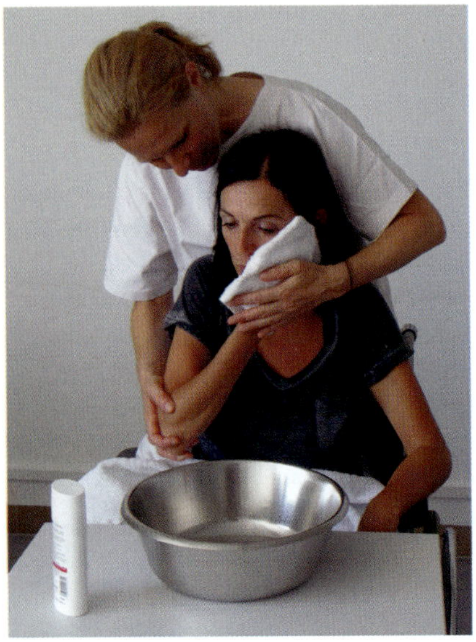

Abb. 17.11 Aktivierende Pflege. Die Körperpflege findet nach Möglichkeit im Sitzen und am Waschbecken statt. Handlungen, die der Patient/Bewohner nicht alleine ausführen kann, werden als geführte Bewegungen gemeinsam mit ihm ausgeführt. [L271]

Besonderheiten bei kranken Kindern

Ein Säugling oder Kind macht eine Vielzahl von Erfahrungen bei der Körperpflege, auch soziale. Nach Möglichkeit sollen die Eltern ihr Kind baden, wickeln, an- und ausziehen. Bei Bedarf werden sie dazu von Pflegefachpersonen angeleitet. Da die Körperpflege die beste Möglichkeit ist, ein krankes Kind von Kopf bis Fuß zu beobachten, werden die Eltern informiert, dass die Pflegefachperson diese Gelegenheit nutzt und bei der Körperpflege anwesend sein möchte.

Auch bei kranken und behinderten Kindern sind die Erhaltung bzw. Förderung der selbstständigen Körperpflege gewünscht. Dabei müssen aber auch die altersbedingten Fähigkeiten von Kindern beachtet werden (➤ Tab. 17.3).

Reinigende Ganzkörperwaschungen mit spezifischen Indikationen

Reinigende Ganzkörperwaschungen können **bei bestimmten Indikationen** einfach modifiziert werden (➤ Tab. 17.4).

Ganzkörperwaschungen auf Basis der Basalen Stimulation®

Basale Stimulation ➤ 23.13.2

Eine **Ganzkörperwaschung als Angebot der Basalen Stimulation®** gibt bettlägerigen und wahrnehmungsgestörten Patienten ein Kommunikations- und Berührungsangebot und hilft ihnen, ihre Körpergrenzen zu erfahren und fördert die Körperwahrnehmung und -identität.

Tab. 17.3 Fähigkeiten von Kindern zur Körperpflege.

Alter	Ressourcen des Kindes zur Körperpflege (je nach Entwicklungstand)
0–15 Monate	Keine, die Eltern oder Pflegende übernehmen die Körperpflege
Ab ca. 15 Monaten	Einfache Tätigkeiten können selbstständig ausgeführt werden
Ab ca. 2 Jahren	Unter Anleitung können große Teile der Körperpflege selbstständig durchgeführt werden
Ab ca. 4 Jahren	Selbstständige Übernahme der Körperpflege

Tab. 17.4 Ganzkörperwaschungen mit spezifischen Indikationen.

Waschung und Indikation	Vorbereitung der Waschung	Durchführung der Waschung
Schweißreduzierende Körperwaschung bei starker Schweißsekretion	1 l Salbeitee (4 Beutel oder 6 g Salbei) in 4 l kühleres Wasser geben	• Beruhigende Waschung durchführen (➤ Tab. 17.5) • Zum Waschen nur abtupfen; nicht abtrocknen, sondern mit einem Tuch zudecken (Kühleffekt) • Intimpflege separat vorher oder nachher durchführen • Keine Hautpflege durchführen
Geruchsreduzierende Körperwaschung bei starkem Körpergeruch	3 EL Obstessig auf 5 l Wasser	• Wassertemperatur und Waschrichtung nach Bedarf • Zum Waschen nur abtupfen, nicht abtrocknen • Intimpflege separat vorher oder nachher durchführen • Hautpflege (➤ 17.2.2) nach Bedarf durchführen
Fiebersenkende Körperwaschung in der Phase der Fieberhöhe oder des Fieberabfalls zur Unterstützung der Wärmeabgabe (➤ 16.3.6)	• Wassertemperatur 5–10 °C unterhalb der gemessenen Körpertemperatur • 1 l Pfefferminztee (2 Beutel) auf 4 l Wasser • Füße und Hände müssen warm sein	• Gut nass gegen die Haarwuchsrichtung waschen • Gesicht und Intimbereich aussparen • Nicht abtrocknen, sondern nur mit einem Tuch zudecken (Kühleffekt) • Waschung ggf. wiederholen, aber Vorsicht: Körpertemperatur nicht zu schnell senken • Füße und Hände während der Waschung warm halten, ggf. erwärmen
Hautstabilisierende Körperwaschung bei gestörter physiologischer Hautflora, z. B. bei Diabetes mellitus	5 l kühleres Wasser und Saft einer halben Zitrone	• Belebende Waschung durchführen (➤ Tab. 17.5) • Nicht abtrocknen, sondern nur mit einem Tuch zudecken • Hautpflege (➤ 17.2.2) nach Bedarf durchführen

Tab. 17.5 Belebende und beruhigende Ganzkörperwaschung. [9]

	Belebende Ganzkörperwaschung	Beruhigende Ganzkörperwaschung
Ziele	• Regt an und belebt • Fördert die Körperwahrnehmung	• Beruhigt und entspannt • Fördert die Körperwahrnehmung
Indikationen	• Bewusstlosigkeit (➤ 23.2.3) • Somnolenz (➤ 23.2.3) • Antriebsarmut (➤ 23.8.2), depressive Verstimmung • Schlaffer Muskeltonus • Zur Kreislaufanregung bei niedrigem Blutdruck	• Schmerzen • Einschlafstörungen (➤ 22.3.1) • Hoher Muskeltonus • Motorische Unruhe (➤ 23.8.2) • Desorientierung (➤ 23.9) • Angstzustände
Materialien	Raue Materialien: Waschlappen; Handtuch, alternativ: Socken, Naturschwamm	Weiche Materialien: Waschlappen; Handtuch, alternativ: Socken
Wassertemperatur	23–28 °C (ca. 10 °C unter Körpertemperatur)	37–40 °C, bei Abkühlung Wasser wieder erwärmen
Zusätze*	Ggf. ätherisches Öl: Rosmarin, Zitrone, Bergamotte (➤ 17.2.3)	Ggf. ätherisches Öl: Lavendel, Johanniskraut oder Hopfenblüten
Umgebung	Raumtemperatur: eher kühl, Patient darf aber nicht frieren	• Ruhe während der Waschung, Störungen vermeiden, wenig sprechen • Raumtemperatur: eher warm
Vorgehen	• Patienten in eine aufrechte Position/Herzbett bringen • Immer alleine waschen, Patienten nach Möglichkeit Teile selbst waschen lassen Waschlappen nass verwenden. Gegen die Haarwuchsrichtung waschen (Abb. 7.11), immer neu ansetzen (nicht hin- und herwaschen), mehrmals über eine Stelle waschen, um die Stimulation zu intensivieren: • Mit dem Gesicht beginnen • Dann Körperstamm waschen, dann die Extremitäten • Abtrocknen nach denselben Prinzipien, ebenso das Eincremen • Dauer: max. 20 Min.	• Patienten in eine entspannte Liegeposition bringen • Immer alleine waschen, Patient wird nicht aktiv einbezogen Waschlappen gut ausgewrungen verwenden. Mit der Haarwuchsrichtung waschen (Abb. 7.11), immer neu ansetzen (nicht hin- und herwaschen), mehrmals über eine Stelle waschen, um die Stimulation zu intensivieren: • Am Körperstamm beginnen, dann erst die Extremitäten waschen • Gesicht zum Schluss waschen • Abtrocknen nach denselben Prinzipien, ebenso das Eincremen • Dauer: max. 20 Min. • Im Anschluss ruhen lassen

* Nach Bienstein und Fröhlich sollen die ersten Waschungen ohne Zusätze erfolgen, sonst ist schwer auszumachen, ob der Patient auf die Waschung oder den Zusatz reagiert. Grundsätzlich braucht eine basalstimulierende Waschung weder Reinigungsmittel noch ätherische Öle.

Die häufigsten Waschungen sind die **belebende** und die **beruhigende Ganzkörperwaschung** (➤ Tab. 17.5). Die hauptsächliche Unterscheidung liegt in der Waschrichtung (mit bzw. gegen den Haarwuchs ➤ Abb. 17.12) und in der Wassertemperatur. Der Intimbereich wird separat gewaschen. Die Waschungen können auch als Teilwaschungen erfolgen, z. B. nur an den Beinen oder Armen.

Die Waschung beginnt immer mit einem Begrüßungsritual (➤ 23.13.2). Werden die Hände des Patienten ins Waschwasser eingetaucht, dann ist auch das für wahrnehmungsgestörte Menschen ein Startsignal. [9]

Entscheidend für die Wirkung dieser Waschungen ist auch eine gute Berührung (➤ 17.3.2). Die Pflegefachperson bleibt, wenn möglich, immer mit einer Hand im Körperkontakt. Muss sie den Kontakt unterbrechen, z. B. um frisches Wasser zu holen, kann sie dem Patienten einen Waschlappen als „Anker" in die Hand geben und mit ihm gedanklich in Kontakt bleiben.

Weitere therapeutische Waschungen ➤ 23.13.2, ➤ Tab. 23.13

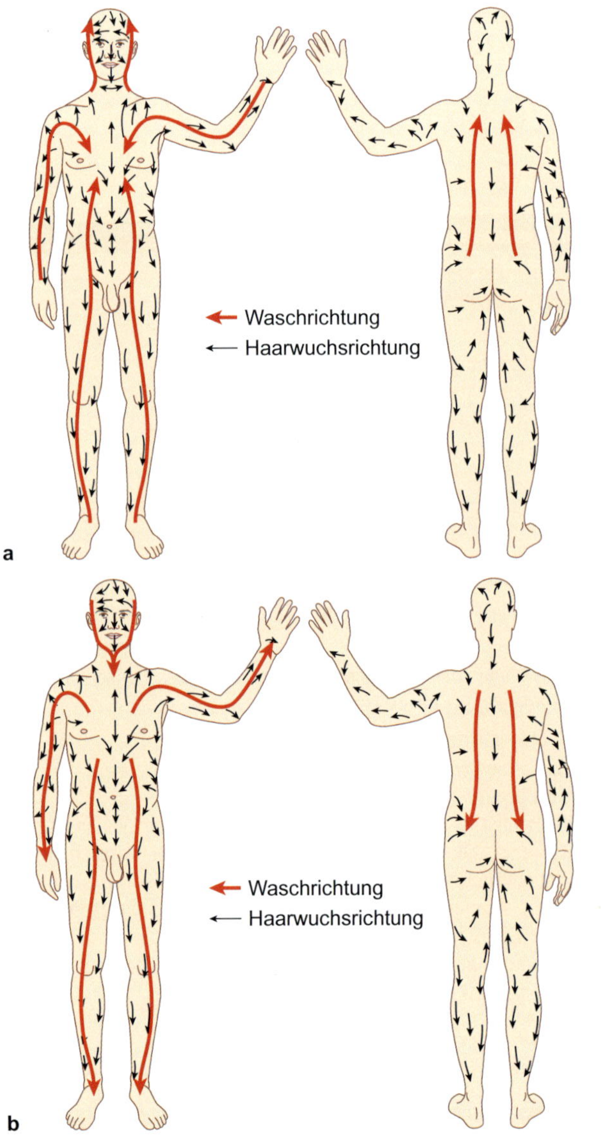

Abb. 17.12 Waschrichtung bei der belebenden (a) und beruhigenden Ganzkörperwaschung (b). [L234]

Person-zentrierte Körperpflege

Person-zentrierte Pflege und Betreuung ➤ 23.13.3

Demenziell erkrankte Menschen leisten manchmal Widerstand bei der Körperpflege. Wenn Pflegefachpersonen dann mit Nachdruck doch die Körperpflege durchführen, entsteht schnell ein Teufelskreis aus Abwehr – Maßnahme durchsetzen – noch mehr Abwehr.

Demenziell erkrankte Menschen erkennen oft nicht die hilfreiche Absicht der pflegerischen Handlungen und fühlen sich schnell bedroht. Sie haben das Gefühl, die Kontrolle zu verlieren. Bereits eine Kleinigkeit, etwa Wasser in den Augen oder Ohren, kann Angst oder Abwehr auslösen.

Mit einer person-zentrierten Haltung können Pflegende die erforderliche Pflege oft leichter durchführen. Pflegende betrachten dann die Welt aus der Sicht des Betroffenen *(Verstehenshypothese)*. Sie fragen sich: Wie erlebt der Betroffene sich gerade selbst, andere Menschen und die Situation? [12], [13]

Pflegende reflektieren ihre Beziehungsaufnahme zum demenziell erkrankten Menschen und ihr Handeln, denn Aktionen und Reaktionen auf beiden Seiten bedingen sich gegenseitig.

Bei der **person-zentrierten Körperpflege** sind folgende Prinzipien zu beachten:

Der Mensch steht im Mittelpunkt, nicht die Aufgabe

Pflegefachpersonen begegnen dem Menschen mit Demenz mit Wertschätzung. Sie nehmen seine Empfindungen und Reaktionen wahr, achten und schützen seine Intimsphäre und Würde. Die Körperpflege wird gemeinsam mit dem Betroffenen durchgeführt, seine Vorlieben und die Förderung seines Wohlbefindens steht im Vordergrund und nicht die Durchführung von „lehrbuchmäßigen" Maßnahmen, die bestmöglich in den Tagesablauf der Station/Einrichtung passen müssen.

Während der Pflegemaßnahmen bei Bedarf innehalten

Pflegefachpersonen halten sofort inne, wenn der Mensch mit Demenz unruhig wird, weint oder abwehrend reagiert. Sie fragen sich dann: aus welchem Denken, Fühlen und Erleben heraus ergeben die Verhaltensweisen, Befindlichkeiten und Erscheinungsformen einen subjektiven Sinn? Wie erlebt der Betroffene die momentane Situation? Was könnte ihm Angst machen?

Die Pflegefachpersonen wenden Techniken der Validation an (➤ 23.13.4, ➤ 23.13.5).

Angebote machen, Kompromisse finden und überzeugen, nicht drängen und zwingen

Pflegefachpersonen geben dem Menschen mit Demenz immer das Gefühl, dass er Kontrolle und Einflussnahme hat. Sie erkennen seine momentanen Bedürfnisse an und gehen auf seine Wünsche ein, zeigen Wahlmöglichkeiten auf, verhandeln ggf. mit ihm und finden akzeptable Kompromisse. Eventuell werden Abläufe verkürzt, manchmal hilft Ablenkung, z. B. durch ein Gespräch. Bei Bedarf werden Angehörige miteinbezogen.

Wichtig ist, immer ruhig zu bleiben und den Pflegebedürftigen für sein Entgegenkommen loben.

Bei der Durchführung der Pflegemaßnahmen flexibel sein
Pflegefachpersonen passen Ablauf und einzelne Maßnahmen individuell an die Bedürfnisse des Menschen mit Demenz an. Dafür brauchen sie Flexibilität und Kreativität, z. B. bei Auswahl von Hilfsmittel, beim spontanen gemeinsamen Singen zur Ablenkung, bei Aufteilung der einzelnen Maßnahmen oder beim Mitmachen (z. B. Haare kämen, Gesicht waschen vormachen oder gemeinsam machen).

Gezielte Vorbereitungen treffen
Pflegefachpersonen sorgen für eine gute Vorbereitung des Raums und der Waschutensilien noch vor der Information der Patienten, um die Körperpflegezeit zu verkürzen. Weggehen zu müssen, um noch etwas zu holen, führt immer zu einem Kontaktabbruch, der den Menschen mit Demenz irritieren und beunruhigen kann.

Rat und Hilfe holen, sich selbst reflektieren
Pflegefachpersonen tauschen sich mit Kollegen aus, holen sich Ideen und Anregungen, um die Körperpflege bei Menschen mit Demenz angenehmer zu gestalten. Sie beziehen Angehörige mit ein, um etwas über lebensgeschichtliche Besonderheiten und tägliche Routinen zu erfahren (Biografiearbeit, ➤ 23.13.6).

Sie reflektieren ihre Haltung und den Umgang mit Menschen mit Demenz, nehmen z. B. Stress oder Ärger bei sich war. Sie holen sich Rückmeldung von den Kollegen ein. Sie beachten auch die eigenen Grenzen und bitten um Hilfe: Nicht immer kann man jedem Patienten gleichermaßen wertschätzend begegnen.

Körperpflege bei traumatisierten Menschen

DEFINITION

Trauma *(Psychotrauma):* schwere psychisch-seelische Verletzung, ggf. auch mit körperlichen Verletzungen einhergehend.
Posttraumatische Belastungsstörung *(PTBS):* verzögert einsetzende psychische Reaktion auf ein extrem belastendes Ereignis, oft erst Tage, Woche oder Monate später. Symptome sind u. a. Alpträume, Flashbacks, Schreckhaftigkeit, erhöhte Wachsamkeit, Depression, große Schamgefühle.
Trigger (engl. *Abzug, Auslöser):* Schlüsselreiz, der Erinnerungen an ein Trauma mit plötzlicher Wucht hervorruft. So ein Trigger kann im Rahmen der Körperpflege entstehen.
Kindesmisshandlung: nicht zufällige Anwendung körperlicher, psychischer und emotionaler Gewalt gegenüber Kindern. Beinhaltet Vernachlässigung, körperliche Misshandlung, sexuellen Missbrauch sowie psychische und emotionale Misshandlung (➤ Tab. 17.6).
Kindesmissbrauch: sexuelle Handlungen mit Kindern unter 14 Jahren, mit oder ohne Körperkontakt.

Pflegende treffen immer wieder auf Menschen, die ein schweres **Trauma** erlitten haben, akut oder schon vor längerer Zeit. Ein Trauma entsteht durch unterschiedlichste Ereignisse, z. B. Krieg und Vertreibung, familiäre Gewalt, sexuellen Missbrauch, Verlust eines geliebten Menschen, Opfer bei einem Raubüberfall. Auch medizinische Situationen traumatisieren Menschen, z. B. die Mitteilung einer schwerwiegenden Diagnose, schwerer Autounfall oder eine schwerwiegende Operation.

Und manchmal haben Pflegebedürftige auch Gewalt durch beruflich Pflegende oder pflegende Angehörige erlebt, die sie traumatisiert hat (➤ 11.3.2).

Umgang mit traumatisierten Menschen

- Von großer Bedeutung ist eine professionelle Beziehung, die Vertrauen und Sicherheit ermöglicht. Alles was der Betroffene als Kontrollverlust, Verletzung und Angriff, aggressive Vorwürfe, Missachtung von Bedürfnissen und Grenzüberschreitungen erleben könnte, muss unbedingt vermieden werden.
- Gespräche führen, wenn der Betroffene es möchte. Vor allem akut traumatisierte Menschen werden oft nicht über die Situation sprechen wollen, aus Angst, von Gefühlen überschwemmt zu werden – das muss unbedingt respektiert werden.
- Fragen wie „Haben Sie sich im Leben schon einmal in einer großen Gefahr befunden?", „Sind Sie schon mal Opfer von Gewalt geworden?" können einen Zugang schaffen, sollten aber von erfahrenen Pflegefachpersonen gestellt werden.
- Fragen wie „Was brauchen Sie gerade von mir?", „Wie kann ich Sie jetzt unterstützen?", „Was wäre jetzt für Sie hilfreich?" fragen die Bedürfnisse des Betroffenen in der momentanen Situation ab und verhindern, dass Pflegende etwas tun, was der Patient als Grenzüberschreitung erleben könnte. [14]

VORSICHT

Vorsicht vor Gegenübertragungen:
Traumatisierte Patienten können verschiedenste Reaktionen bei Pflegenden auslösen wie Abwehr und Bagatellisieren zum Selbstschutz, Überidentifikation, um zu helfen, Mitleid und Ohnmacht, die zu Schuldgefühlen und Wut werden können. [14]
Pflegende brauchen einen wertschätzenden professionellen Abstand, der ihnen und dem Patienten ein Gefühl der Sicherheit bietet. Bei Bedarf wird ein Psychologe hinzugezogen, der sowohl das Team als auch den Patienten begleitet.

Wenn sich Jugendämter mit **Gefährdung des Kindeswohls** beschäftigen, steht an erster Stelle die Vernachlässigung, dann psychische Misshandlung, gefolgt von körperlicher Misshandlung und sexuellem Missbrauch (➤ Tab. 17.6). [15] Schütteltraumen bei Säuglingen können zu lebensgefährlichen Gehirnblutungen führen.

Nur selten werden Misshandlungen von den Eltern von vornherein zugegeben. Typisch sind unklare oder irreführende Angaben zu Verletzungen, z. B. über eine angebliche Neigung zu Blutergüssen und Knochenbrüchigkeit.

Kinder reden gewöhnlich nicht über die Ursache der Verletzung, häufig zeigen sie sogar eine auffällige emotionale Bindung zum Misshandelnden.

Maßnahmen bei Verdacht auf Kindesmisshandlung

Pflegefachpersonen dokumentieren sorgfältig alle Auffälligkeiten (Mustervorlagen: www.kindesmisshandlung.de, www.dgkim.de),

Tab. 17.6 Formen der Kindesmisshandlung. [14], [15]

Form der Misshandlung	Symptome
Körperlich	• Körperliche Vernachlässigung, z. B. Unterernährung mit Wachstums- und Entwicklungsstörungen, ungepflegtes Kind, wunde Körperstellen, ungeeignete Bekleidung • Körperliche Auffälligkeiten bei der klinischen Untersuchung, z. B. Griffmarken/Handabdruck, Abdrücke von Gürtel, Zigaretten, Abdrücke von Zwicken oder Beißen, unerklärliche Hämatome und Knochenbrüche (➤ Abb. 17.13) u. a. • Für das Kindesalter ungewöhnliche Verletzungen, z. B. Knochenbrüche im 1. Lj.
Psychisch	Verhaltensauffälligkeiten, wie Störung der Nähe-Distanz-Regulation, Leistungsknick in der Schule, sozialer Rückzug, Angst in Alltagssituationen (z. B. beim Duschen) u. a.
Sexuell	Rückzug in Kleinkindverhalten, sexualisiertes Verhalten (z. B. obszöne Worte, Gesten), altersuntypisches Wissen über Sexualität, Verletzungen, Infektionen im Anogenitalbereich, unklare Unterleibsschmerzen, Nachweis von Chlamydien, Gonorrhö u. a.
Shaken-Baby-Syndrom	Auch Schütteltrauma; entsteht durch heftiges Hin- und Herschwingen des Kopfes mit der Folge Hirngefäßverletzungen und Hirnblutung. Das Kind ist schläfrig oder bewusstlos. Wichtig: sorgfältige Diagnostik, bevor die Eltern vorverurteilt werden
Münchhausen-Stellvertreter-Syndrom	• „Krankheitssymptome", die durch die Eltern/Bezugspersonen (meist die Mutter) erfunden, teilweise aber auch gewaltsam herbeigeführt werden • Es werden Symptome (z. B. epileptische Anfälle, Bulimie) angegeben, die nur bedingt überprüfbar sind und zu einer umfangreichen Diagnostik führen

bei körperlichen Merkmalen sind Fotos mit einem angelegten Maßband sinnvoll.

Unreflektierte vorschnelle Maßnahmen ‚zum Wohl des Kindes' sollten vermieden werden. Allerdings sollte ein offenes Gespräch mit den Sorgeberechtigten geführt werden – auch mit Dritten (Kinderarzt, Jugendamt, Kinderschutzgruppe). V. a. Kinderschutzgruppen oder Jugendamt sind mit solchen Situationen vertraut und können gut zum weiteren Vorgehen beraten.

Der **Umgang mit Kindern oder Jugendlichen** bei Verdacht auf eine Misshandlung oder einen Missbrauch erfordert von den Pflegefachpersonen ein hohes Maß an Sensibilität. Die Betroffenen haben häufig eine gestörte Beziehung zu Erwachsenen und ein starkes Misstrauen, hinzu kommt das unbekannte Umfeld in der Klinik oder einer Praxis.

- Dem Kind die nähere Umgebung zeigen, Bezugspersonen vorstellen
- Beziehungsaufbau feinfühlig und im Tempo des Kindes gestalten
- Beziehungsangebote unterbreiten, z. B. Gespräch, Freizeitaktivitäten, Kontakte mit anderen Kindern
- Ängste und Überforderung beim Kind wahrnehmen und auffangen, Zuhörer sein, Emotionen aushalten und nicht persönlich nehmen, ggf. Mitpatienten schützen
- Gespräche mit Kind und Eltern, Gesprächsinhalte dokumentieren, nicht wertende Haltung einnehmen
- Eigene Emotionen wie Wut, Unverständnis oder Ekel wahrnehmen, im Team darüber sprechen, bei Bedarf professionelle Hilfe in Anspruch nehmen [14], [15]

17.3.4 Planung und Vorbereitung der Körperpflege

Je besser **Planung und Vorbereitung der Körperpflege** geschehen, umso individueller und zügiger kann sie dann durchgeführt gehen.

Individuelle Bedürfnisse und Unterstützungsbedarf

Individuellen Bedürfnisse und Unterstützungsbedarf werden im Rahmen der Pflegeanamnese erfasst und während der ersten und zweiten Körperpflege durch pflegerische Beobachtungen ergänzt und dokumentiert, um sie allen Pflegenden zugänglich zu machen (➤ Tab. 17.7). Bei kleinen Kindern werden die Eltern befragt.

Pflegende informieren sich vor der Körperpflege in der Dokumentation oder holen Informationen bei den Kollegen ein, denn es ist für Patienten sehr anstrengend, wenn sie bei jeder Pflegefachperson aufs Neue sagen müssen, wie sie gerne was hätten.

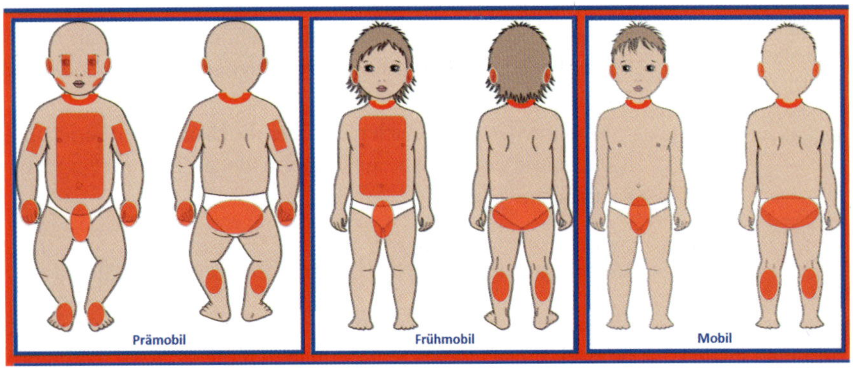

Abb. 17.13 Bei ungewöhnlichen Verletzungen und anderen ungewöhnlichen Auffälligkeiten an der Haut eines Kindes sollte Pflegefachpersonen immer auch an eine zugrunde liegende Misshandlung denken. Die beobachteten Auffälligkeiten berücksichtigen auch das Alter der Kinder (Hotspots für körperliche Misshandlung). [W1103-001]

Gestaltung der Umgebung, Arbeitsplatzvorbereitung

Zur **Vorbereitung der Umgebung bzw. Arbeitsplatz** gehört:

- Zimmer/Bad lüften, dann Fenster schließen und für eine angenehme Raumtemperatur sorgen
- Arbeitsplatz (Waschbecken, Nachtschränkchen, Bad) aufräumen, für genügend Platz sorgen
- Besucher aus dem Zimmer bitten, ggf. auch Mitpatienten oder Sichtschutz aufstellen; Schild an die Tür „Bitte nicht stören"

Tab. 17.7 Checkliste für die Informationssammlung zur Körperpflege.

Individuelle Gewohnheiten, Wünsche und Bedürfnisse	• Wann wird die Körperpflege normalerweise durchgeführt? Wie oft werden Körperpflegemaßnahmen durchgeführt? • Welche Utensilien werden verwendet, z. B. Duschgel, Deo, Rasierwasser, Cremes (➤ Abb. 17.14)? • Wie wird die Körperpflege durchgeführt, z. B. am Waschbecken, Duschen? Was wird bevorzugt? • Sind z. B. Prothesen, Hörgeräte oder eine Brille vorhanden? • Welche Kleidung wird getragen?
Gesundheitliche Voraussetzungen für die Körperpflege und Unterstützungsbedarf	• Welche Tätigkeiten werden alleine ausgeführt, bei welchen ist Unterstützung notwendig? • Welche Ressourcen hat der Pflegebedürftige? • Welche Ziele werden mit der Körperpflege verfolgt, gibt es pflegetherapeutische Ziele (➤ 17.3.3)? • Wie ist der Hautzustand des Pflegebedürftigen (➤ 17.1)? Ist eine spezielle Hautreinigung oder -pflege notwendig (➤ 17.2)? • Wie ist die Mund- und Zahnsituation (➤ 17.5.2)? Ist Unterstützung bei Mund- und Zahnpflege notwendig (➤ 17.5.3) oder Soor- und Parotitisprophylaxe (➤ 17.5.4)? • Kann die Rasur und Haarpflege (➤ 17.7) selbstständig durchgeführt werden? Und die Nagelpflege (➤ 17.8)? • Müssen auch Prophylaxen durchgeführt werden, z. B. Intertrigoprophylaxe (➤ 17.1.10), Dekubitusprophylaxe (➤ 17.9.5)?

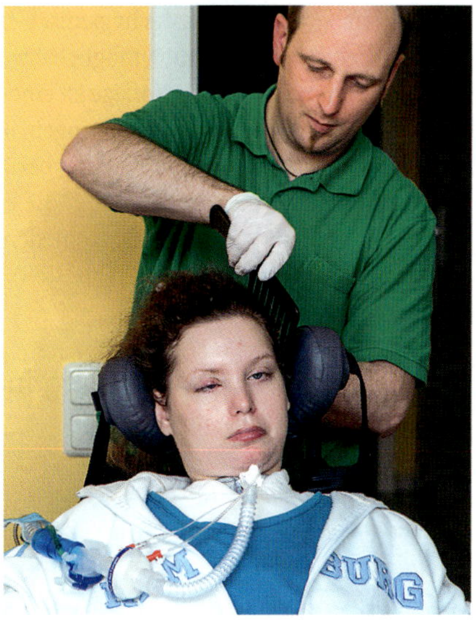

Abb. 17.14 Die individuellen Vorlieben und Wünsche des Pflegebedürftigen werden auch bei der Körperpflege zu Hause berücksichtigt. [K115]

Besonderheiten in der ambulanten Pflege

In der ambulanten Pflege gehen Pflegefachpersonen in die Wohnungen ihrer Klienten, sie sind dort zu Gast. Natürlich müssen sie verschiedene Räume in der Wohnung betreten, tun das aber mit einer besonderen Rücksicht, um die Privatsphäre zu wahren. Sie beachten das Selbstbestimmungsrecht von Klienten und Angehörigen, die zu jeder Zeit entscheiden, wie und was in der Wohnung passiert.

- Pflegefachpersonen gehen in keine Bereiche/Räume, die für die Pflege nicht relevant sind.
- Sie öffnen nicht ungefragt Schränke.
- Sie räumen nicht ungefragt Möbel, das Bett um oder Teppiche weg. Sind solche Maßnahmen u. U. notwendig, dann besprechen Sie es mit den Betroffenen und finden ggf. auch einen Kompromiss.
- Sie beraten zur Wohnumfeldgestaltung (z. B. behindertengerechtes bzw. barrierefreies Bad, ➤ Abb. 17.15) und Hilfsmittel (z. B. Haltegriffe, Duschstuhl, Badelifter) und zu den Zuschüssen, die bei der Pflegekasse beantragt werden können. Sie müssen aber auch akzeptieren, wenn der Betroffene und seine Angehörigen solche Maßnahmen ablehnen – auch wenn diese Vorrichtungen eine erhebliche Erleichterung darstellen. Im besten Fall findet man Kompromisse.
- Sie respektieren, wie der Klient und seine Familie leben.

Ausnahme ist, **wenn offensichtlich das körperliche, psychische und emotionale Wohl der Klienten beeinträchtigt ist.** Professionell Pflegende sind verpflichtet, pflegebedürftige Menschen vor Gefahren zu schützen, die zum Beispiel durch Vernachlässigung oder andere Formen von Gewalt entstehen können, sie haben eine sog. Garantenpflicht. Daher müssen sie aktiv werden.

Wenn möglich, spricht man zunächst die pflegebedürftige Person an. Dann ist es ratsam, bei den Angehörigen nachzufragen, wie alles gemacht wird. Wichtig: alle Beobachtungen und Gespräche nachvollziehbar dokumentieren. Kann die Situation nicht ausreichend gut für den Pflegebedürftigen geklärt werden, sind weitere Schritte notwendig: mit dem Hausarzt sprechen und die Pflegekasse einschalten. Bei massiver Vernachlässigung sollte die Polizei eingeschaltet werden: Wenn ein rechtfertigender Notstand vorliegt und die Unversehrtheit von Leib, Leben oder Freiheit des Pflegebedürftigen gefährdet ist, dürfen Pflegende die Schweigepflicht brechen. [16] Die pflegebedürftige Person wie auch Pflegende können sich an spezielle Krisentelefone wenden. [16]

Vorbereitung der Materialien

Die **Materialien** werden vor einer Körperpflege vollständig vorbereitet bzw. bereitgelegt. Damit vermeidet man, dass

- sich die Maßnahme unnötig in der Länge zieht,
- wahrnehmungsgestörte Menschen ein zwischenzeitliches Fortgehen als irritierend oder ängstigend erleben,
- hygienische Gefahren entstehen, z. B. weil mit kontaminierten Händen Materialien aus Schränken geholt oder Türgriffe angefasst werden ohne vorherige Händedesinfektion.

Überlegte Vorbereitung

Pflegende halten vor Beginn einer Maßnahme, z. B. Ganzkörperwäsche, Mundpflege, Duschen, ganz bewusst inne und überlegen, ob sie alle Materialien haben, die sie brauchen. Dann erst beginnt die Pflege am Patienten.

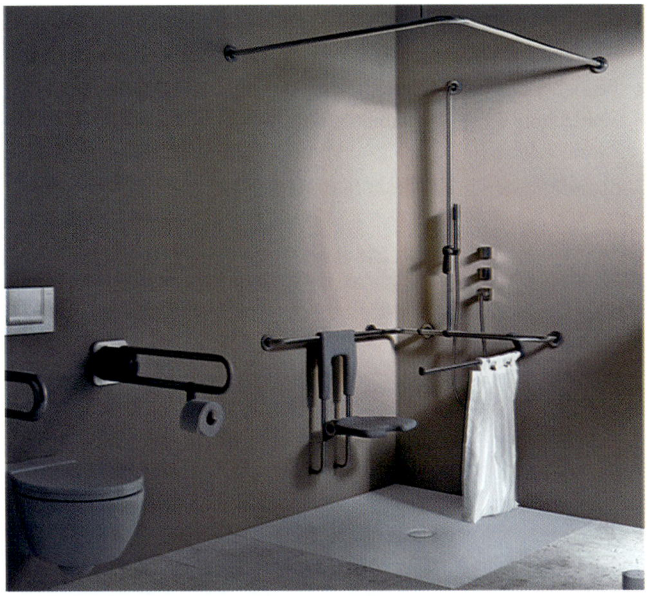

Abb. 17.15 Ein barrierefreies und großzügiges Bad, wie hier in einer stationären Pflegeeinrichtung, ist meist in häuslichen Versorgungen nicht vorhanden. Das Waschen und Duschen erfordert dann Kreativität und Flexibilität von den Pflegenden. Nicht immer ist Duschen oder Baden möglich. [V610]

Nach Möglichkeit werden die Utensilien des Patienten verwendet. Für eine Ganzkörperwäsche im Bett werden benötigt (➤ Abb. 17.16):

- Waschschüssel, ggf. eine zweite (z. B. für die Intimpflege)
- Zwei Handtücher
- Zwei Waschlappen, ggf. Einmalwaschlappen für die Intimpflege
- Reinigungsmittel (➤ 17.2.1)
- Hautpflegeprodukt (➤ 17.2.2), weitere Kosmetika (z. B. Deo, Rasierwasser, Gesichtscreme) nach Patientenwunsch
- Alles für die Mund- und Zahnpflege (➤ 17.5.3, ➤ 17.5.4)
- Kamm oder Bürste, alles für die Rasur, Spiegel (➤ 17.7)
- Frische Kleidung (z. B. Unterwäsche, Schlafanzug, Jogginganzug), ggf. Inkontinenzversorgung (➤ 19.3.4)
- Frische Bettwäsche (zum Teil- oder Ganzbeziehen des Bettes)
- Händedesinfektionsmittel
- Einmalschürze, Einmalhandschuhe
- Wäscheabwurf, Abwurf

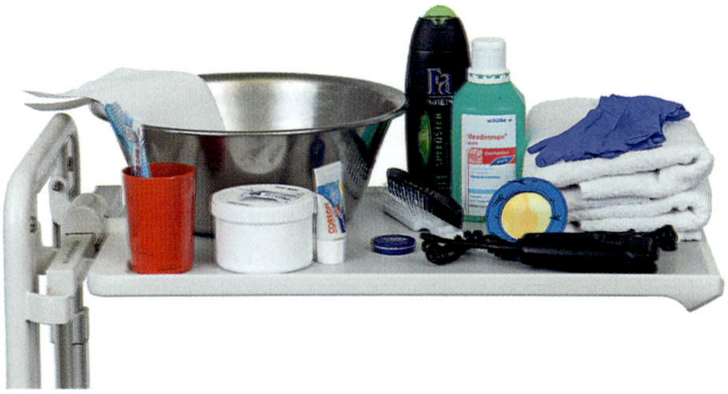

Abb. 17.16 Materialien zur Körperpflege auf einem Nachtschränkchen gerichtet. [K115]

Eventuell werden weitere Materialien benötigt, u. U. auch mehr Handtücher und Waschlappen. Manche Kliniken oder Stationen verwenden inzwischen Feuchttücher für die Ganzkörperwaschung (beispielsweise Dymacare Bed Bath Wipes®) anstatt Waschschüssel, Waschlappen und Handtücher. Diese Tücher werden in der Mikrowelle erwärmt.

KLIMA UND UMWELT

Einmalwaschlappen

Ob eine Ganzkörperwaschung mit Feuchttüchern für die Patienten besser ist als das Waschen mit Wasser, Waschlappen und Handtücher – darüber mag es unterschiedliche Meinungen geben.

Tatsache ist, dass 10 Einmalwaschlappen in einer Mikrowelle geeigneten Plastikverpackung eingepackt sind. Sowohl die Herstellung von Einmalwaschlappen wie die Verpackung verbraucht Ressourcen und verursacht Müll. Einrichtungen sollten das gegen das Waschen von Handtüchern und Waschlappen abwägen.

Werden Einmalwaschlappen verwendet, sollten sie kompostierbar und frei von synthetischen Materialien sein.

Planung der Körperpflege

Zu einer morgendlichen (oder abendlichen) Grundversorgung gehören viele einzelne Handlungen:

- Durchführung einer Ganz- oder Teilkörperwaschung, ggf. einer therapeutischen Waschung (➤ 17.3.3), einschl. Mund- und Zahnpflege, Haarpflege, ggf. Rasur
- Beobachtung der Hautsituation und der Vitalzeichen
- Durchführung von Prophylaxen, z. B. Soor-, Intertrigoprophylaxe (➤ 17.5.4, ➤ 17.1.10), Dekubitus- und Kontrakturenprophylaxe (➤ 17.9.5, ➤ 20.5.6)
- Wechseln von Leib- und Bettwäsche (➤ 22.5.2)
- Wechseln einer Inkontinenzversorgung (➤ 19.3.4)
- Mobilisation und Positionierung (➤ 20.5.4, ➤ 22.5.3)
- Kommunikation und Gesprächsführung, z. B. auch die psychische Verfassung des Patienten erfassen
- Wechsel von Verbänden (➤ 30.4)

Pflegefachpersonen müssen diese einzelnen Maßnahmen in eine sinnvolle Reihenfolge bringen, die bestmöglich die individuelle Patientensituation berücksichtigt, die hygienisch einwandfrei ist, die Kräfte des Patienten schont und auch möglichst wenig Zeit verbraucht. Die stimmige Planung der Körperpflege ist eine große Herausforderung!

Evtl. müssen geplante Untersuchungen oder Therapien (z. B. Physiotherapie) bei der zeitlichen Planung berücksichtigt werden.

Je nach Umfang der Hilfestellung, die ein Mensch bei der Körperpflege benötigt, lassen sich verschiedene Möglichkeiten für die Körperpflege unterscheiden (➤ Tab. 17.8).

17.3.5 Ganzkörperwaschung im Bett oder auf dem Wickeltisch

Prinzipien rund um die Körperpflege ➤ 17.3.1
Berührung und Intimsphäre ➤ 17.3.2
Planung und Vorbereitung der Körperpflege ➤ 17.3.4

Tab. 17.8 Arten von pflegerischer Unterstützung bei der Körperpflege.

Pflegerische Maßnahme	Indikation
Ganzkörperwaschung im Bett/auf dem Wickeltisch	• Patienten, die sich nicht selbst waschen können oder dürfen, und die nicht genügend Rumpf- oder Kreislaufstabilität haben für die Körperpflege außerhalb des Betts • Neugeborene, Säuglinge, behinderte Kinder
Unterstützung bei der Körperpflege im Bett oder am Bettrand	• Patienten, die teilweise selbstständig sind, aber das Bett nicht verlassen können oder dürfen • Am Bettrand: Patienten mit ausreichend Rumpfstabilität, die aber noch nicht Kraft oder Kreislaufstabilität für außerhalb des Bettes haben
Unterstützung bei der Teilwäsche im Bett und am Waschbecken	• Patienten, die teilweise selbstständig sind, gut sitzen, aber nicht gut stehen können, und die das Bett verlassen können/dürfen • Intimbereich und Beine im Bett waschen, anziehen; Oberkörper, Mund- und Zahnpflege am Waschbecken
Unterstützung bei der Körperpflege am Waschbecken	• Patienten, die teilweise selbstständig sind und das Bett verlassen können/dürfen • Gehen oder Fahren mit dem Rollstuhl zum Waschbecken ist möglich
Unterstützung beim Duschen	• Patienten, die teilweise selbstständig sind, das Bett verlassen können, die kreislaufstabil sind und bei denen keine Kontraindikationen (z. B. Wunden, Drainagen) gegen fließendes Wasser bestehen • Gehen oder Fahren mit dem Toilettenstuhl zur Dusche ist möglich
Baden/Unterstützung beim Baden	• Patienten, die (teilweise) selbstständig sind, das Bett verlassen können, kreislaufstabil sind und bei denen keine Kontraindikationen (z. B. Wunden, Herzinsuffizienz) gegen den Kontakt mit Wasser bestehen • Neugeborene und Säuglinge (1- bis 2-mal pro Woche) • Ältere Menschen (gelegentlich)

Einbeziehung von Angehörigen

Angehörige werden auf Wunsch miteinbezogen und bei Bedarf angeleitet. Das ist vor allem dann notwendig, wenn Angehörige zu Hause die Körperpflege weiter übernehmen.
Bei Säuglingen und Kleinkindern werden die Eltern/Bezugspersonen nach Möglichkeit in die Körperpflege miteinbezogen, angeleitet oder übernehmen diese selbstständig.

Vorbereitung des Patienten

Vor Beginn der Körperpflege wird der Patient über die Maßnahmen und den geplanten Ablauf informiert. Wann immer möglich, werden seine Wünsche erfragt und miteinbezogen. Die Pflegenden informieren auch während der Körperpflege immer wieder über die nächste Handlung.

- Das Bett zum rückenschonenden Arbeiten auf Arbeitshöhe bringen.
- Patienten die Gelegenheit geben, Blase und Darm zu entleeren, bei Bedarf verschmutzte Inkontinenzversorgung entfernen oder Urinbeutel entleeren.
- Lagerungshilfsmittel entfernen; Lagerungshilfsmittel an den Beinen (z. B. Lagerungsschiene) so lange belassen, bis die Beine gewaschen werden.
- Patienten in eine Rückenlage bringen und Kopfteil erhöhen, Kopfkissen belassen. So kann er besser verfolgen, was um ihn herum geschieht, und er kann sich selbst leichter das Gesicht und Oberkörper waschen.
- Ggf. Vitalzeichen kontrollieren.

Durchführung bei Erwachsenen

Kinaesthetics ➤ 20.5.1

Individuelle Reihenfolge

Es gibt nicht *die* Reihenfolge. Vielmehr richtet sich der Ablauf nach der individuellen Situation, nach hygienischen Notwendigkeiten, nach therapeutischen Zielen (➤ 17.3.3) und nach der notwendige Unterstützung (Ganz- oder Teilwäsche, ➤ Tab. 17.8).
Bitte beachten: Das Gesicht ist ein privater Bereich, der Mund ist ein intimer Bereich. Eventuell finden es Patienten irritierend oder beängstigend, wenn die Waschung im Gesicht begonnen wird, oder sie wehren die Mund- und Zahnpflege zu Anfang ab. Dann sollten zuerst die Hände/Arme und der Oberkörper gewaschen werden.
Wann immer möglich, soll der Patient Teile selbst waschen, z. B. das Gesicht (➤ Abb. 17.17). Bei Patienten mit Lähmungen oder anderen Einschränkungen ist für Gesicht und Oberkörper immer eine geführte Waschung möglich.

Nachfolgend ist ein möglicher Ablauf beschrieben:

- Mund- und Zahnpflege anbieten bzw. durchführen, Prothese einsetzen (➤ 17.5.3). Das erleichtert das Sprechen, und viele Patienten fühlen sich wohler, wenn schlechter Geschmack oder gar Mundgeruch beseitigt sind.
- Wassertemperatur erfragen, Wasser vorbereiten und Patienten mit der Hand die Wassertemperatur prüfen lassen.

Waschen des Gesichts

- Gesicht waschen (lassen), keine Reinigungsmittel/Waschzusätze verwenden:
  - Augen von innen nach außen waschen
  - Gesicht und Hals waschen
  - Ohrmuschel und hinter den Ohren waschen
  - In derselben Reihenfolge abtrocknen
- Gesichtspflege anbieten
- Ggf. Brille und Hörgeräte anbieten

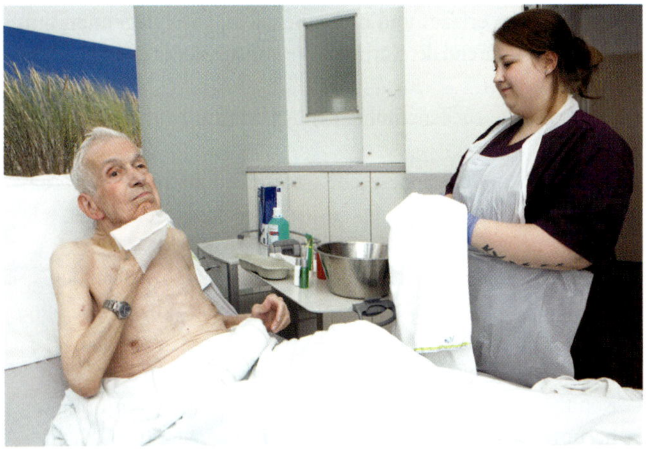

Abb. 17.17 Ganzkörperwaschung im Bett. In der Regel wird der Patient zur Körperpflege in Rückenlage mit erhöhtem Oberkörper positioniert. So kann er besser an der Körperpflege teilhaben und wenn möglich auch Körperteile selbst waschen. Die Pflegefachperson deckt nur die Körperteile auf, die gerade gewaschen werden. Bevor Intimbereich und Beine gewaschen werden, wird der Oberkörper angezogen. [K115]

Waschen des Oberkörpers und der Arme

Tipps

Wenn die Bettdecke frisch bezogen werden soll, kann sie gleich zu Beginn abgezogen und der alte Bezug kann zum Zudecken benutzt werden. Er ist nicht so „sperrig" wie die Bettdecke.
Bei wahrnehmungsgestörten Patienten soll zunächst der wahrnehmungsstärkere Oberkörper (Körperstamm) gewaschen werden, dann erst die Arme.

- Oberkörper aufdecken und Kleidung ausziehen, OP-Hemd oder Oberteil des Schlafanzugs auf dem Oberkörper liegen lassen
- Erst Arm der gegenüberliegenden Seite waschen:
  - Handtuch unterlegen, Hand, Arm und Achselhöhle waschen, nach Möglichkeit Handbad anbieten, abtrocknen
  - Anderen Arm waschen, abtrocknen
- Brustkorb, bei Frauen auch unter der Brust, und Bauch waschen, abtrocknen
- Hautpflege in derselben Reihenfolge durchführen
- Rücken waschen, abtrocken und eincremen. Verschiedene Varianten sind möglich:
  - Patient setzt sich auf/beugt sich nach vorne
  - Patient dreht sich, dafür wird das Kopfteil flacher gestellt
  - Rücken wird erst gewaschen, wenn der Patient vorne gewaschen ist und dann zum Waschen des Gesäßes und Bettbeziehen auf die Seite gedreht wird. Dieses einmalige Drehen ist sinnvoll, wenn das Drehen mit Anstrengungen oder Schmerzen verbunden ist; dann Oberköper abdecken bzw. zudecken

Waschen der Beine und des Intimbereichs

Tipp

Bei (V.a.) Fuß- und Nagelpilz (➤ 17.8.2) zunächst beide Beine waschen und beide Füße zum Schluss.

- Oberkörper bekleiden
- Beine abdecken und Schlafanzughose und Unterwäsche ausziehen, Intimbereich mit einem Handtuch bedecken
- Erst Bein auf der gegenüberliegenden Seite waschen, evtl. auch um das Bett herumgehen:
  - Handtuch unterlegen, Fußbad anbieten oder Fuß, Zehenzwischenräume und Bein waschen, abtrocknen
  - Anderes Bein waschen und abtrocknen
  - Hautpflege durchführen: Zehenzwischenräume aussparen, ganz bewusst die Zehenzwischenräume auf Hinweise nach Fuß- und Nagelpilz (➤ 17.8.2) inspizieren und die Fersen auf Druckstellen (➤ 17.9.3) kontrollieren
- Wasserwechsel durchführen
- Intimpflegebereich vorne waschen (➤ 17.3.6)

Waschen des Gesäßes und ggf. des Rückens, Bettwäsche wechseln

- Ggf. Kollegen zur Unterstützung holen, alternativ kann sich der Patient selbst drehen und ggf. am Bettgitter zur Seite ziehen
- Patienten auf die Seite drehen, darauf achten, dass er für einige Zeit bequem liegt: der Kopf ist mit einem Kissen unterlagert, zwischen den Knien liegt ein kleines Kissen und die Körpervorseite ist bedeckt (wenn der Oberkörper noch nicht angezogen ist)
- Handtuch von „oben" an den Oberkörper anlegen und ggf. noch den Rücken waschen, abtrocken, Hautpflege durchführen
- Handtuch an das Gesäß anlegen, Gesäß vom Anus Richtung Steißbein (von vorn nach hinten) waschen, abtrocknen (➤ 17.3.6), Hautpflege durchführen
- Inkontinenzversorgung anlegen
- Bei Bedarf Laken- oder Stecklakenwechsel vorbereiten (➤ 22.5.2). Wenn das Drehen möglichst kurz gehalten werden muss, kann das neue Bettlaken schon vor dem Drehen eingespannt werden
- Patienten auf die andere Seite drehen, restliches Gesäß waschen, Bettlaken fertig wechseln
- Unterwäsche und Schlafanzughose anziehen

Weitere Pflege

- Rasur, Bartpflege anbieten bzw. durchführen (➤ 17.7.4)
- Haare kämen (➤ 17.7.3)
- Spezielle Nasen- oder Ohrenpflege durchführen (➤ 17.6)
- Bei Bedarf weitere Bettwäsche wechseln
- Gelenke durchbewegen (Bewegungsübungen ➤ 20.5.5)
- Bei Bedarf Intertrigoprophylaxe durchführen: Kompressen in Hautfalten einlegen (➤ 17.1.10)

Nachsorge

- Patienten positionieren, ggf. zum Frühstücken lagern oder mobilisieren
- Bettebene wieder niedrig stellen
- Überprüfen, ob alle zu- und ableitenden Systeme in korrekter Position und Funktion sind, z. B. Infusion läuft, Ableitungsschlauch des Blasendauerkatheters ist nicht abgeknickt
- Ggf. Bettgitter hochziehen

- Glocke bzw. Telefon oder Notrufsystem im häuslichen Bereich in erreichbarer Nähe platzieren
- Getränk, persönliche Gegenstände in Reichweite stellen
- Arbeitsplatz aufräumen und gebrauchte Materialien und Pflegeutensilien reinigen/desinfizieren bzw. entsorgen
- Ggf. Vorhänge aufziehen und Zimmer lüften
- Pflegemaßnahmen sowie Besonderheiten, Auffälligkeiten, evtl. Änderungen dokumentieren

Hautbeobachtung

Die Körperpflege nutzen, um ganz gezielt alle Körperstellen, v. a. Hautfalten und dekubitusgefährdete Stellen (➤ 17.9.2), auf Veränderungen zu beobachten.

Waschen des Säuglings und des Kleinkinds

Kinaesthetics Infant Handling ➤ 20.5.2
Wickeln und Gesäßpflege eines Säuglings ➤ 19.3.1

Säuglinge und Kleinkinder werden am einfachsten auf dem Wickeltisch gewaschen (➤ Abb. 17.18). Ausnahme: Kinder im Wärmebett oder Inkubator. Größere Kinder werden wie Erwachsene im Bett gewaschen, wenn ein Waschen am Waschbecken nicht möglich ist. Wann immer möglich, sollen Eltern die Körperpflege übernehmen, ggf. werden sie von Pflegefachpersonen beraten und angeleitet.

Ein Reinigungsmittel ist in der Regel nicht notwendig (➤ 17.2.1). Ist eine Hautpflege bei trockener, schuppiger oder juckender Haut notwendig, dann wird ein hochwertiges medizinisches Pflegeprodukt (ohne Geruchs-, Farb- und Konservierungsstoffe, Haut-pH-neutral) sehr sparsam angewendet (➤ 17.2.2).

- Benötigte Materialien vollständig vorbereiten und griffbereit auf den Wickeltisch legen
- Bei Säuglingen die Wärmelampe anschalten
- Großes Handtuch auflegen, mit dem der Säugling auch zudeckt werden kann
- Säugling ausziehen, Windel entfernen und ggf. Stuhl mit Feuchttüchern entfernen

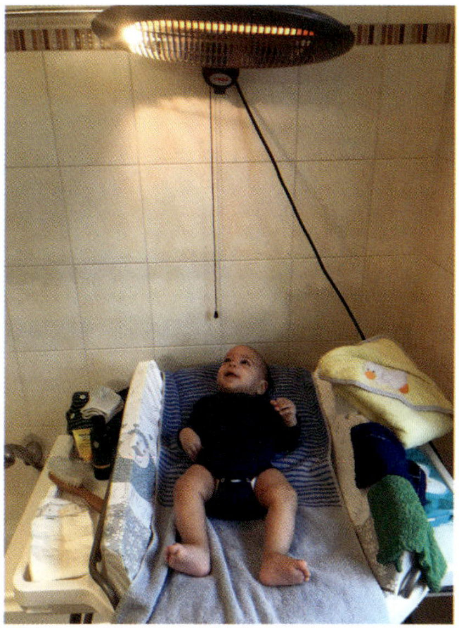

Abb. 17.18 Säuglinge und Kleinkinder können am einfachsten auf dem Wickeltisch gewaschen werden. Alle Waschutensilien und frische Kleidung werden bereitgelegt. Pflegende beachten die Gefahr der Auskühlung. Auf der Neugeborenenstation findet das Waschen unter einer Wärmelampe statt. Drehen und Wickeln des Kindes erfolgen nach kinästhetischen Prinzipien (➤ 20.5.), auch das Ablegen und Aufnehmen des Kindes (➤ Abb. 20.16, ➤ Abb. 20.17). [O240]

- Kind zügig waschen und abtrocknen (Reihenfolge und Prinzipien wie bei Erwachsenen); Drehen des Kindes in die Seitenlage als gemeinsame Interaktion gestalten (➤ 20.5.2, ➤ Abb. 20.15)
- Ggf. Nabelpflege durchführen (➤ 17.3.7)
- Bei Bedarf das Kind wiegen
- Kind wickeln, dabei kinästhetische Prinzipien anwenden

VORSICHT

Kinder niemals unbeaufsichtigt auf dem Wickeltisch liegen lassen. Ist bei der Vorbereitung der Materialien etwas vergessen worden, nimmt die Pflegefachperson das Kind entweder mit, um den Gegenstand zu holen, oder sie ruft eine andere Person herbei.

KLIMA UND UMWELT

Feuchttücher

Feuchttücher gehören heute zum Babyalltag dazu. Dabei enthalten sie Konservierungsstoffe (Reiz- und Allergiepotential), die Herstellung der Plastikverpackung verbraucht Ressourcen und erhöht das Abfallaufkommen. Umweltfreundlichere Feuchttücher können selbst hergestellt werden: [18]

- Plastikbox oder Box aus rostfreiem Edelstahl
- Wasch- und wiederverwertbare Mulltücher, Küchenrolle oder biologisch abbaubare/kompostierbare Einmalwaschlappen
- Mandelöl oder Kokosöl

Herstellung:

- Etwa 200 ml Wasser abkochen und etwas abkühlen lassen
- 3 EL vom gewählten Öl dazugeben, verquirlen
- Zugeschnittene Tuchmaterialien in die Box legen und Wasser-Öl-Mischung darübergießen
- Box verschließen
- Tücher innerhalb von 2–3 Tagen aufbrauchen

Feuchttücher gehören nicht in die Toilette. Während reine Zellulose-Produkte wie herkömmliches (Recycling-)Toilettenpapier im Abwasser schnell zerkleinert werden und zügig zur Kläranlage gelangen, sind Tücher mit Kunststofffasern aus Polymeren, Polypropylen u. a. beständig. Sie lassen sich in der Toilette zwar wegspülen, verquirlen sich aber auf dem Weg durch die Abwasserpumpen – und verstopfen sie schlimmstenfalls. Kostspielige Wartungsarbeiten sind die Folge. Und wenn die Tücher doch bis zum Klärwerk gelangen, müssen sie dort aufwendig aus dem Abwasser geharkt und anschließend verbrannt werden. Feuchttücher wie auch reißfeste Kosmetiktücher, Tampons, Slipeinlagen, Wattestäbchen und Komdome gehören in den Restmüll. Das Wasserhaushalts- du Kreislaufwirtschaftsgesetz verbietet es sogar, solche Abfälle mit dem Abwasser zu entsorgen. [19]

Einmalwindel versus Stoffwindel

Diese Frage stellen sich werdende Eltern – es gibt Argumente für die eine wie die andere (➤ 19.3.1, ➤ Tab. 19.9).

Einmalwindeln (➤ Abb. 19.13) werden nach einmaligem Gebrauch entsorgt. Sie besitzen eine gute Passform und halten lange trocken, erschweren dem Kind jedoch auch ein Gefühl dafür, wann es „nass" wird. Es gibt sie in vielen Größen und Varianten. Sie verursachen viel Müll und können zu Hitze- und Nässestau führen, sind jedoch gerade unterwegs unschlagbar praktisch. Etwas umweltfreundlicher: ökologische Wegwerfwindeln aus nachwachsenden Rohstoffen, die teilweise kompostierbar sind.

Stoffwindeln (➤ Abb. 19.14) müssen einmalig angeschafft werden. Sie haben nichts mehr mit dem früheren Bild unbequemer, komplizierter Gummihosen gemein, sondern sind bequeme, atmungsaktive und wiederverwendbare Windeln, welche besonders für empfindliche Babyhaut geeignet sind. Die Handhabung erfordert etwas Übung und das Waschen ein wenig Planung, dafür sind Stoffwindeln bei guter Pflege ewig haltbar und können an kleinere Geschwister vererbt werden. Die Umwelt wird es danken. [18]

Je größer die Kinder sind, umso mehr können sie selbst die Körperpflege mitbestimmen und aktiv mit übernehmen. Auch die Wahrung der Intimsphäre ist spätestens ab dem Schulkindalter von Bedeutung.

17.3.6 Intimpflege

Prinzipien rund um die Körperpflege ➤ 17.3.1
Berührung und Intimsphäre ➤ 17.3.2

Prinzipien bei der Intimpflege

- Ein Wasserwechsel vor der Intimpflege ist hygienisch sinnvoll, ebenso wie ein sauberer Waschlappen oder Einmalwaschlappen und Handtuch. Insbesondere bei Patienten mit einem transurethralen Blasenverweilkatheter besteht die Gefahr, dass Keime aus anderen Regionen (z. B. bei Fußpilz, Intertrigo) in den Intimbereich gebracht werden und das Risiko für eine Blasenentzündung zusätzlich steigt.
- Ein Reinigungsmittel kann sparsam verwendet werden (nur auf den Waschlappen auftragen), muss dann aber wieder entfernt werden.
- Den Intimbereich stets von der Symphyse zum Anus, also von vorne nach hinten waschen, um eine Keimverschleppung zu verhindern.

Sowohl bei Frauen wie Männern zunächst den Unterbauch, die Leisten und die Innenseiten der Oberschenkel waschen und abtrocknen.

Intimpflege bei der Frau

- Beine aufstellen und spreizen lassen, Handtuch unter den Intimbereich schieben
- Intimbereich waschen, nach jedem Wischen die Stelle am Waschlappen wechseln (Vorder- und Rückseite, Innenseite), besser noch Einmalwaschlappen verwenden. Von innen nach außen waschen, um keine Keime in den Harnröhren- und Scheideneingang einzubringen. Die Wischrichtung ist immer von vorne nach hinten, also immer Richtung Anus (➤ Abb. 17.19):
  - Kleine Schamlippen spreizen und Harnröhrenöffnung und Vaginaleingang waschen
  - Große Schamlippen spreizen und die kleinen Schamlippen waschen
  - Große Schamlippen waschen
  - Abtrocknen in derselben Reihenfolge, nach jedem Wischen die Stelle des Handtuchs wechseln

Intimpflege beim Mann

- Beine etwas spreizen lassen, Handtuch unter den Intimbereich
- Intimbereich waschen von „innen" nach „außen", nach jedem Wischen die Stelle des Waschlappens wechseln oder besser noch Einmalwaschlappen verwenden:
  - Vorhaut ganz zurückziehen, Harnröhreneingang und Eichel waschen, abtrocknen und Vorhaut wieder ganz über die Eichel ziehen, um eine Paraphimose (Abschnürung des Penisschafts durch die Vorhaut) zu verhindern
  - Penisschaft zum Körper hin waschen und Hodensack in Richtung Gesäß (➤ Abb. 17.20) abtrocknen

VORSICHT

Phimose bei Säuglingen und Kleinkindern
Bei Jungen ist eine physiologische Phimose (Verengung der Vorhaut) bis zum Ende des 2. Lebensjahrs normal. Die Vorhaut darf daher nicht zurückgezogen werden, da dies zu Einrissen und Vernarbungen führen kann.

Zystitisprophylaxe

Eine **Zystitis** *(Harnwegsinfektion)* ist meist eine aufsteigende bakterielle Infektion, bei der meist Darmbakterien über die Harnröhre in die Harnblase einwandern. Mädchen und Frauen sind wegen der kurzen Harnröhre besonders gefährdet, ebenso Patienten mit einem transurethralen Blasenverweilkatheter (➤ 19.3.3) und abwehrgeschwächte Menschen.
Die sorgfältige und korrekte Intimpflege, die Pflege bei transurethralem Blasenkatheter (➤ 19.3.3) und eine ausreichende Flüssigkeitszufuhr sind entscheidende Maßnahmen der Zystitisprophylaxe.

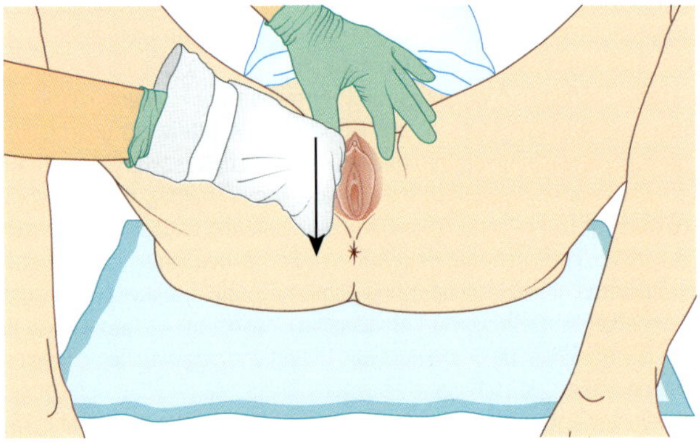

Abb. 17.19 Intimpflege bei der Frau. [L234]

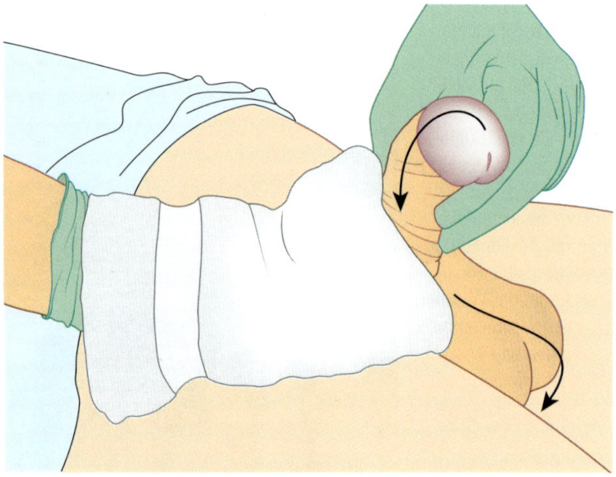

Abb. 17.20 Intimpflege beim Mann. [L234]

17.3.7 Nabelpflege beim Neugeborenen

Bei der Geburt wird das Neugeborene von der Nabelschnur getrennt, dann wird eine Nabelklemme ca. 1 cm über der Haut angebracht, die so lange verbleibt, bis der Nabelschnurrest 36 bis 72 Std. nach der Geburt abfällt. Der verbleibende Nabelschnurrest wird sauber und trocken gehalten und noch während etwa 7 Tagen speziell gepflegt und auf eine Infektion hin beobachtet.

Vor allen Manipulationen am Nabel erfolgt in der Klinik eine hygienische Händedesinfektion, zu Hause soll sich die Mutter die Hände waschen. Die **Nabelpflege** kann offen oder halboffen erfolgen.

Offene Nabelpflege:

- Nabelschnurrest 1-mal täglich mit Aqua dest. oder zu Hause mit abgekochtem Wasser reinigen; Schleimhautdesinfektionsmittel nur bei Infektion
- Keine Kompresse, keinen Verband anbringen
- Windel unterhalb des Nabels schließen

Halboffene Nabelpflege:

- Reinigung wie bei offener Nabelpflege
- Sterile Kompresse um den Nabelschnurrest schlingen
- Windel unterhalb des Nabels schließen

17.3.8 Unterstützung bei Körperpflege

Prinzipien rund um die Körperpflege ➤ 17.3.1
Berührung und Intimsphäre ➤ 17.3.2
Planung und Vorbereitung der Körperpflege ➤ 17.3.4
Nachsorge ➤ 17.3.5

Pflegende können die Patienten auf unterschiedlichste Arten bei der Körperpflege unterstützen (➤ Tab. 17.8). In diesen Situationen kann oder darf der Patient schon mobilisiert werden und kann Teile der Körperpflege selbst übernehmen.

Unterstützung bei der Körperpflege am Bettrand

Die **Körperpflege sitzend am Bettrand** ist oft der erste Schritt in Richtung mehr Mobilität oder Selbstständigkeit, z. B. nach Operation oder einer akuten Erkrankung wie Schlaganfall. Der Patient ist unter Umständen noch nicht ausreichend kreislaufstabil oder noch körperlich zu schwach, um sich am Waschbecken zu waschen. Das Bett gibt Sicherheit, bei Problemen kann der Patient schnell wieder ins Bett gelegt werden.

Voraussetzung: Zum Sitzen braucht der Patient eine ausreichende Kopf- und Rumpfstabilität, er muss stabil und gerade am Bettrand sitzen. Ansonsten ist das Sitzen am Bettrand zu erschöpfend und der Muskeltonus kann sich ungünstig erhöhen.

Varianten:

- Patient wäscht sich Gesicht einschl. Mundpflege, Rasur und den Oberkörper am Bettrand; Pflegefachperson wäscht den Rücken; der Intimbereich und die Beine werden im Bett liegend gewaschen
- Patient wäscht sich Gesicht einschl. Mundpflege, Rasur und den Oberkörper am Bettrand; Pflegefachperson wäscht den Rücken und die Beine; für die Intim- und Gesäßpflege steht der Patient kurz vor dem Bett

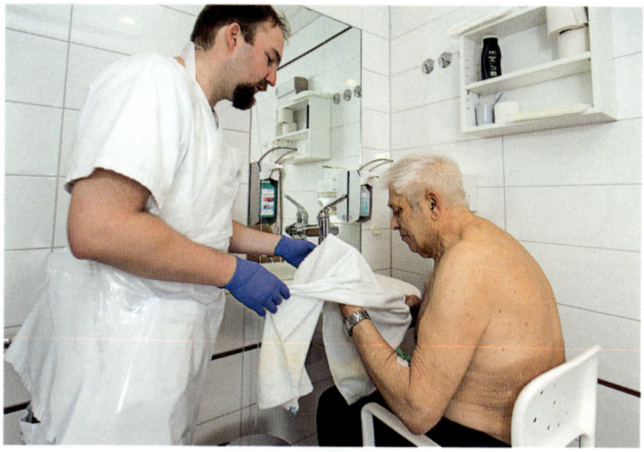

Abb. 17.21 Die Pflegefachperson unterstützt bei der Körperpflege am Waschbecken. Das Waschen des Intimbereichs und der Beine im Bett ist auch für Pflegende angenehmer als in einem engen Bad. [K115]

Unterstützung bei Teilwäsche im Bett und am Waschbecken

Die **Körperpflege im Bett und am Waschbecken** stellt einen weiteren Schritt in Richtung Mobilität und Selbstständigkeit für Patienten dar, die noch nicht so lange mobilisiert werden können und/oder nicht stehen können.

Vorgehen:

- Beine und Intimbereich und Gesäß im Liegen im Bett waschen, anziehen
- Vitalzeichen kontrollieren
- Patienten mobilisieren und mit dem Toilettenstuhl oder auch schon zu Fuß zum Waschbecken bringen, dann Sitzgelegenheit bereitstellen
- Patient wäscht sich Gesicht und Oberkörper, führt die Mundpflege, Rasur, Haarpflege am Waschbecken durch, ggf. mit Unterstützung einer Pflegefachperson (➤ Abb. 17.21), anziehen
- In der Zwischenzeit kann die Pflegefachperson das Bett machen und das Zimmer lüften.

17.3.9 Duschen

Duschen empfinden viele Menschen als angenehm. Der Körper kann gründlich nass gemacht werden, Schmutz und Duschgel können einfach weggespült werden, die gleichzeitige Haarwäsche ist leicht möglich. Zudem wird der Körper erwärmt oder kann zum Schluss zur Kreislaufanregung kühler abgeduscht werden. Das Duschen dauert nicht länger als Waschen im Bett oder am Waschbecken und spart deutlich Zeit gegenüber dem Baden.

In der Planung des Duschens berücksichtigen Pflegefachpersonen die Fähigkeit des Patienten zum Gehen und Stehen. Diese grundsätzlichen **Varianten** sind möglich (➤ Abb. 17.22):

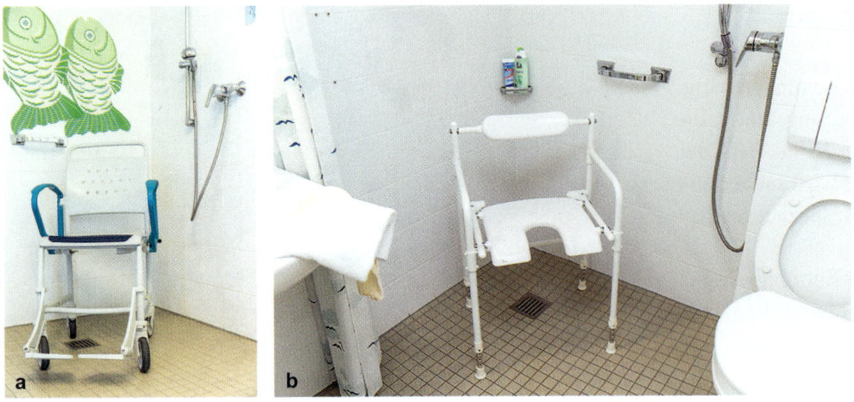

Abb. 17.22 Sitzmöglichkeiten während des Duschens. Toilettenstuhl mit Rollen, mit dem der Patient schon vom Bett zur Dusche gefahren werden kann (a). Duschstuhl mit stabilen Füßen, auf den sich der Patient während des Duschens setzen kann. Entweder geht er zu Fuß ins Bad, oder er wird mit einem Rollstuhl ins Bad gefahren und dann auf den Duschstuhl umgesetzt. Zusätzlich unterstützen Haltegriffe die Mobilität und Sicherheit (b). [K157]

- Der Patient geht selbstständig oder mit Unterstützung in die Dusche, bei Bedarf kann er sich auf einen Duschsitz (an der Wand angebracht) oder Hocker/Duschstuhl (wird in die Dusche gestellt) setzen.
- Der Patient wird mit einem Toilettenstuhl vom Bett in die Dusche gefahren und auf ihm sitzend geduscht.
- Der Patient wird ins Bad gebracht (gehend oder fahrend), auf einen Badelifter umgesetzt und in der Badewanne geduscht. Oftmals gibt es in häuslichen Pflegesituationen nur eine Badewanne, aber ein drehbarer Wannensitz oder Lifter kann das Duschen gut ermöglichen.

Vorbereitung und Durchführung

Prinzipien rund um die Körperpflege ➤ 17.3.1
Berührung und Intimsphäre ➤ 17.3.2
Planung und Vorbereitung der Körperpflege ➤ 17.3.4
Nachsorge ➤ 17.3.5

- Badezimmer vorbereiten: angenehme Raumtemperatur schaffen, für Platz sorgen und die benötigten Materialien und frische Kleidung bereitlegen
- Rutschfeste Matte in und vor die Duschwanne legen
- Vitalzeichen kontrollieren
- Blase und Darm entleeren lassen
- Patienten in die Dusche begleiten/transportieren
- Das weitere Vorgehen richtet sich nach der Selbstständigkeit des Patienten, z. B.:
  - Patienten ausziehen
  - Gewünschte Wassertemperatur und Strahlstärke einstellen, Wassertemperatur testen lassen (an den Händen, dann an den Beinen)
  - Ganzen Körper des Patienten mit Wasser benetzen
  - Ihm einen Waschlappen zum Waschen des Gesichts anbieten
  - Ganzen Körper waschen (lassen), auf Wunsch mit Reinigungsmittel, bei den Beinen/Füßen und Intim- und Gesäßbereich unterstützen
- Haarwäsche zu Schluss durchführen: Waschlappen als Augenschutz anbieten, Haare shampoonieren, gründlich aufspülen
- Auf Wunsch Beine oder ganzen Körper zum Schluss kühler abduschen
- Abtrocknen:
  - Großes Badetuch um den ganzen Körper schlingen, um Auskühlung zu vermeiden
  - Bei vielen Haaren Handtuch um den Kopf schlingen
  - Dann gründlich den ganzen Körper von oben nach unten abtrocknen
- Bei Bedarf Hautpflege durchführen
- Ggf. Patienten beim Anziehen unterstützen
- Haare kämmen und föhnen
- Weitere Maßnahmen wie Mund- und Zahnpflege, Rasur anbieten oder unterstützen.

VORSICHT

Patienten während des Duschens gut beobachten und nach seinem Befinden fragen. Bei Bedarf kann die Maßnahme verkürzt werden, in dem das Abtrocknen, die Haut- und Intimpflege oder das Anziehen im Bett erfolgt.

Duschen mit Operationswunden und chronischen Wunden

Ist eine Operationswunde geschlossen und sind etwaige Drainagen entfernt, spricht in der Regel nichts mehr gegen kurzes Duschen. Eventuell kann die OP-Wunde mit einem wasserdichten Folienverband abgedeckt werden. Bei Unsicherheit holen Pflegefachpersonen die Erlaubnis vom Arzt ein.
Ein fachlicher Konsens ist, dass chronische Wunden nicht zum Zwecke der Reinigung ausgeduscht werden sollen (➤ 30.5.4). Selbstverständlich darf ein Patient mit einer chronischen Wunden duschen. Kleinere Wunden können mit einer wasserdichten Folie abgeklebt werden, für größere Wunden gibt es sog. Duschüberzüge, die auch bei Gipsverbänden verwendet werden können.

KLIMA UND UMWELT

Etwa 14 % der Energie wird für die Erwärmung von Wasser verbraucht. Hier gibt es Einsparpotenzial, dass dem Geldbeutel und der Umwelt guttut. Ebenso spart ein reduzierter Wasserverbrauch Geld – sowohl Krankenhäusern als auch Pflegeeinrichtungen und Privathaushalten.

- Warmwassertemperatur senken (Vorsicht, Legionellen! Einmal in der Woche die Wassertemperatur auf 70 °C erhöhen, um die Bakterien abzutöten).

- Warmwasser nicht unnötig vorhalten, sondern bei Heizungsanlagen die Zeiten nach Tagen und Uhrzeiten einstellen.
- Wassersparende Duschköpfe verwenden. Sie sparen bis zu 50 % weniger Wasser, weil weniger Wasser durchfließt. Alternativ Duchflussbegrenzer zwischen Armatur und Duschschlauch einbauen.
- Duschstopps lassen das Wasser während des Einschäumens nur noch leicht tröpfeln, was die bisherige Wassertemperatur beibehält und den Wasserverbrauch um ca. 50 % reduziert.
- Duschen statt Baden.
- Armatur an Waschbecken mit Perlstrahlern versehen, die den Wasserverbrauch um bis zu 60 % reduzieren.
- Wasserstopp-Taste an WC-Spülkästen beim kleinen Geschäft nutzen, was ebenfalls die Hälfte des Wassers spart.

Duschen von bettlägerigen Patienten

Nicht alle Patienten können sitzend geduscht werden. Für schwerkranke, bettlägerige Patienten gibt es Liegendduschsysteme, entweder **Duschmatratzen,** die ins Bett eingebracht werden, oder fahrbare **Duschliegen** (> Abb. 17.23), auf die der Patient gelegt wird. Für die Duschmatratze gibt es einen langen Schlauch, der an einem Wasserhahn angeschlossen werden kann oder alternativ ein Frischwassertank. Mit einer fahrbaren Duschliege wird der Patient ins Bad gefahren. Beide Systeme verfügen über einen Wasserablauf.

Nachsorge > 17.3.5

Duschwanne/-Matratze bzw. Duschbereich wischdesinfizieren, ggf. Boden in der Umgebung trocken wischen.

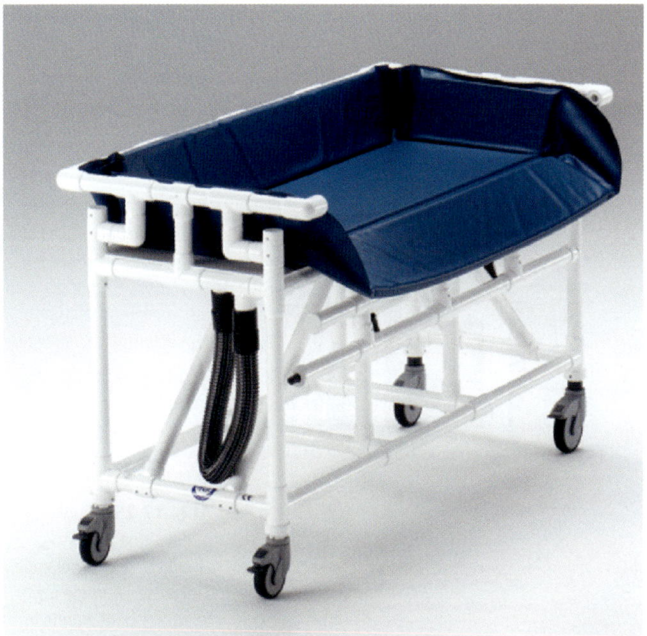

Abb. 17.23 Eine Duschliege (erhältlich für Kinder und Erwachsene) ermöglicht das Duschen von immobilen Patienten im Liegen. Der Transfer vom Bett auf die Duschliege erfolgt kräfteschonend mit einer Umlagerungshilfe (Rollboard > Abb. 20.28). [V923]

17.3.10 Baden

Das **Baden** erfüllt verschiedenste Aufgaben. Neben der Hautreinigung dient es vor allem der Entspannung und der Förderung des Wohlbefindens. Insbesondere für Säuglinge und Kleinkinder ist Baden Spaß und Vergnügen.

In Krankenhäusern werden Bäder nur noch selten durchgeführt. In stationären Pflegeeinrichtungen hat das wöchentliche Bad oft eine besondere Bedeutung, ein fester Badetag ist von Bewohnern häufig gewünscht. Auch in der ambulanten Pflege wird das Wannenbad häufiger gewünscht und durchgeführt.

Medizinische Bäder oder **Teilbäder** werden angewendet:

- In der Dermatologie
- In der Geburtshilfe zur Entspannung und Schmerzlinderung, evtl. zur Entbindung *(Wassergeburt)*
- In der physikalischen Medizin, sog. *Hydrotherapie.* Hier werden physikalische Eigenschaften des Wassers, Temperatur und ggf. Zusätze genutzt, um z. B. die Durchblutung anzuregen, entzündete Gelenke zu kühlen, die Beweglichkeit nach Gelenkoperationen zu erleichtern, die Muskulatur zu entspannen, Schlaflosigkeit zu verbessern, die Rekonvaleszenz zu unterstützen.

Vorbereitung und Durchführung

Prinzipien rund um die Körperpflege > 17.3.1
Berührung und Intimsphäre > 17.3.2
Planung und Vorbereitung der Körperpflege > 17.3.4

- Badezimmer vorbereiten: angenehme Raumtemperatur schaffen, für Platz sorgen und die benötigten Materialien und frische Kleidung bereitlegen
- Immer einen (Toiletten-)Stuhl oder Hocker bereitstellen
- Rutschfeste Matte in und vor die Badewanne legen
- Vitalzeichen kontrollieren, Wannenbad nur bei stabilen Kreislaufverhältnissen durchführen
- Blase und Darm entleeren lassen
- Patienten ins Badezimmer begleiten/transportieren
- Badewasser einlassen (zunächst nur bis etwa Nabelhöhe), 35–38 °C wird von dem meisten Patienten als angenehm empfunden (Thermometer benutzen), ggf. Badezusatz oder Ölbad bei trockener Haut hinzugeben
- Transfer in die Badewanne:
  - Möglichkeit 1: Patient steigt alleine in die Badewanne, nutzt vorhandene Griffe.
  - Möglichkeit 2: Patient sitzt auf deinem Stuhl neben der Badewanne. Zuerst werden die Beine über den Beckenrand gehoben, dann unterstützt die Pflegefachperson beim Einsteigen in die Badewanne.
  - Möglichkeit 3: Patient wird mit einem Lifter in die Badewanne gebracht, er bleibt während des Badens auf dem Lifter sitzen (> Abb. 17.24). Diese Variante bietet die größte Sicherheit, auch für den Ausstieg.
- Patienten mit den Füßen die Wassertemperatur prüfen lassen und ggf. anpassen, ggf. noch etwas Wasser zulaufen lassen

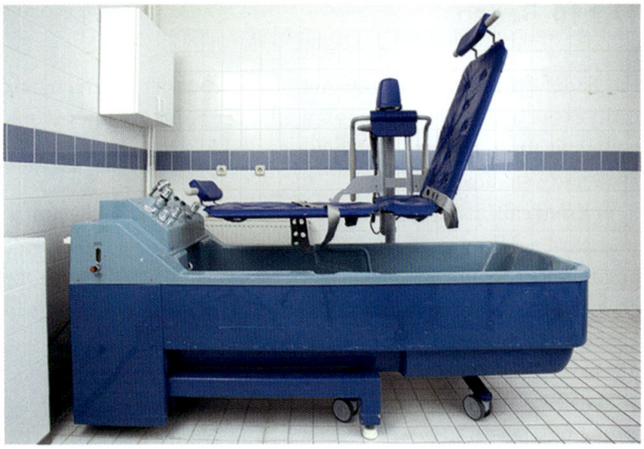

Abb. 17.24 Badewanne in einem Stationsbad mit integriertem Patientenlifter. Für die häusliche Versorgung gibt es einfachere Lifter für die unterschiedlichsten Situationen. [K115]

VORSICHT

Durch das warme Wasser erweitern sich die Blutgefäße, das Blut „versackt" in Peripherie, der Blutdruck fällt ab und die Herzfrequenz erhöht sich kompensatorisch – **ein Kreislaufkollaps droht**. Diese Situation ist v. a. bei Patienten mit Herz-Kreislauf-Erkrankungen gefährlich.
Wünscht sich ein älterer oder schwächerer Patient ein Wannenbad, dann wird die Badewanne nur bis nur Nabelhöhe gefüllt, außerdem bleibt die Pflegefachperson beim Patienten.
Wannenbad auf 10–20 Minuten begrenzen.

- Körperpflege durchführen, Patienten bei Bedarf unterstützen, z. B. Intimbereich und Beine waschen
- Haarwäsche zum Schluss anbieten
- Wasser aus der Badewanne ablaufen lassen, Patienten währenddessen abduschen, um Schmutz- und Seifenreste zu entfernen; auf Wunsch zur Kreislaufanregung kurz kühler abduschen
- Nach dem Transfer aus der Badewanne sollte auch für mobile Patienten eine Sitzgelegenheit im Badezimmer vorhanden sein:
  - Der Patient steigt alleine aus.
  - Der Patient erhebt sich mit Unterstützung der Pflegefachperson aus der Badewanne und setzt sich auf den Stuhl, der neben der Badewanne steht, dann werden die Beine aus der Wanne genommen.
  - Der Patient wird auf dem Lifter sitzend aus der Wanne transferiert.

VORSICHT

Nach dem Ablassen des Wassers eines Ölbads bleibt ein **rutschiger Ölfilm** zurück. Deshalb ein Handtuch in die Wanne unter die Füße des Patienten legen, damit er sicher aus der Badewanne aufstehen kann (wenn kein Lifter verwendet wird). Auch vor der Badewanne besteht **Rutschgefahr**, weil die Füße ölig sind. Hier kann ebenfalls ein Handtuch untergelegt werden.

- Abtrocknen:
  - großes Badetuch um den ganzen Körper schlingen, um Auskühlung zu vermeiden
  - bei vielen Haaren Handtuch um den Kopf schlingen
  - dann gründlich den ganzen Körper von oben nach unten abtrocknen; nach einem Ölbad die Haut nur trocken tupfen, Hautfalten aber sorgfältig trocknen
- Bei Bedarf Hautpflege durchführen (nach einem Ölbad nicht notwendig)
- Ggf. Patienten beim Anziehen unterstützen
- Haare kämmen und föhnen
- Weitere Maßnahmen wie Mund- und Zahnpflege, Rasur anbieten oder unterstützen

Nachsorge ➤ 17.3.5

Badewanne und Lifter nach Hygieneplan wischdesinfizieren. Vitalzeichenkontrolle durchführen, um den Grad der Anstrengung einschätzen zu können.

Baden von Kindern

Kinder lieben in der Regel das Baden. Je jünger das Kind, umso umsichtiger muss es geschehen. Bei Neugeborenen wird die Badedauer sehr kurz gehalten, auf Reinigungsmittel in der Regel verzichtet. Je älter die Kinder werden, umso eher kann das Baden auch mit Spielen verbunden werden.

Zum **Baden von Neugeborenen** bis etwa 1 Jahr gibt es spezielle Badeeimer (z. B. Tummy Tub®), in die die Kinder gesetzt werden, das Wasser geht bis zu den Schultern. Die Kinder werden vorsichtig am Kopf gestützt. Die Ähnlichkeit mit der Köperhaltung im Mutterleib und die seitlichen Begrenzungen führen zu einer Entspannung und Beruhigung des Kindes. Die Reinigung des Gesäßbereichs erfolgt schon vorher beim Entfernen der Windel.

Säuglinge und Kleinkinder können auch in Säuglingsbadewannen gebadet werden (➤ Abb. 17.25), alternativ auch in einem Waschbecken.

Größere Kinder werden in der Badewanne gebadet. Sie werden unter den Achseln am Brustkorb gefasst und in die Badewanne rein-

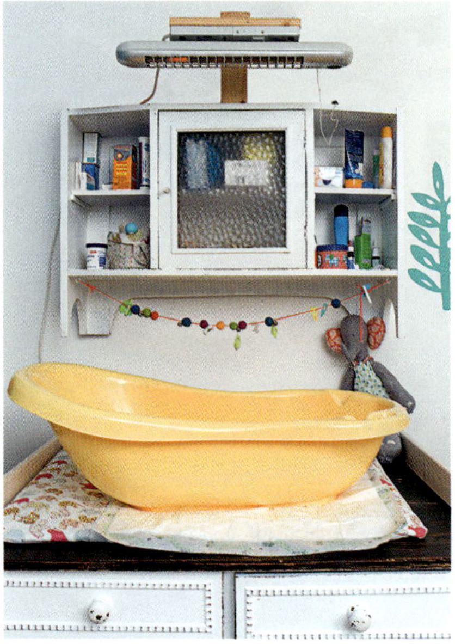

Abb. 17.25 Säuglingsbadewanne mit Wickeleinheit und Wärmelampe. Zu Hause kann die Säuglingsbadewanne in die Badewanne gestellt werden, auf einen Tisch oder die Wickelkommode. Alternativ kann man sie mit einem zugehörigen Gestell kaufen. [K115]

und rausgehoben. Während des Bades müssen sie nicht mehr festgehalten werden.

Vorbereitung und Durchführung

Die Raumtemperatur sollte ca. 20–22 °C betragen; bei Neugeborenen und Säuglingen den Wärmestrahler einschalten. Alle Materialien einschl. frischer Kleidung und Windel bereitlegen.

Prinzipien beim Baden von Kindern

- Für Säuglinge und sehr kleine Kleinkinder eignen sich „Waschgefäße", bei denen das Kind Fußkontakt hat. Das vermeidet das Wegrutschen aus dem Arm und eine starke Streckung.
- Die beste Badezeit herausfinden. Das Baden sollte störungsfrei sein. Weil die Kinder danach meist müde sind, eignet sich gut die Zeit am Abend vor dem Zubettgehen.
- Badewasser einlassen, Wassertemperatur von 37–38 °C mit einem Thermometer kontrollieren.
- Nur wenig Wasser (ca. 15 cm) in die Wanne einlassen, außer bei Badeeimern.
- Reinigungsmittel sind in der Regel nicht notwendig, wenn gewünscht, dann sollte ein hochwertiges Produkt für Kleinkinder sparsam verwendet werden.
- Häufigkeit und Badedauer wegen der empfindlichen Haut begrenzen, je kleiner das Kind ist:
  - 1 Bad pro Woche, wenn es dem Kind gefällt, dann auch öfters anstatt Waschen
  - Bei Säuglingen 3–5 Min., bei Kleinkindern 5–8 Min.

Zur **Technik des Badens** eines Säuglings gibt es verschiedene Philosophien und Beobachtungen, dementsprechend unterschiedlich leiten Hebammen, Pflegefachpersonen und solche mit kinästhetischem Hintergrund an. Eltern und Pflegefachpersonen müssen herausfinden, welche Badetechnik einem Kind am besten gefällt, wann es entspannt ist. Bei Weinen und Abwehr sollte eine andere Technik probiert werden:

- Baden in hockender Position in einem Badeeimer
- Baden in der Bauchlage ist aus Sicht von Kinaesthetics Infant Handling (➤ 20.5.2) sinnvoll zur Vermeidung hoher Streckspannung bei Neugeborenen und Säuglingen, die auch durch Wegrutschen in Rückenlage und fehlende Begrenzung an den Füßen entsteht
- Baden ausschließlich in Rückenlage (➤ Abb. 17.26) mit dem Vorteil, dass das Gesicht des Kindes und ggf. sein Unwohlsein leicht gesehen werden

Durchführung Baden in Rückenlage

Der Kontakt mit dem Wasser wird langsam angebahnt, d. h., das Kind vorsichtig in die Wanne heben, zuerst die Füße ins Wasser tauchen. Dazu:

- Mit der linken Hand den linken Oberarm des Säuglings umgreifen, sodass der Hinterkopf auf dem Unterarm ruht (➤ Abb. 17.26)
- Rechte Hand unter das rechte Bein des Kindes durchschieben und damit den linken Oberschenkel umfassen
- Das Kind mit den Füßen zuerst ins Wasser gleiten lassen und solange im Wasser halten, bis es sich daran gewöhnt hat und sich entspannt, dann den linken Oberschenkel des Kindes loslassen

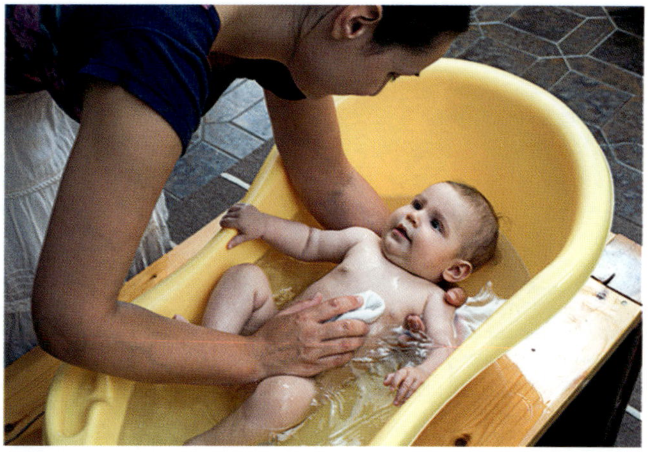

Abb. 17.26 Baden eines Säugling. Säugling mit der linken Hand so umgreifen, dass der Hinterkopf auf dem Unterarm ruht, die Hand fast an seinem linken Oberarm. [K115]

- Gesicht, Oberkörper und Arme mit einem sauberen Waschlappen waschen, dann Beine und Füße und den Intimbereich
- Haare mit einem frischen Waschlappen waschen
- Kind aus dem Wasser nehmen und in ein großes Badetuch wickeln (praktisch sind Kapuzentücher, weil dann auch der Kopf bedeckt ist), gründlich abtrocknen
- Ggf. Hautpflege (➤ 17.2.2) und Nabelpflege (➤ 17.3.7) durchführen
- Kind wickeln und anziehen
- Ggf. Augen-, Ohren-, Nasenpflege durchführen, Haare kämmen, Lippen pflegen

Baden aus Sicht der Basalen Stimulation® und der Balneotherapie (Bädertherapie)

Baden ermöglicht dem Kind auch somatische Erfahrungen, es kommt erneut (nach der Geburt) umfänglich mit dem Element Wasser in Kontakt. Wird das Kind in einer möglichst kleinen Badewanne (z. B. Badeeimer, Waschbecken) gebadet und haben seine Füße Kontakt zum Rand, dann gibt ihm die Begrenzung Sicherheit und Orientierung. Davon profitieren besonders kranke Kinder mit Wahrnehmungsstörung und/oder verändertem Muskeltonus. Das warme Wasser entspannt die Muskulatur, sodass sich eine Muskelhypertonie verbessert. Durch den Auftrieb des Wassers sind Bewegungen leichter möglich, davon profitieren Kinder mit eingeschränkter Bewegungsfähigkeit/Lähmung und/oder Schmerzen. Die Pflegefachperson oder ein angeleiteter Elternteil kann unter dem Baden alle Gelenke der Extremitäten vorsichtig durchbewegen. So kann auch besonders schonend die Muskulatur trainiert werden.

Kinaesthetics Infant Handling bei der Körperpflege

Kinaesthetics Infant Handling ➤ 20.4.2

Kinaesthetics Infant Handling ist eine Möglichkeit, die Entwicklung der Bewegungskompetenz während einer Pflegemaßnahme bei Säuglingen und Kleinkindern zu fördern. Es kann auch sehr gut während der Körperpflege angewendet werden (➤ Abb. 17.27).

17

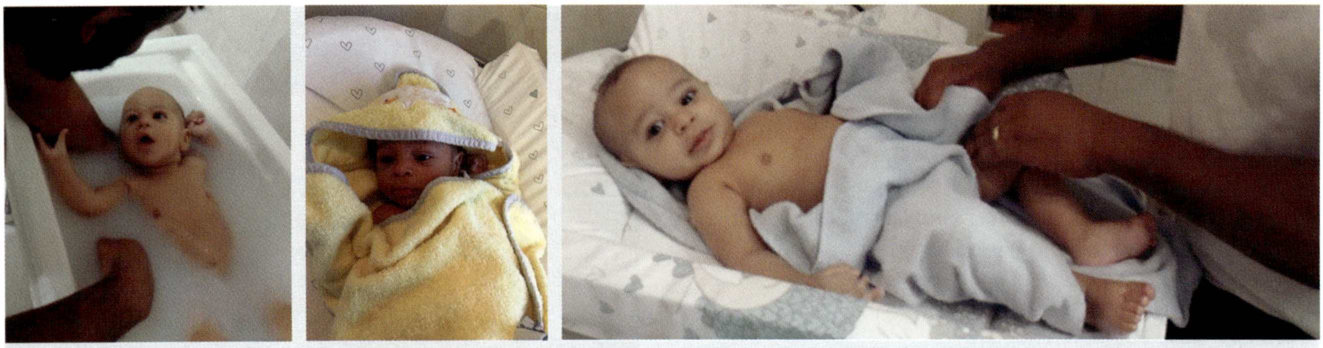

a Wenn ein Säugling gebadet wird, gleicht dies der Erfahrung im Mutterleib. Wenn die Füße an den Beckenrand stoßen, hat das Kind eine Orientierung und eine Begrenzung wie im Mutterleib.

b Aus der Wanne genommen, kann das Kind dieses Wohlfühlen in einem Badetuch noch nachempfinden; behutsam wird es abgetrocknet.

c Das Anziehen und Wickeln des Säuglings geschieht langsam und nachvollziehbar für das Kind. Es lernt mitzumachen und beim Drehen zu helfen. Deshalb ist es günstig, das Wickeln und Anziehen über Dreh und Spiralbewegungen durchzuführen (> Abb. 20.15, > Abb. 20.16). Wenn das Becken einfach nur an den Beinen hochgenommen wird, hat das Kind keine Möglichkeit, aktiv mitzuwirken.

Abb. 17.27 Kinaesthetics Infant Handling bei der Körperpflege (> 20.5.2). [O240]

17.4 Unterstützung beim An- und Auskleiden

Kleidung schützt den Körper vor äußeren Einflüssen, z. B. vor Kälte oder Sonneneinstrahlung. Darüber hinaus ist Kleidung noch weit mehr. Sie ist ein Symbol für die Persönlichkeit eines Menschen. Wann welche Kleidung getragen wird, ist abhängig von der Jahreszeit, dem Anlass, aber auch vom Alter, der Erziehung, der Umwelt sowie von Kultur und Mode. Die Geschmäcker gehen bei Kleidung weit auseinander.

Säuglinge und Kleinkinder sind darauf angewiesen, dass die Eltern adäquate Kleidung wählen. Viele Kinder entwickeln aber häufig schon früh einen eigenen Willen für das, was sie anziehen wollen.

Bei vielen Krankheiten oder Behinderungen ist der Patient auf Unterstützung durch die Pflegenden angewiesen, z. B.:

- Störungen der Feinmotorik hindern daran, eine Schleife zu binden oder Knöpfe zu öffnen oder zu schließen.
- Lähmungen, starkes Zittern, geistige Störungen, Sehstörungen behindern oder verhindern das selbstständige An- und Ausziehen.
- Gipsverbände, venöse Zugänge, Drainagen und Katheter erschweren den Kleidungswechsel.

Beim **An- und Ausziehen** sind die individuelle Bewegungsfähigkeit und Erkrankungen des Pflegebedürftigen zu berücksichtigen. Bei Kindern müssen zudem der jeweilige Entwicklungsstand sowie die Fähigkeit, sich selbst an- und auszuziehen, miteinbezogen werden. Ziel ist es, die Selbstständigkeit und individuellen Ressourcen des Menschen zu fördern und dabei seine Sicherheit zu gewährleisten.

UMWELT UND KLIMA

Kleidung hat große Auswirkungen auf das Klima. Je häufiger und schneller Kleidung ausgetauscht wird, um z. B. neuen Modetrends („Fast Fashion") zu folgen umso stärker. Viele Kleidungsstücke werden nur eine Saison getragen, Deutsche kaufen im Jahr im Durchschnitt 60 Kleidungsstücke, der rasant steigende Anteil an Online-Käufen verstärkt den Trend noch. Jedes fünfte Kleidungsstück wird so gut wie nie getragen. All das hat dazu beigetragen, dass sich die globale Kleidungsproduktion seit der Jahrtausendwende mehr als verdoppelt hat.

Bei den meisten Verbraucherinnen und Verbrauchern spielen soziale und ökologische Aspekte praktisch keine Rolle.

- Der Anbau von Baumwolle verbraucht große Wassermengen; im konventionellen Anbau werden Pestizide und Düngemittel eingesetzt.
- Farben und Chemikalien belasten die Abwasser in den Produktionsländern, die oftmals nicht über entsprechende Kläranlagen verfügen. Hinzu kommt, dass Näherinnen oft unter unmenschlichen Bedingungen arbeiten.
- Beim Waschen von chemischen Fasern (z. B. Polyester, Elastan, die als billiges Produkt vielen Stoffen beigesetzt werden) wird Mikroplastik frei gesetzt, schätzungsweise 80–400 Tonnen nur in Deutschland, das über das Abwasser in die Gewässer und Meere gelangt.
- Ein hochwertiges Recycling findet bis heute nicht statt, weltweit weniger als 1 %. Rund 80 % der Altkleider werden verbrannt oder landen auf Deponien, 20 % werden zu z. B. Putzlappen oder Dämmstoffen verarbeitet.
- Neuwertige Retouren aus dem Online-Handel oder überproduzierte Textilien werden immer noch vernichtet, z. B. aus Gesundheitsgründen. Der Transport solcher Waren belastet die Umwelt zusätzlich.

So kann jeder zu mehr Nachhaltigkeit beitragen:

- Beim Kauf auf Textilien achten, die Umwelt- und Sozialstandards garantieren.
- Baumwolltextilien in Bio-Qualität („organic cotton") kaufen.
- Kleidung möglichst lange tragen.
- Gut erhaltene oder kaum getragene Kleidung in Secondhand-Läden verkaufen, in Kleiderkammern abgeben oder Kleidung (z. B. Kinderkleidung) im Familien-, Freundeskreis tauschen.
- Kleidung für besondere Anlässe, z. B. Hochzeiten, Partys, leihen.
- Defekte Kleidung (z. B. Reißverschluss) von einem Schneider reparieren lassen.
- Modetrends und Fast-Fashion kritisch hinterfragen.
- Kleidung und Textilien nach Möglichkeit nicht online kaufen oder zur Auswahl bestellen; sich informieren, wie der Online-Händler mit Retouren umgeht. [20]

Kleidung im Krankenhaus

Grundsätzlich kann der Patient seine Kleidung, z. B. Nachthemd, Schlafanzug oder Jogginganzug, selbst wählen. Auch bei bettlägerigen Menschen ist es wenig würdevoll, routinemäßig ein Krankenhaushemd (Flügelhemd, OP-Hemd) mit offenem Rücken (➤ Abb. 17.28) anzuziehen. Dennoch gibt es Situationen, in denen die einfach handhabbaren Krankenhaushemden zu bevorzugen sind, z. B.:

- Präoperativ (unmittelbar vor der OP) bzw. vor bestimmten Untersuchungen (z. B. Rektoskopie) und postoperativ, wenn es Zu- und Ableitungen gibt
- Bei Patienten auf Intensivstation
- Bei Notfallpatienten, wenn aufgrund der Eile keine Kleidung mitgebracht werden konnte

Die Krankenhaushemden lassen sich leicht und rasch wechseln, ohne den Patienten drehen oder aufsetzen zu müssen. Weil diese Hemden den Rücken frei lassen, reduzieren sie auch die Dekubitusgefahr, weil sie keine Falten bilden. Leider wird durch den offenen Rücken die Intimsphäre vor allem beim Mobilisieren nicht gewahrt, was wiederum zu Unwohlsein und zur Verstärkung des subjektiven Krankheitsgefühls führen kann (➤ 17.3.2).

Unterwäsche bei bettlägerigen Patienten

Die Wahrung der Intimsphäre ist ein pflegerisches Gebot (➤ 17.3.2). Deshalb tragen auch bettlägerige Patienten und Pflegebedürftige immer eine Unterhose (auch bei transurethralem Blasenverweilkatheter) oder alternativ eine Netzhose mit Einlage. Ist beides nicht möglich, kann ein Handtuch über den Intimbereich gelegt werden.

Kleidung in stationären Pflegeeinrichtungen und in der ambulanten Pflege

Pflegende motivieren Bewohner und Klienten in der ambulanten Pflege, Tageskleidung am Tag zu tragen. Sie sollen entscheiden können, was sie tragen wollen, bei Bedarf werden dem Pflegebedürftigen einige Kleidungsstücke zur Auswahl gezeigt. Ggf. beraten Pflegende zu geeigneter Kleidung, z. B. wenn eine Inkontinenzversorgung getragen werden muss oder bei Störung der Feinmotorik. Im Alter ist weitere Kleidung leichter zum Anziehen, Reiß- und Klettverschlüsse können leichter geöffnet/geschlossen werden als Knöpfe, Gummizughosen können leichter an- und ausgezogen werden.

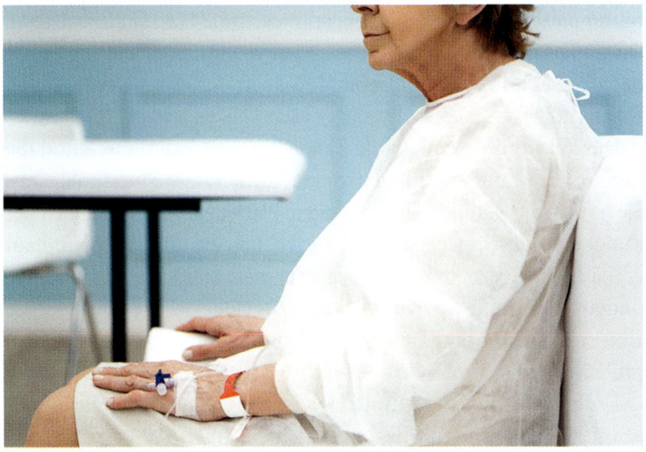

Abb. 17.28 Krankenhaushemd. [J787]

Anziehtraining

Pflegebedürftige mit Bewegungseinschränkungen können mittels eines Anziehtrainings ihre Selbstständigkeit, zumindest teilweise, erhalten oder wiedererlangen. Dafür stehen zahlreiche Hilfsmittel, z. B. Knöpfhilfen oder Strumpfanzieher, zur Verfügung (➤ Abb. 17.29).

Kinder brauchen altersgemäße Unterstützung beim Ankleiden (➤ Tab. 17.9).

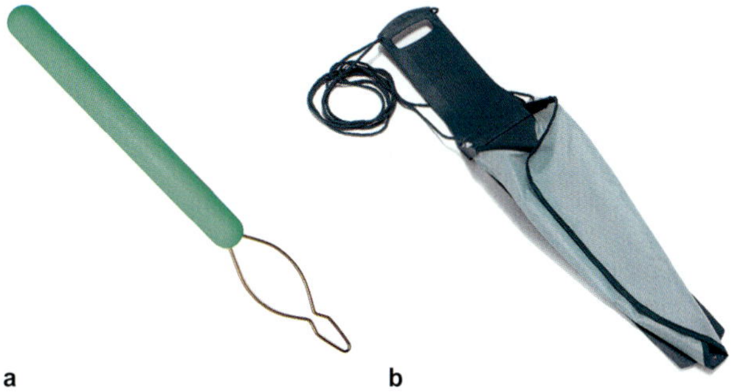

Abb. 17.29 Anziehhilfen: links Knöpfhilfe, rechts Strumpfanzieher. [V458]

Tab. 17.9 Altersentsprechende Fähigkeiten von Kindern beim Anziehen.

Lebensalter	Das Kind …
Geburt bis 15 Monate	… ist völlig unselbstständig.
Ab ca. 15 Monaten	… kann auf Aufforderung Arme und Beine strecken, um so beim Ankleiden mitzuhelfen.
Ab ca. 18 Monaten	… kann Kleidungsstücke wie Handschuhe, Socken und Mütze ausziehen und einen Reißverschluss öffnen.
Ab ca. 24 Monaten	… kann Schuhe alleine ausziehen und einfache Kleidungsstücke selbst anziehen.
Ab ca. 3 Jahren	… kann Schuhe selber anziehen, muss aber darauf hingewiesen werden, welcher Schuh links und welcher rechts angezogen werden muss. … kann Knöpfe auf- und zuknöpfen und sich anziehen, braucht aber noch Hilfestellung.
Ab ca. 5 Jahren	… entwickelt eigenes Schamgefühl und zieht sich nur sehr ungern vor Fremden aus. … entwickelt ein Bewusstsein dafür, welche Kleidung es gerne tragen möchte.
Ab ca. 10 Jahren	… übernimmt alle Aufgaben in Bezug auf Kleidung selbstständig.

Hilfe beim An- und Ausziehen

Pflegende leisten **Hilfe beim An- und Ausziehen,** abhängig von der individuellen Patientensituation.

Prinzipien beim An- und Auskleiden eines Patienten

- Den Patienten zum An- und Ausziehen von Oberbekleidung in eine angenehme, bestenfalls sitzende Position bringen, um ihm Bewegungsfreiheit zu ermöglichen.
- Zuerst alle vorhandenen Verschlüsse (z. B. Reißverschlüsse, Knöpfe) öffnen. Dabei unbedingt die Ressourcen des Patienten miteinbeziehen und seine Feinmotorik trainieren.
- Bei geknöpften Kleidungsstücken (z. B. Bluse, Weste), zuerst einen Arm aus dem Ärmel ziehen, dann das Kleidungsstück hinter dem Rücken durchschieben und über den zweiten Arm ausziehen.
- Bei Patienten mit „einseitiger" Beeinträchtigung, (z. B. Gipsverband, Infusion, Halbseitenlähmung) beim Ausziehen mit der gesunden Seite beginnen, beim Anziehen mit der erkrankten bzw. betroffenen Seite.
- Bei Kleidungsstücken, die über den Kopf gezogen werden (Pullover, T-Shirt, Unterhemd), diese so weit wie möglich in Richtung Kopf schieben/ziehen, dann den Patienten bitten, Kopf und Brust zu beugen und Kleidungsstück über den Kopf ziehen und über die Arme abstreifen.
- Bei Kindern Hals- und Ärmelöffnung vor dem Anziehen mit der eigenen Hand weiten und aufrollen.
- Zum An- oder Ausziehen einer Hose (Unterhose, Jogginghose) im Bett den Pflegebedürftigen bitten, das Becken ein kleines Stück anzuheben („Brücke machen"), um die Hose unter dem Gesäß hochzuziehen. Alternativ kann die Hose durch Drehen auf die eine und dann auf die andere Seite ausgezogen werden (➤ Abb. 17.30).
- Bei schwer überzustreifenden Ärmeln oder Beinen dem Arm oder Bein des Pflegebedürftigen durch die Öffnung mit der eigenen Hand „entgegenkommen" (➤ Abb. 17.31). Dabei nie an den Fingern oder Zehen ziehen, sondern den distalen Unterarm, die ganze Hand oder den Unterschenkel greifen.
- Falten immer glatt ziehen, um Druckstellen zu minimieren.

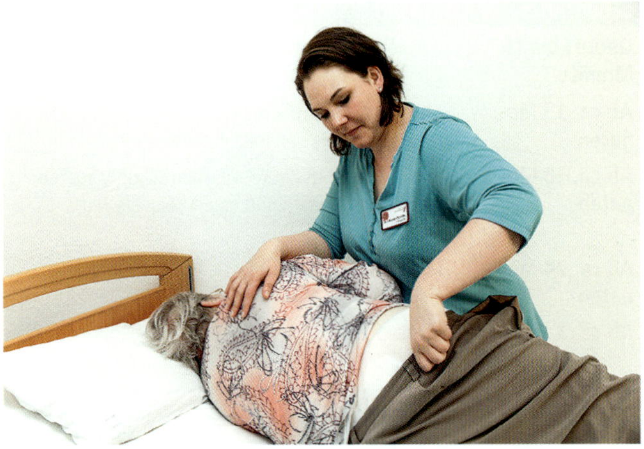

Abb. 17.30 Hochziehen der Hose bei Bettlägerigen über die Seitenlage. Die Patientin wird auf eine Seite gedreht, die Hose wird so weit wie möglich hochgezogen und gleichzeitig Unterhemd und Pullover sorgfältig nach unten gezogen. Dann wird die Patientin auf die andere Seite gedreht, um die Hose fertig hochzuziehen. [K157]

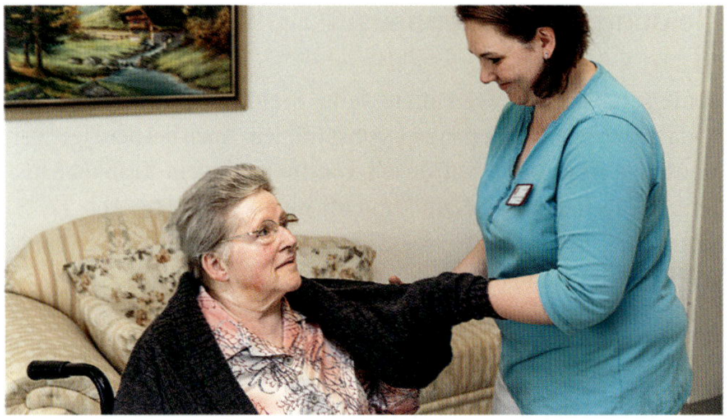

Abb. 17.31 Das Anziehen schwer überzustreifender Kleidungsstücke kann erleichtert werden, indem man der Gliedmaße des Patienten durch das Kleidungsstücks mit der eigenen Hand „entgegenkommt". [K157]

17.5 Mund- und Zahnpflege

17.5.1 Physiologische Grundlagen

DEFINITION

Mund *(Os):* Eingangspforte in den Magen-Darm-Trakt, verantwortlich für die Aufnahme von Nahrung und Flüssigkeit und die Herstellung eines schluckfähigen Bissens, hier beginnt die Verdauung.
Mundhöhle *(Cavitis oris):* reicht von der Mundspalte (von den Lippen umschlossen) bis zur Schlundenge (Übergang zum Rachen). Die Begrenzung nach oben ist der harte und weiche Gaumen, nach unten der Mundboden. Die seitlichen Begrenzungen sind die Wangen.

Mit dem **Mund** beginnt der Magen-Darm-Trakt. Er ist aber auch sensibles Tast- und Geschmacksorgan, Kontaktorgan und erogene Zone, Kommunikationsorgan, er bestimmt den Gesichtsausdruck (Mimik) und damit auch die Attraktivität des Gesichts.

Der Mund bietet den intensivsten Erfahrungsraum, denn er hat eine **hohe Dichte an Wahrnehmungsrezeptoren.** Säuglinge nutzen den Mund, um neue Erfahrungen zu machen, dafür stecken sie Gegenstände in den Mund. Mit Beginn der Nahrungsaufnahme entwickeln Menschen Geschmacksvorlieben, die sich durchaus im Laufe des Lebens verändern können. Der Mund kann deshalb Lebensmittel als anregend und stimulierend oder als unangenehm erleben und sich dann verschließen. Im Großhirn liegen die Neuronen für den Mund in direkter Nähe zum Vigilanzzentrum (Wachheitszentrum). Damit kann erklärt werden, dass positive und intensive Anregung des Mundes und seiner Umgebung zu einem Aufklaren der Patienten führt. [9]

Die **Mundhöhle** enthält die Zähne mit dem Zahnfleisch und die Zunge. Die Mundschleimhaut kleidet die gesamte Mundhöhle aus. Sie besteht aus einem mehrschichtigen Plattenepithel, im Bereich der Zunge sind Geschmackspapillen eingebettet, die übrige Schleimhaut enthält Sinnesrezeptoren für Tast-, Schmerz- und Temperaturempfinden. Drei große **Speicheldrüsen** (zwei Ohrspeicheldrüsen, eine Unterkieferdrüse, eine Unterzungendrüse) bilden 1 bis 1,5 l Speichel pro Tag.

Die **physiologische Mundflora** ist die Gesamtheit aller in der Mundhöhle lebenden Mikroorganismen (über 500 verschiedene Arten), in erster Linie Bakterien und Hefepilze. Solange die Mikroorganismen in einem Gleichgewicht sind, sind Zähne und Mundhöhle intakt und gesund. Unter bestimmten Bedingungen kann sich das Gleichgewicht zugunsten einzelner Mikroorganismen verschieben und dann zu Entzündungen führen. Kariogene Mikroorganismen (z. B. *Streptokokkus mutans*) sind für die Entstehung von Karies verantwortlich.

17.5.2 Beobachtung der Mundhöhle

Beobachtung und Datenerhebung

Physiologische Situation

Die gesunde Mundschleimhaut ist rot und feucht glänzend. Es sind keine Beläge, Verletzungen, Defekte oder Bläschen vorhanden.
Das Zahnfleisch (Gingiva, Teil der Mundschleimhaut) ist gleichmäßig, nicht geschwollen, fest, schmerzt und blutet nicht, ist sauber und ohne Verletzungen.
Die Zunge ist mattrosa, gut feucht, leicht rau und weist keine Beläge oder Verletzungen auf.
Die Zähne sind sauber, glatt, weiß bis hellgelb, intakt und vollständig vorhanden, die Zahnwurzel ist ganz im Zahnfleisch eingebettet.
Die Lippen sind rosarot, weich und geschmeidig und haben keine Einrisse.
Die gesamte Mundhöhle ist sauber, feucht und frei von Verletzungen.
Es ist kein/kaum Mundgeruch vorhanden.

Seit 2023 gibt es den **Expertenstandard Förderung der Mundgesundheit in der Pflege**.

Expertenstandard Mundgesundheit in der Pflege

Zielsetzung: *„Menschen mit einem pflegerischen Unterstützungsbedarf bei der Durchführung der Mundpflege erhalten ihrem individuellen Bedarf und Bedürfnis entsprechende Unterstützung bei der Förderung der Mundgesundheit. Diese erfolgt mit dem Ziel, Erkrankungen der Zähne und des Zahnhalteapparates, Entzündungen, unerwünschten Veränderungen oder Verletzungen von Mund und Mundschleimhaut sowie Komplikationen im Zusammenhang mit Zahnersatz vorzubeugen. Bei bestehenden Problemen soll zu einer Verbesserung der Mundgesundheit und der Funktionalität von Zähnen und Zahnersatz beigetragen oder eine weitere Verschlechterung verhindert werden."*
Begründung: Probleme im Mundbereich können das subjektive Wohlbefinden und die Gesundheit erheblich beeinträchtigen. Werden Menschen mit einem Unterstützungsbedarf bzw. Probleme im Mundbereich frühzeitig identifiziert und entsprechende individuelle Maßnahmen durchgeführt, dann kann das zu einer Verbesserung der Mundgesundheit und des Wohlbefindens führen und der Entstehung von Problemen entgegenwirken. [21]

Für die gründliche kriteriengeleitete **Beobachtung** und Beurteilung der Mundhöhle stehen Assessments zur Verfügung, z. B. der *Oral Assessment Guide (OAG)*, die *Oral Mucositis Assessment Scale (OMAS)* oder die *Einstufung der oralen Mukositis nach WHO* (➤ Tab. 17.10). Mit Beginn des pflegerischen Auftrags führen Pflegefachpersonen ein pflegefachliches **Screening** durch, um Patienten zu identifizieren, die
- zu einer Risikogruppe gehören,
- einen objektiv wahrnehmbaren Unterstützungsbedarf haben bzw. den äußern,
- Probleme im Mundbereich haben.

Tab. 17.10 Einstufung der oralen Mukositis (Stomatitis) nach WHO (vgl. [22]).

Grad	Merkmale, Beobachtungen
0	Normale Mundschleimhaut, keine Veränderungen sichtbar
1	Leichte Rötung und Schwellung einzelner Stellen, keine Ulzerationen, milde Schmerzen
2	Deutliche Rötung und Schwellung, kleine/vereinzelte Ulzerationen, starke und störende Schmerzen; Probleme beim Essen und Trinken, weiche Speisen können meist noch gegessen werden
3	Starke Rötung und Schwellung, ineinanderfließende Ulzerationen (mehr als 25 % der Mundschleimhaut), stärkste Schmerzen; nur noch Trinken möglich
4	Starke Rötung und Schwellung, blutende Ulzerationen (mehr als 50 % der Mundschleimhaut), sehr starke und sehr störende Schmerzen; Essen und Trinken ist nicht mehr möglich

Werden entsprechende Patienten identifiziert, dann führen Pflegefachpersonen ein tiefer gehendes pflegefachliches **Assessment** durch. Im Expertenstandard sind folgende Kriterien für das Assessment empfohlen (➤ Tab. 17.11):

Tab. 17.11 Kriterien für das Assessment zur Mundgesundheit*. [21]

Probleme im Bereich Mund, Mundhöhle, Zähne
• Lippen, Mundwinkel, Mundschleimhaut bzw. Zunge sind belegt, gerötet, geschwollen, verletzt, trocken/rissig, auffällig verändert • Zahnfleisch ist geschwollen, gerötet, blutet, auffällig verändert • Zähne, Zahnzwischenräume, Zahnersatz zeigen weiche bzw. harte Beläge oder Speisereste • Zähne sind stark beweglich, stark verfärbt, defekt, abgebrochen, scharfkantig, auffällig verändert oder fehlen • Bei Schmerzen, Schwellung oder Verletzung – Lokalisation und ggf. Ursache
Probleme mit dem Zahnersatz
• Zahnersatz fehlt oder wurde längere Zeit nicht getragen • Zahnersatz ist beschädigt, scharfkantig, gesprungen, gebrochen • Herausnehmbarer Zahnersatz sitzt zu locker bzw. Probleme bei Herein-, Herausnehmen, hält auch mit angemessener Menge Haftcreme nicht oder verursacht Druckstellen
Mundtrockenheit und reduzierter Speichelfluss
• Flüssigkeitsaufnahme unzureichend • Medikamente mit Nebenwirkung • Mundatmung aufgrund gestörter Nasenatmung • Speicheldrüsenfunktion beeinträchtigt
Mundgeruch
• Nahrungsmittel, Diäten • Auffälligkeiten, v. a. Beläge an Zähnen, Zahnfleisch, Zahnersatz • Auffälligkeiten im Bereich Zunge bzw. der Mundschleimhaut • Diabetes, Reflux, Antibiotika, Tumor
Pflegerischer Unterstützungsbedarf bei der Mundpflege
• Körperliche bzw. kognitive Beeinträchtigung • Erschwerter Zugang zur Mundhöhle • Fehlende oder nicht angemessene Hilfsmittel und Pflegehilfsmittel oder nicht angemessener Umgang mit diesen

* Diese Kriterienliste kann so in den Einrichtungen im Gesundheitswesen übernommen werden. Das Zutreffende kann unterstrichen/markiert werden. Es sollte noch Platz für Ergänzungen sein.

Die Inspektion der relativ finsteren Mundhöhle erfolgt bei Patienten, die Unterstützung bei der Mund- und Zahnhygiene benötigen bzw. Probleme haben, mindestens 1-mal täglich vorsichtig mit Mundspatel und Taschenlampe, bei Erkrankungen im Mund oder schwerkranken Patienten auch häufiger. **Vorsicht:** Kommt der Spatel an den weichen Gaumen, kann das einen Würgereflex beim Patienten auslösen.

Die **Dokumentation** von Veränderungen im Mund erfordert eine genaue Beschreibung der Veränderung und der Lokalisation, abgegrenzte Veränderungen an der Schleimhaut können in Millimetern angegeben werden (➤ Tab. 17.11).

Der Mund ist ein intimer Bereich

Der Mund wird von den meisten Menschen als intimer Bereich wahrgenommen. Sich in den Mund schauen zu lassen, wird von vielen Menschen als unangenehm empfunden und kann mit Angst oder Scham besetzt sein. Deshalb ist einfühlsames und wertschätzendes Vorgehen einschließlich Kommunikation, insbesondere bei Mundgeruch und bei Menschen mit abwehrendem Verhalten besonders wichtig.

Pathologische Veränderungen von Mundschleimhaut, Zunge, Zähnen und Zahnfleisch

Veränderungen der Mundschleimhaut

Veränderungen der Mundschleimhaut sind oft schmerzhaft und erschweren Patienten das Schlucken.

- **Stomatitis** *(orale Mukositis, Entzündung der Mundschleimhaut; Mukositis = Schleimhautentzündung).* Sie hat eine Vielzahl von Ursachen. Sie tritt u. a. bei Erkrankungen wie Diabetes mellitus, Darm- oder Lebererkrankungen auf, typischerweise auch bei mangelnder Mundhygiene, wenn Mikroorganismen der physiologischen Mundflora überhandnehmen. Besonders häufig ist die Stomatitis als Folge einer Radio- und/oder Chemotherapie (einige Zytostatika sind toxisch für die Mundschleimhaut). Die Betroffenen klagen über brennende Schmerzen, Schmerzen beim Kauen und Schlucken, Trockenheitsgefühl (➤ Tab. 17.10). Bei der Beobachtung fallen eine gerötete und geschwollene Schleimhaut und Mundgeruch (➤ 17.5.4) auf.
- **Aphthen.** Rundliche, flache, milchig-gelbe Erosionen an Zunge, Zahnfleisch, Gaumen- und Wangenschleimhaut, häufig mit einer umgebenden Rötung (➤ Abb. 17.32). Anzahl und Größe variieren. Sie verursachen Schmerzen und werden als störend empfunden, sind aber fast immer harmlos und heilen meist innerhalb von zwei Wochen ab. Sie sind allerdings sehr rezidivfreudig und gehören zu den häufigsten Erkrankungen der Mund- und Rachenschleimhaut. Eine Ursache wird nicht immer gefunden, denkbar sind Druckstellen durch eine Prothese, Folge von Stress oder geschwächtem Immunsystem, möglicherweise auch hormonelle Einflüsse. Heilt eine Aphthe nicht ab, muss an eine Krebserkrankung gedacht und ein Arzt hinzugezogen werden. [23]
- **Rhagaden.** Schmerzhafte Einrisse an Mund- und Nasenwinkel. Ursache ist meist eine zu trockene und wenig elastische Haut oder ständige Feuchtigkeit. Weitere Ursachen sind Ekzeme, allergische Reaktionen, Hauterkrankungen wie Neurodermitis und Schuppenflechte sowie Eisen- oder Vitamin-B12-Mangel.
- **Herpes labialis** *(Lippenherpes).* Ansteckende Infektion, verursacht durch Herpes-simplex-Viren (HSV Typ 1). 90 % der Erwachsenen haben Antikörper gegen HSV Typ 1 im Blut, hatten also schon Kontakt mit dem Virus. Die Ansteckung erfolgt als Tröpfcheninfektion (Husten, Niesen, Sprechen), durch direkten Kontakt (z. B. beim Küssen) oder durch indirekten Kontakt (z. B. gemeinsame Benutzung von Besteck). Die Erstinfektion bleibt häufig unbemerkt, bei 20–30 % der Infizierten ist der Lippenherpes dann ein rezidivierendes Ärgernis. Typische Auslöseereignisse sind psychische Belastungen, Sonneneinstrahlung, Infektionskrankheiten, hormonelle Umstellung (z. B. Menstruation, Schwangerschaft). Die meisten Menschen spüren zu Beginn eine Empfindlichkeit, Kribbeln oder Spannungsgefühl. Dann entsteht ein Bläschen, das nach einigen Tagen aufplatzt, verkrustet und innerhalb von 14 Tagen abheilt. Solange das Bläschen nicht mit Schorf bedeckt ist, können sich andere Personen anstecken. [24]

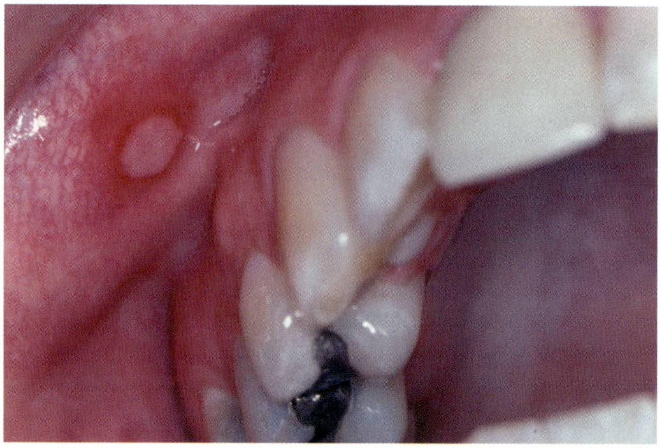

Abb. 17.32 Stomitits mit Aphthe. [G1139-002]

Veränderungen der Zunge

Veränderungen der Zunge sind meist Farbveränderungen und Beläge. Schmerzen können, müssen aber nicht immer bei Veränderungen vorhanden sein.

- **Grau-weißlicher Belag.** Er entsteht bei ungenügender mechanischer Reinigung, durch fehlende orale Nahrungsaufnahme oder bei Magen-, Darm- und Leberkrankheiten.
- **Candidose** *(Mundsoor).* Vermehrung von Hefepilzen der Gattung Candida (meist Candida albicans), die zur physiologischen Mundflora gehören. Ihr vermehrtes Auftreten führt zu den typischen weißlich-grauen, stippchenförmigen oder flächigen, schwer abwischbaren Belägen (➤ Abb. 17.33). Der Betroffene klagt über Geschmacksverlust und Mundgeruch. Die Gefahr für Mundsoor ist besonders hoch bei Patienten mit Abwehrschwäche oder Antibiotikatherapie, fehlender oraler Ernährung/Nahrungskarenz, Diabetes mellitus und bei der Verwendung von kortisonhaltigen Asthmasprays. Der Mundsoor kann sich auf den Rachen und die Speiseröhre ausbreiten, dann kommen Schluckstörungen hinzu. Maßnahmen ➤ 17.5.4.

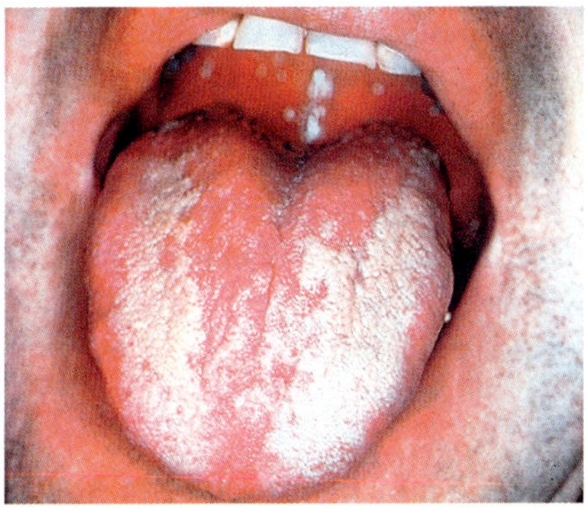

Abb. 17.33 Mundsoor. [U136]

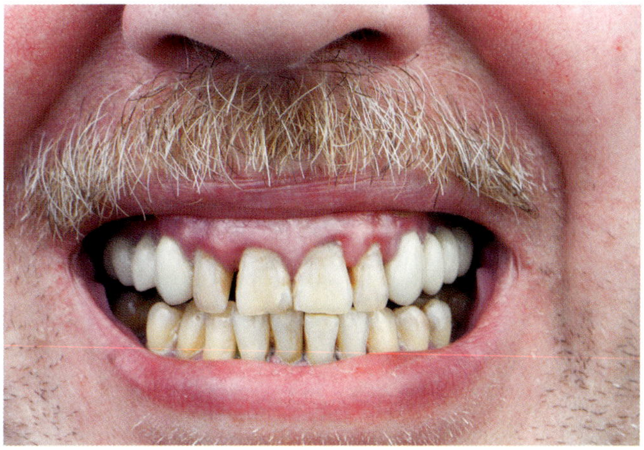

Abb. 17.34 Gingivitis mit deutlichen Rückgang des Zahnfleischs. [J787]

Veränderungen der Zähne und des Zahnfleischs

Veränderungen der Zähne und des Zahnfleischs müssen ebenfalls erkannt werden, da sie langfristig zu Zahnausfall führen können.

- **Plaque** *(Zahnbelag).* Werden die Zähne nicht regelmäßig gereinigt, entsteht Plaque, ein Belag, der sich aus Speichel, Speiseresten und Bakterien der Mundhöhle zusammensetzt (weicher Biofilm). Die Bakterien vergären Speisereste, dadurch entsteht eine Säure, die den Zahnschmelz auflöst und zu Karies führt. Eine Verkalkung der Plaque mit der Zeit heißt **Zahnstein** (harter Biofilm).
- **Karies.** Durch Stoffwechselprodukte (Säuren) von kariesverursachenden Bakterien verursachte Infektionserkrankung der Zähne, die insbesondere in Zahnzwischenräumen, Fissuren und Grübchen entsteht. Sie ist Folge einer unzureichenden Zahn- und Mundhygiene. Die Säuren „entkalken" den Zahn, sodass kleine Löcher entstehen, in die die Karies-Bakterien eindringen können. [25]

7 Punkte zur Kariesprophylaxe

1. 2-mal täglich mit fluoridhaltiger Zahnpaste die Zähne putzen, ergänzt durch Interdentalbürsten, Zahnseide.
2. Zuckeraufnahme (Ernährung, Getränke) möglichst gering halten.
3. Regelmäßiges Kauen von zuckerfreien Kaugummis, insbesondere nach Mahlzeiten.
4. Prophylaxetermine wahrnehmen, Teilnahme an strukturierten Prophylaxeprogrammen.
5. Zusätzliche Fluoridierungsmaßnahmen (z. B. Gele, Spüllösungen) durchführen.
6. Bei Bedarf Chlorhexidin-Lack 1 %, z. B. bei durchbrechenden Zähnen, freiliegenden Zahnhälsen.
7. Bei Bedarf Versiegelung von Fissuren und Grübchen. [26]

- **Gingivitis** *(Zahnfleischentzündung).* Sie entsteht durch Plaque im Bereich der Zahnhälse. Das Zahnfleisch ist gerötet, geschwollen und schmerzhaft. Beim Zähneputzen oder Biss in den Apfel blutet das Zahnfleisch. Schreitet die Zahnfleischentzündung fort, ist irgendwann der Zahnhalteapparat betroffen, eine **Parodontitis** (Entzündung des Zahnhalteapparats) ist entstanden. Das Zahnfleisch geht zurück, die Zähne erscheinen länger und die freiliegenden Zahnhälse sind reizempfindlich (> Abb. 17.34). Die zunehmenden Schmerzen verhindern oft eine gründliche Reinigung. Am Ende lockern sich die Zähne und fallen aus.

17.5.3 Allgemeine Mund- und Zahnpflege

DEFINITION

Allgemeine Mund- und Zahnpflege/-hygiene: Maßnahmen der Mundhygiene, die der Patient ohne gesundheitliche Beeinträchtigung selbst ausführen würde, z. B. Zähne putzen, Zahnprothese reinigen, Mund ausspülen.

Prinzipien für die Mund- und Zahnpflege

- Mund- und Zahnpflege immer mit aufgerichtetem Oberkörper durchführen, wenn möglich am Waschbecken
- Feste Tageszeiten und Rituale festlegen, für eine ruhige Atmosphäre sorgen
- Vertraute, bekannte Gegenstände und Utensilien verwenden, z. B. Zahnbürste mit kleinem Kopf oder Kinderzahnbürste oder elektrischer Zahnbürste, stabilen Becher, Wasser, wenn gewohnt mit etwas Mundwasser
- Auswischen des Mundes, wenn möglich mit einem mit Kompresse umwickelten Finger (kann auch der Finger des Patienten sein)
- Verzicht auf Klemmen, Watte- oder Schaumstoff-Reinigungsstäbchen, Mundkeil

Mund- und Zahnpflege

Zur **allgemeinen Mund- und Zahnpflege** gehört das 2-mal tägliche Zähneputzen. Viele Menschen erweitern es z. B. durch die Anwendung von Zahnseide oder einer Munddusche.

Utensilien zur Mund- und Zahnpflege

Zur allgemeinen Mund- und Zahnpflege werden verwendet (> Abb. 17.35): [21]

- **Zahnbürsten**
  - Mit kurzem Bürstenkopf und abgerundeten Kunststoffborsten in unterschiedlichen Ausführungen – als Zahnbürste oder elektrische Zahnbürste. Es sollen maximal mittelharte Borsten verwendet werden, um eine Abrasion des Zahnschmelzes und Verletzungen des Zahnfleischs zu vermeiden. Patienten mit erhöhter Blutungsgefahr oder empfindlichem, entzündetem,

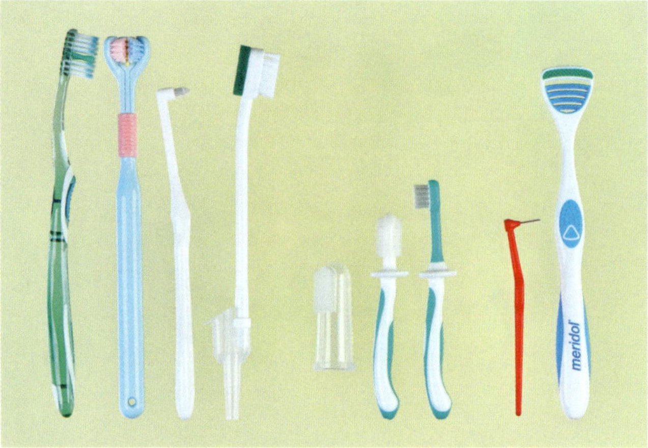

Abb. 17.35 Verschiedene Zahnbürsten. Von links nach rechts: Zahnbürste mit kleinem Kopf – Dreikopfzahnbürste (beim Putzen werden alle Zahnflächen gleichzeitig geputzt, u. a. für Menschen mit Behinderung) – Monobüschelbürste (zum Reinigen von festen Zahnspangen u. Ä.) – Zahnbürste zum Anschließen an ein Absauggerät (Speichel, Zahnpasta kann unter dem Putzen aufgesaugt werden, u. a. für Patienten auf Intensivstation) – Fingerzahnbürste (für Säuglinge und Kleinkinder, auch anwendbar u. a. bei Menschen mit eingeschränkter Kognition, wenn ein Beißgefahr ausgeschlossen ist) – zwei Kinderzahnbürsten mit kleinem Bürstenkopf, weichen Borsten und breitem Griff – Interdentalbürste, um die Zahnzwischenräume zu reinigen (in unterschiedlichen Größen erhältlich) – Zungenbürste. [K115]

Zahnfleisch sollten eine weiche Zahnbürste verwenden. Gegebenfalls kann eine Griffverbreiterung angebracht werden.
- Für Säuglinge gibt es „Babys erste Zahnbürste", eine Kombination aus Beißring und Bürstchen, die eingesetzt werden kann, sobald der erste Milchzahn durchgebrochen ist oder auch die Fingerzahnbürste, die von den Eltern angewendet werden kann. Für kleinere Kinder gibt es einen etwas abgewinkelten, dicken Zahnbürstengriff, damit sie ihn gut mit der Faust greifen können.
- Mit der Dreikopfzahnbürste werden alle Zahnflächen gleichzeitig geputzt, damit ist sie geeignet für Menschen, die die Zahnpflege nur kurzzeitig tolerieren.
- Die Monobüschelbürste ist für kieferorthopädische Apparaturen und Teilkronen.

Wechsel von Zahnbürsten

Zahn- und Zungenbürsten sollen alle 3 bis 4 Monate ausgetauscht werden oder bei Abnutzungserscheinungen.
Selbstverständlich hat jedes Familienmitglied eine eigene Zahnbürste.

- **Zungenbürsten** werden zur Entfernung von Belägen auf der Zunge eingesetzt. Die Reinigung der Zunge kann mit oder ohne Zahnpasta durchgeführt werden.
- **Interdentalhygiene** wird mit Zwischenraumbürsten/Interdentalbürsten einmal täglich durchgeführt, die weich und ohne Drahtkern sein sollen; alternativ kann auch Zahnseide verwendet werden.
- **Zahnpasta** dient zur Unterstützung der mechanischen Reinigung der Zähne und als zusätzlicher Kariesschutz (durch zugesetztes Fluorid). Es gibt spezielle Zahnpasta für Kinder, die weniger Schleifmittel und weniger bis gar kein Fluorid enthält. Sog. „White-Zahnpasta" zum Entfernen von Belägen enthält viele ‚Scheuerpartikel' und kann den Zahnschmelz abreiben.
- **Mundwasser** hat eine erfrischende, geschmacksverbessernde Wirkung. Mundspüllösungen (➤ Tab. 17.14) werden meist bei spezifischen Indikationen angewendet.

UMWELT UND KLIMA

Es gibt mittlerweile eine große Auswahl von Zahnbürsten. Doch wie umweltfreundlich ist welche Zahnbürste wirklich? Das zu überlegen macht Sinn, denn wer seine Zahnbürste alle 3 bis 4 Monate wechselt, produziert eine Menge Müll.
- Zahnbürsten aus Bambus. Bambus ist ein schnell wachsender Rohstoff und biologisch abbaubar. Allerdings kommt Bambus üblicherweise aus China und hat dann einen langen Transportweg hinter sich, was die Ökobilanz verschlechtert.
- Zahnbürsten aus heimischen Hölzern haben kurze Transportwege. Sie sind sinnvoll, wenn der nicht natürliche Bürstenkopf abgetrennt und der Stiel in der Biotonne entsorgt wird.
- Bei Wechselzahnbürsten wird nur der Bürstenkopf getauscht. Der Stiel ist aus Kunststoff, Bio-Plastik oder Holz. Sie sind die umweltfreundlichste Variante, weil der Stiel lange genutzt werden kann.
- Elektrische Zahnbürsten haben eine schlechte Umweltbilanz aufgrund der benötigten Ressourcen für Batterie und Ladekabel sowie des Stromverbrauchs. Allerdings sind Händler seit 2016 verpflichtet, ausgediente Zahnbürsten zurückzunehmen; alternativ können sie wie alle Elektrogeräte auf Recyclinghöfen abgeben werden. [27]

Mund- und Zahnpflege bei Kindern

Kindern an die Mund- und Zahnpflege heranführen

Bereits nach dem Durchbruch des ersten Milchzahns sollten Kinder an das Zähneputzen herangeführt werden. Dafür eigenen sich spezielle Kinderzahnbürsten (➤ Abb. 17.35), die oft bunt verziert sind. Auch bunte Zahnputzbecher erfreuen das Kind möglicherweise. Zudem gibt es zahlreiche Bilderbücher und Filme zum Thema Zähneputzen.

Die Zahnpflege beim Säugling und Kleinkind richtet sich nach dem Lebensalter (➤ Tab. 17.12) und ist ab dem Schulalter identisch mit der beim Erwachsenen.

Tipps für gesunde Zähne bei Säuglingen und Kleinkindern

- Säuglingen und Kleinkindern keine Flaschen mit Milch, Saft oder gesüßtem Tee zum Nuckeln geben, da dies die Entstehung von Karies fördert (weitere Kariesprophylaxe ➤ Tab. 17.13).
- Schnuller, Sauger oder Löffel des Kindes nicht ablecken, wenn diese auf den Boden gefallen sind, da die Gefahr besteht, dass der Karieserreger Streptokokkus mutans aus der Mundhöhle des Erwachsenen auf das Kind übertragen wird.
- Den Schnuller möglichst bis zum 3. Lebensjahr abgewöhnen, auch wenn er kiefergerecht geformt ist.

Tab. 17.12 Besonderheiten der Zahnpflege bei Kindern in Abhängigkeit vom Lebensalter.

Lebensalter	Besonderheiten der Zahnpflege
Ca. 6–12 Monate	Wenn der erste Milchzahn vorhanden ist, kann 1-mal täglich mit einer Babyzahnbürste und wenig Milchzahncreme gereinigt werden.
Ca. 12–18 Monate	2-mal täglich Milchzähne reinigen.
Ca. 18 Monate bis 2 Jahre	Das Kind kann nun spielerisch mit der Kinderzahnbürste selber das Putzen lernen: Mund öffnen und Zähne zeigen (➤ Abb. 17.36). Zum Zähneputzen stellt sich ein Erwachsener am besten hinter das Kind und vor den Spiegel. Er fasst den Unterkiefer des Kindes mit einer Hand, sodass das Kind den Mund öffnet. Mit dem Zeigefinger werden die Wangen des Kindes zur Seite geschoben, sodass die Zahnbürste eingeführt werden kann.
Ab ca. 2 Jahren	Das Kind kann allmählich selber den Mund spülen und zur Übung zeigen, wie es die Zähne putzt. Jetzt müssen die Zähne auch regelmäßig nach dem Frühstück, vor dem Schlafengehen und nach dem Verzehr von Süßigkeiten geputzt werden.
Ca. 4–6 Jahre	Das Kind ist aufgrund seiner motorischen Entwicklung in der Lage, die Zähne selbstständig zu putzen. Gegebenenfalls ist noch Kontrolle notwendig.

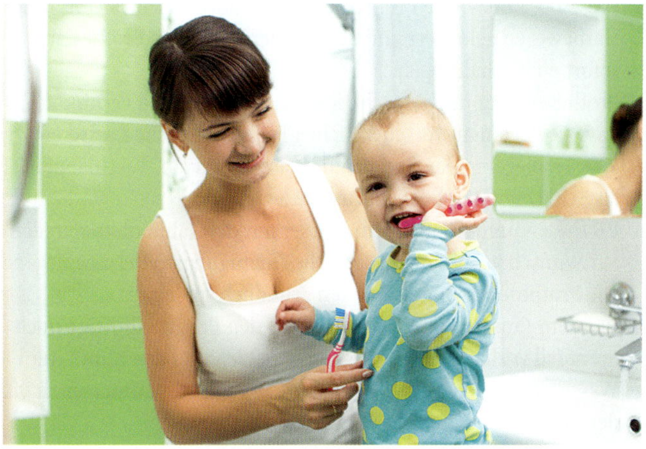

Abb. 17.36 Im Alter von 18 Monaten bis 2 Jahren beginnt das Kind, die Zahnpflegetechnik zu erlernen. [J787]

Zähne putzen

Bei der Unterstützung zum **Zähne putzen** werden benötigt:
- Zahnbürste, Zahnpasta
- Becher mit warmem Wasser, auf Wunsch ein Schuss Mundwasser
- Nierenschale
- Handtuch

Werden die Zähne im Bett geputzt, dann wird der Patient nach Möglichkeit mit erhöhtem Oberkörper positioniert. Bei Bedarf können die Zähne auch im Liegen geputzt werden, dann wegen der Gefahr des Verschluckens am besten in Seitenlage.

Es gibt verschiedene Putztechniken(➤ Abb. 17.37), letztendlich ist es wichtig, dass alle Zahnflächen geputzt sind. Kaufläche, Außen- und Innenseite der Zähne werden vom Zahnfleisch weg zum Zahn hin in kleinen, kreisenden Bewegungen mit mäßigem Druck geputzt. Der Übergang vom Zahnfleisch zum Zahn muss besonders sauber gehalten werden, ebenso die Grübchen in den Kauflächen. Auch das Zahnfleisch sollte mit der Zahnbürste massiert werden.

Pflegerisches Führen nach dem Affolter-Modell

Das Modell beruht auf der Annahme, dass ein beeinträchtigter Mensch durch die Auseinandersetzung mit der Umwelt in Alltagssituationen (hier: Mund- und Zahnpflege) zum Wissen gelangen kann, wie die Beziehung zwischen seinem Körper und der Umwelt ist. So erhält der Betroffene Orientierung, kann lernen und sich weiterentwickeln. Während des Führens wird nicht mit dem Patienten gesprochen, denn er soll sich völlig auf das Spüren konzentrieren können.

Mögliches Vorgehen:
- Begrüßung, z.B. mit Begrüßungsritual und Initialberührung (➤ 23.13.2)
- Hand des Patienten an den Mund und die Wangen führen, damit er verstehen kann, dass es jetzt um die Mundpflege geht
- In die eine Hand des Patienten einen Becher geben und gemeinsam zum Wasserhahn führen, die andere Hand zum Wasserhahn führen und gemeinsam den Becher füllen
- Zahnpastatube in die eine Hand geben, in die andere Hand die Zahnbürste; durch das Führen der beiden Hände Zahnpasta auf die Zahnbürste aufbringen
- Hand des Patienten mit der Zahnbürste zum Mund führen und gemeinsam mit ihm Zähne putzen usw.

17

Tab. 17.13 Kariesprophylaxe mit Fluorid im Säuglings- und frühen Kindesalter. [21]

Geburt bis zum ersten Zahn	Ab Zahndurchbruch bis 12 Monate	12 bis unter 24 Monate	2 bis 6 Jahre
Täglich 1 Tabl. mit Fluorid und Vit. D	Bis zu 2-mal täglich Zähne putzen: • *Entweder* ohne Zahnepasta oder mit Zahnpasta ohne Fluorid + 1-mal tägl. 1 Tabl. mit Fluorid und Vit. D • Oder mit fluoridhaltiger Zahnpasta (Reiskorngröße) + 1-mal tägl. 1 Tabl. mit Vit. D	2-mal täglich Zähne putzen: • Mit fluoridhaltiger Zahnpasta (Reiskorngröße) • Eltern dosieren und putzen die Zähne	2- bis 3-mal täglich Zähne putzen: • Mit fluoridhaltiger Zahnpasta (Erbsengröße) • Eltern und Kita dosieren • Kind lernt das Putzen, Erwachsene putzen nach

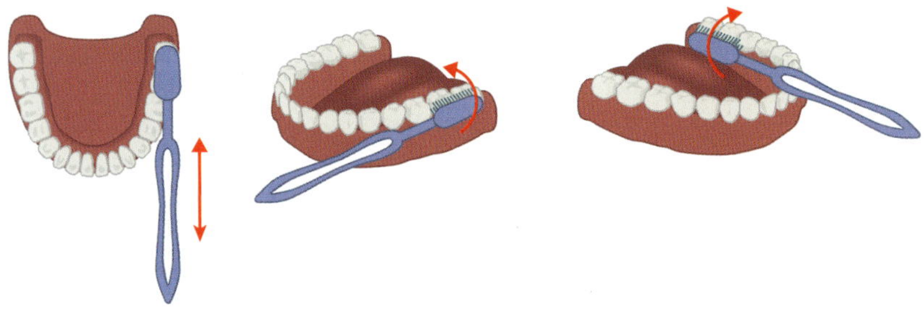

Abb. 17.37 Zähneputzen in der Reihenfolge Kauflächen – Außenflächen – Innenflächen (KAI-Methode). Die Putzzeit sollte 3 Min. betragen. [L138]

VORSICHT

Bei Patienten mit einer **Schluckstörung** oder mit **eingeschränkter Bewusstseinslage** besteht **erhöhte Aspirationsgefahr**, da sie Zahnpasta- und Speichelreste nicht oder nur unzureichend ausspucken können. Um eine Aspiration zu verhindern, werden ggf. während der Mundpflege Zahnpasta- und Speichelreste abgesaugt. Es gibt Zahnbürsten, die an das Absauggerät angeschlossen werden können (➤ Abb. 17.35, ➤ Abb. 17.39). Alternativ wird die Zahnpasta mittels Tupfer oder Kompressen entfernt.
Wichtig! Eine Zahnreinigung alleine mit Schaumstoffswabs o. Ä. ist nicht ausreichend, da diese nicht ausreichend den Biofilm auf den Zähnen entfernen.
Wichtig! Auch bei Patienten, die nichts essen und trinken, müssen die Zähne geputzt werden, da sich die physiologischen (und auch pathologischen) Mikroorganismen im Mund beständig vermehren und einen Biofilm verursachen (➤ 17.5.1).

Reinigung von Zahnspangen

Vom Kieferorthopäden verordnete **Zahnspangen** müssen auch während eines Krankenhausaufenthalts getragen werden, um den Erfolg der Behandlung nicht zu gefährden. Herausnehmbare Spangen werden nach dem Tragen mit klarem Wasser abgespült und in speziellen Behältern aufbewahrt. Die Anwendung besonderer Pflegemittel wird bei der Pflegeanamnese erfragt. Bei festsitzenden Zahnspangen kann eine Munddusche benutzt werden. Mit Monobüschel- oder Interdentalbürsten (➤ Abb. 17.35) kann unter und zwischen den kieferorthopädischen Geräten geputzt werden.

Reinigung von Zahnprothesen

Durch die **Reinigung der Zahnprothese** (Voll- oder Teilprothese) werden Essensreste entfernt, die sich unter der Prothese ansammeln können, einer bakteriellen Besiedelung mit der Gefahr einer Stomatitis (➤ 17.5.2) und Mundgeruch (➤ 17.5.4) wird vorgebeugt.

Prothesen nach jeder Mahlzeit unter fließendem Wasser reinigen, ggf. Speisereste mit einer Bürste entfernen. Einmal am Tag soll eine gründliche Reinigung mit Zahnpasta erfolgen. Zudem soll 3-mal/Woche die Prothesen während 10–15 Min. mit einer Reinigungstablette gereinigt werden, danach gründlich abspülen.

Zur Nacht soll die Prothese nach der Reinigung nicht wieder eingesetzt werden, sondern in einer offenen Dose trocken aufbewahrt werden. Dadurch können sich die Auflageflächen am Kiefer regenerieren und es findet keine Bakterienvermehrung in der Nacht unter der Prothese statt.

Das Herausnehmen der Zahnprothese stellt für Menschen einen Eingriff in die Intimsphäre dar. Das Fehlen der Prothese ist durch den Einfall der Mundwinkel deutlich sichtbar. Deshalb wird die Prothesenpflege nach Möglichkeit durch den Patienten selbst durchgeführt, ggf. durch eine Pflegefachperson unterstützt. Die Prothesen werden am Tag nicht nur aus optischen Gründen sofort nach der Reinigung wieder eingesetzt. Sie sind auch für die Kommunikation unerlässlich und verhindern Veränderungen des Kiefers.

Durchführung:

- Zuerst die obere Prothese entfernen, dann die untere. (➤ Abb. 17.38). Die Prothesen können durch leichtes Hin- und Herbewegen gelockert und dann entfernt werden. Prothesen sofort eine Schale legen.
- Prothesen über dem Waschbecken reinigen. Um zu verhindern, dass sie bei einem versehentlichen Fallen zerbrechen, wird ein Wasserspiegel in das Becken eingelassen und ein Waschlappen als Schutz auf den Beckengrund gelegt.
- Prothesen unter fließendem Wasser mit der Zahnbürste reinigen, auf Wunsch vorher in ein spezielles Reinigungsmittel eingelegen. Die Prothese vor dem Einsetzen gründlich spülen.
- Vor dem Einsetzen der Zahnprothese den Pflegebedürftige noch eventuell vorhandene eigene Zähne putzen und den Mund mit Wasser ausspülen lassen. Bei Bedarf kann auf den Unterseiten der Prothesen Haftcreme aufgetragen werden.
- Zuerst die untere Zahnprothese einsetzen, dann die obere (➤ Abb. 17.38). Nach der Nacht Prothese vor dem Einsetzen anfeuchten.

Zahnprothese sicher aufbewahren

Damit Zahnprothesen nicht versehentlich weggeworfen werden (weil z. B. in Zellstoff eingewickelt), müssen sie immer in einer Prothesenschale aufbewahrt werden. Diese sollte mit dem Namen des Patienten/Bewohners beschriftet sein, um Verwechselungen zu vermeiden.

Lippenpflege

Die **Lippenpflege** wird im Anschluss der Mund- und Zahnpflege durchgeführt, um rissige Lippen zu vermeiden. Hierfür eigenen sich

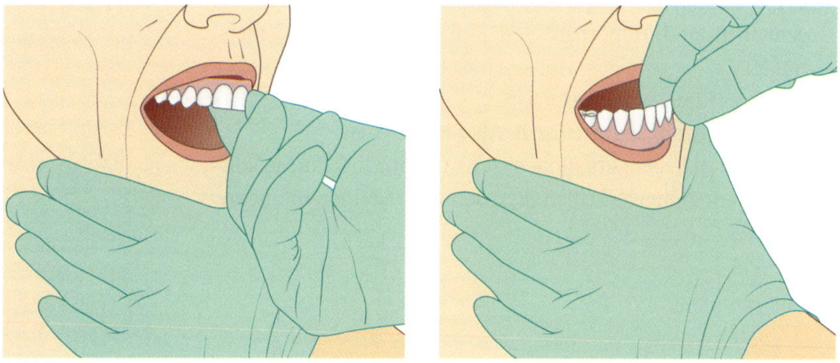

Abb. 17.38 Herausnehmen von Zahnprothesen. Links: die Oberkieferprothese herausnehmen. Dazu legt die Pflegende den Daumen auf die Vorderzähne der Prothese und drückt dann mit dem Zeigefinger am Prothesenboden nach oben und vorne. Rechts: Unterkieferprothese herausnehmen. Die Prothese wird langsam herausgezogen, nachdem sie durch leichtes Wackeln etwas gelockert wurde. Die freie Hand der Pflegenden unterstützt jeweils den Unterkiefer des Patienten und verleiht ihm so Stabilität. [L234]

vor allem Lippenpflegestifte und Salben (z. B. Dexpanthenol), die bei Bedarf mehrmals am Tag angewendet werden.

17.5.4 Spezielle Mund- und Zahnpflege

DEFINITION

Spezielle Mundpflege: Maßnahmen der Mundhygiene bei Patienten, bei denen die allgemeinen Maßnahmen nicht ausreichen. Ziel ist es, Erkrankungen vorzubeugen oder zu behandeln. Umfasst die Soor-, Stomatitis und Parotitisprophylaxe sowie bei vorliegenden Erkrankungen die weiteren therapeutischen und pflegerischen Maßnahmen.
Soor- und Stomatitisprophylaxe: alle allgemeinen und speziellen Maßnahmen der Mundpflege, die einer Candida-albicans-Infektion und einer Mundschleimhautentzündung (➤ 17.5.2) vorbeugen.
Parotitis: schmerzhafte Entzündung der Ohrspeicheldrüse (Glandula parotis), hervorgerufen durch Staphylokokken oder Streptokokken. Typisch ist die meist einseitig geschwollene und druckschmerzhafte Drüse vor dem Ohr, der Betroffene klagt über Schmerzen bei Kauen, ggf. besteht eine Kiefersperre.
Parotitisprophylaxe: alle Maßnahmen zur Vermeidung einer Ohrspeicheldrüsenentzündung.
Soor-, Stomatitis- und Parotitisprophylaxe werden oft gemeinsam genannt, weil sie ähnliche oder gleiche Ursachen haben und die prophylaktischen Maßnahmen ähnlich sind. Im Vordergrund steht immer eine spezielle Mundpflege.

Beobachtung der Mundhöhle ➤ 17.5.2

Risiken für und Symptome bei Problemen im Mundbereich

In allen pflegerischen Kontexten ist es wichtig, Patienten mit **individuellem Unterstützungsbedarf** bzw. **Risiken für Probleme und bei Symptomen im Mundbereich** zu identifizieren, ggf. in Zusammenarbeit mit Arzt und Zahnarzt: [21]

- Unzureichende Mundpflege aus unterschiedlichsten Gründen
- Kauprobleme durch lockere oder fehlende Zähne, schlecht sitzenden Zahnersatz, Druckstellen oder Entzündungen.
- Vernachlässigtes Erscheinungsbild bzw. reduzierter Allgemeinzustand, die Wahrscheinlichkeit für Mundprobleme ist größer.
- Höheres Lebensalter begünstigt den Rückgang von Zahnfleisch, freiliegende Zahnhälse, Zahnverschleiß (Abrasion), häufigere Entzündungen.
- Rauchen vermindert die Durchblutung und die Abwehrkräfte der Mundschleimhaut, das Risiko für Entzündungen des Zahnhalteapparates steigt.
- Nebenwirkungen von Medikamenten
  - Blutgerinnungshemmende Medikamente erhöhen die Blutungsneigung bei Entzündungen, Verletzungen.
  - Blutdrucksenker, Antidepressiva, Diuretika u. a. reduzieren die Speichelbildung und bedingen Mundtrockenheit.
  - Medikamente gegen Epilepsie und Hypertonie können Zahnfleischwucherungen begünstigen.
  - Bisphophonate und Krebstherapeutika können langwierige Wundheilungsstörungen im Mund verursachen, z. B. bei Druckstellen.
- Bei schlecht eingestelltem Diabetes mellitus besteht ein erhöhtes Risiko für Zahnfleischentzündungen, was wiederum die Einstellung des Blutzuckers erschwert.
- Mundtrockenheit (Xerostomie) führt zu Kau- und Schluckproblemen, Mundgeruch, herabgesetztem Geschmackssinn, Borkenbildung.
- Mundgeruch (Halitosis) entsteht ernährungsbedingt, aber auch bei Entzündungen, Mundtrockenheit, Speiseröhren- und Magenerkrankungen, bei Fasten, Stress.
- Zähneknirschen (Bruxismus) führt zu Abrasion (Abreiben) der Zähne, Verspannungen/Schmerzen in der Kiefermuskulatur, Knacken im Kiefergelenk.
- Menschen mit einem erhöhten Risiko für Probleme mit der Mundgesundheit
  - Bei körperlichen Beeinträchtigungen, z. B. Lähmung, Schluckstörung, Gebrechlichkeit
  - Bei kognitiven Beeinträchtigungen, z. B. Demenz, Behinderung, psychiatrischen Erkrankungen
  - Bei neurologischen Erkrankungen, z. B. M. Parkinson, Z. n. Schlaganfall
  - Wenn mehrere Medikamente eingenommen werden
  - Wenn wenig oder keine orale Nahrung aufgenommen wird bzw. wenn Trinknahrung zusätzlich genommen wird
  - Bei kontinuierlicher Sauerstoffgabe oder Beatmung
  - Bei ständiger Atmung mit offenem Mund
  - Bei Chemotherapie oder Bestrahlung im Kopf-Hals-Bereich
  - Nach Operationen im Mund, bei bestehenden Munderkrankungen

17

- Bei immunsupprimierten Menschen, z. B. schlechtem Allgemeinzustand, Tumorpatienten, Diabetes mellitus, Patienten mit HIV
- In der terminalen Lebensphase
- Bei Substanzabhängigkeit, z. B. Alkohol, Drogen
- In prekären Lebenssituationen, z. B. Armut, Obdachlosigkeit
- Menschen im höheren Lebensalter, denn sie vereinen oft mehrere Aspekte.

Prinzipien bei der speziellen Mundpflege

- Die Zahnpflege grundsätzlich mit einer weichen Zahnbürste durchführen, da häufig bei vorliegenden Munderkrankungen Schmerzen bestehen. Bei Blutungsneigung (z. B. bei Zytostatikatherapie) verhindert sie Schleimhautblutungen.
- Herstellerhinweise zu den Mundpflegemitteln und -therapeutika (➤ Tab. 17.14) beachten, z. B. Dosierung, Anwendungsdauer.
- Mundpflege intensivieren, z. B. auf 5-mal täglich.
- Bei stark herabgesetzter Immunabwehr (z. B. AIDS., Zytostatikatherapie, nach Transplantation) nur sterile Produkte/Einmalmaterialien und steriles Wasser zur Mundpflege verwenden.
- Auf säurehaltige und zuckerhaltige Speisen und Getränke verzichten.

Tab. 17.14 Auswahl Mundpflegemittel und -therapeutika.

Mundpflegemittel zur Prophylaxe und Therapie			
Pflegemittel	**Wirkung**	**Anwendung**	**Bewertung**
Kamille, z. B. als Tee, Lösung, Kamillosan® Mund- und Rachenspray	• Entzündungshemmend • Wundheilungsfördernd	• Als Tee zum Mundspülen, Auswischen und Gurgeln • Als Tinktur zum Bepinseln • Als Spray zum Aufsprühen auf betroffene Stellen	• Angenehmer Geschmack • Trocknet als Tinktur/Lösung die Schleimhaut aus
Pfefferminze, z. B. als Tee	• Entzündungshemmend • Desodorierend • Erfrischend	Als Tee zum Mundspülen, Auswischen und Gurgeln	• Angenehmer, frischer Geschmack • Hilft bei Mundgeruch
Salbei, z. B. als Tee, Lösung, Asperisan® Mundgel	• Desinfizierend • Schutz der Schleimhaut vor bakteriellen, mechanischen und chemischen Einflüssen durch Gerbwirkung	• Als Tee zum Mundspülen, Auswischen und Gurgeln • Als Tinktur um Bepinseln • Gel mehrmals täglich auf betroffene Stellen auftragen	• Bei Mundschleimhaut und Zahnfleischentzündungen • Austrocknend • Geschmack wird manchmal als unangenehm empfunden
Myrrhe-Tinktur	• Desinfizierend • Wundheilungsfördernd • Leicht adstringierend (zieht die Schleimhaut zusammen)	• Als Tee zur Mundspülung auf das 50- bis 100-Fache verdünnen • Als Tinktur zur Pinselung unverdünnt auftragen	• Bei infektiösen Munderkrankungen • Bitter, wird nicht von allen Patienten toleriert • Geschmacksirritation und vorübergehendes Brennen möglich
Mundwasser, z. B. Odol	• Desodorierend • Geschmacksverbessernd	Einige Spritzer in ein Glas Wasser geben, Mund auswischen oder spülen	Wird von den meisten Menschen gerne genommen
Listerine®	Antimikrobielle Wirkung, u. a. durch Thymol, Menthol, Eukalyptus	• Nach dem Zähneputzen während 30 Sek. spülen oder den Mund satt auswischen • Nicht nachspülen	• Verändert nicht das Gleichgewicht der physiologischen Mundflora • Keine Irritation von Geschmack und Schleimhaut, keine Zahnverfärbung • Zur Prophylaxe und Therapie von Stomatitis und Gingivitis • 30 Min. nach der Anwendung nichts essen und trinken
Glandomed® Mundspüllösung	• Zur schonenden Reinigung, löst Beläge und Verkrustungen • Desinfizierend • Zum Feuchthalten der Schleimhaut	• Unverdünnt anwenden • Ca. 2 Min. im Mund behalten bzw. Mund immer wieder auswischen • 15 Min. danach nichts essen und trinken	• Milde Lösung, die nicht brennt, mit Orangengeschmack • Kann mit anderen Produkten angewendet werden, z. B. Licocain bei Schmerzen
Dexpanthenol, Bepanthen® Lösung	Fördert die Heilung von Schleimhautläsionen	• Lösung mehrmals täglich unverdünnt anwenden: spülen oder auswischen • Tabletten mehrmals täglich lutschen	Geschmack kann als unangenehm empfunden werden

Tab. 17.14 Auswahl Mundpflegemittel und -therapeutika. *(Forts.)*

Mundpflegemittel zur Prophylaxe und Therapie			
Pflegemittel	**Wirkung**	**Anwendung**	**Bewertung**
Gelclair®	• Bildet rein physikalisch einen Schutzfilm auf der Schleimhaut, dadurch schmerzlindernd, Essen und Trinken wird erleichtert • Unterstützt die Feuchtigkeit der Schleimhaut • Unterstützt die Wundheilung	• 3 × tägl. und bei Bedarf anwenden • Beutel mit 3 EL Wasser verdünnen • Lösung gründlich im Mund verteilen, z. B. Gurgeln, Rest ausspucken • 1 Std. vor dem Essen oder Behandlungen anwenden	• Bei schmerzhaften Läsionen im Mund- und Rachenraum • Auch für Kinder geeignet
Hexitidin, Chlorhexidin, z. B. in Hexoral®, Doreperol®	• Desinfektion des Mund-Rachen-Raums • Einige Produkte enthalten auch ein Lokalanästhetikum	• Unverdünnt anwenden • Spülung oder Auswischen des Mundes • Einwirkzeit 30 Sek., nicht nachspülen • Enthält Alkohol	• Bei Infektionen in Mund und Rachen • Zur Vorbeugung von Infektionen bei Abwehrschwäche • Wird von Patienten häufig als „scharf" empfunden • Geschmacksirritation • Verfärbung von Zähnen und Zunge möglich
Octenisept®, Octenidol® Mundspüllösung	Antiseptisch, desinfizierend auch bei MRSA	• Unverdünnt anwenden • Spülung oder Auswischen des Mundes • Einwirkzeit 30 Sek.	• Zur Prophylaxe und Therapie bakterieller Infektionen • Brennt nicht • Verfärbt die Zähne nicht
Nystatin als Lösung, Suspension, z. B. in Moronal®, Amphotericin B, z. B. in Ampho-Moronal®	• Zur Prophylaxe und Therapie von Mundsoor • Antimykotisch gegen Hefepilze auf Haut und Schleimhaut	• Mundhöhle sorgfältig reinigen • Lösung auf die Schleimhaut auftragen, nicht nachspülen • 30 Min. nichts essen und trinken • 2- bis 3-mal am Tag anwenden	• Muss regelmäßig und ausreichend lange auf der gereinigten und desinfizierten Mundschleimhaut angewendet werden • Einmalzahnbürsten benutzen, Zahnprothesen in einem farblosen und fungiziden Schleimhautdesinfektionsmittel einlegen (Polyhexanid, z. B. in Lavanid®, Prontosan®) • Arztanordnung
Licocain, z. B. in Dynexan®Mundgel, Kamistad® Gel (mit Kamille), InfectoGingi® Gel (mit Salbei und Kamille)	• Lokalanästhetikum, anästhesierend • Zur zeitweiligen symptomatischen Behandlung von Aphten, Prothesendruckstellen, Zahnfleischentzündungen, Zahnschmerzen	• Mehrmals täglich (bis 8 × bei Erwachsenen, 4 × bei Kindern) einen erbsengroßen Strang auf die schmerzenden Stellen	• Eine Gesamtdosis von 40 mg Lidocain/Tag soll bei Erwachsenen nicht überschritten werden • Selten sind allergische Reaktionen möglich
Aciclovir, z. B. Zovirax® Lippenherpescreme	• Wirkt gegen Herpesviren • Schmerz- und juckreizstillend	• Bei ersten Anzeichen auf die betroffene Stelle dünn auftragen • Mehrmals täglich auftragen	• Darf nicht auf der Mundschleimhaut angewendet werden • Vorübergehendes Brennen möglich • Allergische Reaktion möglich

Einschätzung der Gewohnheiten und des Unterstützungsbedarfs

Die Mund- und Zahnpflege ist zeitlebens eine sehr individuelle Körperpflegemaßnahme, Menschen haben hier ihre Gewohnheiten. Pflegende erfragen diese **Gewohnheiten** mit folgenden Fragen:

- Welche Pflegehilfsmittel und -produkte benutzte der Patient, z. B. elektrische oder normale Zahnbürste, Zahnpaste, Mundwasser, Munddusche, Zahnseide?
- Nahm er eine Lippenpflege vor?
- Verträgt er bestimmte Pflegehilfsmittel und -produkte nicht?

Bevor Pflegende mit der Mund- und Zahnpflege beginnen, bringen sie den **Unterstützungsbedarf** in Erfahrung:

- Ist der Patient in der Lage, die Mund- und Zahnpflege selbstständig durchzuführen? Wo braucht er Unterstützung?
- Kann er auf Aufforderung den Mund öffnen und schließen?
- Wie ist der Muskeltonus im Gesicht- und Mundbereich?
- Hat der Patient einen Beißreflex?
- Liegt eine Schluckstörung vor?

Das Verständnis von einer „guten" Mundpflege beschränkt sich in der Regel nicht auf den Einsatz der bekannten Zahnbürste. Vielmehr wenden Pflegende oft unterschiedliche Mittel und Materialien an, die dem Betroffenen aus der eigenen Biografie nicht geläufig sind. Ihm werden fremde, unvertraute Erfahrungen zugemutet, z. B. Klemmen und Tupfer, Schaumstoff-Reinigungsstäbchen, Mittel, die er selbst nie anwenden würden. Ältere, verwirrte und bewusstseinseingeschränkte Menschen und Kinder reagieren nicht selten völlig adäquat und korrekt, sie verschließen ihren Mund fest und lassen nichts hinein.

Dann beginnt ein Teufelskreis: Der verschlossene Mund wird mit Nachdruck und Kraft geöffnet, „Mund- und Zahnpflege ist ja schließ-

17

lich notwendig" – dieses gewaltsame Eingreifen führt nur dazu, dass sich der Mund nur noch fester verschließt. „*Wesentlich ist jedoch, dass der Patient seinen Mund weiterhin positiv erfährt, auch oder insbesondere unter den extremen Umständen.*" [9]

Daraus ergibt sich, dass die Mund- und Zahnpflege bei Patienten so normal wie möglich durchgeführt werden soll.

Materialien

Die Materialien sind abhängig von der Patientensituation. In vielen Einrichtungen gibt es fertige **Mundpflegesets** (➤ Abb. 17.39), die meist eine Klemme, kleine Kompressen oder Kugeltupfer, Schaumstoffswabs oder große Watteträger, Becher für die Mundpflegelösung und eine Nierenschale enthalten.
Zusätzlich werden gerichtet:

- Handschuhe
- Handtuch
- Waschlappen
- Holzspatel, Taschenlampe
- Alles für die Zahn- oder Prothesenpflege (➤ 17.5.3), Zungenreiniger
- Lippenpflege
- Mundpflegemittel oder -therapeutikum (➤ Tab. 17.14), ggf. nach Arztanordnung
- Abwurf

Mundpflegemittel und -therapeutika

Normalerweise ist Leitungswasser zur Mundpflege ausreichend. „*Bei Patienten, die über eine enterale Sonde oder PEG-Sonde ernährt werden, soll die Mundpflege mit frisch abgekochtem und abgekühltem Wasser oder frisch zubereitetem Tee oder sterilem Aqua dest. durchgeführt werden.*" [28]

Mundpflegemittel und -therapeutika (➤ Tab. 17.14) sollten immer gezielt und individuell ausgewählt werden.

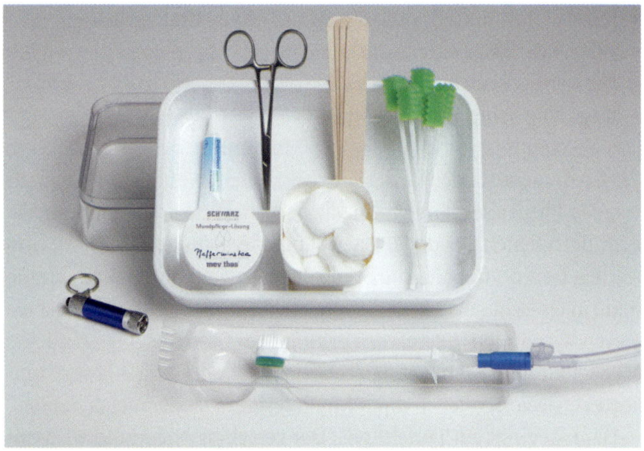

Abb. 17.39 Mundpflegeset. [K115]

Kokosöl

Kokosöl wie auch andere Pflanzenöle werden seit Langem in der Tradition des Ölziehens angewendet. [29]
Kokosöl kann die Mund- und Zahnpflege ergänzen. Es enthält Laurinsäure, eine mittelkettige Fettsäure, die antibakteriell und entzündungshemmend ist, u. a. auch gegen Karies wirkt. Kokosöl kann dadurch auch Mundgeruch entgegenwirken. Es ist eine gute Alternative zu Butter (bei Belägen und trockener Schleimhaut), die im Expertenstandard nicht mehr empfohlen wird. [30], [31] Wichtig ist, Bio-Kokosöl zu verwenden. Im Mund oder Wasserbad wird das Öl schnell flüssig.

Durchführung

Der Mund/Mundhöhle ist eine intime Körperregion (➤ 17.3.2, ➤ 17.5.3), entsprechend achtsam gehen Pflegefachpersonen vor. Bei einer Abwehrhaltung fragen sie sich, was die Gründe dafür sein könnten (*Verstehenshypothese*, ➤ 17.3.3), und verändern die Maßnahme (z. B. anderes Mundpflegemittel).

- Patienten nach Möglichkeit in eine sitzende Position bringen, damit er sehen kann, was um ihn herum passiert, das vermeidet Ängste und fördert die Wahrnehmung
- Handtuch auf den Oberkörper legen
- Handschuhe zum Eigenschutz anziehen
- Patienten bitten, den Mund zu öffnen. Kann er dieser Aufforderung nicht bewusst und aktiv nachkommen, zunächst achtsam die Wange, dann die Lippe berühren, damit der Betroffene weiß, dass nun etwas mit seinem Mund passiert. Alternativ: Kontakt mit beiden Händen im Bereich der Wangen – dreimal von den Wangen zu den Lippen streichen – dreimal die Lippen umkreisen – dreimal über die Lippen streichen. Dazu können auch die Hände des Patienten genommen werden
- Mundhöhle mit Taschenlampe und angefeuchteten Spatel inspizieren
- Zähne putzen (➤ 17.5.3); ein Abwischen der Zähne mit Tupfern/Schaumstoff-Swabs ist mechanisch nicht ausreichend, um Beläge zu entfernen!
- Mund ausspülen oder gurgeln lassen, wenn keine Aspirationsgefahr besteht und der Patient dazu in der Lage ist
- Mund mit Klemme und Tupfer auswischen, alternativ mit Watteträgern oder Schaumstoffswaps. Wenn Beißen ausgeschlossen werden kann: Kompresse um den Zeigefinger wickeln und den Mund damit auswischen (➤ Abb. 17.40), alternativ kann auch der Zeigefinger des Patienten umwickelt werden, und mit einer geführten Bewegung kann er sich den Mund auswischen:
  - Tupfer, Kompresse, Watteträger oder Swab in die Mundpflegelösung tauchen und am Becherrand ausdrücken
  - Mundhöhle sorgfältig auswischen, nach jedem Wischvorgang einen neuen Tupfer o. Ä. nehmen; Wischrichtung von hinten nach vorne, um Sekret, Speisereste usw. nach außen zu befördern
  - Reihenfolge: Mundspalte (vor den Zähnen) rechts oben und unten, Wangentaschen rechts und links, weicher und harter Gaumen, Zunge, unter der Zunge
- Ggf. Mundtherapeutikum (➤ Tab. 17.14) anwenden bzw. auftragen
- Lippen pflegen

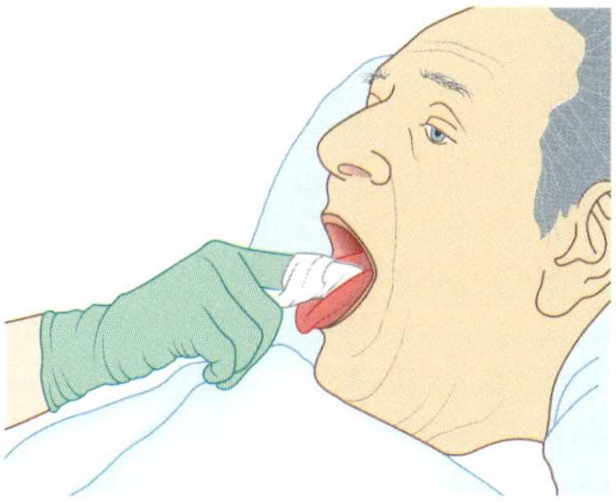

Abb. 17.40 Bei Kindern und kooperativen Erwachsenen lässt sich die Mundpflege gut mit einem angefeuchteten Tupfer, der um den Zeigefinger gewickelt wird, durchführen. [L234]

Mundpflege bei bewusstlosen und sedierten Patienten

Bei diesen Patienten besteht die Gefahr, dass Flüssigkeit versehentlich in die Luftröhre gelangt (Aspiration). Sie werden daher zur Mundpflege in eine flache Seitenlage gebracht, ein Absauggerät wird bereitgestellt.

Besonderheiten bei Kindern

Auch bei **Kindern** kann eine spezielle Mundpflege notwendig werden, die Gründe sind dieselben wie bei Erwachsenen.

Im Rahmen der speziellen Mundpflege können der Saug- und Schluckreflex gefördert und Zungenbewegungen angeregt werden (wichtig z. B. bei Früh- und Neugeborenen oder Kindern mit neurologischen Erkrankungen).

Das Vorgehen entspricht grundsätzlich dem der Erwachsenen. Die Utensilien müssen entsprechend kleiner sein (z. B. kleiner Watteträger, umwickelter Kleinfinger). Wenn möglich, wird das Lieblingsgetränk zur Mundpflege oder zum Nachwischen verwendet. Ideal ist, wenn ein Elternteil anwesend ist und das Kind auf dem Schoß halten kann. Größeren Kindern wird die Notwendigkeit der Mundpflege erklärt.

Tipps zur speziellen Mundpflege bei Kindern

- Achtung: Im Bereich des Zäpfchens kann ein Würgereflex ausgelöst werden.
- Mundpflege mit nur einem Tupfer durchführen, wenn das Kind nur schwer den Mund öffnet. Häufigeres erneutes Eindringen kann das Kind ganz „vergraulen".
- Wenn das Kind den Mund nicht öffnet, kann die Pflegefachperson mit dem Finger langsam vom Jochbeinbogen zum Mundwinkel oder kreisförmig über die Lippen streichen. Diese Bewegung regt das Öffnen des Mundes an. Eventuell gelingt den Eltern die Mundpflege leichter, dann werden sie dazu angeleitet.

Mundpflege bei Menschen mit abwehrendem Verhalten

Es gibt viele Gründe, warum Menschen die Mund- und Zahnpflege abwehren, z. B.:

- Schlechte Erfahrungen, traumatische Mund- und Zahnpflege in der Vorgeschichte
- Zahnpflege hatte nie eine große Bedeutung
- Der Betroffene schämt sich, z. B. zu seinem Zahnstatus
- Krankheitsbedingt fehlendes Bewusstsein
- Zu wenig Ruhe und Zeit von seiten der Pflegenden, zu wenig Feingefühl
- Schmerzen im Mund, Angst vor Schmerzen, Würgen oder Verschlucken
- Unbekannte Hilfsmittel, Mundpflegelösungen

Konzept Mouth Care without a Battle (Mundpflege ohne Kampf)

Das evidenzbasierte Konzept will eine achtsame Mundpflege ermöglichen. Folgende Prinzipien gelten (➤ Abb. 17.41): [32]

- Ruhige Umgebung schaffen, möglichste wenige Personen, die die Mundpflege durchführen
- Begegnung auf „Augenhöhe" im visuellen Feld des Patienten
- Entspannt, einfach und respektvoll kommunizieren – keine Kindersprache benutzen – keine „Wir-Form" verwenden – stattdessen: höfliche und klare Anweisungen und Anleitungen – immer ein Schritt – in eher tiefe Tonlage – einfache und kurze Sätze – Namen des Patienten wiederholen – motivieren und loben
- Lächeln bei der Interaktion, Mimik und Gestik einsetzen
- Sanfte Berührungen, auch im Gesicht, Berührungen mit Bedacht wählen
- Anbahnung an Gesicht und Mund nach Basaler Stimulation® (➤ 23.13.2, siehe oben)
- Spiegelung. Die Pflegefachperson macht es vor oder der Patient sitzt vor dem Spiegel, Menschen öffnen den Mund häufig automatisch, wenn sie in einem Spiegel/Handspiegel schauen. Vorsicht, wenn sich der Patient lange nicht gesehen hat.
- Geführte Bewegungen nach dem Affolter-Modell: langsam vorgehen, wenig dabei Sprechen, denn der Patient soll spüren (➤ 17.5.3, ➤ Abb. 17.11)
- Hilfsmittel und Mundpflegelösungen kritisch hinterfragen, ob diese zur Abwehr führen
- Zeitpunkt kritisch hinterfragen, Mund- und Zahnpflege ist oft in Verbindung mit eine Ganzkörperwaschung zu viel auf einmal
- Handlung ritualisieren, um Sicherheit zu schaffen: eine konkrete Vorgehensweise festlegen, diese in der Pflegeplanung festhalten, damit alle Pflegenden den Patienten auf die gleiche Art und Weise versorgen

Maßnahmen bei Mundgeruch

Mundgeruch *(Halitosis, Foetor ex ore)* ist selten ein ernstes Problem, für den Betroffenen aber unangenehm, weil ihn andere Menschen meiden. Für viele Betroffene zunächst unverständlich, weil ihnen der Mundgeruch oft gar nicht bewusst ist.

Mundgeruch entsteht meist durch unzureichende Mundhygiene. Anaerobe Bakterien, die sich besonders in Zahnzwischenräumen aufhalten, ernähren sich von Essensresten, dabei entstehen übel riechende Schwefelverbindungen. Weitere Ursachen sind vermin-

17

derter Speichelfluss (z. B. Schnarchen, Nahrungskarenz), Karies und Zahnfleischentzündung, als Folge bei Zahnprothesen, bei Mundschleimhaut- und Mandelentzündung, Nasennebenhöhlenentzündungen, Speiseröhrenerkrankungen. Schätzungsweise leiden 25 % der Bevölkerung unter Mundgeruch, bei den über 60-Jährigen ist es jeder Zweite.

Maßnahmen bei Mundgeruch sind:

- Mindestens 2-mal tägliche gründliche Mund- und Zahnpflege, Zahnbürste alle drei Monate wechseln.
- Wenn möglich, Zahnarzt aufsuchen und Zähne kontrollieren und eine professionelle Zahnreinigung durchführen lassen, Interdentalbürsten oder Zahnseide verwenden.
- Zunge mit einem Zungenschaber oder Zungenbürste reinigen (ca. 60 % der Bakterien der physiologischen Mundflora befinden sich auf der Zunge, Zungenbelag ist eine häufige Ursache von Mundgeruch).
- Schleimhaut ausreichend feucht halten (s. Mundtrockenheit), für ausreichende Flüssigkeitszufuhr sorgen.
- Antiseptische Lösungen nur vorübergehend anwenden, damit die physiologische Mundflora nicht dauerhaft verändert wird. Glandomed® und Listerine® (➤ Tab. 17.14) können täglich angewendet werden.
- *Stozzon® Chlorophyll-Dragees.* Der grüne Blattfarbstoff hat eine geruchsneutralisierende Wirkung, auch bei Körpergeruch. 3-mal täglich sollen 1–2 Dragees eingenommen werden (nicht lutschen!). Stozzon® Chlorophyll-Dragees dürfen gemörsert und über PEG verabreicht werden. Der Stuhl kann sich dunkelgrün färben.

Maßnahmen bei Mundtrockenheit

Subjektive Mundtrockenheit *(Xerostomie)* ist ein quälendes Symptom, besonders bei alten Menschen, Patienten in der Intensivpflege und Menschen im Sterben. Als **Hyposalviation** wird die objektiv verminderte Speichelproduktion bezeichnet.

Mundtrockenheit kann viele Ursachen haben. Viele Medikamentengruppen (z. B. Antidepressiva, Benzodiazepine, Diuretika, ACE-Hemmer, Betablocker) begünstigen Mundtrockenheit, ebenso wie Flüssigkeitsmangel und Mundatmung. In der Folge kommt es u. a. zu Mundgeruch, Störung des Geschmacksempfinden, Schluckstörung, Karies.

Maßnahmen bei Mundtrockenheit sind z. B.:

- Für ausreichende Flüssigkeitszufuhr sorgen (außer im Sterbeprozess)
- Engmaschige Mundpflege bzw. Munderfrischung, z. B. alle zwei Stunden, anbieten
- Zitronenwasser zur Anregung der Speichelbildung oder Mineralwasser mit Kohlensäure
- Mundschleimhaut häufig mit unterschiedlichen Flüssigkeiten anfeuchten, mittels Pipette, kleiner Sprühflasche, Lieblingsgetränke erfragen (z. B. auch Tonic Water, Cider, Bitter Orange, Ananassaft)
- Xerogene (speichelreduzierende) Medikamente, wenn möglich absetzen oder reduzieren
- Speichelersatzlösungen anbieten, die Akzeptanz ist bei Patienten unterschiedlich
  - Glandosane® Spray mit neutralem Geschmack
  - GUM Hydral® Gel oder Spray: Feuchtigkeitsgel mit rückfettenden Substanden und Pfefferminzgeschmack
  - Biotene® Lösung, Lutschtabletten, Gel, Spray mit Pfefferminzgeschmack
  - bioXtra® Lösung, Zahnpaste, Mundspray, Gel
- Kleine gefrorene Fruchtstückchen oder Eiswürfel aus Fruchtsaft lutschen lassen (➤ Abb. 25.9)
- Eisstäbchen aus säuerlichen Fruchtsäften herstellen; im Handel gibt es dafür kleine Eisförmchen
- Süßes Mandelöl oder Kokosöl, evtl. 1 Trpf. Pfefferminzöl zur Geschmacksverbesserung auf ein sehr kleines Glas, Mundschleimhaut damit bestreichen
- Zuckerfreies Kaugummi kauen lassen, zuckerfreie säuerliche Bonbons lutschen lassen
- Raumluftbefeuchter einsetzen
- Ohrspeicheldrüsen massieren, um die Speichelbildung anzuregen
- Zu Kaubewegungen anregen

Parotitisprophylaxe

Alle Maßnahmen, die die Speichelbildung anregen, beugen einer Parotitis (Ohrspeicheldrüsenentzündung) vor.

Maßnahmen bei Soorbefall

Bei festgestelltem **Soorbefall** (➤ Abb. 17.43) in der Mundhöhle muss die Mundpflege intensiviert werden. Zudem:

- Einmalzahnbürsten verwenden
- Zahnprothesen nach der Reinigung in ein *farbloses* Schleimhautdesinfektionsmittel einlegen oder Reinigungstabletten mit fungizider Wirkung verwenden (Nystatin ➤ Tab. 17.14)
- 2- bis 3-mal täglich Mundschleimhaut mit einem Antiseptikum desinfizieren

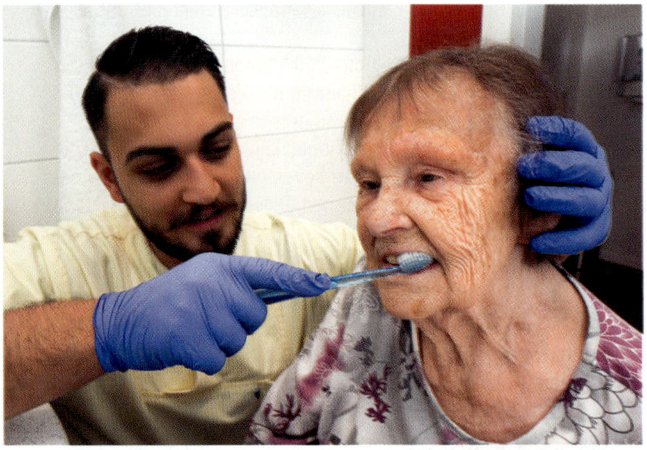

Abb. 17.41 Mundpflege bei Menschen mit abwehrendem Verhalten. Durch Begegnung „auf Augenhöhe", eine ruhige Umgebung und ritualisiertem Vorgehen ist es dem Pflegefachmann gelungen, bei der Bewohnerin die Zähne „ohne Kampf" zu putzen. [K115]

- Auf Arztanordnung lokales Antimykotikum verabreichen; Pipette soll den Mund nicht berühren, um eine Kontamination der Lösung zu vermeiden
- Bei Säuglingen und Kleinkindern Flaschen- und Beruhigungssauger nach Benutzung z. B. in einem Vaporisator desinfizieren. Das Antimykotikum kann bei Kindern auch auf den Schnuller aufgetragen werden.

17.6 Augen-, Ohren- und Nasenpflege

17.6.1 Augenpflege

Augenlider und Tränenflüssigkeit schützen und reinigen die Augen, sie verfügen sozusagen über einen selbstreinigenden Mechanismus. Im Rahmen der täglichen Körperpflege werden die Augen mit einem sauberen Waschlappen von außen nach innen (nasenwärts) gewaschen.
Eine **spezielle Augenpflege** ist in folgenden Situationen notwendig:
- Bei entzündlichen Augenerkrankungen mit einer Vermehrung der Tränensekretion, um Verklebungen und Verkrustungen an Lidern und Wimpern zu lösen
- Bei fehlendem Lidschlag, z. B. nach einem Schlaganfall oder bei Bewusstlosigkeit, um die Austrocknung der Hornhaut zu verhindern, z. B. durch das Anlegen eines Uhrglasverbands (➤ Abb. 17.42)
- Zur Entfernung von Fremdkörpern
- Zur Reinigung von Augenprothesen und Kontaktlinsen
- Um Augentropfen und -salben (➤ Abb. 17.43) nach ärztlicher Anordnung bei Durchführung einer speziellen Augenpflege

Vorbereitung der Materialien

- Weiche, sterile Mullkompressen oder (nicht fasernde) Kugeltupfer
- Sterile physiologische Kochsalzlösung

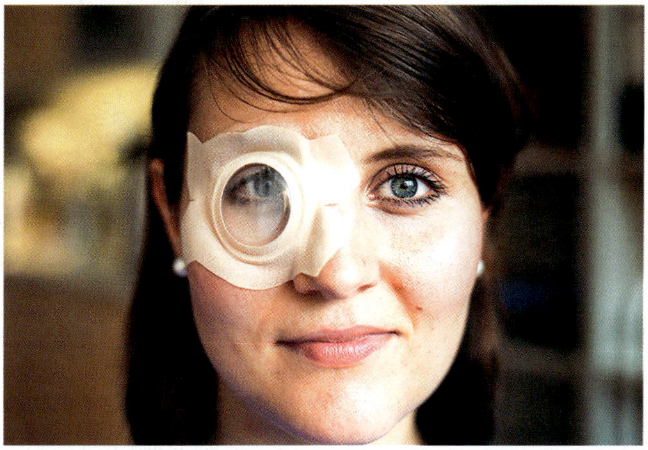

Abb. 17.42 Gebrauchsfertiger Uhrglasverband, bestehend aus durchsichtigem Plexiglas und breiten Pflasterstreifen. [K115]

- Ggf. Augentropfen oder -salbe, künstliche Tränenflüssigkeit nach Arztanordnung
- Ggf. sterilen einzelverpackten Einmalhandschuh, Handschuhe
- Händedesinfektionsmittel
- Abwurf

Durchführung

VORSICHT
Ist bei **infektiösen Augenerkrankungen,** z. B. einer Konjunktivitis (Bindehautentzündung), nur ein Auge betroffen, ist sorgfältig darauf zu achten, dass das andere Auge nicht kontaminiert wird. Die Pflegefachperson trägt Handschuhe zum Eigenschutz.

- Patienten mit erhöhtem Oberkörper lagern, den Kopf nach hinten geneigt
- Händedesinfektion durchführen
- Sterile Kompressen mit der Reinigungslösung tränken, ggf. (z. B. nach Augenoperation) mit einem sterilen Handschuh fassen
- Augenlider, Lidspalt, Wimpern, Augeninnenwinkel und die Umgebung des Auges mit mehreren Kompressen vom äußeren zum inneren Augenwinkel (in physiologischer Tränenflussrichtung) vorsichtig auswischen, nicht reiben, ggf. trocken tupfen
- Ggf. Tropfen oder Salbe nach Arztanordnung einbringen (➤ Abb. 17.43)
- Beobachtung und Maßnahme dokumentieren

Applikation von Augentropfen und Augensalben

Für die **Applikation von Augentropfen und -salben** werden ältere Kinder und Erwachsene sitzend oder liegend mit leicht nach hinten geneigtem Kopf gelagert.
Bei Säuglingen und Kleinkindern erfolgt die Applikation im Liegen, eine zweite Person hält den Kopf, falls nötig ggf. auch die Arme fest.
- Händedesinfektion durchführen
- Augentropfen in ein oder beide Augen eintropfen, ca. 0,5 cm langer Salbenstrang einbringen (➤ Abb. 17.43), dabei darf der Applikationskonus nicht das Auge berühren
- Patienten bitten, kurz in alle Richtungen zu blicken und dann die Augen für ca. 2 Min. zu schließen
- Augenerkrankungen bzw. nach Augenoperationen zu verabreichen

Zur Beachtung
- Bei vielen Augenerkrankungen ist die regelmäßige Anwendung wichtig, ggf. mit angeordneter Uhrzeit.
- Anbruchdatum vermerken, da Augentropfen und -salben in der Regel nur 4 bis 6 Wochen nach Anbruch verwendet werden dürfen.
- Bei mehreren Medikamenten zwischen den Applikationen mindestens 5 bis 10 Min. warten.
- Immer zuerst Augentropfen, dann Augensalbe applizieren.

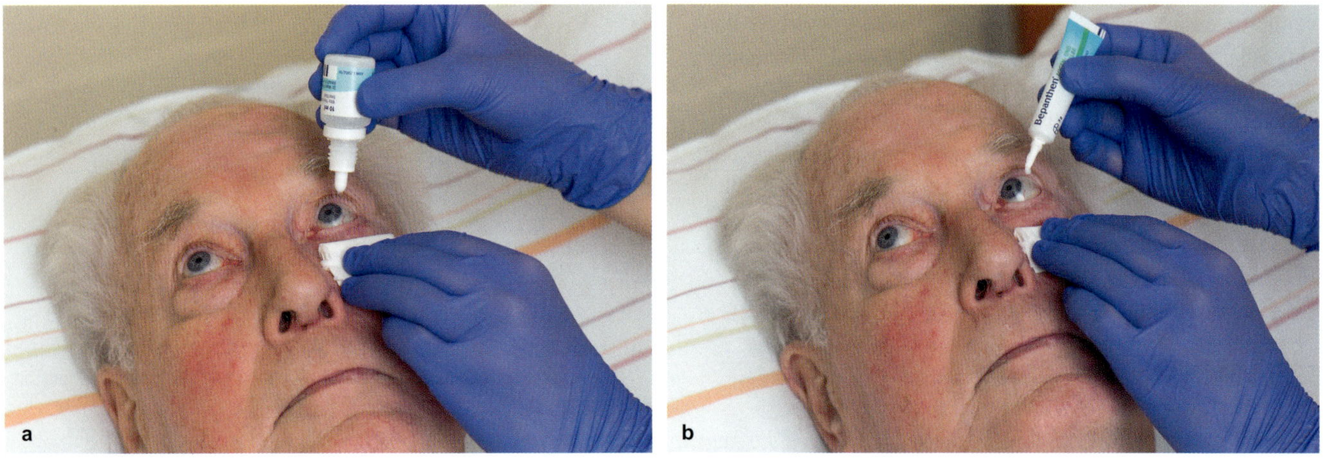

Abb. 17.43 Einbringen von Augentropfen und Augensalbe. Das Unterlid wird mit einem Tupfer leicht nach unten gezogen, und ein Tropfen (a) bzw. ein Salbenstrang (b) wird in den Bindehautsack eingebracht. Die Handkante der verabreichenden Hand kann sich dabei an der Stirn abstützen, um einen sicheren Halt zu haben. [K115]

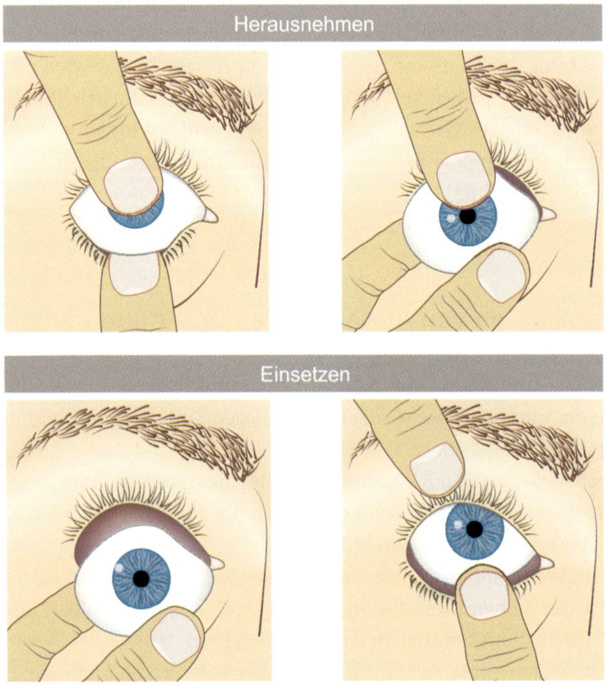

Abb. 17.44 Umgang mit einer Augenprothese. Oben: Herausnehmen, indem der Finger leicht gegen den Rand oder die Mitte der Prothese drückt, dann Unterlid herunterziehen und Prothese fassen. Unten: Einsetzen, indem das Oberlid hochgezogen und die Prothese darunter geschoben wird. Dann wird das Unterlid etwas heruntergezogen, damit die Prothese in die Lidspalte gleitet. [L234]

Umgang mit Augenprothesen

Menschen bekommen eine **Augenprothese** (Kunstauge), wenn der Augapfel, z. B. nach einer schweren Verletzung, entfernt werden musste. Diese wird in die verbliebene Lidspalte eingesetzt. Das Handling ist viel unkomplizierter, als es auf den ersten Blick erscheint (➤ Abb. 17.44). In der Regel wird die Augenprothese 1-mal am Tag über einer weichen Unterlage entnommen und unter fließendem Wasser gereinigt (Wasser ins Waschbecken einlassen wegen Bruchgefahr). Die Augenhöhle wird nach Abheilung der Wunde beim Waschen des Gesichts mit einem sauberen Waschlappen/einer Kompresse von außen nach innen gewaschen, evtl. werden die Augenlider dafür mit der Hand geöffnet.

17.6.2 Ohrenpflege

Umgang mit Hörgeräten ➤ 21.5.4
Haare im äußeren Gehörgang schützen vor Fremdkörpern und Staub. Zeruminaldrüsen bilden das „Ohrenschmalz" (*Zerumen*), das für die Reinigung des Gehörgangs sorgt.

Patienten, die ein Hörgerät tragen, sollen dieses zur Körperpflege einsetzen, um die Kommunikation zu erleichtern. Zur Ohrenpflege wird das Hörgerät aber entfernt.

Eine spezielle **Pflege des Ohrs** ist in der Regel nicht nötig. Die Ohrmuschel und der Eingang zum äußeren Gehörgang wird bei der Körperpflege mitgewaschen. Dabei wird auch die Haut hinter dem Ohr gereinigt. Wasser soll nicht ins Ohr dringen. Deutlich sichtbarer Ohrschmalz kann zunächst mit einem Wattestäbchen *am* Gehörgang entfernt werden, bei Säuglingen und Kleinkindern kann auch ein gedrehter Zellstofftupfer verwendet werden.

Bei der Ohrpflege zu beachten

- Wattestäbchen dürfen nie in den Gehörgang eingeführt werden, da die Verletzungsgefahr von Gehörgang und Trommelfell groß ist. Außerdem besteht die Gefahr, dass man mit dem Wattestäbchen das Zerumen noch weiter in den Gehörgang hineinschiebt.
- Wenn Blut, Eiter oder klare Flüssigkeit (möglicherweise Liquor) aus dem Ohr fließen, das Ohr mit Kompressen steril abdecken und sofort den Arzt benachrichtigen.

Applikation von Ohrentropfen

Ohrentropfen sollten mindestens Raumtemperatur haben, besser noch werden sie in der Hand etwas erwärmt. Der Patient wird aufgefordert, sich auf die Seite zu legen, Kinder werden in die Seitenlage gebracht.

- Bei Erwachsenen und größeren Kindern, die Ohrmuschel leicht nach hinten oben ziehen, um den Gehörgang zu strecken. Bei Säuglingen und Kleinkindern einen Finger vor dem Ohr auf den Tragus (Knorpelanteil vor dem äußeren Gehörgang) legen und ihn leicht in Richtung Nase schieben
- Angeordnete Tropfenzahl in den äußeren Gehörgang einträufeln
- Patienten auffordern, noch einige Zeit in der Position zu bleiben, vorsichtiges Reiben des Tragus unterstützt die Verteilung der Ohrentropfen im Gehörgang

Keine Watte in den Gehörgang einbringen

Die Watte saugt die Ohrentropfen gleich wieder auf. Zudem entsteht eine feuchte Kammer, die das Bakterien- und Pilzwachstum fördert.

17.6.3 Nasenpflege

Die Nase kann durch Schnäuzen gereinigt werden, das ist meist nur bei Infekten der oberen Atemwege notwendig. Ansonsten bleibt eingedrungener Staub an der Schleimhaut hängen und wird von den Flimmerhärchen auf der Schleimhaut rachenwärts transportiert und dann mit geschluckt. Der gesunde Mensch braucht also keine spezielle **Pflege der Nase.** Eine **spezielle Nasenpflege** ist notwendig bei

- Zähem Sekret und Verborkung
- Patienten, die sich die Nase nicht schnäuzen können, z. B. Patienten auf der Intensivstation
- Verletzungen oder Operationen an der Nase
- Nasalen Sonden, z. B. zur Ernährung oder zur Sauerstoffgabe

VORSICHT

Bei Säuglingen muss der Atemweg über die Nase immer frei sein, da sie ausschließlich Nasenatmer sind. D. h., Sekret wird sorgfältig entfernt, ggf. werden schleimhautabschwellende Nasentropfen eingebracht.

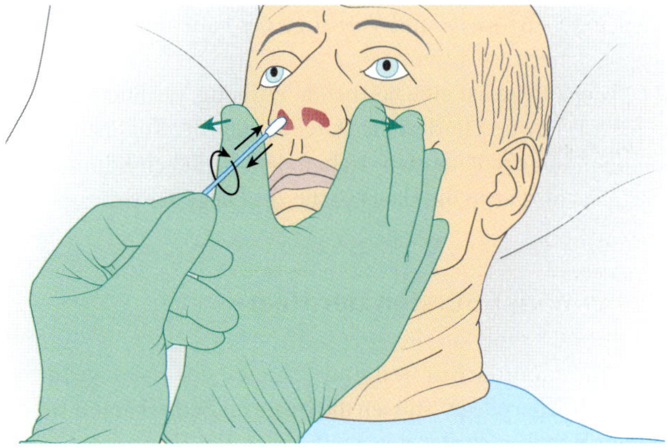

Abb. 17.45 Nasenpflege. Watteträger mittig in das Nasenloch einführen und die Schleimhaut dann unter drehenden Bewegungen reinigen. Bei Bedarf mehrere Watteträger verwenden. [L234]

Durchführung einer speziellen Nasenpflege

Vorbereitung der Materialien

- Watteträger, Wattestäbchen, Zellstofftupfer für Kleinkinder
- Sterile physiologische Kochsalzlösung
- Öl- oder fetthaltige Nasensalbe
- Händedesinfektionsmittel
- Abwurf

Durchführung

- Patienten mit erhöhtem Oberkörper lagern, den Kopf nach hinten geneigt; Kinder werden auf den Arm oder Schoß genommen, der Kopf wird fixiert
- Watteträger mit der Kochsalzlösung tränken, mittig einführen und beide Nasenlöcher unter drehender Bewegung vorsichtig reinigen (➤ Abb. 17.45); zähe Verborkung kann mit einem Öl oder einer fetthaltigen Salbe (z. B. Bepanthen® Nasensalbe) leichter entfernt werden. Bei Säuglingen sind Watteträger zu groß, das Sekret würde in die Nase hineingeschoben, daher gedrehten Zellstofftupfer verwenden
- Nasensalbe unter drehender Bewegung auf die Nasenschleimhaut auftragen
- Ggf. Nasentropfen nach Arztanordnung einbringen
- Beobachtung und Maßnahme dokumentieren

Applikation von Nasentropfen

In der Regel werden pflegende oder schleimhautabschwellende **Nasentropfen** angeordnet.

- Patienten die Nase schnäuzen lassen bzw. spezielle Pflege durchführen
- Kopf leicht nach hinten beugen lassen, Säuglinge und Kleinkinder in eine Rückenlage bringen
- Einen Tropfen in das Nasenloch einbringen, anderes Nasenloch zuhalten und Patienten auffordern, den Tropfen vorsichtig nach oben zu ziehen; Kinder während 1 Min. in der Rückenlage belassen, das andere Nasenloch nicht zuhalten
- Auf der anderen Seite wiederholen
- Beobachtung und Maßnahme dokumentieren

17.7 Haarpflege

17.7.1 Physiologische Grundlagen

Haare sind in vielen Kulturen ein Identifikationsmerkmal und ein Schönheitsattribut des Menschen. Ihre ursprüngliche Funktion, den Schutz vor extremen Temperaturen (sowohl Wärme als auch Kälte), haben sie verloren.

Grundsätzlich können zwei verschiedene **Haartypen** unterschieden werden.

- **Langhaar:** Kopf-, Achsel-, Schamhaare, beim Mann die Bart- und Brusthaare
- **Kurzhaar:** übrige Körperbehaarung, die bis auf die Handflächen, Fußsohlen und Streckseiten der Zehen- und Fingerendglieder den ganzen Körper bedeckt

Das **Wollhaar** *(Lanugohaar)* ist ein Flaumhaar, das den Körper vom 4. Schwangerschaftsmonat bis etwa zum 6. Lebensmonat bedeckt.

Die **Haarfarbe** wird vom Melaningehalt in den verhornten Zellen bestimmt. Das Ergrauen der Haare ist Folge einer physiologisch bedingten verminderten Melaninproduktion mit gleichzeitigen Lufteinschlüssen im Haarschaft. Frühzeitiges Ergrauen kann genetisch oder psychisch bedingt sein oder als Begleiterscheinung bei endokrinen Erkrankungen auftreten.

17.7.2 Beobachtung von Haaren und Kopfhaut

Die **Beobachtung von Haaren und Kopfhaut** findet während der täglichen Körperpflege statt. Der Hinterkopf gehört zu den dekubitusgefährdeten Stellen (➤ Abb. 17.55) in Rückenlage. Ein Dekubitus wird wegen der Haare leicht übersehen, sodass bei dekubitusgefährdeten Patienten (➤ 17.9.2) der Kopf/Hinterkopf gezielt daraufhin beobachtet werden muss.

Haare und Kopfhaut lassen sich nach ihrer **Beschaffenheit** wie folgt einteilen:

- **Normales Haar** ist weich, voll und glänzend.
- **Fettiges Haar** entsteht durch eine vermehrte Talgproduktion. Ursachen hierfür können Veranlagung, Stress, falsche Ernährung oder falsche Pflegemittel sein.
- **Trockenes Haar** ist struppiger, spröder und glanzlos. Ursache ist eine verminderte Talgproduktion, die genetisch bedingt sein kann, aber auch infolge von Allgemeinerkrankungen, bei Schilddrüsenunterfunktion, bei Eisenmangel oder im Alter. Häufig ist eine zu aggressive Haarbehandlung (z. B. zu häufiges Haarewaschen, starke Reinigungsmittel, Blondieren) für trockenes Haar verantwortlich.
- **Schuppen** entstehen im Rahmen von Hauterkrankungen (z. B. Psoriasis, Neurodermitis), bei Hormonschwankungen (z. B. Schwangerschaft, Wechseljahren), bei falscher Haarpflege (auch als Zeichen eines Kontaktekzems auf Inhaltsstoffe). Sie können aber auch durch einen Hefepilz der physiologischen Hautflora bedingt sein, der sich besonders an talgreichen Körperstellen befindet. Im Zweifelsfall sollte ein Hautarzt hinzugezogen werden.
- **Milchschorf** (➤ Abb. 17.46) entsteht bei etwa jedem zehnten Kind während der ersten Lebensmonate. Die Ursachen sind nicht genau geklärt, vermutlich ist die vorübergehende Überaktivität der Talgdrüsen genetisch bedingt, aber auch Stress oder Rauchen der Mutter in der Schwangerschaft scheinen eine Rolle zu spielen. Haben beide Eltern eine Neurodermitis, liegt die Wahrscheinlichkeit bei mind. 60 %, dass Kinder Milchschorf oder Neurodermitis bekommen.

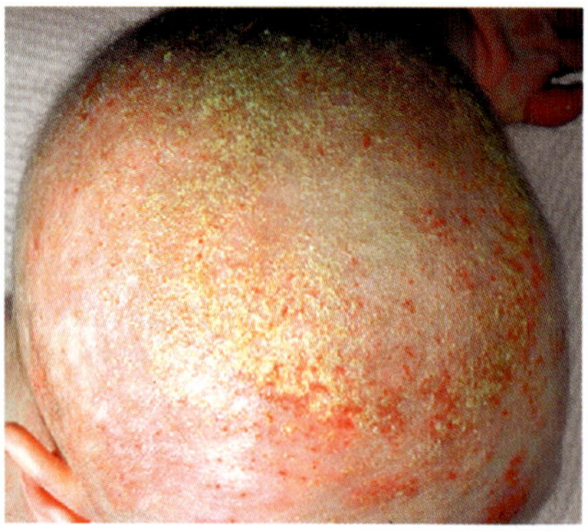

Abb. 17.46 Kind mit Milchschorf am Kopf. Die Schuppen bilden eine Kruste, die angebrannter Milch ähnelt, daher der Name. Die Veränderung beginnt mit roten entzündeten Stellen im Scheitelbereich, auf der sich mit der Zeit gelbliche Schuppen und nässende Bläschen bilden. [R299]

Während der Schwangerschaft und Stillzeit verändert sich aufgrund der Hormonschwankungen oft die Beschaffenheit und Menge der Haare.

Haarverlust von 70–100 Haaren täglich wird beim Erwachsenen (bei Kindern 50–80) als physiologisch betrachtet und durch den Regenerationszyklus und das normale Wachstum der Haare wieder ausgeglichen.

Haarausfall *(Alopezie)* geht über den normalen Haarverlust hinaus. Die Ursachen sind vielfältig: [33]

- Anlagebedingter Haarausfall ist mit 95 % am häufigsten und tritt bei Männern und Frauen auf. Bei Männern beginnt der Haarausfall im Bereich der Stirn und kann sich zu einer Glatze an Stirn und Hinterkopf entwickeln, bei Frauen wird das Haar besonders im Scheitelbereich schütterer.
- Haarausfall bei chronischen Erkrankungen oder Infektionskrankheiten, hormonellen Veränderungen (z. B. Schwangerschaft, Wechseljahre), bei Chemotherapie oder Bestrahlung im Kopfbereich, bei Mangelernährung, Stress.

17.7.3 Unterstützung bei der Haarpflege

Die Haare eines Menschen sagen viel über seine Individualität aus. Daher finden Wünsche und Vorlieben des Patienten bei der Haarpflege stets Berücksichtigung.

Die **Haarpflege** hat eine belebende Wirkung, verhindert das Verfilzen der Haare und fördert die Durchblutung der Kopfhaut und das Wohlbefinden des Patienten. Neben dem täglichen Kämmen und Frisieren gehört auch die Haarwäsche zur Pflege der Haare.

Kämmen oder Bürsten der Haare

Das **Kämmen oder Bürsten** und Frisieren der Haare gehört zur täglichen Körperpflege. Müssen die Haare im Bett gekämmt werden, wird ein Handtuch unter den Kopf gelegt. Die Haare werden nach Wunsch frisiert.

Prinzipien für das Kämmen oder Bürsten der Haare

- Bei Säuglingen und Kleinkindern eine weiche Kinderbürste verwenden.
- Bei langen Haaren mit den kopfhautfernen Abschnitten beginnen, diese auskämmen und sich dann langsam in Richtung Kopfhaut vorarbeiten.
- Fettiges Haar nicht zu ausgiebig bürsten, da hierdurch die Talgproduktion angeregt wird.
- Haare nach Wunsch des Patienten frisieren, nicht ungefragt Zöpfe flechten oder Pferdeschwanz machen. Vorsicht mit Haarnadeln oder Haarkämmen bei bettlägerigen Patientinnen, weil sie Druckstellen verursachen können.
- Perücken oder Haarteile regelmäßig kämmen oder bürsten, ggf. waschen.
- Das Schneiden der Haare ohne Einwilligung stellt eine Körperverletzung dar. Wünscht der Patient einen Haarschnitt, wird dieser durch einen Frisör durchgeführt. Krankenhäuser und Pflegeheime haben Namen von Frisören, die in die Einrichtung kommen. Niedergelassene Frisöre besuchen häufig auch Menschen zu Hause, wenn diese nicht mehr zum Frisör gehen können.

Haarpflege bei Kindern mit Milchschorf

Milchschorf (➤ Abb. 17.46) sollte nicht abgekratzt oder abgebürstet werden, denn dadurch können Verletzungen mit Infektionsgefahr entstehen. In der Regel klingt der Milchschorf nach einigen Monaten wieder ab, und auch das Haarwachstum wird nicht durch den Milchschorf verhindert, auch wenn die feinen Härchen zunächst schwer durch die Krusten durchwachsen.

Die Haare werden beim Baden mit einem milden Shampoo gewaschen, bei der täglichen Körperpflege vorsichtig gebürstet. Bei offensichtlichem Juckreiz werden juckreizstillende Maßnahmen durchgeführt (➤ 17.1.8). Eltern wird geraten, nicht auf eigene Faust zu Cremes und Ölen zu greifen, sondern sich vom Kinder- oder Hautarzt beraten zu lassen.

Haarwäsche im Bett

Am einfachsten ist es, die Haare unter der Dusche bzw. in der Badewanne zu waschen. Bei immobilen Patienten kann eine **Haarwäsche im Bett** (➤ Abb. 17.47) notwendig sein.
Ziel der Haarwäsche ist:

- Beobachtung und Reinigung der Kopfhaut und Haare
- Förderung des Wohlbefindens durch Entfernung von Schweiß und Talg
- Ggf. Entfernung von Schuppen oder Parasiten (z. B. Läuse) mit einem speziellen antiparasitär wirkenden Mittel und Spezialkamm

Vorbereitung der Materialien

- Haarwaschbecken mit Ablassschlauch (➤ Abb. 17.47, gibt es aus Hartplastik oder aufblasbar), alternativ großer Müllsack (➤ Abb. 17.48)
- 10-Liter-Eimer mit angenehm temperiertem Wasser
- Gefäß zum Schöpfen
- 10-Liter-Eimer zu Auffangen des Wassers
- Shampoo, ggf. Spülung und weitere Pflegeprodukte

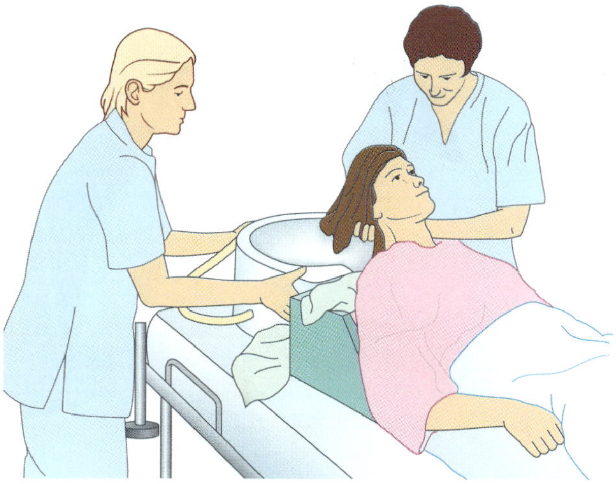

a

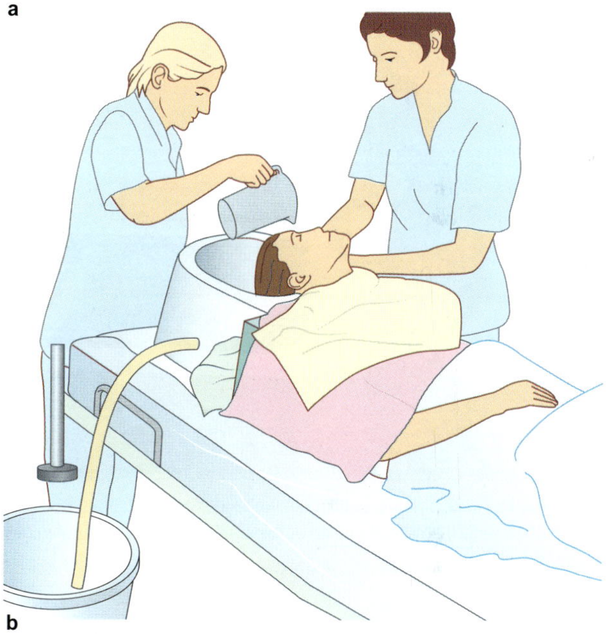

b

Abb. 17.47 Haarwäsche mit Bett. Eine Pflegende unterstützt den Patienten beim Anheben von Kopf und Oberkörper. Unter den Schultern liegt zur Stützung und Bequemlichkeit ein Schaumstoffkeil. Der zweite Pflegende bringt das Haarwaschbecken (hier aus Hartplastik) ins Bett und unter den Kopf (a). Ausspülen der Haare. Eine Pflegende kann bei Bedarf den Kopf unterstützen. Es muss sichergestellt sein, dass das Wasser gut in das Behältnis ablaufen kann (b). [L234]

- Kamm/Bürste und Föhn, Handspiegel
- Wasserdichter Bettschutz
- Handtücher, ggf. Waschlappen als Augenschutz

Durchführung

Grundsätzlich kann eine Pflegefachperson die Haare im Bett alleine waschen. Bei Patienten, die nicht ausreichend aktiv ihren Kopf heben können, ist zum Einbringen und Herausnehmen des Haarwaschbeckens eine zweite Pflegende notwendig (➤ Abb. 17.47a).

- Ggf. Halsschmuck und Hörgerät entfernen, evtl. Oberteil ausziehen, damit es nicht nass wird

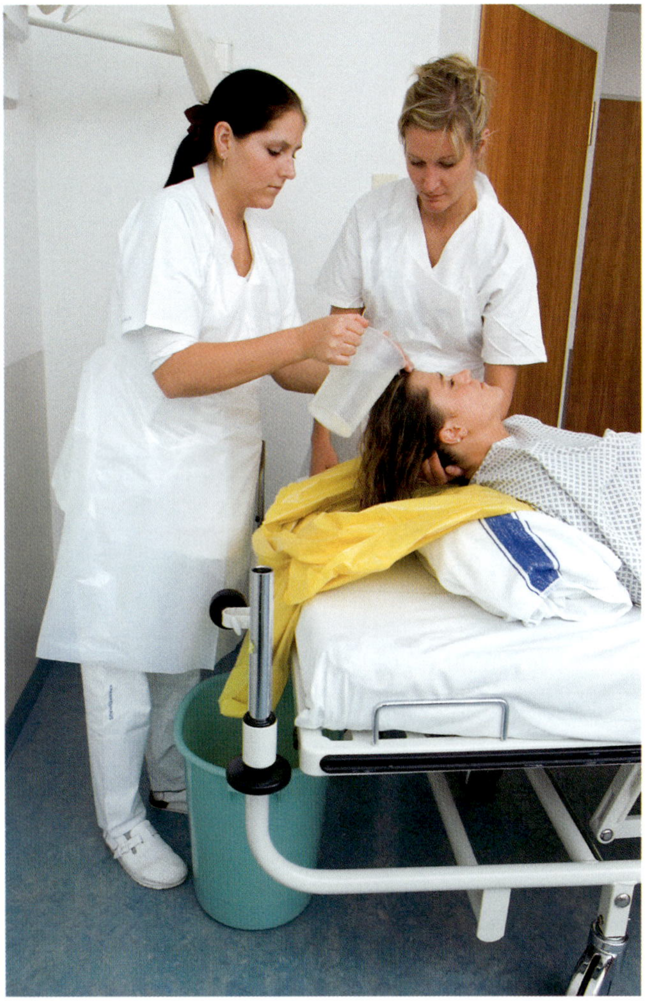

Abb. 17.48 Wenn kein Haarwaschbecken vorhanden ist, kann ein großer Müllsack oben seitlich etwas und unten aufgeschnitten und zum Ablaufen des Wassers benutzt werden. [K115]

- Kopfteil des Betts entfernen; ist das nicht möglich, Patienten im Bett nach unten rutschen (lassen), sodass das Haarwaschbecken ins Bett passt
- Wasserdichten Bettschutz unter Kopf und Schultern legen
- Kopfteil flach stellen und Haarwaschbecken unter den Kopf des Patienten platzieren; bei Waschbecken aus Hartplastik ein dünnes Kissen unter den Schultern (oder Schaumstoffkeil) für die Bequemlichkeit belassen oder Handtuchrolle unter den unteren Nacken schieben (➤ Abb. 17.47a), wasserdichte Unterlage darüber
- Ablaufschlauch des Waschbeckens in den Auffangeimer hängen (➤ Abb. 17.47b)
- Dem Patienten einen Waschlappen als Augenschutz anbieten
- Haare mit dem Schöpfgefäß befeuchten, Patienten fragen, ob die Wassertemperatur passend ist; Haare und Kopfhaut shampoonieren; Haare mit dem Schöpfgefäß gründlich ausspülen (➤ Abb. 17.47b), ggf. noch einmal shampoonieren, ggf. Haarspülung (praktischer: Leave-in-Pflegeprodukt)
- Handtuch um den Kopf des Patienten schlagen, Haarwaschbecken und wasserdichter Unterlage aus dem Bett nehmen, Kopfteil erhöhen und Kopfkissen (mit Handtuch, um es vor Nässe zu schützen) unter Kopf und Schulter legen
- Haare abfrottieren, kämmen, dann föhnen und nach Patientenwunsch frisieren. Im Idealfall hat der Patienten einen Spiegel in der Hand, kann das Kämmen ggf. selbst übernehmen oder das Frisieren beobachten
- Handtuch vom Kopfkissen entfernen
- Aufräumen und Dokumentation

Haarwäsche im Bett

- Besser die Haarwäsche zu zweit durchführen, v. a. wenn der Patient seinen Kopf nicht ausreichend alleine halten kann.
- Darauf achten, dass kein Wasser in die Ohren läuft.
- Kleidung und Bettwäsche im Anschluss auf Feuchtigkeit prüfen und ggf. wechseln.
- Mit kühlerer Temperatur und genügend Abstand föhnen, um Hitzeschäden an Kopfhaut und Haaren zu vermeiden.

Haarwäsche bei Säuglingen und Kindern

Bei Kindern fetten die Haare kaum, das heißt, eine 1- bis 2-mal wöchentliche Haarwäsche beim Baden oder Duschen ist ausreichend. Bei Kindern mit Heuschnupfen werden die Haare in der Zeit des Pollenflugs häufiger gewaschen.

Ein mildes Shampoo ist empfehlenswert, bei Säuglingen reicht klares Wasser. Ein Waschlappen oder kleines Handtuch vor den Augen verhindert, dass Wasser und Shampooreste in die Augen laufen (➤ Abb. 17.49). Sollen die Haare geföhnt werden, dann mit niedrigster Stufe und genügend Abstand.

17.7.4 Rasur und Bartpflege

Ein Bart gehört wie die Haarfrisur zum äußeren Erscheinungsbild eines Mannes. **Rasur** und **Bartpflege** sind deshalb sehr persönliche

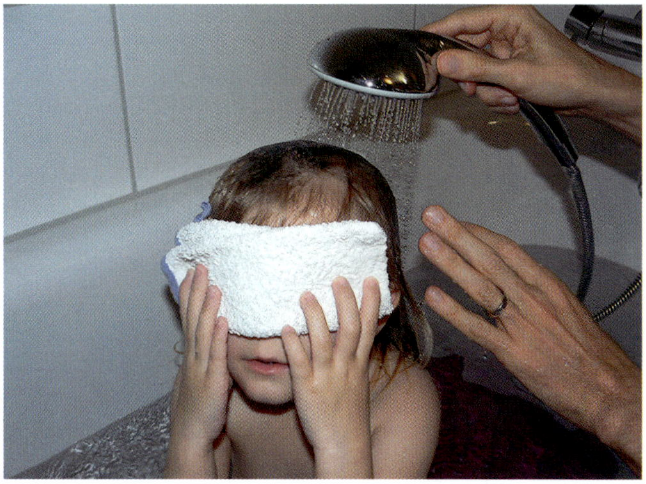

Abb. 17.49 Beim Auswaschen des Shampoos hilft vielen Kindern ein Waschlappen, damit kein Wasser in die Augen läuft. Zusätzlich kann der Haarwaschende die Hand schützend auf die Stirn legen. [O204]

Körperpflegemaßnahmen, sodass Pflegende immer auch die individuellen Gewohnheiten des Mannes berücksichtigen. Auch ein bettlägeriger Mann sollte die Möglichkeit bekommen, mit einem Handspiegel den Vorgang der Rasur oder Bartpflege zu verfolgen.

Vor der Rasur

Vor der Rasur die Mund- und Prothesenpflege durchführen und Patienten die Zahnprothese einsetzen (lassen), dann ist der Mundbereich weniger eingefallen und das Rasieren geht einfacher.

Trockenrasur

Aus hygienischen Gründen wird bei der **Trockenrasur** stets der Elektrorasierer des Patienten verwendet. Die Barthaare müssen trocken sein, weil nasse Haare das Scherblatt verkleben. Die Haut wird leicht gespannt und die Rasur entgegen der Haarwuchsrichtung durchgeführt. Nach Gebrauch wird der Scherkopf entfernt und die Haare werden mit einem Pinselchen abgebürstet.

Wird ein Rasierapparat der Station bei verschiedenen Patienten verwendet, muss dieser anschließend desinfiziert werden.

Nassrasur

Die **Nassrasur** kann mit Einmalrasierern oder Rasierern, an denen die Klingen ausgetauscht werden (oder einem Rasiermesser), durchgeführt werden. Für eine schonende Rasur müssen die Klingen ausreichend scharf sein.

Auf die zu rasierende Haut wird immer ein Rasierschaum oder eine Rasiercreme aufgetragen, der/die kurz einwirken soll, damit die Barthaare weicher werden.

Während die eine Hand die Haut spannt, rasiert die andere Hand in Richtung des Haarwuchses, ggf. wird der Patient aufgefordert, die Mundwinkel, Ober- und Unterlippe etwas zu spannen. Zwischendurch wird die Rasierklinge unter fließendem Wasser oder in einer Nierenschale mit Wasser immer wieder gesäubert. Abschließend werden Reste des Rasierschaums entfernt.

Auf Wunsch des Patienten wird Rasierwasser oder eine Pflegecreme aufgetragen.

VORSICHT

Bei der Nassrasur zu beachten

- Bei Patienten, die blutgerinnungshemmende Arzneimittel (z. B. Marcumar) einnehmen oder unter einer Gerinnungsstörung leiden, wird wegen der Blutungsgefahr keine Nassrasur durchgeführt.
- Bei Jugendlichen mit Pubertätsakne wird ebenfalls auf die Nassrasur verzichtet, weil die Verletzungsgefahr bei Hautunreinheiten hoch ist.
- Frauen mit auffälliger Gesichtsbehaarung dürfen nicht ohne ihre Einwilligung rasiert werden, da die Haare ohne Spitze nachwachsen und dadurch dicker erscheinen.

Bartpflege

Bartträger haben unterschiedlichste Rituale zur **Bartpflege.** Im Rahmen des Duschens waschen die meisten Männer ihren Bart, ggf. mit einem speziellen Bartshampoo. Im Rahmen der täglichen Gesichtspflege kann der Bart mit warmem Wasser gewaschen und anschließend gekämmt werden.

17.8 Nagelpflege

17.8.1 Physiologische Grundlagen

Die **Nägel** gehören zu den Hautanhangsgebilden. Die Nagelplatte besteht aus harten, verhornten transparenten Zellen der Oberhaut und liegt auf dem gut durchbluteten Nagelbett auf. Auf dem Nagelbett schiebt sich der Nagel auch nach vorne, 0,5–1 mm pro Woche, Fußnägel wachsen langsamer. Ein Nagel ist nach etwa 6–9 Monaten komplett nachgewachsen. Das Nagelhäutchen am Nagelanfang hat keine besondere Bedeutung.

Die Nägel schützen die Finger- und Fußendglieder vor Verletzungen, und an den Fingern erleichtern sie das Greifen.

17.8.2 Beobachtung der Nägel

Physiologische Situation

Gesund Nägel überdecken die Finger- und Zehenkuppen. Sie sind glatt, scheinen rosig (durch das gut durchblutete Nagelbett) und besitzen eine gewisse Festigkeit.
Im höheren Alter verändern sich die Nägel. Sie werden flacher und dünner, die Fußnägel verhornen stärker und verfärben sich häufig gelblich oder können sich zu sog. Krallennägeln verkrümmen.

Folgende **physiologische Beobachtungen** können gemacht werden:

- **Länge.** Fingernägel werden nach Geschmack unterschiedlich lang getragen. Überragen die Fingernägel die Fingerkuppe deutlich, kann das störend sein, v. a. besteht Verletzungsgefahr. Pflegende müssen die Fingernägel so kurz tragen, dass sie die Fingerkuppen nicht überragen.
- **Form.** Der gesunde Nagel ist U-förmig rund und leicht quergewölbt.
- **Farbe.** Die Nägel sind farblos und transparent, deshalb kann das gut durchblutete Nabelbett durchscheinen, was die Nägel rosig scheinen lässt. Bei Kälte ziehen sich die Gefäße in der Peripherie zusammen und die Nägel erscheinen bläulich. Bei starken Rauchern sind die Fingernägel an der Hand, die die Zigarette hält, durch das Nikotin oft gelblich-braun verfärbt.
- **Beschaffenheit.** Gesunde Nägel sind glatt und widerstandsfähig, d. h., sie brechen erst ab einer gewissen Länge ab. Durch häufigen Kontakt, z. B. mit Reinigungsmitteln oder Nagellackentferner, können die Nagel spröde und brüchig werden.

Pathologische Veränderungen der Nägel (➤ Tab. 17.15):

- Sind Symptom einer Allgemeinerkrankung, z. B. einer Eisenmangelanämie, längerdauernden Mangelernährung
- Haben Lokale Ursachen, z. B. Nagelbettentzündung, Pilzinfektion

Tab. 17.15 Krankhafte Nagelveränderungen und mögliche Ursachen.

Nagelveränderung	Mögliche Ursachen
Veränderung der Länge	
Übermäßig lange Finger- und Fußnägel	• Ungepflegter Körperzustand • Unfähigkeit des Patienten, die Nagelpflege durchzuführen
Sehr kurze Fingernägel, abgebrochene Fingernägel	• Chronische Erkrankungen, Nährstoffmangel durch längerdauernde Mangelernährung • Nägelkauen bei Stress
Veränderung der Form	
Uhrglasnägel: stark gewölbte und vergrößerte Fingernägel, oft in Verbindung mit **Trommelschlegelfingern** (vergrößerte Fingerendglieder)	Chronischer Sauerstoffmangel bei Lungen- und Herzerkrankungen
Hohl- oder Löffelnägel: muldenförmige Eindellung im Nagel, oft mit Brüchigkeit	• Eisenmangelanämie • Raynaud-Syndrom *(anfallsartige Durchblutungsstörung der Finger)*
Querrillen	• Hormonschwankungen • Infektionserkrankungen • Zytostatikatherapie, andere toxische Einwirkungen • Psychische Traumata
Veränderung der Farbe	
Weiße Flecken auf den Nägeln	Als Folge von Entzündung oder Verletzung im Bereich der Nagelwurzel, z. B. durch aggressive Maniküre, Nägelkauen
Blauschwarze Flecken unter dem Nagel	• Hämatom, z. B. nach Quetschung • Malignes Melanom
Trüb-weiße Nägel, gelblich	Leberzirrhose
Gelb-grau-braune Verfärbung, verdickter Nagel, bröckelig und glanzlos, teilw. Ablösung des Nagels, typischerweise sind nur einige Finger und Zehen betroffen	Nagelmykose (Pilzbefall des Nagels ➢ Abb. 17.50)
Veränderung der Beschaffenheit und der Nagelumgebung	
Eingewachsener Nagel (entsteht meist an Fußnägeln): seitlicher Nagelrand drückt schmerzhaft auf den Nagelfalz	• Falsch geschnittene Nägel, d. h. zu kurz an den Seiten • Belastungen der Zehennägel durch die Schuhe
Tüpfelnägel (punktförmige Einsenkungen), **Ölflecken** (gelbbräunliche Verfärbung unter den Nägeln), **Krümelnägel** (Schuppen unter dem Nagel heben diesen an, die Nagelplatte wird krümelig), **Nagelfalzschwellung**	Nagelpsoriasis, tritt bei jedem zweiten Patienten mit Schuppenflechte auf
Spröde und brüchig, bricht leicht ab	• Eisenmangelanämie • Mangelernährung • Störungen der Schilddrüsenfunktion • Häufiger Kontakt mit Chemikalien
Schmerzhafte, gerötete und geschwollene Nagelfalz und Nagelbett, evtl. mit Eiter	Panaritium *(Nagelbettentzündung)*, Entzündung meist durch Staphylokokken und Streptokokken, die durch eine kleine Verletzung eingedrungen sind

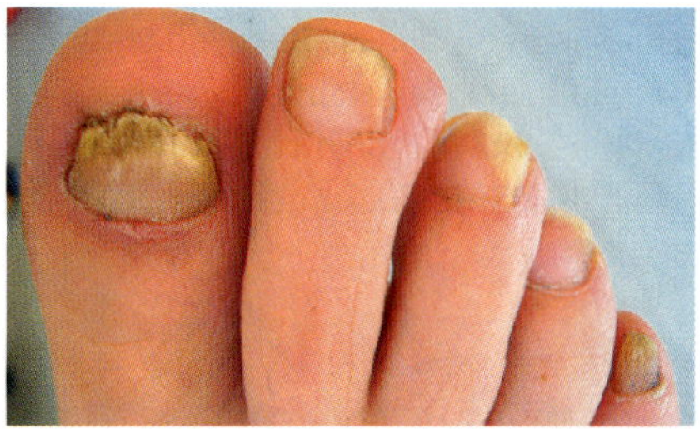

Abb. 17.50 Nagelpilz (Dermatophyteninfektion) an allen Nägeln. Die Behandlung, z. B. mit einem antimykotischen Nagellack, muss über mind. 9 Monate erfolgen. [O1018]

Bei Auffälligkeiten sollte der behandelnde Arzt oder ein Hautarzt konsultiert werden.

Fußpilzbefall der Haut erkennen

Dermatomykosen *(Hautpilzerkrankung)* an den Füßen sind nicht selten. Neben dem Befall der Nägel (➢ Tab. 17.15, ➢ Abb. 17.50) ist auch der Befall der Haut, v. a. in den Zehenzwischenräumen möglich. Die *Dermatophyten* (Fadenpilze) bevorzugen „feuchte Kammern". Typisch Symptome sind: gerötete, schuppende und stark juckende Haut, Hauteinrisse (Rhagaden), evtl. mit zusätzlicher bakterieller Infektion.
Maßnahmen:
- Zehenzwischenräume mit einem Antiseptikum mit mykozider Wirkung (z. B. Octenisept®) desinfizieren
- Antimykotisch wirkende Salbe nach Arztanordnung auf die Haut auftragen, speziellen Nagellack auf die befallenen Nägel
- Kompressen in die Zehenzwischenräume einlegen, um feuchte Kammern zu vermeiden, regelmäßig wechseln
- Behandlung lange genug fortsetzen

17.8.3 Unterstützung bei der Nagelpflege

Zur **Nagelpflege** gehört:
- Entfernung von Schmutz unter den Nägeln mit einer Nagelfeile
- Hand- bzw. Fußbad
- Schneiden der Nägel

Schneiden der Nägel

Das **Schneiden der Nägel** wird nötig, wenn die Nägel die Finger- oder Zehenkuppen überragen. Vor allem brüchige Nägel sollten kurz gehalten werden.

Nagelpflege und Schneiden der Nägel

Die Nagelpflege gehört zur Körperpflege. Unkomplizierte Nägel können von Pflegenden geschnitten werden.
Bei verdickten und eingewachsenen Fußnägeln, bei Nagelpilz und bei Patienten mit Diabetes mellitus oder arterieller Durchblutungsstörung (pAVK) sollte das Schneiden der Fußnägel von einem ausgebildeten Fußpfleger (Podologe) durchgeführt werden. Podologen haben andere Instrumente und auch Erfahrung, denn die Gefahr bei einer unsachgemäßen Nagelpflege ist, das eine Verletzung entsteht, die dann schlecht heilt.

Vorbereitung der Materialien

- Handtuch
- Waschschüssel mit warmem Wasser
- Nagelbürste (weiche Bürste, um eine Verletzung der Fingerkuppen zu vermeiden)
- Nagelschere, Nagelklipper, Nagelfeile
- Handcreme, Fußcreme (z. B. zur Hornhautreduzierung, bei Schrunden)
- Nagelschere und -feile

Durchführung

- Hand- bzw. Fußbad durchführen, dann lassen sich die Nägel leichter schneiden. Bei bettlägerigen Patienten ist das auch gut im Bett möglich: Handtuch unterlegen, Waschschüssel daraufstellen und Hände bzw. Füße nacheinander einige Minuten im warmem Wasser baden (➤ Abb. 17.51)
- Nägel schneiden
  - Pflegefachperson sitzt so auf einem Stuhl neben dem Patienten, dass sie in die gleiche Richtung wie er blickt
  - Handtuch unter die Hand bzw. den Fuß legen
  - Nägel vorsichtig bis zur Finger- bzw. Zehenkuppe zurückschneiden (➤ Abb. 17.52)
  - Schmutz unter den Nägeln vorsichtig mit einer Nagelfeile entfernen
  - Nägel mit einer Feile glätten
- Nägel auf Veränderungen beobachten
- Bei trockener Haut, Hornhaut oder auf Wunsch des Patienten Hände bzw. Füße eincremen, nach Arztanordnung Behandlung bei Nagelpilz durchführen

Besonderheiten bei Säuglingen und Kleinkindern

- **Neugeborene** benötigen keine Nagelpflege, da die Nägel noch häutig und weich sind und sich von selbst abschilfern. Daher sollten sie während der ersten 4 Lebenswochen nicht geschnitten werden. Als Kratzschutz können Neugeborenen Handschuhe angezogen werden.
- Für **Säuglinge und Kleinkinder** gibt es spezielle Babynagelscheren mit abgerundeten Enden. Die Fingernägel werden geschnitten, damit sich die Kinder nicht kratzen. Wenn die Kinder älter werden, werden sie miteinbezogen, z. B. können sie wählen, welcher Nagel als nächstes geschnitten wird.
- **Vorschulkinder** können bereits das Reinigen und Feilen mittels einer Nagelfeile üben. Das Schneiden muss ein Erwachsener übernehmen.
- **Schulkinder** können nach und nach die Nagelpflege selbstständig übernehmen.

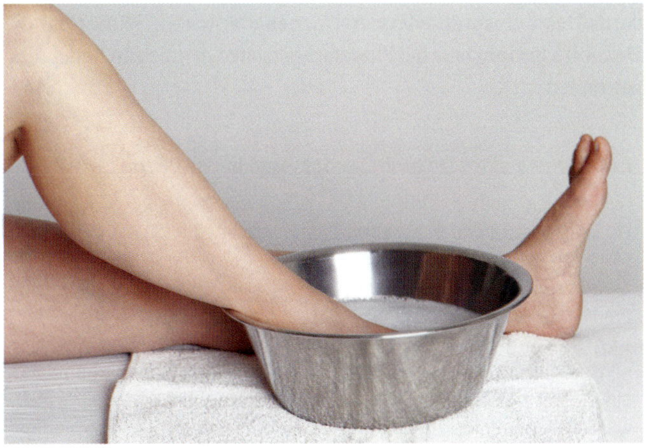

Abb. 17.51 Ein Fußbad ist auch im Bett möglich. Es dient dem Wohlbefinden und vor der Nagelpflege weicht es die Nägel auf, damit sie leichter geschnitten werden können. [K115]

17.9 Dekubitusprophylaxe

DEFINITION

Dekubitus (Mehrzahl: *Dekubitalulzera, Dekubitus gesprochen mit langen u am Ende; Druckgeschwür, „Wundliegen"): „Ein Dekubitus ist eine lokal begrenzte Schädigung der Haut und/oder des darunterliegenden Gewebes, typischerweise über knöchernen Vorsprüngen, infolge von Druck oder von Druck in Verbindung mit Scherkräften."* [34]

Dekubitusprophylaxe: Alle Maßnahmen, die einen Dekubitus verhindern. *„Das vorhandene Wissen zeigt, dass das Auftreten eines Dekubitus weitgehend verhindert werden kann."* Eventuell stehen andere Maßnahmen im Vordergrund, z. B. zur Lebenserhaltung oder in der Terminalphase des Lebens. [34]

Ein **Dekubitus** gehört zu den gravierenden Gesundheitsproblemen pflegebedürftiger Patienten und Bewohner in den unterschiedlichsten Pflegesettings. Im Jahr 2000 ist die erste Version des Expertenstan-

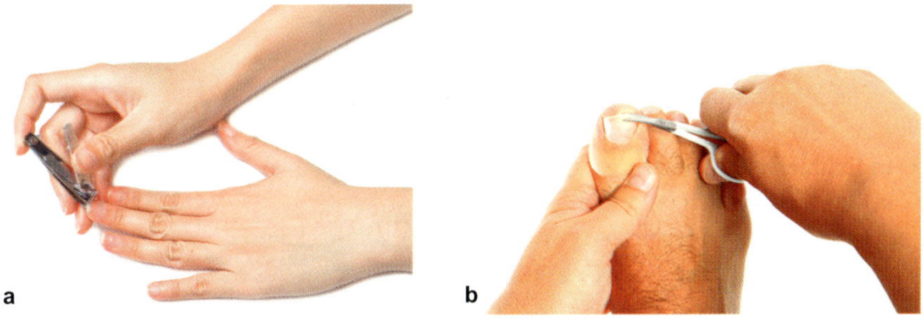

Abb. 17.52 Nägel richtig in Form bringen. Fingernägel werden rund geschnitten (a). Fußnägel gerade geschnitten (b). Wird der Zeigefinger der linken Hand an den oberen Rand des Nagels angelegt, kann der abgeschnittene Nagel aufgefangen werden, damit er nicht in die Umgebung springt. [J787]

a

b

dards Dekubitusprophylaxe erschienen (➤ 6.4.2). Seither hat die **Dekubitusprophylaxe** bei Pflegefachpersonen deutlich an Bedeutung gewonnen.

Expertenstandard Dekubitusprophylaxe in der Pflege

Der Expertenstandard wurde im August 2000 vom *Deutschen Netzwerk für Qualitätsentwicklung in der Pflege* veröffentlicht und 2017 zum zweiten Mal aktualisiert.
Zielsetzung: *„Jeder dekubitusgefährdete Patient/Bewohner erhält eine Prophylaxe, die die Entstehung eines Dekubitus verhindert."*
Begründung: Ein Dekubitus gehört zu den gravierenden Gesundheitsproblemen pflegebedürftiger Patienten/Bewohner und kann nach momentanem Wissen durch geeignete Maßnahmen weitgehend verhindert werden. Ausnahmen können pflegerisch oder medizinisch notwendige Prioritätensetzungen sein (z. B. Patienten in kritischen Lebenssituationen auf der Intensivstation, sterbende Patienten) oder wenn der informierte Patient Maßnahmen ablehnt. Zur Prophylaxe gehört die systematische Risikoeinschätzung, Information, die Schulung und Beratung von Patienten und gegebenenfalls ihrer Angehörigen, Bewegungsförderung, Druckentlastung und -verteilung sowie die Kontinuität und Evaluation prophylaktischer Maßnahmen. [34]

17.9.1 Entstehung eines Dekubitus

Zwei Hauptmechanismen führen zum druckbedingten Zelltod und damit zu einem Dekubitus: [34]

1. Die arteriellen Kapillaren der Haut werden mit einem Druck von etwa 35 mmHg durchblutet. Übersteigt der Auflagedruck diesen Druck, reagiert der Körper zunächst mit einer Druckerhöhung in den Kapillaren (sichtbar als nicht wegdrückbare Rötung, ➤ 17.9.4, ➤ Abb. 17.56). Ein dauerhafter Druck führt zu einer Komprimierung der Blutgefäße und einer Minderdurchblutung bis hin zu einer fehlenden Durchblutung. Die Folge: die Versorgung der Gewebe mit Sauerstoff und Nährstoffen und der Abtransport von Kohlendioxid und Stoffwechselendprodukten ist nicht mehr gewährleistet, auch weil die Lymphgefäße komprimiert werden.
2. Zusätzlich werden Zellen (z. B. Haut- und Muskelzellen) durch den Druck zerstört. Muskelzellen sind besonders anfällig für Druck, während die Hautzellen vergleichsweise widerstandsfähig sind.

Die **Dekubitusentstehung** basiert auf dem Zusammenspiel von verschiedenen Faktoren (➤ Abb. 17.53):

- **Druck** in Verbindung mit **Druckdauer** *(Zeit)* und **Druckstärke** *(Intensität)* und **Druckempfindlichkeit der Gewebe** *(Toleranz der Gewebe für Druck und Sauerstoffmangel)*
- **Scher- und Zugkräfte, Reibung**
- Überwärmte und feuchte Haut (**Mikroklima**), z. B. durch eine Inkontinenzversorgung, luftundurchlässige Bettunterlagen, macht die Geweber anfälliger für Druck
- **Individuelle Risikofaktoren,** die personen- oder umgebungsbedingt sein können (> ➤ Tab. 17.17)

Unter welchen Bedingungen es genau zu einem Dekubitus kommt, ist bislang nur teilweise geklärt, ebenso ist unklar, welche weiteren Risikofaktoren wie an der Dekubitusentstehung beteiligt sind.

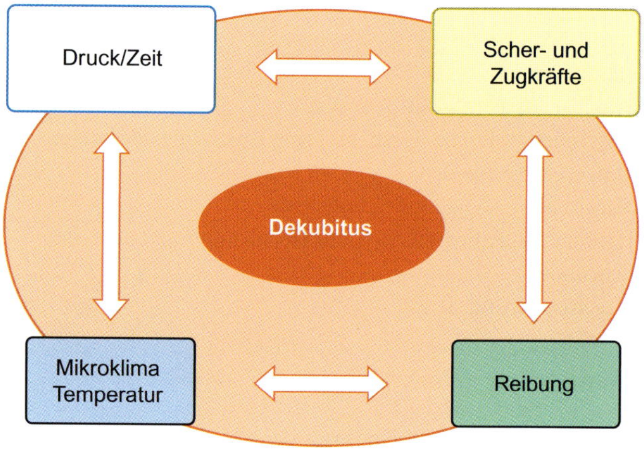

Abb. 17.53 Die Entstehung eines Dekubitus ist ein komplexes Geschehen, an dem verschiedene Faktoren beteiligt sind. Druck und/oder Scherkräfte spielen die zentrale Rolle bei der Dekubitusentstehung. [L143]

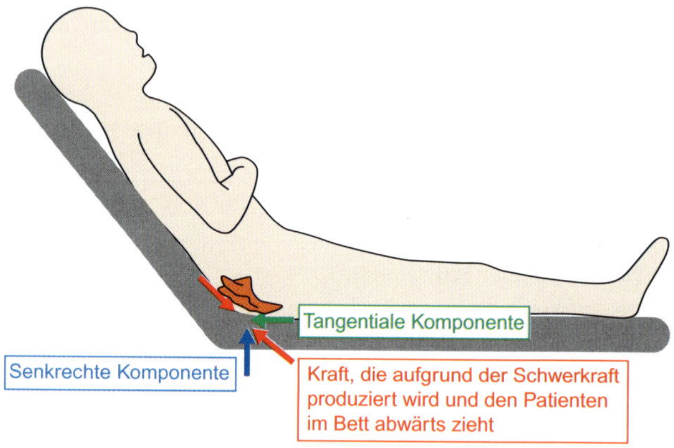

$$\text{Druck} = \frac{\text{Senkrechte Komponente}}{\text{Kontaktfläche}}$$

$$\text{Scherbeanspruchung} = \frac{\text{Tangentiale Kraftkomponente}}{\text{Kontaktfläche}}$$

Abb. 17.54 Druck als komprimierende senkrechte Kraft (blau) von innen und außen führt zur Verformung von Zellen und Komprimierung der Kapillaren. Scherkräfte entstehen, wenn Kräfte tangential (parallel) einwirken (rot) und zu einer Verschiebung der Gewebeschichten führen, weil der Körper der Schwerkraft folgend nach unten zieht. [L143]

Druck und Scherkräfte

Zwei **Druckformen** sind für die Entstehung von Dekubitus (Dekubitalulzera) verantwortlich (➤ Abb. 17.54):

1. **Komprimierende Kräfte.** Diese wirken von außen und innen senkrecht auf die weichen Gewebe ein. Weiche Gewebe wie Muskeln und Haut werden also zwischen äußeren festen Körpern (z. B. Sitz- und Liegeflächen, Gips, Sonden, Schuhe) und festen körperinneren Strukturen (wie Knochen, Sehnen, Bänder) gedrückt und länger andauernd verformt.
2. **Scherkräfte.** Diese wirken parallel zum Gewebe. Insbesondere in sitzender Position im Bett kommt es beim Herabrutschen des Patienten zu einer Verschiebung der Gewebeschichten mit Verletzung der Blutkapillaren. Das passiert auch, wenn der Patient

am Körper im Bett nach oben gezogen wird. Hinzu kommt die **Reibung** als Kraft, die der relativen Bewegung von zwei Objekten (hier: Haut und Kleidung/Laken) widersteht. Reibung ist keine direkte Dekubitusursache, ist aber an der Entstehung von Scherkräften beteiligt.

Druckdauer und Druckstärke

Druckdauer meint die Zeit, während derer ein Druck auf eine Körperstelle/Gewebe einwirkt. **Druckstärke** ist die Intensität, mit der ein Druck einwirkt. Bis heute können keine präzisen Angaben gemacht werden, welche Druckstärke wann zu einem Dekubitus führt.

VORSICHT

Druckdauer und Druckstärke.
Je länger die Verformung weicher Gewebe andauert und je stärker die Verformung ist, desto größer ist die Wahrscheinlichkeit, dass ein Dekubitus entsteht. Unter Umständen reichen schon weniger als eine Stunde Druckeinwirkung für die Entstehung eines Dekubitus aus. [34]

Druckdauer und -intensität werden durch verschiedene Faktoren beeinflusst: [35]

- **Unterlage.** Je härter die Unterlage, umso höher ist die Druckintensität.
- **Körperposition.** In jeder Körperposition gibt es Körperregionen, die besonders intensiv druckbelastet sind (➤ 17.9.2), z. B. der Bereich der Sitzbeinhöcker im Sitzen.
- **Körpergewicht.** Bei kachektischen Menschen wirken sehr hohe Drücke auf einer relativ kleinen Fläche. Bei adipösen Menschen sind zwar die Drücke nicht ganz so hoch, jedoch werden größere Bereiche durch eine Druckerhöhung belastet.
- **Mobilität.** Veränderungen der Lage- oder Sitzposition führen zur Druckentlastung, auch wenn es nur Mikrobewegungen sind. Ist eine Bewegung nicht möglich, beispielsweise bei Lähmung, Bewusstlosigkeit oder in Gipsverbänden, wird der Druck dauerhaft.
- **Schmerzempfinden.** Fehlt das Schmerzempfinden, z. B. bei Querschnittslähmung oder einer Polyneuropathie bei Diabetes mellitus, funktioniert das Warnsystem mittels Schmerz nicht mehr.

Gewebetoleranz für Druck

Gewebetoleranz meint die Fähigkeit von Geweben, Druck und Sauerstoffmangel „auszuhalten“ oder nicht. Verschiedene beeinflussende Faktoren sind bekannt, obwohl nicht klar ist, wie und wie stark diese Faktoren im Einzelnen wirken: [35]

- **Alter.** Im Alter nimmt die Fähigkeit zur Druckverteilung durch das Nachlassen des Muskeltonus ab. Hinzu kommen die Veränderung des Bindegewebes und eine verlangsamte Regeneration der Hautzellen.
- **Hautfeuchtigkeit und Mikroklima.** Vermehrte Schweißsekretion oder Inkontinenz führen zum Aufweichen der Haut und dadurch zu vermehrter Reibung. Ein ungeeignetes Mikroklima (zu warme Kleidung und Bettwäsche, wasser- und luftundurchlässige Betteinlagen) oder ungünstige Inkontinenzversorgung erhöhen den Stoffwechsel in den Geweben und damit den Sauerstoffbedarf. Bei Fieber steigt ebenfalls der Sauerstoffbedarf.
- **Gewebemasse.** Je mehr Gewebemasse (Unterhautfettgewebe, Muskulatur) vorhanden ist, desto besser ist die Druckverteilung gewährleistet.
- **Dehydratation.** Unzureichende Flüssigkeitsaufnahme führt zu einem Elastizitätsverlust der Haut.
- **Mangelernährung.** Ein Mangel an Eiweiß und Vitamin C wirkt besonders negativ, weil beides für die Hautregeneration benötigt wird.
- **Stress und Glukokortikoidtherapie.** Durch die vermehrte Kortisolproduktion im Stress bzw. durch die Einnahme von Kortison wird die Kollagenbildung verlangsamt.
- **Rauchen.** Begünstigt die Arteriosklerose, die die arterielle Blutversorgung verschlechtert und damit auch die Sauerstoff- und Nährstoffversorgung der Gewebe.
- **Krankheiten.** Diverse Erkrankungen, z. B. Lungenerkrankungen, Anämien, Diabetes mellitus oder Infektionen, verändern die Blutgefäße und verschlechtern die Sauerstoffversorgung der Gewebe.
- **Beta-Blocker.** Reduzieren die Hautdurchblutung um bis zu 30 %, sie verschlechtert sich ebenso bei niedrigem Blutdruck (< 100 mmHg).

Die drei wichtigsten Risikofaktoren für die Dekubitusentstehung

- Beeinträchtigung der Mobilität
- Störungen der arteriellen Durchblutung
- Beeinträchtigter Hautzustand bzw. schon bestehender Dekubitus

Grundsätzlich gelten bei Kindern die gleichen Mechanismen für die Entstehung eines Dekubitus, auch wenn die Krankheitssituationen anders sind (➤ Tab. 17.17). [35]

17.9.2 Dekubitusgefährdete Stellen

Besonders an Körperstellen über knöchernen Vorsprüngen besteht eine erhöhte Dekubitusgefahr (➤ Abb. 17.55).

Die **dekubitusgefährdeten Stellen** sind von der Körperpositionierung abhängig.

- In **Rückenlage:** Hinterkopf, Schulterblätter, Kreuz- und Steißbein, Dornfortsätze der Wirbelsäule, Ellenbogen, Kreuz- und Steißbein, Fersen
- In **Seitenlage:** Ohrmuscheln, Ellenbogen, seitliches Becken, Trochanter major (großer Rollhügel), Knie, Außenknöchel, Fußaußenrand
- Im **Sitzen:** Hinterkopf, Dornfortsätze der Wirbelsäule, Sitzbeinhöcker, Kniekehle, Fußballen
- In **Bauchlage:** Stirn, Thorax/Rippen, Ellenbogen, vorderes Becken, Kniescheiben, Zehen

17

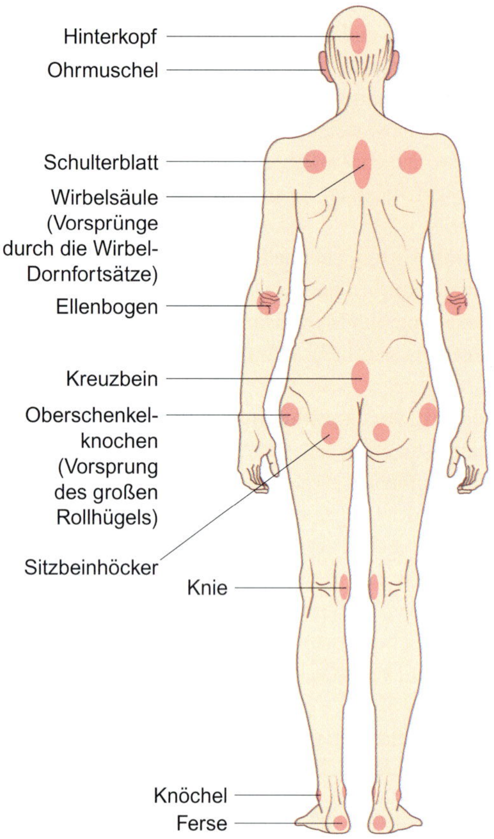

Abb. 17.55 Besonders dekubitusgefährdete Körperstellen, abhängig von der Positionierung. [L234]

Dekubitus oder Feuchtigkeitswunde?

Nicht jede Wunde im Gesäßbereich ist ein Dekubitus!
Deshalb muss immer nach Gründen gesucht werden, die für einen Dekubitus sprechen:

- Druck bzw. Scherkräfte müssen vorliegen.
- Die Wunde befindet sich über einem Knochenvorsprung.
- Die Wunde ist eher rund, gleichmäßig und begrenzt, die Wundumgebung ist nicht betroffen, die Wundränder sind deutlich erkennbar.
- Der Wundgrund ist schlecht durchblutet.
- Eine Rötung ist nicht wegdrückbar (positiver Fingerdrucktest ➤ Abb. 17.56). [35]

Bei bestehender Inkontinenz deutet eine großflächige oberflächliche Rötung auf eine Inkontinenz-assoziierte Dermatitis (IAD ➤ 17.1.9) hin, Rötung in den Falten (Leisten, Analfalte) kann auch eine Intertrigo (➤ 17.1.10) sein.

17.9.3 Kategorien des Dekubitus

Die *Schweregrade des Dekubitus* werden nach *EPUAP* (European Pressure Ulcer Advisory Panel, 2014) in **Kategorien** eingeteilt (➤ Tab. 17.16). [34], [36]

Fakten einer Dekubitusentstehung

- Die Toleranz der verschiedenen Gewebe ist sehr unterschiedlich.
- Ein Dekubitus entwickelt sich nicht von oben nach unten. Es kann in der Tiefe an der Muskulatur ein Dekubitus entstanden sein, auch wenn die Epidermis (noch) intakt ist.
- Tiefe Gewebeschäden müssen sich nicht zwangsläufig zu einem offenen Dekubitus entwickeln.
- Die Zeitspanne zwischen der Schädigung und dem klinischen sichtbaren Bild eines Dekubitus kann Tage dauern, auch wenn die Schädigung schon nach einer Stunde eintreten ist.
- Druck und Zeit verhalten sich nicht proportional, d. h., ein sehr hoher Druck kann schon innerhalb von 20 Min. einen Dekubitus verursachen, während geringer Druck oft stundenlang toleriert wird.
- Aus Kategorie 4 wird keine Kategorie 1, vielmehr findet Wundheilung gemäß den Wundheilungsphasen (➤ 30.2) statt.

17.9.4 Einschätzung des Dekubitusrisikos

Die **Einschätzung des Dekubitusrisikos** besteht aus zwei Teilen: [34]

1. Initiales Screening
2. Differenzierte Einschätzung des Dekubitusrisikos, wenn ein Dekubitusrsiko nicht sicher ausgeschlossen werden kann

Initiales Screening

Ein **initiales Screening** wird von Pflegefachpersonen bei allen Patienten und Bewohnern mit Beginn des Pflegeauftrags durchgeführt. Es besteht aus zwei Komponenten:

- **Klinische pflegefachliche Einschätzung.** Hierbei werden Risikofaktoren (Druck und Scherkräfte, Hautzustand, zusätzliche individuelle Risikofaktoren wie Mobilitätseinschränkung, ➤ 17.9.1) unter Berücksichtigung des Gesamtzustands einschließlich der Ressourcen erfasst.
- **Hautbeobachtung und Fingertest** *(Drucktest* ➤ Abb. 17.56). Hierbei werden v. a. die typischen gefährdeten Stellen beurteilt (➤ Abb. 17.46): bestehender Dekubitus? Abgeheilter Dekubitus?

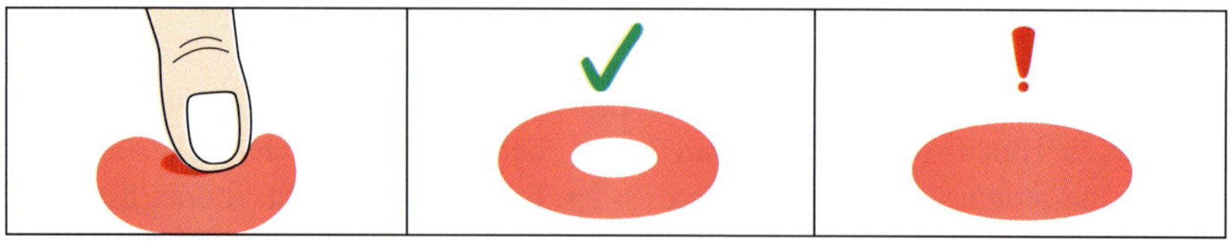

Abb. 17.56 Fingertest zur Ermittlung des Dekubitusrisikos. Mitte: negativer Fingerdrucktest, d. h. keine Dekubitus Kat. I; Rechts: positiver Fingerdrucktest (nicht wegdrückbare Rötung), d. h. Dekubitus Kat. I. [L143]

Tab. 17.16 Dekubitus-Kategorien. [M291; O688]

Schweregrad		Beschreibung
Kat. I: Nicht wegdrückbares Erythem	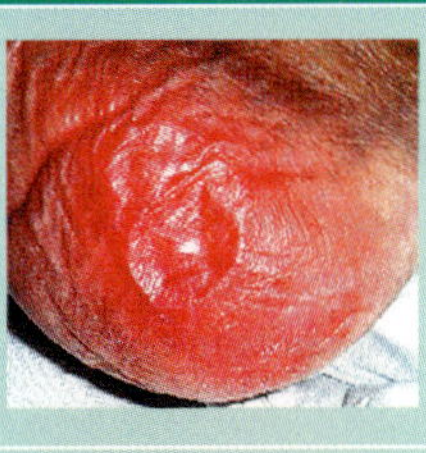	Intakte Haut mit nicht wegdrückbarer Rötung (**positiver Fingertest**). Bei dunkel pigmentierter Haut können Schmerzen, Verhärtung oder Temperaturveränderungen auf einen Dekubitus Kategorie I hindeuten
Kat. II: Teilverlust der Haut	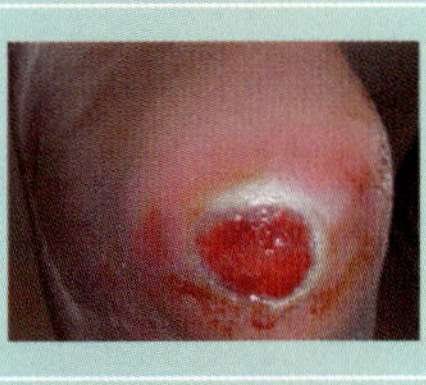	Teilzerstörung der Haut bis in die Dermis. Sichtbar als flaches, offenes Ulkus mit rotem/rosafarbenem Wundbett oder als intakte oder offene/rupturierte Blase
Kat. III: Vollständiger Verlust der Haut	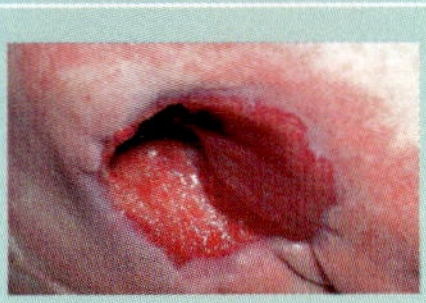	Verlust aller Hautschichten. Subkutanes Fettgewebe kann sichtbar sein, Knochen, Muskel oder Sehnen sind aber nicht sichtbar/tastbar. Beläge können vorhanden sein, dürfen aber nicht die Tiefe verdecken. Taschenbildung und Unterminierungen sind möglich. Die Tiefe kann sehr unterschiedlich sein: am Hinterkopf oder Ohr nur 1–2 mm, in adipösen Bereichen dagegen bis 1 cm
Kat. IV: Vollständiger Gewebeverlust	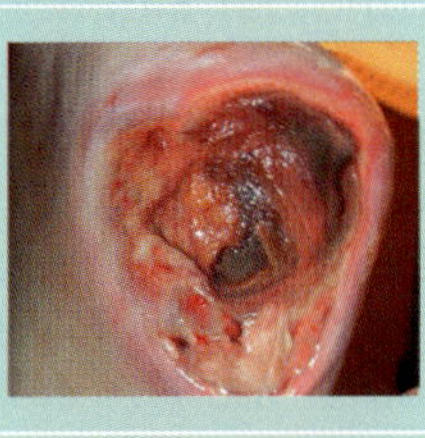	Vollständiger Gewebeverlust mit frei liegenden Knochen, Muskeln und Sehnen. Beläge können vorhanden sein, ebenso Taschenbildung und Unterminierungen. Die Tiefe kann, je nach Lokalisation, sehr unterschiedlich sein
Keiner Kategorie zuordenbar: Tiefe unbekannt	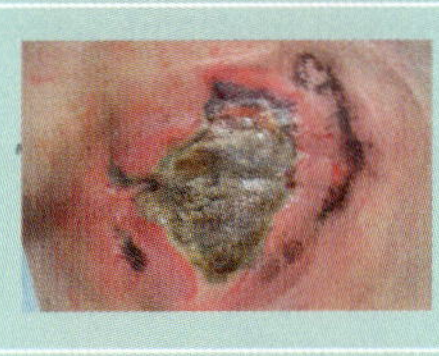	Vollständiger Gewebeverlust, der Wundgrund hat Nekrosen, Beläge, Schorf. Bis diese entfernt sind, kann die wirkliche Tiefe nicht festgestellt werden
Vermutete tiefe Gewebeschädigung: Tiefe unbekannt	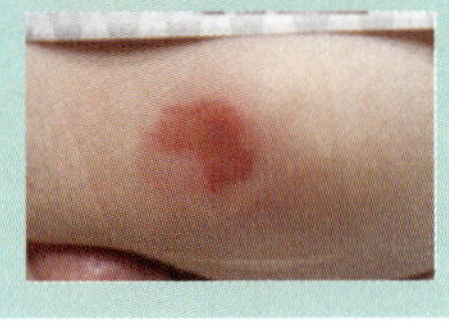	Violetter oder rötlichbrauner Bereich bei intakter Epidermis oder blutgefüllte Blase aufgrund einer Schädigung des darunterliegenden Gewebes. Die Tiefe der Schädigung kann nicht festgestellt werden

Fingertest

Eine gerötete Stelle wird mit dem Finger komprimiert (eingedrückt). Ist die Haut noch ausreichend durchblutet und das Gewebe vital, entsteht ein weißer Fleck, der sich nach Ende der Kompression schnell wieder rötet, also wieder durchblutet wird **(= Fingertest negativ).**

Bei Minderdurchblutung lässt sich die Rötung nicht wegdrücken **(= Fingertest positiv),** d. h., eine druckbedingte Hautschädigung, ein Dekubitus Kat. I liegt vor (➤ Abb. 17.56).

Bei dunkler Haut ist der Fingertest nur begrenzt/nicht möglich. Hier ist auf Veränderung der Temperatur, des Gewebes (härter oder weicher) und Schmerzen zu achten.

Mindestens einmal pro Schicht sollen alle dekubitusgefährdeten Stellen beobachtet werden, noch besser bei jedem Lagerungswechsel.

„Kann nach dem initialen Screening zuverlässig jeglicher Verdacht auf ein Dekubitusrisiko ausgeschlossen werden, ist keine weitere Risikoeinschätzung erforderlich.“ [34]

Die Einschätzung wird in individuell festzulegenden Abständen wiederholt, immer aber dann, wenn sich die Situation vor allem bei der Mobilität verändert, z. B. nach Operation, Schlaganfall, Sturz mit nachfolgender Bewegungseinschränkung.

Differenzierte Einschätzung des Dekubitusrisikos

Kann beim initialen Screening eine Dekubitusgefahr nicht sicher ausgeschlossen werden, führen Pflegefachpersonen eine **differenzierte Einschätzung des Dekubitusrisikos** durch. Diese Einschätzung ist auch wieder eine klinische pflegefachliche Einschätzung, jedoch umfassender und vertiefter (➤ Tab. 17.17).

Tab. 17.17 Risikofaktoren für die Entstehung eines Dekubitus (➤ 17.9.1) nach Expertenstandard. [34]

Bei Erwachsenen	Bei Kindern
• Mobilitätseinschränkung/Immobilität • Beeinträchtigter Hautzustand/vorliegender Dekubitus (auch schon Kat. I) • Durchblutungsstörungen, z. B. Arteriosklerose • Verminderte sensorische Wahrnehmung, z. B. bei bewusstseinseingeschränkten Menschen • Diabetes mellitus • Schlechter allgemeiner Gesundheitszustand/Erkrankungen* • Beeinträchtigter Ernährungszustand* • Erhöhte Hautfeuchtigkeit, z. B. Inkontinenz*	Bei Kindern gelten prinzipiell die gleichen Risikofaktoren. Zusätzlich: • Frühgeborene • Kinder auf Intensivstationen • Unreife Haut, insb. in der Neonatologie • Zu- und Ableitungen, medizinische Geräte • Medikation, z. B. blutdrucksteigende Medikamente • Mangelernährung Ab dem 12. Lebensjahr gleicht die Haut zunehmend der Erwachsener (➤ 17.1.3).
Diese Auflistung ist als Orientierung zu verstehen und muss immer in Verbindung mit der Hautbeobachtung gesehen werden.	
* unklar mit welcher Bedeutung	

17

Standardisiertes Assessmentinstrument – ja oder nein?

Es gibt inzwischen über 30 verschiedene Risikoskalen zur Einschätzung des Dekubitusrisikos, die bekannteste ist wohl die *Braden-Skala.*
Die Anwendung eines standardisierten Assessments wird weder bei Kindern noch bei Erwachsenen empfohlen. Es gibt keine wissenschaftlichen Belege, dass ein solches Instrument Vorteile gegenüber der klinischen pflegefachlichen Einschätzung hat. Zudem lässt sich kein Instrument empfehlen, weil alle unterschiedliche Risikofaktoren abfragen und wissenschaftlich teilweise unklar ist, wie diese auf die Dekubitusentstehung wirken. Auch sind „Schwellenwerte" in den Instrumenten wissenschaftlich unklar, weil das Dekubitusrisiko bei den unterschiedlichen Pateinten variiert. Allenfalls können solche Risikoskalen begleitend eingesetzt werden, es muss dann aber sichergestellt sein, dass sie für die jeweilige Personengruppe passend sind. [34]

Auch die differenzierte Einschätzung des Dekubitusrisikos muss in individuell festzulegenden Abständen wiederholt werden. Eine Richtschnur kann das Ausmaß der Gefährdung sein.

Eine festgestellte Dekubitusgefährdung muss für alle an der Versorgung Beteiligten einsehbar, verständlich und nachvollziehbar dokumentiert sein.

17.9.5 Maßnahmen der Dekubitusprophylaxe

Die **Dekubitusprophylaxe** besteht aus verschiedenen Maßnahmen:

- Information, Schulung und Beratung des Patienten und ggf. seiner Angehörigen
- Förderung der Eigenbewegung der Patienten
- Positionierungen und Positionswechsel mit der zeitweisen vollständigen Entlastung gefährdeter Körperstellen („Freilagerung")
- Einsatz von druckverteilenden und druckentlastenden Hilfsmitteln

Information, Schulung und Beratung des Patienten

Die Effektivität von **Information, Schulung und Beratung von Patienten** zur Dekubitusprophylaxe ist bisher wissenschaftlich nur unzureichend untersucht. Es gibt aber Hinweise, dass Schulungen die Betroffenen sensibilisieren und zur eigenständigen Durchführung von Maßnahmen befähigen. So kann der Rückschluss gezogen werden, dass eine gute Schulung eine Maßnahme zur Dekubitusprophylaxe ist. Ziele sind:

- Wissensdefizite vermeiden, denn informierte Patienten/Bewohner sind in der Regel motivierter und aktiver in der Mitarbeit und in der Akzeptanz von Maßnahmen (➤ 5.3.1)
- Selbstpflegekompetenzen des Patienten verbessern, insbesondere die Förderung der Eigenbewegung

Im Rahmen des Selbstbestimmungsrechts (➤ 5.2.3) muss der Patient allen Maßnahmen zustimmen – und das kann er nur, wenn er gut informiert und beraten ist.

Förderung der Eigenbewegung der Patienten

Kinaesthetics ➤ 20.5.1
Bewegungsübungen ➤ 20.5.5
Kontrakturenprophylaxe ➤ 20.5.6

Für die **Förderung der Eigenbewegung der Patienten** brauchen Pflegefachpersonen folgende Fähigkeiten und Kenntnisse:

- Analyse von Bewegungseinschränkungen und -ressourcen (➤ 20.3)
- Möglichkeiten der Bewegungsförderung (➤ Abb. 17.57)
- Beherrschung von Techniken, die Haut- und Gewebeschädigungen vermeiden, z. B. Kinaesthetics (➤ 20.5.1)

Maßnahmen sind:

- Alle zur Verfügung stehenden Möglichkeiten der Eigenbewegungen nutzen, z. B. bei der Körperpflege, dem Essen, durch Mithilfe bei der Mobilisation (➤ Tab. 20.6)
- Mobilitätsanreize zur Eigenbewegung anbieten
- Verwendete Lagerungshilfsmittel so einsetzten, dass die Eigenbewegung noch möglich ist (➤ 22.5.3)

Auch kleinste Bewegungen, sog. Mikrobewegungen, sind sinnvoll, auch wenn sie einen Dekubitus nicht sicher verhindern, da sie den Druck niemals vollständig aufheben. Mikrobewegungen müssen mit weiteren Maßnahmen kombiniert werden.

Bewegung vor Positionierung

Dieses Prinzip gilt für jeden Patienten und Bewohner!

Bewegungsförderung und zeitweilige Druckentlastung durch Positionierungen müssen individuell aufeinander abgestimmt werden, z. B. auch das Bewegungsintervall. In einem Bewegungsförderungsplan können Maßnahmen geplant und nach Durchführung dokumentiert werden (➤ Abb. 17.57).

Bewegungsförderungsplan

bei Pflege durch 2 Pflegekräfte, immer beide HZ

D1 [] mind. 12 x Lag. Mobi, Positionswechsel
D1 [] mind. 8 x Lag. Mobi, mind. 4 x mit 2 Pflegekräften
D4 [] Mobi + Gehtrain. mit O B17 Kinästhetik n. STD oder O H3 oder H6 Unterarmgehstützen
D5 [] mind. 7 x Lag. (nicht Mikro) und mind. 2 x Mobi H1 oder 2

Datum:						Datum:						Datum:					
Zeit	L	B	H	FT	HZ	Zeit	L	B	H	FT	HZ	Zeit	L	B	H	FT	HZ

FT = Fingertest:
FT- = Rötung lässt sich wegdrücken
FT+ = Rötung lässt sich nicht wegdrücken
0 = Keine Rötung vorhanden
[] = Hohes Dekubitusrisiko

L	Lagerung und Aktivierung	B	Bewegung und Aktivierung	H	Hilfsmittel/Pflege
1	li. Seite 30°	1	kopfwärts bewegen	1	Rollstuhl/Mobilisationsstuhl
2	re. Seite 30	2	seitlich bewegen im Bett	2	Toilettenstuhl
3	Bobath li.	3	am Bettrand sitzen	3	Rollator/Gehwagen
4	Bobath re.	4	Transfer über Stehen/Schritt	4	Urinflasche/Bettschüssel
5	Bauchlage li. 135°	5	Tiefentransfer	5	Inkontinenzhilfsmittel (Wechsel)
6	Bauchlage re. 135°	6	Knietransfer	6	
7	Rückenlage	7	Schultertransfer		**Lagerungshilfsmittel:**
8	schiefe Ebene	8	Stehen vor dem Bett	7	Fell
9	V/A/T Lagerung	9	Sitzen am Tisch/Stuhl	8	Kissen
10	Sitzen im Bett	10	Gehen	9	Decke
11	Herzbettlage	11	Lagerungskorrektur	10	Rolle
12	Tiefenbett	12	Toilettengang *i *f *a	11	
13	5 und 3 Kissen Lagerung		i = individuell, f = festgelegt, a = angeboten	12	
14	Microlagerung li.	13	Begleitung Waschbecken	13	Prothese Arm/Bein
15	Microlagerung re.	14	Körperpflege	14	Stützkorsett
16	Fersen frei Lagern	15	Be- und Entkleiden		**Antidekubitusmatratzen**
17		16	Nachmodelieren (basale Stimulation)	15	Schaumstoff Atmosair
18		17	Gehtraining nach Kinästhetik PKMS D4	16	Gelmatratze Rik Fluid
19		18		17	Wechseldruck Profi Care

Transferskizze

rechts links
oben
BETT
unten
rechts links

Abb. 17.57 Beispiel für einen Bewegungsförderungsplan. [L271]

Positionierungen und Positionswechsel

Positionierungen und Positionswechsel ➤ 20.5.1
Positionieren, Positionierungshilfsmittel ➤ 22.5.3

Kann die Förderung der Eigenbewegung einen Dekubitus vermutlich nicht sicher verhindern, führen Pflegefachpersonen regelmäßige **Positionswechsel** durch (➤ Abb. 17.57).

Eine Umpositionierung führt zu einer völligen zeitweiligen **Druckentlastung** bestimmter Körperregionen. Prinzipiell kommen alle Lagerungen infrage (➤ Abb. 17.57, ➤ Tab. 22.4). Einige Positionen (z. B. die 90°-Seitenlage) haben an bestimmten Stellen ein erhöhtes Dekubitusrisiko (➤ 17.9.2). Bei jeder Positionierung muss auf diese dekubitusgefährdeten Stellen geachtet werden, ggf. wird die Zeit in dieser Position verkürzt.
Typische Positionierungen zur Dekubitusprophylaxe – in Abwechslung zur Rückenpositionierung - sind:

- **30°-Positionierung** (Schräglage, ➤ Abb. 17.58a). In dieser Position sind die dekubitusgefährdeten Stellen am wenigsten belastet. Zudem kann der Patient in dieser Lage z. B. trinken, aus dem Fenster schauen, soziale Kontakt pflegen oder fernsehen
- **135°-Positionierung** (➤ Abb. 17.58b). In dieser Position wird der rückwärtige Körper vollständig druckentlastet. Das ist notwendig, wenn der Patient im Bereich der Wirbelsäule oder des Steiß- und Kreuzbeins einen Dekubitus hat. Außerdem schlafen viele Menschen gerne in dieser Position

Mikrolagerungen

Bereits **geringste Positionsveränderungen (Mikrolagerungen)** an allen Körperteilen verändern den Auflagedruck und können somit eine Entlastung dekubitusgefährdeter Stellen herbeiführen. Sie imitieren die kleinen Positionsveränderungen, die auch ein gesunder Mensch im Sitzen oder Liegen ständig macht. Mikrolagerungen können die Umlagerung nicht ersetzen, das Intervall aber verlängern, z. B. in der Nacht. Als Hilfsmittel werden kleinere Kissen oder zusammengelegte Handtücher verwendet, die unter Schultern, Gesäß oder Becken positioniert werden. Regelmäßig, z. B. stündlich, werden diese Hilfsmittel ein wenig umpositioniert. In Seitenlage können die Kissen regelmäßig etwas herausgezogen und die Position von Kopf, Armen und Beinen verändert werden.

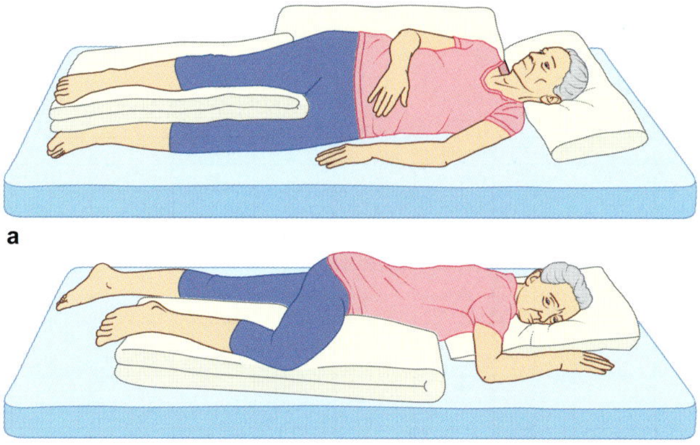

Abb. 17.58 Positionierung zur Druckentlastung im Liegen. 30°-Positionierung (a); 135°-Positionierung (b). [L234]

Druckverteilende und druckentlastende Hilfsmittel

DEFINITION

Druckverteilung: Reduzierung des Drucks, der auf eine bestimmte Körperfläche einwirkt, und/oder Reduzierung der Scherkräfte. Das geschieht durch eine Vergrößerung der Auflagefläche, sodass sich das Gewicht besser verteilt:
- Lagerung mit größtmöglicher Kontaktfläche (➤ Abb. 17.60)
- Einsinken oder Umschließen des Körpers/Weichlagerung (➤ Abb. 17.59b)

Druckentlastung: zeitweise vollständige Entlastung von bestimmten Körperstellen von Druck und/oder Scherkräften:
- Umlagerung des Patienten
- Lokale Druckentlastung, z. B. Freilagern der Fersen
- Wechseldruckmatratzen

Druckverteilende und druckentlastende Hilfsmittel (➤ Tab. 17.18) kommen zum Einsatz, wenn die Bewegungsförderung alleine nicht ausreicht, z. B. bei Patienten mit Kachexie, eingeschränkter Mobilität oder wenn eine Bewegungsförderung nicht möglich ist, z. B. bei Polytrauma. Unterschieden werden **Wechsellagerungs- und Weichlagerungssysteme** (➤ Tab. 17.18). Das *beste* Hilfsmittel gibt es nicht! Vielmehr muss es für den Betroffenen das Beste sein. Bei der Auswahl ist zu berücksichtigen: [34]
- Pflege- und Therapieziele
- Möglichkeiten der Eigenbewegung des Patienten
- Besonders gefährdete Körperstellen
- Gewicht des Patienten
- Abwägung von Kosten und Nutzen
- Präferenz und Wünsche des Patienten

Pflegende können und müssen nicht alle auf dem Markt befindlichen Hilfsmittel zur Dekubitusprophylaxe kennen, dafür gibt es Fachleute in Providern von Medizinprodukten und Hilfsmitteln. Sie müssen die großen Gruppen kennen und unterscheiden und in der Praxis beurteilen können, ob ein Hilfsmittel sinnvoll und nutzwertig für den Patienten ist.

Herunterrutschen vermeiden

Herunterrutschen im Bett und Scherkräfte können vermieden werden, wenn
- der Hüftknick und der „Bettknick" übereinstimmen, der Patient nicht „in der Kuhle liegt";
- das Kopfteil nicht ganz 90° hochgestellt wird;
- in Oberkörperhoch- oder Herzbettpositionierung die ganze Bettebene leicht kopfwärts gekippt wird;
- eine „Rutschbremse", z. B. ein zusammengelegtes Handtuch, vor die Sitzbeinhöcker gelegt wird (➤ Abb. 14.16).

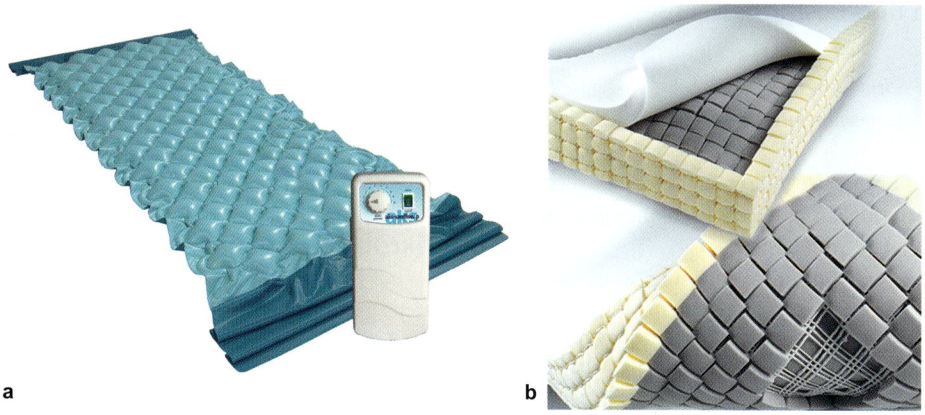

Abb. 17.59 Beispiel für Hilfsmittel zur Dekubitusprophylaxe.
Wechseldruckmatratze, die aus verschiedenen kleinteiligen Luftkissen besteht. Mithilfe einer Pumpe werden diese abwechselnd mit Luft befüllt oder entleert. Dadurch findet mehrmals in der Stunde eine wechselnde Druckentlastung an Körperstellen statt (a).
Antidekubitusmatratze Kubivent® Soft aus Spezialschaumstoff und Würfeln. Dadurch passt sich die Matratze vollständig an den Körper des Patienten an, er sinkt in die Matratze ein = Druckverteilung. Bei Bedarf können auch Würfel entnommen werden. Dieses Prinzip gibt es auch als Rollstuhlsitzkissen (b). [V642, V611]

Tab. 17.18 Druckverteilende und druckentlastende Hilfsmittel nach Funktion und Art.

Funktion	Art	Beispiele
Aktive intermittierende Druckentlastung	Wechseldruckmatratzen oder -auflagen für den ganzen Körper	Automatische Wechseldruckmatratzen mit oder ohne Luftstrom (➤ Abb. 17.59a), Glaskugelbetten
Kontinuierliche Weichlagerung (reaktiv)	Weichlagerungsmatratzen, -auflagen oder -kissen für den ganzen Körper oder als Auflagen für Rollstühle	Schaumstoffmatratzen und -kissen ➤ Abb. 17.59b), Fluid-Gelmatratzen, OP-Auflagen, Weichpolsterkissen
Kombinierte Systeme	Kombination aus Wechseldruckauflage und Weichlagerungssystem für den ganzen Körper und als Auflage für den Rollstuhl	Automatische oder manuelle Luftkissenmatratze, die Wechseldruck mit Weichlagerung kombiniert

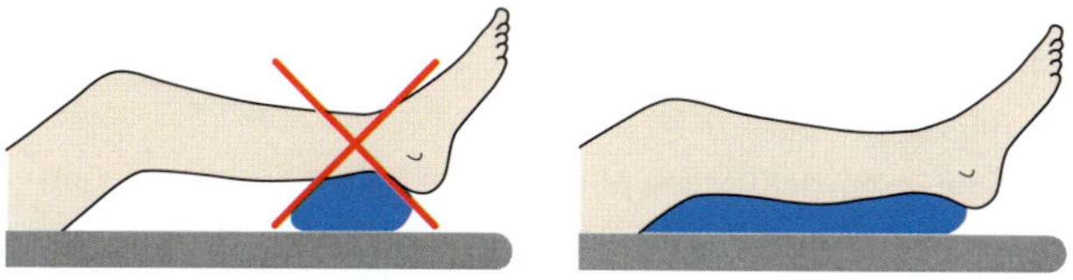

Abb. 17.60 So viel Körperoberfläche wie möglich aufliegen lassen, um das Gewicht des Körpers (hier am Beispiel eines Beins) optimal auf der Unterlage zu verteilen. [L143]

VORSICHT

- Zu viele Kissen und Lagerungshilfsmittel behindern die Eigenbewegung und verschlechtern das Mikroklima.
- Eine Umlagerung darf nicht mit der Begründung unterbleiben, dass ein druckreduzierendes Hilfsmittel verwendet wird. Regelmäßiges Umpositionieren ist u. a. auch zur Pneumonieprophylaxe und zur Wahrnehmungsförderung notwendig.
- Wasserkissen, Sitzringe, Fersen- und Ellbogenschoner, Watteverbände, künstliche Felle sind nicht für die Druckentlastung geeignet.
- Spezielle Hautpflegeprodukte zur Dekubitusprophylaxe sind nicht empfohlen, eine individuell angepasste Hautpflege gilt immer.

Hautpflege und Ernährung

Hautpflege und Ernährung helfen die Gewebetoleranz des Pflegebedürftigen zu erhalten und zu fördern. Da sie aber nicht unmittelbar an der Druckentlastung mitwirken, können sie auch keinen Dekubitus verhindern, sondern nur das Dekubitusrisiko minimieren. Die Hautpflege entspricht den allgemeinen Kriterien (➤ 17.2.2). Eine ausgewogene Ernährung (insbesondere die regelmäßige Aufnahme von Wasser, Kohlenhydraten, Eiweißen, Vitaminen und Spurenelementen) für eine ausreichende Energie- und Nährstoffzufuhr fördert eine gesunde Haut und erhält die Muskelkraft (➤ 18.3.3, ➤ 18.5.4).

Kontinuität prophylaktischer Maßnahmen

Nur die **kontinuierliche Durchführung** der prophylaktischen Maßnahmen kann die Entstehung eines Dekubitus wirksam verhindern. Deshalb muss auch beispielsweise während längerer Untersuchungen und therapeutischer Maßnahmen, die Dekubitusprophylaxe durchgeführt werden. Die an der Untersuchung Beteiligten, z. B. die Mitarbeiter in Röntgen- oder endoskopischen Abteilungen, werden über die Möglichkeiten der Dekubitusprophylaxe von den Pflegenden informiert und beraten.

Wird ein Patient/Bewohner in eine andere Einrichtung verlegt, wird diese schriftlich im Verlegungsbericht oder mündlich über die Dekubitusgefahr informiert.

Evaluation der Dekubitusprophylaxe

Zur Evaluation gehören folgende Maßnahmen:

- 1-mal pro Schicht Inspektion aller (!) dekubitusgefährdeten Stellen einschließlich Fingertest
- Akzeptanz der prophylaktischen Maßnahmen regelmäßig beim Patienten erfragen
- Wissen des Patienten zur Dekubitusgefahr und notwendigen Maßnahmen erfragen
- Dekubitusrisikoeinschätzung (➤ 17.9.4) in individuell festzulegenden Abständen wiederholen (monatlich bis alle drei Monate, früher, wenn sich die Gesundheits- und Mobilitätssituation verändert)
- Bei entstandenem Dekubitus (auch schon Kategorie I) die Ursache ergründen, ggf. weitere Maßnahmen einleiten
- Entstandenen Dekubitus an eine verantwortliche Person melden

Besonderheiten in der ambulanten Pflege

Besonders in der **ambulanten Pflege** kann es schwierig sein, die Anforderungen des Expertenstandards bezüglich der regelmäßigen Mobilisation, Positionierung und Bewegungsförderung so umzusetzen, wie dies bei einer 24-stündigen Anwesenheit von Pflegenden in stationären Bereichen der Fall ist.

Die Aufklärung, Beratung und Schulung des Patienten und seiner Angehörigen stellt daher eine wichtige pflegerische Aufgabe dar. Sie müssen Risikofaktoren kennen und wissen, wie sie angemessen handeln können. Die Anleitung zur Durchführung von Mikrobewegungen ist dann sinnvoll, wenn die Angehörigen eine Positionierung nicht alleine durchführen können. Eventuell muss die Verordnung einer druckentlastenden oder druckverteilenden Matratze beim Hausarzt angefragt werden.

Aufgaben zur Pflegesituation

Pflegefachfrau Martyna Ruznak möchte die Patientin Frau Gräwe bei der Körperpflege unterstützen. Zunächst sorgt sie dafür, dass die Intimsphäre der Patientin bestmöglich gewahrt wird und erfragt ihre Wünsche und Gewohnheiten bei der Körperpflege. Frau Gräwe bittet darum, ihre eigenen Pflegeprodukte zu verwenden und ihr statt des vom Krankenhaus gestellten Patientenhemds die Kleidung anzuziehen, die ihre Tochter am frühen Morgen gebracht hat. Die Pflegefachfrau leitet Frau Gräwe geduldig zur Durchführung der Körperpflege an und übernimmt Handlungsschritte nur dort, wo es erforderlich ist. Ihr fällt auf, dass Frau Gräwes Haut sehr trocken und die Haut unter der rechten Brust stark gerötet und wund ist. Aufgrund einer Dranginkontinenz trägt Frau Gräwe einen Inkontinenzslip, welchen Frau Ruznak nach Durchführung der Intimpflege wechselt. Dabei bemerkt sie, dass die Haut im Bereich des Steißbeins ebenfalls leicht gerötet ist. Nach Beendigung der Körperpflege ist Frau Gräwe sehr dankbar für die Unterstützung und äußert gegenüber der Pflegefachfrau, dass sie sich, obwohl ihr die Situation zunächst unangenehm war, nun deutlich wohler fühle als zuvor.

1. Welche Pflegeanlässe sehen Sie in der dargestellten Pflegesituation?
2. Wieso könnte Frau Gräwe die beschriebene Situation unangenehm sein?
3. Welche Maßnahmen kann Frau Ruznak zur Wahrung der Intimsphäre ergreifen?
4. Wo lassen sich in der beschriebenen Pflegesituation Aspekte der aktivierenden beziehungsweise personenzentrierten Pflege erkennen?
5. Welche Kriterien sind bei der Beobachtung von Haut und Schleimhaut bedeutsam? Benennen Sie die auffälligen Beobachtungen, die Frau Ruznak machte und ordnen Sie sie fachlich ein.
6. Welche prophylaktischen Maßnahmen halten Sie bezogen auf die beschriebene Pflegesituation für erforderlich?
7. Welche Hautreinigungs- und -pflegeprodukte halten Sie für Frau Gräwes Hauttyp für geeignet?
8. Beurteilen Sie den Wunsch von Frau Gräwe, ihre eigene Kleidung tragen zu wollen.

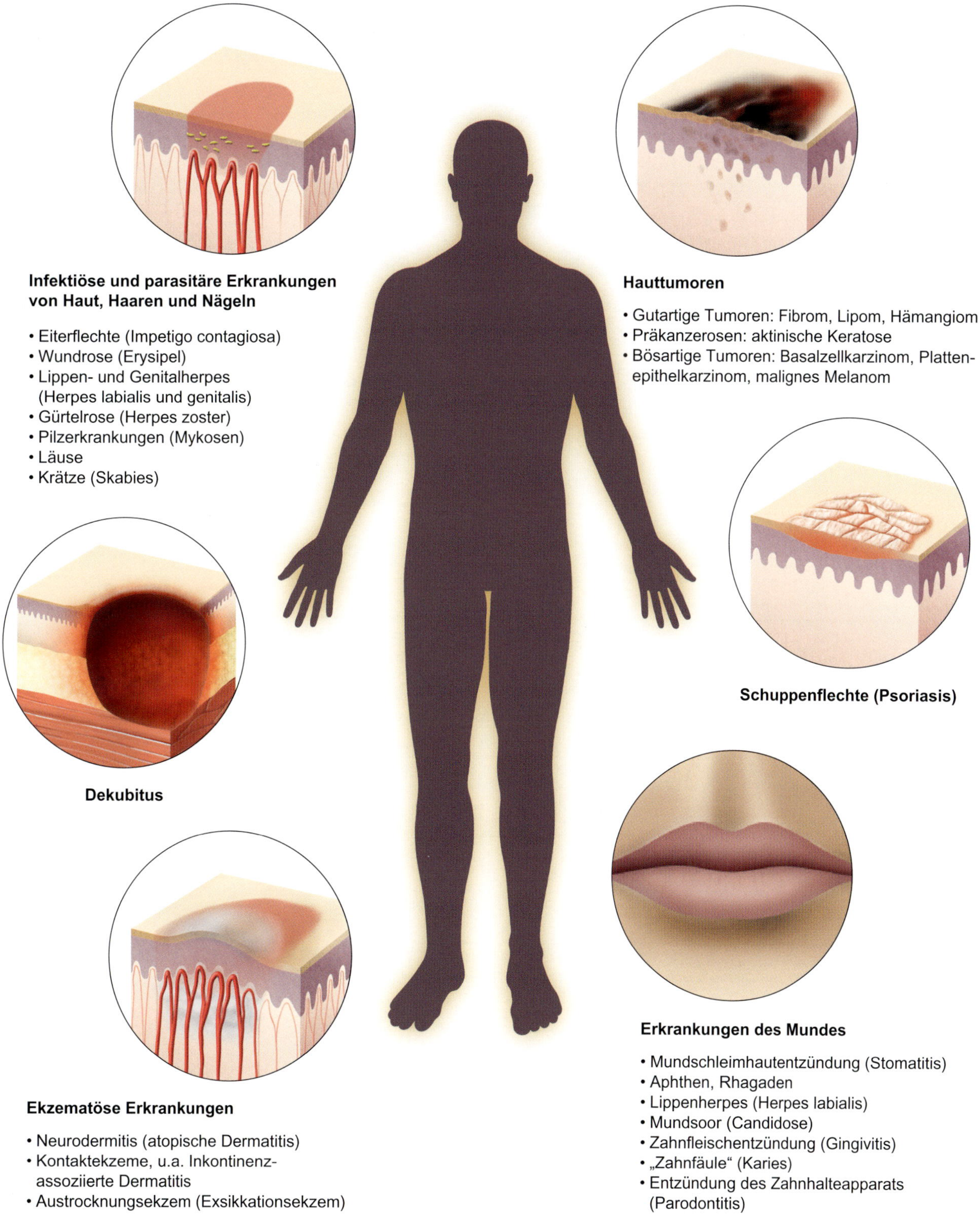

Abb. 17.61 Überblick über die wichtigsten Erkrankungen zum Thema Haut und Schleinhaut. [L275]

KAPITEL

18 Ernährung

Christine Keller

Pflegesituation

Am Montag wird die 78-jährige Frau Hildegard Tondorf in einer Pflegeeinrichtung aufgenommen. Ihr Sohn, der sie bei der Aufnahme begleitet, berichtet, seine Mutter sei zuletzt nicht mehr gut in ihrer Wohnung zurechtgekommen. Ihr Sehvermögen habe stark nachgelassen, zudem verlege sie immer wieder ihre Brille und sei dann völlig hilflos. Im letzten Jahr sei seine Mutter dreimal gestürzt, beim letzten Mal habe sie sich den Unterarm angebrochen. Seither habe sie sich kaum noch getraut, das Haus zu verlassen. Auf ihn habe sie zunehmend depressiv gewirkt. Nach Auskunft ihrer Hausärztin ist Frau Tondorf organisch eigentlich ganz gesund, allerdings leide sie an niedrigem Blutdruck und zeige erste Anzeichen einer Demenz. Am Nachmittag findet sich Frau Tondorf zur pflegerischen Erstanamnese im Stationszimmer ein.

18.1 Physiologische Grundlagen

Ernährung bedeutet, dem Körper Nährstoffe, Vitamine, Mineralstoffe und Wasser zuzuführen. Das ist die Grundvoraussetzung, damit der Körper in jungen Jahren wachsen kann. Beim Erwachsenen sorgt die Nahrungsaufnahme für die Erhaltung und Regeneration des Körpers.

18.1.1 Anatomie und Physiologie des Verdauungstrakts

Der **Verdauungstrakt** ist für die Aufnahme, mechanische Zerkleinerung und chemische Aufspaltung, für die Aufnahme von Nährstoffen in die Blutbahn und die Ausscheidung unverdaulicher Nahrungsreste verantwortlich.

Im **Mund** findet die mechanische Zerkleinerung statt. Geschmacksrezeptoren prüfen den Geschmack. Der Speichel aus den Speicheldrüsen macht den Bissen gleit- und schluckfähig. Außerdem beginnt im Mund schon der chemische Abbau der Kohlenhydrate. Die Zunge formt einen schluckfähigen Bissen und transportiert ihn rachenwärts. Durch den **Pharynx** *(Rachen)* und **Ösophagus** *(Speiseröhre)* wird der Bissen in den Magen transportiert.

Der **Magen** *(Ventericulus, Gaster)* ist eine sackartige Erweiterung des Verdauungstrakts. Seine Schleimhaut produziert ca. 2 l Magensaft täglich, der aus verschiedenen Anteilen besteht: Die Salzsäure zersetzt die Eiweiße und tötet Krankheitserreger ab, das Enzym Pepsin ist für die chemische Verdauung der Eiweiße verantwortlich. Schleim überzieht die Magenschleimhaut und verhindert eine Selbstandauung. Der Intrinsic-Faktor wird für die Aufnahme von Vitamin B_{12} im Dünndarm benötigt. Eine starke Muskelschicht sorgt für eine ständige Durchmischung und dafür, dass der Speisebrei mit dem Magensaft gut in Kontakt kommt.

Der **Dünndarm** *(Intestinum tenue)* besteht aus dem **Duodenum** *(Zwölffingerdarm)*, **Jejunum** *(Leerdarm)* und **Ileum** *(Krummdarm)*. In das Duodenum münden der Ausführungsgang des **Pankreas** *(Bauchspeicheldrüse)* und der Gallengang. Eine starke Muskelschicht sorgt dafür, dass der Speisebrei gut durchmischt und in Richtung Dickdarm weitertransportiert wird. Im oberen Dünndarm geht die chemische Verdauung mithilfe von Enzymen aus der Dünndarmschleimhaut und dem Pankreas weiter. Im unteren Dünndarm werden die kleinsten Nahrungsbestandteile durch die Darmschleimhaut ins Blutgefäßsystem resorbiert. Die Pfortader bringt dieses nährstoffreiche Blut zur Leber.

Der **Dickdarm** *(Colon)* besteht aus dem **Blinddarm** *(Caecum)* mit dem **Wurmfortsatz** *(Appendix)*, dem **aufsteigenden, quer verlaufenden, absteigenden und S-förmigen Dickdarm** (*Colon ascendens, transversum, descendens, sigmoideum)*. Die Hauptaufgabe ist die Rückresorption von Wasser und Elektrolyten und der bakterielle Abbau von unverdaulichen Nahrungsresten. Der **Enddarm** *(Mastdarm, Rektum)* besteht aus der **Ampulla recti,** dem Sammelbehälter für Stuhl, und dem **After** *(Anus)*. Er ist für die Speicherung und Ausscheidung des Stuhls verantwortlich.

Das **Pankreas** ist die wichtigste Verdauungsdrüse. Es produziert Verdauungsenzyme, die in den Dünndarm abgegeben werden, sowie die Hormone Insulin und Glukagon, die für die Regulation des Blutzuckers verantwortlich sind.

Die **Leber** *(Hepar)* ist das zentrale Stoffwechsel- und Entgiftungsorgan des Körpers. Im Rahmen der Verdauung hat sie verschiedene Aufgaben. Sie bildet die Galle, die für die Resorption der Fette benötigt wird, und speichert überschüssige Glukose als Glykogen, das sie bei Bedarf wieder als Glukose ins Blut abgibt. Zudem verarbeitet die Leber Nahrungseiweiße zu körpereigenen Eiweißen und speichert überflüssige Fette. [1]

18.1.2 Bestandteile der Lebensmittel und Nahrungsmittel

DEFINITION

Lebensmittel: *„Alle Stoffe oder Erzeugnisse, die dazu bestimmt sind oder von denen nach vernünftigem Ermessen erwartet werden kann, dass sie in verarbeitetem, teilweise verarbeitetem oder unverarbeitetem Zustand von Menschen aufgenommen werden. […] Zu Lebensmitteln zählen auch Getränke, Kaugummi sowie alle Stoffe, einschließlich Wasser, die dem Lebensmittel bei seiner Herstellung oder Be- oder Verarbeitung absichtlich zugesetzt werden."* (EU-Lebensmittel-Basis-Verordnung)

Nahrungsmittel: Lebensmittel, die vorwiegend der Ernährung des Menschen dienen und damit der Erhaltung des Körpers. Die Grenze zwischen Lebensmitteln und Nahrungsmitteln ist unscharf, die Begriffe werden im täglichen Sprachgebrauch meist synonym verwendet.

Lebensmittel bestehen aus einem Stoffgemisch (➤ Abb. 18.1). Nach ihrer Funktion und Menge im Körper lassen sich Lebensmittel unterteilen in:

- **Makronährstoffe**
  - Kohlenhydrate *(Saccharide)*, darunter Ballaststoffe (*engl. fiber, fibre*)
  - Eiweiße *(Proteine)*
  - Fette *(Lipide)*
- **Mikronährstoffe**
  - Mineralstoffe. *Mengenelemente*, z. B. Kalzium, Magnesium, Kalium und *Spurenelemente*, z. B. Jod, Selen, Brom

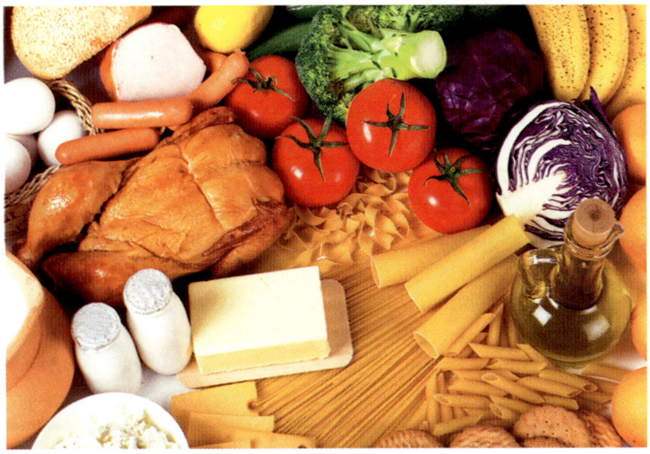

Abb. 18.1 Lebensmittel bestehen unter anderem aus den energieliefernden Bestandteilen Kohlenhydrate (z. B. Nudeln und Brot), Eiweiße (z. B. Eier) und Fette (z. B. Öl und Butter). [J787]

- Vitamine. *Wasserlösliche Vitamine,* z. B. Vitamin C, B-Vitamine und *fettlösliche Vitamine,* z. B. Vitamin A, D, E, K
- Sekundäre Pflanzenstoffe, z. B. Karotinoide, Flavonoide, Phytosterine

• **Wasser**

Für differenziertere Informationen wird auf einschlägige Literatur zum Thema Ernährungslehre verwiesen. Die *Deutsche Gesellschaft für Ernährung e. V. (DGE)* gibt Referenzwerte für die Nährstoffzufuhr heraus und veröffentlicht Standards, Leitlinien und Stellungnahmen zur Ernährung und zu Nahrungsmitteln.

18.2 Ernährungs-, Trinkverhalten und Ernährungszustand

18.2.1 Beobachtung von Ernährungsverhalten und Nahrungsaufnahme und Datenerhebung

DEFINITION

Hunger *(althochdeutsch hungar = brennendes Gefühl):* unangenehme körperliche Empfindung, die den Menschen veranlasst, Nahrung aufzunehmen. Es ist ein biologisches Signal für einen Nährstoff- bzw. Energiemangel.
Sättigung: Gefühl, dass genügend Nahrung zugeführt wurde.
Sattheit: Phase von der Sättigung bis zum nächsten Auftreten von Hunger.
Appetit *(lat. appetitus = Verlangen nach Speise):* lustvolles Verlangen nach bestimmten Speisen. Das Gegenteil von Appetit ist Ekel vor einer Speise.

Das **Hungergefühl** kommt immer dann, wenn der Blutzuckerspiegel (Glukose im Blut) abfällt. Rezeptoren im Körper messen diese **Hypoglykämie** und melden sie an das Hungerzentrum im Hypothalamus. Beim Hunger spielen auch der Insulinspiegel, im Körper gespeicherte Fettreserven, Körpertemperatur und Umgebungstemperatur sowie die Hormone Leptin und Ghrelin eine Rolle.

Das **Sättigungsgefühl** entsteht ebenfalls im Hypothalamus. Erste Sättigungsimpulse gehen von der durch Nahrung gedehnten Magenwand aus. Chemorezeptoren in Darm und Leber überprüfen die Nahrungszusammensetzung. Die Ausschüttung von Insulin aus dem Pankreas und der Anstieg der Glukose im Blut sind ebenfalls Sättigungssignale für den Hypothalamus.

Appetit ist stark von Sinneseindrücken wie Aussehen einer Speise, Geruch und Geschmack beeinflusst. *„Das Auge isst mit"* oder *„Der Appetit kommt beim Essen"* drückt den beschriebenen Zusammenhang aus. Auch die Psyche spielt dabei eine große Rolle. So können sich Ärger, Stress oder Alleinsein negativ auf den Appetit auswirken. Appetit ist teilweise angeboren, z. B. die Vorliebe für süße Speisen und die Ablehnung von bitteren. Welche Speisen wir später appetitlich finden und welche abstoßend, hängt aber größtenteils von der Sozialisation ab. So lassen sich z. B. auch kulturell bedingte Vorlieben erklären (➤ Abb. 18.2).

Ernährungsanamnese

Die **Ernährungsanamnese** zu Beginn des pflegerischen Auftrags hat verschiedene Ziele:

- Aktuelle Versorgung mit Nährstoffen ermitteln bzw. Risikofaktoren für eine Mangelernährung feststellen
- Bisherige Vorlieben und Abneigungen, Gewohnheiten, Essverhalten erfragen
- Notwendigen Unterstützungsbedarf erkennen

Gegebenenfalls werden die Angehörigen mit in die Ernährungsanamnese einbezogen, vor allem wenn die Patientin, der Patient bzw. die Bewohnerin, der Bewohner (im Folgenden nur „Patientin" genannt) selbst keine adäquaten Aussagen machen kann. Bei Kindern werden die Eltern befragt.

Inhalte einer Ernährungsanamnese

Nachfolgende Fragen helfen bei der Erstellung einer Ernährungsanamnese. Gegebenenfalls muss die einrichtungsinterne Dokumentation ergänzt werden.

- **Vorlieben, Abneigungen, Unverträglichkeiten:**
  - Gibt es Speisen, die die Patientin besonders mag oder gar nicht mag?
  - Gibt es Speisen, die sie nicht verträgt, oder Nahrungsmittelallergien?
  - Ernährt sie sich nach einer bestimmten Ernährungsform, z. B. vegetarisch, vegan?
  - Legt sie Wert auf eine regionale Küche?
  - Legt sie Wert auf religiös motivierte Nahrungsverbote oder Gewohnheiten, z. B. Fastenzeit, freitags Verzicht auf Fleisch und Wurst, Tischgebet, kein Schweinefleisch?

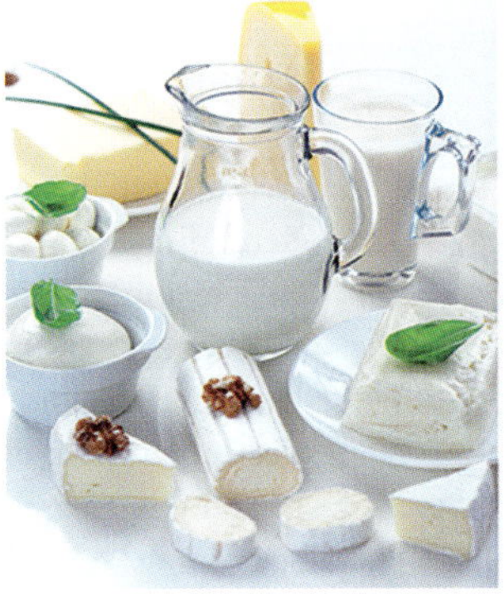
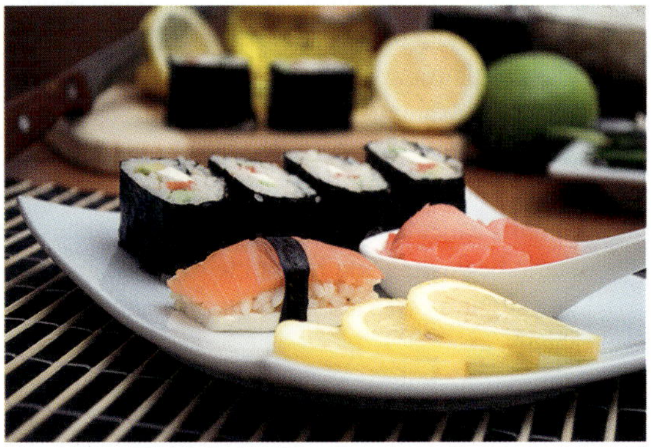

Abb. 18.2 Andere Länder, andere Sitten – das gilt auch beim Essen. Milchprodukte, in Europa ein wichtiger Bestandteil der Nahrung, wurden in Teilen Asiens lange Zeit als unappetitlich angesehen, während Sushi, bestehend aus rohem Fisch, hierzulande noch vor gar nicht langer Zeit sehr ungewohnt war. Zudem variieren Essgewohnheiten (z. B. die Bedeutung der verschiedenen Mahlzeiten) und Ess- und Tischsitten. [J787]

- **Häufigkeit der Mahlzeiten, Essenszeiten, Größe der Portionen:**
  - Wie viele Mahlzeiten nimmt die Patientin täglich zu sich?
  - Zu welchen Zeiten isst sie?
  - Bevorzugt sie kleine Portionen? Isst sie gerne etwas zwischendurch?
- **Essgeschwindigkeit:** Isst die Patientin langsam oder schnell?
- **Ort der Nahrungsaufnahme, Gesellschaft:**
  - Wie isst die Patientin am liebsten: allein oder in Gesellschaft?
  - Wo ist sie gewohnt zu essen, z. B. in ihrem Zimmer, im Speisesaal?
- **Appetit:**
  - Kennt die Patientin Hunger- und Sättigungsgefühl?
  - Wie ist ihr Appetit?
- **Genussmittelkonsum:**
  - Trinkt die Patientin Alkohol? Regelmäßig?
  - Raucht sie? Wie viele Zigaretten am Tag?
- **Erkrankungen:** Liegt eine medizinische Diagnose vor, die die Ernährung beeinflusst, z. B. Diabetes mellitus, Erkrankungen des Verdauungstrakts, Herz- oder Niereninsuffizienz, Fettstoffwechselstörung, Gicht?
- **Verordnete Diäten:** Gibt es eine ärztlich verordnete Diät oder Einschränkungen bei der Nahrungsaufnahme, z. B. salzarme Diät, Nahrungskarenz, Flüssigkeitsbeschränkung, Diabeteskost, cholesterin- oder fettarme Diät?
- **Medikamente:**
  - Nimmt die Patientin Medikamente ein?
  - Muss der Zeitpunkt der Medikamentenaufnahme beachtet werden, z. B. vor, während oder nach dem Essen?
- **Mund- und Zahnstatus** (➤ 17.5.2)**:**
  - Wie sind der Zustand der Mundschleimhaut und die Speichelproduktion?
  - Hat die Patientin noch eigene Zähne, und wie ist deren Situation?
  - Hat sie eine Teilprothese/Vollprothese, und wie passt die Prothese?
  - Hat sie ein Kauproblem, kann sie bestimmt Speisen nicht kauen?
- **Schluckstörungen, gastrointestinale Symptome:** Klagt die Patientin über
  - Schluckstörungen? Ist Verschlucken zu beobachten? (➤ 18.6)
  - Schmerzen? Wo sind die Schmerzen?
  - Sodbrennen? Zu welchem Zeitpunkt tritt das Sodbrennen auf?
  - Übelkeit? Wann tritt die Übelkeit auf?
  - Völlegefühl? Wann tritt das Völlegefühl auf?
  - Erbrechen? Wann tritt das Erbrechen auf? (➤ 19.4)
  - Obstipation? Wie regelmäßig ist der Stuhlgang? (➤ 19.3.6)
- **Mobilität und Koordination:**
  - Kann die Patientin zum Speisesaal, in die Küche gehen? Allein oder in Begleitung, mit Hilfsmitteln? (➤ Kap. 20)
  - Kann sie zum Essen am Tisch sitzen? Kann sie allein dorthin gehen?
  - Kann sie ihre Nahrung selbst zubereiten? Kann sie z. B. das Brot schmieren, den Kaffee eingießen, das Fleisch schneiden?
  - Kann sie ihre Nahrung selbst aufnehmen oder braucht sie Hilfe bei der Nahrungsaufnahme?
  - Benötigt sie Ess- oder Trinkhilfen?
- **Geistige Situation:**
  - Versteht die Patientin die Notwendigkeit einer angemessenen Nahrungs- und Flüssigkeitsaufnahme?
  - Leidet sie unter akuter Verwirrung oder Demenz (➤ 23.9, ➤ 23.11)? Welche Auswirkungen hat das auf die Nahrungs- und Flüssigkeitsaufnahme?
- **Psychische Situation:**
  - Wie ist die psychische Verfassung der Patientin? Ist sie z. B. einsam, trauert sie um den Partner, leidet sie unter Depressionen oder Angst?
  - Welche Auswirkungen hat die psychische Situation auf die Nahrungs- und Flüssigkeitsaufnahme?

Screening- und Assessmentinstrumente

Screening- und **Assessmentinstrumente** (➤ 12.2.5) helfen, die Ernährungssituation schnell und systematisch einzuschätzen. Im *Expertenstandard Ernährungsmanagement zur Förderung der oralen Ernährung in der Pflege* (➤ 18.5) werden folgende **Screeninginstrumente** empfohlen: [2]

- **Nutritional Risk Score (NRS)** für den Krankenhausbereich
- **Mini Nutritional Assessment (MNA** ➤ 12.2.5, ➤ Abb. 12.7) bzw. **MNA-SF (Short Form)** für geriatrische Einrichtungen; in der Praxis weit verbreitet und vom MDK empfohlen
- **Malnutrition Universal Screening Tool (MUST)** für die ambulante Versorgung

Ergibt das Screening einen Hinweis auf ein Risiko bzw. auf eine bestehende Mangelernährung, so muss ein **Assessment** zur Ursachenabklärung durchgeführt werden. Der Expertenstandard empfiehlt das Screening- und-Assessment-Tool **Pflegerische Erfassung von Mangelernährung und deren Ursachen (PEMU).** [3]

Für Kinder gibt es einige Instrumente, die aber noch nicht in großen Studien validiert wurden und teilweise auch nicht in Deutsch vorliegen, z. B.

- **Pediatric Nutritional Risk Score (PNRS)**
- **Subjektive Global Nutritional Assessment (SGNA)**
- **Screening Tool for the Assessment of Malnutrion in Paediatrics (STAMP)** [4]

Ernährungsprotokoll

Grundsätzlich sollte bei allen Patientinnen mit einem auffälligen Screeningergebnis das Ernährungsverhalten bzw. die Verzehrmenge anhand eines **Ernährungsprotokolls** (➤ Abb. 18.3) über 3–5 Tage beobachtet werden. Durch das Ernährungsprotokoll soll deutlich werden, was wann wie häufig und in welcher Menge von der Patientin gegessen wird. Auch auffällige einseitige Ernährungsgewohnheiten, z. B. die Ablehnung von Fleisch oder Gemüse, können so erkannt werden.

Ernähungsprotokoll

Name: Geburtstag: Kalorienbedarf:

	Montag		Dienstag		Mittwoch		Donnerstag		Freitag		Samstag		Sonntag		Summe
	Menge	Kalorien	Menge	Kalorien	Menge	Kalorien	Menge	Kalorien	Menge	Kalorien	Menge	Kalorien	Menge	Kalorien	
Frühstück															
Zwischenmahlzeit															
Mittagessen															
Zwischenmahlzeit															
Abendessen															
Zwischenmahlzeit															
Tagessumme															

Gewicht kg

Abb. 18.3 Beispiel für ein Ernährungsprotokoll. Ein solches Protokoll kann für die Zielgruppe bzw. Einrichtung modifiziert werden. [5]. [O124]

18.2.2 Beobachtung von Trinkverhalten und Flüssigkeitszufuhr und Datenerhebung

DEFINITION

Durst *(urspr.: Trockenheit in der Kehle):* physiologisches Signal für einen Wassermangel (z. B. durch zu geringe Trinkmenge oder starkes Schwitzen) bzw. Salzüberschuss im Körper.
Polydipsie: krankhaft gesteigerter Durst, z. B. bei Diabetes mellitus, Diabetes insipidus (Mangel, unzureichende Wirkung des antidiuretischen Hormons/ADH), starkem Schwitzen.
Adipsie: vermindertes bis fehlendes Durstgefühl, z. B. im Alter. Gefahr der **Dehydratation** *(Flüssigkeitsmangel ➤ 18.2.4)* des Körpers.

Durch das **Durstgefühl** soll der Mensch animiert werden, etwas zu trinken, da ein Wassermangel bzw. Salzüberschuss schnell bedrohlich werden kann. Sogenannte Osmorezeptoren messen ständig die Osmolarität im Blut (Anzahl der gelösten Teilchen im Verhältnis zu einer Flüssigkeit) im Körper. Diese steigt bei einem Wassermangel an. Im Hypophysenhinterlappen wird das **antidiuretische Hormon** *(ADH, Vasopressin)* ausgeschüttet, das die Flüssigkeitsausscheidung über die Nieren reduziert und Durst auslöst.

Trinkanamnese

In der Regel wird die **Trinkanamnese** gemeinsam mit der Ernährungsanamnese zu Beginn des pflegerischen Auftrags erstellt. Mit ihr sollen Vorlieben und Abneigungen, Gewohnheiten und Trinkverhalten erkannt werden.
Nachfolgende Fragen sind dabei hilfreich:

- Was trinkt die Patientin üblicherweise?
- Wie ist ihr Durstgefühl?
- Wie viel und häufig trinkt sie?
- Liegt eine ärztlich verordnete Trinkmengenbeschränkung vor?
- Wurde eine Mindestflüssigkeitszufuhr ärztlich verordnet?

Trinkprotokoll

Bei einem auffälligen Trinkverhalten ist ein **Trinkprotokoll** sinnvoll, das über 3–5 Tage geführt wird, um vor allem die Trinkmenge besser einschätzen zu können (➤ Abb. 18.4).

Trinkprotokoll

Personalien:	Datum:
Tages**mindest**trinkmenge (ml):	Tages**höchst**trinkmenge (ml):

	Uhrzeit	Angebot + Bemerkungen	Einfuhr (in ml)	Hdz.
Früh-dienst				
	Gesamtwert Frühdienst:			
Spät-dienst				
	Gesamtwert Spätdienst:			
Nacht-dienst				
	Gesamtwert Nachtdienst:			
Tageswert:				

Abb. 18.4 Beispiel für ein Trinkprotokoll. [6] [W295]

Instrumente und Hilfsmittel

Einrichtungen müssen sicherstellen, dass Instrumente für das Screening, Hilfsmittel zur Bestimmung von Körpergröße und -gewicht und eine geeignete Dokumentation zur Verfügung stehen. [2]

18.2.3 Beobachtung des Ernährungszustands und Datenerhebung

Fehlernährung ➤ 18.2.5
Zur **Beobachtung des Ernährungszustands** bieten sich verschiedene Methoden an, wobei der Ernährungszustand einer Person eine

komplexe Größe ist, die nicht durch einen Parameter beschrieben werden kann.

Bei umfassender Betrachtung schließt die Erhebung des Ernährungszustands eine Anamnese (➤ 18.2.1, ➤ 18.2.2), eine klinische Untersuchung, anthropometrische Messungen, die Bestimmung ernährungsabhängiger Blutwerte und immunologischer Parameter mit ein.
Der Ernährungszustand kann grob unterteilt werden in

- untergewichtig,
- normalgewichtig und
- übergewichtig.

Diese Einteilung ist für eine erste Einschätzung gut, muss aber durch weitere Beobachtungen objektiviert werden.

Erscheinungsbild und klinische Symptome einer Fehlernährung

Das **Erscheinungsbild** eines Menschen kann wichtige Hinweise auf den Ernährungszustand liefern.
Eine länger anhaltende **Fehlernährung** im Sinne einer Mangelernährung (➤ 18.2.5) führt zu einer Abnahme der Körpermasse, zu Auszehrung (Kachexie) und einem Verlust von Unterhautfettgewebe. Außerdem zeigt sich ein schlechter Ernährungszustand an oberflächlichen Geweben (Haut, Haaren, Nägeln, Augen, Mund). Typische Anzeichen dafür sind:

- Schlaffe Hautfalten an Armen, Abdomen, Gesäß
- Markant hervorstehende Knochen, wo sich normalerweise Muskeln und Fettpolster befinden, z. B. im Gesicht, an der Wirbelsäule, am Becken und an den Rippen
- Eingefallene Augen
- Schuppige und trockene Haut, blasse Hautfarbe
- Risse oder wunde Stellen im Mund
- Müdigkeit, Mattigkeit, verminderte Leistungsfähigkeit, anhaltende Apathie

Eine **übermäßige Zunahme des Körpergewichts** zeigt sich durch eine Erhöhung des Fettanteils, der durch eine Größenzunahme der Fettzellen entsteht. Nach der Erscheinungsform der Fettverteilung werden unterschieden:

- **Stammbetonte (abdominale) Adipositas:** Fettansammlung vor allem im Bauchbereich („Apfeltyp"), die Extremitäten (vor allem Beine) sind relativ schlank
- **Hüftbetonte Adipositas:** Fettansammlung vor allem im Bereich Hüfte, Gesäß, Oberschenkel („Birnentyp")
- Übermäßiges subkutanes Fettgewebe im Bereich der Brust (vor allem bei Männern), der Oberarme und im Nacken
- Große Haut- und Fettfalten, z. B. im Bereich des Bauchs
- Eingeschränkte Bewegungs- und Leistungsfähigkeit

Anthropometrische Methoden

Die **Anthropometrie** *(Lehre von der Ermittlung und Anwendung der Maße des menschlichen Körpers)* befasst sich mit der Vermessung des menschlichen Körpers. Sie liefert objektive Parameter, in diesem Fall zur Beurteilung des Ernährungszustands.

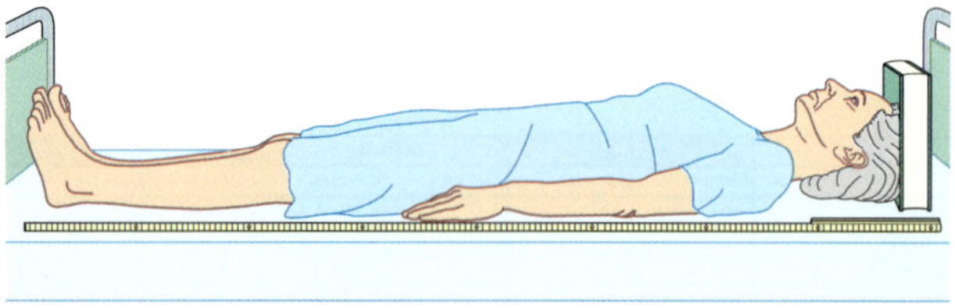

Abb. 18.5 Bestimmung der Körpergröße im Bett. [L234]

Körpergröße

Der Mensch hat etwa zum Ende der Pubertät (16–20 Jahre) seine endgültige **Körpergröße** erreicht. Mit zunehmendem Alter nimmt die Körpergröße ab; ältere Menschen sind durchschnittlich 4 cm kleiner als in jungen Jahren. Ursachen sind eine Kompression der Bandscheiben und eine im Alter zunehmende Krümmung der Wirbelsäule im Brustbereich *(Kyphose).*

Bestimmung der Körpergröße
Die Körpergröße wird zu Beginn des pflegerischen Auftrags bestimmt, bei Säuglingen und Kindern bei jeder Vorsorgeuntersuchung.

Die Größe wird am bestem im Stehen gemessen, mithilfe einer Messlatte an der Wand. Die Patientin steht barfuß und in gerader Haltung mit dem Rücken an der Latte. Die Pflegefachperson legt den Messstabschenkel leicht auf den Kopf der Patientin und liest den Wert ab. Bei Patientinnen, die nicht stehen können, kann die Messung auch im Liegen erfolgen. Dabei ist zu beachten:

- Die Patientin liegt flach und ausgestreckt in Rückenlage.
- Die Fersen zeigen nach unten, der Fuß steht gerade.
- Mit einem Meterstab wird der Abstand vom Kopf bis zu den Fersen gemessen; zur genauen Messung wird ein Buch o. Ä. an den Kopf der Patientin gelegt (➤ Abb. 18.5).

Wenn die Patientin nicht gestreckt gemessen werden kann, wird die Körpergröße indirekt über die **Kniehöhe** ermittelt. Dazu wird bei gebeugtem Knie der Abstand von der Oberseite des Knies bis zur Unterseite der Ferse gemessen. Besonders einfach geht die Messung mit einer entsprechenden Schublehre. Mithilfe einer Formel (siehe Kasten) lässt sich dann die Körpergröße errechnen. [4]

Berechnung der Körpergröße nach Chumlea und Guo

Um die Formel anwenden zu können, müssen Alter und Abstand zwischen Ferse und Knie bekannt sein.

Männer

$$(2{,}02 \times \text{Kniehöhe in cm}) - (0{,}04 \times \text{Alter in Jahren}) + 64{,}19 = \text{Körpergröße in cm}$$

Beispiel: 73-jähriger Mann mit einer Kniehöhe von 55 cm

$$(2{,}02 \times 55) - (0{,}04 \times 73) + 64{,}19 = 111{,}1 - 2{,}92 + 64{,}19 = 172{,}4 \text{ cm}$$

Frauen

$$(1{,}83 \times \text{Kniehöhe in cm}) - (0{,}24 \times \text{Alter in Jahren}) + 84{,}88 = \text{Körpergröße in cm}$$

Beispiel: 88-jährige Frau mit einer Kniehöhe von 51 cm

$$(1.83 \times 51) - (0{,}24 \times 88) + 84{,}88 = 93{,}33 - 21{,}12 + 84{,}88 = 157{,}1 \text{cm}$$

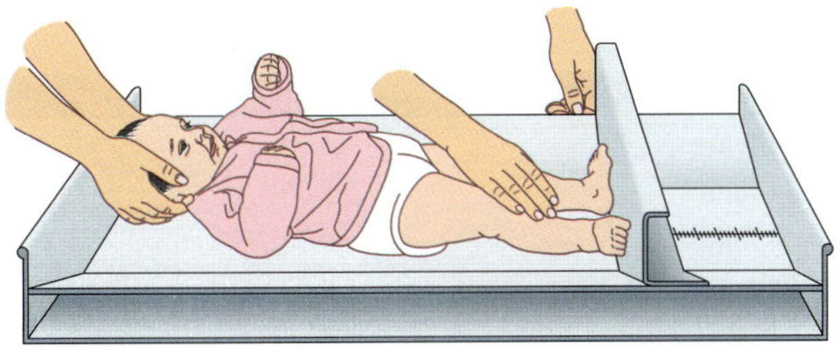

Abb. 18.6 Bestimmung der Körperlänge eines Säuglings in der Messmulde. [L234]

Säuglinge werden in einer **Messmulde** gemessen (➤ Abb. 18.6). Eine Pflegefachperson hält vorsichtig den Kopf, während die andere vorsichtig die Knie des Kindes durchdrückt und das Fußbrett an die Fußsohlen schiebt. An der Messleiste kann nun die Größe abgelesen werden.

Körpergewicht

Das **Körpergewicht** ist von zentraler Bedeutung, um den Ernährungszustand eines Menschen zu bestimmen. Eine hohe Aussagekraft hat vor allem der **Gewichtsverlauf** (➤ Tab. 18.2) über eine längere Zeit.

Bei der Interpretation des Körpergewichts sind besonders bei älteren Menschen Störungen im Wasserhaushalt wie Exsikkose, Ödeme, Pleuraerguss und Aszites zu berücksichtigen, die das Gewicht deutlich beeinflussen können. [4]

Bestimmung des Körpergewichts

Das Körpergewicht wird zu Beginn des pflegerischen Auftrags bestimmt und dann in regelmäßigen Abständen. Säuglinge werden in den ersten Lebenstagen täglich gewogen. Später werden die Kinder bei den Vorsorgeuntersuchungen gewogen, bei Bedarf auch häufiger durch die Eltern.

Um das Gewicht im Verlauf vergleichen zu können, muss das Wiegen standardisiert werden, z. B. morgens nüchtern nach Entleerung der Harnblase, ohne Schuhe und nur mit leichter Kleidung.

Die Bestimmung des Körpergewichts erfolgt im Stehen, Sitzen oder Liegen. Entsprechend müssen Pflegeeinrichtungen geeignete Waagen haben:

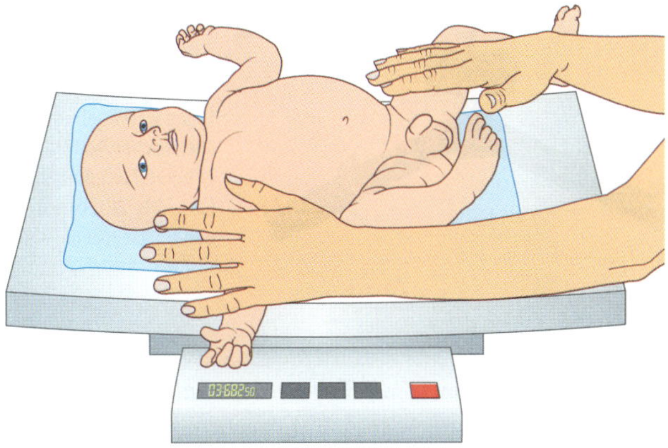

Abb. 18.7 Säugling auf einer Säuglingswaage. [L234]

- Für Säuglinge gibt es Säuglingswaagen (➤ Abb. 18.7).
- Kleinkinder auf dem Arm eines Erwachsenen wiegen.
- Größere Kinder und Erwachsene auf einer Stehwaage wiegen.
- Für Patientinnen, die nicht stehen können, gibt es Sitzwaagen. Alternativ gibt es Rollstuhlwaagen, auf die die Patientin mitsamt dem Rollstuhl gefahren werden kann.
- Patientinnen, die nicht in eine Sitzwaage/Rollstuhl mobilisiert werden können, können mithilfe einer Bettwaage gewogen werden. Dazu wird das Bett auf zwei Wägebrücken gefahren (➤ Abb. 18.8).
- Eine Lifterwaage kann zwischen Lifterarm und Hebevorrichtung der Patientin/Liftertuch eingehängt werden. Während des Anhebens mit dem Lifter wird die Patientin gewogen (➤ Abb. 18.9).

Zur Beurteilung der Entwicklung bei Kindern werden Gewicht und Größe in **Perzentil-Kurven** *(lat. Perzentil = Hundertstelwert)* eingetragen (➤ 26.3.2, ➤ Abb. 26.6). In der Perzentil-Kurve sind standardisierte Messdaten von 3, 10, 25, 50, 75, 90 und 97 % der vergleichbaren Altersgruppe eingetragen. Ein Messwert an der 75. Perzentile bedeutet, dass 75 % der Altersgruppe geringere Messwerte hat und 25 % höhere. Messdaten unterhalb der 3. und oberhalb der 97. Perzentile gelten als bedenklich.

18

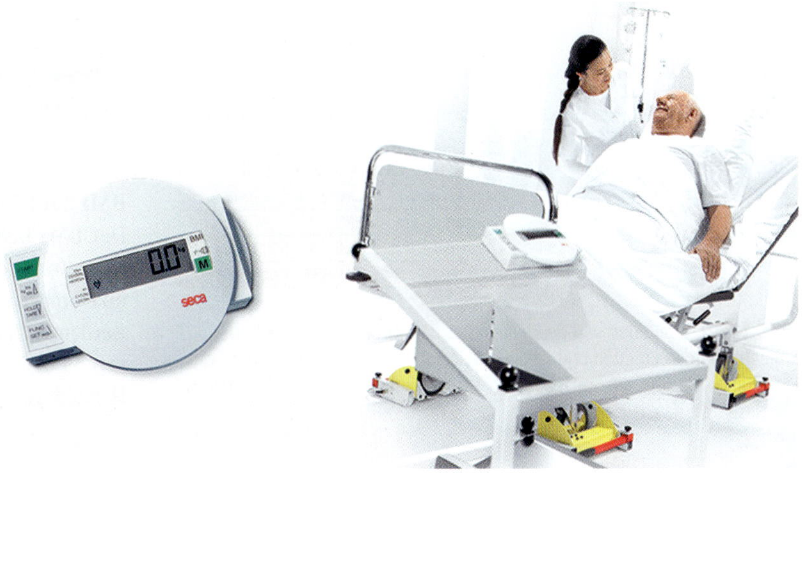

Abb. 18.8 Bettwaage. Unter die Rollen des Betts werden vier Lastzellen (rechtes Bild, in Gelb) gebracht und mit dem Messmodul (links im Bild) verbunden. Das zuvor ermittelte Gewicht des Betts wird durch eine Tara-Funktion weglaviert. So kann das exakte Gewicht der Patientin ermittelt werden. [V612]

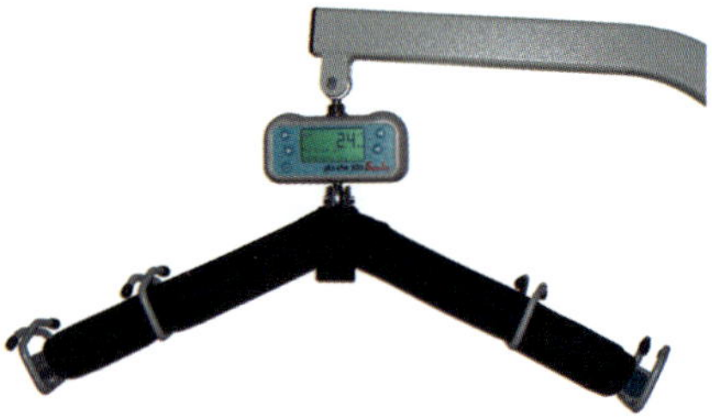

Abb. 18.9 Lifterwaage. Die Wägeeinrichtung (Display, Wägebügel und spezifischer Adapter) kann in einen Patientenlifter (➤ Abb. 20.26) eingehängt werden. [V642]

Body-Mass-Index

Der **Body-Mass-Index** *(BMI, Körpermasse-Index)* betrachtet das Verhältnis von Körpergewicht und Körpergröße zueinander und dient insgesamt zur Beurteilung des Körpergewichts. Mit der nachfolgenden Formel lässt sich der BMI berechnen.

Berechnung des BMI

Körpergewicht in kg: (Körpergröße in m)^2 = BMI in kg/m^2

Beispiel: 1,67 m, 74 kg:

74 kg: (1,67 m)^2 = 74 kg: 2,78 m^2 = 26,6 kg/m^2

Alternativ kann der BMI auch anhand eines **Normogramms** (➤ Abb. 18.10) bestimmt werden.

18

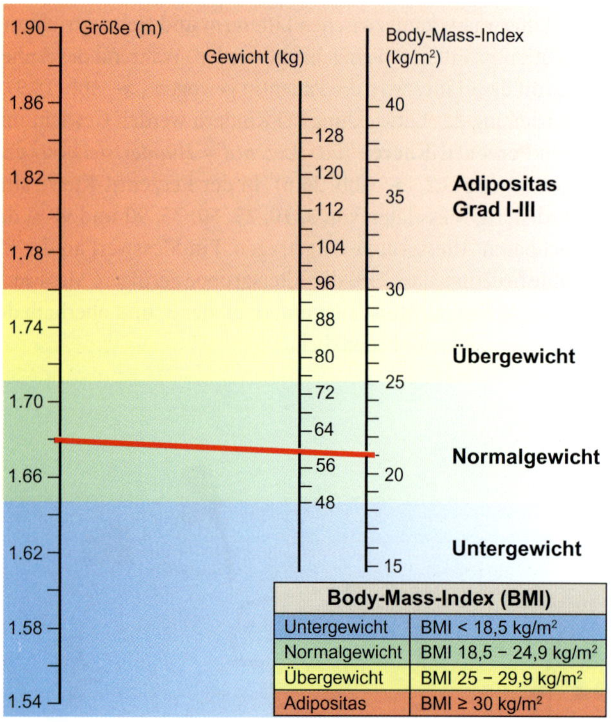

Abb. 18.10 Ermittlung und Beurteilung des BMI. Größe und Gewicht der Patientin werden ermittelt und an die jeweiligen Stellen im Normogramm ein Lineal angelegt bzw. ein Strich gezogen, an der Skala rechts kann dann der BMI abgelesen werden. [L255]

Tab. 18.1 Wünschenswerter BMI, abhängig vom Alter (nach National Research Council, USA).

Alter	BMI (kg/m^2)
19–24 Jahre	19–24
25–34 Jahre	20–25
35–44 Jahre	21–26
45–54 Jahre	22–27
55–64 Jahre	23–28
≥ 65 Jahre	24–29

Klassifizierung nach der Weltgesundheitsorganisation

Zur Beurteilung des BMI können verschiedene Vorgaben verwendet werden, z. B. die Klassifizierung nach der Weltgesundheitsorganisation (WHO). Demnach beginnt die Adipositas (➤ 18.2.5) ab einem BMI von 30, zwischen 25–29,9 spricht von Übergewicht oder Präadipositas (➤ Abb. 18.10).

In verschiedenen Zusammenhängen wird als „Cut-off-Point" für ein bestehendes Untergewicht (Mangelernährung ➤ 18.2.5) ein BMI < 18,5 kg/m^2 angegeben. So sind in einem solchen Fall z. B. ernährungsmedizinische Interventionen eine Leistung der gesetzlichen Krankenversicherung. [6]

Mit zunehmendem Alter ist ein höherer BMI wünschenswert, sodass ein „normaler" BMI altersabhängig variiert (➤ Tab. 18.1).

Biografischen BMI miteinbeziehen

Zur Beurteilung des BMI sollten Gewichtsverläufe und der biografische BMI mit herangezogen werden. Das ist der BMI, der für einen Menschen im Laufe seines Lebens „normal" war.

So kann ein zeitlebens schlanker Mensch immer nur einen BMI von 20 kg/m^2 gehabt haben, sodass keine weiteren Maßnahmen notwendig sind. Maßnahmen zur Sicherung und Förderung der Ernährung (➤ 18.5) werden aber notwendig, wenn z. B. ein erhöhter Bewegungsdrang (u. a. bei Demenz) oder ein erhöhter Energie- und Nährstoffbedarf (u. a. bei chronischer Krankheit, Diarrhö) besteht. [6]

Nicht aussagekräftiger BMI

Der BMI ist bei Patientinnen mit großen Wassereinlagerungen, z. B. Unterschenkelödemen, Aszites, nicht aussagekräftig. Er ist auch nach Amputationen oder bei starker Wirbelsäulenverkrümmung nicht korrekt berechenbar bzw. immer dann, wenn Körpergröße und -gewicht nicht exakt bestimmt werden können.

BMI bei Kindern

Der **BMI bei Kindern** wird mit derselben Formel bestimmt. Referenzwerte der WHO sind schwierig, da z. B. asiatische Menschen im Durchschnitt leichter und kleiner als Mitteleuropäer sind. Deshalb werden in Deutschland Referenzwerte basierend auf einer Stichprobe von 34.000 deutschen Kindern und Jugendlichen verwendet. Die Darstellung erfolgt in einer Perzentil-Kurve für den BMI (➤ 26.3.2).

Tab. 18.2 Bedeutende unbeabsichtigte Gewichtsverluste in Abhängigkeit von der Geschwindigkeit der Gewichtsabnahme, die ein Risiko für Mangelernährung darstellen.

Gewichtsverlust	Zeitraum
Berechnung: Gewichtsverlust in kg x 100 : Ausgangsgewicht = Gewichtsverlust in % *Beispiel:* 12 kg x 100 : 103 kg = 11,7 % → In welchem Zeitraum?	
5 %	in 1–3 Monat
10 %	in 6 Monaten

Bei der Interpretation müssen auch die elterliche Statur und die individuelle körperliche Entwicklung des Kindes berücksichtigt werden.

Gewichtsverlauf

Eine einmalige Bestimmung des Gewichts ist wenig aussagekräftig. Vielmehr ist der **Gewichtsverlauf** gerade bei älteren Menschen und Kindern ein wichtiger Indikator für ein Ernährungsrisiko. Er gibt über einen bestimmten Zeitraum Auskunft über Veränderungen im Ernährungszustand und ist somit aussagekräftiger als eine einzelne Gewichtsangabe.

VORSICHT

Bei älteren Menschen ist jede unbeabsichtigte Gewichtsabnahme ein Warnsignal. In einem solchen Fall muss immer nach den möglichen Ursachen gesucht werden.

Bei Menschen ab 65 Jahren ist von einer krankheitsassoziierten Mangelernährung bei einem BMI < 20 kg/m² und einem ungewollten Gewichtsverlust von > 5 % in 3 Monaten auszugehen (➤ 18.2.5). [6]

Als Orientierung für einen **bedeutenden Gewichtsverlust** können die Werte in ➤ Tab. 18.2 gelten: [6]

Aus diesem Grund sind regelmäßige Gewichtskontrollen von großer Bedeutung. Im Krankenhaus sollte wöchentlich gewogen werden, in stationären Pflegeeinrichtungen und der ambulanten Pflege (wenn der ambulante Pflegedienst im Bereich Ernährung tätig ist) mindestens einmal im Monat.

Lässt sich das frühere Gewicht nicht sicher ermitteln, kann die Frage nach zu weit gewordenen Hosen und Röcken Anhaltspunkte für einen Gewichtsverlust geben. Gegebenenfalls kann die Patientin auch berichten, seit wann ihr die Kleidung zu weit geworden ist.

Taillen- und Hüftumfang

Mithilfe des **Taillenumfangs** kann eine Aussage über den vorliegenden Fettverteilungstyp gemacht werden. Dazu wird der Umfang der Taille an der schmalsten Stelle gemessen (ca. 2–3 cm oberhalb des Bauchnabels). Ab einem Taillenumfang von ≥ 80 cm bei Frauen bzw. ≥ 94 cm bei Männern ist das Risiko für Diabetes mellitus Typ II, Herz-Kreislauf-Erkrankungen, M. Alzheimer und Krebs leicht erhöht, ab ≥ 88 cm (Frauen) bzw. ≥ 102 cm (Männer) deutlich erhöht. [7]

Das **Taille-Hüft-Verhältnis** *(engl. Hip-Waist-Ratio)* stellt eine Beziehung zwischen Taillen- und Hüftumfang her. Der Hüftumfang wird an der breitesten Stelle gemessen (➤ Abb. 18.11). Ist das Verhältnis bei Frauen ≥ 0,8 und bei Männern ≥ 0,95, besteht ebenfalls ein erhöhtes Risiko an den Folgen von Übergewicht zu erkranken. [7]

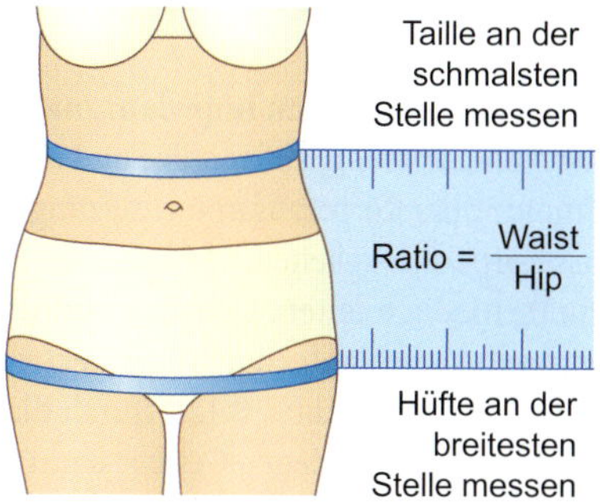

Abb. 18.11 Messung des Taillen- und Hüftumfangs [L234]

Beim **Taille-Größe-Verhältnis** *(engl. Waist-to-Height-Ratio, WHtR)* wird der Taillenumfang in Zentimetern durch die Körpergröße in Zentimetern geteilt. Menschen unter 40 Jahren sollten einen WHtR < 0,5 anstreben, zwischen 40 und 50 Jahren zwischen 0,5 und 0,6 und über 60 Jahren bei 0,6. Werte darüber bedingen ein erhöhtes Risiko für Folgeerkrankungen.

Hautfalten- und Umfangsmessungen

Die Messung der **Hautfaltendicke** (z. B. Trizepshautfaltendicke/THFD) und von **Umfängen** (z. B. Oberarmumfang/OAU; Armmuskelumfang/AMU) an bestimmten Körperstellen ermöglicht durch ihren Bezug zur Fett- und Muskelmasse Rückschlüsse auf diese. Hautfalten- und Umfangmessungen sind einfach und schnell durchzuführen. Zu beachten ist, dass es zwischen den einzelnen Menschen große Variationen gibt. Außerdem liegen noch keine validierten altersspezifischen Normwerte für Hautfalten und Umfänge vor, sodass die Umfangs- und Hautfaltenmessungen eher im Verlauf geeignet sind. Als alleinige Bestimmung des Ernährungszustands reichen sie auf keinen Fall aus. [4]

Zur Beurteilung der Messwerte müssen Referenzwerte vorliegen, ansonsten sind solche Messungen unsinnig.

Messung der Trizepshautfalte

Die Dicke der Trizepshautfalte wird über dem M. trizeps brachii an der Rückseite des Oberarms gemessen. Dazu wird ein zangenähnliches Gerät verwendet, mit dem ein standardisierter Druck von 10 g/mm² ausübt. Die Normwerte der Dicke der Trizepshautfalte sind geschlechts- und altersabhängig.

Messung des Oberarmumfangs

Der **Oberarmumfang** wird an der nicht dominanten Körperseite (linke Seite bei Rechtshändern) gemessen:

- Der Arm ist gebeugt, und die Handfläche zeigt nach oben.
- Mithilfe eines Maßbands wird die Oberarmlänge zwischen der Schulterhöhe und der Ellenbogenspitze bestimmt.
- Auf der Hälfte wird eine kleine Markierung angebracht.
- Nun lässt die Patientin den Arm locker hängen, und der Oberarmumfang wird an der markierten Stelle gemessen. Dabei soll das Maßband anliegen, aber nicht einschnüren.

Die Normwerte des Oberarmumfangs sind geschlechts- und altersabhängig.

18

Bioelektrische Impedanzanalyse

Bei der **bioelektrischen Impedanzanalyse (BIA)** handelt es sich um eine einfache, wenig aufwendige und nichtinvasive Methode zur Bestimmung der Körperzusammensetzung. Die Methode basiert darauf, dass Körperflüssigkeiten, Muskel- und Fettgewebe und Zellen Strom unterschiedlich leiten. Gemessen wird mittels eines elektrischen Wechselstromfelds, das durch eine Elektrode an der Hand und am Fuß erzeugt wird (> Abb. 18.12). Durch die unterschiedlichen Widerstände der verschiedenen Gewebe kann u. a. bestimmt werden:

- Körperwasser
- Fettfreie Masse
- Fettmasse
- Körperzellmasse

Mithilfe der BIA kann z. B. festgestellt werden, ob ein Gewichtsverlust nur durch die Abnahme von Körperwasser oder auch durch Verlust von Muskel- und Fettgewebe verursacht ist.

Bestimmung ernährungsabhängiger Blutwerte

Verschiedene **Blutwerte,** sog. Nutrogramm, können den Verdacht einer Fehl- bzw. Mangelernährung beweisen und den Erfolg von ernährungstherapeutischen Maßnahmen mit belegen. Nachfolgende Blutwerte sind bei einer Mangelernährung erniedrigt:

- Eiweiße: Albumin, Transferrin u. a.
- Fette: Cholesterin
- Mineralstoffe und Vitamine: Eisen, Zink, Vitamin B_{12}, Folsäure
- Hämoglobin, Lymphozyten

18.2.4 Auffälligkeiten beim Ernährungs- und Trinkverhalten und dem Entwicklungs- bzw. Ernährungszustand

Grundsätzlich spielen beim **Ernährungs- und Trinkverhalten** soziokulturelle Faktoren eine große Rolle. Die Art und Weise, wie Eltern sich und ihre Kinder ernähren, wird deren künftiges Essverhalten entscheidend beeinflussen. Auch kulturelle und religiöse Bräuche spielen eine wichtige Rolle. Hinzu kommt, dass für einen Großteil der Bevölkerung der Anbau und die Herstellung eigener Lebensmittel oder gar die Haltung von Nutztieren nicht möglich sind. Das Einkaufen von industriell hergestellten Lebensmitteln im Supermarkt ist für viele Normalität. Das alles hat auch Auswirkungen auf den Ernährungszustand.

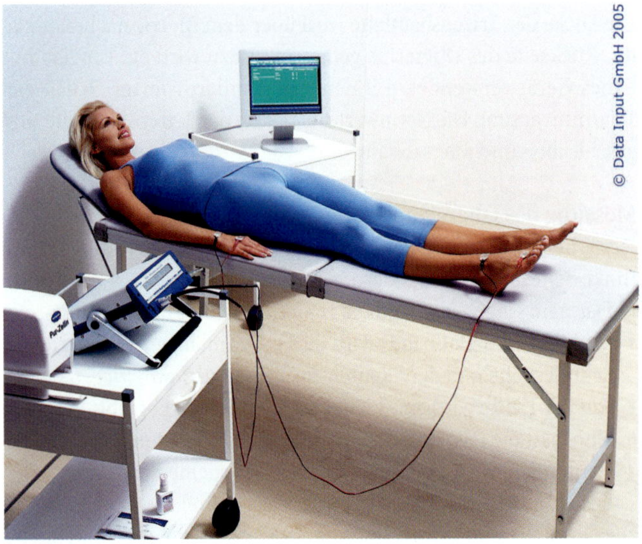

Abb. 18.12 Mobiles Gerät für die bioelektrische Impedanzanalyse. [V435]

Wachstums- und Entwicklungsabweichungen bei Säuglingen und Kindern

Abweichungen der Größenentwicklung

Die **Größenentwicklung eines Kindes** wird von genetischen Faktoren geprägt, ist aber auch von Umwelt und Ernährung beeinflusst. Die „normale" Größenentwicklung unterliegt also Schwankungen. Kinder, die zu groß oder zu klein sind, werden häufig in ihrer Entwicklung falsch eingeschätzt.

Kleinwuchs

Kinder unterhalb der 3. Perzentile (> Abb. 26.7) gelten als **kleinwüchsig.** Die Ursachen können vielfältig sein:

- Pränatale Ursachen, z. B. Chromosomenanomalien, familiärer Kleinwuchs, fetale Mangelernährung, Noxen (Alkohol, Nikotin, Drogen), Infektionen
- Postnatale Ursachen, z. B. Mangelversorgung mit Nährstoffen, Stoffwechselerkrankungen, Wachstumshormonmangel, Hypothyreose, chronische Erkrankung

Großwuchs

Kinder oberhalb der 97. Perzentile (> Abb. 26.7) gelten als **großwüchsig.** Neben einer genetischen Veranlagung (große Eltern) sind auch Stoffwechsel-, Hormon- oder Chromosomenstörungen für einen Großwuchs verantwortlich.

Abweichungen der Gewichtsentwicklung

Neugeborene unterscheiden sich deutlich in ihrem Geburtsgewicht. Verlässt ein Kind im Verlauf seiner Entwicklung drastisch seine bisherige Perzentile, muss diese **Abweichung der Gewichtsentwicklung** ursächlich untersucht werden.

Gedeihstörung

Eine **Gedeihstörung** (> Abb. 18.13) umfasst Untergewicht, eine Gewichtsabnahme und/oder einen unzureichenden Gewichts- und Längenzuwachs. Kinder unterhalb der 3. Perzentile bei Gewicht und BMI haben eine Gedeihstörung. Die Ursachen liegen in einer unzureichenden Nahrungsaufnahme (z. B. bei Inappetenz, häufigen Erbrechen, Schluckstörung), einem erhöhten Energiebedarf (z. B. bei chronischen Erkrankungen) und einer gestörten Verdauung und Resorption (z. B. Zöliakie, chronische Diarrhö, Nahrungsmittelunverträglichkeiten). [8]

Übergewicht

Übergewicht (> 18.2.5, > Abb. 18.13) liegt vor, wenn das Kind mit seinem Gewicht oberhalb der 90. Perzentile liegt. In Deutschland sind

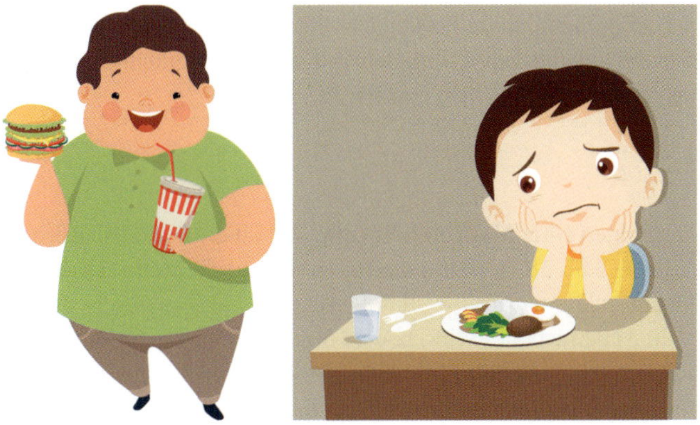

Abb. 18.13 Abweichende Gewichtsentwicklung. Übergewichtige Kinder haben schon zu Beginn der Pubertät in 30–50 % der Fälle mindestens eine Komponente des Metabolischen Syndroms wie Bluthochdruck oder erhöhten Blutzuckerspiegel (a). [9] Untergewicht führt bei Kindern zu einer Verzögerung der somatischen Entwicklung und ist häufig auch von Auffälligkeiten im motorischen und psychosozialen Bereich begleitet (b). [11] [J78, J787–100]

17 % der Kinder zwischen 3 und 17 Jahren übergewichtig, 6 % davon sind adipös. Bei diesen Kindern treten schon früh ernst zu nehmende Gesundheitsstörungen auf und die Gefahr, auch als Erwachsene dick zu sein. Als Ursachen kommen genetische, aber auch soziale und soziokulturelle Faktoren infrage. Kinder mit niedrigem sozialem Status, Kinder aus Migrantenfamilien und Kinder übergewichtiger Eltern sind besonders häufig betroffen. [10]

Im Rahmen von Präventionsprogrammen in Kindergarten und Schule sollen Kinder die Grundlagen einer gesunden Ernährung lernen und die körperlichen Aktivitäten steigern.

Abweichendes Ernährungsverhalten

Verminderter Appetit

Verminderter Appetit *(Inappetenz, Anorexie)* zeigt sich in lustlosem Herumstochern im Essen, Widerwillen beim Anblick von Speisen, evtl. Würge- und Brechreiz bis hin zur totalen Nahrungsverweigerung. Die Ursachen können vielfältig sein. Appetitlosigkeit ist ein häufiges Symptom bei Infektionserkrankungen mit Fieber. Es ist häufig das erste Anzeichen dafür, dass das Kind etwas „ausbrütet". Seelische Ursachen, z. B. Einsamkeit, Streit im Elternhaus, Schuldruck, können ebenfalls für einen verminderten Appetit verantwortlich sein.

Außerdem schwankt der Appetit natürlicherweise, bei Wachstumsschüben ist er stärker ausgeprägt. Oft haben Eltern auch falsche Vorstellungen, welche Mengen ihr Kind essen sollte.

Appetitlosigkeit in Verbindung mit einer Gedeihstörung und mangelnder körperlicher und geistiger Agilität muss immer ärztlicherseits abgeklärt werden.

Fütter- und Essstörungen im frühen Kindesalter

Unter **Fütter- und Essstörungen im frühen Kindesalter** versteht man Regulations- und Bindungsstörungen bei Säuglingen und Kleinkindern. Ohne krankhaften Wert sind Umstellungen, z. B. vom Stillen zur Flaschenkost, die mit etwas Geduld schnell zu überwinden sind. Leichte Störungen können allerdings zu einer dauerhaften Störung werden. Hiervon sind 5 % aller gesunden Kinder betroffen, aber 39 % der Kinder mit einer Gedeihstörung. [12]

Die Entstehung ist vielgestaltig. Auf der kindlichen Seite spielen körperliche Erkrankungen, sensorische Präferenzen und Empfindlichkeiten, Temperament, Konstitution und aversive Erfahrungen (z. B. heftiges Verschlucken mit massiver Atemnot, Sondenernährung, Beatmung) im Gesichts-, Mund- und Rachenbereich eine Rolle. Auf Elternseite können psychische Belastungen wie Depression, eine mütterliche Essstörung oder eine angespannte Haltung bei der Nahrungsaufnahme, Versagensängste und kulturelle/familiäre Essgewohnheiten eine Rolle spielen. Essen wird oft zum alles beherrschenden Thema in der Familie. Das Kind reagiert dann mit Unlustgefühlen, Nahrungsverweigerung und Gedeihstörung. Auch Rumination (gezieltes Hochwürgen von Nahrung) ist möglich. [13]

Die Behandlung solcher Essstörungen braucht in der Regel verhaltenstherapeutische, tiefenpsychologische und auch familientherapeutische Interventionen. Sogenanntes *Mother Blaming* oder *Parent Blaming* (Beschuldigung der Mutter oder Eltern) muss unbedingt vermieden werden. Wird der Mutter bzw. den Eltern die Schuld an der Essstörung gegeben, kann das die Therapeuten-Eltern-Beziehung nachhaltig beeinträchtigen. [13]

Dehydratation und Hyperhydratation

Dehydratation

DEFINITION

Dehydratation *(Flüssigkeitsmangel):* Verminderung des Körperwassers, Flüssigkeitsmangel im Körper.
Exsikkose *(Austrocknung):* uneinheitlich genutzt, bezeichnet oft die Folge einer Dehydratation.
Es handelt sich um ein Defizit an Körperwasser und Natrium. Ursachen können sowohl zu geringe Aufnahme als auch zu hohe, unausgeglichene Ausscheidung sein. [2]

Ursachen der **Dehydratation** sind eine verminderte Flüssigkeitsaufnahme und/oder erhöhter Flüssigkeitsverlust, z. B. durch Erbrechen, Diarrhö oder starkes Schwitzen.

Die Folgen eines Flüssigkeitsmangels können relativ schnell lebensbedrohlich werden, besonders Säuglinge und Kleinkinder und alte Menschen sind dehydratationsgefährdet.

Symptome und Folgen

- Vermehrter Durst (bei älteren Menschen oft gering)
- Niedriger Blutdruck, Pulsanstieg
- Temperaturanstieg, v. a. bei Kindern (Durstfieber ➤ 16.4.2)
- Eingesunkene Augäpfel und Fontanellen bei Neugeborenen und Säuglingen
- Schwäche/Schwindel mit den möglichen Folgen Sturzneigung (➤ 20.5.7), Knochenbrüche, Immobilität
- Lethargie, reduzierte Wahrnehmungsfähigkeit, Verwirrtheit
- Trockene Haut, stehende Hautfalte (➤ Abb. 17.2)
- Mundtrockenheit, fehlender Speichelsee unter der Zunge (➤ 17.5.4)
- Obstipation (➤ 19.2.4)
- Wenig und konzentrierter Urin (➤ Tab. 19.5)
- Evtl. Verwirrtheit und Bewusstseinseintrübung (➤ 23.9)
- Elektrolytentgleisung mit Krampfanfällen

Hyperhydratation

DEFINITION
Hyperhydratation *(Überwässerung):* Erhöhung des Körperwassers, Flüssigkeitsüberschuss.

Normalerweise sind gesunde Nieren in der Lage, eine übermäßige Flüssigkeitszufuhr auszuscheiden. Die Wasserregulation geschieht über das Hormon **ADH** *(antidiuretisches Hormon, Vasopressin).* Bei Herz- und Niereninsuffizienz, Nierenversagen und Leberzirrhose, bei übermäßigem Trinken von salzarmem Wasser oder intensiver Magenspülung kommt es aber zu einer Wassereinlagerung im Körper.

Symptome und Folgen
- Gewichtszunahme
- Wassereinlagerungen (Ödeme ➤ Abb. 17.3) in Beinen und Bauchraum (mess- und sichtbare Umfangszunahme), „verquollenes" Gesicht mit Lidödemen
- Abgeschlagenheit, Schwindel
- Atemnot bis zum Lungenödem, Tachykardie, Herzrhythmusstörungen
- Vor allem bei gleichzeitiger Verschiebung der Elektrolyte: Verwirrtheit, Bewusstseinstrübung, Krampfanfälle, Hirnödem

18

18.2.5 Fehlernährung

DEFINITION
Fehlernährung: Resultat eines Nahrungsverhaltens, das nicht geeignet ist, den Körper bedarfsgerecht zu ernähren.

Der Begriff der **Fehlernährung** berücksichtigt sowohl die Mangel- wie auch die Überernährung als eine Abweichung von der Norm. Auch ein spezifischer Mangel bzw. das Ungleichgewicht an spezifischen Nährstoffen, Vitaminen oder Mineralstoffen führt zu einer Fehlernährung. Ein Mensch kann trotz normalen Gewichts fehlernährt sein, z. B. wenn er zu wenige Vitamine aufnimmt.

Mangelernährung

DEFINITION
Mangelernährung *(Malnutrition):* anhaltendes Defizit an Energie und/oder Nährstoffen im Sinne einer negativen Bilanz zwischen Aufnahme und Bedarf mit Konsequenzen und Einbußen für den Ernährungszustand, physiologische Funktionen und den Gesundheitszustand. [2]
Kachexie: multifaktorielles Syndrom mit ungewolltem Gewichtsverlust, Verlust von Muskel- und Fettmasse, Müdigkeit, Schwäche, Appetitlosigkeit. Häufiges Syndrom, z. B. bei malignen Tumoren, AIDS, COPD. [14]
Sarkopenie: Resultat eines alters- und hypomobilitätsbedingten, fortschreitenden und generalisierten Verlusts von Skelettmuskelmasse, der in der Folge auch zum Verlust von Muskelkraft führt. Wird hauptsächlich bei immobilen und bettlägerigen Patientinnen beobachtet. [14]

Risikofaktoren

Der Expertenstandard Ernährungsmanagement nennt eine Vielzahl an **Risikofaktoren für eine Mangelernährung.** Es ist die Aufgabe von Pflegenden, diese Risiken (➤ Tab. 18.3, ➤ 18.2.1, ➤ 18.2.3) bzw. bestehende Ernährungsdefizite frühzeitig zu erkennen und entsprechende Maßnahmen einzuleiten.

Folgen

Die **Folgen einer Mangelernährung** sind für die Betroffenen erheblich (➤ Abb. 18.14), denn sie wirken sich auf alle Stoffwechsel- und Organfunktionen aus (➤ Tab. 18.4).

In Anbetracht der Schwere der Folgen, die eine Mangelernährung mit sich bringt, sollte bei Einrichtungsträgern und Pflegefachpersonen die Ernährung (wieder) mehr Beachtung finden. Der Expertenstandard *Ernährungsmanagement zur Sicherstellung und Förderung der oralen Ernährung in der Pflege* weist der Pflege eine zentrale Stellung zu, denn Pflegende haben eine Nähe zu den Patientinnen wie keine andere Berufsgruppe im Gesundheitswesen. Dadurch ergeben sich weitreichende Informations- und Einflussmöglichkeiten auf die Nahrungsaufnahme – und *„eine herausragende Verantwortung hinsichtlich einer bedürfnis- und bedarfsgerechten Ernährung von Menschen mit pflegerischem Unterstützungsbedarf".* [2]

Kriterien für eine Mangelernährung

Eine krankheitsspezifische Mangelernährung wird durch drei unabhängige Kriterien definiert: [14]
1. BMI < 18 kg/m^2 ODER
2. Unbeabsichtigter Gewichtsverlust > 10 % in den letzten 3–6 Mo. ODER
3. BMI < 20 kg/m^2 und unbeabsichtigter Gewichtsverlust > 5 % in den letzten 3–6 Mo. (➤ Tab. 18.2)

Da die Folgen einer Mangelernährung im Alter besonders gravierend sind und eine Abnahme der Muskelmasse (Sarkopenie) schnell zur Gebrechlichkeit führt, gelten für Menschen ab 65 Jahre etwas andere Kriterien: [15]
1. BMI < 20 kg/m^2 ODER
2. unbeabsichtigter Gewichtsverlust > 5 % in 3 Mo. oder > 10 % in 6 Mo.

Ein Risiko für eine Mangelernährung besteht, wenn die Nahrungsmenge anhaltend deutlich reduziert ist (ca. < 50 % des Bedarfs für mehr als 3 Tage) oder wenn mehrere Risikofaktoren gleichzeitig vorhanden sind (➤ Tab. 18.3).

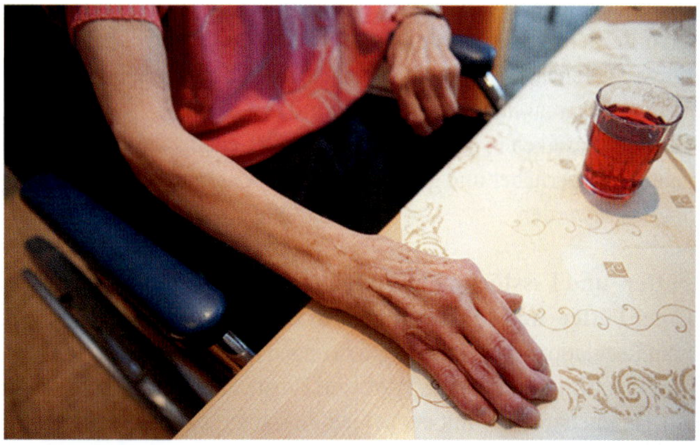

Abb. 18.14 Ältere Patientin mit Kachexie (Untergewicht) und Sarkopenie (zu wenig Skelettmuskelmasse als Folge von Immobilität und Mangelernährung). Erheblicher Gewichtsverlust ist nur eine Folge der Mangelernährung. [K157]

Tab. 18.3 Allgemeine und spezielle Risiken für Mangelernährung in den verschiedenen Versorgungsbereichen. [2]

Versorgungsbereich	Risiken
Allgemein	• Krankheits-, therapie- und altersbedingte Einschränkungen: – Akute und chronische Krankheiten – Essstörungen wie Anorexia nervosa (Magersucht) oder Bulimie (Ess-Brech-Sucht) – Multimorbidität – Auswirkungen von Krankheit oder Behinderung: Übelkeit, Erbrechen, Diarrhö, Schmerzen … – Nebenwirkungen von Medikamenten: Müdigkeit, Appetitlosigkeit … – Erhöhter Energie-, Nährstoff- oder Flüssigkeitsbedarf: offene Wunden, Fieber, Tumorerkrankung, motorische Unruhe … – Kognitive Beeinträchtigung: Demenz, geistige Behinderung … – Körperliche Beeinträchtigungen: Mobilitätseinschränkungen, Funktionseinschränkungen … – Verminderte Sinneswahrnehmung – Schluckstörung – Schlechter Mund- und/oder Zahnstatus – Appetitlosigkeit • Psychosoziale Einschränkungen: – Depressionen – Einsamkeit/Isolation, fehlendes soziales Netz – Ungünstiges Ernährungsverhalten: Armut, Unkenntnis, Gewohnheit, Abhängigkeit von Alkohol und anderen Suchtmitteln – Ängste, z. B. im Zusammenhang mit Allergien, Unverträglichkeiten oder Vergiftung (Paranoia) – Schlankheitswahn • Umgebungsbedingte Einschränkungen: – Unflexible Essenszeiten – Unzureichendes, unangemessenes Hilfs- oder Unterstützungsangebot während der Mahlzeiten – Unruhe, Unterbrechungen während der Mahlzeiten • Unerkannter bzw. ungeäußerter Unterstützungsbedarf beim Essen und Trinken
Im Krankenhaus	• Ernährungsbeeinträchtigende Krankheiten bzw. chirurgische Eingriffe, z. B. große intestinale Operationen, Nahrungskarenz, künstliches Koma, intensivmedizinische Behandlung • Angst vor Diagnose/Behandlung • Ungewohnte, befremdliche Umgebung • Abneigung/Ablehnen der Krankenhauskost, z. B. Geschmack, Angst vor unbekannten, nicht gewünschten Speisezusätzen/-inhalten • Unterbrechung bei den Mahlzeiten, z. B. durch Visite, Untersuchungen
In der stationären Langzeitpflege	• Störende Umgebungsfaktoren, z. B. Lärm, Unruhe bei den Mahlzeiten • Störende Mitbewohnerinnen • Scham, Zurückhaltung oder mangelnde Ausdrucksfähigkeit beim Einfordern von Unterstützung/Hilfe • Ungeäußerte Wünsche, Bedürfnisse oder Gewohnheiten beim Essen und Trinken • Abneigung/Ablehnung der Speisen-, Getränkeangebote in der Gemeinschaftsverpflegung
In der ambulanten Pflege	• Einschränkungen bei der Lebensmittelversorgung: mangelnde Einkaufsmöglichkeiten im näheren Umfeld, eingeschränktes Angebot für bestimmte Kostformen, finanzielle Einschränkungen • Einschränkungen bei der selbstständigen Lebensführung, z. B. Lebensmittelbesorgung, Zubereitung der Mahlzeiten • Einschränkungen beim selbstständigen Essen und Trinken • Soziale Isolation, Einsamkeit, Depression

Tab. 18.4 Mögliche Folgen einer Mangelernährung. [2], [4]

Auswirkungen auf		Symptome
Allgemeinbefinden		Beeinträchtigter Allgemeinzustand, allgemeine Schwäche, Müdigkeit, Antriebslosigkeit
Organfunktionen	Skelettmuskulatur	Schwäche, Abnahme der Muskelmasse und -kraft, erhöhtes Sturz- und Frakturrisiko mit den möglichen Folgen Immobilität und Dekubitus
	Atemmuskulatur, Lunge	Abnahme des Atemmuskulatur, Störung der respiratorischen Funktion mit der möglichen Folge Pneumonie
	Herz	Abnahme der Herzmuskelmasse, reduzierte Herzleistung
	Skelett	Verminderte Knochendichte, vermehrte Knochenbrüche
	Immunsystem	Erhöhte Infektanfälligkeit mit der möglichen Folge eines verlängerten Infektionsverlaufs, erhöhte Komplikationsrate
	Magen-Darm-Trakt	Hypotrophie der Schleimhaut, Verdauungsstörung mit Diarrhöen, bakterielle Fehlbesiedelung im Dickdarm

Tab. 18.4 Mögliche Folgen einer Mangelernährung. [2], [4] *(Forts.)*

Auswirkungen auf		Symptome
	Nieren	Reduzierte Filtrationsrate, erhöhtes Risiko für Harnwegsinfekte
	Haut	Dünne, blasse und unelastische Haut, verzögerte Wundheilung, erhöhtes Dekubitusrisiko
	Gehirn, kognitive Funktionen, Psyche	Neurologische und kognitive Störungen mit den möglichen Folgen Verwirrtheit, Konzentrationsschwäche, Apathie, depressive Verstimmung
Sozialleben		• Zunehmende Gebrechlichkeit, Verlust der Eigenständigkeit, Vereinsamung • Verlust von Lebensfreude und -qualität • Erforderliche institutionelle Pflege • Vermehrte Krankenhausaufhalte
Morbidität		• Verlangsamte Rekonvaleszenz • Erhöhtes Komplikationsrisiko
Mortalität		Erhöhtes Sterblichkeitsrisiko

Überernährung, Übergewicht und Adipositas

Abweichungen der Gewichtsentwicklung bei Kindern ➤ 18.2.4

DEFINITION

Übergewicht *(Präadipositas):* bei Erwachsenen BMI 25–29,9 kg/m^2, bei Kindern Gewicht zwischen der 90. und 97. Perzentile (➤ 18.2.3).

Adipositas *(Fettleibigkeit, Fettsucht):* Ernährungs- und/oder Stoffwechselerkrankung, die mit Übergewicht und Vermehrung des Körperfetts einhergeht.

- Bei Erwachsenen nach WHO ab BMI ≥ 30 kg/m^2. Unterteilt in
  - Adipositas Grad I (BMI 30–34,9 kg/m^2)
  - Adipositas Grad II (BMI 35–39,9 kg/m^2)
  - Adipositas Grad III (BMI ≥ 40 kg/m^2)
- Bei Kindern Gewicht über der 97. Perzentile

Zunehmende Häufigkeit in den westlichen Industriestaaten. In Deutschland sind 53,5 der Bevölkerung übergewichtig (46,6 % der Frauen, 60,5 % der Männer), bei 19 % liegt eine Adipositas vor. Bei den Kindern und Jugendlichen ca. 15 %. Bedeutsam durch die Folgeerkrankungen. [16], [17]

Übergewicht und **Adipositas** (➤ Abb. 18.15) haben in den OECD-Staaten inzwischen das Ausmaß einer Volkskrankheit angenommen, sie geben ca. 8,5 % ihre Gesundheitsausgaben für die Folgen von Adipositas aus. Besonders betroffen sind sozial Schwächere und weniger gebildete Frauen. Schwer fettleibige Menschen sterben etwa 8–10 Jahre früher als Normalgewichtige und entwickeln eine höhere Wahrscheinlichkeit für typische Folgekrankheiten. Somit wird Übergewicht auch zur zunehmenden Belastung für das Gesundheitssystem. [17]

Ursachen

Zu viel und falsche Ernährung einerseits, zu wenig Energieverbrauch andererseits – die modernen Lebens- und Essgewohnheiten sind die **Hauptursache für Überernährung und Übergewicht:**

- Sitzende Tätigkeiten, auch Bewegungsarmut in der Freizeit durch Fernsehen und Computer

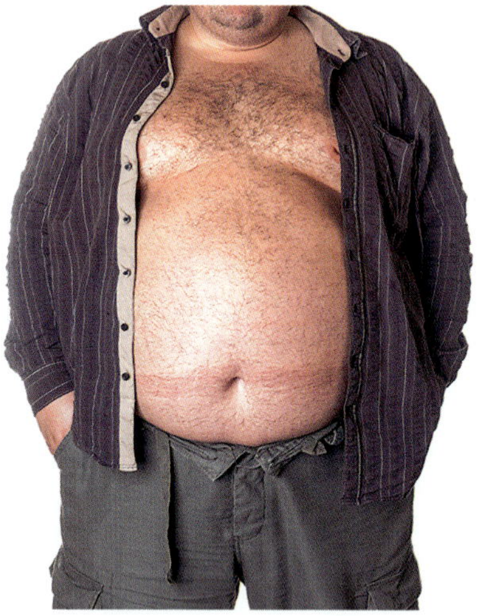

Abb. 18.15 Übergewicht ist weit mehr als ein ästhetisches Problem. Sie sind mit entscheidenden Beeinträchtigungen von Gesundheit und Lebensqualität verbunden. [J787]

- Zu wenig Bewegung im Alltag durch Benutzung von Auto und Fahrstuhl; kein Sport
- Übermäßiges Angebot an (günstigen) Lebensmitteln
- Essen aus Stress, Frust und Langeweile, Essen als Ersatz für emotionale Zuwendung
- Keine geregelten Essenszeiten, Essen mal schnell zwischendurch
- Fast-Food und Convenience-Food (Fertiggerichte)
- Werbung für zucker- und fetthaltige Lebensmittel
- Schlechte Vorbildfunktion der Eltern, übergewichtige Eltern

Darüber hinaus gibt es auch andere Ursachen für Übergewicht, die mit 3–5 % aller Betroffenen weit seltener sind:

- Genetische Veranlagung
- Esssucht (Binge Eating)
- Schilddrüsenunterfunktion (Hypothyreose)
- Cushing-Syndrom (erhöhte Konzentration von Glukokortikoiden im Blut)
- Nebenwirkung von Medikamenten, z. B. Pille, Antidepressiva, Neuroleptika, Glukokortikoide

Folgen

Die **Folgen von Überernährung und Übergewicht** (➤ Abb. 18.15) sind für die Betroffenen genauso schwerwiegend wie die der Mangelernährung. Typische Spätfolgen sind:
- Diabetes mellitus Typ II
- Fettstoffwechselstörungen
- Fettleber, Gallensteine, Leberzirrhose
- Herz-Kreislauf-Erkrankungen, vor allem Hypertonie, koronare Herzkrankheit, Herzinfarkt
- Atemprobleme, z. B. Schlafapnoesyndrom
- Schlaganfall
- Venenschwäche, chronisch-venöse Insuffizienz
- Degenerative Gelenkerkrankungen durch Überlastung, vor allem von Hüft- und Kniegelenken
- Erhöhtes Risiko für viele Krebsarten, v. a. Brust- und Darmkrebs
- Gicht (Erkrankung, die durch einen erhöhten Harnsäurespiegel im Blut bedingt ist)
- Gefahr von Intertrigo und Superinfektionen in den Hautfalten

Übergewicht und seine Folgen mindern entscheidend die Lebensqualität des Betroffenen.

Weitere ernährungsbedingte Erkrankungen

Weitere Erkrankungen, bei denen die Ernährung zumindest eine Rolle bei der Entstehung und/oder im Verlauf der Erkrankung spielt:
- Lebensmittelallergien
- Osteoporose („Knochenschwund", verminderte Knochenmasse und veränderte Knochenarchitektur)
- Nierensteine, Gallensteine
- Chronisch-entzündliche Darmerkrankungen (CED): Colitis ulcerosa, Morbus Crohn
- Zöliakie (Unverträglichkeit des Dünndarms gegen Gluten)
- Fruktoseintoleranz (Unverträglichkeit von Fruchtzucker), Laktoseintoleranz (Unverträglichkeit von Milchzucker)
- Bulimie (Ess-Brechsucht), Anorexia nervosa (Magersucht)

18.3 Ernährung in verschiedenen Lebensaltern

18.3.1 Säuglinge

Als **Säuglinge** bezeichnet man Kinder im ersten Lebensjahr, weil in diesem Alter das Saugen die bevorzugte Form der Nahrungsaufnahme ist.

Eine Mutter kann ihren Säugling stillen und/oder mit Säuglingsmilchnahrung (künstliche Säuglingsnahrung) ernähren.

Muttermilchernährung

Laut *WHO* und *UNICEF* (Kinderhilfswerk der Vereinten Nationen) ist die **Muttermilchernährung** die ideale Nahrung für das Neugeborene und den Säugling während der ersten (4 bis) 6 Lebensmonate. Auch Teilstillen ist wertvoll.

Vorteile

Muttermilch bzw. Stillen hat verschiedene Vorteile für Mutter und Kind: [18], [19]

Muttermilch
- Ist in ihrer Zusammensetzung exakt auf die Bedürfnisse des Säuglings abgestimmt, sie enthält arteigenes Eiweiß
- Enthält im Allgemeinen alle Nährstoffe (außer Vit. K und D), die das Wachstum und die Entwicklung fördern
- Kann vom kindlichen Verdauungstrakt leicht verdaut werden; sie unterstützt die Darmreifung und Ausbildung der Darmflora und ist damit eine wichtige Allergieprophylaxe
- Enthält Antikörper und andere Abwehrstoffe, die das Kind vor Infektionen schützen, auch das Risiko von späteren Erkrankungen und vom plötzlichen Kindstod ist geringer
- Beugt einer Neugeborenengelbsucht vor
- Fördert die normale Entwicklung von Kiefer und Mundmuskulatur beim Kind
- Ist kostenlos, ideal temperiert, hygienisch einwandfrei und immer verfügbar

Stillen
- Fördert die Mutter-Kind-Bindung
- Unterstützt die Rückbildung des Uterus und beugt dadurch einer Nachblutung oder einem Lochialstau (Wochenflussstau) vor, normalisiert die Hormonsituation nach der Geburt
- Unterstützt die Rückgewinnung des Gewichts von vor der Schwangerschaft
- Verringert das Risiko für Eierstock- und Brustkrebs

Gestillte Kinder haben im Vergleich zu nichtgestillten Kindern ein verringertes Risiko für Durchfallerkrankungen, Mittelohrentzündung und späteres Übergewicht.

Zusammensetzung der Muttermilch

Vormilch *(Kolostrum)* ist durch den hohen Gehalt an Carotinoiden leicht gelblich und von einer dickflüssigeren Konsistenz. Sie ist besonders eiweißreich und enthält Immunglobuline und Lymphozyten, die das Neugeborene vor Krankheitserregern schützen. Kolostrum wird unmittelbar bis ca. 72 Std. nach der Geburt gebildet.

Übergangsmilch *(transitorische Milch)* wird nach dem Kolostrum etwa ab dem 4. Tag nach der Geburt gebildet und geht nach etwa 2–3 Wochen in die reife Frauenmilch über.

Reife Frauenmilch hat einen höheren Energiegehalt und weniger Eiweiß als Kuhmilch. Die Menge passt sich von Anfang an der Nachfrage an, sodass auch ältere Säuglinge immer satt werden. Während Wachstumsphasen kann für 1–2 Tage der Eindruck entstehen, dass das Kind nicht satt wird. Abhilfe schafft häufigeres Anlegen, durch das vermehrt Milch gebildet wird.

Die Zusammensetzung der Milch ändert sich während der Stillmahlzeit. Zu Beginn erhält der Säugling vorwiegend flüssige Milchbestandteile, nach und nach wird die Milch fett- und energiereicher. Muttermilch enthält ausreichend Vitamine mit Ausnahme von Vitamin D, Vitamin K und Fluor, die auf ärztliche Anordnung substituiert werden.

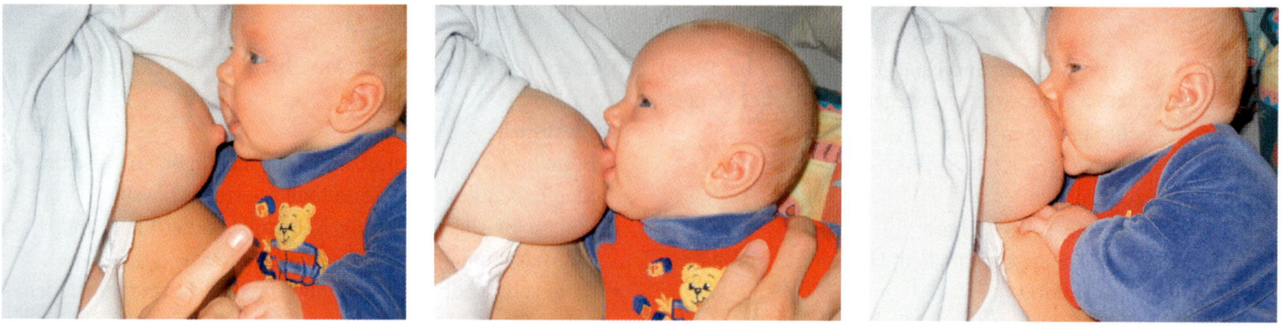

a Die Mutter führt das Kind zur Brust, nicht umgekehrt. Dabei sollte das Kind so liegen, dass es seinen Kopf nicht drehen muss. Der Bauch des Kindes liegt am Bauch der Mutter. Nase und Kinn des Kindes liegen an der Brust der Mutter an. Ist seine Nasenatmung behindert, wird der Po des Kindes näher an den Körper der Mutter herangezogen. Ohr, Schulter und Becken des Kindes bilden eine Linie.

b Der Mund des Kindes sollte weit geöffnet sein, damit das Kind die Mamille und möglichst weite Teile der Areola (Warzenhof) in den Mund nehmen kann. Ist der Mund nicht weit geöffnet, kann die Mutter den Suchreflex auslösen, indem sie die Unterlippe des Kindes mit ihrer Mamille berührt.

c Ist das Kind korrekt angelegt, kann es die Brust gut entleeren und wunde Mamillen werden vermieden. Bei Bedarf (im Bild nicht sichtbar) kann die Mutter ihre Brust im C-Griff stützen und führen. Dabei umfasst sie ihre Brust von unten mit vier Fingern, der Daumen liegt oben mit 1–2 cm Abstand über der Areola.

Abb. 18.16 Richtiges Anlegen des Kindes an die Brust. [0408]

Keine zusätzliche Flüssigkeitsgabe

Eine zusätzliche Flüssigkeitsgabe ist bei voll gestillten Säuglingen nicht notwendig.

18

Stilltechnik und -positionen

Obwohl es die natürlichste Form der Ernährung ist, klappt Stillen nicht immer auf Anhieb. Neben einem guten familiären Umfeld sind vor allem die Anleitung und Beratung zum Stillen und die richtige **Stilltechnik und -positionen** (➤ Abb. 18.16) von entscheidender Bedeutung.

Stilltechnik

Eine korrekte **Stilltechnik** soll Brustkomplikationen und Saugschwierigkeiten des Säuglings vermeiden, die zu Frustration und zum Abbruch des Stillens führen können. Wichtige Prinzipien sind (➤ Abb. 18.16):

- Das Kind muss die Brustwarze und den Warzenvorhof fassen, dazu muss es den Mund weit öffnen, was gegebenenfalls durch die Mutter unterstützt wird
- Der Kopf des Säuglings darf nicht gedreht oder überstreckt sein.
- Die Atmung über die Nase darf nicht behindert sein. Dafür kann es nötig sein, dass Mütter mit voluminösen Brüsten das Brustgewebe mit dem C-Griff (➤ Abb. 18.16) zurückhalten.
- Eine sanfte Brustmassage und feuchte Wärme vor dem Anlegen erleichtern den Milchspendereflex.
- Stilldauer und -rhythmus: [19]
  - Es wird ad libitum (bei Bedarf) gestillt, Mutter und Kind müssen ihren eigenen bedarfsgerechten Rhythmus finden. In den ersten 7 Tagen ist es nicht ungewöhnlich, dass der Säugling alles 1–3 Std. gestillt werden möchte
  - Ein Neugeborenes wird in den ersten Tagen auch nachts geweckt, wenn es sich nicht selbst alle 4 Std. meldet.
  - Normal sind acht- bis zwölfmaliges Anlegen in 24 Std. für ca. 15–20 Min.
  - Brust erst wechseln, wenn das Kind aufhört zu saugen. Ein zu früher Wechsel verhindert, dass das Kind die fettreiche Milch bekommt, die erst nach einer Weile abgegeben wird.
- Wiegen vor und nach dem Stillen ist nicht sinnvoll und setzt die Mutter zu stark unter Druck, was sich ungünstig auf die Milchbildung auswirken kann.

Die Brust ist nach dem Stillen weich und entspannt. Durch die Ausschüttung der Stillhormone Prolaktin und Oxytocin kann es bei der Mutter zu Schläfrigkeit, Glücksgefühlen, Durst oder Nachwehen kommen.

Umgang mit abgepumpter Muttermilch ➤ 10.4.8

VORSICHT

Der Stillvorgang darf keine Schmerzen bereiten. Ist dies der Fall, muss nach den Ursachen gesucht werden.

Stillpositionen

Mutter und Kind entwickeln im Laufe der Zeit Vorlieben für bestimmte **Stillpositionen.** Grundsätzlich gilt:

- Die Mutter sollte bequem sitzen oder liegen, ohne sich zu verspannen (➤ Abb. 18.17).
- Der Säugling wird so positioniert und gestützt, dass die Mutter ihn ohne große Muskelkraft halten kann.
- Die Mutter bringt das Kind zur Brust, nicht die Brust zum Kind.
- Kopf, Oberkörper und Hüfte des Kindes befinden sich auf einer Linie, sodass das Kind den Kopf nicht drehen oder strecken muss, um zur Brust zu gelangen (➤ Abb. 18.16).

Stillschwierigkeiten und -hindernisse

Tatsächlich gibt es aufseiten der Mutter und des Säuglings Situationen, die das **Stillen erschweren oder unmöglich machen:**

- Gründe aufseiten der **Mutter** sind z. B. pathologische Veränderungen der Brust, (lebensbedrohliche) Erkrankungen, psychische Erkrankungen, Drogen- oder Medikamentenmissbrauch.

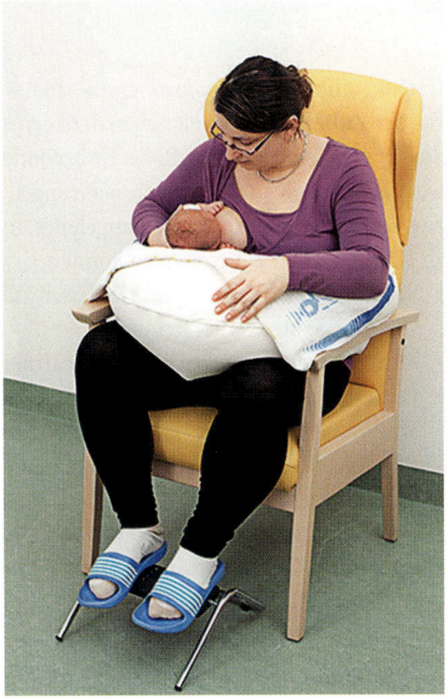

Abb. 18.17 Beispiel für eine korrekt und bequeme Sitzhaltung. [K115]

- Gründe aufseiten des **Kindes** sind z. B. Frühgeburt, neurologische Beeinträchtigungen, Herzfehler, Lippen-Kiefer-Gaumenspalte.

Ob es sich um ein vorübergehendes oder absolutes **Stillhindernis** handelt, muss im Einzelfall entschieden werden. Bei einem vorübergehenden Hindernis aufseiten der Mutter sollte nicht zu schnell abgestillt werden. Durch Abpumpen der Milch kann die Milchproduktion aufrechterhalten werden. Einige Stillschwierigkeiten können durch eine gute Beratung und Hilfsmittel (z. B. Mamillenformer, Stillhütchen) behoben werden.

Still- bzw. Saughindernisse vonseiten des Kindes können z. B. durch das Abpumpen der Milch und die Verabreichung über eine enterale Sonde (➤ 18.8.1) umgangen werden.

Unterstützung und Förderung des Stillens

Schon 1991 starteten die *WHO* und **UNICEF** das internationale Programm **Babyfriendly Hospital Initiative.** Viele weitere Studien und Untersuchungen belegen, dass für ein erfolgreiches Stillen der unmittelbare Beginn nach der Geburt und die Beratung und Schulung der Mutter wichtig sind, und Initiativen werben für das Stillen. Nachfolgend sind wichtige Prinzipien zur Unterstützung und Förderung des Stillens genannt: [21]

1. Das Stillen innerhalb der ersten Stunden nach der Geburt ermöglichen und bis nach dem ersten Anlegen für dauernden Hautkontakt zwischen Mutter und Neugeborenem sorgen.
2. Der Mutter und dem Säugling helfen, eine bequeme Stillposition einzunehmen und korrekt anzulegen.
3. Keine Trennung von Mutter und Kind während des gesamten Klinikaufenthalts nach der Geburt *(Rooming-in).*
4. Mutter dazu anleiten, die frühen Hungerzeichen des Säuglings zu erkennen und darauf zu reagieren. Sicherstellen, dass der Säugling mindestens achtmal innerhalb von 24 Std. gestillt wird.
5. Sicherstellen, dass die Mutter die Physiologie der Milchbildung – insbesondere die Bedeutung der Entleerung aus der Brust – versteht.
6. Sicherstellen, dass die Mutter weiß, wie ein schläfriger Säugling geweckt wird.
7. Den Gebrauch von Beruhigungssaugern, Flaschensaugern und Zufütterung vermeiden, es sei denn, er ist medizinisch indiziert.
8. Während der unmittelbaren Postpartumperiode *(post partum = nach der Geburt)* mindestens eine Stillmahlzeit innerhalb eines Zeitraums von 8 Std. beobachten und dokumentieren.
9. Erkennen von Anzeichen für effektives Stillen bei Mutter und Säugling, und Einschreiten, falls kein angemessener Milchtransfer stattfindet.
10. Erkennen von mütterlichen und kindlichen Risikofaktoren, die die Fähigkeit zum effektiven Stillen beeinträchtigen können, und Gewährleistung von angemessener Unterstützung und Nachsorge.
11. Erkennen von jeglichen mütterlichen oder kindlichen Kontraindikationen zum Stillen.
12. Zufütterung bei medizinischer Indikation bereitstellen und die Zufütterungsmethode auswählen, die den Übergang zur Brust am wenigsten beeinträchtigt.
13. Sicherstellen, dass für den Säugling ein Termin für eine kinderärztliche Untersuchung bis zum 5.–7. Tag nach der Geburt vereinbart wurde.
14. Angemessenes Informationsmaterial zum Stillen zur Verfügung stellen.
15. Ausschließliches Stillen während jeglicher Erkrankung oder eines Klinikaufenthalts von Mutter und Säugling unterstützen.
16. Einhaltung des Internationalen Kodex zur Vermarktung von Milchersatzprodukten.
17. Familienmitglieder und andere wichtige Bezugspersonen in die Stillinformation einbeziehen.
18. Vorbeugende Anleitungen und Informationen für häufig auftretende Probleme geben, die das ausschließliche Stillen beeinträchtigen können.
19. Sicherstellen, dass die Mütter über das normale Stillverhalten des Säuglings Bescheid wissen und über realistische Erwartungen hinsichtlich Säuglingspflege und Stillen verfügen.
20. Möglichkeiten der Familienplanung und ihre eventuellen Auswirkungen auf die Milchbildung besprechen.

Zwiemilchernährung

Zwiemilchernährung meint die Kombination von Muttermilchernährung und Säuglingsmilchnahrung. Eine eher problematische Kombination, denn die Saugtechnik an der Brust unterscheidet sich von der beim Sauger erforderlichen Technik und kann beim Säugling zu einer Saugverwirrung führen. Das Loch am Sauger sollte möglichst klein sein, damit sich der Säugling anstrengen muss, sonst verweigert er möglicherweise schnell das anstrengendere Saugen an der Brust.

Nach Möglichkeit sollte zunächst die Stillberatung intensiviert werden, bevor eine Mutter ergänzend Säuglingsmilchnahrung füttert.

Indikationen

Mögliche **Indikationen für eine Zwiemilchernährung** sind:

- Gewichtsverlust > 10 % des Geburtsgewichts bei gleichzeitiger verspäteter Milchbildung und wenn der Säugling nicht ausreichend zunimmt
- Klinische Anzeichen für eine Dehydratation
- Hypoglykämie bei Risikokindern
- Fehlendes Vorhandensein von Muttermilch (auch nicht von abgepumpter) bei räumlicher Trennung, z. B. Verlegung des Neugeborenen ohne Mutter

18

Säuglingsmilchnahrung

Mütter, die nicht stillen wollen oder können oder die Stillphase unterbrechen müssen, können ihre Säuglinge mit industriell hergestellter **Säuglingsmilchnahrung** ernähren. Auch wenn Muttermilch die beste Nahrung für den Säugling ist, so hat die Industrie ihre Produkte bestmöglich alters- und bedarfsgerecht angepasst (➤ Tab. 18.5).

Bei Säuglingsmilchnahrung zu beachten

- Die Angaben des Herstellers zur Dosierung und Zubereitung der meist pulverförmigen Nahrungen sind zu beachten. Eine höhere Dosierung kann zur Überernährung führen. Ein Messlöffel soll nur gestrichen voll sein.
- Die Eigenherstellung von Säuglingsmilchnahrung aus Getreideflocken, verdünnter Kuhmilch, Öl, Milchzucker und gegebenenfalls Frucht- und Gemüsesäften wird aus hygienischen Gesichtspunkten nicht empfohlen.
- Abzuraten ist von veganem Milchersatz wie Hafer-, Reis- oder Mandelmilch, da sie nicht den ernährungsphysiologischen Bedürfnissen von Säuglingen entsprechen.

Zubereitung

Umgang mit Säuglingsnahrungen ➤ 10.4.8

Bei der **Zubereitung** spielt neben der korrekten Dosierung vor allem die Hygiene eine wichtige Rolle, insbesondere in den ersten Lebenswochen. In der Klinik stehen die Nahrungen meist in Einzelportionen zur Verfügung. Eltern werden angeleitet, um die Säuglingsnahrung zu Hause korrekt zubereiten zu können.

- Säuglingsmilchnahrung immer frisch zubereiten, d. h., innerhalb von max. 2 Std. verabreichen.
- Reste verwerfen, nicht wieder aufwärmen.
- Leitungswasser ist in der Regel geeignet, gegebenenfalls beim Wasserwirtschaftsamt nachfragen. **Achtung:** Kein Wasser verwenden, das durch bleihaltige Leitungen fließt und aus nicht kontrollierten Brunnen stammt!
- Für Säuglinge in den ersten Lebensmonaten abgekochtes Wasser verwenden. Zum Auflösen des Pulvers reicht eine Temperatur von 20–50 °C.

Tab. 18.5 Säuglingsmilchnahrungen im Überblick. [19], [22]

Säuglingsmilchnahrung		Indikation	Bemerkung
Anfangsnahrung	Pre-Nahrung	Ab 1. Lebenstag	• Entspricht am ehesten der Muttermilch • Enthält nur Laktose als Kohlenhydrate • Kann ad libitum, d. h., bei Bedarf gefüttert werden
	1er-Nahrung	Ab 1. Lebenstag, wenn längeres Sättigungsgefühl gewünscht wird, z. B. nachts	• Enthält zusätzlich Stärke als weiteres Kohlenhydrat • Ist dickflüssiger, braucht deshalb ein größeres Saugerloch
	HA-Nahrung	Siehe unten	–
Folgenahrung	2er-Nahrung	Ab 6. Lebensmonat zur Ergänzung der Beikost	Höherer Eiweißgehalt, höhere Energiedichte, verschiedene Kohlenhydrate
	3er-Nahrung	Ab 10. Lebensmonat zur Ergänzung der Beikost	• Noch höhere Energiedichte, teils mit Auszügen aus Früchten und Getreide • Fütterung nach Herstellerangaben, nicht mehr ad libitum • Die Umstellung nach dem Stillen auf Folgemilch ist nicht notwendig, da das Kind ab dem 6. Monat auch ausschließlich mit Beikost ernährt werden kann
	HA-Nahrung	Siehe unten	–
HA-Nahrung *(hypoallergene Nahrung)*		Zur Allergieprävention	• Eiweiße werden so weit aufgespalten (hydrolysiert), dass sie weniger antigen wirken • Werden als Anfangs- und Folgenahrungen angeboten und besitzen den jeweiligen Nährstoffgehalt • Schmecken leicht bitter
Extensiv hydrolysierte Säuglingsnahrung *(ehF = extensiv hydrolysierte Formula)*		Zur Behandlung von Allergien und Malabsorption	• Die Eiweiße sind noch deutlich weiter aufgespalten • Schmecken deutlich bitter • Auf ärztliche Anordnung
Heilnahrung		Bei Durchfallerkrankungen	• Leichter verdaulich und bekömmlich, da fett- und laktosereduziert und glutenfrei, oft mit präbiotischen Ballaststoffen zur Regulierung der Darmflora • Meist nicht notwendig, da eine Nahrungsumstellung eine weitere Belastung für den Darm darstellt • Nicht bei gestillten Kindern anwenden, diese auch bei Durchfallerkrankungen weiterstillen • Auch als HA-Heilnahrung erhältlich • Auf ärztliche Anordnung
Nahrung auf Sojabasis		Bei Milchunverträglichkeit, z. B. Galaktosämie, Laktoseintoleranz	• Kein Ersatz für Kuhmilchprodukte bei gesunden Säuglingen • Nur in begründeten Ausnahmefällen nach Arztanordnung • Langzeitwirkung von Phytoöstrogenen und Isoflavonen ist noch nicht abschließend geklärt [23]

18

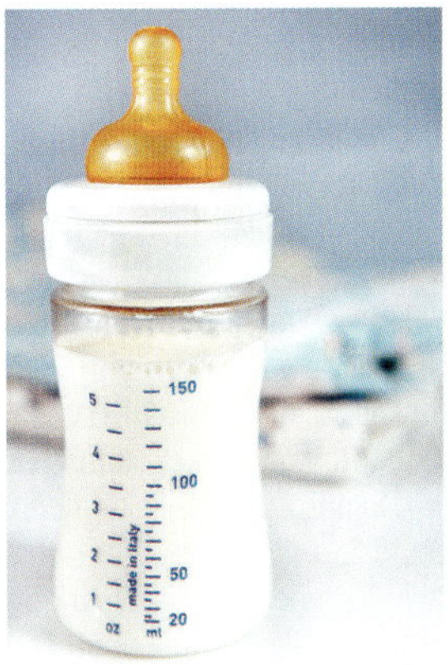

Abb. 18.18 Säuglingsmilchnahrung wird im Fläschchen verabreicht. Dafür gibt es viele Flaschen- und Saugerformen. [J787]

- Auf die Verwendung von Wasser auf Aktivkohle (Britta®-Wasserfilter) verzichten, da die Keimbelastung bei unsachgemäßer Handhabung ansteigt.
- Gekauftes Wasser soll den Aufdruck „Für die Zubereitung von Säuglingsnahrung geeignet" haben.
- Keine Zugabe von Zucker, Frucht- oder Gemüsesäften, Öl usw. notwendig.
- Eltern sollen nicht am Sauger nuckeln.
- Flaschen und Sauger (➤ Abb. 18.18) nach der Mahlzeit sofort gründlich unter heißem Wasser mit Spülmittel reinigen oder in der Spülmaschine bei 65 °C spülen. Ein Vaporisator (➤ 10.4.8) ist für die Aufbereitung von Flaschen und Saugern in den ersten Lebenswochen sinnvoll. [24]

Verabreichung

Das Wasser sollte vor der Verabreichung auf 30–40 °C abgekühlt sein. Die Temperatur wird geprüft, indem man die Flasche an die Wange hält oder einige Tropfen der fertigen Säuglingsnahrung auf die Innenseite des Unterarms träufelt.

Häufigkeit der Mahlzeiten

Die Zahl der Mahlzeiten pro Tag richtet sich nach dem Alter des Kindes. Als Anhalt gelten, immer abhängig nach Befinden und Gedeihen:

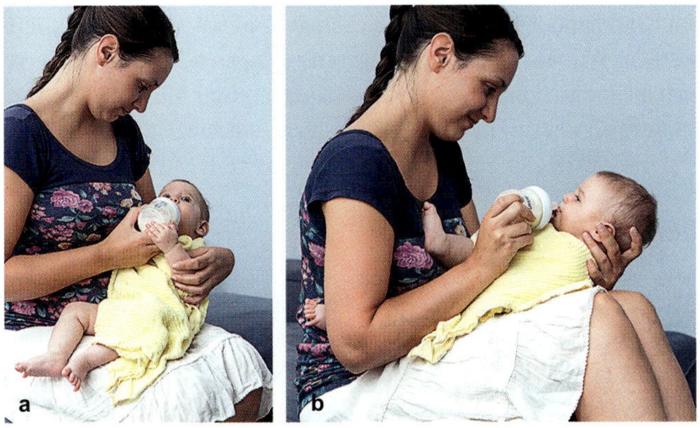

Abb. 18.19 Verabreichung von Flaschennahrung a) in Wiegeposition im Arm, b) auf den Oberschenkeln. [K115]

- Frühgeborene: ca. 12 Mahlzeiten
- 1.–3. Monat: 5–8 Mahlzeiten
- 4.–6. Monat: 5–6 Mahlzeiten
- 7.–9. Monat: 4–5 Mahlzeiten, schrittweise Reduzierung der Milchmahlzeiten und Ersetzen durch Beikost
- 10.–12. Monat: 4–5 Mahlzeiten

Positionen zur Verabreichung von Flaschennahrung

Die Verabreichung kann in verschiedenen **Positionen** geschehen:

- Der Säugling liegt entspannt in Wiegeposition im Arm (➤ Abb. 18.19a).
- Der Säugling liegt auf den Oberschenkeln der Pflegekraft oder Mutter. Diese hat die Beine auf einem Schemel aufgestellt, sodass der Oberkörper des Kindes etwas erhöht ist (➤ Abb. 18.19b).
- Der Säugling wird im Bettchen oder Inkubator gefüttert. Dazu werden Kopf und Oberkörper auf den Unterarm der Pflegekraft gelegt, sodass er erhöht liegt.

Der Sauger darf nicht gegen den Widerstand des Kindes eingeführt werden; ggf. werden die Lippen mit dem Sauger berührt, um einen Suchreflex auszulösen. Die Flasche wird so gehalten, dass der Sauger mit Nahrung gefüllt ist, damit das Kind möglichst wenig Luft schluckt.

Nach der Mahlzeit erhält der Säugling Gelegenheit, die mitgeschluckte Luft aus dem Magen zu entfernen („Bäuerchen machen"). Dazu eignen sich verschiedene Positionen (➤ Abb. 18.20). Unter-

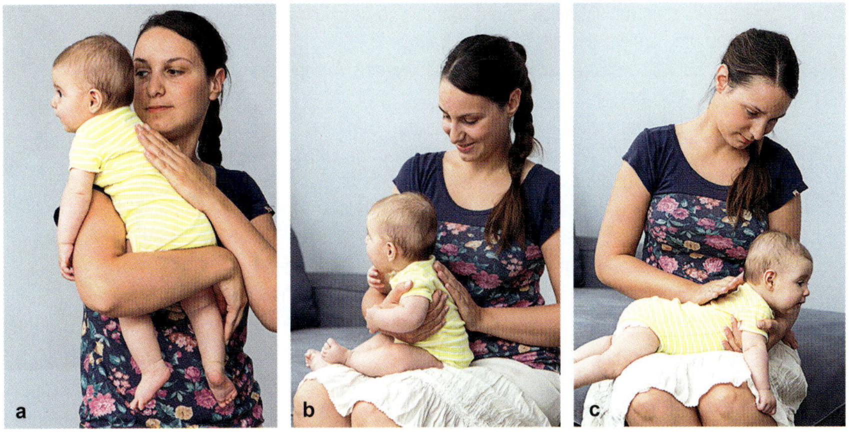

Abb. 18.20 Korrekte Positionen zur Unterstützung des Aufstoßens bei einem Säugling.
(a) Der Säugling wird auf die Schulter gelegt.
(b) Der Säugling sitzt möglichst aufrecht, z. B. auf den Knien der betreuenden Person.
(c) Der Säugling wird bäuchlings über die Beine der betreuenden Person gelegt.
Unterstützend kann dem Säugling leicht auf den Rücken geklopft bzw. der Rücken leicht massiert werden. [K115]

18

stützend kann leicht auf den Rücken geklopft oder dieser massiert werden (Wirbelsäule und Nierengegend aussparen). Die Luft entleert sich meist nach kurzer Zeit hörbar. Das dabei etwas Milch mit austritt, ist normal; sie wird mit einem Spucktuch aufgefangen.

Beikost

Ab dem ca. 6. Lebensmonat entwickelt das Kind Interesse an anderen Nahrungsquellen. Aufgrund der körperlichen Entwicklung hat es einen erhöhten Bedarf an Energie und Nährstoffen, der mit Milch allein nicht mehr zu decken wird. Nun ist mit **Beikost** zu beginnen. Der Aufbau kann nach folgendem Schema schrittweise durchgeführt werden. [19], [25]

- Schritt 1 (ab 5.–7. Monat): reines Gemüsemus (z. B. Karotten, Kürbis, Blumenkohl, Brokkoli). Das Kind soll weder zu hungrig noch zu satt sein. Nach einigen Löffeln erhält es seine Milchmahlzeit oder wird gestillt. Menge an Gemüsemus langsam steigern.
- Schritt 2: innerhalb von mehreren Tagen werden nach und nach Kartoffeln, Rapsöl, Fleisch und Obst dazugegeben, ein- bis zweimal in der Woche auch 30 g mageres Fleisch oder Fisch. Auch die Beikostmenge wird erhöht, sodass ein Nachfüttern mit der Flasche oder Stillen in einer Mahlzeit nicht mehr notwendig ist. Am Ende des ersten Monats der Beifütterung sollte eine ganze Milchmahlzeit mittags durch einen Gemüsebrei ersetzt sein.
- Schritt 3 (ab 6.–8. Monat): Vollmilch-Getreide-Brei, er ersetzt am Nachmittag oder Abend eine weitere Milchmahlzeit. Er wird mit pasteurisierter Milch selbst hergestellt oder auf fertigem Milchbrei (Zubereitung dann mit Wasser).
- Schritt 4: Getreide-Obst-Brei, d. h. Obst der Jahreszeit dem Brei beigeben, bevorzugt am Nachmittag.
- Schritt 5: Übergang zur Familienkost, Beginn mit Kartoffeln, Nudeln, Reis, gedünstetem Gemüse (nicht passiert), Brot mit Frischkäse oder Streichwurst.

18

Bei Beikost zu beachten

- Kinder sind in unterschiedlichem Alter bereit für das Mitessen am Tisch. Zeigt das Kind Interesse an festeren Nahrungsmitteln, verweigert es den Brei, wenn andere Lebensmittel auf den Tisch kommen, und steckt es sich festeres Essen unverzüglich in den Mund, sind das Hinweise, dass das Kind am Familienessen teilnehmen kann.
- Breis, Beikost können selbst gekocht und püriert werden. Anregungen geben spezielle Kochbücher. [26]
- Die Industrie bietet eine Vielzahl an Fertigbreis und „Gläschen", was einfach und praktisch ist. Eltern sollten aber auf unnötige Zusätze wie Geschmacks-, Aroma- und Süßungsstoffe achten. Auch die Herstellerangaben zur Herstellung und Haltbarkeit geöffneter Produkte sind zu beachten.
- Die Eingabe von Beikost erfolgt immer im Sitzen, entweder auf dem Schoß der Bezugsperson oder in einem eigenen Kinderstuhl, wenn das Kind frei sitzen kann (➤ Abb. 18.21). Ablenkungen während der Mahlzeit sind zu vermeiden.
- Beikost ist Löffelkost und sollte nicht in einer Flasche mit Sauger eingegeben werden. Zwischendurch wird Wasser oder Tee angeboten.
- Bei Bedarf wird zusätzlich zur Beikost noch gestillt oder eine Säuglingsmilch gegeben.
- Vollmilch ist im gesamten ersten Lebensjahr als Flaschenmilch nicht zu empfehlen, weil wichtige Nährstoffe wie Jod, Eisen und Kupfer nicht ausreichend in Kuhmilch enthalten sind. Kuhmilch sollte im 1. Lj nur in der für die Zubereitung des Milch-Getreide-Breis vorgesehenen Menge von 200 ml verwendet werden. Alternativ kann auch Naturjoghurt gegeben werden.
- Zum Trinken sollte Kuhmilch erst gegen Ende des 1. Lebensjahres und nur im Rahmen der Brotmahlzeit aus Becher oder Tasse gegeben werden. Dem Baby sollte keine Rohmilch oder Vorzugsmilch angeboten werden.
- Andere Milchprodukte, wie Quark oder Früchtejoghurt als Zwischenmahlzeit oder Dessert, sollten im ersten Lebensjahr ebenfalls noch nicht gefüttert werden.
- Verbackenes oder hartgekochtes Hühnerei sollte bei Babys mit einem Allergierisiko zur Vorbeugung einer Allergie gegen Hühnerei mit der Beikost eingeführt und regelmäßig angeboten werden. Rohes Hühnerei (auch Rührei) ist nicht geeignet. [25]

Vegetarische oder vegane Ernährung

Bei gewünschter vegetarischer Ernährung müssen Eltern sich genau über die notwendige Lebensmittelauswahl informieren, damit das Kind alle notwendigen Nährstoffe bekommt. Hier kann eine Ernährungsberatung sinnvoll sein.
Von veganer Ernährung im Säuglingsalter raten die Fachgesellschaften ab, das Risiko eines Nährstoff- und Vitaminmangels (bes. Omega-3-Fettsäuren, Kalzium, Jod, Vitamin B_2, B_{12}, D) ist groß – auch wenn sich die stillende Mutter vegan ernährt. Wollen Eltern ihr Kind dennoch vegan ernähren, sind Nährstoffsupplemente notwendig und eine engmaschige ärztliche Betreuung. Eine Beratung durch einen Ernährungsexperten sollte erfolgen. [25], [27]

Ungeeignete Lebensmittel

Für Kinder im 1. Lebensjahr sind nachfolgende **Lebensmittel ungeeignet:**

- Reine Milch und Milchprodukte, z. B. Quark
- Rohe Eier und Rohmilch

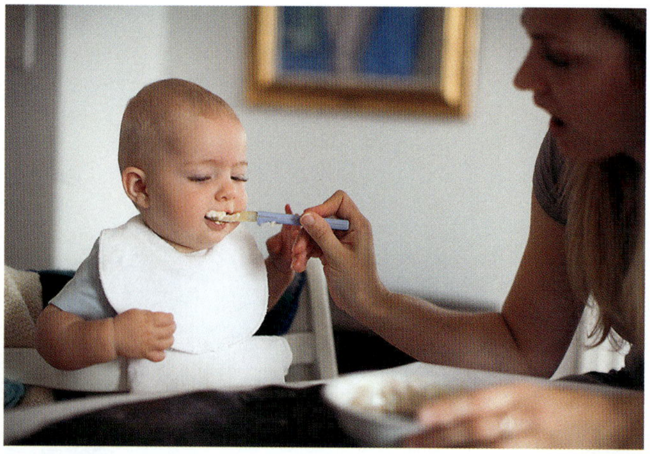

Abb. 18.21 Die Verabreichung von Beikost erfolgt im Sitzen – das gilt sowohl für das Kind als auch für die Betreuungsperson. [J787]

- Kalt geschleuderter Honig und kalt gepresste Öle
- Gewürze und Salz
- Besonders kleine Lebensmittel, die oft ohne Kauen geschluckt werden und zum Verschlucken führen können, z. B. Nüsse
- Hülsenfrüchte und Kohlarten
- Fisch mit Gräten
- Süßungsmittel und künstliche Geschmackstoffe
- Sehr süße Lebensmittel, stark gesüßte Säfte
- Lebensmittel, in denen Alkohol enthalten ist

Allergieprävention durch Verzicht auf bestimmte Lebensmittel?

In den westlichen Industrieländern nimmt die Zahl der allergischen Erkrankungen zu. Neben allergischem Asthma, Heuschnupfen und atopischem Ekzem leiden immer mehr Kinder und Erwachsene unter Nahrungsmittelallergien. Da die Ursachen nach wie vor weitgehend ungeklärt sind, kommt der Prävention eine große Bedeutung zu. Eine gesunde und nährstoffdeckende Ernährung von Säuglingen, Kleinkindern, Schwangeren und Stillenden spielt dabei eine wichtige Rolle. Die **Leitlinie Allergieprävention** empfiehlt: [19], [28]

- Keine Einschränkung in der Ernährung der Schwangeren und Stillenden – aus Gründen der Allergieprävention – sie soll ausgewogen und nährstoffdeckend sein. Fisch in der mütterlichen Ernährung kann womöglich schützend wirken.
- Voll Stillen in den ersten 4 bis 6 Lebensmonaten. Auch mit der Einführung der Beikost soll weitergestillt werden.
- Ist Stillen nicht möglich, dann Gabe von extensiv hydrolysierter Säuglingsmilchnahrung (➤ Tab. 18.5) bei Risikokindern (wenn ein oder beide Elternteile unter einer allergischen Erkrankung leiden).
- Sojabasierte Säuglingsnahrung zur Allergieprävention wird nicht empfohlen.
- Eine verzögert eingeführte Beikost wird nicht empfohlen; Beginn der Beikost – abhängig vom Säugling – frühestens im 5. und spätestens im 7. Monat.
- Nahrungsmittel nach und nach einführen, aber grundsätzlich auf nichts verzichten. Es gibt Hinweise, dass die Vielfalt der Ernährung vor atopischen Erkrankungen schützen kann.
- Fischkonsum im 1. Lebensjahr kann einen schützenden Effekt haben.
- Die Vermeidung von Übergewicht wird als Asthmaprävention empfohlen.
- Die Gabe von Probiotika (Lebensmittel, die lebensfähige Mikroorganismen enthalten, z. B. Milchsäurebakterien, Hefen) und Präbotika (Ballaststoffe) zeigen keine präventive Wirkung vor Allergien. Sie sollten weder Schwangeren noch Säuglingen gegeben werden.

Weitere Empfehlungen, u. a. zu Haustierhaltung, Schadstoffen, finden sich in der Quelle. [28]

18.3.2 Kinder

Prägung der Ernährungsgewohnheiten

Da die **Ernährungsgewohnheiten** schon früh in der Kindheit angelegt werden, sollten Eltern und weitere Bezugspersonen die Grundlagen einer gesunden Ernährung kennen. Das frühe Kennenlernen einer geschmacklichen Vielfalt ist von entscheidender Bedeutung für eine breit angelegte Ernährung (➤ Abb. 18.22). Weitgehend vermieden werden sollten industriell herstellte Fertigprodukte, die häufig den Geschmacksverstärker Glutamat erhalten, weil daran gewöhnte

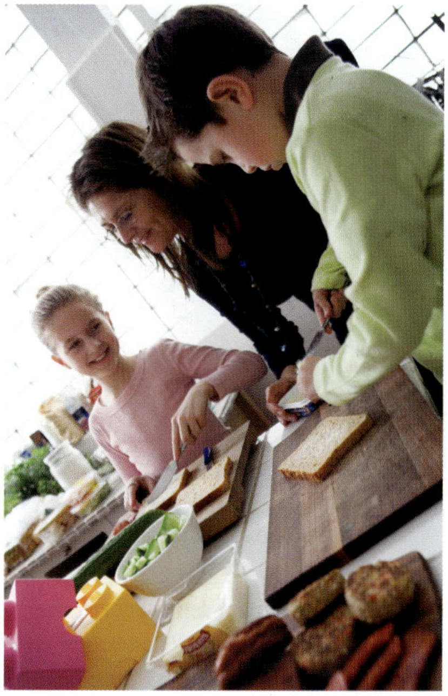

Abb. 18.22 Eine gesunde und abwechslungsreiche Ernährung wird vor allem im Elternhaus gelernt. Dafür müssen die Eltern Vorbild sein und die Kinder möglichst früh mit in die Essenszubereitung einbeziehen. [J787]

Kinder mit der Zeit natürliche Lebensmittel als fad empfinden. Auch Zucker und Salz sollten sparsam verwendet werden, damit der Eigengeschmack der Lebensmittel besser geschmeckt werden kann.
Das *Forschungsinstitut für Kinderernährung* empfiehlt eine **optimierte Mischkost** aus 55 % Kohlenhydraten, 30 % Fett, 15 % Eiweiß. [29] Das bedeutet konkret:

- *Reichlich* pflanzliche Lebensmittel durch Brot und Getreide, Kartoffeln, Nudeln, Reis, Gemüse und Obst
- *Mäßig* tierische Lebensmittel wie Milch und Milchprodukte, Fleisch und Fleischwaren, Eier
- *Sparsam* Fette und fettreiche Lebensmittel

Kinder sollten fünf Mahlzeiten am Tag zu sich nehmen, von denen zwei Hauptmahlzeiten (Frühstück und Mittagessen oder Abendessen) aus kalten Speisen bestehen. Eine warme Mahlzeit reicht am Tag. Zwischen den Hauptmahlzeiten können zweimal Obst und Gemüse gegeben werden, auch Kekse oder ein Stück Kuchen sind erlaubt. [29]

Stark gesüßte Getränke liefern leere Kalorien. Neben Wasser und Tees sind vor allem verdünnte Saftschorlen geeignet, Limonaden und Cola sollten nur zurückhaltend angeboten werden.

Essen als Kulturgut

Die gemeinsame Mahlzeit, bei der sich die ganze Familie trifft, kann den Wert des **Essens als Kulturgut** vermitteln. Ein schön gedeckter Tisch, eine angenehme Atmosphäre, ausreichend Zeit und Tischgespräche verdeutlichen Kindern den sozialen Wert des Essens (➤ Abb. 18.23). Angepasst an das Alter lernen Kinder nach und nach Tischsitten kennen, z. B. das Essen mit einem Löffel, dann mit Messer und Gabel, die Benutzung einer Serviette. Tischregeln spielen ebenfalls eine wichtige Rolle, z. B. das gemeinsame Aufstehen und Abräumen des Tisches.

Kinder dürfen nicht gezwungen werden, ihren Teller über das Sättigungsgefühl hinaus leer zu essen. Vielmehr sollten sie lernen, sich

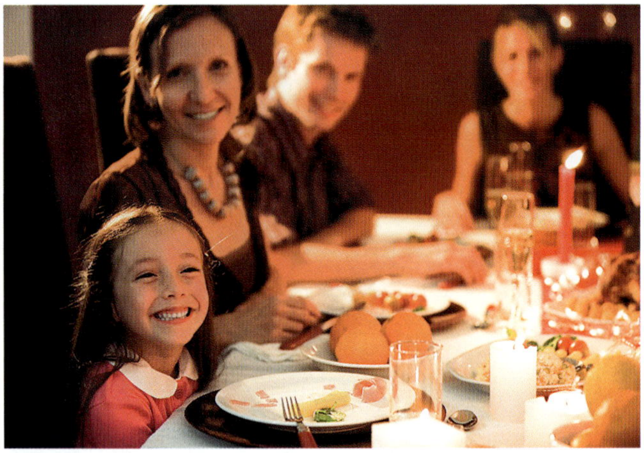

Abb. 18.23 Ebenso wichtig wie die Zusammensetzung der Mahlzeiten ist der Rahmen, in dem diese eingenommen werden. [J787]

nur kleine Mengen auf den Teller zu geben und gegebenenfalls nachzunehmen. Sie sollten das Recht haben, ein Lebensmittel abzulehnen. Eine Regel könnte sein, dass neue Lebensmittel immer in kleiner Menge probiert werden. Es ist nicht sinnvoll, z. B. Süßigkeiten oder Fastfood komplett vom Speiseplan zu streichen, weil das Interesse und der Heißhunger darauf unverhältnismäßig hoch werden können.

18.3.3 Erwachsene

Umgang mit Lebensmitteln ➤ 10.4.8

Erwachsene können in der Regel selbstbestimmt entscheiden, was, wie oft und wo sie essen wollen. Das bedeutet aber nicht, dass sie sich zwangsläufig gesund ernähren. Die modernen Lebens- und Arbeitsgewohnheiten bedingen bei vielen Menschen eine ungesunde Ernährung, was die Zunahme von Übergewicht und anderen ernährungsbedingten Erkrankungen bestätigt. Vollwertig zu essen hält dagegen gesund und fördert Leistung und Wohlbefinden!

Regeln für gesundes Essen

Die Deutsche Gesellschaft für Ernährung (DGE) e.V. hat wissenschaftlich fundierte Regeln für gesundes Essen formuliert: [30]

- Am besten Wasser oder andere kalorienfreie Getränke trinken, 1,5 l am Tag, Leitungswasser ist geeignet
- Gemüse und Obst – viel und bunt, mindestens 5 Portionen am Tag, am besten jahreszeitliches Gemüse und Obst
- Mindestens einmal in der Woche Hülsenfrüchte (Erbsen, Bohnen, Linsen) und täglich eine kleine Handvoll Nüsse
- Vollkorn ist die beste Wahl bei Brot, Nudeln, Reis und Mehl
- Pflanzliche Öle bevorzugen, z. B. Raps-, Oliven-, Walnussöl
- Milch und Milchprodukte jeden Tag
- Fisch jede Woche ein- bis zweimal, z. B. Lachs, Makrele, Kabeljau oder Rotbarsch
- Fleisch und Wurst – weniger ist mehr, d. h. nicht mehr als 300 g/Woche
- Süßes, Salziges und Fettiges – besser stehen lassen. Es findet sich oft „unsichtbar in verarbeiteten Lebensmitteln, Fertigprodukte, Fast-Food
- Mahlzeiten genießen, sich Zeit beim Essen lassen
- Auf das Gewicht achten und in Bewegung bleiben

KLIMA UND UMWELT

Lebensmittelverschwendung ➤ 10.4.8

Jedes zweite Supermarktprodukt enthält Palmöl, auch viele Lebensmittel – von Nutella über Kekse bis hin zu Fertiggerichten. Für Palmölplantagen wurden und werden Regenwälder gerodet, die Heimat von vielen inzwischen bedrohten Pflanzen- und Tierarten. Mittlerweile erstreckt sich der Abbau von Ölpalmen auf 19 Mio. Hektar. Das Regenwaldsterben trägt auch zur Erderwärmung bei, denn mit der Rodung werden riesige Mengen des im Boden gespeicherten Kohlendioxids und Methans frei. Bei der Raffination von Palmöl werden Schadstoffe frei. Für immer mehr Kleinbauern werden die riesigen Plantagen zu einem sozialen Problem. [31]

Das können Verbraucherinnen und Verbraucher tun, und auch Einrichtungen im Gesundheitswesen haben hier eine Verpflichtung:

- Selbst kochen – selbst entscheiden, nach Möglichkeit auf Fertigprodukte verzichten; heimische/europäische Öle verwenden
- Auf Produkte mit Palmöl verzichten, der Zusatz von Palmöl muss seit 2014 bei Lebensmitteln angegeben werden; eine Kennzeichnung bei Kosmetik ist nicht vorgeschrieben
- Auch Krankenhäuser, stationäre Pflegeeinrichtungen, Caterer und Anbieter von Essen auf Rädern sollten sich verpflichten, auf Palmöl zu verzichten.

KLIMA UND UMWELT

Die Landwirtschaft ist einerseits unmittelbar vom Klimawandel betroffen, andererseits verursacht sie selbst klima- und umweltschädliche Belastungen. Die deutsche Landwirtschaft war 2022 für die Freisetzung von insgesamt 53,3 Millionen Tonnen (Mio. t) Kohlendioxid (CO_2)-Äquivalenten verantwortlich. Das sind 7,1 % der gesamten Treibhausgas-Emissionen Deutschlands. Hinzu kommen Lachgasemissionen aus der Düngung und Bearbeitung landwirtschaftlicher Böden. Methan (20-mal klimaschädlicher als Kohlendioxid) wird bei Verdauungsvorgang von Wiederkäuern (u. a. Rinder) frei und durch die Ausbringung von Gülle.

Exzessiv genutzte Böden und Monokulturen haben negative Auswirkungen auf die Artenvielfalt von Pflanzen und die Insekten. Insektizide und Pestizide, zur Ertragssteigerung belasten Böden und Grundwässer.

Politik und Landwirtschaft sind aufgefordert, für mehr Klimaschutz und Nachhaltigkeit zu sorgen, z. B. durch Grünland erhalten, Tierzahlen reduzieren, Insektizide und Pestizide reduzieren/Ökolandbau fördern, Bioenergie nur aus Reststoffen nutzen, Biodiversität auf Flächen erhalten. [32], [32a]

Verbraucherinnen und Verbraucher, aber auch Krankenhäuser, stationäre Pflegeeinrichtungen und Caterer können einen Beitrag leisten:

- Lokale Produkte kaufen, nach Möglichkeit in Hofläden, Bioläden – Verbraucher müssen bereit sein, für ökologisch erzeugte Lebensmittel mehr zu bezahlen.
- Lebensmittel aus nachhaltiger, ökologischer Landwirtschaft kaufen.
- Fleisch- und Wurstkonsum reduzieren, Produkte nur aus nachweislich tiergerechter Haltung kaufen.
- Im eigenen Garten auf Insektizide und Pestizide verzichten und umweltfreundliche Alternativen nutzen.

18.3.4 Schwangere und stillende Frauen

Ernährung in der Schwangerschaft

Flüssigkeits- und Energiezufuhr in der Schwangerschaft ➤ Tab. 18.8, ➤ Tab. 18.11

Für **Schwangere** gilt: Nicht doppelt so viel, sondern doppelt so gut essen! Der Energiebedarf steigt in der Schwangerschaft nur leicht an, er ist in den letzten Monaten etwa um 10 % erhöht. Dagegen wächst der Bedarf an Vitaminen und Mineralstoffen erheblich. Deshalb sollten schwangere Frauen besonders auf die Qualität ihrer Ernährung achten (> Abb. 18.24). Wichtige Empfehlungen für die **Ernährung in der Schwangerschaft** sind: [19], [33]

- Regelmäßige Ernährung, abwechslungsreich und ausgewogen. Das entspricht den Empfehlungen der DGE e. V. für gesundes Essen (siehe Kasten).
- Zusätzliche Aufnahme von Mengen- und Spurenelementen:
  - **Folsäure.** Die Einnahme schon vor der Schwangerschaft kann das Risiko für kindliche Fehlbildungen um 70 % verringern. Gute Quellen für Folsäure sind grüne Gemüse und Salat, Vollkornprodukte, Hülsenfrüchte und Obst. Da meist die Aufnahme über die Ernährung nicht ausreichend ist, sollten Frauen mindestens 4 Wochen vor der Konzeption und dann bis zur 12. SSW 400 µg in Tablettenform aufnehmen.
  - **Jod.** Jodmangel begünstigt Fehlbildungen und Fehlgeburten und beeinträchtigt die geistige Entwicklung. In der Schwangerschaft ist der Jodbedarf um etwa 50 % erhöht. Schwangere sollten jodiertes Speisesalz verwenden, zweimal wöchentlich Meeresfisch essen sowie regelmäßig Milch und Milchprodukte. Zusätzlich sollten täglich 100–150 µg Jod in Tablettenform eingenommen werden. Bei Schilddrüsenerkrankungen muss der Arzt gefragt werden.
  - **Eisen.** Der Bedarf erhöht sich auf das Doppelte, die Aufnahme über Lebensmittel kann aber einfach erreicht werden. Die wichtigste Eisenquelle ist Fleisch, in Kombination mit Vitamin-C-reichen Lebensmitteln wird es vom Körper gut aufgenommen. Auch Vollkornprodukte und grüne Gemüse enthalten Eisen. Bei Vegetarierinnen kann eine Eisensubstitution notwendig werden.
- Gegebenenfalls schon vor der Schwangerschaft Gewicht reduzieren, denn eine reduzierte Nahrungsaufnahme in der Schwangerschaft, um Gewicht zu halten oder um abzunehmen, muss vermieden werden.
- Eine Gewichtszunahme von 10–16 kg in der Schwangerschaft gilt als normal.
- Tägliche moderate Bewegung.

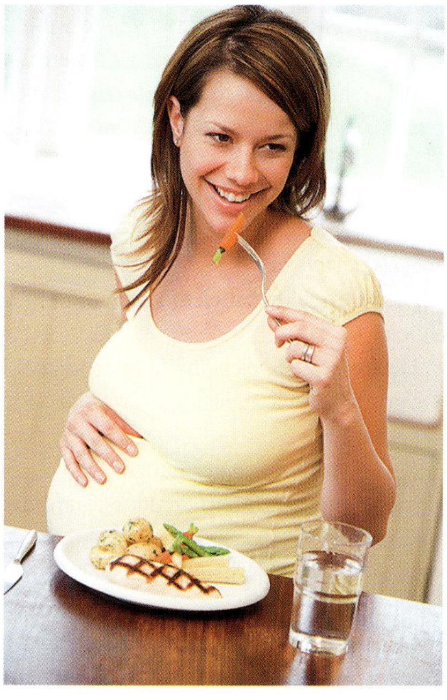

Abb. 18.24 Die Ernährung von Schwangeren sollte abwechslungsreich und ausgewogen sein. [J787]

Vegetarische und vegane Ernährung in der Schwangerschaft

Eine ausgewogene vegetarische Ernährung mit Verzehr von Milch (-produkten) und Eiern (ovo-lakto-vegetarisch) kann grundsätzlich auch in der Schwangerschaft den Bedarf an den meisten Nährstoffen decken. Eisenhaltige pflanzliche Lebensmittel sollen mit Vitamin-C-reichen Lebensmitteln gegessen werden, um die Eisenaufnahme zu verbessern. Zur Absicherung ist eine gezielte Beratung zu empfehlen.
Bei einer rein pflanzlichen (veganen) Ernährung soll die Versorgung mit kritischen Nährstoffen ärztlich überprüft werden und eine individuelle Ernährungsberatung erfolgen. Kritisch ist u. a. die Versorgung mit Protein, Eisen, Kalzium, Jod, Zink, Vitamin B_{12} und Vitamin D. Eine vegane Ernährung birgt ernsthafte gesundheitliche Risiken für das Ungeborene. Eine solche Ernährung erfordert immer eine spezielle medizinische Beratung und die Substitution dieser Nähr- und Mineralstoffe. [33]

Ungeeignete Lebens- und Genussmittel

Lebensmittelbedingte Infektionen wie Toxoplasmose oder Listeriose können während der Schwangerschaft auf das Ungeborene übergehen und zu schweren Erkrankungen bis hin zum Tod des Kindes führen. Aus diesem Grund sollen Schwangere **auf folgende Lebensmittel verzichten:** [33]

- Rohes oder nicht durchgebratenes Fleisch, z. B. Tatar, medium gebratene Steaks
- Rohwurst, z. B. Salami
- Roher oder unzureichend gekochter Fisch, z. B. Sushi, Hering in Soße, Makrelen in Öl
- Innereien
- Rohmilch und Rohmilchprodukte, z. B. Weichkäse wie Camembert, Mozzarella, Schafs- oder Ziegenkäse
- Rohe Eier und Speisen aus rohen Eiern
- Salat, Obst und Gemüse nur, wenn sie gründlich gereinigt wurden; keine verpackten Salate
- Wehenfördernde Gewürze, z. B. Nelken, Zimt, Kardamom

VORSICHT

Viele Genussmittel sind tabu!

- Alkohol und Nikotin sind gänzlich zu meiden.
- Koffein und Teein führen dazu, dass wichtige Nährstoffe nicht ausreichend aufgenommen werden, und sollten daher nur in geringen Mengen getrunken werden.
- Chinin (z. B. in Bitter Lemon, Tonic Water) kann Entzugserscheinungen beim Kind nach der Geburt auslösen und sollte auch nur in Maßen getrunken werden.

Arzneimittel in der Schwangerschaft > 27.3.1

18

Ernährung während der Stillzeit

Flüssigkeits- und Energiezufuhr während der Stillzeit ➢ Tab. 18.8, ➢ Tab. 18.11

Die **stillende Mutter** muss bedenken, dass aufgenommene Lebens- und Genussmittel z. T. über die Muttermilch zum Kind gelangen. Wichtige Empfehlungen für die **Ernährung während der Stillzeit** sind: [19], [33]

- Regelmäßige Ernährung, abwechslungsreich und ausgewogen. Das entspricht den Empfehlungen der DGE e. V. für gesundes Essen (siehe Kasten).
- Bezüglich vegetarischer und veganer Ernährung der Stillenden gelten dieselben Aussagen wie für die Schwangerschaft.
- Zweimal wöchentlich Meeresfisch essen, davon einmal wöchentlich fettreichen Fisch (z. B. Lachs, Hering).
- Keine Lebensmittel zur Allergieprävention beim Säugling ausschließen (siehe Kasten).
- Der vermehrte Flüssigkeitsbedarf wird über Durst signalisiert. Es ist nicht notwendig und sinnvoll, über den Durst hinaus zu trinken. Empfehlung: zusätzlich 1 Glas Wasser zu jeder Stillmahlzeit.
- Eine spezifische Wirkung sogenannter Milchbildungstees ist nicht nachgewiesen.
- Ein mäßiger Gewichtsverlust während der Stillzeit ist normal. Das Abnehmen sollte aber nicht forciert werden, da der Körper sonst auf die Fettdepots zurückgreift, sodass Giftstoffe, die im Fettgewebe gespeichert sind, in die Muttermilch übergehen können.
- Alkohol ist zu meiden, allenfalls ist zu besonderen Anlässen ein kleines Gläschen Sekt, Wein oder Bier erlaubt, dann aber mind. 1 Std. nicht stillen.
- Auf das Rauchen verzichten, da auch Nikotin in die Muttermilch übergeht.
- Medikamente dürfen nur nach Rücksprache mit dem behandelnden Arzt eingenommen werden (➢ 27.3.1).
- Der Verzehr von jodhaltigen Speisen oder die Einnahme von Jodtabletten (100 μg/Tag) ist empfohlen.

18.3.5 Ältere Menschen

Das Altern – biologisch gesehen beginnt es bereits nach der Pubertät – ist mit einer kontinuierlichen Abnahme der physiologischen Leistungsfähigkeit verbunden. Betroffen sind davon alle Organe und Organsysteme. Weitreichende Funktionsreserven des menschlichen Organismus sorgen dafür, dass der Körper lange in der Lage ist, diese Veränderungen zu kompensieren. Geistiges und körperliches Training, eine gesunde Lebens- und Ernährungsweise können zur Aufrechterhaltung der Leistungsfähigkeit bis ins hohe Alter beitragen.

Die normalen körperlichen Veränderungen bei **älteren Menschen** verändern auch die Nahrungsaufnahme, Verdauung und Resorption von Nährstoffen. Dadurch sind ältere Menschen eher von Fehlernährung und Untergewicht bedroht. Kommen dann noch weitere Risikofaktoren (➢ Tab. 18.3) hinzu, entsteht schnell ein Teufelskreis von Mangelernährung und gesundheitlichen Beeinträchtigungen, der nur schwer zu durchbrechen ist.

Ältere Menschen sind eine sehr heterogene Gruppe, vom rüstigen gesunden Rentner bis zum multimorbiden, gebrechlichen Senior. Alterungsprozesse verlaufen nicht einheitlich. Folglich ergeben sich individuelle Unterschiede im Ausmaß der Beeinträchtigung von Organ- und Stoffwechselfunktionen. Deshalb können allgemeingültige Referenzwerte und Empfehlungen für die Ernährung des alten Menschen nur bedingt gegeben werden.

Individuelle Erfassung von Ernährungszustand und -verhalten

Ernährungszustand und -verhalten müssen bei jedem alten Menschen individuell erfasst werden (➢ 18.2, ➢ Abb. 18.25), um dann individuelle Empfehlungen und Hilfsangebote machen zu können.

Körperliche Veränderungen im Alter mit Auswirkungen auf den Ernährungszustand

Das komplexe Zusammenspiel mehrere Faktoren bestimmt das Ernährungsverhalten und den Ernährungszustand im Alter. Nachfolgend werden einige vorgestellt: [6]

Mundtrockenheit

Eine verringerte Speichelbildung, eine verminderte Flüssigkeitszufuhr und Mundatmung führen zur **Mundtrockenheit** (*Xerostomie* ➢ 17.5.4), ebenso wie verschiedene Medikamente, z. B. Antidepressiva, Antihistaminika, Antihypertonika. In der Folge sind die Nahrungsaufnahme und das Schlucken erschwert. Eine mangelnde Vorverdauung der Kohlenhydrate durch den Speichel kann zu Verdauungsbeschwerden führen. Zudem beeinträchtigt die Mundtrockenheit den Geschmacksinn.

Zähne und Kauleistung

Fehlende Zähne oder ein **schlecht sitzendes Gebiss** vermindern die **Kauleistung.** Auch mangelnde Kraft der Gesichtsmuskulatur kann dafür verantwortlich sein, dass ein alter Mensch viele Lebensmittel nicht mehr essen oder ausreichend kauen kann. Unzureichend gekaute Lebensmittel sind für Verdauungsstörungen verantwortlich.

Schluckstörungen

Schluckstörungen ➢ 18.6

Altersbedingte **Schluckstörungen** können verschieden Ursachen haben:

- Verminderte Speichelbildung, trockener Mund
- Verminderte Kauleistung, verminderte Kraft zum Kauen und Schlucken
- Verminderte Kraft der Zunge
- Eingeschränkte Atem-Schluck-Koordination, verzögerter Schluckreflex
- Verlangsamter Nahrungstransport durch die Speiseröhre in den Magen

Die Gefahr ist, dass sich der Betroffene immer häufiger verschluckt und aus Angst davor die Nahrungsaufnahme reduziert.

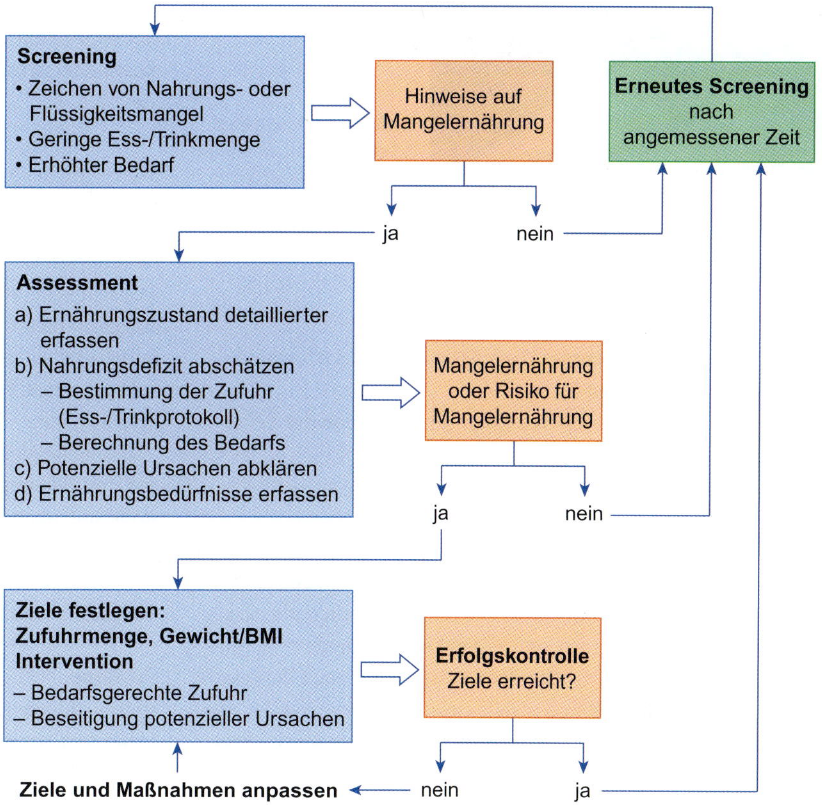

Abb. 18.25 Besonders im Alter muss eine unzureichende Ernährung und ein unbeabsichtigter Gewichtsverlust (➤ 18.2.3, ➤ Tab. 18.2) frühestmöglich erkannt werden, da Stoffwechseldefizite nicht mehr so schnell ausgeglichen werden können. Eine Einschätzung des Ernährungszustands und der Nahrungsaufnahme ist Voraussetzung, dass individuelle Ziele formuliert und Maßnahmen geplant werden können. [2] [L143]

18

Veränderte Sinneswahrnehmungen

Schmecken, Riechen, Sehen, Hören – **Sinneswahrnehmungen** sind wichtig für den Appetit und die Nahrungsaufnahme. Im Alter verändern sich diese Wahrnehmungen:

- Die Anzahl der Geschmacksknospen reduziert sich im Alter, sodass das Essen fad schmeckt und die Lust am Essen verloren geht.
- Durch eingeschränktes Riechen werden appetitanregende Gerüche nur teilweise, nicht mehr oder verändert wahrgenommen.
- Durch eingeschränktes Sehen (z. B. durch grauen Star) werden Speisen und Tischgestaltung nicht deutlich wahrgenommen und eine selbstständige Nahrungszubereitung und -aufnahme behindert.
- Durch eingeschränktes Hören werden typische Geräusche (z. B. Tellerklappern, Küchengeräusche) nicht mehr wahrgenommen. Evtl. versteht der Betroffene wichtige Erklärungen zum Essen nicht.

Mangelnder Appetit

Über **mangelnden Appetit (Altersanorexie)** klagen viele ältere Menschen. Die Ursachen dafür sind vielfältig:

- Viele Medikamente (häufig Multimedikation), z. B. Antidepressiva, Sedativa, Antirheumatika, haben als Nebenwirkung Appetitmangel
- Akute oder chronische Krankheiten
- Mundtrockenheit und vermindertes Schmecken und Riechen
- Veränderungen im Hormonhaushalt: Ausschüttung von Sättigungshormonen, obwohl der Magen noch nicht gefüllt ist
- Veränderungen im Magen-Darm-Trakt
- Soziale und psychische Veränderungen, z. B. Einsamkeit, Depression, Demenz

Appetitmangel und eine Aversion gegen Fleisch sind die frühesten Symptome für eine drohende Mangelernährung.

Verringertes Durstempfinden

Der Wassergehalt des Körpers im Verhältnis zur festen Masse nimmt im Lauf des Lebens kontinuierlich ab (Neugeborenes 70 % Wasseranteil, alter Mensch 45 %). Damit verbunden ist auch ein **verringertes Durstempfinden,** auch weil sich die biologische Regulation über die Osmorezeptoren im Hypothalamus abschwächt. Außerdem haben alte Menschen oft Angst vor Inkontinenz und häufigen Toilettengängen oder Verschlucken und trinken deshalb wenig (➤ Abb. 18.26).

Veränderungen im Magen-Darm-Trakt

Veränderungen im Magen-Darm-Trakt beeinträchtigen die Verdauung der Nahrung und die Resorption der Nährstoffe:

- Verminderte Bildung von Magensaft und Pankreasenzymen
- Herabgesetzte Motilität des Magen-Darm-Trakts mit beeinträchtigtem Schlucken, verzögerter Magenentleerung mit Völlegefühl

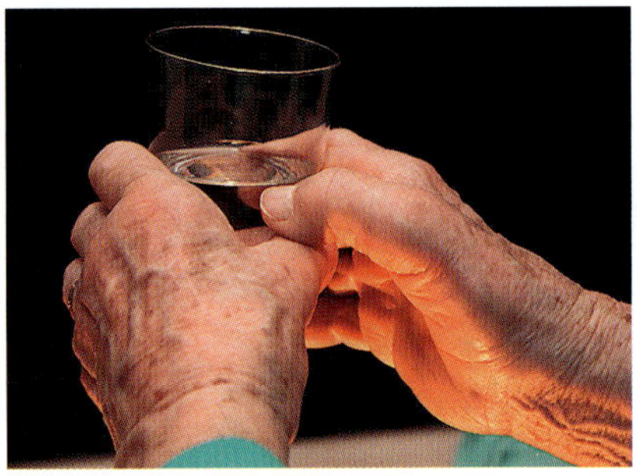

Abb. 18.26 Ältere Menschen haben oft ein verringertes Durstempfinden, da der Wassergehalt des Körpers im Verhältnis zur festen Masse im Laufe des Lebens abnimmt. [J787]

und Übelkeit, verlangsamter Darmperistaltik mit Völlegefühl, Blähungen, Obstipation
- Verminderte Stoffwechsel- und Entgiftungsfunktion der Leber

Weitere Faktoren

Eine zunehmende Einschränkung der Bewegungsfähigkeit macht das Einkaufen und die Zubereitung von Speisen schwieriger, ggf. auch die selbstständige Nahrungsaufnahme. Die Nahrung kann dadurch einseitiger und einfacher werden, oft werden Fertigprodukte verwendet.

Vergesslichkeit, Verwirrtheit oder Demenz, aber auch depressive Verstimmung, Einsamkeit und soziale Isolation haben negative Auswirkungen auf die Nahrungsaufnahme, ebenso biografische Ereignisse wie Verlust des Partners oder Heimentzug.

Geringes Einkommen und Altersarmut verhindern häufig eine vollwertige und gesunde Ernährung.

18

Der Stoffwechsel im Alter: physiologische Veränderungen

Von der *Deutschen Gesellschaft für Ernährung (DGE) e. V.* wurden Empfehlungen zur Nährstoffzufuhr entwickelt: Regeln für gesundes Essen (➤ 18.3.3), die eine Richtlinie für den Nährstoffbedarf von gesunden Männern und Frauen verschiedener Altersgruppen liefern. Ältere Menschen werden in diesen Empfehlungen als eine Gruppe der über 65-Jährigen zusammengefasst. Die Empfehlungen unterscheiden sich nicht wesentlich von denen der jüngeren Erwachsenen. [6]

Energiestoffwechsel

Insgesamt nimmt mit zunehmendem Alter der Grundumsatz durch die altersbegleitende Abnahme der fettfreien Körpermasse ab. Da in der Regel auch die körperlichen Aktivitäten weniger werden, geht der Energiebedarf insgesamt zurück. Kritisch ist jedoch zu bewerten, dass nahezu jede fünfte unabhängig lebende ältere Person weniger als 1.000 kcal/Tag zu sich nimmt. Untersuchungen bestätigen auch, dass Mangelernährung bei kranken Betagten einer der häufigsten und am wenigsten beachteten Befunde in Krankenhäusern, Pflegeheimen oder in der häuslichen Pflege ist. Betagte verzehren wesentlich kleinere Nahrungsmengen und hauptsächlich Nahrungsmittel mit geringer Nährstoffdichte. Das führt insbesondere bei einem erhöhten Nährstoffbedarf (z. B. bei akuter und chronischer Erkrankung) zu einem Energiemangel und damit kombiniert zu einer Fehlernährung (➤ 18.2.5).

Makronährstoffe

Kohlenhydrate
Bei älteren Menschen kann u. U. ein höherer Zuckerkonsum erwünscht sein. Wenn im Krankheitsfall nur unzureichend Nahrung aufgenommen werden kann und fettreiche und stärkereiche Lebensmittel gegebenenfalls schlecht vertragen werden, können **Zucker** und **zuckerhaltige Produkte** ein wichtiger und schmackhafter Energielieferant sein.

Häufig werden aufgrund von Kauschwierigkeiten, Schluckstörungen und Blähungen zu wenige **Ballaststoffe** aufgenommen. Ballaststoffe sind aber wichtig, um der im Alter häufig anzutreffenden Obstipation entgegenzuwirken. Brot mit fein gemahlenem Vollkornmehl, Vollkornnudeln oder Naturreis, püriertes Gemüse oder geriebenes Obst sollten deshalb regelmäßig auf dem Kostplan stehen.

Proteine
Untersuchungen lassen vermuten, dass der **Proteinbedarf** des älteren Menschen etwas höher ist als bei jüngeren Erwachsenen. Bei mehr als 60 % der geriatrischen Patientinnen kann eine Fehlernährung mit einem Albuminmangel beobachtet werden. Krankheiten und Multimorbidität bedingen schnell eine katabole (abbauende) Stoffwechselsituation mit Abbau von Muskulatur und rasch einsetzendem Appetitmangel, der im Alter nur schwer kompensiert werden kann. Häufig ist eine Abneigung gegenüber Fleisch bei kranken Betagten zu beobachten. Krankheit und Appetitmangel halten die katabole Stoffwechselsituation aufrecht und wirken sich u. a. auch negativ auf die Immunabwehr aus.

Fette
Grundsätzlich gibt es keine abweichenden Empfehlungen für die **Fettzufuhr** beim älteren Menschen. Hat ein älterer Mensch Probleme, seinen Energiebedarf zu decken, kann ohne Weiteres auf Produkte mit normalem oder erhöhtem Fettgehalt zurückgegriffen werden. In einem solchen Fall ist es nicht sinnvoll, kalorien-, fett- und zuckerreduzierte Produkte auszuwählen.

Außerdem ist Fett ein Geschmacksstoffträger. Dies ist besonders bei alten Menschen wichtig, da deren Geschmacksempfinden oft eingeschränkt ist.

Vitamine, Mineralstoffe und Spurenelemente

Bei betagten Menschen führen einseitige und zu geringe Nahrungsaufnahme auch zu einem Mangel an sog. **Mikronährstoffen.** Bei einer Energiezufuhr < 1.500 kcal/Tag kommt es besonders zu einem Mangel an Vitamin A, D, C, B_{12}, zudem fehlen Folat, Zink, Kalzium und Magnesium.

18.4 Kostformen und Diäten

DEFINITION

Kostform: aufgrund von gesundheitlichen, ethischen, religiösen oder moralischen Aspekten gewählte Art der Ernährung. Die Lebensmittel werden anhand von bestimmten Regeln bzw. Richtlinien ausgewählt.

Diät *(griech. diaita = Lebensführung):* spezielle Art der Ernährung, die aufgrund einer Erkrankung eingehalten werden muss. Sie ist in der Lage, Krankheitssymptome zu lindern oder eine Erkrankung zu heilen. Eine Diät kann kurzfristig, längerfristig oder lebenslang notwendig sein.

Im Klinikalltag werden die Begriffe Kostform und Diät oft gleich verwendet.

Die Anordnung und Umsetzung einer speziellen **Kostform** ist eine multidisziplinäre Aufgabe, an der Ärztin, Ernährungswissenschaftlerin, Diätassistentin und Pflegefachpersonen beteiligt sind. Die Ärztin diagnostiziert einen entsprechenden Bedarf. Ökotrophologin und/oder Diätassistentin erstellen den Ernährungsplan, bereiten die Speisen vor und beraten die Patientin über die Prinzipien und die Wichtigkeit der Einhaltung der Diät. Pflegende bringen die Speisen zur Patientin oder Bewohnerin, unterstützen gegebenenfalls die Aufnahme und beobachten die Einhaltung und Wirkung der Diät. Auch wenn die korrekte Zusammenstellung der Speisen in der Regel in der Küche durch Diätassistentinnen stattfindet, sollten Pflegende die Grundlagen der verschiedenen Kostformen und Diäten kennen (➤ Tab. 18.6).

Tab. 18.6 Verschiedene Kost- und Diätformen und ihre Indikationen. [33]

Kost- bzw. Diätform	Kennzeichen	Indikationen	
Vollkost		• Abwechslungsreiche und vollwertige Ernährung nach den Regeln für eine gesunde Ernährung (➤ 18.3.3) • Keine Einschränkungen bezüglich der Menge oder der Art der Nahrungsmittel	Patientinnen, die alles essen dürfen und wollen und keine ernährungsbedingten Erkrankungen haben
Schonkost		• Leichter verdaulich durch – mageres Fleisch, gedünstetes und gekochtes Fleisch – Zubereitung ohne Braten oder Grillen – Verzicht auf blähende Lebensmittel – weniger Vollkornanteil – wenig Fett – Verzicht auf scharfe Gewürze, weniger Salz • Keine Einschränkung in der Menge	• Magen-Darm-Erkrankungen • Verdauungsstörungen • Nahrungsaufbau nach Operationen oder längerer Nahrungskarenz
Kost mit veränderter Konsistenz	Weiche Kost	Speisen, die weniger hart sind, z. B. Weißbrot, Kartoffeln, Nudeln, gut gegartes Gemüse und Obst, Fleisch ggf. auch püriert	Zahn- und Gebissprobleme
	Pürierte Kost	Ausnahmslos pürierte Speisen (➤ Abb. 18.30), Brot ohne Rinde und mit streichfähigem Belag	• Zahn- und Gebissprobleme • Schluckstörung • Hochgradige Kau- und Schluckstörung
	Flüssige Kost	Alle Speisen sind trinkbar oder über eine enterale Sonde (➤ 18.8.1) verabreichbar, z. B. Suppen, Gemüse- und Obstsäfte, verdünnte Breie	
Diabeteskost		• Ausgewogene und vollwertige Ernährung • Verzicht auf Lebensmittel, die den Blutzucker rasch ansteigen lassen, z. B. Weißbrot, Säfte, Kuchen, Eis, Süßigkeiten, Zucker, stattdessen Lebensmittel mit niedrigem glykämischem Index (GI), z. B. Vollkornprodukte, Gemüse, Salat, bestimmte Obstsorten • Kalorienfreie oder -arme Getränke, Säfte mit Süßungsmittel • Reduzierte Energiezufuhr, z. B. fettarme Wurst- und Käsesorten	Diabetes mellitus Typ II (Die Typ-I-Diabetikerin sollte sich abwechslungsreich und gesund ernähren ➤ 18.3.3. Sie muss bei der Insulindosierung die kohlenhydratreichen Lebensmittel berücksichtigen)
Reduktionskost, z. B. 1.500 kcal/Tag 1.000 kcal/Tag		• Verminderter Energiegehalt • Fettarme und zuckerarme Speisen • Keine gesüßten Getränke • Hoher Ballaststoff- und Wasseranteil	Übergewicht und Adipositas (➤ 18.2.5)
Kalorienreiche Kost		• Erhöhter Energiegehalt • Anreicherung der Speisen mit Butter, Ölen, Sahne • Energiereiche Getränke, z. B. Malzbier, Fruchtsäfte • Zwischenmahlzeiten: Nüsse, Müsliriegel, Pudding, Sahnejoghurt • Vollmilchprodukte • Trinknahrung als Ergänzung (➤ 18.8.4)	Untergewicht und Kachexie (➤ 18.2.5)

Tab. 18.6 Verschiedene Kost- und Diätformen und ihre Indikationen. [33] *(Forts.)*

Kost- bzw. Diätform	Kennzeichen	Indikationen	
Wunschkost		Nach Wunsch der Patientin; auch ungewöhnliche Wünsche werden erfüllt	• Bei hochgradiger Appetitlosigkeit oder Untergewicht • Menschen in der letzten Lebensphase
Keimarme Kost		• Kein rohes Fleisch, keine Eier und Rohmilchprodukte • Fleisch nur gut durchgegart • Salat und rohes Gemüse nur nach gründlichem Waschen • Eingekochtes Obst, schälbare Früchte • Keine Nüsse, Gewürze, Körner • Kein Leitungswasser • Speisen nur frisch verzehren, nicht wiedererwärmen	Bei hochgradig abwehrgeschwächten Patientinnen, z. B.: • Bei Leukämie • Nach Transplantation • Bei Aids
Vegetarische Kost		• Kein Fleisch und keine Wurst • Pflanzliche Lebensmittel	• Menschen, die aufgrund von Massentierhaltung und Missachtung von Bedürfnissen von Tieren auf Lebensmittel tierischen Ursprungs verzichten • Aus gesundheitlichen Gründen, z. B. bei Gicht, Herz-Kreislauf-Erkrankungen, Laktoseintoleranz
	Ovo-Lakto-Vegetarismus	Milch, Milchprodukte, Eier werden gegessen	
	Lakto-Vegetarismus	Milchprodukte werden gegessen, aber keine Eier	
	Ovo-Vegetarismus	Eier werden gegessen, aber keine Milchprodukte	
	Strenger Vegetarismus	Verzicht auf alle Lebensmittel tierischen Ursprungs, also auch auf Milch, Milchprodukte, Eier	
	Veganismus	Auch andere tierische Produkte, wie Leder, werden gemieden	
Glutenfreie Diät		• Lebenslanger Verzicht auf Gluten: Weizen, Roggen, Gerste, Dinkel, Grünkern, d. h., dass alle üblichen Brot- und Backwaren, Nudeln, Bier tabu sind • Erlaubt: Mais, Reis, Hirse, Buchweizen, Kartoffeln, Soja, Johannisbrotkernmehl, Fleisch, Eier, Milchprodukte, Obst, Gemüse	Zöliakie/glutensensitive Enteropathie
Purinarme Diät		• Fleisch, Fisch, Meeresfrüchte in eingeschränkter Menge • Keine Innereien • Verzicht auf bzw. Einschränkung von Hülsenfrüchten, Spinat, Brokkoli, Blumenkohl, Pilzen • Wenig bis kein Alkohol • Milchprodukte und Eier in Maßen	Hyperurikämie/Gicht
Laktosefreie Diät		• Verzicht auf Milch und Milchprodukte, ggf. reicht auch eine deutliche Einschränkung • Vorsicht! Auch viele Fertigprodukte enthalten Laktose (Milchzucker) • Einnahme von Laktase (laktosespaltendes Enzym) vor dem Genuss von Milchprodukten • Laktosefreie Milch und Milchprodukte	Laktoseintoleranz (Laktoseunverträglichkeit)
Kostaufbau		• Der Nahrungsaufbau erfolgt schrittweise und unter Berücksichtigung der Verträglichkeit. Auch das Einsetzen der Magen-Darm-Peristaltik und Stuhlgang spielen eine Rolle. Gegebenenfalls muss vor dem Nahrungsbeginn eine Kontrolle der Anastomosen (Verbindungsnähte) im Magen oder Darm stattfinden (➤ 29.2.5). • Mögliches Vorgehen: – 1. Tag: schluckweise Tee – 2. Tag: Tee (uneingeschränkt), Zwieback, Salzstangen – 3. Tag: zusätzlich leichte Suppen – 4. Tag: pürierte Kost – 5. Tag: Schonkost – 6. Tag: Vollkost oder Schonkost/Diät	• Nach Operationen im Magen-Darm-Trakt (➤ 29.3.5) • Nach längerer Nahrungskarenz, z. B. im Rahmen einer parenteralen Ernährung (➤ 18.9) während einer Chemotherapie

18.5 Sicherung und Förderung der oralen Ernährung

Expertenstandard Ernährungsmanagement zur Sicherung und Förderung der oralen Ernährung in der Pflege

Zielsetzung: *„Bei jedem Patienten/Bewohner mit pflegerischem Unterstützungsbedarf ist die orale Nahrungsaufnahme entsprechend seinen Bedürfnissen und seinem Bedarf gesichert und es wird einer drohenden oder bestehenden Mangelernährung entgegengewirkt."*
Begründung: Essen und Trinken beeinflussen die Lebensqualität, sind wichtige Bestandteile sozialer und kultureller Identität und dienen der Gesunderhaltung durch die Nährstoffaufnahme. Die Sicherung einer bedürfnisorientierten und bedarfsgerechten Ernährung beginnt mit der frühen Erfassung einer drohenden oder bestehenden Mangelernährung und sucht nach Gründen. Durch eine angemessene Unterstützung und Umgebungsgestaltung, spezifische Maßnahmen sowie ein geeignetes Nahrungsangebot kann eine Mangelernährung verhindert und bestehenden Defiziten entgegen gewirkt werden. [2]

18.5.1 Zusammenarbeit im multiprofessionellen Team

Pflegefachpersonen sind so nahe an den Patientinnen wie keine andere Berufsgruppe im Gesundheitswesen. Sie sind in der Lage, vielfältige Einflussmöglichkeiten auf die Ernährung und Flüssigkeitsversorgung zu nehmen. Daraus ergibt sich für sie eine herausragende Verantwortung hinsichtlich einer bedürfnis- und bedarfsgerechten Ernährung von Menschen mit einem Unterstützungsbedarf.

Doch Pflegende können nicht allein die Verantwortung für eine angemessene Ernährung übernehmen. Sie tragen dafür Sorge, dass ernährungsmedizinische, diagnostische und therapeutische Maßnahmen durch die jeweils verantwortliche Berufsgruppe rechtzeitig eingeleitet werden. Im Anschluss koordinieren sie die Maßnahmen zur Sicherstellung einer bedarfsgerechten Ernährung und überwachen das Ergebnis. Für einen regelmäßigen Austausch der **verschiedenen Berufsgruppen** (behandelnde Ärztin, Köchin, Diätassistentin/Ernährungsberaterin, Ergotherapeutin, Logopädin u. a.) untereinander sind Fallbesprechungen (➤ 6.4.1) gut geeignet.

18.5.2 Minimierung von Risikofaktoren

Häufig werden Ernährungsprobleme viel zu spät erkannt. Ärztinnen fühlen sich oftmals nicht ausreichend für Ernährungsprobleme verantwortlich, die Bedeutung der Ernährung wird oft unterschätzt. Mangelnde Sensibilität für Ernährungsprobleme, fehlendes fachliches Wissen und der hohe zeitliche Aufwand für die individuelle Betreuung beim Essen begünstigen die Vernachlässigung der Ernährung durch Pflegende. [6]

Bei einer Mangelernährung muss zwischen behebbaren Ursachen und Ursachen, die durch Interventionsmaßnahmen nicht beeinflusst werden können, unterschieden werden.

Zu den **unbeeinflussbaren Ursachen** für Gewichtsverlust und Unterernährung zählen z. B. unheilbare maligne Erkrankungen, Lungen-, Herz-, Nieren- und Lebererkrankungen im Endstadium, fortgeschrittene Krankheiten des Dünndarms, Kurzdarmsyndrom, Gastrektomie (Entfernung des Magens) sowie die Unfähigkeit zu essen bei gleichzeitiger Ablehnung einer künstlichen Ernährung. Die Ernährungsmaßnahmen erfolgen in diesen Fällen symptomatisch und haben das Ziel, die Nährstoff- und Energieversorgung zu steigern, zu erhalten oder zumindest den Gewichtsverlust zu minimieren.

Behebbare Ursachen einer Mangelernährung und mögliche Interventionen finden sich in ➤ Tab. 18.7. Sie sollen eine Hilfestellung bei der individuellen Auswahl der Maßnahmen im Rahmen der Pflegeplanung bieten.

18.5.3 Sicherung einer ausreichenden Trinkmenge und Unterstützung beim Trinken

Eine **ausreichende Flüssigkeitsaufnahme** ist von großer Wichtigkeit für den Organismus. Vor allem ältere Menschen trinken häufig zu wenig (➤ 18.3.5), weil
- das Durstgefühl nachlässt,
- sie das Trinken vergessen,
- sie es nicht gewohnt sind, regelmäßig zu trinken,
- sie sich verschlucken,
- sie den Toilettengang oder eine Urininkontinenz vermeiden wollen.

Aber auch bei jüngeren Patientinnen können krankheitsbedingter Stress, körperliche Einschränkungen oder kognitive Defizite das Trinkverhalten beeinträchtigen. Verschiedene pflegerische Interventionen können die ausreichende Flüssigkeitszufuhr sichern.

18

Richtwerte für die Wasserzufuhr

Die *Deutsche Gesellschaft für Ernährung (DGE) e. V.* gibt Richtwerte für Wasserzufuhr an (➤ Tab. 18.8). Mit der Nahrung wird ebenfalls Wasser aufgenommen.

Individuelle Gegebenheiten beachten
- Bei Adipositas (BMI ≥ 30 ➤ 18.2.5) sollte zur Berechnung der Trinkmenge das Normalgewicht genommen werden, weil ansonsten eine zu hohe Trinkmenge berechnet wird.
- Individuelle Krankheitssituationen sind zu berücksichtigen, z. B. eine Herz- oder Niereninsuffizienz, Ödeme und gegebenenfalls auch eine vom Arzt angeordnete Höchst- oder Mindesttrinkmenge.
- Pathologische Ausscheidungen, z. B. Durchfall, starkes Schwitzen, Erbrechen, müssen noch zusätzlich ersetzt werden.

Maßnahmen

Getränkeauswahl

Auch wenn Wasser das gesündeste und natürlichste Getränk ist, darf es auch mal etwas Leckeres anderes sein, besonders, wenn zu wenig getrunken wird. Viele ältere Menschen trinken gerne süße Getränke wie Säfte, Limonaden, Malzbier oder Kakao, aber auch

Tab. 18.7 Behebbare Ursachen einer Mangelernährung und mögliche Interventionen (modifiziert nach [2], [6]).

Behebbare Ursachen		Mögliche Interventionen
Direkte Ernährungsfaktoren	• Weglassen von Lebensmitteln, z. B. wegen Unverträglichkeit, weil sie nicht gekaut werden können • Auslassen von Mahlzeiten, z. B. wegen Appetitlosigkeit, Einsamkeit • Übermäßiger Alkoholkonsum • Nichteinhaltung einer Diät	• Ernährungsberatung • Gespräche mit der Patientin und gegebenenfalls ihren Angehörigen • Nahrungsergänzung (orale Nahrungssupplemente/ONS, sog. Trinknahrung) • Eingehen auf Bedürfnisse und Vorlieben • Notwendigkeit einer restriktiven Diät überprüfen • Bedarfsgerechtes Nahrungsangebot innerhalb der Einrichtung
Gesundheitliche Situation	Krankheiten, die Einfluss auf den Appetit, die Nahrungsaufnahme, die Verwertung und den Bedarf haben, z. B. Tumorerkrankungen, Schmerzen, Depression, Magen-Darm-Erkrankungen mit Übelkeit, Bauchschmerzen	• Optimale Krankheitsbehandlung • Optimale Schmerzbehandlung • Optimale medikamentöse Einstellung, Überprüfung der Notwendigkeit einer medikamentösen Therapie • Angemessene Diätverordnung • Gezielte Nahrungsergänzung, gezielte Nährstoffergänzung • Enterale Ernährung (➤ 18.8) oder parenterale Ernährung (➤ 18.9), ggf. vorübergehend
Medikamenteneinnahme	• ≥ 3 Medikamente/Tag • Medikamente mit einem negativen Einfluss auf die Nahrungsaufnahme und die Ernährungssituation, z. B.: – Appetitverlust: Digitalis, nichtsteroidale Antirheumatika, Antibiotika, Antihistaminika, Sedativa, Neuroleptika, Tranquilizer, Trizyklika u. a. – Gestörtes Geschmacksempfinden: Penicillin, Bluthochdruckmittel, Antidiabetika, Psychopharmaka, Zytostostatika, gefäßerweiternde Mittel – Mundtrockenheit: Anti-Parkinson-Mittel, Trizyklika, Antihistaminika, Anticholinergika, einzelne Psychopharmaka u. a. – Übelkeit: Zytostatika, Bluthochdruckmittel – Somnolenz: Psychopharmaka	• Kritische Prüfung der Verordnung durch die Ärztin. Was ist wirklich notwendig? Nutzen-Risiko-Abwägung • Reduktion der Anzahl unterschiedlicher Medikamente • Wenn möglich Gabe nach den Mahlzeiten • Maßnahmen gegen Mundtrockenheit (➤ 17.5.4)
Körperliche Einschränkungen	• Kaustörungen • Zahn- oder Prothesenprobleme • Mundsoor, Stomatitis	• Zahnbehandlung, Zahn- und Zahnfleischsanierung, Prothesenanpassung • Mundpflege, Mundhygiene, Behandlung von Schleimhauterkrankungen (➤ 17.5)
	Schluckstörungen (➤ 18.6)	• Logopädie • Schlucktraining, Einsatz von Hilfsmitteln (➤ Abb. 18.27, ➤ Abb. 18.32) • Geeignete Konsistenz der Nahrung, z. B. weiche Kost, angedickte Flüssigkeiten
	Probleme bei der Nahrungszubereitung und Nahrungsaufnahme	• Einsatz von Hilfsmitteln • Ergotherapie, Esstraining • Notwendige Unterstützung geben
	Immobilität	• Hilfe beim Einkauf, der Nahrungszubereitung und -aufnahme • Essen auf Rädern
Geistige und psychische Situation	• Verwirrtheit (➤ 23.9) • Demenz (➤ 23.11) • Depression	• Aufforderung zum Essen • Anreichen der Nahrung • Hilfe bei Einkauf, Zubereitung, Essen • Gesellschaft beim Essen, Zuwendung • Überprüfen der medikamentösen Therapie • Einsatz von Hilfsmitteln • Fingerfood und Essstationen (➤ Abb. 18.33) • Beratung von Angehörigen
Soziale und finanzielle Situation	• Einsamkeit • Nicht passende Tischnachbarin	• Tagespflegeeinrichtung • Essen in Gemeinschaft, im Speisesaal • Besuchsdienst • Überlegte Aufwahl der Tischnachbarn
	Armut	Sozialhilfe beantragen
	Ungeeignete Essumgebung, z. B. unpassendes Sitzmöbel, Unruhe und Ablenkung	Verbesserung der Umgebung

Tab. 18.8 Richtwerte für die Zufuhr von Wasser, abhängig vom Alter. Ein höherer Bedarf besteht bei Hitze, pathologischen Zuständen wie Fieber, Erbrechen, Durchfall. [34]

Alter	Gesamtwasserzufuhr in ml/Tag	Wasserzufuhr durch Getränke und feste Nahrung in ml/kg und Tag	Getränke in ml/Tag
0 bis 4 Monate	680	130	620
4 bis 12 Monate	1.000	110	400
1 bis 4 Jahre	1.300	95	820
4 bis 7 Jahre	1.600	75	940
7 bis 10 Jahre	1.800	60	970
10 bis 13 Jahre	2.150	50	1.170
13 bis 15 Jahre	2.450	40	1.330
15 bis 19 Jahre	2.800	40	1.530
19 bis 25 Jahre	2.700	35	1.470
25 bis 51 Jahre	2.600	35	1.410
51 bis 65 Jahre	2.250	30	1.230
65 Jahre und älter	2.250	30	1.310
Schwangere	2.700	35	1.470
Stillende	3.100	45	1.710

Kaffee und Tee. Hier hat jeder seine Vorlieben, und es ist kaum angemessen, für alle Bewohnerinnen oder Patientinnen den gleichen Tee anzubieten. Pflegende bringen die bevorzugten Getränke in Erfahrung (➤ 18.2.2). Dabei ist zu bedenken, dass Menschen auch des geliebten Pfefferminztees irgendwann überdrüssig werden, wenn sie ihn jeden Tag trinken sollen. Das bedeutet, dass regelmäßig zwischen den Lieblingsgetränken abgewechselt werden muss.

Für Menschen, die motorisch beeinträchtigt sind, sich aber noch selbst bedienen können, ist der Umgang mit Karaffen und Dispensern einfacher als das Öffnen von Flaschen.

Geeignete Trinkgefäße

Geeignete Trinkgefäße (➤ Abb. 18.27) spielen eine entscheidende Rolle beim Trinkverhalten von Menschen mit Beeinträchtigungen. Nach folgenden Kriterien können Trinkgefäße ausgewählt werden:
- Die Trinkgefäße sollten nicht zu schwer sein.
- Große Henkel oder bauchige Tassen erleichtern das Festhalten, alternativ können Gefäße mit Rillen, einer Griffverstärkung oder einer speziellen Halterung das Halten und Anheben erleichtern.

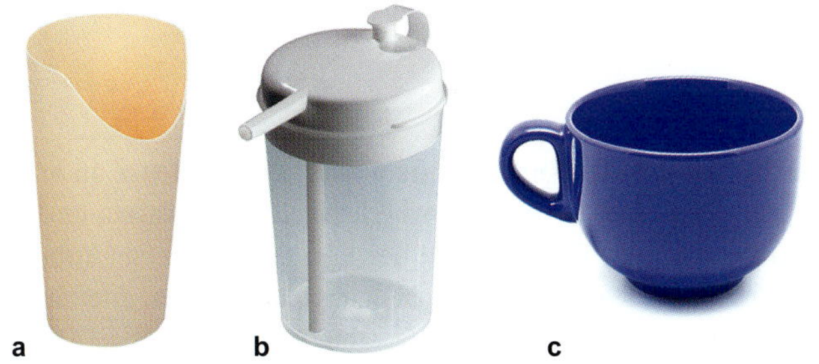

Abb. 18.27 Verschiedene geeignete Trinkgefäße. Becher mit Nasenausschnitt (a), Trinkbecher mit integriertem Trinkhalm (b), breites Trinkgefäß (c). Trinkgefäße bei Schluckstörung (➤ Abb. 18.38). [V613, V458, J787]

- Viele Patientinnen haben zu Hause eine Lieblingstasse oder ein Lieblingsglas, aus dem sie gerne trinken. Das kann mitgebracht werden.
- Manche Menschen sind es gewohnt, aus der Flasche zu trinken.
- Trinkgefäße mit engem Durchmesser sind oft nicht geeignet, da der Kopf zum Trinken weit in den Nacken gelegt werden muss. Besser eignen sich Gefäße mit weitem Durchmesser oder Nasenausschnitt (➤ Abb. 18.27a, c).
- Schnabelbecher sind in den meisten Fällen ungeeignet! Sie erschweren den physiologischen Schluckakt und lassen keine Kontrolle über Temperatur und einfließende Menge zu. Außerdem ist den meisten Menschen das Trinken aus dem Schnabelbecher unbekannt, was vor allem Patientinnen mit Demenz oft zusätzlich verwirrt.
- Gefäße mit einem Trinkhalm (➤ Abb. 18.27b) eignen sich, wenn die Gefahr des Verschüttens besteht. Zudem muss dabei der Kopf nicht in den Nacken gelegt werden. Es muss ausprobiert werden, ob die Patientin über einen Trinkhalm trinken kann.
- Sicherheitstrinkbecher (➤ Abb. 18.38) sind speziell für Patientinnen mit Schluckstörung geeignet (18.6).

Spezielle Hilfsmittel im Bereich der Nahrungs- und Flüssigkeitsaufnahme fallen in das Arbeitsgebiet der Ergotherapie. Ergotherapeutinnen kennen die verschiedenen Hilfsmittel und können Pflegefachpersonen und Patientinnen beraten.

Regelmäßiges Trinken

Oftmals vergessen Patientinnen das Trinken, wenn sie keinen Durst empfinden. Vor allem ältere Menschen lehnen oft das Trinken ab, wenn sie dazu gedrängt werden. Häufig sorgen folgende Strategien dafür, dass die Patientin ausreichend trinkt (➤ Abb. 18.28):
- Eingeschenkte Getränke immer in Reichweite stellen, „Flaschenbatterien" wirken jedoch eher abschreckend.

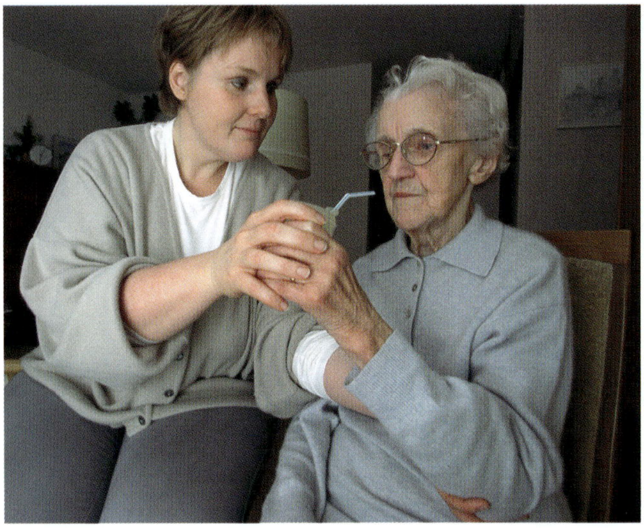

Abb. 18.28 Ausreichendes Trinken ermöglichen. Lieblingsgetränke, eine aufrechte Sitzposition, ein geeignetes Trinkgefäß und die notwendige Unterstützung stellen sicher, dass ein älterer Mensch genügend trinkt. [K115]

- Als Erinnerung für die Pflegenden einen Trinkwecker stellen (z. B. stündlich), um der Patientin ein Getränk anzubieten. Diese kann sich auch selbst einen Trinkwecker stellen.
- Ein Getränk zu den Mahlzeiten sollte zur Gewohnheit werden, aber eher nach dem Essen trinken.
- Mit der Patientin gemeinsam trinken; gemeinsames Zuprosten oder das Aufsagen eines Trinkspruchs motiviert zum Trinken.
- Trinken wieder zum Genuss machen statt zur Qual: immer mal wieder ein besonderes Getränk anbieten, z. B. Weinschorle oder Mangosaft.

Trinkplan

Um die gewünschte Flüssigkeitsaufnahme zu erreichen, kann ein **Trinkplan** (➤ Tab. 18.9) erstellt werden.

Dieser Trinkplan kann sowohl bei der Patientin als auch im Stationszimmer zur Erinnerung liegen. Jedes getrunkene Getränk kann abgehakt werden, sodass auf einen Blick ersichtlich ist, was die Patientin schon getrunken hat.

Berechnung von Kaffee und Schwarztee

Kaffee und Schwarztee werden als Einfuhr mitberechnet, sie bestehen ja aus Wasser. Dass sie dem Körper Wasser entziehen, gilt inzwischen als widerlegt. So oder so würde eine vermehrte Ausfuhr bei den Ausscheidungen gemessen und gegebenenfalls im Rahmen einer Ein- und Ausfuhrbilanz (➤ 19.1.2) dokumentiert.

18.5.4 Sicherung einer ausreichenden Nahrungsaufnahme und Unterstützung beim Essen

Als **Energie- und Nährstoffbedarf** wird die Energie- bzw. Nährstoffmenge verstanden, die nach wissenschaftlichen Erkenntnissen langfristig zur Erhaltung des Körpers und der Gesundheit notwendig ist. Von der *Deutschen Gesellschaft für Ernährung (DGE) e. V.* werden Empfehlungen für die Nährstoffzufuhr herausgegeben, die eine Richtlinie für den Nährstoffbedarf von gesunden Männern und Frauen verschiedener Altersgruppen liefern. [36]

Tab. 18.9 Beispiel für einen Trinkplan.

Trinkplan für Frau Schmidt, Zimmer 5		
Zum Frühstück	1 Glas Milch und 1 Tasse Kaffee/Tee oder 1 Glas Saft und 1 Tasse Kaffee/Tee	350 ml
Über den Vormittag	2 Glas Buttermilch, Milchmixgetränk, Gemüsesaft, verdünnter Fruchtsaft oder Mineralwasser	400 ml
Zum Mittagessen	1 Glas Mineralwasser oder verdünnter Fruchtsaft	200 ml
Über den Nachmittag	1 Tasse Kräuter-/Früchtetee und 1 Glas Buttermilch/verdünnter Fruchtsaft	350 ml
Am Abend und für die Nacht	1 Glas Mineralwasser, Kräuter-/Früchtetee; gelegentlich auch Bier oder Wein	200 ml
Gesamt		**1.500 ml**
Glas: 200 ml; Tasse: 150 ml		

Richtwerte für die Energiezufuhr

DEFINITION

Kalorie und Joule: Kalorie (cal) ist die heute nicht mehr gebräuchliche Einheit für Wärmeenergie. Offiziell wurde sie durch die Einheit Joule abgelöst, in der Praxis wird sie aber immer noch zur Bemessung des Energiegehalts von Nahrungsmitteln genutzt.

1 Kalorie ist die erforderliche Wärmemenge, um 1 g Wasser von 14,5 °C auf 15,4 °C zu erwärmen.
- 1.000 cal entsprechen 1 kcal
- 4,187 J entsprechen 1 cal
- 1 J entspricht 0,239 cal

Gesamtenergiebedarf

Der Gesamtenergiebedarf eines Menschen setzt sich zusammen aus dem:
- Grundumsatz
- Leistungsumsatz
- Ggf. Trauma- bzw. Stressfaktoren

Grundumsatz

Der **Grundumsatz (Ruheenergiebedarf)** ist die Menge an Energie, die der Körper in völliger körperlicher Ruhe, nüchtern und bei Raumtemperatur für den Erhalt der Körperfunktionen (Atmung, Herzschlag u. a.) benötigt. Er macht den größten Teil des Energieverbrauchs aus und ist abhängig von Geschlecht, Körpergröße, Gewicht und Alter.

Im Alter nimmt der Grundumsatz ab, was mit dem Abbau der stoffwechselaktiven Körpermasse, vor allem der Muskulatur, zusammenhängt. Frauen haben generell einen geringeren Grundumsatz, da sie mehr Fettgewebe im Verhältnis zur Muskulatur haben.

Der Grundumsatz kann anhand verschiedener Formeln berechnet werden, das wird in der Regel von einem Ernährungsfachfrauen gemacht.

Leistungsumsatz

Der **Leistungsumsatz (Arbeitsumsatz, Aktivitätsfaktor)** ist die Energiemenge, die für körperliche Aktivität noch zusätzlich benötigt wird. Sie ist die variabelste Komponente des Energiebedarfs und kann von Person zu Person stark schwanken.

Zur Berechnung des durchschnittlichen Leistungsumsatzes eignen sich die **PAL-Werte** *(Physical Activity Level* ➤ Tab. 18.10).

Die *Deutsche Gesellschaft für Ernährung e. V. (DGE)* gibt Richtwerte für die durchschnittliche Energiezufuhr heraus (➤ Tab. 18.11). Bei Abweichungen vom Normbereich, insbesondere bei Übergewicht und bei geringer körperlicher Aktivität, sind individuelle Anpassungen notwendig. Entscheidender Kontrollparameter ist das aktuelle Gewicht.

Trauma- (TF) oder Stressfaktor (SF)

Bestimmte Krankheitssituationen verbrauchen zusätzlich Energie. Dieser Bedarf muss zum ausgerechneten Gesamtenergiebedarf (Grundumsatz und Leistungsumsatz) hinzugerechnet werden. Als Orientierung dient der **Trauma- oder Stressfaktor** (➤ Tab. 18.12), mit dem der Gesamtenergiebedarf multipliziert wird.

Vor allem in der Intensivmedizin wird mit dem Traumafaktor gerechnet.

Tab. 18.10 Körperliche Aktivitäten und PAL-Werte. [37]

Arbeitsschwere und Freizeitverhalten	PAL-Wert	Beispiele
Ausschließlich sitzende oder liegende Lebensweise	1,2	Alte, gebrechliche oder immobile Menschen
Ausschließlich sitzende Tätigkeit mit wenig oder keiner anstrengenden Freizeitaktivität	1,4–1,5	Büroangestellte, Feinmechaniker
Sitzende Tätigkeit, zeitweilig auch zusätzlicher Energieaufwand für gehende und stehende Tätigkeiten	1,6–1,7	Laboranten, Kraftfahrer, Studierende, Fließbandarbeiter
Überwiegend gehende und stehende Tätigkeit	1,8–1,9	Hausfrauen, Verkäufer, Kellner, Mechaniker, Handwerker
Körperlich anstrengende berufliche Arbeit	2,0–2,4	Bauarbeiter, Landwirte, Leistungssportler
Für sportliche Betätigungen oder für anstrengende Freizeitaktivitäten (30–60 Min., 4–5-mal pro Woche) können zusätzlich pro Tag 0,3 PAL-Einheiten zugegeben werden.		
Bei Patientinnen muss die tägliche Aktivität angeschaut werden. Gegebenenfalls hat eine Patientin keinen Leistungsumsatz (z. B. sedierte Patientin auf der Intensivstation, Patientin mit hohem Querschnitt, Patientin mit fortgeschrittener amyotropher Lateralsklerose). Bei immobilen Patientinnen mit einem hohen Muskeltonus muss beachtet werden, dass dieser viel Energie verbraucht.		

Tab. 18.11 Richtwerte für die Gesamtenergiezufuhr für Kinder, Jugendliche und Erwachsene in kcal/Tag nach der DGE e. V. [38] Patientinnen, die einen Leistungsumsatz < PAL 1,4 haben, haben einen geringeren Energiebedarf.

Alter	PAL-Wert 1,4		PAL-Wert 1,6	
	m	w	m	w
Kinder und Jugendliche				
1 bis unter 4 Jahre	1.200	1.100	1.300	1.200
4 bis unter 7 Jahre	1.400	1.300	1.600	1.500
7 bis unter 10 Jahre	1.700	1.500	1.900	1.800
10 bis unter 13 Jahre	1.900	1.700	2.200	2.000
13 bis unter 15 Jahre	2.300	1.900	2.600	2.200
15 bis unter 19 Jahre	2.600	2.000	3.000	2.300
Erwachsene				
19 bis unter 25 Jahre	2.400	1.900	2.800	2.200
25 bis unter 51 Jahre	2.300	1.800	2.700	2.100
51 bis unter 65 Jahre	2.200	1.700	2.500	2.000
65 Jahre und älter	2.100	1.700	2.500	1.900
Schwangere	Zusätzliche Energiezufuhr im 2. Trimenon +250 kcal/Tag und im 3. Trimenon +500 kcal/Tag. Angaben nur bei Normalgewicht vor der Schwangerschaft, bei einer gewünschten Gewichtszunahme von 12 kg und bei unverminderter körperlicher Aktivität.			
Stillende	Zusätzliche Energiezufuhr bei ausschließlichem Stillen in den ersten 4 bis 6 Monaten + 500 kcal/Tag.			

Tab. 18.12 Trauma- oder Stressfaktor. Der Gesamtenergiebedarf einer Patientin wird bei vorliegenden Erkrankungen mit dem jeweiligen Faktor multipliziert.

Krankheit	Faktor
Fieber 38 °C	1,1
Akute resp. Insuffizienz, Fieber 39 °C	1,2
Schwere Entzündungsreaktionen, Sepsis	1,3–1,4
Erhöhter Atemarbeit, z. B. im Weaning	1,3–1,6
Chronischer Krankheitszustand, Tumorerkrankung	1,3
Chronische Wunde	1,3–1,5
Schädel-Hirn-Trauma	1,6

Bei der Ermittlung des Energiebedarfs zu beachten

Diese Werte können nur eine grobe Orientierung für den Energiebedarf geben. Die regelmäßige Gewichtskontrolle und der Gewichtsverlauf (➤ 18.2.3) sind wichtige Überwachungsparameter. Bei Bedarf muss die Energiemenge so angepasst werden, dass das Gewicht konstant bleibt bzw. das gewünschte Körpergewicht erreicht wird, wenn eine Gewichtszu- oder -abnahme angestrebt wird.

18

Energieziel

Das angestrebte **Energieziel** sollte individuell festgelegt werden.
- **Gewicht halten:** Gesamtenergiezufuhr wie angegeben
- **Gewicht steigern:** Gesamtenergiezufuhr + 10–20 % aufschlagen. Langsam steigern, um ein **Refeeding-Syndrom** *(Stoffwechselentgleisung* ➤ Tab. 18.17*)* zu vermeiden
- **Gewicht reduzieren:** Gesamtenergiezufuhr –– 10–20 % reduzieren. Wenn möglich, zusätzlich Bewegung fördern

Apps zur Überwachung der Ernährung

Es gibt heute eine Vielzahl von Apps, mit denen man die Energiezufuhr einfach überwachen kann. Es gibt auch schon Apps, die von der Krankenkasse bezahlt werden. Das früher übliche Zusammentragen aus Nährwertelisten entfällt damit.

Maßnahmen zur Sicherung der Nahrungsaufnahme

Nachfolgend werden die Maßnahmen beschrieben, die der Expertenstandard zum Ernährungsmanagement empfiehlt. Dabei ist zu beachten, dass diese Empfehlungen vor allem die Situation in Einrichtungen der stationären Langzeitpflege im Blick haben. Vieles davon wird sich in einem Krankenhaus so nicht umsetzen lassen. Dennoch können die Empfehlungen Anregungen für eine Optimierung der Verpflegungssituation in Krankenhäusern geben.

„Ein individueller Maßnahmenplan zur Sicherstellung einer bedürfnisorientierten und bedarfsgerechten Ernährung liegt vor", so lautet eines der Ergebnisse im Expertenstandard. [2] Das bedeutet, dass für jeden Pflegebedürftigen einer Einrichtung im Gesundheitswesen der Ernährungsstatus zu erheben ist (➤ 18.2.3) und – falls nötig – geeignete Maßnahmen geplant werden müssen.

Die Erstellung eines individuellen Maßnahmenplans in der Langzeitpflege und auch in der ambulanten Pflege kann oft längere Zeit dauern, denn häufig ist ein Ausprobieren unterschiedlicher Maßnahmen notwendig, und gegebenenfalls müssen kurzfristig Änderungen oder Anpassungen erfolgen. [2]

Verpflegungskonzept

Wesentliche Voraussetzung für eine individuelle und bedarfsgerechte Versorgung in stationären Einrichtungen ist das Vorhandensein eines **Verpflegungskonzepts.** Im Verpflegungskonzept werden nach außen u. a. transparent gemacht:
- Angebot von verschiedenen Kostformen
- Verpflegungszeiten
- Menübestellsystem
- Tisch- und Esskultur (➤ Abb. 18.29)
- Essensverteilung und -anreichung

Wichtige Aspekte im Hinblick auf die **Förderung der oralen Ernährung** sind:
- Die selbstbestimmte Auswahl von Speisen stärkt das Gefühl von Kompetenz und das Selbstbewusstsein der Patientinnen. Die Auswahl geschieht in Pflegeeinrichtungen am besten kurzfristig und direkt am Tisch. Auch Menschen mit Demenz können, wenn Pflegende ihnen die Speisen zeigen, oft noch bestimmen, was sie essen wollen.
- Große Essensportionen werden von älteren Menschen, insbesondere bei Appetitlosigkeit, eher abgelehnt. Aus diesem Grund sollte die Nahrungsmenge auf mehrere kleine Mahlzeiten über den Tag verteilt werden.
- Bewährt hat sich die dezentrale Speiseversorgung, bei der die Speisen zur selbstständigen Bedienung in Schüsseln und Platten auf dem Tisch stehen. Das im Krankenhaus übliche Tablettsystem ist insbesondere in der Langzeitpflege und bei alten und kognitiv beeinträchtigten Menschen nicht empfehlenswert. Kann darauf nicht verzichtet werden, dann sollte beim Servieren wenigstens die Abdeckung entfernt und die Speisen ansprechend auf dem Teller angerichtet sein. Nach Möglichkeit wird das Tablett entfernt.

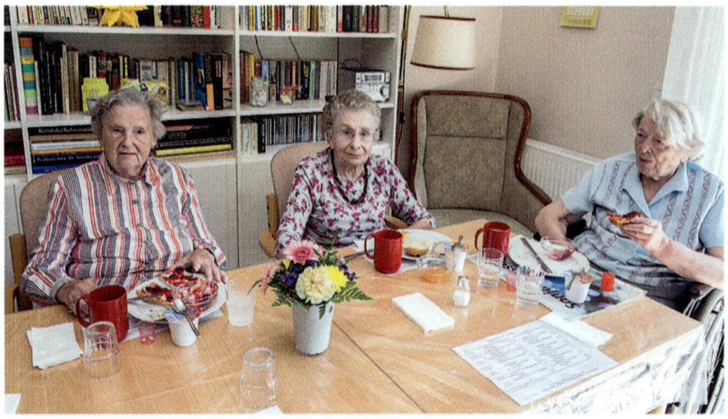

Abb. 18.29 Das Schaffen und Wahren einer ansprechenden Tisch- und Esskultur ist Bestandteil eines adäquaten Verpflegungskonzepts. Die meisten Menschen mögen zeitlebens Essen in Gesellschaft. [K157]

Essenszeiten

- Essenszeiten sollten nicht starr sein. Beispielsweise kann das Frühstück in einem größeren Zeitintervall angeboten und somit Rücksicht auf individuelle Schlafgewohnheiten genommen werden.
- Für viele ältere Menschen ist Regelmäßigkeit bei den Essenszeiten wichtig, da sie das von früher gewohnt sind. Oft bestimmten die Essenszeiten den restlichen Tag bzw. die Aktivitäten dazwischen.
- Grundsätzlich sollte der Abstand zwischen der letzten Mahlzeit am Abend und der ersten Mahlzeit am Morgen nicht mehr als 12 Std. betragen. Um u. a. Unruhezustände oder Unterzuckerung zu vermeiden, sollten bei Menschen mit Demenz und Diabetes mellitus nicht mehr als 10 Std. zwischen Abendessen und Frühstück liegen.

Rituale

- **Rituale** zur Einstimmung auf das Essen, wie ein Gebet sprechen, ein Lied singen, sich die Hände reichen oder ein Gedicht aufsagen, geben älteren und pflegebedürftigen Menschen zusätzlich Orientierung und Sicherheit.
- Entspannende, leise, niederfrequente Musik kann sich positiv auf Menschen mit Demenz mit herausforderndem Verhalten bei den Mahlzeiten auswirken.

Anregung der Sinne

Gerade für Menschen, die in ihrer Wahrnehmung eingeschränkt sind, trägt die **Anregung aller Sinne** dazu bei, sich zu orientieren und die Situation des Essens eindeutig zu machen.

- **Hören.** Wenn das Geschirr klappert und die Kaffeemaschine gluckernde Geräusche macht, werden Aufmerksamkeit und Neugier geweckt. Pflegende erklären außerdem, was es zu essen gibt, und wünschen einen guten Appetit.
- **Sehen.** Einschränkungen der Sehfähigkeit müssen berücksichtigt werden:
  - Pflegende achten auf eine sauber geputzte Brille bzw. darauf, dass Kontaktlinsen eingelegt sind.
  - Bei der Tischgestaltung auf farbliche Kontraste achten (➤ Abb. 18.31).
  - Für die Speisekarte muss eine ausreichend große Schrift verwendet werden. Bei der Bezeichnung der Speisen ist auf allgemein Bekanntes Wert zu legen.
  - Auch püriertes Essen kann appetitlich aussehen, wenn verschiedene Farben, Konsistenzen, Soßen und Dekorationen verwendet werden (➤ Abb. 18.30). Teilpürierte Kost ist eine Möglichkeit, denn meist haben ältere Menschen nur Probleme beim Kauen und Schlucken von Fleisch.

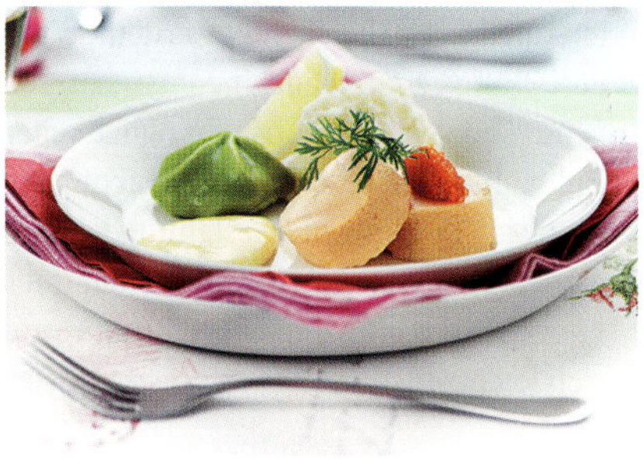

Abb. 18.30 Appetitlich angerichteter Teller mit pürierter Kost. [V798]

- **Riechen.** Der Duft leckerer Speisen regt den Appetit und die Produktion der Verdauungssekrete an. Besonders wichtig ist, dass im Speisesaal oder im Zimmer der Patientin ein neutraler/angenehmer Geruch herrscht und bei Bedarf gelüftet wird.
- **Tasten.** Menschen, die schlecht sehen oder auch Speisen aufgrund von Demenz nicht identifizieren können, können die Speisen durch Anfassen „begreifen" und so zum Essen angeregt werden. Auch die selbstständige Nahrungsaufnahme, und sei es durch eine geführte Bewegung, fördert das Essen. Hier bietet sich auch Fingerfood an.
- **Schmecken.** Da im Alter der Geschmacksinn nachlässt, sollten Speisen für ältere Menschen kräftig gewürzt – nicht gesalzen – werden. Zum Würzen eignen sich insbesondere Kräuter.

Tischgestaltung und Ambiente

- Auch ältere und pflegebedürftige Menschen schätzen einen **schön gedeckten und dekorierten, übersichtlich gestalteten Tisch** mit Tischdecke, Servietten und einem vollständigen Besteck. (➤ Abb. 18.31). Die Lieblingstasse oder das eigene Frühstücksbrett geben Individualität und Sicherheit, erinnern an Vertrautes und begünstigen die Nahrungsaufnahme. Porzellangeschirr versteht sich von selbst, auch wenn hin und wieder etwas zu Bruch geht.
- Bei kognitiv beeinträchtigten Menschen sind wenige **kontrastreiche Sinnesangebote** hilfreich, z. B. der Kontrast zwischen farbiger Tischplatte und weißem Geschirr mit farbigem Rand oder von Fruchtsäften, die in einem klaren Glas oder in einer andersfarbigen Tasse serviert werden (➤ Abb. 18.31).
- Ein **ansprechend gestalteter Speisesaal** lädt zum Essen und Verweilen ein. Wichtig ist, dass Speisesaal und der Essplatz gut,

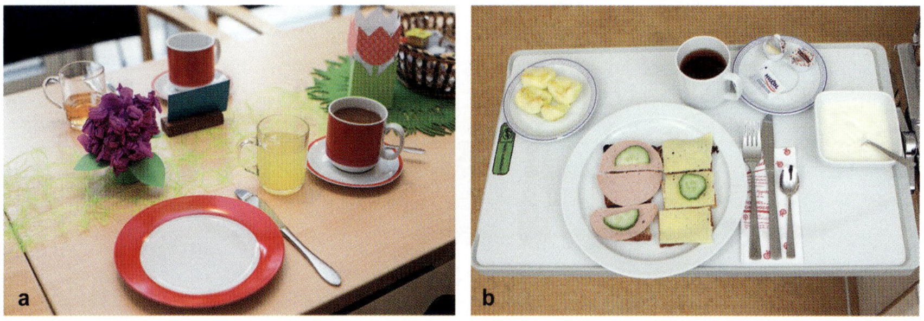

Abb. 18.31 Ein übersichtlich und schön gedeckter Tisch mit farblichen Kontrasten erleichtert Patientinnen mit Demenz die Orientierung (a). Ein Frühstück ohne Tablett und Isolierbehältnisse ist vertrauter, allerdings ist das weiße Geschirr auf dem hellen Untergrund kaum erkennbar, hier würde farbiges Geschirr oder eine farbige Decke für mehr Kontrast sorgen (b). [K157, K115]

aber nicht grell beleuchtet werden. Zur funktionellen Raumgestaltung gehören auch bequeme und sichere Sitzmöbel und genügend geeignete Abstellmöglichkeiten für Gehhilfen und Rollstühle. Das Mobiliar sollte nicht nur zweckmäßig sein, sondern sich auch für die Gestaltung flexibler Tischgemeinschaften eignen. Insbesondere für Menschen mit kognitiven Einschränkungen muss eine Reizüberflutung vermieden werden, da sie sich leicht ablenken lassen und dann vom Essen abwenden.

Essen und Trinken in Gesellschaft

Gerade für Menschen, die aus ihrem gewohnten Umfeld in eine Pflegeeinrichtung übersiedeln müssen, tragen Essen und Trinken entscheidend zur Entwicklung eines **Gemeinschafts- und Geborgenheitsgefühls** bei, das vor Vereinsamung schützt (➤ Abb. 18.29).

- Ein fester Platz am Tisch/im Speisesaal vermittelt Sicherheit und das Gefühl des Angekommenseins. Schwierig wird es, wenn sich ältere Menschen bei jeder Mahlzeit einen Platz neu suchen müssen. Bei neuen Sitzkonstellationen zeigen sich vor allem ältere Menschen anfangs verstört und benötigen Zeit, sich an die Veränderungen anzupassen.
- Es gibt Patientinnen, die aus persönlichkeitsbedingten Gründen, aber auch abhängig von der Tagesform, mit dem Essen in der Gemeinschaft überfordert sind. Für diese bietet sich das Einnehmen der Mahlzeiten in einer kleinen Nische, an einem separaten Tisch oder in ihrem Zimmer an.
- Bei Menschen mit starken körperlichen Einschränkungen, z. B. einer Schluckstörung, ist darauf zu achten, dass sie nicht den Blicken und Kommentaren anderer Patientinnen ausgesetzt sind und möglicherweise aus Scham das Essen und Trinken vermeiden.

Pflegefachpersonen und Helferinnen

Eine angemessene **Personalausstattung** während der Mahlzeiten ist Voraussetzung, damit Patientinnen ihren Bedürfnissen entsprechend individuelle Unterstützung beim Essen und Trinken erhalten. Es ist sinnvoll, für die Mahlzeiten zusätzlich Pflegende oder Hilfskräfte zur Verfügung zu haben.

- Nach Möglichkeit wird eine Patientin mit Unterstützungsbedarf nur von wenigen Pflegenden betreut. Unterbrechungen oder hektische Betriebsamkeit während der Mahlzeiten wirken sich ungünstig auf das Essverhalten von kognitiv und auch funktionell beeinträchtigen Menschen aus, die dann oft das Essen und Trinken ganz einstellen oder sich nur schwer dazu motivieren lassen.
- Die Nahrungsaufnahme lässt sich durch eine verbale und anbahnende Anleitung fördern und anregen, wie z. B. der Patientin den Löffel in die Hand geben und diesen gemeinsam zum Mund führen, oder durch das Mitessen/-trinken. Sehr unruhige und insbesondere kognitiv beeinträchtigte Menschen, die während der Mahlzeiten häufig aufstehen und umhergehen, können durch eine beruhigende Interaktion und Verminderung von Stress- und Geräuschpegel und/oder durch Essstationen (➤ Abb. 18.33) zu einem günstigeren Essverhalten und höheren Verzehrmengen bewegt werden.

Esshilfen

Es gibt eine Vielzahl von **Esshilfen** (➤ Abb. 18.32), die die selbstständige Nahrungsaufnahme erhalten oder fördern. Pflegefachpersonen wählen gemeinsam mit einer Ergotherapeutin und den Betroffenen geeignete Esshilfen aus, z. B.:

- Eine rutschfeste Unterlage sorgt für einen sicheren Halt von Tellern und Trinkgefäßen, sodass diese sicher gegriffen und abgestellt werden können.
- Warmhalteteller sind geeignet, wenn Patientinnen viel Zeit zum Essen benötigen.
- Ein elastischer Tellerrand, gegen den das Essen geschoben werden kann, unterstützt die Nahrungsaufnahme mit einer Hand.
- Rutschfeste Frühstücksbrettchen, die zusätzlich ein Wegrutschen des Brots verhindern, sind ebenfalls zum Essen mit einer Hand geeignet.
- Besteck mit verstärkten Griffen kann auch mit geringer Handkraft gehandhabt werden.
- Angewinkeltes Besteck ist hilfreich für Bewegungseinschränkungen. Dies gibt es sowohl für Rechts- als auch Linkshänder.
- Fingerfood und Essstationen (➤ Abb. 18.33) können die Nahrungsaufnahme bei Menschen mit kognitiven Einschränkungen und beim Umhergehen fördern.

Anreichen des Essens

Pflegende geben Hilfe bei der Nahrungsaufnahme, wenn die Patientin nicht mehr selbstständig essen kann oder will. Sie gibt damit eine Tätigkeit ab, die sie fast ihr ganzes Leben ausgeführt hat. Dabei können Gefühle der Hilflosigkeit und Abhängigkeit entstehen, die im Einzelfall auch mit der Ablehnung der Nahrung verbunden sind. Neben dem Anreichen des Essens besteht die Aufgabe der Pflegenden darin, verbliebene Ressourcen zu erhalten und verlorene Fähigkeiten zu fördern.

Das **Essenreichen** ist eine anspruchsvolle Tätigkeit, erfordert Geduld und wird von der inneren Einstellung der Pflegenden beeinflusst. In schwierigen Situationen sind Pflegende gefordert, verschiedene Strategien zu nutzen, z. B. Lieblingsspeisen anbieten, den Akt des Essens vormachen, die Lippen mit einem Löffel oder der Speise

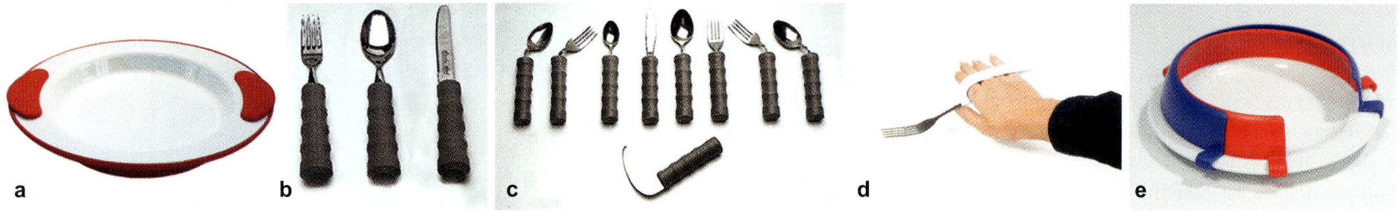

Abb. 18.32 Unterschiedliche Hilfsmittel zur selbstständigen Nahrungsaufnahme. Warmhalteteller (a), Besteck mit verstärkten, breiten Griffen (b), angewinkeltes Besteck mit breiten Griffen (c), Besteckhalter (d), Teller mit erhöhtem Tellerrand (e). [U151, V143, V886]

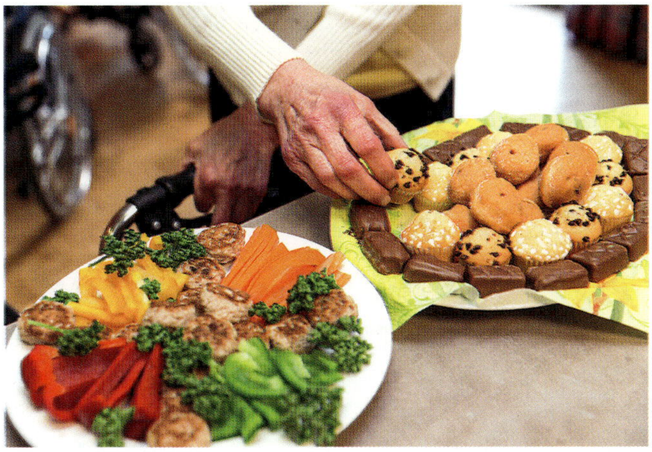

Abb. 18.33 Essstation mit ansprechend angerichtetem Fingerfood. [K157]

berühren, die Patientin freundlich überreden oder etwas „strenger" auffordern, den Mund zu öffnen. Nicht alle Strategien eignen sich für jeden Menschen, manche können die Situation sogar verschlechtern. Probleme beim Essenreichen sollten in Fallbesprechungen (➤ 6.4.1) gemeinsam im Team geklärt werden. Diese Prinzipien sind beim Anreichen des Essens zu beachten (➤ Abb. 18.34):

- Die Erkrankungen der Patientin sind bekannt.
- Die Pflegende befindet sich mit ihr auf Augenhöhe; idealerweise sitzt sie.
- Das Wort „Füttern" wird nicht benutzt, ebenso nicht „Lätzchen" oder „Latz", stattdessen: „Essen (an)reichen" oder „Unterstützung beim Essen geben" und „Serviette" und „Kleidungsschutz".
- Die Atmosphäre ist ruhig und entspannt, Ablenkung, z. B. durch Fernsehen, ist zu vermeiden.
- Die Speisen werden appetitlich angerichtet, Brot und Fleisch nicht auf einmal in kleine Stücke geschnitten, verschiedene Speisen nicht miteinander vermischt.

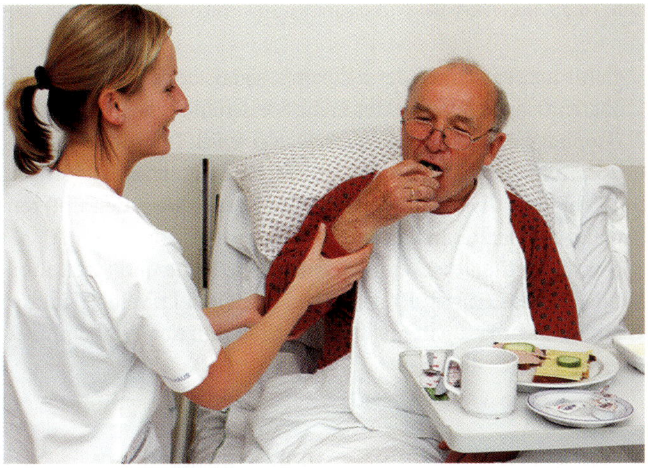

Abb. 18.34 Eine geeignete Sitzposition von Patient und Pflegefachperson, eine ansprechende Essumgebung, schön angerichtetes Essen und ein individuelles Vorgehen sind die Voraussetzungen für das Essenanreichen. Hier wird der Patient durch Führung des Arms unterstützt, die Nahrungsaufnahme noch selbst zu gestalten. [K115]

- Der Essplatz ist sauber und ansprechend mit vollständigem Besteck und Serviette.
- Es werden kleine Mengen angeboten, später wird nachgereicht.
- Die Reihenfolge der Speisen und die Eingabegeschwindigkeit orientieren sich an der Situation der Patientin. Der nächste Bissen wird erst angeboten, wenn die Patientin alles heruntergeschluckt hat.
- Angehörige werden gegebenenfalls miteinbezogen und angeleitet.

Selbstbestimmung und Eigenaktivität

Die **Selbstbestimmung und Eigenaktivität** wird auch bei der Nahrungsaufnahme beachtet und gewahrt. Dazu gehört, dass die Vorlieben und Wünsche der Patientin berücksichtigt werden. Ohne Nachfrage darf z. B. nicht einfach Zucker in den Kaffee gegeben oder das Brot mit Marmelade bestrichen werden. Ist die Patientin in der Lage, teilweise selbst zu essen, so wird das durch geführte Bewegungen unterstützt, auch wenn die Nahrungsaufnahme dadurch länger dauert.

Für unruhige Patientinnen, die ständig umhergehen, sind **Essstationen** (*Eat by Walking*, ➤ Abb. 18.33) geeignet. An verschiedenen Stellen werden Teller aufgestellt mit Lebensmitteln, die gut für die Aufnahme in die Hand geeignet sind, z. B. Obst in Stücken, Gebäck, große Nudeln, Kartoffeln, Hackfleischbällchen und Würstchen in kleinen Stücken, Karotten, Blumenkohl, Pfannkuchen in Stücken.

Genügend Zeit einplanen

Auch wenn keine diagnostizierte Schluckstörung (Dysphagie) vorliegt, so ist der Schluckakt im Alter verlangsamt (➤ 18.6). Bei der Zeitplanung für die Einnahme bzw. das Anreichen der Mahlzeiten ist diese Tatsache zu beachten.

Bei kognitiv beeinträchtigen Menschen, z. B. Menschen mit Demenz, können Unterbrechungen, hektisches Vorgehen und der Wechsel von Pflegenden während des Anreichens der Speisen dazu führen, dass sie das Essen ganz einstellen.

Tipp: Bei Problemen beim Essenreichen können sich Pflegende gegenseitig beobachten und sich dann im Team besprechen.

Überprüfung der Wirksamkeit der eingeleiteten Maßnahmen

„Die orale Nahrungsaufnahme des Patienten/Bewohners ist seinen Bedürfnissen und seinem Bedarf entsprechend sichergestellt". [2] So lautet ein weiteres Ergebnis des Ernährungsmanagements gemäß Expertenstandard. Sowohl die eingeleiteten Pflegeinterventionen als auch die multiprofessionell vereinbarten Maßnahmen müssen in sinnvollen Abständen auf ihre Angemessenheit und **Wirksamkeit hin evaluiert** werden (➤ Abb. 18.24). Evaluationskriterien sind z. B. Gewichtszunahme, Erhalt der Selbstständigkeit, Zunahme der täglichen Trinkmenge.

Die **Zeitintervalle der Überprüfungen** richten sich nach der individuell vorgefundenen Situation und der Art und Schwere der Beeinträchtigung. Als Anhalt gilt: je schwerwiegender die Beeinträchtigung, umso engmaschiger sind die Ergebnisse zu überprüfen. Hat sich die Ernährungssituation stabilisiert, reicht auch eine dreimonatliche Überprüfung.

18

Grenzen der oralen Nahrungsaufnahme

Pflegefachpersonen müssen auch die Grenzen der oralen Nahrungsaufnahme erkennen, um gegebenenfalls gemeinsam mit dem Betroffenen und anderen Berufsgruppen über die Ausweitung der Ernährung auf enterale (➤ 18.8) oder parenterale (➤ 18.9) Nährstoff- und Flüssigkeitszufuhr zu entscheiden. Grenzen der oralen Ernährung liegen auch in einer Palliativsituation vor (➤ 25.3.6).
Unter Umständen müssen in solchen Situationen gemeinsam mit der Betroffenen, ihren Angehörigen oder dem gesetzlichen Vertreter und allen beteiligten Berufsgruppen ethische Entscheidungen über das Beenden oder Fortsetzen der oralen Ernährung und gegebenenfalls Ergänzung durch künstliche Ernährung getroffen werden.

Neben der Überprüfung der Ziele überwachen Pflegefachpersonen die korrekte Durchführung der geplanten Maßnahmen, v. a. wenn Hilfspersonen bei der Nahrungszubereitung und -aufnahme eingesetzt werden. Sie überprüfen die Angemessenheit der Maßnahmen und die Zufriedenheit und Akzeptanz der Patientin.

Können die geplanten Ziele nicht erreicht werden, weil die Patientin andere Bedürfnisse und Ziele hat, dann dokumentieren Pflegefachpersonen das entsprechend.

Patientenautonomie wahren

Selbstbestimmung und Autonomie der Patientin haben stets Vorrang vor der pflegerischen Bedarfs- und Zielfestlegung. Das bedeutet auch, dass die Ablehnung von Nahrung akzeptiert werden muss.

18.6 Schluckstörungen

18.6.1 Physiologische Grundlagen

DEFINITION

Schlucken, Schluckakt: komplexer Vorgang, bei dem Speichel und Nahrung aus dem Mund in den Magen befördert werden.
Schluckstörung *(Dysphagie, griech. dys- = miss-, phagein = essen):* zusammenfassende Bezeichnung für alle Beeinträchtigungen des Schluckens, vom schmerzhaften Schlucken (**Odynophagie**), z. B. bei einer Rachenentzündung, über das „Verschlucken" bis hin zur Unfähigkeit zum Schlucken. Ein nicht regelrecht ablaufender Schluckakt birgt immer die Gefahr, dass Nahrung in den Bereich unterhalb der Stimmbänder und damit in die unteren Atemwege gelangt
Aspiration ➤ 18.7

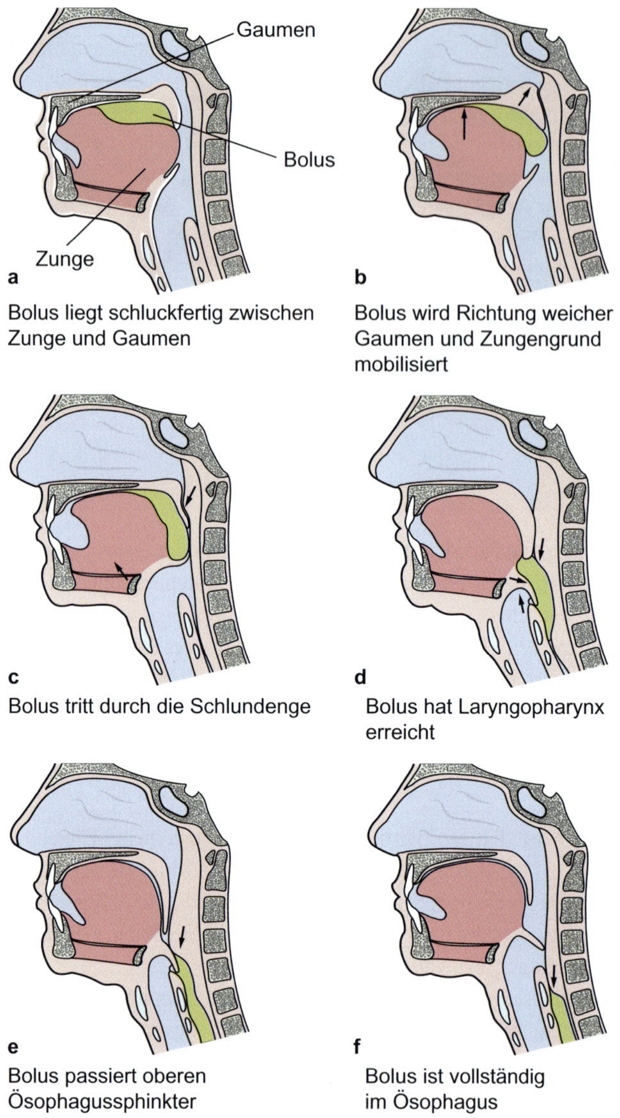

Abb. 18.35 Die Phasen des physiologischen Schluckakts. [L234]

Das **Schlucken** ist ein sehr komplexer Vorgang, an dem unterschiedliche Organe und Strukturen beteiligt sind. Um den Schluckakt bei der Nahrungsaufnahme genauer betrachten zu können, wird er in der Regel in **vier Phasen** unterteilt (➤ Abb. 18.35, [37]).

1. **Präorale Phase** *(willentlich beeinflussbar):* Zerkleinern und Gleitfähigmachen der Nahrung
2. **Orale Phase** *(willkürlich initiierbar):* Bildung eines schluckfähigen Bissens, Auslösung des Schluckreflexes, wenn die Triggerareale an der Rachenhinterwand berührt werden
3. **Pharyngeale Phase** *(nicht willentlich beeinflussbar, reflektorisch ablaufend):* Verschluss des Nasenraums, Verschluss der Stimmbänder und Verengung des Kehlkopfeingangs, Abkippen der Epiglottis und Verschluss des Kehlkopfs, sodass der Bissen über den oberen Ösophagussphinkter in die Speiseröhre gelangt
4. **Ösophageale Phase** *(reflektorisch ablaufend):* Transport des Bissens in peristaltischen Wellen durch den Ösophagus

Der Schluckakt ist beendet, wenn der Bissen durch den unteren Ösophagussphinkter in den Magen gelangt ist.

Nur das optimale Zusammenspiel aller Organe und Strukturen ermöglicht das einwandfreie Schlucken. Wenn nur eine Struktur krankheitsbedingt nicht mehr regelgerecht funktioniert, kommt es zu einer **Schluckstörung.**

Schlucken bei Säuglingen und Kleinkindern

Das **Schlucken bei Säuglingen und Kleinkindern** muss von dem der Erwachsenen abgegrenzt werden. Deshalb werden Schluckstörungen bei Kindern gesondert betrachtet.

Der Schluckakt entwickelt sich wie folgt:

- Ab der 12. SSW ist der Schluckakt beim Fötus entwickelt, sodass er Fruchtwasser schlucken kann.
- In den ersten 4–6 Lebensmonaten nach der Geburt kann sich die Zunge nur vor- und rückwärts bewegen, was für das Saugen an der Brust oder Flasche ausreichend ist.
- Spätestens ab dem 7. Lebensmonat kann die Zunge auch nach oben geführt werden; eine wichtige Voraussetzung, um dem Kind Nahrung mit dem Löffel verabreichen zu können.
- Ab dem 10. Lebensmonat setzen die Kaubewegungen ein und die Zunge kann sich auch seitlich bewegen: wichtige Voraussetzungen für die Aufnahme von fester Nahrung. In den nächsten Monaten verfeinert das Kind das Zusammenspiel von Zungen-, Lippen-, Wangenmuskulatur und Kiefer.

Schlucken beim älteren Menschen

Der **Alterungsprozess** betrifft alle Organe und Organsysteme, auch den Schluckakt. Schluckbeschwerden im Alter treten also auch ohne eine spezielle Krankheit auf. Die vorkommenden Symptome und Ausprägungen sind jedoch sehr individuell.
Grundsätzlich kommt es zu einer generellen Verlangsamung der Bewegungen, der Abnahme der Nervenleitgeschwindigkeit, dem Abbau von Muskelmasse und zu einer Verzögerung der Auslösung des Schluckreflexes. Typische Veränderungen des **Schluckens beim älteren Menschen** sind: [2], [39]

- Vorzeitiger Bolusaustritt aus dem Mund in Richtung Rachen, ohne Auslösung des Schluckreflexes
- Länger dauernder Schluckvorgang
- Verspätetes Auslösen des Schluckreflexes
- Geringere Hebung des Kehlkopfs und des Zungenbeins
- Unvollständige Öffnung des oberen Ösophagussphinkters
- Vermehrte Nahrungsrückstände im Mund, häufiges Nachschlucken notwendig
- Zwischenatmen während des Nachschluckens
- Vermehrtes Räuspern und Husten bei und nach dem Schlucken

18.6.2 Ursachen

Eine Vielzahl von Erkrankungen kann **Ursache für eine Schluckstörung** sein (➤ Tab. 18.13).

Tab. 18.13 Mögliche Ursachen für eine Schluckstörung und Folgen für den Schluckakt.

Neurologische Erkrankungen = neurogene Dysphagie	• Störungen im zentralen Nervensystem, z. B. Schlaganfall, Morbus Parkinson, Multiple Sklerose • Neurodegenerative Erkrankungen, z. B. Amyotrophe Lateralsklerose (ALS) • Erkrankungen der Hirnnerven • Muskelerkrankungen (Muskeldystrophien), z. B. Duchenne-Muskeldystrophie ↓ • Fehlender Mundschluss • Zunge kann keinen schluckfähigen Bolus herstellen, fehlende Schubkraft der Zunge • Kehlkopf kann nicht ausreichend angehoben werden, Kehldeckel schließt nicht ausreichend, dadurch fehlender Verschluss der unteren Atemwege, Aspiration (➤ 18.7)
Probleme bzw. Erkrankungen in Mund und Rachen	• Zahn- oder Gebissprobleme • Entzündungen, z. B. Stomatitis, Pharyngitis • Abszesse • Exsikkose und Austrocknung der Mundschleimhaut ↓ • Nahrung kann nicht richtig gekaut werden • Nahrung verbleibt teilweise in den Wangen
Tumorerkrankungen	• Mundboden- oder Kehlkopfkarzinom • Speiseröhrenkarzinom • Tumorbedingte Operationen • Strahlen- und Chemotherapie ↓ • Stenosen (Verengung) • Schluckbeschwerden durch Schmerzen und Entzündung als Folge von Chemo- und Strahlentherapie
Erkrankungen der Speiseröhre	• Achalasie (unterer Ösophagussphinkter erschlafft nicht ausreichend) • Divertikel (Aussackungen in der Speiseröhre) • Entzündungen und Tumoren • Stenosen ↓ • Bolus rutscht in den Kehlkopf, Aspiration (➤ 18.7) • Bolus stockt, v. a. bei fester Nahrung • Schmerzen hinter dem Brustbein, Reflux, saures Aufstoßen
Psychische Ursachen	Eine Dysphagie kann auch auf eine psychische Störung hinweisen – nachdem körperliche Ursachen ausgeschlossen wurden (sogenannte somatoforme Störungen). „Einen Kloß im Hals haben" oder „Nicht mehr alles schlucken wollen" sind Redewendungen, die auf eine psychische Problematik hinweisen

18.6.3 Gefahren, Folgen und Anzeichen einer Schluckstörung

Die **Gefahren und Folgen einer Schluckstörung** sind ganz erheblich.

- **Penetration:** Fremdkörper, Speisereste oder Flüssigkeit dringen in den Kehlkopf ein, verbleiben aber oberhalb der Stimmbänder (Glottis)
- **Aspiration:** Fremdkörper, Speisereste oder Flüssigkeit, Speichel gelangen unter die Stimmbänder in die Trachea und ggf. in die Lunge (➤ 18.7)
- **Silent Aspiration** *(stumme Aspiration):* keine klinischen Zeichen, insb. kein Husten, bei 25–30 % aller neurogenen Dysphagien
- Erstickungsanfälle mit Atemnot/Bolustod
- Aspirationspneumonie
- Gewichtsabnahme und Unterernährung (➤ 18.2.5)

18

- Dehydratation (➤ 18.2.4)
- Angst vor dem Verschlucken, in der Folge immer häufiger Nahrungsverweigerung
- Sozialer Rückzug, Essen in Gesellschaft wird vermieden
- Psychische Belastung

Anzeichen für eine Schluckstörung

Pflegefachpersonen können eine Schluckstörung anhand folgender Symptome erkennen:
- Ausspucken von Nahrung und Speichel oder Herauslaufen auf dem Mund
- Gurgelnde Sprache, Stimmverschlechterung nach dem Schlucken (belegt, heißer, rau)
- Willentliche Auslösung des Schluckens erschwert/nicht mehr möglich, häufiges Nachschlucken notwendig
- Husten direkt nach dem Schlucken
- Abnormer Hustenreflex: schwacher oder nicht vorhandener Husten bei Aufforderung
- Nahrungsreste im Mund, ggf. auch in der Nase
- Gefühl eines Kloßes im Hals
- Abnormer Würgereflex
- Nasses Tracheostoma, Nahrungsaustritt aus dem Tracheostoma oder der Trachealkanüle (➤ 14.5.10)
- Gewichtsverlust, der anders nicht zu erklären ist
- Häufige Atemwegsinfekte

Liegen eines oder mehrere Anzeichen vor, informieren Pflegefachpersonen die behandelnde Ärztin, die eine klinische und instrumentelle Schluckdiagnostik veranlassen sollte. [40]

Überprüfung des Husten- und Schluckreflexes

Sowohl der Husten- als auch der Schluckreflex sind entscheidend für die Vermeidung einer Aspiration. Pflegende können beides überprüfen:
Hustenreflex. Patientin zum Husten auffordern, auf spontanen Husten beobachten. Der Husten muss so kräftig sein, dass verschluckte Nahrung oder Atemwegssekrete abgehustet werden können. Ein schwacher Hustenstoß oder Hüsteln ist nicht ausreichend.
Schluckreflex. Dieser wird mithilfe des **Schluckkontrollgriffs** (➤ Abb. 18.36) überprüft: Daumen und Zeigefinder leicht auf oder neben den Kehlkopf legen. Patientin zum Schlucken auffordern, gegebenenfalls mit einer kleinen Menge Wasser. Der Schluckreflex muss sofort und deutlich ausgelöst werden, was an der deutlichen Hebung des Kehlkopfs spürbar ist.

18.6.4 Behandlung

Die **Behandlung** von Schluckstörungen ist interdisziplinär. Falls möglich wird die Ursache beseitigt. Evtl. darf die Patientin in der Akutphase wegen der Aspirationsgefahr nichts oral zu sich nehmen, sodass sie über eine nasogastrale oder PEG-Sonde (➤ 18.8) ernährt werden muss. Kann die Patientin auch ihren eigenen Speichel nicht schlucken, können eine Tracheotomie und die Versorgung durch eine Trachealkanüle mit Cuff (➤ 14.5.10) zur Sicherung der unteren Atemwege notwendig werden.
Bei den konservativen Methoden der Dysphagiebehandlung stehen zwei Ansätze im Vordergrund:
- Funktionelle Dysphagietherapie (FDT)
- Facio-orale Trakt Therapie (F. O. T. T.®)

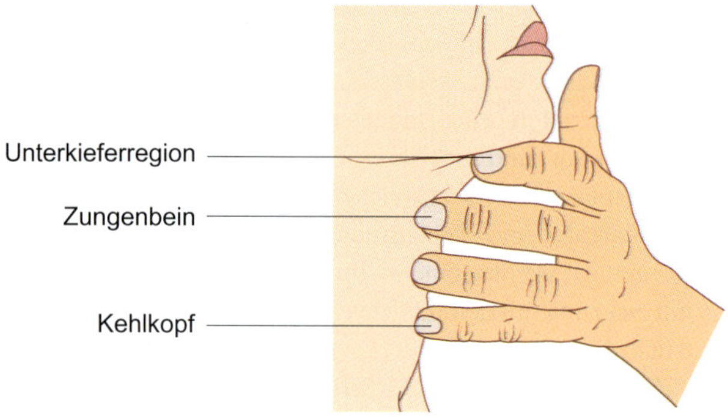

Abb. 18.36 Schluckkontrollgriff. [L234]

Abhängig vom Ergebnis der Diagnostik plant die Logopädin die therapeutischen Maßnahmen, deren Erfolg entscheidend von der Regelmäßigkeit abhängt, mit der diese durchgeführt werden. Die Logopädin leitet die Pflegefachpersonen an, sodass diese die Maßnahmen mehrmals am Tag mit der Patientin durchführen können.

Funktionelle Dysphagietherapie

Die **funktionelle Dysphagietherapie** gliedert sich in drei Komponenten, die individuell kombiniert werden: [2], [41]
1. Restituierende (wiederherstellende) Verfahren
2. Kompensatorische (ausgleichende) Strategien
3. Adaptive (anpassende) Maßnahmen

Restituierende Verfahren

Ziel der restituierenden Verfahren ist, gestörte Funktionen wiederherzustellen.
Maßnahmen sind:
- **Stimulation** mit dem Ziel der Verbesserung der Wahrnehmung. Die Stimulation kann mit Druck, Vibrationen, Klopfen, Wärme oder Kälte erfolgen und mit den Fingern/Händen oder Instrumenten erreicht werden.
- **Mobilisationstechniken** mit den Zielen Vergrößerung des Bewegungsausmaßes, Stärkung der Muskelkraft, Verbesserung der Koordination und Geschwindigkeit, Automatisierung des Schluckens.
- **Autonome Bewegungsübungen** mit den Zielen Verbesserung der Beweglichkeit von Lippen, Zungen, Wangen; Verbesserung der Artikulation; Verbesserung des Glottisschlusses (Verschluss der Stimmlippen); aktives Anhalten der Atmung, Verbesserung der Kehlkopfbeweglichkeit.

Regelmäßiges und häufiges Üben

Eine logopädische Behandlung zweimal in der Woche reicht nicht aus, um eine Schluckstörung signifikant zu verbessern. Vielmehr muss die Betroffene täglich oder auch mehrmals täglich üben. Pflegefachkräfte können sich einfache Übungen von der Logopädin zeigen lassen und die Patientin darin anleiten. Das logopädische Übungsprogramm sollte schriftlich und für alle einsehbar vorliegen.

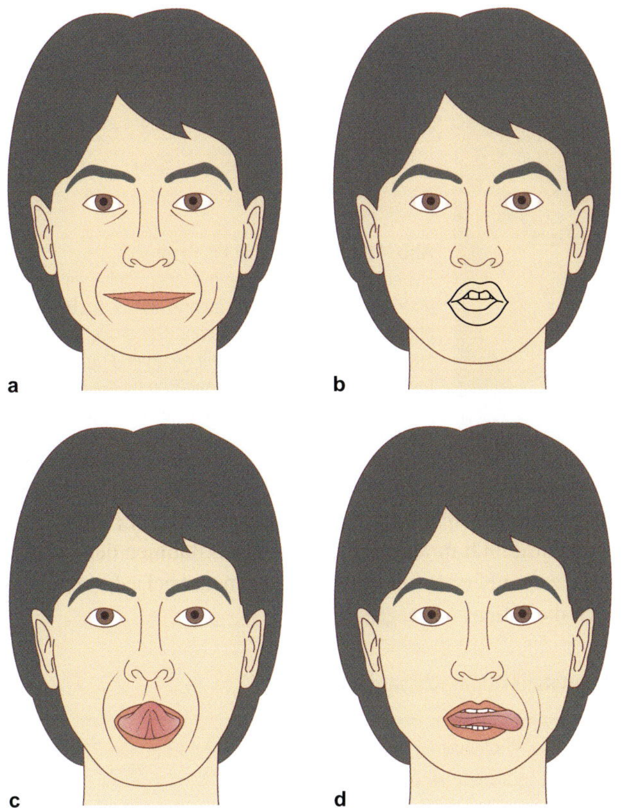

Abb. 18.37 Einfache Übungen zur Förderung der Mimik-, Zungen- und Lippenbeweglichkeit und Kräftigung der Kaumuskulatur. [L234]

Nachfolgend sind **einfache Übungen** beschrieben (➤ Abb. 18.37), die immer wieder in den Tagesablauf integriert werden können:

- **Mimische Muskulatur aktivieren**
  - Nase krausziehen
  - Stirn runzeln
  - Augenbrauen zusammenziehen
  - Augen aufreißen und zusammenkneifen
  - Wangen aufpusten und ansaugen
- **Zungenmotorik fördern**
  - Zunge einziehen und herausstrecken
  - Zunge nach oben und unten bewegen
  - Zunge vom rechten in den linken Mundwinkel schieben
  - Zunge im und außerhalb des Mundes kreisen
  - Zunge gegen die Wangen oder gegen einen Löffel bzw. Spatel drücken
- **Lippenmuskulatur stärken**
  - Lippen breit und spitz ziehen
  - Lippen nach innen ziehen
  - Oberlippe über die Unterlippe stülpen und umgekehrt
  - Pfeifen
  - Wörter, die mit „P" beginnen, laut und deutlich aussprechen
- **Kaumuskulatur kräftigen**
  - Mund weit auf- und zumachen
  - Zähne zusammenbeißen
  - Kiefer nach links und rechts bewegen
  - Unterkiefer vor- und zurückschieben

Kaumuskulatur fordern

Grundsätzlich sollte so lange wie möglich auf passierte Kost verzichtet werden, um die verbliebene Muskelkraft durch das Kauen zu erhalten.

Kompensatorische Strategien

Ziel der kompensatorischen Strategien ist, durch Haltungsänderungen oder spezielle Schlucktechniken ein effizientes und aspirationsfreies Schlucken zu gewährleisten. Maßnahmen sind:

- **Haltungsänderungen.** Durch Neigen, Heben, Drehen oder Kippen des Kopfs kann der Nahrungsweitertransport bei bestehender Schluckstörung erreicht werden. Die Logopädin muss im Rahmen der Therapie die zum Schlucken günstigste Kopfposition finden und die Patientin und die Pflegefachpersonen dementsprechend anleiten.
- **Schlucktechniken.** Verschiedene Schlucktechniken sollen das aspirationsfreie Schlucken durch den Verschluss der Luftröhre durch den Kehldeckel ermöglichen. Da diese Techniken sehr speziell sind, muss die Patientin verständig und kooperativ sein.

Adaptive Maßnahmen

Ziel der adaptiven Maßnahmen ist, Nahrung und Hilfsmittel der Schluckstörung anzupassen. Maßnahmen sind u. a.:

- **Platzierung der Nahrung,** z. B. auf der Zungenmitte oder der hinteren Zunge, oder bei Hemiparese auf der weniger betroffenen Seite
- **Bolusgröße anpassen:** größerer Bolus bei abgeschwächtem Reflex, kleinerer Bolus bei fehlender Kontrolle
- **Konsistenz anpassen:** Flüssigkeiten können in der Regel schlecht kontrolliert werden, breiige und feste Nahrung dagegen besser; Konsistenzen sollten nicht gemischt werden, z. B. keine Suppe mit Einlage, kein Joghurt mit Früchten
- **Sensorischer Input:** leichtere Auslösung des Schluckreflexes bei deutlich kalten, warmen oder sauren Speisen
- Wasser- und säurehaltige Speisen bei trockener Mundschleimhaut, nicht aber bei übermäßiger Speichelbildung
- Milch und Süßes verursachen einen zähen Schleim
- **Einsatz von Hilfsmitteln:**
  - Trinkgefäße mit kleinem Durchmesser sind nicht geeignet, da zum Trinken der Kopf weit in den Nacken genommen werden muss, was wiederum das Verschlucken begünstigt; besser: Trinkgefäße mit Nasenausschnitt (➤ Abb. 18.27a) oder mit großem Durchmesser (➤ Abb. 18.27c)
  - Trinkbecher mit Trinkröhrchen (➤ Abb. 18.27b) oder Strohhalm sind gut geeignet
  - Spezielle Dysphagiebecher (➤ Abb. 18.38)
- **Essbegleitende Maßnahmen:**
  - Mund- und Zahn-/Gebisspflege vor dem Essen durchführen
  - Ablenkung durch Radio, Fernsehen und Gespräche vermeiden
  - Die Patientin soll die Nahrung sehen und riechen, um zum Essen motiviert zu werden
  - Sie in eine optimale Sitzposition bringen und auf die korrekte Kopfposition achten

18

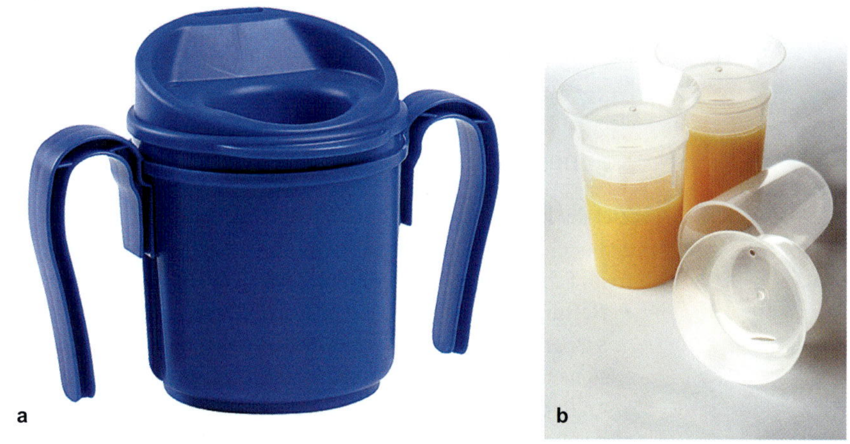

Abb. 18.38 Trinkbecher bei Dysphagie. Sicherheitstrinkbecher, der mit jedem Anheben nur eine definierte Flüssigkeitsmenge abgibt (a). Dysphagiebecher nach Kay Coombs. Der große Durchmesser ermöglicht Trinken mit geradem Kopf, der breite Rand bietet eine gute Auflagefläche für die Lippen. Die kleinen Öffnungen sorgen für einen dosierten Ausfluss der Flüssigkeit (b). [V394, V536]

- Vor dem Essen die entsprechenden Maßnahmen der Stimulation und Bewegungsübungen durchführen
- Patientin auffordern, sorgfältig zu kauen
- Nach jedem Bissen kontrollieren, ob dieser komplett geschluckt wurde
- Pausen machen, für Menschen mit einer Dysphagie stellt Essen eine hochanspruchsvolle Tätigkeit dar

Facio-orale Trakt Therapie (F. O. T. T.®)

Die **Facio-orale Trakt Therapie**® basiert auf dem Bobath-Konzept und wurde von der Logopädin Kay Coombes entwickelt mit dem Ziel, Patientinnen mit neurogener Dysphagie durch gezielte therapeutische Interventionen das Wiedererlernen eines koordinierten Schluckakts zu ermöglichen. Die normalen Bewegungs- und Handlungsabläufe dienen dafür als Grundlagen. In diesem ganzheitlichen Konzept geht es auch um die Wahrnehmungsförderung in Gesicht und Mund, um Atmen, Sprechen, Husten und Räuspern – Funktionen, die nicht getrennt voneinander betrachtet werden können. Das Erarbeiten einer Kopfkontrolle, die Förderung der mimischen und oralen Bewegungen und die Mundpflege zur Vermeidung von Sekundärproblemen (➤ 17.5.2) sind konkrete Maßnahmen. [42]

Viele neurologische Patientinnen haben schmerzhafte und traumatisierende Prozesse im Mund erlebt, z. B. im Rahmen der Reanimation, Intubation oder auch der Mundpflege, und reagieren oft mit zwanghaftem Mundschluss und Beißreflex. Hinzu kommt oft eine Hypersensibilität in Mund und Gesicht. Im Rahmen der F. O. T. T.® wird daher äußerst behutsam vorgegangen und bei jeder Ablehnung durch die Patientin innegehalten.

Behutsamer und achtsamer Kontakt

Das Gesicht und besonders der Mund gehören zu den intimsten Körperregionen des Menschen. Deshalb muss jeder Kontakt im Gesicht, am und im Mund sehr behutsam geschehen.

Zu Beginn jeglicher Berührung von Gesicht und Mund, z. B. vor der Mundpflege, Nahrungsaufnahme oder Schluck- und Sprachtherapie, erfolgt ein **taktiles Hallo** *(„Hier komme ich jetzt hin“)*. Bevor weitere Maßnahmen durchgeführt werden, erfolgt die Stimulation.

- Patientin in eine stabile Position bringen, z. B. Langsitz im Bett, Seitenlage, im Stuhl. Der Kopf ist ggf. so unterstützt, dass er leicht nach vorne geneigt ist
- **Taktiles Hallo:** Wange berühren, andere Wange berühren, Oberlippe berühren, Unterlippe berühren (➤ Abb. 18.39a)
- **Stimulation:** mit angefeuchtetem Finger oben rechts und links, dann unten rechts und links im Mundvorhof vorsichtig von vorne nach hinten streichen und zurück, dann die Wangen ausstreichen (➤ Abb. 18.39b); kann eine Beißreaktion ausgeschlossen werden, die Zunge (vorderes Drittel) von der Zungenspitze zur Zungenmitte stimulieren, dann der harte Gaumen

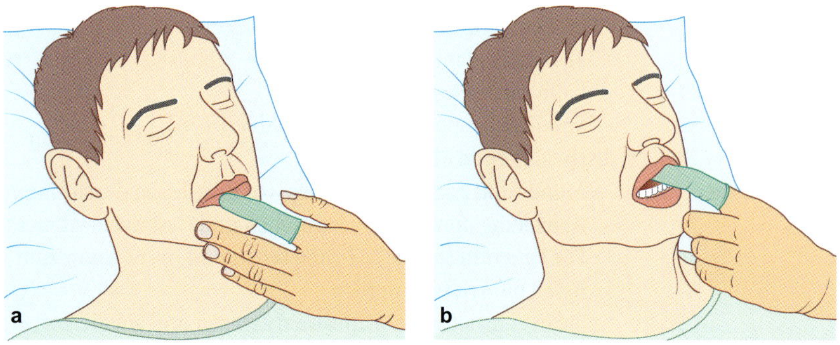

Abb. 18.39 Facio-Orale Trakt Terapie®. Durch das taktile Hallo weiß der Patient, dass nun gleich was in/mit seinem Gesicht und Mund beginnt (a). Stimulation. Die Berührungen werden gezielt und mit eindeutigem Druck ausgeführt. Nach jeder Stimulation unterstützt die Pflegefachperson den Mundschluss und beobachtet, ob der Patient schluckt (b). [L234]

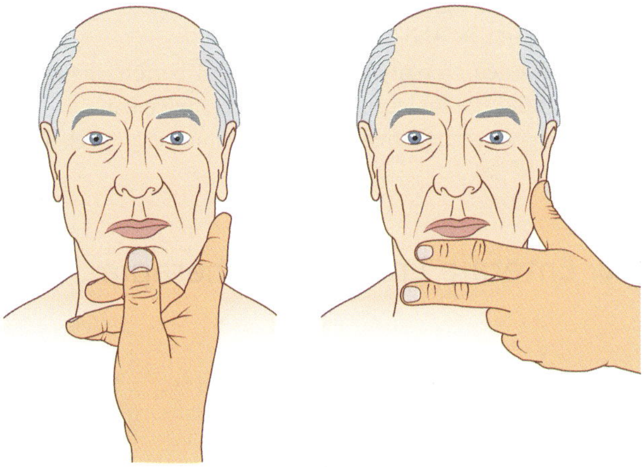

Abb. 18.40 Kieferkontrollgriff. Mithilfe dieses Griffs kann der Unterkiefer beim Öffnen und Schließen unterstützt werden. [L234]

- Mit der anderen Hand den Kopf stabilisieren
- Zwischendurch immer wieder den Finger aus dem Mund der Patientin nehmen, diesen vorsichtig schließen, ggf. mit dem Kieferkontrollgriff (➤ Abb. 18.40), und beobachten, ob die Patientin schluckt
- Beabsichtigte Maßnahmen, z. B. Mundpflege oder Nahrungsverabreichung, durchführen

Für weitere Informationen zu F. O. T. T.® [39]

Orale Stimulation

Konzept der Basalen Stimulation® ➤ 23.13.2

Schluckstörungen mit einer neurologischen Ursache gehen häufig mit einer Wahrnehmungsstörung im Mund und/oder Gesichtsbereich (hyposensibel oder hypersensibel) einher. Patientinnen, die aufgrund einer hochgradigen Schluckstörung enteral ernährt werden (➤ 18.8), haben (fast) keine sensiblen Reize im Mundraum mehr. Hier bietet die **orale Stimulation** die Möglichkeit, die Wahrnehmungsveränderung bzw. Reizverarmung positiv zu beeinflussen. [42]

Mögliche Maßnahmen sind: [42]

- Gezielte Berührung/Ausstreichung von Gesicht, Lippen, im Mund.
- „Mundpflege" mit unterschiedlichen Flüssigkeiten, u. a. den Lieblingsgetränken der Patientin, z. B. Cola, Bier, Bouillon, Gurkensaft, verschiedenen Fruchtsäften, Kaffee.
- Mundpflege und Basale Stimulation im Mund nach Möglichkeit nicht mit Instrumenten (z. B. Metallklemme, Schaumstoffswabs), sondern mit dem Finger durchführen, der mit einer Mullkompresse umwickelt wurde, oder mit Zahnbürste und Zahnpaste.
- Verschiedene Lebensmittel mit unterschiedlichen Konsistenzen, z. B. Apfel, Apfelsine, Gurke, Brotkruste, trockene Erbsen oder Reis, Gummibärchen, Mettwurst, Schokoladencreme, in ein Kompressen- oder Kausäckchen packen oder Kompressen mit unterschiedlichen Flüssigkeiten tränken und der Patientin in den Mund geben.

Diese Maßnahmen unterstützen und fördern die Wahrnehmung im Mund- und Gesichtsbereich, die eine entscheidende Voraussetzung für den Schluckakt ist.

VORSICHT

Ein schmaler Gummikeil schützt bei der Mundpflege (➤ 17.5.3) und oralen Stimulation den Zeigefinger der Pflegekraft vor einer **Bissverletzung** aufgrund eines reflexartigen Kieferschlusses der Patientin.

18.7 Aspiration und Aspirationsprophylaxe

DEFINITION

Aspiration (lat. *aspirare = ansaugen):* Eindringen von festen oder flüssigen Stoffen (Speichel, Flüssigkeiten und Speisen, Fremdkörper, Magensaft, Erbrochenes) in die unteren Atemwege, d. h. in den Bereich unterhalb der Glottis (Stimmbandebene im Kehlkopf). In der Regel reagiert der Betroffene mit (heftigem) Husten, um „Fremdkörper" aus den Atemwegen zu entfernen.

Stille Aspiration *(Silent Aspiration):* Die Patientin reagiert weder mit Husten noch Atemnot, die Aspiration bleibt zunächst unbemerkt.

Aspirationsprophylaxe: Maßnahmen, die einer Aspiration bestmöglich vorbeugen.

Eine **Aspiration** ist eine schwerwiegende Gefahr mit teils lebensbedrohlichen Komplikationen. Pflegefachpersonen müssen Risikopatientinnen erkennen und geeignete Maßnahmen zur **Aspirationsprophylaxe** ergreifen.

Risikopatienten bzw. Risikofaktoren

- Unzureichend gekaute Nahrung, Schlucken von zu großen Bissen, zu hastiges Essen
- Mundtrockenheit
- Reduzierte Zungenbeweglichkeit
- Fehlende Sensibilität im Mund
- Schluckstörung (➤ 18.6) und fehlender Hustenreflex
- Nahrungsaufnahme im Liegen
- Bewusstseinsstörung, Verwirrtheit
- Ausgeprägte körperliche Schwäche
- Häufiges Erbrechen
- Nach längerer Nahrungskarenz

VORSICHT

Gefahren und Komplikationen einer Aspiration

- Heftiger Husten mit Gefahr des Erbrechens, was wiederum das Aspirationsrisiko erhöht
- Atemnot, Zyanose, Atemgeräusche, Todesangst
- Verletzung der Atemwege, mechanisch oder durch Salzsäure nach Erbrechen
- Aspirationspneumonie
- Ersticken am Bolus

Prophylaktische Maßnahmen

Die **Aspirationsprophylaxe** umfasst eine Vielzahl von Maßnahmen:
- Bei der Nahrungsaufnahme im Bett, Oberkörper aufrecht positionieren oder Herzbettpositionierung (➤ 14.5.5), Hüftknick mit dem Bettknick übereinstimmend, Kopf leicht nach vorne gebeugt
- Patientin raten, zum Essen die Zahnprothese zu tragen, ggf. zahnärztliche Maßnahmen veranlassen
- Mundpflege (➤ 17.5.3) vor der Nahrungsaufnahme durchführen, Mundschleimhaut anfeuchten
- Trockene und krümelnde Speisen meiden
- Patientin anleiten, nur kleine Mengen in den Mund zu nehmen und gut zu kauen
- Nahrungsaufnahme in Ruhe gestalten, Patientin nicht drängen
- Sitzende Position noch eine halbe Stunde nach dem Essen einhalten lassen
- Ursachen für Erbrechen abklären (lassen) und nach Möglichkeit behandeln

Zusätzlich bei **(Verdacht auf) Schluckstörungen** (➤ 18.6):
- Arzt informieren, Schluckdiagnostik anregen
- Schlucktraining nach Vorgabe der Logopädin durchführen
- Vigilanz (Wachheit) und Schluckreflex vor jeder Nahrungs- und Flüssigkeitsgabe überprüfen
- Patientin beim Essen nicht allein lassen, alles zum Absaugen bereithalten (➤ 14.5.8)
- Günstigste Nahrungskonsistenz herausfinden, häufig können halbfeste Speisen am besten geschluckt werden
- Auf die korrekte Kopfposition achten. Wenn nichts anderes bekannt ist, Kopf leicht nach vorne beugen, ggf. mit einem Kissen unterstützen
- Geeignete Trinkgefäße bereitstellen, z. B. breites Trinkgefäß oder Becher mit Nasenausschnitt (➤ Abb. 18.27), spezielle Dysphagiebecher (➤ Abb. 18.38)
- Tabletten, wenn möglich auflösen
- Nach dem Essen Mundpflege durchführen, Mundhöhle inspizieren

Bei **bewusstlosen** oder bei stark **bewusstseinseingeschränkten** Patientinnen:
- Mundpflege in Seitenlage durchführen
- Nichts oral eingeben
- Ernährung über enterale Sonde in sitzender oder halbsitzender Position
- Bei Verdacht auf Aspiration (Atemgeräusche, Atemnot) sofort endotracheal absaugen (➤ 14.5.8)

Bei **Erbrechen:**
- Wache Patientinnen in Oberkörperhochpositionierung bringen, bewusstseinseingeschränkte Patientinnen in die stabile Seitenlage bringen
- Sorgfältige Mundpflege durchführen
- Ursache erkennen und nach Möglichkeit behandeln

Bei **Säuglingen und Kleinkindern:**
- Kopf beim Stillen, der Fläschchengabe oder beim Füttern gerade halten oder leicht nach vorne gebeugt (➤ Abb. 18.17)
- Stillen und Fläschchengabe mit leicht erhöhtem Oberkörper (➤ Abb. 18.19)
- Stabilen Sitz ermöglichen, der für einen adäquaten Schluckakt notwendig ist (➤ Abb. 18.21)
- Pausen einlegen, zu schnelles Füttern oder Überfüttern vermeiden. Kind erst hinlegen, wenn es aufgestoßen hat
- Aufstoßen immer in aufrechter Körperhaltung ermöglichen (➤ Abb. 18.20)

18.8 Enterale Ernährungstherapie

DEFINITION

Natürliche Ernährung: Aufnahme von „normaler Kost" über den Mund. Hierunter fällt auch die Eingabe von Essen, die Veränderung der Nahrungskonsistenz oder die Anreicherung von Speisen, z. B. mit Sahne.
Künstliche Ernährung: Gabe von oralen Nahrungssupplementen, enterale und parenterale Ernährung (➤ 18.8, ➤ 18.9). Hauptziel ist die Prävention oder Behandlung einer Mangelernährung (➤ 18.2.5).
Orale Nahrungssupplemente *(ONS):* bilanzierte kommerzielle orale Nahrungen, sog. Trinknahrungen.
Enterale Ernährung *(EE)* Ernährung über eine Sonde (➤ 18.8.1).
Ernährungstherapie: jede Form der Ernährungsintervention mit einer klaren therapeutischen Absicht. Dazu gehört auch eine differenzierte Ernährungsanamnese (➤ 18.2) und ein schriftlich fixierter Ernährungsplan. [14]

Die **enterale Ernährung(stherapie)** wird notwendig, wenn Patientinnen
- nicht oral essen können, z. B. bei Schluckstörung, Speiseröhrenkrebs, Bewusstlosigkeit;
- nicht oral essen dürfen, z. B. postoperativ, bei massiver Aspirationsgefahr;
- nicht essen wollen, z. B. bei Demenz (individuelle Entscheidung notwendig!).

Die enterale Ernährung besitzt im Gegensatz zur parenteralen Ernährung (➤ 18.9) entscheidende Vorteile, weshalb sie so früh wie möglich begonnen wird:
- Erhaltung der Darmintegrität, keine Atrophie der Darmschleimhaut
- Stimulation der intestinalen Hormone
- Erhaltung einer physiologischen Darmflora
- Erhalt des physiologischen Nahrungstransports
- Weniger Gallenstau
- Bessere Magen-Darm-Peristaltik, geringeres Risiko der Darmträgheit und -lähmung (➤ 19.3.6)
- Reduktion von stressbedingten Magengeschwüren
- Verbesserung der Krankheitsprognose insgesamt
- Weniger Komplikationen bei der Verabreichung
- Kostengünstiger

18.8.1 Sonden zur enteralen Ernährung

Welche **Sonde zur enteralen Ernährung** am besten geeignet ist, hängt von der Grunderkrankung der Patientin und der voraussichtlichen Ernährungsdauer ab (➤ Tab. 18.14).

Tab. 18.14 Überblick über die verschiedenen Sonden und deren Indikationen. [L234]

Sonde	Kurzcharakteristik	Mögliche Indikationen
Nasogastrale Sonde 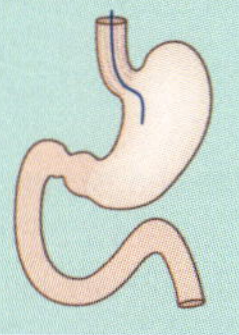	• Sonde wird blind durch den Nasen-Rachen-Raum in den Magen geschoben • Sonde wird in der Regel durch eine Pflegefachperson gelegt	Bei voraussichtlich kurzer Ernährungsdauer ohne Aspirationsgefahr, z. B.: • Verletzungen im Mund-Rachen-Raum • Kranke Neugeborene • Frühgeborene • Appetitlose, kachektische Patientinnen • Zur Ableitung von Magensekret
Nasojejunale (nasointestinale) Sonde 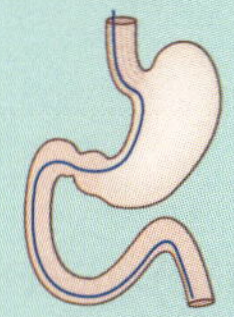	• Sonde wird blind oder unter Durchleuchtung über die Nase, Rachen und den Magen bis in das Jejunum geschoben • Sonde wird vom Arzt gelegt	Bei voraussichtlich kurzer Ernährungsdauer mit Aspirationsgefahr, z. B.: • Magenentleerungsstörung • Magen-Darm-Motilitätsstörung • Häufiger Reflux, z. B. durch mangelnden Verschluss des Mageneingangs
PEG (perkutane endoskopische Gastrostomie) 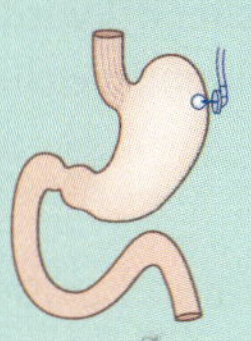	Endoskopische Anlage durch die Ärztin: • Magenspiegelung • Punktion des Magens von außen unter endoskopischer Sicht • Einführen der Sonde über den Mund in den Magen und aus der Punktionsstelle heraus (➤ Abb. 18.41a) • Alternativ direkte PEG-Anlage: *Freka® Pexact* bei Stenosen in Ösophagus und Mageneingang, die eine Magenspiegelung erschweren/unmöglich machen, ebenso den Durchzug der relativ großen Halteplatte der PEG; später kein weiterer Eingriff zum Austausch der PEG auf Ballonsonde notwendig	Bei voraussichtlich längerfristiger Ernährung, z. B. aufgrund von: • Tumorkachexie, Kachexie bei Aids, Kachexie bei COPD • Tumoren im Hals-Nasen-Bereich und in der Speiseröhre • Ausgeprägter Schluckstörung nach Schlaganfall oder bei neuromuskulären Erkrankungen • Koma und Wachkoma
Jet-PEG oder PEG/J (PEG mit Verlängerung ins Jejunum) 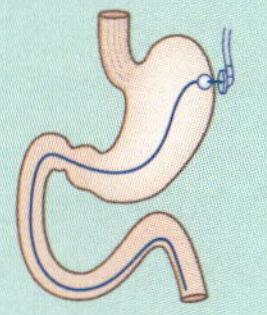	Endoskopische Anlage durch die Ärztin wie bei PEG (oben), ein Schenkel wird in das Jejunum vorgeschoben: • Anlage einer größeren PEG • Vorschieben eines dünneren zweiten Schlauchs über die PEG bis ins Jejunum Die Jet-PEG besitzt zwei Zugänge bzw. Öffnungen (➤ Abb. 18.41b): • Gastral (g), z. B. zum Ableiten von Magensaft • Intestinal (i), z. B. zur Ernährung	Bei voraussichtlich längerfristiger Ernährung, wenn zusätzlich ein erhöhtes Reflux- und Aspirationsrisiko besteht
PEJ (perkutane endoskopische Jejunostomie) 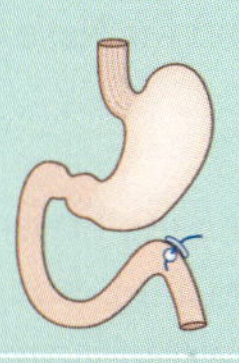	Endoskopische Anlage durch den Arzt wie bei PEG (oben), jedoch wird eine Dünndarmspiegelung durchgeführt und die Sonde direkt ins Jejunum eingelegt	Wie PEG, aber zusätzlich: • Nach Operationen am Magen, z. B. Magenteilentfernung • Bei Magenausgangsstenose, z. B. durch Tumor bedingt
FKJ (Feinnadelkatheterjejunostomie) 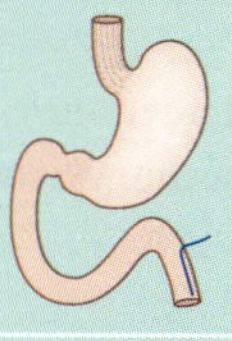	Operativ geschaffener Ernährungszugang im Rahmen einer geplanten Magen-OP mittels speziellem Katheterset	Teilweise oder vollständige Magenresektion
Gastrotube, Stomabutton (sog. Ballonsonden) 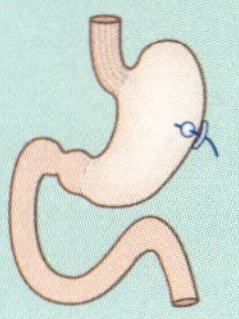	• Alternative zur PEG • Zunächst normale PEG-Anlage, nach Ausheilung des Stomakanals kann umgestellt werden. Die Entfernung der PEG muss durch eine Ärztin vorgenommen werden • Zukünftige Wechsel können von Pflegenden oder Angehörigen durchgeführt werden, da es statt der inneren Halteplatte einen Ballon gibt, der mit Aqua dest. gefüllt wird	Vor allem für mobile Patientinnen und Kinder, die eine große Bewegungsfreiheit und eine geringe Auffälligkeit der Sonde wünschen (➤ Abb. 18.46, ➤ Abb. 18.47)

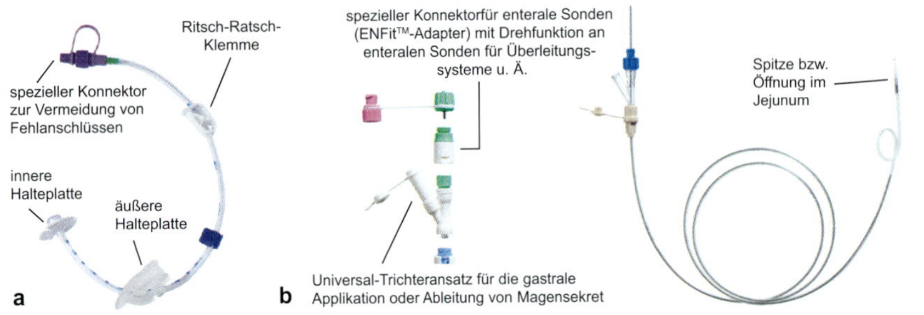

Abb. 18.41 Perkutane endoskopische Gastrostomie/PEG (hier: Flocare® PEG der Fa. Nutricia, in Ch 10, 14, 18 erhältlich (a); Jet/PEG (PEG/J; hier: Freka® gastrale PEG mit intestinaler Sonde der Fa. Fresenius)(b). [V514, U222]

Nasogastrale und orogastrale Magensonden

Nasogastrale (Zugang über ein Nasenloch) und **orogastrale** (Zugang über den Mund) Magensonden werden aus unterschiedlichen Gründen gelegt:

- Zur Ernährung (Ernährungssonde)
- Zum Absaugen von Magensaft vor einer Notfall-Operation, wenn die Patientin nicht nüchtern ist
- Zum Ableiten von Magensaft und/oder Blut nach (Magen-)Operationen
- Zur Schienung von Anastomosen, z. B. nach Operationen an der Speiseröhre und dem Mageneingang
- Zur Entnahme von Magensaft zu diagnostischen Zwecken
- Zur Magenspülung

Die nasogastrale Sonde ist die gebräuchlichere Variante, eine orogastrale Sonde wird gelegt, wenn der Zugang über die Nase nicht möglich ist, z. B. bei Verletzungen. Bei Früh- und Neugeborenen wird meist eine orogastrale Sonde gelegt, um die Nasenatmung nicht zu behindern.

Auswahl der Sonde

Länge und Durchmesser

Die **Sondenlänge** beträgt beim Säugling und Kleinkind 40–60 cm, beim Erwachsenen 90–110 cm, Dünndarmsonden müssen 120 cm lang sein.

Beim Säugling und Kleinkind wird ein **Durchmesser** von 5 Ch (Charrière) gewählt, bei größeren Kindern beträgt er 8–10 Ch. Beim Erwachsenen beträgt der Durchmesser 8–12 Ch, Sonden zur Entlastung/Ableitung werden in der Regel etwas größer gewählt.

Material

Sonden aus **PVC** sollten nur für die einmalige oder kurzfristige Anwendung bis 24 Std. gewählt werden. PVC ist nicht biostabil, d. h., es verändert sich durch den Kontakt mit Körperflüssigkeiten, und außerdem lösen sich die Weichmacher schnell aus der Sonde, sodass diese hart wird.

Sonden aus **Polyurethan (PUR, PU)** und **Silikon** sind biostabil, weichmacher- und latexfrei sowie sehr flexibel und damit für die längerfristige Anlage geeignet. Die Hersteller geben im Beipackzettel oder auf der Verpackung die maximale Liegedauer (i. d. R. 4–8 Wochen) an.

Lumen

In der Regel werden **einlumige (einläufige) Sonden** verwendet, z. B. zur Ernährung oder zur Ableitung von Magensekret.

Doppellumige (doppelläufige) Sonden werden bei Magenspülungen verwendet. Über den einen Schenkel wird die Spüllösung eingebracht, über den zweiten Schenkel kann gleichzeitig abgesaugt/abgeleitet werden.

Legen einer naso- oder orogastralen Sonde

Das **Legen** einer Magensonde wird durch die Ärztin angeordnet, dabei berücksichtigt sie auch mögliche Kontraindikationen. Sie muss auch die Art der Sonde, Länge und Durchmesser anordnen. Das Legen selbst darf sie an Pflegefachpersonen mit entsprechenden theoretischen und praktischen Kenntnissen delegieren.

Benötigte Materialien

- Händedesinfektionsmittel
- Schutzhandschuhe, gegebenenfalls Schutzkittel
- Bett- und Kleidungsschutz
- Nierenschale mit Zellstoff
- Holzspatel, Taschenlampe
- Ggf. schleimhautabschwellende Nasentropfen
- Ggf. Schleimhautanästhetikum (Spray) für Nase und Rachen
- Magensonde
- Gleitmittel, Glas Wasser
- Stethoskop und Spritze (Kind: 2 oder 5 ml, Erwachsener: 20 oder 50 ml) und/oder pH-Indikatorpapier (mit Lösung benetzt, dass den pH-Wert einer Lösung über Farbveränderung anzeigt)
- Pflaster zum Fixieren, Alkoholtupfer zum Entfetten der Nase
- Wasserfester Stift
- Ggf. Ableitungsbeutel und Halterung, Klemme
- Ggf. Untersuchungsröhrchen, Untersuchungsschein
- Bei bewusstlosen Patientinnen zusätzlich:
  - Materialien zum Absaugen (➤ 14.5.8)
  - Laryngoskop (Instrument zur Betrachtung des Kehlkopfs), Magillzange (med. abgewinkelte Zange mit Greifbacken)

Vorbereitung

Die Patientin bzw. die Eltern des Kindes werden von der Ärztin über die Notwendigkeit der Magensonde aufgeklärt und müssen in die Maßnahme eingewilligt haben.

Aufgaben der Pflegefachperson:
- Darauf achten, dass die Patientin nüchtern bleibt
- Patientin/Eltern beruhigen und das genaue Vorgehen erklären
- Wache Patientin in Oberkörperhochpositionierung bringen, bewusstseinseingeschränkte Patientin in Seitenlage; kleines Kind in sitzender Position auf dem Schoß eines Erwachsenen
- Patientin Nase schnäuzen lassen, ggf. Nasenpflege durchführen; abwechselnd jedes Nasenloch zuhalten und überprüfen, welches besser durchgängig ist für die Sondeneinlage, ggf. Nasentropfen einbringen
- Bei Bedarf (z. B. bei Kindern) Nasenschleimhaut und Rachenhinterwand anästhesieren
- Sondenlänge abmessen: Sonde am Gesicht anlegen von der Nasenspitze (Mund bei orogastraler Sonde) übers Ohrläppchen bis in die Magengrube (➤ Abb. 18.42a); ermittelte Länge mit dem Stift markieren
- Bett- und Kleidungsschutz, Nierenschale mit Zellstoff griffbereit stellen

VORSICHT

Mögliche Komplikationen beim Legen einer Magensonde:
- Husten, Atemnot und Zyanose sind Zeichen dafür, dass die Sonde in die Trachea gelangt ist. Die Sonde muss entfernt werden, nach einer Pause wird das erneute Einlegen versucht.
- Bei Bewusstlosen und Patientinnen mit fehlendem Hustenreflex kann die Sonde unbemerkt in die Trachea gelangen. Bei diesen Patientinnen ist es sinnvoller, die Sonde mithilfe von Laryngoskop und Magillzange unter Sicht zu legen. Dies ist Aufgabe der Ärztin.

Legen der Magensonde

➤ Tab. 18.15, ➤ Abb. 18.42

Kontrolle der Sondenlage

Um die korrekte Position der Sonde im Magen oder Dünndarm zu kontrollieren, bieten sich folgende Methoden an:
- Aspiration von Sekret mittels Spritze. Bestimmung des pH-Werts, indem etwas Sekret auf das Indikatorpapier aufgetragen wird: Magensaft hat einen pH-Wert von etwa 2, Dünndarmsekret ist alkalisch und hat einen pH-Wert von etwa 7.
- Einblasen von Luft durch die Sonde in den Magen bei gleichzeitiger Auskultation mit dem Stethoskop in der Magengrube. Es muss ein blubberndes, gurgelndes Geräusch hörbar sein (➤ Abb. 18.42d).
- Röntgenkontrolle: die meisten Sonden haben einen röntgendichten Streifen.

Nachsorge

- Sonde endgültig fixieren (➤ Abb. 18.42e), sodass kein Zug oder Druck auf die empfindlichen Nasenflügel ausgeübt wird. Dazu kann ein textiles Pflaster verwendet werden oder fertige Fixierungen von der Industrie (z. B. Secutape® Fixierung für nasale Sonden ➤ Abb. 18.43). Gegebenenfalls wird die Sonde noch an der Wange mit einem Pflasterstreifen fixiert und hinter das Ohr gelegt. Bei Säuglingen und Kleinkindern erfolgt die Fixierung meist unter der Nase und/oder an der Wange. Gegebenenfalls bekommen sie Fäustlinge an, damit sie sich die Sonde nicht ziehen. Orogastrale Sonden werden mit einer Schlaufe neben dem Mundwinkel fixiert.

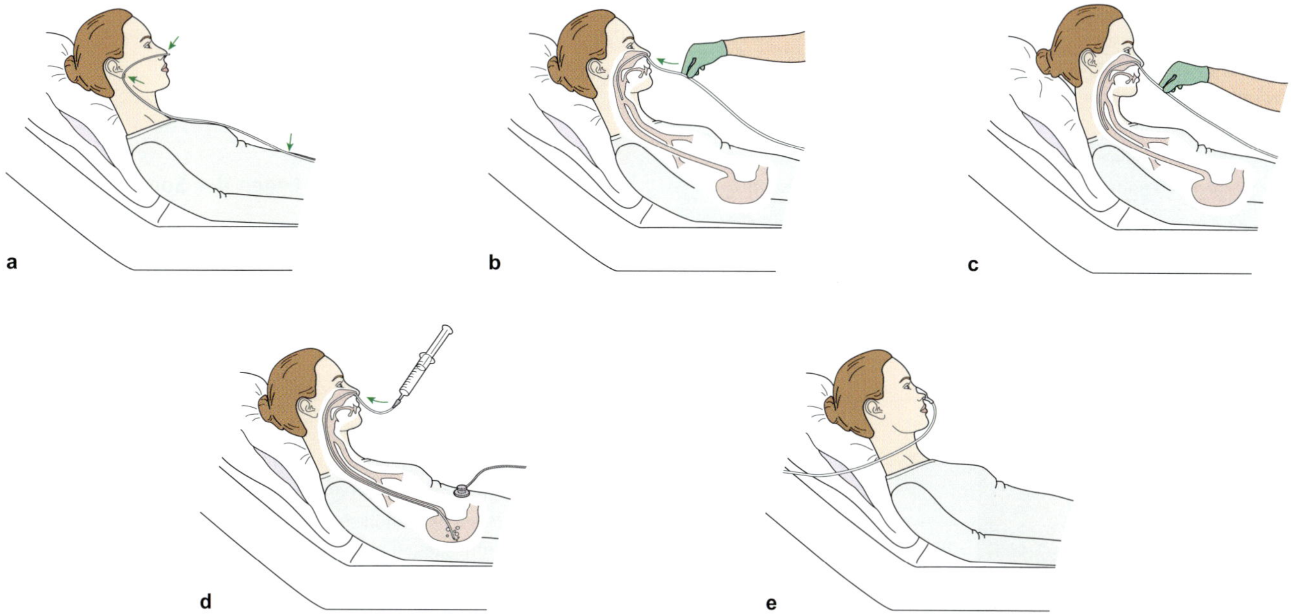

Abb. 18.42 Legen einer Magensonde. Sondenlänge abmessen (a); Sonde waagerecht in die Nase einführen (b); Sonde weiter bis in den Magen vorschieben (c); Sondenlage kontrollieren (d); Sonde an der Nase fixieren (e). [L264]

- Materialien entsorgen
- Vitalzeichen kontrollieren
- Patientin über den Umgang mit der Magensonde aufklären
- Dokumentation: Sondenart, Sondengröße, Sondenlage, Zeitpunkt der Anlage, evtl. aufgetretene Probleme beim Legen, Befinden der Patientin

Pflege bei liegender naso- oder orogastraler Sonde

Orale Nahrungs- und Flüssigkeitszufuhr ist grundsätzlich auch bei liegender Sonde möglich, wenn es keine Kontraindikationen gibt, allerdings ist das Schlucken erschwert.

Tab. 18.15 Vorgehen beim Legen einer Magensonde.

Nasogastrale Sonde	Orogastrale Sonde
• Handschuhe zum Eigenschutz anziehen	
• Sonde mit dem Gleitmittel bestreichen, alternativ mit Wasser/Tee	
• Sonde vorsichtig waagrecht in die Nase einführen (nicht nach oben stochern) (➤ Abb. 18.42b)	• Patientin auffordern, den Mund zu öffnen und die Zunge etwas herauszustrecken • Sonde auf den Zungengrund legen, rechts oder links vom Zäpfchen. Vorsicht: weichen Gaumen und Zäpfchen nicht berühren, da dort der Würgereflex ausgelöst wird!
• Sonde weiterschieben	
Erwachsener	**Säugling/Kleinkind/Kind**
• Sobald die Sonde ca. 10 cm vorgeschoben wurde, Patientin auffordern, den Kopf leicht nach vorn zu neigen und dann zu schlucken. Während des Schluckens Sonde bis zur Markierung zügig vorschieben (➤ Abb. 18.42c) • Auch bei anfänglichem Würgereflex Sonde weiterschieben • Das Schlucken kann unterstützt werden, indem die Patientin einen kleinen Schluck trinkt. Vorsicht, nicht bei Rachenanästhesie!	• Nach ca. 2/4/6 cm Kopf des Kindes nach vorne beugen • Auf die Auslösung des Schluckreflexes achten, dann die Sonde zügig bis zur Markierung weiterschieben • Größere Kinder zum Schlucken auffordern
• Ggf. Mandrin (Führungsdraht) entfernen und Sonde abklemmen	
• Nasogastrale Sonde provisorisch an der Nase fixieren, orogastrale Sonde seitlich vom Mundwinkel	

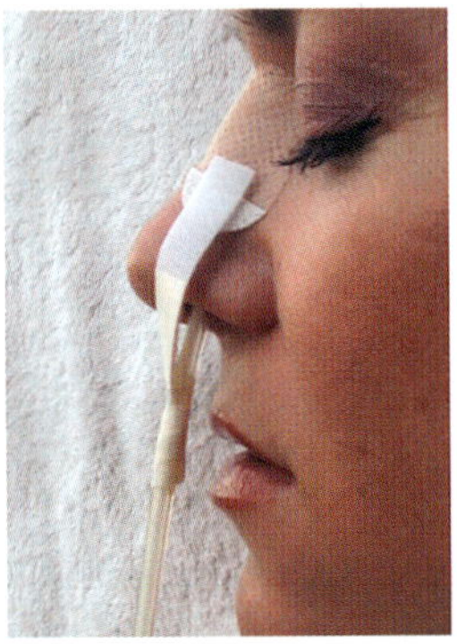

Abb. 18.43 Korrekte Fixierung einer nasogastralen Sonde mittels handelsüblichen Fixierpflasters, hier mit Secutape®. Die Sonde liegt frei im Nasenloch und übt keinen Druck auf die empfindlichen Nasenflügel aus. [U131]

- **Entlastungssonde:** regelmäßig das ablaufende Sekret auf Menge, Geruch, Konsistenz, Aussehen und Beimengungen prüfen
- **Ernährungssonde:** vor jeder erneuten Nahrungszufuhr Lage der Sonde kontrollieren. (Vorsicht: Befinden sich noch größere Nahrungsreste im Magen, ist der pH-Wert deutlich alkalischer!) Markierung an der Sonde kontrollieren
- Tägliche Nasen- (➤ 17.6.3) und/oder Mundpflege durchführen (➤ 17.5.3). Fixierung regelmäßig wechseln, dabei die Klebung an einer anderen Stelle anbringen
- Soor- und Parotitisprophylaxe (➤ 17.5.4), wenn die Patientin nichts isst

Entfernen einer naso- oder orogastralen Sonde

- Sonde mit Wasser durchspülen, damit kein Magensaft in der Sonde verbleibt, der beim Herausziehen auslaufen und Schleimhautreizung verursachen könnte; Sonde dann verschließen
- Schutzhandschuhe anziehen
- Fixierung lösen
- Zellstoff an Nase bzw. Mund halten, Sonde zügig herausziehen, mit dem Zellstoff aufnehmen und verwerfen
- Patientin Mund ausspülen und die Nase schnäuzen lassen, gegebenenfalls Mund-und Nasenpflege durchführen
- Pflasterreste an der Nase/am Mundwinkel entfernen

Wechsel einer naso- oder orogastralen Sonde

Ein Wechsel der Magensonde wird notwendig, wenn
- die maximale Liegedauer nach Herstellerangabe erreicht ist,
- die Sonde verstopft ist,
- die Sonde versehentlich herausgerutscht ist oder von der Patientin gezogen wurde.

Nach Ösophagus- und Magenoperationen entscheidet die Ärztin, ob eine neue Magensonde notwendig ist. Sie legt sie dann selbst, weil die Gefahr besteht, dass die frischen Anastomosen verletzt werden können.

VORSICHT

Komplikationen drohen beim Legen der Sonde, aber auch während der Liegezeit:
- Schleimhautverletzungen mit Nasenbluten
- Bradykardie bei Vagusreizung
- Sonde gelangt in die Trachea, in der Folge heftiger Husten, Atemnot, Zyanose
- Würgereiz bis zum Erbrechen mit der Gefahr der Aspiration
- Falsche Lage, z. B. Sonde liegt im Ösophagus oder hat sich im Mund aufgerollt
- Reflux von Mageninhalt mit Gefahr der Aspiration, da der Mageneingang nicht richtig verschlossen ist
- Druckstellen, Verletzungen an der Nase bei unsachgemäßer Fixierung
- Gefahr von Nasennebenhöhlenentzündung
- Soor- und Parotitisgefahr bei fehlender oraler Ernährung
- Patientin zieht sich die Sonde

Nasojejunale und orojejunale Sonden (Dünndarmsonden)

Nasojejunale (➤ Tab. 18.14) und **orojejunale Sonden** werden von der Ärztin endoskopisch oder unter Durchleuchtung gelegt. Die pflegerischen Maßnahmen entsprechen denen bei gastralen Sonden.

Perkutane endoskopische Gastrostomie

Die **perkutane endoskopische Gastrostomie (PEG,** ➤ Tab. 18.14) wird von der Ärztin im Rahmen einer Magenspiegelung gelegt. Die Technik ist einfach, sicher und komplikationsarm. Sie ist die Wahl bei notwendiger Langzeiternährung. Die Vorteile der PEG gegenüber einer nasogastralen Sonde sind:

- Problemlose orale Nahrungsaufnahme möglich
- Schlucktraining möglich
- Einfache Handhabung, diskret
- Keine Gefahr von Reizung oder Druckstellen in Nase und Rachenraum

Vorbereitung zur PEG-Anlage

- Aufklärung und Einverständniserklärung
- Gerinnungshemmende Medikamente, H_2-Blocker, Protonenpumpenhemmer und Antazida nach Arztanordnung absetzen
- Aktuelle Gerinnungswerte bestimmen lassen
- Patientin 6 Std. nüchtern lassen, Trinken von Wasser ist bis 2 Std. vorher möglich
- Ggf. Clipping/Haare kürzen im Bauchbereich
- Gründliche Mund-, Zahn-, Rachenhygiene durchführen

Nachsorge nach der PEG-Anlage

- Vitalzeichenkontrolle
- Beobachtung auf Nachblutung, Entzündungszeichen im Bereich der Eintrittsstelle
- Beobachtung des Abdomens auf Abwehrspannung, Schmerzen
- Nahrungs- und Flüssigkeitskarenz für 24 Std. bei gastraler PEG und PEJ; bei Jet-PEG (PEG/J) kann sofort mit der Ernährung über den jejunalen Schenkel begonnen werden (➤ Abb. 18.41); Arztanordnung beachten
- Äußere Halteplatte gegebenenfalls nach einigen Stunden lockern, sie soll nur unter leichtem Zug sein (0,5 mm Zwischenraum zwischen Haut und Halteplatte)

Verbandwechsel bei PEG

Grundsätzliche Überlegungen zum Verbandwechsel bei PEG

In der Praxis, vor allem in der ambulanten Pflege, gibt es immer wieder Diskussionen über die Notwendigkeit eines sterilen Verbands und steriler Materialien. Neben den grundsätzlichen Prinzipien, die z. B. auch im einrichtungsinternen Pflegestandard festgelegt sind, treffen Pflegefachpersonen folgende Überlegungen:

- Handelt es sich um eine neue PEG-Anlage?
- In welcher Umgebung lebt die Patientin?
- Wie ist die Immunlage der Patientin?
- Gibt oder gab es schon Komplikationen mit der PEG-Eintrittsstelle?

Das nachfolgend beschriebene Vorgehen entspricht den Vorgaben der Kommission für Krankenhaushygiene und Infektionsprävention am Robert Koch-Institut. [43] Die Technik entspricht dem allgemeinen Vorgehen beim Verbandwechsel (➤ 30.4).

- Wurde eine PEG-Sonde neu gelegt, muss in den ersten ca. 10 Tagen nach der Anlage täglich ein steriler Verbandwechsel erfolgen (➤ Abb. 18.44).
- Nach initialer Wundheilung, die meist nach 7–10 Tagen abgeschlossen ist, genügen Verbandwechsel in 2- bis 3-tägigen Abständen, die ebenfalls steril durchzuführen sind.
- Nach vollständiger Abheilung und Granulation des Stomakanals nach 2–4 Wochen und bei unauffälliger Eintrittsstelle (➤ Abb. 18.45) ist ein Verband nicht mehr zwingend erforderlich.
- Von einer zu intensiven Wundpflege mit täglicher Desinfektion der Eintrittsstelle oder gar Applikation von Salben ist abzuraten, um Mykosen und Ekzeme der Bauchhaut zu vermeiden und die Ausbildung einer physiologischen Bakterienflora um die Eintrittsstelle zu ermöglichen.
- Die Pflege der umgebenden Haut kann mit Wasser und milder Seife erfolgen, alternativ mit NaCl 0,9 %.
- Die Sondeneintrittsstelle muss vollständig trocken sein, bevor ein neuer Verband angelegt wird, da ein feuchter Verband die lokale Infektion begünstigt.

Durchführung

➤ Abb. 18.44 [44], [45]

- Ggf. alten Verband entfernen
- Äußere Halteplatte öffnen und Sonde herausnehmen
- Sonde, Eintrittsstelle, Umgebung und Unterseite der Halteplatte mit klarem Wasser oder NaCl 0,9 % reinigen, nur bei Bedarf mit einem Hautdesinfektionsmittel desinfizieren (➤ Abb. 18.44a und b)
- Eintrittsstelle auf Entzündungszeichen, Sekretabsonderung, Hypergranulation beobachten (➤ Abb. 18.45)
- Sonde mobilisieren: ca. 2–3 cm hin- und herschieben und um 180°/360° drehen (➤ Abb. 18.44c). **Ausnahme:** Eine Jet-PEG darf nicht gedreht werden, um eine Dislokation zu vermeiden, sie wird nur vor und zurück mobilisiert. Die Mobilisation soll das Einwachsen der inneren Halteplatte in der Magenschleimhaut (Buried-Bumper-Syndrom) verhindern
- Gegebenenfalls Schlitzkompresse zwischen äußere Halteplatte und Haut legen (➤ Abb. 18.44d)
- Sonde zurückziehen, bis ein **leichter** Widerstand zu spüren ist. Sonde so in die Halteplatte einlegen, dass die Halteplatte ca. 0,5 cm über dem Hautniveau ist. Keinen stärkeren Zug auf die Sonde ausüben, um Druckschäden an der Mageninnenwand zu vermeiden
- Ggf. Wundabdeckung (➤ Abb. 18.44e)
- Ggf. Fixierung gegen Zug mit einem Pflasterstreifen
- Verbandwechsel und Zustand der Eintrittsstelle dokumentieren

18

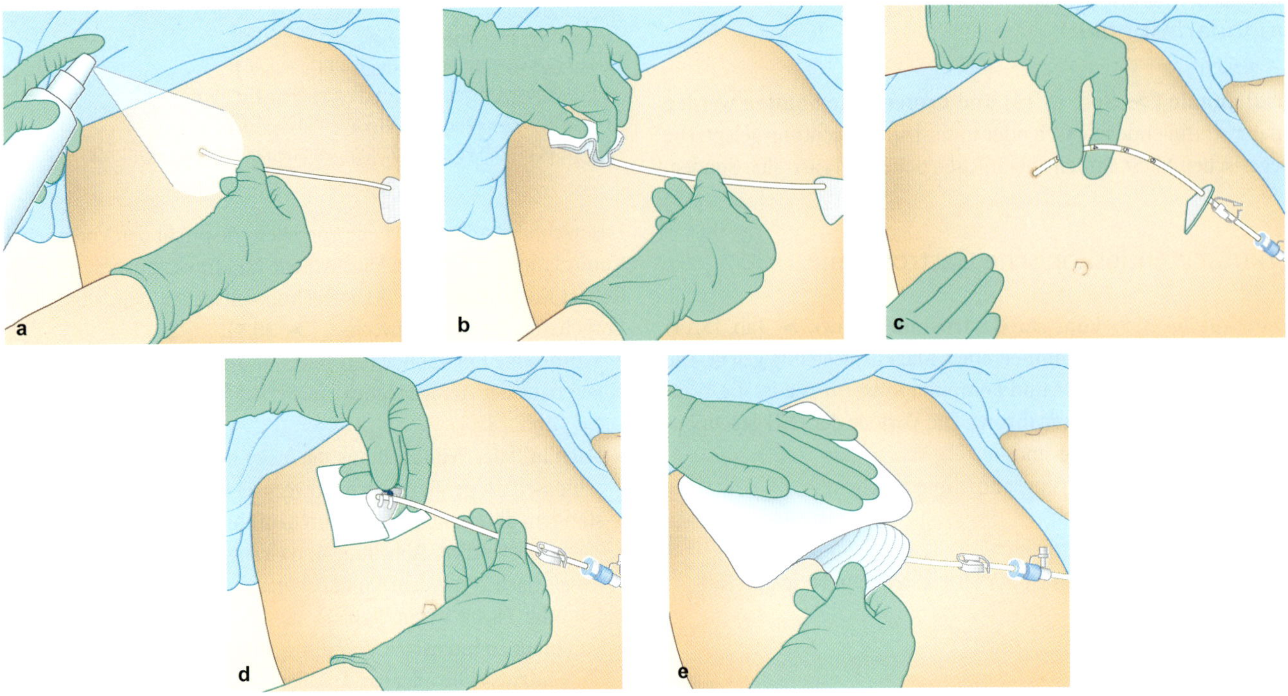

Abb. 18.44 Verbandwechsel bei einer PEG. [L234]

18

Desinfektionsmittel

Ggf. können Desinfektionsmittel und antibakteriell wirkende Salben das Sondenmaterial schädigen und einen vorzeitigen Wechsel notwendig machen. Pflegende informieren sich anhand der Gebrauchsanweisung oder beim Hersteller der Sonden, welche Desinfektionsmittel geeignet sind. [46] Grundsätzlich bleibt die PEG-Sonde so lange liegen, wie sie benötigt wird und funktionsfähig ist. Es gibt Patientinnen, die ihre Sonde bei guter Pflege mehrere Jahre haben.

Maßnahmen bei entzündeter Eintrittsstelle

- Aseptischer Verbandwechsel
- Hautdesinfektion mit alkoholischem Hautdesinfektionsmittel oder Schleimhautdesinfektionsmittel auf Polihexanid-Basis (z. B. Lavasept®, Prontoderm®C)
- Schlitzkompresse mit Silberbeschichtung (z. B. ACTICOAT® Site)
- Feuchte Kammer, Zug auf die Sonde oder übermäßige Bewegung der Sonde vermeiden

Komplikationen an der PEG

Neben einer entzündeten Eintrittsstelle gibt es zwei typische **Komplikationen:**

- Hypergranulation
- Buried-Bumper-Syndrom

Eine **Hypergranulation** (*Gewebeneubildung, „wildes Fleisch“* ➤ Abb. 18.46) an der Sondeneintrittsstelle ist relativ häufig. Für die Entstehung werden übermäßige Manipulation, intensive mechanische Reinigung, zu feste Dauerfixierung und permanenter Zug an der Sonde verantwortlich gemacht.

Mögliche Maßnahmen sind:

- Fixierung überprüfen, Zug und Manipulation an der Sonde vermeiden
- Mögliche Maßnahmen, z. B. Kochsalzlösung 5,85 %, steroidhaltige Salbe, chirurgisches Abtragen haben unterschiedliche Erfolge

Beim **Buried-Bumper-Syndrom** ist die innere Halteplatte teilweise oder komplett in die Magenschleimhaut eingewachsen und von dieser überwuchert. Die Nahrung lässt sich kaum oder nur erschwert ap-

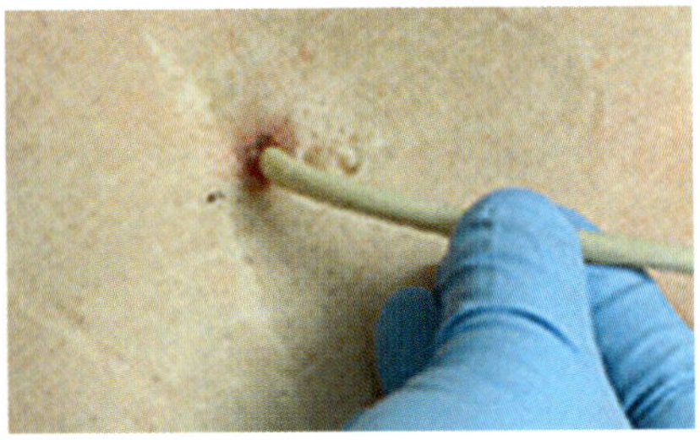

Abb. 18.45 Unauffällige PEG-Eintrittsstelle. Entzündungen und Verkrustungen sind nicht zu erkennen. Die Einstichstelle ist nicht geschwollen und sauber. [K115]

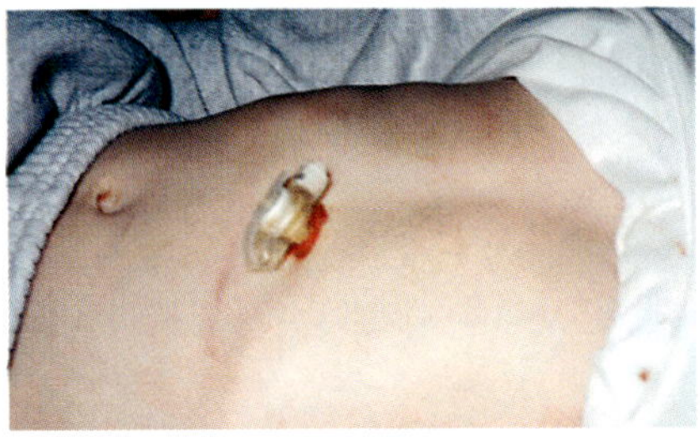

Abb. 18.46 Sondeneintrittsstelle (hier mit Stomabutton) mit deutlicher Hypergranulation. [F654–002]

plizieren, die Ernährungspumpe gibt häufig Druckalarm. Die Sonde lässt sich nicht mehr oder nur noch erschwert mobilisieren.

Die entscheidende Prophylaxe ist die Mobilisation bei jedem Verbandwechsel, also mindestens jeden dritten Tag. In der Zwischenzeit ist nicht mit einem Einwachsen zu rechnen.

Bei einem bestehenden Buried-Bumper-Syndrom hilft nur eine endoskopische oder chirurgische Intervention.

Gastrotube und Stomabutton

Ist der Stomakanal nach der PEG-Anlage ausgeheilt, kann auf einen **Gastrotube** oder **Stomabutton** gewechselt werden (nicht notwendig bei Direktanlage mit dem *Freka® Pexact*-System ➤ Tab. 18.14). Dafür muss die Patientin noch einmal zur Magenspiegelung. In der Folge kann der Wechsel dann einfach zu Hause durchgeführt werden, was v. a. bei Kindern ein großer Vorteil ist.

Gastrotube und Stomabutton (➤ Abb. 18.47) sind von Prinzip und Handling ähnlich. Die Pflege ist einfach, in der Regel benötigen die Patientinnen keinen Verband.

Pflegerische Maßnahmen

- **Blockung:** Ballon nicht mit Luft, sondern mit Aqua dest. füllen, nach Herstellerangaben i. d. R. mit 5–7,5 ml.
- Gastrotube zurückziehen, bis ein leichter Widerstand zu spüren ist, äußere Halteplatte liegt ca. 0,5 cm über Hautniveau.
- Patientin sollte immer einen Ersatz-Gastrotube oder Stomabutton zu Hause haben, falls der Ballon defekt ist.
- Die Nahrungs- und Medikamentenzufuhr erfolgt über die zentrale Öffnung mit entsprechenden Überleitungsgeräten.
- Die Sonde soll auch bei Nichtbenutzung täglich mit 20 ml lauwarmem Wasser durchgespült werden.

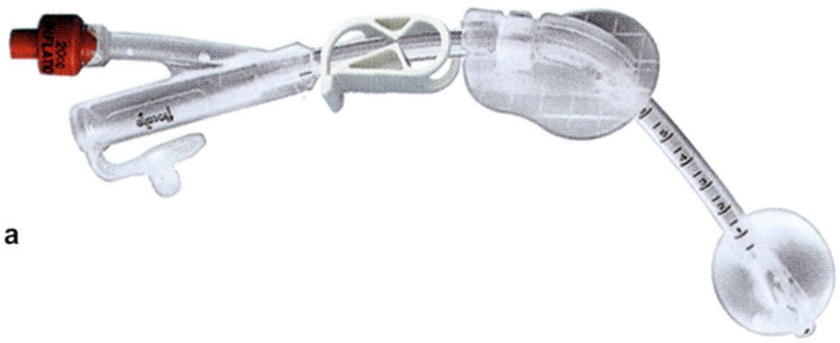
a

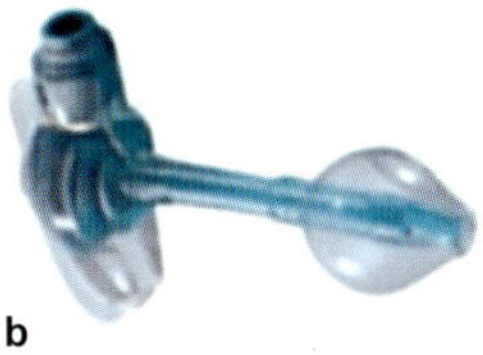
b

Abb. 18.47 Gastrotube (a) und Stomabutton (b). [V514]

- Stomaumgebung und Gastrotube/Button täglich mit warmem Wasser reinigen, trocknen; Duschen ist möglich, ein Verband ist normalerweise nicht notwendig.
- Gastrotube/Button täglich um 360° drehen.
- Einmal pro Woche **Ballonvolumen kontrollieren:** Entblocken (lässt sich noch die Menge entfernen, die eingefüllt wurde?) und neu mit Aqua dest. füllen.
- **Liegezeit** nach individueller Haltbarkeit, der Button bzw. Gastrotube sollte spätestens alle 3 Monate gewechselt werden. [47]

18.8.2 Nahrungsapplikation über eine enterale Sonde

Applikationsmöglichkeiten

Es gibt verschiedene **Möglichkeiten der Nahrungsapplikation:**

- **Kontinuierliche Verabreichung.** Sondennahrung und Flüssigkeit werden in Kleinstmengen über den ganzen Tag verabreicht (z. B. 100 ml/Std.). In der Nacht werden i. d. R. einige Stunden Pause gemacht. Diese Verabreichung hat Vor- und Nachteile
  - Wird oft besser vertragen, Völlegefühl, Erbrechen und Diarrhö sind seltener
  - Auch bei instabiler Stoffwechsellage sinnvoll, z. B. Diabetes
  - Bei jejunaler Ernährung notwendig, da der Darm kein Reservoir hat, und bei Motilitätsstörungen
  - Unphysiologisch, da Magen und Darm nie richtig leer oder voll werden und ständig „in Arbeit" sind und so die Patientin weder Hunger noch Sättigungsgefühl empfindet
- **Intermittierende Verabreichung (Bolusverabreichung).** Zwischen den Nahrungsabgaben werden einige Stunden Pause gemacht. Auch diese Verabreichung hat Vor- und Nachteile
  - Entspricht der physiologischen Esssituation
  - Normale Mahlzeitenfolge kann imitiert werden
  - Patientin ist unabhängiger
  - In den Pausen kann der pH-Wert im Magen wieder absinken und seiner Schutzfunktion nachkommen
  - Applikationszeit muss der normalen Nahrungsaufnahme entsprechen, z. B. 20 Min.
  - Gefahr, dass die Nahrung zu schnell verabreicht wird
  - Nur für gastrale Ernährung geeignet

Möglichkeiten der **„technischen" Nahrungsapplikation:**

- **Mittels Blasenspritze** (➤ Abb. 18.48a)
  - Zeitaufwendig und personalintensiv
  - Hygienerisiken durch unsachgemäßes Arbeiten
  - Gefahr, dass Bolus zu schnell verabreicht wird mit den Folgen Übelkeit, Völlegefühl, Durchfall, Dumpingsyndrom
  - Max. 100 ml während 5–10 Min. verabreichen
- **Mittels Schwerkraft**
  - Passendes Überleitungsgerät notwendig
  - Einstellung der Tropfgeschwindigkeit mittels Rollklemme
  - Weniger hygienische Gefahrenmomente
  - Gefahr, dass Sondennahrung „reinrauscht" oder zu langsam läuft
  - 500 ml während 30–45 Min. verabreichen, dabei engmaschige Kontrolle der Einlaufgeschwindigkeit

18

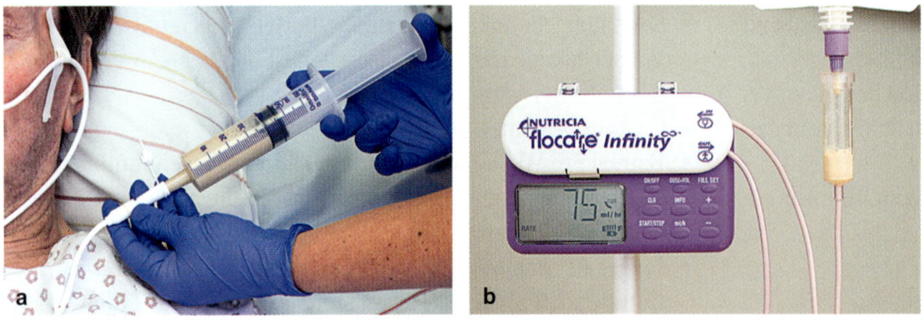

Abb. 18.48 Möglichkeiten der Verabreichung von Sondennahrung. Mittels Blasenspritze im Bolus (a); mittels Ernährungspumpe (kontinuierlich; viele Pumpen haben auch eine Bolusfunktion) (b). [K115]

- **Mittels Ernährungspumpe** (➤ Abb. 18.48b)
  - Unkontrolliertes Einlaufen der Sondennahrung praktisch nicht möglich
  - Deutliche Reduzierung der Komplikationen, z. B. Erbrechen
  - Wenig personal- und zeitintensiv
  - Einstellung von ml/Std.; viele Pumpen bieten auch die Möglichkeit der Bolusverabreichung, z. B. 250 ml in 30 Min.

Nahrungsaufbau

Prinzipien beim **Nahrungsaufbau** sind:

- Die Menge der Sondennahrung muss eingeschlichen, d. h., nach und nach erhöht werden (➤ Tab. 18.16).
- Die Mahlzeitenhäufigkeit und -menge darf erst gesteigert werden, wenn die vorangegangene Menge über 24 Std. gut vertragen wurde. Dazu gehört auch, dass die Darmperistaltik ausreichend funktioniert.
- Bei komplikationslosem Verlauf kann am 4.–6. Tag des Nahrungsaufbaus bedarfsdeckend ernährt werden.

Verabreichung von Sondennahrung

Mittels Ernährungspumpe und per Schwerkraft

- Patientin informieren, dass sie nun ihre Ernährung bekommt, und sie in eine sitzende/halbsitzende Position bringen

Tab. 18.16 Beispiel für den Aufbau der Sondennahrung.

Aufbautag	Kontinuierlich//Stunden Tagesmenge	Bolus (nur bei gastraler Sonde) Tagesmenge
1.	20–25 ml/Std.//19 Std. 380–475 ml	5 × 50–100 ml 250–500 ml
2.	40–50 ml/Std.//17–19 Std. ca. 720–900 ml	5 × 100–200 ml 500–1.000 ml
3.	60–75 ml/Std.//17–19 Std. ca. 1.080–1.350 ml	6 × 200–250 ml 1.200–1.500 ml
4.	80–100 ml/Std.//17–19 Std. ca. 1.440–1.800 ml	8 × 200–250 ml 1.600–2.000 ml
5. und 6.	100–125 ml/Std.//16 Std. 1.600–2.000 ml	8 × 250 ml 2.000 ml

- Blick in die Pflegedokumentation: Wie wurde die letzte Sondennahrung vertragen?
- Ggf. überprüfen, ob sich noch Reste der letzten Mahlzeit im Magen befinden (Sekretbeutel anschließen)
- Händedesinfektion durchführen
- Flasche oder Beutel mit Sondennahrung mit dem Überleitungssystem verbinden und füllen, Rollklemme schließen
- Bei Verwendung einer Pumpe: System korrekt in die Pumpe einlegen, Einlaufgeschwindigkeit einstellen (➤ Abb. 18.48b)
- Sonde mit 20 ml abgekochtem Wasser durchspülen, bei Kindern entsprechend weniger, um die Durchgängigkeit zu überprüfen
- Überleitungssystem an die Sonde anschließen und Rollklemme sowie Ritsch-Ratsch-Klemme an der Sonde öffnen, Starttaste an der Ernährungspumpe drücken

Spülen der Sonde und Verabreichen von Flüssigkeiten

- Nach Beendigung der Nahrungsgabe Sonde durchspülen: bei Erwachsenen mit 20 ml abgekochtem Wasser oder stillem Mineralwasser, bei Kindern mit entsprechend weniger Wasser. Gerbstoffe in Schwarz- und Grüntee und fruchtsäurehaltige Flüssigkeiten können Sondenkostreste ausflocken lassen, die die Sonde verstopfen; sie sollten deshalb nicht zum Spülen verwendet werden.
- Als zusätzliche Flüssigkeitszufuhr können Tees und Fruchtsaftschorlen, auch Kaffee oder mal ein Bier oder Wein verabreicht werden, wenn die Sonde vorher mit Wasser gespült wurde. Hier können und sollen die Wünsche der Patientin berücksichtigt werden. Voraussetzung ist, dass er die Getränke verträgt und keine Kontraindikationen bestehen.

Was tun, wenn die Sonde verstopft ist?

Von den Herstellern werden verschiedene Maßnahmen empfohlen:

- Sonde mit warmem Wasser und unter vorsichtigem Druck durchspülen
- Kohlensäurehaltiges Mineralwasser
- Coca-Cola
- Vitamin-C-Lösung (Ascorbinsäure gibt es als Pulver oder Brausetabletten)
- Enzymlösung (z. B. mit Pankreon forte®)

Haben alle Maßnahmen keinen Erfolg, muss die Sonde getauscht werden. Die beste Prophylaxe gegen das Verstopfen ist die sorgfältige Spülung nach jeder Nahrungs- und Medikamentenverabreichung.

Gut zu wissen

- Die Hersteller haben unterschiedliche Konnektoren, Trichteradapter, Verschlussstopfen und Spritzen für die Verwendung an enteralen Sonden. Seit 2015 gibt es eine spezielle Normung (ENLock™, ENFit™), sodass eine Fehlanwendung an venösen Kathetern nicht mehr möglich ist. [48]
- Für PEGs bieten die Hersteller Reparatursets an, mit denen defekte oder unansehnliche Anschlüsse oder Halteplatten einfach ausgetauscht werden können.
- Die Ritsch-Ratsch-Klemme sollte, wenn möglich, nur zur Konnektion/Diskonnektion geschlossen werden (patientenfern). **Ausnahme:** verwirrte Patientinnen, bei denen die Klemme zur Sicherheit an ständig wechselnden Stellen geschlossen werden sollte.
- Schwarz- und Kräutertees verfärben die Sonde.

Mittels Blasenspritze im Bolus

- Patientin informieren und in eine sitzende/halbsitzende Position bringen
- Sondennahrung in eine Blasenspritze aufziehen
- Zellstoff, Papierserviette unter den Sondenansatz legen
- Ritsch-Ratsch-Klemme schließen, Spritze auf die Sonde aufstecken
- Ritsch-Ratsch-Klemme öffnen und Sondennahrung sehr langsam mit der Spritze verabreichen, insgesamt die angeordnete Menge pro Bolus innerhalb von 10–20 Min. verabreichen (➤ Abb. 18.48a)
- Sonde spülen, wie oben beschrieben

Zusätzlicher Wasserbedarf bei enteraler Ernähung

Ein zusätzlicher Wasserbedarf ist abhängig von dem Gesamtflüssigkeitsbedarf der Patientin pro Tag (➤ 18.5.3). Davon wird die mit der Sondennahrung verabreichte Wassermenge abgezogen (380–420 ml pro 500 ml, Information auf der Flasche/Beutel).

Beispiel: Eine Patientin mit 67 Jahren hat einen Gesamtwasserbedarf von 2.250 ml (➤ Tab. 18.8). Sie erhält vier Flaschen Sondennahrung (eine Flasche enthält 420 ml Wasser) = 1.800 ml Wasser. Die Patientin benötigt also noch knapp 500 ml Wasser oder Tee zusätzlich.

Hygienemaßnahmen im Umgang mit Sondennahrung

Sondennahrung ist ein gutes Nährmedium für Keime, deshalb müssen hygienische Maßnahmen im Umgang damit beachtet werden: [43]

- Sondennahrung vor Sonne und direkter Wärme schützen
- Angebrochene Flaschen max. 24 Std. im Kühlschrank aufbewahren
- Händedesinfektion vor jedem Umgang mit der enteralen Sonde und der Sondennahrung
- Kontrolle des Haltbarkeitsdatums auf der Flasche
- Kontrolle, ob Verschluss intakt ist
- Verabreichung der Sondennahrung bei Raumtemperatur (Erwachsene), Muttermilch und Flaschenmilchnahrung wird in einem Babyflaschenwärmer erwärmt; wurde die Sondennahrung erwärmt, muss sie innerhalb von 4–5 Std. einlaufen
- Sondennahrung in max. 8 Std. einlaufen lassen, bei niedrigerer Laufrate kühlschrankkalte Sondennahrung verwenden
- Abgekochtes Wasser/Tee zum Durchspülen und zur Verabreichung verwenden
- Spritze und Adapter nach Benutzung mit heißer Spülmittellösung oder im Geschirrspüler bei 60 °C spülen
- Überleitungssystem und Einmalartikel zur Verabreichung nach 24 Std. verwerfen
- Sondenansatz regelmäßig mit warmem Wasser und einer Zahnbürste reinigen

18.8.3 Komplikationen bei der Verabreichung von Sondennahrung

Auch wenn die enterale Ernährung dem physiologischen Nahrungsweg entspricht, sind Komplikationen – häufig zu Anfang – nicht so selten (➤ Tab. 18.17). Oft ist die Ursache nicht leicht erkennbar.

Arzneimittelgabe über eine enterale Sonde (➤ 27.4.4)

- Arzneimittel müssen auch über die enterale Sonde vor, zu oder nach den Mahlzeiten verabreicht werden – entsprechend dem Arzneimittel bzw. der Arztanordnung. Nüchtern heißt, dass die Patientin 30 Min. nach der Einnahme keine Sondennahrung erhält und vorher nüchtern ist.
- Arzneimittel dürfen nicht mit der Sondennahrung vermischt werden. Das bedeutet: Sonde mit abgekochtem Wasser durchspülen, Arzneimittel verabreichen, Sonde durchspülen, Sondennahrung weiterlaufen lassen.

18.8.4 Sondennahrung

DEFINITION

Sondennahrung: flüssige Nahrung, die über eine enterale Sonde verabreicht werden kann. Heute wird meist industriell hergestellte Sondennahrung verabreicht, die genau bilanziert ist bezüglich der Inhaltsstoffe. Geschmacklich oft nicht zum Trinken geeignet. In Abgrenzung zur selbst hergestellten Sondennahrung (**Home-made-Sondennahrung).** Hier werden von der Diätküche oder zu Hause von Angehörigen Speisen frisch zubereitet und so weit verdünnt, dass sie über eine enterale Sonde verabreicht werden können.

Trinknahrung *(orale Nahrungssupplemte/ONS):* Ernährungsergänzung zum Trinken, in cremiger Konsistenz zum Löffeln oder als Müsliriegel. In verschiedenen Geschmacksrichtungen erhältlich, mit hoher Nährstoffdichte (z. B. 2 kcal/1 ml) in kleinen Portionsgrößen.

Selbst gefertigte Sondennahrung

Die **eigene Herstellung von Sondennahrung** durch Verdünnung von üblicher Küchenkost wird von Ernährungsexperten aus verschiedensten Gründen abgelehnt: [34]

- Hoher Arbeitsaufwand, anspruchsvoll in Bezug auf die Auswahl der Lebensmittel

Tab. 18.17 Mögliche Komplikationen der enteralen Ernährung, Ursachen und Maßnahmen.

	Mögliche Ursachen	Maßnahmen
Reflux und Erbrechen	• Zu schnelle Zufuhr • Zu große Menge • Patientin liegt zu flach • Magen-Darm-Motilitätsstörung (Störung der Darmperistaltik) • Gastritis (Magenschleimhautentzündung), Ulkus (Magengeschwür) • Eventuell Symptom der Grunderkrankung	• Nahrungspause, Gabe von Tee für einen Tag • Sondennahrung bei erhöht gelagertem Oberkörper verabreichen • Menge reduzieren, Einlaufgeschwindigkeit verlangsamen, auf kontinuierliche Verabreichung umstellen • Medikamente, die die Peristaltik fördern, z. B. Motilium®, Paspertin® • Eventuell Umstellung auf eine jejunale Sonde • Gastritis-, Ulkusbehandlung
Obstipation (➤ 19.3.6)	Häufigste Komplikation der enteralen Ernährung! • Zu wenige/keine Ballaststoffe in der Sondennahrung • Zu geringe Flüssigkeitszufuhr • Magen-/Darmmotilitätsstörung • Bewegungsmangel • Ggf. Gabe von Opiaten	Allgemeine Maßnahmen der Obstipationsprophylaxe (➤ 19.3.6) • Umstellung auf Sondennahrung mit Ballaststoffen oder Zugabe von löslichen Ballaststoffen (z. B. OptiFiber®) • Flüssigkeitsgabe erhöhen • Medikamente, die die Peristaltik fördern, z. B. Motilium®, Paspertin® • Laxanzien (z. B. Movicol®)
Diarrhö (➤ 19.2.4)	• Kontaminierte Nahrung • Magen-Darm-Infektion • Zu schnelle Zufuhr • Bolusgabe wird nicht vertragen • Sondennahrung wird nicht vertragen, z. B. Laktoseintoleranz • Ggf. Folge einer Antibiotikatherapie • Ggf. Symptom der Grunderkrankung	• Nahrungspause, Gabe von Tee für einen Tag • Nahrungsmenge reduzieren • Auf kontinuierliche Verabreichung umstellen • Auf ein anderes Produkt oder Hersteller wechseln • Ggf. Maßnahmen zur Unterstützung der Darmflora, z. B. OMNIBiotic 6/10®, Perenterol®, Hylak®, Symbioflor®, Activa®, Yakult® (Vorsicht bei Patientinnen mit geschwächtem Immunsystem!) • Maßnahmen bei akutem Durchfall: Aplona®, Imodium® • Spezialdiäten, evtl. mit Ballaststoffen (z. B. OptiFibre®)
Refeeding-Syndrom = Elektrolytentgleisung, u. a. Magnesium ↓, Phosphat ↓, Natrium ↑, Wassereinlagerung	Hoch dosierte enterale Ernährung bei stark mangelernährten Patientinnen	• Langsamer Ernährungsbeginn, langsame Steigerung der täglichen Menge • Regelmäßige Gewichtskontrolle • Regelmäßige Elektrolytkontrolle
Tube-Feeding-Syndrom = Einstrom von Wasser aus dem Körper in den oberen Dünndarm, um eine hohe Konzentration von Nährstoffen zu verdünnen → Zeichen einer Dehydratation (➤ 18.2.4), Diarrhö	Gabe von hochkalorischen Sondennahrungen bei gleichzeitig unzureichender Flüssigkeitszufuhr	• Normokalorische Sondennahrung • Langsame Umstellung auf hochkalorische Sondennahrung • Flüssigkeitsbilanzierung

- Gefahr von bakterieller Belastung, wenn nicht hygienisch wirklich einwandfrei gearbeitet wird.
- Die Speisen müssen sehr stark verdünnt werden, damit sie sondengängig sind. Das kann zu einer hohen Flüssigkeitsbelastung führen.
- Die selbst gefertigte Sondennahrung ist nicht bilanziert (bzgl. der Zusammensetzung), es ist daher nicht überprüfbar, was und wie viel an Nährstoffen, Mineralstoffen, Vitaminen enthalten ist.

Trotz aller Bedenken kann im Einzelfall die Herstellung von Sondennahrung in der ambulanten Versorgung erwogen werden. Häufig ist es für Eltern oder Angehörige sehr bedeutend, dem Kind oder der Patientin etwas kochen zu können. Außerdem kann die Patientin viel stärker in die Auswahl der Speisen miteinbezogen werden.

Industriell hergestellte Sondennahrung

Industriell hergestellte **Sonden- und Trinknahrung** gehören nach der **Diätverordnung** zu den Lebensmitteln, die für eine besondere Ernährung bestimmt sind. Die Hersteller müssen diese umfangreich kennzeichnen und beispielsweise den Gehalt an Nähr- und Mineralstoffen und Vitaminen darlegen.

Verordnung von Sondennahrung

Patientinnen in der häuslichen Umgebung und in Altenpflegeeinrichtungen muss die Ärztin die Sondennahrung **verordnen.** Nach der **Arzneimittelrichtlinie** *(AMR)* kann Sondennahrung in medizinisch notwendigen Fällen ausnahmsweise verordnet werden, *„wenn eine Modifizierung der normalen Ernährung oder sonstige ärztliche, pflegerische oder ernährungstherapeutische Maßnahmen zur Verbesserung der Ernährungssituation nicht ausreichen“*. [49] Das bedeutet, Ärztin und Pflegefachpersonen müssen ggf. nachweisen, dass sie alles unternommen haben, um eine ausreichende orale Nahrungsaufnahme zu gewährleisten.
Nicht jede Sondennahrung ist verordnungsfähig. Verordnungsfähig sind nur sog. bilanzierte Nahrungen: [49]

- **Vollbilanzierte Diäten,** d. h. Sondennahrung, die als *einzige* Nahrungsquelle geeignet ist. Referenzwerte der Deutschen Gesellschaft für

Ernährung sind die Grundlage für die Zusammensetzung der Sondenkost.
- **Krankheitsspezifische Diäten,** z. B. bei Niereninsuffizienz, Kurzdarmsyndrom, Diabetiker, die als *einzige* Nahrungsquelle geeignet sind. [49]

Es gibt viele weitere Sonden- und Trinknahrungen auf dem Markt, diese müssen aber von Patientin selbst gezahlt werden, wenn sie nicht bilanziert sind.

Wichtig: Angaben zur Dosierung beachten

Die Hersteller geben eine Mindestmenge an, ab der die Patientin bei ausschließlich enteraler Ernährung bedarfsdeckend ernährt ist. Das sind i. d. R. 1.500 ml bei einer normokalorischen Ernährung. Bekommt die Patientin nur 1.000 ml (z. B. weil sie abnehmen bzw. nicht zunehmen soll), dann bekommt sie auch ⅓ weniger Eiweiß, Vitamine, Mineralstoffe und Spurenelemente – und ist nicht bedarfsdeckend ernährt.

Unterscheidung der Sondennahrung

Sondennahrungen können anhand verschiedener Kriterien unterschieden werden: [14]

Nach dem Energiegehalt
- **Normokalorisch:** 1 kcal/ml Sondennahrung (➤ Abb. 18.49c)
- **Hochkalorisch:** 1,2–2,5 kcal/ml Sondennahrung, abhängig von Hersteller und Produkt (➤ Abb. 18.49a, b)
- **Niederkalorisch:** < 1 kcal/ml Sondennahrung (➤ Abb. 18.49d), alternativ: sog. Complete-Nahrungen, d. h., bei geringerer Kalorienmenge werden alle anderen Nährstoffe vollbilanziert gegeben (z. B. Fresubin® 1000 Complete)

Nach Größe der Nährstoffe
- **Nährstoffdefinierte Diäten (NDD)/Standarddiät** *(früher: hochmolekulare Diäten):* Eiweiß, Fett und Kohlenhydrate liegen in natürlicher Form vor. In der Regel sind Ballaststoffe enthalten (➤ Abb. 18.49). Voraussetzung für deren Verabreichung ist eine ausreichende Verdauungs- und Resorptionsleistung des Magen-Darm-Trakts. Diese Diäten können bei allen gastralen und intestinalen Sonden und als Trinknahrung verabreicht werden. Für Kinder werden Nahrungen mit altersangepasster Nährstoffzusammensetzung angeboten.
- **Chemisch definierte Diäten (CDD)** *(früher: niedermolekulare Diäten):* die Nährstoffe liegen in resorbierbaren Bestandteilen vor, sodass der Darm keine Verdauungsarbeit leisten muss, dessen Resorptionsfähigkeit muss aber erhalten sein (➤ Abb. 18.49b). Der Energie- und Sauerstoffverbrauch ist verringert, da keine Verdauungsarbeit notwendig ist. Ohne Ballaststoffe. Geeignet z. B. nach langer Nahrungskarenz und enteraler Ernährung, bei Kurzdarmsyndrom, chronisch-entzündlicher Darmerkrankung, akuter Pankreatitis.

Nach Alter der Patientin
- Sondennahrung für Erwachsene (➤ Abb. 18.49a, b)
- Sondennahrung für Säuglinge, Kleinkinder, Kinder (➤ Abb. 18.49c, d) mit angegebener Alters- oder Gewichtsangabe

Nach Verabreichungsart
- Sondennahrung, die für die Verabreichung über eine enterale Sonde geeignet ist
- Trinknahrung/orale Nahrungssupplememte
- Sondennahrung, die auch getrunken werden kann

18.9 Parenterale Ernährung

Infusionen 28.2
Infusionslösungen ➤ 28.2.2, ➤ Tab. 28.9
Periphervenöse Infusion und periphervenöser Zugang ➤ 28.2.4
Zentralvenöse Infusion und zentraler Venenkatheter ➤ 28.2.5

DEFINITION

Parenterale Ernährung (PE, griech. *para = neben, enteron = Darm):* Ernährung, die nicht über den Magen-Darm-Trakt geht. Stattdessen werden sterile Infusionslösungen in eine Vene infundiert. Die subkutane Ernährung (nur Flüssigkeit!) ist eine Spezialform der Ernährung, die vorwiegend in der terminalen Pflege Verwendung findet (z. B. Geriatrie, Palliativpflege). [14]

18.9.1 Indikationen für eine parenterale Ernährung

Nach Möglichkeit wird die Patientin immer enteral ernährt. Es gibt aber Situationen, in denen das nicht möglich oder nicht ausreichend ist.

Indikationen für eine parenterale Ernährung:
- Frühgeborene und schwerwiegend erkrankte Neugeborene, die nicht bedarfsdeckend enteral ernährt werden können (Unreife des Magen-Darm-Trakts, nekrotisierende Enterokolitis u. a.)
- Ältere Kinder und Jugendliche mit Normalgewicht, wenn die enterale Ernährung > 7 Tage nicht/nicht ausreichend möglich ist [50]
- Postoperativ nach Operationen am Magen oder Darm
- Nicht ausreichende Resorptionsfähigkeit des Darms, z. B. Kurzdarmsyndrom
- Schwere Mangelernährung bei gleichzeitiger Funktionsstörung im Magen-Darm-Trakt
- Schwere Enterokolitis, schwerer Schub einer chronisch-entzündlichen Darmerkrankung
- Hoch dosierte Chemotherapie oder Strahlentherapie, Strahlenenteritis
- Schweres Erbrechen, nicht beherrschbare Diarrhöen

Nach **Art und Menge der Infusionslösung** werden diese unterschieden in:
- **Teilweise (partielle) parenterale Ernährung:** der Nährstoff- und Flüssigkeitsbedarf wird nur teilweise gedeckt, den Rest nimmt die Patientin oral oder über eine enterale Sonde zu sich = duale Ernährung.
- **Totale (komplette) parenterale Ernährung (TPE):** Patientin wird ausschließlich parenteral ernährt.

18

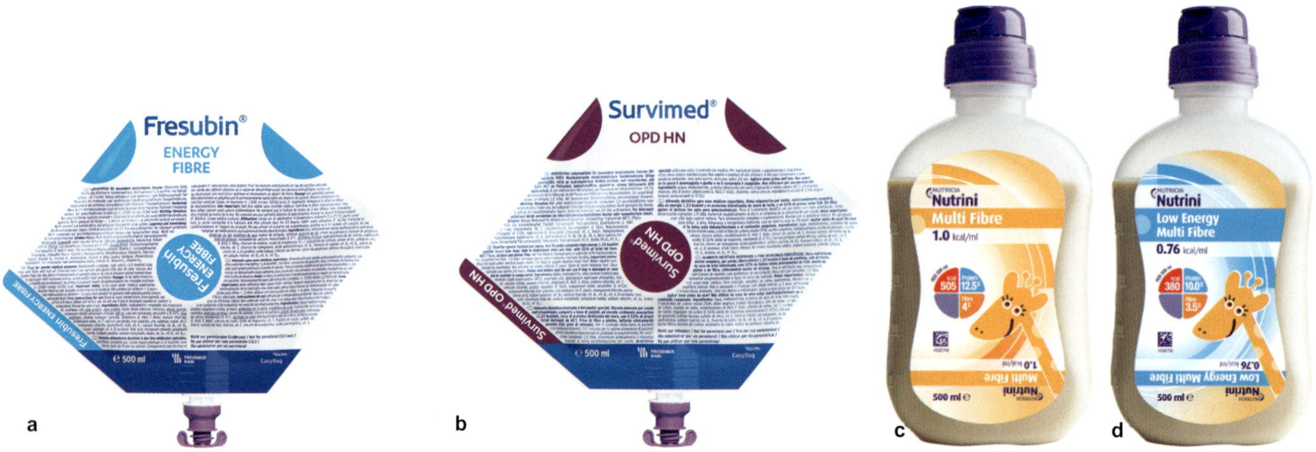

Abb. 18.49 Verschiedene Sondennahrungen für unterschiedliche Patientensituationen.
(a) Fresubin® Energy Fibre: nährstoffdefinierte, hochkalorische (1,5 kcal/ml) Sondennahrung mit Ballaststoffen, bei erhöhtem Energiebedarf und limitierter Flüssigkeitszufuhr; zur ausschließlichen Ernährung bei ≥ 1.500 ml.
(b) Survimed OPD HN: chemisch definierte, hochkalorische (1,33 kcal/1 ml) Sondennahrung, ballaststofffrei bei Malassimilation; zur ausschließlichen Ernährung bei ≥ 1.000 ml.
(c) Nutrini® Multi Fibre: nährstoffdefinierte, normokalorische Sondennahrung für Kinder mit einem Gewicht von 8–20 kg und nach dem 1. Lebensjahr, z. B. bei Schluckstörung, Gedeihstörung.
d) Nutrini® Low Energie Multi Fibre: nährstoffdefinierte, hypokalorische (0,76 kcal/1 ml) Sondennahrung mit Ballaststoffen für Kinder von 8–20 kg mit einem geringeren Energiebedarf, z. B. bei Behinderung mit geringer körperlicher Aktivität. [U222, V514]

Enterale Ernährung so bald wie möglich

So bald wie möglich wird mit der enteralen Ernährung begonnen (5–10 ml/Std.) und stufenweise gesteigert. Dann kann die parenterale Ernährung nach und nach ausgeschlichen werden.

18.9.2 Stufenschema der parenteralen Ernährung

Flüssigkeitszufuhr mit geringer Kaloriengabe

Bei einer voraussichtlichen Nahrungskarenz von weniger als 48 Std. reicht es aus, den Flüssigkeitsbedarf zu decken, Kalorien werden nur wenige gegeben. In der Regel werden Vollelektrolytlösungen (➤ Tab. 28.9) verabreicht, teilweise mit 5 % Glukose. Diese Form der Infusionstherapie kann über eine periphere Venenverweilkanüle (➤ 28.2.4) verabreicht werden.

Periphervenöse Ernährungstherapie

Bei einer Nahrungskarenz über 2–3 Tage und kataboler (abbauender) Stoffwechsellage braucht die Patientin neben Flüssigkeit auch Nährstoffe.

Heute werden in der Regel sogenannte **AIO-(All-in-one-)Mischungen** (➤ Abb. 18.50) verwendet. Eine solche Mischung ist z. B. Nutriflex® peri. In ihr sind neben Flüssigkeit und Elektrolyten auch Glukose und Aminosäuren enthalten. 1.000 ml enthalten 480 kcal und besitzen eine Osmolarität von 900 mosmol/l. Damit darf diese Infusionslösung noch über eine periphere Verweilkanüle (➤ 28.2.4) verabreicht werden.

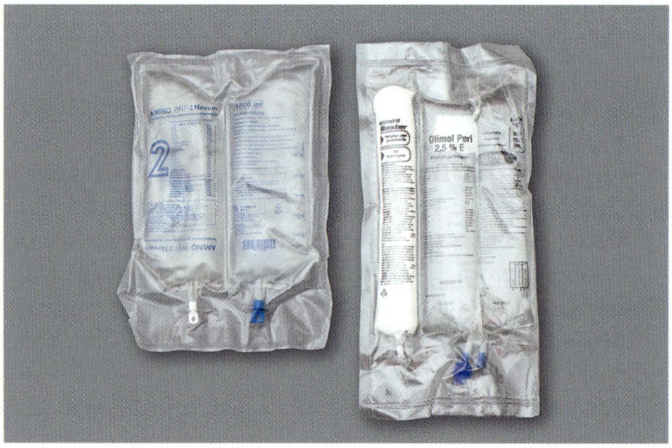

Abb. 18.50 Fertigmischung zur parenteralen Ernährung im Zwei- (links) und Dreikammerbeutel (rechts). [K115]

Zentralvenöse periphere Ernährungstherapie

Bei einer Nahrungskarenz > 7 Tage muss die Patientin eine totale parenterale Ernährung (TPE) erhalten. Sie braucht zusätzlich noch Fettsäuren und Vitamine. Hier werden ebenfalls AIO-Mischungen verwendet, entweder als Zweikammerbeutel (Fett wird mittels eines Transfersystems hinzugegeben) oder als Dreikammerbeutel (➤ Abb. 18.50).

Nutriflex® combi z. B. ist ein Zweikammersystem mit höherer Glukose- und Aminosäurekonzentration. 1.000 ml haben 780 kcal und eine Osmolarität von 1.540 mosmol/l. Damit darf diese Infusionslösung nur über einen zentralen Venenkatheter oder Port (➤ 28.2.5) verabreicht werden. 1.000 ml einer 10%-igen Fettlösung (z. B. Lipofundin® MCT 10 %) haben ca. 1.000 kcal und eine Osmolarität von 345 mosmol/l. Zusätzlich können Spurenelemente- und Vitaminlösungen unter sterilen Bedingungen hinzugegeben werden.

Bei parenteraler Ernährung zu beachten

- All-in-one-Mischungen sind nicht als Trägerlösung für Medikamente geeignet.
- Der Umgang mit den Venenzugängen und den Infusionslösungen und -systemen muss sehr sorgfältig geschehen, hygienische Standards sind unbedingt einzuhalten (➤ 28.2.2).
- Während der gesamten Dauer der parenteralen Ernährungstherapie sind eine Flüssigkeitsbilanzierung (➤ 19.1.2) und eine engmaschige Blutzucker- und Elektrolytkontrolle notwendig.
- Parenterale Ernährungslösungen sind keine Lebens-, sondern Arzneimittel. Die Art der parenteralen Ernährung, die Infusionslösung und -menge und gegebenenfalls Zusätze müssen von der Ärztin angeordnet werden.

18.9.3 Pflege bei parenteraler Ernährung

Die **pflegerischen Aufgaben** im Rahmen einer parenteralen Ernährung sind:

- Vorbereitung und Überwachung der Infusion, Pflege der periphervenösen Venenverweilkanüle bzw. des zentralen Venenkatheters, Überwachung der Patientin im Rahmen der Infusionstherapie (➤ 28.2.2)
- Ggf. Flüssigkeitsbilanzierung (➤ 19.1.2)
- Soor- und Parotitisprophylaxe (➤ 17.5.4), da bei fehlender Kautätigkeit die Infektionsgefahr im Mund- und Rachenbereich erhöht ist
- Ggf. Maßnahmen der oralen Stimulation (➤ 18.4.5)
- Kontrolle des Ernährungszustands und des Gewichtsverlaufs (➤ 18.2.3)

Nach Beendigung der parenteralen Ernährungstherapie erfolgt langsam der orale oder enterale Kostaufbau. Gegebenenfalls wird anfangs noch parallel per Infusion ernährt *(duale Ernährung)*, wobei die Infusionsmenge mit fortschreitendem Kostaufbau nach und nach reduziert wird.

18.9.4 Heimparenterale Ernährung

Die **heimparenterale Ernährung (HPE)** ist ein Verfahren für die langfristige Ernährung zu Hause, häufig von Tumorpatientinnen. I. d. R. erhält die Patientin einen Port oder einen Hickmann-Katheter (➤ 28.2.4). Sie wird zu Hause durch einen Hilfsmittelanbieter betreut, der sich auf Heim-PE spezialisiert hat. Dieser liefert ihr Materialien und Infusionslösungen, punktiert den Port und steht bei technischen Problemen bei. Wenn möglich, erlernen die Patientin oder ihre Angehörigen den Umgang mit Port und Infusionslösungen. [51]

Aufgaben zur Pflegesituation

Bei der Erstanamnese ermittelt der Pflegefachmann Acun Güler zunächst den Blutdruck und das Körpergewicht von Frau Tondorf. Sie ist 1,67 m groß und wiegt knapp 50 kg, der Blutdruck liegt bei 105/60. Nach ihren Stürzen in der Vergangenheit befragt, erzählt Frau Tondorf, das sei immer passiert, wenn sie nach längerem Sitzen in ihrem Fernsehsessel aufgestanden sei; ihr sei dann jedes Mal ganz schwindlig gewesen. Acun Güler fragt Frau Tondorf auch nach ihren Essgewohnheiten zu Hause. Sie erklärt, sie habe zuletzt täglich ein warmes Mittagessen von der örtlichen Seniorenhilfe geliefert bekommen, das Essen sei aber sehr fade gewesen und an dem faserigen Fleisch habe sie sich immer verschluckt. Zum Frühstück esse sie gewöhnlich ein Brötchen mit Marmelade; ein Abendessen brauche sie eigentlich nicht, da genüge ihr ein wenig Knabbergebäck.

1. Welche (weiteren) Aspekte sollte Herr Güler im Rahmen der Ernährungsanamnese abfragen?
2. Wie beurteilen Sie den Ernährungszustand von Frau Tondorf, und welche objektiven Messmethoden gibt es, um den Ernährungszustand einzuschätzen?
3. Erläutern Sie den Zusammenhang zwischen einer Mangelernährung und einem erhöhten Sturzrisiko.
4. Welche weiteren Gründe für die mangelhafte Nahrungsaufnahme könnten bei Frau Tondorf vorliegen?
5. Nennen Sie einige Möglichkeiten der Pflegeeinrichtung, positiv auf das Essverhalten von Frau Tondorf einzuwirken.
6. Welche weiteren Professionen könnten zur Verbesserung der Ernährungssituation von Frau Tondorf hinzugezogen werden?

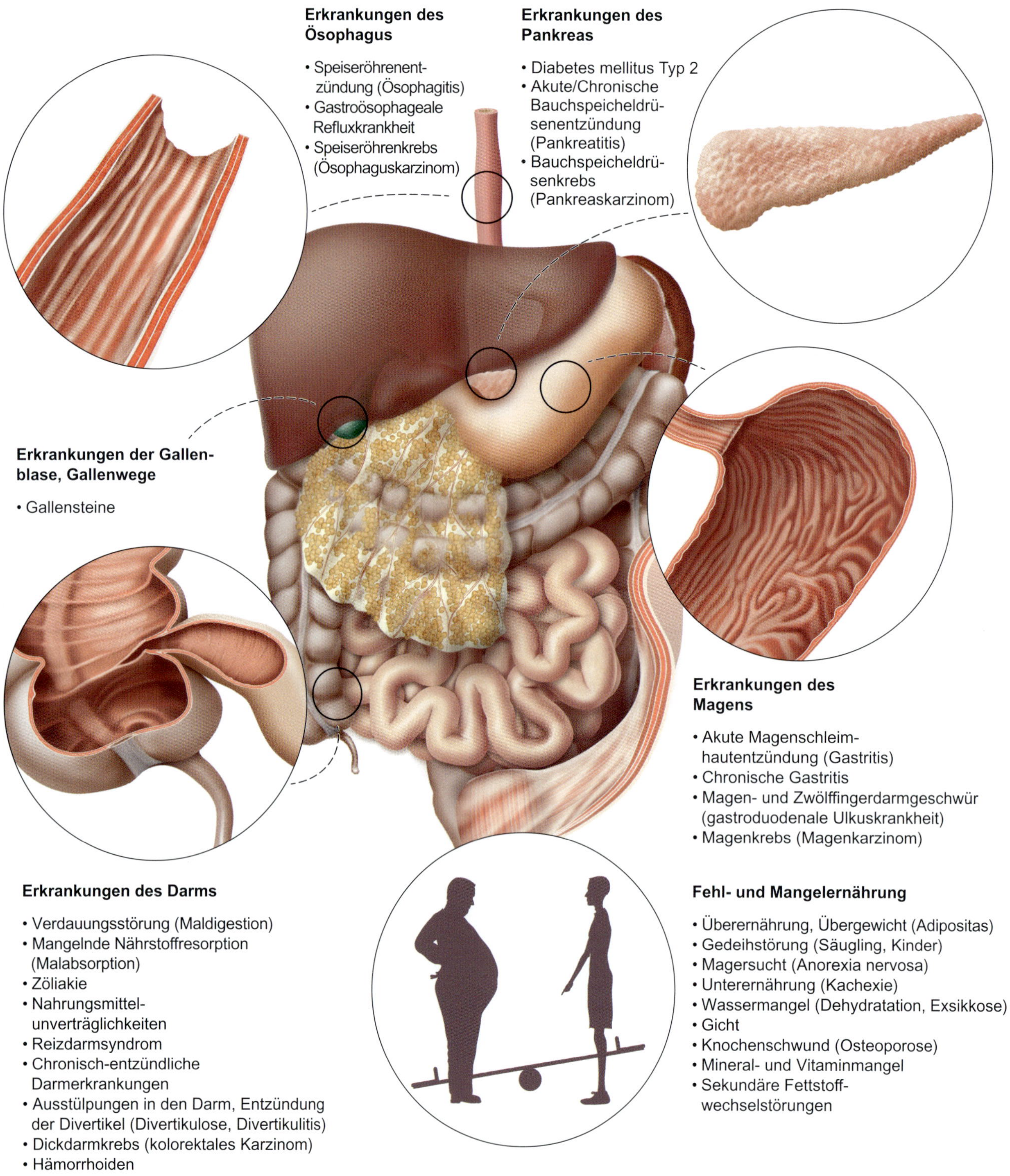

Abb. 18.51 Überblick über die wichtigsten Symptome und Erkrankungen zum Thema Ernährung. [L275]

KAPITEL

19 Ausscheidung

Christine Keller

Pflegesituation

Frau Blum ist 67 Jahre alt und eine aktive und lebensfrohe Rentnerin. Sie achtet sehr auf ein gepflegtes Äußeres und treibt fast täglich Sport, um in Form zu bleiben. Die Mutter von vier erwachsenen Kindern ist gestern beim Volleyballtraining mit ihrer Damenmannschaft gestürzt und hat sich neben einer Bänderdehnung am rechten Sprunggelenk eine rechtsseitige Humeruskopffraktur zugezogen. Der behandelnde Orthopäde teilte Frau Blum mit, dass eine Operation glücklicherweise nicht erforderlich sei und die Fraktur konservativ behandelt werden könne. Dazu wurde Frau Blum ein Gilchrist-Verband angelegt. Frau Blum hat trotz Analgetikatherapie große Schmerzen und ist in ihrer Beweglichkeit stark eingeschränkt. Am Nachmittag nach der Aufnahme ins Krankenhaus wird sie unter anderem von der Pflegefachfrau Raquel Vilaro betreut. Bei der Pflegerunde wendet sich Frau Blum an Raquel Vilaro. Es sei ihr überaus unangenehm, aber ihr sei ein Missgeschick passiert. Sie habe beim Husten den Urin nicht halten können und müsse Frau Vilaro bitten, ihr beim Wechseln der Kleidung zu helfen und ihr Bett zu beziehen. Zudem benötige sie Vorlagen, damit sich das Malheur nicht wiederhole. Frau Vilaro beruhigt Frau Blum, der die Situation sichtlich peinlich ist, und macht sich umgehend daran, die benötigten Pflegeutensilien zusammenzustellen.

19.1 Urin

19.1.1 Physiologische Grundlagen

Urinproduktion und -ausscheidung ist Aufgabe des **Harnsystems.** Die beiden **Nieren** *(Ren)* bilden den Urin, mit dem Stoffwechselendprodukte und Wasser ausgeschieden werden. Damit übernehmen die Nieren wichtige Aufgaben für die Aufrechterhaltung des inneren Milieus des Körpers.

Der so genannte Sekundärharn gelangt über das Nierenbecken und die beiden **Harnleiter** *(Ureter)* in die **Harnblase.** Ab einer gewissen Füllung verspürt der Mensch dann Harndrang, kann die Entleerung aber willentlich steuern. Soll die Miktion (Urinausscheidung) stattfinden, öffnen sich willentlich die Schließmuskeln am Blasenausgang. Über die **Harnröhre** entleert sich der Urin nach außen.

Die Organe nach den Nieren werden auch als ableitende Harnwege bezeichnet.

Zusammensetzung des Urins

Urin setzt sich im Normalfall zusammen aus:
- 95 % Wasser
- Harnstoff (Stoffwechselendprodukt des Eiweißstoffwechsels)
- Harnsäure (Stoffwechselendprodukt des Purinstoffwechsels)
- Kreatinin (aus Muskelstoffwechsel und fleischhaltiger Ernährung)
- Organischen und anorganischen Salzen (z. B. Kochsalze, Kalksalze, Phosphate)
- Organischen Säuren (z. B. Zitronen- und Oxalsäure)
- Farbstoffen, z. B. Urobilinogen und Urochrome (stickstoffhaltige gelbe Farbstoffe aus dem Hämoglobinabbau, die für die gelbe Färbung verantwortlich sind)
- Hormonen, z. B. hCG (humanes Choriongonadotropin zum Schwangerschaftsnachweis)
- Wasserlöslichen Vitaminen, z. B. Vitamin B und Vitamin C

Harnpflichtige Substanzen

Harnstoff, Harnsäure und Kreatinin zählen zu den **harnpflichtigen Substanzen.** Sie sind sozusagen dazu *verpflichtet,* im Urin zu sein. Tauchen sie im Blut auf, spricht dies für einen krankhaften Prozess wie eine Nierenerkrankung.

Steuerung der Blasenentleerung

19

DEFINITION

Miktion *(lat. mingere = harnen):* Physiologische, d. h. willkürliche und schmerzlose Entleerung der Blase. Beim Erwachsenen werden 200–400 ml pro Entleerung ausgeschieden.
Harnkontinenz *(lat. continentia = Zurückhaltung):* Fähigkeit, die Blase willkürlich und zu passender Zeit an einem passenden Ort zu entleeren.

Die physiologische **Steuerung der Blasenentleerung** erfolgt mittels Miktion und Harnkontinenz.
Voraussetzungen für die physiologische Blasenentleerung *(Miktion und Harnkontinenz):*
- Intakter Blasenschließmuskel
- Funktionsfähiger Harnblasenmuskel
- Durchgängige Harnröhre
- Weiterleitung der Nervenimpulse von der Blase zum Gehirn und zurück

Das maximale **Füllvolumen der Harnblase** des Erwachsenen beträgt ca. 800 ml. Jedoch stellt sich bereits ab einer Füllmenge von 200–250 ml Urin in der Harnblase der Harndrang ein, das Bedürfnis, zur Toilette gehen zu müssen.

Der Harndrang wird durch eine Öffnung des Blasenhalses verursacht. Dehnungsrezeptoren an der Blasenwand leiten mittels Nervenimpulsen das Bedürfnis zu urinieren an das Gehirn.

Beim gesunden Menschen wird dem Bedürfnis aber nicht sofort stattgegeben. Ein hemmendes Signal des Gehirns sorgt dafür, dass die quergestreifte Blasenschließmuskulatur die vorzeitige Entleerung verhindert. Die **willkürliche Blasenentleerung** findet erst statt, wenn die Blasenschließmuskulatur den Urin nicht mehr zurückhält. Der Urin fließt dann durch die Harnröhre aus dem Körper. Die vollständige Entleerung erfolgt durch die Kontraktion der Blasenmuskulatur, unterstützt von der Bauch- und Beckenbodenmuskulatur. Somit kann der Urin im Strahl abfließen.

19.1.2 Beobachtung und Datenerhebung

Die **Beobachtung des Urins** liefert Pflegenden viele wichtige Informationen über verschiedene Funktionen des Körpers. So lassen sich anhand der Beobachtung des Urins nicht nur Funktionsstörungen der Niere und der ableitenden Harnwege feststellen, sondern auch Stoffwechselerkrankungen, wie z. B. Diabetes oder Infektionen, bestimmen.

Somit stellt die Beobachtung des Urins und seiner Ausscheidung ein wichtiges Beobachtungsmerkmal dar und kann neben der Beobachtung der Atmung, der Temperatur, des Pulses und des Blutdrucks als aussagekräftiger Vitalparameter angesehen werden.

Beobachtungskriterien

Beobachtungskriterien bei der Urinausscheidung sind:
- Miktion, Miktionshäufigkeit und Urinmenge
- Urinfarbe und -transparenz
- Geruch
- pH-Wert

Die **Urinqualität** beschreibt Farbe (➤ Abb. 19.1) und Geruch des Urins, seinen pH-Wert, das spezifische Gewicht und die Keimbesiedlung.

Die Beobachtung und Datenerhebung erfolgt zum einen anhand der Befragung der Patientin, des Patienten bzw. der Bewohnerin, des Bewohners (im Folgenden nur "Patient" genannt). bezüglich Gewohnheiten, individuellem Hilfebedarf und der derzeitigen Situation sowie deren Bewältigung. Bei Bedarf werden auch die Angehörigen bzw. Eltern befragt. So kann z. B. erhoben werden, welcher Hilfebedarf

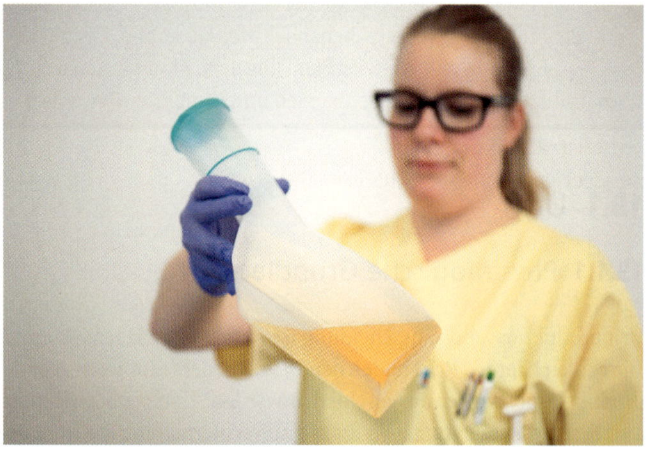

Abb. 19.1 Zur Beurteilung der Urinqualität gehört die Beobachtung der Farbe und Transparenz des Urins. [K115]

besteht und ob Hilfsmittel Verwendung finden müssen. Zum anderen erfolgt die Datenerhebung anhand der Beobachtungskriterien. Um den Urin beurteilen zu können, stehen Pflegenden diverse Methoden zur Uringewinnung und -untersuchung zur Verfügung. Auch die Ausscheidungs- bzw. Flüssigkeitsbilanzierung kann bei der Datenerhebung zur Beurteilung der Urinproduktion herangezogen werden.

Methoden zur Uringewinnung

Zur **Uringewinnung** werden ausschließlich saubere Behälter verwendet. Für bakteriologische Untersuchungen müssen sterile Gefäße verwendet werden, die einen keimfreien Transport ins Labor gewährleisten.

Arten der Uringewinnung:

- Spontanurin
- Sammelurin
- Katheterurin
- Blasenpunktion
- Urinbeutel bei Säuglingen und gewickelten Kleinkindern
- Urin aus dem Steckbecken und der Urinflasche

Die Arten der Uringewinnung sind u. a. vom Alter und Geschlecht sowie von der Compliance des Patienten abhängig. Neben der ärztlichen Anordnung gelten folgende Angaben für eine verlässliche mikrobiologische Untersuchung: [1], [2]

- Männer: Mittelstrahlurin
- Frauen: Mittelstrahlurin oder Einmalkatheterismus
- Kinder: Mittelstrahlurin, bei Mädchen eventuell Katheterismus
- Säuglinge/Kleinkinder: steriler Klebebeutel, Clean-Catch-Urin, Katheterurin, Blasenpunktion

Pflegende klären den Patienten über die Notwendigkeit der Uringewinnung auf und beziehen, z. B. bei Kleinkindern, die Eltern mit ein.

Spontanurin

Spontanurin wird nach sorgfältiger Reinigung des äußeren Genitals insbesondere der Harnröhrenmündung spontan in ein sauberes oder steriles Gefäß gelassen. Bei Männern wird die Vorhaut zurückgestreift, um eine Verunreinigung zu vermeiden. Spontanurin ist für die meisten Untersuchungen ausreichend. Die Gewinnung des Spontanurins kann als Mittelstrahlurin oder als (konzentrierter) Morgenurin erfolgen.

Mittelstrahlurin

Bei der Gewinnung von **Mittelstrahlurin** wird nur die mittlere Harnportion aufgefangen. Dadurch wird eine Kontamination der Probe durch Keime der Harnröhre und der äußeren Geschlechtsorgane reduziert. Das Ergebnis ist genauer und aussagekräftiger.

Der Patient lässt zunächst etwas Urin in die Toilette ab und stoppt dann seinen Harnstrahl. Die nächsten 20–40 ml werden in dem Sammelgefäß aufgefangen, bevor der restliche Harn in die Toilette entleert wird.

Kinder können aufgrund mangelnder Steuerung der Blasenfunktion frühestens ab dem Kindergartenalter einen Mittelstrahlurin abgeben. Pflegende unterstützen hierbei Kinder, indem sie eine hygienische Reinigung des Intimbereichs durchführen und den mittleren Strahl des Urins in einem sterilen Gefäß auffangen. Zur Anregung des Harndrangs kann Tee angeboten werden.

Bei Frauen ist die Gewinnung des Mittelstrahlurins aufgrund der Nähe von Harnröhrenöffnung, Vaginalöffnung und Schamlippen erschwert. Zur Sammlung des Mittelstrahlurins werden die Schamlippen und die Harnröhrenöffnung desinfiziert. Die Gewinnung der mittleren Harnportion erfolgt unter Spreizung der Schamlippen.

(Konzentrierter) Morgenurin

Als **Morgenurin** wird der erste Urin nach dem Aufstehen bezeichnet. Beim **konzentrierten Morgenurin** darf der Patient zuvor 12 Std. nichts getrunken haben. Diese Urinuntersuchung wird z. B. zum Nachweis einer Schwangerschaft oder bei der Tuberkulosediagnostik durchgeführt.

Beutelurin

Der **Urinbeutel** bietet sich vor allem bei Säuglingen und gewickelten Kleinkindern an, um eine Urinprobe zu gewinnen. Pflegende kleben dazu den Urinbeutel sorgfältig um den Penis bzw. den Bereich der Vagina auf. Um Hautirritationen vorzubeugen und um möglichst beim ersten Einsatz des Beutels eine Urinprobe zu gewinnen, achten Pflegende auf das umgebende Hautareal und sorgen für einen korrekten Sitz des Beutels (➤ Abb. 19.2). Durchführung der Maßnahme:

- Eltern informieren
- Dem Kind ca. 30 Min. vor dem Aufkleben des Beutels etwas zu trinken anbieten
- Urinbeutel auswählen; für männliche und weibliche Säuglinge gibt es unterschiedliche Urinbeutel, die sich den anatomischen Gegebenheiten anpassen
- Das Kind zum Aufkleben des Beutels mit gespreizten Beinen auf den Rücken legen
- Mit desinfizierten Händen und unsterilen Handschuhen das Geschlechtsteil und den Darmausgang (Anogenitalbereich) mit klarem Wasser reinigen und abtrocknen; bei Jungen aufgrund der physiologischen Phimose nur das Waschen der Penishaut

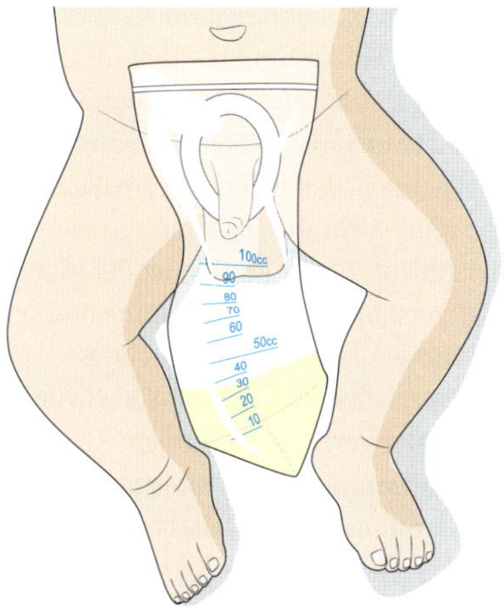

Abb. 19.2 Kleinkind mit aufgeklebtem Beutel zur Gewinnung von Urin. [L264]

- Aufkleben des Urinbeutels; dabei bei Mädchen im Dammbereich beginnen, bei Jungen den Penis in den Beutel platzieren
- Um ein Herauslaufen des Urins aus dem Beutel zu vermeiden, kann die Klebefläche vor dem Abziehen des Schutzpapiers der Länge nach geknickt werden; das untere Ende der Klebefläche ist somit näher am Damm platziert
- Säugling wickeln und anziehen; dabei auf lockere Kleidung achten, um jederzeit gut den Urinbeutel einsehen zu können
- Engmaschig (ca. alle 30 Min.) Füllung des Urinbeutels beobachten
- Beutel entfernen, sobald ausreichend Urin im Beutel ist; wenige Milliliter sind ausreichend
- Urin an von der Klebefläche abgewandten Seite in der Beutelspitze entnehmen:
  - Beutel mit steriler Schere aufschneiden oder
  - bei geringer Menge Urin mit einer Spritze und Kanüle entnehmen
- Urin in den Probenbehälter füllen
- Hautpflege mit Lotion

Fehlerquelle

Beutelurin liefert häufiger falsche Ergebnisse (höhere Kontamination) als Katheterurin oder Urin, der per Blasenpunktion gewonnen wurde. Pflegende achten deshalb auf keimarmes Arbeiten, um eine Verfälschung des Ergebnisses und eine Harnwegsinfektion zu vermeiden. Für eine Urinkultur eignet sich der Beutelurin aufgrund der häufig falschen Ergebnisse nicht. [3]

Clean-Catch-Urin

Zur Gewinnung des **Clean-Catch-Urins** wird das Kind nach Flüssigkeitsgabe mit entblößtem Genital auf dem Schoß gehalten. Die Miktion wird abgewartet. Der Urin wird in einem sterilen Behälter aufgefangen. Die Fehleranfälligkeit bei der bakteriologischen Untersuchung liegt bei bis zu 26 %. [3]

Sammelurin

Mithilfe des **Sammelurins** kann die genaue Menge von Stoffen im Urin festgestellt werden *(quantitative Untersuchung)*. Es wird nicht nur festgestellt, ob sich ein bestimmter Stoff im Urin befindet *(qualitative Untersuchung)*, sondern auch dessen Konzentration. Dazu wird der Urin über 24 Std. (selten 12 Std.) gesammelt. Damit wird am besten morgens begonnen, damit der Urin am nächsten Tag während der Laborroutine untersucht werden kann.

- Patienten über Ablauf, Zweck und Dauer der Maßnahme informieren, dessen Verständnis der Maßnahme und seine korrekte Mitarbeit sind für den Erfolg äußerst wichtig.
- Information zu speziellen diätetischen Vorschriften, z. B. bei Bestimmung auf Oxalat Verzicht auf Gurken, Rhabarber, Spargel, Spinat, Tomate und von Ascorbinsäure einen Tag vor und während der Urinsammlung, um ein falsches Ergebnis zu vermeiden.
- Ein ausreichend großes Sammelgefäß (mind. 2 l) bereitstellen und mit dem Namen des Patienten, Datum und Uhrzeit des Sammelbeginns versehen (➤ Abb. 19.3).

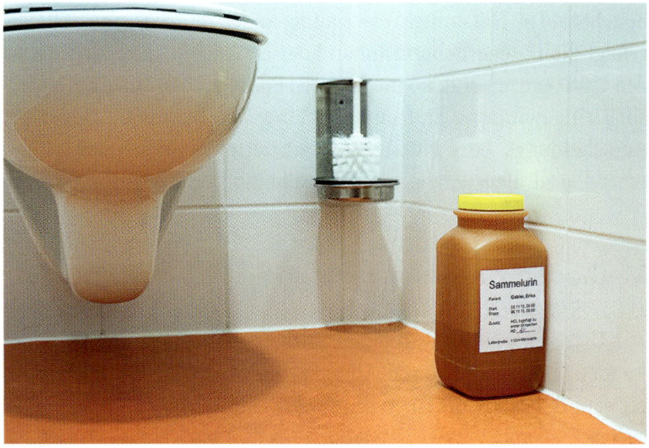

Abb. 19.3 Das Gefäß für den Sammelurin wird sicher und lichtgeschützt platziert und mit Namen, Datum und Beginn der Maßnahme versehen. [K115]

- Wenn Zusätze, z. B. Salzsäure (HCl) zur Bestimmung von Dopamin oder Katecholaminen bei Tumorverdacht dem Sammelurin zugefügt werden sollen, diese bereitstellen.
- Patienten anhalten, vor Sammelbeginn die Blase zu entleeren und den Urin zu verwerfen.
- Alle folgenden Urinportionen werden in das Sammelgefäß gelassen:
  - Bei mobilen Patienten das Gefäß kühl, lichtgeschützt und abgedeckt an einem gut einsehbaren Ort aufbewahren, z. B. Patiententoilette.
  - Bei immobilen Patienten entleeren Pflegende den gesammelten Urin aus dem Katheterbeutel oder dem Steckbecken in das Sammelgefäß.
- Nach 24 Std. nochmals Urin in das Gefäß entleeren (lassen). Der 24-Stunden-Sammelurin ist beendet.
- Vor der Probenentnahme den Sammelurin gut durchrühren, um eine gleichmäßige Verteilung der Bestandteile zu erreichen. Für die Laborprobe reichen in der Regel 10–50 ml. Auf dem Laborbegleitschein die gesamte Urinmenge angegeben, die über 24 Stdn. gesammelt wurde.

Katheterurin

Der **Katheterurin** wird bei liegendem Dauerkatheter mit einer Spritze und einer Kanüle aus der Silikonmembran des Katheters entnommen. Hierzu kann der Katheter ca. 10 Min. vor der Entnahme abgeklemmt werden, sodass sich der Urin staut. Soll der Urin bakteriologisch untersucht werden, wird die Kathetermembran vor der Entnahme desinfiziert (➤ Abb. 19.4). Pflegende lösen die Klemme unverzüglich, nachdem sie die Probe entnommen haben.

VORSICHT

Damit nicht aus Versehen vergessen wird, die Klemme am Katheter zu öffnen und es zu einem **Harnstau** kommt, Kollegen informieren, dass die Klemme des Katheters geschlossen wurde. So können alle mitkontrollieren, ob die Klemme wieder geöffnet wurde.

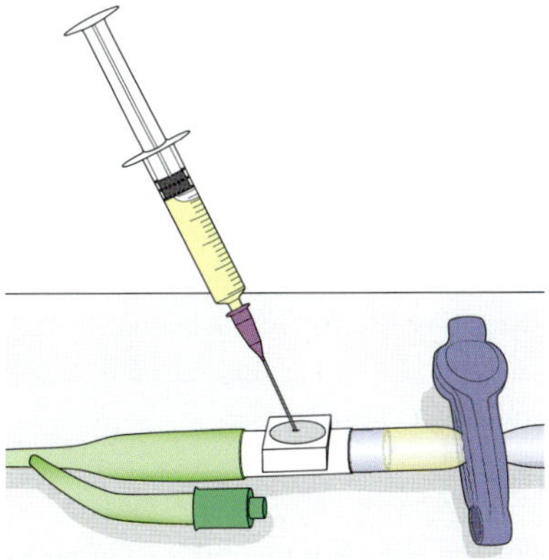

Abb. 19.4 Urinentnahme am Dauerkatheter. Klemme am Urinauffangsystem schließen, um den Urin zu stauen. Urin mit einer Spritze und Kanüle über die desinfizierte Membran aus dem Katheter entnehmen. Nach der Entnahme Klemme umgehend öffnen, damit es nicht zu einem Harnstau kommt. [L264]

Die Entnahme einer Urinprobe kann auch per Einmalkatheterisierung oder Blasenpunktion (➤ 19.3.3) erfolgen, z. B. wenn die Entnahme eines Mittelstrahlurins aufgrund anatomischer Gegebenheiten bei einer Frau nicht möglich ist.

Methoden zur Urinuntersuchung

Pflegende wirken bei der diagnostischen **Urinuntersuchung** mit. Neben der fachgerechten Vorbereitung der Proben für die Laboruntersuchung führen sie auch selbstständig Urinuntersuchungen durch.

Streifen-Schnelltest

Streifen-Schnelltests für Urin *(Urin-Stix)* bieten aufgrund ihrer schnellen Ergebnissicherung und einfachen Handhabung im stationären wie auch im ambulanten Bereich eine erste Orientierung für weiterführende Urinuntersuchungen und geben Informationen zu Urinbeimengungen wie Leukozyten oder Blut, pH-Wert und spezifischem Gewicht (➤ Abb. 19.5). Achtung: Immer die Packungsbeilage und die Herstellerangaben vor Gebrauch des Schnelltests beachten.

Urinkultur

Zum Anlegen einer **Urinkultur** *(Nachweis von Krankheitserregern im Urin)* werden fertig vorbereitete Eintauchnährböden, z. B. Uricult®, verwendet. Pflegende tauchen das Plättchen mit den Nährböden in einen steril aufgefangenen Mittelstrahl- oder Katheterurin (➤ Abb. 19.6).

So können z. B. Informationen zu Krankheitserregern im Urin mittels Keimzahlbestimmung und -differenzierung gewonnen sowie Resistenztestungen auf Antibiotika durchgeführt werden.

Damit die Testergebnisse nicht verfälscht werden, wird vor Probenentnahme das Genital des Patienten gereinigt. Nach der Entnahme wird die Probe rasch ins Labor transportiert.

Messung des spezifischen Gewichts

Das **spezifische Gewicht** (Normwerte ➤ 19.1.3) des Urins *(Urinosmolarität, Dichte der gelösten Teilchen)* kann im Labor oder im stationären Bereich per Streifenschnelltest bestimmt werden. Es gibt z. B. Aufschluss über die im Urin gelöste Menge an Ausscheidungsprodukten.

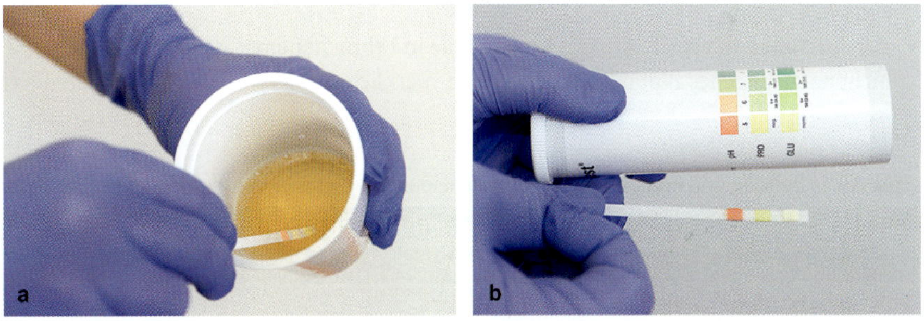

Abb. 19.5 Beim Streifen-Schnelltest wird ein Teststreifen in den Urin getaucht (a) und danach das Ergebnis nach der vorgegebenen Zeit mit den Farbfeldern auf der Verpackung verglichen (b). Die abgelesenen Werte werden sofort dokumentiert. [K115]

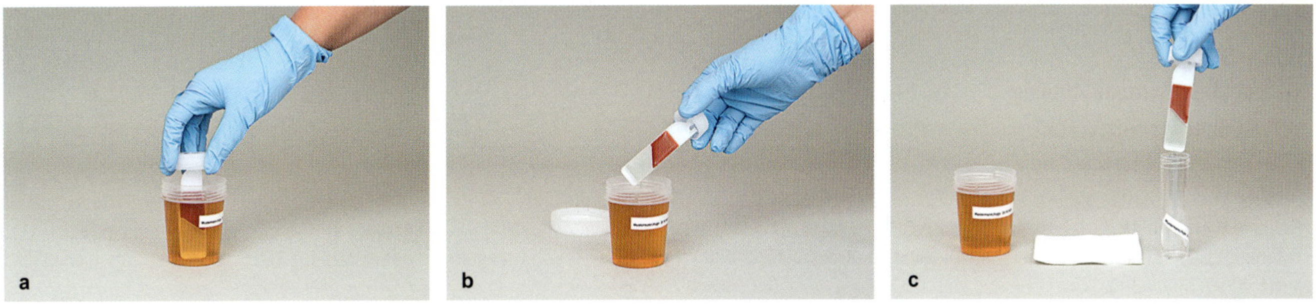

Abb. 19.6 Der mit dem Deckel verbundene Eintauchnährboden für die Urinkultur wird in die Urinprobe getaucht (a), wieder entnommen (b), in den zugehörigen Probenbehälter gesteckt (c) und dann im Labor untersucht. [K115]

Flüssigkeitsbilanzierung

DEFINITION

Flüssigkeitsbilanzierung *(Vergleich der Ausfuhr im Verhältnis zur Einfuhr):* Zusammenfassung der Menge zugeführter Flüssigkeiten *(Einfuhr)* im Verhältnis (Vergleich) zur Menge der ausgeschiedenen Flüssigkeiten *(Ausfuhr)* über einen gewissen Zeitraum, in der Regel 24 Std. *(Tagesbilanz)*, auf Wach- und Intensivstationen auch alle 12 Stunden.
Einfuhr: dem Körper oral, parenteral oder per enterale Sonden zugeführte Flüssigkeiten, z. B. Getränke, Infusionen, Flüssigkeiten in festen Speisen (Flüssigkeit in Obst, Joghurt und Gemüse entspricht ca. 80 % des Eigengewichts, Suppen werden zu 100 % als Flüssigkeit gewertet).
Ausfuhr: vom Körper ausgeschiedene Flüssigkeiten, z. B. Urin, Stuhl, Schweiß, Erbrochenes, Blut, Wundsekret, Punktat, Abfluss über Sonden.

Die **Flüssigkeitsbilanzierung** gilt als wichtigstes Instrument zur Beobachtung der Urinproduktion. Sie wird in **registrierbar** und **effektiv** unterteilt (➤ Tab. 19.1).

Bei der **registrierbaren Flüssigkeitsbilanzierung** werden die messbaren Flüssigkeitsmengen dokumentiert:

- Zur **Einfuhr** zählen z. B. die zugeführte Trinkmenge, Flüssigkeit aus Infusionen, verabreichte Sondennahrung oder verzehrte Suppen.
- Zur **Ausfuhr** zählen z. B. der ausgeschiedene Urin, punktierte Flüssigkeiten oder Wundsekret, das in einer Drainage gesammelt wird.

Der Mensch nimmt aber nicht nur messbar, sondern auch „nebenbei" Flüssigkeit zu sich und scheidet diese nicht nur stets messbar und sichtbar aus. Bei der **effektiven Flüssigkeitsbilanzierung** werden wie oben zunächst sämtliche messbaren und zusätzlich die nicht exakt messbaren, schätzbaren Flüssigkeitsmengen dokumentiert.

- Zur **Einfuhr** zählen z. B. Flüssigkeit in zugeführten festen Speisen oder Oxidationswasser *(Flüssigkeit, die infolge chemischer Umwandlung wasserstoffhaltiger Verbindungen mit Sauerstoff entsteht).*
- Zur **Ausfuhr** zählen z. B. flüssige Bestandteile in Erbrochenem, nicht aufgefangenes Blut oder Wundsekrete, merklicher, aber nur schätzbarer Flüssigkeitsverlust durch Schwitzen (ca. 0,5 l pro Tag) oder unmerklicher Flüssigkeitsverlust über Haut und Atmung (ca. 0,9 l pro Tag).

Die Differenz von Ein- und Ausfuhr lässt sich unterteilen in:

- **Ausgeglichene Bilanz** = Einfuhr entspricht Ausfuhr
- **Positive Bilanz** *(Plusbilanz)* = Einfuhr übersteigt Ausfuhr, z. B. bei Herzinsuffizienz, Nierenversagen
- **Negative Bilanz** *(Minusbilanz)* = Ausfuhr übersteigt Einfuhr, z. B. bei Diuretikagabe, starkem Schwitzen ohne entsprechenden Flüssigkeitsersatz.

Umgang mit nicht messbaren Flüssigkeitsmengen

Nicht messbare Größen werden bei der Flüssigkeitsbilanz meist geschätzt oder als Bemerkung notiert. Dadurch kann eine scheinbar positive Bilanz durch die Schätzung weiterer Ausfuhrmengen ausgeglichen werden. Beispiele aus der Praxis sind:

- Unsichtbare Flüssigkeitsverluste über die Ausatmung und die Haut *(Perspiratio insensibiles)*
- Zusätzliche Verluste bei Fieber und sichtbarem Schwitzen *(Perspiration senibilis)* Faustregel: 500 ml pro 1 °C Temperaturerhöhung
- Eingenässte Inkontinenzvorlagen oder eingenässtes Bett
- (Starke) Diarrhö oder Erbrechen, z. B. infolge einer Viruserkrankung

Wird bei Erwachsenen eine registrierbare Flüssigkeitsbilanz geführt, die nur die messbaren Mengen berücksichtigt, entspricht eine mit bis zu 200 ml ermittelte positive Bilanz einer ausgeglichenen Bilanz.

Eine **Flüssigkeitsbilanzierung** ist u. a. in folgenden Fällen angezeigt:

- Parenteraler Ernährung (➤ 18.9)
- Ernährung per gastroenteraler oder enteraler Sonde (➤ 18.8)
- Herz- und/oder Nierenerkrankungen
- Ödeme
- Postoperativ, nach größeren Operationen
- Bestehendes Selbstversorgungsdefizit, z. B. infolge einer demenziellen Erkrankung

Tab. 19.1 Beispiel und Erläuterung zur Unterscheidung der registrierbaren und effektiven Flüssigkeitsbilanzierung mit unterschiedlichem Ergebnis.

	Registrierbare Flüssigkeitsbilanzierung		Effektive Flüssigkeitsbilanzierung	
	Einfuhr	Ausfuhr	Einfuhr	Ausfuhr
Flüssigkeitszufuhr (oral)	+ 750 ml		+ 750 ml	
Flüssigkeitszufuhr (parenteral)	+ 1.000 ml		+ 1.000 ml	
Oxidationswasser			+ 400 ml	
Urin		– 1.200 ml		– 1.200 ml
Verlust über Haut und Atmung				– 900 ml
Verlust über Schwitzen *(500 ml pro 1 °C Temperaturerhöhung)*				– 1.000 ml
Bilanz	+ 550 ml (positive Bilanz)		– 950 ml (negative Bilanz)	

Beispiel: Herr Schmitt, 77 Jahre alt, lebt im Pflegeheim Waldblume und leidet an einem grippalen Infekt. Heute hat er 750 ml getrunken und eine subkutane Infusion mit 1 l Flüssigkeit erhalten. Seine Körpertemperatur beträgt ca. 39 °C, er schwitzt stark. Er hat insgesamt 1.200 ml Urin ausgeschieden. Er hatte keinen Stuhlgang.
Es ist ersichtlich, dass eine registrierbare Bilanz in diesem Beispiel die tatsächliche Situation von Herrn Schmitt verschleiert. Werden die nicht exakt messbaren Parameter bei der effektiven Flüssigkeitsbilanzierung berücksichtigt, ist ersichtlich, dass bei Herrn Schmitt die Gefahr einer Exsikkose besteht.

Ergänzende Informationen zur Aussagekraft der Flüssigkeitsbilanz

- Täglich ermitteltes Körpergewicht (KG ➤ 18.2.3)
- Zentraler Venendruck (ZVD)
- Hautturgor (Spannungszustand der Haut ➤ 17.1.7)

Die **Durchführung der Flüssigkeitsbilanzierung** erfordert die Zusammenarbeit aller Teammitglieder. Es ist sinnvoll, eine koordinierende Pflegefachperson zu bestimmen, die für den korrekten Ablauf verantwortlich ist und die Übersicht behält.

Flüssigkeitsbilanzierung bei Erwachsenen und Kindern

Die Patienten werden im Rahmen ihrer Möglichkeiten zur selbstständigen Führung des Bilanzierungsbogens motiviert und angeleitet.

Vorbereitung

- Patienten, Angehörige und Mitarbeiter über Bilanzierung informieren.
- Verwendete Messgefäße mit dem Namen des Patienten und „**Bilanz**" beschriften; vorzugsweise geeichte Messgefäße verwenden. Stehen diese nicht zur Verfügung, vor der Bilanzierung die Füllmenge der verwendeten nicht geeichten Messgefäße ermitteln (➤ Tab. 19.2).
- Bilanzbogen mit Daten des Patienten und Datum vorbereiten; verwendete Messgefäße mit Füllmenge darauf notieren.

Durchführung

- Der Patient entleert zu Beginn die Blase; der Urin wird verworfen, bei fortlaufender Bilanzierung wird der Urin zum Vortag dazugerechnet.
- Beginn der Flüssigkeitsbilanzierung, die exakte Uhrzeit wird auf dem Bogen notiert
- Ein- und Ausfuhrmengen in Milliliter werden sorgfältig auf dem Bilanzbogen dokumentieren
- Flüssigkeiten werden exakt gemessen: Trinkgefäße bis zur Graduierung füllen, Flaschen und Teekannen, wenn getrunken, übertragen bzw. bis zum Schichtende die getrunkenen Teilmengen übertragen
- Flüssigkeitsbilanzierung endet mit Ende des Bilanzzeitraums (in der Regel 24 Std.): Patienten nochmals Blase entleeren lassen und Urinmenge auf Bilanzierungsbogen notieren
- Ein- und Ausfuhrmenge und Bilanzergebnis in das Dokumentationssystem übertragen

Tab. 19.2 Verwendung von Messgefäßen.

Geeichte Messgefäße	Nicht geeichte Messgefäße
• Messzylinder • Medikamentenbecher • Urinsammelgefäß, z. B. Urinflasche • Trinkgefäße mit Graduierung (z. B. spezielle Gläser, Tassen, Schnabeltassen)	• Teelöffel (ca. 5 ml) • Esslöffel (ca. 15 ml) • Wasserglas (je nach Größe ca. 150–300 ml) • Kleine Kaffee- bzw. Teetasse (ca. 150 ml) • Suppenteller (je nach Größe ca. 200–300 ml) • Nierenschale (ca. 300–500 ml)

Flüssigkeitsbilanzierung bei gewickelten Kindern

Die Durchführung der **Flüssigkeitsbilanzierung bei gewickelten Kindern** erfolgt durch ein Abwiegen der Windeln. Die Angehörigen werden über den Ablauf der Flüssigkeitsbilanzierung informiert, da ihre Mitarbeit die Basis für eine gelungene Maßnahme darstellt.

- Messung der Ausfuhr:
  - Vor dem Anlegen der Windel diese wiegen und das Gewicht der Windel mit wasserfestem Stift auf die trockene Windel schreiben
  - Nach dem Abnehmen der Windel diese erneut wiegen und das zuvor ermittelte Eigengewicht abziehen; Differenz beschreibt die Ausfuhr
  - Befindet sich Stuhl in der Windel, dies auf dem Bilanzierungsbogen festhalten
- Messung der Einfuhr bei gestillten Kindern:
  - Vor der Nahrungsaufnahme das Kind wiegen
  - Nach der Nahrungsaufnahme das Kind erneut wiegen; Differenz des Gewichts beschreibt die Einfuhr
  - Während der Ermittlung dieser beiden Werte das Kind nicht wickeln oder umziehen, da dies den Wert verfälschen kann

Häufige Fehlerquellen bei der Flüssigkeitsbilanzierung

Die korrekte Flüssigkeitsbilanzierung setzt eine exakte Dokumentation der Flüssigkeitsmengen voraus. Häufige Fehlerquellen bei der Bilanzierung sind z. B.:

- Unzureichende Informationsweitergabe über Bilanzierungsmaßnahmen an Mitarbeiter, Patienten oder deren Angehörige, sodass angebotene/getrunkene Getränke nicht notiert werden
- Strukturelle Defizite wie unklare Verantwortungsverteilung, unterschiedliche Vorgehensweisen von Mitarbeitern
- Erschwerte Einschätzung der Ausfuhr bei inkontinenten oder stark schwitzenden Patienten
- Fehlende Einschätzung der Ausfuhr bei Fieber bzw. Sonden oder Drainagen
- Unzureichende Kenntnisse über das Volumen nicht geeichter Messgefäße

19.1.3 Physiologische Urinausscheidung

Die physiologische Urinproduktion, -ausscheidung und -beschaffenheit sind u. a. vom Lebensalter abhängig.

Miktion, Urinmenge, Miktionshäufigkeit

Die **Miktion** erfolgt beim Gesunden willkürlich, schmerzlos und im Strahl. Sie ist stets mit der dabei ausgeschiedenen Urinmenge und der Miktionshäufigkeit zu betrachten. Miktion, Urinmenge und Miktionshäufigkeit sind abhängig von Blasenkapazität, Entwicklungsstand und Lebensalter (➤ Tab. 19.3). Zwischen dem 3. und 6. Lebensjahr wird bei Kindern tagsüber eine stabile Blasenkontrolle und damit Kontinenz erreicht. Sind Kinder nach diesem Zeitpunkt nicht trocken oder fallen sie in eine einnässende Phase zurück, bedarf dies einer ärztlichen Abklärung.

Tab. 19.3 Urinmenge und Miktionshäufigkeit in Abhängigkeit vom Lebensalter.*

Lebensalter	Urinmenge pro Entleerung	Miktionshäufigkeit pro Tag	Durchschnittliche Urinmenge pro Tag
Neugeborenes (erster Tag)	5–10 ml	1–2-mal	Ca. 15 ml
Neugeborenes (bis 10. Tag)	5–15 ml	6–8-mal	100–300 ml
Säugling	15–30 ml	12–18-mal (bis stündlich)	Bis 500 ml (ca. 4 ml/kg Körpergewicht/Std.)
Kleinkind (ca. 2. bis 6. Lebensjahr)	Unterschiedlich Berechnung der Urinmenge pro Entleerung mit der Faustformel (Alter in Jahren × 30) + 30 zur Bestimmung des Blasenvolumens	8–10-mal	Bis ca. 1.000 ml
Schulkind	150 ml	6–8-mal	900–1.200 ml
Erwachsener	200–400 ml	4–6-mal; bei großer Flüssigkeitszufuhr auch häufiger	1.500–2.000 ml

*Die angegebenen Daten sind lediglich Richtwerte. Aufgrund der großen Unterschiede im Kindesalter sind die Übergänge hier fließend. Pflegende achten vor allem auf die Anzeichen einer Miktionsstörung, beispielsweise Anurie, Polyurie. Eine Flüssigkeitsbilanzierung und ein Miktionsprotokoll unterstützen die Einschätzung.

Die **Urinmenge** ist abhängig von:

- Flüssigkeitszufuhr
  - Getränke, Infusionen
  - Wassergehalt fester Nahrungsmittel
- Flüssigkeitsausfuhr
  - Unmerklicher Flüssigkeitsverlust *(Perspiratio insensibilis)* über Haut und Atmung
  - Merklicher Flüssigkeitsverlust *(Perspiratio sensibilis)* durch Schwitzen
- Funktionsfähigkeit der Niere (abhängig von Blutdruck und Hormonen, z. B. Adiuretin, Aldosteron)

Eine **normale Urinproduktion beim Säugling** liegt vor, wenn die Windel bei jedem Wickeln (ca. 5–8-mal pro Tag) nass ist. Dabei wird zwischen Stuhl und Urin unterschieden.

Urinfarbe und -transparenz

Die **Urinfarbe** beim gesunden Menschen ist hell- bis dunkelgelb und abhängig von der Flüssigkeitszufuhr. Je mehr Flüssigkeit zugeführt wird, desto heller und klarer ist der Urin. Aufgrund spezieller Ernährung kann es z. B. zu physiologischen Veränderungen der Farbe kommen (➤ Tab. 19.4).

Urintransparenz bezeichnet die Durchsichtigkeit des Urins. Frisch gelassener Urin ist normalerweise klar und durchsichtig.

Uringeruch

Der **Uringeruch** gesunder Menschen, der auf die gelöste Harnsäure und die im Urin enthaltenen Spuren von Ammoniak zurückgeht, ist unauffällig. Er riecht weder streng noch übel.

pH-Wert

Der **pH-Wert** des Urins gibt Aufschluss über die im Urin gelöste Menge an Säuren. Der physiologische pH-Wert liegt zwischen 5 und 6 und ist somit schwach sauer. Säurekonzentration und pH-Schwankungen können durch die Ernährung physiologisch verändert werden.

Spezifisches Gewicht

Das **spezifische Gewicht** (➤ 19.1.2) des Urins gibt Aufschluss über:

- Konzentrationsfähigkeit der Nieren
- Flüssigkeitshaushalt im Körper
- Andere Harnparameter

Das normale spezifische Gewicht schwankt zwischen 1.010 g und 1.025 g/ml (Aqua dest. wiegt 1.000 g/ml). Im Säuglingsalter ist es niedriger als im Schulalter.

Physiologische Abweichungen

Physiologische Abweichungen der Urinproduktion, -ausscheidung und -beschaffenheit können viele Ursachen haben (➤ Tab. 19.4).

19.1.4 Pathologische Veränderungen

Pathologische Abweichungen der Normwerte der Urinproduktion, -ausscheidung und -beschaffenheit können je nach Beobachtung auf verschiedene Ursachen zurückgeführt werden (➤ Tab. 19.5). Um grundsätzlich die Veränderungen benennen zu können, ist eine genaue Dokumentation wichtig. Pflegende können zwischen physiologischen und pathologischen Abweichungen differenzieren und erkennen Veränderungen zeitnah, damit eine entsprechende Therapie schnell eingeleitet werden kann.

Tab. 19.4 Physiologische Veränderungen der Normwerte der Urinausscheidung und -produktion.

Beobachtungsschwerpunkt	Physiologische Abweichung	Ursache
Miktion und Urinmenge	> 200–400 ml	Verspäteter Toilettengang bzw. keine Gelegenheit zum Urinieren
Miktionshäufigkeit	> 4- bis 6-mal pro Tag	• Erhöhte Flüssigkeitszufuhr • Verzehr harntreibender Lebensmittel (z. B. Spargel oder Brennnesseltee)
Urinfarbe	Zitronengelb	• Verabreichung von Senna oder sennahaltigen Medikamenten (pflanzlichen Abführmitteln) • Verzehr von Rhabarber
	Orangegelb	Verzehr von Vitamintabletten
	Orange	„Ziegelmehlsediment" (harmlos) bei Neugeborenen durch den Zerfall von Harnsäure (spez. Urate)
	Rotbraun, braungrün bis schwarz	• Verzehr von Betanin (z. B. roter Bete) • Übermäßiger Verzehr von Carotin (z. B. Karotten) • Verabreichung von Bärentraubenblättertee (z. B. Behandlung von Harnwegsinfekt) • Medikamentöse Therapie mit Sulfonamiden (z. B. Antibiotikatherapie)
Urintransparenz	Durchsichtig, klar	Frisch gelassener Urin ist durchsichtig und klar; mit steigender Flüssigkeitszufuhr zunehmend durchsichtiger
	Dunkel, getrübt	Nach längerem Stehen wird der Urin trüber und dunkler, mit sinkender Flüssigkeitszufuhr zunehmend dunkler
Uringeruch	Scharfer Geruch	Nach längerem Stehen bildet sich mehr Ammoniak, der den Urin schärfer riechen lässt
	Schwefelartiger Geruch	Verzehr von Spargel
pH-Wert	Urin zunehmend alkalisch (bis pH 7,2)	Kohlenhydratreiche bzw. pflanzliche Ernährung (aufgrund des alkalischen Milieus geringeres Risiko der Bildung eines Harnsäuresteins)
	Urin zunehmend sauer (bis pH 4,8)	Eiweißreiche Ernährung (aufgrund des sauren Milieus vermehren sich Krankheitserreger in den ableitenden Harnwegen schlechter, wodurch das Risiko einer Harnwegsinfektion sinkt)

Tab. 19.5 Pathologische Abweichungen der Urinproduktion, -ausscheidung und -beschaffenheit zu unterschiedlichen Beobachtungsschwerpunkten.

Pathologische Abweichung	Beschreibung/Details	Ursache
Miktionsstörungen, z. B. Menge, Häufigkeit, Zeitpunkt		
Harninkontinenz (➤ 19.3.4) **Kindliche Harninkontinenz** (➤ Kasten)	Unwillkürlicher Harnverlust bei Menschen nach dem 5. Geburtstag	Physische, psychische und soziale Ursachen
Algurie	Schmerzen beim Wasserlassen	• Harnwegsinfektionen • Pyelonephritis *(Nierenbeckenentzündung)* • Urethritis *(Harnröhrenentzündung)* • Prostatitis *(Entzündung der Prostata)*
Dysurie	Erschwertes oder auch gestörtes Wasserlassen, das mit Missempfindungen und z. T. Schmerzen einhergeht	• Blasenentleerungsstörungen • Harnwegsinfektionen
Pollakisurie	• Häufig auftretender Harndrang bei nur kleiner Miktionsmenge (instabile Blase) • Harndrang bei bereits geringer Blasenfüllung • Normale Tagesgesamtmenge	• Blasenreizung bzw. -entzündung (z. B. bei Harnwegsinfekten) • Blasensteine • Prostataerkrankungen (z. B. Vergrößerung)
Nykturie	• Vermehrtes nächtliches Wasserlassen • Verstärkte nächtliche Harnproduktion	• Herzinsuffizienz (tagsüber ist durch körperliche Belastung die Niere geringer durchblutet; dies reguliert sich nachts und äußert sich mit Harndrang) • Nierenerkrankungen (fehlende Funktion der Niere, den Urin nachts zu konzentrieren) • Vermehrte Flüssigkeitsaufnahme vor dem Schlafengehen und Gewohnheitsbildung
Polyurie	Erhöhung der täglichen Urinmenge auf mehr als 1.500 ml/m^2 Körperoberfläche täglich: • Dreijähriger: 900 ml • Sechsjähriger: 1.200 ml • Zehnjähriger: 1.500 ml • Erwachsener: 2.500 ml • In Extremfällen: 10–20 l	• Von der Norm abweichende Trinkgewohnheiten (übermäßiger Konsum wohlschmeckender Getränke) • Hyperglykämie bei Diabetes mellitus • Bestimmte Phasen des akuten und chronischen Nierenversagens • Diabetes insipidus • Hyperkalzämie • Überdosierung von Diuretika

Tab. 19.5 Pathologische Abweichungen der Urinproduktion, -ausscheidung und -beschaffenheit zu unterschiedlichen Beobachtungsschwerpunkten. *(Forts.)*

Pathologische Abweichung	Beschreibung/Details	Ursache
Oligurie	Reduzierung der Urinmenge auf weniger als 200 ml/ m^2 Körperoberfläche täglich: • Dreijähriger: 120 ml • Sechsjähriger: 160 ml • Zehnjähriger: 200 ml • Erwachsener: 320 ml Leitsymptom des akuten Nierenversagens	• Dehydratation (gefährdet vor allem kleinere Kinder und ältere Menschen) • Akutes Nierenversagen • Chronische Niereninsuffizienz • Verlegung der Harnwege, gegebenenfalls verstopfter Blasenkatheter
Anurie	Reduzierung der Urinmenge auf weniger als 100 ml/ m^2 Körperoberfläche täglich: • Dreijähriger: 60 ml • Sechsjähriger: 80 ml • Zehnjähriger und Erwachsener: 100 ml Leitsymptom des akuten Nierenversagens, **urologischer Notfall!**	Eine länger andauernde Anurie führt zu einer **Urämie** *(Harnvergiftung).* Unterschieden wird: • **Echte Anurie:** Nierenschädigung mit der Gefahr des akuten Nierenversagens • **Falsche Anurie:** Harnsperre, z. B. durch einen Harnröhrenverschluss
Farbe und Transparenz		
Makrohämaturie	• Sichtbares Blut im Urin (➤ Abb. 19.7) • Rötlich bis fleischfarben, trüb	Vorkommen, z. B. bei • Entzündungen • Nierensteinen • Tumoren im Urogenitaltrakt
Mikrohämaturie	Kleinste nicht sichtbare Blutmenge, Blut kann nur im Labor nachgewiesen werden	
Hämoglobinurie	Ausscheidung von rotem Blutfarbstoff über die Niere: rötlich bis schwärzlich, ohne Trübung	Vorkommen, z. B. bei • Transfusionszwischenfällen • Hämolyse
Bilirubinurie	Ausscheidung von Bilirubin über den Urin: bierbraun bis grünlich-schwarz mit gelbem Schüttelschaum	Vorkommen, z. B. bei • Hepatitis • Leberzirrhose
Pyurie	Eiterharn: schlierig, flockige Trübung (➤ Abb. 19.7)	Beimengung von Granulozyten im Urin, z. B. bei • Harnwegsinfekten • Pyelonephritis *(Nierenbeckenentzündung)*
Geruch		
Unangenehm übel riechend		Bakterielle Entzündung der ableitenden Harnwege
Säuerlich, nach Apfel riechend *(Azetongeruch)*		Azeton *(Ketonkörper)* im Urin durch Entgleisung des Stoffwechsels: • Diabetes mellitus • Nahrungskarenz • Lang andauerndes Erbrechen
Faulig riechend		Zellverfall bei Tumorerkrankungen der ableitenden Harnwege
pH-Wert		
Neutral bis alkalisch		Stoffwechselbedingte Alkalose, z. B. bei • Infektionen der Nieren • Infektionen der ableitenden Harnwege
Zunehmend sauer		Vorkommen, z. B. bei • Fieber • Starkem Schwitzen • Starken Durchfällen
Spezifisches Gewicht		
Isosthenurie	Harnstarre: spezifisches Gewicht konstant 1.010–1.012 g/ml	Herabgesetztes Konzentrationsvermögen der Niere, z. B. bei Nierenversagen
Hypersthenurie	Übermäßig hohes spezifisches Gewicht (> 1.025 g/ml)	Massive Glukose- und Eiweißausscheidung

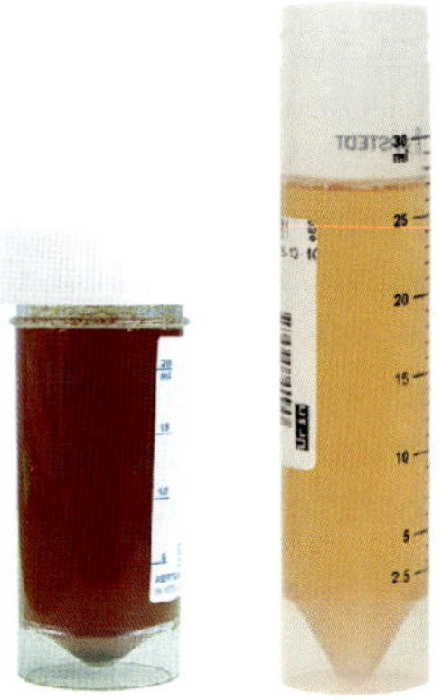

Abb. 19.7 Zwei auffällige Urine. Links roter Urin aufgrund einer Makrohämaturie, rechts trüber Urin aufgrund von weißen Blutkörperchen im Urin (Leukozyturie, Pyurie). [F276-008, K115]

Kindliche Harninkontinenz

Bei einer **nichtorganischen** *(funktionelle)* **Harninkontinenz** kommt es zu einem intermittierenden unwillkürlichen Harnverlust am Tag ohne organische Ursache nach dem 5. Geburtstag über einen Zeitraum von drei Monaten mindestens einmal pro Monat. Ca. 3–5 % der 7-Jährigen sind betroffen, Mädchen häufiger als Jungen.

Es besteht eine Harnspeicher- oder Harnentleerungsstörung. Häufigste Formen und Leitsymptome sind:

- Überaktive Blase/Dranginkontinenz mit vergleichsweise häufigem Wasserlassen mit kleinen Urinmengen sowie Haltemanöver (etwa Überkreuzen der Beine, Anspannen des Beckenbodens)
- Gewohnheitsmäßiges Aufschieben des Wasserlassens mit teils ausgeprägten Haltemanövern, seltenes Wasserlassen mit großen Urinmengen
- Dyskoordination von Schließmuskel und Blasenmuskel
- Verminderte Wahrnehmung von Harndrang, unzureichende Aktivität des Blasenmuskels (unteraktive Blase), Einsetzen der Bauchpresse bei der Blasenentleerung [5], [6]

Die **Enuresis** *(Einnässen, Enuresis nocturna)* ist der intermittierende unwillkürliche Harnverlust im Schlaf (Nacht- oder Mittagsschlaf) ohne organische Ursache nach dem 5. Geburtstag über einen Zeitraum von drei Monaten mindestens einmal pro Monat. Die Häufigkeit liegt ca. 7–13 % der 7-Jährigen, Jungen etwa doppelt so häufig betroffen wie Mädchen, und ca. 5 % der 10-Jährigen.

Ursächlich kommen infrage:

- Genetische Einflüsse (familiäre Häufung)
- Reifungsverzögerung der neurogenen Harnblasenkontrolle
- Verspätete Ausbildung des Tag-Nacht-Rhythmus der ADH-Sekretion (ADH = antiduretischen Hormon)
- Hohe Weckschwelle während des Schlafs
- Vor allem bei sekundären Formen psychosoziale Probleme, belastende Ereignisse (z. B. Scheidung der Eltern, Stress in der Schule)
- Als gleichzeitige Erkrankungen v. a. Obstipation und Stuhlinkontinenz, psychische Störungen (am häufigsten ADHS)

Unterschieden werden **primäre und sekundäre Enuresis,** d. h. das Kind war noch nie sechs Monate am Stück „trocken", bei der sekundären war dies der Fall. [4], [5]

Die Behandlung ist konservativ und umfasst verschiedene Maßnahmen: [5],

- 40–50 ml/kg Körpergewicht pro Tag, z. B. „7-Becher-Regel" d. h., sieben Becher à 150–200 ml über den Tag verteilt trinken, die letzte Portion etwa 2 Stunden vor dem Schlafengehen, Flüssigkeitszufuhr am Abend reduzieren, aber nicht verbieten.
- Kind wird häufiger zu Toilettengängen aufgefordert (5- bis 7-mal pro Tag), weil ein Teil der Kinder den Toilettengang beim Spielen vergisst oder eine fremde Umgebung als unangenehm empfindet. Vor dem Zubettgehen sollte das Kind vor und nach dem Zähneputzen die Toilette aufsuchen. Hilfsmittel wie ein kleiner Hocker vor der Toilette erleichtern die Blasenentspannung.
- Auf möglichst regelmäßige Darmentleerung achten.
- Die Eltern sollen Ruhe bewahren, da das Kind nicht mit Absicht einnässt. Präventiv können körperferne, aufsaugende Inkontinenzhilfsmittel im Bett platziert und frische Bettwäsche, Schlafanzug und Wanne vorbereitet werden. Das Waschen der Wäsche und Beziehen des Betts sollten zusammen mit dem Kind erfolgen.
- Unterstützung der Motivation des Kindes durch positive Verstärker, z. B. einen „Sonne-Wolken-Kalender" (Sonne für trockene, Wolken für nasse Nächte).
- Familienbezogene Intervention bei Hinweisen, z. B. auf Überforderung der Eltern, Vernachlässigung des Kindes.
- Beckenbodenübungen, Biofeedbacktraining können die Wahrnehmung der Blasenführung und die Blasenkontrolle trainieren.
- Weckapparate wie Klingelhose oder -matratze geben ein akustisches oder vibratorisches Signal bei Urin, dann soll das Kind zur Toilette gehen.
- Information der Eltern, dass die Maßnahmen ggf. länger durchgehalten werden müssen oder bis das Kind zwei Wochen lang nicht eingenässt hat.

Davon abgegrenzt werden müssen die:

- **Physiologische Harninkontinenz** = unwillkürlicher Urinverlust bei Kindern bis fünf Jahren
- **Organische Harninkontinenz** = unwillkürlicher Urinverlust mit feststellbarer organischer Ursache, z. B. Fehlbildungen von Nieren oder Harnwegen, Spina bifida

Dokumentation

Die **Dokumentation der Urinbeobachtung** erfolgt zeitnah im Dokumentationssystem. Dabei halten sich Pflegende an entsprechende hausinterne Vorgaben:

- Miktion mittels eines Strichs oder eines Kreuzes im Verlaufsbogen eintragen
- Urinmenge bei jeder Miktion mit Zeitangabe im Verlaufsbogen eintragen
- Physiologische und pathologische Veränderungen des Urins in fortlaufender Dokumentation eintragen
- Flüssigkeitsbilanz auf dem Bilanzierungsbogen eintragen

19.2 Stuhl

DEFINITION

Stuhl *(Faeces, Fäzes, Kot):* Endprodukt der Verdauung. Stellt den unverdaulichen, eingedickten und durch Bakterien zersetzten Rest des Speisebreis dar.

19.2.1 Physiologische Grundlagen

Die **Stuhlbildung** geschieht im Darm. Im **Dünndarm** werden u. a. die Nährstoffe ins Blut resorbiert. Der Dünndarm besteht aus dem **Zwölffingerdarm** *(Duodenum)*, **Leerdarm** *(Jejunum)* und **Krummdarm** *(Ileum)*. Die Hauptaufgabe des **Dickdarms** *(Colon)* ist die Rückresorption von Wasser und Elektrolyten, und der Abbau von unverdaulichen Nahrungsresten durch Bakterien. Der Darminhalt wird auf eine Ausscheidungsmenge von 150–200 ml Wasser/Tag eingedickt.

Der **Enddarm** *(Mastdarm, Rektum)* ist der letzte Darmabschnitt, in der Ampulla recti wird der **Stuhl** *(Kot, Faeces)* gespeichert. Ab einer gewissen Füllung verspürt der Mensch den Drang zur **Defäkation** *(Stuhlausscheidung)*. Der **After** *(Anus)* ist die Öffnung nach außen, er besteht aus den Schließmuskeln.

Zusammensetzung des Stuhls

Der **normale Stuhl** *(Kot, Faeces)* setzt sich zusammen aus:
- 75 % Wasser
- Unverdauten, teilweise zersetzten Nahrungsbestandteilen (zumeist Zellulose)
- Abgestoßenen Epithelien (Zellen) der Darmschleimhaut
- Sekreten des Verdauungstrakts
- Gärungs- und Fäulnisprodukten (z. B. Skatol; entstehen beim bakteriellen Zersetzungsvorgang und sorgen damit für den unangenehmen Geruch)
- Bakterien, z. B. Escheria coli
- Gallenfarbstoffen wie **Sterkobilin** (verantwortlich für bräunliche Färbung)

19

Der Darm des Menschen enthält physiologisch viele **Bakterien.** Gelangen diese in andere Körperregionen oder Organe, können Entzündungen die Folge sein (➤ 10.2.2). Pflegende achten deshalb auf einen hygienischen Umgang mit Stuhl.

Der hohe Wasseranteil im Stuhl, der dem Körper auf diesem Weg entzogen wird, muss mit ausreichender Flüssigkeitszufuhr wieder ausgeglichen werden, da sonst die Gefahr einer **Obstipation** *(Verstopfung)* entsteht (➤ 19.3.6).

Steuerung der Stuhlentleerung

DEFINITION

Defäkation (lat. *defaecare = reinigen):* Vorgang der Stuhlentleerung und somit die Ausscheidung der unverdaulichen Nahrungsmittel. Die Defäkation ist der letzte Teil der Verdauung.

Stuhlkontinenz (lat. *continentia = Zurückhaltung):* Fähigkeit, den Darminhalt (Stuhl, Flüssigkeit und Darmgase) willentlich zurückzuhalten und zu entleeren.

Voraussetzungen für die **physiologische Darmentleerung** (Defäkation und Stuhlkontinenz):
- Intakte neuronale Reizweiterleitung
- Angemessene Darmperistaltik
- Vorhandenes Reservoir für den Stuhl im Rektum
- Intakte muskuläre Strukturen (Bauchpresse, Schließmuskel)

Durch eine Dehnung im Rektum wird über das Defäkationszentrum im Rückenmark Stuhldrang an das Gehirn gesendet. Hier werden entweder hemmende Impulse zum Herauszögern des Drangs oder Entleerungsimpulse abgesendet. Der Sympathikus unterdrückt, der Parasympathikus verstärkt die Aktivität des Magen-Darm-Trakts.

Der Stuhl wird im Darm durch wellenförmig fortschreitendes Zusammenziehen der Darmwand *(Peristaltik)* weiterbefördert und durch willkürliche An- und Entspannung des Beckenbodensphinkters ausgeschieden.

19.2.2 Beobachtung und Datenerhebung

Die **Beobachtung des Stuhls** liefert Pflegenden viele Informationen über den Zustand des Patienten. Sie erfolgt anhand von Beobachtungskriterien.

Beobachtungskriterien

Beobachtungskriterien bei der Stuhlausscheidung sind (➤ 19.2.3):
- Defäkation
- Menge
- Häufigkeit (Defäkationsfrequenz), Zeitpunkt
- Konsistenz
- Farbe
- Geruch
- Beimengungen
- Blähungen

Datenerhebung

Die **Datenerhebung** erfasst die individuellen Ernährungs- und Stuhlgewohnheiten und berücksichtigt die altersentsprechenden Normwerte.

Pflegefachpersonen stellen bei der Anamnese gezielt Fragen zu den Stuhlgewohnheiten. Aus Scham kann es Patienten schwerfallen, darüber zu sprechen oder ihren Stuhlgang von anderen begutachten zu lassen. Pflegende klären hier über die fachliche Notwendigkeit auf, wahren die Intimsphäre und respektieren das Schamgefühl.

Pflegende entnehmen zur Datenerhebung auch **Stuhlproben.**

Methoden zur Stuhldiagnostik

Bei den **Methoden zur Stuhldiagnostik** stehen Pflegenden diverse Möglichkeiten zur Verfügung:
- Stuhlprobe
- Immunologischer Stuhlbluttest

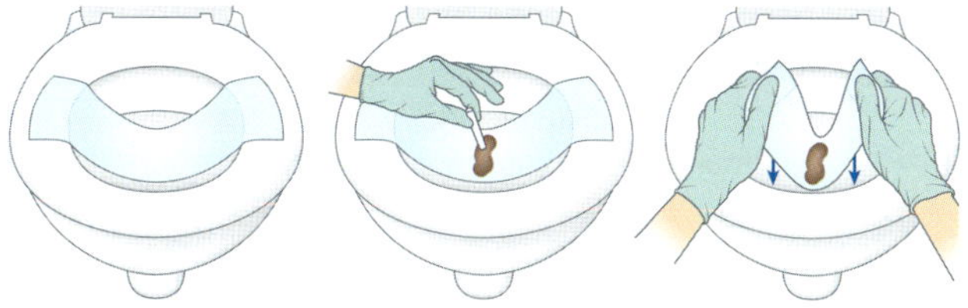

Abb. 19.8 Stuhlprobe gewinnen. Stuhlprobenfänger an der Toilettenbrille befestigen (a), nach der Defäkation Stuhlprobe entnehmen (b), dann Stuhlprobenfänger mit dem Stuhl in der Toilette entsorgen. [L234]

Entnahme von Stuhlproben

Stuhlproben werden genommen,

- wenn festgestellt werden soll, inwieweit die Nahrung vom Körper verwertet wurde, oder
- wenn ein mikrobiologischer Befund einschließlich Parasiten vermutet wird.

Die **Probeentnahme** geschieht mit dem speziellen Löffel, der sich im Probebehälter befindet. Der Stuhlgang selbst sollte dazu mit einem Stuhlprobenfänger (➤ Abb. 19.8), in einem Steckbecken oder einem ähnlichen Auffangbehältnis gesammelt werden, damit er nicht in der Toilette mit Wasser in Verbindung kommt (➤ Abb. 19.9).

Bei flüssigem Stuhl sind ca. 3 ml als Probe erforderlich; zu entnehmen sind vor allem die blutigen, eitrigen oder schleimigen Bestandteile.

Immunologischer Stuhlbluttest

Der **immunologische Stuhlbluttest** *(iFOBT; **i**mmunologischer **f**äkaler **o**kkulter **B**lut**t**est)* weist durch spezifische Antikörper **okkultes** *(mit dem bloßen Auge nicht sichtbares)* menschliches Blut im Stuhl nach. Zur Durchführung wird einmalig eine Stuhlprobe in ein Röhrchen mit einer Pufferlösung gegeben (➤ Abb. 19.10). Die Stuhlprobe wird im Labor ausgewertet.

Mit der Anwendung gehen keine ernährungs- oder medikamentenbezogenen Einschränkungen einher.

Der iFOBT wird seit dem April 2017 ab dem 50. Lebensjahr jährlich als Vorsorgeuntersuchung zur Früherkennung von Dickdarmkrebs von den Krankenkassen übernommen. Damit wurde der Guajak-Test, z. B. Hämoccult®, abgelöst, da dieser eine geringere Sensitivität aufgewiesen hat.

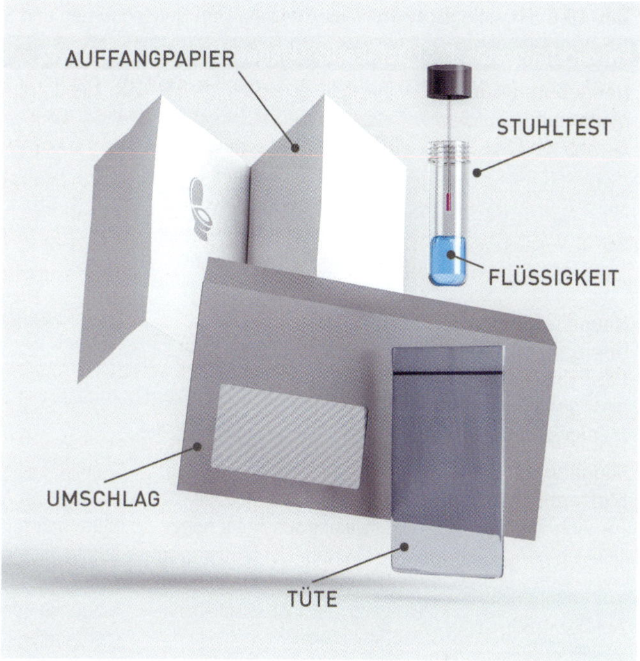

Abb. 19.10 iFOBT-Test, bestehend aus Stuhlprobenfänger (➤ Abb. 19.8), Röhrchen mit Entnahmebürstchen und Pufferlösung, Tüte zum Auslaufschutz und Umschlag zum Verschicken der Stuhlprobe. [W335]

Pflegende beraten und leiten Patienten zur korrekten Durchführung an und helfen gegebenenfalls dabei. Sie können Patienten auch etwaige Sorgen nehmen, da der Test lediglich auf okkultes Blut im Stuhl und nur in 10 % der Fälle auf ein Karzinom hinweist. Bei einem positiven Testergebnis sind daher weitere Untersuchungen wie eine Koloskopie notwendig. Mit dem iFOBT können ca. 80 % der Darmtumoren und 20–50 % der Vorstufen gefunden werden. [6]

19.2.3 Physiologische Stuhlausscheidung

Stuhlausscheidung und Stuhl hängen stark von Ernährung, Alter und persönlichen Gewohnheiten ab. Die **physiologische Stuhlausscheidung** eines sich in der Entwicklung befindenden Menschen vom Neugeborenen bis zum Säugling zeigt ➤ Tab. 19.6.

Die **physiologische Stuhlausscheidung** vom Säugling über Jugendlichen bis zum Erwachsenen ist v. a. von der Ernährung abhängig.

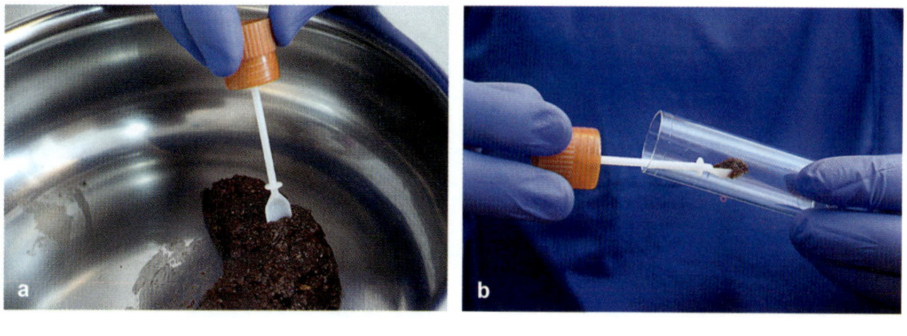

Abb. 19.9 Für eine Stuhlprobe wird eine bohnengroße Stuhlmenge aus den tiefer liegenden Schichten (nicht von der Oberfläche) des Stuhls entnommen (a) und ins Probenröhrchen gegeben (b), das anschließend verschraubt wird. [K115]

Tab. 19.6 Physiologische Stuhlausscheidung vom Neugeborenen und Säugling in Abhängigkeit von der Ernährung.

Entwicklungsstand	Defäkationsfrequenz	Konsistenz	Farbe	Geruch	Bestandteile
Neugeborenes mit Mekonium *(Kindspech ➤ Abb. 19.11a)*	• Innerhalb der ersten 24–36 Std. nach Geburt • Vollständige Ausscheidung innerhalb der ersten 3 Tage; bei Nichtabsetzen Bildung eines **Mekoniumileus** *(Darmverschluss durch den ersten Stuhl)*	Zäh-klebrig	Grün-schwarz	Geruchlos, da keine Bakterien enthalten sind	• Eingedickte Galle • Lanugohaare (Haarflaum, der den Fötus bedeckt) • Darmepithelien • Fruchtwasser
Neugeborenes mit Übergangsstuhl *(Mischung aus Mekonium und Stuhl nach Nahrungsaufnahme)*	1- bis mehrmals täglich	Weniger klebrig und weicher	Bräunlich bis grünlich-gelb	Beinahe geruchlos	• Mekonium (Kindspech) • Nahrungsreste • Bakterien entsprechend der Ernährung
Säugling mit Muttermilch ernährt (➤ Abb. 19.11b)	• 1–5-mal täglich • Seltene und geringe Ausscheidung spricht für hohe Verwertung der Muttermilch; bisweilen kann der Stuhlgang 1–2 Tage ausbleiben (Stuhllücke)	• Cremig, breiig • Im Zuge der Anpassung an die Muttermilch ist der Stuhl meist flüssig mit einer Beimengung von festen Krümeln, teilweise schaumig oder mit Schleimbeimengungen	Goldgelb	Aromatisch-säuerlich	• Wasser • Nahrungsreste • Gallensäfte • Bifidus-Bakterien (verdauungsregulierende und abwehrkraftstärkende Bakterien der Darmflora)
Säugling mit Kuhmilch ernährt	• 1–3-mal tgl. • Ernährungsbedingte Stuhllücke tritt nicht auf	Fest, pastetenartig geformt	Hellgelb bis lehmbraun	Käsig, eventuell übel riechend	• Wie bei mit Muttermilch ernährtem Säugling • Kolibakterien

Defäkation

Die normale **Defäkation** ist schmerzlos und kann ohne Anstrengung getätigt werden. Sie geschieht willentlich zu einem bestimmten Zeitpunkt und kann unterdrückt werden. Manche Kleinkinder können bereits ab dem 2. Lebensjahr die Defäkation kontrollieren, bei anderen dauert dies länger.

Menge

Die **Stuhlmenge** ist zunächst vom Entwicklungsstand abhängig:
- Säuglinge: ≤ 20 g/Tag
- Kleinkinder: 50–100 g/Tag
- Ältere Kinder: 100–300 g/Tag

Die Stuhlmenge Jugendlicher und Erwachsener ist von der Menge und der Art der Ernährung abhängig.
- Ballaststoffarme Ernährung, während des Fastens: < 100 g/Tag
- Ausgewogene Mischkost: 100–500 g/Tag
- Ballaststoffreiche Ernährung: < 1.000 g/Tag

Häufigkeit und Zeitpunkte

Die **Häufigkeit (Defäkationsfrequenz)** des Stuhlgangs ist stark von individuellen Gewohnheiten abhängig. Ernährung und die Vorliebe für einen festen Tageszeitpunkt sind nur einige davon. Als normale Häufigkeit gilt drei- bis viermal wöchentlich bis zu zwei- bis dreimal täglich.

Eltern von Säuglingen können beunruhigt reagieren, wenn ihr Kind 1–2 Tage keinen Stuhlgang hat. Eine **Stuhllücke** ist ein Anzeichen für die hervorragende Verwertung der Muttermilch und somit unbedenklich. Bei längeren Stuhlpausen sollte die Ernährung der Mutter beobachtet und gegebenenfalls umgestellt werden, da diese die Verdauung des gestillten Säuglings maßgeblich beeinflusst.

Konsistenz

Die **Konsistenz** des normalen Stuhls ist homogen breiig bis fest. Eiweißreiche Ernährung macht ihn fester, kohlenhydratreiche weicher. Auch eine hohe Flüssigkeitszufuhr lässt den Stuhl weicher werden,

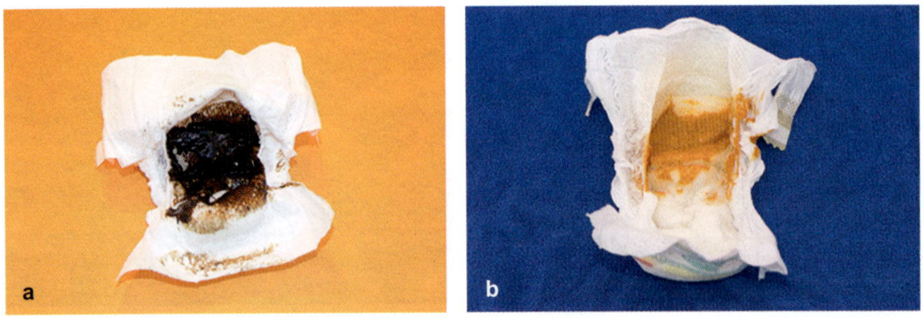

Abb. 19.11 Typisches Aussehen und Beschaffenheit des Stuhls bei Säuglingen. Mekonium (a) und Stuhl eines gestillten Säuglings (b). [K115]

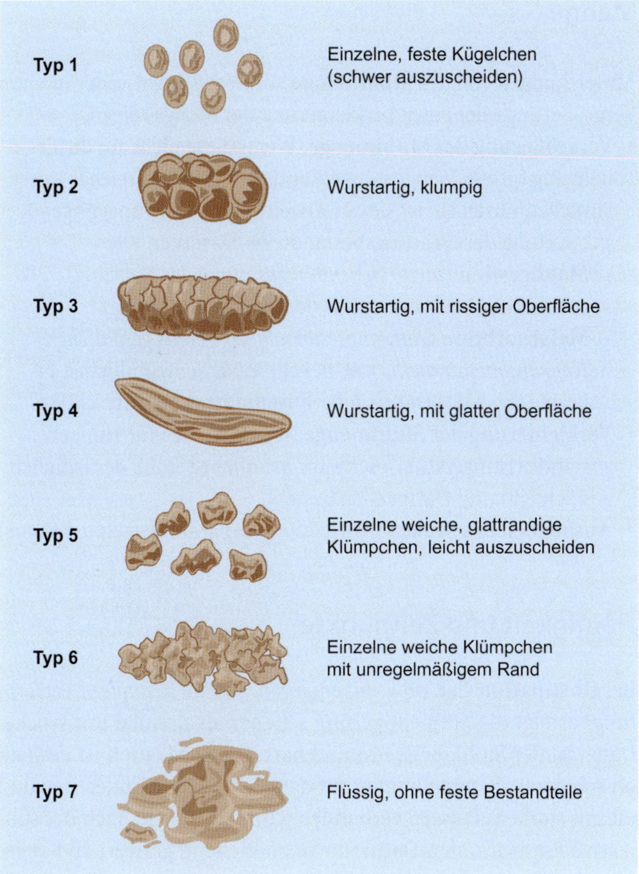

Abb. 19.12 Bristol-Stuhlformen-Skala (Bristol-Stool-Scale). Mit dieser Skala können Form und Stuhl des Stuhls klinisch eingeschätzt und beschrieben werden. [L141]

während ihn eine geringe Flüssigkeitszufuhr verfestigt. Die Konsistenz kann mithilfe der Bristol-Stuhlformen-Skala (➤ Abb. 19.12) beschrieben werden.

Farbe

Die normale **Farbe** des Stuhls ist hell- bis dunkelbraun. Neben Nahrungsfarbstoffen ist vor allem Sterkobilin, das aus dem Gallenfarbstoff Bilirubin gebildet wird, für die charakteristische Färbung verantwortlich.

Physiologische Farbabweichungen

Der Stuhl des mit Muttermilch ernährten **Säuglings** kann folgende **physiologischen Farbveränderungen** annehmen:
- **Leuchtend hellgrün** bei chlorophyllhaltiger Nahrung der Mutter, z. B. Salat, Spinat
- **Gelb-grün** bei Oxidation (Reaktion mit Sauerstoff) nach längerem Verbleib in der Windel
- **Gelb-weißlich**, wenn die Muttermilch nur teilweise verdaut durch zu schnelle Passage, z. B. bei Kaffeegenuss der Mutter, Darmstörung des Säuglings nach Medikamenteneinnahme
- **Dunkel, schwärzlich gefärbt** bei Eisensubstitution der Mutter oder des Kindes
- **Dunkelgrün, flüssig** bei Phototherapie bei Hyperbilirubinämie
- **Teerstuhl, schwarz** bei Beimengung von verschlucktem Blut, z. B. von wunden Brustwarzen

Die Stuhlfarbe kann sich ab dem **Kindheits- bis in das Erwachsenenalter** durch Nahrungsmittel (➤ Tab. 19.7) und Medikamente verändern. So kann schwarzer Stuhl bei Gabe von Kohle- oder Eisenpräparaten auftreten, während weißer Stuhl nach Untersuchungen mit Röntgenkontrastmitteln typisch ist.

Pflegende kennen die Ursachen physiologischer Farbveränderungen und können bei regelmäßiger Beobachtung des Stuhlgangs diese von potenziell pathologischen Ursachen unterscheiden.

Geruch

Der normale **Stuhlgeruch** ist nicht sonderlich unangenehm. Skatol, ein Abbauprodukt unverdaulicher Eiweiße und Aminosäuren, ist für den typischen Geruch verantwortlich. Deswegen kann eiweißreiche Ernährung – mitunter auch blähende Nahrungsmittel – diesen Geruch verstärken.

Beimengungen

Der normale Stuhl enthält keine **Beimengungen** oder Auflagerungen und stellt eine homogene Masse dar. Lediglich bei ballaststoffreicher Ernährung können einzelne unverdaute Körner, Maisreste o. Ä. zu sehen sein.

Blähungen

DEFINITION

Blähungen *(Meteorismus):* Luft- bzw. Gasansammlung im Magen-Darm-Trakt, einhergehend mit Gefühl des Aufgeblähtseins und Abgang von Darmgasen; ca. 10–30 % der Erwachsenenbevölkerung sind betroffen.
Flatulenz *(lat. flatus = Wind):* rektale Gasfreisetzung, Entweichung von Winden.

Die bei **Blähungen** ausgestoßenen Gase bestehen aus Stickstoff, Wasserstoff, Kohlendioxid, Methan und Spurengasen. Für den Geruch sind Schwefelverbindungen, Indol und Skatol verantwortlich. Ein täglicher Abgang von bis zu 20 Winden gilt als normal (Flatusfrequenz).

Tab. 19.7 Farbveränderungen durch Nahrungsmittel.

Farbe	Ernährungsbedingte Ursache
Gelbbraun	Eier, stärkehaltige Kost, viele Milchprodukte
Grünbraun	Chlorophyllhaltige Kost, z. B. grünes Gemüse, Salat, Spinat
Rotbraun	Rote Bete
Braunschwarz	Blaubeeren, viel Fleisch, Rotwein

19

Beratung bei Blähungen

Pflegende beraten Patienten mit Blähungen zu folgenden Maßnahmen: [7]
- Überprüfung auf Lebensmittelunverträglichkeiten
- Förderung der körperlichen Bewegung, da hierdurch Gasfluss und -freisetzung erleichtert werden
- Langsames Essen in stressfreier Umgebung, um die Menge an verschluckter Luft zu reduzieren
- Vermeidung unregelmäßiger Maßnahmen, um den Magen-Darm-Trakt nicht aus dem Rhythmus zu bringen
- Blähende Lebensmittel, wie z. B. Erbsen, Bohnen, Linsen, Rosenkohl, Zwiebeln, Pflaumen, Aprikosen vermeiden
- Stark kohlenhydratreiche Getränke und Kaugummikauen reduzieren
- Fenchel-Anis-Kümmel-Teezubereitungen unterstützen die Gasfreisetzung, wirken verdauungsfördernd und krampflösend
- Pfefferminzöl wirkt krampflösend und übel riechenden Blähungen entgegen
- Warme Wickel und kreisförmige Bauchmassagen wirken ebenfalls
- Entschäumende Mittel wie Simeticon, z. B. Lefax®, verringern Oberflächenspannung der Schaumbläschen im Speisebrei, sodass darin eingeschlossene Gase leichter abgehen können

Dreimonatskoliken

Junge Säuglinge leiden häufig an **Dreimonatskoliken** *(Trimenonkoliken)*. Die Säuglinge schreien dabei täglich über einen längeren Zeitraum, einige weisen einen geblähten Bauch auf, haben Krämpfe und ziehen die Beine an. Die Dreimonatskoliken werden im Volksmund auf Blähungen zurückgeführt, jedoch ist die Ursache bislang umstritten. Tatsächlich haben nur 5 % der Säuglinge, die viel schreien, Probleme mit dem Magen-Darm-Trakt. [8] Daher geht man davon aus, dass die Säuglinge schreien, da sie noch lernen müssen, sich selbst zu beruhigen. Die Eltern können durch Körperkontakt und kurzzeitiges Herumtragen dabei helfen.

Pflegefachpersonen beraten Eltern und weisen darauf hin, dass sich dieser Zustand meist bis nach dem 3. Lebensmonat von selbst wieder legt. Stillende Mütter werden beraten, blähende Kost zu meiden.

19.2.4 Pathologische Veränderungen

Pflegefachpersonen beobachten die Stuhlausscheidung ihrer Patienten, um **pathologische Veränderungen** frühestmöglich zu erkennen (➤ Tab. 19.8).

Defäkation

Störungen der Defäkation treten bei diversen Krankheitsbildern auf. Eine Defäkationsstörung liegt vor, wenn eine oder mehrere der folgenden Begleiterscheinungen damit verbunden sind:
- Schmerzen
- Verstärkte Anstrengung, übermäßiges Pressen
- Unwillkürlicher Abgang zu einem nicht gewünschten Zeitpunkt
- Unterdrücken des Stuhldrangs nicht möglich

Menge

Abweichungen von der **Stuhlmenge** können sich entweder in einer Vergrößerung oder einer Verkleinerung der Menge zeigen.
- **Vergrößerung der Stuhlmenge.** Wenn diese nicht auf die Ernährung (große Mengen, insbesondere ballaststoffreicher Kost) zurückzuführen ist, ist sie ein Anzeichen für eine ungenügende Verwertung der Nahrungsbestandteile. Darunter fallen
  - **Maldigestion** *(unzureichende Verdauung der Nahrung)*, z. B. bei chronischer Pankreatitis oder Laktoseintoleranz
  - **Malabsorbtion** *(Aufnahmestörung der bereits gespaltenen Nahrungsbestandteile*, z. B. bei chronisch-entzündlichen Erkrankungen des Darms oder Zustand nach Darmresektion
- **Verkleinerung der Stuhlmenge** ist ein Zeichen für Hungerzustände (Hungerstuhl): schwarz-grünlicher Stuhl, der lediglich aus Schleim und Darmzellen besteht
- **Ausbleiben des Stuhls:** Obstipation oder Darmverschluss (Ileus)

Häufigkeit und Zeitpunkte

Bei **Obstipation** (lat. *ob = zu, entgegen, stipare = stopfen; Verstopfung)* erfolgt die Stuhlentleerung seltener als dreimal pro Woche. Dabei ist der Stuhl meist fest und hart. Die Defäkation ist deshalb oft schmerzhaft, nicht immer mit der gewünschten Entleerung und oft mit starkem Pressen verbunden. Oftmals besteht auch der subjektive Eindruck, den Darm nur unzureichend entleert zu haben. (*Obstipationsprophylaxe* ➤ 19.3.6)

Eine **Diarrhö** (griech. *dia = durch, rheo = fließen; Durchfall)* liegt vor, wenn die Stuhlentleerung häufiger als dreimal täglich erfolgt. Dabei ist der Stuhl breiig-flüssig bis flüssig-schleimig, da das Wasser im Darm nicht ausreichend rückresorbiert werden kann. Bei Kindern können mehrere dünne Stühle am Tag physiologisch sein. Hier spricht man erst von einer Diarrhö, wenn diese öfter als gewöhnlich auftreten. Pflegerische Maßnahmen orientieren sich an der Pflege bei *Stuhlinkontinenz* (➤ 19.3.9). Zusätzlich werden die Begleiterscheinungen, z. B. Fieber oder Erbrechen, bei den pflegerischen Maßnahmen berücksichtigt und behandelt.

Konsistenz, Farbe, Geruch, Beimengungen und Blähungen

Veränderungen der **Konsistenz, der Farbe, des Geruchs, Beimengungen und Blähungen** lassen oftmals auf eine ernst zu nehmende Erkrankung schließen (➤ Tab. 19.8) und informieren den Arzt.

Dokumentation

Die **Dokumentation der Stuhlbeobachtung** erfolgt zeitnah im Dokumentationssystem. Dazu erfragen Pflegende in regelmäßigen, von der Patientensituation abhängigen Abständen, ob sie Stuhlgang hatten:
- Stuhlgang mittels eines Strichs und Zeitangabe in der Verlaufskurve eintragen; stationsinterne Begebenheiten berücksichtigen,

Tab. 19.8 Pathologische Abweichungen der Stuhlausscheidung anhand der Beobachtungskriterien.

Beobachtungs-schwerpunkt	Pathologische Abweichung	Ursache
Konsistenz (➤ Abb. 19.12)	Breiig bis wässrig, zerhackt, schaumig	Nahrungsmittelunverträglichkeit oder Magen-Darm-Infektion beim Säugling
	Dünnflüssig-schleimig	Diarrhö (Durchfall)
	Dünnflüssig-schaumig	Gärungsdyspepsie (Verdauungsstörung, bei der unverdaute Kohlenhydrate durch Darmbakterien vergoren werden)
	Erbsenbreiähnlich	Typhus abdominalis (meldepflichtige bakterielle Infektionskrankheit)
	Reiswasserähnlich	Cholera (meldepflichtige bakterielle Infektionskrankheit)
	Himbeergeleeartig, blutig-schleimig	Amöbiasis (Amöbenruhr; durch Amöben verursachte Infektionskrankheit)
	Blutig-schleimig, eitrig	Colitis ulcerosa, Morbus Crohn (chronisch-entzündliche Darmerkrankungen)
	Voluminös, salbenartig-glänzend	Fettstuhl (Steathorrhö), gestörte Fettverdauung bei chronischer Pankreatitis
	Bleistiftförmig	Stenosen (Verengungen) im Bereich des Enddarms
	Trocken, fest, grauweiß	Kalkseifenstuhl, Fehlernährung des Säuglings durch unverdünnte Kuhmilch (zu hoher Kalzium- und Natriumgehalt)
	Fest, hart	Flüssigkeitsmangel im Darm durch zu geringe Trinkmengen, ballaststoffarme Ernährung oder zu geringe Peristaltik, Gefahr einer Obstipation
	Extrem hart und eingedickt	**Kotsteine** *(Fekalom)* infolge einer chronischen Obstipation
	Sehr fest, bis ca. 3 cm große Brocken (schafkotähnlich)	Verengungen in den oberen Darmabschnitten
Farbe	Grünlich-flüssig	Salmonellose (meldepflichtige bakterielle Infektionskrankheit)
	Grünlich-ockerfarben	**Dyspepsiestuhl,** Ernährungsstörung des Säuglings durch Nahrungsunverträglichkeit oder Infektion mit pathogenen Keimen
	Hellbraun-gelb	Diarrhö
	Grau-lehmfarben	**Acholischer Stuhl,** fehlendes Sterkobilin bei Gallensteinen, Pankreastumoren, Hepatitis
	Hellrote Blutauflagerung	Blutungen aus Hämorrhoiden, Fissuren oder Dickdarmpolypen
	Rotbraun marmoriert	Blutungen im unteren Dickdarm
	Rotbraun bis dunkelrot	Blutungen im oberen Dickdarm
	Schwarz	**Teerstuhl** *(Melaena),* Blutungen im oberen Verdauungstrakt, z. B. Ösophagusvarizenblutung, oder beim Säugling Verschlucken von mütterlichem Blut beim Stillen, z. B. durch blutende Brustwarze
Geruch	Jauchig, faulig	**Fäulnisdyspepsie** (Verdauungsstörung, bei der unverdaute Eiweiße durch Darmbakterien zersetzt werden)
	Säuerlich stechend	**Gärungsdyspepsie** (Verdauungsstörung, bei der unverdaute Kohlenhydrate durch Darmbakterien vergoren werden)
	Faulig, stinkend	Krebserkrankung, z. B. Rektumkarzinom
Makroskopische Beimengungen (mit bloßem Auge sichtbar)	Blutauflagerungen	Tumoren, Entzündungen, Hämorrhoiden
	Schleim	Reizdarmsyndrom, Tumoren
	Blut-, Schleim-, Eiterauflagerungen	Colitis ulcerosa, Morbus Crohn
	Fettauflagerung	Fette können durch fehlende Lipase nicht gespalten werden, z. B. bei Mukoviszidose
	Unverdaute Nahrung	Unzureichende Kauleistung, Verdauungsstörungen
	Fremdkörper	Kleinteile wie Münzen, die z. B. von Kindern verschluckt wurden
	Parasiten (Schmarotzer) • Madenwürmer (fadendünn, in großer Zahl vorkommend, 4–12 mm lang) • Spulwürmer (grau, regenwurmähnlich, 15–40 cm lang) • Rinder- oder Schweinebandwurmglieder (weiß, glatt, fingernagelgroß)	Kontakt und Aufnahme, z. B. durch Nähe zu Haustieren oder über die Nahrung
Mikroskopische Beimengungen (mit bloßem Auge nicht sichtbar)	Unverdaute Nahrungsreste (z. B. Stärke, Fettsäuren, Muskelfasern)	Vorkommen, z. B. bei unzureichender Verdauungsleistung
	Okkultes Blut (➤ 19.2.2)	Vorkommen, z. B. bei Darmkrebs oder Polypen
	Wurmeier	Kontakt und Aufnahme von Parasiten
	Pathogene Keime	Infektion mit z. B. Salmonellen, Shigellen, Enterobakterien
Blähungen	Erhöhte Flatusfrequenz (> 20 Winde/Tag) mit quälendem Gefühl des Aufgeblähtseins	Ursachen können vielfältig sein, z. B. • Entzündungen im Magen-Darm-Trakt • Medikamentennebenwirkungen • Reizdarmsyndrom

z. B. dicker Strich für eine große Menge, kurzer Strich für eine kleine Menge und Schlangenlinien für Durchfall
- Physiologische und pathologische Veränderungen des Stuhls in fortlaufender Dokumentation eintragen

19.3 Interventionen im Zusammenhang mit der Ausscheidung

19.3.1 Wickeln und Gesäßpflege eines Säuglings

Waschen des Säuglings und des Kleinkinds ➤ 17.3.5
Pflegende wickeln Säuglinge, führen die Gesäßpflege durch, beraten Eltern und leiten diese gegebenenfalls an.

Windelarten

Es werden zwei **Windelarten** unterschieden, Einweg- und Stoffwindeln (➤ Tab. 19.9).

Wickeln

Wickeln hat das Ziel, Genitalbereich und Gesäß sauber und trocken zu halten. Längerer Kontakt der Haut mit Urin und Stuhl wird so vermieden, was die Haut vor dem Wundwerden bewahrt.

Häufigkeit und Zeitpunkt

Häufigkeit und Zeitpunkt des Wickelns sind stark vom Säugling und seiner derzeitigen Verfassung (z. B. Diarrhö) abhängig. Durchschnittlich soll ein Säugling zu jeder Mahlzeit gewickelt werden, was 5–8 Windelwechseln pro Tag (bei Diarrhö natürlich häufiger) entspricht. Der Säugling kann vor oder nach der Mahlzeit gewickelt werden.
- Vor der Mahlzeit: wenn die Windel voll ist (positiver Riechtest) oder bei Säuglingen, die durch die Drehbewegung beim Wickeln zum Erbrechen neigen
- Nach der Mahlzeit: wenn der Säugling hungrig ist

Da bei Säuglingen die Nahrungsaufnahme die Darmperistaltik anregt, ist das Wickeln nach der Mahlzeit zu empfehlen.

Wickeltechnik

Kinaesthetics Infant Handling ➤ 20.5.2

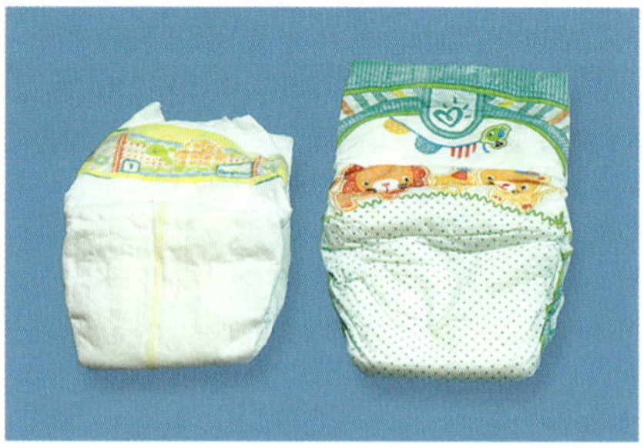

Abb. 19.13 Einwegwindeln in verschiedenen Größen. Beim Wickeln ist auf einen sicheren Halt zu achten. [K115]

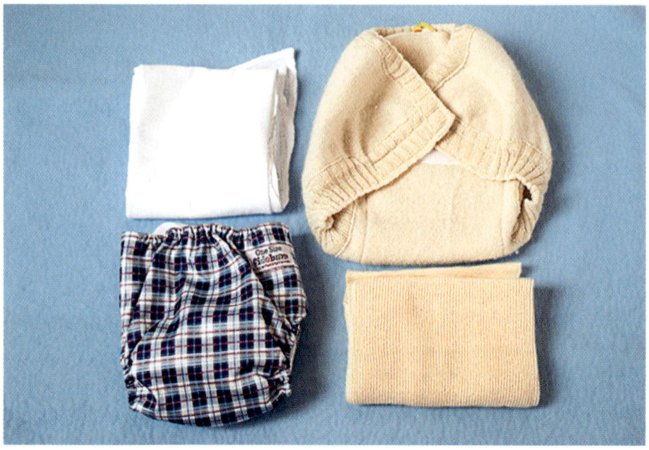

Abb. 19.14 Stoffwindeln sind in verschiedenen Ausführungen erhältlich. [K115]

Vorbereitung

Vorbereitung des Raums und der Materialien:
- Angemessene Raumtemperatur, gegebenenfalls Wärmelampe einschalten
- Schüssel mit klarem Wasser
- Reinigungs- und Pflegematerialien, z. B. Waschlappen, weiches Toilettenpapier, Handschuhe
- Frische Windel in passender Größe
- Gegebenenfalls Ersatzkleidung

Pflegende beziehen die Eltern so früh wie möglich in die Maßnahme mit ein, informieren und leiten an.

Durchführung
- Unterkörper des Kindes entkleiden
- Handschuhe anziehen, Windel öffnen
- Genitalbereich vorreinigen, z. B. mit weichem Toilettenpapier
- Beobachtung der Ausscheidung

Tab. 19.9 Unterscheidung der Windelarten. Kasten Klima und Umwelt ➤ 17.3.5.

	Einwegwindel	Stoffwindel
Definition	Einmalprodukte, die in verschiedenen Größen erhältlich sind. Sie setzen sich aus Zellstoff, Innenvlies und einer flüssigkeitsdichten Außenfolie zusammen (➤ Abb. 19.13)	Aus Baumwolle hergestellte, luftdurchlässige Windeln, die waschbar sind und so mehrfach verwendet werden können; verschiedene Varianten, z. B. Mullwindeln, Moltontücher, Dreieckswindeln mit Steg, Klettverschlusswindelhosen (➤ Abb. 19.14)
Ökologische Gesichtspunkte	Zur Herstellung von Einmalwindeln werden zahlreiche Rohstoffe verbraucht, die später große Müllberge erzeugen	Durch das häufige Waschen kommt es zu einer größeren Gewässerbelastung

- Schmutzige Windel zusammenlegen, Kind liegt dabei auf einer sauberen Oberfläche (Rückseite der zusammengelegten Windel oder frische Unterlage)
- Genitalbereich, Gesäß und Hautfalten gründlich mit nassem Waschlappen reinigen, nicht „scheuern" oder „rubbeln", zusätzliches Öl kann Verschmutzungen leichter entfernen
- Bei Mädchen Wischrichtung von Scheide zum Anus beachten, um eine Keimverschleppung zu vermeiden
- Haut sorgfältig trockentupfen
- Beobachtung der Haut auf Rötung, Ausschlag
- Schmutzige Windel verwerfen
- Frische Windel unterlegen, eventuell Gesäß und Hautfalten hauchdünn mit Wundschutzcreme behandeln
- Windel locker verschließen, sodass
  - das Kind nicht in seiner Bewegungsfreiheit eingeschränkt ist,
  - die Bauchatmung nicht beeinträchtigt wird,
  - die Beine leicht gespreizt sind, um eine natürliche Entwicklung des Hüftgelenks zu fördern.
- Kind ankleiden

VORSICHT

Das Kind darf nie unbeaufsichtigt auf dem Wickeltisch liegen. Um ein Herunterfallen zu verhindern, behalten Pflegende immer eine Hand am Kind.

Wickeln von Kindern mit infantiler Zerebralparese

Kinder **mit infantiler Zerebralparese** *(Lähmung mit Spastik infolge perinataler Hirnschädigung)* überkreuzen aufgrund eines ausgeprägten Streckspasmus in Rückenlage oft ihre Beine. Die Beine lassen sich leichter spreizen und Knie und Hüfte lassen sich besser beugen, wenn das Kind in Seitenlage gewickelt wird.

Nachbereitung

- Dokumentation der Maßnahme sowie des Zustands der Ausscheidung und der Haut
- Für zunehmende Fertigkeit und Selbstständigkeit der Eltern durch Anleitung und Überlassen der Tätigkeit sorgen

Gesäßpflege

Die **Gesäßpflege** ist von großer Bedeutung, da die Kinderhaut in der Windel Stuhl und Urin unter ungünstigen Bedingungen wie Wärmestau und Luftabschluss ausgesetzt ist. Mögliche Folgen sind Hautrötungen, wunde Haut, Windeldermatitis (Windelausschlag, Inkontinenz-assoziierte Dermatitis ➤ Abb. 17.5) oder Windelsoor (➤ 17.1.9).

Pflegerische Maßnahmen zur Vermeidung und Behandlung von Wundsein

Pflegerische Maßnahmen zur Vermeidung und Behandlung von Wundsein sind:

- Sorgfältige Beobachtung der Haut auf Veränderungen
  - Wickelverhalten ändern, häufigeres Wickeln
  - Vorübergehende Nutzung von Stoffwindeln, da diese atmungsaktiver sind
  - Zeitweise auf Windel verzichten, um Luft an das Gesäß zu lassen
  - „Offen" wickeln, d. h., Windel wird angelegt, aber nicht verschlossen
  - Windelbereich vorsichtig säubern, tupfen statt reiben
- Zur Therapie der **Inkontinenz-assoziierten Dermatitis** *(IAD, Windeldermatitis* ➤ 17.1.9*)* bei Neugeborenen, Säuglingen und Kleinkindern eignen sich Barrierecremes, die eine urin- und stuhlabweisende Schutzschicht auf der Haut bilden, ohne die Hautporen zu verstopfen, z. B. Linola® Hautschutzcreme, TENA Barrier Cream®, Cavilon® Hautschutzcreme. Auch Produkte mit den Inhaltsstoffen Zinkoxid, Lanolin, Lebertran, Dexpanthenol, Paraffin und Bienenwachs u. a. sind zur Behandlung der Windeldermatitis geeignet, z. B. Multilind® Wundschutz-Pflegecreme, WALA® Calcea Wund- und Heilcreme [13]
- Zur Gesäßpflege bei bestehender Windeldermatitis oder Soor sollten *nicht* verwendet werden:
  - Öle, da die Duftstoffe die Haut reizen, es zu Unverträglichkeitsreaktionen kommen kann und sie einen idealen Nährboden für Soor darstellen
  - Hautschutzpasten, da sie die Poren verstopfen und die Hautatmung behindern
- Verwendung antimykotischer Creme unter ärztlicher Anordnung

Kinaesthetics Infant Handling®

Pflegende gehen beim Wickeln nach dem Prinzip des Infant Handling® (➤ 20.5.2). vor Hierbei werden natürliche Bewegungsabläufe der Kinder berücksichtigt und gefördert. Pflegende leiten Eltern an, zeigen die wichtigsten Handgriffe, vermitteln bei der selbstständigen Durchführung Sicherheit und geben Tipps, um das Vorgehen zu erlernen.

19.3.2 Unterstützung bei der Miktion

Pflegemaßnahmen zum Anregen der Miktion

Pflegemaßnahmen zum Anregen der Miktion sind u. a. bei Kindern zur Gewinnung von Urin für Untersuchungen oder bei Wöchnerinnen mit hochsteigendem Uterus und Harnverhalt angezeigt (Methoden zur Uringewinnung ➤ 19.1.2):

- Patienten auffordern, sich im Bett aufzusetzen, da eine sitzende Position die Miktion erleichtert
- Patienten aufstehen und einige Schritte gehen lassen, z. B. zur Toilette
- Intimsphäre wahren und Ruhe vermitteln, aus dem Zimmer gehen, Patienten Zeit lassen
- Wasserhahn laufen lassen, das Geräusch des fließenden Wassers fördert die Miktion
- Getränk anbieten, z. B. Blasentee
- Kalten Waschlappen auf den Unterbauch des Patienten legen, wirkt stimulierend
- Patienten auffordern, an fließendes Wasser, z. B. einen Wasserfall, zu denken

Tab. 19.10 Verwendung des Kindertopfs.

Kindertopf im Bett	Kindertopf auf dem Boden
Vor dem Einsatz mit warmem Wasser anwärmen oder in einem temperierten Raum aufbewahren	
Pflegende müssen permanent anwesend sein, eventuell Kind festhalten	Pflegende können sich kurzzeitig entfernen
Eventuell Spritzschutz unterlegen, z. B. bei Durchfall	Aus hygienischen Gründen Windel oder Spritzschutz unterlegen, wärmt auch nackte Füße

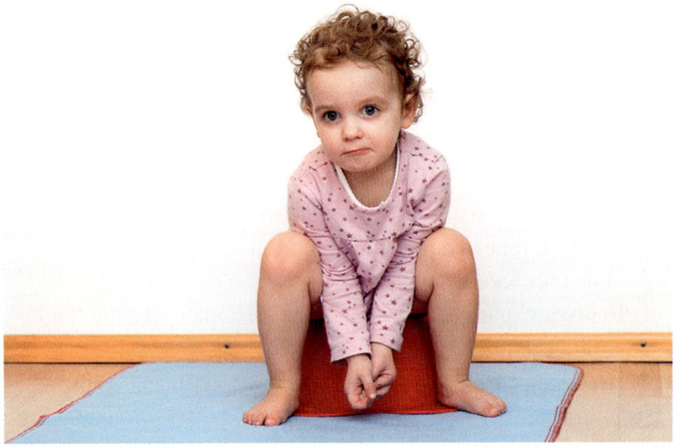

Abb. 19.15 Kleinkindern wird als Ausscheidungshilfe ein „Töpfchen" bereitgestellt. [K115]

Kindertopf

Der **Kindertopf** ist ein aus Kunststoff oder Metall hergestelltes Ausscheidungsgefäß (➤ Abb. 19.15), das in kindgerechter Ausführung den Übergang von der Windel zur Toilette erleichtern soll.
Er ist besonders geeignet für

- Kinder im Kleinkindalter, die für die Benutzung der Toilette zu klein sind,
- ältere Kinder, die das Krankenzimmer nicht verlassen dürfen.

Der Kindertopf kann auch bei bettlägerigen Kindern zum Einsatz kommen (➤ Tab. 19.10). Alternative ist eine Toilettensitzverkleinerung.

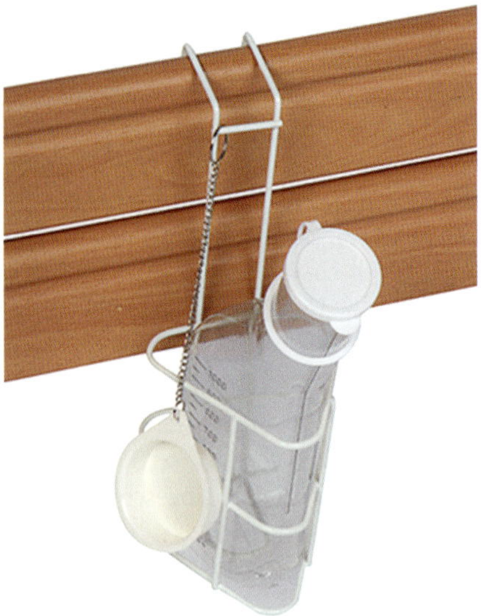

Abb. 19.16 Urinflasche aus transparentem Kunststoff für den Mann mit Halterung, Skalierung und Deckel. [V504]

Urinflasche

Eine **Urinflasche** verfügt über eine Skalierung zur Messung der Urinmenge (Flüssigkeitsbilanzierung ➤ 19.1.2) sowie einen Deckel und kann zudem mit einer Halterung direkt am Bett in greifbarer Nähe belassen werden (➤ Abb. 19.16).
Urinflaschen bestehen in der Regel aus durchsichtigem Kunststoff und werden vor allem bei männlichen Patienten eingesetzt. Anlegen der Urinflasche beim Mann:

- Patienten auffordern, Penis in die Urinflasche zu legen, oder mit Handschuhen Penis an der Peniswurzel fassen und in die Öffnung der Urinflasche legen
- Intimsphäre wahren, Zimmer verlassen und Patienten zudecken
- Penis nach Miktion mit Zellstoff abtupfen
- Urinflasche nach Benutzung leeren, mindestens vor dem Essen und vor der Nacht
- Reinigung und Desinfektion der Urinflasche im Spülautomaten
- Hygienische Händedesinfektion durchführen
- Frische Urinflasche griffbereit zur Verfügung stellen
- Urinauffälligkeiten und -menge dokumentieren

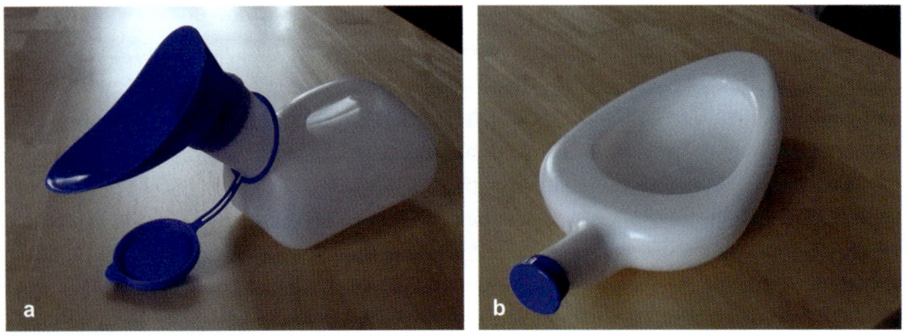

Abb. 19.17 Urinflasche für Frauen (a) und Urinschiffchen für Frauen (b). Sie eignen sich auch für unterwegs, wenn nicht leicht eine Toilette aufgesucht werden kann. [M845]

Es gibt auch **Urinflaschen für Frauen,** die eine breitere Öffnung haben (➤ Abb. 19.17a). Diese bieten sich vor allem bei Frauen mit einer Beckenfraktur an, bei denen der Einsatz eines Steckbeckens (➤ 19.3.5) schmerzhaft oder kontraindiziert ist. Zum Anlegen wird die Öffnung an die äußeren Schamlippen, eng an die Harnröhrenöffnung, gelegt. Ansonsten erfolgt die Durchführung wie beim Mann.

Das **Urinschiffchen** stellt eine Alternative zur Urinflasche für die Frau dar (➤ Abb. 19.17b). Die vorn spitz zulaufende Urinierhilfe wird nur so weit unter das Schambein geschoben, dass der Urin aufgefangen werden kann.

Urinflasche nur so lange wie nötig anlegen

Urinflasche nicht über längeren Zeitraum angelegt lassen, da
- die feuchte Wärme das Entstehen von Infektionen begünstigt,
- das Gefühl, ständig Wasser lassen zu können, die Motivation verringert, die Kontinenz zu erhalten bzw. zu trainieren,
- die Urinflasche Druckgeschwüre an der empfindlichen Schleimhaut oder am Hoden verursachen kann.

19.3.3 Katheterisierung der Harnblase

DEFINITION

Katheterisieren der Harnblase: Einführen eines Katheters über die Harnröhre in die Harnblase, mit dem Ziel, Flüssigkeiten nach außen zu leiten – einmalig, vorübergehend oder dauerhaft.

Das **Katheterisieren der Harnblase** erfolgt nur bei klarer Indikation. Eine Katheterisierung ist stets mit einem erhöhten Infektionsrisiko der Blase bzw. der Niere verbunden. Ein fachlich korrektes und hygienisch einwandfreies Vorgehen ist daher von großer Bedeutung. Dauerkatheter werden so schnell wie möglich wieder entfernt. Generell erwägen Pflegefachpersonen deswegen Alternativen bei Inkontinenz wie
- externe Ableitungssysteme, z. B. Kondomurinale (➤ 19.3.4),
- aufsaugende Hilfsmittel (➤ 19.3.4). [10]

Kathetermaterialien

Kathetermaterial muss trotz des stetigen Kontakts zu Urin und anderen Sekreten geschmeidig bleiben, damit ein komplikationsloses Entfernen möglich ist und auch geringfügige Lagewechsel nicht als schmerzhaft empfunden werden. Schleimhäute dürfen durch das Material weder mechanisch noch chemisch (z. B. Abgabe von Weichmachern) gereizt werden.
Unterschieden werden Katheter zunächst nach dem **Material,** aus dem sie gefertigt sind (➤ Abb. 19.18). Pflegenden stehen Katheter aus verschiedenen Materialien zur Verfügung.:
- PVC-Katheter: ein Lumen zum Ablaufen von Urin, zur Einmalkatheterisierung
- Latexkatheter: zwei Lumen zum Blocken des Katheters und zum Ablaufen von Urin

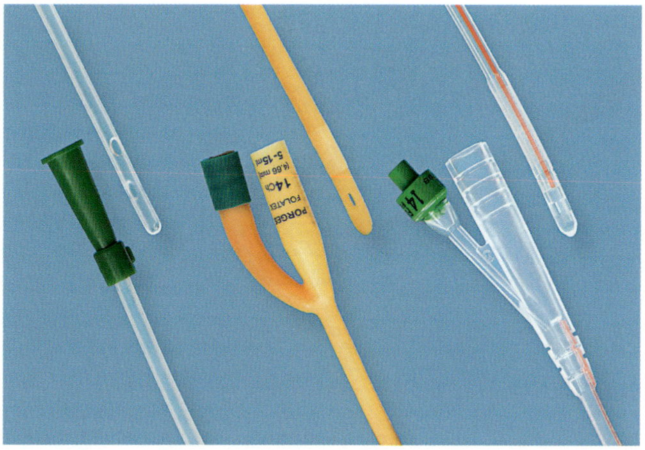

Abb. 19.18 Beispiele für Kathetermaterialien: PVC-Katheter, Latexkatheter und Silikonkatheter. Alle drei Katheter sind in der Größe 14 Ch (hellgrün). [K115]

- Silikonkatheter: zwei Lumen zur Langzeitanwendung (vergleichsweise größeres Lumen als Latexkatheter)

Außerdem weisen Katheter unterschiedliche **Beschichtungen** auf:
- Hydrogelbeschichtung
- Silberbeschichtung
- Antibiotikabeschichtung

Für den Langzeitgebrauch (> 5 Tage) werden Silikonkatheter empfohlen [11], da diese seltener Verstopfungen aufweisen. Silber- und antibiotikabeschichtete Katheter können das Risiko von Infekten senken, finden aber aufgrund des hohen Preises und bei unklarer Indikationsstellung nicht standardmäßig Verwendung.

Katheterarten

Katherterarten werden zunächst nach ihrer Liegedauer in **Kurzzeit-** und **Langzeitkatheter** unterteilt. Von einem Kurzzeitkatheter wird gesprochen, wenn eine maximale Verweildauer von 14 Tagen nicht überschritten wird. Ein Langzeitkatheter kann hingegen bis zu vier Wochen in der Blase verweilen.
Die **Art des Katheters** unterscheidet sich außerdem durch den Zugang zur Harnblase:
- Transurethral *(durch die Harnröhre in die Blase)*
- Suprapubisch *(durch die Bauchdecke in die Blase)*

Bei den **transurethralen Kathetern** werden unterschieden:
- **Einmalkatheter** zur einmaligen Benutzung, kann nicht geblockt werden (PVC-Katheter), hat nur ein Lumen
- **Verweilkatheter** *(Dauerkatheter)* verbleibt in der Blase, verfügt über zwei Lumen, eines zur Harnableitung, das andere kleinere zum Blocken
- **Spülkatheter** verfügt über ein drittes Lumen, über das die Blase gespült werden kann
- **Katheter mit Temperatursonde** ermittelt die Körperkerntemperatur mittels einer Sonde an der Katheterspitze (➤ Abb. 16.7). Diese misst die Temperatur des Urins in der Blase.

In der Urologie gibt es weitere Spezialkatheter.

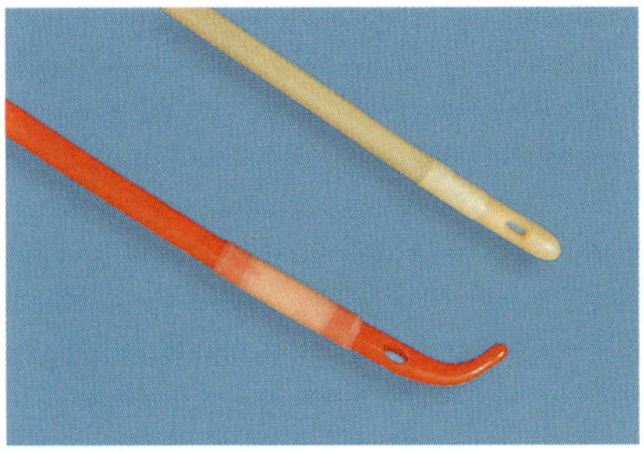

Abb. 19.19 Häufige Katheterspitzen. Unten die Tiemann-Spitze (gebogen und kegelig dünn auslaufend), oben die Nélaton-Spitze (gerade, zylindrisch und abgerundet). [K115]

Tab. 19.11 Empfehlungen für Blasenkathetergrößen in Abhängigkeit vom Lebensalter (➤ Farbcode Abb. 19.2).

Lebensalter	Kathetergröße in Charrière
Säugling	6–8 Ch
Kleinkind	8 Ch
Schulkind	8–10 Ch
Jugendlicher	10–12 Ch
Erwachsene (weiblich)	12–14 Ch
Erwachsener (männlich)	14–18 Ch

Katheterspitzen

Es gibt unterschiedliche **Katheterspitzen** (➤ Abb. 19.19), die gebräuchlichsten sind:

- Spitze nach **Nélaton:** gerade und zylindrisch, oben abgerundet. Findet zumeist bei Frauen Anwendung.
- Spitze nach **Tiemann:** gebogen und kegelig *(konisch),* dünn auslaufend. Findet zumeist bei Männern Anwendung, da durch die spezielle Form die Harnröhrenkrümmung und die Engstellen der männlichen Harnröhre besser passiert werden können.

Katheterstärken

DEFINITION

Katheterstärke *(Kathetergröße):* Größenangabe von Blasenkathetern, Maßeinheit ist Charrière. Stärken sind erhältlich von 6 bis 24 Ch und haben einen internationalen Farbcode (➤ Abb. 19.20).
Charrière *(Ch):* Maßeinheit für den Außendurchmesser von Katheter, Sonden, Kanülen, Tuben. 1 Charrière entspricht ⅓ (0,33) mm.

Pflegende verwenden, falls nicht anders angeordnet, immer die kleinstmögliche **Katheterstärke.** Dies vermindert das Risiko von Verletzungen wie Schleimhautreizungen mit nachfolgenden schmerzhaften Entzündungen und unterstützt das sanfte Einführen des Katheters.

Katheter mit zu geringem Durchmesser können durch Harnsalze oder Koagel schneller verstopfen. Bei sichtbaren Beimengungen wie Blut oder Eiter im Urin sollte eine größere Stärke verwendet werden, um den Abfluss zu gewährleisten.

➤ Tab. 19.11 gibt eine Übersicht über die empfohlenen Blasenkathetergrößen in Abhängigkeit vom Lebensalter.

Ein Katheter für erwachsene Männer und Frauen ist in der Regel 41–45 cm lang. Bei normalgewichtigen Frauen ist aufgrund der kürzeren Harnröhre eine Katheterlänge von 25 cm allerdings angenehmer. Katheter für Jugendliche sind für gewöhnlich ca. 30 cm lang.

Urinableitungssysteme

Die Wahl des **Urinableitungssystems** *(Urin-, Harndrainagesystem)* ist von der Gesamtsituation und Mobilität des Patienten abhängig. Prinzipiell sollte das Urinnableitungssystem (➤ Abb. 19.21), d. h. die Verbindung zwischen Beutel und Katheter weder zu diagnostischen Zwecken (z. B. Entnahme einer Urinprobe) noch für pflegerische Maßnahmen (z. B. Lagerungsmaßnahmen oder Mobilisation) getrennt werden. Dies dient der Infektionsprophylaxe.

Komplexe Urinableitungssysteme verfügen z. B. über ein Kammersystem (Urimeter), mit dessen Hilfe die stündlich ausgeschiedene Urinmenge gemessen werden kann. Sie kommen in der Regel nur bei Intensivpatienten oder postoperativ nach bestimmten Operationen zum Einsatz.

Der **Ableitungsschlauch** sollte immer lang genug sein, um eine Spannung des Katheters zu vermeiden, die zu Verletzungen führen kann.

Der **Urinbeutel** wird am Bett befestigt und sollte stets unter Blasenniveau hängen. Er darf keinesfalls auf den Boden gelegt werden, da Keime an und in das System gelangen könnten.

Bei mobilen Patienten bieten sich **Beinbeutel** an, die unterhalb des Oberschenkels fixiert werden. Diese erhalten die Bewegungsfähigkeit und können unter der Kleidung verborgen werden (➤ Abb. 19.22). Beinbeutel mit mehreren Kammern sind dabei flacher und diskreter. Für Rollstuhlfahrer stehen Beinbeutel zur Verfügung, die an die anatomischen Gegebenheiten angepasst sind und in einer Tasche, die am unteren Ende der Rollstuhllehne angebracht wird, blickgeschützt verstaut mitgeführt werden können.

Transurethraler Blasenkatheterismus

DEFINITION

Transurethraler Blasenkatheterismus *(lat. trans = über, urethra = Harnröhre):* Vorgang, bei dem ein Katheter zur Harnableitung durch die Harnröhre in die Blase vorgeschoben wird.

Charrière	6	8	10	12	14	16	18	20	22	24
mm	2,0	2,7	3,3	4,0	4,7	5,3	6,0	6,7	7,3	8,0
Farbcode	6	8	10	12	14	16	18	20	22	24

Abb. 19.20 Internationaler Farbcode für die unterschiedlichen Katheterstärken in Charrière und in Millimetern. [L143]

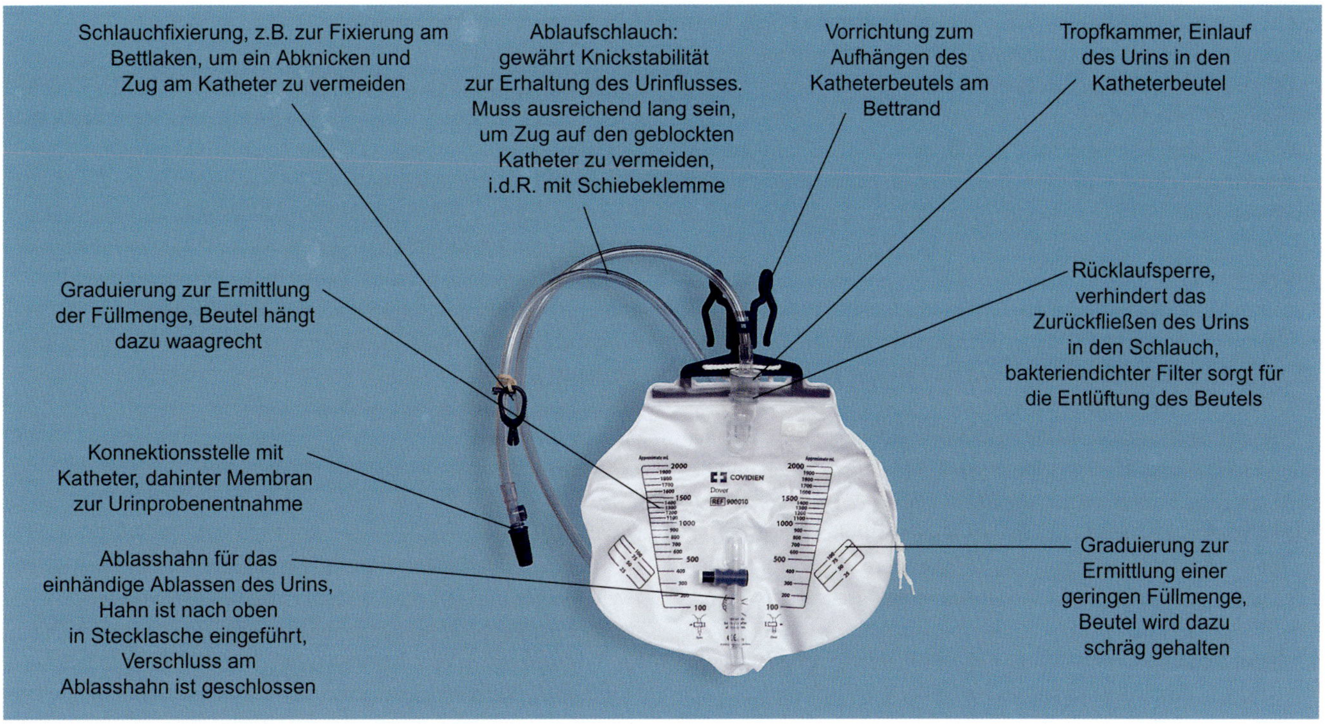

Abb. 19.21 Herkömmliches geschlossenes Urinauffangsystem. [K115]

Die **transurethrale Harnableitung** wird von einem Arzt angeordnet und in der Regel von Pflegefachpersonen durchgeführt. Bei urologischen Patienten oder bekannten Problemen (z. B. Verengung in der Harnröhre, Vergrößerung der Prostata) sollte der Arzt den Katheter legen.

Indikationen für das Legen eines transurethralen Katheters können sowohl diagnostisch als auch therapeutisch sein

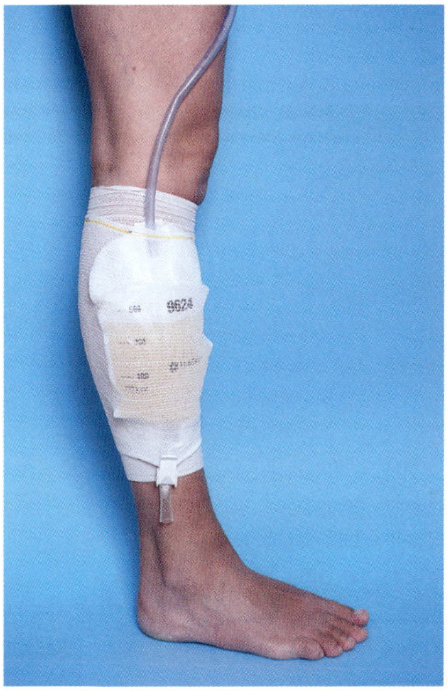

Abb. 19.22 Beinbeutel für mobile Patienten. Der kleinere Beutel steckt in einer Beinbeuteltasche aus elastischem Material, die es für Unter- und Oberschenkel gibt. Alternativ kann er mit Kletthaltebändern beim Bein fixiert werden. [K115]

- Diagnostische Indikationen
  - Gewinnung von Urinproben
  - Exakte Überwachung der Harnausscheidung (➤ 19.1.2)
  - Einbringen von Kontrastmitteln
  - Bestimmung des Blasendrucks
  - Restharnbestimmung, wenn Sonografie nicht möglich oder unzureichend ist
- Therapeutische Indikationen
  - Blasenentleerungsstörungen, z. B. akuter oder chronischer Harnverhalt
  - Harnabflussbehinderungen, z. B. bei vergrößerter Prostata oder nach Trauma im Bereich Harnblase, Harnröhre
  - Prä-, intra- oder postoperativ
  - Blasenspülung und Blaseninstillation (Einbringen einer Medikamentenlösung)
  - Konstante Beurteilung der Nierenfunktion

Enge Indikationsstellung und Kontraindikationen

Die transurethrale Blasenkatheterisierung stellt immer ein Risiko für Verletzungen und Infektionen dar, sodass die Indikation eng gestellt werden sollte. Harninkontinenz stellt – auch am Lebensende – keine Indikation für transurethrales Katheterisieren dar. [10] Auch bei der akuten Prostatitis und Verdacht auf Verletzungen der Harnröhre darf keine transurethrale Harnableitung erfolgen.

Legen eines transurethralen Blasenkatheters

Das **Legen eines transurethralen Blasenkatheters** erfolgt unter strengen aseptischen Bedingungen. [11] Pflegefachpersonen führen die Katheterisierung im Idealfall zu zweit durch. Steht keine Assistenz zur Seite, z. B. im Nachtdienst oder in der ambulanten Pflege, kann die transurethrale Harnableitung auch alleine gelegt werden.

Die transurethrale Blasenkatheterisierung erfolgt bei männlichen Patienten am besten durch männliches Pflegepersonal, bei weiblichen durch weibliches. Kann dies nicht gewährleistet werden, sollte zumindest aus strafrechtlichen Gründen eine Person gleichen Geschlechts anwesend sein.

Vorbereitung

Vor dem Katheterisieren ist das Einverständnis des Patienten bzw. bei Minderjährigen die Erlaubnis der Eltern einzuholen. Dabei kann auch erfragt werden, ob schon einmal ein Katheter gelegt wurde und ob dabei Probleme aufgetreten sind.

Die **Vorbereitung** beinhaltet neben dem Richten der Materialien und der Schaffung von Privatsphäre (z. B. Fenster schließen und Besuch aus dem Zimmer bitten) die Information des Patienten. Dieser wird über den Ablauf und den Bedarf seiner Mithilfe informiert.

Vor der Katheterisierung sollte, insbesondere bei sichtbarer Verschmutzung der Intimregion, eine Intimpflege durchgeführt werden (➤ 17.3.6).

Kleine Kinder können während der Katheterisierung abgelenkt werden, z. B. durch einen Film oder die Eltern.

Zum Legen eines transurethralen Blasenkatheters wird folgendes **Material** benötigt:

- Händedesinfektionsmittel
- Steril verpacktes Katheterset (Abweichungen je nach Hersteller)
  - Verpackung als sterile Arbeitsfläche
  - Geschlitztes Lochtuch zum Abdecken des Genitalbereichs
  - Ein Paar sterile Handschuhe
  - Anatomische Pinzette, alternativ einzelverpackten sterilen Handschuh
  - Anästhesierendes Gleitgel
  - Ca. 30 ml farbloses Schleimhautdesinfektionsmittel
  - Ca. sechs Kugeltupfer
  - Ca. zwei Mullkompressen
  - Tupferschale
  - Auffangschale bzw. Einmalnierenschale
- Zwei sterile Katheter (einer als Reserve) in passender Stärke und Art
- Zweites Paar sterile Handschuhe
- Spritze mit 5–15 ml Flüssigkeit zum Blocken bei Erwachsenen (ca. 2–5 ml bei Kindern), wegen Menge und Art der Flüssigkeit Herstellerangaben beachten (Aqua dest., glyzerinhaltige Lösung), mit rotem Kombistopfen zum Verschließen
- Geschlossenes Urindrainagesystem (außer beim Einmalkatheterismus)
- Unsterile wasserdichte Unterlage
- Einmalschürze
- Abwurf

Durchführung

Die transurethrale Blasenkatheterisierung kann entweder allein oder zu zweit erfolgen und mit einer sterilen Pinzette oder mit einem zweiten sterilen einzelverpackten Handschuh durchgeführt werden. Die Durchführung unterscheidet sich bei männlichen und weiblichen Patienten.

Erfolgt die Katheterisierung zu zweit, stellt die durchführende Pflegefachperson die Bezugsperson dar, die in erster Linie den Kontakt zum Patienten hält. Die assistierende Pflegende hält sich im Hintergrund auf, wahrt die Intimsphäre und reicht die Materialien an (➤ Tab. 19.12).

Die Pflegefachperson beachten beim Legen des Katheters die kritischen Stellen in der Harnröhre beim Mann (➤ Abb. 19.23).

Wird die transurethrale Blasenkatheterisierung nur von einer Pflegefachperson durchgeführt, ist die Durchführung mit zwei sterilen Handschuhen an der Arbeitshand nicht möglich, so muss eine Pinzette verwendet werden (➤ Abb. 19.24, ➤ Abb. 19.25).

Bei der **transurethralen Einmalkatheterisierung** wird der Urin in einer Auffangschale oder in einem mit dem Katheter verbundenen Auffangbeutel aufgefangen.

Tab. 19.12 Durchführung der transurethralen Blasenkatheterisierung bei männlichen und weiblichen Patienten mit Assistenz.

Arbeitsschritt	Vorgehen bei weiblichen Patientinnen	Vorgehen bei männlichen Patienten
Räumliche Positionierung	• Rechtshänder positionieren sich rechts vom Patienten, Linkshänder links • Abwurf in Reichweite stellen	
Hygiene	• Arbeitsfläche desinfizieren • Händedesinfektion	
Positionierung des Patienten	• Bett auf Arbeitshöhe bringen • Patienten auf dem Rücken positionieren • Unsterile wasserdichte Unterlage unter dem Gesäß platzieren	
	• Beine leicht anziehen und spreizen lassen • Evtl. Kissen unter das Becken legen, um dieses anzuheben	• Beine ausstrecken und leicht spreizen lassen • Flache Positionierung bevorzugen
Hygiene	Händedesinfektion	
Materialvorbereitung	• Aseptisches Entpacken des Kathetersets auf der Arbeitsfläche, vorsichtig an der Außenseite öffnen, Innenfläche bleibt steril • Verpackung des Gleitgels aseptisch öffnen und auf die sterile Arbeitsfläche gleiten lassen	
Hygiene	Händedesinfektion	
Sterile Handschuhe anziehen	• Steriles Paar Handschuhe anziehen • Zweitens sterilen einzelverpackten Handschuh über die Arbeitshand streifen, wenn mit Pinzette gearbeitet wird, reicht das eine Paar	

Tab. 19.12 Durchführung der transurethralen Blasenkatheterisierung bei männlichen und weiblichen Patienten mit Assistenz. *(Forts.)*

<table>
<tr><th>Arbeitsschritt</th><th>Vorgehen bei weiblichen Patientinnen</th><th>Vorgehen bei männlichen Patienten</th></tr>
<tr><td rowspan="2">Lochtuch auflegen</td><td colspan="2">Lochtuch über das Genitale legen, dabei nur am Rand berühren, Handschuhe nicht unsteril machen, Schlitz zeigt nabelwärts</td></tr>
<tr><td>Vulva ist durch das Loch gut einsehbar</td><td>• Penis wird durch das Loch geführt
• Alternativ auf die Oberschenkel liegen, sodass der Penis aufliegt</td></tr>
<tr><td>Anleitung der Assistenz</td><td colspan="2">• Händedesinfektion durchführen
• Kugeltupfer/Kompressen mit Schleimhautdesinfektionsmittel tränken
• Verpackung des Katheters unter aseptischen Bedingungen öffnen und anreichen; selbst mit den sterilen Handschuhen den Katheter aus der Verpackung ziehen, Folie entfernen und auf dem sterilen Arbeitsplatz ablegen
• Verpackung des Urinauffangsystems unter aseptischen Bedingungen öffnen und anreichen lassen; selbst mit den sterilen Handschuhen das Urinauffangsystem mit dem Katheter verbinden (auf der sterilen Ablage)
• Spritze mit Blockflüssigkeit aufziehen lassen und mit rotem Kombistopfen verschließen, nicht auf der sterilen Arbeitsfläche ablegen, sondern in greifbarer Nähe</td></tr>
<tr><td rowspan="3">Desinfektion des Genitals</td><td colspan="2">• Patienteninformation, dass sich das Desinfektionsmittel kalt anfühlt
• Schale mit den Kugeltupfern in die Nierenschale und auf Lochtuch zwischen die Beine des Patienten stellen</td></tr>
<tr><td>• Kugeltupfer entweder mit Pinzette oder dem sterilen Einzelhandschuh auf der Arbeitshand entnehmen (➤ Abb. 19.24)
• Pro Tupfer nur eine desinfizierende Wischbewegung durchführen
• Große Schamlippen jeweils von Symphyse zum Anus hin desinfizieren (alternativ auch mit sterilen Kompressen)
• Schamlippen spreizen (nicht mit der Arbeitshand), Hand verbleibt dort bis nach dem Einführen des Katheters; Harnröhrenöffnung ist einsehbar
• Kleine Schamlippen von Symphyse zum Anus hin desinfizieren
• Harnröhrenmündung desinfizieren
• Letzten Tupfer vor Öffnung der Vagina legen, Harnröhrenöffnung muss zugänglich bleiben</td><td>• Kugeltupfer entweder mit Pinzette oder dem sterilen Einzelhandschuh auf der Arbeitshand entnehmen (➤ Abb. 19.25)
• Pro Tupfer nur eine desinfizierende Wischbewegung durchführen
• Penisschaft mit einer Hand und eventuell einer sterilen Mullkompresse fassen (nicht mit der Arbeitshand), Vorhaut zurückziehen (nicht bei einer Phimose), Hand verbleibt dort bis nach dem Einführen des Katheters
• Eichel von der Harnröhrenöffnung kreisförmig weg zum unteren Teil der Eichel desinfizieren
• Vorgang mit sämtlichen Tupfern in alle Richtungen wiederholen</td></tr>
<tr><td colspan="2">Einwirkzeit des Desinfektionsmittels beachten</td></tr>
<tr><td>Verschmutzten Handschuh ausziehen lassen</td><td colspan="2">• Durch die Assistenz
• Sterilität des verbleibenden Handschuhs wahren</td></tr>
<tr><td rowspan="2">Gleitgel instillieren</td><td colspan="2">• Ersten „Stoß" aus der Spritze in die Nierenschale verwerfen, da das stoßartige Austreten des Gleitgels vom Patienten als unangenehm empfunden wird
• Durch das Gleitmittel werden Harnröhrenverletzungen vermieden, das Risiko späterer Harnröhrenstrikturen wird reduziert. Wirkeintritt nach Herstellerangaben beachten (ca. 3 Min.)</td></tr>
<tr><td>• Gleitmittel auf die Katheterspitze geben</td><td>• Gleitmittel auf die Katheterspitze und in die Harnröhre geben (➤ Abb. 19.25 Mitte)</td></tr>
<tr><td rowspan="3">Katheter einführen</td><td colspan="2">• Katheter ca. 4 cm unterhalb der Spitze mit Daumen und Zeigefinger fassen
• Das Ende des Katheters zwischen Ring- und kleinem Finger festklemmen</td></tr>
<tr><td>• Katheter ca. 5–6 cm in die Harnröhre einführen (➤ Abb. 19.24 rechts)
• Weiter vorschieben, bis Urin fließt, dann noch ca. 2 cm weiter, damit der Ballon sicher in der Blase liegt</td><td>• Penis senkrecht strecken und Katheter einführen (➤ Abb. 19.25 rechts)
• Bei geringem Widerstand Penis senken, eventuell leicht am Penisschaft ziehen
• Katheter weiterschieben, bis Urin fließt, dann noch ca. 2 cm weiter, damit der Ballon sicher in der Blase liegt</td></tr>
<tr><td colspan="2">• Katheter um weitere 5 cm vorschieben, um eine Füllung des Ballons in der Harnröhre zu vermeiden
• Bei Widerstand oder Schmerzen Vorgang abbrechen</td></tr>
<tr><td>Blocken des Katheters</td><td colspan="2">• Assistierender Person das Ventil des Katheters entgegenhalten und sie langsam den Ballon blocken lassen
• Auf Schmerzäußerungen achten
• Katheter leicht, bis Widerstand spürbar ist, zurückziehen, sodass der Ballon am Blaseneingang liegt</td></tr>
</table>

Zur Unterstützung der vollständigen Entleerung kann von außen mit der Hand ein leichter Druck auf die Blase ausgeübt werden.

Bei Tiemann-Kathetern beachten

Wird bei Männern ein Tiemann-Katheter verwendet, muss die Spitze in 12-Uhr-Position nach oben zeigen und darf während des gesamten Einführens nicht gedreht werden. Es ist ratsam, die Verwendung eines Tiemann-Katheters nur erfahrenen Pflegefachpersonen zu überlassen.

Nachbereitung

Die **Nachbereitung** umfasst:

- Bei der Einmalkatheterisierung Auffangschale oder -beutel mit Urin entfernen und verwerfen, zuvor Menge messen, gegebenenfalls Urinprobe entnehmen

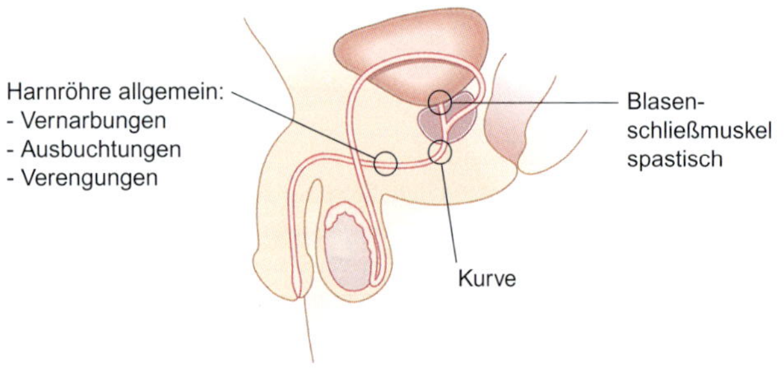

Abb. 19.23 Kritische Stellen beim Einführen des Katheters beim Mann sind Vernarbungen der Schleimhaut (Strikturen), Harnröhrenverengungen (v. a. im Bereich der Prostata), die physiologischen Kurven, Ausbuchtungen bzw. Taschen, und ein spastischer Blasenschließmuskel. [G926]

- Bei der Dauerkatheterisierung das geschlossene Harnableitungssystem am Bett unter Blasenniveau befestigen
- Genitalbereich säubern bei der Frau verbleibenden Tupfer vor Vagina entfernen, beim Mann Vorhaut zurückstreifen (Gefahr einer Paraphimose)
- Patienten bequem positionieren
- Einmalartikel verwerfen, Arbeitsfläche desinfizieren
- Information und Beratung zum korrekten Umgang mit dem Katheter und dem Auffangsystem
- Dokumentation der Maßnahme
  - Datum und Uhrzeit
  - Anwesende Personen
  - Katheterart, -spitze und -stärke
  - Verwendete Flüssigkeit und Menge zum Blocken
  - Ausgeschiedene Harnmenge
  - Eventuell Komplikationen oder Probleme

Komplikationen

Die möglichen **Komplikationen** (➤ Tab. 19.13) bei einer liegenden oder beim Legen einer transurethralen Harnableitung verdeutlichen, weshalb Pflegefachpersonen und Arzt nur bei klarer Indikation eine Katheterisierung durchführen.

Pflege eines liegenden transurethralen Blasenkatheters

Pflegefachpersonen beraten Patienten bei **der Pflege eines liegenden transurethralen Blasenkatheters** zu folgenden Punkten und beachten diese bei ihren pflegerischen Maßnahmen: [11]

- Hygienische Händedesinfektion und Tragen von Einmalhandschuhen bei jedem Kontakt mit Katheter und Ableitungssystem.

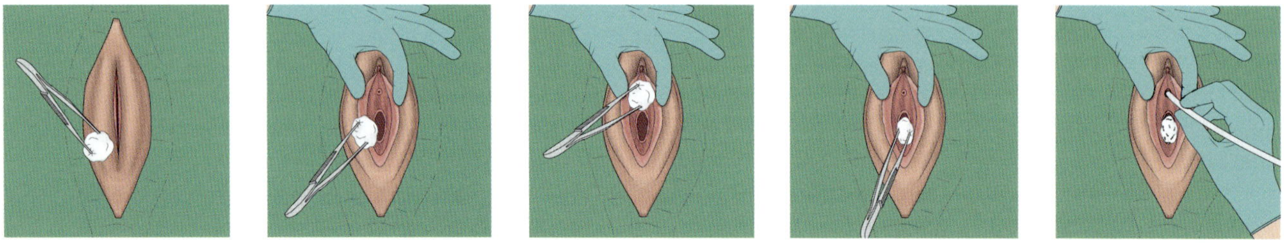

Abb. 19.24 Legen eines transurethralen Blasenkatheters bei der Frau ohne Assistenz: Desinfektion der großen Schamlippen, Spreizen der großen Schamlippen und Desinfektion der kleinen Schamlippen, Desinfektion der Harnröhrenlöffnung, Tupfer vor Vaginalöffnung legen, Katheter mit sterilen Handschuhen einführen, da die Pinzette zum Desinfizieren verwendet wurde. [L264]

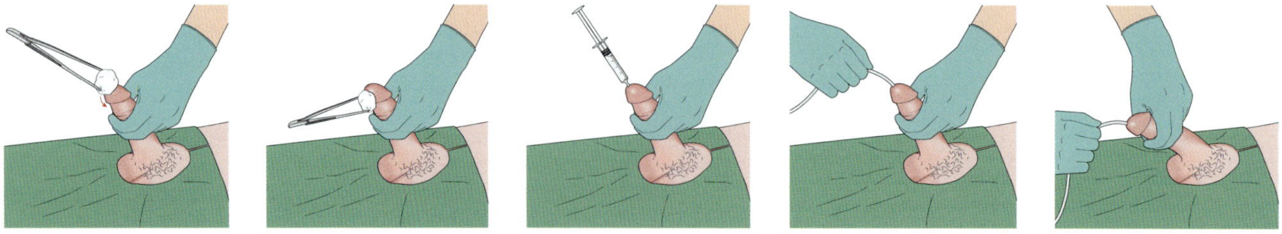

Abb. 19.25 Legen eines transurethralen Blasenkatheters beim Mann ohne Assistenz. Eichel von der Harnröhrenmündung weg desinfizieren, anästhesierendes Gleitgel auf Harnröhrenmündung und in Harnröhre geben, Katheter mit sterilen Handschuhen einführen, da die Pinzette zum Desinfizieren verwendet wurde, zunächst bei gestrecktem Penis, nach geringem Widerstand leicht am Penisschaft ziehen und Penis senken, Katheter weiter einführen bis Urin fließt. [L264]

Tab. 19.13 Komplikationen und deren Vermeidung bei der transurethralen Harnableitung.

Komplikation	Prävention
Paraphimose: Schnürringbildung hinter der Eichel durch zu enge Vorhaut mit schmerzhafter Anschwellung der Eichel und Durchblutungsstörung bis zur Nekrose	Vorhaut nach dem Katheterisieren stets wieder über die Eichel streifen
Verletzungen der Harnröhrenschleimhaut und **Entzündung** der Harnröhre *(Urethritis)*	Verwendung von anästhesierendem Gleitgel, möglichst kleine Katheterstärke verwenden, vorsichtiges Einführen des Katheters
Harnwegsinfektionen: Harnröhren- und *Blasenentzündung (Zystitis),* die weiter nach oben aufsteigen kann bis ins Nierenbecken	Indikationen abwägen, hygienisches/aseptisches Arbeiten, korrekte Pflege bei liegendem Katheter, frühzeitiges Entfernen des Katheters
Epididymitis *(Entzündung des Nebenhodens):* Schmerzen, Rötung und Überwärmung des Hodens	hygienisches/aseptisches Arbeiten, korrekte Pflege bei liegendem Katheter, frühzeitiges Entfernen des Katheters
Drucknekrosen durch Katheter. Ein unter Spannung stehender Katheter kann im angrenzenden Genitalbereich Verletzungen hervorrufen	Ausreichend langer ableitender Schlauch, solide Befestigung des Urinableitungssystems am Bett, bei Positionswechseln vorsichtig sein
Dekubitus durch längeres Liegen auf dem harnableitenden Schlauch, z. B. am Gesäß	Bei Positionierungsmaßnahmen stets die Lage des Schlauchs überprüfen
Katheterblockaden mit Harnstau durch **Inkrustationen**	Ausreichende Flüssigkeitszufuhr, ausreichend große Katheterstärke

- Intimpflege (➤ 17.3.6): ein- bis zweimal täglich den Katheter und die Harnröhrenöffnung mit Wasser und pH-neutraler Seife reinigen und Verkrustungen entfernen. Die Verwendung von speziellen Desinfektions- oder Reinigungsmitteln ist nicht sinnvoll, da durch sie die natürliche Keimflora zerstört wird
- Motivation zu ausreichender Flüssigkeitszufuhr. Durch gesteigerte Ausscheidung werden Keime herausgespült (Infektionsprävention)
- Durchgängigkeit des Katheters regelmäßig überprüfen; der ableitende Schlauch muss stets ohne Knicke und Schlaufen sein, da sonst der Abfluss behindert und eine Keimvermehrung begünstigt wird. Aus diesem Grund transurethralen Katheter auch nicht intermittierend zum Blasentraining abklemmen
- Katheter und Harnableitungssystem nicht voneinander trennen (diskonnektieren). Bei versehentlicher Trennung Kontaktstelle gründlich desinfizieren und wieder zusammenfügen
- Zug auf den Katheter vermeiden. Zur Vermeidung Katheter mit einem Pflaster am Oberschenkel oder Schlauch mit der Klemme am Bettlaken fixieren, dabei auf die Lage des Katheters und bei männlichen Patienten auf die Lage des Penis achten
- Katheterbeutel stets unter Blasenniveau anbringen, niemals auf den Boden legen. Dies auch beim Transport oder der Mobilisation beachten, z. B. Beutel nicht an die Armlehne des Rollstuhls hängen. Wird bei Positionierungsmaßnahmen der Beutel kurzzeitig über Blasenniveau gebracht, ableitenden Schlauch abklemmen
- Zum Entleeren des Beutels bei entsprechender Füllung (mindestens einmal täglich) für jeden Patienten separates Auffanggefäß wählen, Ablasshahn nicht in Kontakt mit Gefäß kommen lassen, anschließend desinfizieren und wieder in Vorrichtung stecken
- Urin für Proben aus der Silikonmembran des Katheters entnehmen (➤ 19.1.2)
- Beobachtung des Urins auf Veränderungen, z. B. Beimengungen (➤ 19.1.2, ➤ 19.1.4)

Katheterwechsel und -entfernung

Prinzipiell ist die Liegedauer eines transurethralen Blasenkatheters so kurz wie möglich. Daher regelmäßig die Indikation prüfen. Ein **Katheterwechsel** ist bei folgenden Symptomen/Befunden angezeigt: [12]

- Bypassing, d. h., Urin fließt neben dem Katheter heraus
- Entzündliche Prozesse (Brennen, Schmerzen, Fremdkörpergefühl)
- Detrusorirritationen *(Muskelzittern, -schmerzen am Blasenschließmuskel)* mit Krämpfen
- Verringerung oder Ausbleiben des Urinflusses unklarer Ursache
- Makrohämaturie (➤ Tab. 19.5), Leukozyturie (weiße Blutkörperchen im Urin)
- Trüber, nach Ammoniak riechender Urin
- pH-Wert > 8
- Fieber und Sepsis aufgrund Harnwegsinfektion

Außerdem sind die Herstellerangaben bezüglich der Liegedauer zu beachten. Steht eine Verlegung oder Entlassung des Patienten an, ist der Termin für den nächsten Katheterwechsel anzugeben.

Durchführung der Katheterentfernung

- Patienten über Ablauf informieren, Positionierung in flacher/leicht erhöhter Rückenlage
- Händedesinfektion, Einmalhandschuhe anziehen
- Zellstoff als Schutz unter den Katheter legen
- Blockungsflüssigkeit über die Ballonzuleitung mit einer Spritze abziehen, vorher die exakte Menge im Dokumentationssystem einsehen
- Patienten bitten, ein- und auszuatmen, beim Ausatmen vorsichtig den Katheter herausziehen; für Männer ggf. unangenehm
- Intimhygiene ermöglichen oder durchführen
- Einmalartikel verwerfen
- Je nach Anordnung neuen Katheter legen oder in den folgenden Stunden auf spontane Blasenentleerung des Patienten achten
- Dokumentation der Maßnahme, vor allem der genauen Uhrzeit und eventuell Komplikationen, z. B. Harnretention (Harnverhaltung), Schmerzen, veränderte Ausscheidungsgewohnheiten, Inkontinenz

Suprapubischer Blasenkatheterismus

DEFINITION

Suprapubischer (lat. *supra = über, os pubis = Schambein)* **Blasenkatheterismus** *(suprapubische Drainage, perkutane suprapubische Blasenpunktion, Zystostomie, „Pufi"):* Einführen eines Katheters zur Harnableitung durch die Bauchdecke in die Blase.

Die suprapubische Harnableitung ist im Gegensatz zur transurethralen komplikationsärmer, da damit eine geringere Infektionsrate und weniger Verletzungen verbunden sind. [13]
Weitere **Vorteile und Indikationen** für die suprapubische Harnableitung:

- Patient kann trotz liegenden suprapubischen Blasenkatheters Blasen- und Kontinenztraining betreiben
- Intimsphäre wird in höherem Maße gewahrt, da weniger Berührungen im Intimbereich nötig sind
- Wenn eine längere Liegedauer absehbar ist, z. B. bei geriatrischen Patienten
- Harnröhrenverletzungen und -verengungen, die bei einer transurethralen Harnableitung nicht passierbar sind

Absolute Kontraindikationen für die suprapubische Harnableitung sind: [13]

- Blasen- und Abdominaltumoren
- Unzureichend gefüllte Blase (< 200 ml)
- Hauterkrankungen im Punktionsbereich

Relative Kontraindikationen für die suprapubische Harnableitung sind: [13]

- Blutgerinnungsstörungen, Antikoagulation
- Adipositas per magna (BMI > 40)
- Schwangerschaft
- Meteorismus, Ileus
- Thrombopenie
- Vernarbungen, Verbrennungen

Legen eines suprapubischen Blasenkatheters

Das **Legen eines suprapubischen Blasenkatheters** wird von einem Arzt in der Regel in der Klinik durchgeführt. Pflegefachpersonen bereiten den Patienten auf die Maßnahme vor, assistieren bei der Punktion und übernehmen die Nachsorge und Pflege.

Vorbereitung

Der Patient wird über die Maßnahme informiert. Zur Durchführung benötigt der Patient eine gefüllte Blase (mindestens 300 ml), diese kann mit einer Flüssigkeitsgabe per Infusion oder durch Trinken erreicht werden. Die gefüllte Blase dient der Sicherheit bei der Punktion, sie verhindert eine Punktion des Peritoneums. Daher sollte der Patient zuvor auch nicht zum Toilettengang aufgefordert werden.

Der Patient liegt flach auf dem Rücken, das Becken kann durch ein Kissen leicht angehoben werden. Störende Kleidung wird entfernt, ein knapper Slip kann angelassen werden. Die Haut wird an der Punktionsstelle (1–2 cm oberhalb der Schambeinkante) rasiert oder durch Clipping von Haaren befreit (> 29.2.2).
Folgende **Materialien** werden benötigt:

- Hände- und Hautdesinfektionsmittel
- Lokalanästhetikum
- Blasenpunktionsset mit Punktionskanüle und Blasenkatheter
- Steriles Lochtuch, ein Paar sterile Handschuhe
- Skalpell
- Spritze und Aqua dest. zum Blocken, ggf. Nahtmaterial
- Sterile Schlitzkompressen, sterile Kompressen, Pflaster für den Verband
- Geschlossenes Urinableitungssystem
- Abwurf

Durchführung

Die **Durchführung** der suprapubischen Katheterisierung inklusive Wechsel und Entfernung ist eine ärztliche Tätigkeit.

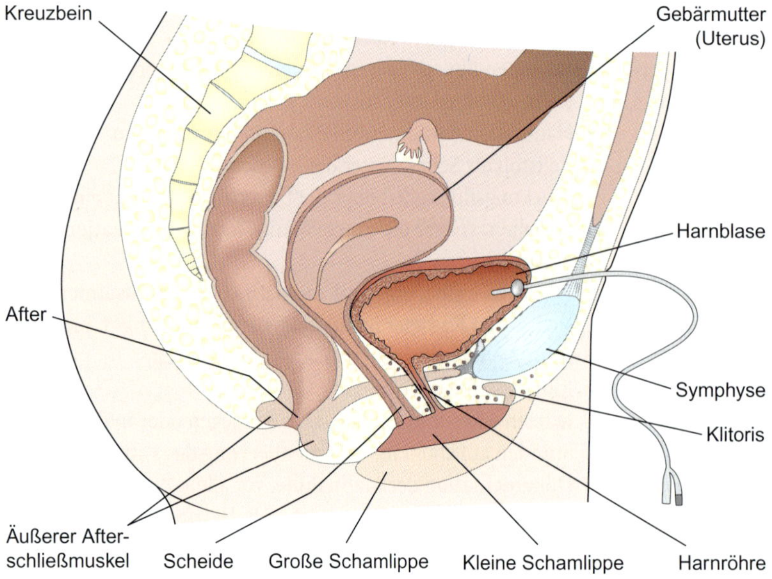

Abb. 19.26 Die korrekte Lage eines suprapubischen Katheters. Heute werden fast ausschließlich blockbare Katheter verwendet. [L264]

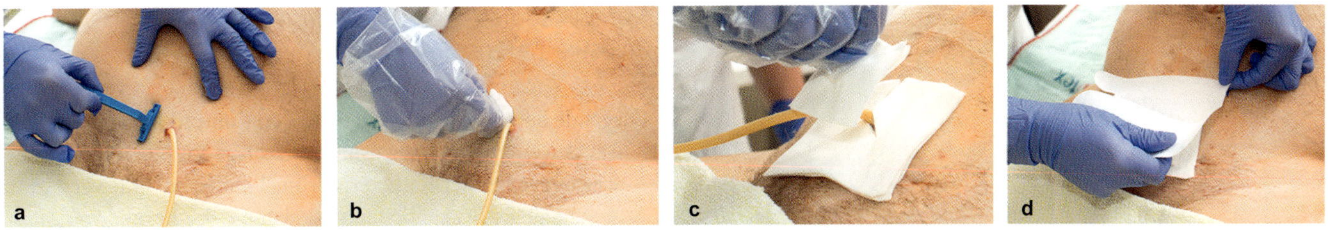

Abb. 19.27 Verbinden der Punktionsstelle/Verbandwechsel. Die Punktionsstelle wird bei Bedarf rasiert (a), dann mit sterilem Handschuh und Tupfern desinfiziert (b), zwei sterile Schlitzkompresse werden überlappend angebracht (c), abschließend wird die Punktionsstelle mit einem Pflaster geschützt (d). [K115]

Nach Überprüfung der Blasenfüllung mittels Sonografie, der Desinfektion des Punktionsbereichs und dem Abdecken der Region mit einem sterilen Lochtuch führt der Arzt eine Lokalanästhesie durch. Anschließend punktiert der Arzt die Blase (➤ Abb. 19.26). Über die Punktionskanüle schiebt er den Blasenkatheter vor, die Kanüle ist spaltbar und kann so entfernt werden. Dann wird der Katheter mit Aqua dest. geblockt. Die Pflegefachperson verbindet abschließend die Punktionsstelle (➤ Abb. 19.27).

Nachbereitung

Die **Nachbereitung** umfasst das Ankleiden und die Beobachtung des Patienten sowie das Entsorgen der Materialien. Pflegende überwachen Kreislaufsituation und Urinausscheidung. Auffälligkeiten (z. B. Veränderung der Farbe oder Beimengungen wie Blut) sind unverzüglich dem Arzt weiterzugeben.

Aufgrund der Gefahr einer Peritonitis (Bauchfellentzündung) fragen Pflegende auch nach Schmerzen.

Pflege eines liegenden suprapubischen Blasenkatheters

Die Pflege eines liegenden suprapubischen Blasenkatheters entspricht der Pflege eines liegenden transurethralen Blasenkatheters.

Der erste sterile Verbandwechsel (➤ Abb. 19.27) erfolgt nach ärztlicher Anordnung. Zunächst wird der Verband täglich, später alle 2–3 Tage gewechselt. Pflegende beobachten die Punktionsstelle auf Rötung, Reizung und Heilung. Patienten können besonders im häuslichen Bereich zum selbstständigen Wechsel des Verbands und zur Pflege des Katheters angeleitet werden.

Zum **Blasentraining** wird der Katheter abgeklemmt. Der Patient kann nun auf physiologischem Weg Wasser lassen. Der in der Blase verbliebene Restharn wird über den Katheter abgelassen und die Menge dokumentiert.

Wechsel und Entfernung eines suprapubischen Blasenkatheters

Wechseln und Entfernen eines suprapubischen Blasenkatheters sind ärztliche Tätigkeiten. Der Wechsel erfolgt ca. alle 6 Wochen mithilfe spezieller Wechselsets.

Ist der suprapubische Blasenkatheter entfernt worden, wird die Punktionsstelle kurz komprimiert und mit sterilen Kompressen trocken verbunden. Der Verschluss des Punktionskanals erfolgt in den nächsten Tagen von selbst.

Intermittierender Selbstkatheterismus

DEFINITION

Intermittierender Selbstkatheterismus *(ISK,* lat. *intermittere = unterbrechen):* regelmäßige selbstständige Katheterisierung durch den Patienten mit dem Ziel, die Harnblase zu entleeren.

Kann der Patient sich nicht selbst katheterisieren, ist auch ein intermittierender Fremdkatheterismus möglich.

Der intermittierende Katheterismus gilt bei Patienten mit neurogener Blasenfunktionsstörung oder myogener chronischer Restharnbildung als Standard, da hierdurch die permanente Harnableitung mit ihren Komplikationen erspart bleibt und die Alltagsgestaltung erleichtert wird. [14]

Oft sind junge Menschen mit traumatisch bedingten Querschnittssyndromen oder Spina bifida betroffen. Der Urin kann zwar in der Blase gesammelt, jedoch nicht abgelassen werden.

Die tägliche Katheterisierungsfrequenz hängt von verschiedenen Faktoren ab. Sie liegt zwischen zwei- und zehnmal pro Tag. Zumeist wird sechsmal am Tag katheterisiert. Bei Erwachsenen sollte die Blasenfüllmenge 500 ml nicht überschreiten. [14]

Anleiten zum intermittierenden Selbstkatheterismus

Nur ausreichend qualifizierte Pflegefachpersonen führen eine **Anleitung** zur intermittierenden Selbstkatheterisierung durch. Der Patient muss Motivation und Lernbereitschaft signalisieren und über gewisse manuelle Fertigkeiten verfügen. Zu Beginn der Maßnahme haben Betroffene oft Zweifel und Ängste. Pflegende motivieren und beraten den Patienten und beziehen ggf. Angehörige in die Maßnahme mit ein. [21]

Bei Harnröhren- und Blasenverletzungen sowie Verengungen der Harnröhre soll kein intermittierender Selbstkatheterismus erfolgen.

Während der **Vorbereitung** sind sich Pflegende bewusst, dass die Anleitung zur ISK für den Patienten einen massiven Eingriff in seine Privatsphäre darstellt. Gemeinsam ist das geeignete Material auszuwählen. Hier wird Zeit benötigt, um sich mit den unterschiedlichen Materialien vertraut zu machen. Pflegende bieten weitere Hilfsmittel an wie Einführhilfen oder Beinspiegel für Frauen (➤ Abb. 19.28).

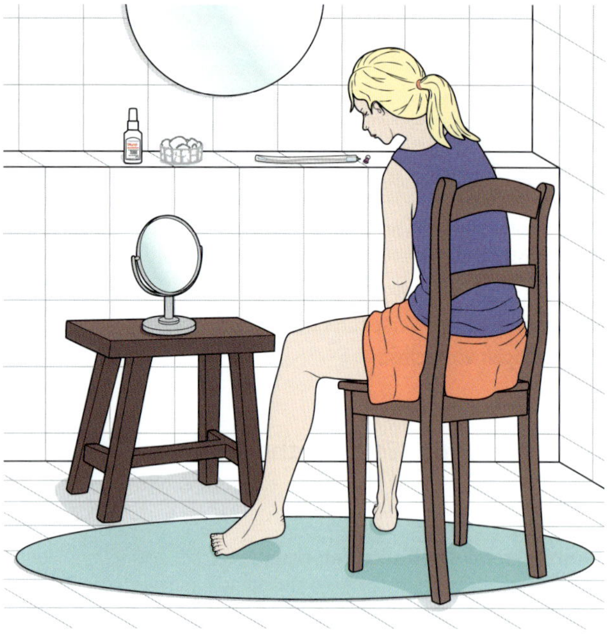

Abb. 19.28 Die Patientin verwendet einen Spiegel, um ihre Harnröhrenmündung besser einsehen zu können. In greifbarer Nähe befinden sich alle Materialien, die für den ISK benötigt werden. [L264]

Die **Durchführung** unterscheidet sich im klinischen und im häuslichen Bereich. Während im klinischen Bereich wegen der Gefahr nosokomialer Infektionen vor allem bei immunsupprimierten Patienten streng steril vorgegangen wird, darf es im häuslichen Milieu Abweichungen vom hygienischen Standard geben. Der sogenannte **aseptische Katheterismus** sollte bei der Anleitung auf jeden Fall (auch) erlernt werden, um gefährliche Abweichungen zu vermeiden. Der **Ablauf der ISK** orientiert sich an der Durchführung der transurethralen Katheterisierung, unterscheidet sich aber auch von dieser: [15]

- Durchführung entweder im Stehen, im Sitzen, z. B. auf der Toilette, oder im Bett liegend; bei Durchführung im Sitzen den Patienten anleiten, auf dem Stuhl nach vorne zu rutschen und das Becken zu kippen
- Hygienische Händedesinfektion
- Schleimhautdesinfektion insbesondere der Harnröhrenöffnung mittels Sprüh-Wisch-Sprüh-Technik; Einwirkzeit beachten
- Einführen des sterilen Einmalkatheters gegebenenfalls mit sterilem Gleitmittel in No-Touch-Technik, bis der Urin läuft
- Sobald der Urinfluss stoppt, den Katheter etappenweise zurückziehen

Abweichungen von den Hygieneregeln beim ISK

Kann ein Patient aufgrund fehlender kognitiver oder motorischer Fertigkeiten keinen aseptischen intermittierenden Selbstkatheterismus durchführen, können geringe hygienische Abweichungen akzeptiert werden, z. B. keine vollständige Schleimhautdesinfektion, aber Desinfektion der Harnröhrenöffnung, oder fehlerhafte No-Touch-Technik. Dies gilt vor allem dann, wenn der Patient ansonsten auf Fremdhilfe angewiesen oder eine Dauerkatheterisierung erforderlich wäre. [14]

Komplikationen beim intermittierenden Selbstkatheterismus

Pflegende beraten ihre Patienten zu den **Komplikationen** des ISK und zeigen entsprechende Lösungsvorschläge auf.

Schmerzen bei der Katheterisierung können auf eine verstärkte Anspannung der Beckenbodenmuskulatur, z. B. aufgrund von Angst vor der Maßnahme, hinweisen. Pflegende wirken deshalb beruhigend auf den Patienten ein und fördern die Entspannung der Muskulatur. Hautveränderungen an der Harnröhrenöffnung kann durch eine Entfernung von Desinfektionsmittelrückständen nach dem ISK durch klares Wasser vorgebeugt werden. Gegebenenfalls muss das Desinfektionsmittel gewechselt und ein Dermatologe aufgesucht werden. Wegen der erhöhten Gefahr einer Harnwegsinfektion hält sich der Patient an folgende Angaben:

- Hygienisches Vorgehen, z. B. Händedesinfektion vor dem ISK
- Ausreichende Flüssigkeitszufuhr
- Führen eines Miktions- (➤ Abb. 19.29) oder Trinkprotokolls (➤ 18.2.2), um Ausscheidungsintervalle in den Alltag zu integrieren

Wenn die katheterisierte Urinmenge weniger als 100 oder mehr als 500 ml beträgt, können Pflegende in Zusammenarbeit mit dem Patienten folgende Faktoren verändern: [22]

- Katheterisierungsfrequenz reduzieren oder erhöhen
- Katheterisierungsintervalle verkürzen oder ausdehnen
- Zugeführte Flüssigkeitsmenge reduzieren oder erhöhen

Patienten, die einen ISK durchführen, sollte in regelmäßigen Abständen angeboten werden, die Durchführung zu beobachten, um ein fehlerhaftes Handling zu korrigieren und Verletzungen zu vermeiden.

Individueller Beratungsbedarf

Pflegende beachten die individuelle Situation des Patienten. Während einige den ISK als optimale Maßnahme empfinden, fühlen sich andere Patienten massiv in ihrem Alltag beeinträchtigt. Manche lernen die Technik schnell, andere haben verstärkten Beratungsbedarf. Jeder vierte Patient benötigt aufsaugende oder ableitende Kontinenzhilfsmittel. Das persönliche Gespräch mit qualifiziertem Personal benötigt viel Zeit, kann aber Aufklärung und Abhilfe schaffen. Bei Bedarf sollte ein Sexualtherapeut oder ein Psychologe hinzugezogen werden. Pflegende informieren ihre Patienten anhand aktueller Leitlinien. [14], [15]

19.3.4 Harninkontinenz

DEFINITION

Harninkontinenz (lat. *in- = un-, continentia = Zurückhaltung):* jeglicher unwillkürliche Harnverlust zu unpassender Zeit und/oder an unpassendem Ort nach dem 5. Geburtstag.

Enuresis (nocturna): intermittierender unwillkürliche Harnverlust im Schlaf (Nacht- oder Mittagsschlaf) ohne organische Ursache nach dem fünften Geburtstag über einen Zeitraum von drei Monaten mindestens einmal pro Monat (19.1.4). [4]

Harnkontinenz: Fähigkeit, willkürlich und zur passenden Zeit an einem geeigneten Ort die Blase zu entleeren.

Name:								Tag:				
Uhrzeit	Objektiv	Subjektiv		Inkontinente Episode		Situationsbeschreibung (z.B. Aufregung, Stress, körperliche Aktivität)	Toilettengang			Getränk		Handzeichen
	Miktionsmenge (in ml)	Miktionsmenge (Kreuz setzen)		Ungewollter, unwillkürlicher Harnabgang			Hilfsmittel	Unterstützungsbedarf		Art	Menge (in ml)	
		Viel	Wenig	Ja	Nein			Ja	Nein			
.........Uhr												
.........Uhr												
.........Uhr												
.........Uhr												
.........Uhr												

Abb. 19.29 Beispiel für ein Miktionsprotokoll. [L264]

Harninkontinenz tritt weltweit und in allen Altersklassen auf. Dabei sind Frauen deutlich häufiger betroffen als Männer. Ca. 40 % der Frauen in Deutschland leiden langfristig oder kurzzeitig unter unwillkürlichem Harnabgang. Mit zunehmendem Alter steigt das Risiko, wobei sich die Häufigkeit bei Frauen und Männern annähert. Deswegen ist spezifisches Wissen darüber gerade in der geriatrischen Pflege wichtig. [16] In Pflegeeinrichtungen sind bis zu 80 % der Bewohner harninkontinent, im häuslichen Umfeld sind es ca. 50 % aller älteren Patienten. [17]

Harninkontinenz ist ein gesellschaftlich tabuisiertes Thema. Viele Betroffene leiden deshalb still, ohne dass jemand davon erfährt. So vertrauen sich bis zu 40 % der Betroffenen weder Angehörigen, Freuden noch Gesundheitsdienstleistern an, wenn sie in den vergangenen vier Wochen einen unwillkürlichen Harnabgang hatten. Pflegende berücksichtigen dies bei der Anamnese und gehen sensibel auf das Thema ein.

Expertenstandard Kontinenzföderung in der Pflege

Der Expertenstandard liegt seit 2024 in der 2. Aktualisierung (seit 2006) vor. Er wurde um die Stuhlinkontinenz erweitert.
Zielsetzung: *„Bei jedem Menschen mit einem pflegerischen Unterstützungsbedarf wird die Kontinenz erhalten oder gefördert. Identifizierte Harn- und/oder Stuhlinkontinenz wird beseitigt, weitestgehend reduziert bzw. kompensiert."*
Begründung: Harn- und Stuhlinkontinenz sind weit verbreitete pflegerelevante Probleme und für die Betroffenen häufig mit sozialem Rückzug, sinkender Lebensqualität und steigendem Pflegebedarf verbunden. Das frühzeitige Erkennen von gefährdeten und betroffenen Menschen und spezifische Maßnahmen können Kontinenzprobleme erheblich positiv beeinflussen. Darüber hinaus können durch Inkontinenz hervorgerufene Beeinträchtigungen reduziert bzw. kompensiert werden. [17]

Auswirkungen der Harninkontinenz

Harninkontinenz wird von Betroffenen als starke Belastung erlebt, die das Selbstbewusstsein minimiert. Mit dem Verlust der Selbstverständlichkeit, Wasser willkürlich lassen zu können, wachsen Scham und Selbstzweifel mit der Folge der sozialen Isolation. Inkontinenz beeinflusst alle Lebensbereiche. Betroffene ziehen sich nicht zuletzt wegen der Tabuisierung immer mehr zurück und greifen zu Notlügen, um das Thema nicht zur Sprache zu bringen. Die Lebensqualität ist stark eingeschränkt. Pflegefachpersonen beachten solche Anzeichen und helfen den Betroffenen, sich aktiv mit der Situation auseinanderzusetzen und mögliche Lösungswege zu erarbeiten. Dabei gehen sie behutsam vor, denn die Tatsache, jemand anderen in Kontakt mit seinen Ausscheidungen kommen zu lassen, wird als unangenehmer Kontrollverlust empfunden. [18], [19]

Die **Belastung pflegender Angehöriger** durch Inkontinenz ist ebenfalls enorm. Pflegende Angehörige, die einen inkontinenten und an Demenz erkrankten Partner versorgen, sind schnell überfordert. Abgesehen von den allgemeinen Auswirkungen der Harninkontinenz (➤ Tab. 19.14) ist durch den Umgang mit den Ausscheidungen des Lebenspartners auch die partnerschaftliche Beziehung gestört. [20]

Harninkontinente Patienten haben zudem durch den erhöhten Körperpflegebedarf und das Reinigen der Wäsche einen größeren Pflegebedarf und werden aufgrund der zunehmenden Belastung nach Möglichkeit schneller in eine Pflegeeinrichtung übermittelt. Mehr als die Hälfte der Menschen, die in einer stationären Pflegeeinrichtung aufgenommen werden, brauchten bereits zuvor Unterstützungsbedarf beim Toilettengang.

2023 betrugen die Ausgaben der gesetzlichen Krankenkassen für Inkontinenzhilfsmittel fast 758 Mio. €. [21]

19

Tab. 19.14 Belastende Faktoren der Harninkontinenz.

Ebene	Auswirkung
Körperliche Ebene	• Unwohlsein und Erschöpfung, z. B. durch Reduktion der Trinkmenge, Unterbrechen des Schlafs • Entzündungen und Schmerzen, z. B. durch häufiges Waschen oder Tragen von nassen Inkontinenzhilfsmitteln • Geruch, Veränderung der Wahrnehmung des eigenen Geruchs
Verhaltensebene	• Verstärkte Hygiene • Änderung des Kleidungsstils, z. B. weite Kleidung • Ständige Toilettensuche
Psychische Ebene	• Angst und Unsicherheit • Kontrollverlust, Wut und Ärger • Scham, Ekel
Soziale Ebene	• Eingeschränkte soziale Aktivität • Eingeschränkte soziale Beziehungen • Probleme in Partnerschaft und Sexualität
Ökonomische Ebene	• Finanzielle Belastung

Risikofaktoren und Risikogruppen

Pflegende kennen mögliche **Risikofaktoren** für das Entstehen einer Harninkontinenz. Unterschieden wird eine plötzlich eintretende Inkontinenz von einer schleichend eintretenden Inkontinenz. Weiter wird neben geschlechtsunabhängigen und geschlechtspezifischen Risikofaktoren unterschieden.

Geschlechtsunabhängige Risikofaktoren

- Zunehmendes Alter, ab 50. Lebensjahr, z. B. durch Veränderung der Blase und des Beckenbodens
- Kognitive Einschränkungen, z. B. bei eingeschränktem Erinnerungsvermögen oder verminderter Kommunikationsfähigkeit
- Körperliche Einschränkungen, z. B. Immobilität oder eingeschränkte Fingerfertigkeit, die das Entkleiden auf der Toilette erschwert
- Veränderte Umweltbedingungen bei körperlichen oder kognitiven Einschränkungen, z. B. zu weit entfernte Toilette
- Erkrankungen, z. B. Schlaganfall, Multiple Sklerose, Morbus Parkinson, Demenz, Diabetes mellitus
- Harnwegsinfektionen
- Medikamente, z. B. Diuretika, Neuroleptika
- Obstipation
- Belastung des Beckenbodens, z. B. bei körperlicher Betätigung

Spezielle Risikofaktoren bei Frauen

- Starke Belastung des Beckenbodens durch Schwangerschaften und vaginale Entbindungen, Verletzungen bei der Geburt, z. B. Episiotomie (Dammschnitt)
- Wechseljahre (Klimakterium) bewirken ein Absinken des Östrogenspiegels und eine Veränderung der Vaginalschleimhaut
- Übergewicht
- Hysterektomie (Gebärmutterentfernung) und Prolaps-Operationen (OPs bei Gebärmuttermuttervorfall)
- Enuresis (Einnässen nach dem 5. Geburtstag) in der Kindheit
- Sexuelle Gewalt mit Verletzungen im Beckenboden- und Vaginalbereich

Spezielle Risikofaktoren bei Männern

Bei Männern stellen Veränderungen und Operationen der Prostata, z. B. Prostatektomie (Entfernung der Prostata), einen speziellen Risikofaktor dar.

Risikogruppen für Harninkontinenz

Aus den Risikofaktoren lassen sich Risikogruppen bilden:
- Kognitiv/körperlich eingeschränkte Personen
- Frauen während/nach der Schwangerschaft und in den Wechseljahren
- Männer mit Veränderungen der Prostata

Inkontinenzformen

Inkontinenzformen unterscheiden sich in funktionelle Störungen und Veränderungen der Speicher- und Entleerungsfunktion.

Funktionelle Harninkontinenz

Die **funktionelle Harninkontinenz** ist die Unfähigkeit eines normalerweise kontinenten Menschen, die Toilette rechtzeitig zu erreichen, um willkürlich Urin abzulassen. Sie liegt vor allem bei mobilitäts- oder kognitiv eingeschränkten Patienten ohne Störungen des Urogenitaltrakts vor, kann aber auch bei anderen Inkontinenzformen Bedeutung haben.

Harninkontinenz aufgrund veränderter Speicher- und Entleerungsfunktion

Eine **veränderte Speicher- und Entleerungsfunktion** ist ursächlich für die Harninkontinenz. Die im Folgenden aufgeführten unterschiedlichen Kontinenzformen sind an die *International Continence Society (ICS)* angelehnt.

Belastungsinkontinenz

Eine **Belastungsinkontinenz** *(Stressinkontinenz)* liegt vor, wenn unfreiwilliger Urinabgang in Verbindung mit körperlicher Belastung auftritt. Die Harnblase kann den Urin nicht mehr ausreichend speichern, sodass es z. B. beim Niesen, Husten oder Tragen schwerer Lasten zu einem unwillkürlichen Urinabgang kommt. Häufigste Ursachen bei Frauen sind eine Absenkung des Beckenbodens nach der Geburt und die Wechseljahre. Bei Männern tritt eine Harninkontinenz häufig zeitlich begrenzt nach Operationen an der Prostata auf. Auch Adipositas ist ein Risikofaktor.

Dranginkontinenz

Eine **Dranginkontinenz** liegt vor, wenn unfreiwilliger Urinabgang mit plötzlich auftretendem, nur schwer unterdrückbarem Harndrang einhergeht. Auch hier kann die Harnblase den Urin nicht mehr ausreichend speichern, was oft schon bei geringer Blasenfüllung ein Einnässen zur Folge hat. Ursachen sind neurogene Erkrankungen (z. B. Apoplex, Multiple Sklerose) oder Harnwegsinfekte, Blasensteine, Stress, Kaffee- und Alkoholkonsum.

Mischinkontinenz

Bei einer **Mischinkontinenz** liegt eine Belastungs- plus Dranginkontinenz vor.

Neurogene Detrusorüberaktivität mit Harninkontinenz

Bei einer neurogenen Detrusorüberaktivität liegt eine Störung/Schädigung der nervalen Versorgung der Harnblase durch spinale oder supraspinale Schädigung, u. a. bei Querschnittslähmung, Multipler Sklerose, Demenz, Schlaganfall. Das Zusammenspiel aller an der Harnspeicherung und -entleerung beteiligter Nerven und Organe ist gestört. Die Symptome sind Pollakisurie, Nykturie, häufiges bis ständiges und äußerst unangenehmes Harndranggefühl bis zur Ausbildung einer Dranginkontinenz. [23]

Nicht in allen Einteilungen vorkommende Form der Inkontinenz, z. B. nicht im Expertenstandard Kontinenzförderung in der Pflege. Die Form wird dann an anderen Stellen mit eingeordnet.

Extraurethrale Inkontinenz

Bei einer **extraurethralen** *(außerhalb der Harnröhre)* **Inkontinenz** besteht ständiger Urinverlust über andere Kanäle als die Harnröhre, z. B. über eine Blasen-Scheiden-Fistel oder Blasen-Darm-Fistel, u. a. bedingt durch Tumoren oder posttraumatisch. In der Regel sind operative Maßnahmen notwendig.

Inkontinenz bei chronischer Harnretention

Bei der **Inkontinenz bei chronischer Harnretention** kommt es zu einer unvollständigen Blasenentleerung mit Restharnbildung und dadurch ständigem Harndrang, mit oder ohne unfreiwilligen Urinabgang (Harnträufeln). Die Blasenentleerung ist gestört, erst bei einer gewissen Blasenfüllung entleert sich Harn. Ursachen sind u. a. Schädigung des Rückenmarks oder durch Abflusshindernisse wie Tumoren, Prostatavergrößerung. Eine chronische Harnretention ist in der Regel nicht schmerzhaft (im Gegensatz zur akuten Harnretention).

Unkategorisierbare Inkontinenz

Eine **unkategorisierbare Inkontinenz** liegt vor, wenn der unfreiwillige Urinverlust aufgrund der Symptome und Befunde nicht eindeutig zugeordnet werden kann.

Feststellung der Harninkontinenz

Zur **Feststellung** der Harninkontinenz müssen Pflegefachpersonen in der Anamnese erfassen, ob überhaupt eine Inkontinenz vorliegt. Dazu müssen sie wissen, welche Symptome zu beobachten sind, da diese bedeutend für die Definition der Inkontinenzform sind.

Identifikation der Harninkontinenz

Zur **Identifikation** der Harninkontinenz orientieren sich Pflegende an den Risikofaktoren. Bei der Anamnese ist ein behutsames Vorgehen erforderlich, da sich die meisten Betroffenen ihrer Inkontinenz schämen. Auch jüngere Patienten werden nach Symptomen gefragt. Dabei werden nicht nur die medizinischen, sondern auch die psychosozialen Aspekte erfasst wie persönlicher Umgang damit oder besonders belastende Situationen. Dazu stellen Pflegende gezielte und sensible Fragen.

Der Expertenstandard Kontinenzförderung in der Pflege empfiehlt folgende **Initialfragen:** [17]

- Verlieren Sie ungewollt Urin?
- Verlieren Sie Urin, wenn Sie husten, lachen oder sich körperlich betätigen?
- Verlieren Sie Urin auf dem Weg zur Toilette?
- Tragen Sie Vorlagen, um Urin aufzufangen?
- Verspüren Sie häufig (starken) Harndrang?
- Müssen Sie pressen, um Wasser zu lassen?

Reagieren Patienten nicht auf Fragen, achten Pflegende diskret auf **Anzeichen,** die für eine Harninkontinenz sprechen können:

- Verminderte Flüssigkeitszufuhr
- Häufige Toilettengänge
- Prophylaktisches Tragen von Vorlagen
- Verstecken von verunreinigter Kleidung oder Wunsch, das Bett selbst zu beziehen
- Auffälliger Geruch
- Hautveränderungen im Intimbereich

Symptome der Harninkontinenz

Symptome der Harninkontinenz treten bei den unterschiedlichen Inkontinenzformen in unterschiedlicher Ausprägung auf:

- Unfreiwilliger Urinverlust
  - Bei körperlicher Belastung, z. B. Niesen oder Husten
  - Bei körperlicher Anstrengung
  - Mit Harndrang einhergehend
- Eingeschränktes Gefühl für die Füllung der Blase
- Gefühl der nicht vollständig geleerten Blase
- Pollakisurie, Nykturie (➤ Tab. 19.5)
- Veränderte Miktion, z. B. verzögerter Beginn, Pressen beim Wasserlassen, Tröpfeln nach dem Urinieren, Brennen beim Wasserlassen
- Überaktive Blase, ständiger Harndrang
- (Nächtliches oder beim Mittagsschlaf) Einnässen (Enuresis nocturna)

Systematische Einschätzung der Harninkontinenz

Die **systematische Einschätzung** der Harninkontinenz erfolgt im interdisziplinären Team:

- Anamnese (z. B. der Medikation oder von Vor- und Begleiterkrankungen), Symptome, Risikogruppe, persönliche Lebenssituation, subjektiv empfundene Lebensqualität
- Körperliche Untersuchung auf Gewicht, Veränderung des Genitals, z. B. durch Operationen oder Fehlbildungen
- Medizinisch-diagnostische Maßnahmen wie Sonografie (z. B. vergrößerte Prostata?), urodynamische Untersuchung (z. B. intakter Schließmuskel?), Urinuntersuchung (z. B. Harnwegsinfekt?), Blutuntersuchung

- Auswertung der Instrumente und Methoden zur Einschätzung der Harninkontinenz, z. B. Miktionsprotokoll, Pad-Test
- Einschätzung der mentalen und körperlichen Leistungsfähigkeit bei geriatrischen Patienten im Hinblick auf die Auswahl der Therapie und pflegerischen Interventionen, z. B. durch *Short Physical Performance Battery (SPPB)*. [24]

Umgebungsbedingte Harninkontinenz

Wird keine Ursache für eine Inkontinenz beim Patienten gefunden, muss die Umgebung analysiert werden. Umgebungsbedingte Gründe für eine Inkontinenz können sein:
- Zu große Distanz zur Toilette
- Falsche Höhe des Toilettensitzes
- Nicht erreichbare Klingel
- Unzureichende Lichtverhältnisse (nachts)
- Fehlende Hilfsmittel, z. B. Rollator, Handläufe

Instrumente und Methoden zur Einschätzung der Harninkontinenz

Instrumente und Methoden zur Einschätzung der Harninkontinenz erlauben es, Art und Stärke der Inkontinenz zu erheben.

Miktionsprotokoll

Vorteile der Nutzung eines **Miktionsprotokolls** sind:
- Mittels Fremd- und Selbsteinschätzung eine Inkontinenz zu ermitteln und zu beurteilen
- Patienten zu identifizieren, die von einem speziellen Kontinenztraining profitieren
- Lerneffekt durch Selbstbeobachtung des Patienten: kontinenzförderndes Verhalten und Erfolg werden sichtbar, sensibilisierte Wahrnehmung des Ausscheidungsverhaltens
- Erfolgskontrolle von Interventionen

Das Miktionsprotokoll sollte wenigstens an einem Werktag und an einem Wochenende, besser aber an 3–7 aufeinanderfolgenden Tagen ausgefüllt werden. Je länger ein Miktionsprotokoll geführt wird, desto wertvoller ist das Ergebnis. [17]

Es gibt unterschiedliche Miktionsprotokolle. Einige werden von den Betroffenen selbst, andere von den Pflegenden geführt. Im Wesentlichen haben sie folgenden Inhalt (➤ Abb. 19.29):
- Miktionsfrequenz, -zeitpunkt und -volumen, gewollte oder nicht gewollte Harnabgänge
- Trinkmenge und -gewohnheiten
- Drangsymptomatik
- Situation, z. B. Aufregung, Stress, körperliche Aktivität
- Unterstützungsbedarf, z. B. Begleitung zur Toilette, Hilfsmittelverwendung, Klingel

Der Einsatz eines Miktionsprotokolls sollte nur erfolgen, wenn aus den Ergebnissen auch Konsequenzen folgen. Deshalb ist der Einsatz bei z. B. langfristig bettlägerigen Personen kritisch zu hinterfragen. [17]

24-Stunden-Vorlagengewichtstest

Ein **24-Stunden-Vorlagengewichtstest** *(Pad-Test)* hilft, den unwillkürlichen Urinabgang innerhalb von 24 Std. zu messen, um eine eventuelle Harninkontinenz festzustellen und die Menge des verlorenen Harns zu ermitteln. Dazu wird über 24 Std. jede getragene Vorlage gesammelt, gewogen und das Gewicht mit dem der gleichen Zahl unbenutzter Vorlagen verglichen. Ab einem Wert von 4–8 g Gewichtsunterschied wird von einer Harninkontinenz gesprochen.

Patienten können bei der Durchführung ihren Alltagsaktivitäten nachgehen. Pflegende informieren über das korrekte Aufbewahren der getragenen Vorlagen und unterstützen die Maßnahme bei kognitiv eingeschränkten Patienten oder beziehen Angehörige mit ein. Eine routinemäßige Durchführung wird nicht empfohlen, zumal der Nutzen des Vorlagentests umstritten ist. [17]

Verfälschtes Ergebnis

Ein Gewichtsunterschied beim 24-Stunden-Vorlagengewichtstest kann u. a. auch durch vaginalen Ausfluss oder Stuhlbeimengungen bedingt sein.

One-Hour-Pad-Test

Beim **One-Hour-Pad-Test** handelt es sich um einen Kurzzeittest, bei dem Patienten ein standardisiertes Volumen an Flüssigkeit erhalten und anschließend bestimmten Belastungen ausgesetzt werden, z. B. Treppensteigen, Laufen, Husten. Die Vorlage wird anschließend gewogen und das Gewicht dem einer ungetragenen gegenübergestellt. Dieser Test ist weniger aussagekräftig als der 24-Stunden-Vorlagengewichtstest.

Kontinenzprofile

Das **Kontinenzprofil** eines Patienten basiert auf der Feststellung der Harninkontinenz. Pflegende erstellen das Kontinenzprofil aus den bislang gewonnen Daten, z. B. Miktionsprotokoll, Anamnese. Die Expertengruppe des DNQP entwickelte sechs Kontinenzprofile (➤ Tab. 19.15). [17]

Regelmäßige Aktualisierung des Kontinenzprofils

Kontinenzprofile können sich im Laufe der Zeit verändern. Eine regelmäßige Erhebung der Situation (ca. alle 14 Tage) ist erforderlich, um ein aktuelles Kontinenzprofil zu haben. Zuweilen kann es sinnhaft sein, je ein Kontinenzprofil für den Tag und eines für die Nacht zu erheben. Bei den meisten Bewohnern in der stationären Langzeitpflege ist ein Kontinenzprofil ausreichend, d. h., Tag- und Nachtunterschiede treten kaum auf. [17]

Maßnahmen zur Kontinenzförderung

Maßnahmen zur Kontinenzförderung können zwei Ansätze haben:
- Präventiv oder kontinenzerhaltend
- Kontinenzfördernd

Die **Prävention der Harninkontinenz oder kontinenzerhaltende Maßnahmen** richten sich an Patienten, die aufgrund der Risikofaktoren bedroht sind, eine Inkontinenz zu entwickeln. Schwangeren kann z. B. Beckenbodentraining empfohlen werden, um eine mögliche Inkontinenz nach der Geburt zu vermeiden. Harninkontinenz infolge von Harnwegsinfekten kann auch mittels hygienischen Arbeitens

Tab. 19.15 Kontinenzprofile nach dem Expertenstandard Förderung der Harnkontinenz in der Pflege. [17]

Profil	Merkmale	Beispiele
Kontinenz	• Kein unwillkürlicher Harnverlust • Keine personelle Hilfe notwendig • Keine Hilfsmittel	Patienten, die ihre Blase willkürlich zu passender Zeit und an passendem Ort entleeren können
Unabhängig erreichte Kontinenz	• Kein unwillkürlicher Harnverlust • Keine personelle Unterstützung notwendig • Selbstständige Durchführung von Maßnahmen	Patienten, die durch eigenständigen Gebrauch von mobilen Toilettenhilfen (z. B. Urinflasche), ISK oder Durchführung von Trainingsmaßnahmen (Blasentraining) keinen unwillkürlichen Urinverlust haben
Abhängig erreichte Kontinenz	• Kein unwillkürlicher Harnverlust • Personelle Unterstützung bei der Durchführung von Maßnahmen notwendig	Patienten, die zu individuell festgelegten Zeiten zur Toilette begleitet werden, eine Urinflasche bekommen oder von Pflegenden intermittierend katheterisiert werden
Unabhängig kompensierte Inkontinenz	• Unwillkürlicher Harnverlust • Keine personelle Unterstützung bei der Versorgung mit Hilfsmitteln	Patienten, die Inkontinenzhilfsmittel (z. B. Vorlagen, Kondomurinal) selbstständig handhaben
Abhängig kompensierte Inkontinenz	• Unwillkürlicher Harnverlust • Personelle Unterstützung bei der Inkontinenzversorgung notwendig	Patienten, bei denen kompensierende Maßnahmen (z. B. Vorlagenwechsel) von Pflegenden oder Angehörigen übernommen werden
Nicht kompensierte Inkontinenz	• Unwillkürlicher Harnverlust • Keine Inanspruchnahme von personeller Unterstützung und therapeutischen Maßnahmen oder Versorgungsmaßnahmen	Patienten, die aus Scham nicht über ihre Inkontinenz sprechen wollen und deshalb auch keine Hilfe oder Hilfsmittel in Anspruch nehmen oder aufgrund kognitiver Defizite nicht akzeptieren

beim Katheterisieren oder bei der Intimpflege verhindert werden. Wichtig für Pflegende ist es, Risikofaktoren rechtzeitig zu erkennen und präventive Maßnahmen gezielt auszuwählen, um die Kontinenz zu erhalten.

Die Würde des Patienten wahren

Unreflektierte und routinierte Handlungen wirken auf Patienten entwürdigend. Die Stärkung von Selbsthilfepotenzialen und Bewältigungsstrategien, die Wahrung der Intimsphäre und eine personenzentrierte, empathische Pflege können die Würde des Patienten hingegen stützen.

Kontinenzfördernde Maßnahmen richten sich an Patienten bei bestehender Harninkontinenz. Pflegende erarbeiten gemeinsam mit den Patienten individuelle Ziele. So kann z. B. für einen kognitiv eingeschränkten Patienten das Angebot eines Toilettengangs zu individuell festgelegten Zeitpunkten eine Hilfestellung darstellen, während Beckenbodentraining bei einer Frau mit gesenktem Beckenboden die Kontinenz fördert.

Medikamentöse Therapie

Gerade bei der Dranginkontinenz können Medikamente den ungewollten Urinverlust reduzieren. Urologische Spasmolytika beruhigen die Blasenmuskulatur und erhöhen das Blasenfüllungsvolumen. In Kombination mit verhaltenstherapeutischen Maßnahmen zeigen sie gute Erfolge. Nebenwirkungen der auf das vegetative Nervensystem wirkenden Medikamente sind: Mundtrockenheit, Sehstörungen (verschwommen), Tachykardie, Übelkeit.

Es werden weiter allgemeine Maßnahmen zur Kontinenzförderung von speziellen Maßnahmen unterschieden.

Allgemeine Maßnahmen zum Kontinenzerhalt und zur Kontinenzförderung

Allgemeine Maßnahmen zum Kontinenzerhalt und zur Kontinenzförderung sind:

- Motivation zum Toilettengang und zu kontinenzerhaltenden bzw. -fördernden Maßnahmen
- Auf eine angemessene Flüssigkeitszufuhr bestehend aus Wasser und Tee achten, mangelnde Flüssigkeitsaufnahme verstärkt ebenso wie der Genuss von Alkohol und Kaffee eine vorhandene Drangsymptomatik und begünstigt zudem Harnwegsinfektionen und Obstipation
- Gewichtsreduktion mittels Ernährungsberatung und Bewegung
- Maßnahmen zur Behandlung von Obstipation (➢ 19.3.7, ➢ 19.3.8)
- Förderung der Autonomie durch kontinenzfördernde Umgebung, z. B.:
  - Patienten den Weg zur Toilette zeigen und sie ggf. begleiten
  - Für saubere Toiletten sorgen
  - Kurze ebenerdige Wege zur Toilette schaffen, z. B. Bett in Toilettennähe positionieren
  - Hilfsmittel (z. B. Toilettenstuhl) und Klingel in Griffnähe
  - Leichte Handhabbarkeit von Türen sicherstellen
  - Breite Türen, um sie mit Rollator oder Rollstuhl passieren zu können
  - (Elektrisch) höhenverstellbare Toilettensitze bereitstellen
  - Ausreichend Toilettenpapier, Einmalwaschlappen, Seife, Abwurf
  - Haltegriffe anbringen neben der Toilette zur Förderung der Mobilisation und des Transfers
  - Ausreichende Beleuchtung, ggf. nachts Licht anlassen
  - Wahrung der Intimsphäre sicherstellen, z. B. durch „Besetzt"-Schild oder leicht abschließbare Türen
  - Deutliche Kennzeichnung der Toilettentür

- Förderung der Autonomie durch kontinenzfördernde Kleidung, z. B.
  - Leicht zu öffnende Kleidung, z. B. Haken oder Reißverschlüsse statt Knöpfen
  - Klettverschlüsse verwenden, Hosenschlitze verlängern oder Hosen mit Gummibund anbieten
  - Nicht beengende Kleidung; weite Kleidung kaschiert zudem körpernahe Inkontinenzhilfsmittel
  - Kleidung sollte bei 60 °C waschbar sein
  - Stabiles Schuhwerk für den Weg zur Toilette
- Beratung (➤ Tab. 19.16)

Spezielle Maßnahmen zur Kontinenzförderung

Spezielle Maßnahmen zur Kontinenzförderung werden individuell für jeden Patienten u. a. abhängig von Alter, Allgemeinzustand und Inkontinenzform ausgewählt.

Alarmtherapie

Die **Alarmtherapie** *(apparative Verhaltenstherapie)* ist geeignet für Kinder, die auch nach dem 5. Lj. noch regelmäßig Bettnässen (➤ 19.1.4, ➤ Abb. 19.30). Durch das plötzliche Wecken soll der Miktionsvorgang unterbrochen und auf der Toilette fortgesetzt werden. Wichtig ist, dass der Toilettengang vom Kind bewusst wahrgenommen wird.

Eine Alarmtherapie erfordert eine hohe Compliance der ganzen Familie, da die Nachtruhe über einen längeren Zeitraum gestört wird. Pflegende helfen Angehörigen, mit der Situation umzugehen, beraten sie und verweisen an Kontaktadressen.

Blasentraining

Blasentraining bietet sich vor allem bei Frauen mittleren Alters mit Belastungs-, Drang- und Mischinkontinenz an. Voraussetzung ist eine uneingeschränkte geistige Leistungsfähigkeit und Compliance. Ziele des Blasentrainings sind:

Tab. 19.16 Beratungs- und Unterstützungsbedarf. [40]

Beratung	Beispiel
Allgemeine Informationen	• Harninkontinenz (Entstehung, Unterschiede) • Bezogen auf individuelle Situation
Therapiemöglichkeiten	• Operative Therapie: mit einem Gynäkologen, Urologen sprechen • Konservative Therapie, z. B. Blasentraining
Alltagsmanagement	• Arten von Hilfsmitteln • Trinkverhalten
Präventionsmöglichkeiten	• Vor und nach der Entbindung • Mit zunehmendem Alter
Professionelle Hilfe	• Kontinenzberater, Gynäkologe, Urologe, Neurologe • Beckenbodentrainingsgruppen
Selbsthilfegruppen	• Zugang mittels Kontaktadresse • Austausch
Bewältigung	• Verarbeiten des Krankheitserlebens • Stärkung der Patientenrolle

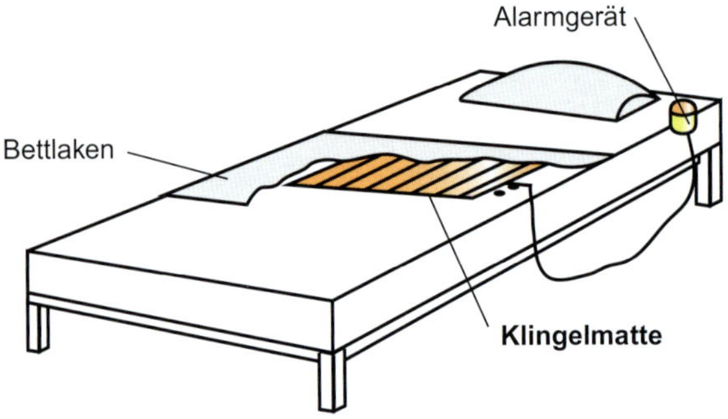

Abb. 19.30 Klingelmatte. Der integrierte Feuchtigkeitssensor lässt bei Kontakt mit Flüssigkeiten ein lautes Alarmgeräusch ertönen. [L271]

- Korrektur ungünstiger Ausscheidungsgewohnheiten
- Erhöhung der Blasenkapazität
- Verbesserung der Fähigkeit, Harndrang zu verdrängen
- Verlängerung der Ausscheidungsintervalle auf 3–4 Std.

Zur Durchführung erstellen Pflegende gemeinsam mit den Betroffenen einen individuellen, zeitgebundenen Ausscheidungsplan. Patienten benötigen vielfältige Informationen und Beratung, u. a. zu den anatomischen Verhältnissen des Beckens, dem Trainingsprogramm und den Techniken zur Drangkontrolle. Zu früh einsetzender Harndrang soll bis zum Abklingen durch Hinsetzen und tiefes Einatmen oder Ablenkung unterdrückt werden. Die Ausscheidungsintervalle werden wöchentlich um 15–30 Min. verlängert, um schließlich ein Intervall von 3–4 Std. zu erhalten.

Blasentraining als eine Form des Verhaltenstrainings verlangt von Patienten viel persönlichen Kontakt zu Pflegenden oder zu Selbsthilfegruppen. Durch die positive Verstärkung der Erfolge wird die Motivation für den bis zu mehreren Monaten dauernden Prozess erhalten.

Beckenbodentraining

Beckenbodentraining bietet sich bei geistig klaren Patienten jeden Alters an, insbesondere bei Frauen mit Belastungs-, Drang- und Mischinkontinenz und Männern, die nach Prostataoperationen an Inkontinenz leiden. Außerdem wirkt Beckenbodentraining bei Erstgebärenden präventiv einer Urininkontinenz entgegen. Ziel des Beckenbodentrainings ist die Stärkung des Beckenbodens durch gezielte Kontraktionswiederholungen. [25]

Beckenbodentraining ohne unterstützende Technik wird von Patienten über einen Zeitraum von 3–6 Monaten mehrmals am Tag während des normalen Tagesablaufs mit unterschiedlichen Übungen durchgeführt. Es wird eine An- und Entspannungszeit von jeweils 10 Sek. und eine tägliche Übungszahl von 30 bis 80 Kontraktionen über einen Zeitraum von wenigstens acht Wochen empfohlen; bei älteren Patienten ist eine längere Übungszeit sinnvoll. Bei der „Blinzelübung“ werden Patienten aufgefordert, sich einzelne Harntropfen vorzustellen und diese anzuhalten und loszulassen. Bei korrekter Durchführung ist weder eine Anspannung des Gesäßes noch des Bauchs wahrzunehmen. ➤ Abb. 19.31 zeigt weitere Übungen zum Beckenbodentraining.

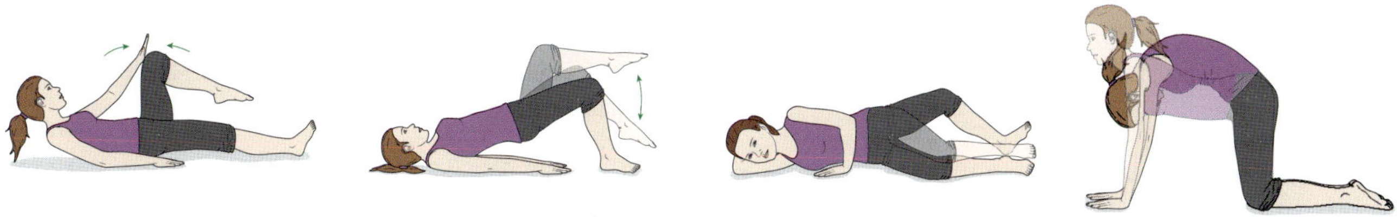

Abb. 19.31 Diverse Übungen zur Stärkung des Beckenbodens. Pflegefachpersonen und/oder Physiotherapeuten leiten Patienten dazu an. Hilfreich ist auch eine Broschüre, in der die Übungen nachgelesen werden können. [L264]

Für das Beckenbodentraining gibt es auch Hilfsmittel (z. B. Vaginalkonen, Elektro- und Magnetstimulation). Die Frauen werden dazu von einem erfahrenen Physiotherapeuten angeleitet.

Toilettentraining

Das **Toilettentraining** bietet sich als kontinenzfördernde Maßnahme bei Menschen mit (erhöhter) Pflegebedürftigkeit an. Die Maßnahme ist bei chronischer Harnretention und einer extraurethralen Inkontinenz kontraindiziert.

Der Begriff **Toilettentraining** kann kritisch gesehen werden, da nicht die Toilette, sondern die Miktion bzw. die Kontinenz trainiert wird. Im Pflegealltag wird das Toilettentraining oft mit Toilettenbegleitung verwechselt. Deshalb ist es günstiger, die Begriffe **Miktionstraining** bzw. **Kontinenztraining** zu verwenden. In der Literatur ist jedoch überwiegend vom Toilettentraining die Rede, sodass der Begriff auch hier Verwendung findet.

Der angebotene Toilettengang ist eine Maßnahme aus dem Bereich der Verhaltenstherapie, bei dem mittels verbaler Aufforderung und positiver Verstärkung die Blasenkontrolle vor allem durch eine Sensibilisierung für das Ausscheidungsverhalten trainiert wird. Dabei gilt es das individuelle Miktionsschema des Patienten zu berücksichtigen. Der angebotene Toilettengang bietet sich nicht bei Patienten an, die sich im Endstadium einer Demenz befinden, mehr als vier inkontinente Episoden in 12 Stunden vorweisen, bettlägerig sind oder den Harn nicht länger als zwei Stunden halten können.

Die Intervention sollte nach vier bis sieben Wochen evaluiert werden.

Der **Toilettengang zu individuellen Zeiten** bietet sich bei psychisch und kognitiv eingeschränkten Patienten an, die von einem Verhaltenstraining nicht profitieren. Basierend auf einem zuvor ausgefüllten Miktionsprotokoll werden individuelle Zeitpunkte (zu denen eventuell unfreiwillig Urin abgegangen ist) festgelegt, um die Toilette aufzusuchen.

Der **Toilettengang zu festgelegten Zeiten** bietet sich bei Patienten an, die nicht mehr in der Lage sind, selbstständig die Toilette zu nutzen, mit dem Ziel, inkontinente Episoden zu vermeiden. Dazu werden sie anfangs in einem festgelegten Intervall ca. zweistündlich zur Toilette begleitet. Die Intervalle werden langsam verlängert mit dem Ziel, nicht mehr als fünf bis sechs Toilettengänge pro Tag zu absolvieren. Die Maßnahme ist rein passiv.

Veraltete Techniken

Techniken zur gezielten Anregung der Blasenentleerung wie die **Valsalvatechnik,** bei der hoher Druck auf den Unterbauch ausgeübt wird, und die **Triggermethode,** bei der durch Beklopfen der Blasenregion eine Kontraktion des Blasenmuskels ausgelöst wird, werden aufgrund einer möglichen Nierenschädigung nicht mehr durchgeführt. Auch die **Doppel- oder Dreifachmiktion,** bei der Patienten innerhalb kürzester Zeit zwei- oder dreimal die Toilette aufsuchen sollen, ist aufgrund mangelnder wissenschaftlicher Belege nicht zu empfehlen.

Einsatz von Hilfsmitteln

Der **Einsatz von Hilfsmitteln** sollte aus Gründen der Patientenzufriedenheit und aus ökonomischen Gründen nicht standardmäßig Verwendung finden. Zeigen aktive Maßnahmen zur Kontinenzförderung keine Erfolge, können Hilfsmittel unter Berücksichtigung der individuellen Situation angewandt werden, um das Leiden zu lindern.

Funktionell-anatomische Hilfsmittel

Funktionell-anatomische Hilfsmittel sind Hilfsmittel für Frauen, die unter Stress- bzw. Belastungsinkontinenz leiden.

- **Pessare** stützen den Uterus und heben ihn leicht an. Sie werden, wenn eine Operation nicht möglich oder gewünscht ist, von einem Gynäkologen angepasst und alle 5–6 Wochen gewechselt.
- **Vaginaltampons** aus Schaumstoff drücken aufgrund ihres (im Gegensatz zu herkömmlichen Tampons) großen Lumens die angrenzende Harnröhre zu und schützen deshalb nur bei leichter Inkontinenz (➤ Abb. 19.32).
- **Harnröhrenstöpsel** verschließen die Harnröhre, indem sie intraurethral (innerhalb der Harnröhre) getragen werden. Sie gehen mit einem erhöhten Risiko von Harnwegsinfekten einher und sind deshalb weniger zu empfehlen.

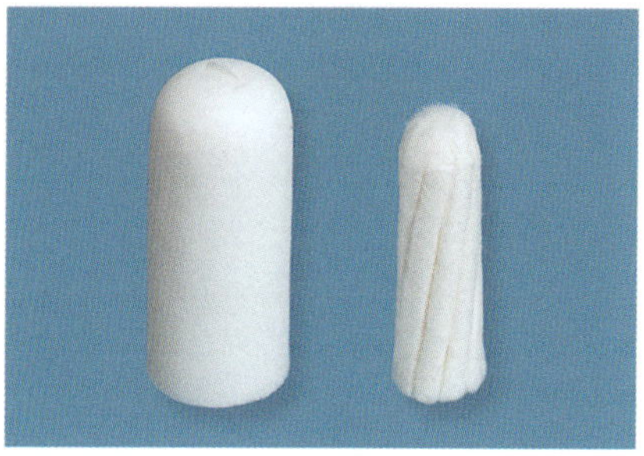

Abb. 19.32 Vaginaltampon im Vergleich mit einem herkömmlichen Tampon für die Monatshygiene. Durch das größere Lumen wird die angrenzende Harnröhre zugedrückt. [K115]

Die persönliche Anleitung im Umgang mit dem Hilfsmittel ist besonders bei älteren Patientinnen wichtig. Frauen, die Tampons kennen, haben in der Regel keine Probleme.

Auffangende Hilfsmittel

Auffangende Hilfsmittel bieten sich bei Patienten an, die Alternativen zur Toilette benötigen, z. B. in der Nacht oder vorübergehender Immobilität:

- Kindertopf (➤ 19.3.2)
- Toilettenstuhl (➤ 19.3.5)
- Steckbecken (➤ 19.3.5)
- Urinflasche (➤ 19.3.2)

Ableitende Hilfsmittel

Ableitende Hilfsmittel werden bei Patienten angewendet, die über ihre Blase keine Kontrollfunktion mehr haben und bei denen andere Möglichkeiten der Kontinenzförderung ausgeschlossen sind. Zu den bekanntesten ableitenden Verfahren zählen der intermittierende (Selbst-)Katheterismus, die transurethrale sowie die suprapubische Blasenkatheterisierung (➤ 19.3.3).

Kondomurinale werden bei harninkontinenten Männern, die kein erhöhtes Restharnvolumen und keine bedeutende Blasenentleerungsstörung aufweisen, angewendet. Vorteile sind die Vermeidung katheterassoziierter Komplikationen des Harntrakts und die unabhängige Handhabung durch den Patienten nach Anleitung durch Pflegende. Kondomurinale gibt es in unterschiedlichen Größen und Ausführungen. Hierbei ist Silikon Latex vorzuziehen. Das Kondom wird an der Spitze mit einem Urinauffangsystem, z. B. einem Beinbeutel, verbunden und bietet dadurch Bewegungsfreiheit im Alltag.

Anlegen eines Kondomurinals:

- Intimpflege durchführen und gegebenenfalls Schamhaare an der Peniswurzel entfernen, Haut muss fettfrei und trocken sein
- Penisgröße mithilfe einer Schablone oder eines Maßbands bestimmen (➤ Abb. 19.33a)
- Ggf. Haftstreifen am Penis anbringen (➤ Abb. 19.33b)
- Kondomurinal an der Penisspitze ansetzen und über den Penis abrollen (➤ Abb. 19.33c), zwischen Penisspitze und Ablaufstutzen 1–2 cm Platz lassen *(Reservoir)*, um den Ablauf zu gewährleisten
- Kondomurinal rundherum sanft andrücken (➤ Abb. 19.33d)
- Kondomurinal mit Urinauffangsystem verbinden

Wechsel und Entfernung eines Kondomurinals:

- Täglicher Wechsel, um Infektionen zu vermeiden
- Kondomurinal vorsichtig von der Peniswurzel abrollen
- Sorgfältige Hautbeobachtung
- Intimpflege

Bei Männern mit kleinem oder retrahiertem (zurückgezogenem) Penis oder emotionalen Widerständen eignet sich das Kondomurinal nicht. Hier kann wie bei immobilen Frauen ein **Urinkollektor** Anwendung finden. Dazu wird eine selbstklebende Hautschutzplatte auf den rasierten Genitalbereich angebracht. Der Urin fließt über einen Schlauch in einen Sammelbeutel. Der Urinkollektor ist jedoch weniger sicher.

Aufsaugende Hilfsmittel

Bei den **aufsaugenden Hilfsmitteln** werden körpernahe von körperfernen unterschieden. Einige sind durch Reinigung wiederverwendbar, andere nur für den einmaligen Gebrauch bestimmt.

- **Körperferne aufsaugende Hilfsmittel** sind z. B. Unterlagen oder ein wasserundurchlässiger Matratzenschutz.
- **Körpernahe aufsaugende Hilfsmittel** variieren in Größe und Aufnahmevolumen (➤ Abb. 19.34, ➤ Abb. 19.35) und sollten auch danach ausgewählt werden. Nachts sind eventuell Produkte mit größerer Aufnahmekapazität nötig als tagsüber:
  - Tropfenfänger, Slipeinlagen eignen sich bei leichter Inkontinenz.
  - Vorlagen können mit einer elastischen Netzhose getragen werden und schützen bei mittelgradiger Inkontinenz.
  - Geschlossene Inkontinenzvorlagen bieten sich bei starker Harn- und Stuhlinkontinenz an.
  - Aufsaugende Hilfsmittel müssen den Urin binden, vor Rücknässung schützen und angenehm zur Haut sein, da es sonst zu Reizungen, Rötungen, Dermatitis oder einem Ekzem kommen kann.

Prinzipien beim Anlegen einer geschlossenen Vorlage:

- Vorlage vor Anlegen in Längsrichtung falten, sodass ein schalenförmiger Hohlraum entsteht, der eine bessere Urinaufnahme ermöglicht.
- Vorlage von vorne nach hinten anlegen, um eine Keimverschleppung zu vermeiden.
- Das breitere Saugkissen befindet sich am Übergang von den Oberschenkeln zum Gesäß.

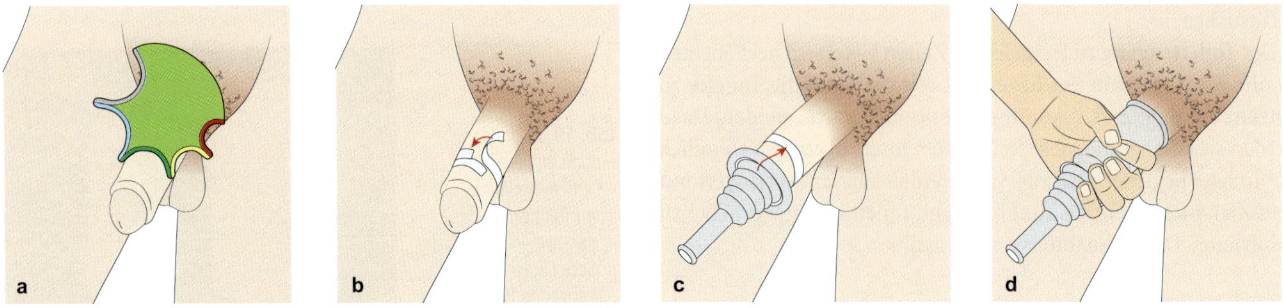

Abb. 19.33 Anlegen eines Kondomurinals: Mittels Schablone Größe bestimmen und Kondomurinale auswählen (a), Haftstreifen anbringen (b), dann Kondom anlegen und überstülpen (c) und rundherum andrücken (d). [L264]

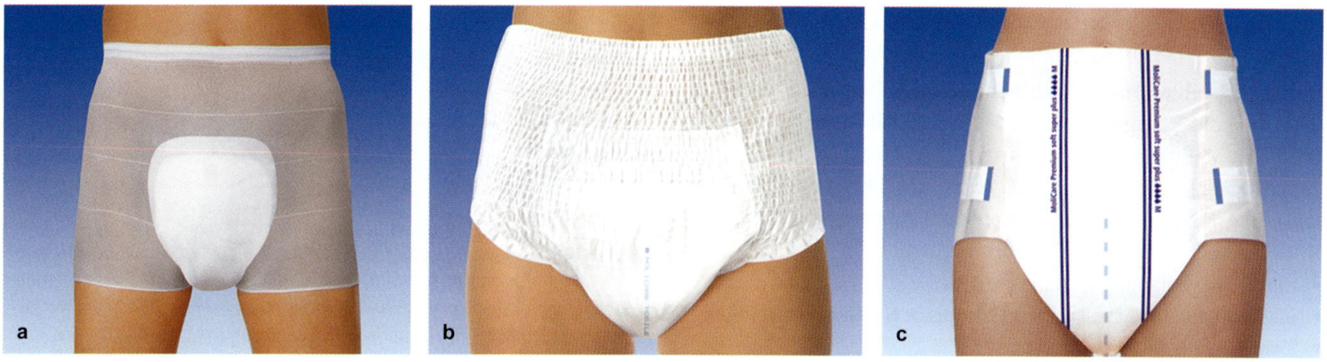

Abb. 19.34 Verschiedene aufsaugende Inkontinenzhilfsmittel. Vorlage mit Netzhose (a), Panti, das wie ein Slip gehandhabt werden kann (b), geschlossene Inkontinenzvorlage, die Klebestreifen sollten leicht nach oben bzw. unten geklebt werden (c). [V220, K115]

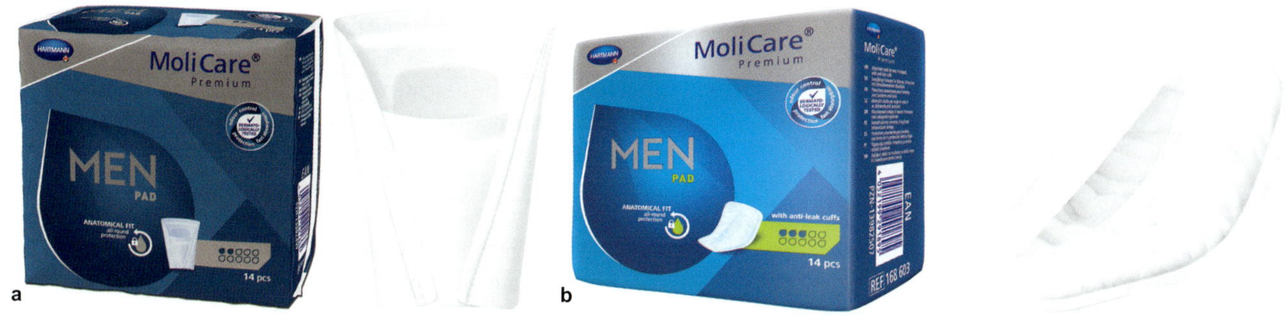

Abb. 19.35 Aufsaugende Hilfsmittel für Männer berücksichtigen die männliche Anatomie. Schutzhülle/Tropfenfänger (a), Einlage in Schalenform, angepasst an die männliche Anatomie (b). [V220]

- Die Innenbündchen liegen an der Leiste an.
- Die oberen Klebestreifen schräg von oben nach unten, die unteren Klebestreifen schräg von unten nach oben fixieren.
- Auf korrekten Sitz ohne Einschnüren kontrollieren.
- Möglichst nicht 24 h verwenden, da durch den Wärmestau das Hautbild negativ beeinträchtigt wird, z. B. Intertrigogefahr.

Beratung bei der Auswahl der Inkontinenzhilfsmittel

Pflegende beraten Patienten bei der Wahl der körpernahen aufsaugenden Hilfsmittel bezüglich:

- Tragekomfort, z. B. Größe
- Sicherheit und Diskretion, z. B. geräuscharm, optisch unauffällig, sichere Abdichtung
- Handhabung, z. B. Erhalt der Selbstständigkeit, einfache Entsorgung
- Kosten
- Bei Bedarf kann der Kontakt zu einem Kontinenzberater hergestellt werden; Mitarbeiter in Sanitätsfachgeschäften kennen sich ebenfalls gut aus.

VORSICHT

Pflegende führen **keine doppelte Vorlagenversorgung** durch, bei der mehrere Vorlagen z. B. nachts ineinandergelegt werden. Zum einen ist der Tragekomfort reduziert, zum anderen ist eine korrekte Auswahl der Saugstärke einer Inkontinenzvorlage sinnvoller, zumal die Flüssigkeit absorbiert wird.

Hautpflege bei Inkontinenz

Inkontinenz-assoziierte Dermatitis ➤ 17.1.9
Intertrigo und Intertrigoprophylaxe ➤ 17.1.10

Die **Hautpflege bei Inkontinenz** ist von großer Bedeutung, da Urin und gegebenenfalls Stuhl die Haut stark belastet, es besteht die Gefahr einer Inkontinenz-assoziierten Dermatitis (IAD ➤ 17.1.9). Zusätzliche Wärme durch aufsaugende Hilfsmittel fördern die Entstehung, ebenso häufiges Waschen mit ungeeigneten Reinigungsprodukten und starkes Reiben.

Pflegende beobachten die Haut auf Rötung, Risse, Schwellung, Blasenbildung und Irritationen.

Häufiger Kontakt mit Wasser und Seife schädigt die Haut, daher erfolgt die **Hautreinigung** belasteter Haut bei Inkontinenz mit weichen hautschonenden Feucht- und Öltüchern oder bei starker Verunreinigung mit Einmalwaschlappen und schwach sauren (pH-Wert 5,5–6) Waschsubstanzen. Anschließend wird die Haut sorgfältig trocken getupft. Pflegende kontrollieren regelmäßig die Hilfsmittel auf Nässe und Tragekomfort und wechseln diese bei Bedarf unverzüglich.

Zur **Hautpflege** bei Inkontinenz verwenden Pflegende ein auf das Hautbild abgestimmtes Pflegeprodukt. Bei trockener Haut wird eine Wasser-in-Öl-Lotion verwendet. Zum **Hautschutz** können fettfreie Hautschutzlösungen oder -salben verwendet werden (➤ 19.3.1). Pasten und Puder sind nicht geeignet, da sie durch ihre abdichtende Wirkung einen Wärmestau verursachen und die Haut aufquellen lassen. Finden sie zum Schutz vor äußeren Einflüssen trotzdem Verwendung, werden sie nur dünn aufgetragen und zweimal täglich erneuert.

Evaluation der Kontinenzsituation

Durch die **Evaluation der Kontinenzsituation** bzw. die erneute Einschätzung des Kontinenzprofils (➤ Tab. 19.15) werden die durchgeführten Maßnahmen im interdisziplinären Team in individuellen Zeitabständen auf Erfolg überprüft, wenn möglich mit dem Patienten und sein Angehörigen. Der Erfolg der Maßnahmen kann an folgenden Kriterien begutachtet und überprüft werden:
- In der Pflegeplanung formulierte Ziele
- Instrumente des Assessmentverfahrens, z. B. Miktionsprotokoll
- Kontinenzprofil

Selbst Teilerfolge sind für Patienten und deren Angehörige von Bedeutung. Hat sich die Kontinenzsituation nicht verbessert, wird nach möglichen Ursachen gesucht. Alternative Maßnahmen werden diskutiert und ausgewählt.

Weiterbildung zum Pflegeexperten für Kontinenz

Pflegefachpersonen können sich zum Pflegeexperten für Kontinenz weiterbilden. Wissenschaftliche Untersuchungen belegen den Nutzen einer solchen Weiterbildung. Zu den Tätigkeitsfeldern zählen u. a.: [24]
- Beratung des interdisziplinären Teams, Durchführung von (Mikro-)Schulungen
- Steuerung der Hilfsmittelberatung
- Betroffenen- und Angehörigenberatung
- Zusammenarbeit mit Ärzten bei Diagnostik und Therapie
- Hilfestellung bei komplexen Fragestellungen

19.3.5 Unterstützung bei der Stuhlentleerung

Förderung der selbstständigen Toilettennutzung

Die **selbstständige Toilettennutzung** kann zum einen durch Pflegende, zum anderen durch räumliche Gegebenheiten beeinflusst werden. Maßnahmen zur Förderung der selbstständigen Toilettennutzung entsprechen den allgemeinen Maßnahmen zur Kontinenzförderung (➤ 19.3.4). Daneben kann die **Hocksitzhaltung** die Stuhlentleerung erleichtern (➤ Abb. 19.36). Vor die Toilette wird ein Hocker gestellt, auf den der Patient die Füße aufstellen kann. Indem dadurch die Beine angewinkelt sind, wird eine physiologische Stuhlausscheidung unterstützt.

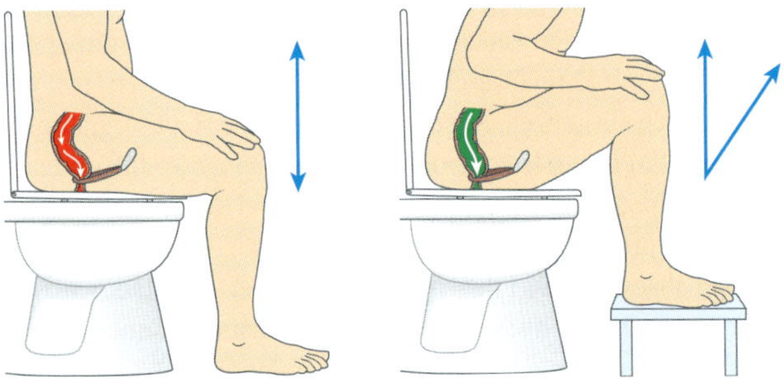

Abb. 19.36 Hocksitzhaltung. Das Sitzen mit angewinkelten Beinen bringt den Enddarm in eine gerade Stellung und entspannt den Beckenboden. Das erleichtert die Defäkation, besonders bei Obstipation, Hämorrhoiden u. a. Stuhlentleerungsproblemen. [L234]

Toilettenstuhl

DEFINITION

Toilettenstuhl *(Nachtstuhl):* fahrbarer Stuhl, der entweder über die Toilette geschoben oder unter dem ein Ausscheidungsgefäß angebracht werden kann. Er bietet sich vor allem bei bewegungseingeschränkten Patienten an, die z. B. aufstehen, aber nicht gehen können. Ältere Menschen können sich von einem Toilettenstuhl leichter erheben als von einer niedrigeren Toilette.

Die **Nutzung des Toilettenstuhls** ist meist zeitaufwendiger als die Nutzung des Steckbeckens. Da aber sowohl eine Mobilisation als auch die Rücksichtnahme auf das Schamgefühl gewährleistet werden sollen, ist die Nutzung des Toilettenstuhls der des Steckbeckens vorzuziehen. Pflegende beachten, dass die Nutzung eines Toilettenstuhls dennoch schambehaftet ist.

Verwendung des Toilettenstuhls:
- Bremsen vor dem Transfer feststellen, um einen Sturz zu vermeiden
- Toiletteneimer oder Steckbecken unter den Toilettenstuhl schieben, Sitzplatte entfernen
- Mobilisation des Patienten auf den parallel neben dem Bett stehenden Toilettenstuhl
- Füße auf den Fußstützen des Toilettenstuhls stellen (lassen) für den Transport in die Toilette
- Patienten eventuell in die Toilette fahren, um Intimsphäre zu wahren und Mitpatienten vor unangenehmen Gerüchen zu bewahren; Bremsen feststellen (➤ Abb. 19.37), Fußstützen nach oben klappen, um ein Kippen des Toilettenstuhls zu vermeiden, falls der Patient versucht aufzustehen
- Auf Erreichbarkeit der Klingel achten
- Nachbereitung wie beim Steckbecken (➤ Tab. 19.17)

VORSICHT

Wird der Toilettenstuhl über die Toilette gefahren, Sitzplatte erst entfernen, wenn der Stuhl über der hochgeklappten Toilettenbrille steht. Bei Männern besteht sonst die **Gefahr, dass das Genital zwischen Stuhl und Toilettenschüsselrand eingequetscht wird.**

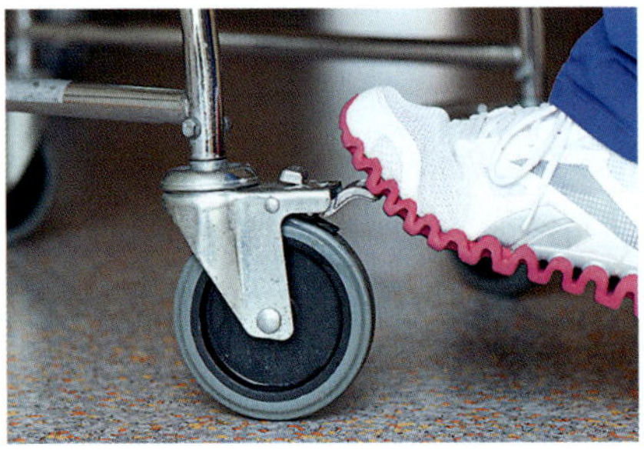

Abb. 19.37 Um Unfälle zu vermeiden, wird immer die Bremse am Toilettenstuhl festgestellt, wenn der Stuhl nicht bewegt wird. [K115]

Steckbecken

DEFINITION

Steckbecken *(Schieber, Bettschüssel, Bettpfanne):* Kunststoff- oder Edelstahlgefäß mit seitlichem Griff und Deckel, das bei immobilen Patienten zur Stuhl- und Urinausscheidung im Liegen verwendet wird.

Etwa ein Fünftel aller weiblichen und etwa 10 % der männlichen Patienten nutzen im Krankenhaus ein Steckbecken (➤ Abb. 19.38). Viele schämen sich, dieses zu benutzen, und reduzieren deshalb die Trinkmenge oder versuchen, den Stuhl so lange wie möglich zurückzuhalten. Pflegende berücksichtigen die Scham und die Intimsphäre des Patienten, gehen in Gesprächen darauf ein und achten auf Maßnahmen, die dazu dienen, die Ausscheidung über das Steckbecken zu vermeiden, z. B. Mobilisation auf einen Toilettenstuhl.

Bei der **Verwendung des Steckbeckens** bieten sich zwei Methoden an (➤ Tab. 19.17).

VORSICHT

Das **Sitzen auf einem Steckbecken** ist unangenehm und kann darüber hinaus bei gefährdeten Personen bereits nach kurzer Zeit **Druckstellen** hinterlassen. Pflegende lassen deshalb Patienten nicht länger als nötig auf dem Steckbecken sitzen und führen eine gründliche Hautbeobachtung und -pflege durch. Die Patientenklingel ist in Reichweite.

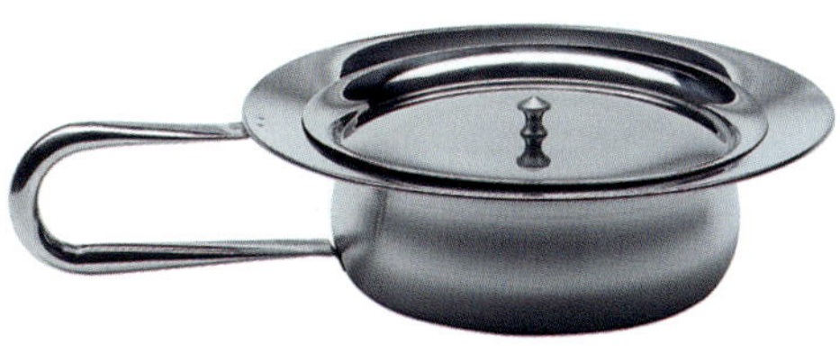

Abb. 19.38 Steckbecken aus Edelstahl, hier mit Deckel. [V615]

Tab. 19.17 Verwendung des Steckbeckens.

	Methode 1: Patient hebt Becken selbst an (➤ Abb. 19.39)		Methode 2: Drehen des Patienten auf die Seite (➤ Abb. 19.40)
Vorbereitung	Anwärmen des Steckbeckens, eventuell mit warmem Wasser ausspülen		
	Für Intimsphäre sorgen; Besucher und Mitpatienten bitten, das Zimmer zu verlassen		
	Patienten so weit wie nötig entkleiden und aufdecken		
Unterschieben des Steckbeckens	Beine hüftbreit aufstellen lassen, eine Antirutschmatte verhindert das Wegrutschen der Beine, eventuell an Haltegriff festhalten lassen; Patienten auffordern, eine „Brücke zu machen"; Pflegefachperson kann eventuell im Lendenwirbelbereich unterstützen		Patienten unterstützen, sich auf die Seite zu drehen, eventuell zweite Pflegende zur scherkräftearmen und schonenden Umpositionierung hinzuziehen
	Von der gesunden Seite unterschieben bei: • Hüftoperationen • Künstlichem Hüftgelenk • Oberschenkelhalsfrakturen	Von der betroffenen Seite unterschieben bei Schlaganfallpatienten, um das Bewusstsein für die betroffene Seite zu stärken	Steckbecken unter dem Gesäß platzieren, der Griff zeigt zur Pflegefachperson; Patienten beim Zurückdrehen auf das Steckbecken unterstützen
	• Bei Männern gleichzeitig Urinflasche anlegen • Frauen auffordern, die Beine zu strecken		
Kontrolle der richtigen Platzierung des Steckbeckens	• Kreuzbein des Patienten liegt auf dem breiten Rand des Steckbeckens • Harte Kante kann mit Handtuch oder Waschlappen abgepolstert werden • Bequemlichkeit, Schmerzen erfragen, gegebenenfalls korrigieren • Kopfteil erhöhen, wenn das Krankheitsbild dies erlaubt, um eine angenehme Sitzposition zu erreichen • Patienten nach Möglichkeit allein lassen, Schamgefühl beachten, insbesondere wenn er äußert, er müsse Stuhlgang absetzen		
Entfernen des Steckbeckens	• Handschuhe zum Selbstschutz anziehen • Wenn möglich entfernt die Pflegefachperson, die das Steckbecken gebracht hat, dieses auch wieder, um eventuelle Schamgefühle zu mindern • Bei Männern Urinflasche aus dem Bett entfernen • Steckbecken in derselben Weise, wie das Unterschieben erfolgte, entfernen • Steckbecken auf Ablage am Fußende oder in die Vorrichtung am Nachttisch stellen, keinesfalls auf dem Boden oder im Bett platzieren, um eine Keimverschleppung zu vermeiden		
Nachsorge	• Bei Männern Harnröhrenöffnung, bei Frauen äußeres Genital mit Zellstoff bzw. Toilettenpapier säubern (lassen) • Bei starker Verschmutzung Reinigung und Hautpflege des Genital- und Analbereichs • Wird eine Bilanzierung durchgeführt, den Zellstoff nicht in das Steckbecken werfen • Patienten zudecken und Zimmer lüften • Feuchtes Tuch zum Reinigen der Hände anbieten • Große Mengen Zellstoff oder Toilettenpapier in einem Abwurf entsorgen • Steckbecken im Spülautomat reinigen und desinfizieren		

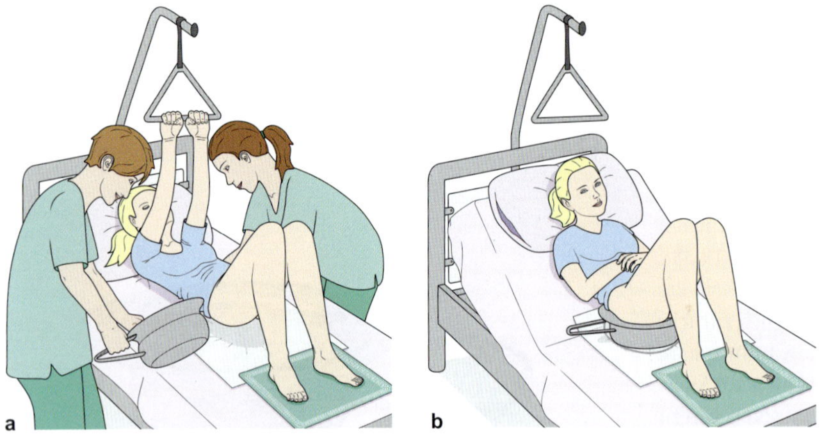

Abb. 19.39 Steckbecken einbringen. Unterschieben des Steckbeckens, während der Patient selbständig oder mit Unterstützung das Becken anhebt (a), Patient sitzt ideal auf dem Steckbecken, das erhöhte Kopfteil erleichtert die Miktion und Defäkation (b). [L264]

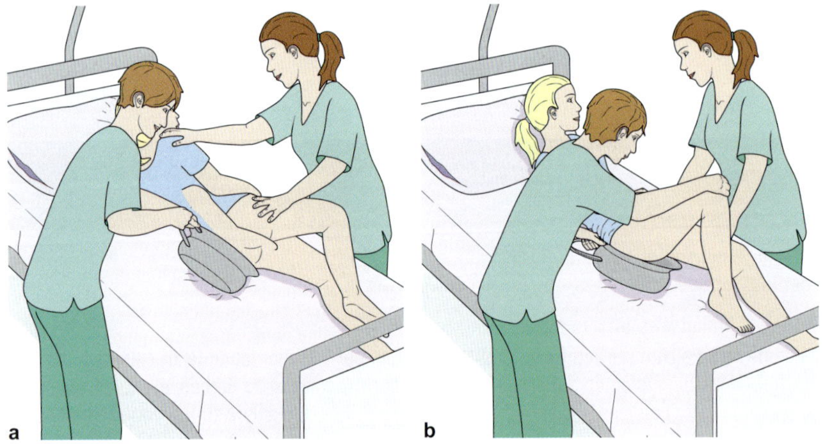

Abb. 19.40 Unterschieben des Steckbeckens durch Drehen des Patienten auf die Seite. Patient liegt in bequemer Seitenlage. Eine zweite Pflegende unterstützt bei der Drehbewegung und gibt Sicherheit. Das Steckbecken wird an das Gesäß angelegt (a), dann wird der Patient auf das Steckbecken zurückgedreht (b). [L264]

19.3.6 Obstipationsprophylaxe

Zumindest zeitweise betrifft **Obstipation** *(Verstopfung)*, die zumeist mit starkem Pressen, Schmerzen bei der Darmentleerung und hartem Stuhl verbunden ist (➤ 19.2.4), schätzungsweise jeden Fünften. Dabei sind besonders ältere Menschen betroffen. Viele Menschen entwickeln beim Einzug in eine stationäre Pflegeeinrichtung, bedingt durch die räumlichen Veränderungen, eine Obstipation. Frauen leiden doppelt so häufig wie Männer an einer Obstipation. [26]

Da es sich bei der Obstipation lediglich um ein Symptom und nicht um eine Krankheit handelt, gilt es, die Ursache herauszufinden.

Obstipationsformen und -ursachen

Die Obstipation kann entweder **organisch** oder **funktionell** bedingt sein. Organisch stehen Erkrankungen wie Tumoren, Divertikulitis oder neurologische Störungen (z. B. Schlaganfall, Querschnittslähmung) im Vordergrund. Funktionell geht sie auf eine verlangsamte Stuhlausscheidung oder ungünstige Ernährungs- und Lebensgewohnheiten zurück (➤ Tab. 19.18).

Klinisch wird die funktionelle Obstipation mithilfe der **ROM-III-Kriterien** definiert. Mindestens zwei oder mehr der folgenden Symptome müssen innerhalb der letzten 6 Monate für 12 Wochen bestehen:

- Weniger als 3 Defäkationen/Woche
- Starkes Pressen notwendig, auch mit Schmerzen
- Klumpiger oder harter Stuhl
- Gefühl der inkompletten Entleerung
- Gefühl einer Blockierung
- Erleichterung durch manuelle Manöver, z. B. Zuhilfenahme des Fingers
- Weicher, ungeformter Stuhl nur unter Gabe von Laxanzien (Abführmitteln)
- Kein Reizdarmsyndrom

Tab. 19.18 Formen und Ursachen der Obstipation.

Form	Beschreibung	Ursache
Chronisch-habituelle (funktionelle) Obstipation als Folge von Lebensgewohnheiten	Dauerhaft, häufigste Form der Obstipation	• Bewegungsmangel • Einseitige ballaststoffarme Ernährung • Flüssigkeitsmangel • Hektische Lebensweise mit hastig eingenommenen Mahlzeiten und wenig Zeit für den Toilettengang bis hin zum Unterdrücken des Stuhldrangs • Veränderter Tag-Nacht-Rhythmus, z. B. bei Schichtarbeit
Chronische Obstipation im Zusammenhang mit Erkrankungen		• Querschnittssyndrom • Angeborene Fehlbildungen • Mukoviszidose • Dickdarmkrebs
Akute Obstipation	Plötzliches und kurz anhaltendes Auftreten	• Ungewohnte Umgebung • Immobilität nach Operationen oder durch Krankheit • Ileus (Darmverschluss) • Beschwerden im Afterbereich wie Hämorrhoiden • Schwangerschaft • Hormonelle Veränderungen • Einnahme bestimmter Medikamente, z. B. opioidhaltiger Schmerzmittel (➤ 24.5.1)
Pseudoverstopfung	Kurzzeitige Reduzierung der Defäkationsfrequenz nach einer nahezu vollständigen Darmentleerung. Der Körper benötigt Zeit, um den Darm wieder zu füllen	• Ernährungsumstellung • Reduktionskost • Fasten • Nach Durchfall

VORSICHT

Obstipation kann auf eine ernst zu nehmende Erkrankung hinweisen. **Pflegende geben folgende Auffälligkeiten umgehend zur ärztlichen Abklärung weiter:**

- Blut im Stuhl
- Akute Obstipation ohne Vorfälle in der Vorgeschichte
- Obstipation und Durchfall treten im Wechsel auf (paradoxe Diarrhö); durch bakterielle Zersetzung kommt es hinter einer Verengung im Darm, z. B. durch einen Tumor, zu einer Verflüssigung des Stuhls, der als Durchfall auftritt

Maßnahmen zur Obstipationsprophylaxe

DEFINITION

Obstipationsprophylaxe: Maßnahmen, um einer Obstipation vorzubeugen. Sie unterteilen sich in:

- Obstipationsrisiken erfassen und einschätzen
- Pflegerische Maßnahmen der Obstipationsprophylaxe auswählen
- Auswertung der Maßnahmen auf Erfolg

Obstipationsrisiken erfassen und einschätzen

Das **Erfassen und Einschätzen des Obstipationsrisikos** orientiert sich an den ROM-III-Kriterien. Pflegende beobachten die Ausscheidung (➤ 19.2.2) und befragen Patienten oder deren Angehörige nach:

- Häufigkeit der Defäkation
- Schmerzen bei der Defäkation
- Bauchschmerzen
- Zeiten für den Toilettengang
- Notwendige Maßnahmen zur Stuhlentleerung, z. B. Medikamenteneinnahme oder manuelle Manöver
- Erfolglose Toilettengänge

Pflegende achten auf sich änderndes Verhalten, das auf eine Obstipation hinweisen kann. So zeigen sich z. B. demenziell erkrankte Patienten unruhig, ungeduldig oder aggressiv, ziehen sich zurück oder verweigern die Nahrungsaufnahme.

Pflegerische Maßnahmen der Obstipationsprophylaxe

Pflegerische Maßnahmen der Obstipationsprophylaxe sind besonders bei der chronisch-habituellen (funktionellen) Obstipation (➤ Tab. 19.18) erfolgreich. Die Maßnahmen orientieren sich stets an der individuellen Situation des Patienten. Dabei gilt es, den Patienten in die Maßnahmen miteinzubeziehen, ihn zu motivieren und bezüglich der unterschiedlichen Maßnahmen zu beraten.

Ernährung

Die **Ernährung** spielt eine wichtige Rolle bei der Obstipationsprophylaxe. Es ist wichtig, die Ernährung langsam umzustellen, damit sich der Darm daran gewöhnen kann. Ein Behandlungserfolg kann länger auf sich warten lassen. Pflegende beraten dazu und beachten außerdem Folgendes:

- Patienten soll in Ruhe essen lassen und die Nahrung gründlich kauen
- Mehrere kleine Mahlzeiten sind besser als drei große
- Ballaststoffreiche Ernährung (ca. 35–40 g/Tag), u. a. vor allem bei zu Obstipation neigenden Schwangeren
- Täglich Sauermilchprodukte essen, z. B. Naturjoghurt, Molke, Buttermilch, Kefir

- Darmanregende Nahrungsmittel, Pflaumen bzw. Pflaumensaft verzehren und/oder Milchzucker in Getränke rühren (besonders wirksam bei Säuglingen)
- Stopfende Nahrungsmittel vermeiden, z. B. Schokolade, Banane, Kakao, Schwarztee, Weißmehlprodukte
- Nahrungsmittel wie Leinsamen oder Weizenkleie nur in Kombination mit reichlich Flüssigkeit aufnehmen, da der Darm sonst „verklebt" und eine Obstipation bis zum Ileus begünstigt werden kann

Flüssigkeitszufuhr

Die **Gesamt-Flüssigkeitszufuhr** sollte beim Erwachsenen mindestens 2,5 l pro Tag betragen, die **Trinkmenge** etwa 1,5 l. Kinder trinken ihrem Lebensalter gemäß weniger (➤ Tab. 18.8, ➤ 18.5.3). Bei Kontraindikationen, wie z. B. Nieren- oder Herzinsuffizienz, erfolgt eine Rücksprache mit dem Arzt. Speziell zur Obstipationsprophylaxe sollte vorwiegend Mineralwasser, Kräutertee und Obst- bzw. Gemüsesaft getrunken werden. Pflaumen- und Sauerkrautsaft regen zudem die Verdauung an.

Bewegung

Bewegung sollte jeden Tag erfolgen. Sofern keine Kontraindikationen bestehen, wird postoperativ schnellstmöglich mobilisiert (➤ 29.3.3). Auch das aktive und passive Bewegen der Beine fördert die Darmperistaltik. Zudem können Bewegungsübungen, wie z. B. das abwechselnde Ausdehnen und Einziehen des Bauchs, durchgeführt werden (➤ 20.5.5).

Ausscheidung

Pflegende schaffen zur **Ausscheidung** eine ruhige und ungestörte Umgebung. Dem Patienten sollte der Toilettengang oder die Nutzung des Toilettenstuhls (Unterstützung bei der Stuhlentleerung ➤ 19.3.5) ermöglicht werden. Pflegende beraten zu folgenden Themen: [27], [28]

- Gewöhnung an feste Ausscheidungszeiten, besonders geeignet ist die Zeit nach dem Aufstehen, da der Darm hier sehr aktiv ist. Zusätzlich hilft ein lauwarmes Glas Wasser auf nüchternen Magen
- Sich Zeit lassen für den Toilettengang
- Stuhldrang nie unterdrücken, um eine weitere Eindickung zu vermeiden
- Hocksitzhaltung (➤ Abb. 19.36)

Kolonmassage nach Vogler

Betroffene können die **Kolonmassage nach Vogler** nach Anleitung auch selbst durchführen (➤ Abb. 19.41).

- Dickdarm in Verlaufsrichtung von rechts unten nach links unten massieren, eventuell mit Lotion
- Entweder mit großen oder mit spiralförmig kreisenden Bewegungen im Uhrzeigersinn
- Leichten Druck während der Ausatmung ausüben, Druck bei der Einatmung reduzieren, dabei nach Befinden des Patienten richten
- Dauer der Massage mindestens 5 Min.

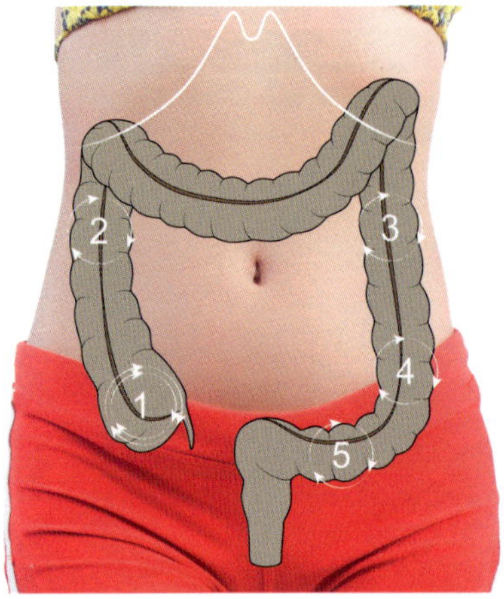

Abb. 19.41 Bei der Kolonmassage nach Vogler werden die fünf markierten Punkte im Uhrzeigersinn massiert. [J787, L264]

Feucht-warme Bauchauflage

Durchführung der **feucht-warmen Bauchauflage:**

- Handtuch körperwarm befeuchten und auf den Bauch des Patienten legen
- Wärmflasche oder erwärmtes Kirschkernkissen und trockenes Handtuch darüberlegen
- Auflage für 15–20 Min. belassen

Leibwaschung nach Kneipp

Durchführung der **Leibwaschung nach Kneipp:**

- Patient liegt mit angezogenen Beinen zur Entlastung der Bauchmuskulatur auf dem Rücken
- Mit kaltem, nassem Waschlappen 20- bis 30-mal den Dickdarmverlauf im Uhrzeigersinn nachfahren
- Leichten Druck mit den Fingerkuppen ausüben

Digitale Stimulation

Die **digitale Stimulation** unterstützt die Entleerung durch Auslösen des Analreflexes. Sie wird als sehr unangenehm empfunden, weshalb Pflegende zuvor andere Maßnahmen auswählen. Durchführung:

- Patienten in Seitenlage mit angewinkelten Beinen positionieren
- Patienten zu ruhigem Ein- und Ausatmen anleiten
- Handschuhe anziehen
- Fetthaltige Creme auf Finger auftragen
- Patienten auffordern, den Schließmuskel locker zu lassen
- Zeigefinger langsam und vorsichtig ca. 3–5 cm in den Mastdarm des Patienten einführen und für ca. 15 Sekunden kreisende Bewegungen entlang der Darmwand ausführen
- Vorgang bis zur Entleerung wiederholen
- Für die digitale Stimulation gelten die gleichen Kontraindikationen wie für die digitale Ausräumung.

Evaluation der Maßnahmen

Zur **Auswertung der Maßnahmen** auf Erfolg können die objektiven Daten wie Defäkationsfrequenz oder Schmerzen bei der Stuhlausscheidung aus dem Dokumentationssystem herangezogen werden. Aber auch das subjektive Befinden des Betroffenen gilt es zu erfragen,

z. B. ob die Stuhlausscheidung ohne Pressen oder mit einem Gefühl der kompletten Entleerung einhergeht.

Sind die prophylaktischen Maßnahmen nicht erfolgreich, kann besonders bei einer akuten Obstipation nach ärztlicher Anordnung ein Klistier oder ein Einlauf verabreicht werden (➤ 19.3.8). Von der prophylaktischen Gabe oraler Laxanzien bei der funktionellen Obstipation wird abgeraten, da der Dauergebrauch erhebliche Nebenwirkungen zur Folge hat.

Laxanzien

DEFINITION

Laxanzien (Abführmittel*):* Arzneimittel zur Förderung und Erleichterung der Darmentleerung. Indikation: vor diagnostischen Untersuchungen, bei Schmerzen in der Analregion, nach Operationen oder zur Vermeidung von starkem Pressen, kurzfristig nach Arztanordnung bei Obstipation.

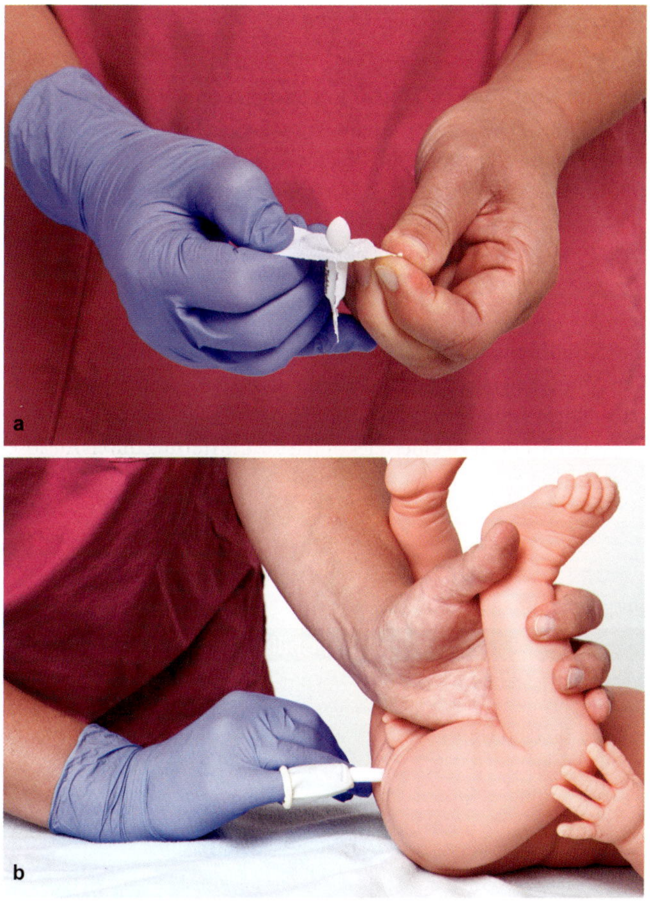

Abb. 19.42 Zäpfchen beim Säugling und Kleinkind verabreichen. Zäpfchen aus der Verpackung herausschälen (nicht drücken), ggf. mit Creme, Babyöl gleitfähig machen (a). Kind in Rückenlage positionieren, Beine nach oben nehmen und mit einer Hand festhalten. Mit der anderen Hand Zäpfchen an den Anus bringen und mit dem kleinen Finger tief in den Enddarm einbringen, bis es nicht mehr zu spüren ist (b). [K115]

Laxanzien werden nach ihrer Wirkungsweise unterschieden:

- **Gleitmittel** wirken durch „Schmiereffekt", z. B. Glyzerinzäpfchen.
- **Füll- und Quellstoffe** quellen im Darm auf und steigern dadurch die Peristaltik. Sie müssen mit viel Flüssigkeit aufgenommen werden, z. B. Leinsamen, Flohsamenschalen (z. B. Mucofalk®).
- **Osmolaxanzien** halten osmotisch Wasser im Darm zurück, das den Stuhl weich macht, z. B. Laktulose (z. B. Bifiteral®), Macrogol (z. B. Laxofalk®, Movicol®). Sie müssen mit viel Flüssigkeit eingenommen werden. Vor dauerhafter Einnahme wird wegen der Gefahr einer Elektrolytverschiebung gewarnt.
- **Antiresorptiv wirkende Laxanzien** (schleimhautreizende Laxanzien) hemmen durch Irritation der Darmschleimhaut die Resorption von Natrium und Flüssigkeit, z. B. Bisacodyl (z. B. Dulcolax®), Natriumpicosulfat (z. B. Laxoberal®).

Da Laxanzien in Apotheken frei erhältlich sind, neigen Menschen mit Obstipation dazu, sich selbst zu therapieren. Auch Menschen, die schnell abnehmen möchten, missbrauchen Laxanzien, um ihr Gewicht zu reduzieren. Durch chronischen Gebrauch setzen sich diese nicht nur den Nebenwirkungen, z. B. Elektrolytverschiebung, Blähungen, Bauchschmerzen, irreversible Strukturveränderungen des Darms, aus, sondern werden auch abhängig *(Laxanzienabusus).* Pflegende achten auf Anzeichen wie Horten bzw. wiederholtes Einfordern von Laxanzien, Fixierung auf regelmäßigen Stuhlgang u. a.

19.3.7 Suppositorien

DEFINITION

Suppositorium *(Zäpfchen):* Darreichungsform von Medikamenten, meist Einführung in das Rektum *(Rektalzäpfchen),* aber auch in die Vagina *(Vaginalzäpfchen, -ovula).*

Suppositorien weisen eine torpedoartige Form auf. Sie bestehen aus einem pharmazeutischen Wirkstoff und einer Fettgrundlage. Mit Einführung in den Enddarm wird durch die Körpertemperatur und den Kontakt mit Flüssigkeit die Grundmasse aufgelöst und der Wirkstoff freigesetzt. Suppositorien sind in ihrer Wirksamkeit variabel:

- Lokale Wirksamkeit, z. B. als Abführmittel (z. B. Dulcolax®), bei Hämorrhoiden (z. B. Jelliproct®) oder Entzündungen (z. B. Salofalk®)
- Systemische Wirksamkeit: Aufnahme des Wirkstoffs über die Darmschleimhaut und Verteilung im Blutkreislauf; z. B., wenn der Patient unter gastrointestinalen Beschwerden wie Übelkeit (z. B. Vomex A®) oder Schmerzen (z. B. ben-u-ron®) leidet

Die Gabe von Suppositorien bietet sich auch bei bestehenden Schluckbeschwerden, schlechtem Allgemeinzustand und Bewusstlosigkeit an. Sie werden gerne in der Pädiatrie, z. B. bei Fieberbeschwerden, verwendet.

Die Gabe erfolgt im Idealfall in Rückenlage mit angezogenen Beinen, bei Erwachsenen wie bei Kindern; alternativ auch in Seitenlage (➤ Abb. 19.42).

19

19.3.8 Klistier, Einlauf und Darmspülung

DEFINITION

Klistier: Einbringen einer kleinen Flüssigkeitsmenge (5–300 ml) ins Rektum.
Einlauf: retrogrades (rückläufiges) Einbringen großer Flüssigkeitsmengen (bis zu 2 l) in den Mastdarm.
Darmspülung: Einbringen von bis zu 5 l Flüssigkeit in den Mastdarm mit dem Ziel, eine Reinigung größerer Darmabschnitte durchzuführen.

Wirkungsweise

Die **Wirkungsweise von Klistieren und Einläufen** auf Darmschleimhaut und Darmmuskulatur erfolgt anhand dreier unterschiedlicher Reize.

- **Mechanischer Reiz:** man unterscheidet zwischen dem ersten mechanischen Reiz durch das Einführen des Darmrohrs und dem zweiten mechanischen Reiz durch Dehnung der Darmwand aufgrund der eingebrachten Spülflüssigkeit. Infolge der Reizung der Dehnungsrezeptoren wird die Peristaltik in Dickdarm und Rektum verstärkt, was die Entleerung erleichtert.
- **Thermischer Reiz:** je kühler die Spülflüssigkeit, desto größer der thermische Reiz. Allerdings werden nur in Absprache mit dem Arzt Spülflüssigkeiten mit einer Temperatur von 32–35 °C verabreicht, da schmerzhafte Krämpfe (Hyperperistaltik) die Folge sein können. Die Spülflüssigkeit ist in der Regel körperwarm.
- **Chemisch-osmotischer Reiz:** die Spülflüssigkeit besteht aus Leitungswasser und enthält in der Regel keine Zusätze. In Absprache mit dem Arzt können in 1 l Wasser 20 ml Glyzerin oder Glaubersalz gelöst werden. Die Folge ist eine verstärkte Sekretion der Darmschleimhaut (chemischer Reiz) oder ein wasserziehender Effekt (osmotischer Reiz).

19

VORSICHT

Bei **Säuglingen nur isotone Lösungen,** z. B. 0,9 %-NaCl- oder Ringerlösung, **verwenden,** da es sonst zu Elektrolytverschiebungen kommen kann. Bei Früh- und Neugeborenen kann auch Muttermilch verwendet werden.

Indikationen und Kontraindikationen

Einen Überblick über **Indikationen und Kontraindikationen** bei Klistieren, Einläufen und Darmspülungen gibt ➤ Tab. 19.19.

VORSICHT

Grundsätzlich gilt bei der Einbringung von Flüssigkeiten in End- und Mastdarm:

- Einläufe werden vor den Mahlzeiten durchgeführt, da es sonst zu Erbrechen kommen kann.
- Niemals Darm- oder Einflussrohr gegen einen Widerstand weiterschieben, da die Darmwand verletzt werden kann.
- Stets im Liegen durchführen, da es aufgrund der Kreislaufbelastung zu Schwäche und infolgedessen zu Stürzen und Verletzungen kommen kann.

Einläufe bei Kleinkindern:
Rektale Maßnahmen bei Kleinkindern wirken stark traumatisierend. Eine Dauertherapie soll daher vermieden werden. [28]

Klistiere

Bei den **Klistieren** *(Klysmen)* unterscheidet man das Miniklistier (5 ml), dessen Wirkung auf die Ampulle des Rektums beschränkt ist und ohne Darmrohr verabreicht wird, sowie das Klysma (100–300 ml), das mit oder ohne Darmrohr verabreicht werden kann (➤ Abb. 19.43).

Bei Säuglingen und Kleinkindern

Bei **Säuglingen und Kleinkindern** wird zumeist nur die Hälfte eines Miniklistiers verabreicht. Pflegende achten darauf, Klysmen auf salzhaltiger (salinischer) Basis nur bei Erwachsenen anzuwenden, da diese bei Kindern zu einer Elektrolytstörung führen können.

Tab. 19.19 Indikationen und Kontraindikationen für Klistier, Einlauf und Darmspülung.

	Klistier	Einlauf	Darmspülung
Indikation	• Bei Obstipation • Vor kleinen Eingriffen oder endoskopischen Untersuchungen (➤ 26.7.6) • Einbringen von Medikamenten, z. B. zur lokalen Behandlung bei Colitis ulcerosa	• Bei ausgeprägter Obstipation (➤ 19.3.6) • Vor Operationen • Eventuell zur Geburtsvorbereitung • Vor Kontrastmitteleinläufen (➤ 26.7.2) • Vor endoskopischen Untersuchungen des Rektums	• Vor großen Darmoperationen • Vor Untersuchungen wie Koloskopien oder bildgebenden Verfahren (z. B. Behandlung von Nierensteinen) • Nach Vergiftungen • Wenn Spüllösung nicht getrunken werden kann
Kontraindikation	• Unklare Beschwerden im Bauchraum • Blutungen im Magen-Darm-Trakt • Perforationen des Darms • Akute Peritonitis (Bauchfellentzündung) • Mechanischer Ileus • Vaginal- und Rektalfisteln • Unmittelbar nach Operationen am Enddarm und Anus • Frühschwangerschaft • Gefahr der Fehlgeburt		

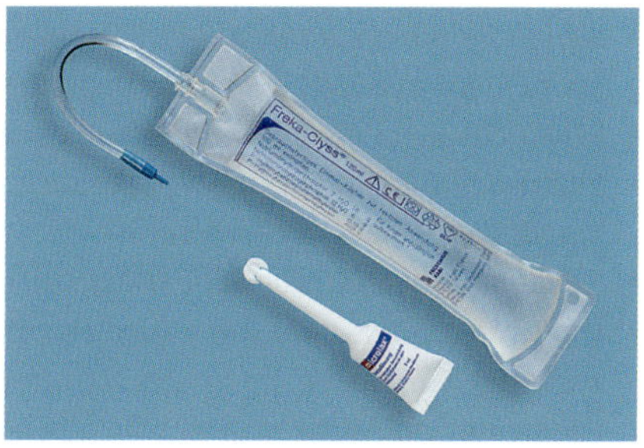

Abb. 19.43 Miniklistier und Klysma. [K115]

Vorbereitung

- Patienten über Ablauf informieren
- Benötigte Materialien richten:
  - Handschuhe
  - Klistier (eventuell mit Darmrohr) und Vaseline zum Einfetten
  - Evtl. wasserdichte Unterlage
  - Zellstoff und Reinigungsutensilien
- Freie Toilette gewährleisten oder Toilettenstuhl bereitstellen

Durchführung

- Schutzkappe abnehmen
- Ansatz- bzw. Darmrohr einfetten, beim Miniklistier reicht ein Tropfen der herausgedrückten Flüssigkeit
- Patienten auffordern, einzuatmen. Dabei Darmrohr langsam mit drehender Bewegung vorsichtig in den Darm einführen
- Einmalklysma ausdrücken und aufrollen
- Patienten auffordern, Schließmuskel anzuspannen
- Klysma zusammengedrückt aus dem Darm entfernen
- Patienten bitten, mit der Stuhlentleerung ca. 5–15 Min. zu warten

Einläufe

Bei **Einläufen** werden größere Flüssigkeitsmengen in den Darm eingebracht. Die Menge der Spülflüssigkeit ist abhängig vom Lebensalter. Richtlinien für die **Menge der Spülflüssigkeit** bei Einläufen:
- Frühgeborene: wenige Milliliter
- Säuglinge bis zum 1. Lebensjahr: 30–50 ml
- Kleinkinder bis zum 5. Lebensjahr: 100–300 ml
- Schulkinder bis zum 15. Lebensjahr: 300–500 ml
- Erwachsene: 1.000–2.000 ml

Als **Zusätze** eignen sich z. B. Kamillosan®-Konzentrat oder Glyzerin. Glyzerin darf aufgrund seiner darmreizenden Wirkung in seiner Dosierung nicht zu hoch gewählt werden. Bei Kindern wird Kamillosan®-Konzentrat zur rektalen Anwendung verdünnt: 2,5 ml Kamillosan®-Konzentrat auf 100 ml Wasser.

Bei den Richtlinien für die Menge der Spülflüssigkeit und der Gabe von Zusätzen ist die individuelle Situation des Patienten zu berücksichtigen. Unterschieden werden:
- Reinigungseinlauf, z. B. vor Endoskopie des Rektums (➤ 26.7.6)
- Schwenkeinlauf (Heber- oder Schaukeleinlauf) zum Abgang von Darmgasen und zur Anregung der Darmperistaltik
- Einlauf bei Enterostoma (➤ 19.3.10)
- Kontrastmitteleinlauf, um röntgendiagnostisch das Darminnere darzustellen (➤ 26.7.2)

Vorbereitung von Einläufen

Die **Vorbereitung von Einläufen** umfasst die Information des Patienten, die Vorbereitung des Raums und der Materialien. Pflegende orientieren sich an der ärztlichen Anordnung, die Art, Menge, Substanz und gegebenenfalls Zusätze des Einlaufs enthält.

Information des Patienten

Der Betroffene ist informiert über:
- Art des Einlaufs, z. B. Reinigungseinlauf oder Schwenkeinlauf
- Ziel des Einlaufs, z. B. OP-Vorbereitung, Reinigung des Darms oder Anregen der Peristaltik
- Ablauf und Unterstützungsbedarf, z. B. ruhiges Atmen

Vorbereitung des Raums

Pflegende vermitteln u. a. durch folgende Maßnahmen Ruhe und Sicherheit:
- Nach Möglichkeit Einlauf in einem separaten Raum durchführen, z. B. in Bad mit Liege und Toilette
- Sichtschutz aufstellen und andere Personen aus dem Raum bitten
- Außen an der Tür ein „Besetzt-Schild" anbringen, da der Raum nicht abgeschlossen werden darf
- Angemessene Raumtemperatur
- Patienten bis zu den Knien zugedeckt lassen

Vorbereitung der Materialien

Pflegende tragen unsterile Handschuhe und einen Schutzkittel. Die folgenden Materialien sind vorzubereiten.
- Auf einer Ablagefläche bereitgestellt:
  - Beim Erwachsenen: Irrigator *(Flüssigkeitsbehälter mit Ablauf, an dem ein Schlauch angeschlossen ist)* mit bis zu 2 l Fassungsvermögen und langem, großlumigen Schlauch (1,5 m lang, 24 Ch)
  - Beim Früh- und Neugeborenen: dicke Magensonde und Spritze oder Adapter mit Spritze
  - Höhenverstellbarer Infusionsständer zum Aufhängen des Irrigators
  - Darmrohr in entsprechender Größe
  - Spüllösung, gegebenenfalls mit Zusätzen (Anordnung beachten)
  - Gleitmittel, z. B. Vaseline
  - Zwei Klemmen
  - Nierenschale mit Zellstoff
- Neben bzw. im Bett:
  - Wasserdichte Unterlage
  - Abwurfbehälter
  - Gegebenenfalls Toilettenstuhl oder Steckbecken

Reinigungseinlauf

Durchführung des **Reinigungseinlaufs:**

- Positionierung des Patienten in flacher Linksseitenlage (anatomisch bedingt besseres Einfließen der Spülflüssigkeit) und mit angezogenen Beinen (Entspannung der Bauchmuskulatur)
- Wasserdichte Unterlage unter das Gesäß legen
- Anus inspizieren, z. B. auf Verletzungen.
- Spitze des Darmrohrs mit Vaseline einfetten; darauf achten, dass Austrittsöffnung für Spüllösung nicht verstopft
- Irrigator mit Spülflüssigkeit füllen, dabei thermischen Reiz beachten und Spülschlauch entlüften, hierzu Klemme verwenden
- Patienten auffordern, sich und den Schließmuskel zu entspannen
- Darmrohr vorsichtig mit drehender Bewegung 10–20 cm (beim Erwachsenen) einführen; Patienten dabei auffordern, leicht wie beim Stuhlgang zu pressen, wodurch der Sphinkter erschlafft und das Einführen besser gelingt. Bei Widerstand Darmrohr zurückziehen und vorsichtig einen erneuten Versuch starten
- Dabei ist das Darmrohr nicht an den Irrigator angeschlossen, da Winde und Stuhlgang abgehen können. Das Ende des Darmrohrs liegt in der Nierenschale
- Patienten zum ruhigen Atmen auffordern
- Darmrohr mit Schlauch des Irrigators verbinden, Klemme öffnen und Spülflüssigkeit langsam einlaufen lassen
- Irrigator von Patientenniveau langsam auf bis max. 50 cm beim Erwachsenen (beim Kind ca. 30 cm) anheben. Bei unangenehmem Druck oder Beschwerden Irrigator niedriger hängen, eventuell Lage des Darmrohrs geringfügig verändern, bei Schmerzen und Kreislaufstörungen Einlauf abbrechen
- Zur Reinigung höherer Darmabschnitte Patienten über den Bauch auf die rechte Seite drehen lassen, dabei das Darmrohr abklemmen und festhalten (ersetzt hohen Einlauf in Knie-Ellenbogen-Lage)
- Schlauchsystem bis zuletzt mit Flüssigkeit gefüllt lassen, um zu vermeiden, dass Luft in den Darm gelangt
- Schlauchsystem abklemmen, sobald der Patient angibt, die Flüssigkeit nicht mehr halten zu können, oder wenn der Irrigator bis auf das Schlauchsystem leer ist
- Schlauch vom Darmrohr über wasserdichter Unterlage trennen
- Darmrohr entfernen, dabei Patienten auffordern, Schließmuskel zusammenzupressen. Spitze des Darmrohrs mit Zellstoff umfassen, um ein Austreten von Flüssigkeit und Verschmutzung zu vermeiden
- Handschuhe über Darmrohr stülpen und verwerfen
- Patienten bitten, Flüssigkeit 5 bis max. 10 Min. zu halten, dabei eventuell umhergehen lassen. Kleinen Kindern die Gesäßhälften zusammenhalten, eventuell Windel anziehen
- Patienten eventuell bei der Ausscheidung unterstützen, Kinder bei erfolgreicher Ausscheidung loben

Schwenkeinlauf

Der **Schwenkeinlauf** *(Heber- oder Schaukeleinlauf)* unterscheidet sich in der Durchführung nur geringfügig vom Reinigungseinlauf:

- Darmrohr wird nicht entfernt, sobald Spülflüssigkeit eingelaufen ist
- Irrigator wird, sobald Spülflüssigkeit eingelaufen ist, unter Patientenniveau gehalten, damit die Spüllösung in den Irrigator zurückfließen kann (➤ Abb. 19.44)
- Anschließend wird Irrigator wieder über Patientenniveau gehoben, damit die Spülflüssigkeit zurück in den Darm fließen kann
- Vorgang wiederholen, bis Flüssigkeit bräunlich getrübt ist oder reichlich Darmgase abgegangen sind, dabei „gurgelt" die Spülflüssigkeit im Irrigator hörbar

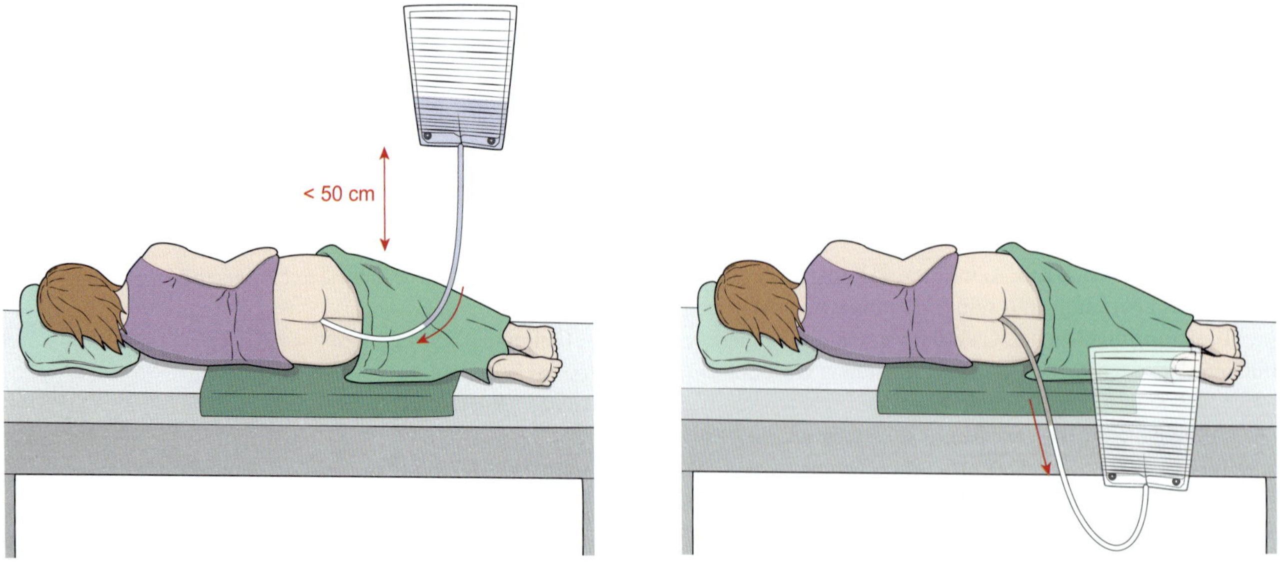

Abb. 19.44 Beim Schwenkeinlauf wird nach dem Einlaufen der Spülflüssigkeit der Irrigator unter Patientenniveau gesenkt, damit die Flüssigkeit wieder zurücklaufen kann. Der Vorgang wird mehrmals wiederholt. [L264]

VORSICHT

Der Schwenkeinlauf ist stark kreislaufbelastend. Pflegende beobachten deshalb sorgfältig die Vitalzeichen des Patienten und erkundigen sich regelmäßig nach seinem Befinden.

Nachbereitung von Einläufen

Die **Nachbereitung von Einläufen** umfasst folgende Tätigkeiten:

- Intimpflege und Händehygiene ermöglichen
- Materialien entsorgen oder aufbereiten, Arbeitsplatz aufbereiten, Raum lüften
- Dokumentation über Erfolg der Maßnahme, Komplikationen, Beobachtung der Stuhlausscheidung

Darmspülung

Die **Darmspülung** kann entweder in physiologischer Flussrichtung *(orthograd),* z. B. oral durch Trinken einer abführenden Lösung, oder entgegen der physiologischen Flussrichtung *(retrograd)* über den Darm erfolgen. Die retrograde Darmspülung ähnelt in Vorbereitung, Durchführung und Nachbereitung dem Reinigungseinlauf.
Unterschiede zum Reinigungseinlauf sind:

- Größere Spülmenge von bis zu 5 l bei Erwachsenen
- Zusätzliches Schlauchstück dient als Abflussschlauch, es wird mittels eines Y-Stücks am Darmrohr mit dem Irrigator verbunden
- Statt der gesamten Flüssigkeitslösung nur 100–200 ml, bei guter Verträglichkeit bis zu 400 ml bei abgeklemmtem Abflussschlauch einlaufen lassen
- Irrigator anschließend abklemmen und Abflussschlauch öffnen
- Vorgang so lange wiederholen, bis die Flüssigkeit klar abfließt

Digitale Ausräumung

Die **digitale Ausräumung** *(manuelle Entleerung)* wird angewendet:

- Wenn andere darmentleerende Maßnahmen keine Wirkung zeigen
- Bei Kotstauung im Dickdarm **(Koprostase),** z. B. bei geriatrischen Patienten mit **Kotsteinen** (Koprolith)
- Bei Querschnittslähmung

Bei der digitalen Ausräumung handelt es sich um eine sehr unangenehme und zumeist auch schmerzhafte pflegerische Maßnahme.
Durchführung:

- Bereitstellen von Zellstoff und Abwurf
- Patienten auf die linke Seite positionieren
- Handschuh anziehen, über Zeige- und Mittelfinger zusätzlich Fingerlinge stülpen, diese mit Vaseline einfetten
- Finger vorsichtig in Anus einführen
- Langsam kreisende Bewegungen an der Darmwand ausführen, um Kot zu lockern
- Kot in kleinen Portionen entnehmen
- Vorgang wiederholen, bis Darm spürbar entleert ist
- Nachsorge entspricht der Nachbereitung von Einläufen

Bei Hämorrhoiden, Fissuren, Operationen im Bereich des Anus oder Rektalkarzinomen wird die digitale Ausräumung aufgrund der Verletzungsgefahr nicht durchgeführt.

Die digitale Ausräumung ist eine ärztliche Tätigkeit, die an Pflegefachpersonen delegiert werden kann. [29]

19.3.9 Stuhlinkontinenz

DEFINITION

Stuhlinkontinenz (lat. *in- = un-, continentia = Zurückhaltung; Darminkontinenz, anorektale Inkontinenz):* Unfähigkeit, Darmgase und Stuhl ort- und zeitgerecht willkürlich abzusetzen.
Enkopresis (griech. *en- = in-, hinein-, kopros = Exkremente):* Einkoten von Kindern und Jugendlichen über 4 Jahren, die als bereits sauber galten. Der Begriff wird gleichbedeutend wie Stuhlinkontinenz verwendet.

Stuhlinkontinenz wird von den Betroffenen als erheblich belastender als die Urininkontinenz empfunden. Das hohe Maß an Tabuisierung bei diesem Thema ist mitunter ein Grund, weshalb sich Betroffene schämen, diesbezüglich selten das Gespräch und Behandlungswege suchen und in die soziale Isolation abgleiten. [30] Weniger als 25 % der Betroffenen suchen medizinische Hilfe. [31] Männer suchen dabei erst deutlich später als Frauen therapeutische und medizinische Hilfe auf. Auch Kinder leiden mit zunehmendem Alter unter der Bloßstellung, die sie durch die Geruchsbildung oder verändertes Benehmen befürchten. Die Stuhlinkontinenz hat somit einen entscheidenden Einfluss auf die Lebensqualität und die soziale Funktion. [32] In der Bevölkerung sind schätzungsweise 5–15 % der Menschen betroffen. [31]

Kategorisierung und Formen der Stuhlinkontinenz

Die eingeschränkte oder fehlende Fähigkeit, den Abgang von Darminhalt (Gasen, Schleim, Kot) zu kontrollieren, kann wie folgt kategorisiert werden. [31]:

- Grad I: Inkontinenz nur von Darmgasen/Winden
- Grad IIa: Schleimabgang
- Grad IIb: Stuhlschmieren
- Grad III: Inkontinenz für dünne Stühle (Bristol Stool Scale 5–7 ➢ Abb. 19.12)
- Grad IV: Inkontinenz für feste Stühle (Bristol Stool Scale 1–4)

Es gibt verschiedene **Formen der Stuhlinkontinenz,** die sich durch ihre Symptome unterscheiden: [33]

- **Stuhldranginkontinenz:** Beschwerden über unfreiwilligen Stuhlverlust/Blähungen verbunden mit Stuhldrang
- **Passive (nicht wahrnehmbare) Stuhlinkontinenz:** Beschwerden über unfreiwillige Verschmutzung von flüssigem oder festen Stuhl ohne Empfindung und ohne Stuhldrang
- **Überlauf-Stuhlinkontinenz:** Beschwerden über unfreiwilligen Stuhlverlust aufgrund eines übervollen Rektums oder einer Kotstauung
- **Neurogene Stuhlinkontinenz:** Beschwerde über unfreiwilligen Stuhlverlust aufgrund einer gestörten Innervation des Kontinenzorgans

19

- **Muskuläre Stuhlinkontinenz:** Beschwerden über unfreiwilligen Stuhlverlust aufgrund von muskulären Störungen des Kontinenzorgans
- **Konsistenzbedingte Stuhlinkontinenz:** Beschwerden über unfreiwillige Stuhlverlust aufgrund von unpassender Konsistenz (zu flüssig, zu breiig)
- **Mischinkontinenz:** Beschwerden über unfreiwilligen Stuhlverlust aufgrund von multikausalen Zusammenhängen

In Deutschland sind ca. 5 Mio. Menschen von Stuhlinkontinenz betroffen. Frauen sind vier- bis fünfmal häufiger gefährdet, eine Stuhlinkontinenz zu entwickeln. [33] Da die Stuhlinkontinenz vermehrt bei älteren Menschen auftritt, werden Pflegende im Zuge der demografischen Entwicklung in Zukunft häufiger damit konfrontiert werden. Ca. 17 % aller über 60-Jährigen sind von Stuhlinkontinenz betroffen. In Pflegeheimen sind es je nach Studienlage bis zu 56 % der Bewohner.

Die **Ursachen für eine Stuhlinkontinenz** sind vielfältig, mitunter treten auch Mischformen auf (➤ Abb. 19.45).

Stuhlinkontinenz bei Kindern

In 80 % der Fälle liegt der Stuhlinkontinenz eine Obstipation als Ursache zugrunde (*obstipationsassoziierte Stuhlinkontinenz*). Durch langanhaltende Dehnung des Rektums verliert die Sphinktermuskulatur an Kraft. Eltern berichten von Stuhlschmieren (unwillkürlichem Abgang geringer Mengen Stuhl), das bei körperlicher Aktivität, Husten und Lachen auftritt. [28]

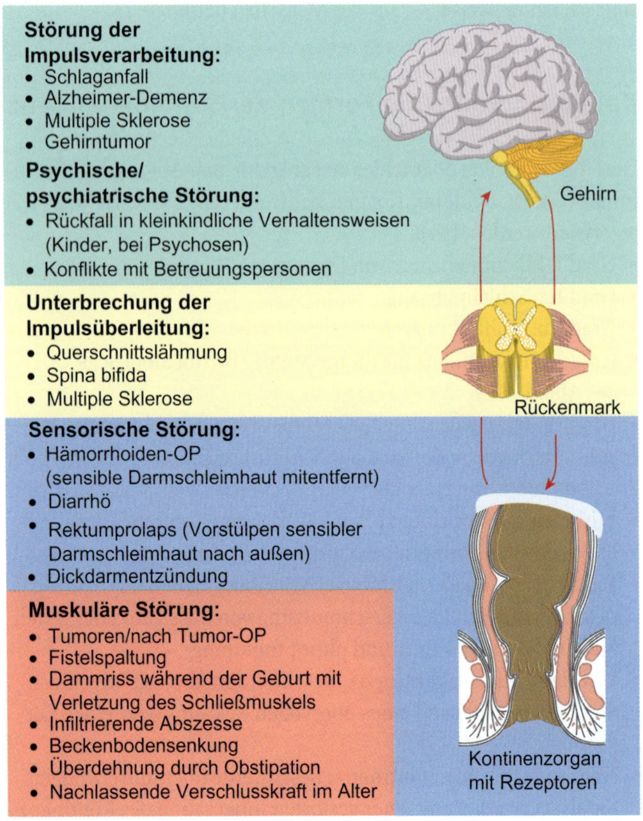

Abb. 19.45 Ursachen der Stuhlinkontinenz. [L138]

Einschätzung der Inkontinenzsituation

Die **Einschätzung der Inkontinenzsituation** ist aufgrund der Tabuisierung und der verbundenen Scham erschwert. Mögliche Hinweise:
- Häufige Toilettengänge
- Perianale Hautsymptome wie Juckreiz oder Brennen durch Benetzung der Haut mit Sekret und vermehrtes Kratzen
- Vehemente/aggressive Ablehnung notwendiger Unterstützung bei der Körperpflege oder beim Wäschewechsel
- Plötzlicher Wunsch, das Bett selbst zu beziehen
- Wegwerfen bzw. vermehrtes Fehlen von Wäsche
- „Heimlicher" Gebrauch von Inkontinenzhilfsmitteln
- Aufgabe sozialer Aktivitäten

Das persönliche Gespräch in der Anamnese bildet das Kernstück der Einschätzung der Inkontinenzsituation. Pflegende vermitteln Ruhe und Verständnis, informieren sich über den Unterstützungsbedarf und beraten Patienten bei der Führung eines Stuhltagebuchs.

Das **Stuhltagebuch** enthält:
- Zeitpunkt der Stuhlentleerung
- Situationsbeschreibung (z. B. liegend, sitzend, unterwegs)
- Konsistenz oder Auffälligkeiten des Stuhls
- Auslöser für das Inkontinenzereignis (beispielsweise die Zufuhr oder Aufnahme bestimmter Nahrungsmittel, Medikamente, sportliche Betätigung)

Mithilfe der *Revised Faecal Incontinence Scale (RFIS)* (➤ Tab. 19.20, [66]) lässt sich nicht nur die Inkontinenzsituation einschätzen, sondern es lassen sich auch therapeutische Erfolge im Rahmen einer Behandlung nachweisen.

Zu den diagnostischen Maßnahmen zählen u. a.:
- Basisdiagnostik, z. B. Inspektion und Austastung des Rektums im Rahmen der körperlichen Untersuchung
- Ergänzende Diagnostik, z. B. Proktoskopie (➤ 26.7.6), anale Endosonografie (➤ 26.7.1)
- Erweiterte Diagnostik, z. B. anorektale Manometrie (Druckmessung des Analsphinkters)

Behandlung und Pflege bei Stuhlinkontinenz

Die **Behandlung und Pflege** bei Stuhlinkontinenz kann operativ oder konservativ erfolgen. Sie richtet sich nach Form und Ursache und orientiert sich dabei stets an den individuellen Bedürfnissen und Umständen des Patienten.

Operative Behandlung

Die Möglichkeiten zur **operativen Behandlung** der Stuhlinkontinenz sind begrenzt und haben nicht immer eine komplette Wiederherstellung zur Folge. Pflegende wecken daher keine falschen Erwartungen bei den Patienten und verweisen auch auf die konservativen Behandlungsmöglichkeiten. Es stehen u. a. folgende operativen Behandlungen zur Verfügung:
- Schließmuskelrekonstruktion
- Sakrale Nervenstimulation
- Schließmuskelersatz

Tab. 19.20 Erfassung der Symptomschwere bei Stuhlinkontinenz mittels der *Revised Faecal Incontinence Scale (RFIS).* [66]

Fragen zur Symptomschwere	Häufigkeit				
	Nie	Selten	Manchmal	Oft	Immer
Verlust festen Stuhls	0	1	2	3	4
Verlust flüssigen Stuhls	0	1	2	3	4
Verlust von Stuhl bei nicht rechtzeitigem Finden einer Toilette	0	1	2	3	4
Unterwäschewechsel aufgrund Verschmutzung durch Stuhl	0	1	2	3	4
Beeinträchtigung der Lebensgewohnheiten	0	1	2	3	4
Information zum Punktwert: 0 Punkte = keine Symptomausprägung, 20 Punkte = maximale Symptomausprägung Nie = 0, selten = < 1/Monat, manchmal = < 1/Woche bis ≥ 1/Monat, oft = < 1/Tag bis ≥ 1/Woche, immer = ≥ 1/Tag bis bei jedem Stuhlgang					
Beispiel: Eine Pflegende bewertet gemeinsam mit einem Patienten seine Stuhlinkontinenzsituation anhand der *Revised Fecal Incontinence Scale (RFIS).* Der Patient gibt an, höchstens einmal im Monat festen Stuhl zu verlieren (1 Punkt), allerdings kann er flüssigen Stuhl oft, d. h. mehrfach wöchentlich, nicht zurückhalten (3 Punkte). Er gibt an, manchmal, d. h. mehrfach im Monat, Stuhl zu verlieren, weil er nicht rechtzeitig eine Toilette aufsuchen kann (2 Punkte). Einen Unterwäschewechsel aufgrund einer Verunreinigung durch Stuhl muss er mehrfach wöchentlich durchführen (3 Punkte). Der Patient gibt an, dadurch bei seinen Alltagsaktivitäten stark eingeschränkt zu sein, seine Lebensgewohnheiten sind oft beeinträchtigt (3 Punkte). Der Patient erhält demnach eine Summe von 12 Punkten. Ziel pflegerischer und medizinischer Maßnahmen sollte es sein, die Symptomschwere oder die Gefahr einer Verschlechterung zu reduzieren.					

Konservative Behandlung

Die **konservative Behandlung** der Stuhlinkontinenz wird in Rücksprache mit dem Patienten und dem therapeutischen Team ausgewählt, durchgeführt und evaluiert.

Verhaltenstraining

Das **Verhaltenstraining** zielt auf eine langfristige Veränderung des Verhaltens.

Dazu zählen:

- Training zur geplanten Entleerung, um einen täglichen Entleerungsrhythmus zu finden
- Ernährungsumstellung auf ballaststoffreiche Ernährung mit ausreichender Flüssigkeitszufuhr
- Einnahme bestimmter Medikamente wie Peristaltikhemmer, z. B. Loperamid, [31] oder Nahrungsmittel zur Stuhleindickung
- Mobilitätsfördernde Maßnahmen zur Förderung des selbstständigen Toilettengangs
- Erlernen von bestimmten Fertigkeiten wie die der transanalen Irrigation

Pflegefachpersonen motivieren und beraten die Patienten während der Verhaltenstherapie und leiten sie dabei gegebenenfalls an.

Bei Kindern steht die Förderung der Selbstständigkeit im Vordergrund. Pflegende geben nur so viel Hilfe wie nötig. Sie stellen Kindern Waschwasser bereit und fordern sie auf, sich selbst zu säubern.

Sphinkter-Beckenboden-Training

Das **Sphinkter-Beckenboden-Training** fördert die Kräftigung der Beckenbodenmuskulatur. Ziel ist es, den Darm und Schließmuskel zu trainieren, damit der Stuhl regelmäßig an einem gewünschten Ort abgesetzt werden kann.

Die Betroffenen werden durch einen erfahrenen Physiotherapeuten angeleitet, ggf. unterstützt durch Biofeedback (Kontrolle der Kontraktionskraft durch eine anale Messsonde).

Hautpflege und Nutzung von Inkontinenzhilfsmitteln

Neben **Hilfsmitteln zur selbstständigen Toilettennutzung** wie Toilettenstuhl, Toilettensitzerhöhung, Halterungen und Gehhilfen finden auch Vorlagen, wie sie bei der Harninkontinenz angewendet werden (➤ 19.3.4), Verwendung. Sie vermitteln den Betroffenen Sicherheit. Besonderheiten stellen hierbei die verstärkte Hautreizung durch Stuhl und die Geruchsbelästigung dar. Pflegende wechseln deshalb regelmäßig die Vorlagen, da Patienten mit Stuhlinkontinenz gefährdet sind, eine Inkontinenz-assoziierte Dermatitis (IAD ➤ 17.1.9) zu entwickeln. Diese tritt häufiger bei kombinierter Harn- und Stuhlinkontinenz auf. Eine sorgfältige Hautreinigung und -pflege ist deshalb wichtig (➤ 17.1.9, ➤ 19.3.1).

Analtampons

Diese gibt es in unterschiedlichen Größen und Formen (➤ Abb. 19.46). Jeder Patient muss die für sich passende Form und Größe finden. Sie bestehen zumeist aus Polyurethan oder Polyvinylalkohol (PVA), das Darmgase entweichen lässt, und werden wie Zäpfchen in

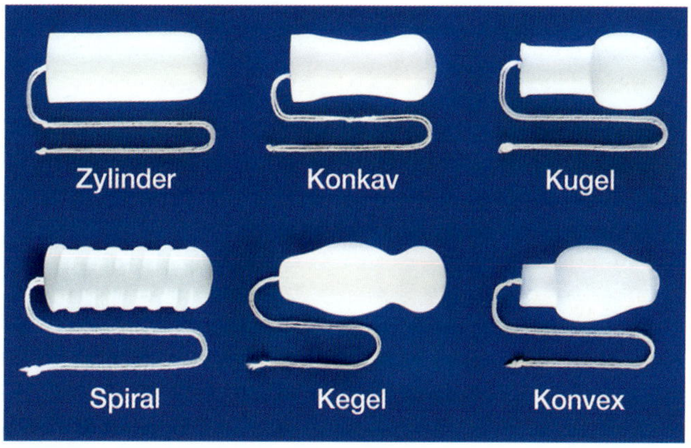

Abb. 19.46 Unterschiedliche Analtampons. [V107]

19

den Darm eingeführt, wo sie sich ausdehnen und ein Austreten des Stuhls verhindern. Sie können bis zu 12 Std. belassen werden. Vorteile sind Geruchsverhinderung, Hautschutz und die Möglichkeit, sportlichen Aktivitäten oder physiotherapeutischen Maßnahmen nachgehen zu können. Patienten benötigen zwischen 3 und 5 Tagen, um sich an das Hilfsmittel zu gewöhnen; manche werden es aber nie tolerieren. Aufgrund der Manipulationsgefahr sind sie bei kognitiv eingeschränkten Personen nur nach einer Situationsabwägung zu verwenden. [36]

Stuhldrainagesysteme

Sie ermöglichen eine zuverlässige, sichere und kontinuierliche Stuhldrainage von flüssigem und halbflüssigem Stuhl (➤ Abb. 19.47). Indikationen sind:

- Wund- und Infektionsvermeidung, z. B. bei bestehenden Wunden, nach operativen Eingriffen im Urogenitalbereich
- Vermeidung der Feuchtigkeitsexposition der Haut, z. B. bei wässrigen Stühlen
- Vermeidung von Umgebungs- und Kreuzkontaminationen durch Stuhlausscheidungen, z. B. bei allen Formen der Hepatitis, Infektionen mit Bakterien und/oder Viren
- Unvermögen einer regelmäßigen Umpositionierung des Patienten bzw. komplizierter Bettlägerigkeit, z. B. bei polytraumatisierten Patienten, nach Schädel-Hirn-Trauma

Zur Anwendung wird der Katheterschlauch (Darmrohr mit einem blockbaren Ballon an der Spitze) in den Enddarm eingeführt, nachdem er mit einem wasserlöslichen Gleitmittel versehen wurde. Dann wird der Ballon mit 45 ml körperwarmen Wasser oder Kochsalzlösung gefüllt und ganz vorsichtig zurück gezogen, der Ballon liegt nun sicher hinter dem Schließmuskel. Dann wird der Katheterschlauch mit dem Auffangbeutel mit Filter verbunden.

Zum Entfernen wird der Ballon vollständig entblockt. [37]

19

Fäkalkollektoren

= *Stuhlauffangbeutel* Sie werden zumeist bei immobilen Patienten um den Analbereich aufgeklebt (➤ Abb. 19.48). Das Anbringen eignet sich auch vor einer geplanten oralen Abführmaßnahme. Das Auffangen des Stuhls schützt die Haut und evtl. vorhandene Wunden vor der Verunreinigung mit Stuhl. Der Fäkalkollektor besteht aus einem Plastikbeutel mit Ablassstutzen und selbstklebender Hautschutzplatte.

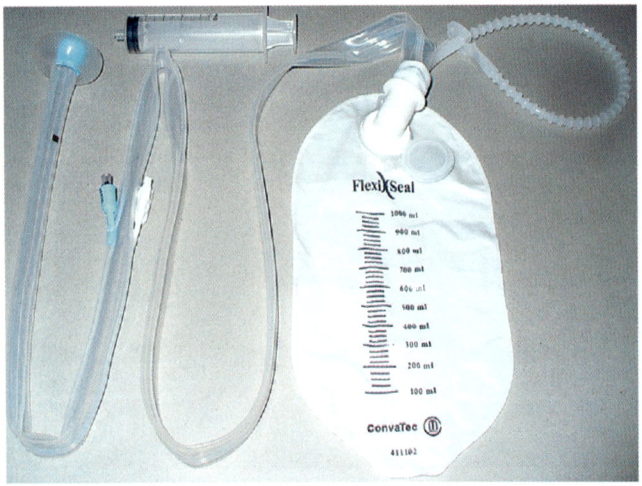

Abb. 19.47 Stuhldrainagesystem Flexi-Seal™ Protect. [O555]

Anale Irrigation

DEFINITION

Anale Irrigation *(lat. anus = After, irrigare = bewässern, überschwemmen):* Spülung des Darms über den After mit dem Ziel, ausscheidungsfreie Intervalle und kürzere Stuhlentleerungszeiten zu erreichen. Sie findet vor allem bei der Therapie der primären Stuhlinkontinenz Verwendung.

Die **anale Irrigation** kann nach Anleitung durch qualifizierte Pflegefachpersonen vom Patienten selbstständig durchgeführt werden und führt zu einer vollständigen Entleerung des Darms. Die Einstellung auf die anale Irrigation dauert jedoch einige Tage, worauf sich Betroffene einstellen müssen. Die anale Irrigation ist u. a. bei entzündlichen Darmerkrankungen, sonstigen Veränderungen des Darms und Rektums, z. B. Tumor, Stenose, Hämorrhoiden, kontraindiziert. Die Durchführung der analen Irrigation ähnelt dem Reinigungseinlauf (➤ 19.3.8). Patienten können einen ausscheidungsfreien Zeitraum von 12 bis 48 h erreichen.

19.3.10 Stomatherapie und -pflege

DEFINITION

Stoma *(-stomie,* griech. *Mund, Öffnung):* operativ geschaffene offene Verbindung zwischen einem Hohlorgan (z. B. Magen, Darm, Blase) und der Hautoberfläche.
Enterostoma (griech. *enteron = Darm, stoma = Mund; künstlicher Darmausgang, Anus praeter, AP):* operativ angelegtes Stoma im Magen-Darm-Trakt (vorübergehend oder dauerhaft).
Urostoma (griech. *ouron = Wasser, stoma = Mund; künstliche Urinableitungen):* Ableitung von Urin auf nicht physiologischem Wege (vorübergehend oder dauerhaft). Anlage minimalinvasiv oder operativ.

In Deutschland leben ca. 130.000–150.000 Stomaträger. Das *International Ostomy Association Coordination Comittee (IOA CC)* verfasste 1993 erstmalig die **Charta der Rechte von Stomaträgern.** 2007 wurde die überarbeite Fassung vom World Council verabschiedet. Die Ausführungen finden in diesem Kapitel Berücksichtigung.

Stomaarten

Enterostomata

Enterostomata (➤ Abb. 19.49) können nach Lokalisation, Verweildauer und Art des Stomas eingeteilt werden.

Lokalisation

➤ Tab. 19.21 gibt eine Übersicht über mögliche **Lokalisationen und Indikationen** von Enterostomata.

Verweildauer

Die **Verweildauer** eines Enterostomas wird unterschieden in:

- **Temporär/passager:** Stoma wird nach einer befristeten Zeit wieder zurückverlegt.
- **Permanent:** Stoma besteht für den Rest des Lebens.

Flexi-Seal™ Fäkal-Kollektor mit Hydrokolloid-Hautschutz — Anwendungshinweise

POSITIONIERUNG DES PATIENTEN

Der Patient wird mit angezogenen Knien entweder in die rechte oder linke Seitenlage gebracht.

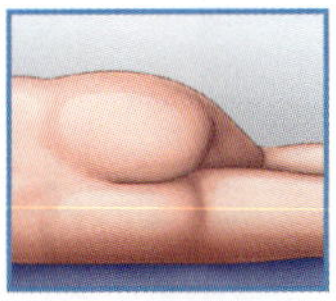

VORBEREITUNG DER HAUT

Reinigen Sie den perianalen Bereich mit warmem Wasser. Falls Sie zur Reinigung Seife oder andere Reinigungsmittel verwenden, achten Sie darauf, dass diese ausreichend abgespült werden. Entfernen Sie eventuelle Pastenrückstände. Schneiden Sie mit einer Schere alle Haare im perianalen Bereich vorsichtig ab. Um Hautunebenheiten auszugleichen, kann Stomahesive® Hautschutzpaste verwendet werden. Sie tragen einen Ring der Paste um die vorgestanzte Öffnung des Hautschutzes auf (nicht auf die Haut des Patienten) und warten ca. 1 Minute, bevor Sie den Kollektor anbringen. Klinische Studien haben gezeigt, dass die Tragezeit mit Gebrauch der Stomahesive® Hautschutzpaste verlängert wird.

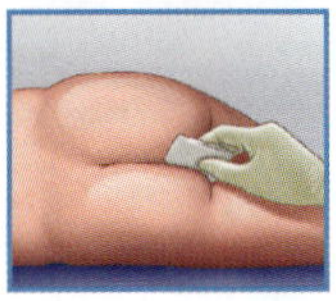

ANBRINGEN DES KOLLEKTORS

Falls nötig, dehnen Sie die Öffnung des Hautschutzes so, dass sie etwas größer als der Anus ist, um somit eine Dilatation des Anus zu gewährleisten.

Entfernen Sie das Abziehpapier nur vom Hautschutz; belassen Sie jedoch das Schutzpapier an der mikroporösen Klebefläche. Falten Sie den Hautschutz längs, bevor Sie ihn anbringen.

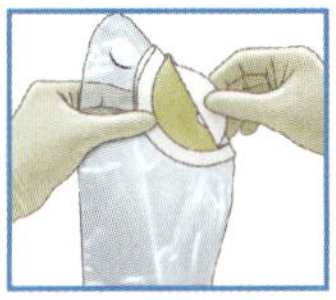

VERMEIDEN SIE DAS BERÜHREN DES HAUTSCHUTZES!

Heben Sie eine Gesäßhälfte an, und bringen Sie die schmale Stelle des Hautschutzes am Perineum an.

Bringen Sie den Hautschutz zunächst um den Anus an und halten ihn für einige Sekunden fest angedrückt. Entfernen Sie nun das restliche Abziehpapier vom Hautschutz.

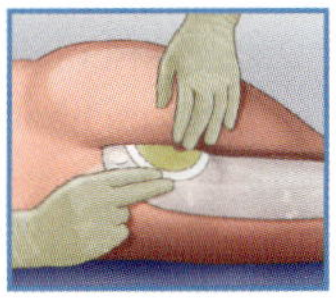

Drücken Sie nun den Hautschutz im perianalen Bereich und im Bereich zwischen Anus und Steißbein nach außen hin fest an.

Entfernen Sie das Schutzpapier von der mikroporösen Klebefläche, und streichen Sie sie fest. Schneiden Sie falls notwendig die Klebefläche im Bereich der Hoden bzw. Vagina aus.

Halten Sie die gesamte Adhäsivfläche 1 Minute fest angedrückt.

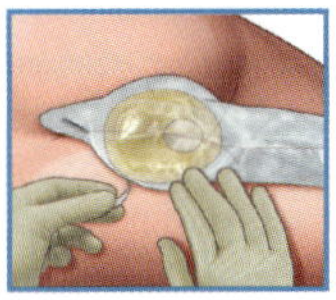

PLAZIERUNG DES KOLLEKTORS

Legen Sie den Beutel zwischen die Beine des Patienten. Achten Sie darauf, dass sich keine Falten bilden oder Druckbereiche entstehen.

GEBRAUCH DES KOLLEKTORS

Bei flüssigem Stuhl

Bei Verwendung eines zusätzlichen Drainagebeutels: Verbinden Sie den Beutelverschluss des Fäkal-Kollektors mit dem Verbindungsstück des Drainagebeutels. Beim Verlassen des Bettes kann der Beutel mit der Kappe sicher verschlossen werden.

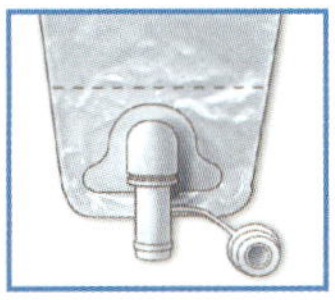

Bei halbgeformtem Stuhl

Schneiden Sie das untere Ende des Fäkal-Kollektors ab und schließen Sie ihn mit der beigefügten Klammer.

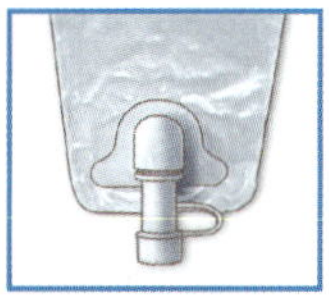

Halten Sie die Klammer mit der rechten Hand am Angelpunkt fest und legen das Beutelende einmal über den dünneren Klammerteil. Schließen Sie die Klammer und überzeugen Sie sich, dass sie fest eingerastet ist.

Öffnen Sie die Klammer, indem Sie die beiden Endstücke auseinanderziehen. Die Klammer kann beliebig oft geöffnet und geschlossen werden. Achten Sie darauf, dass der Beutel nicht mehr als ein Drittel gefüllt ist.

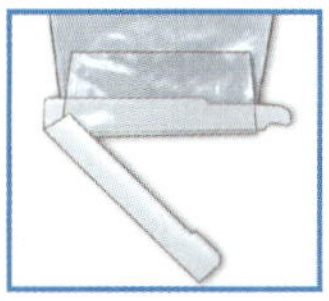

Reinigung des Kollektors

Der Beutel kann, während er getragen wird, mit warmem Wasser solange gespült werden, bis er sauber ist.

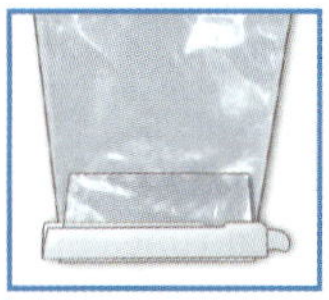

ABNEHMEN DES KOLLEKTORS

Nehmen Sie den Beutel ab, indem Sie ihn langsam abziehen und gleichzeitig mit der freien Hand einen leichten Gegendruck auf die Haut ausüben.

Falten Sie den Hautschutz so zusammen, dass er ein in sich geschlossenes System darstellt, und entsorgen Sie ihn in angemessener Weise.

Der Flexi-Seal™ Fäkal-Kollektor kann bis zu 48 Stunden verbleiben, vorausgesetzt eine sichere Haftung ist gewährleistet

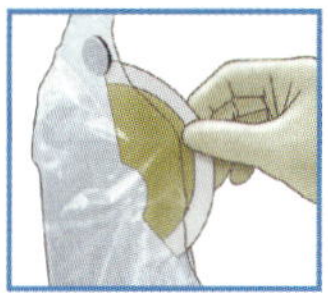

PRODUKTBESCHREIBUNG

Der Flexi-Seal™ Fäkal-Kollektor besteht aus einem zuschneidbaren Hydrokolloid-Hautschutz, einer mikroporösen, stoffähnlichen Klebeoberfläche und einem nach unten spitz zulaufenden Beutel mit integriertem Aktivkohlefilter.

ANWENDUNGSGEBIETE

Für die Anwendung bei stationären Patienten, die an Stuhlinkontinenz leiden und flüssigen oder halbflüssigen Stuhl ausscheiden.

BESTELLINFORMATIONEN

Beschreibung	PZN (D)	Hilfsmittelverzeichnisnr. (D)	Ref-Nr. (D/CH) bzw. Art.-Nr. (A)	Pharmacode (CH)
Flexi-Seal™ Fäkal-Kollektor mit Hydrokolloid-Hautschutz 1000 ml (10 Stück/Box)	0 373 729 6	15.25.10.0005	650 078	547 54 00

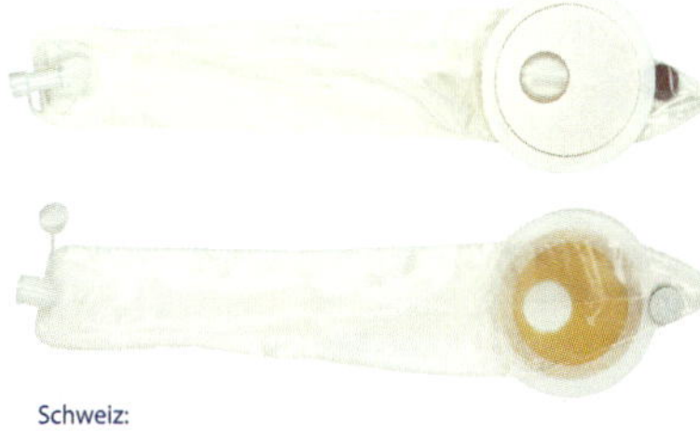

PDM 8004 Stand 04.2014

Deutschland:
ConvaTec (Germany) GmbH
Radlkoferstraße 2
D-81373 München
Gebührenfreie Kundenberatung
0800 - 78 66 200
de.kundenservice@convatec.com
www.convatec.de

Österreich:
ConvaTec (Austria) GmbH
Schubertring 6
A-1010 Wien
Gebührenfreie Kundenberatung
0800 - 21 63 39
at.kundenservice@convatec.com
www.convatec.com

Schweiz:
ConvaTec (Switzerland) GmbH
Mühlentalstrasse 38
CH-8200 Schaffhausen
Gebührenfreie Kundenberatung
0800 - 55 11 10
ch.kundenservice@convatec.com
www.convatec.ch

ConvaTec

Abb. 19.48 Fäkalkollektor. Hinweise zur sachgerechten Anwendung eines Fäkalkollektor am Bespiel des Flexi-Seal® Fäkal-Kollektors. [U228]

Art des Stomas

Bei der **Art des Stomas** wird zwischen einem endständigen (terminalen) und einem doppelläufigen Enterostoma unterschieden (➤ Abb. 19.50).

- **Endständiges Enterostoma:** die Darmpassage ist am Stoma beendet. Der restliche Darmabschnitt wird entweder entfernt oder blind verschlossen. Meist ist ein endständiges Stoma auch ein permanentes, da es nur selten zurückverlegt wird.
- **Doppelläufiges Enterostoma:** dient der vorübergehenden (temporären) Entlastung nachgeschalteter Darmabschnitte, z. B. bei Entzündung oder gefährdeter Anastomose (Naht zwischen zwei Darmabschnitten). Das Enterostoma kann zurückverlegt werden und wird daher meist temporär angelegt. Chirurgisch wird eine Darmschlinge vor der Bauchwand mit einem Reiter fixiert. Nach Eröffnung der Darmvorderwand wird die Schleimhaut zurückgestülpt und mit der Haut vernäht. Der Reiter kann nach 8–10 Tagen entfernt werden. Die beiden Darmschlingen werden unterschieden in:
  - **Zuführende oder proximale Darmschlinge** *(oraler Schenkel)* – durch Nahrung entstehender Stuhl wird ausgeschieden.
  - **Abführende oder distale Darmschlinge** *(aboraler Schenkel)* – Zellen und Schleim werden weiterhin produziert und teils über das Stoma, teils über den After ausgeschieden.

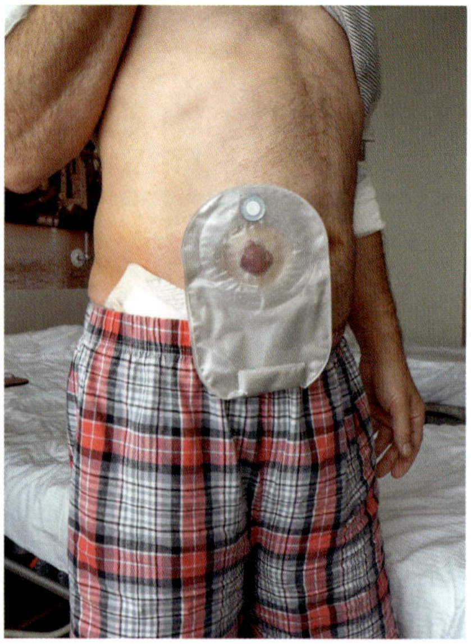

Abb. 19.49 Künstlicher Darmausgang – Enterostoma. [J787–101]

Urostomata

Urostomata leiten den Urin künstlich, also auf nicht physiologischem Wege, nach außen ab. Gründe für die Anlage eines Urostomas sind u. a. Abflusshindernisse (z. B. Harnleiterstein, Prostatavergrößerung), Entlastung nach Verletzungen oder Operationen am harnableitenden System, nach Blasenentfernung. Das Urostoma kann auf Zeit oder auf Dauer angelegt sein. Mögliche Ableitungen bzw. Katheter sind:

- Nephrostomie *(Nierenfistel)*, Katheter liegt im Nierenbecken
- Ureterkatheter *(äußerer Splint)*, Katheter liegt im Nierenbecken
- Zystostomie, Katheter liegt in der Blase *(suprapubischer Blasenkatheter* ➤ 19.3.3)
- Ureterokutaneostomie *(Harnleiter-Haut-Fistel)*, Harnleiter wird in die Bauchhaut implantiert

Tab. 19.21 Enterostomaarten mit Lokalisation und Indikation.

	Ileostoma	Zökostoma	Kolostoma	
Definition	Stomaanlage im Dünndarm	Stomaanlage im Zökum (Blinddarm)	Stomaanlage im Dickdarm	
			Colon transversum (quer verlaufender Grimmdarm)	Colon sigmoideum (Sigma, S-förmiger Grimmdarm)
Lokalisation	Rechter oder linker Mittelbauch	Rechter Unterbauch	Rechter oder linker Oberbauch	Linker Mittel- oder Unterbauch
Indikation	• Resektion (Entfernung) des Dickdarms • Verschluss distaler (nachfolgender) Darmabschnitte • Fehlbildungen • Dünndarmverletzungen oder Operation (Anastomosenschutz) • Colitis ulcerosa	• Anastomosenschutz (zur Heilung zweier zusammengenähter Darmabschnitte) • Verletzungen oder Strahlenschäden des Kolons	• Verschluss distaler Darmabschnitte • Ileus • Entzündungen • Divertikulitis • Anastomosenschutz • Karzinom • Morbus Hirschsprung • Analatresie	• Resektion distaler Darmabschnitte • Rektumkarzinom • Strahlenschäden • Stuhlinkontinenz bei neurologischen Erkrankungen • Angeborene Fehlbildungen wie Analatresie
Ausscheidung/Konsistenz	Flüssig bis dünnbreiig (keine Stuhleindickung im Dickdarm)		Dickbreiig bis geformt (abhängig von verbliebener Länge des Dickdarms)	Dickbreiig bis geformt (Stuhleindickung im Dickdarm)
Ausscheidung/Häufigkeit und Menge	• Ausscheidung findet über den ganzen Tag statt • Menge zunächst 1–2 l, später 500–750 ml		• Stuhlfrequenz 3–4 × tgl. • Menge normal	• Stuhlfrequenz 1–3 × tgl. • Menge normal
Ausscheidung/Besonderheiten	Stuhl ist aggressiv, da er viel Gallensäure und Verdauungsenzyme enthält (Hautschutz!)		Je nach Lage weicher oder fester	Irrigation möglich

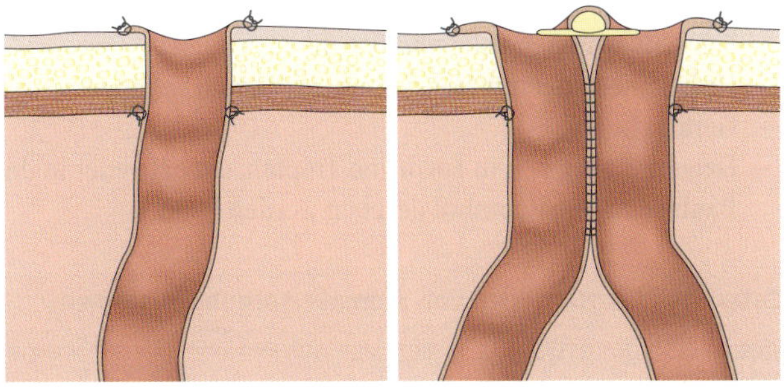

Abb. 19.50 Endständiges und doppelläufiges Stoma im Querschnitt. Das doppelläufige Stoma wird über der Bauchdecke von einem Reiter fixiert. [L264]

Stomaversorgungssysteme

Stomaversorgungssysteme werden individuell für jeden Patienten ausgewählt. Dabei werden Stomaart, individuelle Bedürfnisse sowie Besonderheiten der peristomalen Haut, z. B. Narben oder Reizungen, berücksichtigt. Es ist sinnvoll, unterschiedliche Systeme von unterschiedlichen Herstellern auszuprobieren. Dabei werden die Herstellerangaben beachtet. [38]

Anforderungen an Materialien zur Stomaversorgung

Materialien zur Stomaversorgung müssen folgende Eigenschaften aufweisen:
- Hautfreundlich
- Geruchsfrei, flüssigkeitsdicht und reißfest
- Einfach und sicher handhabbar
- Knisterarm und unauffällig
- Problemlos in Sanitätsfachgeschäften erhältlich

Einteiliges Versorgungssystem

Einteilige Versorgungssysteme bestehen nur aus einer Komponente. Der Beutel und die Hautschutzfläche sind untrennbar miteinander verbunden und für aktive Menschen mit ein bis zwei Stuhlausscheidungen pro Tag geeignet (➤ Abb. 19.52). Der Wechsel geht schnell und die wenigen Beutelwechsel strapazieren die Haut in der Regel kaum. Es gibt auch einteilige Systeme mit Ausstreifbeutel. Am einteiligen Urostomiebeutel kann nachts über einen Ablasshahn ein Beutelsystem angeschlossen werden (➤ Abb. 19.51). Der Wechsel des Systems erfolgt täglich.

Zweiteiliges Versorgungssystem

Bei **zweiteiligen Versorgungssystemen** können Beutel und hautschützende Basisplatte voneinander getrennt werden. Sie werden entweder über einen Rastring oder ein Klebesystem verbunden. Vorteil des zweiteiligen Systems ist der Hautschutz, da die Basisplatte trotz häufigen Beutelwechsels mehrere Tage belassen werden kann, was die Haut schont (➤ Abb. 19.52). Ein Wechsel sollte bei Enterostomata nach ca. 4 Tagen, starker Verunreinigung oder beginnender Ablösung der Platte erfolgen.

Beim Urostoma werden der Beutel mindestens täglich und die Basisplatte alle 2–3 Tage gewechselt.

Stomabeutel

Stomabeutel werden in geschlossene Beutel, Ausstreifbeutel und Urostomiebeutel mit Auslasshahn unterschieden.
- **Geschlossene Beutel** werden gewechselt, sobald sie voll sind. Sie bieten sich bei weniger als drei Stuhlausscheidungen pro Tag an, sind also z. B. bei Durchfall nicht zu empfehlen.
- **Ausstreifbeutel** können über eine Öffnung mit einem Verschlusssystem in die Toilette entleert bzw. ausgestreift werden. Sie bieten sich bei häufigen Stuhlausscheidungen oder dünnflüssigem Stuhl an. Die Materialkosten sind geringer, da ein Wechsel seltener erfolgen muss.
- **Urostomiebeutel mit Auslasshahn** und Rücklaufsperre können entleert werden. Nachts können diese über einen Adapter mit einem Beutelsystem verbunden werden, sodass die Miktion nicht den Schlaf beeinträchtigt. Urostomiebeutel mit Auslasshahn können auch mit einem Beinbeutel verbunden werden (➤ Abb. 19.51). Die Rücklaufsperre verhindert, dass der Urin in das Stoma zurückfließt.

Basisplatten

Basisplatten ein- oder zweiteiliger Systeme können entweder plan (flach) oder konvex (gewölbt) sein. Sie dichten das Stoma ab und sorgen durch ihre Haftung für einen korrekten Sitz.

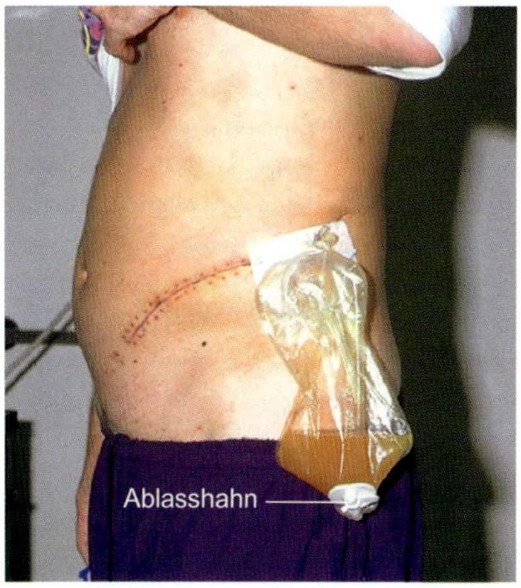

Abb. 19.51 Perkutane Harnableitung in einen aufgeklebten Urostomiebeutel. [K183]

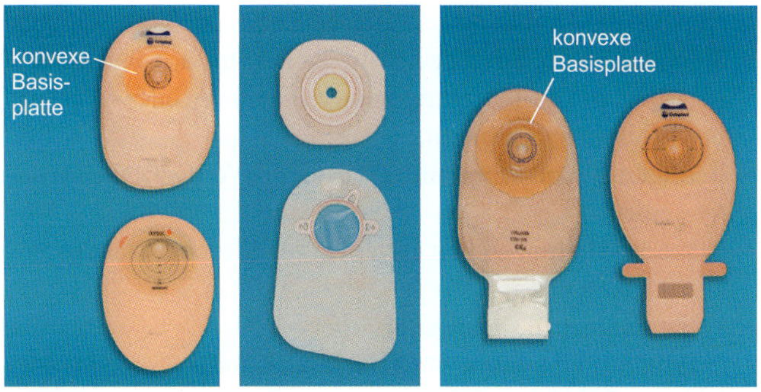

Abb. 19.52 Verschiedene Stomaversorgungssysteme. Links: einteilige geschlossene Systeme; Mitte: zweiteilige Systeme bestehend aus Basispalte und geschlossenem Beutel; rechts: einteilige Systeme mit Ausstreifbeutel. [K115]

- **Plan** *(flach):* Verwendung bei hervorstehendem (prominentem) Stoma
- **Konvex** *(gewölbt):* Verwendung, wenn Stoma unter Hautniveau eingesunken ist, um eine Undichtigkeit auszugleichen

Hautschutz

Die Haut von Patienten mit Stoma kann durch Stuhl bzw. Urin schnell angegriffen werden. Zum **Hautschutz** eignen sich besonders **adhäsive** *(anhaftende)* **Produkte** (Platten, Pasten, Schutzringe, Puder). Diese natürlichen oder semisynthetischen Produkte pflanzlicher oder tierischer Herkunft wirken durch Gelatine und Zellulose wasserbindend und durch Pektine granulations- bzw. heilungsfördernd.

Adhäsive Platten

Adhäsive Platten haften auf trockener wie auch auf nässender Haut. Sie können Feuchtigkeit bis zu einem gewissen Grad aufnehmen, verlieren dabei aber ihr Haftvermögen. Adhäsive Platten können je nach Hauttyp und Flüssigkeitsaufnahme zwischen 3 und 5 Tagen auf der Haut verbleiben. Sie sind leicht rückstandslos zu entfernen und gut verträglich.

Adhäsive Pasten und Hautschutzringe

Adhäsive Pasten und Hautschutzringe eignen sich, um Hautunebenheiten auszugleichen oder um die Basisplatte zusätzlich abzudichten.

- Pasten mit Alkohol können beim Auftragen auf die Haut brennen und sind für Kinder und Patienten mit bereits bestehenden Hautreaktionen nicht geeignet.
- Alkoholfreie Modellierstreifen werden wie Knetmasse geformt und sind die bessere Alternative zu adhäsiven Pasten.

19

Kinderversorgungssysteme

Für Kinder gibt es eine ähnliche Auswahl, nur das die Produkte kleiner sind.

Hilfsmittel

Hilfsmittel für das Anlegen, die Pflege und den Wechsel des Versorgungsystems sind:

- **Schablone.** Standardschablonen dienen der einmaligen Bestimmung der Größe des Stomas, zuschneidbare Schablonen erlauben die Anpassung der Platte bei unregelmäßigen Stomata.
- **Stomakappe.** Sie verschließt zeitweise das Stoma, z. B. nach Irrigation, um die Bewegungsfreiheit zu erhöhen oder sexuellen Bedürfnissen nachzugehen.
- **Reinigungs- und Pflegemittel** müssen auf Verträglichkeit getestet werden
  - Spezielle Lösungen zum Entfernen von Kleberückständen, z. B. Pflasterlöser
  - Hautfreundliche Reinigungstücher
  - Fettfreie und transparente Hautschutzlotion
- **Weiteres Zubehör**
  - Gürtel/Haltegurt für einen sicheren Halt
  - Klammern zum Verschließen von Ausstreifbeuteln
  - Beutelüberzug zum Verdecken und zur Aufnahme von Schweiß zwischen Folie und Bauch
  - Urostomiebeutel mit Mehrkammersystemen verringern Geräusche
  - Deodoranzien, z. T. in Form von Tropfen, die entweder in den Beutel oder die Raumluft gegeben werden können

Unterscheidungskriterien von Stomaversorgungssystemen

Stomaversorgungssysteme lassen sich anhand von vier Merkmalen unterscheiden:

- Ein- oder zweiteilig
- Geschlossen oder offen (Ausstreifbeutel)
- Ausschneidbare oder vorgestanzte Lochöffnung
- Plane oder konvexe Haftfläche

Stomapflege

Pflegende binden den Patienten in die **Stomapflege** mit ein. [39] Um einen größtmöglichen Erfolg zu erzielen, ist die Zusammenarbeit im interdisziplinären Team von hoher Bedeutung. Pflegende zeigen Einfühlungsvermögen, da der Patient bei Neuanlage eines Stomas neben der Auseinandersetzung mit seiner Grunderkrankung nun noch die Veränderung seines Körpers und den Verlust der Selbstverständlichkeit seiner Ausscheidung zu bewältigen hat. Patienten ekeln sich oft vor sich selbst und beobachten Pflegende genau bei der Versorgung ihres Stomas, z. B. ob diese die Nase rümpfen, das Gesicht verziehen etc.

Ein kleiner Kreis an Bezugspersonen, die große Gesprächs- und Beratungsbereitschaft zeigen, hilft dem Patienten, sein Stoma zu akzeptieren.

Beobachtungsschwerpunkte am Stoma

Die **Beobachtungsschwerpunkte** liegen auf dem Stoma, dessen Umgebung und der Ausscheidung.

Physiologisches Stoma

Das **physiologische Stoma** hat eine rosarote Farbe als Zeichen für eine intakte Durchblutung. Die Größe ist in den ersten Tagen aufgrund eines mäßigen Stomaödems leicht angeschwollen. Das Ödem bildet sich zwischen dem 4. und 7. Tag zurück. Die endgültige Stomagröße wird nach 6–8 Wochen erreicht. Das Stoma ist in seiner Position prominent (hervorstehend), die Umgebung trocken, reizlos und intakt.
Die **Ausscheidung bei Enterostomata** besteht bis zum 3. postoperativen Tag noch aus blutig-serösem Sekret.

- Bei der **Ileostomie** beginnt die Ausscheidung ab dem 2.–5. postoperativen Tag. Der Stuhl ist flüssig.
- Bei der **Kolostomie** beginnt die Ausscheidung ab dem 2.–5. postoperativen Tag zunächst flüssig, sollte nach 8–14 Tagen allerdings breiig bis halbfest geformt sein.

Bei einem **Urostoma** beobachten Pflegende den Harnfluss mittels einer Flüssigkeitsbilanzierung. Der Urinfluss beginnt mit Anlage des Urostomas. Eine Reduktion des Harnflusses kann auf eine Verstopfung hinweisen und muss dem Arzt gemeldet werden.

Komplikationen und pathologische Abweichungen

Komplikationen und pathologische Abweichungen lassen sich ➤ Tab. 19.23 entnehmen. Pflegende beziehen die fachliche Expertise weiterer Berufsgruppen, z. B. von Ärzten und Stomatherapeuten, bei Bedarf mit ein.

Zur Klassifikation peristomaler Läsionen bietet sich der **LSD-Score** *(engl.* ***l****esion,* ***s****ymptom,* ***d****isease)* der Expertengruppe GESS *(German Expert Panel PeriStomal Skin Leson)* an.

Der LSD-Score besteht aus drei Kategorien (➤ Tab. 19.22). Aus diesen Kategorien können Pflegende Therapieempfehlungen ableiten: [40]

- **L0:** keine Änderung
- **L1, L2:** Intensivierung oder Änderung des stomatherapeutischen Konzepts, Ursachensuche und gegebenenfalls dermatologisches Konsil
- **L3:** Intensivierung oder Änderung des stomatherapeutischen Konzepts, Ursachensuche und viszeralchirurgisches Konsil
- **L1–L3 & S0:** Stomatherapeuten hinzuziehen
- **S1:** Versorgung durch Stomatherapeuten
- **S2:** Vorstellung in einer viszeralchirurgischen Klinik
- **D2:** Behandelnden Arzt zur Anpassung der Behandlung der Grund- und Begleiterkrankung einschalten
- **S**-Zusatzkategorie: intensive Versorgung durch Stomatherapeut und Vorstellung beim Viszeralchirurgen zur kritischen Überprüfung einer möglichen operativen Korrektur

Stomaversorgung/Wechsel des Versorgungssystems

Bei der **Stomaversorgung** wird der Patient im Rahmen seiner Möglichkeiten in die Intervention mit eingebunden.

Vorbereitung

Vorbereitung des Stomaträgers:

- Stomaträger über Ablauf und Möglichkeiten seiner Mithilfe informieren, anleiten und beraten
- Bei Kindern und Säuglingen ggf. Versorgungswechsel morgens vor der ersten Nahrungsaufnahme, nicht unmittelbar nach Nahrungsaufnahme, um Erbrechen zu vermeiden
- Säuglinge mit Schnuller und Ansprache beruhigen, ggf. Angehörige miteinbeziehen
- Störende Kleidung ausziehen (lassen) oder mithilfe von Klammern im Stehen fixieren
- Bei mobilen Stomaträgern Wechsel im Stehen vor einem Spiegel durchführen, bei bettlägerigen Patienten in bequemer Rückenlage

Tab. 19.22 LSD-Score zur Klassifikation peristomaler Hautläsionen modifiziert nach [40]. [H177-001]

Läsion der stomaumgebenden Haut	Status der Stomaversorgung	Systemerkrankungen („Disease")
Veränderung, Verletzung oder Funktionsstörung der peristomalen Haut	**Aufwand der Stomaversorgung mit Stomapathologie**	**Hautveränderungen durch Systemerkrankungen oder Therapie**
L0 Keine Hautläsion • Haut ist intakt und nicht verändert	**S0 Sicher und einfach als Selbst- oder Fremdversorgung** • Versorgung ist in üblicher Weise und ohne erhöhten Aufwand möglich	**D1 Keine aktuelle Grund- oder Begleiterkrankung vorhanden (oder nicht bekannt)**
L1 Effloreszenzen *(krankhafte oberflächliche Hautveränderung)* **im Hautniveau** • Oberfläche der Haut ist unbeschädigt • Rötung, Reizung, Irritation und/oder Pseudopolypenbildung • Haltefunktion für Basisplatte nicht beeinträchtigt	**S1 Sicher als Selbst- oder Fremdversorgung nur mit erhöhtem Aufwand** • Sichere stabile Versorgung: Wechselintervall > 24 h, kein spontanes Ablösen • Erhöhter Aufwand: Verkürzung üblicher Wechselintervalle, Einsatz zusätzlicher Zubehörprodukte, z. B. Hautschutzprodukte, Konsultation, oder Übernahme durch Stomatherapeut	**D1 Grund- oder Begleiterkrankung ist vorhanden ohne Relevanz** • Hat keinen Einfluss auf **L**äsion der stomaumgebenden Haut • Hat keinen Einfluss auf **S**tatus der Stomaversorgung
L2 Erhabene Läsion oder absenkende Defekte • Hautläsion ist tiefgreifend mit Oberflächenveränderung • Erhabene Hautläsion, z. B. Quaddeln, Knötchenbildung, Tumoren • Absenkende Hautläsionen, z. B. Mazerationen, Ulzerationen • Haltefunktion für Basisplatte beeinträchtigt	**S2 Nicht sicher als Selbst- oder Fremdversorgung trotz erhöhtem Aufwand** • Instabile Situation trotz intensiver Betreuung durch Stomatherapeut • Erfüllt bei Dichtigkeitsproblemen, Plattenwechselintervall < 24 h, Schmerzen, Notwendigkeit der Intervention (stomatherapeutisch, dermatologisch, operativ, medikamentös), stomabedingte stationäre Behandlung	**D2 Grund- oder Begleiterkrankung ist vorhanden mit Relevanz** • Einfluss auf Prognose und Behandlung der Hautläsion • Beispiele sind iatrogene *(durch die Behandlung verursachte)* Hautläsionen wie Bestrahlungsschäden, Hautveränderungen durch Psoriasis oder Neurodermitis, Stenose durch Adipositas
L3 Entzündung mit Verdacht auf lokale Infektion • Tiefgreifende, meist bakterielle Mischinfektionen mit Darmorganismen • Verdachtshinweise sind Phlegmone *(Infektion der Haut und Bauchdecke mit diffuser Ausbreitung)*, sezernierende Fisteln *(unterhöhlender, entzündlicher Gang, z. B. bei Morbus Crohn)* und/oder Abszess *(Eiteransammlung in Gewebehohlraum)*	**S Zusatzkategorie Stomapathologie** *(Akronym ORPHEUS,* ➤ Tab. 19.23) • **O**stomiestenose • **R**etraktion • **P**roplaps • **H**ernie • **E**dema (Ödem) oder Nekrose der Darmschleimhaut • **US U**ngünstige **S**tomaposition	

Tab. 19.23 Komplikationen eines Stomas, pathologische Abweichungen und mögliche Gegenmaßnahmen (vgl. [40], [41], [42]).

Komplikation/ pathologische Abweichung	Symptom	Ursache (Beispiel)	Maßnahme (Beispiel)
Stoma			
Stomanekrose	Dunkelrote bis grauschwarze Stomaschleimhaut	Mangelhafte Durchblutung der Darmwand, z. B. durch zu enge, starre Stomaversorgung	• Anpassen des Versorgungssystems • Schleimhautnekrose – oberflächliche: Beobachtung – tiefe: Operation, gegebenenfalls Neuanlage des Stomas
Stomaretraktion	Zurückziehen des Darms unter Hautniveau	• Zu frühes Entfernen des Reiters • Husten, Niesen, Belastung eines unter Spannung angelegten Stomas v. a. bei Adipositas	• Sofort Arztinformation: wegen Peritonitisgefahr eventuell Neuanlage des Stomas • Wenn Stoma bereits eingewachsen: Versorgung mit konvexer Basisplatte • Beratung zur Reduktion der Bauchdeckenbelastung
Stomaprolaps	Fortschreitende Vorwölbung des Dickdarmafters um > 2 cm, des Dünndarmafters um > 3 cm	• Unzureichende operative Fixierung • Hoher intraabdominaler Druck	• Reposition des Darms durch Arzt • Anbringen einer Stomakappe
Stomastenose (Ostomiestenose)	Verengung des Stomas, bleistiftförmiger Stuhl (untersuchender Kleinfinger kann nicht mehr eindringen)	• Narbiges Abheilen von Entzündungen • Hautmazerationen • Starke Gewichtszunahme	• Chirurgische Stomakorrektur • Gewichtsreduktion
Stomablutung	Kleinere bzw. größere Blutungen	• Blutung aus kleinen unverschlossenen Blutgefäßen • Trauma, z. B. Stoß • Rezidiv der Grunderkrankung	• Lokale Blutstillung • Beobachtung (Häufigkeit, Menge etc.) • Nachuntersuchungen
Schleimhautveränderungen	Warzenähnliche Veränderungen, leicht blutend	• Pseudopolypen (Geschwulst der Schleimhaut) • Rezidiv der Grunderkrankung	• Bei Pseudopolypen Kontrolle und Nachuntersuchungen • Bei Rezidiv dementsprechende Behandlung
Umgebung			
Hautirritation	Gerötete Haut, nässende Hautablösungen	Schlechte Hautpflege Kontakt von Plastikbeutel und Haut Falsche Größe des Versorgungssystems	• Hautpflege • Anpassen des Versorgungssystems • Umstieg auf zweiteiliges System • Hilfsmittel Stoffüberzug über Plastikbeutel
Allergische Reaktion	Rötung, Knötchen, Bläschen, Jucken	Ungeeignete Versorgungs- oder Pflegeprodukte	• Umstellung von Versorgungs- und Pflegeprodukten • Eventuell Allergietest am Oberarm • Reinigung nur mit klarem Wasser
Follikulitits (Haarbalgentzündung)	Punktförmige Pusteln	• Nachwachsende Haare • Mechanische Reizung, z. B. Wechsel der Platte	• Hautschutzplatte bis zur Heilung verwenden • Regelmäßige, sorgfältige Rasur • Ggf. Pflasterlöser verwenden
Pilzinfektion (Mykose)	Punktförmige, sich ausbreitende Papeln	• Hautentzündung • Starkes Schwitzen • Antibiotikatherapie, Diabetes	• Ursachenbeseitigung • Feuchtigkeit und Wärme am Stoma vermeiden, z. B. Beutel mit Vliesrückseite verwenden • Antimykotikum nach Arztanordnung als Spray oder Tinktur, keine Salben oder Cremes
Parastomale Hernie	Verwölbung der parastomalen Bauchdecke mit tastbarer Bruchpforte	• Stomaanlage in Laparatomienarbe • Hoher intraabdominaler Druck	• Verschluss der Hernie und/oder Verpflanzung des Stomas auf andere Körperseite • Anpassung und Verwendung von Stomabandagen
Parastomaler Abszess	Rötung, Schmerz, Fieber	• Infektion • Mangelnde Stomahygiene	• Sofort Arztinformation mit Entscheidung über – Antibiose oder – Inzision (Einschnitt)

19

Tab. 19.23 Komplikationen eines Stomas, pathologische Abweichungen und mögliche Gegenmaßnahmen (vgl. [40], [41], [42]). *(Forts.)*

Komplikation/ pathologische Abweichung	Symptom	Ursache (Beispiel)	Maßnahme (Beispiel)
Ausscheidung			
Blähungen	Aufgetriebenes Abdomen, eventuell Bauchschmerzen	Blähende Nahrungsmittel, z. B. Kohl	• Beutel mit Kohlefilter • Luft durch kurzzeitiges Lösen des Beutels entleeren
Obstipation	Aufgetriebenes Abdomen, Schmerzen, fehlende Ausscheidung	• Unzureichende Flüssigkeitszufuhr • Wenig Bewegung	• Obstipationsprophylaxe (➤ 19.3.6) • Pflege bei Obstipation
Stomablockade	Fehlende Ausscheidung, krampfartige Schmerzen, Blähbauch	• Diätfehler bei Ileostomaträgern • Verlegung der Stomaöffnung durch unverdauliche Speisen, z. B. Nüsse, Spargel • Massive Stomastenose	• Ernährungsberatung • Freispülen der Blockade durch Arzt • Eventuell Operation
Diarrhö	Dünnflüssige Stühle	• Infektion • Ernährungsfehler • Antibiotikatherapie	• Verwendung eines zweiteiligen Systems mit Ausstreifbeutel • Pflege bei Diarrhö

Vorbereitung der Materialien (➤ Abb. 19.53):

- Einmalhandschuhe
- Händedesinfektionsmittel
- Wasserdichter Bettschutz, Abwurf
- Lauwarmes Wasser in Waschschüssel
- Waschlotion (unparfümiert, pH-sauer 5,5, nicht rückfettend)
- Weiche, saugfähige Vlieskompressen
- Wattestäbchen
- Einmalrasierer
- Schablone zur Anpassung, Stift und Schere
- Stomaversorgungssystem und evtl. Hilfsmittel zur Stomaversorgung, z. B. Hautpflegeprodukte wie Cavilon® Reizfreier Hautschutz oder ggf. geeignete Pflasterentferner, z. B. ConvaCare® Hautreinigungstuch
- Eventuell Spiegel

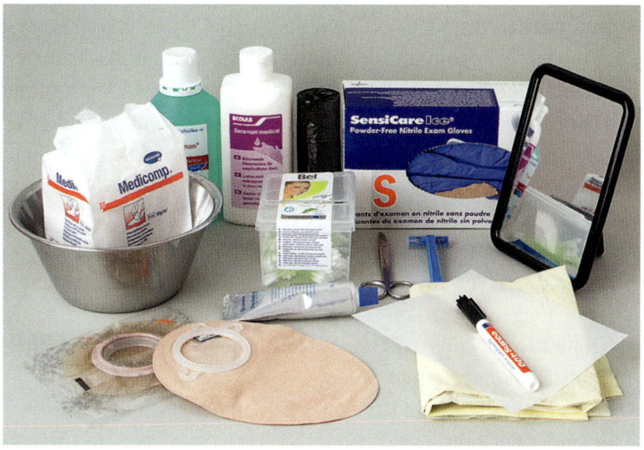

Abb. 19.53 Vorbereitete Materialien zur Stomaversorgung. [K115]

Durchführung

- Händedesinfektion, Einmalhandschuhe anziehen
- Basisplatte und Beutel vorsichtig von oben nach unten entfernen (➤ Abb. 19.54a). Bei einem Stoma mit Reiter diesen beim Ablösen der Basisplatte *nicht* entfernen. Beobachtung der Ausscheidung, Beutel anschließend verwerfen
- **Reinigung**
  - Parastomale Haut mit weichen, saugfähigen Vlieskompressen und klarem Wasser reinigen; bei stark verschmutzter Haut Verwendung von pH-neutralen, nicht rückfettenden Wasch- und Reinigungslotionen
  - Pastenreste müssen – sofern sie nicht verschmutzt sind – nicht entfernt werden; die Entfernung mit einer trockenen Kompresse ist leichter als mit einer feuchten
  - Bei Enterostoma: von außen nach innen, zum Stoma hin wischen (Vermeidung von Keimverschleppung in die Umgebung ➤ Abb. 19.54b); bei einem doppelläufigen Enterostoma wenn möglich auch unter dem Reiter reinigen
  - Bei Urostoma: von innen nach außen, vom Stoma weg wischen (Vermeidung eines Harnwegsinfekts)
  - Evtl. Waschlotion mit klarem Wasser entfernen und Umgebung mit Vlieskompressen trocken tupfen, Stomarand oder verschmutzte Basisplatte bei Bedarf mit Wattestäbchen reinigen
- **Beobachtung des Stomas und der Stomaumgebung** (➤ Tab. 19.22, ➤ Tab. 19.23)
- Haare in Stomaumgebung sorgfältig mit Einmalrasierer oder Clipper entfernen (nie mit Enthaarungscreme!), vom Stoma weg rasieren (➤ Abb. 19.54c). Haare mit feuchter Kompresse abwischen, Haut trocken tupfen
- **Anpassung des Stomas**
  - Größe des Stomas mittels (selbst erstellter) Schablone bestimmen, einzeichnen und ausschneiden (➤ Abb. 19.54d, ➤ Abb. 19.54e)
  - Öffnung der Basisplatte darf nicht zu eng (Nekrosenbildung) oder zu groß (Hautreizung durch Stuhl) sein

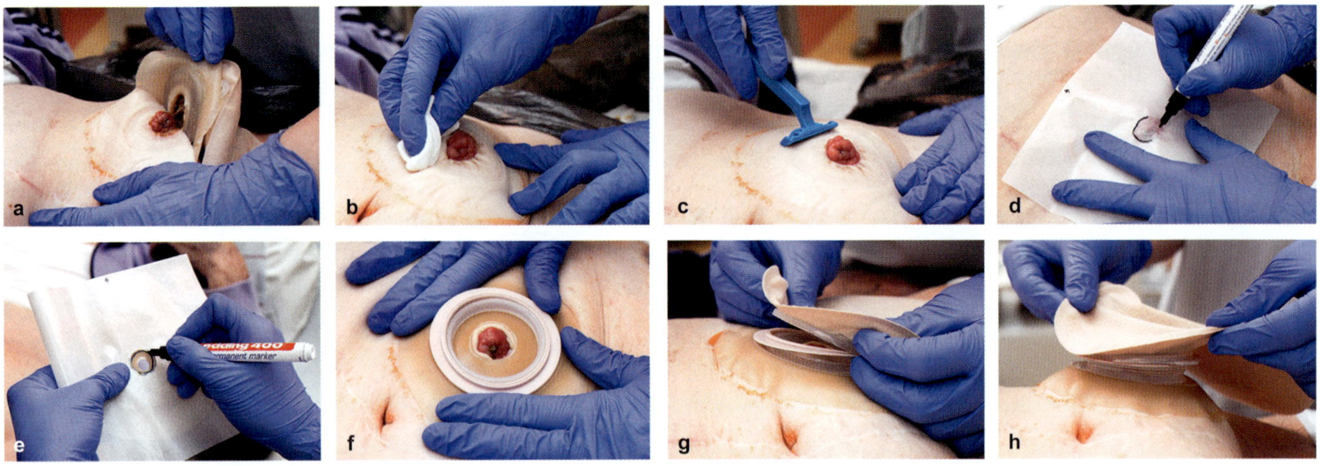

Abb. 19.54 Versorgung eines Enterostomas: Basisplatte und Beutel von oben nach unten entfernen (a), Stomaumgebung zum Stoma hin reinigen (b), bei Bedarf Haut um das Enterostoma vom Stoma weg rasieren (c), Schablone anfertigen, um die Größe des Stomas zu ermitteln (d), Basisplatte mithilfe der erstellten Schablone anpassen und zuschneiden (e), angepasste Basisplatte faltenfrei anbringen (f), Auffangbeutels auf der Basisplatte durch leichtes Andrücken befestigen, bis er einrastet (g), zum Schluss Beutel leicht anheben, um korrekten Sitz zu überprüfen (h). [K115]

  - Stomagröße verändert sich nach der Operation, daher bei jedem Basisplattenwechsel Größe neu bestimmen
- **Anbringen des Versorgungssystems**
  - Narben und Hautunebenheiten mit zimmerwarmer Stomapaste ausgleichen, mit einem feuchten Handschuh modellieren (Paste haftet nicht am Handschuh)
  - Basisplatte, wenn möglich vor dem Aufbringen zwischen den Händen reiben, um sie zu erwärmen, was sie anschmiegsamer macht und den Halt verbessert
  - Basisplatte faltenfrei von unten nach oben anbringen (> Abb. 19.54f)
  - Beutel entfalten, eventuell Deodorant hineingeben
  - Beutelsystem/Platte von unten nach oben faltenfrei anlegen und leicht andrücken; bei mobilen Stomaträgern zeigt der Beutel zur Leiste, bei bettlägerigen zur Seite (> Abb. 19.54g)
  - Durch leichtes Anheben korrekten Sitz prüfen (> Abb. 19.54h)

Nachbereitung

- Unterstützung bei bequemer Positionierung und beim Ankleiden
- Einmalartikel und Abwurf aufgrund der Geruchsbelästigung unverzüglich entsorgen und nicht im Patientenzimmer verwerfen
- Dokumentation der Maßnahme, Beobachtungen und Komplikationen
- Beurteilung der Selbstständigkeit des Stomaträgers

Entleerung eines Ausstreifbeutels

- Händedesinfektion, Einmalhandschuhe anziehen
- Verschlussklemme öffnen und Stuhl in ein Auffanggefäß ablassen, z. B. Steckbecken oder Nierenschale
- Beutel von oben nach unten ausstreifen
- Beutelöffnung mit (feuchtem) Toilettenpapier oder Zellstoff reinigen
- Beutel sicher mit Klammer verschließen

Perioperative Stomapflege

Psychische Begleitung

Patienten, die vor der Anlage eines Stomas stehen, benötigen **psychische Begleitung,** denn die Angst vor der neuen Situation ist groß, das Selbstwertgefühl häufig vermindert. Pflegende schaffen eine Vertrauensbasis und beziehen bei Bedarf auch die Angehörigen mit ein.

Eltern werden ebenfalls psychisch begleitet, die Kinder altersentsprechend einbezogen. Je früher ein Kind ein Stoma bekommt, umso natürlicher wächst es damit auf. Für ältere Kinder oder Jugendliche kann ein Stoma subjektiv einer Katastrophe gleichkommen.

Pflegende stellen schon vor der Operation den Kontakt zu einem Stomatherapeuten oder anderen Betroffenen (Selbsthilfegruppe) her. Diese können helfen, Gefühle von Scham, Ekel und Hilflosigkeit aufzufangen. Zudem kann eine erste Annäherung an den Umgang mit den Stomamaterialien geschehen.

Stomamarkierung

Die präoperative **Stomamarkierung** soll die Wünsche des Patienten berücksichtigen und die Lokalisation mit der besten Versorgung gewährleisten. [43] Arzt, Stomatherapeut und Patient legen die Position fest, an der der Darm ausgeleitet wird. Diese Stelle wird einem wasser- und desinfektionsmittelfesten Stift markiert.

Die Stomaposition muss gewisse **Voraussetzungen** erfüllen:

- Platzierung innerhalb des Rektusmuskels (gerader Bauchmuskel) und fern von Knochenvorsprüngen (Darmbeinstachel und Rippenbogen)
- Größe 10 × 10 cm; Areal ohne Hautunebenheiten, vorbestrahlte Hautstellen und Narben
- Keine Hautfalten, kein Druck auf Leisten oder Genitalien in sitzender Position
- Areal für Stomaträger im Stehen gut einsehbar, d. h. bei Frauen mit großen Brüsten tiefer, bei Rollstuhlfahrern und Stomaträgern mit großem Bauchumfang höher
- Nicht auf Höhe von Rock- oder Hosenbund

Der Patient kann ggf. schon ausprobieren, wie er mit der Versorgung an der markierten Stelle zurechtkommt.

Postoperative Stomapflege

Patienten erhalten bereits im OP ihr erstes Versorgungssystem. Das sterile und transparente System mit einem Ausstreifbeutel erlaubt Pflegenden eine genaue Stoma- und Ausscheidungsbeobachtung. Der **erste Versorgungswechsel** erfolgt behutsam mit dem Stomatherapeuten und einer Pflegefachperson. Patienten benötigen häufig einige Zeit, bis sie sich an den Anblick des Stomas gewöhnt und die veränderte Situation angenommen haben. Sobald sie dies können, werden sie in den Versorgungswechsel miteinbezogen, eine selbstständige Versorgung wird angestrebt, auch bei Kindern. Ist es da nicht möglich (z. B. zu kleines Kind, fehlende motorische Fähigkeiten), werden die Eltern oder Angehörige angeleitet. Meist ist ein schrittweises Vorgehen und mehrmaliges Üben notwendig.

Die **langfristige Versorgung** wird mit dem Stomaträger gemeinsam nach dem 8.–10. Tag besprochen. Das Ausprobieren von Materialien sowie Beratung helfen, eine Entscheidung zu treffen.

Kolonirrigation

DEFINITION

Irrigation (lat. *irrigare = bewässern, überschwemmen; Spülbehandlung):* Spülung des Dickdarms über ein Kolostoma, um die Darmperistaltik anzuregen und eine vollständige Entleerung des Dickdarms zu erreichen. Angestrebt wird eine entleerungsfreie Phase von 24–48 Std. sowie das Zurückhalten von Darmgasen für 12–24 Std.

Die **Irrigation** gibt dem Stomaträger Sicherheit und Unabhängigkeit. Pflegende informieren Betroffene daher bereits im Krankenhaus über die Möglichkeit der Maßnahme oder führen sie gemeinsam mit ihnen durch. [44]

Voraussetzungen

Voraussetzungen für die Durchführung der Irrigation sind:
- Auf Arztanordnung oder nach 4–6 Wochen komplikationslosen Verlaufs nach Neuanlage selbstständige Durchführung nach Anleitung
- Nur bei endständigem Sigmoid- bzw. Kolostoma mit Erhalt des größten Teils des Dickdarms
- Eine möglichst geregelte Lebensführung

Kontraindikationen für Kolonirrigation

Eine Irrigation des Kolons darf nicht bei Diarrhö, entzündlichen Darmerkrankungen, Divertikeln, Fisteln, Hernien, Prolaps, Stenosen, während einer Strahlentherapie und bei Erkrankungen wie Herz-, Niereninsuffizienz oder Hypotonie durchgeführt werden.

Patient und Pflegefachpersonen lernen die Irrigation unter Anleitung eines erfahrenen Stomatherapeuten.

Vorbereitung

Vorbereitung des Stomaträgers:
- Idealen Zeitpunkt finden
- Stomaträger im Rahmen seiner Möglichkeiten in die Maßnahme integrieren, ihn anleiten
- Ruhige Atmosphäre schaffen und für freies Bad sorgen
- Die Irrigation kann im Stehen oder Sitzen erfolgen, z. B. auf der Toilette oder dem Toilettenstuhl, dazu Stomaträger entspannte Haltung einnehmen lassen

Vorbereitung der Materialien:
- Einmalhandschuhe, Händedesinfektionsmittel
- Irrigationsset, bestehend aus Wasserbehältnis (bzw. Wasserbeutel) mit Aufhängevorrichtung und Graduierung, Ableitungsschlauch mit Rollklemme, Irrigationsbeutel mit Öffnung oben (für Stoma) und unten (zur Ableitung ausgespülter Darminhalte), Klemme, Konus, eventuell neue Basisplatte und Beutel, eventuell Reinigungsmaterialien zur Entfernung der Basisplatte
- Höhenverstellbarer Infusionsständer
- Fingerling und Gleitmittel, z. B. Vaseline
- Nierenschale mit Zellstoff
- Stomakappe/Abdeckpflaster
- Gürtel
- Abwurf, ggf. Nachtstuhl

Durchführung
- Wasserbehältnis bei geschlossener Rollklemme mit ca. 1–2 l körperwarmem Wasser füllen (15–18 ml/kg Körpergewicht), Schlauchsystem entlüften
- Einmalhandschuhe anziehen, Stomaversorgung entfernen, Stoma reinigen
- Irrigationsbeutel mit Gürtel am Stoma befestigen, geöffneten Beutelauslass in die Toilette hängen
- Bei der ersten Irrigation: Verlauf des Darms kennenlernen, dazu zusätzlich einen Fingerling über den Zeigefinger streifen, einfetten, über die obere Beutelöffnung einführen und den Darm austasten
- Eingefetteten Konus vorsichtig durch die obere Beutelöffnung in das Stoma einführen; Konus sitzt korrekt, wenn er dicht mit der Schleimhaut abschließt und nicht im Darm verschwindet
- Konus mit dem Schlauchsystem verbinden (➤ Abb. 19.55)
- Anspülen des Stomas mit 100–200 ml Wasser, um die vor dem Stoma angesammelte Stuhlmenge abführen zu lassen. Bei zukünftigen Irrigationen ist eventuell kein Anspülen notwendig, wenn das erstmalige Anspülen ohne Komplikationen erfolgte
- Nach Entleerung der ersten Stuhlmenge Konus wieder einführen und Restmenge über ca. 10 Min. in den Darm einlaufen lassen. Eine Hand fixiert dabei den Konus, die andere Hand reguliert an der Rollklemme die Einflussgeschwindigkeit, um Krämpfe durch zu schnelles Einlaufen zu vermeiden
- Nach Einlaufen der gesamten Flüssigkeit Konus noch für 2–3 Min. belassen, um eine sofortige Ausscheidung der Flüssigkeit zu verhindern
- Konus entfernen (mit Zellstoff umfassen), verwerfen oder mittels Reinigung und Desinfektion wiederaufbereiten
- Obere Öffnung des Irrigationsbeutels verschließen

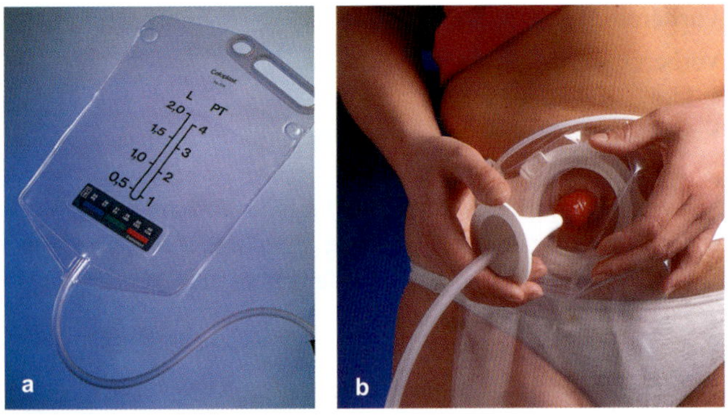

Abb. 19.55 Patient sitzt oder steht in bequemer Position zur Irrigation. Der Irrigationsbeutel verfügt über eine Skala, an der die Füllmenge abzulesen ist, sowie einen Indikatorstreifen, der auf die ideale Temperatur der Irrigationsflüssigkeit hinweist (a). Zur Irrigation ist der Trichter in das Stoma einzuführen und (b) dort mit der Hand zu fixieren, damit die Flüssigkeit nicht aus dem Darm austritt. [V130]

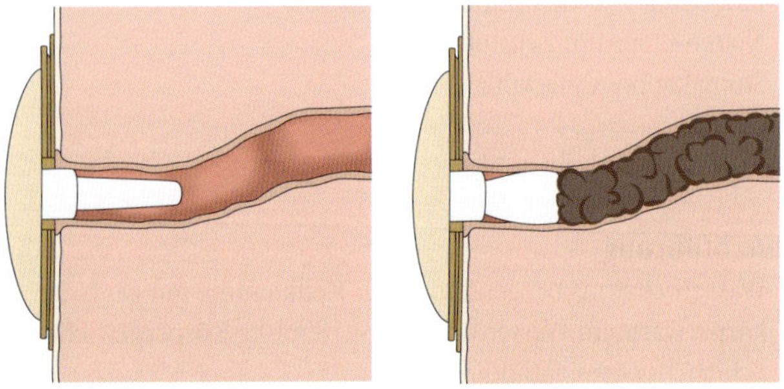

Abb. 19.56 Einführen einer Stomakappe. Der Schaumstoffstift dehnt sich im Darm aus und dichtet das Stoma ab. [L264]

- Hauptentleerung des Darms abwarten, meist spätestens nach 10 Minuten (Dauer insgesamt ca. 30 bis max. 45 Min.)
- Untere Öffnung des Irrigationsbeutels nach Reinigung mit Zellstoff und eventuell Bürste mittels einer Klemme verschließen
- Nach vollständiger Entleerung (max. 60 Min.) Handschuhe anziehen und Irrigationsbeutel abnehmen
- Stoma säubern und mit Abdeckpflaster oder Stomakappe verschließen (> Abb. 19.56). [44]

Komplikationen

Komplikationen bei einer Irrigation lassen sich am besten durch sorgfältige Vorbereitung und Durchführung vermeiden, weswegen nur geschultes Personal zur Durchführung berechtigt ist. Folgende Komplikationen können auftreten:

- **Blutungen am Stoma** können durch unvorsichtiges Vorgehen auftreten oder wenn der Konus nicht eingefettet wurde.
- **Krämpfe** können durch zu kaltes Wasser oder zu starken Wasserdruck ausgelöst werden. Pflegende schließen bei auftretenden Krämpfen den Durchflussregler, leiten zum ruhigen Ein- und Ausatmen an und hängen den Wasserbehälter tiefer, um den Druck zu minimieren.
- **Starke Schmerzen durch Darmverletzungen** können z. B. durch Verwendung eines zu spitzen Darmrohrs oder durch zu rasches Einführen hervorgerufen werden. Bei Verdacht auf eine Perforation ist unverzüglich ein Arzt zu informieren.

Wird nach der Irrigation weniger Wasser ausgeschieden als eingeführt wurde, kann dieses von der Darmwand resorbiert worden sein. In diesem Fall wird es ohne Folgen über die Nieren ausgeschieden. Lediglich bei herz- oder niereninsuffizienten Stomaträgern können weitere Komplikationen auftreten. Weitere Gründe für einen geringen Rückfluss von Spülflüssigkeit können veränderte Ernährungsgewohnheiten oder eine nicht auf die normale Entleerungszeit des Darms abgestimmte Irrigation sein. In diesem Fall befindet sich weniger Stuhl im Darm, weswegen auch weniger ausgeschieden wird.

Läuft die Spülflüssigkeit nicht in den Darm ein, sollte die Lage des Konus überprüft werden. Auch eine zu hohe Bauchdeckenspannung kann das Einlaufen behindern. Pflegende helfen ihren Patienten daher, eine entspannte Körperhaltung einzunehmen.

Läuft der Stuhl in das Schlauchsystem zurück, spricht dies für einen erhöhten Koloninnendruck bei einsetzender Darmperistaltik. Pflegende stoppen in diesem Fall den Wasserzulauf, belassen den Konus und setzen die Irrigation bei beendeter Peristaltik fort. Sollte das Problem erneut auftreten, wird die Irrigation abgebrochen. [44]

Nachbereitung

- Materialien entsorgen oder wiederaufbereiten; Zimmer lüften
- Sich erneut nach Befinden erkunden
- Dokumentation der Maßnahme bezüglich Selbstständigkeit des Stomaträgers, Verlauf der Maßnahme, Komplikationen, Beobachtung der Ausscheidung

Erstattung durch die Krankenkasse

Im Jahr können bis zu zwei Irrigationssets verordnet und durch die Krankenkassen erstattet werden. Irrigationsschläuche sind Einmalprodukte.

Beratung

Die **Beratung** von Stomapatienten kann aufgrund der Liegedauer (Art) des Stomas unterschiedliche Schwerpunkte aufweisen. Betroffene werden vom interdisziplinären Team beraten.

- **Versorgung des Stomas:** siehe Stomapflege.
- **Ernährung:** Eine ausgewogene Ernährung ist optimal, spezielle Diäten sind nicht notwendig. Unmittelbar nach der Operation findet ein Kostaufbau statt. Ballaststoffreiche Nahrung muss stets gut gekaut werden. Es empfiehlt sich, über einen gewissen Zeitraum ein Ernährungsprotokoll zu führen, um etwaige körperliche Reaktionen (z. B. Obstipation oder Blähungen) auf Nahrungsmittel festzuhalten. Patienten mit Ileostoma sollten auf Nahrungsmittel verzichten, die eine Stomablockade auslösen können, z. B. Pilze, Nüsse, Spargel, Trockenobst, Zwiebeln. Sie sollten außerdem den Salz- und Wasserhaushalt ausgleichen, d. h., genügend trinken und Speisen ausreichend salzen. [45]
- **Geruchsbildung:** Stomaträger haben oft Angst, Quelle unangenehmer Gerüche zu sein. Pflegende beraten sie zu diversen Möglichkeiten wie einem Kohlefilter. Dieser ist feuchtigkeitsempfindlich und sollte deshalb beim Duschen geschützt werden.

Er verliert nach ca. 12 Std. seine Wirkung. Pflegende können außerdem die Nutzung von Deodorants empfehlen, zu raschem Entleeren des Beutels raten und eventuell eine Ernährungsberatung einschalten, um die Quelle für stark riechende Stühle zu identifizieren.
- **Sportliche Aktivitäten und Bewegung:** Sportarten mit zu hoher Bauchdeckenbelastung, z. B. Rudern, Gewichtheben, sollten vermieden werden. Ein als einengend empfundener Gürtel kann durch Hosenträger ersetzt werden. Bei Ballspielen empfiehlt es sich, zum Schutz eine Prolapskappe zu tragen. Bauchraumschützende und -stärkende Sportarten sind z. B. Wandern, Nordic Walking, Radfahren, Schwimmen, Inline-Skaten, Säuglinge können ohne Probleme auf dem Bauch liegen. Beginnen sie zu robben, muss zusammen mit dem Stomatherapeuten eine Lösung gesucht werden, z. B. das Tragen eines Gürtels. Patienten werden zur bauchdeckenschützenden Durchführung von Lagewechseln und druckreduzierendem Husten und Niesen angeleitet.
- **Berufliche Rehabilitation:** Pflegende weisen Stomaträger darauf hin, dass sie z. B. keine schweren Lasten (> 10 kg) heben dürfen.
- **Partnerschaft und Sexualität:** Stomaträger werden motiviert, ihre Befürchtungen in der Partnerschaft offen anzusprechen und Zärtlichkeit beizubehalten. Selbst wenn die Sexualität unmittelbar nach der Operation leidet, können diese Probleme sich in absehbarer Zeit beheben. Für intime Stunden bieten sich Hilfsmittel wie blickdichte Beutel oder Stomawäsche. Frauen können nach einer empfohlenen Wartezeit von 1–2 Jahren Kinder bekommen.
- **Soziale Fragen:** Pflegende beraten zur Beantragung eines Schwerbehindertenausweises, Anschlussbehandlungen oder einer Kur.
- **Medikamente:** Pflegende informieren darüber, dass die Einnahme gewisser Medikamente Probleme verursachen kann, z. B. wird ein dünndarmlösliches Medikament bei einem Ileostoma nicht vollständig resorbiert. Wenn sich Medikamentenreste im Stomabeutel finden, ist der Arzt zu informieren.

Informationsquellen für Stomaträger

Pflegende sind verantwortlich für einen reibungs- und nahtlosen Übergang in die häusliche Pflege oder die Pflegeeinrichtung und stellen Stomaträgern diverse Informationsmaterialien zur Verfügung:
- Bezugsquellen für Pflegehilfsmittel
- Schriftliche Beschreibung der individuellen Versorgung
- Broschüren über das Versorgungssystem
- Anschrift und Telefonnummer von Klinik, Stomatherapeuten und Ärzten sowie die Kontaktadresse der Deutschen ILCO (Selbsthilfeverband für Stomaträger)

Pflegerische Interventionen bei Urostomata

Besonderheiten bei der pflegerischen Versorgung eines Urostomas

Besonderheiten bei der Versorgung eines Urostomas sind: [45]
- **Urostomasystem.** Bei inkontinenter Harnableitung muss permanent ein Auffangbeutel getragen werden, da ständig Urin aus der Hautöffnung austritt (➤ Abb. 19.51). Diese Systeme haben eine Rücklaufsperre und einen Ablasshahn und sind als ein- oder zweiteilige Systeme erhältlich. Nachts kann für einen ungestörten Schlaf ein zusätzlicher Urinbeutel angeschlossen werden.
- **Urostoma-Minikappe.** Eine hoch absorbierende Einlage in der Stomakappe hält ca. 100 ml Urin zurück und hält damit für ca. 30–60 Min. trocken.
- **Hygiene.** Beim Säubern der Haut vom Stoma weg wischen (Vermeidung eines Harnwegsinfekts).
- **Wechselintervall.** Beim komplikationsarmen Urostoma wird bei einteiligen Systemen ein tägliches Wechseln empfohlen, während bei zweiteiligen Systemen die Basisplatte bis zu 3 Tage verbleiben kann und nur der Beutel einmal täglich gewechselt werden soll.
- **Wechsel.** Es empfiehlt sich, den Wechsel morgens vor dem Frühstück durchzuführen, da der Urinfluss dann am geringsten ist. Vor dem Wechsel Patienten zum (mehrfachen) Husten auffordern, da hierdurch restlicher in der Blase verbliebener Urin in den Beutel ausgeschieden wird. Wenn möglich den Beutel über dem Waschbecken oder der Toilette wechseln, zuvor Kleidung entfernen oder vor Verunreinigung schützen. Nach dem Entfernen der Basisplatte abfließenden Urin mit Kompressen abtupfen.

Komplikationen bei Urostomata

Neben allgemeinen Komplikationen (➤ Tab. 19.23) achten Pflegende auf **spezielle Komplikationen** bei Urostomaträgern:
- **Urinverhaltung/Harnstau.** Eine plötzlich reduzierte Urinausscheidung muss sofort an den Arzt weitergegeben werden, da eine Ureterabknickung oder -verstopfung vorliegen kann. Eine Verstopfung des Katheters kann sich auch anhand einer Paravasation (Urinabgang neben dem Katheter) zeigen. Patienten, bei denen der Katheter verstopft ist, geben Schmerzen und das Gefühl, urinieren zu müssen, aber nicht zu können, an. Nach einer Lageüberprüfung und gegebenenfalls -änderung kann der Katheter vom Arzt gespült werden.
- **Harnkristallbildung.** Aufgrund verminderter Flüssigkeitszufuhr, eines alkalischen pH-Werts des Urins oder wiederkehrender Harnwegsinfekte kann es zu einer verstärkten Kristallbildung im Urin kommen. Diese kann das Stoma verletzen und undicht machen. Pflegende fordern Urostomaträger daher zum Trinken auf und raten dazu, den Urin anzusäuern, z. B. mit schwarzem Tee, Cranberry- oder Johannisbeersaft. Die Kristalle können mit medizinischem Essig aufgelöst werden. Der pH-Wert des Urins wird mittels eines Streifen-Schnelltests (➤ 19.1.2) überprüft werden.
- **Harnwegsinfekt.** Pflegende achten auf Symptome wie Fieber, allgemeines Krankheitsgefühl, Schmerzen in der Nierengegend und auffälligen Uringeruch. Aufgrund der Gefahr aufsteigender Keime in die Niere wird der Arzt umgehend darüber informiert und entscheidet über die Gabe von Antibiotika. [46]

19.4 Erbrechen

DEFINITION

Erbrechen *(lat. emesis, vomitus):* Schutzreflex des Körpers, bei dem der Magen- bzw. Dünndarminhalt rasch und kraftvoll entgegen der normalen Peristaltik durch den Mund entleert wird. Erbrechen ist keine Krankheit, sondern Symptom und ist oft Hauptbeschwerde bei Magen-Darm-Erkrankungen.
Regurgitation *(lat. gurges = Strudel, Schlund):* Zurückströmen des Speisebreis aus der Speiseröhre in den Mund durch verminderte Fortbewegung des Speisebreis bzw. mangelnde Peristaltik der Speiseröhre.

19.4.1 Physiologische Grundlagen

Vorgang des Erbrechens

Durch zerebrale oder reflektorische Reizung des Brechzentrums im Hirnstamm zeigen sich vor dem Erbrechen folgende Symptome:
- Übelkeit
- Blässe
- Schweißausbrüche
- Vermehrter Speichelfluss
- Bradykardie

Die Bauchmuskulatur und das Zwerchfell ziehen sich unwillkürlich ruckartig zusammen, wobei die oberen Magenanteile und der untere Schließmuskel der Speiseröhre *(Ösophagussphinkter)* erschlaffen. Es kommt zu einer rückläufigen *(retrograden)* Entleerung der Mageninhalte durch den Mund.

Ursachen für Erbrechen

Bei den **Ursachen des Erbrechens** wird grundsätzlich das zerebrale Erbrechen vom reflektorischen unterschieden.
Zerebrales Erbrechen (direkte Reizung des Brechzentrums):
- Erkrankungen des Gehirns, z. B. Migräne, Gehirnerschütterung, Hirnhautentzündung *(Meningitis)*, Hirntumoren
- Zentral toxisch wirkende Substanzen
  - Arzneimittel, z. B. Digitalis, Narkotika, Zytostatika
  - Alkohol

Reflektorisches Erbrechen (indirekte Reizung des Brechzentrums über das vegetative Nervensystem):
- Gastrointestinal (vom Magen-Darm-Trakt ausgehend)
  - Erkrankungen des Magen-Darm-Trakts, z. B. Gastritis (Magenschleimhautentzündung), Gallensteinleiden
  - Überdehnung des Magens durch übermäßiges Essen
  - Reizung der Rachenschleimhaut, z. B. Einführen einer Sonde
  - Nahrungsmittelunverträglichkeiten oder Lebensmittelvergiftung
- Psychogen
  - Angst, Schreck, Schock
  - Ekel, z. B. Gerüche
  - Bulimie (Ess-Brech-Sucht)
- Andere
  - Reisekrankheit oder Drehschwindel durch Reizung des Gleichgewichtsorgans
  - Nierenkoliken (krampfhafte Schmerzen in der Nierengegend)

Die häufigsten Ursachen der **Regurgitation** bei Säuglingen sind das Verschlucken von Luft, zu hastiges Essen und unkoordiniertes Trinken. Es können aber auch Tumoren Fehlbildungen oder Funktionsstörungen des oberen Magen-Darm-Trakts ursächlich sein. [47]

Formen des Erbrechens

Es werden unterschiedliche **Formen des Erbrechens** nach dem Zeitpunkt und der Dauer des Erbrechens unterschieden (➤ Tab. 19.24).

19.4.2 Beobachtung und Datenerhebung

Beobachtungskriterien

Beobachtungskriterien beim Erbrechen sind die Umstände des Erbrechens, der Brechvorgang und das Erbrochene.

Beobachtung der Umstände

Die **Beobachtung der Umstände** umfasst den Zeitpunkt, die Häufigkeit und mögliche Auslöser, die anhand von Begleitsymptomen identifiziert werden können (➤ Tab. 19.25).

Erbrechen bei Neugeborenen

Gelegentliches Erbrechen bei Neugeborenen ist ein physiologisches Phänomen, solange es nicht mit anderen Symptomen auf eine Krankheit hindeutet. Pflegende beraten Eltern dazu und nehmen ihnen die Angst. [47]

Beobachtung des Brechvorgangs

Die **Beobachtung des Brechvorgangs** liefert Pflegenden viele Hinweise auf mögliche Krankheitsbilder. Generell geht reflektorischem

Tab. 19.24 Formen des Erbrechens.

Form	Definition
Akut	Innerhalb von Minuten bis Stunden direkt auf Reiz folgend, bis 24 Std. anhaltend, z. B. bei viralem/bakteriellem Infekt, Schädel-Hirn-Trauma
Verzögert und protrahiert *(verlängert)*	1–4 Tage nach eigentlichem Auslöser auftretend, bis zu 7 Tage andauernd, z. B. bei Zytostatika
Persistierend *(fortbestehend, andauernd)*	Wiederkehrendes, anhaltendes Erbrechen über einen längeren Zeitraum (> 24 Std. bis Wochen), z. B. in der Frühschwangerschaft
Antizipatorisch *(vorwegnehmend)*	Psychisch bedingt, erlernt, z. B. auf Geschmack bestimmter Medikamente, nach unzulänglicher antiemetischer Prophylaxe bei Zytostatikatherapie, Reizen wie bestimmten Gerüchen oder Anblick des Essenwagens
Habituell *(gewohnheitsmäßig)*	Sich regelmäßig wiederholendes Erbrechen, z. B. bei Säuglingen, oder mechanisch herbeigeführt bei Patienten mit Bulimie

Tab. 19.25 Beobachtung der Umstände beim Erbrechen.

Beobachtungsschwerpunkt	Beschreibung
Zeitpunkt	• Morgenübelkeit • Mahlzeiteneinnahme (vor, nach oder während dem Essen), nach dem Verzehr bestimmter Speisen • Nüchternerbrechen, z. B. in der Schwangerschaft oder bei chronischem Alkoholabusus • (Vor oder nach) Medikamenteneinnahme, z. B. bei Medikamentenunverträglichkeit
	• Nach Zytostatika- oder Strahlentherapie • Bei Belastungen, z. B. therapeutische Maßnahmen • Bei Lagewechsel, z. B. Mobilisation • Nach Sturz/Unfall, z. B. bei Schädel-Hirn-Trauma • Nach einer Narkose (PONV, postoperative nausea and vomiting)
Häufigkeit	• Einmalig • Regelmäßig (zyklisches Erbrechen)
Begleitsymptome	• Krampfhafte Schmerzen (Koliken), z. B. bei akuter Pankreatitis oder Nierenkolik • Durchfall, zumeist bei Darminfektion, z. B. durch Norovirus • Nachlassende Schmerzen durch Erbrechen, z. B. bei Gastritis • Migräne, Stresssituationen

Erbrechen eine Übelkeit voraus, während zentrales Erbrechen plötzlich und schwallartig erfolgt.
Beobachtbare Auffälligkeiten beim Brechvorgang sind:

- Gehäuftes schwallartiges Erbrechen nach der Nahrungsaufnahme im Säuglingsalter ist oftmals ein ernst zu nehmender Hinweis auf eine hypertrophe Pylorusstenose (Magenpförtnerverengung).
- Schlaffes Erbrechen ohne sichtbare Kontraktion der Magenmuskulatur (atonisches Erbrechen), bei dem das Erbrochene aus dem Mund rinnt, tritt z. B. bei Säuglingen mit Kardiainsuffizienz (unzureichende Verschlussfunktion des Muskels am Mageneingang) auf.
- Würgendes Erbrechen, mit starken Magenschmerzen einhergehend, das auch bei entleertem Magen nicht stoppt, ist z. B. bei einem Infekt zu beobachten.
- Wiederholtes Heraufwürgen ohne gastrointestinale Störung und erneutes Kauen und teilweises Schlucken des Erbrochenen (**Rumination,** *Wiederkäuen*) tritt als Symptom einer Verhaltensstörung bei älteren Säuglingen auf.

Beobachtung des Erbrochenen

Die **Beobachtung des Erbrochenen** bezieht sich auf Menge, Geruch, Farbe, Konsistenz und Beimengungen. Erbrochenes, das Auffälligkeiten aufweist, ist aufzubewahren und dem Arzt zu zeigen.
Die beobachtbaren Auffälligkeiten bei der Beschaffenheit des Erbrochenen liefern Hinweise auf möglicherweise zugrunde liegende Krankheitsbilder:

- Unverdaute Nahrungsreste mit eventuell leicht säuerlichem Geruch
  - Aussackungen der Speiseröhre
  - Verengung des Mageneingangs
  - Verzehr verdorbener Nahrungsmittel
  - Hastiger Verzehr von Nahrungsmitteln
- Flüssige, breiige oder bröckelige angedaute, säuerlich riechende Nahrungsreste
  - Störungen der Magenentleerung
- Fade riechendes Erbrochenes mit Schleimbeimengungen (Schleimerbrechen):
  - Gastritis aufgrund vermehrter Magenschleimproduktion
- Süßlich bis bitter riechende, dünnflüssige, grünlich-gallige Verfärbung des Erbrochenen (Erbrechen von Galle)
  - Lang andauerndes Erbrechen
  - Nüchterner oder leerer Magen
  - Abflussstörung unterhalb der Mündung des Gallengangs, wodurch sich die Galle zurückstaut, z. B. bei Ileus
- Frisches, hellrotes Blut bei einer Blutungsquelle oberhalb des Magens (Hämatemesis, Bluterbrechen)
  - Verschlucktes Blut bei Nasenbluten
  - Ösophagusvarizenblutung
- Dunkel- bis schwarzrotes „kaffeesatzartiges" Erbrochenes (Kaffeesatzerbrechen), das bei Blutungen im unteren Anteil des Magens aufgrund der Blutgerinnung durch Kontakt mit der Salzsäure im Magen auftritt
  - Blutendes Magengeschwür
  - Magenkarzinom
- Bräunlich kotig riechendes Erbrochenes oder Koterbrechen (Miserere)
  - Ileus

Datenerhebung und Dokumentation

Die **Datenerhebung** erfolgt anhand der Beobachtungskriterien. Sie liefert Pflegenden und Arzt Informationen zu den möglichen Ursachen und hilft, pflegerische und medizinische Interventionen gezielt auszuwählen. Zur weiteren Diagnostik können unterschiedliche Untersuchungen gemacht werden, z. B. Gastroskopie, Labor. Bei Vergiftungen wird eine Probe zur toxikologischen Untersuchung benötigt.

Die **Dokumentation** umfasst die Umstände des Erbrechens, den Brechvorgang und die Beschreibung des Erbrochenen.

Erbrochenes wird bei der effektiven Flüssigkeitsbilanzierung (➤ 19.1.2) mitberechnet. Hierzu wiegen Pflegende die Nierenschale oder das Gefäß, in das erbrochen wurde, und ziehen das Gewicht des leeren Gefäßes vom Gesamtgewicht ab. Eine Nierenschale fasst je nach Größe und Fabrikat zwischen 300 und 500 ml.

19.4.3 Pflegerische Interventionen

Pflegerische Interventionen beim Erbrechen dienen auch dazu, Folgen langanhaltenden Erbrechens zu vermeiden. Beim Erbrechen überwiegt der palliative (begleitende) Ansatz, während nach dem Erbrechen die Prävention von Folgen des Erbrechens und die kurative Pflege Schwerpunkte sind.

19

Pflege beim Erbrechen

Erbrechende fühlen sich elend und schwach. Pflegende müssen daher einen Mittelweg zwischen Begleitung und Privatsphäre finden. Pflegende lassen Patienten, die sich übergeben, nicht alleine und unterstützen sie während des Erbrechens.

In Phasen der aufkommenden Übelkeit kann ein Positionswechsel oder eine leichte Massage die Übelkeit und das nachfolgende Erbrechen reduzieren. Die Zufuhr von frischer Luft oder die Nutzung von Aromaölen, z. B. Zitronenessenz in der Schwangerschaft, kann die Übelkeit ebenfalls reduzieren.

Durchführung und Nachbereitung

VORSICHT

Säuglinge, Kleinkinder, Bewusstseinsgestörte und Menschen, die nicht in der Lage sind, eine aufrechte Position einzunehmen, müssen umgehend in **Seitenlage** gebracht werden, **um eine Aspiration zu vermeiden**.

Die **Durchführung der Unterstützung beim Erbrechen** berücksichtigt folgende Aspekte:

- Ruhe und Mitgefühl vermitteln
- Beengende Kleidung, Schmuck und Zahnprothesen entfernen
- Gefäß wie Nierenschale reichen, bei großen Mengen oder schwallartigem Erbrechen auch Waschschüsseln, Tücher bereitstellen
- Kleidung, Bett usw. abdecken
- Patienten zum ruhigen Durchatmen auffordern, gegebenenfalls Fenster öffnen
- Mit einer Hand die Stirn stützen, eventuell Haare zurückhalten (➢ Abb. 19.57) oder mit beiden Händen die Schultern halten
- Erbrochenes in Nierenschale auffangen

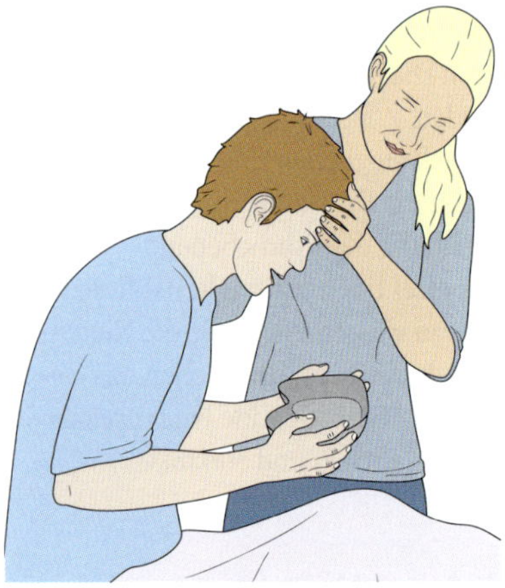

Abb. 19.57 Pflegende begleiten Patienten beim Erbrechen. Sie stützen sie, zeigen Mitgefühl und vermitteln Ruhe. [L264]

Bei der **Nachbereitung** sind Pflegende bemüht, das Wohlbefinden des Patienten zu steigern:

- Erbrochenes schnellstmöglich aus dem Zimmer entfernen, bei Auffälligkeiten den Arzt informieren, eventuell in Flüssigkeitsbilanzierung notieren
- Mund-, Prothesen- oder Zahnspangenpflege anbieten, um den Geschmack zu beseitigen und eine Schädigung der Zähne durch die Magensäure zu verhindern
- Gesicht des Patienten (kühl) abwischen
- Beschmutzte Kleidung und Bettwäsche wechseln
- Frisches Gefäß, Klingel und Tücher in Griffweite des Patienten bringen
- Auf Anzeichen erneuten Erbrechens, einer Diarrhö oder weiterer begleitender Symptome wie Kreislaufschwäche achten, hierzu Vitalzeichen ermitteln

Pflegende halten Rücksprache mit einem Arzt und lassen Menschen, die erbrochen haben, bis dahin nüchtern. Bei Diabetikern beachten sie die Gefahr der Hypoglykämie.

Folgen langanhaltenden Erbrechens

Folgen langanhaltenden Erbrechens können vor allem für Säuglinge, Kinder, Schwangere und ältere Menschen gefährlich sein. Hier kann es schnell zu bedrohlichen Situationen kommen. Mögliche Folgen sind:

- Exsikkose (Austrocknung)
- Ausgeprägter Gewichtsverlust beim Säugling
- Störung des Elektrolythaushalts
- Metabolische Alkalose (Verschiebung des Säure-Basen-Gleichgewichts im Plasma zur alkalischen Seite)
- Säureschäden des Zahnschmelzes
- Tetanie (Krämpfe)

Bei Patienten, die eine Chemotherapie durchlaufen, können schwerwiegende Nebenwirkungen und Komplikationen auftreten, wenn Erbrechen und Übelkeit nicht richtig bewertet werden. Um Patienten professionell begleiten zu können, benötigen Pflegende Hintergrundwissen zu den einzelnen Chemotherapeutika und der individuellen Situation des Patienten. In Rücksprache mit dem therapeutischen Team erhält jeder Patient zu Therapiebeginn eine individuelle **antiemetische Prophylaxe** *(Vorbeugen von Übelkeit und Erbrechen).*

19

Aufgaben zur Pflegesituation

Frau Blum berichtet der Pflegefachfrau Raquel Vilaro, dass sie seit etwa drei Jahren beim Husten und bei Anstrengung Probleme habe, den Urin zu halten. Da ihr die Inkontinenz peinlich sei, habe sie das Problem für sich behalten und auch ihrer Gynäkologin gegenüber nicht erwähnt. Stattdessen habe sie sich mit Vorlagen aus der Drogerie beholfen. Aktuell sei es ihr aufgrund der Schmerzen und der Bewegungseinschränkung nicht möglich, die Toilette rechtzeitig zu erreichen und die Inkontinenzversorgung allein durchzuführen. Sie fragt Raquel Vilaro, ob es nicht möglich sei, ihr für die Dauer des Krankenhausaufenthalts einen Blasenkatheter zu legen. Die Pflegefachfrau antwortet, dass sie dies nicht für sinnvoll halte. Stattdessen bietet sie Frau Blum an, sie bezüglich der Inkontinenzversorgung zu beraten und zu unterstützen.

1. Versuchen Sie, sich in die Lage von Frau Blum zu versetzen. Wie würden Sie sich in der dargestellten Situation fühlen?
2. Es lassen sich verschiedene Formen der Inkontinenz unterscheiden. Von welcher Form ist Frau Blum betroffen? Begründen Sie Ihre Antwort.
3. Welche Risikofaktoren begünstigen die Entstehung einer Inkontinenz? Welche treffen auf Frau Blum zu?
4. Welche Auswirkungen kann eine Inkontinenz haben?
5. Welche Instrumente und Methoden dienen der Einschätzung der Harninkontinenz?
6. Benennen Sie Maßnahmen zur Kontinenzförderung.
7. Warum ist die Anlage eines Blasenverweilkatheters in der beschriebenen Situation nicht sinnvoll?
8. Welche Hilfsmittel halten Sie bei Frau Blum für geeignet?
9. Frau Blum berichtet, dass sie immer mal wieder Probleme mit der Haut im Intimbereich habe. Welche Ratschläge kann Raquel Vilaro ihrer Patientin geben?

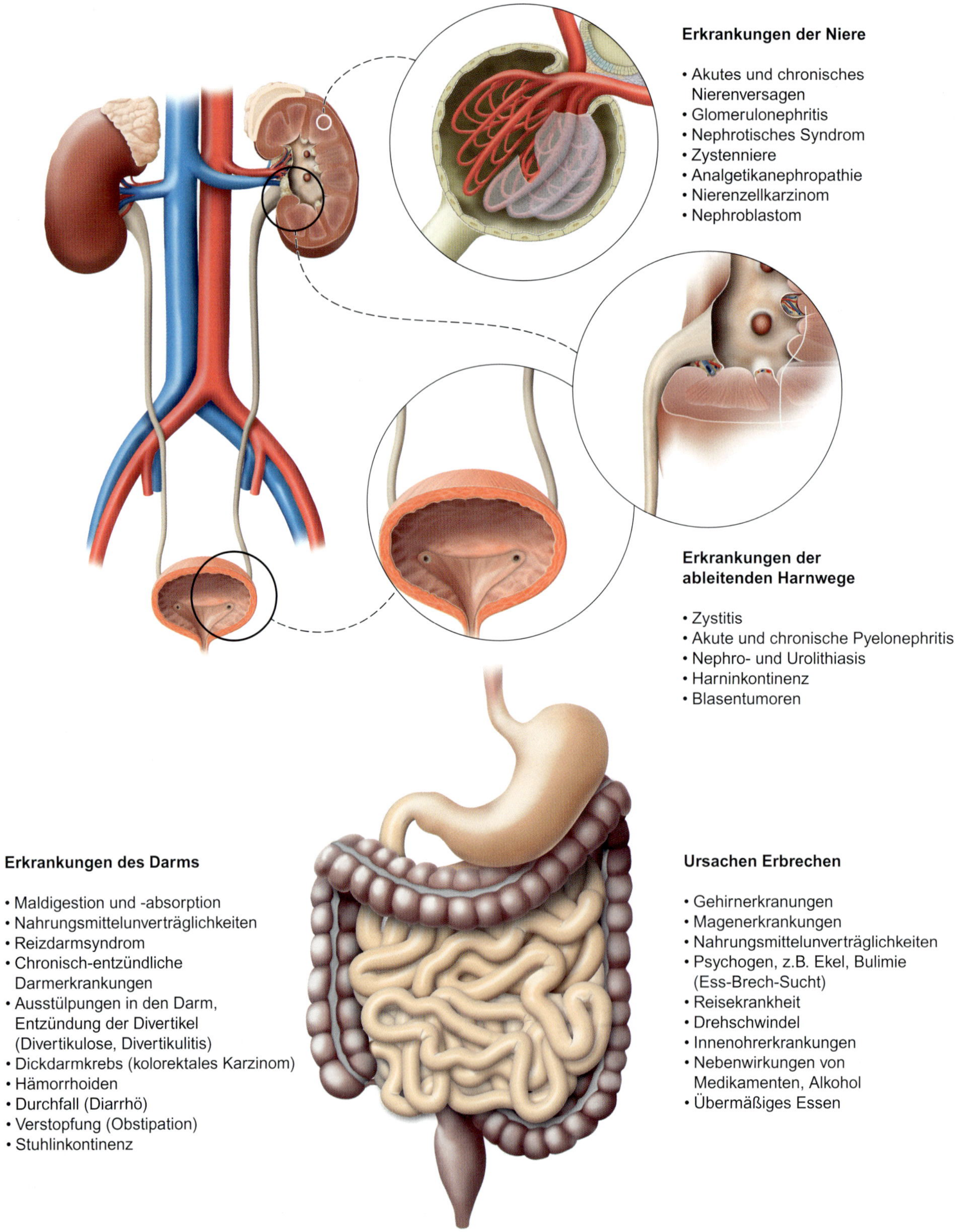

Abb. 19.58 Überblick über die wichtigsten Erkrankungen zum Thema Ausscheidung. [L275]

KAPITEL

20 Bewegung

Liane Emmersberger, Sabine Hartz (20.5.2), Christine Keller (20.5.8)

Pflegesituation

Frau Klein, 73 Jahre alt, leidet seit 10 Jahren an Osteoporose. Durch chronische Rückenschmerzen hat sich ihre Bewegungsfähigkeit in den letzten Jahren nach und nach verschlechtert. Die Patientin hat dadurch eine zunehmende Schonhaltung entwickelt. Seit einiger Zeit klagt Frau Klein über starke Schmerzen in der Bauchregion. Ihr Hausarzt diagnostizierte eine Gallenblasenentzündung und überwies sie zur Gallenblasenentfernung in das nahe gelegene Krankenhaus.

20.1 Physiologische Grundlagen

DEFINITION

Bewegungsapparat: komplexes Organsystem des Körpers, verantwortlich für Körpergestalt und -haltung sowie (Fort-)Bewegung. Bestehend aus passivem (Knochen, Knorpel, Gelenke, Bandscheiben, Bänder) und aktivem Bewegungsapparat (Muskeln, Faszien, Sehnen).

Mobilität *(lat. mobilis = beweglich):* Beweglichkeit, sich fortbewegen sowie eine Handlungsbewegung ausführen können, hier v. a. die körperliche Mobilität (z. B. auch mit Hilfsmitteln wie Rollator, Rollstuhl). Aber auch: geistig-emotionale Mobilität (z. B. sich an veränderte Situationen anpassen, seine Gefühle kennen und darüber sprechen) und soziale Mobilität (z. B. mit anderen Menschen in Kontakt kommen, sich in Gruppen zurechtfinden).

„Mobilität ist die Eigenbewegung des Menschen, mit dem Ziel sich fortzubewegen oder eine Lageveränderung des Körpers vorzunehmen oder eine Handlungsbewegung selbstständig durchführen zu können. Lageveränderung und Fort- und Haltebewegung umfassen den Lagewechsel im Liegen und Sitzen, das Aufstehen, das Umsetzen, das Gehen mit oder ohne Hilfe oder selbstständig eine Handlung, wie z. B. Essen, Schreiben auszuführen." [1]

Handlungsbewegung: seinen Körper im Raum halten und gleichzeitig eine Handlung, wie z. B. Essen, Trinken, Lesen ausführen können.

Beweglichkeit: körperlich beweglich sein. Meint auch die elastischen Eigenschaften von Muskeln, Sehnen und Bändern in Verbindung mit der notwendigen Muskelkraft, einem ausreichenden Spielraum der Gelenke und Bewegungskoordination. Meint aber auch geistige Beweglichkeit mit rascher Auffassungsgabe, Flexibilität, Reflektionsfähigkeit, Motivation.

Die umfassenden Bewegungsmöglichkeiten des menschlichen Körpers werden durch die perfekt aufeinander abgestimmten Systeme des **Bewegungsapparats** und des zugehörigen motorischen Nervensystems gewährleistet.

Das **Skelett** des Erwachsenen besteht aus über 200 Knochen in unterschiedlichsten Größen und Formen (z. B. Röhrenknochen, kurze und platte Knochen).

Die **Gelenke** verbinden die Knochen miteinander und sorgen für die Beweglichkeit des Skeletts. Gelenke sind unterschiedlich beweglich. Je nach Konstruktion gibt es unterschiedliche Gelenkformen (z. B. Scharnier-, Zapfen-, Kugelgelenk), die Bewegungen in allen drei Raumachsen, in zwei oder einer Achse ermöglichen.

Die Muskulatur des Bewegungsapparats **(Skelettmuskulatur)** ist für die Körperhaltung und -spannung (z. B. Stehen, Sitzen), Gleichgewicht, Bewegung (z. B. Laufen, Fahrrad fahren) und Lageveränderungen (z. B. im Bett auf die andere Seite drehen, Armhaltung zum Essen verändern) verantwortlich. Sie ist schon in Ruhe an der Wärmeproduktion des Körpers beteiligt und kann durch Kältezittern noch mehr Wärme produzieren. Damit ist die Muskulatur an der Regulation der Körpertemperatur beteiligt (➤ 16.1.1). Außerdem speichern die Muskeln Glykogen (Speicherform der Glukose/Traubenzucker), den wichtigsten Energiestoff für die Körperzellen. Der menschliche Körper besteht aus ca. 650 Skelettmuskeln. [2]

Bänder und Sehnen verbinden Knochen und Muskeln und stabilisieren die Gelenke. **Knorpel** schützt Knochen und Gelenke vor Schäden durch Druck und Reibung. **Faszien** sind das Bindeglied zwischen den äußeren und inneren Körperstrukturen. Jedes Organ, jeder Nerv, jedes Gefäß, jeder Muskel und jede Muskelfaser werden von einer Faszie umhüllt. Faszien dringen jedoch auch in das Innere ein, um dort für die Organe und Gefäße schützend zu wirken.

Die **nervale Steuerung** der Bewegung ist komplex. Bewegung beginnt im motorischen Kortex (auf Bewegung spezialisierte Nervenzellen in der Großhirnrinde). Über zwei große Nervenbahnensysteme (Pyramidenbahn, extrapyramidales System) gelangen die Bewegungsimpulse zum Rückenmark und weiter über periphere Nerven zu den Skelettmuskeln. Indem sie sich kontrahieren, wird Bewegung möglich. Das Kleinhirn ist u. a. mitverantwortlich, dass Bewegungen zielgerichtet ausgeführt werden können.

Mit dem Begriff **Mobilität** werden positive Begriffe wie anpassungsfähig, aktiv, selbstständig, einsatzbereit, lebendig und munter verbunden. Sie ist als Fähigkeit zur Selbstbewegung eine wichtige Voraussetzung für Wahrnehmung und Kommunikation und stärkt den Menschen in seinem Bedürfnis nach Eigenmächtigkeit.

Teilhabe (Partizipation)

Beweglichkeit und Mobilität sind Grundvoraussetzungen für das „Einbezogensein in Lebenssituationen". Sie sind Voraussetzung dafür, dass Menschen selbstbestimmt und eigenverantwortlich sich beispielsweise um Essen und Trinken, Waschen und Kleiden kümmern können, Schulen und Bildungseinrichtungen besuchen können, Freizeit und Sozialkontakte gestalten können, berufstätig sein können (➤ Abb. 20.1). [3]

Sind Beweglichkeit und Mobilität eingeschränkt, z. B. durch eine körperliche Behinderung, schränken sich auch die Möglichkeiten der Teilhabe an diesen Lebenssituationen ein. Teilweise lassen sich Bewegungseinschränkungen durch Hilfsmittel oder mit Unterstützung durch andere Menschen kompensieren.

Konkrete Maßnahmen zur Teilhabe und ihre Finanzierung sind im **Sozialgesetzbuch IX (Rehabilitation und Teilhabe von Menschen mit Behinderung)** beschrieben. Das **Bundesteilhabegesetz** *(BTHG)* von 2017 will die Lebenssituation von Menschen mit Behinderung weiter verbessern, nicht nur im Bereich von Bewegung und Mobilität, sondern insgesamt durch mehr Selbstbestimmung und Eingliederung. [4]

20

20.2 Lebensprozess Bewegung

Bewegung als Wahrnehmungsangebot ➤ 23.13.2

DEFINITION

Motorik: Gesamtheit der willkürlichen und kontrollierten Bewegungen. Häufig unterschieden in Grobmotorik (Bewegungen mit dem gesamten Körper, Veränderungen der Körperposition, Krabbeln, Laufen usw.) und Feinmotorik (differenzierter Gebrauch von Händen, Fingern und Füßen).

Frühkindliche Reflexe/Reaktionen: automatisierte, indifferente und gleichbleibende Bewegungsabläufe, die vom Hirnstamm gesteuert sind. Sie entwickeln sich während der Schwangerschaft in abgestimmter Reihenfolge. Sie sind verantwortlich für die vorgeburtliche Entwicklung von Bewegung, helfen dem Kind bei der Geburt (Dreh-, Beuge-, Streckbewegungen) und tragen zum Überleben in den ersten Lebensmonaten bei. [5]

Zu den **motorischen Fähigkeiten** gehören Ausdauer, Kraft, Schnelligkeit, Bewegungskoordination und Beweglichkeit. Während der kindlichen Entwicklung gilt es diese Fähigkeiten zu entwickeln, im Verlauf des Lebens weiter zu trainieren und auszubauen und bis ins hohe Alter zu erhalten (➤ Abb. 20.1).

Motorische Entwicklung des Kindes

Ein Neugeborenes bewegt sich in Massenbewegungen, d. h. eine Bewegung oder ein Reiz löst immer eine indifferente Bewegungsreaktion des Neugeborenen aus, einen sog. **frühkindlichen Reflex.** *Beispiele:* die Berührung der Mundregion führt zu Such- und Saugbewegungen beim Neugeborenen, das Heben des Kopfes ist der Auslöser für nachfolgende Bewegungen.

Zu den frühkindlichen Reflexen zählen Furcht-Lähmungsreflex, Moro-Reflex, tonischer Labyrinthreflex vorwärts und rückwärts, asymmetrischer und symmetrischer tonischer Nackenreflex, Landau-Reflex, spinaler Galant-Reflex, Babinski-Reflex, Saug- und Suchreflex, Palmarreflex/Babkin-Reaktion, Plantarreflex, Greifreflex und Hochziehreflex. Außerdem spielen die Rollreflexe sowie die Gleichgewichts- und Stellreaktionen bei der Bewegungsentwicklung eine Rolle, um überhaupt in die motorische Aufrichtung zu gelangen.

Das erste Lebensjahr ist für die **motorische Entwicklung des Kindes** von zentraler Bedeutung.

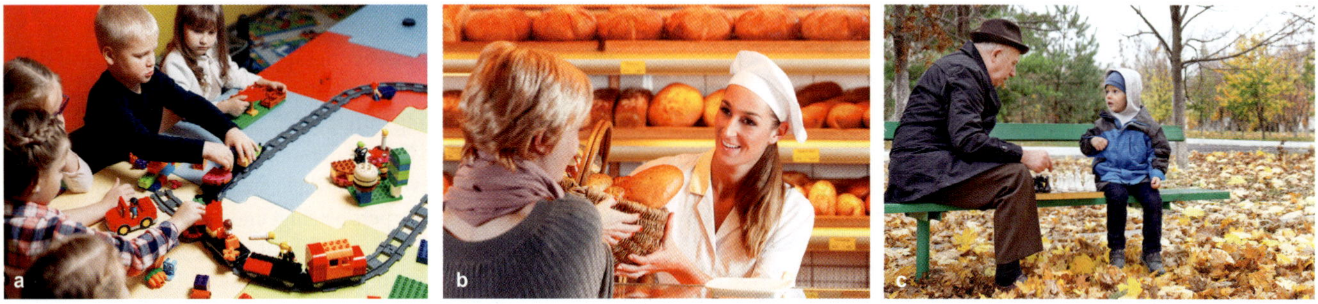

Abb. 20.1 Bewegung ist in jedem Alter bedeutsam. Bei Kindern ist sie die Grundlage für die körperliche, sprachliche, soziale, kognitive und emotionale Entwicklung (a), im Erwachsenenalter ist Bewegung u. a. die Voraussetzung für Berufstätigkeit und persönliche Entfaltung (b), und im Alter ist sie notwendig für den Erhalt der Selbstständigkeit, für körperliche und geistige Gesundheit. [J787, J787-047, J787–112]

Es lernt:
- Die Integration frühkindlicher Reflexe, die zum Überleben in der Schwangerschaft und für die Geburt notwendig sind, in seinen natürlichen Bewegungsablauf
- Den Umgang mit der Schwerkraft
- Die aufrechte Körperhaltung, aus der sich die Fähigkeit zum selbstständigen Ortswechsel entwickelt

Alle Entwicklungsschritte erfolgen in der Zusammenarbeit zwischen Nervensystem und Bewegungsapparat und beeinflussen sich in ihrer Weiterentwicklung gegenseitig. Das bedeutet, dass sich das Kind zunächst zielgerichtet durch die frühkindlichen Reflexe bewegt. Ziel ist, die Spannung in der Muskulatur (Muskeltonus) zu entwickeln und das Gehirn für die spätere bewusste Nutzung zu programmieren.

Mit der Fähigkeit zum aufrechten selbstständigen Sitzen wird es dem Kind möglich, seine Umgebung mit den Sinnesorganen umfassender wahrzunehmen und gleichzeitig seine Hände frei zu benutzen. Die Entwicklung des Bewegungsapparats und der Körperhaltung ist gekennzeichnet durch eine fortschreitende Streckung der Extremitäten und die Ausbildung der typischen Krümmungen der Wirbelsäule. Die zunächst runde und gebeugte Haltung des Neugeborenen streckt sich im Laufe des ersten Lebensjahrs immer mehr, bis es schließlich aufrecht stehen kann (➤ Abb. 20.2, ➤ Abb. 20.3).

Meilensteine der motorischen Entwicklung

Die motorische Entwicklung bis hin zum aufrechten Stand und Gehen geht über die Positionen (➤ Abb. 20.3, ➤ Tab. 20.1):
- Rückenlage
- Bauchlage mit Anheben des Kopfes, dann Abstützen des Oberkörpers
- Seitstütz
- Ggf. Robben
- Sitzen mit Unterstützung durch Bezugsperson oder Umgebung (z. B. auf dem Schoß der Bezugsperson, angelehnt an deren Körper)
- Stehen mit Unterstützung
- Selbstständiges, freies Sitzen
- Krabbeln im Vierfüßlerstand ggf. Fortbewegung im Bärengang
- Einbeinkniestand/Zweibeinkniestand
- Aufstehen zum Stand
- Gehen mit Unterstützung
- Selbstständiges Gehen

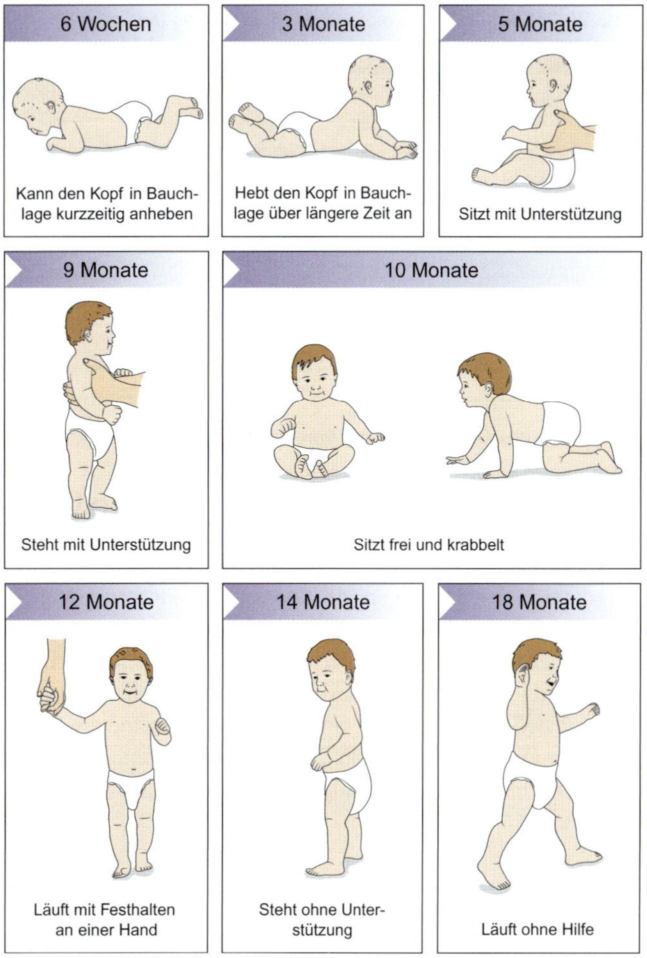

Abb. 20.3 Die Entwicklung der kindlichen Motorik bis zum 18. Lebensmonat. [L264]

Die **feinmotorische Entwicklung** im ersten Lebensjahr wird vor allem initiiert und gefördert durch den immer präziser werdenden Sehsinn und die Verknüpfung zwischen Sehen und Greifen. Das Kind übt seine Fingerfertigkeit und die Abstimmung mit den Wahrnehmungen der Augen, indem es sich ausgiebig mit seinen Händen

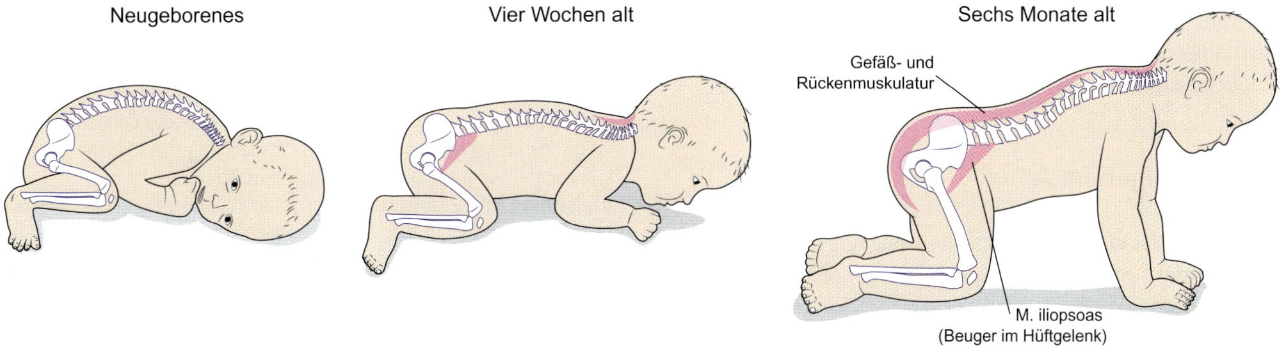

Abb. 20.2 Die Entwicklung der Wirbelsäulenkrümmung. Nach der Geburt ist die Wirbelsäule noch gerade. Mit den Anheben des Kopfes in Bauchlage entwickelt sich die Halslordose. Mit dem Krabbeln und den ersten Sitzversuchen verstärkt sich die Rücken- und Rumpfmuskulatur immer mehr, es kommt allmählich zur Begradigung der Wirbelsäule im Brustbereich. Mit dem Beginn des Laufens – anfangs in deutlicher Hohlkreuzhaltung – entwickelt die Wirbelsäule nach und nach ihre typische Doppel-S-Form. [L264]

Tab. 20.1 Grenzsteine der motorischen Entwicklung (nach [6]).

	18 Lebensmonate	3. Lebensjahr	Ende des 5. Lebensjahr
Körpermotorik	• Freies Gehen, Gleichgewicht sicher • Treppensteigen mit Nachstellschritten • Gehen mit Festhalten an Erwachsenenhand oder Geländer	• Absprung mit beiden Beinen von Treppe möglich • Stabiles Gleichgewicht • Laufen mit Armschwung • Hindernissen kann ausgewichen werden	• Kind kann Treppensteigen im Wechselschritt ohne Festhalten • Ballspielen (Fangen und Werfen) ist mit ganzem Körpereinsatz möglich
Hand- und Fingermotorik	• Objekte werden nach Aufforderung aus der Hand gegeben • Objekte werden auch wieder aufgehoben • Zeigefinger wird gezielt zum Manipulieren eingesetzt	• Seiten in einem Buch werden einzeln umgeblättert • 3-Finger-Griff wird bei kleineren Gegenständen eingesetzt	• Basteln ist gelernt, auch Schereneinsatz • Malen alltäglicher Dinge, z. B. Haus, Baum, Mensch, ist möglich • Erste Schreibfähigkeiten sind vorhanden

und Füßen beschäftigt. Im Alter von vier bis fünf Monaten kann das Kind gezielt Gegenstände greifen und kurz halten. Zuerst werden die Gegenstände mit der ganzen Hand umfasst (**palmares Greifen,** *lat. palma = Handfläche).* Erst im Alter von ca. neun Monaten ist die Entwicklung der Finger und des Daumens so weit fortgeschritten, dass die Oppositionsbewegung des Daumens den Fingern gegenüber den **Pinzettengriff** möglich macht. Diese Fertigkeit, das Schließen und Öffnen der Hand, ist wiederum wichtig für das Krabbelnlernen des Kindes. Ist ein Entwicklungsschritt abgeschlossen, kann der nächste Schritt folgen. Im Großen und Ganzen sind die *Grenzsteine der Entwicklung* (➤ Tab. 20.1) ein Warnsystem; werden sie nicht erreicht, kann dies auf mögliche Entwicklungsauffälligkeiten hinweisen.

Bewegungsfähigkeit des erwachsenen Menschen

Die Entwicklung im Kindes- und Jugendalter und die damit verbundenen ständigen Übungssituationen in vielen verschiedenen Bewegungsabläufen führen dazu, dass der **erwachsene Mensch** über eine Vielzahl von gelernten Bewegungsprogrammen verfügt. Das sind neben den elementaren Fähigkeiten wie Stehen, Gehen und Laufen alle möglichen Kulturtechniken wie Schwimmen, Fahrradfahren oder Tanzen, die bei Bedarf ohne bewusste Steuerung abgerufen werden können. Das bedeutet aber auch, dass jeder Mensch diese Handlungsabläufe individuell lernt und so nicht nur eine eigene Handschrift hat, sondern auch ein individuelles Gangbild oder einen individuellen Schwimmstil. Die motorische Lernfähigkeit bleibt grundsätzlich lebenslang erhalten, d. h., neue Bewegungen können erlernt und trainiert und gelernte Bewegungsabläufe verändert werden.

Veränderungen im Alter

Die Situation des **alten Menschen** ist – abhängig von Konstitution und Belastung – gekennzeichnet durch eine Abnahme von:

- Bewegungsumfang der Gelenke
- Dehnfähigkeit und Elastizität der Faszien und Sehnen der Muskeln
- Kraft und Ausdauer der Muskulatur
- Belastbarkeit anderer Organsysteme (z. B. Herz-Kreislauf-System, Atmungssystem)

Die Einschränkungen dieser vier Faktoren bedingen sich gegenseitig. Nehmen z. B. die Gelenkbeweglichkeit sowie die Dehnfähigkeit ab, verliert auch die Muskulatur Kraft und Ausdauer, da sie von einem regelmäßigen Training abhängig ist. Gerade der Bewegungsumfang der Gelenke wird durch arthrotische (gelenkverschleißende) Veränderungen im Gelenk stark reduziert. Im Alter ziehen vor allem Wirbelsäulenverkrümmungen und Arthrosen der Hüft- und Kniegelenke sowie eine Verkürzung und Verklebung von Sehnen, Faszien und deren umgebender bzw. der gesamten Muskulatur eine geringere Bewegungsfähigkeit nach sich.

Erhaltung der Rückengesundheit

Die zentrale Achse der Beweglichkeit und des aufrechten Gangs ist die **Wirbelsäule** mit ihren vielen gelenkigen Verbindungen und der stabilisierenden Muskulatur. Die große Bedeutung der Wirbelsäule wird in Begriffen wie „standhaft" und „aufrecht" deutlich, die mehr umfassen als nur den aufrechten Gang und den sicheren Stand.

Die Wirbelsäule mit ihren umgebenden funktionellen Strukturen hat vielseitige Aufgaben:

- Körper und Kopf werden aufrecht gehalten und gestützt, dadurch ist der aufrechte Gang möglich.
- Die gelenkigen Verbindungen und die Muskulatur ermöglichen die Beweglichkeit nach vorne, nach hinten und zur Seite.
- Das Rückenmark wird durch die knöcherne Wirbelsäule geschützt.
- Die Bandscheiben der Wirbelsäule fangen Stöße, z. B. beim Gehen und Laufen, ab und schützen so das Gehirn und den Körper vor Erschütterungen.

Die große Bedeutung der **Erhaltung der Rückengesundheit** lässt sich u. a. daran erkennen, dass Bandscheibenvorfälle und Rückenschmerzen häufige Ursachen einer Arbeitsunfähigkeit sind. Besondere berufliche Belastungen spielen dabei eine große Rolle und reichen von einer Belastung durch langes Sitzen bis hin zu Belastungen durch schweres Heben. Eine lang erhaltene Rückengesundheit erfordert eine Ausgewogenheit zwischen vielseitigen Bewegungsabläufen und Entspannung sowie die Anwendung kraft- und bewegungsökonomischer Arbeitstechniken.

Vielseitige Bewegungsabläufe für den Erhalt der Rückengesundheit:

- Bewegung im Alltag, z. B. Gehen, Laufen, Treppensteigen, Fahrradfahren
- Sportliche Bewegung, z. B. Schwimmen, Badminton, Tanzen
- Gezielte Bewegung (Bauch-, Rücken- und Beinübungen) zur Stärkung der Rücken-, Bauch und Beinmuskulatur und zur Kräftigung der tiefen diagonalen Rückenmuskulatur (medialer Trakt der autochthonen Rückenmuskulatur)
- Teilnahme an Rückenkursen, z. B. bei Volkshochschulen, Fitnessstudios, individuelle Physiotherapie

Entspannung für den Erhalt der Rückengesundheit:
- Entspannung im Alltag, z. B. Dehnen, Strecken, flache Rückenlage, bewusste Körperwahrnehmung
- Gezielte Entspannung: Faszien-Yoga (➤ Abb. 20.4), Faszientraining, Qigong, progressive Muskelentspannung, autogenes Training

Kraft- und bewegungsökonomische Arbeitstechniken (➤ 11.2.2):
- Techniken im Alltag: Heben und Bewegen von Lasten über Körperdiagonalen und anschließend körpernahes Tragen, Lasten symmetrisch auf beide Körperseiten verteilen, Sitzpositionen häufig wechseln, wechselnde Sitzunterlagen wie Pezziball oder Balancepad, Stehstuhl und Bewegungspausen in den Alltag integrieren
- Gezielte Techniken im Berufsfeld Pflege: rückengerechter Patiententransfer, Anwendung von Hilfsmitteln, z. B. Lifter, Anwendung von kinästhetischen Grundsätzen, Anpassung der Umgebung an die Patientin, eigene Handicaps ernst nehmen und Bewegungen und Hilfsmittel daran anpassen

Viele Anregungen zur Rückengesundheit bieten die Veröffentlichungen der Krankenkassen (Broschüren, Websites oder Apps, z. B. unter www.gesunde-apps.de).

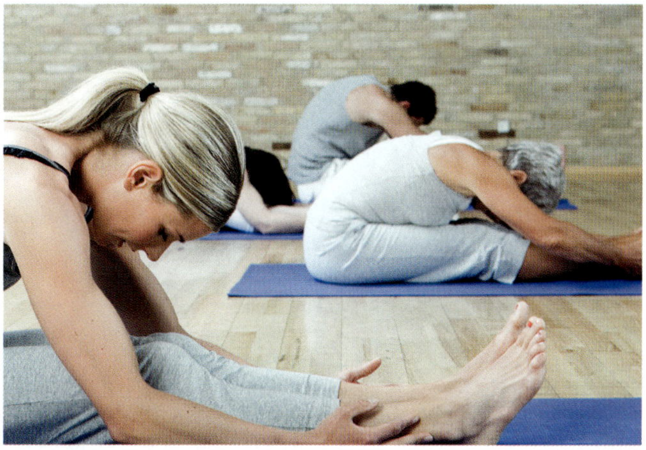

Abb. 20.4 Faszien-Yoga, Mobilitytraining oder auch dynamische kinästhetische Bewegungen im Sport dienen gleichermaßen der Rückengesundheit wie auch dem allgemeinen Wohlbefinden und dem Erhalt der Beweglichkeit der Muskeln und Faszien. [J787]

KLIMA UND UMWELT

Sport in der Natur ist absolut empfehlenswert!

Und Pflegende empfehlen Patientinnen oft die Bewegung im Freien. 15 Millionen Menschen treiben regelmäßig Sport in der Natur. Beim Wandern, Klettern, Kanufahren, Segelfliegen, Tauchen, Reiten und vielen anderen Sportarten spielt neben der sportlichen Betätigung das Naturerlebnis eine zentrale Rolle. Diese Sportarten können aber in hohem Maße die umliegende Natur beeinflussen und beschädigen. Abfälle, zusätzliche Verkehre und Lärmbelästigungen, zum Beispiel bei Sportgroßveranstaltungen, haben negative Auswirkungen auf die Menschen in der Region und die Natur. Nachhaltiger Sport und klimabewusste Sportveranstaltungen zeigen sich inzwischen in vielen kleineren und größeren Projekten, im Leistungssport wie im Bereitensport. [22]

Umweltschutz beginnt beim Einzelnen, z. B.:
- Mit den öffentlichen Verkehrsmitteln zu den Freizeitaktivitäten oder -regionen fahren
- Mit dem Fahrrad nach Möglichkeit an die Arbeit fahren; Angebot eines Job-Bikes/E-Bikes vom Arbeitgeber nutzen
- Auf den ausgewiesenen Wegen bleiben, Hunde an die Leine nehmen, um Wildtiere nicht zu stören und Pflanzen zu erhalten
- Mit dem Mountainbike auf ausgewiesenen Wegen bleiben
- Mehrwegtrinkflaschen verwenden, Brotzeiten in Mehrwegdosen mitnehmen
- Müll mit nach Hause nehmen

Bewegung und Umweltschutz verbinden sich in:
- Plogging: Jogger sammen beim Joggen Müll und sorgen für ein vielseitigeres Training durch das Bücken
- Clean-up-Yoga: Menschen treffen sich in Parks, sammeln Müll und machen dann gemeinsam Yoga
- Vermeidung von Einweg- und Plastikmüll bei Sportveranstaltungen
- Tragen von nachhaltiger Sportkleidung
- „Laufen für den Wald", „Run for Water" u. a. Bei vielen Wettkämpfen oder privaten Challenges können Menschen über Apps für einen guten Zweck spenden.

20.3 Beobachtung und Datenerhebung

Die Wahrnehmung der Bewegung anderer Menschen hat für uns eine große kommunikative und soziale Bedeutung. Wir identifizieren den anderen nicht nur anhand seiner individuellen Bewegungsart wie seinem Gang, sondern wir interpretieren auch die Stimmungs- und Gemütslage unseres Gegenübers über die Ausprägungen seiner Bewegungen (➤ 21.1.3).

Zur Präzisierung der Wahrnehmung und damit zur **Beobachtung der Bewegung in der Pflege** werden die konkreten Bewegungsfähigkeiten des Bewegungsapparats und die Anteile der zentralen Steuerung berücksichtigt. Ein weiterer wichtiger Faktor bei der Datenerhebung ist die Beachtung des Lebens- und Entwicklungsalters mit dem entsprechenden physiologischen Stand der Bewegungsfähigkeiten.

20.3.1 Beobachtungskriterien

Beobachtungskriterien der Bewegung sind (➤ Tab. 20.2):
- Beweglichkeit der Gelenke. Bewegungsausmaß bzw. Bewegungsumfang eines Gelenks, abhängig von der Art des Gelenks
- Muskelkraft. Fähigkeit der Skelettmuskulatur, sich ausreichend schnell und mit an die Bewegung angepasster Kraft zu kontrahieren
- Koordination und Zielgerichtetheit von Bewegungen
- Gleichgewicht in Bezug zur Schwerkraft, abhängig von den verschiedenen Grundpositionen und der entsprechenden Kontaktfläche, besonders im Sitzen und Stehen
- Muskeltonus. Physiologische Grundspannung der ruhenden (nicht in Kontraktion befindlichen) Muskulatur, Voraussetzung für die Körperhaltung
- Körperschema. Vorstellung vom eigenen Körper, seinen Körpergrenzen und der Orientierung im Raum

Zur kriteriengeleiteten Einschätzung der Bewegung helfen die Leitfragen und Testverfahren, die in ➤ Tab. 20.2 aufgezeigt sind. Pflegefachpersonen schätzen die Bewegungsfähigkeit nach Möglichkeit gemeinsam mit einer Physiotherapeutin ein.

Tab. 20.2 Beobachtungskriterien und Leitfragen zur Beobachtung und Einschätzung der Bewegung.

Kriterien	Leitfragen	Testverfahren (Beispiele)
Beweglichkeit der Gelenke	• Können die Gelenke in ihrem vollen Bewegungsumfang genutzt werden? • Sind die Bewegungen im Gelenk mühelos und schmerzfrei?	**Neutral-Null-Methode** (➤ Abb. 20.5): Erhebung der Beweglichkeit eines Gelenks und Angabe in Winkelgraden. Pflegerische Darstellung ohne Gradangaben (➤ Abb. 20.6)
Muskelkraft	Entwickelt die Muskulatur einen angemessenen und symmetrischen Kraftaufbau?	**Armhalteversuch:** Haltung der ausgestreckten Arme in Supination (zurückgebogene Stellung/Auswärtsdrehung der Hand) bei geschlossenen Augen
Koordination und Zielgerichtetheit von Bewegung	• Ist der Bewegungsablauf harmonisch und flüssig? • Sind die Bewegungen zielgerichtet und in ihrem Krafteinsatz angemessen? • Können Anfang und Ende einer Bewegung situativ gesteuert werden?	**Finger-Nase-Versuch:** Zeigefinger wird bei geschlossenen Augen in einer weiten Bewegung zur Nasenspitze geführt
Gleichgewicht	• Wird das Gleichgewicht sicher gehalten? Im Sitzen, im Stand? • Kann (altersentsprechend) eine kleine Standfläche toleriert werden?	**Rombergversuch:** Sicherer Stand auf beiden oder einem Bein bei geschlossenen Augen
Körperhaltung/ Muskeltonus	• Zeigen der Körper und die Muskulatur eine angemessene Grundspannung? • Vermittelt die Körperhaltung einen bestimmten Gefühlszustand?	**Muskeltonusbestimmung** durch passives Bewegen einer Extremität
Körperschema	• Ist der Mensch über seinen Körper und seiner Stellung im Raum orientiert? • Werden die Körpergrenzen wahrgenommen? Sind Bewegungen um Hindernisse herum möglich?	Prüfung der **Finger-Gnosie** *(griech. gnosis = Erkenntnis):* Bezeichnung der Finger bei geschlossenen Augen

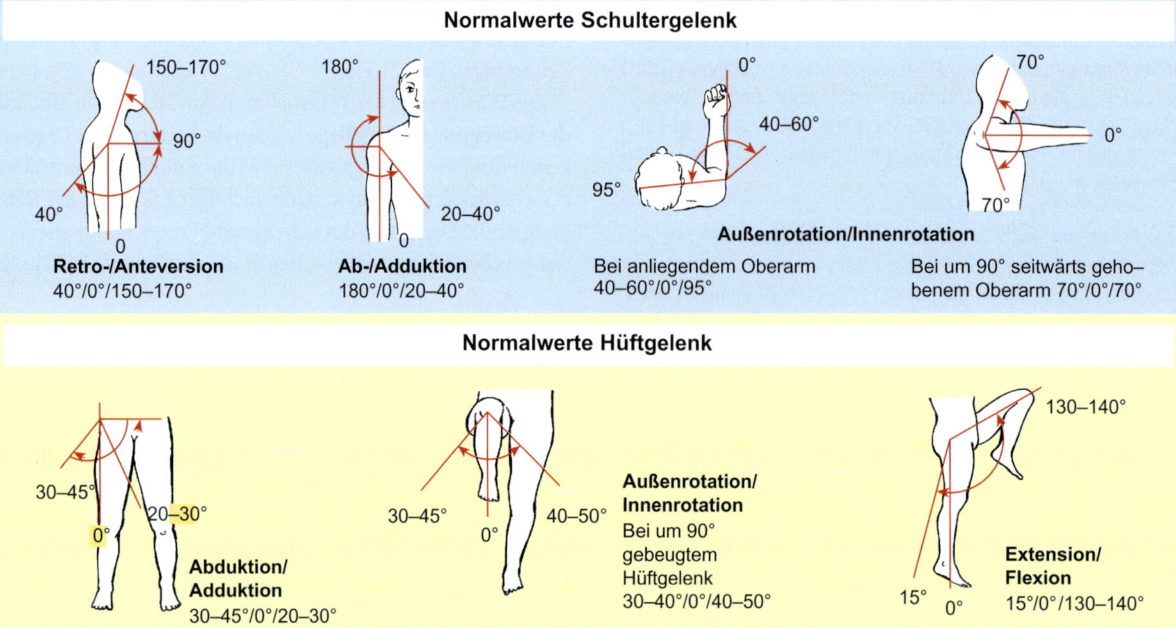

Notierung nach der Neutral-Null-Methode

- 1. Zahl: Vom Körper wegführende Bewegung (Extension, Abduktion, Außenrotation, Retroversion)
- 2. Zahl: 0-Stellung (falls nicht erreicht, 1. bzw. 3. Zahl)
- 3. Zahl: Zum Körper hinführende Bewegung

Abb. 20.5 Neutral-Null-Methode. Die Beweglichkeit eines Gelenks (hier: Schulter- und Hüftgelenk) wird mit drei Gradzahlen angegeben, getrennt durch einen Querstrich. Jedes Gelenk hat ein physiologisches Bewegungsausmaß (Normalwerte). Bei der Prüfung der Gelenkbeweglichkeit wird für jede mögliche Bewegung des Gelenks der mögliche Bewegungsgrad angegeben. Beispiel für einen Befund: Extension und Flexion im Hüftgelenk: 0°/0°/60° bedeutet, dass im Hüftgelenk keine Extension (Streckung) möglich ist und eine Flexion (Beugung) nur bis 60°. [L190]

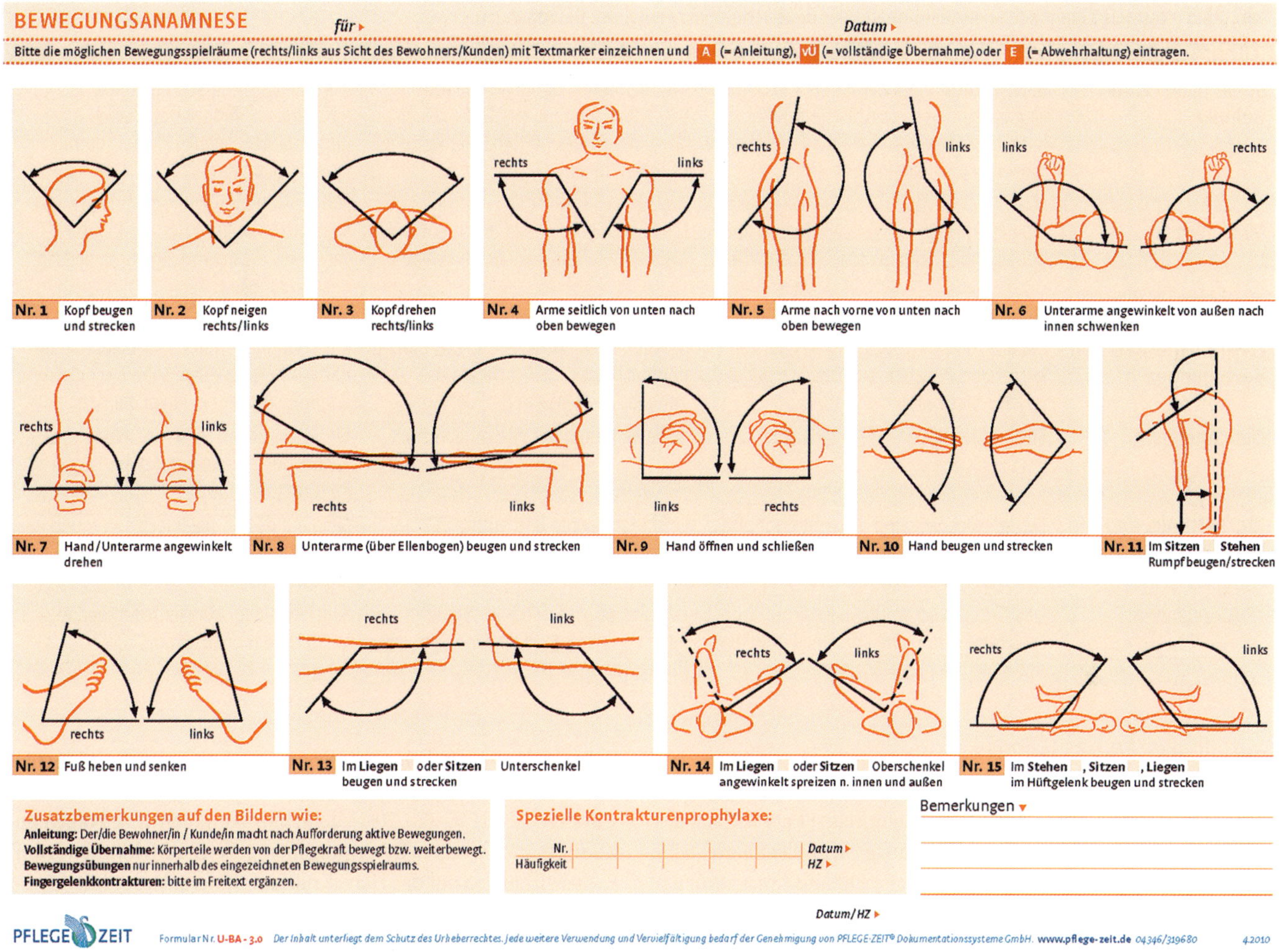

Abb. 20.6 Pflegerischer Erfassungsbogen zum Bewegungsausmaß der Gelenke ohne Angabe von Graden. [V483]

20.3.2 Physiologische Bewegungsfähigkeit

Die **physiologische Bewegungsfähigkeit** hat – abhängig vom Alter und den Bewegungsausprägungen – eine hohe Spannbreite durch die Vielzahl der erlernten Bewegungsmuster.

Zur Beurteilung der Bewegungsfähigkeit des gesamten Körpers bietet sich auch die Beobachtung des **Gangbilds** an, dabei ist das entsprechende Lebens- und Entwicklungsalter zu berücksichtigen (➤ Tab. 20.3, auch ➤ Tab. 20.1).

Am Gangbild lassen sich die Auswirkungen der Beobachtungskriterien in der Ausgestaltung gut erkennen: Um eine große Schrittlänge und damit eine sichere Erhöhung der Ganggeschwindigkeit zu erreichen, sind sowohl Muskelkraft und die Beweglichkeit der Gelenke der unteren Extremität erforderlich als auch eine sichere Koordination und das beständige Halten des Gleichgewichts. Das Gleichgewicht wird zusätzlich unterstützt durch die normalen Mitbewegungen des gesamten Körpers, durch den Muskeltonus und die Fähigkeit, sich im Raum zu orientieren.

20.3.3 Pathologische Veränderungen

Abweichungen der normalen Bewegungsfähigkeit sind häufig ein Symptom von **Erkrankungen des Bewegungsapparats** (verletzungsbedingte oder orthopädische Erkrankungen, Muskelerkrankungen) und bei Erkrankungen des zentralen oder peripheren Nervensystems (neurologische Erkrankungen, z. B. Parkinson-Syndrom, Polyneuropathie) (➤ Tab. 20.4). Eine Einschränkung in der Bewegung kann auch Symptom anderer Erkrankungen sein. So führt z. B. die periphere arterielle Verschlusskrankheit (pAVK) zu einer Minderversorgung der Skelettmuskulatur in den Beinen und dazu, dass der Betroffene nur noch kurze Strecken gehen kann. Eine Bewegungseinschränkung kann auch Folge von Schmerzen sein, z. B. postoperative Schonhaltung und -bewegung.

VORSICHT

Einschränkungen der Bewegungsfähigkeit bringen Gefahren mit sich. Zum einen kann Unsicherheit und Instabilität beim Stehen und Gehen zu einer Sturzgefahr führen: Sturzprophylaxe wird notwendig (➤ 20.5.7). Zum anderen kann eine Bewegungseinschränkung immer weiter zunehmen und die Gelenkbeweglichkeit nach und nach einschränken: Kontrakturenprophylaxe wird notwendig (➤ 20.5.6).

Tab. 20.3 Normale Gangbilder, beurteilt anhand der Beobachtungskriterien der Bewegung.

Kriterien	Dreijähriges Kind	Junger Erwachsener	Alter Mensch
Beweglichkeit der Gelenke	Bewegungsumfang der unteren Extremität ist geprägt durch die typische X-Beinstellung des Kleinkinds und die ausgleichende Knicksenkfußstellung der Füße	Symmetrisches Gangbild mit vollem Bewegungsumfang der Gelenke, vor allem der Hüft- und Kniegelenke, und Abrollen der Füße	Durchschnittliche Schrittlänge wird aufgrund der reduzierten Bewegungsumfänge der Gelenke kleiner (normale Einschränkungen bis zu 10 % des Bewegungsumfangs, vgl. ➤ Abb. 20.5)
Muskelkraft	Beine und Füße werden vom Boden abgehoben und schwungvoll wieder abgesetzt	Dynamisches Gangbild durch entsprechenden Krafteinsatz der Muskulatur	Nachlassende Kraft der Muskulatur verringert die Schrittlänge und die Gehgeschwindigkeit
Koordination und Zielgerichtetheit von Bewegungen	Flüssiger Bewegungsablauf mit Koordination und Mitbewegung des ganzen Körpers beim Gehen, schrittweise angepasstes Mitbewegen der Arme	Flüssiger Bewegungsablauf mit Koordination und Mitbewegung des ganzen Körpers beim Gehen, schrittweise angepasstes Mitbewegen der Arme	Verlangsamter, flüssiger Bewegungsablauf mit Koordination und Mitbewegung des ganzen Körpers beim Gehen, schrittweise angepasstes Mitbewegen der Arme
Gleichgewicht	Sicheres Halten des Gleichgewichts	Sicheres Halten des Gleichgewichts	Eingeschränktes Halten des Gleichgewichts durch Veränderung der Körperhaltung (➤ 20.3.3)
Muskeltonus und Körperhaltung	Leicht gespannte und aufrechte Haltung durch angemessenen Muskeltonus	Leicht gespannte und aufrechte Haltung durch angemessenen Muskeltonus	Neigung des Körpers nach vorne und damit Schwerpunktverlagerung nach vorne
Körperschema	Das Gehen wird größtenteils sicher an Hindernisse im Raum und Unebenheiten des Bodens angepasst	Das Gehen wird sicher an Hindernisse im Raum und Unebenheiten des Bodens angepasst	Auftreten von Unsicherheiten bei besonderen Anforderungen

Auffälligkeiten des Gangs

Der aufrechte Gang ist u. a. das Ziel der motorischen Entwicklung des Kindes (➤ 20.2, ➤ Tab. 20.3). Veränderungen der Gelenkbeweglichkeit, von Muskelkraft und -tonus, Gleichgewicht und Körperschema zeigen sich auch in **Auffälligkeiten des Gangs** (➤ Tab. 20.5).

Der Gang kann dann z. B. gebeugt, gebückt, hinkend, humpelnd, kraftlos, langsam, ein Bein nachziehend, schlaff, schleichend, schlurfend, schwankend, schwerfällig, staksend, steif, stockend, stolpernd, torkelnd, tippelnd, unrhythmisch, unsicher, vorsichtig, wankend, zitternd, zögernd sein.

20

20.4 Bettlägerigkeit

DEFINITION

Bettlägerigkeit: längerfristiger Daseinszustand (bettlägerig *ist* man), unerwünschtes Dauerliegen, bei dem der Betroffene die überwiegende Zeit (auch tagsüber) im Bett verbringt. Schließt auch das Sitzen oder Liegen in allen „bettähnlichen" Liegemöbeln ein.
Bettruhe: vorübergehender Daseinszustand (Bettruhe *hat* man), zur körperlichen Schonung, z. B. nach großen Operationen, Herzinfarkt. Wird heute immer seltener und nur noch kurzzeitig angeordnet, die Bedeutung einer Frühmobilisation (➤ 20.5.4) ist allgemein anerkannt. [7]

Bettlägerigkeit wird besonders im Alter von Menschen als schicksalshaft empfunden. Auch Pflegefachpersonen hinterfragen viel zu selten, warum eine Patientin, ein Patient bzw. eine Bewohnerin, ein Bewohner (im Folgenden „Patientin" bzw. „Bewohnerin" genannt) immer immobiler wird; die Ursachen von Bettlägerigkeit werden selten analysiert.

Dabei ist Bettlägerigkeit eine pflegerische Komplikation, die schleichend und in Phasen entsteht. Die Folgen für den Betroffenen sind schwerwiegend (➤ Tab. 20.6), denn hinzukommen diese **Folgen und Komplikationen eines Bewegungsmangels (Inaktivitätssyndrom):**

- Auswirkungen auf das Herz-Kreislauf-System: Hypotonie, verminderte Auswurfleistung des Herzens → Tachykardie; Ausfall der Venen-Muskel-Pumpe → Thrombosegefahr (➤ 15.4.2)
- Auswirkungen auf das Atmungssystem: oberflächliche Atmung → schlechte Belüftung der Unterlappen der Lunge → Sauerstoffmangel im Körper; Sekretstau in der Lunge → Pneumoniegefahr (➤ 14.5.2)
- Auswirkungen auf das Immunsystem: Abnahme der Immunzellen → erhöhte Infektanfälligkeit
- Auswirkungen auf den Flüssigkeitshaushalt: geringer Muskeltonus → vermehrt Wasser in den Blutgefäßen statt in der Muskulatur → Belastung von Herz und Kreislauf; Nieren scheiden Flüssigkeit aus → Flüssigkeitsmangel (➤ 18.2.4)
- Auswirkungen auf Knochen, Muskeln, Gelenke: Knochenabbau und Knochendemineralisierung, Abnahme von Muskelkraft, Abnahme der Gelenkbeweglichkeit einschl. der Wirbelsäule → Kontrakturgefahr (➤ 20.5.6)
- Auswirkungen auf das Blut: gerinnungsfördernde Substanzen nehmen zu, Erythrozyten werden weniger
- Auswirkungen auf die Wahrnehmung: Abstumpfung und Gewöhnung bei allen Sinnesreizen, „sensorischer Vereinsamung"; Verlust der Oberflächensensibilität und des Körpergefühls und der Orientierung im Raum → Angst, Depression, Langweile, Tagträume, Halluzinationen, Verlust des Zeitgefühls (➤ Kap. 23)
- Auswirkungen auf die Kognition: Konzentrationsschwäche, höhere Denkleistungen nehmen ab, Intelligenzquotient nimmt ab

Tab. 20.4 Beispiele für pathologische Veränderungen der Bewegung anhand der Beobachtungskriterien der Bewegung (➤ 20.3.1).

Kriterien	Pathologische Veränderungen
Beweglichkeit der Gelenke	**Kontraktur** *(lat. contrahere = zusammenziehen):* eingeschränkte Beweglichkeit oder Zwangsfehlstellung eines Gelenks (➤ 20.5.6)
Muskelkraft	• **Lähmungen:** teilweiser oder vollständiger Verlust der Muskelkraft mit Bewegungseinschränkung oder -verlust • **Parese** *(griech. paresis = erschlaffen):* unvollständige Lähmung bzw. Kraftminderung • **Plegie/Paralyse** *(griech. plege = Schlag, Lähmung, griech. paralysis = Erstarrung):* vollständige Lähmung • Die Vorsilben **Mono-, Hemi-, Para-, Tetra-** bezeichnen die betroffenen Extremitäten: – **Monoparese/-plegie** *(griech. mono = allein, einzig)* ist die unvollständige/vollständige Lähmung einer Extremität – **Hemiparese/-plegie** *(griech. hemi = halb)* ist die unvollständige/vollständige Lähmung einer Körperhälfte – **Paraparese/-plegie** *(griech. para = neben)* ist die unvollständige/vollständige Lähmung beider Arme oder beider Beine – **Tetraparese/-plegie** *(griech. tetra = vier)* ist die unvollständige/vollständige Lähmung aller vier Extremitäten • **Zentrale Lähmung:** Lähmungen durch eine Schädigung der ersten (zentralen) motorischen Neurone (N); Kennzeichen ist ein erhöhter Muskeltonus (Muskelhypertonie) und Spastikneigung • **Periphere Lähmung:** Lähmung durch eine Schädigung der zweiten (peripheren) motorischen Neurone auf Rückenmarksebene (z. B. bei Querschnittlähmung) oder eines peripheren Nervs (z. B. Nervenverletzung im Rahmen einer Fraktur); Kennzeichen sind ein herabgesetzter Muskeltonus (Muskelhypotonie, schlaffe Lähmung) und eine sich entwickelnde Muskelatrophie • **Myogene Lähmung:** wird verursacht durch eine Muskelerkrankung, ähnlich der peripheren Lähmung • **Querschnittslähmung:** überwiegend zentrale Lähmung mit einem peripheren Lähmungsanteil durch komplette oder inkomplette Unterbrechung des Rückenmarks
Koordination und Zielgerichtetheit von Bewegung	• **Bradykinese** *(griech. bradys = langsam, kinese = Bewegung):* verlangsamte Bewegung • **Hypokinese** *(griech. hypo = unter):* Bewegungsarmut, geringe Bewegungsneigung • **Akinese:** ausgeprägte Bewegungsarmut, Bewegungsstarre • **Hyperkinese** *(griech. hyper = über):* Sammelbegriff für übermäßige und/oder unwillkürliche Bewegungen. Bewegungen schießen über das Ziel hinaus; bei Kleinhirnschädigung • **Ataxie** *(griech. ataxia = Unordnung):* entsteht vor allem durch eine Störung im Kleinhirn oder durch Weiterleitungsstörungen der erforderlichen Sinneseindrücke zum Gehirn. Maß und Geschwindigkeit der Bewegungen sind außer Kontrolle, Zielbewegungen und Feinmotorik sind unsicher, Haltung, Stand und Gang sind unsicher, es besteht Fallneigung • **Tremor** *(lat. tremere = zittern):* unwillkürliches und rhythmisches Bewegen gegenläufiger Muskelgruppen • **Myoklonien:** blitzartige, unwillkürliche Muskelzuckungen, lokal oder generalisiert; typisch z. B. bei Epilepsie, Demenz
Gleichgewicht	• **Gangataxie** oder lokomotorische Ataxie: ausgeprägte Gangstörung mit unsicherem Gang bei großer Unterstützungsfläche durch breit gestellte Füße (breitbasiger Gang) • **Gleichgewichtsstörung:** Koordinationsprobleme, Schwindel, Gangstörung/Gangunsicherheit, Sturzgefahr, z. B. durch Erkrankungen des Innenohrs, niedrigen Blutdruck, Gehirnerkrankungen, Migräne, neurodegenerative Erkrankungen (u. a. M. Parkinson, Multiple Sklerose)
Muskeltonus und Körperhaltung	• **Muskelhypotonie** *(griech. hypo = unter, tonos = Spannung, „Muskelschwäche", Floppy-infant-Syndrom):* Grundspannung der ruhenden Muskulatur ist vermindert, durch angeborene oder erworbene neurologische oder Muskelerkrankungen; selbstständige Körperhaltung im Sitzen und Stehen und aktive Bewegungen nicht/nur bedingt möglich • **Muskelhypertonie** *(„Muskelsteifigkeit"):* Grundspannung der ruhenden Muskulatur ist über die physiologische Notwendigkeit heraus erhöht; häufiges Symptom bei zentralen neurologischen Erkrankungen, z. B. Schlaganfall, Hirnblutung • **Spastik** *(griech. spasmos = Krampf):* geschwindigkeitsabhängige Tonuserhöhung der betroffenen Muskulatur, d. h., bei schnellen Bewegungen zeigt sich eher eine Spastik, meist mit einer Muskelhypertonie; bei Schädigung der ersten motorischen Neurone (z. B. nach Schlaganfall, Schädel-Hirn-Trauma) • **Rigor** *(lat. rigorosus = starr, streng):* geschwindigkeitsunabhängige Tonuserhöhung der gesamten Muskulatur, „wächserner" Widerstand bei der Bewegung, durch Störungen des extrapyramidalen Systems (z. B. beim Parkinson-Syndrom) • **Haltungsanomalien** (angeboren, erworben), z. B.: – Veränderungen der Wirbelsäule wie *Kyphose* (rückwärts gewölbte Krümmung), *Skoliose* (seitliche Verbiegung der Wirbelsäule) – Bei neuromuskuläre Erkrankungen, z. B. gebeugte, schiefe, steife, schlaffe Körperhaltung – *Zwangs- und Schonhaltung,* z. B. um Schmerzen zu verringern/vermeiden, um die Atmung zu erleichtern – Kontrakturen (➤ 20.5.6)
Körperschema	• **Pusher-Syndrom** *(engl. to push = drücken):* subjektiv empfundene vertikale Ausrichtung des Körpers stimmt nicht mit der objektiven Vertikalen (Erdvertikale) überein (➤ 23.3.2); häufig verursacht durch Schlaganfall (Blutung im hinteren Thalamusbereich führt dazu, dass die Patientin in Richtung seiner gelähmten Seite „drückt") • **Neglect:** Vernachlässigung der gegenseitigen Körperhälfte und Umgebung, meist der linken Körperseite und Umgebung nach Schlaganfall in der rechten Großhirnhemisphäre (➤ 23.3.2)

Tab. 20.5 Typische auffällige Gangbilder und möglich Ursachen.

Hinken	Ein- oder beidseitige Gangstörung mit unregelmäßigem Schrittmaß und/oder Schrittrhythmus, z. B.: • **Schonhinken** mit Verkürzung der Auftrittsphase, z. B. bei Knieschmerzen • **Verkürzungshinken** aufgrund einer Beinlängendifferenz • **Duchenne-Hinken (Hüfthinken)** mit Absinken des Beckens auf die Gegenseite und Rumpfneigung auf die erkrankte Seite bei geschwächter Glutealmuskulatur (verantwortlich für die Abduktion des Beins im Hüftgelenk) und bei Fehlstellung im Hüftgelenk
Ataktischer Gang	• Unsicherer, breitbeiniger und ausfahrender Gang, manchmal mit schleudernden Armbewegungen, teilw. mit Gleichgewichtsstörungen bei Schädigungen des Kleinhirns • Unsicherer, breitbeiniger Gang, kann nicht auf einer Linie gehen oder mit geschlossenen Augen. Gefühl „Wie-auf-Watte-Gehen", oft in Verbindung mit Missempfindungen, Taubheitsgefühl bei Polyneuropathie meist als Folge eines Diabetes mellitus **(sensible Ataxie)**
Brachybasie	Tippelnder, kleinschrittiger Gang, teilweise steif und schlurfend oder mit unfreiwilliger Beschleunigung und mit nach vorn gebeugter Körperhaltung, die Arme schwingen nur wenig mit, z. B. bei Morbus Parkinson
Spastischer Gang	Typisches Gangbild bei Halbseitenlähmung mit erhöhten Muskeltonus, auf der betroffenen Seite sind Arm und Hand in Beugestellung, Bein und Fuß in Streckstellung, dadurch ist das Bein „länger" und wird in einem Halbkreis nach vorne geführt. Der Gang ist langsam, steif, schlurfend

Phasenmodell der Entstehung von Bettlägerigkeit

Das Modell von Prof. *Angelika Zegelin* beschreibt **fünf Phasen**, die schleichen und fließend ineinander übergehen. [7] In jeder Phase wirken **fünf Einflussfaktoren:**

- Pathophysiologie
- Krankheitsfortschritt mit Komplikationen
- Persönlichkeit der Patientin, z. B. „Kämpfernatur" oder „sich hängen lassen"
- Einstellungen und Geschick der Pflegefachpersonen, z. B. Bewusstheit über die Notwendigkeit von Bewegung im Alter, geeignete Bewegungs- und Transfertechniken
- Sinngebung und Perspektiven von Bewegung

Bettlägerigkeit professionell aufhalten

Durch professionelles Handeln kann eine Bettlägerigkeit aufgehalten oder verhindert werden. Zwar kann eine Liegepathologie immer wieder zurücktrainiert werden, doch ist die Kraftanstrengung für alle umso größer, je länger die Liegezeit andauert.
Pflegefachpersonen müssen den Prozess der Entstehung von Bettlägerigkeit kennen wie auch Interventionsmöglichkeiten.
Unter dem Ziel der aktivierenden Pflege ist die Bettlägerigkeit häufig eine Zielverfehlung. Menschen „heraussetzen", die dann ortsfixiert bleiben, hat nichts mit aktivierender Pflege zu tun. [8]
Allgemeine **Pflegeziele** lauten entsprechend:

- Die Muskelkraft hat zugenommen und der Kreislauf ist stabil.
- Eine optimale Mobilität ist erreicht.
- Ursachen der Immobilität sind bestmöglich beseitigt.
- Weitere Beeinträchtigungen und ungünstige Folgen der Immobilität sind verhindert.
- Die Anpassung an die veränderte Situation ist gefördert.

20

20.5 Pflegerische Interventionen und Hilfsmittel

Bewegung als Wahrnehmungsangebot ➤ 23.13.2

Pflegefachpersonen können mit einer Vielzahl **pflegerischer Interventionen und Hilfsmittel** die Bewegungsfähigkeit und Mobilität ihrer Patientinnen erhalten, fördern und gegebenenfalls wiederherstellen.

20.5.1 Kinaesthetics

DEFINITION

Kinaesthetics, dt. **Kinästhetik** *(griech. kiniesis = Bewegung, aisthesis = Empfindung; Kinaesthesie = Bewegungsempfindung):* Bewegungs- und Handlungskonzepte zur Förderung der eigenen Bewegungswahrnehmung und daraus folgend das Erlernen von kraft- und bewegungsökonomischer Bewegung. Pflegefachpersonen können über Berührung und Bewegung mit der Patientin ressourcenorientiert kommunizieren, interagieren und bewegen. In der Pflege werden sowohl der englischsprachige Begriff *Kinaesthetics* als auch die deutsche Übersetzung *Kinästhetik* gebraucht, der internationale Begriff Kinaesthetics wird zur Förderung einer einheitlichen Terminologie bevorzugt.

Grundlage der **Kinaesthetics-Konzepte** ist, dass jede Aktivität des Körpers eine bestimmte sensible Wahrnehmung erzeugt. Diese hat wiederum Einfluss auf die folgende Aktivität – so ist ein Lernen möglich. In der Pflege beschäftigen sich daher die Konzepte der Kinaesthetics mit dem **physiologischen Ablauf von Bewegungen,** den zugrunde liegenden **Wahrnehmungen** (➤ 23.3) und den daraus folgenden **Lern- und Fördermöglichkeiten.**

Geschichte

Kinästhetik als Lehre von der Bewegungsempfindung wurde 1973 von *Frank White Hatch* entwickelt, u. a. in der Zusammenarbeit mit *Lenny Maietta.* Die kinästhetischen Konzepte richten sich in der Pflege an alle Altersgruppen, an Patientinnen und Pflegende gleichermaßen, und dienen der Gesundheitsförderung. 1980 nahm die *Weltgesundheitsorganisation (WHO)* Kinästhetik als Element der Gesundheitsförderung in die Ottawa-Charta auf, in den folgenden Jahren wurden die ersten Kinästhetik-Trainer ausgebildet. In Europa wurden Anfang der 1990er-Jahre die ersten Bildungsinstitutionen, darunter auch die *Deutsche Gesellschaft für Kinästhetik und Kommunikation e. V.* sowie *Kinaesthetics Deutschland* gegründet. Mittlerweile gibt es in Deutschland fünf verschiedene Bildungsinstitutionen, die sich mit der Lehre und Weiterentwicklung von Kinästhetik befassen.

Tab. 20.6 Die fünf Phasen der Entstehung von Bettlägerigkeit (➤ Abb. 20.7) und Maßnahmen der Prävention. [7], [8]

Phase und ihre Charakteristik	Maßnahmen
1. Instabilität Die Betroffene ist selbstständig, aber vorsichtig und wackelig, sie benutzt evtl. schon Hilfsmittel oder hält sich an Möbelstücken fest, ihr Bewegungsradius ist eingeschränkt, sie ist sturzgefährdet. Diese Phase kann viele Jahre anhalten.	Pflegefachpersonen, Hausarzt: • Informieren über die Bedeutung des Mobilbleibens • Raten zu täglichen Bewegungs- und Gleichgewichtsübungen, am besten angeleitet in einer Seniorensportgruppe (➤ Abb. 20.35) • Raten zu täglicher körperlicher Betätigung, z. B. Laufen, Spazierengehen, Fahrradfahren (Dreirad), Schwimmen • Beraten zur Anpassung der Umgebung, z. B. passendes Schuhwerk, Stolperfallen im Weg und auf dem Boden entfernen • Zeigen und üben das Bewegungskonzept Kinästhetik zum Erhalt der Beweglichkeit durch kraft- und bewegungsökonomische Bewegungsmuster • Informieren zu Maßnahmen der Sturzprophylaxe (➤ 20.5.7)
2. Ereignis Ein Ereignis tritt ein, z. B. Krankheit, Krankenhausaufenthalt, Sturz/Beinahe-Sturz, Einzug ins Pflegeheim. Die Beweglichkeit der Betroffenen verschlechtert sich dramatisch, z. B. durch Angst vor Stürzen und Transfers, sie will nicht alleine aus dem Bett kommen, nicht zu Last fallen, fehlende Orientierung.	Pflegefachpersonen: • Führen häufige individuelle Mobilisationen durch, integrieren Bewegung sinnvoll mit Maßnahmen und im Tagesverlauf • Strahlen Ruhe und Sicherheit aus • Beherrschen Bewegungskonzepte (z. B. Kinaesthics, ➤ 20.5.1), Transfertechniken und den Umgang mit Mobilisationshilfen (➤ 20.5.3) Häufige gelungene Transfers können ein Dauerliegen aufhalten!
3. Immobilität im Raum Zunehmende Bewegungseinschränkung, Wechsel nur noch zwischen Bett und Sitzmöbeln, auch tagsüber im Bett, Gehen beschränkt sich auf wenige Schritte, falsch verstandene „aktivierende Pflege" → die Betroffene wird passiv mit dem Lifter in den Stuhl transferiert oder im Bett mit dem Laken nach oben gezogen. Spärliche und ungeeignete Sitzmöbel laden kaum zum Verweilen ein. Eile und Ungeduld von seiten der Pflegenden → die Betroffene will nicht zur Last fallen, zieht sich weiter zurück.	Pflegefachpersonen, ggf. mit Angehörigen: • Führen regelmäßige und doch selbstbestimmte Wechsel zwischen Liegen und Sitzen durch • Verbinden jede Positionsveränderung mit einer anstehenden Tätigkeit, z. B. Körperpflege, Essen, Vorlesen einer Geschichte • Geben Patientinnen nie das Gefühl, dass sie zur Last fallen • Sehen Mobilisationen nicht als lästige und zeitraubende Tätigkeit • Gehen auf Ängste ein, sind zugewandt und motivierend • Lassen Patientinnen nicht „zu lange" und ohne Hilfe außerhalb des Betts sitzen • Sorgen für bequeme und der Patientensituation angepasste Sitzmöbel und Hilfsmittel • Schaffen eine wohnliche Atmosphäre im Zimmer, decken z. B. das Bett am Tag ab, ziehen Tageskleidung an Durch geschickte Hilfen und positive Bewältigung kann die Bettlägerigkeit noch lange hinausgezögert werden.
4. Ortsfixierung Die Betroffene kann nicht mehr selbstständig zwischen den Orten wie Bett und Stuhl wechseln, sie betrachtet sich als „festgenagelt" oder „angekettet", nur passives Heraussetzen ändert das Gefühl nicht. Folgen: Alles wird griffbereit ums Bett platziert („sich einrichten"), von weiter entfernten Dingen verabschiedet die Betroffene sich; Langweile, Verlust des Zeitgefühls, Zeit spielt keine Rolle mehr, die Betroffene döst nur noch vor sich hin, lebt zwischen Alltäglichkeiten und Verzweiflung; Besuche sind willkommen, allerdings hat die Bettlägerige kaum mehr etwas zu erzählen; Gefühl von Angewiesensein, Wartenmüssen, langsamem Sterben.	Pflegefachpersonen, gemeinsam mit Angehörigen: • Sorgen für geistige Anregung und sinnvolle Beschäftigung und motivieren dafür • Schaffen angemessene Beziehung und sorgen für soziale Kontakte • Ziehen Tageskleidung am Tag an • Führen regelmäßige Transfers durch, lassen immer auch wenige Schritte zum Ziel noch gehen • Bringen die Betroffenen aus ihrem Zimmer, auch nach draußen • Geben Wertschätzung und Respekt, erkennen Lebensleistungen und auch jetzigen Leistungen an, fragen z. B. um Rat, Ideen, Vorschläge, Wünsche
5. Bettlägerigkeit Die Betroffene liegt rund um die Uhr im Bett, sie steht nicht mehr auf, oft wird über sie hinweg gesprochen, es gibt keine Privatsphäre mehr, das Bett ist öffentlicher „Arbeitsort". Die Betroffene erlebt einen großen Verlust von Macht und Kontrolle über ihren Körper, ihr Eigentum, über die „eigenen vier Wände".	Pflegefachpersonen, gemeinsam mit Angehörigen: • Motivieren zu möglichst viel Bewegung im Bett, leiten zu aktiven Bewegungsübungen an oder führen passive Bewegungen durch • Nutzen für jede Umpositionierung Bewegungsressourcen, z. B. Kopf drehen lassen, Bein anstellen lassen • Vermeiden unreflektiertes Gezerre und statisches Positionieren und Mobilisieren (z. B. mit dem Laken nach oben ziehen) • Respektieren das Bett als Wohn-, Schlaf-, Esszimmer der Patientinnen, setzen sich nicht ungefragt auf das Bett, räumen nicht ungefragt das Nachtschränkchen auf usw.

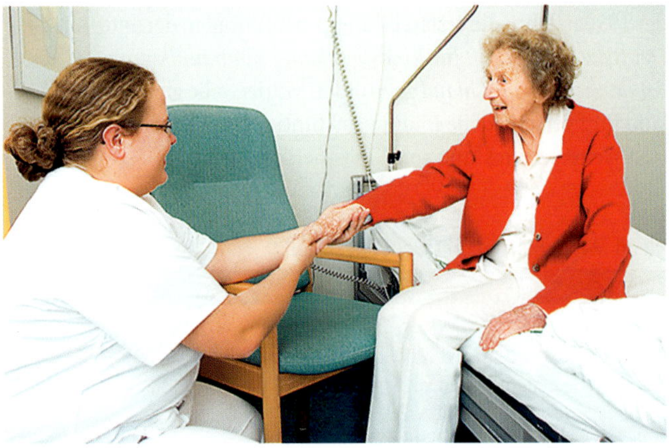

Abb. 20.7 Bettlägerigkeit wird von allen Beteiligten (betroffene Person, Angehörige, Pflegende) im Alter oft schicksalshaft empfunden. Dabei kann Bettlägerigkeit durch eine Vielzahl von Interventionen aufgehalten oder verhindert werden. [K115]

Grundlage von Kinaesthetics

Kinaesthetics ist eine Erfahrungswissenschaft auf der Grundlage kybernetischer (die Steuerung eines komplexen Systems betreffend), embryologischer (die vorgeburtliche Entwicklung betreffend), neurowissenschaftlicher, psychophysikalischer (die Wechselbeziehung zwischen mentalem Erleben und physikalischen Reizen betreffend) und medizinischer Forschung. Hieran wird deutlich, dass jede beschriebene Aktivität nicht als Technik zu verstehen ist, sondern als *eine* Möglichkeit, mit der man die Idee von Kinaesthetics in einem bestimmten Moment umsetzen bzw. erfahren kann.

Konzepte der Kinaesthetics und die menschliche Bewegung

Die **Konzepte der Kinaesthetics** betrachten jeden einzelnen Aspekt der menschlichen Bewegung und helfen mit ihren analytischen Ansätzen, diese Aspekte in ihren Auswirkungen zu verstehen und damit fördernd zu arbeiten:

- Interaktion
- Funktionale Anatomie
- Menschliche Bewegung
- Anstrengung
- Menschliche Funktion
- Umgebung

Interaktion

Der Begriff **Interaktion** steht für Wechselbeziehungen und Wechselwirkungen, z. B. zwischen mehreren Personen. Im Rahmen der Kinästhetik steht das Konzept der Interaktion für die Wahrnehmung und Interaktion des eigenen Körpers und seiner Teile sowie für die Wahrnehmung und Interaktion zwischen Pflegenden und Pflegebedürftigen. Eine geglückte achtsame Berührung, Bewegung und Bewegungsunterstützung erfordern eine erfolgreiche achtsame bewusste Interaktion: Erst wenn alle Beteiligten sich gegenseitig wahrnehmen und abstimmen, kann die gemeinsame Bewegung gelingen. „*Die körperliche Berührung ist der erste Schritt der Bewegungsinteraktion – Berührung ist Bewegung.*“ [9]

Eine gelungene pflegerische Interaktion setzt den gegenseitigen Austausch von Informationen und Feedbacks sowie eine hohe Vertrautheit und Kenntnis zwischen Pflegender und Patientin voraus. Der Informationsaustausch kann auditiv, taktil, kinästhetisch, manchmal auch olfaktorisch oder gustatorisch sein.

Leitfragen zur Wahrnehmung:

- Wie ist meine Haltung zur Pflegesituation?
- Wie ist meine aktuelle Belastbarkeit und Konzentration?
- Wie geht es meinem Körper?
- Wie schätze ich die Beziehung zur Patientin ein – ist Nähe für mich möglich?
- Wie wirkt die Patientin auf mich?
- Was könnte ihre Körperhaltung ausdrücken?
- Wie ist ihr aktueller Zustand (Allgemeinzustand, kognitive Fähigkeiten, emotionaler Zustand)?
- Welche Eigenaktivität ist für die Patientin möglich?
- Welche Interaktionsform braucht die Patientin?

Interaktionsformen

Interaktionsformen beschreiben die unterschiedlichen Möglichkeiten der Gestaltung einer Pflegesituation. [10] Die Interaktion kann verschiedene Qualitäten haben:

- Einseitige Interaktion, wenn die Patientin zur Unterstützung nur eine Information braucht
- Kleinschrittige Interaktion, wenn die Patientin im Verlauf schrittweise angeleitet wird
- Wechselseitig-gemeinsame Interaktion, wenn Pflegefachperson und Patientin ihre Bewegungen aufeinander abstimmen und synchronisieren können [10]

Die Auswahl der Interaktionsform zwischen Pflegefachperson und Patientin hängt davon ab, inwieweit die Patientin Informationen aufnehmen und verarbeiten kann. Das ist z. B. abhängig vom Alter, von Krankheit, von Kultur und vom momentanen emotionalen Zustand. Ältere Menschen brauchen oft etwas mehr Zeit, gewohnte Abläufe und Umgebungen, um eine Information zu verarbeiten, Erkrankungen können die Sinneswahrnehmung beeinträchtigen (z. B. Sehbehinderungen), und emotionale Belastungen schränken die Konzentrationsfähigkeit ein.

Fördernde Interaktionsformen sind:

- Verbale und/oder taktile Kontaktaufnahme durch Sprache und Berührung am Beginn einer Interaktion, eines Transfers oder einer Positionsveränderung
- Anpassung an die Grundgeschwindigkeit der Patientin, d. h. Zeit geben zur Wahrnehmung und zur Einstellung auf die neue Anforderung
- Signale und Orientierung durch taktile Reize geben:
  - Druck auf die Knie vor dem Aufstehen
  - Kopf zur Seite drehen (lassen) vor seitlicher Positionierung
  - Raum-Lage-Position beachten

Funktionale Anatomie

Die **funktionale Anatomie** befasst sich mit den sinnlich erfahrbaren Anteilen des Bewegungsapparats, der im Zusammenspiel mit harten,

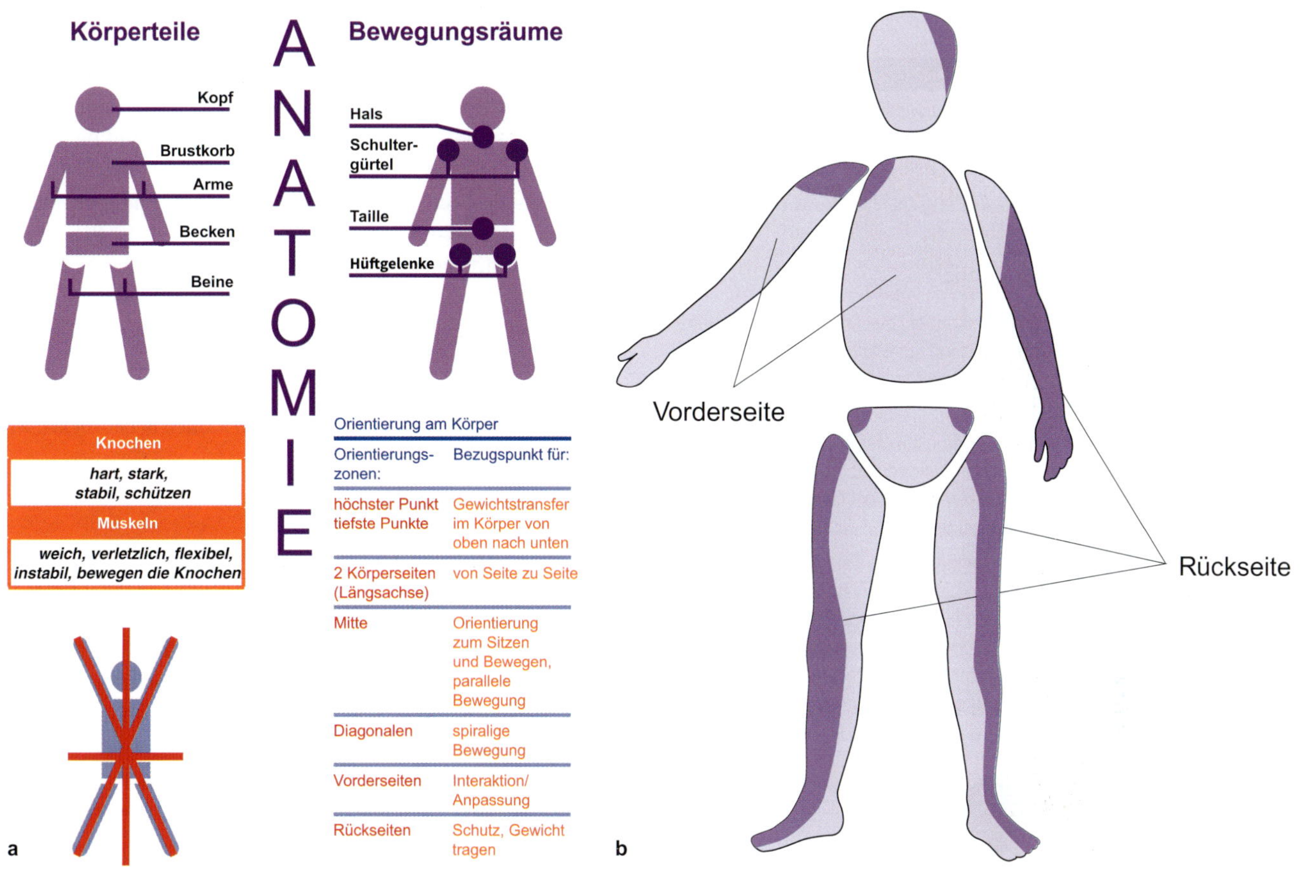

Abb. 20.8 Funktionale Anatomie. Stabilität erfährt der Mensch über die Körperteile (Massen), Beweglichkeit über die Bewegungsräume (Zwischenräume). Über Längs- und Querachse und die Körperdiagonalen findet Orientierung am Körper in Beziehung zum Raum statt, ebenso über den höchsten und tiefsten Punkte (a) und die Vorder- und Rückseiten (b) (Vorlage von Help Fortbildungen UG, Erfurt). [V912, L143]

stabilisierenden und elastischen, kräftigen Strukturen die Haltungen und Bewegungen des Körpers ermöglicht. Daraus ergeben sich:

- Stark stabilisierende Bereiche, die **Kontaktzonen bzw. Massen**
- Stark bewegliche Bereiche, die **Bewegungszonen/-räume bzw. Zwischenräume** (➤ Abb. 20.8)

Durch die bewusste Wahrnehmung der eigenen Stabilität und Beweglichkeit kann die Weiterentwicklung dieser Fähigkeiten angeregt werden. Die Erfahrung der Haltungsarbeit gegenüber den Kräften der Schwerkraft vermittelt der Patientin auch die Stellung seines Körpers im Raum und fördert so die räumliche Orientierung.

Die **körperliche Orientierung** (➤ Abb. 20.8) beinhaltet die Erfahrung zum Aspekt Orientierung des Menschen im Schwerkraftfeld. Körperorientiert zu handeln bedeutet, sich an die Körper-Raum-Beziehung des anderen anzupassen, an seine individuellen Bewegungsmöglichkeiten, an seiner Körperposition, seiner Lage im Raum und einen effektiven Gewichtstransfer in seinem Körper. Die Bezugspunkte der körperlichen Orientierung sind höchster und tiefste/r Punkt/e (Scheitelpunkt und Spitze des längsten Zeh), Körperquerachse (Hüftgelenke), Körperlängsachse (rechte und linke Körperseite), Körperdiagonalen, Vorderseiten und Rückseiten (Beuge- und Streckseiten des Körpers).

Die Betrachtung der funktionalen Anatomie hilft den Pflegenden, die unterschiedlichen Elemente des Bewegungsapparats entsprechend ihrer physiologischen Aufgabe zu nutzen (➤ Tab. 20.7).

Menschliche Bewegung

Jede **menschliche Bewegung** beinhaltet Anteile von *Haltungsbewegungen (Stützmotorik)* und *Transportbewegungen (Zielmotorik),* die sich gegenseitig beeinflussen und die für viele Bewegungsmuster individuell erlernt und dann automatisiert abgerufen werden können. Die Bewegung kann auch bewusst gesteuert werden, indem die Aufmerksamkeit auf einen bewussten Bewegungsablauf gelenkt wird (z. B. auf der Stelle gehen und bewusst ein Bein anheben).

Unabhängig von der Art der Bewegung spielen die Muskel- und Schwerkraft wie auch Gewichtsverlagerung und Gleichgewicht bei jeder Art von menschlicher Bewegung eine große Rolle:

- **Grundfunktion Halten.** Die Beziehung der Körperteile zueinander wird aufrechterhalten, gleichzeitig wird die Position im Raum gegen die Schwerkraft gehalten, z. B. beim Sitzen und Stehen.
- **Grundfunktion Fortbewegung.** Die Beziehung des Körpers im Raum und in der Schwerkraft wird insgesamt verändert. Drei Formen der Fortbewegung werden definiert
  - Körperposition bleibt aufrechterhalten, während man sich durch den Raum fortbewegt (z. B. aufrechter Stand beim Gehen oder die Vierfüßlerposition beim Krabbeln)
  - Fortbewegung von einer Körperposition in eine andere (z. B. vom Liegen aufrichten zum Sitzen)

Tab. 20.7 Beispiele für fördernde Anwendungen auf Basis der funktionalen Anatomie.

Fördernde Anwendungen	Beispiel
Knöcherne Strukturen in ihrer Funktion als passive Träger nutzen	Einsatz der Unterarme (Unterarmknochen) als „Gleitschiene" beim Hochbewegen der Patientin im Bett
Kontaktzonen/knöcherne Anteile/Körperteile des Körpers bei Bewegungen berühren und stabilisieren	Unterstützung des Brustkorbs bei Umpositionierung des Oberkörpers
Bewegungszonen/-räumen/Gelenken bei entsprechenden Bewegungen Spielraum geben	Beim Aufstehen bzw. Hinsetzen der Patientin genügend Spielraum für die Bewegung nach vorne geben
Körper schrittweise über die Körperdiagonalen und knöchernen Anteile umpositionieren	Bei der Umpositionierung auf die Seite mit dem Kopf beginnen, dann die Beine und das Becken und schließlich den Oberkörper umpositionieren
Eindeutige Signale und Orientierung geben durch Kontakt an Kontaktzonen/Körperteilen (siehe Interaktion)	Bei Aufsetzen der im Bett liegenden Patientin über die Seitenlage an den Bettrand durch Druck mit den Handflächen am Brustkorb sowie mit der zweiten Hand am Beckenkamm Signale zur Bewegungsrichtung geben

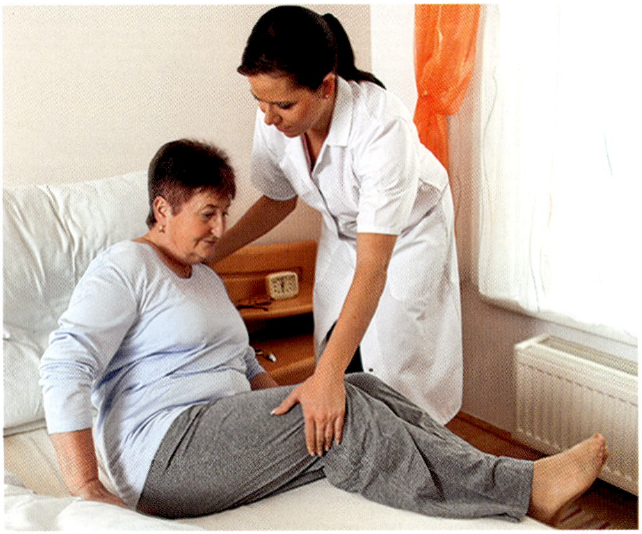

Abb. 20.9 Beispiel für menschliche Bewegungen in Abhängigkeit von Entwicklungsstand und Leistungsfähigkeit. Hier das spiralförmige Aufstehen eines älteren Menschen aus dem Bett, unterstützt durch drückende Kraft an der Schulter und ziehende Kraft am Bein. [J787]

- Körperposition bleibt aufrechterhalten, während andere Körperteile durch den Raum bewegt werden (z. B. beim Sitzen und Essen) [9]

In Abhängigkeit vom Entwicklungsstand und der Leistungsfähigkeit setzt der Körper **Spiralbewegungen** (➤ Abb. 20.9) oder **Parallelbewegungen** ein. Spiralbewegungen sind Drehbewegungen um zwei Achsen, die mehr Platz, aber weniger Kraft benötigen als Parallelbewegungen. Parallelbewegungen benutzen eine Bewegungsachse und brauchen weniger Raum, erfordern aber eine höhere Muskelkraft.

Anstrengung

Körperliche Bewegung wird ermöglicht und erleichtert durch den Aufbau von Körperspannung, die bei der Vorbereitung auf eine Bewegung durch die Anspannung der Muskulatur und die gezielte Ausrichtung der Kraft entwickelt wird. Die Kraft entwickelt sich je nach Bewegungsbedarf in **ziehende** oder **drückende Richtungen.** Die kinästhetische Bewegungsförderung liegt darin, der Patientin zu ermöglichen, ihr Spannungssystem aufzubauen und die Richtungen seiner Kräfte zu unterstützen. Die Patientin braucht daher Zeit, um sich auf die Bewegung einzustellen (siehe Interaktion). Durch die pflegerische Hilfestellung darf das Ziehen und Drücken der Kraftentwicklung der Patientin nicht gestört werden, z. B. durch Ziehen an den Armen der Patientin, wenn sie sich mit den Armen hochdrücken will.

Menschliche Funktionen

Innerhalb der **menschlichen Bewegungsfunktionen** unterscheiden die Kinaesthetics einfache Funktionen und Grundpositionen von komplexen Funktionen. Die **einfachen Funktionen** beziehen sich auf die Haltungspositionen, die der Mensch in Ruhe oder bei Tätigkeiten einnimmt. **Grundpositionen** der menschlichen Funktion sind die sieben Schritte, die in der motorischen Entwicklung des Kindes (➤ 20.2) zum selbstständigen Stehen und Gehen durchlaufen werden und die in den alltäglichen Bewegungsabläufen beibehalten werden, die erforderlich sind, um vom Liegen in den Stand zu kommen (➤ Abb. 20.10):

1. Rückenlage
2. Bauchlage mit Ellenbogenstütz
3. Schneidersitz
4. Hand-Knie-Stand (Vierfüßlerstand)
5. Ein-Bein-Knie-Stand
6. Einbeinstand
7. Zweibeinstand

Je besser in einer Position das Körpergewicht über die Knochen abgeleitet wird, umso besser ist die Balance des Körpers. Eine gut ausbalancierte Position erfordert wenig Haltungsarbeit und lässt daher Freiraum für Aktivitäten.

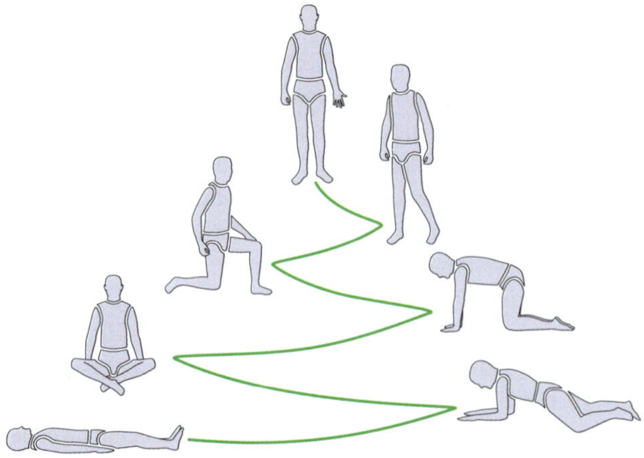

Abb. 20.10 Die sieben Grundpositionen. [L264]

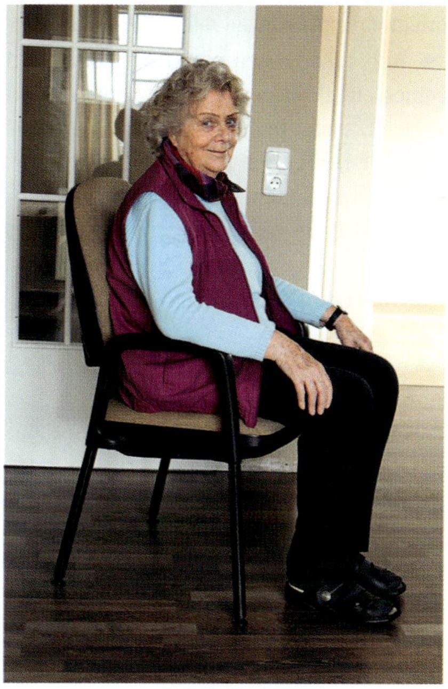

Abb. 20.11 Aktives Sitzen auf einem Stuhl. Durch die große Unterstützungsfläche (Rücken, Gesäß, Füße) ist wenig Haltungsarbeit notwendig, die Patientin kann nun leicht die Schultern und Arme für Tätigkeiten bewegen. [M977]

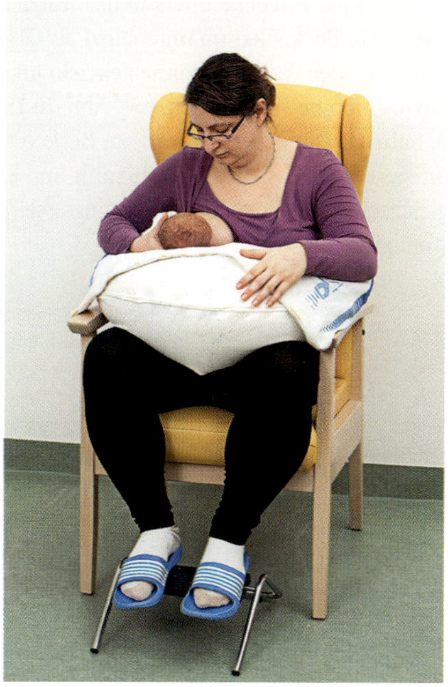

Abb. 20.12 Position von Mutter und Kind beim Stillen. Durch die gut ausbalancierte Sitzposition mit großer Unterstützungsfläche sowie optimaler Umgebungsanpassung – Füße etwas erhöht auf einem Hocker sowie Kissen unter dem Ellenbogen – fällt es der Mutter leicht, ihr Kind zu halten. [K115]

So ermöglicht das Sitzen auf einem Stuhl mit angemessener Unterstützung und Balance eine freie Aktivität des Schultergürtels und damit der Arme (➤ Abb. 20.11, ➤ Abb. 20.12):

- Stuhl mit Lehne und gerader, fester Sitzfläche
- Füße haben flächigen Bodenkontakt
- Hüftgelenke und Kniegelenke sind im 90°-Winkel gebeugt
- Becken ist leicht nach vorne gekippt
- Lendenwirbelsäule wird evtl. mit kleinen Kissen unterstützt

Grundsätzlich ist eine Stabilität in den Grundpositionen oder anderen Haltungen erforderlich, um überhaupt komplexe Funktionen durchzuführen. **Komplexe Funktionen,** wie z. B. das Gehen, benötigen eine ausbalancierte Grundposition und eine Gewichtsverlagerung, beide Bewegungen werden beim Gehen kombiniert. Das Körpergewicht verlagert sich bei jedem Schritt vom Standbein auf das Spielbein, das in diesem Moment zum Standbein wird. Der Bodenkontakt wird beim Gehen durchgängig gehalten.

Umgebung

Die **Umgebung** der Bewegung wird so gestaltet, dass die Durchführung der Bewegung **sicher** und **einfach** möglich ist. Das Konzept der Umgebungsgestaltung beinhaltet auch die Anpassung von entsprechenden Positionierungshilfsmitteln, Hilfsmitteln (➤ 20.5.3) und ihrer angemessenen Anwendung.

Positionierungen und Positionswechsel

Schlaf ➤ Kap. 22
Positionieren, Positionierungen ➤ 22.5.3
LiN(R) - Lagerung in Neutralstellung ➤ 22.5.4

Unterstützung beim Positionieren

Im Liegen entspannt sich der Körper und ermöglicht so einen erholsamen Schlaf. Neben den individuell bevorzugten **Positionen** sorgen Aspekte wie die Muskelentlastung und der regelmäßige Positionswechsel dafür, dass das Liegen angenehm ist.

Prinzipien einer entspannenden Positionierung:

- Das gesamte Körpergewicht wird über die Kontaktzonen auf die Liegefläche abgelegt und muss nicht über die Muskulatur gehalten werden.
- Die Liegeflächen und die Begrenzungsflächen durch Kissen und Decken geben genügend Impulse zur eigenen Körperwahrnehmung (➤ Abb. 20.13).
- Die selbstständigen Positionswechsel werden nicht durch zu viele und/oder sehr weiche Positionierungshilfsmittel gehemmt.
- Wichtige Organfunktionen wie Atmung, Herz- und Kreislauffunktion und Peristaltik des Magen-Darm-Trakts werden nicht beeinträchtigt.

Aufgabe zur Selbsterfahrung

Nehmen Sie Ihre bevorzugte Position zum Schlafen ein und spüren Sie der Gewichtsablage auf der Unterstützungsfläche nach. Gehen Sie die Aspekte gedanklich durch, die für Ihre Schlafposition charakteristisch sind:

- Welche Position nehmen Sie ein?
- Wie liegen Ihre Arme und Beine?
- Welche Kissen benutzen Sie auf welche Art und Weise?
- Welche Art der Bettdecke benutzen Sie?
- Wie sind Ihre Positionswechsel?

Positionswechsel

Bei **Positionswechsel** im Bett oder im Stuhl ist es möglich, das Prinzip des Gehens in seinen drei Teilschritten (Gewichtsverlagerung auf eine Körperseite, dann Bewegung mit der entlastenden Körper-

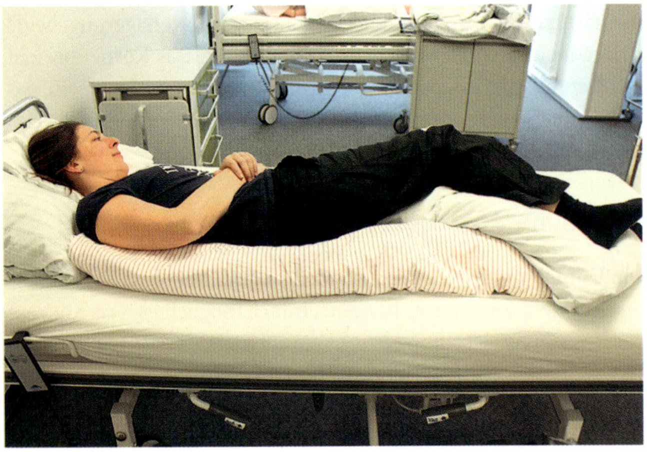

Abb. 20.13 Seitenpositionierung einer Patientin im Bett. Die Patientin wird in ihrer Seitenposition durch eine gerollte Decke im gesamten Rückenverlauf unterstützt, sodass sie das Gewicht des Oberkörpers und des Beckens gegen die Decke legen kann und ihre Körpergrenzen im Rücken wahrnimmt. [M977]

seite, dann Gewichtsverlagerung auf die andere Seite) einzusetzen (➤ Abb. 20.14). Diese Fortbewegung ist durch das schrittweise Vorgehen zeitaufwendig, erfordert aber wenig Anstrengung und gibt vielen Patientinnen die Möglichkeit, Positionswechsel selbstständig, ggf. mit Unterstützung, durchzuführen.

Transfer

Der **Transfer vom Bett in einen Stuhl** ist im Rahmen der Mobilisation einer sitzfähigen Patientin eine sehr häufige Pflegesituation. Sie beinhaltet das Aufsetzen der Patientin auf den Bettrand (➤ Abb. 20.9, ➤ Abb. 20.15), den konkreten Transfer in den Stuhl und die angemessene Positionsunterstützung im Stuhl (➤ Abb. 20.11).

- Der Transfer in den Stuhl kann bei Patientinnen, die stehen können, über den Stand erfolgen.
- Bei Patientinnen, die nicht sicher stehen können, kann der kinästhetische Knie-Transfer ohne Stand und gegebenenfalls mit Hilfsmitteln, z. B. einem Rutschbrett (➤ Abb. 20.25), durchgeführt und bereitgelegt werden.

Pflegerische Unterstützung bei einem Transfer vom Liegen (Bett) zum Sitzen (Rollstuhl):

1. Schritt. Der vorbereitete Rollstuhl steht mit angezogenen Bremsen seitlich und leicht diagonal zum Bett, die bettnahe Armstütze ist heruntergeklappt/entfernt, und die Fußstützen sind entfernt (➤ Abb. 20.15a). Zur Unterstützung der Drehbewegung der Füße kann ein Drehteller eingesetzt werden.

2. Schritt. Die Patientin wird in die Seitenlage gebracht, dann werden ihre Beine einzeln über den Bettrand geschoben. Das Aufsetzen geschieht über Drehen und Beugen im Hüftgelenk. Die Patientin hat die Möglichkeit, sich mit Arm und Hand auf der Matratze abzustützen, während die Pflegefachperson das Aufrichten am Brustkorb und Druck am Beckenkamm unterstützt als Orientierung zur Sitzfläche. Die Beine der Patientin können einzeln und nacheineinander in die Sitzposition bewegt werden. (➤ Abb. 20.15b).

3. Schritt. Die Patientin wird am Becken und am Oberkörper stabilisiert, sodass sie sich sicher fühlt und einen guten Sitz hat und gleichzeitig über genügend Bewegungsspielraum verfügt (funktionale Anatomie).

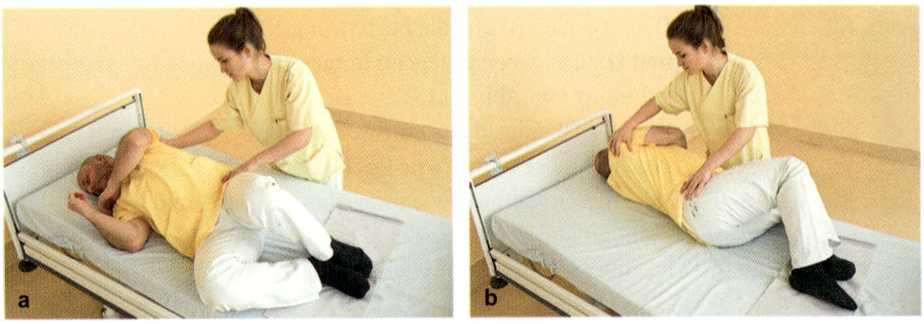

Abb. 20.14 In Rückenlage nach oben bewegen, „Gehen im Liegen Richtung kopfwärts". Kopf in die Bewegungsrichtung drehen (lassen), Patienten seitlich drehen, dann gewichtsfreie Seite über eine Dreh-Beuge-Bewegung unterhalb des Schulterblatts Richtung Kopf am Brustkorb schieben und am Beckenkamm nach oben drücken (Schraubbewegung über Drehen-Beugen, Drehen-Strecken) (a); Patienten auf die andere Seite drehen, dann gewichtsfreie Seite am Brustkorb nach oben ziehen und Beckenkamm nach oben drücken (b). So lange abwechselnd wiederholen, bis der Patient oben ist. [K115]

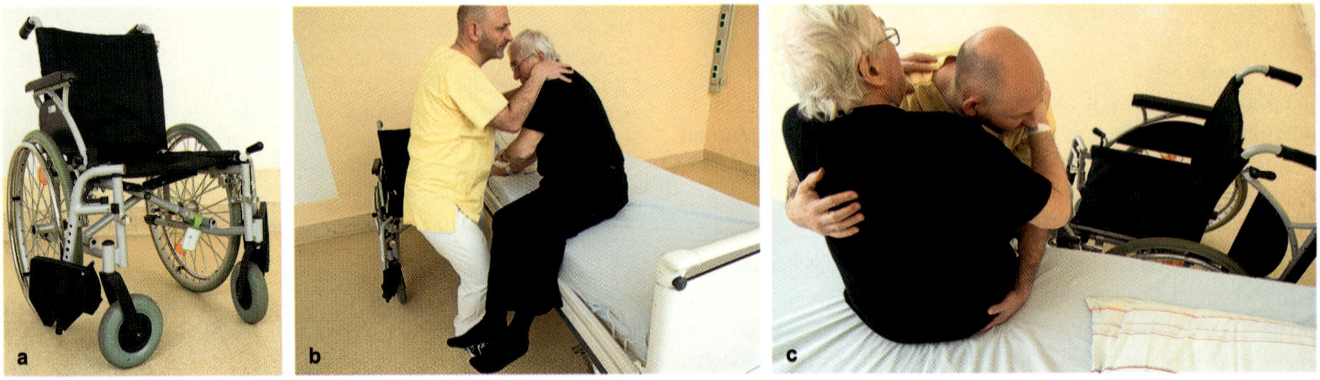

Abb. 20.15 Transfer vom Bett in den Stuhl. 1. Schritt: vorbereiteter Rollstuhl (a); 2. Schritt: Aufsetzen des Patienten über die Seitenpositionierung (b); 3. Schritt: Unterstützungsgriffe am Patienten mit anschließender gemeinsamer Bewegung von Patienten und Pflegefachperson in den Stuhl (c). [K115]

4. Schritt. Bei einem Transfer ohne Stand kann der Patient mithilfe eines Rutschbretts (➤ Abb. 20.25) und der gehenden Fortbewegung zum Rollstuhl hin unterstützt werden. Der Transfer erfolgt dann in kleinen Schritten durch Gewichtsverlagerung, seitliche Bewegung und Abstützen mit den Armen (➤ Abb. 20.15c).
5. Schritt. Die Position im Stuhl kann der Patient ebenfalls mit einer gehenden Bewegung, diagonal durch Gewichtsverlagerung von einer Gesäßhälfte auf die andere, nach vorne oder hinten korrigieren. Beim Sitzen kann eine Unterstützung längs an der Lendenwirbelsäule erforderlich sein, damit der Patient seinen Kopf und den Oberkörper gut über das Becken ausbalancieren kann und der Schultergürtel entlastet ist.

20.5.2 Kinaesthetics Infant Handling

Kinaesthetics Infant Handling bedient sich des gleichen Bewegungsmodells wie Kinaesthetics in der Pflege (➤ 20.5.1). Die zugrunde liegenden sechs Konzepte machen es Betreuungspersonen möglich, sich an die Situation des Kindes und die jeweilige Aktivität anzupassen, um individuell Varianten zur Bewegungsunterstützung zu entwickeln und anzubieten.

Kinaesthetics beim Kind

Es ist wissenschaftlich erwiesen, dass Kinder bereits während ihrer Entwicklung im Mutterleib Erfahrungen machen und sogar lernen. Dabei geht es nicht um intellektuelles Lernen wie beim Umgang mit Zahlen oder dem Erfassen komplexer Zusammenhänge, sondern um Lernen in und mit dem eigenen Körper – in der Bewegung.

Ein ungeborenes Kind hat seinen eigenen Raum, in dem es durch die Umgebung des Fruchtwassers und der Gebärmutterwand alle Bewegungen sowohl im Kontakt mit sich selbst als auch im Bezug zur Mutter erfahren kann. Im Mutterleib hat sich das Kind bereits gestreckt, gebeugt, gedreht und sich mit seinen Füßen an der Gebärmutterwand abgestoßen, es hat nach der Nabelschnur gegriffen, seine Hände erforscht, war in Kontakt mit seinen Beinen, Füßen, seinem Kopf und hat sich selbst in Bewegung und Ruhe erfahren. Es hat gelernt, sich an die Bewegungen und den Rhythmus der Mutter anzupassen.

Nach der Geburt reichen diese Fähigkeiten in der Schwerkraft nicht mehr aus, und das Kind muss sich an eine unbelebte Umgebung anpassen. [11]

Prinzip des Selbstmachens

Hier sind die Betreuungspersonen herausgefordert mit der Frage: Was würde das Kind selbst tun, wenn es das (schon) könnte? Der **Gedanke des Selbstmachens,** des Ermöglichens spielt dabei eine große Rolle, denn Kinder wollen sich mit ihren eigenen Möglichkeiten selbst vertraut machen und an deren Grenzen entlang lernen und sich weiterentwickeln.

Dazu ist es hilfreich, die **körperlichen Unterschiede zwischen Erwachsenen und Säuglingen** zu kennen: [11], [12]

- **Gewicht.** Da Säuglinge deutlich leichter sind als Erwachsene, werden Letztere verführt, ein Kind wie einen Gegenstand zu heben, zu tragen und zu bewegen. Doch das hilft Kindern nicht, sich selbst zu erfahren, sich selbst auch in inneren Prozessen hilfreich zu regulieren und eigene Bewegungsvarianten zu entwickeln. *Sie reagieren nur auf das Angebot, statt selbst zu agieren.* Werden Kinder nur bewegt/getragen, werden sie nicht darin unterstützt, sich selbst zu bewegen.
- **Proportionen.** Betrachtet man die Unterschiede zwischen einem Erwachsenen und einem Säugling, die nebeneinander am Boden liegen, fallen folgende Unterschiede auf:
  - Der Kopf des Säuglings ist so groß wie sein Brustkorb, der Kopf des Erwachsenen deutlich kleiner.
  - Der Kopf des Säuglings ist deutlich größer als sein Becken, beim Erwachsenen ist es genau umgekehrt.
  - Die Extremitäten des Säuglings sind so kurz, dass sie ihr Gewicht nicht an die Unterstützungsfläche abgeben können; der Erwachsene kann dagegen das Gewicht der Extremitäten ohne Anstrengung abgeben und sich ausgestreckt hinlegen.
- **Bewegungskontrolle.** Bei einem am Boden liegenden Säugling lässt sich erkennen, dass er sich damit beschäftigt, sein Gewicht an die Unterstützungsfläche abzugeben. Die Beine haben meist nur punktuell Kontakt zum Boden, meist sind es die Füße, die den Boden berühren. Geht der Säugling in eine größere Entspannung, beginnen die Beine, am Becken und Brustkorb zu „ziehen", sodass das Kind die Beine schnell wieder anzieht. Mit den Armen verhält es sich ähnlich. Daraus entsteht eine erhöhte Spannung im gesamten Körper, die es dem Säugling schwer macht, sich differenziert zu bewegen und sich als wirksam in der Umgebung zu erfahren. Auch innere Prozesse wie Verdauung oder Atmung sind dadurch beeinflusst, ein entspannter Schlaf ist in Rückenlage ohne Unterstützung nur schwer möglich.

Die Arbeit mit **Kinaesthetics Infant Handling** bietet die Möglichkeit, einen differenzierten und sensibilisierten Blick auf das kleine, behinderte oder kranke Kind zu richten. Dieser ermöglicht es, individuelle Wege zu suchen und Angebote zu machen, die das Kind in seiner Lust unterstützen, Dinge selbst zu tun und auszuprobieren, statt nachzumachen. Das geringe Gewicht eines Säuglings oder Kleinkinds lädt Erwachsene häufig ein, zu schnell zu sein in der Bewegungsunterstützung des Kindes. Die Frage, die sich Eltern und Betreuungspersonen bei der Versorgung des Kindes stellen sollten, lautet daher: „Was kann ich tun, damit ich das Kind nicht mehr bewege, sondern es ihm ermögliche, sich selbst zu bewegen?" (➤ Abb. 20.16, ➤ Abb. 20.17) In speziellen Kursen kann dies auch weiterführend gelernt werden.

Pflegende auf Wochen- und Säuglingsstationen haben die Aufgabe, Eltern mit den Grundlagen von Kinaesthetics Infant Handling vertraut zu machen, sodass diese in der Lage sind, alltägliche Interaktionen mit ihrem Kind nach diesen Prinzipien durchführen zu können.

Alltägliche Interaktionen mit dem Kind

Wickeln

Ausgehend ist die Überlegung, welche Bewegungen das Kind selber tun würde, um das **Wickeln** zu unterstützen, wenn es das könnte.

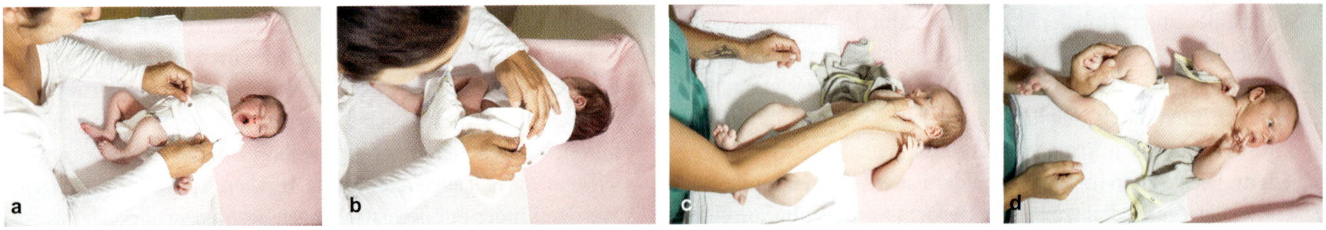

Abb. 20.16 Das Wickeln gemeinsam mit dem Kind gestalten. Windel in Rückenlage öffnen (a), die Windel in der Seitenlage entfernen, Gefäß reinigen und neue Windel anlegen (b). Drehen als gemeinsame Interaktion durch das Ziehen am Arm des Säuglings ermöglichen (c) und durch Drücken am Fuß dem Kind das Angebot machen, die Bewegung mitzugestalten. [K383]

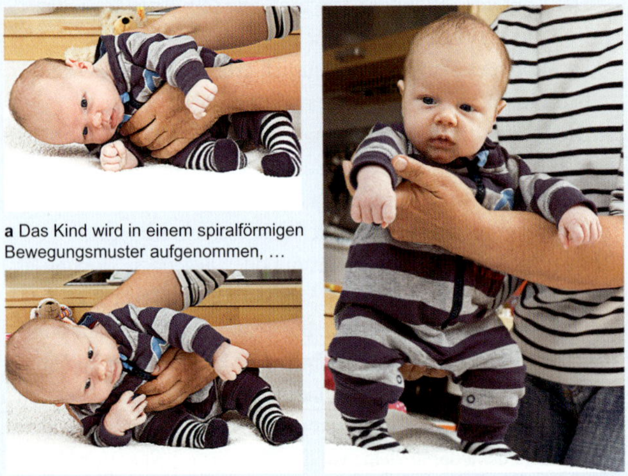

a Das Kind wird in einem spiralförmigen Bewegungsmuster aufgenommen, ...

b ... so kann es seinen Kopf selbst beugen und den Arm zum Abstützen einsetzen.

c Beim weiteren Aufnehmen kann das Kind unterstützt werden, sich auszubalancieren.

Abb. 20.17 Aufnehmen eines Säuglings. [K115]

Man kommt man zu dem Schluss, dass es dabei sicherlich nicht noch mehr Gewicht Richtung Kopf bewegen würde *(parallele Bewegung)*, sondern beginnen würde, sich zu drehen *(Spiralbewegung* ➤ 20.5.1). Führt die Betreuungsperson diesen spiralförmigen Bewegungsablauf beim Wickeln durch, kann sich das Kind differenzierter erfahren und lernen, welche Bewegungen in der Schwerkraft hilfreich sind.

Der Vorgang des Wickelns nach dem Prinzip des Infant Handlings gestaltet sich so: nach dem Öffnen der Windel wird das Kind dabei unterstützt, sich auf die Seite zu drehen, die Windel wird zur Hälfte eingeklappt. Nun erfährt das Kind Unterstützung, um sich über die Windel auf die andere Seite zu drehen, die Windel kann entfernt werden. Die Reinigung von Genital und Gesäß erfolgt nach dem gleichen Prinzip, ebenso das Anlegen der frischen Windel (➤ Abb. 20.16).

Dieser Bewegungsablauf entspricht genau dem, mit dem sich das Kind später in Bauchlage und wieder zurück auf den Rücken drehen wird. Wird es in Variationen wie hier unterstützt, wird ihm ein (spiralförmiges) Bewegungsmuster vermittelt, das das Kind – in entsprechenden Variationen – bei vielen in der Entwicklung folgenden Bewegungsabläufen einsetzen kann.

VORSICHT

Niemals die Beine eines Säuglings in Richtung Decke ziehen, um die Windel unter dessen Po zu platzieren, da dies zu Hüftschäden führen kann!

Aufnehmen und Ablegen

Kinaesthetics Infant Handling organisiert den Umgang mit den Körpermassen nach dem Prinzip der funktionalen Anatomie (➤ 20.5.1). Ein Kind wird daher nicht parallel aus der Rückenlage gegen die Schwerkraft aufgenommen. Das wäre wie Fliegen, und fliegen wird es nie lernen können. Vielmehr wird es aus der Rückenlage unterstützt, über die Seite in die Sitzposition zu kommen, und aus dieser Position aufgenommen (➤ Abb. 20.17). Durch diesen spiralförmigen Bewegungsablauf lernt das Kind, wie es die Beziehung seiner Massen im Zusammenspiel mit den Zwischenräumen (➤ 20.5.1, ➤ Abb. 20.8) so gestalten kann, dass es sich differenziert und wirksam erfahren kann. Durch unsere Aufmerksamkeit, unsere sensible Unterstützung und Anpassung an die zeitlichen Möglichkeiten des Kindes wird es ihm ermöglicht, sich selbstkontrolliert an der Bewegung zu beteiligen. Das Ablegen des Kindes erfolgt umgekehrt spiralfömig über die Seite (➤ Abb. 20.18).

„Sitzen" von Säuglingen

Die Sitzposition wird nur genutzt, um das Kind auf den Arm zu nehmen. Solange ein Kind nicht allein sitzen kann, sollte man es auch nicht in einer unbelebten Umgebung wie einem Sofa, Hochstuhl o. Ä. „unterbringen". Anders verhält es sich mit dem Schoß einer Bezugsperson, denn dort findet ein ständiger gegenseitiger Anpassungsprozess statt, der das Kind mehr über sich und seine Bewegungsmöglichkeiten in der Schwerkraft erfahren lässt (➤ Abb. 20.19). Zudem brauchen die kindlichen Knochen den dabei entwickelten Druck, um Kalzium einzulagern und sich u. a. dadurch ihren Aufgaben entsprechend entwickeln zu können.

20.5.3 Hilfsmittel für Mobilisation und Mobilität

Hilfsmittel für Mobilisation und Mobilität unterstützen Angehörige und Pflegende bei der Mobilisation bewegungseingeschränkter Menschen und unterstützen deren eigenständige Bewegung. Darunter fallen kurzfristig angewandte Hilfsmittel wie Unterarmgehstützen oder Gehwagen und langfristig eingesetzte Hilfsmittel wie Rollatoren oder auch Rollstühle (➤ Tab. 20.8).

Nach dem notwendigen Unterstützungsgrad können Hilfsmittel sehr einfach konstruiert sein, z. B. Rutschbretter oder Gleitunterlagen, sie können aber bei hohem Unterstützungsgrad auch sehr komplex sein, z. B. Patientenlifter. Im häuslichen Bereich zählen bestimmte Einrichtungen, wie z. B. ein Treppenlifte, zu den technischen Hilfsmitteln.

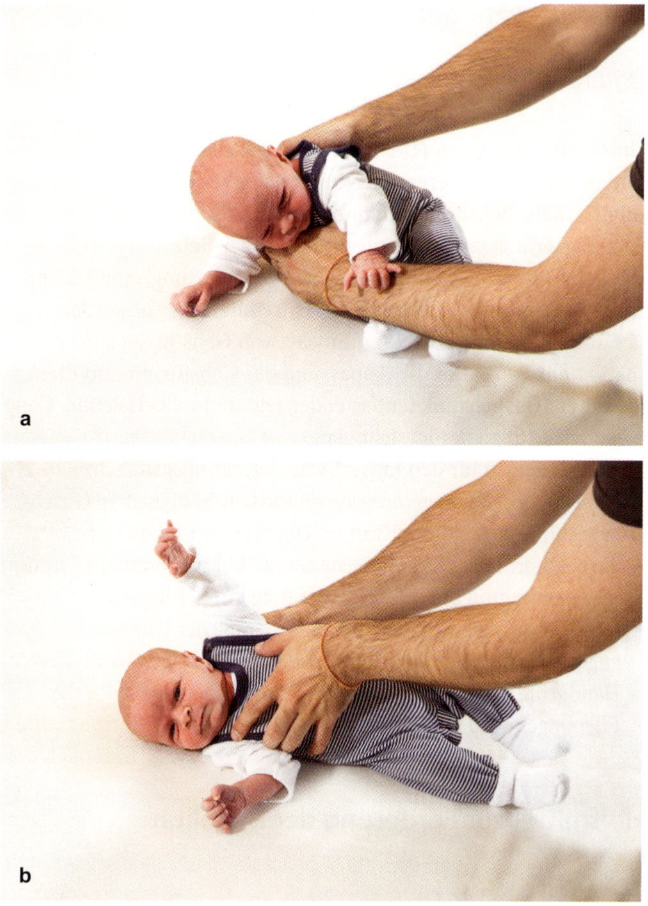

Abb. 20.18 Beim Ablegen über die Seite erfährt das Kind, was es später selbst tun wird, um sich hinzulegen. [K383]

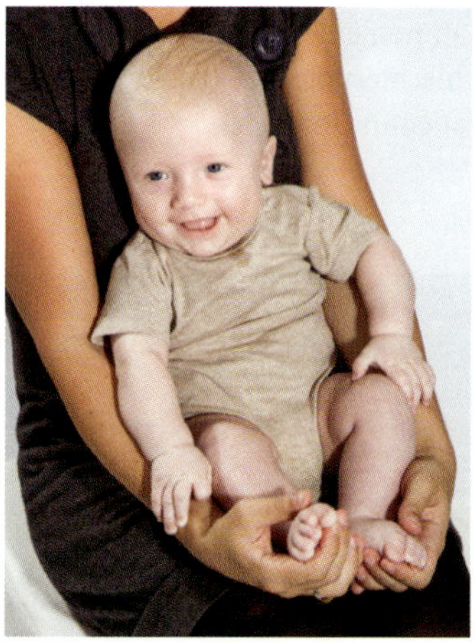

Abb. 20.19 Auf dem Schoß der Mutter kann sich das Kind schon früh in der aufrechten Körperposition erfahren. [K383]

Hilfsmittel für Mobilisation und Mobilität sind in ihrer Auswahl und Anwendung an den individuellen Bedürfnissen der Patientin auszurichten (➤ Tab. 20.9) und erfordern eine gute Zusammenarbeit aller beteiligten Berufsgruppen, die konstruktiv ihre jeweiligen Expertisen einbringen können.

Tab. 20.8 Hilfsmittel für Mobilisation und Mobilität (Auswahl). [13]

Funktion	Hilfsmittel
Gezielte Entlastung	• Gehstock (für Links- und Rechtshänder), mit anatomisch geformtem Handgriff • Unterarmgehstützen (UAGS, aus Leichtmetall oder Kunststoff, mit anatomischen Handgriffen, rutschfester Gummisohle ➤ Tab. 20.10) • Achselstützen (bei fehlender Hand- und Armkraft) • Gehbock/Gehgestell (i. d. R. mit vier rutschfesten Füßen, starr oder beweglich) • Gehwagen (stabiler Rahmen, meist mit 2 starren und zwei beweglichen Rändern, teilw. mit Sitz, Sitzgurt, -hose und Auflagen für Achseln oder Unterarme)
Förderung der Mobilität	• Vier-Punkt-Gehstütze (Gehhilfe mit vier Füßen und anatomischen Handgriff, für mehr Standfestigkeit als beim Gehstock oder Unterarmgehstützen) • Rollator (in unterschiedlichsten Ausführungen, immer mit vier Rädern und zwei feststellbaren Bremsen, teilw. mit Sitzmöglichkeit, Korb/Tasche, meist zur Handbedienung, aber auch mit Auflage für Unterarme ➤ Abb. 20.20) • Delta-Gehrad („Light"-Rollator durch schmale Bauweise und 3 Räder, ideal bei engen Räumen) • Rollstuhl (manuell oder elektrisch; als Standard-, Leichtgewicht-, Sport-, Trippelrollstuhl-, Steh-, Pflege- bzw. Multifunktionsrollstuhl erhältlich; Zusatzantrieb für manuellen Rollstuhl; Elektrorollstuhl mit Stehfunktion, ➤ Abb. 20.21) • Rehabuggy (für Säuglinge und Kinder mit körperlicher Behinderung, häufig individuell angepasster Sitzschale, mit zusätzlichen Funktionen, ➤ Abb. 20.22) • Handbike (als selbstständiges Fahrgerät oder zur Ankoppelung an manuellen Rollstuhl) • Rollfiets (Fahrrad-Rollstuhl-Kombination, bei denen ein Rollstuhl an ein Fahrrad angekoppelt werden kann) • E-Scooter (Elektromobile, mit drei oder vier Rädern, verstellbarem Sitz, weiterem Zubehör, eher für den Außenbereich) • Treppensteiger (mit eigenem Sitz oder Treppensteiggerät für Rollstuhl) • Diverse Möglichkeiten und Hilfsmittel für Fahrzeuge und Fahrzeuganpassung
Transfer	• Bettbügel (Bettaufrichter ➤ Abb. 20.23, ➤ Abb. 22.13), Strickleiter (➤ Abb. 20.24), Bettseilleiter • Rutschbrett (aus Kunststoff ➤ Abb. 20.25), Rutsch-, Gleitmatte (aus gleitfähigem stofflichem Material) für den sitzenden Transfer • Wende-, Transferhilfe im Liegen (➤ Abb. 20.29, Wendematte (für den Transfer einer liegenden Patientin) • Drehscheibe, -teller (zum Unterlegen unter die Füße bei stehenden und sitzenden Transfers, damit die Beine „mitgehen") • Mobilisationsgürtel (breiter Gürtel mit stabilen Griffen, der um den unteren Rücken der Patientin fixiert wird) • Aufstehhilfe (zum Selbsthochziehen ➤ Abb. 20.26, oder mithilfe elektrisch verstellbarer Gurte unter Gesäß, Rücken, teilw. mit Drehteller) • Patientenlifter (fahrbar oder stationär; für den Transfer im Sitzen oder Liegen, ➤ Abb. 20.27, ➤ Abb. 20.28)

Tab. 20.9 Leitfragen zur Auswahl von Hilfsmittel für Mobilisation und Mobilität.

Perspektiven	Leitfragen
Patientin	• Entspricht das Hilfsmittel den individuellen Gewohnheiten und Notwendigkeiten? • Akzeptiert die Patientin das Hilfsmittel? • Kann die Patientin/können ihre Angehörigen mit dem Hilfsmittel umgehen – ist der Umgang von der Patientin/ihren Angehörigen erlernbar? • Kann das Hilfsmittel in die Umgebung (Wohnung) integriert werden, z. B. ausreichend Platz, Umgang mit Treppen, Türschwellen?
Pflegende	• Welche Pflegesituationen werden mit dem Hilfsmittel unterstützt und erleichtert? Welche erschwert? • Welche Gefährdungen entstehen durch das Hilfsmittel (z. B. Dekubitus, Sturzgefährdung)? • Welche regelmäßigen Anleitungen brauchen die Patienin/ihre Angehörigen?
Ärztin	• Welche Auswirkungen hat das Hilfsmittel auf die Erkrankung der Patientin? • Wie kann ihre Teilhabe am sozialen Leben am besten gefördert werden? • Welche Form ist bei der Rezeptierung zu beachten?
Physiotherapeutin	• Welche Bewegungsfähigkeiten werden durch das Hilfsmittel positiv beeinflusst? Welche werden nicht mehr gefördert? • Welche Auswirkung hat das Hilfsmittel auf komplexe Funktionen (z. B. Veränderung des Gehens mit dem Rollator)?
Mitarbeiterin Sanitätshaus (Reha-Fachberater)	• Wie muss das Hilfsmittel konstruiert und eingestellt sein? • Welche zusätzlichen Ausstattungen sind erforderlich (z. B. elektrischer Rollstuhl, bestimmte Steuerungselemente)? • Welche Finanzierungsmöglichkeiten gibt es für die Patientin?

Hilfsmittel zur gezielten Entlastung

Unterarmgehstützen

Unterarmgehstützen *(UAGS)* werden bei allen Altersgruppen zur Entlastung einer unteren Extremität nach Verletzungen und Frakturen, Frakturbehandlungen und Gelenkersatz eingesetzt. Abhängig vom angeordneten **Belastungsgrad** bzw. der **Belastungsstufe** kann mit den Unterarmgehstützen eine völlige Entlastung, eine Teil- oder eine Vollbelastung der betroffenen Extremität erreicht werden.

Für den fachlich korrekten Einsatz von Gehstützen sind die Situation der Patientin, die Anpassung der Gehstützen und die Anleitung zur Gangtechnik (entlastender, teil- und vollbelastender Gang ➢ Tab. 20.10) zu berücksichtigen.

Voraussetzungen für den Einsatz von Unterarmgehstützen:

- Die Patientin hat angemessene motorische Fähigkeiten: Gleichgewicht, Koordination, Kraft im Oberkörper und Rumpf.
- Sie bekommt eine angemessene Gangschulung durch die Physiotherapeutin und begleitende Anleitung durch Pflegende.
- Die Unterarmgehstützen sind an die Größe der Patientin angepasst, sie trägt die Schuhe, die sie meist tragen wird. Die Handgriffe befinden sich auf der Höhe des Handgelenks, die Ellenbogen sind locker gestreckt.

Hilfsmittel zur Förderung der Mobilität

Rollator

Der **Rollator** ist eine Gehhilfe vor allem im ambulanten Bereich für ältere Menschen und gleicht Unsicherheiten beim Gehen aus. Er erlaubt ein symmetrisches und größtenteils natürliches Gangbild. Im Rahmen einer Krankenhausbehandlung wird der Rollator bei Verschlechterungen des Allgemeinzustands oder bei Unsicherheiten der Patientin eingesetzt.

Tab. 20.10 Anwendungstechniken der Unterarmgehstützen (UAGS).

Anwendungstechnik	Ausführung
Entlastender Gang Das erkrankte Bein darf nicht belastet werden.	1. Beide UAGS einen Schritt nach vorne stellen; die Belastung ist vollständig auf dem gesunden Bein, das erkrankte Bein leicht angehoben 2. Erkranktes Bein (z. B. operiertes Bein) durch Gewichtsverlagerung nach vorne bringen/schwingen ohne den Boden zu berühren 3. Körpergewicht auf die UAGS verlagern 4. Mit dem gesunden Bein abdrücken und einen Schritt nach vorne gehen
Teilbelastender Gang Das erkrankte Bein darf teilweise belastet werden.	1. Beide UAGS einen Schritt nach vorne stellen; die Belastung ist fast vollständig auf dem gesunden Bein, das erkrankte Bein hat Bodenkontakt, trägt aber nur wenig Gewicht 2. Das erkrankte Bein (z. B. operiertes Bein) nach vorne bringen und mit Fuß mit der erlaubten Belastung (z. B. 20 kg, Belastung mit einer Waage geübt) abrollen, das restliche Gewicht lastet auf den UAGS 3. Gesundes Bein nachholen bzw. überholen lassen
Vollbelastender Gang Das erkrankte Bein darf voll belastet werden.	Dieser Gang ist mit UAGS im Zweipunkt- oder Dreipunktgang (siehe oben) möglich. **Zweipunktgang:** 1. Eine UAGS und das gegenüberliegende Bein gleichzeitig nach vorne setzen 2. Andere UAGS und das gegenüberliegende Bein gleichzeitig nachholen Das Gehen mit nur einer Unterarmgehstütze sollte vermieden werden, da es zu einer unphysiologischen Gewichtsverlagerung über die Gehhilfe kommt. Bei *unsicherem Gang* sollten immer zwei UAGS oder ein oder zwei Gehstöcke verwendet werden.

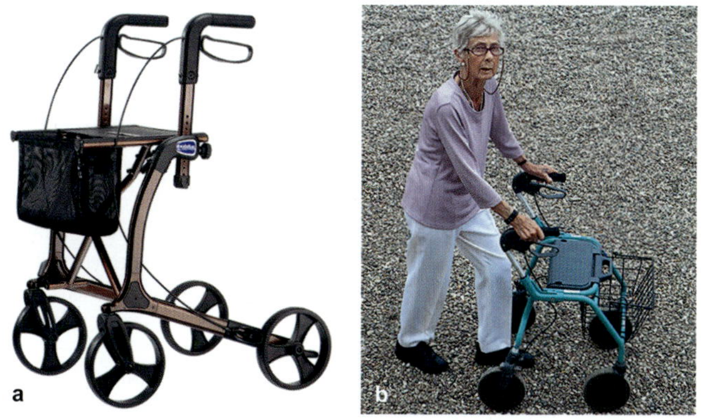

Abb. 20.20 Rollator (links), der korrekt auf die Körpergröße des Benutzers angepasst werden muss (rechts). [V121, J787]

VORSICHT

Kontraindikationen.
Bei Patientinnen mit Wahrnehmungs- oder Gleichgewichtsstörungen darf ein Rollator nicht zum Einsatz kommen.

Rollatoren gibt es in unterschiedlichen Ausführungen, das Grundmodell besteht aus einem Gestell mit vier Rädern und zwei Handgriffen, die mit Handbremsen ausgestattet sind (➤ Abb. 20.20). Zusätzlich möglich:

- Sicherheitsausstattung, z. B. Beleuchtung, Stockhalterung, Halterung für Sauerstoffflasche
- Zubehör für den Alltag, z. B. Korb, Tasche, Tablett, anatomische Handgriffe, Flaschenhalterung

Bei der Anpassung eines Rollators ist es wichtig, die Körpergröße der Patientin zu berücksichtigen, damit der Gang aufrecht bleibt, der Körperschwerpunkt nicht nach vorne verlegt wird und die Arme und Schultern ihr Gewicht auf die Handgriffe ablegen können. Dafür werden die Handgriffe eines Rollators in Höhe der Handgelenke der Patientin eingestellt.

Eine Alternative zum Rollator sind Delta-Gehräder mit drei Rädern (zwei hinten, eins vorne). Sie sind schmaler und wendiger und daher besonders in engen Räumen geeignet.

Rollstuhl und Rehabuggy

Rollstühle sind sehr häufig für die Betroffenen das entscheidende Hilfsmittel zur selbstständigen Lebensführung und zur Teilhabe am gesellschaftlichen Leben. Daher hat die individuelle Anpassung auf die Lebenswelt und die Gewohnheiten der Patientinnen eine große Bedeutung. Deshalb gibt es Rollstühle in sehr vielen Ausführungen, die an spezifische Anforderungen weiter angepasst werden können (➤ Tab. 20.8).

Ausführungen von Rollstühlen:

- Abhängig von der Altersgruppe, z. B. Kinderrollstühle
- Abhängig vom Unterstützungsbedarf, z. B. Elektrorollstühle, Rollstühle mit besonderen Steuerungselementen, Rollstühle mit Kopfstützen
- Funktionsabhängig, z. B. Sportrollstühle, Faltrollstuhl, Pflegerollstuhl
- Standardrollstühle (➤ Abb. 20.21) für den klinischen Bereich

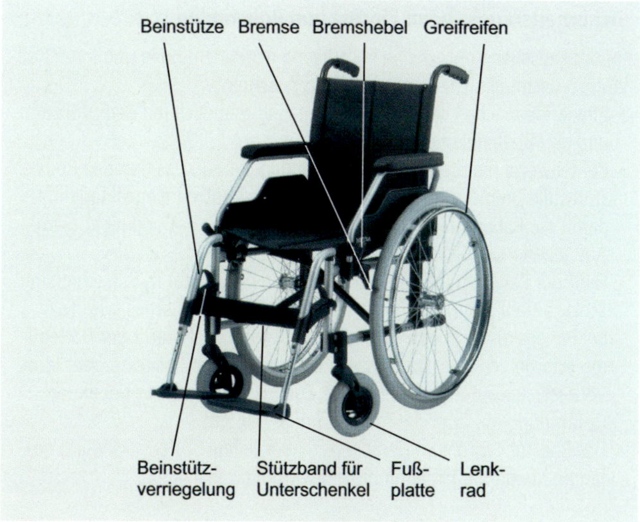

Abb. 20.21 Ausstattung eines Standardrollstuhls. [V121]

Rehabuggys sind Kinderwagen für Säuglinge und Kinde, ggf. auch Jugendliche mit Mobilitätseinschränkungen, meist bestehend aus einer Sitzschale und dem Fahrgestell. Es gibt eine Vielzahl an Modellen und Funktionen. Die Sitzschale kann bei Bedarf individuell angefertigt werden, ebenso Kopfstütze und Gurte. Anbauten für Medizinprodukte und Zubehör sind möglich (➤ Abb. 20.22).

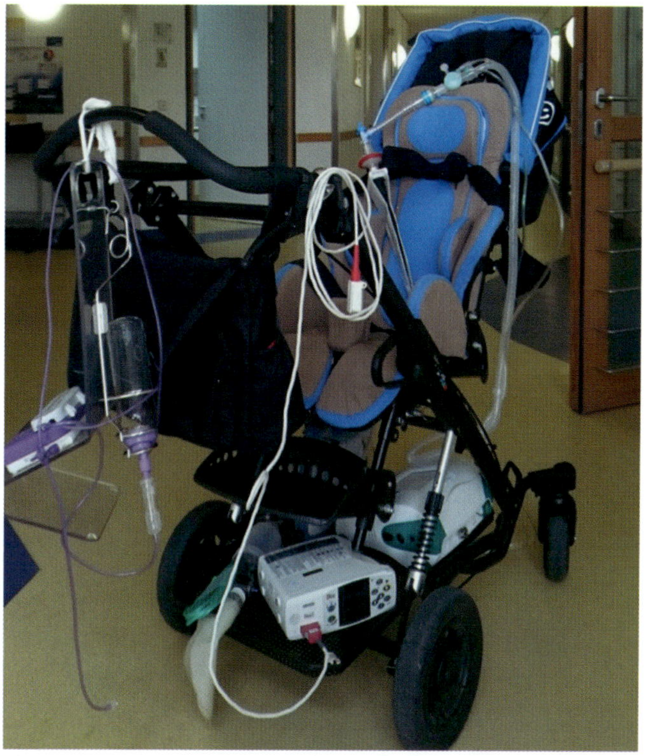

Abb. 20.22 Rehabuggy. Buggy für Säugling mit spezieller Sitzschale und Möglichkeiten zum Abstellen von notwendigen Medizinprodukten. [P244]

Sicherheitsregeln beim Einsatz von Rollstühlen

Im pflegerischen Kontext sind im Umgang mit Patientinnen und ihren Rollstühlen wichtige Sicherheitsaspekte zu beachten:

- Pflegende machen sich vor der Benutzung gründlich mit dem Rollstuhl und den Bedienelementen vertraut.
- Bei teilweise mobilen Patientinnen sind in der Parkposition des Rollstuhls die Bremsen festzustellen und die Fußstützen wegzuklappen, damit die Patientin mit den Füßen Bodenkontakt hat und nicht beim Aufstehen nach vorne stürzt.
- Fehlt der Patientin eine ausreichende Rumpfstabilität (z. B. nach einem Schlaganfall) oder besteht die Gefahr, dass sie bewusstlos wird (z. B. bei Epilepsie), kann eine Sicherung mit einem Tischbrett oder Haltegurten erforderlich sein. Dafür ist die Einwilligung der Patientin oder ihres Vertreters erforderlich (Ausnahme: kurzfristige Sicherung bei akuter Gefährdung auf ärztliche Anordnung ➤ 20.5.8).
- Der Rollstuhl wird zum Herabsetzen über tiefere Stufen rückwärts gefahren, damit die Patientin nicht herausfällt.

Hilfsmittel zum Transfer

Hilfsmittel zum Transfer unterstützen die Patientin beim Positionswechsel im Bett oder beim Transfer vom Bett in den Stuhl und umgekehrt. Sie können sehr unterschiedliche Unterstützungsgrade anbieten und brauchen daher auch eine situationsgerechte Anpassung.

Hilfsmittel für den Positionswechsel im Bett

Patientenaufrichter

Der **Patientenaufrichter** *(Bettbügel, Haltegriff)* unterstützt die Patientin beim Anheben des Oberkörpers und des Gesäßes. Er ermöglicht ihr, ihr Gewicht von der Unterlage zu entfernen und so z. B. die Bewegung durch die Pflegenden mit einem Hilfstuch (z. B. Stecklaken) zu ermöglichen (➤ Abb. 20.23). Das Anheben des Oberkörpers ist jedoch nur eingeschränkt möglich, da der Patientenaufrichter die Bewegung nach vorne begrenzt. Der Bettbügel verhindert eine kinästhetische kraftökonomische Bewegung, deswegen sollte er nur begrenzt eingesetzt werden.

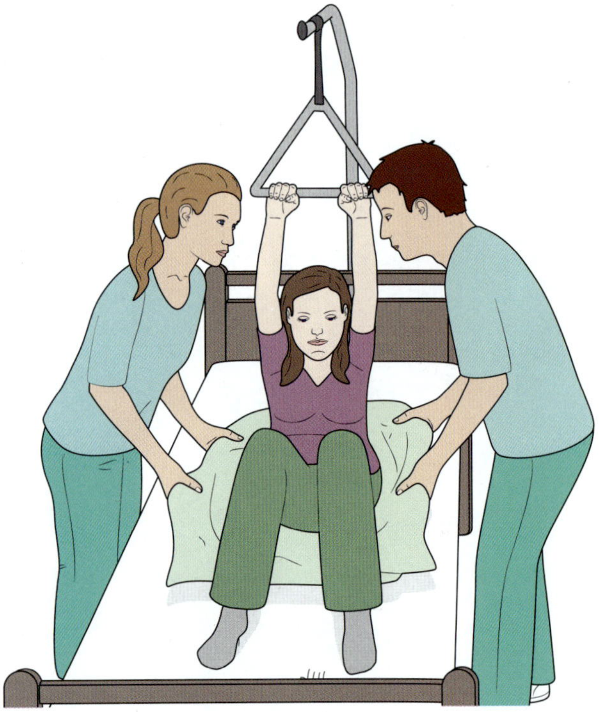

Abb. 20.23 Einsatz des Patientenaufrichters, die Pflegenden unterstützen das Hochrutschen mit einem Hilfstuch. [L264]

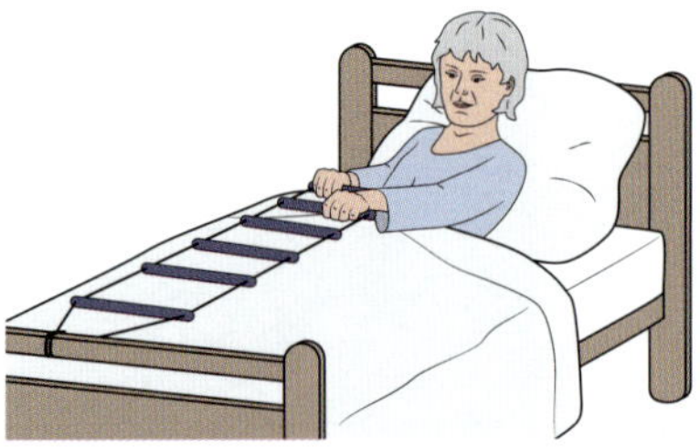

Abb. 20.24 Einsatz der Strickleiter, die der Patientin ein eigenständiges Aufrichten im Bett ermöglicht. [L264]

Strickleiter

Die **Strickleiter** wird am Fußteil des Betts angebracht. Durch das schrittweise Greifen der einzelnen Leitersprossen kann die Patientin den Oberkörper schrittweise bis zum aufrechten Sitz über Gewichtsverlagerung des Oberkörpers über die diagonalen Körperachsen bewegen (➤ Abb. 20.24).

VORSICHT

Kontraindikation.

Bei Patientinnen mit einer Hemiparese sind sowohl der Patientenaufrichter als auch die Strickleiter kontraindiziert, da beide ein asymmetrisches Bewegungsmuster und Spastik fördern.

Hilfsmittel zum Transfer vom Bett in den Stuhl

Rutschbrett und Drehteller

Für Patientinnen, die eine Unterstützung beim Wechsel von vom Bettrand auf den Stuhl benötigen, können einfache Hilfsmittel wie **Rutschbrett** (➤ Abb. 20.25) oder **Drehteller** *(Drehscheibe)* einen fast selbstständigen Transfer ermöglichen. Beide Hilfsmittel sorgen dafür, dass die Strecke zwischen Bett und Stuhl so einfach wie möglich überwunden wird. Beim Drehteller drehen sich die Beine mit.

Aufsteh- und Umsetzhilfen

Es gibt eine Vielzahl von **Aufstehhilfen,** von einfachen Gestellen, an denen sich die Patientin hochziehen kann, bis hin zu komplexeren elektrischen Geräten, die die Patientin mittels Gurten in eine stehende Position ziehen (➤ Abb. 20.26). Als **Umsetzhilfe** haben diese Hilfsmittel Rollen oder einen Drehteller.

Mechanische oder elektrische tragbare Aufsteh- und Hinsetzhilfen gibt es auch für Stühle/Sessel (sog. Katapultsitz). Inzwischen gibt es auch Fernsehsessel mit elektrischer Aufstehhilfe.

Patientenlifter

Der **Patientenlifter** kann den vollständigen Transfer in vielen Pflegesituationen bei Patientinnen übernehmen, die nur geringe Möglich-

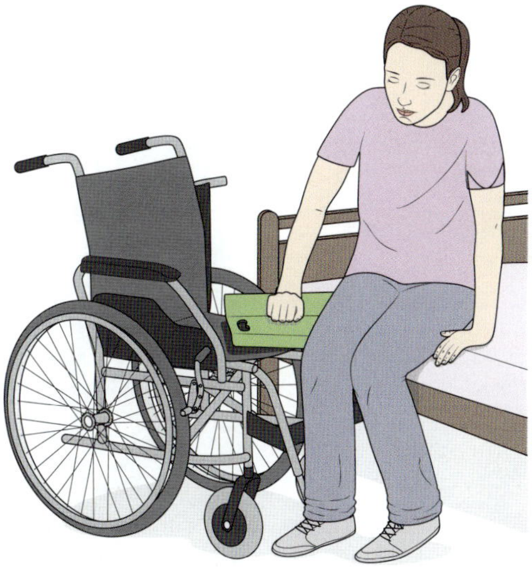

Abb. 20.25 Anwendung eines Rutschbretts. Die Patientin kann sich mithilfe des gebogenen Rutschbretts selbstständig in kleinen Schritten umsetzen und auf dem Brett pausieren. [L264]

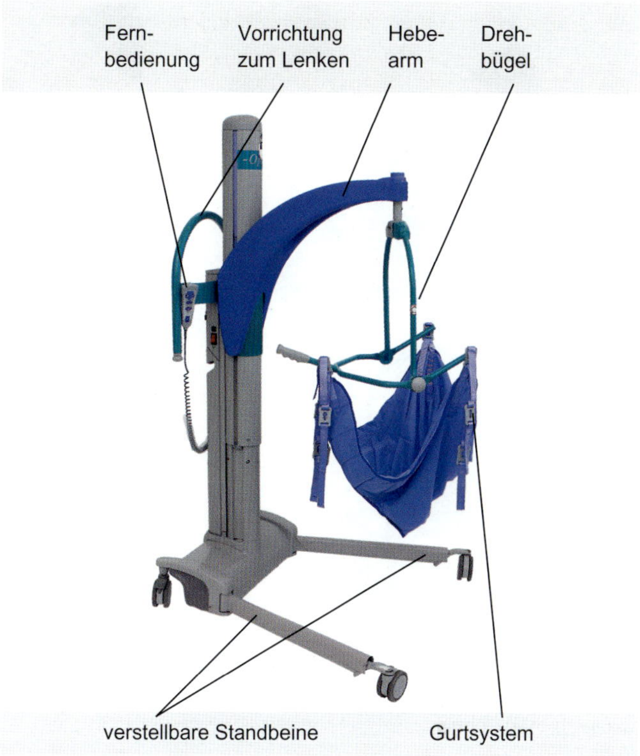

Abb. 20.27 Bestandteile eines Patientenlifters. [K115]

keiten der Eigenbewegung haben. In diesen Situationen erleichtert der Lifter den Transfer und die pflegerischen Tätigkeiten, beispielsweise das Richten des Betts, Umpositionieren oder auch den Transfer zur Körperpflege. Patientenlifter werden über eine Fernbedienung elektrisch gesteuert und bestehen aus einem Hebearm mit Drehbügel und Gurtsystem und mindestens zwei verstellbaren Standbeinen (> Abb. 20.27).

Bei der Anwendung des Patientenlifters ist zu beachten, dass die Patientin eine sehr passive Rolle einnehmen muss und keinen Einfluss mehr auf die Gesamtsituation hat (> Abb. 20.28). Manches Mal tolerieren Betroffene das Hängen und die Enge des Liftertuchs nicht besonders gut.

Umlagerungshilfen

Mit **Umlagerungshilfen** können Patientinnen schnell, rückenschonend und ohne Hebe-, Schiebe- oder Ziehbewegungen von einem Bett in ein anderes oder z. B. auf einen Röntgentisch transferiert werden. Das Patientengewicht wird auf ein Minimum reduziert. So können auch Patientinnen mit Wirbelsäulenverletzungen, sedierte Patientinnen oder immobile Patientinnen einfach umgelagert werden (> Abb. 20.29).

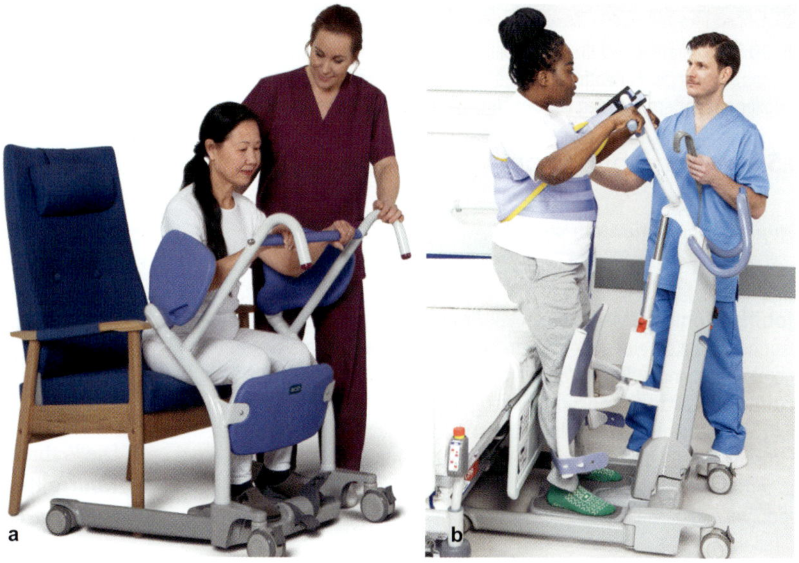

Abb. 20.26 Einfache Aufstehhilfe, mit der sich die Patientin zum Stehen hochziehen kann. Ein Drehteller ermöglicht Pflegefachpersonen oder Angehörigen das einfache Umsetzen, z. B. in den Rollstuhl (a). Elektrische Aufsteh- und Umsetzhilfe: über einen breiten Gurt am Becken wird die Patientin aufgerichtet, Schienbeinstützen stabilisieren die Beine. Räder ermöglichen das einfache und rückenschonende Umsetzen (b). [V558]

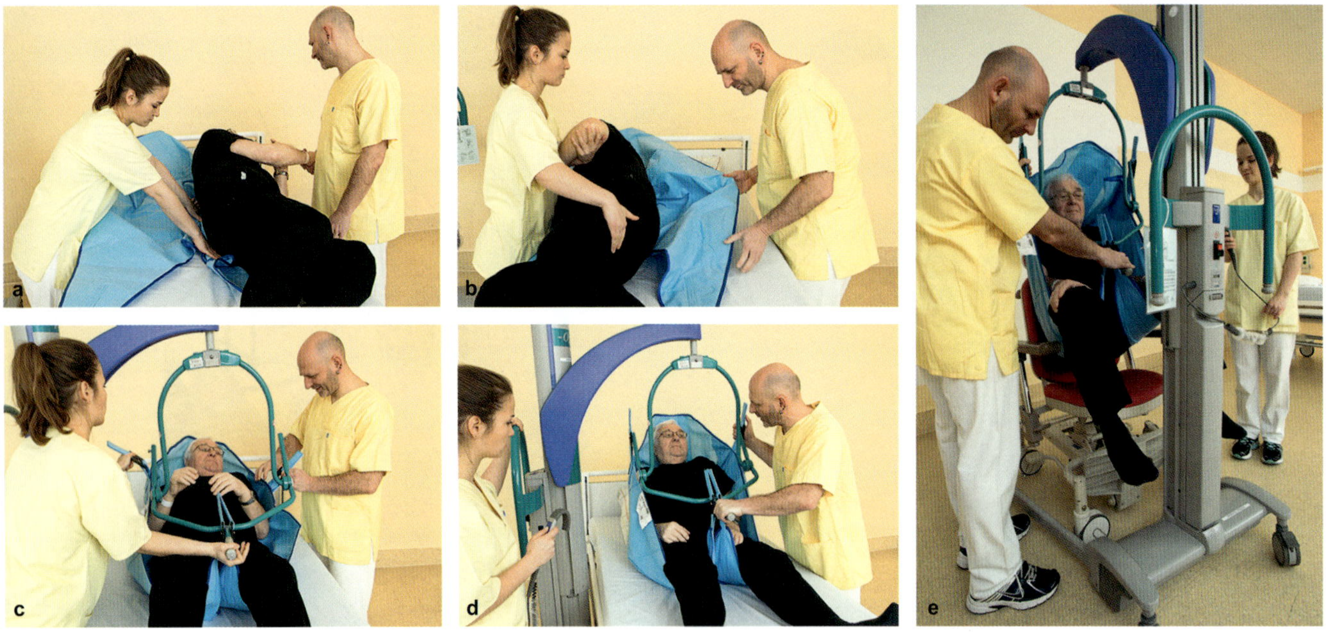

Abb. 20.28 Anwendung eines Patientenlifters. Das Tragetuch wird über seitliches Drehen unter dem Patienten eingebettet (a, b), dann werden die Haltebügel mit dem Tragetuch verbunden, der Patient liegt sicher im Haltetuch (c, d). Bei Männern ist darauf zu achten, dass die Hoden nicht eingequetscht werden. Mit dem elektrisch verstellbaren Hubarm kann der Patient nach oben oder unten oder zur Seite bewegt werden, mit den Rollen kann der ganze Lifter verschoben und positioniert werden. [K115]

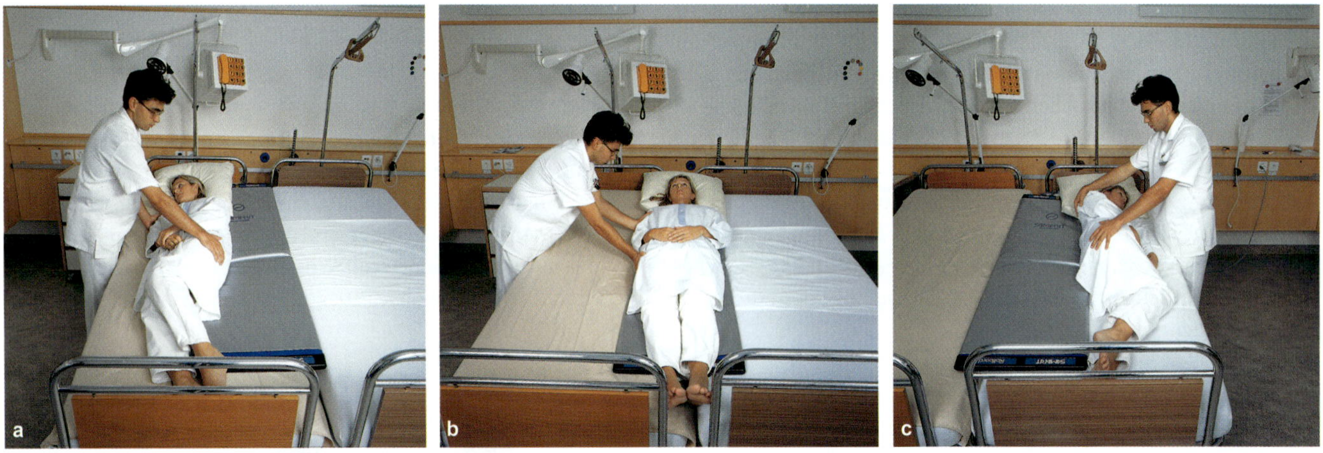

Abb. 20.29 Umlagerungshilfe, sog. Rollboard. Die beiden Flächen (hier: zwei Betten) müssen in etwa auf gleicher Höhe sein. Das Rollboard wird der Länge nach unter den Rücken der Patientin geschoben (a), dann wird die Patientin auf das Rollboard geschoben (b) und weiter über das Rollboard in das andere Bett. Dann kann das Rollboard entfernt werden (c). Das Umlagern kann alleine oder durch zwei Personen erfolgen. [V833]

20.5.4 Frühmobilisation

Postoperative Mobilisation ➤ 29.3.3

DEFINITION

Mobilisation: alle Maßnahmen zur Erhaltung und Förderung der Bewegungsfähigkeit eines Menschen. Kann im Bett, außerhalb des Bettes und als Übergang, z. B. vom Bett in einen Stuhl, erfolgen.

Frühmobilisation: Konzept der möglichst zügigen Mobilisation, sowohl nach internistischen Erkrankungen (z. B. Herzinfarkt) als auch nach chirurgischen Eingriffen. Ziele: Vermeidung von Komplikationen durch längere Immobilisierung (z. B. Thrombose, Pneumonie) und schnellstmögliche Wiederherstellung des Gesundheitszustands und der Selbstständigkeit.

Ziele und Wirkungen von Mobilisation

- **Thromboembolieprophylaxe:** Der venöse Rückfluss in den tiefen Bein- und Beckenvenen ist gefördert, einer Thrombose mit Gefahr einer Lungenembolie ist vorgebeugt (➤ 15.4.3).
- **Pneumonieprophylaxe:** Die Atmung ist vertieft, alle Lungenabschnitte sind gut belüftet (➤ 14.5.2).
- **Dekubitusprophylaxe:** Die Haut, besonders an den dekubitusgefährdeten Stellen, ist gut durchblutet und intakt (➤ 17.9).
- Die Wahrnehmung aller Sinnesorgane ist gefördert und erweitert.
- **Kontrakturenprophylaxe** und **Prophylaxe von Muskelatrophie:** Die Gelenkbeweglichkeit (➤ 20.3.2) und die Muskelkraft sind erhalten.

- **Obstipationsprophylaxe:** Die Darmperistaltik ist erhalten bzw. angeregt (➤ 19.3.6).
- Das Krankheitsgefühl ist gemindert, Selbstwertgefühl und Eigenständigkeit sind gefördert.
- Der Appetit ist angeregt, ein gesunder Schlaf gefördert.

Planung und Vorbereitung

Die angemessene **Planung und Vorbereitung** der Frühmobilisation erfordert eine ausführliche Informationssammlung über die Patientin, um die **Mobilisationsfähigkeit** und den möglichen **Mobilisationsumfang** beurteilen zu können (➤ Tab. 20.11).
Leitfragen zur Informationssammlung:

- Wie ist der Krankheitsverlauf und welche diagnostischen und/oder therapeutischen Maßnahmen wurden durchgeführt?
- Welche ärztliche Anordnung zur (Früh)Mobilisation liegt vor?
- Wie ist der aktuelle Allgemeinzustand (➤ 13.1), wie fühlt sich die Patientin subjektiv?
- Wie sind die aktuellen Vitalwerte (Blutdruck, Puls, Atmung, Körpertemperatur)?
- Hat die Patientin Schmerzen, zeigt sie Schmerzsymptome?
- Wie ist das Bewusstsein, die Orientierung, die Fähigkeit, Erklärungen und Anleitungen zu folgen?
- Wie war die Bewegungssituation vor der Erkrankung, Operation? Welche Bewegungen sind jetzt möglich, und wie kann sich die Patientin an der Mobilisation beteiligen (➤ Tab. 20.2)?
- Welche Drainagen und Katheter hat die Patientin?

Tab. 20.11 Notwendige spezifische Informationen zur Vorbereitung der Mobilisation bei Erkrankungen.

Krankheitsbilder	Spezifische Informationen
Herz-Kreislauf- und Lungenerkrankungen	• Mobilisationsfähigkeit nach ärztlicher Anordnung • Grenzwerte für Puls und Blutdruck, Atemfrequenz • Bekannte Rhythmusstörungen • Gefahr von Angina pectoris (akute Schmerzen in der Herzgegend durch Sauerstoffmangel des Herzmuskels) unter Belastung • Atemgeräusche, Dyspnoe (in Ruhe und/oder Belastung)
Schlaganfall	• Bewusstsein und Orientierung • Veränderung von Muskeltonus, Muskelkraft, Gleichgewicht (➤ Tab. 20.4) • Neglect, Pusher-Syndrom (➤ Tab. 20.4) • Apraxie (Unfähigkeit, zielgerichtet zu handeln, obwohl es motorisch möglich wäre): willkürliche Bewegungen können nicht geordnet ausgeführt werden
Operative Eingriffe am Bewegungsapparat, z. B. nach Frakturen	• Bewegungsumfang der Extremität, Grenzen • Mobilisationsfähigkeit, Belastungsgrad (keine Belastung, Teilbelastung in kg, Vollbelastung ➤ Tab. 20.10) und Bewegungsumfang nach ärztlicher Anordnung • Einsatz von Mobilisationshilfen (➤ 20.5.3)

Abhängig von der Grunderkrankung und den durchgeführten medizinischen Maßnahmen sind besondere Schwerpunkte bei der Informationssammlung zu beachten, die in ➤ Tab. 20.11 aufgeführt sind.

Maßnahmen

Maßnahmen der Frühmobilisation werden je nach Zustand der Patientin und ihrem Krankheitsverlauf mit möglichst zunehmender Belastung ausgewählt. Daher können die Maßnahmen der Frühmobilisation nach ihren Anforderungen gewichtet werden:

1. Bewegungsübungen im Bett (➤ 20.5.5)
2. Sitzen am Bettrand
3. Stand vor dem Bett
4. Sitzen in einem Stuhl
5. Schrittweises Gehen mit Begleitung
6. Wenn möglich, alleine gehen

Komplikationen

Allgemeine Probleme und Komplikationen

Bei der Durchführung der Frühmobilisation können abhängig von der Situation der Patientin **Problemsituationen und Komplikationen** auftreten (➤ Tab. 20.12). Neben körperlichen Faktoren bestehen oftmals starke Befürchtungen und Unsicherheiten auf Seiten der Patientin, denn jede Frühmobilisation bedeutet für die Patientin, dass sie die Sicherheit des Betts verlässt, und das kann Ängste verursachen. Im Rahmen des Pflegeprozesses (➤ Kap. 7) ergründen Pflegefachpersonen aktuelle und potenzielle Probleme, legen gemeinsam mit der Patientin Pflegeziele fest und planen individuelle Maßnahmen (➤ Tab. 20.12).

Gefahr einer Synkope

DEFINITION

Synkope *(griech. syn = zusammen, koptein = schlagen):* plötzlich einsetzende und kurz dauernde Bewusstlosigkeit.

Postoperative orthostatische Dysregulation ➤ 29.3.3
Das Auftreten einer **Synkope** wird im Rahmen einer Frühmobilisation häufig durch Kreislaufregulationsstörungen verursacht.

Ursachen

- Orthostatische Kreislaufregulationsstörung durch einen Blutdruckabfall bei einem Lagewechsel vom Liegen in den Stand
- Hypotone Kreislaufregulationsstörungen durch verminderte Aktivität des Sympathikus
- Vagovasale Synkope bei einem Überwiegen der parasympathischen Aktivität, die zur Erweiterung der Blutgefäße im Magen-Darm-Trakt und damit zu einem Blutdruck- und Pulsfrequenzabfall führt

20

Tab. 20.12 Probleme und Komplikationen bei der Frühmobilisation, mögliche Ziele und Maßnahmen.

Mögliche Ursachen	Ziele	Maßnahmen
Schmerzen		
• Postoperativer Wundschmerz (➤ 29.3.6) • Verletzungen • Vorerkrankungen, die mit Schmerzen einhergehen, z. B. Arthrose, degenerative Wirbelsäulenerkrankungen	Patientin ist schmerzfrei während und nach der Mobilisation bzw. sie hat eine stabile Schmerzsituation	• Angeordnete Schmerztherapie, ggf. 30 Min. vor der Mobilisation verabreichen • Angemessene Unterstützung und Technik anbieten, z. B. kinästhetisches Aufstehen mit Drehen-Beugen über die Seitenlage (➤ 20.5.1), mithilfe eines Kissens vor dem Bauch nach abdominaler Operation • Langsam und schrittweise vorgehen, Schmerzen wahrnehmen, nur bis an die Schmerzgrenze gehen
Mangelnde Motivation		
• (Angst vor) Schmerzen • Angst vor Komplikationen, z. B. ob die OP-Naht oder Fraktur hält, Angst zu kollabieren und zu stürzen, Angst, dass Drainagen/Katheter herausrutschen könnten • Unsicherheit, z. B. ob die eigene Kraft ausreicht, ob die Pflegefachperson ausreichend kompetent ist • Schlechter Allgemeinzustand, allgemeine Schwäche • Andere kulturelle Sicht auf Krankheit und Bettlägerigkeit	• Patientin fühlt sich ernst genommen und sicher • Sie kennt die Bedeutung der Mobilisation • Sie ist motiviert, wieder mobil und selbstständig zu werden	• Gemeinsam mit der Patientin die Problemursachen herausfinden: „Was macht Ihnen Sorgen, was sind Ihre Befürchtungen?", „Was brauchen Sie von uns Pflegenden, um aufstehen zu wollen und zu können?" • Bedeutung der Mobilisation erläutern • Vorgehen genau beschreiben, Einzelschritte aufzeigen und anleiten • Belastungsgrenzen erkennen, nichts darüber hinaus erzwingen • Motivieren, Erfolge aufzeigen und loben
Sturzgefahr		
Patientenbedingt: Synkope: hypotone Kreislaufstörungen, orthostatische Dysregulation (➤ 29.3.3) • Schlechter Allgemeinzustand, Schwäche • Medikation (Analgetika, Überhang von Narkosemitteln) • Grunderkrankungen, die mit Bewegungs- und Wahrnehmungsstörungen einhergehen, z. B. Parkinson-Syndrom, Schlaganfall • Drainagen, Katheter, Infusionen Umgebungsbedingt: • Ungeeignete Schuhe • Enge Räumlichkeit, wenig Bewegungsspielraum • Stolperfallen (z. B. Geräte, Infusionsständer, Kabel) • Bremsen an Bett oder Rollstuhl sind nicht fest • Schlechte Lichtverhältnisse	• Sturzrisikofaktoren sind bestmöglich ausgeschaltet • Patientin ist sicher mobilisiert	*Sturzprophylaxe* ➤ 20.5.9 • Kontrolle und Beurteilung der Kreislaufsituation • Sich über die individuellen Erkrankungen und Einschränkungen informieren (➤ Tab. 20.11) • Zimmer vorbereiten und Platz schaffen (Weg frei machen) • Stolperfallen beseitigen • Hilfsmittel berücksichtigen wie Brille, Hörgerät, Hilfsmittel zur Mobilisation (➤ 20.5.3) • Drainagen und Zugänge sichern • Geschlossene, rutschfeste Schuhe anziehen lassen • Patientin angemessen informieren und unterstützen (evtl. mit zwei Pflegenden)

Symptome

- Blutdruckabfall systolisch < 100 mmHg
- Pulsfrequenz > 120 Schläge/Min., flacher Puls (Ausnahme: vagovasale Synkope)
- Blässe, Kaltschweißigkeit der Haut
- Verminderter Muskeltonus
- Patientin ist unruhig, reagiert nicht mehr adäquat
- Benommenheitsgefühl, Leeregefühl im Kopf, Schwindel, Bewusstseinsstörung bis zum Bewusstseinsverlust

Symptomatisch zeigt sich die **orthostatische Dysregulation** unvermittelt beim möglicherweise zu schnellen Aufsetzen und Aufstehen der Patientin. Sie lässt sich am besten mit Bewegungen im Bett zur Kreislaufanregung und dem schrittweisen Mobilisieren vorbeugen und behandeln. Die Kreislaufregulationsstörungen durch den unterschiedlichen Einfluss des vegetativen Nervensystems können auch im weiteren Verlauf der Frühmobilisation auftreten und bergen daher eine Sturzgefahr.

Maßnahmen

- Mobilisation gut planen, vorbereiten und umsichtig durchführen (➤ Tab. 20.13)
- Patientin während der Mobilisation kontinuierlich beobachten und nach ihrem subjektiven Befinden fragen, um rechtzeitig reagieren zu können
- Bei Zustandsverschlechterung die Patientin zügig zum Bett führen oder sie auf einen Stuhl setzen. Ist das nicht mehr möglich, die Patientin vorsichtig zu Boden gleiten lassen, dabei den Kopf abstützen
- Patientin flach positionieren, eventuell in Schocklagerung (Trendelenburglagerung ➤ Abb. 31.11) bringen:
  – Im Bett Kopfteil absenken, Beine erhöht bis max. 45° positionieren
  – Alternativ die gesamte Bettebene schräg stellen
  – Am Boden die Beine mit Kissen oder einer Decke erhöht bis max. 45° positionieren, den Kopf mit einem kleinen Kissen unterstützen

20

Tab. 20.13 Geplanter und umsichtiger Ablauf einer (Früh)Mobilisation.

Chronologischer Ablauf	Handlungsschritte
Information des Patienten	• Gesamtvorhaben erläutern, Bedenken und Ängste erfragen • Ziel und Zweck der Maßnahme erklären • Konkreter Ablauf und Techniken angemessen erklären Durch das Informationsgespräch steuern Pflegende den Ablauf der Mobilisation und die Beteiligung der Patientin. Das Gespräch kann sie motivieren und ihre Ängste reduzieren.
Vorbereitung der Materialien und des Patientenzimmers	• Blutdruckmessgerät, Stethoskop • Feste Hausschuhe und Bademantel bereitlegen • Stuhl, Rollstuhl, weitere Hilfsmittel bereitstellen • Platz ums Bett herum schaffen, Weg freiräumen • Drainagen, Infusionen usw. sichern
Durchführung	• Patientin Bewegungsübungen im Bett mit Armen und Beinen durchführen lassen, um sie auf die Lageveränderung vorzubereiten und den Kreislauf anzuregen • Vitalzeichenkontrolle (Blutdruck, Puls) durchführen • Nach kinästhetischen Prinzipien (➤ 20.5.1) über die Seitenlage an die Bettkante setzen (lassen), notwendige Unterstützung geben • Bettebene absenken, sodass die Patientin Fußbodenkontakt hat (Betthöhe ist so, dass der Sitzwinkel > 90° ist, um das Aufstehen zu erleichtern), entweder – stehen beiden Füßen komplett auf dem Boden oder – ein Oberschenkel ist komplett im Bett/Fuß hängt noch in der Luft, das andere Bein hat mit dem Fuß Bodenkontakt (Patientin sitzt leicht schräg) • Bewegungsübungen im Sitzen durchführen lassen, z. B. mit den Beinen pendeln, Füße kreisen. Patientin nach ihrem Befinden fragen, sie genau beobachten, ggf. Puls tasten und nochmals Blutdruck messen • Hausschuhe anziehen (evtl. auch schon im Liegen im Bett), Bademantel anziehen • Bei stabilem Zustand der Patientin mit der Mobilisation weitermachen: – In den Stand bringen – Schritte auf der Stelle machen lassen – Schrittweise gehen – Zurück zum Bett gehen oder in einen Stuhl setzen (lassen)
Nachbereitung	• Mit der Patientin zum Bett zurückkehren und ggf. beim Hinlegen und Positionieren unterstützen ODER Patientin sitzt in eibem Stuhl • Subjektives Befinden erfragen, evtl. Blutdruck und Puls kontrollieren, um die Belastung einzuschätzen • Drainagen, Katheter und Infusionen kontrollieren und sicher positionieren • Patientenklingel und ggf. persönliche Dinge bereitstellen
Dokumentation	• Umfang und Dauer der Frühmobilisation • Erhobene Vitalwerte und Beobachtungen • Subjektives Befinden der Patientin • Besonderheiten, Komplikationen

- Vitalzeichen kontrollieren: Blutdruck, Puls messen, Atemfrequenz ermitteln
- Patientin erst zurück zum Bett bringen, wenn sie wieder bei Bewusstsein ist

VORSICHT

Bei einer Kreislaufregulationsstörung erlangt die Patientin nach wenigen Sekunden wieder das Bewusstsein. Kommt die Patientin nicht zu Bewusstsein bzw. erholt sie sich nur sehr langsam mit weiter auffälligen Vitalwerten, können das Hinweise auf **schwerwiegendere Komplikationen** wie eine Lungenembolie oder Herzrhythmusstörungen sein. Die entstehende Notfallsituation erfordert eine sofortige Alarmierung des Behandlungsteams und die Einleitung von entsprechenden Therapie- und Reanimationsmaßnahmen (➤ 31.2).

Durchführung der Frühmobilisation

Die geplante und individuell auf die Patientin und ihren aktuellen Zustand ausgerichtete **Durchführung** der Frühmobilisation sorgt dafür, dass sie sicher und bestmöglich beschwerdefrei mobilisiert werden kann (➤ Tab. 20.13). Der durchführenden Pflegefachperson bedenken bei Planung und Vorbereitung mögliche auftretende Komplikationen im Voraus. So wird die gezielte Beobachtung im Ablauf erleichtert und die Handlungsfähigkeit bei einer Komplikation gefördert.

20.5.5 Bewegungsübungen

Bewegungsübungen haben mit ihren unterschiedlichen Ausführungen ein sehr breites Einsatzfeld. Sie werden zur allgemeinen Förderung der Mobilität eingesetzt und können einen großen spielerischen

Tab. 20.14 Passive Bewegungsübungen: Beispiele und Indikationen.

Beispiele	Indikationen
Passive Gelenkmobilisation zur langsamen Verbesserung der Gelenkbeweglichkeit	Rheumatische Erkrankungen der Gelenke
Geführte passive Bewegungsübungen zur Anbahnung von Bewegungen	Lähmungen (➤ Tab. 20.4)
Passive Bewegung innerhalb bestimmter Grenzwerte, z. B. auch mithilfe einer Motorschiene	Nach operativen Eingriffen an Gelenken (Schultergelenk, Kniegelenk)

Anteil enthalten. Bewegungsübungen als konkrete Förderungsmaßnahme dienen der Erreichung differenzierter Ziele:

- Verbesserung der Funktionsfähigkeit eines, mehrerer Gelenke
- Erlernen neuer Bewegungsmuster, z. B. Kinaesthetics (➤ 20.5.1), Rückenschule (➤ 20.2)
- Förderung der Körperwahrnehmung
- Reduzierung von pathologischen Bewegungen

Bewegungsübungen werden in aktive und passive Bewegungsübungen unterteilt:

- **Aktive Bewegungsübungen** führt die Patientin nach Anleitung teilweise oder völlig selbstständig durch.
- **Passive Bewegungsübungen** *(Durchbewegen der Gelenke)* werden notwendig, wenn der Patientin eine selbstständige Durchführung nicht möglich ist oder die selbstständige Durchführung nicht angemessen gesteuert und kontrolliert werden kann (➤ Tab. 20.14).

Der Übergang zwischen passiven und aktiven Bewegungsübungen kann fließend sein und in der Gesamtdurchführung kombiniert werden, indem z. B. als Vorbereitung auf aktive Bewegungen und zur Verbesserung der Gelenkbeweglichkeit zuerst passive Übungen eingesetzt werden und die Patientin in einem zweiten Schritt aktive Bewegungsübungen durchführt.

Prinzipien bei Durchbewegen zur Kontrakturenprophylaxe

Kontrakturenprophylaxe ➤ 20.5.6

- Bett auf Arbeitshöhe stellen
- Patientin möglichst flach lagern, damit das volle Bewegungsausmaß der Gelenke erreicht werden kann
- Gefährdete Gelenke (z. B. an der unteren Extremität) zweimal täglich durchbewegen, langsam und gleichmäßig und unter leichtem Zug durchbewegen (➤ Abb. 20.30)
- In allen Bewegungsgrade des jeweiligen Gelenks bewegen und den vollständigen Bewegungsausschlag (Bewegungsradius) nutzen (➤ Abb. 20.6), aber nie über die Schmerzgrenze gehen; alte Menschen haben in der Regel einen etwas geringeren Bewegungsausschlag
- Extremität sicher mit beiden Händen fassen, nicht an Gelenken fassen, sondern an den Massen; ggf. Hand unter einem Gelenk (z. B. Kniegelenk), um das Gelenk zu stabilisieren/führen (➤ Abb. 20.30)
- Von distal nach proximal die Gelenke durchbewegen, bei Patientinnen mit Muskeltonusveränderungen von proximal nach distal

Aktive Bewegungsübungen

Bei den aktiven Bewegungsübungen lassen sich verschiedene Übungsarten unterscheiden.

- **Aktive Übungen:** werden vom Betroffenen selbstständig ausgeführt, ggf. benötigt er eine Aufforderung und Anleitung zur Durchführung. Unterschieden werden:
  - **Isotone Übungen:** bewusste Kontraktion der Muskulatur mit Gelenkbewegung, wie z. B. Arm anheben, Fuß bewegen
  - **Isometrische Übungen:** bewusste Kontraktion der Muskulatur und Erhöhung des Muskeltonus ohne Gelenkbewegung (Spannungsübung)
- **Assistive Bewegungsübungen:** werden vom Betroffenen selbst ausgeführt, wobei er eine Unterstützung und Führung durch die Pflegefachperson erfährt, die ihm zum Beispiel die Schwere der Extremität abnimmt oder hilft, einen vollständigen Bewegungsumfang zu erreichen.
- **Resistive Bewegungsübungen:** Durchführung aktiver Bewegungsübungen gegen einen vorgegebenen Widerstand, der z. B. gegen die Muskelkraft der Pflegefachperson, durch einfache Trainingsgeräte (Theraband, Hanteln) oder komplexere Geräte

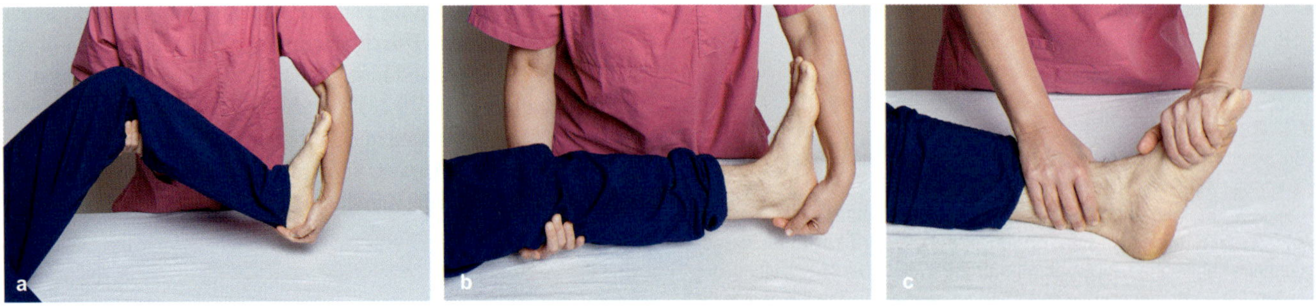

Abb. 20.30 Beispiele für das Durchbewegen der unteren Extremität. Bein im Hüftgelenk abspreizen und zum Körper führen. Eine Hand fasst den Fuß an der Ferse und bringt mit dem Unterarm das Sprunggelenk in 90°, die andere Hand liegt zur Führung und Stabilisierung unter der Kniekehle. Bein vom Köper weg (Abduktion) und wieder zum Körper in führen (Adduktion) (a). Beugen und Strecken in Hüft- und Kniegelenk: Fuß fassen wie unter (a), die andere Hand liegt zur Stabilisierung und Führung unter dem Kniegelenk. Bein im Hüft- und Kniegelenk beugen (Flexion), Kraft über den Fuß ausüben, dann strecken (Flexion) (b). Kreisen der Füße im Sprunggelenk: Fuß seitlich im Bereich des Fußballens fassen, mit der anderen Hand Bein im Bereich des Unterschenkels stabilisieren, dann Fuß rechts- und linksherum kreisen (c). [K115]

aufgebaut wird und einen höheren Kraftaufwand erfordert. Bei diesen Übungen wird neben der Gelenkbeweglichkeit auch eine Zunahme der Muskelkraft angestrebt.

Bewegungsübungen im Alter

Im höheren Lebensalter spielen regelmäßige aktive Bewegungs-, Gleichgewichts- Koordinations- und Dehnübungen zur Erhaltung des Gleichgewichtssinns, zur Erhaltung und zum Aufbau der Muskelkraft sowie der Dehnfähigkeit und Elastizität der Faszien und des gesamten Bindegewebes eine große Rolle (➤ Abb. 20.25).

Die Stärke der Muskulatur sowie die Elastizität beeinflusst die **posturale Haltungsstabilität** *(haltungskontrollierende Funktionen des Körpers bei der Fortbewegung)* und kann neben der Elastizität des Bindewebens dafür sorgen, dass Stürze vermieden werden (➤ 20.5.7). Die Erhaltung der Knochenmasse und die Erhöhung der Dehnfähigkeit der Muskulatur durch assistive und resistive Bewegungsübungen verringern die traumatischen Folgen bei einem Sturz.

Bei der regelmäßigen Durchführung von Kraft- und Dehnübungen sind die individuelle Belastbarkeit besonders des Herz- und Kreislaufsystems sowie die Gelenkbeweglichkeit (z. B. arthrotische Veränderungen) des alten Menschen zu berücksichtigen. Die adäquate Belastbarkeit kann durch die Bestimmung der optimalen individuellen Trainingspulsfrequenz mittels der Karvonen-Formel festgelegt werden.

Karvonen-Formel

Die Formel zur Bestimmung der **optimalen Trainingspulsfrequenz** (entwickelt von dem Finnen *Martti J. Karvonen*) berücksichtigt folgende Kriterien:

- Pulsfrequenz/Min. in Ruhe
- Frequenzreserve = altersadaptierte Maximalfrequenz: (220/Min. – Alter) – Ruhefrequenz

Der **Trainingspuls** ergibt sich aus der Ruhefrequenz und 50–80 % der Frequenzreserve.

Beispiel: 75-jährige Patientin mit einem Ruhepuls von 80/Min.
Altersadaptierte Maximalfrequenz: 220/Min. – 75 = 145/Min.
Frequenzreserve: 145/Min. – 80/Min. = 65/Min.
Trainingspuls: 80/min + 33 – max. 52/Min. = 113/Min. bis max. 132/Min.

Expertenstandard Erhaltung und Förderung der Mobilität in der Pflege

Die Bedeutung, die der Mobilität und der Mobilitätsförderung zukommt, macht der 2015 veröffentlichte Expertenstandard deutlich, der 2020 aktualisiert wurde. Die Zielsetzung lautet:

Zielsetzung: *„Jeder pflegebedürftige Mensch erhält im Rahmen seiner Selbstbestimmung eine pflegerische Unterstützung, die zur Erhaltung und/oder zur Förderung der Mobilität beiträgt."*

Begründung: *„Eine eingeschränkte Mobilität ist ein Risiko für pflegebedürftige Menschen. Sie kann zu einer erheblichen Beeinträchtigung der Lebensqualität bis hin zu einer Ortsfixierung und Bettlägerigkeit führen und mit dem Risiko weiterer gesundheitlicher Beeinträchtigungen (wie z. B. Dekubitus, Sturz) einhergehen. Durch eine regelmäßige Einschätzung der Mobilität, differenzierte Informations- und Edukationsangebote, eine motivierende und mobilitätsfördernde Umgebungsgestaltung, das Angebot sowie die Koordination zielgerichteter, die Eigenaktivität fördernder Maßnahmen kann zur Erhaltung und Förderung der Mobilität beigetragen werden. Eine so verstandene pflegerische Unterstützung hat gesundheitsfördernden Charakter. Die damit erreichte Mobilität hat eine große Bedeutung für die gesellschaftliche Teilhabe."* [1]

Konkret beschreibt der Expertenstandard folgende Aspekte:

- Einschätzung der Mobilität und Ressourcen des Pflegebedürftigen sowie der Umgebungsbedingungen und Gründe für Mobilitätsbeeinträchtigungen (➤ 20.3, ➤ 20.4, ➤ 20.5.6, ➤ 20.5.7)
- Planung und Koordinierung von Maßnahmen zur Erhaltung und Förderung der Mobilität und Durchführung dieser in enger Absprache mit dem pflegebedürftigen Menschen und weiterer Berufsgruppen
- Information, Beratung und Anleitung des Pflegebedürftigen und ggf. seiner Angehörigen zu Maßnahmen zum Erhalt und zur Förderung der Mobilität, unter Berücksichtigung individueller Probleme, Wünsche und Ressourcen
- Durchführung zielgruppenspezifischer mobilitätserhaltender und -fördernder Maßnahmen sowie Gestaltung einer mobilitätsfördernden Umgebung (➤ 20.4, ➤ 20.5)
- Überprüfung der Angemessenheit und Wirksamkeit der Maßnahmen gemeinsam mit dem pflegebedürftigen Menschen und ggf. seinen Angehörigen

Bewegungsförderung bei Säuglingen, Kleinkindern und Kindern

Kinaesthetics Infant Handling ➤ 20.5.2

Bewegungsförderung findet schon ab Geburt durch achtsame natürliche Bewegungsunterstützung in der für sie passenden Umgebung statt. Die allgemeine **Bewegungsunterstützung und Förderung der Bewegung im Kindesalter** ist eine wichtige gesundheitsfördernde Aufgabe, denn sie wirkt sich positiv und langfristig auf die Entwicklung der Kinder aus. Unterschiedliche Rahmenbedingungen bei betroffenen Familien sowie die Modernisierung unserer Gesellschaft führen dazu, dass diese hierbei Unterstützung benötigen.

Da die Bewegungen bei Kindern oft durch einen spielerischen Aspekt gekennzeichnet sind, kann Bewegung durch Bewegungsspiele initiiert und gefördert werden. Für Säuglinge und Kleinkinder eignen sich Spiel- und Bewegungsgruppen wie z. B. **PEKiP®** (Prager Eltern-Kind-Programm) und **Pikler-Pädagogik** (*Emmi Pikler,* Kinderärztin, 1902–1984), bei denen die natürliche Bewegungsentwicklung durch professionelle Begleitung und an die motorische Entwicklung angepasste Umgebung im Vordergrund stehen (➤ Abb. 20.31).

Für Kleinkinder eignen sich Musik-, Tanz- und Mutter-Kind- sowie Kleinkindergruppen in Vereinen und über diverse Einrichtungen. Für Schulkinder stehen viele Bewegungsangebote in den Nachmittagsbetreuungsangeboten sowie in vielen Vereinen mit unterschiedlichsten Sportarten zur Verfügung. Diese Angebote fördern nicht nur die körperliche Aktivität und Bewegungskompetenz – sie stärken auch die Sozialkompetenzen der Kinder.

Bewegungsförderung bei Senioren

Es gibt kaum eine Zielgruppe, die vielschichtiger ist als die der Senioren. Deshalb stellt die Bewegungsförderung, z. B. in Sportvereinen, im

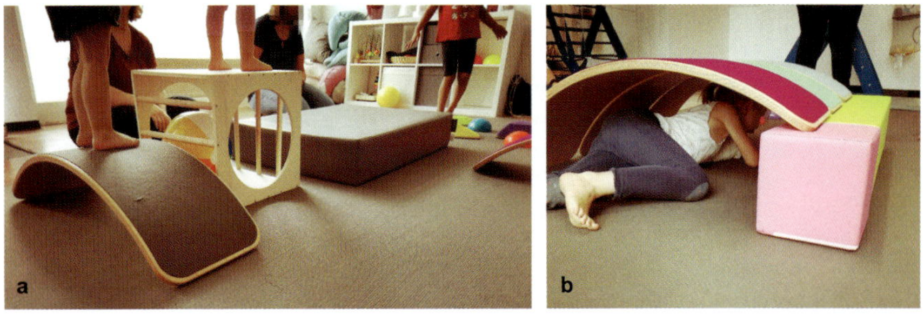

Abb. 20.31 Pikler-Pädagogik. Von der Kinderärztin Emmi Pikler (1912–1984) entwickeltes Kommunikations- und Bewegungskonzept für Kleinkinder. Spezielle Bauklötze, Kletterbogen, Bogenleiter, Tunnel u. a. bieten Kindern Anreize, sich mit ihren motorischen Fähigkeiten auseinanderzusetzen und diese weiterzuentwickeln. [V921]

Seniorensport, in Pflegeeinrichtungen, in der Kurzzeitpflege und in der häuslichen Versorgung, hohe Anforderungen an die Flexibilität aller, die sich mit Bewegungsförderung bei Senioren beschäftigen. Wichtig ist, dass Pflegende, Alltagsbegleiterinnen, Physiotherapeutinnen sich über den Gesundheitszustand ihrer älteren Menschen informieren und die Übungen an die Möglichkeiten der Gruppe und des Einzelnen anpassen.

Die Aktivierung zur Bewegung und Anregung der Sinne ist das Ziel, um Koordination und Gleichgewicht, Koordination, Alltagsbeweglichkeit und Kognition zu erhalten (➤ Abb. 20.35). Das Trainieren von Ausdauer kann ebenfalls ein Ziel sein, Leistungsdruck sollte aber nicht entstehen. Aktivität und Bewegung in einer geeigneten Gruppe erhält zudem soziale Kontakte und macht meist auch mehr Spaß. Die körperlichen Aktivitäten können mit allerlei Utensilien unterstützt werden, z. B. Bälle, Kegel/Plastikflaschen. Karten, auch mit Musik und Singen. Bewegungsförderung kann auch im Sitzen stattfinden. [14]

20.5.6 Kontrakturenprophylaxe

DEFINITION

Kontraktur *(lat. contrahere = zusammenziehen):* Bewegungseinschränkung bis hin zum völligen Bewegungsverlust (Gelenksteife) mit oder ohne Schmerzen und mit funktionellen Einbußen ausgehend vom normalen Bewegungsumfang eines Gelenks. Grundsätzlich können alle Gelenke des Körpers betroffen sein, die Ursachen sind vielfältig.

Ursachen, Risikofaktoren und Entstehung

Die Ursachen für Kontrakturen sind vielfältig, ➤ Tab. 20.15 zeigt eine Einteilung.

Risikoeinschätzung

Es gibt momentan kein Assessment zur Einschätzung der Kontrakturengefahr. Pflegefachpersonen beurteilen die allgemeine Bewegungsfähigkeit der Patientin (Bewegungsanamnese ➤ 20.3, ➤ Tab. 20.2) und die Beweglichkeit jedes Gelenks in den jeweiligen Bewegungsgraden und im Bewegungsausmaß nach der Neutral-Null-Methode (➤ Abb. 20.5, ➤ Abb. 20.6). Im Idealfall unterstützt eine Physiotherapeutin die Einschätzung der Gelenkbeweglichkeit, besonders bei bestehenden Kontrakturen. Pflegende berücksichtigen bestehende Erkrankungen bei der Einschätzung. Sie dokumentieren ihre Befunde in einem geeigneten Erfassungsbogen (➤ Abb. 20.32).

Tab. 20.15 Einteilung der Kontrakturen nach ihrer Ursache.

Kontrakturen	Ursachen
Dermatogene Kontrakturen *(griech. derma = Haut)*	Tiefe Hautverletzungen oder Verbrennungen im Bereich von Gelenken, die unter Narbenentwicklungen ausheilen und dadurch den Bewegungsumfang des Gelenks einschränken
Tendomyogene Kontrakturen *(lat. tendo = Sehne, griech. mys = Muskel)*	Verkürzte/geschrumpfte Sehnen, Bänder, Muskeln und deren Faszien durch: • Zustand nach Verletzungen und Fakturen • Therapeutische Ruhigstellung (z. B. Gips-/Gilchristverband zur Ruhigstellung des Schultergelenks) • Ungeeignete Positionierung und Positionierungshilfsmittel • Minderdurchblutung durch Schädigung der Muskulatur bei einem Kompartmentsyndrom (Erhöhung des Gewebedrucks innerhalb der straffen Muskellogen) • Schmerzbedingte Schonhaltungen • Dupuytren-Kontraktur (Bindegewebserkrankung der Handinnenfläche) • Muskelerkrankungen, z. B. Muskeldystrophie Typ Duchenne
Arthrogene Kontrakturen *(griech. arthros = Gelenk)*	Eingeschränkte Bewegungsmöglichkeiten aufgrund von zerstörten Gelenkflächen durch Entzündungen, Tumoren oder Verletzungen des Gelenkknorpels oder der knöchernen Anteile des Gelenks, z. B. durch: • Rheumatische Erkrankungen • Arthritis (Gelenkentzündung) • Arthrose (Gelenkabnutzung)
Neurogene Kontrakturen *(griech. neuron = Nerv)*	Bewegungsstörungen (Lähmung, Muskelhypo- und -hypertonie ➤ Tab. 20.4) durch Schädigung/Erkrankung des Nervensystems: • Schädigungen des zentralen Nervensystems – Schlaganfall – Querschnittssyndrom – Morbus Parkinson, Multiple Sklerose – Syndrom der reaktionslosen Wachheit • Infantile Zerebralparese (ICP) • Schädigungen des peripheren Nervensystems – direkte Schädigungen peripherer Nerven, z. B. durch Verletzung – indirekte Schädigungen peripherer Nerven, z. B. durch Kompression (Karpaltunnelsyndrom: Kompression des N. medianus)

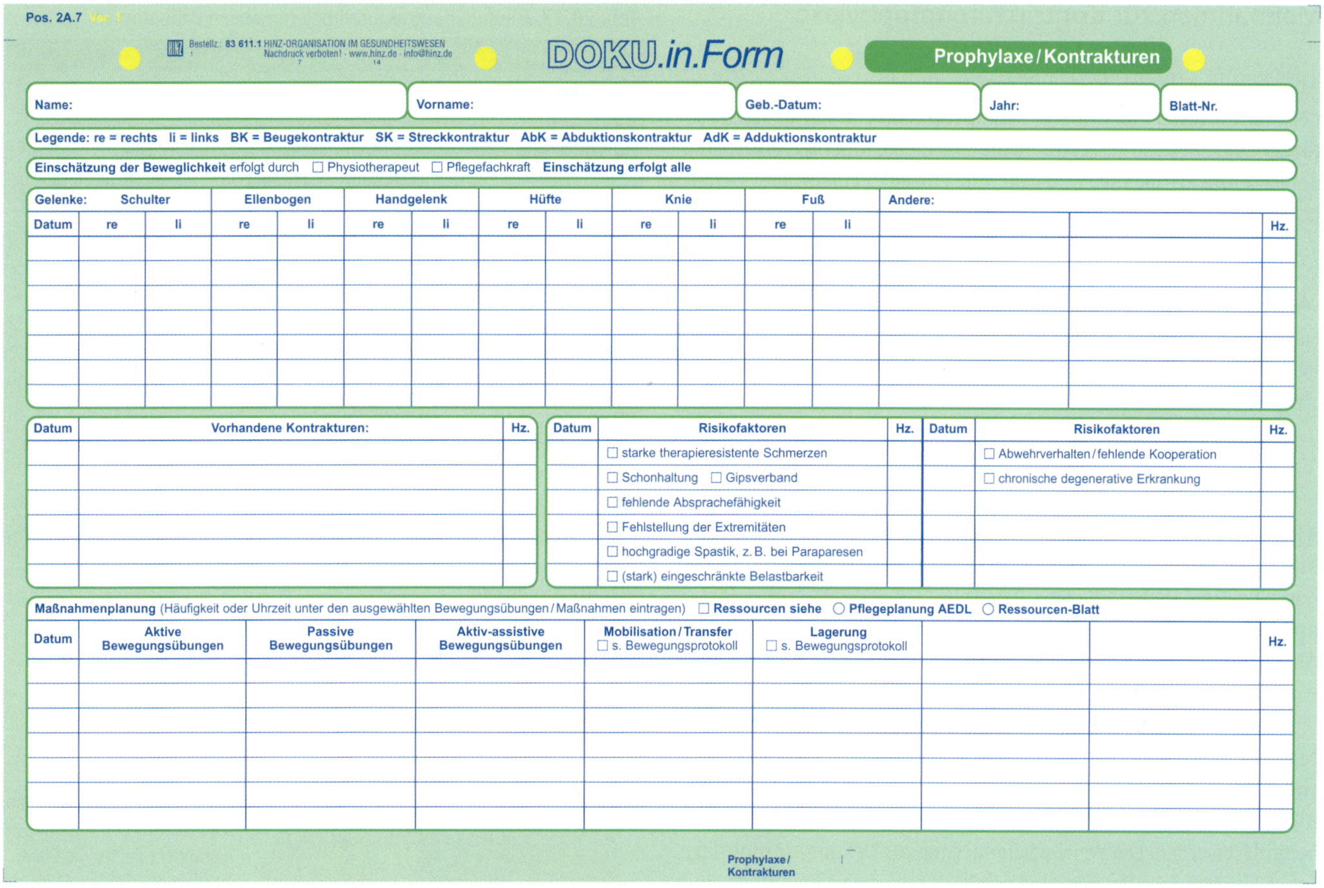

Pos. 2A.7 Ver. 1

Bestellz.: 83 611.1 HINZ-ORGANISATION IM GESUNDHEITSWESEN Nachdruck verboten! · www.hinz.de · info@hinz.de

DOKU.in.Form

Prophylaxe / Kontrakturen

Name:	Vorname:	Geb.-Datum:	Jahr:	Blatt-Nr.

Legende: re = rechts li = links BK = Beugekontraktur SK = Streckkontraktur AbK = Abduktionskontraktur AdK = Adduktionskontraktur

Einschätzung der Beweglichkeit erfolgt durch ☐ Physiotherapeut ☐ Pflegefachkraft Einschätzung erfolgt alle

Gelenke:	Schulter		Ellenbogen		Handgelenk		Hüfte		Knie		Fuß		Andere:		
Datum	re	li	re	li	re	li	re	li	re	li	re	li			Hz.

Datum	Vorhandene Kontrakturen:	Hz.

Datum	Risikofaktoren	Hz.
	☐ starke therapieresistente Schmerzen	
	☐ Schonhaltung ☐ Gipsverband	
	☐ fehlende Absprachefähigkeit	
	☐ Fehlstellung der Extremitäten	
	☐ hochgradige Spastik, z. B. bei Paraparesen	
	☐ (stark) eingeschränkte Belastbarkeit	

Datum	Risikofaktoren	Hz.
	☐ Abwehrverhalten / fehlende Kooperation	
	☐ chronische degenerative Erkrankung	

Maßnahmenplanung (Häufigkeit oder Uhrzeit unter den ausgewählten Bewegungsübungen / Maßnahmen eintragen) ☐ Ressourcen siehe ○ Pflegeplanung AEDL ○ Ressourcen-Blatt

Datum	Aktive Bewegungsübungen	Passive Bewegungsübungen	Aktiv-assistive Bewegungsübungen	Mobilisation / Transfer ☐ s. Bewegungsprotokoll	Lagerung ☐ s. Bewegungsprotokoll			Hz.

Prophylaxe / Kontrakturen

Abb. 20.32 Erfassungsbogen für Risikofaktoren von Kontrakturen und bestehenden Kontrakturen einschl. Maßnahmen der Kontrakturenprophylaxe. [V095]

Gelenkbeweglichkeit im Alter

Eine Einschränkung der Beweglichkeit im höheren Alter von bis zu 10 % wird als normal angesehen.

„Gelenke brauchen Bewegung, sonst leidet ihr Stoffwechsel und ihre Funktion“. [15] Eine Immobilisierung verursacht die Schrumpfung der Gelenkkapsel, die Produktion der Gelenkflüssigkeit wird nicht mehr ausreichend angeregt. Durch die fehlende Dehnung der Bänder, Sehnen und Muskulatur verliert das Gewebe an Elastizität, und es kommt zu Verkürzungen, sodass die Bewegungen zusätzlich schmerzhaft werden. Im weiteren Verlauf können Muskelfaszien und Gelenkflächen „verbacken“. Das Endstadium einer Kontrakturentwicklung ist die knöcherne Überbrückung des Gelenkspalts. Diese Gelenksteife ist nicht mehr konservativ zu behandeln, sondern muss operativ gelöst werden.

Der Entwicklungszeitraum kann über Tage bis Wochen gehen und lässt sich nicht eindeutig bestimmen. Besonders anfällig für eine Kontraktur ist nach klinischen Beobachtungen das Schultergelenk, das bereits nach einer Immobilisierung von einer Woche Kontrakturanzeichen aufweisen kann. [15]

Kontrakturformen und Häufigkeit

Im klinischen Alltag werden Kontrakturen nach der Ursache (➤ Tab. 20.15) oder nach der Zwangsgelenkstellung benannt (➤ Tab. 20.16).

Die Häufigkeit bzw. die Entstehung typischer Zwangsstellungen von Gelenken hat auch was damit zu tun, ob die Beuge- oder die Streckmuskulatur am Gelenk stärker ausgeprägt ist. Hinzu kommen noch begünstigende Faktoren bzw. ungeeignete Positionierungen (➤ Tab. 20.16).

Tab. 20.16 Einteilung der Kontrakturen nach der Gelenkfehlstellung.

Kontraktur	Gelenkfehlstellung
Beugekontraktur	Vollständige Streckung nicht möglich
Streckkontraktur	Adäquate Beugung im Gelenk nicht möglich
Abduktionskontraktur *(lat. abductio = vom Körper wegführen)*	Extremität kann nicht mehr angemessen zum Körper hingeführt werden
Adduktionskontraktur *(lat. adducere = zum Körper heranführen)*	Extremität kann nicht mehr umfassend vom Körper weggeführt werden

Maßnahmen zur Kontrakturenprophylaxe

Abhängig von der konkreten Pflegesituation liegt der Schwerpunkt der **Maßnahmen zur Kontrakturenprophylaxe** in der **Mobilitätsförderung.** Diese umfasst sowohl die allgemeine Mobilitätsförderung der Patientin als auch die Mobilisierung einzelner gefährdeter Gelenke von ihm. [15], [16]

Angemessene Schmerztherapie

Bei Bedarf rechtzeitig vor der Mobilitätsförderung ein Schmerzmittel nach Arztanordnung verabreichen. Patientin nach Schmerzen bei der Mobilisation fragen (➤ 24.5).

Aktivierende Maßnahmen

Aktivierende Maßnahmen haben das Ziel, die **Eigenständigkeit und Eigenaktivität** der Patientin zu fördern. Zu den Maßnahmen gehören bewegungsfreundliche Ausstattung (z. B. gute Sitzmöbel, Platz) und Hilfsmittel (➤ 20.5.3), ressourcenorientierte Unterstützung und Anbahnung der Selbstständigkeit (➤ 20.5.1) und die Durchführung regelmäßiger Bewegungsübungen (➤ 20.5.5) und Mobilisationen.

Eigenbewegungen fallen der Patientin deutlich leichter, wenn die Matratze einen höheren Festigkeitsgrad hat. Durch die Verwendung von Positionierungskissen (➤ 22.5.3) wird eine bestimmte Positionierung „zementiert", und Spontanbewegungen der Patientin können behindert werden. Die Weichpositionierung zur Dekubitusprophylaxe (➤ 17.9.5) und die Verwendung von Positionierungshilfsmitteln sind daher sorgfältig abzuwägen.

Die Anleitung und Unterstützung der Patientin erfolgt bei Bedarf:

- Zum Hochrutschen im Bett (➤ Abb. 20.14, ➤ Abb. 20.23)
- Zum Drehen in Seitenlage
- Zum Aufsetzen an den Bettrand (➤ Abb. 20.15)
- Zum Aufstehen
- Zum Umsetzen in einen (Roll-)Stuhl (➤ Abb. 20.25)
- Zum Gehen ohne oder mit Hilfsmitteln (➤ 20.5.3)

Beim Aufstehen soll die Patientin sich bewusst aufrichten. Indem er sich aufrichtet und sein Gewicht auf die unteren Extremitäten verlagert, fördert er die entsprechende Streckung der Gelenke und die Dehnung der Muskulatur. Das kann durch Übungen wie das Nachahmen des morgendlichen Dehnens und Streckens unterstützt werden.

Passive Maßnahmen

Passive Maßnahmen sind pflegerische Interventionen wie Positionierung und passive Bewegungsübungen (➤ 20.5.5), die durchgeführt werden, wenn die Patientin nicht mehr selbst aktiv werden kann, z. B.: [16]

- Regelmäßiger Positionierungswechsel bei immobilen Patientinnen (➤ 22.5.3):
  - Positionierung der Gelenke in wechselnden physiologischen Stellungen – Beugung, funktionelle Mittelstellung (➤ Tab. 20.18), Streckung –, um an den jeweiligen Muskeln einen Wechsel von Dehnung und Verkürzung zu bewirken
  - Positionierungswechsel auch im Sitzen berücksichtigen bzw. Mikropositionierungen durchführen (➤ 17.9.5), wenn die Patientin ihre Körperhaltung nicht eigenständig verändern kann
  - Bei Bedarf auf spastikmindernde Positionierungen zurückgreifen (z. B. nach dem Bobath-Konzept)
- In Zusammenarbeit mit der Physiotherapeutin angepasste kraft- und bewegungsökonomische (Kinaesthetics ➤ 20.5.1) passive Bewegungs- und Dehnübungen (➤ 20.5.5) zur Mobilisierung einzelner Gelenke, z. B. nach Verletzungen und Operationen

Tab. 20.17 Häufige Kontrakturen bei immobilen Patientinnen.

Kontrakturen	Begünstigende Faktoren
Beugekontrakturen in den Hüftgelenken	• Dauerunterlagerung des Kniegelenks • Weiche Positionierung mittels weicher Matratzen, auf denen das Gesäß einsinkt • Bevorzugte Positionierung mit aufgestelltem Kopfteil (Oberkörperhochpositionierung) • Hochlagern der Beine und Freilagern der Fersen • Schienenlagerung (Braun-Schiene)
Beugekontrakuren in den Kniegelenken	• Unterlagerung des Kniegelenks • Lagerung mit Knierolle • Schienenlagerung
Beugekontrakturen in den oberen Sprunggelenken (Spitzfuß ➤ Abb. 20.33)	• Schwere der Bettdecke • Extensionen • Sitzen: Füße haben keinen ganzflächigen Bodenkontakt
Adduktionskontrakturen in den Schultergelenken	• Gilchristverband • Desaultverband

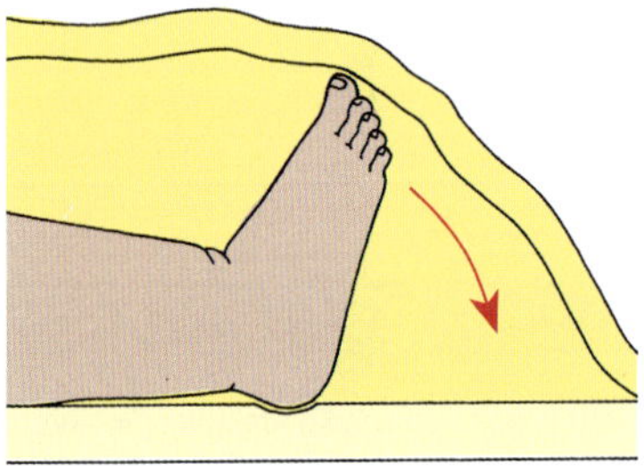

Abb. 20.33 Der Spitzfuß ist eine häufig auftretende Kontraktur. Verursacht wird er durch den höheren Ruhetonus der Muskelgruppen, die für die Plantarflexion, d. h. die Flexion zur Fußsohle hin, verantwortlich sind. [L157]

Tab. 20.18 Positionierung der Gelenke in funktioneller Mittelstellung (Neutral-Null-Stellung ➤ Abb. 20.5).

Gelenke	Funktionelle Mittelstellung
Schultergelenk	Oberarm in 30°-Abduktion zum Oberkörper
Ellenbogengelenk	Unterarm im 100°-Flexion, Hand in Pronationsstellung
Handgelenk	Hand zur Streckseite leicht gebeugt, Fingergelenke leicht gebeugt (Schalengriff)
Hüftgelenk	Gestreckte Positionierung, möglichst keine Außenrotation des Beins
Kniegelenk	Gestreckte Positionierung, eventuell mit kleinem Polster unter der Kniekehle
Sprunggelenk	Positionierung in 100°-Dorsalflexion mit weichem Kissen

- Anwendung wahrnehmungsfördernder Konzepte (z. B. Basale Stimulation® ➤ 23.13.2)
  - Anregung verschiedener Sinne durch Berührungen, optische Anregungen, auditive Reize
  - Erfahrung der Schwerkraft durch Aufsetzen und In-den-Stand-Bringen

20.5.7 Sturzprophylaxe

DEFINITION

Sturz: *„Ein Sturz ist ein Ereignis, bei dem der oder die Betroffene unbeabsichtigt auf dem Boden oder auf einer anderen tieferen Ebene aufkommt."* [16]

Beinahe-Sturz: Der Körper der Betroffenen ist nicht auf dem Boden aufgekommen, weil sie sich noch abfangen konnte, ggf. auch durch die Unterstützung von anderen Personen.

Erhöhtes Sturzrisiko: Über das alltägliche Risiko hinausgehende Sturzgefährdung.

Sturzprophylaxe: Alle Maßnahmen, die Stürze weitgehend verhindern und Sturzfolgen minieren.

Stürze und ihre Folgen können für Patientinnen sehr schwerwiegende Konsequenzen haben, sodass eine effektive **Sturzprophylaxe** in den verschiedenen pflegerischen Situationen eine hohe Priorität hat. Generell gehören Stürze zum allgemeinen Lebensrisiko und kommen in jedem Lebensalter vor, dabei birgt jedes Entwicklungsalter und jede Lebenssituation spezifische Sturzgefährdungen und Sturzfolgen (➤ Tab. 20.19). **Beinahe-Stürze** gelten im Expertenstandard nicht als Sturz, sollten aber der Risikoeinschätzung berücksichtigt werden. Sie verunsichern die Betroffenen und führen insbesondere im Alter dazu, sich weniger zu bewegen aus Angst vor einem Sturz.

Sturzgefahr bei Säuglingen

Der Sturz von etwas herunter, z. B. vom Wickeltisch, ist der häufigste Unfall in den ersten Lebensjahren des Kindes. Die **Sturzgefahr bei Säuglingen** steigt dabei mit zunehmender Mobilität des Kindes. Gerade die Fähigkeit, sich auf die andere Seite zu rollen, entwickelt sich schon sehr früh (zwischen dem 3. und 6. Lebensmonat) und erhöht das Sturzrisiko.

Die Sturzfolgen sind abhängig von Fallhöhe und Entwicklungsstand des Kindes und in der Hauptsache Kopfverletzungen. Ab einer kritischen Fallhöhe von 80 cm nehmen Häufigkeit und Schwere der Kopfverletzungen zu. Durch die relative Schwere des Kopfes wird das Fallen auf den Kopf gefördert. Abhängig von der aktuellen Fähigkeit der Kopfkontrolle kann das Kind den Kopf beim Sturz anheben und damit das Verletzungsrisiko senken.

Die Sicherheitsaspekte im Umgang mit Säuglingen haben für Pflegende eine breite professionelle Bedeutung:

- Die eigene pflegefachliche Anwendung bei der Versorgung und Pflege von Kindern
- Die Beratung und Schulung der Eltern zum sicheren Umgang mit ihrem Kind
- Das individuelle Anleiten der Eltern zur Versorgung ihres Kindes unter Anwendung der Sicherheitsregeln
- Anpassen der Umgebung an die Mobilität des Kindes

Beratung von Eltern zur Vermeidung von Stürzen von Säuglingen

- Berücksichtigen Sie beim Einrichten eines Wickeltischs die Sicherheit für Ihr Kind:
  - Kaufen Sie einen Wickeltisch mit Seitenschutz.
  - Sorgen Sie für eine raue Oberfläche des Wickeltischs, z. B. durch einen Stoffbezug.
  - Stellen Sie den Wickeltisch möglichst in eine Zimmerecke, so haben Sie schon eine sichere Begrenzung an zwei Seiten.
  - Sorgen Sie für einen weichen Fußbodenbelag, z. B. einen weichen Teppich oder eine Badematte, vor und neben dem Wickeltisch.
  - Wickeln Sie im Bad auf dem Fußboden oder auf dem Bett.
- Seien Sie beim Wickeln des Kindes immer achtsam und aufmerksam:
  - Legen Sie alle Materialien vor dem Wickeln bereit.
  - Behalten Sie immer eine Hand am Kind, falls Sie sich umdrehen oder bücken müssen und Ihr Kind für einen kurzen Moment nicht sehen können.
  - Legen Sie das Kind immer sicher ab (z. B. auf dem Fußboden) oder tragen Sie es, falls Sie das Wickeln unterbrechen müssen.
- Denken Sie an die motorische Entwicklung Ihres Kindes und passen Sie die Umgebung an die zunehmende Bewegung Ihres Kindes an. So kann das Wickeln im Bad auf dem Fußboden, sitzend im eigenen Schoß oder im Stehen auf dem Fußboden deutlich entspannter stattfinden bei Kindern, die schon sitzen oder stehen können.
- Denken Sie auch an die Sicherung von Treppen und das sichere Sitzen in Hochstühlen.

Tab. 20.19 Häufige Stürze und deren Folgen in verschiedenen Lebensabschnitten.

Lebensabschnitt	Stürze	Häufige Folgen
Säuglinge, Kleinkinder	Stürze von Wickeltisch, Möbeln, Treppen	Kopfverletzungen
Kinder und Jugendliche	• Stürze meist nicht pathologisch, sondern entwicklungsbedingte Erscheinung beim Erlernen neuer Fähigkeiten • Stürze von Spielgeräten, Sportgeräten	Grünholzfrakturen, Radiusfrakturen (häufigste Frakturform: distale Extensionsfraktur bei Sturz auf die gestreckten Arme)
Erwachsene	• Beruflich bedingte Stürze • Stürze beim Sport	Distale Radiusfrakturen
Alte Menschen	Stürze bei alltäglichen Anforderungen	Prellungen, Humerusfrakturen, Frakturen des Femur (Schaft- oder Schenkelhalsfrakturen)

Sturzgefahr bei Kindern und Jugendlichen

Werden Kinder älter, dann wollen sie immer mehr ihre Welt erkunden. Beim Laufen und Fahrrad fahren lernen, beim Klettern auf dem Spielplatz u.a. Aktivitäten bleiben Stürze nicht immer aus und gehören zur Erfahrung eines Kindes dazu. Später kommen Sportarten hinzu, die ebenfalls Verletzungen bedingen können, auch der Schulweg birgt oft Gefahren für Kinder. Jugendliche sind in Gruppen oft besonders mutig und unternehmen manches Mal wagmutige Dinge. Für Eltern ist es notwendig einen „Weg" zwischen Überbehütung und Grenzenlosigkeit zu finden.

Wichtig sind inbesondere Maßnahmen, die Sturzfolgen minimieren, z. B. das Tragen einen Schutzhelms beim Fahrradfahren. Empfehlungen zur Reduzierung der **Sturzgefahr bei Kindern und Jugendlichen** sind u. a.

- TÜV-geprüfter Hochstuhl; Kind erst in einen Hochstuhl setzen, wenn es sich selbstständig und sicher in Sitzposition bewegen kann
- Ruschfeste Badematten und Anti-Ruschmatte für die Badewanne
- Herausfallschutz am Hochbett anbringen
- Möbelstücke, Regale sicher an der Wand fixieren, sollte das Kind einmal daran hochklettern
- Treppenschutzgitter an Treppen anbringen
- Balkontüre besonders sichern, Kind nie alleine auf einem Balkon lassen
- Kind immer Schutzhelm aufsetzen: beim Mitfahren auf dem Fahrrad, beim Roller- und Fahrradfahren
- Gelenkschutz (Ellenbogen, Handgelenke, Knie) und Helm beim Rollerfahren, Skatboarden oder Rollerbladen tragen lassen

Pflegefachpersonen beraten Eltern, insbesondere wenn sie ein Kind nach einem Sturz behandeln – aber ohne erhobenen Zeigefinger, denn die Eltern machen sich meist selbst schlimme Vorwürfe.

Sturzgefahr im Erwachsenenalter

Sturzereignisse im Erwachsenenalter erfolgen typischerweise bei Freizeitaktivitäten und beim Sport (z. B. Skifahren, Fußballspielen) oder im Haushalt (z. B. Fensterreinigung, Streicharbeiten). Im beruflichen Alltag kommen Stürze innerhalb bestimmter Berufsgruppen häufiger vor und führen eher zu schwerwiegenden Verletzungen und langer Arbeitsunfähigkeit, z. B. im Handwerk und Baugewerbe. Stolper-, Rutsch- und Sturzunfälle nehmen einen hohen Anteil an den gemeldeten Arbeitsunfällen ein. [17]

Stolper-, Rutsch- und Sturzunfälle gibt es auch häufig in der Pflege. Die *Berufsgenossenschaft für Gesundheitsdienst und Wohlfahrtspflege* empfiehlt daher in der Broschüre „Vorsicht Stufe" prophylaktische Maßnahmen. [18]

Sturzprophylaktische Maßnahmen im beruflichen Umfeld

Für Mitarbeiter
- Sichere und geeignete Arbeitsschuhe (➤ 10.4.3)
- Arbeitsorganisation:
  - Konsequente Benutzung von sicheren Leitern und Tritthockern
  - Sicheres Tragen von Lasten
  - Ordnung und Umsicht am Arbeitsplatz

Für Arbeitgeber
- Rutschsichere Fußböden und Beläge
- Anschaffung und Wartung sicherer Leitern und Trittstufen
- Information und Schulung der Mitarbeiter
- Fußmatten sollen gut sichtbar sein
- Warnschilder vor frisch gereinigten und noch nassen Böden

Sturzgefahr bei älteren Menschen

Sturzgefahr im Alter

Grundsätzlich ist das Alter selbst kein Risikofaktor, sondern die beeinträchtigte Funktionalität der Bewegung. Bestehen Einschränkungen von Beweglichkeit, Balance und Muskelkraft, drohen Beinahe-Stürze und Stürze. Insgesamt verändert sich das Sturzgeschehen bei älteren Menschen (➤ Tab. 20.20, ➤ Abb. 20.34).

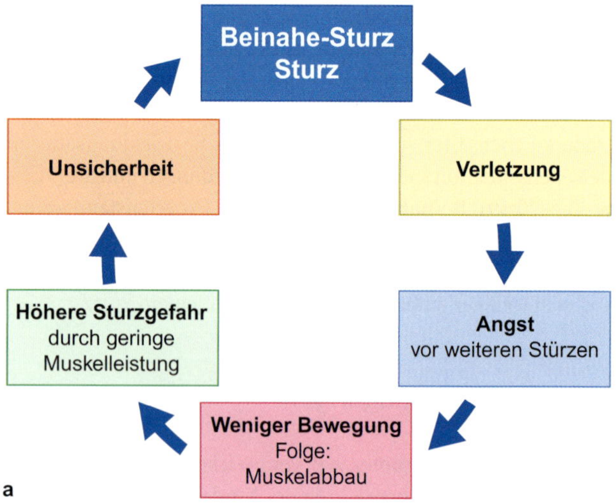

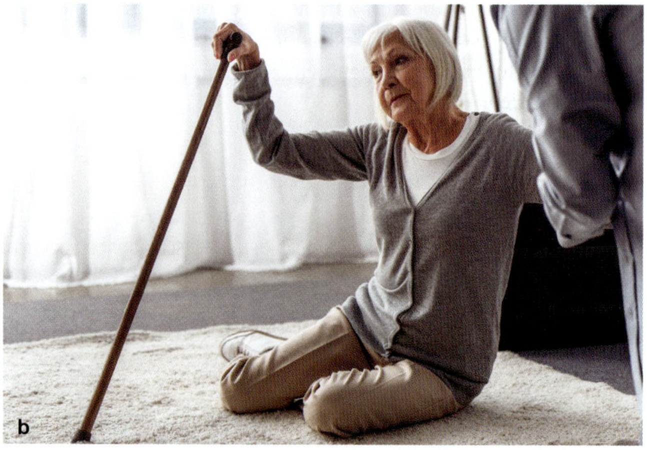

Abb. 20.34 Als Folge von Beinah-Stürzen und Stürzen kann ein Teufelskreis der Sturzgefahr entstehen (a). Die Sturzfolgen sind häufig beträchtlich, da die älteren Betroffenen sichoft nicht durch schnelle oder geschickte Reaktionen abfangen können (b). [L143, J787]

Tab. 20.20 Sturzgeschehen bei alten Menschen mit motorischen Störungen.

Sturzumstand: nicht synkopale, lokomotorische (den Gang betreffende) Stürze, die hauptsächlich durch intrinsische Faktoren des Betroffenen selbst verursacht sind	Der Sturz ereignet sich bei Alltagstätigkeiten aus der Standhöhe ohne Außeneinwirkungen, Bewusstseinseinschränkungen oder verursachende Akuterkrankung. Typisch für diese Stürze ist die Aussage: „Dabei stürzt man normalerweise nicht"
Sturzverlauf	Der Sturz verläuft durch geringere Kraftentwicklung des Ausfallschritts seitlich, wodurch die Auffangbewegungen der Arme weniger effektiv sind
Sturzfolgen	Steigende Häufigkeit von Hüft- und Oberschenkelfrakturen und Oberarmkopffrakturen

Expertenstandard Sturzprophylaxe in der Pflege

Zielsetzung: *„Jeder pflegebedürftige Mensch mit einem erhöhten Sturzrisiko erhält eine Sturzprophylaxe, die Stürze weitgehend verhindert und Sturzfolgen minimiert."*
Begründung: *„Stürze stellen insbesondere für ältere und kranke Menschen ein hohes Risiko dar. Sie gehen häufig mit schwerwiegenden Einschnitten in die bisherige Lebensführung einher, die von Wunden und Frakturen über Einschränkung des Bewegungsradius infolge verlorenen Vertrauens in die eigene Mobilität bis hin zur Aufgabe einer selbstständigen Lebensführung reichen.*
Durch rechtzeitige Einschätzung der individuellen Risikofaktoren, eine systematische Sturzerfassung, Information und Beratung von Menschen mit einem erhöhten Sturzrisiko und ihren Angehörigen sowie gemeinsame Maßnahmenplanung und -durchführung kann eine sichere Mobilität gefördert werden." [16]

Erfassung des Sturzrisikos

Das **Sturzrisiko** wird durch die pflegerische Gesamtbetrachtung und Einschätzung der Patientin und ihrer besonderen Situation individuell eingeschätzt. Der *Expertenstandard Sturzprophylaxe in der Pflege* unterscheidet personen-, medikamenten- und umgebungsbezogene Faktoren (➤ Tab. 20.21). Ein spezielles Assessment wird nicht empfohlen.

Indikationen für die Einschätzung des Sturzrisikos

Je mehr Sturzrisiken, umso höher ist die Sturzgefahr. Prinzipiell reicht aber schon ein Faktor für ein begründetes Sturzrisiko bzw. einen Sturz aus. Pflegefachpersonen wiederholen die Risikoeinschätzung in individuell festzulegenden Abständen, immer aber wenn
- sich die Gesundheitssituation verändert,
- sich der Pflegebedarf erhöht,
- sich die Medikation ändert,
- sich die Umgebung (Ortswechsel, Zimmerwechsel) ändert,
- die Betroffene gestürzt ist.

Tab. 20.21 Faktoren zur Erfassung des Sturzrisikos.

Einteilung	Risikofaktoren
Personenbezogene (intrinsische) Risikofaktoren	• Beeinträchtigung funktionaler Fähigkeiten, z. B. Einschränkungen im Bereich der Körperpflege oder bei anderen Aktivitäten des tägl. Lebens • Beeinträchtigung der Sensibilität, der Motorik und/oder Balance, z. B. Halbseitenlähmung, Einschränkung der Gehfähigkeit, Polyneuropathie • Sehstörungen • Kognitive Beeinträchtigungen (akut, chronisch), z. B. akute Verwirrtheit, Demenz • Depression • Epilepsie • Inkontinenz • Erkrankungen mit den Symptomen Schwindel, Synkope, Bewusstseinsverlust oder Schwäche, z. B. Hypotonie, Blutzuckerentgleisung, Multimorbidität • Stürze in der Vorgeschichte, Sturzangst (soll konkret erfragt werden)
Medikamentenbezogene Risikofaktoren	• Behandlungen mit mehreren Medikamenten (Polypharmazie) • Behandlung mit Psychopharmaka (z. B. Antidepressiva, Neuroleptika), Sedativa, Analgetika • Blutdrucksenkende Medikamente (Antihypertensiva)
Umgebungsbezogene Risikofaktoren	• Freiheitsentziehende Maßnahmen • Hindernisse im Raum/Stolperfallen auf dem Boden • Geringe Beleuchtung, schwache Kontraste • Fehlende Haltegriffe, Handläufe, Geländer • Kurzfristige Veränderungen der Umgebung • Ungeeignete Schuhe • Unpassende Mobilitätshilfen (➤ 20.5.3)

Sturzprophylaktische Interventionen

Die pflegerischen und berufsübergreifenden **Interventionen zur Sturzprophylaxe** beziehen sich auf die Reduktion der Sturzhäufigkeit und auf die Minimierung der Sturzfolgen. Unterschieden werden
- *Einzelinterventionen:* Interventionen für eine Patientin, z. B. typisch in der ambulanten Pflege
- *Multimodale Interventionsprogramme:* Programme, die mehrere Einzelinterventionen beinhalten und sich an eine Gruppe von Menschen richten, z. B. in der stationären Langzeitpflege oder in Rehabereichen

Die Maßnahmen berücksichtigen die vorhandenen Risikofaktoren (➤ Tab. 20.22).

In stationären Einrichtungen im Gesundheitswesen muss der Träger Sorge tragen, dass die Umgebung so gestaltet ist, dass Stürze bestmöglich vermieden werden, z. B. ausreichend Handläufe und -griffe, ausreichend Licht, Niedrigbetten.

In der ambulanten Pflege beraten Pflegefachpersonen zum Sturzrisiko und empfehlen Anpassungen in der Wohnung, z. B. zur Entfernung von Stolper- und Sturzfallen (Kabel, schlecht erkennbare Schwellen, kleine Teppiche, kleine bewegliche Möbel usw.), zur Optimierung der Beleuchtung oder zum Anbringen zusätzlicher Griffe anbringen. Die Entscheidung für solche Veränderungen liegt aber beim Betroffenen und seiner Familie.

Tab. 20.22 Beispiele für Maßnahmen zur Sturzprophylaxe. [16]

Risikofaktoren	Mögliche Maßnahmen
Beeinträchtigung der Sensorik • Sehstörungen • Störungen der Sensibilität	• Versorgung mit einer angepassten, sauberen Brille sicherstellen, die immer erreichbar sein muss • Patientinnen mit Sensibilitätsstörungen an den Füßen (z. B. bei diabetischem Fußsyndrom) keine weichen und dicken Schuhsohlen bzw. Einlagen tragen lassen
Gang- und Balancestörungen	• Alltagsmobilität durch gezieltes Training von Muskelkraft, Koordination, Balance, Dehnfähigkeit der Muskeln fördern • Mobilitätshilfen individuell und gezielt einsetzen (➤ 20.5.3)
Inkontinenz	• Weg zur Toilette sicher, gut erkennbar und gut erreichbar machen, ggf. Bewegungsmelder für Licht oder Nachtlicht einrichten • Einsatz eines Toilettenstuhls sorgfältig abwägen (nicht sehr standfest, Fußstützen können behindern) • Angepasste Inkontinenzmaterialien einsetzen, besonders in der Nacht (z. B. bei teilweise selbstständigen Patientinnen zweiteilige Systeme oder Pants einsetzen ➤ 19.3.4)
Sturzangst und Stürze in der Vorgeschichte	• Konkrete Situation, Auslöser des Sturzes erfragen, über die Angst sprechen, Mut machen • Fragen, was Sicherheit vermitteln kann • Zu geeigneten Bewegungsabläufen, zu Transfers, zu möglichen Mobilitätshilfen, zu regelmäßigem Ausdauer-, Kraft- und Balancetraining anleiten (➤ Abb. 20.35) • Zu geeigneten Schuhen raten • Sichere Transfers durch Pflegefachpersonen durchführen (müssen ggf. geschult und geübt werden)
Behandlung mit mehreren Medikamenten	• Besonders bei älteren Menschen sorgfältig die Medikation abwägen, Medikation vom behandelnden Arzt überprüfen lassen • Nichtmedikamentöse Maßnahmen, z. B. bei Unruhe, Schmerzen, einsetzen • Information und Absprache mit allen behandelnden Ärzten
Freiheitsentziehende Maßnahmen (FEM ➤ 20.5.8)	• Einschränkung in der Bewegungsfreiheit ist nicht das Ziel sondern eine größtmögliche sichere Mobilität • Freiheitsentziehende Maßnahmen (z. B. Gurte, Bettgitter, Absperren von Türen, Wegnahme von Fortbewegungsmitteln) oder sedierende Maßnahmen dürfen nicht zur Sturzprophylaxe eingesetzt werden, da sie oft das Verletzungsrisiko erhöhen und die Bewegungsfähigkeit weiter reduzieren • Die Würde und das Selbstbestimmungsrecht eines Menschen sind über die Sturzgefährdung zu stellen • Ein 100-prozentiger Schutz vor Stürzen kann unter dieser Prämisse nicht erreicht werden • Beweggründe für Bettgitter erfragen (wenn Wunsch der Patientin) und Alternativen besprechen (Bett mit einer Seite an die Wand stellen, Teilbettgitter, Niedrigbett)
Hindernisse und Stolperfallen	• Im Patientenzimmer und in öffentlichen Räumen der Einrichtung Wege freihalten und auf spezifische Hindernisse achten (z. B. Kabel, Stufen, Teppiche, Bodenunebenheiten, kleine bewegliche Möbel, nasser Boden) • Patientin und ihre Angehörigen im häuslichen Bereich zu Sturzrisiken beraten
Unzureichende Beleuchtung, fehlende Haltegriffe	• Angemessene Ausstattung der Einrichtung, ggf. zusätzliche Haltegriffe, Licht, Bewegungsmelder u. Ä. anbringen lassen • Patientin und ihre Angehörigen im häuslichen Bereich zu zusätzlichen Sicherheitsmöglichkeiten beraten
Kurzfristige Veränderung der Umgebung, z. B. Krankenhauseinweisung	• Patientin informieren und ggf. die Umgebung und die Hilfsmittel an ihre Bedürfnisse anpassen • Beschriftungen anbringen • Möglichkeit zum Klingeln geben

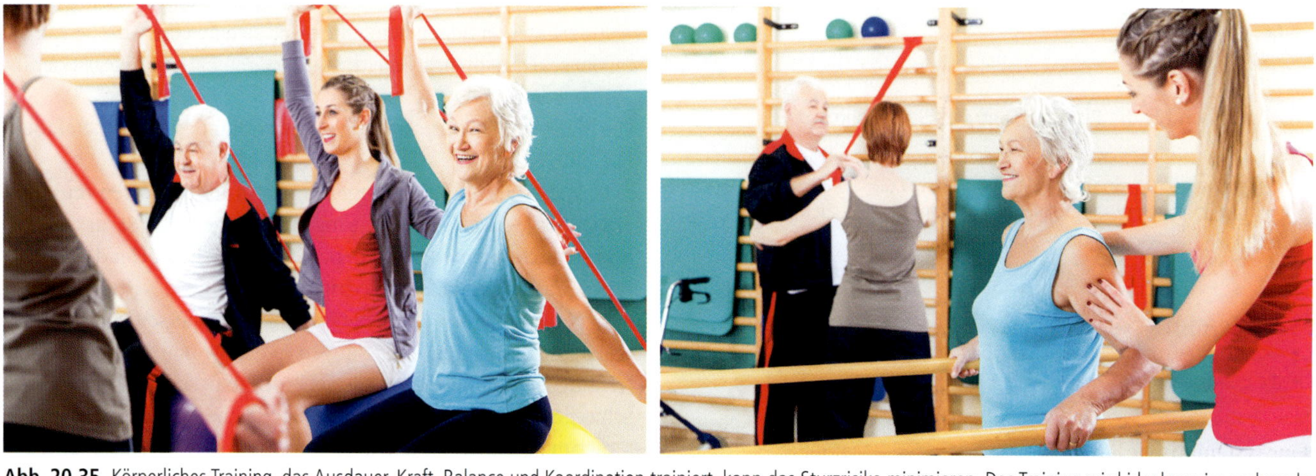

Abb. 20.35 Körperliches Training, das Ausdauer, Kraft, Balance und Koordination trainiert, kann das Sturzrisiko minimieren. Das Training wird idealerweise mehrmals in der Woche über einen längeren Zeitraum durchgeführt und von einer Physiotherapeutin und/oder einer qualifizierten Pflegefachperson angeleitet. [J787–047]

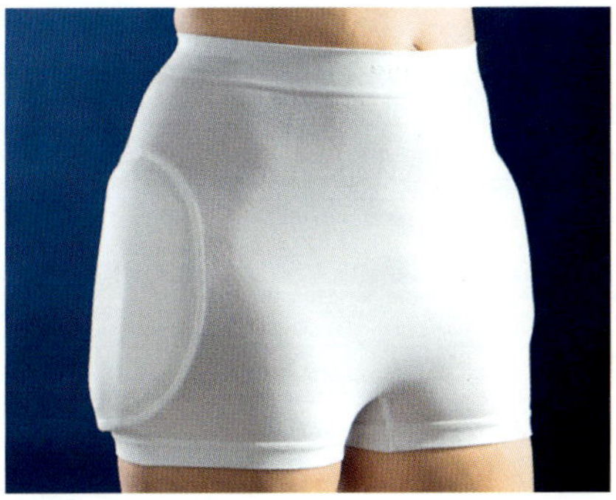

Abb. 20.36 Hüftprotektorhose. [U118]

Protektive Maßnahmen

Sturzereignisse lassen sich nicht durchgängig vermeiden. Im pflegerischen Alltag sind daher bei bestimmten sturzgefährdeten Patientinnen **protektive Maßnahmen** *(lat. protectio = Schutz)* mit unterschiedlichen Strategien indiziert:

- Verringerung der Sturzhöhe, z. B. durch Niedrigbetten
- Sofortige Reaktion auf einen Sturz und damit Verringerung der Verletzungsfolgen durch Alarmsysteme, z. B. Sensormatten, Hausnotruf
- Protektoren zum Schutz vor besonderen Verletzungen (Sturzhelme, Hüftprotektoren ➤ Abb. 20.36)
- Frakturprophylaxe (Prophylaxe von Osteoporose) durch medikamentöse Zufuhr von Vitamin D und Kalzium sowie regelmäßigen Aufenthalten im Freien

Hüftprotektorhose

Zur Prophylaxe von hüftnahen Femurfrakturen können Hüftprotektoren eingesetzt werden. Sie bestehen aus seitlichen Schaumstoffpolstern, die bei den meisten Produkten in eine Unterhose eingearbeitet sind (➤ Abb. 20.36). Die Polster federn bei einem seitlichen Sturz den Aufprall auf den **Trochanter major** *(großer Rollhügel)* ab und können dadurch das Risiko von Oberschenkelhalsfrakturen verringern.

Wie bei allen protektiven Maßnahmen muss die Hüftprotektorhose konsequent getragen werden, was die Akzeptanz von der Betroffenen voraussetzt. Mögliche Ursachen für eine geringe Akzeptanz der Hüftprotektorhose sind:

- Erschwernis beim An- und Auskleiden
- Unkompliziertes Wechseln der Hose ist nicht möglich
- Mangel an ausreichenden Hüftprotektorhosen, v. a. bei Inkontinenz
- Auftragen der Polster (ästhetisches Problem)

Sturzdokumentation

VORSICHT

Bagatellstürze nicht mit „Es ist ja nichts passiert!" abtun, denn nur die Ursachenanalyse kann einen schwereren Sturz bzw. schwerere Verletzungen beim nächsten Mal verhindern.

Eine **systematische Sturzerfassung und Sturzanalyse** ist die Grundlage für eine aktualisierte Risikoeinschätzung und eine individuelle Sturzprophylaxe der betroffenen Patientin. Auch ist die systematische Erfassung und Analyse Grundlage für eine einrichtungsbezogene Überarbeitung der allgemeinen sturzprophylaktischen Maßnahmen. Die zentralen Fragen nach einem Sturz sind:

- Wie waren die Umstände des Sturzes?
  - Datum, Zeit, Ort?
  - Bei welcher Aktivität?
- Welche Sturzfolgen hat die Patientin erlitten? Welche Maßnahmen wurden eingeleitet?
- Welche Ursachen haben zum Sturz geführt?
- Wie hoch ist das aktuelle Sturzrisiko der Patientin nach dem Sturz?
- Was kann getan werden, um einen weiteren Sturz/eine Sturzverletzung zu vermeiden?

Sturzprotokolle helfen den Pflegenden, das konkrete Sturzereignis so genau wie möglich zu erfassen und Sturzfolgen sicher zu dokumentieren. Das Protokoll unterstützt auch die Sturzanalyse und hilft eine aktualisierte und auf die Patientin zugeschnittene Sturzprophylaxe zu planen (➤ Abb. 20.37).

Innerhalb einer stationären Einrichtung (u. a. Krankenhaus, Pflegeheim, betreutes Wohnen) müssen zudem alle Stürze systematisch erfasst und mit anderen Angaben (z. B. Pflegetage, nicht gestürzte Pflegekunden, Vergleich mit verschiedenen Stationen) in Verbindung gebracht werden.

20.5.8 Freiheitsentziehende Maßnahmen

DEFINITION

Freiheitsentziehende Maßnahme (FEM): *„Jede Handlung oder Prozedur, die eine Person daran hindert, sich an einen Ort oder in eine Position ihrer Wahl zu begeben und/oder den freien Zugang zu ihrem Körper begrenzt durch irgendeine Maßnahme, die direkt am oder in unmittelbarer Nähe des Körpers angebracht ist und nicht durch die Person mühelos kontrolliert oder entfernt werden kann."* Kurz: Alles was eine Person daran hindert, sich frei zu bewegen. [19]

„Jeder Mensch hat das Recht, sich frei zu bewegen. Mit freiheitsentziehenden Maßnahmen (FEM) wird diese Freiheit eingeschränkt. Sie stellen eine spezielle Form der Gewalt dar. FEM werden damit begründet, pflegebedürftige Menschen vor Gesundheitsgefahren schützen zu wollen. Sie bergen jedoch hohe gesundheitliche Risiken. Daher ist es nicht nur aus ethischer Sicht geboten, FEM möglichst zu vermeiden." [20]

Formen von freiheitsentziehenden Maßnahmen

Zu den **freiheitsentziehenden Maßnahmen (FEM)** gehören:

- Fixierungen jeglicher Art, z. B. Bettgitter, Stühle mit Tischvorrichtung, Fixierung der Patientin mit Gurten im Bett oder auch am Stuhl
- Vorenthalten von Gehhilfen, Prothesen, Brillen oder Schuhen
- Verstellen von Wegen
- Abschließen von Türen, Verwendung komplizierter Schließvorrichtungen

Pos. 6.9a Vers. 3

Bestellz.: 83 718.1 HINZ-ORGANISATION IM GESUNDHEITSWESEN Nachdruck verboten! · www.hinz.de · info@hinz.de

DOKU.in.Form — **Sturzprotokoll**

Name: | Vorname: | Geb.-Datum: | Jahr: | Blatt-Nr.

Zeitpunkt des Sturzes
Datum: Uhrzeit: War jemand dabei? ○ Ja ○ Nein
Welche Person/en?

Ort des Sturzes
○ Flur ○ Zimmer ○ Tagesraum ○ Bad ○ Toilette ○ Sitzecke
Sonstiger Ort:

Kann sich der Bew./Pat. über den Vorgang des Sturzes äußern?
○ Ja ○ Nein Was sagt er/sie dazu:

Sind aus der Vorgeschichte Stürze bekannt?
○ Ja ○ Nein ○ im Haus ○ zu Hause ○ im Krankenhaus
○ siehe Sturzrisikoerhebungsbogen
Sind prophylaktische Maßnahmen durchgeführt worden? ○ Ja (s. Maßnahmenplan) ○ Nein

Wie kam es zu dem Sturz?
Ist der Bew./Pat. gestolpert? ○ Ja ○ Nein *Ursache:*
Ist der Bew./Pat. ausgerutscht/geschlittert? ○ Ja ○ Nein *Ursache:*
Beschreiben Sie die Situation:

Wurde der Bew./Pat. bedrängt? ○ Ja ○ Nein *Wodurch?*
War ein Hindernis vorhanden? ○ Ja ○ Nein *Welches?*
Ist der Bew./Pat. aus dem Bett gefallen? ○ Ja ○ Nein
Hatte der Bew./Pat. ein Bettgitter? ○ Ja ○ Nein
War das Bettgitter hochgezogen? ○ Ja ○ Nein

Protokoll erstellt: Datum: Uhrzeit: Unterschrift:

Wie waren die Lichtverhältnisse während des Sturzes?
○ hell ○ dunkel ○ blendend ○ dämmrig ○ Schattenbildung

Umgebung des Körpers
Schuhe ○ feste ○ offene ○ Schnürsenkel offen ○ mit Strümpfen ○ barfuß
Kleidung ○ zu locker ○ zu eng ○ Kleid/Rock ○ Hose
Brille ○ verschmutzt ○ wird benötigt, aber nicht getragen
Hörgerät ○ verschmutzt ○ wird benötigt, aber nicht getragen
Inkontinenzversorgung ○ selbstständig ○ benötigt Hilfe

Benutzt der Bew./Pat. eines der folgenden Hilfsmittel?
○ Gehstock ○ Gehbock ○ Gehstützen ○ Rollator ○ Rollstuhl
○ Sonstiges:

Verlaufsbericht über die Zeit nach dem Sturz
Folgen des Sturzes ○ keine ○ Ja, folgende:
Schmerzäußerungen ○ Ja ○ Nein Bewegungseinschränkung ○ Ja ○ Nein

Verletzungen
Schmerzen ○ Ja ○ Nein
Hämatome ○ Ja ○ Nein
Offene Wunden ○ Ja ○ Nein
Knochenbrüche ○ Ja ○ Nein

Maßnahmen
Vitalzeichenkontrolle ○ Ja ○ Nein
Röntgen ○ Ja ○ Nein
Chirurgische Intervention ○ Ja ○ Nein
behan. Arzt informiert ○ Ja ○ Nein
Sonstige:

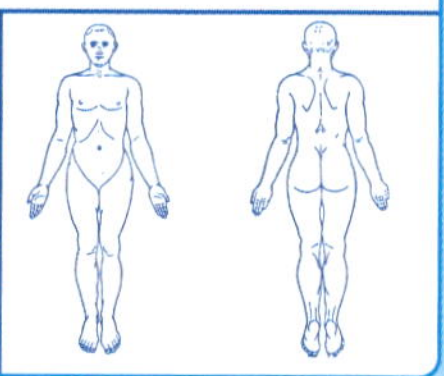

Sturzprotokoll

Abb. 20.37 Beispiel für ein Sturzprotokoll. [V095]

- Schlaf- und Beruhigungsmittel, Antipsychotika ohne medizinsiche Notwendigkeit, sondern um die Bewegung einzuschränken oder ruhigzustellen = chemische/medikamentöse Fixierung
- Sitzhosen, Fixier- oder Therapiedecken, Pflegeanzüge, Fäustlinge
- Sitzmöbel, aus denen die Betroffene nicht alleine aufstehen kann, auch ggf. ein Niedrigbett
- Verbote oder Zwang, Androhungen

Folgen von freiheitsentziehenden Maßnahmen

Psychische Folgen. FEM können zu großem Stress, starker Unruhe, Angst und Panik führen, Depressionen, Agression und Halluzinationen begünstigen. Sie können insbesondere bei Menschen mit Demenz ein akutes Delir auslösen. Sie können traumatisierend wirken und dazu führen, dass ein früheres Trauma (z. B. Kriegs- oder Gewalterlebnis) erneut durchlebt wird.

Körperliche Folgen. FEM können zu blauen Flecken und Hautabschürfungen führen. Beim Versuch Bettgitter zu übersteigen, können Stürze mit erheblichen Verletzungen die Folge sein, bei Gurten besteht Strangulationsgefahr. Eine dauernde Einschränkung der Bewegung führt zum Nachlassen von Muskelkraft, Beweglichkeit, Gleichgewicht und Koordination, wodurch das Sturzrisiko zusätzlich steigt. Zudem drohen die Folgen von Immobilität,z. B. Dekubitusgefahr. Medikamente haben Nebenwirkungen. [20]

Korrekter Einsatz von FEM

Bei nicht einwilligungsfähigen Personen ist nach § 1831 BGB eine richterliche Genehmigung Voraussetzung (➤ 9.1.3), da FEM stark in die Grundrechte eines Menschen eingreifen und gesundheitliche Folgen haben. Einen Antrag auf FEM können nur Vorsorgebevollmächtigte oder Betreuer am Gericht stellen. Ärztinnen, Pflegefachpersonen oder Angehörige können ausschließlich die rechtliche Betreuung oder die Überprüfung einer FEM beantragen.

FEM werden nur richterlich genehmigt, wenn

- eine erhebliche und konkrete Gefahr für die rechtlich betreute Person besteht, die nicht anders abgewendet werden kann,
- Alternativen sorgfältig geprüft wurden,
- die gesundheitliche Gefahr der pflegebedürftigen Person die Risiken durch die FEM überwiegt.

Dabei muss auch der mutmaßliche Wille der pflegebedürftigen Person berücksichtigt werden. FEM dürfen nicht genutzt werden, um die Pflege zu erleichtern oder Zeitmangel zu kompensieren.

Ausschließlich im akuten Notfall sind FEM einmalig und kurzfristig ohne richterliche Genehmung erlaubt.

Eine FEM muss prinzipiell ständig überwacht und dokumentiert werden. Sie muss umgehend beendet werden, wenn sie nicht mehr notwendig ist. Eine richterliche Genehmigung ist nicht erforderlich, wenn die pflegebedürftige Person lt. ärztlichem Attest bewegungsunfähig ist, ihre Bewegungen nicht willentlich kontrollieren kann oden den Willen zur Fortbewegung nicht mehr bilden kann. Dann sind Maßnahmen wie ein Bettgitter keine FEM, sondern sollen beim Lagern oder unkontrollierten Bewegungen, z. B. vor Stürzen aus dem Bett, schützen. [20]

Alternativen zu freiheitsentziehenden Maßnahmen

Zentral ist eine klare Haltung von Pflegenden und Angehörigen für eine gewaltfreie Pflege ohne FEM, die die Selbstbestimmung und Selbstständigkeit pflegebedürftiger Menschen respektiert und fördert.

Zur **Prävention von freiheitsentziehenden Maßnahmen** tragen bei: [19]

- Bewusstsein und Wissen bei Pflegenden und Angehörigen durch entsprechende Schulung, Information und Beratung fördern
- Organisationskultur, z. B. Gewaltschutzkonzept, Bewegungskonzept, Konzept und Schulung von Mitarbeitern im konstruktiven Umgang mit Problem wie Sturzgefahr, Gewalt gegen Pflegende
- Beschäftigungsprogramme von speziell geschulten Personen
- Verwirrtheitsprophylaxe (➤ 23.13.1)
- Basale Stimulation (➤ 23.13.2), aber auch Berührung und Massagen, in Verbindung mit Aromapflege
- Validation (➤ 23.13.4) u. a. Demenzkonzepte
- Gespräche, engmaschige Betreuung bei verwirrten und unruhigen Patientinnen, Person-zentrierte Pflege und Betreung (➤ 23.13.3), spezifische Tagesstruktur, die an der Situation der Betroffenen ausgerichtet ist
- Aktive und passive Musikinterventionen in Einzel- oder Gruppensitzungen
- Geeignete Umgebungsgestaltung im und außerhalb des Hauses, sichere Bewegungsumgebung, auch eine helle Beleuchtung, optische/visuelle Barrieren
- Tierkontakt, tiergestützte Therapie
- Einsatz von Ehrenamtlichen, Besuchsdienst
- Regelmäßige Fallbesprechungen
- Zusammenarbeit mit einem Verfahrenspfleger. Für größere Einrichtungen kann die Fortbildung einer Pflegefachperson zur Verfahrenspflegerin nach dem **Werdenfelser Weg** und deren Bestellung durch das Betreuungsgericht sinnvoll sein

Werdenfelser Weg

Der Werdenfelser Weg wurde von *Dr. S. Kirsch* in Garmisch-Partenkirchen entwickelt.

Das Ziel des Werdenfelser Wegs ist die Integration pflegefachlichen Wissens in betreuungsgerichtliche Genehmigungsverfahren zu FEM durch den Einbezug von pflegefachlich erfahrenen und juristisch geschulten **Verfahrenspflegerinnen.** Diese werden vom Betreuungsgericht bestellt und vertreten die Rechte der pflegebedürftigen Person. Sie ersetzen nicht die Betreuerin oder die Vorsorgebevollmächtigte.

Verfahrenspflegerinnen erstellen eine Stellungnahme für das Betreuungsgericht zu den beantragten FEM. Sie beraten Pflegende und Einrichtung zu alternativen Maßnahmen und können auch zwischen Betroffener, Angehörigen und Betreuern bzw. Vorsorgebevollmächtigten vermitteln.

Pflegefachpersonen können sich als Verfahrenspflegerinnen von unterschiedlichen Anbietern für diese Aufgabe fortbilden lassen, wobei diese Fortbildungen bislang nicht einheitlich geregelt sind, es herrscht auch keine einheitliche Sichtweise, ob z. B. die Ausbildung in einem Pflegefachberuf notwendig ist. Pflegefachpersonen können bei dieser Aufgabe ihre fachlichen Kompetenzen gut einbringen.

Betreuungsgerichte bestellen dann „geeignete" Verfahrenspflegerinnen. [19]

Aufgaben zur Pflegesituation

Bei der präoperativen Vorbereitung erzählte Frau Klein der Pflegefachfrau Melanie Fuchs, dass sie Angst habe, durch die Operation noch „wackeliger auf den Beinen" zu sein und erneut zu stürzen. Sie sei zu Hause bereits mehrfach hingefallen, habe sich aber bislang glücklicherweise noch nichts gebrochen. Ihr Mann kümmere sich liebevoll um sie, sei jedoch mit der häuslichen Situation überfordert. Am ersten postoperativen Tag wird Frau Klein auf die chirurgische Station zurückverlegt. Melanie Fuchs übernimmt die postoperative Versorgung. Nach der Kontrolle der Vitalparameter, der laufenden Infusion und der Wunddrainage möchte sie Frau Klein zum Abendessen auf die Bettkante mobilisieren. Die Erstmobilisation auf der Überwachungsstation hatte bereits mit einem Physiotherapeuten stattgefunden. Jetzt gestaltet sich der Transfer auf die Bettkante sich sehr schwierig, da Frau Klein ängstlich ist und sich bei der Mobilisation zunehmend verkrampft, sodass sie sich beim Aufrichten des Oberkörpers an Melanie Fuchs festhält. Diese entscheidet, Frau Klein zunächst wieder hinzulegen und am nächsten Tag erneut zu versuchen, sie auf die Bettkante zu mobilisieren. Frau Klein wirkt sehr depriminiert und versucht, sich im Bett eigenständig nach oben zu bewegen, was ihr allerdings nur mit Unterstützung von Melanie Fuchs gelingt. Frau Klein fängt an zu weinen und entschuldigt sich für ihr Verhalten während der Mobilisation. Sie spricht über ihre großen Ängste, nicht mehr laufen zu können. Ihr Mann, der zu Besuch ist und die Situation beobachtet hat, wirkt sehr betroffen und möchte seine Frau zu Hause so gut es geht unterstützen.

1. Welche Ziele verfolgt die Frühmobilisation bei Frau Klein?
2. Benennen Sie vier sturzprophylaktische Maßnahmen.
3. Welche Sturzrisikofaktoren bestehen bei Frau Klein? Wählen Sie zwei der genannten Maßnahmen aus, die Sie bei Frau Klein für geeignet halten, erläutern Sie diese und begründen Sie deren Auswahl.
4. Welche weiteren Prophylaxen sollten bezüglich der Bewegung bei Frau Klein angewendet werden?
5. Stellen Sie eine Beratungssituation dar, in welcher Sie den Ehemann von Frau Klein über sturzprophylaktische Maßnahmen im häuslichen Umfeld informieren.

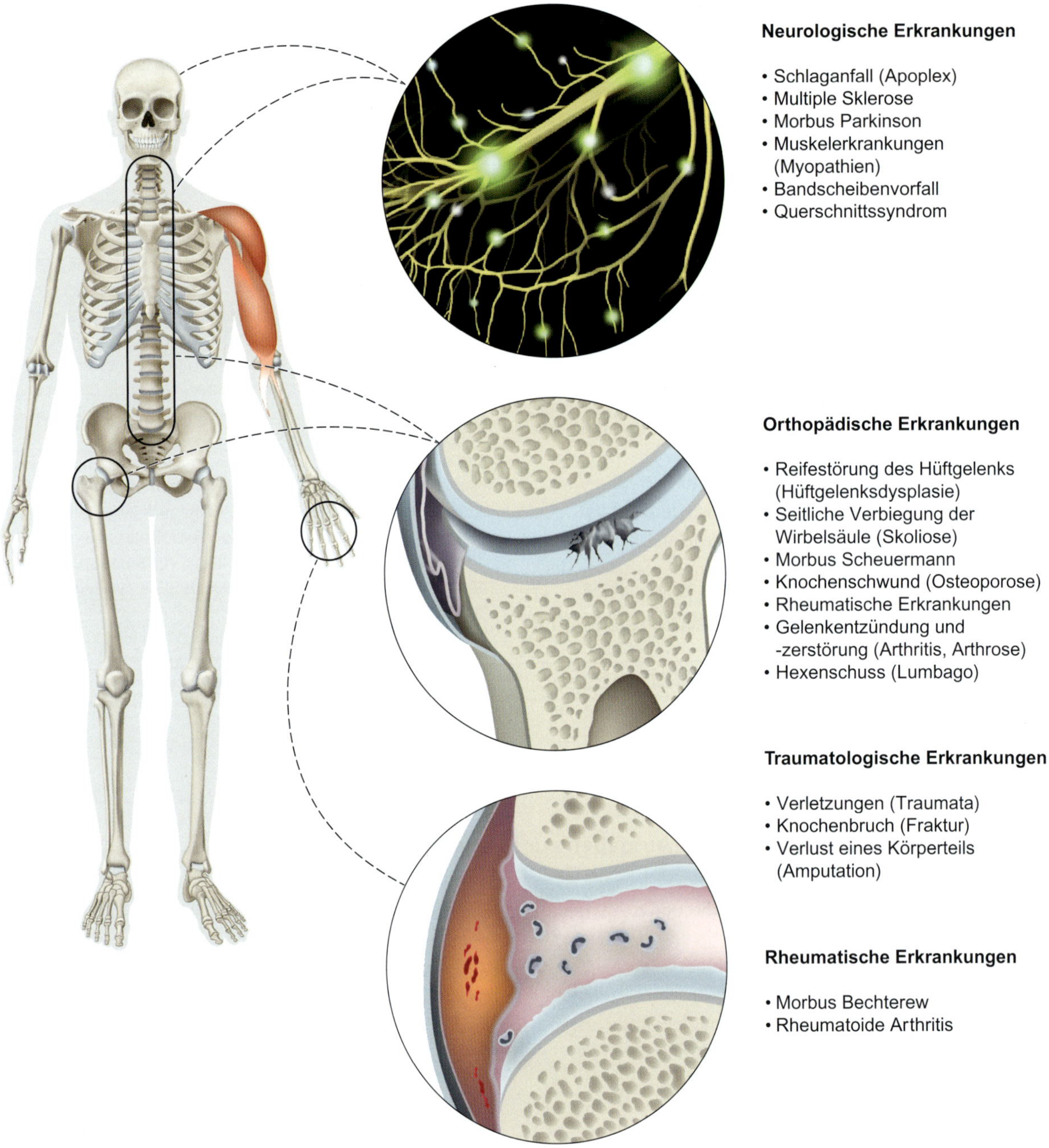

Abb. 20.38 Überblick über die wichtigsten Erkrankungen zum Thema Bewegung. [L275]

KAPITEL

21

Myrèse Larkamp

Kommunikation

Pflegesituation

Frau Mia Pollmeier ist 87 Jahre alt und lebt bereits seit rund 10 Jahren in einem Pflegeheim. Für ihr Alter ist sie noch sehr mobil und fit, ist aber altersbedingt gleichzeitig aufgrund ihres hohen Alters stark hör- und sehbehindert, da sie bereits seit 15 Jahren an einem fortgeschrittenen Katarakt und zudem an Presbyakusis leidet. Die Hörgeräte, die die Presbyakusis zu großen Teilen ausgleichen können, vergisst Frau Pollmeier häufig in ihrem Nachttisch und trägt sie daher nicht. Da sie nun schon so lange in dem Pflegeheim lebt, kann sie sich mithilfe ihres Rollators trotz der Hör- und Sehbehinderung überwiegend selbstständig und sicher in ihrem Wohnbereich bewegen.

Auf dem Weg in den Speisesaal rutscht Frau Pollmeier eines Tages der Rollator weg, sodass sie unglücklich stürzt und sich dabei eine Kopfplatzwunde und eine Humeruskopffraktur zuzieht. Zur weiteren Versorgung wird sie in das nahegelegene Krankenhaus eingewiesen.

DEFINITION

Kommunikation *(lat. communicare = mitteilen):* Prozess der Informationsübermittlung zwischen Individuen mittels **verbaler** *(wörtlicher)* und **nonverbaler** *(Gestik und Mimik)* Ausdrucksmittel. Zudem wird zwischen **direkter** *(Kommunikation von Mensch zu Mensch)* und **indirekter** *(Gebrauch von Hilfsmitteln)* Kommunikation unterschieden.

Kommunikation ist für alle sozialen Prozesse notwendig und geschieht sowohl bewusst als auch unbewusst. Mithilfe der Kommunikation werden Informationen, Meinungen, Gedanken und auch Gefühle ausgetauscht, indem sie in Wörter oder Signale umgewandelt werden. Voraussetzung ist das Vorhandensein mindestens zweier Kommunikationspartner, von denen einem die Rolle des **Senders** und dem anderen die Rolle des **Empfängers** zuteilwird. [1] In einem Kommunikationsprozess, z. B. einem Gespräch, wechseln die beiden Rollen ständig hin und her (➤ Abb. 21.1).

21.1 Kommunikationsarten

Menschen können auf unterschiedliche Arten Kontakt miteinander aufnehmen, meistens nutzen sie mehrere Ausdrucksformen gleichzeitig (➤ Abb. 21.2).

21.1.1 Verbale Kommunikation

DEFINITION

Verbale Kommunikation: Gebrauch von Sprache zur gegenseitigen Verständigung.

Eine Sprache (**verbale Kommunikation**) bildet mit ihren Begriffen und deren Bedeutung die Grundlage für eine sinnvolle Kommuni-

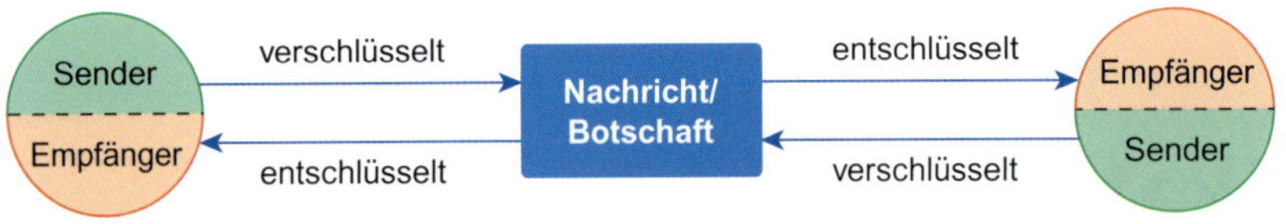

Abb. 21.1 Sender-Empfänger-Modell der Kommunikation. Dieses einfache Modell kann nicht annähernd die Komplexität von Kommunikation abbilden. Es wird aber schon deutlich, dass es leicht zu Kommunikationsstörungen kommt, wenn z. B. die Gesprächspartner nicht die gleichen Codes (z. B. Sprache, Wortwahl) verwenden. Beispielsweise ist das der Fall, wenn eine Pflegefachperson einen Patienten mit vielen Fachwörtern berät. [L143]

kation. Menschen verstehen sich, wenn sie Worte verwenden, deren Bedeutung sie kennen (➤ Abb. 21.1). Eine erfolgreiche Kommunikation findet also dann statt, wenn die Worte in ihrer Bedeutung so festgelegt sind, dass sie keine oder kaum eine freie Interpretation für ihre Sprechakteure übrig lassen. Missverständnisse sind in der Kommunikation allerdings eher die Regel als die Ausnahme. Das ist darauf zurückzuführen, dass wir uns in unserem sprachlichen Alltag meistens keine Gedanken darüber machen, ob wir beim Austausch von Informationen den anderen verstehen oder ob der andere uns versteht. Das kann jedoch besonders dann zum Problem werden, wenn mit Menschen kommuniziert wird, die sprachlich oder kognitiv eingeschränkt sind.

21.1.2 Paraverbale Kommunikation

DEFINITION

Paraverbale Kommunikation: gesamtes Spektrum der Sprache und Stimme – neben dem gesprochenen Wort (dem Sprechinhalt) an sich, z. B. Stimmlage, Sprechtempo, Betonung.

Als **paraverbale Kommunikation** wird der Teil der verbalen Kommunikation bezeichnet, der sich auf das gesamte Spektrum der Stimme bezieht, die eine Nachricht übermittelt. Es geht damit um das „*Wie*" des Sprechens. Paraverbale Kommunikation umfasst sehr viele Aspekte, die der vermittelten Botschaft eine besondere Aussagekraft vermitteln (➤ Tab. 21.1). [2]

Allgemein werden diese Aspekte der paraverbalen Kommunikation häufig als **Tonfall** bezeichnet.

Tonfall

Der **Tonfall** ist der Beobachtungsbereich der Sprache, bei dem die Botschaften nicht an das Auge oder die Haut als aufnehmende Sinnesorgane gerichtet sind, sondern an die Ohren. Solange die **Aspekte** des Tonfalls, wie z. B. Sprachmelodie, Pausen, Sprechgeschwindigkeit

Tab. 21.1 Aspekte paraverbaler Kommunikation.

Aspekte	Beispielhafte Ausprägungen
Stimmlage	Hoch, tief, zitternd, schluchzend
Lautstärke	Laut, leise, flüsternd, schreiend
Aussprache	Deutlich, undeutlich, nuschelnd, akzentuiert
Betonung	Einzelner Wörter, ganzer Sätze
Sprechtempo	Langsam, schnell, stotternd, stockend

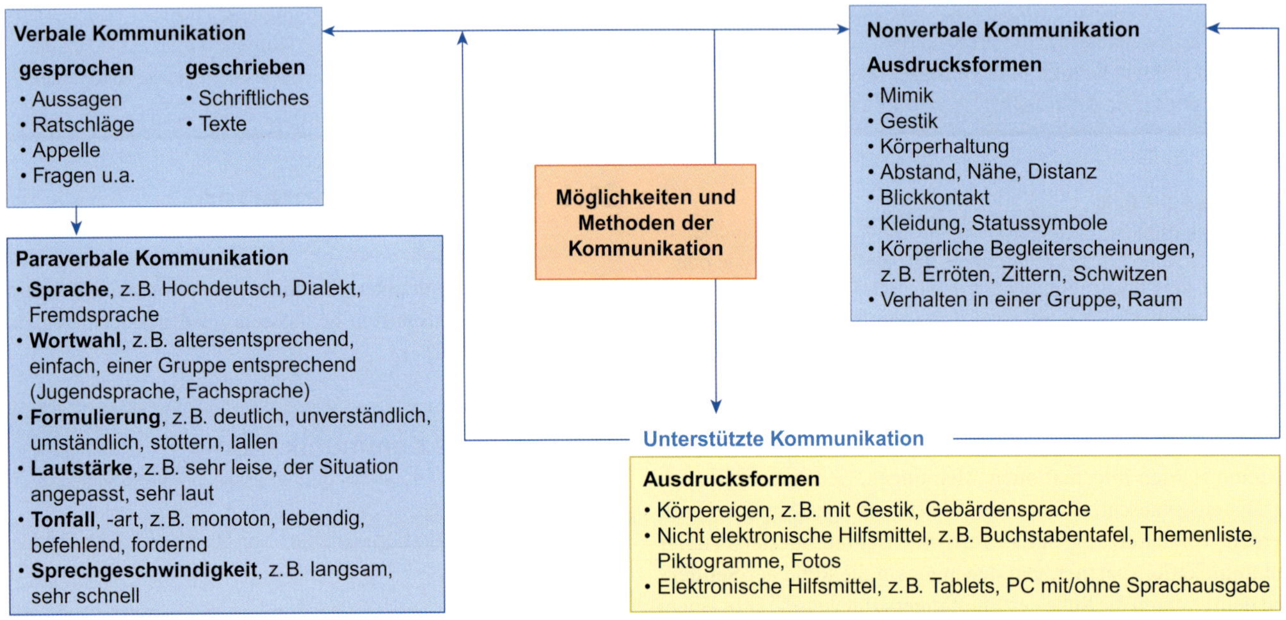

Abb. 21.2 Methoden und Möglichkeiten der Kommunikation. Menschen nutzen häufig mehrere Ausdruckformen gleichzeitig, um sich bestmöglich verständlich zu machen. Methoden der unterstützten Kommunikation werden vor allem bei eingeschränkter sprachlicher Fähigkeit genutzt. [L143]

Tab. 21.2 Deutung des Tonfalls.

Beobachtungsbereich Tonfall	Mögliche Deutungen
Flüsternd	Angst, Versuch, Aufmerksamkeit zu erregen
Schreiend	Angst, Wut
Schnelles Sprechen	Hektik, Aufregung, Unsicherheit
Langsames Sprechen	Gelassenheit, Unsicherheit
Seufzen	Angst, Sorge

und Lautstärke, **kongruent** *(übereinstimmend)* mit dem Inhalt der gesprochenen Botschaften sind, fallen sie nicht auf. Sobald Tonfall und gesprochener Inhalt jedoch nicht mehr übereinstimmen, kommt es zu Verwirrungen. Das Sprichwort „Der Ton macht die Musik" beschreibt dieses Phänomen – der Tonfall kann sich sowohl auf den Inhalts- als auch auf den Beziehungsaspekt einer Kommunikation auswirken (➤ Tab. 21.2).

Da viele körpersprachliche Aspekte gegensätzliche Deutungen zulassen, ist es notwendig, die eigene Deutung zu hinterfragen und mit dem Gegenüber rückzukoppeln. Ebenso wichtig ist es, die Körpersprache als Ganzes mit der verbalen Kommunikation abzugleichen, um Missverständnisse zu erkennen und zur Sprache zu bringen (➤ 21.1.3).

21.1.3 Nonverbale Kommunikation

DEFINITION

Nonverbale Kommunikation: nichtsprachliche Kommunikation durch z. B. Gestik/Gebärden, Mimik, Körperhaltung, optische Zeichen oder Symbole, aber auch z. B. durch Kleidung, Verhalten in einer Gruppe (➤ Abb. 21.2).

Neben der Kommunikation mit dem Mittel der Sprache wird häufig unbewusst auch durch Blicke, Gesten und Bewegungen kommuniziert. Wichtigster Teil der **nonverbalen Kommunikation** ist die Körpersprache, die aus Körperhaltung, Mimik und Gestik besteht. Während der sprachliche Anteil der Kommunikation den reinen Inhaltsaspekt einer Nachricht widerspiegelt, bezieht sich die nonverbale Kommunikation häufig auf den Beziehungsaspekt zwischen den Kommunikationsakteuren (➤ 21.2.1, ➤ Abb. 21.6). Häufig ist den Kommunikationspartnern der Beziehungsteil aber nicht so bewusst, und sie konzentrieren sich mehr auf den inhaltlichen Teil der Nachricht.

Die nonverbale Kommunikation gehört allerdings zu den elementarsten Ausdrucksformen des Menschen. 90 % der Kommunikation entfallen auf körpersprachliche Signale gemeinsam mit der paraverbalen Kommunikation.

Nonverbale Kommunikation hat diese Funktionen:

- Ersatz der verbalen Verständigung
- Unterstützung und Unterstreichung der verbalen Verständigung
- Bildung eines Gegensatzes zu den Inhalten verbaler Verständigung

Wenn verbale und nonverbale Kommunikation übereinstimmen, wird von **Kongruenz** *(Übereinstimmung)* gesprochen. Wenn z. B. jemand „Nein" sagt, schüttelt diese Person vermutlich auch den Kopf.

Eine Störung in der Kommunikation **(Inkongruenz)** liegt vor, wenn diese Person „Ja" sagt und dabei den Kopf schüttelt (➤ Abb. 21.6). Dadurch verwirrt sie den Gesprächspartner, da widersprüchliche Informationen vermittelt werden. Da Gefühle präziser mit der Körpersprache ausgedrückt werden und meist unbewusst ausgesendet werden, haben nonverbale Anteile der Kommunikation einen größeren Stellenwert als das gesprochene Wort und wirken authentischer. Wenn z. B. eine Mutter ihr Kind mit lieben Worten zu sich ruft, dabei aber einen barschen Tonfall an den Tag legt und einen bösen Gesichtsausdruck hat, wird dies das Kind sehr verunsichern, und es ist fraglich, ob das Kind trotz der lieben Worte gern zu ihr kommt. [3]

Körpersprache

Die **Körpersprache** umfasst das gesamte Spektrum nonverbaler Kommunikation. Dazu zählen Mimik, Gestik, Körperhaltung, Abstand und der Tonfall. Da die Körpersprache z. T. angeboren und auch durch Nachahmung erlernt ist, können sich Menschen egal welchen Alters mittels Körpersprache ausdrücken und diese auch verstehen. Pflegende, die verstärkt auf die Körpersprache bei Patientinnen und Patienten, Bewohnerinnen und Bewohnern (im Folgenden nur „Patienten" genannt) und auch auf ihre eigene achten, können sensibler und verständnisvoller mit Patienten kommunizieren.

Mimik

Die **Mimik,** also der Gesichtsausdruck, beinhaltet alle Bewegungen und Regungen, die im Gesicht beobachtet werden können. Bei einem Gespräch fällt der erste Blick auf das Gesicht und die Kopfhaltung des Gesprächspartners. Somit ist die Mimik das Erste, was an einem Menschen auffällt. Durch ca. 20 Gesichtsmuskeln haben Menschen zahllose Möglichkeiten, Gefühle mittels Mimik auszudrücken (➤ Tab. 21.3, ➤ Abb. 21.3). Da mimische Ausdrucksformen nur z. T. bewusst ablaufen, ist es schwierig, diese zu kontrollieren.

Am auffälligsten bei der Mimik sind der Mund und die Augen. Mund und Lippen beeinflussen durch ihre Stellung und Spannung den Grundton des Gesichts, die Augen können aufgerissen oder zusammengekniffen sein, sie können sich aber auch hin- und herbewegen (➤ Abb. 21.3). [3], [4]

Gestik

Die **Gestik** beinhaltet als weiteres Beobachtungskriterium alle Gebärden der Arme, Hände und in geringem Maße auch die des Kopfs

Tab. 21.3 Deutungen mimischer Ausdrücke.

Beobachtungsbereich Mimik	Mögliche Deutung
Waagerechte Stirnfalten	Erhöhte Aufmerksamkeit durch Schreck, Angst oder Erstaunen
Angehobene Augenbrauen	Erstaunen, Arroganz
Zusammengekniffene Augenbrauen	Skepsis, Unmut
Nach unten gezogene Mundwinkel	Missmut, Trauer
Weit geöffnete Augen	Angst, Interesse
Geöffneter Mund	Erstaunen, Entsetzen

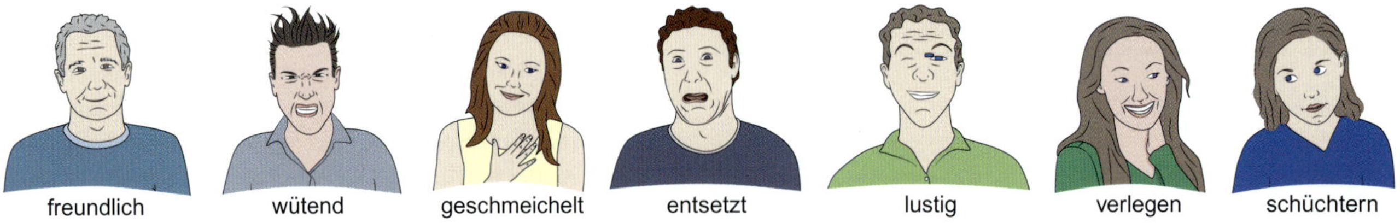

Abb. 21.3 Leicht zu erkennen sind die Gefühle, die diese Menschen über ihre Mimik ausdrücken. [L264]

Tab. 21.4 Deutungen gestischer Ausdrücke.

Beobachtungsbereich Gestik	Mögliche Deutung
Den Kopf einziehen	Unsicherheit, Schuldbewusstsein
Kopfnicken	Zustimmung
Die Hände reiben	Freude, Schadenfreude, Kältegefühl
In die Hände klatschen	Beifall, Lob, Freude
Mit den Achseln zucken	Unwissenheit, Desinteresse
Am Kopf kratzen	Nachdenklichkeit, Verlegenheit
Den Magen reiben	Hunger, Bauchschmerzen, Übelkeit

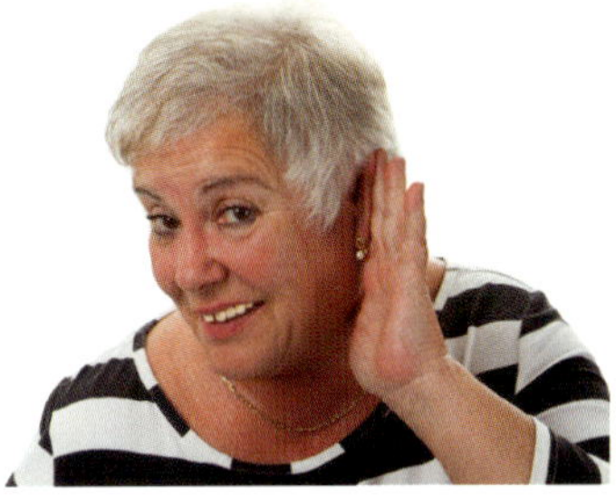

Abb. 21.4 Gestik in Verbindung mit Mimik spricht eine deutliche Sprache. Wahrscheinlich wird die Dame mit dieser typischen Mimik und Gestik auf der ganzen Welt verstanden. [J787–121]

und der Füße. Die Hände spielen bei der Gestik die ausdrucksstärkste Rolle – das gesprochene Wort wird mit den Bewegungen der Hände unterstrichen.

Viele Gesten haben innerhalb eines Kulturkreises eine bestimmte Bedeutung und werden ohne Worte verstanden, z. B. das Kopfnicken für Zustimmung oder das Winken mit der Hand zum Abschied (➤ Tab. 21.4). In anderen Kulturen können dieselben Gesten eine völlig andere Bedeutung haben.

Gestik ist ähnlich wie Mimik schwer zu kontrollieren. Besonders aufschlussreich ist die Beobachtung und Deutung der Kombination aus Mimik und Gestik, z. B. wenn sich jemand die Hand vor die aneinandergepressten Lippen hält, wenn er etwas nicht sagen möchte (➤ Abb. 21.4).

Nicht alle Menschen kommunizieren gleich ausgeprägt mit dem Stilmittel der Gestik. Der Gebrauch ist z. B. von Persönlichkeit und Selbstbewusstsein abhängig. Selbstbewusste Menschen verwenden häufiger ausdrucksstarke Gesten als introvertierte Menschen. [3], [4]

Körperhaltung

Mit der **Körperhaltung** ist einerseits die Haltung gemeint, welche der Mensch gerade einnimmt, andererseits auch Bewegungen, die die Körperhaltung beeinflussen oder verändern. Die äußere sichtbare Haltung stimmt meistens mit der inneren Haltung überein (➤ Abb. 21.5). Eine Person, die sich z. B. in einer Haltung befindet, die es ihr ermöglicht, schnell aus dem Sitzen ins Gehen zu kommen, ist wahrscheinlich innerlich schon auf der Flucht. In solch einer Situation ist kein sinnvolles Gespräch möglich. [5]

Es lassen sich zwei grundsätzliche Körperhaltungen unterscheiden, die das Befinden der Person ausdrücken:

1. **Offene Körperhaltung.** Der Körper ist entspannt, Arme und Schulterpartie sind geöffnet. Sie signalisiert, dass es keinen Grund gibt, sich zu schützen.
2. **Geschlossene Körperhaltung.** Der Körper ist angespannt, die Arme verharren eng am Körper oder sind vor dem Oberkörper überkreuzt. Sie signalisiert Angst oder Zurückhaltung.

Es gibt Redewendungen, die die Bedeutung der Körperhaltung deutlich machen, z. B. „Den Halt verlieren", „Haltung bewahren" oder die Aufforderung „Kopf hoch!"

Abstand

Mit **Abstand** ist die Distanz zu einer anderen Person gemeint. Diese kann sich plötzlich verändern, in dem man sich jemandem nähert oder plötzlich einen Schritt zurücktritt. Jeder Mensch hat **vier Distanzzonen** (➤ 5.2.2), die keine feste Größe haben, sondern individuell unterschiedlich ausgeprägt sind. Je nachdem, welche Person in unserer Nähe ist, wird der Abstand zu dieser Person verringert oder

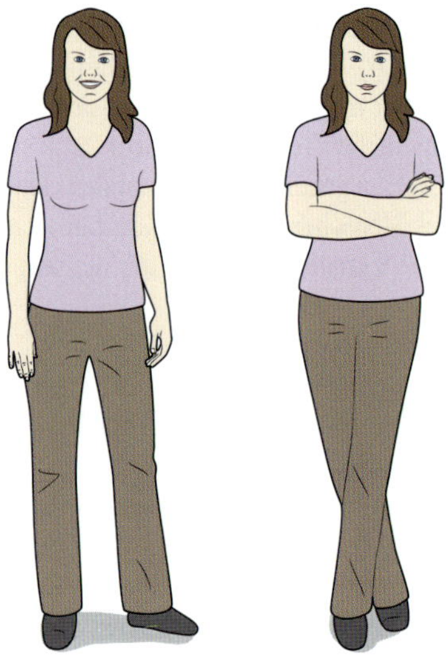

Abb. 21.5 Offene, einladende Körperhaltung (links) und verschlossene, distanzierte Körperhaltung (rechts). [L264]

21

vergrößert. Werden Distanzzonen überschritten, kommt ein Gefühl des Unwohlseins, der Bedrängnis oder sogar Bedrohung auf, z. B. in überfüllten Bussen oder wenn jemand, den man nicht kennt, einem körperlich sehr nah kommt. [4], [5]

Auch die Körpersignale, die mit dem Abstandsverhalten verbunden sind, bedürfen der Beachtung. Im pflegerischen Kontext bedeutet dies, dass sich Pflegende über die Distanzzonen der Patienten bewusst werden, um nicht als Eindringling erachtet zu werden und Abwehr zu erfahren.

Die richtige **Nähe bzw. Distanz** ist in pflegerischen Gesprächssituationen oft nicht einfach zu finden. Pflegefachpersonen

- stellen sich mit Namen vor und sprechen die Patienten mit ihren Namen an,
- erkennen, dass Patienten ein unterschiedliches Bedürfnis an Gesprächen, Informationen, Ratschlägen haben, und respektieren auch die Ablehnung,
- werten und bewerten keine Verhaltensweisen oder Emotionen,
- bleiben in anspruchsvollen oder herausfordernden Gesprächssituationen respektvoll, höflich, klar, professionell,
- erkennen Gesprächsbedarf und hören aktiv zu,
- können auch Schweigen und Sprachlosigkeit aushalten,
- erkennen den wechselnden Bedarf an Berührung, Nähe oder Distanz,
- erkennen an, dass ihr Verhalten und Kommunikation immer auch Verhalten beim anderen auslöst.

21.2 Kommunikationsmodelle

DEFINITION

Kommunikationsmodelle: konzeptionelle Ansätze, die die Vorgänge der menschlichen Kommunikation beschreiben wollen.
Metakommunikation *(Kommunikation über Kommunikation):* reflektierendes Gespräch über einen Kommunikationsprozess, der bereits stattgefunden hat. Wird häufig dann angewendet, wenn das Gefühl entstanden ist, dass die Kommunikation misslungen ist.

Kommunikationsmodelle wollen die komplexen Vorgänge, die im Rahmen von Kommunikation stattfinden, entschlüsseln und in ihrer Komplexität vereinfachen. In der Regel entwickeln Kommunikationswissenschaftler dann auch Strategien für eine gelingende Kommunikation.

21.2.1 Kommunikationstheoretischer Ansatz nach Watzlawick

Ein grundlegendes Kommunikationsmodell ist der **kommunikationstheoretische Ansatz von Paul Watzlawick** (1921–2007), einem österreichischen Professor für Psychotherapie. Er legte jeder Kommunikation **fünf Axiome** *(Grundannahmen, Grundsätze)* zugrunde: [6]

1. **Man kann nicht kommunizieren.** Sowohl Handeln als auch Nichthandeln, Sprechen wie auch Schweigen haben Mitteilungscharakter. Watzlawick zufolge findet bereits Kommunikation statt, sobald sich die Gesprächspartner gegenseitig wahrnehmen können. Kommunikation wird demnach über verbale und nonverbale Signale vollzogen. Auch das Meiden von Blickkontakt ist eine Art der Kommunikation.
2. **Jede Kommunikation hat einen Inhalts- und einen Beziehungsaspekt** (➤ Abb. 21.6). Nach Watzlawick besteht Kommunikation aus zwei grundsätzlichen Aspekten: *Inhaltsaspekt* = Vermittlung von Daten, Informationen, sachlichen Inhalten. *Beziehungsaspekt* = Vermittlung dessen, wie der Sender seine Nachricht verstanden haben möchte und wie er die Beziehung zum Empfänger einschätzt – häufig über Körpersprache vermittelt. Je mehr die Beziehung zwischen Sender und Empfänger gestört ist, desto mehr rückt der Inhaltsaspekt in den Hintergrund. Kommunikation ist dann erfolgreich, wenn sowohl auf der Inhalts- wie auch der Beziehungsebene Einigkeit herrscht.
3. **Zwischenmenschliche Beziehungen sind durch die Interpunktion von Kommunikationsabläufen geprägt.** Kommunikationspartner gliedern und gewichten Kommunikationsabläufe in unterschiedlicher Art und Weise. Oft wird eigenes Verhalten nur als Reaktion auf das ursächliche Verhalten des anderen beschrieben. Dies geschieht besonders häufig in Streitgesprächen, da die Schuld am Streit dadurch dem Gegenüber zugeschrieben werden kann. Typisches Beispiel dafür ist das Ehepaar, bei dem der Mann häufig ausgeht, weil seine Frau ihn ständig kritisiert; die Frau hingegen rechtfertigt ihre Kritik damit, dass ihr Mann zu häufig ausgeht. Jeder sieht den anderen als Ursache für das eigene Verhalten und glaubt, er selbst reagiere nur.
4. **Menschliche Kommunikation geschieht analog und digital.** Unter *digitaler Kommunikation* wird die verbale Äußerung verstanden, unter *analoger* die nonverbale. Wenn die digitale und analoge Kommunikationsform nicht übereinstimmen, sondern widersprüchlich genutzt werden, kann es zu Kommunikationsmissverständnissen kommen (➤ Abb. 21.6). So hat eine telefonische Beratung einer Person, der die Sprache nicht geläufig ist, wenig Aussicht auf Erfolg. Im direkten Kontakt wächst hin-

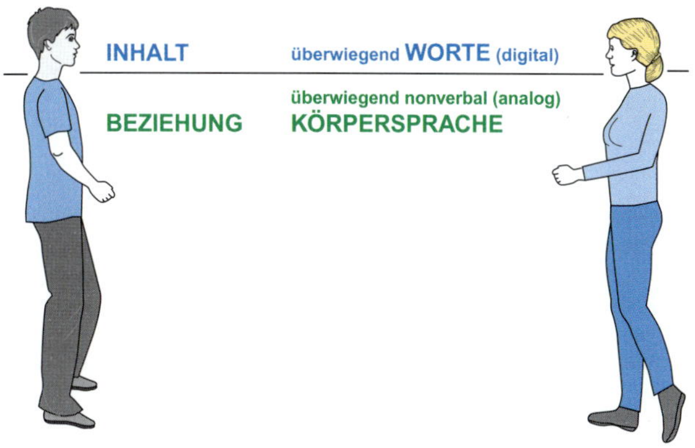

Abb. 21.6 Kommunikation ist mehr als das gesprochene Wort, der reine Inhaltsaspekt. Zwischen zwei Kommunikationspartnern besteht immer auch eine Beziehung, die Einfluss auf den Kommunikationsprozess hat. Störungen in der Kommunikation entstehen, wenn die Beziehung gestört ist (bewusst oder unbewusst), sie entstehen auch, wenn gesprochene Worte nicht mit der Körpersprache und dem paraverbalen Ausdruck übereinstimmen (➤ 21.1.2). [L143]

21

gegen die Möglichkeit der Verständigung durch die Beobachtung von Ausdrucksgebärden.

5. **Zwischenmenschliche Kommunikation ist entweder symmetrisch oder komplementär.** Die Beziehung zwischen Sender und Empfänger basiert entweder auf *Gleichheit (symmetrisch) oder auf Ungleichheit (komplementär).* Gleichheit/Ungleichheit bezieht sich z. B. auf den sozialen Status, die Rolle, den Wissensvorsprung usw. In einer Ausbildungssituation z. B. besteht eine komplementäre Beziehung auf der Inhaltsebene, da der Ausbilder eine höhere Fachkompetenz aufweist als der Auszubildende. Auf der Beziehungsebene dagegen kann ein symmetrisches Verhältnis bestehen, wenn sich beide gleichwertig als Personen schätzen.

Mögliche Störungen in der Kommunikation nach Watzlawick

- **Inhalts- und Beziehungsebene einer Kommunikation sind nicht kongruent,** d. h., der Empfänger weiß nicht, wie er die Botschaft verstehen soll, da verbale und nonverbale Aussagen nicht übereinstimmen.
- **Inhalts- und Beziehungsebene werden vertauscht,** d. h., sachliche Unstimmigkeiten werden auf der Beziehungsebene ausgetragen, z. B. durch einen aggressiven Tonfall.
- **Jeder Kommunikationspartner beharrt auf seinem komplementären Standpunkt.**

Verhinderung von Störungen

Zur Vermeidung oder Lösung von Kommunikationsstörungen ist die **Berücksichtigung der Beziehungsebene** sehr wichtig, da Konflikte hauptsächlich auf dieser Ebene ausgetragen werden.

Durch **Metakommunikation** lassen sich ebenfalls Kommunikationsstörungen beheben, da der fehlerhafte Kommunikationsprozess thematisiert wird. Die Gesprächspartner tauschen sich über die Art des Miteinanders aus und reflektieren ihren Kommunikationsprozess. Fragen könnten sein: *„Wie ist es bei mir/dir angekommen?", „Was hat die Aussage mit mir/dir gemacht?", „Wie empfinde ich/empfindest du unseren Kontakt?", „Wie geht es dir/mir mit unserem Gespräch?", „Wie gehen wir grundsätzlich miteinander um und wie geht es uns dabei?"*

Haben die Gesprächspartner den Willen für ein gutes Gespräch, dann bietet die Metakommunikation die Chance und Erkenntnisse für ein besseres Miteinander. Befindet sich ein Gesprächsprozess schon weiter in einer Abwärtsspirale, ist es sinnvoll, dass ein Moderator oder Supervisor die Metakommunikation leitet.

21.2.2 Psychologisches Kommunikationsmodell nach Schulz von Thun

Der deutsche Psychologe **Friedemann Schulz von Thun** (geb. 1944) beschäftigt sich mit der Vielschichtigkeit einer Botschaft. Er entwickelte ein Nachrichtenquadrat, indem er die zwischenmenschliche Kommunikation aus **vier unterschiedlichen Dimensionen** betrachtet, von denen man bei einem Kommunikationsvorgang sendet und empfängt (> Abb. 21.7). [7]

- **Die Sachebene.** Hierbei steht die reine Sachinformation im Mittelpunkt. Zu den Sachinformationen zählen Daten, Fakten und Sachverhalte. Werden Nachrichten sachlich falsch, unzureichend oder unverständlich dargestellt, kann der Empfänger die Nachricht nicht korrekt aufnehmen, und es kommt zu Missverständnissen.
- **Die Selbstoffenbarungsebene.** Neben der Sachinformation enthält eine Nachricht immer zugleich auch eine Information über die Person des Senders. Die Selbstoffenbarungsebene verrät etwas über Auffassungen, Gefühle und Einstellungen des Senders,

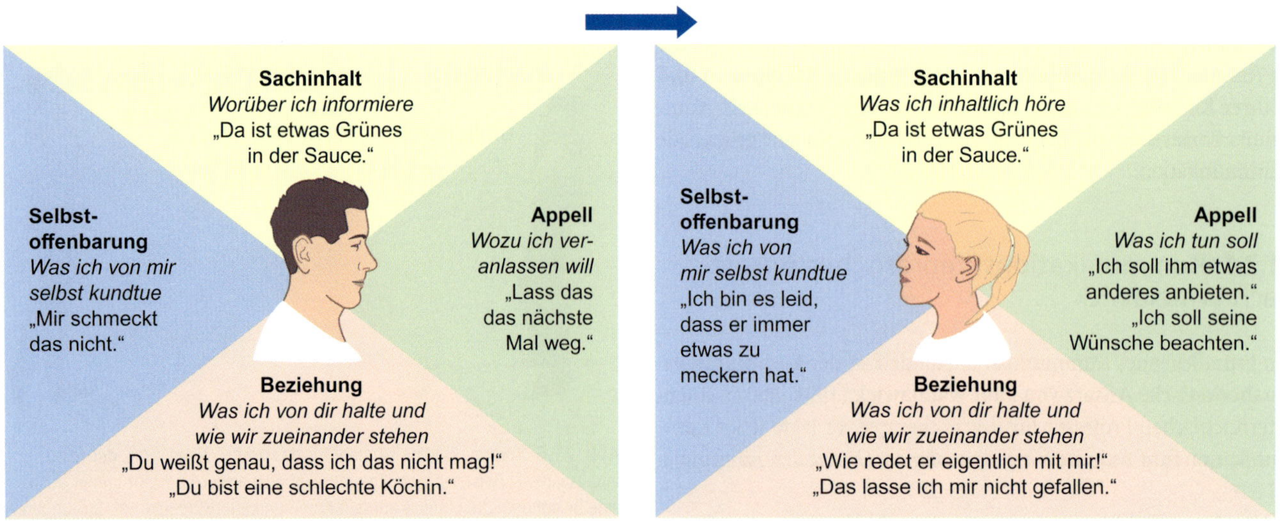

Abb. 21.7 Das Kommunikationsquadrat oder die vier Seiten einer Nachricht. Links der Sender mit den vier Ebenen, die seine Botschaft enthält, rechts die Empfängerin mit ihren vier Ohren, mit denen sie eine Botschaft hören kann. [L138]

sodass der Empfänger einen kleinen Ausschnitt der Gefühlswelt des Senders wahrnimmt.

- **Die Beziehungsebene.** Eine Nachricht gibt auch Auskunft darüber, wie Sender und Empfänger zueinander stehen und was sie voneinander halten. Dabei erfolgt der Austausch von Beziehungssignalen zumeist nonverbal. Sachinhalte können nur vermittelt werden, wenn die Beziehungsebene geklärt ist und die emotionale Atmosphäre als störungsfrei erlebt wird.
- **Die Appellebene.** So gut wie immer haben Nachrichten auch die Funktion, auf den Empfänger der Nachricht Einfluss zu nehmen, d. h., der Sender will mit einem Appell den Empfänger zu einem bestimmten Tun veranlassen. Grundsätzlich besteht hierbei die Möglichkeit, den Appell eher offen oder eher versteckt auszudrücken.

Störungen in der Kommunikation nach Schulz von Thun

Bei der Nachrichtenübermittlung treten immer wieder Komplikationen auf. Diese sind meist dadurch bedingt, dass Sender und Empfänger auf unterschiedlichen Ebenen eine Nachricht austauschen. Da der Empfänger die Nachricht auf einer anderen Ebene aufnehmen kann als auf derjenigen, von der der Sender seine Nachricht verschickt hat, ist Kommunikation störanfällig. Damit Störungen innerhalb der Kommunikation vermieden werden, ist es wichtig, dass sich beide Parteien der vier Ebenen bewusst sind. Wird eine Nachricht z. B. auf der Sachebene vom Sender vermittelt und vom Empfänger auf der Beziehungsebene entschlüsselt, kommt es zwangsläufig zu einer Störung in der Kommunikation. [7]

Verhinderung von Störungen

Es ist hilfreich, wenn der Sender so kommuniziert, dass seine intendierte Ebene erkennbar ist. So sollten z. B. Appelle auch als solche deutlich gemacht werden („Ich erwarte von dir, dass …"). Ebenso hilfreich ist es, wenn der Empfänger nicht voreilig Schlüsse zieht und gegebenenfalls noch einmal erfragt, wie der Sender seine Nachricht gemeint hat. Ebenso wichtig ist es, dem Sender zu spiegeln, wie die Nachricht bei dem Empfänger angekommen ist – auch hier ist die **Metakommunikation** das Mittel der Wahl.

21.2.3 Klientenzentrierte Gesprächsführung nach Rogers

Die Fähigkeit, Gespräche kompetent zu führen, nimmt vor dem anwachsenden Beratungsbedarf von Patienten, Bewohnern und Angehörigen einen wichtigen Stellenwert in der beruflichen Handlungskompetenz von Pflegenden ein. Viele hilfreiche Gesprächstechniken basieren auf der **klientenzentrierten Gesprächsführung** des amerikanischen Psychologen **Carl Rogers** (1902–1987). Sein Therapie- und Beratungsansatz geht von der Annahme aus, dass der Klient vom Berater nicht gelenkt und gesteuert werden soll, sondern dass er die Möglichkeit erhält, sich selbst zu entfalten. Dazu zählt, dass dem Klienten keine Interpretationen oder Ratschläge angeboten werden.

Bei der klientenzentrierten Gesprächsführung widmet sich der Berater (z. B. eine Pflegefachperson) bewusst der gesamten Persönlichkeit des Klienten. Damit soll dem Klienten ein Rahmen geboten werden, in dem er sich weiterentwickeln und seine Gedanken und Gefühle frei äußern kann. Dafür sind elementare Merkmale des Beraters notwendig: [8]

- **Kongruenz (Echtheit).** Kongruentes Verhalten bedeutet, dass das innere Denken und Fühlen mit den äußeren Handlungen übereinstimmt. Voraussetzung dafür ist die Fähigkeit, eigene Gefühle wahrzunehmen. Diese Fähigkeit vorausgesetzt, geht es auf der Handlungsebene darum, dass der Berater seine Gefühle und damit auch etwas von sich zeigt. Er begegnet dem Klienten als authentische Person und versteckt sich nicht hinter seiner Rolle.
- **Positive Wertschätzung und bedingungsloses Akzeptieren.** Der Berater erkennt den Klienten als eine Person mit eigenen Werten an. Er fällt kein Urteil über den Klienten, sodass dieser sich sicher und akzeptiert fühlt.
- **Empathie.** Der Berater versucht sich in die Gefühlswelt des Klienten einzufühlen und ihn zu verstehen. Er spiegelt die Gefühle und Empfindungen, indem er wahrgenommene Gefühle und Gesprächsinhalte in seinen eigenen Worten wiederholt.

Techniken der klientenzentrierten Gesprächsführung

Grundlagen der klientenzentrierten Gesprächsführung sind das verständnisvolle Zuhören, das Paraphrasieren und das Verbalisieren von Emotionen (➤ Abb. 21.8).

- **Verständnisvolles Zuhören.** Der Berater zeigt Bereitschaft, auf den Klienten einzugehen, z. B. durch Kopfnicken oder Blickkontakt. Er wendet sich aufmerksam und einfühlend dem Klienten zu und vermittelt ihm durch nonverbale und verbale Äußerungen das Gefühl, verstanden zu werden. ➤ Tab. 21.5 listet Verhaltensweisen auf, die sich positiv oder negativ auf das verständnisvolle Zuhören auswirken.

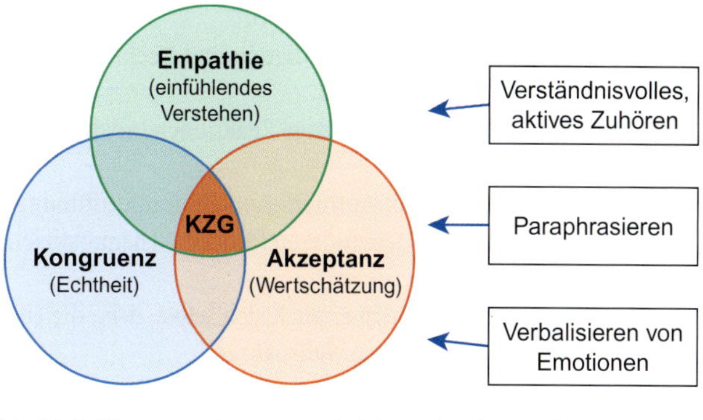

Abb. 21.8 Klientenzentrierte Gesprächsführung (KZG): Grundhaltungen und wichtige Techniken. [L143]

Tab. 21.5 Positiv und negativ wirkende Verhaltensweisen zum verständnisvollen Zuhören.

Positive Verhaltensweisen	Negative Verhaltensweisen
Blickkontakt herstellen	Blickkontakt ausweichen
Den anderen ausreden lassen	Den anderen unterbrechen
Zugewandte Körperhaltung	Verschlossene, abweisende Körperhaltung
Pausen aushalten	Sofort selbst reden
Sich in die Position des Sprechers hineinversetzen	Von eigener Situation ausgehen
Affekte und Emotionen unter Kontrolle halten	Eigene Gefühle in den Vordergrund stellen

- **Paraphrasieren.** Beim Paraphrasieren wiederholt der Berater die Aussagen des Klienten in eigenen Worten. Dadurch wird es dem Klienten möglich gemacht, seine Gedanken und Gefühle noch deutlicher wahrzunehmen und auszudrücken. Zusätzlich kann er sich rückversichern, ob der Berater ihn richtig verstanden hat. Der Berater nutzt beim Paraphrasieren immer Ich-Botschaften.
- **Verbalisieren emotionaler Erlebnisinhalte.** Beim Verbalisieren wiederholt der Berater nicht den gesamten Inhalt der einzelnen Gesprächspassagen. Er konzentriert sich vielmehr auf die Wahrnehmung der mit dem Gesprächsinhalt zusammenhängenden Gefühle, welche der Klient ausdrückt. Damit spiegelt er dem Klienten, wie er dessen emotionales Erleben wahrnimmt. [9]

21.2.4 Gewaltfreie Kommunikation nach Rosenberg

Das Konzept der **Gewaltfreien Kommunikation** *(GFK)* wurde von dem amerikanischen Psychologen **Marshall B. Rosenberg** (1934–2015) entwickelt. Mit diesem Konzept war er selbst in Krisen- und Kriegsgebieten, um zwischen verfeindeten Volksgruppen zu vermitteln, und er bot weltweit Seminare an. Heute ist die GFK in Schulen, Therapie und Beratung, in Mediation u. a. ein häufig genutztes Instrument.

Ziele

Rosenbergs Ziele bzw. die der GFK sind: [10]

- Die alten Muster aus Angriff, Verteidigung und Rückzug auflösen
- Widerstand, Abwehr und gewalttätige Reaktionen (auch durch Worte) reduzieren
- Wertschätzung und Respekt, Aufmerksamkeit und Einfühlungsvermögen (Empathie) für den anderen fördern – Diagnostizieren und Beurteilen reduzieren
- Dem anderen aktiv zuhören, aber auch sich selbst, d. h., die eigenen Gefühle und Bedürfnisse wahrnehmen
- Ehrlich und klar ausdrücken, was man fühlt, wahrnimmt und braucht

Rosenberg spricht auch von einer *„Sprache der Einfühlsamkeit"*.

Der Prozess der Gewaltfreien Kommunikation

Der **Prozess der Gewaltfreien Kommunikation** besteht aus vier Komponenten (➤ Abb. 21.9): [10]

1. Beobachtung
2. Gefühle
3. Bedürfnisse
4. Bitten

Beobachtung

Beobachtung im Sinne der GFK meint, eine Situation zu beschreiben, wie sie eine Kamera aufgenommen hätte – ohne Interpretation oder Wertung.

Es ist gar nicht so einfach, Beobachtung und Bewertung auseinanderzuhalten. Die Gefahr bei einer Wertung/Bewertung ist, dass der andere leicht Kritik hört und dann in Abwehr, Angriff oder Rückzug geht.

Beispiele für eine Beobachtung mit Bewertung: „Du schiebst die Dinge immer lange vor dir her." „Nie bist du da, wenn ich dich brauche."
Beispiel für eine Beobachtung ohne Bewertung: „Mir fällt auf, dass du mit den Vorbereitungen für Prüfungen erst am Vortag beginnst und dann in Stress kommst." „Ich hatte dich in dieser Angelegenheit um Unterstützung gebeten, du bist dann mit Freunden ins Kino gegangen."

Gefühle

Gefühle bei sich wahrnehmen und ausdrücken ist eine Aufforderung der GFK. Gefühle und emotionale Zustände entstehen immer in einem selbst und werden nie von außen hervorgerufen, weder durch eine andere Person noch durch eine Situation. Eine Situation an sich enthält bzw. macht keine Gefühle – Gefühle entstehen durch die individuelle Bewertung einer Situation durch einen Menschen. In

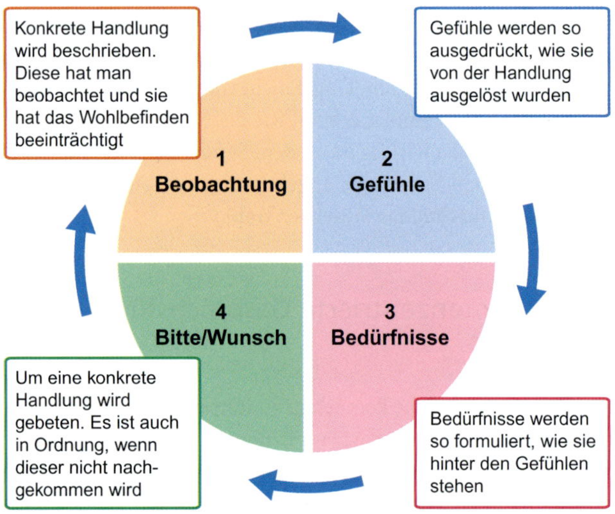

Abb. 21.9 Die vier Schritte der Gewaltfreien Kommunikation hin zu „Ich spreche von meiner Beobachtung, meinem Gefühl, meinem Bedürfnis, meiner Bitte *und* ich interessiere mich für deine Beobachtung, dein Gefühl, dein Bedürfnis, deine Bitte." [L143]

diesem Sinne ist es wichtig, Verantwortung für die eigenen Gefühle zu übernehmen.

In Kommunikationssituationen ist es hilfreich, wenn Gesprächspartner einander sagen, wie sie sich gerade fühlen. Je konkreter Gefühle benannt werden, umso leichter kann der andere verstehen, in welcher Stimmung man sich befindet. Wörter wie *gut* oder *schlecht* zeigen kaum, was man fühlt. Im nächsten Schritt geht es dann darum, zu erfahren, wie der andere sich fühlt.

Gefühlswortschatz aufbauen, Gefühle ausdrücken

So werden „echte" Gefühle ausgedrückt:
- „Ich bin … (Adjektiv)"
- „Ich fühle … (Substantiv)"

verzweifelt/Verzweiflung – überfordert/Überforderung – hilflos/Hilflosigkeit – traurig/Traurigkeit – empört/Empörung – frustriert/Frustration – einsam/Einsamkeit – dankbar/Dankbarkeit – begeistert/Begeisterung – beruhigt/Beruhigung – erleichtert/Erleichterung – …

Vorsicht „unechte" Gefühle: vermeiden „Ich fühle mich … betrogen, nicht verstanden, vernachlässigt, nicht ernst genommen" usw. geben dem Gegenüber die Verantwortung. Der Sprecher sieht sich als Opfer, er sagt: „Du nimmst mich nicht ernst", „Du verstehst mich nicht".

Beispiel für ein unechtes Gefühl: „Du hast mich enttäuscht, weil du gestern Abend nicht gekommen bist."
Beispiel für ein echtes Gefühl: „Ich war/bin enttäuscht, als du nicht gekommen bist, weil ich ein paar wichtige Dinge mit dir besprechen wollte."

Bedürfnisse

Bedürfnisse drücken aus, was einem Menschen wichtig ist, was er braucht. Bedürfnisse sind menschlich, alle Menschen haben die gleichen Bedürfnisse, wenn auch unterschiedlich ausgeprägt.

Sind Bedürfnisse erfüllt, hat der Mensch positive Gefühle (z. B. glücklich sein, sich zugehörig fühlen). Sind Bedürfnisse nicht erfüllt, dann nimmt der Mensch negative Gefühle wahr (z. B. einsam sein, gestresst sein, bedrückt sein).

Bedürfnisse erkennen und ausdrücken

Jeder darf Bedürfnisse haben, niemand kann sie einem verbieten, z. B. das Bedürfnis nach …

Gleichbehandlung – Rückhalt – Zusammenarbeit – Verständnis – Anerkennung – Respekt – Selbstentfaltung – Erfolg – Ordnung – Harmonie – Abenteuer – Bequemlichkeit – Entspannung – …

So werden Bedürfnisse ausgedrückt, z. B.:
- „Weil mir … wichtig ist."
- „Weil ich … brauche."
- „Weil ich mich nach … sehne."
- „Weil für mich … eine Herzensangelegenheit ist."

Bitten

Bitten ist dann erfolgversprechend, wenn die Bitte konkret, jetzt erfüllbar und positiv ist. Nur dann weiß der andere, was man wirklich möchte. Je klarer ein Mensch selbst weiß und kundtut, was er vom anderen bekommen möchte, desto wahrscheinlicher ist es, dass das Bedürfnis hinter der Bitte erfüllt wird. Eine Bitte akzeptiert auch ein Nein – sonst wäre es eine Forderung.

Beispiele für unkonkrete Bitten: „Ich bitte darum, dass du mich mehr bei der Hausarbeit unterstützt." „Bitte sei rücksichtsvoller."
Beispiel für eine konkrete Bitte: „Ich bitte darum, dass du am Dienstag und Samstag das Abendessen kochst und die Küche im Anschluss aufräumst.", „Ich bitte dich, an Tagen, an denen ich aus dem Nachtdienst komme, kein Radio laufen zu lassen und Telefongespräche außerhalb der Wohnung zu führen."

21.3 Kommunikationskompetenz entwickeln

Kommunikation ist nicht nur im Alltag wichtig, sie ist von herausragender Bedeutung in allen pflegerischen Kontexten. Für Pflegefachpersonen gibt es eine Vielzahl von Gesprächsanlässen, z. B.:
- Bei der Patientenaufnahme
- Bei allen pflegerischen Maßnahmen
- Im Rahmen von Beratung, Anleitung und Schulung von Patienten und Angehörigen
- Bei Visiten und fachlichem Austausch im multidisziplinären System

Die **Entwicklung einer professionellen Kommunikationskompetenz** gehört zu den zentralen Zielen im Rahmen der Ausbildung – und auch danach.

Die Pflegefachperson, Sprachkompetenztrainerin und Gesprächstherapeutin **Sandra Mantz** hat ein Konzept zur Entfaltung von Gesprächskompetenz für Pflegende entwickelt – aus ihrer praktischen Erfahrung heraus und unter Nutzung bekannter Kommunikationstheorien. [11]

Pflegende müssen immer wieder ihr Gesprächsverhalten reflektieren. Folgende Aussagen können eine Selbstreflexion leiten:
- Ich höre, was ich sage.
- Ich nehme wahr, wie ich etwas sage.
- Ich mache mir immer wieder bewusst, dass jeder Mensch seine Realität/„Welt" hat.
- Ich erkenne an, dass ich als Professionelle mehr Verantwortung trage als der Patient (Laie).
- Ich übernehme Verantwortung für meine Sprache und Äußerungen.
- Ich werde mir meiner Gefühle und Empfindungen in Gesprächen bewusst.
- Ich erkenne, dass ich mich immer noch weiterentwickeln kann.

Der *Gesprächsfalter nach Sandra Mantz* kann zusätzlich eine Hilfe darstellen, um die eigene Gesprächskompetenz kritisch zu hinterfragen (➤ Abb. 21.10).

Der linke Schmetterlingsflügel führt Faktoren der inneren professionellen Gesprächshaltung auf, die Pflegende immer wieder hinterfragen müssen, z. B.: *„Mit welchem Menschenbild begegne ich Patienten oder auch Kollegen?", „Übernehme ich Verantwortung in Gesprächen, auch in schwierigen?", „Glaube ich eher an Lösungen oder bleibe ich lieber in Problemen?"*

Der rechte Flügel zeigt Gesichtspunkte des professionellen sprachlichen Ausdrucks, der u. a. verbale, paraverbale und nonverbale Kommunikationsaspekte beinhaltet (➤ 21.1.1, ➤ 21.1.2). Pflegende

21

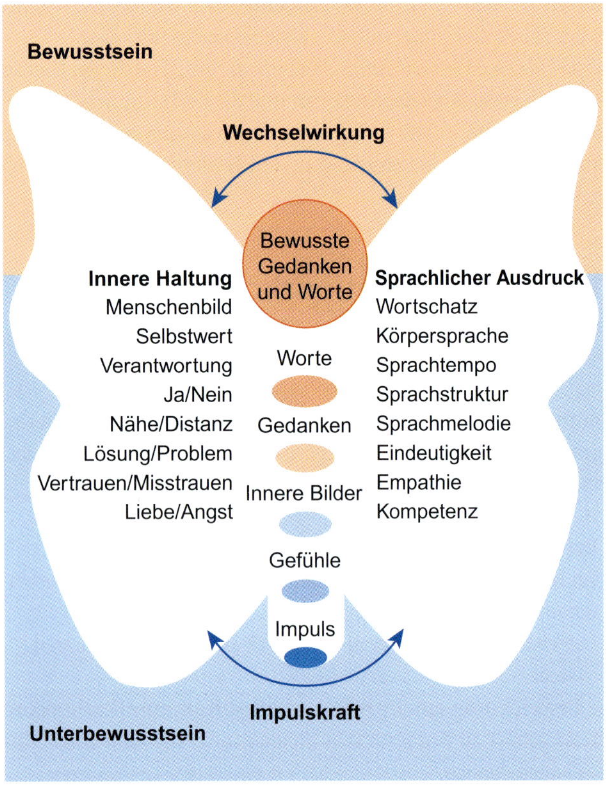

Abb. 21.10 Gleich einem Papillon muss sich die Gesprächskompetenz nach Sandra Mantz entfalten. [11] [L143]

sollen sich immer wieder reflektieren, z. B.: *„Spreche ich klar, verständlich, eindeutig, in angemessenem Tempo und Lautstärke?"*, *„Ist meine Körperhaltung offen, nehme ich Blickkontakt auf?"*, *„Höre ich dem anderen zu, zeige ich Interesse und frage nach?"*

Damit professionelle Kommunikation gelingen kann, sollten die linke und die rechte Seite aufeinander abgestimmt sein, da sie sich gegenseitig beeinflussen (Wechselwirkung) und zudem die Gesprächssituation beeinflussen (Impulskraft). [11]

DEFINITION

Frage: Äußerung eines Sprechers, auf die er normalerweise eine Antwort erwartet, z. B. um Wissen- oder Verständnislücken zu beseitigen, aber auch, um etwas über den Gefragten zu erfahren.
Fragende Haltung: Kommunikationshaltung, die eine ehrliche Neugier für das Gegenüber hat, eine unbedingte Offenheit für das, was kommt, Wertschätzung und Respekt gegenüber dem Gefragten und der Sache, Geduld und Raum für die Antwort. [12]

Fragen und eine **fragende Haltung** sind zentrale Kommunikationselemente. Die richtige Frage zur richtigen Zeit kann den Gesprächsverlauf beeinflussen und das Gespräch lenken. Dazu stehen dem Gesprächsführenden bzw. Fragestellenden unterschiedliche Fragearten und Fragetechniken zur Verfügung (➤ Tab. 21.6), die verschiedene Ziele verfolgen.

Inhaltlich gibt es weitere Unterscheidungen. Fragen haben nicht zur das Ziel, dass der Fragende eine Antwort erhält, sie können auch den Gefragten zur Selbstreflexion anleiten und ihn z. B. bei *seiner* Suche nach Lösungen unterstützen (➤ Tab. 21.7). Solche Fragen

Tab. 21.6 Fragetechniken.

Fragetechniken	Zielsetzungen und Fragen
Geschlossene Fragen	Können nur mit ja oder nein beantwortet werden, z. B. *„Möchten Sie jetzt aufstehen?"*
Offene Fragen, z. B. sogenannte W-Fragen: Was, Wann, Wer, Wo …?	Antwort ist freier und flexibler möglich, dadurch lässt sich mehr in Erfahrung bringen, z. B. *„Wie ist es Ihnen bei der letzten Mobilisation ergangen?"*
Alternativfragen	Auswahl, Entscheidung zwischen zwei oder mehr Angeboten/Antworten, z. B. *„Möchten Sie mit dem Rollator gehen oder mit dem Rollstuhl gefahren werden?"*
Einstiegsfragen	Sogenannter Türöffner, kann zu Beginn eines Dialogs verwendet werden, z. B. *„Wie fühlen Sie sich im Moment? Brauchen Sie gerade etwas, bevor wir beginnen?"*
Rückfragen	Vertiefen ein Thema, indem detailliert nachgefragt wird, z. B. *„Sie haben gesagt, die Mobilisation war schwierig, was genau was das Schwierige? Welche Sorgen haben Sie nun?"*

geben dem Gefragten das Gefühl, dass Interesse an seiner Person und Situation besteht.

Ratschläge sind nicht immer gleich hilfreich

Pflegefachpersonen geben oft zu schnell Ratschläge – gut gemeint und aus ihrer Fachlichkeit heraus. Ratschläge werden von Patienten und ihren Angehörigen abgewehrt, wenn
- sie aus einer überheblichen Expertenperspektive heraus gegeben werden,
- der Ratschlag nicht die Perspektive des Betroffenen berücksichtigt und nicht seinen Lösungsideen oder -möglichkeiten entspricht.

Deshalb:
- Ratschläge, Meinungen oder Empfehlungen erst geben, wenn man ein genaues Bild vom Patienten, dem sozialen Kontext, seinen Sorgen oder Beschwerden hat
- Beratung ohne den Anspruch, dass die Empfehlungen die „besten" oder die „besseren" sind
- Am Anfang eines Gesprächs mehr Fragen stellen (➤ Tab. 21.7), um den Gefragten zum Nachdenken und zur eigenen Lösungssuche anzuregen
- Fragen, ob man einen Rat geben oder eine Meinung äußern darf
- Nachfragen, was der andere über den Vorschlag/Ratschlag denkt [14]

21.4 Physiologische Grundlagen

21.4.1 Stimme und Sprache

DEFINITION

Stimme: Lautäußerung.
Sprache: Zuordnung von Lauten zu Denkinhalten. Durch die Aneinanderreihung von Worten entstehen Sätze. Als komplexes System auch z. B. mit Begriffen wir Muttersprache, Fremdsprache, Fachsprache gebraucht.
Sprechen: komplexe Fähigkeit des menschlichen Gehirns zur Verwendung von Sprache. Das Verständnis für Worte ist im sensorischen Sprachzentrum lokalisiert, die Bildung der Sprache im motorischen Sprachzentrum.

Tab. 21.7 Fragen mit unterschiedlichen inhaltlichen Schwerpunkten und Zielen. [12], [13]

Art der Frage	Zielsetzungen und Fragen
Fragen zum Problem	Wollen den Problemkontext genauer erkunden, z. B. *„Wie wirkt sich die Situation auf Ihre Familie aus, wer leidet Ihrer Meinung nach am meisten?"*
Skalierungsfragen	Wollen die Situation ein Stück weit objektiveren, z. B. *„Auf einer Skala von 1–10, wie stark leiden Sie unter der Situation? 1 = gar nicht, 10 = größtmöglicher Leidensdruck"*
Fragen nach Ausnahmen	Wollen Ausnahmen vom Problem finden und Gründe dafür, z. B. *„Gibt es Zeiten, in denen die Schmerzen nicht so stark sind? Was ist dann anders?"*
Fragen nach Ressourcen	Wollen Bewältigungsstrategien finden und ausbauen, z. B. *„Was hat Ihnen geholfen, die letzten Wochen zu meistern?", „Von wem bekommen Sie die meiste Unterstützung?"*
Fragen nach bisherigen Lösungsversuchen	Erkunden, was bisher (nicht) funktioniert, hat, z. B. *„Was haben Sie in der Vergangenheit schon alles unternommen, um das Gewicht zu reduzieren?", „Was machen Sie im Moment, um die Situation zu verbessern?"*
Fragen zum Ziel, zur Zukunft	Wollen den Blick nach vorne öffnen, Ziele erkunden, z. B. *„Wo sehen Sie sich in drei Jahren?", „Was wünschen Sie sich für sich und Ihre Familie?", „Wie könnte eine Lösung für die jetzige Situation aussehen?"*
Fragen zur „inneren Landkarte"	Erkunden, welche Bedeutung eine Situation für den anderen hat, z. B. *„Welche Bedeutung hat das für Sie?", „Was ist Ihre größte Sorge?"*
Emotionalisierende Fragen	Wollen die Gefühle bewusst machen, erkunden und „ins Gespräch bringen", z. B. *„Kann es sein, dass Sie gerade sehr wütend sind? Was macht Sie so wütend?", „Macht es Sie traurig, dass schon so lange niemand von der Familie mehr zu Besuch da war?"*
Hypothetische Fragen	Wollen neue Denkräume öffnen, sind oft fantasievoll, z. B. *„Angenommen, Sie könnten einen Tag Bundeskanzlerin sein, was würden Sie ändern?", „Was wäre, wenn …?"*
Zirkuläre Fragen	Schaffen einen anderen Blickwinkel, andere Sichtweisen werden möglich, z. B. *„Was würde Ihre beste Freundin Ihnen raten?", „Wie beurteilt Ihr Mann den Streit zwischen Ihren Kindern?"*

Die Sprache spielt in der Entwicklung der Menschen eine lebenswichtige Rolle. **Stimme und Sprache** sind die wesentlichsten Elemente der verbalen Kommunikation.

Die Äußerung von Worten findet auf drei unterschiedlichen Ebenen statt:

1. Ein Gedanke wird kognitiv gefasst, und es wird überlegt, was gesagt werden möchte.

Tab. 21.8 Grenzsteine der Entwicklung (nach Michaelis), hier **Sprache.** [15]

Phase	Sprachliche Fähigkeiten
Ab 3. Monat	• Lange gurrende Laute • Kind erprobt die Stimme durch Quietschen, Brummen, Kreischen • Laute nehmen die Färbung der Muttersprache an
7. Lebensmonat	• Kind verwendet Silben wie da-da, la-la • Kann Tonhöhe und Lautstärke wechseln • Versteht „Nein"
18. Lebensmonat	• Symbolsprache, Wortschatz bis ca. 20 Wörter • Einwortsprache, z. B. Mama, Papa, wird sinnvoll verwendet • Erkennt den eigenen Namen, befolgt einfache Bitten
3. Lebensjahr	• 3- bis 5-Wort-Sätze • Buchstaben, Laute und Konsonanten werden präzise artikuliert • Kind versucht Erlebnisse zu erzählen
Ende 5. Lebensjahr	• Erfahrungen können sinnhaft und zeitlich korrekt berichtet werden • Kind verwendet noch eine einfache grammatikalische Struktur • Aussprache ist fehlerfrei

2. Der Gedanke wird ausformuliert. Dabei wird auf den vorhandenen **Wortschatz** und die **Syntax** *(Satzbau)* zurückgegriffen.
3. Die anatomischen Gegebenheiten (Zusammenspiel von Atmung, Kehlkopf, Stimmbändern, Lippen und Zunge) werden durch Nervenimpulse genutzt, um die Gedanken auszusprechen.

Die Stimmlage ist ebenfalls durch die anatomischen Gegebenheiten bestimmt. Je länger die Stimmbänder (ca. 2–3 cm) sind, desto tiefer ist die Stimme; beim Mann sind die Stimmbänder um etwa 30 % länger als bei der Frau.

Die Entwicklung der Sprache geschieht ab dem Kleinkindalter (➤ Tab. 21.8).

21.4.2 Hörvermögen

DEFINITION

Hörvermögen: Fähigkeit des Gehörorgans, des Hörnerven und der entsprechenden Hirnregion zur Aufnahme, Wahrnehmung und Verarbeitung akustischer Reize.

Das **Hörvermögen** ist wesentlich für die menschliche Kommunikation, da das gesprochene Wort eine enge Beziehung zum logischen Denken und Handeln hat. [6]

Bereits Neugeborene haben ein gutes Hörvermögen und reagieren auf akustische Reize. Sie empfinden Umweltgeräusche als positives Zeichen oder als Warnung, die z. T. unbewusst wahrgenommen werden. Das Ohr als „Alarmsystem" bleibt auch im Schlaf in Bereitschaft, da eine veränderte Geräuschkulisse auch im Schlaf wahrgenommen wird und zum Aufwachen führen kann.

Für das gesellschaftliche Leben ist das Hören bedeutsam, da zwischenmenschliche Beziehungen vom Austausch von Gedanken und

Tab. 21.9 Hörtests bei Kindern.

Kindesalter	Test	Reaktion
Neugeborene und erste Lebensmonate	Kinderrassel oder Schlüsselbund in Ohrnähe schütteln	Zusammenzucken, Luftanhalten, Schließen der Augen
6–9 Monate	Leise Geräusche	Umsehen nach der Geräuschquelle
10–15 Monate	Leises Rufen des Namens, leises Vorsprechen von Lauten oder einzelnen Worten	Umsehen nach der Geräuschquelle, emotionale Reaktion auf die Laute (z. B. Lachen, Nachsprechen)

Informationen leben. Um eine mögliche Hörschädigung auszuschließen, haben alle Neugeborenen bis zum 3. Lebenstag, spätestens bei der U2, einen Anspruch auf ein Hörscreening.
Hierzu gehören:

- Messung von transitorisch evozierten otoakustischen Emissionen *(TEOAE)*
- Hirnstammaudiometrie *(AABR, automated auditory brainstem response)*

Bei Auffälligkeiten werden die Tests wiederholt. [15] Weitere orientierende Hörtests zeigt ➤ Tab. 21.9. [16]

21.4.3 Sehfähigkeit

DEFINITION
Sehfähigkeit: Fähigkeit des Sehorgans, des Sehnerven und der entsprechenden Hirnregion zur Aufnahme, Wahrnehmung und Verarbeitung visueller Reize.

Die **Sehfähigkeit** ist ebenfalls Grundlage für uneingeschränkte Kommunikationsprozesse. Nur bei ausreichender Sehfähigkeit kann ein Mensch die Körpersprache (➤ 21.1.3) seiner Mitmenschen erkennen und nonverbale Verhaltensweisen deuten.

Die Sehfähigkeit ist bei Neugeborenen schon vorhanden, allerdings ist die Sehschärfe noch nicht komplett entwickelt. Auch das räumliche Sehen ist noch nicht vorhanden. Dennoch erkennen bereits Neugeborene nach einigen Wochen einfache Gesichtszüge anhand der punktförmigen Augen und des horizontalen Munds.

21

21.5 Eingeschränkte Kommunikationsfähigkeiten und Interventionen

Eine Vielzahl von Erkrankungen führt zu Einschränkungen in Mimik und Gestik, bei Stimme und Sprache, beim Hören und Sehen. Sind die Anforderungen bei der „normalen" Kommunikation schon hoch (➤ 21.1), so werden sie bei Einschränkungen noch anspruchsvoller. Pflegende erkennen Patienten mit einer eingeschränkten Kommunikationsfähigkeit und passen ihre Kommunikation und Gesprächsführung entsprechend an.

Die Patienten sollen immer das Gefühl haben, dass sie verstanden werden und sich verstehbar machen können.

21.5.1 Unterstützte Kommunikation

DEFINITION
Unterstützte Kommunikation: *(UK; engl. AAC: augmentative and alternative communication):* jegliche Kommunikationsformen, die eingeschränkte bzw. fehlende Lautsprache ergänzen oder ersetzen. [17]

Im pflegerischen Kontext haben Pflegefachpersonen immer wieder mit Patienten Kontakt, bei denen die Lautsprache stark eingeschränkt oder nicht vorhanden ist. Die Zielgruppe der **unterstützten Kommunikation** ist dabei weit gefächert, und viele Menschen mit unterschiedlichen Behinderungen und Einschränkungen können davon profitieren. Dazu zählen z. B. Menschen mit angeborenen körperlichen oder geistigen Behinderungen, Menschen mit progredienten Erkrankungen, die die (Sprech-)Motorik beeinträchtigen, oder Menschen nach Unfällen, bei denen die Sprache und/oder das Sprechvermögen eingeschränkt ist.

Ziel der unterstützten Kommunikation ist die Teilhabe am gesellschaftlichen Leben bzw. in den für die betroffene Person relevanten Lebensbereichen.

Mittel und Möglichkeiten der unterstützten Kommunikation

Die Wahl des passenden Mittels der unterstützten Kommunikation ist abhängig von der Form der Einschränkung, z. B. kann der Patient gut verstehen, sich aber selber nicht lautsprachlich äußern, oder kann der Patient nur durch Einsatz eines Hilfsmittels verstehen?

Grundsätzlich umfasst die unterstützte Kommunikation **körpereigene Kommunikationsmittel,** aber auch externe **nicht elektronische** und **elektronische Hilfsmittel** (➤ Abb. 21.11). [17]

Körpereigene Kommunikationsmittel

Zu den **körpereigenen Kommunikationsmitteln** zählen:

- Mimik (➤ 21.1.3)
- Gestik
- Körperhaltung
- Ja-Nein-Code, z. B. rechten Zeigefinger heben bei „Ja", Kleinfinger bei „Nein"
- Vereinbarte Handzeichen und Gebärden
- Blickzeichen, z. B. Augen schließen bei „Ja"

Diese Art der Kommunikation wird häufig vereinfacht, wenn sich beide Gesprächspartner gut kennen und ihren eigenen „Code" haben – dann sind Missverständnisse leichter zu vermeiden. Zum Beispiel können Angehörige den Patienten meist besser verstehen.

Nicht elektronische Hilfsmittel

Beispiele für **nicht elektronische Hilfsmittel:**

- Stift und Papier
- Fotos, Bilder, Piktogramme (➤ Abb. 21.11)
- Themenlisten (➤ Abb. 21.12)
- Alphabet- und Kommunikationstafeln (➤ Abb. 21.11)

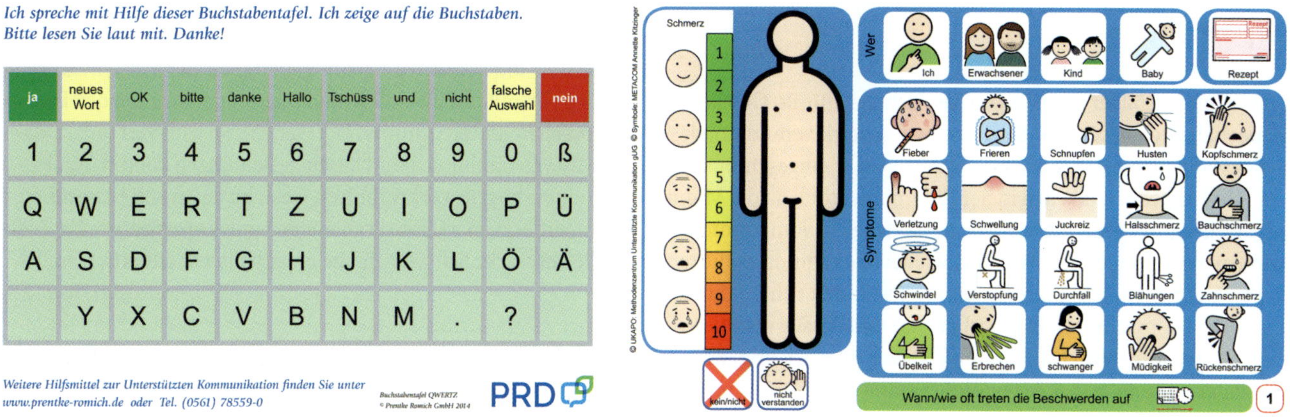

Abb. 21.11 Einfache Hilfsmittel der unterstützten Kommunikation. Links: Buchstabentafel, Mitte: Kommunikationstafel für Schmerz, rechts: Piktogramme. [V906, W336, W337]

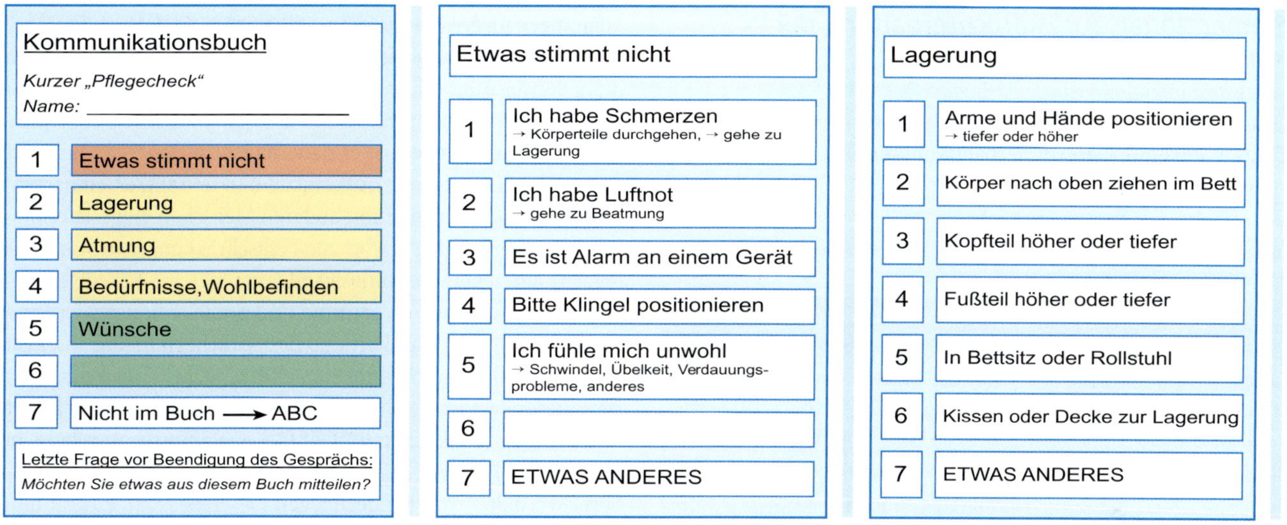

Abb. 21.12 Kommunikationsbuch mit Themenlisten. Diese können selbst hergestellt oder gekauft werden. [L126]

Themenlisten sind Aufzählungen relevanter Themen/Äußerungen, sortiert nach unterschiedlichen Lebensbereichen, die entweder per Fingerzeig oder mittels eines Zahlencodes ausgewählt werden können.

Alphabettafeln bilden Buchstaben, Zahlen und Satzzeichen ab, über die die eingeschränkte Person kommunizieren kann. Entweder zeigt der Patient direkt die Buchstaben oder die Pflegefachperson fragt die Buchstaben ab, z. B. durch Abfahren des Alphabets, und der Patient gibt ein Zeichen, wenn es der richtige Buchstabe ist. Im Unterschied dazu verfügen **Kommunikationstafeln** zudem über Wörter, ggf. Sätze, sie können leicht für den Betroffenen selbst gemacht werden. **Piktogramme** stellen Sachverhalte bildlich dar.

Elektronische Hilfsmittel

Bei den **elektronischen Hilfsmitteln** werden unterschieden:

- Einfache elektronische Kommunikationshilfen mit Sprachausgabe
- Komplexe elektronische Kommunikationshilfen mit Sprachausgabe

Einfache elektronische Kommunikationshilfen werden für die Kommunikationsanbahnung und -übungen bei visuellen und motorischen Einschränkungen und Bewegungseinschränkungen genutzt. Sie besitzen eine sehr geringe Anzahl an Tasten, sodass die Handhabung und Nutzung erleichtert ist. Die einfachste Programmierung sind Ja/Nein-Antworten auf eine Frage.

Komplexe Kommunikationshilfen besitzen ein dynamisches Display und Tasten mit Bild- und/oder Schriftsymbolen. Tasten oder Tastenkombinationen sind kodierbar, sodass die Nutzung individuell programmierbar ist.

Nicht Deutsch sprechende Patienten

Eine weitere große Herausforderung in der Pflege ist die Kommunikation mit nicht Deutsch sprechenden Patienten und Bewohnern. Eine Möglichkeit zur Kommunikation besteht darin, An- und Zugehörige der Patienten und Bewohner als Dolmetscher einzusetzen. Übersetzungsprogramme (z. B. Google translate, Deepl) auf dem Handy, unterstützen ebenfalls die Kommunikation. Da dies nicht immer möglich ist oder beispielsweise komplexe pflegerische oder medizinische Sachverhalte erläutert werden müssen, gehen immer mehr Krankenhäuser dazu über, Dolmetscherlisten ihres eigenen Personals (aus allen Berufsgruppen) anzulegen. Außerdem werden z. B. Aufklärungsbögen oder Einverständniserklärungen immer häufiger in diversen Landessprachen vorgehalten.

21.5.2 Veränderungen von Mimik, Gestik und Körperhaltung

Viele Krankheitsbilder führen dazu, dass sich die **Mimik, Gestik und Körperhaltung** (➤ 21.1.3) der Patienten so stark verändern, dass die Körpersprache als Ausdrucksmöglichkeit sehr eingeschränkt ist. Dies führt zu Schwierigkeiten in der Kommunikation, da die Mimik und Gestik anders gedeutet werden, als sie vielleicht vom Kommunikationspartner gemeint waren. Das wiederum kann dazu führen, dass sich einerseits die Betroffenen unverstanden fühlen, andererseits deren Gesprächspartner unsicher sind und daraus resultierend deren Gesprächsbereitschaft abnimmt. Daher ist es wichtig, Krankheitsbilder zu kennen, bei denen diese Veränderungen vorkommen können. Dabei werden angeborene von erworbenen Erkrankungen unterschieden (➤ Tab. 21.10).

Interventionen zur Aufrechterhaltung der Kommunikation

Die nonverbale Kommunikation (➤ 21.1.3) hat oft unbewusst einen höheren Stellenwert als die verbale Kommunikation (➤ 21.1.1).

Tab. 21.10 Krankheitsbilder und daraus resultierende Veränderungen der Mimik und Gestik.

Krankheitsbild	Typische Veränderungen der Mimik/Gestik
Fazialisparese *(Lähmung der mimischen Muskulatur)*	• Einseitig unvollständiger Lidschluss • Stirnrunzeln nicht möglich • Einseitig herabhängender Mundwinkel
Morbus Parkinson	• Starre Mimik (Maskengesicht) • Gebeugte Körperhaltung
Exophthalmus bei Hyperthyreose *(Schilddrüsenüberfunktion)*	Hervortreten des Augapfels
Tetanus *(Wundstarrkrampf)*	• Krampf der Kiefermuskulatur mit Kieferklemme (Trismus) • Krampf der Gesichtsmuskulatur mit verzerrtem Grinsen (Risus sardonicus)
Schmerzen	Verzerrter Gesichtsausdruck, Schonhaltung, -lagerung
Pylorusstenose *(Verengung des Magenausgangs)*	Greisenartiges Gesicht beim Säugling
Geistige Behinderung	Zum Beispiel: • Offenstehender Mund • Starrer Blick • Verwirrter Blick • Spastik
Apoplex *(Schlaganfall)*	• Einseitig herabhängender Mundwinkel • Halbseitenlähmung
Multiple Sklerose	• Gesichtslähmungen • Trigeminusneuralgie (Schmerzen im Versorgungsgebiet des N. trigeminus mit unwillkürlicher Kontraktion der mimischen Muskulatur)

Daher ist es für Pflegende besonders wichtig, Störungen der Patienten in Mimik und Gestik wahrzunehmen und entsprechend zu reagieren. Sofern es die kognitive Leistungsfähigkeit der Patienten erlaubt, sollten persönliche Eindrücke und Interpretationen mit den Patienten besprochen und stets hinterfragt werden. So wird verhindert, dass es zu Missverständnissen und falschen Deutungen kommt. Ein Patient, der einen bösen, verkrampften Gesichtsausdruck hat und an die Zimmerdecke starrt, wirkt in erster Linie unfreundlich, hat jedoch vielleicht starke Schmerzen, die er verbal nicht äußert.

21.5.3 Veränderungen von Stimme und Sprache

Sprach- und Stimmstörungen

Die Kommunikation über Stimme und Sprache ist eine selbstverständliche und alltägliche Fertigkeit, mit der Gefühle, Gedanken, Meinungen und Wünsche mitgeteilt werden. Erst durch Einschränkungen, wie z. B. starke Heiserkeit oder Kehlkopfentzündung, merken normalerweise unbeeinträchtigte Menschen, wie schwierig es ist, sich nicht mehr adäquat mitteilen zu können. Menschen mit **Sprach- oder Stimmstörungen** ist es dauerhaft nicht möglich, sich verbal mitzuteilen. Damit kann Hilflosigkeit und Einsamkeit einhergehen, da die Kontaktaufnahme mit anderen Menschen eingeschränkt ist. Besonders bei im Alter erworbenen Einschränkungen in Stimme und Sprache herrscht diese Hilflosigkeit vor.

Die Entwicklung von Stimme und Sprache hängt von der **angeborenen Sprachfähigkeit** und der **Spracherfahrung** ab. Das bedeutet, dass das Sprechen im Kindesalter geübt werden muss. Dazu ist es besonders im Kleinkindalter wichtig, mit dem Kind langsam und deutlich zu sprechen und einfache Satzmuster zu gebrauchen. Pflegende sollten ein besonderes Augenmerk auf das Sprach- und Sprechverhalten von Kindern legen (➤ Tab. 21.8). Es gibt unterschiedliche Ursachen für eine Verzögerung der Sprachentwicklung (➤ Tab. 21.11). [16]

Neben der verzögerten Sprachentwicklung treten bei Kindern häufig auch Störungen beim Sprechen auf, bei denen das Kind einzelne Wörter nicht richtig aussprechen kann. Zu den typischen Sprechstörungen, die im Kleinkind- und Kindergartenalter auftreten, zählen **Lispeln, Stottern** und **Stammeln** (➤ Tab. 21.12). Normalerweise verschwinden diese kindlichen Störungen nach einiger Zeit wieder von alleine. Ist dies nicht der Fall, ist eine logopädische Therapie in Betracht zu ziehen.

Als weitere häufige Erkrankungen, die mit Sprach- oder Sprechstörungen einhergehen, gelten die **Aphasie** und die **Dysarthrie.**

DEFINITION

Aphasie *(griech. aphasia = Sprachlosigkeit):* zentrale Sprachstörung (z. B. nach Schlaganfall) nach abgeschlossener Sprachentwicklung, bei der die Sprechorgane intakt sind. Formen sind:
- Verlust des Sprechvermögens/der Sprachproduktion = motorische Aphasie; das Sprechen ist mühsam, im Telegrammstil, die Patienten ringen um Worte.
- Verlust des Sprachverstehens = sensorische Aphasie; das Sprechen ist flüssig, oft gesteigert, allerdings ergibt das Gesagte häufig keinen Sinn, zum Teil Wortneubildungen.

Tab. 21.11 Ursachen der verzögerten Sprachentwicklung beim Kind.

Ursache für die Störung	Folgen der Störung
Beeinträchtigung der Sinnesfunktionen	• Gehörlose Kinder erlernen das Sprechen nicht selbstständig, da sie das Gesprochene nicht hören können • Blinde Kinder erlernen das Sprechen verzögert, da visuelle Reize fehlen und Sprechbewegungen nicht beobachtet werden können
Verzögerte Hirnreifung	• Geistige Retardierung • Führt zur verlangsamten und verzögerten Sprachentwicklung
Geistige Behinderung	• Je nach Ausprägung kognitive Defizite • Spracherwerb ist verzögert oder bleibt komplett aus
Deprivation *(mangelnde Zuwendung)*	Mangelnder sprachlicher Umgang führt zur Störung der Sprachentwicklung
Anatomische Fehlstellungen, *z. B. Lippen-Kiefer-Gaumenspalte*	• Stimm- und Sprachverhalten gestört aufgrund der unnormalen anatomischen Verhältnisse • Sprachentwicklung aufgrund des Schamgefühls teilweise auch nach operativem Eingriff verzögert

Tab. 21.12 Sprechstörungen.

Art der Sprechstörung	Folgen der Sprechstörung
Lispeln *(Sigmatismus)*	• Falsche Aussprache von Zischlauten • Fehlbildung des S-Lauts
Stottern *(Dysphemie)*	• Unterbrechung der fließenden Sprache • Tritt situationsbedingt unterschiedlich häufig und ausgeprägt auf • Es werden verschiedene Formen unterschieden • Mögliche Ursachen sind *multifaktoriell* (z. B. genetische, psychologische, neurologische oder entwicklungsbedingte Faktoren)
Stammeln *(Dyslalie)*	• Artikulationsstörung • Einzelne oder mehrere Laute werden falsch ausgesprochen, durch andere Laute ersetzt oder ausgelassen

- Globale Aphasie, die Patienten haben sowohl eine Sprechstörung als auch eine Störung des Sprachverständnisses.

Dysarthrie *(griech. dys = schlecht, artrous = gliedern):* Sprechstörung durch Schädigung der neuromuskulären Strukturen (z. B. bei Muskelerkrankungen), die an der Sprechmotorik beteiligt sind. Das Sprechen ist mühsam, oft langsam und mit leiser Lautstärke. Wenn möglich, nutzen die Betroffenen unterstützend Gestik und Mimik. Das Sprachverständnis ist nicht beeinträchtigt.

Zustand nach Laryngektomie

Umgang mit Tracheostoma und Trachealkanülen ➤ 14.5.10

DEFINITION

Tracheostoma: durch Tracheo(s)tomie entstandene Verbindung zwischen Außenwelt und Luftröhre. Kann vorübergehend oder auf Dauer angelegt sein.

Laryngektomie: vollständige chirurgische Entfernung des Kehlkopfs bei Kehlkopfkrebs (Larynxkarzinom). Anlage eines lebenslang notwendigen Tracheostomas.

Patienten, denen der Kehlkopf operativ entfernt wurde (**Laryngektomie**) erleben wohl die einschneidendste Veränderung von Stimme und Sprache, denn mit dem Kehlkopf werden auch die Stimmbänder entfernt, ein lebenslang notwendiges Tracheostoma wird angelegt, das dauerhaft Speise- und Luftweg trennt (➤ Abb. 21.13).
Es bieten sich verschiedene Alternativen an, um dennoch verbal zu kommunizieren.

- **Ösophagus-Ersatzsprache** *(Ruktusstimme).* Die Stimmbildung erfolgt durch Schlucken von Luft in den oberen Ösophagus, der Ringmuskel am oberen Ende der Speiseröhre kann durch Kontraktion die Luft wieder auspressen und so kann Tonbildung entstehen. Weil dies sehr aufwendig zu erlernen ist, wird es heute nur noch selten gelernt.
- **Elektronische Sprechhilfen.** Diese Sprechhilfen sind elektronische Geräte, die Schwingungen erzeugen. Setzt der Patient die Sprechhilfe an den Mundboden an, kann er mithilfe der Schwingungen sprechen (➤ Abb. 21.14). Die Stimme klingt recht blechern und monoton.
- **Stimmprothesen.** Über eine operativ geschaffene Fistel zwischen Luft- und Speiseröhre wird eine Stimmprothese (Shunt-

21

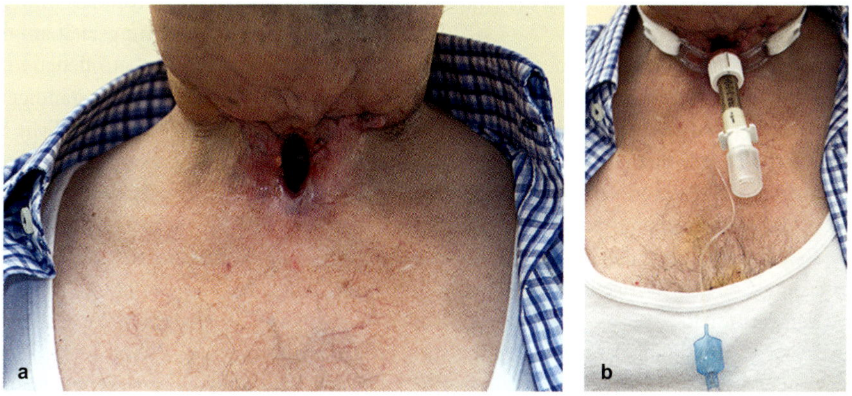

Abb. 21.13 Tracheostoma. Tracheostoma nach Laryngektomie (a), Tracheostoma mit eingesetzter und geblockter Trachealkanüle (b). [K115]

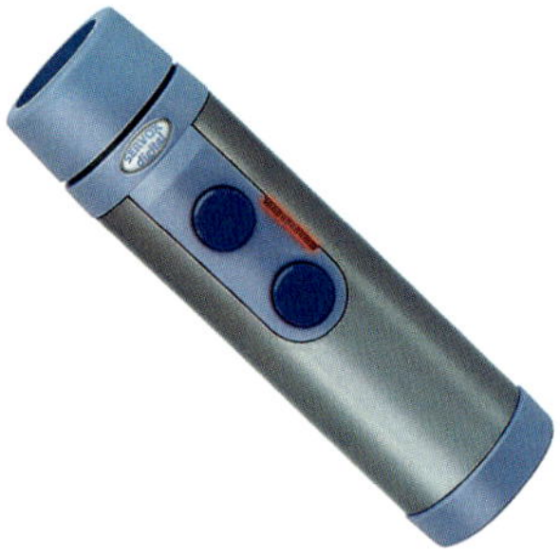

Abb. 21.14 Elektronische Sprechhilfe. Die obere Membran wird am Hals des Patienten angelegt und erzeugt Schallschwingungen beim Sprechen. Der obere Tastschalter lässt einen Grundton erzeugen, der untere Tastschalter dient zur Betonung von einzelnen Wörtern. [V156]

Ventil) eingesetzt. Der Patient trägt eine Trachealkanüle, die entblockt sein muss. Über ein Sprechventil (öffnet sich bei der Einatmung, schließt sich bei der Ausatmung) auf der Trachealkanüle atmet der Patient ein, die Ausatemluft gelangt aus der Luftröhre über die Stimmprothese in die Speiseröhre, dann in den Rachen und Mund und kann zum Sprechen genutzt werden.

Interventionen bei Patienten mit Sprach- und Sprechstörungen

Art der Sprach- oder Sprechstörung muss bekannt sein

Damit geeignete und individuelle Förderung beginnen kann, muss die genaue Art der Störung diagnostiziert sein, der Schweregrad und die mögliche Prognose sollten bekannt sein. Pflegefachpersonen setzen sich für eine gründlich Diagnostik ein und erfragen das Ergebnis.

Ein elementarer Aspekt ist die **Sprachförderung im Kindesalter.** Sobald sprachliche Entwicklungsstörungen erkannt werden, sollte eine individuelle Frühförderung einsetzen. Es gibt sensible Phasen der Sprachentwicklung, d.h. Zeitfenster, in denen ein Kind bestimmte Entwicklungsschritte am besten lernt (➤ 3.2.2, ➤ Tab. 3.4). Nicht alles kann später einfach nachgeholt werden und Defizite summieren sich auf. Mängel im Sprachverhalten sind auch auf Einschränkungen im Hörvermögen zurückzuführen, weshalb ebenfalls ein Hörtest durchzuführen ist (➤ 21.4.2).

Bei Betroffenen jeden Alters gelten folgende Grundsätze:

- Logopädische und ggf. psychotherapeutische Behandlung vorschlagen
- Einfache kurze, grammatikalisch richtige Sätze benutzen
- Methoden und Möglichkeiten der Unterstützten Kommunikation nutzen (➤ 21.5.1)
- Den Betroffenen ernst nehmen und annehmen
- Das Selbstbewusstsein des Betroffenen stärken
- Geduldig und genau Zuhören
- Aussprechen lassen
- Zum Sprechen ermuntern, das Sprechen ständig einfordern
- Mimik und Gestik nutzen
- Gegebenenfalls auf den korrekten Sitz der Zahnprothese achten
- Kontakt zu gleichartigen Betroffenen und/oder Selbsthilfegruppen vermitteln
- Je nach Ausprägung der Sprachstörung vornehmlich geschlossene Fragen stellen, die mit „Ja" oder „Nein" zu beantworten sind

21.5.4 Hörstörungen und Schwerhörigkeit

Hörstörungen und -behinderungen stellen eine große Beeinträchtigung des alltäglichen Lebens betroffener Menschen dar. Über das Gehör wird die Muttersprache erlernt und Kontakt zur Umwelt aufgebaut. Menschen mit Hörbehinderungen, v. a. wenn diese erst im Lauf des Lebens erworben werden, fühlen sich häufig von der Umwelt isoliert. Geräusche vermitteln die Teilnahme am gesellschaftlichen Leben. Zudem signalisieren sie Sicherheit durch die Aufnahme akustischer Informationen.

Frühkindliche Hörstörungen

DEFINITION

Schwerhörigkeit *(Hypakusis):* angeborene oder erworbene, schnell oder langsam entstehende, reversible oder irreversible Einschränkung des Hörens.
Frühkindliche Hörstörung: angeborene und im frühen Kindesalter entstandene Schwerhörigkeit bis hin zur Taubheit. Vorgeburtliche Risikofaktoren, neben genetischer und erblicher Ursache, sind z. B. Röteln und andere Viruserkrankungen in der Frühschwangerschaft, Einnahme von Drogen, Alkohol oder Medikamente in der Schwangerschaft, Sauerstoffmangel unter der Geburt. Nachgeburtlich sind des v. a. Mittelohrentzündungen oder Kinderkrankheiten wie Masern, Mumps, Röteln oder Scharlach, die zu einer Hörminderung führen.

Da ein intaktes Hörorgan maßgeblich am Erwerb der Sprache beteiligt ist, hängt es vom Zeitpunkt des Eintritts der Hörschädigung ab, ob die Sprachentwicklung erschwert ist. Bei angeborener Gehörlosigkeit oder Schwerhörigkeit erlernen Kinder die sprachliche Kommunikation nur sehr schwer, da der Spracherwerb zum großen Teil über das Hören stattfindet. Gehörlose und schwerhörige Kinder leiden unter einer gestörten Aussprache. Sie akzentuieren und artikulieren die Wörter fehlerhaft, zudem verfügen sie über einen deutlich reduzierten Wortschatz und können grammatikalische und syntaktische Regeln nicht einhalten. [16]

Um eine Hörminderung frühzeitig zu entdecken, bekommen alle Neugeborene ein **Hörscreening** (➤ 21.4.2).

Die Frühförderung gehörloser und schwerhöriger Kinder ist elementar wichtig. Eine enge Zusammenarbeit zwischen pädagogischen Einrichtungen, Ärzten und Eltern erhöht die Chance, dass das Kind trotz Hörminderung lernt, die verbale Sprache zu nutzen und mit seiner Einschränkung umzugehen. Das Kind muss immer wieder ermuntert und gefördert werden, die Sprach- und Sprechfähigkeit zu trainieren. In speziellen Gehörlosenkindergärten und -schulen kann gezielt auf die Defizite eingegangen werden. Zudem erlernen die betroffenen Kinder Möglichkeiten, um sich zusätzlich über andere Wege verständigen zu können.

Eine mögliche Variante ist das **Lippenlesen.** Damit ist das visuelle Erkennen von verbal Gesprochenem gemeint. Die Betroffenen erkennen anhand des geformten Munds, der geformten Lippen und der Position der Zunge ihres Gesprächspartners, welche Worte artikuliert werden. Eine weitere Variante bildet die **Gebärdensprache.** Diese besteht aus Handzeichen, Mimik und Körperhaltung und verfügt über eine eigene Grammatik. Von den Sprachwissenschaften ist sie als vollwertige Sprache anerkannt und ermöglicht Gehörlosen eine barrierefreie Kommunikation untereinander. [17]

Tritt die Hörschädigung erst nach Erwerb der vollen Sprechfähigkeit auf, bleibt Letztere erhalten. Voraussetzung dafür ist jedoch das fortlaufende Üben des erworbenen Sprachschatzes.

Hörstörungen im Erwachsenenalter

DEFINITION

Schallleitungsschwerhörigkeit *(SLS):* Hörstörung mit Ursache in den Schall zuleitenden Teilen des äußeren Ohres und des Mittelohrs.
Schallempfindungsschwerhörigkeit *(SES):* Hörstörung mit Ursache in Innenohr, Hörnerv oder Hörbahn.

Schwerhörigkeit und andere Erkrankungen, die mit Hörstörungen einhergehen, können sich auch erst im Lauf des Lebens entwickeln. Dabei ist zu unterscheiden, ob die Ursache dafür im Außen-, Mittel- oder Innenohr liegt oder zentral (Gehörnerven oder Hörzentrum im Gehirn) bedingt ist. [18]

Ursache im Außenohr

Die häufigste Ursache für Hörstörungen, die im Bereich des Außenohrs liegen, ist ein **Ohrenschmalzpfropf** *(Cerumen obturans),* der den äußeren Gehörgang verlegt und dadurch eine Hörminderung verursacht. Dieser Pfropfen bildet sich bei einem gestörten Selbstreinigungsprozess des äußeren Gehörgangs, wird allerdings auch durch die regelmäßige Benutzung von Wattestäbchen begünstigt, da damit das Ohrenschmalz gegen das Trommelfell gedrückt wird und dort austrocknet. Wird der Ohrenschmalzpfropf vom Arzt durch eine Ohrspülung oder mechanisch entfernt, ist der Hörverlust verschwunden.

Ursache im Mittelohr

Mittelohrentzündungen *(Otitis media)* führen dazu, dass Patienten neben Schmerzen und Fieber auch unter einer Schwerhörigkeit leiden. Diese Entzündung entsteht meist über einen Infekt der oberen Luftwege mit Schleimhautschwellung und Exsudationen von Eiter oder Sekret. [19]

Ursache im Innenohr

Bei der **Menière-Krankheit** *(Morbus Menière)* handelt es sich um eine Erkrankung des Innenohrs, die durch die folgende symptomatische Trias gekennzeichnet ist:

- Anfallsartig auftretender Drehschwindel
- Einseitiger Hörverlust
- Ohrensausen (Tinnitus)

Die **Altersschwerhörigkeit** *(Presbyakusis)* beginnt meist zwischen dem 50. und 60. Lebensjahr und hängt mit dem Abbau der Sinneszellen im Innenohr zusammen, der durch lang andauernde Lärmbelastung begünstigt wird. Die eingeschränkte Hörfähigkeit beginnt bei hohen Tonlagen, während tiefe Tonlagen anfangs noch problemlos gehört werden können.

Ursache im Hörnerv

Das **Akustikusneurinom** ist ein gutartiger Tumor des N. vestibulocochlearis, der zu Tinnitus (Ohrgeräuschen), einseitiger Schwerhörigkeit, evtl. Schwindel und weiteren Symptomen führt.

Interventionen bei Patienten mit Hörstörungen

Hörgeräte

Das wichtigste und häufigste Hilfsmittel ist das **Hörgerät.** Dieses verstärkt die Schallwellen, sodass Geräusche wieder besser verstanden werden. Grundsätzlich besteht jedes Hörgerät aus Mikrofon, Verstärker und Hörer, es gibt jedoch unterschiedliche Modelle und Ausführungen, die in Absprache zwischen HNO-Arzt, Hörgeräteakustiker und Patienten individuell ausgewählt werden.

Bei **Hinter-dem-Ohr-Geräten** *(HdO-Geräten)* sitzt das Hörgerät hinter der Ohrmuschel und ist mit dem Ohrpassstück im äußeren Gehörgang verbunden. Es lässt sich relativ leicht einsetzen und ist leicht zu bedienen (> Abb. 21.15 links). **Im-Ohr-Geräte** *(IO-Geräte)* passen komplett in den äußeren Gehörgang, sodass sie kaum sichtbar sind (> Abb. 21.15 rechts, > Abb. 21.16).

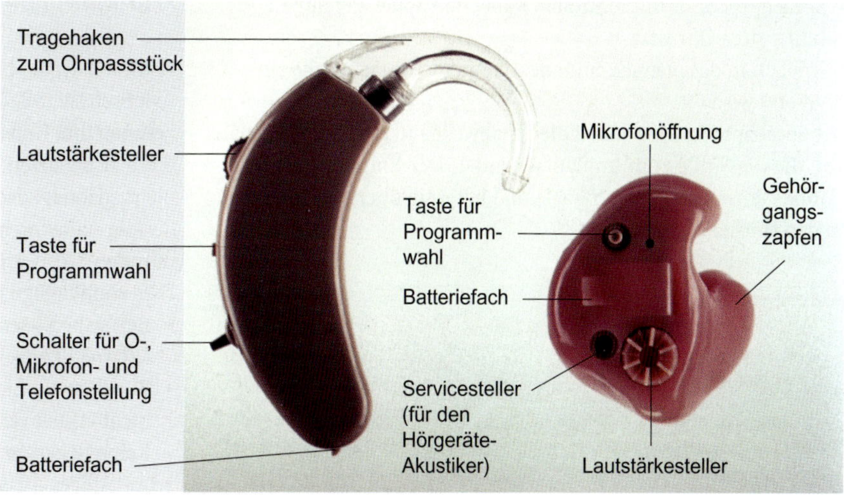

Abb. 21.15 Bedienungselemente eines Hörgeräts. Links ein Hinter-dem-Ohr-Gerät, rechts ein Im-Ohr-Gerät. [V505]

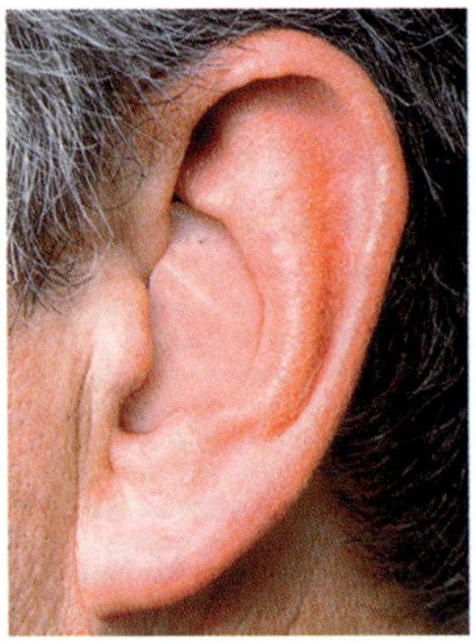

Abb. 21.16 Farblich dem Hautton angepasst, ist ein IO-Gerät kaum sichtbar. [V505]

Anlegen und Entfernen eines Hörgeräts

Zum **Anlegen:**
- Hörgerät ausschalten, damit es nicht pfeift
- Zunächst das Ohrpassstück einsetzten
- Bei Geräten, die hinter dem Ohr getragen werden, dann das Gerät anlegen (darauf achten, dass der Schallschlauch nicht geknickt wird).
- Danach das Hörgerät einschalten und je nach Gerätetyp von der Position „0" auf „M" oder „+" stellen
- Durch Drehen am Lautstärkeregler die Lautstärke so einstellen, dass dem Träger die eigene Stimme angenehm erscheint

Beim **Entfernen** des Hörgeräts wird in umgekehrter Reihenfolge vorgegangen. Das Ohrpassstück wird gelegentlich mit speziellen Reinigungsmitteln gesäubert und anschließend in einem dafür vorgesehenen „Trockenbeutel" entfeuchtet.

Cochlea-Implantat

Das **Cochlea-Implantat** *(CI, Innenohrprothese)* ist ein Hörsystem für Menschen mit hochgradiger Hörminderung. Es wandelt Schallwellen in elektrische Signale um und leitet diese direkt an den Hörnerv weiter. Es kommt infrage, wenn die Schallwellenverstärkung des Hörgeräts nicht ausreicht. Es ist für Kinder ab 12 Monaten ebenso geeignet wie für alte Menschen, wenn der Hörverlust noch nicht lange besteht.
Das Cochlea-Implantat besteht aus folgenden Elementen:
- Sprachprozessor mit Mikrofon, Kabel und Spule, der außen hinter dem Ohr sitzt
- Implantat, das operativ im Innenohr an die Ohrschnecke eingesetzt wird

Der Sprachprozessor wandelt die Schallwellen in elektrische Signale um, die die Spule zum Implantat sendet. Der Empfänger des Implantats entschlüsselt die Signale und leitet sie über eine Elektrode an den Hörnerv weiter.

Weitere Maßnahmen

Alle müssen informiert sein

Alle am Pflegeprozess Beteiligten müssen über die Schwerhörigkeit informiert sein. Das setzt voraus, dass im pflegerischen Anamnesegespräch auf die Hörfähigkeit eingegangen und diese entsprechend dokumentiert wird.

Um die Kommunikation mit hörgeschädigten oder gehörlosen Patienten zu erleichtern und zu optimieren, bedarf es einiger Strategien im Umgang mit ihnen: [18]
- Den Hörgeschädigten mit seiner Einschränkung akzeptieren und ernst nehmen
- Laut und deutlich sprechen, ohne zu schreien
- Blickkontakt suchen und im Gespräch frontal zu dem Patienten stehen, damit er von den Lippen ablesen kann
- Möglichkeiten der Körpersprache (➤ 21.1.3) nutzen
- Geduld haben
- In kurzen Sätzen und Hochdeutsch sprechen
- Rückfragen stellen, um sich zu vergewissern, dass der Patient im Gespräch alles verstanden hat
- Im Bedarfsfall auf andere Kommunikationswege zurückgreifen, z. B. Informationen aufschreiben (➤ 21.5.1)
- Hörgerät in Reichweite legen und Patienten beim Gebrauch unterstützen, z. B. beim korrekten Einsetzen/Reinigen des Hörgeräts.
- Patienten ermuntern, Hörgeräte zu benutzen, ggf. Kontakt zum Hörgeräteakustiker herstellen

21.5.5 Sehminderung, Sehbehinderungen

DEFINITION

Sehminderung: Reduktion der Sehschärfe und/oder Einschränkung des Gesichtsfelds.
Sehbehinderung: Sehvermögen trotz optimaler Korrektur ≤ 30 % auf dem besseren Auge, d. h., der Betroffene erkennt einen Gegenstand, den ein Normalsichtiger aus 100 m Entfernung erkennt, erst aus 30 m Entfernung. [19]
Blindheit (im Sinne des Gesetzes): Sehrest ≤ 2 % auf dem besseren Auge oder Gesichtsfeld ≤ 5°. [19]

Sehbehinderungen führen dazu, dass die visuellen Kommunikationsmöglichkeiten (➤ 21.1.3) stark eingeschränkt sind. Je stärker die Sehbehinderung ist, desto weniger kann nonverbal kommuniziert werden.

Frühkindliche Sehbehinderungen

Kommen Kinder blind zur Welt oder erblinden in frühester Kindheit, so lernen sie trotzdem, sich in ihrer Umgebung zurechtzufinden. Sie nehmen ihre Umwelt mithilfe ihrer anderen Sinne wahr und lernen, diese zu schärfen. Da Babys und Kleinkinder sich einerseits noch nicht adäquat ausdrücken können und andererseits eine Sehbehinderung selbst nicht merken, da sie es ja nicht anders kennen, ist es mitunter schwierig, die Sehbehinderung zu diagnostizieren.
Dies können Signale für eine Sehstörung des Kindes sein: [20]
- Bezugspersonen werden von Babys im Alter von 2 Monaten oder älter nicht angelächelt
- Blickkontakt bleibt aus, Bewegungen in der Umwelt werden nicht visuell verfolgt
- Keine Reaktion auf geräuschlose Spielzeuge
- Auffälliges Aussehen der Augen, z. B. graue oder große Pupille

- Augenzittern oder Schielen
- Häufiges Blinzeln oder Zusammenkneifen der Augen
- Verzögerung der geistigen Entwicklung

Sehbehinderungen im Erwachsenenalter

DEFINITION

Glaukom *(grüner Star):* Sammelbezeichnung für Augenerkrankungen, die mit erhöhtem Augeninnendruck einhergehen. Unbehandelt kann das Glaukom zur Schädigung des Sehnervs und damit zur Erblindung führen.
Altersbedingte Makuladegeneration: Erkrankung der Macula lutea *(lat. gelber Fleck)* meist beider Augen; häufigste Ursache einer Sehbehinderung im Alter mit fortschreitendem Sehverlust.
Katarakt *(grauer Star):* Trübung der Augenlinse.

Tritt die **Sehbehinderung erst im Erwachsenenalter** auf, so sind die Betroffenen in ihrer Kommunikationsfähigkeit sehr eingeschränkt. Dadurch, dass Mimik und Gestik nicht mehr erkannt werden können, sind sie im Kontakt zu anderen sehr zurückhaltend und unsicher, zumal sie es bislang gewohnt waren, auch auf diesen Wegen zu kommunizieren. Die Betroffenen haben nicht von Anfang an gelernt, sich auf ihre anderen Sinne zu konzentrieren und diese zu schärfen. Daher ziehen sich im Alter erblindete Menschen oftmals zurück und sind sehr verunsichert in ihrer Lebensführung. Zudem sind sie plötzlich stark eingeschränkt, was ihr Freizeitverhalten betrifft. Fernsehen, Zeitung oder Bücher lesen ist nicht mehr möglich, sodass Alternativen gesucht werden müssen, was jedoch in dieser Situation zusätzlich erschwert ist.

Hilfsmittel bei Sehbehinderung

Für sehbehinderte oder blinde Menschen gibt es eine Vielzahl von Hilfsmitteln (➤ Abb. 21.17), z. B.:

- Leichte Sehschwächen wie Kurz- oder Weitsichtigkeit lassen sich mithilfe entsprechend angepasster **Brillen** oder **Kontaktlinsen** ausgleichen, sodass Betroffene keine weitere Einschränkung durch die Sehschwäche erfahren.
- **Optische Sehhilfen** *(Lupen)* vergrößern Texte. Es gibt sie in verschiedenen Arten, z. B. Handlupen (werden mit der Hand gehalten), Aufsetzlupen (werden direkt auf den Text aufgesetzt), Standlupen (stehen ähnlich einer Standlampe mit flexiblem Arm).
- Es gibt **Telefone und Smartphones** mit extra großem und buntem Display und Tasten.
- Hilfreich sind auch **alltägliche Utensilien mit Sprachansage** wie Armbanduhr, Wecker, Küchenwaage, Thermometer, Fieberthermometer.
- Die **Blindenschrift** *(Brailleschrift)* wurde 1825 von Louis Braille entwickelt. Es ist ein Punktesystem, bestehend aus sechs Punkten in zwei senkrechten Linien. Jeder Buchstabe und jede Zahl hat ein eigenes Muster. Lesbar wird die Schrift, indem die Punktekombinationen sich vom Untergrund fühlbar abheben und so mit der Hand „gelesen" werden können.
- **Hilfsmittel für draußen** sind z. B. der Blindenstock, ein Blindenführhund. In vielen Orten gibt es an Ampeln mit akustischem Signal, an Bahnhöfen Bodenplatten mit Rillen und Noppen, die mit dem Blindenstock wahrgenommen werden können.

Interventionen bei Patienten mit Sehbehinderungen

Die Kommunikation mit erblindeten oder sehbehinderten Menschen ist dadurch erschwert, dass auf nonverbale Kommunikationsmuster verzichtet werden muss. Folglich erhöht sich der Stellenwert der verbalen Kommunikation.
Wenn sich der Sehbehinderte nicht in seinem gewohnten Umfeld befindet, müssen Pflegefachpersonen auf verschiedene Strategien zurückgreifen, um dadurch entstehende Unsicherheiten so gering wie möglich zu halten:

- Patienten immer mit ihrem Namen anreden
- Erblindete Menschen in ihrer Persönlichkeit ernst nehmen

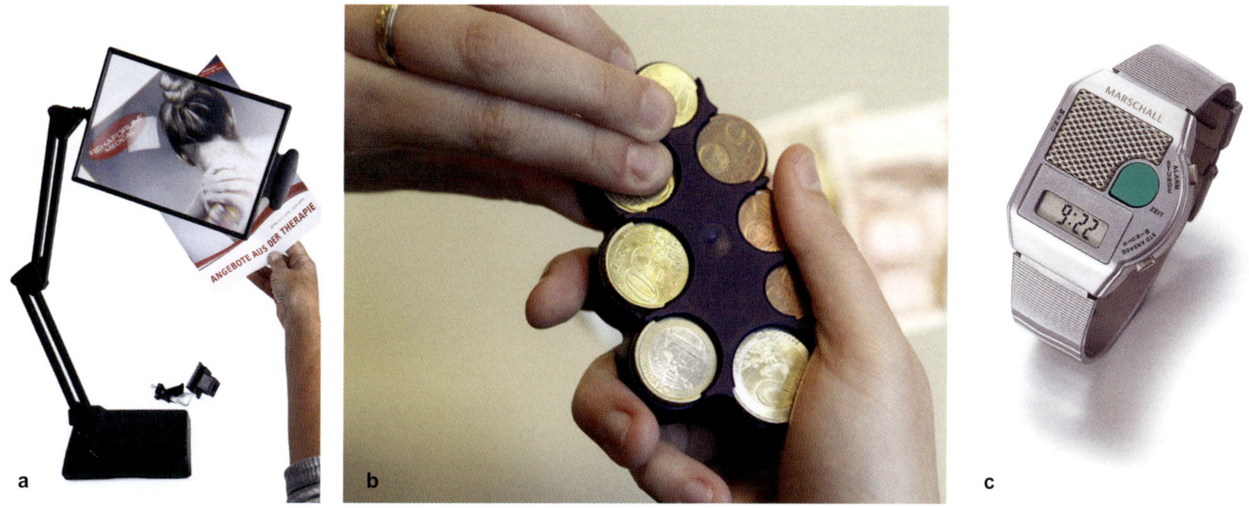

Abb. 21.17 Es gibt eine Vielzahl von Hilfsmitteln bei Sehbehinderung. Optische Sehhilfe (Lupe) (a), Münzbox zum einfachen Auffinden von Münzgeld (b), sprechende Uhr (c). [V613, W338, V907]

- Niemals die betroffenen Patienten anfassen, ohne ihr Einverständnis eingeholt und sie über die Berührung informiert zu haben
- Die erblindete Person direkt ansprechen und nicht „über" sie sprechen
- Den Patienten soweit möglich Struktur und Orientierung geben, sie z. B. informieren, wenn der Nachtschrank verstellt wird
- Beim Betreten und Verlassen des Zimmers immer den Patienten darüber informieren
- Bei dem Weg zu Untersuchungen eine Begleitung anbieten und gegebenenfalls Patienten am Arm führen, allerdings nicht ohne vorherige Nachfrage
- Hilfestellung beim Essen anbieten, ohne jedoch die Selbstständigkeit des Sehbehinderten einzuschränken
- Die Anordnung der Speisen beschreiben, damit der Patient sich orientieren kann
- „Anschleichen" vermeiden

Aufgaben zur Pflegesituation

Nachdem ein Schädel-Hirn-Trauma ausgeschlossen, die Kopfplatzwunde genäht und die Humeruskopffraktur operativ versorgt wurde, ist Frau Pollmeier in ihr Zimmer auf der chirurgischen Akutstation gebracht worden. Leider hat sie während des Sturzgeschehens wieder einmal ihre Hörgeräte nicht getragen, sodass diese auch nicht im Krankenhaus zur Verfügung stehen. Der Pflegefachmann Jordi Soler bringt ihr gerade das Mittagessen und erfragt in normaler Lautstärke, ob Frau Pollmeier Hilfestellung bei der Nahrungsaufnahme benötigt. Frau Pollmeier zeigt auf die Frage keine Reaktion.

1. Welche weiteren Probleme können in der Kommunikation mit Frau Pollmeier möglicherweise auftreten?
2. Versetzen Sie sich nacheinander in die Situation von Frau Pollmeier und dem Pflegefachmann Jordi Soler. Beschreiben Sie, wie sich diese fühlen könnten.
3. Über welche Ressourcen könnte die Patientin trotz ihrer Einschränkungen verfügen?
4. Welche Interventionen können die Pflegefachpersonen ergreifen, um die Kommunikation trotz der Hörstörung zu optimieren?
5. Welche Maßnahmen können Pflegefachpersonen umsetzen, um Frau Pollmeier die örtliche Umstellung zu erleichtern?
6. Warum ist die Kommunikation mit stark sehbehinderten Menschen erschwert?
7. Welche Interventionen können die Pflegefachpersonen ergreifen, um die Kommunikation trotz der Sehstörung zu optimieren?

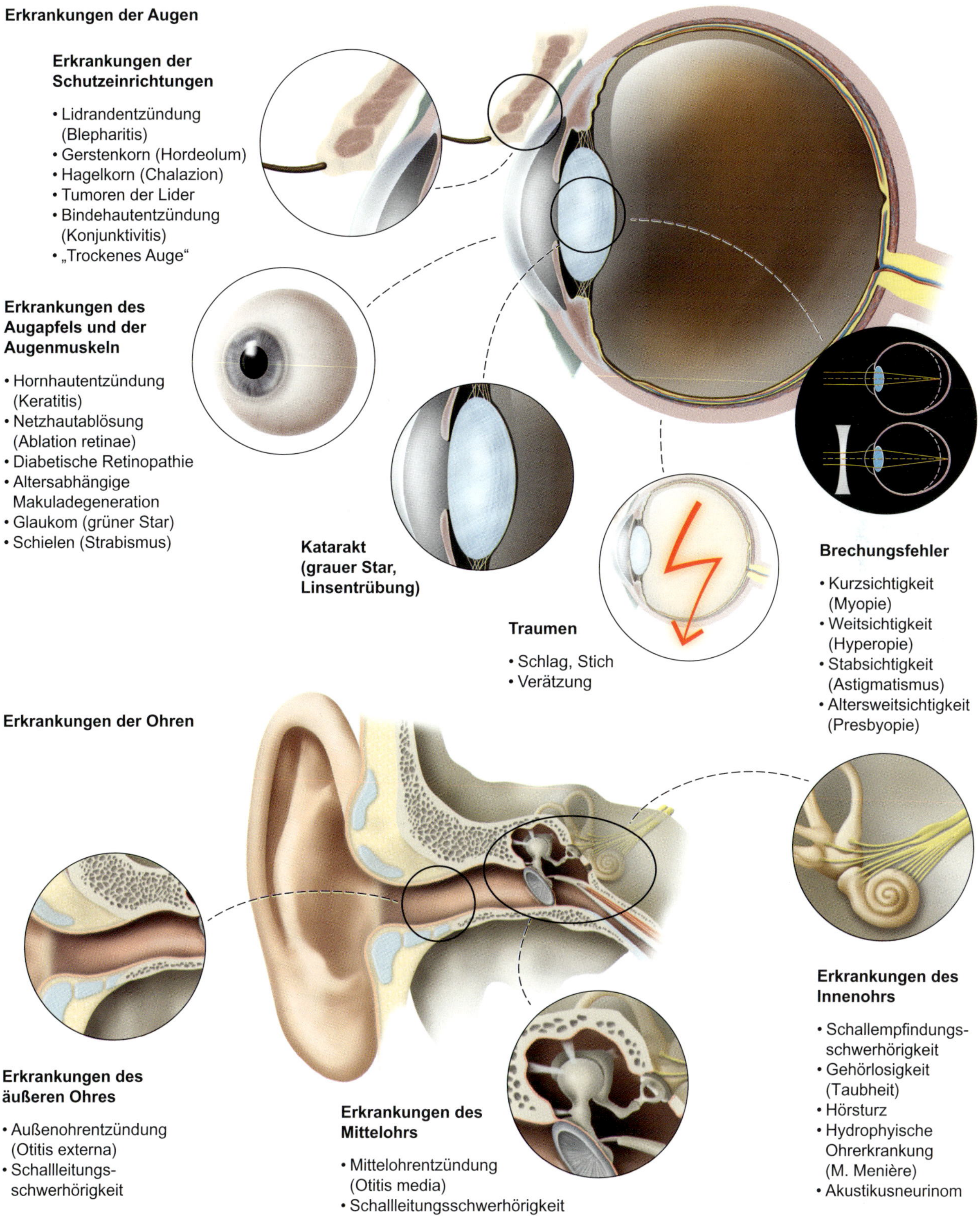

Abb. 21.18 Überblick über die wichtigsten Erkrankungen zum Thema Sinnesorgane und damit Kommunikation. [L275]

KAPITEL

22 Schlaf

Jannicke Schickert

Pflegesituation

Zu Beginn des Orientierungseinsatzes der Auszubildenden Lara Bauer auf der kinderchirurgischen Station wird die dreijährige Emilia mit der Einweisungsdiagnose „eitrige Mandelentzündung" aufgenommen. Der operative Eingriff zur Entfernung der Mandeln ist für den Nachmittag geplant. Die Auszubildende Lara Bauer bereitet Emilia gemeinsam mit der Praxisanleiterin Mira Alfarsi für die Operation vor, dabei ist Emilia sehr unruhig und weint. Emilias Mutter versucht, sie durch Aufheiterung zu beruhigen, was ihr gut gelingt. Die erste Nacht nach der Operation wird die Mutter bei Emilia im Zimmer übernachten.

22.1 Physiologische Grundlagen

DEFINITION

Schlaf: physiologischer periodischer Zustand mit Veränderung der Bewusstseinslage, der für die physische und psychische Regeneration lebensnotwendig ist.

Ruhe und Aktivität wechseln sich bei nahezu allen Lebewesen zyklisch ab. Grundlage eines erholsamen Schlafs ist der biologische **Schlaf-Wach-Rhythmus,** gesteuert von der **Formatio reticularis** *(maschenförmige Zellverbände des Zentralnervensystems im Thalamus, Hirnstamm und oberen Rückenmark).* [1]

Schlaf ist im Gegensatz zum Wachzustand durch ein herabgesetztes Aufnahme-, Reaktions- und Handlungsvermögen sowohl auf interne als auch auf externe Reize gekennzeichnet. Andererseits ist er ein komplexer, hochaktiver Zustand mit teilweiser hoher neuronaler Aktivität und Veränderung nahezu aller Körperfunktionen. [2]

22.1.1 Schlafzyklus und Schlafstadien

DEFINITION

Schlafzyklus: periodische Zyklen, in denen der Schlaf verläuft, bestehend aus zwei Phasen (*REM-Phase* und *Non-REM-Phase*) mit unterschiedlicher Schlaftiefe.

Biorhythmus (zirkardianer Rhythmus): durch *äußere* (z. B. Licht, Temperatur) und *innere* (z. B. Hormone im Menstruationszyklus) *Einflüsse* geprägte, physiologische Schwankungen der physischen und psychischen Funktionen des menschlichen Körpers.

Hypnogramm: Schlafprofil, individuelle Abfolge der einzelnen Schlafstadien.

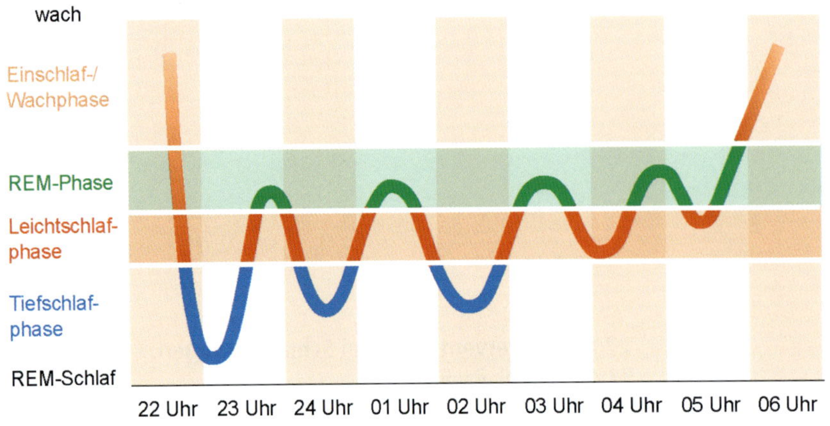

Abb. 22.1 Physiologischer Schlaf während einer Nacht. Fünf Stadien wechseln sich ab und sind u. a. durch unterschiedliche Schlaftiefen gekennzeichnet = Schlafzyklus. In einer durchschnittlichen Nacht wiederholen sich der Schlafzyklus vier- bis siebenmal. [L143]

Ein physiologischer **Schlafzyklus** besteht laut der *American Academy of Sleep Medicine (AASM)* aus fünf einzelnen Stadien, in denen sich jeweils komplexe physische und psychische Vorgänge im menschlichen Körper abspielen: vier Schlafstadien und ein Wachstadium (➤ Abb. 22.1).

Ein solcher Zyklus dauert rund 90 Min. Im Lauf einer durchschnittlichen Nacht wiederholt sich der Schlafzyklus mit den einzelnen **Schlaf- und Wachstadien** vier- bis siebenmal. [2], [3]

- **Stadium W – Wachzustand:** Zustand mit hohem Muskeltonus und Bewegungsartefakten. Im EEG zeigen sich überwiegen Alpha- und Betawellen.
- **Stadium N1 – Einschlafphase:** Die Phase zwischen dem Stadium W und dem stabilen Schlaf, das sogenannte Dösen, ist von langsamen, rollenden Augenbewegungen gekennzeichnet. Im Schlaf-EEG ist eine gezackte Linie mit niedrigen Ausschlägen (Thetawellen) zu beobachten.
- **Stadium N2 – stabiler Schlaf:** Die Augenbewegungen hören auf, im EEG sind Ausschläge ähnlich dem Stadium N1 zu sehen mit zusätzlichen Schlafspindeln. Das Bewusstsein ist „ausgeschaltet", der Muskeltonus herabgesetzt.
- **Stadium N3 – Tiefschlaf:** Der Mensch erreicht den Punkt des tiefsten Schlafs. Die charakteristischen Deltawellen im EEG sind langsam und hoch. Die Augen bewegen sich immer noch nicht.

Diese vier Stadien werden als **Non-REM-Phasen** oder **orthodoxer Schlaf** bezeichnet, da die Augen sich weitgehend nicht bewegen.

- **Stadium R – REM-Schlaf:** Der REM-Schlaf *(Rapid Eye Movement),* auch **paradoxer Schlaf** genannt, liegt am Ende jedes Schlafzyklus. Er ähnelt im EEG der Einschlafphase, ist jedoch durch schnelle, rollende Augenbewegungen unter geschlossenen Lidern charakterisiert. Der Muskeltonus ist dabei stark erniedrigt. Der Mensch ist praktisch unbeweglich, schwer weckbar und träumt häufig.

Im Lauf der Nacht nimmt die Dauer der Tiefschlafphase Stadium N3 ab; gegen Ende wird sie meist überhaupt nicht mehr erreicht. Dafür nimmt die Dauer des REM-Schlafs zu: von anfänglichen 5 Min. bis zu 50 Min. gegen Ende der Nacht (➤ Abb. 22.1). Bei Säuglingen ist der REM-Schlaf die vorherrschende Schlafphase; ältere Menschen treten oft nur kurzzeitig, manchmal gar nicht mehr in den Tiefschlaf ein. [1], [4]

Bedeutung des REM-Schlafs

Forschungen haben gezeigt, dass der REM-Schlaf eine große Bedeutung besitzt. Ein Schlafmangel und hier besonders ein Mangel an Phasen des Stadiums R kann sowohl zu Entwicklungs- und Verhaltensstörungen als auch zu hoher Nervenzellsterblichkeit führen, nach der Theorie über die Ausdifferenzierung des Gehirns bei Neugeborenen und Säuglingen. Ebenso spielt der REM-Schlaf bei Erwachsenen und älteren Menschen hinsichtlich der Gedächtnisleistung eine Rolle.
Dauerhaft kann das Verhindern der REM-Phase, z. B. durch nächtliches Wecken zum Zweck des Toilettengangs, zu Gesundheitsstörungen führen. [4], [5], [6]

Die jeweiligen Schlafstadien können durch apparative Untersuchungen z. B. im Schlaflabor (➤ 22.2.2) im sogenannten **Polysomnogramm** aufgezeichnet und voneinander unterschieden werden.

22.1.2 Träumen

DEFINITION

Träumen.
Definition I: psychische Aktivität während des Schlafs.
Definition II: der Traum oder Traumbericht ist die Erinnerung an die psychische Aktivität während des Schlafs.

Träumen ist ein ganzheitliches Erleben mit Sinneseindrücken, Gefühlen und Gedanken; d. h., der Mensch erlebt sich im Traum genauso wie im Wachzustand.

Geträumt wird während der ganzen Schlafzeit, das Gehirn und das Bewusstsein schlafen sozusagen nie. **Einschlafträume,** in denen die letzten Gedanken des Wachzustands verarbeitet werden, treten während der Non-REM-Phase auf, **Albträume** hingegen während der REM-Phase. Dabei führen starke negative Affekte zum Erwachen. Beim **Pavor nocturnus** *(Nachtangst, Nachtschreck)* kommt es zum Aufschrecken mit Angst aus dem Tiefschlaf, häufig von einem Schrei begleitet. Die betroffene Person erwacht jedoch nicht richtig und kann sich meist nicht an den Vorfall erinnern. Dieses parasomnische Phänomen tritt besonders im Kleinkindalter auf, kann aber auch Erwachsene betreffen. **Luzide Träume** beinhalten eine Besonderheit:

hier ist dem Träumenden bewusst, dass gerade geträumt wird, wodurch der Traum bedingt gesteuert werden kann. [2]

Träume sind der Schlüssel zum Unterbewusstsein. Sie helfen, Erlebnisse zu verarbeiten, und bieten ein Ventil zur Verarbeitung von Ängsten, Sorgen und unterdrückten Gefühlen. Träume helfen dem Individuum, sich selbst besser zu verstehen. Daher ist es sinnvoll, sich mit seinen Träumen auseinanderzusetzen. Voraussetzung dafür ist jedoch, dass die Erinnerung an die Träume vorhanden ist.

Tipps zur Steigerung der Traumerinnerung

- Abends Block und Stift zurechtlegen
- Den Vorsatz fassen, sich morgens an einen Traum erinnern zu wollen
- Nach dem Aufwachen in Gedanken wiederholen, an was man sich erinnern kann
- Zumindest einige Stichworte des Traums notieren
- Träume regelmäßig aufschreiben

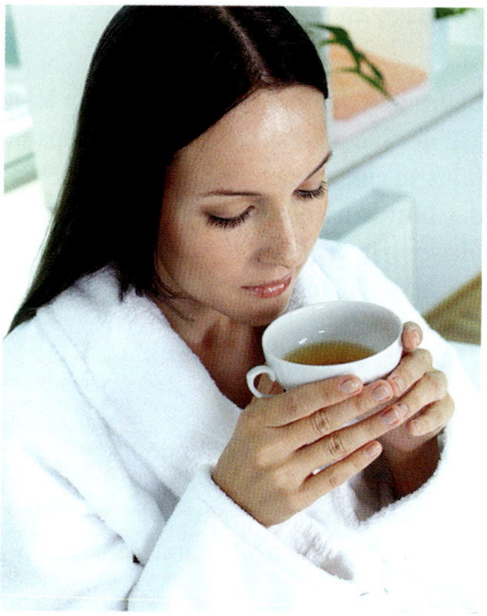

Abb. 22.2 Bestimmte allabendliche Rituale unmittelbar vor dem Zubettgehen oder dem Einschlafen wirken schlaffördernd, z. B. der Genuss einer Tasse Kräutertee. [J787]

22.1.3 Schlafbedürfnisse und -gewohnheiten

DEFINITION

Chronobiologie (griech. *chronos = Zeit, bios = Leben, logos = Lehre; Lehre von der inneren Uhr):* Fachgebiet der Biologie, das die zeitlichen Regel- und Gesetzmäßigkeiten in den Lebensweisen von Individuen mit Blick auf physiologische Vorgänge und Verhaltensmuster erforscht.

Schlafen ist mit seinen **Bedürfnissen, Gewohnheiten** und Ritualen sehr individuell. Die **Chronobiologie** z. B. spricht von drei **Chronotypen**, die sich hinsichtlich ihres Schlaf-Wach-Verhaltens unterscheiden: der *Lerche* **(Frühtyp),** der *Eule* **(Spättyp)** und dem **Normaltyp.** Besonders Jugendliche sind dabei dem Typ Eule zuzuordnen. Sie sind morgens schwer zu wecken, laufen dafür abends auf Hochtouren. Die Lerchen dagegen sind abends früh müde und stehen morgens munter auf. Dies kann in Familien mit verschiedenen Chronotypen zu Irritationen führen, wenn der genetisch bedingte Umstand des Früh- und Spätaufstehens nicht bekannt ist. [7], [8]

Die Schlafgewohnheiten und -bedürfnisse sind jedoch nicht nur von chronobiologischen Faktoren abhängig. Viele weitere Faktoren, wie z. B. Alter, Geschlecht, aber auch Licht, Jahreszeit oder Wetter, beeinflussen den Schlaf. So ist man in den dunklen Monaten des Jahres wie November oder Dezember deutlich früher müde, das Aufstehen am Morgen fällt schwerer. Ist es morgens dagegen schon hell und die Sonne scheint, steht man leichtfüßiger auf und ist auch abends produktiver.

Schlafrituale

So unterschiedlich die Schlafgewohnheiten und -bedürfnisse, so unterschiedlich können auch **Schlafrituale** sein. Hält sich ein Mensch jeden Abend vor dem Schlafengehen immer an einen gleichen Ablauf oder an gleiche Handlungen, wird daraus ein Ritual. Es signalisiert, dass nun der Schlaf folgt, und der Körper stellt sich entsprechend darauf ein.

Schlafrituale können bei Erwachsenen einfache Dinge wie die allabendliche Tasse Kräutertee (➤ Abb. 22.2), ein kurzer Spaziergang unmittelbar vor dem Zubettgehen oder ausgiebiges Zähneputzen als letzte Handlung des Tages sein.

VORSICHT

Ein Schlafritual sollte nicht zwanghaft werden! Ist der Mensch von seinem Ritual zwanghaft abhängig, kann das Fehlen desselben das Einschlafen behindern.

Schlafrituale bei Neugeborenen und Kleinkindern

Für **Neugeborene und Kleinkinder** sind Einschlafrituale besonders wichtig. Wie die amerikanische Psychologin *Jodi Mindell* ausführt, sind Babys viel entspannter, wenn sie den abendlichen Ablauf kennen und wissen, was auf sie zukommt. [9]

Kleinkinder favorisieren vor dem Einschlafen häufig eine Gute-Nacht-Geschichte, ein warmes Bad oder gemeinsames Kuscheln oder Singen mit den Eltern. Ein eingespieltes Schlafritual erleichtert auch das Einschlafen in fremder Umgebung, z. B. im Urlaub oder im Krankenhaus.

Auf gleichbleibende Schlafenszeit achten

Von besonderer Bedeutung ist die Schlafenszeit. Säuglinge und Kleinkinder sollten nach Möglichkeit immer zu einer festen Uhrzeit Schlafen gehen – auch wenn das Kind noch nicht müde zu sein scheint.
Laut Mindell ist es sogar schlafförderlich, das Kind noch nicht völlig müde ins Bett zu bringen, da es sonst schnell übermüdet und schwer in den Schlaf findet. [9]

22.1.4 Physiologischer Schlaf

Im **physiologischen Schlaf** passiert einiges im Körper, unterstützt vom Parasympathikus, dem Teil des vegetativen Nervensystems, der für Entspannung und Regeneration zuständig ist.

Herz-Kreislauf-System

In der Einschlafphase (Schlafstadium N1) reduziert sich die Tätigkeit des Sympathikus, die des Parasympathikus steigt hingegen. Dies führt zu einer zunehmenden Verminderung der **Herzfrequenz** und des **Blutdrucks** bis in Schlafstadium N3 (➤ 22.1.1). In der REM-Phase steigt der Blutdruck physiologisch ebenso wie die Herzfrequenz wieder leicht an.

Muskelspannung

Durch den erhöhten Einfluss des Parasympathikus im Schlaf nimmt die **Muskelspannung** im Schlaf ab bis zur Muskelatonie im REM-Schlaf. Je tiefer der Mensch schläft, desto weniger bewegt er sich.

Atmung

Die physiologische Muskelhypotonie im Schlaf betrifft auch die Muskulatur in Kopf, Hals und Brust. Dadurch sowie durch den Einfluss des Parasympathikus wird die **Atmung** flacher, langsamer und regelmäßiger.

Wärmeregulation

Die **Körpertemperatur** schwankt in Verbindung mit dem Biorhythmus über 24 Std. zwischen 0,5 und 1 °C. Die Tageshöchsttemperatur ist kurz vor dem Schlafengehen erreicht, die Tagestiefsttemperatur in den frühen Morgenstunden (➤ 16.1). Die Wahrscheinlichkeit, den erholsamen REM-Schlaf zu erreichen, ist 30–90 Min. nach dem Temperaturminimum am größten. Die Körpertemperatur kann während der Non-REM-Phasen wie im Wachzustand durch das Temperaturregulationszentrum im Hypothalamus korrigiert werden, während der REM-Phase ist dies jedoch nicht möglich. Die Umgebungstemperatur übt daher einen größeren Einfluss auf die Körpertemperatur im Schlafstadium R aus.

VORSICHT

Durch die mangelnde Regulationsfähigkeit besteht besonders bei Säuglingen die **Gefahr der Überhitzung bzw. Unterkühlung** während der REM-Phase durch die Umgebungstemperatur. [2] Pflegefachpersonen achten auf geeignete Schlafkleidung und Bettdecke, überprüfen bei pflegerischen Maßnahmen, ob sich der Säugling heiß oder kühl anfühlt. Sie weisen auch Eltern auf die Gefahr hin.

Aufgabe zur Selbsterfahrung

Messen Sie Ihre Körpertemperatur direkt vor dem Schlafengehen und direkt nach dem Aufwachen. Stellen Sie Unterschiede fest?

Hormonsystem

Das endokrine System unterliegt dem menschlichen Schlaf-Wach-Rhythmus. Im Schlaf werden einige Hormone wie **Kortisol** (Steuerung von Stoffwechselvorgängen, Stressabbau) oder **Ghrelin** (Appetitsteigerung) vermindert ausgeschüttet.

Gleichzeitig wird die Freisetzung bestimmter Hormone wie das **somatotrope Hormon** (STH, Wachstumshormon), **Prolaktin** (Milchbildung), **Leptin** (Appetithemmer) und ab dem 2.–3. Lebensjahr das **antidiuretische Hormon** (ADH, hemmt die Urinproduktion) angeregt. Ein Mangel an ADH führt bei Kindern zum Bettnässen (Enuresis nocturna), da die produzierte Urinmenge die Kapazität der Blase übersteigt.

Bewusstsein

Beobachtung des Bewusstseins und pathologische Veränderungen ➤ 23.2.2, ➤ 23.2.3

Je nach Schlafstadium und Schlaftiefe ist das **Bewusstsein** eingeschränkt (Schlafstadium N1) bis ausgeschaltet (Schlafstadium R ➤ 22.1.1). Die Weckbarkeit nimmt mit zunehmender Schlaftiefe von Stadium W bis R kontinuierlich ab, auch verringert sich der Muskeltonus mit zunehmender Schlaftiefe. Das Gehör bleibt dagegen funktionsfähig, sodass Geräusche wahrgenommen und besonders im REM-Schlaf in Träume eingebaut werden. Ungewohnte oder laute Geräusche führen zum Erwachen, z. B. das Klingeln des Weckers.

Neurologische Veränderungen

Im Schlaf entstehen neue Verbindungen zwischen einzelnen Nervenzellen. Dies ist einer der Gründe, warum Neugeborene so viel Schlaf benötigen: Bei der Geburt ist die Gehirnentwicklung noch nicht vollständig abgeschlossen, das Gehirn reift quasi in den ersten Wochen des Lebens nach, und zwar im Schlaf. Diese neuen Verbindungen unterstützen auch den Lernprozess.

Ältere Kinder und Erwachsene können gezielt davon profitieren: die neuronalen Veränderungen während des Schlafs bewirken, dass unmittelbar vor dem Schlafengehen noch einmal durchgelesener Lernstoff oder schwierige Sachverhalte am nächsten Tag schneller erlernt werden können!

Alterstypische Veränderungen

Im Laufe des Lebens kommt es zu **alterstypischen Veränderungen** im Schlaf. Während ein neugeborenes Baby noch bis zu 18 Std. täglich schläft, braucht der Mensch mit zunehmendem Alter weniger Schlaf, um sich leistungsfähig und erholt zu fühlen. Auch die Tiefe des Schlafs reduziert sich ab dem 60.–70. Lebensjahr (➤ Tab. 22.1). Häufigeres Aufwachen in der Nacht und frühes Erwachen am Morgen sind die Folgen des abnehmenden Schlafbedürfnisses und des verringerten Anteils an Tiefschlafphasen. Umgangssprachlich wird dies häufig als „senile Bettflucht" bezeichnet.

Besonderheiten bei älteren Menschen

Körperliche Erkrankungen, die im Alter deutlich zunehmen, stören den Schlaf zusätzlich. Dazu zählen:

- Akute oder chronische Schmerzen, z. B. Rücken-, Gelenk- oder Herzschmerzen
- Herzinsuffizienz mit Nykturie (nächtliches Wasserlassen ➤ Tab. 19.5)
- Demenz (➤ 23.11)
- Depressionen
- Sucht und Entzug von Suchtmitteln (Alkohol, Schlaf- und Schmerzmittel)
- Harn- und Stuhlinkontinenz (➤ 19.3.4, ➤ 19.3.9)

Besonderheiten bei Säuglingen und Kleinkindern

Je jünger der Mensch ist, umso mehr Schlaf benötigt er am Tage. Ein Neugeborenes schläft noch fast rund um die Uhr, unterbrochen von kurzen Sequenzen des Fütterns, Wickelns und Kuschelns. Die Unterbrechungen finden auch nachts statt, weil das Neugeborene Hunger hat. Je nach Reife erwirbt ein Säugling mit dem 3.–4. Lebensmonat einen eigenen Schlaf-Wach-Rhythmus.

Im Laufe des 1. Lebensjahrs lernt das Kind durchzuschlafen, Tagesschläfchen werden kürzer und seltener. Spätestens mit dem Eintritt in die Schule verzichten die meisten Kinder auch auf den Mittagsschlaf.

Wie bei Erwachsenen sind die Schlafgewohnheiten und das Schlafbedürfnis bei Kindern sehr individuell und auch kulturell geprägt. So halten die Kinder in den südlichen Ländern oft eine längere Siesta zu Mittag und gehen dafür abends etwas später zu Bett. Auch ist das Schlafbedürfnis noch stark geprägt von den Tageseindrücken, körperlicher Betätigung oder anregendem Spielen. [10]

KLIMA UND UMWELT

Der Klimawandel führt dazu, dass es auch in der Nacht weniger abkühlt. Studien belegen, dass Menschen in warmen Nächten weniger und schlechter schlafen. Die Wahrscheinlichkeit, weniger als sieben Stunden zu schlafen, steigt ab 10 °C stark an, ganz problematisch sind Temperaturen > 25 °C. Frauen sind häufiger betroffen als Männer, Menschen über 65 Jahre sind ebenfalls stärker betroffen. [31]

Das können Menschen tun: lauwarm duschen und sich danach nicht abtrocken, ein kühles Fußbad nehmen, Luftzug herstellen, damit die Wärme vom Körper abtransportiert wird, nur mit einem Laken zudecken.

Tab. 22.1 Veränderungen des Schlafbedürfnisses im Lauf des Lebens.

Alter	Durchschnittliche Schlafdauer	Besonderheiten
Neugeborene	18 Std.	Häufige REM-Phasen: 50 % der Schlafenszeit
Säugling	12–18 Std.	Häufige REM-Phasen: 35 % der Schlafenszeit
Schulkind	9–11 Std.	
Teenager	9–10 Std.	
Erwachsener	6–8 Std.	Mittlere REM-Phasen: 20–25 % der Schlafenszeit
Älterer Mensch	Bis 7 Std.	REM-Phasen nehmen weiter ab

KLIMA UND UMWELT

Lichtverschmutzung meint das künstliche Licht in der Nacht, das in Deutschland schätzungsweise um 6 % jedes Jahr zunimmt – durch übermäßige künstliche Beleuchtung, die oft schlecht konstruiert oder ineffektiv ist. Neben der unnötigen Energieverschwendung hat die Lichtverschmutzung negative Auswirkungen auf Lebewesen und Natur.

Tagaktive Lebewesen (Menschen, Tiere und Pflanzen) brauchen aber die Dunkelheit der Nacht für Ruhe und Regeneration. Die Folgen der Lichtverschmutzung sind dramatisch. Bei Menschen wird die Produktion des „Schlafhormons" Melatonin gestört, was zu Schlafstörungen führen kann. Langfristig drohen Depression, Burnout, Diabetes und Herz-Kreislauferkrankungen und bestimmte Tumorerkrankungen. Auch auf Vögel, Insekten und Pflanzen hat die Lichtverschmutzung gravierende Auswirkungen.

Das können Menschen tun:

Sparsame Verwendung von Außenbeleuchtung und Reklame (Werbebeleuchtung ab 22 Uhr ausstellen), Bewegungsmelder und Zeitschaltuhren einbauen, Lampengehäuse verwenden, die Lichtemission vermeidet und die Lampen niedrig anbringen (um weite Abstrahlung zu vermeiden), insektenschonende Leuchtmittel (kein bzw. möglichst wenig Blauanteil, sollen nicht heißer als 60 °C werden), Jalousien/Vorhänge schließen, auf Solarleuchten im Garten verzichten. [32]

22.2 Beobachtung und Datenerhebung

Nicht selten leiden Menschen in ungewohnter Umgebung (z. B. im Krankenhaus) oder in Krankheitssituation unter Schlafstörungen und verändertem Schlaf. Die **Beobachtung des Schlafs** und das Erfragen von Schlafgewohnheiten gehört zu den pflegerischen Aufgaben und ist die Voraussetzung für eine individuelle Schlafförderung.

22.2.1 Beobachtungskriterien

Zur Beurteilung des Schlafs eines Menschen dienen folgende **Beobachtungskriterien:**

- **Schlafzyklus.** Schlaf- und Wachphasen, Zeitpunkt des Einschlafens und des Erwachens
- **Gesamtschlafzeit.** Nacht- und Tagesschlaf
- **Art des Schlafs,** z. B. ruhig oder unruhig, tief oder oberflächlich
- **Schlafhaltung.** Bauch-, Seiten- oder Rückenlage, mit erhöhtem Oberkörper
- **Begleitgeräusche,** z. B. Schnarchen, Zähneknirschen, Stöhnen, Reden
- **Pathologische Begleiterscheinungen,** z. B. Enuresis nocturna (Bettnässen ➤ 19.3.4), Schlafwandeln, Restless-Legs-Syndrom (➤ 22.3.3), Pavor nocturnus (Nachtschreck)
- **Befinden nach dem Aufwachen,** z. B. ausgeruht oder unausgeschlafen, erholt oder angespannt
- **Tagesmüdigkeit**
- **Reaktionen auf Schlafmittel.** Wechselwirkungen mit anderen Medikamenten, Überhang am Morgen mit Schwindel oder Kopfschmerzen, Abhängigkeit
- **Individuelle Schlafgewohnheiten.** Kinder brauchen häufig ein vertrautes Kuscheltier (➤ Abb. 22.3), ältere Menschen benutzen oft ein zusätzliches kleines Kissen; Frühaufsteher oder Morgenmuffel; Schlafrituale (➤ 22.1.3)

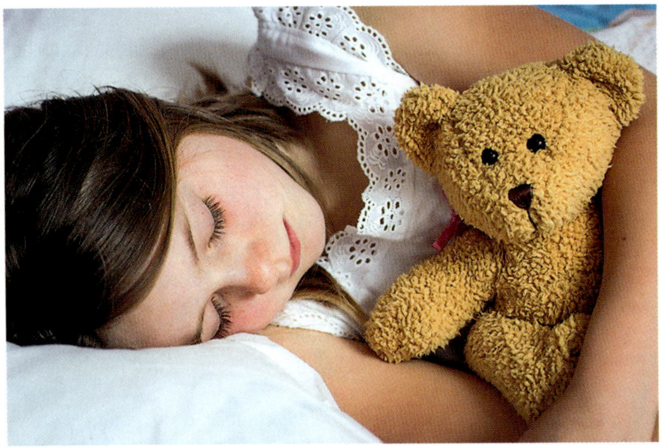

Abb. 22.3 Vielen Kindern hilft ein Kuscheltier beim Einschlafen. [J787]

22.2.2 Datenerhebung

Außerhalb eines Schlaflabors können Pflegende Schlafstörungen überwiegend nur durch Äußerungen des betroffenen Menschen und der Angehörigen erfassen. Dies gilt besonders für die ambulante Pflege, aber auch im Krankenhaus oder Pflegeheim. Daher werden bereits im **Anamnese- oder Aufnahmegespräch** Informationen zu individuellen Schlafgewohnheiten erfragt.

- Bei Erwachsenen:
  - Nehmen Sie Schlafmittel ein?
  - Wann gehen Sie ins Bett?
  - Wann stehen Sie morgens auf?
  - Lesen Sie abends vor dem Einschlafen oder sehen Sie noch fern?
  - In welcher Lage schlafen Sie bevorzugt?
  - Schlafen Sie bei geöffnetem oder geschlossenem Fenster?
  - Benötigen Sie bestimmte Kopfkissen oder Bettdecken?
  - Fühlen Sie sich morgens ausgeruht und erholt?
- Bei Säuglingen und Kindern:
  - Benutzt das Kind zum Einschlafen einen Schnuller?
  - Gibt es Einschlafrituale, wie z. B. Vorlesen, Kuscheln, Zudecken?
  - Braucht das Kind ein Kuscheltier?
  - Schläft es im Dunkeln oder mit einem Nachtlicht?
  - Schläft es durch bzw. wie häufig steht es nachts auf?
  - Nässt das Kind nachts ein?
- Bei älteren Menschen:
  - Nehmen Sie Diuretika ein?
  - Leiden Sie unter Nykturie (nächtlichem Wasserlassen)?
  - Sind Schlafstörungen bekannt?
  - Schlafen Sie am Tag? Wenn ja, wie oft und wie lange?
  - Können Sie das Bett selbstständig aufsuchen und verlassen?
  - Können Sie Ihre Lage im Bett selbstständig verändern, oder benötigen Sie Hilfsmittel?

Trinkprotokoll bei nächtlichem Wasserlassen

Ist der Schlaf durch nächtliches Wasserlassen gestört, kann besonders bei Kindern und älteren Menschen das Führen eines Trinkprotokolls (➤ 18.2.2) sinnvoll sein. So wird festgestellt, ob sich die tägliche Trinkmenge auf den Abend konzentriert.

Schlafprotokoll

Ein **Schlafprotokoll** oder auch **Schlaftagebuch** gibt wertvolle Hinweise auf das Schlafverhalten und das subjektive Empfinden der Patientin, des Patienten bzw. der Bewohnerin, des Bewohners (im Folgenden nur „Patientin“ genannt). Es stellt das am häufigsten eingesetzte Assessment in der Schlafforschung und Schlafmedizin dar. Die Patientin trägt über einen Zeitraum von 14 Tagen verschiedene Daten in eine Tabelle (➤ Abb. 22.4) ein. Anhand der gewonnenen Daten sind sowohl der Schlaf-Wach-Rhythmus als auch individuelle Probleme und Ressourcen zu erfassen. Dies dient der Diagnostik eines Pflegeproblems und der Evaluation von schlaffördernden Maßnahmen.

Schlaftagebuch

Bei Kindern und Jugendlichen sollte das Schlaftagebuch außerhalb der Schulzeit, möglichst in den Ferien, geführt werden. Das Kind beziehungsweise die Jugendliche sollte in dieser Zeit nach den individuellen Bedürfnissen ausschlafen. Nur so kann die individuelle benötigte Schlafdauer störungsfrei ermittelt werden.

Schlaflabor

Schlaflabore arbeiten ambulant oder sind in ein Krankenhaus integriert, in jedem Fall müssen sie von der *Deutschen Gesellschaft für Schlafforschung und Schlafmedizin (DGSM) e. V.* zugelassen sein. [11] Kinder, Erwachsene und ältere Menschen werden gleichermaßen diagnostiziert und therapiert. Neben allgemeinen pflegerischen Aufgaben gehören in einem Schlaflabor folgende Tätigkeiten zu den Aufgaben der Pflegenden:

- Wahrnehmung und Beobachtung des Schlafs
- Wahrnehmung und Beobachtung der Atmung
- Vorbereitung, Durchführung und Nachbereitung einer polygrafischen oder polysomnografischen Untersuchung
- Umgang mit verschiedenen noninvasiven Ventilationsgeräten (NIV) und Maskensystemen
- Beratung der Betroffenen und ihrer Angehörigen
- Vorbereitung, Durchführung und Nachbereitung der Arzneimittelgabe nach ärztlicher Anordnung

Polysomnografie

DEFINITION

Polysomnografie *(PSG,* griech. *poly = viel;* lat. *somnus = Schlaf):* diagnostisches Verfahren zur Untersuchung und Messung bestimmter biologischer Parameter während des Schlafes im Schlaflabor. Zur quantitativen Bewertung des Schlafes und zur Differenzialdiagnose von Schlafstörungen und Schlafapnoe-Syndromen.

Polygrafie: vereinfachtes, ambulantes diagnostisches Verfahren ähnlich der Piolysomnografie, jedoch ohne Schlaf-EEG.

Bei der **Polysomnografie** werden je nach klinischer Fragestellung verschiedene Biosignale des Körpers aufgezeichnet (➤ Abb. 22.5).

Die Aufzeichnung der physiologischen Signale wird kontinuierlich und über mindestens zwei Nächte im Schlaflabor durchgeführt, um

Schlafprotokoll von: ______________________ **Woche vom** __________ **bis** __________

Abendprotokoll (vor dem Lichtlöschen)	MO	DI	MI	DO	FR	SA	SO
1. Wie müde warst du heute tagsüber? ☺ = nicht müde 😐 = etwas müde ☹ = sehr müde							
2. Wie war deine „Laune"/Stimmung heute? ☺ = gut gelaunt 😐 = „geht so" ☹ = schlecht gelaunt							
3. Wie lange hast du heute ferngesehen oder am Computer gespielt? Trage die Zeitdauer (z.B. 60 Minuten) ein!							
4. Wie müde bist du jetzt vor dem Zubettgehen? ☺ = nicht müde 😐 = etwas müde ☹ = sehr müde							
5. Wann wirst du heute das Licht ausmachen? Trage die Uhrzeit ein!							
Morgenprotokoll (nach dem Aufstehen)	**MO**	**DI**	**MI**	**DO**	**FR**	**SA**	**SO**
6. Hast du gestern Abend lange zum Einschlafen gebraucht? Wenn **Ja**, dann mache ein Kreuz („X") in dem Feld Wenn **Nein**, dann mache einfach einen Strich („–")							
7. Bist du heute Nacht häufig aufgewacht oder hast lange wachgelegen? Wenn **Ja**, dann mache ein Kreuz („X") in dem Feld Wenn **Nein**, dann mache einfach einen Strich („–")							
8. Wie hast du heute Nacht geträumt? ☺ = Ich habe heute Nacht nicht oder gut geträumt ☹ = Ich habe heute Nacht schlecht geträumt							
9. Wann bist du heute aufgestanden? Trage die Uhrzeit ein!							
10. Fühlst du dich heute Morgen ausgeschlafen? ☺ = Ja ☹ = Nein							

Abb. 22.4 Mithilfe eines Schlafprotokolls kann die Patientin ihre Schlafsituation dokumentieren und individuelle Probleme und Ressourcen identifizieren. [L134]

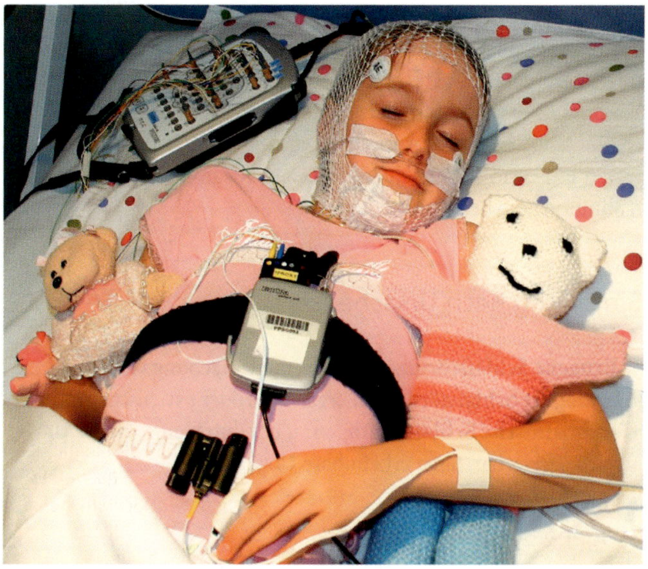

Abb. 22.5 Kind bei der Polysomnografie. Verschiedene Messfühler, die ggf. mit Pflastern und Gurten fixiert werden, registrieren kontinuierlich verschiedene Körperfunktionen und können im Nebenraum auf einem Monitor beobachtet werden. [E472-002]

der Patientin eine Eingewöhnung ins Schlaflabor zu ermöglichen. Zu den standardmäßig erfassten Parametern zählen: [11]

- Elektroenzephalogramm (EEG): Messung und Aufzeichnung der elektrischen Hirnaktivität (➢ 26.5.2)
- Elektrookulogramm (EOG): Messung und Aufzeichnung der Augenbewegungen
- Elektromyogramm (EMG): Messung und Aufzeichnung der Muskelaktivität
- Elektrokardiogramm (➢ EKG): Messung und Aufzeichnung der Herzaktivität, einkanalig (26.5.1)
- Schnarchen und andere Schlafgeräusche: Aufzeichnung mittels Mikrofon
- Oro-nasaler Luftfluss (Flow)
- Thorakale und abdominale Atembewegungen (➢ 14.3)
- Körperbewegungen durch Videomonitoring
- Pulsoximetrie: Messung der Sauerstoffsättigung (➢ 14.4.11)

Diese Messungen am schlafenden Menschen zeichnen die Schlafstadien (➢ 22.1.1), die beschrieben werden, auf. Es können physiologische und pathologische Veränderungen des Schlafs und Schlafstörungen (➢ 22.3) ermittelt werden.

Bei Patientinnen mit leichten bis mittleren Schlafstörungen und Schlafapnoen kann die Diagnostik auch mit **portablen Polygrafiesystemen** ambulant stattfinden. Das Gerät wird im Schlaflabor auf die Patientin angepasst und die Aufzeichnung vom somnologisch geschulten Personal ausgewertet. So kann der Schlaf in der gewohnten häuslichen Umgebung beurteilt werden.

Dokumentation

Die Schlafprotokolle und Polysomnogramme sind Bestandteil der **Dokumentation** und werden in der Patientenakte abgelegt. Auch die Beobachtungen des Schlafs, z. B. während nächtlicher Rundgänge, werden zeitnah im Pflegebericht dokumentiert. Bei Säuglingen, Kleinkindern und Menschen mit bekannten Schlafstörungen werden zusätzlich die Schlaf- und Wachzeiten, auch ohne Schlafprotokoll, in der Dokumentation festgehalten.

22.3 Pathologische Veränderungen

Schlafmangel und eine verminderte Schlafqualität führen schnell zu einer Beeinträchtigung der Lebensqualität. Erste Anzeichen sind Verspannungen und Schmerzen im Schulter-Nacken-Bereich, Konzentrationsschwäche und Einschlafneigung besonders bei monotonen Tätigkeiten. In Deutschland leiden ca. 30 % der Bevölkerung an Schlafstörungen. [26]

Auch die Reaktionszeit ist durch Schlafmangel deutlich herabgesetzt. So haben 17 Stunden Wachzeit die ungefähr gleiche Herabsetzung der Reaktionen eines Menschen zur Folge wie ein Alkoholkonsum, der etwa 0,5 Promille entspricht. Nach 22 Stunden ohne Schlaf reagiert ein Mensch sogar wie mit 1,0 Promille Alkohol im Blut. [8]

Eine besonders gefährliche Folge von Schlafmangel ist der **Sekundenschlaf,** ein nur Sekunden dauernder Schlaf mit geöffneten Augen. Dieser verursacht Studien zufolge jährlich über 1.500 protokollierte Unfälle, in deren Folge überdurchschnittlich viele Menschen schwerverletzt werden oder sogar sterben. [12] Dauerhaft führt Schlafmangel zu Gesundheitsproblemen wie Herzerkrankungen [5], [13], [14], [15] oder Depressionen.

22.3.1 Schlafstörungen

DEFINITION

Schlafstörung *(Dyssomnie):* subjektiv empfundene und/oder objektiv beobachtbare Abweichungen vom normalen Schlaf. Sowohl Auslöser als auch Folge von verschiedenen Störungen (Komorbidität). Nach verschiedenen Kriterien einteilbar.

Schlafstörungen werden nach Dauer, Form und Ursache unterteilt.

Einteilung nach Dauer

- **Akute Schlafstörungen:** sogenannte Kurzzeitinsomnien. Bis zu drei Monaten; Ursache erkennbar, z. B. Prüfungsstress, private oder arbeitsbezogene Konflikte, Sorgen, Krankenhausaufenthalte oder auch positive Erlebnisse, wie z. B. ein Lottogewinn, eine neue Liebe.
- **Chronische Schlafstörungen:** Beschwerden länger als drei Monate und in mindestens drei Nächten pro Woche auftretend

Akute Schlafstörungen werden durch Beseitigung der Ursache behoben. Durch die bestehende Angst und eine entsprechende Erwartungshaltung, nicht einschlafen zu können, kann sich daraus jedoch eine chronische Schlafstörung entwickeln.

Einteilung nach Form

- **Kurzzeitinsomnien:** akut auftretende Ein- und Durchschlafstörungen oder frühmorgendliches Erwachen mit Verringerung der Schlafdauer und -qualität, mit erkennbarer Ursache
- **Chronische Insomnie:** anhaltende Ein- und Durchschlafstörungen oder frühmorgendliches Aufwachen mit Verringerung der Schlafdauer und Schlafqualität trotz ausreichender Schlafmöglichkeiten, einhergehend mit Beeinträchtigung der Tagesform, „Schlaflosigkeit“ [3], [26]
- **Hyposomnie:** leichte Schlaflosigkeit mit Verkürzung der Gesamtschlafzeit
- **Hypersomnie:** pathologisches erhöhtes Schlafbedürfnis, z. B. durch Vergiftungen oder Hirntumore
- **Schlafbezogene Atmungsstörungen** *(SBAS):* Störungen der Atmung im Schlaf mit und ohne Verengung (Obstruktion) der Atemwege (➤ 22.3.2)
- **Parasomnien:** anfallsartig oder episodisch auftretende Phänomene ohne Beeinträchtigung der Qualität und Erholsamkeit des Schlafs, z. B. Bettnässen, Schlafwandeln oder Albträume; häufig im Kindes- und Jugendalter [1], [16]

Ein- und Durchschlafstörungen, die weltweit häufigsten Formen der Schlafstörung [17], führen häufig zu Einschränkungen im Alltag. Bei **Einschlafstörungen** halten kreisende Gedanken den Menschen wach; er kann nicht einschlafen. Es kommt zu einer Verkürzung der Gesamtschlafzeit, am Morgen fühlt sich Betroffene schlapp und unausgeschlafen. Auch bei **Durchschlafstörungen** kommt es zur Verkürzung der Gesamtschlafzeit. Im Gegensatz zur Einschlafstörung ist hier jedoch häufiges Aufwachen in der Nacht die Ursache. Häufig treten Ein- und Durchschlafstörungen zusammen, mit und ohne frühmorgendlichem Aufwachen auf.

Einteilung nach Ursache

- **Exogene Schlafstörungen:** durch die Umgebung verursacht
- **Endogene Schlafstörungen:** organische oder psychische Ursachen
- **Idiopathische Schlafstörungen:** nicht durch eine andere Ursache erklärbar, ohne erkennbare Ursache

Exogene Schlafstörungen

Bei **exogenen Schlafstörungen** beeinflussen verschiedene Umgebungsfaktoren und Gewohnheiten die Qualität des Schlafs:

- Störendes Licht oder Lärm (➤ Abb. 22.6), z. B. durch Straßenverkehr, nächtliche pflegerische Aktivitäten oder schnarchende Bettnachbarn

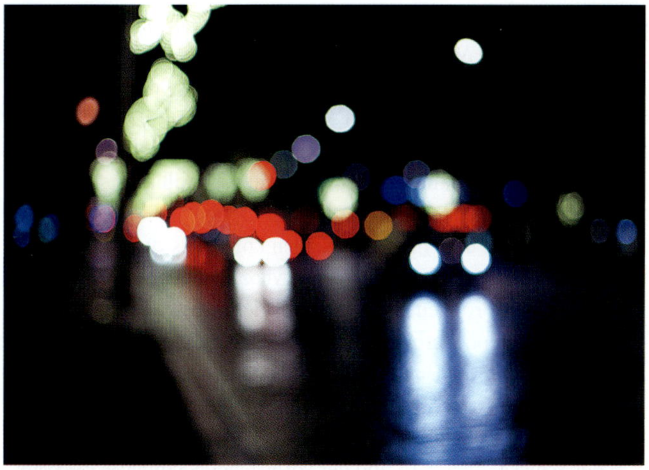

Abb. 22.6 Schlafstörungen können verschiedenste Ursachen haben, eine häufige Ursache ist Straßenlärm. [J787]

- Zu hohe Raumtemperatur
- Übermäßiger Tagesschlaf
- Zu weiche oder durchgelegene Matratzen
- Nichtbeachten von Ritualen
- Zu frühes Zubettgehen
- Schichtarbeit

Schlafstörungen bei Schichtarbeit

Insbesondere beim Wechsel von der Tages- zur Nachtarbeit kommt es zu Schlafstörungen, denn der gewohnte Schlaf-Wach-Rhythmus muss immer wieder geändert werden (➤ 11.2.1).
Schlafzimmer sind oft nicht richtig abgedunkelt, sodass Tageslicht den Schlaf stören kann.
Neben den Schlafstörungen kommt es bei Schichtarbeit infolge des gestörten Schlaf-Wach-Rhythmus oft auch zu weiteren körperlichen Problemen wie kardiovaskulären Erkrankungen, Verdauungsstörungen sowie psychischen Folgen wie Depressionen oder einem erhöhtem Alkohol- und Schlafmittelmissbrauch.
Empfohlen wird, in Zwei-Tages-Wechselschicht zu arbeiten. Das bedeutet, 2 Tagen Früh- folgen 2 Tage Spät- und 2 Tage Nachtdienst. Auf diese Weise kann der an 2 Tagen gestörte Nachtschlaf an den darauffolgenden Tagen kompensiert werden. Der Dienstplan sollte dabei dem zirkadianen Rhythmus früh – spät – Nacht folgen. Positive Auswirkungen haben auch eine gute Schlafhygiene (z. B. die Verwendung des Bettes lediglich zum Schlafen) und die Lichttherapie. Ein einfacher Tipp ist das Tragen einer Sonnenbrille auf dem Heimweg von der Nachtschicht – dies verringert die Wirkung des Tageslichts auf die biologische Uhr und verhilft zu einem besseren Schlaf in den frühen Morgenstunden (➤ 22.4.1). [5], [16], [17]

Endogene Schlafstörungen

Endogene Schlafstörungen können durch organische oder psychische Ursachen hervorgerufen werden.

- **Organische Schlafstörungen** gründen auf einer körperlichen Ursache:
  - Hypo- oder Hypertonie
  - Schmerzen
  - Nykturie (nächtliches Wasserlassen)
  - Schlafapnoesyndrom (➤ 22.3.2)
  - Schilddrüsenhormonstörungen
  - Demenz
  - Bewegungsmangel
  - Asthma bronchiale
  - Koronare Herzkrankheit (KHK)
  - Morbus Parkinson
  - Restless-Legs-Syndrom (➤ 22.3.3)
- Bei **psychischen Schlafstörungen** liegt eine psychoreaktive Ursache vor:
  - Bevorstehende Ereignisse
  - Positive oder negative Erlebnisse des vergangenen Tages
  - Ängste
  - Psychiatrische Erkrankungen, z. B. Depressionen, Schizophrenie
  - Verwirrtheitszustände
- Auch einige **Arznei- und Genussmittel** können Schlafstörungen auslösen, z. B.:
  - Digitalisglykoside wie Digitoxin (Digimerck®) und Digoxin (Lanitop®)
  - Diuretika wie Furosemid (Lasix®)
  - Kaffee und andere koffeinhaltige Getränke (z. B. Energydrinks)
  - Schwarztee
  - Schwer verdauliche Mahlzeiten
  - Größere Mengen an Alkohol
  - Drogen

VORSICHT

Dauermüdigkeit und Schlaflosigkeit gehören zu den charakteristischen Symptomen eines **Burnout-Syndroms** (➤ 11.4.2). Dadurch werden weitere Symptome wie Konzentrationsstörungen und Stimmungsschwankungen noch verstärkt und ein Teufelskreis ausgelöst, aus dem der Betroffene alleine häufig keinen Ausweg findet. Auch **Depressionen** können in einem ähnlichen Teufelskreis enden.
Betroffene beobachten die Quantität und Qualität ihres Schlafs genau, Abweichungen oder Veränderungen werden sofort wahrgenommen und schnell überbewertet. Die Gedanken und Ängste behindern das Einschlafen sowie auch das Durchschlafen. Ebenso häufig kommt es zu frühzeitigem Erwachen, verbunden mit einem morgendlichen ausgeprägten Stimmungstief.

22.3.2 Schlafbezogene Atmungsstörungen

DEFINITION

Schlafbezogene Atmungsstörungen *(SBAS):* Situationen mit Stillstand der Atmung während des Schlafs für mind. 10 Sek. (Apnoe) oder signifikanter Verringerung des Atemflusses mit Abfall der Sauerstoffsättigung oder Weckreaktion (**Hypopnoe** ➤ 14.4.3). Führen langfristig zu lebensbedrohlichen Folgeerkrankungen. [18]
Zentrales Schlafapnoesyndrom *(ZSA,* griech. *apnoia = Nicht-atmung):* schlafbezogene Atmungsstörungen, die durch eine Störung im Atemregulationszentrum und/oder der Übertragung der Nervenimpulse auf die Atemmuskulatur entstehen. [19]

22

Einteilung nach Form

- Schlafbezogene Atmungsstörungen *ohne* Obstruktion der oberen Atemwege
- Schlafbezogene Atmungsstörungen *mit* Obstruktion der oberen Atemwege

Schlafbezogene Atmungsstörungen ohne Obstruktion der oberen Atemwege

Zu den schlafbezogenen Atmungsstörungen ohne Obstruktion zählen: [19]

- Das zentrale Schlafapnoesyndrom (ZSA)
- Die schlafbezogenen Hypoventilationen und
- Die schlafbezogene Hypoxämie

Beim **zentralen Schlafapnoesyndrom** stehen wechselnde Phasen von Apnoe und Hyperventilation im Fokus. Dieser Wechsel resultiert aus einem umschichtig geminderten und gesteigerten Atemantrieb, gesteuert durch das Atemzentrum in der Medulla oblongata. Die bekannteste Form ist die Cheyne-Stokes-Atmung (➤ 14.4.4). Ein zentrales Schlafapnoesyndrom kann auch durch atemdepressiv wirkende Medikamente (z. B. Opiate, Überhang von Narkosemitteln) entstehen. Selten ist das **kongenitale** *(angeborene)* **zentrale Hypoventilationssyndrom** (früher: *Undine-Syndrom*).

Die **schlafbezogenen Hypoventilationen** *(Verminderung der Lungenbelüftung im Schlaf)* beinhalten komplexe Symptome aus Atemmuskelschwäche und einer im Schlaf auftretenden Anpassung an höhere CO_2-Werte. Ursache dieser Erkrankung sind bestehende Lungenerkrankungen (v. a. chronisch obstruktive Lungenerkrankung – COPD) sowie starkes Übergewicht und Fettleibigkeit (Adipositas per magna).

Bei der **schlafbezogenen Hypoxämie** *(Sauerstoffmangel im Blut, Abfall der Sauerstoffsättigung, 14.4.11)* kommt es zu einer Sauerstoffunterversorgung ohne die Verringerung der Lungenbelüftung (Hypoventilation). Grundlage dieses Sauerstoffmangels sind meist Erkrankungen der Lunge (z. B. COPD) oder neuromuskuläre Erkrankungen.

Schlafbezogene Atmungsstörungen mit Obstruktion der oberen Atemwege

Bei dem **obstruktiven Schlafapnoesyndrom** *(OSAS)* werden die oberen Atemwege rezidivierend durch einen Rachenraumkollaps (Verengung des Rachens durch Zusammenfall der Rachen- und Halsmuskulatur) blockiert. Bei Kindern zählen Vergrößerungen der Gaumen- und Rachenmandeln zu den häufigsten Ursachen für die genannte Rachenraumverengung. Es liegt also eine Instabilität der oberen Atemwege vor. Dies führt zu Aussetzern der Atemtätigkeit mit kurzzeitiger **Hypoxie** *(Sauerstoffunterversorgung)* des Gehirns. Erste Symptome sind:

- Schlafbezogene Symptome, wie z. B.:
  - Lautes und unregelmäßiges Schnarchen
  - Wahrnehmbare Atempausen
  - Starkes Schwitzen und
  - Bewegungsunruhe
- Tagessymptome, wie z. B.:
  - Übermäßige Müdigkeit und Tagesschläfrigkeit als **Leitsymptom der OSAS**
  - Kopfschmerzen
  - Leistungsabfall in Beruf und Alltag
  - Depressive Verstimmungen, Verhaltensauffälligkeiten und Hyperaktivität bei Kindern [3]

In schweren bzw. unbehandelten Fällen kommt es zu metabolischen und kardiovaskulären Erkrankungen, wie z. B. arterieller Hypertonie, Herzrhythmusstörungen, KHK, Arteriosklerose bis hin zu Herzinfarkt und Schlaganfall oder erhöhter Insulinresistenz. [20], [3]. Alkohol- und Nikotinkonsum sowie Übergewicht unterstützen das obstruktive Schlafapnoesyndrom. Eine entsprechende Umstellung der Lebensweise kann sich positiv auswirken. Weitere Behandlungsmethoden in Abhängigkeit von der Schwere des OSAS und der vorliegenden Symptomatik sind:

- **Unterkieferprotrusionsschiene** (➤ Abb. 22.7). Durch Vorschieben des Unterkiefers wird der Atemraum hinter der Zunge vergrößert und die Rachenmuskulatur gestrafft. Die Schiene dient zur Behandlung leichter und mittelgradiger Schlafapnoe und wird wie eine Zahnspange vor dem Schlafengehen eingesetzt und am Morgen wieder herausgenommen.
- **nCPAP-Therapie** (*Nasal Continuous Positive Airway Pressure; nasale kontinuierliche Überdruckbeatmung*). Über eine Nasen- oder Mund-Nasen-Maske wird kontinuierlich ein positiver Druck aufgebaut, der die Atemwege offen hält. Effektivste Behandlungsmethode, die im Schlaflabor angepasst und regelmäßig kontrolliert wird (➤ Abb. 22.8).
- **AUTO-CPAP (APAP,** *Automatic Positive Airway Pressure***).** Anhand der Messung des Atemflusses passt das Gerät die Überdruckbeatmung automatisch an, sodass im Gegensatz zur CPAP-

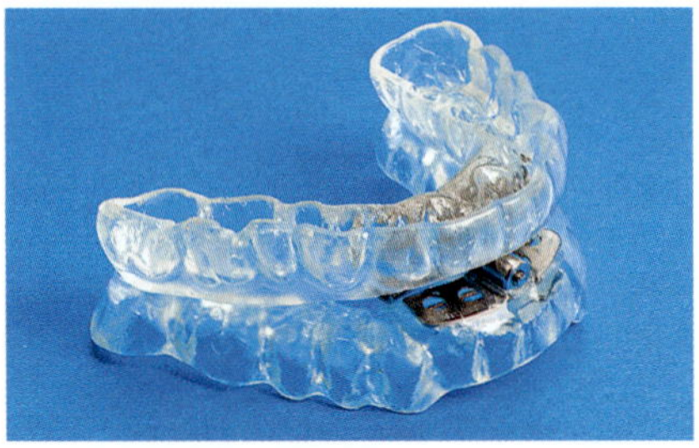

Abb. 22.7 Unterkieferprotrusionsschiene. [V096]

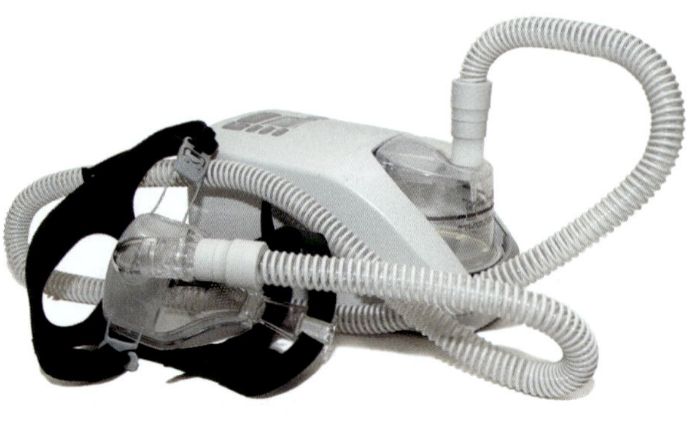

Abb. 22.8 CPAP-Gerät (sog. Schlafapnoegerät) für die einfache Selbstanwendung zu Hause. Die Patientin kann wahlweise eine Nasen- oder eine Mund-Nasen-Maske benutzen. Hier eine Nasenmaske. [J812-022]

Therapie der Druck nicht kontinuierlich aufgebaut wird, sondern nur dann, wenn er nötig ist.
- **Chirurgische Eingriffe.** Korrektur und Straffung des weichen Gaumens, Entfernung der Schwellkörper der Nase für eine ungehinderte Nasenatmung, Entfernung der Rachenmandeln zur Vergrößerung des Atemraums. [16]
- **Reduktion des Übergewichtes.** Bewusstmachen des Einflusses von Übergewicht auf kindliche und adulte schlafbezogene Atemstörungen, Einbezug einer altersgerechten Ernährungsberatung, rehabilitative Maßnahmen. [3]

Schnarchen

DEFINITION

Schnarchen *(Rhonchopathie;* griech. *rhoncho = schnarchen, pathos = Leiden):* durch das Flattern von Gaumensegel und Rachenzäpfchen im Schlaf entstehende Atemluftgeräusche wie Rasseln, Pfeifen, Röcheln oder das typische „Sägen".

Ursache des **Schnarchens,** des Leitsymptoms des Schlafapnoesyndroms, ist eine Erschlaffung der Rachenmuskulatur, die bedingt durch die physiologischen Veränderungsprozesse im Alter zunimmt. In Rückenlage kann ein Zurückfallen der Zunge die Atemwege verlegen, ein Positionswechsel schafft häufig sofortige Abhilfe. Auch die Zunahme des Halsumfangs bei übergewichtigen Menschen oder eine behinderte Nasenatmung, z. B. bei Allergien, Adenoiden (vergrößerten Rachen- oder Gaumenmandeln) bei Kindern mit daraus resultierender Verengung der Atemwege, kann zum Schnarchen führen.

Bleiben beim Schnarchen Schlafqualität und Atemrhythmus unbehelligt, spricht man von einem eigenständigen Phänomen, dem **primären Schnarchen.** Dies ist für den Schnarchenden unbedenklich, da ausreichend Atemluft durch den Rachen gelangt und die Sauerstoffversorgung nicht beeinträchtigt ist.

Gehen die Schnarchgeräusche jedoch mit Atemaussetzern einher, handelt es sich um das **obstruktive oder apnoische Schnarchen,** das dem Schlafapnoesyndrom zuzuordnen und behandlungsbedürftig ist, um Folgeschäden zu vermeiden. Hier kommt es aufgrund der Erschlaffung der Muskulatur zu einer Verengung der Atemwege, sodass nicht ausreichend Atemluft in die Lunge transportiert wird. Die Abklärung der Apnoe sollte im Schlaflabor erfolgen.

Tipps gegen das Schnarchen

- Bis zu 2 Std. vor dem Schlafengehen keinen Alkohol trinken, da dieser die Atemaktivität senkt und so das Schnarchen fördert.
- Aus dem gleichen Grund nach Möglichkeit auf Beruhigungs- oder Schlafmittel sowie Antihistaminika (Antiallergika) verzichten.
- Rückenlage fördert das Schnarchen. Zur Verhinderung der Rückenlage gibt es verschiedene Systeme für die Lagetherapie (z. B. Lagetrainer mit Vibrationsalarm).
- Mit einem Kissen die Seitenlage unterstützen oder den Oberkörper erhöht positionieren.
- Bei Übergewicht ist Abnehmen die wirksamste Methode gegen das Schnarchen.
- Das Training der Rachen- und Gaumenmuskulatur kann sich positiv auswirken, z. B. durch das Spielen eines Blasinstruments.
- Für eine gute Schlafhygiene sorgen (➤ 22.4.1). [20]

22.3.3 Restless-Legs-Syndrom und Syndrom der periodischen Gliedmaßenbewegungen

DEFINITION

Restless-Legs-Syndrom *(RLS, Syndrom der rastlosen Beine):* quälendes Unruhegefühl und Bewegungsdrang in den Beinen, das ausschließlich in Ruhe, besonders abends und nachts auftritt. Häufig, schätzungsweise 3–10 % der Europäer. Ursache nicht vollständig geklärt, genetische und familiäre Disposition. [21]

Syndrom der periodischen Gliedmaßenbewegungen *(PLMD, Periodic Limb Movement Disorder):* unwillkürliche periodische Bein- und seltener auch Armbewegungen von 20 bis 40 Sek. im Schlaf. Ursache nicht immer bestimmbar. Auftreten z. B. bei Niereninsuffizienz, Eisenmangel, häufiger in der Schwangerschaft, oft keine Ursache bestimmbar.

Das **Restless-Legs-Syndrom** ist ein eigenständiges Phänomen und steht nicht mit anderen physischen und psychischen Schlafstörungen (➤ 22.3.1, ➤ 22.3.2) in Zusammenhang. Symptome sind als sehr belastend empfundene Missempfindungen (Kribbeln, Ameisenlaufen) in den Beinen und/oder Schmerzen im Sitzen oder Liegen. Diese Empfindungen beziehen sich hauptsächlich auf die Wadenregion und lassen sich durch bedingt willentliche Bewegung und Streckung vorübergehend lindern.

Durch diesen Bewegungsdrang und die entsprechenden Empfindungen wird das Einschlafen der Patientin verhindert, es kommt zu Schlafstörungen.

Aber auch am Tag können die Missempfindungen zu Beeinträchtigungen, z. B. im Bereich der Mobilität, führen. Folge der eingeschränkten Leistungsfähigkeit und des Schlafdefizits können Depressionen und Angstzustände sein, die wiederum zu Schlafstörungen führen. [21]

Beim **Syndrom der periodischen Gliedmaßenbewegungen** dagegen sind die Bewegungen der Beine und sehr selten auch der Arme völlig unwillkürlich. Sie finden periodisch in 30-Sekunden-Intervallen statt, was zu massiven Ein- und Durchschlafstörungen der Betroffenen führt. [20]

22.4 Interventionen bei Schlafstörungen

22.4.1 Schlafhygiene

DEFINITION

Schlafhygiene: präventive und therapeutische Verhaltensweisen, die einen gesunden Schlaf begünstigen, um dadurch Schlafstörungen vorzubeugen bzw. diese zu beheben.

Die Einhaltung der Verhaltensweisen der **Schlafhygiene** kann Schlafstörungen verhindern und minimieren. Die Verhaltensweisen betreffen die Schlafumgebung, die Ernährung, Schlafgewohnheiten, Tagesaktivitäten und die Einstellung (Konditionierungen) zum Schlaf.

Da aber Schlafverhalten und Schlafbedürfnis von Mensch zu Mensch verschieden sind, muss jeder für sich individuell herausfinden, welche Verhaltensweisen den eigenen Schlaf fördern und welche ihn behindern.

Verhaltensweisen, die einen gesunden Schlaf begünstigen können

- Nach dem Mittagessen keine koffeinhaltigen Getränke (Kaffee, Schwarz- oder Grüntee, Cola, Energeydrink) trinken
- Alkohol weitgehend vermeiden und nicht als Schlafmittel einsetzen
- Regelmäßige körperliche Aktivität am Tage, nicht direkt vor dem Schlafengehen
- Keine schweren Mahlzeiten (Pizza, fleischlastige Mahlzeiten, fettige oder blähende Mahlzeiten) am Abend, aber nicht hungrig zu Bett gehen
- Allmähliche Verringerung geistiger und körperlicher Anstrengung vor dem Zubettgehen
- Ein persönliches Einschlafritual pflegen, z. B. vor dem Schlafengehen einige Seiten lesen oder einen kleinen Spaziergang machen
- Im Schlafzimmer für eine angenehme Atmosphäre sorgen: abgedunkelter, ruhiger Raum mit kühler Temperatur und Frischluftzufuhr
- Nachts nicht auf die Uhr sehen
- Kräuter-Einschlaftees, warme Milch, Baldriantropfen fördern den Schlaf
- Einhaltung fester Schlafens- und Aufstehzeiten (± 30 Min.)

Für Säuglinge, Kleinkinder und ältere Menschen sind die Maßnahmen zur Schlafhygiene differenzierter zu betrachten.

Neugeborene und Säuglinge

Neugeborene und Säuglinge schlafen am sichersten: [8], [22], [23]

- Im eigenen Bett – Co-Sleeping oder Bedsharing erhöht Studien zufolge das Risiko des plötzlichen Kindtods (> unten) (Ausnahme: Zwillinge können auch in einem Bett schlafen)
- In Rücken- oder Seitenlage, jedoch nicht in Bauchlage (➤ Abb. 22.9)
- Im Schlafsack, sodass auf eine Bettdecke verzichtet werden kann, in der sich das Kind verfangen kann
- In rauchfreier Umgebung
- Auf einer festen Matratze ohne Fell oder Kopfkissen, um das Einsinken des Kopfs zu verhindern; statt eines Fells kann z. B. ein Moltontuch verwendet werden
- Bei einer Raumtemperatur von 16 bis 18 °C

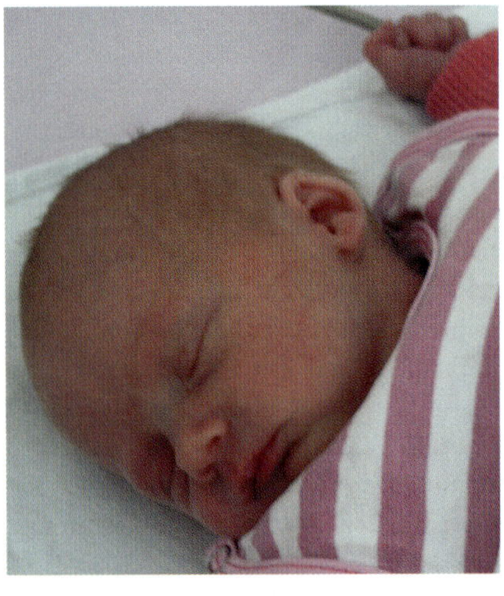

Abb. 22.9 Säuglinge schlafen am sichersten in einem Schlafsack in Rücken- oder Seitenlage im eigenen Bett auf einer festen Matratze ohne Kopfkissen, Bettdecke, Fellunterlage und Kuscheltier. [M978]

- Ohne Kuscheltiere in Kopfnähe, um das Bedecken des Kopfs zu verhindern
- Mit einem altersgerechten Einschlafritual, z. B. kuscheln – singen – Licht löschen – Tür schließen

Ab einem Alter von 6 Monaten sollte sich ein guter Wach-Schlaf-Rhythmus eingestellt haben.

Eltern sind durch häufiges Erwachen ihres Säuglings in der Nacht oft stark belastet. Aufklärung über mögliche Ursachen und Regeln zur Schlafhygiene können hilfreich sein. Im Klinikumfeld kann es auch entlastend sein, wenn den Eltern das Kind für eine Nacht abgenommen wird, sodass sie wieder einmal entspannt durchschlafen können.

Maßnahmen, die Säuglingen das Einschlafen erleichtern

- Warmes Bad, z. B. mit Lavendelöl
- Sanfte Babymassage bei gedämpftem Licht
- Beruhigende Musik
- Pucken (Wickeltechnik, bei der das Kind eng in eine Babydecke oder einen Pucksack gewickelt wird. Die Enge ruft ein Gefühl der Geborgenheit hervor und weckt vermutlich Erinnerungen an den Mutterleib ➤ Abb. 22.10)
- Feste Schlafenszeiten einhalten
- Schlaflieder singen
- Entspannungsübungen (➤ 22.4.3) für die Eltern, da sich deren Anspannungen auf das Kind übertragen [24]

VORSICHT

Risiken des Puckens:
Da beim Pucken die Beinbeweglichkeit stark eingeschränkt wird, besteht bei zu häufiger Anwendung die Gefahr, dass sich eine Hüftgelenksdysplasie entwickelt. Auch das Risiko für ein SIDS ist beim Pucken in Seiten- oder Bauchlage erhöht. Die Methode sollte daher nur nach sorgfältiger Nutzen-Risiko-Abwägung angewandt werden.

Plötzlicher Säuglingstod

Der **plötzliche Säuglingstod** *(Sudden Infant Death Syndrome, SIDS; plötzlicher Kindstod)* ist der plötzliche und unerwartete Tod eines zuvor normal und gesund erscheinenden Säuglings. Er ist die häufigste Ursache der Säuglingssterblichkeit und tritt vor allem zwischen dem 2. und 4. Lebensmonat ein, hier gehäuft in den Wintermonaten. Die Diagnose SIDS ist nur durch eine Obduktion möglich. Der Tod tritt im Schlaf ein, oft begleitet von banalen Atemwegsinfekten. Der plötzliche Säuglingstod ist weltweit verbreitet und kommt in allen sozialen Schichten vor. Die Ursachen sind noch immer nicht bekannt, doch es wird angenommenen, dass bestimmte Faktoren den SIDS begünstigen (➤ Tab. 22.2).

Mehr als die Hälfte der betroffenen Kinder werden nachts in einer Position gefunden, in der

- Mund und Nase durch das Bettzeug bedeckt sind,
- sie auf einer sehr weichen Unterlage in Bauchlage liegen.

Auch wenn ein längerer Zeitraum zwischen Todeszeitpunkt und Auffinden liegt, ist die Haut der betroffenen Säuglinge häufig noch schweißig.

Die primären **Präventivmaßnahmen** zum SIDS entsprechen den Regeln der Schlafhygiene für Säuglinge und Kleinkinder. Sekundäre Präventivmaßnahmen betreffen die Identifizierung von Risikofaktoren (➤ Tab. 22.2) sowie die Betreuung und Beratung von Risikogruppen.

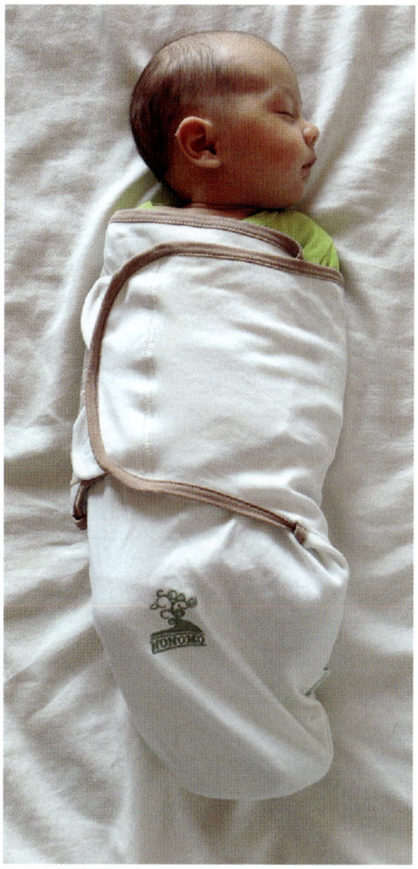

Abb. 22.10 Pucken. Kind in einem Pucksack, alternativ kann das Kind auch in eine Babydecke gewickelt werden. [P657]

Kleinkinder

Kleinkinder schlafen am besten:

- Im eigenen Bett bei einer Raumtemperatur von ca. 18 °C
- Ohne störende Licht- und Lärmquelle, nach einer Ruhephase vor dem Zubettgehen
- In rauchfreier Umgebung

Tab. 22.2 Prä- und postnatale Risikofaktoren für den plötzlichen Säuglingstod. [8]

Pränatale Risikofaktoren	Postnatale Risikofaktoren
Rauchen	Bauchlage
Junge Mutter (< 21 Jahre)	Zu weiche Unterlage
Multiparität (Mehrlingsschwangerschaft)	Kopfkissen
Frühgeburt/pränatale Dystrophie (vorgeburtliche Entwicklungsstörungen)	Zu großes Federbett
Ungünstige soziale Verhältnisse	Frühzeitiges Abstillen/Nichtstillen
Geschwister eines SIDS-Opfers	Ungünstige soziale Verhältnisse
	Niedriges Geburtsgewicht, unter 3. Perzentile (➤ 18.2.3)

- Mit einem altersgerechten Einschlafritual, z. B. vorlesen – kuscheln – zudecken – Licht löschen – Tür schließen
- Zu festen Schlafenszeiten und werden nicht im Rahmen einer Strafmaßnahme ins Bett geschickt

Schulkinder

Auch bei älter werdenden Kindern ist eine angemessene Schlafhygiene von großer Bedeutung. Schlafgewohnheiten, auch negative, werden schnell erlernt. Das Bett sollte ausschließlich zum Schlafen genutzt werden. Fernseher, Computer, Tablets und Mobiltelefone gehören nicht ins Bett oder ins Kinderzimmer. Ein Mittagsschlaf darf nicht zu nahe am Abend sein.

Wenn bei **Schulkindern** der Schulalltag anstrengend ist, hilft es, ganz bewusst am Abend die Schulsachen wegzupacken und damit auch den Stress des Tages. Altersgerechte Einschlafrituale, z. B. in einem Buch lesen, ein Hörbuch oder Musik hören, sind weiterhin sinnvoll, sollten aber eine Dauer von 30 Minuten nicht überschreiten. Die Zeit zwischen dem Abendessen und dem Zubettgehen sollte genutzt werden, den Tag ausklingen zu lassen. Kissenschlachten, digitale Medien, Fernsehen oder gar Streiten sind dafür nicht geeignet. [24]

Jugendliche

Jugendliche brauchen wegen der rasanten körperlichen Entwicklung ca. neun Stunden Schlaf. Anhand eines Schlafprotokolls sollte die durchschnittliche Gesamtschlafzeit ermittelt werden, daran orientieren sich feste Aufsteh- und Zubettgehzeiten. Diese sollten möglichst auch am Wochenende gelten. Sind regelmäßige Aufsteh- und Schlafzeiten schwierig, sollte mit Jugendlichen vereinbart werden, dass sie zwei Tage in der Woche vor 22 Uhr ins Bett gehen. Jugendliche sollten die letzte Stunde vor dem Schlafengehen „runterkommen", anstrengende körperliche oder geistige Aktivitäten sind nicht geeignet, ebenso sollte spätes Essen vermieden werden. Rituale am Abend sind sinnvoll. Handys und PC sollten ausgeschaltet werden, im Schlafzimmer sollte nicht geraucht werden. Das Bett sollte nur zum Schlafen genutzt werden, nicht zum Computerspielen, Fernsehen oder zur Nutzung von sozialen Medien. [24]

Ältere Menschen

Ältere Menschen schlafen durchschnittlich nicht mehr als sieben Stunden. Dennoch ist in den meisten stationären Pflegeeinrichtungen das Tagesprogramm bereits am späten Nachmittag beendet, das Abendessen wird früh serviert. Dies führt zu frühen Schlafenszeiten, oft auch zu Langeweile in den Abendstunden. Abhilfe kann ein sogenanntes **Nachtcafé** schaffen. Hier haben abend- und nachtaktive Menschen die Möglichkeit, sich auszutauschen, Kontakt zu anderen Klienten aufzunehmen, Spiele zu spielen, Musik zu hören oder auch gemeinsam einen Film anzuschauen.

Im Krankenhaus oder in stationären Pflegeeinrichtungen

Im **Krankenhaus oder stationären Pflegeeinrichtungen** können Menschen gerade in der ersten Zeit nach der Aufnahme aufgrund der ungewohnten Umgebung ebenfalls unter Schlafstörungen leiden. Ungewohnte Geräusche, ein veränderter Tag-Nacht-Rhythmus, andere Lichtverhältnisse und nächtliche pflegerische Tätigkeiten beeinträchtigen das Ein- und Durchschlafverhalten. Hier ist es Aufgabe der Pflegenden, Voraussetzungen für einen erholsamen Schlaf des Betroffenen zu schaffen. Das kann in Form von Schlafmedikamenten nach ärztlicher Anordnung geschehen, aber auch mit einfachen pflegerischen Maßnahmen:

- Anbieten eines zusätzlichen Kissens oder einer zusätzlichen Decke
- Schaffen eines geeigneten Raumklimas (Lüften, Heiztemperatur individuell regeln)
- Abfragen und Berücksichtigen individueller Einschlafrituale
- Änderung der Möbelanordnung, z. B. das Bett ans Fenster oder vom Fenster wegschieben
- Vermeiden von störenden Geräuschen und Lichteinfällen
- Schließen der Zimmertür, um Geräusche nächtlicher Tätigkeiten auf dem Flur auszuschalten
- Anbieten und durchführen von physikalischen Maßnahmen (➤ 22.4.2)

22.4.2 Physikalische Maßnahmen

Neben den Regeln der Schlafhygiene gibt es **physikalische Maßnahmen,** die schlaffördernd wirken und die auch im Krankenhaus, in Pflegeeinrichtungen oder im häuslichen Umfeld umgesetzt werden können: [3]

- **Warme Vollbäder** bei einer Temperatur von ca. 37–38 °C unmittelbar vor dem Schlafengehen helfen zu entspannen. Unterstützend wirken Badezusätze wie Kamille, Lavendel, Lindenblüte, Baldrian oder Melisse. Das Vollbad sollte nicht länger als 20 Min. dauern
- **Kalte Armbäder** über kurze Zeit (bis 30 Sek.) beruhigen Herz und Kreislauf (➤ Abb. 22.11)

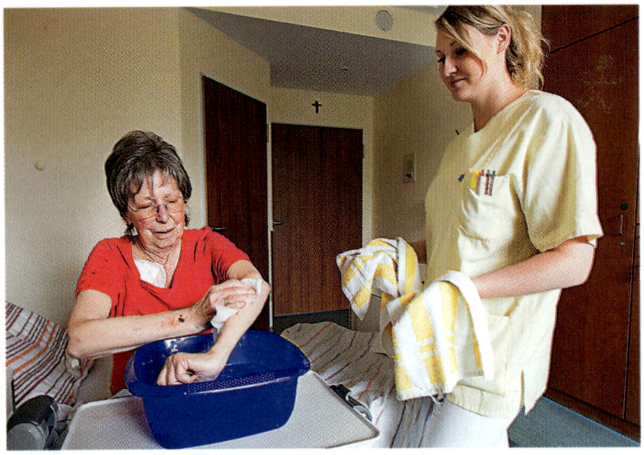

Abb. 22.11 Ein kurzes Bad der Unterarme in kaltem Wasser wirkt schlaffördernd. [K115]

- **Kaltes Abwaschen der Beine** mit einem kühlen Waschlappen (ca. 22 °C) vom Außenknöchel des Fußes langsam bis zur Hüfte streichen und an der Beininnenseite wieder abwärts
- **Atemstimulierende Einreibung** (➤ 14.5.4)
- **Beruhigende Waschung** nach den Prinzipien der **Basalen Stimulation**® hat beruhigende Wirkung auf Herz, Kreislauf und Psyche (➤ 23.13.2, ➤ 17.3.3, ➤ Tab. 17.4) [25]
- **Wechselfußbäder** benötigen einen Eimer/Schüssel mit ca. 37 °C warmem Wasser und einen Eimer/Schüssel mit ca. 18 °C kaltem Wasser. Zuerst werden die Füße für einige Minuten erwärmt, dann für 15 Sek. ins kalte Wasser getaucht. Nach einer Wiederholung wird mit dem kalten Wasser geendet und die Füße abgetrocknet

VORSICHT

Kälteanwendungen und Wechselfußbäder **nicht bei arteriellen Durchblutungsstörungen der Beine (pAVK)** anwenden, da die Kälte die Blutgefäße zusätzlich verengt.

Aufgabe zur Selbsterfahrung

Probieren Sie die genannten physikalischen Maßnahmen einmal selbst aus. Welche Veränderungen stellen Sie fest?

22.4.3 Entspannungstechniken

Entspannungstechniken können in fast jedem Alter erlernt werden. Bereits früh erlernt, können sie eine wichtige Ressource im Alter darstellen. Für Erwachsene ist *Autogenes Training* eine gute Entspannungstechnik, Kinder und Jugendliche dagegen lernen z. B. *Progressive Muskelralxation (PMR)* schneller und wenden diese leichter an. [3]

Einige Entspannungsübungen wie Autogenes Training oder Yoga sind zeitintensiver und müssen über einen gewissen Zeitraum praktiziert werden, um ihre Wirkung zu entfalten, sodass sie sich in den Stationsalltag nur schwer integrieren lassen. Besser eignen sich dafür z. B. Fantasiereisen, beruhigende Musik oder Vorlesen, die weniger Zeit benötigen und von Pflegenden einfach durchzuführen sind (➤ Abb. 22.12). Für Fantasiereisen eignen sich kurze, entspannende Texte, das Vorlesen kann bei Zeitmangel der Pflegenden auch durch beruhigende Hörbücher ersetzt werden. Zur Entspannung mittels Musik eignen sich besonders ruhige klassische Werke sowie spezielle Entspannungs- und Meditationsmusik.

Aufgabe zur Selbsterfahrung

Führen Sie mit einem unruhigen Kind oder älteren Menschen eine Fantasiereise durch. Reflektieren Sie anschließend, welche Veränderungen Sie bei dem unruhigen Geist und bei sich selbst beobachten konnten.

22

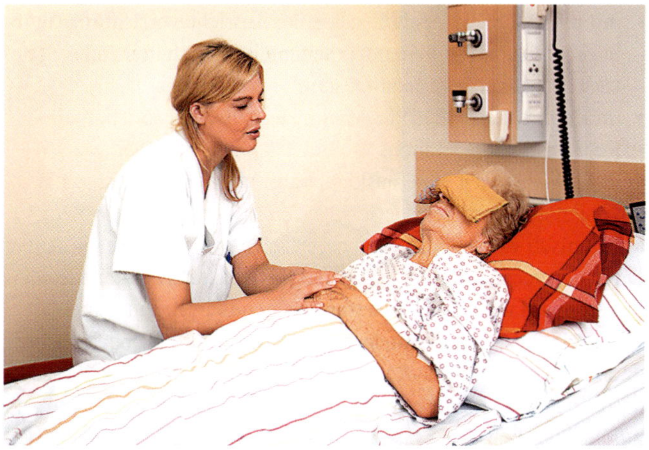

Abb. 22.12 Zuwendung und Entspannungsübungen helfen beim Einschlafen, vor allem in ungewohnter Umgebung. [K115]

Angeleitete Entspannungsübung: Fünf-Minuten-Entspannung

Die folgende Entspannungsübung eignet sich sowohl für Erwachsene als auch – sprachlich angepasst – für Kinder. Bevor die Pflegefachperson mit der Anleitung beginnt, sorgt sie für eine entspannte, ruhige Atmosphäre (Raum evtl. etwas abdunkeln) und stellt sicher, dass die Patientin bequem liegt oder sitzt. Diese wird mit ruhiger Stimme angeleitet, zwischen den einzelnen Anweisungen erfolgt jeweils eine kurze Pause.

Anweisungen:

- „Halten Sie Ihre Hände vors Gesicht und schließen Sie die Augen."
- „Atmen Sie durch die Nase tief in den Bauch ein, bis sich Ihr Bauch wölbt."
- „Halten Sie die Luft an und zählen Sie langsam bis fünf. Atmen Sie dann langsam durch den Mund aus."

Atemübung 5 × wiederholen.

- „Ziehen Sie nun hinter Ihren Händen Grimassen."

Dadurch werden verspannte Gesichtsmuskelpartien gelockert, was einen positiven Effekt auf den gesamten Körper hat.

- „Atmen Sie noch einmal tief ein und aus."
- „Nehmen Sie langsam die Hände vom Gesicht. Räkeln und strecken Sie sich."
- „Atmen Sie noch einmal tief ein und aus."
- „Öffnen Sie langsam wieder die Augen."

22.4.4 Medikamentöse Maßnahmen

DEFINITION

Hypnotika (griech. *hypnos = Schlaf; Schlafmittel):* Arzneimittel, die die Schlafbereitschaft fördern und nächtliches Aufwachen verhindern.
Sedativa (lat. *sedare = beruhigen; Beruhigungsmittel):* Arzneimittel, die die Funktionen des zentralen Nervensystems dämpfen, Angstzustände mindern und beruhigend wirken.

Zu den **Schlafmitteln** zählen Medikamente der drei Wirkstoffgruppen Barbiturate, Benzodiazepine und Chloralhydrate.

- **Barbiturate** unterdrücken die REM-Phasen und werden aufgrund hoher unerwünschter Nebenwirkungen kaum noch verordnet.
- **Benzodiazepine** wie Brotizolam (z. B. Lendormin®), Oxazepam (z. B. Adumbran®, Durazepam®), Diazepam (z. B. Diazep-CT®, Stesolid®) werden dagegen besonders häufig eingesetzt, da sie eine hohe schlafanstoßende Wirkung haben.
- Bei chronischen Schlafstörungen sind **Chloralhydrate** (z. B. Chloraldurat®) Mittel der Wahl, da bei ihnen die geringste Suchtgefahr besteht.

VORSICHT

Beim Einsatz von Schlafmitteln beachten:

- Nach Möglichkeit Ursachenforschung betreiben – psychisch bedingte Schlafstörungen lassen sich anderenfalls nur symptomhaft behandeln und bleiben bestehen
- Keine routinemäßige Gabe von Schlafmitteln
- Grundsätzlich nur nach ärztlicher Anordnung ausgeben
- Um einen Überhang am Morgen zu vermeiden, keine Schlafmittel spät in der Nacht ausgeben
- Nebenwirkungen und Wechselwirkungen mit anderen Medikamenten beachten
- Starke Schlafmittel wirken atemdepressiv und blutdrucksenkend und erfordern somit eine sorgfältige Beobachtung von Atmung (➤ 14.2) und Blutdruck (➤ 15.2.2) der Patientin
- Durch die Herabsetzung des Muskeltonus besteht eine hohe Gangunsicherheit und Sturzgefahr. Daher die Patientin bitten, nicht alleine aufzustehen.

Bei häufiger oder dauerhafter Einnahme von Schlafmitteln besteht die **Gefahr der Gewöhnung.** Für die gleiche Wirkung müssen immer höhere Dosen des Medikaments genommen werden, was leicht zu einer körperlichen oder psychischen Abhängigkeit führen kann.

Medikamentöse Alternativen

Alternativ zu Schlafmitteln werden **pflanzliche Arzneimittel** eingesetzt. So wirkt *Baldrian* (z. B. Baldrian ratiopharm®, Schoenenberger® Baldrian Pflanzensaft) beruhigend, stimmungsaufhellend und entspannend. Auch *Hopfen* (mit Baldrian in Alluna®, mit Baldrian und Melisse in Sedacur forte®) und *Johanniskraut* (z. B. Neuroplant®, Laif 900®, Neuropas® balance) helfen bei Schlafstörungen.

Doch auch pflanzliche Arzneimittel haben unerwünschte Nebenwirkungen, wenn auch weniger als Schlaf- und Beruhigungsmittel. So kann Johanniskraut mit verschiedenen Medikamenten in ungünstige Wechselwirkungen treten, z. B. mit Herzmedikamenten wie Digoxin, Immunsuppressiva wie Ciclosporin, oralen Kontrazeptiva oder Antikoagulanzien wie Warfarin. Auch erhöht es die Photosensibilität der Haut, wodurch die Entstehung von Sonnenbrand gefördert wird. Alternativ eignen sich auch ätherische Öle in unterschiedlichen Anwendungsformen (➤ 17.2.3, ➤ Tab. 17.2).

VORSICHT

Beim Einsatz von pflanzlichen Schlafmitteln beachten:

- Auch pflanzliche Arzneimittel erst nach Rücksprache mit dem Arzt anwenden.
- Pflanzliche Tropfen enthalten häufig Alkohol und sollten daher Kindern nur nach strenger Indikation verabreicht werden.

22.5 Schlafumgebung im Krankenhaus

Die **Schlafumgebung im Krankenhaus** unterscheidet sich deutlich von der zu Hause. Häufig teilen sich zwei oder drei Patientinnen ein Zimmer, gegenseitige Störungen (z. B. durch Schnarchen, Unruhe) sind häufig. Hinzu kommt die fehlende Privatheit und Störungen durch pflegerische und medizinische Maßnahmen.

22.5.1 Pflegebett

Sowohl im Krankenhaus als auch in Pflegeeinrichtungen kommt dem **Bett** der Patientin bzw. Bewohnerin eine hohe Bedeutung zu, ebenso bei bettlägerigen Patientinnen, die zu Hause gepflegt werden. Es ist häufig mehr als nur reine Ruhe- und Schlafstätte. Patientinnen verbringen oft viel Zeit im Bett, sodass es abwechselnd zu Wohn- und Esszimmer, Badezimmer und Toilette, aber auch Spiel- und Begegnungszimmer werden kann. [1]

Wahl des Pflegebetts

Neben dem Aspekt der individuellen Bequemlichkeit sind viele andere Faktoren für die **Auswahl eines Pflegebetts** ausschlaggebend. So müssen die Bedürfnisse der Patientin ebenso berücksichtigt werden wie deren Körpergröße bzw. Entwicklungsstand sowie die Anforderungen der Pflegenden für eine gesunde, rückenschonende Arbeitsweise. Das Pflegebett (➤ Abb. 22.13) muss also

- verschiedene, dem physiologischen Bewegungsmuster folgende Positionen ermöglichen,
- höhenverstellbar sein,
- abwaschbar und leicht zu desinfizieren sein,
- mit verschiedenen Matratzen kompatibel sein,
- leicht fahrbar sein,
- mit technischem Zubehör, z. B. einer Aufrichtevorrichtung (Bettbügel), leicht zu bedienenden Seitenteilen (Bettgitter) oder Bettverlängerungen auszustatten sein,
- im Krankenhaus oder Pflegeheim zusätzlich ein abnehmbares Kopf- und Fußteil haben,
- nach Möglichkeit eine (ausklappbare) Ablagevorrichtung, z. B. am Fußende besitzen.

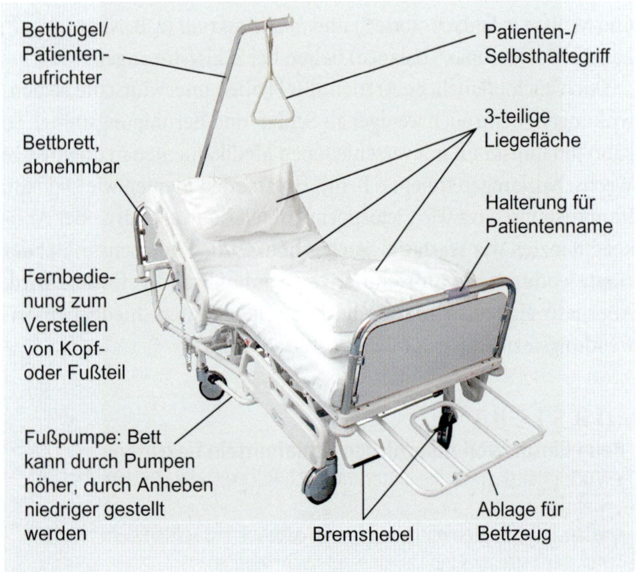

Abb. 22.13 Das Pflegebett und seine Bestandteile. [K115]

Mechanisch verstellbare Betten verlieren im pflegerischen Alltag durch den vermehrten Einsatz von elektrisch (hydraulisch oder motorgetrieben) verstellbaren Betten zusehends an Bedeutung.

Auch im häuslichen Umfeld ist es sowohl für professionell Pflegende als auch für pflegende Angehörige von Vorteil, wenn das Pflegebett die oben aufgelisteten Anforderungen erfüllt. Ein Privatbett kann z. B. durch einen Reha-Techniker umgerüstet werden. So gibt es Möbelerhöhungsblöcke, verstellbare Lattenroste oder Ablagevorrichtungen, die an oder in ein vorhandenes Bett eingesetzt werden können. Auch stehen verschiedene Arten von Matratzenüberzügen zur Verfügung, die den hygienischen Anforderungen entsprechen.

Bettarten

Pflegende wenden unterschiedliche Bettarten an:

- **Inkubator.** Für unreife frühgeborene Säuglinge; mit regulierbarer Temperatur (bis 37 °C) und Luftfeuchtigkeit (85–100 %) sowie Sauerstoffzufuhr; mit Durchgrifföffnungen und Wiegefunktion, damit das Frühgeborene unter konstanten Bedingungen versorgt werden kann (➤ Abb. 22.14).
- **Wärmebett** *(Couveuse).* Für früh- und neugeborene Säuglinge oder Säuglinge nach operativen Eingriffen mit schwankender Körpertemperatur. Offene oder geschlossene Bauweise. Mit beheizbarer Liegefläche und Sauerstoffanschluss.
- **Säuglingsbett.** Erhältlich in zwei Größen: für Säuglinge bis ca. 6 Monate und bis ca. 12 Monate.
- **Gitterbett.** Für Kleinkinder bis ca. 5 Jahre (➤ Abb. 22.15).
- **Erwachsenenbett.** Standardmaß: 90 cm breit, 2 m lang. In kürzeren (auch *Jugendbett* genannten) und längeren Varianten erhältlich. In stationären Pflegeeinrichtungen, im betreuten

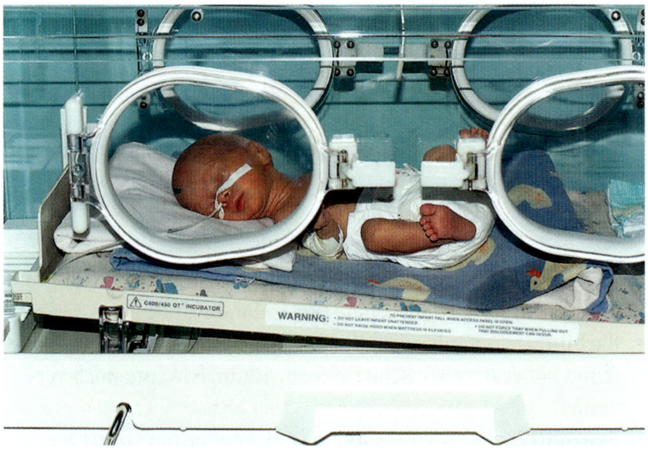

Abb. 22.14 Inkubator für unreife frühgeborene Säuglinge. [J787]

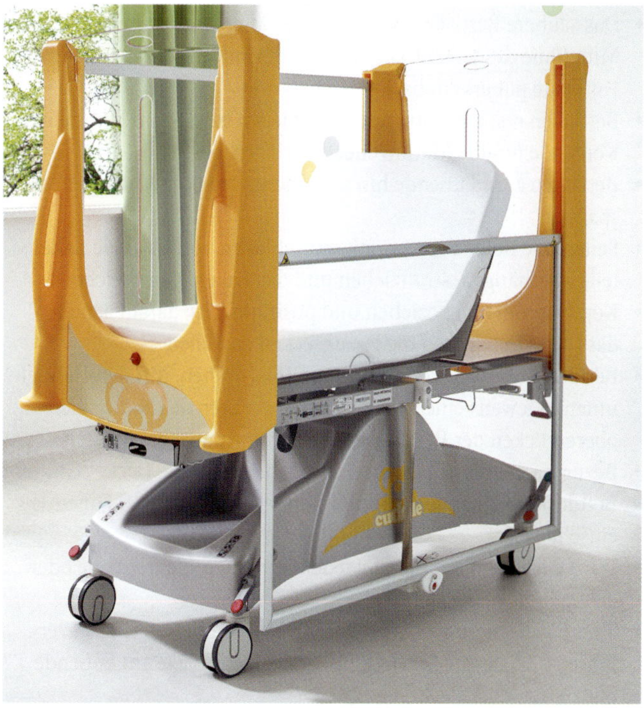

Abb. 22.15 Kinderbett bis zu einer Größe von 125 cm. Die Liegefläche ist höhenverstellbar. Kopf- und Fußtieflage können eingestellt werden. Die Seitensicherungen können in mehreren Zwischenpositionen eingestellt werden, ganz oben schützen sie auch Kinder, die sich schon aufrichten können. Bei diesem Bett hat das Kind freie Sicht in den Raum. [V117]

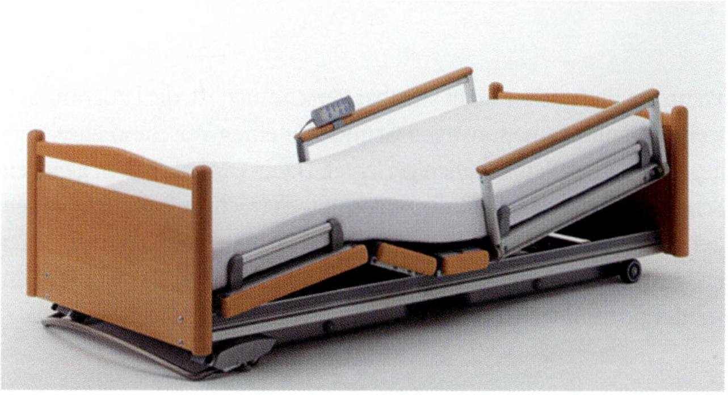

Abb. 22.16 Niedrigbett für sturzgefährdete Menschen. Ein ansprechendes und dennoch funktionelles Design ist in stationären Pflegeeinrichtungen und in der häuslichen Situation gewünscht. [V075]

Wohnen, aber auch zu Hause sollen Betten funktionell und ästhetisch sein. Für sturzgefährdete Menschen gibt es Niedrigbetten, bei denen sich die Liegefläche bis kurz über den Boden bringen lässt (➤ Abb. 22.16).

- **Spezialbetten.** Entweder „normale" Betten, mit denen spezielle Positionierungen, z. B. die Herzbettpositionierung (➤ Abb. 14.17) durchgeführt werden können, spezielle Matratzen zur Dekubitusprophylaxe oder Betten mit speziellen Funktionen, z. B. das Rotationsbett. Immer häufiger werden auch Betten für extrem übergewichtige Patientinnen benötigt (➤ Abb. 22.17). Multifunktionsbetten auf Intensivstationen ermöglichen verschiedenste Lagerungen einschl. Sitzen wie in einem Sessel. Weitere Spezialbetten finden sich z. B. in Zentren für Rückenmarksverletzte oder auf Intensivstationen.

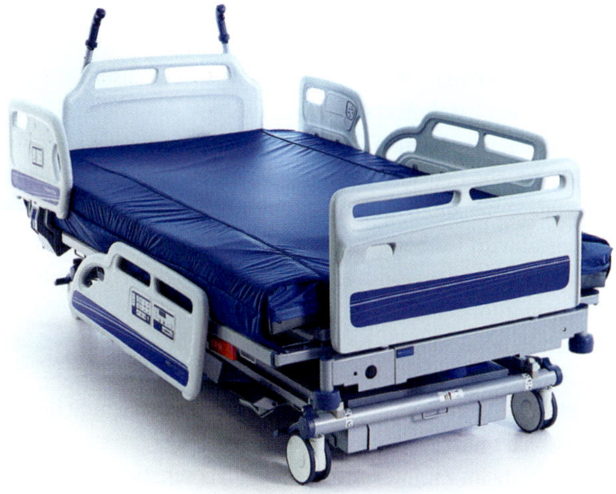

Abb. 22.17 Multifunktionsbett für stark übergewichtige Patientinnen. Die spezielle Matratze sorgt für Druckentlastung und Belüftung. Das Bett hat eine Drehhilfe und Waage, bietet z. B. auch eine laterale Rotationstherapie und Vibrationen. Die Patientin kann leicht schrittweise vom Liegen zum Sitzen gebracht werden. [V558]

Da Spezialbetten relativ teuer in der Anschaffung sind, sollte die Indikation sorgfältig gestellt werden. Alternativ können Spezialbetten in Sanitätshäusern oder bei verschiedenen Firmen wie KCI®, Hill-Rom® oder SLK® gemietet werden.

22.5.2 Betten einer Patientin

Das **Betten** dient dem körperlichen Wohlbefinden der Patientinnen sowie der Kommunikation zwischen Pflegenden und Patientinnen. Während des Bettens kann eine Patientenbeobachtung (➤ 12.2) stattfinden, verschiedene Prophylaxen werden dabei durchgeführt. Sinnvoll ist es auch, Mobilisation (➤ 20.5.4) und Vitalzeichenkontrolle mit dem Betten zu verbinden. In der Regel sollte dabei zu zweit gearbeitet werden. Eine gute Vorbereitung der pflegerischen Maßnahmen vermeidet unnötige Gänge.

Bettwäschewechsel

Das regelmäßige **Wechseln der Bettwäsche** ist nicht nur aus hygienischen Gründen erforderlich, es dient auch dem Wohlbefinden der Patientin. Pflegende beachten dabei immer die Ressourcen und Probleme der Patientin und entscheiden individuell, ob sie während des Wäschewechsels im Bett verbleibt oder aufstehen kann.

Häufigkeit des Bettwäschewechsels

Ein täglicher Wäschewechsel ist nicht nötig. Die Häufigkeit des Wäschewechsels richtet sich nach verschiedenen, individuellen Faktoren:
- Wohlbefinden der Patientin
- Individuelle Probleme wie Inkontinenz, Fieber und Schwitzen
- Wünsche und Bedürfnisse der Patientin
- Sichtbare Verschmutzungen

Vorbereitung

- Patientin bei Bedarf 30 Min. vor dem Wäschewechsel Analgetika verabreichen (nach Arztanordnung)
- Materialien auf einem Wäsche- oder Mehrzweckwagen bereitstellen: frische Bettwäsche, Händedesinfektionsmittel, evtl. benötigte Pflegeutensilien und Inkontinenzmaterial (➤ Abb. 22.18)
- Wäscheabwurf für benutzte Wäsche (darf nur mit ins Zimmer genommen werden, wenn er mit einem Deckel verschließbar ist)
- Patientin informieren
- Je nach Hausstandard Schutzkleidung anziehen
- Fenster schließen
- Im Mehrbettzimmer Vorhang oder Stellwand als Schutz der Intimsphäre nutzen
- Arbeitsplatz im Zimmer vorbereiten: Platz schaffen, Ablage für Bettdecke und Kissen schaffen, Positionierungs- und Lagerungshilfsmittel (z. B. Schiene) aus dem Bett entfernen
- Ressourcen der Patientin einbeziehen
- Bett auf Arbeitshöhe bringen (Beckenhöhe der Pflegenden)
- Wenn vorhanden, Bettgitter herablassen oder abnehmen (**Achtung:** Patientin muss gesichert werden!)
- Kopfteil (fast) flach stellen (Kontraindikationen beachten, z. B. Schädel-Hirn-Trauma!)
- Stets auf Wunden, Drainagen, Infusionen, Katheter achten

Durchführung des Bettwäschewechsels bei einem leeren Bett

- Händedesinfektion durchführen
- Bettdecke abziehen, Bezug abwerfen, Bettdecke auf der Ablage platzieren (z. B. Ablage am Fußende des Bettes)
- Kopfkissen und wenn vorhanden Positionierungskissen abziehen, Bezug abwerfen, Kissen auf der Ablage platzieren
- Wenn vorhanden, Stecklaken zur Mitte zusammenklappen und abwerfen
- Bettlaken zur Mitte zusammenlegen oder einrollen, abwerfen
- Händedesinfektion durchführen

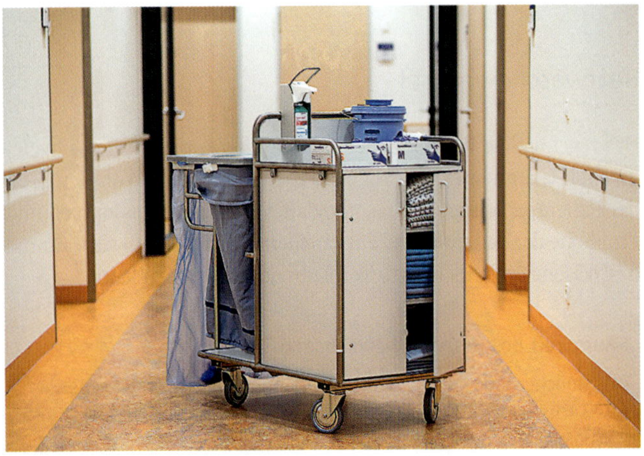

Abb. 22.18 Wäschewagen mit integriertem Wäscheabwurf (unrein) und einer reinen Seite für saubere Materialien, Bettwäsche. [K115]

- Das saubere Bettlaken mittig auf der Matratze ausbreiten, die Mittellinie des Lakens liegt auf der Bettmitte (häufig anhand der Faltkante gut erkennbar)
- Bettlaken erst am Kopfende umschlagen bzw. Spannbetttuch am Kopfende um die Matratzenecken ziehen
- Bettlaken zum Fußende hin straffziehen, um die Matratzenecken spannen
- Seitenteile unter der Matratze einschlagen, sodass keine Lakenteile überhängen, straffziehen und das Laken glattstreichen
- Kopfkissen frisch beziehen und positionieren; darauf achten, dass die Kissenecken die Bezugsecken ausfüllen
- Bettdeckenbezug, wenn nötig auf links drehen. Mit den Händen innen in jeweils eine Ecke greifen und durch den Bezug die oberen Ecken der Bettdecke fassen, diese dabei hochhalten
- Bezug nach unten abstreifen und dabei leicht die Decke schütteln
- Bettdecke der Länge nach aufs Bett legen, Seiten und Fußende einschlagen
- Wird das Bett nicht sofort wieder benutzt, mit einer Folie oder Schutzhülle abdecken
- Sind Positionierungskissen vorhanden, mit diesen ebenso verfahren und sie auf der Bettdecke oder der Ablage am Fußende platzieren
- Bett wieder auf Patientenniveau herunterlassen
- Händedesinfektion durchführen

VORSICHT

Bettdecke und Kopfkissen immer nur leicht aufschütteln! Zu starkes Schütteln wirbelt Staub auf und verbreitet Krankheitserreger.

Wenn die Bettwäsche nicht sichtbar verschmutzt ist, die Patientin sich wohlfühlt und keine sonstigen Gründe für einen Wäschewechsel vorliegen, wird das Bett lediglich gerichtet. Dabei wird nach dem gleichen Schema vorgegangen: Bettdecke aushängen (nicht aufschütteln wegen der Staubaufwirbelung) und Kopfkissen richten, das Laken wird neu festgesteckt und glattgezogen. Anschließend wird das Kopfkissen wieder positioniert, die Bettdecke eingeschlagen.

Zusammenlegen der Bettdecke

Um die Bettdecke hygienisch einwandfrei zu halten, wird sie ziehharmonikaartig gefaltet: Bettdecke dritteln, sodass die Außenseite außen bleibt und sich Kopf- und Fußteil nicht berühren. Auf der Außenseite ablegen (➤ Abb. 22.19).

Durchführung des Bettwäschewechsels bei einer bettlägerigen Patientin

Der **Bettwäschewechsel bei einer bettlägerigen Patientin** wird grundsätzlich zu zweit durchgeführt. Dies dient sowohl der Reduzierung der körperlichen Belastung der Pflegenden als auch der Sicherheit und dem Wohlbefinden der Patientin.

- Händedesinfektion durchführen
- Patientin über das Vorhaben informieren, jede Handlung vor Durchführung mitteilen

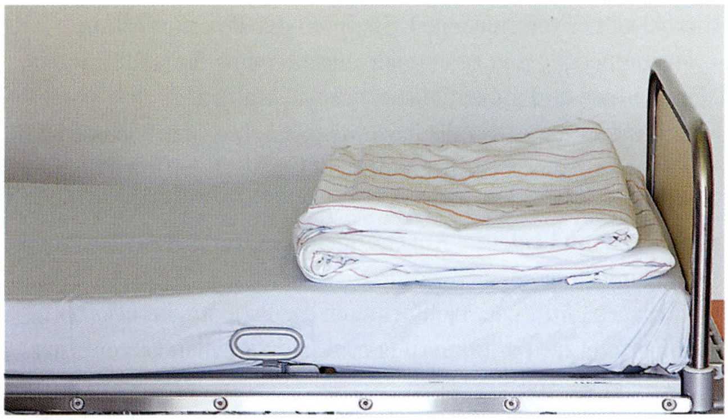

Abb. 22.19 Das korrekte Falten der Bettdecke. Ein praktischer Vorteil ist, dass sich die Patientin mit dieser Faltung leicht die Decke hochziehen kann. [K115]

- Kopfteil flach stellen, bei Bedarf bis 30° erhöht lassen
- Bettdecke und Positionierungshilfsmittel entfernen, ggf. Bettdecke abziehen und Patientin mit dem alten Deckenbezug zudecken
- Patientin unter Berücksichtigung kinästhetischer Prinzipien (➤ 20.5.1) in die Seitenlage drehen: Bein der Patientin auf der Seite, die später keinen Bettkontakt hat, aufstellen, Kopf in Drehrichtung wenden (lassen). Die Pflegende, die auf der Seite steht, auf der die Patientin liegen soll, unterstützt die Drehung durch sanften Zug am Oberschenkel/Becken und Schulterblatt (➤ Abb. 22.20a)
- Patientin in eine für sie angenehme und sichere Seitenposition bringen, Seitenlage immer durch eine Pflegende oder Bettgitter sichern (Achtung: nie die Patientin alleine liegen lassen, Sturzgefahr!)
- Pflegende hinter der Patientin: Laken von unten nach oben lösen und zur Patientin hin einrollen
- Sauberes Laken einziehen: Laken der Länge nach öffnen, die Mittellinie des Lakens liegt auf der Bettmitte; Laken am Kopfteil einstecken, nach unten glatt ziehen und am Fußende feststecken; Laken bis zur Mitte über die Matratze ausbreiten, den Rest einrollen und zwischen Matratze und gebrauchtes Laken schieben (➤ Abb. 22.20a)
- Bei Verwendung einer zusätzlichen Unterlage oder von Inkontinenzmaterial, diese in Höhe des Gesäßes der Patientin auf das saubere Laken legen und ebenfalls bis zur Mitte aufrollen
- Patientin anleiten bzw. unterstützen, sich über die Laken hinweg – unter Berücksichtigung der Kinaesthetics (Bein aufstellen, Kopf zur Drehseite bewegen, Oberschenkel- und Schulterblattunterstützung ➤ 20.5.1) – über die Rückenlage auf die andere Seite zu drehen (➤ Abb. 22.20b)
- Pflegende hinter der Patientin: gebrauchtes Laken entfernen und in den Wäschesack abwerfen; saubere Laken entrollen, am Kopfende einstecken, nach unten glatt streichen und am Fußende feststecken, Seitenanteile unter die Matratze schlagen. Unterlage oder Inkontinenzmaterial ebenso entrollen und glätten (➤ Abb. 22.20c)
- Abschließend Patientin in eine für sie angenehme Position bringen, zudecken, das Kopfteil auf die gewünschte Höhe bringen und das Bettniveau absenken
- Händedesinfektion durchführen

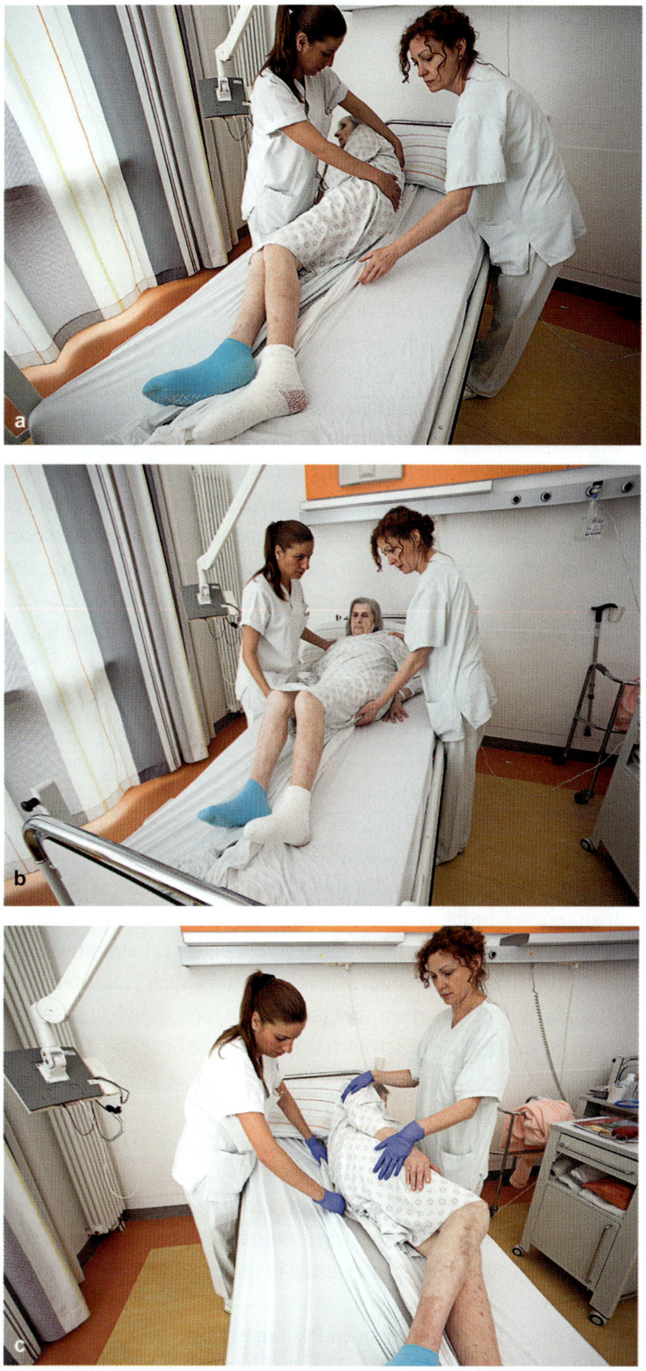

Abb. 22.20 Bettwäschewechsel bei einer bettlägerigen Patientin. Patientin auf die Seite drehen, dabei Bewegungsressourcen nutzen. Altes Laken der Länge nach einrollen und nahe an die Patientin schieben, neues Laken einspannen, bis zur Hälfte ausbreiten und der Länge nach unter das alte Laken schieben (a). Patientin über die Laken hinweg zur anderen Seite drehen (b), dann altes Laken entfernen, Abwurf, und neues Laken ausbreiten, spannen und feststecken (c). [K115]

Lakenwechsel von oben nach unten

Kann bzw. darf die Pflegebedürftige nicht auf die Seite gedreht werden, ist auch ein Beziehen des Betts von oben nach unten möglich. Das verschmutzte Laken wird so weit wie möglich vom Kopfende aus Richtung Gesäß gerollt und ein neues Laken wird vom Kopfende aus eingespannt. Die Patientin wird gebeten, das Gesäß anzuheben. Das verschmutzte Laken wird in Richtung Fußende entfernt und das frische ausgerollt und festgesteckt.

22

Nachbereitung

- Nachttisch und Klingel in Reichweite bringen
- Zimmer lüften
- Benutzte Wäsche bzw. Wäscheabwurf entsorgen
- Die Patientin fragen, ob sie bequem liegt und alles am richtigen Platz ist oder ob sie noch etwas benötigt
- Händedesinfektion durchführen
- Wäschewagen desinfizieren und auffüllen
- Dokumentation, gegebenenfalls Positionierungsplan abzeichnen

In das Betten lassen sich gut weitere pflegerische Maßnahmen integrieren. Besonders bei nicht belastbaren oder nicht mobilisierbaren Patientinnen können gleichzeitig weitere Tätigkeiten wie die Ganz- oder Teilkörperwäsche (➤ 17.3.8), die Inkontinenzversorgung (➤ 19.3.4) und Prophylaxen durchgeführt werden. Ein besonderes Augenmerk sollte auch in der Kommunikation (➤ Kap. 21) mit der Patientin liegen. Diese Tätigkeiten müssen in die Planung und Koordination einbezogen werden, um überflüssige Wege zu vermeiden. Besonders das Positionieren der Patientin (➤ 22.5.3) sollte beim Betten stattfinden, um ein unnötiges Hin- und Herdrehen zu vermeiden.

22.5.3 Positionieren

Atemunterstützende Positionierungen ➤ 14.5.5
30°- und 135°-Positionierung, Mikropositionierungen ➤ 17.9.5

Können Patientinnen sich nicht selbstständig bewegen und ihre Position im Bett verändern oder sind sie dekubitus-, kontraktur- oder pneumoniegefährdet, müssen sie regelmäßig umpositioniert werden. Dieses Selbstpflegedefizit kann durch verschiedene Erkrankungen wie z. B. Morbus Parkinson, einen Schlaganfall, aber auch Frakturen oder bei postoperative Schmerzen entstehen. Positionierungen haben gerade bei den genannten Beispielen auch therapeutische Ziele (➤ Tab. 22.3).

Prinzipien

Die **Positionierung** soll die Patientin nicht einschränken, sondern unterstützen und einbeziehen. Dazu kann sie unter Verwendung verschiedener Positionierungshilfsmittel in unterschiedliche Positionen gebracht werden.

Sind die Ziele der anstehenden Positionierung einer Patientin festgelegt und ausgewählt (➤ Tab. 22.3), müssen entsprechende pflegerische Maßnahmen zur Umsetzung angewendet werden (➤ Tab. 22.4).

Tab. 22.3 Pflegerische Ziele von Positionierung und Positionierungswechseln.

Prophylaktische Ziele	Therapeutische Ziele
Prävention von: • Dekubitus ➤ 17.9 • Kontrakturen ➤ 20.5.6 • Pneumonie ➤ 14.5.2 • Thrombose ➤ 15.4.3	• Schmerzfreiheit • Regulierung des Muskeltonus • Stabilität und Haltungskontrolle • Wahrnehmungsförderung • Vermittlung von Ruhe und Sicherheit • Anbahnung von Bewegung

Hierbei gibt es verschiedene **Prinzipien der Positionierung**
- Positionierung und Positionierungsintervalle für jede Patientin individuell und indikationsbezogen auswählen
- Positionierungsintervalle nach Möglichkeit nachts anpassen bzw. verlängern, um Unterbrechungen des Schlafes auf ein Minimum zu reduzieren
- Patientin und ggf. ihre Angehörigen über das Ziel der Positionierung informieren
- Vorlieben, Wünsche, Wohlbefinden der Patientin berücksichtigen
- Hilfsmittel zur Positionierung nach individuellen Faktoren auswählen (➤ Abb. 22.22)
- Hilfsmittel in ausreichender Menge anwenden, jedoch nicht mehr als nötig, da sie die Beweglichkeit der Patientin einschränken und Auswirkungen auf die Körpertemperatur der Patientin haben
- Gelenke in physiologischer (funktioneller) Mittelstellung lagern (Abschnitt LiN® ➤ Tab. 20.18)
- Besonders dekubitusgefährdete Stellen nach Möglichkeit freilagern

Nestlagerung

Diese Lagerung wird insbesondere bei Früh- und Neugeborenen angewendet, kann aber auch bei erwachsenen unruhigen, bettlägerigen oder wahrnehmungseingeschränkten Patientinnen durchgeführt werden. Handtücher, Badetücher oder dünne Decken werden eng am Kind bzw. der Patientin anmodelliert. Dadurch erfahren sie die Körpergrenzen und ein Gefühl von Geborgenheit (➤ Abb. 22.21).

Positionierungshilfsmittel

Hilfsmittel zur Positionierung (➤ Abb. 22.22) geben der Patientin nicht nur Stabilität in einer bestimmten Position, sondern auch Orientierung, z. B. hinsichtlich ihrer Körperwahrnehmung. [26]

Welche **Positionierungshilfsmittel** verwendet werden, hängt von verschiedenen Faktoren ab:
- Warum soll die Patientin positioniert werden? Beispielsweise Weichpositionierung zur Dekubitusprophylaxe (➤ 17.9.5) oder eine Ruhigstellung nach einer Operation oder Fraktur?
- Welche Wünsche und Bedürfnisse hat die Patientin (z. B. Nackenrolle, Beinhochpositionierung, Kopfhochpositionierung)?
- Wie ist der allgemeine Gesundheitszustand der Patientin?
- Wie verhält sich das Material beim Kontakt mit Feuchtigkeit, z. B. bei Inkontinenz? Wie verhält es sich bei der Desinfektion?
- Ist der Hautzustand der Patientin bei der Auswahl berücksichtigt? Kunststoffkissen begünstigen beispielsweise das Schwitzen.
- Wie sind die Möglichkeiten der Eigenbewegung und die Aktivität der Patientin?
- Passen die ausgewählten Positionierungshilfsmittel zur geplanten Pflege, sind die für die jeweilige Positionierung geeigneten Hilfsmittel ausgewählt?

Zu den Positionierungshilfsmitteln zählen u. a.:
- Kissen in unterschiedlichen Größen und Dicken (➤ Abb. 22.22)
- Rollen in unterschiedlichen Längen und Dicken
- Keile
- Decken, die zusammengelegt oder gerollt werden können
- Handtücher, Badetücher

Tab. 22.4 Verschiedene Positionierungsarten, deren Indikationen und Besonderheiten. [L234, L138, L143]

Positionierungsart	Indikation	Besonderheiten	Bei der Durchführung beachten
Positionierungen bei Erwachsenen			
Flache Rückenlage 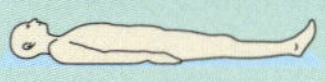	• Schädel-Hirn-Trauma • Rückenoperation • Wirbelsäulen- oder Beckenfrakturen	Weichteile als überwiegende Aufliegefläche, erhöhte Dekubitusgefahr an Hinterkopf, Schulterblatt, Ellenbogen, Handgelenken, Steißbein, Fersen	• Kleines Kopfkissen oder Kopfschale verwenden, Hyperextension des Kopfs vermeiden • Dekubitusprophylaxe regelmäßig durchführen, Fersenfreilagerung • 30° Kopferhöhung i. d. R. möglich
Rückenlage mit Knierolle 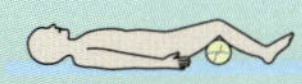	Entspannung der Bauchdecke bei Bauchschmerzen, Bauchverletzungen, nach OPs	Wie flache Rückenlage	Knierolle und leichte Kopferhöhung zusammen ergeben die größtmögliche Bauchdeckenentspannung
Oberkörperhochlage 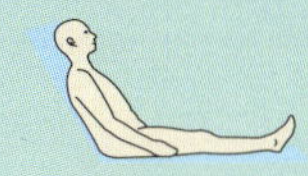 Variante: Herzbettlagerung (➤ Abb. 14.17)	• Herz- und Lungenerkrankungen • Zur Atemerleichterung • Zum Essen und Trinken, Zähneputzen	• Erhöhte Dekubitusgefahr an Hinterkopf, Sitzbeinhöckern, Fersen • Scherkräfte durch Herunterrutschen • Kommunikationsfördernd • Nicht bei Kopfverletzungen anwenden	• Regelmäßige Druckentlastung durch Seitenlagerung • Hüftknick muss mit Knick des Bettes übereinstimmen • Rutschbremse, z. B. zusammengerolltes Handtuch vor die Sitzbeinhöcker • Knierolle bzw. „Knieknick" des Bettes einstellen
30°-Seitenlage (➤ 17.9.5) 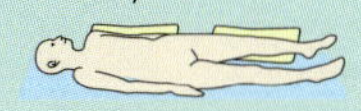	• Dekubitusprophylaxe • Entlastung nach OPs im lateralen Gesäßbereich • Auch zum Essen und Trinken bei Dekubitus im Gesäß-, Sitzbeinhöckerbereich • Zum Schlafen	• Erhöhte Dekubitusgefahr an Auflageflächen (Kopf, Hüfte, Knieaußenseite, Außenknöchel, Ferse) • Oben liegende Seite verfügt über eine gute Beweglichkeit • Kopfteil kann leicht hochgestellt werden • Keine natürliche Schlafposition	➤ Abb. 22.23a, ➤ Abb. 17.57 Auch als schiefe Ebene möglich durch Einschieben eines Keils unter die Matratze
135°-Seitenlage (➤ 17.9.5) 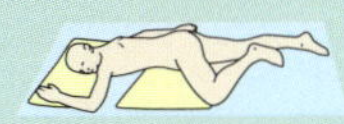	Lungenerkrankungen, Dekubitusprophylaxe und -therapie, zum Schlafen	Sichere Positionierung bei Verbandwechsel im Rücken- und Sakralbereich	➤ Abb. 22.23b, ➤ Abb. 17.57
90°-Seitenlage 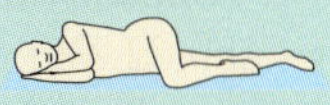	• Zerebrale Erkrankungen, die mit hohem Muskeltonus einhergehen, z. B. Apoplex, Hirnblutung • Nach Lungenoperationen (nach Arztanordnung) • Sichere Positionierung bei Verbandwechsel im Rücken- und Sakralbereich • Zum Schlafen • Mund- und Nasensekret kann gut abfließen, z. B. bei bewusstseinseingeschränkten Patientinnen	• Typische *Positionierung nach Bobath:* Lagerung auf der mehr oder weniger betroffenen Seite • Erhöhte Dekubitusgefahr an unten liegender Ohrmuschel, Schulter, äußerem Handgelenk, Rippenbogen, Trochanter, Knieaußenseite/Außenknöchel des unteren Beins, Knieinnenseite/Innenknöchel des oberen Beins	• Bett ist flach • Patientin im Bett zu einem Bettrand bringen • In die 90°-Seitenlage bringen • Kissen/Decke hinter Rücken und Becken legen • Kopfkissen so wählen, dass der Kopf in der Verlängerung der Wirbelsäule ist, auf das unten liegende Ohr achten • Oberes Bein auf Hüfthöhe lagern oder *nach Bobath-Konzept* • Unten liegende Schulter vorsichtig frei machen, Arm lagern, wie er fällt, oder auf Wunsch des Pateinten • Oben liegenden Arm auf Wunsch der Patientin oder *nach Bobath-Konzept*
Beintieflage/schiefe Ebene 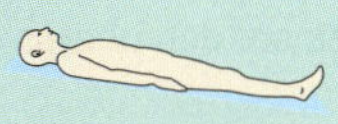	• Periphere arterielle Durchblutungsstörungen (pAVK) • Operationen an den Beinarterien	• Kann bei längerer Anwendung durch Versacken des Bluts in den Beinen zu Schwindel führen • Behindert den venösen Rückfluss	• Ganze Bettebene fußwärts verstellen, ggf. Rutschbremse, z. B. zusammengerolltes Handtuch, vor die Sitzbeinhöcker, Knierolle • Fersenfreilagerung, Füße sind tiefster Punkt des Körpers
Beinhochlagerung 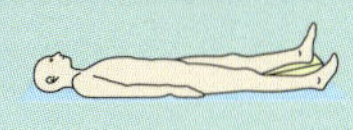	• Förderung des venösen Rückflusses • Venenentzündung, nach Venenoperationen • Verletzungen, Operationen am Fuß, Unterschenkel, Knie	Kann zur Volumenbelastung des Herzens führen durch den gesteigerten Rückfluss, besonders bei massiven Fuß-, Beinödemen Kontraindikationen: • Dekompensierte Herzinsuffizienz • Periphere arterielle Durchblutungsstörung • Hüftbeschwerden	• Ein oder beide Beine auf einem Kissen oder einer Hochlagerungsschiene (Braun-Schiene) hochlagern • Fersenfreilagerung erhöht den Druck auf Wadenmuskulatur und Achillessehne • Kopfteil max. 60° hochstellen, sonst Gefäßabknickung in der Hüfte

Tab. 22.4 Verschiedene Positionierungsarten, deren Indikationen und Besonderheiten. [L234, L138, L143] *(Forts.)*

Positionierungsart	Indikation	Besonderheiten	Bei der Durchführung beachten
Positionierungen bei Erwachsenen			
Schocklage (Trendelenburg-Lage ➤ Abb. 31.11**)** 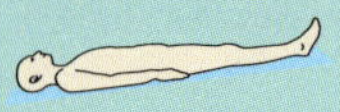	• Schock, z. B. durch Volumenmangel, akute Blutungen, Kreislaufversagen • Zum Legen eines zentralen Venenkatheters über die V. jugularis interna	• Kopf liegt tiefer als Rumpf und Becken • Dekubitusgefahr wie in Rückenlage mit Betonung auf Kopf und Oberkörper • Kontraindikation: akute Hirnblutung, Hirndruckerhöhung	• Ganze Bettebene kopfwärts stellen • Außerhalb des Bettes Beine anheben und hoch lagern
Positionierungen bei Säuglingen			
Seitenlage 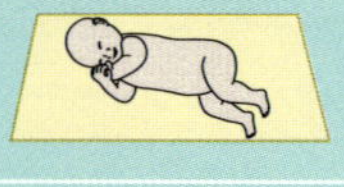	• Schutz vor Aspiration • Rechtsseitenlage: Erleichterung der Magenentleerung • Zum Schlafen	Dekubitusgefahr an den bekannten Stellen	• Handtuchrolle im Rücken verhindert das Rollen in Rückenlage • Rutschen oder Rollen in Bauchlage ermöglichen
Rückenlage 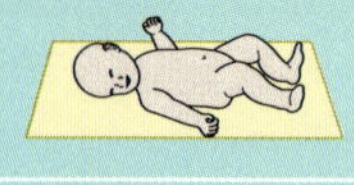	• Prävention von SIDS (➤ 22.4.1) • Zum Schlafen • Zum Spielen	• Vorübergehende Abflachung des Hinterkopfs möglich • Empfohlene Schlafposition im 1. Lebensjahr	• Kein Kopfkissen verwenden • Schlafsack bevorzugen
Bauchlage 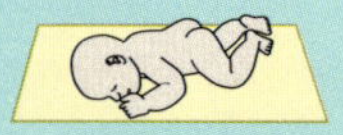	• Schutz vor Aspiration • In Wachzeiten	• Fördert die motorische Entwicklung, z. B. das eigenständige Halten des Kopfes • Hohes Risiko für plötzlichen Kindstod	• Kein Kopfkissen verwenden • Arme unter dem Kopf hervorholen

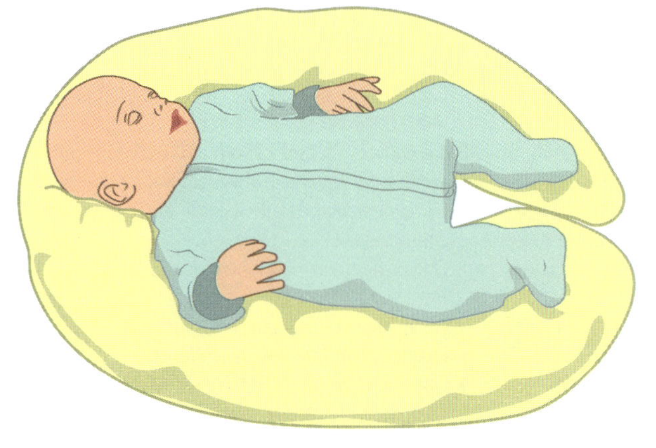

Abb. 22.21 Positionierung in Nestlagerung. Früh- und Neugeborene, aber auch desorientierte und unruhige Patientinnen erfahren ihre Körpergrenzen und ein Gefühl von Geborgenheit. Die Positionierungshilfsmittel werden eng um den Körper anmodelliert. [L138]

Hilfsmittel zur Positionierung bei Kindern

Kinder sind besonders in Bezug auf die Entstehung von Druckgeschwüren empfindlicher als Erwachsene. Dies liegt in der Struktur der Haut-, Fett- und Muskelgewebe begründet. Daher müssen Hilfsmittel zur Positionierung hier besonders sorgfältig ausgewählt und eingesetzt werden (➤ Abb. 22.22b). Eine regelmäßige Hautinspektion bei positionierten Kindern ist notwendig. [27]

30°-Positionierung

Die **30°-Positionierung** ist eine typische seitliche Positionierung im Rahmen der Dekubitusprophylaxe (➤ 17.9, ➤ Abb. 22.23a).
Das Bett kann, muss aber nicht ganz flach gestellt werden. Die normalgewichtige Patientin kann in der Mitte des Bettes liegen bleiben oder etwas zur Bettseite, von der sie sich abwendet, bewegt werden.

- Patientin zur Seite drehen, dabei Bewegungsressourcen nutzen
- Den kompletten Körper – mindestens Rücken und Becken – so mit geeigneten Positionierungshilfsmitteln unterlagern, dass sie leicht angeschrägt (ca. 30°) liegt
- Patientin auf das Hilfsmittel zurückdrehen
- Die untere Schulter vorsichtig frei machen
- Kopf auf ein passendes Kopfkissen legen, Hyperextension vermeiden
- Das obere Bein so mit Kissen oder Decken unterstützen, dass es ohne Adduktion auf Höhe des Beckens liegt; auf den oberen Fuß achten, er darf nicht nach innen fallen
- Arme lagern, wenn die Patientin sie nicht selbst lagert; oben liegender Arm darf nicht in der Schulter nach hinten unten ziehen

Lagerung vom Fußende aus kontrollieren:

- Ist die Wirbelsäule gerade (nicht verdreht)?
- Liegt der Kopf in der Verlängerung der Wirbelsäule?
- Bilden Kopf, Thorax, Becken und Beine eine Linie?
- Sind die dekubitusgefährdeten Stellen freigelagert?
- Liegt die Patientin bequem oder wünscht sie eine Veränderung?

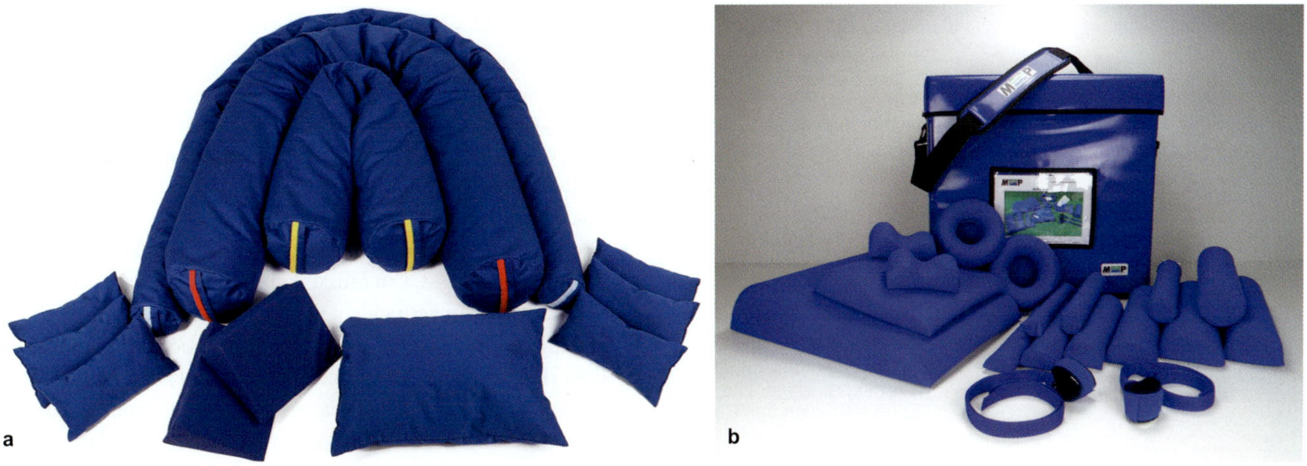

Abb. 22.22 Verschiedene Positionierungshilfsmittel (a) für Erwachsene, (b) für Kinder. [V909, V910]

135°-Positionierung

Die **135°-Positionierung** (➤ Abb. 22.23b) ist eine von vielen Menschen zeitlebens bevorzugte Schlafstellung und eine gute Alternative zur 30°-Positionierung. Sie vermittelt Geborgenheit und Schutz durch Abwendung der vorderen Körperseite. Sie wird am besten zu zweit durchgeführt:

- Bett flach stellen
- Die Patientin möglichst weit an den Bettrand positionieren, von dem sie sich abwendet
- Zur Mitte liegenden Arm unter das Gesäß schieben
- Die Patientin in die 90°-Seitenlage drehen
- Positionierungshilfsmittel, z. B. dicke Kissen oder aufgerollte Decken, unter Thorax und Bauch legen, die Patientin auf die Hilfsmittel drehen
- Die untere Schulter vorsichtig frei machen, herausziehen
- Das obere Bein so mit Kissen oder Decken unterlagern, dass es ohne Adduktion und ohne Abduktion auf Höhe des Becken liegt
- Den Kopf mit einem kleinen Kissen unterstützen, Hyperextension vermeiden

Lagerung vom Fußende aus kontrollieren:

- Ist die Wirbelsäule gerade (nicht verdreht)?
- Bilden Kopf, Thorax, Becken und Beine eine Linie?
- Ist das Bein in der Hüfte nur leicht gestreckt?
- Ist das oben liegende Bein auf Hüfthöhe?
- Ist der unten liegende Trochanter frei von Druck?
- Ist die unten liegende Schulter frei?

Eine regelmäßige Hautinspektion besonders an Ohrmuschel und Schulterspitze ist notwendig.

LiN® – Lagerung in Neutralstellung

Das Konzept der **LiN® – Lagerung in Neutralstellung** (➤ Abb. 22.24) wurde in den 1990er-Jahren von der Physiotherapeutin *Heidrun Pickenbrock* entwickelt. Es handelt sich hierbei um eine therapeutisch-funktionelle Lagerung, die besonders für neurologische Patientinnen geeignet ist.

Folgende Ziele sollen durch LiN® erreicht werden:

- Verbesserung der Beweglichkeit
- Reduzierung eines hohen Muskeltonus
- Prävention von Dekubitalulzera durch Reduktion des Auflagedruckes
- Förderung von Eigenaktivität
- Reduzierung lagerungsbedingter Schmerzen
- Unterstützung der Behandlung von Kontrakturen
- Förderung des Wohlbefindens durch Vermittlung von Ruhe und Sicherheit sowie eine bequeme Position

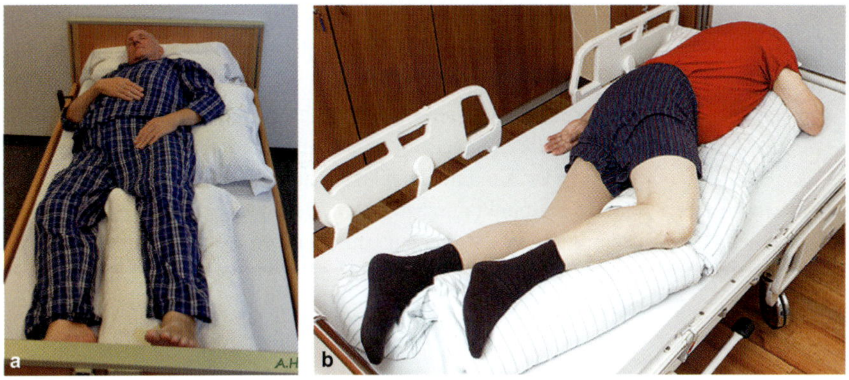

Abb. 22.23 Häufige Positionierungen in der Pflege: 30°-Positionierung (a), 135°-Positionierung (b). [O689, K115]

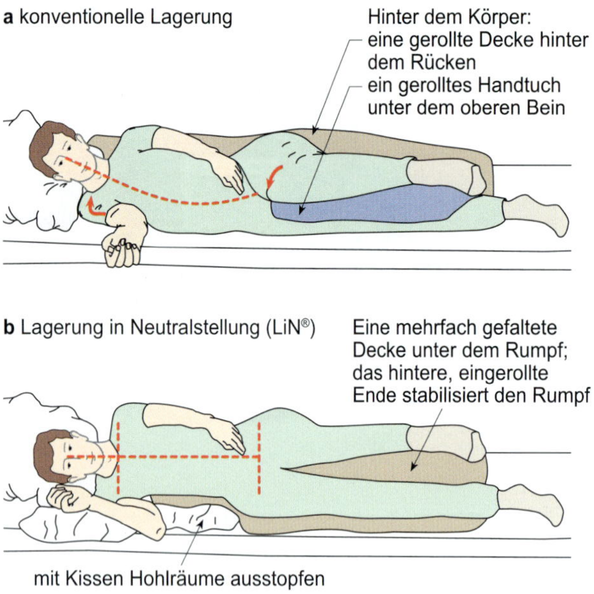

Abb. 22.24 Bei der konventionellen Lagerung ist die Wirbelsäule nicht gerade, sondern zieht der Schwerkraft folgend nach unten, der Schultergürtel ist komprimiert und das oben liegende Bein im Hüftgelenk adduziert. Besonderer Druck lastet auf dem Ohr, der unten liegenden Schulter und dem Trochanter major (a). Bei der LiN stehen die Körperabschnitte besser zueinander (in Neutralstellung) und die Wirbelsäule ist gerade, weil eine Decke unter den Rumpf gelegt wurde, die Hohlräume ausfüllt. Alle Körperteile werden gegen den Einfluss der Schwerkraft gesichert. Die Lagerung ist etwas aufwendiger, es werden ausreichend Kissen und Decken benötigt. [L141]

Das Konzept der LiN® – Lagerung in Neutralstellung folgt dabei den Grundlagen:

- Einzelne Körperabschnitte werden waagrecht und senkrecht zueinander positioniert. Die Gelenke werden in der Neutralstellung gelagert, also der Stellung zwischen Flexion und Extension, Adduktion und Abduktion oder Innen- und Außenrotation – analog eines stehenden Menschen.
- Die Unterlage/Unterstützungsfläche wird an den Körper der Patientin angepasst. Um Muskeltonuserhöhungen und Muskelverkürzungen zu vermeiden, wird die Positionierungsunterlage (Bett, Rehastuhl u. a.) an den Körper der Patientin angepasst, indem Hohlräume mit Positionierungsmaterial ausgefüllt werden.
- Die Positionierung gibt der Patientin Halt und Stabilität. Das Positionierungsmaterial wird so um den Körper der Patientin „modelliert" und „gestopft", dass diese sich sicher und geborgen fühlt. Alle Hohlräume, z. B. Kniekehlen, Ellenbeugen, Lendenwirbellordose, werden mit Positionierungsmaterial ausgefüllt.
- Die Neutralstellung wird im individuellen Lösungsansatz modifiziert. Bei bereits bestehenden Funktionseinschränkungen in einem oder mehreren Gelenken einer Patientin kann die Neutralstellung unter Umständen nicht erreicht werden. Nur dann kann die Patientin in eine für sie bequeme und entspannte Positionierung gebracht werden.
- Die Positionierung nach LiN® sollte möglichst druckentlastend und druckverteilend gewählt sein, um besonders an Knochenvorsprüngen die Dekubitusgefahr zu minimieren.

Alle bekannten Positionierungen können nach LiN® modifiziert werden, Positionierungswechsel und Wechselintervalle können individuell nach pflegerischem und medizinischem Bedarf angewendet werden. [28], [29], [30]

Aufgaben zur Pflegesituation

Am zweiten Morgen nach der Mandelentfernung übernimmt die Auszubildende Lara Bauer gemeinsam mit ihrer Praxisanleiterin erneut die pflegerische Versorgung bei Emilia. In der Übergabe vom Nachtdienst erhalten Lara Bauer und ihre Praxisanleiterin folgende Informationen von der Pflegefachfrau: „Die Vitalwerte sind stabil, die Schmerzen liegen laut KUS-Skala (Kindliche Unbehagens- und Schmerzskala, ➤ Abb. 24.13) bei 2. In der ersten Nacht nach der Operation hatte Emilia laut Aussage der Mutter gut geschlafen. In der zweiten Nacht war die Mutter nicht mehr anwesend, sodass Emilia alleine war. Ich war fast stündlich bei Emilia im Zimmer, da sie immer wieder geweint und geschrien hat. Sie ließ sich nicht beruhigen und lag fast die gesamte Nacht wach." Mit dem Wissen aus der Übergabe vom Nachtdienst betreten Laura Bauer und ihre Praxisanleiterin das Zimmer. Emilia ist sehr schläfrig. Lara Bauer entscheidet gemeinsam mit der Praxisanleiterin, Emilia nicht zu wecken und die pflegerische Versorgung zu einem späteren Zeitpunkt durchzuführen. Beim Verlassen des Zimmers kommt Emilias Mutter auf Lara Bauer und die Praxisanleiterin Mira Alfarsi zu, um sich zu erkundigen, wie Emilia geschlafen hat. Frau Alfarsi berichtet der Mutter, dass Emilia in der letzten Nacht häufig wach gelegen habe und sich kaum habe beruhigen lassen. Emilias Mutter wirkt überrascht, da Emilia bislang keine Schlafstörungen hatte.

1. Wie hätten Sie anstelle der Pflegefachfrau im Nachtdienst auf Emilias Schlafproblematik reagiert?
2. Was könnten bei Emilia schlafhinderliche Faktoren sein?
3. Welche Fragen würden Sie der Mutter von Emilia im Rahmen der Schlafanamnese stellen?
4. Welche schlaffördernden Maßnahmen würden Sie gemeinsam mit der Mutter bei Emilia planen und umsetzen?
5. Die Mutter äußert Ängste, dass die Schlafstörungen von Emilia auch im häuslichen Umfeld fortbestehen könnten. Wie reagieren Sie auf diese Aussage, und welche Empfehlungen geben Sie der Mutter für das häusliche Umfeld?
6. Was ist ihre persönliche Einstellung zum Umgang mit Schlafmitteln?

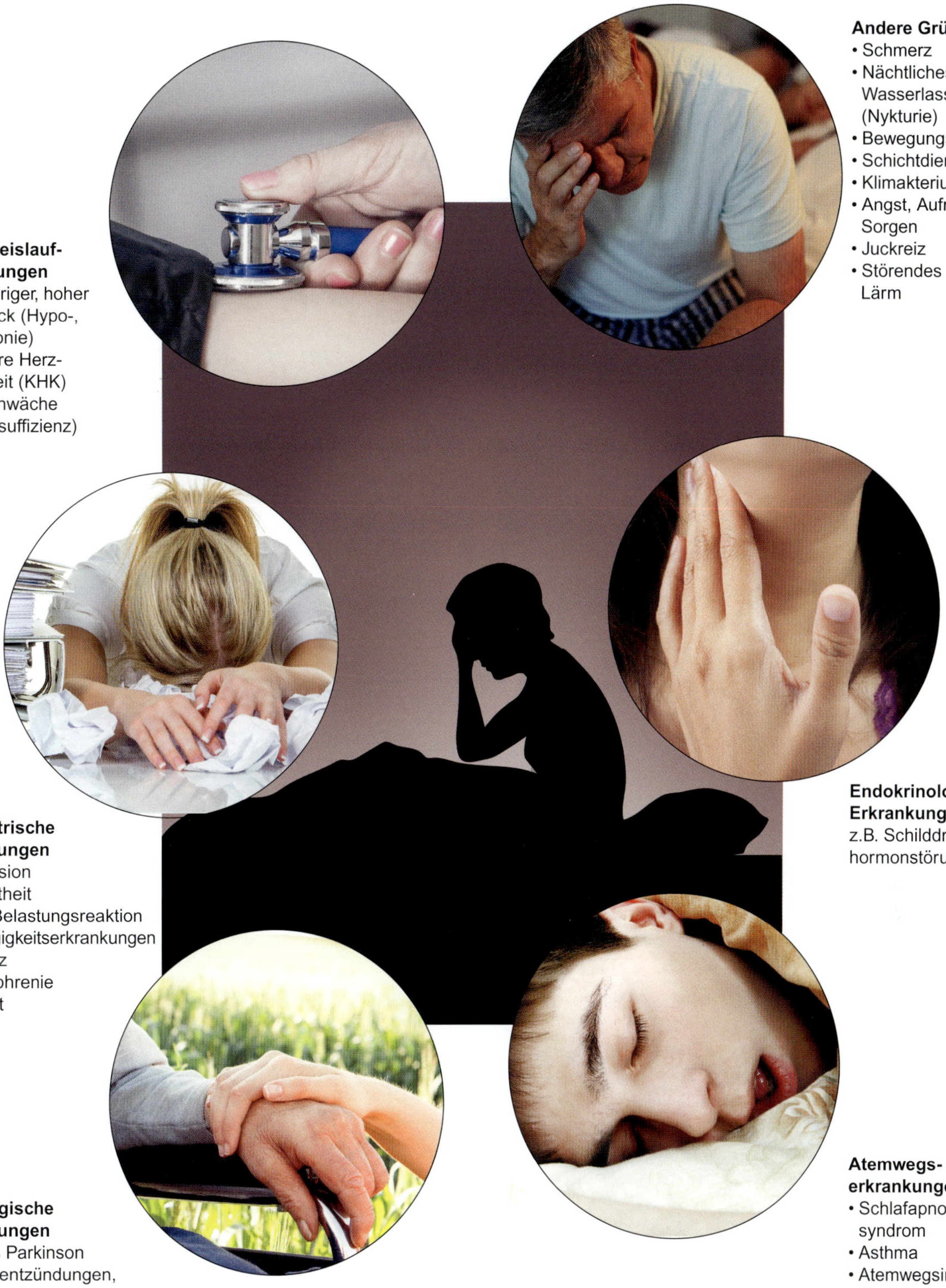

Abb. 22.25 Überblick über die wichtigsten Erkrankungen mit Einfluss auf das Schlafen. [L275/J787]

KAPITEL

23 Bewusstsein und Verhalten

Agnetha Radatz

Pflegesituation

Die Auszubildende Hannah Klingel absolviert ihren Pflichteinsatz in einer stationären Pflegeeinrichtung. Hannah Klingel soll die Pflege von Frau Gottlieb übernehmen. Frau Gottlieb, eine 86-jährige Dame, ist hier erst vor zwei Wochen eingezogen. Bis dahin lebte sie allein in einer kleinen Wohnung. Aufgrund ihrer fortschreitenden Alzheimer-Demenz kam sie in ihrem häuslichen Umfeld immer schlechter zurecht. Gemeinsam mit ihrem Sohn hatte sie sich daher schweren Herzen dazu entschlossen, in eine stationäre Pflegeeinrichtung zu ziehen. In den ersten Tagen fand sie sich gut zurecht und zeigte sich sehr kommunikativ. Seit einer Woche hat sie sich jedoch immer mehr zurückgezogen und spricht nur noch sehr wenig.

23.1 Physiologische und psychologische Grundlagen

Verantwortlich für die Steuerung und Anpassung des Körpers an die alltäglichen Erfordernisse ist ein komplexes Nervensystem, das, abhängig von Lage und Aufgaben, unterteilt wird in ein zentrales, peripheres Nervensystem und in ein vegetatives Nervensystem.

- Das **zentrale Nervensystem** *(ZNS)* besteht aus dem Gehirn und dem Rückenmark (➤ Abb. 23.1).
- Zum **peripheren Nervensystem** *(PNS)* gehören alle Nervenzellen und Nervenbahnen (Hirnnerven, Spinalnerven und ihre Verzweigungen bis in die Peripherie) außerhalb des ZNS.
- Das **vegetative (autonome) Nervensystem** *(lat. vegetus = lebhaft)* steuert und reguliert alle unwillkürlichen Organfunktionen und passt diese immer aktuell an die Erfordernisse an. [1]

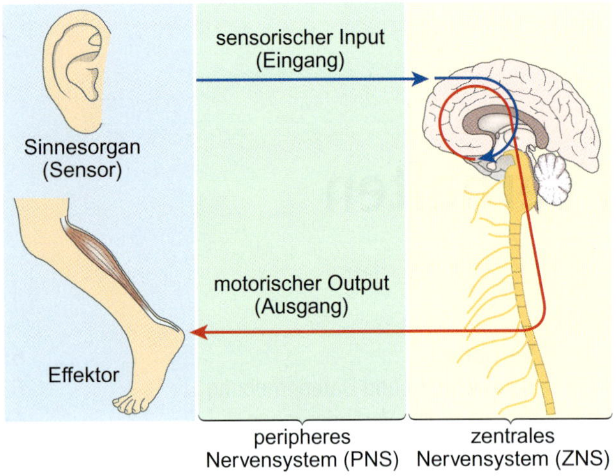

Abb. 23.1 Zusammenwirken von zentralem und peripherem Nervensystem. Reize der Außenwelt werden über die Sinnesorgane (➤ 23.3) aufgenommen und über das periphere Nervensystem ins Gehirn weitergeleitet. Dort wird eine Reaktion auf den Reiz entwickelt, die als elektrischer Impuls über das periphere Nervensystem zu den entsprechenden Muskeln und/oder inneren Organen (Effektor) geleitet wird. [L234]

Zu den **zentralen Funktionen des Gehirns** gehören: [2]

- Bewusstsein
- Denken und Abstraktionsvermögen
- Gedächtnis
- Sprache
- Verarbeitung von sensiblen Reizen aus dem Körper und der Umwelt: Sensibilität und Wahrnehmung
- Steuerung der Motorik
- Affektivität (Gefühle, Stimmung, Antrieb und Motivation)
- Komplexe Leistungen: Handlungen und Verhalten
- Entwicklung von ethischen Werten

23.2 Bewusstsein

DEFINITION

Bewusstsein: Wissen um die eigene Person und die Umwelt. Grundvoraussetzung dafür, gezielt und sinnvoll auf die eigenen Bedürfnisse und die Umgebung reagieren zu können. Auch definiert als die erfahrbare Existenz geistiger Zustände und Prozesse.

Für den Begriff **Bewusstsein** gibt es unterschiedliche Definitionen. Im allgemeinen Sprachgebrauch hat der Begriff Bewusstsein ebenfalls unterschiedliche Bedeutungen, die sich teilweise mit den Bedeutungen von Psyche, Seele und Geist decken. Konsens besteht darüber, dass der Mensch, „um sich etwas bewusst machen zu können", Fähigkeiten und Fertigkeiten in der Wahrnehmung, im Denken, im Erinnern und in der Orientierung benötigt.

Es gibt jedoch keine neuroanatomische Struktur, in der das Bewusstsein lokalisiert ist oder der es sich eindeutig zuordnen lässt. Bewusstes Denken und Wahrnehmen ist zwar eng mit der Großhirnrinde verknüpft, wird jedoch von anderen Strukturen im Gehirn mit beeinflusst, die u. a. auch für unbewusste Prozesse zuständig sind.

23.2.1 Entwicklung von Bewusstsein und Verhalten

Ab welchem Alter oder welcher Entwicklungsstufe kann man von einem Bewusstsein des Menschen sprechen, und wie entwickelt sich dieses? Tiefenpsychologische Theorien sind sich einig, dass das Individuum mehrere Entwicklungsphasen durchlaufen muss, um eine **Ich-Identität** und somit ein **Ich-Bewusstsein** entwickeln zu können.

Eine der bekanntesten Theorien ist das **Stufenmodell der psychosozialen Entwicklung** nach *Erik H. Erikson* (1902–1994) und *Joan Erikson* (1903–1997). Erikson beschreibt acht Stufen, in denen das Individuum Entwicklungsaufgaben zu bewältigen hat und seine Wünsche bzw. Bedürfnisse mit den Anforderungen der sozialen Umwelt in Einklang bringen muss. Wird eine Stufe erfolgreich durchlaufen, erhält das Individuum eine psychosoziale Stärke und kann sich weiter in seiner Persönlichkeit entwickeln und entfalten. Wird eine Stufe weniger erfolgreich abgeschlossen, kann es zu **Fehlanpassungen** *(maladaptions)* und **Malignitäten** *(malignities)* kommen, die die weitere Entwicklung gefährden (➤ Tab. 23.1). [3], [4]

23.2.2 Beobachtung und Datenerhebung

Das **Bewusstsein** ist kein statischer Zustand, der mit einer Messung oder einfachen Untersuchungen festgestellt und objektiviert werden kann. Bewusstsein ist auch beim gesunden Menschen variabel, z. B. von hochkonzentrierten Zuständen über weniger konzentrierte Zustände (z. B. im Urlaub, während der Meditation) bis hin zum Bewusstseinsverlust, z. B. im Schlaf.

Bewusstsein erfordert viele Fähigkeiten

Um sich seiner Person, Umwelt und Verhaltensweisen bewusst zu sein, sind erforderlich:

- Wachheit
- Sensibilität und Wahrnehmung (➤ 23.3)
- Aufmerksamkeit und Konzentration (➤ 23.4)
- Gedächtnis- und Merkfähigkeit (➤ 23.5)
- Orientierungsvermögen zu Person, Zeit, Ort, Situation (➤ 23.6)
- Denkvermögen und Vorstellungskraft
- Verhalten und Selbstkontrolle (➤ 23.7)
- Antrieb und Psychomotorik (➤ 23.8)
- Reaktions- und Handlungsfähigkeit
- Gewisser Grad an Intelligenz

Sind all diese Fähigkeiten vorhanden, verfügt der Mensch über sein volles Bewusstsein. Die Grenzen hin zur **Bewusstseinsstörung** sind jedoch fließend, kleinere Einschränkungen in einzelnen Qualitäten bleiben oft lange unbemerkt oder zeigen sich nur in spezifischen Situationen.

Die **Erfassung des Bewusstseins** geschieht im alltäglichen Kontakt. Pflegefachpersonen bekommen schnell einen Eindruck, ob die Patientin, der Patient bzw. die Bewohnerin, der Bewohner (im Folgenden als „Patient" bezeichnet) z. B. Kontakt aufnimmt, orientiert ist, Anweisungen nachkommt, zielgerichtet handelt oder sich Gesagtes merken kann.

Tab. 23.1 Stufenmodell der psychosozialen Entwicklung nach Erikson.

Stufe	Wenn die Entwicklung gelingt	Wenn die Entwicklung nicht gelingt
1. Vertrauen vs. Ur-Misstrauen *(Säuglingsalter)*	• Identitätsgefühl und Gefühl der Zugehörigkeit zur Gesellschaft • Entwicklung von Urvertrauen und Gefühl der Sicherheit • Erleben von Ordnung und sinnvollen Handlungen, z. B. durch Nähe, Geborgenheit, Sicherheit, Nahrung	Ur-Misstrauen, Ängste, verlassen zu werden, hilflos ausgeliefert zu sein; Bedrohungsgefühle, wenn die Bedürfnisse nach körperlicher Nähe, Sicherheit, Geborgenheit usw. nicht ausreichend befriedigt werden
2. Autonomie vs. Scham und Zweifel *(Kleinkindalter, ca. 2.–3. Lj.)*	• Entwicklung einer kindlichen Autonomie, die auf dem festen Vertrauen zu den Bezugspersonen aufbaut • Will nach seinem Willen handeln, ohne dass die grundlegende Geborgenheit in Gefahr gerät	Zweifel an der Richtigkeit der Wünsche und Bedürfnisse bis hin zu einer grundlegenden Scham („Meine Bedürfnisse sind nicht richtig"), wenn das Kind in seinem Autonomiebestreben nicht anerkannt wird
3. Initiative vs. Schuldgefühl *(Spielalter, ca. 4.–5. Lj.)*	• Die symbiotische Beziehung zur Mutter öffnet sich • Kind entwickelt ein Gefühl für soziale Rollen und Institutionen • Körperliche und geistige Weiterentwicklung • Eigeninitiative in vielen täglichen Dingen	Entwicklung von Schuldgefühl, selbst und mit seinen Bedürfnissen schlecht zu sein; Lähmung in der weiteren Entwicklung bis hin zu psychosomatischen Krankheiten, wenn die Loslösung nicht gelingt, soziale Rollen nicht trainiert werden können, und körperliche und geistige Entwicklung nicht gelingt
4. Leistung vs. Minderwertigkeitsgefühl *(Schulalter, ca. 6.–12. Lj.)*	• Drang zur eigenen Leistungsfähigkeit, Lust/Eifer, Dinge zu tun und etwas Produktives zu schaffen → Entwicklung von Werksinn bzw. Kompetenz • Kind lernt, dass Leistung Anerkennung bringt	Entwicklung eines Gefühls von Unzulänglichkeit und Minderwertigkeit, fehlendes Zutrauen in die eigenen Fertigkeiten, wenn das Kind seine Produktivität nicht ausleben darf und nicht unterstützt und gelobt wird
5. Identität vs. Ablehnung *(Adoleszenz, ca. 11./12.–15./16. Lj.)*	• Pubertät, Eintritt in die sexuelle Reifung, starke Orientierung im Außen • Entwicklung eines neuen Ich-Gefühls, Identitätsentwicklung, wenn erlebt wird, dass Selbst- und Fremdwahrnehmung ungefähr übereinstimmen • Phase gelingt leichter, wenn die vorherigen Phasen gut bewältigt wurden	Störungen und Unsicherheiten in der Entwicklung der sexuellen Reifung, Störungen hinsichtlich der Persönlichkeitsentwicklung, zudem Identitätsunsicherheiten, da Selbst- und Fremdwahrnehmungen so gut wie nie übereinstimmen → Frustrationen bis hin zu depressivem Verhalten
Intimität und Solidarität vs. Isolierung *(frühes Erwachsenenalter)*	• Starke Ich-Identität • Aufbau intimer Beziehungen, Freundschaft und Liebe • Konfliktfähig sein, mit Widersprüchen und Unterschieden umgehen können	(Intime) zwischenmenschliche Beziehungen gelingen nicht, Freundschaften können nicht gepflegt werden, Liebe für andere kann nicht entwickelt werden, weil das eigene Ich nicht stark genug ist → Selbstbezogenheit und soziale Isolierung oder Selbstaufopferung und Verschmelzung
7. Generativität vs. Selbstabsorption *(Erwachsenenalter)*	• Eine Familie gründen, Kinder gesellschaftsfähig großziehen • Soziales Engagement, z. B. im Sport, Kultur • Sich für nachfolgende Generationen einsetzen	Leere, Langweile, übermäßige Bemutterung der Kinder, Verarmung in zwischenmenschlichen Beziehungen, Stagnation im Leben, wenn die Fähigkeit zur Fürsorge nicht erlangt wurde
8. Integrität vs. Verzweiflung *(reifes Erwachsenenalter)*	• Emotionale Auseinandersetzen mit dem bisherigen Leben • Einen Frieden mit sich und seinem Leben finden	Ängste, Verzweiflung, Geringschätzung des eigenen Lebens, wenn sich der Mensch nicht mit dem Erlebten, dem Alter und Tod und den damit verbundenen Gefühlen auseinandersetzt

Ein Mensch, der bei vollem Bewusstsein ist,

- ist wach und ansprechbar,
- agiert sinnhaft von sich aus,
- reagiert prompt und adäquat,
- kommt Aufforderungen nach.

Hierfür gibt es auch den Begriff der **Vigilanz** (lat. *vigilantia* = Wachsamkeit; syn. **Wachheit**).

Es muss berücksichtigt werden, dass die für Bewusstsein notwendigen Fähigkeiten eine große individuelle Bandbreite aufweisen. Assessments können helfen, die Einschätzung zu objektivieren. Ein häufig verwendetes Assessment-Instrument ist die Glasgow-Koma-Skala für Erwachsene und Kinder (➤ Tab. 23.2, ➤ Tab. 23.3).

Anwendung der Glasgow-Koma-Skala

Die Glasgow-Koma-Skala wurde ursprünglich zum Einsatz bei Patienten mit akuten Schädel-Hirn-Traumata entwickelt, wird aber auch zur allgemeinen Einschätzung von Bewusstseinsstörungen eingesetzt. Sie darf jedoch keineswegs bei langfristig pflegebedürftigen und/oder desorientierten Menschen angewendet werden (z. B. Menschen mit Demenz ➤ 23.11 oder im Syndrom der reaktionslosen Wachheit ➤ 23.12). Bei diesen kann durch den Einsatz von Schmerzreizen statt einer Reaktion ein weiterer Rückzug erfolgen, sodass eine adäquate Beurteilung des Bewusstseins nicht mehr möglich ist.

Ein gesunder Mensch erreicht insgesamt die maximale Punktzahl von 15 Punkten, eine Bewertung unter acht Punkten spricht für eine sehr schwere Störung des Bewusstseins.

Tab. 23.2 Glasgow-Koma-Skala für Erwachsene. Normal sind 15 Punkte, bei höchstens neun Punkten spricht man von einem tiefen Koma, und selbst ein Patient im tiefsten Koma hat drei Punkte. [F210-001]

Beobachtungskriterien	Ausprägung	Punkte
Augen öffnen	Spontanes Öffnen der Augen	4
	Öffnen der Augen auf Ansprache	3
	Öffnen der Augen auf Schmerzreize	2
	Keine Reaktion	1
Verbale Reaktion	Orientierte Antwort	5
	Verwirrte, desorientierte Antwort	4
	Unzusammenhängende Wörter	3
	Unverständliche Laute	2
	Keine verbale Reaktion	1
Motorische Reaktion	Befolgt die Aufforderungen	6
	Gezielte Abwehrbewegungen bei Schmerz	5
	Ungezielte Abwehrbewegungen bei Schmerz	4
	Beugesynergien (Zusammenwirken der Beugemuskulatur)	3
	Strecksynergien (Zusammenwirken der Streckmuskulatur)	2
	Keine Reaktion	1

23.2.3 Pathologische Veränderungen

DEFINITION

Bewusstseinsstörungen: Oberbegriff für alle Veränderungen der Bewusstseinslage. Klassischerweise differenziert zwischen *quantitativen Bewusstseinsstörungen* (Bewusstseinsverminderung im Sinne der Schlaf-Wach-Skala) und *qualitativen Bewusstseinsstörungen* (Bewusstseinseintrübung, -einengung und -verschiebung) statt. [6]

Quantitative Bewusstseinsstörungen

Quantitative Bewusstseinsstörungen gehen mit einer veränderten **Vigilanz** (*Wachheit)* einher.

- **Hypervigilität**: Intensitätssteigerung der allgemeinen Aufmerksamkeit und subjektives Erleben einer besonders klaren Wirklichkeit, z. B. bei Einnahme von **Amphetaminen** *(Substanzen mit stimulierender Wirkung)* oder anderen zentralwirksamen Substanzen oder im Zusammenhang mit einer **manischen** Gefühlslage *(Manie = intensives Hochgefühl).*
- **Benommenheit**: Der Patient wirkt leicht schläfrig. Die Informationsaufnahme und -verarbeitung sind verlangsamt bzw. eingeschränkt.
- **Somnolenz**: Der Patient weist eine anormale Schläfrigkeit auf. Er ist aber leicht erweckbar, jedoch stark benommen. Auch die Auffassungsgabe und evtl. die Orientierungsfähigkeit des Betroffenen sind herabgesetzt.
- **Sopor**: Der Patient schläft tief, nur starke Reize wie Schmerzreize können ihn kurzzeitig wecken. In diesem Zustand zeigt der Patient keine spontanen, adäquaten sprachlichen Äußerungen,

Tab. 23.3 Glasgow-Koma-Skala zur pädiatrischen Anwendung (PGCS, eine von mehreren Varianten). Bewertung wie bei den Erwachsenen, d.h. auch hier spricht man bei höchstens 9 Punkten von einem tiefen Koma. [5] [W909]

Beobachtungskriterium	> 5 Jahre	> 1 Jahr	< 1 Jahr	Punkte
Augen öffnen	Spontanes Öffnen der Augen		Spontanes Öffnen der Augen	4
	Auf Ansprache		Auf Anruf/Schreien	3
	Öffnen der Augen auf Schmerzreize		Öffnen der Augen auf Schmerzreize	2
	Keine Reaktion		Keine Reaktion	1
Verbale Reaktion	Orientiert, adäquate Sprache	Verständliche Worte	Plappern, Brabbeln	5
	Verwirrt	Verständliche Unverständliche Worte	Schreien, Kind lässt sich trösten	4
	Unzusammenhängende Worte	Andauerndes Weinen, Kind kann nicht beruhigt werden	Andauerndes Weinen, Kind kann nicht beruhigt werden	3
	Unverständliche Laute	Stöhnen	Stöhnen	2
	Keine verbale Reaktion	Keine verbale Reaktion	Keine verbale Reaktion	1
Motorische Reaktion	Führt Anweisungen aus		Spontane Bewegungen, gezieltes Greifen	6
	Gezielte Abwehr auf Schmerzreiz		Gezielte Abwehr auf Schmerzreiz	5
	Zurückziehen auf Schmerzreize		Zurückziehen auf Schmerzreize	4
	Beugesynergien auf Schmerzreize		Beugesynergien auf Schmerzreize	3
	Strecksynergien auf Schmerzreize		Strecksynergien auf Schmerzreize	2
	Keine Reaktion		Keine Reaktion	1

und falls doch, dann sind es unverständliche Laute, wie z. B. ein Murmeln. Die Reflexe sind erhalten.

- **Koma**: Der Patient ist bewusstlos, nicht erweckbar. Im tiefen Koma fehlen die Pupillen-, Korneal- und Muskeleigenreflexe. Zu unterscheiden: Koma als vollständiger Bewusstseinsverlust und Komazustand, der medikamentös ausgelöst wurde (z. B. durch eine Narkose). [6]
- Ein Sonderfall des Komas ist das **Syndrom der reaktionslosen Wachheit** *(SRW,* auch: *apallisches Syndrom, „Wachkoma"* ➤ 23.12).

NOTFALL

Eine neu aufgetretene Vigilanzminderung oder Bewusstseinsveränderung ist immer ein Notfall! Je stärker das Gehirn beeinträchtigt ist, umso stärker ist auch die Bewusstseinsveränderung. Pflegefachpersonen informieren umgehend einen Arzt. Häufig ist sofortiges Handeln notwendig.

Qualitative Bewusstseinsstörungen

Qualitative Bewusstseinsstörungen sind gekennzeichnet durch eine Veränderung des Bewusstseins beim wachen Patienten.

- **Bewusstseinstrübung**: Das Denken, Verhalten und die Kommunikation des Patienten sind eingeschränkt. Mangelnde Klarheit der Vergegenwärtigung hinsichtlich der eigenen Person und/oder seiner Umwelt sind typisch. Der Zusammenhang des Erlebens geht verloren, und das Bewusstsein ist wie zerstückelt. Das Denken und Handeln sind durcheinander. Hinzu kommen oft Desorientiertheit, Angst, Halluzinationen, Störung des Schlaf-Wach-Rhythmus und vegetative Störungen, die lebensbedrohlich sein können. Die Bewusstseinseintrübung kann kontinuierlich oder auch nur zeitweise auftreten.
- **Bewusstseinseinengung**: Der Bewusstseinsumfang des Patienten ist beschränkt. Er fixiert sich auf einen bestimmten Aspekt im Erleben (innerpersonal oder außenweltlich), meist verbunden mit verminderter Ansprechbarkeit auf Außenreize. Das Erleben ist insgesamt traumähnlich verändert. Von außen geordnete Handlungsabläufe können teilweise noch möglich sein, was die Erfassung der Bewusstseinseinengung oft schwierig macht.
- **Bewusstseinsverschiebung**: Der Patient erlebt eine Bewusstseinssteigerung hinsichtlich Wachheit, Wahrnehmung innerer und äußerer Vorgänge und/oder ein Gefühl der Bewusstseinserweiterung. Die Erfassung dieses Zustands ist schwierig und nur möglich auf der Basis der subjektiven Angaben des Untersuchten. [6]

Ursachen

Die **Ursachen für eine Bewusstseinsstörung** sind sehr vielfältig.

- **Direkte Ursachen** sind z. B. Schädel-Hirn-Traumata, Schlaganfall, Hirntumoren, toxische Schädigung (durch Sedativa, starke Analgetika, Alkohol, Drogen)
- **Indirekte Ursachen** sind Funktionsstörungen im Organismus, z. B. durch Sauerstoffmangel infolge Kreislaufversagens oder herabgesetzter Lungenfunktion, Hypo- und Hyperglykämien (Abfall bzw. Anstieg des Blutzuckers), Leber- und Niereninsuffizienz (v. a. Ammoniak, Anstieg von harnpflichtigen Stoffen für zur Veränderungen im Gehirn)

23.3 Sensibilität und Wahrnehmung

Wahrnehmen ➤ 12.1

DEFINITION

Sensibilität (lat. *sentire = empfinden, fühlen):* Fähigkeit zur Aufnahme von Sinnesreizen über die Sinnesorgane und Propriozeptoren und Weiterleiten der Informationen.

Wahrnehmung: mehr oder weniger unbewusstes (automatisches) Verarbeiten von Sinneseindrücken – abhängig von z. B. momentaner Stimmung, Interessen, Motivation, Vorerfahrungen, Wissen, Vorurteilen.

Über die Sinnesorgane (Augen, Ohren, Nase, Zunge, Haut) und über die Propriozeptoren (Rezeptoren in Muskeln, Sehnen, Gleichgewichtsorgan) werden Reize bzw. Informationen an das ZNS weitergeleitet = **Sensibilität.** Im Gehirn werden diese Informationen bewertet und interpretiert = **Wahrnehmung.** Vorher dient der Thalamus („Tor zum Bewusstsein") als Filter, er entscheidet, welche Informationen ins Großhirn weitergeleitet und bewusst gemacht werden sollen (➤ Abb. 12.3, ➤ Abb. 23.1). Eine mögliche Reaktion auf den wahrgenommenen und bewerteten Reiz wird dann über das periphere Nervensystem zu den Muskeln und/oder inneren Organen geleitet, die die Reaktion ausführen (➤ Abb. 23.2).

Die menschlichen Sinne

Für jeden Sinn gibt es ein Sinnesorgan. Die klassischen fünf Sinne des Menschen sind: [5]

1. Hören, die **auditive Wahrnehmung** mit den Ohren (Gehör)
2. Riechen, die **olfaktorische Wahrnehmung** mit der Nase (Geruch)
3. Schmecken, die **gustatorische Wahrnehmung** mit der Zunge (Geschmack)
4. Sehen, die **visuelle Wahrnehmung** mit den Augen
5. Tasten, die **taktile Wahrnehmung** mit der Haut (Gefühl)

Die moderne Physiologie benennt für den Menschen noch vier weitere Sinne:

1. Temperatursinn, **Thermorezeption,** (➤ Abb. 23.3)
2. Schmerzempfindung, **Nozizeption** (➤ 24.1)
3. Gleichgewichtssinn, **vestibulärer Sinn**
4. Körperempfindung (oder Tiefensensibilität), **Propriozeption**

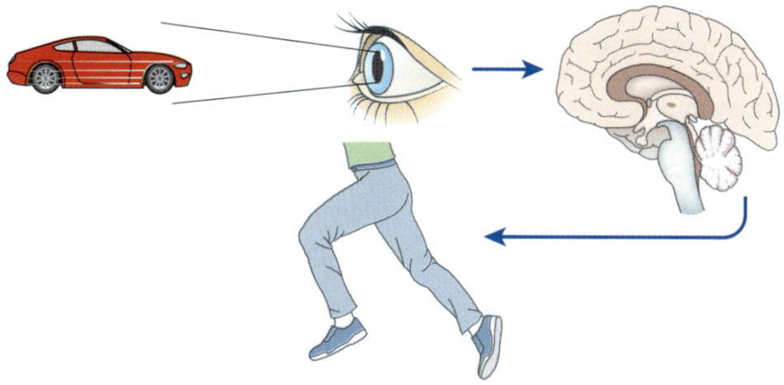

Abb. 23.2 Prozess von Sensibilität, Wahrnehmung, Bewertung und Reaktion. Ein Mensch läuft auf der Straße, als ein schnell fahrendes Auto auf ihn zu kommt. Das Auge nimmt das Auto war und leitet die Information zum Gehirn weiter. Im Großhirn wird das Auto wahrgenommen, mit weiteren Anteilen als gefährlich bewertet. Vom Gehirn aus werden über das motorische Nervensystem die Muskeln aktiviert, die das Weglaufen möglich machen. [L234]

23.3.1 Beobachtung und Datenerhebung

Wahrnehmung in der Psychologie

Im **Konstruktivismus** (Erkenntnistheorie, die sich im 20 Jh. entwickelt und eine breite Anerkennung in vielen Bereichen hat, z. B. in der Psychologie, Pädagogik) wird die Auffassung vertreten, dass die vom Individuum beschriebene Lebenswelt immer vom Individuum selbst konstruiert wurde. Die Aussage erklärt sich so:
Jeder im Gehirn eintreffende Sinnesreiz wird vom Individuum aufgrund von Biografie, Vorerfahrungen und Erinnerungen, momentaner Situation und Emotionen usw. ganz individuell und subjektiv bewertet. Besonders Emotionen (gespeichert und verarbeitet durch das Limbische System, Amygdala und Hippocampus) spielen bei der Wahrnehmung und Bewertung eines Sinnesreizes/einer Situation eine große Rolle, bevor das Großhirn den Reiz kognitiv bearbeitet. Somit bilden Wahrnehmung, Denken und Fühlen eine Einheit. [7], [8]

Beobachtung der Sensibilität

Die **Sensibilität** *(Oberflächen- und Tiefensensibilität)* kann anhand der Empfindungsqualitäten eingeschätzt werden, die an unterschiedlichen Körperstellen geprüft werden (➤ Tab. 23.4).

Beobachtung der Wahrnehmung

Die **Wahrnehmung,** also die Verarbeitung der Reize im Gehirn, ist nicht mit einfachen Messmethoden objektiv zu bestimmen. Pflegefachpersonen beobachten die Verarbeitung von Sinnesreizen bei jedem Kontakt mit dem Patienten. Sie beachten, dass Wahrnehmung, Bewertung und Reaktion auf Sinnesreize und Situationen immer auch von Erfahrungen geprägt sind und von der momentanen Situation. Mögliche Fragen und Beobachtungen sind:

- Werden Reize, z. B. Temperatur, Berührung oder Schmerz, wahrgenommen (➤ Abb. 23.3)? An allen Körperregionen gleich?
- Wie schnell wird der Reiz wahrgenommen?
- Werden die Reize in veränderter Qualität wahrgenommen?

Tab. 23.4 Beispiele für einfache Prüfungen der Sensibilität.

Oberflächensensibilität	Tiefensensibilität
Berührungsempfinden, z. B. Patienten mit geschlossenen Augen mit Fingerkuppen oder Pinsel berühren	**Bewegungsempfinden,** z. B. Finger des Patienten bei geschlossenen Augen bewegen, Patient soll jeweils die Bewegungsrichtung angeben
Schmerzempfinden, z. B. Patienten mit einem Holzstäbchen (spitz und stumpf) pieksen	**Lageempfinden,** z. B. soll der Patient die Stellung einer Extremität mit geschlossenen Augen auf der anderen Seite nachmachen
Temperaturempfinden, z. B. Patienten mit zwei mit heißem und kaltem Wasser gefüllten Reagenzgläsern berühren (➤ Abb. 23.3)	**Kraftempfinden,** z. B. versucht der Patient das Gewicht unterschiedlicher Gegenstände in den Händen im Seitenvergleich zu schätzen

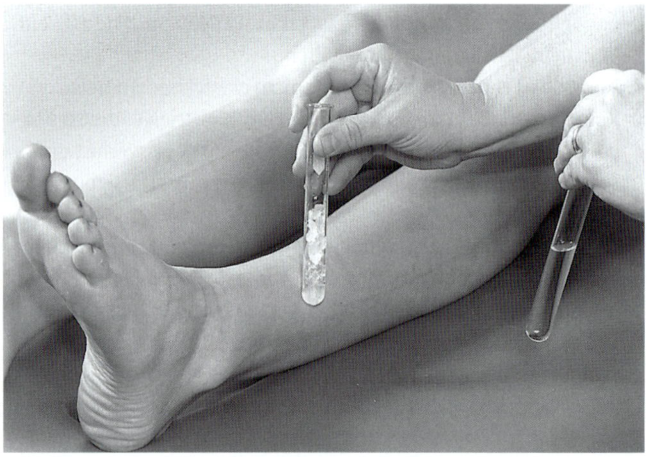

Abb. 23.3 Prüfung des Temperaturempfindens der Haut. [G927]

- Entspricht die bewusste Wahrnehmung den aufgenommenen Reizen?
- Werden die aufgenommenen Reize situationsgerecht und bewusst wahrgenommen?

23.3.2 Patholgische Veränderungen

DEFINITION

Sensibilitätsstörungen: gestörte Wahrnehmung von Berührung, Temperatur, Schmerz und/oder Tiefensensibilität.
Wahrnehmungsstörung: Störung in der Verarbeitung von Sinneseindrücken im zentralen Nervensystem. Die Fähigkeit, Sinnesreize zu selektieren, bewusst wahrzunehmen und zu verarbeiten, ist gestört.

Sensibilitätsstörungen

Sensibilitätsstörungen betreffen den Weg zwischen Sensor in der Peripherie und Großhirn (Ort der Wahrnehmung) (➤ Abb. 23.1). Letztendlich kann fast jede Erkrankung von peripherem Nervensystem, Rückenmark und Gehirn mit einer Sensibilitätsstörung einhergehen.
Die **Oberflächensensibilität** *(exterozeptive Wahrnehmung)* und das **Schmerzempfinden** können herabgesetzt oder auch erhöht sein.

- **Hypästhesie, Anästhesie**: vermindertes bzw. fehlendes Berührungsempfinden
- **Dysästhesie, Parästhesie**: Missempfindungen wie Kribbeln, elektrisierende Schmerzen
- **Thermhypästhesie, Thermanästhesie**: vermindertes bzw. fehlendes Temperaturempfinden
- **Wärme-, Kältehyperästhesie**: Überempfindlichkeit gegenüber Wärme bzw. Kälte
- **Hypalgesie, Analgesie**: verminderte oder fehlende Empfindungs- und Schmerzempfindlichkeit
- **Hyperpathie**: übermäßige Schmerzempfindlichkeit
- **Neuralgien**: wiederkehrende heftige Schmerzattacken im Versorgungsgebiet eines peripheren Nervs

23

Störungen der Tiefensensibilität gehen häufig z. B. mit Schwindel, Gangunsicherheit und fehlender Orientierung im Raum einher.

Unter dem **Verlust von Geschmacks- und Geruchssinn** leiden z. B. Patienten mit einer geblockten Trachealkanüle. **Seh- und Hörsinn** sind beeinträchtigt, wenn Erkrankungen oder Altersprozesse am Auge bzw. Ohr vorliegen (➢ Kap. 21).

Wahrnehmungsstörungen

Eine **Wahrnehmungsstörung** ist eine Störung in der Verarbeitung von Sinneseindrücken im Zentralnervensystem. Hier ist die Funktion der Sinnesorgane intakt, d. h., das Ohr hört, die Nase riecht und die Augen sehen, die Haut fühlt. Der Reiz kommt bis ins Gehirn, wird hier aber weder korrekt selektiert noch bewusst wahrgenommen und adäquat verarbeitet, oft fehlinterpretiert. Das hat auch Auswirkungen auf die Reaktion des Betroffenen auf bestimmte Reize.

Ursachen für Wahrnehmungsstörungen sind z. B. Schlaganfall, Demenz, Gehirntumoren oder -entzündungen, aber auch Alkoholintoxikation oder die Einnahme von Drogen. Bei Kindern können angeborene (z. B. bei genetischen Syndromen) oder erworbene Störungen (z. B. Sauerstoffmangel unter der Geburt) der Hirnfunktion für Wahrnehmungsstörungen verantwortlich sein.

Quantitative Wahrnehmungsstörungen

- **Reizüberempfindlichkeit**: Informationen können nicht mehr angemessen selektiert werden – dadurch wird der Patient mit Informationen überschüttet und kann sich nicht mehr konzentrieren.
- **Reizunterempfindlichkeit**: Informationen werden unabhängig von ihrer Intensität und Bedeutsamkeit nur wenig bis gar nicht bewusst wahrgenommen – die Reizunterempfindlichkeit kann eine Schutzfunktion des Körpers sein (z. B. in Stresssituationen) oder durch direkte Schädigung der Leitungsbahnen bzw. des sensorischen Rindenfelds in der hinteren Zentralwindung verursacht werden.

Qualitative Wahrnehmungsstörungen

Halluzinationen *(Trugwahrnehmungen)* können in allen Sinnesbereichen auftreten (➢ Abb. 23.4):

- Akustische Halluzinationen über den Hörsinn, z. B. das Hören von Stimmen
- Optische Halluzinationen über den Sehsinn, z. B. das Sehen kleiner, beweglicher Objekte oder ganzer Bilder und Szenen
- Haptische Halluzinationen über den Druck- und Tastsinn
- Vestibuläre Halluzinationen über den Gleichgewichtssinn
- Gustatorische Halluzinationen über den Geschmackssinn
- Olfaktorische Halluzinationen über den Geruchssinn

Halluzinationen können vom Betroffenen nicht von der Realität unterschieden werden, die Sinneswahrnehmungen sind für den betroffenen Patienten real. [6]

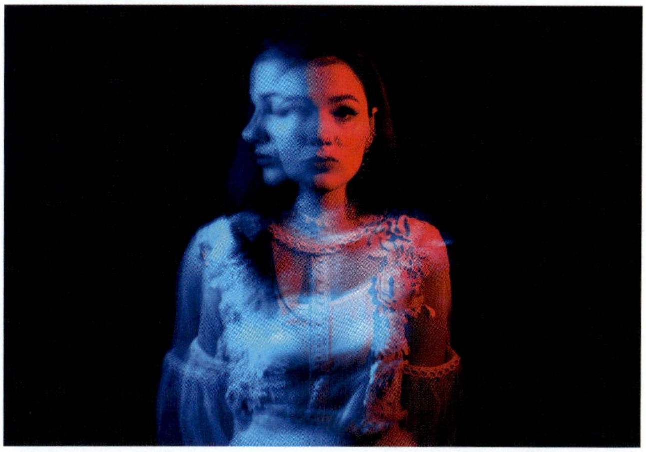

Abb. 23.4 Halluzinationen (Trugbilder des Gehirns) entstehen durch eine Fehlverarbeitung oder -interpretation von Sinnesreizen. Das Gehirn ergänzt grundsätzlich ihm fehlende Informationen für eine vollständige Wahrnehmung, bei Halluzinationen sind diese Ergänzungen zu gut/zu viel. Der Übergang zwischen normalem Ergänzen und Halluzinationen ist dabei fließend. [9] [J787–103]

Neurophysiologische Störungen

Kommunikation ➢ Kap. 21
Stimme und Sprache, Störungen von Stimme und Sprache ➢ 21.4.1, ➢ 21.5.3

DEFINITION

Neuropsychologische Störungen: Störungen der sog. höheren Hirnfunktionen, also z. B. der Sprache, der Fähigkeit, Handlungen zu planen oder des Gedächtnisses.

Neuropsychologische Störungen betreffen die Wahrnehmungsfähigkeit und -verarbeitung des betroffenen Menschen. Diese Störungen beziehen sich nicht allein auf einen einzelnen Muskel, sondern auf komplexe Leistungen wie etwa sich zu erinnern, zielorientiert tätig zu sein oder einen Teller mit Essen vollständig aufzuessen.
Abhängig vom betroffenen Hirnareal kann es zu unterschiedlichen neurophysiologischen Störungen kommen: [9]

- **Neglect-Syndrom.** Die Betroffenen nehmen eine Körperseite (meist die linke) nicht mehr wahr, ohne dies zu bemerken. Das Nichtwahrnehmen kann sich auf Reize aller Sinne (somatosensibler Neglect, auditiver Neglect, visueller Neglect, Wahrnehmungseinschränkung auf den Außen- und Innenraum des Patienten) beziehen (➢ Abb. 23.5). Meistens sind mehrere oder alle Sinne betroffen. Gleichzeitig kann es zum Ausblenden der Motorik auf der mehr betroffenen Seite kommen; die Extremitäten werden deutlich weniger bewegt, auch wenn keine komplette Lähmung vorliegt. Ein Neglect tritt meist nach Infarkt oder Blutung im rechten Großhirn auf. Die Betroffenen sind sich meist ihrer Wahrnehmungsstörung nicht bewusst.
- **Apraxie.** Es liegt keine motorische Störung im eigentliche Sinne vor, wie z. B. bei einer Muskelschwäche oder Lähmung, vielmehr ist die Koordination von zielgerichteten und zweckmäßigen Bewegungsabläufen und/oder das Erkennen von Hilfsmitteln (z. B.

23

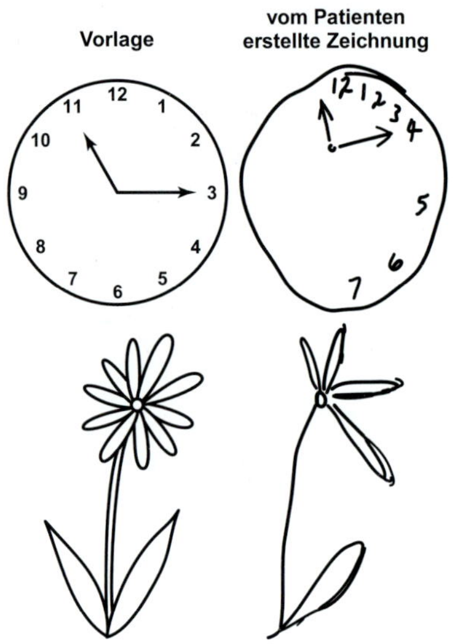

Abb. 23.5 Neglect, Leben in einer „halbierten Welt". Die Wahrnehmungsstörung einer Körperseite kann alle Sinne und den Raum betreffen. [G928]

Besteck, Zahnbürste) betroffen sein. Zudem können das Gangbild und/oder das Sprechen Probleme hinsichtlich der Muskel- und Bewegungskoordination aufweisen.

- **Perseveration.** Es kommt zu ständigen Wiederholungen von Bewegungsabläufen, die auch von außen nicht unterbrochen werden können, z. B. wäscht sich der Patient nur die eine Hälfte des Gesichts und wiederholt das ständig.
- **Pusher Syndrom.** Es kann bei Patienten nach einem Schlaganfall mit nachfolgender Halbseitenlähmung auftreten. Dabei ist die Wahrnehmung der Mittellinie des Körpers und der aufrechten Körperposition gestört. Dadurch hat der Betroffene Angst, im Sitzen oder im Stand zu stürzen. Diesem Gefühl begegnet er durch ein aktives Drücken („Pushen") mit den nichtgelähmten Extremitäten zur gelähmten Seite. Das führt zur Seitwärtsneigung der Körperlängsachse zur gelähmten (paretischen) Seite bis hin zum Fallen zur paretischen Seite. Der Patient hat kein Bewusstsein für diese Störung, er meint, aufrecht zu sitzen bzw. zu stehen. [10]

23.4 Aufmerksamkeit und Konzentration

DEFINITION

Aufmerksamkeit: Fähigkeit, innere und äußere Reize bewusst wahrzunehmen.
Konzentration: Maß für die Intensität und Dauer der Aufmerksamkeit, Aufmerksamkeitstiefe und -spanne.

Aufmerksamkeit und **Konzentration** stehen in einem engen Zusammenhang. Der Mensch kann sich in vollem Umfang den durch die Sinne vermittelten Eindrücken (➤ 23.3) oder auch Informationen aus dem Körper bewusst zuwenden, und das mit der notwendigen Dauer und Intensität.

23.4.1 Beobachtung und Datenerhebung

Im alltäglichen Kontakt mit Patienten und in Gesprächen bekommen Pflegefachpersonen einen Eindruck, ob sich diese den durch die Sinne vermittelten Eindrücken zuwenden können und sich auf einen bestimmten Gegenstand oder Sachverhalt konzentrieren können. Erkundende Fragen können sein:

- Fällt es Ihnen schwer, einem Gespräch zu folgen?
- Fällt es Ihnen schwer, bei einer Sache zu bleiben?
- Konnten Sie sich schon mal besser konzentrieren?

Einfache Tests, z. B. Wochentage und Monate rückwärts aufsagen, Buchstabieren von längeren Wörtern, können sich anschließen. Es gibt weiterführende neuropsychologische Test für Kinder und Erwachsene.

23.4.2 Pathologische Veränderungen

DEFINITION

Aufmerksamkeitsstörungen: Reichweite und/oder Intensität der Aufnahme von Eindrücken, Gedanken, Emotionen ist beeinträchtigt.
Konzentrationsstörungen: Störung der Fähigkeit, die Aufmerksamkeit über eine gewisse Zeit einem bestimmten Sachverhalt zuzuwenden. [6]

Bei **Aufmerksamkeits- und Konzentrationsstörungen** ist die Fähigkeiten, Reize bzw. Eindrücke in voller Komplexität wahrzunehmen und sich auf einen bestimmten Sachverhalt zu konzentrieren, beeinträchtigt. Der Betroffene ist leicht ablenkbar, springt von einer Sache zur anderen, auch in Gesprächen. Das fällt Außenstehenden deutlich früher auf als den Betroffenen selbst.

Ursachen sind alle Erkrankungen des Gehirns, z. B. als Folge von Schlaganfällen, bei Demenz, aber auch psychiatrische Erkrankungen.

ADHS

ADHS steht für **Aufmerksamkeitsdefizit-Hyperaktivitäts-Syndrom.** Es geht mit Aufmerksamkeits- und Konzentrationsstörungen einher sowie teilweise mit starker motorischer Unruhe, erhöhter Ablenkbarkeit und Impulsivität. Jungen sind häufiger betroffen. Davon abgrenzt wird das einfach **Aufmerksamkeitsdefizit-Syndrom** (ohne Hyperaktivität, *ADS*), das eher bei Mädchen vorkommt.
Das ausgeprägte Aufmerksamkeitsdefizit zählt zu den Kernsymptomen bei ADHS. Viele Kinder fallen spätestens im frühen Grundschulalter auf. Sie sind unaufmerksam, sprunghaft, situationsübergreifend unruhig, haben beim Spielen keine Geduld, reagieren rasch frustriert und mit Wutanfällen. In vielen Fällen wird das Umfeld eines betroffenen Kindes erst aufmerksam, wenn die schulischen Leistungen rapide abfallen. Allerdings stehen meist Aggressionen, depressive Verstimmungen und Angststörungen vor und während der Erstmanifestation im Vordergrund.
Die Erkrankung setzt sich oft im Erwachsenenalter fort, wobei häufig die motorische Unruhe zur „inneren" Unruhe wird. Das Aufmerksamkeitsdefizit ist v. a. in Studium und Beruf oft eine Belastungsprobe.
Die Ursachen dieser Störung sind multifaktoriell und bis heute nicht vollständig erklärt. Es gibt eine deutliche genetische Komponente, aber auch exogene Faktoren (z. B. Alkoholkonsum der Mutter, Geburtstrauma) und nachweisbare Veränderungen von Neurotransmittern (am ehesten Dopaminmangel). Diskutiert werden auch Lebensmittelallergien und Milieufaktoren. [11]

23.5 Gedächtnis und Merkfähigkeit

DEFINITION

Gedächtnis: Ausdruck für die Fähigkeit Informationen ins Gehirn aufzunehmen, zu ordnen, zu speichern und bei Bedarf abzurufen.
Merkfähigkeit: Erinnern für Gedächtnisinhalte von bis zu 10 Min.

Das **Gedächtnis** kann in seiner Funktion keiner bestimmten Hirnregion zugeordnet werden, sondern wirkt im Zusammenspiel mit unterschiedlichen Regionen. Die Ausbildung eines Gedächtnisses beginnt mit der Aufnahme von Informationen aus dem Körper oder der Umwelt, die nach ihrer Bedeutung und ihrer besonderen Bedeutsamkeit wahrgenommen und über Assoziationen mit schon bekannten Informationen verarbeitet werden. Beteiligt an der Beurteilung von Informationen sind der Thalamus und alle Strukturen im Gehirn, die das Erleben von Gefühlen ermöglichen.

Gedächtniskonzepte

In Abhängigkeit von der Funktion, den Inhalten und der zeitlichen Zuordnung lassen sich unterschiedliche **Gedächtniskonzepte** feststellen (> Abb. 23.6, > Abb. 23.7, > Tab. 23.5).

Lernen im Schlaf

Im Tiefschlaf wird die Kopie des Gelernten aktiviert, im Hippocampus neu abgespielt und auf Bedeutung geprüft und bearbeitet. Danach wird die Erinnerung in die Großhirnrinde zurückgesendet und ggf. gespeichert.
Die Umwandlung von Informationen aus dem Kurzzeit- bzw. Arbeitsgedächtnis ins Langzeitgedächtnis erfordert Aufmerksamkeit, Wiederholung und Assoziationen.

23.5.1 Beobachtung und Datenerhebung

Um die **Merkfähigkeit** zu prüfen, nennt man dem Patienten zum Beispiel sieben Zahlen, erzählt ihm eine kurze Geschichte oder zeigt ihm einige Gegenstände. Er soll sofort alles wiedergeben und nach 10 Min. wiederholen.

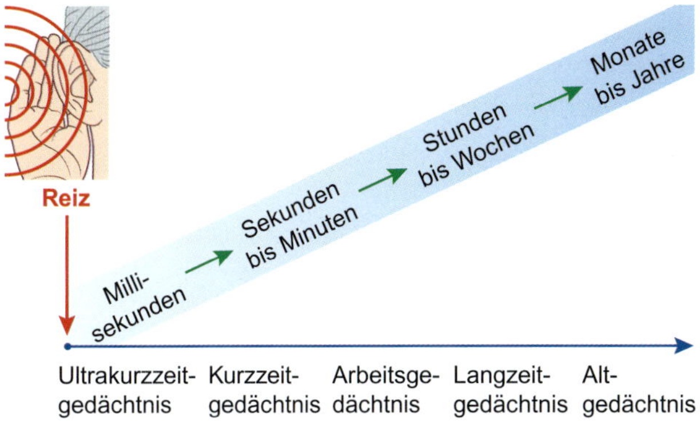

Abb. 23.6 Das Zeitkonzept unterteilt das Gedächtnis nach der Zeitspanne, die seit einem aufgenommenen Reiz vergangen sind. [L234]

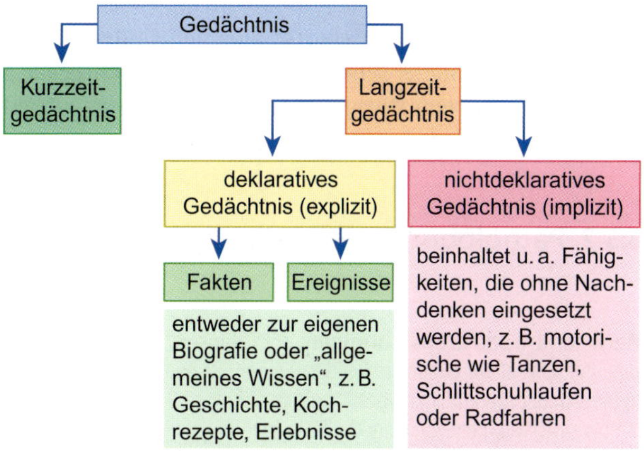

Abb. 23.7 Das Gedächtnis kann nicht nur nach der zeitlichen Speicherung unterschieden werden, sondern auch nach der Speicherung verschiedener Inhalte. Deklaratives Gedächtnis = Wissensgedächtnis, Speicherung von Wissen. [L234]

Tab. 23.5 Beschreibung verschiedener Gedächtniskonzepte. [12]

Gedächtniskonzepte	Merkmale
Ultrakurzzeitgedächtnis *(sensorisches Gedächtnis)*	• Alle ankommenden Sinnesreize • Informationen werden nur für 0,5–2 Sek. gespeichert, in dieser Zeit auf ihre Wichtigkeit hin überprüft und gefiltert: Was ist interessant? Was ist wichtig? Was ist bekannt? • Notwendiger Selektionsprozess, um das Großhirn nicht zu überfluten
Kurzzeitgedächtnis	• Speicherdauer von 20 Sek. bis 1 Std. • Sehr limitiertes Aufnahmevermögen • Bei allen kognitiven Funktionen wie Lernen, Sprechen, Verstehen und Schlussfolgern beteiligt • Funktioniert nur, wenn der Merkprozess nicht durch andere Verarbeitungsleistungen unterbrochen wird; bei Ablenkung verdrängen neue Reize die vorangegangen
Arbeitsgedächtnis	• Mitspieler des Kurzzeitgedächtnisses • Kann mit gespeicherten Informationen kurzfristig gleichzeitig arbeiten, z. B. um komplexe kognitive Aufgaben zu lösen → Speicherung und gleichzeitige Nutzung der Inhalte, z. B. dem Lehrer zuhören und gleichzeitig mitschreiben • Speichert nicht nur, sondern verändert und aktualisiert Informationen • Kapazität ist limitiert, nur 7 Elemente können gleichzeitig gespeichert werden
Langzeitgedächtnis/ Altgedächtnis	• Speicherdauer langfristig bis lebenslang • Unbegrenzte Speicherkapazität, aber gezieltes Training und richtige Lernstrategien sind notwendig, um diese Speicherkapazität nutzbar zu machen • Abspeichern/lernen fällt umso leichter, je mehr man lernt • Einmal aufgenommene Informationen gehen nicht mehr verloren, es kann aber zu Abrufproblemen kommen

Um das **Langzeitgedächtnis** zu prüfen, wird der Patient z. B. nach dem Hochzeitsdatum, dem Geburtsdatum der Kinder oder dem Geburtsnamen der Mutter gefragt. Auch kürzer zurückliegende Ereignisse, z. B. was es zum Mittagessen gab, wie der Stationsarzt heißt, können erfragt werden.

23.5.2 Pathologische Veränderungen

DEFINITION

Merk- und Gedächtnisstörungen: die Fähigkeit, aktuelle, kurz vergangene bzw. ältere Erlebnisse wiederzugeben, ist beeinträchtigt. Defizite im Bereich der Merkfähigkeit beziehen sich auf einen Erinnerungszeitraum von bis zu 10 Minuten. Von einer Gedächtnisstörung wird gesprochen, wenn Einbußen des Erinnerungszeitraums von länger als 10 Minuten verzeichnet werden können. [6]

Amnesie (griech. *a =nicht, ohne, mnesis = Erinnerung):* zeitlich oder inhaltlicher Erinnerungs- oder Gedächtnisverlust. Keine eigenständige Erkrankung, sondern das Symptom einer äußeren oder inneren Einwirkung auf das Gehirn (z. B. Schlaganfall, Schädel-Hirn-Trauma).

Die **Ursachen** für Gedächtnisverluste können komplex und nicht immer gleich erkennbar sein. Zum einem können Störungen des Gehirns durch Schädel-Hirn-Traumata, zerebrale Hypoxie, epileptische Anfälle, Hirnhaut- und Gehirnentzündungen, Migräne, Schlaganfälle, Demenz oder seelische Belastungen u. a. Fähigkeitseinbußen im Merken und/oder im Gedächtnis hervorrufen. Zum anderen können Alkohol-, Drogen-, oder Medikamentenmissbrauch zu Gedächtnisstörungen führen.

Zu den Gedächtnisstörungen werden auch die **Amnesien** gezählt (➤ Tab. 23.6).

23.6 Orientierung

DEFINITION

Orientierung: kognitive Fähigkeit, bezüglich seiner Person, zeitlich, räumlich/örtlich und zur Situation ausgerichtet und orientiert zu sein.

Orientierung ist eine handlungs- und bedeutungsbezogene Sicht eines Menschen auf die Welt, also nicht auf die Welt an sich, sondern auf die Welt des Individuums.

Tab. 23.6 Verschiedene Arten von Amnesie und ihre Charakteristik. [6]

Art	Charakteristik
Retrograde Amnesie	• Gedächtnisverlust schon für die Zeit vor dem schädigenden Ereignis, rückwirkende Form der Amnesie • Betroffener erinnert z. B. nicht den Unfallhergang und einige Zeit (Stunden, Tage und länger) vorher, Zusammenhänge, Erlebnisse und abgespeicherte Bilder können nicht mehr in das Bewusstsein gerufen werden • Merk- und Gedächtnisleistung im Hier und Jetzt wenig bis gar nicht eingeschränkt • Die Störung liegt im Langzeitgedächtnis, im schlimmsten Fall erinnern sich Betroffene nicht mehr, wer sie sind • Kann Minuten, Stunde, Tage, Wochen oder gar Monate andauern, teilweise bleibt der Gedächtnisverlust für immer bestehen
Anterograde Amnesie	• Gedächtnisverlust ab/nach dem schädigenden Ereignis oder kontinuierlich (z. B. bei Demenz) • Neue Informationen und Eindrücke können nicht mehr verarbeitet werden, sie werden in kürzester Zeit vergessen, es gelangen keine neuen Inhalte ins Langzeitgedächtnis • Betroffener weiß i. d. R. noch, wer er ist, erkennt nahestehende Menschen, nutzt intellektuelle Fähigkeiten • Häufigste Form der Gedächtnisstörung
Globale Amnesie	• Schwerste Amnesieform, anterograde und retrograde Amnesie liegen gleichzeitig vor • Es können keine neuen Inhalte mehr abgespeichert werden, es bestehen keine Erinnerungen mehr an die Vergangenheit und Gelerntes • Prozedurales Gedächtnis ist i. d. R. nicht betroffen, routinierte Handlungen sind noch möglich
Transiente globale Amnesie	• Kombination aus retrograder und anterograder Amnesie • Plötzlicher und über Stunden dauernder Ausfall des Neugedächtnisses und Erinnerungsverlust, v. a. an die jüngere Vergangenheit • Oft starke Desorientierung, auch in der vertrauten Umgebung • Kann spontan ohne besondere Ursache auftreten oder nach starker körperlicher Anstrengung, emotionaler Belastung • Spontane und vollständig Rückbildung in etwa einem Tag erwartbar
Kongrade und psychogene Amnesie	• Gedächtnisverlust für ein konkretes Ereignis, Auslöser ist für den Betroffenen nicht bewusst abrufbar, z. B. Unfall • Zurückliegendes wird erinnert, Neues kann gelernt werden • Bei der psychogenen Amnesie liegt ein psychisches Trauma zugrunde, z. B. Missbrauch, Zeuge bei einer Gewalttat • Evtl. können verlorene/verdrängte Inhalte mithilfe einer Traumatherapie „zurückgeholt" und verarbeitet werden
Amnestisches Syndrom	• Veränderungen und Störungen des Gehirns, die sich vor allem auf das Gedächtnis auswirken • Einschränkungen betreffen Langzeit- und Kurzzeitgedächtnis, Betroffene sind desorientiert • Arbeitsgedächtnis funktioniert noch, gewohnte Handlungsabläufe stellen kein Problem dar • Kognitive Fähigkeiten sind nicht betroffen • **Konfabulationen** („scheinbare Erinnerungen") sind typisch, d. h., Gedächtnislücken werden mit erfundenen Inhalten gefüllt

23.6.1 Beobachtung und Datenerhebung

Fragen zur Einschätzung der Orientierungsfähigkeit müssen sinnvoll in ein Gespräch eingebunden werden, um den Patienten nicht bloßzustellen, z. B.:

- Welcher Monat und Tag ist heute, welches Datum?
- Wann sind Sie in die Klinik gekommen? Wissen Sie, warum Sie hier sind?
- In welcher Stadt sind wir?
- Wie alt sind Sie? Wann und wo sind Sie geboren?
- Sind Sie verheiratet? Welchen Beruf haben Sie?

23.6.2 Pathologische Veränderungen

DEFINITION

Orientierungsstörungen: vorübergehende oder dauerhafte Beeinträchtigung in einer oder mehreren Orientierungsqualitäten (Person, Zeit, Raum/Ort, Situation).
Desorientiertheit: schwerste Form der Orientierungsstörung.

Bei leichten **Orientierungsstörungen** ist der Patient nur zeitlich desorientiert, kennt z. B. das aktuelle Datum nicht, benennt das Jahr falsch. Mit zunehmender Schwere wird der Ort verkannt oder die aktuelle Situation nicht richtig erkannt, z. B. verwechselt der Patient das Krankenhaus mit einem Hotel (➤ Abb. 23.8). Am längsten bleibt die Orientierung zur eigenen Person und zu Lebensereignissen erhalten. Desorientiertheit als schwerste Orientierungsstörung kommt z. B. regelmäßig bei fortgeschrittener Demenz vor.

Orientierungsstörungen können vorübergehend oder dauerhaft sein. Sie zeigen sich häufig bei Erkrankungen und Verletzungen des Gehirns. Sie sind typisch bei neurodegenerativen Erkrankungen wie Demenz, dann ist der Orientierungsverlust fortschreitend. Sie sind typisch bei akuter Alkohol- oder Drogenintoxikation, aber auch als Folge einer lang bestehenden Alkoholabhängigkeit. Stress, Angst oder Übermüdung können zu einer kurzfristigen Orientierungslosigkeit führen.

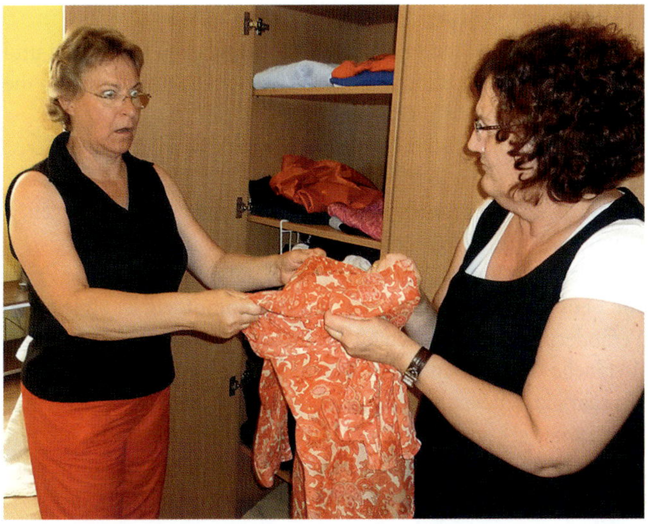

Abb. 23.8 Störung der situativen Orientierung. Eine Frau beschuldigt ihre Freundin, die ihr bei Einräumen helfen möchte, als Kleiderdiebin. Sie verkennt die Hilfestellung, da ihre situative Orientierung gestört ist. [M322]

23.7 Verhalten

DEFINITION

Verhalten/Verhaltensweise: jede Handlung, Äußerung oder Reaktion, die von außen beobachtet werden kann.

Das Beobachtung von **Verhalten** spielt in Psychologie, Medizin und Pflege, insbesondere in der Psychiatrie und Neurologie, eine große Rolle. Dementsprechend komplex ist der Begriff. Prinzipiell können drei Ebenen von Verhalten unterschieden werden:

1. Unbewusste, physiologische Reaktionen des Organismus, z. B. Lidschlussreflex bei Berührung des Augenlids.
2. Gelernte, routinierte, aber nicht bewusst oder nur unterbewusst gesteuerte Verhaltensweisen. Hat das Kind z. B. gelernt, dass es alles bekommt, wenn es wütend wird, nur damit es wieder friedlich ist, wird diese Verhaltensweise ins Erwachsenenleben mitgenommen und „unbewusst" immer wieder ablaufen, wenn auch die Außenwelt (Partner, Arbeitskollegen) nicht die gewünschte Reaktion zeigen.
3. Bewusstes, gesteuertes Handeln, durch eine Person selbst initiiert, um auf die Umwelt einzuwirken und ein Ziel zu erreichen. Dieses Verhalten setzt einen bewussten Willen voraus.

Das Ziel der **Verhaltenspsychologie** ist es, das Verhalten zu erklären, vorauszusagen und bei Problemen zu verändern.

Äußeres und inneres Verhalten

Verhalten im Sinne von Handlungen oder Reaktionen kann von außen beobachtet werden und wird als äußeres Verhalten bezeichnet.
Im Unterschied dazu werden Wahrnehmen, Denken und Fühlen eher dem Erleben eines Menschen eingeordnet und auch als inneres Verhalten bezeichnet.

23.7.1 Beobachtung und Datenerhebung

Die Beobachtung von Verhalten geschieht bei den alltäglichen Kontakten „nebenbei" oder auch mit ganz bewusster Absicht.

Jede Beobachtung von Verhalten eines anderen Menschen ist einer individuellen und subjektiven Sicht unterworfen, d. h., ein Beobachter (z. B. Arzt, Pflegefachperson) kann nie objektiv beobachten (*Konstruktivismus* ➤ 23.3.1, ➤ 12.1.3). Die Bewertung von Verhalten beruht auf dem vermeintlich „normalen, richtigen Verhalten". Das ist aber immer subjektiv durch verschiedene Faktoren beeinflusst:

- Gesellschaftliche Normen und soziale Rollenerwartungen
- Eigene Erfahrungen und Erlebnisse, die eigene Lebensgeschichte
- Unterbewusste Prozesse

23.7.2 Pathologische Veränderungen

DEFINITION

Verhaltensstörungen/-auffälligkeiten: unangebrachtes, abnormes Verhalten eines Menschen gegenüber der Außenwelt und/oder der eigenen Person, wiederkehrend und anhaltend.
Störungen im Sozialverhalten: abnormes Verhalten, dass sich in der Verletzung altersangemessener gesellschaftlicher Normen zeigt und mindestens 6 Monate andauert. Auch dissoziales Verhalten benannt.

Die Frage, was ist noch normal und was ist schon auffällig bzw. pathologisch, lässt sich nicht einfach beantworten, die Grenzen sind fließend.
Verhaltensstörungen können sich auf vielfältige Art und Weise zeigen, u. a.: [6]
- Übermäßige Ängstlichkeit und vermeidendes Verhalten, übermäßiges Misstrauen
- Unruhe und Umtriebigkeit
- Überkorrektheit, starre Prinzipien, Perfektionismus, Zwänge
- Ess- und Schlafstörungen
- Soziale Unangepasstheit, z. B. Lügen, Stehlen
- Übertriebener Wunsch nach Aufmerksamkeit, im Mittelpunkt stehen müssen
- Überempfindlichkeit gegenüber Kritik

Störungen im Sozialverhalten können sich u. a. wie folgt darstellen:
- Aggressives Verhalten gegenüber Menschen und Tieren, z. B. Bedrohen, Schlägereien
- Streiten, Tyrannisieren, Wutausbrüche
- Sachbeschädigungen, z. B. auch Stehlen, Feuerlegen
- Regelverstöße, z. B. Ungehorsam, Wegbleiben von zu Hause, Schule schwänzen

Die **Ursachen** sind vielfältig, u. a.:
- Entwicklungsphasen, z. B. Trotzphase, Pubertät
- Frühkindliche Traumatisierung, z. B. Verwahrlosung, Missbrauch
- Mangelnde oder fehlerhafte Erziehung bzw. soziale Entwicklung (➤ Tab. 23.1)
- Schlechte und/oder aggressiv geprägte soziale Bindungen, Umgang in kriminellen Kreisen
- Genetische Disposition
- Hirnstrukturelle Veränderungen, z. B. bei ADHS, nach Schädel-Hirn-Trauma oder Gehirnerkrankungen

23.8 Affektivität, Antrieb und Psychomotorik

DEFINITION

Affekt *(lat. afficere = mit etwas erfüllen, in einen Zustand versetzen):* kurz andauerndes und stark ausgeprägtes Gefühl, „Gefühlswallung".
Affektivität *(Emotionalität):* Gefühlslage, Grundstimmung. Der Begriff **Stimmung** meint eher die längerfristige Stimmungs-, Gefühlslage.
Antrieb: Energie, Initiative und Aktivität eines Menschen.
Psychomotorik: durch die Psyche geprägte Bewegungsvorgänge eines Menschen.

Bei ausgelösten **Affekten** wie Freude und Glück, aber auch Trauer und Angst zeigen sich bei Untersuchungen mit der funktionellen Magnetresonanztomografie hohe Aktivitäten in Teilen des Zwischenhirns und des Mittelhirns. Diese Nervenkerne werden als **limbisches System** (lat. *limbus = Rand)* bezeichnet. Das limbische System ist eng mit dem Geruchssinn und Arealen zur Aufnahme von Informationen aus dem Körper und der Umwelt verbunden. Es spielt auch beim Lernen und Gedächtnisaufbau eine wichtige Rolle (➤ 23.5).

„Multitalent" limbisches System

Das limbische System ist an einer Vielzahl von bedeutenden Hirnleistungen beteiligt:
- Kontrolle von Emotionen und Stimmungen
- Kontrolle des affektiven Verhaltens
- Verarbeitung von räumlichen und zeitlichen Wahrnehmungen
- Entwicklung des körperlichen Ich-Gefühls
- Unterstützung und Anregung des Gedächtnisaufbaus
- Unterstützung von Lernprozessen
- Beeinflussung von Motivation und Antrieb

Der **Antrieb** ist die Grundbereitschaft zum zielorientierten Verhalten und Handeln und wird in komplexen Regelkreisen des limbischen Systems u. a. mit dem Frontalhirn gesteuert. In Abhängigkeit von verschiedenen Motivationen und von der Stimmungslage verfügt der Körper über Phasen mit höherem Antrieb und Phasen mit niedrigem Antrieb, die als Ruhephasen erforderlich sind **(Psychomotorik).**

23.8.1 Beobachtung und Datenerhebung

Die **Beobachtung von Affektivität** (Stimmungslage) setzt voraus, dass man einen „normalen" Stimmungszustand beschreiben kann. Die Grenzen zwischen individueller Persönlichkeit (z. B. immer heiter und glücklich oder immer eher nachdenklich und melancholisch) und auffälligen Zuständen sind fließend.

Die Wahrnehmung des Patienten und die Fremdwahrnehmung können deutlich auseinanderliegen.

Pflegefachpersonen beobachten bei alltäglichen Kontakten und pflegerischen Maßnahmen die vorherrschende Stimmung und die Affekte. Auch Fragen können sinnvoll sein, z. B.:
- Wie fühlen Sie sich im Moment? Haben sich die Gefühle in der letzten Zeit verändert?
- Leiden Sie unter Angst, Traurigkeit, Stimmungsschwankungen, innerer Unruhe?
- Ändert sich Ihre Stimmung manches Mal innerhalb kurzer Zeit?

Die **Beobachtung von Antrieb und Psychomotorik** ist oft leichter, Veränderungen zeigen sich oft deutlicher. Aber auch hier gilt es individuelle Unterschiede zu beachten. Mancher Patient ist zeitlebens ein sehr aktiver Mensch mit vielen sozialen Kontakten, ein anderer war immer schon eher bequem, wollte seine Ruhe und hatte nur wenige Freunde. Gezielte Fragen unterstützen die Einschätzung, z. B.:
- Haben Sie den Eindruck, dass Sie Ihre Lebendigkeit, Ihren Schwung verloren haben?
- Was tun Sie nicht mehr, was Sie früher gerne getan haben, und warum?

- Fühlen Sie sich manches Mal (an)getrieben?
- Können Sie gut zur Ruhe kommen?

23.8.2 Pathologische Veränderungen

Veränderungen der Affektivität sind u. a. [11]
- **Affektlabilität/Stimmungslabilität**: rascher Wechsel von Gefühls- und Stimmungslagen
- **Affektarmut**: geringe Gefühlsäußerungen, gleichgültig, emotional verhalten, lust- und interessenlos
- **Gereiztheit, Dysphorie**: Bereitschaft zu aggressiven Affekten, missmutig
- **Depressivität, Deprimiertheit**: herabgesetztes, negatives Befinden, Niedergeschlagenheit, Freud- und Lustlosigkeit
- **Euphorie**: übersteigerte Stimmung, Wohlbefinden oder Zuversicht
- **Ambivalenz**: gleichzeitig bestehende widersprüchliche Gefühle (z. B. Liebe und Hass)
- **Parathymie**: inadäquater Ausdruck von Affekten, d. h., Gefühlsausdruck und Situation stimmen nicht überein

Häufige Affekte bei psychiatrischen Patienten

Hoffnungslosigkeit, Ängstlichkeit, Gefühl der Empfindungslosigkeit und Insuffizienzgefühle sind typisch bei Menschen mit Depression, müssen aber nicht alle gleichzeitig vorkommen.
Euphorie, übersteigerte Selbstwertgefühle sowie Dysphorie sind typisch bei Manie.
Bei Schizophrenie zeigt der Betroffene oft Affektarmut, Ambivalenz und Parathymie.

Störungen von Antrieb und Psychomotorik sind u. a.
- **Antriebsarmut**: Mangel an Energie und Initiative, mangelnde Eigenaktivität, auch spärliche Motorik
- **Antriebshemmung**: Initiative und Energie erlebt der Betroffene als gemindert, „Ich habe keine Energie, alles fällt mir so schwer, ich fühle mich wie gebremst."
- **Mutismus**: Wortkargheit bis hin zum Nichtsprechen trotz intakter Sprechorgane und erhaltenem Sprachverständnis
- **Akinetischer Mutismus**: schwere Antriebsstörung mit starker Einschränkung oder sogar Fehlen von Sprechen und Bewegung
- **Antriebssteigerung**: viele Wünsche und Pläne, die nur teilweise in die Tat umgesetzt werden, der Betroffene ist ständig in Aktion
- **Motorische Unruhe**: Zunahme von ungezielten Aktivitäten, der Betroffene ist unruhig und in ständiger Bewegung, kann nicht zur Ruhe kommen
- **Stereotypien**: Motorische Handlungen oder sprachliche Äußerungen, die ständig wiederholt werden und keinen Sinn ergeben
- **Manierismus**: Bewegungen, die auffällig geschwülstig, geziert oder posenhaft ausgeführt werden

Die **Ursachen** sind vielfältig. Infrage kommen Erkrankungen des Gehirns (z. B. Schlaganfall, Gehirnentzündung, Sauerstoffmangel, Demenz), aber auch psychiatrische Erkrankungen (beispielsweise Depression, bipolare Störung, Zwangserkrankungen) und psychische Ursachen.

23.9 Akute Verwirrtheitszustände

DEFINITION

Delir, Delirium (lat. *delirium = Verwirrtheit*): akuter Verwirrtheitszustand mit eingeschränkter Orientierung, Störung des Bewusstseins, Beeinträchtigung der kognitiven Wahrnehmung und affektiven und psychomotorischen Auffälligkeiten, entwickelt sich akut über einen kurzen Zeitraum und geht meist ohne langfristige Beeinträchtigungen vorüber. Wird auch als *Durchgangssyndrom* (veralteter Begriff) bezeichnet.
Delirium tremens (lat. *tremere = zittern*): akuter Verwirrtheitszustand, der durch Alkoholentzug bei bestehender Alkoholerkrankung ausgelöst wird.
Chronische Verwirrtheit: Zustand dauerhafter irreversibler Verwirrtheit, typisch im Verlauf einer Demenz.

Ursachen

Die Ursachen, die zu einem **akuten Verwirrtheitszustand** führen können, sind vielfältig:
- Intoxikation (Vergiftung) mit oder Entzug von Alkohol, zentralwirksame Medikamenten und Drogen
- Somatische Grunderkrankungen, z. B. Hypotonie, Herz- und Ateminsuffizienz, Gehirnerkrankungen, Stoffwechselentgleisungen, Infektionen und Fieber, Erkrankungen der Leber und Niere, zerebrale Vorschädigung (z. B. Demenz, Arteriosklerose) + zusätzliche Ursachen wie Mangelernährung und Exsikkose
- Nach Allgemeinnarkosen
- Nach längerer Sedierung (auf Intensivstation)
- Schlafentzug, chronische Schmerzen
- Stresserleben (z. B. nach Unfällen, Tod eines nahen Menschen, Vergewaltigung, Umzug in ein Pflegeheim) mit Reizüberflutung, Angst, Unruhe, Wut u. a. = **akute Belastungsreaktion**
- Insbesondere bei älteren Menschen und kleinen Kindern Volumenmangel, Elektrolytverschiebungen und Infekte mit Fieber

Symptome und Verlauf

Ein Verwirrtheitszustand entwickelt sich akut innerhalb von wenigen Stunden oder Tagen. Zuerst ist meistens ein **Prodromalstadium** *(Vorstadium)* mit typischen Symptomen zu beobachten:
- Vermehrte Ängstlichkeit und Schreckhaftigkeit
- Schlafstörungen mit Rhythmusumkehr von Tag und Nacht, häufig mit nächtlicher Verschlimmerung der Symptome
- Unruhezustände
- Reizbarkeit oder Teilnahmslosigkeit

In der Folge kommen hinzu:
- Störung der Aufmerksamkeit und Wachheit (➤ 23.2.3)
- Beeinträchtigung der Orientierung (➤ 23.6.2)
- Störung des Gedächtnisses (➤ 23.5.2)
- Störungen des Denkens und der Sprache: Denkleistungen sind verlangsamt oder zerfahren (**formale Denkstörungen**). Der Patient kann Situationen und Entscheidungen nicht angemessen beurteilen. Sprachliche Äußerungen sind nicht adäquat, teilweise entwickelt sich eine Dysarthrie (➤ 21.5.2, z. B. verwaschene Sprache)

- Affektive und psychomotorische Störungen (➤ 23.8.2)
- Schlafstörungen (➤ 22.3.1).

Das Vollbild eines akuten Verwirrtheitszustands kann sich als hypoaktive oder hyperaktive Form zeigen (➤ Tab. 23.7). Im Mittel dauert eine akute Verwirrtheit acht Tage, dann entwickeln sich die Symptome langsam zurück. Treten bei einem akuten Verwirrtheitszustand auch sog. Plussymptome wie Halluzinationen und Wahnvorstellungen **(inhaltliche Denkstörungen)** auf, wird der Zustand auch als **akutes organisches Psychosyndrom** bezeichnet.

Abhängig von der Vorgeschichte des Patienten und der Ursache sind die Symptome eines akuten Verwirrtheitszustands mitunter auch nicht völlig reversibel, und der Patient behält Einschränkungen zurück, z. B. in der kognitiven Leistungsfähigkeit. Die Gefahr besteht besonders bei älteren Menschen mit schon bestehenden Leistungsstörungen des Gehirns.

Etikett „Verwirrtheit"

In der Altenpflege wird der Begriff „verwirrt" häufig benutzt. Es ist wichtig, dass Pflegefachpersonen sehr sorgfältig mit dieser Pflegediagnose umgehen. Leider bekommen alte Menschen vorschnell das Etikett „verwirrt", wenn sie sich unangemessen verhalten, stören, unruhig sind, weglaufen, nörgeln, Hilfe ablehnen, nicht wahrhaben wollen, dass sie krank sind.
Verwirrtheit ist ein Begleitsymptom bei verschiedensten Erkrankungen und psychischen Situationen – auch als Folge von sozial verwirrenden Situationen, Beziehungsstörungen und Kontaktmangel. [13]

Verwirrtheitsprophylaxe ➤ 23.13.1

23.10 Autismus-Spektrum-Störung

DEFINITION

Autismus-Spektrum Störung: tiefgreifende Entwicklungsstörung mit diversen Verhaltensauffälligkeiten besonders im Bereich sozialer Beziehungen und Kommunikation, eingeschränkter Empathiefähigkeit sowie eingeschränkter Interessen. Zudem besteht eine starke Selbstbezogenheit und meistens eine Intelligenzminderung.

Ursachen, Symptome und Formen

Die Ursache der Autismus-Spektrum-Störung ist unklar. Diskutiert wird eine veränderte Informationsverarbeitung im Gehirn durch genetische und noch unbekannte Einflüsse.

Neben einer starken Selbstbezogenheit kapseln sich die Betroffenen in unterschiedlichem Ausmaß von ihrer Umgebung ab. Empathie, Mitleid oder andere Gefühlsregungen sind den Autisten fremd. In den meisten Fällen können Autisten die Gefühlregungen von ihren Mitmenschen nicht deuten oder interpretieren, sodass es oft zu kommunikativen Missverständnissen kommt. Teils wirken sie auf andere Menschen gefühlskalt (➤ Abb. 23.9).

Oft ist die Sprachentwicklung mit beeinträchtigt, die Sprache ist unproduktiv, affektarm und wird wenig mit Gestik und Mimik unterstützt. Begleitend können Echolalien *(sinnloses Nachsprechen von einzelnen Worten und/oder Sätzen)*, Neologismen *(sprachliche Neubildung von Wörtern, die im Wortschatz der normalen Sprache nicht vorkommen)*, bizarre Verknüpfungen, pronominale Umkehr (sie sagen z. B. „Du" anstatt „Ich").

Persönliche Interessen sowie Neugier werden selten entwickelt, und häufig entsteht eine enge Bindung zu bestimmten Gegenständen (z. B. zu Puppen, Bällen, Stofftieren oder auch Räumlichkeiten). Hier zeigen sie dann ein starkes Interesse, und im Gegensatz zur sonst eher kurzen Aufmerksamkeitsspanne erhöht sich diese bei den *Spezialinteressen.*

Oft besteht eine ausgeprägte Veränderungsangst gegenüber neuen Situationen. Wenn Spontanität und Flexibilität gefragt sind, reagieren die Betroffenen mit Angst- und Aggressionszuständen und verletzen sich im schlimmsten Fall selbst. Phobien, Schlafstörungen, Essstörungen oder eine allgemeine Affektinstabilität sowie Zwangsstörungen können ebenso auftreten (➤ Tab. 23.8). [6]

Therapie

Es gibt keine medizinische Möglichkeit, Autismus-Spektrum-Störungen zu heilen. Die Behandlung zielt darauf ab, kognitive und sprachliche Fertigkeiten zu verbessern, die sozialen und kommunikativen Kompetenzen zu trainieren und den Betroffenen ein soziales Leben

Tab. 23.7 Akute Verwirrtheitszustände und potenzielle Pflegeprobleme.

Zustand	Symptome	Potenzielle Pflegeprobleme
Hypoaktiver Verwirrtheitszustand	• Teilnahmslosigkeit und Apathie • Patient schläft viel • Bewegungen sind verringert und verlangsamt, insgesamt herabgesetztes Reaktionsvermögen • Patient nimmt wenig Kontakt auf, spricht wenig und verlangsamt	• **Dekubitus-, Thrombose- und Pneumoniegefahr** durch stark eingeschränkte Mobilität und Motivation des Patienten • Bedingte **Sturzgefahr** durch stark eingeschränkten Bewegungsumfang und verzögertes Reaktionsvermögen
Hyperaktiver Verwirrtheitszustand	• Patient ist reizbar, ungeduldig und teilweise aggressiv oder wirkt aufgeregt • Psychomotorische Unruhe • Zusätzliche vegetative Symptome wie *starkes Schwitzen* **(Hyperhidrosis), Tremor** *(Zittern)* und Tachykardie • Plussymptome wie optische Halluzinationen und Wahnvorstellungen	• **Sturzgefahr** durch psychomotorische Unruhe und Beeinträchtigung des Urteilvermögens (Patienten stehen oft alleine auf) • **Gefahr der Fremd- und Selbstschädigung** durch instabile Affektlage und Bedrohungsgefühle, Halluzinationen und Wahnvorstellungen

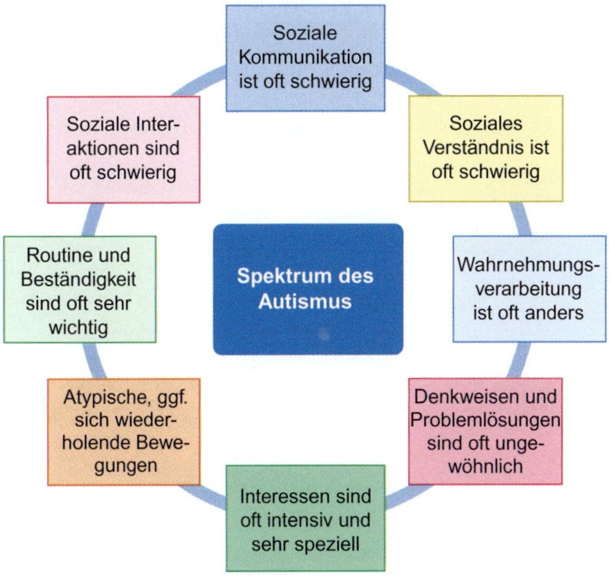

Abb. 23.9 Charakteristika von Menschen mit Autismus-Spektrum. [L143]

Tab. 23.8 Autismusformen. [6], [11]

Frühkindlicher Autismus (Kanner-Syndrom)	Asperger-Autismus
• Tritt vor dem 3. Lj. auf • Schwere Kommunikations-, Beziehungs- und Verhaltensstörung **Typische Anzeichen**: • Meist starrer Blick, keine/kaum Mimik oder Gestik • Ausgeprägter Mangel an spontanen Interaktionen, kaum Interessen • Mangel an einem sozialen oder emotionalen Miteinander, kann keine Emotionen zeigen und deuten • Fehlendes Verständnis für soziale Rollen und Interaktionen • Verzögertes Beginnen oder Ausbleiben gesprochener Sprache, Unfähigkeit, ein Gespräch zu anzufangen oder weiterzuführen, ausgeprägter stereotyper oder wiederholter Gebrauch der Sprache • Beschränkte, sich wiederholende und stereotype Verhaltensweisen, starres Festhalten an Routinen • Ausgeprägten Veränderungsangst, die sich zu Panik entwickeln kann • Wahrnehmung ist meist auf Details fixiert, stereotype motorische Manierismen, (übertriebene Ausdrucksweise, ist ein psychopathologisches Symptom) z. B. Biegen oder schnelle Bewegungen von Händen oder Fingern, andauernde Beschäftigung mit Teilen von Objekten	• Manifestiert sich ab ca. dem 3. bis 5. Lj. • Schwächer ausgeprägte Symptome, normale Intelligenz und Sprachentwicklung • Häufiger bei Jungen auftretend **Typische Anzeichen**: • Störung der motorischen und psychomotorischen Entwicklung, oft auffällige motorische Ungeschicklichkeit • Eingeschränkte soziale Interaktion, können schwer Mimik und Gestik bei anderen deuten • Können sich nur sehr schwer in ihre Mitmenschen hineinfühlen, deshalb haben die Kinder sehr wenig oder gar keine Freunde • Trotz normaler Intelligenz Probleme in der Schule aufgrund fehlender Neugier und mangelndem Interesse • „Exzentrische Neigungen" oder „sonderbare, intensive Fixierungen", z. B. an Zugfahrplänen, Dinosauriern, Funktion von Uhren

zu erleichtern. Von spezialisierten Autismus-Ambulanzen und Institutionen werden u. a. empfohlen:

- Familienberatung und -therapie
- Umfeldberatung, u. a. Eltern, Kindergarten, Schule
- Verhaltenstherapie zum Erlernen/Verbessern von kognitiven Fähigkeiten, sozialen Rollen und Interaktionen und Alltags- und lebenspraktischen Fähigkeiten
- Physio-, Ergotherapie, Logopädie, Musiktherapie
- Ggf. begleitende medikamentöse Behandlung, abhängig von den Symptomen

23.11 Demenzielles Syndrom

DEFINITION

Demenzielles Syndrom, Demenz *(lat. de = ab, weg, mens = Geist):* Symptomkomplex, der durch eine Verschlechterung bzw. den Verlust kognitiver Funktionen gekennzeichnet ist. Die Symptome betreffen vor allem Gedächtnis/Erinnern, Orientierung, Denk- und Urteilsvermögen, Kontrolle der Affekte und Antriebe sowie die Sprache. Verschiedenste Ursachen führen zu einem demenziellen Syndrom.

Im Vergleich zu einem akuten Verwirrtheitszustand stehen beim **demenziellen Syndrom** nicht die Aufmerksamkeitsstörungen im Vordergrund, sondern die Gedächtnis- und Orientierungsstörungen.

Demenzformen bzw. -ursachen

Ca. 90 % aller Demenzerkrankungen sind primärer Natur. Bei einer **primären Demenz** liegt die Ursache für die Erkrankung im Gehirn des Betroffenen, u. a.:

- Neurodegenerative Demenzen
  - Demenz vom Alzheimer-Typ (häufigste Demenzform, nervenzellschädigende Amyloid-Plaques)
  - Lewy-Körperchen-Demenz (Demenz mit wechselnder Kognition und Wachheit und visuellen Halluzinationen)
  - Frontotemporale Demenz (Zelluntergang v. a. in der frontalen Großhirnrinde)
- Vaskuläre Demenzen
  - Vaskuläre Demenz (Funktionseinbußen aufgrund arterieller Durchblutungsstörungen, z. B. Arteriosklerose, Multiinfarkt-Demenz)
  - Gemischte Demenzen (Alzheimer-Demenz und vaskulärer Demenz

Sekundären Demenzen entstehen als Folge anderer Erkrankungen, z. B. als Folge von Leberfunktionsstörungen, Schilddrüsenunterfunktion, Intoxikationen, Infektionen (z. B. Enzephalitis). Sie sind bei Behandlung der Ursache zumindest teilweise reversibel. [14]

Symptome und Formen

Die Erkrankung beginnt schleichend mit Gedächtnisstörungen (➤ 23.5), die zunächst das Kurzzeitgedächtnis betreffen und durch

Merkzettel o. Ä. ausgleichbar sind. Diese werden mit der Zeit stärker, die Fähigkeit, schwierigere Aufgaben zu lösen oder komplexe Situationen zu überschauen, nimmt ab, Orientierungs- und Sprachprobleme treten auf. Die Betroffenen zeigen Wesens- und Verhaltensveränderungen und finden sich zunehmend im Alltag nicht mehr zurecht. Sie verlaufen sich auch in gewohnter Umgebung, vergessen z. B., ob sie schon gefrühstückt haben, verlassen möglicherweise die Wohnung in der Nacht, um ins Büro zu gehen, und „verlernen", wie man sich anzieht. Im fortgeschrittenen Stadium erkennen sie selbst Angehörige nicht mehr und sind auf ständige Pflege angewiesen.

Typisch für die **Alzheimer-Demenz** ist ein stetig fortschreitender Verlauf, langer Erhalt der Persönlichkeit und spätes Auftreten neurologischer Auffälligkeiten. Hingegen sind für die **vaskuläre Demenz** ein eher schubweiser Verlauf, frühe Wesensveränderungen und frühe neurologische Auffälligkeiten charakteristisch. Für die ebenfalls degenerativ bedingte **frontotemporale Demenz** sind ein früher Krankheitsbeginn (Gipfel im sechsten Lebensjahrzehnt) mit Persönlichkeits- und Verhaltensänderungen (z. B. Enthemmung, veränderter Antrieb, verändertes Essverhalten) charakterisiert.

Die **Diagnose** erfolgt vor allem durch die klinische Einschätzung des Patienten. Apparative und laborchemische Untersuchungen dienen der Ursachenforschung, um einen eventuell bestehenden sekundären Demenztyp zu erkennen und zu behandeln sowie ein Delir oder eine Depression auszuschließen. Neurophysiologische Testverfahren (➤ Tab. 23.9) unterstützen die Diagnosestellung.

Neuropsychologische Testverfahren

Zur standardisierten Einschätzung von kognitiven Fähigkeiten, Verhaltensweisen und Reaktionen und zur Einschätzung der Selbstständigkeit im Alltag existieren verschiedene Testverfahren (➤ Tab. 23.9). Die Verfahren sind z. T. aufwendig und werden von unterschiedlichen Berufsgruppen durchgeführt und ausgewertet. Andere Verfahren können durch die relativ einfache Handhabung und Auswertung als Screeningmethode in hausärztlichen Praxen, im stationären Kontext eines Krankenhauses oder in Pflegeeinrichtungen eingesetzt werden. [14]

Tab. 23.9 Neuropsychologische Testverfahren.

Testverfahren	Erläuterungen
Mini Mental Status Test *(MMST)*	Prüfung der kognitiven Leistungsfähigkeit: • Gedächtnis und Orientierung, z. B. durch Fragen nach dem Jahr, der Jahreszeit, nach dem Aufenthaltsort • Aufmerksamkeit und Merkfähigkeit, z. B. durch das Merken von drei Begriffen, die nach einiger Zeit abgefragt werden • Lese- und Schreibfähigkeit, z. B. durch die Aufgabenstellung, etwas zu lesen bzw. einen frei formulierten Satz zu schreiben • Sprachliche Fähigkeit, z. B. durch die Beurteilung des frei formulierten Satzes und durch das korrekte Benennen von Gegenständen • Konstruktions- und Rechenfähigkeit, z. B. durch konkrete rechnerische Aufgaben wie Bildung einer Zahlenreihe, und durch die Aufgabenstellung, zwei Fünfecke zu zeichnen
Uhrentest	Einschätzung der kognitiven Leistungsfähigkeit durch freies Zeichnen einer Uhr mit einzutragender Uhrzeit: • Visuell-konstruktive Fähigkeiten • Räumliche Orientierung • Komplexe Handlungsplanung
Geriatrische Depressionsskala *(GDS)*	• Fragestellungen nach typischen Depressionssymptomen • Anwendung bei Demenzkranken nur bedingt möglich
Barthel-Index (*BI* ➤ 26.3.2)	Beurteilung der Selbstständigkeit in den Aktivitäten des täglichen Lebens (ATLs): • Körperpflege und Ankleiden • Essen • Transfer Bett/Stuhl • Toilettenbenutzung • Kontinenz • Gehen/Treppen steigen

23.12 Syndrom der reaktionslosen Wachheit und Syndrom des minimalen Bewusstseins

DEFINITION

Syndrom der reaktionslosen Wachheit *(SRW, „Wachkoma", Coma vigile,* früher *apallisches Syndrom, vegetatives Stadium):* funktioneller Ausfall großer Teile oder der gesamten Großhirnfunktionen bei erhaltenen Funktionen von Stammhirn, Zwischenhirn und Rückenmark. Es ist kein Verhalten bezogen auf das eigene Selbst oder die Umwelt zu erkennen. Remission grundsätzlich möglich.

Syndrom des minimalen Bewusstseins *(SMB, minimaler Bewusstseinszustand, minimally conscious state, MCS):* Zustand, in dem der Patient einfache Reaktionen und Kontaktfähigkeit als Zeichen von Bewusstsein zeigt und das Verhalten mehr als Reflexe bedeutet. Somit ist eine gewisser Grad an Interaktion mit der Umgebung möglich. [15], [16]

Das **Syndrom der reaktionslosen Wachheit** ist immer Folge einer schweren Hirnschädigung, z. B. Schädel-Hirn-Trauma, Sauerstoffmangel nach Herz-Kreislauf-Stillstand oder Schlaganfall; andere Ursachen sind möglich.
Der Patient zeigt:

- Kein Bewusstsein seiner selbst oder der Umwelt, keine Kontakt-/Kommunikationsfähigkeit mit anderen
- Keine anhaltenden, reproduzierbaren, zweckgerichteten oder willkürlichen Verhaltensänderungen auf äußere Reize
- Kein Sprachverständnis, keine Sprachproduktion
- Harn- und Stuhlinkontinenz
- Schlaf-Wach-Rhythmus

Betroffene benötigen im Akutstadium eine intensivmedizinische Behandlung mit anschließender Frührehabilitation, dann eine qualifizierte Langzeitversorgung zu Hause oder in einer spezialisierten Pflegeinrichtung.

Eine **Rückbildung** *(Remission)* ist grundsätzlich möglich, in den meisten Fällen ist die Schädigung jedoch irreversibel. Die Remissionsphasen nach dem Neurologen *Franz Gerstenbrand* (1924–2017) beschreiben einen möglichen Remissionsverlauf (➤ Tab. 23.10).

23

Tab. 23.10 Remissionsphasen nach Gerstenbrand. Nicht immer lässt sich der Patient einwandfrei einer Phase zuordnen, Tageschwankungen sind möglich. [17]

Phase 1 – Koma
Tiefe Bewusstlosigkeit, auch keine Reaktion auf Schmerzreiz (➤ Tab. 23.2)
Phase 2 – Coma vigile, „Wachkoma", apallische Phase
• Keine erkennbaren emotionalen Reaktionen • Lange Schlaf- und kurze Wachphasen, Augen sind für längere Zeit geöffnet • Reflektorische Motorik auf Schmerzreize und pflegerische Maßnahmen, reflexhafte Motorik, z. B. mit dem Mund, Wischbewegungen • Ausgeprägte Muskelhypertonie und Spastikneigung
Phase 3 – Primitiv-psychomotorische Phase
• Ängstliches Verhalten, das zunehmend differenzierter wird • Wachphasen beginnen sich an der Tageszeit zu orientieren • Blickkontakt für kurze Zeit, beginnendes optische Fixieren • Reaktionen auf akustische, später auf optische Reize, z. B. Patient beginnt den Kopf zu drehen • Psychomotorische Unruhe, Abwend-, Wisch- und Strampelbewegungen, Muskeltonus wird entspannter, Esstraining wird z. B. möglich • Teilweise starkes Schwitzen
Phase 4 – Phase des Nachgreifens
• Ungeduldiges Verhalten während der Pflege und in der Therapie, z. B. Patient dreht den Kopf weg, schließt die Augen, gezielte mimische Reaktionen • Personen und/oder Gegenstände werden optisch fixiert • Lautieren wie ein Unmutsbrummen oder „ein Lallen" können erfasst werden • Gezieltere motorische Aktivitäten, z. B. nach Gegenständen greifen, Hand öffnen und schließen, Muskeltonus wir zunehmend normoton • Komplettes Verständnis für die Situation fehlt, immer noch wenig sprachliche Verständigung, verbalen Aufforderungen kann noch nicht nachgekommen werden
Phase 5 – Klüver-Burcy-Phase
• Schnell wechselndes Affektverhalten von zornig bis sanft, Affektlabilität, Emotionen werden differenzierter gezeigt • Bedingtes Sprach- und Situationsverständnis, Ja-Nein-Code-Sprache wird möglich, ggf. auch mehr • Personen werden erkannt und unterschieden • Zunehmende Bewegungskoordination und Kraftdosierung, Rumpf- und Kopfkontrolle, gezielte Bewegungen wie Hand geben und wieder loslassen, Gegenstände können gehalten werden, Einsetzen der Willkürmotorik, Gehen mit Hilfestellung • Immer noch fehlende Orientierung, fehlendes Realitätsbewusstsein, fehlende Kritikfähigkeit, teilweise fehlendes Schamgefühl
Phase 6 – Korsakow-Phase
• Bewusstwerden der eigenen Stimmungslagen, bipolare Stimmungslage • Aufbau der Sprache (logopädische Unterstützung) • Personen können benannt werden, Bedürfnisse konkret formuliert werden • Komplexe und koordinierte Bewegungsabläufe werden möglich, eigeninitiiertes Handeln ist in Ansätzen erkennbar, teilweise freies Laufen • Vollständiges Einschätzen der eigenen Situation und Zukunftsperspektive gelingen noch nicht • Teilweise Defizite des Kurz- und Mittelzeitgedächtnis
Phase 7 – Integrationsstadium
• Orientierung ist weitgehend vorhanden, zielgerichtetes Handeln wird möglich, Aufforderungen werden umgesetzt • Zunehmende Unabhängigkeit, Planung des Tagesablaufs, Schmieden von Zukunftsplänen, eigene Defizite werden erkannt • In der Motorik zunehmend unabhängiger Auf Dauer bleiben häufig bestehen: • Physische Einschränkungen • Gedächtnis- und Merkfähigkeitsstörungen • Konzentrationsschwäche • Reizbarkeit, Distanz- und Kritikschwäche des Patienten • Mangelnder Antrieb • Geringe Flexibilität bis hin zu depressiven Episoden

Da es schwierig ist, im Einzelfall einen Patienten einer der Phasen zuordnen, ist inzwischen eine weniger differenzierte Zuordnung üblich (➤ Abb. 23.10).

Im **Syndrom des minimalen Bewusstseins** zeigt der Patient wiederholt, wenn auch unregelmäßig, deutliche Zeichen von Bewusstsein seiner selbst oder der Umgebung, so kann er beispielsweise wieder fixieren und Personen oder Gegenständen mit den Augen folgen. [15] Bei günstigem Verlauf kehren auch weitere Bewusstseinsfunktionen und andere Fähigkeiten zurück.

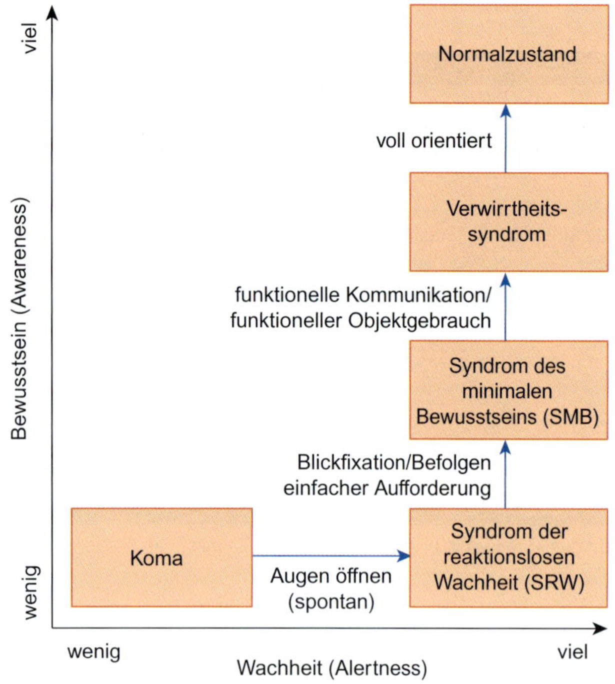

Abb. 23.10 Verlauf eines (akuten) Komas (z. B. nach Schädel-Hirn-Trauma, Hirnblutung) unter der Berücksichtigung der beiden Kategorien Bewusstsein und Wachheit. Es kann nicht vorausgesagt werden, wie weit die Remission (Nachlassen der Symptome) des Patienten vorangeht (nach [16]). [L143]

Locked-in-Syndrom

Menschen im Locked-in-Syndrom *(LiS)* leiden an ausgeprägten motorischen Lähmungen aller vier Gliedmaßen (Tetraplegie ➤ Tab. 20.4). Sie können nur noch vertikale Augenbewegungen durchführen und ihre Augen öffnen und schließen. Sie sind aber in ihrem Bewusstsein, in ihren kognitiven Fähigkeiten und ihrer Wahrnehmung nicht eingeschränkt.
Ursache ist eine fast komplette Zerstörung der motorischen Bahnen im Hirnstamm (die Großhirnfunktionen sind intakt), z. B. durch Tumoren, Blutung/Thrombose in diesem Bereich, Amoytrophe Lateralsklerose im Endstadium. [18]

Grundlage der Diagnose ist die klinische Untersuchung. Ziel ist, festzustellen, ob der Patient auf äußere Reize eine reproduzierbare gezielte Reaktion zeigt oder nicht. [17] Außerdem wird das Spontanverhalten des Patienten über längere Zeit beobachtet. Spezielle Assessments (z. B. *Skala Expressive Kommunikation und Selbstaktualisierung,* kurz **SEKS**) standardisieren die klinische Untersuchung. Dennoch gibt es kein externes klinisches Kriterium, das Bewusstsein beweisen oder belegen kann.

„Menschen im Koma oder Wachkoma sind weder Hirntote noch Sterbende, sondern schwerstkranke, lebende und empfindsame Menschen, die, solange sie leben, mit Leib und Seele mit der Umgebung und mit anderen Menschen verbunden sind."

(Andreas Zieger, 2004)

Demnach begegnen Pflegefachpersonen diesen Menschen mit Respekt und Einfühlsamkeit – genauso wie sie Patienten mit Bewusstsein begegnen. Pflegerische Betreuung ist weit mehr als die Übernahme der Lebensaktivitäten. Sie ist vom ersten Tag an auch individuelle Förderung. Pflegefachpersonen machen den Betroffenen Angebote (z. B. Basale Stimulation® ➤ 23.13.2), auf die sie reagieren können, mit dem Wissen, dass auch Menschen im Syndrom der reaktionslosen Wachheit wahrnehmen und empfinden können. Die Patienten reagieren auf bekannte Angebote eher als auf unbekannte, denn etwas Bekanntes ist leichter (wieder) zu erlernen als etwas Neues. Pflegende erfragen deshalb im Rahmen der Biografiearbeit z. B. Gewohnheiten und Vorlieben, Lieblingsgerüche oder -musik, bekannte Pflegeprodukte. [19]

23.13 Pflegerische Interventionen

23.13.1 Verwirrtheitsprophylaxe

Die **Prophylaxe eines akuten Verwirrtheitszustands** orientiert sich an den Schritten des Pflegeprozesses mit der Problemanalyse und der Planung zielführender Maßnahmen. [7] Die Problemanalyse dient der Einschätzung des Patienten und seines Gefährdungsgrads (➤ Tab. 23.11).

Die medizinisch-therapeutischen Maßnahmen zur Verwirrtheitsprophylaxe haben das Ziel, die Ausgangssituation des Patienten zu optimieren. Dazu gehören die umfassende Behandlung der Vor-

Tab. 23.11 Analyse der Pflegeprobleme im akuten Verwirrtheitszustand.

Risikofaktoren	Problemanalyse
Höheres Lebensalter Beeinträchtigung des Seh- und Hörvermögens Kognitive Leistungseinschränkungen	• Die Informationsaufnahme und Verarbeitung ist beeinträchtigt und verlangsamt • Die fehlende Orientierung führt zur emotionalen Belastung durch das Gefühl des Ausgeliefertseins und der Verunsicherung und zum Verlust an Autonomie und Selbstständigkeit
Multimorbidität • Herzerkrankungen • Niereninsuffizienz • Stoffwechselerkrankungen wie Diabetes mellitus Behandlung mit mehreren Medikamenten	• Die Organfunktionen können durch diagnostische und therapeutische Behandlungen dekompensieren *(nicht mehr ausgeglichen werden)* und zum Anstieg toxischer Substanzen, z. B. des Harnstoffs führen • Substanzen können sich durch eine beeinträchtigte Ausscheidungsfunktion im Organismus anreichern • Die Stabilität der Stoffwechsellage ist störungsanfälliger • Medikamente können sich in ihren Wechselwirkungen verstärken
Ernährungszustand • Mangel- oder Fehlernährung • Exsikkose • Elektrolytverschiebungen	• Der erhöhte Bedarf an Energie und Flüssigkeit kann nicht ausgeglichen werden
Alkoholkrankheit oder Abhängigkeiten von anderen Substanzen	• Ein akuter Entzug führt zum Delirium tremens

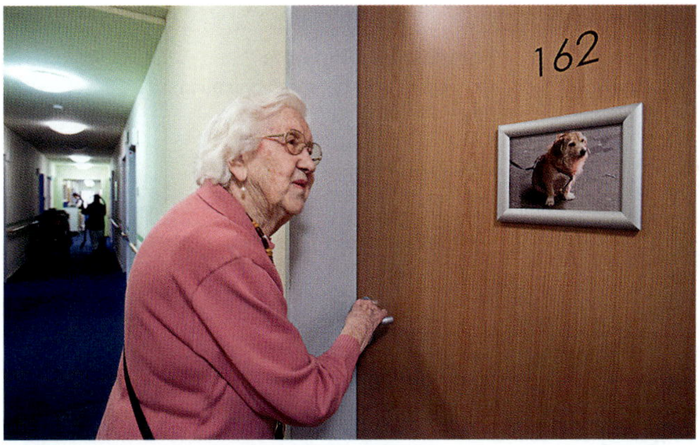

Abb. 23.11 Symbole und persönliche Bilder helfen dem demenziell veränderten Menschen bei der Orientierung. [K115]

erkrankungen, wie die sorgfältige Einstellung der Stoffwechsellage bei einem Diabetiker und die kritische Betrachtung der medikamentösen Therapie. Gerade bei älteren Patienten sind sowohl die vielfältigen Wechselwirkungen der Medikamente zu beachten als auch eine an die Nierenfunktion angepasste Dosierung.

Die pflegerischen Interventionen richten sich auf die Optimierung der Ernährungssituation und des Flüssigkeitshaushalts des Patienten und auf die Gestaltung und Begleitung des Patienten durch den Krankenhausaufenthalt und seinen Krankheitsprozess.

Pflegerische Interventionen bei gefährdeten Patienten

- Orientierung und Information geben
  - Patienten angemessen über den Verlauf und die einzelnen Schritte der Behandlung informieren
  - Informationen individuell „portionieren" und wiederholen
  - Räumliche Orientierung im Gebäude durch Informationen (➤ Abb. 23.11) und Begleitung sicherstellen
- Sicherheit und Vertrauen geben
  - Patienten bei allen Schritten durch Ansprache und fachkompetentes Auftreten Sicherheit vermitteln
  - Ängste und Unsicherheiten frühzeitig erkennen und konkret erfragen
- Tag-Nacht-Rhythmus und Ruhephasen gewährleisten
  - Tag- und Nachtstruktur sinnlich erfahrbar machen und Beleuchtung, Aktivitäten und Ansprache an den Tag und die Nacht anpassen
  - Tagesverlauf dem zirkadianen Rhythmus (den inneren 24-Stunden-Rhythmus) anpassen, z. B. durch eine Ruhephase nach dem Mittagessen
  - Am Tag für angemessene Aktivitäten sorgen
- Reizüberflutung vermeiden
  - Ruhiges Zimmer mit geringer Mediennutzung (TV, Radio)
  - Bezugspflegende einsetzen, um Verwirrung durch viele verschiedene Kontaktpersonen zu vermeiden
  - Mit den Angehörigen eine angemessene Besuchsregelung absprechen

Betreuung bei Operationen

Perioperativ setzen viele Krankenhäuser eine Bezugspflegende ein, die den Patienten während des gesamten Krankenhausaufenthalts begleitet. Gerade ältere Menschen haben durch einen Krankenhausaufenthalt mit einem operativen Eingriff ein hohes Risiko für eine akute Verwirrtheitssituation. Die geriatrische Begleitung durch Pflegende sorgt für eine deutliche Stressreduktion und eine bessere Orientierung im gesamten Krankenhausverlauf. [16]

23.13.2 Basale Stimulation®

DEFINITION

Basale Stimulation® *(lat. basal = grundlegend, stimulatio = Anreiz):* Pflege- und Therapiekonzept, das mit den basalen (grundlegenden) Sinneswahrnehmungen arbeitet und von der Annahme ausgeht, dass der Mensch umfassende Sinnesimpulse von außen und innen braucht, um Wahrnehmen und auf individuelle Art kommunizieren zu können, auch wenn er kognitive Defizite hat und in seinem Bewusstsein eingeschränkt ist.

Der Sonderpädagoge *Andreas Fröhlich* entwickelte das **Konzept der Basalen Stimulation®** in der Arbeit mit schwerst- und mehrfach behinderten Kindern in den 1970er-Jahren.

Die Krankenschwester und Diplompädagogin *Prof. Christel Bienstein* hat das Konzept auf die Pflege wahrnehmungsbeeinträchtigter Patienten übertragen. Die Pflege nach diesem Konzept ist nicht als Aneinanderreihung von Techniken zur „Gesunderhaltung", sondern eine Chance kommunikativer Stimulation, um gesundheitsfördernde und lebensermöglichende Begegnungsprozesse anhand von Wahrnehmungsangeboten zu gestalten. [20]

Ziele und Grundgedanke

Die Basale Stimulation® zielt darauf ab, eine Beziehung zu schwerstbeeinträchtigten Menschen (z. B. im Syndrom der reaktionslosen Wachheit ➤ 23.12) aufzubauen, sie in ihren sozialen Wahrnehmungsmöglichkeiten und über elementare Wahrnehmungsangebote anzusprechen. Somit werden den Menschen Möglichkeiten angeboten, sich ihrer Umwelt zu erschließen.

Bedürfnisse von schwerst kognitiv beeinträchtigten Menschen

Schwerst kognitiv beeinträchtigte Menschen fühlen und nehmen wahr, auch wenn sie selbst wenig oder keine sichtbaren Reaktionen zeigen. Sie haben wie alle Menschen das grundlegende Bedürfnis nach Wahrnehmung, Bewegung und Kommunikation. Da ein Zugang auf der sprachlich-kognitiven Ebene kaum möglich ist, muss die Kommunikation demzufolge auf andere Wahrnehmungsebenen zurückgreifen. Damit sind frühe Orientierungs- und Kommunikationssysteme gemeint, die sich schon in der Pränatalzeit (vor der Geburt) entwickelt haben – die Körpersinne. [19]

Angebote der Basalen Stimulation®

Basale Stimulation® hat Angebote für alle Sinneswahrnehmungen (➤ Abb. 23.12). Es gilt aber nie „viel hilft viel", sondern „manches Mal ist weniger mehr, dafür aber individuell ausgeführt und sehr bewusst durchgeführt".

23

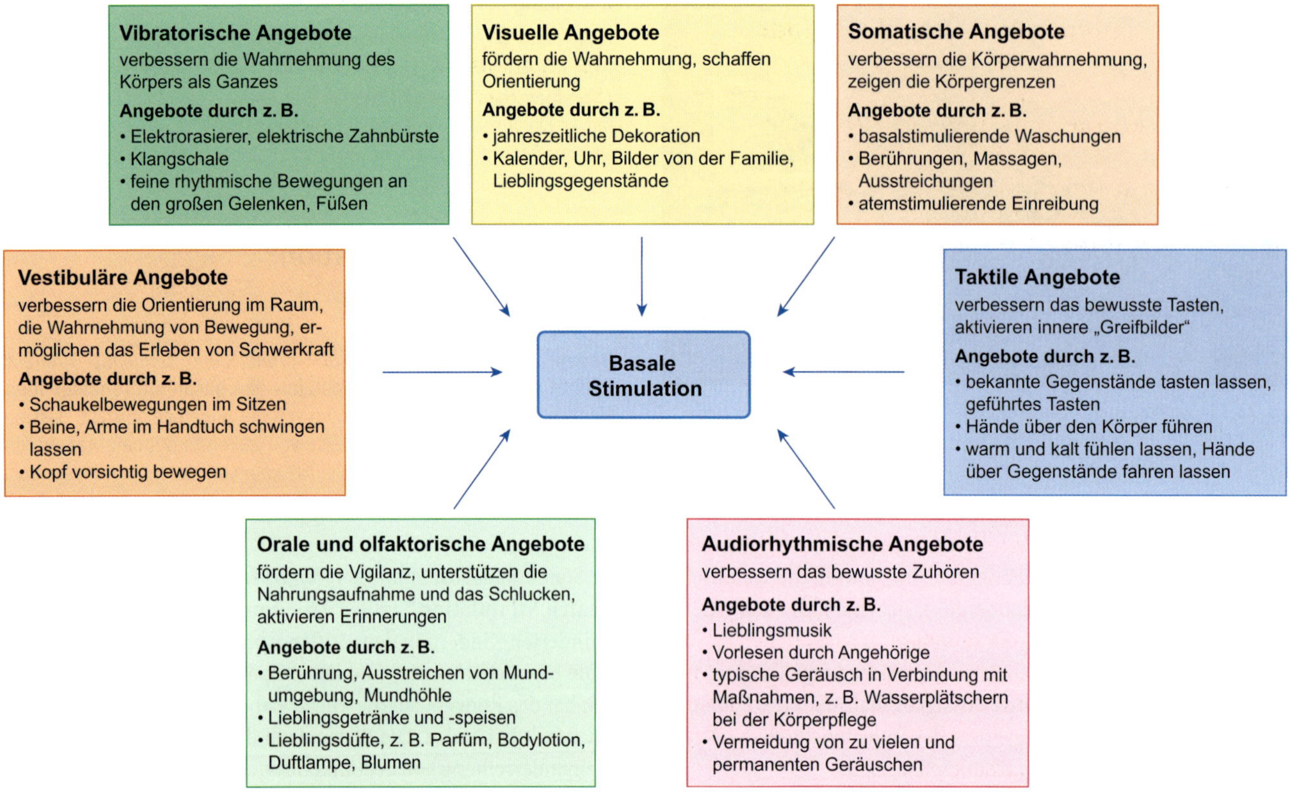

Abb. 23.12 Beispiele für Angebote der Basalen Stimulation®. [L143]

Körpersinne ansprechen und erfahrbar machen:
- Somatische Wahrnehmungen von Druck, Temperatur, Temperaturunterschieden, Feuchtigkeit
- Vestibuläre Wahrnehmungen von Lagewechsel und Gleichgewicht, drehenden und beschleunigenden Bewegungen
- Vibratorische Wahrnehmung von Schwingungen

Sinnesorgane ansprechen und erfahrbar machen:
- Akustische Wahrnehmung von Stimmen, Tönen, Lauten, Musik
- Olfaktorische Wahrnehmung von unterschiedlichen Gerüchen
- Gustatorische Wahrnehmung von verschiedenen Geschmacksrichtungen und Konsistenzen
- Visuelle Wahrnehmung von Bildern, Farben, bekannten Gegenständen

Berührung ist Kommunikation – Pflege ist ein „Berührberuf"

Berührung ist eine Möglichkeit des Austauschs und der Vermittlung von Nähe und hat damit eine therapeutische Wirkung.
Berührungsangebote zeigen die **besondere Körperorientierung** der Basalen Stimulation®.
Berührung ist Kontaktaufnahme und nonverbale Kommunikation mit dem Patienten. Berührung kann Orientierung und Sicherheit geben, wenn
- sie alleine ausgeführt wird,
- Anfang und Ende deutlich werden (Begrüßungs- und Abschlussritual),
- sie konstant während eines Kontakts bleibt,
- sie intensiv und eindeutig ist, die Hände werden flächig eingesetzt und mit deutlichem Druck über 2–3 Sek.,
- sie sich dem Rhythmus des Patienten anpasst,
- sie nach Möglichkeit ohne Handschuhe gemacht wird. [19]

Gute Berührung ist eine Kunst!

Einstellungen und Fähigkeiten von Pflegenden

Neben theoretischem Wissen für die Anwendung des Konzepts brauchen Pflegefachpersonen:
- Die Bereitschaft, professionelle Nähe herzustellen, sich auf den Betroffenen einzulassen zum Aufbau und Erhalt einer individuellen Beziehung zum Patienten
- Die Bereitschaft zur therapeutischen pflegerischen Interaktion
- Die Berücksichtigung der Biografie der individuellen Bedürfnisse und Wahrnehmungssituation des Patienten
- Die Bereitschaft, sich selbst mit dem eigenen Tun immer wieder zu reflektieren [21]

Begrüßungsritual und Initialberührung

Die Beziehungsaufnahme vor einer pflegerischen Tätigkeit vermittelt dem Patienten Wertschätzung und Respekt.

Im Umgang mit wahrnehmungsgestörten Patienten ist es sinnvoll, die Durchführung der Begrüßung bei jedem Kontakt gleich zu gestalten (**Begrüßungsritual** ➤ Abb. 23.13). Durch eine ritualisierte Begrüßung kann sich der Patient besser auf die bevorstehenden Angebote einstellen und sich darauf vorbereiten, seinen Möglichkeiten entsprechend mitzumachen.

Begrüßungs- und Abschlussritual
für Frau Müller

Zuerst ansprechen mit: Frau Müller, Guten Morgen/Tag – von der linken Seite

Initialberührung: linke Hand drücken und für ein paar Sekunden festhalten

Reaktion von Frau Müller: Augen öffnen, manches Mal auch nur mit Augenzucken

Nächster Schritt: über anstehende Maßnahme informieren, dann auf den Rücken lagern, Kopfteil 30° erhöhen

Abschlussritual: linke Hand drücken und für ein paar Sekunden festhalten, Auf Wiedersehen sagen, CD-Player für 30 Min. einschalten

Abb. 23.13 Beispiel für ein Begrüßungs- und Abschiedsritual. Das Vorgehen ist aufgeschrieben und ist für alle an der Pflege Beteiligten sichtbar, weil es z. B. an der Wand hängt. [L143]

Zum Begrüßungsritual gehört die **Initialberührung,** der erste Körperkontakt zu Beginn einer Maßnahme unter Berücksichtigung individueller Aspekte, beispielsweise Hand auf den Unterarm des Patienten auflegen.

Es ist sinnvoll, sich im Pflegeteam über die Art und Vorgehensweise des Begrüßungsrituals abzusprechen. Bei Patienten mit einer Hemiparese oder -plegie (➢ Tab. 20.4) wird die Initialberührung an der weniger betroffenen Seite durchgeführt, da sie dort eindeutiger wahrgenommen werden kann.

Zum Abschluss einer Maßnahme ist ein **Abschiedsritual** sinnvoll, das auch wieder eine Initialberührung hat. Der Patient weiß dann, dass ein Angebot, eine Pflegemaßnahme nun beendet ist. [21]

Therapeutische Ganzkörperwaschungen

Ganzkörperwaschungen, therapeutische Waschungen ➢ 17.3.3

Eine **Ganzkörperwaschung** als Angebot der Basalen Stimulation® bietet die Möglichkeit, dem Patienten während der (notwendigen) Reinigung ein auf ihn abgestimmtes Berührungsangebot zu erhalten (➢ Tab. 23.12). Das hilft ihm, seinen Körper und auch seiner Körpergrenzen zu spüren. Dadurch wird sein Körpergefühl neu erlernt oder gestärkt. Die verschiedenen Angebotsarten können zusätzlich Einfluss auf die Stimmungslage und den Antrieb des Patienten nehmen. Das ist nur einer der Gründe, warum jede Intervention genauestens für den Betroffenen abgestimmt und regelmäßig evaluiert werden muss.

Grundsätzliches zum Angebot der Ganzkörperwaschung

- Eindeutige Berührungen, die gut spürbar sind und einen bleibenden Eindruck beim Patienten hinterlassen
- Als Waschutensil zwei Waschhandschuhe oder zwei Frotteesocken einsetzen, da sie nicht verrutschen, der Frotteestoff einen

Tab. 23.12 Die Ganzkörperwaschung als Berührungsangebot. [19], [20]

Angebot	Indikationen	Kontraindikationen
Belebende Ganzkörperwaschung (➢ 17.3.3)	• Bewusstlosigkeit (➢ 23.2.3) • Somnolenz (➢ 23.2.3) • Depressive Erkrankungen • Antriebsarmut (➢ 23.8.2) • Unaufmerksame, in sich verschlossene Patienten (➢ 23.4.2) • Zur Kreislaufanregung, auch bei akuter Hypotonie	• Desorientierung, z. B. bei Demenz • Motorische Unruhe, z. B. bei akuten Verwirrtheitszuständen, Demenz • Frische Hirnblutungen • Akute Hypertonie • Spastische Lähmungen (Gefahr der Tonuserhöhung und Spastik)
Beruhigende Ganzkörperwaschung (➢ 17.3.3)	• Einschlafstörungen (➢ 22.3.1) • Angstzustände • Desorientierung (➢ 23.9) • Motorische Unruhe (➢ 23.8.2) • Gestörtes Körpergefühl/„Verlorensein" des Körpers, z. B. bei Morbus Parkinson (➢ 23.3.2) • Akute Hypertonie • Alle Arten von Anfallsleiden, Asthma bronchiale	• Antriebsarmut • Patienten, die wach bleiben/werden sollen • Akute Hypotonie
Symmetrische Ganzkörperwaschung *(beruhigende Ganzkörperwaschung, bei der beide Körperhälften synchron gewaschen werden ➢ Tab. 23.13)*	• Gleichgewichtsstörungen • Verlust der Körpersymmetrie, z. B. bei Morbus Parkinson oder Demenz (23.3.3)	• Neglect • Hemiplegie/-parese
Neurophysiologische Ganzkörperwaschung *(Waschung erfolgt von der weniger betroffenen Seite zur mehr betroffenen Seite ➢ Tab. 23.13)*	• Hemiplegie, -parese (➢ Tab. 20.4) • Neglect-Syndrom (➢ 23.3.2) • Pusher-Syndrom (➢ 23.3.2)	Keine bekannt
Diametrale Waschung *(Waschung zur Normalisierung des Muskeltonus, zur Spastiklösung ➢ Tab. 23.13)*	• Muskelhypertonie mit Neigung zu Beuge- oder Streckspastiken (➢ Tab. 20.4)	Keine bekannt; Waschung kann bei bestehenden Kontrakturen die Beugung bzw. Streckung nicht verbessern

Tab. 23.13 Durchführung von Ganzkörperwaschungen zur Förderung der Wahrnehmung. [19], [20] [L141]

Art der Waschung	Durchführung
Symmetrische Ganzkörperwaschung	
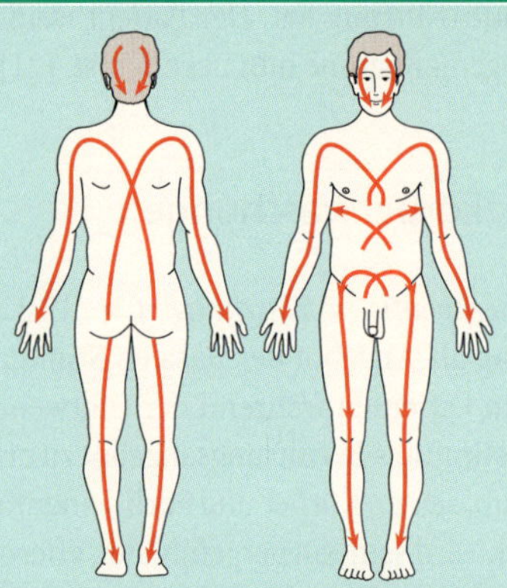	**Ziel** ist die Wiederherstellung von Körperbild und Symmetrie der beiden Körperhälften. • Orientierung an den Prinzipien der belebenden oder beruhigenden Waschung (➤ 17.3.3) • Rechten und linken Arm bzw. rechtes und linkes Bein gleichzeitig waschen – durch eine Pflegefachperson – mit zwei Pflegefachpersonen, die im gleichen Rhythmus waschen müssen • Am Köperstamm überkreuzen, um die Verbindung der beiden Körperhälften zu intensivieren
Neurophysiologische Ganzkörperwaschung	
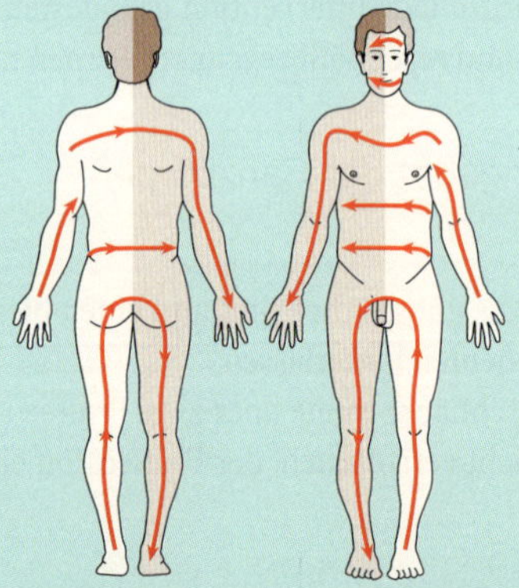	**Ziel** ist der Wiedererwerb der Wahrnehmung auf der stärker betroffenen Seite (hier: die dunklere Seite) → der Patient muss vorher seine weniger betroffene („gesunde") Seite spüren, um das Gefühl auf die andere Seite übertragen zu können. • Pflegefachperson steht auf der weniger betroffenen Seite, bei Neglect (➤ 23.3.2) auf der stärker betroffenen Seite • Patienten auffordern, die Berührungen zu spüren, sagen, was man gerade wäscht • An der weniger betroffenen Hand beginnen und über den Körperstamm zur stärker betroffenen Hand waschen, am Körperstamm die Mittellinie betonen (etwas mehr Druck, langsam waschen) • Gesicht waschen (oder ganz zum Schluss; es ist besonders empfindlich und intim und wird nie zu Beginn gewaschen) • Köperstamm ebenfalls von der weniger zur stärker betroffenen Seite waschen • Am weniger betroffenen Fuß beginnen und über den Unterbauch zum stärker betroffenen Bein
Diametrale Ganzkörperwaschung	
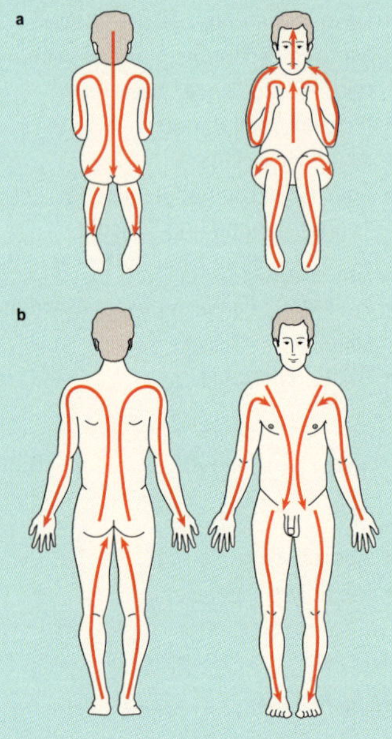 **Abb. a) und b) bei Beuge- und Streckspastik**	**Ziel** ist die Normalisierung eines Muskelhypertonus, u. a. kann sich ein Verlust der Körperwahrnehmung auch durch eine Erhöhung des Muskeltonus zeigen. • Patienten in eine sitzende/halbsitzende Position bringen, ohne dass sich der Muskeltonus ungünstig erhöht • Deutlich warmes Wasser (37–40 °C) • An den Extremitäten mit einer Hand die beugende und mit der anderen Hand die streckende Muskulatur waschen • Bei Beugespastiken stärkeren Impuls an der streckenden Muskulatur geben, bei Streckspastiken den deutlichen Impuls an der beugenden Muskulatur geben

starken Reiz darstellt und beide Hände bekleidet werden. Hände abwechselnd einsetzen, sodass der einmal hergestellte Kontakt durchgehend erhalten bleibt und nicht unterbrochen wird.
- Die Waschung mit Begrüßungs- und Abschlussritual beginnen bzw. beenden, während der Waschung einen durchgehenden Kontakt zum Patienten aufrechterhalten
- Waschung mit dem Eintauchen der Hände des Patienten in das Waschwasser beginnen als Startsignal zum Einlassen auf den Kontakt mit Wasser
- Angebot mehrmals wiederholen (mehrmals über dieselbe Stelle waschen) und Patienten in die Durchführung einbinden, stärkt das Körpergefühl und das Körpergedächtnis, sodass der Patient ein zunehmendes Sicherheitsgefühl empfindet und im späteren Verlauf auch Handlungen übernehmen kann
- Intimbereich aussparen, er kann vorher oder einige Zeit später gewaschen werden, damit der Patient sich ungestört auf die Basale Stimulation® einstellen kann
- Während der Waschung möglichst wenig reden, damit der Patient sich ganz auf die körperlichen Empfindungen und Wahrnehmungen konzentrieren und die Pflegefachperson ihren Ausdruck in die Berührungen legen kann
- Abtrocknen und ggf. anschließendes Eincremen nach den Prinzipien der Waschung durchführen

Therapeutische Ganzkörperwaschung: die Reinigung steht nicht im Vordergrund

Wann immer möglich, wird der Patient mit erhöhtem Oberkörper zum Waschen positioniert. Das gibt ihm die Möglichkeit, die Waschung und die Geschehnisse im Zimmer besser beobachten und mitverfolgen zu können. Während der ganzen Waschung in Kontakt bleiben. Muss der Körperkontakt unterbrochen werden, dann über Stimme und mit dem Bewusstsein in Kontakt bleiben.
Grundsätzlich sind alle Waschungen auch im Stuhl/Rollstuhl sitzend und am Waschbecken möglich, dafür sollte der Patient aber eine ausreichende Rumpfstabilität haben.
Die Waschungen können am Oberkörper auch als geführte Waschungen durchgeführt werden, d. h., die Pflegefachperson führt die Hand des Patienten (z. B. Hand der Pflegenden ist auf der Hand des Patienten im Waschhandschuh).

Bewegung als Wahrnehmungsangebot

Bewegung ➤ Kap. 20
Kinaesthetics ➤ 20.5.1

Bewegungen sind Angebote der somatischen und vestibulären Stimulation und helfen dem Patienten, eindeutige Informationen über sich selbst und seinen Körper zu erhalten, sein Körperbewusstsein aktiv wiederherzustellen und damit Orientierung und Entwicklung zu erleben, eine Grundvoraussetzung zur Erhaltung des Lebens. Bewegungsangebote anhand der zentralen Ziele: [19]

Leben erhalten und Entwicklung erfahren können
- Sind Fähigkeiten zur Eigenbewegung vorhanden, mit den wahrnehmungseingeschränkten Extremitäten kleine rhythmische Bewegungen ausführen oder den Patienten selbst ausführen lassen
- Dem Patienten bei einem Positionswechsel oder bei der Mobilisation Halt und Orientierung vermitteln, z. B. ein Kissen vor seinen Bauch halten
- Füße des Patienten am Fußballen fassen und zur Vorbereitung auf eine Mobilisation leicht rhythmisch bewegen
- Bei Positionswechseln den Körper des Patienten so bewegen, dass die Berührungsfläche des Patienten mit der Unterlage möglichst groß ist, damit die Gesamtbewegung zu spüren ist

Sicherheit erleben und Vertrauen aufbauen
- Den Positionswechsel langsam durchführen, dabei mit dem Patienten Kontakt halten und ihm in der Bewegung folgen
- Beim Positionswechsel im Sichtfeld des Patienten stehen
- Eher passive oder spastisch gelähmte Patienten eng in ein Bettlaken wickeln und dann bewegen

Einen eigenen Rhythmus entwickeln können
- Bewegungen rhythmisch anbieten; der Rhythmus kann dem Atemrhythmus folgen oder durch leise Musik unterstützt werden
- Die Außenwelt erfahren lassen
  - Durch Kleidung mit unterschiedlichen Stoffen, Schuhe
  - Während der Positionswechsel z. B. die Hände des Patienten über das Bett führen, um die Grenzen des Betts kennenzulernen
  - Temperaturunterschiede wahrnehmen lassen

Beziehung aufnehmen und Begegnung gestalten
- Begegnung mit Respekt und Wertschätzung, Begrüßungsritual (➤ Abb. 23.13)
- Bei der Mobilisation oder den Positionswechseln an die Eigenbewegungen des Patienten anknüpfen
- Patienten beobachten und erkennen, welche Angebote er annehmen möchte und welche nicht; Ablehnung oder Angst bei der Mobilisation können auch eine Reaktion auf die Pflegefachperson und ihre Art der Interaktion sein

Sinn und Bedeutung geben
- Bei den Bewegungen dem Patienten verbal und nonverbal anzeigen, wohin die Bewegung geht
- Die Hand des Patienten in die Bewegungsrichtung führen
- Vor Mobilisation Bademantel und Schuhe zeigen und fühlen lassen

Sein Leben gestalten – Autonomie und Verantwortung erleben
- Bewegungsabläufe mit dem Patienten abstimmen bzw. durch den Patienten bestimmen lassen, erkennen, wenn dieser Ablehnung zeigt, dann das Angebot wechseln oder anpassen
- Dem Patienten die Verantwortung für seine Bewegungen, seine Positionswechsel und die Mobilisation geben durch eine eigene beratende und nicht bevormundende Haltung [20], [21]

Die orale Stimulation

Allgemeine Mund- und Zahnpflege ➤ 17.5.3
Spezielle Mund- und Zahnpflege ➤ 17.5.4

Der Mund bietet den intensivsten Erfahrungsraum, weil er eine hohe Dichte an Wahrnehmungsrezeptoren hat. Wenn ein Körperteil stimuliert wird, wird die Durchblutung im zuständigen Hirnareal angeregt.

Auf Grund von Erfahrungen konnte beobachtet werden, dass somnolente und Wachkomapatienten schneller aufklarten, wenn bei ihnen gezielte Aktivitäten im Mundbereich (**orale Stimulation**) durchgeführt wurden. [19]

Patienten sind oft im Mundbereich traumatisiert (z. B. im Rahmen einer Reanimation, bei Notfallmaßnahmen, unsachgemäßer Mundpflege). Hinzu kommen durch Nahrungskarenz bedingte Wahrnehmungseinschränkungen.

Bei Patienten, die bei der Mundpflege den Mund verschlossen halten, kann die orale Stimulation eine effektive Maßnahme darstellen, um dem Patienten seinen Mund überhaupt erst wieder erfahrbar zu machen. Dadurch wird der Patient motiviert seinen Mund wieder anzunehmen und im besten Fall zu öffnen.
Mögliche Stimulationen sind:

- Zur Einleitung der Mundpflege kann, z. B. durch sternförmige Streichungen mit den Fingern von den Wangen zu den Lippen hin, die Aufmerksamkeit auf den Mund gelenkt werden, danach kann die Mundumgebung mit kreisenden leichten Massagebewegungen stimuliert werden.
- Zudem sollte der Patient die Möglichkeit bekommen, Pflegeutensilien wie Zahnbürste und Zahnpastatube in der Hand zu fühlen und zu ertasten, oder auch Besteck, Obst u. Ä. bevor man die Essenseingabe beginnt.
- Die Pflegefachperson kann die Hand des Patienten über das Gesicht und den Mund/Lippen führen, anschließend mit dem Zeigefinger des Patienten gezielt die Lippen abfahren, ggf. auch hinter die Lippen gehen.
- Eine zusätzliche Möglichkeit können in Tee getauchte Kompressen sein, um den Such- und Saugreflex zu stimulieren, oder die Lippen leicht mit schmeckenden, weichen Lebensmitteln bestreichen (z. B. Marmelade, Honig, Tomatensoße, Leberwurst), dabei Lieblingsspeisen berücksichtigen. Bei dieser Maßnahme wird auch der Geruchssinn angeregt.

Basale Stimulation® ist immer ein Angebot

Jegliche Art der Stimulation wird als Angebot zur Wahrnehmungsförderung verstanden. Das bedeutet, der Patient darf ein Angebot auch ablehnen. Pflegefachpersonen beobachten Patienten sehr genau und nehmen wahr, ob das Angebot einen helfenden oder eher einen negativen Effekt hat. Gegebenenfalls passen sie ihre Angebote an, verkürzen sie, versuchen sie zu einem späteren Zeitpunkt noch einmal oder pausieren sie.

23.13.3 Person-zentrierte Pflege und Betreuung

DEFINITION

Person-zentrierte Pflege: Ansatz bzw. Konzept, welches die Einzigartigkeit eines Menschen in den Mittelpunkt stellt. Ziel ist der Erhalt des Personseins. Dafür müssen die Bedürfnisse von Patienten mit Demenz und anderen Wahrnehmungs- und Orientierungsstörungen befriedigt werden.

Das Konzept der **Person-zentrierten Pflege** wurde 1995 vom britischen Psychologen *Tom Kitwood* (1937–1998) entwickelt, vornehmlich für Menschen mit Demenz (➤ 23.11). Kitwood stellt die Einzigartigkeit eines Menschen in den Mittelpunkt, das Personsein. Eine Grundvoraussetzung dafür ist die Befriedigung von seelischen Bedürfnissen, da „ein Mensch ohne deren Befriedigung nicht einmal minimal als Person funktionieren kann." [22]

Eine mangelnde Bedürfnis- und Beziehungsorientierung zeigt sich z. B. auch in herausforderndem Verhalten – der demenziell veränderte Mensch versucht oft verzweifelt, sich als Person, als Subjekt zu erfahren. Person-zentrierte beziehungsgestaltende und -fördernde Maßnahmen können herausforderndes Verhalten reduzieren und insgesamt den Verlauf der Demenzerkrankung positiv beeinflussen. [23]

Person-zentrierte Pflege beginnt mit der Haltung und Einstellung von Pflegefachpersonen (➤ Abb. 23.14). Notwendig sind: innere Ruhe, Empathie, Flexibilität, Stabilität, Ungezwungenheit in der Kontaktaufnahme und Belastbarkeit. Daran schließen sich folgende Fragen an:

- Wie können wir den Menschen mit Demenz besser verstehen lernen?
- Wie können wir dem Menschen mit Demenz die Unterstützung geben, die er braucht, um sich gehört, verstanden, angenommen und mit anderen Personen verbunden zu fühlen?
- Wie können wir uns sicher sein und sicherer werden, ob das, was wir für den Menschen mit Demenz tun, das Richtige ist?
- Wie können wir eine person-zentrierte Haltung entwickeln und fördern? [22]

Person-zentrierte Haltung und Kompetenz

- Auf den Menschen mit Demenz und nicht auf die pflegerischen Tätigkeiten, die durchgeführt werden sollen oder müssen, fokussieren → weg von einer verrichtungs- und funktionsbezogenen Pflege und störungsfreien Abläufen.
- Einzigartigkeit des Menschen und seine Lebensgeschichte respektieren.
- Den Menschen trotz „Mängel" respektieren → Defizite sprechen nicht das Personsein ab.
- Die Welt aus der Sicht des Menschen mit Demenz betrachten können: Was heißt es, Mensch und Person zu sein, wenn der Geist uns verlässt?
- **Verstehenshypothesen** als Antwort auf die Fragen formulieren:
  - Wie erlebt der Betroffene sich selbst, andere Menschen und seine Umgebung?
  - Aus welchem Denken, Fühlen und Erleben heraus ergeben die Verhaltensweisen, Befindlichkeiten und Erscheinungsformen einen subjektiven Sinn?
  - Was ist die Funktion von Verhaltensweisen, was wird mit dem Verhalten kompensiert, auf welche inneren Antriebe, Fragen, Themen ist das Verhalten eine Antwort?
- Zielen und Maßnahmen finden, ggf. mit den An- und Zugehörigen, die für den Menschen mit Demenz bedeutsam sind → Ziele, die für die Pflegenden erstrebenswert sind, sind es nicht zwangsläufig für den Menschen mit Demenz.
- Eigene Vorlieben, Prägungen, (Vor-)Urteile reflektieren → Beziehungsgestaltung ist eine Kunstfertigkeit, die gelernt und immer wieder reflektiert werden muss.

23.13.4 Validation

DEFINITION

Validation *(lat. validus = stark, wirksam, gültig)*: eine auf die Gefühlsebene des Klienten ausgerichtete Kommunikationsstrategie, die ursprünglich aus dem Bereich der Psychotherapie stammt und von Naomi Feil als Methode zum Verständnis alter, desorientierter Menschen entwickelt wurde.

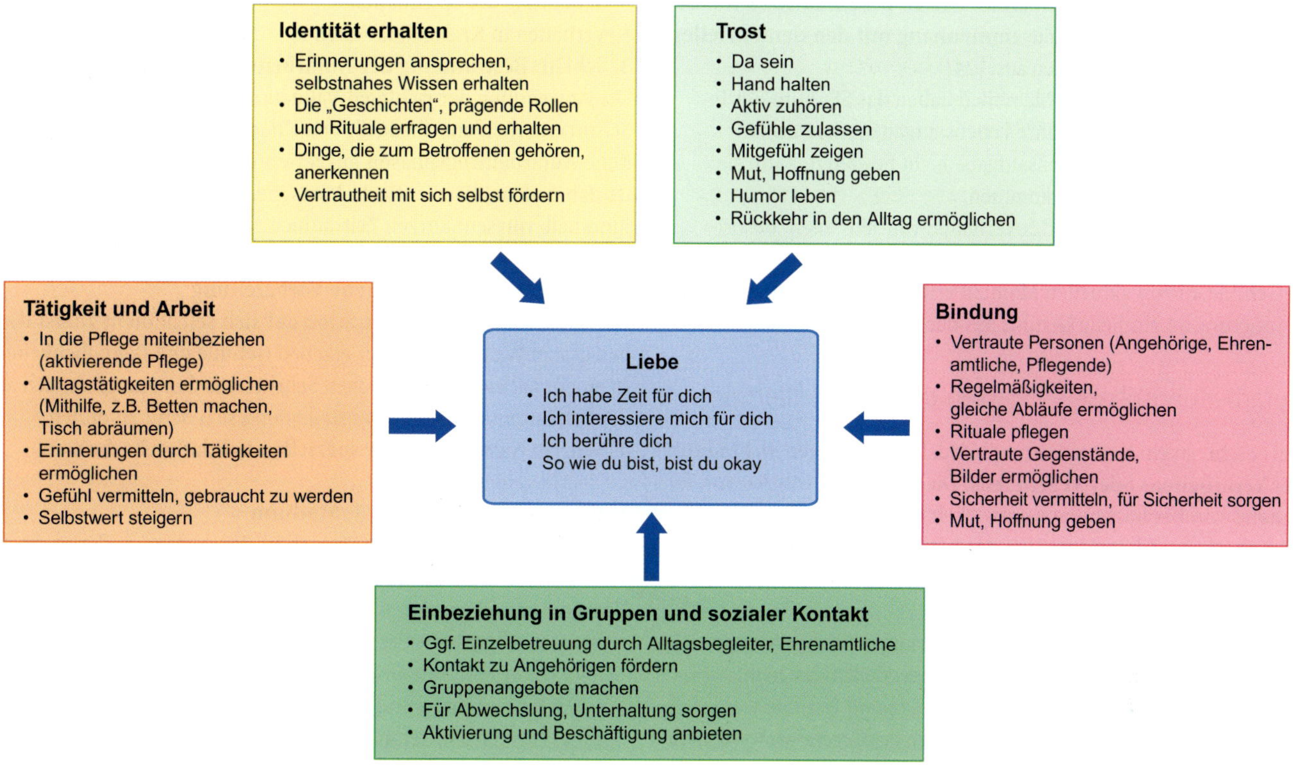

Abb. 23.14 Haltung und Angebote der Person-zentrierten Pflege für Menschen mit Demenz und anderen chronischen Verwirrtheitszuständen (nach [22]). [L143]

Validation nach Naomi Feil

Validation ist nach dem Verständnis von *Naomi Feil* (1932–2023) eine Entwicklungstheorie für alte, mangelhaft orientierte und desorientierte Menschen. Validation ist eine Methode, ihr Verhalten zu kategorisieren und einen spezifischen kommunikativen Zugang zu ihnen zu finden und zu entwickeln. [24]

Ziele

- Wiederherstellen des Selbstwertgefühls und Verbesserung des körperlichen Wohlbefindens
- Lösen von unausgetragenen Konflikten aus der Vergangenheit und Rechtfertigung des gelebten Lebens
- Verbessern der verbalen und nonverbalen Kommunikation und Verhindern eines Rückzugs in das Vegetieren
- Reduzieren chemischer und physikalischer Zwangsmittel
- Wiedergewinnung der Würde

Anlehnungen an Postulate der Psychologie

Naomi Feil bediente sich verschiedener Prinzipien und Erkenntnisse der Psychologie, ohne eine wissenschaftliche Fundierung zu erarbeiten. Ihre Vorgehensweise beruht auf ihrer erfahrungsbezogenen Arbeit mit hochaltrigen, an Demenz erkrankten Menschen.

- Den Patienten akzeptieren, ohne ihn zu beurteilen. *(Klientenzentrierte Gesprächstherapie nach Carl Rogers, Psychotherapeut, 1902–1987* ➤ 21.2.3) [25]
- Der Therapeut kann weder Einsicht verschaffen noch das Verhalten ändern, wenn der Patient nicht bereit ist, sich zu ändern oder nicht die kognitive Fähigkeit zur Einsicht besitzt. *(Abraham Maslow, Begründer der humanistischen Psychologie, 1908–1970)*
- Gefühle, die ausgedrückt und dann von einem vertrauten Zuhörer bestätigt wurden, werden schwächer, ignorierte oder geleugnete Gefühle werden stärker. *(Carl Gustav Jung, Begründer der analytischen Psychologie, 1875–1961)*
- Jedes Lebensstadium (acht Entwicklungsphasen) hat eine spezifische Aufgabe, die wir zu einem bestimmten Zeitpunkt unseres Lebens lösen müssen. Wir müssen danach streben, diese Aufgabe zu erfüllen und dann zur nächsten schreiten. Eine übergangene Aufgabe meldet sich in einem späteren Stadium wieder. (*Erik Erikson, Psychoanalytiker, 1902–1994* ➤ 23.2.1, ➤ Tab. 23.1) [26]

Lebensphase Hohes Alter

Naomi Feil fügte zu den acht Entwicklungsphasen nach Erikson noch eine weitere hinzu mit dem Titel „Hohes Alter“. Sie ist gekennzeichnet durch die Lebensaufgabe, die eigene Vergangenheit zu verarbeiten. In diesem letzten Stadium nach Naomi Feil kehren hochaltrige Menschen in die Vergangenheit zurück, um dort ungeklärte Situationen und Gefühle aus früheren Lebensstadien zu lösen. Misslingt diese Aufgabe, so gelangt der Mensch in den Zustand des Vegetierens. Analog zur Beschreibung nach Erikson (➤ Tab. 23.1) kann die Entwicklungsphase Hohes Alter mit dem Gegensatzpaar „Verarbeitung mit Kontakt zur Realität und zur Umwelt vs. Vegetieren ohne Kontakt zur Realität und Umwelt“ charakterisiert werden.

Naomi Feil geht hinsichtlich dieser letzten Lebensaufgabe von bestimmten **Annahmen im Zusammenhang mit den demenziellen Symptomen** eines Menschen aus: [24]

- Sehr alte, desorientierte Menschen haben das Stadium der Integrität nie erreicht und ihre Lebensaufgaben nicht gelöst.
- Wurde eine frühere Lebensaufgabe nicht bewältigt, kann sie später immer wieder aufkommen.
- Es gibt einen Grund für das Verhalten von sehr alten, desorientierten Menschen.
- Gefühle, die im aktuellen Moment erlebt werden, können die Erinnerung an ähnliche Gefühle aus der Vergangenheit wecken.

Aufarbeitungsphasen – Stadien der Desorientierung

Feil beschreibt ein Kategorisierungsmodell für Menschen im **Stadium des Verarbeitens oder Vegetierens.** Die Kategorien wurden von ihr anhand von Beobachtungen entwickelt und beinhalten psychische und physische Charakteristika der betroffenen Menschen in den jeweiligen Kategorien. Dabei entspricht jedes Stadium einem weiteren Rückzug aus der Realität.

1. Stadium: Mangelhafte Orientierung, unglückliche Orientierung an der Realität. Das gesellschaftliche Rollenverhalten erscheint auf den ersten Blick intakt, bestehende alte Konflikte und Gefühle werden in verkleideter Form ausgetragen. Die Personen der Gegenwart werden für den Betroffenen Symbole für Personen aus der Vergangenheit.

2. Stadium: Zeitverwirrtheit – Verlust der kognitiven Fähigkeiten. Das Gefühl für die Gegenwart und ihre chronologischen Zwänge geht verloren, die Orientierung wird in der Erinnerung erfahren. Der Betroffene verknüpft Dinge oder Personen der Gegenwart mit Ereignissen der Vergangenheit und verliert die Fähigkeit zur angemessenen Kommunikation und zu sozialem Verhalten.

3. Stadium: Sich wiederholende Bewegungen. Die ständig wiederholten Bewegungen, Rufe und Laute ersetzen die Sprache. Der Betroffene zieht sich in vorsprachliche Bewegungen und Klänge zurück, dabei werden Körperteile zu Symbolen, und Bewegungen ersetzen Worte. Die Sprache wird unverständlich und lautmalerisch, der Klang der Wörter wird wichtiger als die verbale Mitteilung.

4. Stadium: Vegetieren – totaler Rückzug nach innen. Der betroffene hochaltrige Mensch verschließt sich völlig gegenüber der Außenwelt und zeigt nur einen minimalen Antrieb. Reaktionen nach außen werden nicht mehr gezeigt, ein Verarbeiten findet nicht mehr statt.

Validationsanwendung

1. Schritt: Informationen sammeln
Zum Verständnis der Lebenswelt eines desorientierten Menschen sind Informationen über seine Biografie und wichtige Ereignisse und Erlebnisse des Patienten erforderlich. Mögliche wichtige Informationen sind z. B.:

- Frühere Beziehungen (Familie, Freunde, Autoritätspersonen) und deren Gestaltung
- Verlust und Tod von wichtigen Personen (Kinder, Partner, Geschwister)
- Beruf, Hobbys, unerfüllte Ambitionen
- Bedeutung der Spiritualität
- Verhalten in Krisensituationen

2. Schritt: Bestimmung der Aufarbeitungsphase
Die Anwendung der richtigen Validationstechnik hängt von diesem Schritt entscheidend ab, da die einzelnen Techniken auf unterschiedliche Aufarbeitungsphasen ausgerichtet sind. Zu berücksichtigen ist dabei, dass desorientierte Menschen innerhalb eines Tages, oft innerhalb von sehr kurzen Zeiträumen, verschiedene Stadien erleben können.

3. Schritt: Zentrieren – eigene Vorbereitung
Die vorbereitende Konzentration auf sich selbst dient zuerst dem bewussten Wahrnehmen der eigenen Gefühle und Befindlichkeiten. In einem nächsten gedanklichen Schritt ist es dann möglich, sich auf die Validationssituation einzustellen und sich dafür zu öffnen.

4. Schritt: Anwendung der speziellen Validationstechniken

Validationstechniken im 1. Stadium

Ein mangelhaft orientierter Mensch ist durch seine Äußerungen oft verletzend. In diesen Situationen ist es wichtig, die Kränkungen in der Vorbereitungsphase durch das Zentrieren zurückzustellen.

- **Fragen.** Allgemeine Fragen nach Fakten können ein Gespräch über die erlebte Situation mit dem mangelhaft orientierten Menschen herbeiführen und damit Erinnerungen aufrufen. Dabei sind Fragen nach Gefühlen und nach dem „Warum" zu vermeiden, da der Betroffene keine rationale Antwort geben und seine Gefühle oft nicht benennen kann. Die Fragestellungen können z. B. nach den Beteiligten, dem Ort und dem Verlauf sein: „Wer, was, wo, wann und wie."
  Beispiele: „Wann sind Sie bestohlen worden?", „Was ist gestohlen worden und was nicht?", „Wie ist das passiert?"
- **Zusammenfassen.** Das Zusammenfassen der Aussagen hilft den Betroffenen, eine Struktur zu behalten. Besonders betonte oder oft verwendete Wörter können als Schlüsselwörter wiederholt werden und damit Anknüpfungspunkte für tiefe Erinnerungen sein.
  Bespiel: „Sie haben schon viel verloren." Verlust/Unbeständigkeit/Unsicherheit („Nichts hat man sicher") als Schlüsselwörter.
- **Polarisieren.** Durch Fragen nach extremen Verläufen können bedrohliche Situationen durch den Betroffenen selbst relativiert werden.
  Beispiele: Mangelhaft orientierter Mensch: „Die anderen Bewohner stehlen mein Geld." Pflegefachperson: „Nehmen sie alles?", „Haben Sie schon mal alles verloren?", „Was haben Sie retten/behalten können?"
- **Vermitteln des Gegenteils.** Der Betroffene bekommt die Möglichkeit, sich vorzustellen, was passieren würde, wenn das Gegenteil wahr wäre.
  Beispiele: Mangelhaft orientierter Mensch: „Sie stehlen mein Geld." Pflegefachperson: „Gibt es Zeiten, wo das nicht vorkommt?"
- **Erinnern.** Fragen nach Erinnerungen und Bewältigungsmechanismen der Vergangenheit können dem Betroffenen helfen, ein Problem der Gegenwart mit den bekannten Strategien zu lösen. Worte wie „immer" oder „niemals" können solche Erinnerungen aktivieren.

Beispiel: Mangelhaft orientierter Mensch: „Ich kann nachts nicht schlafen." Pflegefachperson: „War das immer so?" „Was haben Sie dann früher gemacht?", „Wie viel Stunden würden Sie gerne schlafen?", „Wie wichtig war Ihnen das Schlafen im Leben?"

Zusätzliche Techniken im 2. Stadium

Basale Stimulation® ➢ 23.13.2

- **Berühren.** Menschen in diesem Stadium reagieren positiv auf klare, eindeutige Berührungen und Blickkontakt. Beim Sprechen wirkt eine warme und zuwendende Stimmlage beruhigend, durch eher vage und kurz formulierte Fragen und Kommentare wird dem Betroffenen genügend Raum zu eigenen Äußerungen gegeben.
- **Emotionen.** Zur Wahrnehmung und Erkennung der erlebten Gefühle ist es sinnvoll, den Betroffenen zu beobachten und seine Körperhaltung, Gestik und Mimik zu übernehmen. Wahrgenommene und erkannte Gefühle können mit dem Betroffenen besprochen werden.
- **Musik.** Die gezielte und dosierte Anwendung von Musik hilft zeitverwirrten Menschen, sich zu orientieren (bekannte Lieder zu jahreszeitlichen/religiösen Anlässen), Gefühle auszudrücken (Musik und bekannte Lieder über Stimmungen und Gefühle) und sich zu konzentrieren (klassische Musik während des Essens).

Zusätzliche Techniken im 3. und 4. Stadium

- **Spiegeln.** Die Wahrnehmung der Gefühle und die Kommunikation über die Gefühle mit dem Betroffenen sind in diesem Stadium nur möglich durch ein Nachahmen der nonverbalen Signale. Durch das Spiegeln der Körperbewegungen, der Mimik, Gestik und der Atmung kann den Menschen im 3. und 4. Stadium Verständnis und Kontaktaufnahme signalisiert werden. Gute biografische Kenntnisse über den Betroffenen ermöglichen eine individuelle Kontaktaufnahme über Musik, Klänge, Düfte und Berührung.
- **Symbole.** Gegenstände können als Symbole für eine wichtige biografische Phase dem Betroffenen helfen, Erinnerungen zu halten, und ihm damit Sicherheit geben. Das taktile Erinnern, z. B. von gestärktem Stoff, Holz oder anderen Materialien, kann für den Einzelnen eine fördernde Wirkung haben. Gegenstände wie Stofftiere oder Puppen können auch als Übergangsobjekt den Betroffenen Bindungssicherheit und Nähe geben (➢ Abb. 23.15).

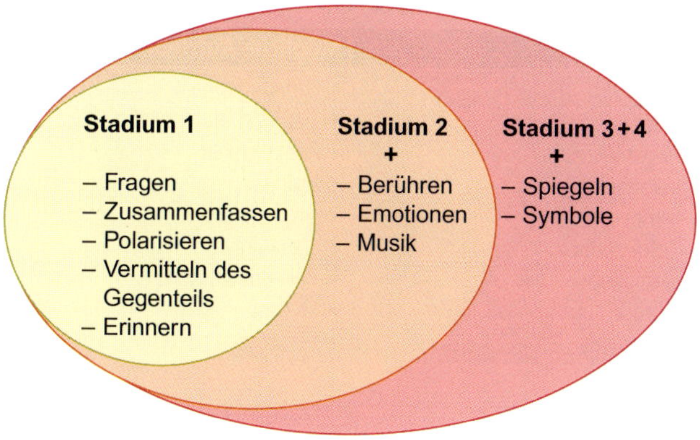

Abb. 23.15 Validationstechniken. [L234]

23.13.5 Integrative Validation® nach Richard

Die deutsche Pädagogin und Psychogerontologin *Nicole Richard* (1957–2014) entwickelte in den 1990er-Jahren das Konzept der **Integrativen Validation (IVA)** Sie geht in ihren Arbeiten von der Annahme aus, dass Menschen mit Demenz in ihren Gefühlen und Erinnerungen verhaftet sind und in ihrer inneren Wirklichkeit leben, wobei diese Erinnerungsfähigkeit und das Erleben von innerer Wirklichkeit auch dem nicht dementen Menschen vertraut ist (➢ Tab. 23.14). [27]

Das Konzept der Integrativen Validation® (IVA) versteht sich als Interventionsmöglichkeit bei der Betreuung von Menschen mit Demenz. IVA ist eine wertschätzende Grundhaltung und Methodik, die eine Kontakt- und Beziehungsaufnahme mit dem Menschen mit Demenz und das leichtere Umgehen mit dem „Anderssein" unterstützt.

Tab. 23.14 Das Erleben von Menschen mit Demenz und ohne Demenz.

	Gemeinsamkeiten im Erleben	Unterschiede im Erleben
Zeitensprünge	Sowohl Menschen mit Demenz als auch Menschen ohne Demenz orientieren sich an Szenen, die in ihrer Vergangenheit stattgefunden haben, und „springen" in diese „Lichtungen im Nebel". Das bedeutet, sowohl Demenzkranke als auch Gesunde können wichtige Szenen oder Situationen nacherleben wie eine innere Wirklichkeit. Menschen ohne Demenz finden von diesem „Zeitensprung" immer wieder in die aktuelle Wirklichkeit zurück und wissen, dass sich die Szenen oder Situationen in der Vergangenheit abgespielt haben.	Menschen mit Demenz können sich nicht mehr in die aktuelle Realität zurückorientieren. Eines der Kernsymptome der Demenzerkrankung ist die Störung der Merkfähigkeit und des Kurzzeitgedächtnisses. Dadurch sind sie im Verlauf der Erkrankung nicht mehr in der Lage, die sich immer wieder aktualisierende Wirklichkeit zu speichern und sich zurückzuorientieren. Für Menschen mit Demenz sind die „Lichtungen", ihre „Zeitensprünge", die wahre und wirkliche Realität. Eine Szene aus der Vergangenheit spielt sich im Heute ab.
Gefühle und Antriebe	Sowohl Menschen mit Demenz als auch Menschen ohne Demenz können Gefühle und Antriebe, die in der erinnerten Situation erlebt wurden, nachempfinden.	Menschen mit Demenz erleben die mit der „Originalsituation" verknüpften Gefühle und Antriebe als innere Realität. Sie bringen also ihre Empfindungen aus den vergangenen Zeiten in das Heute hinein und erleben diese Gefühle und Antriebe als Realität.

23

Tab. 23.15 Gefühle und Antriebe.

Gefühle	Mögliche Antriebe
• Liebe • Trauer • Angst/Wut • Verzweiflung • Hilflosigkeit • Zufriedenheit • Misstrauen • Unruhe • Sehnsucht	• Ordnungssinn • Tier- und Blumenliebe • Pünktlichkeit • Humor • Großzügigkeit • Genauigkeit • Pflichtbewusstsein • Strenge • Fürsorge

Prinzipien

- Die grundsätzliche Ausgangsüberlegung in der Anwendung der Integrativen Validation orientiert sich am aktuellen Erleben und aktuellen Antrieb des Patienten (➤ Tab. 23.15).
- Die wahrgenommenen Gefühle und Antriebe werden validiert (wertgeschätzt, akzeptiert, angenommen).
- Das diesen Gefühlen und Antrieben zugehörende Verhalten wird situativ und allgemein bestätigt.

Schritte

➤ Tab. 23.16 stellt die Validationsschritte dar.

23.13.6 Biografiearbeit

DEFINITION

Biografiearbeit *(Erinnerungspflege):* pflegerisch-therapeutischer Ansatz, um die Lebensgeschichte des Patienten mit ihren subjektiv bedeutsamen Ereignissen und Erfahrungen zu rekapitulieren und so dem Patienten die Möglichkeit zu geben, auf sein Leben zurückzublicken und sich mit seiner Geschichte zu versöhnen.

Die **Biografiearbeit** lehnt sich an die Lebensaufgaben nach *Erik H. Erikson* (➤ 23.2.1) und *Naomi Feil* (➤ 23.13.4) an und geht von der Annahme aus, dass die rückwirkende Betrachtung und Verarbeitung der eigenen Geschichte das Selbstvertrauen stärkt und dem individuellen Leben einen Sinn verleiht. Der Zugang zur eigenen Biografie und das Erinnern an wichtige biografische Daten gehören zur Identitätsbildung eines Menschen und erfüllen daher das Bedürfnis nach Identität, das auch Menschen mit Demenz haben. [28]

Die Identität als umfassende Bestimmung eines Menschen mit allen Merkmalen und der biografischen Geschichte ist bei einem Menschen mit Demenz durch seinen zunehmenden Gedächtnisverlust bedroht. Der Verlust des Wissens über das eigene Selbst, der Verlust der Lebensgeschichte und der eigenen Erfahrungen führt dazu, dass der demenzkranke Mensch nicht stolz auf sein erfülltes Leben zurückblicken kann. Die Biografiearbeit unterstützt mit ihren Methoden (➤ Tab. 23.17), z. B. dem Erstellen eines Erinnerungsalbums (➤ Abb. 23.16), die erinnernde Auseinandersetzung mit dem eigenen Leben und das Aufrechterhalten möglichst vieler Erinnerungen im Denken und Fühlen. [29]

Tab. 23.16 Übersicht der Validationsschritte nach Nicole Richard.

Definition	Mögliche Anzeichen
1. Schritt. Das Gefühl/den Antrieb des Menschen mit Demenz erspüren, wahrnehmen	Mögliche Gefühle und Antriebe: Unruhe, Aufregung, Verzweiflung, Angst, Liebe, Fürsorge, Pflichtbewusstsein, Verlässlichkeit
2. Schritt. Die Gefühle/Antriebe in direkten, kurzen Sätzen annehmen, akzeptieren, wertschätzen – ein persönliches Echo geben	Mögliche Äußerungen: • „Sie haben gar keine Ruhe" • „Sie sind sehr in Sorge" • „Sie kennen Ihre Pflichten" • „Sie waren immer für Ihre Kinder da" • „Sie lieben Ihre Kinder"
3. Schritt. Gefühle/Antriebe allgemein validieren durch Sprichwörter und Lebensweisheiten	Mögliche Sprichwörter: • „Kleine Kinder, kleine Sorgen, große Kinder, große Sorgen!" • „Mutter bleibt man ein Leben lang!"
4. Schritt. Das Lebensthema des Betroffenen erarbeiten, als Überbegriff sehen und Schlüsselwörter einbinden (Beruf, Aufgaben, Lebensgestaltungen)	Mögliche Lebensthemen: Mutterschaft, Betreuungsaufgaben, Pflichterfüllung, sich kümmern (müssen), Familie

Tab. 23.17 Methoden der Biografiearbeit.

Methoden	Didaktische Hinweise
Gesprächsorientiert	
Einzelgespräche	• Ermöglichen das Ansprechen von subjektiv sehr bedeutsamen Ereignissen und Erfahrungen des demenzkranken Menschen • Voraussetzung ist eine offene Gesprächshaltung mit dem Schwerpunkt des Zuhörens
Gruppengespräche	• Fördern die Entwicklung einer kollektiven Biografie und stärken dadurch das Gefühl der Verbundenheit („Wir haben viel gemeinsam") • Können anhand eines Themas strukturiert werden: – Gestaltung des Familienlebens – Kindheit/Kinderspiele – Schulzeit – Feste und Feiertage – Berufliche Erfahrungen
Gespräche mit Angehörigen	Anregung der Angehörigen, mit dem betroffenen Familienmitglied und ihrer Familie über die Familiengeschichte und die Biografie der einzelnen Familienmitglieder zu sprechen
Aktivitätsorientiert	
Ausführen von Alltagshandlungen	• Kann Gesprächsanlässe zu den verschiedenen biografischen Themen bieten • Durch die konkreten Handlungen kann biografisches Wissen auch bei verbalen Einschränkungen präsent werden • Die Gegenstände und sinnlichen Eindrücke können als Trigger Erinnerungen wieder aufleben lassen

Tab. 23.17 Methoden der Biografiearbeit. *(Forts.)*

Methoden	Didaktische Hinweise
Kulturelle Aktivitäten • Malen • Jahreszeitliches Basteln • Erstellen von Erinnerungsbüchern und Fotoalben (➤ Abb. 23.16) • Singen, Instrumente spielen • Tanzen	• Erfordern ein Einschätzen der Bedeutung für den dementen Menschen: Was hat er gerne gemacht? • Bei der Gestaltung der kulturellen Aktivitäten ist zu beachten, dass sie den Anschluss an lange bekannte Rituale und Traditionen des demenziell erkrankten Menschen herstellen
Sammlung von Erinnerungsobjekten	• Gegenstände können Symbole für bestimmte Erinnerungen sein und sind dann mit einer Geschichte verbunden • Mit dem demenziell erkrankten Menschen und seinen Angehörigen für ihn bedeutsame Gegenstände und die damit verbundenen Geschichten sammeln • In der stationären Betreuung sind Gegenstände und Symbole der individuellen Biografie wichtig, da viele eigene Dinge nicht mitgenommen werden können und damit ein Identitätsverlust erlebt wird

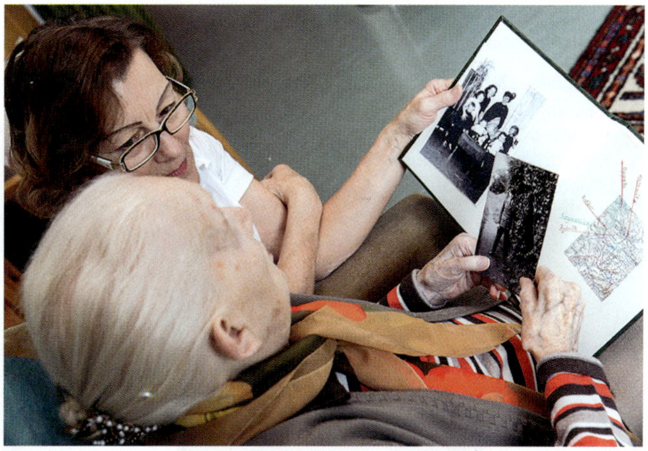

Abb. 23.16 Patientin und Pflegende erstellen gemeinsam ein Erinnerungsalbum. [K157]

Die Biografiearbeit führt in der Beziehungsentwicklung zwischen Pflegenden und Patienten zu einem leichteren und tieferen Zugang zum Patienten und erleichtert die Kommunikation mit demenziell erkrankten Menschen. Sie schafft die Möglichkeit, in Gesprächen an die Vergangenheit anzuschließen, und gibt den Pflegenden einen Interpretationsspielraum zu Verhaltensweisen und Bedürfnissen des Patienten.

Aufgaben zur Pflegesituation

Als die Auszubildende Hannah Klingel das Zimmer von Frau Gottlieb betritt, liegt diese teilnahmslos im Bett. Frau Klingel begrüßt Frau Gottlieb freundlich und erklärt ihr, dass sie sie bei der Körperpflege unterstützen wolle. Frau Gottlieb reagiert kaum auf die Ansprache. Die Auszubildende entschließt sich, mit der Körperpflege zu beginnen und Frau Gottlieb nicht zu überfordern. Als sie der Bewohnerin den Waschlappen für das Gesicht reicht, setzt sich diese zur Wehr. Sie schlägt der Auszubildenden den Waschlappen aus der Hand und fängt an zu schimpfen. Frau Klingel ist ratlos. Sie versucht Frau Gottlieb zu beruhigen und reicht ihr wenig später erneut den Waschlappen. Dieses Mal nimmt Frau Gottlieb diesen zwar an, weiß aber nicht so recht, was sie damit anfangen soll. Hannah Klingel entschließt sich, die Körperpflege zu übernehmen. Sie erinnert sich, dass eine Pflegefachfrau ihr erzählt hat, dass Frau Gottlieb früher im Chor gesungen habe. Hannah Klingel singt seit einigen Jahren ebenfalls in einem im Chor und stimmt bei der Pflege ein bekanntes Lied an. Plötzlich fängt auch die Bewohnerin an zu singen. Hannah Klingel ist überwältigt, wie textsicher Frau Gottlieb ist und wie viel Freude ihr das Singen bereitet. Sie hat das Gefühl, dass das gemeinsame Singen den Zugang zu Frau Gottlieb erleichtert. In der Übergabe berichtet sie den anderen Pflegefachpersonen sichtlich stolz von ihrem Erfolgserlebnis mit Frau Gottlieb.

1. Beurteilen Sie die Situation zwischen der Auszubildenden Hannah Klingel und Frau Gottlieb im Verlauf des Kontakts?
2. Welche Erfahrungen haben Sie bereits mit demenziell Erkrankten erlebt?
3. Welche Grundsätze sollten Sie hinsichtlich der Pflege von an Demenz erkrankten Menschen berücksichtigen? Beziehen Sie sich bei der Beantwortung der Frage bitte auf die Validation nach Naomi Feil und das Konzept der Basalen Stimulation®.
4. Hannah Klingel nutzt in der pflegerischen Versorgung bei Frau Gottlieb die kulturelle Aktivität des Singens, die zur Biografiearbeit gehört. Erläutern Sie die Grundzüge dieses Ansatzes.
5. Welche Beobachtungen und Daten sollten im Rahmen einer Pflegeanamnese erhoben werden, um die kognitive und psychische Situation umfassend einschätzen zu können?
6. Wie könnte der Sohn von Frau Gottlieb in die Biografiearbeit einbezogen werden?
7. Definieren Sie das Krankheitsbild „Demenz" und gehen auf die Stadien einer Demenzerkrankung ein. In welchem Stadium befindet sich Frau Gottlieb?

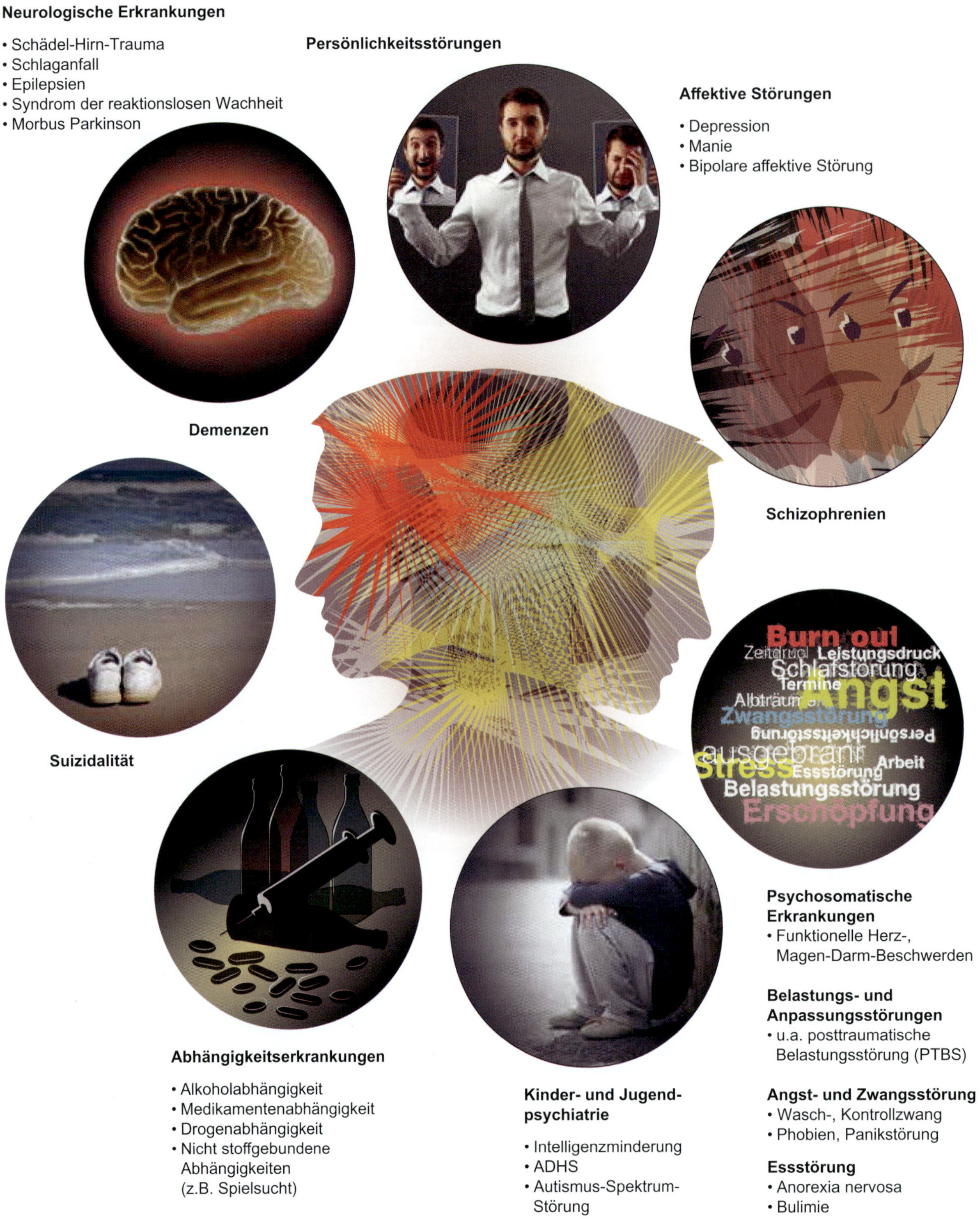

Abb. 23.17 Überblick über die wichtigsten Erkrankungen zum Thema Bewusstsein und Verhalten. [L275, J787]

KAPITEL

24 Schmerz

Andreas Parthum

Pflegesituation

Frau Claudia Werner ist 47 Jahre alt und betreibt eine kleine Boutique. Sie leidet seit vier Jahren unter wiederkehrenden Schulter- und Nackenschmerzen. Zu Beginn waren die Schmerzen noch auszuhalten und verschwanden nach einiger Zeit von allein wieder. Seit einem Jahr sind die Schmerzen jedoch immer stärker geworden. Seit der Scheidung von ihrem Mann vor einem Jahr übernimmt Frau Werner in der Boutique neben dem Verkauf und Kundenkontakt zusätzlich auch noch die Buchhaltung. In letzter Zeit nahmen die Schmerzen immer weiter zu, sodass sie ihre Boutique schon mehrmals unter der Woche schließen musste. In dieser Zeit konsultierte sie mehrfach ihren Hausarzt. Nachdem Frau Werner die Einnahme von Schmerzmitteln zunächst entschieden abgelehnt hatte, überzeugte der Hausarzt sie schließlich, sich Ibuprofen verschreiben zu lassen.

Schmerz ist oft das Erste, was Betroffene von einer Erkrankung bemerken und der Grund, warum viele Menschen einen Arzt aufsuchen. Schmerzfreiheit hat naturgemäß eine große Bedeutung. Dementgegen sind in allen Versorgungsbereichen Patienten/Bewohner mit Schmerzen noch immer unterversorgt. [1], [2], [3]

Um den Schmerz adäquat zu erkennen und entsprechend darauf reagieren zu können, sollten Pflegefachpersonen die Zusammenhänge zwischen Schmerzentstehung, Schmerzbeobachtung, Möglichkeiten der medikamentösen und nichtmedikamentösen Maßnahmen zur Schmerzbehandlung einschließlich möglicher Nebenwirkungen kennen. Gemeinsam mit dem interdisziplinären Team können so schmerzgeplagte Patientinnen und Patienten bzw. Bewohnerinnen und Bewohner (im Folgenden nur „Patientin" genannt) kompetent versorgen und deren Angehörige unterstützt werden.

Expertenstandard Schmerzmanagement in der Pflege

Der *Expertenstandard Schmerzmanagement in der Pflege* wurde Juni 2020 aktualisiert und dient als pflegerischer Handlungsrahmen. In diesem Expertenstandard wurden die bisherigen beiden Expertenstandards *Schmerzmanagement in der Pflege bei akuten Schmerzen* und *Schmerzmanagement in der Pflege bei chronischen Schmerzen* zusammengeführt.
Die **Zielsetzung** lautet: *„Jeder Mensch mit akuten, chronischen oder zu erwartenden Schmerzen erhält ein individuell angepasstes Schmerzmanagement, das der Entstehung sowie der Chronifizierung von Schmerzen und schmerzbedingten Krisen vorbeugt oder Schmerzen beseitigt sowie zu einer akzeptablen Schmerzsituation und zu Erhalt oder Erreichung einer bestmöglichen Lebensqualität und Funktionsfähigkeit beiträgt."*
Pflegefachpersonen tragen durch Identifizierung und Kontrolle von Schmerzsituationen sowie der Beratung von Betroffenen dazu bei, Schmerzen vorzubeugen und Schmerzen zu lindern. Ziel des individuellen pflegerischen Schmerzmanagements ist eine akzeptable Schmerzsituation der Patientin anhand der Kriterien Lebensqualität und Funktionsfähigkeit. [4]

24.1 Physiologische Grundlagen

DEFINITION

Schmerz: subjektiv unangenehmes Sinnes- und Gefühlserlebnis, das durch eine tatsächliche sowie drohende Gewebeschädigung hervorgerufen oder wie eine solche Schädigung vom Betroffenen beschrieben wird.

Nach dieser Definition ist es für das Erleben von Schmerz unerheblich, ob eine Gewebeschädigung tatsächlich nachweisbar ist oder nicht.

24.1.1 Schmerzentstehung, -leitung und -wahrnehmung

DEFINITION

Nozizeption: Aufnahme, Weiterleitung und Verarbeitung gewebeschädigender Reize. Diese Reize werden als Schmerz wahrgenommen.

Die **Schmerzentstehung, -leitung und -wahrnehmung** ist ein komplexer Vorgang auf der physiologischen Ebene, der nicht als einfaches Reiz-Reaktions-System funktioniert. Vielmehr wirken hemmende und verstärkende Mechanismen in der Peripherie, dem Rückenmark und dem Gehirn zusammen (➤ Abb. 24.1, ➤ Tab. 24.1). Zudem haben die Psyche und die soziale Interaktion einen Einfluss auf das Schmerzerleben und das daraus resultierende Schmerzverhalten.

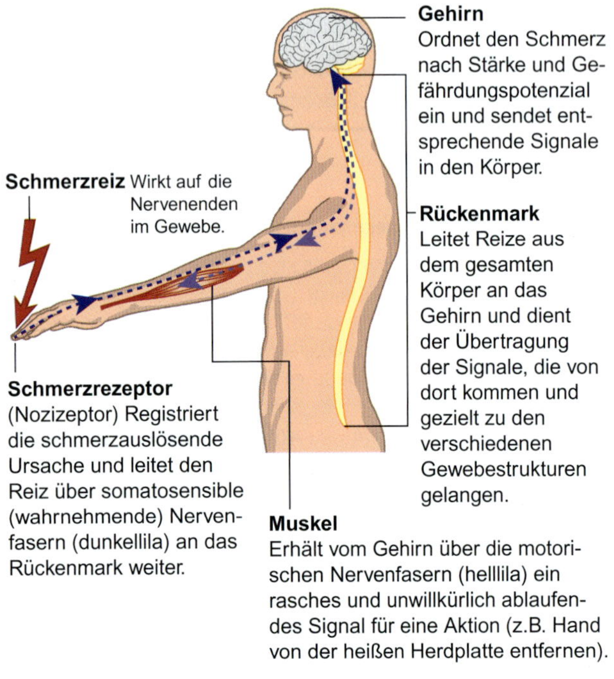

Abb. 24.1 Schmerzleitung im Nervensystem. Überblick über das nozizeptive System. [L138]

Tab. 24.1 Überblick über die Abläufe im nozizeptiven System.

Physiologische Abläufe	Fachbegriffe
Im peripheren Gewebe	
Reizaufnahme durch freie Nervenendigungen	**Nozizeptor** (schmerzsensible freie Nervenendigung)
Signalübertragung über Nervenfasern zum Rückenmark	**Transduktion** (Reizung des Nozizeptors) **Transformation** (Auslösung eines Signals) **Konduktion** (Weiterleitung des Signals)
Entstehung einer lokalen Entzündungsreaktion	**Periphere Sensibilisierung** (Senkung der Reizschwelle von Nozizeptoren durch Botenstoffe und Aktivierung weiterer Nozizeptoren) **Primäre Hyperalgesie** (fortbestehender Schmerz und gesteigerte Schmerzempfindlichkeit im geschädigten Gewebe)
Im Rückenmark	
Umschaltung auf das ZNS, Signalübertragung zum Gehirn	
Körpereigene Schmerzhemmung	**Segmentale Hemmung** (Unterdrückung des eingehenden Schmerzreizes im Rückenmark durch Stimulation nicht schmerzleitender Nervenfasern)
Schmerzverstärkung durch Rezeptorveränderungen	**Spinale Neuroplastizität** und **Zentrale Sensibilisierung** (durch anhaltende Schmerzsignale aus der Peripherie) **Sekundäre Hyperalgesie** (Ausbreitung des schmerzhaften Areals in der Peripherie) **Allodynie** (neutrale Reize wie Druck, Berührung, Bewegung werden als schmerzhaft empfunden) **Wind-up** (verstärkte Weiterleitung von Schmerzsignalen zum Gehirn)
Aktivierung von Reflexen	
Im Gehirn	
Verteilung über Thalamus zum limbischen System, Kortex und weiteren Arealen **Schmerzerleben (➤ 24.1.2) und -verhalten (➤ 24.1.3)**	
Körpereigene Schmerzhemmung	**Deszendierende Hemmung** (Aktivierung von Hirnarealen mit absteigenden Bahnen, die endogene schmerzhemmende Botenstoffe freisetzen)
Reflexe des unwillkürlichen Nervensystems **Reaktionen des Hormonsystems**	

Körperperipherie

In der Haut, den Muskeln, dem Periost (Knochenhaut), den Kapseln innerer Organe, den Gefäßwänden und den Wänden von Hohlorganen befinden sich freie, schmerzsensible Nervenendigungen (**Nozizeptoren**). Sie haben eine Schwelle für unterschiedliche schmerzhafte Reize. Werden diese Nozizeptoren gereizt, lösen sie ein Signal aus und leiten es zum Hinterhorn des Rückenmarks weiter *(Transduktion, Transformation, Konduktion)*.

Neben der direkten Erregung von Nozizeptoren werden im geschädigten Gewebe Botenstoffe (u. a. Prostaglandine) freigesetzt.

Prostaglandine senken die Reizschwelle der Nozizeptoren und aktivieren bislang nicht genutzte Nozizeptoren (schlafende Neurone) im betroffenen Gebiet. Über weitere Mechanismen entsteht eine Entzündungsreaktion, sichtbar an den Entzündungszeichen Schmerz, Schwellung, Überwärmung und Rötung.

Rückenmark

Im Hinterhorn des Rückenmarks erfolgt die synaptische Umschaltung des Schmerzsignals auf das zentrale Nervensystem (ZNS) und gelangt anschließend zum Gehirn. Das von der Peripherie eingehende Schmerzsignal wird dabei nicht ungefiltert an das Gehirn weitergegeben. Es kann sowohl gehemmt als auch verstärkt werden.

Schmerzhemmung

Sehr schnell leitende Nervenfasern, die normalerweise nur Informationen über Druck, Berührung oder Bewegungen übertragen, können auf Rückenmarksebene Schmerzsignale unterdrücken *(segmentale Hemmung)*. Ein Vergleich mit einer Tür bietet sich hier an: Wollen zwei Personen durch eine schmale Tür, so blockiert die erste den Durchgang für die zweite Person. Auf diese Art funktioniert die Schmerzlinderung durch Reiben oder Pusten an der betroffenen Stelle *(Gate Control Theory)*.

Schmerzverstärkung

Anhaltende starke Schmerzen führen zu einer Rezeptorveränderung an der Umschaltstelle (Synapse) im Rückenmark. Die Anzahl der Rezeptoren nimmt zu *(spinale Neuroplastizität)* und damit die Sensibilität für Schmerzsignale *(zentrale Sensibilisierung)*. Zu beobachten sind die Ausbreitung des schmerzhaften Gebiets in der Peripherie *(sekundäre Hyperalgesie)* und die schmerzhafte Wahrnehmung normalerweise nicht schmerzhafter Reize wie Druck, Berührung oder Bewegung *(Allodynie)*. Eine Folge der Rezeptorveränderungen im Rückenmark kann auch die Verstärkung des eingehenden Schmerzsignals *(Wind-up-Phänomen)* sein.

Reflexkreise

Durch Reflexkreise im Rückenmarke werden Reflexe ausgelöst, z. B. Wegziehen einer Extremität (Fluchtreflex) oder erhöhte Muskelspannung. Kurzschlüsse mit dem vegetativen Nervensystem können die Blutzufuhr durch Engstellung von Blutgefäßen im Schmerzgebiet verringern.

Eine Besonderheit ist die Verschaltung von viszeralen (Kapseln innerer Organe) und somatischen (Haut) Schmerzfasern auf derselben Synapse im Rückenmark. Dadurch kommt zu einer Fehlprojektion viszeraler Schmerzen in typische Hautbereiche (*Head-Zonen* ➤ Abb. 24.2). Diese Projektion von Schmerzreizen in der Wahrnehmung *(übertragener Schmerz)* verläuft nur in der beschriebenen Richtung, nicht umgekehrt. Ein Beispiel dafür ist der in den linken Arm ausstrahlende Schmerz bei einer Durchblutungsstörung des Herzmuskels.

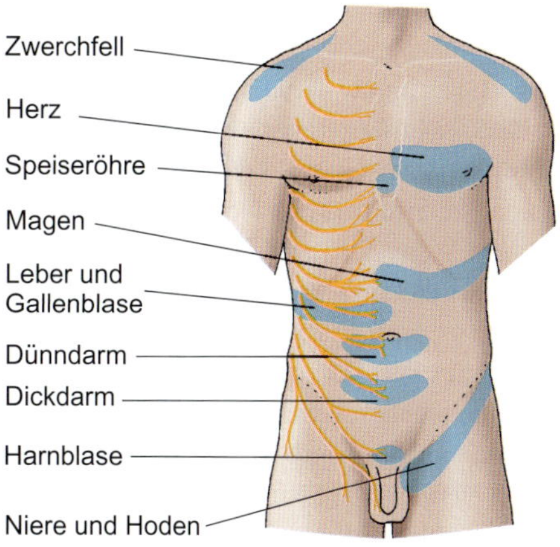

Abb. 24.2 Head-Zonen. Haut und innere Organe können sich gegenseitig beeinflussen, sie stehen über vegetative Reflexbögen in Verbindung. Erkrankungen der inneren Organe führen zu Schmerzempfinden in typischen Hautgebieten (Head-Zonen). Daher liefern Schmerzen in bestimmten Hautarealen wichtige diagnostische Hinweise. [L190]

Gehirn

Im Gehirn durchläuft jeder Schmerzreiz den Thalamus und wird von hier an verschiedene Hirnareale verteilt. Bedeutsam sind vor allem das *limbische System* (Verknüpfung mit Gefühlen, z. B. Angst) und der *Kortex* (Großhirnrinde, Ort der Schmerzwahrnehmung).

Schmerzerleben

In einem Netzwerk der beteiligten Areale erfolgt die **Wahrnehmung und Verarbeitung** des eingehenden Schmerzreizes. Er wird als Schmerz wahrgenommen, lokalisiert, bewertet und beantwortet. Der Schmerz wird in drei Komponenten bewusst, d.h. erlebt:

- Sensorischen Wahrnehmung und Abgrenzung
- Gefühlskomponente
- Bewertungskomponente

Im Kortex (Großhirnrinde) werden Schmerzstärke und -lokalisation bewusst und die Bedeutung des Schmerzes für die jeweilige Situation bewertet. Über das limbische System beeinflussen die Schmerzreize Stimmung und Gefühle.

Die einzelnen Verarbeitungszentren beeinflussen sich gegenseitig positiv und negativ. So wird Schmerz bei guter Stimmungslage als weniger stark empfunden. Umgekehrt verstärkt sich die Schmerzwahrnehmung unter dem Einfluss negativer Gefühle, wie z. B. Angst.

Die Bewertungskomponente in der Schmerzwahrnehmung ist von früheren Erfahrungen, der Persönlichkeit und kulturell-sozialen Einflüssen geprägt. Je nach Situation wird der Schmerz als bedrohlich oder kontrollierbar empfunden. Auch hier bestehen über Lernprozesse positive oder negative Rückkopplungen der Schmerzen auf Erfahrungen, Persönlichkeitsmerkmale oder soziale Interaktionen, was dazu führt, dass die Schmerzbewertung fortlaufend neu strukturiert wird.

Schmerzhemmung

Im Gehirn werden bestimmte Areale aktiviert, die **schmerzhemmende Botenstoffe** ausschütten. Das so entstehende Signal läuft nach kaudal (steißwärts) dem Schmerz entgegen. An der Umschaltstelle im Rückenmark (Hinterhorn) kommt es zu einer direkten **Hemmung** des Schmerzsignals aus der Peripherie sowie zu einer generellen Reduktion der körperlichen Schmerzempfindung *(deszendierende Hemmung).*

Der Mechanismus der deszendierenden Schmerzhemmung bewirkt das Phänomen der **Stressanalgesie** und kann auch medikamentös durch Opioide und Antidepressiva aktiviert werden. Hier bietet sich ein weiterer Vergleich mit einer Tür an: Eine Person betritt ein Gebäude über eine schmale Tür und geht über eine Treppe nach oben. Oben betätigt die Person einen Schalter, der die Tür automatisch verriegelt. Nachfolgende Personen können das Haus nicht mehr betreten.

Schmerzverstärkung

Schmerzverstärkend wirken Emotionen, Kognitionen sowie Persönlichkeitsmerkmale. Von Bedeutung sind Angst, Katastrophieren, Depressivität, Neurotizismus und geringe Selbstwirksamkeit. Es besteht eine wechselseitige Beziehung zwischen Gedanken, Überzeugungen, Gefühlen, Stimmungen und dem Schmerzerleben besteht. So beeinflussen nicht nur Gedanken und Gefühle das Schmerzerleben, auch wiederholtes oder anhaltendes Schmerzerleben verändert Denken, Fühlen und die Stimmung des Betroffenen.

Reflexkreise

Im Zuge der Schmerzsignalverarbeitung im Gehirn werden zusätzlich **Reaktionen des vegetativen Nervensystems sowie des Hormonsystems** hervorgerufen. Durch Reflexe im Hirnstamm (Medulla oblongata) werden Blutdruck und Puls erhöht, die Atmung verstärkt sowie die Schweißproduktion angeregt. Über Verbindungen des Thalamus zur Hypophyse erfolgt eine hormonelle Antwort auf den Schmerzreiz. Dabei kommt es zur Schmerzhemmung durch Ausschüttung *körpereigener Opioide (Endorphine)* sowie zur Aktivierung körperlicher Reserven durch Ausschüttung von Stresshormonen (Kortisol).

24.1.2 Verhalten bei Schmerz

DEFINITION

Schmerzschwelle: der Punkt, ab dem ein Schmerzreiz als schmerzhaft empfunden wird.
Schmerztoleranz: der Punkt, bis zu dem ein Mensch bereit ist, Schmerzen ohne Schmerzmittel auszuhalten.

Schmerzschwelle und -toleranz sind bei jedem Menschen anders. Schmerzerfahrung, Schmerzerleben und die emotionale Situation (➤ 24.1.2) beeinflussen sie, z. B. „Sich in den Schmerz hineinsteigern", „Mit dem Schmerz fertigwerden", „Kein Aufhebens um die Schmerzen machen", „Die Schmerzursache annehmen oder ablehnen".

Das Ergebnis der Schmerzverarbeitung zeigt sich im **Schmerzverhalten.** Das Repertoire reicht von Aktivitäten zur Schmerzlinderung bis zum bewussten Ignorieren des Schmerzes, von der Suche nach Unterstützung durch verbale oder nonverbale Kommunikation bis zum sozialen Rückzug. Alle erkennbaren Reaktionen auf die Schmerzwahrnehmung unterliegen Lernprozessen auf der psychischen und sozialen Ebene.

Kindheit

Stufenmodell der psychosozialen Entwicklung nach Erikson ➤ Tab. 23.1

Kinder müssen das Erleben von Schmerz, dessen Bedeutung und wirksames Schmerzverhalten zunächst lernen. Dabei sind kulturelle und familiäre Einflüsse prägend. Der Umgang mit Schmerz wird entlang der kindlichen Entwicklung auf unterschiedliche Weise erlernt:

- Früh- und Neugeborene zeigen motorische und vegetative Reaktionen auf Schmerzreize → **Wichtig:** Urvertrauen durch Vertrauensperson
- Kleinkinder assoziieren Umgebungen oder Gegenstände (z. B. Nadeln, Spritzen) mit Schmerz → **Wichtig:** Anwesenheit einer Vertrauensperson, Ablenkung (➤ Abb. 24.3)
- Schulkinder können bereits auf eigene Schmerzerfahrungen zurückgreifen → **Wichtig:** keine Verharmlosung (z. B. „Es tut nicht weh"), begrenzte Mitgestaltung der Situation ermöglichen, Belohnungen für „Tapferkeit" einsetzen
- Jugendliche begreifen Zusammenhänge zwischen Erkrankung, Behandlung und Schmerz → **Wichtig:** vollständige Informationen, Autonomiestreben Jugendlicher respektieren

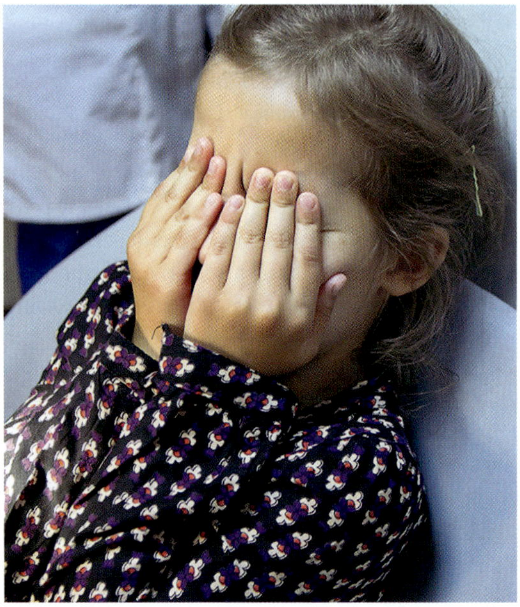

Abb. 24.3 War ein Kind schon öfter im Krankenhaus, so löst bereits die Umgebung oder der Anblick von Spritzen Angst vor Schmerzen aus. [J787]

Auswirkungen auf das spätere Schmerzverhalten

Die Entwicklung der kognitiven und emotionalen Schmerzverarbeitung beeinflusst den späteren Umgang mit Schmerz. Wahrscheinlich sind viele chronische Schmerzprobleme bei Erwachsenen auf schmerzhafte Erfahrungen im frühkindlichen Alter zurückzuführen.

Alter

Demenzielles Syndrom ➤ 23.11

Senioren sind häufig der Überzeugung, dass Schmerzen zum **Alter** dazugehören, dennoch leiden sie unter den Schmerzen. Viele ältere Menschen verschweigen und ertragen bisweilen ihren Schmerz, da sie nicht zur Last fallen wollen. In der Kommunikation wird das Wort Schmerz eher vermieden und als Qualität (z. B. drückend, ziehend, unangenehm o. Ä.) oder Beeinträchtigung (z. B. „kann mich nicht bewegen") umschrieben. Zudem besteht die Überzeugung, die Einnahme von Schmerzmitteln sei der letzte Ausweg und müsse so lange wie möglich aufgeschoben werden.

Die Zunahme der kognitiven Beeinträchtigung im hohen Alter verändert den Schmerzausdruck. Ist beispielsweise bei Demenzkranken die sprachliche Kommunikation des Schmerzbefindens eingeschränkt, wird Schmerz verstärkt nonverbal, z. B. über die Mimik oder Körperhaltung, zum Ausdruck gebracht (➤ 21.1.3, ➤ Abb. 24.4). [5]

Bei Menschen mit Demenz ist die kognitive Schmerzbewältigung zunehmend eingeschränkt. Dies führt zu verstärkter Nozizeption und ungebremster Schmerzverarbeitung. Vermehrtes Schmerzerleben und Unterversorgung mit Analgetika sind die Folge. [5]

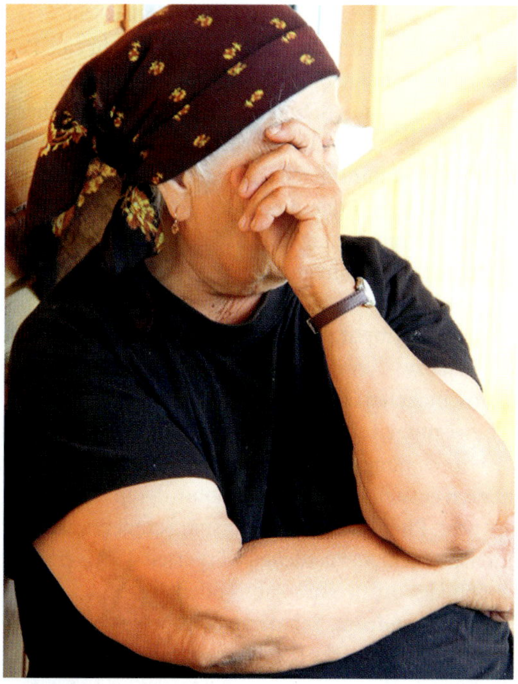

Abb. 24.4 Bei eingeschränkter Kommunikationsfähigkeit gewinnen nonverbale Schmerzäußerungen, z. B. über die Gesichtsmimik oder Gestik, an Bedeutung. [J787]

Schmerz und Kultur

Das Erleben von und der Umgang mit Schmerz zeigt **Unterschiede zwischen den Kulturen.** Dafür spielt die Frage nach dem Sinn von Schmerzen eine Rolle. Die Beantwortung der Sinnfrage greift auf kulturelle und ethnische Traditionen zurück. In der kulturellen Tradition nimmt die jeweilige Religion Einfluss auf das Erleben von Schmerz sowie das Leben mit Schmerz.

Trotz großer Unterschiede der Weltanschauungen wird Schmerz fast überall mit der Frage nach dem Sinn des Lebens verknüpft, z. B. zeigen Religionen Wege aus der schmerzerfüllten Welt auf und messen so dem Leben eine Bedeutung bei.

Allen Menschen gemeinsam sind die mimischen Reaktionen auf Schmerz. Unterschiede bestehen hingegen im seelischen Erleben von Schmerz. So zeigten Untersuchungen in anderen Kulturen, dass bestimmte Erkrankungen dort als schmerzhafter eingestuft werden, als dies in unserem Kulturkreis geschieht. Beispielsweise werden solche Erkrankungen als besonders schmerzhaft beschrieben, die mit einer Trennung von der Familie, körperlichen Funktionsverlusten oder einer sozialen Abseitsstellung einhergehen. Damit spiegelt sich das umfassendere seelische Erleben von Schmerzen in anderen Kulturen verglichen mit dem uns bekannten eher organbezogenen Empfinden wider. In anderen Kulturkreisen besteht eine stärkere Verzahnung von körperlichem und seelischem Schmerzerleben.

Weitere Unterschiede im Schmerzerleben zeigen sich in der Schmerztoleranz, d. h., bis zu welcher Intensität Schmerz ertragen werden kann. Diese Toleranz ist zumeist über Lernprozesse antrainiert. [6], [7]

24.2 Schmerzformen

24.2.1 Schmerzformen nach der Pathologie

DEFINITION

Nozizeptiver Schmerz (lat. *nocere = schaden):* Verarbeitung von Reizen, die durch die Schädigung verschiedener Körpergewebe hervorgerufen werden.

Neuropathischer Schmerz (griech. *neuron = Nerv, pathos = Schmerz, Leiden):* Schmerzimpulse infolge einer Nervenschädigung.

Dysfunktionaler, auch **psychosomatischer oder somatoformer Schmerz** (griech. *psyche = Seele, soma = Körper):* Schmerzmanifestation im Körper ohne organische Ursache. Psychische Probleme, z. B. Konflikte, Überforderung, Angst oder Depression, finden ihren Ausdruck in körperlichen Symptomen. Wird in diesem Kapitel nicht näher behandelt.

Anhand der Art der geschädigten Körperstrukturen werden unterschieden in (➤ Abb. 24.5):

- **Nozizeptive Schmerzen,** die sich wiederum unterteilen in
  - **somatische nozizeptive Schmerzen** (griech. *soma = Körper):* in der Regel gut lokalisierbar, stehen im Zusammenhang mit

Nozizeptiver Schmerz durch physiologische Verarbeitung eines gewebeschädigenden Reizes vom peripheren Gewebe bis ins Rückenmark		**Neuropathischer Schmerz** durch Schädigung von (sensiblen) Nerven	
Somatischer Nozizeptorschmerz	**Viszeraler Schmerz** (Eingeweideschmerz)	**Zentraler neuropathischer Schmerz**	**Peripherer neuropathischer Schmerz**
Knochen- und Periostschmerz: verschlechtert sich bei Belastung, z.B. bei Frakturen, Knochenhautentzündung **Weichteilschmerz:** Dauerschmerzen oder bewegungsabhängige Schmerzen, z.B. Muskel- oder Hautverletzungen **Ischämieschmerz:** bei Bewegung stärker, z.B. Angina pectoris, mit bläulich-livider Verfärbung bei pAVK	stammt von inneren Organen, z.B. bei Koliken, Passagehindernissen, Durchblutungsstörungen, Entzündungen	z.B. Phantomschmerz, nach ZNS-Schädigung (Gehirn, Rückenmark) u.a. Schlaganfall, Rückenmarksverletzung	z.B. Neuropathien, Herpes zoster
i.d.R. gut lokalisierbar, umschrieben, spitz, stechend, schneidend; an Schleimhäuten auch brennend	oft schlecht lokalisierbar, krampfartig, dumpf, an- und abschwellend	brennend, blitzartig, einschießend, elektrisierend, attackenartig	oft mit Missempfindungen (z.B. Kribbeln, Taubheit), auch als Dauerschmerz

Abb. 24.5 Übersicht über die verschiedenen Schmerzformen und ihr charakteristisches Erscheinen. [L138]

Schädigungen von Haut, Schleimhaut, Muskeln, Knochen oder Gelenkstrukturen
  - **viszerale Schmerzen** (lat. *viscera = Eingeweide):* in der Regel schlecht lokalisierbar, gehen von geschädigten inneren Organen aus. Teilweise strahlt viszeraler Schmerz auf andere Körperareale *(Head-Zonen* > Abb. 24.2*)* aus
- **Neuropathische Schmerzen** (durch Schädigung im Nervensystem), die zumeist als brennend, kribbelnd, elektrisierend oder einschießend beschrieben werden. Sie werden unterteilt in
  - **zentrale neuropathische Schmerzen** (gehen von Gehirn und Rückenmark = ZNS aus),
  - **periphere neuropathische Schmerzen** (gehen von peripheren Nerven oder Nervenwurzeln aus).
- Manche Schmerzen sind sowohl nozizeptiv als auch neuropathisch *(gemischter Schmerz)*

Neuropathische Schmerzen

DEFINITION

Minussymptomatik: die Nervenschädigung dämpft die Erregbarkeit der Nervenfasern. Signale werden nicht oder stark abgeschwächt weitergeleitet. Die Folgen sind Sensibilitätsstörungen, fehlende Kraft und Reflexminderung in der betroffenen Extremität.

Plussymptomatik: die Nervenschädigung steigert die Erregbarkeit der Nervenfasern. Die Folgen sind dauerhafter Schmerz in Ruhe und Hyperalgesie.

Neuropathische Schmerzen sind häufig Kombinationen aus Minus- und Plussymptomatik und werden als brennend, einschießend oder elektrisierend beschrieben. Man unterscheidet anhand der Lokalisation periphere von zentralen Neuropathien. Typische Formen neuropathischer Schmerzen sind:

- **Polyneuropathie** *(PNP).* Schädigung von peripheren Nerven durch direkte toxische oder entzündungsbedingte Faktoren, sehr häufig durch Diabetes mellitus. Ausdruck einer Plussymptomatik sind handschuh- bzw. strumpfartige Schmerzen in Form von Kribbeln, Brennen oder Stechen, die teilweise schon durch leichte Berührungen oder Kleidung ausgelöst werden können.
- **Zosterneuralgie.** Symptom des Herpes zoster (Reaktivierung des Varizella-zoster-Virus nach Erstinfektion mit Windpocken). Bläschenausschlag im Versorgungsgebiet eines Nervens (z. B. als Gürtelrose, Gesichtsrose) mit starken reißenden, brennenden Schmerzen, Schmerzen bei Berührung sowie einschießenden Schmerzattacken, oft auch Lähmungen und Krankheitsgefühl. Gefahr eine **Post-zoster-Neuralgie** mit neuropathischen Dauerschmerzen.
- **Komplexes regionales Schmerzsyndrom** *(CRPS,* früher *Morbus Sudeck).* Veränderungen an einer Extremität, verbunden mit Ödemen, Temperaturdifferenz, Störungen von Haut, Haaren, Nägeln, Schmerzen (Ruhe- und/oder Belastungsschmerz, Druckschmerz), Kraftminderung u. a. als Folge einer Verletzung. Vermutet werden eine Fehlregulation des sympathischen Nervensystems sowie Veränderungen der Reizverarbeitung im Gehirn.
- **Schmerz nach Amputationen.** Hierbei werden Phantomsensationen bzw. -bewegungen, Stumpfschmerzen und Phantomschmerzen unterschieden. **Phantomsensationen bzw. -bewegungen** sind nicht schmerzhafte Empfindungen oder Wahrnehmungen im Phantomglied oder -organ. **Stumpfschmerzen** entstehen über Nozizeption, deren Ursache im Stumpf liegt. **Phantomschmerzen** sind Schmerzwahrnehmungen im nicht mehr vorhandenen Körperteil nach Verlust einer Extremität, der Brust, eines Zahns oder Organs.
- **Querschnittssyndrom.** Schmerzen ergeben sich durch die Verletzung des Rückenmarks (Kompression, Ischämie, Nervenwurzelschädigung). Hinzu kommen oft nozizeptive Schmerzen u. a. durch Muskelkrämpfe und Funktionsstörungen von Organen wie Obstipation.

24.2.2 Schmerzformen nach der Zeitdauer

DEFINITION

Akuter Schmerz *(lat. acutus = spitz, scharf):* plötzlich auftretender und über einen begrenzten Zeitraum andauernder Schmerz, der durch eine tatsächliche oder drohende Gewebeschädigung verursacht wird. Er nimmt eine lebenserhaltende Warn- und Schutzfunktion ein, die sich auch durch physiologische Begleiterscheinungen zeigt. Dazu gehören u. a. der Anstieg des Blutdrucks, des Pulses und der Atemfrequenz. [4]
Chronischer Schmerz *(griech. chronos = Zeit):* dauerhafter oder wiederkehrender Schmerz für mindestens drei Monate; die akute Warnfunktion der physiologischen Schmerzwahrnehmung fehlt. Der Übergang von akutem zu chronischem Schmerz ist fließend. [4]

Anhand der **zeitlichen Dauer** werden akute und chronische Schmerzen unterschieden (➤ Abb. 24.6):

- **Akuter Schmerz:** Tage bis Wochen
- **Chronischer Schmerz:** dauerhaft oder intermittierend über Monate bis Jahre
  - Chronischer postoperativer Schmerz: länger als 2 Monate
  - Chronischer Schmerz (ohne Operation): länger als 3–6 Monate
- **Akuter Schmerz bei chronischen Schmerzen:** neu aufgetretene akute Schmerzsituation bei bestehenden chronischen Schmerzen, die dann nicht immer leicht zu diagnostizieren ist und ggf. übersehen werden kann.

Akuter Schmerz

Akuter Schmerz entsteht aufgrund von Gewebeschädigungen durch mechanische, thermische, chemische Einflüsse oder durch energiereiche Wellen (z. B. Bestrahlung). Er hat eine Warn- und Schutzfunktion:

- Der Betroffene wird sich in der Regel schonen, um die Heilung des geschädigten Gewebes zu fördern.
- Er sucht Hilfe zur Unterstützung im Heilungsprozess auf

Akuter Schmerz kann in verschiedenen Situationen auftreten:

- Krämpfe, Spasmen, Überdehnung von Muskeln (quergestreifte oder glatte Muskulatur), z. B.
  - Bei der Geburt
  - Nierenkolik, Darmkrämpfe (glatte Muskulatur)
- Veränderung von Gewebe durch Erkrankungen, z. B.
  - Entzündung, Infektion, z. B. Hautentzündung, Wundinfektion
  - Ischämie *(Durchblutungsstörung)*, bei peripherer arterieller Verschlusskrankheit (pAVK) mit Schmerzen beim Gehen oder ausstrahlender Schmerz bei Herzmuskelischämie (Angina pectoris, Herzinfarkt)
  - Tumoren, die auch auf Nerven drücken
- Unbeabsichtigte Zerstörung von Gewebe, z. B. Verletzungen (Traumata), Verbrennungen, Erfrierungen, beispielsweise Schmerzen im Fußgelenk nach Umknicken
- Direkte Zerstörung von Gewebe im Rahmen einer Behandlung *(iatrogener oder prozeduraler Schmerz)*, z. B.
  - Operationen, beispielsweise Schmerzen im Bauch nach einer Magenresektion
  - Punktionen, beispielsweise Schmerzen am Unterarm bei der Anlage eines venösen Zugangs
- Indirekte Zerstörung von Gewebe infolge einer Behandlung
  - Komplikationen, z. B. Venenentzündung durch einen peripheren Venenzugang
  - Unerwünschte Wirkungen, z. B. Schmerzen im Mund durch Schleimhautläsionen nach Chemotherapie

Akute Schmerzen sind vor allem in Krankenhäusern bei Patienten nach Operationen (postoperativ) oder als Verletzungsfolge (posttraumatisch) zu erwarten.

Postoperative Schmerzen

Schmerzen nach großen Operationen werden mittlerweile wirksam gelindert (➤ 24.5). Gründe dafür sind die Betreuung durch Akutschmerzdienste mit Anwendung spezieller Schmerztherapieverfahren und funktionierende Regelungen zur Schmerztherapie. Dagegen leiden Patienten nach sogenannten kleinen Operationen häufig unter nicht akzeptablen Schmerzen.

Akute Schmerzen treten bei **Kindern** meist im Zusammenhang mit Erkrankungen (z. B. Otitis media), Verletzungen, Operationen und

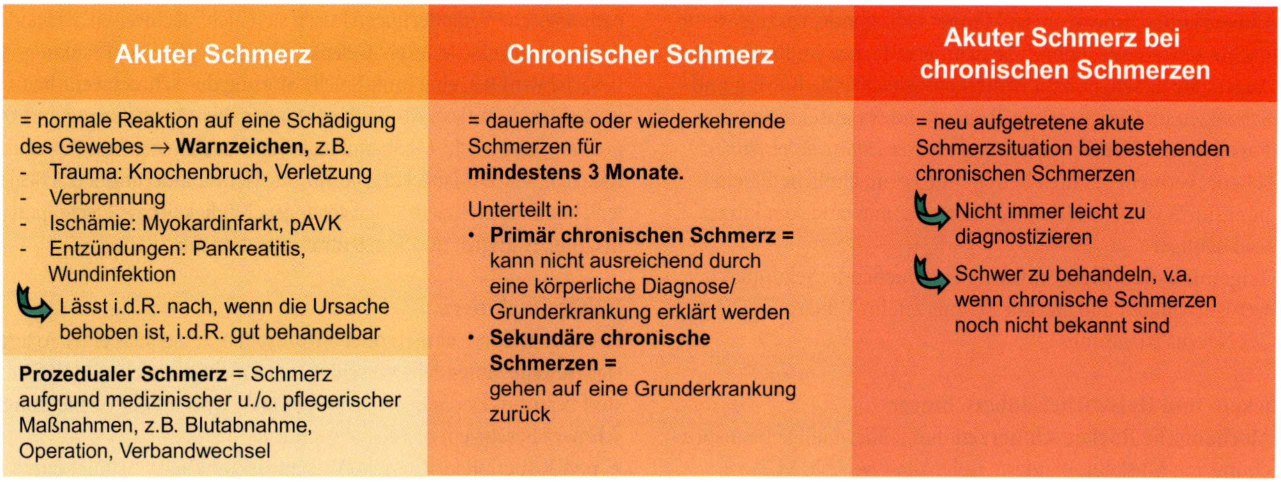

Abb. 24.6 Unterscheidung von Schmerz nach der Dauer des Schmerzerlebens. [L138]

schmerzhaften Untersuchungen/Therapien *(iatrogener/prozeduraler Schmerz)* auf.

Chronischer Schmerz

Chronische Schmerzen überdauern die Heilungsphase der Gewebeschädigung. Häufig ist eine ursächliche Schädigung nicht (mehr) nachweisbar. Hier verliert Schmerz seine Warn- und Schutzfunktion, er wird zur eigenständigen Erkrankung. Chronischer Schmerz ist also nicht als Symptom, sondern als Erkrankung zu sehen.

- Der **primär chronische Schmerz** kann nicht (ausreichend) mit einer körperlichen Diagnose bzw. Grunderkrankung erklärt werden, z. B. viele Kopfschmerzarten, Fibromyalgie
- **Sekundäre chronische Schmerzen** gehen auf eine körperliche Grunderkrankung zurück, z. B. Post-zoster-Neuralgie, Phantomschmerz

Hohe Zahl an chronischen Schmerzpatienten

In Deutschland sind ca. 12 % Menschen von chronischen Schmerzzuständen betroffen. [4]
Mit zunehmendem Alter steigt die Zahl der Menschen mit chronischen Schmerzen. Im Alter zwischen 65 und 79 Jahren leiden 14,8 % der Frauen und 8,4 % der Männer unter chronischen Schmerzen. Bei den über 80-Jährigen sind es über 22 % der Frauen und fast 15 % der Männer. [10]
Schmerzen verursachen geschätzt 20,5 bis 28,7 Milliarden Euro pro Jahr durch:

- Direkte Kosten wie Behandlung, Rehabilitation, Medikamente
- Indirekte Kosten wie Krankheitstage, Frühberentung.

Häufige chronische Schmerzen sind Kopf- und Gesichtsschmerzen, Rücken- und Halswirbelsäulenschmerz, Gelenk- und Muskelerkrankungen, Fibromyalgien, Ischämieschmerzen und Tumorschmerzen.

Kopf- und Gesichtsschmerz

- **Migräne:** anfallsartige Kopfschmerzen, meist halbseitig, Stunden bis Tage anhaltend, begleitet von vegetativen Symptomen wie Übelkeit und Erbrechen, visuelle Aura und neurologische Ausfälle möglich
- **Spannungskopfschmerz:** hauben- oder reifartiger Schmerz mit leichter bis mittlerer Intensität ohne vegetative Symptome
- **Clusterkopfschmerz:** meist Männer betreffende, vorzugsweise nachts auftretende halbseitige Schmerzattacken im Bereich von Augen, Stirn, Schläfe und Hinterkopf; gleichzeitig Rötung und Schwitzen im Gesicht sowie Tränen- und Nasensekretion
- **Paroxysmale Hemikranie** *(anfallsweiser Halbschädelschmerz):* seltene, vermehrt Frauen betreffende Form; ähnliche Erscheinungsform wie Clusterkopfschmerz; Schmerzattacken kürzer und häufiger
- **Trigeminusneuralgie:** blitzartig einschießende, Sekunden bis wenige Minuten andauernde Schmerzen im Versorgungsbereich des Nervus trigeminus

Rücken- und Halswirbelsäulenschmerz

- **Mechanische Rückenschmerzen** durch übermäßige Beanspruchung von Muskeln, Bändern, Gelenken (➤ Abb. 24.7)
- **Wurzelreiz-** und **Kompressionsschmerzen** durch z. B. Bandscheibenvorfall, Frakturen

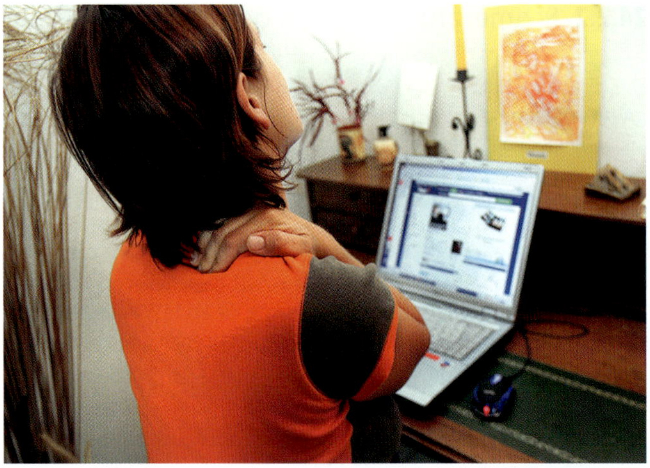

Abb. 24.7 Langes und stetiges Arbeiten am Computer löst bei vielen Menschen Rücken- und Nackenschmerzen aus. [J787]

- **Metabolische Erkrankungen der Knochen,** z. B. Osteoporose, Osteomalazie
- **Entzündungen** durch z. B. chronisch rheumatische Erkrankungen, bakterielle Infektionen
- Malignome, Primärtumoren, Metastasen im Bereich der Wirbelsäule

Gelenk- und Muskelerkrankungen

- **Arthrosen:** irreversible Abnutzung von Gelenken durch z. B. Alter oder dauerhafte Überbelastung. Die Gelenkzerstörung führt über Jahre vermehrt zu Schmerzen, v. a. bei Bewegung.
- **Entzündliche Gelenkerkrankungen,** z. B. rheumatoide Arthritis, Gicht, infektiöse und infektreaktive Arthritiden. Typisch ist ein schubweiser Verlauf mit hoch schmerzhaften und geschwollenen Gelenken, eingeschränkter Bewegungsfähigkeit, oft zunehmender Gelenkzerstörung sowie Gelenkdeformität.

Fibromyalgie

Nichtentzündliche und nichtrheumatische Erkrankung, bei der chronische, generalisierte Schmerzen an speziellen Punkten *(Tenderpunkten)* im Bereich der Muskulatur, des Bindegewebes (Sehnenansätze und gelenksnahe Strukturen) sowie der Knochen auftreten. Organisch-pathologische Veränderungen lassen sich nicht nachweisen. Es handelt sich nicht um eine Muskel-, Gelenk- oder Bindegewebserkrankung. Als Ursache wird u.a. eine funktionelle Störung der Schmerzverarbeitung im Gehirn diskutiert. Als Risikofaktoren gelten Angststörung und Depression, körperliche Misshandlungen, aber auch mangelnde Bewegung, Rauchen, Vit.-D-Mangel und bestimmte Genveränderungen u.a. Begleitend kommen oft hinzu: Schlafstörungen, Müdigkeit bzw. Erschöpfungsneigung, Antriebs- und Konzentrationsschwäche.

Ischämieschmerz

Er entsteht durch akuten oder chronischen Verschluss einer Arterie. Das Gewebe hinter dem Verschluss wird nicht ausreichend mit Sauerstoff versorgt. Der Schmerz ist sehr stark, wird oft als Vernichtungsschmerz beschrieben. Beispiele sind:

- **pAVK** (periphere arterielle Verschlusskrankheit): bedingt durch eine Arteriosklerose in den Beinarterien, führt zu Schmerzen beim Gehen („Schaufensterkrankheit"), später auch zu Ruheschmerzen

- **KHK** (koronare Herzkrankheit): bedingt durch eine arteriosklerotische Verengung der Herzkranzarterien, führt zu *Angina pectoris* = Sekunden bis Minuten andauernde Schmerzen und Engegefühl im Brustkorb mit Ausstrahlung in den linken Arm, Hals, Rücken, Unterkiefer
- **Darmischämie:** bedingt durch arteriosklerotische Verengung von Darmarterien, führt zu *Angina abdominalis* = Bauchschmerzen nach dem Essen oder dauerhaft, Verdauungsstörung

Tumorschmerz

Schmerzen im Zusammenhang mit einer Krebserkrankung treten schätzungsweise bei 70 % der Betroffenen im fortgeschrittenen Stadium sowie bei nahezu allen Patientinnen im Terminalstadium auf. Tumorschmerzen sind am häufigsten bei Befall der Knochen. In ca. 30–45 % der Fälle sind Schmerzen das erste Hinweiszeichen auf eine Tumorerkrankung. Die Schmerzen sind:

- **Tumorbedingt,** z. B. durch Knochenbefall, Ulzerationen, Infiltrationen, Verdrängung anderer Gewebe oder Organe
- **Tumorassoziiert** durch weitergehende Folgen, z. B. Dekubitus, Infektionen, Lymphödem
- **Therapiebedingt,** z. B. Operation, Bestrahlung oder Chemotherapie und deren Folgen

Schmerztherapie bei Tumorpatientinnen

Schmerzen sind bei Tumorpatientinnen häufig das zentrale Problem. Daher ist unabhängig vom Krankheitsstadium ein besonderes Augenmerk auf die effektive Schmerztherapie zu richten. Ziel der Schmerztherapie ist häufig nicht die völlige Schmerzfreiheit, zumeist steht die Reduktion auf ein erträgliches Maß im Vordergrund. Eine schnell wirksame Bedarfsmedikation für Schmerzspitzen (Durchbruchschmerz ➤ Abb. 24.8) muss zur Verfügung stehen.

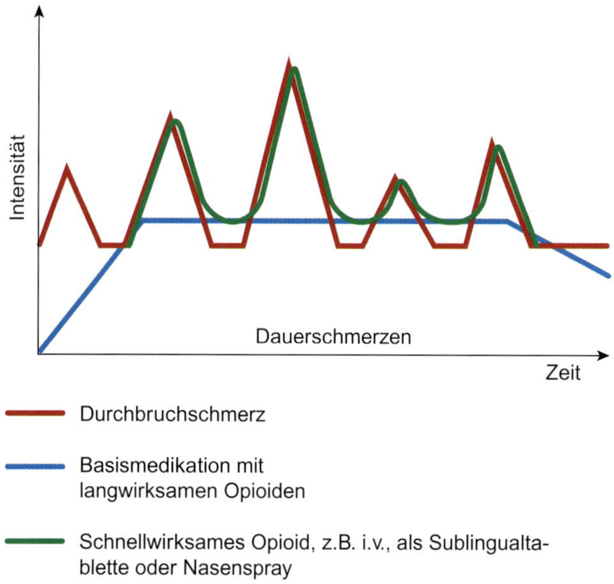

Abb. 24.8 Durchbruchschmerz. Plötzlich auftretende, extrem starke Verschlimmerung (Exazerbation) bestehender Schmerzen, die wenige Minuten bis 60 Min. anhalten kann, ist v. a. bei Tumorpatientinnen nicht ungewöhnlich – entweder spontan oder durch einen Auslöser. Die rasche Gabe eines Bedarfsmedikaments zur Basismedikation ist dann notwendig. [L138]

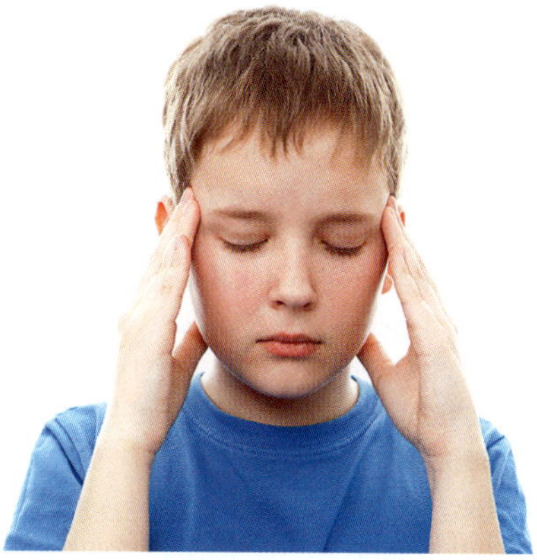

Abb. 24.9 Auch Kinder können unter chronischen Kopfschmerzen wie Migräne leiden. [J787]

Schmerzen bei Kindern und Jugendlichen

Im Schnitt leidet jedes fünfte Kind (20 % der Kinder und Jugendlichen) mindestens einmal pro Woche unter Schmerzen – am häufigsten sind Kopfschmerzen, gefolgt von Bauch- und Rückenschmerzen.
Etwas 5 % aller Kinder leiden an chronischen Schmerzen, die auch zur Beeinträchtigungen im Alltag und in der Lebensqualität führen.
Die Häufigkeit von Schmerzproblemen steigt beginnend mit etwa 5–6 Jahren bis zum Jugendalter (ca. 12 Jahre) stark an und fällt am Ende der Pubertät (ca. 17 Jahre) wieder ab.
Formen chronischer Schmerzen bei Kindern und Jugendlichen sind: [11], [12]

- Verschiedene Formen von Magen-Darm-Beschwerden
- Migräne und Spannungskopfschmerz (vor allem bei über Elfjährigen ➤ Abb. 24.9)
- Rücken- und Gelenkschmerzen sowie „Rheuma" (vor allem reaktive und juvenile Arthritis)
- Komplexes regionales Schmerzsyndrom (CRPS)
- Somatoforme Schmerzstörung (körperliche Schmerzen bzw. Funktionsverluste ohne physiologische Veränderungen)
- Kopfschmerzen sind die häufigste Form chronischer Schmerzen im Jugendalter

Kinder, die häufiger Schmerzen äußern, sollten möglichst für bei einen spezialisierten Kinderarzt oder in einem Kinderschmerzzentrum vorgestellt werden.

24.3 Schmerzfolgen

Akute Schmerzen wirken sich abhängig von der Stärke auf beinahe jedes Organsystem aus. Chronische Schmerzen beeinträchtigen dagegen vor allem die Lebensqualität der Betroffenen.

24.3.1 Anhaltende akute Schmerzen

Anhaltend starke Akutschmerzen aktivieren das willkürliche sowie das vegetative Nervensystem mit folgenden pflegerelevanten Auswirkungen:

- Steigerung des Muskeltonus im schmerzhaften Gebiet. Nach Operationen im Brust- oder Bauchraum beeinträchtigt der gesteigerte Muskeltonus die Atmung. Durch die Schonatmung besteht die Gefahr von Atelektasen (minderbelüfteten Lungenabschnitten ➤ 14.5.2) mit Beeinträchtigung des Austauschs von Sauerstoff und Kohlendioxid.

- Vermeidung schmerzhafter Bewegungen mit den Folgen
  - Patientinnen nehmen eine Schonhaltung ein, eine frühe Mobilisierung ist nicht möglich. Es besteht die Gefahr von venösen Thrombosen (➤ 15.4), Dekubitalulzera (➤ 17.9), Veränderungen des Bewegungsapparats (Beweglichkeit, Kraft, Ausdauer ➤ 20.2) und Beeinträchtigung der Selbstpflege.
  - Nach Operationen im Brust- oder Bauchraum vermeiden Patientinnen das Abhusten. Es besteht die Gefahr einer Pneumonie (➤ 14.5.2).
- Steigerung der Aufmerksamkeit gegenüber Schmerz: permanenter Schmerz führt zu Angst, Schlaflosigkeit und Hilflosigkeit. Es besteht die Gefahr der Demoralisierung (Verlust der psychischen Stärke).
- Aktivierung des Stresssystems
  - Die Freisetzung von Stresshormonen stimuliert den Sympathikus, steigert die Thrombozytenaggregation (Zusammenlagerung von Blutplättchen) und führt zur katabolen (abbauenden) Stoffwechsellage. Bei frisch operierten Patientinnen besteht die Gefahr von venösen Thrombosen (➤ 15.4) und Wundheilungsstörungen (➤ 30.2.2).
  - Die Stimulation des Sympathikus steigert Blutdruck (➤ 15.3) und Puls (➤ 15.2), was zu erhöhtem Sauerstoffverbrauch führt. Bei Patientinnen mit Herz-Kreislauf-Erkrankungen besteht die Gefahr der Myokardischämie (Angina pectoris, Herzinfarkt).
- Steigerung der Schmerzempfindlichkeit durch **spinale Neuroplastizität** (➤ 24.1.1). Das schmerzhafte Areal vergrößert sich über das ursprünglich geschädigte Gewebe hinaus. Normalerweise nicht schmerzhafte Reize wie Druck, Berührung und Bewegung werden als schmerzhaft empfunden (➤ Tab. 24.1). Es besteht die Gefahr der Schmerzchronifizierung (➤ 24.3.2).

VORSICHT

Bei vielen Operationen besteht ein deutlicher **Zusammenhang zwischen postoperativer Schmerzstärke** und der **Entstehung chronischer Schmerzen**.

24.3.2 Chronische Schmerzen

Anhaltende oder wiederkehrende starke Akutschmerzen können in **chronische Schmerzen** übergehen.

Chronifizierung

Bei der **Entwicklung chronischer Schmerzzustände (Chronifizierung)** spielen verschiedene Ursachen eine Rolle.

- Für einige Operationen wurde ein Zusammenhang zwischen Akutschmerz und dem Risiko, chronische Schmerzen zu entwickeln, nachgewiesen. Am deutlichsten betrifft dies:
  - Amputationen. Je stärker die Schmerzen vor der Amputation sind, desto häufiger sind Stumpf- bzw. Phantombeschwerden.
  - Operationen im Brustkorb *(Thorakotomie)*. Je stärker und länger der Schmerz nach der Operation besteht, desto wahrscheinlicher sind chronische Schmerzen im Brustkorb.
- Häufig sind Nervenschädigungen durch Operationen, Verletzungen oder Entzündungen die Ursache für chronisch neuropathische Schmerzen.

Beim **Prozess der Schmerzchronifizierung** kommt es zu einem Ungleichgewicht zwischen verstärkter Schmerzwahrnehmung und der körpereigenen Schmerzhemmung. Physiologisch führen anhaltende oder wiederkehrende Schmerzen zu Rezeptorveränderungen im Rückenmark, die dieses Ungleichgewicht begünstigen. Beim Fortbestehen dieser Veränderungen spricht man vom **Schmerzgedächtnis,** den durch Schmerz verursachten Spuren im Nervensystem. [13], [14] Eng damit verbunden sind Veränderungen auf der psychischen und sozialen Ebene, z. B. zunehmende Depressivität, häufige verbale/nonverbale Schmerzäußerung, Traurigkeit oder auch sozialer Rückzug (➤ Abb. 24.10). Bald entsteht ein Teufelskreis, der durch verschiedene Faktoren chronische Schmerzen entstehen und aufrechterhalten lässt (➤ Abb. 24.11).

Chronifizierung von Schmerzen verhindern

Die wirksame Linderung akuter Schmerzen kann den Prozess der Schmerzchronifizierung verhindern. Pflegefachpersonen sind hierbei für die regelmäßige Schmerzbeurteilung sowie die unverzügliche Umsetzung der Schmerztherapie verantwortlich.

Auswirkungen

Für Pflegefachpersonen stehen die folgenden **Auswirkungen chronischer Schmerzen** bei Betroffenen im Vordergrund:

- Gesteigerte Sensibilität gegenüber Schmerzreizen
- Funktionseinschränkungen, z. B. in der Mobilität (➤ 20.3.3) oder Selbstpflege (➤ 8.3.6)
- Langjährige, z. T. erfolglose Behandlungen in wechselnden Einrichtungen
- Verändertes Verhalten bezüglich der Medikamenteneinnahme (eventueller Missbrauch)
- Nicht ausreichende/fehlende Bewältigungsstrategien (➤ 3.4.4)
- Beeinträchtigtes Rollenverhalten in Schule, Beruf, Freizeit, Familie (➤ 13.3)

Für die Betroffenen entsteht zunächst viel Leid durch die lang andauernde Krankengeschichte mit z. T. erfolglosen Therapien. Nicht wenige chronische Schmerzpatienten entwickeln Folgeschäden der medikamentösen Behandlung wie Leber- und Nierenfunktionsstörungen. Auch neigen chronisch Schmerzkranke im Vergleich zu Gesunden häufiger zu Depressionen. Daneben ist die ökonomische Bedeutung durch Arbeitsausfälle, Berentungen sowie Kosten durch Diagnostik und Therapie zu nennen.

Bei chronischen Schmerzen ist es von enormer Bedeutung, die Beeinträchtigungen, die Hilflosigkeit und das veränderte Medikamenteneinnahmeverhalten als Teil der Erkrankung zu akzeptieren. Bewertungsversuche Außenstehender führen zu Stigmatisierung und Schuldzuweisungen, die den Teufelskreis für die Betroffenen weiter verstärken.

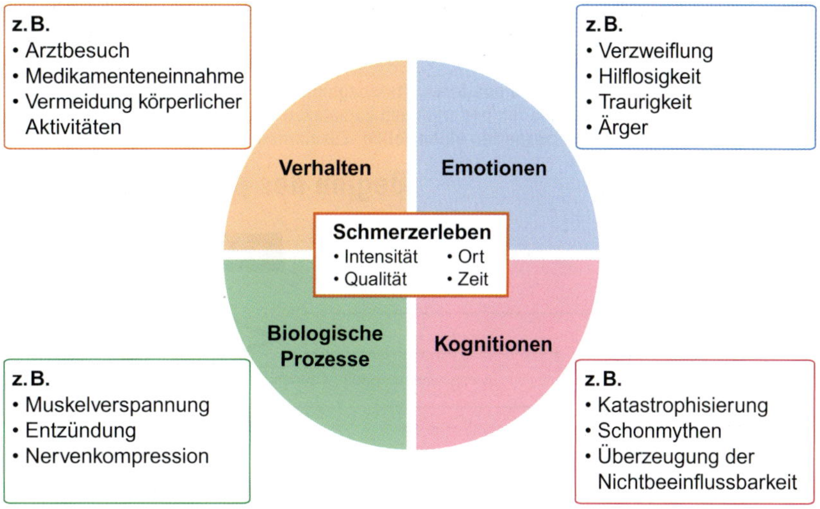

Abb. 24.10 Bio-psycho-soziales Modell der Entstehung chronischer Schmerzen. Chronische Schmerzen lassen sich nicht einfach erklären. Ihnen liegen heute multidimensionale Konzepte zugrunde. Eines ist das bio-psycho-soziale Modell. Neben biologischen Faktoren tragen insbesondere Gefühle und Überzeugungen zur Chronifizierung bei, begünstigen ein bestimmtes Verhalten und halten sich gegenseitig aufrecht. [3] [L143]

24.4 Beobachtung und Datenerhebung

24.4.1 Schmerzeinschätzung

Die **Einschätzung von Schmerzen** *(Schmerzbeurteilung)* bildet die Grundlage einer adäquaten Schmerztherapie und ist eine wichtige Aufgabe von Pflegefachpersonen im Schmerzmanagement, da sie den intensivsten Kontakt zu Patienten und deren Angehörigen haben. Pflegefachpersonen erfahren unmittelbar die Auswirkungen einer unzureichenden Schmerzbehandlung.

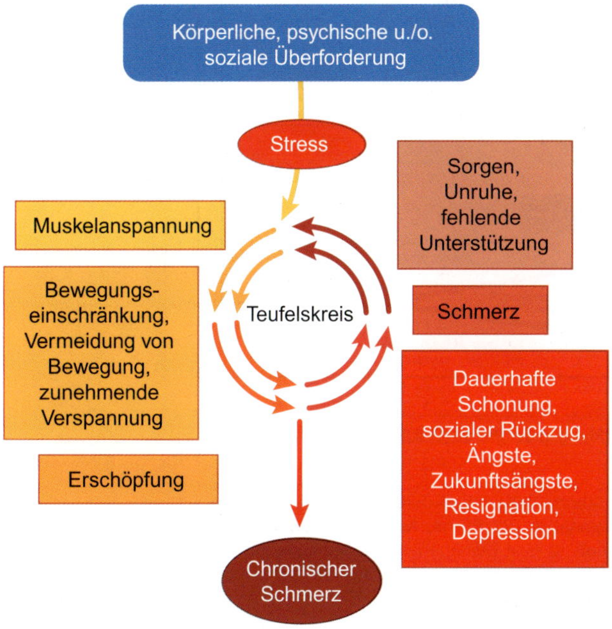

Abb. 24.11 Teufelskreis der Entstehung chronischer Schmerzen. Dieses Modell kann auf unterschiedlichste chronische Schmerzen übertragen werden. [L138]

Ablauf des pflegerischen Schmerzmanagements

Beim **ersten Kontakt oder beim Beginn des pflegerischen Auftrags** führen Pflegefachpersonen ein **Screening** auf Schmerzen durch (➤ Abb. 24.12): Sind Schmerzen vorhanden?

- Nein = Screening negativ
- Ja = Screening positiv
  - Bei starken Schmerzen Arzt informieren für eine sofortige Schmerztherapie
  - Weiterführendes Assessment durchführen

Im **Assessment** werden erfragt (➤ Abb. 24.12):

- Welche Eigenschaften hat der Schmerz?
- Handelt es sich um einen akuten oder chronischen Schmerz?
- Besteht eine stabile oder instabile Schmerzsituation (➤ Tab. 24.2)? [4]

Schmerz wird in **mehreren Dimensionen** erlebt. Diese Dimensionen sind wichtige Kriterien der Beobachtung für Pflegende (➤ 12.1.2), da die Schmerzbeurteilung bei Patientinnen auf der genauen Beobachtung von Veränderungen einzelner oder mehrerer Dimensionen basiert:

- **Schmerzintensität** *(Schmerzstärke)* ist die wichtigste Dimension akuter Schmerzen. *Beispiel:* „Wie stark ist der Schmerz?“
- **Schmerzlokalisation und Schmerztiefe** weisen auf den Ursprung des Schmerzes hin. *Beispiel:* „Wo ist der Schmerz? Ist er oberflächig oder tief?“
- **Schmerzdauer** ist das Unterscheidungskriterium für akute und chronische Schmerzen. *Beispiel:* „Wie lange besteht der Schmerz?“
- **Schmerzqualität** lässt Rückschlüsse auf die Schmerzursache zu und ist Ausdruck des Schmerzleidens. *Beispiel:* „Wie wird der Schmerz beschrieben (z. B. stechend, brennend, dumpf)?“
- **Schmerzbeeinflussende Faktoren** sind wichtige Ansätze und Zielgrößen für die Behandlung. *Beispiel:* „Was verringert bzw. verstärkt den Schmerz (z. B. bestimmte Bewegungen, Stress, Wärme, Kälte)?“
- **Schmerzauswirkungen** sind die wichtigste Dimension chronischer Schmerzen. *Beispiel:* „Welche Auswirkungen hat der

Ablauf des pflegerischen Schmerzmanagements

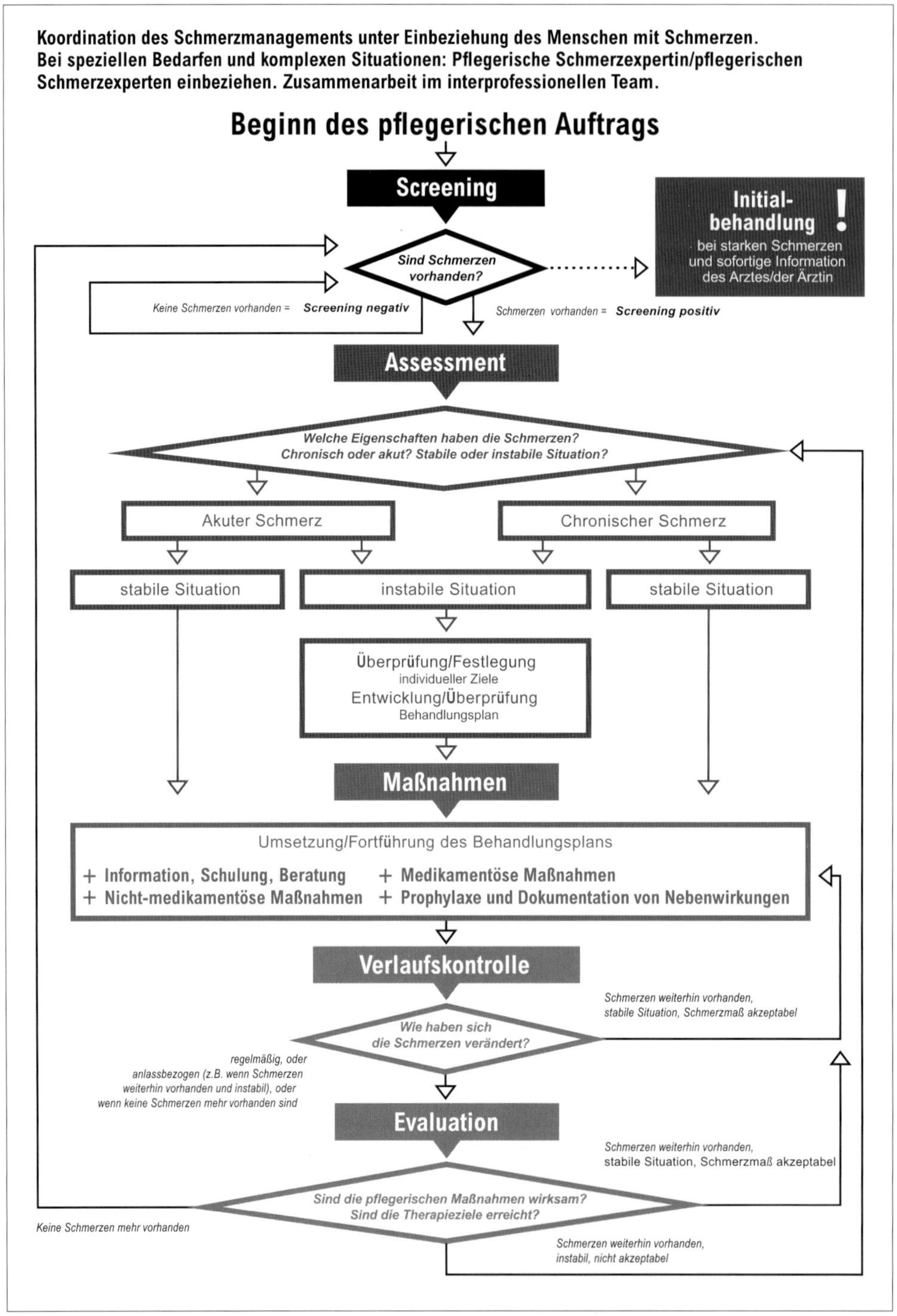

Dieses Ablaufschema gibt einen Überblick über die zentralen Schritte des pflegerischen Schmerzmanagements auf Grundlage des aktuellen Expertenstandards „Schmerzmanagement in der Pflege, Aktualisierung 2020". Für die Umsetzung eines adäquaten pflegerischen Schmerzmanagements ist eine weitergehende Auseinandersetzung mit den Inhalten des Expertenstandards unerlässlich. Der vollständige Expertenstandard, einschließlich Kommentierung und Literaturstudie, kann unter **www.dnqp.de/bestellung** angefordert werden.

Abb. 24.12 Ablauf des pflegerischen Schmerzmanagements nach dem Expertenstandard Schmerzmanagement in der Pflege. Im Rahmen des Schmerzmanagements wird die Patientin mit Schmerzen einbezogen und bei komplexen Situationen eine pflegerische Schmerzexpertin (Pain Nurse). Pflegefachpersonen arbeiten im multiprofessionellen Team mit weiteren Berufsgruppen zusammen. [4] [W849]

Schmerz, z. B. auf Schlaf, Aktivitäten in Freizeit, Beruf, Schule, Familie, auf die Stimmung?"

Eventuelle Schmerzmedikation erfragen

Im Rahmen der Anamnese ist nach einer bestehenden Schmerzmedikation (dauerhaft oder bei Bedarf) zu fragen, um Patientinnen mit eventuellen Schmerzproblemen frühzeitig zu erkennen.

Für das Schmerzassessment sind je nach Versorgungsbereich und Schmerzart unterschiedliche Instrumente zur Selbst- oder Fremdeinschätzung (➤ 24.4.2, ➤ 24.4.3) geeignet.

Im Anschluss an das Schmerzassessment erfolgen die **Festlegung von individuellen Zielen** und die **Entwicklung eines Behandlungsplans** (➤ Abb. 24.12). Die Maßnahmen betreffen:

- Information, Beratung und Schulung der Schmerzpatientin und ihrer Angehörigen
- Medikamentöse Maßnahmen (➤ 24.5.1)
- Prophylaxe/Dokumentation von Nebenwirkungen (➤ 24.5.1)
- Nichtmedikamentöse Maßnahmen (➤ 24.5.2)

Im Rahmen der **Verlaufskontrolle** erfragen Pflegefachpersonen, wie sich die Schmerzen verändert haben (➤ Abb. 24.12).

Die regelmäßige oder anlassbezogene Schmerzerhebung ist wichtig, um den Erfolg der Maßnahmen zu beurteilen und um ggf. die Schmerzbehandlung anzupassen. So sollen auch Schmerzspitzen vermieden werden. Je stärker der Schmerz und die verabreichten Analgetika sind, desto häufiger erfolgt die Erhebung. Neue schmerzauslösende Maßnahmen erfordern immer eine Schmerzbeurteilung.

Eine Kontrolle, ob verabreichte Schmerzmittel Wirkung zeigen, erfolgt nach spätestens 30 Min. bei intravenöser, rektaler, sublingualer oder rückenmarknaher Gabe bzw. nach ca. 60 Min. bei oraler oder subkutaner Verabreichung.

Unmittelbar postoperativ wird eine mindestens zweistündliche Schmerzerfassung für mind. 24 Std. empfohlen. Bei normalem Verlauf wird die weitere Schmerzbeurteilung dreimal täglich durchgeführt. [4]

Bei **akuten Schmerzen** kann sich die Häufigkeit der Schmerzerfassung an der Analgetikatherapie nach dem **WHO-Stufenschema** (➤ 24.5.1, ➤ Abb. 24.19) orientieren:

- WHO-Stufe I: 1 × tgl.
- WHO-Stufe II: 2 × tgl.
- WHO-Stufe III: 3 × tgl.

Eine **Evaluation des Behandlungsplans** bei **chronischen Schmerzpatientinnen** erfolgt regelmäßig (z. B. 1 × wöchentlich) mit den Fragen (➤ Abb. 24.12):

- Sind die medizinischen und pflegerischen Maßnahmen wirksam?
- Sind die Therapieziele erreicht?

Angestrebt wird eine stabile Schmerzsituation, wenn eine Schmerzfreiheit nicht erreicht werden kann, was häufig bei chronischen Schmerzen der Fall ist (➤ Tab. 24.2). [4]

24.4.2 Selbsteinschätzung

Bei den meisten Menschen erkennt man an der Körperhaltung bzw. dem Gesichtsausdruck, dass sie unter Schmerzen leiden. Manche geben indirekte Hinweise auf ihr Befinden, indem sie über Schmerz reden oder nach Schmerzmitteln fragen, um Unterstützung bei Bewegung bitten oder nach Ruhe verlangen. Nur wenige äußern ihr Schmerzempfinden direkt.

Tab. 24.2 Kennzeichen von stabiler und instabiler Schmerzsituation bei chronischen Schmerzen.

Stabile Schmerzsituation	Instabile Schmerzsituation
• Subjektiv akzeptable Schmerzsituation ohne Überschreiten des individuellen Schmerzmaßes • Abhängig vom Krankheitsbild akzeptable Funktionalität und Mobilität • Strategien für mögliche Krisen und Komplikationen sind bekannt • Keine unerwünschten Nebenwirkungen der Therapie und keine Komplikationen der Erkrankung	• Die Schmerzsituation und -linderung entspricht dauerhaft nicht einer akzeptablen Situation • Gesundheitsbezogene oder alltagsbezogene Krisen treten länger auf und können nicht gelöst werden • Es entstehen Versorgungseinbrüche, die nicht ausreichend kompensiert werden können • Es entstehen Einbußen an Lebensqualität, Funktionalität oder sozialer Teilhabe Der Prozess der langsamen Verschlechterung muss Pflegefachpersonen hellhörig machen.

Subjektivität des Schmerzempfindens

Schmerz wird individuell unterschiedlich empfunden und kann nur vom Betroffenen selbst glaubwürdig beschrieben werden. Patientinnen und deren Schmerzempfinden auf Grundlage pflegerischer Berufserfahrung miteinander zu vergleichen, ist unzulässig und wird der Subjektivität des Schmerzerlebens nicht gerecht.

Instrumente zur Selbsteinschätzung

Eine genaue Schmerzerfassung basiert auf vergleichbaren Vorgehensweisen. Zur Beurteilung der Schmerzsituation existieren unterschiedliche **Instrumente.**

Dabei wird nicht der Schmerz gemessen, sondern das individuelle **Schmerzerleben des Patienten** eingeschätzt. Während einfache, eindimensionale Instrumente nur die Schmerzstärke erfassen, beziehen aufwendigere Instrumente mehrere Dimensionen des Schmerzerlebens mit ein.

Eindimensionale Instrumente

Akute Schmerzen beeinträchtigen die Betroffenen hauptsächlich aufgrund ihrer Stärke. Daher ist es wichtig, die Schmerzstärke regelmäßig zu erfassen.

Es stehen verschiedene **eindimensionale Instrumente** in Form von Skalen zur Verfügung (➤ Abb. 24.13):

- **Numerische Ratingskala (NRS):** Zahlen von 0 = kein Schmerz bis 10 = stärkster vorstellbarer Schmerz
- **Verbale Ratingskala (VRS):** Begriffe zur Schmerzabstufung (z. B. kein, leichter, mittlerer, starker, stärkster Schmerz)
- **Visuelle Analogskala (VAS):** Schieberegler von „kein Schmerz" bis „stärkster vorstellbarer Schmerz" mit einer Farbabstufung

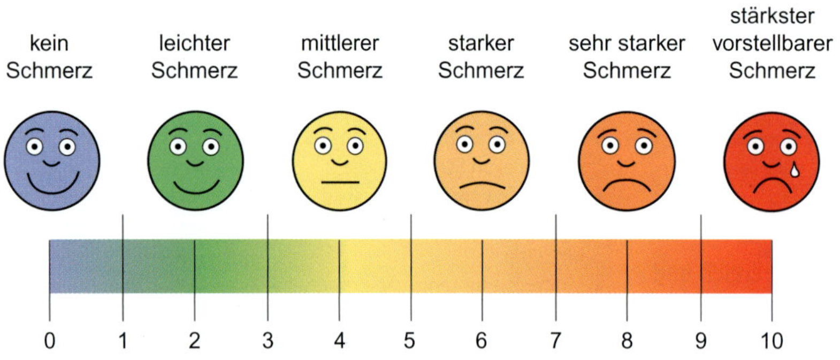

Abb. 24.13 Eindimensionale Schmerzskalen zur Erfassung der Schmerzstärke. [L143]

- **Gesichter-Ratingskala (GRS)** oder **SAS (Smiley-Analogskala):** Gesichter zur Schmerzabstufung (z. B. kein, leichter, mittlerer, starker, stärkster Schmerz)
- **Schmerzthermometer:** Analoge Skala in vertikaler Ausrichtung
  - Zahlenreihe von 0 = kein Schmerz bis 10 = stärkster vorstellbarer Schmerz
  - Farben zur Schmerzabstufung von Grün/Blau (kein Schmerz) bis Rot (stärkster vorstellbarer Schmerz)

Es kann passieren, dass Patientinnen die Frage „Haben Sie Schmerzen" mit Nein beantworten. Fragt man sie dagegen nach einen Skalenwert, erhält man unter Umständen einen Wert von 4 oder 5 auf der NRS. Das Vorgehen bei der Schmerzbeurteilung ist demnach von großer Bedeutung. Besser einordnen lässt sich die individuell empfundene Schmerzstärke durch Vergleiche mit alltäglichen Situationen (➤ Tab. 24.3).

Der Vorteil eindimensionaler Instrumente ist die einfache Anwendung ohne zusätzliche Belastung der Patientin. Verschiedene Skalen können auch auf einem Instrument kombiniert werden.

Diese Skalen zur Erfassung der Schmerzstärke sind häufig in mehrdimensionale Instrumente (➤ Abb. 24.14) zur Schmerzbeurteilung integriert.

Die Erfassung der Stärke akuter Schmerzen erfolgt individuell in derselben Häufigkeit wie die Vitalzeichenkontrolle. Dokumentiert wird jeweils der entsprechende Zahlenwert (➤ Tab. 24.3) für die Schmerzstärke

- in Ruhe (liegend oder sitzend ohne Aktivität) und
- unter Belastung (Bewegung, tiefes Einatmen, Husten).

Tab. 24.3 Mögliche Umschreibungen zur Angabe der Schmerzstärke.

Schmerzstärke	Zahlenwert (NRS 0–10)	Mögliche Umschreibung
Geringer/leichter Schmerz	3	• Schmerz wird bei Ablenkung nicht wahrgenommen
Mittelstarker/mäßiger Schmerz	5	• Schmerz ist hinderlich bei der Bewegung • Schmerz stört beim Einschlafen
Starker Schmerz	7	• Bedürfnis, sich hinzulegen bzw. zu ruhen • Gedanken kreisen ständig um den Schmerz • Gefühl der Hilflosigkeit
Sehr/extrem starker Schmerz	10	• Zum Schreien • Unerträglicher Schmerz

Bei akuten Schmerzen > 3/10 in Ruhe und/oder > 5/10 unter Belastung muss die Schmerztherapie mit geeigneten Maßnahmen angepasst werden. Schmerzmedikamente sind hier vorrangig einzusetzen.

Mehrdimensionale Instrumente

Bestehen Schmerzen über längere Zeit oder können Schmerzen nicht hinreichend gelindert werden, sollten **mehrdimensionale Instrumente** zur differenzierten Schmerzbeurteilung eingesetzt werden. Für Pflegesituationen gut geeignet sind:

- Das **Brief Pain Inventory** *(BPI).* Als Anamnese- und Verlaufsbogen erfasst es Schmerzstärke, Schmerzlokalisation, Schmerzreduktion, Schmerzbeeinträchtigung und eignet sich vor allem bei chronischen oder tumorbedingten Schmerzen (➤ Abb. 24.14).
- Der **McGill Pain Questionnaire** *(MPQ).* Er ist auch als Kurzform *(SF-MPQ)* erhältlich und erfasst Schmerzstärke, sensorische und affektive Schmerzbeschreibung sowie die Schmerzbewertung. Er wird häufig im Rahmen von Studien verwendet.
- Das **Schmerztagebuch.** Es gibt unterschiedliche Ausführungen für verschiedene Patientengruppen mit speziellen Schmerzproblemen (z. B. Kopfschmerzpatienten, Kinder) oder zur Therapiekontrolle (z. B. Einstellung mit Opioidanalgetika ➤ 24.5.1). Erfasst werden Schmerzstärke, Schmerzqualität, Schmerzmedikation, unerwünschte Wirkungen, Schmerzauswirkung.

Der Zeitaufwand zum Ausfüllen mehrdimensionaler Instrumente beträgt einige Minuten, aufgrund des erforderlichen Zeitaufwands sind diese Instrumente zur Erfassung akuter Schmerzen in der täglichen Routine eines Krankenhauses weniger geeignet. Sie werden meist bei Patienten mit chronischen Schmerzen eingesetzt.

24.4.3 Fremdeinschätzung

Kann eine Patientin ihre Schmerzen nicht selbst äußern, müssen Anzeichen für Schmerzerleben beobachtet werden, um die Schmerzen beurteilen zu können **(Fremdeinschätzung).** Eine Fremdeinschätzung ist durchzuführen bei:

- Patientinnen mit eingeschränkter Kommunikation, z. B. bei Beatmung
- Patientinnen mit kognitiven Einschränkungen, z. B. mit Demenz
- Patientinnen mit Bewusstseinsstörungen, z. B. nach Schlaganfall oder im Syndrom der reaktionslosen Wachheit
- Neugeborenen und Kleinkindern

9 **Wurden Sie im letzten Monat operiert?**

① ◯ ja ② ◯ nein

10 **Die meisten von uns haben von Zeit zu Zeit Schmerzen (z.B. Kopfschmerzen, Zahnschmerzen, bei Verstauchungen). Hatten Sie in der letzten Woche andere als diese Alltagsschmerzen?**

① ◯ ja ② ◯ nein

Heute: ① ◯ ja ② ◯ nein

Falls Sie eine der beiden letzten Fragen mit ja beantwortet haben, füllen Sie diesen Bogen bitte weiter aus. Falls Sie beide Fragen mit nein beantwortet haben, sind Sie mit diesem Fragebogen fertig. Danke.

11 **Bitte schraffieren Sie in der nachstehenden Zeichnung die Gebiete, in denen Sie Schmerzen haben. Makieren Sie mit "x" die Stelle, die Sie am meisten schmerzt:**

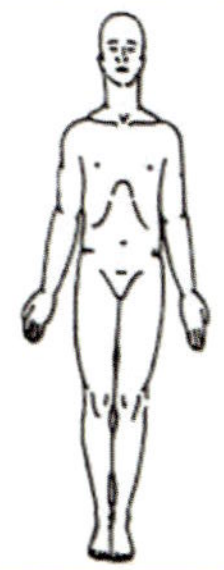

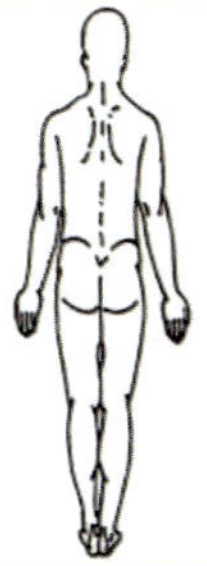

12 **Kreisen Sie die Zahl ein, die Ihre stärksten Schmerzen in der letzten Woche am besten beschreibt:**

0	1	2	3	4	5	6	7	8	9	10
kein Schmerz										stärkste vorstellbare Schmerzen

13 **Kreisen Sie die Zahl ein, die Ihre geringsten Schmerzen in der letzten Woche angibt:**

0	1	2	3	4	5	6	7	8	9	10
kein Schmerz										stärkste vorstellbare Schmerzen

14 **Kreisen Sie die Zahl ein, die Ihre durchschnittlichen Schmerzen in der letzten Woche angibt:**

0	1	2	3	4	5	6	7	8	9	10
kein Schmerz										stärkste vorstellbare Schmerzen

15 **Kreisen Sie die Zahl ein, die aussagt, welche Schmerzen Sie in diesem Moment haben:**

0	1	2	3	4	5	6	7	8	9	10
kein Schmerz										stärkste vorstellbare Schmerzen

16 **Welche Dinge und Tätigkeiten lindern Ihre Schmerzen (z.B. Wärme, Medikamente, Ausruhen):**

17 **Welche Dinge und Tätigkeiten verstärken Ihre Schmerzen (z.B. Gehen, Stehen, etwas Heben):**

18 **Welche Behandlungen oder Medikamente erhalten Sie gegen Ihre Schmerzen?**

19 **Bitte denken Sie an die letzte Woche. Wieviel Schmerzlinderung haben Sie durch Behandlungen oder Medikamente erfahren? Bitte kreisen Sie die Prozentzahl ein, die am besten die Schmerzlinderung beschreibt:**

0	10	20	30	40	50	60	70	80	90	100%
keine Linderung										vollständige Linderung

20 **Falls Sie Schmerzmedikamente einnehmen: Wie viele Stunden dauert es, bis Ihre Schmerzen wieder auftreten?**

① ◯ Schmerzmedikamente helfen gar nicht	⑤ ◯ 4 Stunden
② ◯ 1 Stunde	⑥ ◯ 5 - 12 Stunden
③ ◯ 2 Stunden	⑦ ◯ mehr als 12 Stunden
④ ◯ 3 Stunden	⑧ ◯ Ich nehme keine Schmerzmedikamente

21 **Worauf führen Sie Ihre Schmerzen zurück? Bitte markieren Sie die Antwort, die am besten zutrifft:**

1. Folge der Behandlung (z.B. Medikamente, Operation, Bestrahlung, Prothesen) ① ◯ ja ② ◯ nein
2. Primärerkrankung (das ist die Erkrankung, die z. Zt. behandelt und bewertet wird) ① ◯ ja ② ◯ nein
3. Eine medizinische Ursache ohne Bezug zur Primärerkrankung (z.B. Arthritis) ① ◯ ja ② ◯ nein

Abb. 24.14 Das Brief Pain Inventory als Beispiel für ein mehrdimensionales Instrument zur Schmerzerfassung, hier ein Auszug. [F516]

Beobachtung	Bewertung	Punkte
Weinen	gar nicht Stöhnen, Jammern, Wimmern Schreien	0 1 2
Gesichtsausdruck	entspannt, lächelnd Mund verzerrt Mund und Augen grimassieren	0 1 2
Rumpfhaltung	neutral unstet Aufbäumen, Krümmen	0 1 2
Beinhaltung	neutral strampelnd, tretend an den Körper gezogen	0 1 2
motorische Unruhe	nicht vorhanden mäßig ruhelos	0 1 2
	Addition der Punkte:	

Abb. 24.15 Kindliche Unbehagens- und Schmerzskala (KUSS). [F780–002]

Anzeichen für Schmerzerleben:

- Mimische Reaktionen, z. B. tiefe Stirnfalte, gequälter Gesichtsausdruck
- Lautliche Äußerungen, z. B. Stöhnen, Jammern, Seufzen, Weinen, Schreien
- Bestimmte Verhaltensweisen, z. B. Humpeln, Schutzhaltung, Gereiztheit oder Gleichgültigkeit, sozialer Rückzug
- Körperliche Reaktionen, z. B. Schwitzen, erschwerte oder flache Atmung, Blutdruck- und Pulsanstieg

Bei der Fremdeinschätzung zu beachten

- Anzeichen für Schmerzerleben sind sehr unspezifisch und müssen immer in Verbindung mit der jeweiligen (schmerzhaften) Situation beurteilt werden.
- Bittet man Angehörige um die Einschätzung einer Schmerzsituation, neigen diese zur Überschätzung. Dementgegen unterschätzen Angehörige von Gesundheitsberufen häufig die Schmerzsituation von Patientinnen.

Instrumente zur Fremdeinschätzung

Zur möglichst objektiven **Fremdeinschätzung** des Schmerzerlebens stehen für verschiedene Patientengruppen unterschiedliche Instrumente zur Verfügung, die entsprechend ausgewählt werden müssen. Der Expertenstandard Schmerzmanagement in der Pflege führt eine Vielzahl von Instrumenten auf [4]. Häufig verwendet werden:

- Die **Beurteilung von Schmerz bei Demenz** *(BESD)* hat fünf Kategorien mit je drei Abstufungen.
- Die **Behavioral Pain Scale** *(BPS)* wird bei beatmeten Patientinnen verwendet und hat drei Kategorien mit je vier Abstufungen.
- Die **Kindliche Unbehagens- und Schmerzskala** *(KUSS)* eignet sich bei Kindern unter 4 Jahren und hat fünf Kategorien mit je drei Abstufungen (➤ Abb. 24.15).
- Das **Zurich Observation Pain Assessment** *(ZOPA)* wird bei kognitiver Beeinträchtigung eingesetzt und hat vier Kategorien mit insgesamt 13 Kriterien.

Einschätzung immer durch dieselbe Pflegefachperson

Die Fremdeinschätzung des Schmerzerlebens sollte nach Möglichkeit immer von derselben Pflegefachperson, idealerweise von der Bezugspflegeperson (➤ 6.1.3) oder von der Pflegefachperson, die am häufigsten für die Patientin zuständig ist, durchgeführt werden. Diese Konstanz ist wichtig, um mimische und lautliche Äußerungen richtig einschätzen zu können und das Risiko von Beobachtungsfehlern (➤ 12.1.2) zu minimieren.

Alters- und entwicklungsgerechter Einsatz von Instrumenten zur Fremd- und Selbsteinschätzung

- Die Schmerzbeurteilung bei **Neugeborenen** und **Kleinkindern** erfolgt ausschließlich als Fremdeinschätzung (z. B. KUSS).
- Bei **Kleinkindern** kommen zudem Schmerzumschreibungen (z. B. „wehtun") oder Hilfsmittel wie Teddy, Puppe o. Ä., an denen Schmerzen lokalisiert werden, zum Einsatz. Ab ca. 3 Jahren können Kinder die GRS benutzen.
- Je nach Entwicklungsstand schätzen **Schulkinder und Jugendliche** ihre Schmerzstärke mit der VRS, NRS oder VAS ein.
- **Erwachsene** jeden Alters werden bei akuten Schmerzen mit eindimensionalen Instrumenten (z. B. NRS), bei chronischen Schmerzen mit mehrdimensionalen Instrumenten (z. B. BPI) befragt. Erst wenn dies aufgrund kognitiver Beeinträchtigung, eingeschränkter Kommunikation oder Bewusstseinsstörungen nicht möglich ist, kommen Instrumente zur Fremdeinschätzung (z. B. BESD) zum Einsatz.
- **Ältere Menschen** sind mit der NRS häufig überfordert, hilfreich ist dann die vertikale Anordnung der Ziffern (Schmerzthermometer) oder der Einsatz der VRS.

24.4.4 Dokumentation

Nur wenn die Schmerzsituation der Patientin eindeutig beschrieben bzw. erfasst ist, werden Bedarf bzw. Erfolg einer Schmerzbehandlung offensichtlich. Zur Vereinfachung der **Dokumentation** lassen sich alle Angaben der eindimensionalen Instrumente VAS, VRS, GRS in Ziffern der NRS übertragen (➤ Tab. 24.3). Der Eintrag der Zahlenwerte für Ruhe- und Belastungsschmerz erfolgt idealerweise in der Dokumentation in Verbindung mit den Vitalwerten („Fieberkurve" ➤ Abb. 24.16). Besonderheiten wie Beobachtungen des Schmerzverhaltens oder Aussagen von Patientinnen und Angehörigen werden ohne Bewertung im Pflegebericht dokumentiert.

Beim Einsatz von Instrumenten zur Fremdeinschätzung sollten diese chronologisch an geeigneter Stelle in den Dokumentationsunterlagen zu finden sein. Auch hier muss eine schnelle Übersicht über den Schmerzverlauf sowie der Bedarf bzw. Erfolg schmerzlindernder Maßnahmen gewährleistet sein.

Die Ergebnisse regelmäßiger Schmerzbeurteilung sind zeitnah zu dokumentieren. Daneben werden die Akzeptanz schmerzlindernder Maßnahmen, unerwünschte Wirkungen sowie die Toleranz schmerzverursachender Maßnahmen (z. B. Physiotherapie) im Pflegebericht festgehalten.

Für besondere Situationen wie beim Einsatz einer patientenkontrollierten Analgesie (PCA) (➤ 24.5.3) sind spezielle Überwachungs-

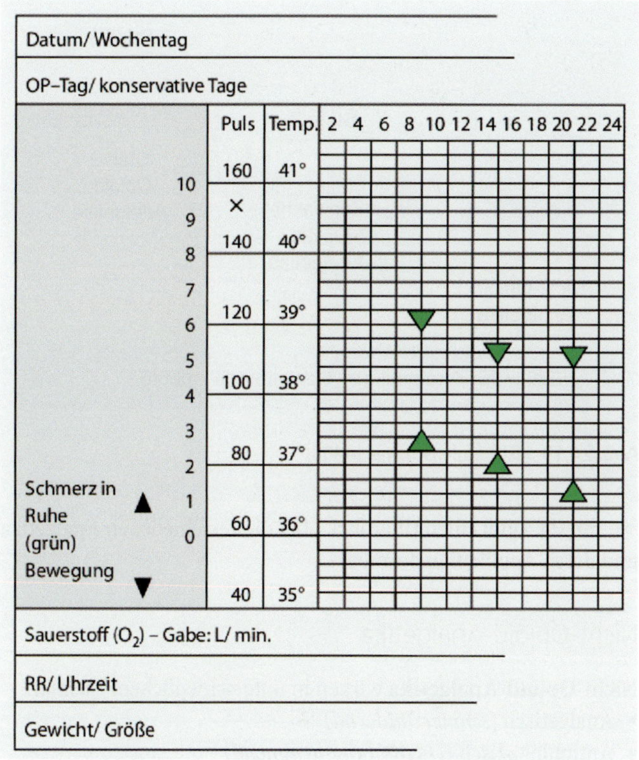

Abb. 24.16 Die Dokumentation der vom Patientin angegebenen Schmerzstärke von 0 bis 10 in Ruhe und unter Bewegung erfolgt in der „Fieberkurve" (grüne Dreiecke). Hier werden auch Blutdruck, Puls und Temperatur visuell dokumentiert. [W1296-002]

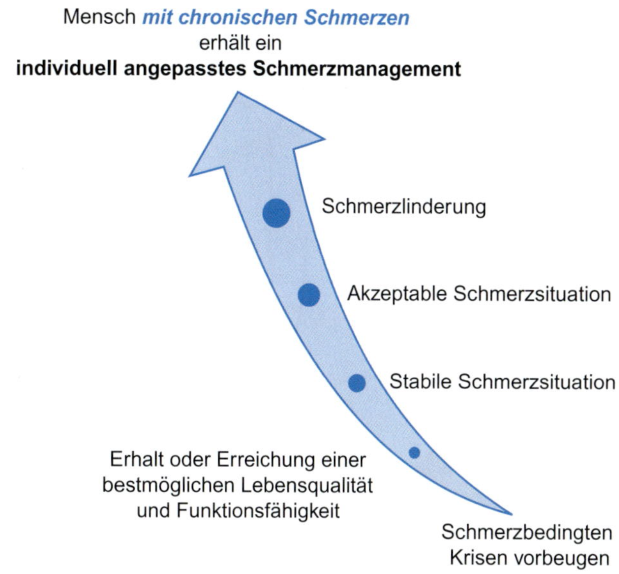

Abb. 24.17 Während das Schmerzmanagement bei akuten Schmerzen meist standardisiert ist, müssen die Maßnahmen bei Patientinnen mit chronischen Schmerzen sehr individuell ausgewählt werden. Hierbei ist die Lebensqualität der Betroffenen eine wichtige Zielgröße. [L143]

protokolle sinnvoll. Patientinnen, die ihre Schmerzsituation sehr gut selbst einschätzen können, werden angehalten, ein Schmerztagebuch (➢ 24.4.2) bzw. Schmerzprotokoll zu führen, und sind so unmittelbar in ihr Schmerzmanagement eingebunden.

24.5 Schmerztherapie

Der Expertenstandard Schmerzmanagement in der Pflege beschreibt die Zielsetzung der Schmerztherapie wie folgt:

„Jeder Mensch mit akuten, chronischen oder zu erwartenden Schmerzen erhält ein individuell angepasstes Schmerzmanagement, das der Entstehung sowie der Chronifizierung von Schmerzen und schmerzbedingten Krisen vorbeugt oder Schmerzen beseitigt sowie zu einer akzeptablen Schmerzsituation und zu Erhalt oder Erreichung einer bestmöglichen Lebensqualität und Funktionsfähigkeit beiträgt." [4]

Schmerzfreiheit ist wünschenswert, aber gerade bei chronischen Schmerzen nicht immer erreichbar. Hier ist das Ziel häufig eine Schmerzlinderung, die dem Betroffenen eine bestmögliche Lebensqualität ermöglicht (➢ Tab. 24.2, ➢ Abb. 24.17).

Aufgrund der Kenntnisse zur Nozizeption (➢ 24.1.3) ergeben sich verschiedene medikamentöse und nichtmedikamentöse **Therapieansätze** (➢ Abb. 24.18), die im Folgenden näher erläutert werden.

Prinzipien der Schmerzbehandlung

- **Akute Schmerzen** werden meist medikamentös behandelt. Unterstützt wird die Behandlung mit nichtmedikamentösen Verfahren.
- **Chronische Schmerzen** werden multimodal – als Kombination aus psychologischen, medikamentösen und nichtmedikamentösen Verfahren – behandelt.
- Bei der **nichtmedikamentösen Schmerzbehandlung** unterscheidet man physikalische, psychologisch-verhaltensorientierte und komplementäre Verfahren.
- Bei der **medikamentösen Schmerzbehandlung** unterscheidet man systemische und lokal-regionale Verfahren.
- Die **medikamentöse Behandlung tumorbedingter Schmerzen** orientiert sich am WHO-Stufenschema (➢ 24.5.1), d. h. Beginn mit Stufe I, bei Bedarf Stufe II oder III.
- Die **medikamentöse Behandlung postoperativer und posttraumatischer Schmerzen** orientiert sich am umgekehrten WHO-Stufenschema, d. h. Beginn mit Stufe III, dann Reduzierung über Stufe II zu Stufe I.

24.5.1 Medikamentöse Therapie

Grundlage für die **medikamentöse Schmerztherapie** sind das WHO-Stufenschema (➢ Abb. 24.19) sowie die verschiedenen Applikationsformen (➢ 27.1.1) von Schmerzmitteln. Die richtige Auswahl von Analgetika und die richtige Darreichungsform sind entscheidend für die Wirksamkeit der medikamentösen Schmerzbehandlung.

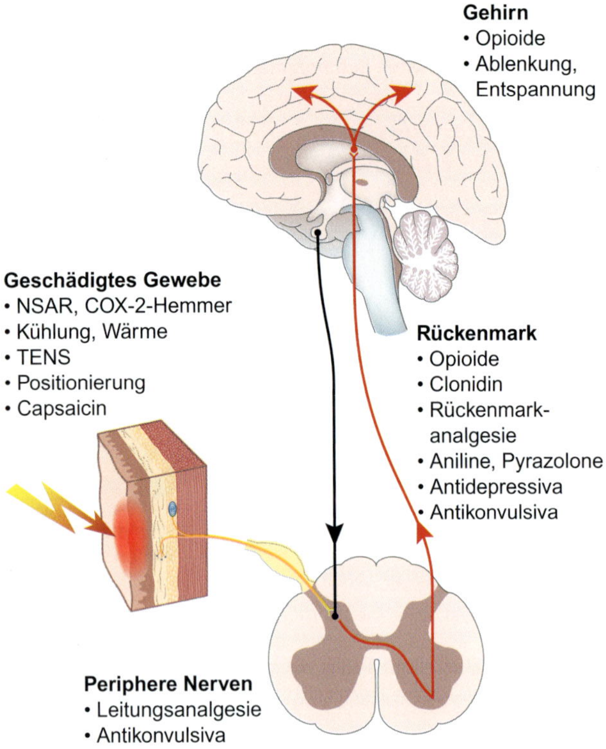

Abb. 24.18 Ansätze der Schmerztherapie auf verschiedenen physiologischen Ebenen. [L234]

Medikamente

Medikamente zur Schmerzbehandlung lassen sich in Analgetika, Koanalgetika, Lokalanästhetika und Adjuvanzien unterteilen.

Analgetika

DEFINITION

Analgetikum *(griech. algos = Schmerz; Schmerzmittel):* Medikament, das die Schmerzentstehung bzw. -wahrnehmung hemmt.

Analgetika werden nach dem WHO-Stufenschema (➤ Abb. 24.19) dreifach unterteilt:
- WHO-Stufe I: Nicht-Opioid-Analgetika
- WHO-Stufe II: Schwache Opioid-Analgetika
- WHO-Stufe III: Starke Opioid-Analgetika

Die **Analgetikatherapie bei Tumorschmerz** wird entsprechend dem WHO-Stufenschema gesteigert. Dabei kann die Stufe II jederzeit übersprungen werden.

Die **Analgetikatherapie akuter Schmerzen** wird entsprechend dem umgekehrten WHO-Stufenschema reduziert. Anfangs, z. B. während und unmittelbar nach einer Operation, werden Medikamente der Stufe III eingesetzt. Im weiteren Verlauf kommen zunehmend Analgetika der Stufe II bzw. Stufe I zur Anwendung.

Die Kombination von Analgetika der Stufe II bzw. Stufe III mit Nicht-Opioid-Analgetika (Stufe I) ist sinnvoll.

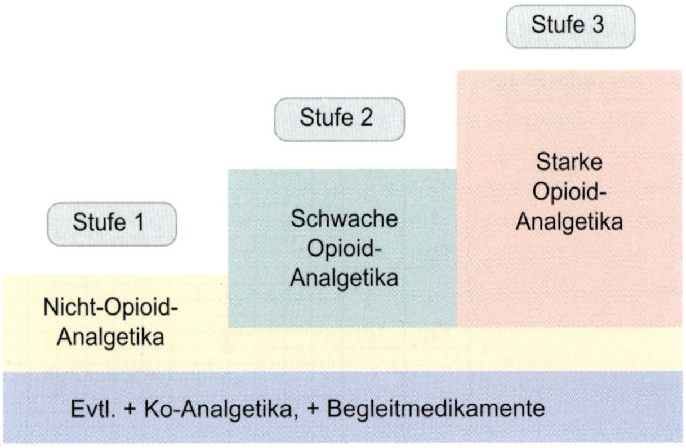

Abb. 24.19 WHO-Stufenschema. [A400]

➤ Tab. 24.4 gibt einen Überblick über die verschiedenen Analgetika und deren Applikationsformen.

Nicht-Opioid-Analgetika

Nicht-Opioid-Analgetika wirken in unterschiedlichem Ausmaß
- Analgetisch *(schmerzlindernd)*
- Antiphlogistisch *(entzündungshemmend)*
- Antipyretisch *(fiebersenkend)*

Die meisten Nicht-Opioid-Analgetika wirken peripher, indem sie auf unterschiedliche Weise die Prostaglandinsynthese (➤ 24.1.3) hemmen und somit die Schmerzreizsensibilisierung im geschädigten Gewebe verhindern. Für einige Substanzen wurden auch Wirkungen am Zentralnervensystem nachgewiesen.

Nicht-Opioid-Analgetika umfassen saure und nicht saure antipyretische Analgetika sowie Coxibe (➤ Tab. 24.4).

VORSICHT

Bei Nicht-Opioid-Analgetika beachten:
- Für alle Nicht-Opioid-Analgetika gibt es Tageshöchstdosen.
- Acetylsalicylsäure (ASS) steigert die Blutungsneigung und wird daher nicht vor und nach Operationen eingesetzt.
- ASS wird nicht bei Kindern unter 12 Jahren eingesetzt.
- Metamizol wirkt spasmolytisch und ist daher sehr gut für Schmerzen im Magen-Darm-Bereich (z. B. postoperativ nach Kolonresektion) geeignet.
- Paracetamol kann bei dauerhafter Anwendung die Leber schädigen und darf daher nur im Intervall (z. B. postoperativ für max. 3 Tage) verabreicht werden.
- Ibuprofen, Dexketoprofen und Diclofenac erhöhen das Risiko für Magen- und Duodenalulzera. Das Risiko steigt zusätzlich in Kombination mit Kortison.
- Ibuprofen, Dexketoprofen und Diclofenac können bei dauerhafter Anwendung die Nieren schädigen.
- Coxibe können die myokardiale und zerebrale Durchblutung mindern und werden daher bei Patienten mit Herz- und Gefäßerkrankungen bzw. entsprechenden Risikofaktoren nicht eingesetzt.

Einsatz von Nicht-Opioid-Analgetika bei Kindern

Viele Nicht-Opioid-Analgetika sind in unterschiedlichen, kindgerechten Applikationsformen als Zäpfchen, Tropfen, Säfte oder i. v.

Tab. 24.4 Übersicht über die verschiedenen Analgetika.

			Wirkstoff	Applikationsformen
WHO-Stufe I	Nicht-Opioid-Analgetika	sauer	Acetylsalicylsäure (ASS)[1]	oral/i. v.
			Dexketoprofen[1]	oral/i. v./i. m.
			Diclofenac[1]	oral/i. m./rektal/transdermal
			Ibuprofen[1]	oral/i. m./rektal/transdermal
		nicht sauer	Metamizol	oral/i. v./i. m./rektal
			Paracetamol	oral/i. v./i. m./rektal
			Celecoxib[2]	oral
			Etoricoxib[2]	oral
			Parecoxib[2]	oral
WHO-Stufe II	Opioid-Analgetika	schwach	Codein[3]	oral
			Tilidin und Naloxon[4]	oral
			Tramadol[3]	oral/i. v./i. m./s. c./rektal
WHO-Stufe III	Opioid-Analgetika	stark	Buprenorphin[4]	sublingual/i. v./i. m./transdermal
			Fentanyl[3]	sublingual/i. v./transdermal/peridural
			Hydromorphon[3]	oral/i. v./i. m./s. c.
			Levomethadon[3]	oral/i. v./i. m./s. c.
			Morphin[3]	oral/i. v./i. m./rektal
			Oxycodon[3]	oral
			Piritramid[3]	i. v./i. m.
			Sufentanil[3]	sublingual/i. v./peridural
			Tapentadol[3]	oral

[1]NSAR; [2]COX-2-Hemmer; [3]Agonist; [4]Agonist/Antagonist

Injektionslösung erhältlich. Zu beachten sind folgende Zulassungsbeschränkungen:

- Metamizol (Zäpfchen/Tropfen/i. v. Lösung) ab 3 Monaten
- Paracetamol (Zäpfchen/Saft/i. v. Lösung) unter 6 Monaten (unbedingt Dosierung beachten!)
- Ibuprofen (Zäpfchen/Saft) ab 3 Monaten
- Diclofenac (Zäpfchen) ab 1 Jahr

Opioide

DEFINITION

Opioide: synthetisch hergestellte, den Opiaten (opiumhaltigen Medikamenten) verwandte Wirkstoffe.

Opioide werden in **schwache** und **starke Opioide** unterteilt.

Die analgetische Wirkung der Opioide beruht neben einer peripheren Wirkung auf die Nozizeptoren vor allem auf der Stimulation spezifischer Opioidrezeptoren im Zentralnervensystem. Über dieselben Rezeptoren werden verschiedene Nebenwirkungen vermittelt (➤ Abb. 24.18).

Nebenwirkungen von Opioiden und geeignete Maßnahmen:

- Atemdepression (Hypoventilation) mit Atemfrequenz < 8/Min., pCO_2-Anstieg, Kommandoatmung (Atmung nur nach Aufforderung) → Kontrolle: Atmung überwachen (➤ 14.2)
- Obstipation (➤ 19.3.6) → Prophylaxe: begleitende Laxanzienmedikation, Obstipationsprophylaxe
- Übelkeit/Erbrechen (➤ 19.4) → Prophylaxe: Antiemetika als Bedarfsmedikation
- Miktionsstörungen (➤ 19.1.4) → Kontrolle: Harnausscheidung
- Hypotonie/Bradykardie (➤ 15.3.3, ➤ 15.2.3) → Kontrolle: Herz-Kreislauf-Überwachung
- Bewusstseinsstörung (➤ 23.2.3), direkte Opioidwirkung oder indirekt (Somnolenz aufgrund von zu hohem CO_2-Gehalts im Blut) → Kontrolle: Wachheit (Vigilanz)
- Halluzinationen (➤ 23.3.2) → Kontrolle: Wahrnehmung, Orientierung
- Miosis *(Pupillenverengung)* → Kontrolle: Pupillen
- Toleranzentwicklung → Opioidrotation (Wechsel des Wirkstoffs)
- Entzugssymptomatik mit akuter Verwirrtheit (➤ 23.9) bei Dauermedikation (> 3 Wochen) → Prophylaxe: Opioide ausschleichen. **Achtung:** Eine mögliche physische Substanzabhängigkeit ist nicht mit Sucht gleichzusetzen! Diese mögliche Nebenwirkung darf keine Barriere für eine adäquate medikamentöse Schmerztherapie darstellen
- Pruritus *(Juckreiz ➤ 17.1.8)* → Kontrolle: Hautbeobachtung
- Bronchospasmus *(Verkrampfung der Bronchialmuskulatur)* → Prophylaxe: keine schnelle i. v. Injektion

VORSICHT

Sofortmaßnahmen bei Atemdepression.

- Atmung sicherstellen (➤ 31.5)
- Opioidzufuhr stoppen
- Ärztin informieren
- Naloxon (Opioid-Gegenmittel/Antidot) bereithalten

Achtung: die Sauerstoffsättigung (➤ 14.4.11) ist kein verlässliches Maß für die Atmung. Bei normaler Oxygenierung (insbesondere bei Sauerstoffgabe) können pCO_2 und pH-Wert trotzdem stark von der Norm abweichen!

Eine Atemdepression tritt als Nebenwirkung vor allem zu Beginn der Therapie mit starken Opioiden auf. Unter Dauertherapie mit starken Opioiden ist die Obstipation die häufigste Nebenwirkung.

Faustregel bei Opioidüberdosierung: N bei O

Gabe von Naloxon (i.v./i.m./s.c.) bei Opioidüberdosierung.

Bei Opioiden beachten

- Starke Opioide und Tilidin-/Naloxon-Tropfen unterliegen dem Betäubungsmittelgesetz (BtMG ➤ 9.2.5, Umgang mit Betäubungsmitteln ➤ 27.5).
- Bei Buprenorphin, Oxycodon und Tapentadol ist eine Tageshöchstdosis zu beachten.
- Bei der Behandlung postoperativer Schmerzen mit starken Opioiden besteht **keine** Suchtgefahr.

Einsatz von Opioiden bei Kindern

Bei **Kindern** kommen dieselben Substanzen wie bei Erwachsenen zum Einsatz. Die Dosierung orientiert sich streng am Körpergewicht.

Ko-Analgetika

DEFINITION

Ko-Analgetikum *(lat. co- = zusammen-, griech. algos = Schmerz):* Medikament, das unterstützend zu Analgetika gegeben wird.

Analgetika jeder WHO-Stufe können mit **Ko-Analgetika** kombiniert werden. Die Kombination verbessert je nach Schmerzform die Wirkung einiger Analgetika. ➤ Tab. 24.5 gibt einen Überblick über verschiedenen als Ko-Analgetika. Die einzelnen Stoffgruppen werden in ➤ 27.1.2 kurz erläutert.

Bei der Verabreichung von Capsaicin beachten

Capsaicin wird in verschiedenen Konzentrationen ausschließlich über die Haut als Salbe (z. B. ABC® Wärme-Creme), Gel oder spezielle Pflaster verabreicht. Bei einer Wirkstoffkonzentration von 8 % (Qutenza® 179 mg kutanes Pflaster) wird das zu behandelnde Hautareal vorab lokal mit Gel bzw. Salbe (z. B. Emla®) betäubt.

Begleitmedikamente

DEFINITION

Begleitmedikamete *(Adjuvanzien;* lat. *adiuvare = helfen, unterstützen):* ergänzende Medikamente ohne schmerzlindernde Wirkung zur Prophylaxe und/oder Behandlung von Nebenwirkungen.

Analgetika jeder WHO-Stufe können bzw. sollen mit **Begleitmedikamenten** kombiniert werden. Die Kombination verhindert Nebenwirkungen bzw. verringert deren Ausmaß.

Tab. 24.5 Überblick über die verschiedenen Ko-Analgetika, deren Wirkungsweise und mögliche Indikationen.

Wirkstoff(-gruppe)	Wirkungsweise	Indikationen
Antidepressiva	Verstärkung der Schmerzhemmung im ZNS	• Brennende neuropathische Schmerzen • Spannungskopfschmerz
Antikonvulsiva	Stabilisierung der Nervenmembran	• Einschießende neuropathische Schmerzen • Tumorbedingte Nerveninfiltrationen
Glukokortikoide (Kortison)	• Verringerung des Gewebedrucks auf schmerzsensible Strukturen • Hemmung von Entzündungen und der damit verbundenen Nozizeption • Zusätzlich antiemetische Wirkung einiger Glukokortikoide (z. B. Dexamethason)	• Entzündlich bzw. ödematös bedingte akute und chronische, durch Nerven- oder Rückenmarkkompression verursachte Schmerzen • Verdrängendes Tumorwachstum
Kalzitonin und Bisphosphonate (Regulatoren des Kalziumstoffwechsels)	• Hemmung des Knochenabbaus • Analgetische Wirkung im Rückenmark (Kalzitonin)	• Schmerzhafte Knochentumoren und -metastasen • Osteoporotische Schmerzen • Phantomschmerz und chronisches regionales CRPS (Kalzitonin)
Benzodiazepine (Beruhigungsmittel)	• Teils analgetische Wirkung (z. B. Clonazepam) • Angstreduzierende Wirkung (z. B. Midazolam)	Einschießende neuropathische Schmerzen
Spasmolytika	Verminderung der Wandspannung der glatten Muskulatur	Kolikartige Schmerzen im Abdomen
Clonidin	Förderung der körpereigenen Schmerzhemmung im Rückenmark	• Opioidtoleranz • Abmilderung eventueller Entzugssymptome beim Absetzen von Opioiden
Capsaicin (Wirkstoff der Chilischote)	Inaktivierung von Nozizeptoren der C-Fasern	Klar abgegrenzte neuropathische Schmerzen

Magenschutz

Als Schutz der Schleimhaut von Magen und Zwölffingerdarm vor Geschwüren (Ulkusprophylaxe) hat sich die regelmäßige Einnahme von *Protonenpumpenhemmern* (z. B. Pantoprazol) bewährt. Dies gilt vor allem bei der Therapie mit NSAR oder Kortison.

Antiemetika

Übelkeit und Erbrechen im Rahmen einer Analgetikatherapie können mit verschiedenen Wirkstoffgruppen verhindert bzw. behandelt werden. Die Medikamente wirken im Gehirn, im Magen-Darm-Trakt oder an beiden Orten gleichzeitig.

Laxanzien

Zur Prophylaxe bzw. Behandlung einer Obstipation unter Opioidtherapie gibt es pflanzliche und chemisch definierte Medikamente (➤ 19.3.6). Laxanzien werden zunächst begleitend zur Opioidtherapie oral, bei bestehenden Obstipationsbeschwerden auch rektal eingesetzt. Die Wirkung von Laxanzien beruht auf der Aufweichung bzw. dem Aufquellen des Darminhalts durch Wasser, der gesteigerten Gleitfähigkeit des Darminhalts, der Anregung der Darmperistaltik oder der Blockade von Opioidrezeptoren in der Darmwand.

Applikationsformen

DEFINITION

Lokalanästhetikum *(lat. locus = Ort; griech. an = ohne; aisthesis = Empfindung):* Medikament zur Betäubung schmerzleitender Nerven.
Analgesie: Aufhebung bzw. Unterdrückung der Schmerzempfindung
Lokalanalgesie (auch: **Lokalanästhesie**): örtliche Schmerzlinderung bzw. Betäubung; Schmerzunterdrückung in einem begrenzten Gebiet, z. B. der Haut oder im Versorgungsbereich eines Nerven.

Schmerzmittel werden **lokal-regional** oder **systemisch** (➤ 27.2.1) verabreicht (➤ Tab. 24.4). Eine Kombination beider Applikationsformen (Verabreichungsformen) ist sinnvoll.

Lokal-regionale Applikationsformen von Schmerzmitteln sind:

- **Oberflächenanalgesie** durch Anwendung von Salben oder Gelen auf der Haut bzw. Schleimhaut.
- **Infiltrationsanalgesie** durch Einspritzen eines Lokalanästhetikums in ein Gewebe, z. B. um eine Wunde herum.
- **Lokalanalgesie** eines peripheren Nervs oder Nervenplexus (Nervengeflecht) durch Lokalanästhetika, die einmalig injiziert oder über einen Katheter kontinuierlich gegeben werden.
- **Regionalanalgesie** von Rückenmarknerven (Spinalnerven) durch Lokalanästhetika mit/ohne Zusatz von Opioiden. Dabei erfolgt die Verabreichung *epi- bzw. peridural* (außerhalb des Liquorraums) oder *spinal bzw. intrathekal* (innerhalb des Liquorraums).

Systemische Applikationsformen von Schmerzmitteln sind:

- **Orale** Einnahme von Tabletten, Kapseln, Säften oder Tropfen
- **Sublinguale** Einnahme von speziellen Tabletten oder Injektionslösungen → schnelle Wirkung durch Umgehung des First-Pass-Effekts (➤ 27.2.1)

Tab. 24.6 Applikationsformen der Wahl bei akuten und bei chronischen Schmerzen.

Akuter Schmerz → schnelle Wirkung	Chronischer Schmerz → konstante Wirkung
• **Postoperativ** bevorzugt Lokal- und Regionalanalgesie • **Systemisch** bevorzugt intravenöse oder sublinguale Gabe; Alternative bei Kindern: rektale Gabe	• **Systemisch** bevorzugt transdermale oder orale Gabe • **Bei Schmerzspitzen** zusätzlich sublinguale oder rektale Gabe

- **Rektale** Gabe von Zäpfchen (Suppositorien/Supp.) → schnelle Wirkung durch Umgehung des First-Pass-Effekts (➤ 27.2.1)
- **Transdermale** Gabe über spezielle Pflaster (transdermales therapeutischen System/TTS ➤ 27.4.3, ➤ Abb. 27.12)
- **Subkutane** Gabe von Injektionslösungen (➤ 28.1.3)
- **Intravenöse** Gabe von Injektionslösungen (➤ 28.1.5), auch im Rahmen einer Infusion

Keine intramuskuläre Verabreichung von Schmerzmitteln

Aufgrund der schlechten Wirkungsabschätzung und des Verletzungs- und Blutungsrisikos wird die intramuskuläre (i. m.) Gabe von Injektionslösungen zur Schmerzbehandlung nicht empfohlen.

Entscheidend für die **Wahl der Applikationsform** bei der Schmerztherapie ist, ob ein schneller Wirkungseintritt (akuter Schmerz) oder eine konstante Wirkung (chronischer Schmerz) erwünscht ist (➤ Tab. 24.6).

VORSICHT

Bei bestehenden Schmerzen ist die Gabe von Placebo ethisch nicht vertretbar. Die Verabreichung von Placebo ist lediglich im Rahmen wissenschaftlicher Studien vorgesehen, sofern Probanden darüber aufgeklärt sind, dass sie ggf. der Placebogruppe zugeteilt werden. [14]

24.5.2 Patientenkontrollierte Analgesie

DEFINITION

Patientenkontrollierte Analgesie (*PCA;* auch: *patientengesteuerte Schmerztherapie*): von der Patientin selbst gesteuerte parenterale oder rückenmarksnahe Zufuhr von Analgetika mithilfe einer speziellen Pumpe.

Bei anhaltend sehr starken Schmerzen hat sich die **patientenkontrollierte Analgesie (PCA)** als besondere Form der medikamentösen Schmerztherapie bewährt. Dabei werden die Schmerzmedikamente über spezielle Infusions- oder Spritzenpumpen (➤ Abb. 24.20), die für die Patientin voreingestellt sind, intravenös, sublingual oder epidural (auch: *peridural,* rückenmarknaher Raum im Wirbelkanal) verabreicht, wenn diese einen Auslöser betätigt. Das Schmerzmittel wird also ohne Zeitverzögerung verabreicht, wenn die Patientin es benötigt. Einstellbar sind bei PCA-Systemen:

- **Basalrate:** kontinuierliche Schmerzmittelgabe in mg/h oder ml/h
- **Bolusdosis** *(einmalig abgegebene Menge):* abrufbare Schmerzmittelmenge in mg oder ml

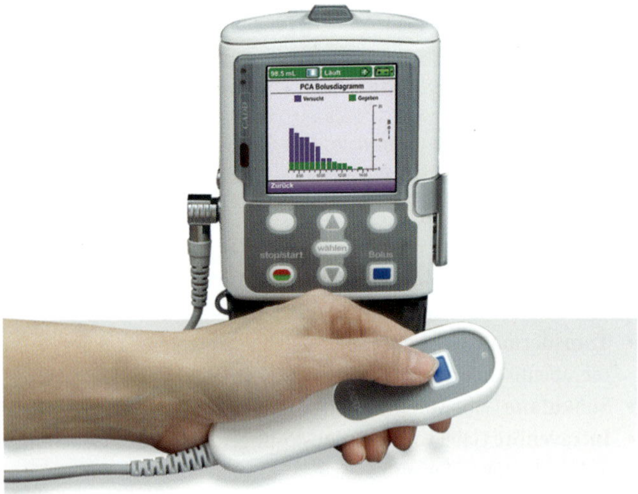

Abb. 24.20 Abschließbare Spritzenpumpe zur postoperativen PCIA, der patientenkontrollierten intravenösen Analgesie. [V090]

- **Sperrzeit:** Ausschlusszeit für erneuten Bolusabruf nach einer Bolusgabe

Je nach Analgesieverfahren – systemisch oder regional – unterscheidet man:

- **PCIA (patientenkontrollierte intravenöse Analgesie)** mit Opioid, z. B. Piritramid (2–4 mg/ml) in verschließbarer Spritzenpumpe (➤ Abb. 24.20) mit Bolus (1–2 mg) und Sperrzeit (10 Min.). Die PCIA erfolgt ohne Basalrate, um Somnolenz und Atemdepression zu verhindern, und ist ab der frühen Kindheit (4.–6. Lj.) möglich. Bei jüngeren Kindern können die Systeme als pflege- oder elternkontrollierte Schmerzpumpen eingesetzt werden.
- **PCSA (patientenkontrollierte sublinguale Analgesie)** mit Opioid, z. B. Sufentanil (15 μg) in speziellem Applikationsgerät mit Bolus (1 Tablette) und Sperrzeit (20 Min.). Die Bolusfunktion des Applikationsgerätes (ZALVISO®) funktioniert ausschließlich in Verbindung mit gechiptem Daumenpflaster zur Patientenidentifikation. Das Applikationsgerät kann mit einem Sicherungskabel am Patientenbett befestigt werden. Patientinnen müssen die Handhabung des Sufentanil-Sublingual-Tabletten-Systems verstehen und sollen 10 Min. nach einer Bolusgabe nicht essen oder trinken. Die Anwendung dieser PCSA ist auf das Krankenhaus und für maximal 72 Stunden begrenzt. [15]
- **PCEA (patientenkontrollierte epidurale Analgesie)** mit Lokalanästhetikum und (optionalem) Opioidzusatz, z. B. Ropivacain (0,2 %) und Sufentanil (1 μg/ml), in verschließbarem Infusionsgerät mit Basalrate (4–8 ml/h), Bolus (3 ml) und Sperrzeit (30 Min.). Die PCEA erfolgt mit Basalrate, um eine kontinuierliche Dämpfung der Schmerzleitung zu gewährleisten.

Am häufigsten eingesetzt wird die PCA nach Operationen, die normalerweise postoperativ mit sehr starken Schmerzen verbunden sind. Die PCA-Therapie erfolgt in der Regel für 3–5 postoperative Tage. Die Einstellung ist auf den Patienten abgestimmt, womit Nebenwirkungen vermieden werden sollen. Dennoch setzt der Einsatz einer PCA die regelmäßige Überwachung der Patienten durch die zuständigen Pflegenden voraus.

Überwachung der PCA-Therapie

Die **PCA-Therapie** birgt z. T. gravierende Risiken, daher werden diese Patientinnen in besonderem Maße überwacht.

PCIA und PCSA

Vor allem zu Beginn können Bewusstseins-, Atemstörungen, Übelkeit/Erbrechen sowie Kreislaufreaktionen (z. B. Hypotonie) auftreten. Eine eventuell zu hohe Dosierung erkennt man leicht am glasigen Blick des Patienten mit stecknadelkopfkleinen Pupillen (Miosis).

Bei älteren Patientinnen sollte aufgrund der veränderten Pharmakokinetik (➤ 27.2.1) die Dosierung anfangs reduziert werden.

PCEA

Bei der Anlage und der Entfernung des Periduralkatheters (PDK) kann es zur Einblutung mit irreversiblen Nervenschädigungen bis hin zur Querschnittslähmung kommen. Ebenso kann eine zu hohe Dosierung des Lokalanästhetikums zu Taubheitsgefühl und Bewegungseinschränkungen im Versorgungsgebiet des PDK führen. Daher sind Sensibilität und Motorik in den Beinen (bei lumbalem PDK) und Armen (bei thorakalem PDK) regelmäßig zu kontrollieren.

Kreislaufreaktionen (z. B. Hypotonie) treten häufiger bei der Mobilisierung der Patientin auf. Außerdem kann es bei der PCEA zu Miktionsstörungen (➤ 19.1.4), Juckreiz – typischerweise im Versorgungsgebiet des PDK – und auch zu Atemstörungen (➤ 14.4) kommen.

Tritt keine Schmerzlinderung trotz regelmäßiger Bolusgaben ein und ist die Kathetereintrittsstelle stark nässend oder geschwollen, kann eine Fehllage des PDK die Ursache sein. Bei entzündlicher Veränderung der Kathetereintrittsstelle ist der zuständige Arzt zu informieren.

VORSICHT

Bei der PCEA-Therapie zu beachten:

- Bei **kleineren Kindern** besteht bei einer PCEA mit Opioid die Gefahr der späten Atemdepression. Dies erfordert eine Intensivüberwachung mit kontinuierlich apparativem Atemmonitoring. Alternative ist eine PCEA ohne Opioid.
- Bei **älteren Patientinnen** sollte die Dosis des Opioidzusatzes halbiert oder auf den Opioidzusatz verzichtet werden.

24.5.3 Nichtmedikamentöse Maßnahmen

Nichtmedikamentöse Maßnahmen umfassen physikalische, psychologisch-verhaltensorientierte und komplementäre Verfahren.

Interdisziplinär-multimodale Schmerztherapie

Als **interdisziplinäre-multimodale Schmerztherapie (IMST)** wird die „gleichzeitige, inhaltlich, zeitlich und in der Vorgehensweise aufeinander abgestimmte umfassende Behandlung von Menschen mit chronifizierten Schmerzsyndromen bezeichnet, in die verschiedene somatische, körperlich übende, psychologisch übende und psychotherapeutische Verfahren nach vorgegebenem Behandlungsplan … eingebunden sind." [17] An der Behandlung sind Pflegefachpersonen, auf Schmerz spezialisierte Ärzte, Psychologen, Physio- und Ergotherapeuten sowie Sozialarbeiter beteiligt. Grundlage für das Behandlungskonzept ist die Annahme, dass an der Schmerzchronifizierung biologische, psychische und soziale Faktoren eine Rolle spielen (➤ Abb. 24.10).

Hauptziele sind: Alltagstätigkeiten wiederaufnehmen, Arbeitsfähigkeit wiederherstellen und Arbeitsaufnahme fördern, körperliche Schwäche abbauen, Bewegungsangst verringern, Risikoverhalten verändern (z. B. Schonverhalten) und zu gesundheitssportlicher Aktivität im Alltag hinführen. [17]

Eine IMST erfolgt ambulant oder stationär in Schmerzkliniken, ggf. auch in spezialisierten Arztpraxen, wenn hier unterschiedliche Berufsgruppen mitarbeiten.

Psychologisch-verhaltensorientierte Verfahren

Hierunter lassen sich Maßnahmen der veränderten Aufmerksamkeit und Entspannung zusammenfassen, z. B.:

- Progressive Muskelrelaxation (PMR)
- Autogenes Training (AT)
- Biofeedback
- Hypnotherapie (Hypnose)
- Imaginationstechniken, geführte Reisen
- Atemtechniken, -übungen (➤ Abb. 24.21)
- Meditationstechniken
- Körperübungen (z. B. Yoga)

Ziele dieser Verfahren sind:

- Verringerung der mit Schmerz verbundenen physischen und psychischen Stressreaktion auf Grundlage der Wirkung von Entspannung als Gegenspieler zum Stress
- Ablenkung vom Schmerzempfinden bis hin zur Ausblendung der Schmerzwahrnehmung
- Kontrollierbarkeit des Schmerzerlebens
- Auflösen schmerzbedingter Muskelverspannungen
- Optimierte Selbstwahrnehmung
- Schmerzreduktion bzw. Schmerzverhinderung

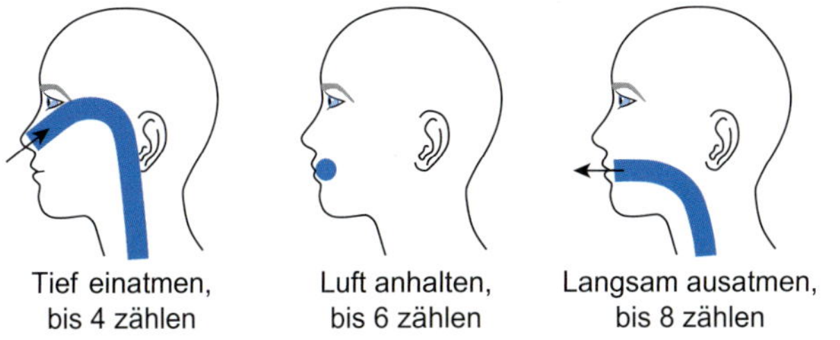

Abb. 24.21 4-6-8-Atemtechnik. Zu dieser einfachen Atemübung können Pflegefachpersonen Schmerzpatienten anleiten. Der Patient soll innerlich mitzählen. Die Übung kann auch mit Kindern durchgeführt werden, ggf. zählt man zunächst laut für sie. [L143]

Schmerztherapeutisch bedeutsam und wissenschaftlich gut untersucht sind die Methoden der progressiven Muskelrelaxation, des Biofeedbacks, der Hypnose, der Imagination und der Atemtechniken.

Diese Techniken und Verfahren können v. a. chronischen Schmerzpatientinnen empfohlen werden und werden durch Fachpersonen geschult bzw. angeleitet. Alternativ gibt es eine Vielzahl von Medien zum Selbsterlernen von z. B. Meditation oder gedanklichen Reisen.

Patientinnen mit starken akuten Schmerzzuständen können sich situativ oft nur schwer auf Entspannungsübungen einlassen. Eine Ausnahme bildet die Hypnose, die zur Vorbeugung akuter Schmerzen (z. B. bei Zahnbehandlungen) oder in der Notfallversorgung angewendet werden kann.

Physikalische Verfahren

Zu den **physikalischen Verfahren** der nichtmedikamentösen Maßnahmen zählen u. a. TENS, Kälte- und Wärmeanwendungen, Physiotherapie, Akupunktur, Massage sowie schmerzentlastende Positionierung. Nachfolgend werden die von Pflegefachpersonen eingesetzten Verfahren vorgestellt.

Transkutane elektrische Nervenstimulation

Bei der Anwendung der **transkutanen elektrischen Nervenstimulation** *(TENS)* wird der schmerzregulierende Einfluss der Nervenfasern genutzt, die Informationen zu Druck, Berührung und Bewegung übertragen. Die Stimulation von Druck- und Bewegungsrezeptoren der Haut, deren Signale über diese sehr schnell leitenden Nervenfasern fortgeleitet werden, führt zur Dämpfung bzw. Störung des eingehenden Schmerzsignals im Hinterhorn des gemeinsamen Rückenmarksegments *(segmentale Hemmung)*. Gleichzeitig aktiviert die TENS die Ausschüttung körpereigener schmerzhemmender Botenstoffe auf Rückenmarkebene *(deszendierende Hemmung, ➤ 24.1.3)*.

Voraussetzung für den Einsatz der TENS ist ein gut lokalisierbarer Schmerz. Über selbstklebende Elektroden, die um das schmerzhafte Gebiet angebracht werden, wird Strom mit einer bestimmten Frequenz verabreicht (➤ Abb. 24.22). Je höher die eingestellte Frequenz, desto rascher tritt die Wirkung ein. Gleichzeitig führen hohe Frequenzbereiche schnell zur Gewöhnung und damit zum Verlust an schmerzreduzierender Wirkung. Niedrigere Frequenzbereiche lösen hingegen Muskelkontraktionen aus, der analgetische Effekt tritt später ein und dauert länger an. Es gilt also:

- Akute Schmerzen → hohe Frequenzen
- Chronische Schmerzen → niedrigere Frequenzen

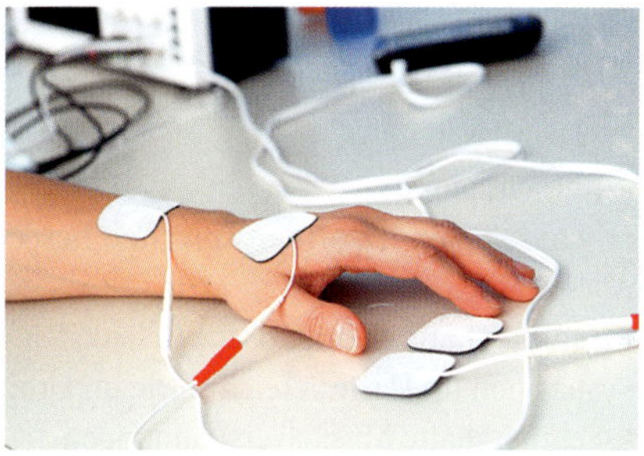

Abb. 24.22 Die Elektroden werden bei der Anwendung eines TENS-Geräts auf das schmerzhafte Gebiet angebracht. Dann wird Strom mit einer bestimmten Frequenz verabreicht. [J787]

Die Einstellung der Stromstärke übernimmt die Patientin. Es sollten bei hohen Frequenzen leichtes Kribbeln bzw. bei niedrigen Frequenzen minimale Muskelkontraktionen wahrgenommen werden. Keinesfalls sollte die TENS schmerzhaft sein. Die Anwendung erfolgt 4–6 × täglich und dauert 30–45 Min. Während der Anwendung – vor allem mit hohen Frequenzen – muss die Stromstärke individuell nachreguliert werden. Indikationen für eine TENS sind:

- Schmerzen im Skelett-Muskel-System
- Postoperative Schmerzen
- Kopfschmerzen
- Neuropathische Schmerzen (z. B. Phantomschmerz)

VORSICHT

Eine TENS darf nicht durchgeführt werden bei:

- Patientinnen mit Herzschrittmacher
- Herzrhythmusstörungen
- Epilepsie
- Schwangerschaft

Zudem kommt eine TENS nicht zum Einsatz:

- Auf Wunden bzw. erkrankten Hautarealen
- Im Halsbereich (→ Karotissinusstimulation)

Kälteanwendung

Der **Einsatz von Kälte** wirkt direkt auf das geschädigte Gewebe. Kälte führt zu einer lokal verlangsamten Übertragung der Nervenimpulse und der Herabsetzung des Stoffwechsels um das geschädigte Gewebe. Dabei soll zum einen die Schmerzleitung vermindert und zum anderen die auftretende Entzündungsreaktion unterbunden werden. Kälte kann auf unterschiedliche Arten angewandt werden:

- Spray
- Gelkompressen (Coolpack, Icepack)
- Quarkauflage
- Verdunstungskälte über feuchte Tücher

Durch die direkte Wirkung auf das durch Trauma geschädigte Gewebe beschränkt sich die Anwendung von Kälte bei Akutschmerz auf die unmittelbare posttraumatische Phase.

Wärmeanwendung

Der **Einsatz von Wärme** fördert die Durchblutung und löst schmerzhafte Muskelanspannungen. Wärme kann auf unterschiedliche Arten angewandt werden:

- Fango, feuchte Wärme
- Bäder
- Hyperämisierende (durchblutungsfördernde) Salben (Capsaicin ➤ 24.5.1)
- Wickel mit Meerrettich, Ingwer oder Senfmehl
- Wärmflasche
- Rotlichtlampe

Folgende Schmerzformen sprechen besonders gut auf äußerliche Wärme an:

- Schmerzhafte rheumatische Gelenksteifigkeit
- Spasmen im Darmbereich sowie im Urogenitalsystem
- Schmerzhafte Muskelverspannungen

Ein Hitzestau durch wärmende Auflagen ist zu vermeiden. Außerdem dürfen warme Bäder nicht bei Ischämie (Minderdurchblutung) der betroffenen Region eingesetzt werden, da minderdurchblutetes Gewebe seinen Stoffwechsel bei Erwärmung steigert, sodass bei der anaeroben Zellatmung vermehrt saure Stoffwechselprodukte anfallen.

VORSICHT

Eine oberflächige Kälte- oder Wärmeanwendung birgt die Gefahr der Hautschädigung, sodass sie bei Patientinnen mit Sensibilitäts- oder Bewusstseinsstörungen nur unter engmaschiger Hautkontrolle anzuwenden ist.

Schmerzentlastende Positionierung

Pflegende können Patientinnen mit einer **schmerzentlastenden Positionierung** unterstützen. Zum Einsatz kommen Hilfsmittel zum Unterpolstern und Stabilisieren (➤ 22.5.3), die bestmögliche Position müssen die Patientinnen selbst herausfinden. Je nach Lokalisation der Schmerzen werden folgende Grundsätze berücksichtigt:

- Extremitäten mit schmerzenden Durchblutungsstörungen sollen flach positioniert oder unter Herzniveau gebracht werden.
- Nach Operationen an den arteriellen Blutgefäßen (z. B. Bypass einer Oberschenkelarterie) sollen Extremitäten flach positioniert oder unter Herzniveau gebracht werden.
- Nach Operationen an Knochen, Gelenken, Muskeln oder Haut sollen Extremitäten zum schnelleren Abschwellen über Herzniveau gebracht werden.
- Bei akuten Rückenschmerzen kann die Positionierung im sogenannten Stufenbett (Rückenlage mit Hüft- und Kniebeugung von jeweils 90°, ➤ Abb. 24.23) Erleichterung verschaffen.
- Nach Operationen im Bauchraum kann die Entlastung der Bauchmuskulatur durch Anwinkeln der Beine über eine Knierolle erleichternd sein.
- Schmerzende Gelenke werden in physiologischer Mittelstellung (leichte Beugung) entlastet.
- Bewegungsabhängige Schmerzen in den Gelenken (z. B. bei Patienten nach Schlaganfall) können durch Stabilisierung mittels Tape-Verband, Bandagen oder Orthesen verhindert werden.

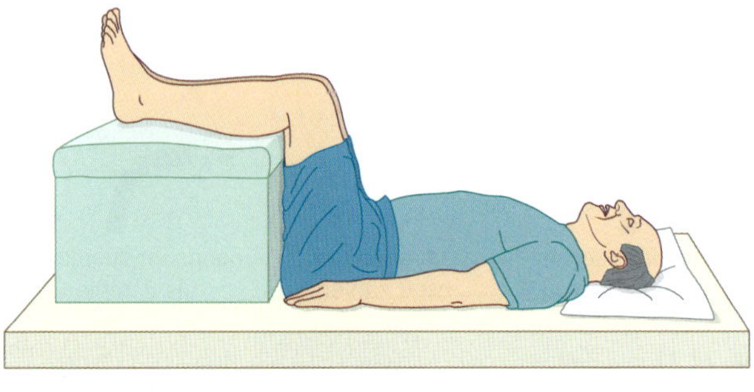

Abb. 24.23 Stufenbettpositionierung zur Schmerzlinderung bei akuten Rückenschmerzen. [L234]

Beim Positionieren beachten

Bei schmerzentlastender Positionierung müssen Schädigungen peripherer Nerven und der Haut vermieden werden. Zusätzlich ist auf eine regelmäßige Druckentlastung (Dekubitusprophylaxe ➤ 17.9) zu achten.

Komplementäre Verfahren

Aus dem Bereich der **komplementären Therapien** zeigt die Akupunktur (und auch die Akupressur) eine sehr gute Wirksamkeit bei akutem und vor allem bei chronischem Schmerz. Dabei sind die Erfolge der Akupunktur nach traditionell chinesischer Medizin vergleichbar mit der sogenannten Scheinakupunktur, bei der willkürliche Punktionsorte gewählt werden.

Ohrakupunktur

Akupunktur darf grundsätzlich nur von einem Arzt oder Heilpraktiker durchgeführt werden.Seit 2017 dürfen, nachdem das bayerische Gesundheitsministerium grünes Licht gegeben hat, auch Pain Nurses und Pflegefachpersonen nach ärztlicher Delegation die spezifische **p-e-ac® Ohrakupunktur** bei Schmerzpatienten anwenden. Voraussetzung dafür ist eine 40-stündige Fortbildung für Pflegefachpersonen und Ärzte, die auf die Erfordernisse zur Durchführung der Ohrakupunktur im Klinikalltag, im Akutschmerzdienst, der Altenpflege oder in der Palliativmedizin ausgerichtet ist. [18] Weitere Bundesländer haben sich diesem Konzept angeschlossen.

Die Akupressur kann auch vom Schmerzpatienten erlernt und dann selbst durchgeführt werden.

Verfahren bei Kindern und Jugendlichen

Akute Schmerzen

Bei Kindern mit **akuten Schmerzen** wirken unterstützend zur medikamentösen Behandlung:

- Vermeidung von Angst und Disstress (➤ 3.4)
- Ablenkung, Entspannungstechniken (➤ 22.4.3), Imagination, Hypnose (➤ Abb. 24.24)
- Präventive Analgetikagabe, Emla®-Salbe auf vorgesehene Punktionsstellen

Pflegende sind hierbei mit der Betreuung der Kinder und deren Bezugspersonen betraut. Bei etwaigen schmerzhaften Eingriffen (z. B. Lumbalpunktion) erfordert das Einbeziehen der Eltern deren Vorbereitung. Gute fachliche Kenntnisse zu den geplanten Abläufen sowie viel Einfühlungsvermögen sind daher unerlässlich.

Chronische Schmerzen

Bei Kindern mit **chronischen Schmerzen** wirken unterstützend zur medikamentösen Behandlung:

- Akupunktur/Akupressur, TENS, Biofeedback
- Entspannungstechniken, Imagination, Hypnose

Wichtig ist bis zum Jugendalter die Einbeziehung der Eltern und weiterer Bezugspersonen. Bevorzugt erfolgt die Behandlung ambulant. Bei langwierigen und schwerwiegenden Schmerzen mit starker Beeinträchtigung der Lebensqualität kann eine stationäre/teilstationäre Therapie notwendig sein.

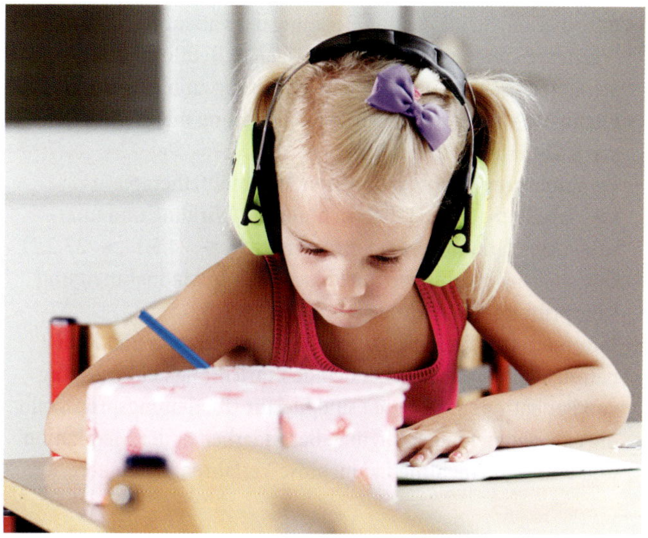

Abb. 24.24 Spielen, Malen oder Basteln, Musik oder Entspannungsgeschichten hören, kann – neben der Zuwendung durch die Eltern und weiterer Angehörigen – von den Schmerzen zumindest zeitweise ablenken. [J787]

24.6 Pflegerische Interventionen

Die Verantwortung für die Schmerztherapie liegt bei der behandelnden Ärztin. Besteht im Zuständigkeitsbereich ein Standard zur medikamentösen Schmerzbehandlung, gilt dieser als ärztliche Anordnung. Alternativ erfolgt die Anordnung schriftlich für die einzelne Patientin.

Die Verantwortung für die Ausführung der medikamentösen Schmerztherapie trägt die zuständige Pflegefachperson. Nichtmedikamentöse Maßnahmen unterstützen die medikamentöse Therapie.

Pflegefachpersonen übernehmen in der Schmerzbehandlung wichtige Aufgaben, die über das Ausmaß des Schmerzerlebens der Patientin mitentscheiden. Die nachfolgend beschriebenen Aufgabenbereiche basieren auf dem Expertenstandard Schmerzmanagement in der Pflege und zeigen die Komplexität der Verantwortung von Pflegefachpersonen.

Pflegerische Aufgaben sind: [4]

- Einschätzung der Schmerzsituation/Schmerzerfassung mithilfe geeigneter Assessments mit Beginn des pflegerischen Auftrags und im Verlauf (➤ 24.4). Veränderungen der Schmerzsituation können wichtige Hinweise auf Komplikationen im Heilungsverlauf sowie auf den Anpassungsbedarf der Schmerztherapie sein. Die regelmäßige Schmerzerfassung und -dokumentation ist Voraussetzung für das Zusammenwirken aller beteiligten Berufsgruppen (Ärzte, Pflegende, Physiotherapeuten u. a.). Pflegefachpersonen ermöglichen so eine zeitnahe Kontrolle und Anpassung der Schmerztherapie.
- Planung und Koordinierung von Maßnahmen im Rahmen des Schmerzmanagements, bei chronischen Schmerzpatienten Erstellung eines individuellen Behandlungsplans, der die individuelle Situation der Patientin berücksichtigt. Sind Schmerzen zu erwarten (z. B. Verbandwechsel, Entfernung von Wunddrainagen, Mobilisation und Bewegungsübungen, Atemtherapie), sollten Pflegende präventiv, ca. 30 Min. vorab, Analgetika verabreichen.

- Information, Schulung und Beratung der Patientin mit Schmerzen und ggf. ihrer Angehörigen, z. B. Information zur Schmerzeinschätzung (➤ 24.4), Anleitung zu nichtmedikamentösen Maßnahmen (➤ 24.5.2), Umgang mit PCA-Systemen (➤ 24.5.3)
- Verabreichung der medikamentösen Schmerztherapie (➤ 27.4.2, ➤ 27.4.3), Beobachtung auf Wirkung und unerwünschte Wirkungen der Schmerzmittel (➤ 24.5.1, ➤ 27.2.2)
- Gezielte Anwendung nichtmedikamentösen Maßnahmen und Überprüfung der Wirkung
- Informationen über die aktuelle Schmerzsituation und Maßnahmen an die weiterbehandelnde Einrichtung bei Verlegung von Patientinnen. Geeignet sind hierfür Überleitungsprotokolle, die eine Schmerzeinschätzung, Besonderheiten der Medikation und wirksame nichtmedikamentöse Verfahren beinhalten.

Pflegerischer Schmerzexperte

Der *Expertenstandard Schmerzmanagement in der Pflege* fordert, dass bei instabilen Schmerzsituationen Pflegefachpersonen mit spezieller Expertise hinzugezogen werden sollen.
Algesiologische Fachassistentinnen und -assistenten (Pain Nurses) sind Pflegefachpersonen, die nach dem Curriculum der Deutschen Schmerzgesellschaft e.V. eine Fortbildung von 41,5 Unterrichtsstunden absolviert haben. Ab 2024 wird nach einem neuen Curriculum mit 120 Unterrichtsstunden durch die Dt. Schmerzgesellschaft der Abschluss *Pflegefachfrau, -mann für Spezielle Schmerzpflege* etabliert [19].
Zukünftig kann mit den „erweiterten Kompetenzen zur Ausübung heilkundlicher Aufgaben" entsprechend weitergebildeten Pflegefachpersonen eine eigenständige „Verantwortung für die Planung, Organisation, Gestaltung, Durchführung, Steuerung und Evaluation von Pflege- und Therapieprozessen zur Unterstützung von Menschen aller Altersstufen mit akuten und chronischen Schmerzen" zufallen. [19] Diese Pflegefachpersonen können dann u.a. im **Akutschmerzdienst (Schmerzteam)** einer Klinik arbeiten und folgende Aufgaben übernehmen: Betreuung von postoperativen Schmerzpatienten, Sicherstellung klinikinterner Standards für die Analgesie, Kontrolle der eingesetzten Analgesieverfahren und die Schulung auf den Stationen.
Auch in **Schmerzambulanzen** oder **Schmerzkliniken** wirken Pflegefachpersonen in der Versorgung von Menschen mit chronischen nicht tumorbedingten Schmerzen mit, die u.a. multimodale Behandlungsprogramme für spezielle Schmerzgruppen anbieten.

Aufgaben zur Pflegesituation

Gestern musste Frau Claudia Werner ihre Boutique erneut schließen, da die Schmerzen nicht mehr auszuhalten waren. Auch nach der Schmerzmitteleinnahme trat keine Linderung ein. Frau Werner war kaum noch in der Lage, sich zu bewegen. Sie konsultierte ihren Hausarzt, der sie umgehend in die naheliegende Klinik einwies. Beim Erstkontakt mit dem Pflegefachmann Nils Brömmel brach sie in Tränen aus und äußerte, den Anforderungen im Berufsalltag nicht standhalten zu können. Die Buchhaltung überfordere sie und sie wisse nicht, wie sie die Boutique zukünftig halten könne. Häufig fühle sie sich erschöpft, und in stressigen Zeiten verstärkten sich die Schmerzen. Auch die verordneten Schmerzmittel zeigten in solchen Situationen kaum Wirkung. Herr Brömmel reagierte sehr verständnisvoll und empathisch und versicherte Frau Werner, sie bestmöglich zu unterstützen. Danach erfragte er die Schmerzen mittels einer Skala, um sich einen genauen Überblick zu verschaffen. Frau Werner nimmt zur Behandlung der Schmerzen aktuell dreimal täglich 400 mg Ibuprofen und seit der Aufnahme ins Krankenhaus zusätzlich dreimal täglich 20 Tropfen Tramadol ein.

1. Welche Schmerzskala halten Sie bei Frau Werner für geeignet?
2. Welches Ziel verfolgt die regelmäßige und kontinuierliche Einschätzung der Schmerzen anhand von Skalen?
3. Welche weiteren Aspekte – außer der Schmerzstärke – sollte der Pflegefachmann im Rahmen der Schmerzanamnese erfragen?
4. Frau Werner erhält derzeit zur Schmerztherapie Ibuprofen und Tramadol. Die medikamentöse Schmerztherapie orientiert sich am WHO-Stufenschema zur Schmerztherapie. In welcher Stufe würden Sie die von Frau Werner verordneten Medikamente einordnen?
5. Welche Nebenwirkungen können bei der regelmäßigen Einnahme von Opioiden auftreten?

24

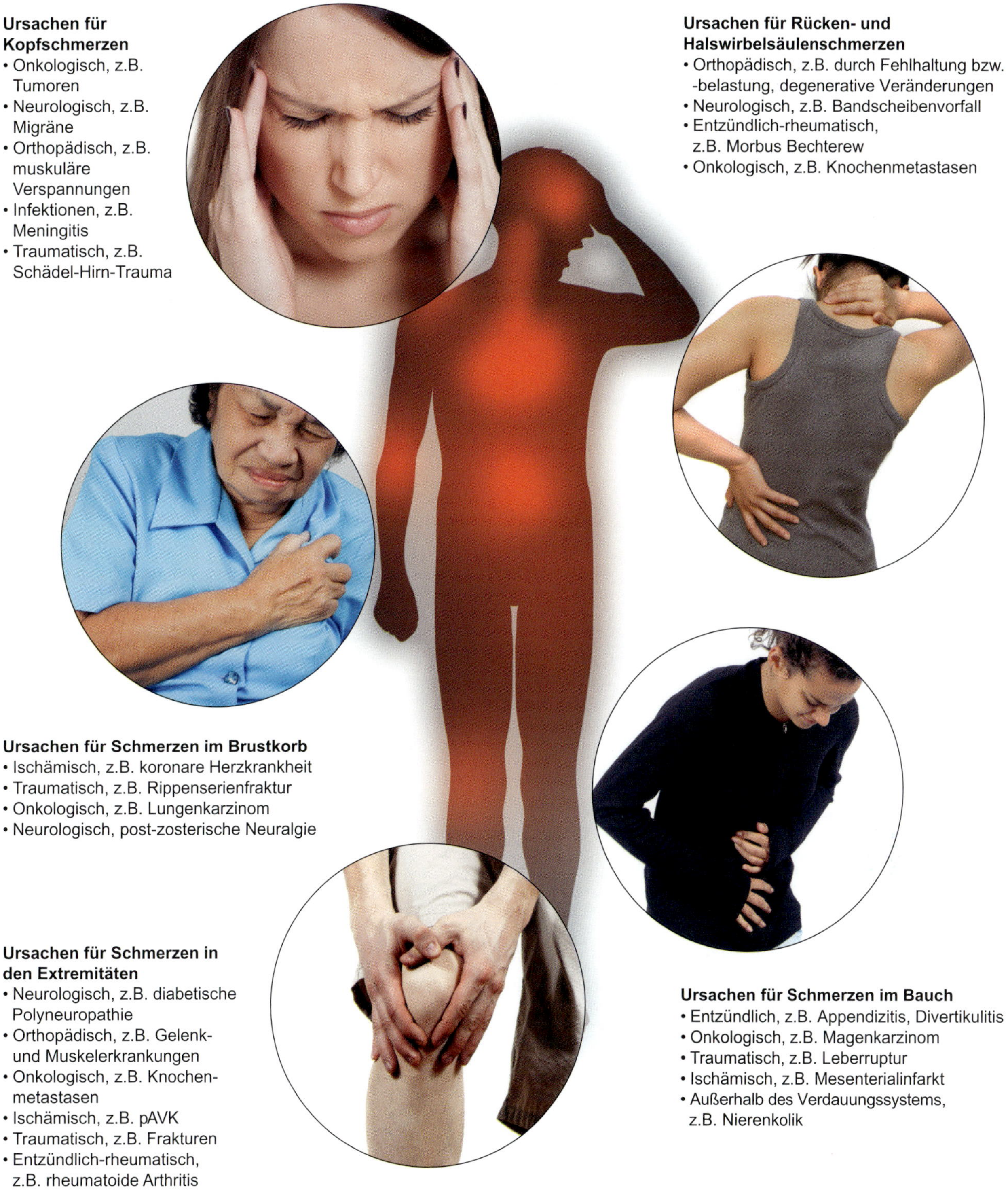

Abb. 24.25 Überblick über die wichtigsten Erkrankungen zum Thema Schmerz. [L275, J787]

KAPITEL

25

Heike Breitrück, Tillman Kommerell (25.4.2)

Palliative Care

Pflegesituation

Als Herr Thomas Pieper auf der onkologischen Station aufgenommen wird, begegnet er vielen bekannten Gesichtern. Es ist mittlerweile sein zehnter Aufenthalt auf dieser Station. Der 56-Jährige ist seit drei Jahren an einem Bronchialkarzinom erkrankt und hat bereits mehrere Chemotherapien erhalten. Nachdem sein Gesundheitszustand in den letzten anderthalb Jahren immer wieder schwankend war, geht es ihm gegenwärtig deutlich schlechter. Bei der Ermittlung der Vitalparameter zeigt sich eine ausgeprägte Tachykardie und Tachypnoe. Herr Pieper ringt um Luft, und das Sprechen fällt ihm erkennbar schwer. Es wird eine Sauerstoffsättigung von 85 % unter Raumluft ermittelt. Sein Lebensgefährte, der ihn ins Krankenhaus begleitet hat, wirkt sehr verängstigt.

Alles Fachwissen bleibt vergeblich, wenn Wünsche und Bedürfnisse nicht erkannt werden.

Marina Kojer

25.1 Palliative Care

DEFINITION

Palliative Care: *„Ansatz zur Verbesserung der Lebensqualität von Patienten und ihren Familien, die mit Problemen konfrontiert sind, welche mit einer lebensbedrohlichen Erkrankung einhergehen. Dies geschieht durch Vorbeugen und Lindern von Leiden durch frühzeitige Erkennung, sorgfältige Einschätzung und Behandlung von Schmerzen sowie anderen Problemen körperlicher, psychosozialer und spiritueller Art."* [1]

Palliation/palliativ *(lat. palliare = mit einem Mantel umhüllen, verbergen):* individuelle Linderung physischer, psychischer, sozialer und spiritueller Leiden. Dem Patienten wird ein umfassender, maßgeschneiderter schützender „Mantel" angeboten, den er jederzeit an- oder ablegen kann. Er umfasst alle Maßnahmen, die gegen Einzelsymptome oder Syndrome wirksam sind, nicht aber gegen die Krankheit selbst.

Zugehörige: Begriff, der insbesondere in der Palliative Care verwendet wird. Menschen, die einem schwerkranken oder sterbenden Menschen nahestehen, sich um ihn kümmern und schließlich auch um ihn trauern, u. a. neben Angehörigen auch Freunde, Patenkinder, Vertraute. Angehörige sind demgegenüber nahe Verwandte wie Ehegatte, Geschwister, Eltern.

25

Grundprinzipien

„Jeder schwerstkranke und sterbende Mensch hat ein Recht auf eine umfassende medizinische, pflegerische, psychosoziale und spirituelle Betreuung und Begleitung, die seiner individuellen Lebenssituation und seinem hospizlich-palliativen Versorgungsbedarf Rechnung trägt. Die Angehörigen und die ihm Nahestehenden sind einzubeziehen und zu unterstützen. Die Betreuung erfolgt durch haupt- und ehrenamtlich Tätige soweit wie möglich in dem vertrauten bzw. selbst gewählten Umfeld. Dazu müssen alle an der Versorgung Beteiligten eng zusammenarbeiten.“ [2]

Palliative Care ist eine Haltung, Philosophie und Grundeinstellung, die im Alltag gelebt, reflektiert und vermittelt werden soll. Sie basiert auf folgenden Prinzipien (➤ Abb. 25.1):

- Die Betreuung erfolgt durch ein interdisziplinäres, multiprofessionelles und organisationsübergreifendes Team, unter Einbezug des betroffenen Menschen und seiner Zugehörigen.
- Die beteiligten Fachpersonen verfügen über ein exzellentes fachliches Wissen verbunden mit der Bereitschaft, aktualisierte Wissensbestände stets zu reflektieren und in den Pflegeprozess einzubeziehen. Wünschenswert ist die Verwendung palliativer Assessments (➤ 25.4.1).
- Dem zu versorgenden Menschen und seinen Zugehörigen ist unter Berücksichtigung ihrer Würde, Wünsche und Spiritualität zu begegnen. Eine Offenheit gegenüber Andersdenkenden, unbekannten religiösen Bräuchen, fremden Lebensweisen und nicht logisch erscheinenden Verhaltensweisen ist Grundvoraussetzung für eine ganzheitliche Versorgung.
- Eine bewusste, achtsame und wahrhaftige Kommunikation, sowie das Erkennen und respektieren von Wünschen und Ängsten ermöglicht einen vertrauensvollen Austausch und ggf. das Erfassen einer Krise, z. B. eines Sterbewunsches, bei dem zu versorgenden Menschen, um Maßnahmen zur Krisenbeseitigung einzuleiten.
- Der Tod wird als Teil des Lebens akzeptiert. Es gilt der Grundsatz: *„Nicht dem Leben mehr Tage hinzufügen, sondern den Tagen mehr Leben geben.“ (Cicely Saunders)*
- Palliative Care folgt dem Prinzip des „Sowohl-als-auch“ und nicht des „Entweder-oder“. [3] Sie umfasst beispielsweise sowohl kurative *(heilende)* als auch palliative *(lindernde)* Maßnahmen. Das heißt, Palliative Care ist nicht gleichbedeutend mit Behandlungsverzicht. So werden z. B. Begleiterkrankungen wie Infekte sehr wohl kurativ behandelt. Das aktuelle Befinden sowie die Bedürfnisse und Ressourcen des Patienten haben im Rahmen von Palliative Care den gleichen Stellenwert wie medizinische Befunde und Behandlungen.
- **High Touch** als patientenorientierte, empathische Pflege wird bei Bedarf von Hightech begleitet – nie umgekehrt.
- Die palliative (Tumor-)Therapie fußt, wie jede andere Therapie, auf vernünftigen Zielen. Dabei sollten Beginn, Fortsetzung und Ende der Behandlung gleichermaßen mit Patientinnen und Patienten, Bewohnerinnen und Bewohner (im Folgenden nur Patienten genannt) beschlossen werden. In der Praxis hat es sich als hilfreich erwiesen, Entscheidungen über das Vorgehen am Lebensende schon frühzeitig im Krankheitsverlauf zu treffen und zu dokumentieren. [4]

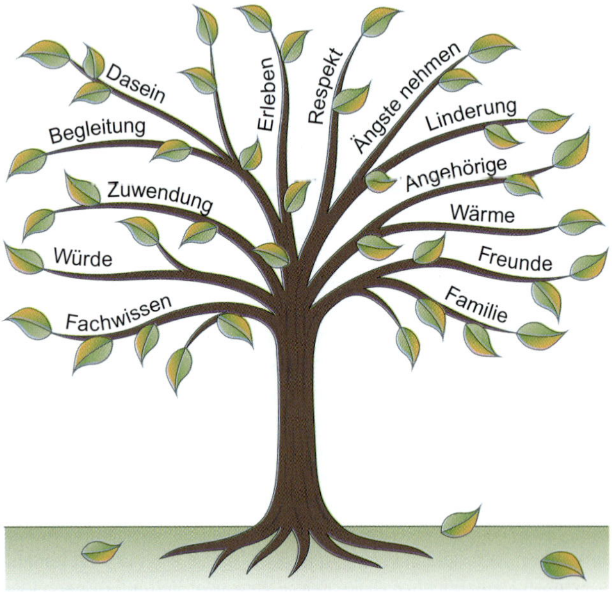

Abb. 25.1 Palliative Care ist neben der Linderung von belastenden Symptomen vor allem wertschätzende und respektvolle Zuwendung, die sich immer an den Bedürfnissen des Patienten und seiner Zugehörigen orientiert. [L234]

Ziele von Palliative Care

Ziele von Palliative Care sind:

- Die bestmögliche Lebensqualität aus Sicht des Patienten für den Patienten erreichen
- Die bestmögliche Lebensqualität aus Sicht der Bezugsperson für die Bezugsperson erreichen
- Die bestmögliche Begleitung der Therapeuten, Begleiter und Betreuer ermöglichen
- Eine Kultur des ganzheitlichen Beistands in der letzten Lebensphase gewährleisten (➤ Abb. 25.1)

Die palliative Betreuung

- ermöglicht Linderung von Schmerzen und anderen belastenden Symptomen,
- bejaht das Leben und erkennt das Sterben als normalen Prozess an,
- beabsichtigt weder eine Beschleunigung noch Verzögerung des Todes,
- integriert psychologische und spirituelle Aspekte der Betreuung,
- bietet Unterstützung, damit Patienten ihr Leben so aktiv wie möglich bis zum Tod gestalten können,
- bietet Betroffenen und ihren Zugehörigen Unterstützung während der Erkrankung und Trauerzeit,
- fördert Lebensqualität und kann bestenfalls den Verlauf der Erkrankung positiv beeinflussen,
- kommt frühzeitig im Krankheitsverlauf – **Early Integration** – im Idealfall unmittelbar nach der Diagnose zur Anwendung, immer mit psychosozialer Begleitung des schwerstkranken und/oder sterbenden Menschen und seiner Zugehörigen.

DEFINITION

Early Integration: frühzeitige Einbindung palliativmedizinischer und -pflegerischer Maßnahmen, im Idealfall direkt nach Diagnosestellung einer unheilbaren chronischen Erkrankung. Auch in Verbindung mit anderen Therapien, die eine Lebensverlängerung zum Ziel haben (z. B. Chemotherapie, außerklinische Beatmung). Sie schließt Untersuchungen ein, um belastende Symptome und Komplikationen besser zu verstehen und zu behandeln. Ziel ist, so früh wie möglich belastende Symptome zu behandeln und gegebenenfalls eine Übertherapie zu vermeiden. [5]

25.2 Historische Entwicklung und Palliative Care heute

25.2.1 Hospiz und Hospizbewegung

DEFINITION

Hospiz *(lat. hospitium = Gastfreundschaft):* ursprünglicher Begriff für Herbergen für Pilger, Hilfesuchende und Aussätzige, die einen Ort zum Rasten, Schutz und Geborgenheit, Gespräche und Grundversorgung suchten.

Im Mittelalter gab es **Hospize** in ganz Europa. Diese wurden oft von Johannitern oder Maltesern betrieben, die sich in erster Linie um kranke Menschen kümmerten.

1879 gründete die Irin *Mary Aikenhead* den Orden der Irischen Schwestern der Barmherzigkeit und stellte ihr eigenes Haus im Osten Londons für ein „Hospice" als Ort der Rast auf der letzten Station der Lebensreise zur Verfügung.

Cicely Saunders (1918–2005) gilt als Pionierin der Hospizbewegung. Die Krankenschwester, Sozialarbeiterin und Ärztin arbeitete im Hospice St. Joseph der Irischen Schwestern der Barmherzigkeit, bevor sie 1967 das St. Christopher's Hospice (➤ Abb. 25.2) in London gründete, um dort sterbende Krebspatienten mit schweren Symptomen zu behandeln und zu begleiten. Zwei Jahre später richtete sie dort den ersten ambulanten Hospizdienst ein. Saunders setzte dabei von Anfang an auf ein multiprofessionelles Team, da sie überzeugt war, dass nur so das Leiden der Patienten, die „Total Pain" (➤ 25.3), gelindert werden kann. Vor allem die große Angst dieser Patienten vor Schmerzspitzen, die gleichzeitig eine erfolgreiche Schmerztherapie verhinderte, empfand Saunders als unmenschlich. Dies veranlasste sie zur Entwicklung der ersten Instrumente zur Schmerzevaluation, verbunden mit der regelmäßigen ausgefeilten Gabe von Schmerzmedikamenten unter Kontrolle der Nebenwirkungen.

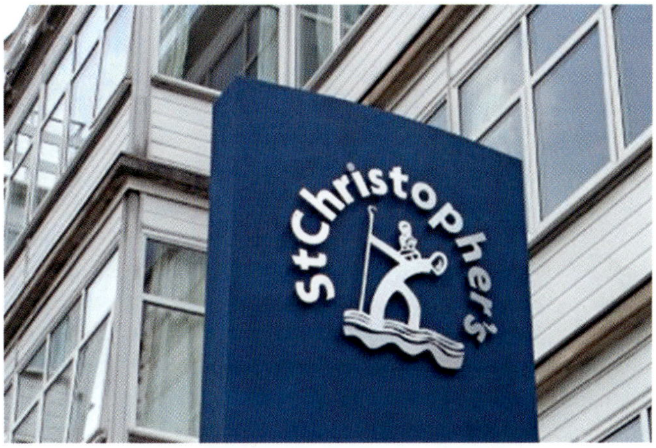

Abb. 25.2 St. Christopher's Hospice in London, eines der ersten modernen Hospize. Es wurde 1967 von Cicely Saunders gegründet. [T440]

1978 nahm das erste *„Palliative Care Support Team"* in einem Krankenhaus seine Arbeit auf – ebenfalls im St. Christopher's Hospice, das von Anfang an auch als Aus-, Fortbildungs- und Forschungszentrum diente. Nicht zuletzt Saunders reger Forschungs- und Publikationstätigkeit ist es zu verdanken, dass die Hospizbewegung relativ schnell auch außerhalb Englands Fuß fasste, u. a. in Kanada, wo der Onkologe *Balfour Mount* den Begriff „Palliative Care" prägte.

1982 eröffnete die Ordens- und Kinderkrankenschwester *Frances Dominica* in Oxford das weltweit erste Kinderhospiz.

1987 wurde Palliative Care vom *„Royal College of Physicians in the United Kingdom and Ireland"* als selbstständige medizinische Fachdisziplin anerkannt.

1988 erfolgte in Mailand die Gründung der *Europäischen Gesellschaft für Palliative Care (EAPC).* Weltweit haben sich vielfältige Einrichtungen etabliert.

25.2.2 Entwicklung in Deutschland

In **Deutschland** wird zwischen Palliative Care und Hospizarbeit unterschieden. Die **Hospizarbeit** wird meist durch ehrenamtliche Initiativen gestaltet mit der Intention, Saunders Grundsatz „Leben, bis man stirbt" in der Praxis umzusetzen.

Die Umsetzung des **Palliative-Care-Gedankens** erfolgte im deutschen Sprachraum nur zögerlich:

1994 wurde die *Deutschen Gesellschaft für Palliativmedizin (DGP) e. V.* gegründet, der neben Ärztinnen und Ärzten auch Angehörige anderer Berufsgruppen (wie Pflegende) angehören.

1999 wurde der erste Lehrstuhl für Palliativmedizin in Bonn eingerichtet.

2002 nahm das *Vodafone Stiftungsinstitut für Kinderschmerztherapie und Pädiatrische Palliativmedizin* an der Vestischen Kinder- und Jugendklinik Datteln seine Arbeit auf.

2008 folgte die Einrichtung eines Lehrstuhls für Kinderschmerztherapie und pädiatrische Palliativmedizin an der Universität Witten/Herdecke.

2010 wurde die *Charta zur Betreuung schwerstkranker und sterbender Menschen* von der Bundesärztekammer, dem Deutschen Hospiz- und PalliativVerband e. V. und der Deutschen Gesellschaft für Palliativmedizin e. V. entwickelt: www.charta-zur-betreuung-sterbender.de.

2015 trat das *Gesetz zur Verbesserung der Hospiz- und Palliativversorgung in Deutschland (Hospiz- und Palliativgesetz, HPG)* in Kraft. Es enthält vielfältige Maßnahmen, um die palliative Versorgung in Deutschland zu verbessern. [6] Palliativversorgung ist Bestandteil der Gesetzlichen Krankenversicherung (SGB V), sie kann im Krankenhaus, im Altenheim, im Hospiz oder zu Hause erbracht werden. Sterbebegleitung ist ausdrücklicher Bestandteil der Sozialen Pflegeversicherung (SGB XI).

Am 1. August 2019 veröffentlichte die Fachkommission nach § 53 PflBG die neuen Rahmenlehrpläne für den theoretischen und praktischen Unterricht sowie für die praktische Ausbildung in der Pflege. Die Berücksichtigung der Palliativversorgung wurde im *Gesetz zur Reform der Pflegeberufe (PflBG)* verankert. Die curriculare Einheit (CE) heißt „CE 08 – Menschen in kritischen Lebenssituationen und in der letzten Lebensphase begleiten". [7]

25.2.3 Entwicklung in Österreich

In **Österreich** war bis weit in die 1980er-Jahre der Hospizbegriff noch unbekannt. Die Entwicklung der Hospizbewegung begann zwar langsam am Ende der 1970er-Jahre durch ehrenamtliches Engagement, sie nahm aber erst so richtig Fahrt auf nach den Patientenmorden im Krankenhaus Lainz in Wien in 1989. Es erfolgten erste Vernetzungen von Initiativen und Personen.

1993 Gründung von *Hospiz Österreich, Dachverband der Palliativ- und Hospizeinrichtungen.*

1998 Gründung der *Abteilung Palliative Care und Organisations-Ethik, die* bis Ende 2018 bestand.

1999 Konstituierung der *Österreichischen Palliativgesellschaft (OPG).* Beide Vereinigungen setzen sich bis heute für die Fort- und Weiterentwicklung der palliativen und hospizlichen Versorgungen ein. Sie haben über die Jahre die Entwicklung in Österreich vorangetrieben. Es gibt seit 2002 eine Regelfinanzierung von Palliativstationen und ein *Gesetz zur Familienhospizkarenz*, seit 2004 Palliativkongresse, seit 2005 den ersten Lehrstuhl für Palliativmedizin an der Medizinischen Universität Wien und seit 2010 eine Versorgungsstruktur für die SAPV.

Österreich hat in den vergangenen Jahren eine gute Entwicklung gemacht und liegt hinsichtlich der Versorgung von schwerkranken und sterbenden Menschen bereits im guten europäischen Mittelfeld.

25.2.4 An der Versorgung beteiligte Personen und Handlungsorte

Patienten

Ursprünglich war Palliative Care ein Konzept für Menschen mit fortgeschrittener und unheilbarer Tumorerkrankung. Das ist heute anders.

Mit **Patienten sind im Kontext von Palliative Care** nach der WHO-Definition alle Menschen egal welchen Alters – von der Geburt bis zum Tod – gemeint, die an einer schweren progredienten *(fortschreitenden),* unheilbaren Krankheit leiden. [8]
Die demografischen Veränderungen in der Bevölkerungsstruktur und die Fortschritte der Medizin führen zu einer zunehmenden Zahl von

- Schwerkranken älteren und sehr alten (hochbetagten) Menschen
- Patienten mit kognitiven Beeinträchtigungen, z. B. demenzielles Syndrom, psychiatrische Krankheiten, Down-Syndrom
- Multimorbiden *(an mehreren Krankheiten zugleich leidenden)* Patienten mit chronischen Krankheiten, z. B. Nieren-, Herzinsuffizienz, AIDS, chronisch-obstruktiver Lungenerkrankung (COPD)
- Patienten mit chronischen Krebserkrankungen
- Patienten mit voranschreitenden neuromuskulären Erkrankungen, z. B. Amyotrophe Lateralsklerose (ALS), Muskeldystrophien
- Frühgeborenen und kranke Neugeborenen, die zu Menschen mit schweren körperlichen Beeinträchtigungen und/oder Multisystemerkrankungen heranwachsen
- Notfallpatienten und ehemaligen Notfallpatienten mit dauerhaften Beeinträchtigungen, z. B. im Syndrom der reaktionslosen Wachheit, mit Beatmung, Dialysepflicht

Zudem wird durch Zuwanderung der Bedarf an Palliative Care von Migranten in Zukunft stark ansteigen. Hier ist eine besondere **kultursensible Palliativpflege** gefragt, die die besonderen persönlichen und familiären, kulturellen, spirituellen, sozialen und biografischen Bedürfnisse und Ressourcen ausländischer Mitbürger berücksichtigt, entsprechend angemessene Leistungsangebote zur Verfügung stellt und sprachliche sowie kulturelle Barriere überwindet. Nur so kann die Pflege ihrer Selbstverantwortung entsprechen.

Familien

Palliative Care kümmert sich nicht aber nur um die Patienten, sondern auch um deren Bezugspersonen.

Zur **Familie** gehören im Sinne der WHO-Definition von Palliative Care alle Menschen, die den Patienten im Lauf seiner Erkrankung als Bezugspersonen begleiten und betreuen. [8] Es müssen nicht unbedingt Verwandte sein. So leben z. B. viele multimorbide hochbetagte Patienten (besonders verwitwete Frauen) über Jahre mit einer unheilbaren Krankheit. Ihre Bezugspersonen sind oft enge Freunde, jahrelange Betreuer, Nachbarn oder ehemalige Kollegen. Für Bezugspersonen in diesem weiteren Sinn hat sich inzwischen der Begriff **Zugehörige** etabliert. Nur die Patienten selbst können dem multiprofessionellen Team verbal oder nonverbal mitteilen, wer ihre Vertrauenspersonen sind.

Palliative Care versucht, besondere familiäre Konstellationen und Unterstützungspotenziale systematisch, frühzeitig und gezielt wahrzunehmen, zu erkennen und zu fördern, um so Hilfe zur Selbsthilfe geben zu können.(➤ Abb. 25.3). Eine Gruppe von Bezugspersonen bedarf dabei einer besonderen Begleitung und Betreuung: die minderjährige Kinder pflegen und so unter mehrfachen Belastungen leiden.

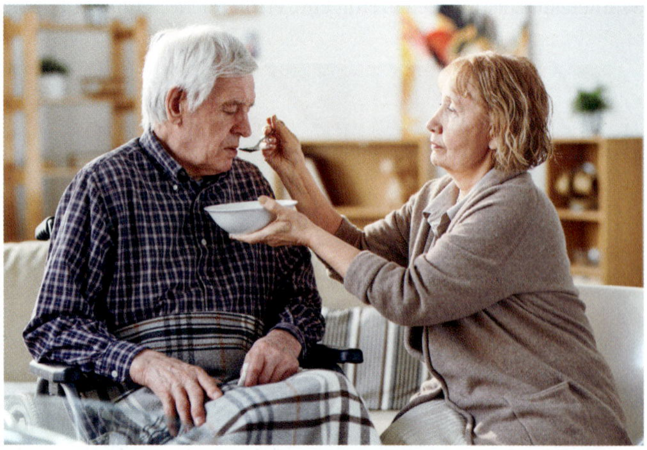

Abb. 25.3 Bezugspersonen von unheilbar Kranken benötigen Beratung und Begleitung. Auf Wunsch des Patienten werden sie allumfassend über seine Situation informiert. Wann immer möglich, werden sie auch aktiv in die Pflege eingebunden. Etwas tun zu können, erleben viele als sehr tröstlich. [J787-029]

Angebotsformen

Palliative Care ist an keinen Ort gebunden, sie kann und soll überall dort stattfinden, wo sich der Patient gerade befindet.
Die **stationäre Palliative Care** kann in einem Krankenhaus *(Palliativstation),* einem Hospiz oder in einer Langzeitpflegeeinrichtung gewährt werden. Diese Einrichtungen:

- Bieten multiprofessionelle, individuell angepasste Therapien
- Behandeln belastende Symptome
- Erstellen eine medikamentöse Schmerztherapie
- Stehen in Notfällen und Krisen unterstützend zur Verfügung
- Wirken entlastend und stabilisierend
- Sind bei Bedarf und auf ausdrücklichen Wunsch des Patienten auch Sterbeort
- Bieten psychosoziale Begleitung in Kooperation mit ehrenamtlichen Hospizbegleitern
- Dienen als Aus-, Weiter- und Fortbildungsstätte.

Tag-/Nachthospize oder andere Einrichtungen wie palliative Tages- oder Nachtzentren geben dem Betroffenen und seinen Bezugspersonen die Möglichkeit, angepasst auf die individuellen Bedürfnisse, Unterstützung durch pflegerische und psychosoziale Betreuung, Entlastung, Schulung, Gespräche und Informationen zu erhalten.

Mobile/ambulante Hospiz- und Palliativteams *(AAPV = allgemeine ambulante Palliativversorgung, SAPV = spezialisierte ambulante Palliativversorgung)* arbeiten sowohl in der Hauskrankenpflege als auch als Konsiliardienste *(lat. Consilium = beraten)* im Rahmen einer Organisation. Ambulante Pflegedienste unterstützen Familien durch die Übernahme von Grundpflege und werden von ambulanten Palliativpflegedienste (AAPV) bei der Behandlungspflege unterstützt.

Konsiliardienste in Form der **SAPV** bestehen aus Pflegefachpersonen und Ärzten und übernehmen die die medizinische Palliativversorgung. Ihre Anwesenheit und die enge Zusammenarbeit mit dem Betroffenen und seinen Zugehörigen ermöglichen so eine Betreuung zu Hause „bis zuletzt“. Schon das Wissen um die Möglichkeit einer Rund-um-die-Uhr-Telefonbereitschaft wirken sich positiv auf das subjektive Sicherheitsgefühl und die Stabilität der Betroffenen und Angehörigen aus. Der Einsatz von ehrenamtlichen Hospizbegleitern entlastet zusätzlich durch Gespräche oder Anwesenheit, sodass Angehörige auch die Möglichkeit zur Wahrnehmung eigener Bedürfnissen haben.

Multiprofessionelles Team

Im Kontext der Palliative Care schließen sich Angehörige verschiedener Berufsgruppen zu einem Team zusammen, um den Patienten und seine Bezugspersonen ganzheitlich palliativ zu betreuen und zu begleiten. Das **multiprofessionelle Team** ist die Grundvoraussetzung für die Gewährleistung einer kontinuierlichen und qualitativ hochwertigen Versorgung, Betreuung und Begleitung von Palliative-Care-Patienten und ihren Familien. Daher richtet sich die *S3-Leitlinie Palliativmedizin für Menschen mit einer nicht heilbaren Krebserkrankung* an alle Berufsgruppen, die an der Versorgung von Patienten mit einer nicht heilbaren Erkrankung beteiligt sind. [4]

Die Zusammensetzung des Teams ergibt sich aus den aktuellen Prioritäten, Ressourcen, Wünschen und Bedürfnissen der betroffenen Personen. Aus diesem Grund variieren die Teammitglieder je nach Betreuungskonstellation.

Da der Patient der einzige Experte für sein Erleben und Durchleben einer ganz spezifischen, einmaligen, unheilbaren, fortschreitenden Erkrankung ist, ist er vollwertiges Mitglied des Palliative-Care-Teams und als einziger nicht wie die anderen Teammitglieder austauschbar (➢ Abb. 25.4). Neben dem Patienten und seinen Angehörigen können sich Palliative-Care-Teams aus Ärzten, Pflegenden, Physio- und Ergotherapeuten, Logopäden, Diätologen (Diätassistenten/Ernährungsberater), Psychotherapeuten, Seelsorgern, Sozialarbeitern, ehrenamtlichen Mitarbeitern, Reinigungskräften und Stationshilfen, Juristen, Musik- und Maltherapeuten und anderen Fachkräften zusammensetzen.

Spezialisierte Case Manager

Personen mit der Weiterbildung *Berater in der gesundheitlichen Vorsorgeplanung in der letzten Lebensphase (Weiterbildung nach §132 g SGB V)* führen eine auf den Patienten und deren Familie zugeschnittene Beratung durch. Sie planen zusammen mit dem Betroffenen und seiner Familien Maßnahmen, auch für Krisen- und Notfallsituationen. Sie sichern die Kontinuität der Versorgung und sorgen dafür, dass der Gedanke von Palliative Care im multiprofessionellen Team gelebt wird.

Teamarbeit in Palliative Care bedeutet nicht, stur nach vorgegebenen Abläufen zu handeln, sondern ist eine prozesshafte Leistung. Sie zeichnet sich u. a. durch folgende Merkmale aus:

- Ausgezeichnete Kommunikationskultur
- Bereitschaft, gemeinsam nach Lösungen zu suchen und an einem Strang zu ziehen, auch durch Unterstützung von Kollegen
- Haltung des aktiven Zuhörens, der Achtsamkeit, des Sich-verlassen-Könnens

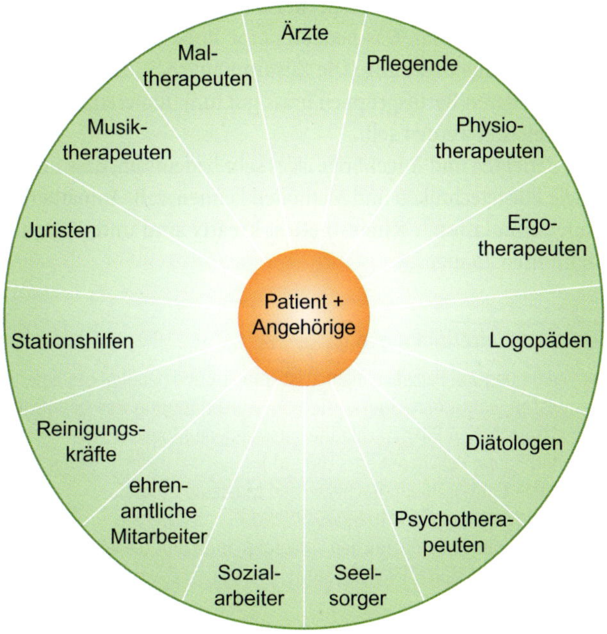

Abb. 25.4 Zusammensetzung eines Palliative-Care-Teams. [L234]

- Sorgfalt, um jedes Detail ausreichend zu beachten und Irrtürmer auszuschließen
- Bereitschaft, sich Hindernissen zu stellen und nach Möglichkeiten zu suchen, wie diese überwunden werden können
- Ausgeprägte Lern- und Fehlerkultur
- Sinn für Humor

Im Sinne des Patienten

Im multiprofessionellen Team verzichten die Teammitglieder auf starre Hierarchien und persönliche Eitelkeiten. Sie sehen die Zusammenarbeit als Chance und als Möglichkeit, einen facettenreichen Einblick in die Situation des Patienten und seiner Familie zu gewinnen, um so eine optimale und individuelle Versorgung zu gewährleisten. In regelmäßigen Teamsitzungen, an denen alle an der Versorgung beteiligten Professionen teilnehmen, werden die wichtigsten Punkte der Versorgung besprochen und gemeinsame Entscheidungen getroffen. [9]

Pflegefachpersonen

Pflegefachpersonen in Palliative Care brauchen ein umfangreiches Fachwissen zum Thema und ein Grundverständnis von Ethik, ebenso Empathie und Wertschätzung für Menschen. Sie müssen lernen, das zu akzeptieren, was nicht zu ändern ist (z. B. die Unheilbarkeit einer Erkrankung, das Ende eines Lebens), und das mit voller Kraft und Energie zu verbessern, was zu ändern ist. Durch den veränderten Fokus können eine gut begleitete Lebensendphase und ein gutes Sterben eine große Zufriedenheit hinterlassen. Dafür ist es aber auch notwendig, dass sich Pflegefachpersonen mit ihrer eigenen Endlichkeit auseinandersetzen.

Pflegefachpersonen brauchen selbst auch Unterstützungsangebote. Im Idealfall gibt es Gesprächsmöglichkeiten und Supervisionen für den Einzelnen und das Team. Genauso wichtig sind regelmäßige Fortbildungen.

Pflegefachpersonen arbeiten meist sehr selbstständig in einem Palliative-Care-Team. Das bedeutet eine hohe fachliche und persönliche Herausforderung. Die Zusammenarbeit auf Augenhöhe mit den anderen Berufsgruppen muss gut funktionieren, wenn gute Arbeit geleistet werden soll.

Für Patienten und Angehörige ist es sehr bedeutsam, dass Pflegende viele Pflegetechniken und Methoden kennen, z. B. Aomatherapie, Basale Stimulation®, Kinaesthetics, kreativ sind und diese auch durchführen können.

Fort- und Weiterbildungen

Die Versorgung von Palliativpatienten ist komplex und benötigt gesondertes Fachwissen, somit eine Spezialisierung. Zur Erlangung des benötigten Fachwissens haben Pflegefachkräfte verschiedene Möglichkeiten:

- Weiterbildung Palliative Care (160 Std.)
- Palliative-Care-Studium (Bachelor- und Masterabschluss)
- Spezielle Schmerzpflege (DGSS) (120 Std.)
- Berater in der gesundheitlichen Vorsorgeplanung für die letzte Lebensphase nach §132 g SGB V (60 Std.)

Ehrenamtliche Mitarbeiter

Ehrenamtliche Mitarbeiter in der Palliative Care verpflichten sich, regelmäßig zum Wohl von Patienten und deren Familien zur Verfügung zu stehen. Für dieses freiwillige Engagement werden sie ausgebildet und während der Ausübung unterstützend begleitet. Ehrenamtliche sind eine feste unverzichtbare Stützen eines jeden palliativen Teams. Ihre Aufgaben sind z. B:

- Organisation und Gestaltung von Besuchen, Sitzwachen, Trauerbegleitung
- Entlastung der Familien durch z. B. Anwesenheit und Gespräche
- Unterstützung der Betroffenen und ihren Familien, z. B. bei der Planung der Beerdigung und Trauerbewältigung

Ehrenamtliche helfen durch ihre Arbeit, das Thema Sterben und Tod in die Bevölkerung zu tragen.

25.3 Palliative Care in der Praxis

25.3.1 Lebensqualität und Total Pain

Wenn das Therapieziel nicht mehr die Heilung ist, muss sich die Grundausrichtung in der Medizin und Pflege verändern. Im Vordergrund steht jetzt die höchstmögliche Lebensqualität für den Betroffenen und unter Umständen auch eine gewünschte Lebensverlängerung.

DEFINITION

Lebensqualität: Summe der Faktoren, die die individuellen Lebensbedingungen bestimmen, wie z. B. körperliche, psychologische, soziale, familiäre und arbeitsbezogene Faktoren. Sie wird subjektiv wahrgenommen und ist ein multidimensionales Konstrukt, das nicht direkt, sondern nur über Indikatoren erfasst werden kann.

Total Pain (engl. *total = völlig, total; pain = Schmerz, Qual):* Begriff, der von Cicely Saunders, der Gründerin der Hospizbewegung (➤ 25.2.1), geprägt wurde. Er bezeichnet den allumfassenden, absoluten Schmerz, den unheilbar Kranke individuell und unterschiedlich ausgeprägt auf körperlicher, psychischer, sozialer und spiritueller Ebene verspüren.

Der Begriff **Lebensqualität** ist sehr komplex und subjektiv. Mithilfe von Fragebögen, z. B. dem *Freiburger Persönlichkeitsinventar (FPI* [10]), und der *Eigenschaftswörterliste (EWL* [11]) können die unterschiedlichen Aspekte des menschlichen Befindens, Wertens und Erlebens in Bezug auf Lebensqualität untersucht werden. Es darf aber nicht vergessen werden, dass kein Fragebogen ein empathisches Gespräch und aktives Zuhören ersetzen kann.

Lebensqualität in der Endphase des Lebens ist kein starres Konzept, sondern u. a. stark abhängig von der eigenen Gestaltungsmöglichkeit des (letzten) Lebensorts. Jeder unfreiwillige Ortswechsel am Ende des Wegs bedeutet Stress für den schwerkranken Patienten und seine Bezugspersonen.

Total Pain steht der Lebensqualität entgegen. Wenn ein Patient von Schmerzen – egal auf welcher Ebene – beherrscht wird, kann er keine Lebensqualität erfahren (➤ Abb. 25.5). Die Schmerzeinschätzung muss demzufolge in ein pflegerisch-diagnostisches Gesamtkonzept der Lebensqualität eingebunden sein.

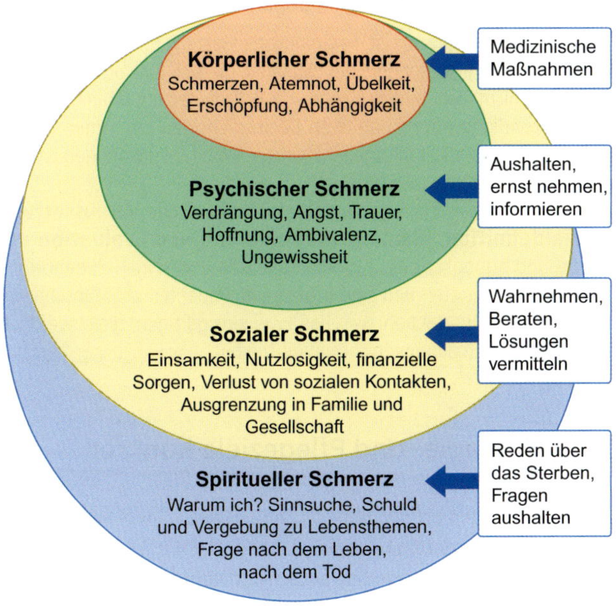

Abb. 25.5 Total Pain. Menschen mit unheilbarer Krankheit oder am Ende des Lebens erleben Schmerzen in unterschiedlichen Dimensionen. Sie brauchen deshalb auch Unterstützung und Begleitung in allen Dimensionen. [L143]

Lebensqualität beurteilen

Zugehörige und Pflegefachpersonen wünschen sich eine bestmögliche Lebensqualität für den Menschen in einer palliativen Lebenssituation. Lebensqualität ist allerdings höchst subjektiv; letztlich kann nur der Betroffene selbst sie für sich definieren.
Doch wie kann man die Lebensqualität und Lebensfreude beurteilen, wenn sich der Betroffene nicht oder nur bedingt selbst dazu äußern kann? Folgende Fragen können helfen:

- Merkt man beim Betroffenen Emotionen, z. B. Freude, Interesse am Geschehen?
- Kann man dem Betroffenen etwas Gutes tun bzw. zeigt er annehmende oder ablehnende Reaktionen?
- Ist der Betroffene gut symptomkontrolliert?
- Was sagen Zugehörige, wie nehmen sie den palliativen Menschen wahr? Woran merken sie, ob es ihm gut oder schlecht geht, ob er sich wohl oder unwohl fühlt?
- Was wünschen sich die Zugehörigen für den Betroffenen? Was können sie aktiv tun, um das Wohlbefinden und die Lebensqualität zu steigern?

25.3.2 Palliative Assessments

In Einrichtungen des Gesundheitswesens und in Arztpraxen ist es oftmals schwierig, Patienten zu identifizieren, die eine Palliativversorgung benötigen. Studien belegen deshalb die Notwendigkeit eines strukturierten Assessments.

Das **Supportive and Palliative Care Indicators Tool** *(SPICT™)* in der deutschen Version *SPICT-DE™* ist ein solches Assessment. Es kann auf www.spict.org.uk/the-spict/spict-de/ heruntergeladen werden.

Palliatives Pflegeassessment

Das **palliative Pflegeassessment** ist eine pflegerische prozesshafte Anamnese, die mindestens aus drei Komponenten besteht:

- Erhebung der Lebensgeschichte
- Erhebung von Gewohnheiten, Vorlieben und Abneigungen
- Erhebung des äußeren körperlichen Erscheinungsbilds

Erhebung der Lebensgeschichte

Die Kenntnis der Lebensgeschichte des Patienten soll helfen, seine derzeitige Lebenssituation und sein aktuelles Verhalten besser zu verstehen. Bei der Sammlung der Informationen ist behutsam vorzugehen (➤ 7.1.2). Eine der zentralen Fragen an den Betroffenen ist: „Was bedeutet Lebensqualität für Sie?" Die Antwort darauf bestimmt Entscheidungen, Werteskalen, Prioritäten und Wünsche für die Terminalphase. Auch nach der subjektiven Bedeutung von Beeinträchtigungen, die im Alltag eine Rolle spielen, sollte gefragt werden, z. B. „Was bedeutet es für Sie, hörbehindert zu sein?" Zudem wird erhoben, welche Menschen der Patient gern in belastenden Situationen um sich haben möchte und welche Personen er lieber meiden möchte.

Erhebung von Gewohnheiten, Vorlieben und Abneigungen

Diese Informationen ermöglichen es, den Patienten in seinem Sinne zu pflegen, u. a.:

- „Welche Berührung mögen Sie und welche nicht?" → Erstellung eines Berührungsschemas mit privaten und intimen Zonen (➤ 17.3.2)
- „Welche Körperpflegegewohnheiten haben Sie?" → Dokumentation von Reihenfolge, Art und Weise, Wann, Wie oft, Womit … (➤ Kap. 17)
- „Welche Gerüche mögen Sie?" → Gerüche können aufgrund der direkten Verbindung des olfaktorischen und des limbischen Systems sowohl negative als auch positive Stimmungen auslösen.

Alle diese Informationen helfen bei der Suche nach passenden Pflegekonzepten wie Basale Stimulation® (➤ 23.13.2), Person-zentrierte Pflege (➤ 23.13.3), Validation® (➤ 23.13.4) oder Kinaesthetics (➤ 20.5.1). Sie geben Anhaltspunkte für geeignete Maßnahmen, z. B. Wickel, Packungen und Auflagen (➤ 24.5.3), Entspannungstechniken (➤ 22.4.3), Aromapflege (➤ 17.2.3), Musik- und Maltherapie, Massagen.

Erhebung des äußeren körperlichen Erscheinungsbilds

Wie tritt der Patient auf? Geht er, liegt er, sitzt er? Ist sein Erscheinungsbild gepflegt? Spiegelt seine Körperhaltung eine Grande Fatigue (➤ 25.4.9)? Wie spricht er? Spricht er überhaupt? Zeigt seine Körperhaltung, dass er sich Sorgen macht oder dass er Schmerzen hat, über die er nicht spricht? Wie ist sein Händedruck? Zeigt die Haut Verletzungen, Rötungen, Ödeme, Schweiß? Sind Inkontinenz- oder Wundgerüche wahrzunehmen? Hat er künstliche Zugänge wie einen Port oder zentralen Venenkatheter?

Edmonton Symptom Assessment Scale

Die **Edmonton Symptom Assessment Scale** *(ESAS)* ist ein validiertes und einfach verständliches Assessment, mit dem sich häufige Symptome und deren Verlauf abbilden lassen (➤ Abb. 25.6). So können Behandlung und Pflege angepasst werden. Die ESAS kann vom Patienten selbst aufgefüllt werden oder von Bezugs- oder Pflegefachpersonen.

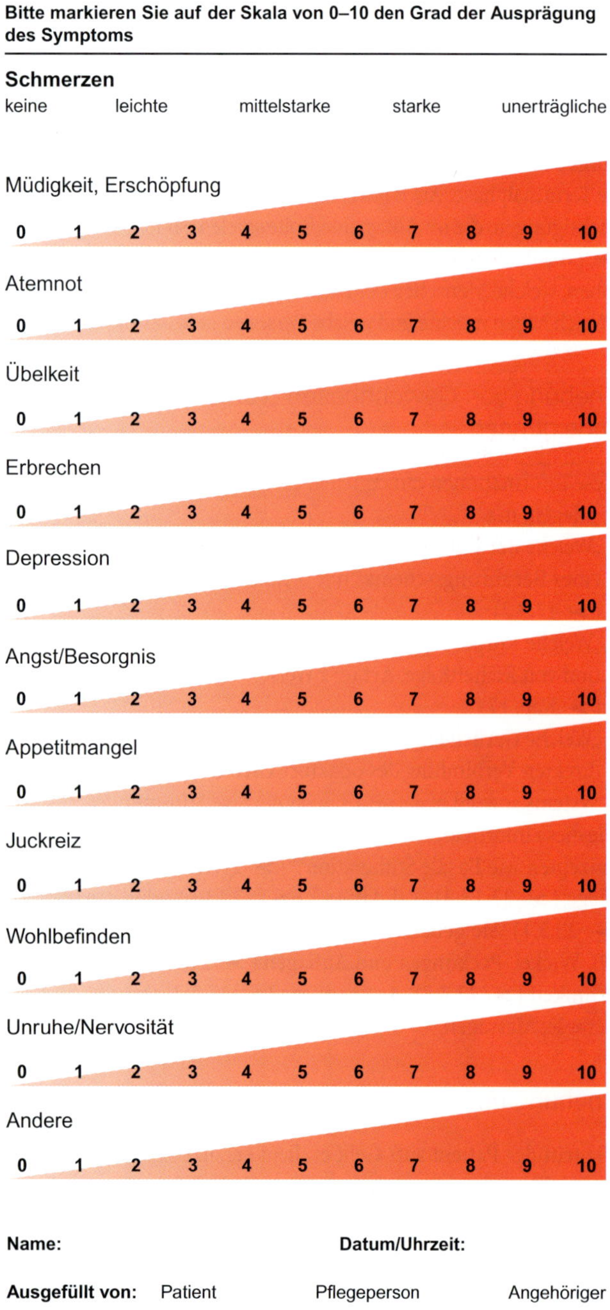

Abb. 25.6 Edmomton Symptom Assessment Scale. [L143]

> **Grundlagen einer individuellen palliativen Pflege**
>
> Die pflegerische Anamnese ist die Grundvoraussetzung für eine individuelle palliative Pflege, insbesondere bei Patienten, die sich mit fortschreitender Erkrankung nicht mehr mitteilen können, z. B. Patienten mit Hirnmetastasen, Zungengrundkarzinom, kognitiven Beeinträchtigungen, Amyotropher Lateralsklerose. Die Kenntnis jeder kleinsten Wohlfühlgewohnheit ist entscheidend für deren Lebensqualität.
>
> Das palliative Assessment ist die **selbstverständliche Voraussetzung für Zieldefinition, Planung, Durchführung und Evaluation der Pflege** und ermöglicht es, mit dem Patienten und seinen Zugehörigen in Beziehung zu treten und eine Brücke zum Patienten als Menschen zu schlagen. Diese Interaktion zwischen zwei einzigartigen, gleichwertigen Individuen ist einmalig und nicht reproduzierbar.

25.3.3 Therapie- und Pflegeziele konkret

Wann die palliative Lebensphase beginnt, ist oft schwer zu benennen. Sie kann wenige Stunden oder viele Jahre umfassen. Es ist es hilfreich, die Phase weiter zu unterteilen, auch wenn keine klaren Grenzen definiert werden können: [12]

- **Palliative Phase.** Sie beginnt, wenn eine progrediente Krankheit als nicht (mehr) heilbar eingestuft wird – unabhängig von der voraussichtlichen Lebenszeit. Ziel ist dann die bestmögliche Lebensqualität für den Betroffenen.
- **Sterbephase.** In diesem Stadium beginnt das körperliche Sterben, die letzten Lebenstage bis -wochen. Die körperlichen und psychischen Fähigkeiten schränken sich zunehmend ein (➤ Abb. 25.7)
  - **Präterminalphase:** deutliche Symptome, die das aktive Leben einschränken, z. B. Abmagerung, Schwäche, Müdigkeit, größeres Schlafbedürfnis
  - **Terminalphase:** die letzten Tage vor dem Tod; Bettlägerigkeit, Unruhe, Ängstlichkeit, Verwirrtheit, deutliche Appetitlosigkeit, Inkontinenz u. a.
  - **Finalphase:** voraussichtlicher Todeseintritt innerhalb von Stunden bis zu einem Tag; nach und nach Versagen aller Organe, Halluzinationen, Atemstörungen, Zyanose, Bewusstseinseintrübung (90 % sind scheinbar bewusstlos) u. a.

Die **Indikationsstellung für Therapien** ist eine ärztliche Aufgabe. Dabei hat der Arzt folgende Fragen zu bedenken: [13]

- Was ist angemessen und sinnvoll für den Patienten in seiner individuellen Situation?
- Wie ist sein Gesamtzustand?
- Welche positiven und negativen Folgen hat die geplante Therapie? Ist der Nutzen größer als der Schaden? In welcher Weise profitiert der Patient von der Maßnahme?
- Wie ist die Haltung des Patienten und seiner Zugehörigen, was sind ihre Wünsche?

Zusätzlich muss ein **Therapieziel** formuliert werden. Auch das ist eine ärztliche Aufgabe. Fachkundige Pflegefachpersonen sollen in palliativen Situationen mitwirken und bei der Zielformulierung beteiligt werden, da sie meist viel näher am Patienten und seinen Zugehörigen sind und die Situation häufig gut einschätzen können.

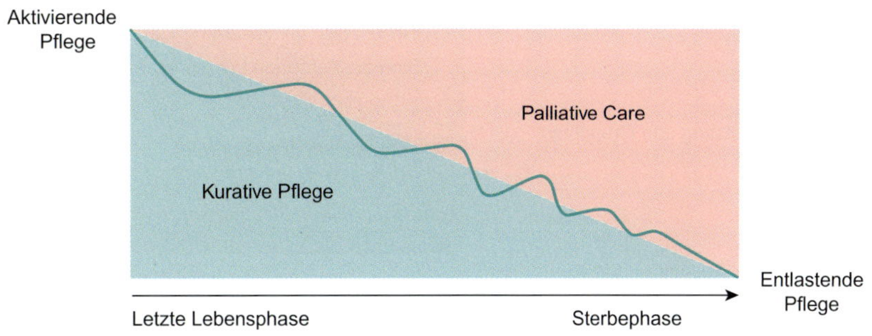

Abb. 25.7 Mit dem Fortschreiten der Erkrankung reduzieren sich die aktivierenden Pflegemaßnahmen und der Bedarf an entlastenden, lindernden Maßnahmen nimmt zu. Der Verlauf ist aber nicht kontinuierlich, sondern abhängig von der Tagesverfassung des Patienten. Pflegefachpersonen müssen täglich sensibel erkennen, wie viel Unterstützung der Betroffene braucht, und ihn dann mehr aktivieren oder mehr entlasten. [L143]

Im Verlauf einer chronischen Krankheit verändern sich Therapie- und Pflegeziele (➤ 7.3). Das multiprofessionelle Team muss sich regelmäßig die Frage stellen, ob diese noch richtig sind – nur so lässt sich ein guter Weg im Sinne des Betroffenen und seiner Familie finden:

- Was sind die aktuellen Therapie- und Pflegeziele? Geht es um Heilung und Lebensverlängerung, oder stehen die Erhaltung oder Steigerung der Lebensqualität, Symptomkontrolle und Minderung von Leiden im Vordergrund?
- Welche Ziele hat der Betroffene, welche die Zugehörigen? Sind die im Moment formulierten Therapie- und Pflegeziele sinnvoll und realistisch?
- Sind Patient, Zugehörige und alle an der Versorgung Beteiligten umfassend aufgeklärt?
- Sind die notwendigen Strukturen zum Erreichen der aktuellen Therapie- und Pflegeziele vorhanden, z. B. auch durch SAPV (spezialisierte ambulante Palliativversorgung)?
- Welche Therapien und pflegerischen Maßnahmen sind gut und sinnvoll für den Patienten?

Pflegeziele prüfen

Auch die Pflegeziele, die im Rahmen einer Pflegeplanung formuliert werden, müssen immer wieder auf Aktualität überprüft werden (➤ Kap. 7).

Der Patient oder ggf. sein gesetzlicher Vertreter müssen allen Maßnahmen zustimmen. Im Rahmen einer Patientenverfügung (➤ 9.2.1) kann der Betroffene im Vorfeld seinen Willen kundtun für den Fall, dass er es später in einer Situation nicht mehr wirksam tun kann. Das schließt auch einen Therapieabbruch in bestimmten Situationen ein.

25.3.4 Ethische Entscheidungen treffen

Ethische Grundlagen in der Pflege ➤ 5.2
Sterbehilfe ➤ 9.1.4

Nicht immer lässt sich der Wille eines Menschen eruieren, dies gilt insbesondere für den mutmaßlichen Willen. Dazu kommt, dass häufig viele verschiedene Personen (z. B. Arzt, Pflegefachpersonen, An- und Zugehörige mit unterschiedlichen Ansichten) involviert sind. Daraus ergibt sich, dass oft **ethisch schwierige Entscheidungen** getroffen werden müssen.

Einrichtungen im Gesundheitswesen, die Palliativpatienten versorgen, brauchen ein entsprechendes Problembewusstsein. Sie sind dazu angehalten, zusammen mit allen Beteiligten eine ethische Entscheidungsfindung zu unterstützen. Dafür ist Fachwissen notwendig:

- In Krankenhäusern gibt es entweder eine Palliativstation oder eine konsiliarische Palliativberatung. Wenn dies nicht vorhanden ist, sollten betroffene Patienten in geeignete Häuser verlegt werden. Ebenso ist es die Aufgabe der Krankenhäuser, die Patienten nach erfolgter Behandlung in geeignete Versorgungen zu entlassen.
- Altenheime und ambulante Pflegedienste haben immer die Möglichkeit, eine spezialisierte ambulante Palliativversorgung (SAPV) hinzuzuziehen.
- In Fort- und Weiterbildungen, in denen Ethik ein Thema ist, können die Mitarbeitenden sensibilisiert und geschult werden, z. B. Ethik im Gesundheitswesen, Ethikberaterin, Qualifikation für Palliativ Care, pflegerischer Schmerzexperte. Durch die Qualifikation erlangen sie folgende Kompetenzen:
  - Beratung für palliative Patienten und An- und Zugehörigen durchführen, z. B. zu Patientenverfügung, Vorsorgevollmacht
  - Ethische Fallbesprechungen durchführen oder sich an ein Ethikkomitee wenden
  - Bei Bedarf ein SAPV-Teams einschalten
  - Beratung zum Umgang mit Notfallsituationen durchführen, z. B. Einweisung ins Krankenhaus ja/nein, Reanimation ja/nein.

Um gute ethische Entscheidungen fällen und auch umsetzen zu können, braucht es immer auch eine gute ärztliche Versorgung. Der begleitende Arzt sollten im Bereich Palliativmedizin und Medizinethik erfahren und kompetent sein.

DEFINITION

Ethische Fallbesprechung: Verfahren zur Lösung einer ethischen Fragestellung. Teilnehmer können sein: Patient und Zugehörige, Pflegefachpersonen, SAPV-Team, behandelnder Arzt, ggf. Therapeuten, Seelsorger, ggf. externer Ethikexperte. Jeder an der Versorgung Beteiligte kann eine ethische Fallbesprechung einberufen.
Es ist sinnvoll, dass ein ausgebildeter Ethikexperten oder eine Palliativfachkraft eine solche Fallbesprechung leitet und moderiert (➤ Abb. 25.8).

Vier **ethische Prinzipien** haben sich weltweit zum Standardmodell entwickelt, nach denen ethisch schwierige Situationen beurteilt und

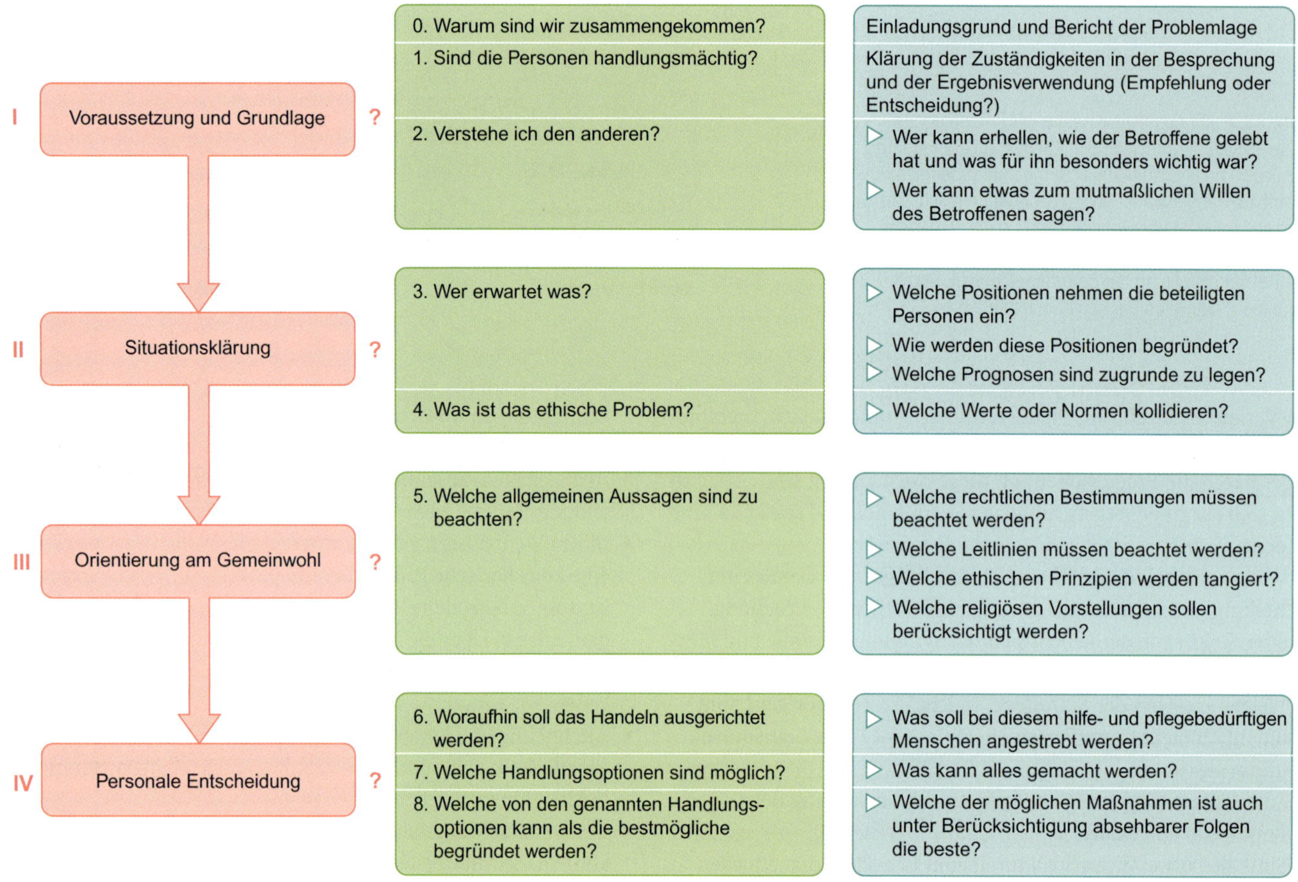

Abb. 25.8 Ethische Fallbesprechungen werden in der Regel von ausgebildeten Ethikberatern moderiert und folgen einem standardisierten Ablauf. Mit den Fragen in der rechten Spalte kann der Ethikberater den Prozess steuern. [M625, L143]

entschieden werden können. Sie wurden von den Medizinethikern *Tom I. Beauchamp* und *James F. Childress* an der Georgetown University entwickelt als Grundsatzprinzipien des ärztlichen Handelns und werden auch als *Georgetown-Mantra bezeichnet:* [14]

- **Autonomie und Selbstbestimmung.** Jeder hat das Recht, über sich selbst zu bestimmen und soll darin bestärkt und unterstützt werden. Für selbstbestimmte Entscheidungen muss der Patient hinreichend und verständlich aufgeklärt und beraten sein. Arzt und Pflegende respektieren dieses Selbstbestimmungsrecht, auch oder gerade bei unheilbarer Krankheit und am Ende des Lebens.
- **Schadensvermeidung.** Medizinische und pflegerische Maßnahmen dürfen dem Betroffenen keinen Schaden zufügen. Bei allen Maßnahmen müssen Nutzen und Risiken/Nebenwirkungen sorgfältig gegeneinander abgewogen werden.
- **Nutzen und Fürsorge.** Arzt und Pflegende handeln immer zum Wohl des Patienten, die Maßnahmen sollen ihm nützen und seinem Wohl dienen.
- **Gerechtigkeit.** Arzt und Pflegende behandeln alle Patienten gleich, unabhängig von Herkunft, Geschlecht, Alter, Religion, Bildung u. a. Hierunter fällt auch, dass Ressourcen des Gesundheitssystems, Therapiemöglichkeiten gerecht verteilt werden.

In Krankenhäusern sind Ethikkomitees und ethische Fallbesprechungen üblich, in anderen Einrichtungen im Gesundheitswesen leider nicht.

25.3.5 Begleitung in der letzten Lebensphase und im Sterben

Der **Sterbeprozess** ist zunächst einmal etwas völlig Natürliches, er ist ein Teil, der letzte Teil des Lebens. Oft ist eine (fach-)ärztliche Intervention dabei gar nicht erforderlich. Viele Menschen haben recht genaue Vorstellungen davon, wie ein gutes Sterben auszusehen hat. Aber die Erfahrung zeigt, dass Menschen oft so sterben, wie sie gelebt haben, z. B. sehr sanft und ruhig oder auch schwerer und langdauernder (➤ Abb. 25.9).

Für An-und Zugehörige oder auch Pflegende kann ein langer Sterbeprozess über Tage oder Wochen sehr belastend sein. Sterben ist etwas sehr Individuelles. Das bedeutet, dass niemand vorhersagen kann, wie lange es dauert oder ob Unruhezustände, rasselnde Atmung o. Ä. in der letzten Phase auftreten.

Für An- und Zugehörige, aber auch Pflegende sind manche Symptome häufig schwer auszuhalten. Hinzu kommen häufig falsches oder unzureichendes Wissen, eigene Ängste (z. B. vor dem Tod) oder Nicht-loslassen-Können.

Pflegefachpersonen in allen pflegerischen Kontexten sollten ein aktuelles Wissen rund um den Sterbeprozess, mögliche Symptome und Behandlungsmöglichkeiten haben, um Zugehörige beraten zu können. Sie sollten sich auch mit ihrer Haltung und Ängsten über das Sterben auseinandersetzen.

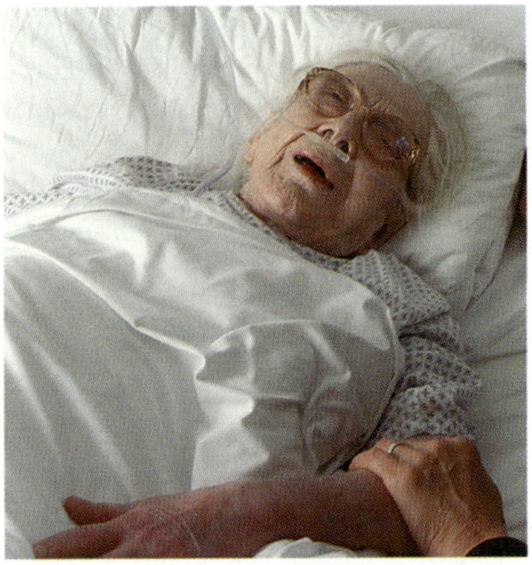

Abb. 25.9 Irgendwann kommt die Zeit zum Abschiednehmen. Menschliche Nähe und Körperkontakt wirken meist beruhigend auf den Sterbenden. Gibt es An- und Zugehörige, dann sollten diese so oft und so lange wie möglich da sein. Gibt es diese nicht, dann übernehmen die Aufgabe Ehrenamtliche oder Pflegefachpersonen. „Nicht alleine sterben lassen" meint nicht, dass immer jemand anwesend sein muss. Vielmehr muss die Sterbende das Gefühl haben, dass es Hilfsangebote gibt, dass sie nicht alleine ist, dass nach ihr geschaut wird und dass ihre Bedürfnisse immer wieder neu erfasst und ihre Wünsche beachten werden. [K115]

Genau hinschauen und abwägen

Eine gute Möglichkeit für Pflegende und An- und Zugehörige ist diese Frage: „Nehme ich beim Sterbenden Leid wahr oder nicht?"
Wenn leidvolle Symptome vorhanden sind, muss durch geeignete Maßnahmen versucht werden, diese zu lindern oder zu beseitigen. Wenn der Sterbende aber ruhig und entspannt wirkt, sollten Pflegende da sein, Gespräche mit Angehörigen anbieten und den Weg gemeinsam beschreiten.

25.3.6 Nahrung und Flüssigkeit

Ernährung ➤ Kap. 18

Die Versorgung mit **Nahrung und Flüssigkeit** ist ein Grundrecht jedes Menschen. Folglich ist das Beenden der Ernährung ein sehr emotional besetztes Thema – das weiß jede Pflegefachperson, die schon einmal den Sterbeprozess eines pflegebedürftigen Menschen begleitet hat.

Normalerweise sind Hunger und Durst die Motivation von Menschen, Nahrung und Flüssigkeit zu sich zu nehmen (➤ 18.2.1). Diese Empfindungen sind aber subjektiv und dementsprechend auch Veränderungen unterworfen. Dies gilt insbesondere für schwerstkranke und sterbende Menschen. Untersuchungen zeigen, dass der Körper eines Menschen am Lebensende Tage und Wochen mit wenig Nahrung und Flüssigkeit auskommen kann, scheinbar ohne negative Auswirkungen zu haben – im Gegenteil, oft verbessert sich dadurch die Lebensqualität sogar. [15]

Essen und Trinken im Sterben

Sterbende hören auf zu essen und zu trinken. Das ist völlig normal und richtig so. Sie tun das, weil sie sterben – sie sterben nicht, weil sie nicht mehr essen oder trinken. [15]

Katabole Stoffwechsellagen

In der letzten Lebensphase hin zum Sterben stellt sich der Stoffwechsel um, d. h., der Körper benötigt kaum/keine Kalorienzufuhr von außen, sondern zehrt von der Substanz. Daher ist ein Gewichtsverlust nicht zu verhindern. Und wenn noch Nahrung zu sich genommen wird, reichen kleinste Mengen aus, um Hunger zu stillen. Größere Mengen könnte der Körper nicht mehr verdauen und verstoffwechseln. [15]

Kachexie

Unweigerlich führen Appetitlosigkeit, Katabolismus und kleiner werdende Essmengen zur Gewichtsabnahme bis hin zur Abmagerung (➤ 18.2.5), die auch mit verringerter Muskelkraft, Erschöpfung und einem immer größer werdenden Ruhebedürfnis verbunden ist. Beim sterbenden Menschen ist diese Situation natürlich.

Terminale Dehydratation

Der langsame Verlust von Flüssigkeit und Mineralien ist beim Sterbenden normal. Schon Monate, Wochen vor dem Tod kann das Durstgefühl abnehmen, manchmal auch erst Stunden vorher. Mundtrockenheit ist dann nicht gleichbedeutend mit Durstgefühl.
Unruhe oder Verwirrtheit können Symptome einer zunehmenden Exsikkose sein. Hier bedarf es angemessener Symptomlinderung, je nachdem, wie stark das Leid des Betroffenen ausgeprägt ist. Es sollen regelmäßig Getränke angeboten und gute Mundpflege durchgeführt werden (➤ 25.4.5).
Menschen in dieser Phase mehr Flüssigkeit über Infusion oder enterale Sonde zu verabreichen, ist fachlich falsch und absolut kontraindiziert. Das erste Organsystem, das in der Regel in der Sterbephase die Funktion einstellt, ist das Nieren- und Urogenitalsystem. Das heißt, die Flüssigkeit, die verabreicht wird, kann nicht mehr ausgeschieden werden und führt somit zu Ödemen, vor allem zum Lungenödem mit Atemnot. [15]

Beenden der Nahrungs- und Flüssigkeitszufuhr

Wenn es in der Endphase des Lebens um das **Beenden der Nahrungs- und Flüssigkeitszufuhr** geht, kommt von Pflegenden und An- und Zugehörigen oft diese Aussage: „Man kann doch den Betroffenen nicht verhungern und verdursten lassen." Diese Angst steckt ganz tief in jedem Menschen. Hunger und Durst sind existenzielle Bedürfnisse. Den Angehörigen, das eigene Kind oder auch den anvertrauten Patienten mit Nahrung und Flüssigkeit zu versorgen, gehört zu den bedeutenden Aufgaben von Menschen.

Darum ist das Stillen von Hunger und Durst auch palliativmedizinische Basisversorgung. Jeder Patient hat das Recht auf Ernährung und adäquate medizinische Behandlung. Das Wissen darum ist oft sehr hilfreich für Betroffene und Angehörige. Bekanntlich geht es in der Palliativ Care um Leidminderung und Symptomkontrolle und nicht mehr um die Heilung von Krankheiten. Folgende Fragen helfen allen Beteiligten:

- Hat der Betroffene überhaupt noch Hunger oder Durst?
- Leidet der Betroffene?
- Wer leidet? Der Betroffene, die Angehörigen oder vielleicht die Pflegenden?

Gerade bei nicht oder nur eingeschränkt kommunikationsfähigen Patienten ist die Einschätzung, ob ein Leiden durch Hunger und Durst vorhanden ist oder nicht, oft recht schwierig. Die Erfahrung und die wissenschaftliche Forschung zeigen aber, dass insbesondere in der Lebensend- bzw. Sterbephase Hunger und Durst in der Regel keine Rolle mehr spielen, weil der sterbende Körper keine Nahrung und Flüssigkeit mehr braucht und deshalb auch nicht verträgt.

Andere Ursachen ausschließen

Wenn ein Mensch die Nahrungs- und Flüssigkeitsaufnahme einstellt, ist es für Pflegefachpersonen – zusammen mit dem Arzt – wichtig, andere behandelbare Ursachen auszuschließen, z. B. Mundsoor, Schluckstörung, Schmerzen, auch Zahn- oder Magenschmerzen.
Sind andere Ursachen ausgeschlossen und wirkt der Betroffene dabei ruhig und zufrieden, ist das ein sicheres Zeichen dafür, dass es auch so akzeptiert werden sollte.

Besonderheit künstliche Ernährung

Patienten, die **künstlich ernährt** werden (in der Regel über eine enterale Sonde ➤ 18.8), können die Nahrungs- und Flüssigkeitszufuhr nicht selbst einstellen. Das kann zu massiven Unsicherheiten und Konflikten mit An- und Zugehörigen, aber auch im Pflegeteam führen. Um auch für diese Patienten eine gute Entscheidung treffen zu können, gilt es, sich Folgendes in Erinnerung zu rufen:

- Künstliche Ernährung (enteral und parenteral ➤ 18.9) und Flüssigkeitszufuhr ist grundsätzlich eine medizinische Therapie. Wie jede andere Therapie benötigt sie sowohl eine Indikation als auch eine Einwilligung. Und auch hier gilt der Grundsatz: Jede Therapie, die begonnen wurde, kann auch unterlassen bzw. abgebrochen werden.
- Als palliative Maßnahme im Sterben ist die Ernährung und Flüssigkeitszufuhr in der Regel unphysiologisch. Eine künstliche Ernährung und Flüssigkeitszufuhr kann einerseits eine Verlängerung von Leiden zur Folge haben, andererseits kann aber auch die künstliche Ernährung selbst Leiden verursachen, z. B. Übelkeit und Erbrechen, Diarrhö, Atemnot oder Ödeme.
- Eine rechtzeitige Beendigung der künstlichen Ernährung kann teilweise zur Symptomkontrolle hilfreich sein
  - Durch die Minderfunktion der Nieren wird weniger Urin produziert, dadurch ist oft kein Blasenkatheter notwendig.
  - Durch die reduzierte Magensaftbildung kommt es zu weniger Übelkeit und Erbrechen.
  - Durch weniger pharyngeale Sekretion reduziert sich die Aspirationsgefahr.
  - Durch eine reduzierte mukozilliare Clearance kommt es zu weniger Verschleimung und Husten.
  - Weniger periphere Ödeme reduzieren die geringere Gefahr von Lungenödem und Aszites.

Sterbefasten

DEFINITION

Sterbefasten: freiwilliger Verzicht auf Nahrung und Flüssigkeit als eine Möglichkeit des selbstbestimmten Sterbens. [16]

Sterbefasten ist in der letzten Zeit häufiger ein Thema in den Medien und stößt auf zunehmendes Interesse in der Bevölkerung. Von Sterbefasten spricht man, wenn folgende drei Bedingungen gegeben sind: [17]

1. Eine einwilligungsfähige Person entscheidet sich in einem Zustand, in dem sie noch Nahrung und Flüssigkeit zu sich nehmen könnte, dies nicht mehr zu tun.
2. Die Person beabsichtigt dadurch den Tod zu beschleunigen.
3. Die Entscheidung wird frei verantwortlich, bei Einsichtsfähigkeit und ohne äußeren Druck getroffen. Die Person weiß um die Tragweite der Entscheidung.

Sterbefasten darf nicht verwechselt werden mit der in der Sterbephase vielfach anzutreffenden Verweigerung der Nahrungsaufnahme, z. B. durch Mundzukneifen.

Gegen Ende des Fastenprozesses kann der Betroffene eintrüben und in einen komatösen Zustand gehen, in dem er nicht mehr ansprechbar ist. Es ist sinnvoll, dass der Sterbefastende im Vorfeld sein Vorhaben in einer detaillierten Patientenverfügung schriftlich darlegt und einen oder mehrere Vertrauenspersonen in seine Entscheidung einbezieht. Damit stellt er sicher, dass weder Pflegefachpersonen noch Arzt ihn medizinischen Maßnahmen zuführen, wenn er bewusstlos aufgefunden wird.

25.3.7 Mundtrockenheit

Unterstützung bei der Mund- und Zahnpflege ➤ 17.5.3

Mundtrockenheit *(Xerostomie)* entsteht u. a. durch Dehydratation, Mundatmung, als Nebenwirkung von Medikamenten, durch Mundsoor oder Sauerstoffgabe und verursacht dann auch ein Durstgefühl beim Sterbenden.

Eine konsequente Mund- und Lippenpflege lindert Mundtrockenheit und auch ein Durstgefühl. Hierbei sind der Kreativität kaum Grenzen gesetzt. Entscheidend ist, was der Sterbende gerne mag oder mochte. Die Angehörigen sind meist sehr dankbar, wenn sie miteinbezogen werden und etwas aktiv tun können.

Mundpflege mit veränderten Zielen

Bei der Mundpflege eines sterbenden Menschen steht die Mundhygiene nicht mehr im Vordergrund. Vielmehr geht es hier um das Wohlbefinden. Mundpflege darf deshalb nicht den pflegerischen Interessen folgen, sondern orientiert sich an den Bedürfnissen und Wünschen des Pflegekunden.

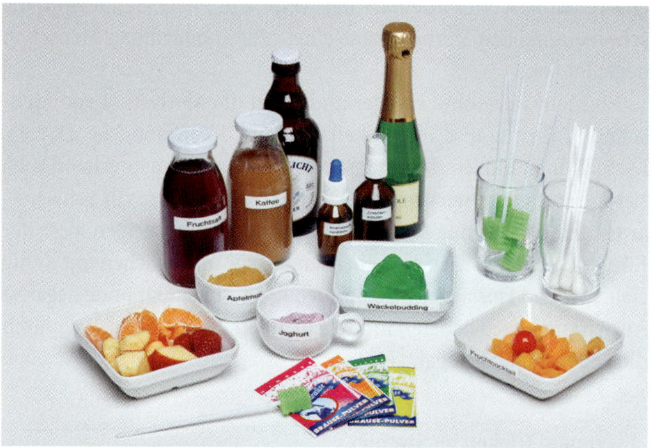

Abb. 25.10 Mundpflege unter palliativen Aspekten. Um das Wohlbefinden zu fördern und Mundtrockenheit zu lindern, kommt alles infrage, was der Betroffene als wohltuend und positiv erlebt. Seine Lieblingsgetränke werden auch bei Angehörigen erfragt. [K115]

Geeignet sind folgende Mittel und Maßnahmen (➤ Abb. 25.10):

- Kleine Eiswürfel mit Lieblingsgetränk, gefrorene Obststücke
- Gabe kleinster Flüssigkeitsmengen (1–2 ml alle 30–60 Min.)
- Kausäckchen mit Gummibärchen, Obststücken
- Sprühfläschchen oder Pipettenfläschchen mit Lieblingsgetränk (z. B. Säfte, Bier, Tee, Zitronenwasser); damit regelmäßig die Mundschleimhaut einsprühen bzw. beträufeln
- Butter auf die Zunge legen, Zunge mit Kokosöl bestreichen
- Künstlicher Speichel, Mundwasser zur Geschmacksverbesserung
- Lippenpflege mit Lieblingspflegestift

Für die Zahnpflege sollten eine weiche Zahnbürste und Zahnpaste ohne Schaumbildner verwendet werden.

25.3.8 Schmerzen

Schmerz ➤ Kap. 24

DEFINITION

Schmerz: *„Schmerz ist ein unangenehmes Sinnes- und Gefühlserlebnis, das mit aktueller oder potenzieller Gewebsschädigung verknüpft ist oder mit Begriffen solcher Schädigung beschrieben wird. Das heißt, Schmerz ist in aller Regel mehr als eine Sinnesempfindung, sondern vielmehr ein Sinnes- bzw. unlustbetontes Gefühlserlebnis."* (Internationale Gesellschaft zum Studium des Schmerzes, IASP/International Association for the Study of Pain)
Chronischer Schmerz: langandauernde oder wiederkehrende Schmerzen, deren Ursache oft nicht (mehr) ergründbar ist. Ziel ist es meist, eine stabile und akzeptable Schmerzsituation zu erreichen.
Schmerzschwelle: der Punkt, ab dem ein Schmerzreiz als schmerzhaft empfunden wird.
Schmerztoleranz: der Punkt, bis zu dem eine Person bereit ist, Schmerzen auszuhalten.

Schmerzen sind ein führendes Symptom in der Palliative Care. Chronische Schmerzen belasten den Patienten und sein soziales Umfeld. Die Folgen sind weitreichend (➤ Kap. 24). Wichtig für die Palliativsituation ist, sich darüber bewusst zu sein, dass Schmerzen vor allem eine insgesamt verminderte Lebensqualität bis hin zum Sterbewunsch zur Folge haben können.

Nach *Cicely Saunders* ist Schmerz nie nur körperlicher Schmerz (➤ 25.3.1 ➤ Abb. 25.5). Saunders meint mit dem Begriff **Total Pain** die Gesamtheit des Schmerzes, den Menschen auf allen Ebenen und auch jenseits von körperlichem Schmerz erfahren können. Dazu zählen z. B. auch Einsamkeit, Angst, Hoffnungslosigkeit, Lebensrückblick auf leidvolle Lebenserfahrungen, Schuldgefühle.

Schmerzerfassung

Die **Schmerzerfassung** (➤ 24.4) beginnt immer mit einem **differenzierten Schmerzassessment.**

Es gibt inzwischen eine Vielzahl von **Schmerzeinschätzungsinstrumenten** (➤ 24.4.2). Die bekanntesten sind die Numerische Ratingskala (NRS) oder die Gesichterskala. Mit ihnen kann der Betroffene Schmerzintensität/-stärke angeben. [18], [19] Es gibt Assessments für spezifische Patientengruppen, z. B. Kinder, alte Menschen, Menschen mit Demenz.

Kann sich der Betroffene nicht äußeren, kommen **Fremderfassungsinstrumente** (➤ 24.4.3) zum Einsatz. Mit ihnen werden z. B. Veränderungen der Vitalzeichen, Mimik und Gestik, Lautäußerungen, Körperbewegungen und Körperhaltungen, Veränderung von Persönlichkeit und zwischenmenschlichen Interaktionen beurteilt, um daraus Rückschlüsse auf Schmerzen zu ziehen.

Schmerzlinderung

Die medikamentöse Schmerztherapie ist unter ➤ 24.5.1 beschrieben. Sie soll im Idealfall Schmerzfreiheit, mindestens aber eine stabile Schmerzsituation ermöglichen. Psychischer, sozialer und spiritueller Schmerz (➤ 25.3.1) lässt sich jedoch mit Schmerzmitteln nicht lindern.

Daneben haben Pflegende eine Vielzahl von Möglichkeiten mit nicht medikamentösen Maßnahmen zur Schmerzlinderung beizutragen (➤ 24.5.3).

Zentrale Aspekte in der Begleitung von Menschen mit Schmerzen in einer Palliativsituation sind:

- Zuwendung geben und Empathie zeigen
- Gespräche anbieten und Anteilnahme zeigen
- Situation „mitaushalten" können
- Sicherheit vermitteln
- Bedürfnis nach Zuwendung oder Ablehnung respektieren
- Zeit haben, sowohl für den Betroffenen als auch für seine An- und Zugehörigen

Information und Beratung, z. B. zu Möglichkeiten und Grenzen des Schmerzmanagements, zur Vermeidung von schmerzauslösenden und -verstärkenden Situationen, zu möglichen nichtmedikamentösen Maßnahmen, Kraftquellen und angepasstem Alltag, kann die Selbstmanagementfähigkeiten, Eigenverantwortung und Eigenaktivität stärken. Die Betroffenen haben dann das Gefühl, etwas tun zu können, Ängste und Unsicherheiten reduzieren sich, und insgesamt steigt die Lebensqualität, auch die Unterstützung bei wichtigen Erledigungen und organisatorischen Aufgaben.

25.3.9 Atemnot

DEFINITION

Atemnot *(Dyspnoe)*: subjektives Gefühl, nicht genug Luft zu bekommen und die Atmung steigern zu müssen (➤ 14.4.9). Atemnot ist für den Betroffenen immer bedrohlich, die Vitalzeichen oder Sauerstoffsättigung müssen nicht zwangsläufig schlecht sein.
Orthopnoe: Zustand höchster Atemnot, bei der der Patient nur noch aufrecht sitzend und mit Einsatz der Atemhilfsmuskulatur atmen kann.
Rasselatmung *(„Todesrasseln")*: typisches Rasselgeräusch, das entsteht, wenn sich der Hals-Rachen-Raum im Sterben entspannt, Schutzreflexe nachlassen und angesammelte Sekrete nicht mehr abgehustet oder geschluckt werden können, sondern sich im Rachen hin- und herbewegt.

Neben Schmerzen ist **Atemnot** das häufigste Symptom in der einer Palliativsituation. Atemnot führt schnell zu einem Teufelskreis aus Angst und sich verstärkender Atemnot, der umgehend durchbrochen werden muss. Atemnot kann immer eine *akute und behandelbare* Ursache haben, z. B. Sekret in der Trachealkanüle. Dann müssen die notwendigen Maßnahmen ergriffen werden (➤ 14.5.1).

Maßnahmen bei akuter Atemnot

- Den Patienten nicht alleine lassen
- Beruhigen und zu einer ökonomischen Atemtechnik anleiten, z. B. zur Lippenbremse
- Ruhe bewahren, keine Hektik verbreiten
- Kleidung lockern, für frische Luft sorgen
- Atemerleichternde Lagerung anbieten, z. B. Herzbettlagerung
- Ggf. Sauerstoffgabe und Gabe von angeordneten Bedarfsmedikamenten
- Ggf. Bronchialsekret absaugen

In den letzten Tagen und Stunden vor dem Tod *verändert sich die Atmung allmählich.* Relativ häufig beobachtet man eine oberflächliche Atmung oder Cheyne-Stokes-Atmung (➤ 14.4.4), ganz am Ende oft eine Schnappatmung. Nach und nach sinkt der Sauerstoffgehalt im Blut, und das Kohlendioxid steigt an. Das ist physiologisch im Sterben und meist keine behandlungsbedürftige Not, d. h., die Betroffenen empfinden sie nicht als Atemnot.

Die **Rasselatmung** wird von Angehörigen und Pflegenden belastender empfunden als vom betroffenen Menschen. Man kann also davon ausgehen, dass der Patient dies nicht mehr bewusst erlebt. Wenn der Zustand für den Patienten leidvoll ist, muss eine suffiziente Atemnottherapie erfolgen. Wenn er aber dabei ruhig und entspannt ist, gibt es nur Handlungsbedarf, wenn die Menschen, die den Sterbenden begleiten, davon sehr belastet sind. Absaugen ist in der Regel nicht angezeigt, denn es belastet den Patienten, und das Sekret wird zudem selten erreicht. 1–2 Ampullen Buscopan® s. c. können innerhalb von 10 bis 20 Minuten das Rasseln beenden.

Medikamente bei Atemnot und Rasselatmung

Leidet der Pflegekunde (in der präfinalen Phase) unter Atemnot, Angst- und Unruhezuständen oder Krämpfen, können Medikamente die Situation verbessern:

- **Opioide** (➤ 24.5.1) reduzieren die Empfindlichkeit des Atemzentrums auf Kohlendioxid (Dämpfung des Atemzentrums), der Patient atmet dann ruhiger und entspannt sich, der Sauerstoffverbrauch sinkt.
- **Benzodiazepine** (➤ 22.4.4) wirken sedierend, angstlösend und muskelrelaxierend.
- **Glukokortikoide, Bronchodilatatoren, Antitussiva, Diuretika** können je nach Situation die Atemnot verbessern.
- **Buscopan®** s. c. (1–2 Ampullen) lindert die Rasselatmung.

25.3.10 Grande-Fatigue-Syndrom

DEFINITION

Grande-Fatigue-Syndrom (frz. *grande = groß, fatigue = Müdigkeit):* Oberbegriff für Erschöpfung oder Müdigkeit; wurde 2000 von Gregory Curt definiert als signifikante Müdigkeit, erschöpfte Kraftreserven oder erhöhtes Ruhebedürfnis, disproportional zu allen kürzlich vorangegangenen Anstrengungen.
Die Grande Fatigue ist nicht gleichzusetzen mit dem Chronic-Fatigue Syndrom (CFS). Sie ist vielmehr das Pendant zum Begriff der Total Pain. Das bedeutet, eine Erschöpfung zeigt sich auf der körperlichen, psychischen, sozialen und spirituellen Ebene.

Das **Grande-Fatigue-Syndrom** hat eine sehr große Bedeutung für die Lebensqualität des Patienten. Mit einem Anteil von 70–90 % zählt die Grande Fatigue zu den häufigsten Symptomen bei Tumorpatienten [3] und wird sehr oft unterschätzt. Die Fatigue darf nicht mit einer Depression verwechselt werden, diese muss vorher ausgeschlossen werden.

Die Betroffenen klagen über folgende Symptome (➤ Abb. 25.11):

- Reduzierte körperliche Leistungsschwäche, Konzentrationsschwäche
- Vermehrtes Schlafbedürfnis, das sich kaum befriedigen lässt
- Anhaltende Müdigkeit, auch tagsüber
- Motivations- und Antriebsmangel, nachlassendes Interesse an Alltagsdingen, auch z. B. Körperpflege und Nahrungsaufnahme
- Vernachlässigung sozialer Kontakte
- Traurigkeit, Ängste, Hilflosigkeit

Eine zunehmende Ermüdung und Erschöpfung ist in der Lebensendphase normal. Für Patienten oder An- und Zugehörige ist sie trotzdem leidvoll oder problematisch. Pflegende können die Betroffenen unterstützen und beraten:

- Aufklärung und Sensibilisierung von Patient und Familie
- Auf die Bedeutung eines regelmäßigen Schlafrhythmus hinweisen, ggf. Maßnahmen zur Schlafhygiene (➤ 22.4.2, ➤ 22.4.3)
- Medikamente auf Nebenwirkung „Müdigkeit" überprüfen (lassen)

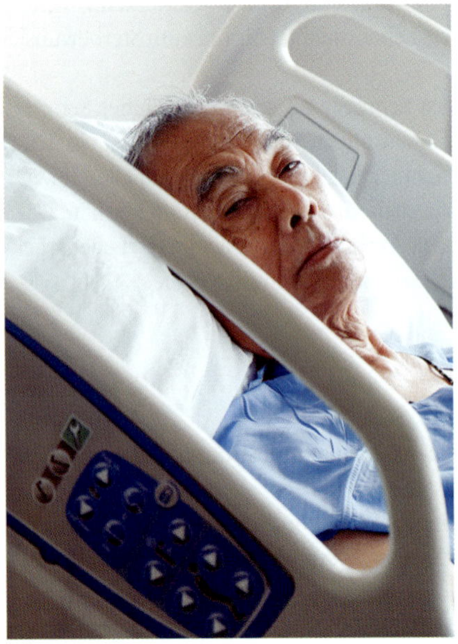

Abb. 25.11 Grande-Fatigue-Syndrom. Körperliche, emotionale und/oder geistige Erschöpfung belasten den Betroffenen immens und führen nicht selten zu weiteren Einschränkungen. [J787–104]

- Ggf. Behandlung von Anämie und niedrigem Blutdruck
- Auf ausreichende Ruhepausen achten, Abwägen zwischen Tun und Lassen, Ruhe und Aktivität
- Nach Möglichkeit regelmäßige Bewegung an der frischen Luft anregen, Überanstrengung vermeiden
- Psychotherapie anregen mit den Zielen Verhaltensänderung, Konfliktverarbeitung, Umgang mit Ängsten und Schlafstörungen
- Führen eines Fatigue-Tagebuchs anregen, um körperliche und seelische Situationen im Tagesverlauf zu dokumentieren und Zeiten, in denen sich der Patient fitter fühlt, zu identifizieren
- Erschöpfung akzeptieren, Hilfe beanspruchen, ohne sich abhängig zu machen

Eine Evaluierung der Maßnahmen kann auf einer visuellen Analogskala (0 = keine Müdigkeit, 10 = stärkste Müdigkeit) erfolgen. Der *Müdigkeits-Fragebogen FAQ (Fatigue Assessment Questionnaire)* ist ein differenziertes Assessment. [18]

25.3.11 Angst und Hilflosigkeit

Angst und Hilflosigkeit spielen bei Schwäche und der Antriebslosigkeit eine entscheidende Rolle. Zunächst ist es völlig normal, dass Patienten und ihre Angehörigen mit einer lebensbegrenzenden Erkrankung oder am Ende des Lebens Angst und Hilflosigkeit empfinden. Diese Ängste sind vielschichtig. Sie können sich durch Alltagssorgen wie Geldsorgen, Probleme mit Kostenträgern, Ärger mit Pflegenden oder Ärzten entwickeln.

Ängste entwickeln sich auch wegen der Erkrankung und ihrer Folgen. Dazu gehören zum Beispiel starke Symptome wie Schmerzen oder Atemnot, die Angst, am Ende des Lebens Qualen erleiden zu müssen, zu ersticken oder Ähnliches. Dazu kommt gegebenfalls die Angst, die Angehörigen alleine zu lassen, vor Kontrollverlust und Fremdbestimmtheit oder auch vor Einsamkeit und Isolation.

Ängste und Hilflosigkeit können sich sehr unterschiedlich zeigen, z. B. durch Weinen, Zorn und Sich-Verschließen, Verzweiflung, ein übergroßes Redebedürfnis und Anhänglichkeit, bis hin zu Verleugnung, Rückzug oder Schweigen. Pflegefachpersonen können lindernd und unterstützend wirken:

- Die Selbstwirksamkeit der Patienten und An- und Zugehörigen stärken, z. B. zu Positionierungen, angenehmen Pflegehandlungen, Aromatherapie, Fantasiereisen oder anderen Maßnahmen anleiten, damit die Betroffenen selber etwas Wirksames tun können.
- Beziehungen aufbauen, hilfreiche Beziehungen bestärken.
- Eigenressourcen erkennen und fördern, ebenso Ressourcen im sozialen Umfeld.
- Wertschätzung zeigen, Leistungen anerkennen.
- Ehrlich und wahrhaftig kommunizieren.
- Verlässlichkeit vermitteln, für Gespräche da sein, aktiv zuhören.
- Ausübung von Glaube oder Spiritualität anregen und unterstützen.

25.3.12 Weitere palliative Symptome

Abhängig von der Grunderkrankung und der individuellen Situation leiden palliative Patienten unter weiteren pflegerelevanten Symptomen:

- **Hyperhidrosis** (*übermäßige Schweißbildung* ➤ 16.5.3) tritt häufig auf. Körperpflege und Wäschewechsel werden bei Bedarf durchgeführt und berücksichtigen die Wünsche des Betroffenen.
- **Pruritus** (*Juckreiz* ➤ 17.1.8) kann auch als Nebenwirkung von Opioiden auftreten. Oft hilft ein Wechsel des Arzneimittels.
- **Nausea** *(Übelkeit)* und **Vomitus** *(Erbrechen* ➤ 19.4). In Palliativsituationen kann eine Magenablaufsonde hilfreich sein. Aber auch Akupunktur/Ohrakupunktur und Akupressur sind neben einer medikamentösen Therapie hilfreiche Maßnahmen. In extremen Fällen muss auch über eine palliative Sedierung nachgedacht werden.
- **Obstipation** (*Verstopfung* ➤ 19.2.4, ➤ 19.3.6) und **Diarrhö** *(Durchfall* ➤ 19.2.4). Bei Diarrhö in der palliativen Situation kann Opiumtinktur in der Apotheke hergestellt werden.
- **Malignom-assoziierte Wunden** sind Wunden, die durch Geschwürbildung zerfallen, oder Tumoren, die durch die Haut durchbrechen. In palliativen Lebenssituationen wird keine Abheilung der Wunde angestrebt. Es gibt eine Vielzahl von Maßnahmen, um die Lebensqualität der Betroffenen zu verbessern (➤ 30.6).
- Bei einem **terminalen Delir** *(Verwirrtheit* ➤ 23.9) muss in extremen Fällen eine palliative Sedierung in Betracht gezogen werden.

Palliative Sedierung

Wenn leidvolle Symptome zu massiv sind oder Patienten ihre Situation so unerträglich finden, dass sie sie nicht länger bewusst erleben wollen, gibt es in der Palliative Care die Möglichkeit der **palliativen Sedierung.** Sie ist angezeigt, wenn alle anderen Möglichkeiten erfolglos probiert wurden, nicht möglich sind oder nicht gewollt wurden.

Bei der palliativen Sedierung wird meist **Morphin** (Opioid) und **Midazolam** (kurzwirksames Benzodiazepin, Sedativum) subkutan oder intravenös verabreicht, weil so die Tiefe der Sedierung gut reguliert werden kann. Diese Maßnahme muss durch erfahrene Ärzte und Pflegefachpersonen begleitet werden. Das Einverständnis und die Indikation müssen gut dokumentiert sein. Entscheidend ist, dass die palliative Sedierung nur zur Symptomkontrolle genutzt wird und niemals mit dem Ziel, den Tod schneller herbeizuführen.

Auch hier gilt das Prinzip **radikale Patientenorientierung.** Das Ziel ist immer ein Höchstmaß an Lebensqualität. Medizin, Pflege und Betreuung sind maximal auf die aktuellen Bedürfnisse des Betroffenen ausgerichtet, ihm darf kein Schaden zugefügt werden. Der Betroffene bestimmt die Ziele, aus denen sich eine individualisierte Pflege ergibt. Das Recht auf ein Sterben in Würde ist zu achten. Dabei kann jeder Mensch „würdevolles Sterben" nur für sich selbst definieren. [12]

25

Kommunikation als zentraler Aspekt

Die Kommunikation mit Patienten und Angehörigen in der Palliativsituation ist anspruchsvoll und sehr entscheidend für den Beziehungsprozess. Krankheit, Leiden oder das nahe Lebensende lösen bei jedem Menschen andere Reaktionen aus. Gelingende Kommunikation bedeutet in dieser Situation:

- Gespräche über Sterben und Tod anbieten, wenn der Impuls von Betroffenen ausgeht; nichts erzwingen wollen, denn jeder Mensch hat ein Recht auf Nichtwissen, aber immer Gesprächsbereitschaft signalisieren.
- Offen, vollständig und ehrlich kommunizieren und Fragen beantworten, aber: Jeder hat seine eigene Wahrheit, v. a. in schweren und existenziellen Situationen, deshalb Betroffene und Angehörige in ihrer Realität lassen.
- Einheitliche Kommunikationsstrategien im Team besprechen und festlegen, denn Betroffene und An- und Zugehörige suchen immer wieder Ansprache, fragen dasselbe bei unterschiedlichen Teammitgliedern – und unterschiedliche Aussagen verwirren. Wichtige Aussagen, Gespräche dokumentieren, damit das ganz Team auf dem aktuellen Stand ist.
- Ausreichend Zeit für Gespräche einplanen, nicht zwischen „Tür und Angel", aber auch die Aufnahmefähigkeit und Reaktionsgeschwindigkeit beachten, v. a. bei erschöpften Patienten; Sachverhalte bei Bedarf auch mehrmals erklären, da die Aufnahmefähigkeit in Stresssituationen eingeschränkt sein kann.

25.3.13 Palliative Care bei Kindern und Jugendlichen

Fallbeispiel

Die 6-jährige Larissa C. leidet am dritten Rezidiv (Rückfall) eines Nierentumors mit mehreren Metastasen in der Lunge. Die bisherigen Chemotherapien haben sowohl das Kind als auch die Eltern enorm belastet. Die Aussage des Onkologen ist, dass man noch eine neue experimentelle Therapie probieren könne, dass aber die Möglichkeit einer Heilung quasi nicht mehr bestehe.

Die Eltern und das Kind entscheiden sich gegen diese Therapie, Larissa möchte nach Hause und dort auch bleiben. Die Familie erhält die Versorgung durch ein SAPV-Team für Kinder und Jugendliche. Die Familie verbringt dann mehrere Wochen mit Ausflügen und viel Zeit miteinander.

Dann beginnt Larissa immer weniger zu essen und zu trinken, sie zieht sich immer mehr zurück. Der Kinderarzt, der die Familie schon seit Jahren kennt, ist in großer Sorge wegen einer zunehmenden Austrocknung des kindlichen Körpers. Er fürchtet ein Verhungern und Verdursten von Larissa und möchte mit einer Sondenernährung oder einer Infusion beginnen. Das Kinderpalliativteam deutet Larissas Verhalten aber als physiologisches Verhalten in der Sterbephase und sieht somit keine Indikation für eine künstliche Ernährung oder Flüssigkeitsgabe.

Larissa stirbt zu Hause im Beisein beider Eltern ganz friedlich.

DEFINITION

Palliative Care bei Kindern und Jugendlichen: ganzheitliches Betreuungskonzept, dass das Kind/den Jugendliche mit seinen Bedürfnissen in den Mittelpunkt stellt. Gleichzeitig auch die psychische, soziale und spirituelle Unterstützung der gesamten Familie.

Palliative Care bei Kindern und Jugendlichen zeigt viele Parallelen zu der Palliativversorgung von Erwachsenen. Es gibt aber auch einige wichtige Unterschiede:

- Es gibt ein breiteres Erkrankungsspektrum bei den Kindern und Jugendlichen.
- Die Versorgung ist weniger auf die Lebensendphase fokussiert.
- Die Eltern fungieren als Stellvertreter des Kindes (➤ Abb. 25.12).
- Das Kindeswohl ist ein wichtiges zusätzliches Kriterium bei der Entscheidungsfindung.

Die Erkrankungen der Kinder und Jugendlichen und deren Verläufe können in vier Gruppen/Kategorien (*TFSL-Gruppen, Together-for-short-Life-Gruppen* ➤ Tab. 25.1) unterteilt werden. [21] Es ist zu beachten, dass manche Erkrankungen im Verlauf die Gruppe wechseln können und sich dadurch auch der Therapiefokus verändert.

Therapieziele

Stufenmodell der psychosozialen Entwicklung nach Erikson ➤ 23.2.1

Therapieziele für Kinder und Jugendliche in der Palliative Care sind oft weiter gefasst als bei Erwachsenen. Beispiele sind:

- Rehabilitation, Verbesserung der Lebensqualität
- Teilhabe an Lebenssituationen, z. B. Kindergarten, Schule, Spielen mit Gleichaltrigen, Leben in der Familie
- Lebensverlängerung unter Erhalt der Lebensqualität
- Erreichen von „Meilensteinen", d. h. wichtige Termine wie Einschulung, Geburtstag, Weihnachten, Prüfung, Studienbeginn und vieles mehr
- Lindern bzw. Vermeiden von Leid und belastenden Symptomen

Das Kindeswohl steht an erster Stelle

Der Begriff des Kindeswohls umfasst das Wohlergehen des Kindes in seiner Gesamtheit.

Bei der Pflege und Erziehung berücksichtigen die Eltern, Pflegefachpersonen und andere Bezugspersonen die wachsende Fähigkeit und das wachsende Bedürfnis des Kindes zu selbstständigem, verantwortungsbewusstem Handeln. Sie besprechen die Erkrankung und mögliche Maßnahmen mit dem Kind, soweit es in seinem Entwicklungsstand möglich ist, und streben Einvernehmen an:

- Auch nicht einwilligungsfähige Kinder müssen miteinbezogen werden.
- Einwilligungsfähige Kinder oder Jugendliche können eigenständig entscheiden. Es ist dann kein Elternveto möglich.
- Die Grenze des Elternrechtes ist die Verletzung des Kindeswohls.

Tab. 25.1 Kategorien von lebensbeschränkenden Erkrankungen (engl. *Categories of life-limiting conditions)*, nach [21].

Kategorie	
1	Lebensbedrohliche Zustände, eine kurative Behandlung ist möglich, kann aber versagen, z. B. Tumorerkrankung, Organversagen von Herz, Nieren, Leber
2	Erkrankungen, bei denen ein vorzeitiger Tod unvermeidlich, eine lebensverlängernde Therapie aber möglich ist, z. B. Duchenne-Muskeldystrophie, Mukoviszidose
3	Progredient verlaufende Erkrankung ohne kurative Behandlungsoption, ausschließlich palliative Behandlung ist möglich, z. B. Mukopolysaccharidose, spinale Muskelatrophie
4	Irreversible schwere Erkrankung ohne Progredienz. Die Lebenserwartung kann sich durch Komplikationen verkürzen, z. B. infantile Zerebralparese, Syndrom der reaktionslosen Wachheit nach Schädel-Hirn-Trauma

Einwilligungsfähigkeit und Elternrecht

Geschäftsfähig ist ein Mensch mit dem Erreichen des 18. Lebensjahres. Nur wenn ein Richter feststellt, dass die Geschäftsfähigkeit nicht gegeben ist, wird eine Betreuung eingerichtet (➤ 9.2.1). Im Gegensatz dazu hat die **Einwilligungsfähigkeit** keine Altersgrenze:

- Sie ist an die individuelle geistig-sittliche Reife gebunden.
- Nach den *Einbecker Empfehlungen* von 1995 ist es die *„Fähigkeit des Kindes, dem Aufklärungsgespräch zu folgen, Fragen zu stellen, das Für und Wider abzuwägen sowie die besondere eigene Situation zu erfassen und sich dazu zu äußern".* [22]
- Der Entscheidungsprozess zählt, nicht nur das Ergebnis.
- Die Anforderung an das Kind ist relativ zur Tragweite der Entscheidung. Das heißt, je schwerer die Konsequenz einer Entscheidung, desto besser muss geschaut werden, dass das Kind die Entscheidung und die Konsequenz versteht.

Aber auch das **Elternrecht** ist ein wichtiges Recht: *„Die Pflege und Erziehung der Kinder sind das natürliche Recht der Eltern und die zuvörderst ihnen obliegende Pflicht. Über ihre Betätigung wacht die staatliche Gemeinschaft."* (Grundgesetz Art. 6 Absatz 2). Dies schließt ein elterliches Recht auf eigenständige Wertentscheidung zu Therapien und Pflege mit ein.

Die Grenze des Elternrechts ist die Verletzung des Kindeswohls. Diesseits dieser Grenze ist zum Beispiel die Ablehnung empfohlener Impfungen (außer bei bestehender Impfpflicht) durch Eltern möglich, jenseits dieser Grenze ist die Ablehnung einer lebensrettenden Bluttransfusion eine Kindeswohlgefährdung. Hinsichtlich der Einschätzung, ob eine Kindeswohlgefährdung vorliegt, gibt es einen Ermessensspielraum.

Kinderpalliativversorgung in Deutschland

Da die Palliativversorgung von Kindern und Jugendlichen eigene Strukturen benötigt, wurden im *Gesetz zur Regelung der spezialisierten ambulanten Palliativversorgung,* im SGB V, die besonderen Belange von Kindern und Jugendlichen verankert. *„Kinder sind keine kleinen Erwachsenen",* deshalb sollten sie auch nicht von Palliativstrukturen für Erwachsene nebenbei mitversorgt werden. Leider sind diese Strukturen in einigen Teilen Deutschland nicht oder nur lückenhaft vorhanden.

In Deutschland werden seit 2011 weiterhin SAPV-Teams speziell für Kinder und Jugendliche aufgebaut, aktuell (10/2024) gibt es 36 (für Erwachsene 367). [21] Das erste stationäre Kinder- und Jugendhospiz eröffnete 1998 in Olpe. Aktuell gibt es:

- 21 Hospize für Kinder- und Jugendliche (260 für Erwachsene)
- 3 pädiatrische Palliativstationen in Deutschland [21]

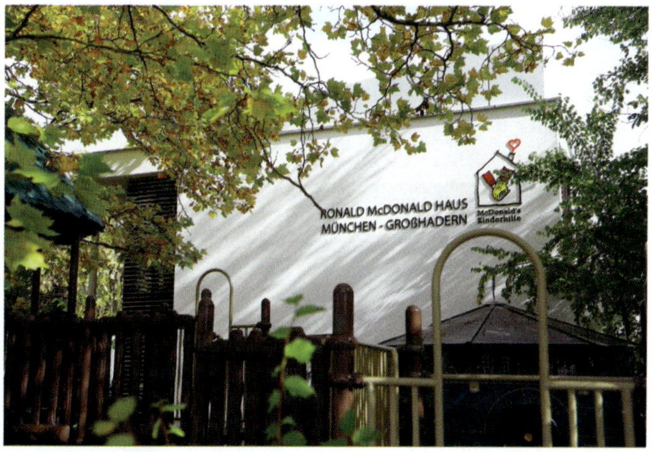

Abb. 25.12 Für Familien mit einen schwerkranken oder sterbenden Kind ist es wichtig, so viel Zeit wie möglich miteinander zu verbringen. Oft müssen Eltern weit zu Kinderkliniken anreisen. Hier helfen Stiftungen, wie z. B. die McDonald's Kinderhilfe. In momentan 23 Ronald McDonald Häusern in Deutschland – in der Nähe von Kinderkliniken – finden Familien von schwerkranken Kindern ein Zuhause auf Zeit. [W1331]

Kommunikation mit Kindern in Palliativsituationen

- Mit Kindern sollte immer ehrlich kommuniziert werden. Es ist nicht angebracht, sie aus einem falsch verstandenen Bedürfnis heraus schonen zu wollen.
- Kinder wollen, dass es ihren Eltern und der Familie gut geht. Wenn sie merken, dass die Erkrankung und ihre Folgen den Eltern Angst und Sorge bereiten, wollen sie die Eltern oft schonen und sprechen das Thema nicht an. Das heißt aber nicht, dass sie nicht darüber sprechen wollen. Dann sind Pflegefachpersonen als Gesprächspartner wichtig.
- Kinder oder Jugendliche sind sehr sensibel und merken schnell, wenn sie entweder nicht ernst genommen, vertröstet oder angelogen werden, oder wenn sie das Gefühl haben, keinen adäquaten Gesprächspartner zu finden. Oft ziehen sie sich dann in sich zurück und sprechen gar nicht mehr.
- Es gibt gute Bücher, die das Thema Krankheit und Sterben für verschiedene Altersgruppen gut darstellen. Mit diesen kann man unbewältigten Ängsten und Sorgen auf den Grund gehen und versuchen, sie zu bearbeiten.
- Auch Geschwisterkinder dürfen nicht vergessen werden. Bei Kinderhospizdiensten, stationären Hospizen oder Selbsthilfegruppen können sie Unterstützung finden.
- Kinder leben eher im Hier und Jetzt, sie denken über die Zukunft oft weniger nach als Erwachsene. Bei Jugendlichen ist das anders. Sie wollen ihr Leben leben, normal sein und ihre Zukunft planen. Das muss bei den Gesprächen beachtet werden.
- Die Aussage „Ich möchte nicht mehr ins Krankenhaus" ist wichtig und sollte ernst genommen werden. Auch schwerkranke Kinder wünschen sich Normalität (➤ Abb. 25.13).
- Jede Familie „funktioniert" anders, besonders in Krisen- und existenziellen Situationen. Die Aufgabe von Pflegefachpersonen ist es nicht, Familien zu ändern, sondern sie in ihrer Individualität anzunehmen, zu unterstützen und auf *ihrem* Weg zu begleiten.

Umgang mit kindlicher Trauer

Es gehört zur normalen Entwicklung eines Kindes, sich mit Tod, Trauer und Vergänglichkeit zu beschäftigen. Dies kann von Neugier und einer Faszination begleitet sein oder auch von großer Angst und Unsicherheit.

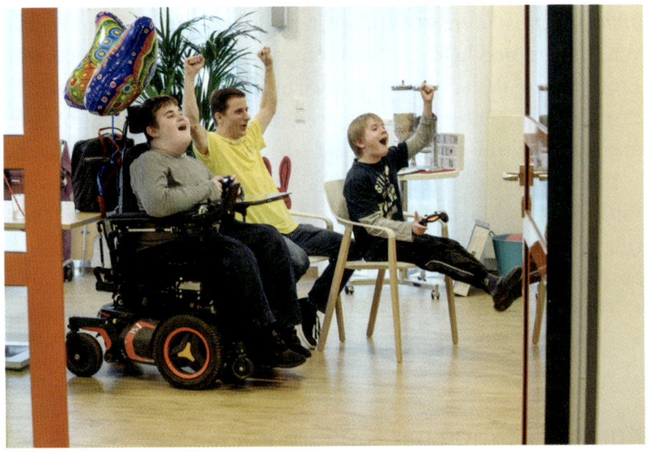

Abb. 25.13 Schwerkranke Kinder brauchen neben medizinischen Maßnahmen vor allem auch ein Stück Normalität, Spiele und Spaß, Zeit mit Gleichaltrigen und ihren Bezugspersonen. [K414, T1117]

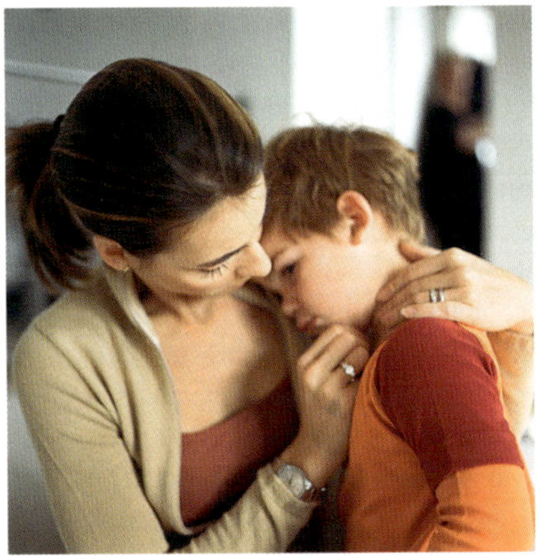

Abb. 25.14 Mutter und Sohn trauern gemeinsam um den Verlust eines geliebten Menschen. [J787]

Wenn Kinder oder Jugendliche einen schweren Schicksalsschlag erleben, beispielsweise den Tod eines nahen Angehörigen, dann trauern sie. Wie diese Trauer aussieht, hängt von vielen Faktoren ab, unter anderem von ihrer Persönlichkeit und auch dem Umfeld, in dem sie leben. Ebenso spielen Alter und individueller Reifegrad eine wichtige Rolle (➤ Abb. 25.14).

Egal auf welche Weise Kinder und Jugendliche mit Trauer und Tod konfrontiert werden, auch mit der Trauer über den eigenen bevorstehenden Tod, gibt es einige grundsätzliche Dinge zu beachten:

- Bezugspersonen sollten die Kinder und Jugendlichen ernst nehmen, nichts abtun oder schönreden.
- Sie sollten zuhören und sich Zeit nehmen.
- Sachverhalte sollten alters- und situationsgerecht erklärt und Fragen beantwortet werden. Wenn Kinder merken, dass etwas nicht stimmt und keiner offen mit ihnen redet, entwickeln sie Phantasien. Und die sind meist schlimmer als die Wirklichkeit. Außerdem neigen Kinder dazu, Dinge auf sich zu beziehen: „Vielleicht bin ich schuld daran, dass Oma weg ist." „Vielleicht bin ich selbst schuld, dass ich krank bin."
- Kinder sollten nicht vom Geschehen abgeschirmt oder ferngehalten werden, aber es sollten ihnen auch niemals Gespräche oder Ähnliches aufgedrängt werden, wenn sie das gerade nicht wollen.
- Je nach Alter des Kindes kann der Ausdruck der Trauer sehr ungewohnt auf Erwachsene wirken. Gerade kleine Kinder sind beispielweise für einige Minuten sehr traurig und in sich gekehrt und rennen kurze Zeit später lachend durchs Zimmer. Das ist völlig in Ordnung. Kinder haben ein gutes Gefühl dafür, was sie aushalten und wann sie Abstand brauchen.
- Ehrlich kommunizieren, die Dinge beim Namen nehmen: Wenn jemand verstorben ist, sollte das auch so gesagt werden. Bei Formulierungen wie „Er ist eingeschlafen" oder „Sie ist gegangen" können Kinder Ängste vor dem Einschlafen entwickeln oder davor, dass enge Bezugspersonen plötzlich verschwinden können.
- Kinder und Jugendliche sollten die Möglichkeit bekommen, über ihre Fantasien zu sprechen.
- Bei Bedarf sollte professionelle Hilfe, zum Beispiel eines Kinderpsychologen, hinzugezogen werden.

25.4 Sterben

25.4.1 Anforderungen an Pflegende in der peri- und postmortalen Phase

Eine Aufgabe von Pflegenden in der **peri- und postmortalen Phase** ist das Dasein und das aktive Zuhören (➤ Abb. 25.15). Dasein, Hände halten, begleiten und trösten ist als Uraufgabe der Pflege von größter Bedeutung. Wenn die Pflegenden mit Sterbenden und Toten einfühlsam und fachlich versiert umgehen, können An- und Zugehörige gut mit ihrem eigenen Trauerprozess beginnen. Kinder sollten altersgerecht zum Sterben eines Angehörigen informiert werden und wenn von ihnen gewünscht, auch in Kontakt mit dem Sterbenden sein.

Es darf nicht vergessen werden, dass (jüngere) Angehörige oder Auszubildende in der Pflege möglicherweise noch nie persönlich direkt mit dem Tod konfrontiert worden sind. Pflegefachpersonen müssen dann besonders achtsam und aktiv über folgende Aspekte informieren:

- Sterbeprozess und die körperlichen Veränderungen, z. B. Todesrasseln.
- Rückzug des Sterbenden während der perimortalen Phase. (Oft machen sich Angehörige Vorwürfe, weil sie gerade in dem Augenblick nicht da waren, als der Betroffene gestorben ist.)

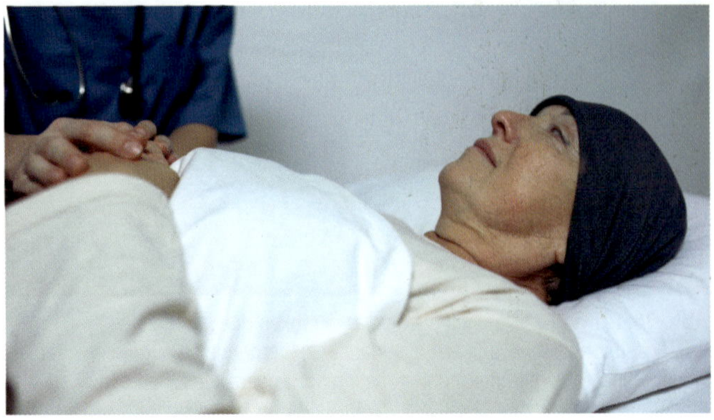

Abb. 25.15 Zur Aufgabe der Pflegenden gehört es, in der perimortalen Phase für den Sterbenden da zu sein und ihm beizustehen. [J787-095]

- Medizinische und pflegerische Handlungen u. a. erklären, dass bestimmte Maßnahmen nicht mehr durchgeführt werden, um dem Sterbenden die verbleibende Lebenszeit so komfortabel und ruhig wie nur möglich zu gestalten, Gelassenheit zu vermitteln und den Tod zuzulassen.
- Kulturelle und religiöse Rituale, die durchgeführt werden können.
- Die Versorgung des Verstorbenen und die Möglichkeit, daran mitzuwirken.
- Organisatorische und administrative Abläufe. Jede Einrichtung sollte eine eigene Kultur des Sterbens implementieren, die respektvolles Sterben ermöglicht und eine gelingende Trauerarbeit für Angehörige und Mitarbeiter aktiv unterstützt.

25.4.2 Sterben in stationären Einrichtungen

Stationäre Pflegeeinrichtungen und **Krankenhäuser** brauchen eine Sterbekultur, die den einfühlsamen und souveränen Umgang mit dem Betroffenen, seinen An- und Zugehörigen und Mitbewohnern bzw. -patienten garantiert.

Die anderen Bewohner machen sich Sorgen, wollen informiert werden und möchten oft gerne Abschied nehmen. In Mehrbettzimmern muss den Mitbewohnern bzw. -patienten angeboten werden, das Zimmer zu wechseln (nicht umgekehrt, der Sterbende wird nicht herausgeschoben!) oder zu bleiben. Gerade Bewohner in stationären Pflegeeinrichtungen, die sich lange Zeit mit dem Sterbenden ein Zimmer geteilt haben, möchten oft nicht vorübergehend ausziehen. Sie beobachten genau, wie Pflegende mit Sterbenden und Verstorbenen umgehen, und haben oft das Bedürfnis, über das Sterben und den eigenen Tod zu reden, eigene Wünsche zu äußern („Sie wissen, dieses Kleid möchte ich bei meinem Begräbnis tragen." „Ich will nicht mehr ins Krankenhaus."). Manche wollen auch bei der Gestaltung des Sterbezimmers und des Abschiedsrituals mithelfen.

Auch Menschen mit kognitiver Beeinträchtigung, die nicht mehr reden können, zeigen klar, was sie möchten, und hier soll ihr Selbstbestimmungsrecht gestärkt werden.

Ältere Menschen haben meist nicht Angst vor dem Tod selbst, sondern vor einem Sterben, das mit Schmerzen, Leid, und Isolation verbunden ist (eine Horrorvision ist, allein gelassen im Badezimmer sterben zu müssen). Sie fürchten, einsam zu sterben, abgeschoben und im Stich gelassen zu werden. Wenn sie miterleben dürfen, wie Pflegende achtsam mit Sterbenden und Toten umgehen, über Tod und Sterben offen und respektvoll reden, dann trauen sie sich auch, ihre Ängste, Bedürfnisse und Wünsche mitzuteilen.

25.4.3 Der respektvolle Umgang mit dem Leichnam

„Auch Verstorbene haben das Recht, mit Respekt behandelt zu werden. Sie können erwarten, dass Personen, die Ihnen nahestehen, ausreichend Zeit gegeben wird, um Abschied zu nehmen. Sie haben auch das Recht, im Voraus zu bestimmen, wie Sie nach Ihrem Tod behandelt werden und wie mit Ihrem Leichnam umgegangen werden soll. Das betrifft beispielsweise die Aufbahrung, die Art der Bestattung oder ob Ihr Körper wissenschaftlichen Zwecken zur Verfügung gestellt werden soll. Auch über die Organspende können Sie bestimmen, zum Beispiel mit einem Organspendeausweis." [24]

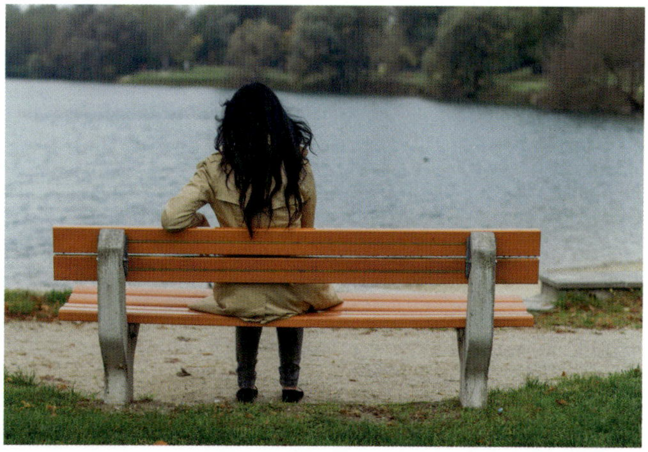

Abb. 25.16 Der Umgang mit Sterbenden ist auch für Pflegende immer eine Grenzerfahrung. Sie müssen sich selbst fragen: „Wie geht es mir nach dem Tod eines Patienten, den ich lange begleitet habe? Was macht meine eigene Betroffenheit mit mir? Was sind meine eigenen Vorstellungen vom Sterben und Tod?" [J787-028]

Nach Eintreten des Todes bedarf es eines respektvollen Umgangs mit dem Leichnam (➤ 3.4.7) und eines gefühlvollen Eingehens auf die An- und Zugehörigen. Jeder soll Zeit finden, um Abschied nehmen zu können. Jeder wird (und soll) auf seine ganz spezifische Art und Weise Abschied nehmen wollen und können.

Jede Organisation, jede Religion, jede Zeit, jede Gesellschaft hat eine eigene Sterbekultur und eigene Handlungsmaßstäbe. Pflegende müssen sich ihrer eigenen Vorstellungen hinsichtlich Vergänglichkeit, Endlichkeit, Sterben, Tod, Bestattung bewusst sein (➤ Abb. 25.16). Diese Reflexion ist unabdingbar, um nicht eigene Vorstellungen und Wünsche Angehörigen überzustülpen und um nicht zu bewerten.

Umgang mit Verstorbenen

Der sachgerechte **Umgang mit Verstorbenen** orientiert sich an den moralischen und ethischen Richtlinien, die auch für den Umgang mit lebenden Menschen gelten. Pflegende wahren die Würde des Verstorbenen und berücksichtigen kulturelle und religiöse Erfordernisse, die durch die Herkunft des Betroffenen bedingt sind (➤ Tab. 13.11)

Zunächst sind formale medizinische Kriterien zu beachten. In Deutschland dürfen ausschließlich approbierte Ärzte den Tod eines Menschen juristisch wirksam feststellen. Dazu müssen sie den unbekleideten Leichnam vollständig untersuchen.

Feststellung des Todes

Da die Feststellung des Todes eine nicht delegierbare ärztliche Aufgabe ist, informieren Pflegende umgehend den zuständigen Arzt, wenn sie bei einem von ihnen betreuten Menschen Todeszeichen wahrnehmen. Sie beginnen mit der pflegerischen Versorgung des Leichnams erst, nachdem die Unter-

25

suchung durch den Arzt abgeschlossen ist. Je nach der Art der Einrichtung und den Begleitumständen des Todes kann es sinnvoll sein, die Angehörigen sofort zu informieren. In Krankenhäusern übernehmen dies meist Ärzte. In anderen Einrichtungen des Gesundheitswesens kann das Telefonat eine pflegerische Aufgabe sein, die mit großer Sensibilität und unter Beachtung der Regeln zugewandter Kommunikation zu erfolgen hat.

Eine definitive Todesdiagnose ist erst nach dem Eintreten der sicheren Todeszeichen (➤ Tab. 25.2) möglich, also frühestens zwei Stunden nach dem Todeszeitpunkt. Dann muss der Arzt eine **Todesbescheinigung** ausstellen. Unsichere Todeszeichen (➤ Tab. 25.2) sind nicht beweisend für das irreversible Erlöschen aller Organfunktionen, da sie auch im Zuge verschiedener Erkrankungen oder Notfälle auftreten und sich z. B. durch lebensrettende Maßnahmen zurückbilden können.

Wenn der Arzt bei der ersten Untersuchung keine vollständige Gewissheit über den Eintritt des Todes erlangt, schließt sich im Abstand von 2–4 Std. eine zweite Untersuchung an. Der Arzt ist gefordert, die Todesursache zu klassifizieren. Dazu stehen ihm drei Kategorien zur Verfügung, die unmittelbaren Einfluss auf die Form der pflegerischen Versorgung des Verstorbenen nehmen:

- **Natürliche Ursache.** Der Tod ist erkennbar in der Konsequenz einer entsprechend schweren Erkrankung eingetreten, z. B. des zentralen Nervensystems, des Herz-Kreislauf-Systems, des Verdauungssystems oder des Stoffwechsels. In diesem Fall ist der Leichnam vom Arzt zur Bestattung freizugeben und die Versorgung des Verstorbenen erfolgt nach den allgemeinen Regeln.
- **Nicht natürliche Ursache.** Der Tod ist erkennbar aufgrund eines Unfalls, eines Suizids, eines Verbrechens oder anderer potenziell vermeidbarer Umstände (etwa unerwünschte Wirkungen einer Therapie) eingetreten. In diesem Fall verständigt der Arzt die Polizei bzw. die Staatsanwaltschaft. Pflegende dürfen den Zustand des Verstorbenen nicht verändern und vor allem keine künstlichen Zugänge aus seinem Körper entfernen. Es folgt eine rechtsmedizinische Untersuchung des Leichnams (Obduktion), die unabhängig von der Zustimmung der Angehörigen durchgeführt wird.
- **Unklare Ursache.** Der Arzt kann die Todesursache nicht eindeutig den beiden genannten Kategorien zuordnen. Auch in diesem Fall verändern die Pflegenden den Zustand des Verstorbenen nicht. Der Staatsanwalt entscheidet über das weitere Vorgehen.

Tab. 25.2 Unsichere und sichere Todeszeichen.

Unsichere Todeszeichen	Sichere Todeszeichen
• Atemstillstand • Pulslosigkeit • Weite, lichtstarre Pupillen	• Leichenstarre (tritt etwa 2–6 Stunden nach dem Tod ein und löst sich nach 2–3 Tagen) • Totenflecken (erscheinen zwischen dem Eintritt des Todes und etwa 4 Stunden danach, haben eine rotviolette Färbung) • Fäulniserscheinungen und Verwesungsgeruch (Zeitpunkt des Auftretens hängt von der Umgebungstemperatur und der Krankheit des Verstorbenen ab)

Pflegerische Versorgung eines Leichnams

Kultur, Spiritualität und Religion ➤ 13.5
Spiritual Care ➤ 13.5.3

In manchen Religionsgemeinschaften ist es üblich, dass Verwandte oder speziell für diesen Zweck bestellte Personen die Versorgung der Toten übernehmen. Viele Muslime wünschen z. B. nicht, dass Angehörige anderer Religionsgemeinschaften den Leichnam eines Gläubigen anfassen. Pflegende würdigen dieses Bedürfnis, indem sie Handschuhe anziehen und auf diese Weise einen unmittelbaren Körperkontakt vermeiden. Im Judentum übernehmen oft Bestattungsbruderschaften *(Chawura Kaddisch)* die Vorbereitung zur Bestattung eines Toten.

Wenn Pflegende einen Leichnam zu versorgen haben, achten sie auf einen Umgang, der die Würde des Verstorbenen wahrt. Sie vollziehen die Maßnahmen in ruhiger Atmosphäre und bewegen den Leichnam genauso respektvoll, als wenn es sich um einen lebenden Menschen handeln würde.

Wie ausgedehnt die Versorgung eines Leichnams durch Pflegende erfolgt, hängt davon ab, in welcher Einrichtung sie tätig sind und ob unmittelbar anschließend ein Bestattungsunternehmen die weiteren Vorbereitungen für die Beisetzung übernimmt. Es ist sinnvoll, sich darüber mit den Angehörigen bzw. dem Bestatter zu verständigen.

Angehörige einbeziehen

Sofern möglich und erwünscht, beteiligen Pflegende die Angehörigen an der Versorgung des Leichnams. Falls erforderlich, leiten sie diese zu den entsprechenden Maßnahmen an.

Wenn die Voraussetzungen dafür erfüllt sind (ärztliche Bescheinigung eines natürlichen Todes liegt vor; es besteht kein Wunsch nach einer Versorgung durch andere Personen), dann sind folgende **Maßnahmen** sinnvoll:

- Verstorbenen flach lagern und Lagerungshilfsmittel aus dem Bett entfernen
- Ggf. künstliche Zugänge (z. B. Katheter, Drainagen, Sonden, Kanülen) entfernen und in den Restmüll geben; Eintrittsstellen, sofern nötig, mit gefalteten Kompressen und Pflasterstreifen verbinden (Medizinprodukte, deren Entfernung mit einer erheblichen Entstellung des Leichnams verbunden wäre, verbleiben an Ort und Stelle und werden erst vom Bestatter entfernt)
- Schmuck von Fingern, Armen, Hals sowie Piercings entfernen bzw. belassen, sofern es vom Betroffenen oder den An- und Zugehörigen so gewünscht ist
- Ggf. Leichnam waschen, rasieren und frisieren, ggf. Zahnprothese einsetzen
- Augenlider schließen, ggf. fetthaltige Augensalbe unter die Lider geben (alternativ Lider mit feuchten Kompressen beschweren)
- Wunschgemäße Totenkleidung anlegen
- Handtuch einrollen und unter das Kinn legen, damit der Mund geschlossen bleibt
- Hände je nach Wunsch oder religiöser Ausrichtung neben dem Körper lagern oder über dem Bauch falten (bei katholischen

Christen ggf. einen Rosenkranz zwischen die Finger legen oder Finger um ein Gebetbuch schließen)
- Zettel mit Namen, Todeszeitpunkt und Geburtsdatum unter der Kleidung am Fuß (z. B. Großzehe) oder Unterschenkel befestigen (nur in Krankenhäusern und stationären Pflegeeinrichtungen nötig)
- Körper des Verstorbenen bis zur Brust mit einem Leintuch oder Bettbezug bedecken
- Kerze anzünden (im Krankenhaus und in stationären Einrichtungen Brandschutz und hausinterne Vorgaben beachten), ggf. Blumenschmuck aufstellen
- Zimmer lüften bzw. kühl halten bzw. den Verstorbenen in einen entsprechend klimatisierten Verabschiedungsraum bringen
- Bestattungsunternehmen informieren oder Angehörige darauf hinweisen, dass es notwendig ist, die Bestattung in die Wege zu leiten

Ein Verstorbener sollte in stationären Einrichtungen mindestens 24 Stunden in seinem Zimmer oder einem speziellen Verabschiedungsraum bleiben (sofern nicht religiöse Gründe dagegen sprechen), damit Angehörige, Pflegende und andere Mitarbeiter angemessen Abschied nehmen können. In stationären Pflegeeinrichtungen ist darauf hinzuwirken, dass der Platz mindestens für 24 Stunden unbelegt bleibt, um den Verlust zu betonen, der durch einen Todesfall stets eintritt. Diese Pause ermöglicht es dem betreuenden Personal, den Tod zu verarbeiten. Als begleitende Hilfen sind Teambesprechungen und Supervisionen sinnvoll.

Aufbahrung zu Hause

Für die **häusliche Aufbahrung** gelten in den deutschen Bundesländern unterschiedliche Gesetze. Nahezu überall ist es möglich, einen Leichnam für 36 Stunden an seinem Sterbeort aufzubahren. Lediglich der Freistaat Sachsen schreibt 24 Stunden als maximale Frist bis zur Überführung eines Leichnams in einen dafür vorgesehenen Raum vor. Diese Zeitspanne können Angehörige in häuslicher Umgebung zum Abschied von einem Verstorbenen nutzen.

Aufgaben zur Pflegesituation

Im Aufnahmegespräch berichtet Herr Bartsch, der Lebensgefährte von Herrn Pieper, dass dieser seit einigen Wochen immer mehr abgebaut habe. Er habe ihn erstmals bei der Pflege unterstützen müssen, und der mobile Sauerstoffkonzentrator, den sie prophylaktisch zu Hause haben, sei zum ersten Mal zum Einsatz gekommen. Herr Pieper folgt den Ausführungen seines Lebensgefährten und nickt ab und zu, äußert sich jedoch nicht verbal.

In den kommenden Tagen des Krankenhausaufenthalts wird Herr Pieper nicht nur von unterschiedlichen Pflegenden, sondern auch von Onkologen, Psychoonkologen, Physiotherapeuten und Ehrenamtlichen begleitet. Dies ist Teil des Palliative-Care-Konzepts, welches auf der Station gelebt wird. Auch Herr Bartsch wird kontinuierlich in die Behandlung, pflegerische Versorgung und Entscheidungsfindung miteinbezogen.

1. Was wird unter Palliative Care verstanden und was sind die Ziele von Palliative Care?
2. Wie könnten konkrete Ziele innerhalb des Palliative-Care-Konzepts für Herrn Pieper aussehen? Finden Sie mögliche Maßnahmen für die Erreichung dieser Ziele.
3. Warum ist die Einbindung eines multiprofessionellen Teams im Kontext von Palliative Care eine wichtige und notwendige Voraussetzung?
4. Nennen Sie vier Grundprinzipien von Palliative Care.
5. Was würden Sie im Rahmen des palliativen Assessments bei Herrn Pieper erfragen?
6. Warum und wie würden Sie Herrn Bartsch in den pflegerischen Prozess einbeziehen?

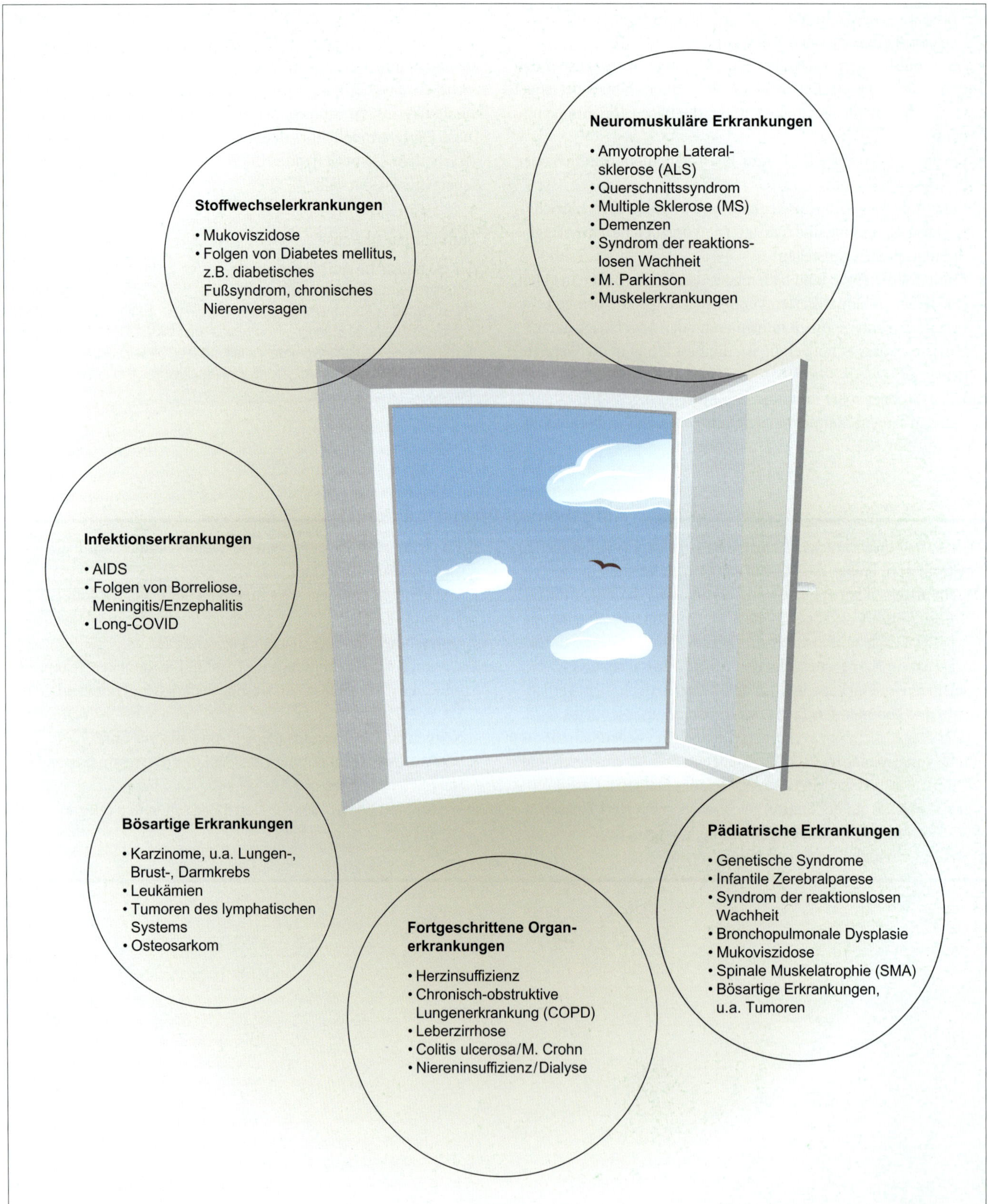

Abb. 25.17 Erkrankungsbilder rund um die Palliative Care. [L275]

V Spezielle Maßnahmen der Diagnostik und der Therapie

V

KAPITEL

26

Sieglinde Müller

Assistenz bei der medizinischen Diagnostik

Pflegesituation

Der 5-jährige Marek ist ein fröhlicher, aufgeweckter Junge, der gerne in der Natur spielt und seine Umwelt entdeckt. Er geht gerne in den Kindergarten und hat dort viele Freunde. Als sein Vater, Herr Cerny, ihn eines Morgens wecken möchte, um seinen Sohn für den Kindergarten fertigzumachen, findet er Marek schläfrig und mit rotem, verschwitztem Gesicht vor. Marek hält sich den Bauch und klagt über Schmerzen. Herr Cerny fühlt die Stirn seines Sohnes und stellt fest, dass er scheinbar Fieber hat. Marek möchte weder etwas essen noch etwas trinken. Die Situation und der Zustand seines Sohnes beunruhigen Herrn Cerny so sehr, dass er mit Marek in die nächste Kinderklinik fährt, um die unklaren Bauchschmerzen abklären zu lassen.

26.1 Diagnose

DEFINITION

Diagnose (griech. *diagnosis = unterscheidende Beurteilung, Erkennung):* Eine Erkrankung erkennen und benennen, indem Krankheitszeichen und Untersuchungsergebnisse gesammelt und ausgewertet werden.
Diagnostik: Maßnahmen zur Diagnosefindung.
Differenzialdiagnose *(DD):* Alle Erkrankungen, die als Erklärung für die erhobenen Krankheitszeichen und Untersuchungsbefunde infrage kommen.

Keine Therapie ohne Diagnose. Dieser Grundsatz bestimmt das therapeutische Handeln eines Arztes, einer Ärztin (im Folgenden „Ärztin" genannt).

Im Folgenden werden die häufigsten Wege beschrieben, die in der Medizin beschritten werden, um zur richtigen Diagnose zu gelangen, und die vielfältigen Aufgaben, die die Pflegenden dabei übernehmen.

26

26.1.1 Diagnoseprozess

Bei der Diagnosefindung wird in der Regel ein bestimmter Ablauf eingehalten (➤ Abb. 26.1). Die Ärztin sammelt und gewichtet die vom Patienten, der Patientin (im Folgenden „Patientin“ genannt) geschilderten Beschwerden in der Anamnese (➤ 26.2). Diese führen zusammen mit den Ergebnissen der körperlichen Untersuchung zu einer **Verdachtsdiagnose.** Weitere Informationen aus nichtinvasiven und invasiven Untersuchungsverfahren erlauben dann die **endgültige Diagnose.** Manchmal kann allein aufgrund von Anamnese und Untersuchung bereits die endgültige Diagnose gestellt werden. Somit bildet die endgültige Diagnose den Schlusspunkt eines in Schritten ablaufenden **Diagnoseprozesses.**

Der Informationsprozess bis zur endgültigen Diagnose beginnt meist durch die Hausärztin, Kinderärztin oder eine Pflegeeinrichtung. Bei bedrohlichen Erkrankungen erfolgt eine Krankenhauseinweisung. Dort wird die Einweisungsdiagnose durch weitere diagnostische Maßnahmen bestätigt oder korrigiert.

Diagnoseverfahren

Nichtinvasive Diagnoseverfahren (z. B. Ultraschalluntersuchung, körperliche Untersuchung) bewahren die Unversehrtheit des Körpers. Bei diesen Untersuchungen wird davon ausgegangen, dass eine Zustimmung der Patientin durch die Tatsache des Arztbesuchs als gegeben vorliegt. Bei **invasiven Diagnoseverfahren** (z. B. Endoskopie mit Entnahme von Gewebeproben, Punktionen) liegt nach deutscher Rechtsprechung der Straftatbestand einer Körperverletzung vor und kann nach § 223 StGB geahndet werden, auch wenn die Untersuchung nach allen Regeln der ärztlichen Heilkunst durchgeführt wurde. Deshalb bedürfen invasive Untersuchungsverfahren einerseits der Einwilligung der Patientin, müssen andererseits aber auch zielgerichtet und angemessen sein. Vor jeder Untersuchung wird daher überlegt:

- Welcher Informationsgewinn ist durch die geplante Untersuchung zu erwarten?
- Welche Belastungen und Risiken sind für die Patientin mit der Untersuchung verbunden?
- Ergeben sich Konsequenzen (medizinischer, aber auch psychosozialer Art) aus den Untersuchungsergebnissen?
- Wie hoch sind die Kosten der Untersuchung?

Je nach Patientin werden diese Überlegungen zu völlig unterschiedlichen Ergebnissen führen. So wird bei einer jungen Patientin eine belastende Untersuchung eher empfohlen, falls sich daraus therapeutische Konsequenzen ergeben. Bei einer älteren Patientin mit zahlreichen Begleiterkrankungen wird aufgrund fehlender therapeutischer Konsequenzen von belastenden Untersuchungen abgeraten. Untersuchungen mit ähnlicher Aussagekraft oder gar Doppeluntersuchungen sind zu vermeiden.

Rolle der Pflegefachpersonen im Diagnoseprozess

Die **Rolle der Pflegefachpersonen** im ärztlichen Diagnoseprozess liegt zum einen darin, Äußerungen der Patientin und der Angehörigen und Ergebnisse der Patientenbeobachtung an die behandelnde Ärztin weiterzuleiten. Im Gespräch mit den Patientinnen erfahren sie oft vermeintliche „Kleinigkeiten“, da sie mehr Zeit am Patientenbett verbringen als die Ärztin. Pflegende übernehmen zum anderen die Organisation der verordneten Untersuchungen (z. B. Anmeldung, Patientenvorbereitung, Transport) und behandlungspflegerische Maßnahmen an Patientinnen während und nach der Untersuchung. Sie helfen außerdem bei der Gewinnung von Untersuchungsmaterial (z. B. Gewinnung von Katheterurin) mit

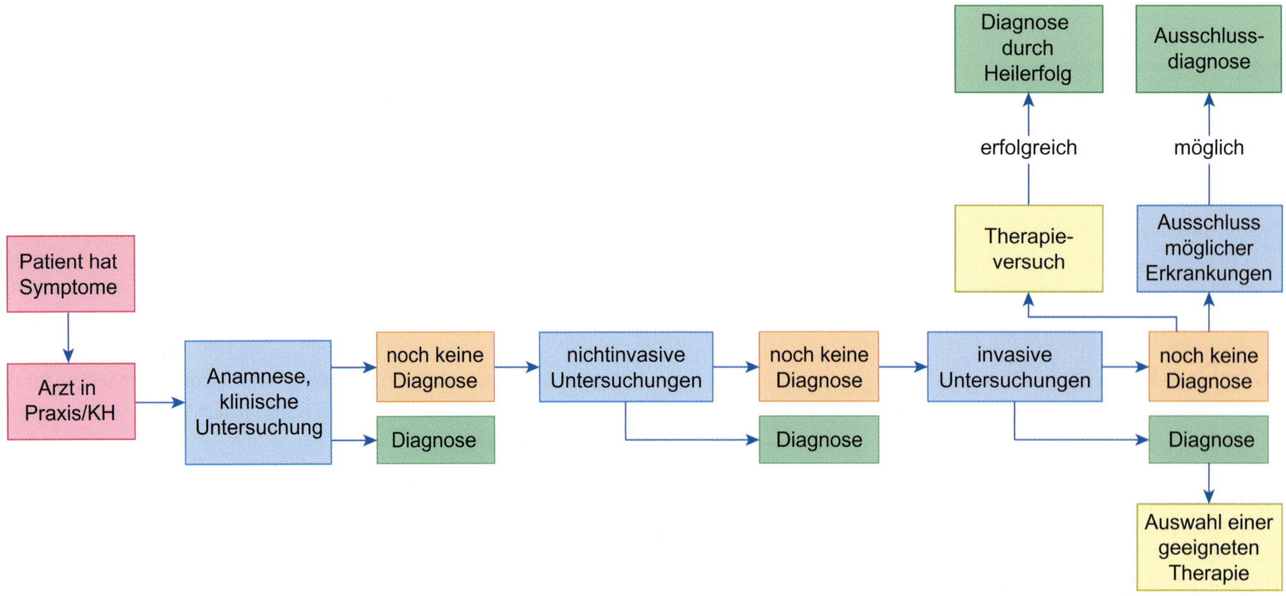

Abb. 26.1 Grundsätzlicher Ablauf des ärztlichen Diagnoseprozesses. [L143]

oder führen Untersuchungen selbstständig durch (z. B. Blutzuckermessung). Pflegende halten darüber hinaus die diagnostischen Daten in der Pflegedokumentation fest.

26.1.2 Diagnoseaufklärung

Die Ärztin ist verpflichtet, die Patientin umfassend über ihre Erkrankung aufzuklären. Hierzu gehört auch die Mitteilung und Erklärung der (vermuteten) Diagnose, die **Diagnoseaufklärung.** Die Aufklärung ist eine ärztliche Aufgabe und nicht an Pflegende delegierbar. [1]

Auch Patientinnen mit unheilbaren Erkrankungen haben ein Recht auf die Mitteilung der Diagnose, auch wenn sich ihr Zustand dadurch verschlechtern sollte. Gerade bei diesen Patientinnen ist die Aufklärung ein Prozess. Es ist in aller Regel nicht sinnvoll, den Betroffenen in einem Gespräch mit allen (auch noch so richtigen) Fakten auf einmal zu konfrontieren. Vielmehr sollte der Patientin in einem ruhigen, vertraulichen Rahmen die grundsätzliche Diagnose mitgeteilt werden (➤ Abb. 26.2). Das weitere Vorgehen orientiert sich an den Bedürfnissen der Patientin, der ausreichend Zeit für Fragen und Pausen eingeräumt werden sollte. Empfehlenswert ist, der Patientin mehrere Gespräche anzubieten, sodass genügend Zeit bleibt, auf Ängste und Fragen individuell reagieren zu können. Wesentlich ist, Fragen und Gefühle der Kranken ernst zu nehmen, und auf deren Persönlichkeit, Belastbarkeit und Bedürfnisse einzugehen.

Ein **Aufklärungsverzicht** kann nur vom Patientinnen selbst ausgehen, nicht aber von Angehörigen.

Unheilbar Kranke reagieren zunächst meist mit starker Angst, Depression, Verdrängung oder Aggression auf die Diagnose, auch wenn diese Gefühle nicht unbedingt offen geäußert werden. Langfristig sind aufgeklärte Patientinnen jedoch fast immer ausgeglichener. Die Aufklärung ermöglicht der Patientin, die verbleibende Lebenszeit mit für sie wichtigen und wertvollen Menschen und Inhalten zu füllen und gegebenenfalls wichtige Angelegenheiten zu regeln.

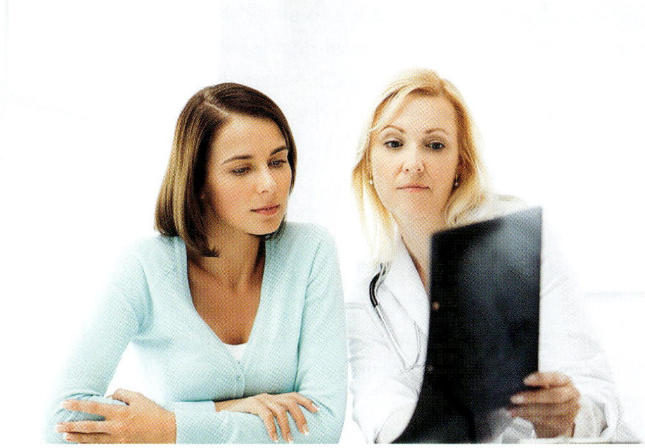

Abb. 26.2 Ärztin und Patientin bei der Diagnoseaufklärung. [J787]

Problematische Diagnoseaufklärungen

- Bei **älteren Patientinnen** kann die Diagnoseaufklärung schwierig sein. Sind die Patientinnen einverstanden, werden Angehörige zu dem Gespräch hinzugezogen, damit sie der Patientin später gegebenenfalls noch einmal den Gesprächsinhalt erklären können.
- Bestehen bei einer volljährigen Patientin begründete **Zweifel an der Einsichts- und Einwilligungsfähigkeit,** muss die behandelnde Ärztin gegebenenfalls eine Betreuerin (➤ 9.2.1) beim zuständigen Vormundschaftsgericht bestellen. Wurde der Patientin vom Gericht aus eine Betreuerin zur Seite gestellt und diesem die Verantwortung der gesundheitlichen Angelegenheiten der Patientin übertragen, muss der Betreuer aufgeklärt werden.
- Bei **fremdsprachigen Patientinnen** trifft die aufklärende Ärztin eine besondere Sorgfaltspflicht. Hat sie Bedenken, dass die Deutschkenntnisse der Patientin nicht ausreichen, um die Bedeutung und Tragweite ihrer Erkrankung zu verstehen, muss eine Dolmetscherin hinzugezogen werden. Die Dolmetscherin muss keine medizinische Fachkraft sein.

Diagnoseaufklärung bei Kindern

Bei **Kindern** werden die Sorgeberechtigten, also in der Regel die Eltern, aufgeklärt. Bei getrennt lebenden, aber gemeinsam sorgeberechtigten Eltern sind die Aufklärung und das Einverständnis beider Elternteile erforderlich (§ 1687 BGB).

Größere Kinder und Jugendliche werden bei der Diagnoseaufklärung altersentsprechend miteinbezogen. Obwohl keine feste Altersgrenze existiert, geht man davon aus, dass die Einsichtsfähigkeit bei Kindern ab dem 14. Lebensjahr vorliegt. Kommt die Ärztin zu dem Ergebnis, dass ein Jugendlicher die Tragweite seiner Erkrankung voll verstehen kann, steht dem Jugendlichen das Grundrecht der Selbstbestimmung über seinen Körper zu. Das bedeutet, dass der einsichtsfähige Jugendliche gleichzeitig mit beiden Elternteilen von der Ärztin aufgeklärt werden muss.

Rolle der Pflegefachpersonen bei der Diagnoseaufklärung

Pflegefachpersonen dürfen, wenn die ärztliche Diagnoseaufklärung erfolgt ist, Inhalte des Gesprächs wiederholen oder Begriffe erklären. Deshalb sollten sie immer über den Aufklärungsstand informiert sein, bestenfalls sogar an dem Aufklärungsgespräch teilnehmen, wenn die Patientin einverstanden ist. So können sie im Anschluss besser auf die Bedürfnisse der Patientinnen eingehen.

Pflegende sollten der Ärztin mitteilen, wie die Patientin auf die Diagnoseaufklärung reagiert hat, damit diese eventuell weitere Aufklärungsschritte besser planen kann. Durch einen wechselseitigen Austausch mit Ärztin und Patientinnen können Pflegende für eine Atmosphäre des Vertrauens sorgen, in der sich die Patientin mit ihren oft quälenden Fragen nicht allein gelassen fühlt.

Viele Patientinnen wenden sich mit Fragen über ihre Erkrankung und ihre Prognose nicht nur an die Ärztin, sondern auch an die Pflegenden. Der Hinweis auf die ärztliche Informationspflicht ist in dieser Situation zwar korrekt, kann aber zu einem Vertrauensverlust führen. Die Pflegenden sorgen daher dafür, dass so schnell wie möglich ein gemeinsames Gespräch mit der Ärztin stattfindet, und unterstützen die Patientin gegebenenfalls dabei, ihre Fragen zu formulieren.

Obduktion

Manchmal kann die richtige Diagnose erst nach dem Tod der Patientin im Rahmen einer **klinischen Obduktion** *(Autopsie, Sektion, Leichenöffnung)* gestellt werden. Dabei werden die bei der Verstorbenen vorliegenden krankheitsbedingten Veränderungen untersucht sowie die zum Tode führenden Grundleiden und die Todesursache ermittelt.
Die klinische Obduktion hat einen wichtigen Stellenwert in der Ausbildung von Medizinstudentinnen und der Weiterbildung von Ärztinnen. Die größte Bedeutung liegt aber in der Qualitätssicherung und Überprüfung ärztlichen Handelns in Bezug auf Diagnose und Therapie. Eine klinische Obduktion kann auch bei versicherungsrechtlichen Fragen, z. B. zur Feststellung eines ursächlichen Zusammenhangs zwischen einer Berufserkrankung und dem Tod einer Patientin, notwendig werden. Weiterhin können Gesundheitsbehörden aus seuchenhygienischen Gründen eine Obduktion anordnen.
Rechtlich erfordert eine klinische Obduktion die schriftliche Zustimmung der Angehörigen der Verstorbenen und wird von *Fachärzten für Pathologie* durchgeführt.
Bei unklaren Todesfällen, bei Verdacht auf unnatürliche Todesursachen, Eigen- oder Fremdverschulden wird eine Obduktion in der Regel von der Staatsanwaltschaft angeordnet. Diese **gerichtsmedizinischen bzw. forensischen Obduktionen** unterscheiden sich wesentlich von den klinischen Obduktionen und werden in Instituten für Rechtsmedizin von *Fachärzten für Rechtsmedizin* durchgeführt.

26.2 Ärztliche Anamnese

DEFINITION

Anamnese (griech. *anamnesis = Erinnerung)*: systematische Befragung zur Vorgeschichte einer Erkrankung. Sie dient auch dem Aufbau eines Vertrauensverhältnisses in der Arzt-Patienten-Beziehung und gewährt einen Einblick in die Persönlichkeit einer Patientin.

Wenn möglich, sollte die ärztliche Anamnese als **Eigenanamnese** erhoben werden. Dabei schildert die Patientin selbst ihre Beschwerden und antwortet auf Fragen der Untersucherin. Durch Beobachtung der Betroffenen erhält diese oft schon wesentliche Auskünfte über deren Allgemeinzustand (z. B. Ernährungszustand, Mimik, Verlangsamung).

Bei der **Fremdanamnese** werden die Auskünfte über die Patientin und deren Krankheitsverlauf von Dritten gegeben.

Eigen- und Fremdanamnese schließen einander nicht aus. Während bei Säuglingen und Bewusstlosen nur eine Fremdanamnese möglich ist, indem die Eltern oder Augenzeugen befragt werden, können sich bei älteren Kindern oder psychisch Kranken die Eigenanamnese und Auskünfte von Eltern oder Angehörigen ergänzen.

26.2.1 Grundlagen der Anamneseerhebung

Eine Anamnese wird meist im direkten Gespräch zwischen Ärztin und Patientin erhoben. Wünschenswert für eine Anamnese sind eine ungestörte und für die Patientin und Untersucherin geeignete Gesprächsumgebung. Im Patientenzimmer sollten Radio und Fernseher ausgeschaltet sein, Störungen durch Telefonate oder medizinische Mitarbeiterinnen empfinden viele Patientinnen als unangenehm. Besucherinnen und Mitpatientinnen werden gebeten, draußen zu warten. Sind bettlägerige Mitpatientinnen im Zimmer, wird die Anamnese nach Möglichkeit in einem anderen Raum erhoben. Die Patientin sollte bequem sitzen oder liegen und sich im Idealfall auf Augenhöhe mit der Ärztin befinden.

Die Ärztin füllt während der Befragung und Untersuchung einen Anamnesebogen aus, sodass keine wichtigen Aspekte vergessen werden. Zur Vorbereitung auf das Anamnesegespräch oder als Ergänzung zur Anamnese werden in manchen Fachgebieten (beispielsweise in der Anästhesie) auch unterstützende Fragebögen eingesetzt.

Zu Beginn des Gesprächs stellt sich die Untersucherin der Patientin mit Namen und Funktion vor und erläutert kurz das weitere Vorgehen. Zuhörer sind nur mit Einverständnis der Patientin erlaubt. Die Anamnese findet nach folgendem Schema statt:

- Begrüßung
- Aktuelle und frühere Anamnese, vegetative Anamnese
- Bei Frauen gynäkologische Anamnese
- Medikamenten-, Genussmittel- und Suchtanamnese
- Familien- und Sozialanamnese

Aktuelle Anamnese

Die **aktuelle Anamnese** beginnt nach der Erhebung der persönlichen Daten (z. B. Name, Vorname, Geburtsdatum) mit den Fragen zu den jetzigen Beschwerden (oft Schmerzen) (➤ Tab. 26.1), die zur Vorstellung der Patientin in die Klinik oder Praxis geführt haben.

Frühere Anamnese mit Bezug zur aktuellen Erkrankung

Hier ist es sinnvoll, mit der Patientin die einzelnen Organsysteme (z. B. Herz, Lunge, Verdauung, Atmung) durchzugehen, um sie an **frühere Erkrankungen** zu erinnern. Von besonderem Interesse sind Vorerkrankungen, Krankenhausaufenthalte, Operationen, Verletzungen, psychische Leiden u. a., die in einem möglichen oder sicheren Zusammenhang mit den aktuellen Beschwerden stehen (➤ Tab. 26.2). So kann eine zunehmende Luftnot bei einer Patientin, die vor 10 Jahren an einem Mammakarzinom erkrankt war, für eine Lungenmetastasierung sprechen. Neu aufgetretene Beinschwellungen nach einem fünf Jahre zurückliegenden Herzinfarkt können auf eine Herzinsuffizienz hindeuten.

Vegetative Anamnese

In der **vegetativen Anamnese** wird nach den wichtigsten Körperfunktionen der Patientin gefragt, z. B. Appetit, Durst, Stuhlgang, (nächtliches) Wasserlassen, Schwitzen, Nachtschweiß. Schlafverhalten, Atmung und Belastbarkeit (➤ Tab. 26.3). Bösartige Erkrankungen führen z. B. oft zu einer ungewollten Gewichtsabnahme, einem Leistungsknick und Nachtschweiß.

Tab. 26.1 Fragestellungen zu aktuellen Beschwerden am Beispiel von Schmerzen.

Kennzeichen	Fragestellung
Lokalisation	• „Wo genau sind die Schmerzen?" • Z. B. bei Beinschwellungen: „Sind beide Beine betroffen?" „Sind beide Beine gleich stark betroffen?" „Ist die Schwellung auf die Knöchelregion begrenzt?"
Ausstrahlung	• „Strahlen die Schmerzen in eine andere Körperregion aus?"
Qualität	• „Wie fühlen sich die Schmerzen an?" • „Sind die Schmerzen brennend, stechend, dumpf, krampfartig, ziehend, kolikartig?"
Intensität	• „Wie stark sind die Schmerzen? Stellen Sie sich eine Skala von 1 bis 10 vor. 1 ist der schwächste, 10 der stärkste vorstellbare Schmerz. Wo würden Sie die Schmerzen einordnen?"
Zeitliche Entwicklung	• „Haben sich die Schmerzen plötzlich oder langsam entwickelt?" • „Sind die Schmerzen ständig da oder immer mal wieder weg?" • „Hatten Sie früher schon mal ähnliche Beschwerden?"
Auslösende und lindernde Faktoren	• „Wurden die Schmerzen durch eine bestimmte Bewegung ausgelöst?" • „Wann sind die Schmerzen besonders stark?" • „Haben Sie selbst eine Erklärung für die Ursache?" • „Wird es besser, wenn Sie sich hinlegen?" • „Haben Sie Medikamente eingenommen?" • „Spielen Nahrungsmittel oder Getränke eine Rolle?"
Begleitsymptome	• „Haben Sie weitere Symptome wie Übelkeit, Brechreiz, Schwindel, Schweißausbruch, Husten, Fieber?" • „Müssen Sie nachts zum Wasserlassen aufstehen?" • „Ist Ihnen am Urin etwas aufgefallen?"
Bisherige Behandlungsmaßnahmen	• „Was haben Sie bislang gegen die Schmerzen unternommen, z. B. Wärme, Kälte oder Medikamente?"

Tab. 26.2 Frühere Erkrankungen und ihre möglichen Folgen.

Frühere Erkrankung	Folgen
Herzinfarkt, Hypertonie	Herzinsuffizienz
Chronisch-entzündliche Darmerkrankung	Kolonkarzinom
Chronische Pyelonephritis	Niereninsuffizienz
Asthma bronchiale	Lungenemphysem, Rechtsherzinsuffizienz mit pulmonalem Hochdruck
Malignom *(Tumor)*	Rezidiv, Metastasierung
Bestrahlung, Chemotherapie	Zweitmalignom
Alkoholabhängigkeit	Leberzirrhose, Leberzellkarzinom
Thyreoiditis *(Entzündung der Schilddrüse)*	Hypothyreose (Schilddrüsenunterfunktion)

Tab. 26.3 Fragestellungen zur vegetativen Anamnese.

Nahrungs- und Flüssigkeitsaufnahme	• „Wie ist Ihr Appetit? Normal? Verstärkt? Verringert?" • „Wie viel Durst haben Sie? Verringert? Vermehrt?" • „Wie ist der Gewichtsverlauf? Zu- oder Abnahme von wie viel Kilogramm in welchem Zeitraum? Gewollt oder ungewollt?"
Stuhl, Stuhlgang *(Defäkation)*	• „Wie häufig?" • „Welche Konsistenz? Breiig, wässrig, geformt, Durchfall?" • „Welche Menge und Farbe?" • „Blut-, Eiter-, Schleimbeimengungen?" • „Plötzliche Änderung der Stuhlgewohnheiten?"
Urin, Wasser lassen *(Miktion)*	• „Wie häufig?" • „Brennen/Schmerzen beim Wasserlassen?" • „Nächtliches Wasserlassen?" • „Welche Farbe? Blutbeimengungen?" • „Inkontinenz?"
Schwitzen	• „Nachtschweiß?" • „Wenn ja, wie stark und seit wann?"
Fieber	• „Höhe?" • „Häufigkeit?" • „Anhaltend? Immer wiederkehrend?"
Schlaf	• „Wie viele Stunden brauchen Sie?" • „Einschlaf- oder Durchschlafstörungen?"
Atmung	• „Atemnot? In Ruhe oder unter Belastung?" • „Husten? Wenn ja, seit wann und wie häufig? Trockener Husten? Auswurf?"
Übelkeit/Erbrechen	• „Wenn ja, wie häufig?"
Kopfschmerzen	• „Wenn ja, wie häufig und wie stark?"

Gynäkologische Anamnese

Im Rahmen der **gynäkologischen Anamnese** werden Fragen zum Menstruationszyklus gestellt, z. B. ob die Blutung regelmäßig auftritt, ob Zwischenblutungen oder Menstruationsbeschwerden bestehen, ebenfalls der Zeitpunkt der ersten Regelblutung (Menarche) bzw. seit wann sich die Frau in den Wechseljahren (Menopause) befindet. Weiterhin folgen Fragen nach Schwangerschaften, Geburten und Aborten.

Medikamentenanamnese

Fragen nach der **aktuellen Medikation** dürfen bei keiner Anamnese fehlen. Selbst wenn die übrigen Anamneseangaben spärlich sind, kann die Kenntnis der eingenommenen Medikamente aufschlussreich bezüglich der zugrunde liegenden Krankheiten sein.
Beispielfragen:

- „Nehmen Sie Medikamente ein?"
- „Welche?"
- „Seit wann?"
- „Regelmäßig oder nur bei Bedarf?"

Es folgen Fragen nach Allergien, Nahrungsmittelunverträglichkeiten sowie dem Impfstatus mit aktiven und passiven Immunisierungen.

Genussmittel und Suchtanamnese

Die Ärztin interessieren **Genuss- und Suchtmittel.** Sie fragt nach der der Menge der alkoholischen Getränke; bei Verdacht auf eine Alkoholabhängigkeit führt ggf. der CAGE-Fragebogen zu einem ersten Eindruck bezüglich des Alkoholkonsums. [2]

Der tägliche Nikotinkonsum wird anhand von *pack years (py)* abgeschätzt. Dabei wird der tägliche Konsum in Päckchen (à 20 Zigaretten) mit der Anzahl der Raucherjahre multipliziert.

Auch der Konsum psychotroper Substanzen, wie z. B. Cannabis oder Amphetaminen, wird erfragt, ebenso der Konsum von Kaffee und Schwarztee.

Familienanamnese

Die **Familienanamnese** erfasst Erkrankungen bzw. Todesursachen innerhalb der Familie, also von Eltern, Geschwistern, Kindern und Verwandten ersten Grades. Besonders hinsichtlich genetisch bedingter und familiär gehäuft auftretender Erkrankungen (z. B. Diabetes mellitus, Mukoviszidose, Schlaganfall, koronare Herzkrankheit, Hypertonie, Krebserkrankungen, rheumatische Erkrankungen, psychische Erkrankungen) sowie Infektionskrankheiten (z. B. Tuberkulose) ist die Befragung der familiären Umgebung bedeutend.

Zudem bietet die Familienanamnese die Möglichkeit, Einblicke in das Familienleben und in die familiären Beziehungen zu erhalten, was bei der Diagnostik von psychosomatischen Erkrankungen sehr hilfreich sein kann.

Sozialanamnese

Die **Sozialanamnese** ermöglicht der Ärztin, etwas über den privaten und beruflichen Hintergrund der Patientin zu erfahren und so auch potenzielle psychosoziale Hintergründe als Ursache von Beschwerden herauszufinden.

Um das soziale Umfeld und die Ressourcen einer Patientin einschätzen zu können, ist es wichtig, nach dem Familienstand zu fragen, ob die Patientin Kinder hat und wie intensiv der Kontakt zu ihnen ist, ob ein Freundeskreis existiert und ob ein emotionaler und sozialer Rückhalt in der Familie gegeben ist. Auch kulturelle und religiöse Hintergründe können für das Krankheitsverständnis und weitere Therapiemaßnahmen eine große Rolle spielen (z. B. Verweigerung von Bluttransfusionen bei Zeugen Jehovas).

Eine **Berufsanamnese** ist wichtig, um festzustellen, ob Risikofaktoren am Arbeitsplatz für die Entwicklung von Krankheiten vorliegen. Beispiele:

- Berufsbedingter Stress kann sich in Form von psychischen Beschwerden ausdrücken.
- Eine berufsbedingte Exposition gegenüber chemischen, physikalischen oder infektiösen Noxen (schädigende Stoffe oder Umstände) kann zu schwerwiegenden, teils durch die Berufsgenossenschaften anerkannten Erkrankungen führen.

Weiterhin fallen unter die soziale Anamnese auch Fragen über Ernährungsgewohnheiten, Hobbys und körperliche Betätigung.

26.2.2 Spezielle Anamnesebedingungen

Bei Kindern

Grundsätzlich verläuft die Anamneseerhebung auch bei **Kindern** (➤ Tab. 26.4) nach dem oben aufgeführten Schema. Jedoch gestaltet sich die Erhebung der aktuellen Beschwerden häufig schwierig. Bei Säuglingen und Kleinkindern können entsprechende Angaben nur von den Eltern oder anderen Begleitpersonen erfragt werden. Bei älteren Kindern können Hilfsmittel sinnvoll sein, z. B. eine Puppe oder ein Teddy, an denen das Kind Lokalisation und Ausdehnung von Schmerzen zeigt. Auch mithilfe einer Intensitätsskala, z. B. der Kindlichen Unbehagens- und Schmerzskala (*KUSS* ➤ 24.4.2, ➤ Abb. 24.13) oder einer Smiley-Skala zur Schmerzerfassung (➤ Abb. 26.3), kann es nicht nur für ein Kind einfacher sein, die Beschwerden auszudrücken und entsprechend einzuordnen. Mit zunehmendem Alter wird das Kind selbst in die Anamneseerhebung miteinbezogen.

Die Anamnese bei Kindern enthält darüber hinaus die in der ➤ Tab. 26.4 aufgeführten Ergänzungen.

Im Alter

Die Anamnese bei **älteren Menschen** ist häufig geprägt von verminderter Hör- und Sehfähigkeit, kognitiven Einschränkungen und Depressionen. Ältere Menschen leiden oft unter chronischen Krankheiten, begleitet von verschiedenen Behinderungen. Sie haben in ihrem Leben schon schwere Schicksalsschläge hinnehmen müssen und sind gezwungen, mit einer Verminderung ihrer Leistungsfähigkeit fertig-

Tab. 26.4 Zusätzliche Angaben bei der Anamnese bei Kindern.

Anamnese	Angaben
Aktuelle Anamnese	Angaben zur aktuellen Erkrankung
Frühere Anamnese	• Schwangerschaftsanamnese bei der Mutter (Verlauf, Mehrlingsschwangerschaft, Erkrankungen, Medikamente) • Geburtsverlauf (Apgar-Werte, Frühgeburt, Geburtsgewicht und -größe, Komplikationen, Schwangerschaftsdiabetes der Mutter) • Entwicklung im Säuglings-, Kleinkind- und Schulalter (Meilensteine der Entwicklung, Pubertät) • Vorsorgeuntersuchungen und Neugeborenenscreening durchgeführt? (Liegt Vorsorgeheft vor?) • Regelrechter Impfstatus • Bisherige Kinderkrankheiten, Operationen, Allergien, Ernährung
Familienanamnese	• Erkrankungen bei Geschwistern und Eltern
Sozialanamnese	• Angaben zu den Eltern (z. B. Familienstand, Beruf) • Betreuung, Adoption, Pflegekind, Wohnverhältnisse, Verhalten im Kindergarten, schulische Leistungen, Spielverhalten • Psychische Auffälligkeiten wie Aggressivität, Hyperaktivität, Angst, Schlafstörungen • Erziehungsschwierigkeiten

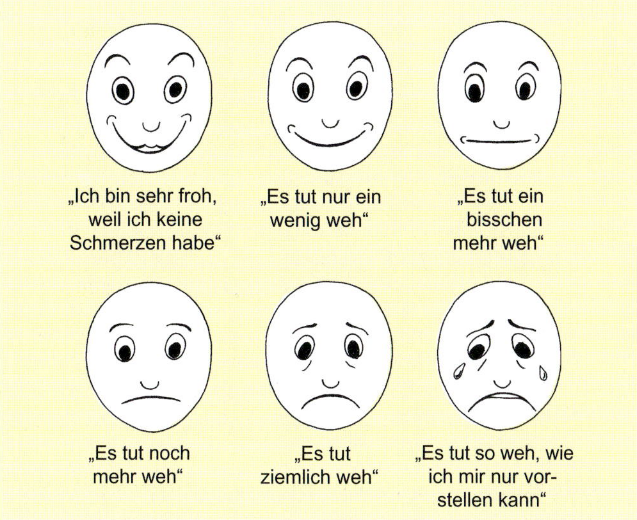

Abb. 26.3 Anhand einer Schmerzskala mit Smileys können auch Kinder ab ca. 4 Jahren den Schmerz einordnen – sie verbinden mit lachenden oder traurigen Gesichtern mehr als mit Zahlen. [L190]

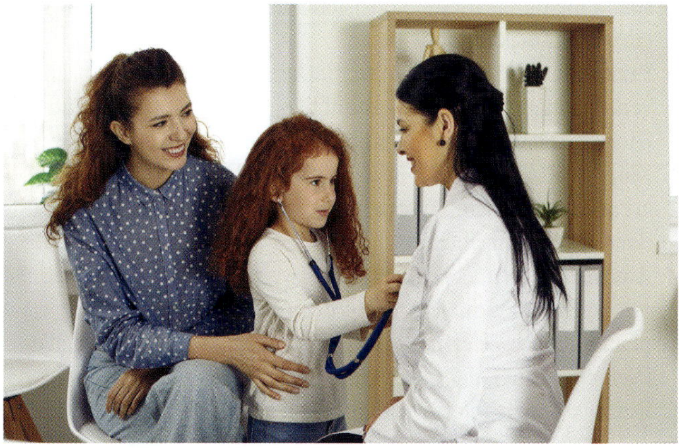

Abb. 26.4 Anamneseerhebung und klinische Untersuchung sind für viele Kinder beängstigend, haben aber auch eine spannende Seite, die „Stoff" für zahlreiche Spiele bietet. Nach Möglichkeit sollte eine Vertrauensperson anwesend sein. [J787]

zuwerden. Bisweilen erzählen sie in der Anamnese auch nicht alles, da sie niemandem zur Last fallen wollen. Demzufolge ist die Anamnese bei alten Menschen eine besondere Herausforderung. Meist muss die Sprache (laut, deutlich, langsam) der erschwerten Situation angepasst werden. Daher ist es bei alten Menschen besonders wichtig, sich für die Anamnese viel Zeit zu nehmen. Fremdanamnestische Informationsquellen von betreuenden und pflegenden Personen können sehr hilfreich sein und sollten unbedingt genutzt werden. Ein nötiges Maß an Höflichkeit, Respekt und Empathie sollte selbstverständlich sein.

Im Gespräch mit älteren Menschen

Bei älteren Menschen ist im Gespräch alles zu vermeiden, was die Regression im Alter verstärken oder den Menschen lächerlich machen kann, da dies zu Frustration und Aggressivität bis hin zu Depressionen führen kann. Weiterhin sind vereinnahmende Formulierungen wie „Jetzt nehmen wir mal schön eine Tablette und gehen dann ins Bett" oder „Wer wird denn da weinen?" sowie infantilisierende Anreden wie „Oma" oder „Muttchen" zu unterlassen.

Bei ausländischen Patienten

Bei **ausländischen Patientinnen** ist das Risiko, eine psychosomatische Erkrankung zu entwickeln, relativ groß, vor allem bei sozialer Entwurzelung und fehlender Integration. Gerade bei psychosomatischen Störungen nimmt die fundierte Anamnese eine wichtige Stellung ein und kann bei Sprach- und Verständigungsproblemen teilweise nicht erhoben werden. Insofern ist es wichtig, ausländische Patientinnen zu bitten, eine Person ihres Vertrauens als Dolmetscherin mitzubringen. Handelt es sich dabei um Verwandte, sollte sich die Ärztin bewusst sein, dass Angehörige aufgrund ihres Vorwissens Angaben und Klagen der Patientin deuten, anstatt sie unverändert zu übermitteln. In den meisten Kliniken sind über die Verwaltung Listen von Mitarbeiterinnen erhältlich, die bei Bedarf zu Dolmetscherdiensten gerufen werden können.

26.3 Klinische Untersuchung

Der Anamnese schließt sich die **klinische Untersuchung** der Patientin an. Sie umfasst:
- Allgemeinuntersuchung der Patientin
- Erhebung von Lokalbefunden, z. B. einer Hautveränderung
- Evtl. fachärztliche (Konsiliar-)Untersuchungen, z. B. der Augen oder der Haut

Die meisten Patientinnen sehen einer körperlichen Untersuchung mit Unbehagen entgegen. Sie fühlen sich hilflos und körperlich bloßgestellt oder fürchten sich vor untersuchungsbedingten Schmerzen. Untersucherin und eine evtl. assistierende Pflegefachperson sorgen für optimale Rahmenbedingungen. Dazu gehört, dass die Untersuchung ohne Unterbrechungen oder Störungen verläuft und der Raum angenehm temperiert ist, damit die (teil)entkleidete Patientin nicht friert. Bett oder Untersuchungsliege sollten, wenn möglich, so eingestellt werden, wie es für die Patientin am bequemsten ist. Eine gute Beleuchtung ist hilfreich, darf aber nicht blenden. Das Schamgefühl der Patientin ist zu respektieren, indem nicht untersuchte Körperregionen bedeckt werden und/oder ein Sichtschutz angebracht wird. Die Ärztin und die assistierende Pflegefachperson sollten ruhig, konzentriert, freundlich und kompetent wirken und Zeichen von Ekel oder negative Reaktionen unbedingt vermeiden.

26.3.1 Instrumente und Hilfsmittel

Zur klinischen Untersuchung benötigt die Ärztin verschiedene Instrumente und Hilfsmittel (➤ Tab. 26.5), die von der Pflegefachperson bereitzustellen sind.

26.3.2 Grundlegende Untersuchungstechniken

Die klinische Untersuchung basiert grundsätzlich auf vier Säulen:
1. **Inspektion** *(Betrachtung):* Die Ärztin verschafft sich einen ersten orientierenden Eindruck, z. B. über den Körperbau, abweichende Formveränderungen, den Ernährungszustand, die Haut und Verletzungen.

Tab. 26.5 Verwendungszweck der Instrumente und Hilfsmittel für die klinische Untersuchung. [L264]

Gerät	Verwendung (Beispiele)
Stethoskop 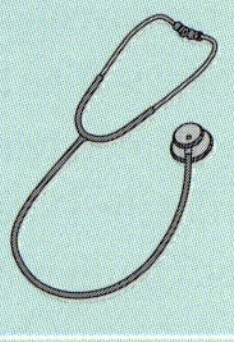	Untersuchung der Schallphänomene von Herz, Lunge, Abdomen, Gefäßen, nichtinvasive Blutdruckmessung
Blutdruckapparat 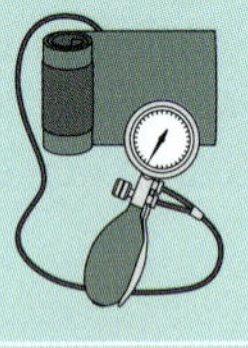	Blutdruckmessung (➤ 15.3.2)
Spatel, Mundspatel 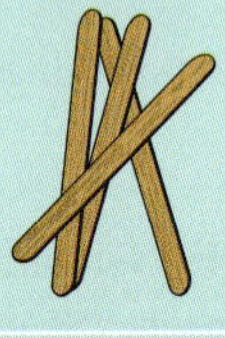	Inspektion von Mundhöhle, Rachen, Zungengrund
Reflexhammer 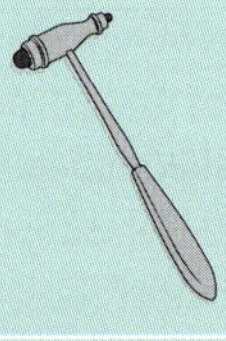	Auslösung von Muskeleigenreflexen
Einmalhandschuhe 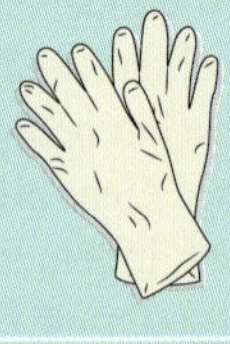	Zum Eigenschutz (➤ 10.4.4) bei allen Untersuchungen mit (Gefahr von) Kontakt mit Blut, Sekreten, Ausscheidungen, z. B. Blutentnahme, Wundbeurteilung, gynäkologische Untersuchung
Fingerlinge 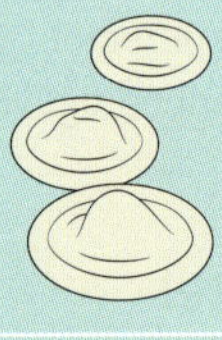	Digital-rektale Untersuchung in Kombination mit Vaseline
Stablampe 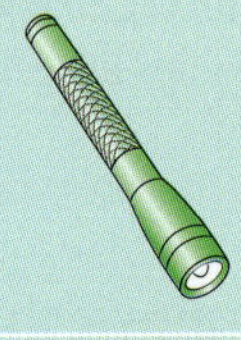	Beleuchtung Mundhöhle, Überprüfung der Pupillenreaktion
Maßband 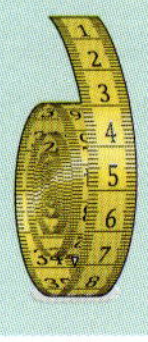	Umfangmessung bestimmter Körperregionen, z. B. Unterschenkel, Hals, Kopfumfang bei Kindern (➤ Abb. 26.7)

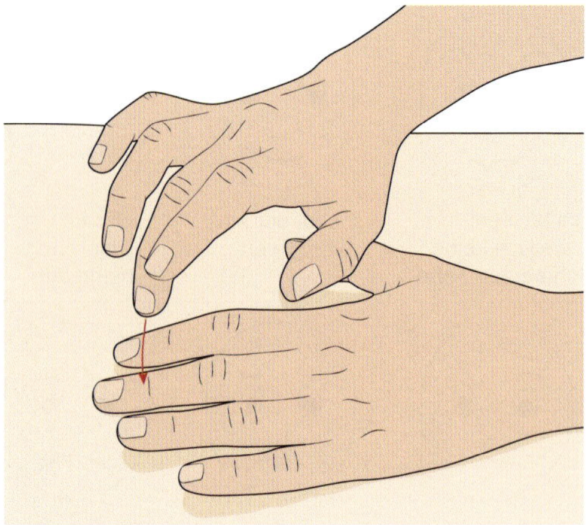

Abb. 26.5 Perkutorische Untersuchung (Klopfuntersuchung), mit der z. B. Flüssigkeitsansammlungen im Bauchraum erkannt werden können. [L264]

2. **Palpation** *(Tastuntersuchung):* Die Ärztin tastet die inneren Organe durch die Bauchdecke ab, fühlt Puls und Bauchdeckenspannung und prüft die Konsistenz und Schmerzempfindlichkeit einzelner Körperregionen.
3. **Perkussion** *(Klopfuntersuchung):* Das Beklopfen (➤ Abb. 26.5) versetzt angrenzendes Gewebe abhängig von Konsistenz und Dichte in Schwingungen und liefert einen unterschiedlichen Klopfschall. In erster Linie lassen sich so Lungen- und Lebergrenzen, Lungenemphyseme und Flüssigkeitsansammlungen im Bauchraum feststellen.
4. **Auskultation** *(Abhören):* Typischerweise erfolgt das Abhören mit dem Stethoskop. Damit werden Geräusche bzw. Schallphänomene des Herzens (Herzgeräusche?), der großen Gefäße (Verengungen?), der Lunge (Pneumonie, Atelektasen?) und Darmgeräusche (Darmverschluss?) hörbar.

Untersuchung bei Erwachsenen

Bei allen **Erwachsenen,** auch bei jungen, scheinbar gesunden Patientinnen mit z. B. einem leichten Unfall, werden stets folgende Organe routinemäßig untersucht:

- Mundhöhle und Rachen werden inspiziert, die Schilddrüse wird abgetastet.
- Herz und Lungen werden mit dem Stethoskop abgehört.
- Der Blutdruck wird an beiden Armen gemessen (➤ 15.3.2).
- Alle tastbaren Pulse werden beidseits kontrolliert (➤ 15.2.2), bei älteren Patientinnen werden die großen Gefäße auskultiert, da bei Verengungen Stenosegeräusche hörbar sein können.
- Das Abdomen wird auf Druckschmerzen und Resistenzen abgetastet.
- Bei Patientinnen über 40 Jahren erfolgt eine digital-rektale Untersuchung: Blut am Fingerling? Schleimhautbeschaffenheit? Bei Männern Prostatagröße und -beschaffenheit?
- Die Beweglichkeit der Wirbelsäule und Extremitäten wird geprüft.
- Die Prüfung des Nervensystems erfolgt während der ganzen Untersuchung durch Beobachtung der Sprache, Bewegungen und

Koordination der Patientin. Zusätzlich überprüft die Ärztin die wichtigsten Reflexe, Pupillenreaktionen und die Kraft einzelner Muskelgruppen.

Untersuchung bei Kindern

Insbesondere **Säuglingen und Kleinkindern** lässt sich Sinn und Notwendigkeit einer ärztlichen Untersuchung nicht erklären, sie reagieren auf die für sie ungewohnte Umgebung häufig mit Angst und Abwehr. Eine ruhige Atmosphäre und ein kindgerechtes Untersuchungszimmer mit Spielzeug können dem Kind helfen, Vertrauen zu fassen. Ablauf und Reihenfolge der Untersuchungsschritte müssen an das Alter des Kindes und die Situation angepasst werden.

Obwohl alle Körperregionen ohne Bekleidung inspiziert werden, muss das Kind nicht während der gesamten Untersuchung nackt sein. Das Aus- und Wiederankleiden der jeweiligen Körperregionen sollte die Mutter oder Begleitperson übernehmen. Ein Heizstrahler über der Untersuchungsliege sorgt für eine adäquate Raumtemperatur (➤ Abb. 26.6), die Fenster sind geschlossen, um Kälte und Zug zu vermeiden. Darüber hinaus sorgt der Untersucher dafür, dass seine Hände warm sind. Im Idealfall wird das Kind spielerisch in die Untersuchung miteinbezogen.

Säuglinge und Kleinkinder werden zum Schutz vor Verletzungen bei diagnostischen und therapeutischen Maßnahmen sanft, aber sicher gehalten, bei älteren Kindern wird das Vorgehen im Einzelfall entschieden. Die Eltern werden gefragt, ob sie das Festhalten übernehmen möchten oder nicht, um in letzterem Fall einen Rollenkonflikt zu vermeiden, da sie als Eltern eine Beschützerrolle einnehmen.

Zuerst werden Körperregionen untersucht, an denen die Untersuchung für das Kind nicht unangenehm/schmerzhaft ist. Belastende Untersuchungen wie die des HNO-Bereichs werden an das Ende der Untersuchung gestellt. Sowohl das Kind als auch die Begleitperson werden über jede anstehende Untersuchungshandlung informiert.

Die Grundtechniken wie Inspektion, Perkussion, Palpation und Auskultation werden bei Kindern in gleicher Weise wie bei Erwachsenen angewandt, jedoch mit geringerem Kraftaufwand.

Messen und Wiegen

Bestimmung der **Körpergröße** (➤ 18.2.3), des **Körpergewichts** (➤ 18.2.3), des **Kopfumfangs** (➤ Abb. 26.7) und des **Blutdrucks** (➤ 15.3.2) sind obligatorischer Teil der Kinderuntersuchung. Eine Beurteilung erfolgt anhand der **Perzentilenkurven** (➤ Abb. 26.8). Dabei werden die ermittelten Körpermaße abhängig vom Alter in eine Kurve eingetragen. Die Lage der Messpunkte ermöglicht dabei einen Normvergleich, d. h., es ist ersichtlich, wie viel Prozent gleichaltriger Kinder größer/kleiner bzw. schwerer/leichter sind. Werden über einen längeren Zeitraum wiederholt die Körpermaße ermittelt, kann über den Wachstumsverlauf und die Gewichtszunahme eine Aussage getroffen werden.

Palpation

Neben der üblichen Palpation der Regionen und Organe werden beim Kind altersspezifische Befunde erfasst wie die Größe der Fontanellen, die Beschaffenheit der Schädelnähte und -knochen. Bei jedem Kind wird der Hautturgor (Hautspannung) überprüft.

Perkussion und Auskultation

Die Perkussion des Thorax und der Organgrößen ist auch schon bei sehr kleinen Kindern möglich. Die Auskultation des Herzens, der Lunge und des Abdomens mit einem erwärmten Stethoskop sollte am Beginn der Untersuchung stehen, wenn das Kind noch nicht weint. Dies kann auch sehr gut auf dem Arm eines Elternteils durchgeführt werden.

Untersuchung bei älteren Menschen

Die grundsätzlichen Untersuchungstechniken finden auch bei **älteren Menschen** Anwendung, jedoch kann eine körperliche Untersuchung ältere Patientinnen verunsichern und Unruhe, Verweigerung oder Aggressivität zur Folge haben. Die Anwesenheit einer vertrauten

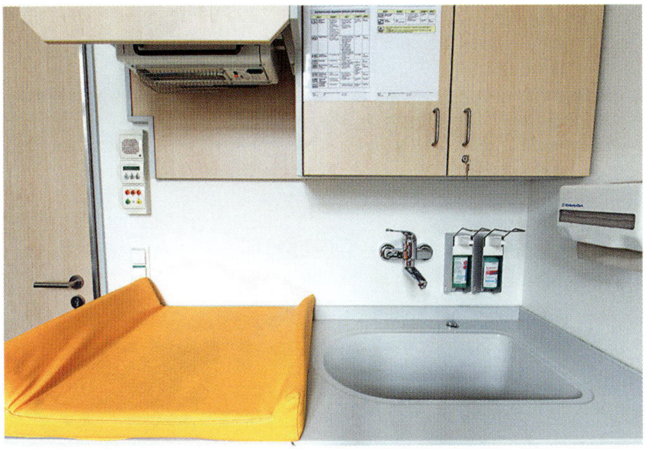

Abb. 26.6 Kindgerechte Untersuchungsliege mit Heizstrahler. [K115]

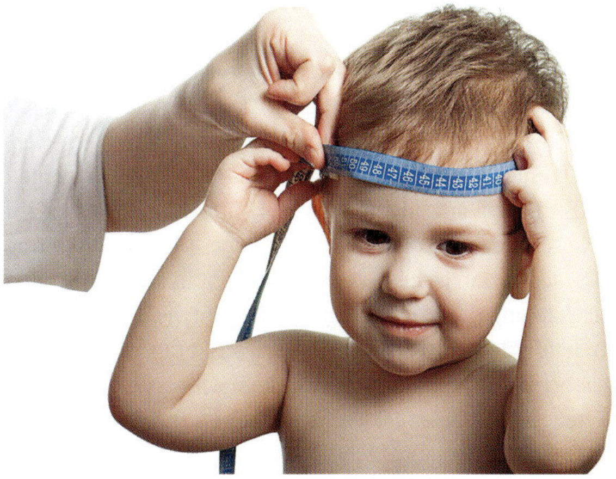

Abb. 26.7 Der Kopfumfang wird bei Säuglingen und Kleinkindern mit einem Maßband gemessen, das an der Stelle mit dem größten messbaren Umfang um Stirn und Hinterhauptbein gelegt wird. [J787]

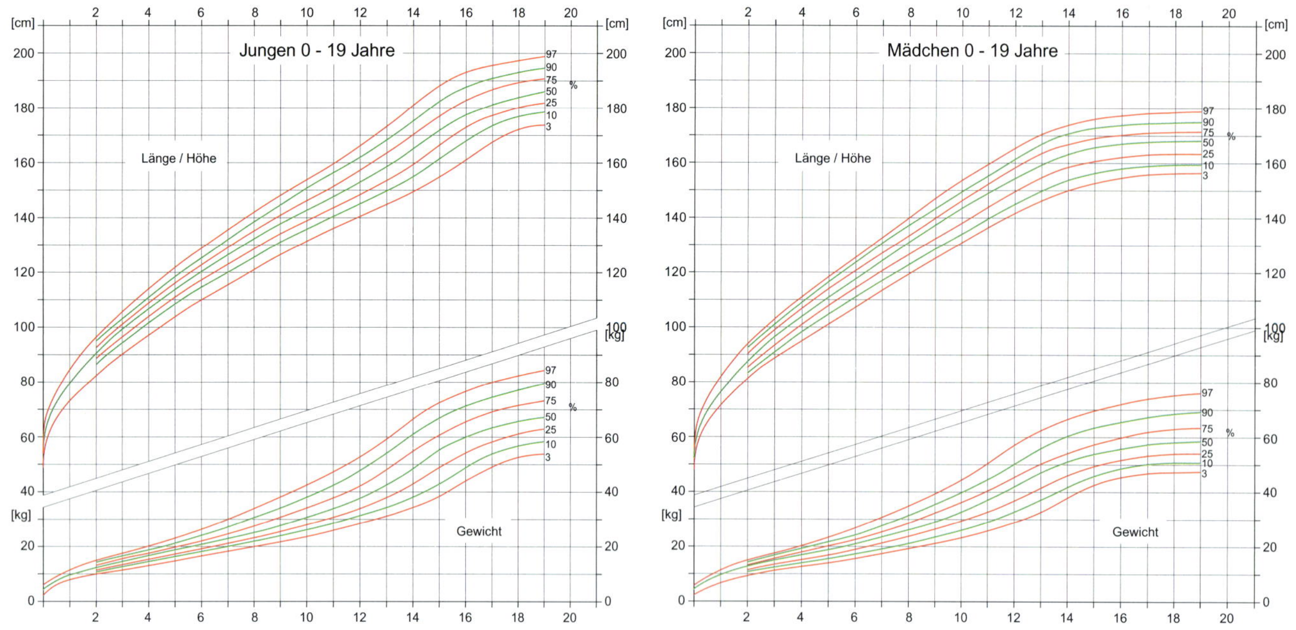

Abb. 26.8 Perzentil-Kurven zur Angabe der Normwerte bei Körpergröße und -gewicht bei Jungen (links) und Mädchen. [L264]

Person kann beruhigend wirken und der Patientin die Angst nehmen, etwas nicht zu verstehen.

Bei älteren Menschen achtet die Ärztin insbesondere auf:

- Ernährungszustand und Flüssigkeitshaushalt (➤ 18.2.3, ➤ 18.2.4)
- Mobilität, Grad der Einschränkungen bzw. Selbstständigkeit
- Haut- und Gefäßveränderungen (Durchblutungsstörungen?)

Geriatrisches Assessment

Ältere Menschen haben typischerweise mehrere Funktionseinschränkungen und Erkrankungen, die ihre Selbstständigkeit und Unabhängigkeit gefährden. Im bisherigen diagnoseorientierten Medizinsystem ist es noch nicht geläufig, die körperlichen, geistigen, funktionellen, psychischen, sozialen und umgebungsbezogenen Fähigkeiten, Funktionen und Kompetenzen alter, multimorbider Menschen ganzheitlich zu erfassen.

Um alte Menschen besser einschätzen und beurteilen zu können, wurde das **geriatrische Assessment** entwickelt. Ziel ist, ein umfassendes, möglichst objektives Bild über diese Patientinnen zu erhalten, um eine individuell zugeschnittene Behandlung und Pflege planen und deren Erfolg später kontrollieren zu können. Empfohlen wird ein stufenweises Vorgehen. [3] Ein an eine körperliche Untersuchung angeschlossenes **geriatrisches Screening** erlaubt in kurzer Zeit eine grobe Einschätzung der Probleme und Fähigkeiten des alten Menschen. Am häufigsten eingesetzt wird das aus 15 Fragen bestehende *Geriatrische Screening nach Lachs.* [4] Es eignet sich als Checkliste, um typische geriatrische Problemfelder (Sehen, Hören, Beweglichkeit von Armen und Beinen, Harn- und Stuhlinkontinenz, Ernährungszustand, kognitiver Status, Aktivität, Depressionsrisiko, soziale Unterstützung, Krankheitsgeschichte, Sturzrisiko, Schmerzen sowie Medikamenteneinnahme) zu überprüfen und Auffälligkeiten zu erkennen.

Sollte das *Geriatrische Screening nach Lachs* Auffälligkeiten ergeben, schließt sich eine **geriatrische Basisdokumentation** an. Eine oft praktizierte Kombination umfasst:

- Den **Barthel-Index** *(BI)* (➤ Tab. 26.6) zur Einschätzung wie stark ein Mensch von pflegerischer Unterstützung abhängig ist [5]
- Den **Timed-up-and-go-Test** *(TUG-Test)* und **Mobilitätstest nach Tinetti** zur Beurteilung von Muskelkraft, Mobilität, Gleichgewicht und des Sturzrisikos
- Das **Mini Nutritional Assessment** *(NMA)* (➤ Abb. 12.7) zur Erkennung einer Mangel- oder Unterernährung
- Den **Mini Mental Status Test** *(MMST)* oder Uhrentest zur Diagnose einer kognitiven Störung oder Demenz (➤ Tab. 23.9)

Tab. 26.6 Auszug aus dem Barthel-Index. Mithilfe des Barthel-Indexes lassen sich die Selbstpflegefähigkeiten eines Menschen in den Alltagsaktivitäten einschätzen. Maximal können 100 Punkte erreicht werden, je geringer die erreichte Punktzahl, umso mehr Unterstützung braucht die betroffene Person.

Alltagsaktivität (Beispiele)	Fähigkeiten des Pflegebedürftigen	Punkte
Essen	Komplett selbstständig …	10
	Benötigt Hilfe …	5
	Nicht selbstständig …	0
Toilettenbenutzung	Komplett selbstständig …	10
	Benötigt Hilfe …	5
	Nicht selbstständig …	0
Treppensteigen	Komplett selbstständig …	10
	Benötigt Hilfe oder Überwachung …	5
	Nicht selbstständig …	0

- Die **Geriatrische Depressionsskala** *(GDS)* (➤ Tab. 23.9)
- Ggf. Tests zur Messung der Handkraft oder ein Geldzähltest

Der Depressionsfragebogen kann von Patientinnen selbst ausgefüllt werden, die übrigen Befragungen und Tests lassen sich auch von Pflegefachpersonen bzw. nicht ärztlichem Personal durchführen.

26.4 Labordiagnostik

DEFINITION

Labordiagnostik: Untersuchungen von Proben unterschiedlichster Art, die bei Patientinnen gewonnen werden können, z. B. Blut, Urin, Stuhl, Abstriche, Liquor, Körpergewebe.

Jede **Laboruntersuchung** kann einem bestimmten Untersuchungsmedium (Blut, Serum, Plasma, Urin, Eiter u. a.) und einer bestimmten Untersuchungsmethode (z. B. klinisch-chemisch, hämatologisch, mikrobiologisch) zugeordnet werden. Die Grenzen zwischen den Untersuchungsmethoden sind allerdings teilweise unscharf, auch durch die rasanten technischen Entwicklungen sowie die verfeinerten und verbesserten Nachweisverfahren bedingt.

Labordiagnostik wird, wie der Name schon sagt, in aller Regel im Labor durchgeführt. Für einige Laboruntersuchungen gibt es aber (zusätzliche) Verfahren, die z. B. zu Hause, im Rettungswagen oder auf Station durchgeführt werden können. Dies wird als **patientennahe Diagnostik** *(Point of Care Testing, POCT)* bezeichnet. Beispiele sind die Blutzucker- oder INR-Selbstkontrolle (Gerinnungskontrolle im Rahmen einer Cumarin-Therapie, z. B. mit Marcumar®) durch die Patientin, der Troponinschnelltest (zur Herzinfarktdiagnostik) im Rettungswagen oder die Blutgasanalyse (BGA) auf Intensivstationen.

Wesentlich für die Zuverlässigkeit von Labordiagnostik

- Sorgfältige Vorbereitung der Patientin (z. B. nüchtern lassen)
- Gewissenhafte Beschriftung/Etikettierung der Probengefäße (nicht deren Deckel) vor Probenentnahme mit den Patientendaten, um Verwechslungen zu vermeiden
- Korrekte Probengewinnung
- Einhalten der vorgeschriebenen Transportbedingungen (bei seltenen Untersuchungen rechtzeitig erkundigen)

26.4.1 Blut

Am häufigsten in der Labordiagnostik sind **Blutuntersuchungen,** da zahlreiche Erkrankungen die Zusammensetzung des Bluts verändern. Laboruntersuchungen beziehen sich sowohl auf die Blutzellen als auch auf die zellfreie Flüssigkeit.

Wird eine Blutprobe in ein leeres, neutrales Blutröhrchen entnommen, kommt es innerhalb weniger Minuten zur Gerinnung des Bluts. Wird dieses Blutröhrchen bei einer hohen Umdrehungszahl zentrifugiert, finden sich anschließend in der unteren Hälfte die Blutzellen in Form eines geronnenen Blutkuchens, in der oberen Hälfte das klare, gelb gefärbte Serum (➤ Abb. 26.9).

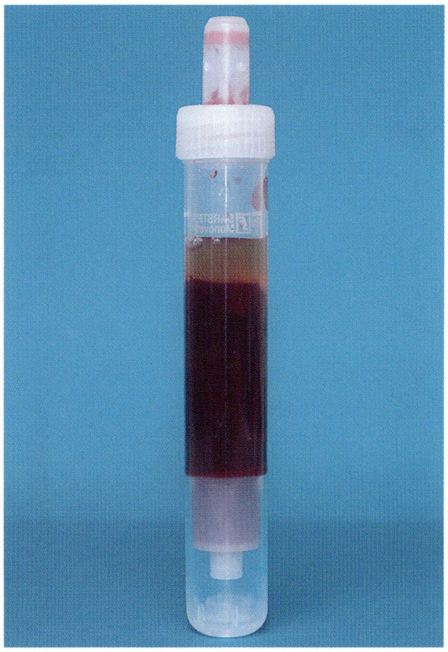

Abb. 26.9 Blutröhrchen mit geronnenem Blutkuchen und klarem Serum im Überstand, nachdem das Röhrchen zentrifugiert („geschleudert") wurde. [K115]

Sollen die Blutzellen oder der Gerinnungsstatus einer Patientin untersucht werden, muss die Gerinnung des Bluts verhindert werden. Für solche Untersuchungen stehen Blutröhrchen zur Verfügung, die gerinnungshemmende Stoffe (Antikoagulanzien) wie Lithium-Heparinat, Natriumzitrat oder EDTA enthalten. Unmittelbar nach der Blutentnahme muss das Blutröhrchen vorsichtig geschwenkt werden, damit sich das Antikoagulans mit dem Blut mischt. Lässt man antikoagulierte Proben stehen, setzen sich nach einiger Zeit die Blutzellen in der unteren Hälfte des Probengefäßes ab. Der Überstand wird Plasma genannt und enthält im Gegensatz zum Serum noch alle Gerinnungsfaktoren (➤ Abb. 26.10). Manche Untersuchungen können nur im Serum, andere nur im Plasma durchgeführt werden.

Einflussgrößen bei Blutuntersuchungen

Viele Blutwerte hängen von verschiedenen Einflussgrößen ab. Einige davon, z. B. Alter, Geschlecht, bestehende Erkrankungen und evtl. auch Arzneimittel, können nicht beseitigt werden. Sie werden auf der Laboranforderung dokumentiert, damit die Untersuchungsresultate richtig bewertet werden können. Andere Einflussgrößen sind jedoch veränderliche Störfaktoren und können ausgeschlossen werden (➤ Tab. 26.7).

Bei der Blutentnahme zu beachten

Um Störfaktoren zu minimieren und eine möglichst große Vergleichbarkeit von Blutuntersuchungen zu erreichen, wurde folgender Standard für die planbare Blutentnahme entwickelt:

- Morgens zwischen 7 und 9 Uhr
- Aus einer Vene
- An nüchterner Patientin, auch vor der Arzneimitteleinnahme
- Ohne körperliche Anstrengung in den letzten 3 Std.
- Nach vorherigem Liegen über 15–30 Min.

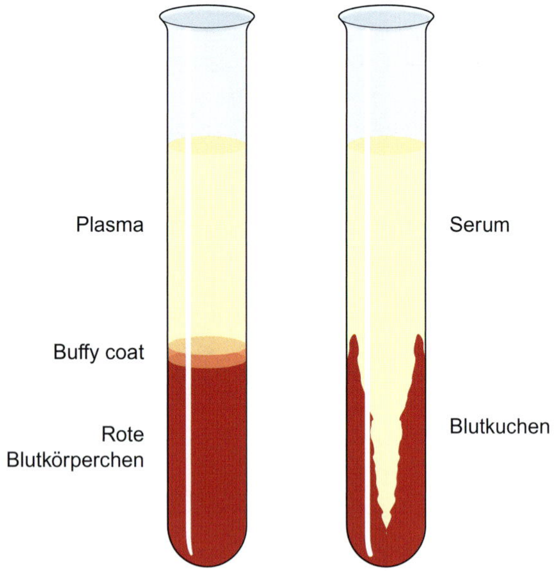

Abb. 26.10 Links: Blutprobe mit Gerinnungshemmer versetzt. Nach einiger Zeit setzen sich die roten Blutkörperchen am Boden ab, oben befindet sich das flüssige Blutplasma. Die Grenzschicht (Buffy Coat, Leukozytenfilm) setzt sich aus den weißen Blutkörperchen und Blutplättchen zusammen. Rechts: Blutprobe ohne Gerinnungshemmer. Das Blut gerinnt innerhalb kurzer Zeit, d.h., die Blutzellen und Gerinnungsfaktoren ballen sich zu einem sog. Blutkuchen zusammen. Im Überstand findet sich das flüssige Blutserum, das im Gegensatz zum Blutplasma keine Gerinnungsfaktoren mehr enthält. [L264]

Tab. 26.7 Die wichtigsten veränderlichen Einflussgrößen bei Blutuntersuchungen.

Einflussfaktor	Verfälschung des Messwerts von
Nahrungsaufnahme	Blutzucker, Bluteiweiß, Blutfette (vor allem Triglyzeride), Harnsäure, Phosphat, Kalium
Stehbelastung (führt zur Hämokonzentration = Eindickung des Blutes, Anstieg des Hämatokrits)	Noradrenalin, Aldosteron, Renin, Blutzellen, Bluteiweiß, Blutfette, Kalzium
Körperliche Anstrengung	Wie bei Stehbelastung, zusätzlich nach mehreren Stunden Muskelenzyme (CK, LDH, AST)
Tageszeit	• Maximum morgens: Kortisol, Adrenalin, Noradrenalin • Maximum nachmittags: Eisen • Maximum nachts: Aldosteron, Parathormon, Renin, Wachstumshormon
Langes Stauen (führt zur Hämolyse = Untergang von Erythrozyten)	Wie bei Stehbelastung, zusätzlich Kalium, AST, ALT, LDH

Blutentnahme

Hautdesinfektion

Hautdesinfektion

- *Sterilisierte (keimarme)* Zellstofftupfer (Zelletten, z.B. Pur-Zellin®) werden auf Rollen zum Einsetzen in die entsprechenden Spender geliefert. Sie sind nach Anbruch zwar nicht mehr steril, werden aber bei einer i.c., s.c. oder i.m. Injektion sowie der Punktion einer peripheren Vene als ausreichend erachtet. Darüber hinaus sind *sterile* Tupfer einzeln oder zu mehreren verpackt erhältlich und solche, die schon mit einem Desinfektionsmittel getränkt sind (z.B. Softa® Swabs). Sterile Tupfer werden z.B. für Shunt- und Portpunktionen, Lumbal- und andere Punktionen benötigt. [6]
- 30 Sek. Einwirkzeit (Herstellerangabe beachten) des Hautdesinfektionsmittels entsprechen ungefähr der Zeit, die die vom Desinfektionsmittel feuchte Haut zum Trocknen braucht.
- Für die Hautdesinfektion werden nur Haut-, keine Händedesinfektionsmittel benutzt. Letztere enthalten rückfettende Substanzen, die z.B. das Haften von Pflastern verhindern.
- Bei Blutentnahmen zur Alkoholbestimmung dürfen keine alkoholhaltigen Desinfektionsmittel verwendet werden, da sie das Ergebnis verfälschen. I.d.R. erfolgen diese Blutentnahmen mit speziellen Sets, die ein geeignetes Desinfektionsmittel enthalten. Auch vor der kapillaren Blutentnahme zur BZ-Kontrolle dürfen keine alkoholhaltigen Desinfektionsmittel verwendet werden, da sie ggf. das Messergebnis verfälschen.

Der Gesetzgeber schreibt vor allen Injektionen und Punktionen eine **Hautdesinfektion** vor. **Zwei Verfahren sind** möglich: [6]

- Hautdesinfektionsmittel (*Hautantiseptikum*, z.B. Softsept®) satt aufsprühen, Einwirkzeit nach Herstellerangaben (15–30 Sek.) einhalten, Desinfektionsmittel mit einem sterilisierten Tupfer von der Einstichstelle weg (spiralförmig) nach außen abwischen
- Hautdesinfektionsmittel satt auf einen sterilisierten Tupfer aufsprühen, Einstichstelle damit abreiben, Einwirkzeit abwarten

Nach der Desinfektion darf die Einstichstelle nicht mehr palpiert werden.

Kapillare Blutentnahme

Die **kapillare Blutentnahme** darf von Pflegefachpersonen durchgeführt werden. Sie entspricht einer Körperverletzung und bedarf der Erlaubnis der Patientin (➤ 9.1.1).

Indikationen

Schnelle Blutzuckerbestimmung (BZ-Sticks), Hb(Hämoglobin)-Bestimmung, Blutgasanalyse (BGA), Neugeborenen-Screening, Bilirubin, INR-Selbstkontrolle (Marcumar®-Dosierung), evtl. als Ersatz für Venenblut bei extrem schlechten Venenverhältnissen.

Punktionsorte

Punktion nur im Bereich gesunder, intakter Haut durchführen.

- **Bei Neugeborenen, Frühgeborenen, Säuglingen**: mediale oder laterale Ferse (➤ Abb. 26.11); wegen Gefahr einer Osteomyelitis (Knochenentzündung) keine Punktion über dem Fersenbein
- **Bei Kleinkindern**: Finger, den das Kind bestimmen darf, damit nicht ausgerechnet der Nuckelfinger punktiert wird

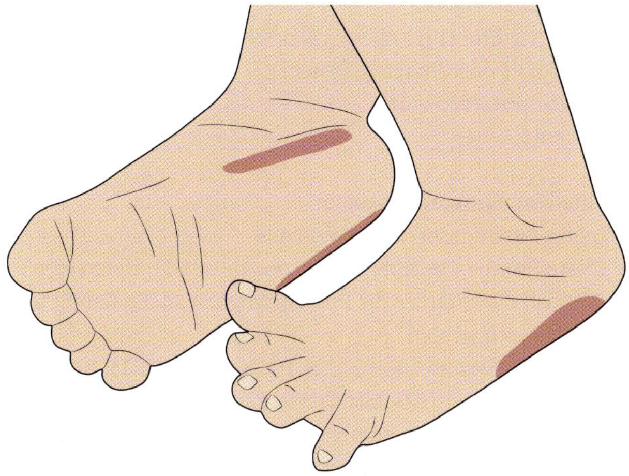

Abb. 26.11 Punktionsorte zur kapillaren Blutentnahme bei Säuglingen, hier dunkel eingefärbt. [L264]

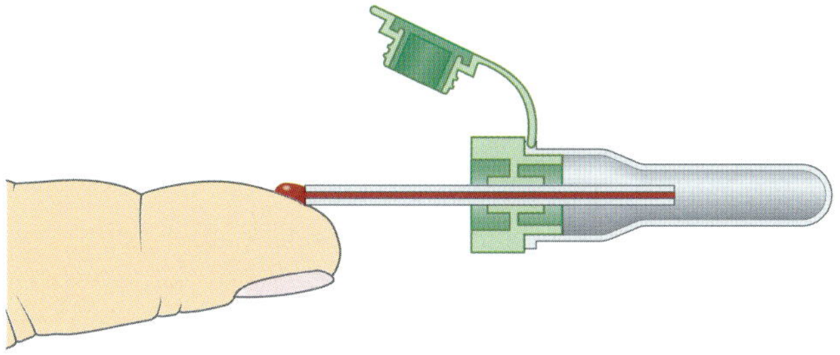

Abb. 26.12 Kapillares Blutentnahmesystem. Über die Kapillare wird der Blutstropfen direkt ins Untersuchungsröhrchen gesaugt, dann wird die Kapillare entfernt und das Röhrchen verschlossen. [L234]

- **Bei größeren Kindern und Erwachsenen**: Ohrläppchen, seitliche Fingerkuppen, bei Rechtshändern linke Hand, bei Linkshändern rechte Hand, möglichst Ring- oder Mittelfinger

Materialien

- Hautdesinfektionsmittel, sterilisierte Tupfer
- Pflaster
- Unsterile Einmalhandschuhe
- Sterile Lanzetten oder Lazettiergerät (Stechhilfe ➤ Abb. 26.13)
- Mit Patientendaten beschriftetes Entnahmesystem, je nach Untersuchung (z. B. Microvette®, MiniCollect® ➤ Abb. 26.12), Laborschein
- Abwurf, Spritzenabwurf
- Ggf. Testgerät, z. B. für die Blutzuckermessung

Vorbereitung

Durchblutung fördern durch Erwärmen mit feuchtwarmen Umschlägen, Reiben oder Massieren der Punktionsstelle, Patientin anweisen, den Arm herunterhängen zu lassen.

Vorbereitung bei Kindern

- Kinder durch eine Bezugsperson oder Pflegefachperson fixieren, sie können auf den Schoß genommen werden.
- Punktionsstelle für 5 Min. mit einem 37 °C warmen, feuchten Tuch umwickeln. Bei Kindern nie eine durchblutungsfördernde Salbe (z. B. Finalgon®) verwenden, sie verursacht brennende Schmerzen!
- Schmerzreduktion bei Früh- und Neugeborenen: 2 Min. vor der Punktion eine mind. 25%-ige Glukose- oder Saccharoselösung mithilfe einer Spritze, eines Schnullers (➤ Abb. 27.8) oder einem in Zuckerlösung getränkten Watteträger oral verabreichen (klinikeigene Standards beachten). Die Zuckerlösung hat eine wissenschaftlich nachgewiesene schmerzlindernde Wirkung, am ehesten durch Freisetzung von Endorphinen. Dosierungsempfehlung: Frühgeborene: 0,5–1 ml, Neugeborene: 2 ml. Eine Kombination von oraler Glukosegabe mit einer Lokalanästhesie durch Emla®-Creme ist der alleinigen Glukosegabe vorzuziehen. [7], [8]

Durchführung

- Punktionsstelle desinfizieren
- Handschuhe anziehen
- Mit Lanzette senkrecht und ausreichend tief punktieren, zögerliches Einstechen ist schmerzhafter und geht oft nicht tief genug. Alternativ mit Stechhilfe (z. B. Autolet® Impression) punktieren (➤ Abb. 26.13)
- Ersten Blutstropfen mit trockenem sterilisierten Tupfer abwischen, da beigemengtes Desinfektionsmittel zu falschen Werten führen kann
- Für BZ-Sticks den zweiten Blutstropfen auf das vorgesehene Testfeld bringen

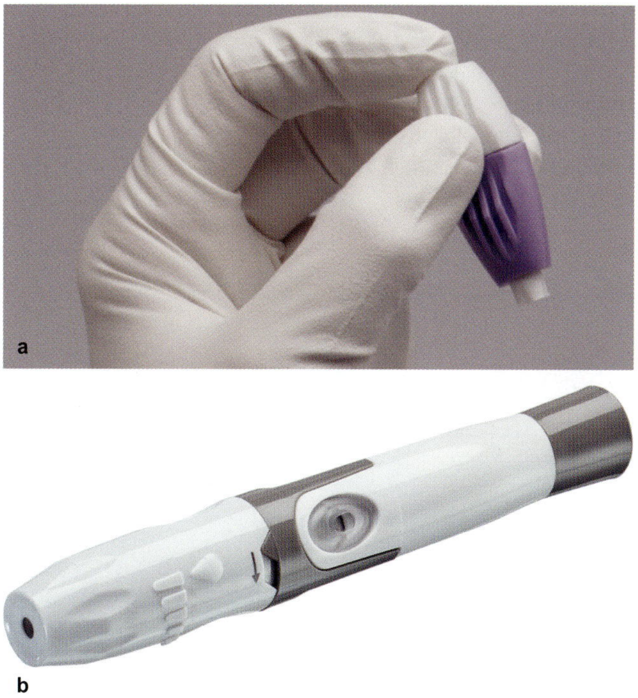

Abb. 26.13 Sicherheitslanzette (in drei Größen erhältlich). Nach der Punktion zieht sich die Spitze ins Gehäuse zurück (a), Stechhilfe für Einmallanzetten, die Einstechtiefe ist einstellbar (b). [V342, V924]

- Für eine Blutgasanalyse (BGA) die Kapillare *(Entnahmeröhrchen)* leicht schräg halten und luftblasenfrei mit Blut füllen, für andere Untersuchungen entsprechende Blutröhrchen füllen
- Punktionsstelle kurz mit sterilisiertem Tupfer komprimieren, ggf. Pflaster

Fehlerquelle

Zu starkes Pressen an der Einstichstelle führt zur Hämolyse und Übertritt von Gewebewasser in das Kapillarblut mit entsprechender Verfälschung der Messergebnisse.

Venöse Blutentnahme

Die **venöse Blutentnahme** entspricht der „Routine-Blutentnahme". Es handelt sich dabei um eine ärztliche Aufgabe, die an geschulte Pflegefachpersonen übertragen werden kann.

Indikation

- Hämatologische (z. B. Blutbild), klinisch-chemische (z.B. Elektrolyte, Nierenwerte), serologische (z. B. Antikörper), mikrobiologische Untersuchungen (z.B. Blutkulturen ➤ 26.4.4)
- Bestimmung der Gerinnungsfaktoren und weiterer Laborparameter wie Blutzucker
- Bestimmung der Blutgruppen (AB0) und des Rhesusfaktors

Punktionsorte

- **Bei Erwachsenen**: Ellenbeuge, Unterarm, Handrücken, Fußrücken
- **Bei Früh- und Neugeborenen, Säuglingen**: Kopfvenen
- **Bei kleinen Kindern**: Armvenen, Handrücken, Fußrücken, Innenfuß (➤ Abb. 28.19)

Materialien ➤ Abb. 26.14

- Unsterile Einmalhandschuhe
- Hautdesinfektionsmittel
- Sterilisierte Tupfer
- Stauschlauch, Pflaster
- Beschriftete Probenröhrchen, Laborschein
- Feste Kanüle oder Butterfly-System
- Abwurf, Spritzenabwurf
- Bettschutz

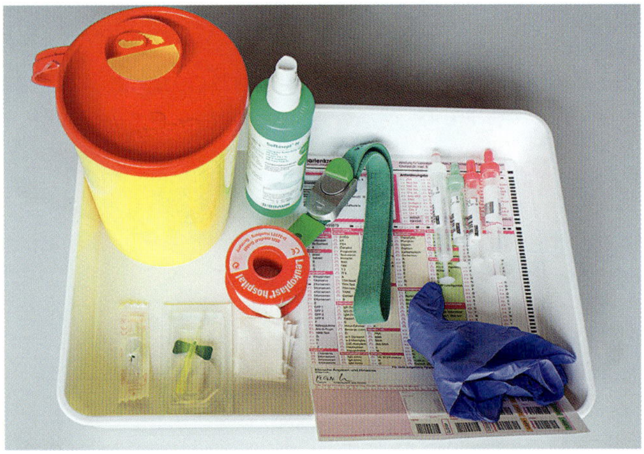

Abb. 26.14 Korrekt gerichtete Materialien für die venöse Blutentnahme. [K115]

Verschiedene Entnahmesysteme

- Gängige Punktionsbestecke/-systeme:
  - **Feste Kanüle** (➤ Abb. 26.15a, ➤ Abb. 28.5). Über einen Multiadapter können die Probenröhrchen an die Kanüle angeschlossen werden.
  - **Butterfly-System** (➤ Abb. 26.16, ➤ Abb. 28.31). Nadel mit flexiblem Kunststoffschlauch und einem Multiadapter zur Verbindung mit den Probengefäßen. Das System ist teurer, aber es besteht eine geringere Gefahr für Gefäßverletzungen, da Bewegungen beim Wechsel des Probenröhrchens nicht auf die Punktionsnadel übertragen werden.
- Gängige Probenröhrchen:
  - **Röhrchen mit Stempel** (z. B. Sarstedt-Monovetten-System® ➤ Abb. 26.15), ähnlich wie bei einer Spritze werden die Röhrchen durch Aspiration gefüllt.
  - **Röhrchen ohne Stempel** mit Unterdruck im Lumen (z. B. Vacutainer®, ➤ Abb. 26.16), die sich nach Durchstoßen des Verschlussstopfens selbstständig füllen.

Für Kinder werden kleinvolumige Probengefäße angeboten.

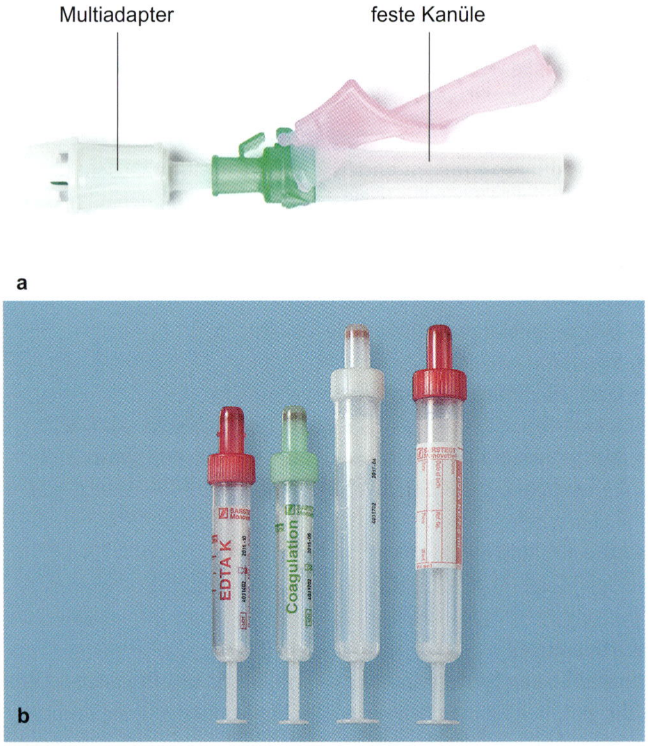

Abb. 26.15 Probenröhrchen mit Stempel zum Ansaugen des Blutes. Für die Verbindung mit der Kanüle oder dem Butterfly-System (➤ Abb. 26.16) ist ein Multiadapter nötig (a). Die Farben der Verschlusskappen der Probenröhrchen kennzeichnen die Untersuchungen bzw. die Trennmittel oder Gerinnungshemmer im Röhrchen (b). [K115]

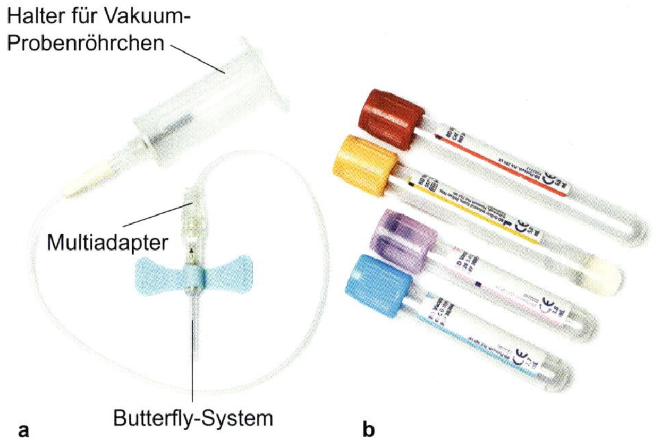

Abb. 26.16 Probenröhrchen mit Vakuumtechnik. Für die Verbindung mit der Kanüle oder dem Butterfly-System wird ein spezieller Halter benötigt, der mit der Kanüle verschraubt wird (a). Vakuum-Probenröhrchen in unterschiedlichen Farben für die verschiedenen Untersuchungen (b). [K115]

Vorbereitung bei Kindern

- Kinder altersgemäß über den Eingriff informieren, keine falschen Angaben oder Versprechungen machen
- Zur Schmerzreduktion 1 Std. vor der Blutabnahme die Punktionsstelle mit lokalanästhesierender Salbe (Emla®-Creme) unter Okklusivfolie (z. B. Tegaderm®) vorbehandeln
- Zur Schmerzreduktion bei Früh- und Neugeborenen 2 Min. vor der Punktion eine mind. 25%-ige Glukose- oder Saccharoselösung oral verabreichen (klinikeigene Standards beachten, ➤ siehe oben)
- Säuglinge evtl. mit Handtuch, Kleinkinder auf dem Schoß einer Pflegefachperson oder Elternteils fixieren
- Blutentnahme bei Kindern nicht im Bett durchführen, sondern in einem Behandlungszimmer, damit das Bett seine Funktion als Schutzzone und Privatsphäre nicht verliert

Durchführung

Befüllungsreihenfolge beachten

Bei der venösen Blutentnahme sollte eine feste Reihenfolge eingehalten werden, vor allem darf das Zitratröhrchen zur Bestimmung der Gerinnungsfaktoren nicht als Erstes befüllt werden, da durch den Stauungsvorgang Gewebsthromboplastin freigesetzt wird, welches die Messwerte der Gerinnungsparameter verfälschen könnte. Es sollte folgende Reihenfolge der Befüllung eingehalten werden: [9]

1. Blutkultur
2. Serumröhrchen
3. Zitratröhrchen
4. Heparinröhrchen
5. EDTA-Röhrchen
6. Laktatröhrchen
7. Andere

Die Entnahme sollte an liegenden oder sicher sitzenden Patientinnen erfolgen.

- Geeignete Vene aufsuchen, dann Handschuhe anziehen
- Punktionsstelle desinfizieren (Hautdesinfektion siehe vorne)
- Während der Einwirkzeit des Antiseptikums den Stauschlauch über der Punktionsstelle anlegen und stauen, Puls muss noch tastbar sein
- Punktion der Haut im 30°-Winkel bei Erwachsenen, bei Säuglingen wegen fehlendem Unterhautfettgewebe im 10°- bis 20°-Winkel punktieren
- Nach dem Durchstechen der Haut den Winkel abflachen, damit die Vene nicht durchstochen wird
- Nach korrekter Lage der Kanüle Probenröhrchen mit Adapter bzw. Halterung (➤ Abb. 26.15, ➤ Abb. 26.16) aufsetzen. Die Vakuumröhrchen füllen sich selbstständig, bei den Röhrchen mit Stempel diesen vorsichtig zurückziehen (zu starkes Aspirieren führt zu einer Hämolyse). Röhrchen für Gerinnungsanalysen und Zitratröhrchen genau bis zur Markierung füllen, dann enthaltenes Antikoagulans und Blut durch mehrfaches, vorsichtiges Kippen des Röhrchens gründlich vermischen
- Stauschlauch öffnen
- Bei aufgelegtem, jedoch nicht gedrücktem (!) Tupfer Kanüle ziehen
- Punktionsstelle mit dem Tupfer komprimieren, evtl. Pflaster aufbringen, Punktionsstelle später auf Nachblutung kontrollieren
- Kinder für ihre Mitarbeit loben und trösten
- Laborschein ausfüllen, Angaben überprüfen, Proben ins Labor schicken

VORSICHT

Komplikationen sind möglich.

- Häufig Blutergüsse *(Hämatome)*, die harmlos sind, ggf. kühlen und mit heparinhaltiger Salbe behandeln
- Ohnmachtsanfall (*Synkope* ➤ 20.5.4) in Einzelfällen bis zur Asystolie → Patientin bei Unwohlsein hinlegen lassen
- Verletzungen von Nerven und Arterien (selten)
- Infektion
- Nachblutung (wenn Patientin gerinnungshemmende Medikamente einnimmt)

Tipps bei schwierigen Venenverhältnissen

- Arm nach unten hängen lassen, damit sich die Venen füllen
- Die Hand mehrfach zur Faust schließen lassen („pumpen")
- Arm leicht klopfen oder reiben
- Arm mit einem feuchten Tuch umwickeln oder in warmes Wasser halten
- Statt Stauschlauch eine Blutdruckmanschette benutzen
- Bei Rollvenen einen Y-förmigen Zusammenfluss als Punktionsstelle wählen
- Mit Geduld und Ruhe die Vene auswählen, sorgfältig stauen und nach dem zweiten erfolglosen Versuch einen Kollegen rufen

26.4.2 Urin

Fast ebenso häufig wie das Blut wird der **Urin** der Patientinnen untersucht (➤ 19.1.2). Die Urinuntersuchung erlaubt vor allem bei Erkrankungen der Nieren und ableitenden Harnwege, der Geschlechtsorgane sowie des Hormonhaushalts Rückschlüsse auf die Krankheitsursache und ermöglicht Verlaufskontrollen.

Pflegende sind an der Probengewinnung beteiligt, z. B. beim Spontanurin als Mittelstrahlurin, Katheterurin und Sammelurin (➤ 19.1.2).

26

Klinisch-chemische Urinuntersuchungen

Einige Tests, vor allem Streifenschnelltests (➤ Abb. 19.5), werden mit Spontanurin durchgeführt, und auch für **klinisch-chemische Untersuchungen** wird Spontanurin ohne Zusätze verwendet. Eine 24-Stunden-Urinsammlung ist vor allem für die Bestimmung der Kreatinin-Clearance notwendig. Ein Teil des gesammelten Urins (z.B. 10 ml) wird in ein geeignetes Gefäß gefüllt und mit Angabe der 24-Stunden-Gesamtmenge ins Labor eingesandt (➤ 19.1.2).

Endokrinologische Urinuntersuchungen

Für **endokrinologische Untersuchungen** muss der Urin teilweise extra vorbereitet werden. So erfordert die Bestimmung der Katecholamine (Adrenalin, Noradrenalin u. a.) eine Ansäuerung mit Salzsäure.

Mikrobiologische Urinuntersuchungen

Um die **Keimbelastung des Urins** (➤ 26.4.4) bestimmen zu können, wird er als **Mittelstrahlurin** (➤ 19.1.2) in einem keimfreien Becher gewonnen. In einigen Fällen wird auch unkontaminierter Urin durch eine Einmalkatheterisierung gewonnen (➤ 19.3.3). Hat die Patientin einen liegenden Dauerkatheter, kann aus der dafür vorgesehenen Stelle am Ableitungssystem Urin entnommen werden (➤ Abb. 19.4). Dabei sollte der Urin nie aus dem Auffangbeutel abgenommen werden, sondern immer direkt aus dem Katheter (Punktion nach Desinfektion der Oberfläche).

Aus dem Urin wird die wohl häufigste mikrobiologische Untersuchung durchgeführt, die **Urinkultur.** Dafür gibt es spezielle Eintauchmedien, z. B. Uricult® (➤ Abb. 19.6). Da Urin auch als Mittelstrahlurin kaum steril zu gewinnen ist, wird häufig bakterielles Wachstum gefunden. Bei der Befundbeurteilung wird deshalb die Keimdichte berücksichtigt.

26.4.3 Stuhl

Stuhl wird seltener untersucht als Urin. Die Untersuchung auf **Blut im Stuhl** (➤ 19.2.2) ist mit einem einfachen biochemischen Schnelltest (*Guajaktest*), z. B. Hämoccult®, möglich. Der Guajaktest beruht auf einem Hämoglobinnachweis und reagiert auch auf tierisches Blut (halbrohes Fleisch, Blutwurst) positiv. Ein neuer immunologischer Stuhltest (*iFOBT* ➤ Abb. 19.9) reagiert ausschließlich auf menschliches Blut und ist somit deutlich spezifischer als der Guajaktest. Die **mikrobiologische Stuhldiagnostik** (➤ 26.4.4) vor allem bei Verdacht auf pathogene Keime wie Salmonellen oder Wurmerkrankungen sowie die **klinisch-chemische Stuhldiagnostik** bei Magen-Darm-Erkrankungen mit Malabsorption erfordern den Versand von 2–5 ml Stuhl in einem Plastikröhrchen.

Viele Patientinnen können den Probenbehälter selbst füllen (➤ 19.8). Ist dies bei Tiefspültoiletten schwierig, wird der Patientin z. B. ein Toilettenstuhl oder eine Bettpfanne angeboten, alternativ ein sog. Stuhlfänger, der in die Toilettenbrille eingesetzt wird (➤ Abb. 19.7).

26.4.4 Mikrobiologische Untersuchungen

Unter einer **mikrobiologischen Untersuchung** versteht man den Nachweis von Krankheitserregern (z. B. Bakterien, Viren, Pilze, Parasiten) in Patientenproben. Entsprechend der Verdachtsdiagnose und der Fragestellung können verschiedene Proben gewonnen werden. Neben Urin (➤ 26.4.2) und Stuhl (➤ 26.4.3) können z. B. Blutkulturen, Liquor, Wundabstriche, Nasen- oder Rachenabstriche, respiratorische Proben (Katecholamine z.B. Sputum, Trachealsekret) und Spitzen von Gefäßkathetern mikrobiologisch untersucht werden. Ob ein Erregernachweis gelingt, hängt vor allem von der Qualität des Untersuchungsmaterials ab. Für optimale Ergebnisse ist zu beachten:

- Probe schnellstmöglich in das zuständige Labor liefern. Ist eine Lagerung oder ein Transport unumgänglich, im untersuchenden Labor nachfragen, ob die Probe gekühlt oder gewärmt werden muss.
- Optimalen Entnahmeort auswählen
  - Material unbedingt kontaminationsfrei entnehmen, damit es nicht zur Anzüchtung der normalen Hautflora kommt
  - Wundabstrich aus der Tiefe der Wunde durchführen, nicht oberflächlich (➤ 30.4.2, ➤ Abb. 26.20)
- Die optimale Entnahmetechnik wird angewandt, z. B. liefert eine Gewebeprobe aus dem Rand einer Wunde bessere Resultate als ein Abstrich.
- Der optimale Zeitpunkt wird gewählt, z. B. sollte eine Blutkultur vor Beginn einer Antibiotikagabe angelegt werden.
- Die Probe darf nicht austrocknen, deshalb geeignete Nährmedien des jeweiligen Labors nutzen.
- Die Probe wird sorgfältig mit Patientennamen, Geburtsdatum, Entnahmestelle, -datum und -uhrzeit beschriftet.
- Das Untersuchungsmaterial darf auf keinen Fall mit Desinfektionsmittel, Alkohol oder Formalin in Berührung kommen.

Wurden in einer Erregerkultur Bakterien identifiziert, schließt sich meist eine **Resistenzbestimmung** an. Dabei werden verschiedene Antibiotikaplättchen auf das Nährmedium gegeben und es wird beobachtet, welches Antibiotikum das Bakterienwachstum am besten hemmt. Das Ergebnis heißt **Antibiogramm** (➤ Abb. 26.17).

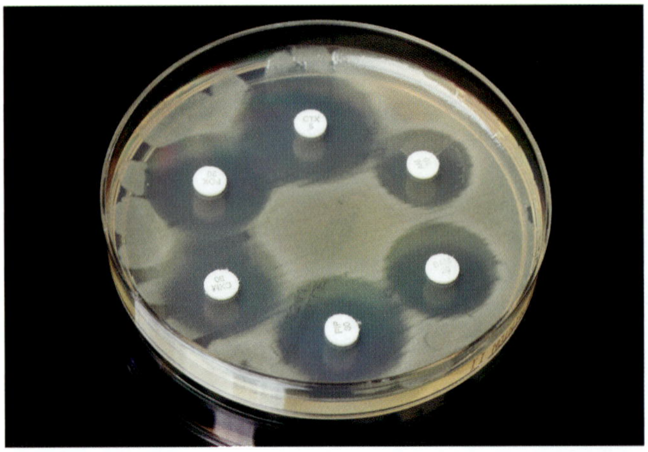

Abb. 26.17 Antibiogramm. Im dunkelgrauen Bereich wurde das Bakterienwachstum durch die Antibiotikaplättchen gehemmt. Diese Antibiotika eignen sich für die Behandlung der bakteriellen Infektion. [K115]

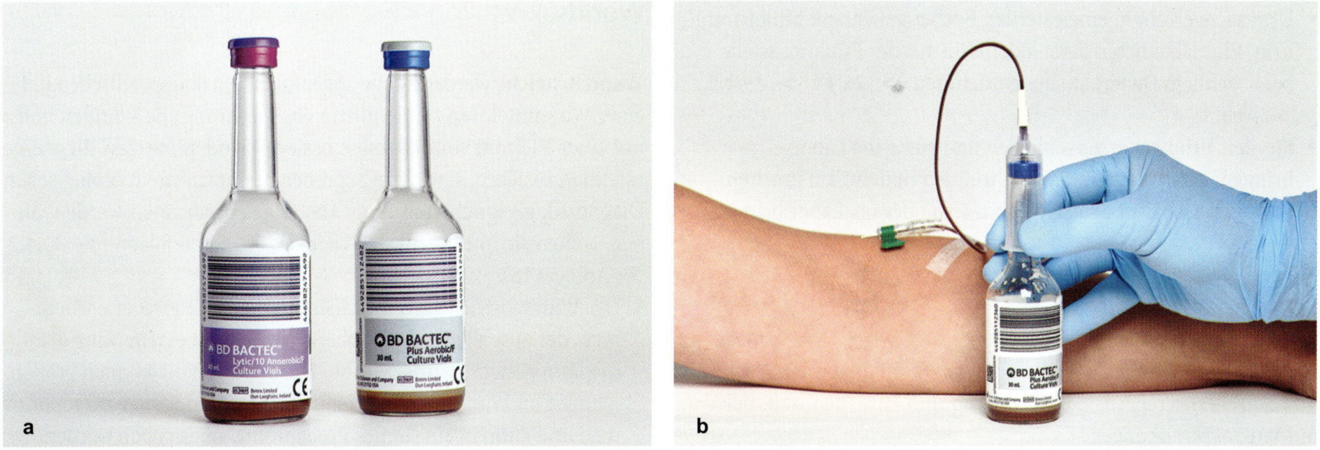

Abb. 26.18 Blutkulturflaschen zur aeroben (blau) und anaeroben (rot) Bebrütung (a), geschlossene Abnahme mittels Vakuumsystem (b). [K115]

Blutkultur

Blutkulturen werden angelegt bei

- Verdacht auf eine systemische Infektion *(Sepsis)*,
- unklarem Fieber, Schüttelfrost,
- Verdacht auf eine Infektion, die von einem Gefäßkatheter ausgeht,
- schweren lokalen Infektionen, z.T. als Verklaufskontrolle bei bekannten Infektionen.

Die Abnahme von Blut für eine Blutkultur ist eine ärztliche Tätigkeit. Pflegefachpersonen richten die benötigten Materialen und assistieren bei der Abnahme.

Die Blutentnahme erfolgt jeweils aus zwei verschiedenen Punktionsstellen. Pro Punktionsstelle werden eine aerobe und eine anaerobe Blutkulturflasche mit je 8–10 ml Blut beimpft, sodass insgesamt vier Blutkulturflaschen bei einer Untersuchung benötigt werden. Bei besonderen Fragestellungen erfolgt z.T. die zusätzliche Beimpfung von weiteren Blutkulturmedien (z.B. zur Untersuchung auf Pilze).

Materialien

- Je eine Blutkulturflasche für **aerobe** *(Sauerstoff benötigende)* und **anaerobe** *(keinen Sauerstoff benötigende)* Erreger (➤ Abb. 26.18a); für Kinder gibt es Flaschen, für die weniger Blut (1–3 ml) benötigt wird
- Hände- und Hautdesinfektionsmittel, sterile Tupfer
- Ggf. sterile Handschuhe, Mundschutz
- Für die offene Abnahme: Kanülen/Butterfly-System zum Punktieren der Vene, zwei 20-ml-Spritzen und Kanülen zum Beimpfen der Flaschen
- Für die geschlossene Abnahme: Kanülen/Butterfly-System zum Punktieren der Vene, Halter für Vacutainer (➤ Abb. 26.16)
- Bettschutz, Abwurf, Pflaster

Durchführung

- Gummistopfen an der Kulturflasche desinfizieren
- Haut vor der Blutentnahme mit sterilen Tupfern desinfizieren
- Ärztin Handschuhe reichen
- Vene punktieren lassen; 20-ml-Spritze mit Blut füllen, dann Blut mit je einer frischen blutdurchspülten Kanüle zuerst in die anaerobe, dann in die aerobe Flasche spritzen (je 8–10 ml) lassen; die Spritze wird mitsamt der Kanüle entfernt, damit der Unterdruck in der Flasche erhalten bleibt. Alternativ: geschlossene Blutentnahme mit Vakuumsystem (➤ Abb. 26.18b)
- Bei Verdacht auf katheterassoziierte Infektion bei liegendem zentralen Venenkatheter oder arteriellem Katheter erfolgt die Blutentnahme aus dem Katheter, zusätzlich sollte immer gleichzeitig eine separate Blutkulturentnahme aus einer peripheren Vene erfolgen.
- Blutkulturen sofort ins Labor bringen, ggf. Transport in einer Wärmebox [10]

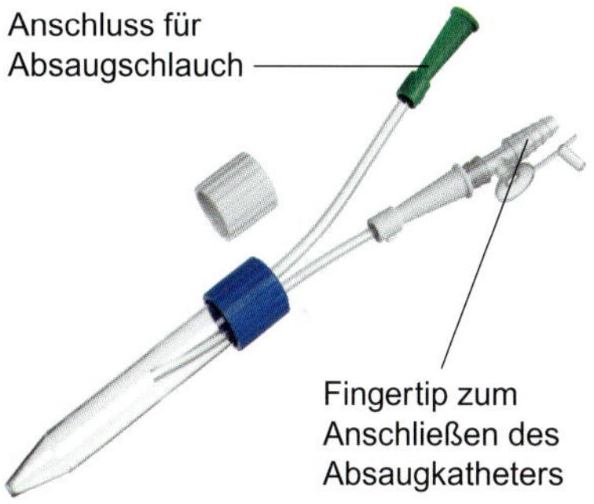

Abb. 26.19 Steriles Set zur Gewinnung von Trachealsekret im Rahmen von endotrachealem Absaugen. Nachdem das Sekret im Probenröhrchen ist, wird die blaue Absaugeinheit abgeschraubt und das Röhrchen mit dem weißen Stopfen verschlossen. [U223]

Respiratorische Proben

Die mikrobiologische Untersuchung respiratorischer Proben (z.B. Sputum, Trachealsekret, Bronchialaspirat) dient u.a. dem Nachweis einer Tuberkulose oder dem Erregernachweis bei Pneumonie.

- Patientin Sputum (keinen Speichel) in einen sterilen Becher husten lassen, sofort verschließen
- Alternativ: Trachealsekret/Bronchialaspirat bei Bronchoskopie, über Tubus oder Trachealkanüle oder nasotracheal direkt in ein steriles Röhrchen absaugen (➤ Abb. 26.19), bei wenig Trachealsekret Absaugkatheter mit NaCl 0,9 % durchspülen
- Probenröhrchen sofort ins Labor bringen

Urin

Durch die mikrobiologische Untersuchung des Urins kann eine Blasenentzündung und deren Erreger nachgewiesen werden.

- Urin sachgerecht in einen sterilen Becher gewinnen: Mittelstrahlurin, Einmalkatheterisieren oder Urin aus der Punktionsstelle bei liegendem Dauerkatheter entnehmen (➤ 26.4.2, ➤ 19.1.2, ➤ Abb. 19.4)
- Sterilen Urinbecher verschließen und zügig ins Labor bringen. Alternativ Eintauchnährböden in den Urin tauchen (➤ Abb. 19.6), im Brutschrank lagern oder ins Labor bringen

Stuhl

Die mikrobiologische Untersuchung von Stuhl dient dem Nachweis von Durchfallerregern, z. B. Noroviren und Parasiten, z. B. bei V. a. auf Wurmerkrankungen.

- Die Stuhlprobe wird mit dem Löffelchen eines speziellen Stuhl-Probenröhrchens entnommen (➤ Abb. 19.8).
- Stuhlprobe sofort ins Labor bringen. Muss diese an ein Labor verschickt werden, müssen die Versandbedingungen geklärt werden, z. B. in einer Wärmebox, wenn der Stuhl körperwarm bleiben muss.

Liquor

Liquor wird im Rahmen einer Lumbalpunktion (➤ 26.6.2) gewonnen. Bei einer mikrobiologischen Untersuchung sollen Erreger von Entzündungen des zentralen Nervensystems nachgewiesen werden.

Der Liquor wird in sterilen Probenröhrchen aufgefangen und schnellstmöglich ins Labor gebracht. Er kann bei Raumtemperatur gelagert werden.

Pleura- und Perikarderguss, Aszites, Synovialflüssigkeit

Physiologische und pathologische Flüssigkeiten können durch Punktion gewonnen werden. Durch eine mikrobiologische Untersuchung sollen Erreger gefunden und damit ein entzündlich-infektiöses Geschehen bewiesen werden.

- Bei der **Pleurapunktion** (➤ 26.6.4) wird der Pleuraspalt punktiert und Flüssigkeit abpunktiert.
- Bei der **Perikardpunktion** wird das Perikard (Herzbeutel) punktiert, um einen Perikarderguss zu entfernen, der zu einer Herzbeuteltamponade führen kann. Anschließend wird das Punktat z. B. auf Erreger oder Tumorzellen untersucht.
- Bei der **Aszitespunktion** (➤ 26.6.3) wird pathologische Flüssigkeit in der Bauchhöhle abpunktiert, zur Entlastung und/oder zur Untersuchung, z. B. auf Tumor- oder Entzündungszellen.
- Die Synovia (Synovialflüssigkeit) ist als „Gelenkschmiere" physiologisch in allen Gelenken zu finden. Bei einem Gelenkerguss, z. B. bei Arthritis (Gelenkentzündung), ist diese Flüssigkeit vermehrt. Durch eine **Gelenkpunktion** *(Punktion des Gelenkinnenraums)* wird die Flüssigkeit abpunktiert. Die anschließende Untersuchung kann Hinweise auf zugrunde liegende Prozesse geben, z. B. bei V. a. rheumatoide Arthritis.

Wundsekret

Wundabstriche werden häufig angeordnet, um den spezifischen Keim einer Wundinfektion zu identifizieren. Da chronische Wunden meist mit einer Vielzahl von Bakterien besiedelt sind, ohne dass diese eine Infektion auslösen, sind Gewebeproben besser zur mikrobiologischen Diagnostik geeignet. Wenn nur Abstriche entnommen werden können, sollten sie immer aus der Tiefe der Wunde erfolgen (➤ 30.4.2, ➤ Abb. 30.18).

- Der Wundabstrich wird mit einem sterilen Watteträger entnommen, der anschließend in Probenröhrchen mit einem Nährmedium gesteckt wird (➤ Abb. 26.20). Alternativ können größere Mengen an Wundsekret auch mit einer sterilen Spritze aufgenommen und dann in ein steriles Probenröhrchen gegeben werden.
- Die Probe wird sofort ins Labor transportiert oder im Kühlschrank gelagert.

Nasen- und Rachenabstrich

Nasenabstriche werden z. B. zum Nachweis von Staphylokokkus aureus, Influenza- und Rhinoviren durchgeführt. **Rachenabstriche** werden zum Nachweis von Angina tonsillaris, Scharlach, Diphtherie oder COVID-19 durchgeführt.

- Mit einem mit NaCl 0,9 % angefeuchteten (wenn die Nase trocken ist) sterilen Watteträger die vordere Nasenhöhle rotierend abstreichen und in ein Probenröhrchen mit Nährmedium stecken (➤ Abb. 26.20a)
- Bei geöffnetem Mund und heruntergedrückter Zunge mit leichtem Druck über den Gaumenbogen streichen, ggf. Material von Belägen mitnehmen, beim Herausziehen nicht die Mund-

a

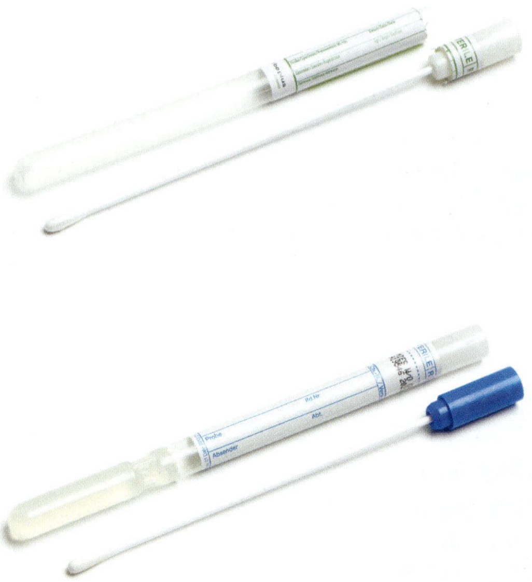

b

Abb. 26.20 Abstrichröhrchen mit Nährmedium (a), Abstrichröhrchen ohne Nährmedium (trockener Abstrich) (b). [K115]

schleimhaut berühren, Watteträger ins Probenröhrchen mit Nährmedium stecken
- Sofortiger Transport ins Labor oder Lagerung im Kühlschrank

Wichtig: Bei molekularbiologischen Untersuchungen (PCR) werden z.T. spezielle Abstrichwatteträger benötigt.

Spitzen zentraler Venenkatheter

Bei Verdacht auf Gefäßkatheter-assoziierte Infektion/Sepsis wird der zentrale Venenkatheter entfernt, die **Katheterspitze** kann mikrobiologisch untersucht werden.
- Wundverband entfernen, Haut um die Einstichstelle desinfizieren
- Katheter unter sterilen Bedingungen (mit Pinzette, sterilem Handschuh) entfernen
- Spitze mit einer sterilen Schere abschneiden und in steriles Röhrchen gleiten lassen
- Sofortiger Transport ins Labor oder Lagerung im Kühlschrank

26.5 Funktionsdiagnostik

DEFINITION

Funktionsdiagnostik: systematische Prüfung der spezifischen Leistungen eines Organs oder Organsystems unter möglichst standardisierten Bedingungen, meist mit technischen Hilfsmitteln.

Funktionsdiagnostische Untersuchungen werden meistens in speziell dafür eingerichteten Funktionsdiagnostikabteilungen durchgeführt mit eigens dafür ausgebildetem Pflegefachpersonen oder MTF (Medizinische Technologinnen bzw. Technologen für Funktionsdiagnostik). Für Pflegefachpersonen auf den Stationen ergeben sich Aufgaben in der Vor- und Nachbereitung. Dabei sind klinikinterne Vorbereitungsmaßnahmen zu beachten.

Klinische Funktionsprüfungen

Für **klinische Funktionsprüfungen** sind keine oder nur einfache technische Hilfsmittel nötig. Hierzu zählt z. B. die systematische Beweglichkeitsprüfung der Gelenke in der Orthopädie oder ein Gehversuch zur Diagnose einer peripheren arteriellen Verschlusskrankheit (pAVK). Die Grenzen zwischen gründlicher Allgemeinuntersuchung (➤ 26.3) und einfacher Funktionsprüfung sind teilweise fließend.

Laboruntersuchungen

Laboruntersuchungen zur Funktionsdiagnostik erfordern häufig die Gewinnung mehrerer Proben in definierter zeitlicher Abfolge. Beispiele sind hormonelle Schilddrüsen-Stimulationstests oder der Dexamethason-Hemmtest bei Nebennierenrindenüberfunktion.

Messung elektrischer Potenziale

Viele Vorgänge im menschlichen Körper gehen mit elektrischen Impulsen einher, die mithilfe empfindlicher Geräte registriert und diagnostisch genutzt werden können. Beispiele sind das Elektrokardiogramm (*EKG* ➤ 26.5.1) und Elektroenzephalogramm (*EEG* ➤ 26.5.2).

Druckmessung mit Kathetern

Unersetzlicher Bestandteil der kardiologischen Diagnostik ist die **Herzkatheteruntersuchung,** bei der ein dünner Katheter über die Blutbahn bis ins Herz vorgeschoben wird:
- *Rechtsherzkatheteruntersuchung,* um die Druckverhältnisse im Herzen, Kammer-, Schlag- und/oder Herzminutenvolumen zu messen
- *Linksherzkatheteruntersuchung,* um die Herzkranzgefäße bei V. a. Arteriosklerose zu untersuchen

Weitere Katheteruntersuchungen ermöglichen Druckmessungen in **Speiseröhre** (Ösophagusmanometrie)**, Harnwegen** (sog. urodynamische Untersuchung) und **Schädelhöhle** (intrakranielle Druckmessung).

Bildgebende Verfahren

Funktionsuntersuchungen können auch mithilfe **bildgebender Verfahren** (➤ 26.7) durchgeführt werden, beispielsweise Beurteilung der Herzmuskel- und -klappenbeweglichkeit mithilfe der Sonografie, der Speiseröhrenbeweglichkeit mithilfe von Kontrastmittelröntgen oder der Stoffwechselleistungen mithilfe szintigrafischer Verfahren.

Lungenfunktionstest

Beim Lungenfunktionstest erfolgt die Messung der mechanischen Leistungsfähigkeit der Lungen und Lungenvolumina zur Diagnostik von Lungen- und Atemwegserkrankungen und vor operativen Eingriffen (➤ 14.3.3, ➤ Abb. 14.2).

Zu den pflegerischen Aufgaben gehört die Bestimmung von Alter, Gewicht, Größe und Geschlecht, die Werte werden für die Untersuchung mitgegeben, weil sich daran die Normwerte orientieren (➤ 14.3.3).

26.5.1 Elektrokardiogramm (EKG)

Das **Elektrokardiogramm** *(EKG)* registriert und visualisiert elektrische Erregungsvorgänge (Aktionspotenziale) des Herzens, die von der Körperoberfläche abgeleitet werden. Unterschieden werden: Ruhe-EKG, Langzeit-EKG (mind. 24 Std.), Belastungs-EKG, Monitoring (kontinuierliche EKG-Ableitung bei Risikopatientinnen).

Indikation

Zur Differenzialdiagnose bei Herzerkrankungen, z. B. Herzinfarkt, Herzrhythmusstörungen.

Material

- EKG-Gerät oder Monitor
- Kabel mit zehn Ableitungen: sechs Brustwand- und vier Extremitätenableitungen

- Klemm- oder Saugelektroden + Elektrodengel, alternativ selbstklebende Einmalelektroden, die bereits Gel unter der Folie enthalten

Durchführung

- Patientendaten und Untersuchungsdatum in das Gerät eingeben, alternativ Patientenaufkleber auf das geschriebene EKG aufkleben
- Oberkörper, Hand- und Fußgelenke frei machen lassen
- Bei starker Behaarung an den Elektrodenpositionen ggf. rasieren
- Elektroden anbringen (➤ Abb. 26.21, ➤ Tab. 26.8):
  - **Bipolare Extremitätenableitung nach Einthoven**: Elektroden 2 cm oberhalb der Fuß- und Handgelenke an der Innenseite anbringen. Reihenfolge: Ampelfarben im Uhrzeigersinn beginnend am rechten Arm (➤ Tab. 26.8)
  - **Unipolare Brustwandableitungen nach Wilson**: Elektroden in der in ➤ Tab. 26.8 dargestellten Reihenfolge auf der Brust anbringen (➤ Abb. 26.21)

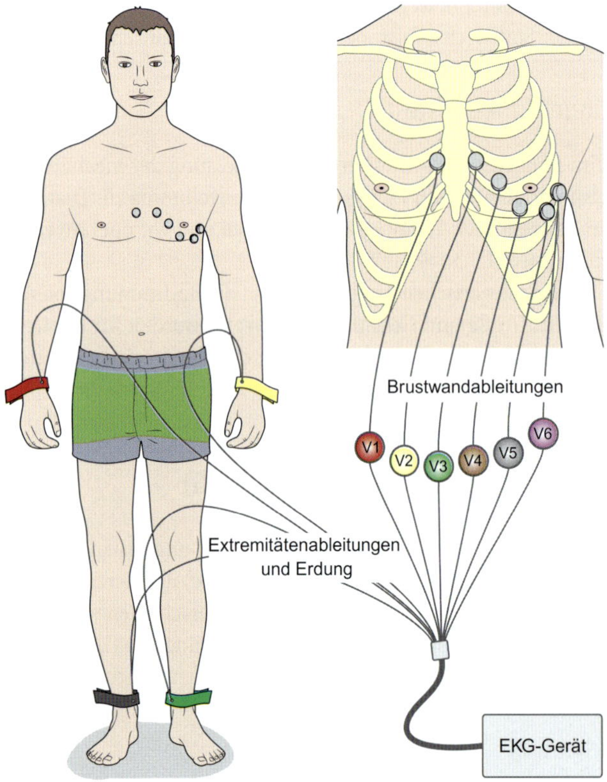

Abb. 26.21 Platzierung der EKG-Elektroden nach *Einthoven* (links) und *Wilson* (rechts). Man unterscheidet die **sechs Extremitätenableitungen** (I = zwischen rechtem und linkem Arm, II = zwischen rechtem Arm und linkem Bein, III = zwischen linkem Arm und linkem Bein, aVR = zwischen rechtem Arm und den zusammengeschalteten Elektroden von linkem Arm und linkem Bein, aVL = zwischen linkem Arm und den zusammengeschalteten Elektroden von rechtem Arm und linkem Bein, aVF = zwischen linkem Bein und den zusammengeschalteten Elektroden von beiden Armen) von den **sechs Brustwandableitungen** V1–V6. Üblicherweise werden beide Verfahren gemeinsam durchgeführt, sog. 12-Kanal-EKG. [L264]

Tab. 26.8 Platzierung der Elektroden beim EKG.

Extremitätenableitungen		
1. Elektrode	rot	rechter Arm
2. Elektrode	gelb	linker Arm
3. Elektrode	grün	linker Fuß
4. Elektrode	schwarz	rechter Fuß
Brustwandableitungen		
V1	4. ICR *(Interkostalraum)* parasternal rechts (am rechten Sternumrand)	
V2	4. ICR parasternal links	
V3	zwischen V2 und V4	
V4	5. ICR Medioklavikularlinie links (Herzspitze)	
V5	vordere Axillarlinie Höhe V4 links	
V6	mittlere Axillarlinie Höhe V4 links	

- Elektroden mit den Elektrodenkabeln des Geräts verbinden
- Patientin auffordern, sich nicht zu bewegen, nicht zu sprechen. Gerät starten

Nachbereitung

- Qualität des EKGs beurteilen (verwackelt, verpolt, Linien in richtiger Position)
- Ableitung sowie Gel entfernen, Patientin ankleiden lassen
- Klemm- bzw. Saugelektroden reinigen und desinfizieren
- EKG der Ärztin zum Befunden vorlegen

Besonderheiten bei Kindern

- Oberkörper des Kindes entkleiden
- Darauf achten, dass sich das Kind möglichst nicht bewegt
- Kinder dürfen nicht berührt werden, da das EKG sonst nicht verwertbar ist
- Bei Säuglingen besonders störarme Geräte einsetzen, damit Bewegungsartefakte nicht aufgezeichnet werden

26.5.2 Elektroenzephalogramm (EEG)

Das **Elektroenzephalogramm (EEG)** misst die elektrischen Hirnströme und damit die Aktivität der Hirnzellen.

Indikation

Zur Diagnostik einer Epilepsie, von hirnorganischen Schäden, Hirntumoren, neurologischen Störungen, zur Feststellung des Hirntods. Je nach Indikation wird ein Wach-, Schlaf- oder Schlafentzugs-EEG durchgeführt.

Durchführung

- 6–19 Elektroden symmetrisch an definierten Positionen auf der Kopfhaut platzieren und mit Gummibändern oder einer Haube fixieren
- Elektroden über Kabel mit dem EEG-Gerät verbinden

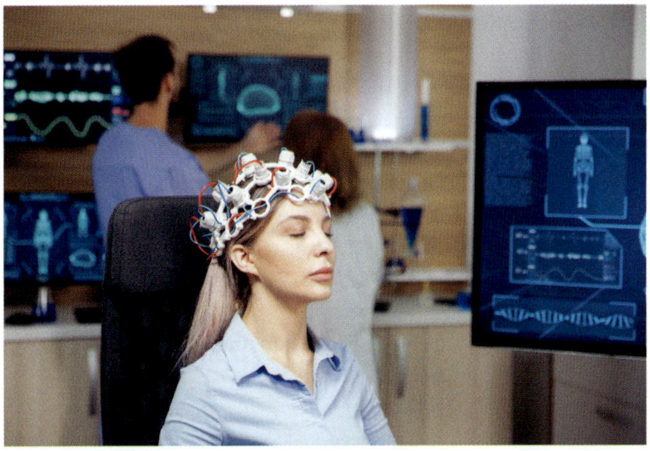

Abb. 26.22 Angelegtes EEG. Wegen der vielen Ableitungspunkte (Elektroden) erscheint die Untersuchung unangenehm, bringt aber tatsächlich kaum Beeinträchtigung mit sich. [J787]

- Spannungsunterschiede zwischen jeweils zwei Elektroden messen und aufzeichnen (➤ Abb. 26.22)

Pflegerische Aufgaben

- Ggf. Patientin zum Haarewaschen auffordern, da Fett und Haarsprayreste die Registrierung behindern
- Patientin nicht nüchtern lassen, da eine Unterzuckerung die Ableitung stört
- Keine anregenden Getränke (Cola, Kaffee, Tee) vor der Untersuchung, da diese die Ableitung stören
- Eingenommene Medikamente auf der Anmeldung notieren bzw. Patientenkurve mitgeben, da Beruhigungsmittel wie Diazepam die EEG-Ableitung beeinflussen
- Nach der Untersuchung Patientin evtl. beim Haare waschen behilflich sein

Besonderheiten bei Kindern

- Kinder altersgerecht informieren, dass die Untersuchung schmerzfrei ist, jedoch ca. 20 Min. dauert und in dieser Zeit der Kopf stillgehalten werden muss
- Haare scheiteln
- Kinder sitzen oder liegen während der Untersuchung in einem bequemen Sessel
- Säuglinge können auf dem Arm eines Angehörigen oder einer Pflegefachperson gehalten werden

26.6 Punktionen und Biopsien

DEFINITION

Punktion (lat. *pungere = stechen*): Einstechen mit speziellen Nadeln in Gefäße, Körperhöhlen oder Organe, um Körperflüssigkeiten oder Gewebe zu entnehmen.
Biopsie (griech. *bios = Leben, opsis = Sehen*): Entnahme einer Gewebeprobe am lebenden Patienten. Es können sowohl aus dem Gewebeverband herausgelöste Zellen (z. B. Aspirationsbiopsie) als auch Gewebestücke entnommen werden (z. B. Magen- oder Darmbiopsien bei Endoskopien).

Zytologische Untersuchungen

Die mithilfe von Punktionen gewonnen Körperflüssigkeiten können u. a. auch **zytologisch untersucht** werden, d. h., die Punktate werden in einem Labor zentrifugiert. Im Sediment befinden sich meistens zahlreiche Einzelzellen, die auf Objektträger gebracht und gefärbt und dann erst unter dem Mikroskop beurteilt werden. Anhand von evtl. vorliegenden Zellveränderungen kann ein Pathologe eine richtungsweisende Diagnose stellen. Für zytologische Untersuchungen (➤ Tab. 26.9) eignen sich neben Ergüssen und Punktaten auch Abstriche, z. B. von Schleimhäuten *(Exfoliativzytologie)*.

Teilweise dienen Punktionen nicht nur diagnostischen, sondern auch therapeutischen Zwecken, z. B. der Entlastung eines Pleuraergusses oder Aszites, der Spülung von Körperhöhlen oder dem Einbringen von Arzneimitteln.

Pflegerische Aufgaben

- Bei Zellentnahme mit einem Watteträger vorsichtiges Ausstreichen des Materials auf einem sauberen und beschrifteten Objektträger
- Fixierung des Objektträgers nach Maßgaben der zuständigen Pathologie

Histologische Untersuchungen

Biopsien werden an sehr vielen Organen teils unter endoskopischer, radiologischer oder sonografischer Kontrolle durchgeführt, d. h., es werden mithilfe von Fein- oder Hohlnadeln unter Vakuum, mit Biopsiezangen oder dem Skalpell winzige Gewebeproben entnommen. Die Entnahme kann auch intraoperativ erfolgen. Die Beurteilung/Diagnosestellung des **feingeweblichen** *(histologischen)* **Aufbaus** der Gewebeprobe ist die Aufgabe einer Pathologin.

Bei einer Schnellschnittuntersuchung untersucht die Pathologin eine Gewebeprobe noch während der Operation (➤ Abb. 26.23). Der weitere Verlauf der Operation, besonders die Größe des Eingriffs, hängt vom Urteil der Pathologin ab.

Tab. 26.9 Zytologische Untersuchungen.

Art der zytologischen Untersuchung	Materialgewinnung	Beispiel
Exfoliativzytologie	Zellentnahme mit Watteträger, Spatel oder spezieller Bürste	• Gebärmutterhals (→ Krebsvorsorge Zervixkarzinom) • Bürstenabstrich aus den Bronchien
Erguss- bzw. Punktionszytologie	Punktion von: • Flüssigkeitsansammlungen in Körperhöhlen (Transsudaten, Exsudaten) oder Zysten • Physiologischen Körperflüssigkeiten	• Pleuraerguss, Perikarderguss, Aszites, Liquor, Urin, Sputum, Gelenkerguss • Schilddrüse, Knochenmark

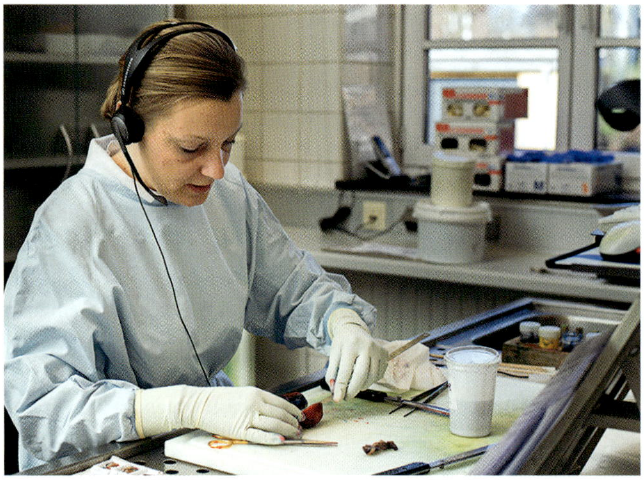

Abb. 26.23 Pathologin bei der makroskopischen Beurteilung eines Uterus. Operationspräparate werden gewogen und gemessen, krankhafte Veränderungen werden beschrieben und entnommen. Nach der Präparation im Labor erfolgt in einem zweiten Schritt die mikroskopische bzw. feingewebliche Begutachtung mit abschließender Befunderstellung. [K115]

Pflegerische Aufgaben

- Gewebeproben in 4%-iges Formalin geben und Gefäße ausreichend beschriften
- Für **Schnellschnittuntersuchungen** sofortiger Transport der Gewebeprobe in NaCl-getränktem Tupfer. Ein versehentliches Einbringen des Gewebes in Formalin macht eine Schnellschnittuntersuchung unmöglich

26.6.1 Punktionen allgemein

Obwohl **Punktionen** tagtäglich durchgeführt werden und in vielen Bereichen zu den Routinemaßnahmen gehören, gehen sie doch mit Gefährdungen für die Patientin einher, insbesondere:

- Punktionsassoziierte Infektionen mit Gefahr der weiteren Keimverschleppung
- Verletzung von Geweben und Organen
- Nebenwirkungen von Medikamenten und Komplikationen bei therapeutischen Maßnahmen, die im Rahmen einer Punktion durchgeführt werden

Punktionsart und -ort bestimmen das Risiko, entsprechend sind Hygienemaßnahmen notwendig (➤ Tab. 26.10).

Die Patientin muss jeder Punktion und Biopsie zustimmen. Dafür muss sie über Zweck und Nutzen und die möglichen Komplikationen von der Ärztin aufgeklärt werden (➤ 26.1.1).

Pflegerische Aufgaben im Rahmen von Punktionen und Biopsien

Pflegefachpersonen übernehmen vielfältige Aufgaben im Rahmen von Punktionen und Biopsien.

- Richten der benötigten Materialien für die Punktion:
  - Händedesinfektionsmittel
  - Schutzhandschuhe
  - Alles für die Hautantiseptik: Hautdesinfektionsmittel, keimarme/sterile Tupfer (➤ Tab. 26.10)
  - Notwendige Schutzmaßnahmen/-kleidung (➤ Tab. 26.10, ➤ Tab. 10.5)
  - Alles für die Lokalanästhesie: Medikament (z. B. Lidocain), Spritze, Kanüle, keimarme/sterile Tupfer
  - Sterile Tupfer, Kompressen in ausreichender Menge
  - Punktionskanülen, ggf. weiteres Zubehör, häufig alles in einem steril verpackten Set
  - Pflaster, Verbandsmaterial, um Punktionsstelle abzudecken
  - Clipper/Einmalrasierer, um ggf. Haare zu kürzen
  - Abwurf, Spritzenabwurf
  - Flüssigkeitsdichte Unterlage
  - Probenröhrchen für die geplanten Untersuchungen, Laborscheine
- Vorbereitung des Raums und der Arbeitsfläche:
  - Besucherinnen, ggf. Mitpatientinnen aus dem Zimmer bitten, ggf. Sichtschutz aufstellen
  - Für ausreichend Licht sorgen
  - Fenster schließen, Raum angenehm temperieren
  - Saubere/desinfizierte Arbeitsfläche schaffen, benötigte Materialien übersichtlich herrichten
- Vorbereitung der Patientin, z. B.:
  - Kinder altersentsprechend über Notwendigkeit und Durchführung der Maßnahme informieren
  - Patientin ggf. nüchtern lassen
  - Patientin bitten, die Blase zu entleeren
  - Beim Auskleiden, Freimachen des Körperteils behilflich sein
  - Ggf. Rasur/Haare kürzen im Bereich der Punktionsstelle
  - Bei der notwendigen Lagerung unterstützen, ggf. auch während der Punktion
  - Patientin beruhigen, bei Bedarf noch einmal über das Vorgehen informieren, einzelne Schritte während der Punktion erklären
- Assistenz bei der Punktion, z. B. Anreichen von sterilen Materialien, Entsorgung benutzter Utensilien, Pflaster/Verband anbringen
- Nachbereitung der Punktion:
  - Patientin ggf. beim Ankleiden und der Lagerung behilflich sein, Sinn und Zweck einer evtl. notwendigen Lagerung oder Bettruhe erklären
  - Punktionsstelle auf Nachblutung und Entzündungszeichen kontrollieren, Patientin nach Schmerzen und anderen Beschwerden fragen, Vitalzeichenkontrolle, ggf. Überwachungsbogen anlegen
  - Arbeitsplatz aufräumen, ggf. desinfizieren
  - Benutzte Materialien sachgerecht entsorgen bzw. wiederaufbereiten
  - Laborschein ausfüllen, Probenröhrchen beschriften/Patientenaufkleber anbringen und zügig ins Labor bringen
  - Punktion und Verlauf dokumentieren, ggf. Punktatmenge (z. B. bei Aszitespunktion)

Tab. 26.10 Beispiele für Risikogruppen von Punktionen und Biopsien und notwendige Hygienemaßnahmen. [6]

Art der Punktion	Art der Tupfer	Abdeckung der Punktionsstelle	Schutzkleidung
Risikogruppe 1			
• S.c. Injektion (z.B. Insulin ➤ 28.1.3) • Periphere i.v. Injektion (➤ 28.1.5) • I.m. Injektion (z.B. Impfung ➤ 28.1.4) • Blutabnahme (kapillar, venös ➤ 26.4.1)	Keimarm	Ø	nein
Risikogruppe 2			
Shunt-Punktion zur Dialyse	Steril	Ø	Keimarme Handschuhe
• S.c. Punktion mit anschl. Infusion (➤ 28.2.6) • Arterienpunktion (z.B. zur invasiven RR-Messung, ➤ 26.6.7) • Punktion eines Ports (➤ 28.2.5) • Blasenpunktion, z.B. zur sterilen Uringewinnung (➤ 19.1.2)	Steril	Ø	Sterile Handschuhe
Lumbalpunktion (➤ 26.6.2)	Steril	Steriles Abdeck- oder Lochtuch	• Sterile Handschuhe • Ggf. Mund-Nasen-Schutz
• Aszitespunktion (➤ 26.6.3) • Pleurapunktion (➤ 26.6.4)	Steril	Ø	• Sterile Handschuhe • Mund-Nasen-Schutz
Risikogruppe 3			
• Knochenmarkpunktion, z.B. aus Beckenkamm (➤ 26.6.5) • Organpunktion, z.B. Niere, Leber (➤ 26.6.5), Lymphknoten • Amniozentese (Fruchtwasserpunktion) • Chorionzottenbiopsie (Entnahme von Zellen aus Plazenta)	Steril	Steriles Abdeck- oder Lochtuch	• Sterile Handschuhe • Ggf. Mund-Nasen-Schutz
Anlage suprapubischer Blasenkatheter (➤ 19.3.3)	Steril	Steriles Abdeck- oder Lochtuch	• Sterile Handschuhe • Mund-Nasen-Schutz
• Gelenkpunktion (diagnostisch, Einbringen von Medikamenten) • Spinalanästhesie, Einbringen von Medikamenten in den Liquorraum	Steril	Steriles Abdeck- oder Lochtuch	• Sterile Handschuhe • Mund-Nasen-Schutz: Ärztin und assistierende Pflegefachperson
Risikogruppe 4			
• Pleura-(Bülau-)Drainage (z.B. bei Pneumothorax, ➤ 26.6.4) • PEG-Anlage (➤ 18.8.1)	Steril	Steriles Abdeck- oder Lochtuch	• Sterile Handschuhe • Steriler langärmeliger Kittel • Mund-Nasen-Schutz: Ärztin und assistierende Pflegefachperson • Kopfhaube/OP-Haube

26.6.2 Lumbalpunktion/Liquorpunktion

DEFINITION

Liquor *(Gehirn-Rückenmarks-Flüssigkeit):* klare farblose, eiweißarme und fast zellfreie Flüssigkeit, die im Ventrikelsystem und um das Rückenmark zirkuliert und dem mechanischen Schutz des zentralen Nervensystems (ZNS) dient.
Lumbalpunktion *(LP):* Punktion des Liquorraums mit einer Hohlnadel, um Liquor für diagnostische Zwecke zu gewinnen.

Indikationen

- Erkrankungen des ZNS, z.B. Meningitis, Enzephalitis, Multiple Sklerose, Subarachnoidalblutung, maligne Erkrankungen des ZNS oder Leukämien
- **Absolute Kontraindikation**: erhöhter intrakranieller Druck, da hier bei einer Liquorentnahme eine zerebrale Einklemmung (das Gehirn „rutscht" in das Hinterhauptloch) droht

Punktionsorte

- Wirbelsäule zwischen 3./4. oder 4./5. Lendenwirbel
- Subokzipital (zwischen Hinterhauptsschuppe und Dornfortsatz des 2. Halswirbels), falls im LWS-Bereich nicht punktiert werden kann

Benötigte Materialien

Neben den allgemein benötigten Materialien (➤ 26.6.1):
- Lumbalpunktionskanülen in verschiedenen Größen
- Sterile Röhrchen für den Liquor
- Materialien zur Blutentnahme
- Evtl. Blutzuckersticks zur Blutzuckermessung im Liquor
- Reagens für Eiweißschnelltest
- Ggf. graduiertes Steigrohr nach Queckenstedt zur Liquordruckmessung

Vorbereitung

Neben den allgemeinen Vorbereitungen (➤ 26.6.1):
- Zum Ausschluss eines erhöhten Hirndrucks kraniales CT oder Augenhintergrundspiegelung veranlassen
- Venöse Blutabnahme zur Blutzuckerbestimmung, alternativ Blutzuckersticks unmittelbar nach der Punktion
- Prämedikation nach Arztanordnung verabreichen
- Die Patientin in die notwendige Position bringen
  - Liegend in Embryonalhaltung (90°-Seitenlage mit angewinkelten Beinen)
  - Sitzend an der Bettkante mit gebeugtem Rücken („Katzenbuckel"), gestützt durch einen Tisch oder eine Pflegefachperson

Durchführung der Punktion

Nach Hautdesinfektion und Lokalanästhesie punktiert die Ärztin den Liquorraum und lässt den abfließenden Liquor in die sterilen Probenröhrchen tropfen (➤ Abb. 26.24), evtl. führt sie eine Liquordruckmessung durch.

Die Pflegefachperson fordert die Patientin zum Stillhalten auf, sie soll nicht husten oder pressen, ggf. unterstützt sie ihre Lagerung und beruhigt sie. Die Patientin soll sich beim Gefühl eines „Stromstoßes" in den Beinen sofort melden.

Abschließend wird ein steriler Kompressionsverband angelegt.

Nach der Punktion

Neben den allgemeinen Nachbereitungen (➤ 26.6.1):
- Patientin beraten, nach der Punktion ggf. für ca. 30–60 min auf dem Bauch zu liegen, um das Risiko postpunktioneller Kopfschmerzen zu reduzieren. Nach der Punktion sollte sich die Patientin für 24 Std. schonen und möglichst nicht husten oder pressen (nach hausinternen Richtlinien)
- Patientin auffordern, reichlich zu trinken (ca. 1 l in den ersten 1–2 Std. nach der Punktion), um postpunktionellen Kopfschmerzen vorzubeugen
- Überwachung: Punktionsstelle auf Nachblutungen und Flüssigkeitsaustritt überprüfen, Vitalzeichen kontrollieren (anfangs halbstündlich bis stündlich), nach Sensibilitätsstörungen fragen

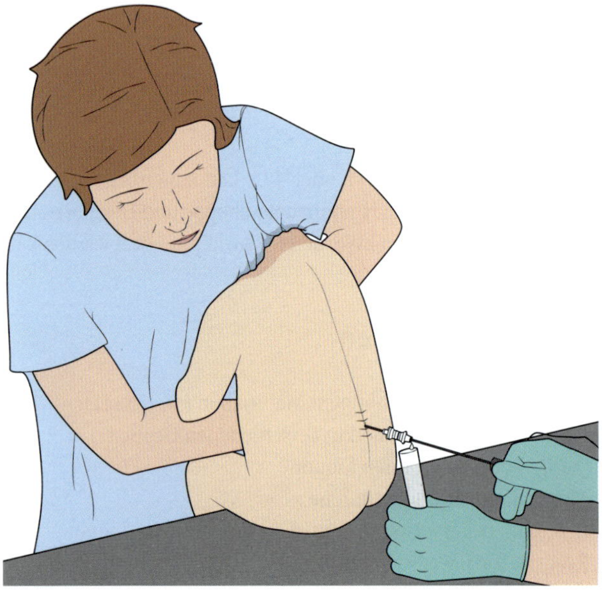

Abb. 26.24 Positionierung eines größeren Kindes zur Liquorpunktion. Nach der Punktion lässt die Ärztin den Liquor in das sterile Probenröhrchen tropfen. [L264]

Komplikationen

- **Postpunktionelles Syndrom**: Erbrechen, Kopfschmerzen, Übelkeit, Schwindel
- Hirnstammeinklemmung, falls bei erhöhtem Hirndruck punktiert wird → zunehmende Kopfschmerzen, Übelkeit und (schwallartiges) Erbrechen, Bewusstseinsveränderung, Bradykardie und Hypertonie, Atemstörung bis zum Atemstillstand
- Lähmungen durch fehlerhafte Punktion (selten)
- Lokale Infektion, Meningitis

Besonderheiten bei Kindern

Nach Möglichkeit ist ein Elternteil anwesend, um das Kind während der Punktion zu halten und zu beruhigen.
- Prämedikation nach Arztanordnung
- Bei Säuglingen kann bei einer noch unverschlossenen großen Fontanelle eine Ventrikelpunktion durchgeführt werden (→ Komplikation: intrazerebrale Blutung)
- Säuglinge und Kleinkinder können im Liegen punktiert werden, die Subokzipitalpunktion erfolgt immer im Liegen, Pflegende fixieren dabei den Kopf
- Größere Kinder werden meist im Sitzen mit Katzenbuckel punktiert; Pflegende stehen seitlich am Kind, umfassen Arme, Beine und Nacken (➤ Abb. 26.24)
- Nachsorge abhängig vom Befinden des Kindes; wenn möglich 1–2 Std. in Bauchlage positionieren, danach 24 Std. nicht toben lassen, wenn möglich flach ins Bett legen

26.6.3 Aszitespunktion

DEFINITION
Aszites (griech. *Bauchwassersucht):* krankhafte Flüssigkeitsansammlung in der freien Bauchhöhle.
Aszitespunktion: Punktion der Bauchhöhle zur diagnostischen Gewinnung von Aszites oder zum Ablassen von Aszites.

Indikationen

- Diagnostisch zur Ursachenfindung mithilfe zytologischer, bakteriologischer bzw. klinisch-chemischer Labordiagnostik
- Therapeutisch zur Entlastung bei malignem Erguss, Abszess oder Leberzirrhose

Punktionsort

Die Punktion erfolgt im linken Unterbauch am Übergang vom äußeren zum mittleren Drittel auf einer gedachten Linie zwischen Nabel und vorderem oberem Darmbeinstachel (Spina iliaca anterior superior).

Benötigte Materialien

Neben den allgemein benötigten Materialien (> 26.6.1):

- Maßband, wasserfester Filzschreiber
- Skalpell
- Ggf. mobiles Ultraschallgerät
- Alles für die Lokalanästhesie
- Für die diagnostische Punktion: 20-ml-Spritze, großlumige Kanüle
- Für die therapeutische Punktion: Venenverweilkanüle, steriles Punktionsset mit Verbindungsschlauch, Dreiwegehahn und Auffangbeutel mit Graduierung
- Ggf. Urometer zur Bestimmung des spezifischen Gewichts
- Sandsack zur Kompression der Punktionsstelle oder breite Bauchbinde

Vorbereitung

Neben den allgemeinen Vorbereitungen (> 26.6.1):

- Peripheren Venenzugang legen lassen
- Bauchumfang messen, Messstellen anzeichnen
- Patientin in bequeme Rückenlage mit leicht erhöhtem Oberkörper bringen

Durchführung der Punktion

Nach Markieren der Punktionsstelle, Hautdesinfektion und Lokalanästhesie punktiert die Ärztin die Bauchhöhle.

Die Pflegefachperson reicht der Ärztin die Materialien steril an. Sie beobachtet die Patientin, fragt nach ihrem Befinden und kontrolliert Blutdruck und Puls (Schockgefahr!).

Nach der Punktion

Neben den allgemeinen Nachbereitungen (> 26.6.1):

- Bauchumfang messen
- Patientin auf die rechte Seite positionieren, ggf. Kompressionsverband und Sandsack oder Bauchbinde anlegen, Patientin nach Arztanordnung Bettruhe einhalten lassen
- Ggf. Infusionen (Albumin) nach Arztanordnung verabreichen
- Punktat: Menge messen, Aussehen beurteilen, spezifisches Gewicht bestimmen, Probe ins Labor weiterleiten
- Überwachung: Blutdruck, Puls und Temperatur für 6 Std. halbstündlich bis stündlich, auf Schockzeichen achten, Verband auf nachlaufende Flüssigkeit kontrollieren, Patientin auf die Möglichkeit eines verstärkten Schwindels hinweisen
- Am Folgetag Kontrolle von Elektrolyten, Harnstoff und Kreatinin im Blut

Komplikationen

- Schock durch Volumenverlust und -umverteilung
- Peritonitis durch unsteriles Arbeiten
- Perforation von Darm, Gefäßen, Harnblase → intraabdominale Blutung
- Fistelbildung
- Ödembildung durch Eiweißverlust

Besonderheiten bei Kindern

Bei Kindern findet eine Aszitespunktion meist nur zu diagnostischen Zwecken statt. Nach Möglichkeit ist ein Elternteil anwesend, der das Kind in Rückenlage mit über den Kopf gestreckten Armen fixiert und beruhigt.

- Prämedikation nach Arztanordnung
- Punktionsstelle: linker Unterbauch am unteren Drittelpunkt auf der Linie zwischen Nabel und vorderem oberem Darmbeinstachel (Spina anterior superior)
- Es wird nicht zu viel Aszites auf einmal abgezogen (Schockgefahr durch Volumenumverteilung), ggf. wird die Punktion nach 30–60 Min. wiederholt

26.6.4 Pleurapunktion

DEFINITION

Pleuraerguss (griech. *pleura = Flanke, Rippe):* Flüssigkeitsansammlung in der Brusthöhle, genauer in der Pleurahöhle (Pleuraspalt).
Pneumothorax (griech. *pneuma = Luft, thorax = Brustkorb):* Luftansammlung in dem normalerweise luftleeren Spalt zwischen innerem *(Lungenfell)* und äußerem Pleurablatt *(Rippenfell).* Aufhebung des Unterdrucks im Pleuraspalt, wodurch die Lunge (teilweise) kollabiert.
Hämatothorax (griech. *haima = Blut, thorax = Brustkorb):* Blutansammlung in der Pleurahöhle.
Pleuraempyem (griech. *pleura = Flanke, Rippe, lat. pus = Eiter):* Eiteransammlung in der Pleurahöhle.
Pleurapunktion: Punktion der Pleurahöhle zu diagnostischen und/oder therapeutischen Zwecken.

Indikationen

- Diagnostisch zur Gewinnung einer kleineren Ergussmenge (ca. 20–50 ml) zur Ursachenfindung (zytologische, mikrobiologische und klinisch-chemische Untersuchung)
- Therapeutisch:
  - Ablassen einer größeren Ergussmenge (i. d. R. > 500 ml) bei Hämatothorax, Tumorerkrankungen im Pleurabereich oder

Pleuraempyem zur Druckentlastung und Atemerleichterung, damit sich die Lunge wieder entfalten kann
  - Instillation *(Einbringen)* von Medikamenten
  - Einlage einer Pleuradrainage zur kontinuierlichen Ableitung von Luft, Blut, Eiter, bis sich die Lunge wieder vollständig entfaltet hat (wird hier nicht weiter beschrieben)

Punktionsorte

Punktionsorte sind die hintere Axillarlinie im 4. und 5. oder 5. und 6. Interkostalraum (ICR) oder an tiefster Stelle des Ergusses.

Materialien

Neben den allgemein benötigten Materialien (➤ 26.6.1):
- Steril abgepacktes Punktionsset: 50-ml-Spritze, großlumige Kanüle, Dreiwegehahn, Überleitungssysteme, Sekretbeutel
- Alles für die Lokalanästhesie
- Evtl. Nahtmaterial
- Ggf. Blutkulturflaschen (➤ 26.4.4)
- Notfallmedikamente bzw. Notfallwagen
- Monitoring für Blutdruck und Puls (➤ Abb. 15.2), Pulsoximeter für die Sauerstoffsättigung (➤ Abb. 15.3)
- Evtl. Hustenblocker (Antitussivum, z. B. Codein)

Vorbereitung

Neben den allgemeinen Vorbereitungen (➤ 26.6.1):
- Venösen Zugang legen lassen
- Röntgen-Thorax, Perkussion und Sonografie zur genauen Lokalisation der Punktionsstelle
- Evtl. Prämedikation nach ärztlicher Anordnung verabreichen
- Patientin in die geeignete Position bringen
  - Am Bettrand sitzend, Arme sind auf dem Nachtschränkchen abgestützt, Arm auf der Punktionsseite wird nach Arztanordnung über den Kopf angehoben (➤ Abb. 26.25)
  - Im Liegen in Rücken- oder Seitenlage, Arm auf der Punktionsseite wird über den Kopf angehoben

Durchführung der Punktion

Nach Festlegen der Punktionsstelle, Hautdesinfektion und Lokalanästhesie punktiert die Ärztin den Pleuraspalt. Sie entnimmt Punktat in ein Probenröhrchen, dann zieht sie den Erguss ab oder lässt ihn in einen Sekretbeutel abfließen.

Die Pflegefachperson reicht der Ärztin die benötigten Materialien an. Sie unterstützt die Position der Patientin während der Punktion, beobachtet Blutdruck, Puls und Sauerstoffsättigung und fragt sie nach ihrem Befinden. Die Patientin soll nicht husten oder pressen.

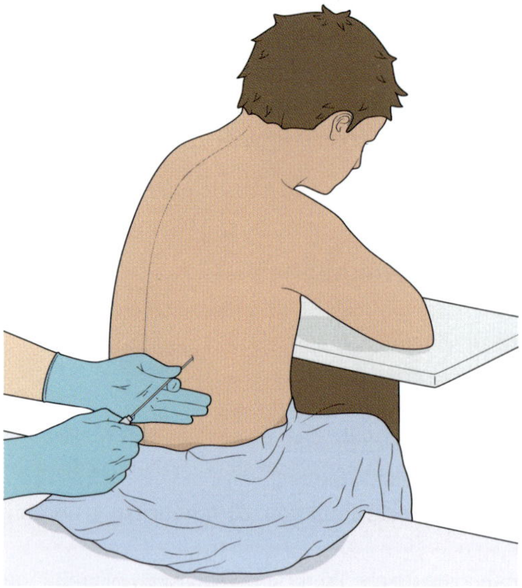

Abb. 26.25 Positionierung des Patienten für eine Pleurapunktion. [L264]

Nach der Punktion

Neben den allgemeinen Nachbereitungen (➤ 26.6.1):
- Punktion beenden, sobald die Patientin einen Hustenreiz verspürt
- Direkt nach der Punktion sonografische Überprüfung der Restergussmenge
- Punktionsstelle mit einem stabilen Klebeverband versorgen
- Patientin auf punktierte Seite positionieren, mit leichter Oberkörperhochlagerung zur Atemerleichterung, ggf. muss die Patientin Bettruhe einhalten
- Überwachung: engmaschige Vitalzeichenkontrolle, besonders Atmung, ggf. kontinuierliches Monitoring einschl. Sauerstoffsättigung, Verband auf Nachblutung kontrollieren
- Röntgen-Thorax-Kontrolle bei klinisch stabilen Patientinnen nach 12–24 Stunden, ansonsten früher (Resterguss? Pneumothorax?)

Komplikationen

- Pneumo-, Hämatothorax, jeweils mit Leitsymptom Dyspnoe
- Lungenödem durch zu schnelle Volumenentlastung
- Schock aufgrund zu hoher Volumenverluste
- Infektion, Fistelbildung an der Punktionsstelle
- Verletzung von Interkostalgefäßen

Besonderheiten bei Kindern

Nach Möglichkeit ist ein Elternteil anwesend, um das Kind in die geeignete Position zu bringen, zu fixieren und zu beruhigen.
- Positionierungsalternativen (zur Erweiterung des Interkostalraums):
  - Kind liegt auf der nicht zu punktierenden Seite
  - Rückenlage mit über den Kopf gestrecktem Arm

  - Sitzend mit über den Kopf gestrecktem Arm auf einem Stuhl
  - Kind lehnt sich nach vorne gebeugt auf eine Tischkante oder Stuhllehne
- Kind nüchtern lassen
- Prämedikation nach Arztanordnung
- Alters- und funktionsentsprechende Kanülen nach Arztanweisung bereitlegen

26.6.5 Knochenmarkbiopsie/Knochenmarkpunktion

DEFINITION

Knochenmark *(KM, Medulla ossium):* spezialisiertes Binde- und Stammzellgewebe in inneren Hohlräumen großer Knochen. U.a. für die Blutzellbildung verantwortlich.
Knochenmarkpunktion: Punktion einer Markhöhle und Aspiration von flüssigem Knochenmark.
Knochenmarkbiopsie: Stanzbiopsie mit Entnahme eines Gewebezylinders zur Beurteilung von Knochenmarkzellen und Knochenmarkstruktur (inkl. Knochen, Gefäße).

Indikation

Erkrankungen des Bluts und des blutbildenden Systems, z. B. zur differenzialdiagnostischen Abklärung, Verlaufs- und Therapiekontrolle einer Leukämie.

Punktionsorte

- Vorderer oder hinterer (am häufigsten) Beckenkamm
- Sternum (Brustbein) (bei Kindern nur in Ausnahmefällen)
- Tibia (Schienbein) bei Säuglingen

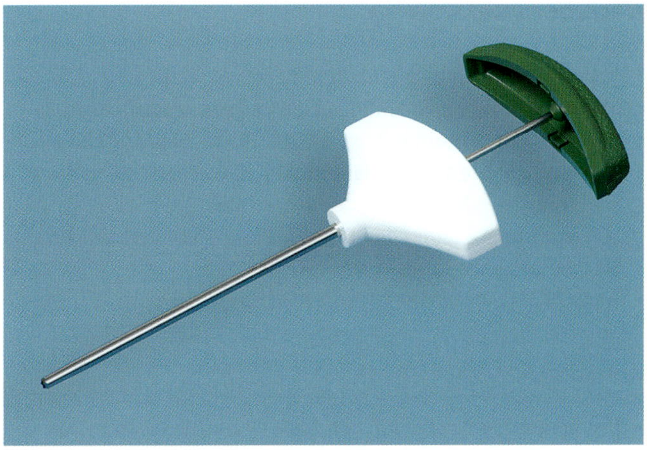

Abb. 26.26 Die Yamshidi-Stanznadel erlaubt eine Biopsie (durch Eindrehen der Nadel ohne Mandrin) wie auch eine Punktion (durch Aufsetzen einer Spritze). [K115]

Benötigte Materialien

Neben den allgemein benötigten Materialien (➤ 26.6.1):
- Spezielle Knochenmarkpunktionskanüle, z. B. Yamshidi-Stanznadel mit Trokar und Austreibungsdraht (➤ Abb. 26.26)
- Skalpell
- Mehrere 10-ml- und 20-ml-Spritzen
- Alles für die Lokalanästhesie
- Zum Ausstreichen des Nativknochenmarks: Petrischale, mehrere Objektträger oder geschliffene Deckgläschen
- Probenröhrchen mit Fixierungslösung (4%-iges Formalin) bei Knochenmarkbiopsie
- Sandsack

Vorbereitung

Neben den allgemeinen Vorbereitungen (➤ 26.6.1):
- Venöse Blutabnahmen zur Bestimmung der Gerinnungsparameter
- Prämedikation nach Arztanordnung verabreichen
- Patientin in die geeignete Position bringen
  - **Punktion des vorderen Beckenkamms**: Rückenlage, Polster unter Gesäß, Arme über Oberkörper verschränken lassen, oder Seitenlage mit angewinkelten Beinen mit Unterstützung des Kopfs
  - **Punktion des hinteren Beckenkamms**: Bauchlage mit leicht erhöhter Positionierung des Beckens durch ein Kissen unter Bauch und Hüfte, oder Seitenlage mit angewinkelten Knien und Unterstützung des Kopfs
  - **Tibiapunktion**: Rückenlage mit Unterstützung des Unterschenkels durch ein Kissen
  - **Sternalpunktion**: Rückenlage mit flachem Sandsack unter den Schulterblättern

Durchführung der Punktion

Nach Hautdesinfektion und Lokalanästhesie punktiert bzw. biopsiert (meist unmittelbar hintereinander) die Ärztin die Knochenmarkhöhle und entnimmt durch Aspiration mit einer Spitze das Knochenmark bzw. durch Stanze den Gewebezylinder (➤ Abb. 26.26). Die Patientin weiß, dass die Knochenmarkaspiration Schmerzen machen kann, sie soll Abwehrbewegungen vermeiden, die zu einem Herausrutschen der Nadel führen können.

Die Pflegefachperson reicht die benötigten Materialien, hilft der Patientin bei der Positionierung und beruhigt sie während der Punktion.

Nach der Punktion

Neben den allgemeinen Nachbereitungen (➤ 26.6.1):
- Punktionsstelle für mind. 3 Min. komprimieren, ggf. Sandsack auflegen, Patientin für 1–2 Std. Bettruhe (nach Arztanordnung) einhalten lassen
- Überwachung: Verband auf Nachblutung; nach Kurznarkose: Vitalzeichenkontrolle, 2 Std. Nahrungskarenz

Komplikationen

- Nachblutung, Hämatom
- Infektion der Punktionsstelle, Gefahr von Osteomyelitis (Entzündung des Knochenmarks) und Osteitis (Knochenentzündung)
- Schmerzen
- Fehlpunktion mit Verletzung innerer Organe (Darm, Herz, Lunge)
- Fraktur

Besonderheiten bei Kindern

Nach Möglichkeit ist ein Elternteil anwesend.

Oft wird die Punktion unter Kurznarkose durchgeführt, dann ist eine Nahrungskarenz vor- und nachher notwendig, ebenso die Überwachung der Vitalzeichen.

26.6.6 Perkutane Leberpunktion/Leberbiopsie

DEFINITION

Leberpunktion: Punktion der Leber von außen (perkutan) unter Bildgebungskontrolle (Sonografie, CT, MRT) mit einer Menghini-Kanüle.
Leberbiopsie: Gewinnung eines Gewebezylinders durch Vakuumaspiration mit der Menghini-Kanüle oder im Rahmen einer Mini-Laparaskopie mithilfe spezieller Trokare oder mit einer Tru-Cut-Nadel (= schneidende Biopsietechnik).

Indikation

- Histologische Untersuchung zur Differenzialdiagnose und Verlaufskontrolle von Lebererkrankungen, z. B. bei Verdacht auf Leberzirrhose, chronische Hepatitis.
- Gezielte Punktion von lokal begrenzten Befunden, z. B. bei V. a. bösartigen Tumor.

Punktionsort

Der Punktionsort ist in der Regel zwischen dem 8. und 10. Interkostalraum (ICR) in der mittleren Axillarlinie auf der rechten Seite.

Benötigte Materialien

Neben den allgemein benötigten Materialien (➤ 26.6.1):
- Alles für die Lokalanästhesie, alternativ: Analgosedierung oder Vollnarkose durch Anästhesistin
- Punktionsset nach Menghini mit Punktionskanüle, Biopsiekanüle mit Spezialschliff zur Gewebeprobenentnahme, Spritze mit Lock-Ansatz, Skalpell (➤ Abb. 26.27)
- Ultraschallgerät
- Probenröhrchen mit 4%-igem Formalin
- Ggf. Nahtmaterial, Nadelhalter, Schere
- Sandsack

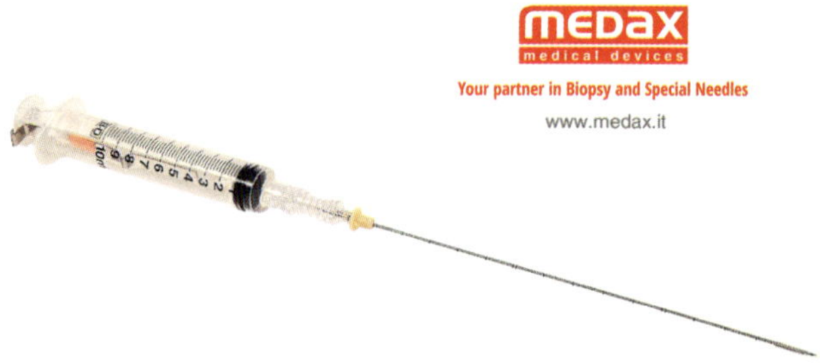

Abb. 26.27 Spritze mit Lock-Lock-Ansatz (➤ Abb. 28.4b) und Menghini-Kanüle. Die Kanüle hat eine Schneide-Spitze und eine Graduierung zur einfachen Tiefenbestimmung. [V892]

Vorbereitung

Neben den allgemeinen Vorbereitungen (➤ 26.6.1):
- Venöse Blutabnahmen zur Bestimmung der Gerinnungsparameter, Blutgruppe und für Kreuzblut
- Periphere Verweilkanüle legen lassen
- Patientin am Untersuchungstag nüchtern lassen
- Prämedikation und Schmerzmittel nach Arztanordnung verabreichen, ggf. Kurznarkose
- Monitoring für Blutdruck und Puls, Pulsoximeter für die Sauerstoffsättigung
- Patientin – abhängig vom geplanten Punktionsort – in linke Seitenlage oder Rückenlage lagern

Durchführung der Punktion

Nach Hautdesinfektion und Lokalanästhesie (wenn keine Narkose) erfolgt die Punktion unter sonografischer Kontrolle, dann die Gewebeentnahmen mit der Spezialkanüle.

Die Pflegefachperson reicht die benötigten Materialien an, beruhigt die Patientin während der Maßnahme und beobachtet ihr Befinden.

Nach der Punktion

Neben den allgemeinen Nachbereitungen (➤ 26.6.1):
- Nach der Punktion Patientin auf der rechten Seite auf Kompressionskissen positionieren, sie soll 24 Std. Bettruhe einhalten
- Nahrungskarenz nach Arztanordnung und abhängig von der Sedierung bzw. Narkose, in der Regel 6 Std.
- Überwachung: engmaschig Blutdruck und Puls, Verband auf Nachblutungen und Austritt von Galle
- Nach 24 Std. sonografische Kontrolle veranlassen

Komplikationen

- Peritonitis durch nachlaufende Galle („Gallenleck") oder versehentliches Anstechen eines Gallengangs
- Nachblutung, Infektion
- Verletzung von Organen, z. B. Lunge (Pneumothorax), Nieren

- Kreislaufversagen
- Sekundäre Hepatitis
- Schmerzen in der rechten Schulter durch Zwerchfellreizung

Besonderheiten bei Kindern

Bei kleinen Kindern wird die Leberpunktion in Vollnarkose durchgeführt, bei größeren Kindern in Analgosedierung. Nach Möglichkeit ist ein Elternteil anwesend, auch wenn das Kind aus der Narkose erwacht.

Die Positionierung ist auf dem Rücken mit kleinem Kissen unter der rechten Flanke, Körper und Kopf sind nach links gedreht, Arme über dem Kopf verschränkt, Becken und Beine werden durch Pflegende fixiert.

26.6.7 Arterienpunktion

Injektionen ➤ 28.1.1

DEFINITION
Arterienpunktion: Einstich in eine Arterie mittels einer Hohlnadel.

Indikationen

- Einmalige Blutentnahme, z. B. für eine Blutgasanalyse
- Zur Injektion eines Kontrastmittels in der Radiologie
- Einlage einer arteriellen Verweilkanüle (zur kontinuierlichen invasiven Blutdruckmessung und zur regelmäßigen Blutentnahme auf Intensivstationen)
- Zugang mit so genannter Schleuse für Linksherzkatheteruntersuchung

Punktionsorte

- A. radialis (häufig)
- A. femoralis communis
- A. brachialis
- Selten A. tibialis und A. poplitea

Benötigte Materialien

Neben den allgemein benötigten Materialien (➤ 26.6.1):
- Für die einmalige Punktion: Kanüle, 10- oder 20-ml-Spritze, NaCl 0,9 %, Probenröhrchen mit Adapter (➤ Abb. 26.15, ➤ Abb. 26.16)
- Für einen dauerhaften arteriellen Zugang: Punktionsset (➤ Abb. 26.28), 10- oder 20-ml-Spritze, NaCl 0,9 %, alles für die Lokalanästhesie
- Für Herzkatheteruntersuchung: spezielles Punktionsset, 10- oder 20-ml-Spritze, NaCl 0,9 %, alles für die Lokalanästhesie

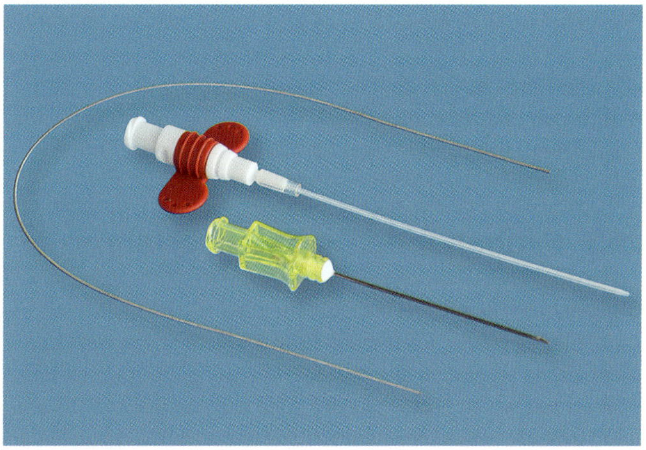

Abb. 26.28 Arterielle Verweilkanüle. Nach Punktion und Sicherstellung der korrekten Lage wird über die Punktionskanüle ein Führungsdraht vorgeschoben, dann wird die Punktionskanüle entfernt. Anschließend wird die arterielle Kanüle über den Führungsdraht in die Arterie vorgeschoben, sog. Seldinger-Technik. [K115]

Vorbereitung

Neben den allgemeinen Vorbereitungen (➤ 26.6.1):
- Venöse Blutabnahme zur Bestimmung der Gerinnungsparameter
- Vor Punktion der A. radialis Kollateralkreislauf mittels Allen-Test überprüfen

Allen-Test

Die Patientin wird angehalten, die Hand zur Faust zu ballen, während gleichzeitig die A. radialis und die A. ulnaris bis zum Abblassen der Hand komprimiert werden. Wird die Kompression der A. ulnaris gelöst, muss die Hand schnell wieder rosig werden. Beträgt die Dauer bis zum Eintritt der Wiederdurchblutung nach Lösen der A.-ulnaris-Kompression mehr als 10–15 Sek., ist eine unzureichende Funktion des Arcus palmaris (tiefer Hohlhandbogen) anzunehmen und eine Radialispunktion kontraindiziert.

Durchführung durch die Ärztin

Nach Hautdesinfektion und Lokalanästhesie punktiert die Ärztin die Arterie, nimmt Blut ab oder legt einen arteriellen Zugang.

Nach der Punktion

Neben den allgemeinen Nachbereitungen (➤ 26.6.1):
- Punktionsstelle komprimieren und Druckverband anlegen (für mind. 2 Std.), diesen mit Uhrzeit beschriften
- Nach Entfernung einer Schleuse nach Herzkatheteruntersuchung: spezieller Druckverband, ggf. Sandsack auflegen, nach Punktion der A. femoralis Bettruhe für 24 Std. einhalten lassen
- Überwachung: Nachblutung und Hämatombildung, Pulse und Sensibilität distal der Punktionsstelle kontrollieren
- Patientin informieren, dass sie in den folgenden 2–3 Tagen nicht schwer heben soll

Komplikationen

- Aneurysma spurium (falsches Aneurysma)
- Hämatom, Nachblutungen
- Infektionen

26.7 Bildgebende Diagnoseverfahren

Bildgebende Diagnoseverfahren, vor allem die Röntgen- und Ultraschalldiagnostik, besitzen einen sehr hohen Stellenwert in der Medizin, da sie eine nichtinvasive Darstellung des menschlichen Körpers mit seinen normalen oder krankhaft veränderten Organen und Strukturen erlauben. Weiterhin können auch funktionelle Vorgänge erfasst und je nach Fragestellung in verschiedenen Projektions- oder Schnittbildverfahren dargestellt werden.

26.7.1 Sonografie/Ultraschalldiagnostik

DEFINITION

Ultraschall: mechanische Schwingungen mit einer Frequenz oberhalb der menschlichen Hörgrenze von ca. 20 kHz (20.000 Schwingungen pro Sek.). Die **Ultraschalldiagnostik** *(Sonografie)* beruht auf der Tatsache, dass Ultraschall durch menschliche Gewebe teils reflektiert, teils absorbiert und teils gestreut wird und mithilfe spezieller Sensoren und Geräten als Bild darstellbar ist.

Die Ultraschallwellen werden von einem Schallgeber im Schallkopf produziert und impulsförmig oder als Dauerschall ausgesandt. Ein abwaschbares Gel dient als Kontaktmedium zwischen Schallkopf und Körperoberfläche des zu Untersuchenden, um Luftbrücken zu vermeiden. Die von den Geweben reflektierten Schwingungen (Echos) werden dann durch Sensoren im gleichen Schallkopf wieder aufgefangen. Eine aufwendige elektronische Verarbeitung im Gerät liefert schließlich das Ultraschallbild. Bei einer Ultraschalluntersuchung entsteht keine Strahlenbelastung, sodass auch Kinder und Schwangere ohne Bedenken beliebig oft sonografiert werden können. Die Ultraschalluntersuchung ist risikoarm, schmerzlos, leicht verfügbar und schnell durchführbar.

Nachteile einer Ultraschalluntersuchung sind eine begrenzte Eindringtiefe und eingeschränkte Beurteilbarkeit bei Luftüberlagerungen der Zielstruktur. Dadurch kann die Diagnostik bei adipösen Menschen und bei schallkopffernen Strukturen erschwert werden.

Verfahren

A-Bild-Verfahren

Das **A-Bild-Verfahren** *(Amplitudenmodus)* war das erste angewendete Ultraschallverfahren, wird heute aber kaum noch eingesetzt. Das von der Sonde empfangene Echosignal wurde als Amplitude auf einem Diagramm dargestellt, wobei auf der X-Achse die Eindringtiefe und auf der Y-Achse die Gewebedichte aufgetragen wurde.

B-Bild-Verfahren

Das **B-Bild-Verfahren** *(B-Scan,* Brightness-Scan, Helligkeitsscan) entspricht im Prinzip der Darstellung im Amplitudenmodus, wobei die Amplitude, also die Gewebedichte, als Grauwert dargestellt wird. Durch einen sehr schnellen Bildaufbau *(Echtzeitverfahren, Realtime-Scan)* entsteht das typische zweidimensionale Schnittbild (➤ Abb. 26.29a). Anwendungsbereiche des B-Bild-Verfahrens finden

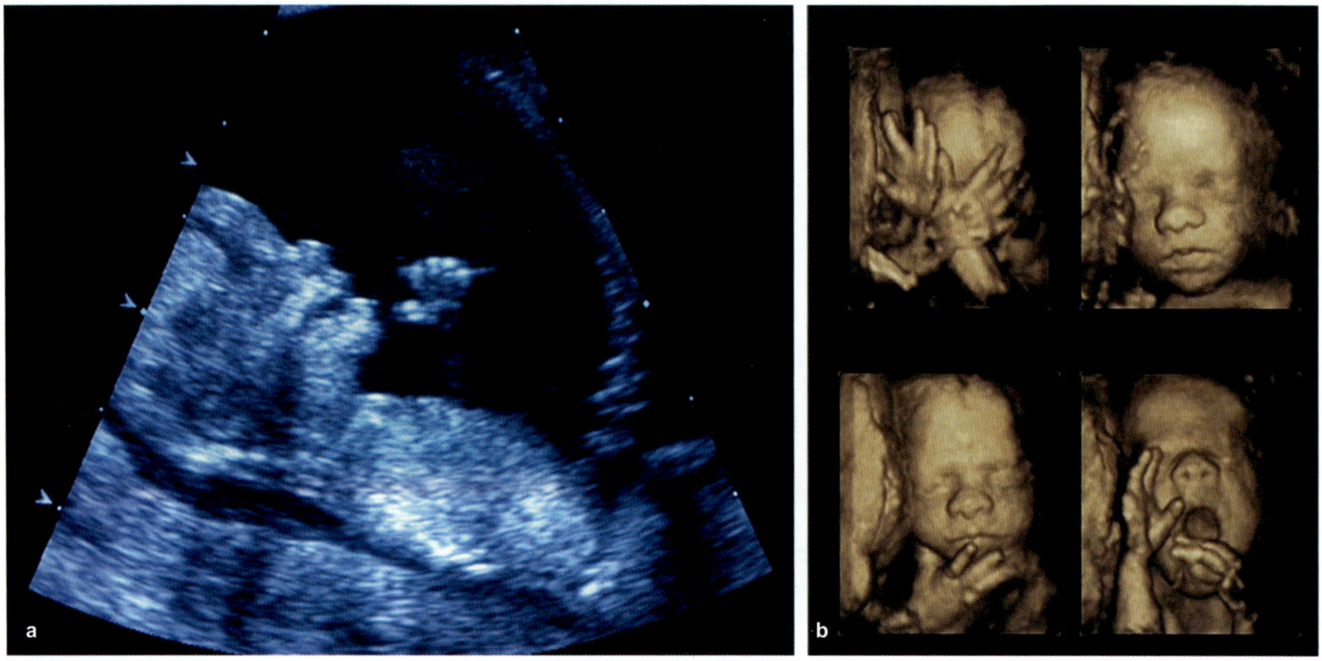

Abb. 26.29 Sonografische Darstellung eines Embryos, im B-Bild-Verfahren (a) und in der 3-D-Sonografie (b). [J787]

sich in beinahe jedem medizinischen Fachbereich, vor allem bei der Suche nach Erkrankungen und Tumoren im gesamten Bauchraum *(Abdomensonografie)* und bei der Ultraschalluntersuchung des Herzens *(Echokardiografie).*

Time-Motion-Verfahren

Beim **Time-Motion-Verfahren** *(M-Scan)* werden die Amplituden des A-Bilds in Abhängigkeit von der Zeit dargestellt. Dieses Verfahren erlaubt, Bewegungsabläufe von Organen eindimensional darzustellen. Das Time-Motion-Verfahren findet vor allem Einsatz als M-Mode-Echokardiografie zur Darstellung von Herzklappenbewegungen.

Mehrdimensionale Verfahren

Viele zweidimensionale Bilder ergeben durch einen Computer zusammengesetzt ein räumliches Standbild, also eine dreidimensionale Darstellung (**3D-Sonografie** ➤ Abb. 26.29b). Haupteinsatzgebiet der 3D-Sonografie ist die Geburtshilfe (z. B. zur Fehlbildungsdiagnostik).

Die Darstellung einer 3D-Sonografie in Echtzeit führt zur **4D-Sonografie.** Deshalb wird die 4D-Sonografie auch als Live-3D-Ultraschall bezeichnet. Am Monitor ist ein bewegtes dreidimensionales Bild erkennbar, was hauptsächlich in der Kardiologie und in der Pränataldiagnostik eingesetzt wird.

Doppler- und Farbdoppler-Sonografie

Bei der **Dopplersonografie** sendet der Schallkopf kontinuierlich *(Continuous-Wave-Methode, cw-Methode)* oder schnell hintereinander *(Pulsed-Wave-Methode, pw-Methode)* Ultraschallwellen aus. Treffen diese Ultraschallwellen auf eine sich bewegende Grenzfläche, z. B. die Membran eines Blutkörperchens, werden sie mit veränderter Frequenz zurückgeworfen, wobei die Frequenzänderung u. a. von der Geschwindigkeit des Blutstroms abhängt (Dopplereffekt). Beim Dopplerverfahren wird die Blutströmungsgeschwindigkeit entweder als Ton hörbar gemacht oder als Fläche ober- oder unterhalb einer Nulllinie dargestellt.

Die **Farbdopplersonografie** zeigt Geschwindigkeiten und Richtung des Blutstroms in verschiedenen Farben: Rot bedeutet Fluss auf den Schallkopf zu, Blau bedeutet Fluss vom Schallkopf weg. Helle Farbtöne zeigen eine schnelle, dunkle eine langsame Strömung.

Duplex- und Farbduplexsonografie

Die **Duplexsonografie** kombiniert das B-Bild-Ultraschallverfahren mit der Doppler-Untersuchung und kann so Gefäßstenosen und -ablagerungen zusammen mit der Blutströmungsgeschwindigkeit darstellen.

Die **Farbduplexsonografie** *(farbkodierte* Dopplersonografie, Triplexsonografie) stellt zusätzlich Strömungsrichtung und Turbulenzen durch Farben im zweidimensionalen Bild dar. In der Kardiologie und Angiologie werden Doppler- und Duplexuntersuchungen zur Beurteilung von Strömungsverhältnissen im Herzen bzw. in den Gefäßen herangezogen und dienen so zur Diagnose von Herzfehlern, Gefäßstenosen, Aneurysmen oder Thrombosen.

Sonderformen der Sonografie

Transkranielle Doppler- oder Duplexsonografie der Hirngefäße

Ultraschallwellen können durch eine dünne Knochenlamelle im Schläfenbereich den Knochen überwinden. So können Gefäßwände und Blutströmungsgeschwindigkeiten von Hirngefäßen schnell beurteilt werden und weisen, falls ein Gefäßabbruch dargestellt wird, auf einen Schlaganfall hin.

Intravaskuläre Sonografie

Mittels einer in ein Gefäß eingeführte Ultraschallsonde lassen sich z. B. arteriosklerotische Gefäßveränderungen darstellen. Diese Methode wird bei der Herzkatheteruntersuchung zur Beurteilung der Koronararterien eingesetzt.

Endosonografie

Die **Endosonografie** kombiniert Sonografie und Endoskopie. Sonografiert wird nicht der Körper von außen, sondern der an einem Endoskop befestigte Schallkopf wird in Körperöffnungen der Patientin eingeführt. So sind z. B. mittels eines Schallkopfs in der Speiseröhre Teile des Herzens besser einsehbar *(transösophageale Echokardiografie),* oder es lassen sich bei Tumoren im Magen-Darm-Trakt mittels eines tumornah gelegenen Schallkopfs Eindringtiefe und Ausdehnung des Tumors besser abschätzen. Zu den pflegerischen Aufgaben gehören die für den endoskopischen Eingriff notwendigen Maßnahmen (➤ 26.7.6).

Interventionelle Sonografie

Die **interventionelle** Sonografie ist mit einem operativen Eingriff verbunden, z. B. sonografisch gesteuerte Feinnadelbiopsien (z. B. der Leber, ➤ 26.6.6) oder Aszitespunktionen (➤ 26.6.3).

Kontrastmittelverstärkte Sonografie

Diese Kontrastmittel werden meistens intravenös verabreicht und sind mit gasgefüllten Mikrobläschen *(Microbubbles)* angereichert. Diese Mikrobläschen beginnen zu schwingen, sobald sie im Ultraschallfeld liegen, wobei sich diese Signale deutlich von Gewebssignalen unterscheiden und somit eine Aussage über eine Gewebsdurchblutung zulassen. Einsatzgebiete findet dieses Verfahren in der Kardiologie, Gynäkologie und auch in der Pädiatrie. Hier wird z. B. die **Miktionsurosonografie (MUS)** zur Diagnostik eines Harnrefluxes eingesetzt.

Intraoperative Sonografie

Ultraschalluntersuchungen während Operationen finden vor allem bei minimalinvasiven Eingriffen Anwendung. Hier kann der Ultraschall sowohl zur Steuerung von Sonden und Endoskopen als auch zur Darstellung von Tumoren eingesetzt werden.

Sonografie bei Kindern

Bei **Kleinkindern und Neugeborenen** können durch die noch nicht abgeschlossene Verknöcherung und noch offen stehenden Fontanellen sehr viel mehr Organe als beim Erwachsenen untersucht werden. So können bei ihnen Gehirn, Hirngefäße, Rückenmark, Wirbelsäule und Nebennieren sonografisch beurteilt werden. Bei **Ungeborenen** können zusätzlich Lungen, Magen und Extremitätenknochen untersucht werden.

Pflegerische Aufgaben bei Ultraschalluntersuchungen

- Termin mit der Funktionsabteilung absprechen.
- Darmgasüberlagerungen erschweren die Beurteilung der Bauchorgane und machen sie teilweise sogar unmöglich. Daher dürfen am Vortag einer geplanten Ultraschalluntersuchung des Abdomens keine blähenden Speisen wie Kohl oder Hülsenfrüchte gegessen werden. Je nach Untersuchungszeitpunkt werden der Patientin nach Arztanordnung am Vortag oder am Untersuchungstag entblähende Arzneimittel, z. B. Simethicon (Sab simplex®) verabreicht. Zur Untersuchung des Abdomens bleibt die Patientin nüchtern (Zeitdauer der Nahrungskarenz nach Anordnung), da sich durch Nahrungsaufnahme die zuvor gefüllte Gallenblase entleeren würde und somit kaum beurteilbar wäre.
- Ultraschalluntersuchungen werden vor Röntgenkontrastdarstellungen eingeplant, da das zur Darstellung des Magen-Darm-Trakts häufig verwendete Kontrastmittel Barium die Sonografie behindern kann.
- Manche Organe können besser durch Flüssigkeit als „Schallfenster" betrachtet werden. Patientinnen vor Untersuchungen der Beckenregion, insbesondere der Harnblase und der weiblichen Geschlechtsorgane, sollten deshalb vor einer abdominalen Sonografie reichlich trinken und den Toilettengang aufschieben, damit die Harnblase gefüllt ist. Bei einer vaginalen Ultraschalluntersuchung der Unterbauchorgane muss die Harnblase jedoch leer sein.
- Eine besondere Nachbereitung ist nicht erforderlich. Viele Patientinnen empfinden es als angenehm, wenn ihnen nach der Untersuchung beim Abwischen des Gels geholfen wird.
- ➤ Tab. 26.11 gibt einen Überblick über die Besonderheiten, die Pflegende bei der Sonografie von Kindern darüber hinaus beachten müssen.

VORSICHT

Manche Menschen reagieren auf das Ultraschallgel mit Hautrötungen und Juckreiz. Meist handelt es sich dabei um eine **allergische Reaktion auf ein in dem Gel enthaltenen Konservierungsmittel** (meist Phenoxyethanol). Bei allergischen Hautreaktionen hilft lokal eine Kortisonsalbe.
Bei zukünftigen Ultraschalluntersuchungen sollten verträgliche Ultraschallgele verwendet werden. Die Patientin soll bei folgenden Untersuchungen der Ärztin sagen, dass sie eine allergische Reaktion hatte.

Tab. 26.11 Pflegerische Aufgaben bei der Sonografie von Kindern.

Altersgruppe	Pflegerische Aufgabe
Säuglinge, Kleinkinder	• Wiegen, Körperlänge und Kopfumfang messen • Kuscheltier, Spielzeug mitnehmen • Evtl. Nahrung und neue Windel mitnehmen • Ultraschallgel auf Körpertemperatur erwärmen • Kind entkleiden und halten • Unterkühlung vermeiden
Größere Kinder	• Wiegen, Körperlänge messen • Altersgerecht darüber informieren, dass die Untersuchung schmerzfrei ist, aber evtl. eine Nahrungskarenz erfordert

26.7.2 Röntgen

DEFINITION

Röntgenstrahlen: hochenergetische elektromagnetische Wellen, die aufgrund ihres hohen Energiegehalts andere Atome und Moleküle ionisieren. Dadurch können sie gesundheitsschädliche biologische Wirkungen entfalten (Zelluntergang, kanzerogen, teratogen) und erfordern deshalb einen ausreichenden Strahlenschutz. Röntgenstrahlen werden außerdem zu therapeutischen Zwecken eingesetzt *(Strahlentherapie).*
Diagnostische Radiologie: bildgebendes Verfahren, das mit Röntgenstrahlen arbeitet. Die diagnostische Radiologie ist ein eigenständiges medizinisches Fachgebiet.

Als Strahlenquelle dient eine Röntgenröhre. Das Nutzstrahlenbündel verlässt den Apparat und die Röntgenstrahlen durchdringen die Patientin, deren Gewebe die Strahlen in unterschiedlichem Ausmaß abschwächt (absorbiert). Der Strahlenanteil, der den Körper durchdrungen hat, also nicht absorbiert worden ist, wird mittels Röntgenfilm, Röntgenbildverstärker, Röntgenspeicherfolien oder Festkörperdetektoren registriert und sichtbar gemacht. Röntgendichte Gewebe wie Knochen haben einen hohen Absorptionsanteil, d. h., sie lassen nur wenig Strahlung durch. Im Röntgenfilm werden sie also nur gering geschwärzt und erscheinen im Negativ hell (➤ Abb. 26.30).

Strahlenschutz

Die Röntgendiagnostik bewegt sich im Spannungsfeld zwischen
- möglichst hoher diagnostischer Aussagekraft und
- den Strahlenschutzanforderungen zum Schutze der Patientin und des medizinisch-technischen Personals.

Die im Körper absorbierte Röntgenstrahlung entfaltet biologische Wirkungen auf die Körperzellen und kann sie schädigen. Daher muss vor einer Röntgenuntersuchung immer festgestellt werden, ob der gesundheitliche Nutzen der Untersuchung gegenüber dem Strahlenrisiko überwiegt. Insofern hat der Strahlenschutz von Patientinnen, insbesondere von Schwangeren und Kindern sowie dem Personal große Bedeutung. Es gelten die zwei Hauptprinzipien des Strahlenschutzes, **Abschirmung** der Strahlung und **Abstandhalten**:
- Betonschichten und Strahlenschutzkleidung aus Blei absorbieren Strahlung. Muss während Operationen geröntgt werden, trägt

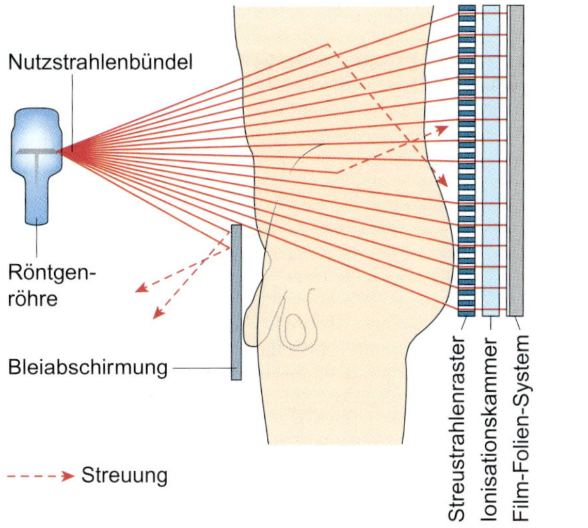

Abb. 26.30 Schematische Darstellung der Bildentstehung bei konventionellen Röntgenverfahren und Keimdrüsenschutz durch Bleiabschirmung. Die Strahlen des Nutzstrahlenbündels, die direkt auf die Keimdrüsen treffen würden, werden durch die Abschirmung abgefangen, Streustrahlen können jedoch die Keimdrüsen erreichen. [L234]

das medizinische Personal Bleischürzen, sofern das Verlassen des Raums nicht möglich ist. Zum Strahlenschutz der Patientin stehen Bleiabdeckungen für die Keimdrüsen und Bleischürzen unterschiedlicher Größe zur Verfügung. Ein vollständiger Schutz der Keimdrüsen vor der Strahlung ist jedoch wegen der **Streustrahlung** nicht zu erreichen.
- Die Strahlungsintensität nimmt mit zunehmendem Abstand von der Strahlenquelle ab. Als Faustregel gilt, dass bei doppeltem Abstand die Strahlung nur noch ein Viertel so stark ist.

Die **Röntgenverordnung** *(RöV, Schutz vor Schäden durch Röntgenstrahlen)* und die **Strahlenschutzverordnung** *(StrlSchV, Schutz vor Schäden durch radioaktive und ionisierende Strahlen)* dienen dem Schutz von Personen, die beruflich strahlenexponiert sind. Solche Mitarbeiterinnen müssen z. B. besonders geschult werden, und ihre Strahlenbelastung darf eine zulässige Höchstdosis nicht überschreiten, anderenfalls werden Beschäftigungsverbote verhängt. Bei Beachtung der Vorschriften ist heutzutage kein messbares zusätzliches Tumorrisiko gegeben.

Konventionelle und digitale Röntgenverfahren

Konventionelle Röntgenverfahren basieren auf dem in der ➤ Abb. 26.30 dargestellten Prinzip. Allerdings werden die früher üblichen Röntgenfilme immer seltener verwendet. Stattdessen registrieren Speicherfolien oder Festkörperdetektoren die Strahlung. Die Informationen werden direkt oder über einen weiteren Zwischenschritt digitalisiert und in digitaler Form gespeichert. Die Bilder können dann am PC befundet und nachbearbeitet werden (beispielsweise Ausschnittvergrößerung, Kontrastverstärkung), sie können in eine elektronische Patientenakte eingebunden und elektronisch verschickt werden. Meist ist auch die Strahlenbelastung geringer, weil die digitalen Speicherfolien empfindlicher sind und daher weniger Röntgenstrahlung benötigen, um hochauflösende Bilder zu liefern. Diese moderne Variante des konventionellen Röntgens wird auch als **digitales Röntgen** bezeichnet.

Konventionelle Röntgenleeraufnahme

Bei **konventionellen Röntgenleeraufnahmen** resultieren die Helligkeitsunterschiede im Röntgenbild allein aus der unterschiedlichen Absorption der Röntgenstrahlen durch die Gewebe (ohne Kontrastmittel). Typische Anwendungsgebiete sind etwa:
- Röntgenleeraufnahme des Thorax,
- Abdomenleeraufnahme bei Verdacht auf Magen-Darm-Perforation (Luftsicheln unterm Zwerchfell) oder Ileus (typische Spiegel in den Darmschlingen an der Grenze zwischen Flüssigkeit und Luft, ➤ Abb. 26.31)
- Röntgenleeraufnahme eines möglicherweise gebrochenen Knochens

Durchleuchtung

Durchleuchtungen erlauben durch „kontinuierliches Röntgen" die Beobachtung von Abläufen, etwa der Speiseröhrenbewegung nach einem Kontrastmittelbreischluck. Trotz moderner Bildverstärkungstechniken ist die Strahlenbelastung durch die lange Expositionszeit relativ hoch, daher ist die Indikation eng zu stellen. Bei manchen

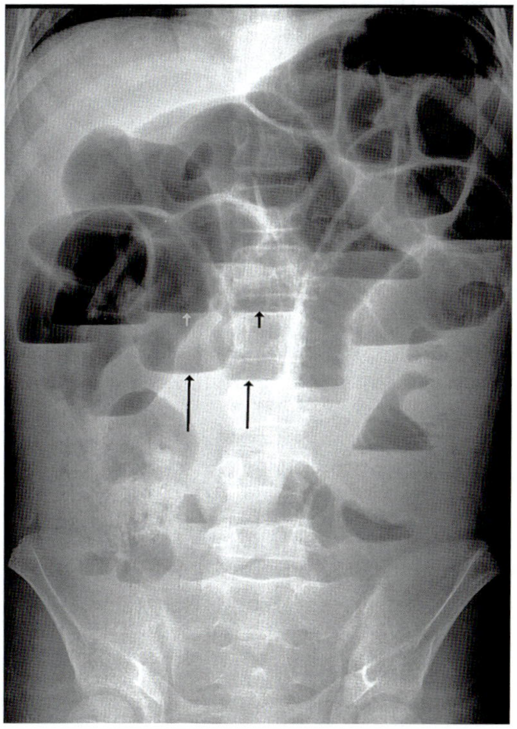

Abb. 26.31 Röntgenleeraufnahme eines Ileus. Die Aufnahme zeigt luftgefüllte, massiv gedehnte Kolonschlingen und typische Flüssigkeitsspiegel (Pfeile), die entstehen, wenn Flüssigkeit im Darm nicht weitertransportiert wird und sich in den Darmschlingen ansammelt. [S008–4]

Fragestellungen, z. B. bei Herzkatheteruntersuchungen, ist die Durchleuchtung allerdings unverzichtbar.

Pflegerische Aufgaben beim konventionellen Röntgen Erwachsener

- Untersuchung anmelden
- Mobiler Patientin den Weg zur Röntgenabteilung erklären und alle notwendigen Unterlagen mitgeben, z. B. Patientendokumentation, Etiketten, bei hilfsbedürftigen Patientinnen Transport organisieren
- Für insulinpflichtige Diabetikerinnen möglichst frühen Termin vereinbaren, wenn diese für die Untersuchung nüchtern sein müssen, Insulin erst nach der Untersuchung spritzen
- Vor einer Abdomenleeraufnahme zur Verminderung von Darmgasüberlagerungen evtl. entblähende Substanzen, z. B. Simethicon (Sab simplex®) nach Arztanordnung verabreichen
- Röntgendichte Gegenstände wie Uhren, Schmuck, ggf. störende Verbände, Schienen, Pflaster entfernen; Kleidung so wählen, dass sie im zu untersuchenden Bereich leicht entfernt werden kann
- Infusions- und Drainagesysteme sichern
- Schwer kranke Patientinnen während des Transports und der Untersuchung begleiten (ggf. in Reanimationsbereitschaft)
- Ambulante Pflege: Transport und ggf. Begleitung zum Röntgen organisieren, Absprachen mit Angehörigen treffen; bei länger dauernden Untersuchungen Medikamente, Getränke, Zwischenmahlzeiten und bei Bedarf notwendige Pflegeutensilien (z. B. Inkontinenzversorgung) mitgeben

Unnötige Röntgenuntersuchungen vermeiden

Wegen der Strahlenbelastung sind doppelte Röntgenuntersuchungen zu vermeiden. Deshalb die Patientinnen unbedingt nach Voruntersuchungen fragen und gegebenenfalls Röntgenbilder von den behandelnden Ärztinnen anfordern.

Pflegerische Aufgaben beim konventionellen Röntgen von Kindern

Bei Kindern sind je nach Alter und Gesundheitszustand einige Besonderheiten zu beachten (➤ Tab. 26.12).

Tab. 26.12 Pflegerische Aufgaben beim konventionellen Röntgen von Kindern.

Altersgruppe	Pflegerische Aufgaben
Frühgeborene	• Röntgenaufnahme organisieren; wird auf der Frühgeborenenstation mit fahrbarem Röntgengerät durchgeführt • Eine Pflegefachperson hält das Kind durch die Eingriffe des Inkubators
Säuglinge/ Neugeborene	• Kind wird in eine Babixhülle (halboffene Plexiglaswanne, ➤ Abb. 26.32) gelegt, die Arme werden über dem Kopf fixiert; die Röntgenaufnahme erfolgt aufrecht hängend • Eltern informieren und beruhigen, da diese Maßnahme zwar schmerzfrei ist, aber befremdlich aussieht • Für gut geheizten Raum und ruhige Atmosphäre sorgen • Hastige Bewegungen vermeiden • Evtl. Schnuller anbieten
Kleinkinder	• Wenn möglich vorher füttern, gegebenenfalls Nahrung mitnehmen • Spielsachen und Material zum Windelwechseln mitnehmen • Kind altersgerecht über die Untersuchung informieren; erklären, dass es sich während der Aufnahme nicht bewegen darf und ggf. den Atem anhalten muss oder nicht einatmen darf • Kind so weit wie nötig entkleiden • Röntgenkassette evtl. anwärmen, da das Kind mit dem Rücken die Kassette berührt • Kind passende Bleischürze zum Gonadenschutz anlegen
Schwerstkranke bzw. intensivpflichtige Kinder	• Röntgen-Liegendaufnahme auf der Intensivstation organisieren • Mitpatientin durch mobile Bleiwände schützen

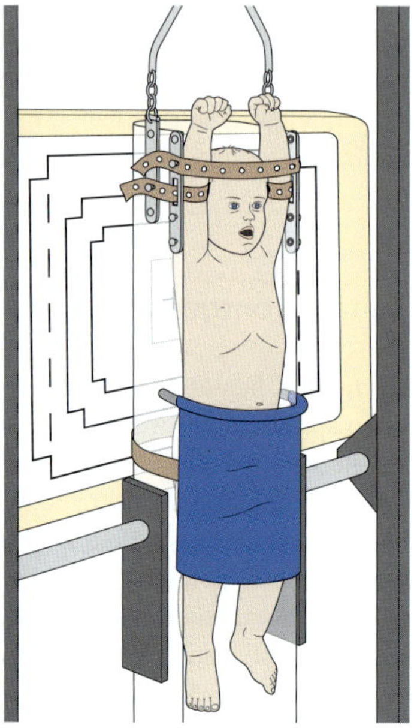

Abb. 26.32 Röntgen eines Säuglings in Babixhülle. [L264]

Röntgenverfahren mit Kontrastmittel

Oft reichen die natürlichen Dichteunterschiede der Gewebe nicht zur zuverlässigen Differenzierung der verschiedenen Strukturen aus. Dann können **Röntgenkontrastmittel** durch Kontrastverstärkung eine bessere Darstellung ermöglichen (➤ Tab. 26.13).

- *Positive* Röntgenkontrastmittel wie Jod oder Barium absorbieren die Röntgenstrahlen besonders stark und erscheinen daher im Röntgenbild hell. Sie werden vor allem zur Darstellung von Magen-Darm-Trakt **(Magen-Darm-Passage; Kolonkontrasteinlauf),** Urogenitaltrakt **(Urografie)** sowie Gefäßen **(Angiografie)** verwendet.

Tab. 26.13 Verschiedene Kontrastmitteluntersuchungen.

Untersuchung	Indikation	Pflegerische Aufgaben
Angiografie, Koronarangiografie	Arterielle Durchblutungsstörungen: • pAVK • Verengung der Halsschlagadern • Verengung der Hirngefäße • Koronare Herzkrankheit	• Blutuntersuchungen nach Arztanordnung vor Untersuchung: – Nierenwerte (Kreatinin) – Schilddrüsenwerte (TSH basal) – Gerinnungswerte (Quick, PTT, Thrombozyten) • Patientin nüchtern lassen • Punktionsstelle gegebenenfalls clippen/Haare kürzen (hausinterne Richtlinien) • Nach Punktion der A. femoralis: – Strenge Bettruhe für 4–5 Std. (abhängig von Kathetergröße und Verwendung von Fibrinkleber) – Patientin liegt flach mit gestrecktem Bein (hausinterne Richtlinien) – Sandsack auf Punktionsstelle – Druckverband ca. 6–12 Std. belassen – Verband, Fußpulse und Durchblutung des Beins regelmäßig kontrollieren (hausinterne Richtlinien) • Nach Punktion der A. radialis: – Keine Bettruhe notwendig – Arm darf nicht gebeugt werden – Verband regelmäßig kontrollieren – Durchblutung der Finger und Pulse kontrollieren • Vitalzeichenkontrolle • Viel trinken lassen, falls keine Kontraindikationen bestehen (Arztanordnung) • Essen nach Arztanordnung
Enteroklysma nach Sellink	Untersuchung zur Darstellung der Dünndarmschleimhaut bei: • Chronisch-entzündlichen Darmerkrankungen • Meckel-Divertikeln	• Blutuntersuchungen vor Untersuchung nach Arztanordnung organisieren: – Nierenwerte (Kreatinin) – Schilddrüsenwerte (TSH basal) • Am Tag vor der Untersuchung: – Leichte, ballaststofffreie Kost – Viel trinken – Keine Milch oder Milchprodukte • Nahrungs- und Flüssigkeitskarenz ab 22 Uhr • Am Untersuchungstag strenge Nahrungskarenz: – Keine Flüssigkeit, keine Nahrung – Nicht rauchen – Keine Bonbons, keine Kaugummis
Magen-Darm-Passage	Darstellung von Ösophagus, Magen und Dünndarm (selten) bei: • Funktionsstörung des Ösophagus • Magenentleerungsstörung	• Blutuntersuchungen vor Untersuchung nach Arztanordnung organisieren: – Nierenwerte (Kreatinin) – Schilddrüsenwerte (TSH basal) • Nahrungs- und Flüssigkeitskarenz ab 22 Uhr • Am Untersuchungstag Patientin nüchtern lassen/strenge Nahrungskarenz • Nach Arztanordnung Spasmolytika (Buscopan®) verabreichen • Evtl. abführende Maßnahmen
Myelografie	• Spezielle neurochirurgische Fragestellungen, z. B. bei Rückenmarkstumoren • Bandscheibenvorfall (eher selten)	• Blutuntersuchungen vor Untersuchung nach Arztanordnung organisieren: – Nierenwerte (Kreatinin) – Schilddrüsenwerte (TSH basal) – Gerinnungswerte (Quick, PTT, Thrombozyten) • Patientin am Untersuchungstag nüchtern lassen
Urografie	Darstellung der ableitenden Harnwege (nur noch selten)	• Blutuntersuchungen vor Untersuchung nach Arztanordnung organisieren: Nierenwerte, Schilddrüsenwerte • Am Vortag keine blähenden Speisen • Am Vorabend Abführmittel • Patientin am Untersuchungstag nüchtern lassen • Vor der Untersuchung Blase entleeren lassen
Kolonkontrasteinlauf	Nur wenn aufgrund von Stenosen keine vollständige Darmspiegelung möglich ist	• Blutuntersuchungen vor Untersuchung nach Arztanordnung organisieren: – Nierenwerte (Kreatinin) – Schilddrüsenwerte (TSH basal) • 2 Tage vor der Untersuchung ballaststoffarme Kost; viel trinken lassen • Am Vortag nach hausinternen Richtlinien abführen (orthograde Darmspülung) • Am Untersuchungstag Patientin nüchtern lassen • Spasmolytika (Buscopan®) nach Arztanweisung • Nach Untersuchung auf Kontrastmittelunverträglichkeiten, Veränderungen am Abdomen und Blut im Stuhl beobachten • Evtl. abführende Maßnahmen, da bariumhaltige Kontrastmittel obstipierend wirken

- *Negative* Röntgenkontrastmittel (z. B. Luft oder CO_2), haben eine sehr niedrige Dichte und erscheinen im Röntgenbild dunkel. Sie verbessern die Darstellung, z. B. bei Doppelkontrastmethoden.

Je nach Art der Zubereitung und der Fragestellung werden die Röntgenkontrastmittel geschluckt, durch Sonden oder mittels Einlauf in den Magen-Darm-Trakt eingebracht oder in Hohlräume injiziert.

Risiken von Kontrastmitteluntersuchungen

Kontrastmitteluntersuchungen sind nicht risikofrei, schwere Komplikationen sind aber insgesamt selten. Vor der Untersuchung sollen eine sorgfältige Anamneseerhebung und Blutuntersuchung besonders gefährdete Patientinnen herausfiltern. Bei ihnen wird überlegt, ob die Untersuchung unbedingt erforderlich ist. Die Patientin muss vor der Untersuchung von der Ärztin über die Komplikationsmöglichkeiten aufgeklärt werden und schriftlich ihr Einverständnis geben. Kontrastmittelbedingte Risiken sind:

- **Kontrastmittelallergie,** vor allem bei intravenöser oder intraarterieller Kontrastmittelgabe. Sie zeigt sich meist in der ersten Viertelstunde nach der Injektion durch eine allergische Sofortreaktion bis zum anaphylaktischen Schock (➤ 31.3). Risikogruppen sind Menschen mit vorangegangenen Kontrastmittelzwischenfällen, Allergien und chronisch-obstruktiven Atemwegserkrankungen. Ist bei ihnen eine Kontrastmittelgabe unumgänglich, kann eine medikamentöse Vorbehandlung mit Antihistaminika (H_1- und H_2-Blocker) sowie Glukokortikoiden das Risiko vermindern.
- **Kontrastmittelnephropathie** *(kontrastmittelbedingte Nierenschädigung)* bis zum akuten Nierenversagen. Besonders gefährdet sind z. B. Patientinnen mit eingeschränkter Nierenfunktion, Diabetes mellitus oder verminderter Nierendurchblutung (auch z. B. durch Herzinsuffizienz).
- **Auslösung einer Schilddrüsenüberfunktion** *(Hyperthyreose)* bis zur thyreotoxischen Krise durch jodhaltige Kontrastmittel.

Weitere Komplikationen sind durch die Art der Untersuchung bedingt. So kann sich nach einer arteriellen Gefäßpunktion ein Thrombus in der Arterie bilden und zu Durchblutungsstörungen führen, im schlimmsten Fall zum Gefäßverschluss.

Pflegerische Aufgaben bei Kontrastmitteluntersuchungen

- Vor allen Kontrastmitteluntersuchungen Schilddrüsen- und Kreatininwerte im Blut sowie weitere Blutwerte nach Arztanordnung bestimmen lassen; zusätzliche Untersuchungen je nach hausinternen Richtlinien organisieren, z. B. EKG, Röntgenaufnahme des Thorax bei Patientinnen über 40 Jahre.
- Medikamente auf Arztanordnung vorher absetzten, z. B. bestimmte Antihypertensiva (blutdrucksenkende Medikamente) zur Minderung des Nephropathierisikos.
- Patientin zur Untersuchung nüchtern lassen, da bei Zwischenfällen die Gefahr einer Aspiration besteht und evtl. eine Intubation erforderlich wird.
- Medikamente am Untersuchungstag nach Arztanordnung verabreichen, lose Zahnprothesen entfernen, venösen Zugang legen lassen.
- Vor jeder Kontrastmitteluntersuchung sicherstellen, dass Sauerstoffgerät und Notfallkoffer/-wagen bereitstehen, damit bei Zwischenfällen eine sofortige Behandlung möglich ist.
- Patientin während und bis 15 Min. nach der Untersuchung auf die Symptome einer Kontrastmittelunverträglichkeit beobachten.
- Nach der Untersuchung auf ausreichendes Trinken der Patientin achten, um die Gefahr einer Nierenschädigung zu verringern; bei Patientinnen mit Herzinsuffizienz bezüglich der Trinkmenge Rücksprache mit der Ärztin halten.
- Bariumhaltige Kontrastmittel werden mit dem Stuhl ausgeschieden und wirken obstipierend, daher Stuhlausscheidung beobachten.

Risikofaktoren bei jodhaltigem Kontrastmittel

- Niereninsuffizienz: Eingeschränkte Nierenfunktion kann sich durch Kontrastmittelgabe weiter verschlechtern bis zum akuten Nierenversagen.
- Schilddrüsenüberfunktion (Hyperthyreose): Die Jodzufuhr im Kontrastmittel bewirkt eine übermäßige Ausschüttung von Schilddrüsenhormonen ggf. bis zur thyreotoxischen Krise.
- Allergische Reaktionen: Allergikerinnen und Patientinnen mit Asthma bronchiale können eine allergische Sofortreaktion bis zum anaphylaktischen Schock entwickeln.
- Diabetes mellitus: Bei Metformin als orales Antidiabetikum kann sich unter Jodzufuhr eine metabolische Azidose (Laktazidose) entwickeln. Metformin im Voraus für einige Tage absetzen.

VORSICHT

Symptome einer Kontrastmittelallergie.

- Haut- und Schleimhäute: Urtikaria, Juckreiz, Quaddelbildung, Lidödeme, Kribbeln, Brennen, Anschwellung von Zunge und Gaumen
- Gastrointestinaltrakt: Übelkeit, Erbrechen, krampfartige Bauchschmerzen, Durchfall
- Atemtrakt: Niesen, Gähnen, Husten, Luftnot durch Verengung der Atemwege, Kehlkopfschwellung
- Herz-Kreislauf-System: Hypotonie und Tachykardie, Schock
- Zentrales Nervensystem: Angstgefühl, Unruhe, Bewusstlosigkeit, Krampfanfall

Äußerungen der Patientin wie „Mir wird so komisch" unbedingt ernst nehmen. Kontrastmittelzufuhr sofort stoppen und unverzüglich die Ärztin benachrichtigen.

26.7.3 Computertomografie

DEFINITION

Computertomografie *(CT):* bildgebendes Verfahren in der Radiologie, das mithilfe von Röntgenstrahlen Schnittbilder des Körpers aufnimmt.

Die **Computertomografie** gehört heute zu den wichtigsten Untersuchungen in der Radiologie und kann überall da eingesetzt werden, wo Erkrankungen zu einer Form- oder Gewebeveränderung im Körper führen, z. B. können damit Knochenbrüche, Entzündungen, Einblutungen und Tumore diagnostiziert werden. Die CT verdrängt bei vielen Fragestellungen invasive Diagnoseverfahren, kann aber im Gegensatz zu diesen nicht zu einem therapeutischen Eingriff erweitert werden und ist mit einer hohen Strahlenbelastung verbunden.

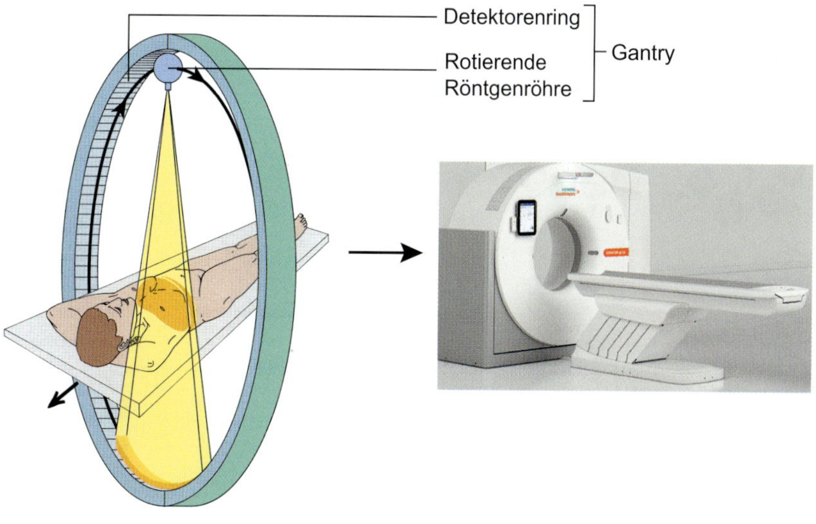

Abb. 26.33 Funktionsprinzip eines Computertomografen. Im Ring des Computertomografen befinden sich eine rotierende Röntgenröhre und ein Detektorenkranz. Die im Detektorenkranz der Röhre jeweils gegenüberliegenden Detektoren messen die Strahlung, die den Körper des Patienten durchdrungen hat. Der Tisch wird kontinuierlich vorgeschoben und die nächste Schicht geröntgt. [L215, V137]

Im Ring eines Computertomografen befinden sich eine rotierende Röntgenröhre und ein Detektorenkranz. Die der Röntgenröhre jeweils gegenüberliegenden Detektoren empfangen die Strahlung, die den Körper der Patientin durchdrungen hat und dadurch entsprechend abgeschwächt wurde (➤ Abb. 26.33). Ein Hochleistungsrechner wandelt diese Daten dann in zwei- oder dreidimensionale Bilder um. Fortgeschrittene Generationen von Computertomografen nehmen gleichzeitig mehrere Schichten auf **(Spiral-CT, Mehrzeilen-Spiral-CT)** oder arbeiten gleichzeitig mit zwei Röntgenstrahlern, die um 90° versetzt sind **(Dual-Source-CT)** und so die Untersuchungszeit halbieren. So kann ein Ganzkörper-CT bei einem Polytrauma in wenigen Sekunden durchgeführt werden.

Aufgrund einer extrem hohen räumlichen und zeitlichen Auflösung können auch die kleinkalibrigen Koronargefäße und Bewegungen des Herzens innerhalb von 5–10 Herzschlägen aufgenommen und zu einem dreidimensionalen Bild zusammengesetzt werden **(CT-Angiografie oder Cardio-CT).**

Ein Großteil der CT-Untersuchungen wird mithilfe eines jodhaltigen Kontrastmittels, das i. v. injiziert wird, durchgeführt.

Pflegerische Aufgaben bei CT

- Nach Rücksprache mit der Ärztin unruhige Patientinnen und kleinere Kindern vor der Untersuchung gegebenenfalls leicht sedieren; in Ausnahmefällen Kurznarkose mit den dafür notwendigen pflegerischen Vorbereitungen.
- Patientin alle metallhaltigen Gegenstände (Schmuck, Prothesen, Haarspangen) vor Untersuchungsbeginn ablegen lassen.
- Computertomografische Aufnahmen ohne Kontrastmittel erfordern keine besonderen pflegerischen Maßnahmen.
- Bei computertomografischen Aufnahmen mit Kontrastmittel gelten für die Pflegenden die gleichen Nachsorgerichtlinien wie bei konventionellen Röntgenverfahren mit Kontrastmittel (➤ 26.7.2).

26.7.4 Kernspintomografie/Magnetresonanztomografie

DEFINITION

Kernspintomografie/Magnetresonanztomografie *(MRT; Nuclear Magnetic Resonance, NMR):* computergestütztes, bildgebendes Verfahren, bei dem im Gegensatz zur Computertomografie (➤ 26.7.3) ein äußerst starkes Magnetfeld erzeugt wird, das ebenfalls eine schichtweise Darstellung des Körpers ermöglicht (➤ Abb. 26.34).

Die Kernspintomografie eignet sich sehr gut zur Darstellung von Weichteilen und Nervengewebe wie Gehirn und Rückenmark, Bandscheiben, aber auch der weiblichen Brust. Auch Gelenke mit ihren komplexen Strukturen sind gut darstellbar (➤ Abb. 26.35).

Mittlerweile wurden spezielle MRT-Verfahren entwickelt, die zusätzlich Informationen über die Mikrostruktur, Funktion und Durchblutung geben können. So werden bei der **funktionellen Kernspintomografie** *(fMRI)* Organfunktionen abgebildet, z. B. die Gehirnaktivität beim Sprechen, die **Perfusions-MRT** untersucht die Gewebedurchblutung, eine **MR-Angiografie** (*MR-Angio* ➤ Abb. 26.36) erspart den meisten Patientinnen eine invasive Gefäßdarstellung.

Medizinische Implantate, die ferromagnetische Stoffe wie Eisen, Nickel und Kobalt enthalten, können mit dem Magnetfeld des MRT in Wechselwirkung treten, wodurch es zu Verletzungen aufgrund einer starken Materialerwärmung und Materialbewegung kommen kann. Deshalb gelten folgende **Kontraindikationen** für Kernspinuntersuchungen: Herzschrittmacher (teilweise), implantierte Medikamentenpumpen (Schmerz- oder Insulinpumpen), Nervenstimulatoren, Cochlea-Implantate und metallhaltige Implantate (z. B. Gefäßclips, Nägel) oder Fremdkörper (eisenhaltige Splitter aus Kriegsverletzungen). Bei Tattoos verursachten eisenhaltige Pigmente vereinzelt Verbrennungen. [11], [12] Im Einzelfall entscheidet die Ärztin, ob die Untersuchung durchgeführt werden kann. Die meisten Endoprothesen, Stents oder andere Implantate werden heute aus nicht magnetisierbaren Metallen gefertigt. Falls während der Untersuchung

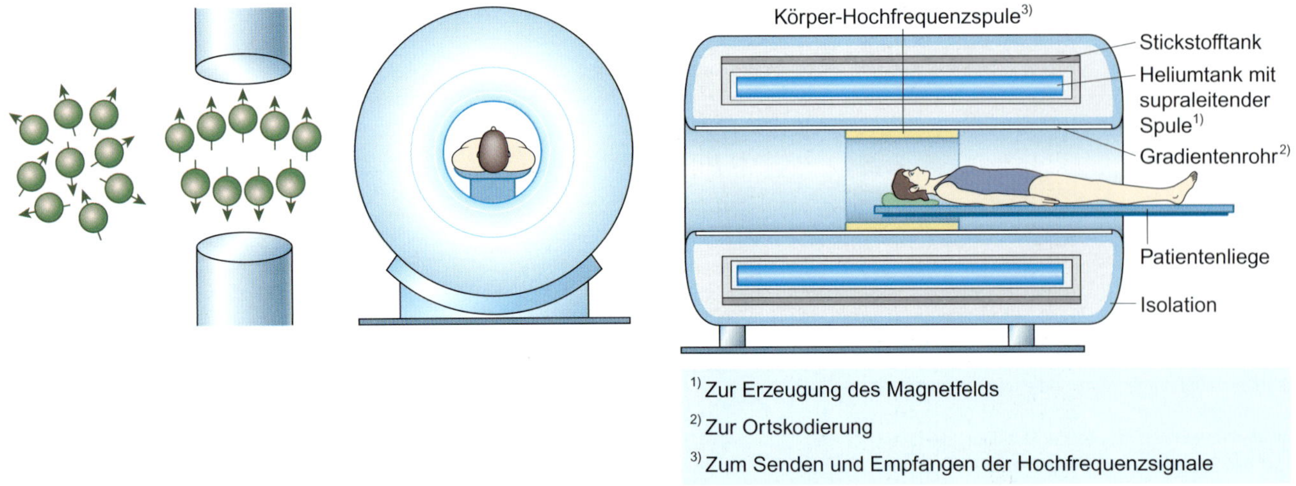

Abb. 26.34 Funktionsprinzip eines Kernspintomografen: Im starken Magnetfeld des Kernspintomografen werden die Wasserstoffkerne (Protonen) im Körper ausgerichtet, diese Ausrichtung wird durch kurze Hochfrequenzimpulse gestört (links). Bei Rückkehr in den ursprünglichen Zustand senden die Kerne ihrerseits elektromagnetische Wellen aus, die von Sensoren registriert und aus denen Schnittbilder errechnet werden (Mitte und rechts). Das Aktivieren und Deaktivieren von Hochfrequenzspulen führt zu sehr lauten klopfenden und brummenden Geräuschen. [L234]

ein Monitoring notwendig ist, müssen spezielle MRT-geeignete EKG-Klebeelektroden verwendet werden.

Als Kontrastmittel wird bei Kernspinuntersuchungen eine chemische Verbindung des Elements Gadolinium meist unmittelbar vor der Untersuchung i. v. injiziert. Gadolinium führt zu einer Kontrasterhöhung verschiedener Körpergewebe. Im Gegensatz zu jodhaltigem Kontrastmittel ist Gadolinium im Allgemeinen gut verträglich, allergische Reaktion sind außerordentlich selten. Eine schwere Niereninsuffizienz gilt als Kontraindikation, daher ist vor der Untersuchung in Einzelfällen die Nierenfunktion mithilfe des Kreatininwerts zu überprüfen.

Pflegerische Aufgaben bei MRT

Bei Erwachsenen

- Eine Nahrungskarenz vor der Untersuchung ist nicht nötig.
- Bei Kernspintomografien mit Kontrastmitteln gelten für die Pflegenden die gleichen Nachsorgerichtlinien wie bei konventionellen Röntgenverfahren mit Kontrastmittel (➢ 26.7.2), das hier verwendete Kontrastmittel ist jedoch deutlich besser verträglich.
- Nicht wenige Patientinnen erleben die Kernspintomografie trotz ihrer Schmerzlosigkeit als belastend, da sie die räumliche Enge als bedrückend empfinden und die Untersuchung meist 20–30 Min., aber auch bis zu 1 Std. andauern kann und sie während dieser Zeit absolut ruhig liegen sollen. Pflegende erkundigen sich nach Problemen wie Angst vor engen Räumen und teilen dies

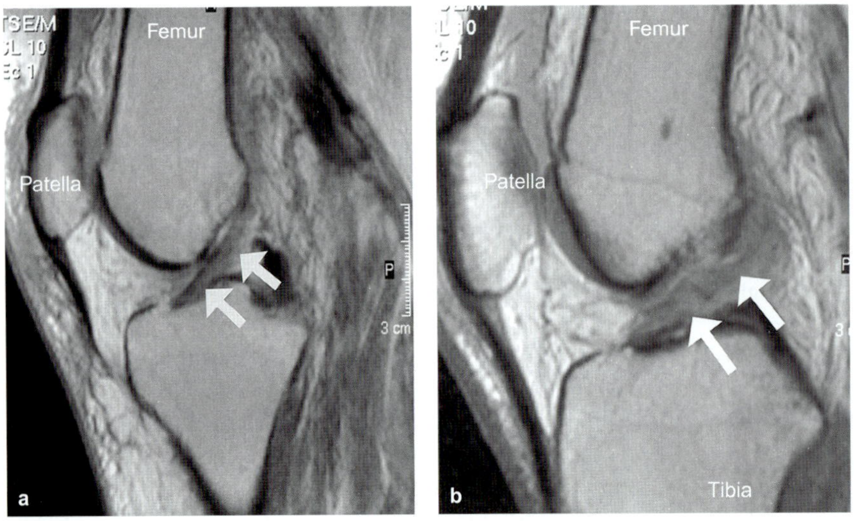

Abb. 26.35 Kernspintomografie eines Gelenks. Die Kernspintomografie ermöglicht vor allem eine sehr genaue Darstellung komplexer Strukturen. Links ein Kniegelenk mit einem intakten vorderen Kreuzband (Pfeil), rechts mit einem frischen kompletten Kreuzbandriss (Pfeil). [S008–4]

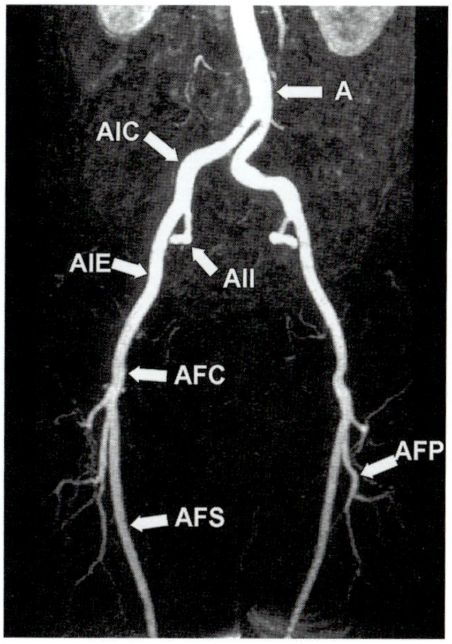

Abb. 26.36 MR-Angiografie. Durch Kontrastmitteleinsatz können alle Etagen der Becken- und Beinarterien detailgenau innerhalb von 15–20 Min. dargestellt werden. A = Aorta; AIC = Arteria iliaca communis; AIE = Arteria iliaca externa; AII = Arteria iliaca interna; AFC = Arteria femoralis communis; AFS = Arteria femoralis superficialis; AFP = Arteria femoralis profunda. [S008–4]

der Ärztin mit, damit sie gegebenenfalls ein Beruhigungsmittel verordnen kann.

- Pflegende erklären der Patientin, dass sie während der Untersuchung wegen der erheblichen Geräuschbelästigung (Brummen und Klopfen) einen Gehörschutz erhält, z. B. einen Schallschutz-Kopfhörer, über den auf Wunsch zusätzlich leise Musik eingespielt werden kann.
- Viele Patientinnen beruhigt es zu wissen, dass bei Problemen während der Untersuchung über eine Notrufklingel jederzeit Assistenzpersonal herbeigerufen werden kann.

VORSICHT

Vor der Kernspintomografie beachten:

- Magnetische Gegenstände, z. B. Schlüssel, Münzen, Haarspangen, Heftpflasterrollen, dürfen nicht in die Nähe des Kernspintomografen gebracht werden. Sie können von seinem starken Magnetfeld angezogen werden und wie ein Geschoss wirken. Verletzungsgefahr bei der Patientin und Beschädigungen am Gerät sind nicht auszuschließen.
- Metallische Gegenstände am Körper, z. B. Gürtelschnallen, Armbanduhr, Piercings, können sich erhitzen und im ungünstigsten Fall zu Verbrennungen führen.
- Codierungen auf Magnetstreifen (z. B. auf Geldkarten) sowie elektronische Datenträger (z. B. USB-Sticks) können durch das Magnetfeld zerstört werden.
- Bei Patientinnen mit Herzschrittmacher vorher überprüfen, ob der Herzschrittmacher für Kernspintomografien zugelassen ist, dasselbe gilt für alle anderen ferrromagnetischen Implantate!

Bei Kindern

- Aufgrund der räumlichen Enge und der Lärmbelästigung ist es hier besonders wichtig, das Kind sowie die Eltern über den Untersuchungsablauf zu informieren.
- Da die Untersuchungszeit verhältnismäßig lange dauert, ist eine medikamentöse Sedierung meist unumgänglich, in Einzelfällen ist auch eine Kurznarkose notwendig.

26.7.5 Nuklearmedizin

DEFINITION

Nuklearmedizin: medizinisches Fachgebiet, befasst sich mit dem Einsatz von radioaktiven Substanzen und kernphysikalischen Verfahren im Rahmen diagnostischer Maßnahmen sowie der therapeutischen Anwendung radioaktiver Substanzen.

Szintigrafie

DEFINITION

Szintigrafie: bildgebendes Verfahren der Nuklearmedizin, bei dem radioaktive Substanzen meist intravenös verabreicht werden. Diese Radiopharmaka reichern sich abhängig von der Zeit in bestimmten Organen oder Geweben mehr oder weniger stark an, was mithilfe einer speziellen Kamera gemessen und bildlich dargestellt wird.

Da der menschliche Körper radioaktive Isotope eines Elements genauso aufnimmt und verarbeitet wie nichtradioaktive, können Stoffwechselvorgänge untersucht werden, ohne dabei die Tätigkeit der untersuchten Organe zu beeinträchtigen.

Häufigste **Szintigrafie** ist die **Schilddrüsenszintigrafie.** Weitere Szintigrafien sind die des Skeletts, des Myokards, der Nierenfunktion und Lungenperfusion (➤ Tab. 26.14).

Welches Radiopharmakon, d. h., welche radioaktiv markierte Substanz gewählt und wie sie der Patientin verabreicht wird, hängt vom zu untersuchenden Organ ab:

- Meist werden die Substanzen i. v. gespritzt, z. B. bei der Skelett- und Schilddrüsenszintigrafie oder der Nierendiagnostik.
- Bei der Leukozytenszintigrafie zur Lokalisation unklarer Entzündungen werden der Patientin weiße Blutkörperchen mit einer Blutprobe entnommen, radioaktiv markiert und i. v. zurückgespritzt. Die Leukozyten wandern dann entsprechend ihrer physiologischen Funktion zum Entzündungsherd.

Es besteht eine **Strahlenbelastung** für Patientin und Personal:

- Die Strahlenbelastung für die Patientin wird durch die Auswahl kurzlebiger Radionuklide, deren Träger zudem rasch ausgeschieden werden, verringert.
- Bei Schwangeren und Stillenden sind nuklearmedizinische Untersuchungen nur bei vitaler Indikation zulässig.

Positronenemissionstomografie und Single-Photon-Emissions-Computertomografie

Die **Positronenemissionstomografie** *(PET)* und die **Single-Photon-Emissions-Computertomografie** *(SPECT)* sind spezielle Verfahren der Nuklearmedizin. Beide Verfahren dienen dazu, Stoffwechselvorgänge im Körper aufzudecken. Ein Unterschied besteht in der Verwendung verschiedener radioaktiver Nuklide, der sogenannten Tracer. Bei der SPECT kommen γ-Strahler zum Einsatz, wohingegen bei der PET β-Strahler eingesetzt werden. Bei beiden Verfahren wird die unterschiedliche Verteilung der Tracer im Körper von Detektoren aufgenommen und mithilfe von Computern zu Schnittbildern zusammengefügt, vergleichbar mit der Computertomografie (➤ 26.7.3).

Tab. 26.14 Verschiedene nuklearmedizinische Verfahren.

Untersuchung	Indikation	Pflegerische Aufgaben
Schilddrüsenszintigrafie (➤ Abb. 26.37)	• Kalte oder heiße Knoten • Hyper- oder Hypothyreose • Schilddrüsenvergrößerung	• Kontrastmitteluntersuchungen mit Jod nach der Schilddrüsenszintigrafie einplanen, da das im Kontrastmittel enthaltene Jod die Anreicherung des Radionuklids in der Schilddrüse verhindert • Jodhaltige und andere Medikamente nach Arztanweisung gegebenenfalls vorher absetzen • Patientin zu reichlichem Trinken nach der Untersuchung auffordern
Skelettszintigrafie	• Staging auf Knochenmetastasen • Bei Kinder Staging bei Osteosarkom • Entzündliche rheumatische und degenerative Knochenerkrankungen, z. B. Osteomyelitis, rheumatoide Arthritis, Psoriasis-Arthritis	• Blase entleeren lassen • Reichlich trinken lassen
Nierenszintigrafie	• Nierenfunktionsüberprüfung	• Mind. 3 Tage vorher keine Untersuchungen mit nierengängigen Kontrastmitteln • Reichlich vor und nach der Untersuchung trinken lassen, gegebenenfalls Infusionstherapie nach ärztlicher Anweisung

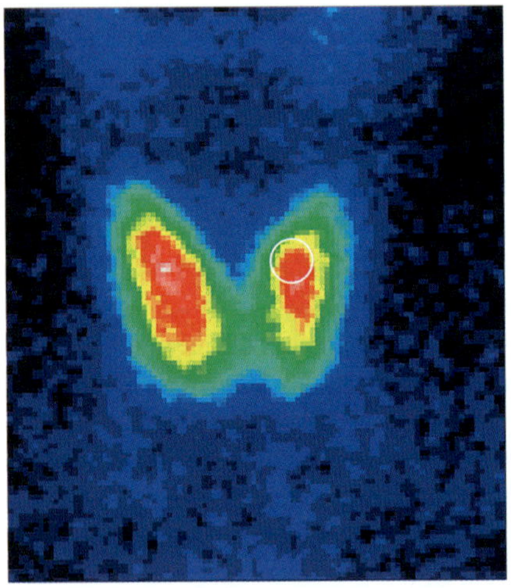

Abb. 26.37 Szintigramm einer normalen Schilddrüse. Die verschiedenen Farben in dem Szintigramm weisen auf unterschiedlich aktives Schilddrüsengewebe hin. Rot und gelb stehen für eine hohe, grün und blau für eine reduzierte Aktivität. [E418]

Die Indikationsgebiete der beiden Verfahren gehen ineinander über, wobei das SPECT eher zur Diagnostik von Erkrankungen des Herzens und Hirns eingesetzt wird und die PET Verwendung in der Diagnostik von Tumorerkrankungen findet.

Mittlerweile sind SPECT, PET und CT sogar in einer einzigen Untersuchung möglich (SPECT-CT, PET-CT). Mit diesen kombinierten Untersuchungsverfahren lassen sich z. B. veränderte Stoffwechselprozesse anatomisch genau lokalisieren, was u. a. in der Tumordiagnostik sehr hilfreich sein kann.

Pflegerische Aufgaben bei nuklearmedizinischen Untersuchungen

- Patientin, Mitpatientinnen und Angehörige darüber informieren, dass die von der Patientin abgegebene Strahlendosis zu gering ist, um schädlich zu sein
- Erforderliche Untersuchungen nach Arztanordnung anmelden und Untersuchungsunterlagen bereitlegen
- Ggf. Medikamente nach Arztanordnung absetzen
- Mahlzeiten am Untersuchungstag nach hausinternen Richtlinien bzw. nach Arztanweisung reichen
- Metallhaltige Gegenstände ablegen lassen
- Zur Beschleunigung der Radiopharmakon-Ausscheidung über die Nieren Patientin vor der Untersuchung ca. 1 l Flüssigkeit und danach für mind. 1 Tag vermehrt trinken und die Blase oft entleeren lassen
- Kindern reichlich Flüssigkeit anbieten und gegebenenfalls häufig wickeln, damit der radioaktive Harn nicht zu lange in der Windel und damit in der Nähe der Keimdrüsen verbleibt

26.7.6 Endoskopie

DEFINITION

Endoskopie *(griech. endo = innen, skopein = betrachten)*: direkte Betrachtung von Körperhohlräumen oder Hohlorganen mittels spezieller, röhrenförmiger Instrumente (Endoskope ➤ Abb. 26.38), die über optische Systeme mit Beleuchtung verfügen.

Diagnostische **Endoskopien** werden in nahezu allen Fachdisziplinen durchgeführt und in der Regel nach dem untersuchten Organ benannt. So wird die endoskopische Untersuchung des Magens als Gastroskopie und die des Dickdarms als Koloskopie bezeichnet.

Zeigt sich bei einer Untersuchung ein entsprechender Befund, ist eine Erweiterung zur therapeutischen Endoskopie Standard. Beispielsweise kann die Internistin oder Chirurgin die bei einer Koloskopie festgestellten Dickdarmpolypen meist in derselben Sitzung entfernen. Werden chirurgische Eingriffe, die früher eine offene Operation erforderten, endoskopisch durchgeführt, spricht man auch von **minimalinvasiver Chirurgie.**

Endoskopien sind nicht risikofrei. Hauptkomplikationen sind Blutungen, v. a. nach Entnahmen von Gewebeproben (➤ 26.6), Infektionen oder Perforationen, weshalb die Patientin von der Ärztin aufgeklärt wird. Grundsätzlich ist die Gefahr von Komplikationen bei diagnostischen Endoskopien geringer als bei therapeutischen Eingriffen.

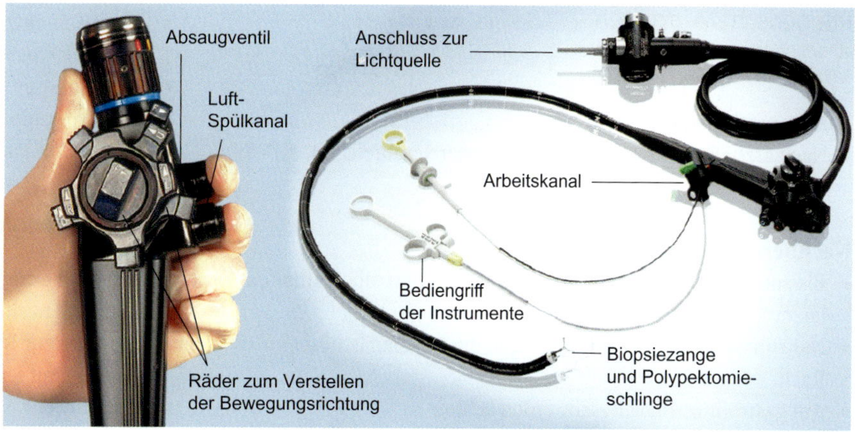

Abb. 26.38 Flexibles Endoskop mit Biopsiezange. Links: Bedienungsteil des Endoskops, rechts: das Endoskop mit in den Arbeitskanal eingeschobener Biopsiezange. [V218]

Endoskopische Untersuchungen (z. B. Gastroskopie, Bronchoskopie) werden meist in speziellen Funktionsabteilungen oder im OP (z. B. Laparoskopie) mit speziell aus- und weitergebildetem Pflegefachpersonen durchgeführt.

Endoskopien bei Kindern

Die **Endoskopie bei Kindern** hat durch die Entwicklung dünnster Endoskope und eine zunehmende Verbesserung der Gerätetechnik mittlerweile einen hohen Stellenwert erlangt. Wesentlicher Unterschied zu Endoskopien bei Erwachsenen ist, dass die Mehrzahl der Untersuchungen in Vollnarkose durchgeführt werden muss und ein auf die entsprechenden Altersstufen abgestimmtes Instrumentarium erfordert. In der Regel werden Endoskopien von einer Kinderchirurgin, ab dem 10. Lebensjahr auch von anderen Fachärztinnen durchgeführt. Ebenso wie in der Erwachsenenendoskopie sind bei Kindern auch minimalinvasive Eingriffe möglich, allerdings wird die Indikation aufgrund anderer Krankheitsbilder weniger oft gestellt.

Pflegerische Aufgaben bei Endoskopien

In den meisten Krankenhäusern und Facharztpraxen gibt es Standards für die Vor- und Nachbereitung von endoskopischen Untersuchungen. Prinzipiell gilt für alle Untersuchungen:

Vor der Untersuchung

- Venöse Blutabnahme für ein aktuelles Blutbild und Gerinnungsparameter, bei therapeutischen Maßnahmen ggf. auch Blutgruppe und Kreuzblut veranlassen
- Prämedikation nach Arztanordnung verabreichen
- Patientin am Untersuchungstag nüchtern lassen
- Patientendokumentation, Laborwerte und Einverständniserklärung mit in die Endoskopie schicken
- Patientin vor der Untersuchung auf die Toilette schicken

Nach der Untersuchung

- Vitalzeichenkontrolle (Blutdruck, Puls, Atmung, abhängig von der Art der Sedierung, Untersuchung und dem Allgemeinzustand der Patientin)
- Auf Schmerzen und andere Beschwerden achten
- Dokumentation der Untersuchung und ggf. der durchgeführten Maßnahmen

Ösophagogastroduodenoskopie

DEFINITION

Ösophagogastroduodenoskopie *(ÖGD, „Gastroskopie", „Magenspiegelung"):* Einführen eines Endoskops über den Mund, dann weiter über die Speiseröhre in den Magen bis in den Zwölffingerdarm zur optischen Beurteilung der Organe und ggf. Entnahme von Gewebeproben.

Indikation

- Unklare Schluckstörungen
- Sodbrennen und Reflux
- V. a. Magen- und Duodenalgeschwüre, Tumoren, auch als Verlaufskontrolle
- Unklare Oberbauchschmerzen
- Ösophagusvarizen, auch als Verlaufskontrolle
- Bei Kindern häufig verschluckte Fremdkörper (z. B. Knopfbatterien, Murmeln) sowie Laugen- und Säureverätzungen

Durchführung durch die Ärztin

- Der Rachenraum wird mit einem Lokalanästhetikum betäubt.
- Bei Bedarf erhält die Patientin eine Sedierung.
- Dann bekommt sie einen mit einem Gummiband fixierten Ring als Beißschutz zwischen die Zähne, über den das Endoskop eingeführt wird.
- In den Magen wird Luft über das Endoskop eingefüllt, damit er sich entfaltet und besser beurteilbar ist.
- Betrachtung der Ösophagus-, Magen- und Duodenalschleimhaut mit gezielter Entnahme von Biopsien.

Pflegerische Aufgaben

Vorbereitung

- Zahnprothesen entfernen
- Nach ärztlicher Anordnung Entschäumer verabreichen, z. B. Simethicon®

Nachbereitung

- Bis zum Wiedererlangen der Orientierung Bettruhe einhalten lassen
- Nahrungskarenz bis zum Abklingen der Lokalanästhesie im Rachen (ca. 2 Std.)
- Auf gastrointestinale Beschwerden achten
- Stuhlgang auf Blutbeimengungen beobachten, ggf. Stuhl auf Blut untersuchen lassen

Komplikationen

- Verletzung bzw. Perforation der Wand der Verdauungsorgane
- Stärkere oder verstärkte Blutungen nach Gewebeentnahme oder Polypabtragung
- Aspirationspneumonie
- Störung der Atemfunktion und des Herz-Kreislauf-Systems aufgrund der Sedierung
- Zahnschäden bei lockeren Zähnen

Proktoskopie, Rektoskopie, Sigmoidoskopie, Koloskopie

DEFINITION

Rektoskopie: Spiegelung, d. h. optische Beurteilung des ca. 15 cm langen Enddarms durch Einführen eines meist starren und kurzen Endoskops in den Enddarm. Wird nur der Analkanal auf ca. 2–4 cm Länge untersucht, spricht man von einer **Proktoskopie.**
Sigmoidoskopie *(Rektosigmoidoskopie „kleine Darmspiegelung"):* Spiegelung des Enddarms und des S-förmigen Dickdarms auf einer Länge von ca. 40 cm durch Einführen eines flexiblen Endoskops über den Anus.
Koloskopie *(Darmspiegelung):* Spiegelung des gesamten etwa 1,2 m langen Dickdarms einschl. der Ileozäkalklappe bis zum terminalen Ileum mit einem entsprechend langen und flexiblen Endoskop.

Indikation

Proktoskopie:
- Hämorrhoiden
- Perianale Blutungen, Perianalabszess

Rektoskopie, Sigmoidoskopie:
- V. a. Anal- oder Rektumkarzinom
- Bei Kindern: Morbus Hirschsprung (angeborene Erkrankung mit Verminderung oder Fehlen von Nervenzellen im Darm)
- V. a. Polypen und Divertikel
- Stuhlunregelmäßigkeiten, z. B. mit V. a. Stenose

Koloskopie:
- V. a. Polypen oder familiäres Polyposissyndrom
- Karzinomverdacht und Verlaufskontrolle
- Chronisch-entzündliche Darmerkrankungen (Morbus Crohn, Colitis ulcerosa)
- Divertikulose
- Reizdarm unklarer Ursache
- Blut im Stuhl unklarer Ursache

Durchführung durch die Ärztin

In der Regel erhalten die Patientinnen für die Koloskopie ein kurzwirksames Anästhetikum i. v., auch zur Muskelentspannung.
- Lagerung zur Rektoskopie: Knie-Ellenbogen-Lage, alternativ Rückenlage mit leicht erhöhten und abgespreizten Beinen
- Lagerung zur Koloskopie: stabile linke Seitenlage mit angewinkelten Beinen

Die Ärztin führt das Endoskop ein, das sie mit einem Gleitmittel gleitfähiger gemacht hat. Sie kann Luft oder Kohlendioxid in den Darm einleiten, um ihn besser beurteilen zu können. Beim Vor- und Zurückschieben betrachtet die Untersucherin die Schleimhaut ganz genau. Bei der Koloskopie schiebt sie das Endoskop bis zum Übergang in den Dünndarm vor. Ggf. entnimmt sie Gewebeproben (Biopsien, ➤ 26.6) oder führt therapeutische Maßnahmen durch (z. B. Abtragen eines Polyps, Blutstillung, Aufdehnung von Stenosen). Eine Rektoskopie dauert etwa 5 bis 10 Minuten, eine Koloskopie 20 bis 30 Minuten.

Pflegerische Aufgaben

Vorbereitung

Rektoskopie, Proktoskopie:
- Patientin bekommt leichte Kost am Vortag
- Sie bleibt am Untersuchungstag nüchtern, der Enddarm wird mit 1–2 Klistieren ca. 1 Std. vor der Untersuchung gereinigt. Vor einer Proktoskopie reicht ein Laxanszäpfchen zum Abführen

Koloskopie:
- Drei Tage vor dem Eingriff soll die Patientin keine faserhaltigen (z. B. Spargel) oder körnerhaltigen Nahrungsmittel (z. B. Tomaten, Kiwi, Gurken, Vollkornbrot, Müsli) mehr essen
- Am Vortag ab Mittag darf sie nur klare Flüssigkeiten trinken, ab ca. 15 Uhr orthograde Darmspülung (➤ 19.3.7) nach Richtlinien des Hauses (auch ambulant möglich). Vorsicht: Gefahr von Kreislaufschwäche und orthostatischer Dysregulation durch den Flüssigkeitsverlust
- Bis zur Untersuchung darf sie nur klare Flüssigkeiten trinken
- Venösen Zugang legen lassen

Nachbereitung

- Beobachtung: Vitalzeichen, Stuhlausscheidung, Blutbeimengungen im Stuhl, Schmerzen und Blähungen (leichte Blähungen sind normal, v. a. wenn Luft eingebracht wurde)
- Patientinnen dürfen nach der Untersuchung essen und trinken, wenn die Ärztin keine andere Anordnung gibt

Besonderheiten bei Kindern

- Kinder werden altersgerecht über die Maßnahme aufgeklärt. Nach Möglichkeit ist ein Elternteil anwesend und kann das Kind in die Endoskopie begleiten.

- Abführmaßnahmen werden individuell durch die Ärztin angeordnet (z. B. kleineres Klysma, Abführmittel wie X-Prep® 1 ml/kg KG), auch der Zeitpunkt der letzten Nahrungsaufnahme. Ggf. erfolgt eine parenterale Flüssigkeits- und Ernährungszufuhr über einen Venenzugang.
- Kinder erhalten in der Regel eine Kurznarkose oder eine sehr tiefe Sedierung, sie benötigen einen peripheren Venenzugang.
- Die Kinder dürfen essen und trinken, sobald sie wieder vollständig wach sind.

Bronchoskopie

DEFINITION

Bronchoskopie *(„Lungenspiegelung"):* Spiegelung, d. h. optische Beurteilung von Luftröhre, Hauptbronchien und Bronchien durch Einführung eines flexiblen oder starren Endoskops über Mund oder Nase (➤ Abb. 26.39).

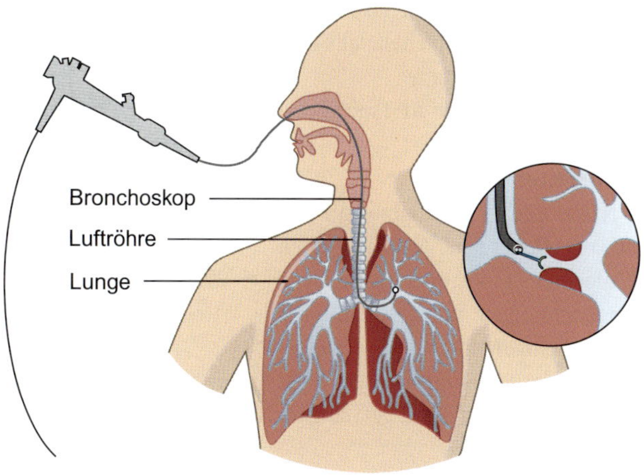

Abb. 26.39 Bronchoskopie, hier mit einem flexiblen Bronchoskop. Neben der Begutachtung von Luftröhre und Bronchien kann u. a. Gewebe aus verdächtigen Stellen entnommen werden. [L138]

Indikation

- Verdacht auf Lungenerkrankung (z. B. Bronchialkarzinom)
- Fremdkörperentfernung
- Blutungen
- Entnahme von Gewebeproben und Sekret, ggf. in Kombination mit bronchoalveolärer Lavage (Spülung der Bronchien)
- Einbringen von Stents
- Ggf. Erweiterung durch spezielles Bronchoskop mit *endobronchialem Ultraschall (EBUS)* in der Karzinomdiagnostik

Pflegerische Aufgaben

Vorbereitung
- Röntgen-Thorax und Lungenfunktionstest nach Arztanweisung
- Patientin soll am Untersuchungstag nicht rauchen
- Zahnprothesen entfernen lassen
- Venösen Zugang legen lassen

Nachbereitung
- Beobachtung: Vitalzeichen, besonders Atmung, Husten und Auswurf (z. B. Blutbeimengung), leichte Halsschmerzen sind nach der Untersuchung normal
- Ggf. weitere Überwachungsmaßnahmen, z. B. Blutgasanalyse, Röntgen-Thorax
- 2 Std. Nahrungskarenz wegen Lokalanästhesie im Rachen → Aspirationsgefahr

Durchführung durch die Ärztin

- Die Patientin sitzt mit erhöhtem Oberkörper im Untersuchungsstuhl.
- Die Ärztin betäubt den Rachen mit einem Lokalanästhetikum (Spray) und spritzt ein Kurznarkotikum i. v.
- Dann führt sie das Bronchoskop ein.
- Mittels Bürsten oder Zangen kann die Ärztin Gewebeproben entnehmen. Bei Bedarf kann sie sterile Kochsalzlösung in die unteren Atemwege einbringen und die Flüssigkeit absaugen; ausgespülte Bakterien und Epithelzellen können im Labor untersucht werden.

Komplikationen

- Schleimhautverletzung mit Blutung, Gefahr von Aspiration
- Laryngospasmus (Krampf der Kehlkopfmuskulatur), Bronchospasmus (Krampf der Bronchialmuskulatur)
- Infektionen
- Atemdepression bis hin zum Atemstillstand
- Herzrhythmusstörung und -stillstand

Laparoskopie

DEFINITION

Laparaskopie *(Bauchspiegelung):* Spiegelung, d. h. optische Beurteilung der Bauchhöhle und der inneren Organe zu diagnostischen Zwecken. Häufig auch als minimalinvasive Chirurgie therapeutisch genutzt (laparaskopische Chirurgie).

Indikation

- Zur gezielten Punktion und Betrachtung von Krankheitsherden an Bauchorganen, z. B. zur Leber- und Milzpunktion
- Gynäkologische Erkrankungen
- Minimalinvasive Behandlung von Erkrankungen in der Bauchhöhle

Pflegerische Aufgaben

Vorbereitung
Die Vorbereitungen entsprechen denen einer kleinen Operation ohne Eröffnung des Magen-Darm-Trakts (➤ 29.2):
- Ggf. Haare kürzen (hausinternen Standard beachten), Bauchnabel reinigen

- Thromboembolieprophylaxe nach Arztanordnung (➤ 15.4.3)
- Ggf. Klysma verabreichen, falls Patientin über mehrere Tage keinen Stuhlgang hatte
- Prämedikation nach Arztanordnung verabreichen

Nachbereitung
Die Nachsorge ist abhängig von den durchgeführten Maßnahmen, ebenso die Dauer einer Nahrungskarenz. Sie entspricht grundsätzlich der allgemeinen postoperativen Pflege (➤ 29.3).
- Beobachtungen: Vitalzeichenkontrolle, Wunde und Verbandkontrolle, Schmerzen
- Beginn der oralen Ernährung: nach Allgemeinanästhesie nach 6 Std. mit leichter Kost, ggf. längere Nahrungskarenz nach Arztanordnung
- Mobilisation nach 4–6 Std.
- Schmerzmittel nach Bedarf und Arztanordnung

Durchführung durch die Ärztin

In der Regel wird die Laparoskopie in Allgemeinanästhesie durchgeführt.
- Die Ärztin punktiert die Bauchhöhle mit einer Kanüle und füllt Gas über diese ein, damit sich die inneren Organe voneinander abheben
- Anschließend führt sie über einen kleinen Bauchschnitt nahe des Bauchnabels das Laparoskop ein und betrachtet die Bauchhöhle und die Organe. Für operative Eingriffe werden zusätzliche Instrumente über weitere Einstiche eingeführt (➤ Abb. 26.40)

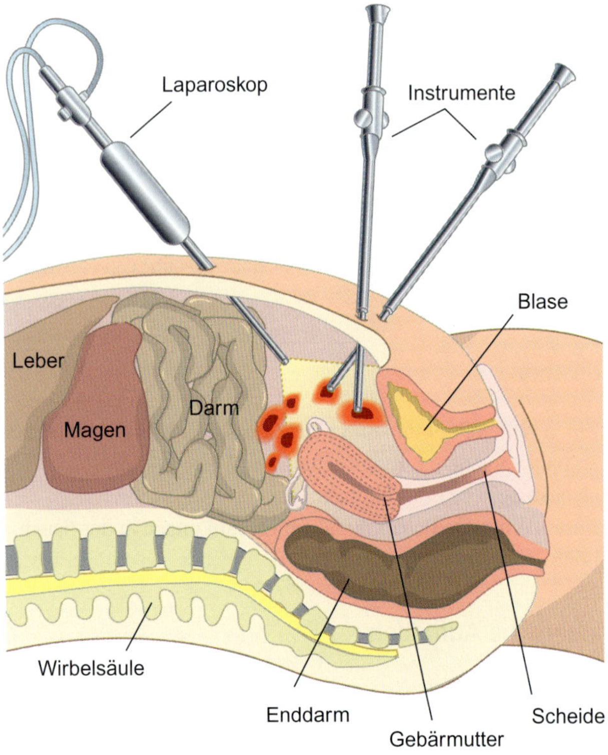

Abb. 26.40 Diagnostische Laparaskopie. Für die Behandlung (laparaskopische Chirurgie) werden über weitere Hautschnitte Instrumente eingeführt. [L138]

Komplikationen

- Nachblutung bis hin zum Kreislaufversagen
- Verletzung innerer Organe
- Peritonitis (Bauchfellentzündung)

Arthroskopie

DEFINITION
Arthroskopie *(Gelenkspiegelung):* Spiegelung, d.h. optische Beurteilung eines großen Gelenks (v.a. Knie- und Schultergelenk, ➤ Abb. 26.41), heute meist in Verbindung mit therapeutischen Maßnahmen.

Indikation

Rein diagnostische Arthroskopien sind durch die breite Verfügbarkeit der Magnetresonanztomografie (➤ 26.7.4) selten geworden:
- Unklare Gelenkbeschwerden
- Diagnostisch, z.B. Inspektion eines Gelenks zur Differenzialdiagnose mit Biopsie von Probenmaterial zur bakteriologischen und histologischen Untersuchung
- Therapeutisch, z.B. Gelenkergussentfernung, minimalinvasive Meniskus-Operationen, bei Kreuzbandschäden, zur Entfernung von Kalk, z.B. im Schultergelenk

Pflegerische Aufgaben

Vorbereitung
Die pflegerische Vorbereitung entspricht den allgemeinen präoperativen Maßnahmen (➤ 29.2).

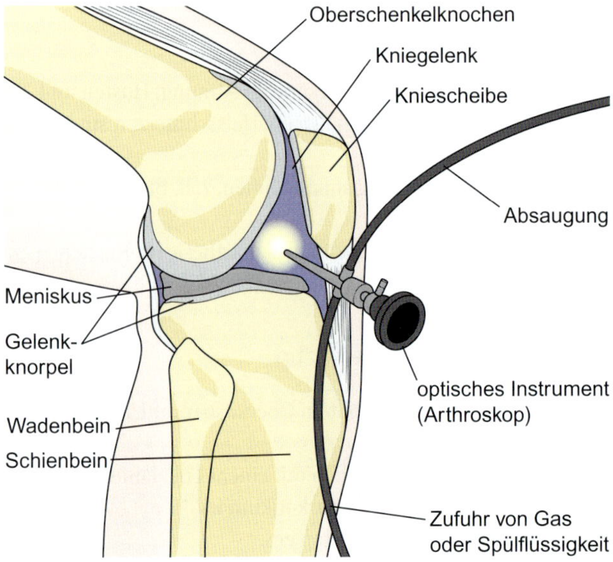

Abb. 26.41 Arthroskopie eines Kniegelenks [L264]

Nachbereitung

Zur allgemeinen postoperativen Pflege (➤ 29.3) kommen hinzu bzw. die Patientin erhält diese Informationen:

- Ggf. Umgang mit einer Redon-Drainage
- Gelenk kühlen, Extremität häufig hochlagern und schonen
- Bewegungsausmaß und Belastungsgrad nach Arztanordnung (➤ Abb. 20.5, ➤ 20.5.3), ggf. Orthese (Medizinprodukt, zur Ruhigstellung, Fixierung, Stellungskorrektur) und/oder Unterarmgehstützen einsetzen
- Heparin-Injektion s. c. bei Arthroskopien der unteren Extremität, ggf. Patientin anleiten

Weitere endoskopische Untersuchungen

- **Laryngoskopie**: Spiegelung des Kehlkopfs (Larynx)
- **Endoskopische retrograde Cholangiopankreatikografie (ERCP)**: Spiegelung der Gallen- und Pankreasgänge mit zusätzlicher Verwendung eines Kontrastmittels und Durchleuchtung
- **Mediastinoskopie**: Spiegelung des Raums zwischen den beiden Lungenflügeln (Mediastinum)
- **Thorakoskopie**: Spiegelung der Brusthöhle
- **Zystoskopie**: Spiegelung der Harnblase
- **Hysteroskopie**: Spiegelung der Gebärmutter (Uterus)
- U. a.

26.8 Operative Verfahren zur Diagnostik

Prä- und postoperative Pflege ➤ Kap. 29

Nicht immer kann die Erkrankung der Patientin trotz aller Diagnostik zweifelsfrei aufgeklärt werden. Manchmal lässt sich z. B. nicht feststellen, ob ein Tumor gutartig oder bösartig ist. Dann ist eine **Laparotomie** *(Eröffnung des Bauchraums),* **Thorakotomie** *(Eröffnung der Brusthöhle),* **Gastrotomie** *(Eröffnung des Magens)* oder eine andere offene Operation erforderlich. Manchmal dient eine solche Operation allein der Diagnose, oft aber erfolgt in derselben Sitzung die Therapie, z. B. Tumorentfernung.

Die Vor- und Nachbereitung der Patientin zu dem Eingriff hängt von der Verdachtsdiagnose und der geplanten Operation ab. Die Aufklärung durch die Ärztin berücksichtigt die Komplikationsmöglichkeiten bei der größtmöglichen Operation.

26.9 Diagnoseklassifikation

DEFINITION

Diagnoseklassifikation *(Diagnoseschlüssel):* Einordnungssystem für Krankheiten nach standardisierten Kriterien.

Zuverlässige und einheitliche **Diagnoseklassifikationen** werden immer wichtiger, etwa für den Vergleich verschiedener Therapiemethoden, für die Risikoabschätzung bestimmter Technologien oder zur Leistungserfassung und Kostensteuerung im Gesundheitswesen. Die wichtigsten Diagnoseschlüssel sind die große Familie der ICD und die TNM-Klassifikation.

Die **Internationale statistische Klassifikation der Krankheiten** (engl. *International Statistical Classification of Diseases and Related Health Problems, ICD*) ist eine weltweit angewandte Diagnoseklassifikation der Weltgesundheitsorganisation, WHO. In der Bundesrepublik Deutschland ist die an das deutsche Sozialgesetzbuch angepasste **ICD-10-GM** *(German Modification)* sowohl in der ambulanten als auch in der stationären Patientenversorgung die verbindliche Diagnoseklassifikation. Der Diagnoseschlüssel besteht aus mehreren Zahlen und Buchstaben, ein akuter transmuraler Vorderwandinfarkt wird z. B. als I21.0 kodiert.

Spezialausgaben der ICD werden den besonderen Erfordernissen des Fachgebiets gerecht. So wurde z. B. für die Kodierung bösartiger Erkrankungen die **ICD-O-3** *(Internationale Klassifikation der Krankheiten für die Onkologie, 3. Revision)* erarbeitet. Grundlage der Todesursachenstatistik ist die **ICD-10-WHO,** die exakte deutsche Übersetzung der englischen ICD-10.

ICD-Familie

Die **ICD** gehört zu einer großen Gruppe gesundheitsrelevanter Klassifikationen.

Zur ICD-Familie gehören außerdem:

- *Internationale Klassifikation der Funktionsfähigkeit, Behinderung und Gesundheit (ICF)*
- *Internationale Klassifikation der Prozeduren in der Medizin (ICPM)* oder genauer deren deutsche Modifikation, der **Operationen- und Prozedurenschlüssel (OPS)**

ICD-10-GM und OPS sind außerdem die Basis der **Diagnosis Related Groups** *(DRGs, diagnosebezogenen Fallgruppen),* eines Patientenklassifikationssystems zur pauschalierenden Abrechnung im Krankenhausbereich.

TNM-Klassifikation

Das **TNM-System** ist eines der international gültigen Klassifikationssysteme für maligne Tumoren und dient als Grundlage für die Stadieneinteilung nach **UICC** *(Union for International Cancer Control).* Dabei steht:

- **T** für Tumor: Ausdehnung des Primärtumors
- **N** für Nodus: Fehlen oder Vorhandensein regionärer Lymphknotenmetastasen
- **M** für Metastasen: Fehlen oder Vorhandensein von Fernmetastasen

Die Bestimmung der Ausdehnung eines malignen Tumors und seine Einteilung in das TNM-System *(Staging)* ist einerseits Voraussetzung für eine international einheitliche und vergleichbare Therapie und zur Prognoseeinschätzung, andererseits aber auch Basis für eine zukünftige Therapieverbesserung.

Aufgaben zur Pflegesituation

In der zentralen Notaufnahme der Kinderklinik angekommen, wird Marek umgehend von einer Pflegefachperson und einer Ärztin untersucht und behandelt. Zunächst beginnt Dr. Michaela Peters mit der Anamneseerhebung. Dabei spricht sie sowohl mit Marek als auch mit seinem Vater. Im Anschluss daran erfolgt die klinische Untersuchung von Marek. Dr. Peters nutzt die üblichen Untersuchungstechniken der klinischen Diagnostik. Zudem macht sie einen Ultraschall der Bauchregion und misst tympanal die Körpertemperatur: 39,6 °C. Zur weiteren Abklärung der Symptome ordnet die Ärztin eine Blutuntersuchung an und informiert Marek und seinen Vater, dass Marek nach der Blutentnahme zum Röntgen des Bauchs gebracht wird. Sie klärt Herrn Cerny auf, dass zur differenzialdiagnostischen Abklärung vermutlich noch weitere Untersuchungen anstehen werden.

1. Welche Aspekte erfragt und erhebt Dr. Peters bei der Anamnese?
2. Warum ist der Einbezug von Mareks Vater in die Anamneseerhebung wichtig?
3. Benennen und erläutern Sie die vier Säulen der klinischen Untersuchung.
4. Welche Besonderheiten gibt es bei der klinischen Untersuchung von Kindern?
5. Was sind die pflegerischen Aufgaben beim konventionellen Röntgen von Kindern?
6. Was bedeutet der Begriff Differenzialdiagnose?
7. Versuchen Sie sich in die Situation von Herrn Cerny zu versetzen: Was würden Sie von Dr. Peters und der Pflegefachperson erwarten?

KAPITEL

27

Beate Naumer, Mathias Naumer

Arzneimittel verabreichen

Pflegesituation

Herr Kleve ist 78 Jahre alt und wurde wegen einer Arthrose und starken Schmerzen operiert. Er bekam eine Totalendoprothese links und wurde wegen einem zusätzlichen Bluthochdruck die erste Nacht auf der Intensivstation betreut. Dort hat Herr Kleve zur Schmerzlinderung zunächst Opioide erhalten. Heute übernimmt Pflegefachfrau Simone Buller Herrn Kleve von der Intensivstation auf die orthopädische Station. Im Patientenzimmer angekommen, äußert Herr Kleve starke Schmerzen. Aus dem Übernahmeprotokoll von der Intensivstation geht hervor, dass Herr Kleve bei Bedarf bis zu dreimal täglich ein Gramm Metamizol als Kurzinfusion erhalten kann. Simone Buller ist auf dem Weg zum Dienstzimmer, um die Infusion für Herrn Kleve vorzubereiten.

Seit frühester Zeit versuchen die Menschen, Krankheiten mit Stoffen pflanzlicher, tierischer oder mineralischer Herkunft zu heilen oder zumindest zu lindern. Der deutsche Arzt und Alchemist *Paracelsus* erkannte im 15. Jahrhundert, dass ein und derselbe Stoff schädigende oder heilende Wirkung haben kann: *„Allein die Dosis macht's, dass ein Ding kein Gift ist."*

Im Lauf der Jahrhunderte und der Entwicklung der Naturwissenschaften wurde festgestellt, dass nicht nur der richtige Stoff und die Menge, sondern auch die Art der Verarbeitung des Stoffs, der Zeitpunkt, die Häufigkeit der Verabreichung und der Verabreichungsweg einen entscheidenden Anteil an der gesundenden Wirkung haben.

Auch in der Pflege und Hebammenkunde wurden bei der Behandlung der Menschen z. B. pflanzliche Stoffe eingesetzt. Durch die wissenschaftliche Erweiterung der Heilkunde haben Pflegefachpersonen in diesem Zusammenhang verantwortungsvolle Aufgaben und unterstützen die Heilung der Patienten.

27.1 Grundlagen

DEFINITION

Pharmakologie: Wissenschaft und Lehre von der Wechselwirkung zwischen Stoffen und Lebewesen.

Arzneimittel/Medikament (engl. *Drug):* nach dem Arzneimittelgesetz sind Arzneimittel Stoffe oder Zubereitungen aus Stoffen,

1. die zur Anwendung im oder am menschlichen oder tierischen Körper bestimmt sind und als Mittel mit Eigenschaften zur Heilung oder Linderung oder zur Verhütung menschlicher oder tierischer Krankheiten oder krankhafter Beschwerden bestimmt sind (➤ Abb. 27.1), oder

2. die im oder am menschlichen oder tierischen Körper angewendet oder einem Menschen oder einem Tier verabreicht werden können, um entweder
   a) die physiologischen Funktionen durch eine pharmakologische, immunologische oder metabolische Wirkung wiederherzustellen, zu korrigieren oder zu beeinflussen, oder
   b) eine medizinische Diagnose zu erstellen.

Fertigarzneimittel: Arzneimittel, welches zur Abgabe an den Verbraucher hergestellt und verpackt wurde. Dabei dürfen nur gesetzlich zugelassene und damit geprüfte Arzneimittel in den Handel gebracht werden. Die Herstellung erfolgt industriell oder in Ausnahmen in der Apotheke.

Wirkstoff *(Pharmakon,* griech. *Gift, Droge, Arznei)*: Teil des Arzneimittels, der eine Reaktion des Organismus hervorruft und somit eine pharmakologische Wirkung erzielt. Diese Wirkung kann eine nicht gewünschte Körperfunktion deaktivieren *(Antagonist)* oder eine gewünschte Funktion unterstützen *(Agonist).*

Hilfsstoff: dient zur Formerlangung des Arzneimittels (Arzneiform), z. B. Hartfett für die Herstellung eines Zäpfchens, oder zum Schutz des Wirkstoffs, z. B. Gelatinekapsel. Er ist damit ein Wegbereiter für den Arzneistoff in und durch den Körper zum Wirkort.

Arzneimittelnamen: Fertigarzneimittel verfügen über einen geschützten Handelsnamen, z. B. Aspirin®, der Inhaltsstoff wird durch den **International Nonproprietary Name (INN)** angegeben, z. B. Acetylsalicylsäure = ASS. Der **chemische Name** lautet 2-Acetoxybenzoesäure.

Applikation *(lat. applicare = anschließen, sich annähern; Arzneimittelgabe):* Einbringen des Arzneistoffs in den Körper.

Applikationsart und -ort: Art und Weise der Verabreichung des Arzneimittels wird als Applikationsart bezeichnet, z. B. äußerlich, innerlich, inhalativ oder rektal. Im direkten Zusammenhang steht somit auch der Verabreichungsort (Applikationsort). So wird eine Verabreichung über die Nasenschleimhaut als nasal bezeichnet, über die Rektumschleimhaut entsprechend als rektal.

Arzneimittelform: Applikationsart und Applikationsort bestimmen die Applikationsform *(Verabreichungsform)* des Arzneimittels, in der es appliziert wird. So wird z. B. die Salbe für die äußerliche und lokale Applikation auf der Haut, die Tablette für die orale oder das Zäpfchen für die rektale Applikation hergestellt.

Biologika *(Singular:* **Biologikum):** Medikamente, die aus biologischen Substanzen hergestellt werden. Sie werden regelmäßig in der Krebstherapie und zur Behandlung von Autoimmunerkrankungen eingesetzt. Biologika enthalten zum Beispiel Zellbestandteile, Proteine oder gentechnisch veränderte Organismen. Typische biologische Arzneimittel sind Impfstoffe, Hormone wie Insulin, Antikörper, bestimmte Entzündungshemmer oder Blutprodukte wie Gerinnungsfaktoren.

Biosimilar *(Plural:* **Biosimilars):** Nachahmerprodukt eines Biologikums, beispielsweise eines biotechnologisch erzeugten Proteins, das nach Ablauf der Patentzeit des Originalwirkstoffs zugelassen wird.

Generikum *(lat. genus = Art, Gattung, Geschlecht):* Nach Ablauf des Patents (20 Jahre) auf ein Arzneimittel dürfen andere Arzneimittelhersteller den Arzneistoff unter Angabe des INN als Generikum (zugelassene Kopie) herstellen, z. B. ASS-Ratiopharm®.

Dosis: zugeführte Arzneistoffmenge. Die täglich bestimmungsgemäß zugeführte Dosis *(DDD, daily defined dosis)* ist das Produkt der Einzeldosis multipliziert mit der Applikationshäufigkeit. Wird die Dosis überschritten, stehen die schädlichen (toxikologischen) Wirkungen des Arzneimittels im Vordergrund.

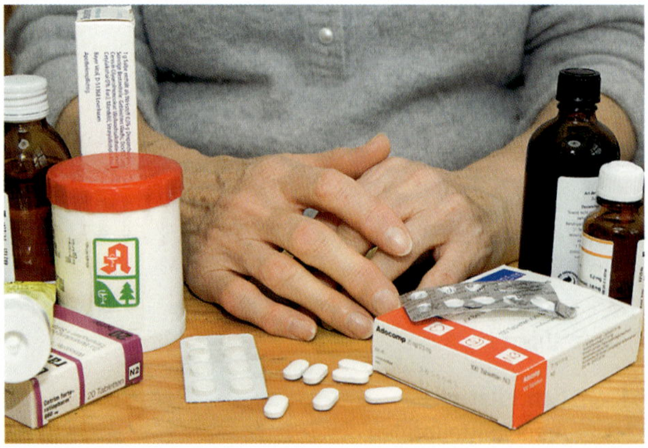

Abb. 27.1 Arzneimittel sind ein unverzichtbarer Bestandteil der ärztlichen Therapie. [K313]

Tab. 27.1 Die gebräuchlichsten Applikationsarten von Arzneimitteln.

Applikationsart	Definition
Bukkal	In die Wangentasche des Mundhöhlenvorhofs
Intraarteriell	In eine Arterie (durch Injektion)
Intrakardial	Ins Herz (durch Injektion)
Intrakutan	In die Haut/obere Hautschicht; Lederhaut (durch Injektion ➤ Abb. 28.1)
Intramuskulär	In den Muskel (durch Injektion)
Intrathekal	In den Liquorraum (durch Injektion ➤ 28.1.4)
Intravenös	In die Vene (durch Injektion ➤ 28.2.4, ➤ 28.2.5)
Kutan	Auf die Haut (z. B. Salben oder Cremes)
(Per)oral	Durch den Mund (z. B. Schlucken einer Tablette)
Pulmonal	In die tieferen Atemwege (z. B. Inhalate, ➤ 14.5.6)
Rektal	In den Mastdarm (Rektum, z. B. Zäpfchen ➤ 19.3.7)
Subkutan	Unter die Haut/ins Fettgewebe (durch Injektion ➤ 28.1.3)
Sublingual	Unter die Zunge
Transkutan	Durch die Haut hindurch (z. B. Schmerzpflaster)

27.1.1 Arzneimittelformen

Injektionsarten ➤ 28.1.1, ➤ Abb. 28.1

Herauszufinden, welche **Arzneimittelformen** am besten geeignet sind, um das Arzneimittel in den Körper einzubringen, ist Aufgabe der **Galenik.** Dabei sind die physikalisch-chemischen Eigenschaften des Arzneimittels, der gewünschte Wirkeintritt, die Wirkdauer und der Wirkungsort die entscheidenden Kriterien für die Wahl der Arzneimittelform. Die Begriffe *Applikationsart* und *Applikationsform* werden oft synonym gebraucht.

➤ Tab. 27.1 bietet eine Übersicht über die verschiedenen Applikationsarten, ➤ Tab. 27.2 zeigt die Arzneimittelformen, unterteilt nach ihrem Aggregatzustand.

27.1.2 Arzneimittelgruppen

Einen Überblick über verschiedene **Arzneimittelgruppen** und deren Indikationen gibt ➤ Tab. 27.3.

Tab. 27.2 Überblick über die verschiedenen Arzneimittelformen.

Arzneimittelform	Beschreibung	Applikation
Feste Arzneimittelformen		
Pulver	Sehr fein zerkleinerte, feste Substanzen. Eingeschränkte Haltbarkeit, Dosierung oft ungenau	Meist lokal zum Auftragen auf die Haut (Puder), seltener oral (in Flüssigkeit)
Granulat	Grobkörnig zerkleinerte, feste Substanzen. Dosierung oft ungenau	Meist oral mit Flüssigkeit
Tablette	Fest gepresstes Pulver in meist runder Form. Genaue Dosierung, oft teilbar, oft schlecht zu schlucken	Oral
Schmelztablette	Tablette, die sich im Mund ohne weitere Flüssigkeitszufuhr auflöst. Genaue Dosierung, oft teilbar, Einnahme auch im Liegen/bei Schluckstörungen möglich, schnelle Wirkung	
Brausetablette	Tablette, die in Wasser aufgelöst wird. Genaue Dosierung, oft teilbar, schnelle Wirkung	
Filmtablette	Tablette mit dünnem, nicht aus Zucker bestehendem Überzug. Genaue Dosierung, gut zu schlucken, geschmacksneutral. Selten teilbar, teilweise (je nach Art des Überzugs) magensaftresistent (→ Wirkstofffreisetzung im Dünndarm, sogenannte magensaftresistente Tabletten)	
Dragee	Tablette mit Zuckerüberzug. Genaue Dosierung, geschmacksneutral	
Retardtablette	Tablette mit verzögerter Wirkstofffreisetzung. Sonst wie Filmtablette	
Kapsel	Feste oder flüssige Arzneisubstanz in verdaulicher Hülle (Stärke-, Hart-, Weichgelatine). Nicht teilbar, Öffnen oft möglich	Meist oral, gelegentlich Ausgangsmaterial zur Herstellung von Inhalaten
Zerbeißkapsel	Kapsel mit flüssigem Inhalt, die zerbissen wird, sodass der Inhalt über die Mundschleimhaut resorbiert wird. Schnelle Wirkung	
Tee	Getrocknete (zerkleinerte) Pflanzenteile	Meist oral nach Zubereitung eines Aufgusses mit kochend heißem Wasser
Zäpfchen	Einbettung des Wirkstoffs in eine Fettgrundlage, die bei Körpertemperatur schmilzt. Effektive Wirkstoffmenge stark schwankend	Meist rektal; bei Vaginalzäpfchen vaginal
Gasförmige Arzneimittelformen		
Gas	Sogenannte medizinische Gase höchster Reinheit; Beispiel: Narkosegase, Sauerstoff (➤ 14.5.9)	Pulmonal
Aerosol	In einem Gas schwebende feste oder flüssige (Wirkstoff-)Teilchen; Beispiel: Dosieraerosole, Pulverinhalate (➤ 14.5.6)	
Flüssige Arzneimittelformen		
Lösung	Fester Wirkstoff, vollständig gelöst in einem Lösungsmittel (z. B. Wasser, Alkohol)	Kutan, oral, parenteral, Ausgangsmaterial zur Herstellung von Inhalaten
Tinktur	Alkoholischer Auszug aus pflanzlichen oder tierischen Stoffen	Kutan, oral
Suspension	Aufschwemmung eines festen Wirkstoffs in Flüssigkeit. Vor Gebrauch schütteln!	Kutan, oral, Ausgangsmaterial zur Herstellung von Inhalaten
Emulsion	Mischung zweier nicht ineinander löslicher Flüssigkeiten, vor allem Öl-in-Wasser- und Wasser-in-Öl-Emulsion	Kutan (➤ 17.2.2), oral
Halbfeste Arzneimittelformen		
Salbe	Wirkstoff eingebettet in streichfähige Grundmasse auf Fettbasis	Kutan (➤ 17.2.2), auf Schleimhaut
Paste	Salbe mit hohem Puderanteil, dadurch relativ fest	
Creme	Weiche „Salbe" mit höherem Wassergehalt (Wasser-in-Öl- oder Öl-in-Wasser-Emulsion)	
Gel	Wirkstoff eingebettet in wasserlösliche Grundmasse	
Sonderformen (Beispiele)		
Transdermales therapeutisches System *(TTS)*	Pflasterartige selbstklebende Trägerfolie, die auf die Haut geklebt wird und den Wirkstoff kontinuierlich über einen längeren Zeitraum freisetzt (➤ Abb. 27.12)	Transkutan
Intrauterinpessar *(IUP, Spirale)*	In den Uterus eingelegte Gebilde aus Kunststoffrahmen und Hormondepot oder Kupfer	Intrauterin (in der Gebärmutterhöhle)

27

Tab. 27.3 Beispiele für Arzneimittelgruppen.

Arzneimittelgruppen	Erklärung
Antiarrhythmika	Regulieren Herzrhythmusstörungen
Antibiotika	Hemmen oder töten das Wachstum von Bakterien
Antidepressiva	Wirken stimmungsaufhellend und/oder antriebssteigernd, -neutral oder -dämpfend
Antidiabetika	Senken den Blutzuckerspiegel
Antidiarrhoika	Wirken gegen Durchfall
Antidote	Wirken als Gegenmittel zu anderen Giften, Arzneimitteln bzw. Substanzen
Antiemetika	Unterdrücken den Brechreiz/das Erbrechen
Anthelminthika	Wirken gegen Protozoen und Würmer
Antihypertonika/Antihypotonika	Wirken gegen zu hohen/zu niedrigen Blutdruck
Antiinfektiva	Oberbegriff für Arzneimittel, die gegen Bakterien, Pilze, Viren, Würmer und Protozoen eingesetzt werden
Antikoagulanzien	Hemmen die Blutgerinnung
Antikonvulsiva	Oberbegriff für Arzneimittel, die gegen Krampfanfälle eingesetzt werden
Antimykotika	Hemmen das Pilzwachstum
Antiphlogistika	Wirken entzündungshemmend
Antipyretika	Wirken fiebersenkend
Antiseptika	Wirken keimreduzierend (Desinfektionsmittel)
Antitussiva	Unterdrücken den Hustenreiz
Chemotherapeutika	Synonym Zytostatika
Dermatika	Oberbegriff für Arzneimittel, die zur Anwendung auf die Haut bestimmt sind
Diuretika	Fördern die Flüssigkeitsausscheidung
Expektoranzien	Fördern den Auswurf von Bronchialsekret durch Verflüssigung und Abtransport
Fibrinolytika	Lösen Blutgerinnsel auf
Glukokortikoide	Beeinflussen u. a. den Stoffwechsel, wirken entzündungshemmend und immunsuppressiv
Hämostyptika	Wirken blutstillend
Homöopathika	Oberbegriff für Arzneimittel, deren Grundsubstanzen einer Potenzierung unterzogen wurden (verdünnt, z. B. 1 : 10 oder 1 : 100)
Hypnotika	Wirken schlaffördernd
Kardiaka	Oberbegriff für Arzneimittel, die auf das Herz wirken: Herzglykoside (herzkraftstärkend), Antiarrhythmika, Antihypertonika
Kontrazeptiva	Wirken empfängnisverhütend
Laxanzien	Beschleunigen die Stuhlentleerung
Immunsuppressiva bzw. -stimulanzien	Wirken das Immunsystem unterdrückend bzw. steigernd
Lokalanästhetika	Wirken örtlich betäubend
Mineralokortikoide	Beeinflussen vorwiegend den Wasser- und Mineralhaushalt
Muskelrelaxanzien	Entspannen die Skelettmuskulatur
Neuroleptika	Wirken bei Erregungsszuständen dämpfend auf die Nerventätigkeit (auch *Antipsychotika* genannt)
Narkotika	Oberbegriff für Arzneimittel, die anästhesierend (betäubend) wirken
Nootropika	Antidementiva, sollen die kognitiven Fähigkeiten von Menschen verbessern
Ophthalmika	Oberbegriff für Arzneimittel, die bei Augenerkrankungen eingesetzt werden
Otologika	Oberbegriff für Arzneimittel, die bei Ohrenerkrankungen eingesetzt werden
Parasympathikolytika/-mimetika	Oberbegriff für Arzneimittel, die der parasympathischen Wirkung entgegenwirken bzw. diese nachahmen
Phytotherapeutika	Oberbegriff für Arzneimittel, die aus pflanzlichen Stoffen bestehen
Psychopharmaka	Oberbegriff für Arzneimittel, die bei psychischen Erkrankungen eingesetzt werden (Neuroleptika, Antidepressiva, Tranquilizer, Halluzinogene, Phasenprophylaktika, Psychostimulanzien)
Rhinologika	Oberbegriff für Arzneimittel, die bei Nasenerkrankungen eingesetzt werden
Sedativa	Wirken beruhigend
(Immun-)Sera	Überbegriff für Arzneimittel, die aus Antikörpern bzw. Antikörperanteilen bestehen und zur Impfung eingesetzt werden (Impfstoffe)

Tab. 27.3 Beispiele für Arzneimittelgruppen. *(Forts.)*

Arzneimittelgruppen	Erklärung
Spasmolytika	Entspannen die glatte Muskulatur
Sympathikolytika/-mimetika	Oberbegriff für Arzneimittel, die der sympathischen Wirkung entgegenwirken bzw. diese nachahmen
Thyreostatika	Hemmen die Schilddrüsenfunktion
Tranquilizer	Wirken angstlösend (anxiolytisch) und beruhigend (sedierend)
Virostatika	Wirken der Vermehrung von Viren entgegen
Zytostatika	Hemmen das Zellwachstum bzw. die Zellteilung

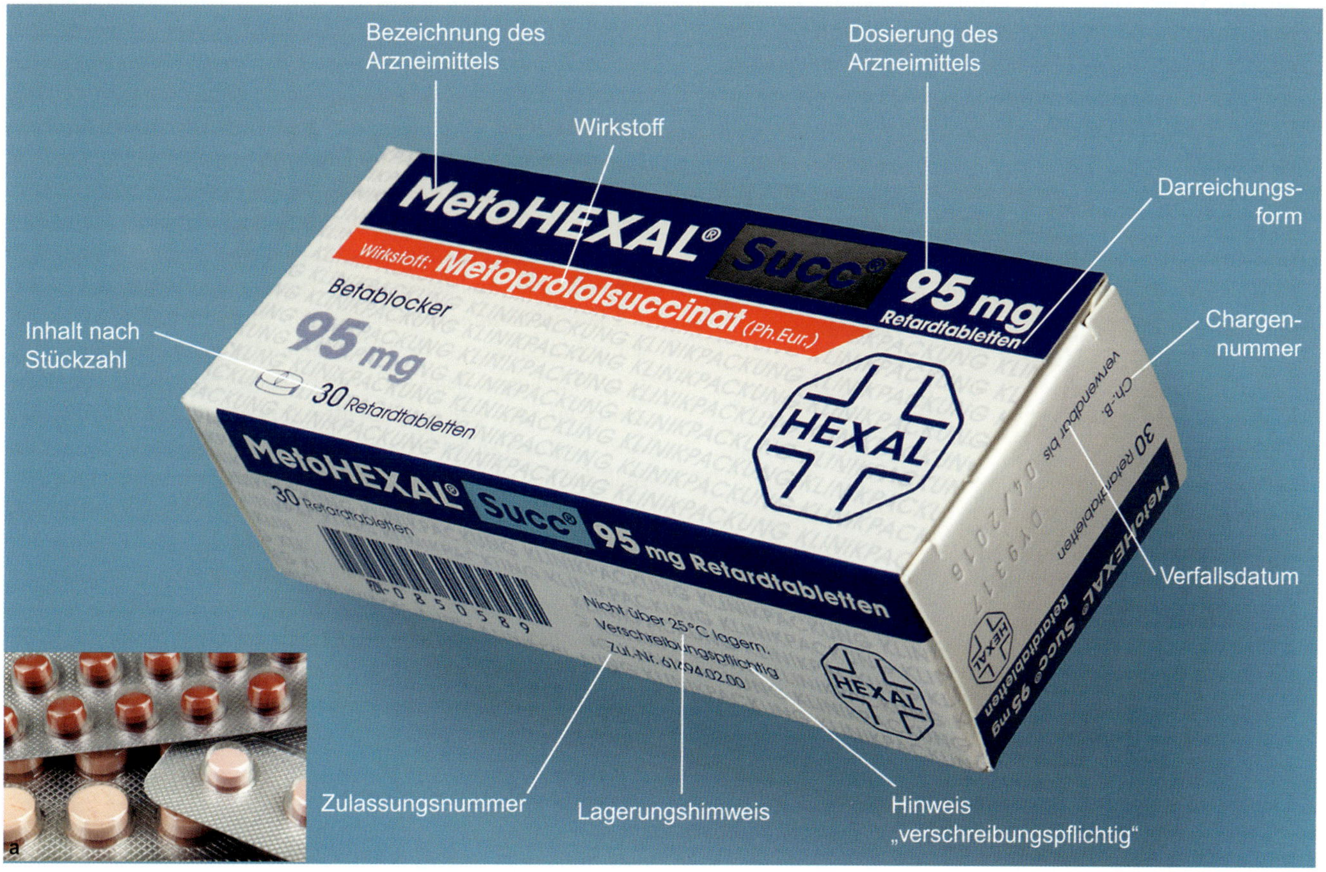

Abb. 27.2 Fertigarzneimittel. Verpackung von Tabletten in einem Blister (unten links), Umverpackung eines Fertigarzneimittels mit den vom Gesetzgeber vorgeschriebenen Angaben. [J787–105, K115]

27.1.3 Arzneimittelverpackung

Die meisten Tabletten, Dragees und einige Zäpfchen befinden sich in einem Blister und einer Umverpackung (➤ Abb. 27.2). Der Blister darf nicht ohne Umverpackung gelagert oder zerschnitten werden. Die Kennzeichnungen müssen lesbar sein.

Die **Arzneimittelverpackung** (➤ Abb. 27.2) unterliegt den rechtlichen Vorschriften des Arzneimittelgesetzes und muss folgende Informationen enthalten:

- Bezeichnung des Arzneimittels (Handelsname)
- Wirkstoffmenge pro Einzeldosis und Darreichungsform
- Inhaltsstoff (Wirkstoff und Hilfsmittel)
- Stückzahl
- Herstellerunternehmen
- Hinweis „verschreibungspflichtig" oder „apothekenpflichtig"
- Zulassungsnummer
- Chargennummer (Chargenbezeichnung, Ch.-B.)
- Verfallsdatum

Optionale Zusatzbeschreibungen sind:

- Forte (stärkere Wirkung als das zuerst auf den Markt gekommene Medikament)
- Mite/Minor (geringere Dosis als beim zuerst auf den Markt gekommenen Medikament)
- Retard oder Depot (Wirkung des Arzneimittels ist verzögert bzw. hält lange an)
- Mono (Einzelsubstanz)
- Comp./Plus (Kombination mehrerer Wirkstoffe)
- N1, N2, N3 usw. (Größe der Verpackung)

27.2 Pharmakokinetik und Pharmakodynamik

Um zu verstehen, wie Arzneimittel wirken, um Nebenwirkungen und Gefahren zu erkennen und zu beurteilen, brauchen Pflegefachpersonen Grundkenntnisse in der **Pharmakokinetik** und der **Pharmakodynamik** (➤ Abb. 27.3), den beiden Teilbereichen der Pharmakologie.
Sie sollten z. B. wissen, dass

- nach der Verabreichung von blutdrucksenkenden Arzneimitteln beim Aufstehen der Patientin, des Patienten bzw. der Bewohnerin, des Bewohners (im Folgenden „Patient" genannt) oft und sehr schnell mit starkem Schwindel gerechnet werden muss,
- Retardtabletten gleichmäßig über den Tag verteilt wirken, aber nicht sofort,
- ca. 24 Std. vergehen, bis ein erstmalig aufgeklebtes Fentanylpflaster (TTS ➤ Abb. 27.12) seine vollständige Wirkung entfaltet,
- das Zytostatikum Cisplatin auch noch nach einer Woche vom Patienten ausgeschieden werden kann.

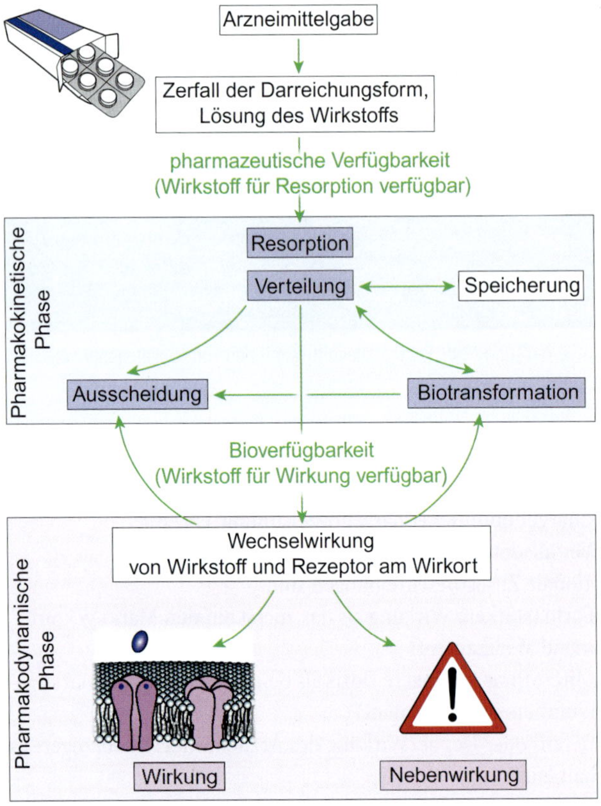

Abb. 27.3 Pharmakokinetische und pharmakodynamische Wirkungsweise eines Arzneimittels. [L264]

27.2.1 Pharmakokinetik

DEFINITION
Pharmakokinetik *(griech. pharmakon = Arznei, kinesis = Bewegung):* Prozesse, denen das Arzneimittel im Körper unterliegt.

Die **Pharmakokinetik** misst das **zeitlich abhängige Konzentrationsverhalten** der Arzneistoffe und deren Metaboliten in den jeweiligen Körperkompartimenten. Zielort, Funktionalität der Organe des Menschen sowie die physikalisch-chemischen Eigenschaften des Arzneistoffes bestimmen die Applikationsform des Arzneimittels. So können Arzneimittel z. B. **topisch** *(äußerlich und örtlich)* appliziert werden, um nur am Applikationsort zu wirken, z. B. Nasenspray. Sollen Arzneimittel **systemisch** wirken, so werden sie für die schnelle Wirkung **intravasal** *(über den Blutkreislauf)* gegeben. Bei der **oralen** *(über den Mund)* oder **rektalen** *(über den Enddarm)* Arzneimittelgabe muss der Arzneistoff erst resorbiert *(in die Blut- ober Lymphbahn aufgenommen)* werden, damit er in einem zweiten Schritt im Körper verteilt werden kann. Kann ein Patient nicht schlucken oder ist die Darmmotilität eingeschränkt, wird eine andere Arzneimittelform gewählt.

Die Applikationsart und der Applikationsort bedingen eine bestimmte Arzneiform (➤ Tab. 27.2). Ziel ist es, den jeweiligen Arzneistoff in ausreichend wirksamer, aber nicht toxisch hoher Konzentration über den gewünschten Zeitraum in den gewünschten Körperbereich zu bringen. So soll die Wirkung garantiert und das Maß der Nebenwirkungen reduziert werden. Dabei nimmt das Arzneimittel einen definierten Weg, der im **LADME-Modell** beschrieben wird:

- **Liberation** *(Freisetzung)* des Arzneistoffs aus der Arzneiform
- **Aufnahme** *(Resorption)* des Arzneistoffs in den Körper
- **Verteilung** *(Distribution)* des Arzneistoffs zum Wirkort
- **Verstoffwechslung** *(Metabolisierung)* des Arzneistoffs
- **Ausscheidung** *(Elimination)* des Arzneistoffs aus dem Körper

Freisetzung (Liberation)

Der Arzneistoff wird im Körper an der gewünschten Stelle und in einer bestimmten Geschwindigkeit aus der Arzneiform (z. B. der Tablette) **freigesetzt**. So werden einige schnell wirksame Psychopharmaka in Schmelztabletten verabreicht. Hier erfolgt der Zerfall der Tablette bereits im Mund, und die Wirkung setzt schnell ein. Blutdruckmittel sollen oft über den ganzen Tag wirken, sodass z. B. der Arzneistoff Nifidipin als Retardtablette verabreicht wird. Bei einigen Tabletten soll die Freisetzung im Darm erfolgen, hierfür werden die Tabletten mit einem Mantel überzogen, der erst im Darm zerfällt.

Aufnahme (Resorption)

Die **Aufnahme** des Arzneistoffs über die Haut, Schleimhaut oder begrenzte Stellen im Körper erfolgt entweder rein nach physikalischen Gesetzen (Diffusion), aktiv über Transporter oder in einer Mischform. Dabei müssen immer sogenannte Barrieren überwunden werden, Oberflächen, die einen physiologischen Schutz des Körpers, der Organe oder der Zelle darstellen. Für den Arzneistoff muss eine geeignete galenische Form (Applikationsform) gefunden werden, um diese Barrieren zu überwinden. Dabei spielen der pH-Wert der Barrierenumgebung, aber auch die Löslichkeit des Arzneistoffs in Wasser oder Fett eine große Rolle.

Verteilung (Distribution)

Der Arzneistoff wird über die Blut- oder Lymphbahnen an den gewünschten **Wirkungsort transportiert**, wo er in das Zielgewebe oder Zielorgan gelangen soll. Dieser Übertritt ist wie die Resorption von den physikalischen und chemischen Eigenschaften des Arzneistoffs abhängig (➤ Abb. 27.4). Der Arzneistoff verteilt sich nach einem sogenannten Verteilungsgleichgewicht zwischen den einzelnen Köperorganen, wobei das Blut ebenfalls als Körperorgan betrachtet wird. Die Größe der Arzneistoffmoleküle (Arzneistoffteilchen), ihre Bindungsaffinität (Bindungsbereitschaft) an Plasma- oder Gewebeproteine, ihre Löslichkeit in Fettgewebe sowie die Durchlässigkeit dieser Barrieren sind entscheidend für ein Gleichgewicht. Je fettlöslicher der Arzneistoff z. B. ist, desto länger verweilt er im Fettgewebe. Dementsprechend länger dauert die Rückverteilung ins Blut und wieder zum eigentlichen Wirkort zurück. Das Resultat: Die Wirkungsdauer ist oft länger als bei wasserlöslichen Arzneistoffen.

Verstoffwechslung (Metabolisierung)

Unter **Verstoffwechslung** *(Metabolisierung, Biotransformation)* versteht man die Umwandlung des Arzneistoffs in Stoffwechselprodukte **(Metaboliten).** Ein Arzneistoff kann sofort nach der Resorption chemisch oder enzymatisch verstoffwechselt werden. Für Arzneistoffe, die in den enterohepatischen Kreislauf (Darm-Leber-Kreislauf) gelangen und dort einem ausgeprägten sogenannten **First-Pass-Effekt** *(ersten Durchlaufeffekt)* unterliegen, hat das Folgen. Diese Arzneistoffe werden in der Leber durch biochemische Umwandlung zum größten Teil inaktiviert. Die **(Bio-)Verfügbarkeit** und damit die Wirkung des Arzneistoffs sinken z. T. erheblich. Dieser Vorgang wurde bei der Dosisberechnung einkalkuliert. Andere Arzneistoffe *(Pro-Drugs)* werden erst in der Leber in den aktiven Wirkstoff umgewandelt. Lebererkrankungen haben damit einen hohen Effekt auf die Arzneistoffkonzentrationen dieser Arzneimittel.

Ausscheidung (Elimination)

Die **Ausscheidung** *(Elimination, Exkretion)* geschieht hauptsächlich über die Niere oder über den Magen-Darm-Trakt. Einige Arzneistoffe werden über die Lunge ausgeschieden, z. B. Narkosegase, andere über die Haut, wobei es vor allem bei Fieber zu nicht einkalkulierten

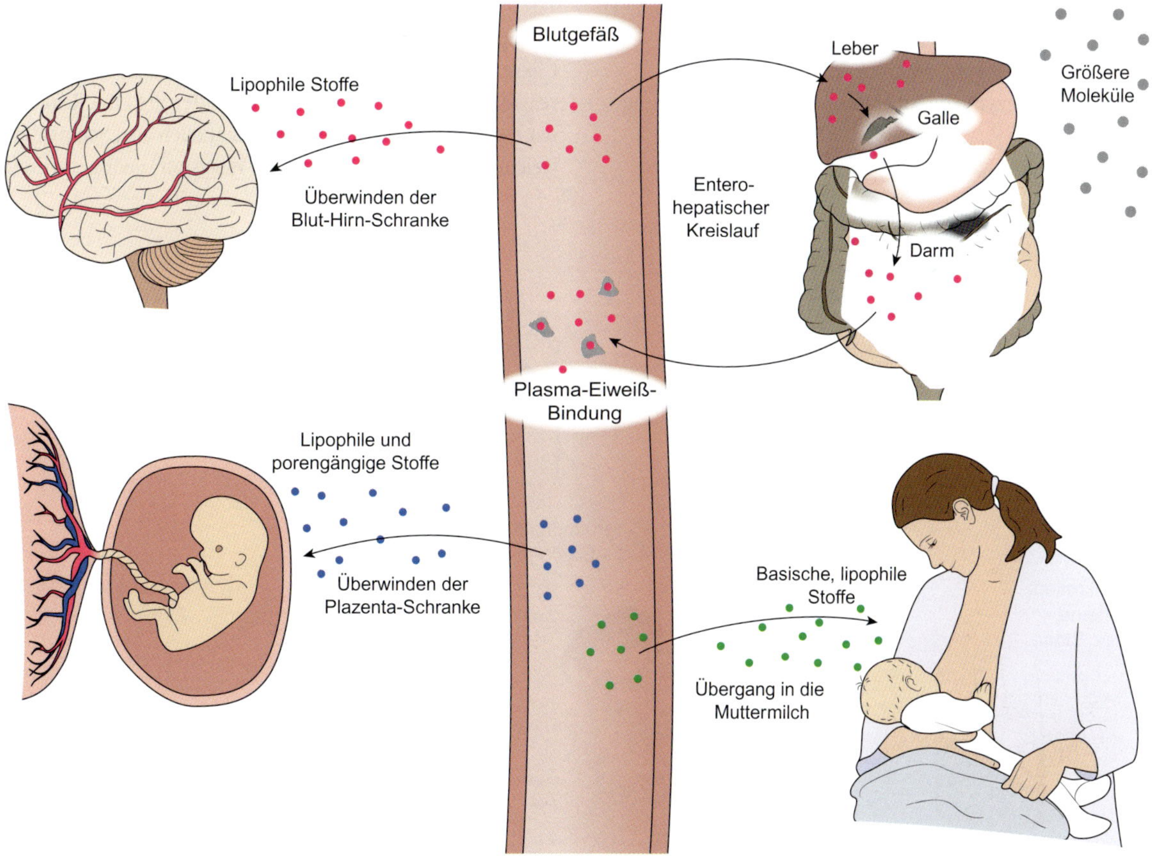

Abb. 27.4 Verteilungsvorgänge von Arzneistoffen je nach ihren physikalisch-chemischen Eigenschaften. [L264]

Eliminationsgeschwindigkeiten kommen kann. Und auch über die Muttermilch werden Arzneistoffe ausgeschieden (> Abb. 27.5).

Bei der Elimination müssen die Arzneistoffe wie bei der Resorption Barrieren überwinden. Dabei sind auch hier die Diffusion und aktive Transporter die entscheidenden Komponenten. Arzneistoffe können um diese Transporter konkurrieren, was die Elimination des „unterlegenen" Stoffs verzögern kann. *Beispiel:* Fettlösliche Stoffe werden hauptsächlich über die Leber, wasserlösliche Arzneistoffe hauptsächlich über die Niere ausgeschieden. Diese Arzneistoffeigenschaften sind in den Beipackzetteln und in den Fachinformationen angegeben und wichtige Parameter, um abschätzen zu können, ob eine Nieren- oder eine Leberinsuffizienz bei der Dosierung berücksichtigt werden muss.

27.2.2 Pharmakodynamik

DEFINITION

Pharmakodynamik (griech. *pharmakon = Arznei, dynamis = Kraft; Arzneimittelwirkung):* Antwort des Körpers, wenn ein Arzneistoff eine sog. Schwellenkonzentration überschreitet.

Die **Pharmakodynamik** beschreibt die Wirkung eines Arzneistoffs am Wirkort hinsichtlich der Art und Stärke und die Abhängigkeiten der Wirkung von der Dosis (> Abb. 27.3).

Grundsätzlich haben Arzneistoffe verschiedene Wirkmöglichkeiten, z. B.:

- Öffnen oder Blockieren von spannungsabhängigen Ionenkanälen
- Beeinflussung von Transportprozessen
- Störung der Biosynthese von Mikroorganismen
- Beeinflussung der Enzyme durch Hemmung oder Aktivierung

Nebenwirkung/unerwünschte Arzneimittelwirkung (UAW)

Jedes wirksame Arzneimittel hat abhängig von der Dosis auch **nicht gewünschte Wirkungen (Nebenwirkungen).** So senken Antihypertonika (> Tab. 27.3) wie gewünscht den Blutdruck, führen aber auch öfter als unerwünschte Wirkung zu Schwindel (orthostatischen Dysregulationen > 29.3.3). Die Art und die Häufigkeit der UAW müssen im Beipackzettel aufgeführt sein. Manchmal sind Nebenwirkungen aber auch gewünschte Wirkungen. So können bei Patienten mit Schmerzen auch **Adjuvanzien** *(unterstützende Arzneimittel)* gegeben werden. *Beispiel:* Ein Patient mit chronischen Schmerzen erhält zusätzlich Beruhigungsmittel, die neben der Beruhigung als Nebenwirkung auch eine Schmerzdistanzierung bewirken (> 24.5.1).

Therapeutische Breite

Als **therapeutische Breite** wird der Dosismengenabstand zwischen der kleinsten wirksamen Dosis (darunter **Unterdosierung**) und der niedrigsten toxischen Dosis (darüber **Überdosierung**) bezeichnet. Je größer die therapeutische Breite, desto „sicherer" ist das Arzneimittel (> Abb. 27.6).

Rezeptoren

Rezeptoren sind Bindeglieder für körpereigene Überträgerstoffe. Chemisch handelt es sich um Eiweißmoleküle, die mit Arzneistoffen reagieren und durch ihre Strukturänderung eine Reaktion der Zellen hervorrufen. Rezeptoren werden auch als „Schloss" bezeichnet, welches durch einen „Schlüssel" (Wirkstoff) geöffnet wird (Schlüssel-

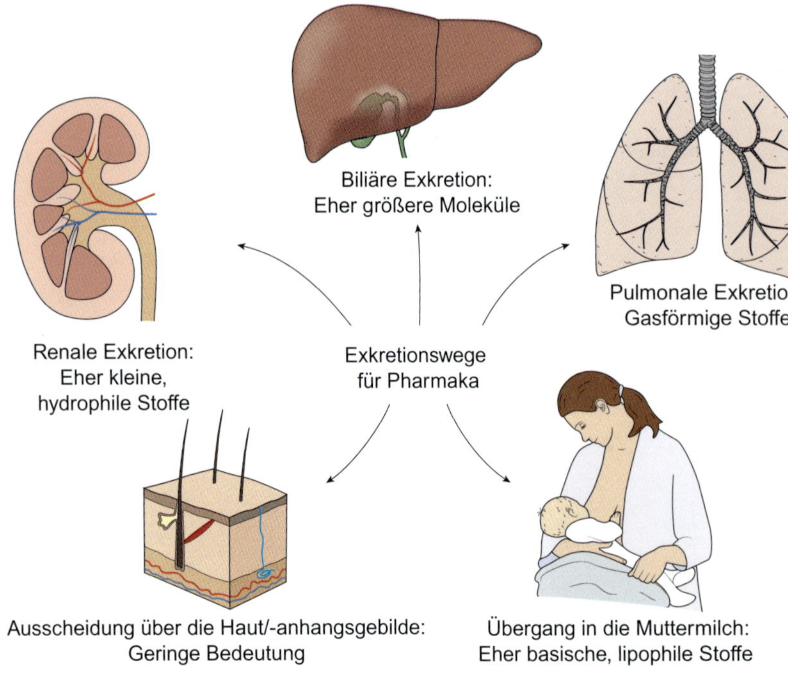

Abb. 27.5 Mögliche Exkretionswege (auch Eliminationswege genannt) für Arzneistoffe und ihre Metaboliten, d.h., die Wege, über die die Arzneistoffe und ihre Metaboliten ausgeschieden werden. [L264]

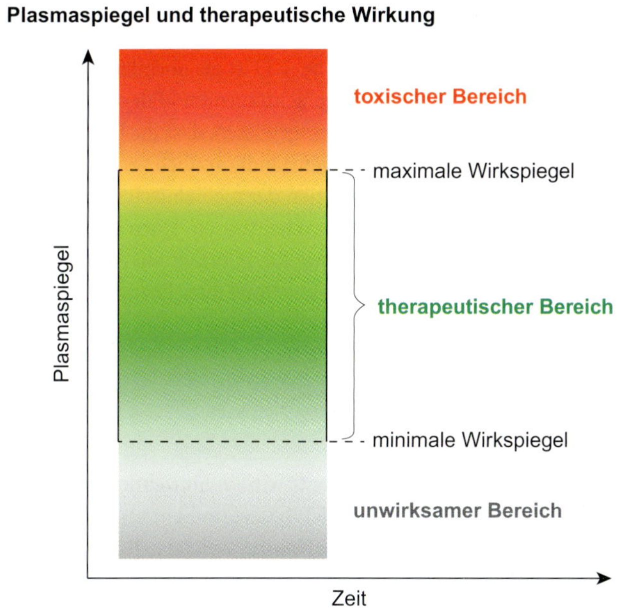

Abb. 27.6 Therapeutische Breite. Im grünen Bereich ist die wirksame Dosierung. Je größer dieser therapeutische Bereich ist, umso „sicherer" ist das Arzneimittel. [L143]

Schloss-Prinzip). Durch das Öffnen erfolgt eine Reaktion des Körpers (➤ Abb. 27.7). Bei mehreren möglichen Partnern entscheidet die Anziehungskraft (Affinität), die zwischen dem jeweiligen Arzneimittel und dem Rezeptor besteht, über den Bindungserfolg der konkurrierenden Arzneimittel.

Synergismus – Antagonismus

Das Zusammenwirken von gleichzeitig aufgenommenen Arzneistoffen und deren gegenseitiger Verstärkung wird als **Synergismus** bezeichnet. Bei einem **Antagonismus** kommt es zur entgegengesetzten Wirkung von gleichzeitig eingenommenen Arzneimitteln und damit deren gegenseitiger Abschwächung.

Placebos

Placebos sind arzneistofflose Scheinarzneimittel. So gibt es Injektionen, die nur NaCl 0,9 % enthalten, oder Tabletten, die nur Glukose als Inhaltsstoff besitzen. Eine Wirkung tritt nachweisbar bei ca. 25–33 % der Menschen auf. Der Effekt beruht allein auf der Erwartungshaltung an die Wirkung des Arzneimittels und der Intervention des medizinischen Personals. So wirkt ein durch einen vertrauten Arzt oder Pflegenden verabreichtes Arzneimittel verbunden mit Information und Zuwendung eher, als wenn es selbstständig eingenommen wird. Placebos werden häufig bei Doppelblindstudien eingesetzt. Bei schweren Erkrankungen oder Schmerzzuständen ist der Einsatz nicht sinnvoll und zerstört sogar das Vertrauensverhältnis.

Indikation – Kontraindikation

Die **Indikation** *(Anzeige)* gibt den bestimmungsgemäßen Grund für die Gabe des Arzneimittels an. Leidet ein Patient an Bluthochdruck, spricht man von der Indikation „Hypertonie" und es werden Antihypertonika (➤ Tab. 27.3) verabreicht. Bestimmte körperliche Eigenschaften können der Verabreichung eines Arzneimittels absolut entgegenstehen, dann ist eine **absolute Kontraindikation** *(Gegenanzeige)* gegeben. Bei einer **relativen Kontraindikation** *(Nutzen-Risiko-Abwägung)* kann der Arzt entscheiden, ob trotz eines erhöhten Risikos das Arzneimittel verabreicht werden soll, z. B. bei Altersbeschränkung für das Arzneimittel bei Kindern wegen mangelnder Daten oder Erfahrungen.

Wechselwirkung

Wechselwirkungen *(Interaktionen)* treten auf, wenn zur gleichen Zeit mindestens zwei verschiedene Arzneimittel verabreicht werden oder wenn z. B. Ernährung und/oder Flüssigkeitsaufnahme einen Einfluss auf die Wirkung haben.

Dabei können sich die Wirkungen verstärken/verlängern, abschwächen/verkürzen oder sogar aufheben. Beispiele für Wechselwirkungen mit Nahrungsmitteln:

- Wirkungsverlust von Marcumar® (gerinnungshemmendes Medikament) bei gleichzeitiger Aufnahme von Vitamin-K-haltigen Speisen (grünes Gemüse, grüner Tee)
- Wirkungsverstärkung von Benzodiazepinen (Beruhigungsmitteln) bei gleichzeitiger Aufnahme von Alkohol
- Wirkungsverlust von bestimmten Antibiotika bei Einnahme mit Milch/Milchprodukten
- Wirkungsverstärkung von bestimmten blutdrucksenkenden Medikamenten (z. B. Calcium-Antagonisten) bei Einnahme mit Grapefruitsaft

Viele ältere Patienten oder chronisch kranke Menschen werden heute gleichzeitig mit verschiedensten Medikamenten behandelt *(Multi-*

Abb. 27.7 Schlüssel-Schloss-Prinzip. Agonisten (Schlüssel) binden sich an die Rezeptoren (Schloss) von Zellen und lösen dadurch einen Effekt (Wirkung) aus. [L143]

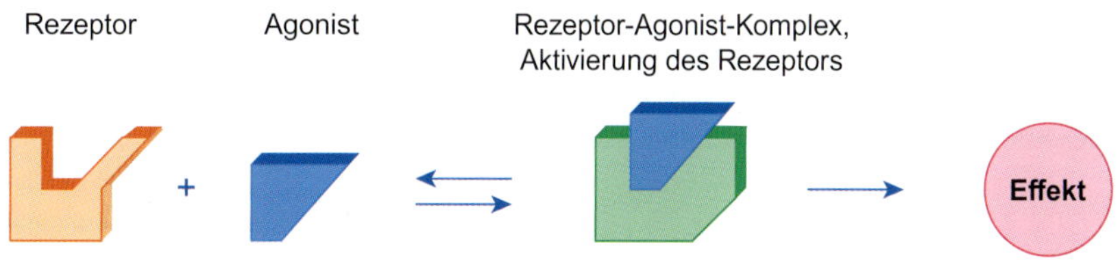

medikation, Polypharmazie). Bei der Auswahl der Arzneimittel gilt es, entsprechende Wechselwirkungen möglichst zu vermeiden.

Die unreflektierte Einnahme von Arzneimitteln kann zu **Arzneimittelabhängigkeiten** führen. So hat der **Missbrauch** von Arzneimitteln eine auf Dauer schädliche oder unerwünschte Wirkung auf den Körper. Beispiele sind die dauerhafte Einnahme von Schmerzmitteln, Schlafmitteln, abführenden Medikamenten oder auch abschwellenden Nasentropfen. Pflegende beobachten den missbräuchlichen Gebrauch von Arzneimitteln und informieren Patienten und seine Bezugspersonen in diesem Zusammenhang. Weiterhin kann eine **Toleranzentwicklung** eines Arzneimittels dazu führen, dass sich der Körper an einen Stoff gewöhnt hat *(Adaption)* und immer höhere Dosen erforderlich sind, um eine Wirkung zu erreichen.

27.2.3 Rechtliche Grundlagen

Arzneimittel- und Betäubungsmittelrecht ➤ 9.2.5

Arzneimittelgesetz

Das heutige **Arzneimittelgesetz** *(AMG)* wurde im Jahr 1976 verabschiedet und bis heute weiterentwickelt. Es regelt die Zulassungsarten, den Verkehr, den Umgang mit Risiken der Arzneimittel und die Haftung durch Nebenwirkungen der Arzneimittel (➤ 9.2.5).

Im AMG sind die wichtigsten Bestimmungen zur Arzneimittelkennzeichnung und -information festgelegt. Anhand der Packungskennzeichnung (➤ Abb. 27.2), der Packungsbeilage und der Fachinformation sind der Bestellweg, die Lagerung und die Verabreichungsart sowie der Einnahmezeitpunkt festgelegt. Auch die **Rezeptformen** sind in diesem Gesetz geregelt. Normalerweise dürfen Arzneimittel nur in Apotheken an den Endverbraucher bzw. an medizinisches Fachpersonal abgegeben werden *(apothekenpflichtige Arzneimittel).* Ausnahmen können durch die Behörden gemacht werden, z. B. für Tees oder Vitamintabletten *(frei verkäufliche Arzneimittel).* Wenn die Möglichkeit einer schädlichen Wirkung oder einer Abhängigkeit stark erhöht ist, bedarf es eines Rezepts (Formblatt mit Arztunterschrift) oder für die Krankenhausstationen einer Stationsanforderung mit ärztlicher Unterschrift, es handelt sich dann um *verschreibungs-/rezeptpflichtige Arzneimittel.* Bei starkem Suchtpotenzial muss ein **Betäubungsmittelrezept** bzw. ein entsprechender BtM-Anforderungsbeleg (➤ 27.5) für die Stationen ausgestellt werden.

Betäubungsmittelgesetz

Das **Betäubungsmittelgesetz** *(BtMG,* ➤ 9.2.5) regelt den Verkehr mit Betäubungsmitteln (enthalten Wirkstoffe mit starkem Suchtpotenzial). Diese werden in Listen eingeteilt, die ständig durch die Behörde aktualisiert werden. Die Verschreibungsformularien werden in der BtM-Verschreibungsverordnung geregelt.

Pflegeberufegesetz

Das **Pflegeberufegesetz** *(PflBG* ➤ 1.1*)* ist die normierende Grundlage für die Ausbildung der Pflegefachfrauen und Pflegefachmänner. Im Ausbildungsziel wird darauf hingewiesen, dass die Pflegefachpersonen befähigt werden sollen, eigenständig ärztlich veranlasste Maßnahmen, insbesondere Maßnahmen der medizinischen Diagnostik, Therapie oder Rehabilitation, durchzuführen. Dazu gehören auch die medikamentöse Therapie sowie die Information, Anleitung und Beratung der zu pflegenden Menschen und ihrer Bezugspersonen im Umgang mit Arzneimitteln.

Weitere Regelungen

Im Zuge des Qualitätsmanagements wird in Einrichtungen der Umgang mit Arzneimitteln schriftlich fixiert und gilt als bindend. Als Beispiel gilt die **Verfahrensanweisung,** welche z. B. den Umgang mit Betäubungsmitteln für alle Beteiligten regelt. **Pflegestandards** beschreiben den Umgang mit Arzneimitteln, die z. B. über eine Ernährungssonde verabreicht werden, speziell für die Pflegenden.

Als rechtliche Grundlage gilt zudem für alle, die mit Arzneimitteln umgehen, das **Haftungsrecht** (➤ 9.2.3). Der Arzt kann im Rahmen seiner Tätigkeit als Therapeut u. U. das Stellen und Verabreichen der Arzneimittel delegieren (➤ 9.1.2, ➤ Tab. 9.1). Zur **Anordnungsverantwortung** gehört eine schriftliche Aufzeichnung über den Handelsnamen des Arzneimittels, die Menge, Häufigkeit und Applikationsform sowie eventuell über Besonderheiten. Bei Angabe einer **Bedarfsmedikation** sollten zusätzlich die Angabe der Maximaldosis in 24 Std. und die Indikation aufgeführt sein.

Bedarfsmedikation nach telefonischer Anordnung

Eine telefonische Medikamentenverordnung ohne schriftliche Grundlage darf nur im Notfall erfolgen. Sinnvoll ist es, in diesem Zusammenhang einen Zeugen zu haben. Sobald der Arzt dazu in der Lage ist, muss er die Verordnung mit seinem Handzeichen bestätigen.

Die Pflegefachpersonen haben die **Durchführungsverantwortung.** Das bedeutet, dass sie ihr in der Aus- und Weiterbildung erworbenes Wissen sach- und fachgerecht umsetzen. Bei der Durchführung der Arzneimitteltherapie behalten Pflegende gemäß ihrer Qualifikation eine kritische Kontrolle bei.

Einige Arzneimittel muss der Arzt zwingend selber verabreichen. Dazu gehören Kontrastmittel oder Transfusionen (➤ 28.3.3). Nicht delegierbar ist auch die intrakardiale, intralumbale, epidurale, intraperitoneale, intraartikuläre und intraarterielle Verabreichung (➤ 28.1.1) von Arzneimitteln.

Ärztliche Anwesenheit und Durchführung

Bestimmte Arzneimittel, z. B. Röntgenkontrastmittel, Chemotherapeutika, setzen bei der bestimmungsgemäßen Verabreichung die Anwesenheit bzw. die Durchführung durch den Arzt voraus.

27.3 Arzneimittel und Lebensalter/-situation

27.3.1 Schwangerschaft und Stillzeit

Während der **Schwangerschaft** kommt es zu vielen Veränderungen im mütterlichen Körper. Plasmavolumen und Fettgewebe nehmen zu, die Plazenta und der Fetus bieten neue Verteilungsräume.

Bei schwangeren und stillenden Frauen gilt grundsätzlich, dass Arzneimittel im Zweifelsfall kontraindiziert sind. Studien können ohne Gefährdung für Mutter und Kind nicht durchgeführt werden, und so fehlen valide Daten. Hier ist Erfahrungswissen besonders wichtig. Bei einigen Arzneimitteln weiß man inzwischen, in welchem Trimenon (Schwangerschaftsdrittel) ein höheres Gefahrenpotenzial vorliegt.

VORSICHT

Gefahren für das ungeborene Kind.

Der Contergan-Skandal hat gezeigt, dass eine unkritische Einnahme von Arzneimitteln katastrophale Folgen für das Ungeborene bzw. das zu stillende Kind haben kann. Im Besonderen kann die unreflektierte Einnahme von Arzneimitteln im ersten Trimenon zu einer Schädigung der Frucht führen *(Embryo-, Fetopathie).* Die Datenbank Embryotox.de eignet sich als schnelles Nachschlagewerk mit Ampelsystem. [1]

Arzneimittel, die während der **Stillzeit** gegeben werden, können über die Muttermilch auf den Säugling einwirken (➤ Abb. 27.5). In der *Roten Liste* (Arzneimittelverzeichnis [2]), auf dem Beipackzettel oder in den Fachinformationen findet man spezielle Informationen.

27.3.2 Neugeborene, Säuglinge und Kinder

Während der Entwicklung des Menschen verändern sich kontinuierlich die physiologischen und geistigen Körperfunktionen. Der kindliche Körper erfährt vor allem in den ersten Lebensabschnitten elementare Veränderungen.

Bei **Neugeborenen** ist die Wassermenge pro kg Körpergewicht ca. 15 % höher als bei Erwachsenen. Auch sind noch nicht alle Enzyme, die zur Verstoffwechslung notwendig sind, ausreichend vorhanden. Dadurch kommt es zur verzögerten Arzneimittelausscheidung und der Gefahr der Kumulation (Wirkstoffanhäufung). Bei Säuglingen ist in den ersten Lebensmonaten die Ausscheidung über die Nieren noch nicht vollständig ausgereift. Die Magen-Darm-Passage von Nahrungsmitteln durch den Magen-Darm-Trakt ist bei Neugeborenen und **Kleinkindern** verlangsamt. Dies wirkt sich auch auf die Aufnahmefähigkeit eines Arzneimittels aus. **Kinder** zwischen dem 1. und 8. Lebensjahr zeigen eine erhöhte Verstoffwechslung u. a. durch das größere Verhältnis vom Leber- zum Körpergewicht.

So werden Früh- und Neugeborene, Säuglinge, Klein- und Schulkinder immer an ihrer Entwicklung gemessen.

Arzneimittelgabe bei Kindern

- Körperbau, Gewicht, der Anteil an Fettgewebe und die Muskelmasse sind für die Verwendung und Dosierung von Arzneimitteln wichtige Parameter.
- Kind altersentsprechend und kindgerecht informieren. Wenn möglich, sollte es das Arzneimittel selbstständig zu sich nehmen, oder es wird von einer Bezugsperson unterstützt. Kind nach der Einnahme loben.
- Die am besten geeignete Arzneimittelform wählen.

Für Kinder ist immer die **beste Arzneimittelform** zu suchen. Es bieten sich oft kindgerechte Darreichungsformen an, wie Zäpfchen, Tropfen, Pulver, Granulate oder Säfte. Tropfen können mit einer Spritze aufgezogen und direkt (ohne Nadel) langsam in den Mund geträufelt werden. Medikamentensauger haben einen ähnlichen Mechanismus (➤ Abb. 27.8). Säuglingen können flüssige Medikamente auch mit einem Löffel verabreicht werden, indem man diesen zu den Lippen des Kindes führt und in dem Augenblick, indem es zu saugen beginnt, die Flüssigkeit in den Mund laufen lässt. Suppositorien werden mit der Hand in der Schutzhülle leicht angewärmt bzw. mit Wasser angefeuchtet, um sie gleitfähiger zu machen. Nach der vorsichtigen Verabreichung werden die Gesäßhälften noch 1–2 Min. zusammengehalten.

Eine Vermischung mit Muttermilch oder anderen Milchprodukten muss jeweils abgeklärt werden. In der Krankenhausapotheke werden unbedenkliche Geschmacksstoffe zugesetzt, da Kinder Arzneimittel mit einem bitteren Geschmack ablehnen. Ansonsten kann dem Kind das Arzneimittel meist mit Tee oder Saft verabreicht werden, um den unangenehmen Geschmack aufzulösen, von Nahrungsmitteln mit einem Zuckerzusatz ist dabei jedoch abzusehen. Generell darf kein Alkohol zugesetzt werden. Unbedingt daran denken, dass Kinder bei oraler Applikation aufrecht sitzen sollten. Ohren- und Nasentropfen nicht direkt aus dem Kühlschrank verabreichen, auch Zäpfchen handwarm verabreichen.

Nicht für Kinder zugelassene Arzneimittel

Die meisten Arzneimittel haben keine Zulassung für das Kindesalter. Der Gebrauch außerhalb der Zulassung *(Off Label Use)* wird notgedrungen durchgeführt, wenn keine Alternative verfügbar ist. Bestimmte Arzneimittel führen zu Nebenwirkungen, die später beim Erwachsenen nicht so oder nicht in der gleichen Stärke zu beobachten sind. Arzneimittelspezifische Erfahrungsberichte sind oft nicht oder nur in kleiner Menge publiziert. Ärzte und Apotheker stehen im engen Kontakt, um die bestmögliche Arzneimittelversorgung zu gewährleisten.

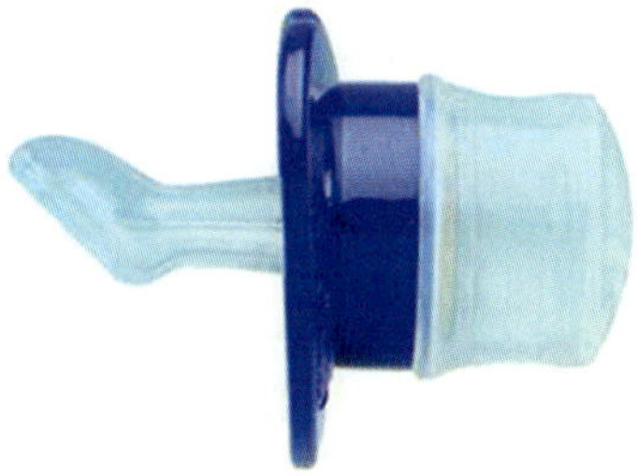

Abb. 27.8 Medikamentensauger. [V617]

27.3.3 Ältere Menschen

Auch die Arzneimitteltherapie **älterer Menschen** unterscheidet sich von der (junger) Erwachsener. Hier sind neben physiologischen Veränderungen vor allem auch die Multimorbidität, einhergehend mit einer **Polypharmazie** (= gleichzeitige und dauerhafte Einnahme von mind. fünf verschiedenen Arzneimitteln, ➤ 27.2.2), die Ernährung und das Verhalten alter Menschen zu beachten.

Hilfreich ist es, die Anzahl der Arzneimittel möglichst zu reduzieren oder auf retardierte Formen umzustellen. Zur Unterstützung benutzen viele ältere Menschen Arzneimitteldispenser in einer Tages- oder Wocheneinheit (➤ Abb. 27.9). Schriftliche Informationen zum Arzneimittel, der Indikation und Dosierung mit Einnahmezeitpunkt in großer lesbarer Schrift geben ihnen Gelegenheit, immer wieder nachzulesen oder die Informationen leichter weiterzugeben. Hilfsmittel zum Öffnen von Tuben oder Tablettenteiler (➤ Abb. 27.9) unterstützen die selbstständige Einnahme. Bei Schluckschwierigkeiten sollten eher flüssige oder kleinere Arzneiformen bevorzugt werden. Insbesondere bei kognitiven Veränderungen unterstützen und beobachten Pflegende die Arzneimitteleinnahme.

VORSICHT

Bei der Arzneimitteltherapie älterer Menschen ist zu beachten:

- Viele Arzneimittel erhöhen das Sturzrisiko (➤ 20.5.7) für ältere Menschen.
- Häufig verhindern Arzneimittelinteraktionen den Eintritt der gewünschten Wirkungen.
- Häufig sind ältere Menschen mangelernährt, damit sinkt oft die Albuminkonzentration im Serum, und das Arzneimittel kommt in viel zu hoher Dosis an den Wirkort.
- Die Magen-Darm-Passage verändert sich, der pH-Wert im Magen steigt, die Motilität (Bewegungsfähigkeit) des Darms sinkt. Eine sichere Voraussage der Resorption ist schwierig.
- Viele ältere Menschen vergessen die Einnahme der Arzneimittel oder verstehen die Hinweise im Beipackzettel oder in der Aufklärung nicht richtig, fragen aber oft nicht nach.
- Ein verändertes Durstempfinden führt zu verminderter Aufnahme von Flüssigkeiten und damit zu Resorptions- und Wirkveränderungen der Arzneistoffe beim älteren Menschen.
- Einige Medikamente wie Beruhigungsmittel (Sedativa) führen zu paradoxen Reaktionen. Statt zu einer Beruhigung kommt es zu Unruhe und Einschlafproblemen.

Die **PRISCUS-Liste** [3] und **Beers-Liste** [4] geben einen Überblick über nicht geeignete Arzneimittel für ältere Menschen ab 65 Jahren.

Informationen zu Arzneimitteln

- Rote Liste: Arzneimittelverzeichnis [2]
- Gelbe Liste: Arzneimittelverzeichnis [5]
- *Deutsches Institut für medizinische Dokumentation* und Information unter dem Dach des *Bundesinstitutes für Arzneimittel und Medizinprodukte* (BfArM)
- PRISCUS-Liste [3]
- Beers-Liste [4]
- Beipackzettel und Fachinformationen
- Datenbank der Berliner Charité zu geeigneten und nicht geeigneten Medikamenten in Schwangerschaft und Stillzeit [2]
- Alle Versorgungsapotheken

27.4 Umgang mit Arzneimitteln

Zum **Umgang mit Arzneimitteln** gehören das Bestellen, die Lagerung, das Richten und das Verabreichen der Arzneimittel. Pflegende informieren die Patienten bzw. Bewohner und ihre Bezugspersonen, unterstützen und leiten sie bei der selbstständigen Einnahme an. Weiterhin beobachten Pflegende die zu pflegenden Menschen auf erwünschte und unerwünschte Wirkungen, dokumentieren Besonderheiten und informieren das Pflegeteam bei der Übergabe.

Die **Arzneimittelverordnung** im Krankenhaus geschieht durch den Arzt, der z. B. bei der Visite die erforderlichen Arzneimittel dokumentiert. Die Medikation, die der Patient zu Hause genommen hat, wird mit überprüft und gegebenenfalls übertragen. Viele Krankenhäuser verfügen über eine digitale Verordnungssoftware. Die Dokumentation des gesamten Medikationsprozesses erhöht dabei die Arzneimittelsicherheit.

In der ambulanten Pflege, in stationären Pflegeeinrichtungen, im betreuten Wohnen u. a. stellt der Hausarzt ein personenbezogenes Rezept aus, auf dem differenziert die Medikation aufgeführt ist. Gleichzeitig dokumentiert er seine Verordnungen in der einrichtungsspezifischen Dokumentation. Nach dem Einlösen des Rezepts und Verabreichen des Arzneimittels erfolgt die Beobachtung der Wirksamkeit und Dokumentation durch die Pflegenden. Stationäre Pflegeeinrichtungen haben oftmals Verträge mit bestimmten Apotheken, die z. B. bei regelmäßiger Anforderung verschweißte Wochenrationen für bestimmte Bewohner liefern, wodurch die Arzneimittelsicherheit erhöht und u. U. das Arzneimittelrichten vermieden wird.

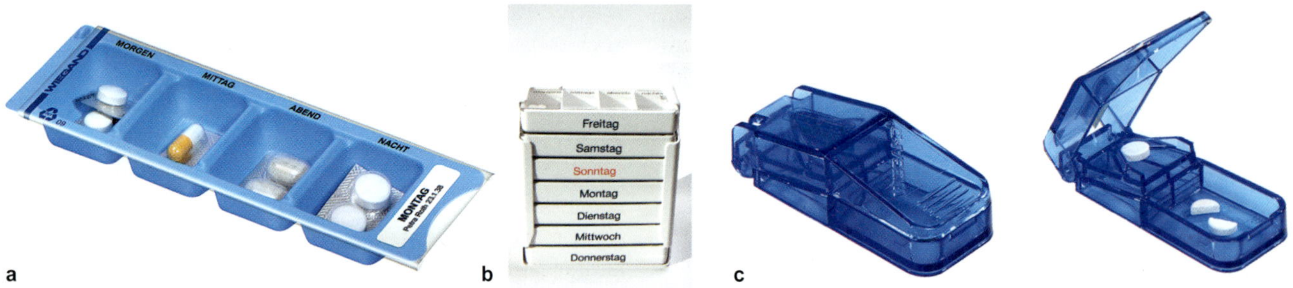

Abb. 27.9 Nützliche Hilfsmittel für die Arzneimitteltherapie älterer Menschen: Arzneimitteldispenser für einen Tag (a), Arzneimitteldispenser für eine Woche (b) und Tablettenteiler (c). [V618, J787]

27.4.1 Arzneimittel bestellen, kontrollieren und lagern

DEFINITION

Charge: die in einem Herstellerhergang erzeugte und verpackte Menge eines Arzneimittels, welche durch Kontrollnummern auf der Verpackung und dem Blister gekennzeichnet ist. Wenn innerhalb eines kurzen Zeitraums bei dem gleichen Arzneimittel gehäufte ungewöhnliche Reaktionen bei Patienten auftreten oder vom Hersteller ein Fehler in der Produktion festgestellt wurde, wird eine Charge zurückgerufen. Aus diesem Grund sind die Arzneimittel immer in Ihrer Verpackung zu belassen.

Die **Bestellung von Arzneimitteln** gehört zu den Aufgaben von Pflegenden in allen Bereichen des Gesundheitswesens. In der Klinik werden nach der Überprüfung des stationsüblichen Arzneimittelvorrats die Medikamente in der Apotheke bestellt. Die Bestellung findet hauptsächlich über ein EDV-gestütztes System statt und wird nach Bestätigung – digitale Unterschrift – durch den Arzt direkt in die Apotheke übertragen. Bei der Bestellung beachten Pflegende einige Rahmenbedingungen:

- Die Bestellung erfolgt an bestimmten Tagen und bis zu bestimmten Uhrzeiten.
- Die Auswahl richtet sich nach den für die jeweilige Klinik gelisteten Arzneimitteln, Sonderbestellungen bedürfen der Unterschrift des Ober- oder Chefarztes.
- Die Menge sollte dem Verbrauch entsprechend bestellt werden, damit es nicht zu Überkapazitäten in den Abteilungen kommt (Platzmangel/Verfallen der Arzneimittel).
- Die Lieferung erfolgt in druck- und stoßgeschützten Behältern, die verplombt sind. Sie werden direkt nach dem Eintreffen auf Vollständigkeit und Korrektheit überprüft.

Einige Klinikapotheken verfügen über einen Automaten, der nach Bestellung die täglichen Medikamente des Patienten einzeln in Portionen verpackt und mit Namen versehen an die Station versendet *(patientenindividuelle Verblisterung)*.

Das Entnehmen von Arzneimitteln erfolgt nur durch befugte Personen (Ärzte und Pflegende). Alle Arzneimittel verbleiben bis zum Richten in ihrer Originalverpackung. Dadurch werden Verwechslungen vermieden, und die Qualität des Lagerungsorts ist gewährleistet. Es erfolgt eine regelmäßige Kontrolle der Arzneimittel auf die Haltbarkeit und Unversehrtheit der Verpackung. Das **First-in-First-out-Prinzip** besagt, dass die am längsten gelagerten Arzneimittel auch als Erstes zu verbrauchen sind. Arzneimittel werden aufgrund ihrer Zusammensetzung an verschiedenen Orten aufbewahrt.

- Der **Kühlschrank** steht für spezielle Medikamente zur Verfügung, z. B. angebrochene Mehrfachdosisampullen (Heparin), Augen- und Nasentropfen, Impfstoffe und Seren. Die Temperatur liegt zwischen + 2 und + 8 °C. Der Kühlschrank wird regelmäßig laut hausinterner Hygieneleitlinie kontrolliert, gereinigt, desinfiziert und abgetaut.
- Im **Betäubungsmitteltresor (DIN-Norm)** werden Arzneimittel gelagert, die unter das Betäubungsmittelgesetz (BtMG) fallen (➤ 27.5). Spezielle Regelungen finden sich dort (➤ 9.2.5).
- Der **Arzneimittelschrank** ist abschließbar (➤ Abb. 27.10), die Raumtemperatur liegt zwischen 15 und 25 °C. Er wird einmal im Monat gereinigt und auf verfallene Arzneimittel kontrolliert.

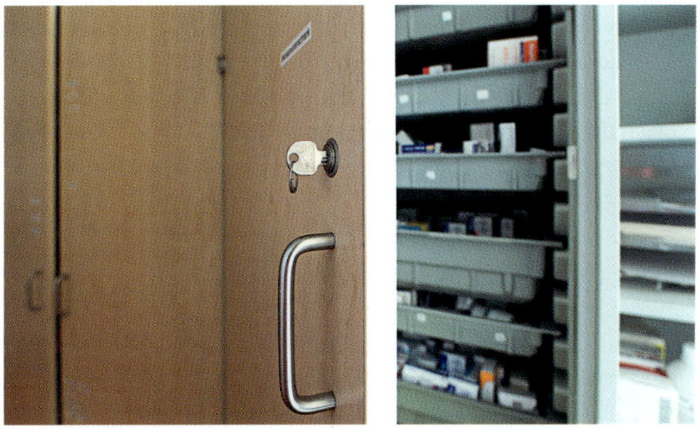

Abb. 27.10 In Kliniken und stationären Pflegeeinrichtungen werden Medikamente in einem abschließbaren Arzneimittelschrank aufbewahrt. [K115]

Der Zugriff im Krankenhaus oder in der stationären Langzeitversorgung ist zwingend vor unbefugten Personen zu schützen.
- Arzneimittel, die besonders lichtempfindlich sind und keinen Lichtschutz (z. B. braune Flaschen) aufweisen, werden im Umkarton belassen oder dunkel aufbewahrt.

Einige Applikationsformen müssen besonders vor Wärme (Zäpfchen) oder Feuchtigkeit (Granulate) geschützt werden.

Die Überprüfung von Vorratsmengen erfolgt halbjährlich durch einen Apotheker aus der Krankenhausapotheke. Probleme können dabei besprochen werden, um individuelle Lösungen zu finden. Die Überprüfung ist gesetzlich vorgeschrieben und wird somit dokumentiert.

27.4.2 Arzneimittel richten

Das **Richten von Arzneimitteln** erfordert eine hohe Konzentration und Sorgfalt. Es wird zu festen Arbeitszeiten in ruhiger Umgebung durchgeführt und folgt der **6-R-Regel:**

- **R**ichtiger Patient
- **R**ichtiger Zeitpunkt
- **R**ichtiges Medikament
- **R**ichtige Dosierung bzw. Konzentration
- **R**ichtige Verabreichungsform/Applikationsart
- **R**ichtige Dokumentation

Die korrekte Anordnung und Dokumentation obliegen dem Arzt. Pflegefachpersonen überprüfen diese auf Vollständigkeit. Sie dokumentieren auch unerwünschte Wirkungen im Pflegebericht.

Achtung: Besteht beim Vorbereiten, Verabreichen oder Reinigen direkter Hautkontakt mit Arzneimitteln, sind geeignete Handschuhe zu tragen. [6]

Arzneimittel, die abgelaufen sind, dürfen nicht mehr eingesetzt werden. Wenn der Beipackzettel keine spezielle Entsorgung der Arzneimittel angibt, können diese in der Regel über den Hausmüll verworfen werden (hausinterne Standards beachten). Bei besonderen Arzneimitteln gibt die Apotheke über deren Entsorgung Auskunft. An die Apotheke zurückgegeben werden Arzneimittel, die verfärbt sind oder Geruchsveränderungen aufweisen, ebenso wie teure und seltene Medikamente, die nicht mehr gebraucht werden.

Die korrekte **Dosierung** eines Arzneimittels muss vom verordneten Arzt in der Dokumentation mit angegeben werden. Dosierungsfehler können große Gefahren für den Patienten bedeuten. Bei der Verabreichung von Infusionen werden deshalb oft Tropfenzähler im Infusionssystem zwischengeschaltet oder Infusionspumpen (➤ 28.2.3) eingesetzt.

Dosierungen berechnen und Fehler vermeiden

1 ml sind ca. **20 Tropfen** einer **wässrigen Lösung.**
1 ml sind ca. **50 Tropfen** einer **alkoholhaltigen Lösung.**
Antibiotika mit dem richtigen Lösungsmittel aufziehen (➤ 28.1.2)
Verdünnungen richtig berechnen.
Vor dem Zuspritzen von Arzneimitteln in Infusionslösungen, deren Kompatibilität (Verträglichkeit, Kombinierbarkeit) überprüfen (➤ 28.2.2).

Vorbereitung

- Saubere Arbeitsunterlage schaffen, Hände waschen und desinfizieren, ärztliche Anordnung bereithalten
- Arzneimittel aus dem Schrank nehmen und das Verfallsdatum auf der Verpackung überprüfen

Durchführung

- Arzneimittel direkt in die mit Patientennamen und Zimmernummer versehenen Dispenser/Arzneimittelbecher geben (➤ Abb. 27.11), möglichst nicht mit der Hand berühren
- Arzneimittel auf Aussehen, Geruch, Verfärbungen usw. kontrollieren
- Beipackzettel und Verpackungen bis zum Aufbrauchen des Inhalts nicht verwerfen; Blister, Tabletten, Kapseln usw. dürfen nicht einzeln aufbewahrt werden
- Bei Mehrfachdosisbehältnissen, Flüssigkeiten, Sirupe, Augentropfen usw. Anbruchdatum, Uhrzeit und ggf. die Aufbrauchfrist vermerken
- Störungen beim Arzneimittelrichten vermeiden bzw. die Aufgabe ohne Unterbrechung zu Ende führen
- Arzneimittel in der ambulanten Pflege und im Altenheim werden personenbezogen verschrieben, deren Verabreichung an andere zu pflegende Menschen ist nicht erlaubt

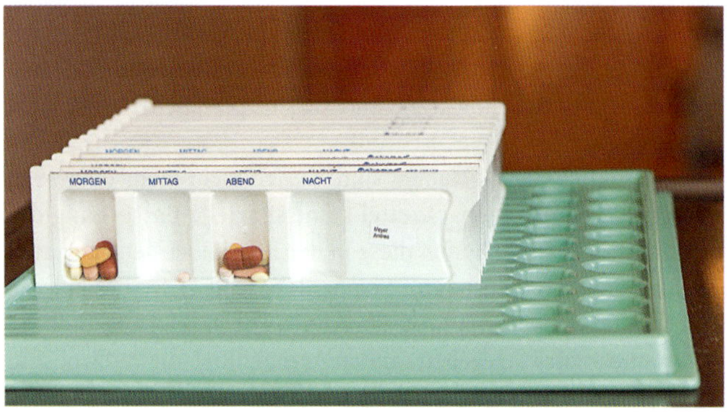

Abb. 27.11 Stationstablett mit Tagesdispensern. [K115]

- Die Gabe von Säften immer mit dem beiliegenden Messlöffel durchführen; sie haben unterschiedliche Größen, es gibt keine generelle Norm
- Bei Tropfen auf die richtige Flaschenhaltung achten (Senkrechtropfer oder schräg zu haltende Flaschen)

Dreifache Kontrolle des Arzneimittels beim Richten

- Beim Herausnehmen aus dem Schrank
- Beim Herausnehmen aus der Schachtel/Umverpackung
- Beim Zurückstellen/Einordnen in den Schrank

Nachsorge

- Arzneimittel nicht unbeaufsichtigt lassen, möglichst direkt verabreichen.
- Falls das Arzneimittel nicht selbst gerichtet wurde, muss es vor Verabreichung von der Pflegefachperson gegenkontrolliert werden.
- Alle Hilfsmittel, z. B. Tablettenteiler, Mörser und die Dosiersysteme werden nach jeder Anwendung gründlich gereinigt und getrocknet.

Hinweise zum sicheren Umgang mit Arzneimitteln

Hinweise zum sicheren Umgang mit Arzneimitteln in der Pflege werden von der *BGW (Berufsgenossenschaft für Gesundheitsdienst und Wohlfahrtspflege)* jeweils nach neuen wissenschaftlichen Erkenntnissen veröffentlicht. Hier finden sich auch differenzierte Informationen zur Bereitstellung und Verabreichung von Arzneimitteln, z. B. dem Mörsern von Tabletten oder dem Verabreichen von Kapseln über die Magensonde. [6]

27.4.3 Arzneimittel verabreichen und die Wirkung erfassen

Die Arzneimitteltherapie hat zum Ziel, Menschen bei ihren Beschwerden zu helfen oder Linderung zu verschaffen. Viele Patienten und ihre Bezugspersonen sind unsicher über den Umgang und die Einnahme des Arzneimittels. Sie benötigen leicht verständliche Informationen und Unterstützung bei der Einnahme. So können einige Arzneimittel die Farbe des Urins oder des Stuhls verändern. Andere führen zu Sehstörungen und Bewusstseinsveränderungen und Auto fahren ist nicht erlaubt. Ziel ist es, die größtmögliche Selbstständigkeit und Eigenverantwortung der Patienten zu erreichen.

Bei Kindern, psychisch erkrankten Menschen oder Bewusstseinsveränderungen werden Einzelportionen gerichtet bzw. mit ins Zimmer genommen und die Pflegenden lassen die Arzneimittel in ihrer Gegenwart einnehmen.

Allgemeine Hinweise zur Verabreichung von Arzneimitteln

- Tabletten und Kapseln sind mit erhöhtem Oberkörper und mindestens 150–200 ml Wasser einzunehmen, damit sie nicht im Rachen oder in der Speiseröhre „hängen" bleiben.

- Die Einnahme erfolgt wie angeordnet oder im Beipackzettel beschrieben, z. B. nüchtern: idealerweise 30 Min. oder bis zu 2 Std. vor der Nahrungsaufnahme.
- Arzneimittel, die Alkohol enthalten, sind für Kinder, Schwangere, stillende Frauen oder alkoholkranke Menschen nicht geeignet.
- Cremes werden nicht direkt am Tubenausgang berührt, Salben werden mit einem Spatel dem Behälter entnommen. Dabei sind Handschuhe zu tragen.
- Flaschen- und Tubendeckel werden „auf dem Kopf" abgelegt, um eine hygienische Verunreinigung zu vermeiden.

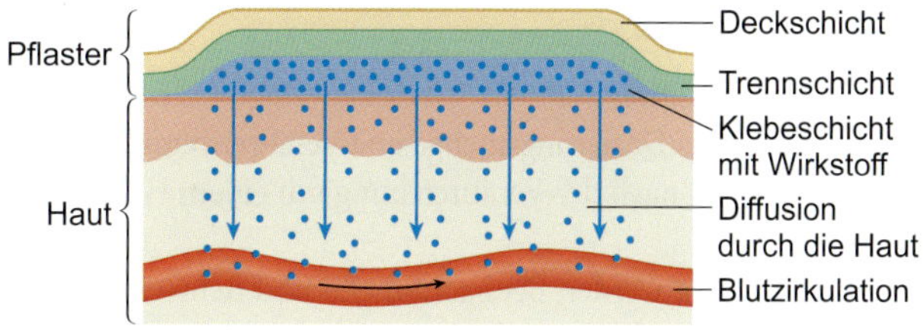

Abb. 27.12 Transdermales therapeutisches System. Der Wirkstoff im Pflaster wird über die Haut ins Blutgefäßsystem aufgenommen und über das Blut zum Wirkort transportiert. [L234]

Besonderheiten

- **Tropfen** werden erst unmittelbar vor der Verabreichung gerichtet. Flasche senkrecht halten, einen Moment warten und Tropfen abzählen. Tropfenflaschen stets fest verschließen, da sonst das Lösungsmittel verdunsten kann und die Konzentration steigt → Gefahr der Überdosierung! Je nach Herstellerhinweis Lagerung im Kühlschrank. Wenn kein Anbruchdatum angegeben ist, diese Flaschen sicherheitshalber verwerfen.
- **Augen- und Nasentropfen bzw. -salben** verbleiben mit dem Namen und Anbruchsdatum gekennzeichnet beim Patienten, wenn sie nicht gekühlt werden müssen. Bei Augentropfen und -salben ist aseptisches Vorgehen wichtig: Händedesinfektion, Pipette oder Salbenkappe dürfen nicht mit dem Auge in Berührung kommen. Kontaktlinsen sind vorher zu entfernen (➤ 17.6.1, ➤ Abb. 17.42).
- **Ohrentropfen** werden angebrochen im Kühlschrank aufbewahrt. Sie sollten aber mit Raumtemperatur verabreicht werden, ggf. vorher auch in der Hand erwärmt (➤ 17.6.2).
- **Suspensionen** werden vor Gebrauch geschüttelt *(Schüttelmixtur),* da sich die festen Stoffe nach kurzer Zeit am Boden absetzen. Angebrochene Suspensionen und Sirups werden im Kühlschrank gelagert.
- **Pulver und Granulate** werden meist in Wasser gelöst getrunken. Bei Schluckstörungen können sie gegebenenfalls auch in Suppe oder Joghurt eingenommen werden. Pulver trocken lagern, denn durch Luftfeuchtigkeit verklumpen sie sehr schnell. Granulate können auch in Hartgelantinekapseln gefüllt werden. Eine Sonderform sind **Pellets** (Mikrogranulate in Kügelchenform), die direkt im Magen zerfallen. **Magensaftresistent überzogene Pellets** geben ihren Wirkstoff erst im Dünndarm frei, diese nicht zerkauen lassen oder mörsern!
- **Pflaster** mit Wirkstoffen (*transdermale therapeutische Systeme/ TTS* (➤ Abb. 27.12), z. B. Schmerzpflaster, dürfen nicht zerschnitten werden. Sie werden an trockene, fettfreie Hautstellen geklebt, 30 Sek. angedrückt und gegebenenfalls zusätzlich fixiert. Dabei empfiehlt sich das Tragen von Handschuhen. TTS dürfen nicht auf geschädigte Haut geklebt werden, und die Hautstelle ist jedes Mal zu wechseln. **Achtung:** Bei Fieber kann die Resorption stark ansteigen!
- Eine Teilung von **Tabletten und Dragees** darf nur erfolgen, wenn der Hersteller dies erlaubt, **nicht jede Kerbe ist auch gleichzeitig eine Bruchrille.** Das gilt auch für das Mörsern von Tabletten zur Verabreichung über eine gastroenterale Sonde (➤ 18.8.4) oder bei Schluckstörungen (➤ 18.6):
  - **Mehrschichttabletten, Dragees** und **Tabletten mit einem magensaftresistenten Überzug oder Retardformen** dürfen nicht zerkleinert oder gemörsert werden.
  - Bei Schluckschwierigkeiten ausreichend Flüssigkeit zur Verfügung stellen, ggf. auf andere Arzneiformen umstellen.
  - **Kautabletten** werden zerbissen, **Brausetabletten** in ca. 200 ml Wasser aufgelöst und getrunken, **Sublingualtabletten** zur Resorption unter die Zunge gelegt, und **Vaginaltabletten** werden vaginal eingeführt.
- **Kapseln** unterscheiden sich in *Gelantinesteckkapseln,* die je nach Fachinformation geöffnet werden können, und *Weichgelantinekapseln,* die geschluckt oder bei sublingualer Applikationsform zerbissen werden.
- **Zäpfchen** *(Suppositorien)* sollten, wenn möglich nach dem Stuhlgang eingeführt werden, um keinen zusätzlichen Defäkationsreiz auszulösen. Zum besseren Einführen können sie mit Wasser angefeuchtet werden.

Beobachten und Erfassen der Arzneimitteltherapie

Pflegende verabreichen Arzneimittel nicht nur, sondern beobachten auch deren **Wirkung** auf den Patienten. Sie achten insbesondere auch auf mögliche **Nebenwirkungen**:

- Schmerzen (z. B. Bauch- oder Kopfschmerzen), Parästhesien (Empfindungsstörungen)
- Anzeichen einer allergischen Reaktion, z. B. mit Hautveränderungen und Schwellungen
- Veränderung der Vitalzeichen: Bewusstsein, Blutdruck, Puls, Temperatur und Atmung
- Veränderungen des Urins
- Vegetative Symptome wie Übelkeit, Erbrechen, Durchfall, Verstopfung
- Gewichtsschwankungen, Ödeme

VORSICHT

Hinweise des Patienten auf **Reaktionen** sind unbedingt ernst zu nehmen und dem Arzt weiterzugeben.

Dokumentation

In dem Dokumentationssystem wird das jeweilige Arzneimittel mit Namen, Angabe der Dosierungsmenge und Verabreichungshäufigkeit dokumentiert und nach der Verabreichung mit einem Handzeichen gegengezeichnet.

Im Pflegebericht werden Beobachtungen und Beurteilungen der Pflegenden bei Besonderheiten der Arzneimittelaufnahme dokumentiert, wie z. B. bei Verweigern des Arzneimittels, Schwierigkeiten beim Schlucken oder unerwünschte Wirkungen.

27.4.4 Arzneimittelanwendungen über die Ernährungssonde

Bei Patienten mit einer gastralen oder duodenalen **Ernährungssonde** (➤ 18.8.1) können einige Arzneimittel nach Arztanordnung auch über die Sonde verabreicht werden, bei Unsicherheiten kann immer Rücksprache mit einem Apotheker aufgenommen werden. Herstellerhinweise und Beipackzettel sind zu beachten. Wenn möglich sollte auf flüssige Arzneiformen (Tropfen, Säfte, Brausetabletten usw.) umgestellt werden. Prinzipiell gilt:

- Arzneimittel nicht mit der Nährlösung vermischen
- Sondenlumen beachten: je kleiner das Lumen, desto höher die Gefahr der Okklusion der Sonde (< 9 Ch)
- Vor und nach jeder Arzneimittelgabe die Sonde beim Erwachsenen mit 20–30 ml Flüssigkeit spülen, bei Kindern mit einer entsprechend geringeren Menge
- Arzneimittel erst unmittelbar vor der Gabe jeweils **einzeln** zerkleinern, mörsern und/oder in ca. 15 ml stillem Mineralwasser auflösen
  - Brausetabletten mit 50–100 ml Flüssigkeit verdünnen (schleimhautreizend)
  - Einfache Tabletten pulverisieren und mit 10–15 ml Wasser suspensieren
  - Einige Dragees sind durch die Zuckerumhüllung sehr hart, dürfen aber ebenfalls pulverisiert und dann suspensiert werden, andere lösen sich in Wasser gut auf
  - Hartgelatinekapseln öffnen und den Inhalt (Pulver, Mikropellets) mit 10–15 ml Wasser suspensieren (Vorsicht, Mikropellets können leicht die Sonde verstopfen)
- Ein Arzneimittel nach dem anderen langsam verabreichen, dazwischen jeweils die Sonde mit 20 ml Wasser spülen (Anordnung bei Flüssigkeitsrestriktion beachten), bei Kindern mit einer kleineren Menge; möglichst wenig Luft bei der Verabreichung mit einbringen
- Dickflüssige, stark konzentrierte Flüssigkeiten mit hoher Osmolarität vorher verdünnen, insbesondere bei direkter Dünndarmapplikation
- Bei zytotoxischen oder reizenden Arzneimitteln Handschuhe tragen
- Arzneimittel werden auch über die Ernährungssonde vor, zu oder nach den Mahlzeiten verabreicht. Falls der zu pflegende Mensch nüchtern bleiben soll, erhält er vor und nach der Arzneimittelgabe keine Sondennahrung. [7], [8]

Nur bedingt für die Verabreichung über eine Ernährungssonde geeignete Arzneimittel

- **Magensaftresistente Arzneiformen.** Der Überzug
  - dient dem Schutz der Magenschleimhaut,
  - dient dem Schutz des Wirkstoffs, da dieser durch die Magensäure zu schnell zerstört und dadurch wirkungslos wird oder
  - ermöglicht die Gabe in retardierter Form. Der Wirkstoff soll langsam gelöst werden, um einen Wirkstoffspiegel (Depot) zu erhalten.
- Bei diesen Arzneiformen darf die Umhüllung nicht mechanisch durch Mörsern zerstört werden.
- Einige Dragees oder Kapseln enthalten den Wirkstoff in Mikropellets (*MUPS/Multi Unit Pellet System* ➤ Abb. 27.13). Diese können in Wasser aufgelöst bzw. geöffnet werden, um die Pellets mit 20 ml Wasser suspensiert zu verabreichen (Vorgaben durch den Hersteller beachten). Auf keinen Fall dürfen diese Pellets gemörsert werden, da es z. B. bei Opiaten zur Gefahr der Überdosierung kommt oder bei Protonenpumpemhemmern wie Omeprazol ein Wirkverlust stattfindet (der Wirkstoff ist säurelabil).
- Ein Problem kann es sein, dass die Pellets für die Verabreichung über eine sehr kleine Sonde zu groß sind und diese leicht verstopfen können. Hier sollte auf andere Darreichungsformen gewechselt werden.

27.5 Umgang mit Betäubungsmitteln

Gesetzliche Grundlage zum **Umgang mit Betäubungsmitteln** *(BtM)* sind das *Betäubungsmittelgesetz (BtMG* ➤ 9.2.5) und die *Betäubungsmittelverschreibungsverordnung (BtMVV).* In vielen Kliniken und Einrichtungen finden sich darüber hinaus verbindliche Verfahrensanweisungen, die den näheren Umgang mit den BtM regeln.

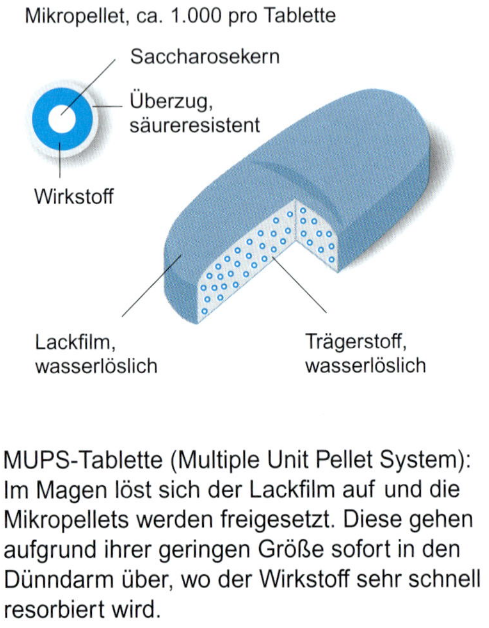

Abb. 27.13 Multi Unit Pellet System (MUPS). Bei dieser Arzneiform ist der Wirkstoff in vielen Mikropellets „verpackt". MUPS-Tabletten dürfen aufgelöst werden, um sie oral einzunehmen oder über eine Sonde zu verabreichen, sie dürfen auf keinen Fall gemörsert werden. [L157]

Betäubungsmittel im Sinne des Betäubungsmittelgesetzes sind die im Gesetz aufgeführten Stoffe und Zubereitungen. Es handelt sich dabei um bewusstseins- und stimmungsverändernde Substanzen, die zu Abhängigkeit führen können. Sie werden in der Medizin vor allem zur Bekämpfung schwerster Schmerzzustände eingesetzt (➤ 24.5.1). Nach Information an den leitenden Arzt der Abteilung erfolgt durch diesen die Anforderung der BTM.

Bestellung

Die Bestellung erfolgt getrennt von anderen Arzneimitteln unter Verwendung eines dreiteiligen **BtM-Anforderungsscheins:**

- Teil I und II werden in der Krankenhausapotheke vorgelegt und abgegeben.
- Teil III verbleibt beim verordnenden Arzt (3 Jahre Aufbewahrungspflicht).
- Teil I verbleibt nach Belieferung in der Krankenhausapotheke, Teil II geht gemeinsam mit der Lieferung an die Stationen. Fehlerhaft ausgefüllte Anforderungsscheine müssen komplett (Teil I–III) 3 Jahre aufbewahrt werden.

BtM-Anforderungsscheine werden durch den dafür berechtigten leitenden Arzt einer Krankenhausabteilung beim Bundesinstitut für Arzneimittel und Medizinprodukte in Bonn (BfArM) beantragt.

Lagerung

BtM müssen getrennt von anderen Arzneimitteln in einem abgeschlossenen **Betäubungsmitteltresor** gelagert werden. Es handelt sich dabei um einen Safe, dessen Schlüssel von der zuständigen Schichtleitung aufbewahrt wird. Die Dokumentation der Verantwortlichkeit für den Schlüssel ist Pflicht.

Dokumentation

BtM werden durch die Krankenhausapotheke gegen Rezept und Unterschrift auch an das Pflegefachpersonal abgegeben. Zu- und Abgänge müssen getrennt im **Betäubungsmittelbuch** (➤ Abb. 27.14) der Station dokumentiert werden.

Zugänge:

- Unterschrift der Pflegefachperson
- Datum des Zugangs
- Herkunft (z. B.: Krankenhausapotheke)
- Zugang in g, mg, ml, Stück
- Name des Arztes
- Nummer des BtM-Anforderungsscheins

Abgänge:

- Unterschrift der Pflegefachperson
- Datum des Abgangs
- Patientenname oder sonstiger Verbleib (z. B.: Vernichtung)
- Abgang in g, mg, ml, Stück
- Name des Arztes

Im Notfall ist die Abgabe von BtM an andere Stationen erlaubt. Es gelten besondere Vorschriften (BtMVV §§ 13, 14). [9] Auch hier wird jeder Zu- und Abgang dokumentiert.

1-mal monatlich wird der Bestand der BtM durch den verantwortlichen leitenden Arzt und die leitende Pflegefachperson überprüft und quittiert.

Verfallene BtM werden nach Rücksprache mit der Apotheke zurückgegeben oder auf der Station in Gegenwart zweier Zeugen vernichtet. Ampullen oder Tropfen werden geöffnet und die Flüssigkeit ebenso wie zerkleinerte/zermörserte Tabletten auf einen Zellstoff gegeben und in den Restmüll entsorgt. Pflaster werden zerschnitten. Dazu bedarf es einer Protokollanfertigung über Menge, Datum, Art der Vernichtungsweise bzw. Rückgabe und drei Unterschriften.

Allgemeine Hinweise zur Verabreichung von Betäubungsmitteln

- Nach schriftlicher Anordnung durch den Arzt wird das Betäubungsmittel aus dem Safe geholt und der Ausgang im Betäubungsmittelbuch mit Patientennamen dokumentiert. Zubereitung und Abgabe des Arzneimittels an den Patienten erfolgen zeitnah.
- Nach der Information und Verabreichung an den Patienten werden in regelmäßigen Abständen die Wirkung, aber auch unerwünschte Wirkungen beobachtet. Dazu zählen z. B. bei der Gabe von Opioiden Müdigkeit, Übelkeit und Erbrechen, bei längerfristiger Gabe auch Obstipation (➤ 24.5.1). Hier werden direkt Gegenmaßnahmen eingeleitet.

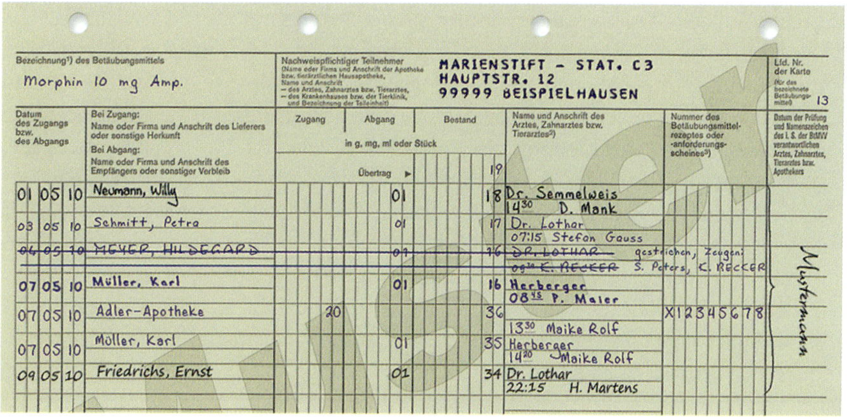

Bezeichnung¹) des Betäubungsmittels: Morphin 10 mg Amp.

Nachweispflichtiger Teilnehmer (Name oder Firma und Anschrift der Apotheke bzw. tierärztlichen Hausapotheke, Name und Anschrift – des Arztes, Zahnarztes bzw. Tierarztes, – des Krankenhauses bzw. der Tierklinik, und Bezeichnung der Teileinheit): MARIENSTIFT – STAT. C3, HAUPTSTR. 12, 99999 BEISPIELHAUSEN

Lfd. Nr. der Karte (für das bezeichnete Betäubungsmittel): 13

Datum des Zugangs bzw. des Abgangs	Bei Zugang: Name oder Firma und Anschrift des Lieferers oder sonstige Herkunft / Bei Abgang: Name oder Firma und Anschrift des Empfängers oder sonstiger Verbleib	Zugang (in g, mg, ml oder Stück)	Abgang (in g, mg, ml oder Stück)	Bestand	Name und Anschrift des Arztes, Zahnarztes bzw. Tierarztes²)	Nummer des Betäubungsmittelrezeptes oder -anforderungsscheines³)	Datum der Prüfung und Namenszeichen des i. S. der BtMVV verantwortlichen Arztes, Zahnarztes, Tierarztes bzw. Apothekers
	Übertrag ▶			19			
01 05 10	Neumann, Willy		01	18	Dr. Semmelweis 14³⁰ D. Mank		Mustermann
03 05 10	Schmitt, Petra		01	17	Dr. Lothar 07:15 Stefan Gauss		
~~06 05 10~~	~~MEYER, HILDEGARD~~		~~01~~	~~16~~	~~DR. LOTHAR~~ ~~09³⁰ K. BECKER~~ gestrichen, Zeugen: S. Peters, K. BECKER		
07 05 10	Müller, Karl		01	16	Herberger 08⁴⁵ P. Maier		
07 05 10	Adler-Apotheke	20		36	13³⁰ Maike Rolf	X12345678	
07 05 10	Müller, Karl		01	35	Herberger 14²⁰ Maike Rolf		
09 05 10	Friedrichs, Ernst		01	34	Dr. Lothar 22:15 H. Martens		

Abb. 27.14 Exemplarischer Eintrag im Betäubungsmittelbuch. [K115]

Hinweis für Patienten mit Langzeitmedikation

BtM dürfen für den eigenen Bedarf ins Ausland ausgeführt werden, es gelten die Einreisebestimmungen der Länder. Die Reisenden sollten ein Dokument (z. B. Opioidausweis) über den Betäubungsmittelbedarf mit sich führen.

27.6 Arzneimittel als Gefahrstoffe

Arzneimittel können auch **Gefahrstoffe** sein. Obwohl Arzneimittel in der Regel Patienten helfen, können sie zu Schädigungen bei den Verabreichenden führen. So bekämpfen Zytostatika den Krebs der Patienten, können aber auch selbst Karzinome auslösen. Bei diesen Arzneimitteln handelt es sich somit um **Gefahrstoffe ohne Kennzeichnung.** Genau deshalb sind Schutzmaßnahmen bei der Anwendung und Verabreichung zwingend erforderlich. Handschuhe, Mundschutz und vorgeschriebene Schulungen zur Anwendung einiger Gefahrstoffe können die Gefahren mindern. Laut dem Arzneimittelgesetz besteht keine Kennzeichnungspflicht für gefährliche Medikamente, wie sie sonst nach dem Gefahrstoffrecht Pflicht wären. Eine Kennzeichnung mit den Gefahrensymbolen „leicht entzündlich" oder „explosionsgefährlich" ist aber erforderlich, z. B. für bestimmte Desinfektionsmittel oder für medizinische Gase. Sicherheitsdatenblätter bzw. Verfahrensanweisungen können zur Verfügung gestellt werden.

Umgang mit Gefahrstoffen

Viele Arzneimittel werden an die zu pflegenden Menschen abgegeben, ohne dass den Pflegefachpersonen mögliche Gefahren bekannt sind. Viele Mittel zur äußeren Anwendung enthalten Wirkstoffe mit gesundheitsgefährlichen Eigenschaften. So könnten antivirale Mittel (Aciclovir) oder Kortisoncremes mit erbgutschädigenden Wirkstoffen über die Haut aufgenommen werden. Dann sind mögliche Gesundheitsschäden nicht auszuschließen. Auch hier gibt die Packungsbeilage oder noch besser die Kennzeichnung durch die Apotheke Hinweise auf die korrekte Handhabung.

Noch problematischer ist die Verwendung von Tropfen, Pudern, nicht überzogenen Tabletten oder die Verabreichung von Injektionen und Infusionen von bestimmten Arzneimitteln. Hier können durch Aerosolbildung z. B. krebserregende Stoffe über die Lunge aufgenommen werden. Deshalb werden Zytostatika in den Apotheken patientenbezogen hergestellt. Aber auch die Ausscheidungen der Patienten enthalten noch lange diese Gefahrstoffe, worüber auch die Angehörigen informiert werden sollten.

Pflegende lassen sich von einem Apotheker oder Arzt fachkundig über die enthaltenen Wirkstoffe in den jeweiligen Arzneimitteln und den Umgang damit beraten.

Zu beachten sind auf jeden Fall die Gebrauchsanweisung und die Fachinformation.

Beispiele für **Arzneimittel, die Gefahrstoffe** enthalten:

- Salicylsäurehaltige Lösungen (Keratolytika) können Hautreizungen bei direktem Hautkontakt hervorrufen. Dies gilt auch für milchsäurehaltige Pflaster.
- Bei einigen Antibiotika, z. B. Tetracyclinen und Cephalosporinen, besteht die Gefahr der Sensibilisierung durch Einatmen und Hautkontakt. Sie können beim Vorbereiten von Injektionen bzw. Infusionen durch Aerosolbildung eingeatmet werden.
- Bei Tätigkeiten mit alkoholischen Präparaten (Desinfektionsmitteln) ist von einer Brand- und Explosionsgefahr auszugehen.
- Hinweise auf fruchtschädigende Wirkungen gibt es u. a. bei folgenden antiviralen Stoffen: Aciclovir, Ribavirin und Pentamidin.
- Glukokortikoide wirken bekanntermaßen fruchtschädigend und hemmen eventuell die Fortpflanzungsfähigkeit des Menschen.
- Neben Zytostatika sind auch Androgene, Gestagene und Anabolika mit fortpflanzungsgefährdenden, erbgutverändernden oder krebserzeugenden Eigenschaften bekannt.
- Inhalationsgase im OP sind explosiv und besitzen natürlich sedierende Wirkungen.

Aufgaben zur Pflegesituation

Herrn Kleve hat zwei weitere Medikamente verordnet bekommen, die er schon zu Hause eingenommen hat: ein Medikament zur Blutdrucksenkung und eine Salbe gegen seine Schuppenflechte. Auf dem Weg ins Stationszimmer ruft der Stationsarzt der Pflegefachfrau Simone Buller zu, Herr Kleve könne das Metamizol nicht nur dreimal, sondern auch viermal täglich im Abstand von sechs Stunden bekommen. Simone Buller bereitet die Kurzinfusion für Herrn Kleve vor. Nach der Infusionsvorbereitung macht sie sich auf den Weg zurück zu Herrn Kleve. Im Zimmer informiert sie ihn über die Infusion, schließt diese an und bittet Herrn Kleve, sich bei Befindlichkeitsstörungen zu melden. Wenige Minuten nach dem Anschließen der Infusion klingelt der Patient und klagt über eine stark juckende Haut und Atemnot. Simone Buller stoppt unverzüglich die laufende Infusion und informiert den behandelnden Arzt über die aktuelle Situation.

1. Wie schätzen Sie Rechtslage der Situation ein, dass der Stationsarzt der Pflegefachperson die Veränderung der Medikation bei Herrn Kleve mündlich zuruft?
2. Welche rechtlichen Rahmenbedingungen sind von der Pflegefachperson beim Umgang mit Medikamenten zu beachten? Welche Verantwortung liegt in ihrem Bereich?
3. Über welche weiteren grundlegenden Kenntnisse muss eine Pflegefachperson verfügen, um Medikamente sicher zu verabreichen?
4. Erläutern Sie die 6-R-Regel am Arzneimittel Bisoprolol-ratiopharm® 2,5 mg, dass Herr Kleve zweimal am Tag einnehmen soll.
5. Reagiert die Pflegefachfrau in der beschriebenen Notfallsituation angemessen? Welche weiteren Maßnahmen würden Sie an ihrer Stelle ergreifen?

KAPITEL

28

Katrin Lauter

Injektionen, Infusionen, Transfusionen

Pflegesituation

Der Auszubildende Aurel Dumitrescu absolviert seinen Pflichteinsatz in der ambulanten Akut- und Langzeitpflege. Als ein Lernziel für den Pflichteinsatz haben der Auszubildende und Pflegefachfrau und Praxisanleiterin Uta Knapp gemeinsam die fachlich korrekte und selbstständige Durchführung subkutaner Injektionen vereinbart.

28.1 Injektionen

28.1.1 Überblick

DEFINITION

Injektion (lat. *inicere = einflößen, hineinwerfen):* Einspritzen steriler gelöster oder suspendierter Arzneimittel direkt in Körpergewebe oder in ein Gefäß- oder Organsystem mittels Spritze und Hohlnadel (Kanüle).

Die **Injektion** von Arzneimitteln kann über einen Einstich in der Haut, in einen Muskel oder über einen Zugang zum Gefäßsystem erfolgen. Bei einer Injektion kommt es zu einer Verletzung der Haut.

Verantwortlichkeiten

VORSICHT

Sollte eine Patientin, ein Patient bzw. eine Bewohnerin, ein Bewohner (im Folgenden nur „Patientin" genannt) – bei Minderjährigen die Eltern, bei Betreuten die Betreuerin (sofern die Patientin selbst keine Aussage machen kann) – **eine Injektion ablehnen, so darf diese nicht durchgeführt werden, auch wenn eine ärztliche Anordnung vorliegt.** Wird eine Injektion gegen den geäußerten Patientenwillen vorgenommen, handelt es sich nach § 223–226 StGB um eine Körperverletzung (➤ 9.1.1). Den Sonderfall bildet der Notfall. [1]

Generell müssen alle Injektionen von einer Ärztin angeordnet werden. Die Aufklärung der Patientin über die Notwendigkeit sowie auftretende Wirkungen bzw. Nebenwirkungen des Arzneimittels fällt in den **ärztlichen Aufgabenbereich.** Die Durchführung der Injektion kann die Ärztin an Pflegefachpersonen delegieren, nachdem sie sich vergewissert hat, dass die ausgewählte Pflegefachperson über die notwendige Qualifikation verfügt. In der stationären Altenpflege, der ambulanten Pflege und anderen arztfernen Bereichen delegiert die Ärztin die Maßnahme an eine Pflegeeinrichtung (sog. *mittelbare Delegation* ➤ 9.1.2, ➤ Tab. 9.1). Diese delegiert i. d. R. die Maßnahmen über die Pflegedienstleitung an die Pflegenden, z. B. durch die gezielte Auswahl von Pflegenden oder Stellenbeschreibungen/Verfahrensanweisungen, die festlegen, wer mit welcher Qualifikation was machen darf.

Die Pflegefachperson übernimmt die **Durchführungsverantwortung,** bezogen auf die Injektion, und kann die Durchführung der Injektion verweigern, wenn sie diese nicht verantworten kann **(Remonstrationsrecht).** Dies kann begründet sein durch unzureichendes Wissen über das Medikament, Indikationen, Kontraindikationen und Komplikationen oder die fehlende Fachkompetenz in Bezug auf die Injektionstechnik.

Die Übernahme *muss* im Rahmen der **Remonstrationspflicht** von der Pflegefachperson abgelehnt werden, wenn sie Zweifel an der sicheren Ausführung hat.

Zulässig ist eine Delegation und/oder Übernahme der Injektion grundsätzlich,

- wenn eine schriftliche Anordnung der Ärztin vorliegt,
- bei Einverständnis der Patientin,
- bei Bereitschaft und ausreichender Qualifikation der Pflegefachperson (➤ 9.1.2). [1], [2]

Durchführung durch Auszubildende

Auszubildende dürfen Injektionen nur unter Anleitung durchführen, selbst wenn theoretische und praktische Inhalte bereits gelehrt wurden. [3]

Die Delegation von subkutanen (s. c.), intrakutanen (i. c.), ventroglutealen (v. g.) und intramuskulären (i. m.) Injektionen an eine Pflegefachperson ist möglich. Injektionen, die ausschließlich von einer Ärztin durchgeführt werden, sind die intraarterielle (i. a.), intravenöse (i. v.), intrakardiale, intraossäre (i. o.), intrathekale und die intraartikuläre Injektion.

Im Notfall und im Rahmen der Anästhesie- und Intensivpflege (Pflegefachperson mit Fachweiterbildung) werden häufig auch i. v.-Injektionen delegiert.

Injektionsarten

Die verschiedenen **Injektionsarten** werden analog zu dem durchstochenen Gewebe bezeichnet (➤ Tab. 28.1, ➤ Abb. 28.1).

Tab. 28.1 Verschiedene Injektionsarten.

Injektionsart	Gewebe/Struktur
Intraarteriell *(i. a.)*	Arterie
Intraartikulär *(i. art.)*	Gelenk
Intrakardial	Herzmuskel
Intrakutan *(i. c.)*	Haut
Intramuskulär *(i. m.)* (➤ 28.1.4)	Muskelgewebe
Intraossär *(i. o.)*	Knochen
Intrathekal *(i. th.)*	Liquorraum
Intravenös *(i. v.)* (➤ 28.1.5)	Vene
Subkutan *(s. c.)* (➤ 28.1.3)	Unterhautfettgewebe *(Subkutis)*
Ventrogluteal *(v. g.)* (➤ 28.1.4)	Mittlerer Gesäßmuskel

Vorteile

Injektionen haben gegenüber anderen Arzneimittelapplikationsformen folgende **Vorteile:** [4]

- Jederzeit mögliche Applikation, auch bei Bewusstlosigkeit oder Unvermögen der Patientin, orale Medikamente einzunehmen
- Exakte Dosierung, da häufig die Applikation kleinerer Mengen als bei der oralen Verabreichung möglich ist
- Exakt steuerbare Therapie, da die Möglichkeit gegeben ist, kleinste Mengen zu verändern, und weil anhand der Auswahl von Injektionsart und Injektionslösung Wirkbeginn und -dauer beeinflusst werden können
- Sehr schneller (i. m. und s. c.) bis sofortiger (i. v. und i. a.) Wirkungseintritt
- Vermeidung eines Wirkstoffverlusts aufgrund parenteraler Verabreichung (unter Umgehung des Magen-Darm-Trakts), Vermeidung von Magenschleimhautreizung, Übelkeit u. a.
- Vermeidung einer Resorptionsverzögerung, z. B. aufgrund von bestimmten Speisen
- Verabreichung oral unwirksamer Medikamente, z. B. Insulin
- Hohe Konzentration am Wirkungsort durch Auswahl des Applikationsorts

Komplikationen

Wie bei jeder Arzneimitteltherapie können auch bei einer Injektion **Komplikationen** auftreten. Durch eine sorgfältige Injektionstechnik und genaue Patientenbeobachtung können diese häufig frühzeitig erkannt und Folgeschäden durch entsprechende Maßnahmen vermieden werden.

- **Unverträglichkeitsreaktionen in Form einer allergischen Reaktion.** Bei Überempfindlichkeit der Patientin gegenüber einem bestimmten Arzneimittel kann es zu allergischen Reaktionen

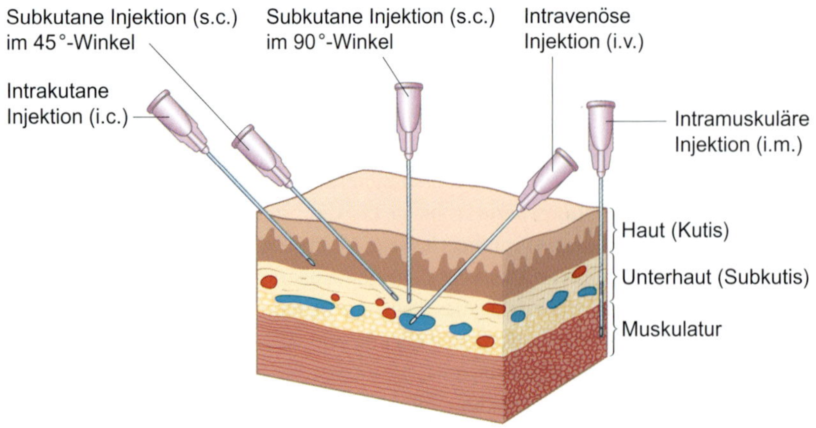

Abb. 28.1 Applikationswinkel und -tiefe ausgewählter Injektionsarten. [L234]

kommen. Diese äußern sich in Form von Juckreiz, Hautrötung, Hautausschlag, Kopf-, Gelenk- und Gliederschmerzen, innerer Unruhe, Angst, Übelkeit, Erbrechen, Temperaturanstieg, Hitzewallungen, Atemnot und Kreislaufstörungen.

VORSICHT

Ist eine der **Unverträglichkeitsreaktionen** zu beobachten, wird sofort eine Ärztin hinzugezogen, da die **Gefahr eines anaphylaktischen Schocks** (➤ 31.3) besteht.

- **Hämatome.** Bei falscher Injektionstechnik kann es zum An- oder Durchstechen eines Gefäßes kommen mit Fehlapplikation des Arzneimittels. Die Folge ist austretendes Blut ins umliegende Gewebe – es bildet sich ein schmerzhaftes Hämatom.
- **Lokale Gewebereaktionen.** Gewebereaktionen aufgrund einer Unverträglichkeit oder Fehlapplikation *(Paravasat)* des Arzneimittels können die Bildung von Nekrosen *(aseptischer Abszess)* begünstigen.

DEFINITION

Paravasat (griech. *para = neben, lat. vas = Gefäß):* nicht beabsichtigte Applikation eines Medikaments außerhalb des punktierten Blutgefäßes.

- **Infektionen.** Werden Hygienerichtlinien bei der Injektion missachtet oder unsteriles Material verwendet, kann dies zu Infektionen der Einstichstelle und des umliegenden Gewebes führen bis hin zum Spritzenabszess. [5]
- **Verletzungen von Nerven und Knochenhaut** *(Periost).* Besonders bei der i. m.-Injektion kann es zu Verletzungen der Nerven kommen. Diese können mit Lähmungen und sensorischen Ausfällen mit bleibender Schädigung einhergehen. Verletzungen der Knochenhaut sind sehr schmerzhaft.
- **Beschleunigte Resorption.** Wird bei kachektischen Patientinnen eine zu lange Kanüle bei einer s. c.-Injektion gewählt, so wird das Arzneimittel i. m. verabreicht. Dies führt zu einer schnelleren Resorption mit schnellerem Wirkungseintritt und verkürzter Wirkungsdauer.
- **Verzögerte Resorption.** Wird bei adipösen Patientinnen eine zu kurze Kanüle bei einer i. m.-Injektion gewählt, so wird das Arzneimittel s. c. verabreicht. Dies führt zu einer verlangsamten Resorption mit verzögertem Wirkungseintritt und verlängerter Wirkungsdauer. [6]
- **Schmerzen** durch die Injektion und das Medikament.

Vorgehen bei Komplikationen

- Bei **Hämatom** oder **Paravasat** Ärtzin informieren. Nach ärztlicher Anordnung wird die Stelle gekühlt und gegebenenfalls anschließend mit Heparinsalbe behandelt.
- Bei **Schmerzen,** wenn das Arzneimittel ist nicht in die Vene gelangt, sondern in das umliegende Gewebe; es besteht Verdacht auf Nervenschädigung oder eine irrtümliche i. a.-Injektion. Ärztin informieren, weitere Maßnahmen auf ärztliche Anordnung durchführen.
- Bei **allergischen Reaktionen,** auch bei zunächst harmlos wirkenden Symptomen Ärztin informieren. Weitere Maßnahmen werden auf ärztliche Anordnung durchgeführt.
- Bei **Nadelstichverletzungen des Personals** gleich Blutfluss fördern durch Ausstreichen der Wunde, Desinfektion der Wunde, Vorstellung bei einer Durchgangsärztin/Betriebsärztin (➤ 31.14).

28.1.2 Vorbereiten einer Injektion

Neben der Durchführung einer Injektion nach ärztlicher Delegation sind die Zusammenstellung sowie der fachlich korrekte Umgang mit den Materialien Aufgaben von Pflegefachpersonen.

Material

Spritzen

Spritzen sind Einwegspritzen, die einzeln steril verpackt sind. Sie sind in den Standardgrößen 1 ml, 2 ml, 5 ml, 10 ml sowie 20 ml erhältlich.

Spritzen bestehen aus zwei Teilen, dem Zylinder und dem Kolben. Auf dem Zylinder befindet sich die Graduierung, an welcher die aufgezogene Flüssigkeitsmenge in Millilitern abgelesen wird (➤ Abb. 28.2). Spritzen zum einmaligen Gebrauch sind teilweise bereits mit integrierter Kanüle erhältlich (z. B. die Feindosierungsspritze Omnican-F® ➤ Abb. 28.3).

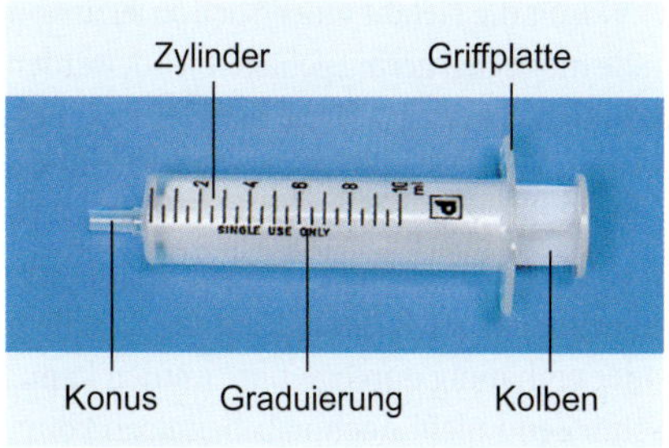

Abb. 28.2 10-ml Einwegspritze und die Bestandteile. [K115]

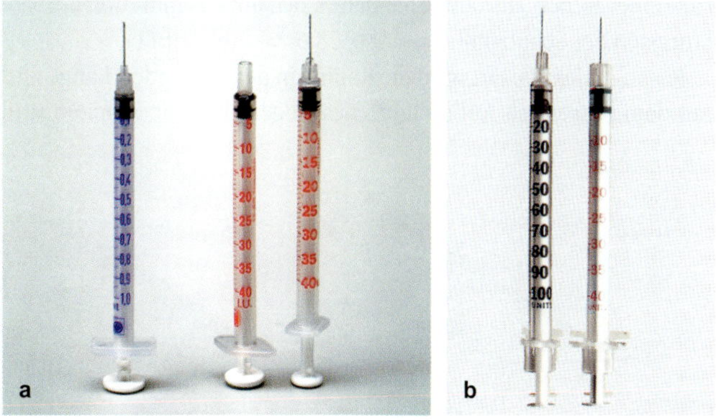

Abb. 28.3 (a) Feindosierungsspritzen mit dünnwandigen kurzen Kanülen. 1-ml-Spritze (sog. Tuberkulinspritze) mit einer Graduierung in 0,05 ml-Schritten. Mit ihr können Kleinstmengen, z. B. bei Säuglingen, äußerst genau dosiert werden. (b) Links: Insulinspritze mit U100-Maßeinheit (U = Unit, Einheit), rechts: mit der U40-Maßeinheit (in Deutschland kaum noch verwendet). [K183, M342]

Eine Besonderheit bilden Insulin- und Tuberkulinspritzen. Es handelt sich um sogenannte **Feindosierungsspritzen:**

- Mit der **1-ml-Tuberkulinspritze** ist es möglich, kleinste Mengen zu injizieren, da sie über eine Graduierung in 0,01-ml-Schritten verfügt (➤ Abb. 28.3a). Das ist z. B. bei Säuglingen notwendig. [7]
- **Insulinspritzen** sind in Deutschland heute meist als 1-ml-Spritzen für U100-Insuline (1 ml, entspricht 100 IE), seltener als 1-ml-Spritze für U40-Insuline, d. h., die Graduierung bezieht sich jeweils auf die Insulineinheiten (➤ Abb. 28.3b). Wichtig ist, dass für das verwendete Insulin die korrekte Spritze verwendet wird.

Angesetzt an den Zylinder befindet sich der Konus der Spritze, den es in zwei verschiedenen Ausführungen gibt. Häufig wird der *Luer-Steck-Ansatz* verwendet, bei dem die Kanüle einfach auf die Spritze gesteckt wird. Beim *Luer-Lock-Ansatz* wird die Kanüle mit einer Drehbewegung an der Spritze befestigt (➤ Abb. 28.4). Bei der 1-ml-Spritze und der 2-ml-Spritze befindet sich der Konus mittig auf dem Spritzenzylinder, bei Spritzen mit einem Fassungsvermögen von 5 ml und mehr ist der Konus etwas nach außen gerückt, also exzentrisch angelegt. [7]

28

Kanülen

Kanülen sind geschliffene Hohlnadeln, welche mit einer Schutzkappe aus Plastik versehen sind. Es handelt sich um ein einzeln verpacktes, steriles Produkt zur einmaligen Verwendung. Bestandteile einer Kanüle sind der Kanülenansatz, der Kanülenschaft und die Kanülenspitze. Der Ansatz der Kanüle, entweder ein Luer-Steck- oder ein Luer-Lock-Ansatz, ist aus Kunststoff, während Schaft und Spitze aus rostfreiem Stahl bestehen (➤ Abb. 28.5).

Damit die Gefahr einer Stichverletzung mit einer gebrauchten Kanüle möglichst gering gehalten wird, werden sogenannte **Sicherheitskanülen** eingesetzt. Diese Kanülen sind mit einem Sicherheitsmechanismus versehen, der es ermöglicht, die Kanüle nach der Benutzung sicher und fachgerecht zu verschließen. Die *Technischen Regeln für Biologische Arbeitsstoffe (TRBA 250)* [8] geben vor, dass dieser Vorgang unmittelbar nach Benutzung der Kanüle entweder selbstauslösend oder einhändig durchgeführt werden kann. Man darf die Kanüle anschließend nicht nochmals benutzen können. Außerdem muss dem Nutzer durch ein Signal die Funktion deutlich gemacht werden, im Falle einer Sicherheitskanüle handelt es sich um das fühl- und hörbare Einrasten der Schutzhülle (➤ Abb. 28.6, ➤ Abb. 10.11).

Je nach Injektionsart wird die Kanüle in der passenden Länge und mit dem passenden Außendurchmesser gewählt. Die Kanülen sind nach einem europaweit standardisierten Farbschema voneinander zu unterscheiden. Die in ➤ Tab. 28.2 angegebenen Verwendungen sind als Empfehlung anzusehen, die Verantwortung für die Auswahl trägt die durchführende Person.

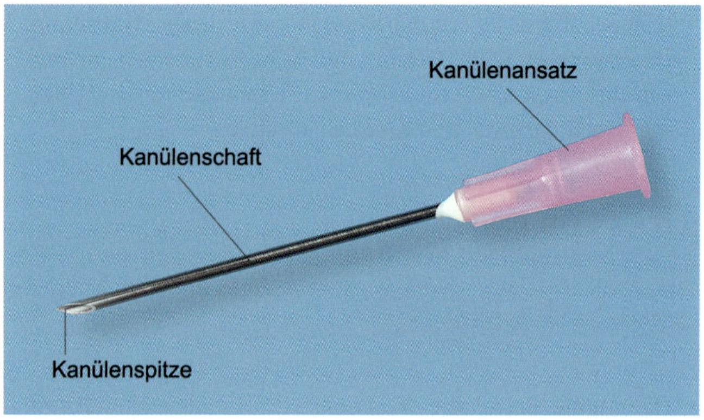

Abb. 28.5 Aufbau einer Kanüle (Hohlnadel). Der schräge Schliff der Kanülenspitze ist weniger traumatisch und die Punktion dadurch weniger schmerzhaft. [K115]

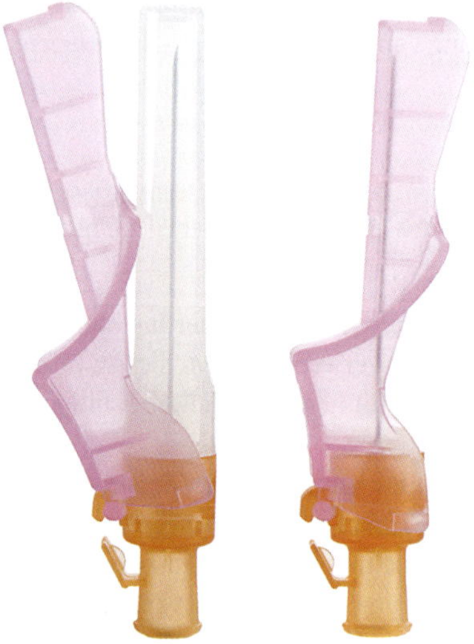

Abb. 28.6 Sicherheitskanüle (hier: BD Eclipse™). Die Kanüle wird auf die Spritze aufgesetzt, die Schutzkappe (durchsichtig) entfernt. Nach der Injektion kann das Schutzschild (rosa) mit einer Hand hör- und fühlbar über der Kanüle eingerastet werden. Die Kanüle kann nun entsorgt werden, ohne dass die Gefahr einer Stichverletzung besteht. [V341]

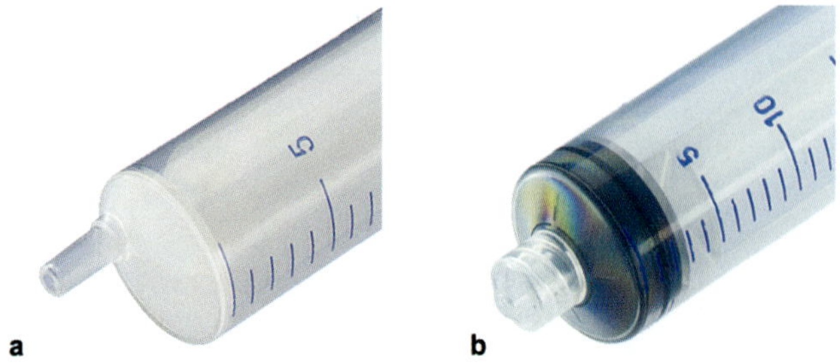

Abb. 28.4 Luer-Steck-Ansatz (a) und Luer-Lock-Ansatz (b). [V619]

Entsorgung von Kanülen

Die *Technischen Regeln für Biologische Arbeitsstoffe (TRBA 250)* verlangen für die Entsorgung von Kanülen stich- und bruchsichere Abwurfbehältnisse, um die Verletzungs- und Infektionsgefahr zu minimieren (➤ Abb. 10.10). [8] Um Nadelstichverletzungen (➤ 31.14) zu vermeiden, ist das „Recapping" (Wiederaufsetzen der Schutzkappe) nach erfolgter Injektion zu unterlassen. [8]

Zusammenstellung des Materials und Vorbereitung des Arzneimittels

Zur Vorbereitung einer Injektion werden folgende **Materialien** zusammengestellt:

- Flächendesinfektionsmittel
- Händedesinfektionsmittel

Tab. 28.2 Farbcodierung von Einmalkanülen (nach EN ISO 7864/DIN 13097) und deren Einsatzbereiche. [7]

Nummer	Farbe	Außendurchmesser (mm)	Länge (mm)	Verwendung
1	Gelb	0,90	40, 70	i.v.-Injektion, dickflüssige Lösungen, i.m.-Injektion, zum Aufziehen von Arzneimitteln
2	Grün	0,80	40, 50, 60	i.v.-Injektion, große Mengen, i.m.-Injektion, wässrige Lösungen, zum Aufziehen von Arzneimitteln
12	Schwarz	0,70	30–32	i.v.-Injektion, i.m.-Injektion (Oberschenkel)
14	Violett	0,60–0,65	30–32	i.v.-Injektion, i.m.-Injektion kleiner Mengen (Oberschenkel)
16	Blau	0,66	25	i.v.-Injektion, i.m.-Injektion kleiner Mengen
17	Lila	0,55	25	i.v.-Injektion Pädiatrie (Handvene), s.c.-Injektion, i.m. bei Säuglingen > 2 Monate
18	Braun	0,45	25, 12	i.v.-Injektion Pädiatrie (Handvene), s.c.-Injektion
20	Grau	0,40–0,42	20, 12–16	i.v.-Injektion, s.c.-Injektion, i.m. bei Säuglingen < 2 Monate

- Angeordnetes Arzneimittel in einer Ampulle
- Keimarmer Zellstofftupfer bei Brechampullen
- Sterile Kanüle (Gr. 1 oder 2 ➤ Tab. 28.2) zum Aufziehen des Arzneimittels
- Sterile Kanüle zum Injizieren des Arzneimittels, Nummer/Größe abhängig von der Art der Injektion
- Sterile Spritze in entsprechender Größe
- Ggf. Mehrfachentnahmekanüle (z. B. Mini-Spike® ➤ Abb. 28.9) bei Mehrdosenbehälter anstatt Aufziehkanüle
- Ggf. Transferkanüle (z. B. Transofix® ➤ Abb. 28.10), wenn das Arzneimittel mit einem Lösungsmittel aufgelöst werden muss
- Abwurfbehälter für Abfall
- Etikett zur Beschriftung der Spritze
- Wasserfester Stift zur Beschriftung von Spritzenetikett und ggf. Anbruchdatum und -zeit bei Erstentnahme des Mehrdosenbehälters
- **Spritzentablett** mit Tupfern, stich- und bruchsicherem Abwurfbehälter, Hautdesinfektionsmittel, Wundschnellverband, Einmalhandschuhen

Bei der **i. v.-Injektion** werden folgende Materialien dem Spritzentablett hinzugefügt:

- Stauschlauch
- Flüssigkeitsdichte Unterlage
- Ggf. Lagerungskeil (Injektionskissen) für den Arm

Sterilisierte oder sterile Tupfer

Sterilisierte (keimarme) Zellstofftupfer (Zelletten, z. B. Pur-Zellin®) werden auf Rollen zum Einsetzen in die entsprechenden Spender geliefert. Sie sind nach Anbruch zwar nicht mehr steril, sind aber bei einer i.c.-, s.c.- oder i.m.-Injektion sowie der Punktion einer peripheren Vene ausreichend. *Sterile* Tupfer sind einzeln oder zu mehreren verpackt erhältlich und ggf. schon mit einem Hautdesinfektionsmittel getränkt. Sterile Tupfer werden z. B. für eine s.c.-Punktion mit anschließender Infusion oder einer intraarteriellen Injektion benötigt (➤ Tab. 26.10). [5]

Bezogen auf das **Arzneimittel** sind folgende Dinge vor der Zubereitung zu beachten:

- Übereinstimmung des Arzneimittels mit den ärztlichen Anordnungen
- Kontrolle
  - der korrekten Lagerung des Arzneimittels, z. B. gekühlt,
  - des Verfallsdatums,
  - der Unversehrtheit der Ampulle,
  - von Farbe und Konsistenz des Arzneimittels auf Auffälligkeiten.
- Bei sich bereits in Verwendung befindenden Mehrdosenbehältern erstmalige und aktuelle Entnahme im vorgegebenen zeitlichen Rahmen des Herstellers

Ist eine der oben aufgeführten Voraussetzungen nicht gegeben, so darf das Arzneimittel nicht benutzt werden. Bei Auffälligkeiten trotz fachgerechter Lagerung wird die zuständige Apotheke informiert. Diese informiert wiederum den Hersteller des Arzneimittels. [5]

Zur Vorbereitung einer Injektion wird eine ausreichend große Arbeitsfläche wischdesinfiziert. [5]

Bei der Vorbereitung von Injektionen ist die 6-R-Regel (➤ 27.4.2) zu beachten. Die Vorbereitung des Arzneimittels geschieht aufgrund der Art der Ampulle auf unterschiedliche Weise. Unterschieden werden:

- Glasampullen
- Stechampullen mit Flüssigkeit
- Stechampullen mit Trockensubstanz (müssen mit einem Lösungsmittel aufgelöst werden)

Wenn der Hersteller keine andere Angabe macht, wird das Arzneimittel unmittelbar vor Gebrauch aufgezogen. [5]

Aufziehen von Injektionslösungen

- Hygienische Händedesinfektion durchführen [5]
- Behältnis mit Injektionslösung öffnen (siehe nachfolgende Abschnitte)

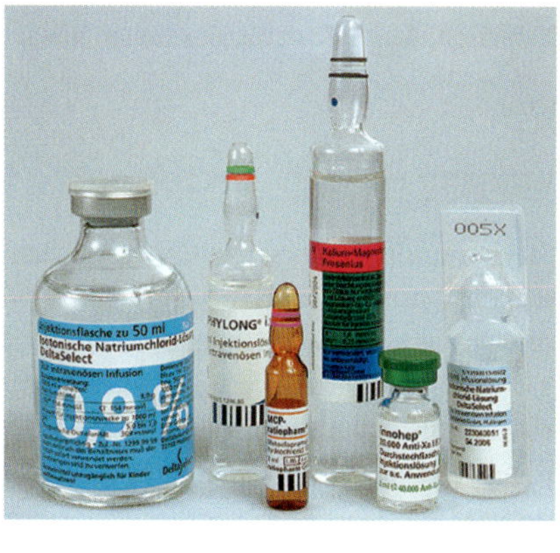

Abb. 28.7 Verschiedene Ampullen. Links: Glasampullen in unterschiedlichen Größen. In der Mitte: Glasampullen zum Abrechen des Ampullenhalses. Rechts und links davon: eine Durchstechampulle. Rechts: Plastikampulle (der Verschluss wird abgedreht). [K115]

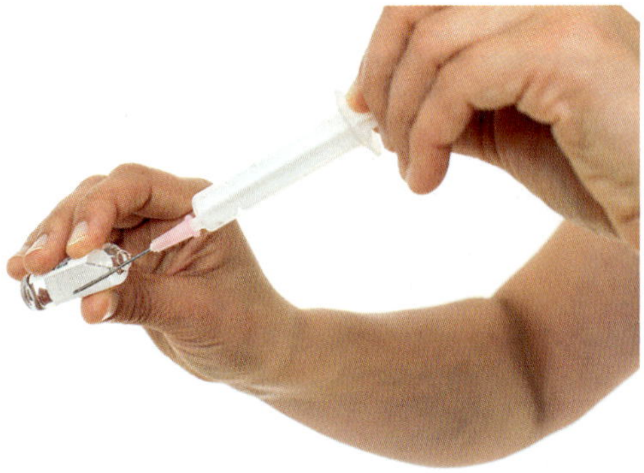

Abb. 28.8 Korrektes Aufziehen einer Injektionslösung (hier: aus einer Glasampulle). Durch das Schräghalten der Ampulle und die korrekte Position der Kanüle in der Ampulle, kann das Arzneimittel vollständig aufgezogen werden. [K115]

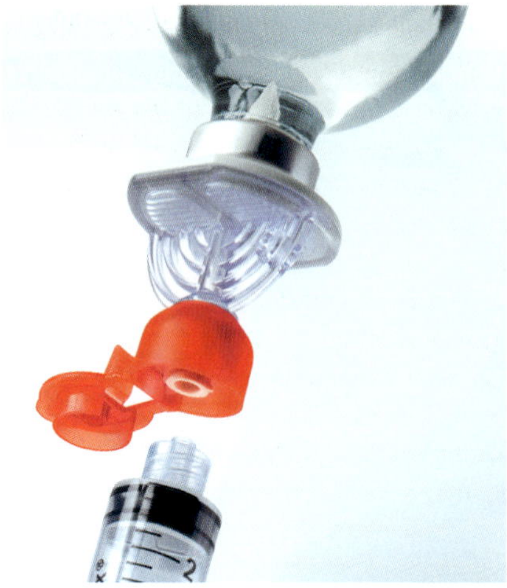

Abb. 28.9 Mehrfachentnahmekanüle mit Luftfilter (hier: Mini-Spike®). [K115]

- Aufziehkanüle auf die Spritze aufsetzen
- Flüssigkeit so aus dem Behältnis aufziehen, dass der Spritzenkolben steril bleibt, also nicht berührt wird (➤ Abb. 28.8)
- Aufziehkanüle in stich- und bruchfesten Abwurfbehälter entsorgen
- Konus der Spritze nach oben halten, um Luft zu entfernen. Bei Ansammlungen von Luftbläschen in der Flüssigkeit leicht gegen den Spritzenzylinder klopfen, damit diese entweichen können
- Injektionskanüle mit Kanülenschutz aufsetzen
- Spritzenetikett mit Inhalt und Aufzugszeitpunkt beschriften und aufkleben
- Spritze und leere Ampulle auf vorbereitetes Spritzentablett legen

Umgang mit einer Glasampulle mit Ampullenkopf

Beim Aufziehen eines Arzneimittels aus einer **Glasampulle mit Ampullenkopf** gilt es folgende Dinge zu beachten (➤ Abb. 28.7):

- Im Ampullenkopf befindliche Flüssigkeit durch Beklopfen oder leichtes Schütteln in die Ampulle befördern
- Zur Vermeidung von Schnittverletzungen den Ampullenkopf mit einem keimarmen Tupfer mit Daumen und Zeigefinger umschließen
  - *One-Point-Cut-Ampullen* haben einen Punkt am Ampullenkopf, vom Punkt (Sollbruchstelle) nach hinten abbrechen
  - *Score-Ring-Ampullen* haben einen farblichen Ring, die Sollbruchstelle geht um den Ampullenhals, sie können in alle Richtungen abgebrochen werden
- Arzneimittel mittels Spritze und Aufziehkanüle restlos aufziehen, Ampulle dabei gegebenenfalls leicht kippen und drehen (➤ Abb. 28.8)

Umgang mit einer Stechampulle

Stechampullen gibt es in unterschiedlichen Größen, die 1–200 ml Injektionslösung umfassen (➤ Abb. 28.7). Beim Aufziehen des Arzneimittels aus einer Stechampulle wird folgendermaßen vorgegangen:

- Metall- oder Plastikverschluss der Ampulle entfernen
- Gummistopfen desinfizieren (alkoholisches Desinfektionsmittel aufsprühen oder Stopfen mit einem desinfektionsmittelgetränkten keimarmen Tupfer abwischen), falls Hersteller nicht ausdrücklich die Sterilität des Gummistopfens garantiert. Einstechen der Kanüle erst nach Abtrocknung des Desinfektionsmittels [5]
- Bei kleineren Stechampullen Raumluft über die Spritze in die Ampulle geben, um die Entnahme zu erleichtern. Bei größeren Ampullen (≥ 50 ml) empfiehlt sich eine Mehrfachentnahmekanüle (➤ Abb. 28.9) zum leichteren Druckausgleich [5]
- Bei wiederholter Entnahme einer Teilmenge, Mehrfachentnahmekanüle mit Luftfilter (➤ Abb. 28.9) verwenden
- Bei Entnahme des kompletten Inhalts die Aufziehkanüle anschließend in stich- und bruchsicheren Abwurfbehälter entsorgen

Umgang mit Mehrdosenbehältnissen

Stechampulle beim erstmaligen Gebrauch mit Datum und Uhrzeit beschriften und anschließend nach Herstellerangaben lagern, z. B. im Kühlschrank.
Die Mehrfachentnahmekanüle verbleibt für den weiteren Gebrauch verschlossen in der Stechampulle.
Nach der Entnahme einer Teilmenge mittels Einmalkanüle und Spritze muss die Kanüle entfernt werden und darf nicht im Mehrdosenbehältnis verbleiben. [5]

Umgang mit einer Ampulle mit Trockensubstanz

Ein Arzneimittel, das in Form einer Trockensubstanz vorliegt, muss vor der Injektion vollständig in einem Lösungsmittel aufgelöst werden. Das Lösungsmittel wird nach Herstellerangaben gewählt (meist Aqua dest. oder NaCl 0,9 %). Einige Trockensubstanzen werden auch mit Lösungsmittel geliefert.
Handelt es sich bei dem Arzneimittel- und Lösungsmittelgefäß um **Glasampullen,** so ergibt sich folgendes Vorgehen:

- Glasampullen öffnen, Lösungsmittel aufziehen (siehe dort)
- Lösungsmittel mit wenig Druck in Arzneimittelampulle auf die Trockensubstanz spritzen
- Abwarten, bis sich die Trockensubstanz gelöst hat, dann fertiges Arzneimittel in die Spritze aufziehen bzw. Infusionssystem einstecken und füllen

Handelt es sich bei dem Arzneimittel- und Lösungsmittelgefäß um eine **Stechampulle,** so ergibt sich folgendes Vorgehen:

- Beide Stechampullen öffnen, Gummistopfen desinfizieren
- Transferkanüle in die Stechampulle mit Lösungsmittel stechen
- Stechampulle mit der Trockensubstanz auf den anderen Dorn der Transferkanüle aufstecken (➤ Abb. 28.10)
- Lösungsmittel überleiten
- Leere Ampulle und Transferkanüle entfernen
- Abwarten, bis die Trockensubstanz gelöst ist, evtl. durch vorsichtiges Schütteln oder Rollen der Ampulle zwischen den Händen beschleunigen
- Weiteres Vorgehen wie bei Umgang mit einer Stechampulle

Hautdesinfektion

Vor allen Injektion, die durch medizinisches Personal durchführt werden, muss eine Hautdesinfektion (Hautantiseptik) erfolgen. Dabei muss die (Mindest-)Einwirkzeit des Hautdesinfektionsmittels nach Herstellerangaben eingehalten werden. Zwei Vorgehensweisen sind möglich:

- Hautdesinfektionsmittel auf die Injektionsstelle aufsprühen, Einwirkzeit einhalten
- Hautdesinfektionsmittel auf einen keimarmen bzw. sterilen Tupfer satt aufsprühen, Injektionsstelle abwischen, Einwirkzeit einhalten [5]

28.1.3 Subkutane Injektion

DEFINITION

Subkutane Injektion *(s. c.-Injektion):* Applikation einer Medikamentenlösung in das Unterhautfettgewebe (*Subkutis* ➤ Abb. 28.1) mittels Hohlnadel.

Die häufige **s. c.-Injektion** eignet sich zur Applikation von wässrigen, isotonischen Lösungen (z. B. Heparin, Insulin) ins Unterhautfettgewebe, wo sich neben den größten Fettdepots der Haut auch Blutgefäße und Nerven befinden. Die Wirkung eines subkutan applizierten Medikaments tritt verzögert ein (nach ca. 15–20 Min.), da die Resorption über die Kapillaren bis in die Blutbahn relativ langsam vonstattengeht. [2] Darüber hinaus sind die Resorptionszeit und damit der Wirkungseintritt von der Art des Medikaments, der Hauttemperatur, dem gewählten Injektionsort und dem Lebensalter der Patientin abhängig. Eine hohe Einzeldosis, ein hohes Lebensalter und Durchblutungsstörungen führen zu einer verzögerten Resorption und somit einem verzögerten Wirkungseintritt. Je höher die Hauttemperatur am Injektionsort ist, desto schneller erfolgen Resorption und Wirkungseintritt. [9]

Injektionsorte

Generell sind alle Körperregionen für eine s. c.-Injektion geeignet, die über ein ausgeprägtes Unterhautfettgewebe verfügen (➤ Abb. 28.11), insbesondere:

- Bauchdecke unterhalb des Bauchnabels
- Vorder- und Außenseiten der Oberschenkel
- Außenseite der Oberarme

Bei der Injektion in die Bauchdecke ist zu beachten, dass nicht die unmittelbare Region um den Bauchnabel herum (ca. 2 cm) gewählt wird. Bei der Injektion in den Oberschenkel wird über dem Knie eine Handbreit frei gelassen. Wird die Außenseite des Oberarms gewählt, so ist zu beachten, dass das Unterhautfettgewebe an dieser Stelle häufig sehr dünn ist und die Muskulatur mit der Kanüle leicht erreicht werden kann. Eine nicht gewollte i. m.-Injektion ist zu vermeiden. Aufgrund dieser Problematik ist auch von einer Selbstinjektion durch die Patientin in den Oberarm abzuraten.

Die Resorption und somit der Wirkungseintritt des Medikaments erfolgen bei der Injektion in die Bauchregion schneller als bei der Injektion in den Oberschenkel. [9]

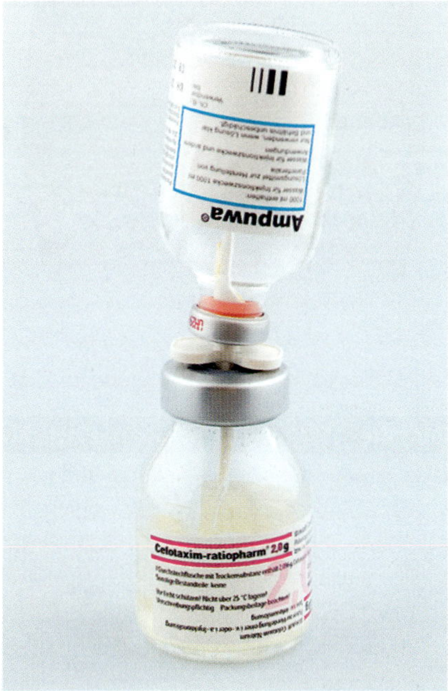

Abb. 28.10 Auflösen einer Trockensubstanz in einer Stechampulle mit Aqua dest. (Ampuwa®), ebenfalls in einer Stechampulle. Mit der Transferkanüle (Überleitungskanüle) wird das Lösungsmittel in die Trockensubstanz gegeben. [K115]

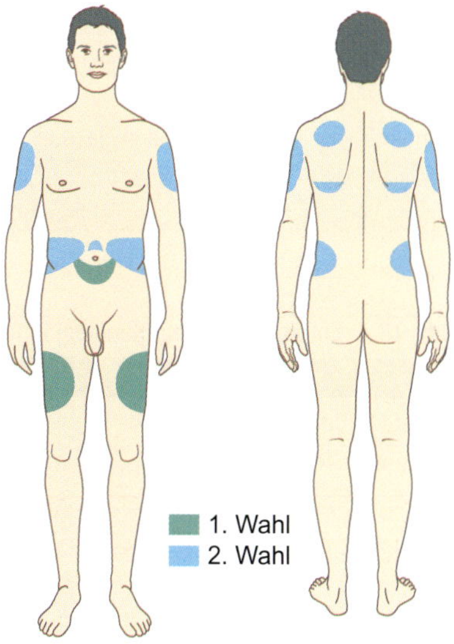

Abb. 28.11 Bevorzugte Injektionsorte für eine s. c.-Injektion [L234]

Kanülenwahl und Einstichwinkel

Die **Kanülenwahl** zur s. c.-Injektion richtet sich in erster Linie nach der Intention. Zur Wahl des **Einstichwinkels** werden zusätzlich die körperliche Konstitution der Patientin und die Beschaffenheit des Unterhautfettgewebes berücksichtigt (➤ Abb. 28.12):

- Bei einer normalgewichtigen oder adipösen Patientin werden Kanülen mit einer Länge von 19–26 mm gewählt und im 90°-Winkel eingestochen.
- Handelt es sich um ein Kind oder eine kachektische Patientin, wird eine kürzere Kanüle gewählt (12–16 mm) und im 90°-Winkel eingestochen oder bei einer langen Kanüle (19–26 mm) der Einstichwinkel entsprechend angepasst auf 30–45°.

Es gibt Kanülenarten in unterschiedlichen Längen je nach Intention (➤ Tab. 28.3).

Bei den Insulinpen-Kanülen (➤ Abb. 28.15) gilt eine spezifischere Empfehlung zur Wahl der Kanülenlänge und des Einstichwinkels.

28

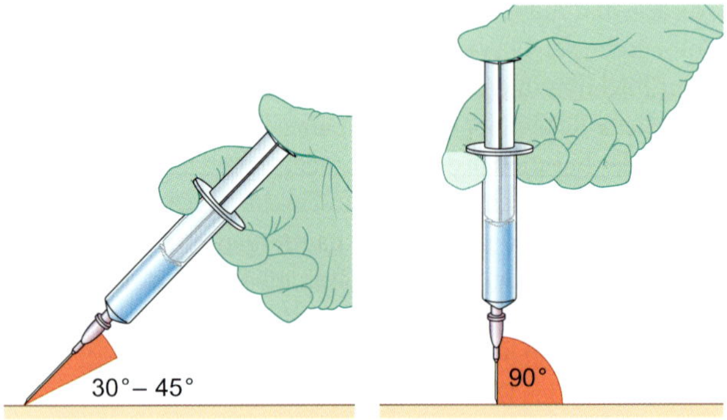

Abb. 28.12 Mögliche Einstichwinkel bei einer s. c.-Injektion. [L234]

Tab. 28.3 Wahl der Kanüle nach Intention (➤ Tab. 28.2). [10]

Kanülenart	Intention	Länge
Kanülen zur allgemeinen s. c.-Injektion	Z. B. Zytokine, Interferone oder Allergenextrakte zur Hyposensibilisierung	20–25 mm
Standardisierte Einmalkanülen	Insulininjektion	12 mm
Standardisierte Einmalkanülen	Heparininjektion, Tuberkulininjektion	16 mm
Penkanülen	Insulininjektion mittels Insulinpen	4–12 mm

Außerdem wird bei der Injektionstechnik unterschieden, ob eine Hautfalte (➤ Abb. 28.14) gebildet wird oder nicht. Wenn zu befürchten ist, dass der Abstand zwischen Hautoberfläche und Muskel weniger als die gewählte Nadellänge beträgt, erfolgt die Bildung einer Hautfalte (➤ Tab. 28.4). [9]

Ungeeignete Injektionsorte

Eine Injektionsstelle ist nicht geeignet, wenn sie folgende Eigenschaften aufweist: [2], [11]

- Narbengewebe
- Hämatome
- Muttermale
- Hauterkrankungen, Hautinfektionen
- Ödeme
- Schockzustand, weil dann Haut und Muskulatur nicht ausreichend durchblutet werden und die Resorption unzureichend ist

Bei Patientinnen, die regelmäßige Injektionen benötigen (v. a. Diabetikerinnen), wird der Injektionsort entsprechend häufig gewechselt, am besten nach einem **Injektionsschema.** Dieses legt den turnusmäßigen Wechsel des Injektionsgebiets fest, sodass die Haut geschont wird. Meist wird dieses Schema nach Wochentagen gegliedert (➤ Abb. 28.13). [9]

VORSICHT

Bei wiederholter s. c.-Injektion an derselben Stelle kann es dort zu einer **geschwulstartigen Verhärtung des Unterhautfettgewebes** *(Lipodystrophie)* kommen, was zu Funktions- und somit auch Resorptionsstörungen führen kann.

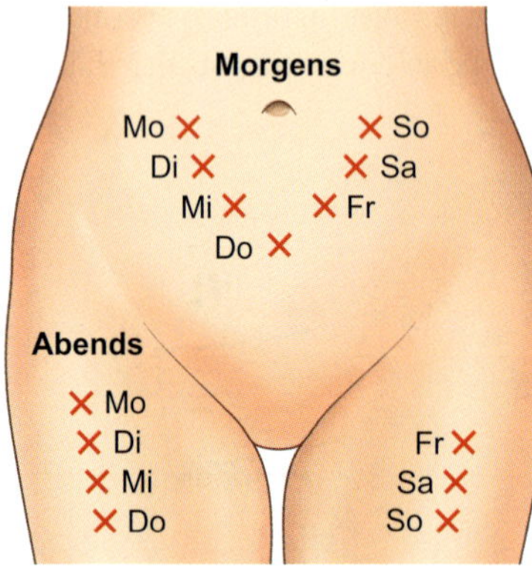

Abb. 28.13 Injektionsschema, um bei regelmäßigen s. c.-Injektionen (z. B. Insulininfektionen) die entsprechenden Hautareale zu schonen. [L234]

Tab. 28.4 Empfehlungen zur Kanülenlänge bei Penkanülen. [9]

	Empfohlene Kanülenlänge	Hautfalte	Einstichwinkel
Kinder und Jugendliche	4 mm	Nein	90°
	5 mm	Ja	90°
	6 mm	ja	45°
Erwachsene (Bei Adipositas > 5 mm)	4 mm	Nein	90°
	5 und 6 mm	Individuell	90°
	8 mm	ja	45°

Durchführung

Material zusammenstellen, Vorbereitung des Arzneimittels ➤ 28.1.2
Zur **Durchführung** einer subkutanen Injektion sind folgende Handlungsschritte einzuhalten:

- Injektionsort festlegen
- Material bereitlegen
- Händedesinfektion durchführen
- Hautdesinfektion des gewählten Injektionsorts durchführen (➤ 28.1.2)
- Ggf. Hautfalte zwischen Daumen und Zeigefinger bilden und anheben, jedoch nicht vom Muskel abheben, da sonst die Gefahr einer versehentlichen i. m.-Injektion gegeben ist (➤ Abb. 28.14)
- Mit der anderen Hand die Kanüle zügig in die gebildete Hautfalte 1–2 cm tief einstechen (Einstichwinkel ist abhängig von der Kanülenlänge und der Konstitution der Patientin ➤ Abb. 28.12)
- Arzneimittel langsam injizieren
- Kanüle entfernen
- Bei Sicherheitskanülen Schutzschild über die Kanüle bringen
- Hautfalte loslassen
- Einstichstelle mit keimarmem Tupfer komprimieren, keine kreisenden oder reibenden Bewegungen (begünstigen die Hämatombildung)
- Gegebenenfalls Wundschnellverband aufkleben
- Kanüle in stich- und bruchfestem Abwurfbehälter entsorgen
- Maßnahme dokumentieren

Aspiration bei s. c.-Injektionen

Die Aspiration bei der s. c.-Injektion wird kontrovers diskutiert. Bei der Injektion von Antikoagulanzien wird von der Aspiration abgeraten, da sie eine Hämatombildung begünstigt. Auch bei der Insulininjektion wird sie nicht empfohlen, beim Pen ist sie nicht möglich. [9] Bei anderen Arzneimitteln sind die jeweiligen Herstellerangaben zu berücksichtigen.

Insulininjektionen

Im Rahmen der Therapie bei Patientinnen mit Diabetes mellitus wird **Insulin** *(blutzuckersenkendes Hormon)* **subkutan gespritzt.** Neben der möglichen Verabreichung über eine dauerhaft am Körper getragene Insulinpumpe wird Insulin ins Unterhautfettgewebe appliziert mittels:

- Einmalspritzen (selten)
- Insulinpens, erhältlich als Fertigpens (werden verworfen, wenn sie leer sind) und auffüllbare Pens (➤ Abb. 28.15)

Für den Fall, dass Pumpe oder Pen ausfallen, ist es ratsam, als insulinpflichtige Diabetikerin Einmalspritzen zur Injektion im Haus zu haben.

Neben der korrekten Durchführung der subkutanen Injektion, brauchen Pflegefachfrauen Wissen zur Art des Insulins (z. B. Normalinsulin/Altinsulin oder Mischinsulin).

Insulininjektion mittels Einmalspritze

Material zusammenstellen, Vorbereitung des Arzneimittels ➤ 28.1.2
Bei der Vorbereitung des Insulins ist noch zu beachten:

- Verzögerungs- und Mischinsulin vor Verabreichung durch mehrmaliges Kippen (20-mal) oder vorsichtiges Rollen mischen, Flüssigkeit wird milchig weiß [9], [11]
- Mittels spezieller Insulinspritze (➤ Abb. 28.3) das Insulin aus der Stechampulle (Mehrdosenbehältnis) aufziehen. Darauf achten, dass die Graduierung der Spritze mit der Konzentration der Ampulle (heute in der Regel 100 IE/ml ➤ Abb. 28.3) übereinstimmt
- Hautdesinfektion bei Durchführung durch die Pflegefachperson. Führt die Patientin sie selbst durch, liegt es in seiner Entscheidung, ob der die Injektionsstelle desinfiziert [5]
- S. c.-Injektion durchführen (abhängig von der Kanülenlänge Hautfalte bilden und Einstichwinkel beachten ➤ Tab. 28.4),

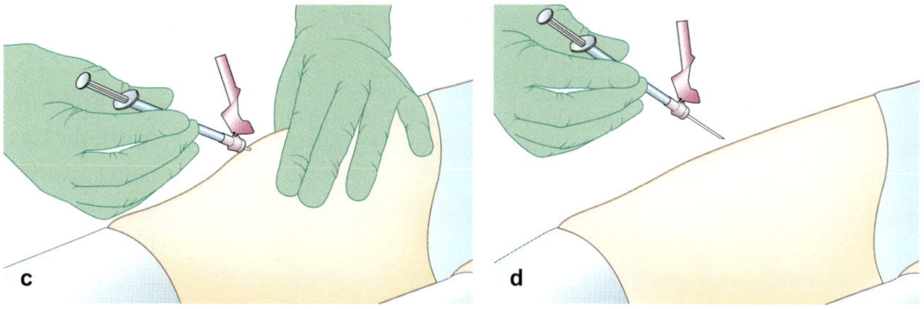

Abb. 28.14 Durchführung einer s. c.-Injektion.
(a) Zuerst wird die Haut der Patientin desinfiziert (Hautdesinfektionsmittel auf die Injektionsstelle aufsprühen oder Hautdesinfektionsmittel satt auf einen sterilisierten Tupfer aufsprühen und Haut damit abwischen, Einwirkzeit einhalten). (b) Dann wird ggf. eine Hautfalte gebildet und angehoben. (c) Mit der anderen Hand wird die Kanüle zügig ca. 1–2 cm eingestochen (Einstichwinkel abhängig von der Kanülenlänge und der Dicke der Subkutis, ➤ Tab. 28.4). (d) Nach der Injektion des Arzneimittels wird die Kanüle entfernt und die Hautstelle mit Tupfer komprimiert. [L234]

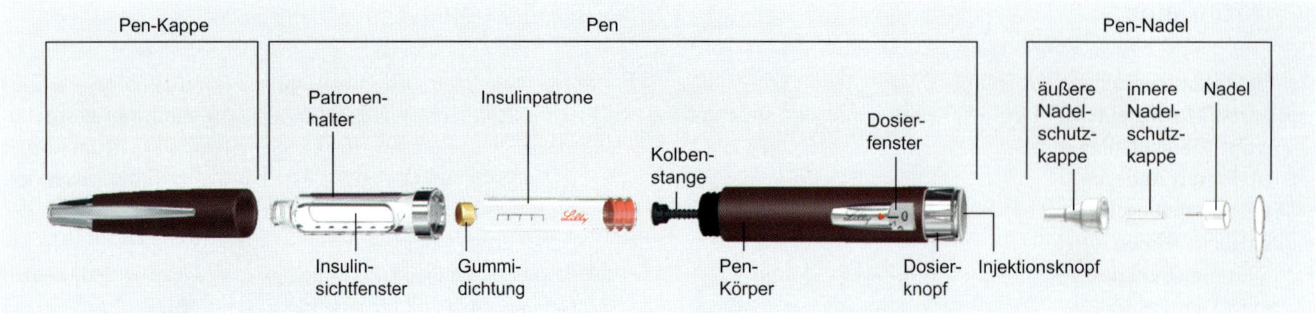

Abb. 28.15 Aufbau eines Insulinpens. Aufgrund der eingelegten Insulinpatrone ist eine mehrfache Nutzung des Pens möglich. Je nach Modell enthält diese Patrone bis zu 300 IE (U100-Patrone mit 3 ml Inhalt) Insulin. Die gewünschte Insulinmenge kann pro Injektionsvorgang voreingestellt werden, sodass exakt diese Menge durch Knopfdruck abgegeben wird. [U126]

Nadel nach der Injektion ca. 5 Sek. in der Haut belassen, um sicherzustellen, dass kein Insulin wieder austritt. [9], [11], [12]

Insulininjektion mittels Pen

Die Insulinkonzentration eines Insulinpens beträgt 100 IE/ml in wiederauffüllbaren Pens, bei Fertigpens gibt es inzwischen auch 200 IE und 300 IE/ml (U200-, U300-Patronen). Zum korrekten Gebrauch eines Insulinpens (➤ Abb. 28.15) sind folgende Aspekte zu beachten:

- Verzögerungs- und Mischinsulin vor Verabreichung durch mehrmaliges Kippen (20-mal) oder vorsichtiges Rollen mischen, Flüssigkeit wird milchig weiß [9], [11]
- Gewünschte Einheitenmenge am Dosierrad des Pens einstellen
- Schutzkappe des Pens entfernen und neue Kanüle aufschrauben (Nadellänge 4–8 mm, abhängig vom Injektionsort und der Dicke der Subkutis)
- Zur Funktionskontrolle des Pens 1–2 Einheiten voreinstellen und durch Drücken des Injektionsknopfs abgeben, bei neu eingelegter Patrone kann mehrmaliges Entlüften notwendig sein
- Hautdesinfektion durchführen
- Insulin injizieren (bei normalgewichtigem Erwachsenen in der Regel ohne Hautfalte und im 90°-Winkel)
- Injektionsknopf langsam und kräftig drücken, bis er sich nicht mehr bewegt; im Display erscheint eine 0, d. h., alle Einheiten wurden verabreicht
- Ggf. Hautfalte loslassen, 10 Sek. warten und dann Pen herausziehen
- Kanüle in einem Spritzenabwurf entsorgen [9], [12]

VORSICHT

Injektionskanüle des Insulinpens.
Bei den Injektionskanülen für Insulinpens handelt es sich um Einmalprodukte. Das bedeutet, dass für jede Injektion eine neue Kanüle verwendet wird. Bereits nach einmaliger Verwendung wird die Nadelspitze stumpfer, und der darauf befindliche Gleitfilm kann abgenutzt sein, zudem können Gewebereste anhaften. Das alles kann die Dosiergenauigkeit bei nachfolgenden Injektionen beeinträchtigen und zu Gewebeläsionen führen, die die Insulinresorption behindern. [9], [13]

28.1.4 Intramuskuläre Injektion

DEFINITION

Intramuskuläre Injektion *(i. m.-Injektion):* Applikation einer Medikamentenlösung in einen Skelettmuskel mittels Hohlnadel.

Aufgrund der guten Durchblutung von Muskeln kommt es bei der **i. m.-Injektion** zu einer schnellen Resorption und somit zu einem schnellen Wirkungseintritt. Die Aufnahme des Arzneimittels erfolgt generell schneller als bei einer s. c.-Injektion und langsamer als bei einer i. v.-Injektion. Die durchschnittliche Resorptionsgeschwindigkeit liegt bei ca. 10–15 Min. und ist zusätzlich vom injizierten Medikament abhängig. [6]

Indiziert ist die i. m.-Injektion bei Medikamenten, die weder subkutan noch intravenös gespritzt werden dürfen. Auch schwer resorbierbare Lösungen wie Depotpräparate, ölige Lösungen, Emulsionen oder Suspensionen können auf diese Weise verabreicht werden.

Kontraindikationen

Es gibt Kontraindikationen für die intramuskuläre Injektion:

- Schockzustand mit zentralisiertem Blutvolumen: Die Durchblutungsstörung führt zu unzureichender Resorption des Arzneimittels.
- Verdacht auf oder akuter Myokardinfarkt, akuter Arterienverschluss, Schlaganfall, tiefe Venenthrombose: Aufgrund der Nachblutungsgefahr kann nach einer i. m.-Injektion keine Lysetherapie erfolgen.
- Antikoagulations- oder Heparintherapie: Gefahr von intramuskulären Hämatomen durch die erhöhte Blutungsneigung. [2]

Injektionsorte und Bestimmung der Injektionsstelle

Es gibt **drei Injektionsorte** für die intramuskuläre Injektion:

- **Mittlerer Gesäßmuskel** *(M. glutaeus medius),* der am Darmbein entspringt und zum Trochanter major am Oberschenkel geht. Am besten geeignet, da viel Muskulatur vorhanden. Die Injektionsstelle kann nach zwei Methoden bestimmt werden
  - Ventrogluteale Methode nach *von Hochstetter* (➤ Abb. 28.16)
  - Crista-Methode nach *Sachtleben* (➤ Abb. 28.17).

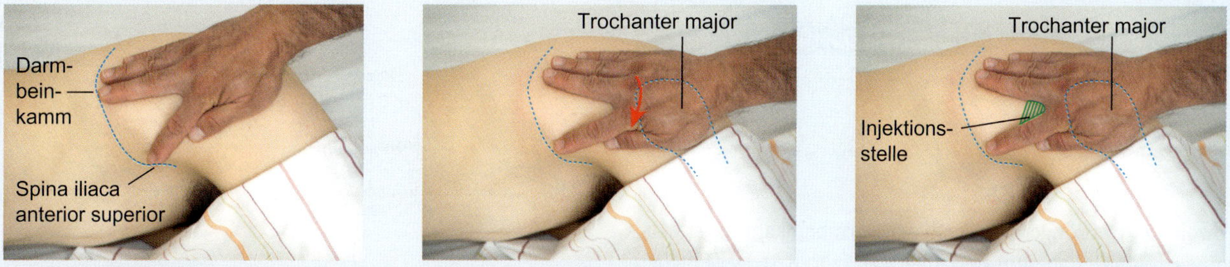

a Ertasten der knöchernen Anhaltspunkte (Spina iliaca anterior superior und Darmbeinkamm) mit Zeige- und Mittelfinger.

b Bauchwärts-Drehen der Hand um ca. 2 cm (→ Handfläche auf Trochanter major). Zeigefinger auf der Spina iliaca anterior superior liegen lassen.

c Lokalisation der geeigneten Injektionsstelle in der Spitze des Dreiecks zwischen Zeige- und Mittelfinger.

Abb. 28.16 Vorgehen bei der ventroglutealen Methode nach von Hochstetter (hier: Patientin liegt auf der rechten Seite, Pflegefachperson steht hinter der Patientin und bestimmt mit der rechten Hand die Injektionsstelle). [6] [K115, L138]

28

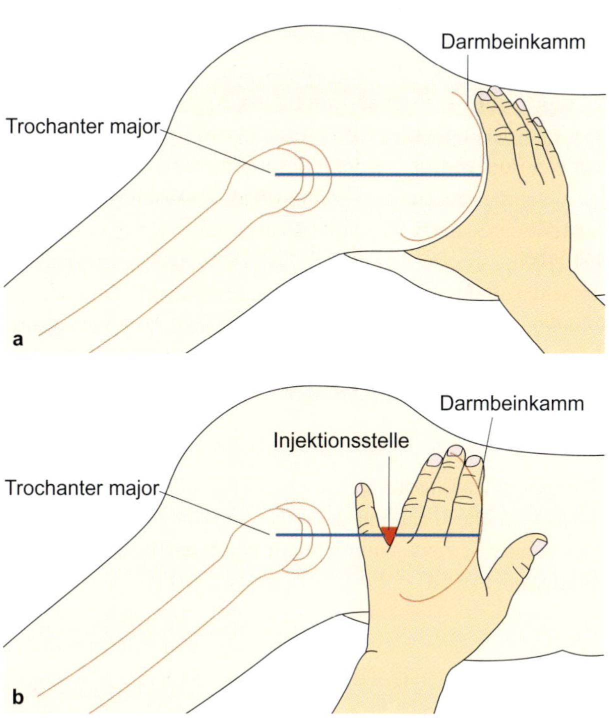

Abb. 28.17 Vorgehen bei der Crista-Methode nach Sachtleben (hier: Patientin liegt auf der linken Seite, Pflegefachperson steht vor der Patientin). Darmbeinkamm mit der rechten Hand tasten (Daumen zeigt nach vorne) und den höchsten Punkt bestimmen. Die Injektionsstelle liegt auf einer gedachten Linie zwischen diesem Punkt und dem Trochanter major (a). Linke Hand unterhalb des Darmbeinkamms anlegen → 1, 2 oder 3 Querfinger (➤ Tab. 28.5), die Injektionsstelle ist auf der gedachten Linie unterhalb des entsprechenden Querfingers (b). [6] [L234]

- **Äußerer breiter Oberschenkelmuskel** *(M. vastus lateralis),* der zwischen Trochanter major und Patella (Kniescheibe) verläuft, also seitlich am Oberschenkel. Nicht geeignet für ölige, kortikoidhaltige Lösungen, Antibiotika oder Antirheumatika. Keine Mengen > 5 ml. Aufgrund der kompakten Muskelmasse kann es nach der Injektion zu Schmerzen beim Laufen kommen.
- **Deltamuskel** *(M. deltoideus)* am Oberarm, der über dem Schultergelenk liegt. Komplikationsreichste Injektionsstelle, wegen der geringen Muskulatur dürfen keine öligen oder kortikoidhaltigen Lösungen, Antibiotika oder Antirheumatika gespritzt werden. Nicht bei Kindern. Nur für kleine Flüssigkeitsmengen. Die Injektion in den M. deltoideus erfolgt in der Regel durch Ärzte, z. B. Impfung.

Ventrogluteale Methode nach von Hochstetter

Die Lokalisation des Injektionsorts mit der **ventroglutealen Methode nach von Hochstetter** ist sehr zuverlässig bei erwachsenen Patientinnen.

VORSICHT

Auch wenn der ermittelte Injektionsort mit dem der Crista-Methode identisch ist, darf die Methode nach von Hochstetter **nur bei Erwachsenen und großen Jugendlichen** angewendet werden. Bei kleineren Kindern stimmt das Verhältnis zwischen deren kindlichen Proportionen und der Erwachsenenhand nicht überein.

Die Patientin wird, wenn möglich immer in eine flache Seitenlage gebracht und hat die Beine leicht angewinkelt. Die Pflegefachperson kann vor oder hinter der Patientin stehen, dementsprechend wird die rechte oder linke Hand zur Bestimmung des Injektionsorts gewählt (Daumen zeigt immer nach vorne, ➤ Abb. 28.16).

Crista-Methode nach Sachtleben

Eine weitere Methode zur Auffindung des Injektionsorts am Gesäßmuskel ist die **Crista-Methode nach Sachtleben.** Diese Methode wird besonders bei Säuglingen und Kleinkindern angewendet, ist aber auch bei Erwachsenen möglich. Die Pflegefachperson kann vor oder hinter der Patientin stehen. Steht sie vor der Patientin, kann sie sie während der Injektion beobachten, was besonders bei Kindern wichtig sein kann. Die Bestimmung der Injektionsstelle ist in ➤ Abb. 28.17 beschrieben.

Tab. 28.5 Anzahl der Querfinger bei der Crista-Methode nach Sachtleben. [6]

Alter/Körpergröße	Querfinger
Säugling/Kleinkind (≤ 100 cm)	1
Kind (100–150 cm)	2
Jugendliche/Erwachsene (≥ 150 cm)	3

Die Anzahl der Querfinger unterhalb des Darmbeinkamms ist nach Alter und Größe der Patientin zu wählen (➤ Tab. 28.5). Der Einstich der Injektion geht in Richtung Bauchnabel.

Die Injektion erfolgt senkrecht, leicht in Richtung Bauchnabel.

Intramuskuläre Injektion in den Oberschenkel nach von Hochstetter

Die i. m.-Injektion in den **Oberschenkel** ist indiziert, wenn eine Injektion in den M. glutaeus medius nicht möglich ist, z. B. aufgrund von Verbrennungen oder Verletzungen in dieser Körperregion. Die Patientin wird in eine entspannte Rückenlage positioniert, das zur Injektion vorgesehene Bein leicht nach innen rotiert (auf keinen Fall nach außen rotiert). Die Lokalisation des Injektionsorts am Oberschenkel erfolgt nach von Hochstetter (➤ Abb. 28.18). Die Pflegefachperson steht auf der Seite des Beines, in das die Injektion erfolgen soll.

Zur Injektion wird die Injektionsstelle mit sanftem Druck umgriffen und leicht angehoben. Der Einstich verläuft senkrecht zur Hautoberfläche in Richtung Oberschenkelknochen.

Eine Handbreit über der Kniescheibe und eine Handbreit unter dem Trochanter major darf nicht injiziert werden. Ebenso darf das Bein nicht nach außen rotiert sein, da in dieser Lage Gefäße getroffen werden könnten. [6]

Intramuskuläre Injektion in den Oberarm

Ein weiterer Injektionsort zur intramuskulären Injektion ist der M. deltoideus am **Oberarm.** Diese Stelle wird vorrangig für Impfungen genutzt.

Zur Lokalisation des Injektionsorts steht oder sitzt die Patientin und lässt den Oberarm entspannt hängen. Der Arm darf nicht nach außen oder innen rotiert sein, um eine Gefäß- oder Nervenverletzung zu vermeiden. Die Ermittlung der Injektionsstelle zeigt ➤ Abb. 28.19.

Der Einstich erfolgt senkrecht zur Hautoberfläche in Richtung Oberarmknochen. [6]

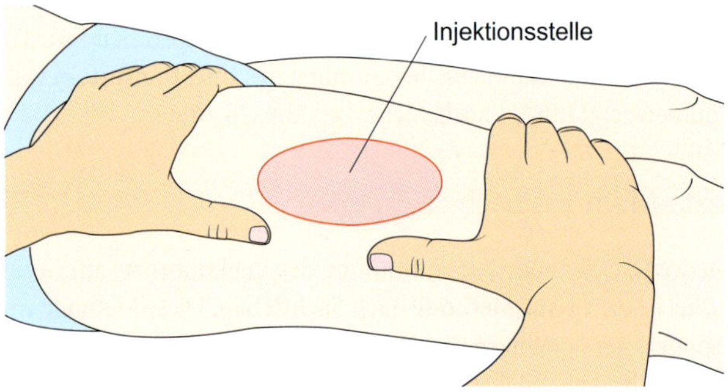

Abb. 28.18 Bestimmung der Injektionsstelle am Oberschenkel nach von Hochstetter. Den Trochanter major und Patella (Kniescheibe) ertasten. Zwischen Trochanter major und Patella eine gedachte Linie ziehen. Der Injektionsort befindet sich in der Mitte der seitlichen Oberschenkelregion. [L234]

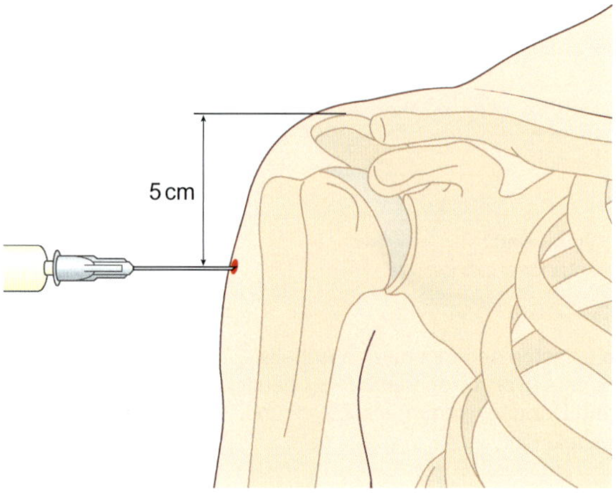

Abb. 28.19 Bestimmung der Injektionsstelle am Oberarm. Sie befindet sich 5 cm oder drei Querfinger unterhalb der Schulterhöhe (Akromion) an der höchsten Stelle der Muskelwölbung des M. deltoideus. [L234]

Tab. 28.6 Injektionsorte und die jeweils empfohlene Kanülenlänge (➤ Tab. 28.2). [14]

Injektionsort/-methode	Empfohlene Kanülenlänge
Ventrogluteale Injektion nach von Hochstetter	Kachektische Erwachsene: 47–48 mm Normalgewichtige Erwachsene: 51–52 mm Übergewichtige Erwachsene: 60–70 mm
Crista-Methode nach Sachtleben	Kleinkinder: 30–32 mm Schulkinder: 38–40 mm
Oberschenkel (M. vastus lateralis)	Erwachsene: 38–40 mm Kinder: 30–32 mm
Oberarm (M. deltoideus)	Erwachsene: 30–32 mm Übergewichtige Erwachsene: 38–40 mm

Material und Vorbereitung

Material zusammenstellen, Vorbereitung des Arzneimittels ➤ 28.1.2
Die Kanülenlänge ist abhängig von Alter und Körpergewicht der Patientin. Es kann davon ausgegangen werden, dass die Dicke der Subkutis mit dem Körpergewicht zunimmt. Also wird, um eine versehentliche subkutane Injektion zu vermeiden, eine entsprechend lange Kanüle gewählt (➤ Tab. 28.6).

Durchführung

Zur **Durchführung** einer i. m.-Injektion sind folgende Handlungsschritte einzuhalten:

- Injektionsort festlegen, Patientin in die notwendige Position bringen und Injektionsstelle methodisch bestimmen (siehe dort)

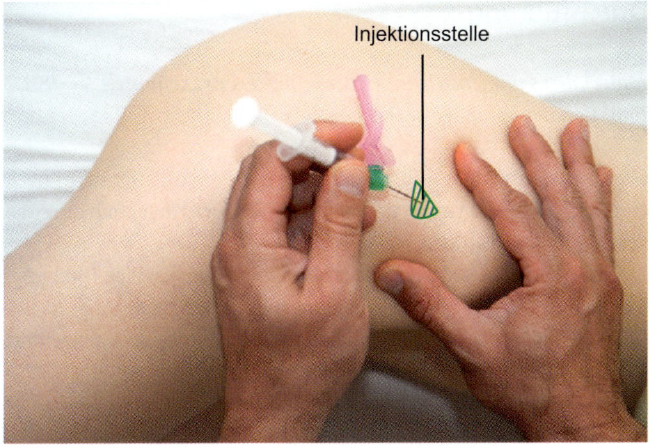

Abb. 28.20 I.m.-Injektion, hier in den M. glutaeus medius. Die ausführende Hand (hier Linkshänder) sticht zügig senkrecht im 90°-Winkel ein, die andere Hand kann die Haut in der Umgebung leicht spannen. [K115, L138]

- Kennzeichnung der Einstichstelle mittels Daumennagel oder durch Tupferreibungen
- Händedesinfektion durchführen
- Hautdesinfektion (➤ 28.1.2) mit keimarmem (sterilisiertem) Tupfer
- Kanüle zügig senkrecht im 90°-Winkel einstechen (➤ Abb. 28.20)
- Missempfindungen, Kribbeln oder starken Schmerz beim Einstich erfragen, ggf. Injektion abbrechen und an anderer Stelle durchführen, Ärztin informieren
- Bei Berührung der Knochenhaut durch die Kanüle, diese 1–2 cm zurückziehen
- Aspiration durchführen, d. h., die Spritze in der Position belassen und den Spritzenstempel leicht zurückziehen, um eine Gefäßpunktion und somit eine versehentliche i. v.- oder i. a.-Injektion auszuschließen; bei Aspiration von Blut Injektion abbrechen und an anderer Stelle durchführen
- Langsame Injektion des Arzneimittels vornehmen (ca. 2 ml/Min.)
- Bei stark ausstrahlendem Schmerz während der Injektion diese sofort abbrechen → Gefahr einer perineuralen Injektion oder Reizwirkung des Arzneimittels
- Injektionskanüle rasch zurückziehen
- Einstichstelle mit keimarmem Tupfer komprimieren
- Gegebenenfalls Pflaster aufkleben
- Kanüle in stich- und bruchfestem Abwurfbehälter entsorgen
- Maßnahme dokumentieren

Schmerz- und Stressreduktion beim Impfen

Um bei der Injektion von Impfstoffen Schmerzen und Stressreaktionen zu vermeiden, sollte eine Pflegefachperson bei der Durchführung eine ruhige Ausstrahlung haben und sachkundig sein. Neben einer sorgfältigen Wortwahl bei der Information und Beratung zum Impfablauf sollte sie z. B. Phrasen wie „Das tut überhaupt nicht weh!" unbedingt vermeiden.
Zur Schmerzreduktion während der Injektion können im Vorfeld lokalanästhetikahaltige Pflaster oder Cremes angewendet werden. Die empfohlene Mindesteinwirkzeit von 30–60 Min. muss dabei eingeplant werden. Schneller als die Schmerzpflaster wirkt Eisspray, welches bereits nach einer Aufsprühzeit von 2–8 Sek. eine schmerzreduzierte Injektion direkt im Anschluss ermöglicht.
Nichtmedikamentösen Maßnahmen zur Schmerzreduktion beim Impfen sind:
- Frühe Aufklärung von Eltern bezüglich anstehender Impfungen und damit verbundenen Schmerzen sowie Möglichkeiten der Schmerzreduktion
- Anwesenheit der Eltern von Kindern im Alter von < 10 Jahren bei der Impfung
- Aufklärung von Kindern im Alter von ≥ 3 Jahren sowie Jugendlichen und Erwachsenen über das Impfprozedere und Bewältigungsstrategien zu Schmerzen und Angst, z. B. durch Drücken der Hand von Mutter oder Vater
- Ablenkung von Kindern im Alter von ≤ 6 Jahren als Bewältigungsstrategie (z. B. Aufblasen eines Ballons, Windrädchen, Seifenblasen, Spielzeuge, Videos, Gespräche oder Musik) Erwachsene können zur Ablenkung zu leichten Hustenstößen oder Luftanhalten aufgefordert werden
- Nuckeln an einem Schnuller wirkt im frühen Säuglingsalter schmerzreduzierend
- Stillen von Säuglingen während der Impfung
- Ein bis zwei Minuten vor der Impfung 2-ml-Gabe einer 25%-igen Glukoselösung oder anderer süßer Flüssigkeit bei Kindern im Alter von < 2 Jahren, die nicht mehr gestillt werden

Kinder sollten während der Impfung am besten auf dem Arm oder dem Schoß der Bezugsperson aufrecht gehalten werden. Einerseits wird die tröstende Wirkung durch die direkte Verbindung gefördert, andererseits kann so durch die Bezugsperson ein Stillhalten der Gliedmaße unterstützt werden. Jugendliche und Erwachsene sollten möglichst aufrecht sitzen. Jemand, der über eine vergangene Ohnmacht im Zusammenhang mit einer Impfung oder anderen medizinischen Interventionen klagt, wird vorsorglich im Liegen geimpft.
Empfohlene Kanülenlänge zur Impfung:
- Bei Säuglingen von < 2 Monaten 15 mm
- Bei älteren Säuglingen und Kleinkindern 25 mm
- Bei Jugendlichen und Erwachsenen 25–50 mm

Zur Reduktion von Schmerz empfiehlt die *Ständige Impfkommission beim Robert Koch-Institut (STIKO)* **auf die Aspiration zu verzichten**. Die Blutgefäße an den Körperstellen, die für die Injektion von Impfstoffen empfohlen sind (M. vastus lateralis oder M. deltoideus) und in Reichweite der Nadel liegen, sind zu klein, um eine versehentliche intravenöse Gabe durchzuführen. Bei mehreren Impfungen am selben Termin wird die schmerzhafteste Impfung zuletzt injiziert. [15]

28.1.5 Intravenöse Injektion

Punktionen und Biopsien ➤ 26.6

DEFINITION

Intravenöse Injektion *(i. v.-Injektion):* Applikation einer Medikamentenlösung in eine Vene.

Die **intravenöse Injektion** ist indiziert, wenn ein sofortiger Wirkungseintritt des verabreichten Arzneimittels erforderlich oder eine andere Injektionsart kontraindiziert ist. Zudem gibt es Arzneimittel, für die die intravenöse Injektion die einzig mögliche Applikationsart ist.

Die i. v.-Injektion eines Medikaments ist Aufgabe der Ärztin. Im pflegerischen Bereich übernehmen weitergebildete Pflegefachpersonen aus Intensivpflege, Anästhesie und Dialyse nach ärztlicher Delegation diese Art der Injektion.

Bei mehrmals täglich notwendigen intravenösen Injektionen sollte eine Venenverweilkanüle angelegt werden (➤ 28.2.4), um erneute Punktionen zu vermeiden.

Punktionsorte

Generell werden Venenpunktionen so weit distal *(von der Körpermitte entfernt)* am Arm wie möglich durchgeführt. Die zentraler liegenden Venen werden für spätere Injektionen, Blutentnahmen oder Gefäßzugänge geschont (➤ Abb. 28.21). Beginnend mit dem bestmöglichen Zugangsweg ist bei **Erwachsenen** folgende Punktionsreihenfolge einzuhalten:

- Handrücken
- Unterarm
- Ellenbeuge
- V. jugularis externa (im Notfall!)
- Knöchel
- Fuß

Bei **Kindern** sieht die Punktionsreihenfolge folgendermaßen aus:

- Skalpvenen am Kopf von Säuglingen
- Hand
- Fuß

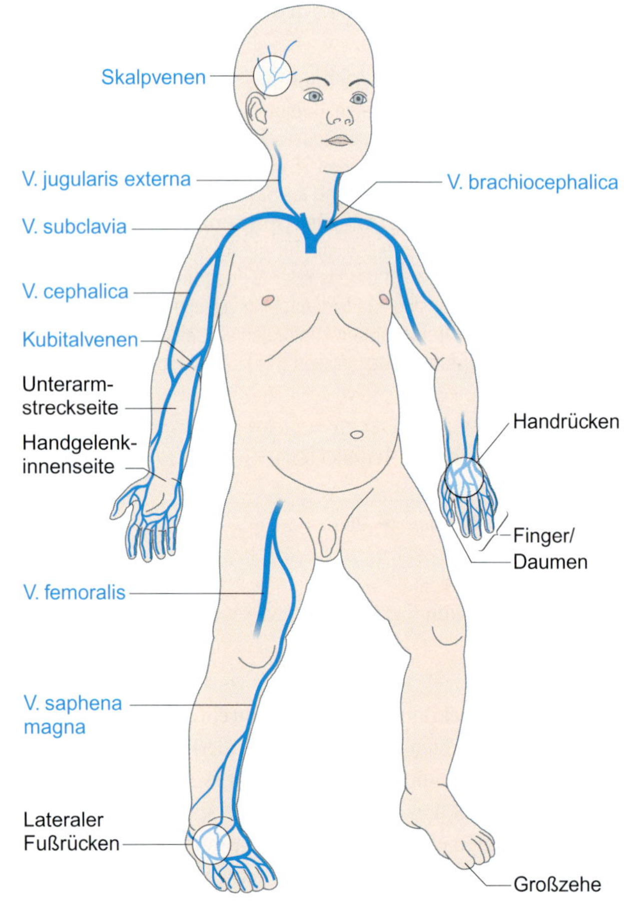

Abb. 28.21 Venenpunktionsorte, hier am Beispiel eines Kindes. [L234]

Durchführung

Material zusammenstellen, Vorbereitung des Arzneimittels ➤ 28.1.2
Punktion der Vene ➤ 28.2.4

Die Injektionskanüle wählt die Injizierende nach Patient und nach eigenen Vorlieben. Grüne und gelbe Kanülen werden am häufigsten verwendet (➤ Tab. 28.2).

Eine Alternative zu Injektionskanülen sind Flügelkanülen (Butterfly-Kanülen ➤ Abb. 28.34) oder Venenverweilkanülen (➤ Abb. 28.32), besonders wenn mehrere i. v.-Injektionen nacheinander durchgeführt werden sollen.

28.1.6 Nachbereitung von Injektionen

Zur **Nachbereitung** einer Injektion gehört die Entsorgung aller benötigten Materialien. Kanülen werden laut der TRBA 250 in einen stich- und bruchsicheren Abwurfbehälter entsorgt (➤ 28.1.2).

Die Patientin wird nach der Injektion bei Bedarf in eine für sie bequeme Lage gebracht und auf Komplikationen, Nebenwirkungen, Unverträglichkeitsreaktionen, Nachblutungen und Infektionszeichen beobachtet (➤ 28.1.1).

Die Pflegefachperson dokumentiert die Art der Injektion und Arzneimittel im Dokumentationssystem.

28.2 Infusionen

DEFINITION

Infusionslösung: sterile (keimfreie) und pyrogenfreie (frei von fiebererzeugenden Substanzen) Flüssigkeiten. Erhältlich in Glasflaschen, Kunststoffflaschen und Kunststoffbeuteln in Größen von 50 bis 1.000 ml. Sonderform: Mehrkammerbeutel mit 2 oder 3 unterschiedlichen Lösungen, die unmittelbar vor der Verabreichung miteinander vermischt werden (➤ Abb. 28.23).
Infusion(stherapie) (lat. *infundere = hineingießen):* langsames, meist tropfenweises Einfließenlassen von Infusionslösungen in den Körper, ggf. mit einem zugegebenen Arzneimittel, in der Regel über einen peripheren oder zentralen Venenkatheter.

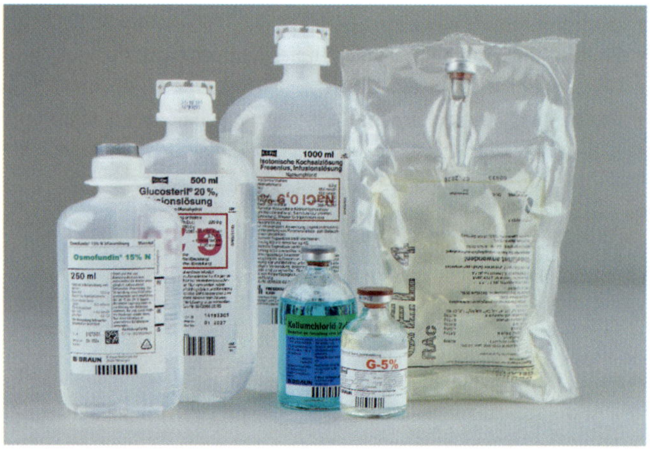

Abb. 28.22 Verschiedene Infusionslösungen. [K115]

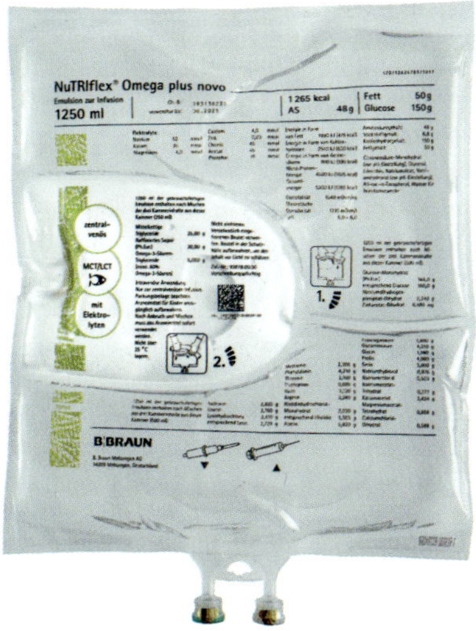

Abb. 28.23 Der Mehrkammerbeutel Nutriflex® Omega plus besteht aus drei Kammern (Glukoselösung, Fettemulsion, Aminosäurelösung). Durch Drücken auf den liegenden Beutel öffnen sich die Zwischennähte und es entsteht eine Infusionslösung, zur intravenösen parenteralen Ernährung. [U223]

28.2.1 Überblick

Die **Infusion** einer Flüssigkeit wird vorgenommen, um unterschiedliche Ziele zu erreichen:

- Zufuhr von Flüssigkeiten mit Elektrolyten, z. B. postoperativ oder bei größeren Flüssigkeitsverlusten
- Parenterale Applikation von Medikamenten, z. B. intravenöse Antibiotikatherapie
- Parenterale Ernährung (➤ 18.9, ➤ Abb. 28.23), z. B. vorrübergehend nach einer Operation im Magen-Darm-Trakt

Die **intravenöse Infusion** ist die gebräuchlichste Infusionsart im Klinikalltag. Dabei wird die Flüssigkeit über einen in der Vene liegenden Zugang in den Körper eingebracht. Unterschieden werden:

- Periphervenöse Infusionen (➤ 28.2.4)
- Zentralvenöse Infusionen (➤ 28.2.5)
- Subkutane Infusionen, die überwiegend im ambulanten Pflegebereich, also in der häuslichen Pflege und in stationären Langzeiteinrichtungen, angewendet werden. Meist dient die Infusion der Flüssigkeitszufuhr, um den Wasserhaushalt auszugleichen. Die Flüssigkeit wird über einen temporär angelegten Zugang in die Unterhaut *(Subkutis)* infundiert (➤ 28.2.6)

Theoretische Grundlagen

Wasser- und Elektrolythaushalt des Menschen

DEFINITION

Wasser- und Elektrolythaushalt: Verteilung des Wassers sowie Verteilung und Funktion der Elektrolyte im menschlichen Körper.

Wasser

Wasser übernimmt im menschlichen Körper verschiedene Funktionen:

- Transportmittel
- Lösungsmittel

Tab. 28.7 Verteilung der Körperflüssigkeiten in Prozent. [6]

Teilraum	Flüssigkeitsmenge in %
Intrazellularraum	40 % des Körpergewichts
Extrazellularraum: • Intravasalraum • Interstitium	20 % des Körpergewichts, aufgeteilt: • Intravasal 5 % des Körpergewichts • Interstitiell 15 % des Körpergewichts

Intrazellularraum = innerhalb von Zellen; Intravasalraum = innerhalb von Gefäßen; Interstitium = Zwischenraum zwischen Organen, Geweben und Zellen

- Bestandteil aller Körperzellen und -flüssigkeiten
- Beteiligung an der Temperaturregulation

Wasser ist die Grundsubstanz des Organismus und auf verschiedene „Räume" verteilt (➤ Tab. 28.7). Sämtliche chemischen Reaktionen im menschlichen Körper spielen sich in einem wässrigen Milieu ab. Der Gesamtgehalt des Wassers im Körper ist altersabhängig. Während der Körper eines Säuglings noch zu 75 % aus Wasser besteht, sinkt der Wasseranteil mit zunehmendem Lebensalter, bei Erwachsenen beträgt er ca. 60 % des Körpergewichts.

Elektrolyte

Für den Elektrolythaushalt sind besonders die Blutkonzentrationen der *Mengenelemente* Natrium, Kalium, Kalzium, Magnesium, Chlorid und Phosphat von Bedeutung. ➤ Tab. 28.8 zeigt einige Elektrolyte und ihre Funktionen. Ein Mangel oder Überschuss kann durch eine Blutuntersuchung einfach nachgewiesen werden, er zeigt sich aber auch in typischen Symptomen (➤ Tab. 28.8).

28.2.2 Infusionstherapie

Die **Infusionstherapie** gehört zu den Standardverfahren in der Medizin. Pflegefachpersonen treffen in allen pflegerischen Kontexten auf Infusionen, am häufigsten aber im Krankenhaus.

Nach der zeitlichen Dauer wird unterschieden:

- **Kurz(zeit)infusion:** Infusion während einer kurzen Zeit (3 Std.), oft nur kleinere Infusionsmenge. Typisch hierfür ist die i. v.-Antibiose, bei der 50–100 ml innerhalb von 15–30 Min. verabreicht werden.
- **Dauerinfusion:** Infusionen über mehrere Stunden, oft während 24 Std. oder über mehrere Tage. Die parenterale Ernährung ist eine Dauerinfusionen. [2]

Infusionslösungen

DEFINITION

Molarität: Anzahl der gelösten Teilchen/Substanzen in einem Liter Lösung = Stoffmengenkonzentration.

Osmolarität *(osmotische Konzentration):* Anzahl der osmotisch wirksamen Teilchen/Substanzen in einem Liter Lösung. Maßeinheit: osmol/l → 1 Tausendstel osmol = ein Milliosmol (mosmol/l). Osmotisch wirksame Teilchen haben eine wasseranziehende Wirkung.

Der Begriff der **Osmolarität** ist im Rahmen der Infusionstherapie wichtig. Als „Vergleichslösung" für Infusionslösungen dient das

Tab. 28.8 Funktionen der wichtigsten Elektrolyte im menschlichen Organismus.

Elektrolyt	Art/Lokalisation/Wirkung	Störungen bei Ungleichgewicht
Natrium	• 60 % Vorkommen im Extrazellularraum • 30 % Vorkommen im Knochen • 10 % Vorkommen im Intrazellularraum • Verantwortlich für die effektive Osmolarität des Extrazellularraums • Löst Aktionspotenziale aus	• Erhöht/reduziert den Flüssigkeitsgehalt und die Osmolarität • Neurologische Störungen: Kopfschmerzen, veränderte Vigilanz (➤ 23.2.3), Hyperreflexie, Krämpfe • Kardiovaskuläre Störungen: Hypotonie (➤ 15.3.3), Tachykardie (➤ 15.2.3), hoher Venendruck • Löst Ungleichgewicht des Wasserhaushalts aus: periphere Ödeme, Lungenödem, trockene Haut, trockene Schleimhaut
Kalium	• 98 % Vorkommen im Intrazellularraum • Gegenspieler des Natriums • Verantwortlich für Reizübertragung an Nerven- und Muskelzellen • Mitverantwortlich für Proteinsynthese und Kohlenhydratverwertung	• Neurologische Störungen: veränderte Vigilanz (➤ 23.2.3), Schwäche, Lethargie, Verwirrtheitszustände, Lähmungen, Muskelkrämpfe • Kardiale Störungen: Herzrhythmusstörungen, AV-Block, Kammerflimmern (➤ 15.2.3) • Gastrointestinale Störungen: Übelkeit, Erbrechen (➤ 19.4), Diarrhö (➤ 19.2.4) • Bei chronischem Mangel Leberfunktionsstörungen (Ammoniakintoxikation)
Magnesium	• Vorkommen im Intrazellularraum • Fördert die Fibrinspaltung • Verzögert die neuromuskuläre Erregbarkeit • Vermindert den Tonus der glatten Muskulatur	• Bei Mangel verstärkte neuromuskuläre Erregbarkeit: Nervosität, Reizbarkeit, Parästhesien (Missempfindungen), Depression, Muskelkrämpfe • Kardiale Störungen: Herzrhythmusstörungen (➤ 15.2.3), Hypertonie (➤ 15.3.3)
Kalzium	• Vorkommen in Skelettmuskulatur • Beeinträchtigt die Erregbarkeit von Nerven und Muskeln • Mitverantwortlich für Blutgerinnung	• Hohe/niedrige neuromuskuläre Aktivität • Löst zerebrale Störungen aus: Kopfschmerzen, Schwindel, Nervosität, Hyperreflexie, Krämpfe • Bei chronischem Mangel: trockene und spröde Haut • Löst gastrointestinale Störungen aus: Übelkeit, Erbrechen (➤ 19.4), Erschlaffung der Magen-Darm-Muskulatur

Blutplasma und die darin enthaltene Konzentration der osmotisch wirksamen Teilchen (v. a. Natrium, Chlorid, Kalium, Bikarbonat, Glukose, Harnstoff). Dadurch hat Blutplasma eine Osmolarität von ca. 290 mosmol/l.

DEFINITION

Isotone Lösungen: Lösungen mit der gleichen Osmolarität wie das Blutplasma, ca. 290 mosmol/l.
Hypotone Lösungen: Lösungen mit einer niedrigeren Osmolarität als das Blutplasma, < 270 mosmol/l.
Hypertone Lösungen: Lösungen mit einer höheren Osmolarität als das Blutplasma, > 310 mosmol/l.
Kristalloide Lösungen: Lösungen, die in Wasser gelöste kristallisierbare Substanzen enthalten. Teilchen können zu 80 % ungehindert durch Zellmembran ins Gewebe diffundieren.
Kolloidale Lösungen: Lösungen, die Wasser aus Gewebe und Gefäßsystem an sich binden und so die Mikrozirkulation verbessern. Die Volumenzunahme ist größer als das zugeführte Volumen.

Infusionslösungen können anhand der Osmolarität unterschieden werden. Es gibt **isotone, hypotone** und **hypertone Infusionslösungen.**

Welche Infusionslösung zum Einsatz kommt, ist abhängig von der Zielsetzung und der individuellen Situation der Patientin. Es tragen bereits bestehende Defizite sowie zu erwartende Defizite zur Entscheidung bei. Lösungen werden spezifisch ausgewählt und gezielt infundiert. Eine Übersicht über häufig angewendete Infusionslösungen gibt ➤ Tab. 28.9.

VORSICHT

Hypertone Infusionslösungen können Reizungen der Venenwände hervorrufen und die Erythrozyten schädigen. Es kann zur Thrombose und Thrombophlebitis (Venenentzündung) kommen. Um dies zu vermeiden, werden Infusionslösungen mit einer *Osmolarität > 800 mosmol/l* über einen zentralen Venenkatheter (➤ 28.2.5) verabreicht, weil in einer größeren zentralen Vene die Infusionslösung schneller mit dem Blut vermischt und verdünnt wird. Die Osmolarität der jeweiligen Infusionslösung steht auf dem Behältnis oder im Beipackzettel.

Verantwortungen bei der Infusionstherapie

Bei der Infusionstherapie obliegt die **Anordnungs- und Gesamtverantwortung** bei der Ärztin. In ihren Verantwortungsbereich fallen folgende Entscheidungen:
- Wahl der Infusionslösung
- Art der Infusion (Dauer- oder Kurzinfusion)
- Applikationsart (venös, subkutan)
- Gesamtmenge und Einlaufgeschwindigkeit der Infusionslösung
- Eventueller Zusatz von Medikamenten

Diese Anordnungen müssen schriftlich und mit Unterschrift der Ärztin dokumentiert sein.

Die Durchführung einer Infusionstherapie kann grundsätzlich von Pflegefachpersonen übernommen werden, wenn sie die dafür notwendige fachliche Qualifikation haben (➤ 9.1.2). Sie haben dann die **Durchführungsverantwortung.** Auszubildende in der Pflege dürfen nur unter Aussicht einer Pflegefachperson tätig werden (wie bei den Injektionen ➤ 28.1.1).

Tab. 28.9 Übersicht über häufige Infusionslösungen.

Infusionslösungen		Indikationen	Besonderheiten, Beispiele
Kristalloide Lösungen			
Elektrolytlösungen (Voll-, Zweidrittel-, Halb-, Eindrittellösungen)		• Unterschiedliche Ionenkonzentrationen • Korrektur des Wasser- und Elektrolythaushalts • Trägerlösungen für Medikamente	• Volllösungen: – Na^+-Konzentration ≥ 120 mmol/l – Ringerlösung, Jonosteril®, Sterofundin ISO® • Zweidrittel-, Halb-, Eindrittellösungen: – Na^+-Konzentration ≤ 120–61 mmol/l – Jonosteril® • Spezielle Lösungen: – Kaliumfreie Lösung: isotone Kochsalzlösung – Den Säure-Basen-Haushalt ausgleichende Lösungen: Natriumhydrogencarbonat 4,2 %/8,4 % B. Braun® – Zum Elektrolytersatz: Inzolen®-HK – Als Zumischung in andere Lösungen: Kalziumchlorid 5,5 % Pfrimmer®
Energielieferanten	Kohlehydratlösungen	• Kalorienzufuhr bei parenteraler Ernährung • Glukosezufuhr bei Hypoglykämie • Zufuhr von elektrolytfreiem Wasser	• Meistens Glukose: Glukose 5 % B. Braun® • Bei hoher Konzentration zentraler Venenkatheter erforderlich
	Fettlösungen	• Deckung des Energiebedarfs • Deckung essenzieller Fettsäuren	• 10 bis 30 % Fettemulsionen auf Soja-, Fisch- oder Olivenölbasis: Deltalipid LCT®, Lipofundin MCT® • Nicht mit anderen Substanzen mischen • Beobachtung auf Unverträglichkeitsreaktionen
	Aminosäuren	• Essenziell für Eiweißstoffwechsel • Parenterale Ernährung	Mit und ohne Elektrolyte oder Kohlenhydrate: • Aminoplasmal B. Braun® • Intrafusin®
Kolloidale Lösungen (Plasmaexpander)			
Dextrane		• Vorbeugung und Therapie von Mikrozirkulationsstörungen bei Schockzuständen • Bei Verbrennungen • Als Volumenersatz	
Stärke		• Bei Volumenmangelschock als Volumenersatztherapie • Zur Blutverdünnung bei Ischämien • Zur Durchblutungsverbesserung	• HAES-steril® 6 %, 10 % • Plasmasteril®
Gelatine		• Prophylaxe und Therapie des Volumenmangelschocks	• Gelafundin 4 % B. Braun® • Haemaccel® 3,5 %

Im Rahmen der Infusionstherapie übernimmt die Pflegefachperson die Verantwortung für folgende Tätigkeiten:

- Vorbereitung der Infusionslösung unter Berücksichtigung der hygienischen Richtlinien
- Zumischen der angeordneten Medikamente in die Infusionslösung
- Verabreichung der Infusionslösung über einen liegenden Zugang
- Überwachung der Einlaufgeschwindigkeit
- Beobachtung des liegenden Zugangs und des umliegenden Gewebes
- Beobachtung der Patientin auf Nebenwirkungen und damit einhergehende Komplikationen
- Auswechseln der Zu- und Überleitsysteme
- Auswechseln der Infusionslösung

Vorbereitung einer Infusion

Die **Vorbereitung einer Infusion** fällt in den pflegerischen Aufgabenbereich. Folgende Aspekte finden dabei Berücksichtigung:

- Vorbereitung der Patientin
- Vorbereitung der Infusionslösung

Die Aufklärung der Patientin bezüglich Zweck und Art der Infusionstherapie fällt in den ärztlichen Aufgabenbereich.

Während der Infusionstherapie ist die Patientin in ihrer Bewegungs- und Handlungsfähigkeit eingeschränkt. Die Pflegenden erklären ihr Verhalten und Umgang mit dem Infusionssystem und dem Venenzugang.

In der häuslichen Pflege werden bei Bedarf die Angehörigen miteinbezogen. Die Pflegefachpersonen sind hier direkter Ansprechpartner für Fragen oder Unsicherheiten seitens der Patientin und der Angehörigen.

Infusionen dürfen erst kurz vor ihrer Verabreichung gerichtet werden. Eventuell eingebrachte Erreger in die sterile Lösung haben somit keine Zeit sich zu vermehren.

Materialien

Infusionssysteme und Zubehör

Unabdingbar in der Infusionstherapie ist das **Infusionssystem** *(Infusionsbesteck, Überleitungssystem),* das die Verbindung zwischen Infusionslösung und Gefäßkatheter ist. Unterschieden werden:

- Infusionssysteme für die Schwerkraftinfusion (➤ Abb. 28.24)
- Infusionssysteme für Infusionspumpen (➤ Abb. 28.30)

Optional gibt es einiges an **Zubehör** für die Infusionstherapie. Häufig genutzt werden:

- **Dreiwegehahn** (➤ Abb. 28.26). Er wird mit Luer-Lock-Verbindungen an das Infusionssystem angeschlossen, dann kann eine weitere Infusionslösung angeschlossen werden. Durch Umstellen des sog. Hahnkükens (Absperrvorrichtung) ist es möglich, wahlweise zwei oder nur eine Infusion zu applizieren.
- **Hahnenbank** (➤ Abb. 28.26). Aneinanderreihung mehrerer Dreiwegehähne, über die mehrere Infusionslösungen parallel laufen können. Sie wird mit einer speziellen Halterung am Bett oder Infusionsständer befestigt.
- **Bakterien- und Partikelfilter** (Infusionsfilter ➤ Abb. 28.25). Er filtert Partikel, z. B. Mikroplastik, Bakterien und Endotoxine (Pyrogene) und scheidet auch Luft, die sich im Infusionssystem befindet, ab. Infusionsfilter werden v. a. in der Neonatologie, auf Intensivstationen und bei abwehrgeschwächten Patientinnen verwendet.
- **Infusions- und Spritzenpumpen** (➤ Abb. 28.31) werden verwendet, wenn die Infusion bzw. ein Arzneimittel sehr gleichmäßig und kontrolliert einlaufen soll/muss, z. B. bei parenteraler Ernährung, Chemotherapie, kreislaufaktiven Medikamenten, in der Schmerztherapie.
- **Verschlusskappen** in unterschiedlichen Farben, alle Luer-Lock (➤ Abb. 28.29).

Zur Vorbereitung einer Infusion werden folgende **Materialien** benötigt:

- Flächendesinfektionsmittel
- Händedesinfektionsmittel

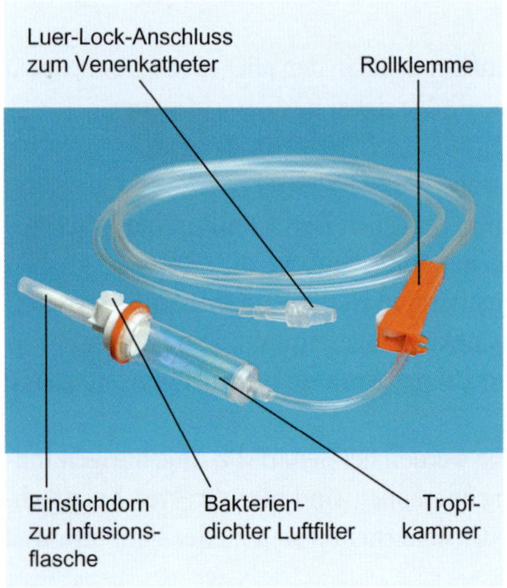

Abb. 28.24 Infusionssystem für eine Schwerkraftinfusion. Über die Rollklemme wird die Tropf-, Laufgeschwindigkeit gesteuert. [K115]

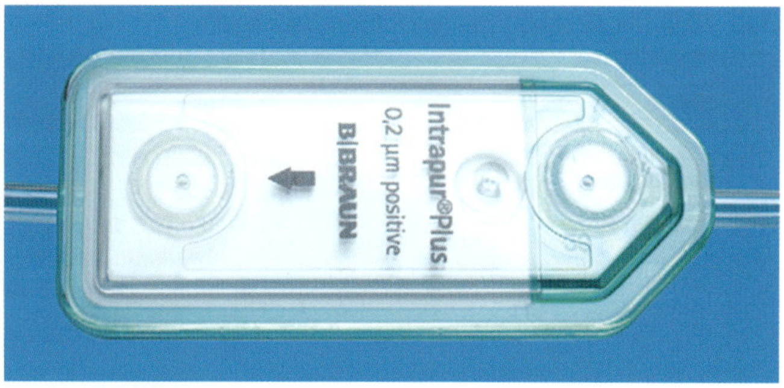

Abb. 28.25 Partikel- und Bakterienfilter. Der Einsatz eines Filters verlängert die Verwendung eines Infusionssystems auf 96 Std. (Herstellerangaben beachten). Einschwemmung von Partikeln in den Organismus wird vermieden. Bei der Gabe von Fettemulsionen muss ein Filter mit größeren Poren verwendet werden. Die Pfeilrichtung zeigt die Flussrichtung zur Patientin an. [6] Immer die Gebrauchsanweisung beachten. [K115]

- Angeordnete Infusionslösung, ggf. Arzneimittel zum Zumischen
- Steriles Infusionssystem abhängig von der Art der Applikation: Schwerkraft- (➤ Abb. 28.24) oder Infusionssystem für Infusionspumpe (➤ Abb. 28.30)
- Ggf. Bakterienfilter (➤ Abb. 28.25)
- Ggf. Mehrfachverbindungen und Dreiwegehähne bzw. Hahnenbank (➤ Abb. 28.26)
- Ggf. Verlängerung (➤ Abb. 28.27)
- Ggf. Infusionspumpe (➤ Abb. 28.31a)
- Ggf. Aufhängevorrichtung für die Infusionslösung in Glasflaschen; Plastikflaschen haben eine integrierte Aufhängevorrichtung (➤ Abb. 28.22)
- Infusionsständer oder Aufhängevorrichtung am Patientenbett
- Etikett mit Namen der Patientin, Stift (z. B. Edding® 3000)

Infusionslösung vorbereiten

Die Pflegefachperson

- desinfiziert die Arbeitsfläche mit Flächendesinfektionsmittel,
- führt eine hygienische Händedesinfektion durch,
- kontrolliert nach der 6-R-Regel (➤ 27.4.2) die richtige Auswahl der Infusionslösung und des ggf. zuzumischenden Medikaments, überprüft das Haltbarkeitsdatum und die Lösung auf sichtbare Veränderungen (z. B. Eintrübung),
- entfernt den Verschluss der Infusionsflasche und desinfiziert den Gummistopfen unter Beachtung der Einwirkzeit (alkoholisches Desinfektionsmittel aufsprühen oder Stopfen mit einem desinfektionsmittelgetränkten keimarmen Tupfer abwischen), falls der Hersteller nicht ausdrücklich die Sterilität des Gummistopfens, also der Einstichstelle der Flasche garantiert (➤ Abb. 28.28a),
- zieht ggf. ein angeordnetes Medikament aus einer Glasampulle, Stechampulle oder Mehrdosenbehältnis auf, wechselt die Kanüle (!) und spritzt es in die Infusionslösung (➤ 28.1.2),
- öffnet das steril verpackte Infusionssystem (➤ Abb. 28.24) und schließt das Belüftungsventil/den Bakterienfilter oberhalb der Tropfkammer, um eine Befeuchtung und somit Unbrauchbarkeit des Filters zu vermeiden,
- führt den Dorn des Infusionssystems durch den Stopfen in die stehende Infusionsflasche ein bzw. sticht den Dorn in den

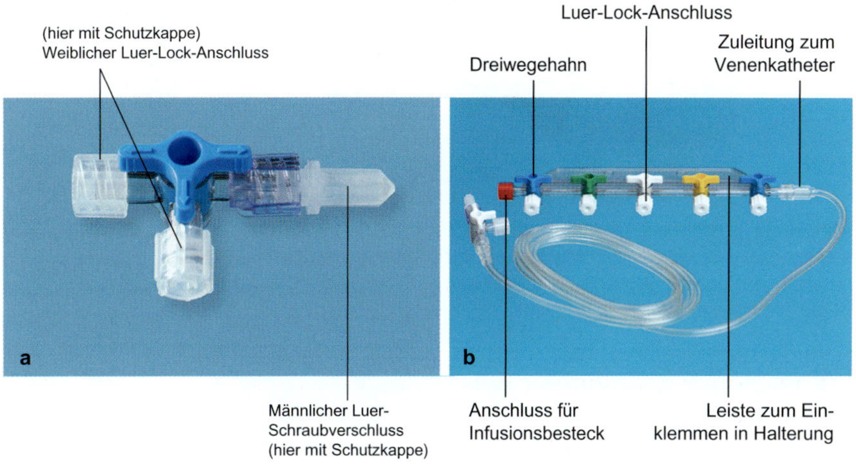

Abb. 28.26 Zubehör für die Infusionstherapie. Der Dreiwegehahn wird ans Infusionssystem angeschlossen, über ihn kann eine weitere Infusion angeschlossen werden. Die Pfeile bedeuten, dass in dieser Richtung der Dreiwegehahn offen ist. Bei Bedarf können auch zwei oder mehr Dreiwegehähne miteinander verbunden werden (a). Sollen mehrere Infusionen gleichzeitig laufen (die Verträglichkeit muss gegeben sein), ist eine Hahnenbank praktisch, bei der mehrere (hier: fünf) Dreiwegehähne fest miteinander verbunden sind. So besteht nicht die Gefahr, dass die Dreiwegehähne versehentlich diskonnektieren (b). [K115]

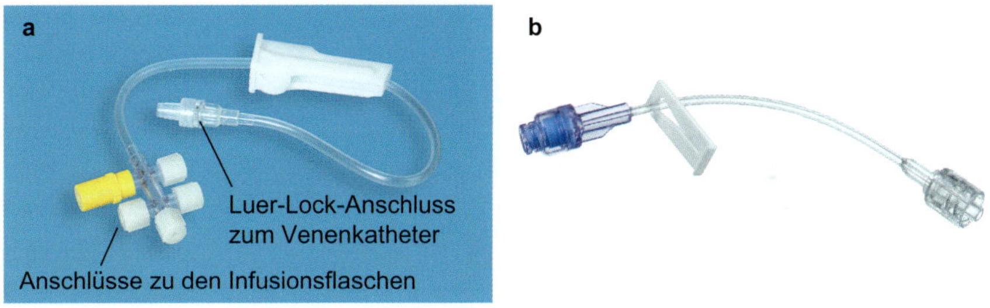

Abb. 28.27 Zubehör für die Infusionstherapie. (a) Verlängerung und Anschluss von bis zu vier Infusionen, mit Rollklemme. Ein Zuspritzport (gelb) ermöglicht das Zuspritzen eines Arzneimittels mittels Kanüle. (b) Verlängerung mit Safeflow und Schiebeklemme. Über das blaue Ventil (nadelfreies Konnektionsventil, NFC) können nadelfrei Injektionen (➤ 28.1.5) verabreicht, Infusionen angeschlossen oder Blut abgenommen werden. [K115, U223]

liegenden Infusionsbeutel ein unter Wahrung der Asepsis (➤ Abb. 28.28b), schließt bei Bedarf einen Dreiwegehahn, eine Hahnenbank oder ein Mehrfachverbindungsstück am Infusionssystem an,
- schließt die Rollenklemme des Infusionssystems,
- hängt Infusionsflasche/-beutel an einen Infusionsständer,
- füllt die Tropfkammer des Infusionssystems zu zwei Dritteln mit Infusionslösung, indem sie die Tropfkammer mehrmals zusammendrückt und wieder loslässt (➤ Abb. 28.28c),
- öffnet das Belüftungsventil oberhalb der Tropfkammer (bei Plastikflaschen optional, bei Glasflaschen jedoch notwendig, da sich die Glasflasche nicht zusammenziehen kann und sonst kein Druckausgleich zustande kommt),
- öffnet langsam die Rollklemme (Durchflussregler), um das Infusionssystem und ggf. Zubehör luftleer und blasenfrei mit Infusionslösung zu füllen (➤ Abb. 28.28d),
- schließt den Durchflussregler,
- beschriftet die Infusionslösung mit dem Namen der Patientin, Datum und Uhrzeit, ggf. zugemischtem Arzneimittel.

VORSICHT

Zum Druckausgleich wird niemals eine Kanüle in die Infusionsflasche gestochen, denn die Gefahr einer Kontamination über die Kanüle ist erheblich. Der Druckausgleich erfolgt ausschließlich über das Belüftungsventil mit eingebautem Bakterienfilter oder über das Zusammenziehen der Plastikflasche. [6]

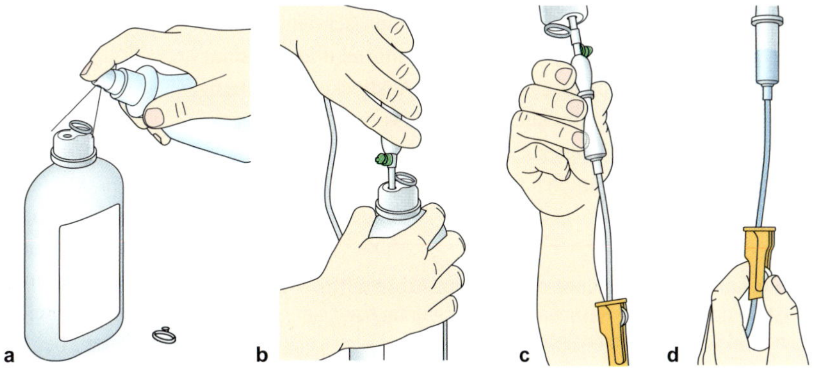

Abb. 28.28 Vorbereiten einer Infusion. Desinfizieren des Stopfens (a), Aufstecken des Infusionssystems mit geschlossenem Bakterienfilter (b), Füllen der Tropfkammer (c), blasenfreies Füllen des Infusionssystems (d). [L234]

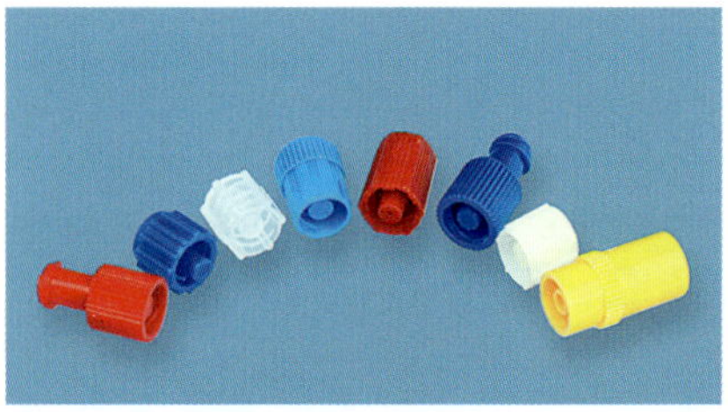

Abb. 28.29 Verschiedene Verschlusskappen zum Verschließen eines Dreiwegehahns oder anderer Verbindungsstücke. Rote Verschlusskappen werden i. d. R. bei arteriellen Zugängen verwendet, blaue bei venösen. Über die gelbe Kappe ist das Zuspritzen eines Arzneimittels mittels Kanüle möglich. [K115]

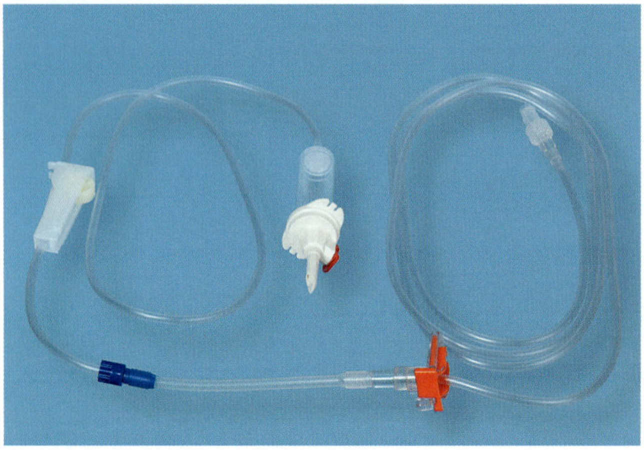

Abb. 28.30 Infusionssystem für Infusionspumpe. Der mittlere breitere Teil liegt im Gerät vor dem Sensor, über den die Tropfgeschwindigkeit gesteuert wird. [K115]

Zumischen von Arzneimitteln

Beim **Zumischen von Arzneimitteln** zu einer Infusionslösung ist diese zunächst auf ihre Kompatibilität als Trägerlösung zu kontrollieren. Dem Beipackzettel des angeordneten Arzneimittels sind mögliche Lösungen zu entnehmen. In den meisten Fällen sind als Trägerlösungen geeignet:

- Physiologische Kochsalzlösung (NaCl 0,9 %)
- Glukoselösung 5–10 %
- Elektrolytlösungen mit niedriger Konzentration

Das Arzneimittel wird aus der Ampulle aufgezogen (➤ 28.1.2) und in die Infusionslösung gespritzt, bei Mengen > 5 ml wird vorher die entsprechende Flüssigkeitsmenge aus der Infusionsflache entfernt, um einen Überdruck zu vermeiden. Dann Arzneimittel und Infusionslösung mischen, dabei beobachten, ob eine Ausflockung, Trübung, Kristallisierung entsteht. Abschließend wird das zugegebene Arzneimittel mit Dosierung/Menge auf dem Infusionsbehältnis vermerkt (mit Stift oder Medikamentenaufkleber).

VORSICHT

Bereits laufenden Infusionen dürfen keine Arzneimittel zugemischt werden, da es je nach Restmenge der Trägerlösung zu einer gefährlich hohen Wirkstoffkonzentration kommen kann.

28.2.3 Infusionen über Infusions- und Spritzenpumpen

DEFINITION

(Volumetrische) Infusionspumpe (häufig *„Infusomat"* genannt, ist aber der Markenname der B. Braun GmbH): elektrische Pumpe zur kontinuierlichen und millilitergenauen Verabreichung von Infusionslösungen (➤ Abb. 28.31b). Förderrate von 0,1–1.200 ml/Std.*
Infusionsspritzenpumpe (häufig *„Perfusor"* genannt, ist aber der Markenname der B. Braun GmbH): elektrische Pumpe zur kontinuierlichen Verabreichung von Arzneimitteln in 50-ml-Spritzen (➤ Abb. 28.31a). Förderrate von 0,01–99,99 ml/Std.*
Alle Pumpen sind für den stationären Bereich wie mobile Situationen (mit Akku) geeignet. Sie bieten je nach Hersteller weitere Optionen, z. B. Lufterkennung (Alarmierung), Bilanzierung, Bolusgabe, Dosiskalkulation, Zeitvorwahl, eine hinterlegte Medikamentendatenbank, Standby-Modus. [16]* Ggf. Unterschiede bei den Herstellern.

Infusions- und Spritzenpumpen kommen immer dann zum Einsatz, wenn eine Infusions- oder Arzneimittellösung kontinuierlich und in sehr exakter Dosierung (z. B. 2 ml/Std.) laufen soll/muss, was mit einer Schwerkraftinfusion nicht möglich ist.

Medizinprodukte der Anlage 1 MPBetreibV

Pflegefachpersonen, die Infusions- und Spritzenpumpen anwenden, müssen nach der Medizinprodukte-Betreiberverordnung (MPBetreibV) § 10 in die korrekte Handhabung eingewiesen worden sein. Eine Einweisung darf nur durch autorisierte Personen erfolgen und nicht im Schneeballsystem.

Vorbereitung der Infusionslösung und Durchführung

Zur Vorbereitung werden die **Materialien** wie für eine Schwerkraftinfusion benötigt (➤ 28.2.2). Weitere Materialien und Maßnahmen sind in ➤ Tab. 28.10 zusammengefasst.

28.2.4 Periphervenöse Infusion und periphervenöser Zugang

DEFINITION

Periphervenöse Infusion: Einlaufenlassen einer Infusionslösung über eine oberflächliche periphere Vene.
Peripherer Venenzugang *(periphervenöse Venenverweilkanüle, PVK):* Kanüle aus Kunststoff, die im Rahmen einer Venenpunktion in die Vene eingeführt wird und dort verbleibt. Zugang für Arzneimittelapplikation (intravenöse Injektion ➤ 28.1.5) und für die Infusions- und Transfusionsapplikation.

Um eine Infusionstherapie durchzuführen, ist ein geeigneter Zugangsweg Voraussetzung. Der häufigste Zugangsweg ist das periphere venöse Gefäßsystem. Bei Erwachsenen wird die Anlage einer Venenverweilkanüle am Handrücken oder am Unterarm bevorzugt, während bei Kindern ein periphervenöser Zugang am Kopf, an der Hand oder am Fuß gelegt wird (➤ 28.1.5, ➤ Abb. 28.21).

Tab. 28.10 Vorbereitung und Durchführung einer Infusion mit Infusionspumpe und Spritzenpumpe.

Infusion mittels Infusionspumpe	Infusion mittels Spritzenpumpe
Materialien	
• Infusionspumpe (➤ Abb. 28.31a) • Zugehöriges spezielles Infusionssystem (Überleitungssystem) ➤ Abb. 28.30) mit einem Zwischenstück, das in das Gerät eingelegt wird	• Spritzenpumpe (➤ Abb. 28.31b) • 50-ml-Spritze für die Spritzenpumpe mit Aufziehkanüle • Spitze und Kanüle zum Aufziehen des Arzneimittels • Zugehöriges Überleitungssystem • Arzneimittel • Lösungsmittel (z. B. NaCl 0,9 %, 50 ml)
Vorbereitung	
• Infusionssystem in die Infusionslösung einstechen und System blasenfrei füllen (➤ Abb. 28.28) • Zwischenstück des Infusionssystems nach Herstellervorgaben in die Infusionspumpe einlegen • Gerätetür schließen, Rollklemme öffnen	• Lösungsmittel in die Spritze aus einer Stechampulle aufziehen (50 ml abzüglich der Menge des Arzneimittels), Aufziehkanüle abschrauben, verwerfen • Arzneimittel aus einer Ampulle oder Mehrdosenbehältnis aufziehen und in die 50-ml-Spritze spritzen (➤ 28.1.2) • Überleitungssystem anschrauben und durch Druck auf den Stempel entlüften • Spritze in die Spritzenpumpe einlegen
Infusion starten	
• Infusionssystem an der venösen Kanüle anschließen oder am Dreiwegehahn usw. • Infusionspumpe/Spritzenpumpe einschalten • Angeordnete ml/Std. einstellen • Auf Start drücken • Dokumentation	

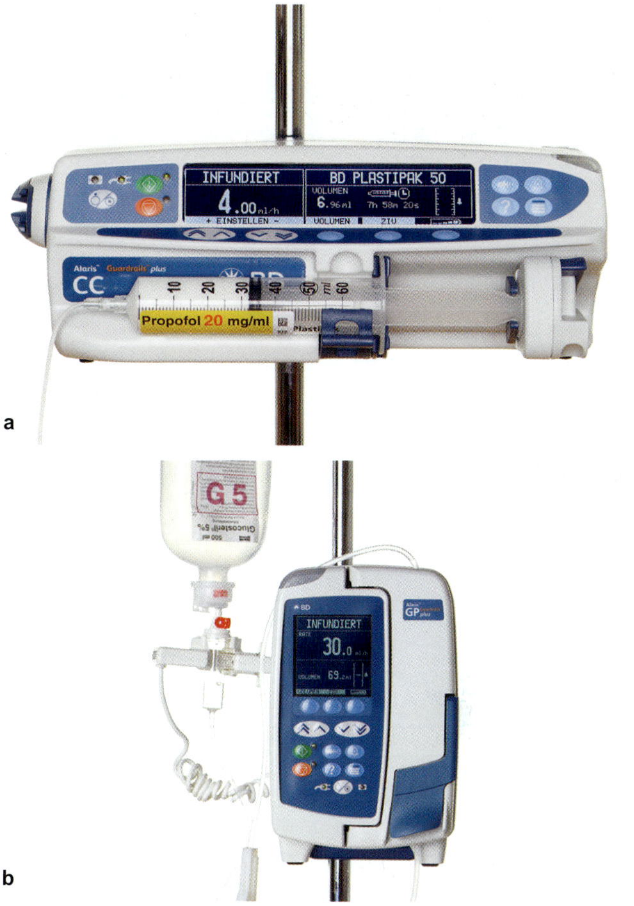

Abb. 28.31 Pumpengesteuerte Infusion. Spritzenpumpe mit eingelegter Spritze mit Arzneimittel (a). Infusionslösung (Glukose 5 %), die über eine Infusionspumpe läuft (b). [K115]

Venenverweilkanülen

Um eine periphervenöse Infusion durchzuführen, ist ein **periphervenöser Zugang** notwendig. Die gebräuchlichste Form ist eine **Venenverweilkanüle.** Dieser Zugangsweg ist für Kurzinfusionen und zur meist kurzzeitigen Infusionstherapie mit isotonen Lösungen (➤ 28.2.2) geeignet. Es gibt verschiedene Hersteller auf dem Markt, welche unterschiedliche Firmen- bzw. Kurzbezeichnungen für Venenverweilkanülen geprägt haben.

Beispiele hierfür sind Abbocath®, Braunüle®, Flexüle®, Viggo® (➤ Abb. 28.32).

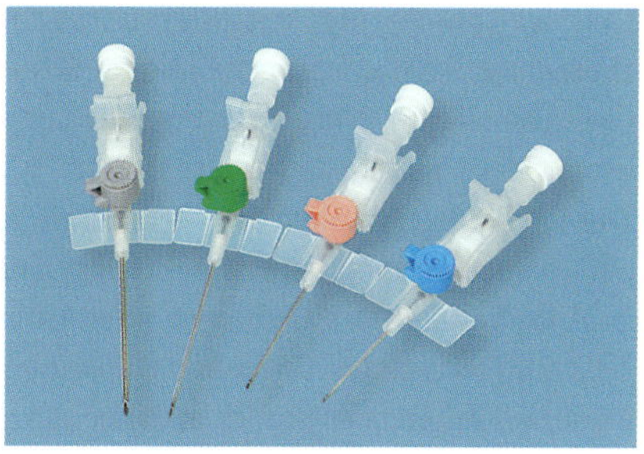

Abb. 28.32 Venenverweilkanülen in unterschiedlichen Größen. [K115]

Venenverweilkanülen sind 15–20 mm lange Kunststoffkanülen mit eingelegter Stahlkanüle, die länger als die eigentliche Kanüle ist. Mit ihr ist die Punktion der Vene möglich, sie wird danach herausgezogen. Da nur der Kunststoffanteil der Kanüle in der Vene verbleibt, ist die Gefahr einer Perforation des Gefäßes gering. Innen sind die Kanülen mit Teflon beschichtet, was aufgrund der geringen Adhäsion die Thrombenbildung vermeidet.

Der **Luer-Lock-Ansatz** (➤ Abb. 28.4) sorgt für eine Kompatibilität mit allen gängigen Infusionssystem und für eine sichere Verbindung.

Über die **Zuspritzpforte/-port** auf der Oberseite der Kanüle ist ein direktes Einspritzen eines Arzneimittels möglich. Oftmals sind in der Verweilkanüle Bakterienfilter eingesetzt, die das Risiko einer Kontamination verringern. Periphere Venenkanülen können so lange in Gebrauch bleiben, wie sie klinisch benötigt werden, vorausgesetzt es gibt keine Anzeichen für Komplikationen.

Venenverweilkanülen sind farblich codiert. Anhand der Indikation und der zu infundierenden Menge an Flüssigkeit wird die passende Kanüle mit entsprechender Farbcodierung ausgesucht (➤ Tab. 28.11).

Bei Kindern werden in der Regel periphere Venenkatheter zwischen 20 und 24 G verwendet, bei Erwachsenen z. B. Venenverweilkanülen von 17 oder 18 G.

Muss viel Volumen in kurzer Zeit substituiert werden (z. B. bei Schock oder Polytrauma), werden Venenkatheter der Größe 14 und 16 G eingesetzt.

Tab. 28.11 Größe und Durchflussrate (NaCl 0,9 %) verschiedener Venenverweilkanülen. Bei der Bluttransfusion (➤ 28.3) ist die Durchflussrate etwa ⅓ niedriger. Größenbezeichnungen und Farbcodierungen werden von der *International Organization for Standardization (ISO)* vorgegeben. [6]

Farbkodierung und Durchflussrate von Venenverweilkanülen					
Farbe	**Größe (Gauge)***	**AD** in mm**	**ID** in mm**	**Durchflussrate in ml/Min.**	**Stichlänge in mm**
Gelb	24 G	0,7	0,4	22	19
Blau	22 G	0,9	0,6	35	25
Rosa	20 G	1,1	0,8	60	33
Grün	18 G	1,3	1,0	95	33/45
Weiß	17 G	1,5	1,1	125	45
Grau	16 G	1,7	1,3	195	50
Orange-braun	14 G	2,1	1,7	330	50

* Gauge: Maßeinheit für Außendurchmesser, in Europa weniger gebräuchlich
** AD = Außendurchmesser, ID = Innendurchmesser

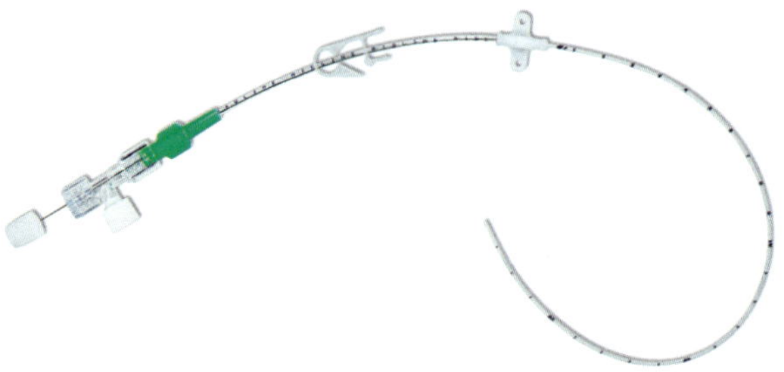

Abb. 28.33 Midline-Katheter. [V157]

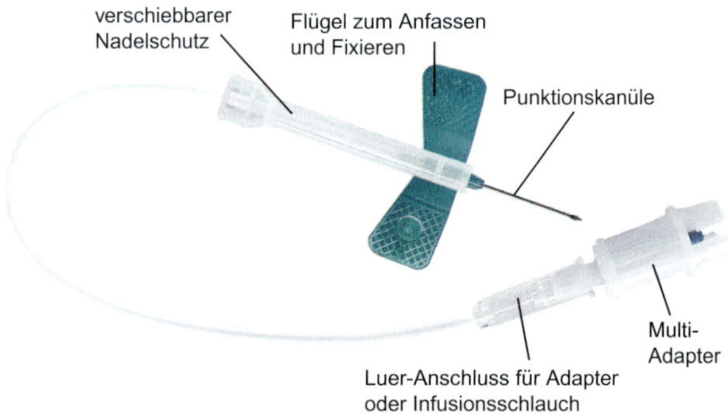

Abb. 28.34 Butterfly-Kanüle. [K115]

Eine weitere Art des peripheren Zugangs ist der **Midline-Katheter,** ein 6–25 cm langer Katheter aus Polyurethan oder Silikon (➤ Abb. 28.33). Dieser wird in eine der großen Venen des Oberarms gelegt und bis auf Schulterhöhe (V. axillaris) vorgeschoben. Die Vorteile gegenüber der peripheren Venenverweilkanüle sind einerseits eine mögliche längere Liegedauer von bis zu 6 Wochen (z. B. im Rahmen einer Schmerz- oder Antibiotikatherapie), andererseits ein verringertes Thrombophlebitisrisiko. Anlage und Pflege des Midline-Katheters entsprechen denen des zentralen Venenkatheters (➤ 28.2.5). [17]

Zur einmaligen und kurzzeitigen Infusion oder bei sehr schlechten Venenverhältnissen eignet sich eine dünne Flügelkanüle, die sogenannte **Butterfly-Kanüle** *(Butterfly-System,* ➤ Abb. 28.34). Diese besteht aus einem Kunststoffschlauch und einer kleineren Stahlhohlnadel, die auch nach der Punktion liegen bleibt.

Legen einer Venenverweilkanüle

Material

Für die Anlage einer Venenverweilkanüle werden folgende Materialien benötigt:

- Flüssigkeitsdichte Unterlage als Bettschutz
- Unsterile Handschuhe
- Ggf. Clipper zum Kürzen der Haare (➤ Abb. 29.3) oder Enthaarungscreme
- Hände- und Hautdesinfektionsmittel
- Stauschlauch
- Nichtsteriles Gewebepflaster („Heftpflaster")
- Abwurf
- Ggf. Lagerungskeil (Injektionskissen) für den Arm
- Bei großvolumiger Kanüle ggf. Lokalanästhetikum oder Emla®-Pflaster (Kinder)
- Sterile Tupfer (➤ Tab. 26.10) [18]
- Verschieden große Venenverweil- bzw. Butterfly-Kanülen
- 5 ml NaCl 0,9 % in einer Spritze aufgezogen oder Infusion zum sofortigen Anschließen, ggf. mit Dreiwegehahn oder Verlängerung
- Verbandmaterial (oft fertiges Verbandset, z. B. Applica i. v.®, Cosmopor i. v.®, i. v. 3000®) mit steriler Abdeckung, Polsterung unter der Kanüle, Wundschnellverband, ggf. Mullbinde zum Schutz
- Flexibles Verbindungs-, Verlängerungsstück (➤ Abb. 28.27)
- Eventuell Spielzeug oder Ähnliches zur Ablenkung von Kindern (➤ 28.1.4)

Vorbereitung

Die Aufklärung über Sinn und Zweck der Verweilkanüle ist ärztliche Aufgabe. Die Anlage einer Venenverweilkanüle fällt ebenfalls in den ärztlichen Aufgabenbereich, kann jedoch an qualifizierte Pflegefachpersonen delegiert werden. Die Pflegenden übernehmen in jedem Fall das Richten der benötigten Materialien, betreuen die Patientin und assistieren bei Bedarf der Ärztin.

- Bei Kindern schmerzstillende Maßnahmen vornehmen, z. B. eine Stunde vor der Anlage eine lokal betäubende Salbe oder Pflaster auf die geplante Punktionsstelle auftragen
- Patientin in geeignete Position bringen, die Extremität mit dem Punktionsort soll bequem aufliegen
- Störende Kleidung ausziehen
- Ggf. Haarentfernung mittels Clipping oder Enthaarungscreme
- Ggf. Lokalanästhesie (Ärztin)
- Ggf. feuchtwarmen Wickel an der Punktionsstelle anlegen, um die Venen zu erweitern
- Gute Lichtverhältnisse schaffen
- Ängstliche Patientinnen durch Gespräche ablenken, ggf. Arm bei desorientierten Patientinnen fixieren, Kind durch Elternteil festhalten lassen

Legen der peripheren Verweilkanüle

- Händedesinfektion durchführen, unsterile Handschuhe anziehen
- Vene stauen, peripheren Puls kontrollieren
- Punktionsstelle wählen und desinfizieren (➤ 28.1.2)
- Haut um die Punktionsstelle spannen
- Verweilkanüle rasch im 45°-Winkel einstechen (➤ Abb. 28.1) und Vene punktieren
- Verweilkanüle vorschieben, wenn Blut im transparenten Kanülenansatz sichtbar ist
- Punktionsnadel leicht zurück-, aber nicht herausziehen, gleichzeitig Plastikkanüle ins Venenlumen vorschieben
- Stauschlauch lösen
- Punktionsnadel entfernen, dabei Vene auf Höhe der Kanülenspitze komprimieren
- Verweilkanüle mit 5 ml NaCl 0,9 % anspülen
- Infusion anschließen oder flexibles Verbindungs-, Verlängerungsstück (➤ Abb. 28.27)

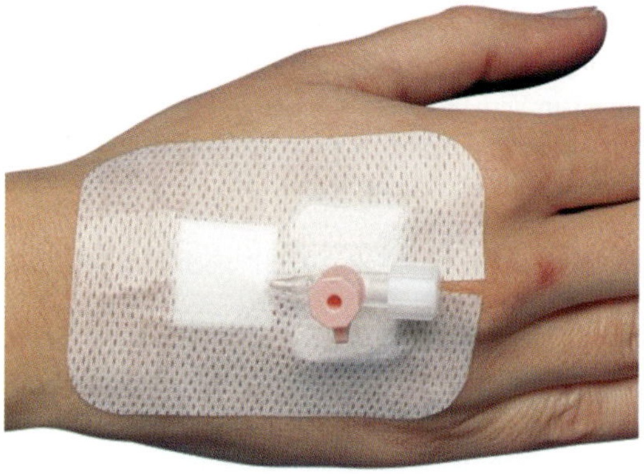

Abb. 28.35 Korrekt verbundene periphere Verweilkanüle mit intransparentem Verband. Der Zugang zur Kanüle ist frei zugänglich. [U223]

- Venenverweilkanüle fixieren und verbinden (nach Hausstandard ➤ Abb. 28.35, ➤ Abb. 28.36), Verband muss im Bereich der Punktionsstelle steril sein [18], ggf. unsteriles Pflaster (Heftpflaster) zur Zugsicherung, ggf. Mullbinde umwickeln zum zusätzlichen Schutz, ggf. Arm zusätzlich an einer Schiene fixieren

Nachbereitung

- Punktionsstelle auf Veränderungen beobachten, der Bereich um die Punktionsstelle schwillt schnell an, wenn die Infusion neben die Vene ins Gewebe läuft
- Patientin erst verlassen, nachdem einige Milliliter der Infusionslösung eingelaufen sind und keine Komplikationen (➤ Tab. 28.13) auftreten
- Material entsorgen
- Anlage der Verweilkanüle dokumentieren

Erhaltungspflege einer peripheren Verweilkanüle

Die Indikation für eine periphere Verweilkanüle (PVK) wird täglich von der Ärztin geprüft, nicht benötigte Verweilkanülen werden sofort entfernt. Ein routinemäßiger Wechsel der PVK ist nicht empfohlen. [18]
Pflegefachpersonen
- kontrollieren einmal pro Schicht den Verband auf Durchfeuchtung, Ablösung,

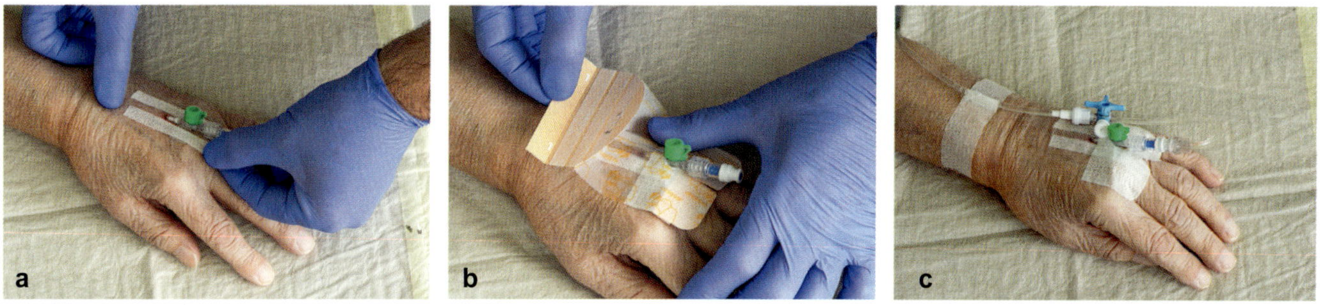

Abb. 28.36 Anlegen eines transparenten Folienverbands. Ggf. kleine Polsterung unterlegen, dann Kanülenflügel mit dünnen Pflasterstreifen fixieren, sodass die Einstichstelle frei bleibt (a). Schutzpapier auf der Folie schrittweise abziehen und die Folie ohne Spannung leicht auf die Haut drücken (b). Angeschlossene Infusion mit Verlängerung und Dreiwegehahn. Das Infusionssystem ist am Handgelenk mit einem hautfreundlichen Pflaster gesichert (c). [K115]

- palpieren die Punktionsstelle nach Händedesinfektion durch den Verband, bei Folienverband inspizieren sie die Punktionsstelle,
- führen einen Verbandwechsel durch
  - ohne Verdacht auf eine lokale Komplikation alle 72 Std. bei Gazeverband, bei Folienverband nach Herstellerangaben (meist nach 7 Tagen),
  - bei Ablösung/Durchfeuchtung (z. B. nach dem Duschen) sofort,
  - bei Blut- oder Feuchtigkeitsansammlung sofort,
- desinfizieren die Eintrittsstelle beim Verbandwechsel mit einem Hautdesinfektionsmittel; der Verbandwechsel erfolgt mittels Non-Touch-Technik (z. B. mit sterilem Einzelhandschuh, Reinigung mit sterilen Kompressen und steriler Pinzette). [18]

VORSICHT

Komplikationen bei periphervenösen Verweilkanülen

- Häufigste Komplikation ist die Entzündung der Eintrittsstelle, aus der sich eine Venenentzündung **(Thrombophlebitis)** entwickeln kann mit nachfolgender Bakteriämie (Bakterien im Blut) oder Sepsis (lebensbedrohlich generalisierte Entzündung). Typisch sind Rötung, Schwellung und Schmerzen im Bereich der Eintrittsstelle und entlang der Vene, ggf. auch subfebrile Temperatur. [18]
- Eine weitere Komplikation ist das **Paravasat**/die Paravasation, wenn die Infusion neben das punktierte Gefäß ins Gewebe läuft („Infusion läuft para"), durch fehlerhafte Punktion oder „Verrutschen" der Verweilkanüle. Die Patientin klagt über Schmerzen, um die Kanüle bildet sich eine Schwellung und die Infusionslösung läuft nicht richtig.

Umgang mit „ruhenden" Verweilkanülen

Verweilkanülen können unmittelbar nach der Anlage an ein flexibles Verbindungsstück angeschlossen werden, dass mit NaCl 0,9 % gefüllt ist (➤ Abb. 28.27). Das Verbindungsstück hat auch den Vorteil, dass sich bei Manipulationen die Zugbelastung nicht auf die PVK überträgt.
Soll eine Infusion angeschlossen werden, wird der Luer-Lock-Ansatz des Verbindungsstücks oder des Dreiwegehahns mit einem Antiseptikum abgesprüht. Sind häufigere Manipulationen erforderlich (z. B. 3-mal täglich Antibiotikum-Kurzinfusion), eignen sich nadelfreie Konnektionsventile (NFC, ➤ Abb. 28.27b).
„Ruhende" Verweilkanülen werden täglich auf Komplikationen überprüft. Mandrins zum Verschluss sind obsolet, u. a. weil sich an der Spitze leicht Gerinnsel bilden und es bei der Entfernung zu Kontamination mit Blut kommt. [18]

28.2.5 Zentralvenöse Infusion und zentraler Venenkatheter

DEFINITION

Zentraler Venenkatheter *(ZVK, Kavakatheter):* Katheter, dessen Spitze in der **oberen Hohlvene** *(V. cava superior)* liegt, unmittelbar vor dem rechten Vorhof.
Peripher eingeführter zentraler Venenkatheter (engl. *peripherally inserted central venous catheter, PICC):* zentraler Venenkatheter, der über eine periphere Vene (z. B. in der Ellenbeuge) eingeführt wird. [17]
Zentralvenöse Infusion: Infusion, die mittels eines zentralen Venenkatheters verabreicht und so direkt in die obere Hohlvene (V. cava superior) vor dem rechten Vorhof des Herzens geleitet wird.

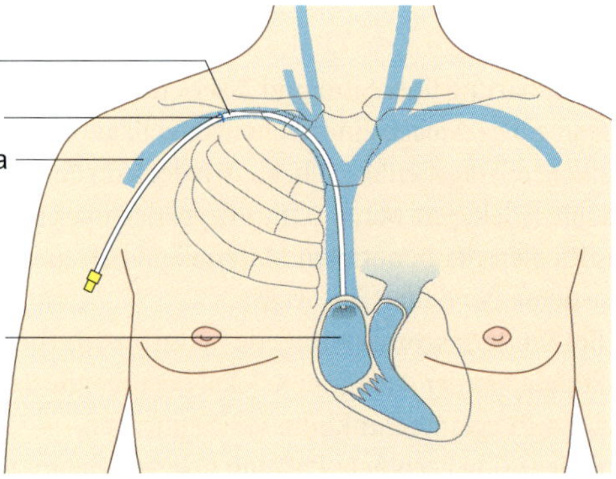

Abb. 28.37 Lage eines zentralen Venenkatheters (ZVK) unmittelbar vor dem rechten Vorhof – die Lage der Katheterspitze kennzeichnet den zentralen Venenkatheter, unabhängig vom gewählten Zugangsort, hier: die V. subclavia. [L234]

Indiziert ist ein **zentraler Venenkatheter** (ZVK ➤ Abb. 28.37, ➤ Abb. 28.39) zur langfristigen Infusionstherapie, bei Massen- und Druckinfusionen, bei der Verabreichung von hypertonen Infusions- oder Ernährungslösungen (➤ 28.2.2), Lösungen mit zugemischten venenreizenden Arzneimitteln (z. B. Zytostatika), bei sehr schlechtem Gefäßstatus sowie zur Messung des zentralvenösen Drucks (ZVD).

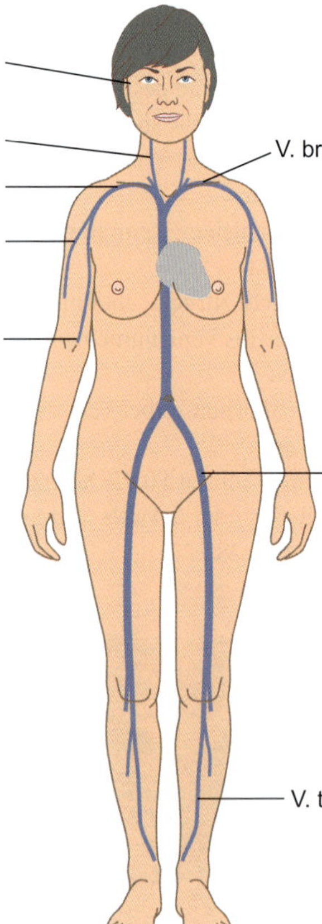

Abb. 28.38 Mögliche Punktionsstellen (Anlageorte) für einen zentralen Venenkatheter. [L234]

Nicht implantierbare zentrale Venenkatheter

Nicht implantierbare zentrale Venenkatheter bleiben im Gegensatz zu implantierbaren zentralen Venenkathetern kürzere Zeit im Einsatz. Sie werden von einer venösen Punktionsstelle aus bis in die obere Hohlvene vorgeschoben. Aus infektionspräventiver Sicht werden als Punktionsstellen die *V. subclavia,* die *V. jugularis interna* und die *V. femoralis* empfohlen. [19] Punktionsstellen für einen peripheren zentralen Venenkatheter sind die *V. basilica* und die *V. cephalica.* [17]

Bei **Kindern** werden zusätzlich die *V. tibialis posterior* und die *V. temporalis posterior* als Punktionsstelle genutzt, bei Neugeborenen bis zum Ende der ersten Lebenswoche außerdem die *Nabelvene* (➤ Abb. 28.38).

Die Venenkatheter unterscheiden sich einerseits durch das Material und andererseits durch die Lumenanzahl. Katheter aus Silikon und Polyurethan werden heute PVC- oder Polyethylen-Kathetern vorgezogen, da sich Mikroorganismen nicht so schnell ablagern und es somit weniger häufig zur Thrombenbildung kommt. [19] ZVK sind als **Mono-, Bi-, Tri- oder Vierlumenkatheter** auf dem Markt, also mit ein, zwei, drei oder vier zuführenden Schläuchen. Ab zwei Schläuchen wird von einem **Multilumenkatheter** gesprochen (➤ Abb. 28.39).

Die Liegedauer eines ZVK ist abhängig von der Indikation, jeder nicht mehr benötigte ZVK sollte entfernt werden. Ein routinemäßiger Wechsel eines liegenden Katheters ist nicht notwendig. [19]

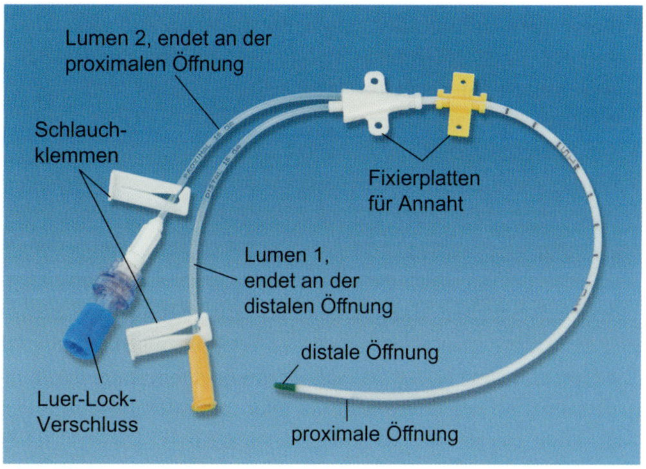

Abb. 28.39 Zentraler Venenkatheter, hier zweilumiger Subclavia-Katheter. [K115]

Anlage eines zentralvenösen Venenkatheters

Material

- Flüssigkeitsdichte Unterlage als Bettschutz
- Ggf. Clipper oder Enthaarungscreme
- Flächendesinfektionsmittel, Händedesinfektionsmittel
- Hautdesinfektionsmittel (empfohlen ist die Kombination eines alkoholischen Antiseptikums mit Chlorhexidin 2 % oder Octenidin 0,1 %)
- Stauschlauch bei peripher anzulegendem Katheter
- Spritzenabwurf, Abwurf
- Lokalanästhetikum (z. B. 1-prozentiges Lidocain®), 5-ml-Spritze und dünne Kanüle
- NaCl 0,9 % in 50-ml-Stechampulle, Mehrfachentnahmekanüle
- 10-ml-Spritze für die Punktion und zum Entlüften des Katheters (sind in der Regel im Katheterset enthalten)
- Sterile Handschuhe, steriler Kittel, OP-Haube, Mund-Nasen-Schutz
- Steriles Lochtuch (ggf. im ZVK-Set)
- Sterile Tupfer, Kompressen
- Venenkatheter-Set (➤ Abb. 28.40), mind. zweifache Ausführung in gewünschter Länge, abhängig vom Punktionsort (Ärztin vorher fragen)
- Sterile Lanzette oder steriles spitzes Skalpell

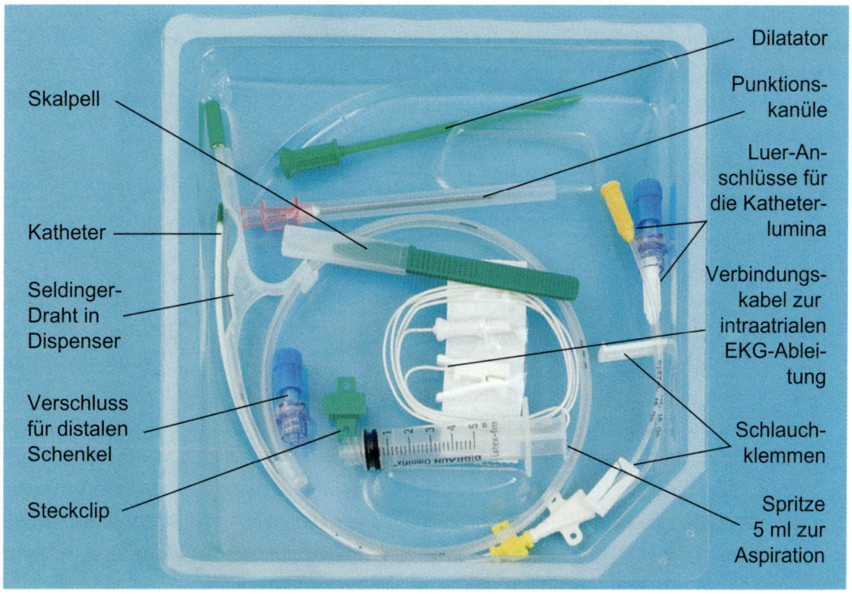

Abb. 28.40 Fertigset mit zweilumigem zentralen Venenkatheter. [K115]

- Vorbereitete Infusionslösung, ggf. mit Bakterienfilter (➤ Abb. 28.25), Mehrfachverbindungen (➤ Abb. 28.27), Dreiwegehahn/Hahnenbank (➤ Abb. 28.26)
- Nahtmaterial, Nadelhalter
- Ggf. Ultraschallgerät
- Steriler Gaze- oder Folienverband

Vorbereitung

Die grundsätzlichen Maßnahmen zur Vorbereitung gleichen denen der Anlage einer periphervenösen Verweilkanüle (➤ 28.2.4). Die Durchführung erfolgt von der Ärztin in einem speziellen Eingriffsraum, auf der Intensivstation oder im Einleitungsraum der Anästhesie. Gegebenenfalls findet die Anlage unter sonografischer Kontrolle statt. Es ergibt sich folgendes Vorgehen von Ärztin und Pflegefachperson:

- Patientin über Sinn und Zweck des ZVK informieren, Toilettengang ermöglichen
- Störende Kleidung entfernen, ggf. OP-Hemd anbieten
- Patientin beruhigen, ggf. Beruhigungsmedikation nach Arztanordnung, einzelne Schritte erklären oder ablenken
- Ggf. (nur bei absoluter Notwendigkeit) Haare im Punktionsbereich mittels Clipping oder Enthaarungscreme entfernen
- Patientin positionieren
  - bei Anlage über die V. jugularis oder V. subclavia: Bett auf Arbeitshöhe stellen, Kopftieflage (ca. 15°) zur Venenfüllung und Vermeidung von Luftembolien, Kopfkissen entfernen, Einmalunterlage unter Kopf und Schulter legen, Kopf der Patientin zur Gegenseite drehen (lassen)
  - bei Anlage über die V. basilica oder V. cephalica: Einmalunterlage unter den Arm legen und Arm gegebenenfalls auf Kissen positionieren
- Hygienische Händedesinfektion durchführen
- Anlegen des Mundschutzes und Kopfhaube von Ärztin und Pflegefachperson
- Hygienische Händedesinfektion durchführen
- Ärztin sterilen Kittel und sterile Handschuhe anreichen
- Ärztin stellt sterile Arbeitsfläche her (entweder mit einem sterilen Tuch oder mit der Innenseite des Kathetersets)
- Weiteres Vorgehen mit der Ärztin absprechen, hängt auch von der Art des ZVK-Sets ab; Hautdesinfektionsmittel und Kochsalzlösung anreichen, ohne die Ärztin oder die Materialien unsteril zu machen

Venenpunktion durch die Ärztin

- Zunächst desinfiziert die Ärztin großzügig die Punktionsstelle, dann setzt sie die Lokalanästhesie.
- Die Ärztin nimmt die Spritze und lässt sich von der Pflegefachfrau die Stechampulle mit Kochsalzlösung anreichen, dann steckt sie die Spritze an die Punktionskanüle an.
- Sie punktiert die Vene (ggf. unter Ultraschallkontrolle), die Aspiration von venösem Blut zeigt die korrekte Lage an.
- Sie entfernt die Spritze, führt über die Punktionskanüle einen Führungsdraht ein und schiebt ihn weit in die Vene vor, dann entfernt sie die Kanüle (Draht liegt in der Vene), mit dem Skalpell und Dilatator vergrößert sie die Einstichstelle und führt dann den zentralen Venenkatheter über den Draht ein und schiebt ihn bis in die korrekte Position vor dem rechten Vorhof (sog. **Seldingertechnik**).
- Sie näht den Katheter an der Haut an.
- Abschließend prüft sie durch Aspiration und Spülen, ob alle Lumen des ZVK durchgängig sind.

Nachbereitung

- Die Ärztin reinigt und desinfiziert die Punktionsstelle, dann legt sie einen Gaze- oder Folienverband an.
- Die Pflegefachperson entsorgt die Materialien, lagert die Patientin und kontrolliert die Vitalzeichen.
- Sie dokumentiert die Anlage des Venenkatheters.

Abhängig von der Punktionsstelle ordnet die Ärztin ggf. ein Röntgen des Thorax an.

Komplikationen

Die häufigsten Komplikationen, die nach der Anlage eines ZVK auftreten können, sind: [6]

- Hämatom
- Pneumothorax
- Gefahr eines Hämatothorax oder eines Dissektionsaneurysmas nach irrtümlicher arterieller Punktion → sofortige Entfernung der Kanüle, Druckverband für mindestens 5 Min. anlegen, Punktionsstelle kühlen
- Luftembolie
- Verletzung des Ductus thoracicus mit Chylothorax bei linksseitiger Punktion
- Verletzungen des den Arm versorgenden Nervengeflechts am Hals *(Plexus brachialis)*
- Herzrhythmusstörungen, wenn der Katheter zu weit vorgeschoben wurde
- Infektionen
- Venenthrombose

Erhaltungspflege eines zentralen Venenkatheters

Die pflegerischen Maßnahmen entsprechen denen bei peripheren Verweilkanülen (➤ 28.2.4).

Der Verband wird alle 72 Std. gewechselt (➤ Abb. 28.41). Bei Ablösung, Durchfeuchtung oder wenn sich Blut oder Schweiß unter dem Verband gebildet hat, erfolgt der Verbandwechsel sofort. Chlorhexidin freisetzende Verbände werden auf der Intensivstation empfohlen. [19]

Weitere Prinzipien:

- Vor jeder Manipulation am ZVK wird eine hygienische Händedesinfektion durchgeführt.
- Verschlussstopfen müssen steril sein, dürfen nicht wiederverwendet werden.
- Der Zuspritzkonus (z. B. an einem Dreiwegehahn) muss desinfiziert werden, bevor etwas angehängt oder darüber gespritzt wird.

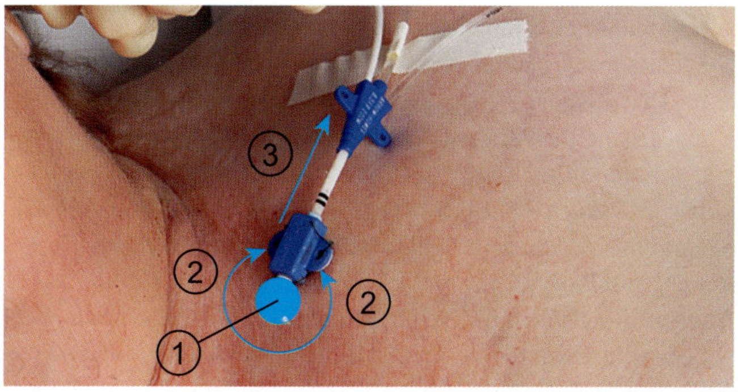

Abb. 28.41 Verbandwechsel zentraler Venenkatheter. 1 Mit Desinfektionsmittel getränkten sterilen Tupfer mit moderatem Druck über die Einstichstelle wischen. 2 Umgebung der Einstichstelle von innen nach außen abwischen. 3 Zentraler Venenkatheter von der Einstichstelle weg desinfizierend abwischen bis einschließlich der Annaht. Ggf. Pflasterzügel zur Fixierung dazu entfernen. [K115]

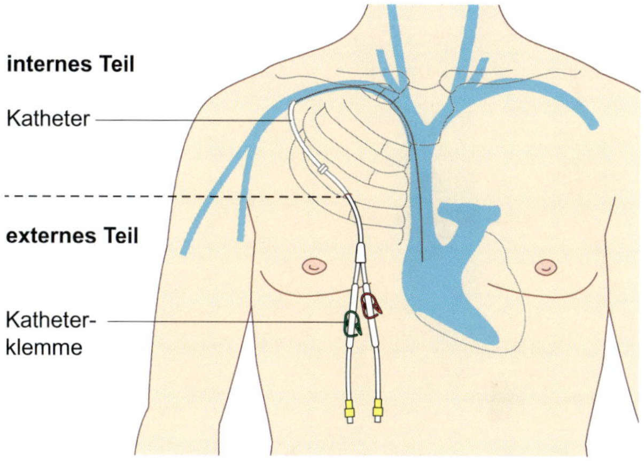

Abb. 28.42 Hickman-Katheter als Beispiel für einen teilimplantierbaren ZVK. [L234]

- Das Infusionssystem einschl. aller Verlängerungen wird alle 96 Std. gewechselt, bei Gabe von Fettlösungen mindestens alle 24 Std. Infusionssysteme, über die Blut läuft, werden alle 6 Std. gewechselt.
- Bei Verdacht auf eine Infektion, die vom zentralen Venenkatheter ausgeht (engl. *catheter-related bloodstream infection, CRBSI*) werden alle Infusionssysteme, Verlängerungen und Dreiwegehähne gewechselt. [19]

Implantierbare zentrale Venenkatheter

DEFINITION

Portsystem *(kurz: Port):* voll implantierbarer zentraler Venenkatheter, der aus einer Infusionskammer (Port) mit einer Silikonmembran und dem eigentlichen zentralen Venenkatheter besteht (➤ Abb. 28.43).

Statt der Punktion einer Vene ist die operative Anlage eines **implantierbaren zentralen Venenkatheters** möglich. Geeignet ist der Katheter für Patientinnen, die über einen längeren Zeitraum einen venösen Zugang benötigen, z. B. zur langfristigen Infusionstherapie im Rahmen der parenteralen Ernährung (➤ 18.9) oder zur Zytostatikagabe. Es wird unterschieden zwischen **teil-** und **vollimplantierbaren** zentralen Venenkathetern:

- **Teilimplantierbare zentrale Venenkatheter** liegen nur z. T. im Körper der Patientin. Der Katheter wird über einen subkutanen Tunnel durch die Haut geführt, dann in eine periphere Vene eingeführt und so weit vorgeschoben, dass die Katheterspitze in der oberen Hohlvene *(V. cava superior)* kurz vor dem rechten Vorhof liegt. Ohne Komplikationen kann der Katheter 2–3 Jahre verbleiben. Beispiele sind Hickman- (➤ Abb. 28.42), Broviac-, Quinton- oder Groshong-Katheter.
- Ein **vollimplantierbarer zentraler Venenkatheter (Portsystem)** liegt vollständig im Körper der Patientin (➤ Abb. 28.43). In Lokalanästhesie wird die Infusionskammer (Port) direkt unter der Haut auf der Faszie des M. pectoralis major fixiert. Sie wird mit dem Katheter verbunden, der mit der Katheterspitze in der V. cava superior vorgeschoben wird. Bei sachgerechter Handhabung kann das Portsystem ein Jahr und länger verwendet werden.

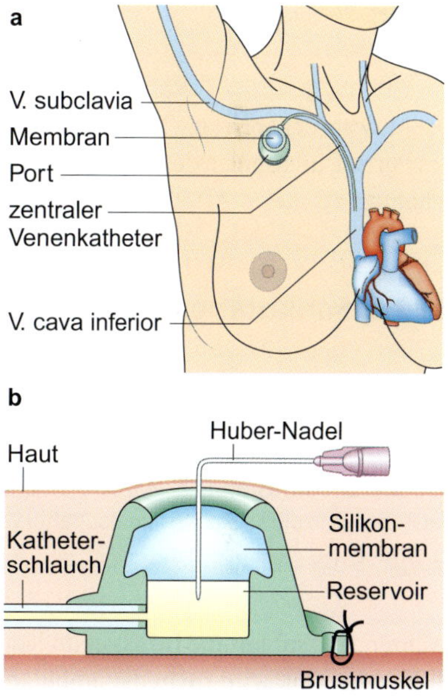

Abb. 28.43 Portsystem. Die Infusionskammer ist unter der Haut auf dem M. pectoralis fixiert, die Katheterspitze liegt zentral in der V. cava superior vor dem rechten Vorhof (a); Schnitt durch den Port, hier mit eingestochener gebogener Kanüle. (b) [L234]

Pflegerische Aufgaben

Pflegefachpersonen, die einen Port punktieren, Injektionen oder Infusionen darüber verabreichen, müssen im korrekten Handling geschult sein. Neben Pflegefachpersonen in onkologischen Tageskliniken sind es v. a. auf heimparenterale Ernährung spezialisierte Pflegefachpersonen von ambulanten Pflegediensten, die Portsysteme versorgen. Schulungen zum „Portexperten" bieten u. a. die Hersteller von Infusions- und parenteralen Ernährungslösungen und Infusionstechnik an. [20], [21]

Spezielle Portkanülen

Die Silikonmembran des Ports darf niemals mit einer normalen Kanüle punktiert werden, diese würde auf Dauer zu stark beschädigt werden. Für die Punktion werden Portnadeln verwendet, die mit einem speziellen Schliff (Löffelschliff) eine stanzfreie Punktion ermöglichen. Diese Kanülen sind auch als Huber- oder Gripper-Nadeln (➤ Abb. 28.44) bekannt.

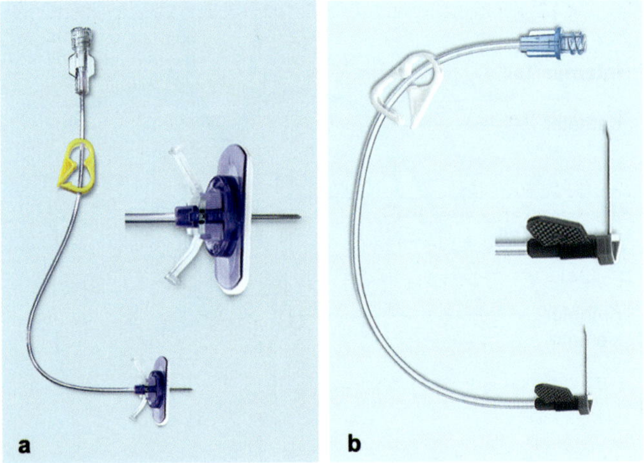

Abb. 28.44 Verschiedene Portnadeln. Für Bolusgaben wird eine gerade Huber-Nadel verwendet (a), für Infusionen und Bluttransfusionen wird eine gebogene Huber-Nadel verwendet (b). Werden die korrekten Kanülen für die Punktion verwendet, kann die Silikonmembran des Ports mindestens 1.500 Punktionen aushalten. [V490]

Die Auswahl der korrekten Nadel, hygienische Maßnahmen, Punktion des Ports, Durchspülen des Portsystems sind u. a. Inhalte einer Portschulung.

28.2.6 Subkutane Infusion

Subkutane Injektion ➤ 28.1.3

DEFINITION

Subkutane Infusion *(s. c.-Infusion):* Einbringen einer größeren Flüssigkeitsmenge in die Subkutis (Unterhautfettgewebe), in der Regel bei leichter Dehydrierung.

Während die **subkutane Infusion** im Krankenhausalltag wenig zum Einsatz kommt, wird sie in der ambulanten und stationären Langzeitpflege häufiger angewendet. Dabei wird eine Lösung, vorrangig NaCl 0,9 % oder eine andere Vollelektrolytlösung (➤ Tab. 28.9), ins Unterhautfettgewebe infundiert. Zur Arzneimittelverabreichung wird diese Methode in der Regel nicht eingesetzt. Eine Ausnahme bildet die Palliativmedizin. Dort werden über subkutane Infusionen auch Opiatzusätze verabreicht.

Die Infusion wird bevorzugt an Bauchdecke und Oberschenkeln, aber auch am Rücken zwischen den Schulterblättern oder an den Flanken angelegt. Die Verantwortung für die Indikationsstellung liegt bei der Ärztin, die praktische Durchführung kann an Pflegefachpersonen delegiert werden. [2]

Indikationen und Kontraindikationen

Eine **Indikation** für eine s. c.-Infusion ist gegeben, wenn

- die Patientin nicht in der Lage ist, den Flüssigkeitsbedarf über das Trinken zu decken,
- eine krankheitsbedingte vorläufige Deckung des Flüssigkeitsbedarfs nicht durch die Patientin ausgeglichen werden kann, z. B. bei Diarrhö oder Fieber,
- eine leichte Dehydratation der Patientin vorliegt,
- eine intravenöse Flüssigkeitssubstitution nicht möglich ist oder vermieden werden soll, z. B. im Pflegeheim oder im häuslichen Umfeld,
- eine enterale Sonde (z. B. PEG ➤ 18.8.1) (noch) nicht angelegt werden soll.

Kontraindikationen für eine s. c.-Infusion sind:

- Schwere Dehydratation der Patientin
- Stoffwechselentgleisungen
- Störungen des Wasser- und Elektrolythaushalts (➤ 28.2.1)
- Bei gestörter Blutgerinnung
- Volumensubstitution im Notfall
- Patientin im Schockzustand (➤ 31.3)

Anlage einer subkutanen Infusion

Subkutane Infusionen sollten am besten nachts oder während der Mittagsruhe verabreicht werden, um die Mobilität der Patientin nicht unnötig einzuschränken.

Material

- Unsterile Handschuhe
- Hände- und Hautdesinfektionsmittel
- Sterile Tupfer
- Ggf. steriles Fixierpflaster, wenn nicht mit dem subkutanen Katheter kombiniert
- Subkutaner Katheter (➤ Abb. 28.45); Alternative: Butterfly-Kanüle (die starre Kanüle verursacht bei längerer Liegedauer häufiger Reizung, Rötung, Entzündung)
- NaCl 0,9 %, 10-ml-Spritze
- Angeordnete Infusionslösung mit Infusionssystem (➤ Abb. 28.28)

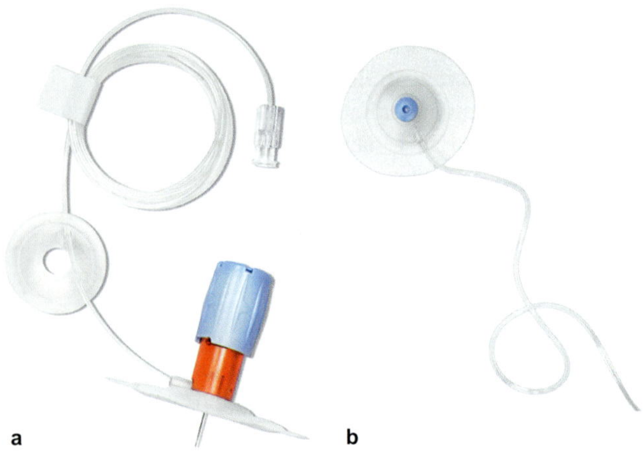

Abb. 28.45 Subkutaner Katheter (hier: Vygon Saflo™90), in unterschiedlichen Kanülenlängen erhältlich. Nach der Punktion wird die Stahlkanüle entfernt, sodass nur die Kunststoffkanüle im Gewebe zurückbleibt. [V157]

- Infusionsständer, ggf. Halterung für die Infusionsflasche
- Abwurf

Vorbereitung

- Patientin informieren, Einwilligung einholen, Toilettengang ermöglichen
- Punktionsort festlegen, infrage kommen die Region um den Bauchnabel und die Außenseiten der Oberschenkel
- Patientin gegebenenfalls positionieren

Durchführung

Die Durchführung kann an entsprechend qualifizierte Pflegefachpersonen delegiert werden.
- Händedesinfektion durchführen, unsterile Handschuhe anziehen
- Einstichstelle desinfizieren, Einwirkzeit beachten
- Subkutanen Katheter mittels 10-ml-Spritze und NaCl 0,9 % entlüften
- Haut von der darunterliegenden Muskulatur mit Zeigefinger und Daumen abheben
- Kanüle des Katheters im 45°/90°-Winkel einstechen (➤ Abb. 28.1), Spitze liegt im subkutanen Gewebe und ist leicht beweglich, ggf. Punktionskanüle entfernen
- Ggf. Kanüle fixieren und steril verbinden
- Infusionslösung an die Kanüle anschließen
- Tropfgeschwindigkeit einstellen
- Maßnahme dokumentieren

Die **Tropfgeschwindigkeit** der subkutan verabreichten Infusion sollte bei 60 Tr./Min. (1 Tr. pro Sekunde) liegen, 1.000 ml Lösung werden in ca. 6 Std. verabreicht. Die Tageshöchstdosis bei s. c.-Infusionen liegt bei 2 l, wovon jedoch die maximal infundierte Menge an einer Einstichstelle 1 l nicht überschreiten sollte. [12]

Eine Schwellung im Bereich der Kanüle sowie ein Kältegefühl und Blässe des Hautareals sind Konsequenzen der Therapie und nicht als Komplikation anzusehen. [12]

Beendigung und Entfernung der Kanüle

Nach vollständiger Verabreichung der Infusionslösung wird die Kanüle zeitnah entfernt:
- Händedesinfektion durchführen, unsterile Handschuhe anziehen
- Pflaster lösen
- Kanüle entfernen und in Abwurf entsorgen
- Einstichstelle kurz mit sterilem Tupfer komprimieren
- Steriles Pflaster aufbringen
- Dokumentation der Maßnahme

Komplikationen

➤ Tab. 28.12 gibt eine Übersicht über mögliche Komplikationen und Gegenmaßnahmen.

Tab. 28.12 Komplikationen bei der s. c.-Infusion und Vorgehensweise.

Vorgehensweise bei Komplikationen der s. c. Infusion	
Komplikation	Vorgehen
Infusion läuft nicht	• Punktionsort wechseln • Einstichwinkel flacher wählen
Blut im Schlauch des subkutanen Katheters	Erneute Punktion
Frühzeitiger Schmerz (10–20 Min. nach Infusionsbeginn)	• Flacheren Einstichwinkel wählen • Punktionsort wechseln
Später Schmerz (bis 120 Min. nach Infusionsbeginn)	• Infusionsgeschwindigkeit reduzieren • Punktionsort wechseln
Rötung der Punktionsstelle	Kühlung
Lokale Infektion	Ärztin kontaktieren
Verzögerte Resorption, persistierende Schwellung > 4 Std.	• Infusionsgeschwindigkeit reduzieren • Infusionsvolumen reduzieren
Schwellungen im Genitalbereich	Meist reversibel nach Infusionsende

28.2.7 Pflegerische Maßnahmen im Rahmen der Infusionstherapie

Zu den **pflegespezifischen Aufgaben** bei der **Infusionstherapie** gehören u. a. die Überwachung der Infusionstherapie, Kenntnisse und der Umgang mit verschiedenen Infusionspumpen, Kenntnisse über die Berechnung der Infusionsgeschwindigkeit und die pflegerische Versorgung eines liegenden venösen Zugangs.

Überwachung der Infusion

Im Rahmen der Infusionstherapie stellen Pflegefachpersonen den ordnungsgemäßen Ablauf der therapeutischen Maßnahmen sicher. Dazu gehören folgende übergeordnete Aufgaben:
- Angeordnete Reihenfolge der Infusionslösungen beachten
- Tropfgeschwindigkeit einstellen und kontrollieren, Infusionen in angeordneter Zeit infundieren
- Füllungszustand des Infusionssystems regelmäßig inspizieren, um Luftinfusionen zu verhindern
- Eingelaufene Infusionsmenge ggf. im Rahmen einer Flüssigkeitsbilanzierung dokumentieren (➤ 19.1.2)
- Dokumentation der Maßnahmen bezüglich Menge, Art und Zeit
- Inspizieren von Einstichstellen und Verbandwechsel durchführen (➤ 28.2.4, ➤ 28.2.5)
- Beobachtung der Patientin auf mögliche Komplikationen (➤ Tab. 28.13)

VORSICHT

Der Eintritt von Luft über einen Venenkatheter stellt grundsätzlich eine Gefahr dar. Infusionssysteme sind mit einem sog. AirStop ausgerüstet, der ein Eindringen von Luft in das Infusionssystem und letztendlich in die Patientin bei normaler Schwerkraftinfusion verhindern soll, jedoch können andere Teile des Systems für einen Lufteintritt verantwortlich sein (z. B. Dreiwegehahn offen, Diskonnektion des Infusionssystems, Leck aufgrund von Produktversagen). Die Menge an eintretender Luft hängt von der Lagerung der Patientin und von der Höhe der Vene relativ zur Herzhöhe ab.

Tab. 28.13 Komplikationen bei der Infusionstherapie, Beobachtungskriterien und entsprechende Maßnahmen.

Komplikation	Beobachtungskriterien	Maßnahmen
Allergische Reaktion	• Rötung der Haut, Hautausschlag, Juckreiz • Kopf-, Gelenk- und Gliederschmerzen • Angst, innere Unruhe • Übelkeit, Erbrechen • Hitzewallungen, Temperaturanstieg • Atemnot • Schockzustand	• Infusion abstellen, Venenzugang belassen • Ärztin benachrichtigen (lassen), bei Patientin bleiben, beobachten, beruhigen • Einschätzung der Kreislaufsituation, Vitalzeichenkontrolle • Patientin gegebenenfalls in Schockpositionierung (➤ 31.3) bringen • Einschätzung der Atmungssituation, Patientin ggf. mit erhöhtem Oberkörper positionieren, ggf. Sauerstoff auf Arztanordnung verabreichen
Luftembolie	• Plötzlicher, stechender Schmerz im Brustbereich • Atemnot, Zyanose • Tachykardie, Hypotonie, Schockzustand	• Infusion diskonnektieren, venösen Katheter verschließen, ggf. Patientin in Kopftieflage positionieren • Ärztin benachrichtigen (lassen), bei Patientin bleiben, beobachten und ggf. beruhigen • Vitalzeichenkontrolle einschl. Atmung
Blutverlust	• Austritt großer Blutmengen aus venösem Katheter • Auffallend große Hämatome im Hals- und Thoraxbereich (bei ZVK)	• Infusion diskonnektieren, venösen Katheter verschließen oder Infusion mit neuem Infusionssystem anhängen • Ärztin informieren • Vitalzeichenkontrolle
Thrombophlebitis	• Entzündungszeichen an Einstichstelle, der umgebenden Haut und entlang der Vene • Schmerzen	• Bei ZVK Ärztin informieren und Anordnungen abwarten • Periphere Venenverweilkanüle entfernen, Ärztin informieren
Sepsis	• Hohes Fieber, häufig mit Schüttelfrost • Rapide Verschlechterung des Allgemeinzustands der Patientin	• Ärztin informieren • Blutkultur vorbereiten (➤ 26.4.4) • Arztanordnungen abwarten

Berechnung der Infusionsgeschwindigkeit

Aufgabe der Pflegefachpersonen ist es, durch die richtige Einstellung der Tropfgeschwindigkeit die verordnete Einflussdauer zu gewährleisten. Ist eine exakte Verabreichung der Infusionsmenge in einer bestimmten Zeit vorgegeben, so wird die Infusionslösung über eine Infusionspumpe appliziert (➤ 28.2.3). Bei Infusionen, die mittels Schwerkraft infundiert werden, wird die Infusionsgeschwindigkeit über einen Tropfenzähler (➤ Abb. 28.46) oder durch die Einstellung der Tropfenzahl pro Zeiteinheit bestimmt (Kasten).

Eine parallele Therapie von Schwerkraftinfusion und Infusion per Infusionspumpe sollte vermieden werden, da durch den Druck der Infusionspumpe Lösung in das Infusionssystem der Schwerkraftinfusion gedrückt werden kann, was zu einer unerwünschten und u. U. gefährlichen Bolusgabe führt.

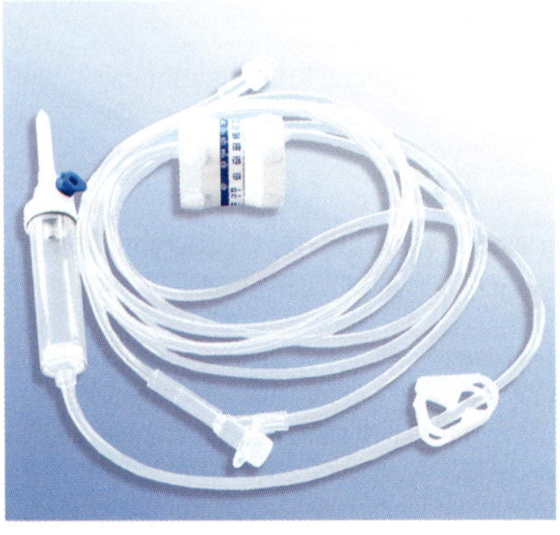

Abb. 28.46 Schwerkraftinfusionssystem mit Tropfenzähler. Hiermit lässt sich die Tropfgeschwindigkeit präziser steuern als mit der Rollklemme. [V620]

Berechnung der Infusionsgeschwindigkeit

Grundlage : 1 ml entspricht 20 Trpf., 1 Trpf./Min. = 3 ml/Std.

Grundsätzlich wird die Infusionsgeschwindigkeit aus der Infusionsmenge in Litern und der Zeit in Stunden, in welcher die Infusion appliziert werden soll, berechnet.

Beispiel: 1.000 ml Lösung sollen über 5 Stunden verabreicht werden.

$$\frac{\text{Infusionsgeschwindigkeit} = \text{Infusionsmenge in ml}}{\text{Zeit in Std.}} = \frac{1.000\text{ ml}}{5\text{ Std.}} = 200\text{ ml/Std.}$$

Berechnung der Tropfenzahl pro Minute

Tropfenzahl pro Minute bei angeordneter Gesamtmenge der Infusion und Infusionszeit

$$\frac{\textit{Infusionsmenge in ml} \times 20\ \textit{Trpf./ml}}{\textit{Infusionsdauer in Std.} \times 60\text{ Min./Std.}}$$

$$\frac{\textit{Gesamttropfenzahl}}{\textit{Infusionsdauer in Min.}} = \frac{\textit{Tropfen}}{\textit{Minute}}$$

Beispiel: 400 ml Lösung sollen über 4 Stunden verabreicht werden.

$$\frac{400\text{ ml} \times 20\text{ Trpf./ml}}{4 \times 60\text{ Min./Std.}} = \frac{8.000\text{ Trpf.}}{240\text{ Min.}} = 33{,}33\text{ Tropfen pro Minute}$$

$$\frac{60\text{ Sek./Min.}}{33{,}33\text{ Trpf./Min.}} = 1{,}8\text{ Sek./Trp}$$

→ Ungefähr alle 2 Sek. muss ein Tropfen fallen.

Berechnung der Infusionsdauer

Infusionsdauer bei angeordneter Tropfenzahl pro Minute und Gesamtinfusionsmenge

$$\frac{\textit{Infusionsmenge in ml} \times 20\ \text{Trpf./ml}}{\textit{Tropfenzahl/Min.} \times 60\ \textit{Min./Std.}} = \textit{Einlaufzeit in Stunden}$$

$$\frac{\textit{Infusionsmenge in ml} \times 20\ \textit{Trpf./ml}}{\textit{Tropfenzahl/Min.}} = \textit{Einlaufzeit in Minuten}$$

Beispiel: Eine Infusion mit einem Gesamtvolumen von 1.000 ml soll mit einer Tropfenzahl von 240 Tr./Min. verabreicht werden.

$$\frac{1.000\ \text{ml} \times 20\ \text{Trpf./ml}}{240\ \text{Trpf.} \times 60\ \text{Min./Std.}} = \frac{20.000}{14.000} = 1,39\ \text{Stunden}$$

$$\frac{1.000\ \text{ml} \times 20\ \text{Trpf./ml}}{240\ \text{Trpf./Min.}} = \frac{20.000}{240} = 83,33\ \text{Minuten}$$

→ Die Infusion läuft etwas länger als 1 Stunde und 20 Minuten.

Umgang mit venösem Katheter, Infusion und Infusionssystem

Verbandwechsel peripherer Venenkatheter ➤ 28.2.4
Verbandwechsel zentraler Venenkatheter ➤ 28.2.5

Bei den pflegerischen Maßnahmen im Umgang mit einem **venösen Katheter** werden folgende **Grundregeln** berücksichtigt:

- Generell so wenig Manipulation wie möglich am Katheter ausüben. Vor jeglicher Manipulation Händedesinfektion durchführen und Handschuhe tragen, da mit austretendem Blut zu rechnen ist. [18], [19]
- Bei zentralen Venenkathetern möglichst kontinuierlich eine Infusion laufen lassen, da es beim Abstöpseln zu Thrombenbildung im Lumen kommen kann. Der Thrombus kann bei erneuter Infusion ins Gefäßsystem eingeschwemmt werden und Komplikationen verursachen. Alle Hubs (verdickter hinterer Teil eines ZVK, an den Infusionen u. Ä. angeschlossen werden), Dreiwegehähne und andere Konnektionsstellen vor der Verwendung mit einem Antiseptikum einsprühen. [19]
- Peripheren Venenkatheter und kurzes Verlängerungsstück nach Beendigung der Infusion mit steriler Kochsalzlösung durchspülen, Klemme schließen, Luer-Lock-Ende des Verlängerungsstücks mit Antiseptikum absprühen und mit sterilem Stopfen verschließen. Mandrins sind obsolet. Indikation einer „ruhenden" Kanüle überprüfen, frühestmöglich entfernen. [18]
- Partikel- und Bakterienfilter (➤ Abb. 28.25) patientennah zwischen Dreiwegehahn direkt im Anschluss an den Venenkatheter und einen weiteren Dreiwegehahn oder eine Mehrfachverbindung mit anschließender Infusionszuleitung anbringen. Dreiwegehähne ermöglichen das Zuspritzen von Medikamenten sowohl über den Bakterienfilter als auch direkt. Bakterienfilter nach Herstellerangaben wechseln.
- Bei Wechsel des Infusionssystems am zentralen Venenkatheter den Dreiwegehahn schließen bzw. Katheter abklemmen. Einer Luftembolie oder Blutung aus dem Katheter wird somit vorgebeugt.
- Vor der Mobilisation der Patientin sämtliche Verbindungsstücke der Überleitsysteme kontrollieren, Luer-Lock-Anschlüsse fester drehen.
- Beratung und Anleitung von Patientinnen mit Infusionstherapie zum richtigen Umgang mit Infusion und Infusionsständer
  - Sie soll sich melden, bevor die Infusion vollständig leergelaufen ist.
  - Sie soll Zug auf den Katheter durch Bewegungen vermeiden.
  - Sie soll das Infusionsbehältnis nicht unter Kopfniveau senken.
  - Sie kennt die wichtigsten Regeln im Umgang mit einer batteriebetriebenen Infusionspumpe.

Verstopfter Venenzugang

Verstopfte Venenzugänge nicht freispülen, sondern die Ärztin informieren und weitere Anordnungen abwarten. Es könnte ein Thrombus ins Gefäßsystem gespült werden!
Anordnungen, z. B. die Entfernung des Venenkatheters, werden abgewartet.

28

28.3 Transfusionen

DEFINITION

Transfusion *(lat. trans = hinüber, fundere = fließen):* Übertragung von Blut oder Blutbestandteilen auf Menschen über intravenöse Infusion.
Fremdblutspende *(homologe Transfusion):* Spenderin und Empfängerin sind nicht gleich, d. h., die Empfängerin erhält das Blut eines fremden Menschen, der dieser Tage oder Wochen zuvor im Rahmen einer Blutspende gespendet hat.
Eigenblutspende *(autologe Transfusion):* Empfängerin ist auch die Spenderin, die z. B. frühzeitig vor einer Operation mit erwartetem Blutverlust ihr Blut für eine spätere Transfusion gespendet hat. Heute nur noch selten durchgeführt.

28.3.1 Überblick

Blut bzw. die Blutbestandteile zur **Transfusion** werden im Vorfeld von einem anderen Menschen als der Empfängerin gespendet, der Blutspenderin. Das so gewonnene Blut wird auf Krankheitserreger untersucht, aufbereitet und in spezielle Behältnisse abgefüllt. Gelagert werden die gespendeten Blutkonserven in einer sogenannten Blutbank in speziellen Kühlschränken. Es handelt sich dabei um eine **Fremdblutspende.**

Blutvolumen

DEFINITION

Blutvolumen: Gesamtmenge des zirkulierenden Bluts.

Das Blutvolumen ist abhängig von Alter, Geschlecht, Körpergröße und Körpergewicht (KG) eines Menschen. Vereinfacht beträgt die Gesamtmenge des Bluts bei einem erwachsenen Menschen ca. 7–8 % oder $^{1}/_{13}$ des Körpergewichts. Bei einem normalgewichtigen Mann kann daher von einem Blutvolumen von 70 ml/kg KG und bei einer normalgewichtigen Frau von einem Blutvolumen von 65 ml/kg KG ausgegangen werden. Daraus ergibt sich z. B. für einen 75 kg schweren, für seine Größe normalgewichtigen Mann ein Blutvolumen von 5–6 l. [22]

Blutzusammensetzung

DEFINITION

Blut: Blutzellen und Blutplasma.
Blutplasma: Blut ohne Blutzellen.
Blutserum: Blutplasma ohne Fibrin und Fibrinogen.

Das Blutvolumen teilt sich in feste Bestandteile und das Blutplasma auf. Blut besteht überwiegend aus Wasser (50–63 %), in dem Elektrolyte, Nährstoffe, Vitamine und Gase gelöst sind. Außerdem enthält die Lösung Proteine in Form von Albumin, Globulinen, Fibrin und Fibrinogen und die zellulären Bestandteile Erythrozyten, Leukozyten und Thrombozyten, die die restlichen 37–50 % des Bluts ausmachen. Der Anteil aller zellulären Bestandteile am Gesamtblutvolumen wird **Hämatokrit** genannt. [22]

Erythrozyten

Erythrozyten *(rote Blutkörperchen)* machen über 95 Vol.-% der zellulären Bestandteile des Bluts aus und haben eine Lebensdauer von bis zu 120 Tagen. Ihre Hauptaufgabe besteht im Atemgastransport. [22] Der in den Erythrozyten enthaltene Eiweißkomplex **Hämoglobin** bindet dazu den Sauerstoff, um ihn in die Körperzellen zu transportieren. Der Hämoglobingehalt (Hb) liegt bei Frauen zwischen 12 und 16 g, bei Männern zwischen 14 und 18 g pro 100 ml Blut.

Blutgruppen

DEFINITION

Blutgruppen: Einteilung des Bluts aufgrund verschiedener vererbter Merkmale.

Die Bestimmung der Blutgruppen ist über unterschiedliche Systeme möglich, am relevantesten sind das AB0- und das Rhesussystem.

AB0-System

Das wichtigste Blutgruppensystem für die Bluttransfusion ist das **AB0-System.** Dieses System unterscheidet vier verschiedene Blutgruppen: A, B, AB und 0. Auf sämtlichen Blut- und Gewebezellen sind die vererbten Merkmale, sogenannte *Antigene* zu finden. Diese Antigene sind auf der Oberfläche von Erythrozyten angesiedelt. Die Antigene sind bei der Bluttransfusion von besonderer Bedeutung, da es zu Unverträglichkeiten und Intoleranzen kommt, sobald unterschiedliche Blutgruppen miteinander in Berührung kommen. Im Blutplasma befinden sich *Antikörper (Agglutinine).* Diese sind gegen die Antigene auf dem Erythrozyten einer anderen Blutgruppe gerichtet und verursachen eine Unverträglichkeit (➤ Tab. 28.14).

Tab. 28.14 Merkmale der einzelnen Blutgruppen.

Blutgruppe	Antigen	Antikörper
A	A	B (Anti-B)
B	B	A (Anti-A)
AB	A und B	–
0	–	A und B (Anti-A und Anti-B)

Tab. 28.15 Kompatibilität zwischen Empfänger- und Spenderblutgruppen.

Empfängerblutgruppe	Mögliche Spenderblutgruppe(n)
A	A und 0
B	B und 0
AB	AB, A, B und 0
0	0

Aus ➤ Tab. 28.14 geht hervor, dass eine Transfusion nur dann komplikationslos verläuft, wenn gleiche bzw. verträgliche Blutgruppen aufeinandertreffen. Würde z. B. einem Menschen mit der Blutgruppe A Blut der Blutgruppe B transfundiert werden, käme es zu einer **Antigen-Antikörper-Reaktion.** Das Blut würde verklumpen (agglutinieren). Dies würde auch im umgekehrten Fall passieren, wenn also einem Menschen mit Blutgruppe B Blut der Gruppe A transfundiert würde. Blut der Gruppe 0, das keine Antigene besitzt, kann dagegen Empfängern mit der Blutgruppe A, B und AB gegeben werden, Blut der Gruppe AB ist analog dazu nur für Menschen mit dieser Blutgruppe verträglich (➤ Tab. 28.15). Die Verteilung der Blutgruppen in Deutschland ist sehr unterschiedlich (➤ Abb. 28.47).

Bei **Neugeborenen** ist eine Bestimmung der Blutgruppe nach dem AB0-System noch sehr ungenau, da sich die Antigene sehr langsam entwickeln. Aufgrund dessen weisen Neugeborenenzellen sehr viel weniger Antigene auf als die Erythrozyten einer Erwachsenen. Die Antikörper, die im Blutplasma des Neugeborenen nachgewiesen werden können, stammen häufig noch von der Mutter. [23]

Rhesussystem

Ein weiteres System zur Differenzierung der Blutgruppe ist das **Rhesussystem.** Es beruht auf den verschiedenen Proteinantigenen, die sich auf der Erythrozytenmembran befinden. Es werden die Antigene C, c, D, E und e voneinander unterschieden. Ein großer Buchstabe gibt an, dass das Antigen dominant ist. Der **Rhesusfaktor** ist abhängig von der Ausprägung bzw. dem Nichtvorkommen des *Antigens D* auf der Erythrozytenmembran. Ist es vorhanden, so gilt der Mensch als Rhesus-positiv (Rh-pos., Rh+, Rh(D)+), erkenntlich am Buchstaben D. Ist es nicht vorhanden, so gilt der Mensch entsprechend als Rhesus-negativ (Rh-neg., rh–, Rh(D)–). 83 % der deutschen Bevölkerung sind Rhesus-positiv, nur 17 % Rhesus-negativ (➤ Abb. 28.47).

Bestimmung der Blutgruppe und Überprüfung der Blutgruppenverträglichkeit

Die **Bestimmung der Blutgruppe und die Überprüfung der Verträglichkeit** von Empfängerin und Spenderblut sind ärztliche Auf-

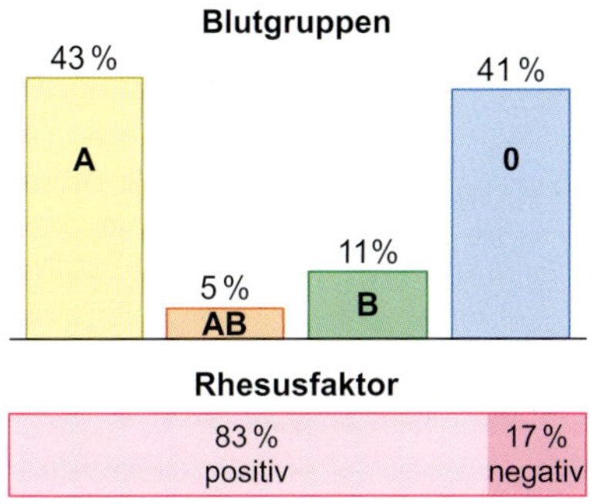

Abb. 28.47 Verteilung der Blutgruppen in Deutschland. [L234]

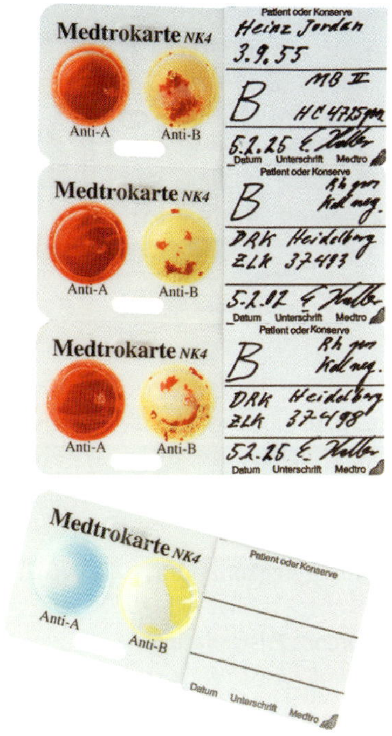

Abb. 28.48 Testkarte (z. B. Medtrokarte®) für den Bedside-Test. Auf den Testfeldern befindet sich Serum mit Antikörpern A und B (Anti-A, Anti-B). Gibt man nun einen Tropfen Patientenblut in beide Testfelder, dann kommt es zur Agglutination oder nicht. Hier: Agglutination des Patientenbluts mit Anti-B, d. h., die Patientin hat Blutgruppe B. [V353]

gaben. Vor einer Blutübertragung wird der Empfängerin Blut abgenommen und im Labor untersucht. Das Spenderblut wurde bereits im Vorfeld (nach der Blutspende) untersucht und geprüft.

Um die Blutgruppenverträglichkeit zu gewährleisten, werden verschiedene Tests durchgeführt. Die *Deutsche Gesellschaft für Transfusionsmedizin und Immunhämatologie* schreibt eine **Kreuzprobe** vor, welche aus Major-, Minor- und Coombs-Test besteht. Ist die Kreuzprobe negativ, so ist es bei den durchgeführten Tests nicht zu einer Agglutination gekommen, und die Blutgruppenverträglichkeit ist gegeben. Außerdem wird unmittelbar vor der Transfusion am Patientenbett der sogenannte **Bedside-Test** (engl. *am Bett*) durchgeführt. Dabei werden die Blutgruppen von Empfängerin- und Spenderinblut mittels Testkarten erneut überprüft (➤ Abb. 28.48). [24]

28.3.2 Blutprodukte

Blutprodukte sind Arzneimittel

Blutprodukte unterliegen in Deutschland den Bestimmungen des Arzneimittelgesetzes (AMG), des Transfusionsgesetzes (TFG) und den Richtlinien der Bundesärztekammer zur Gewinnung von Blut und Blutbestandteilen.

Blutspende, Konservierung und Aufbewahrung

Das Spenderblut (es gibt hohe Anforderungen an die Spender und das Spendeverfahren) wird nach einer umfassenden Untersuchung in spezielle Beutel abgefüllt. Diese **Blutkonserven** (➤ Abb. 28.49) sind kodiert und mit Blutgruppe, Rhesusfaktor sowie Entnahme- und Verfallsdatum versehen. Durch die Zugabe eines Stabilisators sind die Konzentrate für einen Zeitraum zwischen 28 und 35 Tagen haltbar und verwendbar. Voraussetzung ist die korrekte Lagerung und Aufbereitung der Konserve vor der Transfusion. [25]

Neben der Transfusion einer Fremdblutspende *(homologe Transfusion)* kann auch eine Eigenblutspende *(autologe Bluttransfusion)* erfolgen. Es gibt verschiedene Arten der autologen Bluttransfusion, die perioperativ zur Vermeidung von Fremdblutspenden eingesetzt werden (➤ 29.1.2).

Wichtige Blutprodukte

In Deutschland ist die Benutzung von leukozytendepletierten zellulären Blutprodukten vorgeschrieben, bei denen durch Filtration die Leukozyten weitestgehend entfernt wurden (➤ Tab. 28.16). [25]

Risiken und Gefahren

Die Gabe von Blutprodukten birgt folgende **Risiken und Gefahren:**

- **Transfusionsreaktionen.** Die Antigene, die zu einer Unverträglichkeitsreaktion während einer Bluttransfusion führen können, sind bisher nicht alle erforscht, und nur die wichtigsten werden im Vorfeld getestet. Es können daher folgende Reaktionen auftreten
  - Allergische Transfusionsreaktion
  - Fieberhafte nichthämolytische Transfusionsreaktion
  - Hämolytische Transfusionsreaktion (sofortige oder verzögerte Reaktion)
  - Transfusionsassoziierte akute Lungeninsuffizienz (TRALI)
  - Immunisierung, die den Erfolg späterer Gaben von Blutprodukten vermindert
- **Infektionen.** Die Übertragung von Infektionserregern ist in Deutschland aufgrund umfassender Kontrollen sehr selten, aber bei einigen Blutprodukten möglich. Besonders gefährlich ist die Übertragung von Hepatitiserregern oder dem HI-Virus.
- **Stoffwechselentgleisungen.** Hyperkaliämie oder Gerinnungsstörung aufgrund einer Hämolyse (Zerstörung von Erythrozyten).
- **Graft-versus-Host-Reaktion.** Immunologische Transplantat-Wirt-Reaktion, die bei Patientinnen nach einer Knochenmark- oder Stammzellentransplantation mit Fremdspende auftreten

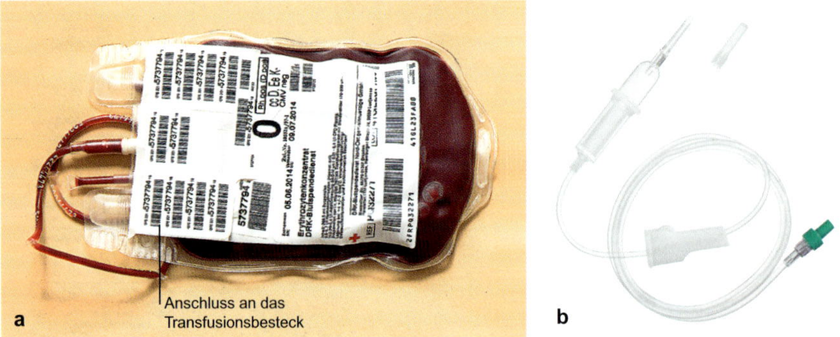

Abb. 28.49 Blutkonserve (a) und das dazu gehörende Transfusionssystem, das einen speziellen 200-µm-Partikelfilter hat (b). Erythrozytenkonzentrate werden nie mit einem normalen Infusionssystem transfundiert, sondern mit einem Transfusionsgerät mit Tropfkammer mit 200 µm-Filter und speziellem Einstechdorn für die Blutbeutel. Es hat keine Belüftung und ermöglicht die restfreie Entleerung. [K115, U223]

Tab. 28.16 Überblick über die wichtigsten Blutprodukte und ihre Indikation. [24], [25]

Präparat	Ersatz von	Beschreibung	Indikation
Erythrozytenkonzentrat *(EK)*	Erythrozyten	Abzentrifugierte Erythrozyten mit möglichst wenig Restleukozyten und Thrombozyten	• Akuter Blutverlust • Hochgradige Anämie
Thrombozytenkonzentrat *(TK)*	Thrombozyten	Aus Einzelspende oder Poolen von mehreren Einzelspender-TK	Thrombozytopenie, insbesondere bei Thrombozytenbildungsstörung
Gefrorenes Frischplasma *(GFP, Fresh Frozen Plasma, FFP)*	Plasma	Schockgefrorenes Plasma (mit Restzellen) einer Einzelspenderin oder Poolplasma. Blutgruppengleiche Transfusion sofort nach Auftauen	• Massentransfusion • Komplexe Gerinnungsstörungen • Faktorenmangel V, XI
Humanalbumin	Einzelne Plasmabestandteile (Fertigarzneimittel, die unabhängig von der Blutgruppe infundiert werden)	Humanalbumin	• Volumenersatz vor allem nach Aszitesentlastung • Hypoalbuminämie
(Hyper-)Immunglobuline		V.a. Immunglobulin G	Passive Immunisierung
Prothrombinkonzentrat *(PPS)*		Prothrombin-Komplex (reich an Faktor II, VII, IX, X)	Blutungen bei Lebererkrankungen, Marcumar®-Überdosierung, Verbrauchskoagulopathie (DIC), Hämophilie
Einzelfaktorpräparat		Z.B. Faktor VIII bzw. Faktor VIII/Von-Willebrand-Faktor, Faktor IX	Einzelfaktormangel

kann. Die T-Lymphozyten des Spenderbluts reagieren auf den Empfängerorganismus. Um eine solche Reaktion zu verhindern, werden die Blutkonzentrate vor der Transfusion bestrahlt.

28.3.3 Durchführung der Transfusion

Wie bei anderen therapeutischen Maßnahmen hat die Ärztin die Gesamtverantwortung für die Bluttransfusion. In ihren Aufgabenbereich fällt:

- Anordnung von Blutgruppenbestimmung und Bereitstellung von Erythrozytenkonzentraten
- Anordnung der Transfusion
- Aufklärung von Patientin bzw. Eltern eines Kindes über die Notwendigkeit und mögliche Gefahren und Komplikationen
- Legen eines großlumigen periphervenösen Zugangs
- Durchführen des Bedside-Tests (➤ Abb. 28.48) unmittelbar vor der Transfusion
- Anschließen der Transfusion

Diese Aufgaben können nicht an Pflegefachpersonen delegiert werden.

Vorbehalte gegen Bluttransfusionen

Bei der Aufklärung der Patientinnen/Sorgeberechtigten ist Einfühlungsvermögen gefragt, denn Bluttransfusionen können bei den Betroffenen Angst und Unsicherheit auslösen. Manche Menschen lehnen aus religiös-spirituellen Gründen Transfusionen ab.

Die Aufgaben von Pflegefachpersonen sind:

- Abholen der Blutkonserve aus dem Labor
- Vorbereiten der Blutkonserve: Transfusionssystem anschließen (➤ Abb. 28.49)
- Patientin vorbereiten und während der Transfusion überwachen
- Transfusion und ggf. Komplikationen dokumentieren

Vorbereitung

Die Vorbereitung einer Blutkonserve und die Durchführung einer Transfusion werden im Folgenden exemplarisch an einem Erythrozytenkonzentrat verdeutlicht. Für andere Blutprodukte sind die hausspezifischen Leitlinien zu beachten.

Vorbereitung des Patienten

Sofern die Patientin nicht bereits über einen großlumigen venösen Zugang verfügt, wird dieser im Vorfeld angelegt (➤ 28.2.4). Unmittelbar vor der Transfusion die Patientin zum Toilettengang auffordern, Kleinkinder wickeln. Sonstige Pflegeinterventionen werden während der Transfusion vermieden, um die Patientin nicht zusätzlich zu belasten und die Beobachtungsparameter nicht zu manipulieren. Um während und nach der Transfusion auf einen Vergleichswert zurückgreifen zu können, wird besonders bei Kindern im Vorfeld eine Vitalzeichenkontrolle durchgeführt.

Temperatur der Blutkonserve

Erythrozytenkonzentrate werden bei 2–6 °C im Kühlschrank gelagert. Sie werden im Normalfall bei Zimmertemperatur verabreicht, indem man sie bei Raumtemperatur warm werden lässt. Bei bestimmten Indikationen, z. B. bei Neugeborenen, Massentransfusionen, unterkühlten Patientinnen oder Vorkommen von Kälteantikörpern, wird das zu transfundierende Blut nach ärztlicher Anordnung erwärmt. Dafür gibt es spezielle Blutwärmegeräte, welche für eine kontrollierte Erwärmung auf 37 °C sorgen.

Transfusionssystem anschließen

Nach der Temperaturkontrolle des zu transfundierenden Bluts wird die Konserve unmittelbar vor der Verabreichung mit einem Transfusionsystem (Transfusionsbesteck ➤ Abb. 28.49) versehen und einer Sicherheitsüberprüfung unterzogen:

- Flächendesinfektion durchführen
- Hygienische Händedesinfektion durchführen
- Sicherheitsüberprüfung im Vier-Augen-Prinzip durchführen
  - Vergleich von Angaben auf der Blutkonserve, auf den Begleitpapieren und Angaben und Anordnung in der Dokumentation der Patientin
  - Eventuelle Unstimmigkeiten zweifelsfrei klären
  - Konservenbeutel auf Unversehrtheit und Auffälligkeiten kontrollieren
- Handschuhe anziehen
- Rollklemme am Transfusionssystem schließen (ggf. anderes Vorgehen nach Herstellerangaben)
- Kunststoffversiegelung am Konservenbeutel öffnen und Dorn des Transfusionsbestecks senkrecht einstechen, ggf. Überleitungssystem für Blutwärmegerät anschließen
- Konservenbeutel am Infusionsständer aufhängen
- Tropfkammer mehrmals zusammendrücken und loslassen, bis Blutniveau auf Höhe des weißen Rings ist
- Rollklemme öffnen und Leitung entlüften, dann Rollklemme wieder schließen
- Transfusionsprotokoll vorbereiten, Bedside-Test bereitlegen

Die Bluttransfusion bei Neugeborenen erfolgt über eine Spritzenpumpe (➤ 28.2.3), um eine exakte Dosierung zu ermöglichen. Um die Gefahr einer mechanischen Hämolyse zu vermindern, sollten nicht zu englumige Venenkatheter und Kanülen eingesetzt werden und die Transfusion nicht zu schnell erfolgen. Viele Blutbanken stellen für Säuglinge und Kleinkinder kleinvolumige Blutkonserven zur Verfügung. [26]

Durchführung und Überwachung der Transfusion

Die Ärztin führt am Bett der Patientin unmittelbar vor dem Anschließen der Transfusion eine letzte Identitätskontrolle und den Bedside-Test durch (➤ Abb. 28.48).

Das Anschließen und Starten der Transfusion ist Aufgabe der Ärztin. Zunächst werden ca. 30 ml des Blutprodukts zügig transfundiert und die Patientin über einen Zeitraum von 5–10 Min. beobachtet. Die empfohlene Tropfgeschwindigkeit eines Erythrozytenkonzentrats liegt bei 40–60 Trpf./Min. Somit ergibt sich eine Gesamtlaufzeit von ca. 1 Std. Bei Patientinnen mit instabilem Kreislaufstatus und zur Verhinderung einer Hypervolämie bei Niereninsuffizienz wird die Einlaufzeit auf 3–4 Std. erweitert. Bei anderen Blutprodukten werden die hausinternen Leitlinien bezüglich der Einlaufzeit beachtet.
Treten in den ersten 10 Min. keine Komplikationen auf, fällt die weitere engmaschige Überwachung und Versorgung in den pflegerischen Bereich:

- Befragen der Patientin hinsichtlich seines subjektiven Empfindens und Wohlbefindens, mit dem Hinweis sich bei einer Verschlechterung umgehend zu melden; Rufanlage in Patientinnenreichweite positionieren
- Regelmäßige Kontrolle von Herzfrequenz, Blutdruck, Atmung und Vigilanz der Patientin
- Hautbeobachtung auf Rötungen und Quaddelbildungen, insbesondere im Gesicht und am Körperstamm
- Kontrolle des Transfusionssystems und des Füllungszustands der Blutkonserve
- Inspektion der Einstichstelle
- Dokumentation aller ermittelten Parameter und Befunde

VORSICHT

In Kombination mit Blutprodukten dürfen **keine Glukose- oder Elektrolytlösungen über die gleiche Kanüle** bzw. das gleiche Lumen verabreicht werden. Die Folge wäre eine Hämolyse (Zerstörung, Auflösung) der Erythrozyten.

Transfusionszwischenfälle

➤ Tab. 28.17 gibt einen Überblick über mögliche **Zwischenfälle** und den entsprechenden Erstmaßnahmen bei Transfusionen.

Nachbereitung

Nach vollständigem Einlaufen des Blutprodukts ist die Transfusion beendet. Zur Nachsorge gehören folgende Maßnahmen:

- Venösen Katheter mit NaCl 0,9 % durchspülen, danach verschliessen
- Patientin weiterhin beobachten und überwachen
- Leeren Konservenbeutel während 24 Std. im Kühlschrank aufbewahren, um bei etwaigen Transfusionskomplikationen eine Nachuntersuchung machen zu können
- Transfusionsprotokoll der Dokumentation der Patientin hinzufügen, Kopie ins Blutdepot geben, Maßnahme dokumentieren

Tab. 28.17 Mögliche Transfusionszwischenfälle und entsprechende Erstmaßnahmen. [27]

Zwischenfall	Symptome	Erstmaßnahmen
Unverträglichkeitsreaktion	Unruhe, Beklemmungsgefühl, Übelkeit, Brechreiz, Atemnot, Kopf-, Gelenk- und Gliederschmerzen, „komisch sein", „flaues Gefühl"	• Transfusion stoppen • Ärztin informieren • Venösen Zugang mit NaCl 0,9 % offen halten
Allergische Reaktion	Hautrötung, Quaddelbildung, Juckreiz, Blutdruckabfall	• Transfusion stoppen • Ärztin informieren
Bakterielle Verunreinigung der Konserve	Fieber, Schüttelfrost	• Transfusion stoppen • Ärztin informieren • Venösen Zugang belassen • Material für Blutkulturentnahme (➤ 26.4.4) richten

Aufgaben zur Pflegesituation

Heute begleitet der Auszubildende Aurel Dumitrescu die Pflegefachfrau Uta Knapp auf ihrer morgendlichen Tour. Die letzte Klientin, die sie aufsuchen, ist die 78-jährige Frau Helmig. Frau Helmig ist eine sehr kontaktfreudige und lebensfrohe Dame, die sich trotz gesundheitlicher Einschränkungen noch weitestgehend selbst versorgt. Sie leidet allerdings seit Jahrzehnten unter einem Diabetes mellitus Typ 2. Aufgrund ihrer stark eingeschränkten Sehfähigkeit und Sensibilitätsstörungen in den Fingern – beides Folgen der langjährigen Zuckerkrankheit – ist Frau Helmig nicht mehr in der Lage, sich das Insulin selbst zu verabreichen. Dies übernehmen dreimal am Tag die Pflegefachpersonen des ambulanten Pflegedienstes. Auf dem Weg zu Frau Helmig bittet Uta Knapp den Auszubildenden, ihr die Durchführung der Injektion, die er zuvor bereits mehrfach beobachtet hat, zu beschreiben. Bei Frau Helmig angekommen, bittet der Auszubildende darum, ihr das Insulin verabreichen zu dürfen. Nachdem Frau Helmig eingewilligt hat, führt der Herr Dumitrescu die Injektion unter Anleitung von Uta Knapp gewissenhaft und korrekt durch. Als er die Kanüle des Insulinpens entsorgen möchte, bittet ihn Frau Helmig, diese nicht zu wegzuwerfen, sondern die Schutzkappe wieder aufzusetzen, damit die Nadel sowohl mittags als auch abends noch einmal verwendet werden könne.

1. Wieso ist vor jeder Injektion die Einwilligung der Person, die die Injektion erhalten soll, einzuholen?
2. Bitte benennen Sie Injektionsorte der ersten und zweiten Wahl für die subkutane Injektion.
3. In welchem Fall ist ein Injektionsort nicht für die Injektion geeignet?
4. Bitte beschreiben sie die fachlich korrekte Durchführung der Injektion mittels eines Insulinpens.
5. Wieso ist bei der Notwendigkeit regelmäßiger Injektionen ein Injektionsschema vorteilhaft?
6. Wie hätten Sie auf Frau Helmigs Bitte, die Schutzkappe wieder auf die Pen-Nadel aufzustecken, reagiert? Bitte begründen Sie Ihre Antwort.

KAPITEL 29

Christine Keller

Prä- und postoperative Pflege

Pflegesituation

Der Auszubildende Christoph Günther absolviert aktuell seinen Pflichteinsatz auf einer chirurgischen Akutstation mit dem Schwerpunkt Abdominalchirurgie. In den ersten Tagen des praktischen Einsatzes hat er jeden Dienst gemeinsam mit seinem Praxisanleiter Deepak Chander gearbeitet, sodass ihm die generellen Abläufe und Routinetätigkeiten dieser Station inzwischen geläufig sind. Für den morgigen Tag ist eine laparoskopische Cholezystektomie (minimalinvasive Gallenblasenentfernung) bei der 38-jährigen Patientin Frau Melanie Dauner vorgesehen. Herr Chander möchte als nächstes Anleitungsziel die perioperative Pflege bei Cholezystektomie mit Herrn Günther bearbeiten. Nachdem die beiden die relevanten Aspekte theoretisch durchgesprochen haben, gehen sie gemeinsam zu Frau Dauner ins Patientenzimmer, um mit der präoperativen Pflege zu beginnen. Frau Dauner ist sehr ängstlich bezüglich der anstehenden Operation, da es sich um ihre erste Operation handelt.

Am Morgen der Operation ist der Auszubildende zusammen mit seinem Praxisanleiter abermals für die Pflege von Frau Dauner zuständig. Nachdem die letzten präoperativen Maßnahmen durchgeführt wurden, wird Frau Dauner in den OP gebracht.

Im Jahr 2023 wurden in deutschen Krankenhäusern laut Statistischem Bundesamt über 16,5 Mio. Operationen bei vollstationären Patientinnen und Patienten, Bewohnerinnen und Bewohnern (im Folgenden nur „Patienten" genannt) durchgeführt, also durchschnittlich 45.290 Operationen am Tag. [1] Hinzu kommt eine Vielzahl an **ambulanten Operationen**. In Deutschland gab es 2024 180 ambulante OP-Zentren + 227 Arztpraxen mit einem praxiseigenen ambulanten OP-Zentrum. Rund 8% der Operationen werden ambulant durchgeführt – eine weitere Ambulantisierung ist angestrebt. Im Januar 2024 wurde der ambulante OP-Katalog (AOP) um 171 OPS-Kodes erweitert, was rund 300.000 vollstationären Patienten entspricht, die künftig ambulant operiert werden können.

Nicht nur die Beschäftigten in der Operationsabteilung sind in die Versorgung der operierten Menschen involviert, mit der Versorgung vor und nach der Operation sind weitere Pflegefachpersonen betraut, insbesondere auf den chirurgischen Stationen.

29.1 Grundlagen

29.1.1 Arten von Operationen und Operationsabteilung

DEFINITION

Operation *(OP; lat. operatio = Verrichtung):* invasiver (die Körperhülle durchdringend) instrumenteller Eingriff am oder im Körper eines Patienten zu diagnostischen (➤ 26.8) oder therapeutischen Zwecken.

ERAS (Enhanced Recovery after Surgery, engl. für *schnelle Genesung nach einer Operation*): multimodales Konzept, mit dem Operationsfolgen wie Stress, Schmerzen, Darmatonie, Bettruhe, Nahrungskarenz reduziert werden sollen. Die Patienten sind postoperativ in der Regel „schneller wieder auf den Beinen", haben weniger Komplikationen und können das Krankenhaus früher verlassen. Das wird u. a. erreicht durch minimalinvasive Chirurgie, optimierte Narkose, effektives Schmerzmanagement, kürzere prä- und postoperative Nüchternzeit, frühe Mobilisation nach dem Eingriff. [2], [8]

Operationen werden schwerpunktmäßig in der Chirurgie und ihren Teilgebieten (z. B. Unfallchirurgie, Viszeralchirurgie) durchgeführt, aber auch in anderen medizinischen Fachgebieten wie der Gynäkologie und Geburtshilfe, der Urologie, der Hals-Nasen-Ohren-Heilkunde und der Augenheilkunde. In diesen operativen Fachdisziplinen ist die Therapie häufig operativ, konservative Verfahren (z. B. medikamentöse oder physikalische Therapien) werden begleitend eingesetzt.

Jede Operation braucht eine **Indikationsstellung,** bei der Nutzen und Risiken vom Arzt gegeneinander abgewogen werden. Der Patient muss aufgeklärt sein und dem Eingriff zugestimmt haben, auch der notwendigen Anästhesie (➤ 9.1.1). Nur im Ausnahmefall darf der Arzt ohne Zustimmung des Patienten handeln. [3]

Rechtmäßigkeit einer Operation

Körperverletzung, Aufklärung ➤ 9.1.1
Diagnoseaufklärung ➤ 26.1.2
Eine Operation stellt nach § 223 StGB den Tatbestand einer Körperverletzung dar. Sie ist nur dann rechtmäßig, wenn
- eine Indikation vorliegt,
- eine angemessene Aufklärung des Patienten bezüglich der Nutzen und Risiken des Eingriffs stattgefunden hat,
- der Patient seine Einwilligung gegeben hat.

29

Operationen lassen sich unterscheiden:
- Nach der **Dringlichkeit**
  - Notfalloperationen müssen sofort erfolgen, z. B. Notfallsectio (Notfall-Kaiserschnitt), Kraniotomie bei Epiduralhämatom (intrakranielle Blutung), Milzentfernung bei Milzruptur, Thrombusentfernung bei akutem Arterienverschluss.
  - Dringliche Operation müssen zügig/am nächsten Tag erfolgen, z. B. operative Versorgung einer offenen Fraktur, Behandlung der Ursache eines akuten Abdomens, Beseitigung eines mechanischen Ileus (Darmverschluss).
  - Elektive *(geplante)* Operationen, sind medizinisch indiziert, müssen aber nicht umgehend durchgeführt werden, z. B. Varizenoperation, asymptomatische Hernie, Cholezystektomie (Entfernung der Gallenblase), Gelenkersatz, Schönheitsoperationen.
- Nach der **Technik**
  - Konventionelle Operation: Der Körper wird über einen größeren Hautschnitt eröffnet, offenes Operationsfeld.
  - **Minimalinvasive Operation** *(MIC = minimalinvasive Chirurgie, „Schlüsselloch-Chirurgie")*: Die Operation erfolgt mit sehr kleinem Zugang und miniaturisierten Instrumenten, häufig in Kombination mit Endoskop und Videobildtechnik.
  - Computer- und roboterassistiertes Operieren: Der Chirurg wird durch Computer (plant und simuliert z. B. den Eingriff) und Roboter unterstützt.
- Nach der **Verweildauer des Patienten:**
  - Ambulante Operation, d. h., der Patient bleibt nicht über Nacht. Sie findet in einer Praxis, einer Praxisklinik oder einem ambulanten OP-Zentrum (oft an ein Krankenhaus angegliedert) statt.
  - Operation mit stationärem Aufenthalt über Nacht.

Operationsabteilung

Operationsabteilungen bzw. Räumlichkeiten, in denen Operationen stattfinden, sind prinzipiell gleich aufgebaut (➤ Abb. 29.1). Es gibt einen unsterilen Bereich, über den Patienten und Mitarbeiter in die Operationsabteilung gelangen (Patienten- und Personalschleuse). Im sterilen Bereich liegen die Operationssäle und die dazugehörenden Räume wie die Anästhesieein- und –ausleitung und die Waschräume. An einer Operation sind unterschiedliche Menschen aus unterschiedlichen Berufen beteiligt, das Operationsteam besteht aus:
- Operateur und Assistenten, je nach Operation sind es ein bis drei Assistenten
- Operationstechnische Assistenten (OTA, dreijähriger Ausbildungsberuf), auch Pflegefachpersonen ohne/mit Weiterbildung im Operationsdienst. Sie sind tätig als:

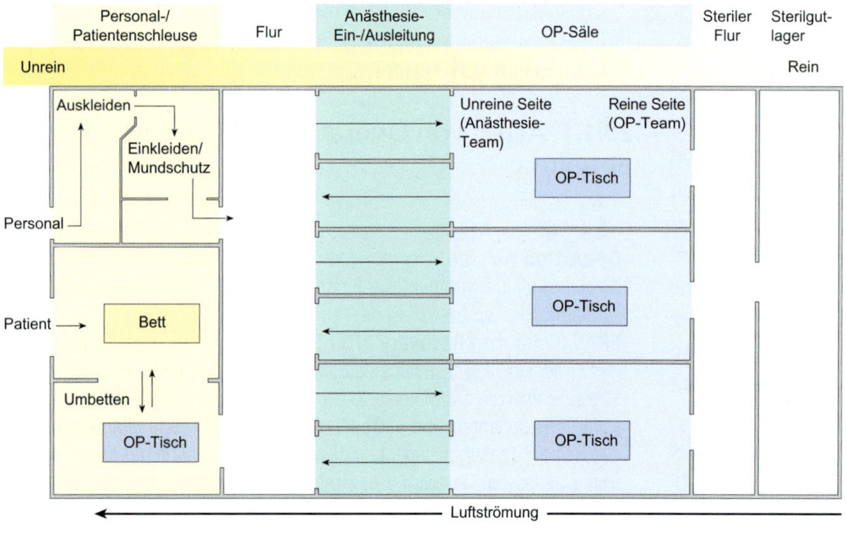

Abb. 29.1 Schematischer Aufbau einer Operationsabteilung. Sie gliedert sich in einen sterilen (grün, blau und weiß) und in einen nichtsterilen (gelb) Bereich. Auch für ambulante Operationszentren gilt dieser Aufbau. Hier fehlt der Aufwachbereich. [L190]

- Instrumentierschwester/-pfleger (sterile Schwester, Operationsschwester), die Instrumente, Materialien und Geräte vorbereitet, dem Operateur beim Einkleiden behilflich ist und ihm die Instrumente und Geräte während der Operation steril anreicht
- Springer (Beidienst, unsterile Schwester), der die Instrumentierschwester unterstützt und z. B. zusätzlich benötigte Instrumente herbeiholt
- Anästhesist, der verantwortlich für die Narkoseeinleitung, -führung und -ausleitung ist
- Anästhesietechnische Assistenten (ATA, dreijähriger Ausbildungsberuf), auch Pflegefachpersonen ohne/mit Weiterbildung in der Anästhesie und Intensivmedizin. Sie unterstützen den Anästhesisten rund um die Narkose und arbeiten auch im Aufwachraum

Reinigungspersonal sorgt im Anschluss an die Operation für die Reinigung und Desinfektion des Operationssaals.

29.1.2 Transfusionen und Verfahren zur Vermeidung von Fremdblut

Transfusionen und Durchführung ➤ 28.3

DEFINITION

Transfusion *(Bluttransfusion):* Übertragung von Blut oder Blutbestandteilen von einem Blutspender auf einen Blutempfänger (Patienten), sog. allogene Transfusion.
Verfahren zur Vermeidung von Fremdblut: verschiedene (technische) Möglichkeiten und Methoden, bei denen der Patient sein eigenes Blut transfundiert bekommt, sog. autologe Transfusion.

Operationen oder Unfälle können mit einem größeren Blutverlust einhergehen. Der Patient braucht dann eine **Transfusion.** Geht der Arzt von einem größeren Blutverlust aus, lässt er präoperativ

- die Blutgruppe des Patienten bestimmen,
- vom Blutlabor (Blutbank) ein oder mehrere Erythrozytenkonzentrate *(EK)* bereitstellen.

Das Labor führt nach der Blutgruppenbestimmung noch eine *Kreuzprobe* durch, d. h., es überprüft die Verträglichkeit von Patientenblut und Spenderblut. Benötigt der Patient intra- oder postoperativ eine Bluttransfusion, dann steht es zur Verfügung.
Es gibt mehrere **Verfahren zur Vermeidung von Fremdblut**:

- Die **präoperative Eigenblutspende** 4 bis 5 Wochen vor einer geplanten Operation wird heute kaum noch durchgeführt.
- Die **präoperative isovolämische Hämodilution** (dem Patienten werden unmittelbar vor der Operation ca. 500–700 ml Blut abgenommen und in einem Konservenbeutel verwahrt, der Blutverlust mit Plasmaersatzlösung ersetzt und bei Bedarf retransfundiert) wird ebenfalls nur noch selten angewendet.
- Die **maschinelle Autotransfusion** *(Cellsaving)* ist ein technisches Verfahren, bei dem Blut aus dem Operationsgebiet abgesaugt, aufgefangen und in einer Zellwaschanlage gewaschen und gefiltert wird. Das so aufbereitete Blut muss dem Patienten innerhalb von 6–8 Std. retransfundiert werden.
- Bei der **Retransfusion von Drainagenblut** wird über Wunddrainagen (z. B. Thorax- und Mediastinaldrainagen) abgeleitetes Blut mittels spezieller Retransfusionssysteme dem Patienten gleich retransfundiert. [3]

29.2 Präoperative Pflege

DEFINITION

Prä- und postoperative (perioperative) Pflege: alle Pflegemaßnahmen vor und nach einer Operation. Die präoperative Pflege beginnt mit der Aufnahme, die postoperative Pflege endet mit der Entlassung oder Verlegung des Patienten. Intraoperativ werden die Patienten von Operations- und Anästhesiefachkräften begleitet.

Die Maßnahmen der **präoperativen Pflege** sollen den Patienten bestmöglich auf die bevorstehende Operation vorbereiten und Komplikationen während und nach der Operation vermeiden helfen. Oft ist die Zeit dafür nur kurz, da Patienten häufig erst am OP-Tag in die (ambulante) Klinik kommen. In vielen Krankenhäusern gibt es inzwischen eine *prästationäre Phase.* Der Patient kommt 1–3 Tage vor der Operation in die Klinik für Blutentnahme, EKG u. a. vorbereitende Untersuchungen, Gespräche mit Operateur und Anästhesist. An diesem Tag werden häufig auch schon pflegerelevante Informationen (Pflegeanamnese) erhoben.

Bei Notfalloperationen muss möglicherweise ganz auf vorbereitende Maßnahmen verzichtet werden.

29.2.1 Psychische Begleitung

Diagnoseaufklärung ➤ 26.1.2
Für einen Patienten stellt eine Operation immer einen Ausnahmezustand dar. Pflegefachpersonen achten darauf, dass sie in der täglichen Routine nie den einzelnen Patienten mit seinen Sorgen und Ängsten außer Acht lassen. Maßnahmen der **psychischen Begleitung** sind:

- Patient bei der Aufnahme nicht warten lassen, ihm das Gefühl geben, dass man ihn erwartet hat, dass er mit seinen Sorgen und Ängsten ernst genommen wird
- Frühestmöglich Aufnahmegespräch durch die betreuende Pflegefachperson führen, dabei besonders das weitere Vorgehen erklären
- Für Fragen offen sein, ggf. Arzt noch einmal zum Patienten bitten
- Ängste nicht mit „Das ist Routine" oder „Das machen wir jeden Tag" abtun, sondern Verständnis zeigen, nachfragen was die schlimmsten Befürchtungen sind, sachliche Erklärungen geben
- Offen und ehrlich sein, keine Halbwahrheiten oder Beschönigungen anbringen
- Unmut zulassen, wenn sich zeitliche Abläufe verschieben oder der Patient gar vom Operationsplan genommen wird
- Gegebenenfalls Kontakt zu Selbsthilfegruppen und Betroffenen auf Station herstellen, z. B. wenn eine Enterostomaanlage (➤ 19.3.10) oder Amputation geplant ist
- Kinder und Jugendliche ihrem Alter entsprechend einbeziehen, Fragen kindgerecht und spielerisch beantworten

29

Psychische Begleitung bei Kindern

Für **Kinder** stellt ein Krankenhausaufenthalt und ein operativer Eingriff immer eine Ausnahmesituation dar. Kinder sind keine kleinen Erwachsenen und haben, abhängig vom Alter und Entwicklungsstand, andere körperliche und psychische Bedürfnisse.

Nach Möglichkeit sollte immer eine Bezugsperson beim Kind sein. Dafür kann ein Elternteil zu Lasten der gesetzlichen Krankenversicherung mit aufgenommen werden (SGB V § 11 Abs. 3). Das ist möglich bei allen Kindern unter 9 Jahren und bei medizinischer Notwendigkeit (z. B. Notfallsituationen, schwere/lebensbedrohliche Erkrankungen und Prozeduren, geistige u./o. körperliche Behinderung, ausgeprägte Angst/Trennungsangst). [4] Die Bezugsperson sollte das Kind auch bis zur Schleuse begleiten und im Aufwachraum beim Wachwerden anwesend sein dürfen (➤ Abb. 29.4).

Psychische Begleitung von Angehörigen

Auch für **Angehörige,** besonders für Eltern von erkrankten Kindern, ist eine bevorstehende Operation belastend, denn sie sind in großer Sorge um ihr Familienmitglied. Pflegende
- nehmen Sorgen, Ängste, Überfürsorglichkeit und Fragen von Angehörigen ernst,
- führen aufklärende Gespräche auf Wunsch des Patienten gemeinsam mit dem Angehörigen,
- sorgen dafür, dass Angehörige nach der Operation schnellstmöglich über den Gesundheitszustand des Patienten informiert werden, sofern dies der Patient wünscht bzw. sein Einverständnis gegeben hat,
- leiten Angehörige zur Übernahme von einfachen Pflegetätigkeiten an.

Bezugspersonen nicht außer Acht lassen

Angehörige dürfen nicht das Gefühl haben, dass sie lästig sind. Sie müssen wissen, wo und wann sie anrufen können. Eine Visitenkarte der Station mit den notwendigen Telefonnummern und der Hinweis: „Sie dürfen jederzeit anrufen", schaffen Vertrauen und Sicherheit.

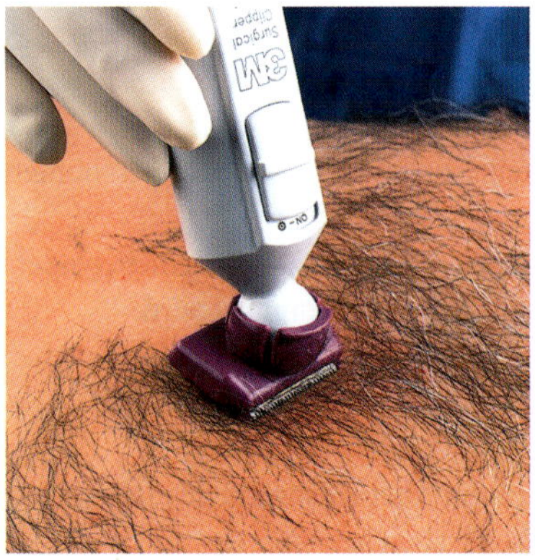

Abb. 29.2 Schonende Haarkürzung *(Clipping)* mithilfe eines Clippers (elektrische Haarschneidemaschine), der die Haare kurz oberhalb der Haut abschneidet. Die Haut kann bei sachgerechtem Vorgehen nicht verletzt werden. [V072]

29.2.2 Körperreinigung und Haarentfernung

Die **Körperreinigung** vor einer Operation stellt einen wichtigen Beitrag zur Infektionsprophylaxe dar. Sie soll die Hautkeime reduzieren und einer **postoperativen Wundinfektion** *(SSI = Surgial Site Infection)* vorbeugen. Zudem ist Duschen oder Baden manchmal für einige Zeit nach der Operation nicht möglich. Pflegende ermöglichen dem Patienten präoperativ eine gründliche Körperpflege und unterstützen ihn gegebenenfalls dabei. Die generelle Verwendung von antiseptischen Waschsubstanzen ist nicht empfohlen. [5] Nach der Körperreinigung zieht der Patient frische Kleidung oder ein frisches Klinikhemd an.

Die Pflegenden informieren den Patienten bzw. die Eltern des Kindes, dass
- Nagellack an Finger- und Fußnägel zu entfernen ist,
- auf Make-up im Gesicht und Körperlotion am OP-Tag verzichtet werden muss,
- der Bauchnabel vor abdominalen Eingriffen gründlich zu reinigen ist.

Studien belegen, dass die präoperative Rasur zu (Mikro-)Verletzungen führen kann und so das Risiko für eine postoperative Wundinfektion erhöht. Eine präoperative **Haarentfernung** findet deshalb nur bei operationstechnischer Notwendigkeit statt (z. B. lange Haare behindern die Sicht, selbstklebende OP-Tücher haften schlecht, Wundauflagen und Pflaster kleben schlecht auf stark behaarter Haut). Wünscht der Chirurg eine Haarentfernung, dann wird sie i. d. R. heute mit einem *Clipper* durchgeführt (➤ Abb. 29.2). Möglich sind auch Enthaarungscremes, wenn vorher die Hautverträglichkeit außerhalb des Operationsgebiets getestet wurde. [5]

In vielen chirurgischen Kliniken gibt es Pläne für die Haarentfernung („Rasurplan" ➤ Abb. 29.3) für verschiedenen Operationen. Prinzipien sind:
- Haare mind. 30 cm um das Operationsgebiet kürzen, großzügiger, wenn eine Erweiterung von einer minimal-invasiven Operation auf eine offene Operation möglich ist
- Immer mit der Haarwuchsrichtung kürzen
- Über Knochenvorsprüngen besonders vorsichtig arbeiten, ebenso bei Pickeln, Hautfalten spannen
- Haare vor Schädeloperationen so knapp wie möglich kürzen, Augenbrauen nie rasieren

29.2.3 Nahrungskarenz, Darmvorbereitung und -reinigung

Die alte Regel zur **Nahrungskarenz** *(Nüchternheit)* „Ab Mitternacht nichts mehr essen und trinken" gilt heute nicht mehr. Der Patient soll ab 6 Std. vor der Operation nichts mehr essen, d. h., er bekommt ein leichtes Frühstück, wenn die Operation erst nachmittags ist. Trinken von Wasser oder Tee mit Zucker ist bis 2 Std. vor der Operation möglich und wirkt sich günstig auf das Wohlbefinden und die Stoffwechselsituation aus. [6], [7], [8] Eine möglichst kurze präoperative Nüchternzeit ist auch im ERAS-Konzept verankert (➤ 29.1.1).

Bei Operationen, die in Regionalanästhesie durchgeführt werden, braucht der Patient in der Regel nicht nüchtern zu sein.

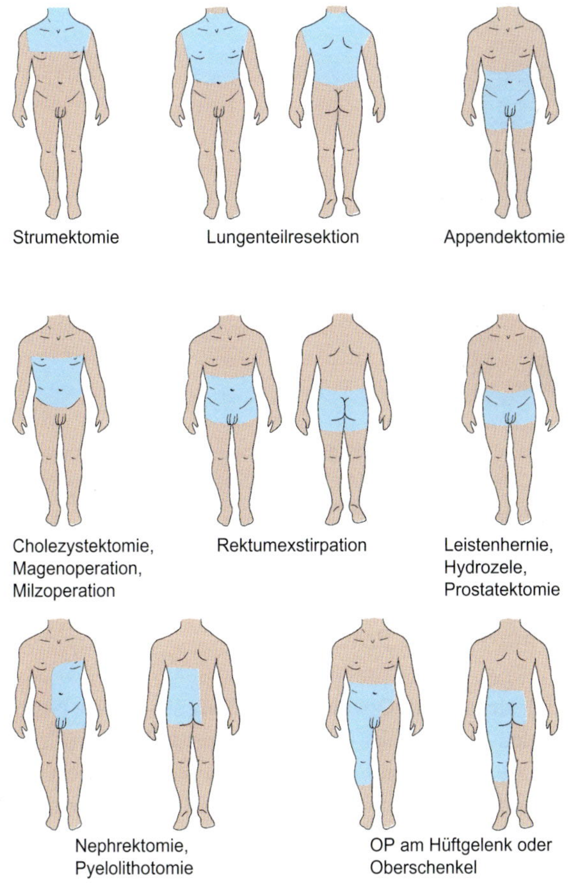

Abb. 29.3 Pläne zur Haarentfernung bei verschiedenen Operationen. [L157]

Bei Säuglingen und Kleinkindern entscheidet der Arzt, wann diese das letzte Mal vor der Operation gestillt oder gefüttert werden dürfen. Prinzipiell gilt: [8]

- Säuglinge < 1 Jahr dürfen die letzte Nahrung nicht später als 4 Std. präoperativ erhalten
- Kinder > 1 Jahr dürfen die letzte Nahrung nicht später als 6 Std. präoperativ erhalten

Da Kinder schnell exsikkieren, erhalten sie häufig über einen venösen Zugang eine Infusion, ebenso schwer kranke und alte Menschen.

Grundsätzlich muss unterschieden werden, ob eine Operation **außerhalb des Magen-Darm-Trakts** oder **am Magen-Darm-Trakt** durchgeführt wird. Bei Operationen, bei denen der Magen oder Darm eröffnet wird, wird die Nahrungszufuhr über mehrere Tage abgebaut, meist in Verbindung mit einer Darmreinigung. In der Regel gibt es Standards in den Kliniken, im Einzelfall entscheidet der Operateur oder Anästhesist über die Dauer der Nahrungs- und Flüssigkeitskarenz.

Vor planbaren Operationen sollte bei Patienten mit Mangelernährung (➤ 18.2.5) und Untergewicht (➤ 18.2.3) diese zunächst ausgeglichen werden, um postoperative Komplikationen zu verringern. [7]

Patient ist nicht nüchtern

Stellen Pflegende fest, dass die Nahrungskarenz nicht eingehalten wurde, informieren sie den Operateur und/oder Anästhesisten.

Maßnahmen der **Darmvorbereitung und -reinigung** werden gemäß dem ERAS-Konzept (➤ 29.1.1) heute weniger aufwendig und intensiv durchgeführt. Eine Darm- bzw. Enddarmreinigung soll

- einer intraoperativen Darmentleerung vorbeugen,
- die Operationsbedingungen durch einen entleerten Darm verbessern,
- die Infektionsgefahr bei Operationen am Darm reduzieren.

In chirurgischen Kliniken existieren Standards zur präoperativen Darmreinigung. Der Arzt ordnet Abweichungen davon an. Als Richtlinie gelten:

- Kleinere Operationen außerhalb des Abdomens benötigen keine Abführmaßnahmen.
- Vor größeren bzw. längeren Operationen außerhalb des Abdomens erhält der Patient ein Klistier, Mikroklist (➤ 19.3.8) oder Suppositorium (➤ 19.3.7) am Vorabend der Operation oder früh am OP-Tag.
- Vor Operationen mit Eröffnung des Abdomens und/oder Eröffnung des Magen-Darm-Trakts ist gegebenenfalls ein Reinigungseinlauf (➤ 19.3.8) in Verbindung mit oralen Abführmitteln oder eine orthograde Darmspülung (Darmspülung von oral nach enteral durch Trinken einer größeren Menge abführender Flüssigkeit) notwendig. [9]

Abführmaßnahmen sollten so geplant werden, dass die Nachtruhe des Patienten möglichst nicht gestört wird.

29.2.4 Einübung postoperativ notwendiger Fähigkeiten

Da die meisten Patienten nach einer Operation müde oder nur eingeschränkt aufnahmefähig sind und Schmerzen haben, empfiehlt es sich **postoperativ notwendige Fähigkeiten** bereits präoperativ einzuüben bzw. zu erklären, z. B.:

- Atem- und Abhustetechniken, Gebrauch von Atemtrainern (➤ 14.5.3)
- Benutzung des Steckbeckens im Liegen (➤ 19.3.5)
- Positionswechsel und Transfers (➤ 20.5.1), En-bloc-Aufstehen (➤ Abb. 29.8) oder Aufstehen über die Bauchlage
- Bewegungsübungen zur Thromboembolieprophylaxe (➤ 29.3.4, ➤ 20.5.5)
- Gehen mit Gehhilfen (➤ 20.5.3)
- Umgang mit Sonden, Kathetern (➤ 19.3.3), Lagerungsschienen
- Nahrungskarenz und Nahrungsaufbau, evtl. auch Diätberatung

29.2.5 Maßnahmen unmittelbar vor der Operation

Alle **Maßnahmen unmittelbar vor der Operation** werden ohne Hektik durchgeführt.

Die Pflegefachperson

- stellt alle Unterlagen zusammen, die in den Operationstrakt mitgegeben werden müssen, wie Einverständniserklärung für die Operation und Anästhesie, Patientenakte mit Patientenkurve, Laborbefunde, Röntgenbilder;

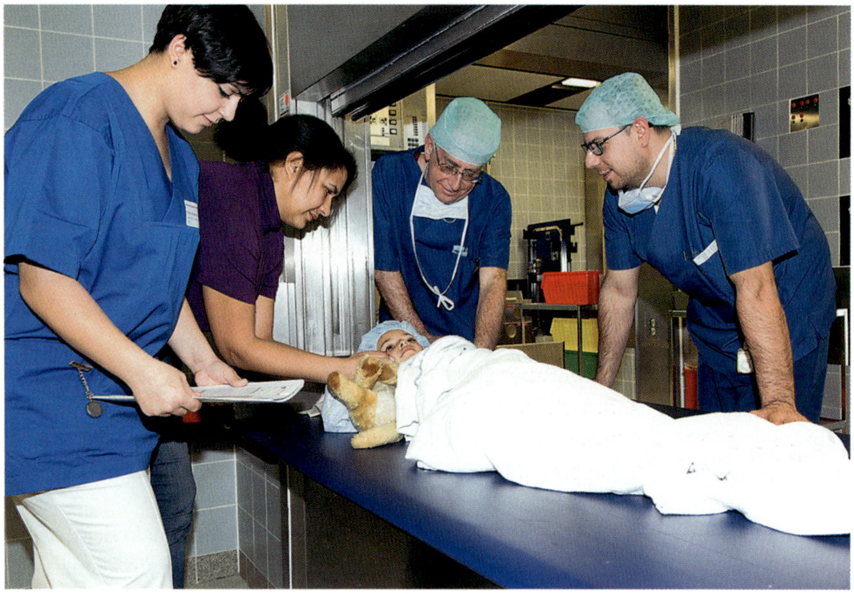

Abb. 29.4 Einschleusen eines Kindes. Mithilfe der Umbettanlage wird das Kind schonend vom Bett auf den Operationstisch positioniert. Die Mutter darf ihr Kind bis zur OP-Schleuse begleiten. Das Lieblingsstofftier gibt zusätzlich Trost. [M270]

- bittet den Patienten, jeglichen Schmuck, Zahnprothese, Brille/Kontaktlinsen, Hörgerät (ggf. auch erst an der Schleuse) abzulegen, und sorgt dafür, dass seine Wertgegenstände verschlossen aufbewahrt werden;
- gibt dem Patienten ein frisches Klinikhemd, ggf. medizinische Thromboseprophylaxestrümpfe (*MTPS* ➤ 15.4.3), Kopfhaube, ggf. Netzhose mit Einlage;
- bietet dem Patienten noch einmal einen Toilettengang an;
- verabreicht die angeordnete **Prämedikation** (Arzneimittel zur Angstlösung und Beruhigung, erleichtert die Narkoseeinleitung und reduziert den Narkosemittelverbrauch) mit einem Schluck Wasser nach Anordnung des Anästhesisten; Neugeborene und Säuglinge benötigen in der Regel keine Prämedikation, es genügt ein Beruhigungssauger, der mit Glukose getränkt werden kann;
- klebt bei Kindern auf mindestens zwei Venen ein **Emla®-Pflaster** (anästhesierende Wirkung) auf, 60 Minuten vor der geplanten Venenpunktion, zur Vermeidung von Schmerzen für das Kind.

VORSICHT

Wegen der Sturzgefahr dürfen **prämedizierte Patienten** nicht mehr alleine aufstehen.

Aufgrund möglicher Komplikationen (z. B. Ateminsuffizienz) darf der Patient ausschließlich von einer Pflegefachperson in die Operationsabteilung gebracht werden.

Der **Transport zur Operationsabteilung** wird von mindestens einer Pflegefachperson vorgenommen, am besten übernimmt dies eine dem Patienten vertraute Pflegende.

Eltern sollten ihr Kind bis zur Patientenschleuse begleiten dürfen (➤ Abb. 29.4).

Einschleusen des Patienten

An der **Schleuse in die Operationsabteilung** übergibt die Pflegefachperson den Patienten der Operations- oder Anästhesiepflegefachperson. Sie stellt ihn mit Namen, Station und geplantem Eingriff vor und informiert über Besonderheiten, z. B. starke Schmerzen, Schwerhörigkeit, besondere Ängste. Die Pflegefachperson unterstützt den Patienten beim Umbetten auf den OP-Tisch, das heute meist mit einer Umbettanlage (➤ Abb. 29.4) geschieht. Dabei achtet sie auf die Wahrung der Intimsphäre. Nach der Verabschiedung des Patienten bringt sie das Bett nach hausüblichen Vorgaben in die Bettenzentrale oder in den Aufwachraum.

29.3 Postoperative Pflege

Durch die Maßnahmen der **postoperativen Pflege** sollen Komplikationen verhindert bzw. frühzeitig erkannt werden. Der Patient soll sich aufgehoben und sicher fühlen und schnellstmöglich wieder selbstständig werden. Eine komplikationslose postoperative Phase und schnelle Entlassung ist immer auch im Sinne des Krankenhausträgers. Unmittelbar nach einer Operation und Anästhesie ist die Gefahr von Komplikationen besonders hoch, deshalb ist in dieser Phase eine lückenlose Überwachung des Patienten erforderlich. Diese ist möglich:

- Auf der **Intensivstation** bei lebensbedrohlicher Erkrankung und/oder notwendiger umfangreicher Therapie, Überwachung und Pflege, z. B. bei beatmeten Patienten, bei ausgedehntem Blutverlust, bei Kreislaufinstabilität und medikamentöser Kreislaufunterstützung, bei multimorbiden Patienten nach größeren Operationen
- Auf einer **Wachstation** *(IMC, Intermediate Care)*, wenn eine kontinuierliche Herz-Kreislauf- und Atemüberwachung notwendig ist, ggf. auch bei Verdacht auf Nachblutung, bei Komplikationen unter der Operation, bei älteren und multimorbiden Patienten

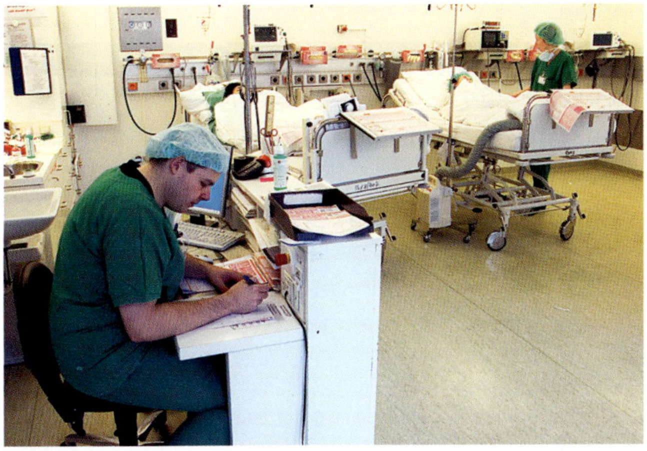

Abb. 29.5 Aufwachraum. Der Aufwachraum wird von der Anästhesieabteilung betreut. Anästhesiepflegende und Anästhesist überwachen den Patienten bis seine Verlegung auf Normalstation komplikationslos erwartet wird. [K115]

- Im **Aufwachraum** *(AWR ➤ Abb. 29.5)* bei Patienten mit unkompliziertem Operations- und Anästhesieverlauf bis
  - der Patient wach, ansprechbar und orientiert ist,
  - seine Schutzreflexe zurückgekehrt sind,
  - seine Vitalzeichen stabil sind,
  - er weitgehend schmerzfrei ist,
  - eine Nachblutung weitgehend ausgeschlossen werden kann.

29.3.1 Übernahme des Patienten nach der Operation

Wenn der Patient ausreichend wach und orientiert ist und die Vitalzeichen stabil sind, kann er aus dem Aufwachraum auf die Station verlegt werden. Eine Verlegung von der Intensiv- bzw. Wachstation findet frühestens am nächsten Vormittag statt, ggf. auch erst Tage später.

Bei Kindern sollte nach Möglichkeit ein Elternteil beim Wachwerden im Aufwachraum anwesend sein.

Die Übernahme des Patienten nach der Operation stellt eine wichtige Aufgabe dar.

Postoperative Übernahme

Übernahmen aus dem Aufwachraum, von der Intensiv- und Wachstation müssen von Pflegefachpersonen durchgeführt werden.

Zuvor wurden das Zimmer oder der Bettplatz vorbereitet und z. B. Blutdruckmessgerät, Infusionsständer, Urinflasche/Steckbecken und Nierenschalen mit Zellstoff bereitgestellt, damit der Patient in Ruhe und ohne Hektik ins Zimmer aufgenommen werden kann.

Im **Aufwachraum** begrüßt die Pflegefachperson den Patienten und überprüft seine Identität. Dann holt sie bei der Anästhesiepflegefachperson folgende Informationen ein:

- Art der Operation, Verlauf und Komplikationen
- Art der Anästhesie, Verlauf und Komplikationen
- Verabreichte Infusionen und Transfusionen
- Liegende Sonden, Drainagen, Katheter und deren Fördermenge
- Verlauf der Aufwachphase: Vitalzeichen, Schmerzen, Bewusstsein, weitere Beschwerden
- Durchgeführte Maßnahmen im Aufwachraum, z. B. Sauerstoff- oder Schmerzmittelgabe
- Angeordnete Therapien und Kontrollen, z. B. Labor- und Röntgenkontrolle, spezielle Positionierung, Infusions- und Schmerztherapie

Alle Informationen, die in den Aufklärungsbereich des Arztes fallen, z. B. Komplikationen, Operationsbefunde, besprechen die Pflegenden außerhalb des Hörbereichs des Patienten.

Vor dem **Transport** kontrolliert die Pflegefachperson das Bewusstsein des Patienten (➤ 23.2.2), indem sie ihn anspricht und nach seinem Befinden fragt. Sie wirft einen Blick auf die Drainagen und sichert diese für den Transport. Auf dem Weg zur Station spricht sie mit dem Frischoperierten, um eine Verschlechterung des Allgemeinzustands rasch zu erkennen.

Maßnahmen unmittelbar nach Ankommen im Zimmer sind:

- Drainagen, Sonden und Katheter auf Art, Lage, Fixierung und Durchgängigkeit kontrollieren und zugfrei aufhängen, Menge und Aussehen dokumentieren (➤ 29.3.7)
- Mit der Überwachung der Vitalzeichen, des Allgemeinbefindens, Schmerzen, Verband u. a. beginnen (➤ 29.3.2)
- Angeordnete Positionierung kontrollieren bzw. vornehmen oder bequeme Positionierung überprüfen (➤ 29.3.3)
- Angeordnete Infusionstherapie beginnen oder fortsetzen, ggf. etwas zum Trinken anbieten (➤ 29.3.5)
- Maßnahmen der Schmerztherapie nach Arztanordnung durchführen (➤ 29.3.6)

Dann darf der Patient sich ausruhen. Gegebenenfalls bittet die Pflegefachperson Mitpatienten und Besucher um Rücksichtnahme. Bevor sie das Zimmer verlässt, achtet sie darauf, dass der Patient jederzeit an die Klingel/Rufanlage kommt.

Patient muss jederzeit klingeln können

Die Pflegefachperson stellt sicher, dass der Patient zu jeder Zeit klingeln kann, ggf. gibt sie ihm die Klingel in die Hand. Sie überprüft auch die Funktionsfähigkeit der Klingel.

29.3.2 Überwachung und Komplikationen

Der ganze Operationstag gehört zur frühen postoperativen Phase. Durch eine engmaschige **Überwachung** des Patienten an diesem und den nächsten Tagen können Pflegende **Komplikationen** (➤ Tab. 29.1) vermeiden bzw. frühzeitig erkennen.

Bewährt hat sich die Überwachung der Vitalzeichen (Blutdruck, Puls, Atmung, Bewusstsein) nach Allgemeinanästhesie nach der **Vierer-Regel:**

- 4 × alle 15 Min. (1. Std.)
- 4 × alle 30 Min. (2.–3. Std.)
- 4 × alle 60 Min. (4.–7. Std.)
- 1 × alle 4 Std. (8.–11. Std.)

Sind die Vitalzeichen und die Allgemeinsituation des Patienten stabil, kann das Überwachungsintervall ab dem ersten postoperativen Tag

Tab. 29.1 Postoperative Überwachung und mögliche Komplikationen.

Überwachungsparameter	Mögliche Komplikationen
Bewusstsein, Ansprechbarkeit, Orientierung (➤ 23.2)	Narkoseüberhang, Durchgangssyndrom, Apoplex (Schlaganfall)
Blutdruck (➤ 15.3.2), **Puls** (➤ 15.2.2)	Volumenmangelschock (➤ Tab. 31.4), Hypertonie, Herzinsuffizienz durch Volumenüberlastung, Herzrhythmusstörungen
Atmung (➤ 14.2)	Ateminsuffizienz durch Narkoseüberhang, Verlegung der Atemwege, z. B. durch Sekrete, Erbrochenes, Aspiration (➤ 31.7), oberflächliche Atmung durch Schmerzen, Laryngospasmus (Stimmritzenkrampf), Lungenembolie (➤ 31.6)
Körpertemperatur (➤ 16.2)	Unterkühlung (vor allem bei Kindern), Resorptionsfieber, beginnende Infektion
Urinausscheidung (➤ 19.1.3) → spätestens nach 8 Std.	Nachblutung nach urologischen Operationen, reflektorischer Harnverhalt, Oligurie durch Volumenmangel
Abdomen, Stuhlausscheidung (➤ 19.2.3) → abhängig von der Operation, spätestens am 2.–3. postoperativen Tag	Magen-Darm-Atonie (paralytischer Ileus) mit Übelkeit, Erbrechen, Reflux von Magensaft, Obstipation mit Völlegefühl, aufgeblähtem Abdomen; Platzbauch
Wundverband, Wunde (➤ 29.3.7, ➤ 30.3.2)	Nachblutung, zu enger Verband, Nahtinsuffizienz, Wundinfektion
Drainagen (➤ 29.3.7)	Nachblutung, Sekretverhalt durch Verlegung
Gipsverband	Zu enger Gipsverband, Druckstellen, Verletzung von Nerven
Schmerzen (➤ 29.3.6)	Postoperativer Wundschmerz
Laborkontrollen nach ärztlicher Anordnung, vor allem Blutbild, Gerinnung, Elektrolyte, Blutgase, Blutzucker (➤ 26.4.1)	Gerinnungsstörung, Blutverlust, Elektrolytentgleisung, respiratorische Insuffizienz, Hypo- oder Hyperglykämie
Weitere Kontrollen nach ärztlicher Anordnung, z. B. Röntgen, Sonografie, EKG (➤ 26.5)	Atelektase (➤ 14.5.2) in der Lunge, Pneumonie, Herzrhythmusstörungen oder Herzinfarkt, keine optimale Frakturbehandlung

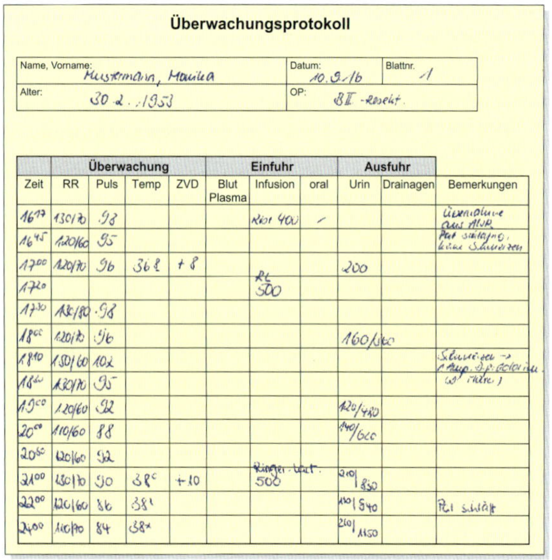

Abb. 29.6 Postoperatives Überwachungsprotokoll. [M161]

auf 2–3 × täglich verlängert werden. Bei Operationen in Regionalanästhesie sind auch größere Überwachungsintervalle möglich.

Für die Dokumentation der engmaschig erhobenen Parameter und für medizinisch und pflegerische Maßnahmen haben chirurgische Kliniken ein postoperatives Überwachungsprotokoll (Überwachungsblatt, -bogen ➤ Abb. 29.6).

Weitere Überwachungsparameter und Komplikationen zeigt ➤ Tab. 29.1.

29.3.3 Positionierung und Mobilisation

Positionieren ➤ 22.5.3, ➤ Tab. 22.4
Atemunterstützende Positionierungen ➤ 14.5.5

Postoperative Positionierung

Die **postoperative Positionierung** ist von der Art der Operation abhängig. Pflegende achten darauf, dass der Patient auf einer faltenfreien Unterlage und bequem liegt. Sie informieren ihn, wenn eine spezielle Positionierung erforderlich ist (➤ Tab. 29.2), und sorgen dafür, dass er jederzeit an die Rufanlage kommt.

VORSICHT

Bei Kleinkindern werden zur Sturzprophylaxe die **Bettgitter geschlossen**, wenn keine Betreuungsperson im Zimmer ist (➤ Abb. 22.15).

Postoperative Mobilisation

Kinaesthetics ➤ 20.5.1
Frühmobilisation ➤ 20.5.4
Eine frühe **postoperative Mobilisation** vermeidet Komplikationen wie Pneumonie und Thrombose und trägt zur schnellen Genesung bei (➤ 20.5.4). Unterschieden wird die **Mobilisation am Operationstag** *(Sofortmobilisation)* von der **Mobilisation am ersten postoperativen Tag** *(Frühmobilisation)*. Im Zweifelsfall entscheidet der Arzt über den Mobilisationszeitpunkt, besonders nach Operationen am Bewegungsapparat.

Tab. 29.2 Verschiedene postoperative Positionierungen. (➤ 22.5.3, ➤ Tab. 22.4)

Postoperative Positionierung	Mögliche Indikation
Rückenpositionierung mit leicht erhöhtem (30°) Oberkörper	Standardpositionierung nach Operationen, wenn keine andere Anordnung besteht; Hüftknick muss mit dem „Hüftknick" des Betts übereinstimmen; Kopf ist mit einem geeigneten Kissen gestützt, darf nicht nach hinten überstreckt werden
Rückenpositionierung mit leicht erhöhtem (30°) Oberkörper und Bauchdeckenentlastung	Standardpositionierung nach Bauchoperationen; dickere Knierolle, Kissen unter die Unterschenkel oder Fußteil des Bettes leicht nach unten stellen
Flache Rückenpositionierung	Nach Operationen an der Wirbelsäule; nur kleines Kissen unter dem Kopf; Kopf und Wirbelsäule müssen in einer Geraden sein
Flache Rückenpositionierung mit zur Seite positioniertem Kopf (➤ Abb. 29.7)	Kinder und bewusstseinseingeschränkte Patienten in der frühen postoperativen Phase zur Aspirationsprophylaxe nach Erbrechen; Kissen unter Kopf und Schultern ist möglich
Beintieflagerung	Standardlagerung nach Operation an Arterien in Becken und Beinen zur Verbesserung der arteriellen Durchblutung; ganzes Bettebene fußwärts stellen, Freilagern der Fersen mit Kissen unter den Unterschenkeln → Füße müssen die tiefste Stelle sein
Positionierung eines Beins auf/in einer Schiene	Rückenlage, erhöhter Oberkörper ist möglich und • Beinhochlagerungsschiene nach Operationen/Verletzungen an Fuß und Unterschenkel • Beinflachlagerungsschiene nach Operationen/Verletzungen an Oberschenkel und Hüfte
Positionierung auf der nicht operierten Seite im Wechsel mit Rückenpositionierung	Nach Lungenteilresektionen, damit sich restliche Lunge auf der operierten Seite entfalten kann

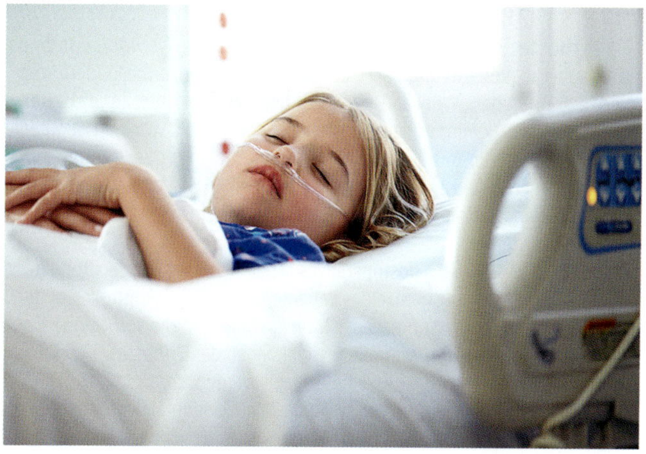

Abb. 29.7 Kind nach Übernahme aus dem Aufwachraum. Durch die flache Rückenpositionierung mit seitlich gedrehtem Kopf kann ggf. Erbrochenes gleich aus dem Mund laufen. Bettgitter schützen das Kind vor dem Herausfallen. [J787]

Pflegefachpersonen

- verabreichen bei zu erwartenden starken Schmerzen rechtzeitig vor der Mobilisation ein Schmerzmittel nach ärztlicher Anordnung;
- kontrollieren vor der Mobilisation Blutdruck und Puls, beobachten die Atmung;
- sichern Katheter und Drainagen gegen Herabfallen oder versehentliches Herausziehen;
- mobilisieren den Patienten schrittweise und beobachten ihn dabei sehr genau, um eine **orthostatische Dysregulation** zu erkennen; lassen ihn am Bettrand sitzend die Füße bewegen und vor dem Bettrand auf der Stelle gehen, um den venösen Rückfluss zu fördern (➤ 20.5.4);
- mobilisieren den Patienten nach Operationen am Abdomen und am Thorax en bloc (im Ganzen), um Zug auf die Wunde zu vermeiden; dabei kann der Patient leichten Gegendruck auf die Wunde ausüben (➤ Abb. 29.8);
- kontrollieren nach der Mobilisation noch einmal die Vitalzeichen, um den Grad der Belastung einzuschätzen.

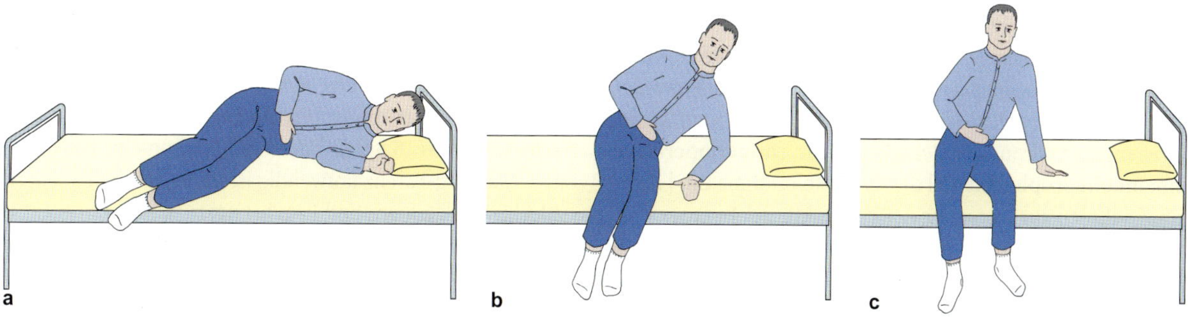

Abb. 29.8 Bauchdeckenschonendes Aufsetzen. Der Patient drückt mit einer Hand auf die Operationswunde, dann dreht er sich in die Seitenlage und schiebt seine Beine über den Bettrand (a), er richtet sich auf, indem er sich von der Matratze hochdrückt (b). Bevor er aufsteht, bleibt er einige Momente am Bettrand sitzen. Bei Bedarf unterstützt die Pflegefachperson das Aufstehen. [L190]

VORSICHT

Die **orthostatische Dysregulation** *(orthostatische Hypotonie)* ist eine Kreislaufregulationsstörung bei Positionsveränderungen, insbesondere vom Liegen zum Stehen. Während der Blutdruck bei der Kontrolle im Liegen noch normal ist, kommt es beim Aufstehen innerhalb von wenigen Minuten typischerweise zum Blutdruckabfall, häufig mit Tachykardie, Benommenheits- und Leeregefühl im Kopf, Blässe, Kaltschweißigkeit, verschwommenem Sehen, Schwindel, Gangunsicherheit bis hin zur kurzfristigen Bewusstlosigkeit mit Sturzgefahr.

Langsames, schrittweises postoperatives Mobilisieren unter Beachtung der individuellen Belastungsgrenze des Patienten, Vitalzeichenkontrolle vor der Mobilisation und ggf. während der Mobilisation, und die sorgfältige Beobachtung des Patienten währenddessen können der Orthostase-Reaktion vorbeugen bzw. sie kann rechtzeitig erkannt werden.

Gibt der Patient Beschwerden an, wird die Mobilisation abgebrochen. Der Patient wird aufgefordert, sich hinzulegen (ggf. auch vorsichtig auf den Boden gleiten lassen) und die Beine werden nach oben gehoben (Trendelenburg-, Schocklagerung, ➤ Tab. 22.4). Verbessert sich das Befinden nicht innerhalb kürzester Zeit, ist an andere Ursachen zu denken (z. B. Lungenembolie, Herzinfarkt, innere Nachblutung) und ein Notruf abzusetzen.

29

Kinder und Patienten mit Bettruhe

Nicht alle Patienten können oder dürfen gleich nach der Operation mobilisiert werden. Pflegende leiten diese Patienten zu aktiven Bewegungsübungen im Bett an oder bewegen sie passiv durch (➤ 20.5.5). An Extremitäten, die nicht bewegt werden können/dürfen, leiten sie zu isometrischen Anspannungsübungen an. Einfache Übungen zur Atemvertiefung (➤ 14.5.3) beugen einer Pneumonie vor und unterstützen Kreislauf und venösen Rückfluss.

Kinder mit Bettruhe leiden schnell unter Langeweile und Bewegungsdrang. Eltern, Erzieher und Pflegende beschäftigen Kinder alters- und situationsgerecht mit Spielen und Lernen (➤ Abb. 29.9). Bei längerem Krankenhausaufenthalt erhält ein Kind auch Unterricht. Angehörige sollten sich bei den Besuchen absprechen, damit das Kind möglichst viel Abwechslung hat. Das Kind sollte, wann immer möglich, auch Kontakt mit Geschwistern und Freunden haben.

29.3.4 Perioperative Thromboembolieprophylaxe

Thromboembolieprophylaxe ➤ 15.4.3

Durch die Operation an sich und die nachfolgende (teilweise) Immobilisierung haben operierte Patienten ein erhöhtes Risiko für eine tiefe Beinvenenthrombose (TVT, Phlebothrombose ➤ 15.4.3) mit nachfolgender Lungenemboliegefahr. Ein hohes Risiko besteht z. B. bei Operationen an Becken, Wirbelsäule und Beinen, bei Eingriffen in Bauch- und Beckenregion bei malignen Tumoren. Hinzu kommen oft noch sog. dispositionelle Risikofaktoren, wie z. B. Übergewicht, höheres Lebensalter, chronische Herzinsuffizienz. Die **perioperative Thromboembolieprophylaxe** soll dieses Risiko minimieren: [10]

- Basismaßnahmen zur Anregung der Venen-Muskel-Pumpe: Sofort-, Frühmobilisation, Bewegungsübungen (aktiv, passiv ➤ 20.5.5, ➤ 15.4.3)
- Physikalische Maßnahmen zur Erhöhung der Fließgeschwindigkeit im tiefen Venensystem: gegebenenfalls Tragen von medizinischen Thromboseprophylaxe-Strümpfen (MTPS) oder medizinischen Kompressionsstrümpfen (MKS)

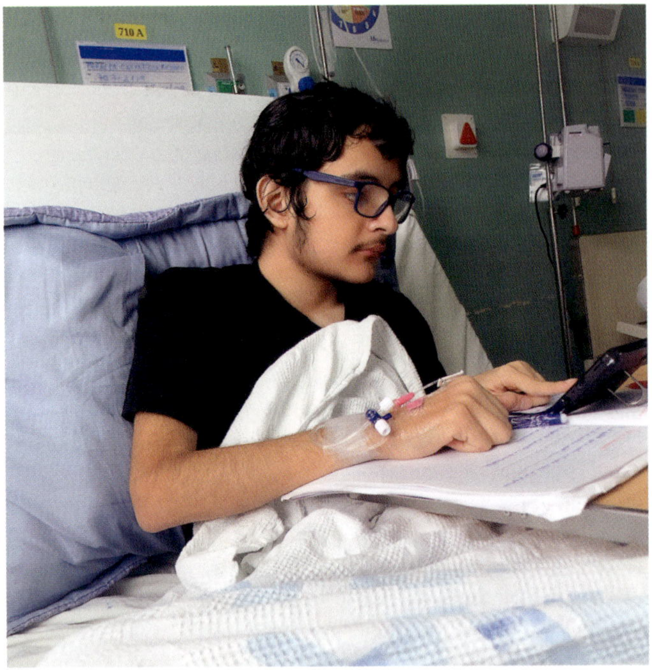

Abb. 29.9 Kinder, Jugendliche und natürlich auch Erwachsene erfahren trotz Bettruhe und körperlicher Schonung Abwechslung und Anregung. [J751]

- Medikamentöse Maßnahmen zur Herabsetzung der Gerinnungsfähigkeit des Bluts: *Low-Dose-Heparinisierung* mit unfraktioniertem oder niedermolekularem Heparin als s.c.-Injektion oder *orale Thromboinhibition* (verhindert die Bildung von Thromben) mit z. B. Rivaroxaban (in Xarelto®)

Nach Arztanordnung wird die Thromboembolieprophylaxe ggf. schon präoperativ begonnen und so lange fortgeführt, bis der Patient wieder ausreichend mobil ist.

Bei Kindern sind tiefe Venenthrombosen bis zur Pubertät selten, sodass nur in Ausnahmefällen und bei besonderen Risiken eine Thromboembolieprophylaxe notwendig ist. Ab der Pubertät wird die Risikoeinschätzung und Thromboembolieprophylaxe wie bei Erwachsenen vorgenommen. [10] Natürlich sollen auch Kinder so schnell wie möglich wieder mobil werden.

29.3.5 Infusionstherapie und Kostaufbau

Infusionen ➤ 28.2

Abhängig von der Art der Operation und dem möglichen Kostaufbau erhält der Patient vorübergehend eine **Infusionstherapie** (➤ 28.2). Eine parenterale Ernährung (Ernährung unter Umgehung des Magen-Darm-Trakts ➤ 18.9) wird notwendig, wenn eine längere postoperative Nahrungskarenz notwendig ist und/oder der Patient in einem schlechten Allgemein- und Ernährungszustand ist.

Die Infusion, die aus dem Aufwachraum mitgebracht wurde, läuft in der Regel auf der Station restlos ein und wird entsprechend bilanziert: „Rest-Inf. aus AWR 300 ml". Danach beginnt das angeordnete Infusionsregime. Pflegende überwachen den venösen Zugang (peripher oder zentralvenös ➤ 28.2.4, ➤ 28.2.5), die Einlaufgeschwindigkeit und die Verträglichkeit. Werden Medikamente mit der Infusionslösung verabreicht, ist der Einsatz einer Infusionspumpe (➤ Abb. 28.28hb) sinnvoll.

Der **Kostaufbau** nach vielen Operationen ist in chirurgischen Kliniken i. d. R. standardisiert.
Folgendes Vorgehen ist typisch:

- Nach **Operationen außerhalb des Abdomens in Regionalanästhesie** darf der Patient sofort essen und trinken.
- Nach **Operationen außerhalb des Abdomens in Allgemeinanästhesie** darf der Patient trinken und etwas Leichtes essen, wenn seine Schutzreflexe vollständig zurückgekehrt sind und er wach und ansprechbar ist. Normalerweise ist das nach ca. 6 Std. der Fall. Ab dem 1. postoperativen Tag erhält der Patient i. d. R. normale Kost.
- Nach **abdominalen Operationen** ist die Dauer der Flüssigkeits- und Nahrungskarenz davon abhängig, ob der Magen-Darm-Trakt eröffnet wurde oder nicht.
  - **Ohne Eröffnung des Magen-Darm-Trakts** kann der Kostaufbau begonnen werden, wenn der Darm funktioniert (Darmgeräusche sind auskultierbar, Patient hat abgeführt, keine Übelkeit/Erbrechen), und zügig durchgeführt werden.
  - **Bei Eröffnung des Magen-Darm-Trakts** kann der Kostaufbau begonnen werden, wenn die Anastomosen verheilt und damit „dicht" sind. Häufig wird das zunächst mithilfe einer Röntgenuntersuchung mit Kontrastmittel festgestellt. Gegebenenfalls werden auch Abführmaßnahmen durchgeführt. Der Kostaufbau geschieht dann über mehrere Tage nach Klinikstandard.

VORSICHT

Über **Komplikationen beim Kostaufbau,** z. B. Schmerzen, Übelkeit und Erbrechen, Völlegefühl oder Obstipation, informieren die Pflegefachpersonen unverzüglich den Arzt.

Hunger und Durst bei Kindern

Hunger und Durst werden für das operierte Kind – trotz Infusionstherapie – häufig zum Problem. Pflegende achten darauf, dass andere Kinder nicht in seinem Beisein Essen zu sich nehmen.

29.3.6 Schmerzprophylaxe und -therapie

Schmerz ➤ Kap. 24
Schmerztherapie ➤ 24.5

Postoperative Schmerzen können verschiedene Ursachen haben. Meist ist es Wundschmerz durch die intraoperative Gewebeverletzung. Aber auch Hämatome, Infektionen, eine arterielle Minderdurchblutung, Nervenschädigung, ein zu eng sitzender (Gips-) Verband, ungeeignete Positionierung, Blähungen oder Harnverhalt können Schmerzen verursachen. [11]

Neben der Schmerzbeobachtung (➤ 24.4) versuchen Pflegende, die möglichen Ursachen zu erkennen und auszuschalten.

Der Schmerz ist so stark, wie der Patient ihn empfindet

Das Schmerzempfinden ist bei Menschen unterschiedlich und jede Operation ist individuell. Demnach benötigen Patienten mit ein und derselben Operation unterschiedliche Mengen an Schmerzmitteln. Auch die Art der Operation spielt eine Rolle, Operationen in Gelenken und Körperhöhlen sind für Patienten meist sehr schmerzhaft.
Der operierte Patient darf nie das Gefühl haben, dass man ihn nicht ernst nimmt oder dass er um Schmerzmittel betteln muss. Grundsätzlich sollte der Patient aktiv am perioperativen Schmerzmanagement beteiligt sein. Er muss über zu erwartende Schmerzen und auch über die Möglichkeiten der Behandlung aufgeklärt sein. [11]

Postoperative Schmerztherapie

Die **medikamentöse Schmerztherapie** bei postoperativen Schmerzen ist meist standardisiert. Unterschieden werden:

- Systemische Schmerztherapie: häufig intravenös (i. v.) und oral, seltener subkutan, rektal, intramuskulär, intrathekal/epidural (in den Liquorraum)
- Regionale Schmerztherapie: Betäubung von Nerven, Nervengeflechten durch Wundinfiltration, rückenmarksnahe Anästhesie (Peridural- und Spinalanästhesie über einen speziellen liegenden Katheter) [11]

Besonders im ERAS-Konzept (➤ 29.1.1) spielt die effektive Schmerztherapie eine große Rolle, denn weniger Schmerz bedeutet weniger Stress (physisch und psychologisch), und der Patient kann schneller wieder in seinen normalen Tagesablauf finden. [11]

In der Regel wird eine **Basismedikation** zu festen Zeiten angeordnet sein, häufig auch als Zusatz zu einer Infusion. Für zwischenzeitlich auftretende Schmerzen ist eine **Bedarfsmedikation** sinnvoll (➤ 24.5.1, ➤ 24.5.3).

Die Auswahl der Wirkstoffe erfolgt gemäß *WHO-Stufenschema* (➤ 24.5.1, ➤ Abb. 24.17).

DEFINITION

Patientenkontrollierte Analgesie (engl. *patient-controlled-analgesia, PCA):* intravenöse oder epidurale Schmerztherapie mittels spezieller Spritzenpumpe, bei der der Patient sich zu einer Basalrate Bolusdosen abrufen kann (➤ 24.5.2). Studien belegen, dass Patienten mit einer PCA weniger Schmerzen nach Operationen haben als Patienten, die ihr Schmerzmittel von Ärzten, Pflegefachpersonen bekommen. [11]

Pflegerische Maßnahmen zur Schmerzprophylaxe und -therapie

Pflegefachpersonen übernehmen unterschiedliche Aufgaben im postoperativen Schmerzmanagement. Sie

- fragen den Patienten nach Schmerzen, evtl. mithilfe geeigneter Instrumente (➤ 24.4.3),
- achten auf indirekte Schmerzzeichen, z. B. Schonhaltung, verzerrter Gesichtsausdruck,
- geben Information zu Schmerzursachen und Zuwendung bei Ängsten,
- verabreichen rechtzeitig vor der Mobilisation, Körperpflege oder dem Verbandwechsel ein Schmerzmittel,

- beobachten die Wirkung der Schmerzmittel und achten auf Nebenwirkungen,
- führen abhängig von der Schmerzursache Wärme- oder Kälteanwendungen durch,
- achten auf eine schmerzreduzierende Positionierung und vermeiden Zug oder Druck auf die Wunde,
- fördern Mobilität und Selbstständigkeit und unterstützen damit das Selbstwert- und Lebensgefühl des Patienten,
- informieren den behandelnden Arzt bei außergewöhnlich starken Schmerzen oder Hinweisen auf Komplikationen,
- beziehen Eltern von operierten Kindern mit ein und leiten sie zu einfachen Pflegetätigkeiten an.

29.3.7 Wunddrainagen, Verbandwechsel und Entfernung von Nahtmaterial

Versorgung chirurgisch entstandener Wunden ➤ 30.3.2
Der Umgang mit Wunden und Wunddrainagen gehört zu den typischen pflegerischen Maßnahmen auf chirurgischen Stationen.

29

Umgang mit Wunddrainagen

Wunddrainagen sollen Blut und Wundsekret aus dem Operationsgebiet ableiten und damit das Infektionsrisiko senken und einer Spannung im Wundgebiet mit der Gefahr einer **Nahtdehiszenz** *(Auseinanderklaffen der Wundränder)* vorbeugen. ➤ Tab. 29.3 gibt einen Überblick über die verschiedenen Drainagearten.

Tab. 29.3 Verschiedene Wunddrainagen und deren Anwendungsgebiete.

Indikation	• **Präventive** *(vorbeugende)* **Ableitungen:** prophylaktischer Einsatz zur Ableitung von Blut oder Wundsekret im Wundgebiet, z. B. Redon-Drainage (➤ Abb. 29.11) • **Kurative** *(heilende)* **Ableitungen:** therapeutischer Einsatz u. a. bei Abszessen, Hämatomen, Flüssigkeitsansammlungen, z. B. Thoraxdrainage bei Hämatothorax
Funktionen	• **Passive Drainagen** (Schwerkraftdrainagen); leiten Flüssigkeiten aufgrund der Schwerkraft und der Kapillarwirkung ab, z. B. Easy-Flow- (➤ Abb. 29.10) und Robinson-Drainage, T-Drainage (im Gallengang) • **Aktive Drainagen:** arbeiten mit Unterdruck (Sog). Dazu werden Saugvorrichtungen/Pumpen oder Vakuumbehältnisse benötigt. Der Druck kann steuerbar oder nicht steuerbar sein. Aktive Drainagen sind effizienter als passive, z. B. Redon-Drainage (➤ Abb. 29.11) oder Thoraxdrainage unter Sog • **Offene Drainagen:** das Ableitungsrohr endet über dem Hautniveau (z. B. ➤ Abb. 29.10a), das Sekret fließt in den Verband. Hierbei handelt es sich immer um eine passive Drainage, z. B. Penrose-Drainage, Gummilasche • **Halboffene (halbgeschlossene) Drainagen:** zwischen Drainageschlauch und Sekretbeutel gibt es eine trennbare Verbindung. Diese Drainagen können passiv oder aktiv arbeiten, z. B. Easy-Flow-Drainage (➤ Abb. 29.10b), Redon-Drainage (➤ Abb. 29.11) • **Geschlossene Drainagen:** Drainageschlauch und Sekretbeutel sind untrennbar miteinander verbunden, über einen Ablasshahn am Beutel kann das Sekret entleert werden. Die Drainage kann aktiv oder passiv arbeiten, z. B. Robinson-Drainage

Pflegerische Maßnahmen bei liegenden Drainagen

Pflegerische Maßnahmen bei liegenden Drainagen sind:

- Drainagen sichern und ohne Zug am Bettrahmen fixieren. Schwerkraftdrainagen müssen immer unter Patientenniveau hängen, Ableitungsschläuche dürfen nicht abgeknickt sein oder in langen Schlaufen durchhängen.
- Bei der postoperativen Aufnahme im Zimmer alle Drainagen entleeren oder neuen Beutel/Flasche anhängen oder Sekretstand mit Datum und Uhrzeit versehen, um eine Ausgangssituation zu haben. Mehrere gleiche Drainagen werden durchnummeriert.
- Mindestens einmal pro Schicht Drainagen auf Festigkeit der Verbindung, Durchgängigkeit der Schläuche, Zugfreiheit und

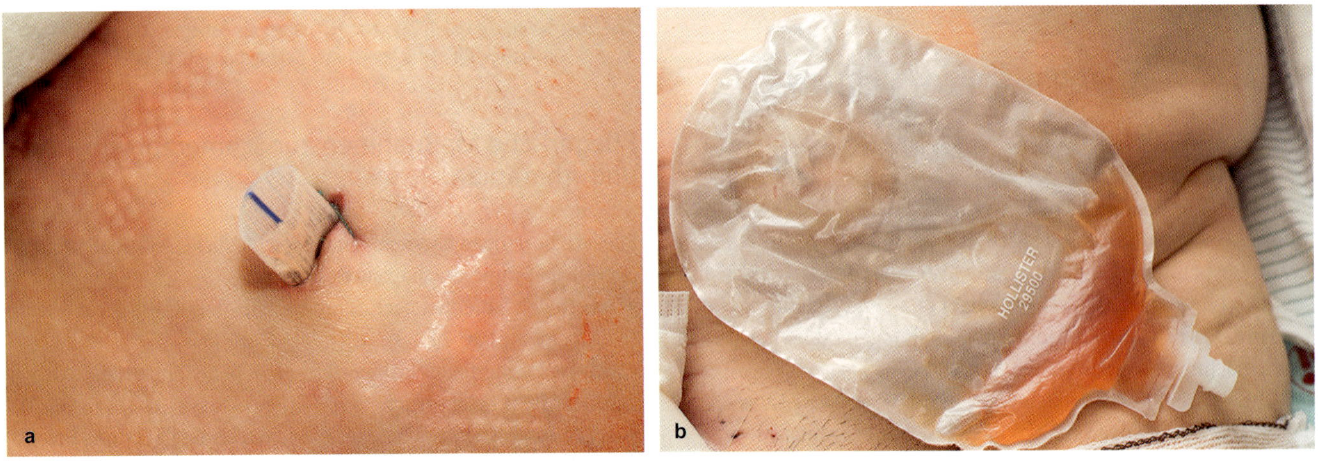

Abb. 29.10 Easy-Flow-Drainage. Der Easy-Flow-Drain ist mit einer Naht gesichert (oft auch mit einer Sicherheitsnadel), die ein Hineinrutschen in die Wunde verhindert (a). Das Sekret wird in einen aufgeklebten Sekretbeutel abgeleitet, der über einen Ablasshahn entleert werden kann (b). Es handelt sich um eine passive Drainage, das bedeutet, das Sekret läuft durch die Schwerkraft ab. [K115]

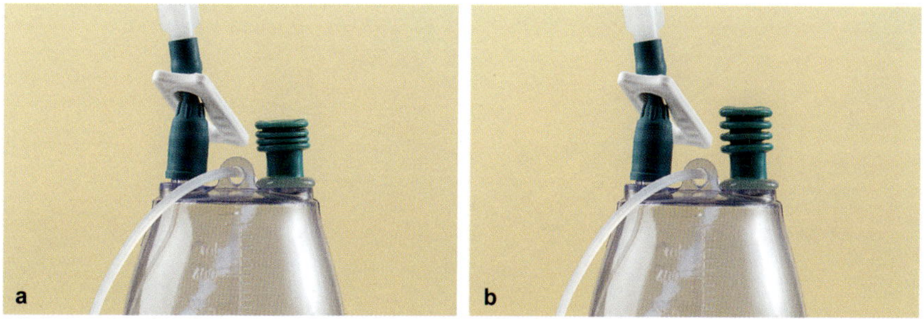

Abb. 29.11 Redon-Drainage. Aktive Drainage, d. h., die Sekretableitung geschieht durch Sog. Der Vakuumindikator (grüne „Ziehharmonika") zeigt an, ob noch genügend Vakuum in der Flasche ist. Zusammengepresster Vakuumindikator bedeutet, dass ausreichend Sog in der Flasche ist (a), entfalteter Vakuumindikator bedeutet, dass kein ausreichender Sog in der Flasche ist (b), die Flasche muss gewechselt werden. [K115]

sichere Position, Sogstärke bei aktiven Drainagen kontrollieren. Das Sekret wird auf Menge, Farbe, Konsistenz, Beimengungen, Geruch, plötzliche Veränderungen beobachtet. Auch der Verband über der Drainage ist zu beobachten.

- Entleerte Sekrete nach Drainagen getrennt messen (Menge in ml) und dokumentieren (Aussehen, Beschaffenheit); sie sind im Rahmen einer Flüssigkeitsbilanzierung (➤ 19.1.2) als Ausscheidungen mit zu bilanzieren.
- Entleeren bzw. wechseln von Drainagen unter Beachtung der hygienischen Notwendigkeiten: Pflegefachpersonen schützen sich selbst vor Kontamination und den Patienten vor Infektion.
- Bei Auffälligkeiten, z. B. plötzlicher Zunahme der Sekretmenge oder Versiegen des Sekrets, ist der Arzt zu informieren.

Wunddrainagen werden in der Regel um den 2.–3. postoperativen Tag entfernt. Die Entfernung ist Arztaufgabe.

Durchführung von postoperativen Verbandwechseln

Alle **postoperativen Verbandwechsel** werden unter strikter Einhaltung aseptischer Grundprinzipien durchgeführt (➤ 30.4), auch bei Wunden mit sekundärer Wundheilung (➤ 30.1.2). Der erste Verbandwechsel nach der OP erfolgt in der Regel durch den Arzt. Er ist aus hygienischer Sicht frühestens nach 24–48 Std. sinnvoll. Durchgeblutete Verbände werden früher erneuert. Aus hygienischer Sicht kann nach 48 Std. bei einer primär verschlossenen Wunde auf eine Wundabdeckung verzichtet werden, wenn ein mechanischer Schutz oder ein Aufsaugen von Sekret nicht notwendig ist. [5]

Entfernung des Wundverschlusses

Am Ende jeder Operation erfolgt der schichtweise **Wundverschluss.** Dabei adaptiert der Chirurg die durchtrennten anatomischen Strukturen möglichst genau. Es gibt drei grundsätzliche Möglichkeiten für den postoperativen Wundverschluss: [3]

- **Naht.** Es gibt unterschiedlichste Nadelformen, Nahtmaterialien und Nahttechniken. Häufig verwendete Techniken sind die *Einzelknopfnaht* (einzelne verknotete Stiche ➤ Abb. 29.13) und die *Intrakutannaht* (in der Haut mit einem Faden genäht ➤ Abb. 29.14, ➤ Abb. 30.9, ➤ Abb. 30.10).
- **(Wund-)Klammern.** Mit einem Klammerapparat (Stapler) werden Metallklammern ins Gewebe gedrückt, das geht schneller und wird häufig bei langstreckigen Hautschnitten gemacht (➤ Abb. 29.15 ➤ Abb. 30.11).
- **Wundnahtstreifen** *(Wundverschlusspflaster, Klammerpflaster, Steri-Strip),* z. B. Leukostrip®. Sie werden bei kleinen Wunden, die nicht unter Spannung stehen, angewendet, z. B. bei Platzwunden im Gesicht, und gerne auch bei Kindern. Sie können eine genähte oder geklammerte Naht, die unter Spannung steht, etwas entlasten (➤ Abb. 29.12).

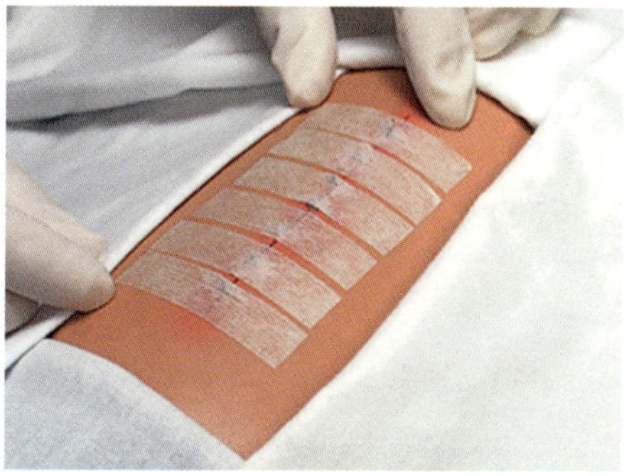

Abb. 29.12 Wundnahtstreifen. [E896]

Die **Entfernung des Wundverschlusses** hängt im Wesentlichen von der Lokalisation und der Wundheilung ab. Die Entfernung wird immer vom Arzt angeordnet, die Durchführung selbst kann von Pflegefachpersonen übernommen werden. Vor der Entfernung von Nähten und Klammern wird eine Hautdesinfektion durchgeführt, das Entfernen geschieht mit sterilen Instrumenten.

Entfernung von Einzelkopfnähten

Ggf. ordnet der Arzt eine **Teilfädenentfernung** an. Dann wird nur jeder zweite Faden entfernt, einige Tage später die restlichen. Dafür mit anatomischer Pinzette Knoten erfassen und anheben. Dann den Faden auf einer Seite des Knotens mit Fadenmesser, Schere oder Skalpell **dicht über der Haut** abschneiden (➤ Abb. 29.13) und herausziehen.

Entfernung von Intrakutannähten

Die Wunde wird mit einem einzigen Faden genäht. Zur **Entfernung** Knoten an einem Ende fassen und anheben. Faden auf einer Seite des Knotens dicht über der Haut mit einem Fadenmesser abschneiden. Dann Faden am anderen Ende fassen und vorsichtig herausziehen. Das gezogene Fadenende nach und nach um die Pinzette wickeln, damit der Faden nicht zu lang wird und abreißt (➤ Abb. 29.14).

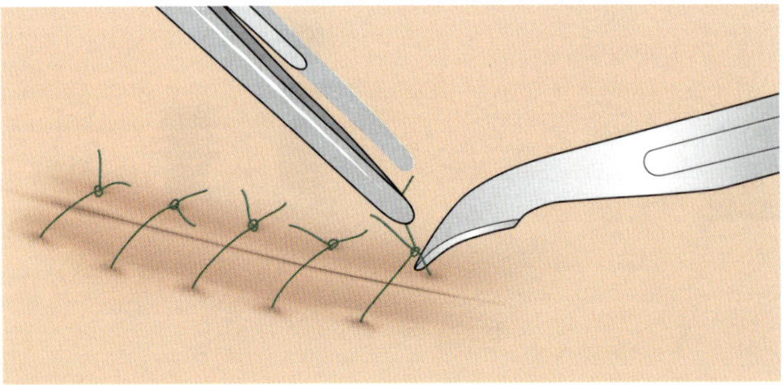

Abb. 29.13 Entfernung einer Einzelknopfnaht mit Pinzette (links) und Fadenmesser (rechts). [L264]

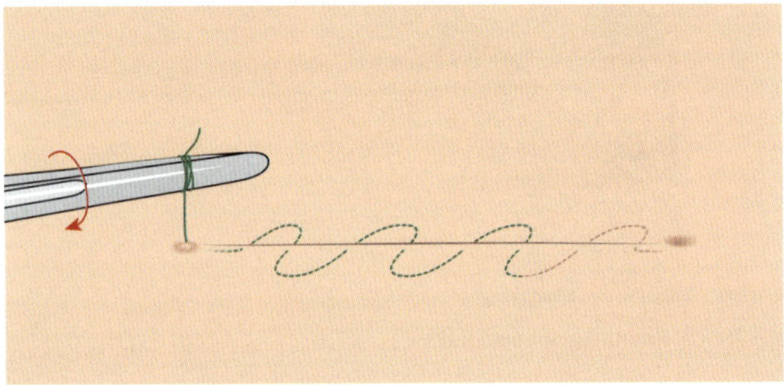

Abb. 29.14 Entfernung einer Intrakutannaht mittels Pinzette. [L264]

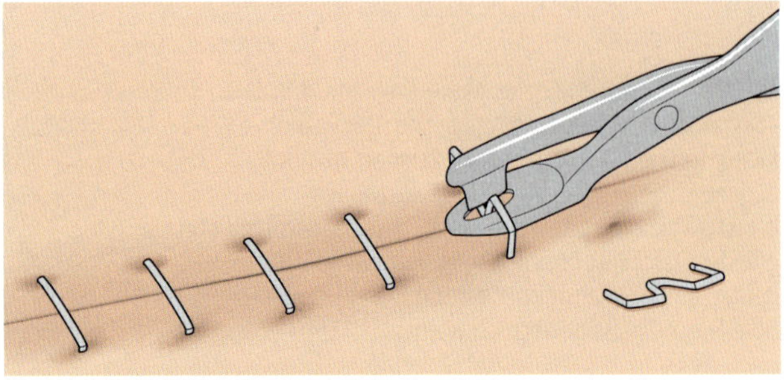

Abb. 29.15 Entfernung von Wundklammern. [L264]

Entfernung von Wundklammern

Eventuell werden zunächst nur Teilklammern, d. h. jede 2. Klammer, entfernt. Zum **Entfernen von Wundklammern** ist ein sog. Klammerentfernungsgerät erforderlich. Die untere Greifbacke des Geräts wird unter die Klammer geschoben, dann werden beide Zangenteile zusammengedrückt (➤ Abb. 29.15). Der Druck biegt die Klammer auf, die sich dann einfach entfernen lässt.

Entfernung von Wundnahtstreifen

Die Wundnahtstreifen werden wie einfache Pflaster entfernt, ggf. mit einem Hautdesinfektionsmittel oder Kochsalzlösung zunächst angelöst.

Nachsorge

Nach der Entfernung des Wundverschlusses Wunde nochmals desinfizieren und bis zum nächsten Tag mit einem einfachen Wundpflaster abdecken, da sich aus den Stichkanälen Sekret entleeren kann (außer bei Klammerpflastern).

Aufgaben zur Pflegesituation

Die Operation von Frau Dauner ist erfolgreich und komplikationslos verlaufen. Die Cholezystektomie konnte wie geplant laparoskopisch durchgeführt werden, sodass Herr Günther und Herr Chander Frau Dauner nach zweistündigem Aufenthalt aus dem Aufwachraum abholen können. Das Patientenzimmer wurde bereits für die postoperative Übernahme vorbereitet, sodass alle notwendigen Materialien vor Ort sind. Frau Dauner ist wach und reagiert auf Ansprache, klagt allerdings über starke Schmerzen im OP-Gebiet. Sie hat intraoperativ sowohl eine transnasale Magensonde als auch eine Redon-Drainage erhalten. Herr Chander und Herr Günther erklären Frau Dauner das weitere postoperative Prozedere und werfen einen Blick auf die Verbände am Bauch, die teilweise durchgeblutet sind.

1. Welche präoperativen Maßnahmen werden allgemein vorzugsweise am Vortag der Operation durchgeführt?
2. Welche pflegerischen Maßnahmen erfolgen unmittelbar vor der Operation?
3. Welche Informationen erfragt der Pflegefachmann bei der Übernahme der Patientin aus dem Aufwachraum?
4. Der Auszubildende Christoph Günther sollte das Patientenzimmer vorbereiten. Was hat er alles hergerichtet?
5. Christoph Günther soll bis zum Ende des Dienstes die postoperative Überwachung übernehmen. Wie sieht diese ganz konkret aus? Auf was sollte er besonders achten?
6. Frau Dauner äußert starke Schmerzen im Operationsgebiet – wie würden Sie darauf reagieren?
7. Wann sollte die Patientin Dauner das erste Mal mobilisiert werden? Begründen Sie Ihre Antwort. Beschreiben Sie stichpunktartig die Prinzipien der erste Mobilisation nach einer bauchchirurgischen Operation.

KAPITEL

30 Wundversorgung

Kerstin Protz, Christine Keller (30.3)

Pflegesituation

In ihrem dritten Ausbildungsjahr absolviert die Auszubildende Teresa Radic einen Einsatz auf einer geriatrischen Station im Krankenhaus. Nachdem sie in ihrer bisherigen Ausbildung kaum Anleitungen im Bereich der Wundversorgung erhalten hat, möchte sie dies nun nachholen. In der theoretischen Ausbildung hat sie bereits einiges über Wundversorgung gelernt, sodass sie nun das theoretische Wissen in der Praxis anwenden möchte. Darüber spricht sie auch mit ihrer Praxisanleiterin Laura Pöhler, die eine Fortbildung zur Wundexpertin absolviert hat. Im Erstgespräch zwischen Frau Radic und Frau Pöhler wird das Thema Wundversorgung als verbindliches Anleitungsziel fixiert. Zunächst verschafft sich die Praxisanleiterin einen Eindruck darüber, welche theoretischen Inhalte Frau Radic bereits kennt, um diese anschließend gemeinsam mit der Auszubildenden praktisch umzusetzen.

30.1 Definition und Einteilung von Wunden

DEFINITION

Wunde: durch Zellschädigung, Zerstörung oder Trennung von Körpergewebe bedingter pathologischer (krankhafter) Zustand, oft verbunden mit einem Substanzverlust sowie einer Funktionseinschränkung.

Die *Initiative Chronische Wunden (ICW) e. V.* definiert eine Wunde als „Barriereverlust zwischen dem Körper und der Umgebung durch Zerstörung von Gewebe an äußere oder inneren Körperoberflächen."

[1] Entstehungsursache und Erscheinungsbild einer Wunde können sehr unterschiedlich sein. Eine genaue Wundklassifikation ist grundlegend für die Art der Behandlung.

Akute Wunden entstehen unmittelbar durch äußere Einflüsse, z. B. durch Schnitt-, Stich- oder Bissverletzung (➤ 30.3). Sie heilen meist unkompliziert ab. **Chronische Wunden** bestehen trotz fachgerechter Behandlung länger als acht Wochen bzw. es handelt sich um Wunden, denen eine Erkrankung (z.B. Diabetes mell.) zugrunde liegt, die mitbehandelt werden muss (➤ 30.1.2).

Die gängige **Einteilung** von Wunden erfolgt u. a. nach der Entstehungsursache, dem Wundstadium und der Heilungsphase.

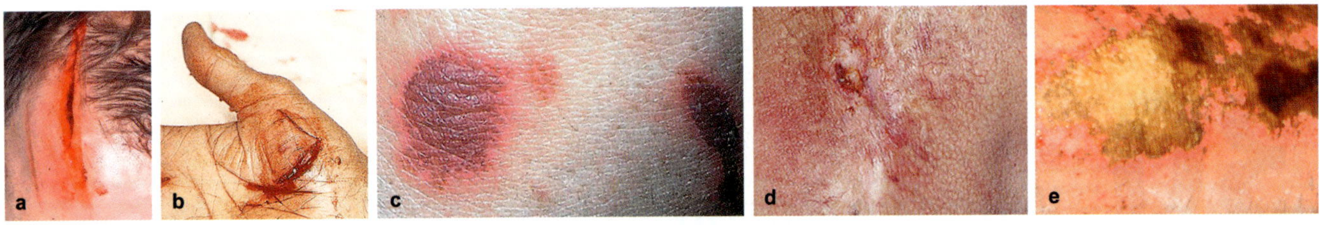

Abb. 30.1 Beispiele für Wunden unterschiedlicher Entstehungsursache: Platzwunde (a), die im Gegensatz zur Schnittwunde (b) ausgefranste, unregelmäßige Wundränder besitzt; Brandwunde (c); strahlungsbedingte Wunde (d); Verätzungswunde (e). [G305, E909–002, E984–002, G380, F712–001]

30.1.1 Einteilung nach der Entstehungsursache

- **Mechanische Wunden:** durch äußere Gewalteinwirkung entstanden, z. B. Platzwunde (➤ Abb. 30.1a), Risswunde, Quetschwunde, Schnittwunde (➤ Abb. 30.1b), Ablederungswunde *(Décollement; frz. décoller = ablösen entfernen),* Schürfwunde, Kratzwunde, Schusswunde, Pfählungsverletzung, Bisswunde
- **Skin Tears** *(Einrisse fragiler Haut,* ➤ Abb. 30.2): akute traumatische Wunde, die oft bei älteren Menschen (nicht mehr voll belastbare Haut) oder bei Kindern < 3 Jahre (noch nicht voll entwickelte Haut) infolge von Reibung, Scherkräften oder stumpfer, mechanischer Krafteinwirkung entsteht. Epidermis und Dermis werden gewaltsam voneinander und ggf. vom darunterliegenden Gewebe getrennt
- **Thermische Wunden:** durch Einwirkung pathologischer Temperaturen entstanden. Dauer und Intensität sind ausschlaggebend für das Ausmaß der Gewebsschädigung. **Verbrennungen** (➤ Abb. 30.1c), z. B. durch offene Flammen, Strom oder heiße Gegenstände, **Verbrühungen** durch heiße Flüssigkeiten und **Erfrierungen** (Kälteschäden der Gewebe)
- **Strahlenschäden** (➤ Abb. 30.1d): u. a. entstanden durch Radioaktivität, Bestrahlung bei Tumorpatientinnen
- **Chemische Wunden:** durch Chemikalien, allen voran **Verätzungen** durch Säuren oder Laugen (➤ Abb. 30.1e) entstanden

30.1.2 Einteilung nach dem Heilungsverlauf

Primäre Wundheilung

Kennzeichen der **primären Wundheilung** sind:
- Rasche und komplikationslose Wundheilung durch aneinanderliegende, adaptierte Wundränder
- Weitgehende Wiederherstellung der normalen Strukturen

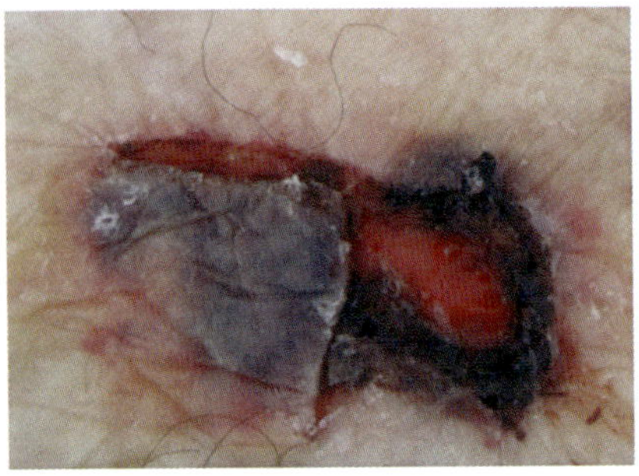

Abb. 30.2 Skin Tear. [O1087]

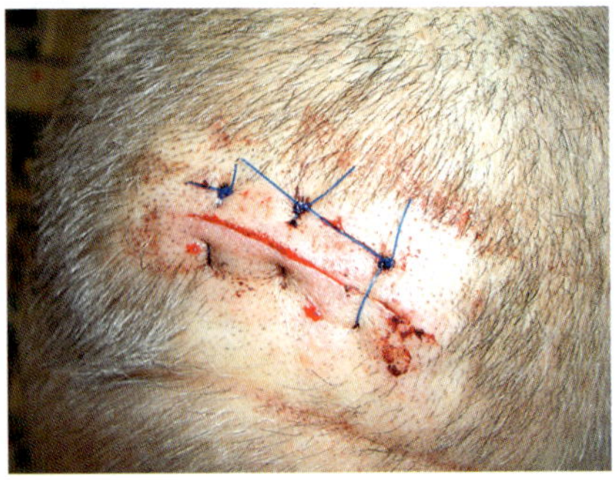

Abb. 30.3 Primäre Wundheilung nach einer operativ gesetzten und mit Naht versorgten Wunde. [M291]

- Die Wunde wird verschlossen, z. B. durch Naht, Klammerung, oder verschließt sich von selbst
- Minimale Narbenbildung

Die primäre Wundheilung findet z. B. bei aseptischen genähten oder geklammerten OP-Wunden (➤ 29.3.7) sowie bei akuten, infektionsfreien Verletzungen mit glatt durchtrennten und dicht aneinanderliegenden Wundrändern, die nicht älter als 4–6 Std. sind, statt (➤ Abb. 30.3, ➤ Abb. 30.11, ➤ Abb. 30.12).

Verzögerte primäre Wundheilung

Kennzeichen der **verzögerten primären Wundheilung** sind:
- Verzögerte Wundheilung aufgrund von Keimbelastung, leicht gequetschten oder ausgefransten Wundrändern
- Veränderte Wundränder, die gegebenenfalls ausgeschnitten werden, bevor die Wunde primär verschlossen oder schrittweise per Naht oder Klammerung adaptiert wird
- Geringe Narbenbildung

Sekundäre Wundheilung

Wunden, bei denen ein primärer Wundverschluss nicht möglich ist (z. B. Verbrennungswunden, infizierte oder chronische Wunden wie Ulcus cruris venosum und Dekubitus), müssen sekundär, also offen, heilen (➤ Abb. 30.4).

Kennzeichen der **sekundären Wundheilung** sind:
- Heilung aus der Tiefe durch Bildung von Granulationsgewebe und Verschluss durch Epithelisierung; Gewebe muss die Wunde langsam von unten nach oben auffüllen
- Verzögerte Wundheilung, z. B. durch auseinanderklaffende Wundränder, Infektion und/oder ausgeprägte Gewebeverluste
- Narbenbildung, die zum Teil schwulstig, uneben, nicht sehr belastungsstabil ist

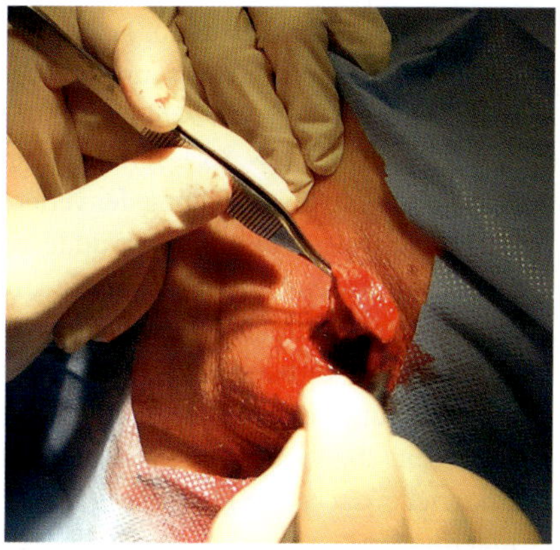

Abb. 30.4 Die sekundäre Wundheilung, hier nach dem Ausschneiden der Wundränder und der Entfernung von avitalem Gewebe, verläuft wesentlich langsamer als die primäre Wundheilung. [M291]

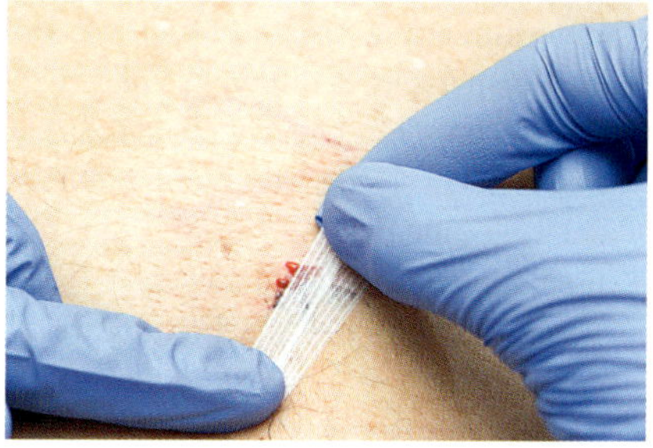

Abb. 30.5 Mit Wundnahtstreifen (Steri-Strips) verschlossene Wunde. [K115]

Chronische Wunden

Chronische Wunden sind Wunden, die unter fachgerechter Therapie nach acht Wochen nicht abgeheilt sind oder deren Versorgung die Behandlung der zugrunde liegenden Ursache erfordert (z. B. diabetisches Fußulkus bei Diabetes mellitus). Letztere gelten von ihrer Entstehung an als chronisch. [1], [2] Typische chronische Wunden sind z. B. Dekubitalulzera, Ulcus cruris venosum/arteriosum/arteriovenös diabetische Fußulzera und Malignom-assoziierte Wunden (➤ 30.6).

30.1.3 Einteilung nach der Keimbesiedlung

- **Aseptische Wunden** (griech. *asepsis = ohne Fäulnis)* sind fast keimfrei, zeigen keine Entzündungszeichen und entstehen durch Operationen oder frische Verletzungen (nicht älter als 4–6 Std.). Die Wundränder sind glatt durchtrennt und liegen dicht beieinander. Sie werden durch Nähte, Klammern (➤ Abb. 30.11, ➤ Abb. 30.12), topischen Hautkleber (z. B. Dermabond®) oder Steri-Strips (Wundverschlusspflaster, Wundnahtstreifen, z. B. Leukostrip®, ➤ Abb. 30.5) verschlossen und heilen primär ab.
- **Kontaminierte Wunden** (lat. *contaminare = beflecken, besudeln)* zeigen ebenfalls keine Entzündungszeichen, allerdings liegt eine Besiedelung mit sich nicht vermehrenden Bakterien vor. Solche Wunden werden offen behandelt und heilen sekundär. Beispiele für kontaminierte Wunden sind Verbrennungen, Drainageaustrittsstellen oder bewusst offen gehaltene Wunden (z. B. Tracheostoma, Enterostoma).

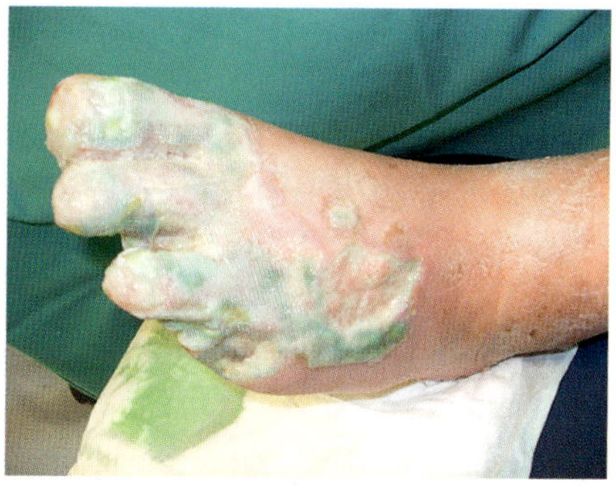

Abb. 30.6 Lokale Wundinfektion am linken Fuß bei Diabetes mellitus. [M291]

- **Kolonisierte Wunden** (lat. *colonia = Ansiedlung)* werden ebenfalls offen behandelt. In diesen finden sich bereits sich vermehrende Bakterien, die die Wundheilung jedoch nicht nachhaltig beeinflussen. Per Inaugenscheinnahme lassen sich kontaminierte Wunden nicht von kolonisierten Wunden unterscheiden. Beispiele für kolonisierte Wunden sind chronische Wunden wie diabetisches Fußulkus, Dekubitus und Ulcus cruris venosum.
- **Infizierte Wunden** (lat. *inficere = hineintun, anstecken)* sind an den signifikanten **Entzündungszeichen** (Rötung, Schwellung, Überwärmung, Schmerz, Funktionseinschränkung) zu erkennen (➤ Abb. 30.6). Weitere Symptome sind hohe Exsudatmengen (austretende Gewebeflüssigkeit), eine unangenehme Geruchsentwicklung, eitriges, zähes Exsudat, bröckeliges Granulationsgewebe, das leicht blutet, und bei Gewebeuntersuchungen hohe Keimzahlen über 10^5 koloniebildender Einheiten *(KBE)* pro Gramm Gewebe. Die Keimbesiedlung ist auf den Körper übergegangen, dieser zeigt Abwehrreaktionen. Die Wundheilung tritt erst ein, wenn die Infektion beseitigt ist. [3]

Unterschieden werden:

- **Lokale Wundinfektionen,** die in der Regel auch lokal behandelt werden, z. B. mit Antiseptika (30.5.5)
- **Systemische Wundinfektionen,** bei denen sich die Infektion über Haut, Blutbahn und Lymphsystem im ganzen Körper ausgebreitet hat und die (nach Blutkultur und Resistenzbestimmung) auch systemisch mit einem Antibiotikum therapiert werden

Nicht immer alle Entzündungszeichen vorhanden

Nicht immer sind alle Entzündungszeichen (Rötung, Schwellung, Überwärmung, Schmerzen, Funktionseinschränkung) erkennbar. So empfinden z. B. Menschen mit einer Neuropathie (insbesondere bei Diabetes mellitus) keine Schmerzen und haben somit auch keine Funktionseinschränkung, bei Menschen mit peripherer arterieller Verschlusskrankheit (pAVK) ist keine Rötung sichtbar und keine Überwärmung tastbar.

Prävention von Wundinfektionen

Pflegefachpersonen tragen große Mitverantwortung bei der Vermeidung von Wundinfektionen. Deswegen sind eine sachgemäße hygienische Händedesinfektion (➤ 10.4.2) beim Verbandwechsel (➤ 30.4), das Anlegen von Einmalhandschuhen und einer wasserabweisenden Einmalschürze (➤ Tab. 10.5) sowie steriles Arbeiten Pflicht.

30.2 Wundheilung und Wundheilungsstörungen

30.2.1 Physiologische Wundheilung

Die **Wundheilung** verläuft in drei sich überlappenden Phasen:

1. **Exsudationsphase** *(Reinigungsphase).* Blutstillung durch Engstellung der Gefäße und Blutgerinnung, Einwanderung von Abwehrzellen (Leukozyten, vor allem Phagozyten), die Bakterien und Gewebsnekrosen abbauen. Eine hohe Exsudation ist ein Zeichen der Reinigungs- und Abwehrleistung des Körpers, sie spült Zelltrümmer, Abfallstoffe und Keime aus und ermöglicht die Verteilung von Wundheilungsfaktoren (➤ Abb. 30.7a).
2. **Proliferationsphase** *(Granulationsphase).* Einwanderung von Fibroblasten und Aufbau eines Gerüsts für die Gewebeneubildung, an das sich die Endothelzellen anlagern. Dies führt zur Verfestigung der Kollagenfasern, Kapillargefäße sprießen ein, und es kommt zur Ausbildung von gefäßreichem Granulationsgewebe. Die Wunde ist in dieser Phase sauber, tiefrot, feucht glänzend, gut durchblutet und zeigt eine abnehmende Exsudation (➤ Abb. 30.7b).
3. **Regenerationsphase** *(Epithelisierungsphase).* Wundkontraktion durch Abgabe von Wasser und Gefäßrückbildung im Granulationsgewebe, Einwanderung der Epithelzellen vom Wundrand, Ausbildung von faserreichem Narbengewebe, Verschluss durch Verdickung der Zellschicht. Das Epithelgewebe ist rosa, hellrosa bis weißlich, es wird nur noch wenig Exsudat gebildet (➤ Abb. 30.7c).

Auch die sekundäre Wundheilung (➤ 30.1.2) verläuft in diesen drei Phasen, der Heilungsverlauf dauert aber (insbesondere bei chronischen Wunden) wesentlich länger oder stagniert.

30.2.2 Wundheilungsstörungen

Die Wundheilung kann durch zahlreiche Faktoren gestört oder gehemmt werden.

Lokale Störfaktoren

Lokale Störfaktoren wirken von außen, meist örtlich begrenzt, auf die Wunde ein:

- Keimbesiedelung der Wunde (➤ 30.1.3), die bei für das Bakterienwachstum günstigen Bedingungen (z. B. Wundtaschen mit schlechter Blutversorgung) zur lokalen oder zur klinisch manifesten **Wundinfektion** inkl. Fieber und Leukozytose (Vermehrung der Leukozytenzahl im Blut) mit den klassischen Entzündungszeichen (➤ 30.1.3) führen kann
- Unzureichende Ruhigstellung der verletzten Region
- Druck oder Spannung auf der Wunde, was zu Naht- oder Wunddehiszenz (Auseinanderweichen bzw. „Aufplatzen" primär verschlossener Wundränder) führen kann
- Traumatische Verbandwechsel
- Austrocknung oder Auskühlung der Wunde
- Nekrosen (abgestorbenes Gewebe ➤ Tab. 30.2), die das bakterielle Wachstum fördern und gleichzeitig die Granulation unterbinden
- Hämatom (Bluterguss)
- Unterminierung (➤ Tab. 30.2), z. B. Höhlen, Taschen, Fisteln, die Keimen gute Bedingungen bieten, da sie beim Verbandwechsel oft schlecht erreichbar sind; zudem besteht die Gefahr, dass sich ein solcher Hohlraum schließt und sich unbemerkt in der Tiefe eine Infektion entwickelt
- Fremdkörper in der Wunde
- Vorgeschädigtes Gewebe, beispielsweise nach Bestrahlung, Tumoren

Hämatomfärbung

Im Lauf des Heilungsprozesses verändert ein Hämatom seine Farbe, sodass die Farbgebung Rückschlüsse auf den Verletzungszeitpunkt zulässt:

- Rot, rötlich-blau: bis 24 Std.
- Purpur, dunkel, dunkelblau: 1–4 Tage
- Grünlich, gelbgrünlich: 5–7 Tage
- Gelblich, bräunlich: 8–10 Tage
- Verschwinden der Verfärbung: 1–3 Wochen

Systemische Störfaktoren

Systemische Störfaktoren sind Faktoren, die den gesamten Organismus der Patientinnen und Patienten, Bewohnerinnen und Bewohnern (im Folgenden nur „Patientin" genannt) betreffen:

- Höheres Alter (> 65 Jahre)
- Einschränkungen des allgemeinen Gesundheitszustands (Herz-Kreislauf-Situation, Durchblutungssituation, Ernährungszustand und Flüssigkeitshaushalt, Zustand des Immunsystems, psychische Verfassung, Mobilität)
- Systemische Infektionen
- Weitere Grunderkrankungen, z. B. Diabetes mellitus, Rheuma, pAVK

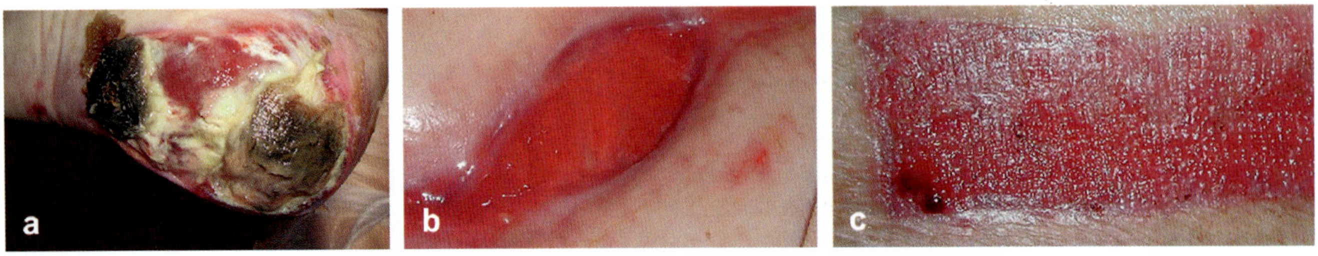

Abb. 30.7 Eine Wunde durchläuft drei Heilungsphasen: Exsudationsphase (a), Proliferationsphase (b), Regenerationsphase (c). [M291]

- Medikamente, z. B. Antibiotika, Antikoagulanzien (Heparin, Cumarine), Zytostatika, Diuretika, Sedativa
- Nikotin-, Drogen- und Alkoholabusus

Ernährung bei Wunden

Die Wundheilung erfordert eine vermehrte Zufuhr an Energie, Nährstoffen und Flüssigkeit. Durch den intensivierten Stoffwechsel erhöht sich der Grundumsatz, die Kalorienzufuhr ist entsprechend anzupassen (➤ 18.5.4). Zudem ist darauf zu achten, dass eine ausreichende Versorgung mit Nährstoffen gewährleistet ist, die an der Zellneubildung beteiligt sind (insbesondere Proteine sowie Vitamine A, B, C und Mineralstoffe wie Zink, Eisen) oder entzündungshemmend wirken (Vitamine B, C, D und Mineralstoffe und Spurenelemente wie Zink, Selen, Arginin). Vor allem großflächige Wunden führen zu einem übermäßigen Flüssigkeitsverlust, der sich durch Fieber, Schwitzen, Erbrechen oder Durchfall noch erhöhen kann und entsprechend ausgeglichen werden muss (➤ 18.5.3). Zudem ist eine adäquate Flüssigkeitszufuhr für den Nährstofftransport zur Wunde und den Abtransport von Abfall- und Schlackenstoffen unabdingbar. [3]

Ursachenbeseitigung

Erst durch eine optimale Behandlung der Grunderkrankung bzw. Behebung der Störfaktoren kann die Wundversorgung erfolgreich sein.

- **Lokale und systemische Störfaktoren** sind bestmöglich zu behandeln und wenn möglich auszuschalten.
- **Größere und/oder infizierte Hämatome** müssen chirurgisch ausgeräumt werden, kleinere bilden sich i. d. R. selbst zurück.
- **Nekrosen, Beläge und Fremdkörper** werden entfernt.
- **Lokal infizierte Wunden** (➤ Tab. 30.2) werden lokal mit Antiseptika (z. B. Octenisept®, Serasept®) behandelt. Bei **systemischer Wundinfektion** hat sich die Infektion über die Haut, die Blutbahn und das Lymphsystem im ganzen Körper ausgebreitet. Hier ist auf ärztliche Anordnung neben lokalen Antiseptika meist eine systemische Antibiotikatherapie erforderlich, im besten Fall nach Wundabstrich (➤ 30.4.2), Keimbestimmung und Antibiogramm (➤ 26.4.4).
- Eine **arterielle Durchblutungsstörung** ist durch eine chirurgische Revaskularisation (Wiederherstellen der Durchblutung) z. B. mittels Dilatation, Stent oder Bypass zu beseitigen, bevor eine angepasste Wundversorgung zum Einsatz kommt.
- Bei einem **Dekubitus** sind vorrangig Druck-, Reibe- und Scherkräfte auszuschließen (➤ 17.9).
- Maßgeblich für die Abheilung eines **Ulcus cruris venosum** (venöses Unterschenkelgeschwür, „offenes Bein") ist die sachgerechte Kompressionstherapie, z. B. durch medizinische Kompressionsstrümpfe, Ulkus-Strumpfsysteme oder phlebologischen Kompressionsverbänden mit Kurzzugbindungen und Unterpolsterung, Mehrkomponentensystemen oder medizinischen adaptiven Kompressionssystemen (Klettbandagen).
- Beim **diabetischen Fußulkus** muss eine gute Einstellung der Grunderkrankung (Stoffwechseleinstellung), also des Blutzuckers – insbesondere des HbA1c-Werts –, gewährleistet sein. Dazu kommen u. a. die Überprüfung des Gefäßstatus, gegebenenfalls Revaskularisationsmaßnahmen, absolute Druckentlastung des betroffenen Fußes (z. B. durch Filzdistanzpolsterung), aufmerksame Fußpflege durch geübtes Fachpersonal (Podologie), tägliche Fußinspektion, angepasste Hautpflege und orthopädische Schuhversorgung sowie eine Patientenschulung.
- Abhängig vom Wundstadium wird nach entsprechender Diagnosestellung und Behandlung der Wundursache (Kausaltherapie) eine indikationsgerechte Wundversorgung nach ärztlicher Anordnung durchgeführt (➤ Tab. 30.2).

Mehr als Wundbehandlung notwendig

Die Wundauflage bzw. die Wundversorgung alleine bedingt noch keine Wundheilung. Eine Wundheilung ist erst bei sachgerechter Kausaltherapie auf Basis einer adäquaten Diagnostik möglich. Somit steht nicht die Auswahl von Verbandmitteln im Fokus der Versorger, sondern z. B. Infektmanagement oder Revaskularisation.

30.2.3 Wundschmerzen

Schmerz ➤ Kap. 24

Es werden drei Arten von **Schmerzen** unterschieden (➤ 24.1.2):

1. **Nozizeptiver Schmerz:** ausgelöst durch äußerliche Reize, z. B. mechanisch, thermisch, chemisch
2. **Neuropathischer Schmerz:** ausgelöst durch eine Störung oder Verletzung des peripheren sowie zentralen Nervensystems
3. **Psychogener Schmerz:** ausgelöst durch negative Erfahrungen (Schmerzgedächtnis), z. B. Furcht oder Angst; keine ausreichende organische Ursache

Bei Wunden wird zudem noch zwischen akutem und chronischem Wundschmerz unterschieden.

Der **akute Wundschmerz** ist ein nozizeptiver, klar lokalisierbarer, zeitlich begrenzter Schmerz, der durch eine direkt zuzuordnende Schädigung oder Verletzung hervorgerufen wird, z. B. Stich-, Schnitt-, Schürfverletzungen sowie operative Eingriffe. Die Schmerzintensität hängt vom jeweiligen Reiz ab.

Beim **chronischen Wundschmerz** ist das Schmerzempfinden dagegen vom initiierenden Reiz losgekoppelt, d. h., es besteht unabhängig davon. Als permanente Empfindungsstörung kann er den Heilungsprozess überdauern und zu einer eigenständigen Erkrankung werden (Schmerzkrankheit), z. B. Phantomschmerzen nach Amputationen. Es handelt sich dabei um eine Mischform aus allen drei Schmerzarten.

Ein wiederkehrender nozizeptiver Wundschmerz, der stets in bestimmten Situationen auftritt, z. B. beim Verbandswechsel oder der Wundspülung, wird als **akut-rezidivierender Schmerz** bezeichnet (Schmerzerfassung ➤ 24.4).

Ursachen

Ursachen für Wundschmerzen können z. B. sein:

- Druck
- Ödem
- Durchblutungsstörung, z. B. pAVK

- Infektion (➤ 30.1.3)
- Trauma (Verletzung)
- Wundart, z. B. Malignom-assoziierte Wunde (➤ 30.6), Ulcus cruris arteriosum, Pyoderma gangraenosum (nichtinfektiöse, ulzerierende Gangrän der Haut)
- Nahtdehiszenz (Auseinanderklaffen bereits genähter oder geklammerter Wundränder ➤ Abb. 30.8)
- Einschnürende oder zu enge Kleidungsstücke
- Hohe Exsudatmengen, die Wundrand und -umgebung schädigen
- Bewegung
- Ausgetrocknete Wunde
- Wundbehandlung, z. B. chirurgisches Débridement (➤ 30.5.6), Wundspülung, Verbandwechsel (➤ 30.4)
- Falsch angelegte Verbände, die einschnüren oder spannen

Maßnahmen

Eine wirksame Therapie besteht aus der ursächlichen Schmerztherapie, der Identifikation und Behandlung bzw. wenn möglich, Ausschaltung lokaler und systemischer Faktoren (➤ 30.2.2), einer Analgesie gemäß dem WHO-Stufenschema und gegebenenfalls der Verabreichung von Koanalgetika und Adjuvanzien (➤ 24.5.1). Darüber hinaus können gezielte Kälte- oder Wärmeanwendungen, Entspannungstechniken, kinesiologisches Taping (Physio-Tape), Akupunktur und spezielle Positionierungen Wundschmerzen lindern (➤ 24.5.2).

30

Speziell **beschichtete Verbandmittel,** z. B. mit Silikon, sowie Silikonfixierstreifen/-pflaster (z. B. Mepitac®, 3M™ silikonbeschichtetes Pflaster, Siltape® Silikon-Pflaster oder Opsite® Flexifix Gentle) und Silikondistanzgitter, ermöglichen einen schmerzarmen, atraumatischen Verbandwechsel, da die Beschichtung ein Verkleben mit dem Wundgrund verhindert.

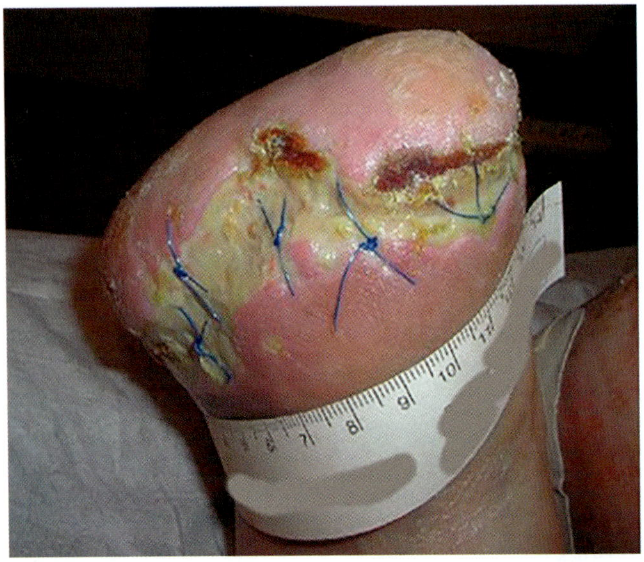

Abb. 30.8 Nahtdehiszenz. Die ehemals genähte Wunde klafft auseinander, zeigt deutliche Entzündungszeichen (v. a. Rötung in der Wundumgebung) und deutliche Fibrinbeläge. [M291]

Zudem sollten Verbandmittel, die fest am Wundgrund bzw. auf der Haut verkleben, vorsichtig durch Anfeuchten mit beispielsweise steriler Ringer- oder physiologischer Kochsalzlösung entfernt werden (➤ 30.4.3).

Die Spülung der Wunde mit einer kühlen Flüssigkeit (z.B. Zimmertemperatur) und zu großem Spüldruck kann freiliegende Nervenenden in der Wunde ebenfalls unnötig reizen. Es ist daher immer angeraten, die Spülflüssigkeit vor Anwendung entsprechend anzuwärmen (optimal auf Körpertemperatur).

Eine nicht zu unterschätzende Wirkung auf das Schmerzempfinden hat die persönliche Zuwendung und Aufmerksamkeit, die Pflegende der Patientin entgegenbringen. Es gilt daher, Wundschmerzen immer ernst zu nehmen und zu berücksichtigen, dass das Schmerzempfinden individuell unterschiedlich ausgeprägt ist, sowie durch Aufklärung Ängste ab- und Vertrauen aufzubauen. [3]

30.3 Versorgung akuter Wunden

Akute Wunden entstehen als Folge einer Verletzung oder im Rahmen einer Operation.

30.3.1 Chirurgische Versorgung akuter traumatischer Wunden

Anamnese und Untersuchung

Die behandelnde Ärztin erfragt den Unfallhergang und untersucht die Wunde auf ihren Verschmutzungsgrad und eventuelle Begleitverletzungen (Sehnen-, Muskel-, Nerven- und Knochenverletzung), ggf. ordnet sie eine Röntgenuntersuchung an. Patientinnen mit fehlendem oder unklarem Tetanusschutz (Wundstarrkrampf) erhalten eine aktive und passive Immunisierung.

Vorbereitung der Materialien

Die Pflegefachpersonen richten, abhängig von der vorgefundenen Wundsituation, die **Materialien** für die Wundversorgung (➤ Tab. 30.1, ➤ Abb. 30.9) und sorgen für eine saubere und ausreichend große Ablagefläche sowie eine geeignete Lichtquelle.

Vorbereitung der Patientin

Die Ärztin und/oder die Pflegefachperson informieren die Patientin bzw. die Eltern des Kindes über die geplanten Maßnahmen. Kinder werden altersgemäß über das geplante Vorgehen informiert. Die Anwesenheit eines Elternteils/Angehörigen kann dem Kind bzw. der Patientin etwas die Angst nehmen. Auf ärztliche Anordnung wird ggf. rechtzeitig vor der Wundversorgung bzw. dem Verbandwechsel ein Schmerzmittel verabreicht, u. U. auch eine Kurznarkose.

Die Pflegefachperson entfernt die Kleidung und positioniert die verletzte Körperregion auf einer wasserdichten Unterlage.

Tab. 30.1 Häufig benötigte sterile und unsterile Verbandmaterialien für die primäre Wundversorgung.

Sterile Materialien

- Sterile Handschuhe, als Paar oder einzeln verpackt
- Einzeln verpackte Kompressen unterschiedlicher Größen, z. B. Mull-/Saugkompressen, Kugeltupfer („Pflaumen tupfer")
- Ggf. Wundauflagen (➤ 30.5.2) nach ärztlicher Anordnung
- Wundschnellverband, z. B. Cutiplast™, Wundnahtstreifen (➤ Abb. 30.6)
- (Einmal-)Abdecktücher
- Pinzette, Schere, Nahtmaterial, Klammerapparat
- Fadenmesser, Skalpell, Klammerentferner
- Knopfkanüle und Spritze, Spike (➤ Abb. 28.8), Überlauf-/Transferkanüle (➤ Abb. 28.9)
- NaCl-0,9 %- und/oder Ringerlösung

Unsterile Materialien

- Fixierpflaster, Verbandschere
- Persönliche Schutzkleidung (➤ 10.4.4): Einmalhandschuhe, ggf. wasserabweisende Einmalschürze (immer beim Umgang mit offenen Wunden) u. a. Schutzmaßnahmen, z. B. bei speziellen Infektionen, bei Besiedlung mit multiresistenten Erregern (MRE) oder bei hochgradigen Verbrennungswunden (langer und langärmeliger Schutzkittel mit eng abschließenden Bündchen)
- Haut- und Schleimhautdesinfektionsmittel
- Flächendesinfektionsmittel/-tücher
- Bettschutz (z. B. Moltex®)
- Ggf. Nierenschalen
- Abwurf für Einmalmaterialien
- Abwurf für spitze und scharfe Materialien
- Abwurf für gebrauchte, resterilisierbare Instrumente

Durchführung

Die Ärztin (oder die Pflegefachperson) reinigt die Wunde und entfernt gegebenenfalls Fremdkörper, dann desinfiziert sie die Wunde. Abhängig von deren Größe und Verschmutzungsgrad sowie der Beschaffenheit der Wundränder entscheidet sie über deren weitere Versorgung. Kinder werden während dieser Maßnahmen so gut wie möglich abgelenkt.

Kleine Wunden mit glatt begrenzten Wundrändern ohne Spannung können mit einem topischen Hautkleber (z. B. Dermabond®) oder Steri-Strips (Wundnahtstreifen ➤ Abb. 30.5) versorgt werden. Diese schmerzfreie Wundversorgung ist vor allem für Kinder und bei Wunden im Gesicht geeignet. Größere Wunden mit klaffenden, aber glatten Wundrändern werden nach der Lokalanästhesie geklammert oder genäht (➤ 29.3.7, ➤ Abb. 30.3, ➤ Abb. 30.10, ➤ Abb. 30.11, ➤ Abb. 30.12).

Stark verschmutzte Wunden mit hoher Infektionsgefahr und ausgeprägtem Gewebeverlust müssen aus der Tiefe heraus heilen (sekundäre Wundheilung ➤ 30.1.2). Sie werden sorgfältig gereinigt und desinfiziert, ggf. werden zerfranste und avitale Wundränder ausgeschnitten (Friedrich-Wundexzision), Dann wird die Wunde mit einer geeigneten Wundauflage (➤ Tab. 30.2) versorgt.

Zum Abschluss werden alle Wunden mit einer sterilen Wundauflage (➤ Tab. 30.3) abgedeckt, oft reicht bei akuten Verletzungen ein Wundschnellverband (➤ Abb. 30.13, ➤ Abb. 30.14).

30.3.2 Versorgung chirurgisch entstandener Wunden

Prä- und postoperative Pflege ➤ Kap. 29
Wunddrainagen, Verbandwechsel, Nahtmaterial ➤ 29.3.7

Chirurgisch entstandene Wunden *(OP-Wunden)* entstehen immer unter aseptischen Bedingungen im Operationssaal oder in spezifischen Behandlungsräumen. Dennoch kann es sich bei der Wunde um eine infizierte Wunde handeln, z. B. bei der Eröffnung eines Abszesses (➤ 30.1.3). Aber auch bei aseptischen Wunden bestehen ein **Infektionsrisiko** und die **Gefahr einer Wundheilungsstörung** (➤ 30.2.2), wenn

- die Verbandwechsel nicht unter sterilen Bedingungen durchgeführt werden,
- der Umgang mit den Wunddrainagen (➤ 29.3.7) nicht sachgemäß ist,
- die Wunde keine Wundruhe bekommt,
- Exsudat und Blut im Gewebe verbleiben,

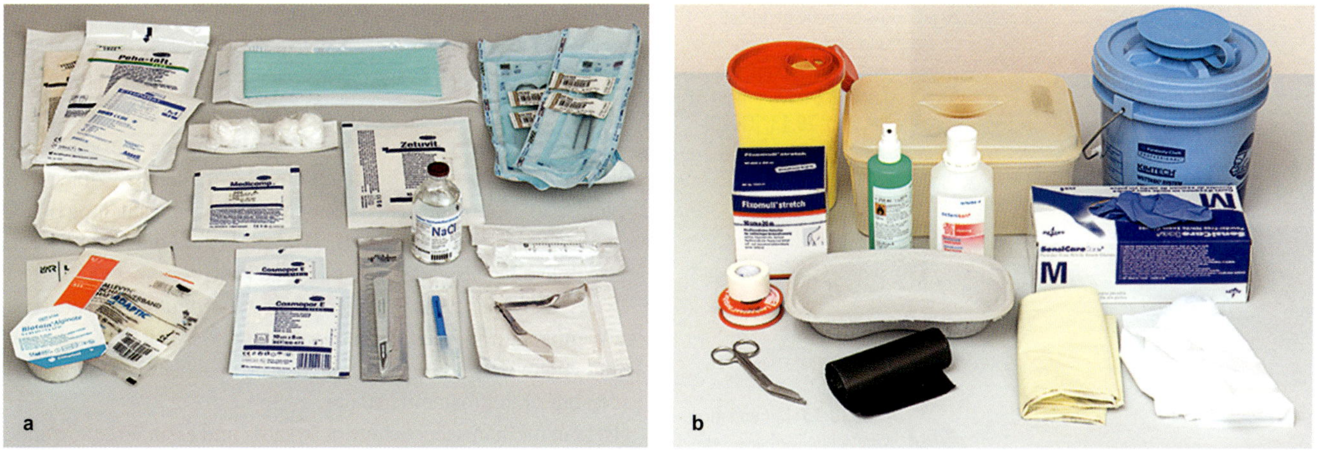

Abb. 30.9 Arbeitsfläche mit häufig benötigten Verbandmitteln für traumatische Wunden, chirurgisch entstandene Wunden und chronische Wunden. Sterile Materialien (a), unsterile Materialien (b). Für sekundär heilende und chronische Wunden werden weitere Verbandmittel, abhängig von der Wundsituation, benötigt. [K115]

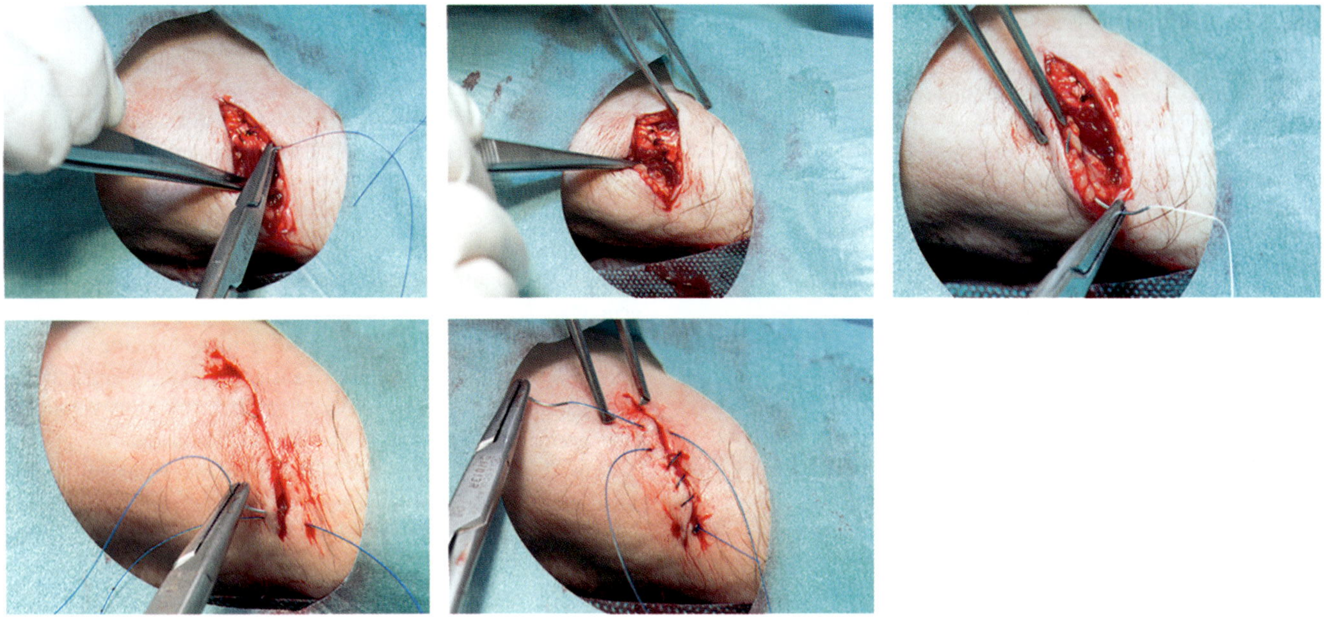

Abb. 30.10 Nähen einer Wunde. Die Ärztin benötigt Nahtmaterial mit Nadel (hier: gebogene Nadel), einen Nadelhalter, Pinzette und ein Fadenmesser/Skalpell. [K115]

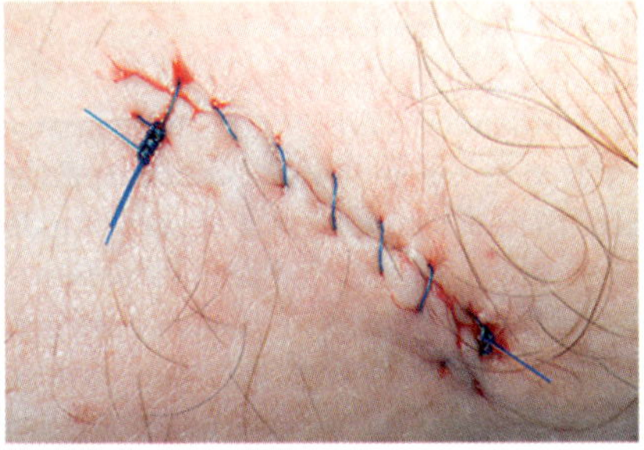

Abb. 30.11 Durch Naht verschlossene Wunde. Entfernung der Naht ➤ Abb. 29.11, ➤ Abb. 29.12. [K115]

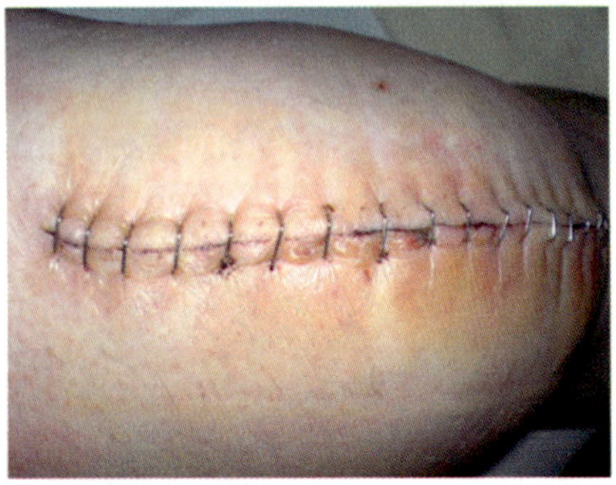

Abb. 30.12 Geklammerte Wunde, Klammernaht. Mit einem speziellen Klammerapparat werden die Wundklammern ins Gewebe gedrückt und dort zum einen Rechteck geformt. Entfernung der Klammern ➤ Abb. 29.13. [O623]

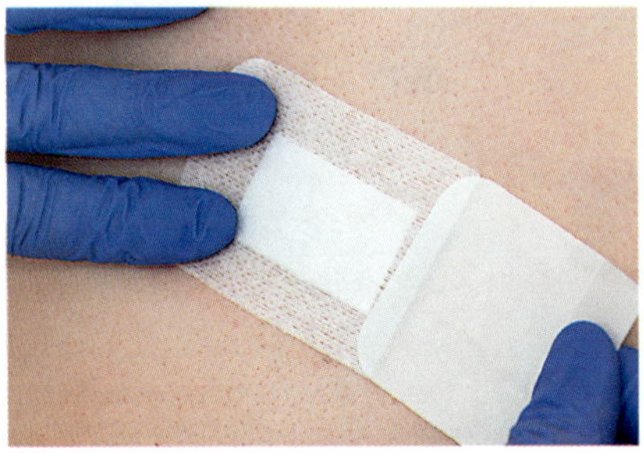

Abb. 30.13 Mit einem Wundschnellverband versorgte primäre Operationswunde. [K115]

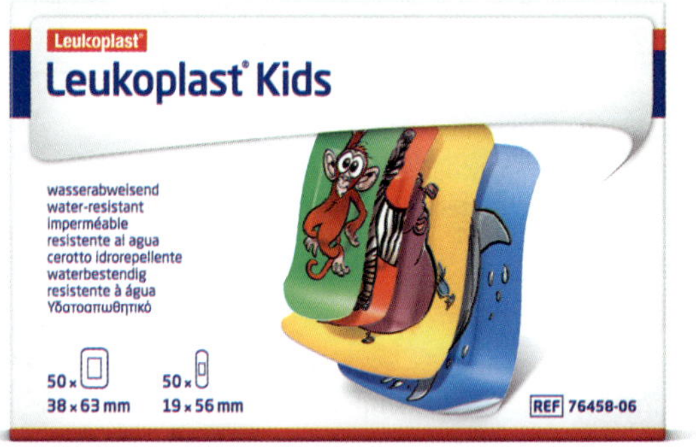

Abb. 30.14 Wundschnellverband für Kinder in unterschiedlichen Größen. [V155]

- die Wundränder unter Spannung geraten (z. B. bei Hämatom, Infektion, durch übermäßige Bewegung) und die Gefahr einer Nahtdehiszenz droht (➤ Abb. 30.8).

Zur Ableitung von Blut und Exsudat legt der Chirurg in der Regel eine oder mehrere Drainagen (➤ 29.3.7, ➤ Abb. 29.9, ➤ Abb. 29.10). Der erste postoperative Verbandwechsel wird frühestens nach 24–48 Std. durchgeführt, durchfeuchtete Verbände werden früher gewechselt. [4] Pflegende beachten die allgemeinen Prinzipien und hygienischen Notwendigkeiten. Eine antiseptische Behandlung ist nur bei infizierten Wunden indiziert. [4] Zudem sind die pflegerischen Maßnahmen bei liegenden Drainagen zu beachten.

Fäden bzw. Klammern werden nach Arztanordnung entfernt, wenn die Wundheilung so weit fortgeschritten ist, dass kein Aufgehen der Wunde mehr droht. Gegebenenfalls wird zunächst nur jeder zweite Faden oder Klammer entfernt (➤ 29.3.7).

Ist kein mechanischer Schutz notwendig und exsudiert die Wunde nicht, kann in der Regel nach 48 Std. auf eine Wundauflage verzichtet werden. [4]

Kinder haben häufig Angst vor dem Anblick einer Wunde oder einer Wundnaht. Das ist nicht nur beim Verbandwechsel zu berücksichtigen, sondern auch Grund dafür, dass aseptische, primär heilende Wunden bei Kindern in der Regel länger mit einem Wundschnellverband versorgt werden, als medizinisch notwendig wäre. Ein Wund(schnell)verband hat bei Kindern auch immer die Funktion eines „Trostpflasters". Zudem gibt es kindgerechte Verbände mit lustigen Bildern, das Kind kann sich ein Motiv aussuchen (➤ Abb. 30.14).

Wundschnellverband (Pflaster)

Der Wundschnellverband, das sogenannte Pflaster, ist das am häufigsten eingesetzte Verbandmittel zur Wundversorgung. Er besteht aus einer saugenden, manchmal auch antibakteriell ausgerüsteten Wundauflage auf einer Klebefläche und eignet sich für die Versorgung kleinerer akuter Wunden (Bagatellverletzungen) und primärer OP-Wunden (➤ Abb. 30.13, ➤ Abb. 30.14). Es steht eine Vielzahl von Größen für Verfügung.
Achtung: Die Klebefläche muss die Wundauflage komplett umschließen, da sonst kein ausreichender Schutz gegen Mikroorganismen besteht. [4] Zudem ist auf eine spannungsfreie Applikation zu achten, um Spannungsblasen zu vermeiden.
Tipp: Moderne Alternativen wurden speziell für die Anforderungen von Operationswunden entwickelt. Sie können bis zu 7 Tage auf der Wunde verweilen und vermeiden die Ausbildung von Spannungsblasen durch Silikonbeschichtung (z. B. Mepilex® Border Post-Op) oder flexiblen, transparenten Polyurethanfilm (z. B. Leukomed® Control, 3M Tegaderm® Absorbent®). Der transparente Verband ermöglicht zudem die Wundbeurteilung.

30.4 Verbandwechsel

Aufgabe von Pflegefachpersonen ist die sach- und fachgerechte Wundversorgung nach dem neusten Wissensstand auf Grundlage der ärztlichen Verordnung. Zudem haben sie im Rahmen des Verbandwechsels die Wunde genau zu beurteilen, Veränderungen wahrzunehmen und diese Beobachtungen im Rahmen einer umfassenden Wunddokumentation (➤ 30.5.8, ➤ 30.5.9) festzuhalten und an die behandelnde Ärztin weiterzugeben.
Ziele des **Verbandwechsels** sind:

- Kontrolle der Wunde
- Beurteilung der Wundsituation und -heilung und Therapieanpassung
- Verhinderung der Einschleppung von Keimen und Bakterien
- Bekämpfung einer bereits bestehenden oder beginnenden Infektion
- Unterstützung der physiologischen Heilungsvorgänge durch geeignete Maßnahmen und Wundauflagen
- Schmerzvermeidung und -reduktion

30.4.1 Allgemeine Richtlinien

Reihenfolge der Verbände

Bei den Verbandwechseln ist folgende Reihenfolge einzuhalten, um die Gefahr der Keimverschleppung zu minimieren:

1. **Aseptische Wunden,** z. B. alle OP-Wunden ohne Infektionszeichen (➤ Abb. 30.3, ➤ Abb. 30.10, ➤ Abb. 30.11, ➤ Abb. 30.12), Venenkatheter (periphervenös, zentral ➤ 28.2.4, ➤ 28.2.5)
2. **Kontaminierte und kolonisierte Wunden,** z. B. offen heilende Verletzungen, Dekubitalulzera, Ulcus cruris venosum
3. **Infizierte Wunden,** d. h. alle Wunden, die Entzündungszeichen aufweisen (➤ Abb. 30.6, ➤ Abb. 30.7, ➤ Abb. 30.8)
4. Mit **resistenten Keimen** (z. B. MRSA, VRE ➤ 10.6.2) besiedelte oder infizierte Wunden

Prinzipien beim Verbandwechsel

Aseptische Wundbehandlung

Jede Wunde ist aseptisch zu behandeln, da eine Keimbesiedelung die Wundheilung behindert oder unmöglich macht. Das gilt sowohl für die Versorgung primär als auch sekundär heilender Wunden sowie für bereits lokal infizierte oder septische Wunden. Ein Einschleppen zusätzlicher Keime ist unbedingt zu verhindern. [5]

- Fenster und Türen schließen; dafür sorgen, dass während des Verbandwechsels keine anderen Tätigkeiten im Patientenzimmer ausgeführt werden (z. B. Putzarbeiten, Bettenmachen) und keine Besucher ins Zimmer kommen
- Persönliche Schutzkleidung anlegen, z. B. wasserabweisende Einmalschürze, Einmalhandschuhe (➤ 10.4.4); keine langärmeligen Jacken, Shirts oder Kittel tragen
- Auf gute Beleuchtung achten; bei unterminierten Wunden zum Ausleuchten gegebenenfalls Stirnlampe oder Taschenlampe einsetzen
- Unmittelbar vor dem Verbandwechsel hygienische Händedesinfektion durchführen
- Nach dem **Non-Touch-Prinzip** arbeiten: Wunde nur mit sterilen Instrumenten bzw. sterilen Handschuhen berühren, niemals mit bloßen Händen *(non touch)* oder unsterilen Materialien! **Achtung:** beim Arbeiten mit sterilen Instrumenten auch unsterile Handschuhe zum Eigenschutz tragen (➤ Abb. 30.15)
- Darauf achten, dass mit bereits kontaminierten Handschuhen keine Gegenstände angefasst werden, die später andere Hände wieder berühren, also z. B. auch nicht die Türklinke, um vergessenes Material zu holen

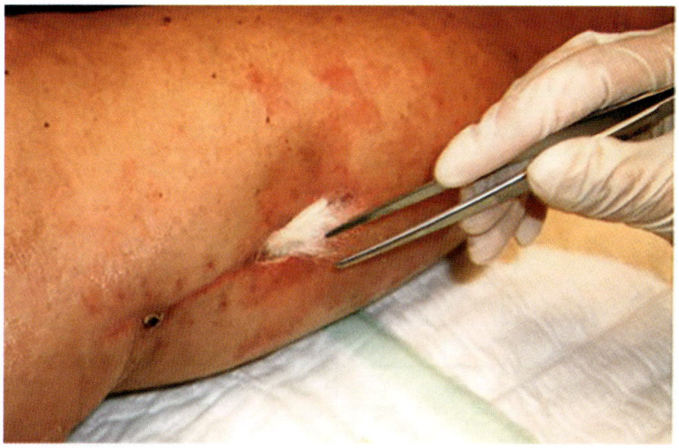

Abb. 30.15 Wundversorgung nach dem Non-Touch-Prinzip. Das Alginat wird mit einer sterilen Pinzette in die Wunde eingebracht, die Pflegefachperson trägt Handschuhe zum Eigenschutz. [M291]

30

- Bei aufwendigen Verbandwechseln zu zweit arbeiten, diesen gegebenenfalls in einem separaten Raum (Verbandzimmer) durchführen
- Gebrauchte und kontaminierte Materialien sofort entsorgen (nicht zwischenlagern!): Einmalmaterial im Abwurfbeutel, resterilisierbares Material im entsprechenden Abwurfbehälter, spitze und schneidende Instrumente in ein bruch- und durchstechsicheres Behältnis

30.4.2 Vorgehensweise

Vorbereitung der Materialien und des Arbeitsplatzes

- Reihenfolge der Verbände festlegen (➤ 30.4.1)
- Arbeitsfläche im Zimmer schaffen, z. B. leer geräumten und wischdesinfizierten Patientenklapptisch benutzen
- Materialien richten (➤ Tab. 30.1, ➤ Abb. 30.9): unsterile Materialien sind patientennah und sterile Materialien patientenfern anzuordnen. **Achtung:** keine Materialien auf dem Patientenbett ablegen
- Materialien so weit wie möglich vorbereiten, z. B. Kompressen mit Wundspüllösung tränken

Eine genaue Planung der Durchführung und die Überprüfung der Vollständigkeit des bereitgestellten Materials beugen unnötigen Gängen während des Verbandswechsels vor, die schnell zu hygienischen Gefahren werden.

Verbandwagen

In der Klinik und manchen stationären Pflegeeinrichtungen werden benötigte Verband- und Hilfsmittel in einem **Verbandwagen** aufbewahrt und transportiert (➤ Abb. 30.16). Die Arbeitsfläche dient zur Vorbereitung der benötigten Utensilien und sollte stets frei sein. Nach jeder Benutzung werden die Flächen des Verbandwagens gereinigt und wischdesinfiziert, verbrauchte Materialien aufgefüllt, benutzte Instrumente zur Sterilisation gegeben. Eine Routinereinigung und die Überprüfung der Verbandmittel auf Vollständigkeit und Verfallsdatum erfolgt nach jeder Nutzung des Verbandwagens am Ende der Versorgungstour.

„*Verbandwechsel oder die Entfernung von Nahtmaterial bzw. von Drainagen ist mit Verbandwagen oder mit Tablettsystem durchzuführen. Die Benutzung unterschiedlicher Verbandwagen für aseptische und infizierte Wunden ist nicht erforderlich – entscheidend ist, den Wagen grundsätzlich vor Kontamination zu schützten. Im Übrigen sind bei diesen Manipulationen die Regeln der Basishygiene einzuhalten (Kat. II).*“ [4]

Im häuslichen Bereich

Pflegefachpersonen im häuslichen Bereich achten darauf, dass die Patientin oder deren Angehörige die verordneten Verbandmaterialien sachgemäß, also staub-, hitze- und feuchtigkeitsgeschützt, lagern (➤ 10.5.3). Am besten eignen sich dafür leicht zu reinigende Kunststoffbehälter. [3] Als Arbeitsfläche bieten sich hier abwaschbare Kunststofftabletts oder -sets an. Wird ein Abwurfbehälter für spitze Gegenstände benötigt, darf dieser gemäß der Unfallverhütungsverordnung nicht aus Glas (nicht bruchsicher) sein. [3]

Vorbereitung der Patientin

- Ist der Verbandwechsel mit Schmerzen verbunden, rechtzeitig vorher die verordnete Schmerzmedikation verabreichen (➤ 30.4.3)
- Die Patientin über geplante Maßnahmen informieren und den Verbandwechsel in den Tagesablauf einplanen, ggf. Stoppsignale mit der Patientin besprechen
- Patientin entsprechend positionieren, gegebenenfalls Bettschutz unterlegen
- Bei Kindern:
  - Um Ängste zu vermeiden, Materialien außerhalb des Blickfelds des Kindes bereitstellen, nach Möglichkeit auch Blick auf die Wunde während des Verbandswechsels verhindern.
  - Ein (schmerzhafter) Verbandwechsel wird besser ertragen, wenn ein Elternteil oder eine zweite Pflegende anwesend ist, die die Hand des Kindes hält und es ablenkt.

Durchführung

- Alten Verband mit unsterilen Einmalhandschuhen abnehmen. Anklebungen auf der Haut/Wunde vorher durch Anfeuchten

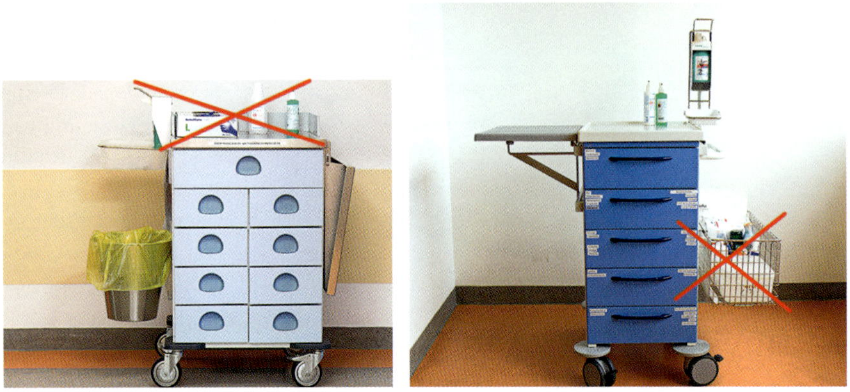

Abb. 30.16 Zwei nicht korrekt ausgestattete Verbandwagen. Beim linken Verbandwagen ist die Arbeitsfläche nicht frei, sodass zum Vorbereiten der benötigten Materialien kaum Platz bleibt, beim Wagen rechts ist der offene Korb hygienisch nicht zu verantworten (Umgang mit Sterilgut ➤ 10.5.3). [K115]

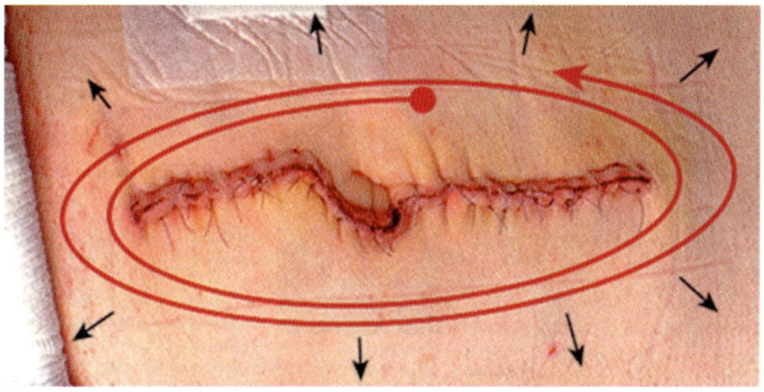

Abb. 30.17 Korrekte Wundreinigung. Die Wundreinigung erfolgt immer von innen nach außen. [K183]

(z. B. mit steriler angewärmter NaCl-0,9 %-Lösung) lösen. Tiefer liegende Tamponade mit einer sterilen Pinzette entfernen.
- Alte Wundauflage inspizieren (Blut- bzw. Eiterauflagerungen, Fremdkörper? Durchfeuchtung mit Wundexsudat?). Danach die alte Wundauflage im bereitgestellten Abwurfbehälter entsorgen.
- Handschuhe wechseln, im Anschluss eine hygienische Händedesinfektion durchführen.
- Ggf. Wundabstrich entnehmen (siehe Kasten, ➤ Abb. 30.18). Zur Diagnosesicherung kann die Ärztin eine Probeentnahme (PE) durchführen.
- Sterile Wundreinigung bzw. -spülung durchführen. Die Wundreinigung erfolgt grundsätzlich, d. h. bei allen Wunden, aseptisch. Das wesentliche Ziel der Wundbehandlung ist die Reduktion von Keimen in der Wunde, deshalb sollten keinesfalls zusätzliche Hautkeime (wie bei der Wischrichtung von außen nach innen wie ehemals bei der Reinigung infizierter/septischer Wunden) eingebracht werden. [5]
- Wundreinigung durch Wischen (nicht Tupfen) durchführen, dabei pro Wischgang eine neue Kompresse oder einen neuen Tupfer verwenden (➤ Abb. 30.17). Das mehrmalige Anwenden desselben Tupfers beim Wischvorgang führt zur Keimverbreitung und -verteilung.
- Gereinigte Wunde beurteilen, u. a. auf Beläge (z.B. trocken/feucht, Fibrin, Nekrose), Exsudatmenge und -beschaffenheit, Anzeichen einer Infektion achten.
- Handschuhe wechseln, danach erneut eine hygienische Händedesinfektion durchführen.
- Gegebenenfalls Klammern/Fäden ziehen; dafür unbenutzte, sterile Instrumente (z. B. Pinzette) verwenden (➤ 29.3.7).
- Je nach Wunde und Wundzustand die indikationsgerechte Wundversorgung nach ärztlicher Anordnung durchführen (➤ Tab. 30.2), abschließend ggf. die Wundauflage fixieren, z.B. mit elastischem Schlauchverband (CAVE! Elastische Mullbinden können zu Einschnürungen führen!).
- Einmalhandschuhe ausziehen und entsorgen, hygienische Händedesinfektion durchführen.

Entnahme eines Wundabstrichs

Um kausale Erreger von Wundinfektionen oder eine Besiedlung bzw. Infektion mit Hefepilzen nachzuweisen, sollte ein Wundabstrich immer **aus der Wundtiefe** erfolgen. Damit soll verhindert werden, neben den eigentlichen Wundkeimen nicht noch eine Vielzahl von Oberflächenkeimen zu erfassen. Um Letzteres zu vermeiden, erfolgt vorab eine mechanische Wundreinigung mit durch physiologische Kochsalzlösung angefeuchteten Kompressen. Es dürfen keine Antiseptika oder konservierte Spüllösungen (z. B. mit Octenidin/Polihexanid) zur Wundreinigung eingesetzt werden, da sie das Abstrichergebnis verfälschen würden.

Wichtig. Bei Screening auf multiresistente Erreger (MRE ➤ 10.6.2) darf vor Abstrichentnahme keine Wundreinigung erfolgen, um die Erregeranzahl möglichst genau erfassen zu können.
- Bakteriologischer Abstrich ohne vorherige Wundreinigung (Essener Wundkreisel): zum Nachweis bzw. Ausschluss multiresistenter Erreger (Screening)
- Bakteriologischer Abstrich mit vorheriger Wundreinigung (Levine-Technik):
  – Auffinden kausaler Erreger bei klinisch relevanter Wundinfektion
  – Besiedlung/Infektion mit Hefepilzen

Entnahmetechniken:

Essener Wundkreisel (keine Wundreinigung vorab). Um ein möglichst großes Areal der Wunde zu erfassen, erfolgt die Abstrichentnahme kreisend unter leichtem Druck von außen nach innen. Indikation ist z. B. die gezielte Suche nach MRE bei Erstvorstellung von Patientinnen.

Levine-Technik (Wundreinigung vorab). Die Abstrichentnahme erfolgt in einem ca. 1 cm^2 großen Areal eines klinisch infiziert erscheinenden Wundbereichs unter leichtem Druck. Indikation ist z. B. die gezielte Suche nach Erregern bei Verdacht auf Wundinfektion und für ein Antibiogramm bei systemischer Antibiotikagabe. [3], [6]

Notwendige Angaben zur Übersendung ins Labor sind u. a. Entnahmestelle des Abstrichs, Wundart, Grunderkrankung und ggf. die bisherige Antibiotikatherapie.

Nachbereitung

- Bei der Patientin nachfragen, ob der Verband bequem sitzt. Hat diese kein gutes Gefühl (z. B. Druckgefühl), Sitz des Verbands überprüfen und ggf. neu anbringen
- Kinder loben, eventuell belohnen, ggf. trösten
- Patientin informieren, sich bei Beschwerden oder Veränderungen (z. B. Schwellungen, Schmerzen) zu melden
- Abwurfbeutel verschließen und außerhalb des Zimmers entsorgen, hygienische Händedesinfektion durchführen
- Gebrauchte Instrumente zum Resterilisieren geben
- Verbandwechsel einschließlich der Wundbeobachtungen in der Patientenakte dokumentieren, ggf. Fotodokumentation (➤ 30.5.9)

30.4.3 Schmerzvermeidung beim Verbandwechsel

Ein Verbandwechsel ist meist mit **Schmerzen** verbunden, da er eine Manipulation an der Wunde bedeutet. Allein die Erwartung von Schmerzen kann dazu führen, dass Patientinnen dem Wechseln des Verbands ablehnend gegenüberstehen. Um den erfolgreichen Verlauf der Wundheilung nicht zu gefährden, ist es daher Aufgabe von Pflegefachpersonen, sowohl die physische als auch die psychische Belastung der Patientin beim Verbandwechsel so gering wie möglich zu halten. Dies kann mit folgenden Maßnahmen erreicht werden:
- Patientin über die erforderliche Maßnahme aufklären und ihre Erfahrungen in die Behandlung einbeziehen

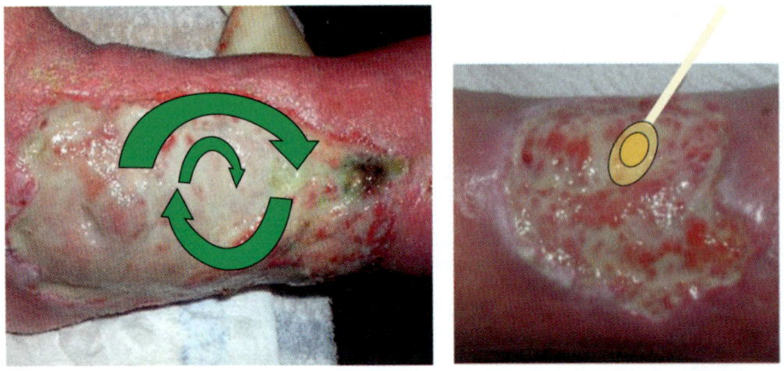

Abb. 30.18 Wundabstriche. Essener Wundkreisel (a) und Levine-Technik (b). [M291]

- Bei Bedarf vor dem Verbandwechsel nach ärztl. Anordnung Analgetikum verabreichen, dabei Zeitspanne bis zum Wirkungseintritt berücksichtigen
- Für eine ruhige, stressfreie Atmosphäre (z. B. Mobiltelefon, Radio ausschalten). Ausnahme ist, wenn die Betroffene dies als willkommene Ablenkung sieht
- Fenster schließen, um Zugluft zu vermeiden, für eine angenehme Raumtemperatur sorgen
- Patientin in eine für den Verbandwechsel geeignete, aber bequeme Position bringen
- Sie während des Verbandwechsel immer wieder ansprechen, bei Bedarf Pausen einlegen; Stoppsignal (z. B. Klopfen) mit der Patientin vereinbaren
- Längeres Freilegen der Wunde vermeiden, um Auskühlen oder Austrocknung vorzubeugen. Wunde zügig neu verbinden. Nach Möglichkeit zeitgemäße Verbandmittel (➤ 30.5.2, ➤ Tab. 30.3) verwenden, die nicht mit dem Wundgrund verkleben und eine längere Verweildauer ermöglichen
- Beim Spülen der Wunde vorsichtig und mit geringem Druck vorgehen, Spülflüssigkeit vorher anwärmen (➤ 30.5.4)
- Vorsichtige, behutsame Wundreinigung, z. B. nicht kräftig über die Wunde wischen, sondern stattdessen mit weichen Reinigungspads oder durch vorsichtiges Andrücken von angefeuchteten (Vlies-)Kompressen die Wunde reinigen. Alternativ – wenn möglich – die Patientin in der selbstständigen Reinigung der eigenen Wunde anleiten
- Sekundärverband nicht zu stramm anbringen und keine Spannungsblasen provozieren, z.B. elastischen Schlauchverband nutzen (keine Netzverbände und keine elastischen Mullbinden)

Entfernen von Verbandmitteln

Um Schmerzen und Hautläsionen beim Abziehen von Wund(schnell)verbänden zu vermeiden, ist Folgendes zu beachten:

- Pflaster stets in Haarwuchsrichtung entfernen
- Bei empfindlicher Haut sowie bei Säuglingen, Kleinkindern und alten Menschen silikonbeschichtete Verbandmittel nutzen; ggf. Pflasterlöser ohne Lösungsmittel, z. B. auf Silikonbasis, verwenden wie Release®, ESENTA® oder Brava®, eventuell auch sterila, angewärmte NaCl-0,9 %-Lösung nutzen. **Achtung:** keinesfalls Öl oder ölhaltige Lösungen zum Pflasterlösen einsetzen
- Folienverbände schrittweise lösen, dabei die Folie parallel zur Haut überdehnen und abheben; durch Auflegen der anderen Hand die foliennahe Haut vor Scherkräften schützen (➤ Abb. 30.19)

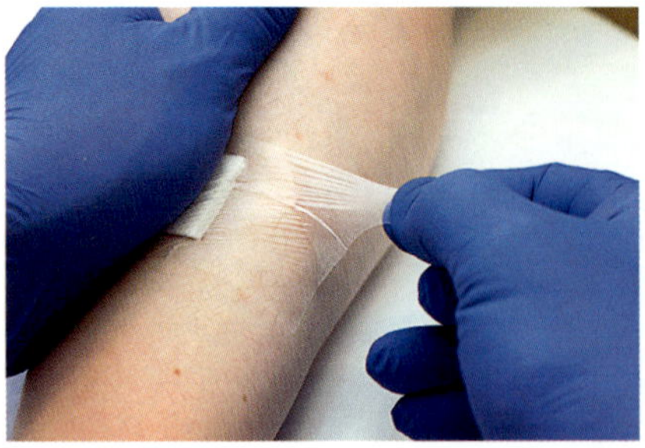

Abb. 30.19 Das Abziehen von Folienverbänden erfolgt schrittweise durch Überdehnen der Folie parallel zur Haut. Die andere Hand schützt die Haut gegen das Einwirken von Scherkräften. [K115]

30.5 Versorgung chronischer Wunden

In den letzten Jahren wurde die Wundversorgung zunehmend differenzierter. Dieser Abschnitt beschränkt sich schwerpunktmäßig auf die **Wundversorgung von chronischen Wunden.**

Expertenstandard Pflege von Menschen mit chronischen Wunden

Ziel des Expertenstandards ist es, Patientinnen oder Bewohnerinnen mit chronischen Wunden wie Dekubitus, Ulcus cruris venosum/arteriosum/arterio-venös oder diabetischem Fußulkus pflegerisch so zu versorgen, dass deren Lebensqualität gefördert, die Wundheilung unterstützt und Rezidivbildungen vermieden werden.
Pflegefachpersonen kommt dabei nicht nur die Aufgabe zu, medizinische Verordnungen umzusetzen und pflegerische Maßnahmen auszuführen. Sie planen und evaluieren auch das weitere Vorgehen in Zusammenarbeit mit anderen an der Wundversorgung beteiligten Berufsgruppen. Im Fokus stehen dabei insbesondere wund- und therapiebedingte Einschränkungen und Erfordernisse sowie Grunderkrankungen und Prophylaxen von Rezidiven und weiteren Schäden. Darüber hinaus schulen Pflegefachpersonen die Patientin und seine Angehörige. [7]

Abhängig von der Wundheilungsphase und den Wundzuständen (z. B. Nekrosen, infizierte Wunde, Taschenbildung) verordnet die Ärztin die entsprechenden Verbandmittel (➤ Tab. 30.2, ➤ Tab. 30.3).

30.5.1 Allgemeine Richtlinien

- Wundspüllösungen (wie NaCl-0,9 %- oder Ringerlösung) vor Gebrauch z. B. im Wasserbad oder unter fließendem Warmwasser auf Körpertemperatur erwärmen, um eine Auskühlung der Wunde zu vermeiden und Schmerzen zu reduzieren.
- Den Verbandwechsel (➤ 30.4) zügig durchführen, d. h., die Wunde nicht lange unverbunden lassen wegen der Gefahr von Auskühlung, erhöhtem Schmerzaufkommen und Keimeinschleppung.
- Alle Verbandmittel mit direktem Wundkontakt steril einsetzen. Reste angebrochener Einzelverpackungen verwerfen, da sie nicht mehr steril sind. Eine durchgestrichene 2 auf der Verpackung bedeutet Einmalprodukt, d. h., Produkt nach Anbruch verwerfen.
- Vorab die Packungsbeilage lesen und Informationen zu Anwendungsgebieten und zum Umgang mit der Wundauflage in Erfahrung bringen, z. B. welche Seite auf die Wunde aufgelegt wird und ob die Verbandmittel z. B. zurechtgeschnitten werden

Tab. 30.2 Verschiedene Wundstadien und deren Versorgungsmöglichkeiten (➤ Tab. 30.3). [M291]

Aussehen der Wunde		Geeignete Wundauflagen
Primäre Wundheilung		
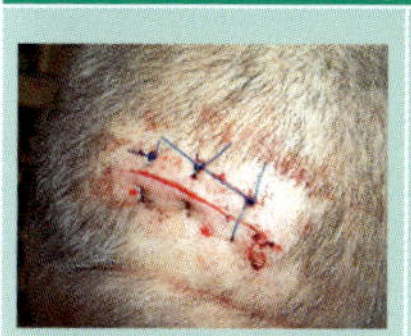	**Geschlossene Wunde** mit dicht aneinanderliegenden Wundrändern	• Steriler Wundschnellverband: haftendes Trägermaterial, auf dessen Innenseite eine saugende Auflage angebracht ist • Moderne Post-OP-Verbände: vermeiden die Bildung von Spannungsblasen durch Silikonbeschichtung (z. B. Mepilex® Border Post-OP, Cosmopor® silicone) oder transparenten Polyurethanfilm (z. B Leukomed® Control), was zudem die Wundbeurteilung ermöglicht • Sprühpflaster • Sterile Kompressen und Fixiervlies
Sekundäre Wundheilung		
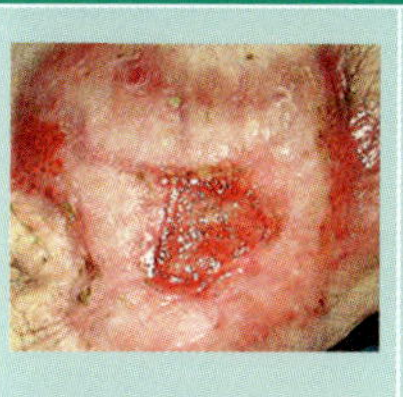	**Epithelisierende Wunde**	Die Wundauflage soll die Wunde feucht halten, aber nicht austrocknen, und muss eine lange Wundruhe und einen atraumatischen Verbandwechsel ermöglichen: • Dünner/transparenter Hydrokolloidverband • Hydrokolloidähnlicher Wundverband • Dünner oder speziell (z. B. mit Silikon oder Hydrogel) beschichteter feinporiger Polyurethanschaum-/Hydropolymerverband • Hydrogelkompresse/-platte • Semipermeable Transparentfolie
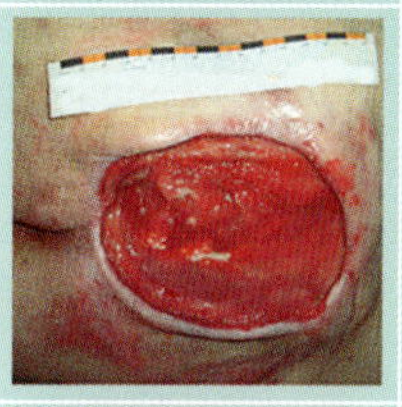	**Granulierende Wunde**	Die Wundauflage muss einen atraumatischen Verbandwechsel gewährleisten sowie lange Wechselintervalle ermöglichen, da das Granulationsgewebe sehr empfindlich ist: • Feinporiger Polyurethanschaum-/Hydropolymerverband • Hydrokolloidverband • Hydrokolloidähnlicher Wundverband • Hydrogelkompresse/-platte
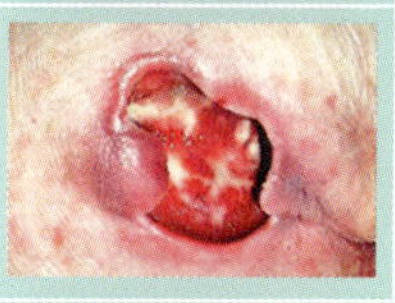	**Unterminierte Wunde**	Produkte müssen Kontakt zum Wundgrund haben. Sie füllen bzw. tamponieren Wundhöhlen, Taschen oder Fistelungen auf. **Achtung:** auf rückstandsfreies Entfernen achten! • Alginat • Hydrofaser/Hydrofiber • Cavity-Polyurethanschaum
Wundgeruch Typische Begleiterscheinung infizierter Wunden und exulzerierender Tumorwunden (Malignom-assoziierte Wunden)		Neben der ursächlichen Behandlung kommen Wundauflagen zum Einsatz, die Toxine und Geruchsmoleküle binden: • Aktivkohleverband mit/ohne Silber
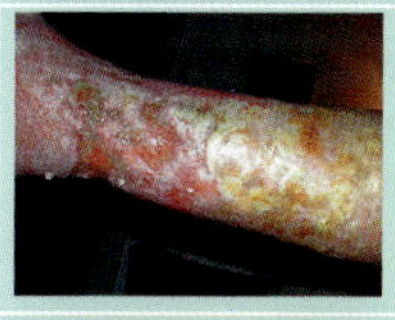	**Stark exsudierende Wunde**	Die Wundauflage soll viel Exsudat, Abfallstoffe und Gerüche aufnehmen. Einige Auflagen leisten zusätzlich einen Mazerationsschutz (➤ 30.5.3) der Wundumgebung: • Vlieskompresse mit Superabsorber • Feinporiger Polyurethanschaum-/Hydropolymerverband mit Superabsorber
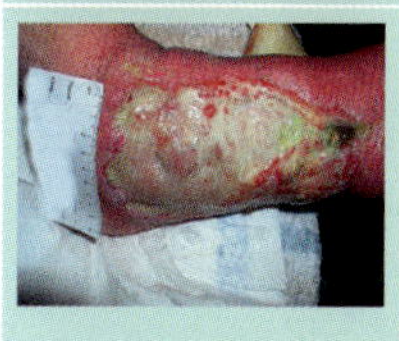	**Infizierte Wunde**	Die Wundauflage soll Keime sicher einschließen bzw. binden, gegebenenfalls abtöten oder inaktivieren: • Polyhexanidgel 0,04 % als Apothekenzubereitung • Silberhaltige Wundauflage • Aktivkohleverband mit Silber • Hydrophobe keimbindende Wundauflagen • Wundauflagen mit Polyhexamethylenbiguanid (PHMB)
Wunde mit Nekrose und Fibrinbelägen		
Die Wundauflage soll die körpereigenen Reinigungsvorgänge unterstützen. Hierzu sind grundsätzlich die nachfolgenden Versorgungszustände zu unterscheiden: trockene Nekrosen bei peripherer arterieller Verschlusskrankheit (pAVK), trockene Beläge sowie feuchte Nekrosen und Beläge.		
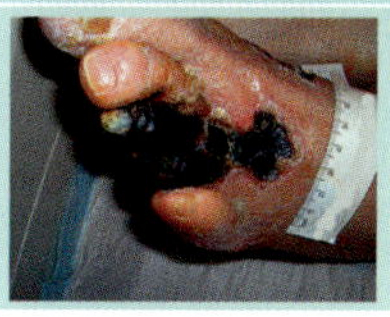	**Trockene Nekrose**	**Achtung:** bei einer peripheren arteriellen Verschlusskrankheit (pAVK) sind trockene Nekrosen erst im Anschluss an eine erfolgreiche Revaskularisation zu entfernen. Bis dahin sind diese Nekrosen trocken zu halten, d. h. mit trockenen sterilen Kompressen versorgt

Tab. 30.2 Verschiedene Wundstadien und deren Versorgungsmöglichkeiten (➤ Tab. 30.3). [M291] *(Forts.)*

Aussehen der Wunde		Geeignete Wundauflagen
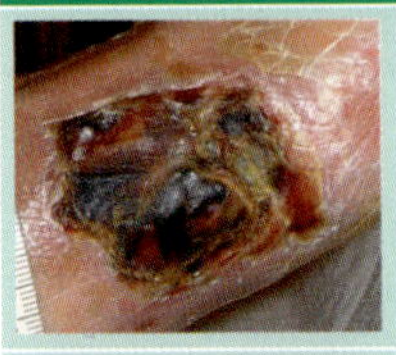	**Trockene Beläge**	• Hydrogele als Tubengel/Gelplatte (➤ Tab. 30.3) • Saug-Spülkörper zur Nasstherapie
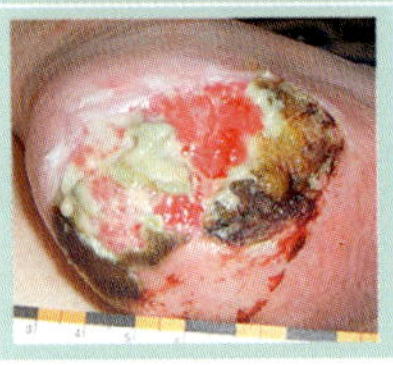	**Feuchte Nekrosen und Beläge**	• Alginat (nur bei ausreichend Feuchtigkeit) • Hydrofaser/Hydrofiber (nur bei ausreichend Feuchtigkeit) • Hydroreinigende Polyacrylatwundauflage (UrgoClean®)

dürfen. Tipp: „Die Wunde kann nicht lesen", deshalb die beschriftete Seite einer Wundauflage nie auf die Wunde legen.
- Vor Einsatz von sterilen Materialien das Verfallsdatum und die Intaktheit der Verpackung kontrollieren.
- Verbandwechsel indikationsgerecht (z.B. orientiert an Wudexsudatmenge und - beschaffenheit, Belägen) sowie nach Herstellerangaben durchführen (➤ Tab. 30.2, ➤ Tab. 30.3).
- Klinisch infizierte Wunden in der Akutphase nicht mit modernen feucht haltenden, folienbeschichteten Verbandmittel abdecken, da das feuchtwarme Milieu eine Infektion fördert. Stattdessen Versorgung mit Antiseptika (➤ 30.5.5) und antiinfektiven Verbandmitteln ohne Folienbeschichtung (➤ Tab. 30.3).

30.5.2 Moderne Wundauflagen

Grundsätzlich erfüllen **moderne Wundauflagen** (➤ Tab. 30.3) alle Bedingungen, die für eine physiologische Wundheilung Voraussetzung sind:
- Feucht halten der Wunde, da sich die Zellen nur in einem feuchten Milieu frei bewegen können. Ein trockener Wundgrund hemmt die Bildung von Granulationsgewebe und lässt das Verbandmaterial mit der Wunde verkleben
- Gewährleistung des Austauschs von Sauerstoff und Kohlendioxid und Verhinderung der Bildung einer feuchten Kammer
- Schutz vor eindringenden Keimen
- Wärmeisolation
- Optimale Aufnahme von Abbauprodukten, Keimen, Blut und überschüssigem Wundexsudat in der Reinigungsphase
- Gewährleistung der Wundruhe in der Granulationsphase
- Schutz des empfindlichen Neugewebes in der Epithelisierungsphase
- Gewährleistung eines schmerzarmen Verbandwechsels

Wärmeisolation der Wunde

Die Wundheilung benötigt eine Mindesttemperatur von 28 °C. Moderne folienbeschichtete Verbandmittel können Temperaturen von ca. 30–33 °C halten.

Verschiedene Verbandmittel und ihr Wirkprinzip

Die Kenntnis der **verschiedenen Produktgruppen** und ihrer Eigenschaften (➤ Tab. 30.3) ist Voraussetzung für eine fachgerechte Anwendung. Die **Verweildauer** der einzelnen Produkte ist abhängig vom jeweiligen Wundzustand und der Heilungsphase. Je nach Exsudation ist eine entsprechende **Abdeckung** zu wählen.

Da es weit über 6.000 Produkte zur Wundversorgung auf dem Markt gibt, kann im Rahmen dieses Buchs nur auf eine kleine Auswahl eingegangen werden.

Sekundärverband

Sekundärverbände bzw. Sekundärabdeckungen dienen der Fixierung primärer Verbandmittel wie Alginate (➤ Abb. 30.20), Hydrofaser oder Cavity-Schäumen. Die Wahl des Sekundärverbands, z. B. semipermeable Transparentfolie, hängt von der Wundsituation und der Hautbeschaffenheit der Patientin ab. Sekundärverbände müssen folgende Anforderungen erfüllen:
- Gewährleistung des Gasaustauschs (wasserdampfdurchlässig)
- Schutz vor Sekundärinfektionen (undurchlässig für Mikroorganismen von außen)
- Hautverträglichkeit
- Ermöglichung eines schmerzarmen Verbandwechsels (➤ 30.4.3)

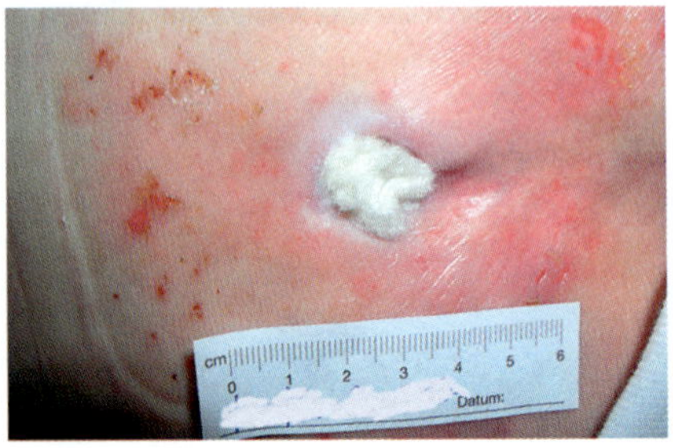

Abb. 30.20 Alginate eignen sich zum Austamponieren von gut einsehbaren zerklüfteten Wunden. Sie nehmen überschüssiges Exsudat auf, quellen dadurch auf, füllen die Wunde aus und halten sie feucht. Sie benötigen einen Sekundärverband. [M291]

Tab. 30.3 Übersicht über die gängigsten Produktgruppen zur Wundversorgung. [M291]

Produktgruppe	Eigenschaften	Produktnamen* (Auswahl)
Wundauflagen zum routinemäßigen Einsatz in der modernen Wundversorgung		
Alginate (➤ Abb. 30.20) 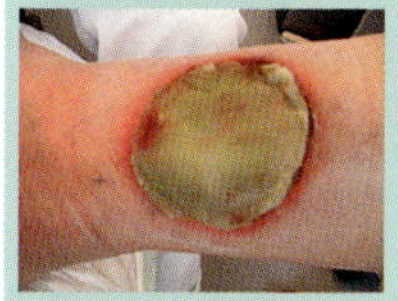	• Als Tamponade und Kompresse erhältlich • Wundreinigend • Granulationsfördernd • Blutstillend • Bei Aufquellen saugkräftig • **Achtung:** Bei Druck auf die Wundauflage (z. B. Kompressionstherapie) wird die aufgenommene Flüssigkeit wieder abgegeben → Wundrandmazeration • Zum Tamponieren besonders von gut einsehbaren unterminierten Wunden geeignet (➤ Abb. 30.20) • Sekundärabdeckung erforderlich • Geruchsbildung möglich • Beim Verbandwechsel darauf achten, dass Alginat vollständig entfernt wird • Verweildauer: je nach Produkt bis zu 7 Tage	• Algisite® M (Smith & Nephew) • Askina® Sorb (B. Braun) • Biatain® Alginate (Coloplast) • Cutimed® Alginate (Essity) • Draco®Algin (Dr.Ausbüttel & Co) • Kaltostat® (ConvaTec) • Melgisorb® plus (Mölnlycke) • Sorbalgon® (Hartmann) • Suprasorb® A (Lohmann & Rauscher) • URGOsorb® (URGO)
Hydrofaser/Hydrofiber 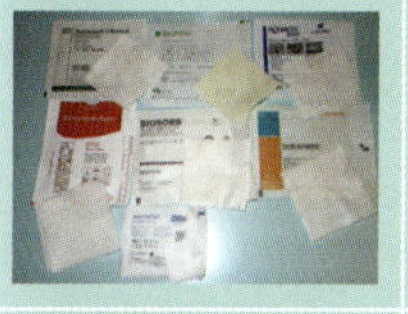	• Als Kompresse und Tamponade erhältlich • Durch vertikale Flüssigkeitsaufnahme Schutz vor Wundrandmazeration • Gelbildung unter Exsudataufnahme • Sekundärabdeckung erforderlich • **Cave!** Produkte schrumpfen unter Exsudataufnahme, daher 2-3 cm über den Wundrand überlappend applizieren • Verweildauer: bis zu 7 Tage	• AQUACEL® Extra (ConvaTec) • Biatain® Fiber (Coloplast) • Cutimed® Gelling Fiber (Essity) • DracoHydrofaser® (Dr. Ausbüttel), • Durafiber® (Smith & Nephew) • Exsufiber® (Mölnlycke) • Suprasorb® Liquacel (Lohmann & Rauscher)
Hydrogele als Tubengel 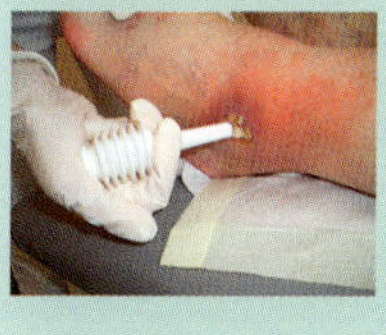	• Aufweichen von Nekrosen und Belägen • Anfeuchten und Feuchthalten von trockenen Wunden oder frei liegenden Strukturen (z. B. Knochen, Sehnen) • Dick (0,3–0,5 cm) auftragen • Sekundärabdeckung erforderlich • Verweildauer: bis zu 3 Tage	**Unkonservierte Hydrogele:** • Cutimed® Gel (Essity) • 3M™ NU-GEL® (Solventum) • Purilon® Gel (Coloplast) **Konservierte Hydrogele:** • **Mit Polihexanid:** LAVANID®-Wundgel (SERAG Wiessner), Prontosan® Wound Gel (B. Braun) • **Mit Octenidin:** Octenilin® Wundgel (Schülke & Mayr) **Weitere konservierte Hydrogele:** • ActiMaris® (CHEMOMEDICA), KerraSol® Wundgel/Wundsprühgel (Solventum), LAVANOX® (SERAG Wiessner)
Hydrogelkompressen/-platten 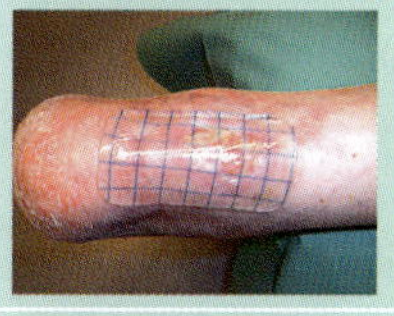	• Je nach Produkt mit/ohne Kleberand erhältlich (Fixieren von Produkten ohne Kleberand, z. B. durch einen elastischen Schlauchverband) • Feuchthalten der Wundoberfläche • Rehydration trockener Wunden • Schmerzlindernd durch kühlenden Effekt • Kein Verkleben (bei Produkten ohne Klebeflächen) • Verweildauer: bis zu 7 Tage	• Hydrosorb® (Hartmann) • Suprasorb® G Gel-Kompresse (Lohmann & Rauscher)
Hydrokolloidverbände 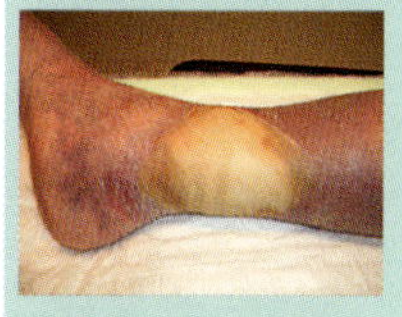	• Als Standard- und dünnes/transparentes Produkt erhältlich • Granulationsfördernd • Verflüssigung oberflächlicher Beläge • Feucht haltend • Aufnahme von überschüssigem Wundexsudat unter Blasenbildung und Bildung von gelbem Gel (kein Eiter!) • Wasserundurchlässig • Als Duschverband geeignet • Verweildauer: bis zu 7 Tage	• Algoplaque® (URGO) • VariHesive® (ConvaTec) • Comfeel® Plus (Coloplast) • Hydrocoll® (HARTMANN) • Replicare® (Smith & Nephew) • Suprasorb® H (Lohmann & Rauscher)
Hydrokolloidähnlicher Wundverband 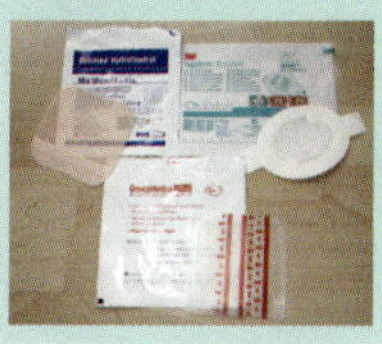	• Gruppe unterschiedlich aufgebauter Produkte • Für schwach bis mäßig exsudierende Wunden • Relativ dünn und anschmiegsam • Aufgenommenes Exsudat wird auch unter Druck nicht wieder abgegeben • Hinterlässt im Gegensatz zu Hydrokolloidverbänden kein gelbes Gel • Als Sekundärverband auch z. B. über Alginaten • Verweildauer je nach Exsudatmenge und Produkt bis zu 7 Tage; einzelne Produkte auch länger	• Tegaderm™ Absorbent (Solventum) • Cutimed® HydroControl (BSN medical/Essity) • DracoHydro® Ultra (Dr. Ausbüttel & Co.)

Tab. 30.3 Übersicht über die gängigsten Produktgruppen zur Wundversorgung [M291]. *(Forts.)*

Produktgruppe	Eigenschaften	Produktnamen* (Auswahl)
Feinporige Polyurethanschaum-/Hydropolymerverbände 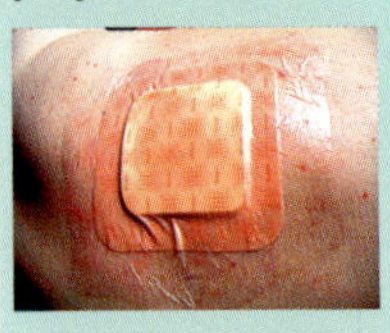	• Mit/ohne Klebefläche und als „Cavity"-Produkte zum Tamponieren erhältlich • Setzen Granulationsreiz • Hohe Aufnahmekapazität • Hinterlassen keine Rückstände in der Wunde • Aufnahme von überschüssigem Wundexsudat, Zelltrümmern und Keimen • Unter begleitender Kompressionstherapie einsetzbar • „Cavity-Produkte" benötigen eine Sekundärabdeckung • **Achtung:** Bei gesättigter Auflage Mazerationsgefahr • Verweildauer: bis zu 7 Tage	• Allevyn® (Smith & Nephew) • Biatain® (Coloplast) • Mepilex® (Mölnlycke) • Suprasorb® P (Lohmann & Rauscher) **Feinporige Polyurethanschaumverbände (Cavity-Produkte) zum Austamponieren:** • Askina® Foam Cavity (B. Braun) • Biatain® cavity (Coloplast) • Cutimed® Cavity (Essity)
Semipermeable Transparentfolienverbände 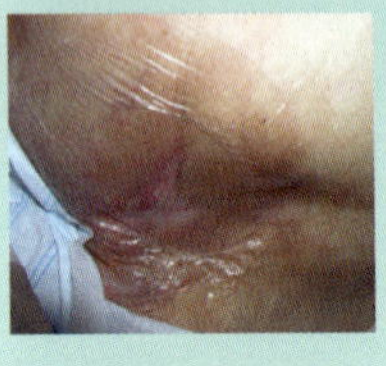	• Wasserdampfdurchlässig • Wasser- und keimdicht • Selbstklebend • Hautverträglich • Als Duschverband geeignet • Zur Fixierung/Abdeckung von Wundauflagen • Keine Exsudataufnahme • Verweildauer: 1–7 Tage • **Achtung:** Folien spannungsfrei applizieren!	**Steril:** • Askina® Derm (B. Braun) • Hydrofilm® (Hartmann) • Tegaderm™ (Solventum) **Unsteril von der Rolle:** • Fixomull® transparent (Essity) • Mepore® Film Roll (Mölnlycke) • OpSite® Flexifix® (Smith & Nephew) • Suprasorb® F (Lohmann & Rauscher)
Wundauflagen zur Nasstherapie 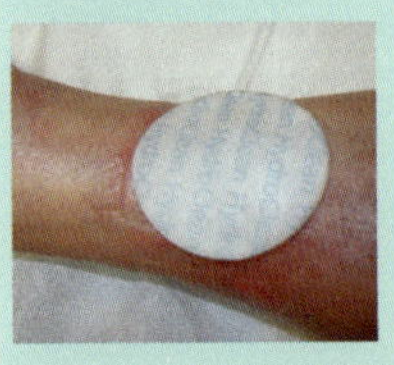	• Mit Ringerlösung aktiviertes superabsorbierendes Saugkissen • Als Cavity-Produkt auch für Wundhöhlen geeignet • Wunde wird kontinuierlich feucht gehalten • Wundreinigend durch Lysierung von Nekrosen und Belägen • Aufnahme und Binden von überschüssigem Wundexsudat • Sekundärabdeckung/Fixierung erforderlich • Verweildauer: bis zu 3 Tage	• HydroClean® (Hartmann) • HydroClean® Cavity (Hartmann)
Wundauflagen zur Anwendung bei hohen Exsudatmengen		
Vlieskompressen mit Superabsorber 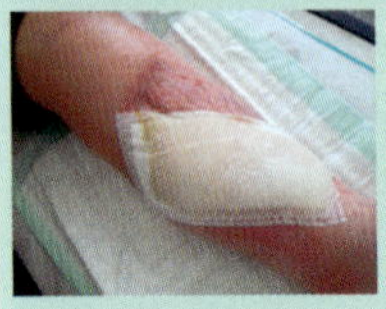	• Hohe und schnelle Saugleistung unter Aufrechterhaltung eines feuchten Wundklimas; je nach Kompressengröße können einige 100 ml Flüssigkeit aufgenommen werden • Volumen- und Gewichtzunahme der Wundauflage (aufgrund der Saugleistung) → ggf. Druckbelastung von Wunde und Wundumgebung • Verweildauer: je nach Exsudation, jedoch höchstens 4 Tage • Die Wundauflage darf weder zugeschnitten, zerrissen noch geöffnet werden	• ConvaMax® Superabsorber (ConvaTec) • Curea® P1/P2 (Curea medical) • Cutimed® Sorbion Sachet S (Essity) • Eclypse® (Advancis Medical Deutschland) • Kerramax® Care (Solventum) • Mextra® Superabsorbent (Mölnlycke) • Vliawasorb® (Lohmann & Rauscher) • Zetuvit® plus/Resposorb® (Hartmann)
Wundauflagen zur Anwendung bei infizierten Wunden		
Silberhaltige Wundauflagen 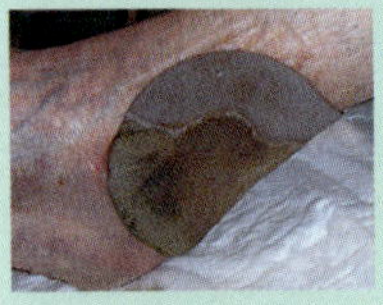	• Bakterizid und fungizid • Keine Resistenzbildung • Einige Produkte sind nur für infektgefährdete, aber nicht superinfizierte Wunden indiziert (Beipackzettel beachten!) • Bei einigen Produkten Sekundärabdeckung erforderlich • **Achtung:** bei einigen Produkten kann es durch Silberionenfreisetzung zu schwarzen Verfärbungen der Wunde kommen → erschwerte Wundbeurteilung • Verweildauer je nach Produkt, Exsudation und Wunde sehr unterschiedlich: 1–7 Tage	**Silberhaltige Wundauflage:** • Acticoat® (Smith & Nephew) **Silberhaltiger Polyurethanschaum:** • Biatain® Ag (Coloplast) • Mepilex® Ag (Mölnlycke) **Silberhaltiges Alginat:** • Silvercel® (Solventum) • UrgoSorb Silver (URGO) **Silberhaltige Hydrofaser:** • Aquacel® Ag (ConvaTec) • Durafiber Ag (Smith & Nephew) **Silberhaltige Wundgaze/Wunddistanzgitter:** • Atrauman® Ag (Hartmann) • Urgotül® Silver (URGO)

Tab. 30.3 Übersicht über die gängigsten Produktgruppen zur Wundversorgung. [M291] *(Forts.)*

Produktgruppe	Eigenschaften	Produktnamen* (Auswahl)
Silber-Aktivkohle-Wundauflagen 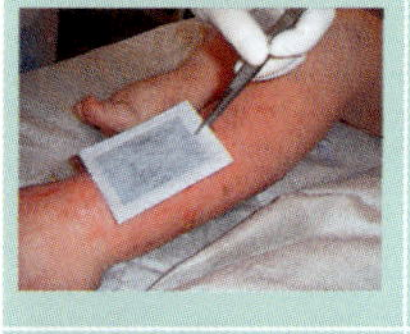	• Bakterizid • Geruchs- und toxinbindend • Keine Resistenzbildung • Bei einigen Produkten Sekundärabdeckung erforderlich • Verweildauer: 1–3 Tage	• Actisorb® Silver 220 (Solventum) • Vliwaktiv® Ag (Lohmann & Rauscher) • NOBACARBON®-AG (NOBA)
Hydrophobe Wundauflagen 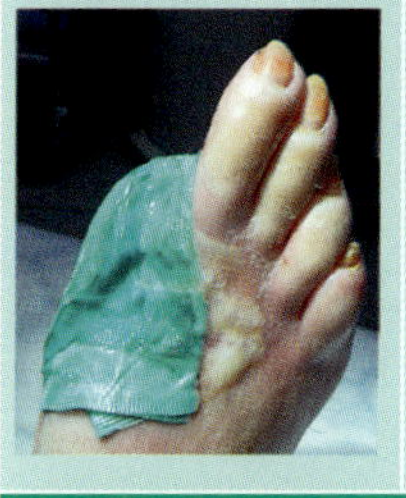	• Bindet hydrophobe Wundbakterien und Pilze • Nicht zelltoxisch • Keine Resistenzbildung • Je nach Produkt Sekundärabdeckung erforderlich • Verweildauer: 1–4 Tage je nach Produkt und Exsudation (siehe Packungsbeilage)	Cutimed sorbact®, Cutimed® Sorbact® Hydroactive, Cutimed® Sorbion Sorbact, Cutimed Siltec Sorbact® und Cutimed® Sorbact® gel (Essity)
Wundauflagen zur Geruchsbindung		
Aktivkohlekompressen 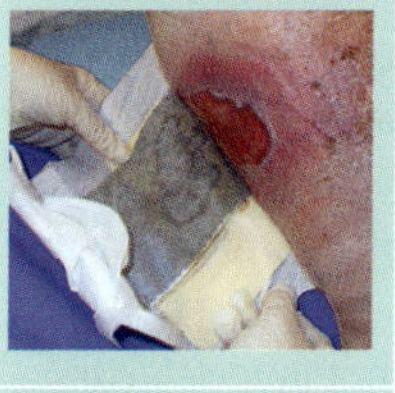	• Geruchsbindend • Bindet Eiweißmoleküle und Bakterien • Verweildauer je nach Geruchsentwicklung und Exsudatmenge: bis zu 3 Tage	• Askina® Carbosorb (B. Braun) • CarboFlex® (ConvaTec) • Carbonet® (Smith & Nephew) • Zorflex® (sanaFactur)
Lokale Unterdrucktherapie 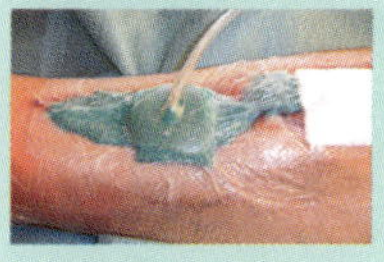	• Wundkonditionierung • Abtransport von Toxinen • Stimulation der Gewebsneubildung • Granulationsfördernd • Reduktion des Wundödems • Verweildauer: bis zu 4 Tage	• CNP P3 (Lohmann & Rauscher) • RENASYS® EZ/MAX/GO/TOUCH (Smith & Nephew) • V.A.C.™ Ultra-Unterdruck-Wundtherapie-System (Solventum) • Vivano® Tec Unterdruckeinheit (Hartmann)

* Die Produktnennungen erfolgen ohne Anspruch auf Vollständigkeit. Zur besseren Übersichtlichkeit sind Beschreibung und Anwendung der Materialien bewusst kurzgehalten. Maßgeblich sind immer die Anwendungshinweise des Herstellers.

Auf hautschonendes Fixiermaterial achten

Bei Patientinnen mit empfindlicher Haut oder dünner, pergamentartiger Altershaut sowie bei Kindern ist darauf zu achten, dass zum Fixieren des Verbands hautschonende Materialien verwendet und diese so sparsam wie möglich eingesetzt werden. Hierfür eignen sich z. B. Materialien mit Silikonbeschichtung oder elastische (Frottee)Schlauchverbände.

Lokale Unterdrucktherapie/V. A. C.®-Therapie/ Vakuumtherapie

Die **lokale Unterdrucktherapie, Vakuum- oder V. A. C.®-Therapie** *(Vacuum Assisted Closure)* bietet bei großflächigen Defektwunden, unterminierten Wunden, Wundhöhlen und -taschen eine zusätzliche Behandlungsmöglichkeit. Unter Verwendung von Wundfüller (Schaum oder Wundgaze), Schlauchsystem und Pumpe wird in der Wunde ein Unterdruck erzeugt (➤ Abb. 30.21). Dadurch werden Granulation und Gewebsneubildung gefördert und überschüssiges Exsudat abgesaugt. Eventuell vorhandene Wundödeme bilden sich zurück, Keime werden aus der Wunde entfernt und in einem Gefäß aufgefangen; das geschlossene System beugt Kreuzinfektionen vor.

Da sich bei Sogausfall schnell eine feuchte Kammer bildet, die eine Infektion mit Sepsisgefahr zur Folge haben kann, gibt die Pumpe Alarm, sobald die Sogleistung absinkt.

VORSICHT

Bei Einsatz der lokalen Unterdrucktherapie auf frei liegenden Gefäßen im Wundgebiet besteht **erhöhte Blutungsgefahr,** z. B. Schädigung der Gefäßwand.

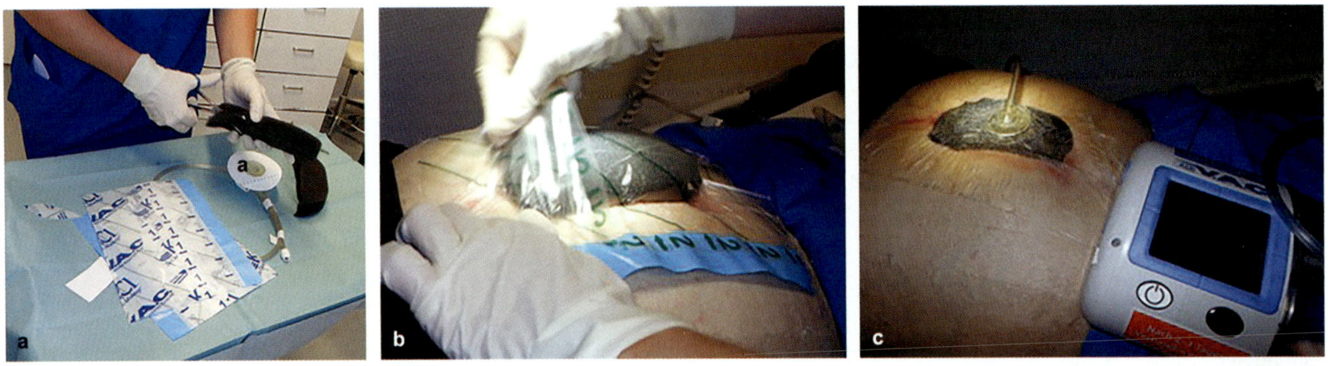

Abb. 30.21 Lokale Unterdrucktherapie (V. A. C.). Materialien vorbereiten, PU-Schaum (Wundfüllerschwamm) auf Wundgröße zuschneiden (a); PU-Schaum in die Wunde einbringen und mit transparentem Folienverband abdecken (b); Drainageschlauch ist über ein T.R.A. C-Pad mit der Wunde verbunden und an die Pumpe angeschlossen, der Unterdruck breitet sich über die gesamte Wundfläche aus (c). [M291]

30.5.3 Hautschutz und -pflege

DEFINITION

Mazeration (lat. *macerare = einweichen*): Aufweichen der Haut durch dauerhaftes Einwirken von Feuchtigkeit, hier von Wundexsudat.

Die permanente Feuchtigkeit stark exsudierender Wunden, aber auch Ausscheidungen wie Schweiß, Urin und Stuhl können zur Mazeration des Wundrands führen. Auch Klebeflächen von Verbandmitteln können die Haut belasten. Eine angepasste Hautreinigung und -pflege (➤ 17.2) sowie der Einsatz eines Hautschutzes ergänzen die indikationsgerechte Wundversorgung. Bei Applikation des Hautschutzes sind auch intakte Hautareale innerhalb der Wunde wie Stege oder Inseln zu schützen. Zur besseren Beobachtung der Haut empfiehlt sich ein transparenter Wundrandschutz (z. B. Cavilon™, Secura®, Askina® Barrier Film, Brava®, Esenta™ oder Cutimed® PROTECT). Dieser hat eine Barrierewirkung von 3–4 Tagen und ermöglicht nicht nur den Gasaustausch, sondern verstärkt auch die Haftung der Wundauflage.

Öle, Fette und Pasten meiden

Zu meiden sind Öle, Fette und Pasten, denn sie decken die Hautporen regelrecht ab und behindern dadurch den Gasaustausch der Haut. Außerdem haften die Wundauflagen nicht mehr. Zudem sind Konservierungsstoffe und Parfumzusätze zu meiden, da sie das Allergierisiko erhöhen.

Bei Patientinnen mit Stuhlinkontinenz kann bei Wunden in Anusnähe der Einsatz von Analtampons oder Fäkalkollektoren (➤ 19.3.9) hilfreich sein.

Bei problematischer Umgebungshaut sowie bei Säuglingen und alten Menschen mit dünner, pergamentartiger Haut ist die Anwendung von Verbandmitteln ohne Klebeflächen oder der Einsatz von besonders hautfreundlichen, z. B. mit Silikon oder Softgel beschichteten Verbandmitteln und Sekundärverbänden empfehlenswert.

30.5.4 Wundspülung

Die **Wundspülung** kommt ergänzend zum Débridement (➤ 30.5.6) zum Einsatz, um Restbeläge, Verbandsrückstände, Zelltrümmer und Bakterien aus der Wunde zu entfernen. Zeitgemäße Wundspüllösungen sind physiologisch, steril, farblos, nicht reizend oder schmerzerzeugend, erwärmbar und enthalten keine resorbierbaren Bestandteile.

- Unkonservierte, wirkstofffreie Lösungen
  - NaCl-0,9 %-Lösung
  - Ringerlösung
- Konservierte, wirkstoffhaltige Lösungen
  - Mit Polihexanid konservierte Zubereitungen: Prontosan®, HydroClean® Solution, Lavasorb®, Allrinse® und Lavanid®-Spüllösung
  - Mit Octenidin konservierte Zubereitungen: Octenilin® Wundspüllösung
  - Weitere konservierte Wundspüllösungen mit unterschiedlichen Substanzen (u. a. hypochlorige Säure/Chlorbleichlauge und Natriumhypochlorit), z. B. ActiMaris® intensive/sensitive, Hydrocyn® aqua, KerraSol®, Microdacyn®, Granudacyn®, Lavanox®, Veriforte™ Med Wundspüllösung, UCSol®, Flamirins®

Beim Spülen von Wunden zu beachten

- Es dürfen nur sterile Lösungen verwendet werden. Alternativ kann durch einen 0,2-µm-Filter (endständiger Wassersterilfilter ➤ Abb. 30.22) gefiltertes Leitungswasser verwendet werden.
- Wundbäder sind nicht zeitgemäß. Die Keime können in der Wanne nicht abfließen und werden immer wieder an die Wunde geschwemmt, wodurch eine zusätzliche Infektionsgefahr bzw. Keimverschleppung entsteht.
- Das Ausduschen der Wunde ist aufgrund von verkeimten Duschköpfen oder Ablagerungen in den Rohrsystemen (Biofilmen) ebenfalls problematisch, außer es ist ein endständiger Wassersterilfilter (➤ Abb. 30.22) installiert. [3]
- Zum Anwärmen von Wundspüllösungen wie auch Antiseptika (➤ 30.5.5) sind temperierte Wasserbäder oder auch Wärmeschränke geeignet. Kleinere Behältnisse können unter fließendem Warmwasser oder in der Kitteltasche entsprechend angewärmt werden. Mikrowellengeräte sind ungeeignet, da die Temperatur innerhalb der Flasche variieren kann und somit Verbrennungsgefahr besteht.

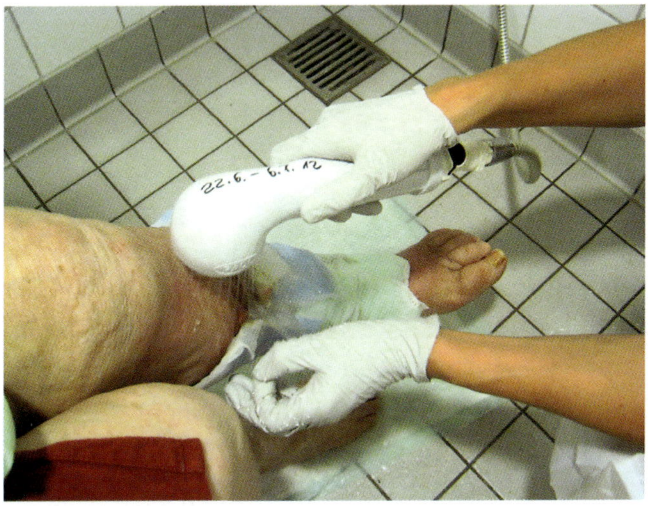

Abb. 30.22 Dusche mit endständigem Wassersterilfilter. [M935]

30.5.5 Antiseptika

DEFINITION

Antiseptikum (griech. *anti = gegen; sepsis = Fäulnis*): keimtötendes Arzneimittel zur lokalen Wundbehandlung.

Antiseptika kommen bei infektionsgefährdeten oder infizierten Wunden zum Einsatz.

Zeitgemäße Antiseptika

Zeitgemäße Antiseptika wie Octenisept® oder Polihexanidlösung, z. B. Serasept® sowie 0,02-prozentige oder 0,04-prozentige Apothekenzubereitungen weisen folgende Eigenschaften auf: [8]

- Umfassendes Keimspektrum
- Kein/geringer Eiweißfehler, d. h., das Produkt darf durch den Kontakt mit eiweißhaltigen Flüssigkeiten wie Blut oder Wundexsudat nicht inaktiviert werden
- Keine Resistenzbildung
- Lange Wirkdauer (in der Regel bis zu 24 Std.)
- Farb- und geruchlos
- Nicht/Nur gering schmerzverursachend
- Hohe Gewebeverträglichkeit, nicht allergisierend
- Auf Körpertemperatur erwärmbar (➤ 30.4.3)

Wundspüllösungen sind keine Antiseptika

Wenn Polihexanid oder Octenidin nur als konservierende Stoffe definiert sind, also als Zusatz der Spüllösung gelten, handelt es sich bei den betreffenden Produkten um Medizinprodukte. Trotz der antiseptischen Zusätze sind sie lediglich Spüllösungen und keine Antiseptika, d. h., sie finden **keine** Anwendung bei infizierten Wunden.

Haltbarkeit von Wundspüllösungen und Antiseptika

Ringer- und NaCl-0,9 %-Lösungen sind nicht konserviert und daher **direkt nach Anbruch zu verwerfen.** Konservierte Wundspüllösungen und

Tab. 30.4 Vor- und Nachteile von PVP-Jod-Produkten.

Vorteile	Nachteile
• Schneller Wirkeintritt (1 Min.) • Im Gegensatz zu Octenidin und Polihexanid Anwendung auf Knorpelgewebe möglich	• Erschwerte Wundbeobachtung und -beurteilung durch Verfärbung • Ggf. Schmerzen • Eiweißfehler, d. h., der Kontakt mit körpereigenem Eiweiß (z. B. Blut, Wundexsudat) inaktiviert das Produkt; erkennbar an der Entfärbung von braun zu gelb • Resorption (Aufnahme) durch den Organismus → Kontraindikationen siehe Kasten • Keine gleichzeitige Verwendung von Octenisept® → führt zu lila Verfärbungen, und die dabei entstehenden Dämpfe sind toxisch

Antiseptika haben nach Anbruch eine Haltbarkeit von wenigen Tagen über mehrere Wochen bis zu 3 Jahren (Octenisept®). Maßgeblich sind die Herstellerangaben. Das Anbruchdatum ist auf der Flasche zu vermerken.

Weitere Antiseptika

PVP-Jod

PVP-Jod (*Povidon-Jod,* z. B. Betaisodona®, Braunovidon®) gehört zu den traditionellsten und am weitesten verbreiteten Antiseptika. Produkte auf PVP-Jod-Basis sollten erst nach sorgfältiger Abwägung ihrer Vor- und Nachteile zum Einsatz kommen (➤ Tab. 30.4).

VORSICHT

Aufgrund der Jodresorption (Aufnahme von Jod) durch die Schilddrüse **dürfen PVP-Jod-Produkte nicht eingesetzt werden bei**

- Patientinnen mit Schilddrüsenerkrankungen
- Schwangeren (ab 3. Monat)
- Neugeborenen und Säuglingen, stillenden Müttern
- Jodallergie

[8]

Nicht mehr zeitgemäße Produkte

Viele traditionell zur Lokalantiseptik eingesetzte Produkte gelten heutzutage als **nicht mehr zeitgemäß:** [8]

- **Ethanol** erzeugt eine Hyperämie (Mehrdurchblutung) und Schmerzen.
- **Glukoselösung** erzeugt Schmerzen und wird vom Körper resorbiert.
- **Wasserstoffperoxid** (H_2O_2 3 %) erzeugt Schmerzen, ist zelltoxisch und kann gegebenenfalls Gasembolien auslösen.
- **Farbstoffe** machen durch die Verfärbung eine Beurteilung der Wunde unmöglich. Sie gerben und trocknen Wunden aus und töten somit frische und bereits bestehende Zellen ab. Farbstoffe sind nur mäßig bakterizid, enthalten teilweise Schwermetalle und stellen somit eine hohe Belastung für den menschlichen Organismus und die

30

Umwelt dar. Farbstoffe wie Gentianaviolett, Brillantgrün, Methylviolett, Pyoktanin enthalten Schwermetalle und sind zelltoxisch.

- **Merbromin** (Mercuchrom®) enthält trotz Umbenennung von Mercurochrom® in Mercuchrom® unverändert Quecksilber → darf seit 01.07.2003 in Deutschland nicht mehr in Verkehr gebracht werden.
- **Lokal eingesetzte Antibiotika** sind schwer dosierbar, ihre Konzentration ist nicht kontrollierbar und ihnen fehlt die Tiefenwirkung. Sie sind im Tierversuch wundheilungshemmend und erzeugen oft Hautreaktionen und Kontaktallergien. Nekrosen oder Beläge verhindern den Aufbau ausreichender Wirkspiegel und fördern damit eine schnelle Resistenzentwicklung. Letztere wird durch substratspezifische Lücken im Wirkspektrum verstärkt (Keimselektion). [3], [8]

Nicht zur Wundbehandlung zugelassene Produkte

Folgende Materialien sind nicht für die Wundversorgung zugelassen und dürfen deshalb nicht dafür eingesetzt werden:

- Nahrungsmittel wie Haushaltshonig, Zucker, Kohlblätter, Quark, Tee, Retterspitz
- Hausmittel wie Seesand, Zinkpaste, Puder
- Tinkturen oder Medikamente außerhalb ihrer Zulassung *(= Off-Label-Therapie)*, z. B. Insulin, Waffenöl, Digitalispräparate

30

30.5.6 Wundreinigung (Débridement)

DEFINITION

Débridement *(frz. „Abzäumen"; Wundreinigung, Wundtoilette)*: Entfernung von abgestorbenem Gewebe und Fibrinbelägen (übermäßige „Klebstoffbildung" bei der Wundheilung), die zu Wundheilungsstörungen führen. In einem Positionspapier der Initiative Chronische Wunden (ICW) e. V. wird Débridement, definiert als *„die Entfernung von anhaftendem, abgestorbenem Gewebe, Krusten oder Fremdkörpern aus Wunden"*. Die ICW hebt dabei hervor, dass sich das chirurgische Débridement ausschließlich auf das Areal der Wundfläche bezieht. Es kann ggf. notwendig sein, den Wundrand miteinzubeziehen. Andere therapeutische Maßnahmen am Wundrand/in der Wundumgebung gelten als Wundrand- oder Hautreinigung.
Biofilm: oft gelartiger, glänzender, schleimiger Wundbelag aufgrund von Keimbesiedlung (Bakterien und Pilze), der die Wundheilung behindert. Ist sicher nur per mikrobiologischer Untersuchung zu erfassen.

Die **Wundreinigung** dient der Entfernung von lokalen Störfaktoren, die die Wundheilung mechanisch wie auch biologisch verhindern, mit folgenden Zielen:

- Förderung des Wundheilungsprozesses durch lokaltherapeutische Maßnahmen zur Entfernung von Bakterien, Zelltrümmern, Nekrosen, überschüssigem Exsudat, Verbandmittelresten, Fremdkörpern oder eines Biofilms aus der Wunde
- Förderung der Lebensqualität der Patientin
  Eine saubere Wunde ist Voraussetzung für die Wundheilung.

Débridement bei arteriellen Durchblutungsstörungen

Ein Débridement darf bei peripheren arteriellen Durchblutungsstörungen (pAVK) erst nach einer erfolgreichen Revaskularisation (Wiederherstellung der Durchgängigkeit der Arterie) durchgeführt werden.

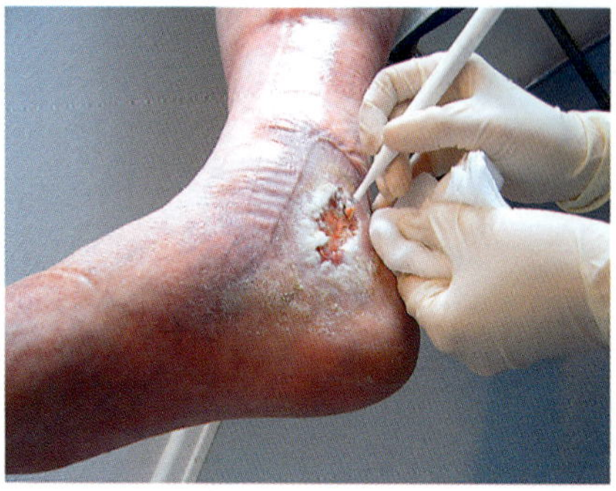

Abb. 30.23 Scharfes Débridement mit Ringkürette. [M291]

Chirurgisches und scharfes Débridement

Chirurgische Débridement ist die *„vollständige Abtragung von avitalem Gewebe bis in intakte Gewebestrukturen. Hierbei kommt es meist zu Gewebe- und Gefäßverletzungen mit Blutstillungen."* [9] Als Abgrenzung dazu geht es beim scharfen Débridement um *„Interventionen bis an den Rand des avitalen Gewebes in Wunden"*. Es erfolgt keine vollständige Abtragung des avitalen Gewebes. Diese Methode ist auch ambulant durchführbar, und es kommt meist nicht zu Blutungen. Im Anschluss an ein scharfes Débridement (➤ Abb. 30.23) erfolgt oft eine Behandlung mit anderen Débridementmethoden. [9]

Das chirurgische Débridement ist die schnellste, effektivste und radikalste Art der Wundreinigung. Dabei entfernt die Ärztin abgestorbenes Gewebe und Beläge bis in intakte Strukturen mit Skalpell und Pinzette, Ringkürette, Wasserskalpell oder Shaver (eine Art „Rasierer", mit dem Gewebe im OP unter Narkose millimeterdünn abgetragen wird, z. B. zur Entnahme von Spalthaut) und eröffnet ggf. Wundtaschen. Größere Débridements finden im Operationssaal statt. Die Patientin wird nach Arztanordnung für die Maßnahme vorbereitet (➤ 29.2), bei Bedarf erhält sie eine rechtzeitige lokale und/oder systemische Analgesie oder Anästhesie. Die Einnahme von Gerinnungshemmern sowie eventuelle Gerinnungsstörungen sind vorab abzuklären.

Mechanisches Débridement

Beim **mechanischen Débridement** werden Zelltrümmer, Beläge und Verbandrückstände aus der Wunde mithilfe steriler (Vlies-) Kompressen, spezieller Reinigungspads/-tücher/-schwämme, einer Spritze, Knopfkanüle oder einem Spülkatheter herausgewischt oder -gespült.

Autolytisches Débridement

Das **autolytische Débridement** macht sich die physikalische Wirkung von Feuchtigkeit auf Wundbelägen zunutze. Durch das Auftragen von z. B. Hydrogelen (➤ Tab. 30.3) werden Beläge aufgeweicht, was die mechanische Entfernung erleichtert. Durch das zusätzliche Feuchtigkeitsangebot werden die körpereigenen Reinigungsprozesse unterstützt. Diese Methode ist schonend und schmerzarm, aber zeitaufwendig. Außerdem besteht Mazerationsgefahr für die Wundumgebung (➤ 30.5.3).

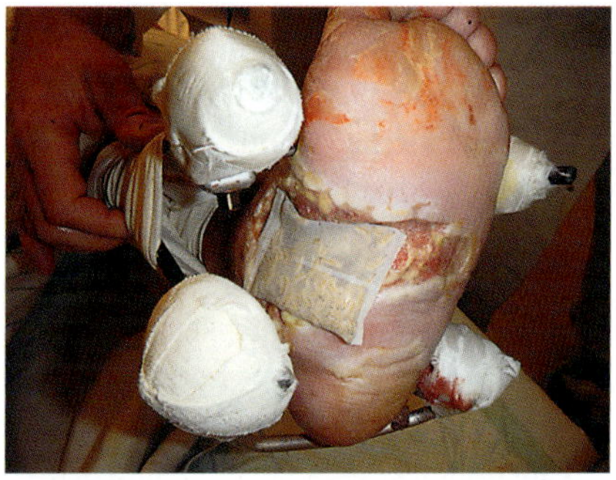

Abb. 30.24 Biochirurgisches Débridement mit Larven im BioBag®. [M291]

Biochirurgisches Débridement

Beim **biochirurgischen Débridement** entfernen sterile, speziell gezüchtete Fliegenlarven (Larven der Gattung *Lucilia sericata,* auch „Gefräßige Lucy" genannt) abgestorbenes Gewebe. Die Larven werden im Nylonbeutel (BioBag®) auf den Wundgrund aufgebracht (➤ Abb. 30.24) und verflüssigen durch die in ihrem Speichel enthaltenen proteolytischen (Eiweiß abbauenden) Enzyme Nekrosen und Beläge. Zudem wirken ihre Ausscheidungen antibakteriell. Für Patientinnen ist diese Maßnahme teilweise schmerzhaft und mit Ekelgefühlen verbunden. Bei der Anwendung müssen die Hinweise des Herstellers unbedingt beachtet werden; so darf die Wunde z. B. nicht mit Antiseptika (➤ 30.5.5) behandelt werden.

Enzymatisches Débridement

Das **enzymatische Débridement** erfolgt mithilfe von biosynthetisch hergestellten proteolytischen (eiweißabbauenden) Enzymen, die selektiv Beläge auflösen können. Dazu benötigen sie jedoch Feuchtigkeit; auf trockenen Nekrosen z. B. haben die Enzyme keine Wirksamkeit. Durch die kurze Wirkdauer sind häufige Verbandwechsel (mind. 1 × täglich) notwendig, was diese Form der Wundreinigung unwirtschaftlich macht.

30.5.7 Wundanamnese

Die **Wundanamnese** bildet die Grundlage für eine adäquate Wunddokumentation. Beispielhafte Inhalte der pflegerischen Wundanamnese laut dem *Expertenstandard Pflege von Menschen mit chronischen Wunden* sind:

- **Patienten-/Angehörigenwissen,** z. B. zu Wundursache/n, Bedeutung spezieller Maßnahmen wie Kompressionstherapie und Druckentlastung/-verteilung, zu Wundheilung und Vorstellung zur Abheilungszeit
- Wund- und therapiebedingte **Einschränkungen,** z. B.
  - Schmerzen (➤ 24.2)
  - Mobilitäts-/Aktivitätseinschränkungen
  - Unangenehme Gerüche, hohe Exsudatmenge
  - Schwierigkeiten bei der persönlichen Hygiene
  - Abhängigkeit von fremder Hilfe
- **Psychosoziale Aspekte,** z. B. Frustration, soziale Isolation, Ängste, Einschränkungen bei Kleider- und Schuhauswahl, Schlafstörungen
- Bereits vorhandene wundbezogene **Hilfsmittel,** z. B. An-/Ausziehhilfen, medizinische Kompressionsstrümpfe, orthopädische Schuhversorgung, Materialien zur Druckentlastung
- **Selbstmanagementkompetenzen** von Patientinnen/Angehörigen, z. B.
  - Umgang mit wund- und therapiebedingten Einschränkungen
  - Verbandwechsel, Hautschutz und -pflege
  - Ernährung, Blutzuckereinstellung, Rauchentwöhnung
  - Erhalt von Mobilität und Alltagsaktivitäten
  - Krankheitsspezifische Maßnahmen wie Fußpflege und -inspektion
  - Bewegungsübungen, Kompression

30.5.8 Wundbeurteilung/wundspezifisches Assessment

Ein **wundspezifisches Assessment** verdeutlicht gleichermaßen die geleistete Pflege wie auch den Heilungsverlauf bzw. aktuellen Zustand der Wunde. Dazu gehört: [7]

- **Medizinische Wunddiagnose:** Grunderkrankung, Wundart und Schweregradeinteilung der Wunde bzw. der Grunderkrankung (➤ 30.1)
- **Wundklassifikation:** z. B. Ulcus cruris venosum/arteriosum/arterio-venös, Skin Tear, diabetisches Fußulkus, Dekubitus, Verbrennung, postoperative Wundheilungsstörung
- **Schweregradeinteilung:** u. a. Dekubitusklassifikation, z. B. nach European Pressure Ulcer Advisory Panel (EPUAP), National Pressure Injury Advisory Panel (NPIAP), Klassifikation diabetisches Fußulkus, z. B. nach Wagner/Armstrong, Klassifikation der chronisch venösen Insuffizienz (CVI) nach Widmer oder CEAP, Klassifikation der pAVK, z. B. nach Fontaine und/oder Rutherford, Klassifikation Skin Tears, z. B. nach International Skin Tear Advisory Panel (ISTAP)
- **Wundlokalisation:** schriftlich ausformuliert und auf einem Schaubild (➤ Abb. 30.25) eingezeichnet; ggf. Fotoerstellung
- **Wunddauer:** notwendig, um Belastungen, (Selbst-)Pflegezeiten und die Heilungszeit für die Patientin einzuschätzen
- **Rezidive:** Erfassung von Anzahl und rezidivfreier Zeit; erlaubt Hinweise auf mögliche Problematiken bei der Prävention
- **Wundgröße:** Erfassung der größten Länge auf der Körperlängsachse und der größten Breite im 90°-Winkel zur Längsachse des Körpers (➤ Abb. 30.26a), Tiefe in cm (➤ Abb. 30.26b), Erfassung von Taschen/Untertunnelungen/Fisteln anhand der Uhrmethode (12 Uhr kopfwärts, 6 Uhr fußwärts, ➤ Abb. 30.26c)
- **Wundrand/-umgebung:** z. B. unterminiert, mazeriert, ödematös, gerötet
- **Wundgrund/Gewebeart:** z. B. Nekrose (trocken/feucht), Fibrinbelag, Granulation, Knochen, Sehne
- **Wundgeruch:** ja/nein
- **Exsudation:** Menge, Beschaffenheit, Farbe

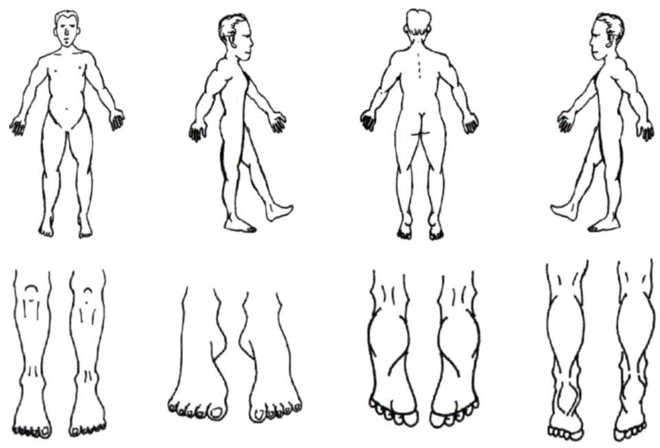

Abb. 30.25 Schaubild zum Einzeichnen der Wundlokalisation. [M291]

- **Entzündungszeichen:** ja/nein
- **Wundschmerzen:** z. B. mittels numerischer Rangskala (NRS 0–10)

Zudem sollten Angaben zur Therapie, vollständiger Produktname und -größe, Datum und Handzeichen der durchführenden Pflegefachperson enthalten sein.

Jeder Verbandwechsel und jede Veränderung zum Vorzustand sind in der Dokumentation zu vermerken. Ein vollständiges Wundassessment inkl. Wundvermessung wird bei chronischen Wunden spätestens alle 4 Wochen (bei akuten Wunden wöchentlich) durchgeführt und zusätzlich nach wundbezogenen Interventionen bzw. akuten Veränderungen, z. B. chirurgischem Débridement (➤ 30.5.6). Spätestens alle 4 Wochen wird die Wirksamkeit aller Maßnahmen überprüft.

30.5.9 Fotodokumentation

Die schriftliche Wunddokumentation kann durch **Fotografien** ergänzt werden. Folgendes ist dabei zu berücksichtigen:

- Technische Voraussetzungen
  - Blitz- und Makrofunktion; idealerweise ein Ringblitz (aus Kostengründen einrichtungsintern abzuwägen)
  - Großes LC-Display (Diagonale mindestens 2 Zoll, d. h. 5,1 cm), um die Tauglichkeit der erstellten Aufnahme umgehend prüfen zu können
  - Standardauflösung für Fotoerstellung mindestens 1.984 × 1.488 Pixel (3 MB)
  - Automatische Datums- und Zeiterfassung
  - Bildstabilisator
  - Ausreichend große Speicherkarte
  - Computer mit Archivierungssoftware mit Suchfunktion, Kameraanschlussmöglichkeit (z. B. USB-Anschluss)
  - Im System integrierte Kontrollmöglichkeit, um nachträgliche Veränderungen nachvollziehen zu können
- Patientin über die Erstellung und den Verbleib der Fotografien aufklären. Zustimmung der Patientin oder ihrer gesetzlichen Betreuerin einholen (§ 201 a StGB Verletzung des höchstpersönlichen Lebensbereichs durch Bildaufnahmen) und dokumentieren
- Immer gleiches Kameramodell nutzen
- Foto stets nach der Wundreinigung erstellen. Ausnahme: besondere Auffälligkeiten vorab festhalten
- Auf gleichen Abstand, Winkel (parallel zum Aufnahmepunkt) und gleiche Position der Patientin wie bei vorangegangenen Aufnahmen achten; nach Ersterstellung diese Angaben in der Akte vermerken
- Bildausschnitt festlegen (die Wunde sollte mindestens ⅓ des Fotos einnehmen)
- Einmalmaßband verwenden, um Wundgröße und -verlauf kenntlich zu machen, Maßband immer an der gleichen Stelle anlegen, gegebenenfalls Körperregion/-seite vermerken
- Neutralen, ruhigen Hintergrund verwenden, z. B. einfarbige Tücher unterlegen (nicht weiß, wegen Problemen mit dem Weißabgleich beim Blitzen)
- Auf ausreichende Bildschärfe sowohl der Wunde als auch der Umgebung achten, gegebenenfalls Makro- oder Automatikfokus nutzen
- Schattenbildung vermeiden
- Auf gleiche Lichtverhältnisse/Tageszeit wie bei vorangegangenen Aufnahmen, realistische Farbwiedergabe, hohe Auflösung achten; entscheiden, ob mit/ohne Blitz fotografiert wird, und dieses Verfahren beibehalten
- Erstellungsdatum, Patientencode oder Vorname und Name sowie Geburtsdatum auf dem Foto vermerken (das Foto muss der jeweiligen Patientin eindeutig zugeordnet werden können, Initialen sind nicht ausreichend)

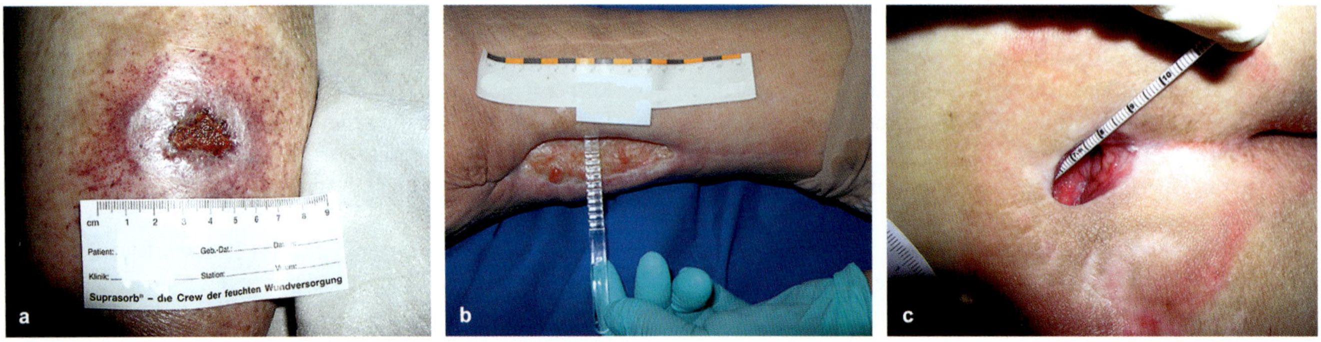

Abb. 30.26 Erfassung der Wundgröße. Erfassung von Länge und Breite mit einem Papierlineal (a), Erfassung der Tiefe mit einer sterilen Pinzette(b), Erfassung der Tiefe/Unterminierung einer Wundtasche mit einer sterilen skalierten Messsonde (c). [M291]

Bei der Fotodokumentation zu beachten

Die ausgedruckte Aufnahme kann abhängig von der Bearbeitungssoftware, dem Drucker und dem verwendeten Papier variieren. Bei Wundverläufen mit Unterminierungen oder Fistelgängen sind der Fotodokumentation Grenzen gesetzt. Solche Wundzustände können durch eingelegte sterile Messsonden oder auf der Wundumgebung angebrachte Transparentfolien mit eingezeichneten Markierungen verdeutlicht werden.

30.6 Palliative Wundversorgung

Palliative Care ➢ Kap. 25

Ziel der **palliativen Wundversorgung** ist nicht die Abheilung der Wunde, sondern die Linderung der damit verbundenen Symptome, um eine bestmögliche Lebensqualität für die Patientin zu gewährleisten. Bei den Wunden, die palliativ versorgt werden, handelt es sich meist um **Malignom-assoziierte Wunden** (*exulzerierende, d. h. sich geschwürartig verändernde Tumoren* ➢ Abb. 30.27), die mit starken Schmerzen, hohem Exsudataufkommen, Geruchsbildung, Juckreiz, Blutungen und Körperbildstörungen einhergehen können. Aber auch chronische Wunden wie Ulcus cruris venosum, Dekubitus oder sekundär heilende OP-Wunden (➢ 30.1.2) können u. U. eine palliative Versorgung erfordern, z. B. wenn die Krankheitssituation des Betroffenen eine Wundheilung nicht mehr erwarten lässt, u. a. bei Menschen in der letzten Lebensphase.

In erster Linie gilt es, Begleitsymptome so weit wie möglich auszuschalten bzw. zu lindern und die Wunde so zu versorgen, dass, wenn keine Heilung erreicht werden kann, zumindest Komplikationen vermieden werden, der Betroffene aber durch die Maßnahmen möglichst wenig beeinträchtigt wird.

30.6.1 Maßnahmen der palliativen Wundversorgung

Die gut sichtbare Wunde, oft an sensiblen oder nicht zu verbergenden Körperstellen (z. B. an der Brust beim Mammakarzinom oder im Gesichts- und Halsbereich beim Mundboden-Kiefer-Karzinom ➢ Abb. 30.27), schränkt die Patientin nicht nur in ihrem Alltags- und Sozialleben ein, sondern erinnert sie auch stets an ihre nicht heilbare, mitunter fortschreitende Krankheit. Hier wird von den Pflegenden Einfühlungsvermögen und Flexibilität gefordert, um die Beeinträchtigung der Lebensqualität der Betroffenen so gering wie möglich zu halten.

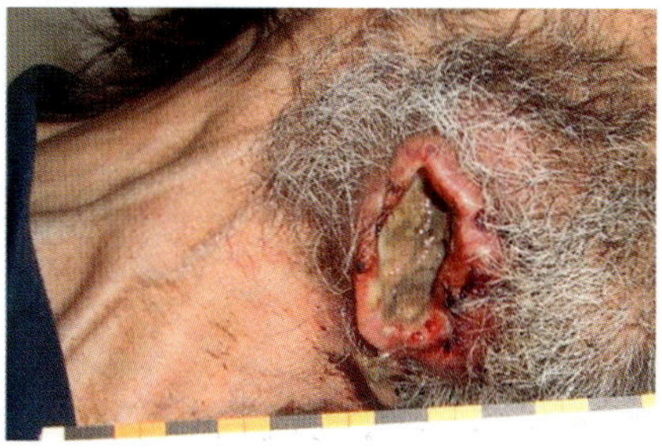

Abb. 30.27 Exulzerierendes Mundboden-Kiefer-Karzinom. [M291]

Bei der Auswahl der Verbandmittel stehen die Bedürfnisse der Patientin und deren Lebensqualität im Vordergrund:

- Verbandmittel müssen für sie akzeptabel, bequem und einfach handhabbar sein.
- Sie dürfen nicht mit dem Wundgrund verkleben.
- Sie dürfen die Patientin möglichst nicht in ihren Alltagsaktivitäten einschränken.

Malignom-assoziierte Wunden sollen nicht mit folienbeschichteten Verbandmitteln abgedeckt werden, da das darunter entstehende feuchtwarme Milieu das Zellwachstum des Tumorgewebes fördert. Doch um das Sozialleben des Betroffenen nicht zu beeinträchtigen, kann auch hier situationsbedingt zum Folienverband gegriffen werden, z. B. wenn die Patientin mit ihren Angehörigen Essen gehen möchte und Gerüche unterbunden werden sollen. Hier stehen die Wünsche und Bedürfnisse der Betroffenen im Fokus.

Wunden mit Heilungschancen werden nach Möglichkeit indikationsgerecht versorgt (➢ 30.5), soweit sich dies mit den Patientenbedürfnissen vereinbaren lässt.

30.6.2 Lindern der Symptome

Schmerzen

Da nicht nur **Schmerzen,** sondern auch die Schmerzerwartung die Lebensqualität stark beeinträchtigen, ist eine adäquate Schmerztherapie unumgänglich (➢ 24.5.1). Beim Verbandwechsel ist besondere Aufmerksamkeit auf die schmerzvermeidende Durchführung zu richten (➢ 30.4.3).

Exsudat

Bei palliativ zu versorgenden Wunden kann es mitunter zu hohen **Exsudatmengen** kommen. Folgende Maßnahmen können hilfreich sein:

- Einsatz von Verbandmitteln mit hoher Saugkraft, z. B. Superabsorber (➢ Tab. 30.3)
- Drainage- oder Stomabeutel bei kleinen Wunden, am besten mit Aktivkohlefilter gegen Geruchsbildung
- Bedarfsgerechte Verbandwechselintervalle: so häufig wie nötig – so selten wie möglich
- Optimierte Hautpflege, adäquaten Hautschutz einsetzen
- Lokale Unterdrucktherapie abwägen (➢ Abb. 30.21)

Gerüche

Gerade Malignom-assoziierte Wunden gehen mit einer starken **Geruchsentwicklung** einher, die zu einer großen Belastung für die Patientin und ihre Angehörigen werden können. Selbstekel, Körperbildstörungen und ein eingeschränktes Sozialleben bis hin zur sozialen Isolation können die Folgen sein.

Strategien zur Geruchsminderung

- **Raumpflege.** Schälchen mit Kaffeepulver, Rasierschaum, Katzenstreu, Essigwasser aufstellen, ggf. Einsatz künstlicher Geruchsbinder, z. B. Nilodur®. **Vorsicht** mit Duftanwendungen wie Duftkerzen oder -ölen, da sie den Geruch nur überlagern und der Geruchsmix zur Übelkeit führt oder bestehende Übelkeit noch verstärkt; ggf. ausgebildeten Aromatherapeuten hinzuziehen
- **Keimreduktion.** Einsatz von zeitgemäßen Lokalantiseptika auf Octenidin- oder Polihexanidbasis, z. B. Octenisept® oder Serasept® (➢ 30.5.5). Ggf. systemische Antibiotikagabe (oral/i. v.), z. B. Clindamycin-Saft 3 × 20 ml/Tag oder Metronidazol i. v.
- **Geruchsbindung/-minderung**
  - Verwendung von Aktivkohleauflagen mit/ohne Silber (➢ Tab. 30.3)
  - Einsatz von in Apotheken zubereiteter 2–2,5 % Chlorophylllösung (Off-Label-Therapie!); wirkt auf natürliche Weise geruchsbindend und wird bei der Anwendung auf die wundabgewandte Kompressenseite geträufelt. **Vorsicht:** Unkonservierte Chlorophylllösung nach Anbruch rasch aufbrauchen (je nach Zubereitung 1–3 Tage), da sie schnell verkeimen und schimmeln kann. Direkten Wundkontakt vermeiden
  - Bei Bedarf Einsatz von Chlorophylldragees (z. B. Stozzon®) gegen Mund-/Körpergeruch
  - Verbandwechselintervalle individuell anpassen
  - Täglicher Wechsel von Kleidung und Bettwäsche und ausreichende Frischluftzufuhr
  - Ggf. vorübergehender Einsatz von Folienverbänden (➢ Tab. 30.3), um am gesellschaftlichen Leben in Gemeinschaft kurzzeitig entspannt teilnehmen zu können
- **Wertschätzende Kommunikation.** Gespräche können befreiend wirken, um sich die Last von der Seele zu reden.

Blutungen

Auch starke, plötzlich auftretende **Blutungen** sind häufige Begleiterscheinungen Malignom-assoziierten Wunden. Versorgungsstrategien zur Blutstillung:

- Atraumatische Verbandwechsel
- Absprachen mit der Patientin für den Notfall treffen (Was soll noch maximal gemacht werden?), Notfallplan erstellen
- Wenn möglich, Kompression oder lokaler Druckverband auf der blutenden Wunde
- Verwendung von stark saugenden Verbandmitteln
- Kühlung (zur Vasokonstriktion) der betroffenen Region
- Nach ärztlicher Anordnung Einsatz von blutstillenden Präparaten:
  - Einsatz bei leichter Blutung, z. B. Alginate oder Kollagenprodukte
  - Einsatz bei stärkerer Blutung, z. B. lokal mit Hämostyptika (Tabotamp®), mit Adrenalin 0,1 % getränkten Kompressen (Off-Label-Therapie) oder durch Nasentropfen (z. B. Otriven®) (Off-Label-Therapie); systemisch durch Antifibrinolytika (z. B. Tranexansäure); alle Maßnahmen sind eine Off Label Therapie.
- Ggf. Blutgerinnung verbessern, z. B. durch die Gabe von blutverdünnenden Präparaten
- Ggf. chirurgische Intervention → Blutungstillung durch operative Maßnahme

Aufgaben zur Pflegesituation

Frau Klein ist vor zwei Tagen auf die geriatrische Station aufgenommen worden. Sie lebt in einem Seniorenheim und ist dort nachts aus dem Bett gestürzt. Frau Klein ist seit ca. einem Jahr bettlägerig und weist bei der stationären Aufnahme einen Dekubitus Kategorie III nach EPAUP an der linken Ferse auf. Zudem hat sie sich bei dem Sturz eine Kopfplatzwunde zugezogen, die bereits bei der Aufnahme chirurgisch mit einer Naht versorgt wurde. In den letzten zwei Tagen hat Frau Radic die Patientin bereits bei der morgendlichen Körperpflege unterstützt. Die Praxisanleiterin bereitet Frau Radic auf den nun anstehenden Verbandwechsel bei Frau Klein vor, indem sie gemeinsam die Wunddokumentation der bisherigen Verbandwechsel durchgehen und die unterschiedlichen Wundarten besprechen. Im Anschluss daran bereiten sie gemeinsam die notwendigen Materialien vor und betreten das Zimmer von Frau Klein, um die Wunden zu inspizieren und zu versorgen.

1. Beschreiben Sie, um welche Art von Wunden es sich bei der Kopfplatzwunde und dem Dekubitus Kategorie III (EPUAP) jeweils handelt.
2. Nennen Sie jeweils drei Kennzeichen der primären und der sekundären Wundheilung.
3. Wie schätzen Sie die Keimbesiedlung ein, und wie würden Sie die jeweiligen Wunden beschreiben?
4. Die Wundheilung verläuft in drei Phasen. Benennen und beschreiben Sie diese Phasen.
5. Welchen Verbandwechsel führen Sie als Erstes durch? Begründen Sie Ihre Entscheidung.
6. Welche Verbandmittel würden Sie für die beiden Wundverbände nutzen? Begründen Sie.
7. Erläutern Sie die Notwendigkeit und die Vorteile einer Fotodokumentation der Wunden bei der stationären Aufnahme.
8. Welche Aspekte werden bei einem wundspezifischen Assessment erfasst?

KAPITEL

31

Frank Kirsch

Sofortmaßnahmen in der Pflege

Pflegesituation

Der 48-jährige Herr Wulkau wird am frühen Abend vom Rettungsdienst ins Krankenhaus gebracht. Beim Tennis hatte er sich plötzlich an die Brust gefasst und seinem Trainingspartner gegenüber über Brustenge und in den linken Arm ausstrahlende Schmerzen geklagt. Mit Verdacht auf einen Myokardinfarkt wurde Herr Wulkau nach der Erstversorgung von der Notaufnahme auf die kardiologische Fachabteilung verlegt, wo er nun von der Pflegefachfrau Britta Eisel auf eine Koronarangiografie vorbereitet wird. Seine Ehefrau ist bereits in der Klinik eingetroffen und weicht ihrem Mann nicht von der Seite. Die Pflegefachfrau verlässt kurz das Zimmer, um die Patientenunterlagen für die Untersuchung zusammenzustellen. Als sie Herrn Wulkau gemeinsam mit dem Auszubildenden Marco Renner ins Herzkatheterlabor bringen möchte, kommt ihnen vor der Zimmertür die Ehefrau entgegen. „Kommen Sie schnell! Mein Mann ist zusammengebrochen!", ruft sie panisch.

DEFINITION

Notfall, Notfallsituation: eine oft unvorhergesehene Situation, bei der es zu einer lebensbedrohlichen Störung der Vitalparameter (Atmung, Bewusstsein oder Kreislauf) kommt. Häufig entsteht der Notfall durch eine akute Erkrankung, eine Verletzung oder eine Vergiftung.

Basismaßnahmen: die ersten Maßnahmen in einer Notfallsituation, die unverzüglich eingeleitet werden.

Generelle Maßnahmen im Notfall

- Notfallnummern müssen an einem deutlich sichtbaren Platz in unmittelbarer Nähe zum Stationstelefon hängen bzw. im Telefon programmiert sein.
- Im Notfall Ruhe bewahren und frühzeitig Hilfe rufen! Ein erfahrener Mitarbeiter sollte das Kommando übernehmen.
- Klar und deutlich kommunizieren; nicht: „Jemand sollte den Notruf absetzen und den Notfallwagen holen", sondern: „Melanie, Du setzt den Notruf ab, Kai, Du holst den Notfallwagen".

- Häufig ist vor Ort Notfallequipment vorhanden, z. B. Notfallwagen, Notfallkoffer, Sauerstoffquelle, Absaugmöglichkeit. Alle Mitarbeiter müssen wissen, wo das Notfallequipment aufbewahrt wird und wie es funktioniert, z. B. die Sauerstoffquelle oder die Absaugung.
- In Algorithmen ist hinterlegt, wie im Notfall vorzugehen ist. Ist beispielsweise ein Defibrillator (AED ➤ 31.2.3) vor Ort, wird er sofort nach Feststellen eines Kreislaufstillstands eingesetzt.
- Nach dem Notfall sollte die Situation mit allen Beteiligten gemeinsam reflektiert werden:
  - Wie geht es jedem Einzelnen?
  - Wo haben wir gut gehandelt?
  - Wo hätten wir besser reagieren können?
  - Haben wir Fehler gemacht? Was war die Ursache dafür?
  - Was können wir beim nächsten Mal verbessern?
  - Hat ein Kollege Unterstützungsbedarf, z. B. weitere Gespräche, oder hat er Kollegen, die sich um ihn kümmern? [1]

Bei einem Notfall ist es wichtig, Ruhe zu bewahren und die **Basismaßnahmen** (bei Erwachsenen und Kindern gleich) einzuleiten.

1. Die Person wird **laut angesprochen** und **leicht an der Schulter geschüttelt.** Reagiert die Person auf Ansprache, richtet sich die weitere Vorgehensweise nach den Symptomen und dem Zustand der Patientinnen und Patienten, Bewohnerinnen und Bewohnern (im Folgenden nur „Patient" genannt). So kann es z. B. postoperativ bei einem zu schnellen Aufstehen zu einer Schwindelattacke oder einer kurzen Bewusstlosigkeit des Patienten kommen (➤ 29.3.3). Sobald der Patient wieder liegt, erholt er sich schnell. Die Überprüfung des Pulses, z. B. an der A. carotis (Halsschlagader) des Patienten, ist selbst für professionelle Helfer sehr schwierig. Deshalb wird häufig darauf verzichtet, weil u. U. unnötig Zeit verloren geht.
2. **Reagiert** die Person **nicht** auf die Ansprache, sollte spätestens jetzt Hilfe gerufen werden.
3. Im nächsten Schritt wird überprüft, **ob die Person atmet**. Hierzu müssen die Atemwege frei gemacht werden, eventuell wird der Kopf überstreckt und das Kinn angehoben (➤ Abb. 31.1a) oder der Esmarch-Handgriff (➤ Abb. 31.1b) angewandt. Dadurch kann eine Verlegung der Atemwege durch eine zurückgefallene Zunge behoben werden. Die Mundhöhle wird auf Fremdkörper untersucht. Befinden sich z. B. eine Prothese oder Essensreste im Mund, werden diese entfernt. Hierbei ist auf den Eigenschutz zu achten (Handschuhe).
   - **Sehen:** Atembewegungen sind zu sehen, der Brustkorb hebt und senkt sich.
   - **Hören:** Atemgeräusche sind zu hören.
   - **Spüren:** an der Wange oder dem Unterarm des Notfallhelfers ist der Luftstrom zu spüren.
   - Diese Überprüfung sollte max. 10 Sek. dauern.
   - Eventuell hat die Person (noch) eine **Schnappatmung:** einzelne, schnappende Atemzüge mit langen Pausen zwischen den Atemzügen, tritt z. B. bei Medikamenten- oder Drogenüberdosierungen, bei Lungenerkrankungen und oft kurz vor dem Tod eines Menschen auf (➤ 14.4.4). Die Schnappatmung gewährleistet keine ausreichende Versorgung des Körpers mit Sauerstoff.
4. Ist keine Atmung bzw. lediglich eine Schnappatmung vorhanden, wird spätestens jetzt das **Notfallteam der Klinik** bzw. der **Notarzt** informiert und unverzüglich mit der Reanimation (➤ 31.2) begonnen.

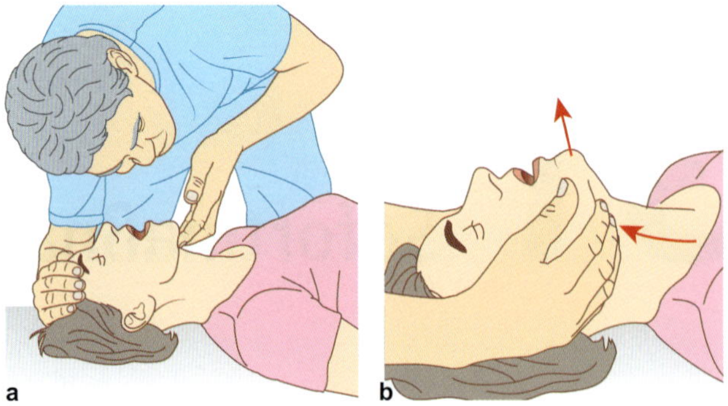

Abb. 31.1 Freimachen der Atemwege durch Überstrecken des Kopfs und Anheben des Kinns (a) und mithilfe des Esmarch-Handgriffs (b). Esmarch-Handgriff: der Kopf des Patienten wird leicht überstreckt. Die Pflegefachperson umgreift mit den Fingern beide Kieferwinkel, die Daumen liegen am Kinn des Patienten. Der Mund wird geöffnet und der Unterkiefer vorsichtig nach vorne gezogen, sodass die untere Zahnreihe vor der oberen liegt. Dadurch wird der Zungengrund von der Rachenhinterwand abgehoben, und die Luftwege sind in diesem Bereich maximal weit offen. So wird auch ein guter Einblick in die Mundhöhle möglich. [2] [L234]

Notruf

Es muss bekannt sein, wie und wer im Notfall zu Hilfe gerufen wird. In einer Klinik wird in der Regel ein Notfallteam benachrichtigt, in Pflegeeinrichtungen oder in der ambulanten Pflege wird über die Leitstelle für Notfallrettung und Feuerwehr **(Tel. 112)** der Notarzt gerufen.

VORSICHT

Pflegefachpersonen müssen auf den Eigenschutz zu achten. Auch wenn schnelles Handeln unerlässlich ist, sollten vor dem Kontakt mit Blut oder Sekret Handschuhe angezogen oder vorgeschriebene Schutzausrüstung (z. B. FFP2-Maske) getragen werden.

Stabile Seitenlage

DEFINITION

Stabile Seitenlage: seitliche Positionierung einer bewusstlosen oder bewusstseinseingetrübten Person, die das Freihalten der Atemwege gewährleistet.

Jede bewusstlose Person mit normaler Atmung, wird in die **stabile Seitenlage** gebracht (➤ Abb. 31.2). Dadurch wird sichergestellt, dass die Atemwege des Patienten freigehalten werden. Bei Bewusstlosen fehlen häufig die normalen Reflexe. Sie sind nicht mehr in der Lage, zu schlucken und zu husten, sodass die Gefahr besteht, dass Speichel, Blut oder Erbrochenes in die Lunge fließt. Das passiert oft unbemerkt und bringt den Patienten in eine lebensbedrohliche Situation (Aspirationsgefahr ➤ 31.7). Dies wird durch die stabile Seitenlage verhindert, da in dieser Position Flüssigkeiten aus dem Mund des Patienten herauslaufen können.

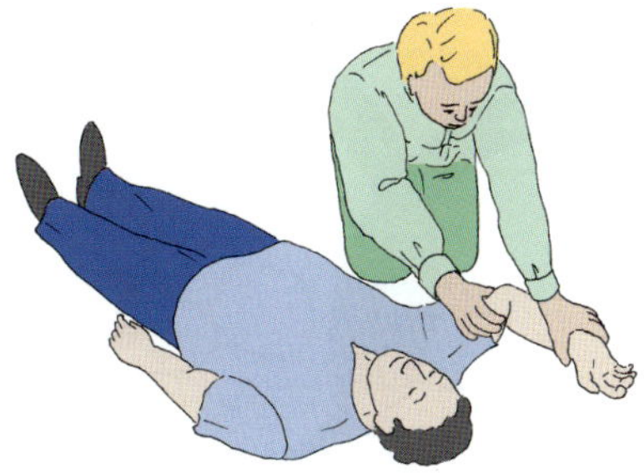

Den zugewandten Arm des Bewusstlosen rechtwinklig abspreizen.

Den Arm so beugen, dass die Handfläche nach oben zeigt.

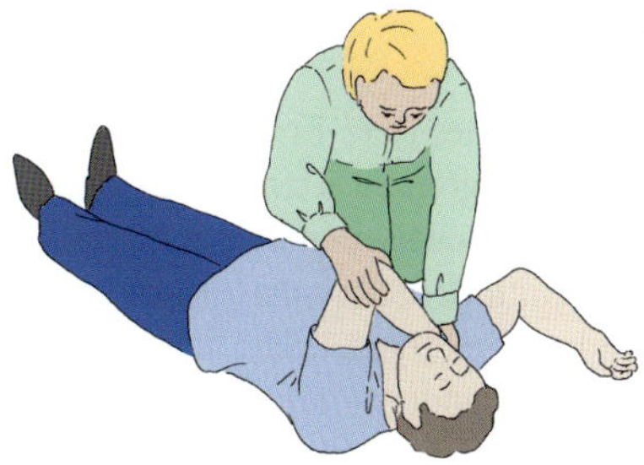

Den weiter entfernten Arm über die Brust des Betroffenen heranholen.

Den Arm beugen und Handrücken an die Wange des Bewusstlosen legen.

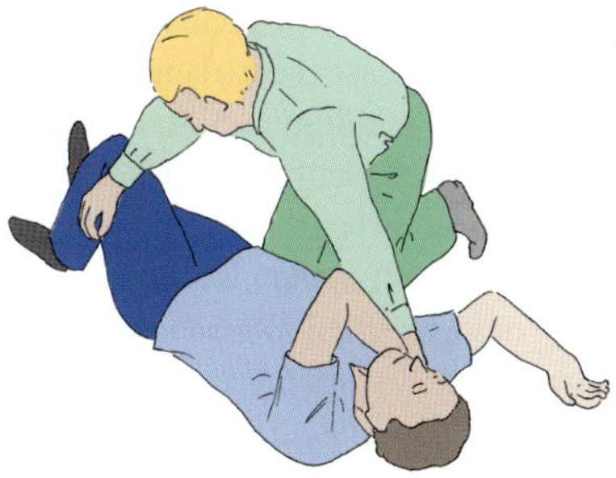

Mit einer Hand den Handrücken des Bewusstlosen an der Wange fixieren.

Mit der anderen Hand das weiter entfernte Bein am Knie fassen, hochziehen (Knie gebeugt, Fuß auf dem Boden) und Betroffenen zu sich herüberdrehen.

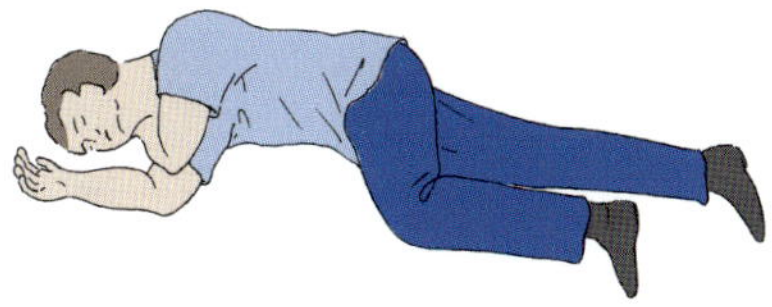

Hüfte und Knie des oben gelegenen Beins beugen.

Zum Freihalten der Atemwege Kopf des Betroffenen nackenwärts beugen.

Diese Position ggf. mit der unter der Wange liegenden Hand sichern.

Abb. 31.2 Positionieren einer Person in der stabilen Seitenlage. [L190]

Überwachung in der stabilen Seitenlage

Personen in der stabilen Seitenlage müssen ständig überwacht werden, bis der hinzugerufene Arzt/das Rettungsteam vor Ort ist.

Die weitere Therapie richtet sich nach der Ursache der Bewusstlosigkeit. Hierfür ist es hilfreich, die Erkrankungen und Medikamente des Notfallpatienten zu kennen. Bei Personen mit Diabetes mellitus (Zuckerkrankheit) kann z. B. ein zu niedriger Blutzuckerspiegel (➤ 31.9.1) eine Ursache für die Bewusstlosigkeit sein.

31.1 Kardiopulmonale Reanimation

DEFINITION

Kardiopulmonale Reanimation (griech. *cardio* = *Herz*, lat. *pulmo* = *Lunge*), **CPR** (engl. *Cardiopulmonary Resuscitation*)*:* Wiederbelebung eines Patienten bei einem Kreislaufstillstand.
Es wird zwischen Basismaßnahmen **(Basic Life Support, BLS)** und erweiterten Reanimationsmaßnahmen **(Advanced Life Support, ALS)** unterschieden.

Die häufigsten **Ursachen für einen Kreislaufstillstand** im Erwachsenenalter sind Herzrhythmusstörungen und Herzinfarkte, gefolgt von Störungen der Atemfunktion (Ertrinken, Überdosierung durch Drogen oder Medikamente, Aspiration von Fremdkörpern oder Magensaft, Zurückfallen der Zunge).

Bei der kardiopulmonalen Reanimation wird durch Kompressionen des Brustkorbs und künstliche Beatmung, z. B. durch Atemspende, versucht, die Sauerstoffversorgung des Gewebes zu erhalten. Insbesondere das Gehirn reagiert sehr schnell auf Sauerstoffmangel, sodass der Patient innerhalb kurzer Zeit bewusstlos wird.

Das Einleiten der Wiederbelebungsmaßnahmen muss von allen Mitarbeitenden beherrscht werden. Je schneller die Maßnahmen begonnen werden, umso besser sind die Aussichten für den Betroffenen, keine bleibenden Schäden zu behalten.

Das Vorgehen bei vermutetem Kreislaufstillstand wurde von der *ERC (European Resuscitation Council)* in einer **Überlebenskette** europaweit standardisiert (➤ Abb. 31.3).

31.1.1 Feststellen eines Kreislaufstillstands

Für das **Erkennen eines Kreislaufstillstands** sollte laut *ERC-Leitlinien* nur kurze Zeit (10 Sek.) verwendet werden. [3]

Als Erstes erfolgt eine Überprüfung des Bewusstseins des Patienten. Dazu wird der Patient laut und deutlich angesprochen und leicht an der Schulter geschüttelt (➤ 31.1).

Reagiert der Patient nicht, sollten sofort Kollegen zu Hilfe gerufen werden.

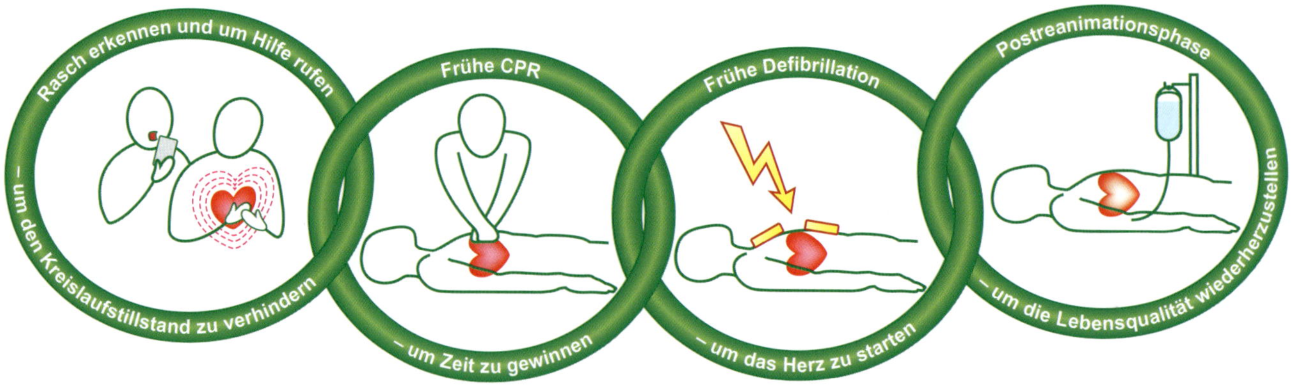

Abb. 31.3 Überlebenskette des ERC *(European Resuscitation Council)*, die das erste Vorgehen bei einem vermuteten Kreislaufstillstand europaweit standardisiert. [L234]

31.1.2 Basic Life Support

DEFINITION

Basic Life Support *(BLS):* Basismaßnahmen der kardiopulmonalen Reanimation, die auch von Laien durchgeführt werden können und sollen.

In Notfallsituationen sollte frühzeitig um das Bett oder um den Platz herum, an dem sich der Betroffene befindet, Platz geschaffen werden. Meist ist es sinnvoll, das Kopfende frei zugänglich zu machen. Dort steht im Verlauf die Person, die den Patienten mittels Maske oder Beatmungsschlauch (Endotrachealtubus) beatmet. Mitpatienten und unbeteiligte Besucher sollten möglichst das Zimmer verlassen. Das Bett muss auf Arbeitshöhe gebracht werden, der Patient wird flach auf den Rücken gelegt. Die Unterlage muss hart sein und darf nicht federn. Viele Betten verfügen über einen CPR-Knopf, der das Bett schnell in die richtige Position bringt.

Anwesenheit von Angehörigen

Die Anwesenheit von Angehörigen wird kontrovers diskutiert. [4] Sie wird von den Fachgesellschaften insbesondere bei der Kinderreanimation gefordert. [5]
Verstirbt der Patient, können Angehörige, die anwesend waren, den Tod des Patienten häufig leichter verarbeiten, auch weil sie gesehen haben, dass alles getan wurde, um das Leben des Patienten zu retten. Wichtig ist allerdings, dass sowohl während als auch nach der Reanimation eine intensive Betreuung durch qualifiziertes Fachpersonal stattfindet. Dazu können z. B. (Klinik-)Seelsorger gerufen werden, oder es kann ein Kriseninterventionsteam (KIT) über die Rettungsleitstelle die Angehörigen und Beteiligten betreuen.

Herzdruckmassage

Anleitung des Ersthelfers

Beim Absetzen eines Notrufs über die 112 wird der Anrufer beim Einleiten und der Durchführung der BLS telefonisch von der dort sitzenden Person unterstützt, falls das notwendig ist und so lange, bis der Notarzt vor Ort ist.

Nach dem Feststellen eines Herz-Kreislauf-Stillstands wird mit der **Herzdruckmassage** begonnen. Der Patient liegt dabei auf einer harten Unterlage. Bei **Erwachsenen** wird zur Herzdruckmassage ein Handballen auf die Mitte des Sternums (Brustbein) gelegt, der Ballen der anderen Hand auf den Handrücken der unteren Hand platziert. Die Finger werden ineinander verschränkt.

Der Oberkörper wird senkrecht über den zu reanimierenden Patienten gebracht und mit gestreckten Armen dessen Brustbein senkrecht Richtung Wirbelsäule gedrückt (➤ Abb. 31.4). Die Frequenz sollte **mind. 100, max. 120 Kompressionen pro Min.** betragen. Nach jedem Herzdruck muss der Brustkorb komplett entlastet werden. Dabei soll der Kontakt zwischen Brustbein und Handballen erhalten bleiben und die Entlastungsphase ebenso lange dauern wie die Druckphase. Die Drucktiefe soll mindestens 5 cm und maximal 6 cm betragen. Insbesondere bei alten Menschen mit einem starren Brustkorb kann es zu (deutlich hör- und spürbaren) Rippenbrüchen kommen. Die Reanimation muss aber trotzdem weitergeführt werden.

Bei **Kindern** ist das Vorgehen altersabhängig. Da bei Kindern häufig eine respiratorische Ursache, wie Erkrankungen oder Verletzungen der Atemwege (z. B. Bolusgeschehen, Ertrinkungsunfall) mit Sauerstoffmangel als Ursache des Herzstillstands vorliegt, bekommen

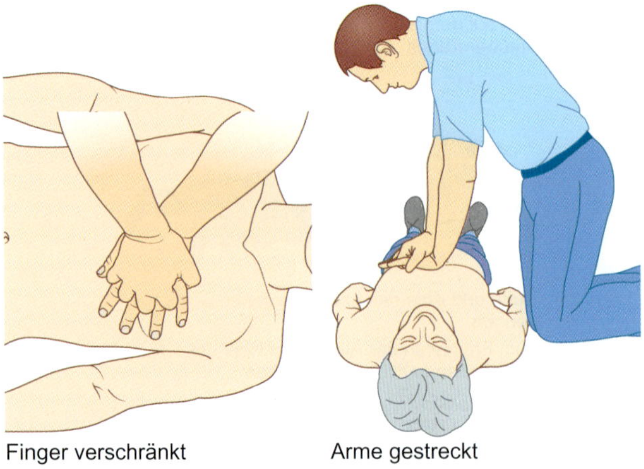

Abb. 31.4 Herzdruckmassage. [L234]

Tab. 31.1 BLS-Maßnahmen bei Kindern.

Alter	Beatmungsfrequenz	Technik der Herzdruckmassage	Herzdruckmassagenfrequenz	Kompressionstiefe der Herzdruckmassage
Säugling	> 20/Min.	2 Finger oder Daumen (Umfassen des Brustkorbs)	100–120/Min.	4 cm
Kleinkind	20/Min.	1 Handballen	100–120/Min.	5 cm
Schulkind	16/Min.	2 Hände	100–120/Min.	5 cm

diese **5 initale Beatmungen** *vor* der Herzdruckmassage. Dabei wird bei Früh- und Neugeborenen kein oder sehr wenig Sauerstoff (30 %) zugeführt (➢ Tab. 31.1).

Bei der Herzdruckmassage zu beachten

- Das Verhältnis **Herzdruckmassage : Beatmung** beträgt **30:2.**
- Der Patient muss auf einer festen Oberfläche liegen. Luftmatratzen zur Dekubitusprophylaxe müssen entlüftet werden, häufig besitzen diese einen *CPR-Griff.* Oft wird ein „Reanimationsbrett" unter den Thorax des Patienten gelegt.
- Da die Herzdruckmassage sehr anstrengend ist, sollte alle 2 Min. ein Wechsel des Helfers stattfinden. Bei allen Maßnahmen wird darauf geachtet, dass die Herzdruckmassage nicht unterbrochen wird.

Beatmung

Nach 30 Herzdruckmassagen wird der Patient **zweimal beatmet.** Mögliche Beatmungsformen sind:

- Mund-zu-Mund-Beatmung (dazu Nase verschließen)
- Mund-zu-Nase-Beatmung (dazu Mund verschließen)
- Taschenmaske
- Mund-Nasen-Maske und Beatmungsbeutel (hierbei kann zusätzlich Sauerstoff verabreicht werden, ➢ Abb. 31.5, ➢ Abb. 31.6)

Bei der Beatmung muss der Kopf des Patienten ausreichend überstreckt sein (➢ Abb. 31.1).

Für diese **zwei Atemzüge** sollen max. 5 Sek. benötigt werden, danach schließt sich sofort der nächste Zyklus mit **30 Herzdruckmassagen** an.

VORSICHT

Bei der Beatmung zu beachten

- Hebt sich der Brustkorb während der Beatmung nicht, werden der Mund-Rachen-Raum inspiziert und (falls noch nicht erfolgt) sichtbare Fremdkörper entfernt. An Eigenschutz (Handschuhe) ist dabei zu denken.
- Ist eine Beatmung nicht möglich, sollte trotzdem zumindest die Herzdruckmassage fortgeführt werden.

Die **BLS-Maßnahmen werden durchgeführt,** bis

- das Notfallteam/der Notarzt vor Ort ist,
- die Person aufwacht, sich bewegt, wieder normal atmet oder die Augen öffnet,
- bekannt wird, dass die Person laut einer Patientenverfügung (➢ 9.2.1) eine Wiederbelebung ablehnt.

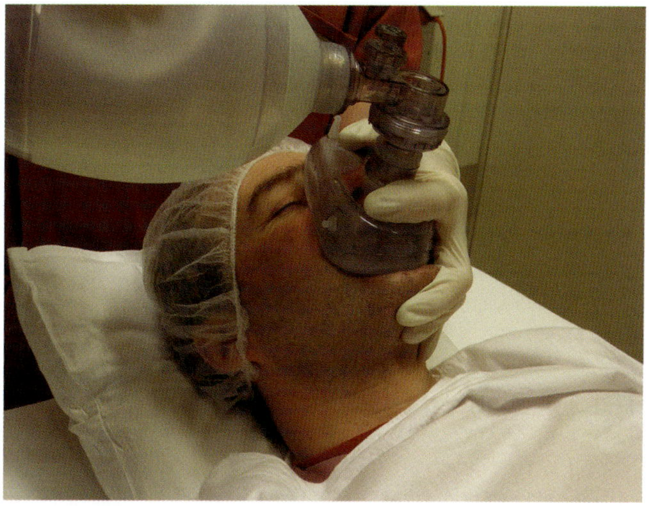

Abb. 31.5 Manuelle Beatmung mit Beatmungsbeutel und Mund-Nasen-Maske. Der C-Griff (Daumen und Zeigefinger umgreifen den Maskenkonus C-förmig) ermöglicht es, die Maske längere Zeit dicht auf Mund und Nase des Patienten halten zu können. [M251]

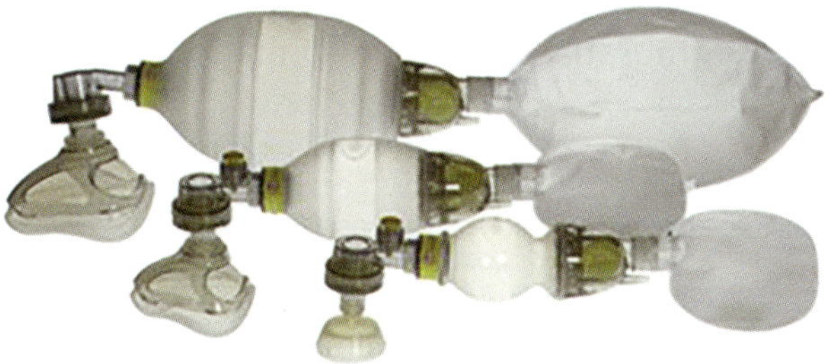

Abb. 31.6 Beatmungsbeutel („Ambu-Beutel") mit Mund-Nasen-Masken für Erwachsene, Kinder und Säuglinge. Alle Beatmungsbeutel haben einen Reservoirbeutel, dadurch ist die manuelle Beatmung mit höherer Sauerstoffkonzentration möglich. [V089]

Patientenverfügung bei Heimbewohnern

Insbesondere in Pflegeeinrichtungen sollte den Pflegefachpersonen bekannt sein, welche Maßnahmen die Bewohner wünschen oder ablehnen. Häufig kommt es vor, dass bei Notfällen nicht der Hausarzt des Patienten vor Ort ist, sondern Not- oder Vertretungsärzte. Diese leiten u. U. Therapien ein, z. B. Reanimation, künstliche Beatmung, die vom Patienten abgelehnt wurden.

Basic Life Support bei Kindern

Da bei Kindern häufig Sauerstoffmangel Ursache eines Herz-Kreislauf-Stillstands ist, werden die Atemwege geöffnet. Kinder werden nach dem Feststellen eines Atemstillstands (➤ 31.1) **sofort 5-mal beatmet.** Die Dauer des Atemhubs soll ca. 1 Sekunde betragen.

Anschließend werden sie erneut auf Lebenszeichen wie Spontanbewegungen, Husten oder normale Atmung (keine Schnappatmung) überprüft. Können keine Lebenszeichen festgestellt werden, wird mit der Herzdruckmassage begonnen. Druckpunkt ist die **untere Hälfte** des Brustbeins. Herzdruckmassage und Beatmung stehen im **Verhältnis von 3:1 bei Neugeborenen und 15:2 bei Kindern** (➤ Tab. 31.1). Die Tiefe der Thoraxkompression soll mindestens $\frac{1}{3}$ des Durchmessers des Brustkorbs betragen.

Angehörige informieren

Angehörige sollten frühzeitig über die Verschlechterung des Zustands des Patienten informiert werden.

31.1.3 Advanced Life Support (ALS)

DEFINITION

Advanced Life Support (ALS): erweiterte Reanimationsmaßnahmen, die in der Regel von einem Notfallteam durchgeführt werden.

ALS-Maßnahmen werden von spezialisierten Notfallteams durchgeführt, weshalb sie hier nur kurz erwähnt werden. Weiterführende Informationen gibt es z. B. unter leitlinien.dgk.org. Hier findet sich ein kostenloser Pocketguide als PDF-Datei oder App für Smartphones.

Herzrhythmusanalyse und Defibrillation

DEFINITION

Defibrillation: „Elektroschocktherapie" des Herzens, durch die lebensbedrohliche Herzrhythmusstörungen vermieden bzw. behoben werden können.

Eine frühe **Defibrillation** erhöht die Überlebensquote. Deshalb werden die Patienten frühestmöglich an einen Überwachungsmonitor angeschlossen, um lebensbedrohliche Herzrhythmusstörungen umgehend zu erkennen. Liegt eine defibrillierbare Rhythmusstörung – Kammerflattern/-flimmern – vor, wird zum frühestmöglichen Zeitpunkt defibrilliert. Dabei ist auf den Schutz aller Anwesenden zu achten: Während der Defibrillation müssen alle Beteiligten vom Bett zurücktreten.

Automatisierte externe Defibrillatoren (AED)

Automatisierte externe Defibrillatoren, auch Laiendefibrillatoren genannt, befinden sich an vielen öffentlichen Orten. Befindet sich ein AED in der Nähe, wird sofort ein Helfer losgeschickt, diesen zu holen. **Ist der Ersthelfer allein, verlässt er den Patienten nicht und beginnt sofort mit der Reanimation.**

Ein AED gibt dem Ersthelfer gesprochene und/oder visuelle Anweisungen, denen er Schritt für Schritt folgen kann. Nach Aufbringen der Elektroden auf den Brustkorb des Patienten (genaue Position ist auf den jeweiligen Pads aufgedruckt, ➤ Abb. 31.7) analysiert das Gerät selbstständig, ob es sich um eine defibrillierbare Rhythmusstörung handelt.
Wenn defibrilliert werden muss, gibt der AED entweder selbstständig (vollautomatisch) einen Schock ab oder fordert den Anwender auf, dies zu tun (halbautomatisch). Ist eine Schockabgabe nicht sinnvoll, fordert das Gerät den Ersthelfer dazu auf, die Herzdruckmassage und Beatmung weiterzuführen. Alle 2 Min. erfolgt der Hinweis des Geräts, die Reanimation für eine erneute Analyse zu unterbrechen.
AED sind durch spezielle Schilder gekennzeichnet, damit sie schnell zu finden sind (➤ Abb. 31.8).

Atemwegssicherung und Beatmung

DEFINITION

Intubation (lat. *in = hinein, tubus = Rohr):* Einbringen eines Beatmungstubus meist über den Mund in die Luftröhre.

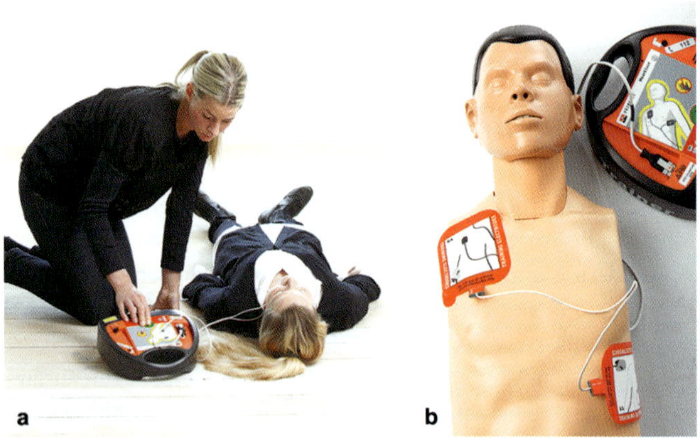

Abb. 31.7 Automatisierter externer Defibrillator. a) AED im Einsatz, b) korrekt angebrachte Elektroden: oberhalb der rechten Brustwarze und in der linken Flanke. [J787]

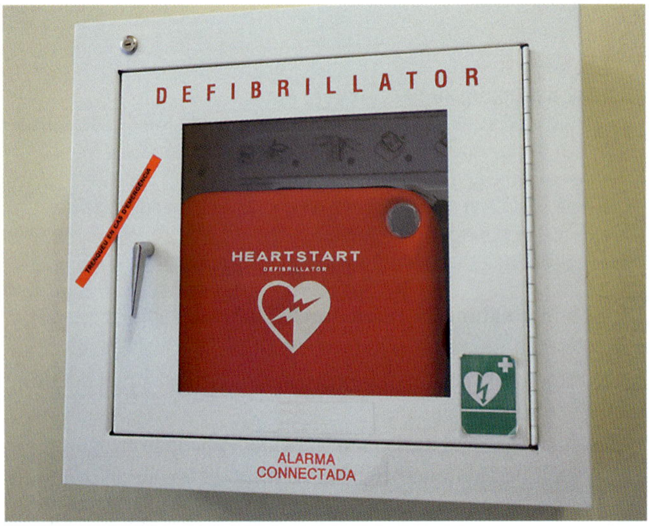

Abb. 31.8 Universelles Hinweisschild auf einen AED. [J787]

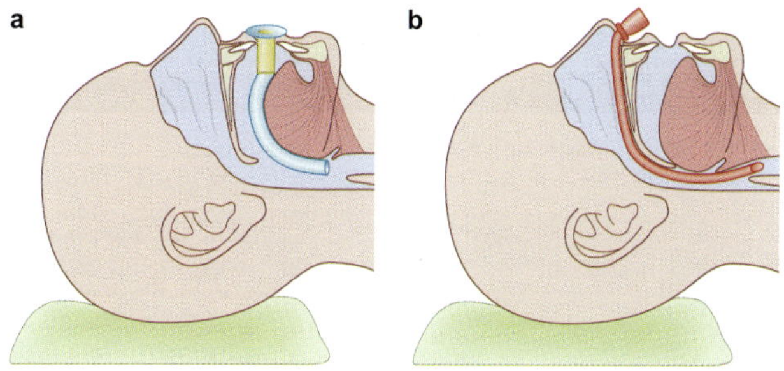

Abb. 31.9 Pharyngealtuben. Korrekte Lage eines Oropharyngealtubus (Guedel-Tubus, a) und eines Nasopharyngealtubus (Wendl-Tubus, b). [L234]

Eine **Intubation** ist die beste Sicherung der Luftwege. Über den Tubus kann der Patient effizient mit einem Beatmungsbeutel ➤ Abb. 31.6, (ggf. mit Sauerstoffzufuhr) beatmet werden, und eine Aspiration (➤ 31.7) wird vermieden. Die Intubation darf nur von Ärzten oder geübten Pflegefachpersonen durchgeführt werden. Die Beatmung und Herzdruckmassage des Patienten soll zur Intubation nicht mehr als 5 Sek. unterbrochen werden, ggf. muss zwischen zwei Intubationsversuchen der Patient weiter beatmet werden.

Alternativ zur Intubation wird die **Beatmung** mittels Beatmungsbeutel und Mund-Nasen-Maske durchgeführt (➤ Abb. 31.6; bei Patienten ohne Zähne meist schwierig). Zum Freihalten der Atemwege (z. B. um zu verhindern, dass die Zunge des Patienten zurückfällt) kann ein **Oropharyngealtubus** *(Guedel-Tubus)* oder ein **Nasopharyngealtubus** *(Wendl-Tubus)* eingeführt werden (➤ Abb. 31.9). Diese Tuben gibt es in unterschiedlichen Größen.

Medikamentengabe

Medikament der ersten Wahl zu Beginn einer Reanimation ist Adrenalin. Besitzt der Patient keinen venösen Zugang, wird ein **Venenverweilkatheter** (➤ 28.2.4) gelegt. Gelingt das nicht, kann ein intraossärer *(lat. intra = innerhalb, os = Knochen)* Zugang gelegt werden, d. h. ein Zugang direkt in den Knochen. Hierzu wird eine spezielle Nadel meist in den oberen Teil des Schienbeins platziert (➤ Abb. 31.10).

Gerät zur Durchführung der Herzdruckmassage

Es gibt **Geräte,** die eine Herzdruckmassage durchführen. Insbesondere beim Transport unter Reanimationsbedingungen kann so eine effektive Herzdruckmassage erfolgen.

31.1.4 Postreanimationsphase

Nach erfolgreicher Reanimation (selten auch während der Reanimationsmaßnahmen) werden die Patienten im Krankenhaus auf die **Intensivstation** gebracht bzw. vom Notarzt in ein Krankenhaus eingeliefert.

Die Patienten werden dort meist an das Beatmungsgerät und einen Überwachungsmonitor angeschlossen (➤ Abb. 15.2). Weitere invasive Maßnahmen werden geplant und durchgeführt, z. B. Herzkatheteruntersuchung, Computertomografie. Die weitere Therapie richtet sich nach der Ursache des Herzstillstands sowie dem Krankheitsverlauf des Patienten.

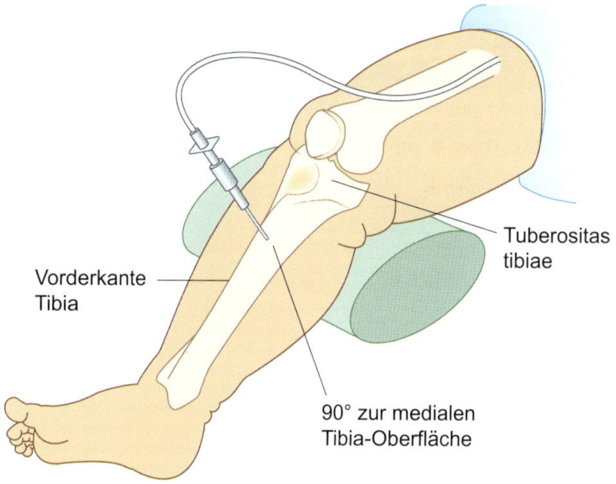

Abb. 31.10 Intraossärer Zugang zur Medikamentenapplikation im Notfall. [L234]

Spätfolgen

Nach erfolgreicher Reanimation klagen Patienten häufig über Probleme wie Depressionen, posttraumatische *(lat. post = nach,* griech. *Trauma = Wunde)* Belastungsstörungen, Gedächtnisstörungen sowie Schwäche der Muskulatur.
Häufige Folge einer Laienreanimation oder längerdauernden Reanimation ist die hypoxisch bedingte Hirnschädigung (**hypoxische Enzephalopathie**), hervorgerufen durch die mangelnde Versorgung des Gehirns mit Sauerstoff. Die Betroffenen sind oft im **Syndrom der reaktionslosen Wachheit** oder im **Syndrom des minimales Bewusstseins** und häufig lebenslang auf Pflege angewiesen (➤ 23.12).

31.1.5 Vorbeugen eines Kreislaufstillstands

Häufig zeigen sich Vorboten eines Herz-Kreislauf-Stillstands. Ein mögliches Warnsignal ist, wenn ein Patient über **Schmerzen in der Brust** klagt.

Um Vorboten bzw. eine Verschlechterung zu erkennen, helfen **Frühwarn-Scores** *(Frühwarnsysteme* ➤ Tab. 31.2). Mit diesen können kritisch kranke Patienten identifiziert werden. Zu den **Parametern, die eine Verschlechterung anzeigen** können, gehören Atemfrequenz, Sauerstoffsättigung, Sauerstofftherapie:

Überwachungskriterien

Um den Patienten professionell überwachen zu können, müssen die Pflegenden wissen, welche Parameter überwacht werden sollen, in welchen Intervallen diese Parameter erfasst werden sollen und bei welchen Werten Maßnahmen eingeleitet werden sollen bzw. ein Arzt informiert werden soll. Dies geschieht nach Rücksprache mit dem behandelnden Arzt. Zur Dokumentation der Überwachung gibt es spezielle Überwachungsbögen.

31

Tab. 31.2 National Early Warning Score (NEWS, nationaler Frühwarn-Score) für gefährdete Patienten. [G357]

	Punkte						
Parameter	**3**	**2**	**1**	**0**	**1**	**2**	**3**
Atemfrequenz pro Min.	≤ 8		9–11	12–20		21–24	≥ 25
Sauerstoffsättigung* in %	≤ 91	92–93	94–95	≥ 96			
Sauerstoffsättigung in %**	≤ 83	84–85	86–87	88–92 ≥ 93 bei Atemluft	93–94 bei Sauerstoffgabe	95–96 bei Sauerstoffgabe	≥ 97 bei Sauerstoffgabe
Sauerstofftherapie		Ja		Nein			
Systolischer Blutdruck in mmHg	≤ 90	91–100	101–110	111–219			≥ 220
Herzfrequenz pro Min.	≤ 40		41–50	51–90	91–110	111–130	≥ 131
Wachheitsgrad				Wach, ansprechbar			Verwirrt, befindet sich im Delir Reagiert nur auf laute Ansprache Reagiert nur auf Schmerzreize Ist nicht ansprechbar
Temperatur in °C	≤ 35,0		35,1–36,0	36,1–38,0	38,1–39,0	≥ 39,1	

* Sauerstoffsättigung für lungengesunde Menschen
** Sauerstoffsättigung bei Menschen mit einer hyperkapnischen respiratorischen Insuffizienz (z. B. bei COPD) und einer klinisch empfohlenen Sauerstoffsättigung von 88–92 %.

Tab. 31.3 Beispiel für Maßnahmen abhängig vom ermittelten Score. [G357]

Punkte	Häufigkeit der Überwachung	Maßnahmen
0	Mind. 12-stdl.	Weiterhin Überwachung aller Parameter
1–4	Mind. 4- bis 6-stdl.	Pflegefachperson/Arzt • kontrolliert Patientenzustand • entscheidet über weitere Überwachungsmaßnahmen vor Ort oder Verlegung auf die IMC oder Intensivstation
3 bei einem Parameter	Mind. 1-stdl.	• Pflegefachperson/Arzt informiert das medizinische Notfallteam. Dieses entscheidet nach einer Untersuchung über eine Ausweitung der Therapie/Überwachung
5 oder mehr	Mind. 1-stdl.	• Pflegefachperson/Arzt informiert **unverzüglich** das medizinische Notfallteam • Durchführung dringlicher Untersuchungen durch einen Arzt, der Erfahrung im Umgang mit kritisch kranken Patienten hat • Ggf. die weitere Betreuung auf IMC, Intensivstation
7 oder mehr	Kontinuierlich	• Pflegefachperson/Arzt informiert **sofort** das medizinische Notfallteam, das gegebenenfalls die weitere Versorgung des Patienten übernimmt • Notfallmaßnahmen durch ein Team mit Erfahrung in Notfällen, insbesondere Sicherung der Atemwege • Weitere Betreuung auf IMC, Intensivstation

IMC = Intermediate Care Unit (Überwachungsstation)

Werden Frühwarn-Scores eingesetzt, muss festgelegt werden, ab welchem Wert (➤ Tab. 31.3) der (Stations-)Arzt informiert bzw. ein Notfallteam (häufig Ärzte und Pflegefachpersonen der Intensivstation) alarmiert wird.

Der Arzt bzw. das Notfallteam untersucht den Patienten vor Ort und entscheiden, welche Behandlung er benötigt. Gegebenenfalls wird er auf eine Intensivstation oder Intermediate-Care-Station (IMC, Zwischenpflege, Station zwischen allgemeiner Pflegestation und Intensivstation) verlegt.

31.2 Schock

Es gibt verschiedene **Formen des Schocks,** die alle lebensbedrohlich sein können (➤ Tab. 31.4), unbehandelt droht ein Multiorganversagen, das zum Tod des Patienten führt. Bei allen Schockformen sind schnelles Erkennen und sofortiges Handeln notwendig. Patienten mit einem Schock sollten auf der Intensivstation oder Überwachungsstation *(Intermediate Care Unit, IMC)* betreut werden, deshalb werden im Folgenden nur die ersten Maßnahmen erläutert. [6]

Tab. 31.4 Überblick über die verschiedenen Schockarten mit Ursachen, Symptomen und Maßnahmen. [6], [7], [8]

	Ursache	Symptome	Maßnahmen
Volumenmangelschock/ hypovolämischer Schock	Großer Flüssigkeitsverlust, z. B. großer Blutverlust durch einen Unfall oder eine Magenblutung, aber auch große Flüssigkeitsverluste durch starkes Schwitzen, Durchfälle oder Erbrechen, Verbrennung (absoluter Volumenmangel). Der Körper kann diese Verluste lange kompensieren, ehe es zu einem Schockgeschehen kommt	• Beschleunigter Herzschlag (> 100/ Min.), fadenförmiger, schwacher Puls • Niedriger Blutdruck (< 100 mmHg) • Blasse, kühle Haut • Durst, geringe Urinausscheidung • Schwindel und Kollapsneigung beim Aufstehen • Im Verlauf: – Flache Atmung – Bewusstlosigkeit	• Ggf. Blutung stoppen • Schockpositionierung bei bewusstlosen Patienten mit nicht messbarem Blutdruck (➤ Abb. 31.11) • Flüssigkeitszufuhr (Infusion ➤ 28.2) • Ggf. Bluttransfusion (➤ 28.3)
Kardiogener Schock	Herz kann nicht genügend Blut auswerfen (z. B. aufgrund einer schweren Herzinsuffizienz, nach Herzinfarkt, bei Lungenembolie), um einen ausreichenden Kreislauf aufrechtzuerhalten → Pumpversagen des Herzens, deutlich verringertes Herzzeitvolumen (➤ 15.1.1)	Abhängig von der Ursache, z. B. • Brustschmerzen • Niedriger Blutdruck • Dyspnoe, Rasselgeräusche (➤ 14.4.9) • Blasse, kühle Haut • Im Verlauf: – Flache Atmung – Bewusstlosigkeit	• Oberkörperhochpositionierung, Herzbettpositionierung (➤ 14.5.5) • Sauerstoffgabe (➤ 14.5.9) • Schmerzmittel (z. B. Morphium) • Auf IMC- oder Intensivstation: – Gabe von Medikamenten, die die Auswurfleistung des Herzens steigern – Weitere Therapie abhängig von der Ursache
Septischer Schock	Reaktion des Körpers auf Toxine (Giftstoffe) durch Mikroorganismen im Rahmen einer Infektion. Diese kann lokal oder generalisiert (Blutvergiftung) sein.	• Erste Phase: – Nur leicht erniedrigter Blutdruck – Rosige, warme, trockene Haut – Fieber mit Schüttelfrost • Folgephase: – Niedriger Blutdruck – Blasse, feuchte, kalte Haut – Schlechtes Allgemeinbefinden („Verfall")	• Sauerstoffgabe (➤ 14.5.9) • Flüssigkeitszufuhr (Infusionen ➤ 28.2) nach Arztanordnung • Auf IMC- oder Intensivstation: – Flüssigkeitstherapie, ergänzt mit kreislaufsteigernden Medikamenten – Frühzeitige Sanierung des Infekts und Antibiotikagabe i. v.
Anaphylaktischer Schock	Schwerste Form einer Unverträglichkeitsreaktion, z. B. nach Insektenstichen oder bei einer Nahrungsmittelallergie. Durch die Ausschüttung von Histamin werden die Blutgefäße weit gestellt (→ relativer Volumenmangel)	• Hautreaktion (Hautrötung, Nesselsucht) • Schwindel • Angst • Niedriger Blutdruck • Beschleunigter Herzschlag • Atemnot • Bronchospasmus mit hochgradiger Atemnot	• Allergenkontakt beenden • Schocklagerung (➤ Abb. 31.11) • Sauerstoffgabe • Flüssigkeitszufuhr (Infusionen) • Medikamentengabe (z. B. Adrenalin, Kortison, Antihistaminikum)

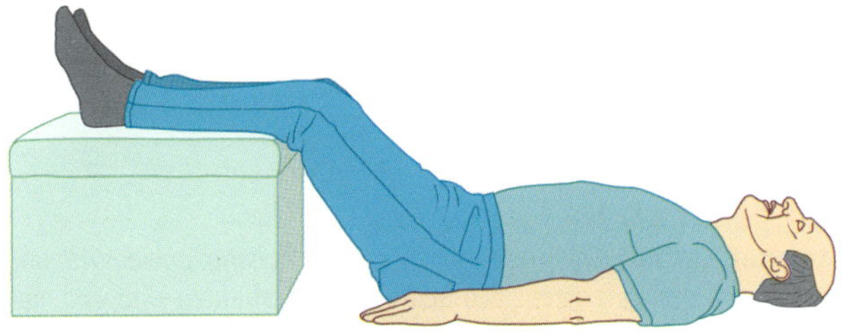

Abb. 31.11 Schock- oder Trendelenburglagerung bei Schock durch Volumenmangel. Dabei werden die Beine des Patienten möglichst hoch gelagert. [L234]

Notfall-Set für Allergiker

Patienten, die eine bekannte lebensbedrohliche Allergie haben, besitzen oft ein Notfall-Set, das Kortison (stark antientzündlicher Wirkstoff), ein Antihistaminikum (Antiallergikum) und bei vorangegangenen schweren Reaktionen eine Adrenalin-Fertigspritze enthält. Bei bekanntem Asthma bronchiale befindet sich ein β_2-Sympathomimetikum sowie bei zu erwartender Obstruktion ein inhalatives Adrenalinpräparat mit im Notfall-Set. Dieses sollten Allergiker immer mit sich führen, um z. B. im Falle eines Insektenstichs sofort reagieren zu können und so einem anaphylaktischen Schock vorzubeugen. [7]

31

31.3 Akuter Brustschmerz

DEFINITION
(Akuter) Brustschmerz *(Thoraxschmerz)*: zusammenfassende Bezeichnung für Schmerzen, Brennen, Stechen, Druck, Beklemmung u. a. im Brustkorb. Vieldeutiges Symptom mit unterschiedlichsten Ursachen von eher harmlos (z. B. Ösophagitis) bis lebensbedrohlich (z. B. Herzinfarkt, Lungenembolie).

Akuter Brustschmerz kann viele Ursachen haben. Neben akut lebensbedrohlichen Erkrankungen wie dem akuten Koronarsyndrom kann es sich auch um ausstrahlende Beschwerden der Wirbelsäule, der Speiseröhre oder der Galle handeln. Eine diagnostische Abklärung ist immer erforderlich. In vielen Kliniken stehen dafür spezielle Abteilungen *(Chest Pain Unit)* bereit.

Ursachen

Ein häufiger Notfall ist das **akute Koronarsyndrom** *(Sammelbegriff für plötzlich auftretende Durchblutungsstörungen der Herzkranzgefäße)*. Dabei haben die Patienten Schmerzen im Brustbereich. Oft sind diese Schmerzen ausstrahlend. Bei einer Verengung der Kranzgefäße kommt es zu **Angina pectoris** (➢ Abb. 31.12), bei einem Verschluss zu einem **Herzinfarkt.**

Insbesondere bei Frauen können die Schmerzen atypisch sein und sich z. B. als Oberbauch- oder Rückenschmerzen manifestieren. Auch hier sollte an einen Herzinfarkt gedacht werden. [9]
Weitere Ursachen sind z. B.:
- Herzrhythmusstörungen
- Myokarditits, Perikarditis (Entzündung des Herzmuskels und Herzbeutels)
- Lungenembolie (➢ 31.6)
- Aortendissektion (Einriss der Aorta)
- Pleuritis (Entzündung des Rippenfells)
- Ösophagitis (Entzündung der Speiseröhre)
- Wirbelsäulensyndrom

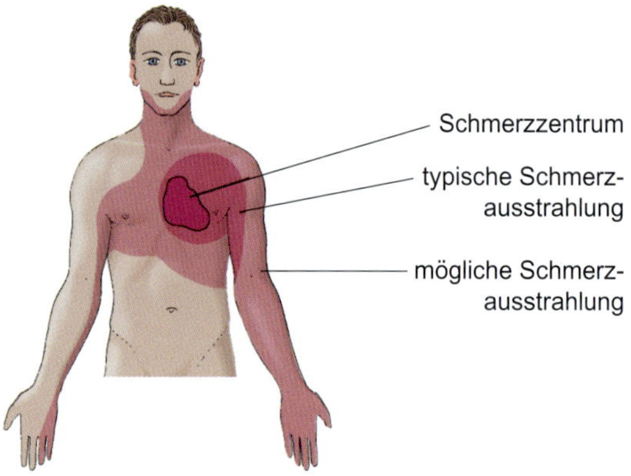

Abb. 31.12 Charakteristische Schmerzausbreitung bei Angina pectoris. [L190]

Symptome

Die Symptome sind vielfältig, z. B.:
- Ausstrahlender Brustschmerz (➢ Abb. 31.12)
- Stärkere Schmerzen/Beschwerden bei Belastung
- Dyspnoe (➢ 31.5)
- Angst
- Herzrhythmusstörungen

Die Diagnose des Brustschmerzes muss schnellstmöglich erfolgen. Nur so kann eine geeignete Therapie schnell eingeleitet werden.

Chest Pain Unit

Chest Pain Units *(Brustschmerz-Einheiten)* haben sich auf die Versorgung von Patienten mit Brustschmerzen spezialisiert und behandeln diese nach standardisierten Abläufen. Nach einer schnellen Diagnosestellung soll die Therapie ohne zeitliche Verzögerung eingeleitet werden.

Die Diagnose wird durch das Schreiben eines EKGs und durch Laborwerte gesichert, gegebenenfalls schließen sich weitere Untersuchungen, wie z. B eine Echokardiografie (Ultraschalluntersuchung des Herzens) oder eine Röntgenuntersuchung bzw. ein CT, an.

Maßnahmen

- Sauerstoffgabe (➢ 14.5.9) bei niedriger Sauerstoffsättigung (➢ 14.5.11)
- Engmaschige Überwachung der Vitalzeichen, Monitoring (➢ Abb. 15.2)
- Medikamentengabe nach Arztverordnung, z. B. Morphin

VORSICHT
Brustschmerzen können verschiedene Ursachen haben, deren Komplikationen **akut lebensbedrohlich** sein können, z. B. Herzrhythmusstörungen oder Kreislaufstillstand bei einer Lungenembolie. Deshalb sind neben einer guten Überwachung eine schnelle Abklärung sowie ein zügiges Einleiten der Interventionen notwendig.
Bei einem Patienten mit Brustschmerz muss immer mit lebensbedrohlichen Herzrhythmusstörungen oder anderen Komplikationen gerechnet werden.

31.4 Atemnot

DEFINITION
Atemnot, Luftnot, Dyspnoe (griech. *dys = schwierig, pnoia = Atmung)*: Luftmangel, der als existenzielle Bedrohung empfunden wird und meist mit Unruhe und Todesangst einhergeht. Es wird zwischen *Belastungs-* und *Ruhedyspnoe* unterschieden.

Ursachen

Atemnot kann verschiedene Ursachen haben (➢ 14.4.9). Häufig ist sie pulmonal (die Lunge betreffend) bedingt, z. B. durch eine Lungenentzündung. Es gibt auch kardiale (das Herz betreffende) Ursachen,

z. B. ein durch eine Herzschwäche bedingtes Lungenödem. Außerdem können psychische Erkrankungen, das Einatmen giftiger Stoffe, eine Aspiration (➤ 18.7, ➤ 31.7) eine Verengung der oberen Luftwege oder aber eine Muskelschwäche zu Luftnot führen.

Maßnahmen

- Patienten ernst nehmen
- Bedarfsmedikamente (z. B. schnell wirksames Dosieraerosol zur Bronchienerweiterung) verabreichen und/oder einen Arzt rufen
- Beruhigend auf den Patienten einwirken (durch die Aufregung hat der Patient einen höheren Sauerstoffbedarf)
- Frühzeitig Sauerstoff geben zur Linderung der Atemnot und Verbesserung der Sauerstoffversorgung der Organe
- Patienten in eine atemerleichternde Position bringen (➤ 14.5.5), z. B. Kutschersitz (➤ Abb. 14.18, erleichtert den Einsatz der Atemhilfsmuskulatur), bei bettlägerigen Patienten Herzbettpositionierung (➤ Abb. 14.17)
- Fenster öffnen, einen kühlen Waschlappen auf die Stirn legen, das kann subjektive Luftnot lindern
- Patienten nicht allein lassen und genau beobachten

Die Sofortmaßnahmen in der Klinik unterscheiden sich nicht von denen in stationären Pflegeeinrichtungen. In der Klinik ist in der Regel ein Arzt sofort vor Ort, in stationären Pflegeeinrichtungen sollte frühzeitig ein Arzt oder Notarzt informiert werden, um dem Patienten schnell zu helfen.

VORSICHT

Bei Dyspnoe

- Bei einer Erschöpfung der Atemmuskulatur ist eine Sauerstoffversorgung nicht mehr gewährleistet, die Patienten werden bewusstlos und u. U. reanimationspflichtig.
- Durch die Sauerstoffgabe können Patienten mit einer COPD in eine CO_2-Narkose fallen (➤ 14.5.9).

31.4.1 Asthma bronchiale

DEFINITION

Asthma bronchiale *(Bronchialasthma, Asthma):* chronisch-entzündliche Erkrankung der Atemwege, die zu einer Überempfindlichkeit der Atemwege führt. In der Folge kommt es immer wieder zu Atemnotanfällen.

Bei **Asthma bronchiale** kommt es, bedingt durch die Überempfindlichkeit der Atemwege, bei Kontakt mit Allergenen (z. B. Pollen) oder bei unspezifischen Reizen (z. B. Anstrengung, Kälte, Infekt) zu einer übermäßigen Reaktion der Atemwegschleimhaut mit

- vermehrter Sekretion von Schleim,
- Obstruktion (Verkrampfung) der Muskulatur der Atemwege,
- Bildung von Ödemen in der Bronchialschleimhaut und dadurch Anschwellung.

Meist sind die Patienten gut über ihre Krankheit informiert. Bedrohlich für sie ist ein akuter (plötzlich eintretender) Asthmaanfall. Dabei kann es zu einem lebensbedrohlichen **Status asthmaticus** (Dauer des Anfalls bis zu 24 Std.) kommen. Hier muss sofort ein Arzt gerufen werden, der die weitere Therapie bestimmt.

Maßnahmen

- Dosieraerosol („Asthma-Spray") mit schneller bronchienerweiternder Wirkung verabreichen (➤ 14.5.6)
- Atemerleichternde Positionierung im Bett, auf dem Stuhl oder im Stehen (➤ 14.5.5)
- Sauerstoffgabe (➤ 14.5.9) [7]
- Anleitung des Patienten zur Lippenbremse (➤ 14.5.3)
- Ggf. Vernebelung und Inhalation von Medikamenten zur Erweiterung der kleinen Luftwege (Bronchien)
- Ggf. s. c. oder i. v. Gabe von Bronchodilatatoren (bronchienerweiternde Medikamente)
- I. v. Gabe der verordneten Medikamente, z. B. Kortison
- In schweren Fällen Beatmung, idealerweise über eine Beatmungsmaske notwendig, ggf. auch Intubation (➤ 31.2.3)

31.4.2 Pseudokrupp-Anfall

DEFINITION

Pseudokrupp *(stenosierende Laryngotracheitis):* Kehlkopfentzündung im Kindesalter, häufig ausgelöst durch Virusinfektion.

Meistens treten **Pseudokrupp-Anfälle** bei Säuglingen und Kleinkindern zwischen dem 6. Lebensmonat und dem 6. Lebensjahr auf (selten bis zum jungen Erwachsenenalter). Dabei kommt es durch eine Entzündung, die meist durch Viren, seltener durch Bakterien hervorgerufen wurde, zur Anschwellung der Stimmbänder und des Kehlkopfs. Schadstoffe in der Luft (z. B. Passivrauchen) begünstigen das Auftreten, typischerweise im Herbst und dann abends oder in der Nacht.

Da bei Kindern der Kehlkopf die engste Stelle der Luftwege ist, ist eine Verengung durch Anschwellen in diesem Bereich besonders gefährlich. Symptome sind:

- Bellender Husten *(Krupphusten)*
- Heiserkeit
- Inspiratorischer Stridor mit Einziehungen
- Atemnot, Zyanose
- Angst
- Fieber in der Regel, aber < 39 °C
- Tachykardie

VORSICHT

Bei einem Pseudokrupp-Anfall muss jederzeit mit einem **lebensbedrohlichen Verlauf** gerechnet werden. Das Kind darf nicht allein gelassen werden. Frühzeitig (Not-)Arzt verständigen.

Maßnahmen

- Kind hochnehmen, aufrecht hinsetzen
- Kind beruhigen (höherer Sauerstoffbedarf bei Angst und Unruhe)
- Für feuchte kühle Luft sorgen
- Nach Arztanordnung:
  - Gabe von Kortison (Tablette, Zäpfchen, i. v. oder i. m. Injektion)
  - Bei schweren Verläufen Inhalation mit Adrenalin
  - Sauerstoffgabe bei Sauerstoffsättigung unter 93 % (➤ 14.5.9)
  - Kühle Flüssigkeiten anbieten

Zur Prävention sollten Eltern nach dem ersten Krupp-Anfall kortisonhaltige Zäpfchen zu Hause haben.

31.5 Lungenembolie

DEFINITION

Embolie *(griech. emballo = hineinwerfen):* teilweiser oder vollständiger Verschluss eines Blutgefäßes, meist durch einen Thrombus (Blutpfropf). Dabei handelt es sich um ein Blutgerinnsel, das an einer anderen Stelle entstanden ist.
Lungenembolie: Verschluss einer Lungenarterie.

Ursachen

Ursache für eine Lungenembolie ist meist (80 %) eine tiefe Bein- oder Beckenvenenthrombose (➤ 15.4.2).
Besonders gefährdet sind:
- Patienten bei/nach orthopädischer Operation wie Knie- oder Hüftgelenksersatz
- Patienten mit Tumorerkrankungen
- Frauen, die hormonelle Antikonzeptiva (der „Pille“) einnehmen, insbesondere in Kombination mit Rauchen und Übergewicht
- Patienten mit wenig Bewegung (bei Bettlägerigkeit, aber auch auf langen Reisen)

Thromobembolieprophylaxe

Alle Maßnahmen zur Verhinderung einer Bein- oder Beckenvenenthrombose beugen auch einer Lungenembolie vor (➤ 15.4.3).

Symptome

- Plötzliche Tachypnoe und Dyspnoe bis hin zu Orthopnoe (➤ 14.4.9, ➤ 31.5)
- Husten, evtl. blutiger Auswurf
- Atemabhängige Schmerzen im Thorax (➤ 31.4)
- Tachykardie und Hypotonie, Herzrhythmusstörungen
- Unruhe, Beklemmungsgefühl, Angst
- Eventuell Zeichen einer Beinvenenthrombose

Maßnahmen

- Notruf
- Sauerstoffgabe (➤ 14.5.9)
- Atemunterstützende Positionierung (➤ 14.5.5), Herzbettpositionierung
- Patienten beruhigen, beengende Kleidung öffnen
- Engmaschige Vitalzeichenkontrolle, baldmöglichst Monitoring
- Gabe von Opioid-Analgetika (➤ 24.5.1)
- Therapie mit Heparin zur Gerinnungshemmung (Antikoagulation) über mind. 5 Tage, dann Umstellung auf orale Antikoagulation (z. B. mit Marcumar®, Pradaxa®, Xarelto®)
- Medikamente zur Kreislaufunterstützung
- Ggf. Lysetherapie zum Auflösen des Gerinnsels oder Entfernung des Embolus mittels speziellem Katheter oder chirurgisch
- In schweren Fällen: Verlegung auf die Intensivstation, Schockbekämpfung/Kreislaufunterstützung, ggf. Reanimation, ggf. Intubation und Beatmung

VORSICHT

Bei einem **fulminanten** *(lat. fulmen = Blitz)* **Verlauf** kommt es zu einem **Kreislaufstillstand.** Hier kann eine sofortige Auflösung des Gerinnsels (Lysetherapie) durch Medikamente den Patienten retten. Diese Therapie darf nicht unmittelbar nach Operationen durchgeführt werden, da es zu nicht beherrschbaren Blutungen kommen kann.

31.6 Aspiration

DEFINITION

Aspiration (lat. *aspirare = hinhauchen, hinwehen):* „Einatmen" bzw. Eindringen von Stoffen in die Lunge. Häufig sind dies Flüssigkeiten und Speisen, bei Kindern kommt es aber auch zu Fremdkörperaspirationen (z. B. Knöpfe, Spielsachen ➤ 31.6.2).

Die **Aspiration** von festen Fremdkörpern oder Flüssigkeit kann sehr schnell lebensbedrohliche Ausmaße annehmen.

31.6.1 Aspiration von Flüssigkeiten, Speisen

Dabei kann es sich um folgende Substanzen handeln:
- Speichel
- Blut
- Erbrochenes, Magensaft oder -inhalt
- Oral aufgenommene Getränke und Speisen
- Sondennahrung, insbesondere, wenn der Patient zu flach positioniert ist oder die Magenentleerung gestört ist → bei Reflux von Mageninhalt besteht die Gefahr von Aspiration

Besonderes Augenmerk ist auf folgende Patienten zu richten:
- Postoperative Patienten mit fehlenden Schutzreflexen.
- Patienten mit Schluckstörung (Dysphagie ➤ 18.6), z. B. bei Morbus Parkinson oder Multipler Sklerose, nach Schlaganfall.
- Patienten, die vor Untersuchungen zur Darstellung des Bauchraums oder der Passage des Magen-Darm-Trakts (z. B. Com-

putertomografie, Röntgen) eine große Menge Kontrastmittel trinken müssen.
- Bei der Aspiration von Flüssigkeiten gibt es verschiedene Ursachen. Im Rahmen eines **Erbrechens** kann es bei einer ungünstigen Position (flache Rückenlage) bei geschwächten, bewusstlosen Patienten leicht zu einer Aspiration kommen. Hier sind die Schutzreflexe oft nicht ausreichend.

Aspirationsprophylaxe bei Erbrechen

Beim Erbrechen ist darauf zu achten, dass Erbrochenes nicht aspiriert wird:
- Patienten aufrecht hinsetzen, Kopf nach vorne beugen
- Bettlägerige Patienten, die nicht aufsitzen können oder dürfen, auf die Seite drehen

Befindet sich sehr viel Inhalt im Magen, kann es unter Umständen zu einer **Regurgitation** (➤ 19.4) kommen. Dabei fließt der Mageninhalt passiv in die Speiseröhre (ohne Übelkeit). Das kann bei Krankheiten der Speiseröhre (z. B. Ösophagusstenose, Ösophagusdivertikel), des Magens (z. B. unzureichender Verschluss des Mageneingangs), bei Patienten mit Ileus (Darmverschluss) oder nach Operationen (z. B. Magen-Darm-Atonie) auftreten. [10]

Besteht außerdem eine Dysphagie (Schluckstörung ➤ 18.6), verschließt der Kehldeckel den Luftröhreneingang nicht ausreichend, der Mageninhalt kann deshalb in die Lunge gelangen.

Diese Gefahr besteht beispielsweise bei Bewusstlosigkeit/Koma (➤ 23.2.3), im Syndrom der reaktionslosen Wachheit (➤ 23.12), nach Schlaganfällen und nach Vergiftungen (mit Alkohol, Medikamenten, Drogen).

Narkose bei erhöhtem Aspirationsrisiko

Vor geplanten Operationen muss der Anästhesist über ein erhöhtes Risiko der Aspiration informiert werden, z. B. wenn der Patient nicht nüchtern ist oder der Verdacht besteht. So kann durch eine spezielle Narkoseeinleitung die Aspiration vermieden werden.

Symptome

- Husten
- Rasselnde, brodelnde Atemgeräusche
- Atemnot, Zyanose, verstärkte Verschleimung
- Insbesondere bei der Aspiration von saurem Magensaft kann es zu einem Bronchospasmus (Verkrampfung der Bronchialmuskulatur mit Verengung der kleinen Luftwege) kommen
- Aspirationspneumonie mit Fieber

Maßnahmen

Bei beobachteter oder vermuteter Aspiration muss der Patient endotracheal abgesaugt werden, wenn er nicht ausreichend abhusten kann. Dies geschieht naso- oder orotracheal (technisch schwierig, „blind" in die Trachea zu kommen). Oft wird der Patient unter Sicht durch ein Bronchoskop (Bronchoskopie ➤ 26.7.6) abgesaugt.

Patienten mit ausgeprägter Dysphagie haben permanent ein Aspirationsrisiko, sie bekommen vorübergehend oder auch längerfristig eine Trachealkanüle, die geblockt wird (➤ 14.5.10). Gegebenenfalls kann eine Schlucktherapie die Schluckfähigkeit verbessern.

31.6.2 Fremdkörperaspiration

Die **Fremdkörperaspiration** kann unterschiedliche Ursachen haben. Fremdkörper gelangen aus Unachtsamkeit oder durch Unfälle (z. B. Stolpern mit Bonbon im Mund) in die Luftröhre. Es kann dabei zu einem milden oder einem schweren Verlauf kommen. Besonders gefährdet sind Kinder, da diese häufiger Gegenstände in den Mund stecken. Bei Erwachsenen kann es beim hastigen Essen zum Verschlucken größerer Nahrungsbestandteile kommen **(Bolusaspiration),** die im Extremfall die komplette Luftröhre verschließen können.

VORSICHT

Auf ausreichenden Schluckakt achten. Ist der Schluckakt bei einem Patienten unzureichend, kann es zu einer Aspiration von Speiseresten kommen, die sich im Rachen des Patienten sammeln.

Bei einem **milden Verlauf** kann der Patient noch sprechen, husten und atmen. Dann reicht es meist, wenn der Patient kräftig hustet, um den Fremdkörper zu entfernen. Bei einem **schweren Verlauf** dagegen kann der Patient auf Fragen eventuell noch mit Zeichen antworten, aber nicht mehr sprechen. Neben dem Unvermögen zu sprechen, hat der Patient eine keuchende Atmung, zeigt stille Hustenversuche und wird eventuell bewusstlos.

Paradoxe Atmung

Bei einer kompletten Verlegung der Atemwege kann es zu einer „paradoxen" Atmung (Schaukelatmung) kommen: Dabei hebt sich der Brustkorb beim Versuch der Ausatmung (Bauchraum verkleinert sich) und senkt sich beim Versuch, einzuatmen (Bauchraum vergrößert sich).

Maßnahmen

Ist der Patient bei Bewusstsein, werden ihm bei schwerem Verlauf **fünf Rückenschläge** verabreicht. Dazu stellt sich der Ersthelfer seitlich hinter den Patienten. Der Brustkorb wird gehalten und der Oberkörper nach vorne gebeugt, damit der verschluckte Gegenstand aus dem Mund fällt, sobald er sich gelöst hat. Dem Patienten werden nun fünf kräftige Schläge zwischen die Schulterblätter verabreicht (➤ Abb. 31.13).

Kann der Gegenstand durch dieses Manöver nicht entfernt werden, folgen fünf Kompressionen des Oberbauchs *(Heimlich-Handgriff).* Beide Arme werden um den Bauch des Patienten gelegt. Der Patient lehnt sich nach vorne. Eine Hand wird zur Faust geballt und zwischen Nabel und Brustkorb platziert und mit der zweiten Hand gegriffen. Die Hände werden nun kräftig nach innen und oben gezogen (➤ Abb. 31.14). Auch diese Maßnahme wird fünfmal wiederholt.

Besteht die Verlegung weiterhin, werden im Wechsel fünf Rückenschläge und fünf Kompressionen des Oberbauchs durchgeführt.

31

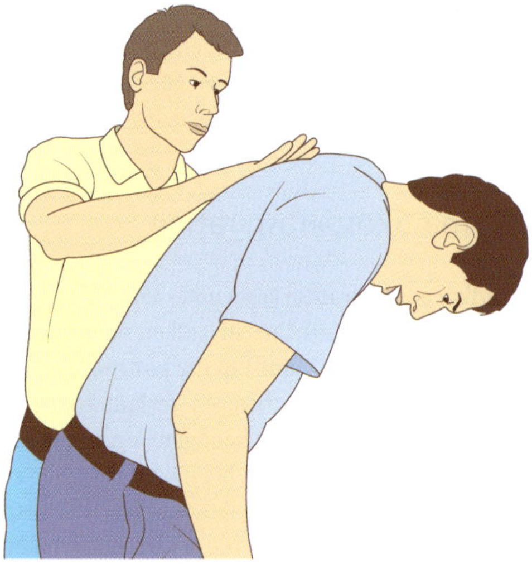

Abb. 31.13 Rückenschläge zur Entfernung eines aspirierten Fremdkörpers. [L234]

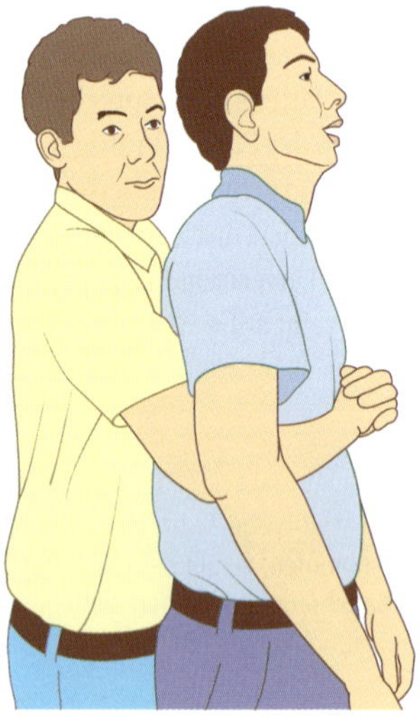

Abb. 31.14 Oberbauchkompressionen zur Entfernung eines aspirierten Fremdkörpers. [L234]

VORSICHT

Der **bewusstlose Patient nach Aspiration** wird auf den Boden gelegt. Der Fremdkörper kann eventuell mittels spezieller Zangen (z. B. Magill-Zange) unter Zuhilfenahme eines Laryngoskops (Gerät zur Betrachtung des Kehlkopfs) entfernt werden (Achtung: nur geübte Personen).

Besonderheiten bei Kindern

Bei **Kindern** ist eine Aspiration häufig; sie tritt meist beim Essen oder Spielen auf. Ein plötzlich einsetzender Husten- oder Erstickungsanfall weist oft auf die Fremdkörperaspiration hin.

Hat das Kind einen **kräftigen, lauten Hustenstoß,** sind meist keine weiteren Maßnahmen notwendig. Die Kinder sind wach und ansprechbar und reagieren auf Ansprache durch Weinen oder antworten sogar. Die Kinder zum tiefen Einatmen anhalten, dann kräftig husten lassen.

Bei einem **ineffektiven** *(nicht ausreichenden)* **Husten** zeigen sich meist folgende Symptome: Das Kind kann nicht atmen und sprechen, der Husten ist still oder leise. Das Kind wird zyanotisch, sein Bewusstseinszustand verschlechtert sich sehr schnell.

Auch hier werden Rückenschläge und Bauchkompressionen bzw. beim Säugling Thoraxkompressionen durchgeführt.

Vorgehen bei Fremdkörperaspiration

Sowohl Schläge auf den Rücken, als auch Thorax- und abdominale Kompressionen erhöhen den Druck im Brustkorb, dadurch kann der Fremdkörper aus dem Atemwegen entfernt werden. Führt eine Maßnahme nicht zum Erfolg, sollte abwechselnd die anderen probiert werden, bis der Fremdkörper ausgestoßen wurde.

Da insbesondere bei Säuglingen und sehr kleinen Kindern Verletzungen durch abdominale Kompressionen verursacht werden, sollte auf diese verzichtet werden.

Maßnahmen bei Säuglingen

Rückenschläge

- Der Säugling wird in Bauchlage mit dem Kopf nach unten gehalten
- Der Helfer sitzt oder kniet und hält den Säugling auf dem Schoß
- Der Kopf des Säuglings wird mit einer Hand gestützt (Daumen an Kieferwinkel der einen Seite, z. B. Zeige- und Mittelfinger am Kieferwinkel der anderen Seite)
- Mittels Handballen werden maximal fünf kräftige Schläge zwischen die Schulterblätter in der Mitte des Rückens durchgeführt (➤ Abb. 31.15)

Thoraxkompressionen

- Der Säugling liegt in Rückenlage mit dem Kopf nach unten
- Die Kompressionen ähneln den Kompressionen der Herzdruckmassage (➤ Tab. 31.1), folgen aber nicht so schnell aufeinander

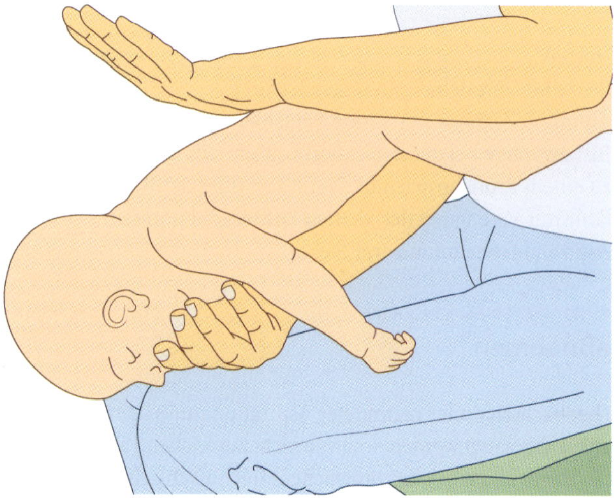

Abb. 31.15 Rückenschläge zur Entfernung eines aspirierten Fremdkörpers bei Säuglingen. [L234]

- Die Kompressionen werden „scharf", d. h., schnell und kräftig durchgeführt

Maßnahmen bei Kindern über 1 Jahr

Rückenschläge
- Das Kind wird möglichst in Kopftieflage gebracht
- Ist das Kind noch nicht zu groß, kann es auf dem Schoß des Helfers platziert werden
- Ansonsten wird das Kind in die nach vorne gebeugte Position gebracht wie beim Erwachsenen (➤ Abb. 31.13)

Oberbauchkompression
- Der Helfer steht oder kniet hinter dem Kind
- Er legt die Arme unter die Arme des Kindes
- Der Rumpf wird umfasst
- Die geballte Faust wird zwischen Nabel und Brustbeinspitze platziert
- Diese Hand wird mit der anderen Hand gegriffen und kräftig und schnell nach innen und oben geführt

Falls es nicht zum Ausstoßen des Fremdkörpers kommt, werden diese Maßnahmen im Wechsel wiederholt.

VORSICHT

Wird das Kind nach Aspiration bewusstlos, wird es auf eine harte Unterlage gelegt. Es folgt das einmalige Suchen nach einem Fremdkörper und Auswischen des Munds. Dabei gehen die Pflegenden vorsichtig vor, damit der Fremdkörper nicht versehentlich tiefer platziert wird. Nun erfolgt eine fünfmalige Beatmung. Bleibt eine Reaktion des Kindes aus, erfolgt die Reanimation.

31.7 Epileptischer Anfall

DEFINITION

Epileptischer Anfall: plötzlich auftretendes Ereignis, bei dem der Betroffene unwillkürliche, meist zuckende Bewegungen ausführt. Der Patient ist währenddessen nicht ansprechbar und kann sich danach meist nicht an den Anfall erinnern. Unterschieden werden u. a. der Fieberkrampf, die Epilepsie und ein Gelegenheitsanfall.
Krampfanfälle unterscheiden sich durch ihre Stärke, Dauer und Ausprägung.

Ursachen

Ca. 5 % aller Menschen erleiden im Lauf ihres Lebens einen Krampfanfall, meist einen **Gelegenheitsanfall.** Dafür gibt es neben dem Fieberkrampf und einer Epilepsie-Erkrankung unterschiedlichen Ursachen: [11]
- Schlafentzug
- Alkohol- oder Drogenkonsum
- Entzugssyndrom
- Stromunfall
- Eklampsie (schwere Erkrankung im dritten Schwangerschaftsdrittel)
- Fieber

Fieberkrampf

Der **Fieberkrampf** (➤ 16.3.5) ist der am häufigsten auftretende Krampfanfall im Kindesalter. Er tritt bei 2–5 % aller Kinder auf. Vor dem 7. Lebensmonat und nach dem 5. Lebensjahr sind die Krämpfe selten. Die Kinder haben Fieber ≥ 39 °C. Der Fieberkrampf beginnt mit einer plötzlichen Bewusstseinsveränderung. In der Regel ist der Fieberkrampf generalisiert, kann aber verschiedene Verläufe nehmen. Der Krampf dauert meist bis zu 10 Min., anschließend ist das Kind benommen.
Maßnahmen ➤ 16.3.5

VORSICHT

Dauert der **Anfall über 15 Min.** oder **setzt die Atmung dauerhaft aus,** muss der Krampf medikamentös, z. B., durch rektal, nasal oder bukkal (in die Wangentasche) verabreichtes Diazepam unterbrochen werden.

Epilepsie und anderweitig bedingte Krampfanfälle

Eine weitere Ursache für Krampfanfälle können eine Epilepsieerkrankung sein oder weitere Krankheitsbilder im Gehirn, z. B.: [11]
- Gehirntumoren
- Schädel-Hirn-Traumata
- Hirnblutungen
- Meningitis (Hirnhautentzündung), Enzephalitis (Gehirnentzündung)
- Erhöhter Hirndruck, z. B. durch Blutung, Tumor
- Nach Minderversorgung mit Sauerstoff *(hypoxische Enzephalopathie)*

Symptome

Unterschieden werden:
- Absencen *(frz. Abwesenheit):* kurze Bewusstlosigkeit ohne Sturz
- Klonische *(griech. klonos = heftige Bewegung)* Anfälle mit rhythmischer Bewegung der Beugemuskulatur
- Tonische *(griech. tonos = Spannung)* Anfälle mit angespannter Muskulatur ohne rhythmische Zuckungen
- Tonisch-klonische Anfälle: **Grand Mal** *(großer Anfall):*
  - Bewusstseinsverlust
  - Sturz
  - Verkrampfung
  - Anschließend rhythmische Zuckungen der Extremitäten
- Atonische Anfälle: plötzliches Nachlassen der Anspannung in einem Teil des Körpers (z. B. Arm)

Manche Patienten haben vor einem Anfall eine **Aura,** die als Vorbote eines Anfalls gilt. Dabei kann es zu Kribbeln, aber auch zu Halluzinationen kommen. Die Dauer dieser Anfälle kann Sekunden bis Minuten betragen.

Bei einem **Status epilepticus** dauert der Anfall länger als 20 Min. Dabei kann es zu Schädigungen des Gehirns kommen. [13] Nach einem Anfall sind die Patienten meist müde und schlafen.

31

Komplikationen

- Verlegung der Atemwege
- Verletzungen durch die Muskelkontraktionen, dabei kann es zu Knochenbrüchen kommen
- Bisswunden (Zungenbiss)
- Wunden durch Anschlagen an Gegenstände
- Verletzungen durch den Sturz (eventuell aus großer Höhe)
- Schädigungen des Gehirns
- Aspiration

Maßnahmen

Die meisten Anfälle enden nach kurzer Zeit von selbst. Während des Anfalls besteht eine Verletzungsgefahr durch Stürze und Gegenstände in der Umgebung. Da die Schutzreflexe während und eventuell auch nach dem Anfall nicht vorhanden sind, kann es zur Aspiration (➤ 31.7) kommen. Aufgabe der Pflegenden ist es, für eine sichere Umgebung zu sorgen:
- Gegenstände, an denen sich der Patient verletzen kann, werden außer Reichweite gebracht.
- Der Patient wird vor einem Sturz aus dem Bett geschützt.

Zur Beendigung eines Krampfs können durch den Arzt Medikamente verabreicht werden. Dazu werden häufig Benzodiazepine wie Diazepam, Midazolam oder Clonazepam verwendet. Die Verabreichung der Medikamente im Krampf ist schwierig, weshalb es verschiedene Möglichkeiten der Verabreichung gibt: Aufnahme über die Nasen- oder Mundschleimhaut, intramuskulär, intravenös, als Zäpfchen oder (Schmelz-)Tablette.

Nach einem Anfall entscheidet der Arzt, ob eine Dauermedikation bzw. eine Anpassung der Dauermedikation mit **Antiepileptika** zur Anfallsprophylaxe notwendig ist.

Bedarfsmedikation bei Epileptikern

Patienten mit bekannter Epilepsie verfügen häufig über Bedarfsmedikamente, die im Notfall verabreicht werden sollen. Da es sich dabei meist um Medikamente handelt, die rektal, nasal oder bukkal appliziert werden, gestaltet sich deren Verabreichung im akuten Anfall schwierig.

Ist der Anfall beendet, wird der Patient in die stabile Seitenlage (➤ 31.1) gebracht. Sobald er wieder bei Bewusstsein ist, kann er mit erhöhtem Oberkörper positioniert werden.
Wichtig ist es, den Anfall genau zu beobachten:
- Was hat ihn ausgelöst?
- Um welche Form eines Anfalls hat es sich gehandelt?
- Wie lange hat er gedauert?

Dies gibt dem Arzt wichtige Hinweise für die weitere Therapie.

Auf Mundkeil und Festhalten der Extremitäten verzichten

- Das immer noch verbreitete Einführen eines Mundkeils bei einem Krampfanfall sollte unterlassen werden, da es aufgrund der angespannten Mundmuskulatur zu Verletzungen kommen kann.
- Bei klonischen Krämpfen ist es sowohl für den Patienten als auch für den Ersthelfer gefährlich, die Extremitäten festzuhalten. Muss der Patient aus einer Gefahrenzone gezogen werden, sollte er am Rumpf angefasst werden.

31.8 Blutzuckerentgleisungen bei Diabetes mellitus

DEFINITION

Diabetes mellitus *(DM, „Zuckerkrankheit"):* Stoffwechselstörung infolge gestörter Insulinsekretion und/oder Insulinwirkung, bei der es ohne Therapie zu einem zu chronisch hohen Blutzuckerspiegel (Glukosespiegel) kommt. Bei **Diabetes mellitus** ist insbesondere ein zu niedriger Blutzuckerspiegel lebensbedrohlich.

31.8.1 Hypoglykämie (Unterzuckerung)

DEFINITION

Hypoglykämie, Unterzuckerung *(Unterzuckerung;* griech. *hypo = unter, glykos = süß):* Blutzucker (BZ) < 50 mg/dl (2,8 mmol/l), auch wenn der Patient keine Symptome zeigt. Unterschieden werden die milde Hypoglykämie, bei der der Patient noch handlungsfähig ist, sowie die schwere Hypoglykämie ohne oder mit Bewusstlosigkeit (**hypoglykämisches Koma/Schock**), in dem der Patient nicht mehr selbst handlungsfähig ist.

Ursachen

Mögliche **Ursachen** sind die Einnahme von blutzuckersenkenden Tabletten oder das Spritzen von Insulin bei nicht ausreichender Nahrungsmittelzufuhr, nach starker körperlicher Anstrengung oder Alkoholkonsum.

Symptome

Die **Symptome** können vielfältig sein:
- Unruhe
- Heißhunger
- Übelkeit
- Verminderte Hirnleistung
- Aggressivität
- Sprachstörungen
- Krampfanfälle
- Bewusstlosigkeit

Maßnahmen

Bei einer Hypoglykämie ohne Bewusstseinsverlust wird nach dem Merksatz: *Erst essen, dann messen!* gehandelt.
- Milde Hypoglykämie: Zufuhr von schnell wirkenden Kohlenhydraten (Traubenzucker, zuckerhaltige Limonaden, Saft)
- Schwere Hypoglykämie mit erhaltenem Bewusstsein: Zufuhr von Traubenzucker (z. B. 30 g Glukosegel)
- Schwere Hypoglykämie mit Bewusstlosigkeit (hypoglykämisches Koma)
  - Notarzt rufen
  - Patienten in die stabile Seitenlage (➤ 31.1) bringen, der Arzt entscheidet dann über das weitere Vorgehen

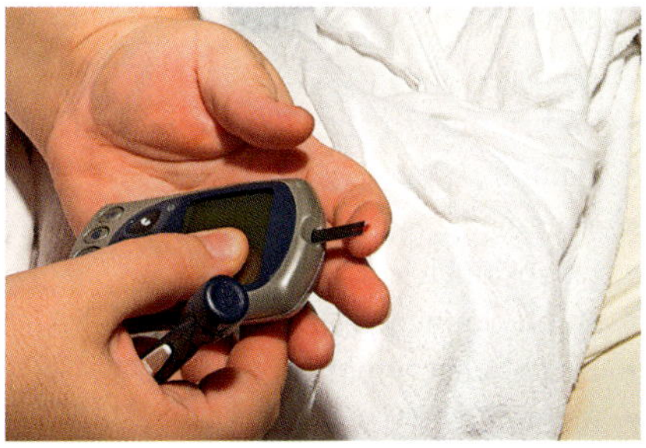

Abb. 31.16 Nach Besserung der Beschwerden wird eine kohlenhydrathaltige Zwischenmahlzeit eingenommen. Nach einer Hypoglykämie ist eine engmaschige Kontrolle des Blutzuckerspiegels erforderlich. [J787]

- Nach Arztanordnung hochprozentige Glukose i. v. oder Glukagon (Gegenspieler des Insulins, der den Blutzuckerspiegel dadurch erhöht, indem in der Leber Glukagon zu Glucose umgewandelt wird) s. c. oder i. m. spritzen
- Engmaschige Überwachung des Bewusstseins, der Vitalzeichen und des Blutzuckers (➤ Abb. 31.16)

Bessert sich der Zustand nach Zufuhr von Zucker, sollten noch Brot, Kekse, Obst o. Ä. gegessen werden.

Orale Antidiabetika

- Orale Antidiabetika werden meist vor Eingriffen wie Operationen abgesetzt, da sie noch relativ lange nachwirken und der Patient so der Gefahr der Hypoglykämie ausgesetzt ist. In solchen Fällen wird vorübergehend auf die Gabe von Insulin umgestellt.
- Patienten mit einer Hypoglykämie aufgrund oraler Antidiabetika müssen längere Zeit engmaschig überwacht werden.

31.8.2 Hyperglykämie (Überzuckerung)

DEFINITION

Hyperglykämie, Überzuckerung *(griech. hyper = über, glykos = süß):* Blutzucker (BZ) > 110 mg/dl (6,1 mmol/l) nüchtern, > 140 mg/dl (7,8 mmol/l) 2 Std. nach einer Mahlzeit.
Diabetisches Koma: schwere Form der Hyperglykämie bei BZ > 300 mg/dl (17 mmol/l), Werte von > 1000 mg/dl (56 mmol/l) sind möglich. Lebensbedrohlich durch Störungen des Wasser-, Elektrolyt- und Säure-Basen-Haushalts und Bewusstseinstrübung/Bewusstlosigkeit.
Es werden ein **hyperosmolares Koma** (BZ > 700 mg/dl bzw. 39 mmol/l) sowie ein **ketoazidotisches Koma** (BZ 300–700 mg/dl bzw. 17–39 mmol/l) unterschieden.

Symptome

Die Patienten haben nur sehr unspezifische Symptome. Folgende Symptome treten auf:

- Starker Durst
- Kopfschmerzen
- Benommenheit
- Leistungsknick
- Azetongeruch (Geruch nach sauren Äpfeln) des Atems beim ketoazidotischen Koma
- Bewusstlosigkeit, Koma (➤ 23.2.3) und Schock (➤ 31.3)

Maßnahmen

Ein Arzt sollte umgehend informiert werden. Die Patienten werden oft auf einer Intensiv- oder IMC-Station betreut, wo der Blutzucker meist durch die kontinuierliche Gabe von Insulin **langsam** gesenkt wird (ca. 50–75 mg/dl/Std. = 2,8–4,2 mmol/l/Std.), er sollte erst nach 24 Std. im Normbereich sein. Außerdem muss der insbesondere beim hyperosmolaren Koma bestehende Flüssigkeitsmangel durch Infusionen ausgeglichen werden. Beim ketoazidotischem Koma wird der Säure-Basen- (pH-Wert oft stark erniedrigt) und Elektrolythaushalt korrigiert.

31.8.3 Schlaganfall

DEFINITION

Schlaganfall *(apoplektischer Insult, Apoplex; griech. apoplexia = Schlag):* schlagartiger Ausfall von Hirnfunktionen. Ursache kann eine Durchblutungsstörung des Gehirns sein (**zerebrale Ischämie, Hirninfarkt**) oder eine Hirnblutung (**intrazerebrale Blutung** oder **Subarachnoidalblutung/SAB**).

Symptome

Die **Symptome** können vielfältig sein, manchmal treten mehrere Symptome gleichzeitig auf:

- Halb- oder beidseitige Sehstörung
- Lähmungen oder Schwäche in den Extremitäten, eventuell der ganzen Körperhälfte
- Schwindel, Übelkeit
- Gangunsicherheit
- Sprachstörungen
- Schluckstörungen

FAST-Abfrage

- **F**ace *(engl. Gesicht).* Der Patient soll lächeln. Bei einer Apoplexie hängt oft ein Mundwinkel herab, das Lächeln ist nicht symmetrisch.
- **A**rms *(engl. Arme).* Der Patient soll beide Arme nach vorne mit der Handfläche nach oben heben. Bei einer Apoplexie kann ein Arm nicht gehoben werden, sinkt nieder oder dreht sich.
- **S**peech *(engl. Sprache).* Der Patient soll einen einfachen Satz nachsprechen. Bei einer Apoplexie ist er dazu nicht in der Lage oder die Sprache klingt verwaschen.
- **T**ime *(engl. Zeit).* Deutet die Abfrage auf einen Apoplex hin, muss sofort der Arzt informiert bzw. der Notarzt gerufen werden.

Maßnahmen

- Sofortige Arztinformation, Notruf
- Beim Patienten bleiben
- Patienten beruhigen
- Oberkörper erhöht positionieren
- Nichts zu essen oder zu trinken geben
- Sauerstoffgabe nur bei Zeichen einer Hypoxie

31

Einlieferung in Stroke-Unit

Patienten mit einer Apoplexie sollten möglichst in einer **Stroke-Unit** *(Schlaganfall-Abteilung, spezialisierte Abteilung)* behandelt werden, um die geeignete Therapie so schnell wie möglich zu beginnen und die Auswirkungen möglichst gering zu halten. Der Rettungsdienst kann Kliniken mit solchen Zentren direkt anfahren. [13]

Auf der Stroke-Unit wird sofort eine Untersuchung des Gehirns veranlasst (Computertomografie), um die Ursache für den Schlaganfall zu erkennen. Handelt es sich um eine Durchblutungsstörung aufgrund eines Blutgerinnsels, wird häufig eine Lysetherapie (Auflösen des Gerinnsels) oder eine mechanische Thrombektomie durchführt. Bei durch Hirnblutung bedingtem Schlaganfall ist u. U. eine Trepanation (Eröffnung der Schädelhöhle) zur Druckentlastung notwendig.

Neben den Standard-Pflegemaßnahmen werden auf der Stroke-Unit folgende Parameter engmaschig überwacht und folgende Maßnahmen durchgeführt: [13]

- Herzfrequenz: Tachy- und Bradykardien vermeiden
- Blutdruck: soll engmaschig überwacht werden und **patientenindividuell** festgelegt werden, da das individuelle Blutdruckniveau in der hyperakuten Phase derzeit unbekannt ist
- Blutzucker: soll zwischen 70–180 mg/dl (4,4–10 mmol/l) liegen
- Temperatur < 37,5 °C
- Sauerstoffsättigung > 95 %, ggf. Sauerstoffgabe
- Flüssigkeitshaushalt und Elektrolythaushalt korrigieren
- Monitoring des neurologischen Zustands mittels spezieller Skalen, z. B. Glasgow-Koma-Skala (➤ Tab. 23.2)
- Monitoring auf delirante Symptome (➤ 23.9) durch geeignete Delir Scores, z. B. CAM-ICU sowie nicht pharmakologische Delirprävention (Verwirrtheitsprophylaxe ➤ 23.13.1)
- Monitoring auf Dysphagie (Schluckstörung ➤ 18.6) innerhalb 24 Std. vor oraler Nahrungs- und Flüssigkeitseingabe
- Umgehendes Reagieren auf Veränderungen und Komplikationen, wie z. B. einen Anstieg des Hirndrucks

VORSICHT

Leitsymptome eines **erhöhten Hirndrucks** sind Kopfschmerzen, Übelkeit und Erbrechen. Im Verlauf werden die Betroffenen müde und schläfrig, es kommt zu einer zunehmenden Eintrübung des Bewusstseins bis zum Koma. [13]

31.9 Verbrennung

DEFINITION

Verbrennung: Schädigung von Haut und Hautanhangsgebilden sowie eventuell tiefer liegender Strukturen durch übermäßige Hitzeeinwirkung.

Eine Verbrennung ist für den Patienten schmerzhaft und abhängig von der Lokalisation, dem Schweregrad und der betroffenen Körperfläche sogar lebensbedrohlich.

Ursachen

- Verbrühung (heiße Flüssigkeiten), häufig bei Kindern
- Dämpfe, Gase
- Flammen
- Explosionen
- Starke Sonneneinstrahlung
- Elektrischer Strom
- Reibung

Symptome

Die Schwere der Verbrennung wird nach ihren Symptomen in **vier Grade** eingeteilt (➤ Tab. 31.5, ➤ Abb. 31.18).

Um den Schweregrad der Verbrennung beurteilen zu können, ist zusätzlich das Einschätzen der verbrannten Körperoberfläche erforderlich. Dabei hilft ➤ Abb. 31.17

VORSICHT

Ab einer verbrannten Körperoberfläche von > 15 % beim Erwachsenen oder > 10 % bei einem Kind spricht man von einer **schweren Brandverletzung, die lebensbedrohlich ist**. Hier muss immer ein (Not-)Arzt gerufen werden. Bei vielen Patienten besteht neben der Verbrennung noch ein **Inhalationstrauma** (Verletzung der Luftwege durch das Einatmen heißer und gegebenenfalls mit Giftstoffen angereicherter Luft). [14], [15]

Maßnahmen

- Notruf tätigen
- Bei Verbrühung: Kleidung entfernen

Tab. 31.5 Gradeinteilung der Verbrennungen. [14], [15]

Grad	Symptome
1	• Rötung • Leichte Schwellung • Oberste Hautschicht betroffen • Starke Schmerzen • Keine Narbenbildung
2a	• Blasenbildung • Starke Schmerzen • Wundgrund ist vital, Kapillaren durchblutet • Heilung ohne oder mit Narbenbildung
2b	• Blasenbildung • Kaum Schmerzen • Tiefere Hautschichten betroffen • Wundgrund blass, nicht/schwach durchblutet • Haare lassen sich leicht entfernen
3	• Schwarz-weißes, abgestorbenes Gewebe • Tiefere Hautschichten inkl. Unterhautfettgewebe betroffen • Oft keine Schmerzen (Zerstörung der Nervenenden) • Keine Haare mehr vorhanden
4	• Verkohlung • Alle Hautschichten, Muskeln und Knochen betroffen • Oft keine Schmerzen (Zerstörung der Nervenenden)

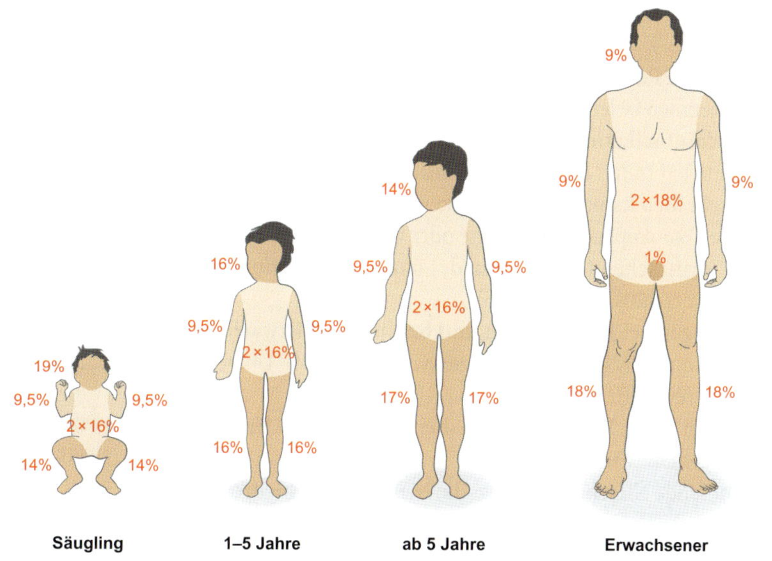

Abb. 31.17 Einschätzen der verbrannten Körperoberfläche (VKOF). Neuner-Regel nach Wallace beim Erwachsenen und Flächenbestimmung bei Kindern. Eine Verbrennung 1. Grades (Erythem) wird nicht zur VKOF gerechnet. [14], [15]. [L231]

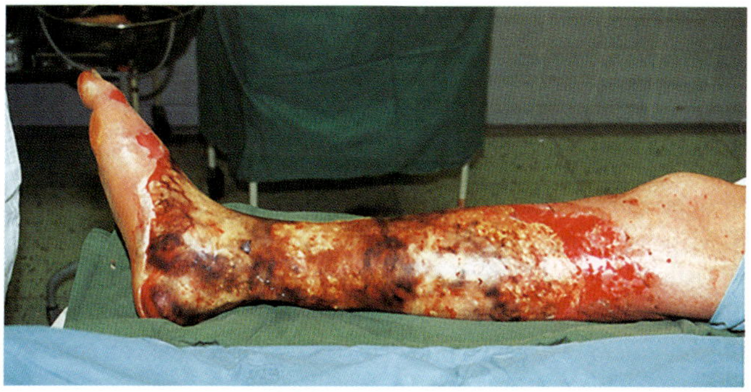

Abb. 31.18 Verbrennungswunde. Großflächige Verbrennung Grad 2b und 3 am rechten Fuß und Unterschenkel. [V220]

- Brennende Synthetikkleidung, die u. U. mit der Haut verklebt ist, darf erst vom Fachpersonal entfernt werden
- Eventuell Wunde kühlen (siehe Kasten)
- Brandwunden keimfrei abdecken (zum Abdecken ist auch Frischhaltefolie geeignet, dann aber Wunde einwickeln)
- Patienten kühlen leicht aus, deshalb zudecken
- Brandblasen nicht öffnen
- Bei Verbrennungen 1. Grades ggf. eine Salbe aufragen

Kühlen von Brandwunden

- Kühlen zur Schmerzlinderung unter fließendem, handwarmem Wasser nur bei kleinen Brandwunden (maximal handflächengroß).
- Kühlung der Verbrennung mit kühlem oder kaltem (nicht eisigem) Wasser für mind. 20 Min. (Vorsicht bei Säuglingen, Kleinkindern und großflächigen Verbrennungen: Gefahr der Auskühlung).
- Im Gesicht eventuell mit feuchten Tüchern kühlen, dabei darauf achten, dass die Atemwege frei bleiben; anschließend die Wunde steril abdecken.
- **Keine Hausmittel,** z. B. Zahnpasta oder Mehl, auf die Wunde auftragen!

Bei den Patienten besteht abhängig vom Ausmaß der Verbrennung die **Gefahr eines Volumenmangelschocks** (➤ 31.3). Deshalb werden sie engmaschig überwacht. Bei Bewusstlosigkeit werden die Patienten in eine stabile Seitenlage (➤ 31.1) gebracht, haben sie einen Herz-Kreislauf-Stillstand, erfolgt die kardiopulmonale Reanimation (➤ 31.2).

Brandverletzte werden meist auf einer Intensiv- oder IMC-Station behandelt. Abhängig von Alter, Ausmaß und Lokalisation der Verbrennung (z. B. Gesicht, Hände) erfolgt eine Verlegung in eine Spezialklinik für Brandverletzte. Akut erhalten die Betroffenen

- Schmerzmittel,
- Flüssigkeitssubstitution nach Umfang der Verbrennung und klinischem Verlauf.

31.10 Vergiftung

DEFINITION

Vergiftung, Intoxikation: beabsichtigte oder unbeabsichtigte Aufnahme einer Substanz in einer schädlichen Menge.

Das frühzeitige Erkennen von **Vergiftungen** ist sehr wichtig, weil nur so eine schnelle Hilfe möglich ist. Im Zweifel immer bei der *Giftnotrufzentrale* über notwendige Maßnahmen erkundigen.

Notruf bei Vergiftungen

Giftnotrufzentrale Berlin (Tel. 030–192 40) oder Notruf (Tel. 112)

Ursachen

Mögliche **Substanzen** einer Überdosierung oder Intoxikation sind meist Medikamente, Drogen und Alkohol. Weitere Gifte sind:

- Pflanzliche Gifte, z. B. Fingerhut, Eibennadeln, Nikotin
- Pilz- und Bakteriengifte, z. B. Botulinumtoxin, Knollenblätterpilz

- Tierische Gifte, z. B. Schlangengift, Bienengift
- Gefahrstoffe, z. B. Reinigungsmittel, Zyankali, Arsen
- Dämpfe und Rauch

Beim Einnehmen vieler unterschiedlicher Wirkstoffe spricht man von einer **Mischintoxikation.**

Vergiftungen treten aus unterschiedlichen Ursachen auf. **Kinder** verwechseln Medikamente mit Süßigkeiten, trinken „Piratensirup" mit einem Totenkopf auf der Flasche oder Giftstoffe werden in (Getränke-)Glasflaschen (z. B. Limonade) ohne Kennzeichnung und Sicherheitsverschluss gelagert. [16]

Vergiftungen bei **Jugendlichen und bei (jungen) Erwachsenen** sind häufig durch Alkohol und Drogen verursacht, z. B. Überdosierung durch reines Heroin.

Vergiftungen durch **Medikamente haben verschiedene Ursachen:**

- Unsachgemäße Einnahme
- Zunehmende Niereninsuffizienz: die Niere baut die Medikamente langsamer ab, der Wirkstoffspiegel im Blut steigt
- Vergesslichkeit: ein demenzerkrankter Mensch vergisst, dass er die Medikamente schon eingenommen hat, und nimmt sie erneut ein.

Häufig werden Medikamente in suizidaler (selbsttötender) Absicht eingenommen. Dabei werden z. B. sehr große Mengen verschiedener Tabletten oft in Kombination mit Alkohol geschluckt.

Symptome

Erkennt man, dass Giftstoffe eingenommen wurden (leere Medikamentenverpackungen, Spritzbesteck, leere Flasche mit giftiger Substanz) können sofort weitere Maßnahmen eingeleitet werden.

Vergiftungen sind durch zahlreiche **Symptome** gekennzeichnet:

- Übelkeit, Erbrechen
- Bauchschmerzen
- Krämpfe
- Schweißausbrüche
- Verwaschene Sprache
- Benommenheit bis hin zur Bewusstlosigkeit
- Atemstillstand, evtl. Kreislaufstillstand

VORSICHT

Auch **frei verkäufliche Medikamente können bei einer sehr hohen Überdosierung lebensbedrohlich sein**. So kann es unbehandelt bei einer Paracetamol-Überdosierung (Schmerzmedikament mit fiebersenkender Wirkung) zu einem Leberversagen kommen, wenn nicht frühzeitig ein Gegengift (Antidot) gegeben wird. [17]

Maßnahmen

Bei Verdacht auf Vergiftung muss ein (Not-)Arzt informiert werden. Manche Gifte wirken sehr schnell lebensbedrohlich. Außerdem erhält man über den Notruf 112 erste Hilfestellungen für weitere Maßnahmen. Bei allen Maßnahmen ist auf den Eigenschutz zu achten. So kann es z. B. lebensbedrohlich sein, an einer Flasche mit Zyankali lediglich zu riechen. [16]

Ist der Patient ansprechbar, wird er mit erhöhtem Oberkörper positioniert. Bei Erbrechen gibt die Pflegefachperson Hilfestellung, sodass das Erbrochene nicht in die Lunge fließen kann. Ein bewusstloser Patient wird in eine stabile Seitenlage gebracht (➤ 31.1).

Bei Vergiftungen beachten

- Kein Erbrechen herbeiführen – kann u. U. lebensbedrohlich für den Patienten sein
- Nach Anweisung der Leitstelle oder der Giftnotrufzentrale wachen Patienten eventuell Wasser trinken lassen
- Vermutetes Gift (z. B. herumliegende Medikamentenschachtel, Putzmittel) immer sichern und dem Notarzt mitgeben
- Eigenschutz: bei Intoxikationen mit Zyanid, Schwefelwasserstoff, Ätzmitteln oder Organphosphaten keine Mund-zu-Mund-Beatmung durchführen

Bei Atemstillstand (z. B. nach Drogeneinnahme) muss nach dem Notruf die Atemspende erfolgen (➤ 31.2.2). Hat der Patient einen Kreislaufstillstand, erfolgt die kardiopulmonale Reanimation (➤ 31.2).

Die weitere Therapie richtet sich nach dem eingenommenen Gift und erfolgt gegebenenfalls auf einer Intensiv- oder IMC-Station, bis die Schutzreflexe wieder vorhanden sind:

- Patient baut Giftstoffe selber ab, z. B. bei Alkoholintoxikation
- Gabe von Aktivkohle (bindet Gift) und z. B. Glaubersalz (wirkt abführend)
- Gabe eines Antidots (Gegengift)
- Magenspülung: nur noch selten; muss sehr frühzeitig erfolgen
- Dialyse (Blutwäsche), um Giftstoffe auszuwaschen: selten

Hat der Patient die Giftstoffe in suizidaler Absicht eingenommen, wird er einem Psychiater vorgestellt. Dieser entscheidet, ob eine psychiatrische Weiterbehandlung notwendig ist.

Aufbewahrung von Erbrochenem, Blut, Urin

Nach Arztanordnung wird Erbrochenes, Blut und Urin für spätere Untersuchungen asserviert (aufbewahrt). Hierbei sind spezielle Lagerungsbedingungen zu beachten. Ebenso sollten alle Medikamentenschachteln, -blister etc. gesichert werden, da sie einen Hinweis auf Art und Menge der eingenommenen Substanzen geben.

31.11 (Starke) Blutungen, stark blutende Wunden und abgetrennte Gliedmaßen

DEFINITION

Blutung: Austritt von Blut aus dem Gefäßsystem. Abhängig von der Menge des Bluts sowie der Austrittsgeschwindigkeit kann schnell eine lebensbedrohliche Schocksituation entstehen (➤ 31.3).

Amputationsverletzung: traumatische Abtrennung eines Körperteils. Geht in der Regel mit einem ausgeprägten Blutverlust einher, Gefahr von Verbluten besteht.

Polytrauma: mehrere gleichzeitig entstandene Verletzungen verschiedener Körperregionen, von denen eine Verletzung oder deren Kombination lebensbedrohlich ist.

31

Ursachen

Jeder Unfall kann mit mehr oder weniger ausgeprägten Blutungen einhergehen. Insbesondere polytraumatisierte Patienten erleiden häufig lebensbedrohliche Blutverluste.

Unterschieden werden innere und äußere Blutungen. **Äußere Blutungen** sind in der Regel schnell erkennbar, und die Menge des Blutverlusts lässt sich abschätzen. Bei **inneren Blutungen** (z. B. Milzruptur nach einem Trauma oder eine Blutung im oberen Gastrointestinaltrakt, z. B. nach der Einnahme von Acetylsalicylsäure) ist die Ursache für die Verschlechterung der Patientensituation schwer erkennbar. Eine sichere Diagnose kann erst durch apparative Maßnahmen (u. a. Sonografie, Endoskopie) gestellt werden.

Blutgerinnungshemmende Medikamente

Viele Menschen nehmen Medikamente ein, die sich auf die physiologische Blutgerinnung auswirken. Hierzu gehören Phenprocoumon (Marcumar®), Rivaroxaban (Xarelto®), Dabigatran (Pradaxa®) u. a. Diese Patienten haben eine deutliche erhöhte Blutungsneigung bzw. verzögerte Blutgerinnung, außerdem kann es bei Unfällen zu sehr starken Einblutungen in die Muskulatur oder Gelenke kommen.

Maßnahmen

Die Maßnahmen sind abhängig von der Art der Blutung.

Bei **äußeren Blutungen** wird die Wunde (möglichst steril) abgedeckt, ohne diese direkt zu berühren. Fremdkörper in der Wunde werden belassen, gegebenenfalls abgepolstert und erst durch einen Arzt entfernt. Bei starken Blutungen aus großen Venen oder bei arteriellen Blutungen wird manuell komprimiert; u. U. kann auch ein Druckverband angelegt werden. Die Blutversorgung der Extremität darf dabei nicht unterbrochen werden. Das Hochpositionieren der betroffenen Körperteile reduziert die Blutzufuhr, das Ruhigstellen einer verletzten Extremität verringert den Schmerz. Ein Tourniquet (Abbinden durch eine Aderpresse) darf nur angewendet werden, wenn eine lebensbedrohliche Blutung sonst nicht gestoppt werden kann.

Patienten, bei denen der Verdacht auf eine starke **innere Blutung** besteht, werden schnellstmöglich in ein Krankenhaus gebracht und oft auf einer Intensivstation behandelt und überwacht. Dort können viele diagnostische Maßnahmen wie Sonografie oder Endoskopie bei kontinuierlicher Überwachung durchgeführt werden.

Bei allen Patienten ist eine engmaschige oder kontinuierliche Kontrolle der Vitalzeichen notwendig. Bei starken Blutungen erhalten die Patienten oft Infusionen, um den Blutverlust auszugleichen. Zum frühestmöglichen Zeitpunkt wird durch eine Blutuntersuchung der Blutverlust abgeschätzt, die Blutgerinnung überprüft und die Blutgruppe bestimmt. Bei Bedarf bekommt der Patient Blutkonserven und Gerinnungsprodukte. [18]

VORSICHT

Sollte eine **Blutung** trotz direkter Kompression **nicht zum Stillstand kommen**, wird versucht, die zuführende Arterie zu komprimieren. Dazu sind gute anatomische Kenntnisse notwendig. Sollte auch das zu keinem Erfolg führen, ist in Ausnahmefällen ein Abbinden der Extremität indiziert. Der Zeitpunkt des Abbindens wird dokumentiert.

Maßnahmen bei Amputationsverletzungen

Unfälle und Arbeitsunfälle können auch zu einer Amputation eines Körperteils oder einer ganzen Gliedmaße führen.
Neben den oben genannten Maßnahmen ist die **Sicherstellung des Amputats** von großer Bedeutung: [18]

- Körperteil grob reinigen und in eine sterile, feuchte Kompresse oder sauberes Tuch wickeln
- Körperteil in der Kompressen/im Tuch in eine Plastiktüte legen, diese verschließen
- Eine weitere Plastiktüte mit einem Drittel Eis und zwei Dritteln Wasser füllen (**Achtung:** nie nur Eis verwenden), in diese dann die Tüte mit dem Körperteil legen
- Uhrzeit und Name des Patienten auf der Tüte dokumentieren

Der Rettungsdienst muss über die Art der Verletzung informiert werden, damit ggf. sofort ein geeignetes Rettungsmittel (Hubschrauber) zum Unfallort kommt und ein Platz in einer Spezialklinik gesucht wird.

31.12 Nadelstichverletzungen

Prophylaxe von Nadelstichverletzungen ➤ 10.4.9

DEFINITION

Nadelstichverletzung *(NSV):* jede Stich-, Schnitt-, und Kratzverletzung der Haut durch Kanülen, Skalpelle oder andere scharfe oder spitze medizinische Geräte, die mit Patientenmaterial (meist Blut, selten andere Körperflüssigkeiten) verunreinigt sind, sowie Kontakte dieses Materials mit nicht intakter Haut oder Schleimhäuten. [19]

Nadelstichverletzungen zählen zu den häufigsten berufsbedingten Verletzungen in der Pflege. Dabei kann es zur Übertragung von Krankheitserregern kommen. Der Begriff wird also für jeden möglicherweise gefährlichen Kontakt mit Sekreten oder Blut des Patienten verwendet, bei dem das Material mittels spitzer Gegenstände durch die intakte Haut gelangt, aber auch Kontakt durch z. B. Spritzer auf vorhandene Wunden oder Schleimhäute.

Entsorgen gebrauchter Kanülen und Skalpelle

Ein Recapping (Wiederaufsetzen der Schutzkappe) einer Kanüle oder eines Skalpells muss unterlassen werden. Kanülen und andere spitze Gegenstände sind vom Anwender sofort in geeignete Behältnisse zu entsorgen. Inzwischen sind Sicherheitsinstrumente in vielen Bereichen vorgeschrieben und im Einsatz (➤ 28.1.2). [19]

Maßnahmen

Bei Nadelstichverletzungen muss schnell gehandelt werden: [20], [21]

- Blutfluss aus der Wunde nicht stoppen, sondern fördern, z. B. durch Ausstreichen der Wunde für ca. 1 Min., Wunde dabei nicht quetschen
- Sofortige Desinfektion der Wunde mit geeignetem Desinfektionsmittel, dabei gegebenenfalls Stichkanal spreizen.

Bei Verspritzen (fraglich) kontaminierten Materials auf geschädigte Haut:

- Intensive Wund-, Hautdesinfektion durchführen, Wunde evtl. mit viruzidem Antiseptikum-Tupfer feucht halten während 10 Min.

Bei Kontamination der Schleimhäute oder der Augen:

- Gründliches Spülen mit isotonischer Kochsalzlösung oder Wasser

Für Nadelstichverletzungen und Kontaminationen gilt:

- Sofortige Vorstellung beim D-Arzt (Durchgangsarzt mit Zulassung der Berufsgenossenschaft) oder Betriebsarzt; dieser meldet den Vorfall der Berufsgenossenschaft. Da es sich um einen Arbeitsunfall handelt, können bei bleibenden Schäden Ansprüche geltend gemacht werden.
- Blutentnahme bei der verletzten Person, um festzustellen, ob schon eine HIV-, Hepatitis B oder C besteht.
- Aktuellen Impfstatus der verletzten Person gegen Hepatitis B feststellen, ggf. umgehend aktiv und passiv impfen.
- Blutentnahme beim Patienten veranlassen, um eine Hepatitis B und C bzw. HIV auszuschließen bzw. zu beweisen. Wichtig: Der Patient muss einem HIV-Test zustimmen (muss gegebenenfalls zustimmen), Untersuchung auf Infektionskrankheiten wie HIV oder Hepatitis.

Abhängig vom Risiko entscheidet der Arzt, ob eine antivirale Therapie gegen Hepatitis B und C oder eine **Postexpositionsprophylaxe** gegen HIV vorbeugende Maßnahme nach einer Nadelstichverletzung durchgeführt wird und weitere Kontrollen in den nächsten Monaten. [20], [21], [22]

Dokumentation einer Nadelstichverletzung

Nadelstichverletzung an den Durchgangsarzt (D-Arzt) der Berufsgenossenschaft oder den Betriebsarzt melden.
Jede Nadelstichverletzung (wie auch Wegeunfälle oder Gewaltvorfälle) müssen in einem sog. Verbandbuch dokumentiert werden), auch wenn kein D-Arzt aufgesucht wird. Jeder Beschäftigte muss wissen, wo dieses Verbandbuch ist (in Papierform oder elektronisch). [23]

31.13 Kälteschäden

DEFINITION

Erfrierung: örtlich begrenzte Schädigung der Haut und des darunterliegenden Gewebes. Die Körperkerntemperatur bleibt unverändert.
Unterkühlung *(Hypothermie):* Absinken der Körperkerntemperatur unter 35 °C, bei einer Temperatur unter 30 °C besteht Lebensgefahr.

Ursachen und Einteilung von Erfrierungen

Erfrierungen treten besonders häufig an den äußersten Körperteilen, den Akren (Nasenspitze, Ohrläppchen, Finger, Zehen) auf. Neben einer niedrigen Umgebungstemperatur, Wind und Feuchtigkeit spielt eine unangepasste Kleidung eine große Rolle. Neuropathien, Alkohol- oder Drogenkonsum sowie Unfälle (Lawinenunglück, Autounfälle) können Erfrierungen zur Folge haben.

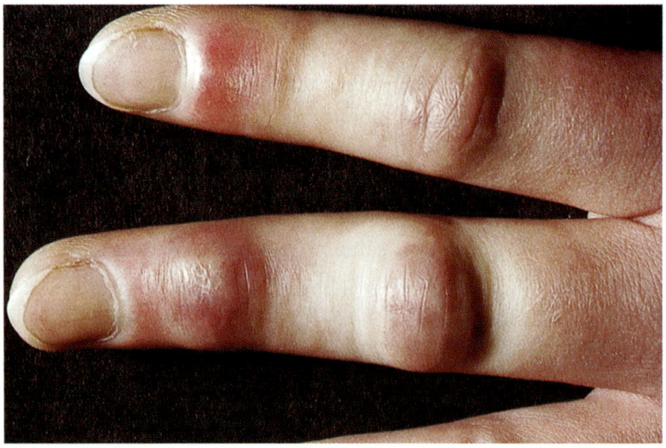

Abb. 31.19 Frostbeule. Entstanden durch eine Erfrierung Grad 2. Nach dem Erwärmen entsteht eine rote, teigig-weiche Schwellung im Erfrierungsbereich. [M174]

Ähnlich wie Verbrennungen werden Erfrierungen abhängig von der Tiefenausdehnung in **4 Grade** eingeteilt. Grad 1 und Grad 2 heilen folgenlos ab, da die Ausdehnung auf Haut und Lederhaut begrenzt ist.

- **Grad 1:** die Haut ist zunächst durch mangelnde Durchblutung weiß, kalt und gefühllos, nach der Erwärmung wird sie rot, kribbelt und schmerzt.
- **Grad 2:** sofort oder später bilden sich Blasen oder eine starke Schwellung *(Frostbeulen ➤ Abb. 31.19)*, die sehr schmerzhaft sind. Sie heilen innerhalb von 3 bis 4 Wochen folgenlos ab.
- **Grad 3:** Schädigung bis in die Subkutis, Bildung von hämorrhagischen Blasen. Es bleiben meist dauerhaft Gewebeschäden mit einer anhaltenden Kälteempfindlichkeit.
- **Grad 4:** *Frostbrand* oder Nekrose. Haut und tiefere Schichten sind zerstört. Das Gewebe stirbt ab und wird schwarz. Das Vollbild des Schadens zeigt sich erst nach mehreren Wochen. Es bleibt ein dauerhafter anatomischer und funktioneller Schaden aufgrund von Autoamputation oder Amputation.

Maßnahmen

Die betreffenden Partien werden langsam mit 37–42 °C warmen Wasser aufgewärmt. Eine adäquate Schmerztherapie ist ebenso notwendig wie eine gute Wundversorgung.

Bei **schwerer Erfrierung einer Extremität** wird der gesamte Körper langsam erwärmt. Bei einem zu schnellen Erwärmen wird der Körper mit kaltem Blut sowie sauren Stoffwechselprodukten aus der Extremität überschwemmt, die den Stoffwechsel überfordern könnte. Außerdem kann es zu Volumenmangel durch ein „Versacken des Blutes“ in der wieder eröffneten Extremität kommen.

Ursachen und Einteilungen der Unterkühlung

Sinkt die Körperkerntemperatur unter 35 °C, spricht man von **Unterkühlung** *(Hypothermie).* Sie tritt häufig auf bei Bewusstlosen, Menschen im Wasser oder Menschen, die starkem Wind ausgesetzt sind. In Verbindung mit Alkohol- oder Arzneimitteleinnahme kommt es zu einer Erweiterung der Blutgefäße (Vasodilatation) mit schnellerer Wärmeabgabe.

Kinder sind aufgrund ihrer relativ großen Körperoberfläche besonders gefährdet.

- **Milde Hypothermie** *(32–35 °C):* der Körper versucht durch Wärmeproduktion (Muskelzittern) die Temperatur im normalen Bereich zu halten. Es erfolgt eine Zentralisierung (Engstellung der Blutgefäße in der Peripherie), um eine Abgabe der Wärme an die Umgebung zu vermindern. Blutdruck und Puls sind erhöht, der Patient ist anfangs bewusstseinsklar, wird aber zunehmend apathisch.
- **Moderate Hypothermie** *(28–32 °C):* Es kommt zu einem zunehmenden Bewusstseinsverlust, der bis zu einem komatösen Zustand führen kann. Schutzreflexe sind reduziert, die Wärmeproduktion wird eingestellt, Blutdruck und Puls sinken.
- **Tiefe Hypothermie** *(< 28 °C):* Bewusstlosigkeit. Weiterer Abfall von Puls und Blutdruck. Es kann zu weiten lichtstarren Pupillen sowie Lähmung der Muskulatur kommen, in der Folge dann zur Asystolie.

Maßnahmen

Bei Herz-Kreislauf- und Atemstillstand kardiopulmonale Reanimation (➤ 31.2). Bei Unterkühlung werden die Vitalfunktionen 60 Sekunden überprüft.

VORSICHT

Unterkühlungsopfer werden reanimiert, wenn eine andere Todesursache nicht offensichtlich ist. *„Niemand ist tot, wenn er nicht warm und tot ist."*

- Weitere Auskühlung vermeiden. Feuchte Kleider entfernen, möglichst in einen warmen Raum bringen. Warme Getränke sollten nur bei klarem Bewusstsein angeboten werden. Keinen Alkohol anbieten.
- Liegt die Körperkerntemperatur über 30 °C, dürfen Wärmepacks in die Leiste, Achseln oder an den Hals gelegt werden.
- Bei schwerer Unterkühlung erfolgt ein Transport in die nächste geeignete Klinik. Dabei ist auf ein behutsames Umlagern zu achten. Das Aufwärmen erfolgt langsam unter ärztlicher Aufsicht.

Extremitäten werden nicht separat aufgewärmt. Sowohl große Positionsveränderungen als auch die Autotransfusionslagerung (Schocklagerung ➤ Abb. 31.11) können durch ein Einschwemmen kalten Blutes zu Kammerflimmern führen.

Aufgaben zur Pflegesituation

Die Pflegefachfrau spricht Herrn Wulkau laut an und schüttelt ihn an der Schulter. Noch während sie Atmung und Puls überprüft, bittet sie den Auszubildenden, den Notruf zu betätigen und den Notfallwagen aus dem Pflegestützpunkt zu holen. Im Beisein der Ehefrau beginnt die Pflegefachfrau mit der kardiopulmonalen Reanimation. Nach wenigen Minuten ist neben dem Stationsarzt das Notfallteam der Intensivstation eingetroffen und übernimmt die Wiederbelebungsmaßnahmen. Britta Eisel bietet dem sichtlich aufgeregten Auszubildenden Marco Renner an, im Zimmer zu bleiben und das Notfallteam zu unterstützen. Sie selbst kümmert sich um Frau Wulkau und schlägt ihr vor, sie aus dem Zimmer zu begleiten. Frau Wulkau äußert den Wunsch, bei ihrem Mann bleiben zu dürfen, was die Pflegefachfrau ihr auch gestattet. Der Auszubildende Marco Renner ist beeindruckt, wie ruhig und besonnen die Mitglieder des Notfallteams agieren. Nach wenigen Minuten ist der Patient so weit stabilisiert, dass er unter laufender Reanimation zum Herzkatheter-Labor transportiert werden kann. Britta Eisel, die sich noch immer um Frau Wulkau kümmert, erhält wenig später die Nachricht, Herr Wulkau befinde sich nun in stabilem Zustand auf der Intensivstation.

1. Wie könnten der Auszubildende Marco Renner und die Angehörige Frau Wulkau die Situation wahrnehmen?
2. Beschreiben Sie möglichst konkret, welche Erstmaßnahmen in dieser Notfallsituation erfolgt sein sollten.
3. Die kardiopulmonale Reanimation erfolgt nach einem festgelegten Algorithmus. Wieso sind festgelegte Handlungsabläufe in einer Notfallsituation von Vorteil? Fassen Sie den Algorithmus kompakt zum Merken zusammen.
4. Wieso ist es sinnvoll, das Handeln in der Notfallsituation im Nachgang mit allen Beteiligten zu reflektieren?
5. Warum könnte es für Angehörige von Vorteil sein, der Reanimation beizuwohnen? Welche Voraussetzungen müssen für die Anwesenheit von Angehörigen bei der Reanimation erfüllt sein?

Anhang

Literatur

Kapitel 1

LITERATURNACHWEIS

1. Gesetz zur Reform der Pflegeberufe (Pflegeberufereformgesetz – PflBRefG). Bundesgesetzblatt Jahrgang 2017 Teil I Nr. 49, ausgegeben zu Bonn am 24. Juli 2017.
2. Igl G. Gesetz über die Pflegeberufe (Pflegeberufegesetz – PflBG) 3. neu bearbeitete Auflage. Heidelberg: medhochzwei, 2021.
3. Ausbildungs- und Prüfungsverordnung für die Pflegeberufe (Pflegeberufe-Ausbildungs- und -Prüfungsverordnung – PflAPrV). Bundesgesetzblatt Jahrgang 2018 Teil I Nr. 34, ausgegeben zu Bonn am 10. Oktober 2018.
4. Fachkommission nach § 53 Pflegeberufegesetz. Rahmenpläne der Fachkommission nach § 53 PflBG, 2. überarb. Aufl. 2020. https://www.bibb.de/dienst/publikationen/de/16560 (letzter Zugriff: 13.08.2024).
5. Büscher A u. a. Pflegeprozesse selbstbewusst verantworten. In: Die Schwester Der Pfleger 4/2023.
6. Stöcker G. Generalistische Ausbildung in der Perspektive Europa. In: Deutscher Berufsverband für Pflegeberufe (Hrsg.). Generalistische Ausbildung in der Pflege. Berlin: DBFK, 2014. S. 11–13.
7. Richtlinie 2013/55/EU des Europäischen Parlaments und des Rates vom 20. November 2013 zur Änderung der Richtlinie 2005/36/EG über die Anerkennung von Berufsqualifikationen und der Verordnung (EU) Nr. 1024/12 über die Verwaltungszusammenarbeit mit Hilfe des Binnenmarkt-Informationssystems („IMI-Verordnung"). Amtsblatt L 354. 28.12.2013:132–170.
8. Deutscher Berufsverband für Pflegeberufe (DBFK). Advanced Practice Nursing, 4. A. Berlin: DBFK, 2019. https://www.dbfk.de/de/shop/artikel/Advanced-Practice-Nursing.php (letzter Zugriff: 13.08.2024).
9. Bundesärztekammer, Kassenärztlich Vereinigung. Physician Assistant – Ein neuer Beruf im Gesundheitswesen. Berlin: BÄK/KBV, 2017. www.bundesaerztekammer.de/fileadmin/user_upload/downloads/pdf-Ordner/Fachberufe/Physician_Assistant.pdf (letzter Zugriff: 13.08.2024).
10. Wissenschaftsrat (Hrsg.). Empfehlungen zu hochschulischen Qualifikationen für das Gesundheitswesen. Berlin: Wissenschaftsrat, 2012. www.wissenschaftsrat.de/download/archiv/2411-12.html (letzter Zugriff: 13.08.2024).
11. Wagner F. Einführung und Zusammenfassung. In: Deutscher Berufsverband für Pflegeberufe (DBfK) (Hrsg.). Generalistische Ausbildung in der Pflege. Berlin: DBFK, 2014. S. 3–4.
12. Bundesministerium für Familie, Senioren, Frauen und Jugend (Hrsg.). Pflegeausbildung in Bewegung. Ein Modellvorhaben zur Weiterbildung der Pflegeberufe. Schlussbericht der wissenschaftlichen Begleitung. Berlin: BMFSFJ, 2008. www.dip.de/fileadmin/data/pdf/material/PiB_Abschlussbericht.pdf (letzter Zugriff: 13.08.2024).
13. Reinhart M. Generalistische Ausbildung aus der Perspektive Pädagogik. In: Deutscher Berufsverband für Pflegeberufe (DBfK) (Hrsg.). Generalistische Ausbildung in der Pflege. Berlin: DBFK 2014, S. 21–24.
14. Benner P. Stufen der Pflegekompetenz, 3. unveränd. A. Bern: Hogrefe 2017.
15. Olbrich C. Pflegekompetenz, 3. A. Bern: Hogrefe 2018.
16. Bundesministerium für Bildung und Forschung. DQR und EQR. www.dqr.de (letzter Zugriff: 13.08.2024).
17. Verschiedene Artikel zum Thema Pflegekammer. In: Die Schwester Der Pfleger 7/2024.
18. Berg S, Rolle R, Seemann H. Der Archäologe und der Tod – Archäologie und Gerichtsmedizin. München: CJ Bucher, 1981.
19. Schmidt MF. Unterricht für Krankenwärter. Wien: Carl Gerold, 1831.
20. Lademann J, Isfort M. Beruf und Profession. In: Menche N (Hrsg.): Pflege Heute. 7. Aufl. München: Elsevier, 2019. S. 1489.
21. Gesetz zur Stärkung der hochschulischen Pflegeausbildung, zu Erleichterungen bei der Anerkennung ausländischer Abschlüsse in der Pflege und zur Änderung weiterer Vorschriften (Pflegestudiumstärkungsgesetz – PflStdStG). Bundesgesetzblatt 2023 Teil I Nr. 359, ausgegeben zu Bonn am 15.12.203-

KONTAKTADRESSEN

Bundesverband Lehrende Gesundheits- und Sozialberufe (BLGS) e.V., www.blgsev.de
Deutscher Berufsverband für Pflegeberufe (DBfK) e.V., www.dbfk.de
Deutscher Bildungsrat für Pflegeberufe (DBR), www.bildungsrat-pflege.de
Deutscher Pflegerat e.V., www.deutscher-pflegerat.de
Deutscher Pflegeverband (DPV) e.V., www.dpv-online.de
Bundespflegekammer, www.bundespflegekammer.de
Registrierung beruflich Pflegender GmbH, www.regbp.de

Kapitel 2

LITERATURNACHWEIS

1. Bundesagentur für Arbeit (Hrsg.). Arbeitsmarktsituation im Pflegebereich. In: Berichte – Blickpunkt Arbeitsmarkt, Mai 2024. https://statistik.arbeitsagentur.de/DE/Statischer-Content/Statistiken/Themen-im-Fokus/Berufe/Generische-Publikationen/Altenpflege.pdf (letzter Zugriff: 14.08.2024).
2. Krankenhausfinanzierungsgesetz (KHG). Begriffsbestimmung Krankenhäuser. https://www.gesetze-im-internet.de/khg/KHG.pdf (letzter Zugriff: 14.08.2024).
3. Statistisches Bundesamt. Krankenhäuser – Aktuell. https://www.destatis.de/DE/Themen/Gesellschaft-Umwelt/Gesundheit/Krankenhaeuser/_inhalt.html (letzter Zugriff: 14.08.2024).
4. Bundesministerium für Gesundheit. Ratgeber Krankenhaus, 2 A. Stand 03/2018. www.bundesgesundheitsministerium.de/fileadmin/Dateien/5_Publikationen/Praevention/Broschueren/180503_BMG_RG_Krankenhaus.pdf (letzter Zugriff: 14.08.2024).
5. Deutsche Krankenhausgesellschaft e.V. (DKG). Aus- und Weiterbildung von Pflegeberufen. www.dkgev.de/themen/personal-weiterbildung/aus-und-weiterbildung-von-pflegeberufen/ (letzter Zugriff: 14.08.2024).
6. Statistisches Bundesamt. Pflegeheime und ambulante Pflege. www.destatis.de/DE/Themen/Gesellschaft-Umwelt/Gesundheit/Pflege/Tabellen/pflegeeinrichtungen-deutschland.html (letzter Zugriff: 14.08.2024).
7. Bundesministerium für Gesundheit. Online-Ratgeber Pflege, Pflege im Heim. https://www.bundesgesundheitsministerium.de/themen/pflege/online-ratgeber-pflege (letzter Zugriff: 14.08.2024).
8. Sozialgesetzbuch (SGB) - Elftes Buch (XI) - Soziale Pflegeversicherung (Artikel 1 des Gesetzes vom 26. Mai 1994, BGBl. I S. 1014) § 113c Personalbemessung in vollstationären Pflegeeinrichtungen. https://www.gesetze-im-internet.de/sgb_11/__113c.html (letzter Zugriff: 14.08.2024).
9. Z Gemeinsame Empfehlungen nach § 113c Absatz 4 SGB XI zum Inhalt der Rahmenverträge nach § 75 Absatz 1 SGB XI i.V.m. § 113c Absatz 5 SGB XI in der vollstationären Pflege. https://www.gkv-spitzenverband.de/media/dokumente/pflegeversicherung/richtlinien__vereinbarungen__formulare/rahmenvertraege__richlinien_und_bundesempfehlungen/2023_02_22_Empfehlungen_nach_113c_Abs_4_SGB_XI.pdf (letzter Zugriff: 14.08.2024).
10. Spitzenverband der Gesetzlichen Krankenversicherung. Richtlinien nach § 53b SGB XI zur Qualifikation und zu den Aufgaben von zusätzlichen Betreuungskräften in stationären Pflegeeinrichtungen (Betreuungskräfte-RL) vom 19. August 2008, zuletzt geändert durch Beschluss vom 21. Oktober 2022. https://www.gkv-spitzenverband.de/media/dokumente/pflegeversicherung/beratung_und_betreuung/betreuungskraefte/20221121_Richtlinien_nach_53b_SGB_XI_Betreuungskraefte-RL_nach_Genehmigung_BMG.pdf (letzter Zugriff: 14.08.2024).

11. Bundesministerium für Gesundheit. Online-Ratgeber Pflege. Pflegedienst und Pflegesachleistungen. www.bundesgesundheitsministerium.de/pflegedienst-und-pflegesachleistungen.html (letzter Zugriff: 14.08.2024).
12. Statistisches Bundesamt. Pflegestatistik – Ambulante Pflege- und Betreuungsdienste. Stand 12/2022. https://www.destatis.de/DE/Themen/Gesellschaft-Umwelt/Gesundheit/Pflege/Publikationen/Downloads-Pflege/laender-ambulante-pflegedienste-5224101219005.html (letzter Zugriff: 14.08.2024).
13. Gemeinsamer Bundesausschuss. Änderung der Richtlinie über die Verordnung von häuslicher Krankenpflege: Psychiatrische häusliche Krankenpflege. 19. Juli 2018. www.g-ba.de/downloads/39-261-3411/2018-07-19_HKP-RL_Psychiatrische-haeusliche-Krankenpflege_BAnz.pdf (letzter Zugriff: 14.08.2024).
14. Spitzenverband der Gesetzlichen Krankenversicherung und Deutsche Krankenhausgesellschaft. Vereinbarung zur Stationsäquivalenten psychiatrischen Behandlung nach § 115d Abs. 2 SGB V, Stand 8/2017. https://www.gkv-spitzenverband.de/media/dokumente/krankenversicherung_1/krankenhaeuser/psychiatrie/2017_08_01_KH_Vereinbarung_StaeB_115_d_Abs_2_SGB_V_Unterschriftenfassung.pdf (letzter Zugriff: 14.08.2024).
15. Gemeisamer Bundesausschuss. Richtlinie über die Verordnung von außerklinischer Intensivpflege, Stand 7/2023. https://www.g-ba.de/downloads/62-492-3230/AKI-RL_2023-07-20_iK-2023-09-15.pdf letzter Zugriff: 14.08.2024).
16. Bundesministerium für Gesundheit. Versorgung für Schwerstkranke und Sterbende. https://www.bundesgesundheitsministerium.de/themen/pflege/online-ratgeber-pflege/leistungen-der-pflegeversicherung/schwerstkranke-und-sterbende (letzter Zugriff: 14.08.2024).
17. Medizinischer Dienst Bund. Qualitätsprüfungs-Richtlinien häusliche Krankenpflege und außerklinische Intensivpflege - Grundlagen der Qualitätsprüfungen nach § 275b SGB V (QPR-HKP und AKI). Stand 7/2024. https://md-bund.de/fileadmin/dokumente/Publikationen/SPV/PV_Qualitaetspruefung/QPR_HKP_AKI_13072024.pdf (letzter Zugriff: 14.08.2024).
18. Bayerisches Staatministerium für Familie, Arbeit und Soziales. Alternative Wohnformen. https://www.stmas.bayern.de/wohnen-im-alter/alternative/index.php (letzter Zugriff: 14.08.2024).
19. Verordnung zur Früherkennung und Frühförderung behinderter und von Behinderung bedrohter Kinder (Frühförderungsverordnung - FrühV), Stand 6/2003. https://www.gesetze-im-internet.de/fr_hv/BJNR099800003.html (letzter Zugriff: 14.08.2024).
20. Sozialgesetzbuch (SGB) - Elftes Buch (XI) - Soziale Pflegeversicherung - § 42a Versorgung Pflegebedürftiger bei Inanspruchnahme von Vorsorge- oder Rehabilitationsleistungen durch die Pflegeperson. https://www.gesetze-im-internet.de/sgb_11/__42a.html (letzter Zugriff: 14.08.2024).
21. Deutsche Rentenversicherung. Verbesserung der Situation von Pflegepersonen. https://www.deutsche-rentenversicherung.de/DRV/DE/Ueber-uns-und-Presse/Presse/Pressemitteilungen/Pressemitteilungen-aktuell/2024/2024-07-01-pueg-mitnahme-pflegebed-in-reha.html (letzter Zugriff: 14.08.2024).
22. Lebenshilfe. Wohnen mit Behinderung – wo und wie ich will. https://www.lebenshilfe.de/informieren/wohnen/wohnen-wo-und-wie-ich-will (letzter Zugriff: 14.08.2024).
23. Bayerisches Staatsministerium für Familie, Arbeit und Soziales. Heime für junge Menschen mit Behinderung. https://www.stmas.bayern.de/wohnen/internat/index.php (letzter Zugriff: 14.08.2024).
24. Spitzenverband der gesetzlichen Krankenversicherung. Pflegeberatung nach § 7a GSB XI. www.gkv-spitzenverband.de/pflegeversicherung/beratung_und_betreuung/pflegeberatung/pflegeberatung.jsp (letzter Zugriff: 14.08.2024).
25. Medizinischer Dienst. Für eine gute und gerechte Gesundheitsversorgung. https://www.medizinischerdienst.de/fileadmin/MD-zentraler-Ordner/Downloads/00_MDK_allgemein/Kurz_gefasst_der_Medizinische_Dienst_BF_April_2022.pdf (letzter Zugriff: 14.08.2024)
26. Medizinischer Dienst Bund. Qualitätsprüfungen. https://md-bund.de/richtlinien-publikationen/richtlinien/grundlagen-fuer-begutachtungen-und-qualitaetspruefungen/qualitaetspruefungen.html (letzter Zugriff: 14.08.2024)
27. Deutscher Berufsverband für Pflegeberufe. Familiengesundheitspflege. www.dbfk.de/de/themen/Familiengesundheitspflege.php (letzter Zugriff: 11.01.2021)

KONTAKTADRESSEN

Deutsche Gesellschaft für Care und Case Management, www.dgcc.de
Deutsche Gesellschaft für Palliativmedizin, www.dgpalliativmedizin.de
Medizinischer Dienst Bund, www.medizinischerdienst.de

Kapitel 3

LITERATURNACHWEIS

1. Tiemey AJ, Roper N, Logan WW. Das Roper-Logan-Tiemey-Modell, 3. A. Göttingen: Hogrefe, 2016.
2. Orem DE. Nursing: Concepts of Practice. New York: McGraw-Hill, 1991.
3. Cavanagh, SJ, Winter C. Pflege nach Orem. Freiburg i. B.: Lambertus, 1997.
4. Krohwinkel M. Rehabilitierende Prozesspflege am Beispiel von Apoplexiekranken, 3. A. Bern: Huber, 2007.
5. Schneider W, Lindenberger U (Hrsg.). Entwicklungspsychologie, 8. A. Weinheim: Beltz, 2018.
6. Anastasi A. Vererbung, Umwelt und die Frage: „Wie?" In: Skowbronek H (Hrsg.). Umwelt und Begabung. Stuttgart: Klett, 1973.
7. Erikson EH. Identität und Lebenszyklus. Frankfurt a. M.: Suhrkamp, 1973.
8. Havighurst RJ. Development tasks and education. New York: McKay, 1948.
9. Piaget J, Inhelder B. Die Psychologie des Kindes, 4. A. Stuttgart: Klett Cotta, 1991.
10. Aktionskomitee Kind im Krankenhaus. Europäische Charta Kind im Krankenhaus (EACH-Charta). https://www.akik.de/was-wir-tun/each/each-charta/ (letzter Zugriff: 12.11.2024).
11. Universitätsklinikum Jena – Klinik für Anästhesiologie und Intensivmedizin (Hrsg.). Narkosecomic. Jena 2018. https://www.uniklinikum-jena.de/kai/Patienten+und+Besucher/Narkose/Kinder/Narkosecomic.html (letzter Zugriff: 12.11.2024).
12. Rothgang GW, Bach J. Entwicklungspsychologie, 4 A. Stuttgart: Kohlhammer, 2020.
13. Singer W. Was kann ein Mensch wann lernen? Vortrag anlässlich des ersten Werkstattgespräches der Initiative McKinsey bildet in der Deutschen Bibliothek, Frankfurt a. M. am 12. Juni 2001. https://www.achim-schad.de/mediapool/86/864596/data/Gehirnforschung.pdf (letzter Zugriff: 12.11.2024).
14. Havighurst RJ. Human development and education. New York: Longmans Green, 1953.
15. Lenz A. Interventionen bei Kindern psychisch kranker Eltern. Grundlagen, Diagnostik und therapeutische Maßnahmen, 2. A. Göttingen: Hogrefe, 2014.
16. Cumming E, Henry WE. Growing old: the process of disengagement. New York: Basic Books, 1961.
17. Tartler R. Das Altern in der modernen Gesellschaft. Stuttgart: Enke, 1961.
18. Olbrich E. Kompetenz im Alter. Zeitschrift für Gerontologie 1987; 20(6): 319–330
19. Rang M (Hrsg). Jean-Jacques Rousseau: Emile oder Über die Erziehung. Stuttgart: Reclam, 1963.
20. Pestalozzi JH. Lienhard und Gertrud. Reihe Klinkhardts pädagogische Quellentexte. Bad Heilbrunn: Klinkhardt, 1999.
21. Holzkamp K. Lernen: Subjektwissenschaftliche Grundlegung. Frankfurt a. M.: Campus, 1993.
22. Lazarus RS, Folkman S. Stress, Appraisal and Coping. New York: Springer, 1984.
23. Holmes T, Rahe R. The Social Readjustment Rating Scale. Journal of Psychosomatic Research. 1967; 11(2): 213–218.
24. D'Amelio R. Studienbrief: Krise und Krisenintervention. Version 2010. Universitätskliniken des Saarlands. www.uniklinikum-saarland.de/fileadmin/UKS/Einrichtungen/Kliniken_und_Institute/Medizinische_Kli-

niken/Innere_Medizin_IV/Patienteninfo/Psychologe/KriseninterventionS-TUDIENBRIEF.pdf (letzter Zugriff: 12.11.2024).
25. Werner EE. The children of Kauai: a longitudinal study from the prenatal period to age ten. Honolulu: University of Hawaii Press, 1971.
26. Reivich K, Shatté A. The resilience factor. 7 keys to finding your inner strength and overcoming life's hurdles. New York: Random House, 2003.
27. Kunzler AM, Gilan DA, Kalisch R. et al. Aktuelle Konzepte der Resilienzforschung. Nervenarzt 2018; 89:747–753.
28. Laven A. Adhärenz verstehen, messen, verbessern. Pharmazeutische Zeitung, 10.03.2019. www.pharmazeutische-zeitung.de/verstehen-messen-verbessern/ (letzter Zugriff: 15.08.2024).
29. Schaeffer D, Moers M. Überlebensstrategien-ein Phasenmodell zum Charakter des Bewältigungshandelns chronisch Erkrankter. Pflege & Gesellschaft 2008; 13(1): 6–31. Aus: www.dg-pflegewissenschaft.de/wp-content/uploads/2019/12/Schaeffer-Moers-PuG-1-2008.pdf (letzter Zugriff: 12.11.2024).
30. Riedl M et al. Psychophysische und soziale Veränderungen älterer Menschen durch den Heimeinzug – eine systematische Literaturrecherche. Pflegewissenschaft 2011; 5: 299–311.
31. George W et al. (Hrsg.). Sterben im Krankenhaus – Situationsbeschreibung, Zusammenhänge, Empfehlungen. Gießen: Psychosozial-Verlag, 2013.

WEITERFÜHRENDE LITERATUR

Aktionskomitee Kind im Krankenhaus(Hrsg.). Mitwirkung von Kindern im Krankenhaus – Ein Handbuch für die Praxis. https://www.akik.de/downloads (letzter Zugriff 2.11.2024).
Blinkhan D. Positive Psychologie – Ein Handbuch für die Praxis, 2. A. Paderborn: Junfernmann 2018.
Borger A. Entwicklungspsychologie: Von der Geburt bis zum hohen Alter. Stuttgart: Kohlhammer, 2022.
Das Entwicklungsstufenmodell nach Plaget: lern-psychologie.de/kognitiv/piaget.htm
Dalke R. Lebenskrisen als Entwicklungschancen. München: Penguin, 2024
Kaluza G. Stressbewältigung, 5. A. Berlin: Springer, 2023.
Kienbaum J et al. Entwicklungspsychologie der Kindheit - Von der Geburt bis zum 12. Lebensjahr, 3. A. Stuttgart: Kohlhammer, 2023.
Prieß M. Resilienz – Das Geheimnis innerer Stärke. München: Südwest, 2015.

KONTAKTADRESSEN

Aktionskomitee Kind im Krankenhaus (AKIK) e.V., www.akik.de
Bundesinteressenvertretung für alte und pflegebetroffene Menschen (BIVA-Pflegeschutzbund) e.V., www.biva.de
Leibniz-Institut für Resilienzforschung (LIR): https://lir-mainz.de/
Deutsche Gesellschaft für Sozialpädiatrie und Jugendmedizin e.V.: www.dgspj.de

Kapitel 4

LITERATURNACHWEIS

1. Hundenborn G. Fallorientierte Didaktik in der Pflege – Grundlagen und Beispiele für die Ausbildung und Prüfung. München: Elsevier, 2006.
2. Peplau HE. Zwischenmenschliche Beziehungen in der Pflege. Bern: Huber, 1997. S. 56.
3. FH Bielefeld (Hrsg.). Anforderungs- und Qualifikationsrahmen für den Beschäftigungsbereich der Pflege und persönlichen Assistenz älterer Menschen. www.dip.de/fileadmin/data/pdf/projekte_DIP-Institut/01Anforderungs_und_Qualifikationsrahmen_09_2013.pdf (letzter Zugriff: 15.08.2024).
4. Elsbernd A. Pflegesituationen. Erlebnisorientierte Situationsforschung in der Pflege. Bern: Huber, 2000.
5. Kaiser A. Sinn und Situationen: Grundlinien einer Didaktik der Erwachsenenbildung. Bad Heilbronn, 1985. Zitiert nach: Fachhochschule Bielefeld (Hrsg.). Bericht aus Lehre und Forschung Nr. 18. Kompetenzorientierte Prüfungsgestaltung, Teil 1 – Anhand von Fallbeispielen. ams-forschungsnetzwerk.at/downloadpub/pruefung_kompetenzen_bericht18.pdf (letzter Zugriff: 15.08.2024).
6. GKV-Spitzenverband (Hrsg.) Leitfaden Prävention vom Juni 2000 in der Fassung vom Dezember 2023. https://www.gkv-spitzenverband.de/media/dokumente/krankenversicherung_1/praevention__selbsthilfe__beratung/praevention/praevention_leitfaden/2023-12_Leitfaden_Pravention_barrierefrei.pdf (letzter Zugriff: 15.08.2024).
7. Bundesministerium für Gesundheit. Pflegebedürftigkeit. https://www.bundesgesundheitsministerium.de/themen/pflege/online-ratgeber-pflege/pflegebeduerftig-was-nun/pflegebeduerftigkeit.html (letzter Zugriff: 15.08.2024).
8. Bundesministerium für Gesundheit (Hrsg.) Pflegeleistungen zum Nachschlagen, Stand Juli 2024. https://www.bundesgesundheitsministerium.de/fileadmin/Dateien/5_Publikationen/Pflege/Broschueren/BMG_Pflegeleistungen_zum_Nachschlagen_bf.pdf (letzter Zugriff: 15.08.2024).
9. Medizinischer Dienst Bund. Das Begutachtungsinstrument. https://md-bund.de/themen/pflegebeduerftigkeit-und-pflegebegutachtung/das-begutachtungsinstrument.html (letzter Zugriff: 15.08.2024).
10. Info.Center der R+V-Versicherung. Jeder zweite Deutsche fürchtet Pflegebedürftigkeit, Stand 2018. www.ruv.de/static-files/ruvde/Content/presse/ruv-infocenter/pressemitteilungen/20180508-tag-der-pflege/ruv-aengste-tag-der-pflege.pdf (letzter Zugriff: 15.08.2024).
11. Klie T. DAK-Pflegereport 2019. Aus: www.dak.de/dak/download/191016-pflegereport-klie-pdf-2159034.pdf (letzter Zugriff: 15.08.2024).
13. Bundesministerium für Gesundheit (Hrsg.). Ratgeber Pflege. Alles, was Sie zum Thema Pflege wissen sollten. Stand 1/2014. https://www.bundesgesundheitsministerium.de/service/publikationen/details/ratgeber-pflege (letzter Zugriff: 15.08.2024).
14. Sozialverband Deutschland. Das neue Pflegetagebuch, Stand 2024. https://www.sovd.de/fileadmin/bundesverband/pdf/broschueren/pflege/SoVD-Pflegetagebuch-barrierefrei.pdf (letzter Zugriff: 15.08.2024).
15. Pflegen.de. Das Pflegetagebuch: So belegen Sie Ihren Pflegebedarf realistisch. https://www.pflege.de/pflegende-angehoerige/pflegefall/pflegetagebuch/?psafe_param=1&CID=google_700000001562721.739734162.39003954232.236013663549.dsa-280331591508&gad_source=1&gclid=CjwKCAjw8fu1BhBsEiwAwDrsjOYN-cMCAWx2eE4eMTWhVf102N0Oy1AjUrolU6lsq4lAQoc6j-xCBhoCEXIQAvD_BwE&gclsrc=aw.ds (letzter Zugriff: 15.08.2024).
16. Bundesministerium für wirtschaftliche Zusammenarbeit und Entwicklung. Die globalen Ziele für eine nachhaltige Entwicklung. https://www.bmz.de/de/agenda-2030 (letzter Zugriff: 15.08.2024).
17. Käppeli S (Hrsg.). Pflegekonzepte. Phänomene im Erleben von Krankheit und Umfeld. Band 1. 5. Nachdruck. Bern: Huber, 2009.
18. International Council of Nurses (ICN) (Hrsg.). ICNP – internationale Klassifikation der Pflegepraxis. Bern: Huber, 2003.

WEITERFÜHRENDE LITERATUR

GKV-Bündnis für Gesundheit, https://www.gkv-buendnis.de/publikationen/
Käppeli S (Hrsg.). Pflegekonzepte. Phänomene im Erleben von Krankheit und Umfeld. Band 1. 5. Nachdruck. Bern: Huber, 2009.
Reuschenbach B, Mahler C (Hrsg.). Pflegebezogene Assessmentinstrumente. Internationales Handbuch für Pflegeforschung und -praxis. Bern: Hogrefe, 2020.
Wingenfeld K, Büscher A, Schaeffer D. Recherche und Analyse von Pflegebedürftigkeitsbegriffen und Einschätzungsinstrumenten. Bielefeld: Institut für Pflegewissenschaft an der Universität Bielefeld, IPW, 2007. Aus: https://www.hs-osnabrueck.de/fileadmin/HSOS/Homepages/DNQP/Dateien/Buescher/Recherche_und_Analyse_von_Pflegebeduerftigkeitsbegriffen_und_Einschaetzungsisntrumenten_Maerz_2007.pdf (letzter Zugriff: 15.08.2024).

KONTAKTADRESSEN

Bundesministerium für Gesundheit, www.bundesgesundheitsministerium.de
International Council of Nurses, www.icn.ch
ICNP Browser, www.icn.ch/icnp-browser
Medizinischer Dienst Bund, www.md-bund.de
SGB V (Gesetzliche Krankenversicherung) www.gesetze-im-internet.de/sgb_5/index.html
SGB XI (Soziale Pflegeversicherung) www.gesetze-im-internet.de/sgb_11/index.html
Spitzenverband der Gesetzlichen Krankenversicherung, www.gkv-spitzenverband.de

Kapitel 5

LITERATURNACHWEIS

1. Schmidbauer W. Hilflose Helfer. Über die seelische Problematik der helfenden Berufe. 18. A. Reinbek: Rowohlt, 1992.
2. Sozialgesetzbuch XI. Soziale Pflegeversicherung. www.gesetze-im-internet.de/sgb_11/ (letzter Zugriff: 26.08.2024).
3. Gesetz über die Pflegeberufe (Pflegeberufegesetz) § 5. www.gesetze-im-internet.de/pflbg/__5.html (letzter Zugriff: 26.08.2024).
4. Deutsche Gesellschaft für Medizinische Rehabilitation. Qualitätsgrundsätze. www.degemed.de/wp-content/uploads/2016/07/grundstze-und-ziele-der-degemed_qualittsgrundstze_v2_b.pdf (letzter Zugriff: 26.08.2024).
5. Weltgesundheitsorganisation (WHO). Palliative Care. www.who.int/health-topics/palliative-care (letzter Zugriff: 26.08.2024).
6. Institut für Gerontologie der Universität Heidelberg. Forschung. www.gero.uni-heidelberg.de/forschung/index.html (letzter Zugriff: 26.08.2024).
7. Bengel J, Strittmatter R, Willmann H. Was erhält Menschen gesund? Antonovskys Modell der Salutogenese – Diskussionsstand und Stellenwert. Forschung und Praxis der Gesundheitsförderung, Band 6. Köln: Bundeszentrale für gesundheitliche Aufklärung, 2001. shop.bzga.de/band-06-was-erhaelt-menschen-gesund-antonovskys-modell-der-salutogen-60606000/ (letzter Zugriff: 26.08.2024).
8. Brandes, S. Stark, W. Empowerment/Befähigung. In: Bundeszentrale für gesundheitliche Aufklärung (BZgA) (Hrsg.). Leitbegriffe der Gesundheitsförderung und Prävention. Glossar zu Konzepten, Strategien und Methoden. doi.org/10.17623/BZGA:Q4-i010-2.0 (letzter Zugriff: 26.08.2024).
9. Nau J. Empowerment als Konzept für die Pflege. Pflegepädagogik. 2005; 3: 152–158.
10. United Nations. Allgemeine Erklärung der Menschenrechte. Resolution 217 A (III) der Generalversammlung vom 10. Dezember 1948. www.ohchr.org/EN/UDHR/Documents/UDHR_Translations/ger.pdf (letzter Zugriff: 26.08.2024).
11. Peplau HE. Interpersonale Beziehungen in der Pflege: Ein konzeptueller Bezugsrahmen für eine psychodynamische Pflege. Kassel: Recom, 1995.
12. Hauschild I. Das Problem von Nähe und Distanz in der Pflege aus der Sicht einer Betroffenen. Aus: www.forsea.de/contentbeitrag-577-648-das_problem_von_naehe_und_distanz_in_der_pflege_.html (letzter Zugriff: 26.08.2024).
13. Schroth C. Anzeigerecht für Pflegekräfte – Ist Whistleblowing erlaubt? Die Schwester, Der Pfleger. 2012; 51(3): 304–307.
14. Europäischer Gerichtshof für Menschenrechte (EGMR) Urteil vom 21.07.2011, Beschwerde-Nr. 28274/08, Heinisch v. Germany. www.institut-fuer-menschenrechte.de/menschenrechtsschutz/datenbanken/rechtsprechungsdatenbank-ius-menschenrechte/detail/beschwerde-nr-2827408 (letzter Zugriff: 26.08.2024).
15. Gesetz für einen besseren Schutz hinweisgebender Personen (Hinweisgeberschutzgesetz - HinSchG) www.gesetze-im-internet.de/hinschg/HinSchG.pdf (letzter Zugriff: 26.08.2024).
16. Strohscheer I, Samonigg H. Erfahrungen mit dem Lehrmodell der ethischen Fallbesprechungen nach dem Ulmer Modell. Zeitschrift für Palliativmedizin. 2005; 6(1): 83.
17. Zegelin-Abt A, Huneke M J. Grundzüge einer systematischen Pflegeberatung. Pflegewissenschaft. 1999; 1: 11–18.
18. Fünftes Sozialgesetzbuch (SGB V) - Gesetzliche Krankenversicherung. www.gesetze-im-internet.de/sgb_5/__33.html (letzter Zugriff: 28.06.2024).
19. Elftes Sozialgesetzbuch (SBG XI) - Soziale Pflegeversicherung. www.gesetze-im-internet.de/sgb_11/__40.html (letzter Zugriff: 28.08.2024).
20. Medical Device Regulation (MDR) des Europäischen Parlaments und des Rates von 5/2017. https://eur-lex.europa.eu/legal-content/DE/TXT/HTML/?uri=CELEX:32017R0745&from=DE (letzter Zugriff: 28.08.2024).
21. Bundesministerium der Justiz. Verordnung über das Einrichten, Betreiben und Anwenden von Medizinprodukten. https://www.gesetze-im-internet.de/mpbetreibv/ (letzter Zugriff: 28.08.2024).

WEITERFÜHRENDE LITERATUR

ICN-Ethikkodex für Pflegefachpersonen, Stand 2021, www.dbfk.de/de/dbfk/Ethikkodex.php

Koch-Straube U. Beratung in der Pflege. Bern: Huber, 2008.

Kubli C, Sernier S. Empowerment in der Pflegepraxis. Bern: HEP Verlag, 2012.

Lay R. Ethik in der Pflege: Das Lehrbuch für alle Bereiche der Pflege, 3. A. Hannover: Schlütersche, 2022.

Reibnitz v C, Sonntag K et al. Patientenorientierte Beratung in der Pflege: Leitfäden und Fallbeispiele. Berlin: Springer, 2016.

Wiesemann C. Autonomie und Vertrauen. Schlüsselbegriffe der modernen Medizin: webdoc.sub.gwdg.de/univerlag/2013/autonomie_und_vertrauen.pdf (letzter Zugriff: 26.08.2024).

Zentrum für Qualität in der Pflege (ZQP). Qualitätsrahmen für Beratungen in der Pflege, 1. A. 2016. https://www.zqp.de/wp-content/uploads/Qualitaetsrahmen_Beratung_Pflege.pdf.

KONTAKTADRESSEN

Akademie für Ethik in der Medizin, www.aem-online.de

Deutscher Berufsverband für Pflegeberufe (DBfK) e.V., www.dbfk.de

Deutscher Pflegerat e.V. Bundesarbeitsgemeinschaft Pflege- und Hebammenwesen, www.deutscher-pflegerat.de

Die Pflege-Charta, www.wege-zur-pflege.de/pflege-charta

www.dbfk.de/media/docs/download/Allgemein/ICN-Ethikkodex-2012-deutsch.pdf

Charta zur Betreuung schwerstkranker und sterbender Menschen in Deutschland, www.charta-zur-betreuung-sterbender.de

Kapitel 6

LITERATURNACHWEIS

1. Bundesministerium für Gesundheit. Fallpauschalen – Geschichtliche Entwicklung. https://www.bundesgesundheitsministerium.de/service/begriffe-von-a-z/f/fallpauschalen (letzter Zugriff: 22.08.2024).
2. Rimbach-Schurig M. Entlassung: Wer regelt was? Die Schwester. Der Pfleger. 2018; 57(3) 2018. 78–80.
3. Deutsches Netzwerk für Qualitätsentwicklung in der Pflege (DNQP) Expertenstandard Entlassungsmanagement in der Pflege. 2. Aktualisierung. Osnabrück: DNQP, 2019.
4. Hartwig J. et al. Entlassungsvorbereitungen im Krankenhaus aus der Sicht älterer, pflegebedürftiger Patienten. Pflege. 2008; 21: 157–162.
5. Heller G. et al. Welche Patienten haben einen erhöhten Bedarf für ein Entlassungsmanagement? Ergebnisse einer Literaturstudie und einer empirischen Risikoanalyse. Pflegewissenschaft. 2017; 19(1–2), 88–95.
6. Wingenfeld K. Pflegerisches Entlassungsmanagement im Krankenhaus. Konzepte, Methoden und Organisationsformen patientenorientierter Hilfen. Stuttgart: Kohlhammer, 2020.
7. Ewers M., Schaeffer D. Einleitung: Case Management als Innovation im deutschen Sozial- und Gesundheitswesen. In: Ewers M, Schaeffer D. Case Management in Theorie und Praxis. Bern: Huber, 2005. S. 7–27.
8. Ehlers C, Kollak I. Care und Case Management in der Pflege für die Aus-, Fort- und Weiterbildung. Berlin: Cornelsen, 2011.
9. Ewers M. Das anglo-amerikanische Case Management: Konzeptionelle und methodische Grundlagen. In: Ewers M, Schaeffer D. Case Management in Theorie und Praxis. Bern: Huber, 2005. S. 53–90.
10. Weltgesundheitsorganisation (WHO). The contemporary use of standards in health care. Genf: WHO, 1993.
11. Deutsches Netzwerk für Qualitätsentwicklung in der Pflege (DNQP). Expertenstandards und Auditinstrumente. www.dnqp.de/expertenstandards-und-auditinstrumente/ (letzter Zugriff: 22.08.2024).
12. Bölicke C. Standards in der Pflege. Entwickeln – einführen – überprüfen. München: Elsevier, 2007.
13. Geschäftsstelle Qualitätsausschuss in der Pflege e.V. Entwicklung und Aktualisierung von Expertenstandards nach § 113a SGB XI. https://www.gs-qsa-pflege.de/project/entwicklung-und-aktualisierung-von-expertenstandards-nach-%c2%a7-113a-sgb-xi/ (letzter Zugriff: 22.08.2024).

14. Geschäftsstelle Qualitätsausschuss in der Pflege e.V. Expertenstandard nach § 113a SGB XI „Erhaltung und Förderung der Mobilität in der Pflege" Aktualisierung 2020. https://www.gs-qsa-pflege.de/wp-content/uploads/2023/05/Expertenstandard-%E2%80%9EErhaltung-und-Foerderung-der-Mobilitaet-in-der-Pflege-Aktualisierung-2020.pdf (letzter Zugriff: 22.08.2024).
15. Deutsches Netzwerk für Qualitätsentwicklung in der Pflege (DNQP). Expertenstandard Sturzprophylaxe in der Pflege. Osnabrück: DNQP, 2022: 23.
16. Rösen EE. Pflegedokumentation in der Altenpflege. München: Elsevier, 2019.
17. Ein-STEP Projektbüro. Über EinSTEP. www.ein-step.de/ueber-einstep/ (letzter Zugriff: 22.08.2024)
18. Ein-STEP Projektbüro. Informations- und Schulungsunterlagen zur Einführung des Strukturmodells in der ambulanten, stationären und teilstationären Langzeitpflege. Version 2.0. Berlin: EinSTEP, 2017. https://www.ein-step.de/schulungsunterlagen/schulungsunterlagen/ (letzter Zugriff: 22.08.2024)
19. Krems B. Qualitätsmanagement. In: Online-Verwaltungslexikon. www.olev.de/q/qm (letzter Zugriff: 22.08.2024).
20. Schmidt S. Das QM-Handbuch. Qualitätsmanagement für die ambulante Pflege. Heidelberg: Springer, 2016.

WEITERFÜHRENDE LITERATUR

Bühler E. Überleitungsmanagement und Integrierte Versorgung. Brücke zwischen Krankenhaus und nachstationärer Versorgung. Stuttgart: Kohlhammer, 2013.

Wiedenhöfer D. et al. Entlassungsmanagement. Versorgungsbrüche vermeiden, Schnittstellen optimieren. Bern: Huber, 2010.

Beikirch E, Nolting HD, Wipp M. Dokumentieren mit dem Strukturmodell. Grundlagen – Einführung – Management. Hannover: Vincentz, 2017.

Borgiel UM. Maßnahmenplanung und Dokumentation in der Pflege: Richtig mit dem Strukturmodell und SIS arbeiten. München: Elsevier, 2020.

Hellmann, S. Praxisratgeber: Von der SIS® zur Maßnahmenplanung. Formulierungshilfen zu den Themenfeldern – pflegefachliche Einschätzung & Maßnahmen. Hannover: Schlütersche, 2022.

Hindrichs S, Rommel U. Expertenstandards praktisch anwenden: Im Kontext von Strukturmodell und neuem Pflegebedürftigkeitsbegriff. Hannover: Vincentz, 2018.

Kuntsche P, Börchers K. Qualitäts- und Risikomanagement im Gesundheitswesen. Berlin: Springer Gabler, 2017.

Manthey M, et al. Primary Nursing: Ein personenbezogenes Pflegesystem. Bern: Hogrefe, 2011.

Rimbach-Schurig M. Krankenhausentlassung 2019/2020: Anschlussversorgung sicherstellen. Regensburg: Walhalla, 2019.

Schmidt S. Expertenstandards in der Pflege – eine Gebrauchsanweisung. 4. A. Heidelberg: Springer, 2019.

Wendt WR. Case Management im Sozial- und Gesundheitsweisen: Eine Einführung. Freiburg: Lambertus, 2018.

Wingenfeld K. Pflegerisches Entlassungsmanagement im Krankenhaus: Konzepte, Methoden und Organisationsformen patientenorientierter Hilfen. 2. A. Stuttgart: Kohlhammer, 2020.

KONTAKTADRESSEN

Deutsche Gesellschaft für Care und Case Management (DGCC) e.V., www.dgcc.de

Einführung des Strukturmodells zur Entbürokratisierung der Pflegedokumentation (EinSTEP), www.ein-step.de

Deutsche Gesellschaft für Qualität (DGQ) e.V., www.dgq.de

Deutsches Netzwerk für Qualitätsentwicklung in der Pflege (DNQP), www.dnqp.de

Zentrum für Qualität in der Pflege (ZQP), www.zqp.de

Kapitel 7

LITERATURNACHWEIS

1. Fiechter V, Meier M. Pflegeplanung: Eine Anleitung für die Praxis. 2. A. Basel: Recom, 1981.
2. Hall L. The Aspects of Care, Cure, Core. www.nursing-theory.org/nursing-theorists/Lydia-E-Hall.php (letzter Zugriff: 29.08.2024).
3. Pflegeberufegesetz, § 4 Vorbehaltene Tätigkeiten. www.gesetze-im-internet.de/pflbg/__4.html (letzter Zugriff: 29.08.2024).
4. Rahmenlehrpläne der Fachkommission nach § 53 PflBG Aus: www.bibb.de/dienst/publikationen/de/16560 (letzter Zugriff: 29.08.2024).
5. Krohwinkel M. Rehabilitierende Prozesspflege am Beispiel von Apoplexiekranken. Fördernde Prozesspflege als System, 3. A. Bern: Huber, 2007.

WEITERFÜHRENDE LITERATUR

Budnik B, Kreikenbaum J. Pflegeplanung leicht gemacht, 9. A. München: Elsevier, 2022.

Ehmann M, Völkel I. Spezielle Pflegeplanung in der Altenpflege, 7. A. München: Elsevier, 2021.

Medizinischer Dienst der Spitzenverbände der Krankenkassen e.V. Grundsatzstellungnahme Pflegeprozess und Dokumentation, Stand 2005. https://md-bund.de/fileadmin/dokumente/Publikationen/SPV/Grundsatzstellungnahmen/30_Pflegeprozess_Dok_2005.pdf (letzter Zugriff: 29.08.2024).

NANDA International (ed.). Nursing Diagnoses: Definitions and Classification 2021–23. Stuttgart: Thieme, 2021.

Stefan H, et al. (Hrsg.) POP – Praxisorientierte Pflegediagnostik: Pflegediagnosen, Ziele und Maßnahmen nach der Version POP2, 3. A. Berlin, Heidelberg: Springer, 2022.

Wieteck P. (Hrsg.) ENP-Praxisleitlinien: Pflegediagnosen, Pflegeziele, Pflegemaßnahmen. Stuttgart: Thieme, 2020.

KONTAKTADRESSEN

ACENDIO, www.acendio.net; Europäischer Verband u.a. zur Entwicklung von gemeinsamen Pflegediagnosen

NANDA International, www.nanda.org; Nordamerikanischer Verband zur Entwicklung von Pflegediagnosen

Center for Nursing Classification and Clinical Effekctiveness (CNC), https://nursing.uiowa.edu/center-for-nursing-classification-and-clinical-effectiveness

Kapitel 8

LITERATURNACHWEIS

1. Wiater W. Wissensmanagement – Eine Einführung für Pädagogen. Wiesbaden: Verlag für Sozialwissenschaften, 2007.
2. Möhler R, Richter T, Köpke S, Meyer G. Interventions for preventing and reducing the use of physical restraints for older people in all long-term care settings. Cochrane Database of Systematic Reviews TBD, Issue TBD. Art. No.: CD007546. DOI: 10.1002/14651858.CD007546.pub3.
3. Scheibler P. Qualitative versus quantitative Forschung. https://studi-lektor.de/tipps/qualitative-forschung/qualitative-quantitative-forschung.html (letzter Zugriff: 30.08.2024).
4. Hammer GP et al. Vermeidung verzerrter Ergebnisse in Beobachtungsstudien. In: Dtsch Arztebl Int 2009; 106(41): 664-8. www.aerzteblatt.de/archiv/66222/Vermeidung-verzerrter-Ergebnisse-in-Beobachtungsstudien (letzter Zugriff: 30.08.2024).
5. Higdon JV, Balz F. Coffee and Health: A Review of Recent Human Research. Critical Reviews in Food Science and Nutrition. 2006; 46(2): 101–123. www.tandfonline.com/doi/pdf/10.1080/10408390500400009 (letzter Zugriff: 30.08.2024).
6. Mayring, P. Einführung in die qualitative Sozialforschung, 7. A. Weinheim: Beltz, 2023
7. Behrens J, Langer G. Evidence-based Nursing and Caring. Methoden und Ethik der Pflegepraxis und Versorgungsforschung, 5. A. Bern: Hogrefe, 2021.
8. Schröder G, Kottner J. Dekubitus und Dekubitusprophylaxe. Bern: Hogrefe, 2012.
9. Meyer G, Balzer K, Sascha K. Evidenzbasierte Pflegepraxis – Diskussionsbeitrag zum Status quo. Z Evid Fortbild Qual Gesundh.wesen (ZEFQ). 2013; 107: 30–35.

10. Bundesinstitut für berufliche Bildung (Hrsg.) Sinkt die Halbwertszeit von Wissen? Theoretische Annahmen und empirische Befunde. www.bibb.de/dienst/publikationen/de/download/16571 (letzter Zugriff: 30.08.2024).
11. Dennis M. Effectiveness of thigh-length graduated compression stockings to reduce the risk of deep vein thrombosis after stroke (CLOTS trial 1): a multicentre randomised controlled trial. Lancet. 2009; 373: 1.958–1.965. www.ncbi.nlm.nih.gov/pmc/articles/PMC2692021 (letzter Zugriff: 30.08.2009).
12. Powers WJ et al. 2018 Guidelines for the early management of patients with acute ischemic stroke: a guideline for healthcare professionals from the American Heart Association/American Stroke Association. Stroke. 2018; 49:e46–e99.
13. Muir-Gray JA. Evidence-based, locally owned, patient-centred guideline development. British Journal of Surgery. 1997; 12: 1.636–1.637.
14. DiCenso A, Guyatt G, Ciliska D. Evidence-Based Nursing. A Guide to Clinical Practice. St. Louis: Mosby, 2005.
15. Straus, S. E. (2011). Evidence-based medicine: how to practice and teach EBM 4.A. Edinburgh: Elsevier Churchill Livingstone. S. 15–16
16. Schlömer G. Evidence-based nursing. In: Pflege 2000; 13: 47–52.
17. Stiftung ZQP. Pflegerische Leitlinien und Standards. https://pflegeleitlinien.zqp.de (letzter Zugriff: 30.08.2024).
18. AWMF (Hrsg.) Schmerzassessment bei älteren Menschen in der vollstationären Altenhilfe. Leitlinie in Überarbeitung. https://register.awmf.org/assets/guidelines/145-001m_S3_Schmerzassessment-bei-aelteren-Menschen_in-der-vollstationaeren_Altenhilfe_2018-02-abgelaufen.pdf (letzter Zugriff: 3o.08.2024).
19. Geschäftsstelle Qualitätsausschuss in der Pflege e.V. Entwicklung und Aktualisierung von Expertenstandards nach § 113a SGB XI. https://www.gs-qsa-pflege.de/project/entwicklung-und-aktualisierung-von-expertenstandards-nach-%c2%a7-113a-sgb-xi/ (letzter Zugriff: 30.08.2024).
20. Geschäftsstelle Qualitätsausschuss in der Pflege e.V. Expertenstandard nach § 113a SGB XI „Erhaltung und Förderung der Mobilität in der Pflege" Aktualisierung 2020. https://www.gs-qsa-pflege.de/wp-content/uploads/2023/05/Expertenstandard-%E2%80%9EErhaltung-und-Foerderung-der-Mobilitaet-in-der-Pflege-Aktualisierung-2020.pdf (letzter Zugriff: 30.08.2024).
21. Balzer K, Meyer G, Köpke S. Was ist Evidenzbasierte Pflege(-praxis)? In: Gaertner T et al. (Hrsg.) Die Pflegeversicherung. Handbuch zur Begutachtung, Qualitätsprüfung, Beratung und Fortbildung. Berlin: de Gruyter, 2020. S. 45–60.
22. Bartholomeyczik S et al. Rahmenempfehlungen zum Umgang mit herausforderndem Verhalten bei Menschen mit Demenz in der stationären Altenhilfe. Berlin: Bundesministerium für Gesundheit, 2007. https://www.bundesgesundheitsministerium.de/service/publikationen/details/rahmenempfehlungen-zum-umgang-mit-herausforderndem-verhalten-bei-menschen-mit-demenz-in-der-stationaeren-altenhilfe (letzter Zugriff: 30.08.2024).
23. Meleis A. Pflegetheorie. Bern: Huber 1999.
24. Hallersleben J. Typologien von Pflegemodellen Diskussion ihrer Nützlichkeit unter besondererBerücksichtigung der Typologie von A. I. Meleis www.dg-pflegewissenschaft.de/wp-content/uploads/2017/06/PG-2-2003-Hallensleben.pdf (letzter Zugriff: 30.08.2024).
25. Fawcett, J. Erckenbrecht, I. Konzeptuelle Modelle der Pflege im Überblick. Huber, Bern 1998.
26. Roper, N et al. Die Elemente der Krankenpflege, 4. A. Basel: RECOM 1993.
27. Roper N. et al. Das Roper-Logan-Tierney-Modell, 3. A. Bern: Hogrefe, 2016.
28. Juchli L. Pflege – Praxis und Theorie der Gesundheits- und Krankenpflege, 7. A. Stuttgart: Thieme 1997.
29. Krohwinkel M. Der Pflegerische Beitrag zur Gesundheit in Forschung und Praxis. Nomos, Baden-Baden 1992.
30. Krohwinkel, M. Rehabilitierende Prozesspflege am Beispiel von Apoplexiekranken, 2. A. Huber Bern 2007
31. Orem DE. Nursing: Concepts of Practice. McGraw-Hill, New York 1991.
32. Cavanagh SJ, Winter C. Pflege nach Orem. Freiburg/Br.: Lambertus, 1997.
33. Peplau HE. Zwischenmenschliche Beziehungen in der Pflege. Bern: Huber, 1997.
34. Corbin JM The Corbin and Strauss Illness Trajectory Model: An Update. Scholarly Inquiry for Nursing Practice. 1998; 12(1): 33–41.
35. Corbin J. et al. Das Trajektkonzept. In: Schaeffer D. (Hrsg.): Bewältigung chronischer Krankheit im Lebenslauf. Bern: Huber, 2009.
36. King I. Die Theorie der Zielerreichung. In: Mischo-Kelling M, Wittneben K. (Hrsg.) Pflegebildung und Pflegetheorien. München: Urban und Schwarzenberg, 1995.
37. Leininger M. Kulturelle Dimensionen menschlicher Pflege. Freiburg/Br.: Lambertus, 1998.

WEITERFÜHRENDE LITERATUR

Benner P. Stufen zur Pflegekompetenz, 3. Aufl. Bern: Hogrefe, 2017.
Burns N, Grove SK. Pflegeforschung verstehen und anwenden. München: Elsevier, 2005.
Köllner HP, Madleitner BM. Pflegetheorien mittlerer Reichweite Stuttgart: Facultas, 2023.
Neumann-Ponesch S. Modelle und Theorien in der Pflege, 5. A. Stuttgart: Facultas, 2021.
Roper N et al. Das Roper-Logan-Tierney-Modell: Basierend auf Lebensaktivitäten, 4. A. Bern: Hogrefe 2023.
Schaeffer D et al. Pflegetheorien – Beispiele aus den USA, 2. A. Bern: Huber, 2008.
Vosseler B. Trajectory Work Model als theoretischer Bezugsrahmen für Case Management. In: Deimel D, Müller ML (Hrsg.). Entlassmanagement: Vernetztes Handeln durch Patientenkoordination. Stuttgart: Thieme, 2013.
Walter A, Fichtmüller F. Pflegen lernen: Empirische Begriffs- und Theoriebildung zum Wirkgefüge von Lernen und Lehren beruflichen Pflegehandelns. Göttingen: Unipress, 2007.

KONTAKTADRESSEN

Arbeitsgemeinschaft der Wissenschaftlichen Medizinischen Fachgesellschaften, www.awmf.org
Deutsches Netzwerk für evidenzbasierte Medizin e.V. (EbM), www.ebm-Netzwerk.de
Deutsches Netzwerk für Qualitätsentwicklung in der Pflege (DNQP), www.dnqp.de
FIT-Nursing Care, www.fit-care.ch
German Center für Evidence-based Nursing, www.ebnzentrum.de
Guidelines International Network, https://g-i-n.net
Manual zur Literaturrecherche in Fachhdatenbanken, www.refhunter.de
Programm für Nationale Versorgungsleitlinien, www.leitlinien.de
Zentrum für Qualität in der Pflege, www.zqp.de

Kapitel 9

LITERATURNACHWEIS

1. Krull B. Delegation ärztlicher Leistungen an nichtärztliches Personal: Möglichkeiten und Grenzen. Dtsch Arztebl 2015; 112(3): 2
2. Kassenärztliche Bundesvereinigung und GKV-Spitzenverband. Anlage 24 zum Bundesmantelvertrag-Ärzte (BMV-Ä): Verordnung über die Delegation ärztlicher Leistungen an nichtärztliches Personal in der ambulanten vertragsärztlichen Versorgung gemäß § 28 Abs. 1 S. 3 SGB V, Stand Oktober 2015). https://www.kbv.de/media/sp/24_Delegation.pdf (letzter Zugriff: 03.09.2024).
3. Bundesverband Medizintechnologie. Delegation ärztlicher Leistungen vom 18.01.2018. www.bvmed.de/de/versorgung/ambulanter-bereich/delegation-aerztlicher-leistungen (letzter Zugriff: 03.09.2024).
4. Verordnung zur Ausführung des Pflege- und Wohnqualitätsgesetzes und Weiterbildungen in der Pflege und Hebammenkunde. https://www.gesetze-bayern.de/Content/Document/BayAVPfleWoqG (letzter Zugriff: 03.09.2024).
5. Sozialgesetzbuch XI – Soziale Pflegeversicherung §71 Pflegeeinrichtungen. https://www.gesetze-im-internet.de/sgb_11/__71.html (letzter Zugriff: 03.09.2024).

6. Robert Koch-Institut (RKI). Meldepflichtige Krankheiten und Krankheitserreger. Übersichtstabelle. Stand: 16.November 2020. Aus: www.rki.de/DE/Content/Infekt/IfSG/Meldepflichtige_Krankheiten/Meldepflichtige_Krankheiten_node.html (letzter Zugriff: 03.09.2024).
7. Weitere Grundlage sind die jeweils genannten Gesetze und Verordnungen. Das Bundesministerium der Justiz und das Bundesamt für Justiz stellen diese kostenlos im Internet bereit. Sie können abgerufen werden unter www.gesetze-im-internet.deEin weiteres kostenloses juristisches Informationsportal: www.dejure.org

WEITERFÜHRENDE LITERATUR

Bohnes H. Recht in der Pflege und in Gesundheitsberufen, 3. A. Regensburg: Walhalla Fachverlag, 2023.

Höfert R. Von Fall zu Fall – Pflege im Recht, 4. A. München: Springer, 2017.

Kienzle T. Das Recht in der Heilerziehungs- und Altenpflege, 8. A. Stuttgart: Kohlhammer, 2017.

Mürbe, M et al.: Berufs-, Gesetzes- und Staatsbürgerkunde (Kurzlehrbuch für Pflegeberufe), 13. A. München: Elsevier, Urban & Fischer, 2019.

Schelling B, Gaibler T. Aufklärungspflicht und Einwilligungsfähigkeit: Regeln für diffizile Konstellationen. Deutsches Ärzteblatt. 2012; 109(10): A-476/B-410/C-406. www.aerzteblatt.de/archiv/123624/ (letzter Zugriff: 03.09.2024).

Siefarth T. Aufbauwissen PFLEGE Recht, 2. A. München: Elsevier, Urban & Fischer, 2023.

KONTAKTADRESSEN

Bundesnotarkammer – Zentrales Vorsorgeregister, www.vorsorgeregister.de

Deutscher Ethikrat, www.ethirat.org

Juristische Informationsportale zum Nachlesen der Gesetzestexte: www.gesetze-im-internet,

www.dejure.org

Werdenfelser Weg- Das Original, www.werdenfelser-weg-original.de

Zentralstelle Patientenverfügung, www.patientenverfuegung.de

Kapitel 10

LITERATURNACHWEIS

1. Nationales Referenzzentrum für Surveillance von nosokomialen Infektionen. Deutsche nationale Punkt-Prävalenzerhebung zur nosokomialen Infektionen und Antibiotika-Anwendung 2022 – Abschlussbericht. https://www.nrz-hygiene.de/files/Projekte/PPS%202022/PPS_2022_Abschlussbericht_Final_Upload.pdf (letzter Zugriff: 06.09.2024).
2. Bär W. Physiologische Bakterienflora. In: Suerbaum S et.al. (Hrsg.). Medizinische Mikrobiologie und Infektiologie, 9. A. Heidelberg: Springer, 2020.
3. Kommission für Krankenhaushygiene und Infektionsprävention beim Robert Koch-Institut (KRINKO). Infektionsprävention im Rahmen der Pflege Und Behandlung von Patienten mit übertragbaren Krankheiten, Stand 2015. https://www.rki.de/DE/Content/Infekt/Krankenhaushygiene/Kommission/Downloads/Infektionspraev_Pflege_Diagnostik_Therapie.pdf (letzter Zugriff: 06.09.2024)
4. Bundesministerieum für Umwelt, Naturschutz, nukleare Sicherheit und Verbraucherschutz. Infektionen durch Schildzecken, Stechmücken und Nagetiere im Klimawandel. https://www.bmuv.de/themen/gesundheit/gesundheit-im-klimawandel/infektionserreger (letzter Zugriff: 06.09.2024).
5. Robert-Koch-Institut. Auswirkungen des Klimawandels auf Infektionskrankheiten. https://www.rki.de/DE/Content/GesundAZ/K/Klimawandel_Gesundheit/Klimawandel_Infektionskrankheiten.html?nn=13282488 (letzter Zugriff: 06.09.2024).
6. Robert-Koch-Institut. Nosokomiale Ausbrüche, Stand: 03/2024. www.rki.de/DE/Content/Infekt/Ausbrueche/nosokomial/nosokomiale_Ausbrueche_node.html (letzter Zugriff: 06.09.2024).
7. Nationales Referenzzentrum für Surveillance von nosokomialen Infektionen. Abschlussbericht 2022. https://www.nrz-hygiene.de/files/Projekte/PPS%202022/PPS_2022_Abschlussbericht_Final_Upload.pdf (letzter Zugriff: 06.09.2024).
8. Robert-Koch-Institut. RKI-Ratgeber Clostridioides difficile – Vorkommen, Stand 02.2018. https://www.rki.de/DE/Content/Infekt/EpidBull/Merkblaetter/Ratgeber_Clostridium.html#doc2393684bodyText3 (letzter Zugriff: 06.09.2024).
9. Müller A et al. Perinatal und postnatal erworbene Infektionen. In: Hoffmann GF et al. (Hrsg.). Pädiatrie – Grundlagen und Praxis. Berlin-Heidelberg: Springer, 2020. S. 1–16.
10. Kommission für Krankenhaushygiene und Infektionsprävention beim Robert Koch-Institut (KRINKO) (Hrsg.). Empfehlung zur Prävention nosokomialer Infektionen bei neonatologischen Intensivpflegepatienten mit einem Geburtsgewicht unter 1500 g. Bundesgesundheitsbl. 2007; 50(10): 1265–1303.
11. Meyer T. Folgekosten nosokomialer Krankenhausinfektionen sind immens. In: Health & Care Management 4/2019. www.hcm-magazin.de/folgekosten-nosokomialer-krankenhausinfektionen-sind-immens/150/25760/387317 (letzter Zugriff: 06.09.2024).
12. Kommission für Krankenhaushygiene und Infektionsprävention beim Robert Koch-Institut (KRINKO). Personelle und organisatorische Voraussetzungen zur Prävention nosokomialer Infektionen, Stand 2023. https://www.rki.de/DE/Content/Infekt/Krankenhaushygiene/Kommission/Downloads/Rili_Hygmanagement.pdf?__blob=publicationFile (letzter Zugriff: 06.09.2024).
13. Robert Koch-Institut. Gesundheit schützen, Risiken erforschen, 4. A. 2016. www.rki.de/DE/Content/Institut/OrgEinheiten/Gesundheit_schuetzen.pdf?__blob=publicationFile (letzter Zugriff: 06.09.2024).
14. Kommission für Krankenhaushygiene und Infektionsprävention beim Robert Koch-Institut (KRINKO). Aktuelle KRINKO-Empfehlungen auf einen Blick, Stand 10/2023. https://www.rki.de/DE/Content/Infekt/Krankenhaushygiene/Kommission/Tabelle_gesamt.html (letzter Zugriff: 06.09.2024).
15. Deutsche Gesellschaft für Krankenhaushygiene. Grundkurs für hygienebeauftragte Pflegekräfte. https://www.krankenhaushygiene.de/pdfdata/weiterbildung/curriculum_grundkurs_hygienebeauftragte_pflegekraefte.pdf (letzter Zugriff: 06.09.2024).
16. Deutsche Gesellschaft für Krankenhaushygiene. Rahmenlehrplan Weiterbildungsqualifikation zur Fachkraft für Hygiene und Infektionsprävention, Stand 06/2021. https://www.krankenhaushygiene.de/pdfdata/2021_06_DGKH_Rahmenlehrplan_HFK.pdf (letzter Zugriff: 06.09.2024).
17. Deutsche Gesellschaft für Krankenhaushygiene. Empfehlungen zum hygienegerechten Umgang mit Therapiehunden in Krankenhäusern und vergleichbaren Einrichtungen. Hyg Med. 2017; 42(10): 197–198.
18. Niklas S. Die Basishygiene ist das A und O. In: Die Schwester Der Pfleger 2017; 1: 26 ff.
19. Ständige Impfkommission beim Robert Koch-Institut. Epidemiologisches Bulletin, Stand 01/2024. https://www.rki.de/DE/Content/Infekt/EpidBull/Archiv/2024/Ausgaben/04_24.pdf?__blob=publicationFile (letzter Zugriff: 06.09.2024).
20. Robert Koch-Institut. Masernschutzgesetz, Stand 03/2023. https://www.rki.de/DE/Content/Infekt/Impfen/ImpfungenAZ/MMR_Masern/Masernschutzgesetz.html (letzter Zugriff: 06.09.2024).
21. Kommission für Krankenhaushygiene und Infektionsprävention beim Robert Koch-Institut. Händehygiene in Einrichtungen des Gesundheitswesens. Bundesgesundheitbl. 2016; 59(9): 1.189–1.220.
22. Deutsche Gesellschaft für Krankenhaushygiene u. a. S2k-Leitlinie Händedesinfektion und Händehygiene, Stand 02/2023. https://www.krankenhaushygiene.de/pdfdata/275_310_DGKH_S2k-LL%20HD%20und%20HH_HM_11_23.pdf (letzter Zugriff: 06.09.2024).
23. Bundeszentrale für gesundheitliche Aufklärung (BzgA). Händewaschen. www.infektionsschutz.de/haendewaschen/ (letzter Zugriff: 06.09.2024).
24. Popp W et al. Hygiene in der ambulanten Pflege. Eine Erfassung bei Anbietern. Bundesgesundheitsbl. 2006; 49(12): 1195–1204.
25. Scherrer M et al. Bereichskleidung und ihr Beitrag zur Partikelbelastung im OP. Krankenhaushygiene + Infektionsverhütung 2012; 34(1): 4–9.
26. Niklas S. Dienst- und Schutzkleidung. Serie Infektionsschutz. Die Schwester, Der Pfleger 2012; 51(10): 982–987.

27. Robert Koch-Institut. Zur Richtlinie für Krankenhaushygiene und Infektionsprävention. Anforderungen der Krankenhaushygiene und des Arbeitsschutzes an die Hygienebekleidung und persönliche Schutzausrüstung (Stand 2007). www.rki.de/DE/Content/Infekt/Krankenhaushygiene/Kommission/Downloads/Arbeitsschutz_pdf.pdf?__blob=publicationFile (letzter Zugriff: 06.09.2024).
28. Deutsche Gesellschaft für Krankenhaushygiene DGKH-Sektion. Kleidung und Schutzausrüstung für Pflegeberufe aus hygienischer Sicht, Stand 07/2016. www.krankenhaushygiene.de/ccUpload/upload/files/2016_09_Kleidung%20und%20Schutzausruestung_DGKH.pdf (letzter Zugriff: 06.09.2024).
29. Berufsgenossenschaft für Gesundheitsdienst und Wohlfahrtspflege (BGW) (Hrsg.). Gut zuFußim Pflegeberuf – Kriterien für sichere Arbeitsschuhe. https://www.bgw-online.de/resource/blob/9420/bc5c961545c0e17dac3e9fdc64cbb0f4/info-sichere-arbeitsschuhe-download-data.pdf (letzter Zugriff: 06.09.2024).
30. Gütegemeinschaft Sachgemäße Wäschepflege e.V. Textilien in Pflegeeinrichtungen, Stand06/2029. https://www.waeschereien.de/fileadmin/user_upload/2_GG_Waeschereien/Ratgeber/Leitfaden_Textilien_in_Pflegeeinrichtungen/downloads/Leitfaden_Textilien_in_Pflegeeinrichtungen.PDF (letzter Zugriff: 06.09.2024).
31. Bundesinstitut für Risikobewertung (BfR). Fragen und Antworten zum Hazard Analysis and Critical Control Point (HACCP)-Konzept, Stand 2021. https://mobil.bfr.bund.de/cm/350/fragen_und_antworten_zum_hazard_analysis_and_critical_control_point__haccp__konzept.pdf (letzter Zugriff: 06.09.2024).
32. Bundesinstitut für Risikobewertung (BfR). Sicher verpflegt - Besonders empfindliche Personengruppen in Gemeinschaftseinrichtungen, Stand 2024. www.bfr.bund.de/cm/350/sicher-verpflegt-besonders-empfindliche-personengruppen-in-gemeinschaftseinrichtungen.pdf (letzter Zugriff: 06.09.2024).
33. Deutsche Gesellschaft für Krankenhaushygiene. Hygieneanforderungen beim Umgang mit Lebensmitteln in Krankenhäusern, Pflege- und Rehabilitationseinrichtungen und neuen Wohnformen, Stand 2018. www.krankenhaushygiene.de/pdfdata/hm/2018_1_2_Lebensmittelpapier.pdf (letzter Zugriff: 06.09.2024).
34. World Health Organization (WHO) (Hrsg.). Five keys to safer food manual (Stand: 2006). www.who.int/foodsafety/publications/consumer/manual_keys.pdf (letzter Zugriff: 06.09.2024).
35. Bundesinstitut für Risikobewertung. Schutz vor Lebensmittelinfektionen in Privathaushalten. https://www.bfr.bund.de/cm/350/verbrauchertipps_schutz_vor_lebensmittelinfektionen_im_privathaushalt.pdf (letzter Zugriff: 06.09.2024).
36. Deutsche Umwelthilfe. Lebensmittelverschwendung. https://www.duh.de/projekte/lebensmittelverschwendung/#:~:text=Anbau%2C%20Transport%20und%20Verpackungen%20verursachen,der%20j%C3%A4hrlichen%20Gesamtemissionen%20von%20Deutschland (letzter Zugriff: 06.09.2024).
37. Bundesinstitut für Risikobewertung. Empfehlung für die Zubereitung pulverförmiger Säuglingsnahrungen, Stand 03/2022. https://mobil.bfr.bund.de/cm/343/empfehlungen-zur-hygienischen-zubereitung-pulverfoermiger-saeuglingsnahrung.pdf (letzter Zugriff: 06.09.2024).
38. Academy of Breastfeeding Medicine. ABM Klinisches Protokoll Nr. 8: Aufbewahrung von Muttermilch – Informationen für den häuslichen Gebrauch bei termingeborenen, gesunden Säuglingen, Stand 03/2017. https://www.bfmed.org/assets/DOCUMENTS/PROTOCOLS/Protocol%20_8%20-%20German%20Translation.pdf (letzter Zugriff: 06.09.2024).
39. Bundesinstitut für Risikobewertung (BfR) (Hrsg.). Gesundheitliche Risiken des privaten Austauschs von Muttermilch. Stellungnahme der Nationalen Stillkommission, Stand 02/2014. static.polit-x.de/media/Bundestag/pdf/2014-02/606e5196fb6f876a707878857b99dbb1.pdf (letzter Zugriff: 06.09.2024).
40. Umweltbundesamt. Abfall – Ressourcen. https://www.umweltbundesamt.de/themen/abfall-ressourcen#strap1 (letzter Zugriff: 06.09.2024).
41. Augustin B. Was Kliniken gegen Müll unternehmen können. In: Tagesschau.de vom 16.11.2023. https://www.tagesschau.de/wirtschaft/klinik-muell-nachhaltigkeit-krankenhauser-100.html (letzter Zugriff: 06.09.2024).
42. Bund/Länder-Arbeitsgemeinschaft Abfall (LAGA) (Hrsg.). Vollzugshilfe zur Entsorgung von Abfällen aus Einrichtungen des Gesundheitsdienstes, Stand 2021. https://www.rki.de/DE/Content/Infekt/Krankenhaushygiene/Kommission/Downloads/LAGA-Rili.pdf?__blob=publicationFile (letzter Zugriff: 06.09.2024).
43. Deutscher Berufsverband für Pflege – Fachgruppe Pflegeexperten Schmerz. Leitfaden für den Umgang mit opioidhaltigen Schmerzpflastern, 3. A. 2022. https://www.dbfk.de/media/docs/newsroom/publikationen/Leitfaden-Schmerzpflaster-3.-Auflage_2022.pdf (letzter Zugriff: 06.09.2024).
44. BG Gesundheitsdienst und Wohlfahrtspflege. Risiko Nadelstich – Infektionen wirksam vorbeugen, Stand 09/2021. https://www.bgw-online.de/bgw-online-de/service/medien-arbeitshilfen/medien-center/risiko-nadelstich-infektionen-wirksam-vorbeugen-18152 (letzter Zugriff: 06.09.2024).
45. Kommission für Krankenhaushygiene und Infektionsprävention. Anforderungen an die Hygiene bei der Aufbereitung von Medizinprodukten. Bundesgesundheitsbl. 2012; 55(10): 1244–1310.
46. Robert Koch-Institut. Liste der vom Robert-Koch-Institut geprüften und anerkannten Desinfektionsmittel und –verfahren, 17. Ausgabe, Stand 10/2027. Bundesgesundheitsbl. 2017; 60(11): 1274–1297.
47. Verbund für angewandte Hygiene (VAH) (Hrsg.). Willkommen in der Desinfektionsmittel-Liste des VAH, Stand 17.09.2024. https://www.vah-liste.de (letzter Zugriff: 06.09.2024).
48. Kommission für Krankenhaushygiene und Infektionsprävention beim Robert Koch-Institut (KRINKO) (Hrsg.). Anforderungen an die Hygiene bei der Reinigung und Desinfektion von Flächen. Bundesgesundheitsbl. 2022; 65:1074–1115. https://www.rki.de/DE/Content/Infekt/Krankenhaushygiene/Kommission/Downloads/Flaeche_Rili.pdf (letzter Zugriff: 06.09.2024).
49. Kommission für Krankenhaushygiene und Infektionsprävention. Anforderungen an die Hygiene bei Punktionen und Injektionen. https://www.rki.de/DE/Content/Infekt/Krankenhaushygiene/Kommission/Downloads/Punkt_Inj_Rili.pdf?__blob=publicationFile (letzter Zugriff: 06.09.2024).
50. Weber LC. Reinigungsdienste und Hygiene in Krankenhäusern und Pflegeeinrichtungen, 2. A. Berlin: Springer, 2017.
51. Thieme via medici. Reinigung, Desinfektion, Sterilisation. https://viamedici.thieme.de/lernmodul/5098089/4915496/reinigung+desinfektion+sterilisation (letzter Zugriff: 06.09.2024).
52. Kommission für Krankenhaushygiene und Infektionsprävention, Bundesinstitut für Arzneimittel und Medizinprodukte (BfArM). Anforderungen an die Hygiene bei der Aufbereitung von Medizinprodukten. Bundesgesundheitsbl. 2012; 55(10): 1244–1310. https://www.rki.de/DE/Content/Infekt/Krankenhaushygiene/Kommission/Tabelle_Medpro.html (letzter Zugriff: 06.09.2024).
53. Deutsche Gesellschaft für Sterilgutversorgung (DGSV). Empfehlung zur Lagerdauer für sterile Medizinprodukte, Stand 2014. https://www.dgsv-ev.de/wp-content/uploads/2016/09/AKQ_d_ZT_3_2014_85_Empfehlung_zur_Lagerdauer_f_r_sterile_MP.pdf (letzter Zugriff: 06.09.2024).
54. BBraun. Leitfaden zum An- und Ausziehen von sterilen Operations- und Schutzhandschuhen. file:///C:/Users/Nutzer/Downloads/leitfaden-zum-an-undausziehen.pdf (letzter Zugriff: 06.09.2024).
55. Dettenkofer u.a. Isolierungsmaßnahmen. Praktische Krankenhaushygiene und Umweltschutz 2018 : 207–224. https://www.ncbi.nlm.nih.gov/pmc/articles/PMC7123004/ (letzter Zugriff: 06.09.2024).
56. Heckel M et al. Multidrug-resistant bacterial microorganisms (MDRO) in end-of-life care: development of recommendations for hospitalized patients using a mixed-methods approach. Support Care Cancer 2018; 26(9): 3021–3027.
57. Kommission für Krankenhaushygiene und Infektionsprävention beim Robert Koch-Institut (KRINKO) (Hrsg.). Anforderungen an die Hygiene bei der medizinischen Versorgung von immunsupprimierten Patienten, Stand 2021. https://www.rki.de/DE/Content/Infekt/Krankenhaushygiene/

Kommission/Downloads/Infektionspraevention_immunsupprimierte_Patienten.pdf?__blob=publicationFile (letzter Zugriff: 06.09.2024).
58. Robert-Koch-Institut. Antibiotikaresistenz –Antworten auf häufige Fragen zu Krankenhausinfektionen und Antibiotikaresistenz, Stand 11/2019. https://www.rki.de/SharedDocs/FAQ/Krankenhausinfektionen-und-Antibiotikaresistenz/FAQ_Liste.html%20St (letzter Zugriff: 06.09.2024).
59. Kommission für Krankenhaushygiene und Infektionsprävention. Empfehlungen zur Prävention und Kontrolle von Methicllin-resistenten Staphylococcus aureus-Stämmen (MRSA) in medizinischen und pflegerischen Einrichtungen. Bundesgesundheitsbl. 2014; 57(6): 696–732.
60. Landeszentrum Gesundheit in NRW in Kooperation mit den MRE-Netzwerken in NRW. Methicillin-resistenter Staphylococcus aureus (MRSA). Infektionsprävention in Alten- und Pflegeheimen. Stand August 2018. https://www.lzg.nrw.de/_php/login/dl.php?u=/_media/pdf/inf_schutz/krankenhaushygiene/mre-netzwerk/mrsa_infektionspraevention_altenheime.pdf (letzter Zugriff: 22.03.2024).
61. MRE-Netzwerke in Niedersachsen (Hrsg.). Methicillin-resistente Staphylococcus aureus (MRSA). Ambulante Pflegedienste. Stand März 2017. https://www.mre-netzwerke.niedersachsen.de/dokumente/aertze_und_ambulante_dienste/informationen-und-materialien-fuer-aerzte-ambulante-pflegedienste-und-kranken--und-rettungstrasportdienste-132062.html (letzter Zugriff: 22.03.2024).
62. Landeshauptstadt München, Gesundheitsreferat. Merkblatt Hygienemaßnahmen für alle Pflegebedürftigen mit Nachweis von MRSA (Methicillinresistenter Staphylococcus aureus) in der ambulanten und stationären Pflege. Stand Juni 2022. https://stadt.muenchen.de/dam/jcr:2ae8b4fb-ea53-43c1-a2eb-ce196fcb85db/merkblatt_mrsa.pdf
63. Strube-Lahmann S. Umgang mit MRE in der ambulanten Pflege. Die Schwester Der Pfleger 2019; 58(9): 18–21.

WEITERFÜHRENDE LITERATUR

Dettenkofer M, Frank U, Just HM et al. (Hrsg.). Praktische Krankenhaushygiene und Umweltschutz, 4. A. Heidelberg: Springer, 2018.
Düllingen M, Kirov A, Unverricht H (Hrsg.). Hygiene und medizinische Mikrobiologie: Lehrbuch für Pflegeberufe, 7. A. Stuttgart: Schattauer, 2016.
Handl G. Angewandte Hygiene, Infektionslehre und Mikrobiologie. Ein Lehrbuch für Gesundheitsberufe und Medizinische Assistenzberufe, 5. A. Wien: Facultas Verlag, 2024.
Holtmann H et al. BASICS Medizinische Mikrobiologie, Virologie und Hygiene, 6. A. München: Elsevier, 2023.
Hygiene für Pflegeberufe, 5. A. München: Elsevier, 2015.
Kramer A et al. (Hrsg.). Krankenhaus- und Praxishygiene: Hygienemanagement und Infektionsprävention in medizinischen und sozialen Einrichtungen, 4. A. München: Elsevier, 2022.
Schulz-Stübner S. Hygiene und Infektionsprävention. Fragen und Antworten: 1000 Fakten für Klinik und Praxis, 3. A. Heidelberg: Springer, 2022.
Schwarzkopf A. Praxiswissen für Hygienebeauftragte: Anleitungen für stationäre Pflegeeinrichtungen einschließlich Rehabilitationseinrichtungen, für ambulante Dienste und Krankenhäuser, 5. A. Stuttgart: Kohlhammer, 2021.

KONTAKTADRESSEN

Abfallmanager-Medizin.de, www.abfallmanager-medizin.de
Aktion Saubere Hände (ASH), www.aktion-sauberehaende.de
Arbeitskreis Krankenhaus- und Praxishygiene der AWMF, www.register.awmf.org/de/leitlinien/aktuelle-leitlinien/fachgesellschaft/029
Bundesinstitut für Risikobewertung,
Bundeszentrale für gesundheitliche Aufklärung (BZgA) Infektionsschutz, www.infektionsschutz.de
Bund/Länder-Arbeitsgemeinschaft Abfall (LAGA). www.laga-online.de
Centers for Disease Control and Prevention (CDC), www.cdc.gov
Deutsche Gesellschaft für Hygiene und Mikrobiologie (DGHM) e.V.: www.dghm.org
Deutsche Gesellschaft für Krankenhaushygiene (DGKH) e.V.: www.dgkh.de
Gütegemeinschaft Sachgemäße Wäschepflege e.V., www.waescherein.de
Robert Koch-Institut (RKI), www.rki.de
Sektion Krankenhaus- und Praxishygiene der DGKH, www.hygiene-klinik-praxis.de

Kapitel 11

LITERATURNACHWEIS

1. Forschungsnetzwerk Gesundheit, Hochschule für Wirtschaft und Gesellschaft Ludwigshafen. Berufsverbleib und Wiedereinstieg von Pflegefachpersonen in Schleswig-Holstein. Befragung zur Arbeitszufriedenheit im Rahmen des Projektes beruflicher Wiedereinstieg von Pflegefachpersonen in Schleswig-Holstein angesiedelt bei der Pflegeberufekammer Schleswig-Holstein. Abschlussbericht. https://forschungsnetzwerk-gesundheit.hwg-lu.de/fileadmin/user_upload/forschung-transfer/Forschungsnetzwerk_Gesundheit/Forschung/Berufsverbleib_in_Schleswig-Holstein/210510_Berufsverbleib_und_Wiedereinstieg_von_Pflegefachpersonen_in_Schleswig-Holstein_Abschlussbericht_HWG_LU_Maerz_2021_final.pdf (letzter Zugriff: 04.09.2024).
2. Bundesleitung des dbb beamtenbund und tarifunion (Hrsg.). Bürgerbefragung öffentlicher Dienst. Einschätzungen, Erfahrungen und Erwartungen. Berlin 2022. https://www.dbb.de/fileadmin/user_upload/globale_elemente/pdfs/2022/forsa_2022.pdf (letzter Zugriff: 04.09.2024).
3. Institut DGB-Index Gute Arbeit. Jahresbericht 2022 - Ergebnisse der Beschäftigtenbefragung zum DGB-Index Gute Arbeit 2022. https://index-gute-arbeit.dgb.de/++co++b20b2d92-507f-11ed-b251-001a4a160123 (letzter Zugriff: 04.09.2024).
4. BKK Dachverband. Besser leben mit Schichtarbeit. Hilfen für Schichtarbeiterinnen und Schichtarbeiter, 7. A. 2015. https://www.bkk-dachverband.de/fileadmin/Artikelsystem/Publikationen/2024/Besser_Leben_mit_Schichtarbeit/240809_BKK_Besser_Leben_mit_Schichtarbeit_Broschuere-Gesamtheft.pdf (letzter Zugriff: 04.09.2024).
5. Institut für Sozialforschung und Sozialwirtschaft (iso) e.V. (Hrsg.). Schichtarbeit gut gestalten – Handlungshilfe für Praktikerinnen und Praktiker im Betrieb. https://inqa.de/SharedDocs/downloads/webshop/schichtarbeit-gut-gestalten?__blob=publicationFile (letzter Zugriff: 04.09.2024).
6. Kommerell T et al. Gesundheitsförderung und Prävention. In: Menche N et al. (Hrsg.). Pflege heute, 8. A. München: Elsevier, 2023, S. 375ff.
7. Pernlochner-Kügler C. Körperscham und Ekel. Wesentliche menschliche Gefühle und ihre Schutzfunktion – Doktorarbeit/Dissertation, 2003. Erhältlich: GRIN Verlag.
8. Immenschuh U. Würdevoll mit Schamgefühlen umgehen. In: Die Schwester Der Pfleger 5/2016.
9. Schablon A, Wendeler D, Kozak A, Nienhaus A, Steinke S. Belastungen durch Aggression und Gewalt gegenüber Beschäftigten der Pflege- und Betreuungsbranche in Deutschland – eine wissenschaftliche Studie. Hamburg: Berufsgenossenschaft für Gesundheitsdienst und Wohlfahrtspflege, 2018. https://www.bgw-online.de/bgw-online-de/themen/gesund-im-betrieb/umgang-mit-gewalt/belastungen-durch-aggression-und-gewalt-gegenueber-22038 (letzter Zugriff: 04.09.2024).
10. Statistisches Bundesamt. Sterbefälle, Lebenserwartung, Stand 2023. Aus: www.destatis.de/DE/Themen/Gesellschaft-Umwelt/Bevoelkerung/Sterbefaelle-Lebenserwartung/_inhalt.html (letzter Zugriff: 04.09.2024).
11. Statistisches Bundesamt. Eckdaten der Krankenhauspatientinnen und -patienten. https://www.destatis.de/DE/Themen/Gesellschaft-Umwelt/Gesundheit/Krankenhaeuser/Tabellen/entlassene-patienten-eckdaten.html (letzter Zugriff: 04.09.2024).
12. Kränzle S, Schmid U (Hrsg.). Palliative Care, 7. A. Heidelberg: Springer, 2023.
13. Bausewein C, Roller S, Voltz R (Hrsg.). Leitfaden Palliative Care, 7. A. München: Elsevier, 2021.
14. Domnowski M. Burnout und Stress in Pflegeberufen. 3. A. Hannover: Brigitte Kunz, 2010.
15. Busse A, Plaumann M, Walter U. Stresstheoretische Modelle. In: KKK Kaufmännische Krankenkasse (Hrsg.). Stress? Ursachen, Erklärungsmodell und präventive Ansätze. Heidelberg: Springer, 2006. S. 63–78.
16. Faltermaier T. Gesundheitspsychologie, 3. A. Stuttgart: Kohlhammer, 2023.
17. Lazarus RS, Folkman S. Stress, Appraisal, and Coping. New York: Springer, 1984.

18. Karasek, R.A. Job demands, job decision latitude and mental strain: Implications for job redesign. Administrative Science Quarterly. 1979; 24: 285–306.
19. Siegrist, J. Berufliche Gratifikationskrisen und depressive Störungen. Aktuelle Forschungsevidenz. In: Nervenarzt 2013; 34: 33–37.
20. Kaluza G. Stressbewältigung: Trainingsmanual zur psychologischen Gesundheitsförderung, 4. A. Heidelberg: Springer, 2023.
21. Burisch M. Das Burnout-Syndrom, 5. A. Heidelberg: Springer, 2014.
22. Schmidtbauer W. Die hilflosen Helfer – Über die seelische Problematik der helfenden Berufe. Hamburg: Rowolt-E-Book, 2018
23. Kersting K. „Coolout" in der Pflege. Eine Studie zur moralischen Desensibilisierung, 6. A. Frankfurt/Main: Mabuse, 2024.
24. Bundesanstalt für Arbeitsschutz und Arbeitsmedizin (Hrsg.). Kein Stress mit dem Stress, Stand 2012. https://www.bgm-bkk.de/uploads/media/psyGA_Qualitaetskriterien.pdf (letzter Zugriff: 04.09.2024).
25. Tietze KO, Schulz von Thun F. Kollegiale Beratung. Problemlösung gemeinsam entwickeln. 13. Aufl. Hamburg: Rowohlt Taschenbuch, 2024.

WEITERFÜHRENDE LITERATUR

Brendt D. Burnoutprävention in Heil-, Pflege- und Betreuungsberufen: Eine Anleitung zur Selbstorganisation, 2. A. Stuttgart: UTB, 2023.

Bundesministerium für Familie, Senioren, Frauen und Jugend, Bundesministerium für Gesundheit. Die Pflege-Charta. www.pflege-charta.de.

Immenschuh U, Marks S. Scham und Würde in der Pflege. Ein Ratgeber, 3. A. Frankfurt/M: Mabuse, 2022.

Kaluza G. Gelassen und sicher im Stress – Das Stresskompetenz-Buch, 8. A. Berlin: Springer, 2023.

Kienzle T et al. Aggression in der Pflege, 9.A. Stuttgart: Kohlhammer, 2020.

Melcher J. Das Anti-Burnout-Buch für Pflegekräfte: Einfache Übungen und wirkungsvolle Tipps für jeden Tag. Hannover: Schlütersche, 2021

Schmidt B et al. Einführung in die kollegiale Beratung, 4. A. Heidelberg: Carl-Auer, 2023.

Staudhammer M. Prävention von Machtmissbrauch und Gewalt in der Pflege, 2. A. Berlin: Springer 2024

KONTAKTADRESSEN

Berufsgenossenschaft für Gesundheitsdienst und Wohlfahrtspflege, www.bgw-online.de

Bundesanstalt für Arbeitsschutz und Arbeitsmedizin, www.baua.de

Bundesministerium für Gesundheit, www.bundesgesundheitsministerium.de

Bundeszentrale für gesundheitliche Aufklärung, www.bzga.de

Gesundheitsberichterstattung des Bundes, www.gbe-bund.de

Meldestelle Gewalt in der Pflege, www.gewaltinderpflege.de

Psychologische Onlineberatung für pflegende Angehörige, www.pflegen-und-leben.de.

Statistisches Bundesamt, www.destatis.de

Kapitel 12

LITERATURNACHWEIS

1. Drude C (Hrsg.). Geistes- und Sozialwissenschaften: Kurzlehrbuch für Pflegeberufe. München: Elsevier, 2008.
2. Bienstein C, Fröhlich A. Basale Stimulation® in der Pflege – Die Grundlagen, 9. A. Bern: Hogrefe, 2021. S. 45–66.
3. Huch R, Jürgens KD (Hrsg.). Mensch Körper Krankheit, 9. A. München: Elsevier, 2022. S.187–208.
4. Pflege Heute, 9. A. München: Elsevier, 2023, S. 24–31
5. Lauber A, Schmalstieg P. Wahrnehmen und Beobachten. verstehen & pflegen Band 2, 4. A. Stuttgart: Thieme, 2018. S. 34–35.
6. Menche N. Biologie Anatomie Physiologie, 10.A. München: Elsevier, 2023, S. 178–195.

Kapitel 13

LITERATURNACHWEIS

1. Lauber A, Schmalstieg P. Wahrnehmen und Beobachten, 4. A. Stuttgart: Thieme, 2017; S. 64–66.
2. Landesgesundheitsamt Baden-Württemberg (Hrsg.). Wohnen und Gesundheit. Aus: www.gesundheitsamt-bw.de/lga/de/kompetenzzentren_netzwerke/who_cc_de/Wohnen_Gesundheit/Seiten/default.aspx (letzter Zugriff: 17.09.2024).
3. World Health Organization (Hrsg.). Large analysis and review of European housing and health status (LARES). Preliminary overview. WHO, 2007. www.euro.who.int/__data/assets/pdf_file/0007/107476/lares_result.pdf (letzter Zugriff: 17.09.2024).
4. Braubach M, Jacobs DE, Ormandy D. (Hrsg.). Environmental burden of disease associated with inadequate housing. A method guide to the quantification of health effects of selected housing risks in the WHO European Region. WHO, 2011. iris.who.int/bitstream/handle/10665/108587/9789289057899-eng.pdf?sequence=1 (letzter Zugriff: 17.09.2024).
5. Europäischer Rechnungshof. Sonderbericht Nr. 23 2018. https://op.europa.eu/webpub/eca/special-reports/air-quality-23-2018/de/ (letzter Zugriff: 17.09.2024).
6. Kelling GL, Coles CM. Fixing Broken Windows. Free Press. 1998.
7. World Health Organization (Hrsg.) Housing and Health Guidelines. Genf: WHO, 2018. apps.who.int/iris/bitstream/handle/10665/276001/9789241550376-eng.pdf?ua=1 (letzter Zugriff: 17.09.2024).
8. Laux G et al. Duale Reihe Psychiatrie, Psychosomatik und Psychotherapie, 6. A. Stuttgart: Thieme, 2015; S. 400 f.
9. Külz AK, Voderholzer U. Pathologisches Horten. Reihe: Fortschritte der Psychotherapie Band 69. Bern: Hogrefe. 2018.
10. Schmal J. „Igitt, ist der eklig!?" Verwahrloste Pflegeempfänger. Die Schwester Der Pfleger. 2014; 53(2): 148–150.
11. Bundesarbeitsgemeinschaft Wohnungslosenhilfe e.V. (Hrsg.) Mindestens 607.000 Menschen in Deutschland wohnungslos. BAG Wohnungslosenhilfe stellt aktuelle Hochrechnungsergebnisse vor. Pressemitteilung vom 07.11.2023 www.bagw.de/fileadmin/bagw/media/Doc/PRM/PRM_PM_BAG_W_Pressemappe_Hochrechnung_Zahl_der_wohnungslosen_Menschen.pdf (letzter Zugriff: 17.09.2024).
12. Brönner M et al. Seelische Erkrankungsrate in den Einrichtungen der Wohnungslosenhilfe im Großraum München: Die SEEWOLF-Studie – eine Zusammenfassung. 2013. idw-online.de/de/attachmentdata37253.pdf (letzter Zugriff: 17.09.2024).
13. Stehling H. Pflege und Wohnungslosigkeit. Pflegerisches Handeln im Krankenhaus und in der aufsuchenden Hilfe. In: Bauer U, Büscher A (Hrsg.). Soziale Ungleichheit und Pflege. Beiträge sozialwissenschaftlich orientierter Forschung. Wiesbaden: VS Verlag für Sozialwissenschaften, 2008; S. 375–395.
14. Bundesministerium für Familie, Senioren, Frauen und Jugend (Hrsg.). Familienreport 2020. Familie heute. Daten, Fakten, Trends. www.bmfsfj.de/resource/blob/163108/ceb1abd3901f50a0dc484d899881a223/familienreport-2020-familie-heute-daten-fakten-trends-data.pdf (letzter Zugriff: 17.09.2024).
15. Friedemann M, Köhlen C. Familien- und umweltbezogene Pflege. 4. A. Bern: Hogrefe, 2017; S. 81–92.
16. Bundesministerium für Familie, Senioren, Frauen und Jugend (Hrsg.). Familienreport 2017. Leistungen, Wirkungen, Trends. www.bmfsfj.de/resource/blob/119524/f51728a14e3c91c3d8ea657bb01bbab0/familienreport-2017-data.pdf (letzter Zugriff: 17.09.2024).
17. Bundesministerium für Familie, Senioren, Frauen und Jugend (Hrsg.) Lebenswelten und -wirklichkeiten von Alleinerziehenden. www.bmfsfj.de/resource/blob/94210/dd2e6d006328026c0f4d9b335d27ca82/lebenswelten-und-wirklichkeiten-von-alleinerziehenden-data.pdf (letzter Zugriff: 17.09.2024).
18. von Schlippe A, Theiling S. Editorial. In: Familiendynamik 38 (02/2013): 38–39.
19. von Schlippe A. Chronische Krankheit im Kontext sozialer Systeme. In: Systema17 (01/2003): 20–37.
20. Wright ML et al. Familienzentrierte Pflege – Lehrbuch für Familien-Assessment und Intervention, 3. A. Bern: Hogrefe, 2019.
21. Laireiter AR. Soziales Netz und soziale Unterstützung. Konzepte, Methoden und Befunde. Bern: Huber, 1993.
22. Kienle R, Knoll N, Renneberg B. Soziale Ressourcen und Gesundheit: soziale Unterstützung/dydadisches Bewältigen. In: Renneberg B, Ham-

melstein P. (Hrsg.). Gesundheitspsychologie. Heidelberg: Springer, 2006; S. 107–122.
23. Borgmann, LS, Rattay P, Lampert T. Soziale Unterstützung als Ressource für Gesundheit in Deutschland. Journal of Health Monitoring. 2017; 2(4): 117–123.
24. Sekretariat der ständigen Konferenz der Kultusminister der Länder in der Bundesrepublik Deutschland. Empfehlungen zur Gesundheitsförderung und Prävention in der Schule. Beschluss der Kultusministerkonferenz vom 15.11.2012. www.kmk.org/fileadmin/veroeffentlichungen_beschluesse/2012/2012_11_15-Gesundheitsempfehlung.pdf (letzter Zugriff: 17.09.2024).
25. Bundesministerium für Familie, Senioren, Frauen und Jugend (Hrsg.) 14. Kinder- und Jugendbericht. Bericht über die Lebenssituation junger Menschen und die Leistungen der Kinder- und Jugendhilfe in Deutschland. www.dji.de/fileadmin/user_upload/bibs/14-Kinder-und-Jugendbericht.pdf (letzter Zugriff: 17.09.2024).
26. Aktionskomitee Kind im Krankenhaus (AKIK) Bundesverband e.V. Die EACH-Charta mit Erläuterungen. 2016. www.akik.de/app/download/12016794960/EACH-CHARTA_Erla%CC%88uterungen.pdf?t=1566393583 (letzter Zugriff: 17.09.2024).
27. Ferrie JE, Shipley MJ, Newmanm K et al. Self-reported job insecurity and health in the Whitehall II study: potential explanations of the relationship. Soc Sci Med. 2005; (60)7: 1593–1602.
28. Schmal J. Ausgeschlafen? Gesund bleiben im Schichtdienst für Gesundheitsberufe. Berlin/Heidelberg: Springer, 2015.
29. Schobert DB. Grundlagen zum Verständnis von Work-Life-Balance. In: Esslinger AS, Schobert DB (Hrsg.). Erfolgreiche Umsetzung von Work-Life-Balance in Organisationen. Strategien, Konzepte, Maßnahmen. Wiesbaden: DUV, 2007; S. 19–33.
30. Siegrist J. Adverse health effects of high-effort/low-reward conditions. Journal of Occupational Health Psychology. 1996; 1(1): 27–41.
31. Siegrist J. Social reprocity and health: New scientific evidence and policy implications. Psychoneuroendocrinology. 2005; 30: 1033–1038.
32. Erhart M et al. Der Kinder- und Jugendgesundheitssurvey (KiGGS): Risiken und Ressourcen für die psychische Entwicklung von Kindern und Jugendlichen. Bundesgesundheitsbl. 2007; 50(5): 800–809.
33. Lampert T, Kuntz B, KiGGS Study Group. Tabak- und Alkoholkonsum bei 11- bis 17-jährigen Jugendlichen. Ergebnisse der KiGGS-Studie – Erste Folgebefragung (KiGGS-Welle 1). Bundesgesundheitsbl. 2014; (57)7: 830–839.
34. Manz K et al. Körperlich-sportliche Aktivität und Nutzung elektronischer Medien im Kindes- und Jugendalter. Ergebnisse der KiGGS-Studie Erste Folgebefragung (KiGGS-Welle 1). Bundesgesundheitsbl. 2014; (57)7: 840–848.
35. Lampert T et al. Gesundheitliche Ungleichheiten bei Kindern und Jugendlichen in Deutschland – Zeitliche Entwicklungen und Trends der KiGGS-Studie. Journal of Health Montoring 2019; 4(1): 16–30.
36. Grobe T, Schwartz F. Arbeitslosigkeit und Gesundheit. Gesundheitsberichterstattung des Bundes. Heft 13. Berlin: Robert Koch-Institut, 2003. www.gbe-bund.de/pdf/Heft13.pdf (letzter Zugriff: 17.09.2024).
37. Kroll LE, Lampert T. Arbeitslosigkeit, prekäre Beschäftigung und Gesundheit. GBE kompakt. 2012; (3)1. www.rki.de/DE/Content/Gesundheitsmonitoring/Gesundheitsberichterstattung/GBEDownloadsK/2012_1_Arbeitslosigkeit_Gesundheit.pdf?__blob=publicationFile (letzter Zugriff: 17.09.2024).
38. Labuhn U. Die Bedeutung des Spiels für die sozial-emotionale Entwicklung. 2011. www.kita-fachtexte.de/uploads/media/KiTaFT_Labuhn_2011.pdf (letzter Zugriff: 03. Januar 2024).
39. Krenz A. „Das Spiel ist der Beruf jedes Kindes!" Das kindliche Spiel als Selbsterfahrungsfeld und Bildungsmittelpunkt für Kinder. www.kindergartenpaedagogik.de/2100.html (letzter Zugriff: 17.09.2024).
40. Deutsches Kinderhilfswerk e.V. Warum Kinder spielen müssen. Zehn Argumente für das Spiel. 4. A. 2014. www.dkhw.de/cms/images/downloads/pdf/Warum%20Kinder%20spielen%20mssen.pdf (03. Januar 2024).
41. Calmbach M et al. Wie ticken Jugendliche? 2016: Lebenswelten von Jugendlichen im Alter von 14 bis 17 Jahren in Deutschland. Berlin: Springer, 2016.
42. Emperle S (2023) Krisen belasten vor allem junge Menschen. SWR-Wissen. Stand 24.05.2023. www.swr.de/wissen/jugendstudie-belastung-durch-krisen-100.html (letzter Zugriff: 17.09.2024).
43. Bundesministerium für Familie, Senioren, Frauen und Jugend (Hrsg.) 15. Kinder- und Jugendbericht. Bericht über die Lebenssituation junger Menschen und die Leistungen der Kinder- und Jugendhilfe in Deutschland. 2017. www.bmfsfj.de/resource/blob/115438/d7ed644e1b7fac4f9266191459903c62/15-kinder-und-jugendbericht-bundestagsdrucksache-data.pdf (letzter Zugriff: 03. Januar 2024).
44. Medienpädagogischer Forschungsverbund Südwest (Hrsg.) JIM 2018. Jugend, Information, Medien. Basisuntersuchung zum Medienumgang 12- bis 19-Jähriger. Aus: www.mpfs.de/fileadmin/files/Studien/JIM/2018/Studie/JIM2018_Gesamt.pdf (letzter Zugriff: 17.09.2024).
45. Bandner-Wappler M. Musikpädagogik. Aktivierung unter Berücksichtigung der Biographie. Pflegezeitschrift. 2016; (69)7: 417–418.
46. Werner S. Zwischen Entspannung und Reizüberflutung. Das multifunktionale Konzept „Snoezelen" muss an die Bedürfnisse der Patienten angepasst werden. Pflegezeitschrift. 2015; (68)2: 98–101.
47. Teut M et al. Perceived outcomes of music therapy with Body Tambura in end of life care, a qualitative pilot study. BMC Palliative Care. 2014; 13: 18.
48. Buczak-Stec E et al. The link between sexual satisfaction and subjective well-beeing: a longitudinal perspective based on the German Ageing Survey. Qual Life Res. 2019; 28: 3025–3035.
49. Bode H, Heßling A. Jugendsexualität in Deutschland 2015 – Die Perspektive der 14- bis 25-Jährigen. Ergebnisse einer aktuellen Repräsentativen Wiederholungsbefragung. Köln: Bundeszentrale für gesundheitliche Aufklärung, 2015.
50. Choudhry K, Wallace L, Brown K. Wohin wenden sich junge Leute, wenn sie Rat brauchen, und was wollen sie wissen? Eine Studie über die Präferenzen englischer Teenager bei der Sexual- und Beziehungsberatung. Forum Sexualaufklärung und Familienplanung. Köln: Bundeszentrale für gesundheitliche Aufklärung, 2010.
51. Evangelische Hochschule Ludwigsburg/Frauenberatungs- und Therapiezentrum Stuttgart e.V. (Hrsg.) Pflege, Biographie und Vielfalt – Begleitung von LSBTTIQ-Menschen in Baden-Württemberg. Stuttgart 2019. sozialministerium.baden-wuerttemberg.de/fileadmin/redaktion/m-sm/intern/downloads/Publikationen/Pflege-Biografie-Vielfalt-LSBTTIQ_Broschuere_2019.pdf (letzter Zugriff: 03. Januar 2024).
52. Krell C. Lebenssituation und Diskriminierungserfahrungen von homosexuellen Jugendlichen in Deutschland. Abschlussbericht der Pilotstudie. 2013. www.dji.de/fileadmin/user_upload/lebenssituationen_lgbt/Abschlussbericht_Pilotstudie_Lebenssituationen_und_Diskriminierungserfahrungen_von_homosexuellen_Jugendlichen_in_Deutschland.pdf (letzter Zugriff: 17.09.2024).
53. Gerlach H. Anders alt werden. Lesben, Schwule und die Altenhilfe. Dr. med. Mabuse Zeitschrift im Gesundheitswesen. 2004; 150: 41–44.
54. King M et al. A systematic review of mental disorder, suicide, and deliberate self harm in lesbian, gay and bisexual people. BMC Psychiatry. 2008; 8: 70.
55. Frankowski BL. Sexual orientation and adolescents. Pediatrics. 2004; 113(6): 1827–1832.
56. Hessisches Ministerium für Arbeit, Familie und Gesundheit (Hrsg.) Homosexualität und Alter – Informationen für Beschäftigte in der Altenpflege. 2009. www.bbz-lebensart.de/CMS2021/uploads/PDFs/2009_Hessen_altenpflege_und_homosexuelle.pdf (letzter Zugriff: 17.09.2024).
57. Wienholz S et al. Jugendsexualität und Behinderung. Ergebnisse einer Befragung an Förderschulen in Sachsen. Köln: Bundeszentrale für gesundheitliche Aufklärung, 2013.
58. Specht R. Sexualität auch als Recht für Menschen mit Behinderung. Forum Sexualaufklärung und Familienplanung. Köln: Bundeszentrale für gesundheitliche Aufklärung, 2010.

59. Zinsmeister J. Sexuelle Selbstbestimmung im betreuten Wohnen? Vom Recht und der Rechtswidrigkeit. Forum Sexualaufklärung und Familienplanung. Köln: Bundeszentrale für gesundheitliche Aufklärung, 2010.
60. Bundesministerium für Familien, Senioren, Frauen und Jugend (Hrsg.). Lebenssituation und Belastungen von Frauen mit Beeinträchtigungen und Behinderungen in Deutschland. 2012 www.bmfsfj.de/resource/blob/94204/3bf4ebb02f108a31d5906d75dd9af8cf/lebenssituation-und-belastungen-von-frauen-mit-behinderungen-kurzfassung-data.pdf (letzter Zugriff: 17.09.2024).
61. Kolodziejczak K et al. Sexual activity, sexual thoughts, and intimacy among older adults: Links with physical health and psychosocial resources for successful aging. Psychology and Aging. 2019; (34)3: 389–404.
62. Mehrbach M, Beutel M, Brähler E. Sexualität des alternden Mannes. Forum Sexualaufklärung und Familienplanung. Köln: Bundeszentrale für gesundheitliche Aufklärung, 2003.
63. Lauer C. „Es geht um Nähe". Aktive Sexualassistenz. Die Schwester Der Pfleger. 2019; (59)3: 12–14.
64. Landscheck I. Das doppelte Tabu. Sexualbegleitung für Alte oder Behinderte. Heilberufe. 2011; 6: 38–41.
65. Sowinski C. Umgang mit Sexualität in der Pflege. Pflegezeitschrift 2016; (69)8: 463–464.
66. Bauer ML, Reischies FM, Beier KM. Sexualität und Partnerschaft bei Demenzerkrankungen. Sexuologie. 2007; 14(1–2): 9–27.
67. Kämpf C, Abderhalden C. Sexuelle Verhaltensstörungen bei Demenz. Fortschritte der Neurologie, Psychiatrie. 2012; 80(10): 580–588.
68. Lorenzen J. Sexualbegleitung für demenzkranke BewohnerInnen in stationären Altenpflegeeinrichtungen. Bachelor-Thesis. 2011. reposit.haw-hamburg.de/bitstream/20.500.12738/5499/1/WS.Pf.BA.AB11.35.pdf (letzter Zugriff: 17.09.2024).
69. Agstner A. Die Sexualität und das Körperbild bei krebskranken Frauen nach Mastektomie mit Brustrekonstruktion. Eine narrative Literaturübersicht. Pflegewissenschaft. 2016; (18)9/10: 469–473.
70. Annon J. The behavioural treatment of sexual problems. New York: Harper & Row, 1976.
71. Statistisches Bundesamt (Hrsg.). Bevölkerung und Erwerbstätigkeit. Bevölkerung mit Migrationshintergrund – Ergebnisse des Mikrozensus 2020. www.destatis.de/DE/Themen/Gesellschaft-Umwelt/Bevoelkerung/Migration-Integration/Publikationen/Downloads-Migration/migrationshintergrund-endergebnisse-2010220207004.pdf?__blob=publicationFile (letzter Zugriff: 17.09.2024).
72. Lautenschläger S, Dörge C. Wenn Migranten pflegebedürftig werden. Herausforderungen einer kultursensiblen Pflege in der ambulanten Versorgung. Pflegewissenschaft. 2015; (17)9: 480–491.
73. Bundeszentrale für gesundheitliche Aufklärung (Hrsg.). Die Organspende aus Sicht des Judentums. www.organspende-info.de/erfahrungen-und-meinungen/judentum/#:~:text=Bei%20der%20Organspende%20gibt%20es,ist%20jedoch%20die%20postmortale%20Organspende. (letzter Zugriff: 17.09.2024).
74. Baumgartner Bicer J. Religiöse Hintergründe und soziale Praktiken. In: Domenig D (Hrsg.). Transkulturelle Kompetenz. Lehrbuch für Pflege-, Gesundheits- und Sozialberufe. 2. A. Bern: Huber, 2007. S. 67–85.
75. Domenig D. Konzept der transkulturellen Kompetenz. In: Domenig D (Hrsg.). Transkulturelle Kompetenz. Lehrbuch für Pflege-, Gesundheits- und Sozialberufe. 2. A. Bern: Huber, 2007. S. 165–189.
76. Polat A. Transkulturelle Pflege. Wie unterschiedliche Kulturbegriffe ihre Praxis beeinflussen. Pflegezeitschrift. 2016; (69)5: 288–291.
77. Zielke-Nadkarni A. Gesundheits- und Krankheitskonzepte. In: Domenig D (Hrsg.). Transkulturelle Kompetenz. Lehrbuch für Pflege-, Gesundheits- und Sozialberufe. 2. A. Bern: Huber, 2007. S. 191–204.
78. Heck R, Müller-Hesselbach U, Tiemann U. Transkulturelle Kompetenz im Pflegeprozess. Die Tür zu fremden Lebenswelten öffnen. Pflegezeitschrift. 2012; 65(8): 478–482.
79. Martin L et al. Transkulturelle Pädiatrie – Vielfalt und Kindergesundheit. Monatsschr Kinderheilkd. 2014; (162)8: 733–744.
80. Ipsiroglu OS, Bode H. Transkulturelle Pädiatrie. Eine Einführung. Monatschr Kinderheilkd. 2005; (153)1: 8–15.
81. Forum für eine kultursensible Altenpflege (Hrsg.). Memorandum für eine kultursensible Altenhilfe. 2. A. 2009. www.demenz-und-migration.de/fileadmin/user_upload/pdf/memorandum_fuer_eine_kultursensible_Altenhilfe.pdf (letzter Zugriff: 17.09.2024).
82. Schenk L. Gesundheit und Krankheit älterer und alter Migranten. In: Kuhlmey A, Schaeffer D. (Hrsg.). Alter, Gesundheit und Krankheit. Bern: Huber, 2008. S. 156–174.
83. World Health Organization (Hrsg.). National Cancer Control Programmes. Policies and managerial guidelindes. 2. A. Genf, 2002.
84. Frick E et al. A clinical interview assessing cancer patients' spiritual needs and preferences. Eur J Cancer Care. 2006; 15(3): 238–243.
85. Frick E et al. SPIR – Halbstrukturiertes klinisches Interview zur Erhebung einer „spirituellen Anamnese", 2002. ilearn.th-deg.de/pluginfile.php/301716/mod_book/chapter/4781/Leitfaden%20SPIR.pdf (letzter Zugriff: 17.09.2024).
86. Leitlinienprogramm Onkologie der Arbeitsgemeinschaft der Wissenschaftlichen Medizinischen Fachgesellschaften e.V. (Hrsg.). S3-Leitlinie Palliativmedizin für Patienten mit einer nicht heilbaren Krebserkrankung 2015. S.136. www.dgpalliativmedizin.de/images/stories/LL_Palliativmedizin_Langversion_1_1.pdf (letzter Zugriff: 17.09.2024).
87. Anandarajah G, Hight E. Spirituality and Medical Practice: Using the HOPE questions as a practical tool for spiritual assessment. American Family Physician. 2001; 63(1): 81–88.
88. Schmal J. Aufbauwissen Berufliches Selbstverständnis. München: Elsevier, 2022.
89. Medienpädagogischer Forschungsverbund Südwest (Hrsg). JIM-Studie 2023. Jugend, Information, Medien. www.mpfs.de/fileadmin/files/Studien/JIM/2022/JIM_2023_web_final_kor.pdf (letzter Zugriff: 17.09.2024).

Kapitel 14

LITERATURNACHWEIS

1. Menche N (Hrsg): Biologie, Anatomie, Physiologie, 10. A. München: Elsevier, 2023.
2. Oczenski W. Atmen – Atemhilfen 11. A. Stuttgart: Thieme, 2023.
3. Deutsche Gesellschaft für HNO-Heilkunde. S3-Leitlinie Diagnostik und Therapie des Schnarchens. Stand 2019. AWMF Online: www.awmf.org/leitlinien/detail/ll/017-068.html (letzter Zugriff: 08.02.2021).
4. Deutsche Gesellschaft für Schlafforschung und Schlafmedizin. S3-Leitlinie Nicht erholsamer Schlaf/Schlafstörungen – Schlafbezogene Atmungsstörungen, Stand 01/2019. www.awmf.org/leitlinien/detail/ll/063-001.html (letzter Zugriff: 05.10.2024).
5. Blank-Koppenleitner, A, Soutschek, S. Schluckauf: Wie er entsteht, was dagegen hilft. In: Apotheken Umschau 07.11.2017. www.apotheken-umschau.de/schluckauf (letzter Zugriff: 05.10.2024).
6. Osthoff C. Husten – Ursachen, Rat & Hilfe. In: Apotheken Umschau 12.02.2016. www.apotheken-umschau.de/Husten (letzter Zugriff: 05.10.2024).
7. Steier J, Rausch-Osthoff AK (Hrsg). Physiotherapie bei chronischen Atemwegs- und Lungenerkrankungen – Evidenzbasierte Praxis, 3. A. Heidelberg: Springer, 2023.
8. Löllgen H. Das Anstrengungsempfinden (RPE, Borg-Skala). Borg-Skala, Standards der Sportmedizin. Deutsche Zeitschrift für Sportmedizin. 2004; 55(11): 299–300. Aus: www.zeitschrift-sportmedizin.de/fileadmin/content/archiv2004/heft11/299-300.pdf (letzter Zugriff: 05.10.2024).
9. Schröder S, Rey J. (Hrsg). Pflege konkret Innere Medizin, 8. A. München: Elsevier, 2022.
10. Fley G, Schneider F (Hrsg). Pflege Heute Pädiatrische Pflege, 2. A. Kapitel 5. Pflege bei Atemwegs- und Lungenerkrankungen. München: Elsevier, 2024.
11. Verbraucherzentrale NRW e.V. Heizen und Lüften: So geht's richtig, Stand 08/2023. https://www.verbraucherzentrale.de/wissen/energie/heizen-und-warmwasser/heizen-und-lueften-so-gehts-richtig-10426 (letzter Zugriff: 05.10.2024).

12. Leichter Atmen Gesundheitsportal. Sport bei COPD – So bleiben Sie in Bewegung! www.leichter-atmen.de/copd-sport-bewegung (letzter Zugriff: 05.10.2024).
13. Leichter Atmen Gesundheitsportal. Atemtechnik bei Atemnot: PEP-Atmung und dosierte Lippenbremse. www.leichter-atmen.de/atemphysiotherapie/atemtechnik-bei-luftnot (letzter Zugriff: 05.10.2024).
14. Neubauer P. Atemtherapie mit EzPAP. www.bibliomed-pflege.de/news/29526-atemtherapie-mit-ezpap (letzter Zugriff: 05.10.2024).
15. Bienstein C, Fröhlich A. Basale Stimulation® in der Pflege: Die Grundlagen, 9. A. Bern: Hogrefe, 2021
16. Schürenberg A, Nydal P. Altes und Neues zur Atemstimulierenden Einreibung, Teil 1. Die Schwester, Der Pfleger. 2004, 7: 500–503.
17. Schürenberg A, Nydal P. Altes und Neues zur Atemstimulierenden Einreibung, Teil 2. Die Schwester, Der Pfleger. 2004, 8: 586–589.
18. Lungeninformationsdienst. Atemtechniken und Atemschulungen. www.lungeninformationsdienst.de/therapie/leben-mit-krankheit/atemschulung/index.html (letzter Zugriff: 05.10.2024).
19. Fastnacht S. Expektoranzien und Antitussiva: Husten ade. In: Das PTA Magazin, 31.12.2018. www.das-pta-magazin.de/expektoranzien-und-antitussiva-husten-ade-2246845.html (letzter Zugriff: 05.10.2024).
20. Baumgärtner U, Merk B. Wickel und Auflagen – Naturheilkundliche Pflegemethoden erfolgreich anwenden, 4. A. Stuttgart: Thieme Verlag, 2014.
21. Deutsche Atemwegsliga e.V. in der Deutschen Gesellschaft für Pneumologie. Inhalieren. www.atemwegsliga.de/richtig-inhalieren.html (letzter Zugriff: 05.10.2024).
22. Deutsche Gesellschaft für Pneumologie und Beatmungsmedizin e.V.: S2k-Leitlinie Nichtinvasive und invasive Beatmung als Therapie der chronischen respiratorischen Insuffizienz, Stand 07/2024 www.awmf.org/leitlinien/detail/ll/020-008.html (letzter Zugriff: 05.10.2024).
23. Lang H. Beatmung für Einsteiger, 3.A. Kap. 24.3 Physikalische Therapie. Heidelberg: Springer, 2020.
24. Hill-Rom Produktbeschreibung und Gebrauchsanweisung The Vest®. https://www.hillrom.co.uk/content/dam/hillrom-aem/emea/en/marketing/products/the-vest-system%2C-model-105/documents/150604__9_.pdf (letzter Zugriff: 05.10.2024).
25. Kommission für Krankenhaushygiene und Infektionsprävention am Robert Koch-Institut (RKI). Prävention der nosokomialen beatmungsassoziierten Pneumonie, Stand 2013. www.rki.de/DE/Content/Infekt/Krankenhaushygiene/Kommission/Downloads/Pneumo_Rili.pdf (letzter Zugriff: 05.10.2024).
26. Deutsche Gesellschaft für Pneumologie und Beatmungsmedizin e.V. S2k-Leitlinie Langzeit-Sauerstofftherapie, Stand 07/2020. www.awmf.org/leitlinien/detail/ll/020-002.html (letzter Zugriff: 05.10.2024).
27. Industriegasverband (IGV) e.V. Sicherheitshinweise für den Umgang mit Sauerstoff im medizinischen Bereich. https://www.industriegaseverband.de/download-file/o2med-02-10.pdf (letzter Zugriff: 05.10.2024).
28. COPD Deutschland e.V. (Hrsg). Sauerstoff. Der Stoff, der Leben möglich macht, Stand 03/2023. https://www.copd-deutschland.de/images/patientenratgeber/patientenbroschueren/sauerstoff-d-stoff-d-leben-m-m.pdf (letzter Zugriff: 05.10.2024).
29. Schneider-Stickler B, Kress P (Hrsg). Tracheotomie und Tracheostomaversorgung. Wien: Springer, 2018.
30. Bundesverband Medizintechnologie e.V. (Hrsg.). Empfehlung für die Versorgung von tracheotomierten Patienten, Stand 2017. https://www.bvmed.de/verband/publikationen/fachbroschueren/empfehlung-tracheotomieversorgung-2017 (letzter Zugriff: 05.10.2024).
31. Schwegler H. Trachealkanülenmanagement, 4. A. Idstein: Schulz-Kirchner, 2022.
32. Kommission für Krankenhaushygiene und Infektionsprävention. Infektionsprävention in Heimen, Stand 2005. www.rki.de/DE/Content/Infekt/Krankenhaushygiene/Kommission/Downloads/Heimp_Rili.pdf (letzter Zugriff: 05.10.2024).
33. Kommission für Krankenhaushygiene und Infektionsprävention Prävention postoperativer Wundinfektionen, Stand 2018. www.rki.de/DE/Content/Infekt/Krankenhaushygiene/Kommission/Downloads/Empfehlung_Wundinfektionen_2018-04.pdf (letzter Zugriff: 05.10.2024).
34. Kommission für Krankenhaushygiene und Infektionsprävention. Anforderungen an die Hygiene bei der Aufbereitung von Medizinprodukten, Stand 2012. www.rki.de/DE/Content/Infekt/Krankenhaushygiene/Kommission/Downloads/Medprod_Rili_2012.pdf (letzter Zugriff: 05.10.2024).
35. Lungeninformationsdienst. Was bedeutet der Klimawandel für die Lungengesundheit, Stand 06/2024. https://www.lungeninformationsdienst.de/aktuelles/schwerpunktthemen/klimawandel-und-lungengesundheit (letzter Zugriff: 05.10.2024).
36. Umweltbundesamt. Abschlussbericht des Klimawandels auf die Morbidität und Mortalität von Atemwegserkrankungen, Stand 04/2021. https://www.umweltbundesamt.de/sites/default/files/medien/479/publikationen/uug_04-2021_einfluss_des_klimawandels_auf_die_morbiditaet_und_mortalitaet_von_atemwegserkrankungen.pdf (letzter Zugriff: 05.10.2024).
37. Deutsche Gesellschaft für Pneumologie und Beatmungsmedizin e.V. u.a. S2k-Leitlinie Klimabewusste Verordnung von Inhalative, Stand 04/2024. https://register.awmf.org/assets/guidelines/053-059l_S2k_Klimabewusste-Verordnung-Inhalativa_2024-04.pdf (letzter Zugriff: 05.10.2024).

WEITERFÜHRENDE LITERATUR

Krenek B. Atem-Physiotherapie. München, Elsevier 2023.
Oczenski W. Atem – Atemhilfen, 11. Aufl. Stuttgart, Thieme 2023.
Rutte R, Sturm S. Atemtherapie, 4. A. Berlin, Springer 2024.
Schellenberg M, Iberl G. Pflegewissen Pneumologie, 2. A. Berlin, Springer 2024.
Schneider-Stickler B, Kress P (Hrsg). Tracheotomie und Tracheostomaversorgung. Wien: Springer, 2018.
Schwegler H. Trachealkanülenmanagement, 4. A. Idstein: Schulz-Kirchner, 2022.

KONTAKTADRESSEN

AG Lungensport in Deutschland e.V., www.lungensport.org
Bundeszentrale für gesundheitliche Aufklärung (BZgA), www.rauchfrei-info.de
COPD – Deutschland e.V., www.copd-deutschland.de
Deutsche Atemwegsliga e.V., www.atemwegsliga.de
Deutsche Gesellschaft für Pneumologie und Beatmungsmedizin: www.pneumologie.de
Deutsche Lungenstiftung e.V., www.lungenstiftung.de
Deutscher Allergie- und Asthmabund (DAAB) e.V., www.daab.de
Deutsche SauerstoffLiga LOT e.V., Selbsthilfegruppe für Sauerstoff-Langzeittherapie: www.sauerstoffliga.de
Global Initiative for Asthma (GINA), www.ginasthma.org
Global Initiative for Chronic Obstructive Lung Disease (GOLD), www.gold-copd.org
Lungeninformationsdienst, www.lungeninformationsdienst.de

Kapitel 15

LITERATURNACHWEIS

1. Huch R, Jürgens KD (Hrsg.). Mensch Körper Krankheit, 9. A. München: Elsevier, 2022.
2. Menche N et al. (Hrsg.) Pflege heute, 8. A. München: Elsevier, 2023.
3. Mayatepek E. Pädiatrie. München: Elsevier, 2007; S. 547.
4. Menche N et al. (Hrsg.) Pflege Heute, 8. A. München: Elsevier, 2023.
5. Sitzmann CF. Pädiatrie. 2. A. Stuttgart: Thieme; 2002.
6. Deutsche Gesellschaft für Kardiologie – Herz-und Kreislaufforschung e.V. (2019)/Deutsche Hochdruckliga e.V. ESC/ESH Pocket Guidelines. Management der arteriellen Hypertonie, Version 2018. https://leitlinien.dgk.org/2019/pocket-leitlinie-management-der-arteriellen-hypertonie-2/ (letzter Zugriff: 17.09.2024).
7. Robert Koch-Institut: Referenzperzentilen für anthropometrische Maßzahlen und Blutdruck aus der Studie zur Gesundheit von Kindern und Jugendlichen in Deutschland (KiGGS). 2. A. Stand 2013. www.rki.de/DE/

Content/Gesundheitsmonitoring/Gesundheitsberichterstattung/GBEDownloadsB/KiGGS_Referenzperzentile.pdf (letzter Zugriff: 17.09.2024).
8. Deutsche Gesellschaft für Angiologie – Gesellschaft für Gefäßmedizin u.a. S2k-Leitlinie Diagnostik und Therapie der Venenthrombose und Lungenembolie, Stand 02/2023. www.awmf.org/de/leitlinien/detail/065-002.html (letzter Zugriff: 17.09.2024).
9. Arbeitsgemeinschaft der wissenschaftlichen medizinischen Fachgesellschaften. S3-Leitlinie Prophylaxe der venösen Thromboembolie. Stand 10/2015 (zurzeit in Überarbeitung). www.awmf.org/leitlinien/detail/ll/003-001.html (letzter Zugriff: 17.09.2024).
10. I Care, 2. A. Stuttgart: Thieme 2020.

WEITERFÜHRENDE LITERATUR

Haaker R, Kamp M. Kompressionsstrümpfe. www.lexikon-orthopaedie.com/pdx.pl?dv=0&id=00215.

Kurz A, Rey J. Pflege konkret Innere Medizin. 7. A. München: Elsevier, 2018.

Netzer FJ. Das Venenbuch. Wirksame Hilfe bei Besenreisern, Krampfadern, Thrombose und offenem Bein. 2. A. Hannover: Schlütersche, 2016.

Protz K, Dissemond J, Kröger K. Kompressionstherapie. Heidelberg: Springer, 2016.

KONTAKTADRESSEN

Deutsche Gefäßliga e.V., www.deutsche-gefaessliga.de

Deutsche Gesellschaft für Angiologie – Gesellschaft für Gefäßmedizin (DGA) e.V., www.dga-gefaessmedizin.de

Deutsche Gesellschaft für Phlebologie (DGP) e.V., www.phlebology.de

Deutsche Hochdruckliga (DHL) e.V.: www.hochdruckliga.de

Deutsche Venen-Liga (DVL) e.V.: www.venenliga.de

Kapitel 16

LITERATURNACHWEIS

1. Bayerisches Staatsministerium für Umwelt und Verbraucherschutz. Infrarot-Ohrthermometer. https://www.vis.bayern.de/produkte_energie/bedarfsgegenstaende/ohrthermometer.htm (letzter Zugriff: 17.09.2024).
2. Salvisberg N, Ruckstuhl S. Temperaturmessung beim Säugling und Kleinkind. Kinderkrankenschwester, 2016 (35)4: 125–131.
3. Schwarz B. Fieber bei Kindern. Was Sie schon immer wissen wollten, aber nie zu fragen wagten. Pflege Professionell, 2019; 24.
4. Ward, M. Fever in infants and children. Pathophysiology and management, 2019; UpToDate.
5. Emergency Nurses Association. Clinical Practice Guideline: Non-invasive Temperature Measurement, 2015.
6. Minzola D, Keele R. Relationship of tympanic and temporal temperature modalities to core temperature in pediatric surgical patients. AANA Journal. 2018; 86(1): 19–26.
7. Steiger S, Diebold C. Axilläre Temperaturmessung beim Neugeborenen als empfehlenswerte Alternative. Hebamme.ch. 2017; 114(6): 12–13.
8. Sims M et al. Selection of the most accurate thermometer devices for clinical practice: Part 2: Nursing practice and policy change in the use of non-core thermometer devices. Pediatric Nursing. 2018; (44): 134–154.
9. Fitzwater J et al. A comparison of oral, axillary, and temporal artery temperature measuring devices in adult acute care. MedSurg Nursing, 2019; 28(1): 35–41.
10. Kim Y-M et al. Clinical Accuracy of Non-Contact Forehead Infrared Thermometer Measurement in Children: An Observational Study. Children, 2022; 9 (9).
11. Sharif Nia H et al. Clinical accuracy and agreement between tympanic and forehead body temperature measurements for screening of patients with COVID-19. Journal of Clinical Nursing. 2022; 31(21/22): 3272–3285.
12. Barbi E et al. Fever in Children: Pearls and Pitfalls. Children (Basel), 2017 4(9), 81.
13. Flüeck S. Besonderheiten bei Kindern. In: Lauber A, Schmalsteig P. Wahrnehmen und Beobachten Band 2. Stuttgart: Thieme, 2017; S. 176–179.
14. Waruiru C, Appleton R. Febrile seizures: an update. Archives of Disease in Childhood, 2004; 89(8): 751–756.

Kapitel 17

LITERATURNACHWEIS

1. Huch R, Jürgens KD. Mensch Körper Krankheit, 9. A. München: Elsevier, 2022.
2. Haut.de. Aufbau der Babyhaut. https://www.haut.de/haut/babypflege/aufbau-der-babyhaut/ (letzter Zugriff: 10.10.2024).
3. Kremer AE. Chronischer Pruritus. Teufelskreis aus Jucken und Kratzen. Pharmazeutische Zeitung online vom 06.06.2019. www.pharmazeutische-zeitung.de/teufelskreis-aus-jucken-und-kratzen/ (letzter Zugriff: 10.10.2024).
4. Deutsche Dermatologische Gesellschaft (federführende Fachgesellschaft). Leitlinie Diagnostik und Therapie des chronischen Pruritus. Stand Juni 2022 https://register.awmf.org/de/leitlinien/detail/013-048 (letzter Zugriff: 10.10.2024).
5. Reich S et al. Lokale Barrierecremes zur Hautpflege bei Neugeborenen, Säuglingen und Kleinkindern mit Inkontinenz-assoziierter Dermatitis (IAD). Eine narrative Literaturübersicht. Pflege 2017; 30(3): 117–128.
6. Bund für Umwelt und Naturschutz Deutschland. Bei der Hautpflege auf Schadstoffe und Mikroplastik verzichten, Stand 03/2023. https://www.bund.net/bund-tipps/detail-tipps/tip/bei-hautpflege-auf-schadstoffe-und-mikroplastik-verzichten/ (letzter Zugriff: 10.10.2024).
7. Werner M, von Braunschweig R. Praxis Aromatherapie, 6. A. Stuttgart: Haug, 2020.
8. Zimmermann E. Aromatherapie für Pflege- und Heilberufe, 7. A. Stuttgart: Haug, 2022.
9. Bienstein C, Fröhlich A. Basale Stimulation in der Pflege. Die Grundlagen, 9. A. Bern: Hogrefe, 2021.
10. Berufsgenossenschaft für Gesundheitsdienst und Wohlfahrtspflege. Hautschutz- und Händehygieneplan. https://www.bgw-online.de/resource/blob/20186/2426176672e5d6cc32f4fe70a1786c2b/bgw06-13-110-hautschutzplan-pflegeberufe-data.pdf (letzter Zugriff: 10.10.2024).
11. Zentrum für Qualität in der Pflege. Scham – Praxistipps für den Pflegealltag, 9. A. 2023. www.zqp.de/wp-content/uploads/ZQP-Ratgeber-Scham.pdf (letzter Zugriff: 10.10.2024).
12. Kitwood T. Demenz: Der person-zentrierte Ansatz im Umgang mit verwirrten Menschen. Bern: Hogrefe, 2018.
13. Tanner LJ, Börger H. Berührungen und Beziehungen bei Menschen mit Demenz. Bern: Hogrefe, 2018.
14. Gräbner J. Umgang mit traumatisierten Patienten. Köln: Psychiatrie Verlag, 2013.
15. Fley G, Schneider F. Pflege Heute Pädiatrische Pflege, 2. A. München: Elsevier, 2024.
16. AOK. Hilfe bei Vernachlässigung. https://www.aok.de/pp/agenda/qualitaet-in-der-pflege/pflegekraeftestaerken/gewaltfrei-pflegen/vernachlaessigung/#:~:text=Am%20besten%20auch%20noch%20den,der%20pflegebed%C3%BCrftigen%20Person%20eingebunden%20werden (letzter Zugriff: 10.10.2024).
17. Stiftung Zentrum für Qualität in der Pflege. Krisentelefone bei Gewalt in der Pflege und akuten Krisensituationen. https://www.zqp.de/angebot/krisentelefone/ (letzter Zugriff: 10.10.2024).
18. Bumwell. Der bumwell®-Ratgeber für alles rund um dein Baby. https://bumwell.de/ratgeber/ (letzter Zugriff: 10.10.2024).
19. Carstens P für Geo. Warum Feucht- und Kosmetiktücher nicht in die Toilette gehören, 29.03.2024. https://www.geo.de/natur/nachhaltigkeit/warum-feuchttuecher-nicht-in-die-toilette-gehoeren-30178118.html (letzter Zugriff: 10.10.2024).
20. Bundesministerium für Umwelt, Naturschutz, nukleare Sicherheit und Verbraucherschutz. Mode und Textilien. https://www.bmuv.de/themen/nachhaltigkeit/konsum-und-produkte/produktbereiche/mode-und-textilien (letzter Zugriff: 10.10.2024).
21. Deutsches Netzwerk für Qualitätsentwicklung in der Pflege. Expertenstandard Förderung der Mundgesundheit in der Pflege. Osnabrück: DNQP, 2023.
22. Ratgeber Mukositis – Informationen für Betroffene und Angehörige. www.mukositis.net (letzter Zugriff: 10.10.2024).

23. Hüttmann J. Aphthen. In: Apotheken-Umschau.de, aktualisiert am 16.08.2018. https://www.apotheken-umschau.de/krankheiten-symptome/zahnkrankheiten/aphthen-734089.html (letzter Zugriff: 10.10.2024).
24. Gollick H. Lippenherpes: Lippenherpes: Wie es dazu kommt und was man tun kann. In: Apotheken-Umschau.de, aktualisiert am 03.10.2023. https://www.apotheken-umschau.de/krankheiten-symptome/hautkrankheiten/lippenherpes-ursachen-therapie-vorbeugen-734287.html (letzter Zugriff: 10.10.2024).
25. Bolshukhina L. Karies – Wie entsteht sie und was hilft dagegen? In: Apotheken-Umschau.de, aktualisiert am 21.06.2024. https://www.apotheken-umschau.de/krankheiten-symptome/zahnkrankheiten/karies-733975.html (letzter Zugriff: 10.10.2024).
26. Dt. Gesellschaft für Zahnerhaltung u. a. S2k-Leitlinie Kariesprophylaxe bei bleibenden Zähne – grundlegende Empfehlung. Stand 6/2016. www.awmf.org/uploads/tx_szleitlinien/083-021k_S2k_Kariesprophylaxe_2017-03.pdf (letzter Zugriff: 10.01.2024).
27. BUND Landesverband Hessen e. V. Wie umweltfreundlich ist welche Zahnbürste? 25.01.2022. https://www.bund-hessen.de/tipps/detail/tip/wie-umweltfreundlich-ist-welche-zahnbuerste/ (letzter Zugriff: 10.01.2024).
28. Kommission für Krankenhaushygiene und Infektionsprävention. Infektionsprävention in Heimen. Bundesgesundheitsbl Gesundheitsforsch Gesundheitsschutz 2005; 48: 1061–1080.
29. Ölmühle Solling. Ölziehen mit Kokosöl. https://www.oelmuehle-solling.de/oelziehen-mit-kokosoel.html (letzter Zugriff: 10.01.2024).
30. Zahnmedizin im SchweizerBau MVZ. Kokosöl für weiße Zähne, 15.04.2024. https://zahnmedizin-schweizerbau.de/kokosoel-fuer-weisse-zaehne/ (letzter Zugriff: 10.01.2024).
31. Zentrum für Gesundheit. Kokosöl stoppt Karies, 21.04.2024. https://www.zentrum-der-gesundheit.de/krankheiten/weitere-erkrankungen/mund-zahnerkrankungen/karies-kokosoel (letzter Zugriff: 10.01.2024).
32. Mouth Care without a battle. https://www.mouthcarewithoutabattle.org/ (letzter Zugriff: 10.01.2024).
33. Deutsches Endokrinologisches Vorsorgungszentrum. Anlagebedingter Haarausfall (Androgenetische Alopezie). https://www.endokrinologen.de/androgenetische-alopezie.php (letzter Zugriff: 10.10.2024).
34. Deutsches Netzwerk für Qualitätsentwicklung in der Pflege (DNQP). Expertenstandard Dekubitusprophylaxe in der Pflege, 2. Aktualisierung. Osnabrück: DNQP 2017.
35. Schröder G, Kottner J. Dekubitus und Dekubitusprophylaxe. Bern: Huber, 2012.
36. Initiative Chronische Wunden. Update Dekubitus: Expertenkonsens für die klinische Einschätzung und Klassifikation, Stand 2018. https://www.icwunden.de/wp-content/uploads/2023/09/Dekubitus_Update_2018.pdf (letzter Zugriff: 10.10.2024).
37. Baier H, Pompalla H. Bedenkliche Inhaltsstoffe in Kosmetik: Bei diesen Stoffen lohnt es sich genauer hinzuschauen, 21.03.2024. https://www.oekotest.de/kosmetik-wellness/Bedenkliche-Inhaltsstoffe-in-Kosmetik-Bei-diesen-Stoffen-lohnt-es-sich-genauer-hinzuschauen_11560_1.html (letzter Zugriff: 10.10.2024).

WEITERFÜHRENDE LITERATUR

Barrick AL, et al. Körperpflege ohne Kampf: Herausforderndes Verhalten in der Körperpflege erkennen, verstehen und meistern. Bern: Hogrefe, 2021.

Bienstein C, Fröhlich A. Basale Stimulation in der Pflege. Die Grundlagen, 9. A. Bern: Hogrefe, 2021.

Naumer B, Heilig M. Praxisleitfaden Generalistische Ausbildung, 2. A. München: Elsevier, 2024.

Regnet N. Pflegetechniken von Absaugen bis ZVK, 4. A. München: Elsevier, 2022.

Schröder G, Kottner J. Dekubitus und Dekubitusprophylaxe. Bern: Huber, 2012.

Tanner LJ, Börger H. Berührungen und Beziehungen bei Menschen mit Demenz. Bern: Hogrefe, 2018.

Wagner U. Positionierungen: Lagerungen und Positionswechsel, 2. A. München: Elsevier, 2018.

Zimmermann E. Aromatherapie für Pflege- und Heilberufe, 7. A. Stuttgart: Haug, 2022.

KONTAKTADRESSEN

Bund für Umwelt und Naturschutz Deutschland (BUND) e. V., www.bund.net

Berufsgenossenschaft für Gesundheitsdienst und Wohlfahrtspflege (bgw), www.bgw-online.de

Deutscher Allergie- und Asthmabund (DAAB) e. V., www.daab.de

Deutscher Kinderschutzbund (DKSB) e. V., www.dksb.de

Deutsches Netzwerk für Qualitätsentwicklung in der Pflege (DNQP), www.dnqp.de

Mouth Care without a battle, www.mouthcarewithoutabattle.org

S.I.G.N.A.L. e. V. Intervention im Gesundheitsbereich bei häuslicher und sexualisierter Gewalt gegen Frauen: www.signal-intervention.de

Kapitel 18

LITERATURNACHWEIS

1. Menche N (Hrsg). Biologie, Anatomie, Physiologie 10. A. München: Elsevier, 2023.
2. Deutsches Netzwerk für Qualitätsentwicklung in der Pflege (DNQP). Expertenstandard Ernährungsmanagement zur Sicherstellung und Förderung der oralen Ernährung in der Pflege, 1. Aktualisierung. Osnabrück: DNQP, 2017.
3. Institut für Pflegewissenschaft, Universität Witten/Herdecke (Hrsg.). Pflegerische Erfassung von Mangelernährung und deren Ursachen (PEMU). Screening und Assessment incl. Leitfaden. www.dnqp.de/fileadmin/HSOS/Homepages/DNQP/Dateien/Expertenstandards/Ernaehrungsmanagement_in_der_Pflege/Ernaehrung_PEMU.pdf (letzter Zugriff: 12.10.2024).
4. Löser C (Hrsg.). Unter- und Mangelernährung. Stuttgart: Thieme, 2011.
5. Ernährungsprotokoll. www.altenpflege-hilfe.net/ernaehrung/ernaehrungsprotokoll-pflege-download.php (letzter Zugriff: 12.10.2024).
6. Medizinischer Dienst der Spitzenverbände der Krankenkassen e. V. (Hrsg). Ernährung und Flüssigkeitsversorgung älterer Menschen. Grundsatzstellungnahme, Mai 2014, unveränderter Nachdruck 0172020. www.mds-ev.de/fileadmin/dokumente/Publikationen/SPV/Grundsatzstellungnahmen/_EssenTrinken_im_Alter_Lesezeichen.pdf (letzter Zugriff: 12.10.2024).
7. AOK Gesundheitsmagazin. BMI Waist-to-Hip-Ratio: Was die Werte aussagen und wie man sie erreichnt, 15.12.2021. https://www.aok.de/pk/magazin/ernaehrung/abnehmen/bmi-und-waist-to-hip-ratio/ (letzter Zugriff: 12.10.2024).
8. Raab CP. Gedeihstörung (GS) bei Kindern, Stand 03/2023. https://www.msdmanuals.com/de/profi/p%C3%A4diatrie/verschiedene-st%C3%B6rungen-bei-s%C3%A4uglingen-und-kindern/gedeihst%C3%B6rung-gs-bei-kindern (letzter Zugriff: 12.10.204).
9. Hommel T. Die fatalen Folgen von Übergewicht bei Kindern. Ärzte-Zeitung vom 05.11.2019. www.aerztezeitung.de/Politik/Die-fatalen-Folgen-von-Uebergewicht-bei-Kindern-403264.html (letzter Zugriff: 12.10.2024).
10. Bundeszentrale für gesundheitliche Aufklärung (BZgA). Übergewicht bei Kindern und Jugendlichen. www.uebergewicht-vorbeugen.de (letzter Zugriff: 12.10.2024).
11. Fley G, Schneider F. Pflege Heute Pädiatrie, 2. A. Kap. 2 Pädiatrische Versorgung. München: Elsevier, 2024.
12. Hoehl M, Kullick P (Hrsg.): Gesundheits- und Kinderkrankenpflege, 5. A. Stuttgart: Thieme, 2019.
13. Hommel S. Klassifikation und Diagnostik von frühkindlichen Fütter- und Essstörungen. Pädiatrie. 2010; 4+5: 8–16. www.rosenfluh.ch/media/paediatrie/2010/04-05/Klassifikation_und_Diagnostik_von_fruehkindlichen_Fuetter_und_Essstoerungen.pdf (letzter Zugriff: 12.10.2024).
14. Deutsche Gesellschaft für Ernährungsmedizin (DGEM) e. V. Leitlinie DGEM-Terminologie in der Klinischen Ernährung, Stand 2013. www.dgem.de/sites/default/files/PDFs/Leitlinien/Terminologie.pdf (letzter Zugriff: 12.10.2024).

15. Deutsche Gesellschaft für Ernährungsmedizin (DGEM) e.V. Leitlinie Klinische Ernährung in der Geriatrie (in Überarbeitung). https://register.awmf.org/de/leitlinien/detail/073-019 (letzter Zugriff: 15.02.2021).
16. Deutsche Adipositas-Gesellschaft e.V. et al. Therapie und Prävention der Adipositas im Kindes- und Jugendalter, Stand 2019 (in Überarbeitung). www.awmf.org/leitlinien/detail/ll/050-002.html (letzter Zugriff: 12.10.2024).
17. Robert Koch-Institut, Abteilung für Epidemiologie und Gesundheitsmonitoring. Übergewicht und Adipositas bei Erwachsenen in Deutschland – Ergebnisse der Studie GEDA 2019/2020-EHIS. Journal of Health Monitoring · 2022 7(3) DOI 10.25646/10292.
18. Bundesministerium für Ernährung und Landwirtschaft. Stillen – Die beste Ernährung in den ersten Lebensmonaten. https://www.bmel.de/DE/themen/ernaehrung/gesunde-ernaehrung/schwangerschaft-und-baby/stillen.html (letzter Zugriff: 12.10.2024).
19. Netzwerk Gesund ins Leben. Ernährung und Bewegung von Säuglingen und stillenden Frauen, teilaktualisierte Handlungsempfehlung, Sonderdruck. In: Monatsschrift Kinderheilkunde Juli 2024. file:///C:/Users/Nutzer/Downloads/handlungsempfehlungen_2024.pdf (letzter Zugriff: 12.10.2024).
20. Lothrop H. Das Stillbuch, 39. A. München: Kösel, 2016.
21. International Lactation Consultant Association (ILCA)/Verband Europäischer Laktationsberaterinnen (VELB) (Hrsg.). Klinische Leitlinien zur Etablierung des ausschließlichen Stillens, 2. A. 2005. www.stillen.de/wp-content/uploads/2007/02/ilca-leitlinien.pdf (letzter Zugriff: 12.10.2024).
22. Kindergesundheit-info.de der Bundeszentrale für gesundheitliche Aufklärung. Säuglingsmilch für die Flasche. https://www.kindergesundheit-info.de/themen/ernaehrung/0-12-monate/flaschenmilch/#:~:text=-S%C3%A4uglingsnahrung%20aus%20Sojaeiwei%C3%9F%20ist%20kein%20Ersatz%20f%C3%BCr%20Kuhmilchprodukte.&text=Das%20BfR%20folgt%20in%20der,Eiwei%C3%9F%20k%C3%B6nnen%20Kuhmilchprodukte%20nicht%20ersetzen.
23. Kinder- und Jugendärzte im Netz. Säuglingsnahrung aus Sojamilch nicht empfehlenswert. 5/2018. www.kinderaerzte-im-netz.de/news-archiv/meldung/article/saeuglingsnahrung-aus-sojamilch-nicht-empfehlenswert/ (letzter Zugriff: 12.10.2024).
24. Bundesinstitut für Risikobewertung. Empfehlungen zur hygienischen Zubereitung von pulverförmiger Säuglingsnahrung. Stellungnahme Nr. 009/2022 vom 29.03.2022. www.bfr.bund.de/cm/343/empfehlungen-zur-hygienischen-zubereitung-von-pulverfoermiger-saeuglingsnahrung.pdf (letzter Zugriff: 12.10.2024).
25. Bundeszentrale für gesundheitliche Aufklärung. Einführung der Beikost. www.kindergesundheit-info.de/themen/ernaehrung/0-12-monate/beikosteinfuehrung/ (letzter Zugriff: 12.10.2024).
26. von Cramm, D. Kochen für Babys. München: Gräfe & Unzer, 2019.
27. Forschungsinstitut für Kinderernährung Dortmund (FKE). Vegetarische Kostformen in der Kinderernährung? Eine Bewertung aus Pädiatrie und Ernährungswissenschaft. Erschienen in: Aktuel Ernahrungsmed 2018; 43: 78–85.
28. Deutsche Gesellschaft für Allergologie und klinische Immunologie et al. Allergieprävention, Stand 12/2021. www.awmf.org/leitlinien/detail/ll/061-016.html (letzter Zugriff: 12.10.2024).
29. Forschungsinstitut für Kinderernährung Dortmund (FKE). Von Nährstoffen zu Lebensmitteln und Mahlzeiten: das Konzept der Optimierten Mischkost für Kinder und Jugendliche in Deutschland. Aktuel Ernahrungsmed 2017; 42: 304–315.
30. Deutsche Gesellschaft für Ernährung. Gut essen und trinken – die DGE-Empfehlungen. https://www.dge.de/gesunde-ernaehrung/gut-essen-und-trinken/dge-empfehlungen/ (letzter Zugriff: 12.10.2024).
31. WWF. Nachhaltigkeitsprobleme im Palmölsektor, 10.11.2020. https://www.wwf.de/themen-projekte/landwirtschaft/produkte-aus-der-landwirtschaft/palmoel/nachhaltigkeitsprobleme-beim-palmoelanbau (letzter Zugriff. 10.10.2024).
32. Umweltbundesamt. Klimaschutz in der Landwirtschaft, 14.03.2024. https://www.umweltbundesamt.de/themen/landwirtschaft/landwirtschaft-umweltfreundlich-gestalten/klimaschutz-in-der-landwirtschaft#landwirtschaft-und-klimaschutz (letzter Zugriff: 12.10.2024).
32a. NABU. Was hat die Landwirtschaft mit dem Klima zu tun? https://www.nabu.de/natur-und-landschaft/landnutzung/landwirtschaft/klimaschutz/25508.html (letzter Zugriff: 12.10.2024).
33. Deutsche Gesellschaft für Ernährung (DGE) e.V. Handlungsempfehlungen – Ernährung in der Schwangerschaft 12/2018. https://www.dge.de/gesunde-ernaehrung/gezielte-ernaehrung/ernaehrung-in-schwangerschaft-und-stillzeit/handlungsempfehlungen-ernaehrung-in-der-schwangerschaft/ (letzter Zugriff: 12.10.2024).
34. Biesalski HK et al. Ernährungsmedizin, 5. A. Stuttgart: Thieme, 2017.
35. Deutsche Gesellschaft für Ernährung. Referenzwert Wasser. www.dge.de/wissenschaft/referenzwerte/wasser/ (letzter Zugriff: 12.10.2024).
36. Deutsche Gesellschaft für Ernährung/Österreichische Gesellschaft für Ernährung. Referenzwerte für die Nährstoffzufuhr. https://www.dge.de/wissenschaft/referenzwerte/ (letzter Zugriff: 12.10.2024).
37. Deutsche Gesellschaft für Ernährung. 9. Was ist der PAL-Wert? https://www.dge.de/gesunde-ernaehrung/faq/energiezufuhr/#:~:text=Den%20h%C3%B6chsten%20Richtwert%20bei%20PAL,2%20000%20kcal%20f%C3%BCr%20M%C3%A4nner (letzter Zugriff: 12.10.2024).
38. Deutsche Gesellschaft für Ernährung. Energiezufuhr. https://www.dge.de/wissenschaft/referenzwerte/energie/ (letzter Zugriff: 12.10.2024).
39. Bartolome G, Schröter-Morasch H. Schluckstörungen: Interdisziplinäre Diagnostik und Rehabilitation, 7. A. München: Elsevier, 2022.
40. Deutsche Gesellschaft für Neurologie. Neurogene Dysphagien, Stand 2020. https://register.awmf.org/de/leitlinien/detail/030-111 (letzter Zugriff: 12.10.2024).
41. Nusser-Müller-Busch R. Die Therapie des Facio-Oralen Trakts, 5. A. Berlin: Springer, 2024.
42. Bienstein C, Fröhlich A. Basale Stimulation® in der Pflege, 9. A. Bern: Hogrefe, 2021.
43. Kommission für Krankenhaushygiene und Infektionsprävention. Infektionsprävention in Heimen, Stand 2005. www.rki.de/DE/Content/Infekt/Krankenhaushygiene/Kommission/Downloads/Heimp_Rili.pdf (letzter Zugriff: 12.10.2024).
44. Fresenius Kabi. Leitlinie zur Pflege einer gastralen PEG. https://www.fresenius-kabi.com/de/documents/Leitlinie_zur_Pflege_einer_gastralen_PEG_07_2020.pdf (letzter Zugriff: 10.10.2024).
45. Fresenius Kabi. Leitlinie zur Pflege einer Jet-PEG. https://www.fresenius-kabi.com/de/documents/Leitlinie_zur_Pflege_einer_JET_PEG_07_2020.pdf (letzter Zugriff: 12.10.2024).
46. Eberlein T et al. Versorgung und Pflege der Eintrittsstellen von PEG-/PEJ-Sonden. Die Schwester, Der Pfleger. 2007; 46(10): 38–42. https://www.bibliomed-pflege.de/sp/artikel/27490-versorgung-und-pflege-der-eintrittsstellen-von-pegpej-sonden (letzter Zugriff: 12.10.204).
47. Nutricia. Button Pflegeleitfaden. file:///C:/Users/Nutzer/Downloads/Pflegeleitfaden_Button_fuer_Kinder%20(3).pdf (letzter Zugriff: 12.10.2024).
48. Fresenius. ENFit™/ENPlus. https://www.fresenius-kabi.com/de/medizinprodukte/enfit-enplus (letzter Zugriff: 12.10.2024).
49. Richtlinie des Gemeinsamen Bundesausschusses über die Verordnung von Arzneimitteln in der vertragsärztlichen Versorgung (Arzneimittel-Richtlinie/AM-RL) in der Fassung vom 20.11.2014. www.g-ba.de/downloads/39-261-2113/2014-11-20_AM-RL-XIII-SN_bil-Diaeten-enterale-Ernaehrung.pdf (letzter Zugriff: 12.10.2024).
50. Deutsche Gesellschaft für Ernährungsmedizin e.V. (DGEM). Parenterale Ernährung im der Kinder- und Jugendmedizin, Stand 2014. https://www.dgem.de/sites/default/files/PDFs/Leitlinien/S3-Leitlinien/073-023l_S3_Parenterale_Ern%C3%A4hrung_P%C3%A4diatrie_Kinder_Jugendmedizin_2014-08.pdf (letzter Zugriff: 12.10.2024).
51. Deutsche Gesellschaft für Ernährungsmedizin e.V. (DGEM). S3-Leitlinie Heimenterale und heimparenterale Ernährung, Stand 2024. https://www.dgem.de/sites/default/files/PDFs/Leitlinien/S3-Leitlinien/07a_Leitlinie_DGEM_Online-PDF_watermarked.pdf (letzter Zugriff: 15.02.2021).

WEITERFÜHRENDE LITERATUR

Arens-Azevedo U. Ernährungslehre – praxisnah, zeitgemäß, 13. A. Köln: Bildungsverlag Eins, 2018.

Bartolome G, Schröter-Morasch H. Schluckstörungen: Interdisziplinäre Diagnostik und Rehabilitation, 7. A. München: Elsevier, 2022.
Biesalski HK et al. Taschenatlas Ernährung, 8. A. Stuttgart: Thieme, 2020.
Deutsches Netzwerk für Qualitätsentwicklung in der Pflege (Hrsg). Expertenstandard Ernährungsmanagement zur Sicherstellung und Förderung der oralen Ernährung in der Pflege, 1. Aktualisierung. Osnabrück, 2017.
Elmadfa I. Ernährungslehre, 4. A. Stuttgart: utb, 2024.
Gaca AC. Babyernährung. München: GU, 2019.
Kast B. Der Ernährungskompass. München: Bertelsmann, 2022.
Löser C (Hrsg.). Unter- und Mangelernährung. Stuttgart: Thieme, 2011.
Smollich M, et al. Ernährungspraxis Säuglinge, Kinder, Jugendliche. Stuttgart: WVG, 2020.

KONTAKTADRESSEN

Adipositas Verband Deutschland e.V., www.adipositasverband.de
Arbeitsgemeinschaft Klinische Ernährung (AKE), www.ake-nutrition.at
Bundesamt für Verbraucherschutz und Lebensmittelsicherheit (BVL), www.bvl.bund.de
Bundesverband kleinwüchsiger Menschen und ihrer Familien (BKMF e.V., www.bkmf.de
Bundeszentrale für gesundheitliche Aufklärung (BZgA), www.bzga.de
Deutsche Adipositas Gesellschaft (DAV) e.V., www.adipositas-gesellschaft.de
Deutsche Gesellschaft für Ernährung (DGE) e.V., www.dge.de
Deutsche Gesellschaft für Ernährungsmedizin (DGEM) e.V., www.dgem.de
Deutsche Gesellschaft für Geriatrie (DGG) e.V., www.dggeriatrie.de
Deutsche interdisziplinäre Gesellschaft für Dysphagie (DGD) e.V., www.dg-dysphagie.de
Deutsche Seniorenliga (DSL) e.V., www.deutsche-seniorenliga.de
Deutsches Netzwerk für Qualitätsentwicklung in der Pflege (DNQP), www.dnqp.de
ESPEN (Europäische Gesellschaft für Ernährung und Stoffwechsel), www.espen.org
Fachgesellschaft für Ernährungstherapie und Prävention (FET) e.V., www.fet-ev.eu
Forschungsdepartment Kinderernährung (FKE) e.V., www.fke-do.de
Klub langer Menschen Deutschland (KLM) e.V., www.klub-langer-menschen.de
Kuratorium Deutsche Altershilfe KDA) e.V., www.kda.de
La Leche Liga Deutschland e.V., www.lalecheliga.de
Medizinischer Dienst Bund, www.md-bund.de
Moby Kids, www.mobykids.de
Nationale Stillkommission, www.mri.bund.de/de/themen/nationale-stillkommission
Pharmakovigilanz- und Beratungszentrum für Embryonaltoxikologie der Charité-Universitätsmedizin Berlin, www.embryotox.de
Vegetarierbund Deutschland (VEBU) e.V., www.vebu.de
WHO/UNICEF-Initiative „Babyfreundlich", www.babyfreundlich.org

Kapitel 19

LITERATURNACHWEIS

1. Gasser T. Basiswissen Urologie, 8. A. Berlin: Springer, 2024.
2. Utsch B, Klaus G. Urinanalyse im Kindes- und Jugendalter. Dtsch Arztebl Int 2014; 111: 617–626.
3. Tosif S et al. Contamination rates of different urine collection methods for the diagnosis of urinary tract infections in young children: an observational cohort study. J Paediatr Child Health 2012; 48(8): 659–664.
4. Deutsche Gesellschaft für Kinder- und Jugendpsychiatrie, Psychosomatik und Psychotherapie u. a. Interdisziplinäre S2k-Leitlinie: Enuresis und nicht-organische (funktionelle) Harninkontinenz bei Kindern und Jugendlichen.Stand Mai 2021. https://register.awmf.org/assets/guidelines/028-026l_S2k_Enuresis-und-nicht-organische-funktionelle-Harninkontinenz_2021-12.pdf (letzter Zugriff: 13.10.2024)
5. von Gontard A, Kuwertz-Bröking. Enuresis und nicht-organische (funktionelle) Harninkontinenz bei Kindern und Jugendlichen – klinische Leitlinie zur Diagnostik und Therapie. Zeitschrift für Kinder- und Jugendpsychiatrie und Psychotherapie 2023; 51(5): 375–400.
6. Krebsinformationsdienst (Hrsg). Stuhltest. Aus: www.darmkrebs.de/frueherkennung-diagnose/untersuchungsmethoden/stuhluntersuchung (letzter Zugriff: 13.10.2024).
7. Buchholtz A. „Ich habe immer schreckliche Blähungen". MMW Fortschritte der Medizin 2014; 156: 44–46.
8. Bundeszentrale für gesundheitliche Aufklärung (Hrsg.). Dreimonatskoliken. 2020. www.kindergesundheit-info.de/themen/krankes-kind/krankheitszeichen/dreimonatskoliken/ (letzter Zugriff: 13.10.2024).
9. Reich S et al. Lokale Barrierecremes zur Hautpflege bei Neugeborenen, Säuglingen und Kleinkindern mit Inkontinenz-assoziierter Dermatitis (IAD). Eine narrative Literaturübersicht. Pflege 2017; 30(3): 117–128.
10. Lexa N. Pflegende sollten die Anlage eines Dauerkatheters vermeiden. Pflegezeitschrift. 2015; 68(7): 408–409.
11. Kommission für Krankenhaushygiene und Infektionsprävention. Prävention und Kontrolle Katheter-assoziierter Harnwegsinfektionen, Stand 04/2015. https://www.rki.de/DE/Content/Infekt/Krankenhaushygiene/Kommission/Downloads/CAUTI_2015.pdf?__blob=publicationFile (letzter Zugriff: 13.10.2024).
12. Liedl B. Katheterassoziierte Harnwegsinfektionen. Urologie 2015; 54(9): 1301–1310.
13. Urologenporta.de. Die Harndrainage, aktualisiert 21.03.2024. https://www.urologenportal.de/fachbesucher/fuer-urologen/leitlinien/s1-die-harndrainage-2015.html (letzter Zugriff: 13.10.2024).
14. Deutsche Gesellschaft für Urologie (DGU) et al. Management und Durchführung des Intermittierenden Katheterismus (IK) bei neurogener Dysfunktion des unteren Harntrakts, Stand 12/2019). www.awmf.org/leitlinien/detail/ll/043-048.html (letzter Zugriff: 13.10.2024).
15. Bundesverband Medizintechnologie. Intermittierende Katheterisieurg – Versorgungs- und Erstattungssituation in Deutschland. file:///C:/Users/Nutzer/Downloads/intermittierende-katheterisierung-2016.pdf (letzter Zugriff: 13.10.2024).
16. Hayder D. Kontinenzförderung. Demenzkranke brauchen besondere Unterstützung. Die Schwester Der Pfleger. 2011; 50(3): 216–222.
17. Deutsches Netzwerk für Qualitätsentwicklung in der Pflege (Hrsg.) Expertenstandard Förderung der Harnkontinenz in der Pflege, 2. Aktualisierung. Osnabrück: 2024.
18. Schmal J. Harninkontinenz – eine einsame Last. Der Druck nimmt zu. Heilberufe 2013; 65(12): 40–42.
19. Schmal J. Wege zur Kontinenz. Chancen und Grenzen des Expertenstandards. Heilberufe 2013; 65(12): 32–34.
20. Messer M. Wie erleben pflegende Angehörige die Inkontinenz ihres an Alzheimer-Demenz erkrankten Ehepartners? Das Erleben von Inkontinenz aus Sicht pflegender Ehepartner. Heiberufe Science. 2012; 3: 141–148.
21. GKV-Spitzenverband. 6. Bericht über die Entwicklung der Mehrkostenvereinbarungen für Versorgung mit Hilfsmittelleistungen gemäß § 302 Abs. 5 SGB V (Berichtszeitraum 01.01.20–31.12.2023). https://www.gkv-spitzenverband.de/media/dokumente/krankenversicherung_1/hilfsmittel/mehrkostenberichte/2024-05_Mehrkostenbericht_Hilfsmittel_barrierefrei.pdf (letzter Zugriff: 13.10.2024).
22. Hayder D, Schnepp W. Umgang mit Harninkontinenz – Ergebnisse einer qualitativen Studie mit Betroffenen und pflegenden Angehörigen. Pflege. 2010; 23(3): 154–162.
23. Deutsche Gesellschaft für Neurologie. S1-Leitlinie Diagnostik und Therapie von neurogenen Blasenstörungen, Stand 01/2020. https://register.awmf.org/assets/guidelines/030-121l_S1_Diagnostik-Therapie-Neurogene-Blasenstoerungen_2020-06.pdf (letzter Zugriff: 13.10.2024).
24. Deutsche Gesellschaft für Geriatrie (Hrsg). S2k-Leitlinie – Harninkontinenz bei geriatrischen Patienten, Diagnostik und Therapie, Stand 01/2024. www.awmf.org/leitlinien/detail/ll/084-001.html (letzter Zugriff: 13.10.2024).
25. Woodley SJ et al. Pelvic floor muscle training for prevention and treatment of urinary and faecal incontinence in antenatal and postnatal women. Cochrane Database of Systematic Review. 2017; 12. Aus: www.cochranelibrary.com/cdsr/doi/10.1002/14651858.CD007471.pub3/epdf/full (letzter Zugriff: 13.10.2024).

26. Krammer H et al. Tabuthema Obstipation: Welche Rolle spielen Lebensgewohnheiten, Ernährung, Prä- und Probiotika sowie Laxanzien? Aktuel Ernaehr Med, 2009; 34(1): 3854.
27. Deutsche Gesellschaft für Neurogastroenterologie und Motilität (DGNM) u.a.(Hrsg). S2k-Leitlinie Chronische Obstipation, Stand: 04/2022. www.awmf.org/leitlinien/detail/ll/021-019.html (letzter Zugriff: 13.10.2022).
28. Claßen M u.a. Obstipation bei Kindern und Jugendlichen. Dtsch Arztebl Int 2022; 119: 697–708; DOI: 10.3238/arztebl.m2022.0309.
29. Böhme, H. Wer darf digital ausräumen? Die Schwester Der Pfleger 2017; 58(11): 80.
30. Kuno E, Hayder-Beichel D. Stuhlinkontinenz. Eine Spirale aus Angst, Scham und Isolation. Die Schwester Der Pfleger 2018; 57(18): 34–38.
31. Benezech A et al. Faecal incontinence: current knowledges and perspectives. World J Gastrointest Pathophysiol 2016; 7(1): 59–71.
32. Meyer I, Richter HE. Impact of fecal incontinence and its treatment on quality of life in women. Womens health. 2015; 11(2): 225–238.
33. Deutsche Kontinenz Gesellschaft e.V. (Hrsg). Harn- und Stuhlinkontinenz. Informieren Sie sich, Stand: 03/2023. https://www.kontinenz-gesellschaft.de/wp-content/uploads/2023/04/Informationsbroschuere-DKG_Harn-und-Stuhlinkontinenz_03-2023.pdf (letzter Zugriff: 13.10.2024).
34. Deutschsprachige Medizinische Gesellschaft für Paraplegiologie e.V. S2k-Leitlinie neurogene Darmfunktionsstörung. https://www.bg-kliniken.de/fileadmin//02_murnau/_content/PDFs/Leitlinie_Neurogene_Darmfunktionsstoerung_QSL.pdf (letzter Zugriff: 13.10.2024).
35. Frieling T. Anale Stuhlinkontinenz. Pathophysiologie – Diagnostik – Therapie. Gastroenterologe. 2015; 10(3): 185–190.
36. Hegeholz D. Diskrete Hilfe durch Analtampons. Heilberufe. 2011; 11: 22–25.
37. FlexiSeal™ Protect. Anwendungshinweise. https://marketingworld.convatec.com/Api/PresentationMediaSource?applicationToken=dc038e44b0b0ee4d8616f7b6880b24551bfecf237645a04fb5b76ab792a36858&itemId=8da130fa-04c0-4403-9832-92fefc06d16e&contentLanguageId=-en-GB&forceDownload=true (letzter Zugriff: 13.10.2024).
38. Deutsche ILCO e.V. (Hrsg). Colostomie/Ileostomie. Ein Leitfaden. Bonn, 2021.
39. Schmal J. Stomaversorgung. Der Patient im Mittelpunkt? Die Schwester, Der Pfleger 2013; 52(10): 1009–1011.
40. Runkel et al. LSD-Score. Ein neues Klassifikationssystem für peristomale Hautläsionen. Chirurg 2016; 87(2): 144–150.
41. Szliska C, Ginsberg B. Hautveränderungen bei Darm- und Urinstomata. In: Gruber G (Hrsg.). Ganzheitliche Pflege bei Patienten mit Stoma. 2017. Springer: Berlin-Heidelberg. S. 187.
42. Ginsberg B et al. Komplikationen bei Stoma. In: Gruber G (Hrsg.). Ganzheitliche Pflege bei Patienten mit Stoma. 2017. Springer: Berlin-Heidelberg. S. 185–224.
43. Droste W. Zur präoperativen Markierung von Stomaanlagen. 2011. Aus: https://www.fgskw.org/wp-content/uploads/FA_BerichtZurPraeoperativenMarkierungVonStomaanlagen.pdf (letzter Zugriff: 13.10.2024).
44. Deutsche ILCO e.V. (Hrsg). Irrigation – Darmspülung bei Colostomie. Bonn, 2021.
45. Deutsche ILCO e.V. (Hrsg). Ernährung nach Stoma- oder Darmkrebsoperationen. Bonn, 2022.
46. Deutsche ILCO e.V. (Hrsg.). Urostomie. Ein Leitfaden. Bonn, 2021.
47. Wenzl TG. Differenzialdiagnostik des Erbrechens. Pädiatrie up2date. 2009; 4: 375–385.

KONTAKTADRESSEN

Deutsche ILCO e.V. Selbsthilfeorganisation für Stomaträger und Menschen mit Darmkrebs. www.ilco.de
Deutsche Kontinenz Gesellschaft e.V.: www.kontinenz-gesellschaft.de
European Association of Urology Nurses (EAUN): www.uroweb.org
Fachgesellschaft Stoma, Kontinenz und Wunde e.V. (FgSKW): www.fgskw.org
Gastro Liga e.V. www.gastro-liga.de
International Continence Society (ICS): www.ics.org
International Ostomy Association (IOA). Internationale Stomavereinigung: www.ostomyinternational.org

Kapitel 20

LITERATURNACHWEIS

1. Deutsches Netzwerk für Qualitätsentwicklung in der Pflege (DNQP). Expertenstandard nach § 113a SGB XI Erhaltung und Förderung der Mobilität in der Pflege, 1. Aktualisierung. Osnabrück 2020.
2. Huch R, Jürgens KD (Hrsg.). Mensch Körper Krankheit, 9. A. München: Elsevier, 2022.
3. Deutsches Institut für Medizinische Dokumentation und Information (DIMDI). Internationale Klassifikation der Funktionsfähigkeit, Behinderung und Gesundheit, Version 2005. https://www.bfarm.de/EN/Code-systems/Classifications/ICF/_node.html (letzter Zugriff: 23.09.2024).
4. Bundesministerium für Arbeit und Soziales. Umsetzung UN-Behindertenrechtskonvention. https://www.gemeinsam-einfach-machen.de/GEM/DE/AS/Umsetzung_UN-BRK/Umsetzung_UN-BRK_node.html;jsessionid=-502429C215154C8EABB0EFE8BB5573F2.internet012 (letzter Zugriff: 23.09.2024).
5. Neurophysiologische EntwicklungsLehre. Frühkindliche Reflexe und Reaktionen. https://nella.de/informationen/fruehkindliche-reflexe-und-reaktionen/ (letzter Zugriff: 23.09.2024)
6. Fley G, Schneider F (Hrsg.). Pflege Heute Pädiatrische Pflege, 2. A. München: Elsevier, 2024.
7. Zegelin A. Festgenagelt sein – Der Prozess des Bettlägerigwerdens, 2. A. Bern: Hogrefe, 2024.
8. „Leben in die Bude bringen!" Interview mit Dr. Angelika Zegelin. Die Schwester Der Pfleger 3/16. file:///C:/Users/Nutzer/Downloads/SP3-16_Interview_Zegelin_Bewegungsfoerderung%20(2).pdf (letzter Zugriff: 23.09.2024).
9. Citron I. Kinästhetik – Kommunikatives Bewegungslernen. 3. A. Stuttgart: Thieme, 2011, Seite 98.
10. Kinaesthetics-Online-Fachlexion (KOFL). Interaktion. https://wiki.kinaesthetics.de/wiki/Interaktion#:~:text=Interaktion%20im%20%E2%80%9EKinaesthetics%20%E2%80%93%20Konzeptsystem%E2%80%9C,-Das%20folgende%20Zitat&text=%E2%80%9EInteraktion%20bezeichnet%20im%20Allgemeinen%20die,zur%20zellul%C3%A4ren%20und%20molekularen%20Ebene (letzter Zugriff: 23.09.2024).
11. Maietta L, Hatch F et al. Kinaesthetics Infant Handling. 3. A. Bern: Hogrefe, 2024
12. Hartz, S et al. Babys im Gleichgewicht. München: Elsevier, 2017.
13. Rehadat Hilfsmittel. Mobilitätshilfen. www.rehadat-hilfsmittel.de/de/produkte/mobilitaet-orientierung/ (letzter Zugriff: 23.09.2024).
14. Hermann S. Bewegungsspiele für Senioren, die Spaß machen. Karlsruhe: SingLiesel, 2017.
15. Huhn S. Strategien für eine evidenzbasierte Kontrakturenprophylaxe im Pflegeberuf. Hamburg: Diplomica, 2014.
16. Filipovic S, Klarmann S. Passives Bewegen – Viel mehr als Kontrakturenprophylaxe. In: PflegenIntensiv, Ausgabe 1/2022. Melsungen: Bibliomed.
16. Deutsches Netzwerk für Qualitätsentwicklung in der Pflege (Hrsg.) Expertenstandard Sturzprophylaxe in der Pflege, 2. Aktualisierung. Osnabrück: DNQP, 2022.
17. Deutsche Gesetzliche Unfallversicherung (DGUV), Spitzenverband. (Hrsg.) Arbeitsunfallgeschehen 2019. publikationen.dguv.de/zahlen-fakten/schwerpunkt-themen/3893/arbeitsunfallgeschehen-2019 (letzter Zugriff: 23.09.2024).
18. Berufsgenossenschaft für Gesundheitsdienst und Wohlfahrtspflege (bgw). Vorsicht Stufe, Stand 2015. https://www.bgw-online.de/resource/blob/20344/33035c99bc81f99dc14ed6daf1827ca1/bgw09-14-000-vorsicht-stufe-data.pdf (letzter Zugriff: 23.09.2024).
19. Köpke S u.a. Evidenzbasierte Praxisaleitlinie Vermeidung von freiheitseinschränkender Maßnahmen in der beruflichen Altenpflege, Stand 2015. https://www.leitlinie-fem.de/download/LL_FEM_2015_Auflage-2.pdf (letzter Zugriff: 23.09.2024).
20. Zentrum für Qualität in der Pflege (ZQP). Freiheitsentziehende Maßnahmen. https://www.zqp.de/thema/freiheitsentziehende-massnahmen/ (letzter Zugriff: 23.09.2024).

21. Werdenfelser Weg – Das Original. Startseite und Idee. https://www.werdenfelser-weg-original.de/ (letzter Zugriff: 23.09.2024).
22. Bundesministerium für Umwelt, Naturschutz, nukleare Sicherheit und Verbraucherschutz (BMUV). Politik des BMUV für Nachhaltigkeit im Sport. https://www.bmuv.de/themen/nachhaltigkeit/tourismus-und-sport/nachhaltiger-sport/politik-fuer-nachhaltigkeit-im-sport (letzter Zugriff: 23.09.2024).

WEITERFÜHRENDE LITERATUR

Asmussen M. Praxisbuch Kinaesthetics, 2. A. München: Elsevier, 2010.
Bartoszek G, Meyer G. Kontrakturen – ein Pflegefehler. Die Schwester, Der Pfleger. 2015; 8: 30–32.
Beigel D. Flügel und Wurzeln: Persistierende Restreaktion frühkindlicher Reflexe und ihre Auswirkungen auf Lernen und Verhalten. Dortmund: Modernes Lernen, 2023
Böttcher-Kiefer A. Kurzaktivierung für Bettlägerige. Karlsruhe: SingLiesel, 2024.
Goddard S, Hansen-Lauff T. Greifen und BeGreifen. Kirchzarten: VAK, 2024.
Hammerla M. Bewegen ist Leben – Menschen mit Demenz mobilisieren. Hannover: Schlütersche Verlagsgesellschaft 2016.
Hasseler M, Meyer M, Fischer T. (Hrsg.). Gerontologische Pflegeforschung. Stuttgart: Kohlhammer, 2013.
Hermann S. Bewegungsspiele für Senioren, die Spaß machen, 2. A. Karlsruhe: SingLiesel, 2017
Institut für Qualitätssicherung in der Pflege (Hrsg.). Kontrakturprävention in der Langzeitpflege Älterer. München: IQP e.V., 2011.
Lauber A, Schmalstieg P. Wahrnehmen und Beobachten, 4. A. Stuttgart: Thieme, 2017.
Menche N (Hrsg). Biologie Anatomie Physiologie,10 A. München: Elsevier, 2023.
Menche N, Keller C, Teigeler B (Hrsg). Pflege Heute 8. Aufl. München: Elsevier, 2023.
Pikler E, Tados A. Lasst mir Zeit. Die selbstständige Bewegungsentwicklung des Kindes bis zu freien Gehen. München: Pflaum, 2018.
Queißer C, Siebert C. Wieder im Gleichgewicht. Holzminden: Kösel, 2019.
Resch-Kröll A, Madleitner BM. Kinaesthetics in der Pflege: Effektive Bewegung zur Gesundheitsentwicklung, 2. A. Wien: Facultas, 2022.
Sacher R. Angeborene Fremdreflexe, 3. A. München: Elsevier 2018.
Schleip R et al. (Hrsg). Lehrbuch Faszien: Grundlagen – Forschung - Behandlung. München: Elsevier, 2020.
Steigele W. Bewegung, Mobilisation und Lagerung in der Pflege, 3. A. Heidelberg: Springer 2021.
Stemme G et al. Die frühkindliche Bewegungsentwicklung: Vielfalt und Besonderheiten. Verlag Selbstbestimmtes Leben, 2012.

KONTAKTADRESSEN

Deutsches Netzwerk für Qualitätsentwicklung in der Pflege (DNQP), www.dnqp.de
European Kinaesthetics Association, www.kinaesthetics.net
Gesellschaft für Kinästhetik und Körperarbeit e.V., www.kinaesthetik-und-koerperarbeit.de
Integrative Leib- und Bewegungstherapie (IBT) e.V., www.ibt-verein.de
Kinaesthetics Deutschland, www.kinaesthetics.de
Kinaesthetics-Movement-Learning-Health (KMLH) GmbH, www.kinaesthetics.com
LiN-Arge e.V, www.lin-arge.de
Pikler® Gesellschaft Berlin e.V., www.pikler.de
Pikler® Verband Europa e.V., www.pikler-verband.org
Projekt ReduFix AGP Sozialforschung, www.redufix.de
Rahadat, Informationsportal für Teilhabe und Inklusion, www.rehadat.de
VIV-ARTE® Kinästhetik-Plus, www.kinästhetik-plus.de
Werdenfelser Weg – Das Original, www.werdenfelser-weg-original.de

Kapitel 21

LITERATURNACHWEIS

1. Höcke K. Kommunikation und Gesprächsführung. In: Drude C (Hrsg.). Geistes- und Sozialwissenschaften – Kurzlehrbuch für Pflegeberufe. München: Elsevier, 2008. S. 39–68.
2. Online Lexikon für Psychologie und Pädagogik. Paraverbale Kommunikation. https://lexikon.stangl.eu/12100/paraverbale-kommunikation/ (letzter Zugriff: 17.09.2024).
3. Argyle M. Körpersprache und Kommunikation. Das Handbuch zur nonverbalen Kommunikation, 10. A. Paderborn: Jungfermann, 2013.
4. Birkenbihl VF. Signale des Körpers: Körpersprache verstehen. 25. A. München: MVG, 2014.
5. Sewell K. Körpersprache: Erfolgreich Menschen lesen durch Körperhaltung und nonverbale Kommunikation. Independently published, 2019.
6. Watzlawick P, Beavin JH, Jackson DD. Menschliche Kommunikation: Formen, Störungen, Paradoxien, 13. A. Bern: Hogrefe, 2016.
7. Schulz von Thun F. Miteinander reden 1: Störungen und Klärungen, 49. A. Reinbek: Rowohlt, 2011.
8. Rogers CR. Therapeut und Klient. Grundlagen der Gesprächspsychotherapie, 21. A. Frankfurt a. M.: Fischer, 2012.
9. Rogers CR. Die klientenzentrierte Gesprächspsychotherapie, 19. A. Frankfurt a. M.: Fischer, 2012. 12. A. Paderborn: Jungfermann, 2016.
10. Rosenberg MB. Gewaltfreie Kommunikation: Eine Sprache des Lebens, 12. A. Paderborn: Jungfermann, 2016.
11. Mantz, S. Kommunizieren in der Pflege. Kompetenz und Sensibilität im Gespräch, 2. A. Stuttgart: Kohlhammer, 2019.
12. Funcke A, Rachow A. Was ist eigentlich Ihre Lieblingsfrage? Die Fragenkollektion, 2. A. Bonn: ManagerSeminar Verlag, 2016.
13. Wehrle M. Die 500 besten Coaching-Fragen, 5. A. Bonn: ManagerSeminar Verlag, 2017.
14. Wright LM, Leahey M. Familienzentrierte Pflege, 2. A. Bern: Huber 2014.
15. Fley G. Pädiatrische Versorgung. In: Pflege Heute Pädiatrische Pflege. München: Elsevier, 2019.
16. Kullick K, Hoehl M. Kommunizieren. In: Hoehl M, Kullick P (Hrsg.). Gesundheits- und Kinderkrankenpflege, 5. A., Stuttgart: Thieme, 2019.
17. Deutscher Gehörlosen-Bund e.V.: Gebärdensprache. www.gehoerlosen-bund.de/sachthemen/gebaerdensprache (letzter Zugriff: 28.09.2023).
18. Grevers G, Menche N, Schädle W. Pflege von Menschen mit Hals-Nasen-Ohren-Erkrankungen. In: Menche N (Hrsg.). Pflege Heute., 8. A. München: Elsevier, 2023.
19. Definition Blindheit/Sehbehinderung. www.woche-des-sehens.de/infothek/zahlen-und-fakten/blindheit-und-sehbehinderung-in-deutschland#c200 (letzter Zugriff: 29.09.2023).
20. Fröhlich IA et al. Pflege von Menschen mit Augenerkrankungen. In: Menche N (Hrsg.). Pflege Heute, 8. A. München: Elsevier, 2023.

WEITERFÜHRENDE LITERATUR

Hausmann C. Kommunikation in der Pflege. 2. A. Wien, Facultas, 2020.
Lichtenberg J. Die Macht der emotionalen Intelligenz. Menschen lesen und Gefühle verstehen. Independently published, 2020.
Röher J, Schütz A: Psychologie der Kommunikation. Heidelberg, Springer 2020.
Rosenberg MB. Konflikte lösen durch gewaltfreie Kommunikation. München, Herder, 2004.
Rogoll-Adam et al. (Hrsg.). Professionelle Kommunikation in Pflege und Management. 3. A. Schlütersche, 2018.
Schulz von Thun F. Miteinander reden 1–4. Hamburg, rororo, 2019.
Watzlawick P. Anleitung zum Unglücklichsein. München: Piper, 2009.
Watzlawick P. Man kann nicht nicht kommunizieren: Das Lesebuch. Bern: Hogrefe, 2015.

KONTAKTADRESSEN

Bundesverband für die Rehabilitation der Aphasiker e.V., www.aphasiker.de
Bundesverband der Kehlkopfoperierten e.V., www.kehlkopfoperiert-bv.de
Bund zur Förderung Sehbehinderter (BFS) e.V., www.bfs-ev.de
Deutscher Blinden- und Sehbehindertenverband (DBSV) e.V., www.dbsv.org/
Deutscher Bundesverband für Logopädie (DBL) e.V., www.dbl-ev.de
Deutscher Gehörlosen-Bund (DGB) e.V., www.gehoerlosen-bund.de

Deutsche Gesellschaft für Hals-Nasen-Ohrenheilkunde, Kopf- und Hals-Chirurgie e.V., www.hno.org
Deutsche Ophthalmologische Gesellschaft (DOG) e.V., www.dog.org
Deutscher Schwerhörigenbund (DSB) e.V., www.schwerhoerigen-netz.de
Deutsche Tinnitus-Liga (DTL) e.V., www.tinnitus-liga.de
Infoportal zu Sprach- und Sprechstörung, www.sprachheilpaedagogik.de
Verband der LogopädInnen, Sprach- und SprechtherapeutInnen (VDLS) e.V.: www.vdls-ev.de

Kapitel 22

LITERATURNACHWEIS

1. Menche N. (Hrsg.). Pflege Heute, 8. A. München: Elsevier, 2023.
2. Maurer J, Weeß H-G, Schredl M. Physiologische Grundlagen des normalen und gestörten Schlafes. In: Stuck B et al. (Hrsg.). Praxis der Schlafmedizin. Diagnostik, Differentialdiagnostik und Therapie bei Erwachsenen und Kindern, 4. A. Berlin: Springer, 2024.
3. Schlarb, A.A. & Stuck, B.A. Schlafstörungen im Kindesalter. In: Stuck, B.A. et al. (Hrsg.). Praxis der Schlafmedizin. Diagnostik, Differentialdiagnostik und Therapie bei Erwachsenen und Kindern, 4. A. Berlin: Springer, 2024.
4. American Academy of Sleep Medicine (Hrsg). The AASM Manual for the scoring of sleep and associated Events. Vs. 2.6 (02/2023). https://aasm.org/clinical-resources/scoring-manual/ (letzter Zugriff: 01.10.2024).
5. Wang C et al. Association of estimated sleep duration and naps with mortality and cardiovascular events: a study of 116 632 people from 21 countries. European Heart Journal. 2019; 40(20): 1620–1629.
6. Altenpflege Heute, 4. A. München: Elsevier, 2021.
7. Stockinger G. Chronobiologie: Trost für Eulen und Lerchen. Der Spiegel v. 22.03.2008: 157–158.
8. Singh H, Jeßberger J, Zeeb H. Prävention des plötzlichen Kindstods. Literaturübersicht und Evaluation des Präventionsprojekts SIDS Hamm. Prävention und Gesundheitsförderung 3, 2023. S. 335–342.
9. Mindell J. Sleeping through the night: how infants, toddlers, and their parents can get a good nNight's sleep. Revised Edition. New York: William Morrow Paperbacks, 2009.
10. Teubert S. Schlafen. In: Hoehl M, Kullick K (Hrsg.). Gesundheits- und Kinderkrankenpflege, 5. A. Stuttgart: Thieme, 2019.
11. Penzel T et al. Leitfaden für die Akkreditierung von schlafmedizinischen Zentren der Deutschen Gesellschaft für Schlafforschung und Schlafmedizin (DGSM). Somnologie. 2000; 4(4): 181–187.
12. Sielaff S, Steichele-Biskup A. Müdigkeit am Steuer. www.adac.de/verkehr/verkehrssicherheit/verkehrsmedizin/muedigkeit-sekundenschlaf-auto/ (letzter Zugriff: 01.10.2024).
13. Laugsand L et al. Insomnia and the risk of incident heart failure: a population study. European Heart Journal 2013; 35(21):1382–1383. eurheartj.oxfordjournals.org/content/early/2013/02/28/eurheartj.eht019.full (letzter Zugriff: 01.10.2024).
14. Hoevenaar-Blom MP et al. Sleep duration and sleep quality in relation to 12-year cardiovascular disease incidence: The MORGAN study. Sleep. 2011; 34(11): 1487–1492.
15. Buchner S. et al. Natural course of sleep-disordered breathing after acute mycardial infarction. European Respiratory Journal. 2012; 39(5): 1173–1179.
16. Mayer G et al. S3-Leitlinie Nicht-erholsamer Schlaf/Schlafstörungen. Somnologie. 2009; 13(Supplement 1): 1–160.
17. AG Chronobiologie der DGSM (Hrsg.) Schlafprobleme bei Schichtarbeit. Patientenratgeber der Deutschen Gesellschaft für Schlafmedizin DGSM. 14.09.2021 https://www.dgsm.de/fileadmin/patienteninformationen/ratgeber_schlafstoerungen/2021-09-14_Schlafprobleme_bei_Schichtarbeit.pdf (letzter Zugriff: 01.10.2024).
18. Bitter T. et al. Schlafbezogene Atemstörungen. Dtsch. Ärzteblatt Int 2009;106(10): 164–170. www.aerzteblatt.de/archiv/63624/Schlafbezogene-Atemstoerungen (letzter Zugriff: 01.10.2024).
19. Deutsche Gesellschaft für Schlafforschung und Schlafmedizin (DGSM) e.V. S3-Leitlinie Nicht erholsamer Schlaf/Schlafstörungen – Kapitel Schlafbezogene Atemstörungen bei Erwachsenen. Version 2.0, Stand 08/2017 und Teilaktualisierung 07/2020, Änderungen erfasst 01/2023. www.awmf.org/leitlinien/detail/ll/063-001.html (letzter Zugriff: 01.10.2024).
20. Stuck B, Maurer J. Schlafbezogene Atemstörungen. In: Stuck B et al. (Hrsg.). Praxis der Schlafmedizin. Diagnostik, Differentialdiagnostik und Therapie bei Erwachsenen und Kindern, 4. A. Berlin: Springer, 2024.
21. Deutsche Gesellschaft für Neurologie. Restless-Legs-Syndrom (RLS) und Periodic Limb Movement Disorder (PLMD), 06/2022. https://dnvp9c1uo2095.cloudfront.net/cms-content/030081_LL_Restless_Legs_Syndrom_2022_V1.2_1682675085593.pdf (letzter Zugriff: 01.10.2024).
22. Carpenter R et al. Bed sharing when parents do not smoke: is there a risk of SIDS? An individual level analysis of five major case-control studies. BMJ open. 2013; 3(5): 1–11. bmjopen.bmj.com/content/3/5/e002299.full (letzter Zugriff: 01.10.2024).
23. Vennemann MM et al. Modifiable risk factors for SIDS in Germany: results of GeSID. Acta Paediatr. 2005; 94(6): 655–660.
24. Deutsche Gesellschaft für Schlafforschung und Schlafmedizin, AG Pädiatrie. Patientenratgeber Schlaf- und Schlafstörungen bei Säuglingen, Kleinkindern, Kindern und Jugendlichen, Stand 08/2022. https://www.dgsm.de/fileadmin/patienteninformationen/ratgeber_schlafstoerungen/10_DGSM-Schlafstoerungen-bei-Kindern_barrierefrei.pdf (letzter Zugriff: 01.10.2024).
25. Bienstein C, Fröhlich A. Basale Stimulation® in der Pflege. Die Grundlagen, 9.A. Bern: Hogrefe, 2021.
26. BIKA® Bobath Initiative für Kranken- und Altenpflege. Lagerung/Positionierung Allgemein. Stand 12/2019. http://www.bika.de/fileadmin/user_upload/Dateien_Instruktoren/user_upload/Leitlinie_-_Lagerung_und_Positionierung_allgemein.pdf (letzter Zugriff: 01.10.2024).
27. Levy A et al. Adjustability and adaptability are critical characteristics of pediatric support surfaces. Adv Wound Care (New Rochelle) 2015; 4(10): 615–622. www.ncbi.nlm.nih.gov/pmc/articles/PMC4593893/ (letzter Zugriff: 01.10.2024).
28. Hilliger S et al. Zur richtigen Position verhelfen – Lagerung in Neutralstellung (LiN). ergopraxis 2019; 12(09): 28–32.
29. Pickenbrock H. LiN – Lagerung in Neutralstellung. In: Nydahl P. Wachkoma. Betreuung, Pflege und Förderung eines Menschen im Wachkoma, 4. A. München: Elsevier, 2016.
30. Pickenbrock, H. LiN – Lagerung in Neutralstellung. In: Regnet N. (Hrsg). Pflegetechniken. Von Absaugen bis ZVK. 4. Auflage. München: Elsevier, 2022.
31. National Geografic. Weniger und schlechter: Die Welt steht vor einem Schlafdilemma. https://www.nationalgeographic.de/wissenschaft/2023/12/weniger-und-schlechter-die-welt-steht-vor-einem-schlafdilemma (letzter Zugriff: 01.10.2024).
32. Naturpark Bayerischer Wald. Wie wirkt sich die Lichtverschmutzung auf Lebewesen aus? https://www.naturpark-bayer-wald.de/biologische-konsequenzen.html (letzter Zugriff: 01.10.2024).

WEITERFÜHRENDE LITERATUR

Crönlein T et al. Schlafmedizin 1x1: Praxisorientiertes Basiswissen. Berlin: Springer, 2020.
Deutsche Gesellschaft für Schlafforschung und Schlafmedizin (DGSM) e.V. Ratgeber Schlafstörungen. https://www.dgsm.de/gesellschaft/fuer-patienten/ratgeber-schlafstoerungen
Marx-Dick C. Schlafstörungen ganzheitlich behandeln: Komplementäres Therapiekonzept für Ärzte und Psychotherapeuten. Berlin: Springer, 2022.
Lüders S. So schlafen Babys entspannt ein und durch. 4.A. Independently published.
Meditext Dr. Antonic. Das Schlafmagazin. Wege zum gesunden Schlaf. www.dasschlafmagazin.de.
Pollmächer T et al. (Hrsg). Handbuch Schlafmedizin. München: Elsevier, 2020.
Stuck B. et al. Praxis der Schlafmedizin, 4. A. Berlin: Springer 2024.
Weidacher M. Das große Praxisbuch für gesunden Schlaf. Schluchsee: Bitpolar, 2020-

KONTAKTADRESSEN

BIKA® Bobath Initiative für Kranken- und Altenpflege, www.bika.de

Bundeszentrale für gesundheitliche Aufklärung – Kindergesundheit, www.kindergesundheit-info.de
Deutsche Gesellschaft für Schlafforschung und Schlafmedizin (DGSM) e.V., www.gdsm.de
Deutsche Gesellschaft für zahnärztliche Schlafmedizin (DGZS) e.V. www.dgzs.de
Internationaler Förderverein Basale Stimulation e.V., www.basale-stimulation.de
LiN-Arge e.V., www.lin-arge.de

Kapitel 23

LITERATURNACHWEIS

1. Menche N (Hrsg). Biologie Anatomie Physiologie, 9. A. München: Elsevier, 2023.
2. Garzorz-Stark N. Neuroanatomie. München: Elsevier, 2018.
3. Erikson EH. Kindheit und Gesellschaft. Stuttgart: Klett-Cotta, 2005.
4. Erikson EH. Identität und Lebenszyklus. Frankfurt/M: Suhrkamp, 1973.
5. Krech D et al. (Hrsg). Wahrnehmungspsychologie, Kap. 4. In: Grundlagen der Psychologie, Band 2. Augsburg: Weltbild, 2006.
6. Möller HJ. Psychopatholologische Symptome und ihre Exploration. In: Falkai P et al. (Hrsg). Psychiatrie, Psychosomatik und Psychotherapie, 7. A. Stuttgart: Thieme, 2022.
7. Siebert H. Pädagogischer Konstruktivismus. Mannheim: Beltz, 2005.
8. Falk J. Methoden selbst gesteuerten Lernens für Gesundheits- und Pflegeberufe. Weinheim: Juventa, 2010.
9. University of Cambridge. Wie Halluzinationen entstehen. www.scinexx.de/news/biowissen/wie-halluzinationen-entstehen/ (letzter Zugriff: 02.10.2024).
10. Friedhoff A, Scherberle D (Hrsg). Pflegetherapeutisches Handeln nach zentralen Schädigungen. In: Praxis des Bobaths-Konzepts, Stuttgart: Thieme, 2014, S. 63–68, 74–75.
11. Gold K, Geiermann S (Hrsg). Pflege Konkret Neurologie Psychiatrie, 7. A. München: Elsevier, 2022.
12. Engelkamp J. Episodisches Gedächtnis. In: Hoffmann J, Engelkamp J (Hrsg.). Lern- und Gedächtnispsychologie. Berlin: Springer, 2017.
13. Altenpflege konkret – Gesundheits- und Krankheitslehre, 6. A. München: Elsevier, 2020.
14. Perneczky R. Neurokognitive Störungen, organische psychische Störungen. In: Psychiatrie, Psychosomatik und Psychotherapie, 6. A. Stuttgart: Thieme, 2022.
15. von Wild KRH, Laureys S, Dolce G et al. Syndrom Reaktionsloser Wachheit. Zur Begriffsbestimmung „Apallisches Syndrom" – „Wachkoma" – „permanenter vegetativer Zustand". Neurologie und Rehabilitation 2011; 17(4): 209–215.
16. Sibaei A. Wachkoma - Störungen der Wahrnehmungen. Idstein: Schulz-Kirchner Verlag, 2021.
17. Deutsche Wachkomagesellschaft/Bundesverband Schädel-Hirnpatienten in Not e.V. (Hrsg). Das Apallische Durchgangssyndrom/Wachkoma. www.schaedelhirnpatienten.de/informationen/medizin/apallisches-durchgangssyndrom/ (letzter Zugriff: 02.10.2024).
18. Jannik A, Milles S.L. Pflege von Menschen mit Verletzungen des ZNS. In: Gold K, Geiermann S (Hrsg). Pflege Konkret Neurologie Psychiatrie, 7. A. München: Elsevier 2022.
19. Bienstein C, Fröhlich A. Basale Stimulation® in der Pflege. Die Grundlagen, 8. A. Bern: Hogrefe, 2021.
20. Nydahl P, Bartoszek G (Hrsg). Basale Stimulation – Neue Wege in der Pflege Schwerstkranker. 7. A. München: Elsevier, 2020.
21. Hatz-Casparis M, Roth Sigrist M, Riemer M. Basale Stimulation in der Akutpflege. Bern: Hogrefe, 2020.
22. Wagner G für die Deutsche Alzheimer Gesellschaft Landesverband Bayern e.V. Person-zentrierte Pflege und Betreuung nach Tom Kitwood. www.alzheimer-bayern.de/images/downloads/leben_mit_demenz/3_Hilfreiches/BAlzG_Theorie_Kitwood.pdf (letzter Zugriff: 02.10.2024).
23. Deutsches Netzwerk für Qualitätsentwicklung in der Pflege. Expertenstandard Beziehungsgestaltung in der Pflege von Menschen mit Demenz. Stand 2019.
24. Feil N, de Klerk-Rubin V. Validation. Ein Weg zum Verständnis verwirrter alter Menschen. München: Reinhardt, 2013.
25. Plassmann A. Klientenzentrierte Gesprächsführung. duepublico.uni-duisburg-essen.de/servlets/DerivateServlet/Derivate-13303/klientenzentrierte_gespraechsfuehrung.pdf (letzter Zugriff: 02.10.2024).
26. Flammer A. Entwicklungstheorien. Psychologische Theorien der menschlichen Entwicklung. 4. A. Bern: Hogrefe, 2017.
27. Richard N. „Sie sind sehr in Sorge": Die Innenwelt von Menschen mit Demenz gelten lassen. Curaviva, 2010; 2: 4–9.
28. Müller-Hergl C, Kitwood T (Hrsg). Demenz. Der person-zentrierte Ansatz im Umgang mit verwirrten Menschen, neurokognitiven beeinträchtigten Menscheb9. A. Bern: Hogrefe 2022.
29. Osborn C et al. Erinnern: Eine Anleitung zur Biografiearbeit mit älteren Menschen. 2. A. Freiburg: Lambertus 2012.

WEITERFÜHRENDE LITERATUR

Gröning K, Heimerl K. Menschen mit Demenz in der Familie. Wien: Picus, 2013.
Bender A, Rémi J, Feddersen B, et al. Kurzlehrbuch Neurologie. 3. A. München: Elsevier, 2018.
Bienstein C, Fröhlich A. Basale Stimulation® in der Pflege. Die Grundlagen, 9. A. Bern: Hogrefe, 2021.
Feil N, de Klerk-Rubin V. Validation – Ein Weg zum Verständnis verwirrter alter Menschen, 12. A. München: Reinhardt, 2023.o
Flammer A. Entwicklungstheorien - Psychologische Theorien der menschlichen Entwicklung, 5. A. Bern: Hogrefe, 2017.
Flemming D. Praktische Validation erfolgreich anwenden. St. Ingbert, Conte, 2018.
Gold K, Geiermann S. Pflege konkret Neurologie Psychiatrie, 7. A. München: Elsevier, 2022.
Hofer A. Das Affolter-Modell®: Entwicklungsmodell und gespürte Interaktionstherapie, 2. A Villingen-Schwenningen: Neckar, 2023.
Deutsche Alzheimer Gesellschaft e.V. Demenz. Das Wichtigste – Ein kompakter Ratgeber, 8. A. https://www.deutsche-alzheimer.de/fileadmin/Alz/pdf/Broschueren/Demenz-das_wichtigste_.pdf.
Kastner U et al. Handbuch Demenz – Fachwissen für Pflege und Betreuung, 5. A. München: Elsevier, 2022.
Mathys R, Straub J. Spastizität – Pflegerische Interventionen aus Sicht der Basalen Stimulation® und der Ortho-Bionomy®. Bern: Huber, 2010.
Nusser-Müller-Busch R (Hrsg). F.O.T.T. - Die Therapie des Facio-Oralen Trakts nach Kay Coombs, 5. A. Berlin: Springer, 2023.
Nydahl P, Bartoszek G (Hrsg). Basale Stimulation – Neue Wege in der Pflege Schwerstkranker, 7. A. München: Elsevier, 2020.
Nydahl P. Wachkoma – Betreuung, Pflege und Förderung eines Menschen im Wachkoma, 4. A. München: Elsevier, 2016.
Richard N, Richard M. Integrative Validation nach Richard. Menschen mit Demenz wertschätzend begegnen. 2. A. Eigenverlag, 2016.
Steinbach A., Donis J. Langzeitbetreuung Wachkoma – Eine Herausforderung für Betreuende und Angehörige. 3. A. Wien: Springer, 2019.

KONTAKTADRESSEN

ADHS-Deutschland e.V.: www.adhs-deutschland.de
Basale Stimulation – Der Verein: www.basale-stimulation.de
Bundesverband Autismus Deutschland e.V.: www.autismus.de
Deutsche Alzheimer Gesellschaft e.V.: www.deutsche-alzheimer.de
Integrative Validation nach Richard®: www.integrative-validation.de
Kompetenznetz Schlaganfall: www.kompetenznetz-schlaganfall.de
Österreichische Wachkoma Gesellschaft: www.wachkoma.at
Schädel-Hirnpatienten in Not e.V.: www.schaedel-hirnpatienten.de
Verein Patienten im Wachkoma – PIW e.V.: www.piw-ev.de

Kapitel 24

Literaturnachweis

1. Ärzteblatt.de. Schmerzmediziner: Millionen Patienten nicht ausreichend versorgt, 04.06.2024. https://www.aerzteblatt.de/nachrichten/151894/Schmerzmediziner-Millionen-Patienten-nicht-ausreichend-versorgt (letzter Zugriff: 10.10.2024).
2. AOK Gesundheitsmagazin. Schmerztherapie bei älteren Menschen: Das muss beachtet werden, 12.02.2022. https://www.aok.de/pk/magazin/sport/fit-im-alter/schmerztherapie-bei-aelteren-menschen/ (letzter Zugriff: 10.10.2024).
3. GKV Spitzenverband. Schmerzmanagement bei älteren Pflegebedürftigen in der häuslichen Versorgung. https://www.gkv-spitzenverband.de/media/dokumente/service_1/publikationen/schriftenreihe/Schriftenreihe_Pflege_Band_17.pdf (letzter Zugriff: 10.10.2024).
4. Deutsches Netzwerk für Qualitätsentwicklung in der Pflege (DNQP) (Hrsg.). Expertenstandard Schmerzmanagement in der Pflege. Aktualisierung 07/2020. www.dnqp.de/expertenstandards-und-auditinstrumente/#c9577741 (letzter Zugriff: 10.10.2024).
5. Lautenbacher S et al. Schmerzerfassung bei Patienten mit Demenz. Schmerz. 2019; 33: 563–575.
6. Lenthe U. Eine Frage der Kultur – Schmerzerleben in verschiedenen Kultur. In: Die Schwester Der Pfleger Ausgabe 11/2017. https://www.bibliomed-pflege.de/sp/artikel/33601-eine-frage-der-kultur (letzter Zugriff: 10.10.2024).
7. Evans J. Prägung und Erziehung – Kultur beeinflusst das Schmerzerlebnis. In: Pharmazeutische Zeitung, 254.05.2022. https://www.pharmazeutische-zeitung.de/kultur-beeinflusst-schmerzerlebnis-133140/ (letzter Zugriff: 10.10.2024).
8. Kröner-Herwig B et al. (Hrsg). Schmerzpsychotherapie, 8. A. Berlin: Springer, 2016.
9. von Eisehart Rothe Y. Das rassistische Klischee vom wehleidigen Migrantinnen. Auf: Spiegel Politik 03.06.2024. https://www.spiegel.de/politik/diskriminierung-in-der-medizin-das-rassistische-klischee-von-wehleidigen-migrantinnen-a-7eced19d-851a-406e-aeb8-bea60ae28873 (letzter Zugriff: 10.10.2024).
10. Statista. Prävalenz von chronischen Schmerzen bei älteren Menschen in Deutschland nach Alter und Geschlecht, Stand 2022. https://de.statista.com/statistik/daten/studie/1420158/umfrage/praevalenz-von-chronischen-schmerzen-bei-aelteren-menschen/ (letzter Zugriff: 10.10.2024).
11. Deutsche Schmerzgesellschaft. Schmerz bei Kindern. https://www.schmerzgesellschaft.de/patienteninformationen/besonderheiten-bei-schmerz/schmerz-bei-kindern (letzter Zugriff: 10.10.2024).
12. Robert-Koch-Institut. Schmerzen bei Kindern und Jugendlichen in Deutschland: Prävalenz und Inanspruchnahme medizinischer Leistungen. Ergebnisse der Kinder- und Jugendgesundheitssuveys (KiGGS). In: Bundesgesundheitsbl - Gesundheitsforsch - Gesundheitsschutz 2007 50:711–717 DOI 10.1007/s00103-007-0232-8.
13. Deutsche Schmerzgesellschaft. Chronische Schmerzen. https://www.schmerzgesellschaft.de/patienteninformationen/herausforderung-schmerz/chronische-schmerzen (letzter Zugriff: 10.10.2024).
14. Gesund.bund.de – Initiative des Bundesministeriums. Chronische Schmerzen. https://gesund.bund.de/chronische-schmerzen (letzter Zugriff: 10.10.2024).
15. Deusche Schmerzgesellschaft. Schmerz und Placebo. https://www.schmerzgesellschaft.de/patienteninformationen/besonderheiten-bei-schmerz/schmerz-und-placebo (letzter Zugriff: 10.10.2024).
16. Grätzel P. Sublinguale patientenkontrollierte Analgesie – effektiv und einfach zu handhaben. Orthop. Rheuma 21, 58 (2018). https://doi.org/10.1007/s15002-018-1309-5 (letzter Zugriff: 10.10.2024).
17. Deutsche Gesellschaft für Schmerztherapie. Interdisziplinäre-multimodale Schmerztherapie. https://www.schmerzgesellschaft.de/topnavi/patienteninformationen/netzwerke-der-versorgung/interdisziplinaer-multimodale-schmerztherapie (letzter Abruf: 10.10.2024).
18. Dütsch C, Sablonwski O. Ohrakupunktur – Hybrid Workbook 2024. www.p-e-ac.com.
19. Deutsche Schmerzgesellschaft e.V. Pflegefachfrau/-mann für Spezielle Schmerzpflege. https://www.schmerzgesellschaft.de/topnavi/schmerz-akademie/kurs-spezielle-schmerzpflege (letzter Abruf: 30.09.2022).

WEITERFÜHRENDE LITERATUR

Benrath J, Hatzenbühler M, Fresenius M, Heck M. Repetitorium Schmerztherapie, 5 A. Berlin: Springer, 2020.

Hellmann S, Rößlein R. Expertenstandard in der Pflege: Fallbeispiele und Formulierungshilfen. Hannover: Schlütersche, 2022

von der Laage D. et al. Patientenatlas Schmerz. Grünenthal GmbH. Aachen: 2013. www.change-pain.de/cmsdata/change-pain-portal/de_DE/pdf/Portfolio-PatientenatlasSchmerz.zip (letzter Zugriff: 19.10.2020).

Patientenleitlinie Nationale VersorgungsLeitlinie Kreuzschmerz, Stand 2016 (in Überarbeitung). www.awmf.org/leitlinien/detail/ll/nvl-007.html (letzter Zugriff: 10.10.2024).

Patientenleitlinie Fibromyalgiesyndrom der Wissenschaftlichen Medizinischen Fachgesellschaften (AWMF), Stand 2017 (in Überarbeitung). www.awmf.org/leitlinien/detail/ll/145-004.html (letzter Zugriff: 10.10.2024).

Patienten-Leitlinie Funktionelle Körperbeschwerden verstehen und bewältigen, Stand 2018 (in Überarbeitung). www.awmf.org/leitlinien/detail/ll/051-001.html (letzter Zugriff: 10.10.2024).

Patientenleitlinie Langzeitanwendung von Opioiden bei-nicht tumorbedingten Schmerzen (LONTS), Stand 2020. www.awmf.org/leitlinien/detail/ll/145-003.html (letzter Zugriff: 10.10.2024).

Scharnagel S. Schmerzpatienten behandeln. Stuttgart: Thieme 2019.

Taghizadeh H, Benrath J. Pocket Guide Schmerztherapie, 2. A. Berlin: Springer 2024.

Thomm M. Schmerzmanagement in der Pflege, 2. A. Heidelberg: Springer 2015.

Kröner-Herwig B. et al. (Hrsg). Schmerzpsychotherapie: Grundlagen – Diagnostik – Krankheitsbilder – Behandlung, 8. A.

Zernikow B (Hrsg). Schmerztherapie bei Kindern, Jugendlichen und jungen Erwachsenen, 5. A. Berlin, Springer 2015. Berlin: Springer, 2016.

KONTAKTADRESSEN

Deutsche Gesellschaft für Psychologische Schmerztherapie und -forschung (DGPSF) e.V., www.dgpsf-verein.de

Deutsche Gesellschaft für Schmerzmedizin (DGS) e.V., www.dgschmerzmedizin.de

Deutsches Kinderschmerzzentrum, www.deutsches-kinderschmerzzentrum.de

Deutsche Migräne- und Kopfschmerzgesellschaft (DMKG) e.V., www.dmkg.de

Deutsche Schmerzgesellschaft (DGSS) e.V., www.schmerzgesellschaft.de

Deutsche Schmerzliga e.V., www.schmerzliga.de

International Association oft the Study of Pain (IASP), www.iasp-pain.org

Österreichische Schmerzgesellschaft (ÖSG), www.oesg.at

Pain-Ear-Acupuncture®, www.p-e-ac.com

Swiss Pain Society, www.swisspainsociety.ch

Kapitel 25

LITERATURNACHWEIS

1. Deutsche Gesellschaft für Palliativmedizin. WHO Definition of Palliative Care 2002. www.dgpalliativmedizin.de/images/stories/WHO_Definition_2002_Palliative_Care_englisch-deutsch.pdf (letzter Zugriff: 25.09.2024).
2. Deutsche Gesellschaft für Palliativmedizin u.a. Charta zur Betreuung schwerstkranker und sterbender Menschen in Deutschland – Leitsatz 2. https://www.charta-zur-betreuung-sterbender.de/die-charta_leitsaetze_2.html (letzter Zugriff: 25.09.2024).
3. Santschi E. et al. (Hrsg). Lehrbuch Palliative Care. 3. Aufl. Bern: Hogrefe, 2017.
4. Deutsche Krebsgesellschaft e.V. (DKG) et al. S3-Leitlinie Palliativmedizin für Patienten mit einer nicht-heilbaren Krebserkrankung, Stand 08/2019 (in Überarbeitung). www.awmf.org/leitlinien/detail/ll/128-001OL.html (letzter Zugriff: 25.09.2024).
5. Feichtner A. Palliativpflege in der Praxis: Wissen und Anwendungen, 3. A. Wien: Facultas, 2021.

6. Bundesministerium für Gesundheit. Hospiz- und Palliativgesetz. https://www.bundesgesundheitsministerium.de/service/begriffe-von-a-z/h/hospiz-und-palliativgesetz.html (letzter Zugriff: 25.09.2024).
7. Fachkommission nach dem Pflegeberufegesetz. Rahmenlehrpläne der Fachkommission nach § 53 PflBG, Stand 08/2019. file:///C:/Users/Nutzer/Downloads/5f5f3092481a4_Rahmenpl%C3%A4ne_BARRIEREFREI_07092020%20(44).pdf (letzter Zugriff: 25.09.2024).
8. World Health Organization. WHO Definition of Palliative Care 2002 – deutsche Übersetzung. https://www.dgpalliativmedizin.de/images/stories/WHO_Definition_2002_Palliative_Care_englisch-deutsch.pdf (letzter Zugriff: 25.09.2024).
9. Borasio GD. "So you worked in teams? Show me your scars!". Interprofessionelle Zusammenarbeit im Gesundheitswesen. Vortrag beim 17. Gesundheitspflegekongress in Hamburg, Nov. 2019.
10. Fahrenberg J, Hampel R, Selg H. Freiburger Persönlichkeitsinventar (FPI-R). Manual. 8., erweiterte Auflage. Göttingen: Hogrefe, 2010.
11. Janke W, Debus G. Die Eigenschaftswörterliste EWL. Handanweisung. Göttingen: Hogrefe, 1978.
12. Heller U, Theissing K. Die letzte Lebensphase. In: Pflege Heute, 8. A. München: Elsevier, 2024. S. 474 ff.
13. Bausewein C et al. Leitfaden Palliative Care: Palliativmedizin und Hospizbegleitung, 7. A. München: Elsevier, 2021.
14. Beauchamp TL, Childress JF. Principles of Biomedical Ethics. 75th ed. New York: Oxford University Press, 2013.
15. Borasio DG. Über das Sterben, 3. A. München: dtv, 2013.
16. Boudewijn C, Walther C. Ausweg am Lebensende: Sterbefasten – Selbstbestimmtes Sterben durch Verzicht auf Essen und Trinken, 6. A. München: Reinhardt, 2021.
17. Birnbacher D. Sterbefasten – eine ethische Bewertung. hpd Humanistischer Pressedienst, 08.10.2014. https://hpd.de/artikel/10237 (letzter Zugriff: 02.10.2024).
18. Deutsches Netzwerk für Qualitätsentwicklung in der Pflege (DNQP). Expertenstandard Schmerzmanagement in der Pflege. Osnabrück: DNQP, 2020.
19. Reuschenbach B, Mahler C (Hrsg.). Pflegebezogene Assessmentinstrumente. Internationales Handbuch für Pflegeforschung und -praxis. 2. Aufl. Bern: Huber, 2020.
20. Glaus A. Müdigkeits-Fragebogen FAQ (Fatigue Assessment Questionnaire). Aus: www.wasog.org/dynamic/media/78/documents/Questionairres/fas_de_anon.htm (letzter Zugriff: 02.10.2024).
21. Initiative Together for short lives. A guide to children's palliative care. 4th ed., 2018. www.togetherforshortlives.org.uk/changing-lives/supporting-care-professionals/introduction-childrens-palliative-care/ (letzter Zugriff: 02.10.2024).
22. Dierks C et al. (Hrsg). Therapieverweigerung bei Kindern und Jugendlichen. Medizinrechtliche Aspekte. Berlin: Springer, 1995.
23. Deutscher Hospiz- und PalliativVerband e.V. Zahlen und Fakten. https://www.dhpv.de/zahlen_daten_fakten.html (letzter Zugriff: 02.10.2024).
24. Bundesministerium für Familie, Senioren, Frauen und Jugend u.a. Charta der Rechte hilfe- und pflegebedürftiger Menschen – Artikel 8, Stand 2018. https://www.bmfsfj.de/resource/blob/93450/be474bfdb4016bbbca9bf87b4cb9264b/charta-der-rechte-hilfe-und-pflegebeduerftiger-menschen-data.pdf (letzter Zugriff: 02.10.2024).

WEITERFÜHRENDE LITERATUR

Bausewein C et al. Leitfaden Palliative Care – Palliativmedizin und Hospizbegleitung, 7.A. München: Elsevier, 2021.

Bergsträsser E. Palliative Care bei Kindern. Bern: Huber, 2014.

Bergsträsser E, et al. Kinder-Palliativmedizin Essentials: Das Wichtigste für die Palliative Care bei Kindern und ihren Familien. Bern: Hogfrefe, 2018.

Feichtner A. Palliativpflege für Gesundheits- und Pflegeberufe, 6. A. Wien: Facultas, 2022.

Huber G et al. (Hrsg). Sterben begleiten – Interdisziplinäre und naturheilkundliche Konzepte, 2. A. Stuttgart: Thieme, 2019.

Kern M et al. Palliative Care – Kernkompetenzen für die Pflegepraxis. Stuttgart: Thieme, 2023

Kinderkrebsinfo.de. Palliative Versorgung von Kindern und Jugendlichen mit Krebserkrankung, Stand 03/2024. www.kinderkrebsinfo.de/patienten/behandlung/palliativversorgung/index_ger.html (letzter Zugriff: 02.10.2024).

Kränzle S et al. (Hrsg). Palliative Care – Praxis, Weiterbildung, Studium, 7. A. Berlin: Springer 2023.

Marckmann G. (Hrsg). Praxisbuch Ethik in der Medizin, 2. A. Berlin: MWV, 2022.

Niethammer D. Wenn ein Kind schwer krank ist. Über den Umgang mit der Wahrheit. Berlin: Suhrkamp, 2010.

Niethammer D. Soll man mit Kindern über den Tod reden? In: Zeitschrift für Medizinische Ethik, Band 51 (2005), S. 115–128.

Putz W, Steldinger B. Patientenrechte am Ende des Lebens 7. A. München: dtv, 2020.

Winzen PJ, Becker S (Hrsg). Palliative Care bei Kindern und ihren Familien. Stuttgart: Kohlkammer, 2024.

Zernikow B. Pädiatrische Palliativversorgung - Grundlagen, 3. A. Berlin: Springer, 2021.

KONTAKTADRESSEN

Akademie für Ethik in der Medizin (AEM), www.aem-online.de
Deutsche Fatigue Gesellschaft e.V., deutsche-fatigue-gesellschaft.de
Deutsche Gesellschaft für Humanes Sterben (DGHS) e.V., www.dghs.de
Deutsche Gesellschaft für Medizinrecht (DGMR) e.V., www.dgmr.de
Deutsche Gesellschaft für Palliativmedizin (DGP) e.V., www.dgpalliativmedizin.de
Deutsche Gesellschaft für Schmerzmedizin (DGS) e.V., www.dgschmerzmedizin.de
Deutscher Hospiz- und PalliativVerband (DHPV) e.V., www.dhpv.de
Hospiz Österreich, Dachverband der Palliativ- und Hospizeinrichtungen, www.hospiz.at
Kinderkrebsinfo.de, www.kinderkrebsinfo.de
Österreichische Palliativgesellschaft (OPG), www.palliativ.at
Palliativ Portal, www.palliativ-portal.de
Es gibt Palliativnetze für viele Bundesländer, Städte bzw. Landkreise in Internet.

Kapitel 26

LITERATURNACHWEIS

1. Halbe, B. Rechtssicherheit für Ärzte und Patienten. Dtsch Arztebl. 2017; 114(17): A-858/B-724/C-710. www.aerzteblatt.de/archiv/188244/Aufklaerungspflicht-Teil-1-Rechtssicherheit-fuer-Aerzte-und-Patienten (letzter Zugriff: 29.09.2024).
2. CAGE-Fragebogen. www.alter-sucht-pflege.de/Handlungsempfehlungen/Download/CAGE.pdf (letzter Zugriff: 29.09.2024).
3. Deutschen Gesellschaft für Geriatrie e.V. S1-Leitlinie Geriatrisches Assessment der Stufe 2, Living Guideline, Update 2024. https://register.awmf.org/assets/guidelines/084-002LGl_S1_Geriatrisches_Assessment_der_Stufe_2_2024-02.pdf (letzter Zugriff: 29.09.2024)
4. Lachs MS et al. A simple procedure for general screening for functional disability in elderly patients. Ann Intern Med. 1990; 112: 699–706.
5. Mahoney FI, Barthel DW. Functional evaluation: The Barthel Index. Maryland State Medical Journal. 1965; 21: 61–65.
6. Anforderungen an die Hygiene bei Punktionen und Injektionen. Empfehlung der Kommission für Krankenhaushygiene und Infektionsprävention beim Robert-Koch-Institut (RKI). Bundesgesundheitsblatt. 2011; 54:1135–1144. www.rki.de/DE/Content/Infekt/Krankenhaushygiene/Kommission/Downloads/Punkt_Inj_Rili.pdf (letzter Zugriff: 29.09.2024).
7. Stevens B et al. Sucrose for analgesia in newborn infants undergoing painful procedures. Cochrane Database Syst Rev. 2004; 3: CD001069.
8. Gaspardo CM, Linhares MB, Martinez FE. The efficacy of sucrose for the relief of pain in neonates: a systematic review of the literature. J Pediatr. (Rio J) 2005; 81: 435–442.
9. Gurr et al "Musterstandardarbeitsanweisung Präanalytik" J Lab Med 2011

10. Kommission für Krankenhaushygiene und Infektionsprävention. Prävention von Infektionen, die von Gefäßkathetern ausgehen – Hinweise zur Blutkulturdiagnostik. Stand 2017. www.rki.de/DE/Content/Infekt/Krankenhaushygiene/Kommission/Downloads/Gefaesskath_Inf_Anhang1.pdf (letzter Zugriff: 29.09.2024).
11. Ross JR, Matava MJ. Tattoo-induced skin burn during magnetic resonance imaging in a professional football player: a case report. Sports Health 2011;3:431–434
12. Ratnapalan S, Greenberg M, Armstrong D. Tattoos and MRI. AJR Am J Roentgenol 2004;183:541–541

KONTAKTADRESSEN

Bundesverband Geriatrie, www.bv-geriatrie.de
Robert Koch-Institut, www.rki.de
Hygiene in Krankenhaus und Praxis, www.hygiene-klinik-praxis.de
Diagnoseklassifikationssysteme, www.bfarm.de

Kapitel 27

LITERATURNACHWEIS

1. Embryotox - Arzneimittelsicherheit in der Schwangerschaft und Stillzeit. https://embryotox.de (letzter Zugriff: 26.09.2024).
2. Rote-Liste - Arzneimittelinformation für Deutschland. https://www.rote-liste.de. (letzter Zugriff: 26.09.2024).
3. PRISCUS-Liste 2.0 - potenziell inadäquater Medikation für ältere Menschen. https://www.priscus2-0.de (letzter Zugriff: 26.09.2024)
4. Beers-Liste. Potentiell schädliche Medikamente bei älteren Menschen. https://www.pharmacyquality.com/wp-content/uploads/2019/05/Beers-List-350301.pdf (letzter Zugriff: 26.09.2024)
5. Gelbe-Liste. Pharmaindex. https://www.gelbe-liste.de. (letzter Zugriff: 26.09.2024).
6. BGW: Arzneimittel im Gesundheitsdienst und der Wohlfahrtspflege; Informationen und Handlungshilfe zum sicheren Umgang. Stand 12/2021. https://www.Arzneimittel im Gesundheitsdienst und der Wohlfahrtspflege - bgw-online (letzter Zugriff: 26.09.2024).
7. Naumer B, Heilig M (Hrsg). Praxisleitfaden Generalistische Pflegeausbildung. München: Elsevier 2020.
8. Fresenius Kabi. Praxishandbuch_Enterale Ernährung. https://www.fresenius-kabi.com/de/documents/Praxishandbuch_Enterale_Ern%C3%A4hrung_11.2022.pdf (letzter Zugriff: 26.09.2024).
9. Verordnung über das Verschreiben, die Abgabe und den Nachweis des Verbleibs von Betäubungsmitteln (Betäubungsmittel-Verschreibungsverordnung – BtMVV). https://www.gesetze-im-internet.de/btmvv_1998/BJNR008000998.html (letzter Zugriff: 26.09.2024).

WEITERFÜHRENDE LITERATUR

Arzneimittel richtig aufbewahren und entsorgen, https://www.bundesgesundheitsministerium.de/arzneimittelentsorgung-und-aufbewahrung.html (letzter Zugriff: 26.09.2024).
Betäubungsmittelgesetz, https://www.gesetze-im-internet.de/btmg_1981/BJNR106810981.html (letzter Zugriff: 26.09.2024).
Bundesinstitut für Arzneimittel und Funktionsbereiche Medizinprodukte, www.bfarm.de. (letzter Zugriff: 26.09.2024)
Elsevier GmbH. Taschenwissen Arzneimittel, 5. A. München: Elsevier, 2024.
Elsevier GmbH. Weisse Reihe Arzneimittellehre, 12. A. München, Elsevier, 2021.
Jelinek A, Schmal J. Aufbauwissen Pflege Arzneimittellehre. München: Elsevier, 2022.
Medical Devices. Medikamentengabe über die Sonde. Bad Homburg: Fresenius Kabi, 2011.
Schmid C (Hrsg). Arzneimittellehre für Pflegeberufe, 12.A. Stuttgart: Wissenschaftliche Verlagsgesellschaft, 2024.

Kapitel 28

LITERATURNACHWEIS

1. Böhme H. Was tun, wenn der Patient Maßnahmen ablehnt? In: Die Schwester Der Pfleger 8/2017, 78–79.
2. Regnet, N. Pflegetechniken: Von Absaugen bis ZVK, 4. A. München: Elsevier, 2022.
3. Großkopf V, Klein H. Recht in Medizin und Pflege, 5. A. Balingen: Spitta, 2019.
4. Schmid B. Arzneimittellehre für Pflegeberufe, 11. A. Stuttgart: Wissenschaftliche Verlagsgesellschaft, 2020.
5. Kommission für Krankenhaushygiene und Infektionsprävention. Anforderungen an die Hygiene bei Punktionen und Injektionen. www.rki.de/DE/Content/Infekt/Krankenhaushygiene/Kommission/Downloads/Punkt_Inj_Rili.pdf (letzter Zugriff: 06.10.2024).
6. Kamphausen U et al. Heilmethoden und Therapie. In: Menche N (Hrsg.). Pflege Heute, 8. A. München: Elsevier, 2023. S.
7. B. Braun. Insulinspritzen. https://www.bbraun.de/de/produkte-und-loesungen/Produktkatalog/infusionstherapie/venenpunktion-undinjektion/spritzen/insulinspritzen.html (letzter Zugriff: 06.10.2024).
8. Berufsgenossenschaft für Gesundheitsdienst und Wohlfahrtpflege. TRBA 250 – Biologische Arbeitsstoffe im Gesundheitswesen und in der Wohlfahrtspflege. Stand 5/2018. https://www.bgw-online.de/resource/blob/13696/f7d59061152e53c1b6a32ab254f6acd5/trba250-biologische-arbeitsstoffe-im-gesundheitswesen-und-in-der-wohlfahrtspflege-data.pdf (letzter Zugriff: 06.10.2024).
9. Schmeisl G. Schulungsbuch Diabetes, 10. A. München: Elsevier, 2023.
10. B. Braun. Kanülen. In: Präzision in der Injektion, Applikation und Zubereitung. https://www.bbraun.de/de/produkte-und-loesungen/therapien/infusionstherapie/downloadcenter-infusionstherapie.html (letzter Zugriff: 06.10.2024).
11. Verband der Diabetes-Beratungs- und Schulungsberufe in Deutschland (VDBD) e.V. (Hrsg). Die Injektion bei Diabetes mellitus. VDBD-Leitfaden, Stand 2016. www.vdbd.de/fileadmin/portal/redaktion/Publikationen/170621_VDBD-Leitfaden_Injektion_2016_Web.pdf (letzter Zugriff: 06.10.2024).
12. Menche N. et al. Pflege bei endokrinologischen, stoffwechsel- und ernährungsbedingten Erkrankungen. In: Menche N (Hrsg.). Pflege Heute, 8. A. München: Elsevier, 2023.
13. Robert-Koch-Institut. Mehrfache Verwendung von Injektionsnadeln bei Insulinpens und Insulin-Einmalspritzen. Stand 6/2013. www.rki.de/SharedDocs/FAQ/Krankenhaushyg/Insulingabe/FAQ_01.html (letzter Zugriff: 06.10.2024).
14. Venhaus-Schreiber B, Nümann-Dulke A. Schmerzen akut/chronisch. In: Heuwinkel-Otter A et al. (Hrsg). Menschen pflegen, Band 2. Berlin: Springer, 2006.
15. Ständige Impfkommission am Robert-Koch-Institut. Hinweise zur Schmerz- und Stressreduktion beim Impfen. Stand 08/2018. www.rki.de/DE/Content/Infekt/Impfen/Dokumente/Schmerzreduktion.html (letzter Zugriff: 06.10.2024).
16. B. Braun Melsungen GmbH. Prospekt B. Braun Space Infusionstherapie auf höchstem Niveau. https://www.bbraun.de/de/produkte-und-loesungen/therapien/infusionstherapie/downloadcenter-infusionstherapie.html (letzter Zugriff: 28.09.2023).
17. PICC-Netzwerk. Periphere Venenkatheter – Eine sichere Alternative zu herkömmlichen intravenösen Gefäßzugängen. www.picc-netzwerk.de/picc-katheter-2/ (letzter Zugriff: 06.10.2024).
18. Kommission für Krankenhaushygiene und Infektionsprävention. Prävention von Infektionen, die von Gefäßkathetern ausgehen. Teil 2 – Periphervenöse Verweilkatheter. Stand 2017. www.rki.de/DE/Content/Infekt/Krankenhaushygiene/Kommission/Downloads/Gefaesskath_Inf_Teil2.pdf (letzter Zugriff: 06.10.2024).
19. Kommission für Krankenhaushygiene und Infektionsprävention. Prävention von Infektionen, die von Gefäßkathetern ausgehen. Teil 1 – Nicht getunnelte zentralvenöse Katheter, Stand 2017. www.rki.de/DE/Content/Infekt/Krankenhaushygiene/Kommission/Downloads/Gefaesskath_Inf_Teil1.pdf (letzter Zugriff: 06.10.2024).
20. B. Braun. Umgang mit Portkatheter-Systemen in der heimparenteralen Ernährung. https://www.bbraun.de/de/produkte-und-loesungen/temp/ambulante-versorgung/portkatheterversorgung.html (letzter Zugriff: 06.10.2024).

21. Fresenius Kabi. Versorgung in vertrauter Umgebung. www.fresenius-kabi.com/de/documents/7354431_HPE_Patientenbroschuere_Dezember2017.pdf (letzter Zugriff: 06.01.2024).
22. Scheeren T, Hergert S, Nöldge-Schomburg G. Kreislaufphysiologische Grundlagen. In: Kiefel V (Hrsg). Transfusionsmedizin und Immunhämatologie, 4. A. Heidelberg: Springer, 2010.
23. Kretschmer V, Gombotz H, Rump G. Transfusionsmedizin – Klinische Hämotherapie. Kurzlehrbuch für Klinik und Praxis. Stuttgart: Thieme, 2008.
24. Bundesärztekammer (Hrsg). Querschnitts-Leitlinien zur Therapie mit Blutkomponenten und Plasmaderivaten, Stand 2020. https://www.wbbaek.de/richtlinien-leitlinien/haemotherapie-transfusionsmedizin/querschnitt-leitlinie (letzter Zugriff: 06.01.2024).
25. Bundesärztekammer (Hrsg). Richtlinien zur Gewinnung von Blut und Blutbestandteilen und zur Anwendung von Blutprodukten (Richtlinie Hämotherapie), Stand 2023. https://www.bundesaerztekammer.de/fileadmin/user_upload/BAEK/Themen/Medizin_und_Ethik/Richtlinie-Haemotherapie-2023_neu2.pdf (letzter Zugriff: 06.01.2024).
26. Reinhardt D et al. Pädiatrische Transfusionsmedizin. In: Therapie der Krankheiten im Kindes- und Jugendalter. www.ncbi.nlm.nih.gov/pmc/articles/PMC7176225/ (letzter Zugriff: 06.10.2024).
27. Menche, N, Schäfer, S. Pflege bei hämatologischen und onkologischen Erkrankungen. In: Menche N (Hrsg.). Pflege Heute, 8. A. München: Elsevier, 2023

WEITERFÜHRENDE LITERATUR

Kaiser U. Transfusionsmedizin für Technische Assistenten: Für Ausbildung, Prüfung und Praxis. Heidelberg: Springer 2023.

Regnet N. Pflegetechniken von Absaugen bis ZVK, 4. A. München: Elsevier 2023.

Naumer B, Höpfner M. Praxisleitfaden Generalistische Pflegeausbildung. München: Elsevier 2020.

Schmeisl GW. Schulungsbuch Diabetes, 10. A. München: Elsevier, 2023

Schubert A, Koch T, Fiebinger K. Infusionen und Injektionen, 3. A. München: Elsevier 2024.Kontaktadressen

Berufsgenossenschaft für Gesundheitsdienst und Wohlfahrtspflege (BGW), www.bgw-online.de

Deutsche Gesellschaft für Transfusionsmedizin und Immunhämatologie e.V., www.dgti.de

Kommission für Krankenhaushygiene und Infektionsprävention am Robert Koch-Institut (KRINKO): www.rki.de/DE/Content/Kommissionen/KRINKO/krinko_node.html

Deutsche Diabetes Hilfe: https://www.diabetesde.org/

Verband der Diabetes-Beratungs- und Schulungsberufe in Deutschland (VDBD) e.V., www.vdbd.de

Kapitel 29

LITERATURNACHWEIS

1. Statistisches Bundesamt. DRG-Statistik Operationen und Prozeduren der vollstationären Patientinnen und Patienten in Krankenhäusern 2021. https://www.destatis.de/DE/Themen/Gesellschaft-Umwelt/Gesundheit/Krankenhaeuser/Publikationen/Downloads-Krankenhaeuser/operationen-prozeduren-5231401217014.pdf?__blob=publicationFile (letzter Zugriff: 03.10.2024).
2. Eras® Society. Guidelines. https://erassociety.org/guidelines/ (letzter Zugriff: 03.10.2024).
3. von zur Mühlen M, Keller C (Hrsg). Pflege konkret Chirurgie, Orthopädie, Urologie, 6. A. München: Elsevier, 2022.
4. Fley G, Schneider F (Hrsg). Pflege Heute Pädiatrische Pflege, 2. A. München: Elsevier, 2024.
5. Kommission für Krankenhaushygiene und Infektionsprävention beim Robert Koch-Institut. Prävention postoperativer Infektionen im Operationsgebiet, Stand 2018. www.rki.de/DE/Content/Infekt/Krankenhaushygiene/Kommission/Downloads/Empf_postopWI.pdf (letzter Zugriff: 03.10.2024).
6. Breuer JP et al. Optimale Ernährung vor elektiven Operationen. Chirurgenmagazin 2005; 17(5)/05. www.bncev.de/index.htm?/fachartikel/artikel_okt05/20001m_311005.html (letzter Zugriff: 08.08.20).
7. Deutsche Gesellschaft für Ernährungsmedizin et al. S3-Leitlinie Klinische Ernährung in der Chirurgie, Stand 10/2022. www.awmf.org/leitlinien/detail/ll/073-005.html (letzter Zugriff: 03.10.2024).
8. Deutsche Gesellschaft für Anästhesiologie und Intensivmedizin. S1-Leitlinie Perioperative Nüchternzeiten bei Kindern und Jugendlichen, Stand 03/2022. https://register.awmf.org/assets/guidelines/001-047l_S1_Perioperative-Nuechternzeiten-Kinder_2022-03_1.pdf (letzter Zugriff: 03.10.2024).
9. Schwenk W. Darmvorbereitung. In: Lange J et al. (Hrsg.). Chirurgische Proktologie. 3. A. Heidelberg: Springer; 2018.
10. Arbeitsgemeinschaft der wissenschaftlichen medizinischen Fachgesellschaften e.V. (AWMF). S3-Leitlinie Prophylaxe der venösen Thromboembolie (VTE), Stand 10/2015. www.awmf.org/leitlinien/detail/ll/003-001.html - zur Zeit in Überarbeitung (letzter Zugriff: 03.10.2024).
11. Korczak D et al. Akutschmerztherapie auf operativen und konservativen Stationen. Herausgeber DIMDI, Stand 2013. https://portal.dimdi.de/de/hta/hta_berichte/hta346_bericht_de.pdf (letzter Zugriff: 03.10.2024).

WEITERFÜHRENDE LITERATUR

Deutsches Netzwerk für Qualitätsentwicklung in der Pflege (DNQP) (Hrsg.). Expertenstandard Schmerzmanagement in der Pflege. Aktualisierung 07/2020. Osnabrück: DNQP, 2020.

Knipfer, E, Kochs, E. Klinikleitfaden Intensivpflege, 7. A. München: Elsevier, 2023.

Knipfer, E, Kochs, E (Hrsg.). Klinikleitfaden Anästhesiepflege, 4. A. München: Elsevier, 2022.

Liehn M, Schlautmann, H. 1 × 1 der chirurgischen Instrumente: Bennen, Erkennen, Instrumentieren., 4. A. Heidelberg: Springer, 2022.

Luce-Wunderle, G. Klinikleitfaden OP-Pflege, 8. A. München: Elsevier, 2023.

Paetz B. Chirurgie für Pflegeberufe 24 A. Stuttgart: Thieme, 2021.

Schiergens, T. Basics Chirurgie, 5. A. München: Elsevier, 2023.

Vogel, A. Chirurgie in Frage und Antwort, 10. A. München: Elsevier, 2022.

von zur Mühlen, M, Keller C. Pflege konkret Chirurgie, Orthopädie, Urologie, 6. A. München: Elsevier, 2022.

KONTAKTADRESSEN

AWMF online. Das Portal der wissenschaftlichen Medizin, www.awmf.org

Deutsche Gesellschaft für Anästhesie (DGAI) e.V., www.dgai.de

Deutsche Gesellschaft für Chirurgie (DGCH) e.V., www.dgch.de

Deutsche Gesellschaft für Ernährungsmedizin (DGEM) e.V., www.dgem.de

Deutsche Gesellschaft für Fachkrankenpflege und Funktionsdienste (DGF) e.V., www.dgf-online.de

Deutsche Krankenhausgesellschaft (DKG) e.V., www.dkgev.de

Robert Koch-Institut, www.rki.de

Kapitel 30

LITERATURNACHWEIS

1. Initiative Chronische Wunde. Standards der ICW, Stand 2023. https://www.icwunden.de/wp-content/uploads/2023/09/230803_Broschuere_Standards_Chronische_Wunden.pdf (letzter Zugriff: 06.10.2024).
2. Dissemond J et al. Definitionen für die Wundbehandlung. Der Hautarzt 2016; 67(3): 265–266.
3. Protz K. Moderne Wundversorgung, 10. A. München: Elsevier, 2022.
4. Kommission für Krankenhaushygiene und Infektionsprävention beim Robert Koch-Institut. Prävention postoperativer Infektionen im Operationsgebiet. Stand 2018. www.rki.de/DE/Content/Infekt/Krankenhaushygiene/Kommission/Downloads/Empf_postopWI.pdf (letzter Zugriff: 06.10.2024).
5. Schwarzkopf A. Wunde auswischen – aber wie? Stellungnahme aus der Sicht eines medizinischen Mikrobiologen. WundManagement 2017; 11(6): 304–305.
6. Dissemond J. ABCDE-Regel der Diagnostik chronischer Wunden. J. Dtsch Dermatol Ges. 2017; 15(7): 732–733.

7. Deutsches Netzwerk für Qualitätsentwicklung in der Pflege (DNQP) (Hrsg). Expertenstandard Pflege von Menschen mit chronischen Wunden, 1. A. Osnabrück 2015.
8. Kramer A et al. Consensus on Wound Antisepsis: Update 2018. Skin Pharmacol Physiol. 2018; 31(1): 28–58.
9. Dissemond J, Bültemann A, Gerber V et al. Positionspapier der Initiative Chronische Wunde (ICW) e.V. zur Nomenklatur des Débridements chronischer Wunden. Der Hautarzt 2022; 73: 369–375.

WEITERFÜHRENDE LITERATUR

Daum H, Sellmer W, Bültemann A. Wundfibel – Wunden versorgen, behandeln, heilen, 4. A. Stuttgart: Wissenschaftliche Verlagsgesellschaft, 2023.
Keller C, Radatz A. Pflegewissen Wunden, 3. A. München: Elsevier, 2024.
Protz K. Moderne Wundversorgung, 10. A. München: Elsevier, 2022.
Schüning A et al. Wundmanagement – Wundversorgung in der täglichen Praxis. Stuttgart: Thieme, 2021.
Vasel-Biergans. Wundauflage für die Kitteltasche Teil 1 und 2, 4. A. Stuttgart: Wissenschaftliche Verlagsgesellschaft, 2017.Kontaktadressen
Deutsche Gesellschaft für Wundheilung und Wundbehandlung (DGfW) e.V., www.dgfw.de
Dachorganisation aller deutschsprachigen Vereine und Gruppen (aus Deutschland – Österreich- Schweiz), die im Bereich „Management von akuten und chronischen Wunden" strategisch und operativ tätig sind - WundD-A-C-H, www.wunddach.com
Initiative Chronische Wunden (ICW) e.V., www.icwunden.de
Österreichische Gesellschaft für Wundbehandlung (AWA), www.a-w-a.at
Robert Koch-Institut, www.rki.de
Schweizerische Gesellschaft für Wundbehandlung (SAfW), www.SAfW.ch
Übersicht Wundnetze in Deutschland: www.wundnetze.de
Wundzentrum Hamburg e.V., www.wundzentrum-hamburg.de

Kapitel 31

LITERATURNACHWEIS

1. Hausmann C. Entlastungsgespräche unter KollegInnen nach kritischen Ereignissen – ein Konzept für Pflegepersonen. Journal für Psychologie. 2011; 19(3). www.journal-fuer-psychologie.de/index.php/jfp/article/view/98/61 (letzter Zugriff: 03.10.2024).
2. Menche N. et al. Pflege in Notfallsituationen. In: Menche et al. (Hrsg.). Pflege Heute, 8. A. München: Elsevier, 2023.
3. German Resuscitation Council – Deutscher Rat für Wiederbelebung. Reanimation 2021. Leitlinien kompakt, überarbeitete Version 2022. https://www.grc-org.de/files/Contentpages/document/Leitlinienkompakt_26.04.2022.pdf (letzter Zugriff: 03.10.2024).
4. Karutz H. Sollen Angehörige eine Reanimation miterleben? In: Rettungsdienst 2017; 40(1053): 37–40. https://www.harald-karutz.de/wp-content/uploads/2019/02/Karutz_Artikel_Reanimation.pdf (letzter Zugriff: 03.10.2024).
5. Karutz H. Psychische erste Hilfe bei Kindern. Rettungsdienst. 2002; 25(450): 42–45. https://www.harald-karutz.de/wp-content/uploads/2019/02/Karutz_Artikel_PEHK_1.pdf (letzter Zugriff: 03.10.2024).
6. Deutsche Gesellschaft für Anästhesiologie und Intensivmedizin (Hrsg). S3-Leitlinie Intravasale Volumentherapie beim Erwachsenen, Stand: 07/2020. www.awmf.org/leitlinien/detail/ll/001-020.html (letzter Zugriff: 03.10.2024).
7. Ring J et al. Guideline (S2k) on acute therapy and management of anaphylaxis, 2021 update. https://doi.org/10.1007/s40629-020-00158-y (letzter Zugriff: 03.10.2024).
8. Deutsch-österreichische S3-Leitlinie Infarkt-bedingter kardiogener Schock – Diagnose, Monitoring und Therapie, Stand: 02/2019. www.awmf.org/leitlinien/detail/ll/019-013.html (letzter Zugriff: 03.10.2024).
9. Tiefenbacher C. für die Deutsche Herzstiftung. Herzinfarkt bei Frauen: Diese Symptome sollten Sie kennen! https://herzstiftung.de/infos-zu-herzerkrankungen/herzinfarkt/anzeichen/herzinfarkt-frauen-symptome (letzter Zugriff: 03.10.2024).
10. Schäfer S, Kirsch F. Fachpflege Beatmung, 9. A. München: Elsevier, 2023.
11. Deutsche Gesellschaft für Neurologei (DGN) e.V. S2k-Leitlinie Erster epileptischer Anfall und Epilepsien im Erwachsenenalter, Stand 09/2023. https://register.awmf.org/de/leitlinien/detail/030-041 (letzter Zugriff: 03.10.2024).
12. Deutsche Gesellschaft für Neurologie (DGN) e.V. S2k-Leitlinie Status epilepticus im Erwachsenenalter, Stand: 10/2020. www.awmf.org/leitlinien/detail/ll/030-079.html (letzter Zugriff: 03.10.2024).
13. Deutsche Gesellschaft für Neurologie (DGN) e.V. S2k-Leitlinie Akuttherapie des ischämischen Schlaganfalls, Stand 11/2022. https://register.awmf.org/de/leitlinien/detail/030-046 (letzter Zugriff: 03.10.2024).
14. Deutsche Gesellschaft für Verbrennungsmedizin (DGV) e.V. S2k-Leitlinie Behandlung thermischer Verletzungen des Erwachsenen, Stand: 01/2021. www.awmf.org/leitlinien/detail/ll/044-001.html (letzter Zugriff: 03.10.2024).
15. Deutsche Gesellschaft für Kinderchirurgie et al. S2k-Leitlinie Behandlung thermischer Verletzungen im Kindesalter (Verbrennungen, Verbrühungen), Stand 04/2015. www.awmf.org/leitlinien/detail/ll/006-128.html (letzter Zugriff: 03.10.2024).
16. Kinder- und Jugendärzte im Netz. Vergiftungen. https://www.kinderaerzte-im-netz.de/erste-hilfe/sofortmassnahmen/vergiftungen/ (letzter Zugriff: 03.10.2024).
17. Faber K. Akute Paracetamol-Intoxikation. Klinik, Diagnostik und Therapie. Schweiz Med Forum. 2010; 10(38): 647–651.
18. Deutsche Gesellschaft für Unfallchirurgie e.V. et. a. S3-Leitlinie Polytrauma/Schwerverletzten-Behandlung, Stand 12/2022. https://register.awmf.org/de/leitlinien/detail/187-023 (letzter Zugriff: 03.10.2024).
19. Bundesanstalt für Arbeitsschutz und Arbeitsmedizin. TRBA 250 Biologische Arbeitsstoffe im Gesundheitswesen und in der Wohlfahrtspflege, Stand: 05/2018. www.baua.de/DE/Angebote/Rechtstexte-und-Technische-Regeln/Regelwerk/TRBA/TRBA-250.html (letzter Zugriff: 03.10.2024).
20. Berufsgesnossenschaft für Gesundheitsdienst und Wohlfahrtspflege (BGW). Stich- oder Schnittverletzungen – Leitfaden zum Vorgehen bei potenziell infektiösen Verletzungen oder Kontamination. https://www.bgw-online.de/resource/blob/18154/8dd21ff096a7c4862b71242b5fc963f2/bgw09-20-002-risiko-nadelstich-leitfaden-data.pdf (letzter Zugriff: 03.10.2024).
21. Stranziger J, Wunderle W, Nienhaus A, Kaiser B et al. Verletzungen mit Infektionsrisiko: Was tun nach dem Stich? Dtsch Ärztebl. 2019; 116 (14): 690–692.
22. Deutsche AIDS-Gesellschaft (DAIG) e.V. Deutsch-Österreichische Leitlinie zur medikamentösen Postexpositionsprophylaxe (PEP) nach HIV-Exposition, Stand 2022. https://register.awmf.org/assets/guidelines/055-004l_S2k_Medikamentoese-Postexpositionsprophylaxe-PEP-nach-HIV-Exposition_2022-06.pdf (letzter Zugriff: 03.10.2024).
23. Berufsgesnossenschaft für Gesundheitsdienst und Wohlfahrtspflege (BGW). Verbandbuch – Meldeblock zur Dokumentation von Erste-Hilfe-Leistungen. https://www.bgw-online.de/resource/blob/18958/dfc8822026b8885643adf357bc4c4e42/bgw09-17-000-verbandbuch-data.pdf (letzter Zugriff: 03.10.2024).

WEITERFÜHRENDE LITERATUR

Böhmer, R et al. Reanimation exakt. 2. A. Mainz: Böhmer und Mundloch, 2016.
Deutsche Gesellschaft für Kardiologie. Kardiopulmonale Reanimation - Pocket-Leitlinie, Version 2021. https://leitlinien.dgk.org/files/15_2021_pocket_leitlinien_kardiopulmonale_reanimation.pdf (letzter Zugriff: 03.10.2024).
Dietz-Wittstock M et al. Taschenwissen Notfallpflege. München: Elsevier, 2020.
Humpich M. Notfallmedizin pocket. 2. A. Grünwald: Bruckmeier, 2018.
MedEase Academy. Erste Hilfe. Independently published, 2023
Schubert A et al. Taschenbuch Notaufnahme, 3. A. München: Elsevier 2020.
Ziegenfuß A. Notfallmedizin, 8. A. Berlin: Springer, 2022.

KONTAKTADRESSEN

Arbeitsgemeinschaft der Wissenschaftlichen Medizinischen Fachgesellschaften e.V. (AWMF): www.awmf.org

Berufsgenossenschaft für Gesundheitsdienst und Wohlfahrtspflege, www.bgw-online.de
Deutsche Gesellschaft für internistische Intensivmedizin und Notfallmedizin (DDIIN) e.V., www.dgiin.de
Deutsche Gesellschaft für Kardiologie (DGK) e.V., www.dgk.org
Deutsche Gesellschaft für Unfallchirurgie (DGU) e.V., www.dgu-online.de
Deutsche Gesellschaft für Notfall- und Akutmedizin (DGINA) e.V., www.dgina.de
Deutsche Schlaganfall-Hilfe: www.schlaganfall-hilfe.de
Deutscher Rat für Wiederbelebung/German Resuscitation Council: www.grc-org.de
European Resuscitation Council: www.erc.edu

Abbildungsverzeichnis

Der Verweis auf die jeweilige Abbildungsquelle befindet sich bei allen Abbildungen im Werk am Ende des Legendentextes in eckigen Klammern.

A400 Reihe Pflege konkret, Elsevier GmbH, Urban & Fischer Verlag, München.
B152 Dr. Hans-Michael Hackenberg, EKG-Übungsbuch, Jungjohann Verlag
E402-004 Drake, R. L./Vogl, A. W./Mitchell, A. W. M.: Gray's Anatomy for Students. Elsevier/Churchill Livingstone, 4th ed. 2020.
E418 Ell, P. J./Gambhir, S.: Nuclear Medicine in Clinical Diagnosis and Treatment. Elsevier/Churchill Livingstone, 3. Aufl. 2004
E472-002 South, M./Isaacs, D.: Practical Paediatrics. Churchill Livingstone, 7.Aufl. 2012.
E473-005 Paller, A. S./Mancini, A. J.: Hurwitz Clinical Pediatric Dermatology: A Textbook of Skin Disorders of Childhood and Adolescence. Elsevier, 5. Aufl. 2016
E896 Thobaben/Hogan: Fundamentals of Nursing- Caring and Clinical Judgment, 2007
E909-002 Thomsen, T. W./Custalow, C. B./Roberts, J. R.: Robert's and Hedges' Clinical Procedures in Emergency Medicine and Acute Care. Elsevier, 7. A. 2019.
E939-002 Habif, T. P./et al.: Skin Disease. Diagnosis and Treatment. Elsevier/Saunders, 4. Aufl. 2018
E984-002 James, W. D./Berger, T. G./Elston, D. M.: Andrews' Diseases of the Skin. Elsevier/Saunders, 11. Aufl. 2011
F276-008 Bryant, R.J, Catto, J.W.F.: Haematuria. Surgery (Oxford) 26(4):150-153, 2008
F334-002 Khan, F. I./Reddy, R. C./Baptist, A. P.: Pediatric Dyspnea Scale for use in hospitalized patients with asthma. Journal of Allergy and Clinical Immunology, 2009. 123(3):660-4.
F516 Radbruch, L./et al.: Validation of the German Version of the Brief Pain Inventory. Journal of Pain and System Management, 1999. 18(3):180-7.
F643 Teasdale, G./Jennett, B.: Assessment of coma an impaired consciousness. A practical scale. In: The Lancet. Volume 304, Issue 7872, Pages 81-84. Elsevier, July 1974
F654-002 Hockenberry, M. J./et al.: Wong's nursing care of infants and children. Elsevier, 11th ed. 2019.
F712-001 Palao, R./et al.: Chemical Burns: Pathophysiology and treatment. Burns, 2010. 36(3):295-304.
F780-002 Büttner, W./et al.: Entwicklung eines Fremdbeobachtungsbogens zur Beurteilung des postoperativen Schmerzes bei Säuglingen. AINS - Anästhesiologie, Intensivmedizin, Notfallmedizin, Schmerztherapie, 1998. 33(6)
G301 Corsini, R. J./et al.: Handbook of Innovative Psychotherapies. John Wiley and Sons, 1. Aufl. 1981
G305 Hardy, M./et al.: Musculoskeletal Trauma. A guide to assessment and diagnosis. Elsevier/Churchill Livingstone, 1. Aufl. 2011
G357 Royal College of Physicians: National Early Warning Score (NEWS): Standardising the assessment of acute-illness severity in the NHS. Report of a working party. RCP London, 2012.
G380 Hopper, T./Newberry, S. L./Steelman, B.: Mosby's Pharmacy Technician. Principles and Practice. Elsevier/Saunders, 3. Aufl. 2011
G396 Bienstein, C./Fröhlich, A.: Basale Stimulation in der Pflege. Die Grundlagen. Verlag Hans Huber, 7. Aufl. 2012
G620 Meaume, S.; Faucher, N.: Heel pressure ulcers on the increase? Epidemiological change or ineffective provention strategies. In: Journal of Tissue Viability, 2008, Volume 17, Issue 1, Elsevier
G888 Dinulos, H. G.: Habif's Clinical Dermatology: A Color Guide to Diagnosis and Therapy. Elsevier, 7. Aufl. 2021
G925 Eichenfield, L. F./et al.: Neonatal and Infant Dermatology. Elsevier/Saunders, 3. Aufl. 2015
G926 Scully, C.: Medical Problems in Dentistry. Elsevier/Churchill Livingstone, 7. Aufl. 2014
G927 Berryman Reese, N.: Muscle and Sensory Testing. Elsevier, 4. Aufl. 2020
G928 Hall, J. E./Hall, M. E.: Guyton and Hall Textbook of Medical Physiology, 14th ed. 2021
G929 Fritz, S./Fritz, L.: Mosby's Fundamentals of Therapeutic Massage. Elsevier, 7th ed. 2021
G1139-002 Neville RW, Damm DD, Allen CM, Chi AC. Oral and Maxillofacial Pathology, 5.A. Elsevier, 2023
H159-001 Kaluza, G.: Stress und Stressbewältigung. Erfahrungsheilkunde, 2014. 63(5):261-7
H177-001 Marcio, J./Jorge, N.: Ethiology and management of fecal incontinence, Diseases of the Colon & Rectum, Vol. 36 Issue 1, 1. Jan 1993, Springer
J787 Colourbox.com
J787-023 Colourbox.com/Phovoir
J787-024 Colourbox.com/Andy Dean Photography
J787-028 Colourbox.com/PetraD
J787-029 Colourbox.com/Pressmaster
J787-047 Colourbox.com/Kzenon
J787-095 Colourbox.com/Motortion
J787-097 Colourbox.com/Maksim Shmeljov
J787-098 Colourbox.com/Tormod Rossavik
J787-099 Colourbox.com/nito
J787-100 Colourbox.com/Niwat Singsamarn
J787-101 Colourbox.com/Photozi
J787-103 Colourbox.com/Aleksandr Korchagin
J787-104 Colourbox.com/ponsulak
J787-105 Colourbox.com/Nenov Images
J787-112 Colourbox.com/Oleg Mikhaylov
J787-121 Colourbox/Birgit Reitz-Hofmann
J812-009 Adobe Stock / Erica Guilane-Nachez
J812-010 Adobe Stock / caifas
J812-011 Adobe Stock / Andreas Ernst
J812-012 Adobe Stock / Zerbor
J812-022 Adobe Stock / BVDC
K115 Andreas Walle, Hamburg
K157 Werner Krüper, Steinhagen
K183 Eckhard Weimer, Würselen
K313 Stefan Vavra, München
K333 Helmut Tusch, Innsbruck
K383 Cornelia Krieger, Hamburg
K407 Marcel Völker, SoulPicture - König & Völker GbR, Kiel.
K414 Susanne Kurz
L106 Henriette Rintelen, Velbert

L126	Dr. med. Katja Dalkowski, Buckenhof
L138	Martha Kosthorst, Borken
L141	Stefan Elsberger, Planegg
L143	Heike Hübner, Berlin
L157	Susanne Adler, Lübeck
L190	Gerda Raichel
L215	Sabine Weinert-Spieß, Neu-Ulm
L231	Stefan Dangl, München
L234	Helmut Holtermann, Dannenberg
L255	Irina Kart, Berlin
L264	Claudia Flüss, München
L271	Matthias Korff, München
L275	Martin Hoffmann, Neu-Ulm
M161	Michael Zimmer, Bammental
M251	Frank Kirsch, Schwäbisch Hall
M270	Walter Schädle, Babenhausen
M291	Kerstin Protz, Hamburg
M294	Bernd Hein, Buch am Buchrain
M322	Kai Gold, Ibbenbüren
M342	Dr. med Gerhard-Walter Schmeisl, Bad Kissingen
M443	Prof. Dr. med. Olav Jansen, Universitätsklinikum Kiel
M595	Prof. Peter König, Freiburg / Ilona Grammer, Freiburg
M625	W-M. Heffels, Köln
M672	Bärbel Dangel, Berlin
M845	Christine Keller, Glonn
M935	Anke Bültemann, Hamburg
M976	Heike Baumeister, Köln
M977	Regina Nienhaus, Aachen
M978	Jannicke Schickert, Grimma
O124	Karin Kühnel, München
O204	Nicole Kopp, Olching
O240	Anna-Marie Salaja, Türkenfeld
O408	Martina Gärtner, Gauting
O555	Kristin Löhnert, Rottenbuch
O623	Albert Ackermann, Köln
O688	Agnetha Radatz, München
O689	Anja Herzog, Berlin
O999	Doris Tiu, Bonn
O1018	Kathrin Windel, Bad Sooden Allendorf
O1087	Annedore Winter, Kiel
P104	Verena Blank-Gorki, Köln
P244	Silvia Ferreira, Birkenfeld
P554	Jörg Schmal, Waldburg
P644	Roland Böhmer-Breuer, Ilshofen
P657	B. Kienzle-Müller, Bad Friedrichshall
R299	Dirschka, T./Hartwig, R./Oster-Schmidt, C.: Klinikleitfaden Dermatologie. Elsevier/Urban & Fischer, 3. Aufl. 2011.
S008-4	Kauffmann, G./et al.: Radiologie. Elsevier/Urban & Fischer, 4. Aufl. 2011
T221	Institut für Pflege- und Gesundheitswissenschaft, Berlin
T352	Prof. Christel Bienstein, Institusleitung Institut für Pflegewissenschaft, Universität Witten - Herdecke
T440	St. Christopher's Hospice, London
T747	PD Dr. Mathias Nelle, Inselspital Bern
T868	Dr. Thomas Fenner, Labor Dres. Fenner, Hamburg
T1116	Balthasar Kinder- und Jugendhospiz, Olpe
U106	CEGLA Medizintechnik GmbH & Co. KG, Montabaur
U118	Rölke Pharma GmbH, Hamburg
U120	BODE Chemie GmbH, Hamburg
U126	Lilly Pharma GmbH, Bad Homburg
U131	TechniMed AG, Basel
U136	F. Hoffmann-La Roche AG, Basel
U151	RUSSKA, Ludwig Bertram GmbH, Isernhagen
U222	Fresenius Kabi Deutschland GmbH, Bad Homburg
U223	B. Braun Melsungen AG, Melsungen
U228	ConvaTec (Germany) GmbH, München
U244	Covidien Deutschland GmbH, Neustadt
V072	3M Deutschland GmbH, Neuss
V075	Völker, ein Unternehmen der Hill-Rom GmbH, Witten
V083	Weinmann Geräte für Medizin GmbH + Co. KG, Hamburg
V084	Heinen & Löwenstein GmbH & Co. KG, Bad Ems
V088	Fisher & Paykel Healthcare GmbH & Co. KG, Schorndorf
V089	Laerdal Medical GmbH, Puchheim
V090	Smiths Medical Deutschland GmbH, Grasbrunn
V095	HINZ FABRIK GmbH, Berlin
V096	Tomed Dr. Toussaint GmbH, Bensheim
V107	Med.SSE-System GmbH, Fürth
V117	Stiegelmeyer GmbH & Co. KG, Herford
V121	MEYRA - ORTOPEDIA, Vertriebsgesellschaft mbH, Kalktal-Kalldorf
V130	Coloplast GmbH, Hamburg
V137	Siemens Medical Solutions, Erlangen
V143	Thomas Hilfen für Körperbehinderte GmbH & Co. Medico KG, Bremervörde
V155	BSN medical GmbH, Hamburg
V156	Servona GmbH, Troisdorf
V157	VYGON GmbH & Co. KG, Aachen
V161	Optiplan GmbH, Düsseldorf
V218	Olympus Deutschland GmbH, Hamburg
V220	PAUL HARTMANN AG, Heidenheim
V353	Medtro GmbH, Leimen-Gau
V394	Andreas Fahl Medizintechnik-Vertrieb GmbH, Köln
V435	Data Input GmbH, Darmstadt
V410	BOSCH und SOHN GmbH und Co. KG, Jungingen
V458	Etac GmbH, Marl
V474	HaB GmbH, Winsen an der Luhe, lungentrainer.de
V479	Flores medical GmbH, Probstzella
V481	medi GmbH & Co. KG, Bayreuth; www.medi.de
V483	PFLEGE-ZEIT Dokumentationssysteme GmbH, Gettorf
V490	pfm medical ag, Köln
V492	abavo GmbH, Buchloe
V494	Nestlé Health Science S.A., Ave Nestlé 55, 1800 Vevey, Schweiz; www.mna-elderly.com
V504	Willy Behrend GmbH & Co. KG, Hannover
V505	Siemens Audiologische Technik AG, Erlangen
V514	Nutricia GmbH, Erlangen
V519	Schülke & Mayr GmbH, Norderstedt
V536	WGP-Produktdesign, Ellerau
V547	atacama Software GmbH, Bremen
V558	Arjo Deutschland GmbH, Mainz-Kastel
V604	TROTEC GmbH & Co. KG, Heinsberg
V605	Beurer GmbH, Ulm
V606	CLEMENT CLARKE INTERNATIONAL, Harlow (UK)
V607	Kröber Medizintechnik GmbH, Dieblich
V608	promed® GmbH, Farchant
V609	medimex GmbH, Limburg
V610	Franz Schneider Brakel GmbH & Co. KG, Brakel
V611	Kubivent GmbH, Fellbach
V612	ADE GmbH & Co., Hamburg
V613	Rehaforum Medical, Elmshorn
V615	Ossenberg GmbH, Rheine
V617	Büttner-Frank GmbH, Erlangen

V618 Wiegand System GmbH, Gräfelfing
V619 Henke-Sass Wolf GmbH, Tuttlingen
V620 P.J. Dahlhausen & Co. GmbH, Köln
V637 GTI medicare GmbH, Hattingen
V642 aks Aktuelle Krankenpflege Systeme GmbH, Troisdorf
V648 sanabelle – eine Marke der medi1one medical gmbh, www.sanabelle-medical.com
V726 BMV Bender Medical Vertrieb GmbH, Much
V738 Konzept: Beikirch/Roes · Nutzungsrechte: BMG · SIS® Version 2.0/2017
V738-001 Ein-STEP Projektbüro, Berlin/Konzept: Beikirch/Roes, Nutzungsrechte: BMG, Version 2.0/2017
V792 medical ECONET GmbH, Oberhausen
V798 BestCon Food GmbH, Osnabrück
V833 Samarit Medical AG, Egg b. Zürich (CH)
V886 Vitility Internatioal B.V., Gilze (NL)
V892 Medax Srl Unipersonale, San Possidonio (IT)
V901 Atos Medical GmbH, Troisdorf
V906 Prentke Romich GmbH, Kassel
V907 Marschall-Versand, Lohr a. Main
V909 Idee Lebensqualität GmbH, Siebnen (CH)
V910 mediPlac GmbH, Borchen
V912 Help Fortbildungen UG (haftungsbeschränkt), Erfurt
V921 Familienschule Kinderleicht Iserlohn GbR
V922 OxyCare GmbH Medical Group, Bremen
V923 RCN Medizin- und Rehatechnik GmbH, Sargenroth, www.rcn-medizin.de
V924 aktivmed GmbH, Rheine
V925 FLO Medizintechnik GmbH, Melle
V973 Intersurgical Beatmungsprodukte GmbH, Sankt Augustin
W233 Bundeszentrale für gesundheitliche Aufklärung (BZgA), Köln
W267 Deutscher Berufsverband für Pflegeberufe (DBfK), Berlin
W295 Medizinischer Dienst des Spitzenverbandes Bund der Krankenkassen e.V. (MDS), Essen
W315 Deutsche Hochdruckliga e.V. DHL®
W335 FELIX BURDA STIFTUNG, München
W336 Deutsche Gesellschaft für Muskelkranke e.V. (DGM), Freiburg
W337 Methodenzentrum Unterstützte Kommunikation gUG (haftungsbeschränkt) (MEZUK), Oldenburg; https://web.mezuk.org/produkt/ukapo-kommunikationsmappe-fuer-arzt-und-apotheke/
W338 Deutscher Blinden- und Sehbehindertenverband e.V. (DBSV), Berlin / Friese
W849 Deutsches Netzwerk für Qualitätsabwicklung in der Pflege, Hochschule Osnabrück
W861 Gesundheits- und Pflegekonferenz Essen, Patientenüberleitungsbögen der Stadt Essen
W909 Schweizerische Gesellschaft für Pädiatrie, Freiburg (Schweiz)
W1012 "National Pressure Ulcer Advisory Panel, European Pressure Ulcer Advisory Panel and Pan Pacific Pressure Injury Alliance. Prevention
W1103-001 Deutschen Gesellschaft für Kinderschutz in der Medizin e.V. (DGKiM): AWMF S3+ Leitlinie Kindesmisshandlung, -missbrauch, -vernachlässigung unter Einbindung der Jugendhilfe und Pädagogik (Kinderschutzleitlinie), Langfassung 1.0, 2019, AWMFRegisternummer: 027 – 069
W1296-002 Priv.-Doz. Dr. med. Rita Laufenberg-Feldmann, DRK Schmerz-Zentrum Mainz

Register

Q

T

Pädiatrie bei Elsevier

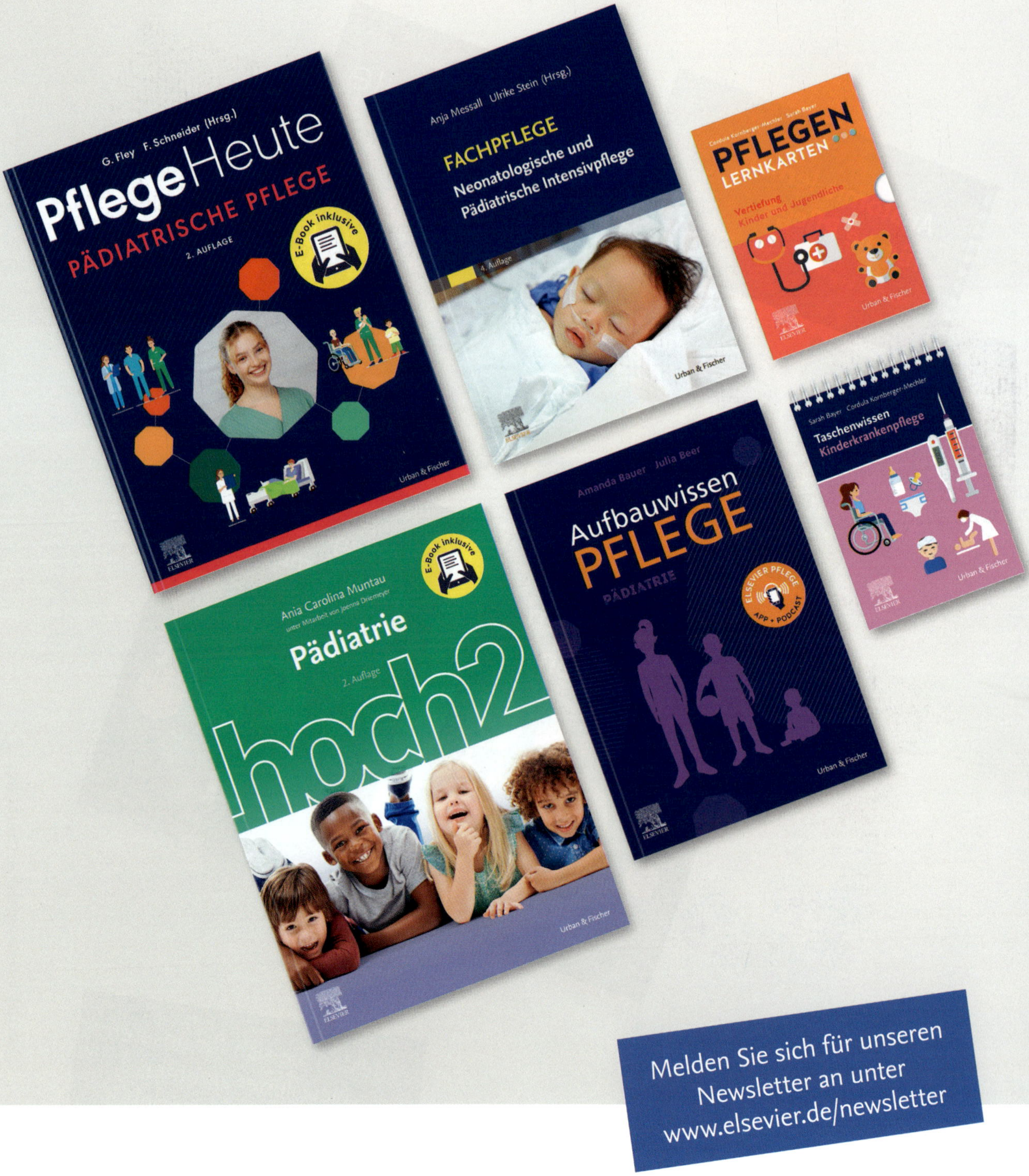

Melden Sie sich für unseren Newsletter an unter www.elsevier.de/newsletter

2025030403 Irrtümer vorbehalten. Stand 03/2025

ELSEVIER

Diese und viele weitere Titel sowie die aktuellen Preise finden Sie in Ihrer Buchhandlung vor Ort und unter **shop.elsevier.de**